Pschyrembel
Klinisches Wörterbuch

Pschyrembel

Klinisches Wörterbuch

257., neu bearbeitete Auflage
mit 2339 Abbildungen und 268 Tabellen

bearbeitet von der Wörterbuch-Redaktion des Verlages
unter der Leitung von Helmut Hildebrandt

Walter de Gruyter · Berlin · New York 1994

Klinisches Wörterbuch
begründet 1894 von Otto Dornblüth
19.-254. Auflage herausgegeben von
Willibald Pschyrembel

255. und 256. Auflage bearbeitet von der
Wörterbuch-Redaktion des Verlages
unter der Leitung von Christoph Zink

257. Auflage bearbeitet von der
Wörterbuch-Redaktion des Verlages
unter der Leitung von Helmut Hildebrandt

Auflagenchronik:

1. Auflage 1894	11. Auflage 1922	35. - 38. Auflage 1940	123. - 153. Auflage 1959
2. Auflage 1901	12. Auflage 1926	39. - 42. Auflage 1940	154. - 184. Auflage 1964
3. Auflage 1907	13. - 14. Auflage 1927	43. - 47. Auflage 1942	185. - 250. Auflage 1969
4. Auflage 1911	15. - 16. Auflage 1929	48. - 53. Auflage 1942	251. Auflage 1972
5. Auflage 1914	17. - 18. Auflage 1930	54. - 60. Auflage 1943	252. Auflage 1975
6. Auflage 1916	19. - 20. Auflage 1932	61. - 84. Auflage 1944	253. Auflage 1977
7. Auflage 1917	21. - 22. Auflage 1934	85. - 99. Auflage 1951	254. Auflage 1982
8. Auflage 1918	23. - 26. Auflage 1936	100. - 106. Auflage 1952	255. Auflage 1986
9. Auflage 1919	27. - 30. Auflage 1937	107. - 116. Auflage 1955	256. Auflage 1990
10. Auflage 1921	31. - 34. Auflage 1939	117. - 122. Auflage 1958	

Die Deutsche Bibliothek - CIP-Einheitsaufnahme

Pschyrembel Klinisches Wörterbuch. - 257., neu bearb. Aufl. -
Berlin ; New York : de Gruyter, 1994
ISBN 3-11-012692-3 geb.
ISBN 3-11-014183-3 brosch.
NE: Pschyrembel, Willibald: Klinisches Wörterbuch; Klinisches Wörterbuch

Wichtiger Hinweis:
Der Verlag hat für die Wiedergabe aller in diesem Buch enthaltenen Informationen (Verfahren, Mengen, Dosierungen, Applikationen usw.) mit den Fachbearbeitern große Mühe darauf verwandt, diese Angaben genau entsprechend dem Wissensstand bei Fertigstellung des Werkes abzudrucken. Trotz sorgfältiger Manuskripterstellung und Korrektur des Satzes können Fehler nicht ganz ausgeschlossen werden. Redaktion und Verlag übernehmen infolgedessen keine Verantwortung und keine daraus folgende oder sonstige Haftung, die auf irgendeine Art aus der Benutzung der in dem Werk enthaltenen Informationen oder Teilen davon entsteht.

Die Wiedergabe von Gebrauchsnamen, Handelsnamen, Warenbezeichnungen und dergleichen in diesem Buch berechtigt nicht zu der Annahme, daß solche Namen ohne weiteres von jedermann benutzt werden dürfen. Vielmehr handelt es sich häufig um gesetzlich geschützte, eingetragene Warenzeichen, auch wenn sie nicht eigens als solche gekennzeichnet sind. Die Kennzeichnung der Betonung erfolgt analog den Gepflogenheiten des Bibliographischen Instituts in Mannheim.

Gedruckt auf Dünndruck pigmentiert MICROLUX 50 g/qm, chlorfrei, frei von optischen Aufhellern, alterungsbeständig gemäß ANSI-Norm Z. 39.48-1984 und ISO 9706/1994. Hersteller: Bolloré Technologies, F-Thonon-les-Bains.

Entwicklung des Redaktionssystems: H/S/D/ systemconnect Berlin, Ronald Steinhau, Basem Zabaneh
EDV-Consulting: Carl & Sabri Informationssysteme für die Medizin, Bad Tölz
Redaktionelle Dokumentation: Dieter Braun, Silke Eibach, Rosemarie Manthei, Claus Otterpohl, Bettina Schneider, Jörg Winzer
Satz: A. Collignon und Satz-Rechen-Zentrum Hartmann + Heenemann KG, Berlin
Grafische Gestaltung: Helmut Holtermann, Heiner Welz
Layout: Lutz-Olaf Walter
Umbruch: Markus Strieder, Friederike Feldmann, Bettina Rave
Druck: Parzeller, Fulda
Bindung: Lüderitz & Bauer Buchgewerbe GmbH, Berlin
Einbandgestaltung: Rudolf Hübler, Berlin
Printed in Germany

Vorwort

Die 257. Auflage des Klinischen Wörterbuchs ist eine Jubiläumsausgabe; sie erscheint rund hundert Jahre nach der ersten Auflage des von Otto Dornblüth erstmals 1894 herausgegebenen „Wörterbuchs der medizinischen Kunstausdrücke“, das seit der zweiten Auflage von 1901 „Klinisches Wörterbuch“ heißt und von 1931 bis 1982 herausgegeben wurde durch Willibald Pschyrembel, der das Werk zu seiner heutigen enzyklopädischen Form ausbaute, zugeschnitten auf die Klinik, aber weit über die Kreise der Klinik hinaus bekannt.

Auch die 257. Auflage folgt diesem klinik- und praxisorientierten Konzept, wobei durch eine sorgfältig konstruierte Verweisstruktur innerhalb des Werkes Zusammenhänge dargestellt werden, die über Einzelinformation bei den jeweiligen Stichworteinträgen hinausgehen.

Große Teile des Stichwortbestandes wurden unter Mitwirkung namhafter Autoren gründlich überarbeitet und aktualisiert, die Schwerpunktbildung wurde den Anforderungen von Klinik und Praxis angepaßt, z. B. finden sich bei gebräuchlichen Arzneisubstanzen Hinweise zu Anwendungsgebieten, Nebenwirkungen, Gegenanzeigen. Die erweiterte Raumzuteilung an die Naturheilkunde, eine der Neuerungen der Vorauflage, wird in dieser Ausgabe fortgesetzt.

Rund 1500 neue Stichwörter wurden - vor allem den aktuellen Entwicklungstrends folgend - aufgenommen (darunter ca. 800 umfangreichere Artikel) wie z. B. minimalinvasive Chirurgie, Polymerase-Kettenreaktion. Dazu kommen Themen, die in der öffentlichen Diskussion eine Rolle spielen, wie z. B. Erfahrungsheilkunde, Gesundheitsstrukturgesetz, Pflegebedürftigkeit, Positivliste, Public Health und Sterbebegleitung.

Wegen der wachsenden Bedeutung englischer Fachtermini wurde bei einer großen Anzahl von Stichwörtern das englische Äquivalent aufgenommen. Zahlreichen Wünschen aus der Leserschaft wurde gefolgt durch Wiedereinführung der griechischen Schrift bei den etymologischen Angaben. Nur widerstrebend hatte der Humanist Pschyrembel am Ende seiner Herausgeberschaft auf die griechische Schrift verzichtet, nicht nur den damaligen technischen Möglichkeiten des Fotosatzes, sondern auch einer vermeintlichen Tendenz der Leserschaft folgend.

Für diese Neuerungen wurde Raum geschaffen - da der Gesamtumfang des Werkes nicht weiter wachsen soll - durch die Streichung von Artikeln, die an Aktualität und praktischer Bedeutung verloren haben, sowie durch den Fortfall von Strukturformeln und anderer Abbildungen, unter immer wieder neuem Abwägen zwischen Illustrationswert und praxisnaher Information.

Die Vergrößerung des Formats reduzierte die Zahl der Seiten und erhöhte dadurch die Handlichkeit des einstigen Kitteltaschenbuches, welches schon lange zu einem Schreibtischbuch - also zu einem Handbuch - geworden ist.

Die Jubiläumsausgabe geht einher mit einem Dank an alle Freunde des „Pschyrembel“, an die Autoren, an die zahlreichen Verfasser von Leserzuschriften, an alle Benutzer.

Berlin, im September 1993

Der Verlag

Mitarbeiter dieser Auflage

Die im folgenden aufgeführten Wissenschaftlerinnen und Wissenschaftler waren - in Zusammenarbeit mit der Wörterbuch-Redaktion des Verlages - an der Bearbeitung dieser Auflage beteiligt.

Prof. Dr. h. c. mult. Manfred von Ardenne
Zeppelinstr. 7
01314 Dresden

Prof. Dr. med. Hans von Baeyer
Abteilung Innere Medizin
und Poliklinik
Universitätsklinikum Rudolf Virchow
Spandauer Damm 130
14050 Berlin

Prof. Dr. Dr. med. habil. H. W. Bauer
Maximilianstraße 31
80539 München

Hon. Doz. Dr. sc. med.
Kay Blumenthal-Barby
Abteilung Medizinische Psychologie
Georg-August-Universität Göttingen
Humboldtallee 38
37073 Göttingen

Prof. OMR Dr. Robert N. Braun
Lützowgasse 6/3/21
A-1140 Wien

Dr. med. Ralph-Dieter Bredtmann
Anästhesieabteilung
Kreiskrankenhaus Norden
Osterstraße 110
26506 Norden

Prof. Dr. med. Malte Bühring
Chefarzt der IV. Inneren
Abteilung (Naturheilweisen)
Krankenhaus Moabit
Turmstr. 21
10559 Berlin

Martin Bührig
Westfälische Klinik für Psychiatrie,
Psychosomatik und Neurologie
Postfach 3352
33334 Gütersloh

Dr. med. Helmut Buettner
Mayo Clinic
Rochester
USA-Minnesota 55905

Richard Carpenter
Carpenter Communication Consulting
Meraner Straße 12
10825 Berlin

Prof. Dr. med. Detlef Claus
Neurologische Klinik mit Poliklinik
Universität Erlangen-Nürnberg
Schwabachanlage 6
91054 Erlangen

Prof. Dr. med. Beate M. Czarnetzki
Geschäftsführende Direktorin
Hautklinik, Hautpoliklinik und
Asthmapoliklinik
Universitätsklinikum Rudolf Virchow
Augustenburger Platz 1
13344 Berlin

Dr. med. Petra Dejas-Eckertz
Bundesgesundheitsamt
Institut für Arzneimittel
Seestr. 10
13353 Berlin

Dr. med. Johannes Diermann
Chirurgische Klinik und Poliklinik
Universitätsklinikum Steglitz
Hindenburgdamm 30
12203 Berlin

Prof. Dr. jur. Dr. phil. Lutz Dietze
Bergstr. 23
27726 Worpswede

Prof. Dr. Dr. Klaus Dörner
Westfälische Klinik für Psychiatrie,
Psychosomatik und Neurologie
Postfach 3352
33334 Gütersloh

Prof. Dr. med. Fritz Dressler
Chefarzt der Abt. Kinderkrankenhaus
Krankenhaus Neukölln
Mariendorfer Weg 28-38
12051 Berlin

Dr. med. Andreas Engelhardt
Neurologische Klinik mit Poliklinik
der Universität Erlangen-Nürnberg
Schwabachanlage 6
91054 Erlangen

Prof. Dr. med. Jochen Fanghänel
Geschäftsführender Direktor
Institut für Anatomie
Ernst-Moritz-Arndt-Universität Greifswald
Fr.-Loeffler-Str. 23 c
17489 Greifswald

Dr. med. Hans-Joachim Fuchs
Abt. f. Anästhesiologie u. op. Intensivmedizin
Allgemeines Krankenhaus Altona
Paul-Ehrlich-Str. 1
22763 Hamburg

Priv.-Doz. Dr. Dr. med. Jens Funk
Universitäts-Augenklinik
Albert-Ludwigs-Universität Freiburg
Killianstr. 5
79106 Freiburg

Dr. med. Ingeborg Geisler
Bundesgesundheitsamt
Genthiner Str. 38
10785 Berlin

Prof. Dr. rer. nat. habil. Hans Groß
Idunastr. 34
13089 Berlin

Priv.-Doz. Dr. med. Annette Grüters-Kieslich
Kinderklinik (KAVH) des
Universitätsklinikums Rudolf Virchow der
Freien Universität Berlin
Heubnerweg 6
14059 Berlin

Prof. Dr. med. Rudolf Häring
Direktor d. Chirurgischen Klinik u. Poliklinik
Klinikum Steglitz d. Freien Universität Berlin
Hindenburgdamm 30
12203 Berlin

Priv.-Doz. Dr. med. Lutz Lothar Hansen
Universitäts-Augenklinik
Albert-Ludwigs-Universität Freiburg
Killianstr. 5
79106 Freiburg

Dr. med. Wolfgang Heide
Oberarzt der Klinik für Neurologie
Medizinische Universität zu Lübeck
Ratzeburger Allee 160
23538 Lübeck

Dr. med. Jochen Heinz
Chirurgische Abteilung
Wenckebach-Krankenhaus
Wenckebachstr. 23
12099 Berlin

Matthias Heißler
Westfälische Klinik für Psychiatrie,
Psychosomatik und Neurologie
Postfach 3352
33334 Gütersloh

Prof. Dr. med. Günter Henze
Leiter der Abt. Hämatologie/Onkologie
Kinderklinik Reinickendorfer Straße des
Universitätsklinikums Rudolf Virchow der
Freien Universität Berlin
Reinickendorfer Straße 61
13347 Berlin

Dr. med. Hans-Nikolaus Herden
Chefarzt der Abteilung
für Anästhesiologie und
operative Intensivmedizin
Allgemeines Krankenhaus Altona
Paul-Ehrlich-Str. 1
22763 Hamburg

Gabriele M. Heyd
Deutscher Verband der Ergotherapeuten
(Beschäftigungs- und Arbeitstherapeuten) e. V.
Mittelweg 8
76307 Karlsbad-Ittersbach

Prof. Dr. med. Klaus Heyne
Illerweg 73
24146 Kiel

Prof. Dr. rer. nat. Ferdinand Hucho
Institut für Biochemie der
Freien Universität Berlin
Thielallee 63
14195 Berlin

Prof. Dr. med. Konrad Hummel
Institut für Blutgruppenserologie
Postfach 8 80
79008 Freiburg

Dr. med. Hans Jäger, Internist
KIS Kuratorium für Immunschwäche
Mozartstr. 3
80336 München

Dr. med. Peter Janknecht
Universitäts-Augenklinik
Albert-Ludwigs-Universität Freiburg
Killianstr. 5
79106 Freiburg

Anne Jung
Logopädin
Eulenstraße 91
22763 Hamburg

Dr. med. Peter Kaspar
Oberarzt an der LVA-Klinik
Salzburger Straße 9
84024 Bad Reichenhall

Dr. rer. nat. Evelyn Kattner
Ltd. Ärztin der Abt. für Neonatologie
Allgemeines Krankenhaus Wandsbek
Alphonsstr. 14
22043 Hamburg

Prof. Dr. med. Herbert J. Kaufmann
Kinderklinik (KAVH) des
Universitätsklinikums Rudolf Virchow der
Freien Universität Berlin
Heubnerweg 6
14059 Berlin

Prof. Dr. med. Christof Kessler
Klinik für Neurologie
Medizinische Universität zu Lübeck
Ratzeburger Allee 160
23562 Lübeck

Dr. Dr. med. Dirk Knöbber
Hals-Nasen-Ohrenklinik und Poliklinik
Universitätsklinikum Rudolf Virchow
Augustenburger Platz 1
13344 Berlin

Prof. Dr. med. Detlef Kömpf
Direktor der Neurologischen
Klinik der Medizinischen
Universität zu Lübeck
Ratzeburger Allee 160
23562 Lübeck

Dr. med. Wolf-Rainer Krause
Chefarzt der Psychiatrischen Abteilung
Kreiskrankenhaus Blankenburg
Thiestraße 7-10
38889 Blankenburg/Harz

Thomas Kreimeyer
Diplomsoziologe
Oldenburger Straße 39
10551 Berlin

Dr. med. Ernst Krieger
Dr.-Kühne-Straße 16
83435 Bad Reichenhall

Prof. Dr. med. Jürgen Kunze
Institut für Humangenetik und
Kinderklinik (Kaiserin Auguste
Victoria Haus) des
Universitätsklinikums Rudolf Virchow der
Freien Universität Berlin
Heubnerweg 6
14059 Berlin

Dr. med. Christoph Lang
Neurologische Klinik mit Poliklinik der
Universität Erlangen-Nürnberg
Schwabachanlage 6
91054 Erlangen

Prof. Dr. iur. Adolf Laufs
Dr. h. c. Université de Montpellier I
Institut für geschichtliche
Rechtswissenschaft der
Universität Heidelberg
Friedrich-Ebert-Platz 2
69117 Heidelberg

Dr. med. Friedrich Leidinger
Leiter der Abteilung Gerontopsychiatrie
Westfälische Klinik für
Psychiatrie, Psychosomatik und
Neurologie
Postfach 3352
33334 Gütersloh

Prof. Dr. med. Stefan A. Loening
amtierender Direktor der
Klinik und Poliklinik für Urologie
Medizinische Fakultät (Charité) der
Humboldt-Universität zu Berlin
Schumannstraße 20/21
10117 Berlin

Prof. Dr. rer. nat. Walter Maier
Institut für Medizinische Parasitologie
der Universität Bonn
Sigmund-Freud-Str. 25
53127 Bonn

Dr. med. Heinzpeter Moecke
Abteilung für Anästhesiologie und
operative Intensivmedizin
Allgemeines Krankenhaus Altona
Paul-Ehrlich-Str. 1
22763 Hamburg

Prof. Dr. med. Eberhard Mönch
Kinderklinik (KAVH) des
Universitätsklinikums Rudolf Virchow der
Freien Universität Berlin
Heubnerweg 6
14059 Berlin

Prof. Dr. med. Konrad Morgenroth
Direktor des Instituts für Pathologie
der Ruhr-Universität Bochum
Universitätsstr. 150
44801 Bochum-Querenburg

Magdalene Neumann
Spinal Treatment Center Odstock Hospital
Salisbury
GB-Wiltshire SP2 8BJ

Prof. Dr. med. Bernhard Neundörfer
Direktor der Neurologischen Klinik mit
Poliklinik der Universität Erlangen-Nürnberg
Schwabachanlage 6
91054 Erlangen

Prof. Dr. med. Dr. sc. nat. Franz Noll
Medizinisch-Diagnostisches Laboratorium
Dr. U. Töpel/Prof. F. Noll
Clayallee 341
14169 Berlin

Prof. Dr. med. Gerd Offermann
Medizinische Klinik und Poliklinik
Transplantationszentrum Berlin im
Universitätsklinikum Steglitz
Hindenburgdamm 30
12203 Berlin

Dr. med. Anneliese Ott
Mehringer Straße 4
13405 Berlin

Nikolaus Pechstein
Johann-Sigismund-Str. 12
10711 Berlin

Prof. Dr. med. Eckhard Petri
Chefarzt der Frauenklinik
des Klinikums Schwerin
Wismarsche Str. 397
19055 Schwerin

Prof. Dr. med. habil. Christfried Pfeiffer
Institut für Physiologie
Universität Rostock
Gertrudenstraße 9
18055 Rostock

Dr. med. Jürgen Poppinger
c/o Praxis Dr. Jäger
Karlsplatz (Stachus) 8
80335 München

Christine Posselt
Krankenpflegeschule
Universitätsklinikum Steglitz
Hindenburgdamm 30
12203 Berlin

Reinhard Püschel
Abteilung für Anästhesiologie
und operative Intensivmedizin
Allgemeines Krankenhaus Altona
Paul-Ehrlich-Str. 1
22763 Hamburg

Dr. med. Anand Raghavachar
Abteilung für Innere Medizin
Universitätsklinikum Steglitz
Hindenburgdamm 30
12203 Berlin

Assessor Emil Reiling
Institut für geschichtliche Rechtswissenschaft
der Universität Heidelberg
Friedrich-Ebert-Platz 2
69117 Heidelberg

Dr. med. André Reis
Institut für Humangenetik
Universitätsklinikum Rudolf Virchow
der Freien Universität Berlin
Heubnerweg 6
14059 Berlin

Prof. Dr. med. Johann-Diederich Ringe
Leitender Arzt der Med. Klinik IV
Klinikum Leverkusen
Dhünnberg 60
51375 Leverkusen

Prof. Dietrich W. Roloff
University of Michigan, Medical Center
L3023 Women's Hospital, Box 0254
200 East Hospital Drive
USA-Ann Arbor, Michigan 48109-0254

Priv.-Doz. Dr. med. Reimar Rudolph
Chefarzt der Nordseeklinik Norderney
Fachklinik für Hautkrankheiten und
Atemwegserkrankungen
Bülowallee 6
26548 Norderney

Priv.-Doz. Dr. rer. nat. Klaus Schaller
Institut für Chemotherapie
Bayer AG
Aprather Weg, Geb. 405
42113 Wuppertal

Dr. Barbara Schilcher
Gierkezeile 36
10585 Berlin

Prof. Dr. rer. nat. Heinz Schilcher
Geschäftsführender Direktor des
Instituts für Pharmazeutische Biologie
Königin-Luise-Str. 2 u. 4
14195 Berlin

Dr. Helmut Schmidt
Landeslehranstalt für technische Assistenten
in der Medizin
Leonorenstraße 35
12247 Berlin

Prof. Dr. med. Burkhard Schneeweiß
Chefarzt der Kinderklinik
„Martin Luther King"
Krankenhaus im Friedrichshain
Landsberger Allee 49
10249 Berlin

Dr. med. Barbara Schoenfeld
Schadowstraße 16 a
44801 Bochum

Dr. med. Klaus Schröder
7207 Snowden # 1305
San Antonio
USA-TX 78240

Dr. Franz Schulte
Hohenstaufenstr. 59
10781 Berlin

Prof. Dr. med. Hanns Martin Seitz
Direktor des Instituts für Medizinische
Parasitologie der Universität Bonn
Sigmund-Freud-Str. 25
53127 Bonn

Dr. med. Manuel Soriano
Universitäts-Augenklinik
Albert-Ludwigs-Universität Freiburg
Killianstr. 5
79106 Freiburg

Prof. Dr. med. Johannes Staudt
Institut für Anatomie
Universitätsklinikum Charité
Medizinische Fakultät der
Humboldt-Universität zu Berlin
Schumannstr. 20/21
10117 Berlin

Prof. Dr. med. Hermann Stefan
Neurologische Klinik
mit Poliklinik der
Universität Erlangen-Nürnberg
Schwabachanlage 6
91054 Erlangen

Priv.-Doz. Dr. med. Michael Stimpel
Zanderstr. 4
53804 Much

Prof. Dr. med. Burghard Stück
Chefarzt der I. und II. Inneren und
Infektionsabteilung
Kinderklinik (KAVH) des
Universitätsklinikums Rudolf Virchow der
Freien Universität Berlin
Reinickendorfer Str. 61
13347 Berlin

Prof. Dr. med. Joachim Wagner
Chefarzt der I. Medizinischen
Klinik/Kardiologie
Krankenhaus Neukölln
Rudower Str. 48
12351 Berlin

Prof. Dr. med. Ulrich Wahn
Kinderklinik (KAVH) des
Universitätsklinikums Rudolf Virchow der
Freien Universität Berlin
Heubnerweg 6
14059 Berlin

Priv.-Doz. Dr. med. Karl Wessel
Klinik für Neurologie
Medizinische Universität zu Lübeck
Ratzeburger Allee 160
23562 Lübeck

Prof. Dr. med. Ulrich Wetterauer
Abteilung Urologie
Klinikum der
Albert-Ludwigs-Universität
Hugstetterstr. 55
79106 Freiburg

Prof. Dr. med. Hans Witschel
Geschäftsführender Ärztlicher Direktor
der Universitäts-Augenklinik
Albert-Ludwigs-Universität Freiburg
Killianstr. 5
79106 Freiburg

Bernd K. Wittmann, M.D., F.R.C.S. (C)
Head of Perinatology
Department of Obstetrics and Gynaecology
King Faisal Specialist Hospital &
Research Center, P.O. Box 3354
Riyadh 11211, Saudi Arabia

Martin Wollschläger
Diplompsychologe für Klinische Psychologie
und Sozialpsychiatrie
Westfälische Klinik für Psychiatrie,
Psychosomatik und Neurologie
Postfach 3352
33334 Gütersloh

Prof. Dr. med. habil. Kurt Ziegler
Klinik und Poliklinik für Innere Medizin
Universität Rostock
Postfach 10 08 88
18055 Rostock

Redaktion

Dipl.-Bibl. Regina Engst
Dr. phil. Helmut Hildebrandt
Dr. med. Eva Husen-Weiss
Dr. med. Clemens Pätzold
Karin Schick, Ärztin

Mitarbeiter der 256. Auflage

Mitarbeiter der 256. Auflage, auf der Teile der vorliegenden Auflage basieren, waren die im folgenden aufgeführten Wissenschaftlerinnen und Wissenschaftler:

Priv.-Doz. Dr. med. Fuat Aksu
Ltd. Oberarzt der Klinik für
Neuropädiatrie der Medizinischen
Universität zu Lübeck
Kahlhorststraße 31-35
2400 Lübeck 1

Dr. med. Gisela Albrecht
Chefärztin der Abt. Dermatologie
Krankenhaus Spandau Nord
Lynarstraße 12
1000 Berlin 20

Dr. med. Elke Austenat
Ärztin für Innere Medizin
Dudenstraße 6
1000 Berlin 61

Dr. rer. nat. Dipl.-Chem. Lutz Austenat
GSD Gesellschaft für Systemforschung und
Dienstleistungen im Gesundheitswesen mbH
Stauffenbergstr. 13-14
1000 Berlin 30

Dr. med. Klaus Badenhoop
II. Medizinische Klinik, Klinikum Mannheim
der Universität Heidelberg
Theodor-Kutzer-Ufer
6800 Mannheim 1

Prof. Dr. med. Leonore Ballowitz
Havelmatensteig 12
1000 Berlin 22

Priv.-Doz. Dr. med. Dietrich Banzer
Chefarzt der Röntgen- und Nuklear-
medizinischen Abt. des Krankenhauses
Berlin-Zehlendorf (Behring-Krankenhaus)
Gimpelsteig 3
1000 Berlin 37

Dr. med. Hans-Helge Bartsch
Abt. Hämatologie/Onkologie
Zentrum Innere Medizin
der Georg-August-Universität
Robert-Koch-Str. 40
3400 Göttingen

Prof. Dr. med. Rolf Baß
Leiter der Abt. Toxikologie
Institut für Arzneimittel
des Bundesgesundheitsamtes
Seestraße 10
1000 Berlin 65

Prof. Dr. Dr. med. habil. H. W. Bauer
Maximilianstraße 31
8000 München 22

Univ.-Prof. Dr. med. Hans-Peter Berlien
Leiter des Fachgebietes Lasermedizin
Klinikum Steglitz der FU Berlin
Med. Direktor des Laser-Medizin-Zentrums
Krahmerstr. 6-10
1000 Berlin 45

Renate Beuerle
Ärztin
Kreiskrankenhaus Lehrte
Manskestr. 22
3160 Lehrte

Prof. Dr. med. H. J. Biersack
Institut für Klinische und Experimentelle
Nuklearmedizin der Universität Bonn
Sigmund-Freud-Str. 25
5300 Bonn 1

Dipl.-Phys. Dieter Borchardt
Hahn-Meitner-Institut
für Kernforschung Berlin GmbH
Abt. Strahlenschutz
Glienicker Str. 100
1000 Berlin 39

Dr. med. Dieter Borgers, MPH
IDIS Institut für Dokumentation
und Information, Sozialmedizin
und öffentliches Gesundheitswesen
Weserfeldstr. 35-37
4800 Bielefeld 1

R.-D. Bredtmann
Arzt für Anästhesiologie
Anästhesieabteilung des Allgemeinen
Krankenhauses Altona
Paul-Ehrlich-Str. 1
2000 Hamburg 50

Prof. Dr. phil. Mag. pharm. Artur Burger
Institut für Pharmakognosie
der Universität Innsbruck
Innrain 52
A - 6020 Innsbruck

Dr. med. Hans-Jürgen Christen
Kinderklinik der Georg-August-Universität
Robert-Koch-Str. 40
3400 Göttingen

Prof. Dr. med. O. Creutzfeldt
Max-Planck-Institut für
Biophysikalische Chemie
Karl-Friedrich-Bonhoeffer-Institut
Postfach 2841
3400 Göttingen

Prof. Dr. med. Gisela Dallenbach-Hellweg
Institut für Pathologie
A2,2
6800 Mannheim 1

Chefarzt Priv.-Doz. Dr. med. H. Dancygier
Städtische Kliniken Offenbach/Main
Medizinische Klinik II
Starkenburgring 66
6050 Offenbach/Main

Dr. med. Hans Joachim Dietrich
Neurologische Klinik und
Poliklinik der Universität
Erlangen-Nürnberg
Schwabachanlage 6
8520 Erlangen

Herbert Dihlmann
Arzt
Dürerplatz 3
1000 Berlin 41

Prof. Dr. med. Gerhard Döring
Seeleite 9
8031 Seefeld 2

Prof. Dr. med. Fritz Dressler
Dernburgstr. 26
1000 Berlin 19

Dr. med. Dr. phil. Stephan Dressler
Durlacher Str. 23
1000 Berlin 31

Dr. med. Christine Eckardt
Ärztin für Anästhesiologie
Anästhesieabteilung
des Allgemeinen
Krankenhauses Altona
Paul-Ehrlich-Str. 1
2000 Hamburg 50

Dr. med. Andreas Eisenschenk
Orthopädische Klinik und
Poliklinik der FU Berlin
(Oskar-Helene-Heim)
Clayallee 229
1000 Berlin 33

Dr. med. Andreas Engelhardt
Neurologische Klinik der
Universität
Erlangen-Nürnberg
Schwabachanlage 6
8520 Erlangen

Dr. med. Dr. med. dent. Heinz Erpenstein
Zahnarzt, Parodontologie
Hoyastr. 1
4400 Münster

Dr. med. K. Ewald
Internist
Kurt-Schumacher-Str. 26
6050 Offenbach-Bieber

Stefan Exner
Arzt
Institut für Anatomie der FU Berlin
Königin-Luise-Str. 15
1000 Berlin 33

Prof. Dr. med. Ingeborg Falck
Max-Bürger-Krankenhausbetrieb
von Berlin-Charlottenburg
Sophie-Charlotten-Str. 115
1000 Berlin 19

Prof. Dr. med. Volker Faust
Abt. Psychiatrie I
der Universität Ulm
Psychiatrisches Landeskrankenhaus
Weißenau
7980 Ravensburg-Weißenau

Dr. med. H.-J. Fuchs
Oberarzt der Anästhesieabteilung des
Allgemeinen Krankenhauses Altona
Paul-Ehrlich-Str. 1
2000 Hamburg 50

Dir. u. Prof. Dr. rer. nat. Ingbert Gans
Institut für Wasser-,
Boden- und Lufthygiene
des Bundesgesundheitsamtes
Corrensplatz 1
1000 Berlin 33

Apotheker H. W. Geisler
Königsberger Str. 13
6239 Kriftel

Dr. med. R. Gnauck
Deutsche Klinik für Diagnostik
Fachbereich Gastroenterologie
Aukammallee 33
6200 Wiesbaden

Prof. Dr. med. R. Gossrau
Institut für Anatomie der
Freien Universität Berlin
Königin-Luise-Str. 15
1000 Berlin 33

Prof. Dr. med. Dr. rer. nat. E. H. Graul
Institut für Environtologie
und Nuklearmedizin
der Universität Marburg
Bahnhofstr. 7
3550 Marburg/Lahn

Dr. med. W. Günther
Hals-Nasen-Ohrenarzt
Glatzer Str. 43
6430 Bad Hersfeld

Dr. phil. Dipl.-Psych. Tilmann Habermas
Fachbereich Grundlagenmedizin
Institut für Medizinische Psychologie
der Freien Universität Berlin
Habelschwerdter Allee 45
1000 Berlin 33

Prof. Dr. Jürgen Hacke
Hahn-Meitner-Institut
für Kernforschung Berlin GmbH,
Abt. Strahlenschutz
Glienicker Str. 100
1000 Berlin 39

Prof. Dr. Dr. Erwin J. Haeberle
Bundesgesundheitsamt
AIDS-Zentrum
Reichpietschufer 74-76
1000 Berlin 30

Prof. Dr. med. R. Häring
Direktor der Chirurgischen Klinik und Poliklinik
Klinikum Steglitz der Freien Universität Berlin
Hindenburgdamm 30
1000 Berlin 45

Dr. med. Michael Hammer
Abt. Rheumatologie im
Zentrum Innere Medizin und Dermatologie
der Medizinischen Hochschule Hannover
Konstanty-Gutschow-Str. 8
3000 Hannover 61

Prof. Dr. med. Dr. h. c. F. Hanefeld
Kinderklinik der Georg-August-Universität
Robert-Koch-Str. 40
3400 Göttingen

Dr. med. E. Harde
Arzt für Anästhesiologie
Anästhesieabteilung des Allgemeinen
Krankenhauses Altona
Paul-Ehrlich-Str. 1
2000 Hamburg 50

Oberarzt Dr. med. M. G. Hartmann
Tropeninstitut
Bernhardt-Nocht-Str. 74
2000 Hamburg 4

Dr. med. Klaus Hartung
Abt. Immunologie und Transfusionsmedizin
im Zentrum Innere Medizin und Dermatologie
der Medizinischen Hochschule Hannover
Konstanty-Gutschow-Str. 8
3000 Hannover 61

Dr. med. Thomas Hebell
Johns Hopkins University School of Medicine
Division of Molecular and Clinical
Rheumatology
617 Hunterian 725 N. Wolfe St.
USA - Baltimore, MD 21205

Prof. Dr. med. Klaus-Peter Hellriegel
Chefarzt der II. Inneren Abteilung
des Krankenhauses Moabit
Turmstr. 22
1000 Berlin 21

Dr. med. Hans-Nikolaus Herden
Chefarzt der Anästhesieabteilung des
Allgemeinen Krankenhauses Altona
Paul-Ehrlich-Str. 1
2000 Hamburg 50

Gabriele M. Heyd
Verband der Beschäftigungs- und
Arbeitstherapeuten (Ergotherapeuten) e.V.
Mittelweg 8
7516 Karlsbad-Ittersbach

Priv.-Doz. Dr. med. Klaus Heyne
Klinik für Pädiatrie der
Medizinischen Universität zu Lübeck
Kahlhorststr. 31-35
2400 Lübeck 1

Prof. Dr. iur. Manfred Hinz
Fachbereich Rechtswissenschaft der
Freien Universität Berlin
Boltzmannstr. 1
1000 Berlin 33

Prof. Dr. med. W. Höfler
Tropenmedizinisches Institut der
Universität Tübingen
Wilhelmstraße 31
7400 Tübingen

Prof. Dr. med. Dr. med. h. c. F. Hollwich
Winterthurer Str. 5
8000 München 71

Prof. Dr. med. Joachim Hüter
Chefarzt der Frauenklinik
Städtisches Krankenhaus
Weinberg 1
3200 Hildesheim

Prof. Dr. med. Konrad Hummel
Institut für Blutgruppenserologie
Postfach 880
7800 Freiburg

Anne Jung
Logopädin
Eggersallee 21
2000 Hamburg 50

Prof. Dr. med. Gabriele Kaczmarczyk
Klinikum Rudolf Virchow der Freien
Universität Berlin (Standort Charlottenburg)
Spandauer Damm 130
1000 Berlin 19

Dr. med. B. Kniesel
Arzt für Anästhesiologie
Anästhesieabteilung des Allgemeinen
Krankenhauses Altona
Paul-Ehrlich-Str. 1
2000 Hamburg 50

Prof. Dr. rer. nat. Reinhold Knopp
Institut für Klinische und
Experimentelle Nuklearmedizin
der Universität Bonn
Sigmund-Freud-Str. 25
5300 Bonn 1

Hans K. Koebner
Burmesterstr. 4/V
8000 München 45

Prof. Dr. med. Detlef Kömpf
Direktor der Neurologischen Klinik
der Med. Universität zu Lübeck
Ratzeburger Allee 160
2400 Lübeck 1

Prof. Dr. med Johannes Korporal
Fachhochschule für Sozialarbeit und
Sozialpädagogik Berlin
Karl-Schrader-Str. 6
1000 Berlin 30

Dipl.-Phys. Martin Krämer
Landeslehranstalt für technische Assistenten
in der Medizin
Leonorenstr. 35
1000 Berlin 46

Dr. W.-R. Krause
Oberarzt der Neurologisch-Psychiatrischen
Abt. des Kreiskrankenhauses -
Poliklinik Wernigerode
O - 3720 Blankenburg

Kristian Kunde
Arzt
Schloßstr. 4
1000 Berlin 10

Prof. Dr. med. Jürgen Kunze
Kinderklinik der Freien Universität Berlin
und Institut fur Humangenetik
Heubnerweg 6
1000 Berlin 19

Dr. med. Christoph Lang
Neurologische Klinik
und Poliklinik der
Universität Erlangen-Nürnberg
Schwabachanlage 6
8520 Erlangen

Dr. med. Martin Lang
Institut für Arzneimittel des
Bundesgesundheitsamtes
Seestr. 10
1000 Berlin 65

Dr. med. Hans-Eckhard Langer
Abt. Rheumatologie im Zentrum
Innere Medizin und Dermatologie der
Medizinischen Hochschule Hannover
Konstanty-Gutschow-Str. 8
3000 Hannover 61

Prof. Dr. iur. Adolf Laufs
Dr. h. c. Université de Montpellier I
Institut für geschichtliche
Rechtswissenschaft der
Universität Heidelberg
Friedrich-Ebert-Platz 2
6000 Heidelberg

Dr. med. Herbert Lieske
Arzt für Innere Medizin,
Tropenkrankheiten
Bramfelder Chaussee 252
2000 Hamburg 71

Prof. Dr. rer. nat. Walter Maier
Institut für Medizinische Parasitologie
der Universität Bonn
Sigmund-Freud-Str. 25
5300 Bonn

Dipl.-Ing. Ingrid Maßwig
GSD Gesellschaft für Systemforschung
und Dienstleistungen im
Gesundheitswesen mbH
Facheinheit technisches
Krankenhausservice- und Beratungsinstitut
Stauffenbergstr. 13-14
1000 Berlin 30

Dr. med. Wilfried Mau
Abt. Rheumatologie
im Zentrum Innere Medizin
und Dermatologie der Medizinischen
Hochschule Hannover
Konstanty-Gutschow-Str. 8
3000 Hannover 61

Priv.-Doz. Dr. med. Dipl.-Psych.
Rolf Meermann
Ärztl. Dir. der Psychosomat. Fachklinik
Bombergallee 10
3280 Bad Pyrmont

Prof. Dr.-Ing. Harald Meinhold
Klinikum Steglitz der
Freien Universität Berlin
Abt. für Nuklearmedizin - Radiochemie
Hindenburgdamm 30
1000 Berlin 45

Prof. Dr. med. H.-J. Merker
Institut für Anatomie der
Freien Universität Berlin
Königin-Luise-Str. 15
1000 Berlin 33

Dr. med. Heinzpeter Moecke
Anästhesieabteilung des Allgemeinen
Krankenhauses Altona
Paul-Ehrlich-Str. 1
2000 Hamburg 50

Prof. Dr. med. K. Morgenroth
Institut für Pathologie der
Ruhr-Universität Bochum
Universitätsstraße 150
4630 Bochum-Querenburg

Dr. med. Harald Müller
Oberarzt der Klinik und
Poliklinik für Neurochirurgie
Medizinische Universität zu Lübeck
Ratzeburger Allee 160
2400 Lübeck 1

Prof. Dr. med. Reinhard Nagel
Direktor der Urologischen Klinik und Poliklinik
Klinikum Rudolf Virchow der Freien
Universität Berlin (Standort Charlottenburg)
Spandauer Damm 130
1000 Berlin 19

Prof. Dr. med. Diether Neubert
Institut für Toxikologie und Embryo-
pharmakologie der Freien Universität Berlin
Garystr. 5
1000 Berlin 33

Prof. Dr. med. Bernhard Neundörfer
Neurologische Klinik und Poliklinik der
Universität Erlangen-Nürnberg
Schwabachanlage 6
8520 Erlangen

Prof. Dr. med. Gerd Offermann
Medizinische Klinik und Poliklinik
Transplantationszentrum Berlin im Klini-
kum Steglitz der Freien Universität Berlin
Hindenburgdamm 30
1000 Berlin 45

Prof. em. Dr. med. Ottomar Oppel
Hermann-Ehlers-Str. 61
5600 Wuppertal 1

Dr. med. Ch. Osmer
Anästhesieabteilung des
Allgemeinen Krankenhauses Altona
Paul-Ehrlich-Str. 1
2000 Hamburg 50

Nikolaus Pechstein
Johann-Sigismund-Str. 12
1000 Berlin 31

Priv.-Doz. Dr. med. Eckhard Petri
Städtische Krankenanstalten, Akademisches Lehrkrankenhaus der Johannes-Gutenberg-Universität Mainz
Dr.-Ottmar-Kohler-Str. 2
6580 Idar-Oberstein

Prof. Dr. med. Detlef Petzoldt
Universitätshautklinik
Vosstr. 2
6900 Heidelberg

Christine Posselt
Krankenpflegeschule
Klinikum Steglitz der
Freien Universität Berlin
Hindenburgdamm 30
1000 Berlin 45

R. Püschel
Oberarzt der Anästhesieabteilung des
Allgemeinen Krankenhauses Altona
Paul-Ehrlich-Str. 1
2000 Hamburg 50

Dr. sc. med. Rolf Radke
Breite Straße 42 A
1000 Berlin 33

Dr. rer. nat. Dipl.-Phys. B. Ramm
Radiologische Klinik
Klinikum Rudolf Virchow
der Freien Universität Berlin
(Standort Charlottenburg)
Spandauer Damm 130
1000 Berlin 19

Prof. Dr. Dr. H.-H. Raspe
Oberarzt der Abt. Rheumatologie
im Zentrum Innere Medizin
und Dermatologie der
Medizinischen Hochschule Hannover
Konstanty-Gutschow-Str. 8
3000 Hannover 61

Dr. med. Bernhard Riffel
Neurologische Klinik
Zentralklinikum Augsburg
Stenglinstraße
8900 Augsburg

Dr. med. Arndt Rolfs
Max-Planck-Institut für
Molekulare Genetik
Ihnestr. 73
1000 Berlin 33

Prof. Dr. Dipl.-Psych. Hans Peter Rosemeier
Fachbereich Grundlagenmedizin
Institut für Medizinische Psychologie
der Freien Universität Berlin
Habelschwerdter Allee 45
1000 Berlin 33

Dr. phil. Dr. med. Rolf Saupe
Psychiatrische Klinik der
Freien Universität Berlin
Eschenallee 3
1000 Berlin 19

Dr. rer nat. Klaus Schaller
Institut für Chemotherapie
Bayer AG
5600 Wuppertal 1

Dr. Helmut Schmidt
Landeslehranstalt für technische Assistenten
in der Medizin
Leonorenstr. 35
1000 Berlin 46

Prof. Dr. Burkhard Schneeweiß
Chefarzt der Kinderklinik
Städtisches Krankenhaus im
Friedrichshain
Leninallee 49
O - 1017 Berlin

Prof. Dr. med. Claus C. Schnorrenberger
Deutsches Forschungsinstitut für
Chinesische Medizin e.V.
Silberbachstr. 10
7800 Freiburg

Dr. med. A. Scholz
Anästhesieabteilung des Allgemeinen
Krankenhauses Altona
Paul-Ehrlich-Str. 1
2000 Hamburg 50

Prof. Dr. med. R. Schrage
Frauenklinik der
Eberhard-Karls-Universität Tübingen
Schleichstraße
7400 Tübingen 1

Dr. med. Hiltrudis Schütte
Albert-Schweitzer-Hospital
3410 Northeim

Stephan Schwarz
Waldstraße 57
1000 Berlin 21

Priv.-Doz. Dr. sc. hum. Hans-Jürgen Seelos
Lehrbeauftragter für
Medizinische Informatik
der Heinrich-Heine-Universität Düsseldorf
Rheinisches Rechenzentrum für Kirche und
Diakonie GmbH
4000 Düsseldorf 30

Dr. med. Jochen Seidel
Abt. Immunologie und Transfusionsmedizin
im Zentrum Innere Medizin
und Dermatologie der
Medizinischen Hochschule Hannover
Konstanty-Gutschow-Str. 8
3000 Hannover 61

Prof. Dr. med. H. M. Seitz
Institut für
Medizinische Parasitologie
Sigmund-Freud-Str. 25
5300 Bonn

Priv.-Doz. Dr. med. Martin Sparmann
Ltd. Oberarzt der Orthopädischen
Klinik und Poliklinik
der Freien Universität Berlin
(Oskar-Helene-Heim)
Clayallee 229
1000 Berlin 33

Prof. Dr. med. Christian P. Speer
Kinderklinik der Georg-August-Universität
Robert-Koch-Str. 40
3400 Göttingen

Prof. Dr. Jürgen Spona
I. Universitäts-Frauenklinik
Spitalgasse 23
A-1090 Wien

Prof. Dr. med. Manfred Stauber
Frauenklinik und Poliklinik des Klinikums
Rudolf Virchow der Freien Universität Berlin
(Standort Charlottenburg)
Pulsstr. 4-14
1000 Berlin 19

OMR Prof. Dr. sc. med. Johannes Staudt
Institut für Anatomie
Bereich Medizin (Charité) der
Humboldt-Universität Berlin
Schumannstr. 20/21
O - 1040 Berlin

Prof. Dr. med. F. Stein
Ehem. Dir. des Pathologischen Instituts
des Klinikums Rudolf Virchow
der Freien Universität Berlin
(Standort Wedding)
Augustenburger Platz 1
1000 Berlin 65

Prof. Dr. med. Beat Steinmann
Stoffwechselabteilung
Universitäts-Kinderklinik
Steinwiesstraße 75
CH - 8032 Zürich

Dr. med. Michael Stimpel
Medizinische Universitätsklinik II
Ostmerheimer Str. 200
5000 Köln 91

Priv.-Doz. Dr. med. Burckhard Terwey
Mozartstraße 6
2900 Oldenburg

Dr. med. E. Thieme
Ärztin für Anästhesiologie
Anästhesieabteilung des Allgemeinen
Krankenhauses Altona
Paul-Ehrlich-Str. 1
2000 Hamburg 50

Dr. rer. nat. Johannes Voelker
Am Stein 48
2000 Hamburg 63

Dr. med. Peter Voeltz
Abt. für Anästhesie
und Intensivmedizin des
Berufsgenossenschaftlichen
Unfallkrankenhauses
Hamburg-Boberg
Bergedorfer Straße 10
2050 Hamburg 80

Hannelore Vogt
Ärztin
Anästhesieabteilung des Allgemeinen
Krankenhauses Altona
Paul-Ehrlich-Str. 1
2000 Hamburg 50

Prof. Dr. med. Peter Wagener
Oberarzt der Abt. Rheumatologie im
Zentrum Innere Medizin und Dermatologie
der Medizinischen Hochschule Hannover
Konstanty-Gutschow-Str. 8
3000 Hannover 61

Prof. Dr. Joachim Wagner
Chefarzt der I. Medizinischen Klinik/Kardiologie
Krankenhaus Neukölln
Rudower Str. 48
1000 Berlin 47

Hans-Joachim Weimann
Burgemeisterstr. 59
1000 Berlin 42

Dr. rer. soc. Elmar Weingarten
Institut für Soziale Medizin der
Freien Universität Berlin
Sarrazinstr. 11-15
1000 Berlin 41

Prof. Dr. H. Werner
Abt. für Medizinische Mikrobiologie
Universität Tübingen
Silcherstr. 7
7400 Tübingen

Dr. Dr. med. Helmut Weyers †
2160 Stade

Prof. Dr. med. Ernst Wiedemann
Babenhäuser Landstr. 49
6000 Frankfurt a. M. 70

Dr. med. Klaus Wildhagen
Abt. Immunologie und Transfusionsmedizin
im Zentrum Innere Medizin und Dermatologie
der Medizinischen Hochschule Hannover
Konstanty-Gutschow-Str. 8
3000 Hannover 61

Prof. Dr. med. Dr. jur. Reinhard Wille
Sexualmedizinische Forschungs- und
Beratungsstelle
Hospitalstr. 17-19
2300 Kiel

Dr. med. Jürgen Wollenhaupt
Abt. Rheumatologie im
Zentrum Innere Medizin und Dermatologie
der Medizinischen Hochschule Hannover
Konstanty-Gutschow-Str. 8
3000 Hannover 61

Dr. med. Jürgen Wortmann
Manteuffelstr. 10
1000 Berlin 45

Prof. Dr. med. Henning Zeidler
Leiter der Abt. Rheumatologie im
Zentrum Innere Medizin und Dermatologie
der Medizinischen Hochschule Hannover
Konstanty-Gutschow-Str. 8
3000 Hannover 61

Priv.-Doz. Dr. med. H. Zilch
Orthopädische Klinik und Poliklinik der
Freien Universität Berlin
(Oskar-Helene-Heim)
Clayallee 229
1000 Berlin 33

Prof. Dr. M. Zimmermann
II. Physiologisches Institut der
Universität Heidelberg
Im Neuenheimer Feld 326
6900 Heidelberg 1

Dr. rer. pol. Angela Zink
GSD Gesellschaft für Systemforschung und
Dienstleistungen im Gesundheitswesen mbH
Stauffenbergstr. 13-14
1000 Berlin 30

Hinweise zur Benutzung

1. Alphabetische Ordnung

Die Stichwörter sind alphabetisch geordnet; zur alphabetischen Ordnung in Stichwortgruppen (Wortnestern) siehe Abschnitt 3. Dabei werden die Umlaute ä, ö und ü so behandelt, wie es der Schreibweise ae, oe und ue entspricht; ß wird wie ss behandelt. Leerzeichen, Kommata und Bindestriche innerhalb des Stichwortes werden bei der alphabetischen Einordnung nicht berücksichtigt; dies gilt auch für Zahlen, Indizes und Exponenten. Griechische Buchstaben werden in der Regel ausgeschrieben, wenn sie fester Bestandteil des Stichwortes sind (z. B. Gammastrahlung). Eine Ausnahme bilden solche Begriffe, für die eine festgelegte (z. B. chemische) Nomenklatur zu berücksichtigen ist (z. B. α-Acetyldigoxin, das entsprechend unter A eingeordnet wird). Bei Eigennamen gelten Silben wie Mc, Da, Le usw. als untrennbare Bestandteile: so ist der McBurney-Punkt unter M zu finden; demgegenüber sind Adelsprädikate (z. B. von, de) in den Stichwortbezeichnungen fast immer entfallen.
Bei Stichwörtern, die aus einem Adjektiv und einem Substantiv bestehen, ist stets das Substantiv maßgeblich für die alphabetische Position (z. B. Syndrom, apallisches); von dieser Regel ausgenommen sind wenige feststehende Begriffe wie Akutes Abdomen, Kieler Klassifikation, Rotes Kreuz u. a.
Man findet daher:

α-Acetyldigoxin unter A
Gammastrahlung unter G
McArdle-Krankheit unter M
apallisches Syndrom unter S

Grundsätzlich stehen Stichwörter im Singular; nur für Sammelbezeichnungen wird die Pluralform verwendet.

Antibiotika statt Antibiotikum
Erythrozyten statt Erythrozyt
Viren statt Virus

2. Schreibweise

Stichwörter sind groß geschrieben, lediglich Adjektive sind als Stichwörter klein geschrieben. Werden Adjektive mit Substantiven als untrennbare Einheit verstanden, ist auch das Adjektiv groß geschrieben (z. B. Akutes Abdomen). In fremdsprachlichen Wortfügungen wird das erste Wort groß, die weiteren klein geschrieben, es sei denn, bestimmte Nomenklaturen schreiben anderes vor.

Ablatio retinae
Actinomyces israelii
Ductus Botalli
Oversuppression syndrome
Taches bleues

Bei Fachbegriffen, die aus nur einem Wort bestehen, wird grundsätzlich die deutsche bzw. eingedeutschte Schreibweise verwendet. Diese Begriffe werden mit wenigen Ausnahmen wie deutsche Substantive flektiert und können mit deutschen Nomina Komposita bilden.

Appendizitis – Appendizitiden
Duodenalulkus – Duodenalulzera
Karzinom – Karzinome

Bei Fachbegriffen, die aus mehreren Wörtern bestehen, wird entweder eine konsequent lateinische oder eine konsequent deutsche bzw. eingedeutschte Schreibweise verwendet.

entweder:
Anaemia perniciosa
oder:
Anämie, perniziöse

Die Unterscheidung zwischen deutscher und lateinisch-griechischer Schreibweise betrifft insbesondere die Schreibung k bzw. z statt c und ä oder ö statt ae oder oe, die Wortendungen sowie die Wortstellung.

lateinische Schreibweise:
Carcinoma in situ
Ulcus duodeni

eingedeutschte Schreibweise:
Karzinom
Duodenalulkus

Da die Transkription des griechischen k in das lateinische c zur (oft unzutreffenden) Aussprache als z Anlaß geben könnte, ist in vielen Fällen dieses k in ansonsten konsequent lateinischen Fügungen beibehalten worden.

Keratitis fascicularis

Bei Wörtern, die von einem lateinischen Partizip abgeleitet sind, wird das t der lateinischen Pluralform bei deutscher Pluralbildung zu z.

?

Expektorans - Expektoranzien Laxans - Laxanzien

Anatomische Fachbegriffe folgen in der Schreibweise der Pariser Anatomischen Nomenklatur (PNA, 1955). Dort vorgenommene Änderungen der Schreibweise von oe und ae zu e wurden nicht übernommen.
Chemische Fachbegriffe richten sich in der Schreibweise weitgehend nach internationalen Nomenklaturregeln; bei Komposita wird allerdings in der Regel der klinische Sprachgebrauch bevorzugt. Bei internationalen Freinamen wird die jeweilige Nomenklatur mit angegeben; Komposita mit -oxid werden konsequent mit i statt y geschrieben

Calcium statt Kalzium Hyperkalzämie statt Hypercalcämie Oxidation statt Oxydation Schwefeldioxid statt Schwefeldioxyd

3. Stichwortgruppen (Wortnester bzw. Wortnischen)

In vielen Fällen sind Stichwörter zu sogenannten Wortnestern bzw. Wortnischen zusammengefaßt. Diese umfassen Stichwörter, deren erster Teil jeweils gleich ist und nur bei dem ersten Stichwort des Wortnestes ausgeschrieben wird. Alle weiteren Stichwörter schließen sich ohne Absatz an und enthalten den gemeinsamen Wortteil durch seinen Anfangsbuchstaben abgekürzt.
Ist der gemeinsame Wortteil kein eigenständiges Stichwort, sondern Teil eines Kompositums, wird er durch einen senkrechten doppelten Strich (‖) abgetrennt. Die Stichwörter innerhalb eines Wortnestes bzw. innerhalb einer Wortnische sind in streng alphabetischer Reihenfolge aufgeführt.

Ableitungen: ... A., intra|kardiale: ... A., prä|kordiale: ...

Eine Ausnahme bilden die großen anatomischen Stichwortgruppen, in denen zur besseren Auffindbarkeit der einzelnen Stichwörter Pluralformen wie Singularformen alphabetisch eingeordnet bzw. in zwei getrennten Wortnestern aufgeführt werden.

Nervus saccularis m: ... **Nn. sacrales** m pl: ... **N. saphenus** m: ... **Nn. scrotales anteriores** m pl: ...

4. Betonungszeichen

Bei Stichwörtern, die aus dem Griechischen oder Lateinischen stammen, ist zur Erleichterung der Aussprache die Betonung angegeben. Lange Betonungen werden durch untergesetzten Strich, kurze Betonungen durch untergesetzten Punkt

Nervus ac|cessorius

unter dem betonten Vokal oder Diphthong kenntlich gemacht.

5. Wortteiltrenner

Zur Erleichterung der Lesbarkeit und Aussprache und zum besseren Verständnis der medizinischen Terminologie sind zwischen Wortteilen von Stichwörtern Wortteiltrenner (|) eingefügt.
Bei fremdsprachlichen oder abgeleiteten Begriffen sind jeweils Vorsilben und Wortstämme einschließlich evtl. folgender Bindelaute durch Wortteiltrenner abgetrennt (Ab|duktions|fraktur). Endsilben (-id, -itis, -om) sind nicht abgetrennt.

An|algesie **Ana|lyse** **Anal|ekzem** **An|alpha-Lipo|protein|ämie**

Darüber hinaus sind Wortteiltrenner auch als Hinweise für die Silbentrennung zu verstehen, ohne daß durch sie sämtliche zulässigen Trennfugen gekennzeichnet sind.

6. Etymologische Angaben

Stichwörtern fremdsprachiger (v. a. griechischer oder lateinischer) Herkunft ist in Klammern eine Erklärung der ursprünglichen Bedeutung beigefügt, oder es wird auf andere Stichwörter verwiesen, bei denen diese Angaben gefunden werden. Diese Verweise erfolgen entweder durch Asterisk (*) hinter einem Wort oder Wortteil, bei dem sich die etymologische Erklärung finden läßt, oder durch einen nach oben weisenden Pfeil, der anzeigt, daß sich an alphabetisch vorangehender Position eine entsprechende etymologische Angabe findet.

Ante-: Wortteil mit der Bedeutung vor, vorn; von lat. ante. **Ante|brachium** (↑ ; Brachi-*) n: ... **Ante|fixatio uteri** (↑ ; Fixation*; Uter-*) f: ... **Ante|flexio uteri** (↑ ; lat. flectere biegen; Uter-*) f: ...

Ohne etymologische Erklärung bleiben in der Regel Fremdwörter, die nicht spezifisch zur medizinischen Terminologie gehören (z. B. Methode), chemische Bezeichnungen sowie sehr häufig verwendete medizinische Begriffe, die als eigenes Stichwort aufgeführt und erklärt werden (z. B. Symptom, Syndrom).
Die etymologische Erklärung besteht in der Regel aus drei Elementen: Ursprungssprache, Ursprungswort und deutsche Bedeutung. Dabei werden alle durch Wortteiltrenner begrenzten Elemente des Stichwortes einzeln erläutert und die Angaben durch Semikolon abgetrennt. Das Ursprungswort wird nicht aufgeführt, wenn es mit dem Stichwort identisch ist.

Die deutsche Bedeutung wird nicht genannt, wenn sie mit dem erklärenden Text des Stichwortes identisch ist.
Bei griechischen Begriffen wird das Ursprungswort in griechischer Schrift wiedergegeben.

7. Biographische Angaben

Sind Eigennamen fester Bestandteil eines Stichwortes, werden in Klammern biographische Angaben nach folgendem Muster beigefügt: Vorname, Anfangsbuchstabe des Familiennamens, Fachrichtung, wichtige Orte der Tätigkeit, Geburts- und ggf. Todesjahr. In einer Folge von mehreren Zusammensetzungen mit demselben Eigennamen erfolgen diese Angaben bei dem alphabetisch ersten Stichwort, folgende Stichwörter verweisen auf dieses durch einen Pfeil.

> **Biermer-Anämie** (Anton B., Int., Bern, Breslau, 1827-1892; Anämie*) **f** ...
> **Biermer-Schall|wechsel** (↑): ...

8. Angabe von Genus und Numerus

Aus Fremdsprachen abgeleitete Stichwörter tragen eine Genusangabe (m für masculinum, f für femininum, n für neutrum). Stichwörter im Plural sind durch den Zusatz pl gekennzeichnet; ist die Singularform nicht einfach abzuleiten, wird sie in Klammern angegeben.

9. Englische Stichwortübersetzung

Einer großen Anzahl von Stichwörtern ist eine englische Stichwortübersetzung beigefügt; in Fällen, wo das Stichwort ausschließlich auf ein anderes Stichwort verweist, einer internationalen Nomenklatur angehört, die Schreibweise der Übersetzung sich nicht vom deutschen Begriff unterscheidet oder es sich um eine Abkürzung handelt, wird darauf verzichtet. Wiedergegeben ist die englische Schreibweise, die in bestimmten Fällen von der amerikanischen abweichen kann.

10. Abkürzungen

Spezifisch medizinische Abkürzungen sind in den Stichwortbestand aufgenommen und somit unter der entsprechenden Position im Alphabet nachzuschlagen. Allgemeine Abkürzungen sind im Abkürzungsverzeichnis (s. S. XXV) aufgeführt. Adjektive auf -isch und -lich können grundsätzlich abgekürzt erscheinen.

> ischäm. für ischämisch
> künstl. für künstlich

Stichwörter werden im erläuternden Text mit Anfangsbuchstaben abgekürzt. Bildet der erste Buchstabe mit den folgenden eine lautliche Einheit, wird mit diesen Buchstaben abgekürzt: Ch., Ph., Qu., Rh., Sch., Sp., St., Th.

11. Verweise

Eine Vielzahl von Verweisen erleichtert die Orientierung im Wörterbuch. Verweise mit s. (siehe), s. a. (siehe auch) und vgl. (vergleiche) finden sich an der inhaltlich passenden Textstelle, bei allgemeineren Bezügen am Ende des Eintrags. Im fortlaufenden Text erfolgen Verweise durch Asterisk (*) hinter dem betreffenden Wort, wobei dieses Wort in syntaxbedingten Flexionsformen vorkommen kann. Wird auf ein Stichwort verwiesen, das aus mehreren Wörtern besteht, erscheint der Asterisk hinter dem ersten für die alphabetische Reihenfolge relevanten Wort.

> Antigen -Antikörper-Reaktion
> aber auch: ... eines Antigens* ...
> α-Acetyldigoxin*
> N*-Nitrosoverbindungen

12. Sonderzeichen

Im Wörterbuch verwendete mathematische Sonderzeichen entsprechen den üblichen Regeln. Zusätzlich verwendete Sonderzeichen, insbesondere auch die in den anatomischen Wortnestern Arteria, Musculus, Nervus und Vena verwendeten Symbole, werden im Abkürzungsverzeichnis (S. XXV) erläutert.

13. Quellen der Tabellen und Abbildungen

Quellenangaben zu Tabellen finden sich in einem eigenen Verzeichnis am Ende des Bandes, geordnet nach den zugehörigen Stichwörtern. Soweit zu Abbildungen Quellen genannt werden, finden sich Quellen-Nummern am Ende der Legenden in eckigen Klammern, die in einem Verzeichnis am Ende des Bandes aufgelöst werden (ab S. 1713).

?

Griechisches Alphabet

groß	klein	Name	Aus-sprache	groß	klein	Name	Aus-sprache
Α	α	Alpha	a	Ν	ν	Ny	n
Β	β	Beta	b	Ξ	ξ	Xi	x
Γ	γ	Gamma	g	Ο	ο	Omikron	o
Δ	δ	Delta	d	Π	π	Pi	p
Ε	ε	Epsilon	e	Ρ	ρ	Rho	r
Ζ	ζ	Zeta	z	Σ	σ, ς	Sigma	s
Η	η	Eta	e	Τ	τ	Tau	t
Θ	θ	Theta	th	Υ	υ	Ypsilon	y
Ι	ι	Jota	i	Φ	ϕ, φ	Phi	ph
Κ	κ	Kappa	k	Χ	χ	Chi	ch
Λ	λ	Lambda	l	Ψ	ψ	Psi	ps
Μ	μ	My	m	Ω	ω	Omega	o

Abkürzungen

Medizinisch gebräuchliche Abkürzungen, die im folgenden Verzeichnis nicht aufgeführt sind, finden sich als Stichworteinträge. Vgl. auch Hinweise zur Benutzung (S. XXI).

A:	Abfluß
a	annus (Jahr)
Abb.	Abbildung
abdom.	abdominalis
Abk.	Abkürzung
Abl.	Ableitung
Adj.	Adjektiv
adj.	adjektivisch
Ätiol.	Ätiologie
ätiol.	ätiologisch
ahd.	althochdeutsch
allg.	allgemein
Anästh.	Anästhesiologie, -loge
anästh.	anästhesiologisch
Anat.	Anatomie, Anatom
anat.	anatomisch
Androl.	Andrologie, Androloge
androl.	andrologisch
angeb.	angeboren
anschl.	anschließend
ant. (antt.)	anterior, -ius (anteriores, -a)
Anthrop.	Anthropologie, Anthropologe
anthrop.	anthropologisch
Anw.	Anwendung
App.	Apparat
arab.	arabisch
art.	arteriell
asc.	ascendens
ausschl.	ausschließlich
außerh.	außerhalb
b.	bei
Bact.	Bacterium
Bakt.	Bakterium, Bakterie
bakt.	bakteriell
Bakteriol.	Bakteriologie, Bakteriologe
bakteriol.	bakteriologisch
bd.	beide, beides
bds.	beidseits
bes.	besonders
best.	bestimmt
betr.	betrifft, betreffen, betreffend
Bez.	Bezeichnung
bez.	bezeichnet
Biochem.	Biochemie, Biochemiker
Biol.	Biologie, Biologe
biol.	biologisch
bot.	botanisch
bzgl.	bezüglich
bzw.	beziehungsweise
ca.	circa
Chem.	Chemie, Chemiker
chin.	chinesisch
Chir.	Chirurgie, Chirurg
chir.	chirurgisch
comm.	communis
d	dies (Tag)
d.	der, die, das
DD	Differentialdiagnose
dd	differentialdiagnostisch
Def.	Definition
degen.	degenerativ, degeneriert
Dermat.	Dermatologie, Dermatologe
dermat.	dermatologisch
desc.	descendens
desgl.	desgleichen
dext. (dextt.)	dexter, -a, -um (dextri, -ae, -a)
d. h.	das heißt
Diagn.	Diagnose
diagn.	diagnostisch

Neben den üblichen mathematischen Symbolen und Sonderzeichen werden verwendet:

↑	Erhöhung eines Parameters (vgl. Hinweise z. Benutzung, Abschnitt 6 u. 7)
↓	Erniedrigung eines Parameters
⇌	Entwicklung, Abfolge, Reaktion in zwei Richtungen
∅	Durchmesser
♂	männlich
♀	weiblich
~	ungefähr

In den anatomischen Stichwortgruppen Arteria, Musculus, Nervus, Vena werden folgende Symbole zur Kennzeichnung der anatomischen Verhältnisse verwendet:

*	Ursprung, Wurzelgebiet (jeweils vor der entsprechenden anatomischen Struktur)
- - →	Verlauf
- ->	Äste
← - - →	Verlauf von Muskeln zwischen Ursprung und Ansatz
⊣	Einmündung von Venen

Dim.	Diminutivum
dist. (distt.)	distalis, -e (distales, -ia)
div	divisio (Einteilung v. Skalen)
dors. (dorss.)	dorsalis, -e (dorsales, -ia)
e.	ein, eine
einschl.	einschließlich
Embryol.	Embryologie, Embryologe
embryol.	embryologisch
Endokrin.	Endokrinologie, -loge
endokrin.	endokrinologisch
Entf.	Entfernung
entspr.	entspricht, entsprechen
Entst.	Entstehung
Entw.	Entwicklung
entw.	entweder
Entz.	Entzündung
Epidemiol.	Epidemiologie, Epidemiologe
epidemiol.	epidemiologisch
Erkr.	Erkrankung
Err.	Erreger
evtl.	eventuell
ext. (extt.)	externus, -a, -um (externi, -ae, -a)
F:	Funktion (Muskel)
f	femininum
f.	für
Fam.	Familie
fam.	familiär
frz.	französisch
funkt.	funktionell
gastroenterol.	gastroenterologisch
Gastrol.	Gastrologie, Gastrologe
gastrol.	gastrologisch
geb.	geboren
Gebh.	Geburtshilfe, Geburtshelfer
gebh.	geburtshilflich
geg.	gegen
Genet.	Genetik, Genetiker
Gew.	Gewicht
ggf.	gegebenenfalls
Ggs.	Gegensatz
gr.	1. griechisch; 2. groß
Gyn.	Gynäkologie, Gynäkologe
gyn.	gynäkologisch
h	hora (Stunde)
Hämat.	Hämatologie, Hämatologe
hämat.	hämatologisch
hebr.	hebräisch
Histol.	Histologie, Histologe
histol.	histologisch
Hyg.	Hygiene, Hygieniker
hyg.	hygienisch
I:	Innervation (Muskeln)
i. a.	im allgemeinen
i. d. R.	in der Regel
i. e. S.	im engeren Sinne
Immun.	Immunologie, Immunologe
immun.	immunologisch
Ind.	Indikation
indiff.	indifferent
Inf.	Infektion
inf. (inff.)	1. (anat.) inferior, -ius (inferiores, -a); 2. infolge
Inj.	Injektion
Inkub.	Inkubationszeit
innerh.	innerhalb
insbes.	insbesondere
Insuff.	Insuffizienz
insuff.	insuffizient
Int.	Internist
int.	1. (anat.) internus; 2. internistisch
Intox.	Intoxikation
i. R.	im Rahmen
i. S.	im Sinne
ital.	italienisch
i. w. S.	im weiteren Sinne
jap.	japanisch
Kardiol.	Kardiologie, Kardiologe
kardiol.	kardiologisch
kl.	klein
Komb.	Kombination
Kompl.	Komplikation
kons.	konservativ
Konz.	Konzentration
Kp.	Kochpunkt
Krkh.	Krankheit
lat. (latt.)	1. lateralis, -e (laterales, -ia); 2. lateinisch
li.	links
Lj.	Lebensjahr
Lok.	Lokalisation
lt.	laut
m	masculinum
m.	mit
maj.	major
max.	maximal, maximus
Med.	Medizin
med. (medd.)	1. (anat.) medialis, -e (mediales, -ia); 2. medizinisch
Meth.	Methode
mhd.	mittelhochdeutsch
Mikrobiol.	Mikrobiologie, Mikrobiologe
mikrobiol.	mikrobiologisch
Min.	Minute
min	Minute
mind.	mindestens
mittl.	mittlerer
mlat.	mittellateinisch
Mon.	Monat
Morphol.	Morphologie
morphol.	morphologisch
n	neutrum
Nachw.	Nachweis
ndt.	niederdeutsch
neg.	negativ
Neurol.	Neurologie, Neurologe
neurol.	neurologisch
nlat.	neulateinisch
o. a.	oder anderes
o. ä.	oder ähnliches
oberh.	oberhalb
od.	oder
op.	operativ
Ophth.	Ophthalmologie, -loge
ophth.	ophthalmologisch
org.	organisch
Orthop.	Orthopädie, Orthopäde
orthop.	orthopädisch
Otol.	Otologie, Otologe
otol.	otologisch

Päd.	Pädiatrie, Pädiater
päd.	pädiatrisch
Pat.	Patient
Path.	Pathogenese
Pathol.	Pathologie, Pathologe
pathol.	pathologisch
Pharmak.	Pharmakologie, Pharmakologe
pharmak.	pharmakologisch
Pharmaz.	Pharmazie, Pharmazeut
pharmaz.	pharmazeutisch
Phys.	Physik, Physiker
physik.	physikalisch
Physiol.	Physiologie, Physiologe
physiol.	physiologisch
Pkt.	Punkt, Punkte
pl	Plural
port.	portugiesisch
pos.	positiv
post. (postt.)	posterior, -ius (posteriores, -a)
Präp.	Präparat
Präv.	Prävention
prof.	profundus
Progn.	Prognose
progn.	prognostisch
proktol.	proktologisch
Proph.	Prophylaxe
prox.	proximalis
Psychol.	Psychologie, Psychologe
psychol.	psychologisch
qual.	qualitativ
quant.	quantitativ
Radiol.	Radiologie, Radiologe
radiol.	radiologisch
re.	rechts
Rel.	Relation
rel.	relativ
Rez.	Rezeptur
rezidiv.	rezidivierend
Rhin.	Rhinologie, Rhinologe
rhin.	rhinologisch
Rö.	Röntgen, Röntgenbild, -befund
röm.	römisch
Röntg.	Röntgenologie, Röntgenologe
röntg.	röntgenologisch
S:	Sammelgebiet (Venen)
S.	Seite
s	Sekunde
s.	1. sive, seu; 2. siehe
s. a.	siehe auch
Sek.	Sekunde
sek.	sekundär
Serol.	Serologie
serol.	serologisch
sin. (sinn.)	sinister, -tra, -trum (sinistri, -ae, -a)
sing	Singular
s. o.	siehe oben
sog.	sogenannt
Soziol.	Soziologie, Soziologe
soziol.	soziologisch
spez.	speziell
splat.	spätlateinisch
Std.	Stunde
s. u.	siehe unten
subj.	subjektiv
sup. (supp.)	superior, -ius (superiores, -a)
Sympt.	Symptom, Symptomatik
syn.	synonym
Tab.	Tabelle
tbk.	tuberkulös
Temp.	Temperatur
Ther.	Therapie
therap.	therapeutisch
Toxikol.	Toxikologie, Toxikologe
toxikol.	toxikologisch
u.	und
u. a.	1. unter anderem; 2. und anderes
u. ä.	und ähnliches
üb.	über
ums.	umseitig
unterh.	unterhalb
Urol.	Urologie, Urologe
urol.	urologisch
Urs.	Ursache
usw.	und so weiter
u. U.	unter Umständen
u. v. a.	und viele andere
V:	Versorgungsgebiet (Arterien, Nerven)
v.	von
v. a.	vor allem
ventr.	ventralis, -e
Verf.	Verfahren
versch.	verschieden
Verw.	Verwendung
Veterin.	Veterinärmedizin
veterin.	veterinärmedizinisch
vgl.	vergleiche
Virol.	Virologie, Virologe
virol.	virologisch
Vit.	Vitamin
Vork.	Vorkommen
wiss.	wissenschaftlich
Wo.	Woche
z.	zur, zum
z. B.	zum Beispiel
zeitgen.	zeitgenössisch
Zool.	Zoologie, Zoologe
zool.	zoologisch
z. T.	zum Teil
Zus.	Zusammenhang
zus.	zusammen
zw.	zwischen
Zytol.	Zytologie, Zytologe
zytol.	zytologisch
z. Z.	zur Zeit

A

A: Abk. f. **1.** (ophth.) Akkommodation*; **2.** (physik.) Ampere*.

A.: (anat.) Abk. f. Arteria.

A-: auch An-; Wortteil mit der Bedeutung Un-, -los, -leer; von gr. ἀ (privativum).

A_h: Blutgruppe A_h; s. Para-Bombay-Blutgruppen.

aa (gr. ἀνά je)**:** auch ana; (Rez.) Abk. f. ana partes aequales, zu gleichen Teilen, gleich viel; ältere Schreibweise āā.

Aa.: (anat.) Abk. f. Arteriae (Arterien).

AAC: Abk. f. **A**ntibiotika-**a**ssoziierte Kolitis* (**C**olitis); vgl. Colitis pseudomembranacea.

AAF: Abk. f. **A**nti**a**telektase**f**aktor; s. Surfactant.

Aagenaes-Syn|drom (Øystein A., Päd., Norwegen) **n:** (engl.) cholestasis lymphoedema syndrome; syn. Cholestase-Lymphödem-Syndrom; bisher nur in Norwegen beobachtete, autosomal-rezessiv vererbte Erkr. mit kongenitaler Anlagestörung der Lymphgefäße; **Klin.:** neonatale (intrahepatische) Cholestase mit spontaner Regression bei Rezidivneigung bis ins Erwachsenenalter u. zunehmender Ausbildung von Lymphödemen.

AAM: Abk. f. **a**ngeborener **A**uslöse**m**echanismus*.

AAR: Abk. f. **A**ntigen*-**A**ntikörper-**R**eaktion.

Aarskog-Syn|drom (Dagfinn A., zeitgen. Päd., Norwegen) **n:** syn. faziogenitodigitales Syndrom; meist geschlechtsgebunden vererbte Erkr. mit geringer Expression im weibl. Geschlecht; **Sympt.:** Minderwuchs, faziale Dysmorphie, Brachydaktylie mit partieller kutaner Syndaktylie, Inguinalhernien, Schalskrotum, Leistenhoden.

Aase-Smith-Syn|drom (Jon A., zeitgen. Päd., Albuquerque; David S., Päd., Seattle, 1926-1981) **n:** syn. distale Arthrogrypose Typ IIb; wahrscheinl. autosomal-dominante Erkr.; **Sympt.:** Hydrozephalus mit Veränderungen der Dandy*-Walker-Krankheit, faziale Dysmorphie, Gaumenspalte, multiple Gelenkkontrakturen; s. Arthrogryposis-multiplex-congenita-Syndrome.

Aase-Syn|drom (↑) **n:** angeb., autosomal-rezessiv erbl. Störung der Erythropoese mit Daumentriphalangie u. a. Fehlbildungen; gute Progn. der Anämie bei Ther. mit Glukokortikoiden.

AAV: Abk. f. **A**deno-**a**ssoziiertes **V**irus; s. Parvoviridae.

Ab-: auch Abs-, A-; Wortteil mit der Bedeutung entfernt von, weg von; von lat. a.

Abadie-Zeichen (Charles A., Ophth., Paris, 1842-1932)**:** (engl.) Abadie's sign; vermehrte Innervation des M. levator palpebrae superior mit Lidretraktion bei Basedow*-Krankheit.

Abart: s. Varietas.

A|basie (A-*; Bas-*) **f:** (engl.) abasia; völlige Unfähigkeit zu gehen; Urs.: Ataxie*, Paraplegie des Beins, extrapyramidale Erkr. (z. B. Chorea Huntington, Wilson-Krankheit) od. psychogen; vgl. Dysbasie.

Abbau|intoxikation (Intoxikation*) **f:** (engl.) endogenous autointoxication; Form der Selbstvergiftung inf. des Abbaus v. Gewebe, z. B. von Karzinomgewebe.

Abbau|syn|drom **n:** Bez. f. die Veränderung psychischer Leistungen inf. von z. T. irreversiblen hirnorg. Veränderungen bei chron. org. Psychose*; **Sympt.:** Reduktion von Antrieb u. intellektuellen Funktionen auf einfache, vital wichtige Vollzüge, Persönlichkeitsentdifferenzierung, Störung der Integration versch. kognitiver u. affektiver Funktionen. Vgl. Demenz.

Abblassung, temporale: (engl.) temporal pallor; Abblassung der temporalen Hälfte der Sehnervenscheibe (Papilla nervi optici) als Folge einer isolierten Schädigung des papillomakulären Bündels* durch Neuritis retrobulbaris; häufiger Befund b. Multipler* Sklerose. Vgl. Optikusatrophie.

Abbruch|blutung: (engl.) withdrawal bleeding; (gyn.) Auftreten einer uterinen Blutung inf. Abstoßung des Endometriums* durch Absinken der Hormonkonzentration (sog. Hormonentzugsblutung); Vork. bei anovulatorischem Zyklus*, nach Verabreichung von weibl. Sexualhormonen; i. w. S. stellt die Menstruation* eine physiol. A. dar. Vgl. Durchbruchblutung.

ABC-Schema **n:** Abfolge lebensrettender Maßnahmen nach Safar: **A:** Atemwege freimachen (vgl. Esmarch-Heiberg-Handgriff), **B:** Beatmung*, **C:** Cirkulation in Gang bringen (Herzdruckmassage*); einprägsames Lernschema zur Ausbildung von Laienhelfern in Herzlungenwiederbelebung (Reanimation*).

Abdeck|test **m:** (engl.) cover test; syn. Cover-Test; Verfahren zur Untersuchung einer Schielstellung der Augen; **Formen: 1.** einseitiger A.: Prüfung auf manifestes Schielen; bei Fixation in best. Entfernung Abdecken zuerst des einen, dann des anderen Auges; beobachtet wird Art u. Größe der Einstellbewegung (EB); bei Begleitschielen (s. Strabismus) EB in alle Blickrichtungen gleich groß; bei Lähmungsschielen (s. Augenmuskellähmung) größte EB (sowie größter Schielwinkel) bei Blick in Richtung des Wirkungsbereichs des gelähmten Muskels; **2.** alternierender A.: Prüfung auf latentes Schielen (Heterophorie*); Ermittlung der Augenstellung bei unterbrochenem Binokularsehen durch abwechselndes Abdecken beider Augen; **3.** Aufdecktest: Prüfung der Fusionsfähigkeit bei Heterophorie; beobachtet wird, ob u. wie rasch nach alternierendem Abdecken die latente Schielstellung überwunden werden kann.

Abderhalden-Fanconi-Syn|drom (Emil A., Physiol., Biochem., Zürich, 1877-1950; Guido F., Päd., Zürich, 1892-1979) **n:** s. Cystinose.

Ab|domen (lat.) **n:** Bauch, Unterleib; vgl. Bauchregionen.

Ab|domen, akutes (↑) **n:** s. Akutes Abdomen.

Ab|domen|übersichts|aufnahme (↑)**:** Leeraufnahme* des Bauchraums (stehend od. in

Linksseitenlage); **Ind.:** Verdacht auf Perforation gastrointestinaler Organe (Nachweis von freier Luft), Ileusdiagnostik (Flüssigkeitsspiegel, luftgefüllte, „stehende" Darmschlingen), Nachweis schattengebender Konkremente (Galle, Pankreas, Nieren, Milz, Gefäße), Fremdkörpersuche, Verdacht auf intraabdominelle Raumforderungen. Vgl. Urographie.

ab|dominal (lat.): abdominalis; zum Bauch, Unterleib gehörig, Bauch-.

Ab|dominal|atmung (↑): s. Atmungstypen.

Ab|dominal|beschwerden, funktionelle (↑): (engl.) functional abdominal complaints; auch funktionelles Magen-Darm-Syndrom; Bez. f. Bauchbeschwerden, die nicht primär durch pathol.-anat. Veränderungen von intraabdominellen Organen bedingt sind; **Formen: 1.** Oberbauchbeschwerden; z. B. Druck- od. Völlegefühl (vgl. Reizmagen); **2.** Unterbauchbeschwerden; z. B. Schmerzen, Diarrhoe, Obstipation, Stuhl mit Schleimauflagerungen (vgl. Reizkolon); **Vork.:** z. B. bei psychovegetativem Syndrom, Neurose od. Depression. Vgl. Nabelkoliken.

Ab|dominal|lavage (↑; Lavage*) f: s. Peritoneallavage, Etappenlavage.

ab|ducens (lat. abducere wegführen): wegführend, von d. Mittellinie wegziehend; vgl. Nervus abducens.

Ab|ductor-op|ponens-A|trophie (↑; lat. opponere entgegenstellen; Atrophie*) f: (engl.) atrophy of the m. abductor opponens; Atrophie des M. abductor pollicis brevis u. des M. opponens pollicis; **Ätiol.:** Wurzelirritationssyndrom* im Bereich C_6-C_7, Schädigung des N. medianus, Karpaltunnelsyndrom*.

Ab|duktion (↑) f: (engl.) abduction; Abziehen, Wegführen v. der Medianebene des Körpers; z. B. Heben des Arms nach außen, Spreizen der Finger.

Ab|duktions|fraktur (↑; Fraktur*) f: s. Schenkelhalsfraktur.

Ab|duktions|kon|traktur (↑; Kontrakt-*) f: s. Kontraktur.

Ab|duktor (↑) m: abziehender Muskel; z. B. M. abductor hallucis.

Ab|duktoren|lähmung (↑): s. Kehlkopflähmung.

Ab|duzens|parese (↑; Parese*) f: (engl.) abducens nerve palsy; Form der Augenmuskellähmung* inf. Schädigung des N. abducens (VI. Hirnnerv) mit Lähmung des M. rectus lateralis, der das Auge horizontal nach außen bewegt; bei der A. bleibt das betr. Auge beim Blick nach außen medial stehen od. weicht nach innen ab (s. Abb.). **Klin.:** ungekreuzte Doppelbilder, die um so weiter auseinandertreten, je stärker der Pat. zur Seite schaut; **Urs.:** Gefäßveränderungen (z. B. Hirnstamminfarkte, Ischämie des N. abducens bei Diabetes mellitus, Hypertonie, Aneurysma), Tumoren der Schädelbasis (s. Behr-Syndrom II, Gradenigo-Syndrom, Garcin-Syndrom), retrobulbäre Tumoren (s. Fissura-orbitalis-superior-Syndrom), Entz. (basale Meningitis, Multiple Sklerose, Borreliose), para- od. postinfektiös (z. B. Diphtherie, Fisher*-Syndrom), Kavernosusthrombose, Carotis-Sinus-cavernosus-Fistel, Tolosa*-Hunt-Syndrom, Kompl. nach Liquorpunktion, Shunt-Anlage od. anderen neurochir. Eingriffen, i. R. einer Myasthenia* gravis pseudoparalytica od. Ophthalmoplegia* chronica progressiva.

ab|errant (lat. aberrare abweichen): abweichend; z. B. aberrantes Gefäß.

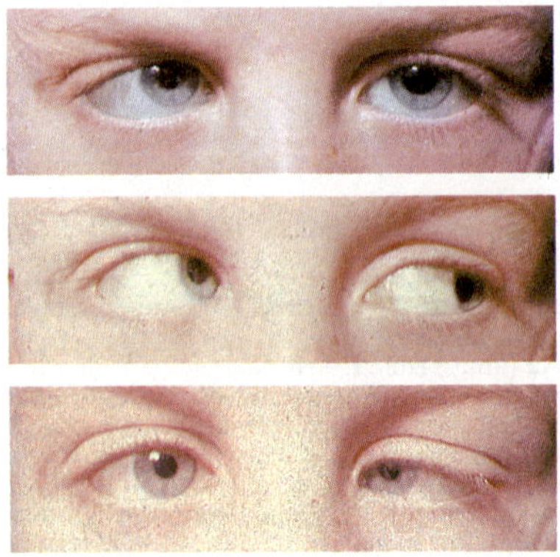

Abduzensparese:
oben: Geradeausblick; linkes Auge fixiert, leichte Einwärtsstellung des rechten Auges;
Mitte: Blickwendung nach links ungestört;
unten: Blickwendung nach rechts, fehlende Abduktion des rechten Auges [362]

Ab|erration (lat. aberratio) f: Abweichung; (genet.) s. Chromosomenaberrationen.

Ab|erration, chromatische (↑) f: (engl.) chromatic aberration; (physik.) Farbenabweichung, Farbenzerstreuung; Abbildungsfehler inf. der in Abhängigkeit von der Frequenz unterschiedl.

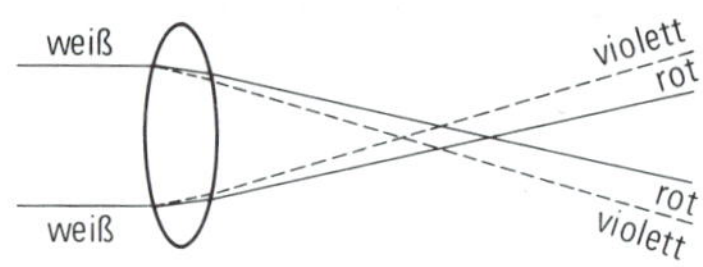

Aberration, chromatische

Brechung der Lichtstrahlen (farbige Bildränder als Spektrum, das durch d. Farbenzerstreuung entsteht); Korrektur durch Achromat* od. Apochromat*.

Ab|errationen, strukturelle (↑) f pl: s. Chromosomenaberrationen.

Ab|erration, sphärische (↑) f: (engl.) spheric aberration; (physik.) opt. Abbildungsfehler inf.

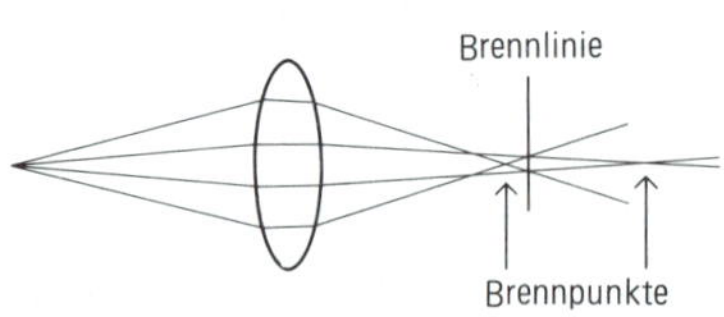

Aberration, sphärische

relativ stärkerer Brechung in d. Randpartien eines opt. Systems; Korrektur durch Linsenkombination.

A-Beta|lipo|protein|ämie (A-*; Lip-*; Prot-*; -ämie*) f: (engl.) abetalipoproteinaemia; autosomal-rezessiv vererbte Erkr. mit Fehlen von Apolipoprotein* B, Hypocholesterinämie* u. Hypotriglyzeridämie*. S. Hypolipoproteinämien.

Abfall, radio|aktiver: (engl.) radioactive waste; sog. Atommüll; sämtliche bei der Nutzung der Radioaktivität* in Kernindustrie, Forschung u. Nuklearmedizin anfallende radioaktive bzw. radioaktiv kontaminierte Substanzen u. Materialien, bei denen eine Dekontamination* bzw. Wiederverwendung nicht möglich ist. Nach dem Atomgesetz ist r. A. schadlos zu verwerten od. geordnet zu beseitigen. Die Endlagerung von r. A. muß durch geeignete Umschließung u. Isolation so gestaltet werden, daß eine Gefährdung von Mensch u. Umwelt für heute u. für alle Zukunft ausgeschlossen werden kann; sie ist weltweit jedoch noch ein kaum gelöstes Problem. Vgl. Dekontaminationsanlage.

Abführ|mittel: syn. Laxanzien*.

Abhängigkeit: (engl.) dependency; Bez. f. versch. Formen des Angewiesenseins z. B. auf Arznei- od. Suchtmittel mit unbezwingbarem Verlangen nach fortgesetzter Einnahme, Tendenz zur Steigerung der Dosis, Entzugserscheinungen nach Abstinenz u. psychosozialen Folgeschäden; nach der WHO (1964) werden in bezug auf den konsumierten Stoff folgende Typen der A. unterschieden: Amphetamin-, Cannabis-, Halluzinogen- u. Cocaintyp mit überwiegend psychischer A.; Alkohol- u. Barbiturattyp (Gruppe Alkohol/Barbiturate/Tranquilizer, neuerdings auch Nicotin), Morphintyp (Gruppe der morphinartigen Analgetika) mit physischer u. psychischer A. u. körperl. Entzugserscheinungen. Bei der sog. low dose dependency sind die Betroffenen bei relativ niedriger Dosis u. oft ohne Dosissteigerung nicht in der Lage, ohne das Medikament auszukommen (psychosoziale Folgeschäden). Im Unterschied zur A. wird als Gewohnheitsbildung der Wunsch (nicht Zwang) zur fortgesetzten Einnahme eines Mittels bei keiner od. nur geringer Tendenz zur Dosissteigerung u. weitgehendem Fehlen von Entzugserscheinungen bezeichnet. **Ther.:** s. Entziehung, Entwöhnung.

Abhängigkeits|potential n: (engl.) dependency potential; Bez. f. das Vermögen eines Stoffs od. eines Pharmakons, Abhängigkeit* zu induzieren.

ABH-Substanzen (Substantia*) f pl: s. AB-Null-Blutgruppen, Witebsky-Substanzen.

A-Bild-Methode f: (engl.) A-scan; A-Methode; Verfahren der Ultraschalldiagnostik*.

Abklatsch|krebs: s. Metastase.

Abklatsch|ulkus (Ulc-*) n: (engl.) kissing ulcer; syn. Abklatschgeschwür; durch Berührung zweier Schleimhäute übertragenes Ulkus.

Abklatschung: kurze, kräftige Schläge auf d. Haut mit e. nassen Laken u. nachfolgender sanfter Abtrocknung; b. Bronchitis, Pneumonie.

Abklatsch|verfahren: **1.** Methode zum Nachw. von Kontaktkeimen an Oberflächen aller Art (z. B. Fußböden, Wände, Instrumente, Apparate, Klinikkleidung, Hände des Personals, s. Abb.), bes. im Rahmen der Krankenhaushygiene zur Verhütung von Nosokomialinfektionen*; **2.** vgl. Klatschpräparat.

Abkling|quote f: (engl.) decay rate; **1.** (pharmak.) der pro Tag errechnete Wirkungsverlust eines Arzneimittels, i. e. S. der eines Herzglykosids; beträgt z. B. für Digitoxin ca. 7%, für Digoxin etwa 30% u. für Strophanthin ca. 40%; **2.** (radiol.) der prozentuale Anteil eines radioaktiven Stoffs, der sich aufgrund des radioaktiven Zerfalls in einer best. Zeit in ein anderes Nuklid* umwandelt. Vgl. Kumulation, Halbwertzeit.

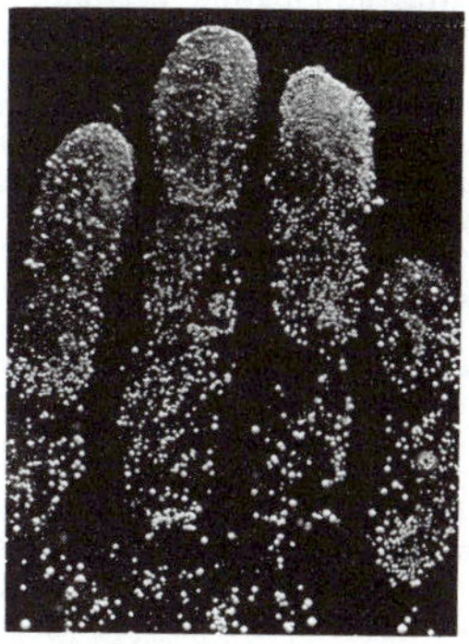

Abklatschverfahren:
Ergebnis des Abklatsches der Handinnenfläche nach Kultur [235]

A|blastine n pl: die Zellteilung von Mikroorganismen hemmende Antikörper*.

Ab|latio (lat. das Entfernen, Wegschaffen) f: **1.** Amputation*, Abtragung; z. B. A. mammae; **2.** Amotio, Ablösung; z. B. A. retinae. **A. chorioideae** (↑) f: s. Amotio chorioideae. **A. falci|formis con|genita** (↑) f: syn. Septum retinale congenitale; bei untergewichtigen Neugeborenen vorkommende, angeb. Faltenbildung der Netzhaut, meist v. der Papille temporal nach oben verlaufend. **A. mammae** (↑; Mamma*) f: Mammaamputation; s. Mastektomie. **A. placentae** (↑; Plazenta*) f: vorzeitige Plazentalösung*.

Ab|latio retinae (↑; Retina*) f: syn. Amotio retinae, Netzhautablösung; Trennung von Netzhaut u. Pigmentepithel durch subretinale Flüssigkeit; **Formen:** **1.** rhegmatogene (rißbedingte, idiopathische) A. r. mit (hufeisenförmigem) Einriß der Netzhaut inf. degenerativer Netzhaut- bzw. Glaskörperveränderungen im Äquatorbereich bei entspr. Disposition (v. a. Myopie, Aphakie); **2.** nichtrhegmatogene A. r. ohne Einriß durch Zug von innen (Traktionsablatio) bei Glas-

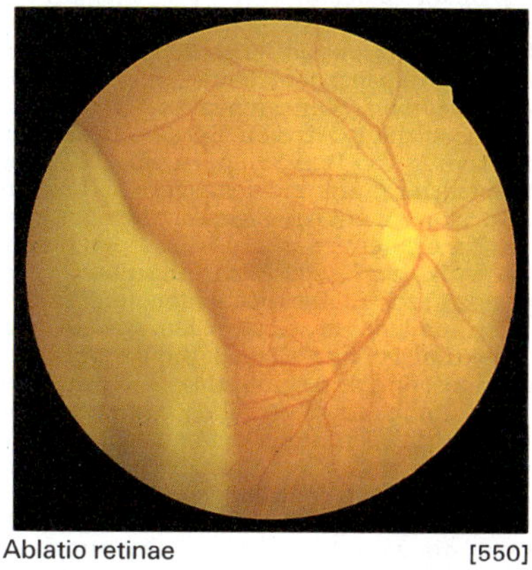

Ablatio retinae [550]

körperschrumpfung od. -verlust (z. B. inf. proliferativer Vitreoretinopathie* bei diabetischer Retinopathie, nach Trauma od. Op.) bzw. Druck von hinten inf. pathol. Prozesse zw. Retina u. Choroidea (Exsudation, Tumoren); **Sympt.:** prodromale Flusen, Blitze, dann Schatten, Schleier (Gesichtsfeldausfall*); vermindertes Rotlicht; ophthalmoskop. blaß-graue Netzhaut mit Fältelungen, Durchscheinen der roten Aderhaut im Lochbereich; **Ther.: 1.** prophylakt. Anheften von gefährdeten Arealen durch Hitze- (Photokoagulation*) od. Kälteanwendung; **2.** Annähern von Netz- u. Aderhaut durch eindellende Maßnahmen von außen (Plombe, Cerclage) mit Induktion einer Verklebung durch Kälteanwendung, evtl. in Kombination mit **3.** Vitrektomie* zur Beseitigung innerer Zugkräfte mit od. ohne innere Tamponade (Gas, Silikonöl); postop. Ruhigstellung durch Lochbrille.

Ableitungen: s. Elektrokardiographie, Elektromyographie, Elektroenzephalographie. **A., intra|kardiale:** s. Elektrokardiographie, intrakardiale. **A., prä|kordiale:** s. Brustwandableitungen.

A|blepharie (A-*; Blephar-*) f: (engl.) ablephary; angeb. od. erworbenes, vollständiges od. teilweises Fehlen des Augenlids; bei angeb. A. gelegentlich Komb. mit Makrostoma*.

Abmagerung: Emaciatio; s. Magersucht.

Abmagerungs|syn|drom, di|en|zephal-tumoröses n: (engl.) diencephalic syndrome; syn. Russell-Syndrom; Gedeihstörung mit starker Abmagerung innerh. der ersten 4 Lj.; **Ätiol.:** langsam wachsender Hirntumor am vorderen Hypothalamus od. Boden des 3. Ventrikels (meist Astrozytom, seltener Spongioblastom, Ependymom); **Klin.:** Kachexie trotz guter Nahrungsaufnahme; gesteigerter Hirndruck mit Erbrechen, Diabetes insipidus, Hyperkinesie, Nystagmus, Doppelbilder, vegetative Labilität (Schwitzneigung, verminderte Körpertemperatur, Blässe, Tachykardie), evtl. Akromegalie; **Diagn.:** CCT, Kernspintomographie; **Ther.:** neurochir. bzw. Strahlentherapie (Langzeitremission).

Abnabelung: (engl.) cord clamping; asept. Abtrennung der Nabelschnur* nach der Geburt, etwa handbreit vom kindl. Nabel entfernt, nachdem vorher bds. der Schnittstelle abgebunden bzw. abgeklemmt wurde; man unterscheidet: **Sofortabnabelung** (unmittelbar nach Entwicklung des Kindes), **Frühabnabelung** (nach etwa 1-1½ Min.), **Spätabnabelung** (nach Übertritt des Plazentabluts).

ABNull-Blut|gruppen: (engl.) AB0 blood groups; AB0-Blutgruppen; zuerst entdecktes System der sog. klassischen Blutgruppen (A, B u. 0 von Landsteiner 1901, AB von Decastello u. Sturli 1902, A_1 u. A_2 von Dungern u. Hirszfeld 1911 beschrieben), die (aufgrund der weiten Verbreitung von Substanzen mit AB-Eigenschaften in der belebten Natur) durch das „natürliche" Vork. regulärer Antikörper (sog. Alloagglutinine*) gegen diejenigen erbl. Blutgruppenantigene A bzw. B, die dem Individuum selbst fehlen, gekennzeichnet sind (Landsteiner*-Regel). Die Vererbung erfolgt autosomal durch multiple Allele auf dem Chromosom 9; A u. B verhalten sich zueinander kodominant u. gegenüber dem stummen Allel 0 dominant, A_1 gegenüber A_2 dominant (sechs Geno- u. vier Phänotypen, sind bei Blutgruppe 0 u. AB identisch). Die Allele kodieren spezif. Transferasen, die die glykosidische Anlagerung best. Zucker an die terminalen Kohlenhydrate der H*-Substanz katalysieren; die spezif. antigene Determinante des Antigens A ist N-Acetyl-D-Galaktosamin, die des Antigens B D-Galaktose.

ABNull-Blutgruppen
Häufigkeit in Mitteleuropa

Blutgruppe	Erythrozyten-Eigenschaften	Häufigkeit	Alloagglutinine
0	[H]	~ 40%	Anti-A[1] Anti-B
A	A_1 ~37% A_2 ~7,5% (A_x) (selten)	~44,5%	Anti-B
B	B	~10,5%	Anti-A[1]
AB	A_1B ~3,5% A_2B ~1,0% (A_xB) (selten)	~4,5%	keine

[1] Individuen der Blutgruppen 0 und B besitzen regelmäßig A_1-Antikörper, der Titer gegen das Antigen A_2 ist dagegen variabel und meist niedrig.

Durch das stumme (amorphe) Allel 0 wird die H-Substanz enzymatisch nicht verändert u. wirkt selbst als H-Antigen (endständige L-Fucose). Die volle A- u. B-Eigenschaft entwickelt sich erst im Laufe der ersten beiden Lebensjahre. Von den A- u. B-Antigenen sind versch. Varianten bekannt; wichtig sind die beiden häufigsten Subtypen A_1 u. A_2 als quant. Varianten von A (Antigenzahl pro Erythrozyt ca. 10×10^5 bzw. $2{,}5 \times 10^5$), daneben sind weitere A-Untergruppen (schwächere Varianten des A-Antigens) beschrieben. Die ABH-Blutgruppenantigene kommen (als Glykolipide) nicht nur auf Erythrozyten, sondern auch auf anderen Zellen (Leuko- u. Thrombozyten, Epithel- u. Gewebezellen) u. (als lösliche Glykoproteine) im Serum sowie bei sog. Sekretoren (s. Sekretorsystem) auch in anderen Körperflüssigkeiten vor. **Häufigkeit** der AB0-Blutgruppen in Mitteleuropa: s. Tab. Zw. den AB0-Blutgruppen u. best. Erkr. besteht ein statistischer Zus.; überzufällig gehäuftes Vork. der Blutgruppe A bei Pat. mit Karzinomen des Dickdarms, Rektums, Uterus, Ovars u. der Mamma sowie mit ischämischen Herz- u. Gallenwegerkrankungen u. Cholezystitis, der Blutgruppe B bei Pat. mit Asthma bronchiale u. Meningeom, der Blutgruppe 0 bei Pat. mit Ulcus duodeni et ventriculi, der Blutgruppe AB bei Pat. mit malignen Speicheldrüsentumoren, Larynxkarzinom, chron. Leukämie u. Diabetes mellitus, der Blutgruppen A u. AB bei Pat. mit Kardiakarzinom, der Blutgruppen A, B u. AB bei Pat. mit Magenkarzinom, perniziöser Anämie u. Azoospermie. **Bedeutung:** Die AB0-Blutgruppen müssen bei jeder Bluttransfusion u. Transplantation berücksichtigt werden; eine AB0-Imkompatibilität kann zu schweren Transfusionszwischenfällen* (bzw. Transplantatabstoßungsreaktionen) u. einem Morbus* haemolyticus neonatorum führen. Das AB0-System ist außerdem für die Abstammungsbegutachtung u. a. forensische Untersuchungen (z. B. Spurennachweis) wichtig. Vgl. Blutgruppen, Blutgruppenbestimmung.

ABNull-Erythro|blastose (Erythr-*; Blast-*; -osis*) f: syn. fetale Erythroblastose, Morbus* haemolyticus neonatorum.

ABNull-In|kompati|bilität (In-*; Kompatibilität*) f: (engl.) AB0 incompatibility; AB0-Inkompatibilität; Unverträglichkeit versch. ABNull*-Blutgruppen, z. B. als Urs. von Transfusionszwischenfällen*, hervorgerufen durch entspr. Alloagglutinine* des Empfängers, od. eines Morbus* haemolyticus neonatorum inf. Sensibilisierung der Mutter gegenüber abweichenden kindl. Blutgruppenantigenen.

Abnutzungs|quote f: Maß für d. Eiweißmenge, die durch Zellzerfall u. Umsatz verlorengeht (tägl. etwa 13-17 g pro 70 kg Körpergewicht); vgl. Eiweißminimum, physiologisches.

AB0-: s. ABNull-.

ab|oral (Ab-*; Or-*): vom Mund wegführend.

Ab|ort (lat. abortus Fehlgeburt, Frühgeburt) m: (engl.) miscarriage, abortion; Fehlgeburt; vorzeitige Beendigung der Schwangerschaft durch Ausstoßung eines Fetus mit einem Gewicht von unter 1000 g u. weniger als 35 cm Körperlänge bei Fehlen aller für e. Lebendgeburt* maßgebl. Lebenszeichen; es besteht i. Ggs. zur Totgeburt* keine standesamtl. Meldepflicht. International wird auch eine zeitl. Grenze angesetzt (vor dem Ende der 28. SSW; vgl. Fruchttod, intrauteriner). **Urs.** eines spontanen A.: **1.** ovulär (z. B. Abortivei*); **2.** mütterlich (endokrin. Störungen, schwere Allgemeinerkrankungen, psych. Traumen, individuelle Prädisposition); **3.** immun. (z. B. inf. Blutgruppenunverträglichkeit); **klin. Verlaufsformen** (s. Abb.): **1.** einzeitiger od. vollständiger A. (Abortus completus): i. d. R. Frühabort (bis 12. SSW) unter Ausstoßung des Eis (Embryo, Amnionsack u. Chorionhülle) in toto; routinemäßig Nachkürettage*; **2.** zweizeitiger od. unvollständiger A. (Abortus incompletus): i. d. R. Spätabort (nach der 12. SSW); nach geburtsähnl. Ausstoßung (Blasensprung, wehenartige Schmerzen) von Fetus u. Plazenta, von der häufig Teile in utero verbleiben (stumpfe Nachkürettage* bzw. Saugkürettage* erforderlich). Vgl. Frühgeburt.

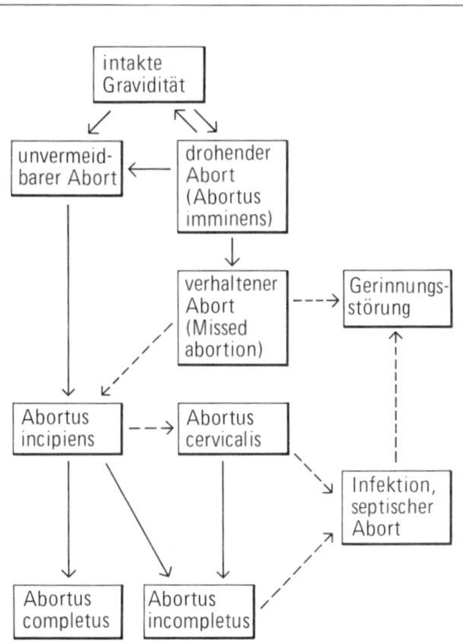

Abort:
Übersicht klinischer Verlaufsformen [252]

Ab|ort, einzeitiger (↑) m: s. Abort.

Ab|ort, habitueller (↑) m: Abortus habitualis; liegt vor, wenn b. einer Frau mind. drei Schwangerschaften m. einem spontanen Abort enden; **Formen: 1.** habitueller Frühabort (bis zur 12. SSW), meist Abortivei*; **2.** habitueller Spätabort (nach der 12. SSW) aufgrund von Uterusfehlbildung, Zervixinsuffizienz, Infektionserkrankungen (z. B. Toxoplasmose, Lues, Listeriose).

Ab|ort|in|duktion (↑; Induktion*) f: (engl.) induced abortion; Einleitung eines Schwangerschaftsabbruchs* m. Abortiva*.

ab|ortiv (↑): (engl.) abortive; unfertig, abgekürzt verlaufend, z. B. Typhus, der ungewöhnl. früh u. schnell in Besserung übergeht.

Ab|ortiva (↑) n pl: (engl.) abortifacients; wehenerzeugende Substanzen z. Herbeiführung eines Schwangerschaftsabbruchs*, z. B. Ergotamine, Chinin (führen sicher zu einer Schädigung des Fetus **und** der Mutter!) u. Prostaglandine*.

Ab|ortiv|ei (↑): (engl.) mole; Molenei, sog. Windei; Trophoblastmole ohne Embryonalanlage; nicht od. nur über wenige Wochen entwicklungsfähiges Ei; **Urs.: 1.** endogene Faktoren (genet. bedingte Schäden, z. B. Chromosomenaberrationen*); **2.** exogene Faktoren (Schäden inf. von Sauerstoffmangel, Intoxikationen, Strahlen u. a.); vgl. Blutmole, Breus-Mole.

Ab|ort, komplizierter (↑) m: (engl.) infected abortion; Abort mit Entz. von Gebärmutter od. Adnexen.

Ab|ort|psychose (↑; Psych-*; -osis*) f: (engl.) post abortion psychosis; Bez. f. psychische Erkr. nach Fehlgeburt od. Schwangerschaftsabbruch; i. e. S. symptomat. Psychose, i. w. S. auch Depression (vgl. Depression, psychogene) u. a. Störungen.

Ab|ort, septischer (↑) m: (engl.) septic abortion; schwerste Verlaufsform des Abortus* febrilis. **A., tubarer** (↑) m: s. Tubargravidität. **A., unkomplizierter** (↑) m: Abort ohne entzündl. Beteiligung der Nachbarorgane.

Ab|ortus (↑) m: s. Abort.

Ab|ortus arti|ficialis (↑; lat. artificialis künstlich) m: s. Schwangerschaftsabbruch.

Ab|ortus-Bang-In|fektion (↑; Infekt-*) f: s. Brucellosen.

Ab|ortus cervicalis (↑; Cerv-*) m: Bez. f. einen durch rigiden Muttermund (z. B. nach narbigen Veränderungen) verhaltenen Abort; selten. **A. completus** (↑) m: s. Abort. **A. criminalis** (↑) m: gesetzeswidriger Schwangerschaftsabbruch*.

Ab|ortus febrilis (↑) m: fieberhafter Abort; **Formen: 1.** unkomplizierter A. f. (lokale Endometriuminfektion); **2.** komplizierter A. f. (m. Adnexitis); **3.** sept. Abort mit Pelveoperitonitis, diffuser Peritonitis u. Gefahr eines septisch-toxischen Schocks*.

Ab|ortus habitualis (↑) m: s. Abort, habitueller. **A. im|minens** (↑) m: drohender Abort mit leichten Blutungen od. Wehen b. geschlossenem Zervikalkanal. **A. in|cipiens** (↑) m: unvermeidbarer, beginnender Abort mit Blutung u. Wehen b. beginnender Muttermunderöffnung. **A. incompletus** (↑) m: s. Abort. **A. spontaneus** (↑) m: Spontanabort; Abort* ohne äußere Einwirkung.

Ab|ort, verhaltener (↑) m: s. Missed abortion.

Ab|ort|zange (↑): (engl.) ovum forceps; Zange z. Ausräumung gelöster Abortreste.

Ab|ort, zwei|zeitiger (↑) m: s. Abort.

A

ABPA: Abk. f. **a**llergische **b**roncho**p**ulmonale **A**spergillose*.

Ab|rasio (lat. abradere, abrasus abkratzen) f: Abschabung, Ausschabung; s. Kürettage. **A. corneae** (↑; Cornea*) f: op. Abschabung des Hornhautepithels; z. B. bei rezidiv. Erosion. **A. dentium** (↑; Dens*) f: Abschleifen der Zahnkauflächen; physiol. Alterserscheinung, pathol. in Zus. mit best. physik. Belastungen (z. B. Bruxismus*).

Ab|rasions|zyto|logie (↑; Cyt-*; -log*) f: (engl.) exfoliative cytology; zytol. Untersuchung von Zellen, die durch Bürstenbiopsie* gewonnen wurden. Vgl. Zytodiagnostik.

Ab|rasio uteri (↑; Uter-*) f: s. Kürettage.

Abraum|zellen (Zelle*): (engl.) scavenger cells; Makrophagen*, i. e. S. Hortega-Zellen (s. Neuroglia).

Abreibung, nasse: (engl.) wet rub down; Verf. der Hydrotherapie*, wobei d. ganze Körper od. Teile kurz in e. nasses Leinentuch gehüllt u. gleich darauf mit e. trockenen Tuch abgerieben werden; kann kalt, warm od. wechselnd angewendet werden; b. Infektionskrankheiten, Kollapsneigung u. a. Vgl. Packung, Abklatschung.

Abrikossoff-Tumor (Alexej I. A., Pathol., Moskau, 1875-1955; Tumor*) m: s. Myoblastenmyom.

Abriß|fraktur (Fraktur*) f: (engl.) strain fracture; Absprengung eines Knochenstücks im Bereich ansetzender Bänder u. Sehnen aufgrund einwirkender Zugkräfte, z. B. bei Knöchelfrakturen, Olekranonfraktur, Patellafraktur; vgl. Schipperkrankheit, Fraktur, vollständige.

Ab|ruptio graviditatis (lat. abruptio das Abreißen; Gravidität*) f: Schwangerschaftsabbruch*.

Ab|ruptio placentae (↑; Plazenta*) f: s. Plazentalösung.

Ab|scessus (lat. Eitergeschwür) m: s. Abszeß.

Ab|scessus sudori|parus (↑) m: s. Schweißdrüsenabszeß.

Abscher|fraktur (Fraktur*) f: s. Fraktur, vollständige.

Abschirmung: Einrichtung aus strahlenabsorbierendem Material (z. B. Blei) zum Schutz vor ionisierender Strahlung*; vgl. Strahlenschutz.

Absence (frz.) f: Form eines epilept. Anfalls mit plötzlich einsetzender, meist 10-30 Sek. dauernder Bewußtseinsminderung u. nachfolgender Amnesie* (einfache A.); zusätzlich können milde motor. Begleitsymptome (z. B. Lidzuckungen, Änderung des Muskeltonus, Automatismen, vegetative Phänomene) auftreten. **Diagn.:** generalisierte Spike-wave-Komplexe (2,5-4/s) in der Elektroenzephalographie*. Vgl. Epilepsie.

Ab|sentia (lat.) f: Geistesabwesenheit.

Absidia n pl: Pilzgattung der Ordnung Mucorales; A.-Arten sind Saprophyten; A. corymbifera ist fakultativ humanpathogen: Err. der Mukor*-Mykosen; vgl. Mykosen.

Absiedelung: s. Metastase.

Absinthismus m: s. Artemisia absinthium.

ab|solut (lat. absolutus abgeschlossen, unabhängig): vollkommen.

Ab|sorber (lat. absorbere aufsaugen) m: **1.** (physik.) jede Materie, die eine Schwächung einer hindurchgehenden Strahlung wie z. B. ionisierende Strahlung* od. Röntgenstrahlung* bewirkt, z. B. durch Absorption*, Streuung*; **2.** (anästh.) Behälter mit Atemkalk* im geschlossenen od. halbgeschlossenen Narkosesystem* zur Absorption des im Stoffwechsel gebildeten CO_2.

Ab|sorption (↑) f: **1.** (physik.) **a)** Schwächung der Strahlungsintensität von elektromagnetischen Wellen* u. ionisierender Strahlung* beim Durchgang durch Materie; die A. beruht auf Umwandlung der Strahlungsenergie in eine andere Energieform, z. B. Wärme, chem. Energie, Licht anderer Wellenlänge, u. nimmt mit der Dicke des durchstrahlten Mediums zu. Durch A. bestimmter Wellenlängen des weißen Lichts werden Farben sichtbar; vgl. Absorptionsspektrum; **b)** Lösung, d. h. molekulare gleichmäßige Verteilung eines Gases in einer Flüssigkeit od. in einem festen Körper; Zunahme mit der Erhöhung des Drucks, Abnahme mit zunehmender Temperatur; vgl. Adsorption; **2.** (radiol.) A. ionisierender Strahlung: **a)** durch Barium, Iod als Röntgenkontrastmittel*; **b)** durch Blei als Strahlenschutz für das Röntgenpersonal (vgl. Bleigleichwert); **c)** durch Beton (Schwer- od. Barytbeton) an Gebäuden, in denen mit Röntgenanlagen, Beschleunigern od. Nukliden gearbeitet wird (vgl. Strahlenschutzverordnung); **3.** A. in der Photometrie als Extinktion* zur Konzentrationsbestimmung von Analyten in Lösungen; **4.** in der Verdauungsphysiologie international gebrauchte Bez. für den im deutschen Sprachraum üblichen Begriff Resorption*; **5.** (serol.) Absättigung eines Antikörpers mit dem homologen gelösten Antigen*; **6.** (pharmak.) s. Resorption.

Ab|sorptions|spektrum (↑; Spektrum*) n: (engl.) absorption spectrum; Spektrum* elektromagnet. Wellen nach dem Durchdringen von gasförmigen, flüssigen od. festen Substanzen unter Absorption best. Wellenlängen, die sich bei Gasen als schmale Linien (Linienspektrum), bei Flüssigkeiten u. festen Körpern als breite u. oft unscharf begrenzte Bereiche (Bandenspektrum) darstellen; ist charakterist. für eine best. Substanz u. ermöglicht die qual. u. quant. Analyse.

Abstammungs|begutachtung: (engl.) paternity certificate; Ermittlung der Vaterschafts- od. Mutterschaftswahrscheinlichkeit o. a. Verwandtschaftswahrscheinlichkeiten (z. B. Großelternschaft, Geschwisterschaft) durch Nachweis von erbl. polymorphen antigenen Eigenschaften (Alloantigenen) mit bekannter Genfrequenz* (z. B. Antigene des HLA-Systems, Blut-, Serum- u. Enzymgruppen, familiäre Antigene) bei den Beteiligten, ggf. unter Berücksichtigung individueller Besonderheiten (z. B. anthrop. Merkmale, Zeugungsfähigkeit, Schwangerschaftsdaten), u. Bilanzierung unter Anw. statistisch-mathemat. Methoden u. Modelle; v. a. durch Blutgruppengutachten*, HLA*-Gutachten, anthropologisches Gutachten*, Fertilitätsgutachten*, Tragzeitgutachten*. Vgl. Vaterschaftsfeststellung.

Abstammungs|lehre: s. Evolutionslehre.

Abstands|quadrat|gesetz: (engl.) inverse square law; die Intensitäten einer von einem kleinen Brennfleck ausgehenden Röntgenstrahlung (als auch die von Beta- u. Gammastrahlung, die von sehr kleinen Strahlenquellen ausgesandt werden) verhalten sich umgekehrt proportional wie die Quadrate der Fokus-Objekt-Abstände. Ist $\dot{D}_1$ die (Energie-)Dosisleistung im Abstand r_1 u. $\dot{D}_2$ die (Energie-)Dosisleistung im Abstand r_2, so gilt: $\dot{D}_1 : \dot{D}_2 = (r_2 : r_1)^2$; s. Abb.

Abstill|dys|pepsie (Dys-*; -pepsie*) f: Bez. f. eine akute Ernährungsstörung des Säuglings nach dem Abstillen, verursacht durch nicht altersgerechte Säuglingsernährung, Infekte od. Nahrungsmittelunverträglichkeiten (z. B. Kuhmilchintoleranz).

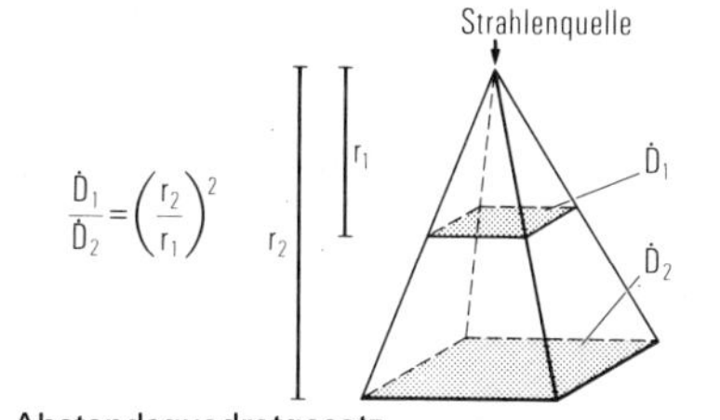

Abstandsquadratgesetz

Abstillen: (engl.) weaning; Übergang von der natürl. Brusternährung (Stillen*) auf künstl. Säuglingsernährung*; sollte wegen der Vorteile der Ernährung mit Muttermilch* für den Säugling möglichst nicht vor dem 3. Lebensmonat erfolgen. Eine Notwendigkeit zum A. besteht v. a. bei Stillhindernissen (Flach- u. Hohlwarzen, Rhagaden, Inf., Medikation mit best. Medikamenten, Gesichtsspalten des Kindes), evtl. auch bei ungenügender Milchproduktion. Ein Übergang zur künstl. Nahrung erfolgt meist schrittweise. Vgl. Prolaktinhemmer.

Ab|stinenz (lat. abstinentia Enthaltsamkeit) f: (engl.) abstinence; Enthaltsamkeit, Enthaltung; z. B. von best. Speisen, Genuß- od. Arzneimitteln, sexueller Betätigung.

Ab|stinenz|erscheinungen (↑): s. Entzugssyndrom.

Abstoßungs|re|aktion f: Abk. AR; Zerstörung eines Transplantats inf. Immunantwort* des Empfängers; **Formen: 1.** Erstabstoßungsreaktion (engl. first set reaction) nach Ersttransplantation (ohne Sensibilisierung des Empfängers); Verlauf: Einheilungsphase (bis 5. Tag), beginnende Lymphozyten- u. Granulozyteninfiltration nach vollendeter Vaskularisierung, verstärkte Entzündungsreaktion ab 11. Tag, u. U. Abstoßung; **2.** Zweitabstoßungsreaktion (engl. second set reaction) nach vorangegangener Sensibilisierung durch den gleichen Spender (rasche A. mit kurzer Latenz); **3.** sog. weiße A. inf. ungenügender Vaskularisierung einer Hautplastik*; **Klin.: 1.** perakut verlaufende A. (hyperakute Rejektion) mit irreversiblem, medikamentös nicht beeinflußbarem Verlust (Nekrotisierung) des Transplantats inf. Arteriitis bzw. Arteriolitis innerh. 48 Std.; **2.** akute A. (Abstoßungskrise ab dem 12. Tag bis zu 4 Mon.) mit reversibler Funktionsstörung inf. Transplantatvaskulopathie; **3.** chron. A. mit über Wo. bis Jahre fortschreitendem, medikamentös kaum beeinflußbarem Funktionsverlust des Transplantats inf. vaskulärer Veränderungen (obliterierende Arteriopathie). Vgl. Graft versus host reaction, Transplantation.

Abstrich: (engl.) smear; Entnahme von Untersuchungsmaterial von Haut- u. Schleimhautoberflächen zur mikrobiol. od. zytol. Diagnostik; vgl. Zytodiagnostik.

Ab|szeß (lat. abscessus Eitergeschwür) m: (engl.) abscess; Ansammlung von Eiter* in einem nicht vorgebildeten, sondern durch Gewebeeinschmelzung (Verflüssigung einer Nekrose) entstandenen, allseitig abgeschlossenen Gewebehohlraum; wird später oft von einer bindegewebigen Abszeßmembran umgeben; **Err.:** meist Staphylo- u. Streptokokken, Escherichia coli, häufig Mischinfektion; **Sympt.:** typ. Entzündungszeichen, Fluktuation, pulssynchroner Klopfschmerz; **Ther.:** Inzision, lokal Antiseptika; **DD:** tuberkulöser, sog. kalter A. (ohne Rötung u. lokale Überwärmung), infizierte Zysten, erweichende Tumoren. Im klin. Sprachgebrauch werden häufig auch abgekapselte Empyeme als A. (z. B. subphrenischer Abszeß*, Douglas*-Abszeß) bezeichnet. Vgl. Senkungsabszeß, Empyem, Phlegmone.

Ab|szeß, bartholinischer (↑) m: s. Bartholinitis. **A., hepatischer** (↑) m: s. Leberabszeß. **A., para|nephritischer** (↑) m: (engl.) paranephritic abscess; Abszeß in unmittelbarer Umgebung der Niere; vgl. Paranephritis. **A., peri|nephritischer** (↑) m: Abszeß zw. Niere u. Nierenkapsel; vgl. Paranephritis.

Ab|szeß, peri|proktitischer (↑) m: (engl.) perianal abscess; Abszeß im Analbereich durch eitrige Proktodealdrüseninfektion; bei chron. Verlauf Ausbreitung in die Verschiebeschichten des perianalen Raums u. Ausbildung einer Analfistel*; **Sympt.:** Schmerzen, fluktuierende Vorwölbung, Fieber; **Ther.:** op. Eröffnung, Drainage, ggf. Fistelspaltung; nachfolgend Sitzbäder, Tamponierung. Vgl. Kryptitis, Symptomenkomplex, analer.

Ab|szeß, peri|typhlitischer (↑) m: (engl.) perityphlic abscess; Abszeß im Bereich des Caecums; Vork. bei akuter, destruierender Appendizitis* od. als postop. Komplikation.

Ab|szeß, pulmonaler (↑) m: s. Lungenabszeß.

Ab|szeß, retro|mammärer (↑) m: (engl.) retromammary abscess; hinter der Brustdrüse zw. den Blättern der Fascia superficialis u. profunda lokalisierter Abszeß; vgl. Mastitis.

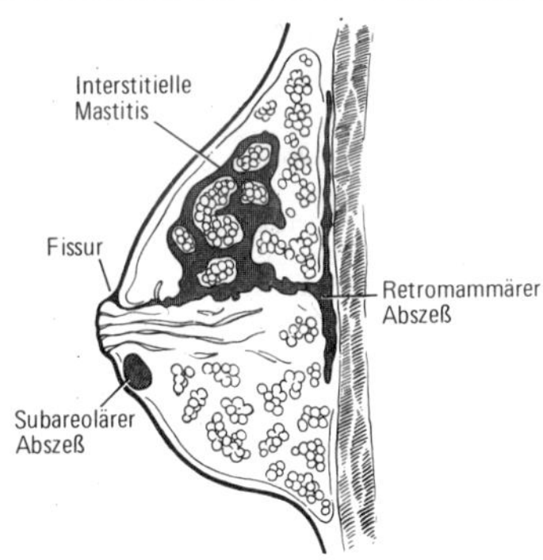

Abszeß, retromammärer [385]

Ab|szeß, sub|hepatischer (↑) m: unterhalb der Leber lokalisierter Abszeß; vgl. Abszeß, subphrenischer.

Ab|szeß, sub|phrenischer (↑) m: (engl.) subphrenic abscess; unterh. der Zwerchfellschenkel lokalisierter, häufigster intraabdomineller Abszeß, links häufiger als rechts auftretend; **Urs.:** meist chir. Eingriff im Bauchraum, Hohlorganperforation (Ulkus, Karzinom), destruierende Entz., lymphogene od. hämatogene Streuung von Bakterien; **Sympt.:** Fieber, Leukozytose, atemabhängige Schmerzen, Schulterschmerz; **Diagn.:** Ultraschalldiagnostik (Sonographie), Computertomographie, röntg. eingeschränkte Zwerchfellbeweglichkeit u. subdiaphragmale Gasansamm-

A

lung; **Ther.:** op. Entlastung u. Drainage, transkutane sono- od. computertomographisch gesteuerte Punktion u. Kathetereinlage, Antibiotika; **Kompl.:** Ruptur mit diffuser Peritonitis*, Pleuraempyem*, Leberabszeß*, Sepsis*.

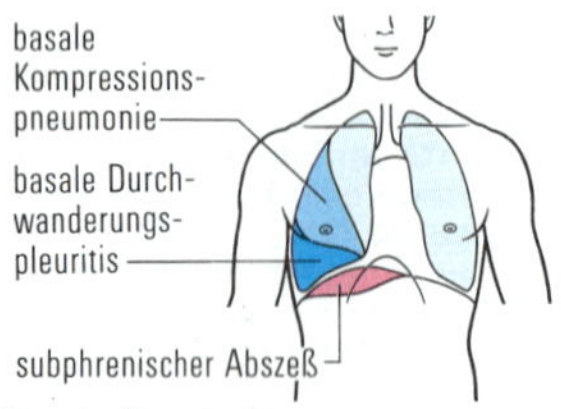

Abszeß, subphrenischer:
Darstellung der typischen Sekundärkomplikationen wie basale Pleuritis und Kompressionspneumonie [400]

Abt-Letterer-Siwe-Krankheit: s. Letterer-Siwe-Krankheit.

Abtreibung: (engl.) induced abortion; absichtlich herbeigeführter Schwangerschaftsabbruch*.

A|bulie (A-*; gr. βουλή Wille) **f:** (engl.) abulia; Willenlosigkeit; **1.** (psychiatr.) Unvermögen, eine erkennbare Willensäußerung zum Ausdruck zu bringen; Vork. bei depressiven Zuständen, schizophrenen Psychosen, org. Hirnschäden, Frontalhirnerkrankungen; **2.** (logopäd.) völliges Sprechunvermögen durch den Verlust phonischer Innervation. Vgl. Mutismus, Syndrom, akinetisch-abulisches.

Ab|usus (lat.) **m:** (engl.) abuse; Mißbrauch; (pharmak.) Mißbrauch v. Pharmaka od. sog. Genußmitteln (Alkohol, Tabak u. a.); von der WHO definiert als Anwendung v. Pharmaka ohne med. Indikation bzw. in übermäßiger Dosierung. Vgl. Abhängigkeit.

Abwehr|mechanismus m: (engl.) defence mechanism; **1.** (psychol.) Bez. f. im Laufe der Persönlichkeitsentwicklung gelernte Methoden zum Schutz vor Impulsen, Gefühlen u. Erfahrungen, die mit dem Bild von sich u. der Welt nicht übereinstimmen; Formen: Verdrängung, Projektion, Rationalisierung, Reaktionsbildung, Regression, Ungeschehenmachen, Wendung gegen die eigene Person, Transformation, Verleugnung, Sublimierung; vgl. Coping; **2.** (immun.) s. Immunantwort.

Abwehr||phase, mono|zytäre f: s. Leukozyten. **A.re|flexe** (Reflekt-*) **m pl:** (engl.) withdrawal reflexes; polysynaptische Reflexe* zum Schutz des Individuums; z. B. Fluchtreflex*. **A.spannung:** (engl.) guarding; bei Palpation auftretender reflektor. Spasmus der Bauchdeckenmuskulatur, meist bei entzündl. Prozessen im Bauchraum (z. B. Appendizitis, Peritonitis). **A., zelluläre** (Zelle*): s. Infektionsabwehr.

Abweichung, mittlere: s. Standardabweichung.

Ac: chem. Symbol f. Actinium*.

Ac.: Abk. f. Acidum (Säure).

a. c.: (Rez.) ante cibum (cibos), vor d. Essen.

Acanth|amoeba (Akanth-*; Amöben*) **f:** Gattung freilebender Amöben, einige Arten fakultativ pathogen; Err. der Amöben*-Meningoenzephalitis u. der Amöbenkeratitis (s. Abb.).

Acantho|cephala (↑; Keph-*) **n pl:** Kratzer, Kratzwürmer; Endoparasiten des Stammes Nemathelminthes* (systemat. Stellung umstritten, z. T. auch als eigener Tierstamm angesehen); darmlos (vgl. Cestodes) mit hakenbewehrtem, retraktilem Rüssel zur Verankerung in d. Darmwand des Wirts; **Gattungen:** Moniliformis, Macracanthorhynchus; **Verbreitung:** Macracanthorhynchus hirudinaceus (Riesenkratzer, bis 60 cm lang); ist kosmopolit. Darmparasit vorwiegend b. Schweinen (sehr selten b. Menschen), in China jedoch wiederholt mit unvollkommener Entw. (Fehlwirt*) nachgewiesen; verursacht u. a. Darmperforation u. Aszites.

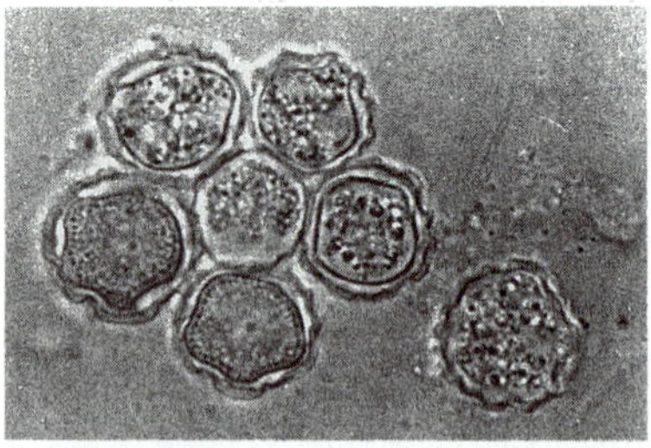

Acanthamoeba:
Zysten; Isolat aus einem Ulcus corneae [455]

Acanthosis (↑; -osis*) **f:** s. Akanthose.

Acarbose (INN) **f:** O-4,6-Didesoxy-4-{[(1S,4R,5S,6S)-4,5,6-trihydroxy-3-(hydroxymethyl)-2-cyclohexen-1-yl]amino}-α-D-glucopyranosyl-(1→4)-O-α-D-glucopyranosyl-(1→4)-D-glucopyranose (IUPAC); Pseudotetrasaccharid, das Alphaglukosidasen hemmt (Alphaglukosidaseinhibitor), wodurch es zu einer verzögerten Verdauung von Kohlenhydraten (insbes. Glukose) u. Verminderung des postprandialen Blutzuckeranstiegs kommt; **Verw.:** Zusatztherapie bei Diabetes* mellitus in Verbindung mit Diät; **NW:** häufig gastrointestinale Störungen; **Kontraind.:** chron. Darmerkrankungen mit erhebl. Resorptions- u. Verdauungsstörungen, Schwangerschaft u. Stillzeit, Alter unter 18 Jahren.

A|cardius (A-*; Kard-*) **m:** nicht lebensfähiger (siamesischer) Zwilling ohne eigenes Herz; häufig weitere frühembryonale Störungen (z. B. VATER-Syndrom, Sirenomelie, Holoprosenzephalie); Inzidenz ca. 1% aller eineiigen Zwillinge.

Acari (gr. ἀκαρί Milbe) **f pl:** Milben*; Ordnung der Spinnentiere (Arachnida); s. Arthropoden.

Acariasis (↑; -iasis*) **f:** durch Milben* hervorgerufene Hauterkrankung; s. Scabies, Trombikulose, Gamasidiosis.

Acarus scabiei (↑; Scabies*) **m:** Sarcoptes scabiei (Krätzemilbe); s. Milben.

Acc-: s. a. Akz-.

ac|celerans (lat.): beschleunigend.

ac|cessorius (lat.): hinzutretend, akzessorisch; z. B. Nervus* accessorius.

Ac|cretio peri|cardii (lat. Anwachsen; Peri-*; Kard-*) **f:** lokale Verwachsung des parietalen Blatts des Herzbeutels mit der Pleura im Bereich von Mediastinum, Brustbein, Zwerchfell od. des li. Lungenflügels als Folge einer schweren Perikarditis*; **Sympt.:** Herz b. Lagewechsel unverschieblich, systol. Einziehung in d. Spitzenregion (Jaccoud-Zeichen), oft protodiastol. Geräusch, Pulsus paradoxus bei diastol. Venenkollaps; Vork. häufig in Komb. mit Concretio* pericardii.

ACD-Stabilisator m: (engl.) ACD solution; Stabilisator* für Blutkonserven, bestehend aus dem Natriumsalz der Zitronensäure (**A**cidum **c**itricum) u. **D**extrose in wäßriger Lösung.

Ace|butolol (INN) n: (RS)-3′-Acetyl-4′-[2-hydroxy-3-(isopropylamino)propoxy]-butyranilid (IUPAC); Verw.: s. Betarezeptorenblocker.

Ace|car|bromal (INN) n: 1-Acetyl-3-(2-brom-2-ethylbutyryl)harnstoff (IUPAC); Verw.: Hypnotikum, Sedativum.

Ace|clidin (INN) n: (±)-3-Chinuclidinylacetat (IUPAC); Verw.: Cholinergikum.

ACE-Hemmer: (engl.) ACE inhibitors; Kurzbez. f. Hemmstoffe des Angiotensin* converting enzyme (Abk. ACE), z. B. Captopril, Enalapril, Fosinopril, Moexipril, Ramipril; **Wirkung:** Hemmung der Umwandlung von Angiotensin I durch ACE in das blutdruckwirksame Angiotensin II (Vasokonstriktion), wodurch die nachfolgende Freisetzung von Aldosteron (Natrium- u. Wasserretention) verhindert wird u. in der Folge der system. Gefäßwiderstand abnimmt. Die Wirkungsintensität ist proportional der vorbestehenden Aktivierung des Renin*-Angiotensin-Aldosteron-Systems. **Verw.:** bei essentieller Hypertonie*, Herzinsuffizienz*; **cave:** starker Blutdruckabfall bzw. Hypotension (insbes. bei gleichzeitiger Ther. mit anderen Antihypertensiva*), reversible Einschränkung bzw. Verschlechterung der Nierenfunktion (v. a. bei vorgeschädigter Niere, Nierenarterienstenose); **NW:** trockener Husten, Geschmacksstörungen, Hautreaktionen (v. a. Exantheme), selten Granulozytopenie, cholestatischer Ikterus; **Kontraind.:** Schwangerschaft u. Stillzeit, Nierenarterienstenose (bds. od. bei Einzelniere), Aortenisthmusstenose.

Ace|metacin (INN) n: 1-(p-Chlorbenzoyl)-6-methoxy-2-methyl-indol-3-essigsäureester (IUPAC); Glykolsäureester des Indometacins*; Verw.: s. Antiphlogistika, nichtsteroidale.

Aceno|coumarol (INN) n: 4-Hydroxy-3-(1-p-nitrophenyl-3-oxo-butyl)-cumarin (IUPAC); Cumarinderivat; Verw.: s. Cumarinderivate.

Acet-: s. a. Azet-.

Acetabulum (lat. Essignäpfchen) n: Gelenkpfanne des Hüftgelenks; wird gebildet v. Darm-, Sitz- u. Schambein.

Acet|aldehyd m: CH_3CHO; syn. Äthanal; im Intermediärstoffwechsel entstehender Metabolit, z. B. bei der Glykolyse durch Decarboxylierung von Pyruvat, beim Abbau von Threonin od. bei der enzymat. Oxidation von Äthanol durch Alkoholdehydrogenase.

Acet|aldehyd|syn|drom n: (engl.) acetaldehyde syndrome; bei Verzehr von best. Speisepilzen (Tintlinge), Einnahme v. Disulfiram* (auch orale Aufnahme von Kalkstickstoff*) u. gleichzeitigem Genuß von Alkohol auftretende Alkoholintoleranz; **Urs.** wahrscheinl. Blockierung der Aldehyddehydrogenase* mit resultierender Hemmung der weiteren Oxidation des beim oxidativen Alkoholabbau entstehenden Acetaldehyds*, der dann in größerer Menge anfällt; sek. Vergiftungssyndrom mit Flush, Kopfschmerz, Herzklopfen, Blutdruckabfall, Tachykardie, Tachypnoe. U. U. kann der Zustand lebensgefährlich werden! Vgl. Antabus-Syndrom.

Acet|anilid n: Antipyretikum, Antirheumatikum (Anw. obsolet, Methämoglobinbildner).

Acetat n: Salz der Essigsäure*.

Acet|azol|amid (INN) n: N-(5-Sulfamoyl-1,3,4-thiadiazol-2-yl)acetamid (IUPAC); Carboanhydrasehemmer; Verw.: bei Glaukom (senkt den intraokularen Druck durch Hemmung der Kammerwasserbildung), frühere Anwendung auch als Diuretikum (bewirkt Azidose und Hypokaliämie).

Acet|essig|ester m: $CH_3—CO—CH_2—COO—C_2H_5$; Ester der Acetessigsäure*, farblose Flüssigkeit, wenig lösl. in H_2O; durch Behandlung mit verdünnten Alkalien Ketonspaltung in Äthylalkohol, CO_2 u. Aceton; Ausgangsmaterial zur Synthese der Harnsäure u. von Abkömmlingen des Pyridins.

Acet|essig|säure: (engl.) acetoacetic acid; Betaketobuttersäure; $CH_3—CO—CH_2—COOH$; gehört zu den Ketonkörpern* u. entsteht in der Leber bei gestörtem od. unzureichendem Kohlenhydratabbau (z. B. bei Diabetes mellitus, Hunger), beim Abbau der Fettsäuren u. ketoplast. Aminosäuren. A. wird nach Kondensation von zwei Molekülen Acetyl-CoA zu Acetoacetyl-CoA gebildet, aus dem mit einem weiteren Molekül Acetyl-CoA Betahydroxymethylglutaryl-CoA entsteht, das dann in Acetyl-CoA u. A. gespalten wird.

Ace|tiamin (INN) n: N-[4-Acetoxy-2-(acetylthio)-1-methyl-1-butenyl]-N-[(4-amino-2-methyl-5-pyrimidinyl)-methyl]-formamid (IUPAC); Verw.: wie Vitamin B_1 (Thiamin*).

Aceto|acetyl-Co|enzym A n: aus Acetoacetat u. CoA (z. B. Succinyl-CoA) gebildete Verbindung; entsteht z. B. beim Abbau von Lysin od. Tryptophan u. ist u. a. Ausgangsstoff bei der Cholesterinsynthese.

Aceton n: Dimethylketon ($H_3C—CO—CH_3$); farblose Flüssigkeit v. obstartigem Geruch; gehört zu d. Ketonkörpern*, entsteht durch Decarboxylierung* der Acetessigsäure, wird bei d. Ketonurie zum großen Teil im Urin u. mit d. Atemluft ausgeschieden, kann aber auch weiter gespalten werden.

Aceton|körper: s. Ketonkörper.

Acetum (lat.) n: Essig; klare, farblose bis gelbliche Flüssigkeit von saurem Geschmack u. typ. Geruch; Gewinnung durch Luftzutritt zu verdünnten alkoholhaltigen Flüssigkeiten bei Anwesenheit von Essigbakterien (Acetobacter aceti); durch die sog. Essigsäuregärung wird Äthanol zu Essigsäure* oxidiert.

Acetum sabadillae (†) n: Sabadillessig, sog. Läuseessig; Darstellung durch Kochen von Sabadillsamen (Inhaltsstoffe: Steroidalkaloide mit stark insektizider Wirkung) mit Wasser u. Hinzufügen von Äthanol u. verdünnter Essigsäure; Verw.: früher gegen Kopfläuse.

Acetyl-: auch Azetyl-; Wortteil bei chem. Verbindungen mit einer Acetylgruppe*.

Acetyl|cholin n: Acetylester des Cholins*; chem. Substanz, die an best. Nervenendigungen freigesetzt wird u. Überträgerfunktion ausübt. A. ist ein physiol. Neurotransmitter*: **1.** an allen Synapsen des Parasympathikus; **2.** an allen prä- u. einigen postganglionären Synapsen des Sympathikus (Schweißdrüsen); **3.** an d. motor. Endplatten in d. Muskulatur; wird durch d. **Cholinacetylase** (s. Abb.) synthetisiert, an d. Übertragungsstelle in Bläschen gespeichert u. bei Nervenerregung in Quanten freigesetzt. A. bindet an einem Rezeptor (nikotin-, muscarinartig) des Erfolgsorgans u. bewirkt eine Erhöhung der Membrandurchlässigkeit; die Wirkungsdauer des A. ist wegen des schnellen Abbaus durch **Acetylcholinesterase** sehr kurz. **Pharmak. Wirkung:** Blutdrucksenkung durch Vasodilatation, Bronchialkonstriktion, Tonussteigerung des Darms,

A

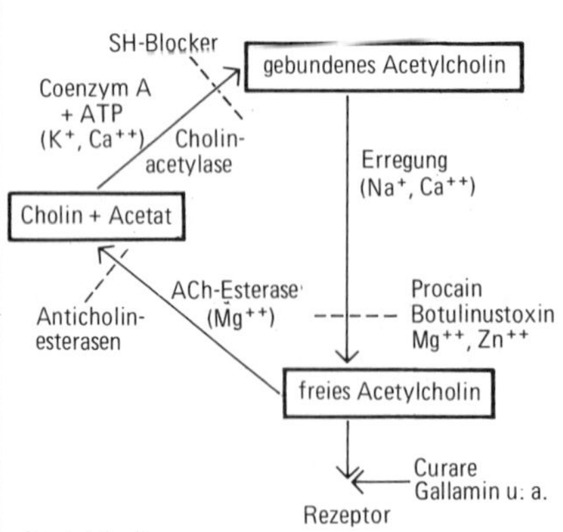

Acetylcholin:
Acetylcholinzyklus an der motorischen Endplatte [265]

Zunahme der Drüsensekretion, neg. chronotrope u. neg. inotrope Wirkung.

Acetyl|cholin|chlorid (INN) n: 2-Acetoxyethyl-trimethylammonium-chlorid (IUPAC); direkt wirkendes Parasympathomimetikum; Verw.: s. Acetylcholin.

Acetyl|cholin|esterase f: Abk. AChE; eine insbes. in d. Synapsen* vorkommende Cholinesterase*; katalysiert die rasche Hydrolyse v. Acetylcholin in d. viel weniger wirksame Cholin u. Acetat; **Hemmstoffe** der AChE: Cholinesterasehemmer*. Vgl. AChE-Test.

Acetyl|cholin|test m: **1.** kutaner A.: Verf. zum Nachw. einer atopischen Disposition; Bildung einer porzellanweißen Quaddel (sog. Delayed-blanch-Phänomen) nach intradermaler Injektion von 0,5-0,05%iger Acetylcholinlösung als Ausdruck cholinerger Hyperreagibilität; **2.** inhalativer A.: unspezif. Provokationstest zur Ermittlung bronchialer Hyperreaktivität*; positiv bis zur Schwellendosis von 2 mg. Vgl. Asthma bronchiale, Ekzem, atopisches.

Acetyl-Co|enzym A n: kurz Acetyl-CoA; s. CoA, Lysin.

Acetyl|cystein (INN) n: (R)-2-Acetamido-3-mercaptopropionsäure (IUPAC); syn. N-Acetyl-L-cystein; Mukolytikum (durch reduktive Spaltung von Disulfidbrücken der Mukoproteide) u. Antioxidans (üb. Glutathion-Synthese).

α-Acetyl|digoxin n: Herzglykosid aus Digitalis lanata; Verw.: s. Digitalisglykoside.

β-Acetyl|digoxin n: Herzglykosid aus Digitalis lanata; Verw.: s. Digitalisglykoside.

Acetylen n: HC≡CH; Kohlenwasserstoff der Gruppe der Acetylene*; brennbares Gas.

Acetylene n pl: homologe Reihe v. Kohlenwasserstoffen mit der allg. Formel C_nH_{2n-2}; dreifache Bindung —C≡C—; zu Additionsreaktionen neigend; z. B. Acetylen*, Propin, Butin.

Acetyl|gruppe: syn. Acetylrest; Radikal der Essigsäure: H_3C—CO—.

Acetyl|salicyl|säure: (engl.) acetylsalicitic acid; Abk. ASS; 2-Acetoxybenzoesäure; Ester der Salicylsäure* mit antipyretischer, analgetischer, antiphlogistischer u. thrombozytenaggregationshemmender Wirkung; **Verw.: 1.** zur Schmerz- u. Rheumatherapie; s. Antiphlogistika, nichtsteroidale; **2.** zur Thrombozytenaggregationshemmung bei instabiler Angina pectoris, akutem Myokardinfarkt, zur Reinfarktprophylaxe, zur Prophylaxe von Thrombosen u. Embolien (insbes. nach gefäßchir. Eingriffen); **NW:** gastrointestinale Blutungen, Auslösung eines Asthmaanfalls bei Asthmatikern, Schleimhautschäden u. a.; **Kontraind.:** Magen-Darm-Ulzera, Blutungsneigung.

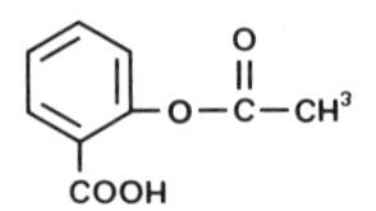

Acetylsalicylsäure

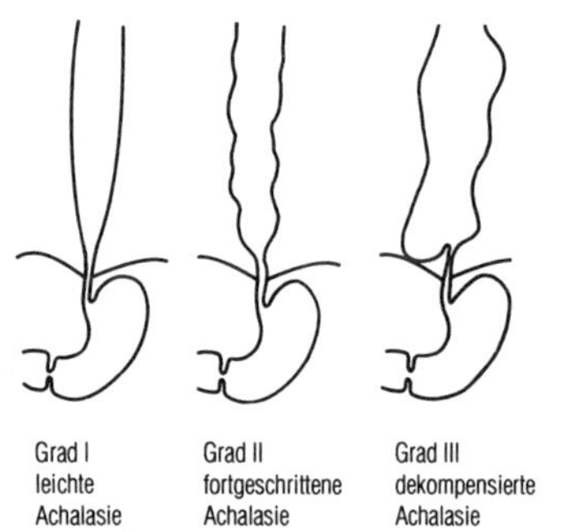

Achalasie: Gradeinteilung [185]

A|chalasie (A-*; Chalasie*) f: (engl.) achalasia; neuromuskuläre Störung von glattmuskulären Hohlorganen; **1.** Ösophagusachalasie*; **2.** Achalasia ani: kongenitales Megakolon*; **3.** (urol.) Unfähigkeit, den Sphincter vesicae zu öffnen (bei Blasenatonie*).

Achard-Marfan-Syn|drom (Emile Ch. A., Int., Paris, 1860-1944) n: syn. Marfan*-Syndrom.

Achard-Thiers-Syn|drom (↑; Joseph Th., frz. Klin.) n: endokrine Störung m. Hirsutismus, androgenetischer Alopezie, Fettsucht, Diabetes mellitus, Hypertonus, Amenorrhoe; **Urs.:** basophiles Adenom der Hypophyse od. NNR-Tumor.

Achenbach-Syn|drom (Walter A., zeitgen. Int., Köln) n: s. Fingerapoplexie.

AChE-Test m: kolorimetrische Bestimmung von **A**cetyl**ch**olin**e**sterase* im Fruchtwasser; **Ind.:** Verdacht auf kindl. Anenzephalie* od. Spina* bifida. Dieser Test ist empfindlicher als die gebräuchl. Bestimmung v. Alphafetoprotein*, da er nicht v. ins Fruchtwasser gelangtem mütterl. Blut beeinträchtigt wird. Mittlere Aktivität b. normaler Schwangerschaft: 3 U/l (50 nkat/l).

Achilles|sehne: (engl.) Achilles tendon; Tendo calcaneus (Achilles); die am Tuber calcanei ansetzende Endsehne des M. triceps surae.

Achilles|sehnen|re|flex (Reflekt-*) m: Abk. ASR; syn. Triceps-surae-Reflex; s. Reflexe (Tab.).

Achilles|sehnen|riß: (engl.) Achilles' tendon tear; Partialriß der fast immer vorgeschädigten, meist inf. langzeitiger Überlastung lipoid-degenerierten Achillessehne; oft diagn. Schwierigkeiten bereitende, typ. Sportverletzung, häufiger als die Achillessehnenruptur*. Vgl. Thompson-Test.

Achilles|sehnen|ruptur (Ruptur*) f: (engl.) Achilles' tendon rupture; Zerreißung der Achillessehne meist unter heftigen Schmerzen m. lautem Geräusch; **Diagn.:** Dellenbildung u. umschriebene Blutungen im Verlauf der Sehne, Wadenschwellung, Unfähigkeit z. aktiven Plantarflexion (Zehenstand) des betroffenen Fußes, sowie pos. Thompson*-Test; **Ther.:** op., möglichst direkte Sehnennaht*.

Achillo|bursitis (Burs-*; -itis*) **f:** Bursitis* am Achillessehnenansatz, z. B. bei Haglund*-Exostose.

Achill|odynie (-odynie*) **f:** (engl.) achillodynia; Schmerzzustand im Bereich der Achillessehne; **Urs.:** Paratendinitis*, Tendovaginitis, Apophysitis* calcanei, Haglund*-Exostose, entzündl. Affektionen des Kalkaneus, Knick-Senkfuß.

Achillo|teno|tomie (Teno-*; -tom*) **f:** (engl.) achillotomy; op. Durchtrennung u. Verlängerung der Achillessehne zur Korrektur eines Spitzfußes; in leichten Fällen subkutane, sonst offene Durchführung (Z-strichförmig, sagittal od. frontal); vgl. Pes equinovarus.

A|chlor|hydrie (A-*; Chlor*; Hydr-*) **f:** s. Achylia gastrica.

A|cholie (↑; Chol-*) **f:** (engl.) acholia; fehlende Sekretion von Galle in den Darm bei intra- od. extrahepatischem Cholestasesyndrom*; **Sympt.:** Ikterus, heller, kalkfarbener Stuhl, der reich an nicht resorbierten Fetten u. Fettsäuren ist. Vgl. Stuhluntersuchungen, Steatorrhoe.

A|chondro|genesie (↑; Chondr-*; -genese*) **f:** (engl.) achondrogenesis; Sammelbez. f. seltene, autosomal-rezessiv erbl. Fehlbildungssyndrome mit fehlender od. nur geringfügiger Verkalkung der Knochen; kurzer Thorax, stummelförmige Extremitäten; führen prä- od. kurz postnatal zum Tod.

A|chondro|plasie (↑; ↑; -plasie*) **f:** (engl.) achondroplasia; syn. Chondrodystrophie, Parrot-Kaufmann-Syndrom; dominant erbl. Störung der Knorpelbildung inf. Fehlens der Knorpelwachstumszone mit stark verzögerter enchondraler Ossifikation* u. dadurch bedingtem disproportioniertem Minderwuchs*. Das Krankheitsbild ist bei der Geburt voll ausgeprägt u. zeigt keine Progredienz. **Klin.:** kurze, plumpe Glieder (rhizomele Mikromelie) mit dichter Kortikalis (normale periostale Ossifikation): Spreizung zw. 3. u. 4. Finger (sog. Dreizackhand); kurzer Hals, großer Schädel. Durch verzögertes Wachstum der Schädelbasis kann es zu Schädeldeformierungen mit Sattelnase kommen, daneben bestehen meist ein verengtes u. plattes Becken u. eine Lordose. Die geistige Entw. ist normal. Endgröße f. Männer ca. 135 cm, f. Frauen ca. 125 cm.

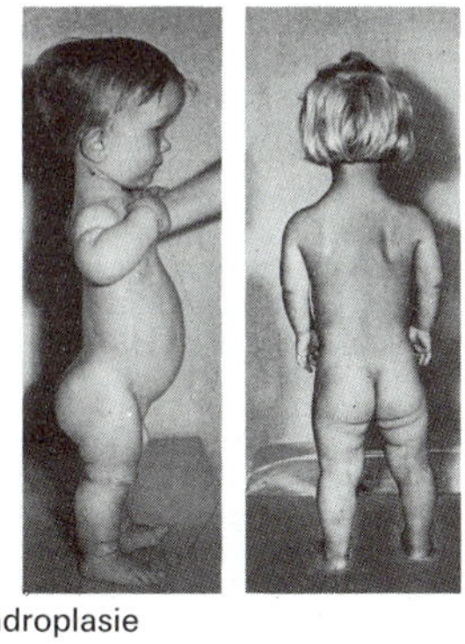

Achondroplasie [540]

A|chromasie (↑; Chrom-*) **f:** (engl.) achromasia; **1.** syn. Albinismus*; **2.** (ophth.) syn. Achromatopsie; s. Farbenblindheit.

A|chromat (↑; ↑) **m:** Linsensystem (z. B. Objektiv eines Mikroskops), das die chromatische Aberration* korrigiert; vgl. Apochromat, Aplanat.

A|chromat|opsie (↑; ↑; Op-*) **f:** (engl.) achromatopsia; auch Achromasie; totale Farbenblindheit*.

A|chromo|bacter xylos|oxidans (↑; ↑; Bact-*) **m:** s. Alcaligenes.

A|chromo|zyten (↑; ↑; Zyt-*) **m pl:** syn. Halbmondkörper, Achromoretikulozyten; durch Giemsa-Färbung im Blutausstrich darstellbare, halbmondförmige, blaßrosa Zellschatten aus geschädigten Erythrozyten od. Retikulozyten ohne Hämoglobin; Vork. b. Anämien unterschiedl. Genese.

Achsel|drüsen|ab|szeß (Abszeß*) **m:** s. Schweißdrüsenabszeß.

Achsel|lymph|knoten (Lymph-*): (engl.) axillary lymph nodes; Nodi lymphatici axillares; Sammelgebiete u. Abfluß: s. Abb.; in der Gynäkologie v. bes. Bedeutung b. Mammakarzinom*.

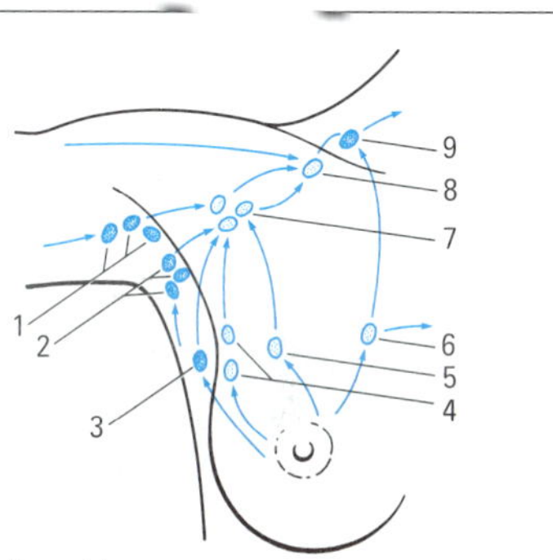

Achsellymphknoten:
1: Nll. axillares laterales; 2: Nll. axillares subscapulares; 3: Nl. thoracoepigastricus; 4 u. 5: Nll. axillares pectorales (4: Sorgius-Gruppe); 6: Nl. parasternalis; 7: Nll. axillares centrales; 8: Nll. axillares apicales; 9: Nll. supraclaviculares;
oberflächliche Lymphknoten dunkel, tiefe hell; Pfeile zeigen die Stromrichtung.
[532]

Achsel|venen|thrombose (Vena*; Thromb-*; -osis*) **f:** s. Paget-Schroetter-Syndrom.

Achsen|a|metropie (A-*; Metr-*; Op-*) **f:** (engl.) axial ametropia; Fehlsichtigkeit, die durch abnorme axiale Länge (bzw. Kürze) des Augapfels verursacht wird; häufigste Urs. einer Ametropie*.

Achsen des Körpers: (engl.) axes of the body; **1.** kraniokaudale Hauptachse (Longitudinal- od. Vertikalachse); **2.** dorsoventrale Nebenachse (Sagittalachse); **3.** quere Nebenachse (Transversal- od. Horizontalachse); s. umseitige Abb. Vgl. Ebenen des Körpers.

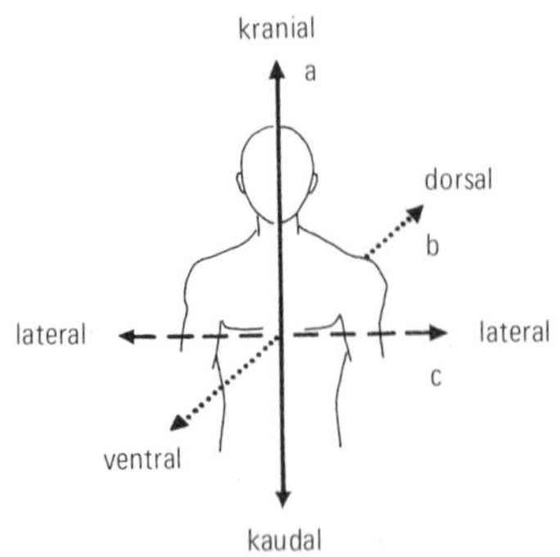

Achsen des Körpers:
a: kranio-kaudale Hauptachse (Longitudinal- od. Vertikalachse); b: dorso-ventrale Nebenachse (Sagittalachse); c: quere Nebenachse (Transversal- od. Horizontalachse)

Achsen||hyper|opie (Hyper-*; Op-*) f: (engl.) axial hyperopia; Form der Hypermetropie*, b. der die Bulbusachse zu kurz ist u. somit parallel einfallende Strahlen hinter d. Retina vereinigt werden. **A.myopie** (gr. μύωψ kurzsichtig) f: s. Myopie. **A.syn|drom** n: (engl.) axis syndrome; **1.** Bez. f. Gruppe von Sympt., die bei best. Erkr. i. S. von Leitsymptomen auftreten; **2.** hirnorganisches A.: veraltete Bez. f. chron. org. Psychose*.

Achsen|zylinder m: (engl.) axis-cylinder; Neurit (Axon, Neuraxon) der Nervenzelle; besteht aus dem oberflächl. Plasmalemm (Axolemm), den parallel angeordneten, längsverlau-

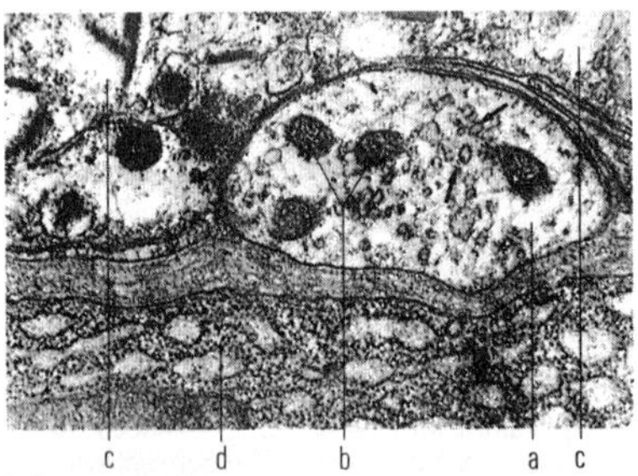

Achsenzylinder:
Querschnitt durch einen terminalen Achsenzylinder (a) mit synaptischen Vesikeln (Pfeile) und Mitochondrien (b), der einer B-Zelle (c) und einer exokrinen Pankreaszelle (d) anliegt (elektronenmikroskopische Aufnahme) [395]

fenden Neurofibrillen u. dem Mitochondrien enthaltenden interfibrillären Neuroplasma (Axoplasma). Vgl. Nervenfaser.

A|chylia gastrica (A-*; Chyl-*; Gastr-*) f: Magensaftmangel; eigentl. Fehlen der gesamten Sekretbildung im Magen (Säure u. Enzyme), klin. heute meist gebraucht f. Salzsäuremangel; **Vork.:** perniziöse Anämie, chron. atrophische Gastritis, Magenkarzinom. Vgl. Anazidität.

A|chylia pan|creatica (↑; ↑; Pankreas*) f: Fehlen des Pankreassekrets, meist inf. Verlegung der Pankreasausführungsgänge durch Tumor; **Sympt.:** Durchfälle, mangelhafte Fett-, KH- u. Eiweißverdauung. Diagnosis ex juvantibus (Verabreichung von Pankreaspräparaten). Vgl. Steatorrhoe.

Aci|clovir (INN) n: 9-[(2-Hydroxyethoxy)methyl]guanin (IUPAC); Virostatikum (hemmt die virusspezif. DNA-Polymerase); **Verw.:** b. Infektionen mit Herpes- od. Varicella-Zoster-Viren;

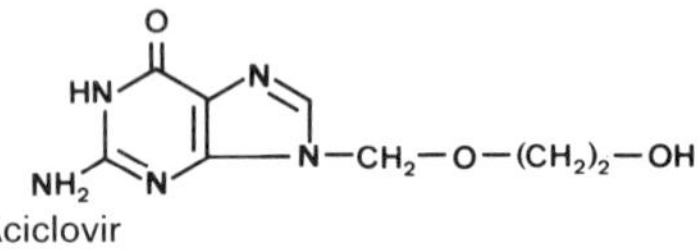
Aciclovir

NW: gelegentl. leichter Anstieg von Harnstoff- u. Kreatininkonzentration im Blut; vgl. Virostatika.

Acid-: auch Azid-; Wortteil mit der Bedeutung sauer, scharf; von lat. acidus. Vgl. Azid.

Acidum (lat.) n: Säure. **A. aceticum** (↑) n: Essigsäure*. **A. acetylo|salicylicum** (↑) n: Acetylsalicylsäure*. **A. agaricinicum** (↑) n: Agaricinsäure; Anthidrotikum. **A. ascorbicum** (↑) n: Ascorbinsäure*, Vitamin C. **A. barbituricum** (↑) n: Barbitursäure*; vgl. Barbiturate. **A. boricum** (↑) n: Borsäure*. **A. camphoricum** (↑) n: Kampfersäure; Anthidrotikum. **A. carbolicum** (↑) n: Karbolsäure, Phenol*. **A. carbonicum** (↑) n: Kohlensäure*. **A. cholalicum** (↑) n: Cholsäure; Choleretikum. **A. citricum** (↑) n: Zitronensäure*. **A. formicicum** (↑) n: Ameisensäure*. **A. hydro|chloricum** (↑) n: Salzsäure*. **A. hydro|cyanicum** (↑) n: Blausäure*. **A. lacticum** (↑) n: Milchsäure*. **A. nicotinicum** (↑) n: Nicotinsäure*. **A. nitricum** (↑) n: Salpetersäure*. **A. nitrosum** (↑) n: salpetrige Säure*. **A. oxalicum** (↑) n: Oxalsäure*. **A. phosphoricum** (↑) n: Phosphorsäure; s. Phosphorsäuren. **A. pi|crinicum** (↑) n: Pikrinsäure*. **A. salicylicum** (↑) n: Salicylsäure*. **A. sulfuricum** (↑) n: Schwefelsäure*. **A. tannicum** (↑) n: Gerbsäure, Tannin. **A. tartaricum** (↑) n: Weinsäure*.

Acinus (lat. Beere) m: beerenförmiges Endstück seröser Drüsen; A. in der **Lunge**: syn. respiratorische Einheit; Verzweigungsgebiet eines Bronchiolus terminalis, bestehend aus Bronchioli respiratorii I., II. u. III. Ordnung, Ductuli u. Sacculi alveolares u. den Alveolen; vgl. Bronchiolen. A. in der **Leber**: Pfortaderläppchen; funktionelle Einheit aus einem Glisson-Dreieck u. den daran angrenzenden Teilen benachbarter Lobuli; vgl. Leber.

Acla|rubicin (INN) n: syn. Aclacinomycin A; Antibiotikum aus Streptomyces galilaeus; Verw.: Zytostatikum.

Acme (Acne*) f: s. Akme.

Acne (gr. ἀκμή Spitze, Blüte) f: Finnenausschlag, Akne; i. e. S. Acne* vulgaris; i. w. S. Bezeichnung f. versch. Erkrankungen der Talgdrüsenfollikel, gekennzeichnet durch Sekretionsstörungen, Verhornungsstörungen, nachfolgende Entz. u. Vernarbung.

Acne aestivalis (↑) f: syn. Mallorca-Akne; nach Sonnenexposition i. d. R. bei Frauen zw. dem 25. u. 40. Lj. auftretende follikuläre Papeln mit entzündl. Randsaum; **Ther.:** lokal Tretinoin.

Acne con|globata (↑) f: s. Acne vulgaris.

Acne cosmetica (↑) f: nach langdauernder Anw. zu fetter Kosmetika (v. a. Nachtcremes) b.

Frauen jenseits des Altersgipfels der Acne vulgaris auf dem Boden einer Seborrhoe entstehende Akne m. kleinen, dichtstehenden Komedonen, v. a. im Gesicht; vgl. Acne venenata.

Acné excoriée des jeunes filles (↑; frz. excorier wundreiben; jeunes filles junge Mädchen) **f:** syn. Acne arteficialis; durch zwanghaftes dauerndes Zerquetschen kleinster Akne-Effloreszenzen m. den Nägeln entstehende krustenbedeckte Erosionen u. pigmentierte Narben.

Acne fulminans (↑) **f:** seltene, schwere Akneform meist bei männl. Jugendl. mit großen Pusteln, Ulzerationen, hämorrhag. Krusten u. Nekrosen; plötzl. Beginn mit Fieber, oft in Komb. mit Arthralgien u. Arthritis; **Ther.:** Glukokortikoide, Dapson; vgl. Arthritis, Akne-assoziierte.

Acne necroticans (↑) **f:** syn. Folliculitis varioliformis; schubweise auftretende, (nicht immer) juckende, bis linsengroße rote Papeln mit zentraler, gelblich-bräunl. bis düsterroter Nekrose, die sich abstößt u. eine ausgestanzte, varioliforme Narbe hinterläßt; meist b. Männern mit Seborrhoe, Rezidivneigung; **Lok.:** bes. Stirn-Haar-Grenze, seltener Gesicht, Brust, Rücken; **Ätiol.:** Pyodermie bei e. individuellen Reaktionsmechanismus (Magen-Darm-Störung?).

Acne neo|natorum (↑) **f:** Komedonen u. Papulopusteln in den ersten zwei Lebensmonaten durch bes. Empfindlichkeit der kindl. Talgdrüsen gegenüber mütterl. Androgenen; Spontanheilung in wenigen Wochen.

Acne venenata (↑) **f:** akneiforme Veränderungen, die durch Chlor (Chlorakne*), Schmieröle (Ölakne*) u. Teer od. durch Arzneimittel (z. B. Brom, Iod, ACTH, Kortikoide, Androgene, Vitamin B_{12}, Isoniazid, Hydantoine, Phenobarbital) hervorgerufen werden; vgl. Acne cosmetica.

Acne vulgaris (↑) **f:** in der Pubertät bzw. im Erwachsenenalter auftretende Hautkrankheit, bei der es an den talgdrüsenreichen Hautbezirken (Gesicht, Nacken, Brust, Rücken) zu Verstopfung der Follikel m. Bildung von Komedonen, den für die A. v. typischen Effloreszenzen, kommt; **Ätiol.:** Zusammenwirken von genet. Disposition (vermutl. autosomal-dominant mit unterschiedl. Expressivität), Seborrhoe, best. Bakterien (Propionibacterium acnes, granulosum u. avidum), hormonellen Einflüssen, Verhornungsstörungen u. Immunreaktion auf Entzündungsreize; **Formen: 1.** Acne comedonica: Auftreten von offenen u. geschlossenen Komedonen; **2.** Acne papulopustulosa: Übergang zu entzündl. Pusteln u. Papeln (Ruptur der Haarfollikel); **3.** Acne conglobata: schwerste Form der A. v. mit großen entzündl. Knoten, Abszessen, Fisteln, tiefen Narben u. Keloiden, auch an Extremitäten u. Gesäß; Männer sind häufiger betroffen als Frauen. **Ther.:** lokal: Hautreinigung, keratolyt. mit Benzoylperoxid od. Tretinoin, antimikrobiell mit Erythromycin, Tetracyclin, Clindamycin od. Azelainsäure; systemisch: Tetrazykline, antiseborrhoisch mit Antiandrogenen (Cyproteronacetat), Östrogenen (Mestranol) od. Retinoiden* (Isotretinoin).

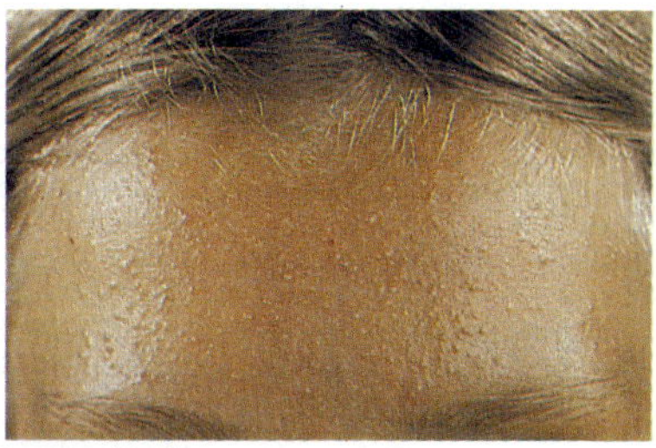

Acne vulgaris [3]

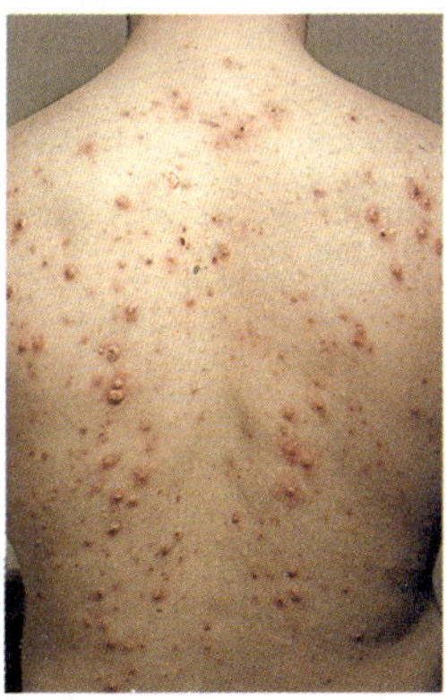

Acne vulgaris [3]

Acokanthera n pl: Gattung der Familie Apocynaceae (Hundsgiftgewächse) aus dem südl. u. östl. Afrika, deren Holz u. Samen herzwirksame Glykoside (z. B. g-Strophanthin) enthalten.

Aconitum napellus n: Blauer Eisenhut; Knollen (Aconiti tuber; Wurzelknollen u. Wurzeln) u. Kraut (Aconiti herba) enthalten 0,1-3% Diterpenalkaloide (insbes. Akonitin*).

Acquired immune deficiency syndrome (engl.) **n:** Abk. AIDS*.

acquisitus (lat.)**:** erworben.

acralis (Akr-*)**:** die Akren betreffend.

Acri|flavinium|chlorid (INN) **n:** 3,6-Diamino-10-methylacridiniumchlorid (IUPAC); Verw.: Desinfektionsmittel, Antiseptikum.

Acro|cyanosis haemo|pathica Frank (Akr-*; Zyan-*; -osis*) **f:** s. Kälteagglutininkrankheit.

Acryl|säure: (engl.) acrylic acid; $CH_2{=}CH{-}COOH$; einfachste ungesättigte Fettsäure; stechend riechende Flüssigkeit (Oxidationsprodukt von Acrolein), durch Polymerisation entsteht ein glasartiger, sehr widerstandsfähiger Kunststoff.

ACTH: Abk. f. **a**dreno**c**or**t**icotropes **H**ormon, syn. Kortikotropin; aus 39 Aminosäuren bestehendes glandotropes Proteohormon mit Wirkung auf die Nebennierenrinde (NNR), dessen Synthese im HVL u. Ausschüttung durch CRH* gesteuert wird u. einem zirkadianen Rhythmus* unterliegt (höchste Werte am Morgen). **Wirkungen:** ACTH fördert (über eine Aktivierung der Adenylcyclase) die Synthese v. a. der Glukokortikoide* in der NNR, führt zu einer Steigerung der Lipolyse* u. indirekt zu einer vermehrten Ausschüttung von Insulin. Die Bildung wird u. a. durch hohe Glukokortikoidspiegel im Serum gehemmt, durch Kälte u. Streß (Adrenalin) gefördert; erhöhte Serumkonzentrationen v. a. bei Nebennierenrindeninsuffizienz*, Cushing*-Syndrom I u., inf. ektoper Bildung von ACTH, bei paraneoplastischem Syndrom* (s. Tumor-

A

marker) u. ACTH-bildendem Apudom*. Med. Anwendung v. a. als Diagnostikum: s. ACTH-Test.

ACTH-Test m: Test zur Funktionsdiagnostik der Nebennierenrinde (NNR); versch. Verfahren (z. B. als Schnelltest über 90 Min., Kurztest über 8 Std., Langzeittest über mehrere Tage); Bestimmung des Cortisols* im Serum bzw. von Kortikoidmetaboliten (v. a. der 17-Hydroxykortikosteroide*) im Harn unmittelbar vor u. nach Stimulation der NNR mit parenteral (i. m., i. v. od. als Infusion) zugeführtem ACTH*; **Ind.**: zum Ausschluß einer bzw. DD zw. primärer (kein Anstieg) u. sekundärer (Anstieg) Nebennierenrindeninsuffizienz* od. Nebennierenrindenhyperplasie* (erhöhter Anstieg der Cortisolsekretion); bei Karzinom der NNR keine Reaktion, bei Adenom unterschiedl. Ergebnisse. Vgl. Addison-Krankheit.

Actinium (gr. ἀκτίς, ἀκτῖνος Strahl) n: chem. Element, Symbol Ac, OZ 89, rel. Atommasse 227,028; radioaktives, zur Scandiumgruppe gehörendes Metall; ^{227}Ac, das stabilste bekannte Isotop, entsteht aus ^{235}U (Actinouran).

Actino|bacillus (↑; Bacill-*) m: Gattung gramnegativer, nicht versporender, unbewegl., mikroaerophiler, kokkoider Stäbchenbakterien der Fam. Pasteurellaceae (vgl. Bakterienklassifikation); fünf Species, darunter A. actinomycetem comitans: natürlicher Standort Mundflora des Menschen; häufiger Begleitkeim v. Actinomyces* israelii; in Ausnahmefällen Err. einer Endokarditis; resistent gegen Penizillin.

Actinoide (↑) n pl: (engl.) actinides; frühere Bez. Actinide; die Gruppe der im Periodensystem* der Elemente auf das Actinium folgenden 14 Elemente der Ordnungszahlen 90-103; sie bilden ca. 200 bisher bekannte Isotope, die sämtlich radioaktiv zerfallen; vgl. Transurane.

Actino|myces (↑; Myk-*) m: Gattung grampositiver, unbewegl., zur Fadenbildung neigender Bakt. der Fam. Actinomycetaceae* (vgl. Bakterienklassifikation); wegen ihrer Myzelbildung lange als Pilze angesehen; fünf Species: A. bovis (Err. der Rinderaktinomykose); Actinomyces* israelii (Err. der Aktinomykose*). A. naeslundii, A. viscosus u. A. odontolyticus werden häufig als Err. milder Inf. der Tränenkanälchen isoliert (Canaliculitis) u. sind an der Karies- u. Parodontitisgenese beteiligt.

Actino|myces israelii (↑; ↑) m: sog. Strahlenpilz; Err. der Aktinomykose*; **Morphol.**: auffällig pleomorph, gewellte Fäden bis 1 µm Dicke mit echten Verzweigungen; **Kultur:** mikroaerophiles, langsames Wachstum auf Spezialnährböden (z. B. Strahlenpilzagar); spinnenförmige Bildung eines Myzels* (häufig Gebilde in Form von Drusen*); bei weiterer Inkubation zentrifugal fortschreitender Zerfall des Myzels; **Epidemiol.** u. **Pathogenese:** normaler Standort ist die menschl. Mundhöhle; Voraussetzung für das Entstehen einer Aktinomykose sind anaerobe Gewebeverhältnisse (Quetschung, Fremdkörpereinwirkung, chron. Entzündungsherde der Zähne od. Tonsillen) u. enzymatische Unterstützung durch Begleitkeime (v. a. Koagulase-negative Staphylokokken, anaerobe Species von Bacteroides*, Fusobacterium*, Propionibacterium* u. Actinobacillus*). **Diagn.**: direkte u. indirekte Immunfluoreszenz; mikroskop. Nachweis myzelialer Kolonien in Kulturen. Von geringer Bedeutung sind Antikörpernachweis, Hauttest od. Tierversuch. **Ther.:** Penizillin, Ampicillin, polyvalente Heterovakzine.

Actino|mycetaceae (↑; ↑) f pl: Fam. grampositiver, unbewegl., fakultativ anaerober, zur Fadenbildung neigender Bakt. der Ordnung Actinomycetales (vgl. Bakterienklassifikation); säurelabil; keine Sporenbildung; fermentativer Kohlenhydratstoffwechsel; med. relevante Gattungen sind u. a. Actinomyces* u. Bifidobacterium*. **Verbreitung:** fakultativ pathogene Schleimhautkommensalen der Mundhöhle (selten Verdauungs- u. Genitaltrakt) des gesunden Erwachsenen u. a. warmblütiger Wirtsorganismen.

Actino|mycetales (↑; ↑) n pl: Sammelbezeichnung (taxonom. Ordnung; vgl. Bakterienklassifikation) für grampositive, aerob wachsende (Ausnahme Actinomycetaceae) Bakt. (⌀ 0,5-2 µm) mit Neigung zur Verzweigung bzw. Fadenbildung (Myzelbildung); **Verbreitung:** Boden u. (seltener) Wasserkeime; einige Arten sind Schleimhautparasiten von Warmblütern. A. umfaßt acht Fam.; humanpathogene Species finden sich v. a. in den Fam. Actinomycetaceae*, Mycobacteriaceae, Nocardiaceae, Streptomycetaceae, Dermatophilaceae u. Micromono-sporaceae.

Actino|mycin D (↑; ↑) n: syn. Dactinomycin*.

Actino|mycine (↑; ↑) n pl: (engl.) actinomycins; chem. weitgehend ident. Stoffwechselprodukte versch. Streptomyces-Stämme (u. a. Streptomyces chrysomallus, Streptomyces antibioticus) mit antibiot. Wirkung, aber auch hoher Toxizität, bedingt durch die spezif. Einlagerung in die DNA-Doppelhelix zw. zwei GC-Paaren; z. B. Dactinomycin. A. hemmen in niedriger Konz. die DNA-abhängige Synthese der RNA (Transkription*), in höherer auch die DNA-Replikation; Verw.: bei malignen Tumoren, Lymphogranulomatose u. Leukämie; vgl. Dactinomycin.

Actino|quinol (INN) n: 8-Ethoxychinolin-5-sulfonsäure (IUPAC); Verw.: als Lichtschutz.

acuminatus (lat.): spitz, gegipfelt.

Acusticus (gr. ἀκουστικός zum Hören) m: eigentl. Nervus statoacusticus (JNA); s. Nervus vestibulocochlearis.

a|cyclisch (A-*; Zykl-*): (engl.) acyclic; (chem.) Bez. f. aliphat. offene Kettenform.

Acyl|rest: R—CO—; Grundskelett der Carbonsäurederivate; bekanntester A. ist der Acetylrest CH_3CO—.

Ad-: auch App-, Acc-, Akk-; Wortteil mit der Bedeutung hinzu, nach; von lat. ad.

ADA: Abk. f. **A**denosin**d**es**a**minase*.

ad|äquat (lat. adaequare angleichen): passend, angemessen.

A|daktylie (A-*; Daktyl-*) f: (engl.) adactyly; Fehlen einzelner od. aller Finger bzw. Zehen; vgl. Dysmelie.

Adamantinom (gr. ἀδάμας, ἀδάμαντος Stahl; -om*) n: syn. Ameloblastom*.

adamantinus (↑): stahlhart.

Adamanto|blasten (↑; Blast-*) m pl: syn. Ameloblasten, Ganoblasten; Schmelzbildner, Zellen des inneren Schmelzepithels der Zahnanlage, die im Bereich der Zahnkrone Schmelz u. Schmelzoberhäutchen bilden; gehen beim Zahndurchbruch zugrunde.

Adams|apfel: (engl.) adam's apple; syn. Prominentia laryngea, auch Pomum Adami; Vorwölbung des Schildknorpels des Larynx* beim Mann; androgenabhängig.

Adams-Bogen (William A., Chir., London, 1820-1900): (engl.) Shenton's arch; (röntg.) bogenförmige Linie als untere Begrenzung des

Schenkelhalses; lateraler Teil der Ménard-Shenton-Linie; vgl. Hüftgelenkluxation (Abb.).

Adams-Stokes-Syn|drom (Robert A., Chir., Dublin, 1781-1875; William St., Int., Dublin, 1804-1878) n**:** syn. Morgagni-Adams-Stokes-Anfall; zerebrale Hypoxämie aufgrund akuter Herzrhythmusstörungen*; **Formen: 1.** Asystolie* od. extreme Bradykardie*; **2.** Tachykardie* mit Kammerflattern od. -flimmern; **3.** Mischformen; **Urs.:** arteriosklerot. od. entzündl. Schädigung des Erregungsleitungssystems*, Medikamente (z. B. Digitalisintoxikation), Herzinfarkt, Ausfall eines künstl. Herzschrittmachers; **Sympt.:** Schwindel, kurzfristige tiefe Bewußtlosigkeit, Blässe; bei längerer Anfallsdauer mit Asystolie Lebensgefahr; **Ther.:** Beatmung u. Herzmassage, temporärer Herzschrittmacher. Vgl. Herzblock.

Ad|aptation (lat. adaptare anpassen) f**:** auch Adaption; Anpassung, z. B. von Organen u. des Organismus an veränderte Bedingungen; vgl. Akkommodation.

Ad|aptation des Auges (↑) f**:** (engl.) retinal adaption; Anpassung an versch. Leuchtdichteverhältnisse; komplexer Vorgang (Adaptation des Lichtsinns, der Unterschiedsempfindlichkeit, der Sehschärfe, des Farbsinns), der sich aus Sofort- u. Daueradaptation zusammensetzt u. durch Änderung der Pupillenweite, Übergang v. Zapfen- auf Stäbchensehen bzw. umgekehrt u. v. a. durch Empfindlichkeitsänderung der Netzhaut vollzogen wird; **Formen: 1.** Helladaptation*; **2.** Dunkeladaptation*; **3.** Dämmerungssehen*. Vgl. Akkommodation, Duplizitätstheorie des Sehens.

Ad|aptations|syn|drom (↑) n**:** s. Anpassungssyndrom, allgemeines.

Ad|aption (↑) f**:** s. Adaptation.

Ad|apto|meter (↑; Metr-*) n**:** Gerät zur zeitl. Bestimmung der Dunkeladaptation* u. Messung der geringsten Lichtempfindlichkeit; bei Nyktalopie* u. Verdacht auf Zapfen- od. Stäbchenerkrankungen.

Addis-Count (Thomas A., Arzt, San Francisco, 1881-1949; engl. count Zählung) n**:** Auszählung der geformten Elemente im Harn während einer definierten Urinsammelperiode mittels einer Zählkammer; z. B. zur Quantifizierung bei Verlaufsbeobachtung einer Erythrozyturie od. Leukozyturie; Referenzwerte: Erythrozyten ca. 2000/min; Leukozyten ca. 4000/min. Vgl. Stansfeld-Webb-Verfahren, Harnsediment.

Addison-An|ämie (Sir Thomas A., Klin., London, 1793-1860; Anämie*) f**:** syn. perniziöse Anämie*.

Addison-Krankheit (↑)**:** (engl.) Addison's disease; sog. Bronzehautkrankheit; primäre (chron.) Insuffizienz der Nebennierenrinde (NNR); **Ätiol.:** verminderte od. fehlende Produktion aller NNR-Hormone (Mineralo- u. Glukokortikoide, Androgene) durch Zerstörung der NNR (zu mind. 9/10) inf. einer gegen NNR-Zellen gerichteten Autoimmunisierung (ca. 50%), Tuberkulose (ca. 30%) od. aus anderer Urs. (u. a. hämorrhagische Nekrose bei Sepsis bzw. Waterhouse-Friderichsen-Syndrom, Arteriitis, hämorrhagische Diathese, Karzinommetastasen od. primäre maligne NNR-Tumoren, Hämochromatose, Amyloideinlagerung); **Folge:** Störungen des Mineral-, Wasser- u. Säure-Basen-Haushalts (Hyponatriämie, Hypochlorämie, Hyperkaliämie, Hypermagnesiämie, Hypovolämie durch hypotone Dehydratation bei intrazellulärer Hyperhydratation sowie Azidose) u. (Kohlenhydrat-)Stoffwechselstörungen (niedriger Blutzucker mit Neigung zu Hypoglykämie u. Hunger, erhöhte Insulinempfindlichkeit, Eiweiß- u. Fettmobilisation), relativ vermehrte Ausschüttung von ACTH (u. MSH); **Klin.:** allg. Müdigkeit u. Schwäche (Adynamie), Übelkeit, Erbrechen, Gewichtsverlust, Pigmentierung von Haut u. Schleimhäuten, auch Vitiligo, orthostatische Hypotonie mit Kollapsneigung, Tachykardie, Herzrhythmusstörungen, Muskelkrämpfe od. Lähmungserscheinungen, Atemstörungen (Hyperventilation), Apathie, Verwirrtheit u. a. Bewußtseinsstörungen, Konvulsionen, Halluzinationen, evtl. org. bedingtes Psychosyndrom, durch Androgenmangel bedingter Muskelschwund, Impotenz, Amenorrhoe, gelegentl. abdominelle Schmerzen, Salzhunger, Diarrhoe, Obstipation; **Diagn.:** labordiagn. Cortisol im Serum u. Ausscheidung von 17-Hydroxykortikosteroiden, Aldosteronmetaboliten u. 17-Ketosteroiden im Harn vermindert, Plasma-Reninaktivität erhöht, Hypocholesterinämie u. Ketoazidose; hämat. normozytäre Anämie, Leukopenie, Eosinophilie u. Lymhozytose; bei Magensaftuntersuchung Sub- bzw. Anazidität; im EKG Zeichen der Hyperkaliämie, im EEG zerebrale Dysfunktion; Nachweis der NNR-Insuffizienz durch ACTH*-Test; **Addison-Krise:** akut auftretende NNR-Insuffizienz mit absolutem od. relativem Mangel an NNR-Hormonen; klin. Bild in Abhängigkeit vom Ausfall der mineralokortikoiden od. glukokortikoiden NNR-Funktion wechselnd, u. U. lebensbedrohl. Schock (endokriner Schock); Ther.: sofortige NNR-Hormon- u. Elektrolytsubstitution sowie Flüssigkeitszufuhr erforderlich.

Ad|duktion (lat. adducere heranführen) f**:** Heranführen eines Gliedes nach d. Mittellinie des Körpers (od. bei d. Hand an d. Mittelfinger). **A.s|fraktur** (↑; Fraktur*) f**:** s. Schenkelhalsfraktur. **A.s|kontraktur** (↑; Kontrakt-*) f**:** s. Kontraktur.

Ad|duktoren (↑) m pl**:** (engl.) adductors; Adduktion bewirkende Muskeln; insbes. Mm. adductor brevis, longus et magnus; M. adductor hallucis, M. adductor pollicis.

Ad|duktoren|kanal (↑; Kanal*)**:** (engl.) adductor canal; Canalis adductorius Hunteri; Rinne zw. den Mm. adductor longus et magnus u. dem M. vastus med. am Oberschenkel, überbrückt durch d. Membrana vastoadductoria; enthält A. u. V. femoralis. Vgl. Adduktorenschlitz.

Ad|duktoren||lähmung (↑)**:** s. Kehlkopflähmung. **A.re|flex** (↑; Reflekt-*) m**:** s. Reflexe. **A.schlitz** (↑)**:** (engl.) adductor magnus muscle opening; Hiatus tendineus (adductorius); Spalte zw. dem sehnigen u. fleischigen Ansatz des M. adductor magnus für d. Durchtritt der A. u. V. femoralis in d. Kniekehle.

Ad|duktoren|spasmus (↑; Spas-*) m**:** (engl.) adductor spasm; Tonussteigerung u. Spastik der Adduktorenmuskeln an der Innenseite der Oberschenkel mit innenrotierten u. aneinandergepreßten (evtl. überkreuzten) Beinen u. Gangstörungen* i. S. einer beidseitigen Zirkumduktion; **Ätiol.:** Störung des 1. motorischen Neurons, z. B. bei infantiler Zerebralparese*, Amyotrophischer* Lateralsklerose, Multipler* Sklerose; **Ther.:** Krankengymnastik (Bobath-Methode); ggf. Adduktorentenotomie.

Ad|duktoren|teno|tomie (↑; Teno-*; -tom*) f**:** korrektive Sehendurchtrennung bei Hüftadduktionskontraktur (Adduktorenspasmus*) zur Gangverbesserung sowie zur Proph. einer sekun-

A

A

dären, spastischen Hüftgelenkluxation.

ADE: internationales Symbol für Adenin als einzelne Verbindung.

Ade|metionin (INN) n: (S)-2-Amino-3[(5′-desoxyadenosin-5′-yl)methylsulfonio]butyrat (IUPAC); Verw.: Antirheumatikum.

Aden-: Wortteil mit der Bedeutung Drüse; von gr. ἀδήν, ἀδένος.

Adenin n: 6-Aminopurin, weitverbreitete Purinbase (s. Purine); bildet mit Ribose bzw. Desoxyribose Nukleoside*; vgl. Adenosin, Nukleinsäuren.

Adenin|arabinosid n: syn. Vidarabin*.

Adenitis (Aden-*; -itis*) f: Drüsenentzündung.

Adeno|akanthom (↑; Akanth-*; -om*) n: syn. Adenokankroid*.

Adeno|fibrom (↑; Fibr-*; -om*) n: (engl.) adenofibroma; benigner Mischtumor mit epithelialen (drüsigen) u. mesenchymalen Anteilen, evtl. mit zystischer Ausweitung von drüsigen Elementen u. Bildung von serösem od. schleimigem Sekret (Kystadenofibrom); **Vork.:** v. a. im Ovar, selten im Uterus (von der Zervixschleimhaut od. dem Endometrium ausgehend). Vgl. Ovarialtumoren.

Adeno|hypo|physe (↑; Hypophyse*) f: s. Hypophyse.

adenoid (↑; -id*): drüsenähnlich.

Adenoidal pharyngeal conjunctival viruses (engl. ↑; ↑; Pharyng-*; Conjunctiva*; Virus*) n pl: auch APC-Viren; v. a. die Schleimhäute der Mund- u. Rachenhöhle u. des Auges befallende Adenoviridae*.

Adenoide (↑; ↑) n pl: s. Vegetationen, adenoide.

Adeno|kankroid (↑; Cancer-*; -id*) n: (engl.) adenocarcinoma; syn. Adenoakanthom; meist im Corpus uteri, selten in der Zervix lokalisiertes Adenokarzinom des Endometriums*, das neben drüsigen Strukturen auch rein plattenepitheliale (verhornende) Anteile bildet; die histol. Abgrenzung v. einem adenosquamösen Karzinom gleicher Abstammung m. unreifer Plattenepithelmetaplasie ist wegen der wesentl. besseren Progn. des A. klinisch v. Bedeutung.

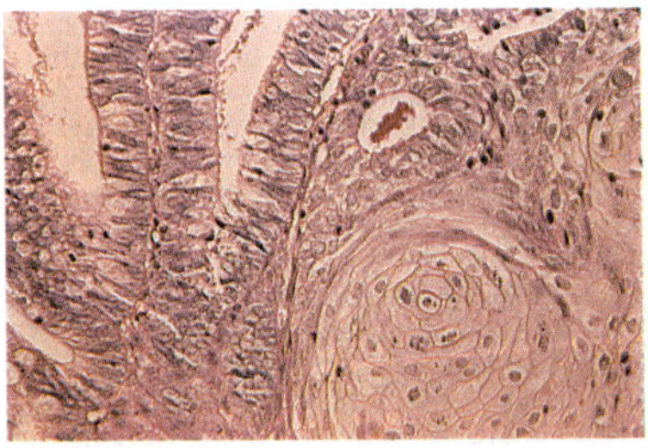

Adenokankroid: Korpusendometrium, histol. Befund [65]

Adeno|karzinom (↑; Karz-*; -om*) n: (engl.) adenocarcinoma; vom Epithelgewebe v. a. exokriner, seltener endokriner Drüsen od. von zylinderzellhaltiger Schleimhaut ausgehendes Karzinom*. Vgl. Gallertkarzinom.

Adeno|kystom (↑; Kyst-*; -om*) n: s. Kystadenom.

Adeno|lymphom (↑; Lymph-*; -om*) n: syn. Kystadenolymphoma papilliferum, Warthin-Tumor; s. Speicheldrüsentumoren.

Adenom (↑; -om*) n: (engl.) adenoma; Epithelioma adenomatosum; vom Epithelgewebe endokriner u. exokriner Drüsen* od. der Schleimhaut des Magen-Darm-Trakts ausgehendes, primär benignes Neoplasma, das maligne entarten kann (Adenokarzinom*, Adenosarkom*); **Formen: 1.** tubuläres A., enthält mit Epithelgewebe ausgekleidete Kanäle; Vork. z. B. als Polyp* des Gastrointestinaltrakts; **2.** trabekuläres A., enthält solide, balkenförmig angeordnete Epithelstränge; Vork. z. B. bei adenomatösen Nebennierenrindentumoren; **3.** follikuläres A. mit Bildung von Follikeln; Vork. z. B. als autonomes Adenom* der Schilddrüse; **4.** A. mit Ausbildung eines größeren Hohlraums; Vork. v. a. als Kystadenom* des Ovars; **5.** Fibroadenom mit Wachstum des Bindegewebes; Vork. v. a. in der weibl. Brust. Vgl. Myxadenom, Adenofibrom, Cystosarcoma phylloides, Polyp-cancer sequence.

Adenoma sebaceum senile (↑; ↑) n: senile Talgdrüsenhyperplasie, nicht korrekt auch als Naevus sebaceus senilis bezeichnet; gelbliche, i. d. R. zentral gedellte, oft multiple Knötchen im Gesicht (bes. Stirn, Schläfen, Wangen) bei älteren Menschen mit Seborrhoe.

Adenoma sebaceum sym|metricum (↑; ↑) n: s. Sklerose, tuberöse.

Adenomatose der Brust|warze (↑; ↑; -osis*) f: (engl.) mamillary adenoma; seltene gutartige Veränderung der Mamille (benignes Adenom) mit Rötung, Epitheldefekten, Sekretion u. Krusten; häufig auf den Warzenhof übergreifend; **DD:** Paget-Krankheit, Mamillenekzem, Psoriasis.

Adenomatose, multiple endo|krine (↑; ↑; ↑) f: (engl.) multiple endocrine adenomatosis; Abk. MEA, auch MEA-Syndrom; familiäres Auftreten multipler, z. T. endokrin-aktiver adenomatöser Tumoren in versch. endokrinen Organen; **Formen: Typ I:** Adenome in Nebenschilddrüse, Pankreas, Nebenniere u. Hypophyse (Wermer*-Syndrom); **Typ IIa:** Komb. von Phäochromozytom, medullärem Schilddrüsenkarzinom u. Nebenschilddrüsenadenom (Sipple*-Syndrom); **Typ IIb:** wie IIa, zusätzl. Schleimhautfibrome bzw. -neurofibrome (MMN*-Syndrom); **DD:** andere (endokrin aktive) Polyadenomatose*-Syndrome.

Adenomatose, pluri|glanduläre (↑; ↑; ↑) f: s. Adenomatose, multiple endokrine.

Adenomatosis coli (↑; ↑; ↑; Kol-*) f: syn. familiäre Polypose; autosomal-dominant erbl. Erkr. mit multiplen neoplastischen Polypen (Adenomen) im Dickdarm; Manifestation meist zw. 20. u. 30. Lj. mit Blutstuhl, Schleimabgang u. Diarrhoe; **Diagn.:** Koloskopie mit Biopsie, Rö.-Kolon unter Anw. der Doppelkontrastmethode; **Ther.:** Kolektomie; **DD:** Kolonkarzinom. Vgl. Polyp, Polyp-cancer sequence, Polyposis intestinalis (Tab.).

> Die Adenomatosis coli ist eine obligate Präkanzerose.

Adenom, auto|nomes der Schild|drüse (↑; ↑) n: (engl.) toxic thyroid adenoma; hormonbildendes, meist solitäres Adenom* innerhalb des normalen Parenchyms der Schilddrüse*; knotige gutartige Geschwulst, deren Gewebe nicht der

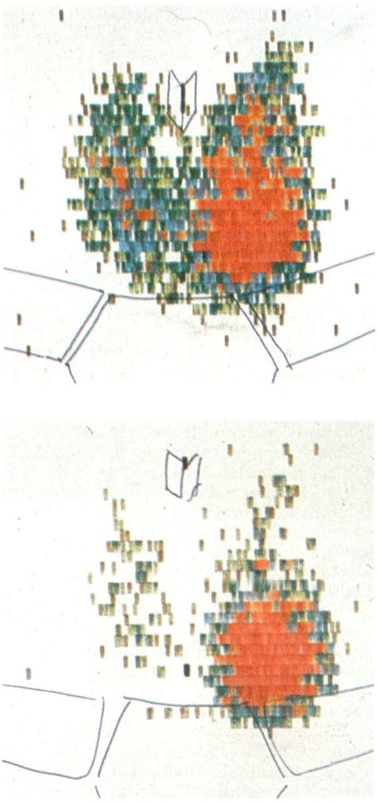

Adenom, autonomes der Schilddrüse: kompensiertes (oben) und dekompensiertes Adenom (unten) [518]

Steuerung über hypophysäres TSH* unterliegt u. daher „unkontrolliert" Iod speichert, Schilddrüsenhormone synthetisiert u. sezerniert. Man unterscheidet zwei **Formen,** die fließend ineinander übergehen können u. klinisch nicht immer genau zu unterscheiden sind: **1.** kompensiertes autonomes Adenom mit euthyreoter Stoffwechsellage (Euthyreose), szintigraphisch überwiegend unifokaler Speicherung, nach Suppression Speicherung nur im autonomen Bezirk; **2.** dekompensiertes autonomes Adenom (sog. toxisches Adenom) mit klinischen Sympt. u. labordiagn. Befunden einer Hyperthyreose*, szintigraphisch von vornherein unifokale Speicherung im Bereich des Adenoms; **Diagn.:** Ultraschalldiagnostik* (Schilddrüsensonographie), Szintigraphie* insbes. nach exogener Suppression mit Schilddrüsenhormonpräparaten (s. Suppressionstest), wonach (bei negativem TRH*-Test) nur noch die autonomen Bereiche speichern, od. mit Übersteuerung zum Hervorheben des schwächer speichernden, normalen Schilddrüsenparenchyms (sog. Übersteuerungsszintigraphie), sowie funktionelle Schilddrüsendiagnostik*; vgl. Schilddrüsenknoten, Autonomie, disseminierte der Schilddrüse.

Adenom, eosino|philes (↑; ↑) **n:** (engl.) eosinophil adenoma; Hypophysenadenom; s. Hirntumoren. **A., nephro|genes** (↑; ↑) **n:** (engl.) nephrogenous adenoma; benigner seltener Tumor, der wahrscheinl. aus persistierenden mesonephrischen Zellresten entsteht; Vork.: Harnblase, Vagina, Urethra, Ovar, Cervix uteri. **A., toxisches** (↑; ↑) **n:** klin. Bez. für ein dekompensiertes autonomes Adenom* der Schilddrüse.

Adeno|myo|epitheliom (↑; My-*; Epithel*; -om*) **n:** adenoidzystisches Karzinom; s. Speicheldrüsentumoren.

Adeno|myom (↑; ↑; -om*) **n:** benigner Mischtumor aus glattem Muskel- u. Drüsengewebe; Vork. z. B. als Variante des Myoma* uteri.

Adeno|myose (↑; ↑; -osis*) **f:** syn. Adenomyosis uteri, ältere Bez. Endometriosis uteri interna; von der Endometriose* abgegrenztes Krankheitsbild (Altersgipfel zw. dem 40. u. 50. Lj., meist fehlendes Ansprechen auf Progesteron) mit ektopischer, diffuser od. umschriebener Ansiedlung endometrialer Drüsen u. umgebendem Stroma im reaktiv hypertrophierten Myometrium; **Urs.:** wahrscheinl. ovarielle Dysfunktion mit östrogener Überstimulation; **Sympt.:** Uterusvergrößerung, heftige Dysmenorrhoen; **Vork.:** häufig in Komb. mit Uterusmyomen, als histol. Nebenbefund bei Korpuskarzinom; **Ther.:** meist Hysterektomie.

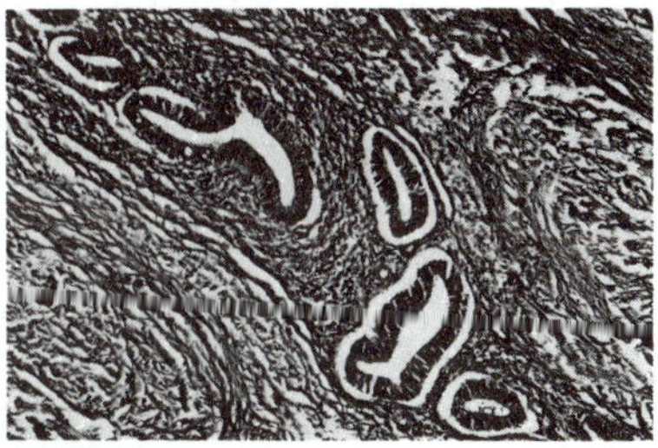

Adenomyose: diffuse Hypertrophie des Myometriums mit endometrialen Drüsen (Adenomyosis uteri) [65]

Adeno|myosis uteri (↑; ↑; ↑; Uter-*) **f:** s. Adenomyose.

Adeno|sarkom (↑; Sark-*; -om*) **n:** maligner Mischtumor aus Drüsengewebe, dessen zellreiches Stroma ähnl. wie e. Spindelzellsarkom aufgebaut ist; embryonales A. der Niere: s. Wilms-Tumor.

Adenosin n: Nukleosid aus der Purinbase (s. Purine) Adenin u. Ribose; Baustein der Ribonukleinsäuren; Desoxyribonukleinsäuren enthalten als Baustein das Desoxyadenosin (dA), das ein Nukleosid aus Adenin u. Desoxyribose ist. Die Adeninnukleoside bilden mit Phosphorsäuren die entspr. Adeninnukleotide (vgl. Adenosinphosphorsäuren). A. wirkt peripher gefäßerweiternd u. allg. vagotrop; Erfolge b. Migräne, koronaren u. peripheren Durchblutungsstörungen; s. a. Nukleoproteine, Nukleoside, DNA.

Adenosin|desaminase f: Abk. ADA; intrazelluläres Enzym, das Adenosin* zu Inosin* desaminiert; aufgrund eines genet. Polymorphismus* lassen sich mind. drei Enzymmuster (ADA 1, ADA 2, ADA 2-1) differenzieren (für die Abstammungsbegutachtung* relevant).

Adenosin|desaminase|mangel: autosomal-rezessiv vererbter Stoffwechseldefekt mit Thymozytenreifungsstörung inf. intrazellulärer Anhäufung von Desoxyadenosin, Thymusaplasie u. metaphysärer Chondrodysplasie; **Sympt.:** zellulärer u. humoraler Immundefekt, Diarrhoe mit Gedeihstörung; **DD:** Chondrodysplasia* metaphysaria.

Adenosin|phosphor|säuren: Adenosin bildet mit Phosphorsäure versch. Phosphorsäureester (Adenin-Nukleotide); physiol. wichtig sind nur diejenigen, die durch Veresterung der 5'-OH-Gruppe der Ribose m. Phosphorsäure entstehen. **1.** Adenosin-5'-monophosphat (**AMP,** Adenosinmonophosphorsäure, ältere Bez. Adenylsäure); **2.** Adenosin-5'-diphosphat (**ADP,** Adenosindiphosphorsäure); **3.** Adenosin-5'-triphosphat (**ATP,** Adenosintriphosphorsäure); wichtigster Energielieferant des Intermediärstoffwechsels. Die äußerst intensive ATP-Biosynthese geht in den Mitochondrien* vor sich. Die Energie wird dem ATP durch hydrolyt. Spaltung entnommen; z. B. a) ATP → ADP + anorg. Phosphat (P_i) od. b) ATP → AMP + anorg. Pyrophosphat (PP_i). Die Phosphatreste od. AMP können direkt auf entspr. Substrate übertragen werden; für viele ATP-abhängige Enzyme hat es die Bedeutung eines Cofaktors. Nach Typ a) ablaufende Reaktionen: 1. Phosphorylierungen im Kohlenhydrat-, Lipid-Proteinstoffwechsel (P-Kinasen); 2. Regenerierung v. Triphosphaten aus den entspr. Diphosphaten; 3. Regenerierung von Kreatinphosphat; nach Typ b) ablaufende Reaktionen: 1. Aktivierung der Aminosäuren; 2. Aktivierung v. Fettsäuren u. a.; 3. Aktivierung v. Ribose. ATP selbst kann regeneriert werden (aus ADP + P_i) durch Substratketten-Phosphorylierung in der Glykolyse* od. durch oxidative Phosphorylierung. Die den Adenosinphosphaten entspr. Desoxyadenosinphosphate sind dAMP, dADP u. dATP; über die Beteiligung des ATP an d. Muskelkontraktion: s. ATPase, Nukleotide, Nukleinsäuren. **4.** Adenosin-3',5'-monophosphat (cyclisches AMP, Cyclo-AMP, AMP*, cAMP); vgl. Lipasen.

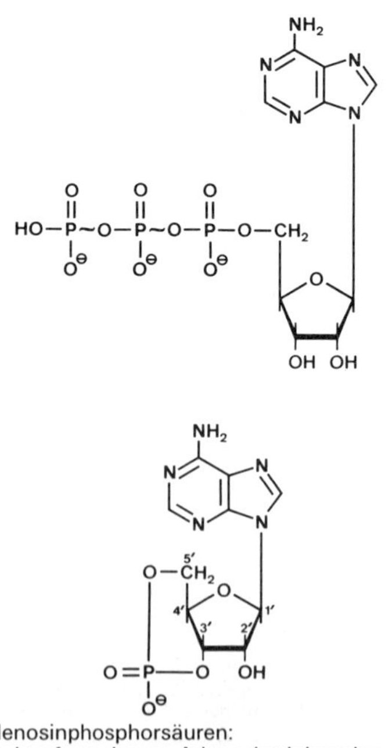
Adenosinphosphorsäuren: Strukturformeln von Adenosintriphosphat (ATP) und cyclischem AMP (c-AMP, Adenosin-3',5'-monophosphat)

Adenosin|tri|phosphatase f: Abk. ATPase*.

Adenosis (Aden-*; -osis*) f: syn. Adenopathie; **1.** (gyn.) wenig gebräuchl. Bez. für Endometriose*; **2.** Drüsenerkrankung, z. B. Whipple-Krankheit; **3.** Lymphadenose, Lymphadenosis cutis benigna.

Adenosis Schimmelbusch (↑; ↑; Curt Sch., Chir., Berlin, 1860-1895) f: (engl.) Schimmelbusch's disease; syn. sklerosierende Adenose; s. Mastopathie.

Adenosyl|methionin n: syn. S-Adenosylmethionin (SAM); aktiviertes Methionin, wird aus Methionin u. ATP durch Abspaltung von P_i und PP_i gebildet; das Methionin ist dann in der Sulfoniumform an das 5-Desoxyadenosin gebunden. In dieser Form kann die Methylgruppe des Methionins auf versch. Akzeptoren in Methylierungsreaktionen übertragen werden, z. B. Biosynthese von Adrenalin*, Kreatin*, seltenen Nukleotiden*.

Adeno|tomie (Aden-*; -tom*) f: (engl.) adenotomy; op. Entfernung einer hyperplast. Rachenmandel (sog. adenoide Vegetationen*) m. dem Beckmann-Ringmesser in Vollnarkose.

adeno|trop (↑; -trop*): auf Drüsen wirkend; z. B. adenotrope Hormone.

Adeno|viridae (↑; Virus*; Idio-*) f pl: Fam. unverhüllter, kub. DNA-Viren (Ø 60-90 nm, 252 Kapsomere, linear-doppelsträngige DNA mit ca. 50 Genen, Affinität zum retikuloendothelialen System); **Unterteilung** in Genera: Mastadenovirus (ca. 80 Serotypen, davon 32 humanpathogene Typen in den Subgenera A-E) u. Aviadenovirus (v. a. Geflügelviren); **Übertragung:** Schmier- u. Tröpfcheninfektion; iatrogen (Glaukomuntersuchung, Tonometer, Korneatransplantation); **Verbreitung:** A. verursachen weltweit endem. (v. a. Typen 1, 2, 5 u. 6), epidem. (v. a. Typen 3, 4, 7, 7a, 14 u. 21) u. sporad. akute Inf. des Respirationstraktes meist m. leichten (häufig inapparenten) Verläufen u. Neigung zur Latenz. Einige humanpathogene Typen (v. a. 12, 18, 31) sind b. Versuchstieren onkogen. **Klin.:** akute respirator. Erkrankung (v. a. durch Typ 4 u. 7) u. Pharyngokonjunktivalfieber* (v. a. durch Typen 3, 7 u. 7a), beide mit anginaähnlichem Verlauf; Keratoconjunctivitis* epidemica (Typ 8, meist gutartiger Verlauf); atyp. Pneumonien (Typen 1-4, 7, 14 u. 21, meist gutartiger Verlauf); seltener Lymphadenitis, Gastroenteritis u. a.; **Diagn.:** Viruskultur aus Rachenspülwasser od. Stuhl; serol. Antikörpernachweis; **Ther.:** symptomatisch; **Proph.:** z. B. Chlorierung in Schwimmbädern; poly- u. monovalente Impfstoffe werden bisher nur in Endemiebereichen eingesetzt.

Adenylat|kinase f: syn. Myokinase; in Erythrozyten u. a. Zellen (v. a. Muskelzellen) lokalisiertes Enzym, das die Umwandlung von zwei Molekülen Adenosin-Diphosphat (ADP) in ein Molekül Adenosin-Triphosphat (ATP) u. ein Molekül Adenosin-Monophosphat (AMP) katalysiert. Dadurch wird u. a. die für die Muskelkontraktion notwendige Energie in Form von ATP bereitgestellt. Aufgrund eines genet. Polymorphismus* lassen sich mittels Elektrophorese mind. drei versch. Enzymmuster (AK 1, AK 2-1, AK 2) differenzieren (für die Abstammungsbegutachtung* wichtig). Vgl. Serumgruppen.

Adenyl|cyclase f: syn. Adenylatzyklase; membrangebundenes Enzym, das nach Bindung versch. Hormone* an zelluläre Hormonrezeptoren* ATP in Cyclo-AMP (einen wichtigen „Second messenger") überführt. Vgl. AMP.

Adeps (lat. adeps, adipis) m**:** Fett.

Adeps lanae an|hydricus (↑; lat. lana Wolle) m**:** Lanolinum anhydricum; Wollwachs, Salbengrundlage; **Lanolin** besteht aus A. l. a., Wasser u. flüssigem Paraffin.

Ader: (engl.) blood vessel; Blutgefäß (Arterie u. Vene). **A.figur:** (engl.) Purkinje's figure; entoptische Wahrnehmung* der eigenen zentralen Netzhautgefäße bei seitlicher, wechselnder Beleuchtung. **A.geflechte:** vgl. Plexus choroidei. **A.haut:** Choroidea*.

Ader|laß: (engl.) phlebotomy; künstl. Eröffnung einer Vene zur Blutentnahme; in der klass. Weise (Entzug von 500-800 ml Blut) heute nur noch wenig angewendet, in der humoralpathologisch orientierten Naturheilkunde Element der ausleitenden Therapie*; **Ind.:** beginnendes Lungenödem, Hämochromatose, Polycythaemia rubra vera, drohende Urämie, Eklampsie.

Ader|laß, un|blutiger: (engl.) rotating tourniquets; wenig gebräuchliche Methode z. passageren Ausschaltung v. Blutvolumen aus d. Zirkulation, z. B. bei der Therapie des Lungenödems durch venöse Stauung von mehreren (i. d. R. drei) Extremitäten im Wechsel (meist ca. 10 Min.).

ADH: 1. Abk. f. **a**nti**d**iuretisches **H**ormon; syn. Adiuretin, Vasopressin; in den supraoptischen u. paraventrikulären Kerngebieten des Hypothalamus* gebildetes u. im Hypophysenhinterlappen gespeichertes Nonapeptid, dessen Sekretion durch Erhöhung des effektiven osmotischen Drucks, Verminderung des extrazellulären Flüssigkeitsvolumens, best. Medikamente (z. B. Barbiturate) u. emotionale Einflüsse gefördert, durch erniedrigten effektiven osmot. Druck, erhöhtes extrazelluläres Flüssigkeitsvolumen u. Alkohol vermindert wird; **Wirkungen:** ADH wirkt (über einen Second messenger) insbes. an den Sammelrohren der Niere u. führt v. a. zu Wasserretention, Permeabilitätssteigerung in den distalen Tubuli u. Sammelrohren u. Erhöhung der Harnkonzentration. ADH wirkt außerdem vasokonstriktorisch u. fördert die Hämostase durch Steigerung der Synthese von Blutgerinnungsfaktor VIII. Ein **ADH-Mangel** kommt beim zentralen Diabetes* insipidus u. Syndrom* der inadäquaten ADH-Sekretion vor. **Verw.:** diagn. im ADH*-Test, therap. bei Diabetes insipidus (v. a. als Desmopressin), zur Vasokonstriktion insbes. bei Ösophagusvarizen- u. Uterusblutungen (v. a. als Terlipressin od. Ornipressin), bei Gerinnungsstörungen; **2.** Abk. f. **A**lkohol**deh**ydrogenase*.

ad|härent (lat. adhaerere anhaften)**:** verwachsen, angewachsen; s. Adhäsion.

Ad|häsine (↑) n pl**:** Bez. f. Stoffe (Glykoproteine, Glykolipide), die v. Mikroorganismen erzeugt u. von Rezeptoren auf Epithelzellen (Schleimhäute, Fimbrien) erkannt u. fixiert (bakt. Adhäsion) werden können. Es besteht ein Gewebetropismus, d. h. die Rezeptoren der versch. Schleimhäute bevorzugen best. Bakterienspecies, z. B. fixiert d. Schleimhaut des Harn- u. Intestinaltrakts E. coli, die des Nasen-Rachen-Raums Streptokokken, die des Respirationstrakts Mykoplasmen.

Ad|haesio inter|thalamica (↑) f**:** syn. Massa intermedia; durch d. III. Hirnventrikel verlaufende, aus grauer Substanz bestehende Brücke als Verbindung beider Thalami (vgl. Thalamus opticus); keine Kommissur (vgl. Kommissurenbahnen).

Ad|häsio|lyse (↑; Lys-*) f**:** op. Lösung von intraabdominellen Verwachsungen bei Ileus*, postop. od. nach rezidiv. Darmentzündung.

Ad|häsion (↑) f**:** Anhaftung; **1.** (physik.) Haftung zweier Stoffe od. Körper aneinander, Haftung einzelner Moleküle an Phasengrenzflächen; vgl. Thrombozytenaggregation; **2.** (chir.) Verwachsungen od. fibrinöse Verklebungen v. bauchfellüberzogenen Eingeweiden; können zu einem Adhäsions- od. Bridenileus (s. Ileus) führen; **3.** (hämat.) Anhaftung der Thrombozyten an endothelfreien bzw. -fremden Flächen (bes. an kollagenen Fasern); **4.** (bakt.) auch Adhärenz; Anhaftung von Bakt. an Schleimhautoberflächen als erster Schritt einer Inf.; vgl. Adhäsine.

Ad|häsions|moleküle (↑; lat. moles Masse) n pl**:** der Zell-Zell-Interaktion (Zellerkennung, Adhäsion) dienende Liganden bzw. Rezeptoren auf Zelloberflächen; Träger ortsspezif. Informationen bei der Ontogenese, i. R. von Entz. wichtig für die Leukozytenmigration sowie die Interaktion zw. Neutrophilen u. Thrombozyten, **Einteilung** in Integrine*, Selektine* u. A. aus der Immunglobulin*-Gensuperfamilie.

Ad|häsions|protein (↑; Prot-*) n**:** s. Fibronektin.

ADH-Methode f**:** enzymat. Methode zur quantitativen Best. von Alkohol im Blut mit **A**lkohol**d**e**h**ydrogenase* im optischen Test*.

ADH-Se|kretion, in|adäquate (Sekretion*) f**:** s. Syndrom der inadäquaten ADH-Sekretion.

ADH-Test m: syn. Vasopressintest; Methode zur DD zw. zentralem u. renalem Diabetes* insipidus; nach i. m. Injektion von ADH* kommt es bei zentralem Diabetes insipidus aufgrund der Substitution von fehlendem ADH zum Anstieg der Harnosmolalität; bei renalem Diabetes insipidus keine od. nur geringe Wirkung.

ADI: Abk. f. (engl.) **a**cceptable **d**aily **i**ntake; diejenige Dosis* einer Substanz (z. B. eines Pestizids), die bei lebenslanger täglicher Aufnahme als für die Gesundheit unbedenklich angesehen wird.

A|diadocho|kinese (A-*; gr. διάδοχος aufeinanderfolgend; Kin-*) f**:** (engl.) adiadochokinesia; Unfähigkeit, antagonist. Bewegungen, z. B. Pronation u. Supination (wie das Einschrauben einer Glühbirne), Beugung u. Streckung der Finger, schnell abwechselnd auszuführen; **Vork.:** bei Störungen der Koordination*, Lähmung*.

Adie-Syn|drom (William J. A., Neurol., England, 1886-1935) n**:** (engl.) Adie's pupil; sporadisch auftretende (in Zus. mit Inf., Traumata, Stoffwechselstörungen, Tumoren od. idiopathisch), selten auch autosomal-dominant erbl. Erkr. mit Ganglienzellverlust; **Sympt.:** Pupillotonie*; Fehlen od. Abschwächung einzelner od. mehrerer Muskeleigenreflexe, v. a. zunächst distal an den Beinen, symmetrisch od. asymmetrisch; evtl. in Komb. mit segmentaler Hyp- od. Anhidrose sowie Kollapsneigung (Ross-Syndrom); Manifestation im 2.-3. Dezennium, bes. bei Frauen.

A

Adi|phenin (INN) n: Diphenylessigsäure-β-diethylamino-ethylester (IUPAC); Ester des Diäthylaminoäthanols mit parasympatholyt., gangliopleg., direkter myogener u. schwacher lokalanästhet. Wirkung; Verw.: Spasmolytikum bei Spasmen des Magen-Darm-Trakts u. der ableitenden Harnwege.

Adi|piodon (INN) n: N,N'-Adipoyl-bis(3-amino-2,4,6-triiodbenzoesäure) (IUPAC); Röntgenkontrastmittel* f. die Cholezystocholangiographie*.

Adipo-: Wortteil mit der Bedeutung Fett; von lat. adeps, adipis.

Adipo|cire (↑; frz. cire Wachs) f: Leichenwachs, Fettwachs; entsteht bei Leichen nach langem Liegen im Wasser od. in Gräbern m. feuchtem Erdboden inf. Spaltung des Neutralfetts des Unterhautfettgewebes in Glyzerin u. Fettsäure (Saponifikation); Beginn meist 4-6 Wo. post mortem. Der Zerfall des Körpers wird dadurch lange aufgehalten.

Adipo|necrosis e frigore (↑; Nekr-*; -osis*; lat. e frigore inf. von Kälte) f: s. Kältepannikulitis.

Adipo|necrosis sub|cutanea neo|natorum (↑; ↑; ↑; Sub-*; Cut-*; Neo-*; lat. natus geboren) f: subkutane Fettgewebenekrose b. reifen, meist übergewichtigen Neugeborenen an Körperstellen, die bes. Druck ausgesetzt sind; plattenartige, m. der rötlichen Oberhaut verbackene Infiltrate in der Subkutis; meist spontane Rückbildung. Vgl. Pannikulitis.

Adipos|algie (↑; -algie*) f: (engl.) adiposalgia; Schmerzen bei Pannikulitis*, Zellulitis, Fibrositis; meist symmetr., örtlich begrenzte Schmerzhaftigkeit des subkutanen Fettgewebes, spez. an den Innenseiten der Knie, Streckseiten der Oberarme u. am Unterbauch; fast ausschließl. bei Frauen; vgl. Dercum-Krankheit.

Adipositas (↑) f: Fettsucht*.

Adipositas-Oligo|menor|rhoe-Par|otis-Syndrom (↑; Olig-*; gr. μήν Monat; -rhoe*; Par-*; Ot-*) n: Kurzbez. AOP-Syndrom; kombiniertes Auftreten von Adipositas, Oligomenorrhoe mit bilateraler, rezidiv., nichtinfektiöser Parotisschwellung; häufig zusätzlich rezidiv., intermittierende Hyperthermien (**AHOP-Syndrom**) u. a. endokrine Störungen (Hypogenitalismus); **Urs.:** idiopath. Störung der Regio infundibularis des Hypothalamus, auch posttraumat. od. toxisch bedingt u. nach Meningoenzephalitis.

Adiposo|gigantismus (↑; gr. γίγας, γίγαντος Riese) m: konstitutionelle Fettsucht; progn. gutartige Sonderform der Pubertätsfettsucht*, mit überdurchschnittl. Körpergröße u. -gewicht bei normaler Genitalentwicklung.

adiposus (↑): fettreich, verfettet, adipös.

Adipo|zele (↑; -kele*) f: auch Lipozele, Steatozele; Hernie* mit Fettgewebe als Bruchinhalt.

Adipo|zyten (↑; Zyt-*) m pl: syn. Fettzellen*.

A|dipsie (A-*; gr. δίψα Durst) f: Durstlosigkeit.

Aditus (lat.) m: Zugang, Eingang. **A. ad antrum** (↑) m: in d. hinteren Wand der Paukenhöhle gelegener Zugang zum Antrum mastoideum. **A. laryngis** (↑) m: Kehlkopfeingang; begrenzt von Kehldeckel (vorn), Plicae aryepiglotticae (seitl.), Incisura interarytaenoidea (hinten unten). **A. orbitae** (↑) m: vordere Öffnung der Augenhöhle; umrahmt von Stirn-, Joch- u. Oberkieferbein.

A|diuretin n: s. ADH.

Ad|juvans (lat. adiuvare unterstützen, helfen) n: **1.** (immun.) Bez. f. eine Substanz, die bei gemeinsamer Applikation (Injektion) mit einem Antigen die Antwort des Immunsystems* unspezif. verstärkt (z. B. erhöhte Bildung von Antikörpern) bzw. die Art der Immunantwort* verändert (z. B. Aufhebung einer Immuntoleranz*); als A. verwendet werden v. a. Aluminiumverbindungen, Mineralöle u. inaktivierte Mykobakterien (z. B. Freund-A.); **2.** (pharmak.) Arzneimittel, das die Wirkung eines anderen Heilmittels unterstützt; vgl. Hilfsstoffe, pharmazeutische.

Ad|miniculum (lat. Stütze) n: Sehnenverstärkung bzw. -verbreiterung.

Ad|miniculum lineae albae (↑) n: Anheftung der Linea alba an d. Symphyse.

Ad|nexe (lat. adnectere, adnexus anknüpfen) m pl: (engl.) adnexa, appendages; Anhänge; als **weibliche** A. werden Tuben u. Ovarien, als **männliche** A. Prostata u. Bläschendrüse, i. w. S. auch Hoden, Nebenhoden u. Samenleiter bezeichnet.

Ad|nex|ek|tomie (↑; Ektomie*) f: syn. Salpingoophorektomie*.

Ad|nexitis (↑; -itis*) f: ein- od. doppelseitig auftretende Entz. der weibl. Adnexe (Salpingitis* u. Oophoritis*) durch aus Vagina od. Uterus aufsteigende Erreger.

Ad|nex|tumor (↑; Tumor*) m: (engl.) adnexal tumour; Bez. f. eine entzündl. od. echte Geschwulst des Eileiters bzw. des Eierstocks; s. Salpingitis, Ovarialtumoren.

ADO: internationales Symbol f. Adenosin als einzelne Verbindung.

Adoleszenten|kyphose (lat. adolescere heranwachsen; Kyphose*) f: s. Scheuermann-Krankheit.

Adoleszenten|struma (↑; Struma*) f: (engl.) juvenile goitre; harmlose Pubertätsstruma junger Mädchen; vgl. Struma.

Adoleszenz (↑) f: (engl.) adolescence; zeitlich nicht einheitl. definierter Lebensabschnitt zw. (Beginn od. Ende) der Pubertät* u. dem Erwachsenenalter.

Adonis vernalis f: Adoniskraut, -röschen; die getrockneten oberirdischen Teile enthalten 0,2-0,5% herzwirksame Glykoside (insbes. Adonitoxin u. Cymarin) mit pos. inotroper Wirkung; **Verw.:** bei leichter Herzleistungsschwäche; bei gleichzeitiger Gabe von Chinidin, Calcium, Saluretika, Laxanzien u. bei Langzeittherapie kann eine Wirkungssteigerung auftreten.

A|dontie (A-*; Odont-*) f: (engl.) adontia; angeb. Fehlen der Zahnanlagen.

Ad|option (lat. adoptio Annahme) f: Annahme als Kind; nach §§ 1741-1772 BGB haben Adoptierte die rechtl. Stellung eines ehelichen Kindes. Die Voraussetzungen einer A. u. ihr formeller Ablauf sind gesetzl. festgelegt.

ADP: Abk. f. **A**denosin**di**phosphat; s. Adenosinphosphorsäuren.

ad|renal (Ad-*; lat. ren, renis Niere): die Nebenniere(n) betreffend.

Ad|renal|ek|tomie (↑; ↑; Ektomie*) f: (engl.) adrenalectomy; syn. Epinephrektomie; op. Entfernung einer od. bd. Nebennieren, z. B. bei NNR-Hyperplasie od. -Tumor, Phäochromozytom*, schwerer Hypertonie, sehr selten bei Prostatakarzinom.

Ad|renalin (↑; ↑) n: (engl.) adrenaline, epinephrine; syn. Epinephrin; zu den Katecholaminen* gehörender Neurotransmitter; erstes rein dargestelltes u. synthetisiertes Hormon; Bildungsort: chromaffines Gewebe*, Nebennierenmark u. Paraganglien des Sympathikus; Ausschüttung aus d. NNM wird durch nervöse Impulse über die Nn. splanchnici angeregt; in Ruhe gering, bei psych. od. körperl. Streß stark erhöht; **Wirkung:** Erregung der adrenergen Rezeptoren des sympathischen Systems (Sympathikuswirkstoff), steigert Pulsfrequenz, Herzminutenvolumen, systolischen Blutdruck; Vasokonstriktion u. diastol. Blutdrucksteigerung erst b. unphysiol. hohen Dosen, Verminderung der Darmperistaltik, Erschlaffung der Bronchialmuskulatur u. Erweiterung der Bronchien, Pupillenerweiterung, Erektion der Haarmuskeln, Grundumsatzsteigerung durch Förderung des O_2-Verbrauchs. A. bewirkt Hyperglykämie u. Glukosurie durch Mobilisierung der Glykogenreserven in d. Leber; Steigerung des Abbaus des Muskelglykogens zu Milchsäure, die für Glykogenaufbau in d. Leber verwendet wird (Insulinantagonismus); Steigerung der Lipolyse, wodurch die freien Fettsäuren im Blut vermehrt werden; **therap. Verw.:** zur Reanimation bei Herz-Kreislauf-Stillstand, bei anaphylaktischem Schock, als Zusatz zu Lokalanästhetika; **NW:** u. U. unerwünschter Blutdruckanstieg, Tachykardie, Tachyarrhythmie, zentralnervöse Unruhe mit Zittern, kaltem Schweiß u. Angstgefühl.

Ad|renalin|glukos|urie (↑; ↑; Glyk-*; Ur-*) **f:** (engl.) adrenogenic diabetes; die auf Adrenalininjektion inf. Mobilisierung des Glykogendepots einsetzende Zuckerausscheidung im Harn (sog. Adrenalindiabetes).

Ad|renalin|umkehr (↑; ↑)**:** (engl.) reverse epinephrine response; Bez. für die nach Blockade der Alpharezeptoren mit Phentolamin* blutdrucksenkende („umgekehrte") Wirkung von Adrenalin* inf. der erhalten gebliebenen betasympathomimetischen vasodilatatorischen Wirkung.

Adrenalon (INN) **n:** 3,4-Dihydroxy-2-methylaminoacetophenon (IUPAC); Adrenalinderivat mit sympathomimetischer Wirkung; Verw.: Hämostyptikum.

ad|renalo|trop (Ad-*; lat. ren, renis Niere; -trop*)**:** auf das Nebennierenmark einwirkend.

Ad|ren|arche (↑; ↑; gr. ἀρχή Anfang) **f:** Beginn vermehrter Androgenproduktion in der Nebennierenrinde während der Pubertät* m. Wachstum der Achsel- u. Schambehaarung; b. Mädchen fast ausschließl. durch die rel. schwachen NNR-Androgene, b. Knaben vorwiegend durch d. testikulären Androgene bedingt. Vgl. Gonadarche.

ad|ren|erg (↑; ↑; Erg-*)**:** die Wirkung des Adrenalins* u. des Noradrenalins* betreffend (adrenergisch); vgl. cholinerg.

Ad|reno|chrom (↑; ↑; Chrom-*) **n:** (engl.) adrenochrome; Oxidationsprodukt des Adrenalins; an Melaninbildung beteiligt.

ad|reno|kortikal (↑; ↑; Kort-*)**:** zur Nebennierenrinde gehörig.

Ad|reno|leuko|myelo|neuro|pathien (↑; ↑; Leuk-*; Myel-*; Neur-*; -pathie*) **f pl:** familiär gehäuft auftretende, peroxisomale Lipidspeicherkrankheiten mit identischen biochem. Veränderungen im Fettstoffwechsel; anhand des unterschiedl. Phänotyps u. Manifestationsalters werden vier Typen unterschieden: konnatale Adrenoleukodystrophie (autosomal-rezessiver Erbgang), infantile/juvenile Adrenoleukodystrophie (klassische Form mit X-chromosomalem Erbgang), A. im Erwachsenenalter u. A. bei Frauen (beide X-chromosomal vererbt); **Pathol./Anat.:** Atrophie der Nebennierenrinde, Entmarkung versch. Bezirke von Gehirn, Rückenmark u. peripheren Nerven; **Klin.:** Sympt. einer Addison*-Krankheit, neurol. Ausfälle (u. a. Seh- u. Hörstörungen, psychomotor. Retardierung, spast. Paresen, epilept. Anfälle u. Demenz im Endstadium). Vgl. Leukodystrophie, orthochromatische.

Ad|reno|lytika (↑; ↑; gr. λυτικός fähig zu lösen) **n pl:** syn. Sympatholytika*.

Ad|reno|rezeptoren|blocker (↑; ↑; Rezeptoren*)**:** syn. Antiadrenergika, Sympatholytika*.

Ad|reno|zeptor|agonisten (↑; ↑; ↑; Agonist*) **m pl:** syn. Sympathomimetika*.

Adria|mycin **n:** syn. Doxorubicin*.

Adson-Test (Alfred W. A., Neurochir., Rochester, 1887-1951) **m:** s. Thoracic outlet syndrome.

Ad|sorbenzien (lat. adsorbere an sich binden) **n pl:** (engl.) adsorbent agents; feste Stoffe, die gelöste od. gasförmige Substanzen binden (Adsorption*); v. a. Stoffe mit einer strukturbedingten großen Oberfläche u. spezif. od. selektiven Bindungsstellen zur Adsorption von toxischen Substanzen (Aktivkohle, Dextransulfat, Zirkonium, Tonerde, Kieselgur, Kaolin u. a.); Verw. z. B. bei der Hämoperfusion*.

Ad|sorption (↑) **f: 1.** (physik.-chem.) Konzentrationsverschiebung einer Substanz im Bereich der Grenzschicht zweier benachbarter Phasen, als **positive** (Anreicherung) od. **negative** A. (Verdrängung). A. ist bes. stark an festen Stoffen mit einer großen Oberfläche (Adsorbenzien*). Die A. einer gelösten Substanz ist u. a. von der Konz. in der flüssigen Phase (Adsorbendum) u. der Temp. abhängig. Eine adsorbierte Substanz kann von einer anderen mit höherer Affinität zu dem Adsorbens von diesem verdrängt werden (Adsorptionsverdrängung). **2.** (biochem.) Aktivierung von Enzymen durch oberflächenaktive Stoffe, die Enzym u. Substrat adsorbieren u. dadurch in räumliche Nähe bringen (sog. komplexe A.); **3.** (serol.) unspezif. Bindung von Antigenen od. Antikörpern an feste Phasen (aus org. od. anorg. Substanzen); z. B. an Latexpartikel beim Latextest*, an Aluminiumhydroxid zur Erhöhung der Depotwirkung von sog. Adsorbatimpfstoffen, an die innere Oberfläche von Teströhrchen (z. B. Radio*-Immunassay), an Mikrotestplatten (z. B. Enzym*-Immunassay), an Nitrozellulosemembranen (z. B. Immunoblot*).

Ad|sorptions|chromato|graphie (↑; Chrom-*; -graphie*) **f:** (engl.) adsorption chromatography; Verf. der Chromatographie* zur Auftrennung von Stoffgemischen; **Prinzip:** unterschiedl. Adsorption* der Einzelkomponenten an ein Adsorbens (stationäre Phase).

Ad|stringenzien (lat. adstringere zusammenziehen) **n pl:** (engl.) adstringent agents; Substanzen, die durch Reaktion mit dem Eiweiß oberster Gewebeschichten zur Verdichtung des kolloidalen Gefüges mit Bildung einer fest zusammenhängenden oberflächl. Membran führen u. eine milde antibakt. u. anästhetische Wirkung haben; z. B. Tannin u. a. Gerbstoffe, best. Schwermetallsalze, verdünnte Säuren, Oxidationsmittel.

ad|ultus (lat.)**:** erwachsen.

ad usum proprium (lat.)**:** (Rez.) zum eigenen Gebrauch.

Ad|ventitia (lat. adventitius fremd, von außen kommend) **f:** eigentl. Adventitia tunica; **1. Tunica externa:** äußerste, aus kollagenen u. elast. Fasern aufgebaute Schicht der Blutgefäßwandung; enthält die d. Gefäß ernährenden Blutgefäße u. Nerven; **2. Tunica adventitia:** lockere Bindegewebehülle, die Organe (z. B. Speiseröhre, Luftröhre, Harnleiter) verschiebl. mit d. Umgebung verbindet u. ihnen Blutgefäße u. Nerven zuführt.

Ad|ventitia|zellen (↑; Zelle*)**:** (engl.) adventiti-

A

al cells; syn. Perizyten, Rouget-Zellen; wahrscheinl. am Stoffaustausch zw. Kapillarblut u. Gewebe beteiligte Bindegewebszellen, deren platter Zelleib die Oberfläche der Blutkapillaren mit seinen verzweigten Ausläufern überzieht. A. differenzieren keine fibrillären Strukturen u. gelten heute nicht mehr als kontraktile Elemente. Die sog. freien A. kommen in der Umgebung kleinerer Blutgefäße vor u. besitzen wahrscheinl. phagozytierende Eigenschaften.

Ad|versiv|anfall (lat. adversus entgegengesetzt): veraltete Bez. f. Versivanfall*.

A|dynamia ep|isodica hereditaria (A-*; gr. δύναμις Kraft; ἐπεισόδιος hinzukommend; lat. hereditarius erblich) f: syn. Gamstorp*-Syndrom.

A|dynamie (↑; ↑) f: (engl.) adynamia; Schwäche, Kraftlosigkeit; vgl. Addison-Krankheit, Müdigkeitssyndrom, chronisches.

AE: Abk. f. Antitoxineinheit*.

Aedes (gr. ἀηδής widrig) f: Wald- u. Wiesenmücke; Stechmückengattung; Überträger versch. Tropenkrankheiten, spez. Arbovirosen* (Gelbfieber*, Dengue*-Fieber, Dengue-hämorrhagisches Fieber*, Chikungunya*-Fieber, Ross*-River-Fieber, Pferdeenzephalitis*, kalifornische Enzephalitis, Rift*-Tal-Fieber); Mücke infiziert sich an kranken Vertebraten, bei Arbovirosen innerh. der ersten 3 Krankheitstage; sticht nicht bei Temp. unter 23°C, stirbt bei + 6°C; wichtigste Art: A. aegypti (Gelbfiebermücke); vgl. Mücken.

-ämie: Wortteil mit der Bedeutung Blut; von gr. αἷμα, αἵματος.

A-En|zephalitis (Enkephal-*; -itis*) f: syn. Encephalitis* lethargica sive epidemica.

AEP: Abk. f. akustisch evozierte Potentiale*.

Äpfel|säure: (engl.) malic acid; Mono-Hydroxybernsteinsäure; Zwischenprodukt b. Glykolyse* u. Betaoxidation der Fettsäuren.

Aequator bulbi (gr. βολβός Beere, Zwiebel) m: Umfangslinie des Augapfels, die ihn in eine vordere u. hintere Hälfte teilt.

Äquatorial|platte: (engl.) equatorial plate; Ansammlung der Chromosomen in der Meridianebene der Teilungsspindel während der Metaphase von Mitose u. Meiose.

Aequi-: auch Äqui-; Wortteil mit der Bedeutung gleich; von lat. aequus.

Äqui|librierung (lat. aequilibrium Gleichgewicht): (engl.) equilibration; Einstellen eines Verteilungsgleichgewichts zw. einer Flüssigkeit u. einem strömenden Gas.

Äqui|librium (↑) n: Gleichgewicht; vgl. Dysäquilibriumsyndrom.

äqui|molar (Aequi-*; lat. moles Gewicht, Masse): von gleicher Molarität*.

äqui|molekular (↑; frz. ↑): von gleicher Molekülzahl.

Äqui|valent (↑; valere wert sein) n: das Gleichwertige; z. B. Grammäquivalent*, Äquivalentdosis*.

Äqui|valent|dosis (↑; ↑; Dosis*) f: (engl.) dose equivalent; Symbol Dq; im Strahlenschutz* verwendetes Maß für die biol. Wirkung ionisierender Strahlung*; wird ermittelt als Produkt aus der Energiedosis* u. dem dimensionslosen Bewertungsfaktor q. Als **effektive** Ä. wird eine aus der Ä. abgeleitete Meßgröße bez., bei der die Ä. durch einen Wichtungsfaktor korrigiert wird, der ausdrückt, wie hoch das aus der Organexposition resultierende stochast. Risiko im Vergleich zum stochast. Risiko bei Ganzkörperexposition gegenüber der gleichen Ä. angesetzt wird. Die SI-Einheit ist Sievert (Sv) bzw. Joule pro Kilogramm (J/kg), frühere Einheit: Rem (1 Sv = 1 J/kg = 100 Rem); vgl. Dosis, Strahlungsmeßgrößen.

Äqui|valent|dosis|leistung (↑; ↑; ↑): (engl.) effective dose equivalent power; Formelzeichen H; Äquivalentdosis* pro Zeiteinheit; SI-Einheit Sievert* pro Sekunde (Sv/s), auch mSv/h, µSv/min; vgl. Dosisleistung.

Äqui|valent, en|ergetisches (↑; ↑) n: (engl.) energy equivalent; syn. kalorisches Äquivalent, Wärmeäquivalent; Energiemenge, die bei Umsetzung von 1 l Sauerstoff bei d. Verbrennung der Nahrungsstoffe im Organismus frei wird; für je 1 g Kohlenhydrat: 21 kJ (5,0 kcal); Fett: 19,7 kJ (4,7 kcal); Protein: 19,3 kJ (4,6 kcal). Mittelwert: 20 kJ (4,8 kcal)/Liter O_2 bei normaler Zusammensetzung der Nahrung; vgl. Grundumsatz.

Äqui|valenz|zone (↑; ↑): s. Präzipitationsreaktion.

Aer-: auch Aero-; Wortteil mit der Bedeutung Luft, Nebel; von gr. ἀήρ, ἀέρος.

Aer|ämie (↑; -ämie*) f: (engl.) aeraemia, air embolism; Bildung von Gasbläschen im Blut b. Caisson*-Krankheit.

aerob (↑): (engl.) aerobe; Sauerstoff zum Leben brauchend.

Aero|bacter (↑; Bakt-*) n: s. Enterobacter.

Aero|bacter lique|faciens (↑; ↑) n: veraltete Bez. f. Serratia liquefaciens; s. Serratia.

Aero|bier (↑; Bio-*) m pl: (engl.) aerobic bacteria; Bakterienarten, die nur in Gegenwart von Sauerstoff wachsen können.

Aero|embolismus (↑; Embol-*) m: s. Ebullismus.

aero|gen (↑; -gen*): von der Luft ausgehend.

Aero|genes|bakterien (↑; ↑; Bakt-*) f pl: s. Enterobacter.

Aero|monas (↑; gr. μόνος einzeln) f: Gattung gramnegativer, fakultativ anaerober, gasbildender, monotrich begeißelter Stäbchenbakterien der Fam. Vibrionaceae (vgl. Bakterienklassifikation); Vork. in Oberflächenwasser; Krankheitserreger bei Fischen, Amphibien u. Reptilien; **A. hydrophila:** gefährl. Hospitalismuskeim (Dialysegeräte, Spülflüssigkeiten) u. opportunistischer Erreger von Hornhautulzera, Tonsillitiden, Wundinfektionen, Aspirationspneumonien u. Durchfallerkrankungen; bei Abwehrgeschwächten peritonitische u. septische Verläufe; **Ther.:** Tetrazykline, Aminoglykosid-Antibiotika.

Aero|monas shigelloides (↑; ↑) f: s. Plesiomonas shigelloides.

Aero|otitis (↑; Ot-*; -itis*) f: syn. Barootitis; Ödem der Mittelohrmukosa u. Paukenhöhlenerguß durch Tubenverschluß u. konsekutiven Unterdruck im Mittelohr; **Urs.:** plötzliche Luftdruckänderung bei Fliegern, Tauchern, Caisson-Arbeitern; **Sympt.:** heftige Ohrenschmerzen, pulsierende Ohrgeräusche, Schwerhörigkeit, Schwindel. Vgl. Barotrauma, Caisson-Krankheit.

Aero|phagie (↑; Phag-*) f: (engl.) aerophagia; Luftschlucken; bes. bei psych. u. vegetativ Gestörten, aber auch bei org. Magenkranken.

Aero|sole (↑; lat. solvere lösen) n pl: (engl.) aerosols; kolloidale, feste (Staub*) od. flüssige (Nebel*) Schwebstoffe in Gas mit einer Teilchengröße von ca. 10 µm bis 1 nm.

Aero|sol|therapie (↑; ↑) f: (engl.) aerosol therapy; Inhalationstherapie m. Einatmung gelöster, zu Nebel zerstäubter Medikamente (Teilchengröße <10 µm); bei der A. werden z. B. Dosieraerosole (Medikament in Treibgas gelöst), Trockenaerosole (Medikament in Pulverform), Düsen- u. Ultraschallvernebler, Respiratoren (s. IPPV) angewendet; Anw. bei obstruktiven Atemwegerkrankungen*, Bronchiektasen, zystischer Fibrose u. a.; als Medikamente werden z. B. Beta-2-Sympathomimetika, Anticholinergika, Kortikosteroide, Cromoglicinsäure (DNCG), Pentamidin (zur Prophylaxe der Pneumocystis-carinii-Pneumonie bei AIDS), Lokalanästhetika (z. B. vor Bronchoskopie) u. Antibiotika eingesetzt.

Aero|zele (↑; -kele*) f: luftgefüllte Zyste; z. B. Laryngozele*.

Aeruginocin n: Bakteriozin v. Pseudomonas* aeruginosa; vgl. Bakteriozine.

Ärzte|kammer: Berufsorganisation der Ärzte, der jeder Arzt* kraft Gesetzes angehört. Die Ä. (eine in jedem Bundesland, zwei in Nordrhein-Westfalen) unterliegen als Körperschaften des öffentl. Rechts staatlicher Aufsicht; sie sind in der **Bundesärztekammer**, deren Hauptversammlung der **Deutsche Ärztetag** ist, zusammengeschlossen. Die Ä. regeln in den Berufsordnungen u. weiterem Standesrecht die Berufsausübung (z. B. in bezug auf das Verhalten der Ärzteschaft gegenüber Pat. od. untereinander u. im Hinblick auf die pflichtgemäße Fortbildung u. die freiwillige Weiterbildung) u. überwachen die Einhaltung der Berufspflichten. Verstöße werden auf Antrag durch Berufsgerichte geahndet, die z. T. eigene Gerichte der Ä., z. T. anderen Gerichten angeschlossen sind.

Aescin n: aus ca. 30 Einzelsubstanzen zusammengesetztes Saponingemisch aus den Samen der Roßkastanie (Aesculus* hippocastanum); **Verw.:** Funktionsstörungen (Schmerzen, Schweregefühl, Juckreiz, Ödeme) u. trophische Veränderungen (Ulcus cruris) bei od. inf. von Erkr. der Beinvenen; **NW:** Schleimhautreizung des Magen-Darm-Trakts.

Aesculapius m: latinisierte Form des Namens des griech. Gottes der Medizin Asklepios.

Aesculin n: (engl.) esculin; $C_{15}H_{16}O_9$; Cumarinderivat aus Rinde u. Samen der Roßkastanie (Aesculus* hippocastanum); weiße, bitter schmeckende Nadeln; Verw.: in Salben als Lichtschutz u. als Zusatz zu Nährböden in der Bakteriol. zur Differenzierung von Kokken.

Aesculus hippo|castanum f: Roßkastanie; getrocknete Samen enthalten mind. 3% Triterpensaponine (s. Aescin); Verw. auch der Blätter (bei Keuchhusten), Blüten u. Rinde .

-ästhesie: Wortteil mit der Bedeutung Empfindungs-, -empfindung; von gr. αἴσθησις.

Ästhesio|neuro|blastom (↑; Neur-*; Blast-*; -om*) n: (engl.) aesthesioneuroblastoma; seltener, langsam wachsender, maligner Tumor der Nervi olfactorii; **Histol.:** z. T. in Rosetten angeordnete Neurozyten u. Neuroblasten, Neurofibrillen; **Sympt.:** einseitige Verlegung der Nase, Nasenbluten, Rhinorrhoe, Anosmie, Tränenfluß.

Ästivo|autumnal|fieber (lat. aestas Sommer; autumnus Herbst) n: syn. Malaria* tropica.

aestivus (lat.): sommerlich, im Sommer auftretend.

Aetas (lat.) f: Alter.

Äthanol n: (engl.) ethanol; Äthylalkohol; C_2H_5OH; s. Alkohol.

Äthanol|test m: (engl.) ethanol gelation test; Verfahren zum Nachweis von Fibrinmonomeren, v. a. bei beginnender Verbrauchskoagulopathie*; heute durch die direkte Bestimmung der Fibrin- u. Fibrinogenspaltprodukte (Fibrinopeptide*) ersetzt.

Äthen n: syn. Äthylen*.

Äther (gr. αἰθήρ Himmelsluft) m: (engl.) ether; chem. Verbindung, die aus zwei Molekülen Alkohol durch Wasserentzug entsteht (R—O—R); Verw.: als Lösungsmittel; Diäthyläther* zur Inhalationsnarkose.

Aether aceticus (↑; lat. acetum Essig) m: Essigäther; korrekt: Essigsäureäthylester, Riechmittel.

Aether chloratus (↑) m: Chloräthyl*.

Äther|schwefel|säuren (↑): sog. gepaarte Schwefelsäuren; Verbindungen von Phenol, Kresol, Indol u. Skatol mit Schwefelsäure; Entgiftungsfunktion; z. B. Indoxylschwefelsäure (s. Indikan).

Äthinyl-19-nor|testo|steron n: syn. Ethinyl-19-nortestosteron, Norethisteron*.

Äthinyl|östradiol n: syn. Ethinylestradiol*.

Äthyl|alkohol m: s. Alkohol.

Äthylen n: (engl.) ethylene; syn. Äthen; $CH_2{=}CH_2$, Kohlenwasserstoff der Gruppe der Olefine*, farbloses, brennbares Gas; Inhalationsnarkotikum; nicht mehr gebräuchlich, v. a. wegen extrem leichter Entzündbarkeit u. hoher Explosionsgefahr.

Äthylen|di|amin|tetra|essig|säure: Abk. EDTA; org. Säure, die mit Metallionen Chelate bildet (Chelatbildner*); Salze: sog. Edetate; **Verw.:** in vitro z. B. als gerinnungshemmender Zusatz zu Blutproben durch Bindung von Calcium, in vivo insbes. als Antidot bei Schwermetallintoxikationen (v. a. bei Bleivergiftung*) zur intravenösen Anw. (meist als Ca-Na_2-EDTA).

Äthylen|imine n pl: syn. Ethylenimine; Zytostatika* mit zwei od. mehreren Äthylenimingruppen im Molekül als Wirkgruppen, die durch Bildung von Äthylenimoniumverbindungen wahrscheinl. über eine Hemmung NAD-abhängiger Reaktionen wirken.

Äthylen|oxid n: C_2H_4O; b. +10°C siedende, feuergefährl. Flüssigkeit, verwendet zur Raumdurchgasung*; weniger giftig als Blausäure*, in Stahlflaschen im Handel (1 Teil CO_2 + 9 Teile Ä., **T-Gas**); 50 g T-Gas/m^3 b. 15°C 20-24 Std. unter best. Vorsichtsmaßnahmen. Mit CO_2-Zusatz u. Überdruck ist Ä. zur Gassterilisation geeignet (Kaltsterilisation).

Äthyl|urethan n: syn. Ethylurethan; Zytostatikum; s. Zytostatika.

Ätio|chol|anolon n: (engl.) etiocholanolone; 5β-Androstan-3α-ol-17-on; hormonal inaktiver Stoffwechselmetabolit von Androstendion* und natürl. Reduktionsprodukt der Kortikosteroide; wird im Harn beider Geschlechter als Unterfraktion der 17-Ketosteroide* ausgeschieden u. bewirkt b. parenteraler Gabe e. pyrogene Reaktion. Vgl. Androgene.

Ätio|chol|anolon|fieber: (engl.) steroid fever; früher angenommene Assoziation zw. rezidivierendem Fieber u. Erhöhung von Ätiocholanolon im Plasma; nach neueren Befunden kein eigenständiges Krankheitsbild.

Ätio|logie (gr. αἰτία Ursache; -log*) f: (engl.) aetiology; Lehre von den Krankheitsursachen bzw. die einer Krankheit zugrundeliegende Urs. selbst.

Ätz|kalk: CaO, gebrannter Kalk; ergibt mit Wasser $Ca(OH)_2$ (gelöschter Kalk); Anw. zur Desinfektion v. Sputum u. a. Vgl. Kalkmilch.

Ätz|mittel: (engl.) caustic agents; syn. Kaustika; Substanzen (v. a. Metallsalze u. Säuren), deren gewebezerstörende Wirkung therap. genutzt wird; z. B. $AgNO_3$ (Höllenstein) zur gezielten Nekrosierung wuchernder Granulationsgewe-

A

bes, $FeCl_3$ zur Blutstillung, Trichloressigsäure zur Entfernung von Tätowierungen; **Verw.:** häufig als Ätzpaste od. in Form von Ätzstiften. Alkalien haben v. a. toxikol. Bedeutung. Vgl. Verätzung.

Ätzung: (engl.) cauterization; therap. Anwendung von Ätzmitteln*; vgl. Verätzung.

A-Fasern: s. Nervenfaser.

Affekt (lat. affectus Gemütsverfassung) m: zeitl. kurze u. intensive Gefühlsregung, i. d. R. mit physiol. Korrelat; eine einheitl. u. längerdauernde Schaltung von sonst vielfältigen A. auf eine gemeinsame Ausrichtung wird als Stimmung (z. B. Trauer) bezeichnet; s. Affektivität.

Affekt|handlung (↑): (engl.) affective, emotional act; Handlung im Affekt, Kurzschluß- od. Explosivhandlung, heftige Entladung einer Affektstauung; gewöhnl. mit gesteigerter Handlungsbereitschaft einhergehende Affekte mit meist aggressiv-destruktivem Inhalt können zu unbeherrschtem, beschleunigtem Handeln ohne Einsicht in d. Folgen u. evtl. zu einer strafbaren Handlung (Affektdelikt) führen. Nach vollbrachter A. ist d. Affekt abgeklungen, u. die Handlung wird kritischer Einsicht zugänglich. Für die forensische Beurteilung ist wichtig, ob der Täter den Affektstau hätte vermeiden od. den Ablauf der Tat noch hätte steuern können.

Affektion (lat. afficere einwirken, befallen) f: Befall durch eine Krankheit.

Affektivität (↑) f: (engl.) affectivity; (psychol.) Einheit des Gefühls- u. Gemütslebens m. Stimmungen, Emotionen, Affekten u. Trieben; als Lebensgrundstimmung bestimmt die A. die Tönung des Erlebens u. stellt u. U. eine Persönlichkeitsvariable dar. Die Grundstimmung beeinflußt auch d. Ausmaß u. d. Qualität der Affekte.

Affekt|krämpfe, re|spiratorische (Affekt*): (engl.) breath holding spells; sog. Wutkrämpfe; bei Kleinkindern auftretende, m. Atemstillstand, evtl. tiefer Zyanose u. Bewußtlosigkeit einhergehende funkt. Anfälle ohne org. Ursache als Ausdruck vasomotor. Störungen infolge eines Erregungszustands.

Affekt|labilität (↑; lat. labilis schwankend, ausgleitend) f: (engl.) affective instability; Vergrößerung der affektiven Beeinflußbarkeit mit raschem Stimmungswechsel; Vork. z. B. bei org. Psychose*; vgl. Schwächezustand, hyperästhetisch-emotionaler.

Affekt|starre (↑): (engl.) affective flattening; Fehlen der affektiven Modulation; Affekte werden unabhängig von der Situation beibehalten; **Vork.:** z. B. bei org. Psychosyndrom, Schizophrenie u. depressivem Syndrom.

Affen|hand: (engl.) monkey paw; Handform als Folge einer Medianuslähmung*; die Parese des M. opponens pollicis führt zu einer Daumenballenatrophie; die Griffstellung zw. Daumen u. Fingern entfällt.

Affen|lücke: (engl.) true diastema; Primatenlücke; physiol. Lücken im Milchgebiß, im Oberkiefer zw. seitl. Schneidezahn u. Eckzahn, im Unterkiefer zw. Eckzahn u. 1. (Milch-)Molaren.

afferent (lat. afferens zuführend): syn. afferens; z. B. afferente Bahnen: Nerven, die Erregungen von peripheren Rezeptoren zum ZNS leiten. Vgl. efferent.

Afferent-loop-Syn|drom (engl. ↑; loop Schlinge) n: s. Syndrom der zuführenden Schlinge.

Af|finität (lat. affinis benachbart) f: (engl.) affinity; Verwandtschaft; **1.** (radiol.) Neigung eines Radioisotops, sich in best. Körpergeweben bzw. -organen anzureichern; vgl. Bioakkumulation, Strahlenbelastung, Elemente, knochenaffine; **2.** (chem.) Bestreben von Atomen u. Molekülen, eine best. chem. Verbindung einzugehen; **3.** (immun.) Bindungsstärke zw. Antikörper (Paratop) u. Antigen (Epitop) im primären Antigen-Antikörper-Komplex; meßbar durch die Gleichgewichtskonstante für ein gegebenes Ag/Ak-System; **4.** (histol.) Neigung von Geweben bzw. Zellen, sich mit best. Farbstoffen färben zu lassen; vgl. Gewebe, chromaffines.

Af|finitäts|chromato|graphie (↑; Chrom-*; -graphie*) f: (engl.) affinity chromatography; Methode zur Reindarstellung biol. Makromoleküle; **Prinzip:** Ein Substrat, zu dem das gewünschte Produkt eine hohe Affinität besitzt u. das leicht zugängl. ist, wird chem. an einer inerten Matrix* fixiert. Bei der Chromatographie eines Gemisches, das das gewünschte Produkt enthält, wird allein dieses (reversibel) an die inerte Matrix gebunden u. kann anschließend zurückgewonnen werden.

af|fixus (lat.): angeheftet.

af|fiziert (lat. afficere antun): ergriffen, befallen.

A|fibrino|gen|ämie (A-*; Fibr-*; -gen*; -ämie*) f: (engl.) fibrinogen deficiency; **1.** kongenitale A.: sehr seltene, autosomal-rezessiv erbl. Koagulopathie inf. fehlender od. hochgradig verminderter Synthese v. Fibrinogen in der Leber, klin. einer milden bis mittelschweren Hämophilie entsprechend; Sympt.: bereits postpartal verlängerte Nabelschnurblutung, verstärkte Verletzungs- u. Menstruationsblutungen, auch (Schleim-) Haut- sowie spontane intrazerebrale Blutungen; Gelenkblutungen sind selten. Diagn.: Die üblichen plasmat. Blutgerinnungstests (TPZ, PTZ, PTT) fallen pathol. aus, Fibrinogen fehlt im Plasma od. ist nur in Spuren nachweisbar. Ther.: Substitution m. Fibrinogenkonzentrat i. v.; **2.** erworbene A.: b. gesteigerter Fibrinolyse*, primärer Hyperfibrinolyse*, Verbrauchskoagulopathie*, schweren Leberparenchymschäden.

Afla|toxine (Tox-*) n pl: (engl.) aflatoxins; von Aspergillus-Pilzgattungen (insbes. Aspergillus flavus, Aspergillus parasiticus) gebildete, in höheren Dosen (tierexperimentell) letal, in geringeren Dosen karzinogen wirkende Mykotoxine* (chem. Cumarinderivate); v. a. befallene Lebensmittel sind Nüsse, Getreide, Mandeln, Kokosraspeln, Kastanien, geräucherte Schinken u. daraus hergestellte Erzeugnisse; durch Befall v. Futtermitteln können A. z. B. in Milch u. Milchprodukte gelangen. In Nahrungsmitteln enthaltene A. sind f. den Verbraucher häufig nicht feststellbar. A. sind außerdem sehr hitzeresistent. In der Aflatoxinverordnung vom 1.3.1977 sind zulässige Höchstmengen für best. Produkte festgelegt. Vgl. Leberzellkarzinom, primäres.

AFP: Abk. f. **A**lpha**f**eto**p**rotein*.

After m: s. Anus.

After-: s. a. Anal-, Ano-.

After|jucken: s. Pruritus ani.

After, künstlicher m: s. Anus praeternaturalis.

Afterload (engl. Nachbelastung) n: Widerstand, den die Herzmuskulatur bei d. Entleerung der Kammer überwinden muß (sog. Auswurfwiderstand); ist direkt von d. myokardialen Wandspannung bzw. indirekt vom peripheren Gefäßwiderstand (linksventrikulärer systolischer Druck) abhängig u. wird klinisch in vereinfachter Annäherung dem mittleren Aortendruck gleichgesetzt; vgl. Preload.

Afterloading-Verfahren (↑): sog. Nachladetechnik; Form der intrakavitären Strahlentherapie* m. Einlegung eines leeren Applikators in das zu bestrahlende Körperteil u. anschl. automat. Einbringung des Radionuklids (meist Iridium-192); ermöglicht Bestrahlung des Tumors m. nur geringer Belastung des umliegenden Gewebes bei erheblich verbessertem Strahlenschutz für das beteiligte Personal; **Ind.:** Tumoren an Mund, Nase, Ösophagus, Rektum, Karzinome an Uterus, Zervix u. Vagina, Rekanalisierung endobronchial stenosierender Tumoren.

After|made: s. Enterobius vermicularis.

Ag: **1.** (immun., serol.) Abk. f. Antigen*; **2.** (chem.) Symbol f. Silber*.

AGA: Abk. f. Ausschuß für gefährliche Arbeitsstoffe; s. MAK.

A|galaktie (A-*; Galakt-*) **f:** (engl.) agalactia; syn. Alaktie; fehlende Milchsekretion während der Laktationsperiode*, sehr selten (Anlage- u. Entwicklungsstörungen der Mamma, Störungen im Hypothalamus-Hypophysen-System) vorkommend, meist nur scheinbare A. (Hypogalaktie*).

A|gamma|globulin|ämie (↑; Globuline*; -ämie*) **f.** (engl.) agammaglobulinaemia; (weitgehendes) Fehlen der Gammaglobuline* im Blut; **Formen:** **1.** sog. infantile, X-chromosomal-rezessiv erbliche A. (Bruton-Typ) inf. einer Reifungsstörung der B*-Lymphozyten mit Fehlen spezif. Antikörper* aller Immunglobulinklassen; Klin.: Manifestation mit rezidiv., überwiegend bakt. Infektionen durch Streptococcus pneumoniae, Haemophilus influenzae, Neisseria meningitidis, Streptokokken u. Staphylokokken (Otitis media, Sinusitis, eitrige Bronchitis, Pneumonie, Meningitis u. a.) meist erst im 6.-9. Lebensmonat (vorher besteht wahrscheinl. durch diaplazentar übertragene mütterliche Antikörper ein immun. Schutz). Best. virale Inf. (u. a. mit ECHO-Viren, Enterovirus, Varicella-Zoster-Virus) können trotz intakter Funktion der T-Lymphozyten schwerer verlaufen; eine Schutzimpfung gegen Poliomyelitis mit Lebendvakzine ist kontraindiziert. Diagn.: im Blut u. den Organen des lymphatischen Systems fehlen B-Lymphozyten; Serumkonzentration der Immunglobuline* <200 mg/dl; Ther.: regelmäßige intravenöse Substitution aller Immunglobulinklassen in vier- bis sechswöchigem Abstand (Gesamtserumkonzentration sollte nicht unter 400 mg/dl abfallen); **2.** autosomal-rezessiv erbliche A. mit dem Bruton-Typ vergleichbarer klin. Manifestation; **3.** i. R. eines schweren kombinierten Immundefekts* auftretende A.; **4.** als sekundäre A. v. a. bei schweren Eiweißverlusten (z. B. exsudative Enteropathie, intestinale Lymphangiektasie). Vgl. Hypogammaglobulinämie, Immundefekte.

A|ganglionose (↑; Gangl-*; -osis*) **f:** (engl.) aganglionosis; Aplasie der intramuralen Ganglienzellen des Meissner*-Plexus u. Auerbach*-Plexus, meist im Bereich von Rektum u. Colon sigmoideum, selten des gesamten Kolons; inf. einer sek. Hyperplasie präganglionärer parasympath. Nervenfasern mit erhöhter Aktivität der Acetylcholinesterase in der Lamina propria der Mukosa u. der Muscularis mucosae kommt es zur Dauerkontraktion der betroffenen Darmabschnitte (pathogenet. Grundlage des kongenitalen Megakolons*).

Agar **m:** auch Agar-Agar; Polysaccharidkomplex, der aus Agarophyten (Rotalgen) extrahiert wird; besteht aus Agarose (Polysaccharid aus D-3,6-Anhydrogalaktose u. L-Galaktose), die neutral ist u. Gele bildet, u. dem sulfatierten Agaropektin, das nicht geliert. A. ist geruch- u. geschmacklos, durchsichtig, quillt in kaltem, löst sich in heißem Wasser. 1%ige Lösung bildet ein steifes Gel. A. hat keinen Nährwert, weil es vom Organismus nicht abgebaut werden kann; dient als Geliermittel in festen Nährmedien.

Agar|diffusions|test (diffus*) **m:** (engl.) agar diffusion method; serol. od. bakteriol. Test, bei dem Agar* als Trägersubstanz verwendet wird.

Agar|nähr|böden: (engl.) agar culture media; an Stelle des früher verwendeten Stangenagars heute Herstellung ausgehend v. vorfabriziertem Agarpulver (s. a. Fertignährböden, Trockennährböden), das bereits d. erforderl. Zusätze (z. B. Salze, Zucker, Fleischextrakte, Pepton) enthält.

A|genesie (A-*; -genese*) **f:** (engl.) agenesis; vollständiges Fehlen einer Gewebe- od. Organanlage als früheste u. schwerste Form einer Hemmungsfehlbildung*.

A|genesie, sakro|kokzygeale (↑; ↑) **f:** Symptom der kaudalen Regression*.

Agenesis corporis callosi (↑; ↑) **f:** syn. Balkenmangel*.

Agent orange (engl.) **n:** Herbizid, bestehend aus Butylestern von 2,4-Di- u. 2,4,5-Trichlorphenoxyessigsäure sowie TCDD* als Begleitsubstanz; vgl. 2,4,5-T.

Agenzien (lat. agere treiben, in Bewegung setzen) **n pl:** wirkende Mittel.

A|geusie (A-*; gr. γεῦσις Geschmack) **f:** (engl.) taste blindness, ageusia; Aufhebung der Geschmacksempfindung; vgl. Hypogeusie.

Ag|glomeration (lat. agglomerare zusammenballen) **f:** unspezif. reversible Zusammenballung (Aggregation) von (Blut-)Zellen; z. B. Geldrollenbildung* od. Pseudoagglutination* von Erythrozyten, Sludge*-Phänomen, reversible Thrombozytenaggregation*. Vgl. Agglutination.

Ag|glutination (lat. agglutinare anheften) **f:** durch spezif. od. unspezif. Agglutinine* hervorgerufene Verklumpung von Zellen (z. B. Erythro-, Leuko-, Thrombozyten, Bakterien) od. antigentragenden Partikeln (z. B. Latex-, Polystyrolpartikel); vgl. Hämagglutination, Koagglutination, Antigen-Antikörper-Reaktion.

Ag|glutinations|elektro|phorese (↑; Elektro-*; -phor*) **f:** (engl.) agglutination electrophoresis; Komb. von Hämagglutination* u. Papierelektrophorese zum Nachweis von heterophilen od. von Autoantikörpern u. zur Bestimmung von Blutgruppen. **Prinzip:** Nach elektrophoretischer Auftrennung der Serumprobe bzw. eines spezif. Antiserums werden (antigenbeladene) Testerythrozyten* an der Längsseite des Papierstreifens aufgetragen, deren Ausbreitung im Bereich der Serumfraktionen gehemmt wird, in denen spezif. Antikörper enthalten sind.

Ag|glutinations|lysis|versuch (↑; Lys-*)**:** (engl.) agglutination-lysis-test; serol. Untersuchung auf Antikörper gegen Bakt. der Gattung Leptospira*; wichtigstes diagn. Verfahren bei Leptospirosen* (ab 3. Woche), da mikrobiol. Erregernachweis mind. 4 Wo. benötigt.

Ag|glutinations|re|aktion (↑) **f:** (engl.) agglutination test; zu einer Agglutination* führende Antigen*-Antikörper-Reaktion; auch Bez. für entsprechende serol. Nachweisreaktion.

Ag|glutinin|absättigung (↑)**:** s. Castellani-Agglutininabsättigung.

Ag|glutinine (↑) n pl: (engl.) agglutinins; Bez. für Substanzen mit der Fähigkeit, korpuskuläre Antigene zu verklumpen (Agglutination*); als **spezifische** A. v. a. agglutinierende Antikörper*, als **unspezifische** A. u. a. die Lektine*; vgl. Immunglobuline.

Ag|glutino|gene (↑; Gen*) n pl: (engl.) agglutinogens; zellspezifische antigene Oberflächenstrukturen (Rezeptoren*), z. B. auf Blutzellen od. Bakterien, an die sich Antikörper* binden u. dadurch eine Agglutination* auslösen können.

Ag|gravation (lat. aggravare schwerer machen) f: im Verhältnis zum objektiven Befund übertriebene Präsentation subjektiver Krankheitserscheinungen (kann auch Beobachterfehler sein); **Vork.:** z. B. bei Neurose* od. Ganser-Syndrom; vgl. Simulation.

Ag|gre|gation (lat. aggregare versammeln) f: syn. Agglomeration*.

Ag|gressine (lat. aggredi, aggressus angreifen) n pl: (engl.) aggressins; von d. Bakterientoxinen zu unterscheidende Stoffe (Enzyme), die die Interzellulärsubstanz des Bindegewebes abbauen u. dadurch ein Eindringen von Bakt. begünstigen. Die wichtigsten A. sind bakt. Hyaluronidase*, bakt. Kollagenase*, Neuraminidasen*.

Ag|gression (lat. aggressio Angriff, Attacke) f: allg. Bez. f. jedes Angriffsverhalten des Menschen u. des Tieres, das gegen andere Individuen od. sich selbst (Autoaggression) gerichtet ist u. Verarbeitung (Abwehr, Reaktion) eines vorherigen Angstzustandes ist; A. wird unterschiedl. interpretiert: **1.** (psychoanalyt.) in der Triebtheorie als Ausdruck des Todestriebes; **2.** (etholog.) als angeb. soziales Instrumentarium der innerartl. Regulation von Rangverhalten in der Gruppe (sog. Hackordnung), das kontrollierbar ist durch kommunikative Steuerungsmechanismen wie Droh- u. Demutsgebärden. Nach der Beseitigung von Aggressionsschwellen od. durch Ausschaltung der nonverbalen kommunikativen Signalfunktion der A. (z. B. durch eine Waffe) kann menschl. A. eine innerartl. sonst nicht anzutreffende zerstörerische Form sozial ungezügelter A. annehmen; **3.** der Frustrationsaggressionshypothese (Miller, Dollard) zufolge als durch Frustration* hervorgerufen; **4.** (lerntheoret.) als aggressives Verhalten, das wie jedes menschl. Verhalten gelernt u. Lernprozessen zugänglich ist u. nur fortbestehen kann, solange es für den betreffenden Menschen sinnvoll (i. S. von erfolgreich u. zweckmäßig) ist.

Agieren (lat. agere handeln): (engl.) to act out; Bez. der analyt. Psychotherapie f. Ausleben von verdrängten (meist infantilen) Emotionen u. (unbewußten) Wünschen. Das Durcharbeiten der Wünsche wird damit vermieden. I. w. S. Bez. für neurot. determiniertes A. von Affekten u. Emotionen im tägl. Leben.

agitans (lat. agitare antreiben): erregend, agitiert, erregt.

Agitiertheit (↑): (engl.) agitation; syn. Agitatio; motorische Unruhe u. gesteigerte körperliche Erregbarkeit; **Vork.:** z. B. bei Delir, Katatonie od. Psychose.

A|gnathie (A-*; gr. γνάθος Kinnbacken) f: angeb. Fehlen des Ober- bzw. Unterkiefers.

A|gnosie (↑; -gnos*) f: (engl.) agnosia; Störung des Erkennens, die nicht durch Demenz, Aphasie od. Störung der elementaren Wahrnehmung verursacht ist; oft findet sich ein Funktionswandel* des betr. Sinnesorgans; **Formen: 1.** auditive A.: sog. Seelentaubheit, Worttaubheit, Hörstummheit; Geräusche od. Töne werden gehört, in ihrem Zus. (z. B. als Melodie) jedoch nicht erkannt; v. a. bei Schädigung im Bereich der hinteren Schläfenlappen (Heschl-Windungen); **2.** Autotopagnosie: Unfähigkeit, bei erhaltener Oberflächensensibilität Hautreize am eigenen Körper richtig zu lokalisieren; v. a. bei Läsionen des Parietallappens; **3.** visuelle A.: sog. Seelenblindheit, visuelle Amnesie; Störungen des Erkennens b. Schädigung im Bereich des Okzipitallappens; trotz normaler Sehleistung werden Zus. einzelner Details nicht erkannt, z. B. Physiognomien (Prosopagnosie); **4.** Stereoagnosie od. taktile A.: Unvermögen, trotz erhaltener epikritischer u. Tiefensensibilität ohne Sichtkontrolle Gegenstände durch Tasten zu erkennen; Vork. bei zerebraler Schädigung, aber auch bei Läsionen der Hinterstrangbahn im Halsmarkbereich. Vgl. Sensibilitätsstörungen.

-agoga: Wortteil mit der Bedeutung leitend, veranlassend; von gr. ἀγωγός.

A|gonadismus (↑; Gonaden*) m: (engl.) agonadism; extrem seltene Anomalie mit Fehlen der Gonadenanlage; vgl. Gonadendysgenesie.

Agonie (gr. ἀγωνία Kampf) f: (engl.) agony; Todeskampf; Vorstadium des Exitus letalis m. reduzierten Lebensvorgängen. Vgl. Sterben.

Agonist (gr. ἀγωνιστής Wettkämpfer) m: **1.** (anat.) Muskel, der eine best., einem Antagonisten entgegengesetzte Bewegung bewirkt; **2.** (pharmak.) Substanzen, die ebenso wie der physiol. Mediator einen Rezeptor aktivieren können; vgl. Antagonist, Antagonismus.

Agora|phobie (gr. ἀγορά Marktplatz; Phob-*) f: (engl.) agoraphobia; Platzangst; Angst, sich auf öffentl. Straßen u. Plätzen aufzuhalten od. einen schützenden Raum (Wohnung) zu verlassen. Häufig sind Partner od. Familienangehörige in ein Verhaltenssystem eingebunden, das d. Phobie* aufrechterhält, denn die Pat. sind relativ angstfrei, solange sie v. Vertrauenspersonen begleitet werden. Die A. ist durch Verhaltenstherapie* gut zu beeinflussen.

A|grammatismus (gr. ἀγράμματος ungebildet) m: (engl.) agrammatism; Störung der Grammatik (einschl. Satzbau) nach abgeschlossener Sprachentwicklung (früher Bez. f. jede Art gestörter Grammatik); z. B. einfache, fehlerhafte od. sehr kurze Satzstrukturen (Telegrammstil), Fehlen von grammat. Funktionswörtern, fehlerhafte Konjugationen, Deklinationen u. Infinitivformen; **Vork.:** bei Aphasie, geistiger Behinderung. Vgl. Dysgrammatismus.

A|granulo|zytose (A-*; Granulum*; Zyt-*; -osis*) f: (engl.) agranulocytosis; auch maligne od. perniziöse Neutrozytopenie; u. U. innerh. von Stunden sich entwickelnde, allergisch bedingte od. allmählich einsetzende, toxische Granulozytopenie* mit schweren Krankheitssymptomen; **Urs.:** häufig durch best. Medikamente (Analgetika, Sedativa, Antidiabetika, Diuretika, Goldpräparate, Antibiotika u. a.) verursachte Allergie* vom zytotox. Typ od. dosisabhängige tox. Knochenmarkschädigung; **Klin.:** anfangs oft Schüttelfrost, dann kontinuierliches Fieber, Tachykardie, allg. schweres Krankheitsgefühl; charakteristisch sind frühzeitig auftretende Schleimhautnekrosen (Rachen, Tonsillen, Anal- u. Genitalbereich) mit lokalen Lymphknotenschwellungen, evtl. Nekrosen im Bereich des Respirations- u. Gastrointestinaltrakts. **Diagn.:** (hämat.) Leukopenie (häufig $<2000/mm^3$) mit weitgehendem od. völligem Fehlen der Granulozyten, evtl. Verminderung der Thrombozyten; im Knochenmark anfangs Erhöhung der Promyelozyten; **Progn.:** früher häufig nach wenigen Tagen letaler Ausgang inf. Sepsis, Pneumonie od. Blutungen; **Ther.:** sofortiges Absetzen der auslösenden Medikamente, symptomat. Glukokortikoide, Antibiotika; innerh. weniger Tage Heilung unter schnellem Anstieg der Granulozyten im Blut (u. U. leukämoide Reaktion) sowie Zunahme u. Ausreifung der granulozytopoetischen Zellen im Knochenmark möglich. Vgl. Neutrozytopenie, angeborene.

A|graphie (↑; -graphie*) **f:** (engl.) agraphia; Verlust od. schwere Störung der Schreibfähigkeit, die nicht durch motorische Ausfälle zu erklären ist; häufig in Komb. mit Aphasie*; vgl. Apraxie.

AGS: Abk. f. **a**dreno**g**enitales **S**yndrom*.

Ag-System **n:** genetischer Polymorphismus* eines zu den Betalipoproteinen* (LDL-Fraktion) gehörenden Serumproteins (seit 1961 bekannte Serumgruppe); es existieren mind. 15 Proteinvarianten, von denen die Mehrzahl autosomal-dominant vererbt wird. **Bedeutung:** v. a. für die Abstammungsbegutachtung* u. anthrop. (v. a. populationsgenetische) Untersuchungen. Ag-Antikörper konnten bei multitransfundierten Pat. nachgewiesen werden u. sind klin. wahrscheinlich ohne Bedeutung. Ein Zusammenhang zw. bestimmten Ag-Typen u. einer Disposition für Arteriosklerose wird diskutiert (erhöhte Cholesterin- u. Triglyzeridwerte im Serum von Individuen mit dem Merkmal Ag(x)). Vgl. Serumgruppen.

AGW: Abk. f. **A**tem**g**renz**w**ert*.

A|gyrie (A-*; Gyrus*) **f:** (engl.) agyria; Mangel (bis Fehlen) an Windungen der Hirnrinde.

A|hapto|globin|ämie (↑; gr. ἅπτων bindend; Globin*; -ämie*) **f:** (engl.) ahaptoglobinaemia; weitgehendes Fehlen von Haptoglobin* im Serum; selten genetisch bedingt (Allel Hp^0), häufiger erworben (sekundäre Hypo- bzw. A.), z. B. bei gesteigerter Hämolyse, Lebererkrankungen.

Ahasverus-Syn|drom **n:** neurot. Fehlhaltung, ähnlich dem Münchhausen*-Syndrom, in Komb. mit Medikamenten- bzw. Alkoholabhängigkeit; die Pat. suchen häufig mehrere Ärzte auf (sog. doctor shopping), um unter Vorgabe falscher Krankheitssymptome (u. U. sogar nach Selbstbeschädigung) Narkotika zu erhalten.

AHC: Abk. f. **a**nti**h**ämophiler Faktor **C**; Faktor XI der Blutgerinnung*.

AHF: Abk. f. **A**nti**h**ämophilie**f**aktor; s. Globulin, antihämophiles.

AHG: Abk. f. **1.** **A**nti**h**uman**g**lobulin; s. Antiglobulintest; **2.** **a**nti**h**ämophiles **G**lobulin*.

AHG-Test **m:** Abk. f. **A**nti**h**uman**g**lobulin-Test; s. Antiglobulintest.

Ahlbäck-Krankheit: (engl.) Ahlbäck's disease; Form der aseptischen Knochennekrosen* des Erwachsenenalters; Lok. im medialen Femurkondylus.

Ahlfeld-Zeichen (Johann F. A., Gyn., Marburg, 1843-1929)**:** s. Nabelschnurzeichen.

AHLS: Abk. f. **A**nti**h**uman**l**ymphozyten**s**erum; s. Antilymphozytenserum.

Ahorn|rinden|krankheit: (engl.) maple bark disease; syn. Towey-Krankheit; berufsbedingte exogen-allergische Alveolitis* mit Allgemeinsymptomen (Fieber, Gliederschmerzen) inf. Inhalation von Pilzsporen (Coniosporum corticale).

Ahorn|sirup|krankheit: (engl.) maple syrup urine disease; syn. Leuzinose; autosomal-rezessiv erbl. Stoffwechselstörung (Häufigkeit <1 : 100 000) im Abbau der drei verzweigtkettigen Aminosäuren Leuzin, Isoleuzin u. Valin (Verzweigtketten-Ketosäuren-Dehydrogenasemangel); **Sympt:** bereits im Neugeborenenalter Trinkschwäche, Erbrechen, Muskelhypotonie, Opisthotonus, Atemstörungen, Krampfanfälle bis zum Koma; **Diagn.:** stark erhöhte Konz. von Leuzin, Isoleuzin, Valin u. Allo-Isoleuzin sowie der dazugehörigen Ketosäuren in Blut u. Urin (typischer, durch die Ketosäuren bedingter u. an Ahornsirup erinnernder Uringeruch); Neugeborenen-Screening u. pränatale Diagn. möglich; **Ther.:** lebenslange Diät mit verminderter Zufuhr von verzweigtkettigen Aminosäuren.

AHT: Abk. f. **A**nti**h**yaluronidase**t**est*.

Ahumada-Syn|drom **n:** syn. Argonz-Ahumada-Castillo-Syndrom; s. Galaktorrhoe-Amenorrhoe-Syndrom.

Aicardi-Syn|drom **n:** syn. chorioidoretinale Dysplasie; wahrscheinlich X-chromosomal vererbte (bei Knaben als Letalfaktor wirkende, daher vollständig gynäkotrope) Erkrankung mit Agenesie des Corpus callosum, tonisch-klonischen Krampfanfällen u. chorioretinaler Lakunenbildung.

AIDS: Abk. f. (engl.) **a**cquired **i**mmune(o) **d**eficiency **s**yndrome; erstmals 1981 beschriebenes Krankheitsbild, das durch eine ausgeprägte zelluläre Immunschwäche mit rezidivierenden Erkrankungen an opportunistischen Erregern* u. Parasiten* sowie spezif. Malignome wie Kaposi*-Sarkom u. Lymphome gekennzeichnet ist; ausgelöst wird die zelluläre Immunschwäche durch die neuro- u. lymphotropen Viren HIV-1 u. HIV-2 (s. HIV). AIDS entspricht definitorisch dem Stadium 3 der HIV*-Erkrankung. **Diagn.:** klinisch bei HIV-Antikörper-positiven Personen; seit 1993 werden in den USA HIV-Antikörper-positive Personen mit einer Anzahl der Helferzellen unter 200/µl als an AIDS erkrankt klassifiziert. Diese Definition hat sich bisher in Europa nicht durchgesetzt. **Epidemiol.**, **Ther.** u. **Progn.:** s. HIV-Erkrankung.

AIDS-Phobie (Phob-*) **f:** inzwischen nicht selten beobachtetes, von heftigen Angstreaktionen begleitetes Krankheitsbild, das durch die unkorrigierbare Auffassung der Betroffenen gekennzeichnet ist, mit HIV* infiziert od. an AIDS* erkrankt zu sein; da auch wiederholt negative Testergebnisse häufig keine Änderung des Zustandsbildes bewirken, muß sich eine Ther. v. a. auf die individuell zugrundeliegenden Störungen od. Konflikte richten.

AIDS-Retino|pathie (Retina*; -pathie*) **f:** Netzhauterkrankung mit Blutungen, Cotton-wool-Herden, Roth-Flecken u. Kapillarverschlüssen bei Pat. mit HIV*-Erkrankung.

Ainhum **n:** in Afrika u. Lateinamerika bei Schwarzen beobachtete Krkh. mit schmerzloser, ringförmiger Einschnürung von Zehen u. Abstoßung ihres kolbig verdickten Endes. Der Prozeß beginnt gewöhnl. an d. Planta der li. Phalanx. Erblichkeit scheint v. Einfluß; Ätiol. noch unklar. Heilungsversuch durch Inzision des umschnürenden Bandes.

AiP: Abk. f. Arzt* im Praktikum.

Air-bloc-Technik: s. Venenverödung.

Airport-Mal|aria **f:** Malaria bei heimischem Flughafenpersonal u. Personen naheliegender Wohngebiete; verursacht durch infizierte (häufig Plasmodium falciparum) Anopheles-Mücken, die durch Flugzeuge importiert werden. Gefahr der Fehldiagnose, da anamnestisch diese Möglichkeit einer Exposition leicht übersehen wird.

A

Air trapping (engl. Luftfalle) n: Kompression der kleinen Atemwege (Bronchialkollaps) inf. exspiratorisch zu starker Erhöhung des intrathorakalen Drucks; distal der komprimierten Bronchien bleibt gefesselte Luft (sog. trapped air) in den Alveolen. Auf diese Weise kommt es bei obstruktiven Ventilationsstörungen* zur Vergrößerung der funktionellen Residualkapazität (s. Lungenvolumina). **Rö.:** Aufhellung umschriebener Lungenbezirke (sehr gut darzustellen bei Aufnahme in max. Exspiration).

Aitken-Fraktur|formen (Fraktur*): (engl.) Aitken's fracture classification; Einteilung gelenknaher Frakturen bei Kindern u. therap. Vorgehen; bei reiner Epiphysenlösung (**Aitken 0**) ledigl. Reposition, ebenso bei Frakturen, die nicht das Stratum germinativum der Epiphysenfuge betreffen (**Aitken I**); bei Beteiligung der Epiphysenfuge (**Aitken II** u. **III**) muß meist operativ vorgegangen werden (anat. Reposition, sonst frühzeitige Verknöcherung u. Wachstumsstörungen);

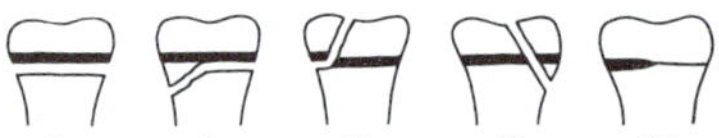

Aitken-Frakturformen [223]

bei Kompressionsfraktur der Epiphysenfuge (**Aitken IV**) Langzeitkontrollen u. häufig spätere orthop. Korrektureingriffe erforderlich (z. B. Verlängerungsosteotomie, Epiphysenklammerung). Vgl. Fraktur, Epiphyseolyse.

Ajello|myces capsulatus (Myk-*; lat. capsa Kapsel) m: perfekte Form des Pilzes Histoplasma* capsulatum; vgl. Mykosen.

Ajello|myces dermatitidis (↑; Derm-*; -itis*) m: sexuelle Form des Pilzes Blastomyces* dermatitidis; vgl. Blastomykosen.

Ajmalin n: (17R)-Ajmalan-17,21α-diol (IUPAC); Alkaloid aus den Wurzeln von Rauwolfia serpentina; Verw.: Antiarrhythmikum.

Ak: auch AK; Abk. f. **1.** Anti**k**örper*; **2.** Adenylat**k**inase*.

Ak-: s. a. Ac-.

A|kalkulie (A-*; lat. calculus Rechenstein, Berechnung) **f:** (engl.) acalculia, anarithmia; Rechenschwäche; z. B. bei Gerstmann-Syndrom od. Aphasie.

Akanth-: auch Acanth-; Wortteil mit der Bedeutung Stachel, Dorn; von gr. ἄκανθα.

Akantho|lyse (↑; Lys-*) f: (engl.) acantholysis; Lösung des interzellulären Verbands der Keratinozyten im Stratum spinosum der Epidermis, z. B. bei Pemphigus* vulgaris, Lyell*-Syndrom u. Darier*-Krankheit.

Akanthom (↑; -om*) n: (engl.) acanthoma; benigner Tumor aus Keratinozyten der Haut.

Akanthose (↑; -osis*) **f:** erhöhte Anzahl von Keratinozyten u. Verdickung des Stratum spinosum der Epidermis.

Akanthosis nigricans (↑; ↑) **f:** Gruppe klin. ähnlicher Hauterkrankungen unterschiedlicher Ätiol. mit Hyperpigmentierung u. Papillomatose bes. an Achseln, Nacken, Genitoanalbereich, Ellenbeugen u. Kniekehlen; **Formen: 1.** A. n. benigna: **a)** medikamentös bedingt durch Nicotinsäureester; **b)** bei insulinresistentem Diabetes mellitus; **c)** als unregelmäßig-dominant vererbte Erkr. od. in Zus. mit anderen Fehlbildungssyndromen (Bloom*-Syndrom, Dysostosis* craniofacialis,

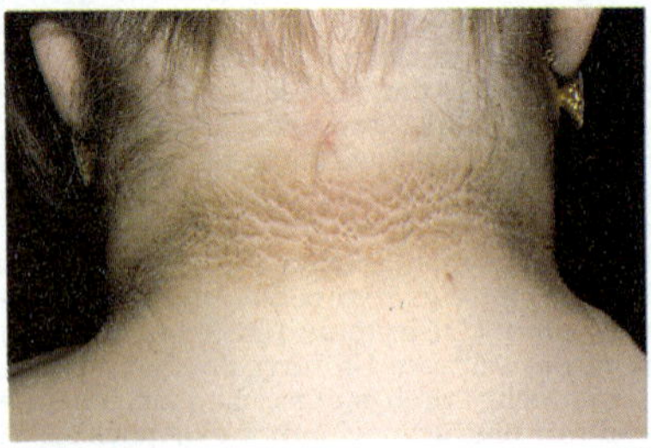
Akanthosis nigricans [60]

Prader*-Labhart-Willi-Syndrom, Leprechaunismus* u. a.) auftretend; **2.** A. n. maligna: paraneoplastisches Syndrom bei Adenokarzinomen bes. im Bereich des Abdomens (90%); rasches Auftreten im Erwachsenenalter, Befall auch der Handteller, Fußsohle u. Mundschleimhaut; Rückbildung nach Entfernung des Tumors; **3.** Pseudoakanthosis nigricans: leichte Hyperpigmentierung der Axillen u. a. Körperfalten bei Adipositas u. starkem Schwitzen; **Diagn.:** Anamnese, laborDiagn. Bestimmung von Blutzucker, CEA* u. Alphafetoprotein*, evtl. Endoskopie des Magen-Darm-Trakts; **Ther.:** Behandlung der zugrundeliegenden Erkr.; symptomat. mit Retinoiden.

Akantho|zyten (↑; Zyt-*) m pl: (engl.) acanthocytes; Erythrozyten mit Stechapfelform* (Abb.) u. kleinen, zapfenförmigen Randzacken (ähnlich Akanthusblättern); **Vork.:** z. B. bei A-Betalipoproteinämie, Leberzirrhose, hämolytischen Anämien, gelegentl. nach Anw. von Heparin.

Akari|zide (gr. ἀκαρί Milbe; -zid*) n pl: s. Pestizide.

A|katalas|ämie (A-*; -ämie*) **f:** (engl.) acatalasia; syn. Takahara-Krankheit, Akatalasie; in Japan u. der Schweiz beobachtete autosomal-dominant vererbte Enzymopathie mit vollständigem Fehlen von Katalase* in Blut u. Geweben; **Sympt.:** maligne Stomatitis ulcerosa (s. Stomatitis) mit Alveolarpyorrhoe, progressiver Gangrän der Gingiva u. putridem Zerfall des Peridontiums inf. fehlender Spaltung des von vergrünenden Streptokokken in der Mundhöhle gebildeten Wasserstoffperoxids (H_2O_2), evtl. gangräneszierende Prozesse im Bereich der Tonsillen; **Diagn.:** Nachweis des Katalasemangels; Blut schäumt bei Zusatz von H_2O_2 nicht auf u. verfärbt sich schwarzbraun. **Ther.:** Zahnextraktion (führt meist zur Abheilung der nekrot. Prozesse).

A|kathisie (↑; gr. καθίζειν sitzen) **f:** (engl.) acathisia; Unvermögen, ruhig zu sitzen, klin. mit unruhigem Umherlaufen (sog. Trippelmotorik); v. a. bei Erkr. des extrapyramidalen Systems* u. als NW von Neuroleptika*; vgl. Hyperkinese.

A|kinese (↑; Kin-*) **f:** (engl.) akinesia; Bewegungslosigkeit, Bewegungsstarre; **1.** (neurol.) herabgesetzte od. fehlende Bewegung des Rumpfs, der Extremitäten sowie der Gesichtsmuskulatur (z. B. als fehlende Mitbewegung der Arme beim Gehen, seltener Lidschlag u. Maskengesicht), i. e. S. vollständiges Fehlen von Bewegungen, auch von Schluck- u. Sprech- bei erhaltenen Blickbewegungen (sog. akinetischer Mutismus*); **Vork.:** u. a. bei Parkinson*-Syndrom, hepatolentikulärer Degeneration*, bei der hypokinetisch-rigiden Form der Chorea Huntington

(s. Chorea), Shy*-Drager-Syndrom, olivopontozerebellarer Atrophie*; vgl. Krise, akinetische; **2.** (kardiol.) fehlende systol. Bewegung der Herzventrikelwand, nachweisbar in der Radionuklidventrikulographie*.

A|kinesie, fetale (↑; ↑) **f:** (engl.) foetal akinesia; verringerte bzw. fehlende fetale Bewegung inf. Störung spinaler od. muskulärer Strukturen; **Ätiol.:** Chromosomenaberrationen, neuromuskuläre u. zentrale Krankheiten, exogene Noxen; **Sympt.:** Oligo- bzw. Polyhydramnion, postnatal Gelenkkontrakturen, Lungenhypoplasie mit Asphyxie.

Ak|klimatisation (Ad-*; Klima*) **f:** Anpassung an ein fremdes Klima.

Ak|kommodation (lat. accommodare anpassen) **f:** (engl.) accommodation; Anpassung; **1. A. des Auges:** Fähigkeit des Auges zur Scharfeinstellung bzw. -abbildung beobachteter (fixierter) Gegenstände auf der Netzhautebene in Relation zur jeweiligen Beobachtungsentfernung; beruht auf der Umwandlungsfähigkeit der elastischen Linse von der Kugelform (hohe Brechkraft, Naheinstellung) zur Ellipsenform (geringe Brechkraft, Ferneinstellung); dem passiven Streben der (jugendlichen Linse) zur Kugelform steht die Einwirkung des radiären Aufhängeapparats (Zonulafasern der Zonula Zinii) entgegen, die inf. beständiger Zugwirkung eine Abflachung der Linse bewirken; diese kann durch aktive Kontraktion des Ziliarmuskels inf. Erschlaffung der Zonulafasern aufgehoben u. damit eine Scharfeinstellung im Nahbereich ermöglicht werden. Akkommodationsbreite (Akkommodationsvermögen): beträgt z. B. im Alter von 10 Jahren 15 Dioptrien, von 30 Jahren 7,5 Dioptrien, von 60 Jahren 0 Dioptrien (s. Presbyopie) inf. zunehmender Sklerosierung der Linse u. Nachlassen ihrer Akkommodationskraft im Alter; **2. A. der Niere:** Harnkonzentrierungsfähigkeit; Fähigkeit der Niere, die Osmolalität des Endharns abweichend von der des Primärfiltrats einzustellen; b. Verlust Isosthenurie*; **3.** (elektrophysiol.) Summe der der Zellmembrandepolarisation entgegengerichteten Prozesse, abhängig von der Spannungsänderung pro Zeiteinheit dU/dt. Ist der Quotient klein (sog. Einschleichen der Reizspannung), kann sich die Membran dem Reiz anpassen, sie akkommodiert.

Ak|kommodations|krampf (↑): (engl.) accommodative spasm; Spasmus des Ziliarmuskels m. dauernder od. zeitweiser extremer Naheinstellung (Pseudomyopie), manchmal v. temporärem Einwärtsschielen begleitet; **Urs.:** Trauma, Miotika, schlechte Brillenkorrektur od. funktionell bedingt.

Ak|kommodations|lähmung (↑): (engl.) paralysis of accommodation, cycloplegia; Zykloplegie; teilweiser, selten vollständiger Ausfall des optosensor. Regelvorgangs der Akkommodation*; einseitig od. doppelseitig, mit u. ohne Pupillenbeteiligung (vgl. Okulomotoriuslähmung); schwer erkennbar bei gleichzeitigem Bestehen einer Presbyopie; **Urs.:** meist org. Schädigung im parasympath. Kerngebiet des N. oculomotorius od. rostral u. dorsal davon im Bereich der Mittelhirnhaube; seltener nach Diphtherie, Diphtherieschutzimpfung, Botulismus, bei Myasthenia gravis pseudoparalytica od. Diabetes mellitus.

Ak|kumulation (lat. accumulare anhäufen) **f:** Häufung, Ansammlung; (biol.) s. Bioakkumulation.

Akme (Akne*) **f:** (engl.) acme, peak; Höhepunkt im Verlauf einer (Fieber-)Kurve bzw. Krankheit.

Akne (gr. ἀκμή Spitze, Gipfel) **f:** s. Acne.

Akne|keloid (↑; -kele*; -id*) **n:** syn. Folliculitis* sclerotisans nuchae.

Akoasma (gr. ἄκουσμα das Gehörte) **n:** (engl.) acoasma; akust. Halluzination*, die in elementarer Form als Geräusch, Knallen, Zischen, Lispeln od. Wispern erlebt wird; Vork. bei Schizophrenie, epilept. Aura, symptomat. Psychose.

Akonitase **f:** (engl.) aconitase; Enzym des Zitronensäurezyklus*; katalysiert die Gleichgewichtseinstellung zw. Zitronensäure*, cis-Akonitsäure u. Isozitronensäure.

Akonitin **n:** (engl.) aconitine; Hauptalkaloid in Aconitum* napellus (Blauer Eisenhut); eines der giftigsten Alkaloide; Sympt. der **Akonitinvergiftung:** anfänglich Parästhesien, dann starke Schmerzen, Erbrechen, Koliken, Diarrhoen, Paresen, Absinken der Körpertemperatur; Tod durch Herzversagen u. Atemlähmung.

Akonit|säure: (engl.) aconitic acid; syn. cis-Akonitsäure; Zwischenprodukt des Zitronensäurezyklus*; vgl. Akonitase.

A|korie (A-*; gr. κόρη Pupille; ἄκορος unersättlich) **f:** (engl.) acorea; **1.** Fehlen der Pupille; vgl. Aniridie; **2.** Heißhunger; vgl. Bulimie.

Akr-: auch Acro-, Acral-, Akral-; Wortteil mit der Bedeutung Spitze, Extremität; von gr. ἄκρον.

akral (↑): die Akren* betreffend.

A|kranie (A-*; Krani-*) **f:** (engl.) acrania; angeb. vollständiges od. partielles Fehlen des Schädels (z. B. bei parasitärem Zwilling); vgl. Anenzephalie.

Akren (Akr-*) **n pl:** (engl.) acra; die distalen Teile des Körpers wie Finger, Zehen, Hände, Füße, Nase, Kinn, Augenbrauen- u. Jochbögen u. a.; vgl. Akromegalie.

Akr|enzephalon (↑; Enkephal-*) **n:** Endhirn; s. Telencephalon.

Akridin|orange **n:** basischer Farbstoff, der in der Fluoreszenzmikroskopie u. a. bei der Zytodiagnostik von Karzinomen verwendet wird; färbt normale Zellen grünlich, bösartige u. tote Zellen rötlich.

A|krinie (A-*; -krin*) **f:** Fehlen einer Sekretion.

Akro|angio|dermatitis (Akr-*; Angio-*; Derm-*; -itis*) **f:** syn. Pseudo*-Kaposi-Syndrom.

Akro|chordon (↑; gr. χορδή Darm) **n:** syn. Fibroma* molle.

Akro|dermatitis chronica a|trophicans (↑; Derm-*; -itis*; gr. χρονικός zeitlich; Atrophie*) **f:** syn. Akrodermatitis atrophicans Herxheimer; seltene Hautmanifestation einer Lyme*-Borreliose; **Klin.:** Wochen bis Jahre nach der Inf. kommt es bes. an den Extremitäten zu einer Atrophie des subkutanen Fettgewebes u. der Haut mit blau-rötlicher, zigarettenpapierartiger Fältelung u. ausgeprägter Venenzeichnung; vgl. Erythema migrans.

Akro|dermatitis continua suppurativa (↑; ↑; ↑; lat. continuus ununterbrochen; suppurare forteitern) **f:** s. Psoriasis pustulosa.

Akro|dermatitis entero|pathica (↑; ↑; ↑; Enter-*; -pathie*) **f:** syn. Brandt-Syndrom, Danboldt-Closs-Syndrom; seltene, autosomal-rezessiv vererbte chron. Dermatose mit Enteropathie inf. Zink-Malabsorption mit unbekannter Pathogenese; **Sympt.:** Manifestation im 1. Lj. (meist nach dem Abstillen); chron.-rezidiv. periorifizielle u. akrale Hautveränderungen m. vesikulobullösen, später schorfbedeckten u. lamellösschuppenden Effloreszenzen, Alopezie, rezidiv.

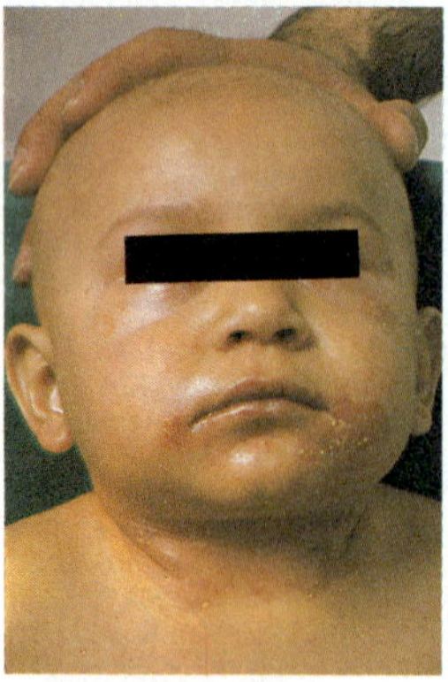

Akrodermatitis enteropathica [4]

Durchfälle inf. einer erosiv-ulzerösen Kolitis; psychomotorische Entwicklungsstörung; **Diagn.:** erniedrigte Zinkkonzentration in Serum u. Harn, erniedrigte alkal. Phosphatase; **Ther.:** orale Substitution m. Zinksulfat; **Progn.:** bei adäquater Substitution gut.

Akro|dermatitis papulosa infantum (↑; ↑; ↑) f: syn. Gianotti*-Crosti-Syndrom.

Akr|odynie (↑; -odynie*) f: (engl.) acrodynia, pink disease; syn. Feer-Selter-Swift-Krankheit; toxisch-allergische Neuropathie inf. chron. Quecksilbervergiftung bei Kindern bis zum 5. Lj.; **Klin.:** Reizbarkeit, Weinerlichkeit, Depressivität, Schlafstörungen; profuse Schweißausbrüche, groblamellöse Schuppung u. blau-rötliche Verfärbung der Haut, Schwellung u. trophische Störung der Akren; Hypotonie der Muskulatur, Gangstörungen, Schmerzen an Händen u. Füßen; Blutdruckanstieg u. Tachykardie; **Ther.:** D-Penicillamin, Dimercaprol.

Akro|dys|plasie (↑; Dys-*; -plasie*) f: (engl.) acrodysostosis; syn. Akrodysostose, PMN-Syndrom; autosomal-dominant erbl. Erkr. mit Brachydaktylie u. -tarsie, Minderwuchs, Hypoplasie von Nase u. Oberkiefer sowie psychomotorischer Retardierung; möglicherweise schwere Ausprägung der hereditären Albright*-Osteodystrophie.

Akro|gerie Gottron (↑; gr. γέρων Alter, Greis; Heinrich Adolf G., Dermat., Tübingen, 1890-1974) f: (engl.) progressive symmetrical verrucous erythrokeratodermia; syn. Gottron-Syndrom I, familiäre Akrogerie; lokalisierte Form der Progeria infantum (Schwachform des Hutchinson*-Gilford-Syndroms) mit Manifestation bereits in früher Kindheit v. a. bei Mädchen (w : m = 3:1); **Sympt.:** Akromikrie mit hochgradiger Lipatrophie u. evtl. Sklerodermie, runzelig-atrophische Gesichtshaut, oft Gesichtserythem, seltener Mikrogenie u. Zahnstellungsanomalien.

Akro|kerato|elastoidosis (↑; Kerat-*; gr. ἐλαστός dehnbar; -id*; -osis*) f: autosomal-dominant erbl., diffuse palmoplantare Keratose mit papulösem Rand; Hyperhidrosis; körnige Elastikadesaggregation in der Kutis.

Akro|keratose Bazex (↑; ↑; -osis*) f: (engl.) Bazex's acrokeratosis; androtropes, paraneoplastisches Syndrom mit rötlich-violetter Hyperkeratose, bes. an den Akren, u. schweren Nagelveränderungen; **Vork.:** v. a. bei Rachen- u. Kehlkopfkarzinom; überwiegend in Frankreich beobachtet.

Akro|keratosis verruci|formis Hopf (↑; ↑; ↑) f: s. Darier-Krankheit.

Akro|megalie (↑; Mega-*) f: (engl.) acromegaly; ausgeprägte selektive Vergrößerung der Akren nach dem Wachstumsalter; **Ätiol.:** Überproduktion von Somatotropin (STH*) in den eosinophilen, seltener chromophoben Zellen des Hypophysenvorderlappens (HVL) meist durch HVL-Adenome, gelegentlich auch reine Zellhyperplasie. Eine ektope STH-Produktion i. R. eines paraneoplastischen Syndroms* ist beschrieben. **Klin.:** charakteristische Vergröberung der Gesichtszüge inf. vermehrten Wachstums insbes. von Gesichtsweichteilen u. -skelett (Nase, Ohren, Jochbeine, Supraorbitalränder, Ober- u. insbes. Unterkiefer, Lippen u. Zunge), Vergrößerung der Extremitätenakren u. des Kehlkopfs (tiefe kloßige Stimme), Gelenkknorpelwucherungen (Arthrosen), Splanchnomegalie, Zunahme der Hautdicke, Hypertrichose, euthyreote Struma diffusa sowie begleitend versch. endokrine Störungen (herabgesetzte Glukosetoleranz od. instabiler Diabetes mellitus, Abnahme von Libido u. Potenz, selten Amenorrhoe, Galaktorrhoe, Cushing-Syndrom), in etwa 20-30% der Fälle pathogenet. unklare arterielle Hypertonie. Die Pat. klagen häufig über Kopf- u. Gliederschmerzen (lange Röhrenknochen), Parästhesien an den Händen (Karpaltunnel-Syndrom) u. Hyperhidrosis; bei Vorliegen eines HVL-Adenoms ist im Spätstadium das Auftreten eines Panhypopituitarismus* durch weitgehende Verdrängung von Hypophysengewebe sowie eine Visusverschlechterung od. bitemporale Hemianopsie durch Kompression des Chiasma opticum möglich. **Diagn.:** (röntg.) Sellavergrößerung, später Atrophie des Dorsum sellae, Vergrößerung der Nasennebenhöhlen u. Zunahme der Pneumatisation der Schädelknochen sowie Skelettveränderungen; (labordiagn.) radioimmun. Nachweis eines erhöhten STH-Blutspiegels, der durch orale Glukosebelastung nicht supprimiert werden kann (>5 µg/l); **Ther.:** **1.** mikrochir. transsphenoidale selektive Adenomexstirpation (Ther. der Wahl); **2.** Strahlentherapie (Hochvolttherapie, stereotaktische Applikation von Radionukliden); **3.** medikamentös mit Dopaminagonisten (z. B. Bromocriptin), evtl. Prolaktinhemmer; **Progn.:** Unbehandelt führt die A. insbes. zu zerebro- u. kardiovaskulären Kompl., die Lebenserwartung der Pat. ist deutlich eingeschränkt. Bei STH-Überproduktion vor Abschluß des Wachstums resultiert ein proportionaler Riesenwuchs (Gigantismus*).

Akro|mel|algie (↑; -melie*; -algie*) f: syn. Erythromelalgie*.

Akro|mikrie (↑; Mikr-*) f: (engl.) acromicria; abnorme Kleinheit der Akren u. des Skelettsystems (kl. Gesicht, kl. Hände) als Sympt. eines Wachstumshormonmangels; vgl. STH.

Akromio|klavikular|gelenk (↑; gr. ὦμος Schulter; Clavicula*): Articulatio* acromioclavicularis.

Akromio|klavikular|luxation (↑; ↑; ↑; Luxation*) f: s. Luxatio acromioclavicularis.

Akromion (↑; ↑) n: (engl.) acromion; Schulterhöhe; äußeres Ende der Spina scapulae.

Akromion|fraktur (↑; ↑; Fraktur*) f: s. Skapulafraktur.

Akro|neurosen (↑; Neur-*; -osis*) f pl: (engl.) acroneuroses; vasomotorische Störungen der Akren; s. Angioneuropathien.

Akro|osteo|lyse (↑; Ost-*; -lys*) **f:** (engl.) acroosteolysis; Knochenschwund durch Strukturauflösung endständiger Knochenanteile; bedingt durch eine starke Knochenresorption, bes. an den Endphalangen der Finger u. Zehen u. am distalen Klavikularende; **Vork.:** nach Langzeitexposition mit Vinylchlorid*, bei primärem Hyperparathyreoidismus u. Sklerodermie.

Akro|pachie (↑; Pachy-*) **f:** (engl.) acropachy; unregelmäßige Periostproliferation an Karpalien u. Phalangen mit derben Weichteilschwellungen u. schmerzhafter Behinderung der Fingerbeweglichkeit; **Urs.:** Hyper- od. Hypothyreose.

Akro|par|ästhesie (↑; Par-*; -ästhesie*) **f:** (engl.) acroparaesthesia; Parästhesie (insbes. Kribbel- u. Taubheitsgefühl) im Bereich der Akren (Hände u. Zehen); Vork. v. a. bei Polyneuropathie*, seltener bei vasomotorisch-trophischer Dysregulation des vegetativen Nervensystems; vgl. Cassirer-Syndrom.

Akro|pigmentation (↑; Pigmente*) **f:** (engl.) acropigmentation; verstärkte Pigmentierung der Akren; **Vork.: 1.** i. R. einer Hypothyreose; **2.** als sog. Akromelanose bei Kleinkindern auf Finger- u. Zehenrücken mit spontaner Rückbildungstendenz bis zur Pubertät.

Akrosin **n:** (engl.) acrosin; proteolytisches Enzym im Akrosom der Spermatozoen; physiol. Bedeutung bei Penetration der Zona pellucida der Eizelle; s. Befruchtung.

Akro|sklerose (Akr-*; Skler-*; -osis*) **f:** s. Sklerodaktylie.

Akro|som (↑; Soma*) **n:** s. Spermien.

Akro|ter|iasis con|genita (↑; gr. τέρας Wunder, Mißgeburt; -iasis*; Co-*; lat. genitus geboren) **f:** nicht mehr gebräuchliche Bez. f. den oroakralen Fehlbildungskomplex*.

Akro|tropho|neurosen (↑; Troph-*; Neur-*; -osis*) **f pl:** (engl.) acrotrophoneuroses; Angioneuropathien* mit trophischen Störungen der Haut.

akro|zentrisch (↑; Centr-*): (engl.) acrocentric; Bez. f. Chromosomen*, deren Zentromer dicht an einem Ende lokalisiert ist.

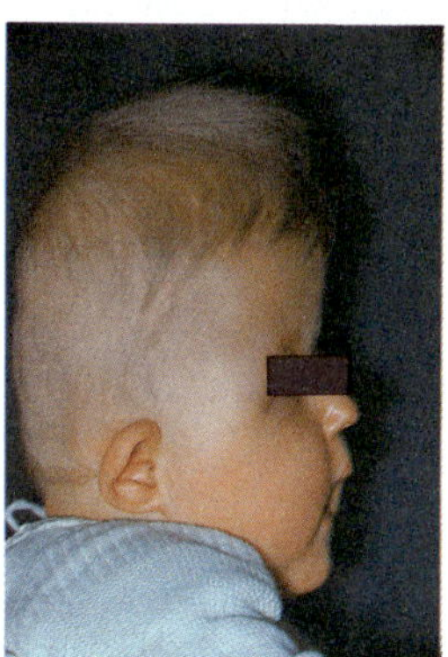

Akrozephalie [179]

Akro|zephalie (↑; Keph-*) **f:** (engl.) acrocephaly; Turm- od. Spitzschädel; Stenozephalie* inf. vorzeitiger Synostose insbes. der Kranznaht; vgl. Akrozephalopolysyndaktylie-Syndrome, Dysostosis craniofacialis.

Akro|zephalo|poly|syn|daktylie-Syn|drome (↑; ↑; Poly-*; Syn-*; Daktyl-*) **n pl:** (engl.) acrocephalopolysyndactyly syndromes; Oberbegriff für eine Gruppe von Fehlbildungssyndromen, die durch Akrozephalie, Polydaktylie u. Syndaktylie gekennzeichnet sind; s. Carpenter-Syndrom; vgl. Akrozephalosyndaktylie-Syndrome.

Akro|zephalo|syn|daktylie-Syn|drome (↑; ↑; Syn-*; Daktyl-*) **n pl:** (engl.) acrocephalosyndactyly syndromes; Bez. für eine Gruppe von Fehlbildungssyndromen mit Schädeldeformitäten u. Syndaktylie; unterschieden werden das Apert*-Syndrom u. die Nicht-Apert-Typen (Saethre*-Chotzen-Syndrom, Pfeiffer*-Syndrom). Vgl. Akrozephalopolysyndaktylie-Syndrome.

Akro|zyanose (↑; Zyan-*; -osis*) **f:** (engl.) acrocyanosis; periphere Zyanose*; blaurote Verfärbung der Haut an den Akren bei Umgebungstemperaturen von 15-18°C. Die Haut fühlt sich kalt u. feucht (Hyperhidrose) an, gelegentl. kommt es zu teigiger Schwellung u. Parästhesien. Die Verfärbung läßt sich wegdrücken, beim Loslassen tritt sie von der Peripherie her wieder auf (sog. Irisblendenphänomen). Auf der minderdurchbluteten Haut entstehen leicht Warzen, Mykosen u. Pernionen. **Vork.** meist bei jungen Frauen mit spontaner Rückbildungstendenz nach einigen Jahren; Wiederauftritt in der Menopause möglich. **Urs.:** Erweiterung des subpapillären Venenplexus bei maximaler Verengung der Arterien. Als Urs. der gesteigerten Kälteempfindlichkeit wird eine neurohormonale Regulationsstörung angenommen. **DD:** symptomat. A. bei Herz- u. Lungenkrankheiten, bei Kryoglobulinämie.

Akryl|säure: Acrylsäure*.

Aktin (gr. ἀκτίς, ἀκτῖνος Strahl) **n:** Protein des Muskels, das sich mit Myosin* z. Aktomyosin reversibel verbindet u. für d. Muskelkontraktion wichtig ist. Im Aktomyosin ist fibrilläres A. enthalten. Die Umwandlung v. fibrillärem A. in globuläres A. spielt e. Rolle bei d. Muskelkontraktion u. ist abhängig von ATP*.

aktinisch (↑): durch Strahlen bewirkt.

Aktino|bazillus (↑; Bacill-*) **m:** s. Actinobacillus.

Aktino|mykose (↑; Myk-*; -osis*) **f:** (engl.) actinomycosis; sog. Strahlenpilzkrankheit; **Err.:** Actinomyces* israelii; dringt meist von der Mundhöhle (z. B. durch kariöse Zähne) auf dem Lymphweg in d. Haut der Wangen u. des Halses ein. Es entstehen blau-rote, bretharte, wulstförmige Infiltrate mit Abszeß- u. Fistelbildungen. **Hauptformen: 1.** zervikofaziale A.; **2.** Lungenak-

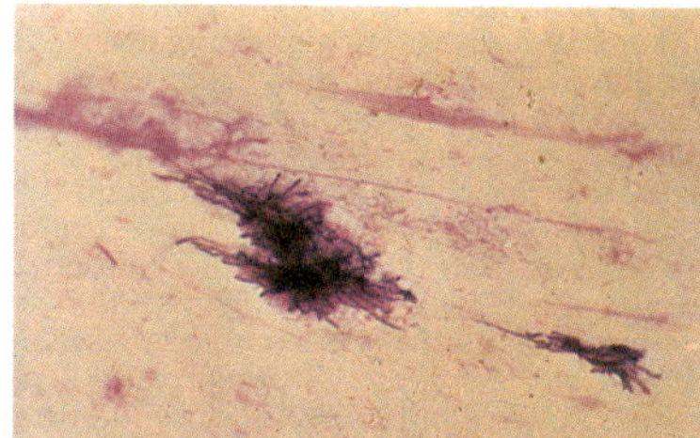

Aktinomykose:
Actinomyces-Species in einer bakteriellen Mischinfektion (Gram-Färbung) [547]

tinomykose (Drusen im Sputum); **3.** Darmaktinomykose (meist Ileozökalgegend, oft auch Appendix befallen); **4.** A. des Nervensystems; s. Enzephalitis.

Aktino|myzetom (↑; ↑; -om*) n: (engl.) actinomycetoma; chron., granulomatös-eitrige Inf. der Haut u. des subkutanen Bindegewebes mit Neigung zu Befall von Periost u. Knochen; **Err.:** Aktinomyzeten, Nocardia- u. Streptomyces-Arten; **Epidemiol.:** Hauptverbreitungsgebiet sind Tropen u. Subtropen; **Übertragung:** Erregereintritt üb. Hautverletzungen; Befall v. a. der

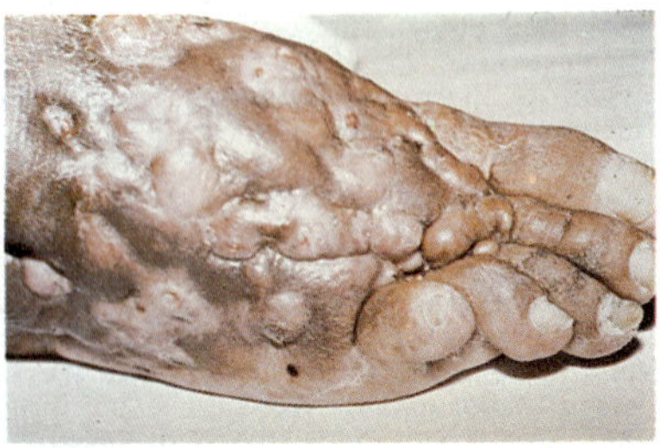

Aktinomyzetom:
sog. Madurafuß durch Infektion mit Nocardia brasiliensis [285]

Beine (sog. Madurafuß der barfuß gehenden Bevölkerung); **Klin.:** Inkubationszeit 1 Wo. bis mehrere Monate; am Ort der Erregerinokulation schmerzloses Knötchen, das größer wird u. eitrig einschmilzt; multiple Abszesse u. Fistelbildung, Schwellung des Organs, proliferative u. destruktive Knochenveränderungen. Aktinomyzetomeiter enthält drusenartige Körnchen ohne Begleitkeime. **Ther.:** Antibiotika, ggf. radikale chir. Sanierung; vgl. Eumyzetom.

Aktions|potential (lat. actio Handlung) n: (engl.) action potential; Antwort einer erregbaren Zelle (Nerv, Muskel) auf einen Reiz m. Änderung der Ionenleitfähigkeit u. des Membranpotentials*; besteht aus der Depolarisationsphase, in der das A. innerh. von ca. 0,1 ms durch schnellen Na^+-Einstrom in die Zelle auf bis +60 mV steigt, u. der Repolarisationsphase, in der die K^+-Leitfähigkeit zunimmt, bis das Ruhepotential wieder erreicht ist; vgl. Alles-oder-Nichts-Gesetz.

Aktions|strom (↑): (engl.) action current; durch Spannungsänderung an den Membranen von Muskeln od. Nerven erzeugter elektr. Strom, der bei Ableitung m. zwei Elektroden durch den Erregungsverlauf zweiphasig erscheint; einphasige Potentiale z. B. bei Verhinderung der Weiterleitung durch Verletzung; bildet die Grundlage für Elektroenzephalo-, -kardio-, -myo- u. -neurographie.

Aktivator (lat. activus tätig, handelnd) m: (engl.) activator; **1.** (chem.) Stoff, der selbst kein Katalysator ist, aber eine katalyt. Reaktion beschleunigt; **2.** Stoff, der eine Enzymreaktion auslöst od. beschleunigt; vgl. Plasminogenaktivatoren, Prothrombinaktivator; **3.** (kieferorthop.) herausnehmbares Hilfsmittel z. Kieferregulierung.

Aktivierung (↑): (engl.) activation; (kernphysik.) Erzeugung v. a. künstlicher Radionuklide* praktisch aller Elemente durch Beschuß stabiler Atomkerne mit Neutronen od. geladenen Teilchen, z. B. in Teilchenbeschleunigern.

Aktivierungs|ana|lyse (↑) f: (engl.) activation analysis; (nuklearmed.) Analyseverfahren mit extrem hoher Nachweisempfindlichkeit durch Aktivierung* der Probe; Anw. z. B. zur quant. Bestimmung von Spurenelementen, wobei mit Hilfe der Gammaspektrometrie* eine streng selektive Zuordnung der Strahlenenergie zu d. gesuchten Atomarten mögl. ist (Nachweisgrenze bei 10^{-10}-10^{-12} g); wesentl. empfindlicheres Verfahren als konventionelle chem.-analyt. Methoden.

Aktivi|meter (↑; Metr-*) n: Ionisationskammer* zur Messung der Aktivität von Radionukliden; Meßbereich von 400 kBq bis 10 GBq.

Aktivität (↑) f: kernphysik. Größe, die angibt, wieviele Atomkerne sich in einem radioaktiven Präparat pro Zeiteinheit radioaktiv umwandeln (s. Radioaktivität); ist proportional zur Anzahl der instabilen Kerne im Präparat; SI-Einheit ist das Becquerel* (Bq). Der Zus. zw. der A. einer radioaktiven Substanz u. der durch diese Substanz in einem Organismus bei Bestrahlung von außen od. von innen erzeugten Äquivalentdosis* ist kompliziert u. muß für jede radioaktive Substanz einzeln ermittelt werden; vgl. Dosisfaktoren.

Aktivität, intrinsische sym|patho|mimetische (↑) f: (engl.) intrinsic sympathomimetic activity; Abk. ISA; (pharmak.) Bez. f. die stimulierende Eigenwirkung einiger Betarezeptorenblokker* auf die v. ihnen besetzten Rezeptoren.

Aktivität, optische (↑) f: (engl.) optical activity; Fähigkeit zur Veränderung (Drehung) der Schwingungsebene des polarisierten Lichts; Eigenschaft von Substanzen mit asymmetrischem C-Atom, z. B. Zucker, Aminosäuren; s. Isomerie. **A., radio|aktive** (↑) f: s. Aktivität. **A.s|hyper|trophie** (↑; Hyper-*; Troph-*) f: (engl.) work hypertrophy; durch vermehrte Anforderung bedingte Größenzunahme, z. B. eines Muskels, einer Drüse; vgl. Leistungsherz. **A., spezifische** (↑) f: (engl.) specific activity; (biochem.) Enzymaktivität pro mg Enzymprotein (U/mg).

Aktiv|kohle (↑): (engl.) activated charcoal; syn. Carbo medicinalis, med. Kohle; eine aus pflanzl. Materialien gewonnene Substanz, die in Flüssigkeiten u. Gasen gelöste Teilchen absorbiert; **Verw.:** Verhinderung der Resorption u. Beschleunigung der Elimination bei Vergiftungen mit Stoffen, die dem enterohepatischen Kreislauf unterliegen (z. B. Carbamazepin, Phenobarbital, Phenylbutazon, Theophyllin); **NW:** in Einzelfällen mechan. Ileus nach Gabe sehr hoher Dosen (Gegenmaßnahme: Laxanzien).

Akto|myosin (Aktin*; My-*) n: Muskelprotein; s. Aktin, Myosin, Myofibrillen.

Aku|pressur (lat. acus Nadel; pressus Druck) f: (engl.) acupressure; chin. Originalbez. Tui Na bzw. An-Mo, d. h. Massage; Behandlungsmethode aus der traditionellen chinesischen Medizin*, bei der manuell Druck od. Reibung auf Akupunkturpunkte u. umgebendes Gewebe ausgeübt wird; vgl. Akupunktur, Shiatsu.

Aku|punktur (↑; lat. pungere stechen) f: (engl.) acupuncture; chin. Originalbez. Zhen, d. h. Nadelstechen u. Räuchern (Moxibustion*); aus der traditionellen chinesischen Medizin* stammende Therapiemethode (ca. 20 versch. Techniken), bei der an charakterist. Punkten der Körperoberfläche an Meridianen entlang Akupunkturnadeln unterschiedlich tief eingestochen werden, wodurch energetische Störungen innerh. des Organismus ausgeglichen bzw. einzelne Organsysteme angeregt od. gedämpft werden sollen. Die vorwissenschaftl. Medizin Chinas unterschied 14

Akute-Phase-Proteine

Protein	Referenzbereich (g/l)	Anstieg	Antwortzeit (St.)	biologische Bedeutung
C-reaktives Protein	0,00007 – 0,01	bis 1000fach	6 – 10	Opsonisierung, Komplementaktivierung
Serum-Amyloid-A-Protein	0,01 – 0,03			?
Alpha-1-saures Glykoprotein	0,55 – 1,4		10	T-Zell-Inhibitor
Alpha-1-Antitrypsin	1,0 – 2,0			Proteinaseinhibitor
Alpha-1-Antichymotrypsin	0,3 – 0,6	2 – 4fach		Proteinaseinhibitor
Haptoglobin	1,0 – 3,0		24	Hämoglobinbindung u. -transport
Fibrinogen	2,0 – 4,5			Blutgerinnung
C3-Komplementkomponente	0,55 – 1,2			
C4-Komplementkomponente	0,2 – 0,5	ca. 1,5fach	48 – 72	Opsonisierung und Chemotaxis
Zäruloplasmin	0,15 – 0,6			?

Meridiane mit ca. 700 Hauptakupunkturpunkten, die histol. eine Anhäufung rezeptiver Hautelemente (wie Merkel-Tastscheiben, Meissner-Tastkörperchen) aufweisen. Klassische A. setzt eine an traditioneller Medizin orientierte Diagnostik u. Vorstellung von Krankheit voraus; neuere Interpretationen verstehen A. als lokalen Reiz mit reflexiver Wirkung entspr. neurophysiol. Grundlagen. **Anw.:** bei Schmerzsyndromen u. funkt. Erkr. mit Störungen vegetativer Regelvorgänge. Vgl. Elektroakupunktur.

Akustikus|neurinom (gr. ἀκουστικός zum Hören; Neur-*; -om*) n: (engl.) acoustic neurinoma; Neurinom* am N. vestibulocochlearis (VIII) im Kleinhirnbrückenwinkel, ausgehend von der Pars vestibularis; **Sympt.:** Ohrgeräusche*, Hörminderung, Schwindel, Ausfälle der Hirnnerven V, VI, evtl. VII, IX u. X, homolaterale Kleinhirnhemisphärenzeichen (s. Symptome, zerebellare), Eiweißvermehrung im Liquor cerebrospinalis; **Diagn.:** Stenvers*-Aufnahme (Aufweitung des inneren Gehörgangs), Computertomographie, Kernspintomographie; **Ther.:** neurochirurgisch; **Progn.:** bei rechtzeitiger Entfernung gut. Vgl. Hirntumoren.

akustisch (↑): auf d. Gehör bezogen, Gehörs-.

akut (lat. acutus scharf, bedrohlich): (engl.) acute; plötzl. auftretend, schnell, heftig verlaufend; Ggs. chronisch.

Akute Galle (↑): klin. Bez. für akuten Symptomenkomplex aus Spontanschmerz, Druckschmerz im rechten Oberbauch, lokaler bzw. diffuser Abwehrspannung, tastbarem Tumor unter dem Rippenbogen, Leukozytose u. Sklerenikterus; **Urs.:** akute Cholezystitis* mit od. ohne Pericholezystitis, Gallenblasenempyem* sowie freie od. gedeckte Gallenblasenperforation.

Akute-Phase-Proteine (↑; gr. φάσις Erscheinung; Prot-*) n pl: (engl.) acute phase proteins; auch Akutphasenproteine; vorwiegend in der Leber gebildete Plasmaproteine (s. Tab), deren Serumkonzentration bei akut entzündl. Prozessen u. in der akuten Phase chron. progredient verlaufender entzündlicher Erkr. erhöht ist (Akute*-Phase-Reaktion) u. die wahrscheinlich für die Infektionsabwehr wichtig sind; bis auf C-reaktives Protein* (Erhöhung bis auf das 1000fache des Referenzwerts) u. Albumin (Verminderung der Serumkonzentration; Negativ-Akute-Phase-Protein wie auch Transferrin, Präalbumin, HDL u. LDL) handelt es sich um Glykoproteine*; u. a. Alpha-1-Antitrypsin (Erhöhung auf das 2–3fache), Zäruloplasmin (Erhöhung um ca. 50%), saures Alpha-1-Glykoprotein, Haptoglobin, Fibrinogen; Normalisierung der Serumkonzentration i. R. des Krankheitsverlaufs deutet auf eine Heilung der Erkr. hin.

Akute-Phase-Re|aktion (↑; ↑) f: (engl.) acute phase reaction; komplexe Allgemeinreaktion, die durch Gewebeschädigungen verschiedenster Art u. Überlagerung mit dagegen gerichteten frühen u. unspezif. Reaktionen des Organismus verursacht wird u. häufig mit allg. (Fieber, Krankheitsgefühl, Appetitlosigkeit) od. lokalen Sympt. (Entzündung*, Nekrose) einhergeht; Körperreaktionen werden überwiegend ausgelöst durch Lymphokine* (Interleukin-1, TL-1, auch Tumor-Nekrose-Faktor); als zelluläre Reaktionen treten z. B. Leukozytose mit Linksverschiebung, Thrombozytenaggregation u. reaktive Thrombozytose, Permeabilitätserhöhung von Leukozytenmembranen u. Mastzelldegranulation mit Freisetzung von Mediatoren auf; als humorale Reaktionen u. a. ein Anstieg der Serumkonzentration von Akute*-Phase-Proteinen, die insgesamt zu einer Restitutio ad integrum beitragen.

Akuter Hoden (↑): (engl.) acute testicle; rasches schmerzhaftes Anschwellen einer Hodensackhälfte; **Urs.:** Hodentorsion*, Hydatidentorsion*; langsamer Verlauf bei Epididymitis*, Orchitis*.

Akutes Ab|domen (↑; Abdomen*) n: (engl.) acute abdomen; klin. Bez. für eine meist akut einsetzende Symptomatik bei (häufig lebensbedrohl.) Erkr. im Bereich der Bauchhöhle, die eine rasche dd Abklärung u. meist eine notfallmäßige operative Ther. erfordert; typische **Leitsymptome** sind akut auftretende Schmerzen, Veränderungen der Darmperistaltik mit Störung der Darmentleerung, abdominelle Abwehrspannung, Verschlechterung des AZ, evtl. Fieber, klin. Zeichen einer inneren Blutung, Kreislaufstörungen u. Schock. **Urs.** u. topographische **DD:** s. umseitige Tab.; dd Abklärung unter Ausschluß ex-

A

Akutes Abdomen
Differentialdiagnose akuter abdomineller Beschwerden nach ihrer Lokalisation

Lokalisation	Erkrankung
Oberbauch	
rechts	perinephritischer, subhepatischer od. subphrenischer Abszwß, Ulkusperforation, Appendizitis, Cholezystitis, Leberruptur, Stauungsleber, Pankreatitis, Pleuritis, Pyelitis, Nirenbeckenstein
Mitte	Angina pectoris, Herzinfarkt, Hiatushernie, Ösophagusperforation, Pankreatitis, Pleuritis, Ulkusperforation
links	perinephritischer od. suphrenischer Abszeß, Herzinfarkt, Milzinfarkt od. -ruptur, Pankreatitis, Pleuritis, Nierenbeckenstein, Pyelitis
Unterbauch	
rechts	Appendizitis, Enteritis regionalis Crohn, Gallenblasenperforation, inkarzerierte Hernie, Psoasabszeß, Hodentorsion, Invagination, Lymphadenitis mesenterica, Adnexitis, stielgedrehte Ovarialzyste, Tubargravidität, Ureterstein
Mitte	Aneurysmaruptur, Mesenterialinfarkt, mechanischer Ileus
links	inkarzerierte Hernie, Hodentorsion, Adnexitis, stielgedrehte Ovarialzyste, Tubargravidität, Psoasabszeß, Rektosigmoidkarzinom, Sigmadivertikulitis, Ureterstein

traabdominaler Erkr. (z. B. Herzinfarkt, Pneumonie, Pleuritis, diabetisches Koma) v. a. mittels spez. Laboruntersuchungen (u. a. Hämoglobin, Leukozyten, Enzymdiagnostik) u. Röntgendiagnostik (z. B. Abdomenübersicht). **Cave:** bei A. A. sofortige Klinikeinweisung, keine Opiate u. keine orale Nahrungszufuhr!

Akz-: s. a. Acc-.

Ak|zeleration (lat. accelerare beschleunigen) f: (engl.) acceleration; Beschleunigung; **1.** (anthrop.) Beschleunigung der Entwicklungsgeschwindigkeit m. Zunahme der Endgröße bei bd. Geschlechtern; **Wachstumsakzeleration:** durchschnittl. Zunahme der Körperlänge* um 5-10 cm seit Ende des vorigen Jahrhunderts, meist in Verbindung m. dem früheren Eintritt der Pubertät* um 1-2 Jahre (**Entwicklungsakzeleration**) in industrialisierten u. Agrarländern; Urs.: u. U. ein sog. Urbanisierungstrauma (erhöhte vegetative, endokrine u. zerebrale Reaktionsbereitschaft aufgrund von Einflüssen des städt. Lebens auf d. Kinder); **2.** (gebh.) in Abhängigkeit v. Wehen (**periodische A.**) od. Kindsbewegungen auftretende Steigerung der fetalen Herzschlagfrequenz in der Kardiotokographie*; klin. Bedeutung unsicher.

Ak|zelerin (↑) n: Faktor VI bzw. Va der Blutgerinnung*; aktivierte Form von Faktor V (Proakzelerin*).

Ak|zeptor (lat. accipere, acceptus annehmen) m: aufnehmende Substanz od. Struktur.

ak|zessorisch (lat. accedere, accessus hinzutreten): (engl.) accessory; hinzutretend, z. B. akzessorische Mamma*.

Ak|zessorius||lähmung (↑): (engl.) accessory nerve paralysis; Lähmung des N. accessorius; **Sympt.** bei einseitiger A.: Neigung des Kopfes z. gesunden Seite, Drehung des Kinns z. kranken Seite (Schiefhals), Tiefstand des Schulterblatts (Längsachse nach oben außen u. innen unten verschoben); häufig Folge v. Lymphknoten-Probeexzisionen (iatrogene A.).

ak|zidentell (lat. accidere zufällig vorkommen): (engl.) accidental; zufällig, unwesentlich; nicht z. Krankheitsbild gehörend.

Al: chem. Symbol f. Aluminium*.

Ala (lat.) f: (anat.) Flügel.

Alagille-Syn|drom (D. A., zeitgen. Päd., Frankreich) n: syn. arteriohepatische Dysplasie; autosomal-dominant erbl. Krankheitsbild mit Hypoplasie der Gallengänge, Pulmonalstenose, Gesichtsdysmorphie, Wirbelkörperanomalien; **Sympt.:** Ikterus, Pruritus, evtl. Xanthome der Haut; **Progn.:** gut, da sich i. d. R. keine Leberzirrhose entwickelt.

A|laktasie (A-*; Lakt-*) f: s. Kohlenhydratmalabsorption.

A|lalie (↑; gr. λαλεῖν reden) f: (engl.) alalia; Unfähigkeit zu artikulierter Lautbildung; Vork. v. a. bei gestörter od. verzögerter Sprachentwicklung*.

Ala lobuli cen|tralis (lat. Flügel; Lobulus*; Centr-*) f: Verbindung des Lobulus centralis des Kleinhirnwurms mit d. Kleinhirnhemisphären. **A. major** (↑) f: großer Keilbeinflügel. **A. minor** (↑) f: kleiner Keilbeinflügel. **A. nasi** (↑) f: Nasenflügel.

Alanin n: s. Aminosäuren.

Alanin|amino|trans|ferase f: Abk. ALT, ALAT; neue Bez. für Serum-Glutamat-Pyruvat-Transaminase (SGPT); Enzym, das die Umwandlung von Glutamat u. Pyruvat zu L-Alanin u. Alphaketoglutarat reversibel katalysiert; **Bestimmung** durch photometrische Messung der der Pyruvatkonzentration proportionalen NADH-Abnahme (s. Pyruvatbestimmung); **Vork.** v. a. in der Leber; erhöhte Werte im Serum bei Lebererkrankungen u. Cholestase. Vgl. Referenzbereiche (Tab.), Leberfunktionsproben, Transaminasen.

Ala ossis ilii (lat. Flügel; Os-*) f: Darmbeinschaufel.

alaris (lat.): flügelförmig.

Alarm||re|aktion f: s. Anpassungssyndrom, allgemeines. **A.syn|drom** n: allgemeines Anpassungssyndrom*. **A.tief:** Begriff der Kardiotokographie*; gemeinsame Bez. für Spät- u. variable

Tiefs b. der Bewertung der Wehenreaktionstypen*.

Alastrim (port. alastrarse sich ausbreiten) n: s. Variola.

ALAT: Abk. f. **Al**anin**a**mino**t**ransferase*.

Alaun m: (engl.) alum; Doppelsalz der Schwefelsäure mit einem ein- u. dreiwertigen Metall; im engeren Sinne das als Styptikum u. Adstringens verwendete Kaliumaluminiumsulfat ($KAl[SO_4]_2 \cdot 12H_2O$).

Albarran-Ormond-Syn|drom (Joaquin A. y Dominguez, Urol., Paris, 1860-1912; John O., zeitgen. Urol., Detroit) n: s. Fibrose, retroperitoneale.

Albendazol (INN) n: Breitbandanthelmintikum, spez. gegen intestinale Nematoden u. deren präintestinale Larvenstadien, bei Trichinose, Echinokokkose u. Zystizerkose.

Albers-Schoenberg-Krankheit (Heinrich A.-Sch., Röntg., Chir., Hamburg, 1865-1921): syn. Marmorknochenkrankheit*.

albicans (lat. albicare weiß machen): weißlich.

Albini-Knötchen (Giuseppe A., Physiol., Neapel, 1827-1911): (engl.) Albini's nodules; Knötchen am Rand der Atrioventrikularklappen b. manchen Neugeborenen; Bedeutung unklar.

Albinismus (lat. albus weiß) m: (engl.) albinism; Achromasie, Achromie; Oberbegriff f. alle Formen einer Störung der Melaninbildung inf. o-Diphenoloxidase-(Tyrosinase-)Mangels m. unterschiedl. Erbgängen; Sympt.: weißblonde Kopf- u. Körperbehaarung, hellblaue od. rötl. Iris, hellrosafarbige Haut; inf. Pigmentmangels v. Retina u. Iris sowie des Sehapparats (Unterentwicklung der Macula lutea) finden sich regelmäßig Lichtscheu, Nystagmus u. verminderte Sehschärfe.

Albinismus con|genitus circum|scriptus partialis (↑) m: syn. Piebaldismus; autosomal-dominant erbl. Form des Albinismus mit scharf begrenzten, größeren, melanozytenfreien Flekken, in denen sich pigmentierte Einsprengsel befinden; typisch ist eine weiße Stirnlocke. A. c. c. p. ist auch Teilsymptom des Klein-Waardenburg-Syndroms (s. Waardenburg-Syndrom, Abb.). **DD:** Vitiligo*, Naevus* depigmentosus, Incontinentia* pigmenti achromians.

Albinoidismus (↑; -id*) m: (engl.) incomplete albinism; inkompletter Albinismus mit schwach pigmentierter Haut, nicht vollständig weißen Haaren u. ohne Augensymptome; sporadisches u. autosomal-dominant erbl. Auftreten; **DD:** b. Kindern Phenylketonurie*.

Albright-Butler-Bloomberg-Syn|drom (Fuller A., Arzt, Boston, 1900-1969; Allan M. Bu., amerikan. Arzt, geb. 1894; Esther Bl., amerikan. Ärztin) n: syn. chron. Phosphatdiabetes; s. Phosphatstörungen, primäre.

Albright-Osteo|dys|trophie, hereditäre (↑; Ost-*; Dys-*; Troph-*) f: Bez. f. charakterist. Symptomenkomplex mit Minderwuchs, rundem Gesicht, Brachydaktylie v. a. der Metacarpalia u. Metatarsalia IV u. V, subkutanen Kalkspangen sowie intrakraniellen Verkalkungen, häufig begleitet von geistiger Retardierung; Vork. bei Pseudohypoparathyreoidismus* u. Pseudo*-Pseudohypoparathyreoidismus.

Albright-Syn|drom (↑) n: syn. McCune*-Albright-Syndrom.

Albuginea (lat. albugo weißer Fleck) f: Kurzbez. für Tunica* albuginea.

Albugo (↑) f: weißer Hornhautfleck.

Album-: Wortteil mit der Bedeutung das Weiße, Eiweiß; von lat. albumen.

Albumen (↑) n: s. Eiweiße.

Albumine (↑) n pl: (engl.) albumins; in der Leber synthetisierte, gut wasserlösl. globuläre Proteine (MG ca. 66 000) mit einem hohen Gehalt an schwefelhaltigen Aminosäuren, machen als Serumalbumin ca. 52-62% des Gesamteiweißes im Blutplasma aus (s. Elektrophorese, Abb.); **Bedeutung:** v. a. Regelung des intravasalen onkot. Drucks, Transportprotein für wasserunlösl. Stoffe (z. B. Bilirubin, freie Fettsäuren). A. kommen auch im Liquor cerebrospinalis, in der Lymphe u. a. Körperflüssigkeiten, im Muskelgewebe u. als Laktalbumin in der Muttermilch vor. Nachweis durch Fällungsreaktionen (z. B. mit Neutralsalzen) u. Farbproben (z. B. Biuret-, Ninhydrinreaktion). Aufgrund eines genet. Polymorphismus* kommen versch. autosomal-kodominant erbl. Molekülvarianten vor, die bei Serumelektrophorese unterschiedl. Wanderungsgeschwindigkeiten aufweisen können (als sog. Doppel- od. Bisalbuminämie mit Verdoppelung der Albuminbanden beschrieben). Vgl. Hypalbuminämie, Humanalbumin.

Albumin/Globulin-Quotient (↑; Globuline*) m: (engl.) albumin-globulin ratio; Verhältnis von Albumin zu Globulin im Blutserum (normal: 1,5-2,5). Vgl. Elektrophorese, Eiweißquotient.

Albumin|test (↑) m: durch Zugabe von bovinem od. humanem Albumin verstärkte Hämagglutination* zum Nachweis von inkompletten Antikörpern*; vgl. Kolloidtest.

Albumin|urie (↑; Ur-*) f: (engl.) albuminuria; Ausscheidung von Albumin im Urin; Referenzbereich: <20 mg/24 Std.; gesteigerte A. wichtigstes Frühsymptom der diabetischen Glomerulosklerose*; A. i. R. eines nephrotischen Syndroms* kann zur Hypalbuminämie* führen. Vgl. Proteinurie.

Albumin|urie, ortho|statische (↑; ↑) f: s. Proteinurie, lordotische.

Albumosen (↑) f pl: (engl.) albuminoses; Abbauprodukte der Eiweiße*.

Alcalescens-Dispar-Bakterien (arab. al-kalij kalzinierte Asche; lat. dispar ungleich; Bakt-*) f pl: s. Veillonella.

Alcaligenes (↑; -gen*) m: Gattung gramnegativer, bewegl., aerober Stäbchen- od. Kugelbakterien (noch keiner Fam. zugeordnet, vgl. Bakterienklassifikation), peritrich begeißelt, Oxidase-positiv; **Verbreitung:** Wasser- u. Bodenkeim; Intestinaltrakt von Vertebraten; isoliert aus Wund- u. eitrigem Ohrsekret, sowie Blut, Urin u. Spinalflüssigkeit; opportunistische Erreger* v. a. von Harnweginfektionen; Species: A. faecalis; A. denitrificans (mit Subspecies xylosoxydans).

Alcian|blau-Färbung: (engl.) Alcian blue staining; histol. Färbemethode insbes. zur Darstellung der Muzine*.

Alclo|metason (INN) n: 7α-Chlor-11β,17,21-trihydroxy-16α-methyl-1,4-pregnadien-3,20-dion-17,21-dipropionat (IUPAC); halogeniertes Glukokortikoid; Verw.: z. lokalen Ther. der Psoriasis, Neurodermitis u. von Ekzemen.

Alcloxa (INN) n: [(2,5-Dioxo-4-imidazolidinyl)harnstoff] (IUPAC); Chlortetrahydroxyaluminiumverbindung des Allantoins; Verw.: Adstringens, Dermatikum.

Alcock-Kanal (Thomas A., Chir., London, 1784-1833; Kanal*): (engl.) pudendal canal; syn. Canalis pudendalis; Duplikatur der Fascia obturatoria in der Seitenwand der Fossa* ischiorectalis; enthält die Vasa pudenda interna u. den N. pudendus. Vgl. Fascia pelvis.

Alcuronium|chlorid (INN) n: N,N'-Diallylnortoxiferinium-di-chlorid (IUPAC); nichtdepolarisierendes, peripheres Muskelrelaxans; Verw.: s. Muskelrelaxanzien, periphere.

ALD: Abk. f. **1. Ald**olase*; **2.** **A**drenol**eukod**ystrophie; s. Adrenoleukomyeloneuropathien.

Aldehyd m: Abk. v. **Al**coholus **dehyd**rogenatus; erstes Oxidationsprodukt primärer Alkohole, enthält als funkt. Gruppe die Aldehydgruppe; Benennung durch den Stammkohlenwasserstoff u. die Endung -al, häufig auch durch Trivialnamen, denen die lat. Bez. der Carbonsäure zugrundeliegt, die bei Oxidation aus dem A. entsteht; z. B. Methanal, wird zu Acidum formicum (Ameisensäure) oxidiert u. daher auch als Formaldehyd* bezeichnet. A. besitzen ungesättigten Charakter durch das doppeltgebundene Sauerstoffatom u. die Fähigkeit zu Additionsreaktionen, es sind Reduktionsmittel. Vgl. Dialdehyd.

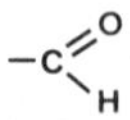

Aldehyd, funktionelle Gruppe

Aldehyd|alkohole m pl: Oxidationsprodukte mehrwertiger Alkohole; z. B. versch. Zucker, die sich von drei-, vier-, fünf- u. sechswertigen Alkoholen ableiten: Glykolaldehyd (HO—CH_2—COH), Glyzerinaldehyd (HO—CH_2—CH[OH]—CHO); s. Aldosen.

Aldehyd||de|hydro|genase f: in der Leber vorkommende Dehydrogenase; spielt eine wichtige Rolle bei der Oxidation des Alkohols z. Acetat. **A.mutase** f: Enzym, das unter Mitwirkung der Cozymase Aldehyddismutationen katalysiert; vgl. Cannizzaro-Reaktion. **A.oxidase** f: Enzym (Flavoproteid), das Aldehyde zu d. entspr. Carbonsäuren oxidiert; enthält Molybdän. Da auch Xanthin zu Harnsäure oxidiert wird, nennt man die A. auch Xanthinoxidase*. **A.probe:** s. Urobilin. **A.zucker:** s. Aldosen, Kohlenhydrate.

Alder-Reilly-An|omalie (Albert A., Hämat., Aarau, 1888-1951; W. A. R., frz. Arzt; Anomalie*) f: (engl.) Alder's anomaly; erbl. Anomalie der Leukozyten b. Störung des Polysaccharidstoffwechsels; auffallend große, dunkel od. rötl. gefärbte Granula in neutrophilen Granulozyten, aber auch Monozyten u. Lymphozyten; oft kombiniert mit Gargoylismus* u. a. Störungen des Skelettwachstums.

Aldioxa (INN) n: Dihydroxyaluminiumverbindung des Allantoins (IUPAC); Verw.: Dermatikum.

Aldo|hexose f: (engl.) aldohexose; Monosaccharid m. sechs C-Atomen (Hexose) u. Aldehydgruppe (Aldose); s. Kohlenhydrate.

Aldolase f: Abk. ALD; syn. Zymohexase; Enzym der Glykolyse*, das die Spaltung von D-Fruktose-1,6-Disphosphat in D-Glyzerinaldehydphosphat u. Dihydroxyacetonphosphat, als Leberaldolase auch die von Fruktose-1-Phosphat in Glyzerinaldehydphosphat u. Dihydroxyaceton (allerdings mit wesentl. geringerer Aktivität) reversibel katalysiert; höchste Aktivität im Skelettmuskel; Bestimmung im optischen Test*; erhöhte Werte u. a. bei Hepatitis, Leberzirrhose, Muskelerkrankungen, Herzinfarkt, Prostatakarzinom. Vgl. Referenzbereiche (Tab.).

Aldolase|mangel: (engl.) fructose-1,6-diphosphatase-deficiency; syn. Fruktose-1,6-Diphosphatasemangel; seltene autosomal-rezessiv vererbte Stoffwechselstörung der Glukoneogenese*; **Klin.:** Laktatvermehrung bes. im Hungerzustand (Laktatazidose*) inf. der Blockierung der Synthese von Glukose aus Pyruvat; **Diagn.:** Bestimmung der Enzymaktivität in Leukozyten; pränatale Diagn. ist möglich; **Ther.:** ausreichende u. häufige Zufuhr von Kohlenhydraten unter Vermeidung von Fruktose u. Saccharose.

Aldosen f pl: (engl.) aldoses; Monosaccharide* m. einer Aldehydgruppe; liegen in Lösung nur zu einem kleinen Teil als Aldehyde vor, hauptsächl. als cyclische Halbacetale (Pyranosen* od. Furanosen*); s. Halbacetalbildung.

Aldo|steron n: (engl.) aldosterone; in der Zona glomerulosa produziertes, zu den Mineralokortikoiden* gehörendes Nebennierenrinden-Hormon mit wesentl. Einfluß auf d. Steuerung des Natrium-, Kalium- u. Wasserhaushalts sowie des extrazellulären Flüssigkeitsvolumens u. des Plasmavolumens (Renin*-Angiotensin-Aldosteron-System); A. bewirkt Erhöhung der Na-Reabsorption in distalen Nierentubuli, vermehrte K-Ausscheidung, Zunahme des extrazellulären Flüssigkeitsvolumens, beeinflußt Elektrolyt- u. Wasseraustausch auch an anderen Zellgrenzflächen; hemmende Wirkung auf A. hat Spironolacton*; **Bestimmung:** radioimmun. im Plasma.

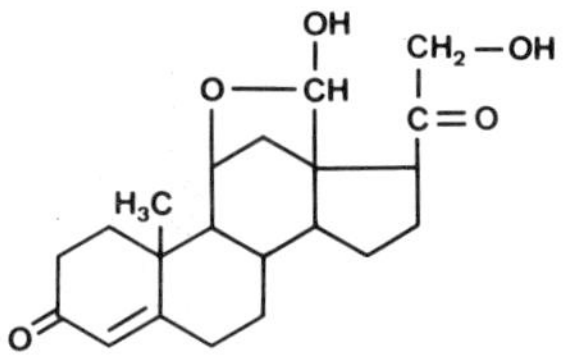

Aldosteron

Aldo|steronismus m: syn. Hyperaldosteronismus*.

Aldo|steron|mangel: s. Hypoaldosteronismus.

Aldo|steronom (-om*) n: (engl.) aldosteronoma; aldosteronproduzierendes Nebennierenrindenadenom, selten -karzinom od. Ovarialkarzinom; führt zum Hyperaldosteronismus*. Vgl. Nebennierenrindenhyperplasie.

Aldrich-Syn|drom (Robert A., Päd., Denver, geb. 1917) n: s. Wiskott-Aldrich-Syndrom.

Aleppo|beule: veraltete Bez. f. kutane Leishmaniase; s. Leishmaniasen.

A|leukie (A-*; Leuk-*) f: s. Agranulozytose, Syndrom, aplastisches.

Alexander-Krankheit (W. Stewart A., zeitgen. Neuropathol., Großbritannien): (engl.) Alexander's disease; autosomal-rezessiv erbl. neurodegenerative Erkr. inf. Speicherung hyaliner, eosinophiler Substanzen in den Astrozyten der weißen u. grauen Substanz mit Makrozephalie, progressivem psychomotor. Abbau u. Spastik.

A|lexie (A-*; gr. λέξις Lesen) f: (engl.) alexia; Leseunfähigkeit; Form der Agnosie*, als literale (Einzelbuchstaben werden nicht erkannt) bzw. verbale A. (Wörter werden nicht erkannt); vgl. Aphasie.

A|lexi|thymie (↑; ↑; gr. θυμός Gefühl) f: Unvermögen, Gefühle hinreichend wahrzunehmen u. zu beschreiben; wichtig f. das Verständnis psychosomat. Störungen.

Alfa|calcido̲**l** (INN) n: 1-α-Hydroxycolecalciferol (IUPAC); Vitamin-D-Derivat.

Alfen|tani̲**l** (INN) n: N-{1-[2-(4-Ethyl-5-oxo-2-tetrazolin-1-yl)ethyl]-4-methoxymethyl-4-piperidyl}propionanilid (IUPAC); synthetisches Opioid; Verw.: ultrakurzwirksames, starkes Analgetikum, v. a. für die Neuroleptanalgesie*.

Algesi̲**e** (-algie*) f: physiol. Schmerzempfindung; vgl. Schmerz, Analgesie.

Algesio|logi̲**e** (↑; -log*) f: (engl.) algesiology; Teilgebiet der Medizin, das sich mit der Erforschung der Schmerzentstehung u. der Schmerztherapie* befaßt.

-algie: auch -algesie; Wortteil mit der Bedeutung Schmerz, Leid; von gr. ἄλγος.

Algi̲**n|säure** (lat. alga Tang, Seegras): syn. Algensäure; aus Algen gewonnene kolloidale Masse (hochmolekulares Polyuronid); in d. Lebensmittelindustrie u. Pharmazie als Binde-, Emulgier- u. Verdickungsmittel, med. z. Blutstillung u. als chir. Wundverschluß, auch als Gelbildner f. die Behandlung der Refluxösophagitis*.

Algo|dys|trophi̲**e, sym|p**a̲**thische** (-algie*; Dys-*; Troph-*) f: (engl.) sympathetic algodystrophy; schmerzverstärkende Wirkung des sympathischen Nervensystems durch vegetative Reflexantwort (Reflexdystrophie), die wahrscheinlich über pathol. Durchblutungsverhältnisse zu einer erregungsfördernden Störung des physiol. Milieus der Nozizeptoren (vgl. Schmerzleitung) u. damit zur Perpetuierung der Schmerzzustände führt; **Diagn. u. Ther.:** Sympathikusblockade*; vgl. Kausalgie, Sudeck-Syndrom.

Algo|dys|trophi̲**e|syn|drom** (↑; ↑; ↑) n: (engl.) algodystrophic syndrome; durch Isoniazid* induzierte fibrosierende rheumatoide Arthropathie* mit Schmerzen u. Schwellungen versch. Gelenke (insbes. im Bereich der oberen Extremitäten), die 2 Wo. bis 6 Mon. nach Einnahme auftritt; **DD:** rheumatoide Arthritis* (bei A. Rheumatest neg., BKS u. Blutbild normal); **Progn.:** weitgehende Rückbildung nach Absetzen des Isoniazids.

Algo|lagni̲**e** (↑; gr. λαγνεία Wollust) f: s. Sadismus.

Algo|pareuni̲**e** (↑; Par-*; gr. εὐνή Lager, Bett) f: (engl.) pain with intercourse; Schmerzen der Frau beim Koitus, psychosexuell od. funktionell (z. B. inf. abwehrbedingter Anspannung der Beckenbodenmuskulatur, mangelnder Lubrikation*) od. org. bedingt (z. B. inf. von Narben, Verwachsungen, Entz. u. troph. Störungen im Genitalbereich).

A̩lgor (lat.) m: Kälte.

A̩lgor mo̩rtis (↑; lat. mors Tod) m: Leichenkälte.

Alg|uri̲**e** (-algie*; Ur-*) f: (engl.) pain with urination; schmerzhafte Harnentleerung, z. B. bei Zystitis*.

Alibert-Krankheit (Jean-Louis A., Dermat., Paris, 1766-1837): historische Bez. f. Mycosis* fungoides.

A|libidini̲**e** (A-*; lat. li̩bido Lust) f: (engl.) chronic decreased libido; rel. selten u. bei beiden Geschlechtern vorkommendes chron. Fehlen sexuellen Interesses u. sexueller Bedürfnisse u. Wünsche; beim Mann manifestiert sich A. i. d. R. als Erektionsstörung, b. der Frau ggf. als Vaginismus*, bei bd. Geschlechtern als Anorgasmie*; vgl. Libidostörung.

Ali-Krogius-Kapsel|plastik (Frans Ali K., Chir., Helsinki, 1864-1939; -plastik*) f: (engl.) Ali-Krogius capsuloplasty; Operationsmethode bei habitueller Patellaluxation*; laterale Verpflanzung eines medial entnommenen Hautstreifens zur Verstärkung der lateralen Kniegelenkkapsel; Verpflanzung des M. gracilis auf die Patella, wodurch die Patella bei Anspannung nach medial gezogen wird.

Ali|memazi̲**n** (INN) n: 10-(3-Dimethylamino-2-methylpropyl)phenothiazin (IUPAC); Phenothiazinderivat; Verw.: s. Neuroleptika (erhebl. NW).

alimentä̲**r** (lat. alime̩ntum Nahrung): durch Nahrung hervorgerufen.

Alimentä̲**r|psathyrose** (↑; gr. ψαθυρός zerbrechlich; -osis*) f: s. Osteopathie, alimentäre.

Alimentatio̲**n** (↑) f: (engl.) alimentation; Ernährung.

Aliza|pri̲**d** (INN) n: N-[(1-Allyl-2-pyrrolidinyl)-methyl]-6-methoxy-1H-benzotriazol-5-carboxamid (IUPAC); Verw.: Antiemetikum.

Alkali|ämi̲**e** (arab. al-kalij kalzinierte Asche; -ämie*) f: (engl.) alkalaemia; syn. dekompensierte Alkalose*; lebensbedrohlicher Alkaliüberschuß im Blut mit Anstieg des pH-Wertes auf über 7,44.

Alka̲**lien** (↑) n pl: (engl.) alkalines; die in Wasser lösl. Hydroxide der Alkali- u. Erdalkalimetalle.

Alka̲**li|metalle** (↑) n pl: (engl.) alkali metals; Gruppenbez. f. die Elemente Lithium, Natrium, Kalium, Rubidium, Caesium u. Francium (I. Hauptgruppe des Periodensystems* der Elemente).

Alka̲**li|reserve** (↑) f: (engl.) alkali reserve; Kohlendioxid-Bindungsvermögen des Plasmas; der Bicarbonatgehalt von anaerob gewonnenem Plasma wird nach Äquilibrierung* bei einem pCO_2-Partialdruck von 40 mmHg volumetrisch gemessen; als Kenngröße zur Beurteilung des Säure-Basen-Gleichgewichts im Blut nicht mehr üblich, da andere Parameter (s. Säure-Basen-Status, Standardbicarbonat) aussagekräftiger sind.

Alkaloi̲**de** (↑; -id*) n pl: (engl.) alkaloids; meist alkal. reagierende, rel. kompliziert aufgebaute u. als kristalline Substanzen darstellbare stickstoffhaltige Naturstoffe, die in vielen Pflanzen (v. a. in tropischen u. subtropischen Dikotylen) fast ausschl. aus den Aminosäuren Prolin bzw. Ornithin, Lysin, Phenylalanin u. Tryptophan gebildet werden u. ausgeprägte pharmak. Wirkungen besitzen; bisher sind ca. 3000 A. bekannt. Die **Alkaloidbasen** sind meist lipophil u. optisch aktiv, die durch Anlagerung von Säuren an die Stickstoffatome gebildeten **Alkaloidsalze** hydrophil.

Alkalo̲**se** (↑) f: (engl.) alkalosis; Störung im Säure*-Basen-Haushalt mit Anstieg des art. pH-Wertes über 7,44; Eintreten u. Ausmaß der Alkaliämie (dekompensierte A.) hängen u. a. von den vorhandenen Kompensationsmöglichkeiten (durch Pufferung* u. renale Bicarbonatausscheidung) ab; **Formen: 1. metabolische A.** mit Anstieg von aktuellem Bicarbonat, Standardbicarbonat*, positiver Basenabweichung*; **a)** Additionsalkalose durch übermäßige Zufuhr von Bicarbonat, Laktat od. Zitrat (z. B. Transfusion großer Volumina); **b)** Subtraktionsalkalose durch Verlust an Wasserstoffionen; z. B. durch Magensaftverlust, bei Hypokaliämie (auch inf. Diuretikatherapie), endokrinen Störungen (Hyperaldosteronismus), Kortikoidtherapie u. a.; Kompensation: respiratorisch durch Hypoventilation (führt über eine Erhöhung des art. pCO_2 zur kompensierten A. mit normalem pH-Wert); Sympt.: Hypokaliämie, Hypokalzämie, schlechte Gewe-

A

beoxygenierung (Verschiebung der Sauerstoff-Dissoziationskurve), Hypovolämie; Diagn.: art. Blutgasanalyse*, Säure*-Basen-Status; Ther.: bei ausgeprägter metabolischer A. Substitution von Chlorid u. Kalium durch Kaliumchloridlösungen, evtl. Protonenzufuhr durch Argininhydrochlorid od. ggf. 0,1-0,2molarer Salzsäure;

> Berechnung des Säurebedarfs zur Korrektur einer metabolischen Alkalose: Säurebedarf (mmol) = positive Basenabweichung × 0,2 × kg Körpergewicht.

2. respiratorische A. mit Abfall des CO_2*-Partialdrucks u. Anstieg des art. pH-Wertes durch gesteigerte pulmonale Kohlendioxidabgabe inf. Hyperventilation* wegen Sauerstoffmangel (bei Lungenerkrankung, Anämie, Höhenatmung u. a.), bei direkter Reizung des Atemzentrums (z. B. bei Enzephalitis, Schädelhirntrauma, Leberkoma, Thyreotoxikose, psychischer Erregung) sowie u. U. bei maschineller Beatmung; Kompensation: bei länger bestehender respiratorischer A. gesteigerte renale Bicarbonatelimination; Sympt.: Hyperventilationstetanie*, Bronchokonstriktion, bei chron. Hyperventilation Hyperchlorämie; Ther.: Beseitigung der Grundstörung, bei Hyperventilationssyndrom Rückatmung.

Alkalose, kon|genitale (↑) **f:** (engl.) congenital alkalosis; angeb. Stoffwechselanomalie mit Störung des Säure-Basen-Haushalts; wahrscheinl. führt eine Carboanhydrase-Aktivität bes. in der Darmschleimhaut zu einer erhöhten Ausscheidung von sauren Valenzen vorwiegend im Darm (s. Azidogenese) mit Erniedrigung der Blutkonzentrationen von Cl^- u. K^+ (Hypochlorämie u. Hypokaliämie) u. damit zu einer Alkalose*. **Sympt.:** bereits wenige Tage nach der Geburt Durchfälle mit stark saurer Reaktion; **Ther.:** Diät, die bes. für Kaliumersatz sorgt (kann eine weitgehend normale körperl. u. geistige Entwicklung ermöglichen).

Alk|apton|urie (↑; gr. ἅπτειν erfassen; Ur-*) **f:** (engl.) alkaptonuria; seltene, autosomal-rezessiv erbl. Anomalie des Aminosäurestoffwechsels; androtrope Erkr., bei der inf. einer verminderten od. fehlenden Aktivität der Homogentisinsäure-Oxygenase beim Abbau von Phenylalanin* u. Tyrosin* der Benzolring der Homogentisinsäure* nicht gesprengt werden kann, so daß diese vermehrt im Urin ausgeschieden wird. Die Braunfärbung des Urins bei längerem Stehenlassen kann durch Alkalizusatz beschleunigt werden (Name). **Sympt.:** bei Kleinkindern dunkle Verfärbung der Windeln; durch Pigmentablagerung in bradytrophem Gewebe (Ochronose) kommt es zu schwärzl. Verfärbung von Nase, Ohren u. Augen (Lidknorpel, Sklera, Hornhautrandgebiete); meist erst jenseits des 30. Lj. treten inf. Degeneration der Gelenkknorpel Schwellungen u. Bewegungseinschränkungen der großen Gelenke u. der Wirbelsäule auf. **Diagn.:** heller, frischer Harn, der sich nach Alkalizusatz sofort dunkelbraun färbt; alkal. Wismut- u. Kupferlösungen (Nylander- u. Fehling-Probe) werden durch den Harn stark reduziert (DD Glukosurie bzw. Melliturie). **Ther.:** Bisher ist keine kausale Ther. bekannt; die Progn. ist gut. Vgl. Phenylketonurie, Hyperaminoazidurie.

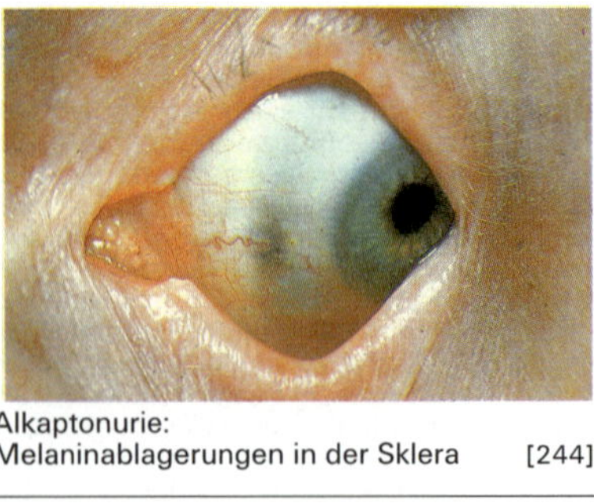

Alkaptonurie:
Melaninablagerungen in der Sklera [244]

Alkohol m: (engl.) alcohol; **1.** (chem.) Bez. f. Kohlenwasserstoffe, bei denen Wasserstoffatome durch Hydroxylgruppen ersetzt sind; **2.** gängige Kurzbez. f. Äthylalkohol (syn. Äthanol, Ethanol); C_2H_5OH; entsteht durch Gärung aus Mono-, Di- od. Polysacchariden u. kann aus Acetylen od. Äthylen synthetisiert werden; **Verw.:** z. B. in Desinfektionsmitteln (Spiritus dilutus, ca. 70%), Getränken (Bier 2-6%, Wein 7-17%, Likör 30-40%, Schnaps ca. 45%, Rum 40-70%); med. Anwendung z. B. in der Dermat. (Einreibungen, Kühlung), als Lösungsmittel (Medikamente) u. zur chir. Händedesinfektion; **Metabolismus** nach oraler Aufnahme: Resorption in Magen u. Darm; Abbau durch Alkoholdehydrogenase* (Abk. ADH) zu Acetaldehyd u. durch Aldehyddehydrogenase weiter zu Essigsäure; 3-8% werden durch Oxygenasen in den Mikrosomen abgebaut. Die Eliminationsgeschwindigkeit ist (außer bei sehr niedrigen Konz.) konstant. **Wirkung:** zerebellare Sympt., psychische Sympt. (Euphorie, Alkoholpsychose, Rausch), in geringen Konz. Blutdruckanstieg, in höheren Konz. Blutdruckabfall, Vasodilatation, Hyperventilation u. Zunahme der Atemfrequenz; Steigerung der Diurese; Alkoholbestimmung erfolgt nach der ADH*-Methode; die Widmark*-Formel erlaubt die Berechnung der aufgenommenen Alkoholmenge. Vgl. Alkoholkrankheit, Antabus-Syndrom, Abhängigkeit.

Alkohol, ab|soluter m: 100%iger, wasserfreier Alkohol*. **A.ab|usus** (Abusus*) **m:** (engl.) alcohol abuse; Mißbrauch von Alkohol. **A.bestimmung:** s. ADH-Methode.

Alkohol|de|hydrogenase f: Abk. ADH; zu den Dehydrogenasen* gehörendes Enzym, katalysiert die Oxidation des im Stoffwechsel intermediär gebildeten Alkohols; Verw. für die enzymat. (quant.) Bestimmung des Blutalkoholgehalts; s. ADH-Methode.

Alkohol|delikt n: Straftat im Zustand der Trunkenheit; die Schuldfähigkeit für eine unter Alkohol (od. anderen bewußtseinsverändernden Drogen) begangene Tat kann nach § 21 StGB vermindert od. nach § 20 StGB ausgeschlossen sein. Reflexbewegungen u. Bewegungen in voller Bewußtlosigkeit werden jedoch als gänzlich automat. Akte strafrechtl. nicht erfaßt. Trieb- u. Affekthandlungen sind dagegen als willensgesteuerte Akte von §§ 20, 21 StGB umfaßt. Den (möglicherweise) schuldunfähigen Rauschtäter bedroht § 323 StGB mit Strafe (sog. Vollrausch). Wer inf. des Genusses von Alkohol (od. anderer berauschender Mittel) zur sicheren Führung eines Fahrzeugs im Verkehr außerstande ist, macht sich nach § 316 StGB, u. U. auch nach §§ 315 a Abs. 1 Nr. 1, 315 c Abs. 1 Nr. 1 a StGB strafbar. Fälle geringerer Alkoholeinwirkung werden von § 24 a StVG erfaßt.Vgl. Rausch, Verkehrsmedizin.

Alkohole m pl: (engl.) alcohols; **1.** i. w. S. von Kettenkohlenwasserstoffen (Alkane, C_nH_{2n+2}) durch Ersatz eines od. mehrerer nicht am gleichen C-Atom stehender H-Atome durch Hydroxylgruppen abgeleitete Verbindungen; **2.** i. e. S. einwertige A. der Formel $C_nH_{2n+1}OH$, z. B. Äthylalkohol (C_2H_5OH); s. Alkohol.

Alkohol|embryo|pathie (Embryo-*; -pathie*) f: (engl.) alcohol embryopathy; Embryofetopathia alcoholica; durch Alkoholkonsum der Mutter während der Schwangerschaft hervorgerufene pränatale Erkr. der Frucht m. intrauteriner u. postnataler Wachstumsretardierung, Mikrozephalie, statomotor. u. geistiger Retardierung sowie kraniofazialer Dysmorphie; häufig auch angeb. Herzfehler, Gelenkanomalien, Genitalanomalien u. a. Fehlbildungen an Skelett u. inneren Organen; geschätzte Häufigkeit 1-3 : 1000 Neugeborene.

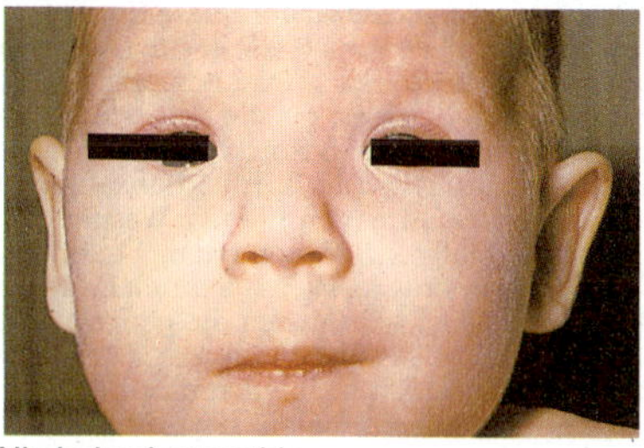

Alkoholembryopathie: typische Facies mit breitem Nasenrücken, kurzen Lidspalten, verstrichenem hohem Philtrum und schmalem Lippenrot [4]

Alkohol|halluzinose (lat. alucinari geistesabwesend sein; -osis*) f: s. Alkoholpsychose.

Alkoholismus m: s. Alkoholkrankheit.

Alkohol|krankheit: (engl.) alcoholism, alcohol disease; sog. Alkoholismus; somatische, psychische od. soziale Schädigung durch Alkohol; Mißbrauch od. Abhängigkeit* von Alkohol (DSM III); psychische Abhängigkeit od. Auftreten eines Entzugssyndroms bei Abstinenz; **Vork.:** in der Bundesrepublik Deutschland ca. 2,5 Mill. Alkoholkranke; **Urs.:** diskutiert werden ein genetischer Defekt der Alkoholdehydrogenase, bestimmte Persönlichkeitstypen, soziale Situation (unterprivilegierte Gruppen) u. psychische Einflüsse (z. B. Krisensituationen); (psychiatr.) **Sympt.:** Rausch, Delir, Korsakow-Syndrom, (exogene) Psychose; **somatische Folgen:** z. B. Fettleber, Alkoholhepatitis, Leberzirrhose (vgl. Alkohollebersyndrom), Zieve-Syndrom, Pankreatitis, Ösophagitis, Gastritis, Mallory-Weiss-Syndrom, Kardiomyopathie, Kleinhirnrindenatrophie, Wernicke-Enzephalopathie, hirnorg. Krampfanfälle; **soziale Folgen:** Probleme am Arbeitsplatz, Isolation, familiäre Konflikte, zivil- bzw. strafrechtliche Konsequenzen; **Ther.:** mehrstufig; Entwöhnung* u. Entziehung*.

Alkohol|leber|syn|drom n: (engl.) alcoholic liver disease; zusammenfassender Begriff für die durch Alkohol mögl. Schädigungen der Leber (u. anderer Organe). Es besteht e. enge Korrelation zw. konsumierter Gesamtalkoholmenge u. Leberschaden: ca. 80 g Alkohol pro Tag über 25 Jahre kann als zirrhogene Dosis gelten; etwa jeder zweite Alkoholkranke hat nach dieser Dosis im Lauf seines Lebens mit einer kompletten Leberzirrhose zu rechnen.

Alkoholkrankheit
Einteilung des Trinkverhaltens nach Jellinek

Alpha-trinker	Alkoholkonsum ohne Kontrollverlust zur Bewältigung psychischer oder körperlicher Probleme
Beta-trinker	Alkoholkonsum aus Anpassung und Gewohnheit, evtl. körperliche Folgen
Gamma-trinker	Alkoholkonsum mit Kontrollverlust, Abhängigkeit und körperlichen und sozialen Problemen
Delta-trinker	Alkoholkrankheit mit Abhängigkeit und Abstinenzunfähigkeit
Epsilon-trinker	exzessiver Alkoholkonsum mit Kontrollverlust, evtl. wochen- und monatelanger Alkoholkonsum

Alkohol|psychose (Psych-*; -osis*) f: (engl.) alcohol psychosis; Psychose, die bei akutem od. chron. Alkoholabusus auftritt: Delirium* tremens, Alkoholhalluzinose v. a. mit akustischen, seltener optischen od. taktilen Halluzinationen, Wernicke*-Enzephalopathie od. Korsakow*-Syndrom .

Alkohol|schmerz: (engl.) alcohol induced pain; bei Pat. mit Lymphogranulomatose* wenige Min. nach Genuß kleiner Alkoholmengen auftretende, bis Stunden dauernde schmerzhafte, brennende Empfindung in den erkrankten Geweben (bes. Lymphknoten u. Knochen); **Urs.:** unbekannt.

Alkohol|typ: s. Abhängigkeit.

Alkohol|vergiftung: (engl.) alcohol poisoning; akute Vergiftung durch orale Aufnahme von mehr als 100 g (Äthyl-)Alkohol; **Sympt.** (sog. Rausch): Hyperventilation, psychomotor. Erregung, später Lähmungen, Hypoglykämie u. erhöhte Hauttemperatur bei erniedrigter Körperkerntemperatur; ab ca. 2‰ Blutalkoholgehalt v. a. narkotische Wirkung; **Ther.:** Magenspülung, Kontrolle von Atmung u. Kreislauf, Schutz vor Auskühlung, ausschlafen lassen.

Alkyl n: einwertiger, frei nicht vorkommender aliphatischer Rest, z. B. —CH_3 (Methyl); vgl. Radikal.

Alkylanzien n pl: (engl.) alkylating agents; syn. alkylierende Verbindungen; Gruppe v. Substanzen (z. B. Stickstofflost, Chlorambucil, Cyclophosphamid, Busulfan) mit hemmender Wirkung auf Zellteilungsvorgänge; z. T. werden in der Zelle Alkylreste auf die Nukleinsäuren übertragen, wodurch deren Gefüge zerstört wird; Verw.: s. Zytostatika.

Alkyl|phosphate n pl: s. Phosphorsäureester.

ALL: Abk. f. **a**kute **l**ymphatische **L**eukämie*.

All|ästhesie (Allo-*; -ästhesie*) f: (engl.) allaesthesia; qual. Veränderung der Sensibilität; vgl. Sensibilitätsstörungen.

A

All|ästhesie, visuelle (↑; ↑) f: (engl.) visual allaesthesia; Wahrnehmung visueller Illusionen m. scheinbarer Verlagerung von Objekten im Gesichtsfeld; Vork. bei Migräne* u. Schädigung des Okzipitalhirns.

Allantoin n: 5-Ureidohydantoin; Endprodukt des Purinabbaus bei vielen Säugetieren, die (im Ggs. zum Menschen) Harnsäure* durch Urikase (Uratoxidase) weiter abbauen können; Anw. als Dermatikum u. a. in Wundsalben, Hautcremes u. Sonnenschutzmitteln; vgl. Alcloxa, Aldioxa.

Allantois (gr. ἀλλᾶς, ἀλλᾶντος Wurst) f: (embryol.) etwa am 16. Tag entstehende Ausstülpung des Dottersacks* am kaudalen Ende des Embryos, die sich z. T. zur embryonalen Kloake entwikkelt.

Allele (gr. ἀλλήλως gegenseitig, zueinandergehörig) n pl: syn. Allelomorphe; Ausprägungen eines Gens, die auf homologen Chromosomen am gleichen Genort lokalisiert sind; von vielen Genen sind nur zwei unterschiedl. Formen bekannt. Häufig treten jedoch Serien multipler A. auf, die je nach Größe u. Nukleotidfolge in der DNA drei u. mehr unterscheidbare Phänotypen hervorrufen. Ein Individuum mit diploidem Chromosomensatz kann nie mehr als zwei Gene haben, die zueinander im Verhältnis der Allelie stehen. Von einem Allelenpaar eines Elternteils wird immer nur ein Allel an das gleiche Kind weitergegeben (Ausnahme: Chromosomenaberrationen*).

Allelie, multiple (↑) f: (engl.) multiple allelomorphs; Vorhandensein von unterschiedl. Basensequenzen eines Gens an einem best. Genort, die zu Veränderungen des Phänotyps führen können; s. Polymorphismus.

Allen-Masters-Syn|drom (William M. A., Gyn., St. Louis, geb. 1904; William H. M., amerikan. Gyn.) n: Bez. f. durch Gravidität u. Geburt entstandene traumat. Schädigung des Beckenbindegewebes; **Sympt.:** orthostat. abdominelle Schmerzen meist schon während des Wochenbetts, Menstruationsstörungen (Dysmenorrhoe, Metrorrhagie), Schmerzen b. der Kohabitation; gyn. Befund: Retroversio uteri, Mobilisationsschmerz des Uterus, abnorme Beweglichkeit der Zervix.

Allen-Test (Dudley Peter A., Chir., Cleveland, 1852-1915) m: **1.** Methode zur Überprüfung der Funktion des Palmarkreislaufs vor Punktion der A. radialis zur kontinuierl. direkten Blutdruckmessung*; zunächst manuelle Kompression der A. ulnaris u. A. radialis unter Faustschluß bis zum Abblassen der Hand; beträgt die Dauer bis zum Eintritt der Wiederdurchblutung nach Freilassen der A. ulnaris mehr als 15 Sek. (negativer A.-T.), so ist eine unzureichende Funktion des Arcus palmaris anzunehmen u. eine Radialispunktion kontraindiziert; **2.** Methode zum Nachweis von Durchblutungsstörungen im Bereich des Unterarms inf. arterieller Verschlußkrankheiten*; ein diffuses Abblassen der Handfläche bei manueller Kompression der A. radialis od. A. ulnaris (u. Faustschluß) deutet auf einen Verschluß des nicht komprimierten Gefäßes hin.

All|ergen (Allo-*; Erg-*) n: Bez. f. ein Antigen*, das eine allergische Immunantwort, i. e. S. (durch Induktion der Synthese von IgE-Antikörpern) eine allergische Reaktion vom Soforttyp (Typ I) an Haut u. Schleimhaut auslösen kann; A. sind meist Polypeptide od. Proteine (MG 5000-50 000), deren Sensibilisierungspotenz durch chem. Aufbau u. Komb. der allergenen Determinanten (Epitop*) bestimmt wird. In Abhängigkeit von der Häufigkeit, Bindungsaffinität zu basophilen Granulozyten u. Mastzellen sowie Stimulierungsfähigkeit der IgE-Synthese werden Major-, Intermediär- u. Minorallergene unterschieden; **Einteilung** nach der Art der Allergenexposition des Organismus: **1.** Inhalationsallergene, die primär Atemweg-, sekundär auch Haut- u. Darmsymptome auslösen; z. B. Pollen, Pilzkonidien, tierische Epithelien, Federstaub, Speichel-, Schweiß-, Urin- u. Kotproteine, Milbenkot, Insektenschüppchen, Holz- u. Mehlstaub, auch kleinmolekulare Substanzen wie Kolophonium, Formaldehyd, Phthalsäureanhydrid, Isocyanate u. Platinsalze; **2.** Ingestionsallergene, die oft erst durch enzymatische Abspaltung im Verdauungstrakt entstehen u. primär Obstipation, Brechdurchfall bzw. abdominale Koliken, auf hämatogenem Wege auch Haut- u. Atemwegsymptome verursachen; s. Nahrungsmittelallergie; **3.** Kontaktallergene, die die epidermale Barriere passieren u. eine Soforttypreaktion auslösen; s. Kontakturtikaria; **4.** Injektionsallergene; insbes. tierische Gifte (von Bienen, Wespen, Feuerameisen, Quallen, Seeanemonen, Feuerkorallen) u. Medikamente (z. B. Penizilline). Das Allergenisierungsrisiko wird durch die genet. fixierte Prädisposition des Individuums (Atopieneigung), die Häufigkeit u. Intensität der Allergenexposition, die Allergenpotenz der betr. Substanz u. die aktuelle Abwehrlage der Körpergrenzflächen bestimmt.

All|ergie (gr. ἄλλως anders; ἔργον Verrichtung) f: (engl.) allergy; angeb. od. erworbene spezif. Änderung der Reaktionsfähigkeit des Immunsystems* gegenüber körperfremden, eigentlich unschädlichen Substanzen, die als Allergen* erkannt werden; Entw. einer A. nach klin. stummem Erstkontakt in einer Sensibilisierungsphase (mind. fünf Tage bis mehrere Jahre); Auftreten von Entzündungsreaktionen nach erneutem Kontakt an den allergisierten Organsystemen (Haut, Konjunktiven, Nasen-, Rachen-, Bronchialschleimhaut, Magen-Darm-Trakt); **Einteilung** nach Coombs u. Gell (1963) in drei überwiegend durch humorale Faktoren unterhaltene Frühreaktionen u. eine zellulär vermittelte Spätreaktion (s. Tab.), wobei diese Formen nicht isoliert, sondern z. T. parallel ablaufen od. ineinander übergehen (häufigste Form: Typ I); **Urs.:** genet. Faktoren: Disposition zur überschießenden Bildung von Gesamt-IgE u. allergenspezif. IgE sowie deren Fixierung bes. an Mastzellen u. basophile Granulozyten der Haut u. Schleimhaut (Atopie*), verminderte Aktivität der Suppressorzellen, HLA-assoziierte allergische Reaktionsbereitschaft; nicht erbl. Faktoren: intensive Allergenexposition (sog. aufgezwungene A.), erhöhte Permeabilität der Haut- u. Schleimhautbarriere durch bakt. bzw. virale Infekte od. chem. Irritation; veränderte Reaktionsbereitschaft von Mastzellen, Monozyten, basophilen u. eosinophilen Granulozyten bes. bei chron. Verlauf der Typ-I-A.; psychische Faktoren bei der allergenspezif. Sensibilisierung u. aktuellen Reaktionsbereitschaft. Vgl. Anaphylaxie, Hyposensibilisierung, Hauttestung, Radio-Allergo-Sorbent-Test, Radio-Immuno-Sorbent-Test, Antiallergika.

All|ergo|logie (↑; ↑; -log*) f: (engl.) allergology; Lehre von den immun., pharmak. u. biochem. Grundlagen, der Diagn. u. Ther. (Karenzmöglichkeiten, spezif. Hyposensibilisierung, Pharmakotherapie) der allergischen Erkr. sowie der spez. Ökologie der Allergene; als Zusatzbezeichnung

Allergie
Die vier Typen der immunologischen Überempfindlichkeitsreaktion (nach Coombs u. Gell)

Typ	Mechanismus	Reaktionszeit	Klinisches Bild
Frühtyp (humorale Allergie)			
Typ I (Soforttyp, anaphylaktischer Typ)	unter Vermittlung zellständiger IgE-Antikörper Freisetzung von verschiedenen Mediatoren (u. a. Histamin, Leukotriene C4, D4, E4, Prostaglandine D2 und E2, Thromboxan A2, Kallikrein, ECF, NCF, PAF) aus Basophilen und Mastzellen	Sekunden bis Minuten; evtl. zweite Reaktion nach 4 bis 6 Stunden	allerg. Asthma, allerg. Konjunktivitis, Rhinitis allergica, allerg. Urtikaria, Angioödem, anaphylaktischer Schock, Jones-Mote-Reaktion
Typ II (zytotoxischer Typ)	Bildung von Immunkomplexen aus zellwandständigen Antigenen (z. B. Medikamente, Blutgruppenantigene) mit zirkulierenden IgG-, evtl. auch IgM-Antikörpern; durch Aktivierung von Komplement oder zytotoxischen Killerzellen kommt es zur Zytolyse körpereigener Zellen	6 bis 12 Stunden	allerg. bedingte hämolytische Anämien, Thrombopenie und Agranulozytose, Transfusionszwischenfälle
Typ III (Immunkomplextyp, Arthus-Typ)	Bildung gewebeständiger oder zirkulierender Immunkomplexe aus präzipitierenden Antikörpern (IgG, IgM) und Antigenen; Aktivierung von Komplementfaktoren, insbes. C3a und C5a führt zur Phagozytose der Immunkomplexe durch Granulozyten unter Freisetzung gewebeschädigender Enzyme (z. B. Elastase, Kollagenase, Myeloperoxidase)	6 bis 12 Stunden	Serumkrankheit, allerg. Vaskulitis, exogen.-allerg. Alveolitis, allerg. bronchopulmonale Aspergillose
Spättyp (zellvermittelte Allergie)			
Typ IV (verzögerter Typ)	Freisetzung von Lymphokinen aus spezifisch sensibilisierten T-Lymphozyten bei erneutem Kontakt mit Vollantigen (aus kleinmolekularem Hapten und großmolekularem Trägerprotein), die zur Aktivierung bzw. Proliferation von Makrophagen und mononukleären Zellen sowie deren Wanderung an den Ort der Antigenbelastung beitragen (Infiltration und Entzündungsreaktion)	12 bis 72 Stunden	allerg. Kontaktekzem, Tuberkulinreaktion, Arzneimittelexantheme, Transplantatabstoßung, persistierende granulomatöse Reaktion

i. R. der ärztl. Weiterbildung nach mind. einjähriger allergolog. Tätigkeit zu erwerben.

All|erg̲osen (↑; ↑; -osis*) f pl**:** (engl.) allergic diseases; durch eine Allergie* hervorgerufene Erkrankungen.

Alles-oder-Nichts-Gesetz: (engl.) all-or-none law; bei Erreichung des Schwellenpotentials einer erregbaren Nerven- od. Muskelzelle erfolgt die Depolarisation an der Membran unabhängig von der Größe des auslösenden Reizes, es resul-

A

tiert ein sich selbst verstärkendes Aktionspotential; bei Muskelfasern kommt es zu maximaler Einzelzuckung; die Schrittmacherzellen des Herzens depolarisieren spontan, bei Erreichung des Schwellenreizes reagiert d. gesamte Herzmuskel mit maximaler Kontraktion (Autorhythmie).

Allgemein|in|fektion (Infekt-*) f: s. Sepsis.

Allgemein|medizin f: (engl.) general practice; eigenständige ärztl. Funktion (auch Gegenstand einer spezif. Grundlagenforschung), deren Hauptproblem der Umgang mit dem von den Spezialfächern geschaffenen Wissen über Erkrankungen u. Syndrome besteht; in der allgemeinärztl. Praxis müssen die Diagnostik* u. sonstige Beratung durchschnittl. in wenigen Minuten u. unter Verzicht auf aufwendige techn. Mittel ablaufen (nur in jedem 10. Fall kommt es zu einer exakten Diagnosestellung, dennoch läßt sich die große Mehrheit der Fälle einigermaßen befriedigend versorgen), das ärztl. Vorgehen ist dabei weitgehend individuell-intuitiv.

Allgemein|narkose (Narkose*) f: s. Narkose.

Allison-Johnstone-Syn|drom n: syn. Barrett*-Syndrom.

Allium (lat. Lauch) n: Pflanzengattung der Fam. Liliaceae (Alliaceae) mit verschiedenen arzneilich verwendeten Arten, z. B. A. cepa (Zwiebel), A. sativum (Knoblauch), A. ursinum (Bärenlauch).

Allium cepa (↑) n: Zwiebel; frische od. getrocknete Blattscheiden u. -ansätze enthalten Alliin u. a. schwefelhaltige Verbindungen, ätherisches Öl, Peptide u. Flavonoide; antibakterielle, lipid- u. blutdrucksenkende sowie die Thrombozytenaggregation hemmende Wirkung. **Verw.:** bei Appetitlosigkeit u. zur Proph. altersbedingter Gefäßveränderungen.

Allium sativum (↑) n: Knoblauch; die Sproßzwiebeln enthalten 0,1-0,3% sog. Lauchöl mit dem Hauptbestandteil Allicin, das aus dem geruchlosen Alliin (S-Allyl-L-Cysteinsulfoxid) entsteht u. zu Diallylsulfid, Vinyldithiin, Ajoene bis zu Tri- u. Polysulfiden mit ausgeprägtem Geruch abgebaut werden kann; antibakterielle, antimykotische, lipidsenkende (Allicin) Wirkung; Hemmung der Thrombozytenaggregation (Ajoene, Methylallyltrisulfid), Verlängerung der Blutungs- u. Gerinnungszeit, Steigerung der fibrinolytischen Aktivität (Alliin, Cycloalliin, S-Methyl- u. S-Propylcystein); **Verw.:** Unterstützung diätetischer Maßnahmen bei erhöhten Blutfettwerten, Proph. altersbedingter Gefäßveränderungen. Vgl. Garlicin.

Allo-: Wortteil mit der Bedeutung anders (beschaffen), verschieden; von gr. ἄλλος.

Allo|agglutinine (↑; Agglutination*) n pl: (engl.) alloagglutinins; auch Iso-(Häm-)Agglutinine; Alloantikörper*, die gegen die auf den eigenen Erythrozyten nicht vorhandenen Blutgruppenantigene A bzw. B der ABNull*-Blutgruppen gerichtet sind (Landsteiner*-Regel) u. normalerweise im Serum vorkommen (reguläre Antikörper*): **Anti-A** (α) bei Blutgruppe 0 u. B, **Anti-B** (β) bei Blutgruppe 0 u. A. Vgl. Blutgruppenantikörper.

Allo|anti|gen (↑; Antigen*) n: (engl.) alloantigen; auch Isoantigen; lösliches od. auf Zelloberflächen lokalisiertes Antigen, das nicht bei allen Individuen einer Species vorkommt u. deshalb bei Individuen, denen dieses Antigen fehlt, eine Immunantwort* auslösen kann; s. Blutgruppenantigene, Histokompatibilitätsantigene.

Allo|anti|körper (↑; Anti-*): (engl.) alloantibodies; gegen ein Alloantigen* gerichteter Antikörper; z. B. Blutgruppenantikörper*.

Allo|anti|serum (↑; ↑; Sero-*) n: (engl.) alloantiserum; ältere Bez. Isoserum; zur Blutgruppenbestimmung* verwendetes Testserum*, das Blutgruppenantikörper* einer best. Spezifität enthält.

Allo|arthro|plastik (↑; Arthr-*; -plastik*) f: s. Arthroplastik, Plastik.

Allo|barbital (INN) n: 5,5-Diallylbarbitursäure, 5,5-Di-propenyl-2,4,6(1H,3H,5H)-pyrimidintrion (IUPAC); Verw.: s. Barbiturate.

Allo|cortex (Allo-*; Cort-*) m: stammesgeschichtlich alte Rindenareale des Großhirns, Archi- u. Palaeocortex; ohne den zytoarchitektonischen Aufbau in sechs Schichten des Neocortex; besteht aus Bulbus u. Tractus olfactorius, Trigonum olfactorium, Substantia perforata rostralis (Area olfactoria), Gyrus semilunaris, Gyrus ambiens, Area subcallosa, Gyrus paraterminalis, Indusium griseum, Gyrus fasciolaris, Gyrus dentatus, Gyrus parahippocampalis.

Allo|endo|prothese (↑; End-*; Prothese*) f: s. Endoprothese.

allo|gen (↑; -gen*): s. Plastik, Transplantation (Tab.).

Allo|im|munisierung (↑; immun*): (engl.) isoimmunization; auch Isoimmunisierung; die durch ein Alloantigen* induzierte Bildung von Alloantikörpern.

Allo|pathie (↑; -pathie*) f: (engl.) allopathy; aus der Homöopathie* stammende Bez. f. Heilmethoden, die Erkr. mit Mitteln entgegengesetzter Wirkung behandeln, also die eigentl. Schulmedizin.

Allo|plasma (↑; Plasma-*) n: s. Paraplasma.

Allo|plastik (↑; -plastik*) f: s. Plastik, Endoprothese.

Allo|purinol (INN) n: 1H-Pyrazolo[3,4-d]pyrimidin-4-ol (IUPAC); Isomer des Hypoxanthins*; kompetitiver Hemmstoff der Xanthinoxidase*, der eine Verminderung der Harnsäureausscheidung bewirkt; **Verw.:** Urikostatikum (Gichtmittel); **NW:** selten Vaskulitis inf. relativer Überdosierung bei Niereninsuffizienz.

Allor|rhythmie (Allo-*; Rhythmus*) f: (engl.) allorhythmia; Allodromie; Herzrhythmusstörung period. Charakters b. regelmäßigen Extrasystolen (Abk. ES); pro Normalschlag eine Extrasystole (Bigeminie), zwei (Trigeminie) od. mehrere ES (Polygeminie) od. Wenckebach-Perioden; vgl. Pulsus.

allo|statisch (↑; statisch*): s. Transplantation (Tab.).

Allo|sterie (↑; Stereo-*) f: (engl.) allosterism; Änderung der Konfiguration von Proteinen (z. B. Enzymen, Transportproteinen) durch reversible Anlagerung einer Substanz im sog. allosterischen Zentrum, wodurch es zu einer Änderung der Quartärstruktur u. der Bindungsneigung des Proteins (bei Enzymen der Substrataffinität u./od. der Umsetzungsgeschwindigkeit) kommt. Die allosterische Regulation von Enzymen führt zu einer Hemmung od. Steigerung der Enzymaktivität; z. B. wird in der Glykolyse die Aktivität der Phosphofruktokinase durch Zitrat od. ATP allosterisch gehemmt u. durch ADP (sog. allosterischer Effektor) gesteigert.

Allo|trans|plantation (↑; Transplantation*) f: allogene Transplantation; s. Transplantation (Tab.).

Allo|typie (↑) f: (engl.) allotypy; genet. Polymorphismus* von Proteinstrukturen innerh. einer Species (v. a. von Plasmaproteinen); z. B. die allotypischen Variationen in den konstanten Regionen der Immunglobuline* u. der Serumgruppen*. Vgl. Idiotypie, Isotypie.

All|oxan n: (Name zusammengezogen aus Allantoin u. Oxalsäure); Mesoxalylharnstoff; Zwischenprodukt bei der Murexidprobe durch Oxidation der Harnsäure. A. dient in der experimentellen Diabetesforschung zur Erzeugung des sog. **Alloxan-Diabetes,** da es die B-Zellen der Pankreasinseln zerstört.

Allyl n: das Allylradikal $CH_2{=}CH{-}CH_2{-}$.

Allyl|estrenol (INN) n: 17α-Allyl-4-estren-17-ol (IUPAC); vom 19-Nortestosteron hergeleitetes Gestagen; **Verw.:** bei habituellem od. drohendem Abort; **Kontraind.:** schwere Lebererkrankungen; vgl. Gestagene.

ALM: Abk. f. **a**kro**l**entiginöses **M**elanom; s. Melanom, malignes.

Almitrin (INN) n: 6-{4[Bis-(4-fluorphenyl)-methyl]-1-piperazinyl}-N,N′-di-2-propenyl-1,3,5-triazixin-2,4-diamin (IUPAC); Verw.: Antihypoxämikum.

Aloe f: eingedickter Saft der Blätter einiger Arten der Gattung Aloe mit stark bitterem Geschmack; Inhaltsstoffe: 1,8-Dihydroxyanthracenderivate (insbes. Aloin) u. Aloeresine; **Verw.:** dickdarmwirksames Laxans durch Blokkade der Na-K-ATPase des Darmepithels (Hemmung der Wasser- u. Elektrolytresorption) sowie durch Steigerung der Wassersekretion in das Darmlumen; Bittermittel; **Kontraind.:** Subileus, Ileus, Schwangerschaft, Stillzeit.

Alopecia andro|genetica (gr. ἀλωπεκία Fuchsräude, krankhafter Haarausfall; Andro-*; -gen*) f: Haarverlust im Bereich der Kopfhaut inf. einer polygen erbl. erhöhten Androgenempfindlichkeit der Haarfollikel bzw. einer Erhöhung des freien Testosterons im Blut; **Formen: 1.** männl. Typ (engl. male pattern): Beginn im frühen Erwachsenenalter, u. U. bereits in der Pubertät (Alopecia praematura), beidseits frontotemporal; anfangs schnelle, später verlangsamte Ausdehnung über den Scheitelbereich u. Entstehung einer männl. Glatze (Calvities) mit Aussparung eines hinteren, seitl. Haarkranzes; **2.** weibl. Typ (engl. female pattern): Beginn später als beim Mann, meist nach dem Klimakterium; diffuse Lichtung im Scheitelbereich mit Aussparung eines frontalen Haarstreifens; **Ther.:** bei Männern u. U. Haartransplantation od. Reduktionsplastik der unbehaarten Kopfhaut; bei Frauen Antiandrogene, östrogenhaltige Haarwässer.

Alopecia areata (↑; lat. area Platz, Fläche) f: syn. kreisrunder Haarausfall, Pelade; erworbener, nicht vernarbender Haarverlust an umschriebenen Stellen bes. der Kopfhaut; **Ätiol.:** möglicherweise Autoimmunkrankheit, familiär gehäuftes Auftreten; **Klin.:** plötzl. Entstehung einer od. mehrerer rund-ovaler, kahler Stellen mit kurzen, abgebrochenen Haaren am Herdrand, die sich zur Kopfhaut hin verjüngen (sog. Ausrufungszeichenhaare); in der akuten Phase Anschwellen der regionalen Lymphknoten; gelegentl. Nagelveränderungen (Grübchen, Längsrillen) od. Vitiligo (Vogt*-Koyanagi-Harada-Syndrom); **Ther.:** Versuch mit topischen Kortikoiden, Kontaktallergenen u. a.; **Progn.:** meist Spontanremission innerh. von drei Jahren; Sonderformen mit ungünstiger Progn.: Ophiasis (breite, vom Nacken zur Schläfe ziehende kahle Streifen), A. a. totalis (völliger Verlust der Kopfbehaarung), A. a. universalis (Verlust der gesamten Körperbehaarung). Vgl. Alopezie.

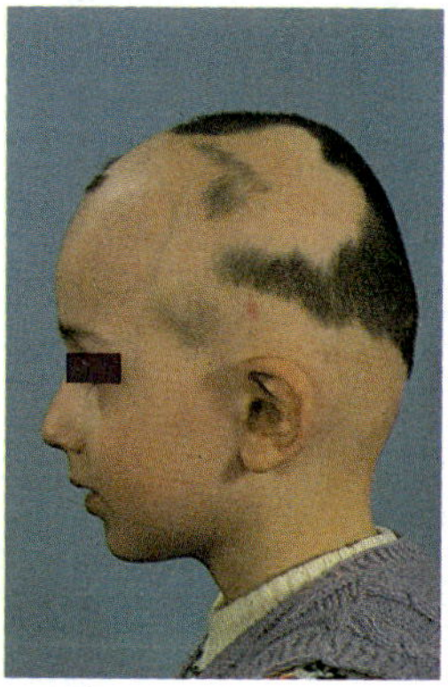

Alopecia areata [3]

Alopecia a|trophicans (↑; Atrophie*) f: syn. Pseudopelade* Brocq. **A. climacterica** (↑) f: Ausfall der Kopfhaare b. Frauen im Klimakterium inf. hormoneller Veränderungen; vgl. Alopecia androgenetica. **A. hereditaria** (↑) f: syn. totale kongenitale Alopezie; zw. dem 5. u. 12. Lj. beginnendes, verstärktes Effluvium des Kopfhaars, später kommt es zu einer fast völligen Alopezie; autosomal-rezessiv erblich.

Alopecia mechanica (↑) f: syn. Alopecia traumatica; Haarausfall durch Druck (Tragen von Lasten auf dem Kopf, spez. Kopfbedeckungen, länger dauerndes Aufliegen des Kopfes z. B. während einer Op. od. als Dekubitalalopezie bei Säuglingen) od. Zug (straff gekämmte Frisuren, Trichotillomanie); selten Ausbildung einer irreversiblen Alopezie inf. Atrophie der Haarfollikel.

Alopecia medicamentosa (↑) f: diffuser Ausfall der Kopf-, seltener auch der Körperhaare nach mehrwöchiger od. mehrmonatiger Einnahme von Zytostatika, Antikoagulanzien, Thyreostatika, auch nach Vitamin A (50 000 I.E. tägl. u. mehr), Lipidsenkern (Clofibrat, Nicotinsäure), Betarezeptorenblockern u. a.

Alopecia post|partualis (↑) f: Haarausfall 2-4 Mon. nach der Entbindung als Folge eines während der Schwangerschaft verminderten Haarwechsels (Gestageneffekt); i. d. R. spontane Normalisierung nach einigen Mon., bei entspr. Disposition Übergang in e. Alopecia* androgenetica.

Alopecia prae|matura (↑) f: s. Alopecia androgenetica.

Alopecia seborrhoica (↑) f: seborrhoische Form der Alopecia* androgenetica; die Seborrhoe* ist ein häufiges Begleitsymptom einer Alopezie*, aber kein ursächlicher Faktor.

Alopecia specifica (↑) f: Alopezie bei Syphilis*.

Alopecia symptomatica diffusa (↑) f: s. Effluvium, telogenes.

Alopezie (↑) f: (engl.) alopecia; Alopecia; Kahlheit als Folge eines vermehrten Haarausfalls (Effluvium); hinsichtl. der Entstehung einer A. wird zw. angeborenen (Alopecia* hereditaria, Atrichie) u. erworbenen Formen differenziert, morphol. werden herdförmige von diffusen A. sowie vernarbende (z. B. Pseudopelade*, Pseudopelade* Brocq) von nichtvernarbenden A. (Alopecia* androgenetica, Alopecia* areata, Alopecia*

A

mechanica, telogenes Effluvium*) unterschieden. Zur Objektivierung eines Effluviums dient d. Haarwurzelstatus.

Alpers-Krankheit (Bernhard J. A., Neurochir., Philadelphia, geb. 1900)**:** syn. Poliodystrophia progressiva corticalis, glioneurale juvenile Dystrophie; autosomal-rezessiv erbl. Degeneration der grauen Substanz der Großhirnrinde, des Kleinhirns u. der Stammganglien mit mitochondrialen Veränderungen auch in Muskeln, Herz u. Leber; **Klin.:** Beginn meist im Säuglingsalter mit fokalen Anfällen u. zentralen Bewegungsstörungen (Spastik, Ataxie, Choreoathetose); Krankheitsdauer Monate bis Jahre; Tod in Enthirnungsstarre od. Status epilepticus.

Alpha|amylase f: s. Amylasen.

Alpha-1-Anti|trypsin n: Abk. α_1AT; gehört zu den Proteinaseninhibitoren in Körperflüssigkeiten (bes. Serum), wird in der Leber produziert; die Konz. steigt bei Schwangerschaft, Inf., Vakzination; erbl. Polymorphismus: Pi*-System; s. Alpha-1-Antitrypsinmangel.

Alpha-1-Anti|trypsin|mangel: (engl.) alpha$_1$-antitrypsin deficiency; syn. Laurell-Eriksson-Syndrom; autosomal-kodominant vererbte Enzymopathie; häufigste Stoffwechselerbkrankheit in Europa m. Gewebeabbau durch nicht inhibierte Proteasen aus Bakterien, Leukozyten u. Makrophagen (v. a. bei chron. Tabakrauchinhalation); **Klin.:** bei den Genotypen PI^{ZZ} u. PI^{SZ} u. U. Ausbildung eines Lungenemphysems (v. a. zw. dem 30. u. 50. Lj., z. T. bereits im Kindesalter); gehäuftes Auftreten von Hepatopathien m. späterer Leberzirrhose.

Alpha|blocker: syn. Alpharezeptorenblocker*.

Alpha|feto|protein (Fet-*; Prot-*) n: (engl.) alpha fetoprotein; Abk. AFP; einkettiges Glykoproteid (MG ca. 70 000), wandert bei Serumelektrophorese in der Alpha-1-Fraktion, wird im Dottersack, in der fetalen Leber u. in Zellen des Verdauungstrakts (auch im Erwachsenenalter) produziert; physiol Bedeutung unbekannt, biol. HWZ 4-5 Tage. AFP ist im fetalen Serum ab der 4. SSW nachweisbar, Übertritt ins Fruchtwasser erfolgt durch den fetalen Urin; bei offenen neuralen Dysrhaphien (Anenzephalie, Spina bifida) gelangt wahrscheinl. AFP über den Liquor cerebrospinalis ins Fruchtwasser (Nachweis erhöhter Werte bei Amniozentese). Erhöhung von AFP im Serum physiol. in der Schwangerschaft u. beim Säugling, pathol. erhöhte Werte bei best. Erkr. (z. B. Lebererkrankungen) u. Tumoren; vgl. Tumormarker.

Alpha-GDH: Abk. f. Alphaglyzerolphosphat*-Dehydrogenase.

Alpha|glukosid|ase|in|hibitoren (Glyk-*; lat. inhibere hemmen) m pl**:** Substanzen, die die Wirkung der Alphaglukosidase u. damit die Spaltung glukosehaltiger Disaccharide hemmen (dadurch bei oraler Gabe u. U. Senkung der Insulindosis bei Diabetes mellitus Typ I bzw. Erhaltung der oralen Medikation bei Typ II möglich); s. Acarbose.

Alpha|glyzerol|phosphat-De|hydro|genase f: Abk. GDH; katalysiert die Umwandlung von Dihydroxyacetonphosphat in Alphaglyzerolphosphat, Coenzym NAD$^+$; Verbindungsglied zw. Kohlenhydrat- u. Fettstoffwechsel.

Alpha|hämo|lyse (Häm-*; -lys*) f**:** s. Hämolysereaktionen.

Alpha-HBDH: Abk. f. Alphahydroxybutyrat*-Dehydrogenase.

Alpha-2-H-Globulin (Globuline*) n: Fetoprotein, dessen postnatales Auftreten im Serum eine tiefgreifende Störung des Eiweißstoffwechsels anzeigt. Vgl. Alphafetoprotein.

Alpha|hydroxy|butyrat-Dehydro|genase f: Abk. α-HBDH; Summe der bei Elektrophorese rasch wandernden Isoenzyme LDH$_1$ u. LDH$_2$ der Laktatdehydrogenase*, katalysieren die Reaktion:

$$\text{2-Oxobutyrat} + \text{NADH} + \text{H}^+ \rightleftarrows \text{2-OH-Butyrat} + \text{NAD}^+$$

Vork.: v. a. in Herzmuskel, Gehirn u. Erythrozyten. Bestimmung im optischen Test*; erhöhte Werte v. a. bei Herzinfarkt. Vgl. Referenzbereiche (Tab.).

Alpha|keto|glutar|säure: Zwischenprodukt beim Zitronensäureabbau zu Bernsteinsäure; vgl. Zitronensäurezyklus, Kohlenhydratstoffwechsel, Glutaminsäure.

Alpha|keto|säuren: organische Säuren, die an dem der Carboxylgruppe (s. a. Carbonsäuren) benachbarten Kohlenstoffatom Sauerstoff in Form

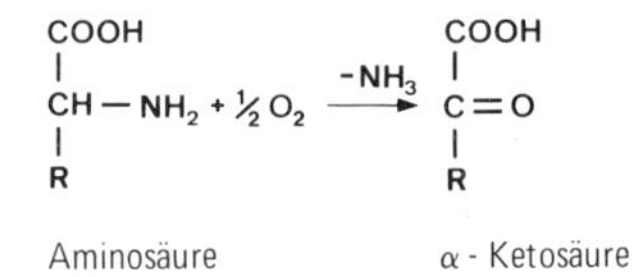

Alphaketosäuren

einer Ketogruppe (s. a. Ketone) tragen; entstehen im Stoffwechsel meist durch oxidative Desaminierung von Aminosäuren.

Alpha|ketten|krankheit: s. H-Ketten-Krankheit.

Alpha|ketten|marker: s. Am-System.

Alpha|lipon|säure: (engl.) lipoic acid; syn. Thioctsäure, 1,2-Dithiacyclopentan-3-valeriansäure (IUPAC); Coenzym der oxidativen Decarboxylierung*; Verw.: Lebertherapeutikum.

Alpha|lipo|proteine (Lip-*; Prot-*) n pl**:** Fraktion der Lipoproteine*, die in der Elektrophorese mit den Alpha-1-Globulinen wandert u. den High density lipoproteins (HDL*) entspricht.

Alpha|methyl|dopa n: s. Methyldopa.

Alpha|moto|neurone (Mot-*; Neur-*) n pl**:** (engl.) alpha motor neurons; Ganglienzellen der motor. Hirnnervenkerne u. der Vorderhörner* des Rückenmarks, deren Neuriten die motor. Nervenfasern bilden.

Alpha|rezeptoren (Rezeptoren*) m pl**:** s. Rezeptoren, adrenerge.

Alpha|rezeptoren|blocker (↑)**:** (engl.) alpha-receptor blockers; syn. Alphablocker; Substanzen, die die Alpharezeptoren an d. Erfolgsorganen blockieren; Angriffspunkte sind die Alpha-1-Rezeptoren (postsynaptisch an der glatten Muskulatur u. den Myokardzellen) u. die Alpha-2-Rezeptoren (präsynaptisch an den parasympath. Nervenfaserenden); **Verw.:** bei Phäochromozytom u. neurogenen Blasenentleerungsstörungen (z. B. Phentolamin*, Phenoxybenzamin*), Migräne u. orthostat. Regulationsstörungen (Ergotamine*), Hypertonie (z. B. Prazosin*, Urapidil*).

Alpha|rhythmus m: s. Elektroenzephalographie.

Alpha|strahler: Radionuklide* hoher Ordnungszahl, die bei der radioaktiven Kernumwandlung Alphateilchen* emittieren; s. Alphastrahlung.

Alpha|strahlung: (engl.) alpha ray; α-Strahlung; Korpuskularstrahlen*, die beim Alphazerfall von Radionukliden* hoher Ordnungszahl emittiert werden; gehört zur ionisierenden Strahlung*; besitzt im Weichteilgewebe eine von der Anfangsenergie abhängige Reichweite von einigen µm u. wegen der hohen Ionisationsdichte eine im Vergleich zur Betastrahlung* bzw. Gammastrahlung* wesentlich höhere biol. Wirksamkeit. Vgl. Gewebe-Eindringtiefe.

Alpha|sym|patho|mimetika (Sympathikus*; mimetisch*) n pl: (engl.) alpha sympathomimetics; auch Alphamimetika; Sympathomimetika* mit überwiegender Wirkung auf Alpharezeptoren, z. B. Adrenalin, Noradrenalin, Norfenefrin, Phenylephrin; **Wirkungen:** Blutdruckanstieg, Vaskokonstriktion, Tachykardie u. a.; **Verw.:** z. B. bei Hypotonie, Herz-Kreislauf-Versagen, als Zusatz zu Lokalanästhetika (Verzögerung der Diffusion in die Blutbahn).

Alpha|teilchen: (engl.) alpha particles; Korpuskel, die beim Alphazerfall emittiert werden; bestehen aus zwei Protonen u. zwei Neutronen, sind zweifach positiv geladen, besitzen annähernd die vierfache Protonenmasse (7294 · Elektronenmasse) u. entsprechen dem Kern des Heliumatoms.

Alpha|virus (Virus*) n: (engl.) alphavirus; früher Arbo A; Genus von ca. 20 RNA-Viren (∅ ca. 60 nm) der Togaviridae*; weltweit verbreitet; **Übertragung:** v. a. durch Mücken* (Anopheles u. Culicinae); **Klin.:** Alphaviren können b. Menschen endemisch-epidem. u. sporad., i. d. R. benigne fieberhafte Infekte verursachen, z. T. mit Exanthem u. Polyarthritis (z. B. durch Chikungunya-Virus, Ross-River-Virus, O'nyong-nyong-Virus, Mayaro-Fieber-Virus, Sindbis-Virus, Semliki-Forest-Virus, Mucambo-Virus, Everglades-Virus), aber auch häufig letale Inf. mit Beteiligung des ZNS (z. B. durch die Pferdeenzephalitis-Viren). Vgl. Arboviren, Arbovirosen (Tab.).

Alpha|wellen: s. Elektroenzephalographie.

Alpha|zellen (Zelle*): (engl.) alpha cells; **1.** s. Langerhans-Inseln; **2.** azidophile Zellen des Hypophysenvorderlappens (37-44% des Zellbestandes), denen d. Produktion des STH zugeschrieben wird. Vgl. Hypophyse.

Alpha|zerfall: (engl.) alpha decay; radioaktiver Zerfall, bei dem ein Alphateilchen* emittiert wird; nach dem A. noch vorhandene Anregungsenergie des Tochternuklids wird als Gammastrahlung* abgegeben.

Alport-Syn|drom n: syn. hereditäre chron. Nephritis; autosomal-rezessiv u. -dominant od. X-chromosomal vererbtes Krankheitsbild mit d. nicht immer vollständigen **Trias: 1.** chron. Glomerulonephritis (Hämaturie, Proteinurie, Zylindrurie, Leukozyturie), die zu terminaler Niereninsuffizienz* führen kann; **2.** Innenohrschwerhörigkeit; **3.** Augenfehlbildungen (Linsenektopie, Katarakt, Fundus albipunctatus); Männer erkranken meist früher u. schwerer. Vgl. Glomerulopathie.

Alpr|azolam (INN) n: 8-Chlor-1-methyl-6-phenyl-4H-1,2,4-triazolol[4,3-a][1,4]benzodiazepin (IUPAC); Benzodiazepinderivat; Verw.: Tranquilizer*; vgl. Benzodiazepinderivate.

Al|prenolol (INN) n: 1-(2-Allylphenoxy)-3-isopropylamino-2-propanol (IUPAC); Betarezeptorenblocker* mit ausgeprägtem First pass effect; Verw.: bei Tachykardie u. Hypertonie.

Al|prosta|dil (INN) n: 7-{(1R,2R,3R)-3-Hydroxy-2-[(E,3S)-3-hydroxy-1-octenyl]-5-oxocyclopentyl}heptansäure (IUPAC); syn. Prostaglandin E_1; Verw.: s. Prostaglandine.

ALS: Abk. f. **1.** Aminolävulinsäure; s. Delta-aminolävulinsäure; **2.** Amyotrophische* Lateralsklerose; **3.** Antilymphozytenserum*.

Alsever-Lösung: (engl.) Alsever's solution; Antikoagulans zur Aufbewahrung von Testerythrozyten, bestehend aus 2,05% Glukose, 0,42% NaCl, 0,8% Tri-Natriumzitrat, 0,055% Zitronensäure in Aqua destillata.

Alström-Hallgren-Syn|drom (Carl H. A., Humangenet., Stockholm, geb. 1907; Bertil H., zeitgen. Humangenet., Stockholm) n: autosomal-rezessiv erbl. Syndrom mit progredienter Innenohrschwerhörigkeit bis -taubheit, Netzhautdegeneration mit Erblindung (Retinopathia* pigmentosa), Diabetes mellitus, Fettsucht, Niereninsuffizienz; herabgesetzte Fertilität, normale Intelligenz.

ALT: Abk. f. Alaninaminotransferase*.

Alteration (lat. alterare anders machen) f: ungewöhnliche Veränderung; **1.** (psychol.) Aufregung, starke Gemütserregung; **2.** (pathol.) Veränderung von Zellen od. Gewebe; s. Entzündung.

Altern: (engl.) to grow old, aging; psychische u. phys. Veränderungsprozesse der Rückbildungsphase des menschl. Organismus; physiol. (konstitutionell) zw. dem 50. u. 65. Lj. eintretend: **Eugerie**; genet. bedingtes frühzeitiges A. vor dem 20. Lj. wird als **Progerie**, exogen bedingtes vorzeitiges A. vor dem 50. Lj. als **Proterogerie** bezeichnet; **Diatrigerie** bezeichnet ein genet. bedingtes, erst nach dem 65. Lj. einsetzendes verzögertes A. **Urs.** der Alterungsprozesse sind Stoffwechselveränderungen i. S. verminderter Aufnahme- u. Ausscheidungsfähigkeit. **Folgen:** Schlackenablagerungen, Wasserverarmung, Elastizitätsverlust, reduzierte Regenerationsfähigkeit, Erschwerung der Funktion v. Nerven- u. Muskelzellen, Erschlaffung der Haut (s. Altershaut), Brüchigwerden der Knochen (s. Osteoporose), ggf. Abnahme der Körpergröße, Abnahme der Leistungsfähigkeit aller Organe u. Organsysteme, z. B. der Augen (s. Akkommodation, Presbyopie) u. der Ohren (s. Hörgrenze, Altersschwerhörigkeit); alterstypisch sind z. B. eine Verlangsamung geistiger Abläufe, Vergeßlichkeit, Umstellungsschwierigkeiten usw. Vgl. Lebensabschnitte, Altersaufbau.

alternans (lat.): abwechselnd; z. B. Pulsus alternans, Hemiplegia alternans.

Alters|aufbau: (engl.) age structure; demograph. Merkmal einer Bevölkerung; in d. Bundesrepublik Deutschland in d. letzten Jahrzehnten gekennzeichnet durch den sog. Pillenknick u. steigende Lebenserwartung* (s. umseitige Abb.). Die steigende Lebenserwartung bedingt einen Wechsel des Krankheitsspektrums, bes. eine Zunahme v. Alterserkrankungen u. Multimorbidität. Vgl. Altern.

Alters|brand: Gangraena senilis; s. Arteriosklerose.

Alters|dia|betes (Diabet-*) m: (engl.) adult-onset diabetes; s. Diabetes mellitus.

Alters|flecke: s. Alterspigmentierungen.

Alters|haut: (engl.) senile skin; Bez. f. die bei älteren Menschen auftretenden Veränderungen der Haut; **Formen: 1.** senile Atrophie: Verdünnung von Epidermis, Corium u. Subkutis, Fal-

A

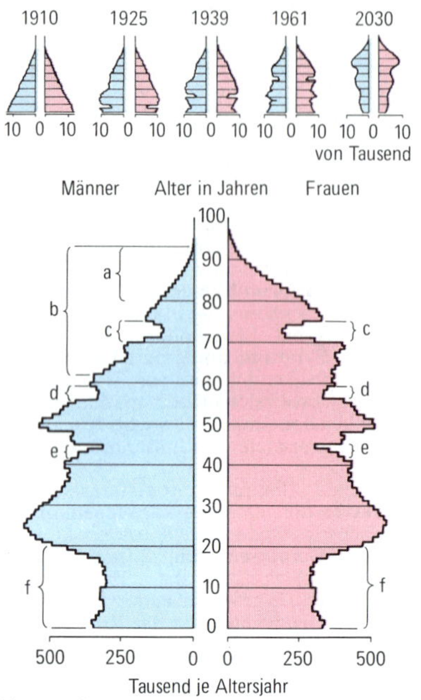

Altersaufbau:
Alter u. Geschlecht der Wohnbevölkerung am 31.12.1989 im Bundesgebiet; oben zum Vergleich die Werte für 1910, 1925 u. 1939 (Reichsgebiet) sowie 1961 (Bundesgebiet), zur Illustration möglicher Verschiebungen eine Prognose für das Jahr 2030 unter Voraussetzung einer konstanten Nettoreproduktionsrate (0,627) und des Fehlens anderer Einflußfaktoren, jeweils links Männer, rechts Frauen;
a: Gefallene des 1. Weltkriegs; b: Gefallene des 2. Weltkriegs; c: Geburtenausfall im 1. Weltkrieg; d: Geburtenausfall während der Wirtschaftskrise um 1932; e: Geburtenausfall Ende des 2. Weltkriegs; f: sog. Pillenknick
[44]

tenbildung (s. Blepharochalasis) u. Abnahme des Hautturgors, Verminderung der Talg- u. Schweißsekretion mit Austrocknung u. pityriasiformer Schuppung, Purpura* senilis, Alterspigmentierungen*; **2.** aktinische Elastose: verdickte gelblichweiße Haut mit Vergröberung des Hautreliefs, bes. im Gesicht (Elastoidosis* cutanea nodularis) u. im Nacken (Cutis rhomboidalis nuchae) bei Männern; Urs.: Degeneration der elast. u. kollagenen Fasern u. Einlagerung elastoiden Materials in die Dermis inf. langzeitiger Sonnenexposition; vermehrtes Auftreten von Neubildungen (aktinische Keratose*, Lentigo*, Verrucae* seborrhoicae, Basaliom*, Plattenepithelkarzinom*).

Alters|herz: (engl.) senile heart; Herz des alternden Menschen; typischerweise kurz, gedrungen u. in der Herzwand verdickt. Eine Zunahme des Herzgewichts korreliert m. d. Zunahme des art. Blutdrucks. Das zentrale Problem der A. ist eine Energiestoffwechselstörung inf. Mangeldurchblutung; vgl. Tab.

Altersherz
Veränderungen des Herzens im Alter

Faseratrophie
Lipofuszinose
Zunahme des interstitiellen Bindegewebes
Verbreiterung der Transitstrecke
Zunahme des Calciumgehaltes
Abnahme des Kaliumgehaltes
Koronararteriensklerose
Myolysen: Innenschichtinfarkte
transmurale Infarkte
Herzklappensklerose
Herzskelettsklerose
Gefügedilatation

Alters|hyper|thyreose (Hyper-*; Thyreo-*; -osis*) f: (engl.) senile hyperthyroidism; Bez. f. das durch eine Überfunktion der Schilddrüse* verursachte Krankheitsbild der Hyperthyreose* beim älteren Menschen, das sich durch oligo- bzw. monosymptomat. Verlauf od. durch geringere Ausprägung der Sympt. vom typ. Bild der Hyperthyreose jüngerer Menschen unterscheidet u. deshalb oft nicht erkannt wird. Bei der funkt. Schilddrüsendiagnostik* können die Schilddrüsenhormonwerte (Gesamthormone) sogar normal sein, u. erst bei zusätzl. Bestimmung der Schilddrüsenhormonbindungsparameter fällt das Ergebnis pathol. aus (rel. Erhöhung der biol. aktiven freien Hormone). „Falsch"-normale Triiodthyroninspiegel bei A. können i. S. eines Low* T_3-Syndroms od. als (periphere) Konversionshemmung von Thyroxin* (T_4) zu Triiodthyronin* (T_3) gedeutet werden.

Alters|hypo|thyreose (Hyp-*; Thyreo-*; -osis*) f: (engl.) senile hypothyroidism; Bez. für die bei nur geringgradigem Schilddrüsenhormonmangel u. U. relativ uncharakteristisch verlaufende Hypothyreose* im höheren Lebensalter; wird häufig unter Stellung psychiatrischer Fehldiagnosen verkannt.

Alters|pigmentierungen (Pigmente*): (engl.) senile pigmentation; bei älteren Menschen auftretende, bis zu einigen Zentimetern große braune Hautflecken, evtl. neben pigmentarmen Stellen (Leukomelanoderm); **Lok.:** bes. Handrücken, Streckseiten der Unterarme, Gesicht.

Alters|psychose (Psych-*; -osis*) f: (engl.) senile psychosis; Bez. f. erstmals im Alter auftretende Psychose*.

Alters|schwäche: Marasmus senilis; Bez. f. allg. Abbauvorgänge im Alter, die am Ende zu einem natürl. Tod führen; vgl. Todesart.

Alters|schwerhörigkeit: (engl.) presbyacusis; Presbyakusis; meist beidseitige Beeinträchtigung des Hörvermögens zunächst für hohe, im weiteren Verlauf auch für mittlere Frequenzen, die sich häufig zw. dem 50. u. 60. Lj. manifestiert; **Urs.:** degenerative Prozesse im Bereich von Striatum* vascularis, Corti*-Organ od. kochleären Neuronen, Schädigung des Innenohrs durch Lärm, Hypertonie, Diabetes mellitus u. a.; **Sympt.:** v. a. Beeinträchtigung des Hörvermögens für Sprache, wenn gleichzeitig Nebengeräusche auftreten; **Diagn.:** Nachweis einer Schallempfindungsschwerhörigkeit in der Audiometrie*; **Ther.:** Hörgeräte*. Vgl. Schwerhörigkeit.

Alters|sichtigkeit: s. Presbyopie.

Alters|standardisierung: (engl.) age standardization; (medizinstat.) Verf. zur Herbeiführung einer Vergleichbarkeit von zwei od. mehr Untersuchungsgruppen mit unterschiedl. Alterszusammensetzung, die im Hinblick auf ein altersabhängiges Merkmal (z. B. Vork. einer best. chronischen Erkr.) verglichen werden sollen. Bei der **direkten A.** fragt man, wie häufig das Merkmal in den versch. Gruppen wäre, wenn die Altersstruktur ihrer Mitglieder ident. wäre. Die altersstandardisierten Werte berechnet man dann nach der Formel:

$$y' = \frac{(x_i \cdot y_i)}{x_i} \cdot y'$$

y' ist der standardisierte Wert (Häufigkeit, Mittelwert) des Merkmals, x_i die Zahl der Personen in der jeweiligen (i-ten) Altersgruppe u. y_i die beobachteten Ausprägungen des Merkmals. Bei den **indirekten A.** schließt man auf die Gesamtheit der Bevölkerung (Standardpopulation) u. errechnet, wie häufig das Merkmal in der Bevölkerung zu erwarten wäre, wenn diese dieselbe Altersverteilung aufwiese wie die Untersuchungsgruppe. Beide Verfahren dienen dazu, altersabhängige Einflüsse v. sonstigen Faktoren zu trennen.

Alters|star (mhd. starblint blind): (engl.) senile cataract; Cataracta senilis; s. Katarakt.

Alters|stufen: s. Lebensabschnitte.

Alters|ulkus des Magens (Ulc-*) n: sog. Riesenmagengeschwür des alten Menschen; tritt nach dem 60. Lj. meist bei bisher Magengesunden auf u. ist häufig im Kardia-Fornix-Bereich lokalisiert; die Größe des Ulcus* ventriculi ist meist umgekehrt proportional den geringen od. weitgehend fehlenden klin. Symptomen. **Ätiol.:** Durchblutungsstörungen auf arteriosklerot. Grundlage.

Alt|gedächtnis: s. Gedächtnis.

Althaea officinalis f: Eibisch; Verw. der getrockneten Wurzeln u. Blätter als schleimiges Arzneimittel (Mucilaginosum) zur Reizmilderung bei Husten.

Altherr-Uehlinger-Syn|drom (Franz A., zeitgen. Arzt, Schweiz; Erwin U., Pathol., Zürich, 1899-1980) n: s. Polychondritis, rezidivierende.

Alt|insulin n: s. Insulin.

Altret|amin (INN) n: 2,4,6-Tris(dimethylamino)-1,3,5-triazin (IUPAC); Verw.: Zytostatikum.

Alt|tuberkulin (Tuberkel*) n: s. Tuberkuline.

Alumen (lat.) n: Alaun*.

Aluminium (↑) n: chem. Element, Symbol Al, OZ 13, rel. Atommasse 26,982; zur Borgruppe gehörendes dreiwertiges Metall. Al-Salze u. deren Lösungen dienen vorwiegend als Adstringenzien (z. B. Al-Acetat, essigsaure Tonerde) u. Antiseptika.

Aluminium|clo|fibrat (INN) n: Aluminium-bis[2-(p-chlorphenoxy)-2-methyl-propionat]-hydroxid (IUPAC); Aluminiumsalz der Clofibrinsäure; Verw.: s. Lipidsenker.

Aluminium|lunge (Alumen*): (engl.) pulmonary aluminosis; syn. Aluminose; seltene Erkr. der tiefen Atemwege u. Lunge m. Ausbildung einer Lungenfibrose* u. häufigem Pneumothorax*; **Urs.:** Einatmung von Aluminium u. seinen Verbindungen (Kaolin, Korund*); BK nach Nr. 4106 der BeKV.

Aluminium|osteo|pathie (↑; Ost-*; -pathie*) f: Mineralisationsstörung der Knochen i. S. einer Osteomalazie* durch toxische Wirkung von Aluminium auf die Osteoblasten*; **Urs.:** hoher Aluminiumgehalt der Spülflüssigkeit bei Hämodialyse* bzw. Einnahme von aluminiumhaltigen Antazida; vgl. Osteopathie, renale.

Alvarez-Wellen: s. Schwangerschaftswehen.

alveolär (lat. alveolus kleine Mulde): mit kleinen Fächern, Hohlräumen versehen; insbes. auf Lungenalveolen bezogen.

Alveolar|druck (↑) : (engl.) alveolar pressure; Druck innerh. der Alveolen, der sich aus der hiluswärts gerichteten Retraktionskraft des Lungengewebes ergibt; vgl. Pleuradruck, Druck, intrapulmonaler.

Alveolar|fortsatz (↑): (engl.) alveolar process; der am Kieferkörper sitzende, mit Alveolen versehene Knochenbogen.

Alveolar|fortsatz|tumor (↑; Tumor*) m: s. Epulis.

Alveolar|kamm (↑): die oft scharfe Restkante des zahnlosen Alveolarfortsatzes.

Alveolar|luft (↑): (engl.) alveolar air; Anteil der Atemluft, der am Gasaustausch in den Alveolen teilnimmt; die Gasspannungsdifferenzen zw. Alveolen u. Lungenkapillaren bewirken den Gasaustausch (vgl. Atmung); Mittelwerte von Partialdrücken wichtiger Atemgase in der A.: pO_2 100 mmHg, pCO_2 40 mmHg, pH_2O 47 mmHg, pN_2 573 mmHg. Vgl. Quotient, respiratorischer.

Alveolar|makro|phage (↑; Makro-*; Phag-*) m: (engl.) alveolar macrophage; immunkompetente Zelle in der Lichtung der Alveole*; entwickelt sich aus im Blut zirkulierenden Monozyten; fähig zur Phagozytose (vgl. Herzfehlerzellen), zum Zell-Zell-Kontakt sowie zur Sekretion von tox. Sauerstoffradikalen, Mediatoren u. Zytokinen; vgl. Lavage, bronchoalveoläre.

Alveolar|proteinose (↑; Prot-*; -osis*) f: (engl.) alveolar proteinosis; seltene Lungenkrankheit, bei der die Alveolen m. einem milchigen, eiweiß- u. phospholipidhaltigen Exsudat angefüllt sind, vermutlich inf. Hypersekretion von Surfactant*; **Klin.:** erst bei fortgeschrittenem Krankheitsbild Dyspnoe, Husten u. viel Auswurf; **Diagn.:** positive PAS-Färbung des Sputumausstrichs; bilaterale wolkige Infiltrate im Röntgenbild; **Ther.:** Heparin-Inhalation, in schweren Fällen Bronchiallavage*.

Alveolar|pyor|rhoe (↑; Py-*; -rhoe*) f: veraltete Bez. für versch. Formen entzündl. Parodontalerkrankungen; vgl. Parodontitis marginalis.

Alveolar|zell|karzinom (↑; Zelle*; Karz-*; -om*) n: (engl.) alveolar cell carcinoma; syn. bronchioloalveoläres Karzinom, Lungenadenomatose; seltener, primärer Lungentumor (ca. 1-3%); **Pathol./Anat.:** Auskleidung der Alveolen mit atypischem, hohem Zylinderepithel, Bildung von reichlich schleimigem Sekret; primär häufig peripherer Rundherd; bei lokaler Ausbreitung Infiltration eines ganzen Lungenlappens, bei bronchogener Ausbreitung diffus-noduläres Bild bzw. multiple Rundherde; **Klin.:** u. U. jahrelang nur wenig, später zunehmender Husten u. Auswurf, terminal besteht eine erhebliche Dyspnoe und Kachexie. **Ther.:** u. U. Tumorresektion (evtl. Heilung in den Frühstadien). Vgl. Bronchialkarzinom.

Alveole (↑) f: (engl.) alveolus; **1. Alveolus dentalis:** das knöcherne Zahnfach im Alveolarfortsatz des Ober- u. Unterkiefers; Teil des Parodontiums*. In der A. ist der Zahn mittels der Sharpey*-Fasern, die in ihrer Gesamtheit die Wurzelhaut bilden, aufgehängt. **2. Alveolus pul-**

monis: Lungenbläschen; seitl. Ausstülpungen der Ductuli alveolares, untereinander durch Poren der Alveolarwand (Kohn-Poren) verbunden; ⌀ 100-300 μm; Gesamtoberfläche 70-80 m^2. Die A. sind von elast., interstitiellem Fasergerüst u. dem Kapillarnetz der A. pulmonalis umgeben. Das Alveolarepithel besteht zu 95% aus Pneumozyten I (Deckzellen), deren flache Zytoplasmaausläufer sich gegenseitig überlappen. Dazwischen liegen die Pneumozyten II (Nischenzellen), die reich an Organellen u. zur Synthese von Surfactant* befähigt sind. Der Gasaustausch erfolgt durch Diffusion an der alveolokapillären Membran (bestehend aus Surfactant, Alveolarepithel, Basalmembran u. Kapillarendothel).

Alveolitis (↑; -itis*) f: **1.** Entzündung der Zahnalveole; i. a. Folge einer Zahnextraktion; **2.** entzündliche Reaktion der Lungenalveolen u. des angrenzenden Interstitiums auf unterschiedl. Noxen (infektiös, allergisch, toxisch) od. i. R. immun. Systemerkrankungen; selten idiopathisch u. mit fam. Häufung; Pathol./Anat.: vermehrte Einwanderung von Entzündungszellen in die Alveolen (v. a. Alveolarmakrophagen, T- u. B-Lymphozyten u. neutrophile Granulozyten), über Mediatorfreisetzung Zerstörung von Parenchymzellen u. interstitiellem Kollagen, Fibroblasteneinsprossung, Übergang in Lungenfibrose*; Sympt.: trockener Husten; u. U. Fieber, Belastungsdyspnoe, Trommelschlegelfinger; Hypoxämie; Diagn.: Rö-Thorax, Serologie, Lungenfunktionsprüfung*, bronchoalveoläre Lavage*, Lungenbiopsie; Ther.: Kortikosteroide, Sauerstoff.

Alveolitis, diffuse fibrosierende (↑; ↑) f: (engl.) diffuse fibrosing alveolitis; syn. idiopathische progressive interstitielle Lungenfibrose, Hamman-Rich-Syndrom; Lungenfibrose ohne nachweisbare Ursache (Ausschlußdiagnose!); Auftreten zw. 30. u. 50. Lj., rascher Verlauf mit erheblicher respirator. Insuffizienz u. Cor pulmonale; Indikation zur Lungentransplantation*.

Alveolitis, exogen-allergische (↑; ↑) f: (engl.) extrinsic-allergic alveolitis; Abk. EAA; sog. Hypersensitivitätspneumonitis; allergische Reaktion der Alveolen vom Typ III u. IV (vgl. Allergie); **Urs.:** Inhalation org. Stäube (v. a. Pilzsporen u. tierische Proteine), selten Chemikalien (z. B. Isocyanate); **Vork.:** häufig berufsbedingt, z. B. als Farmerlunge*, Vogelzüchterlunge*, Befeuchterlunge* u. als allergische bronchopulmonale Aspergillose*; **Klin.:** 3-12 Std. nach Allergenexposition Husten, Schüttelfrost, Fieber, zunehmende Dyspnoe u. thorakales Engegefühl; Leukozytose, BKS-Anstieg; bei chron. Verlauf Übergang in Lungenfibrose; **Diagn.:** Anamnese, Nachw. präzipitierender Antikörper (IgG), bronchoalveoläre Lavage*, Lungenbiopsie, inhalative Provokation; **Ther.:** strikte Allergenkarenz, Kortikosteroide.

Alveus hippocampi (lat. alveus Mulde, Wanne) m: (anat.) Wand des Seitenventrikels zw. Hippocampus u. Gyrus hippocampalis.

Alvus (lat.) m: Inhalt des Abdomens mit den Eingeweiden.

Alzheimer-Krankheit (Alois A., Neurol., Breslau, 1864-1915): (engl.) Alzheimer's disease; syn. Demenz vom Alzheimer-Typ; progrediente Hirnatrophie*, die zw. dem 40. u. 90. Lj. v. a. bei Frauen auftritt; fam. Häufung möglich; **Pathol./Anat.:** makroskopisch Hirnatrophie insbes. der Hirnrinde im fronto-temporalen u. parieto-okzipitalen Bereich; histol. vakuoläre Degeneration*, senile Plaques (s. Drusen), sog. Alzheimer-Fibrillen (s. Abb.), evtl. Amyloidablagerungen. Die morphol. Veränderungen treten auch während des normalen Alterungsprozesses auf (daher früher als präsenile Demenz bezeichnet). Biochem. ist u. a. eine Störung des kortikalen cholinergen Systems mit einer Verminderung der Cholinacetyltransferase u. einer verminderten Acetylcholinsynthese nachweisbar. **Urs.:** unklar; diskutiert werden v. a. genetische oder metabolische Störungen sowie eine Slow* virus infection. **Sympt.:** zu Beginn v. a. Gedächtnisstörungen; im weiteren Verlauf stehen Unruhe, Akathisie, Orientierungsstörungen, Aphasie, Agnosie od. Apraxie u. evtl. Euphorie od. Depression im Vordergrund. **Diagn.:** bei der neurol. Untersuchung nur selten diskrete extrapyramidale Syndrome od. Pyramidenbahnzeichen; unspezif. od. normales EEG, in der kranialen Computertomographie Normalbefund od. innere u. äußere Hirnrindenatrophie; **DD:** Demenz anderer Ätiol., Binswanger*-Krankheit, Creutzfeldt*-Jakob-Krankheit, Pick*-Krankheit, zerebrovaskuläre Insuffizienz, Hydrozephalus, Hirntumoren.

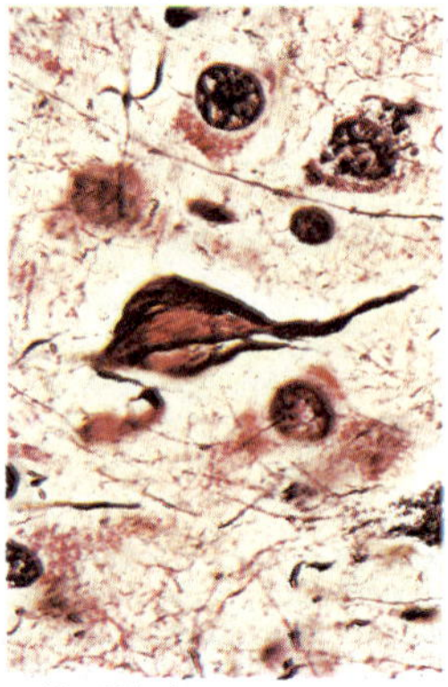

Alzheimer-Krankheit: histologisch lockenförmige Alzheimer-Fibrillen in einer Nervenzelle [89]

Am: chem. Symbol f. Americium*.

Amalgam n: Legierung von Quecksilber mit anderen Metallen; in der Zahnmedizin Anw. als Füllungsmaterial unter Verw. von Silber, Zinn u. Kupfer als Legierungspartner. Moderne A. haben verbesserte mechan. Eigenschaften u. eine geringere Korrosionsanfälligkeit. Die Quecksilberfreisetzung aus A. erreicht auch bei zahlreichen großflächigen Füllungen nur einen Bruchteil der mittleren tägl. Quecksilberbelastung aus Nahrung u. Atemluft (20 μg). Von der WHO als vertretbar angesehener Wert: 45 μg/d (kritische Dosis 400 μg/d). Allergische Reaktionen auf A. sind bekannt, jedoch sehr selten.

Amanita (gr. ἀμανῖται Erdschwämme) f: Pilzgattung mit einigen sehr giftigen Arten. **A. caesarea** (↑) f: Kaiserling, eßbar. **A. muscaria** (↑) f: Fliegenpilz; s. Giftpilze. **A. pantherina** (↑) f: Pantherpilz; gefährl. Giftpilz, führt zu einer der Atropinvergiftung ähnlichen Pilzvergiftung*.

Amanita phalloides (↑) f: grüner Knollenblätterpilz; gefährlichster Giftpilz, enthält die hochtoxische Mykotoxine Amanitin u. Phalloidin, die auf Leber u. Gehirn wirken. Ein Pilz kann bereits tödl. wirken; bei Pilzvergiftung* treten gastroenteritische, hämolytische u. zerebrale Störungen erst mit einer Latenz von etwa 12 Std. auf.

Amanitin (↑) **n:** s. Mykotoxine.

Aman|tadin (INN) **n:** 1-Adamantanamin (IUPAC); **Verw.:** Antiparkinsonmittel, zur Proph. u. Ther. der Virusgrippe Typ A; **NW:** Schwindel, Unruhe, Übelkeit; vgl. Virostatika.

Amara (lat. amarus bitter) **n pl:** (engl.) bitters; Bittermittel, Bitterstoffe.

A|mastie (A-*; Mast-*) **f:** (engl.) amastia; syn. Aplasia mammae; angeb., ein- od. beidseitiges Fehlen der Brust b. Frauen mit normalem Menstruationszyklus u. Konzeptionsfähigkeit; vereinzelt b. Müttern u. Töchtern in dominanter Erbfolge über mehrere Generationen beobachtet. Vgl. Hypomastie.

Amaurose (gr. ἀμαυρός dunkel; -osis*) **f:** (engl.) amaurosis, blindness; totale Erblindung, bei der inf. Ausfalls sämtl. optischer Funktionen jegliche Lichtempfindung aufgehoben ist; objektives Kennzeichen: amaurotische Pupillenstarre*. Vgl. Blindheit, Rindenblindheit.

Amaurose, hysterische (↑; ↑) **f:** s. Hysterie.

Amaurose, kortikale (↑; ↑) **f:** s. Rindenblindheit.

Amaurosis fugax (↑; ↑; lat. flüchtig) **f:** reversible, Sek. bis wenige Min. andauernde, meist einseitige Erblindung; **Urs.:** embolischer od. spastischer Verschluß der A. centralis retinae; Leitsymptom einer ipsilateralen Arteria*-carotis-interna-Stenose. Vgl. Apoplexie, Migraine ophtalmique, Durchblutungsstörung, zerebrale.

Ambazon (INN) **n:** 4-Amidinohydrazono-2,5-cyclohexadien-1-on-thiosemicarbazon (IUPAC); Verw.: Mund- u. Rachendesinfiziens mit bakteriostat. Eigenschaften.

Ambenonium|chlorid (INN) **n:** N,N′-[2,2′-(Oxalyldiamino)-diethyl]-bis-[N,N′-diethyl-N,N′-(2-chlorbenzyl)-ammoniumchlorid] (IUPAC); Cholinesterasehemmer*; Verw.: bei Myasthenia gravis pseudoparalytica.

Ambi|dextrie (lat. ambo beidseitig; dexter*) **f:** gleiche Geschicklichkeit bd. Hände.

Ambi|tendenz (↑) **f:** (engl.) ambitendency; Bez. (Bleuler) f. eine Ambivalenz* des Wollens; gleichzeitiges Vorhandensein gegensätzlicher Bestrebungen u. Antriebe; Vork. v. a. bei Schizophrenie.

Ambi|valenz (↑; Valenz*) **f:** (engl.) ambivalence; Bez. f. gleichzeitiges Vorhandensein gegensätzlicher Affekte, Vorstellungen, Wünsche od. Absichten; vgl. Ambitendenz.

Ambi|valenz, affektive (↑; ↑) **f:** (engl.) affective ambivalence; Bez. (E. Bleuler) f. das Nebeneinander zweier gegensätzl. Affekte, z. B. Haß u. Liebe; **Vork.:** als normale Erlebensweise ohne pathol. Bedeutung; bei neurot. Erleben mit Nicht-Ertragen-Können der ambivalenten Gefühle (sog. Ambivalenzkonflikt) u. Überkompensation od. bei Schizophrenie*, evtl. mit Ambitendenz* u. Handlungsunfähigkeit.

Ambly-: Wortteil mit der Bedeutung stumpf, schwach; von gr. ἀμβλύς.

Ambly|omma (↑; gr. ὄμμα Auge) **n:** Buntzekken; s. Zecken.

Ambly|opia ex an|opsia (↑; Op-*; Ex-*; An-*; Op-*) **f:** Schwachsichtigkeit inf. Nichtgebrauchens eines Auges, z. B. bei jeweils einseitiger Medientrübung (Hornhaut, Linse), Sehbehinderung (Ptosis o. ä.), Aphakie; vermeidbar durch möglichst frühzeitige Beseitigung der Sehbehinderung; vgl. Amblyopie.

Ambly|opie (↑; ↑) **f:** (engl.) amblyopia; funkt. Schwachsichtigkeit mit Herabsetzung der zentralen Sehschärfe ohne erkennbaren od. ausreichenden organpathol. Befund; meist einseitig bei Strabismus* od. höhergradiger Anisometropie*; **Mechanismus:** Zur Unterdrückung störender Doppelbilder wird während der sensitiven Phase in den ersten Lj. nur die opt. Information des zur Fixation benutzten Führungsauges ausgewertet, diejenige des schielenden Auges unterdrückt (Suppression, Exklusion); nach Abschluß der Sehentwicklung tritt bei Nichtgebrauch eines Auges keine ausgeprägte A. mehr auf. **Proph.** u. **Ther.:** bei frühzeitigem Behandlungsbeginn mit exakter Korrektur evtl. bestehender Refraktionsfehler u. entspr. Schielbehandlung (z. B. Okklusionstherapie) vermeidbar bzw. besserungsfähig od. heilbar. Vgl. Amblyopia ex anopsia, Intoxikationsamblyopie.

Amboß: (engl.) incus, anvil; Incus; das mittl., zw. Hammerkopf u. Steigbügel liegende Gehörknöchelchen.

Amboß|falte: Plica* incudis.

Ambo|zeptor (lat. ambo beidseitig; capere fassen) **m:** veraltete Bez. f. einen bivalenten, komplementbindenden Antikörper*, der eine Lyse zellulärer Elemente (z. B. Erythrozyten, Bakt.) auslöst; vgl. Komplementbindungsreaktion.

Am|broxol (INN) **n:** trans-4-(2-Amino-3,5-dibrombenzylamino)cyclohexanol (IUPAC); Metabolit des Bromhexins* mit sekretolyt. u. sekretomotor. Wirkung, aktiviert zudem das Surfactant-System durch direkten Angriff an den Pneumozyten Typ II (s. Nischenzellen) u. den Clara-Zellen der kleinen Atemwege; **Verw.:** Sekretolytikum bei akuten u. chron. bronchopulmonalen Erkr., Förderung der pränatalen Lungenreifung bei drohender Frühgeburt bis zur 32. SSW; **NW:** selten Haut- u. Schleimhautreaktionen, gastrointestinale Störungen.

Am|bucet|amid (INN) **n:** 2-Dibutylamino-2-(4-methoxyphenyl)-acetamid (IUPAC); Verw.: Spasmolytikum.

ambulant (lat. ambulare hin u. her gehen)**:** ohne stationäre Aufnahme erfolgend.

AMCHA: Abk. f. (engl.) trans-4-**a**mino**m**ethyl**c**yclo**h**exan-1-carbonic **a**cid; s. Tranexamsäure.

Am|cinonid (INN) **n:** 9α-Fluor-11β,21-dihydroxy-16α,17α-(tetramethylen)methylendioxy-1,4-pregnadien-3,20-dion-21-acetat (IUPAC); halogeniertes Glukokortikoid; Verw.: zur topischen Anw. bei Psoriasis, Neurodermitis u. Ekzemen; vgl. Glukokortikoide.

AMDP-System n: von d. **A**rbeitsgemeinschaft f. **M**ethodik u. **D**okumentation in d. **P**sychiatrie entwickeltes System zur Dokumentation psychiatrischer Anamnese- u. Befunddaten; s. AMP.

AME: Abk. f. **a**tomare **M**asseneinheit*.

Ameisen|säure: (engl.) formic acid; Monocarbonsäure, $HCOOH$; Oxidationsprodukt des Methylalkohols, farblose, stechend riechende, bei 100,5°C siedende u. b. 8,4°C erstarrende Flüssigkeit; in Ameisen, Brennesseln u. Prozessionsraupen vorkommend. Vgl. Formaldehyd.

A|melie (A-*; -melie*) **f:** s. Dysmelie.

Amelo|blasten (engl. enamel Zahnschmelz; Blast-*) **m pl:** syn. Adamantoblasten*.

Amelo|blastom (↑; ↑; -om*) **n:** (engl.) ameloblastoma; syn. Adamantinom; von Adamantoblasten* ausgehender, meist benigner dysontogenetischer Tumor im Kieferbereich (v. a. im Be-

A

reich der Mandibula), der häufig expansives u. lokal infiltratives Wachstum od. Zystenbildung zeigt; **Ther.:** chirurgisch; **DD:** Kieferzyste.

Amelo|genesis im|perfecta (↑; -genese*) f: autosomal-dominant vererbte Erkr. mit gestörter Bildung des Zahnschmelzes; vgl. Zahn.

A|menor|rhoe (A-*; gr. μήν Monat; -rhoe*) f: (engl.) amenorrhoea; Fehlen od. Ausbleiben der monatlichen Regelblutung (Menstruation*); **Formen: 1.** physiol. A. vor der Menarche, während Schwangerschaft u. Laktation (sog. Laktationsamenorrhoe*) u. nach der Menopause; **2.** pathol. A.: **a)** primäre A. bei Ausbleiben der Regelblutung über d. vollendete 18. Lj. hinaus; zu einem Drittel bedingt durch chromosomale Anomalien (z. B. Turner-Syndrom, Swyer-Syndrom, Super female syndrome), zu zwei Dritteln durch org. Störungen wie genitale Fehlbildungen (Gynatresie), Gonadendysgenesie, Ovarialhypoplasie u. Intersexualität; **b)** sekundäre A. bei Ausbleiben der Regelblutung über einen Zeitraum von mehr als 6 Mon. nach vorherigem normalem Verlauf des Menstruationszyklus*; meist als funkt. Störung inf. hypothalamisch-hypophysärer Dys- od. Unterfunktion mit konsekutiver Ovarialinsuffizienz; ätiol. orientierte **Einteilung** versch. Formen der A. nach WHO: s. Tab.; Einteilung nach dem Ort (Organ) der zugrundeliegenden Störung: **1.** zentral bedingte A.: **a)** hypothalamische A.: am häufigsten psychogen-psychoreaktiv inf. psychosomat. Funktionsstörungen bzw. Erkr. mit Hemmung der Gonadotropinfreisetzung (z. B. Notstandsamenorrhoe, Anorexia nervosa, Scheinschwangerschaft), auch rein funkt. bedingt (z. B. postpartale A., Oversuppression syndrome, Chiari-Frommel-Syndrom), selten org. Ursache (z. B. Hirntumoren, Entz., Traumen, olfaktogenitales Syndrom); **b)** hypophysäre A.: i. d. R. org. bedingt (z. B. Prolaktinom u. a. Hypophysentumoren, Sheehan-Syndrom); **2.** ovarielle A.: funkt. (z. B. Ovarialinsuffizienz) od. org. bedingt (z. B. Ovarialhypoplasie bzw. -tumoren, polyzystische Ovarien); **3.** uterine A.: org. verursacht (z. B. inf. Uterusfehlbildung, Asherman-Fritsch-Syndrom); **4.** A. bei Erkr. anderer endokriner Organe, insbes. der Nebennierenrinde (v. a. Addison-Krankheit, adrenogenitales Syndrom, Nebennierenrindentumoren), Schilddrüse (Hypo- u. Hyperthyreose) u. bei Diabetes mellitus. Eine A. kann auch i. R. schwerer konsumierender Allgemeinerkrankungen u. als (u. U. erwünschter) Nebeneffekt einer medikamentösen Behandlung (z. B. mit Hormonpräparaten, Phenothiazinen, Reserpin, Sulpirid) auftreten. **Diagn.:** gyn. Untersuchung, hormonelle Diagn. z. Abklärung der endokrinen Urs. mittels Gestagentest, Östrogentest, Östrogen-Gestagen-Test, Clomiphentest u. a. Stimulationstests, Bestimmung der Gonadotropine im Harn, ggf. der Sexualhormone u. von Prolaktin im Serum; **Ther.:** in Abhängigkeit v. der Diagn., ggf. Östrogen-Gestagen-Substitution, Ovulationsinduktion*, stimulierende Behandlung m. Gonadotropinen, Psychotherapie bzw. Behandlung des Grundleidens.

Amenorrhoe
Ätiologie und diagnostische Merkmale der verschiedenen Formen der Amenorrhoe nach WHO

Formen	Ätiologie	Gestagentest	Östrogen-Gestagen-Test	FSH	LH	Prolaktin	WHO-Gruppe
hypogonadotrope Amenorrhoe	hypothalamo-hypophysäre Insuffizienz	negativ	positiv	niedrig bis normal	niedrig bis normal	normal	I
	hypothalamo-hypophysäre Insuffizienz inf. Tumor	negativ	positiv	niedrig bis normal	niedrig bis normal	normal	VII
normogonadotrope Amenorrhoe	Endometriumdefekt (Uterusfehlbildungen, Asherman-Fritsch-Syndrom)	negativ	negativ	normal	normal	normal	VI
hypergonadotrope Amenorrhoe	Ovarialinsuffizienz	negativ	positiv	stark erhöht	mäßig erhöht	normal	III
hyperprolaktinämische Amenorrhoe	hypophysäres Prolaktinom	negativ	positiv	niedrig bis normal	niedrig bis normal	erhöht	V
	unbekannt	negativ	positiv	niedrig bis normal	niedrig bis normal	erhöht	IV
Amenorrhoe u. a. Zyklusstörungen inf. hypothalamohypophysärer Dysregulation	Rückkopplungsdefekt	positiv	positiv	normal	normal	normal	II
	polyzystische Ovarien	positiv	positiv	normal	erhöht	normal	II

A|menor|rhoea traumatica (↑; ↑; ↑; Trauma*) f: s. Asherman-Fritsch-Syndrom.

A|menor|rhoe-Galaktor|rhoe-Syn|drom (↑; ↑; ↑; Galakt-*; -rhoe*) n: s. Galaktorrhoe-Amenorrhoe-Syndrom.

A|menor|rhoe, post|partale (↑; ↑; ↑) f: (engl.) postpartum amenorrhoea; Ausbleiben der Menstruation* nach der 10. Wo. post partum od. 6 Wo. nach dem Abstillen; vgl. Chiari-Frommel-Syndrom.

A|mentia (↑; lat. mens Verstand) f: **1.** s. Syndrom, amentielles; **2.** im engl. Sprachgebrauch Bez. f. Intelligenzdefekt*.

Americium n: Symbol Am, OZ 95, rel. Atommasse 243; zur Gruppe der Actinoide* gehörendes chem. Element.

Ames-Test m: Nachweis des mutagenen Effekts versch. Substanzen an Mikroorganismen, Zell- od. Gewebekulturen; mit diesem Testverfahren läßt sich z. B. die mutagene u. teratogene Wirkung von Inhaltsstoffen des Zigarettenrauchs direkt nachweisen. Da ein Zusammenhang zw. Mutagenität u. Kanzerogenität angenommen wird, kann dieser Test potentiell karzinogene Substanzen identifizieren.

Ametho|pterin n: syn. Methotrexat*.

A|metr|opie (A-*; Metr-*; Op-*) f: (engl.) ametropia; Fehlsichtigkeit, die durch Ungleichgewicht zw. axialer Länge des Augapfels u. Brechkraft von Hornhaut bzw. Linse verursacht wird; umfaßt Myopie*, Hypermetropie*, Astigmatismus* u. Aphakie*.

Amezinium|metil|sulfat (INN) n: 4-Amino-6-methoxy-1-phenylpyridaziniummethylsulfat (IUPAC); indirekt wirkendes Sympathomimetikum mit ausschließl. peripheren Wirkungen; **Verw.**: Antihypotensivum; **NW:** gelegentl. gastrointestinale Störungen, Schwindel, Kopfschmerz u. a.; **Kontraind.**: Phäochromozytom, Schwangerschaft (1. Trimenon), Thyreotoxikose.

Amfe|pramon (INN) n: syn. Diethylpropion; 2-Diethylaminopropiophenon (IUPAC); Sympathomimetikum mit Wirkung auf das ZNS u. die peripheren adrenergen Synapsen; Verw.: s. Appetitzügler.

Am|fetaminil (INN) n: 2-(α-Methylphenethylamino)-2-phenylacetonitril (IUPAC); Verw.: s. Psychostimulanzien.

AMG: Abk. f. **A**rznei**m**ittel**g**esetz*.

Amidasen f pl: s. Desaminasen.

Amide n pl: s. Säureamide.

Amika|cin (INN) n: O-amino-3 desoxy-3 α-D-glucopyrannosyl(1,4)-O-[amino-6 desoxy-6 α-D-glucopyrannosyl(1,6)]-N^3-(amino-4 L-hydroxy-2 butyryl) desoxy-2 L-streptamin (IUPAC); Aminoglykosid-Antibiotikum (Derivat des Kanamycins); Verw.: sog. Reserveantibiotikum zur Anw. bei Resistenzen gegen andere Aminoglykosid*-Antibiotika.

Amilorid (INN) n: N-Amidino-3,5-diamino-6-chlorpyrazin-2-carboxamid (IUPAC); kaliumsparendes Diuretikum, das im Bereich des distalen Tubulus die Na-Resorption hemmt bei gleichzeitiger Verminderung der Kaliumsekretion; **Verw.**: s. Diuretika; **NW:** metabolische Azidose, Hyperkaliämie; bei Niereninsuffizienz Akkumulation.

A|mimie (A-*; mimetisch*) f: s. Maskengesicht.

Amine n pl: Derivate des Ammoniaks, bei denen ein od. mehrere H-Atome durch Alkyl- od. Arylreste ersetzt sind; **primäre** A. mit d. Gruppe $—NH_2$ (Methylamin, $CH_3—NH_2$) entstehen durch Ersatz eines, **sekundäre** mit der Gruppe $=NH$ (Dimethylamin, $(CH_3)_2NH$) durch Ersatz v. zwei, **tertiäre** mit $\equiv N$ (Trimethylamin, $(CH_3)_3N$) durch Ersatz aller drei H-Atome; **quartäre** Ammoniumbasen* mit d. Gruppe $=N^+=$ leiten sich v. Ammoniumhydroxid (NH_4OH) ab.

Amine, bio|gene n pl: Klasse von Stoffen, die durch Decarboxylierung* von Aminosäuren* entstehen (s. Tab.); von den Aminosäuren Tyrosin u. Tryptophan existieren neben den direkten Decarboxylierungsprodukten auch b. A. ihrer Derivate. Viele b. A. haben pharmak. Wirkungen (z. B. Histidin* → Histamin*), sind Teile von Coenzymen (z. B. Cystein* → Cysteamin*) od. Vorstufen von Hormonen (5-Hydroxytryptophan → Serotonin*).

Amine, biogene

Biogenes Amin bzw. Derivat	Biologische Bedeutung bzw. Vorkommen	Decarboxylierungsprodukt der Aminosäure
Tyramin Dopamin Noradrenalin Adrenalin	Hormone bzw. Gewebehormone	Tyrosin
Tryptamin Serotonin Melatonin	Hormone bzw. Gewebehormone	Tryptophan
Histamin	Gewebshormon	Histidin
Cysteamin	CoA-Baustein	Cystein
Betaalanin	CoA-Baustein	Asparaginsäure
Gammaaminobuttersäure	Neurotransmitter	Glutaminsäure
Propanolamin	Cobalamin	Threonin
Ethanolamin	Phosphatide	Serin
Kadaverin	bakterielles Abbauprodukt	Lysin
Spermidin Spermin	DNA-, RNA-Synthese, Zellproliferation	Ornithin
Agmatin	bakterielles Abbauprodukt	Arginin

Amin|kolpitis (Kolp-*; -itis*) f: gebräuchliche, aber irreführende Bez. f. die durch e. atypische Scheidenflora* bedingte Freisetzung v. Aminen aus dem Vaginalsekret; s. Vaginose, bakterielle.

Amino|azid|urie (Azid-*; Ur-*) f: s. Hyperaminoazidurie.

p-Amino|benzoe|säure: para-Aminobenzoesäure, Abk. PAB; unentbehrl., noch in der Verdünnung von 10^{-11} wirksamer Wuchsstoff für Organismen, die Folsäure (s. Vitamin-B-Komplex) synthetisieren können (Bakterien). Das Enzymsystem, das PAB in die Folsäure einbaut, kann durch die Derivate des Sulfanilamids (Sulfonamide*) gehemmt werden (s. Antimetabolite, Vitaminantagonisten). Urs. der selektiven Toxizität (Bakeriostase* ohne Wirtsschädigung) der Sulfonamide: bei den Bakterien Unterbrechung der Folsäuresynthese; für Tier u. Mensch ist Folsäure ein Vitamin, da Synthese nicht möglich. Die PAB ist ferner d. Grundkörper einer Reihe v. Lokalanästhetika.

Amino|capron|säure (INN): 6-Aminohexansäure (IUPAC); s. Epsilonaminocapronsäure.

Amino|essig|säure (INN): syn. Aminoethansäure; s. Glycin, Aminosäuren.

Amino|glykosid-Anti|biotika (Glyk-*; Anti-*; Bio-*) n pl: (engl.) aminoglycoside antibiotics; Sammelbez. f. Antibiotika*, die aus untereinander sehr ähnl. glykosidisch verknüpften Aminozuckern, z. T. auch aus N-freien Zuckern, bestehen u. aus Streptomyces-Arten (Endung -mycin) od. Micromonospora-Arten (Endung -micin) gewonnen werden; bakterizide Wirkung durch Fehlsteuerung der Proteinsynthese; ältere A.-A. (Framycetin, Kanamycin, Neomycin, Paromomycin, Spectinomycin, Streptomycin) werden bei spez. Ind. eingesetzt u. sind weitgehend abgelöst durch A.-A. des Gentamicintyps (Amikacin, Gentamicin, Netilmicin, Tobramycin). **Wirkungsspektrum:** Enterobacter, Pseudomonas, Staphylococcus aureus, ferner Klebsiella, Serratia, E. coli u. Proteus-Species; geringe orale Resorption (daher parenterale Anw.), geringe therap. Breite; **NW:** Ototoxizität, Nephrotoxizität, selten neuromuskuläre Blockade (bei lokaler Hochdosistherapie), allerg. Reaktionen.

Amino|gruppe: $—NH_2$.

p-Amino|hippur|säure: para-Aminohippursäure, Abk. PAH; vgl. Clearance.

Amino|krebs: nicht korrekt auch Anilinkrebs; in Zus. mit der (chron.) Einwirkung von aromat. Aminen (z. B. Betanaphthylamin, Benzidin, 4-Aminodiphenyl, 2-Acetoamidofluoren) auftretendes Urothelkarzinom (Nierenbecken, Harnleiter, -blase); Vork. v. a. bei Chemiearbeitern. Vgl. Berufskrankheitenverordnung (Tab.).

p-Amino|methyl|benzoe|säure: Abk. PAMBA; synthet. Antifibrinolytikum; vgl. Fibrinolyseinhibitoren.

Amino|peptidasen f pl: Enzyme (Proteasen*), die von kleinen Peptiden (z. B. Tripeptiden) u. Proteinen die N-terminale Aminosäure (die Aminosäure mit einer freien Alphaaminogruppe) abspalten; z. B. Aminotripeptidase od. Leuzinaminopeptidase*; **Vork.** z. B. in d. Mukosazellen der Darmschleimhaut, Niere, Leber, Augenlinse. A. benötigen zweiwertige Metallionen (z. B. Manganionen) als Kofaktoren.

Amino|phenazon n: Pyrazolonderivat mit analget., antipyret. u. antiphlogist. Wirkung; wegen NW (Bildung des karzinogenen Stoffes Dimethylnitrosamin) nicht mehr im Handel.

Amino|pherasen f pl: syn. Transaminasen*.

Amino|phyllin n: syn. Theophyllin*-Ethylendiamin.

Amino|pterin n: Folsäureantagonist; Verw.: früher als Zytostatikum.

Amino|pterin-Embryo|pathie (Embryo-*; -pathie*) f: Embryopathie* mit zerebralen Anomalien (Hydrozephalus, Anenzephalie), fazialer Dysmorphie sowie Knochen- u. Extremitätenfehlbildungen nach Applikation von Folsäureantagonisten* (Aminopterin bzw. Methotrexat) während der 4.-12. Schwangerschaftswoche.

Amino|quinurid (INN) n: 1,3-Bis(4-amino-2-methyl-6-chinolyl)harnstoff (IUPAC); Verw.: Desinfiziens.

Amino|säure||aryl|amidase f: s. Leuzinaminopeptidase. **A.de|hydrase** f: s. Aminosäureoxidasen. **A.dia|betes** (Diabet-*) m: (engl.) amino acid diabetes; **1.** syn. Phospho-Gluko-Aminosäurediabetes mit proximal-tubulärer Azidose; s. Debré-Toni-Fanconi-Syndrom; **2.** syn. Abderhalden-Fanconi-Syndrom; s. Cystinose.

Amino|säuren: (engl.) amino acids; einfachste Bausteine der Eiweiße*; Carbonsäuren, bei denen ein H durch eine Aminogruppe $—NH_2$ ersetzt ist. Die im Eiweißstoffwechsel wichtigen A. sind fast alle **Alphaaminosäuren** u. **L-A.** (vgl. Isomerie). Allg. Formel:

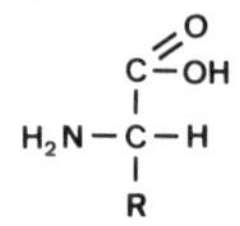

Zwei A. bilden durch Peptidbindung ein Dipeptid, drei ein Tripeptid, bis zu 10 ein Oligopeptid, mehr als 10 ein Polypeptid, über 100 ein Protein. Im menschl. Körper sind 25 A. bekannt, davon sind 10 essentiell (s. Tab. 1). **Nomenklatur** u. **Chemie:** s. Abb. **Einteilung** der A. nach den bei ihrem Abbau entstehenden Endprodukten: glukoplastische A. können in d. Leber zu Glukose umgebaut werden, ketoplastische A. Ketonkörper bilden (s. Tab. 2). Die Reihenfolge der A. (Aminosäuresequenz) ist für Eiweiße spezifisch u. genetisch festgelegt (**Primärstruktur**). Die **Sekundärstruktur** beschreibt d. Anordnung der aneinandergereihten A., z. B. in Form einer Alpha-

Aminosäuren Tab. 1
Minimalbedarf an für den Menschen essentiellen Aminosäuren; die empfohlene Tageszufuhr beträgt das Doppelte.

Isoleuzin	0,7 g/d
Leuzin	1,1 g/d
Lysin	0,8 g/d
Methionin	1,1 g/d
Phenylalanin	1,1 g/d
Threonin	0,5 g/d
Tryptophan	0,25 g/d
Valin	0,8 g/d
Histidin } Arginin }	nur im Säuglingsalter essentiell
Tyrosin	abhängig von der Phenylalanin-Zufuhr

Aminosäuren Tab. 2
Gluko- und ketoplastische Aminosäuren

glukoplastisch	Ala, Arg, Asp, Cys, Glu, Gly, His, Hyp, Met, Pro, Ser, Thr, Val
ketoplastisch	Leu, Lys
gluko- und ketoplastisch	Ile, Phe, Trp, Tyr

helix. Die Form der Proteinmoleküle, bedingt durch d. Verlauf der Aminosäurenkette im dreidimensionalen Raum, wird als **Tertiärstruktur** bezeichnet. Da Sekundär- u. Tertiärstruktur oft nicht deutl. voneinander zu trennen sind, spricht man auch von Kettenkonfiguration. **Quartärstruktur** (z. B. bei Enzymen*): Verknüpfung mehrerer Polypeptidketten zum Gesamtmolekül.

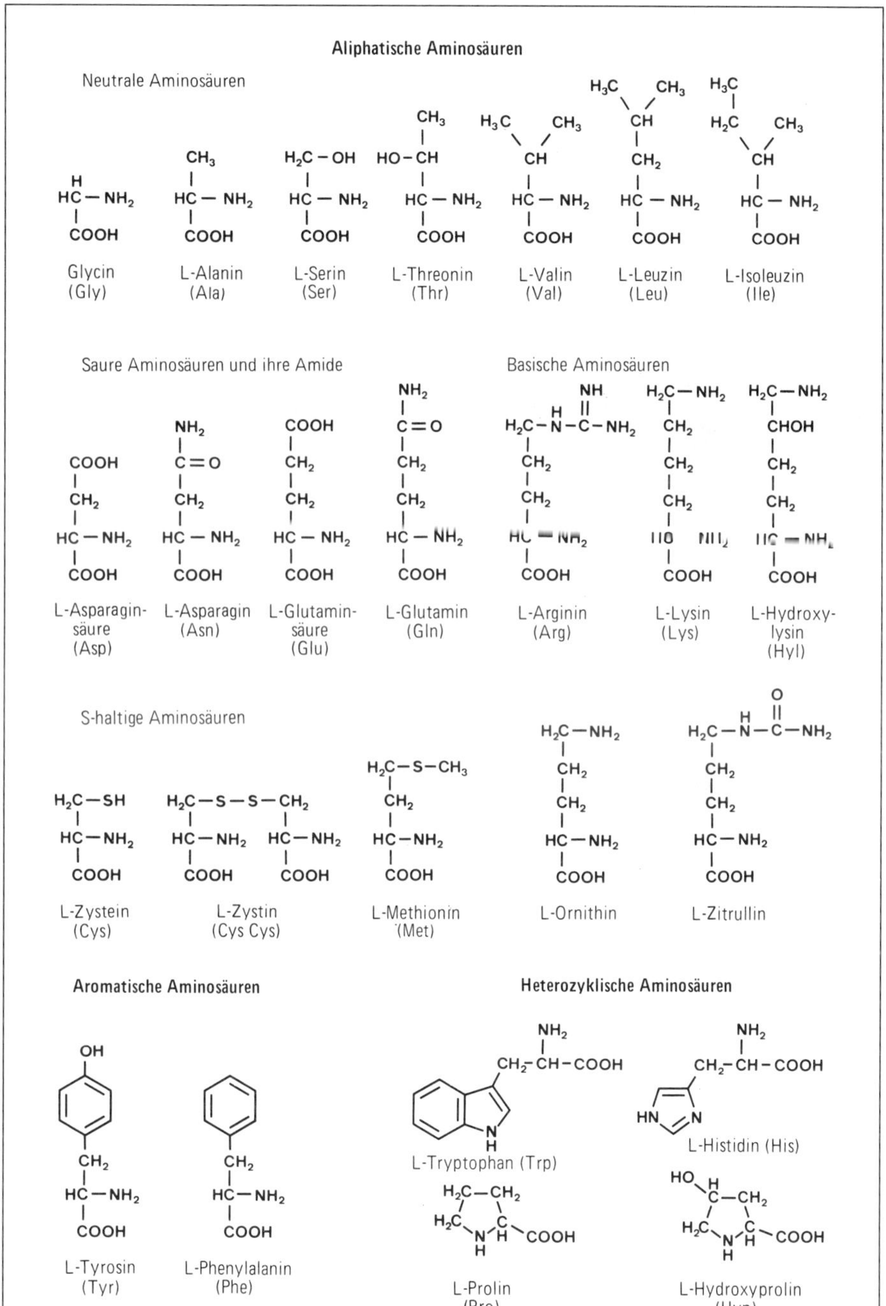

Aminosäuren

Amino|säuren, gluko|plastische: (engl.) glucoplastic amino acids; syn. glukogene Aminosäuren; Aminosäuren*, die im Stoffwechsel zu Mono- u. Dicarbonsäuren abgebaut werden können, aus denen dann wieder Glukose aufgebaut werden kann (s. Glukoneogenese); wichtig v. a. als Möglichkeit zur Aufrechterhaltung des Blutzuckerspiegels bei längerem Hunger (Regulation durch Cortisol*).

Amino|säuren, keto|plastische: (engl.) ketoplastic amino acids; syn. ketogene Aminosäuren; Aminosäuren*, deren Abbauprodukte Acetessigsäure bzw. aktivierte Essigsäure (Acetyl-CoA) z. Bildung von Ketonen* beitragen.

Amino|säuren|sequenz f: (engl.) amino acids sequence; Primärstruktur der Proteine; s. Aminosäuren.

Amino|säure|oxidasen f pl: Enzyme, die die oxidative Desaminierung von Aminosäuren katalysieren; dabei entsteht unter Abgabe von zwei H-Atomen eine Iminosäure, die dann zu Ketosäure u. Ammoniak hydrolysiert wird; vgl. Eiweißstoffwechsel.

p-Amino|salicyl|säure: para-Aminosalicylsäure (Abk. PAS); syn. 4-Aminosalicylsäure; (nicht im Handel befindl.) Antituberkulotikum der Reserve; vgl. Antituberkulotika.

5-Amino|salicyl|säure: s. Mesalazin.

Amino|sidin n: syn. Paromomycin*.

Amino|trans|ferasen f pl: s. Transaminasen.

Amino|zucker: (engl.) amino sugars; Monosaccharide*, deren Hydroxylgruppe durch eine Aminogruppe ersetzt ist; z. B. Glukosamin*, Galaktosamin*. Bausteine hochmolekularer Naturstoffe, z. B. von Chitin, Hyaluronsäure.

Amio|daron (INN) n: (2-Butyl-3-benzofuranyl)-[4-(2-diethyl-aminoethoxy)-3,5-diiod-phenyl]-keton (IUPAC); Antiarrhythmikum vom Chinidintyp; **Verw.:** bei mit anderen Substanzen nicht therapierbaren Herzrhythmusstörungen, z. B. supraventrikuläre u. ventrikuläre Extrasystolen, Tachykardie, Vorhofflimmern u. -flattern, WPW-Syndrom; **NW:** reversible Hornhautablagerungen, Hypotonie, Neigung zu Sonnenbrand (cave: Vermeiden von Sonnenbestrahlung), Schilddrüsenfunktionsstörungen, kardiodepressive Wirkung; **Kontraind.: 1.** absolute: Sinusbradykardie, Reizleitungsstörungen, Schilddrüsenerkrankungen; **2.** relative: Schwangerschaft, kardiale Dekompression, Iodallergie; vgl. Antiarrhythmika.

Ami|phenazol (INN) n: 2,4-Diamino-5-phenylthiazol (IUPAC); Morphinantagonist, der auch als Antidot bei Barbituratvergiftungen eingesetzt wird (Analeptikum).

A|mitose (A-*; gr. μίτος Faden) f: (engl.) amitosis; direkte Kernteilung; einfache Durchschnürung des Zellkerns ohne vorangehendes Sichtbarwerden der Chromosomen; führt zu Mehrkernigkeit der Zelle, da d. Teilung des Zellleibes meist unterbleibt; **Vork.** in hochdifferenzierten, stoffwechselaktiven Geweben, z. B. Leber, Niere, Nebenniere, vegegativen Ganglienzellen, Herzmuskulatur. Vgl. Mitose.

Ami|tri|ptylin (INN) n: 3-(10,11-Dihydro-5H-dibenzo[a,d]cyclohepten-5-yliden)-N,N-dimethyl-1-propanamin (IUPAC); tricyclisches Antidepressivum (Dibenzocycloheptadien-Derivat) mit breitem Wirkungsspektrum; **Verw.:** bei Depressionen, insbes. vom ängstlich-agitierten Typ; **NW:** Bradykardie, Herzbeklemmung, Herzrhythmusstörungen u. a.; **Kontraind.:** akute Intox. mit MAO-Hemmern, zentral dämpfenden Pharmaka od. Alkohol, akutes Delir, Engwinkelglaukom; vgl. Antidepressiva.

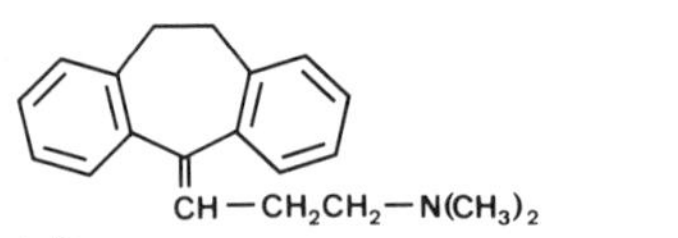

Amitriptylin

Ami|tri|ptylin|oxid (INN) n: 3-(10,11-Dihydro-5H-dibenzo[a,d]cyclohepten-5-yliden)-N,N-dimethyl-1-propanamin-N-oxid (IUPAC); s. Amitriptylin; vgl. Antidepressiva.

AML: Abk. f. **a**kute **m**yeloische **L**eukämie*.

Ammoidin n: syn. Methoxypsoralen; Furanocumarin zur oralen od. lokalen Anw., das die Melaninbildung UV-bestrahlter Haut erhöht; **Verw.:** s. PUVA; **Kontraind.:** Xeroderma pigmentosum, Lupus erythematodes, Porphyria cutanea tarda, schwere Leber- u. Nierenerkrankungen u. a.

Ammoniak n: (engl.) ammonia; NH_3; farbloses Gas mit charakterist. stechendem Geruch, in Wasser sehr leicht löslich (Salmiakgeist, reagiert alkalisch). Im Darm durch bakt. Abbau von Proteinen gebildetes A. gelangt über den Pfortaderkreislauf in die Leber, wo es zu Harnstoff abgebaut wird (s. Harnstoffzyklus); bei oxidativer Desaminierung von Aminosäuren freiwerdendes A. kann durch Übertragung auf Alphaketoglutarsäure in die Synthese von Glutaminsäure eingehen. **Bestimmung:** A. bildet in einer durch GLDH katalysierten Reaktion mit Alphaketoglutarat u. NADPH Glutamat u. NADP; die NADPH-Abnahme kann photometrisch gemessen werden. Erhöhte Werte v. a bei Störung der Harnstoffbiosynthese inf. Lebererkrankungen od. Umgehung des Leberkreislaufs, vermehrtem Eiweißangebot od. Enzymdefekt (s. Hyperammonämie). Vgl. Referenzbereiche (Tab.), Leberfunktionsproben, Koma, hepatisches.

Ammoniak|in|toxikation (Intoxikation*) f: s. Enzephalopathie, portokavale.

Ammonio|genese (-genese*) f: (engl.) ammoniogenesis; Fähigkeit der Nieren, aus Glutamin anstelle des neutralen Harnstoffs* das basische Ammoniumion (NH_4^+) zu bilden, um Wasserstoffionen u. Stickstoff auszuscheiden; vgl. Azidogenese, Säure-Basen-Haushalt.

Ammonium n: NH_4^+; ist nur bekannt als einwertige Gruppe od. Ion, während Ammoniak ein elektroneutrales, für sich allein existenzfähiges Molekül ist.

Ammonium|basen, quartäre f pl: (engl.) quartenary ammonium bases; beständige org. Basen, b. denen d. vier H-Atome des Ammoniumradikals NH_4^+ durch org. Reste ersetzt sind; z. B. $N(CH_3)OH$.

Ammonium carbonicum n: Ammoniumcarbonat; Hirschhornsalz; Riechmittel.

Ammonium chloratum n: Ammoniumchlorat; Salmiak; Riechmittel.

Ammonium-Magnesium-Phosphat n: frühere Bez. Tripelphosphat; zus. mit Ammoniumurat aus ammoniakal. zersetztem Urin ausfallend.

Ammonium|salze: (engl.) ammonium salts; aus Ammoniak (NH_3) u. Säuren entstehende Salze; z. B. Ammoniumchlorid ($NH_3 + HCl = NH_4Cl$).

Ammons|horn: (engl.) Ammon's horn; Cornu Ammonis; Vorderende des Hippocampus; neue Bez. Pes hippocampi.

Ammons|horn|sklerose (Skler-; -osis*) f: (engl.) Ammon's horn sclerosis; Verhärtung u. weißliche Verfärbung im Ammonshorn wahrscheinlich als Hypoxiefolge epileptischer Anfälle.

Ammon|sulfat|re|aktion f: s. Nonne-Apelt-Schumm-Reaktion.

A|mnesie (A-*; -mnese*) f: (engl.) amnesia; Form der Gedächtnisstörung*; zeitl. od. inhaltl. definierte Erinnerungsbeeinträchtigung, oft nach Bewußtseinsstörungen u. symptomat. Psychose, auch inf. von Hirntraumen, epilept. Anfällen, Intoxikationen.

A|mnesie, antero|grade (↑; ↑) f: (engl.) anterograde amnesia; Amnesie f. eine best. Zeit nach einem schädigenden Ereignis; nach dem Erwachen aus der Bewußtlosigkeit können die Pat. trotz a. A. ansprechbar sein u. unauffällig reagieren; Vork. bei Unfällen mit Schädelhirntrauma*.

A|mnesie, kon|grade (↑; ↑) f: Amnesie für d. Zeit der eigentl. Bewußtlosigkeit. **A., psycho|gene** (↑; ↑) f: (engl.) psychogenic amnesia; inhaltliche Amnesie durch Verdrängung unangenehmer Erinnerungen bei abnormen Erlebnisreaktionen*. **A., retro|grade** (↑; ↑) f: (engl.) retrograde amnesia; Amnesie für den Zeitraum (Sek. bis Tage) vor Eintreten eines schädigenden Ereignisses; meist kürzer als die anterograde Amnesie; vgl. Commotio cerebri, Schädelhirntrauma. **A., transitorisch-globale** (↑; ↑) f: (engl.) transitory global amnesia; Episode mit Gedächtnisstörung*, retrograder u. anterograder Amnesie u. Orientierungsstörung; **Urs.:** vertebrobasiläre Durchblutungsstörung*, Migräne*, Epilepsie*.

a|mnestisch (↑): die Amnesie* betreffend.

Amnion (gr. ἀμνίον Schafshaut, Haut um die Leibesfrucht) n: (embryol.) im Stadium der zweiblättrigen Keimscheibe* zw. Trophoblast* u. Ektoderm entstehende Zellschicht, die zusammen m. dem Ektoderm des Embryos d. **Amnionhöhle** bildet. Während der weiteren Embryogenese stülpt sich d. A. von dorsal nach ventral üb. den Embryo u. bildet so die innerste der Eihäute*. Amnionzellen sezernieren Amnionflüssigkeit (Fruchtwasser*).

Amnion|in|fektions|syn|drom (↑; Infekt-*) n: (engl.) amniotic infection syndrome; unspezifische Inf. der Eihöhle, Plazenta, Eihäute u. evtl. des Feten während Schwangerschaft od. Geburt; **Vork.:** bes. bei vorzeitigem Blasensprung u. protrahiertem Geburtsverlauf; **Ätiol.:** aszendierende Inf. aus den Geburtswegen, v. a. mit anaeroben Streptokokken u. gramnegativen Stäbchenbakterien; **Sympt.:** Fieber u. Leukozytose, fötid riechendes Fruchtwasser; bei Erkr. des Kindes (nicht regelmäßig) fetale Tachykardie; **Kompl.:** Puerperalfieber* u. postpartal respirator. Adaptationsstörung des Kindes.

Amnion|in|fusions|syn|drom (↑; Infusion*) n: syn. Fruchtwasserembolie*.

Amnionitis (↑; -itis*) f: entzündl. Veränderung des Amnions b. Amnioninfektionssyndrom*.

Amnion|nabel (↑): s. Nabelanomalien.

Amnio|skopie (↑; -skopie*) f: (engl.) amnioscopy; Fruchtwasserspiegelung; ambulant durchführbares Verf. zur Überwachung erhöht gefährdeter Feten in der Spätschwangerschaft u. zu Beginn der Geburt (b. intakter Fruchtblase); Besichtigung des Fruchtwassers am unteren Eipol durch d. intakten Eihäute m. einem durch die Vagina u. Zervix eingeführten Endoskop (Amnioskop); klares od. durch Emulsion v. Vernix milchig aussehendes Fruchtwasser spricht f. normale Verhältnisse, Verfärbung des Fruchtwassers f. eine Gefährdung des Kindes; Grünverfärbung durch Mekoniumbeimengung v. a. bei leichter hypoxischer Krise des Feten (Frühwarnsymptom!); Gelbverfärbung wird durch Hämoglobinabbaustoffe hervorgerufen; **Ind.:** Spätgestose, Verdacht auf Übertragung* od. Plazentainsuffizienz*. Vgl. Fruchtwasserdiagnostik.

Amnio|zentese (↑; Kent-*) f: (engl.) amniocentesis; syn. Amnionpunktion; Punktion der Amnionhöhle; **1.** meist transabdominal (durch d. Bauchdecken der Mutter); **2.** transzervikal (am Beginn der Geburt durch den Zervixkanal, z. B. mit Hilfe des Amnioskops); **3.** durch d. hintere Scheidengewölbe. **Kompl.** (Verletzungen v. Fet, Nabelschnurgefäßen od. Plazenta, fetomaternale Transfusion) lassen sich auf e. Minimum reduzieren, wenn man vor jeder transabdominalen A. die Plazentalokalisation* u. die Kindslage bestimmt. **Ind.:** **1.** Bestimmung der Bilirubinkonzentration als Maßstab f. die Schwere eines Morbus* haemolyticus fetalis (s. Fruchtwasser-Spektrophotometrie); **2.** opt. Fruchtwasserdiagnostik* (Grünverfärbung, Vernixgehalt); **3.** klin.-chem. Fruchtwasserdiagnose (pränatale Lungenreifediagnostik*, Kreatinin-, Östriol-Bestimmung); **4.** Pränataldiagnostik*; vgl. Chorionbiopsie.

Amo|barbital (INN) n: 5-Ethyl-5-isopentylbarbitursäure (IUPAC); langwirkendes Barbiturat; Verw.: in Komb. als Hypnotikum u. Sedativum.

Amöben (gr. ἀμοιβός wechselnd) f pl: (engl.) amoeba; Protozoen* der Klasse Rhizopoda, die sich durch ständige Formveränderung u. Ausbildung von Pseudopodien fortbewegen; Gattungen Entamoeba, Endolimax, Pseudolimax, Dientamoeba, Iodamoeba, Acanthamoeba, Hartmanella, Naegleria. Die meisten Arten leben in Süßwasser, nur wenige sind fakultativ pathogen.

Amöben-Meningo|enzephalitis (↑; Mening-*; Enkephal-*; -itis*) f: (engl.) amoebic meningo-encephalitis; seltene, akut verlaufende nekrotisierende primäre Meningoenzephalitis; hervorgerufen durch Amöben* der Gattungen Naegleria, Acanthamoeba u. Hartmanella m. meist tödl. Verlauf; Infektion erfolgt über den Nasen-Rachen-Raum meist beim Baden in freien Gewässern od. auch Hallenbädern. Auch aerogene Übertragung v. Zysten wird angenommen; Isolation der Erkrankten dennoch nicht erforderlich. Therapieversuch mit Amphotericin B i. v., Metronidazol in hoher Dosierung (Naegleria), Sulfadiazin (Hartmanella); Flucytosin oral u. intrathekal, Emetin, Chloroquin-Kur.

Amöben|ruhr (↑): s. Amöbiasis.

Amöbiasis (↑; -iasis*) f: (engl.) amoebiasis; Amöbenruhr; Inf. mit dem fakultativ pathogenen Darmprotozoon Entamoeba* histolytica (E. h.); wahrscheinlich sind nur best. Stämme fähig, sich in pathogene Formen umzuwandeln. **Epidemiol.:** weltweit verbreitet, in warmen Ländern jedoch weit häufiger als in gemäßigten; unhyg. Zustände begünstigen die Verbreitung; Inkubationszeit sehr variabel (wenige Tage bis Jahre), meist 2-4 Wo.; **Formen:** **1.** sog. Darmlumeninfektion ohne Gewebeinvasion, meist symptomlos; **2.** intestinale invasive A. mit intestinalen u. extraintestinalen Kompl.; Inf. durch orale Aufnahme von Amöbenzysten, die sich im Dickdarmlumen zu kommensalen Trophozoiten (Minutaformen) entwickeln, durch Teilung vermehren, wiederum Zysten bilden u. mit dem Stuhl ausgeschieden werden (epidemiol. wichtige Infektionsquelle); durch auslösende Faktoren (konkomittierende Darminfektionen, Veränderungen der Darmflora, Resistenzminderung, Diätwechsel) kann sich die Minutaform zur invasiven Magnaform (hämatophager Trophozoit) entwickeln. Diese führt zu Zellnekrosen der Dickdarmmukosa, Ulzerationen u. klin. zum Bild der Amöbenruhr (Amöbendysenterie). Klin.: Beginn meist langsam u. ohne Fieber, Obstipation od. leichter Durchfall, zunächst kotig, später evtl. glasig-schleimig, nicht eitrig mit Blut- u. Schleimbeimengungen, Tenesmen, flüssig-eitrige Durchfälle durch begleitende bakt. Superinfektion verschleiern das Bild. Diagn.: Nachw. von E. h. im frischen Stuhl (von E. h. dd zu unterscheiden sind die apathogenen Darmamöben E. coli, E. hartmanni, Iodamoeba bütschlii, Dientamoeba fragilis, Endolimax nana), Zysten bei symptomlosen Ausscheidern durch MIFC*; Serol. bei intestinaler A. ohne Gewebeinvasion zweifelhaft; Ther.: Metronidazol, Dehydroemetin; intestinale Kompl.: Neigung zu Chronizität u. zu Rezidiven, granulomatöse Infiltrate (Amöbom), Darmblutung, Perforation, Kolonfistel; kann unbehandelt zum Tod führen; **3.** extraintestinale A.: **a)** unspezif. Leberbeteiligung im Verlauf einer akuten intestinalen A.; **b)** hämatogene embolische Verschleppung von E. h. (auch bei klin. symptomarmer Amöbenruhr) in die Leber führt zu disseminierten, meist jedoch herdförmigen Leberzellnekrosen (Leberabszeß!) vorwiegend im re. Leberlappen; Verlauf: ruhend chron., invasiv perakut mit Perforationsgefahr od. Durchwanderung in Pleurahöhle, Perikard od. Peritoneum; Diagn.: s. Leberabszeß; Ther.: Metronidazol, Tinidazol, Ornidazol, Chloroquin, Dehydroemetin; zur Beseitigung der oft gleichzeitig bestehenden Darmlumeninfektion Diloxanidfuroat; **c)** seltene extraintestinale Kompl.: A. des Perikards, Gehirns, der Haut u. a. Organe.

Amoebida (↑) n pl**:** Amöben*.

amöboid (↑; -id*)**:** (engl.) amoeboid; amöbenähnlich; z. B. die durch chemotaktische Reize ausgelöste Zellbewegung von Leukozyten u. Makrophagen.

Amor|bogen (lat. amor Liebe)**:** (engl.) Cupid's bow; syn. Kupidobogen; der geschwungene Bogen der Oberlippe.

a|morph (A-*; -morph*)**:** formlos, unkristallin, ohne scharfe Begrenzung.

Amoss-Zeichen (Harold L. A., Int., Baltimore, 1886-1957)**:** s. Dreifußzeichen.

A|motio (Ab-*; Mot-*) f**:** syn. Ablatio; Ablösung.

A|motio chorioideae (↑; ↑; Chorio-*; -id*) f**:** syn. Ablatio chorioideae; Aderhautabhebung; **Urs.:** Exsudation bei länger andauerndem niedrigem Augeninnendruck* (z. B. nach Glaukomoperation), Entz. der Aderhaut od. durch Unterblutung (inf. Op., Trauma).

Amoxi|cillin (INN) n**:** α-Amino-4-hydroxybenzylpenicillin (IUPAC); halbsynthet. Breitband-Penizillin (Ampicillin-Derivat); s. Ampicillin; vgl. Penizilline.

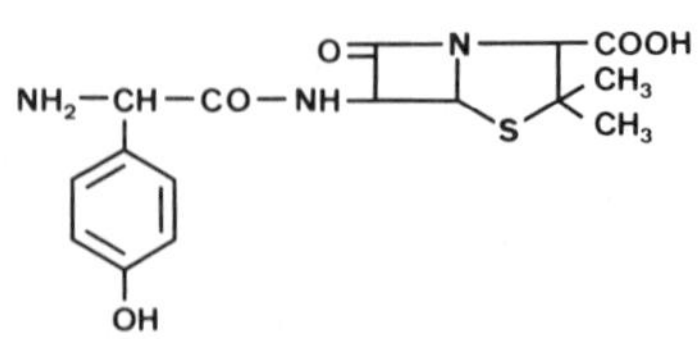

Amoxicillin

AMP: Abk. f. **1.** (chem.) **A**denosin**m**ono**p**hosphat; das unter Einwirkung der Adenylcyclase* aus ATP gebildete **Cyclo-AMP** od. **cAMP** (cyclisches 3',5'-Adenosinmonophosphat) spielt als sog. Second messenger eine zentrale Rolle in der hormonalen Regulation des Zellstoffwechsels u. wird durch eine (spezif.) Phosphodiesterase* zu acyclischem AMP hydrolysiert; vgl. Adenosinphosphorsäuren (Abb.), Hormonrezeptoren; **2.** (psychiatr.) **A**rbeitsgemeinschaft f. **M**ethodik u. Dokumentation in d. **P**sychiatrie; das von der AMP aufgestellte System baut auf der klin. Psychopathologie* auf u. dient zur Vereinheitlichung psychiatrischer Diagnosen; vgl. DSM; **3.** **A**rznei**m**ittel**p**rüfung*.

Ampere (André Marie Ampère, Phys., Mathematiker, Paris, 1775-1836) n**:** Abk. A; SI-Basiseinheit der elektrischen Stromstärke*. 1 A ist die Stärke eines durch zwei im Vakuum parallel im Abstand von 1 m angeordneten Leitern von vernachlässigbar kleinem Querschnitt fließenden kontinuierlichen elektr. Stroms, der zw. den Leitern pro Meter Leiterlänge eine Kraft von $F = 2 \times 10^{-7}$ Newton hervorruft. Vgl. Einheiten.

Amphet|amin n**:** Phenyläthylaminderivat, chem. u. hinsichtl. der pharmak. Wirkung verwandt mit Adrenalin* (peripher u. zentral deutlich stimulierende Wirkungen); **cave:** Suchtgefahr! Verw.: bei Narkolepsie*; vgl. Psychopharmaka, Abhängigkeit, Doping.

Amphet|amin|typ: s. Abhängigkeit.

Amphi-: Wortteil mit der Bedeutung beidseitig, ringsum; von gr. ἀμφί.

Amphi|arthrosis (↑; Arthr-*; -osis*) f**:** s. Gelenkformen.

amphi|bol (gr. ἀμφίβολος)**:** zweideutig, schwankend.

Amphi|tricha (Amphi-*; Trich-*) n pl**:** Sammelbezeichnung f. Bakt. mit je einer Geißel an bd. Polenden (sog. amphitrich begeißelte Bakt.); vgl. Lophotricha, Peritricha, Monotricha.

Amphi|zyten (↑; Zyt-*) m pl**:** Mantelzellen*.

Ampho|lyte n pl**:** s. Stoffe, amphotere.

Ampho|tericin B n**:** Antimykotikum aus d. Gruppe der Polyene; therap. wirksam b. Candida-Mykose, tropischen Mykosen durch Histoplasma capsulatum, Coccidioides immitis, Blastomyces-Arten u. Paracoccidioides brasiliensis sowie b. Sporotrix-Mykose, Cryptococcus-Mykose u. Systemmykosen durch Schimmelpilze der Gattung Aspergillus u. der Ordnung Mucorales; auch in Komb. mit Flucytosin* verwendet; s. Antimykotika.

Ampi|cillin (INN) n**:** 6-[D-(2-phenylacetamido)]-3,3-dimethyl-7-oxo-4-thia-1-azabicyclo-[3.2.0.]heptan-2-carbonsäure (IUPAC); syn. D-(-)-α-Aminobenzylpenizillin; halbsynthet. Breitband-Penizillin (s. Penizilline) mit bakterizider Wirkung auf grampositive Bakterien (Ausnahme: Penizillinasebildner), ferner auf gramnegative Kokken, Haemophilus, E. coli, Salmonellen u.

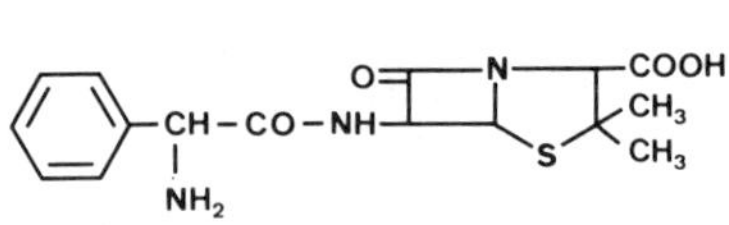

Ampicillin

Shigellen; **Verw.:** bei akuten u. chron. bakteriellen Inf. mit ampicillinempfindl. Erregern, z. B. Sepsis, Meningitis, Inf. des HNO-Bereichs, der Atemwege, des Urogenital- u. Magen-Darm-Trakts usw.; **NW:** gastrointestinale Störungen, allerg. Reaktionen, Ampicillinexanthem; **Kontraind.:** Penizillinallergie.

Ampi|cillin|ex|anthem (Exanthem*) n: (engl.) ampicillin exanthema; toxisch (evtl. durch Ampicillinzerfallsprodukte in Injektionslösungen) bedingte, makulöse Hauterscheinung, die zu 5-20% während od. nach Ampicillintherapie auftritt; Abklingen meist unter der Ther.; nicht identisch mit Penizillinallergie*.

Amplitude (lat. amplitudo Umfang, Größe, Weite) f: größter vorkommender Momentanwert einer Wechselgröße, als max. Auslenkung aus der Ruhelage bei Schwingungen u. Wellen (Schwingungsweite); z. B. Pulsamplitude*, Blutdruckamplitude*.

Ampulla (lat.) f (pl Ampullae): bauchiges Gefäß, Kolben. **A. canaliculi lacrimalis** (↑) f: kleine Erweiterung an d. Umbiegungsstelle der Tränenkanälchen. **A. ductus de|ferentis** (↑) f: Erweiterung des Samenleiters vor d. Übergang in d. Ductus ejaculatorius. **A. epi|phrenica** (↑) f: Erschlaffung des unteren Ösophagussegments zu einer etwa 1,5-2,5 Sek. nach dem Schluckakt röntg. sichtbaren ampullären Figur; DD: Hiatushernie*. **A. hepato|pan|creatica** (↑) f: Erweiterung des gemeinsamen Endstücks des Ductus choledochus u. Ductus pancreaticus innerh. der Papilla duodeni major. **A. membranacea** (↑) f: Erweiterung der häutigen Bogengänge in d. Nähe des Utriculus. **Ampullae osseae** (↑) f pl: Erweiterungen der Crura ampullaria der knöchernen Bogengänge. **A. recti** (↑) f: erweiterter Abschnitt des Mastdarms oberh. des Canalis analis; vgl. Darm. **A. tubae uterinae** (↑) f: lateral erweiterter Abschnitt des Eileiters.

Ampulle (↑) f: (pharmaz.) Glasbehältnis mit Hals für zu injizierende Arzneimittel.

Amputat (lat. amputare ringsum abschneiden) n: abgetrennter Extremitätenteil.

Amputation (↑) f: syn. Ablatio, Absetzung; **Formen: 1.** spontane A. von Gliedmaßen(teilen) i. R. eines Traumas (entspr. Grad 4 der offenen Fraktur*); **2.** kunstgerechte (op.) Absetzung eines Körperteils in seinem Verlauf an der Stelle, die durch Ausdehnung der Verletzung (schweres Trauma) od. der Erkr. (z. B. maligner Tumor, schwere Durchblutungsstörung) bestimmt ist u. sich ggf. für die anschließende Versorgung mit einer Prothese* eignet. Vgl. Exartikulation, Pirogoff-Operation, Mastektomie.

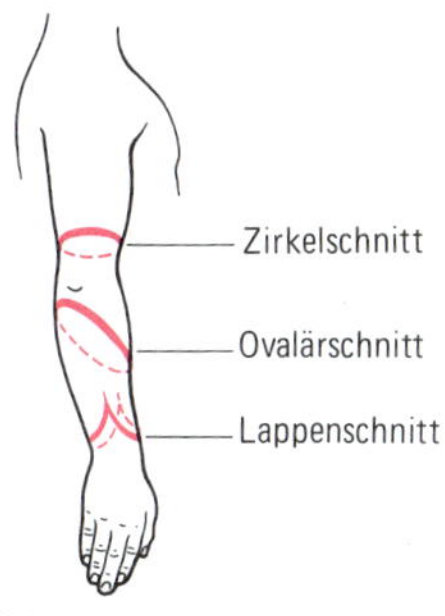

Amputation:
Bezeichnungen verschiedener Amputationsschnitte

Amputations|neurom (↑; Neur-*; -om*) n: am Amputationsstumpf sich bildendes Neurom*.

AMP, zyklisches: cAMP; s. AMP.

Amrinon (INN) n: 5-Amino-3,4′-bipyridin-6(1H)-on (IUPAC); Bipyridinverbindung mit langdauernder positiv inotroper Wirkung (durch Hemmung der Phosphodiesterase, führt zur Erhöhung von cAMP); **Verw.:** zur Kurzzeitbehandlung der schweren Herzinsuffizienz; **NW:** ventrikuläre Tachyarrhythmien, Thrombopenie, gastrointestinale Störungen; **Kontraind.:** schwere Niereninsuffizienz, Thrombopenie, schwere Hypovolämie u. a.

AMS: Abk. f. **A**ntikörper**m**angel**s**yndrom.

Am|sacrin (INNv) n: 4′-(9-Acridinylamino)-methansulfon-3-anisidid (IUPAC); Verw.: Zytostatikum.

Amsler-Netz: s. Gitternetz.

Am-System n: abgeleitet von **A**lphaketten-**m**arker; genet. Polymorphismus* der Alpha-2-Ketten der Immunglobuline (seit 1969 bekannte Serumgruppe). Die sich in ihrer Aminosäuresequenz unterscheidenden Varianten A_2m (1) u. A_2m (2) werden autosomal-kodominant vererbt; Häufigkeit von A_2m (1) bei Weißen fast 100%, bei Asiaten 50-80%, bei Schwarzen 30-50%. Vgl. Serumgruppen.

Amts|arzt: beamteter u. bes. verpflichteter Arzt im öffentl. Gesundheitswesen u. anderen öffentl. Diensten mit d. Aufgaben insbes. der Aufsicht über Einrichtungen u. Berufe des Gesundheitswesens, Aufgaben im Bereich der Hygiene, gesundheitl. Vorsorge, Beratung od. Begutachtung. Ein A. ist kaum therap. tätig. Grundlage der amtsärztl. Tätigkeit in d. Bundesrepublik Deutschland ist das Reichsgesetz über die Vereinheitlichung des Gesundheitswesens mit d. Durchführungsverordnungen von 1934/35, soweit nicht durch Landesgesetze (Berlin, Schleswig-Holstein) abgelöst. Ausbildung der Amtsärzte erfolgt in Akademien für Staatsmedizin bzw. öffentliches Gesundheitswesen.

AMV: Abk. f. **A**tem**m**inuten**v**olumen*.

Amygdala (gr. ἀμυγδάλη) f: Mandel; s. Corpus amygdaloideum.

Amygdalin (↑) n: Glykosid, das in bitteren Mandeln, Kernen v. Steinobst, unreifen Bambussprossen, Maniokwurzel, Mondbohnen u. a. vorkommt. Wird enzymatisch durch Emulsin*, das zus. mit A. vorkommt, u. auch durch Bakt. des menschl. Darms in Zuckerrest, Benzaldehyd u. Blausäure (HCN) gespalten. Für Kleinkinder sind 5-10 bittere Mandeln eine tödliche Dosis! Vgl. Blausäurevergiftung.

Amylasen (gr. ἄμυλον Stärkemehl) f pl: auch Diastasen; Enzyme, die Stärke* (Amylum) u. Glykogen* abbauen; **1.** Alphaamylase (syn. Speicheldiastase, Ptyalin), spaltet Polysaccharide innerh. des Moleküls in Dextrine* u. Maltose* (wird durch Ca^{2+} u. Cl^- aktiviert). Vork. beim Menschen v. a. in Sekreten von Pankreas u. Parotis. Bestimmung im zusammengesetzten optischen Test*; **2.** Betaamylase (syn. Glykogenase, Saccharogen-Amylase), spaltet vom nichtreduzierenden Molekülende schrittweise Maltose ab (Exoamylase); alpha-1,6-glykosidische Bindungen werden nicht gespalten. Vork. v. a. in Pflanzen (z. B. in Getreide als sog. Mälzen) u. Mikroorganismen, nicht in tier. Zellen; **3.** Gammaamylase (Exo-1,4-

A

α-Glukosidase, syn. Glukoamylase, saure Maltase), spaltet vom nichtreduzierten Molekülende Betaglukose ab. Vork. v. a. in den Lysosomen von Leber- u. Nierenzellen. Vgl. Referenzbereiche (Tab.).

Amylium nitrosum n: Amylnitrit*.

Amyl|nitrit n: Amylium nitrosum; Ester der salpetrigen Säure, flüchtige, explosive Flüssigkeit; **Wirkungen:** Gefäßerweiterung, kurzdauernde Blutdrucksenkung, Spasmolyse; **Verw.:** als klin. Testsubstanz, zur Inhalation bei Angina pectoris, früher bei Asthma bronchiale u. Migräne; **NW:** u. U. Methämoglobinämie. Vgl. Nitrate, organische.

Amyloid (gr. ἄμυλον Stärkemehl; -id*) n: (engl.) amyloid; i. R. der Amyloidose* sich ablagernder Protein-Polysaccharid-Komplex; definiert durch histochem. Affinität zu Kongorot u. grüne Doppelbrechung im polarisierten Licht, Fibrillenstruktur sowie β-Faltblattkonfiguration. Die Fibrillen sind starr, nicht verzweigt, haben einen Durchmesser von ca. 7 nm u. neigen zur Seit-zu-Seit-Aggregation. Zur weiteren Differenzierung einzelner Subtypen können die unterschiedlichen antigenen Eigenschaften der versch. Amyloidformen herangezogen werden. **Klassifizierung: 1.** Amyloid-A (AA): MG 8500, 76 linear angeordnete Aminosäuren; antigenetisch verwandt mit einem Akute*-Phase-Protein, dem Serum-Amyloid-A (SAA), das sich im Serum bei akuten u. chron. Infektionen, Tumoren u. im Alter findet; **2.** Amyloid-L (AL): Homolog zum N-terminalen Ende von variablen Leichtketten der Immunglobuline; MG 5000-25 000; **3.** Amyloid-B (AB): Homolog zum Beta-2-Mikroglobulin, das Strukturbestandteil der Klasse-1-Antigene des HLA*-Systems ist; **4.** Amyloid-F (AF) u. Amyloid-S (AS): Homologe zum Präalbumin; **5.** heredo-familiäre Formen: Hier finden sich versch. Proteinstrukturen mit Homologien zu Präalbumin.

Amyloidose (↑; ↑; -osis*) f: (engl.) amyloidosis; bindegewebige u. perivaskuläre Ablagerung von fibrillären Proteinen (Amyloid*) u. nachfolgende Störung des Stoffaustauschs an einer od. mehreren Körperstellen; betroffene Organe sind vergrößert, konsistenzvermehrt, hart u. im Autopsiematerial speckig-glänzend. Bei Befall von Organen (Leber, Herz, Niere, Knochenmark, Magen-Darm-Trakt, Atemwege u. Lunge, Haut) resultiert Insuffizienz u. ggf. Funktionsverlust, am peripheren Nervensystem kommt es zu Ausfällen (Polyneuropathien); Befall ligamentärer Strukturen führt zu Kompressionen (z. B. Karpaltunnelsyndrom), an Gelenken zu arthritischen Bildern. **Diagn.:** zuverlässig nur aus Biopsiematerial möglich aufgrund des typischen Färbeverhaltens mit Kongorot u. charakterist. Doppelbrechung im polarisierten Licht. Weitere Differenzierung erfolgt immunhistochemisch an Gewebeschnitten mit Hilfe von spezif. Antikörpern. Primäre Biopsieorte sind Rektumschleimhaut (Trefferquote ca. 85%); Ligamentum carpi transversum (Trefferquote ca. 100%); Knochenmark (Trefferquote ca. 40%); zusätzlich bei erkennbarem Organbefall: Dünndarm, Leber, Herzmuskel, N. suralis, Lippe, Zunge, Niere, Muskel, Haut; **Serol.:** Im Serum findet sich gele-

Amyloidose
Einteilung nach Art des beteiligten Proteins

Amyloidtyp	Vorläuferprotein im Serum	Klinisches Syndrom
AL A-Kappa A-Lambda	monoklonale leichte Immunglobulinketten (Lambda od. Kappa)	B-Zell-Tumoren wie multiples Myelom (5–11%), Bence-Jones-Plasmozytom, Waldenström-Krankheit, benigne Gammopathie; entspricht der früheren Bez. primäre Amyloidose
AA	Serum-Amyloid-A (SAA)	Amyloidose reaktiv bei chronischen Entzündungen wie rheumatoide Arthritis (5–12%), Spondylitis ankylosans, Colitis ulcerosa, Osteomyelitis, Tuberkulose, Lepra, familiäres Mittelmeerfieber oder Tumoren (Hypernephrom, Morbus Hodgkin); entspricht der früheren Bez. sekundäre Amyloidose Idiopathische Amyloidose vom AA-Typ
AB	Beta-2-Mikroglobulin	Dialyse-Arthropathie
AF_p	Präalbumin-Homolog	hereditäre Amyloidose bei portugiesischen familiären Polyneuropathien
AE_t	Calcitonin-Homolog	idiopathisch bei medullärem Schilddrüsenkarzinom
AS_{c1}	Präalbumin-Homolog	idiopathische senile Herzamyloidose
ASb	unbekannt	idiopathische senile und präsenile Gehirnamyloidose
unbekannt	unbekannt	Haut-, Korneaamyloid, Knorpelamyloid u. a.

gentlich ein abnormes Protein (Vorläuferprotein), das entweder ein Akute*-Phase-Protein (Serum-Amyloid-A) od. ein Homolog physiol. Proteine od. Lamba-Ketten der Immunglobuline

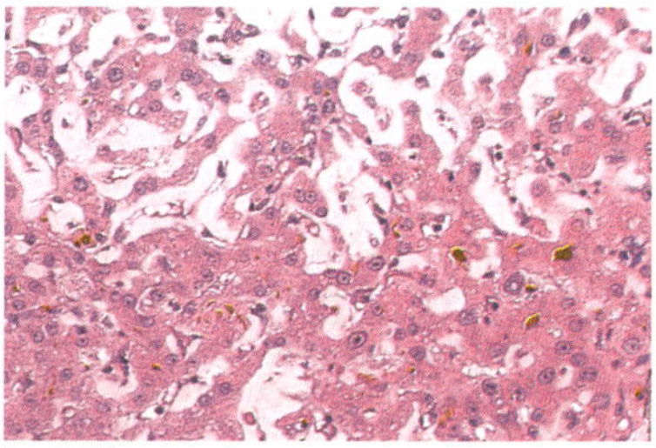

Amyloidose: histologisches Bild bei Amyloidose der Leber [62]

(AL-Protein) darstellt. Die früher übliche Unterteilung in primäre u. sekundäre A. sollte zugunsten der Einteilung nach der Art des beteiligten Proteins verlassen werden (s. Tab.). **Klin.:** von Pat. zu Pat. sehr wechselnd u. bunt. Insbes. Herzbeteiligung führt über zunehmende Herzmuskelschwäche od. schwer beherrschbare Rhythmusstörungen rasch zum Tod. Bei Nierenbeteiligung stehen ein nephrotisches Syndrom od. ein Zeichen der terminalen Niereninsuffizienz im Vordergrund. **Ther.:** i. d. R. wenig erfolgversprechend; neben organbezogenen symptomatischen Maßnahmen sollte bei der AA-Amyloidose die Grundkrankheit behandelt werden. Eine Mobilisierung der abgelagerten Amyloidmassen mit Hilfe von DMSO kann versucht werden. Die lebenslange Gabe von Colchicin kann im Fall des fam. Mittelmeerfiebers das Amyloidoserisiko senken. Bei der A. vom AL-Typ kann die zytostatische Behandlung des ursächlich verantwortlichen B-Zell-Tumors erwogen werden. Umschriebene Amyloidablagerungen bedürfen für gewöhnlich keiner Therapie. **Progn.:** abhängig vom Befallmuster vitaler Organe, insbes. bei Herzbeteiligung ungünstig; lokal umschriebene Amyloidosen sind i. d. R. harmlos.

Amyloidosis cutis (↑; ↑; ↑; Cut-*) f: Amyloidablagerung in der Haut; **Vork.:** **1.** primär kutan als Lichen amyloidosus (juckende graubraune Papeln meist an den Unterschenkeln; familiär gehäuft); **2.** sekundär kutan in Hauttumoren od. altersbedingten Hautveränderungen; **3.** i. R. einer systemischen Amyloidose.

Amylo|pektin (↑) n: der stark verzweigte Anteil der Stärke* neben der unverzweigten Amylose*; in Kartoffel- u. Kornstärke zu 70-80% enthalten; besteht aus D-Glukose (alpha-1,4- u. alpha-1,6-glykosidisch verknüpft, alle ca. 20 Glukosereste einer Verzweigungsstelle). A. gibt m. Iod Braunfärbung. Spaltung durch Amylasen*.

Amylo|pektinose (↑; -osis*) f: Glykogenose Typ IV; s. Glykogenosen.

Amylose (↑) f: unverzweigtes Polysaccharid* (MG 50 000-150 000), Bestandteil der Stärke* (ca. 20%); besteht aus D-Glukose (Alpha-1,4-Bindung); gibt m. Iod intensive Blaufärbung; Spaltung durch Amylasen*.

Amylum (↑) n: s. Stärke.

A|myo|plasia con|genita (A-*; My-*; -plasie*) f: s. Arthrogryposis-multiplex-congenita-Syndrome.

A|myo|tonie (↑; ↑; Ton-*) f: (engl.) amyotonia; syn. Myatonie; verringerter bis fehlender Muskeltonus; s. Arthrogryposis-multiplex-congenita-Syndrome.

A|myo|trophie (↑; ↑; Troph-*) f: Muskelatrophie.

A|myo|trophische Lateral|sklerose (↑; ↑; ↑; lateralis*; Skler-*; -osis*) f: (engl.) amyotrophic lateral sclerosis; Abk. ALS; syn. myatrophische Lateralsklerose, Charcot-Krankheit; progressive degenerative Erkr. des 1. u. 2. motorischen Neurons mit leichter Androtropie; **Ätiol.:** unklar; möglicherweise toxisch, infektiös od. genetisch bedingt; **Formen:** in den meisten Fällen sporadisch auftretend, selten familiär gehäuft od. endemisch (Komb. der ALS mit Demenz u. Parkinson-Syndrom auf der Insel Guam); **Klin.:** Manifestation meist zw. dem 40. u. 65. Lj.; asymmetrische Paresen der proximalen od. distalen Muskulatur, Muskelatrophie, Spastik, Krämpfe, Faszikulationen; im weiteren Verlauf Lähmung der Atemmuskulatur u. Bulbärparalyse*; **Diagn.:** gesteigerte Reflexe, evtl. Pyramidenbahnzeichen; in der Elektromyographie Nachweis von Faszikulationen u. Fibrillationspotentialen; in der Muskelbiopsie Bild einer neurogenen Muskelatrophie; **Progn.:** schlecht; die Fünf-Jahres-Überlebensrate beträgt ca. 20%; **DD:** Systemerkrankungen des Rückenmarks, Lues cerebrospinalis.

An-: auch A-; Wortteil mit der Bedeutung Un-, -los, -leer; von gr. ἀ (privativum).

-an: Endung, die in der systemat. Nomenklatur der org. Chemie das Vorliegen eines gesättigten Kohlenwasserstoffes anzeigt; z. B. Butan: $CH_3—CH_2—CH_2—CH_3$; vgl. -en, -in.

ANA: Abk. f. **a**nti**n**ukleäre **A**ntikörper*.

Ana-: Wortteil mit der Bedeutung auf(wärts), nochmals; von gr. ἀνά.

Anabolika (gr. ἀναβάλλειν aufwerfen) f pl: (engl.) anabolics; von den Androgenen* abgeleitete Hormone, die durch Erzielung einer positiven Stickstoffbilanz im Stoffwechsel Wachstumsprozesse beschleunigen; **Verw.:** bei aplast. Anämie (einzige Ind.); häufig mißbräuchliche Verw. zum Muskelaufbau bei Sportlern (vgl. Doping); **NW:** Virilisierung bei Frauen, Hodenatrophie u. Azoospermie bei Männern, Steroidakne, Anstieg von VLDL, LDL u. Triglyzeriden im Serum (Arterioskleroserisiko!), Störungen der Leberfunktion, Aggressivität; **Kontraind.:** Schwangerschaft, Prostatakarzinom, Leberfunktionsstörungen.

Ana|bolismus (↑) m: (engl.) anabolism; Aufbaustoffwechsel.

Ana|chorese (gr. ἀναχώρησις Zufluchtsort) f: (engl.) anachoresis; **1.** (infektiolog.) Absiedelung pathol. Mikroorganismen an einem bereits sanierten Herd; **2.** (psychiatr.) Abkapselung von der Mitwelt; vgl. Kontaktstörung.

An|aemia neo|natorum (Anämie*) f: s. Morbus haemolyticus neonatorum.

An|aemia perniciosa (↑) f: s. Anämie, perniziöse.

An|ämie (gr. ἀν- -los, -leer; αἷμα Blut) f: (engl.) anaemia; sog. Blutarmut; Verminderung von Erythrozytenzahl, Hämoglobinkonzentration u./od. Hämatokrit unter die altersentsprechenden u. geschlechtsspezif. Referenzwerte; da sich diese drei Parameter nicht immer gleichsinnig verändern, empfiehlt sich bei Verdacht auf eine

A. deren gleichzeitige Bestimmung. Die Verminderung eines dieser Parameter ist nur dann ein Zeichen für eine A., wenn das Blutvolumen normal ist (meist bei chron. A.), nicht jedoch bei akuten stärkeren Blutverlusten, Exsikkose* (Pseudopolyglobulie) u. Hydrämie* (Pseudoanämie). Die Berechnung der Erythrozytenindizes (MCV, MCH, MCHC) erlaubt eine **Einteilung** der A. nach **Morphol.** u. **Hämoglobingehalt** der Erythrozyten (mikro-, normo- od. makrozytär, hypo-, normo- od. hyperchrom); Einteilung nach **Ätiol.** z. B. in posthämorrhagische A., Schwangerschaftsanämie*, Tumoranämie*, Infektanämie*, Mangelanämien*; Einteilung nach **Pathogenese**: s. Tab. **Klin.**: inf. der verminderten Sauerstofftransportkapazität des Bluts v. a. Störungen sauerstoffabhängiger Stoffwechsel- u. Organfunktionen; bei akuter Entw. (z. B. Blutverlust) Sympt. des Schocks*; b. chron. Entw. oft langsam progredienter Verlauf mit Leistungsabfall, Müdigkeit, Dyspnoe, Tachykardie, großer Pulsamplitude u. funkt. systol. Herzgeräuschen, selten Angina pectoris, Claudicatio intermittens u. Zeichen einer Herzinsuffizienz.

An|ämie, alimentäre (↑; ↑) f: s. Mangelanämien.

An|ämie, a|plastische (↑; ↑) f: (engl.) aplastic anaemia; auch aregeneratorische Anämie; durch Verminderung des blutbildenden Knochenmarks hervorgerufene Panzytopenie* mit normochromer Anämie inf. Störung der Stammzellproliferation; **Vork.: 1.** angeboren (z. B. Fanconi*-Anämie); **2.** erworben, z. B. nach Einnahme best. Medikamente (Chloramphenicol, Phenylbutazon, Methimazol, Goldsalze u. a.) od. Kontakt mit

---

Anämie
Einteilung nach der Pathogenese

I. Anämien durch übermäßigen Blutverlust
akute Blutungsanämie
chronische Blutungsanämie

II. Anämien inf. verminderter od. ineffektiver Erythropoese
hypochrome mikrozytäre Anämien
Eisenmangelanämie
Anämie bei Eisentransportstörungen durch Atransferrinämie
Anämie bei Eisenverwertungsstörungen (sideroachrestische Anämie)
Anämie bei Eisenwiederverwertungsstörungen inf. chronischer Krankheiten
normochrome normozytäre Anämien
hypoproliferative Anämie
Anämie bei Nierenkrankheiten (nephrogene Anämie)
Anämie bei Endokrinopathien (Myxödem) und Hypophysenunterfunktion
Anämie bei Eiweißmangel (Eiweißmangelanämie)
hypoplastische od. aplastische Anämie
myelopathische Anämie (bei Erkrankungen des Knochenmarks)
megaloblastäre Anämien
Anämie durch Vitamin-B_{12}-Mangel (perniziöse Anämie)
Anämie durch Folsäuremangel (Folsäuremangelanämie)
Anämie durch Kupfermangel
Anämie durch Vitamin-C-Mangel

Anämie (Fortsetzung)
Einteilung nach der Pathogenese

III. Anämien inf. übermäßigen Erythrozytenabbaus (hämolytische Anämie)
hämolytische Anämien durch vorwiegend extraerythrozytäre Störungen
Anämie inf. Hyperaktivität des Monozyten-Makrophagen-Systems
Anämie inf. Hyperspleniismus, Splenomegalie
immunhämolytische Anämie
immunologisch bedingte hämolyt. Anämie
autoimmunhämolytische Anämie
durch Wärmeantikörper
durch Kälteantikörper
Kälteagglutininkrankheit
paroxysmale Kältehämoglobinurie
paroxysmale nächtliche Hämoglobinurie (durch Komplementaktivierung)
Anämie inf. mechanischer Schädigungen der Erythrozyten
traumatische hämolytische Anämie (mikroangiopathische hämolytische Anämie)
Hämolyse durch Infektionserreger
hämolytische Anämien durch vorwiegend intraerythrozytäre Defekte
Anämien durch Veränderungen an der Erythrozytenmembran
angeb. Erythrozytenmembrandefekte
erythropoetische Porphyrie
hereditäre Sphärozytose
hereditäre Elliptozytose
erworbene Erythrozytenmembrandefekte
Stomatozytose
Anämie inf. Hypophosphatämie
Anämien inf. Störungen des Erythrozytenstoffwechsels bei angeborenen Erythrozytenenzymopathien
Defekte der Glykolyse
Defekte des Pentosephosphatzyklus (Glukose-6-Phosphat-Dehydrogenase-Mangel)
Anämien durch Hämoglobinsynthesestörungen (Hämoglobinopathien)
Sichelzellenanämie
Hämoglobin-C-Krankheit
Hämoglobin-S-C-Krankheit
Hämoglobin-E-Krankheit
Thalassämien
Hämoglobin-S-Beta-Thalassämie

Insektiziden, i. R. von Infektionen (Hepatitis), Schwangerschaft, immun. Störungen u. bei Thymomen. Vgl. Syndrom, aplastisches.

An|ämie, auto|im|mun|hämo|lytische (↑; ↑) f: s. Anämie, hämolytische. **A., chronisch-refraktäre** (↑; ↑) f: s. Anämie, sideroachrestische. **A., dys|erythro|poetische** (↑; ↑) f: s. Anämie, kongenitale dyserythropoetische. **A., enzymopenische** (↑; ↑) f: Anämie inf. von Erythrozytenenzymopathien*.

An|ämie, hämo|lytische (↑; ↑) f: (engl.) haemolytic anaemia; durch beschleunigten Erythrozytenabbau bzw. verkürzte Erythrozytenlebensdauer od. Hämolyse* bedingte Anämie mit kompensator. gesteigerter Erythropoese*, Retikulozytose* u. Anstieg des indirekten Bilirubins* im Serum, evtl. Hämoglobinämie* u. Hämoglobinurie*; **Formen: 1.** erythrozytär bedingte h. A.,

z. B. bei hereditärer Sphärozytose, hereditärer Elliptozytose, Thalassämie, Akantho- u. Stomatozytose, Hämoglobinopathien u. Erythrozytenenzymopathien; **2.** extraerythrozytär bedingte h. A.: **a)** bei Infektionen, z. B. Malaria; **b)** physik. bedingt, z. B. nach Verbrennungen, Herzklappenersatz, bei Marschhämoglobinurie; **c)** chem. bedingt, z. B. durch Arsenwasserstoff, Phenylhydrazin, bei Methämoglobinämie; **d)** immun. bedingte h. A. durch reguläre (Alloagglutinine*) od. irreguläre Blutgruppenantikörper* (sog. serogene erworbene h. A.), z. B. bei Morbus haemolyticus, paroxysmaler Kältehämoglobinurie, Kälteagglutininkrankheit, Transfusionshämolyse; **e)** autoimmun. bedingte h. A. durch antierythrozytäre Autoantikörper*; Vork. in ca. 50% symptomat., z. B. bei Kollagenosen, chronisch-lymphat. Leukämie od. als idiopath. autoimmunhämolytische Anämie mit inkompletten, meist gegen Rhesus-Blutgruppenantigene gerichteten Wärmeantikörpern (sog. erworbene h. A. Typ Widal), selten akut verlaufend (Typ Lederer-Brill) mit Fieber, abdominellen Schmerzen, Oligurie u. günstiger Progn., häufiger als chron. makrozytäre h. A. (Typ Dyke-Young) mit schleichender

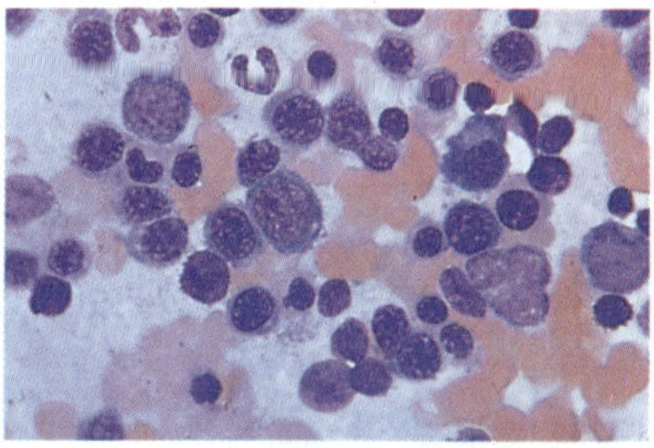

Anämie, hämolytische: autoimmunhämolytische Anämie, Knochenmarkausstrich (Pappenheim-Färbung); im Vergleich zur Granulozytopoese erheblich gesteigerte Erythropoese [181]

Entw., oft Splenomegalie, evtl. Normoblasten im Blutausstrich, häufig Erythrozytenphagozytose im Sternalpunktat, sehr variablem Verlauf u. zweifelhafter Progn.; **f)** immun. bedingte, medikamentös induzierte h. A. inf. einer Induktion von antierythrozytären Antikörpern durch best. Medikamente bzw. von Antikörpern, die gegen den Erythrozyten-Medikamenten-Komplex gerichtet sind od. durch Immunadsorption von komplementbindenden Immunkomplexen (Medikament-Antikörper-Komplexe) an die Erythrozytenoberfläche; kann z. B. auftreten nach therap. Anw. von Alphamethyldopa u. Mefenaminsäure (medikamentös induzierte autoimmunhämolyt. Anämie), Penizillinen, Stibophen, Chinin, Chinidin, PAS, Phenacetin, Antistin, Sulfonamiden, INH, Chlorpromazin, Pyramidon, Dipyron. Der zeitliche Zus. mit der Medikamentenanwendung ist diagn. wichtig (serol. Antikörpernachweis ist meist nur während dieser Zeit mögl.); die medikamentös bedingte h. A. ist nur selten stark ausgeprägt u. verschwindet i. d. R. nach Absetzen des auslösenden Medikaments spontan.

An|ämie, hyper|chrome (↑; ↑) **f:** s. Anämie.

An|ämie, hypo|chrome (↑; ↑) **f:** s. Anämie.

An|ämie, kon|genitale dys|erythro|poetische (↑; ↑) **f:** (engl.) congenital dyserythropoetic anaemia; Abk. CDA; seltene, therap. nicht beeinflußbare Anämie mit hochgradig ineffektiver Erythropoese*; Einteilung nach der Erythroblastenmorphologie in drei **Formen: Typ I:** CDA mit megaloblast. Erythropoese u. internukleären Chromatinbrücken; **Typ II:** CDA mit Vielkernigkeit u. Karyorrhexis der Erythroblasten ohne megaloblastäre Veränderungen; **Typ III:** CDA mit Megalozyten im Blut u. Auftreten von vielkernigen Gigantoblasten im Knochenmark.

An|ämie, leuko|erythro|blastische (↑; ↑) **f:** (engl.) leukoerythroblastic anaemia; normo- bis hypochrome Anämie bei Osteomyelofibrose* (Anämie Typ Heuk-Assmann) od. Knochenmarkkarzinose*; im Blut Vorstufen der Granulozyto- u. Erythropoese inf. extramedullärer Blutbildung.

An|ämie, megalo|blastäre (↑; ↑) **f:** (engl.) megaloblastic anaemia; hyperchrome, makrozytäre Anämie mit Megaloblasten* bei ineffektiver Erythropoese* inf. Mangels an Folsäure bzw. Vitamin B_{12}; vgl. Anämie, perniziöse.

An|ämie, nephro|gene (↑; ↑) **f:** (engl.) nephrogenic anaemia; syn. renale Anämie; Anämie bei chron. Niereninsuffizienz*, deren Schwere mit dem Ausmaß der Nierenfunktionseinschränkung korreliert (bei Harnstoffwerten über 100 mg/dl Serum Hämatokrit meist unter 30%); pathogenet. relevant sind neben einer verminderten Produktion von Erythropoetin* (geringere Erythropoese) u. einer leicht verkürzten Erythrozytenlebensdauer häufig auch chron. Blutverluste (gastrointestinale Blutungen bei Thrombozytenfunktionsstörungen durch Dialyse-Behandlung).

An|ämie, osteo|sklerotische (↑; ↑) **f:** leukoerythroblastische Anämie* bei Osteomyelofibrose*.

An|ämie, perniziöse (↑; ↑) **f:** (engl.) pernicious anaemia; syn. Morbus Biermer, Addison-Anämie, Perniciosa, Vitamin-B_{12}-Mangelanämie, sog. genuine p. A.; megaloblastäre Anämie* als häufigste Folge eines Mangels an Vitamin B_{12} (Serumkonzentration <150 pg/ml); **Pathogenese:** v. a. verminderte Vit.-B_{12}-Resorption inf. verminderter od. fehlender Sekretion von Intrinsic* factor durch Magenschleimhautatrophie (wahrscheinl. autoimmun. bedingt), auch bei Blind loop syndrome, Fischbandwurminfektion, Ileitis, selten bei chron. Pankreatitis, Malabsorptionssyndrom sowie medikamentös bedingt (z. B. durch Aminosalicylsäure, Biguanide), evtl. auch durch unzureichende Zufuhr bei reinen Vegetariern. Bei vielen Pat. (ca. 90%) sind im Serum Autoantikörper gegen Parietalzellen der Magenschleimhaut u. häufig auch gegen den Intrinsic factor sowie antithyreoidale Antikörper nachweisbar. Ein gemeinsames Vork. mit Hypogammaglobulinämie ist beschrieben. Die p. A. tritt meist nach dem 45. Lj. auf; die seltene, sich bereits im Kindesalter manifestierende sog. juvenile p. A. wird durch eine isolierte Störung der Intrinsic-factor-Produktion, eine angeb. selektive Vit.-B_{12}-Resorptionsstörung im Ileum od. eine Resorptionsstörung durch Produktion eines funkt. weniger wirksamen Intrinsic factors hervorgerufen. **Klin.:** meist langsam progrediente Entw. der Anämie mit entspr. schleichender Symptomatik, u. U. Hepatosplenomegalie; als häufiges Frühsyndrom Hunter*-Glossitis, zusätzl. meist gastrointestinale Beschwerden (Ap-

A

petitlosigkeit, intermittierende Durchfälle, Obstipation, diffuse Bauchschmerzen) u. neurol. Sympt. (s. Myelose, funikuläre); häufig Gewichtsverlust, selten Fieber; **Diagn.:** makrozytäre Anämie (MCV >100 μm^3); im Blutausstrich Megalozyten, Aniso- u. Poikilozytose, basophile Tüpfelung der Erythrozyten, Howell-Jolly-Körperchen, verminderte Retikulozytenzahl, im Knochenmarkausstrich viele Megaloblasten* bei gesteigerter Erythropoese; in ca. 50% Thrombopenie, spätere Entw. einer Leukopenie, Hyperbilirubinämie, bei Magensaftuntersuchung histaminrefraktäre Achlorhydrie; zum Nachweis der B_{12}-Resorptionsstörung v. a. Schilling-Test (Urinexkretionstest* I u. II). **Cave:** Wegen des gehäuften Vork. eines Magenkarzinoms* sollte eine endoskop. od. röntg. Untersuchung des Magen-Darm-Trakts durchgeführt werden. **Ther.:** parenterale Substitution von Vitamin B_{12}; evtl. lebenslange Erhaltungstherapie, wenn die Urs. der Resorptionsstörung nicht beseitigt werden kann; die Zufuhr von Folsäure ist kontraindiziert (evtl. fulminante Verschlechterung der neurologischen Symptome).

An|ämie, renale (↑; ↑) **f:** s. Anämie, nephrogene.

An|ämie, sidero|a|chrestische (↑; ↑) **f:** (engl.) sideroachrestic anaemia; syn. sideroblastische Anämie, sog. chronisch-refraktäre Anämie; uncharakterist. verlaufende, unterschiedl. ausgeprägte Anämie inf. von Eisenverwertungsstörungen mit partiell ineffektiver Erythropoese* im Knochenmark durch gestörten Einbau von Eisen in den Protoporphyrinring od. Störung der Synthese von Protoporphyrin; **Formen: 1.** angeborene, geschlechtsgebunden-rezessiv vererbte s. A.; **2.** erworbene s. A.: **a)** primär (idiopathisch), geht in etwa 15-20% der Fälle terminal in eine Leukämie über (sog. präleukämisches Syndrom); **b)** sekundär (symptomatisch); ausgelöst durch Vitamin-B_6-Mangel, Alkoholkrankheit, Bleiintoxikation, best. Medikamente (Antituberkulotika, Chloramphenicol), i. R. von rheumatoider Arthritis, Tumor- u. Knochenmarkerkrankungen (z. B. Plasmozytom, Osteomyelofibrose, Panmyelopathie) od. anderen Anämien (Thalassämie). **Diagn.:** mikrozytäre hypochrome od. makrozytäre Anämie, im Knochenmarkausstrich erythropoetische Hyperplasie mit Vermehrung von Sideroblasten >15% (sog. Ringsideroblasten), normales od. erhöhtes Serumeisen, histol. Eisenablagerungen im Gewebe (u. a. Hämosiderose der Leber); **Ther.:** bei positivem Tryptophanbelastungstest* Vitamin B_6 (Pyridoxin) oral, evtl. Eisenentzugsbehandlung mit Deferoxamin, bei lebensbedrohl. Anämie Bluttransfusion; **cave:** wegen mögl. Übergangs in eine Leukämie regelmäßige hämat. Überwachung!

An|ämie, sidero|blastische (↑; ↑) **f:** s. Anämie, sideroachrestische. **A. Typ Dyke-Young** (↑; ↑; Sidney C. D., zeitgen. Pathol., Großbritannien; Freida Y., Mitarbeiterin von D.) **f:** (engl.) Dyke-Young anaemia; chron. verlaufende Form der idiopathischen autoimmun. bedingten hämolytischen Anämie*. **A. Typ Heuk-Assmann** (↑; ↑) **f:** s. Anämie, leukoerythroblastische. **A. Typ Lederer-Brill** (↑; ↑; Max L., amerikan. Pathol., 1885-1952; Nathan E. B.) **f:** (engl.) Lederer's anaemia; akut verlaufende Form der idiopathischen autoimmun. bedingten hämolytischen Anämie*. **A. Typ Widal** (↑; ↑; Georges F. W., Int., Pathol., Paris, 1862-1929) **f:** (engl.) Widal's anaemia; idiopathische autoimmun. bedingte hämolytische Anämie*.

an|aerob (An-*; Aer-*; Bio-*)**:** ohne Sauerstoff lebend.

An|aerobier (↑; ↑; ↑) m pl**:** (engl.) anaerobes; Bez. f. Bakterienarten, die ausschl. in Abwesenheit v. Sauerstoff (obligate A.) od. mit u. ohne Sauerstoff wachsen können (fakultative A.).

An|aero|biose (↑; ↑; ↑; -osis*) **f:** (engl.) anaerobiosis; Leben unter absolutem Sauerstoffmangel mit Vergärung von Kohlenhydraten; beim Warmblüter nur 3,5-5 Min. ohne irreversible Organschäden möglich (führt zu Milchsäureanhäufung im Blut; Tod inf. Herzinsuffizienz), Toleranzzeit kann durch Hypothermie* verlängert werden.

An|aesthesia dolorosa (Anästhesie*) **f:** Schmerz trotz völligen Ausfalls der Oberflächensensibilität; Vork. bei vollständiger Unterbrechung der Nervenleitung.

An|ästhesie (gr. ἀναισθησία Unempfindlichkeit) **f:** (engl.) anaesthesia; Unempfindlichkeit gegen Schmerz-, Temperatur-, Berührungsreize; z. B. inf. einer Störung des peripheren od. zentralen Nervensystems od. als erwünschtes Ergebnis einer Narkose* bzw. Lokalanästhesie*. Vgl. Sensibilitätsstörungen.

An|ästhesie, balancierte (↑) **f:** (engl.) balanced anaesthesia; Durchführung einer Narkose* unter kombiniertem Einsatz von: **1.** kurzwirksamen Injektionsnarkotika* (z. B. Barbiturate) zur Einleitung; **2.** Inhalationsanästhetika* (z. B. Lachgas); **3.** Analgetika* (Opioide, z. B. Fentanyl); **4.** Sedativhypnotika (z. B. Benzodiazepinderivate*); **5.** peripheren Muskelrelaxanzien*; Modifikation der Neuroleptanästhesie*. Durch Verw. geringer Dosen können die Vorteile der einzelnen Substanzen unter Minimierung der NW genutzt werden.

An|ästhesie, intra|arterielle (↑) **f:** (engl.) intra-arterial anaesthesia; Inj. eines Lokalanästhetikums in e. Arterie; therap. Verf. mit schmerzstillender u. gefäßdilatierender Wirkung bei peripheren Durchblutungsstörungen.

An|ästhesie, rücken|mark|nahe (↑) **f:** s. Periduralanästhesie, Spinalanästhesie.

An|ästhesio|logie (↑; -log*) **f:** (engl.) anaesthesiology; Lehre von den wissenschaftl. Grundlagen u. prakt. Erfordernissen der Allgemeinanästhesie (Narkose*) bzw. örtl. Betäubungsverfahren (Lokalanästhesie*); die Aufgaben des Anästhesiologen umfassen dabei: Wahl des Narkoseverfahrens, Überwachung der Narkose (ggf. Blutersatz u. Schockbehandlung während einer Op.), Intensivüberwachung frischoperierter Pat. u. Notfallversorgung schwerverletzter Pat. sowie Schmerztherapie*.

An|ästhetika (↑) n pl**:** (engl.) anaesthetics; Medikamente zur Erzeugung einer allgemeinen od. lokalen Anästhesie*; s. Narkotika, Lokalanästhetika, Oberflächenanästhetika.

Ana|gen|haare (Ana-*; -gen*)**:** (engl.) anagen hairs; Haare in der Wachstumsphase (ohne Wurzelscheide); vgl. Haarwurzelstatus.

Ana|krotie (↑; gr. κροτεῖν klopfen, schlagen) **f:** (engl.) anacrotism; Schwankung, Erhebung im aufsteigenden Ast der Pulskurve.

An|akusis (An-*; gr. ἀκούειν hören) **f:** Taubheit*; vgl. Dysakusis.

Anal-: Wortteil mit der Bedeutung zum After gehörend, den After betreffend; von lat. anus.

Anal|ab|szeß (↑; Abszeß*) m**:** s. Abszeß, periproktitischer.

Anal|a|tresie (↑; Atresie*) **f:** angeb. Fehlen der Analöffnung; s. Fehlbildung, anorektale.

An|albumin|ämie (An-*; Album-*; -ämie*) f: (engl.) analbuminaemia; seltene rezessiv erbl. Anomalie mit Fehlen der Albumine im Blutplasma; kaum klin. Erscheinungen; bei Frauen Neigung zu periodisch, meist prämenstruell, auftretenden Ödemen.

Anal|ek|zem (Anal-*; Ekzem-*) n: (engl.) anal eczema; akute bis chron. Intertrigo* im Analbereich, meist m. Juckreiz; **Urs.:** innere Hämorrhoiden m. Begleitproktitis, Pilzinfektion, anale Psoriasis, Analprolaps*, Anitis, Proktitis, Analfistel*, chron. Enteritis, Diabetes mellitus, Leberschaden, Enterobiasis*, Kontaktallergie gegen Kunstfasern, Waschmittel, Salben u. a.; prädisponierend ist auch e. besonders tief eingezogener Anus. **Ther.:** Behandlung der Urs., Analhygiene, Trockenhalten der Analfalte.

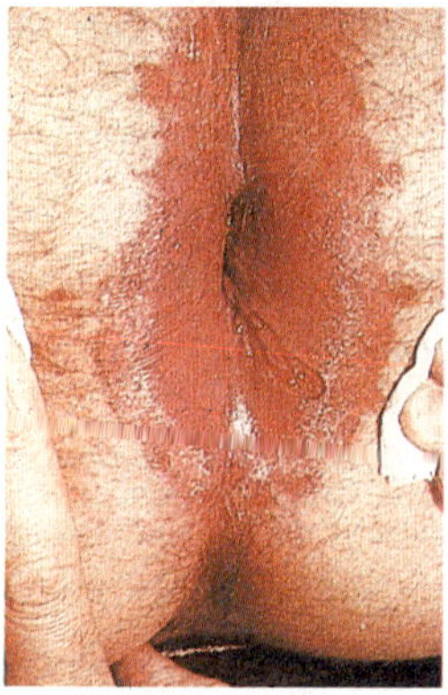
Analekzem, akute Form [3]

Anal|eptika (gr. ἀναληπτικός erfrischend) n pl: (engl.) analeptics; Substanzen mit direkt zentral erregender Wirkung auf best. Funktionszentren (Atem-, Vasomotorenzentrum) od. das ZNS; z. B. Pentetrazol, Nicethamid; in höherer Dosierung sind A. Krampfgifte!

Anal|falten, hyper|trophe (Anal-*): s. Marisken.

Anal|fissur (↑; Fissur*) f: (engl.) anal fissure; sehr schmerzhaftes, im Bereich der Analöffnung (in Steinschnittlage* meist bei 6 Uhr) lokalisiertes, meist längl. Ulkus; **Urs.:** wahrscheinl. traumat. Schädigung (verhärteter Stuhl, Fremdkörper) od. oberflächl. Thrombophlebitis im Analkanal; **Sympt.:** akute heftige Schmerzen nach Defäkation, Blutung, Krampf des M. sphincter ani internus; **Ther.:** bei frischer A. antiphlogistische Salben od. subkutane Inj. von Lokalanästhetika; bei chron. A. Sphinkterotomie*, evtl. mit vorhergehender Exzision*.

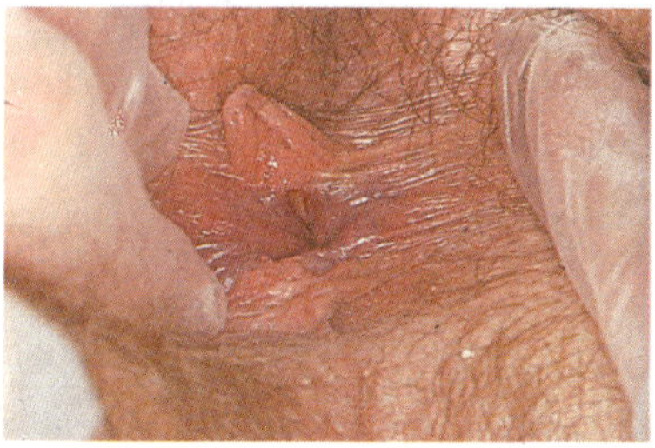
Analfisur [3]

Anal|fistel (↑; Fistel*) f: (engl.) anal fistula; syn. Fistula ani, Anorektalfistel; **Formen: 1.** komplette A., führt v. der Darmschleimhaut z. äußeren Haut (s. Abb.); **2.** inkomplette A. mit nur einer Mündung, als äußere (Mündung nach der Hautseite) od. innere Fistel (Mündung nur nach der Schleimhautseite); man unterscheidet ferner subkutane, intra-, trans- u. extrasphinktere sowie pelvirektale A. **Urs.:** meist kryptoglanduläre Inf. mit periproktitischem Abszeß* in der Pars analis recti, seltener Analfissur, Enteritis regionalis Crohn; **Sympt.:** Nässen, Pruritus ani; **Diagn.:** Sondierung, Fisteldarstellung, Rektoskopie; **Ther.:** op., falls möglich einzeitige Fistelspaltung.

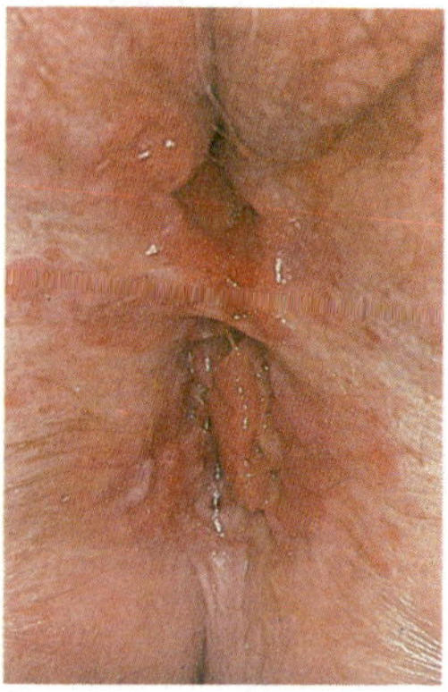
Analfistel [3]

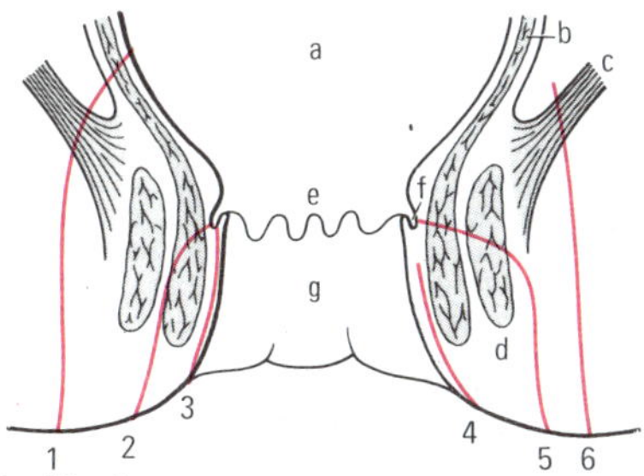

Analfistel:
topographische Darstellung (vereinfacht); a: Rektum; b: Musculus sphincter ani internus; c: Musculus levator ani; d: Musculus sphincter ani externus; e: Linea dentata; f: Proktodäaldrüse; g: Analkanal; 1: komplette pelvirektale (extrasphinktäre) Fistel; 2: komplette intermuskuläre (intersphinktäre) Fistel; 3: komplette subkutane Fistel; 4: inkomplette subkutane Fistel; 5: komplette ischiorektale (transsphinktäre) Fistel; 6: inkomplette pelvirektale Fistel [155]

An|algesie (An-*; -algie*) f: (engl.) analgesia; Aufhebung der Schmerzempfindung inf. Schädigung sensibler Leitungsbahnen des zentralen od. peripheren Nervensystems od. durch Medikamente (Analgetika*), z. B. während Narkose* od. Lokalanästhesie*.

An|algesie, kon|genitale (↑; ↑) f: wahrscheinl. autosomal-rezessiv erbl. Störung mit angeborenem Fehlen der Schmerzempfindung; **Sympt.:** Verletzungen mit schlechter Heilungstendenz, gestörte vegetative Reaktionen (Anhidrose, Tachykardie, Blutdruckanstieg); **DD:** familiäre Dysautonomie*.

An|algesie, patienten|gesteuerte (↑; ↑) f: (engl.) patient controlled analgesia (Abk. PCA); auch On-demand-Analgesie; bei Tumorpatienten sowie postop. eingesetzte Methode der Schmerztherapie*, bei der sich der Pat. selbst über einen intravenösen Zugang bei auftretenden bzw. zunehmenden Schmerzen Analgetika* verabreichen kann; der Einsatz einer elektronisch gesteuerten Medikamentenpumpe (sog. PCA-Pumpe) erlaubt es, innerh. vorprogrammierter Grenzen Verabreichungszeitpunkt u. Dosis (z. B. der Opiate) zu bestimmen.

An|algetika (↑; ↑) n pl: (engl.) analgetics; Schmerzmittel, schmerzstillende Pharmaka; **Einteilung: 1.** überwiegend peripher angreifende A., wirken bes. durch Synthesehemmung von schmerzvermittelnden Entzündungssubstanzen (z. B. Prostaglandinen) u. verfügen z. T. über (zentral vermittelte) antiphlogistische, antipyretische, spasmolytische bzw. thrombozytenaggregationshemmende Zusatzwirkungen, die zur Differentialindikation bei unterschiedl. (v. a. entzündlicher) Schmerzgenese mitberücksichtigt werden sollten; Substanzgruppen: Derivate der Salicylsäure (z. B. Acetylsalicylsäure*) u. von org. Säuren (s. Antiphlogistika, nichtsteroidale), das Anilinderivat Paracetamol* u. Pyrazolonderivate*; **2.** zentral wirksame A. mit morphinartiger Wirkung, wirken u. a. über Opiatrezeptoren auf schmerzverarbeitende Neurone in Gehirn u. Rückenmark und hemmen so die neurale Schmerzinformation; Substanzgruppen: Opiate* u. Opioide*. Vgl. Antirheumatika.

An|algetika-Asthma (↑; ↑; Asthma*) n: s. Asthma bronchiale.

An|algetika-Kopf|schmerz (↑; ↑): (engl.) analgetic headache; toxisch bedingter diffuser Kopfschmerz* nach langfristigem Analgetikaabusus; **Ther.:** Entwöhnung*.

An|algetika-Nephro|pathie (↑; ↑; Nephr-*; -pathie*) f: interstitielle Nephropathie inf. kontinuierlichen Mißbrauchs peripher wirkender Analgetika vom Typ der Cyclooxygenaseinhibitoren über mind. 10 Jahre mit einer konsumierten Gesamtmenge von über 3 kg; Entw. von Schrumpfnieren u. einer dialysepflichtigen terminalen Niereninsuffizienz*, evtl. eines Urothelkarzinoms.

analis (lat.): zum After gehörend, anal.

Anal|karzinom (Anal-*; Karz-*; -om*) n: (engl.) anal carcinoma; am Analrand od. im Analkanal lokalisiertes Karzinom* (meist Plattenepithel-, selten Adenokarzinom); rel. selten (1-3% der Rektumkarzinome); **Sympt.:** Blutung, Schmerzen, Fremdkörpergefühl, Pruritus ani; **Diagn.:** rektodigitale Untersuchung, Palpation der inguinalen Lymphknoten (zu 15% befallen bei Erstdiagnose), Proktorektoskopie mit Biopsie; **Ther.:** großzügige Exzision m. nachfolgender Strahlentherapie, evtl. Rektumamputation (nach Vorbestrahlung), En-bloc-Lymphknotenausräumung; **Progn.:** Fünf-Jahres-Überlebensrate ca. 50%. Vgl. Karzinom, kolorektales.

Anal|papille, hyper|trophe (↑; Papilla*) f: s. Analpolyp.

An|alpha-Lipo|protein|ämie (An-*; Lip-*; Prot-*; -ämie*) f: syn. Tangier-Krankheit; seltene, autosomal-rezessiv vererbte Fettstoffwechselstörung, die vermutl. auf einem Synthesedefekt von Apolipoprotein A_I beruht u. zu Mangel an HDL*, Hypocholesterinämie u. Cholesterinablagerungen in versch. Organen (bes. Monozyten*-Makrophagen-System) führt; **Klin.:** langsam progredienter Verlauf m. Beginn im Kindes- bzw. Erwachsenenalter; Hepatosplenomegalie, periphere Polyneuropathie m. Muskelatrophie; vgl. Hypolipoproteinämien.

Anal|phase (Anal-*) f: s. Entwicklungsphasen.

Anal|polyp (↑; Polyp*) m: (engl.) anal polyp; syn. hypertrophe Analpapille; reaktive Vergrößerung von Proktodealmembranresten (histol. Analfibrom); **Urs.:** Hämorrhoiden*, partieller Analprolaps, Papillitis; **Ther.:** Polypektomie, Hämorrhoidektomie. Vgl. Symptomenkomplex, analer.

Anal|prolaps (↑; Prolaps*) m: (engl.) anal prolapse; Vorfall der Analschleimhaut; **Urs.:** Hämorrhoiden* 3. Grades, Analsphinkterschwäche, mangelnde Fixation der Analhaut auf dem Schließmuskel; **Klin.:** Schleimhautvorfall mit typischer radiärer Schleimhautfältelung, Pruritus ani, Darminkontinenz; **Ther.:** Injektion sklerosierender Lösungen, Venenverödung, ggf. Hämorrhoidektomie. Vgl. Rektumprolaps.

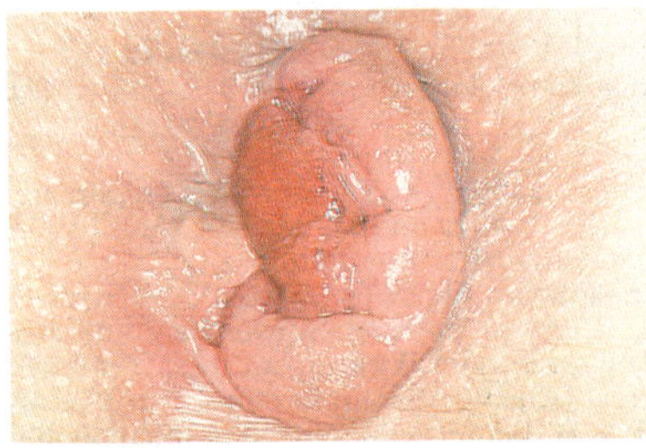

Analprolaps [3]

Anal|pruritus (↑; Pruritus*) m: s. Pruritus ani.

Anal|re|flex (↑; Reflekt-*) m: s. Reflexe (Tab.).

Anal|rhagaden (↑; Rhagaden*) f pl: (engl.) anal fissures; oberflächliche, strichförmige, meist radiär z. Anus verlaufende, oft schmerzende, brennende u. juckende Epitheldefekte; nicht selten in Komb. mit Analekzem, Hämorrhoiden od. Pilzinfektionen (v. a. Candidose); **DD:** Analfissur*.

Anal|stenose (↑; Steno-*; -osis*) f: s. Fehlbildung, anorektale.

Anal|verkehr (↑): (engl.) anal sex; anogenitaler Geschlechtsverkehr* m. Einführen des Penis in d. Anus.

Ana|lyse (gr. ἀναλύειν auflösen) f: **1.** (chem.-physik.) Zerlegung, Untersuchung; Ermittlung der Zusammensetzung eines Stoffgemisches durch chem. od. physik. Methoden; **2.** Kurzbez. f. Psychoanalyse*.

Analyt (↑) n: der in einer (chem., serol., immun.) Analyse nachzuweisende od. zu bestimmende Stoff.

Ana|mnese (gr. ἀνάμνησις Erinnerung) f: (engl.) anamnesis; Krankengeschichte; Art, Beginn u. Verlauf der aktuellen Beschwerden, die im ärztl. Gespräch mit dem Kranken (Eigenanamnese) od. dessen Angehörigen (Fremdanamnese) erfragt werden; neben der aktuellen A. lassen sich die frühere, allg., soziale, biographische u. familiäre A. erheben; in der Allgemeinmedizin meist nur Erhebung einer gezielten Kurzanamnese bes. zur Berücksichtigung abwendbar gefährlicher Verläufe schwerer Erkrankungen u. zur Unterscheidung von leichten Befindlichkeitsstörungen.

ana|mnestisch (↑): (engl.) anamnetic; in bezug auf d. Krankengeschichte.

Ananase f: s. Bromelaine.

Anankasmus (gr. ἀνάγκη Zwang) m: (engl.) anancasm; Bez. f. ängstliches u. äußerst gewissenhaftes Verhalten; i. e. S. Bez. f. zwanghaftes Denken od. Handeln (z. B. Zählzwang, Putzzwang), das nicht unterdrückt werden kann od. dessen Unterdrückung akut Angst auslöst; s. Zwangsneurose.

Ana|phase (Ana-*) f: s. Mitose, Meiose.

Ana|phylatoxin (↑; gr. φύλαξις Schutz; Tox-*) n; Bez. f. bei der Aktivierung des Komplements* entstehendes Spaltprodukt von Komplementproteinen, das an anaphylaktischen Reaktionen beteiligt ist; bewirkt eine Mastzelldegranulation mit Freisetzung von Mediatoren u. eine Kontraktion der glatten Muskulatur.

Ana|phylaxie (↑; ↑) f: (engl.) anaphylaxis; durch Antikörper der Klasse IgE vermittelte Überempfindlichkeitsreaktion vom Soforttyp (Typ I der Allergie*), die nach einer Sensibilisierungsphase bei erneutem Kontakt mit dem spezif. Allergen* auftritt. Vgl. Atopie, Schock, anaphylaktischer.

Ana|phylaxie, passive kutane (↑; ↑) f: (engl.) passive cutaneous anaphylaxis (Abk. PCA); tierexperimentelle Auslösung einer lokalen anaphylaktischen Reaktion zum Nachweis von IgE-Antikörpern; **Meth.:** intrakutane Injektion des zu untersuchenden Serums bei einem artgleichen Versuchstier; nach einer Latenzperiode von 4-24 Std., in der die IgE-Antikörper im Gewebe fixiert bzw. nicht zellgebundene Antikörper ausgeschwemmt werden, wird das spezif. Antigen zusammen mit einem Farbstoff (z. B. Evans-Blau) i. v. injiziert, der bei positiver Reaktion aufgrund der lokal erhöhten Gefäßpermeabilität ins umliegende Gewebe austritt (Anfärbung im Bereich der Injektionsstelle). Bei der **umgekehrten** p. k. A. wird das Antigen intrakutan u. die Serumprobe intravenös injiziert. Vgl. Prausnitz-Küstner-Reaktion.

Ana|plasie (↑; -plasie*) f: (engl.) anaplasia; Übergang höher differenzierter Zellen in weniger differenzierte; vgl. Metaplasie, Prosoplasie.

An|arthrie (↑; gr. ἀρθροῦν artikulieren) f: s. Dysarthrie.

Ana|sarka (↑; Sark-*) f: (engl.) anasarca; Wasseransammlung; ausgedehntes, lagerungsabhängiges Ödem* (z. B. Lid-, Gesichts-, Flankenödem) des Unterhautzellgewebes v. a. inf. eines Nieren- od. Herzversagens.

Ana|spadie (↑; gr. σπαδών Spalte) f: (engl.) anaspadia; Harnröhrenöffnung auf dem Dorsum penis; vgl. Epispadie, Hypospadie.

Ana|stomose (gr. ἀναστόμωσις Einmündung, Öffnung) f: (engl.) anastomosis; **1.** (anat.) natürl. Verbindung zw. Blut- (z. B. arteriovenöse A.), Lymphgefäßen od. Nerven; **2.** (chir.) op. angelegte Verbindung von Hohlorganen (z. B. Enteroanastomose, Gastroenterostomie, Choledochoduodenostomie) od. Blut- (z. B. gefäßchirurgischer Shunt) u. Lymphgefäßen, i. w. S. auch von Nerven; **Formen: 1.** End-zu-End-A.: Wiedervereinigung möglichst gleichkalibriger Hohlorganstümpfe nach Teilresektion bzw. zwecks Interposition; **2.** End-zu-Seit-A.: seitliches Einnähen eines endständigen Hohlorganstumpfs in einen anderen (großkalibrigeren) Organabschnitt od. in ein anderes Hohlorgan; **3.** Seit-zu Seit-A.: op. Verbindung von zwei jeweils seitlich eröffneten Hohlorganabschnitten.

Ana|stomose, arterio|venöse (↑) f: (engl.) arteriovenous anastomosis; (anat.) Anastomose zw. Arterien u. Venen ohne Zwischenschaltung eines die Blutzufuhr regulierenden Kapillarnetzes; die beteiligten Gefäße weisen anat. Besonderheiten wie Längsmuskelwülste im Bereich der Intima zur Steuerung der Durchblutung (sog. Sperrarterien, Sperr- od. Drosselvenen) sowie epitheloide Zellen innerh. der Media auf. **Lok.:** u. a. Schwellkörper, inkretor. Organe, Lunge, Magen, Darm, Uterus, Haut; vgl. Glomusorgan, Corpus coccygeum.

Ana|stomose, bilio|digestive (↑) f: auch bilidigestive Anastomose; op. Verbindung zw. Gallengängen bzw. Gallenblase u. Jejunum (z. B. Choledochojejunostomie) od. Duodenum (z. B. Choledochoduodenostomie), selten Magen (z. B. Cholezystogastroanastomose); **Ind.:** v. a. Abflußbehinderungen im Bereich der Papilla duodeni major od. des Gallengangs durch inoperable (maligne) Tu. von Ductus choledochus, Papille od. Pankreas, Narbenstrikturen im Bereich der Gallenwege, selten nicht entfernbare intrahepatische Gallensteine. Vgl. Dreieckläppchenplastik.

Ana|stomose, gastro|duo|denale (↑) f: s. Magenresektion.

Ana|stomose, kavo|pulmonale (↑) f: s. Glenn-Operation.

Ana|stomosen, inter|kavale (↑) f pl: (engl.) intercaval anastomoses; (anat.) Anastomosen zw. Vena* cava superior u. Vena* cava inferior; z. B. über Vv. thoracoepigastricae u. V. epigastrica inferior bzw. superficialis od. über die V. lumbalis ascendens dextra bzw. sinistra u. V. azygos bzw. hemiazygos.

Ana|stomosen|karzinom (↑; Karz-*; -om*) n: s. Magenstumpfkarzinom.

Ana|stomosen, porto|kavale (↑) f pl: (engl.) portacaval anastomoses; **1.** (anat.) Anastomosen zw. Ästen der Vena portae u. Ästen der Vena cava superior u. inferior; können bei portaler Hypertension* einen Kollateralkreislauf (klin. v. a. als Ösophagusvarizen*, Caput* medusae u. Hämorrhoiden*) ausbilden u. ermöglichen dadurch den Abfluß des gestauten Pfortaderbluts; s. umseitige Abb.; **2.** (chir.) s. Shunt, portosystemischer.

Ana|stomosen|ulkus (↑; Ulc-*) n: (Rezidiv-) Ulkus in der Dünndarmschleimhaut als postoperative Komplikation einer gastroduodenalen bzw. gastrojejunalen Anastomosierung (Gastroenterostomie*, Magenresektion*); **Urs.:** ungenügende Resektion (verbleibende Antrumschleimhaut), inkomplette Vagotomie, Anastomosenstenose, extragastrale Faktoren (Hyperparathyreoidismus, Zollinger-Ellison-Syndrom); **Sympt.:** Schmerzen, Erbrechen, Blutung; **Diagn.:** Endoskopie, Röntgenkontrastuntersuchung; **Kompl.:** Perforation, Penetration, gastrojejunokolische

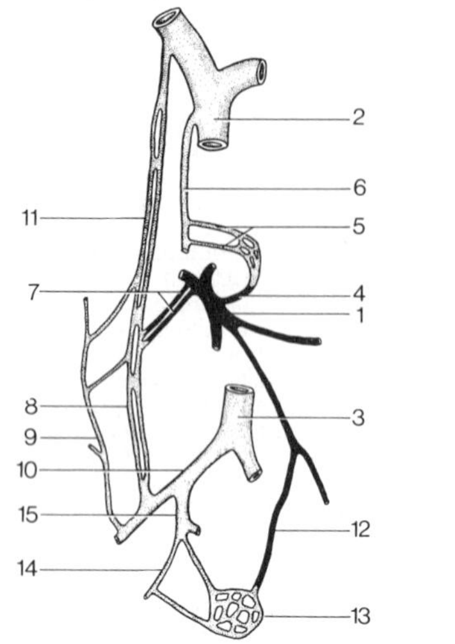

Anastomosen, portokavale:
1: V. portae; 2: V. cava superior; 3: V. cava inferior; 4: Vv. gastricae; 5: Vv. oesophageae; 6: V. azygos; 7: Vv. parumbilicales; 8: V. epigastrica inferior; 9: V. epigastrica superficialis; 10: V. iliaca externa; 11: Vv. thoracicae internae; 12: V. rectalis superior; 13: Plexus venosus rectalis; 14: V. pudenda interna; 15: V. iliaca interna [532]

Fistel; **Ther.:** Antazida, Antihistaminika, Vervollständigung der Vagotomie, op. Nachresektion.

Ana|stomose, spleno|renale (↑) **f:** syn. splenorenaler Shunt; s. Shunt, portosystemischer.

Ana|tomie (gr. ἀνατέμνειν zerschneiden) **f:** (engl.) anatomy; Lehre v. Bau der Körperteile; Kunst des Zergliederns.

Ana|tomie, topo|graphische (↑) **f:** (engl.) topographic anatomy; Beschreibung der Körpergegenden u. der gegenseitigen Lageverhältnisse der Organe.

Ana|toxin (Ana-*; Tox-*) **n:** durch Formaldehyd entgiftetes, aber antigen wirksames u. so immunisierendes Toxin (Toxoid); vgl. Schutzimpfung, Toxoide.

An|azidität (An-*; Azid-*) **f:** (engl.) anacidity; Fehlen von freier Salzsäure im Magensaft; **Vork.** bei zahlreichen chron. Magenkrankheiten (Magenkarzinom u. a.). Die A. wird als Pentagastrin-(Histamin-)negativ, refraktär, absolut oder komplett bez., wenn auch nach Gabe von Pentagastrin* keine Säureproduktion einsetzt. Bei perniziöser Anämie* ist A. ein obligates Symptom. Vgl. Azidität, Achylia gastrica.

An|azido|genese (↑; ↑; -genese*) **f:** (engl.) anacidogenesis; Unfähigkeit der Niere, freie Wasserstoffionen auszuscheiden u. Bicarbonationen aus dem Primärfiltrat rückzuresorbieren; vgl. Azidogenese, Azidose, renale tubuläre.

Anchy-: s. a. Anky-.

anconaeus (gr. ἀγκών Ellenbogen)**:** zum Ellenbogen gehörend; z. B. Musculus anconaeus; vgl. cubitalis.

Ancrod (INN) **n:** fibrinogenspaltendes Enzym aus dem Gift der malayischen Grubenotter Agkistrodon rhodostoma, Hauptbestandteile Protein u. Kohlenhydrate; Verw.: Bestandteil v. Präparaten zur Ther. chron. peripherer art. Durchblutungsstörungen.

Anderson-Krankheit (Horace B. A., Arzt, Johnstown)**:** Glykogenose Typ IV; s. Glykogenosen.

Andrews-Bakterid (George C. A., Dermat., New York, 1891-1934; Bakt-*; -id*) **n:** syn. Pustulosis* palmaris et plantaris.

Andro-: Wortteil mit der Bedeutung Mann; von gr. ἀνήρ, ἀνδρός.

Andro|blastom (↑; Blast-*; -om*) **n:** (engl.) androblastoma; syn. Sertoli-Leydig-Zelltumor, früher Arrhenoblastom; seltener, androgenproduzierender (ca. 80% der A.), fast ausschließl. einseitig auftretender Sex-cord-Tumor des Ovars, der aus unreif gebliebenem bzw. männlich angelegtem Keimepithel hervorgeht; Vork. v. a. zw. 20. u. 30. Lj.; **Histol.:** versch. Reifegrade; gut differenzierte Formen bestehen aus tubulär angeordneten Sertoli*-Zellen mit dazwischenliegenden Gruppen von Zellen ähnl. den Leydig*-Zwischenzellen. Eine maligne Entartung (v. a. von undifferenzierten Formen) ist möglich. **Sympt.:** v. a. Androgenisierung* u. Defeminisierung*; **Ther.:** op. Entfernung unter Erhaltung von Uterus u. kontralateralem Ovar; **Progn.:** relativ günstig; **DD:** adrenogenitales Syndrom. Vgl. Ovarialtumoren.

Andro|gene (↑; -gen*) **n pl:** (engl.) androgens; Sammelbegriff f. die männl. Sexualhormone* (C19-Steroidhormone); werden v. a. in den Leydig-Zwischenzellen des Hodens, kl. Androgenmengen im Ovar u. der Nebennierenrinde synthetisiert. Die Bildung wird vom hypophysären LH* gesteuert (vgl. Hormonrezeptoren, Hypothalamus-Hypophysen-System). Der Abbau erfolgt zu 80% in der Leber, daneben in Haut u. Prostata. Die Ausscheidung erfolgt über die Nieren v. a. als Androsteron* od. Ätiocholanolon* (17-Ketosteroide*) bzw. nach Glukuronidierung; b. Kindern erfolgt e. Sulfatbildung. Physiol. Halbwertzeit ca. 12 Minuten. Das wichtigste Androgen ist d. Testosteron* (im Serum am höchsten konzentriert) u. dessen Metabolite 5α-Dihydrotestosteron, Androstendion* u. Androsteron; im Blut erfolgt zu ca. 98% Bindung an e. Transportprotein (SHBG*). **Wirkung:** s. Tab. Vgl. Steroidhormone (Abb.).

Andro|genisierung (↑; ↑)**:** (engl.) androgenization; Sammelbez. für d. Folgen einer vermehrten Androgenwirkung aus versch. **Urs.:** erhöhte periphere Umwandlung v. Androgenvorstufen, verminderte Androgenbindung im Blut, erhöhte Ansprechbarkeit der Zielorgane, vermehrte Bildung v. Androgenen in Ovar u. Nebennierenrinde, iatrogene Einflüsse; **Klin.:** s. Virilisierung; **Diagn.:** Bestimmung v. Testosteron u. Dehydroepiandrosteronsulfat (DHEAS) im Serum z. Ausschluß v. Androgen-produzierenden Tumoren; **Ther.:** symptomat. mit Antiandrogenen, b. Frauen in Komb. mit Östrogenen.

Andro|gen|re|sistenz (↑; ↑; Resistenz*) **f:** s. Feminisierung, testikuläre.

Andro|gynie (↑; Gyn-*) **f:** (engl.) male pseudohermaphroditism; maskuline Form des Pseudohermaphroditismus*.

Andro|logie (↑; -log*) **f:** (engl.) andrology; Männer(heil)kunde; beschäftigt sich mit Bau u. Funktion der männl. Geschlechtsorgane, hauptsächl. in bezug auf die Zeugungs- u. Fortpflanzungsfähigkeit u. deren Störungen. Die androl.

Androgene
Übersicht über die physiologischen Wirkungen

Funktion, Organ	Wirkung
Stoffwechsel	allgemein: anabole Wirkung durch vermehrte Nukleinsäuren- und Eiweißsynthese in den Zielorganen: Stimulation spezifischer Stoffwechselleistungen
männliches Genitale	Beeinflussung der Ausbildung von Penis, Samenleiter, Samenblase und Prostata; Förderung bestimmter Stadien der Spermatogenese in den Hoden
Haut, Haare	Ausbildung des virilen Behaarungstyps (bei Frauen evtl. Hirsutismus); Beeinflussung von Acne vulgaris u. a. Hauterkrankungen
Skelett	in niedriger Dosis: Proliferation des epiphysären Knorpels, Förderung des Längenwachstums in höherer Dosis: Schluß der Epiphysenfugen und Kalzifizierung
Zentralnervensystem	Rückkopplung auf die hypophysäre Gonadotropinsekretion (möglicherweise nach Umwandlung in Östrogene)
Enzyme	Exprimierung geschlechtsspezifischer Enzymmuster in den verschiedenen Organen und Beeinflussung der Differenzierung des Sexualzentrums in der Embryonalperiode und postnatal

Untersuchung umfaßt Sexualanamnese, Beurteilung des Körperbaus u. Behaarungsmusters, klin. u. funkt. Untersuchung der Genitalorgane, Bestimmung der Basiswerte von Testosteron, LH u. FSH sowie evtl. dynamische Hormontests, Sperma*-Untersuchung, Karyogramm* m. Bestimmung des Kerngeschlechts u. Hodenbiopsie mit histol. Untersuchung.

Andro|stendion n: 4-Androsten-3,17-dion; schwach androgenes Steroidhormon, wird in geringen Mengen in Nebennierenrinde u. Ovar gebildet u. entsteht durch Reduktion v. Dehydroepiandrosteron; kann im peripheren Fettgewebe, insbes. beim primären polyzystischen Ovarialsyndrom*, während des Klimakteriums* u. in einzelnen Karzinomgeweben zu Östron* metabolisiert werden.

Andro|steron n: 5α-Androstan-3α-ol-17-on; erstes, v. Butenandt (1931) aus männl. Harn isoliertes Steroidhormon; Metabolit beim Abbau von Testosteron* (kein Arzneimittel); vgl. Androgene.

Andro|tropie (Andro-*; -trop*) f: (engl.) androtropism; syn. Androtropismus; das gehäufte Vorkommen bestimmter Erkr. u. (erbl.) Syndrome beim männl. Geschlecht; vgl. Gynäkotropie.

An|ejakulation (An-*; Ejaculatio*) f: s. Aspermie.

An|elektro|tonus (↑; Elektro-*; Ton-*) m: s. Elektrotonus.

An|enzephalie (↑; Enkephal-*) f: (engl.) anencephaly; sog. Froschkopf, Krötenkopf; schwerste, rel. häufige Fehlbildung (ca. 1 : 1000 Lebendgeborene, Gynäkotropie) m. Fehlen des Schädeldachs (Akranie) u. Fehlen bzw. Degeneration wesentl. Teile des Gehirns inf. Ausbleiben des Neuralrohrschlusses in der Gehirnregion; der Defekt setzt sich fast immer m. einer Spaltbildung im Zervikalbereich fort. Da die Reflexmechanismen f. den Schluckakt fehlen, tritt in den letzten beiden Monaten der Schwangerschaft meist e. Hydramnion* auf.

An|eosino|philie (↑; Eosin*; -phil*) f: (engl.) aneosinophilia; Fehlen der eosinophilen Granulozyten im Blut; Vork. bei Infektionskrankheiten, insbes. Typhus.

An|ergie (↑; Erg-*) f: (engl.) anergy; **1.** (psych.) Energielosigkeit; vgl. Abulie; **2.** (immun.) fehlende Reaktion auf Antigene; vgl. Allergie.

An|erythr|opsie (↑; Erythr-*; Op-*) f: (engl.) red blindness; Rotblindheit; s. Farbenfehlsichtigkeit.

Anethol n: 1-Methoxy-4-propenylbenzol (IUPAC); Bestandteil des Anisöls (80-90%) u. des Fenchelöls (50-60%); Verw.: Sekretolytikum; vgl. Expektoranzien.

An|ethol|tri|thion n: 5-(4-Methoxyphenyl) 1,2(3)-dithiol-3-thion (IUPAC); syn. 3-(p-anisyl)trithion; Substanz mit stimulierender Wirkung auf die Sekretion der Glandula submandibularis; ferner wird eine choleret. Wirkung angenommen. Verw.: bei medikamentös bedingter Mundtrockenheit in Zus. mit Strahlentherapie, bei Sjögren-Syndrom I.

Aneto|dermie (gr. ἄνετος schlaff; Derm-*) f: (engl.) anetoderma; syn. Dermatitis atrophicans maculosa; durch umschriebenen Schwund der elast. Fasern im Korium bedingte rundl. od. ovale, bis markstückgroße, anfangs rötl., später weiße Herde mit verdünnter, zigarettenpapierartiger Haut; u. U. hernienartige Vorwölbung des Fettgewebes.

An|eu|ploidie (An-*; Eu-*; -ploid*) f: (engl.) aneuploidy; Abweichung vom euploiden Chromosomensatz, bei der einzelne Chromosomen nicht in normaler Anzahl vorhanden sind; s. Monosomie, Disomie, Euploidie.

An|eurysma (gr. ἀνεύρυσμα Erweiterung) n: (engl.) aneurysm; umschriebene Ausweitung eines art. Blutgefäßes inf. angeborener od. erworbener Wandveränderungen; morphol. als sackförmiges (A. sacciforme), spindelförmiges (A. fusiforme sive cylindricum), kahnförmiges (A. naviculare sive cuneiforme) od. geschlängeltes A. (A. serpentinum) bzw. Trauben- od. Rankenaneurysma (A. cirsoideum sive racemosum); pathol.-anat. **Formen: 1.** A. verum (echtes A.) mit Ausdehnung aller Wandschichten bei erhaltener Gefäßwandkontinuität; **2.** A. spurium (falsches A.), bei dem ein perivasales, z. T. endothelialisiertes u. organisiertes Hämatom mit der Gefäßlichtung in Verbindung steht; **3.** A. dissecans inf. Einrisses der Intima mit Wühlblutung u. Kanalisierung innerh. der Gefäßwand (Media), evtl. distaler Wiedereinmündung in das Gefäßlumen; **4.** A. arteriovenosum inf. aneurysmatischer Verbindung zw. einer Arterie u. Vene (Sonderform der arteriovenösen Fistel*); **Ätiol.:** angeb. Fehlbil-

A

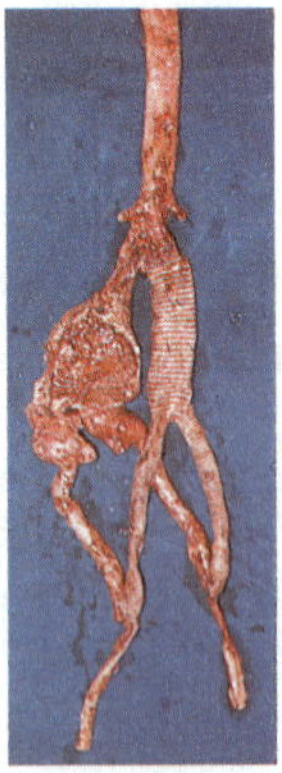

Aneurysma der Aorta abdominalis:
Das in situ belassene arteriosklerotische Aneurysma wird durch eine oberhalb und unterhalb des Aneurysmas implantierte, gegabelte Kunststoff-Gefäßprothese überbrückt. [471]

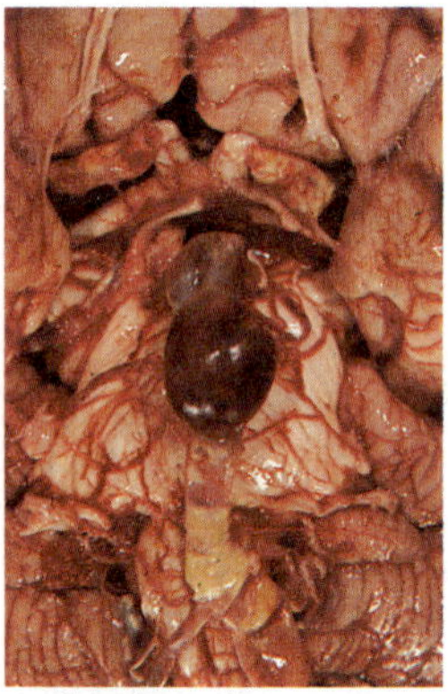

Aneurysma, basales:
Aneurysma der A. basilaris [89]

dung v. a. im Bereich der Hirnbasisarterien (s. Aneurysma, intrakranielles), Arteriosklerose*, (v. a. Aorta abdominalis u. Beckenarterien), Medianekrose*, Arteriitiden (z. B. Periarteriitis nodosa), Syphilis* (Mesaortitis luica), rheumatisches Fieber*, Marfan*-Syndrom, inf. Arrosion von außen (z. B. der Aorta bei perforierendem Ulcus ventriculi), nach gefäßchir. Eingriffen od. idiopathisch; **Klin.:** häufig asymptomatisch (Zufallsbefund), in Abhängigkeit von der Lokalisation evtl. Pulsationen u. Kompressionserscheinungen (bei großem A.), Schmerzen inf. Durchblutungsstörungen (zunehmende Thrombosierung, akuter Aortenverschluß, als absteigendes Ischämiesyndrom inf. Verlegung von Seitenästen der Aorta bei dissezierendem Aortenaneurysma); **Diagn.:** Palpation (pulsierender Tumor), Auskultation (Gefäßgeräusch*), Ultraschalldiagnostik, Röntgenuntersuchung, Computertomographie; **Ther.:** evtl. chir. Entfernung u. Überbrückung des aneurysmatischen Gefäßabschnitts; **Kompl.:** periphere arterielle Embolie*, Ruptur (z. B. Aortenruptur*). Vgl. Herzwandaneurysma, Herzchirurgie.

An|eurysma, arterio|venöses (↑) n: s. Aneurysma.

An|eurysma, basales (↑) n: Aneurysma im Bereich des Circulus* arteriosus cerebri od. der von ihm abgehenden Gefäße; s. Abb.; vgl. Subarachnoidalblutung.

An|eurysma, intra|kranielles (↑) n: (engl.) intracranial aneurysm; Aneurysma an e. Gefäß innerh. des Schädels; meist (ca. 90%) im Stromgebiet der A. carotis interna (bes. an den Aufzweigungen mit den Aa. communicantes anterior et posterior des Circulus arteriosus cerebri); bei Ruptur Subarachnoidalblutung* od. intrazerebrale Massenblutung (Enzephalorrhagie); s. Apoplexie.

ANF: Abk. f. **1.** (immun.) **a**nti**n**ukleäre **F**aktoren; s. Antikörper, antinukleäre; **2.** (physiol.) **a**trialer **n**atriuretischer **F**aktor; s. ANP.

Anfall, fokaler: s. Epilepsie, Anfall komplex-partieller.

Anfall, fokal-motorischer: Anfallstyp mit myoklonischen od. klonischen Bewegungen; je nach Lok. des Fokus in der kontralateralen Zentralregion sind best. Körperabschnitte (z. B. Finger, Hand, mimische Kau- od. Augenmuskulatur) betroffen. Beim Mastikatoriusanfall setzen schnelle Mahl-, Schleck- u. Kaubewegungen der Kiefer bei klarem Bewußtsein ein. Bei Auftreten der epileptischen Erregung in der Area 6b Beta der dominanten Hemisphäre tritt eine motorische Aphasie auf. Ein epileptischer Nystagmus kann bei fokalen Entladungen in versch. Hirnregionen vorhanden sein. Dysphasie u. motorische Sprachhemmung werden bei epileptischen Entladungen im Gyrus frontalis inf. der dominanten Hemisphäre, aber auch im Gyrus temporalis sup. u. in der supplementär-motorischen Region beobachtet. Einseitige tonische Extremitätenbewegungen werden im Frontalhirn ausgelöst. Fokale einfach-partielle Anfälle (z. B. Versivanfall*) können in meist klonische Halbseitenanfälle mit postiktualer, überwiegend reversibler Halbseitenlähmung mit möglicher Beeinträchtigung des Bewußtseins übergehen. S. Epilepsie.

Anfall, komplex-partieller: früher psychomotor. Anfall; fokaler epileptischer Anfall mit Bewußtseinsstörung, der durch die Sympt. od. den Beginn der Anfallsaktivität im EEG auf die initiale Aktivierung eines umschriebenen Neuronensystems einer Hirnhemisphäre hinweist; Entw. zu einem sekundär-generalisierten Anfall mit tonisch-klonischen Konvulsionen mögl.; Anfallsymptomatik häufig mit charakterist., stadienhaftem Ablauf: zunächst Aura* (epigastrisch, gustatorisch, olfaktorisch, optisch, akustisch), danach unterschiedl. starke paroxysmale Bewußtseinstrübung mit szenischen Handlungsabläufen (orale od. gestische Automatismen), Treten, Scharren od. iterativen Wort- u. Lautäußerungen, an die sich allmählich eine Minuten od. länger dauernde Reorientierungsphase anschließt. S. Epilepsie.

Anfall, para|lytischer: (engl.) paralytic seizure; Bez. f. epileptischen Anfall b. progressiver Paralyse* od. f. Anfall, bei dem die fokale epileptische Entladung im Frontalhirn zu einer Hemmung der motorischen Aktivität führt (sog. Negativ-Motor-Symptomatik); s. Epilepsie.

Anfall, psycho|gener: (engl.) psychogenic seizure; syn. hysterischer Anfall; Bez. f. nichtepileptischen Anfall psychischer Urs.; i. d. R. motorische Erscheinungen (z. B. Arc* de cercle), keine vegetativen Sympt. od. Bewußtseinsstörungen. Es gibt schwer erkennbare Zwischenformen zw. epileptischen u. psychogenen Anfällen. Vgl. Hysterie.

Anfall, psycho|motorische: nicht mehr gebräuchl. Bez. f. fokalen Anfall mit komplexer Symptomatik od. komplex-partiellen Anfall* i. R. einer Epilepsie*. **A.serie** f: (neurol.) in kurzen Abständen aufeinanderfolgende epileptische Anfälle bei zwischenzeitlich erhaltenem Bewußtsein; **DD:** Status epilepticus; s. Epilepsie. **A.s|leiden:** i. e. S. zerebrales A.; s. Epilepsie.

Anfall, somato|sensorischer einfach-partieller: Anfallstyp mit paroxysmalen abnormen Sinnesempfindungen; sensorische Sympt. (Dys-, Parästhesie) als Ausdruck einer fokalen Entladung in der Postzentralregion, visuell (Photome, verzerrte optische Wahrnehmungen, Amaurose, Skotome, Farbhalluzinationen) od. akustische (Läuten, Klopfen, Pfeifen, Klingeln) Sympt. können auf die Okzipital- od. Temporoparietalregion hinweisen. S. Epilepsie.

angeboren: (engl.) inborn; zum Zeitpunkt der Geburt vorhanden; angeborene Krankheiten od. Schädigungen sind entweder kongenital*, d. h. durch entspr. Schädigung der Erbanlagen verursacht, od. konnatal*, d. h. intrauterin od. während der Geburt erworben.

Angehörigen|gruppe: (engl.) relative group; Gruppe von Angehörigen psych. Erkrankter od. psychiatr. Pat., die durch Erfahrungsaustausch die mit der Erkrankung verbundenen Probleme zu bewältigen versucht; findet z. T. unter professioneller Leitung, z. T. als Selbsthilfegruppe* statt.

Angel|haken|form: (engl.) J-shape; normale Form des kontrastgefüllten Magens beim Röntgen des stehenden Patienten.

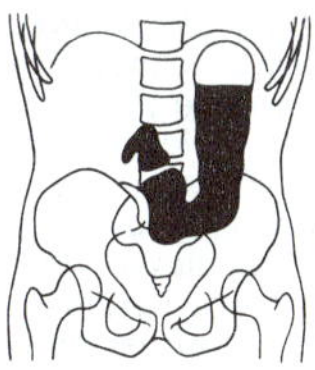

Angelhakenform

Angelman-Syn|drom n: engl. happy puppet syndrome; progrediente, diffuse Hirnatrophie; **Ätiol.:** Deletion im proximalen Abschnitt des langen Arms des mütterl. Chromosoms 15; **Sympt.:** psychomotor. Retardierung, steifer breitbeiniger Gang, unmotiviertes Lachen, Schädel- u. Gesichtsdysmorphien, typische EEG-Veränderungen; vgl. Prader-Labhart-Willi-Syndrom.

Anger-Kamera f: Typ der Gammakamera*.

Angi|ek|tasie (Angio-*; -ektasie*) f: Erweiterung von Blutgefäßen; z. B. Aneurysma*, Teleangiektasien*, Varizen*. Vgl. Lymphangiektasie.

Angiitis (↑; -itis*) f: Gefäßentzündung, z. B. Arteriitis*, Thrombophlebitis*, Lymphangitis*.

Angina (lat. angere verengen, erdrosseln) f: Enge, Beklemmung; i. e. S. A. tonsillaris; s. Tonsillitis.

Angina ab|dominalis (↑) f: syn. Angina intestinalis, Ortner-Syndrom II, auch Claudicatio intermittens abdominalis, Dysbasia intestinalis; Symptomatik bei chron. intestinaler Durchblutungsinsuffizienz mit meist unmittelbar postprandial auftretenden Schmerzattacken im Abdomen, ggf. Malabsorption, evtl. paraumbilikales Gefäßgeräusch*; **Urs.:** v. a. Mesenterialarterienstenose bzw. -verschluß; s. Mesenterialgefäßverschluß.

Angina a|granulo|cytotica (↑) f: nekrotisierende Tonsillitis* mit Fieber, Schüttelfrost u. starkem Foetor ex ore bei Agranulozytose*.

Angina de|cubitus (↑) f: Form der instabilen Angina* pectoris mit insbes. nachts (in Horizontallage) auftretenden, sich in Abständen von ca. 20 Min. (Typ I) od. alle 2-4 Std. (Typ II) wiederholenden typ. Schmerzanfällen; **Urs.:** Überlastung der vorgeschädigten Herzmuskulatur inf. vermehrten venösen Blutrückstroms.

Angina intestinalis (↑) f: s. Angina abdominalis.

Angina lacunaris (↑) f: s. Tonsillitis.

Angina Ludovici (↑; Wilhelm F. von L., Chir., Stuttgart, Tübingen, 1790-1865) f: Phlegmone* des Mundbodens; **Urs.:** Inf. von Rhagaden im Bereich der Mund- od. Zungenschleimhaut, fortgeleitete dentogene Inf., evtl. Fremdkörper; **Err.:** Staphylokokken, Streptokkokken, Bacteroides u. a.; **Sympt.:** plötzlicher Beginn m. starken Schluckbeschwerden, Schmerzen bei Zungenbewegungen, Schwellung des Mundbodens, evtl. Atembeschwerden; **Kompl.:** Mediastinitis*; **Diagn.:** Inspektion u. Palpation des Mundbodens; **Ther.:** Antibiotika i. v., Abszeßeröffnung von submental; **DD:** Aktinomykose, Gumma, Malignom. Vgl. Mundbodeninfektion.

Angina mes|enterica (↑) f: s. Angina abdominalis.

Angina pectoris (↑; lat. pectus, pectoris Brust) f: syn. Stenokardie; akute Koronarinsuffizienz m. plötzlich einsetzenden, Sek. bis Min. anhaltenden **Schmerzen** im Brustkorb (meist retrosternal), die in die li. (re.) Schulter-Arm-Hand-Region bzw. Hals-Unterkiefer-Region ausstrahlen (s. Abb.), häufig gürtelförmiges Engegefühl um den Brustkorb mit Erstickungsanfall u. Atemnot bis zu Vernichtungsgefühl u. Todesangst; **Auslösung** durch körperl. Anstrengung, Aufregungen, Kälte, evtl. schwere Mahlzeiten; **Urs.:** Mißverhältnis von Sauerstoffangebot u. Sauerstoffbedarf bei koronarer Herzkrankheit*,

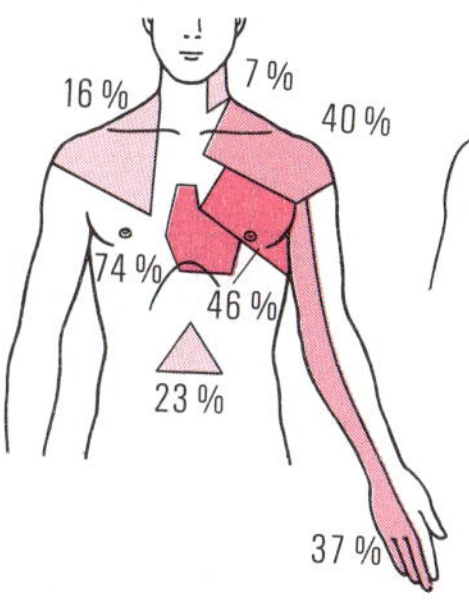

Angina pectoris:
Schmerzlokalisation [531]

Koronarspasmen (Prinzmetal*-Angina), seltener Störungen des Blutflusses (Aortenstenose*, Herzrhythmusstörungen, Hypertonie*, Hypotonie*). **Klin.** unterscheidet man die stabile (Schmerzen treten nur bei körperl. Belastung auf u. sind über Mon. konstant), die instabile A. p. (neu auftretende, sich ändernde, zunehmende bzw. bei leichten körperl. Belastungen od. auch schon in Ruhe auftretende Schmerzen; ist als potentielle Vorstufe eines Herzinfarkts* anzusehen u. entspr. zu behandeln) u. die Prinzmetal*-Angina. Die A. p. ist nicht der Ausdruck einer beginnenden Koronarerkrankung, sondern meist das Zeichen einer kritischen **Stenose! Diagn.**: Belastungselektrokardiographie* (bes. für die Frühdiagn. von grundlegender Bedeutung); **Ther.**: **1.** (symptomat.) Nitroglyzerin (häufig prompte Besserung), Betarezeptorenblocker, Calciumantagonisten; **2.** aortokoronarer Bypass, PTCA (Dilatationsmethode), Arterektomie u. a. Interventionen; vgl. Status anginosus, Angina decubitus.

> Die Angina pectoris ist prinzipiell als Vorbotin eines Herzinfarkts anzusehen.

Angina phlegmonosa (↑; Phlegmone*) **f**: Peritonsillarabzeß; s. Tonsillitis. **A. Plaut-Vincent** (↑) **f**: s. Plaut-Vincent-Angina. **A. tonsillaris** (↑) **f**: s. Tonsillitis.

Angina, vaso|spastische (↑) **f**: s. Prinzmetal-Angina.

Angio-: auch Angi-; Wortteil mit der Bedeutung Gefäß; von gr. ἀγγεῖον.

Angio|blastom (↑; Blast-*; -om*) **n**: (engl.) angioblastoma; Neoplasma des Gefäßgewebes; s. Angiom, Phakomatosen.

Angio|endo|theliom (↑; Endothel*, -om*) **n**: Hämangioendotheliom.

Angio|graphie (↑; -graphie*) **f**: (engl.) angiography; röntg. Darstellung der (Blut-)Gefäße nach Inj. eines Röntgenkontrastmittels* durch direkte perkutane od. (häufiger) indirekte Punktion eines Gefäßes unter Anw. der Seldinger*-Methode; **Formen: 1.** Arteriographie: Zugangswege sind die Aa. femoralis, axillaris od. brachialis bzw. die Aorta (s. Aortenpunktion) u. die A. carotis; Ind.: v. a. präoperativ bei art. Verschlußkrankheiten, Mesenterialarterienverschluß, Aortenaneurysma, Nierentumoren (s. Renovasographie); zur Darstellung extra- u. intrakranieller Hirngefäße vor Op. zerebraler (Gefäß-)Prozesse u. zur Feststellung des Hirntods; thorakale A. v. a. bei angeb. od. erworbenen Anomalien der Aortenklappen u. Koronararterien (als Koronarangiographie*), des Aortenbogens u. der brachiozephalen Gefäße; **2.** Phlebographie: Darstellung der Venen nach direkter Punktion einer Hand- od. Fußrückenvene bzw. als Kavographie*; Ind.: v. a. Thrombosen bzw. Störung des venösen Abflusses durch Kompression des Gefäßes von außen; **3.** digitale Subtraktionsangiographie*; **Kontraind.**: Kontrastmittelallergie, hämorrhagische Diathese, Niereninsuffizienz u. dekompensierte Herzinsuffizienz; **Kompl.**: anaphylaktischer Schock, Blutungen, Gefäßwanddissektion, Thromboembolie. Vgl. Lymphographie.

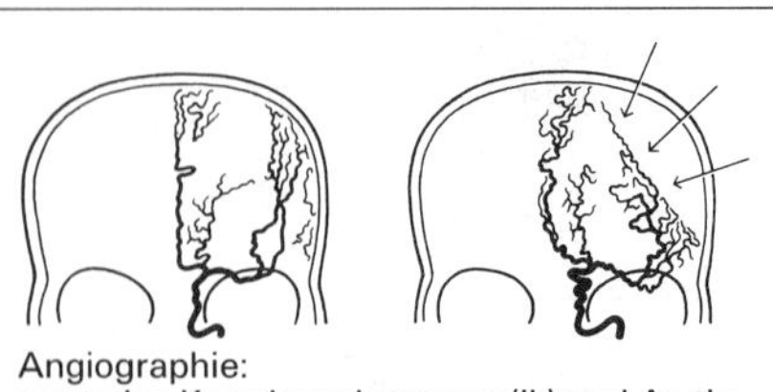

Angiographie:
normales Karotisangiogramm (li.) und Angiogramm eines chronischen subduralen Hämatoms (re.) [538]

Angio|hämo|philie (↑; Häm-*; -phil*) **f**: s. Willebrand-Jürgens-Syndrom.

Angioid streaks (engl.) **n pl**: gefäßähnl. Streifen; meist i. R. von Systemerkrankungen auftretende Veränderungen des Augenhintergrunds* mit Einrissen der Bruch-Membran u. des retinalen Pigmentepithels; bei Befall der Macula lutea Beeinträchtigung der zentralen Sehschärfe.

Angio|kardio|graphie (Angio-*; Kard-*; -graphie*) **f**: (engl.) angiocardiography; Röntgenkontrastdarstellung der Herzhöhlen u. der großen Gefäße nach Herzkatheterisierung*; ermöglicht die Beurteilung der Form, Größe, Veränderungen der Herzklappen, Beschaffenheit der Herzkranzgefäße u. a.; **Formen: 1.** selektive Dextrokardiographie: Kontrastmittelinjektion in den rechten Ventrikel im Ventrikelspitzenbereich bzw. den Einflußtrakt über einen venösen Herzkatheter; **2.** selektive Pulmonalarteriographie zum Nachweis u. evtl. interventioneller Lyse großer Emboli sowie zum Ausschluß der Gefäßarrosion zentraler Bronchialkarzinome; **3.** selektive Lävokardiographie (als Kontrastmittel wasserlösl. org. triiodierte Substanzen m. einem Iodgehalt v. 70-80%): **a)** retrograde art. Lävokardiographie, von d. A. femoralis aus durchgeführt (evtl. auch von d. A. brachialis) unter freier Lage des Katheters im li. Ventrikel; **b)** transseptale Lävokardiographie unter Punktion des Vorhofseptums nach Kathetereinführung in den re. Vorhof; nach freier Lage der Katheterspitze im li. Vorhof Vorschieben in kaudaler Richtung in d. li. Ventrikel u. Kontrastmittelinjektion (25-80 ml/s); **c)** direkte perkutane Lävokardiographie. Vgl. Kinekardiographie, Koronarangiographie.

Angio|kardio|pathie (↑; ↑; -pathie*) **f**: (engl.) angiocardiopathy; Erkrankung des Herz- u. Kreislaufsystems.

Angio|keratom (↑; Kerat-*; -om*) **n**: (engl.) angiokeratoma; Kapillarerweiterung im oberen Korium mit sek. Hyperkeratose; als solitäres A. insbes. bei Jugendl. an den unteren Extremitäten.

Angio|keratoma circum|scriptum naevi|forme (↑; ↑; ↑) **n**: seltene Erkr. mit angeb., streifen- u. netzförmig angeordneten, bis erbsgroßen blauroten keratotischen Knötchen (s. Abb.); Lok.: bes. Beine.

Angio|keratoma cor|poris diffusum (↑; ↑; ↑) **n**: syn. Fabry-Syndrom, Zerebrosidspeicherkrankheit, Angiomatosis miliaris; seltene, X-chromosomal vererbte Enzymopathie mit verminderter od. fehlender Alphagalaktosidase-Aktivität u. Speicherung des nicht abbaufähigen Ceramid-Trihexosids in den Endothel- u. glatten Muskelzellen der Blutgefäße sowie in den Nervenzellen des zentralen u. peripheren Nervensystems; **Sympt.**: makulopapulöse, blaurot bis schwärzl. Haut- u. Schleimhautveränderungen bes. der Lippen u. Wangen, der Axilla, des Nabels, des Skrotums u. der Endphalangen; Parästhesien, ischäm. Insulte m. Hemiplegie, Aphasie u.

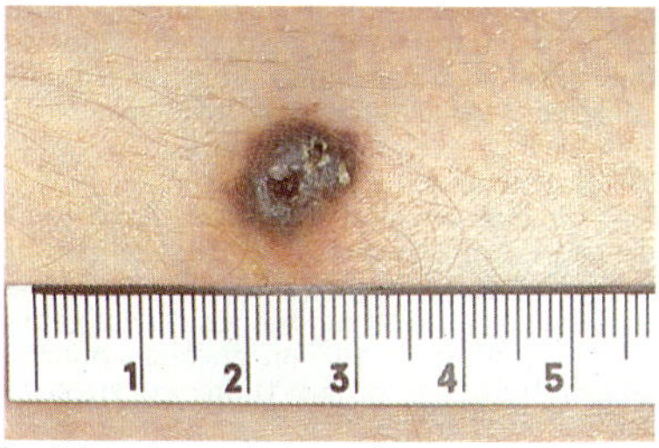

Angiokeratoma circumscriptum naeviforme [3]

zerebellaren Ausfällen; kardiovaskuläre Sympt. mit Herzdilatation u. Hypertension (EKG-Veränderungen); nephrologische Sympt. inf. einer progredienten Niereninsuffizienz; **Diagn.:** verminderte od. fehlende Alphagalaktosidase-Aktivität u. erhöhte Ceramid-Trihexosidkonzentration im Blut; Nierenbiopsie: Speicherphänomene u. strukturelle Veränderungen der Glomerulazellen u. Tubulusepithelien; **Progn.:** eingeschränkte Lebenserwartung inf. kardiovaskulärer u. nephrolog. Komplikationen.

Angio|keratoma Mibelli (↑; ↑; ↑) **n:** bis stecknadelkopfgroße, dunkelrote, warzenähnliche Angiome, bes. bei Jugendl. mit Akrozyanose; **Lok.:** stets symmetrisch, bes. Finger- od. Zehenrücken, selten Nasenspitze, Ohrläppchen; Rückbildung im Erwachsenenalter.

Angio|keratoma scroti (↑; ↑; ↑) **n:** syn. Angiokeratoma Fordyce; ab 4. Dezennium auftretende, bis stecknadelkopfgroße Angiome des Skrotums mit geringer Hyperkeratose.

Angio|kymo|graphie (↑; gr. κῦμα Welle; -graphie*) **f:** (engl.) angiokymography; Methode der kymograph. Registrierung aller Füllungsvorgänge und Strömungsverhältnisse innerh. eines großen Gefäßgebietes; vgl. Flächenkymographie.

Angio|lipo|matosis (↑; Lipo-*; -om*; -osis*) **f:** möglicherweise autosomal-rezessiv erbl. Erkr. mit Auftreten multipler gelenknaher Angiolipome in der Subkutis ab der frühen Kindheit.

Angio|logie (↑; -log*) **f:** (engl.) angiology; Lehre von den Blut- u. Lymphgefäßen.

Angiolo|pathien (↑; -pathie*) **f pl:** (engl.) angiolopathies; Fehlreaktionen od. Zellveränderungen der terminalen Gefäße, z. B. essentielle Akrozyanose, Erythrozyanose, Erythromelalgie, Pernio, Livedo reticularis.

Angio|lupoid (↑; lat. lupus Wolf; -id*) **n:** (engl.) angiolupoid; bohnengroßer, halbkugeliger, derber blauroter Knoten am Nasenrücken nahe der Augenwinkel; sehr selten, evtl. Hautmanifestation der Sarkoidose*.

Angiom (↑; -om*) **n:** (engl.) angioma; durch Gefäßsprossung entstandene geschwulstartige Neubildung von Gefäßgewebe; s. Hämangiom, Lymphangiom.

Angioma racemosum (↑; ↑) **n:** sog. Rankenangiom; Knäuel aus erweiterten Gefäßen; **Vork.:** angeboren z. B. als arteriovenöse Fistel* (Typ II) (nicht korrekt auch als Haemangioma racemosum bez.) od. venöses A. r. bei Foix*-Alajouanine-Syndrom; **DD:** Hämangiom.

Angioma serpiginosum (↑; ↑) **n:** im Kindesalter auftretende, bis glasstecknadelkopfgroße, hell- bis dunkelrote, scharf begrenzte Punkte, die in Gruppen, Ringen u. Wirbeln liegen, unter Glasspateldruck abblassen, aber nicht schwinden. In der Kälte treten sie deutlicher hervor. Gynäkotropie; Lok.: bes. Beine.

Angiomatosis (↑; ↑; -osis*) **f:** multiples Auftreten von Angiomen; z. B. bei Osler*-Rendu-Weber-Krankheit. **A. en|cephalo|facialis** (↑; ↑; ↑) **f:** syn. Sturge*-Weber-Krabbe-Krankheit. **A. retinae** (↑; ↑; ↑) **f:** s. Hippel-Lindau-Syndrom.

Angio|myo|neurom (↑; My-*; Neur-*; -om*) **n:** s. Glomustumoren.

Angio|neuro|pathien (↑; Neur-*; -pathie*) **f pl:** (engl.) angioneuropathies; syn. Gefäßneurosen, Akroneurosen, zirkulator. Dystonie; durch spast. Dysregulation der Endstrombahn* bedingte Durchblutungsstörungen; z. B. Raynaud-Syndrom, i. w. S. Akroparästhesie, Akrozyanose, Quincke-Ödem.

Angio|ödem (↑; Ödem*) **n:** (engl.) angio-oedema; syn. angioneurotisches Ödem, Quincke-Ödem; schmerzhafte, mehrere Tage anhaltende subkutane Schwellung von Haut u. Schleimhaut; **Formen: 1.** A. bei Urtikaria: bei ca. 50% der Pat. mit Urtikaria* plötzlich auftretende Schwellung, häufig im Gesicht; **2.** hereditäres A.: seltene autosomal-dominant erbl., gynäkotrope Erkr. durch Mangel eines C1-Esteraseinhibitors (C1-INH; s. Komplement) od. Bildung eines defekten C1-INH; rezidiv., häufig durch Streßsituationen ausgelöste akute Anfälle mit Schwellungen v. a. im Gesicht u. an den Extremitäten, Kopfschmerz, Übelkeit u. Erbrechen; Erstickungsgefahr bei Larynxödem; Ther.: Danazol u. Epsilonaminocapronsäure, C1-INH i. v. im Anfall; **3.** erworbenes A. durch C1-INH-Mangel i. R. von Tumorleiden od. Autoimmunkrankheiten; **4.** physikalisch (Druck od. Vibration) verursachtes A.; vgl. Urtikaria, physikalische.

Angio|pathia retinae traumatica (↑; -pathie*) **f:** syn. Purtscher-Netzhautschädigung; Mischbild von Netzhautblutung, Glaskörperblutung, Cotton-wool-Fleck-artiger Netzhautveränderung, Gefäßspasmus u. Netzhautödem; **Urs.:** vermutlich nicht direkt das Auge betreffende Gewalteinwirkung, z. B. bei Polytrauma mit Thoraxkompression.

Angio|pathie (↑; ↑) **f:** Angiopathia; Oberbegriff für Gefäßkrankheiten.

Angio|pathien, dia|betische (↑; ↑) **f pl:** (engl.) diabetic angiopathies; Gefäßerkrankungen b. Diabetes* mellitus; **1.** diabet. Mikroangiopathie als Urs. v. a. von Retinopathia* diabetica, diabetischer Glomerulosklerose*, diabetischer Neuropathie (s. Polyneuropathie) sowie diabetischer Gangrän*; **2.** diabet. Makroangiopathie: früh einsetzende, verstärkte Arteriosklerose*.

Angio|phako|matosen (↑; Phako-*; -osis*) **f pl:** Fehlbildungskrankheiten mit kongenitalen Gefäßveränderungen an Haut, Augen, ZNS u. a. Organen; z. B. Hippel*-Lindau-Syndrom, Klippel*-Trénaunay-Syndrom, Maffucci*-Syndrom, Sturge*-Weber-Krabbe-Krankheit, multiple Glomustumoren, tuberöse Sklerose*, Neurofibromatosis* generalisata, Ataxia* teleangiectasia.

Angio|plastie (↑; Plast-*) **f:** (engl.) angioplasty; klin. gebräuchliche Bez. f. ergänzende od. alternative (radiol.) Verf. der Gefäßchirurgie* zur Beseitigung kurzstreckiger Gefäßstenosen, die durch atheromatöse Plaques hervorgerufen werden; **Prinzip:** intravasale Gefäßaufdehnung durch wiederholtes Einbringen von Kathetern mit zunehmendem Durchmesser (Dotter-Technik) od. unter Verw. von Ballonkathetern* (v. a.

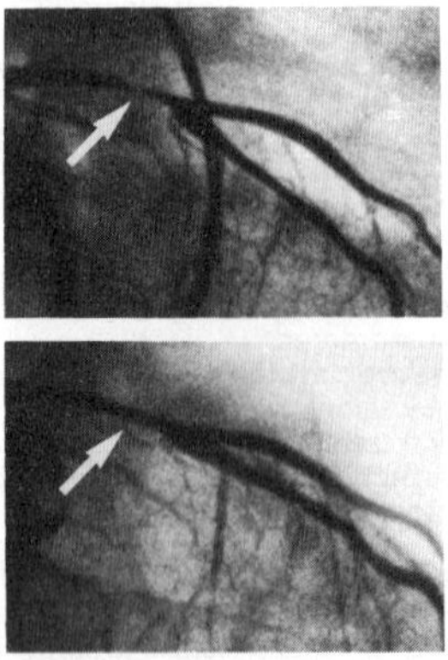

Angioplastie:
kritische Stenose des Ramus interventricularis anterior der linken Koronararterie bei einem 38jährigen Patienten direkt vor (oben) und nach der Dilatation (unten)

Grüntzig*-Katheter), die in kollabiertem Zustand im Bereich der Gefäßstenose plaziert u. dort aufgeblasen werden, wodurch das Gefäßvolumen erweitert u. die Gefäßinnenwand geglättet wird; falls erforderlich, Komb. mit Thrombolyse*; anschl. Antikoagulanzientherapie zur Vermeidung einer Rethrombosierung; **Formen: 1.** perkutane transluminale (geschlossene, indirekte) A. (Abk. PTA), wird i. R. u. entspr. einer indirekten Angiographie* durchgeführt; **2.** intraoperative (offene, direkte) Gefäßdilatation; **Ind.:** Stenosen der Becken- u. Beinarterien i. R. arterieller Verschlußkrankheiten*, Stenosen der Aa. subclaviae (z. B. Subclavian* steal syndrome), Verschlüsse (max. 10 cm Länge) der Oberschenkel- u. Kniearterien, Nierenarterienstenosen, Mesenterialarterienverschluß, zur Koronardilatation*; **Kontraind.:** Verkalkung der Stenose, Störung der Blutgerinnung*, ungünstige anat. Lage des Gefäßes; **Kompl.:** Nachblutung, Thrombosierung, Embolie, Perforation. Eine Beseitigung von Gefäßstenosen kann auch mittels Laser* vorgenommen werden.

Angio|psathyrose (↑; gr. ψαθυρός mürbe; -osis*) **f:** (engl.) capillary fragility; Gefäßbrüchigkeit; veraltete Bez. für erhöhte Kapillardurchlässigkeit bei verschiedenen Formen der Purpura*.

Angio|re|zeptoren (↑; Rezeptoren*) m pl: (engl.) angioreceptors; Presso- u. Chemorezeptoren (nervale Reizempfänger) in Blutgefäßen, v. a. Aorta u. Karotis.

Angio|sarkom (↑; Sark-*; -om*) **n:** s. Hämangiosarkom.

Angio|skopie (↑; -skopie*) **f:** (engl.) capillary microscopy; visuelle Beurteilung von Gefäßen, z. B. als Kapillarmikroskopie*; i. e. S. Endoskopie* der re. Herzkammer u. des Pulmonalarteriensystems unter Verw. eines flexiblen Spezialendoskops, das über eine periphere Vene in das Gefäßsystem eingeführt wird.

Angio|spasmus (↑; Spas-*) **m:** (engl.) angiospasm; Gefäßkrampf, Vasospasmus*.

Angio|strongylus cantonensis (↑; gr. στρογγύλος rund, sphärisch) **m:** Rattenlungenwurm; parasit. Nematode in Lungenarterien von Ratten; ♂ 16-20 mm, ♀ 20-25 mm lang; verursacht im Fehlwirt* Mensch eosinophile Meningoenzephalitis; Larvenentwicklung in Schnecken; Befall des Menschen nach Verzehr infizierter Schnekken od. anderer infizierter Tiere (Schlachtvieh, Krebse u. a.); **Vork.:** Südostasien u. Pazifische Inseln.

Angio|tensin|amid (INN) **n:** L-Asparaginyl-L-arginyl-L-valyl-L-tyrosyl-L-valyl-L-histidiyl-L-prolyl-L-phenylalanin (IUPAC); ein dem natürl. Hypertensin (s. Angiotensine) nachgebildetes Oktapeptidamid mit den gleichen pharmak. Eigenschaften; Verw.: zur Blutdrucksteigerung in der Schocktherapie.

Angio|tensinasen (Angio-*; Tend-*) f pl: eiweißspaltende Enzyme, die Angiotensin I u. II zu Peptiden ohne biol. Wirkung spalten; s. Angiotensine.

Angiotensin converting enzyme (engl. Angiotensin umwandelndes Enzym) **n:** Abk. ACE; sog. Konversionsenzym; Peptidyl-Dipeptidase, die durch Spaltung einer Peptidbindung Angiotensin I in das vasokonstriktorische Angiotensin II umwandelt (s. Angiotensine); identisch mit der Kininase II, die das vasodilatierend wirkende Bradykinin inaktiviert; **Vork.:** im Blut, lokal in Herz, Niere, Nebenniere, Lunge, Leber, Gefäßwänden u. Gehirn. Vgl. ACE-Hemmer.

Angio|tensine (Angio-*; Tend-*) n pl: Gruppe von Proteohormonen; **Angiotensin I** ist ein Dekapeptid; wahrscheinlich biol. inaktiv, entsteht aus Angiotensinogen* durch d. Wirkung von Renin*. Angiotensin I ist d. Vorstufe von **Angiotensin II** (Hypertensin), welches aus Angiotensin I durch d. Wirkung des Angiotensin* converting enzyme gebildet wird. Angiotensin II ist ein Oktapeptid, als Agonist des Renin*-Angiotensin-Aldosteron-Systems wirkt es direkt an den Arteriolen stark vasokonstriktiv u. stimuliert die Freisetzung von Aldosteron* an d. Zona glomerulosa der Nebennierenrinde; die Halbwertzeit beträgt 1-2 Min.; Abbau durch Angiotensinasen zu **Angiotensin III** u. anderen inaktiven Peptiden.

Angio|tensin-II-Blocker (↑; ↑)**:** syn. Angiotensin-II-Rezeptorantagonisten; Bez. f. Antagonisten des Angiotensins II (z. B. Saralasin u. versch. Imidazolderivate) mit blutdrucksenkender Wirkung.

Angio|tensino|gen (↑; ↑; -gen*) **n:** syn. Reninsubstrat, Hypertensinogen; in d. Leber gebildetes Globulin, aus dem durch enzymat. Wirkung des Renins* das Angiotensin I gebildet wird; erhöht in d. Schwangerschaft, nach Einnahme v. Antikonzeptiva, bei maligner Hypertonie u. a.; erniedrigt bei Lebererkrankungen u. a.; s. Angiotensine.

Angry back syndrome (engl. angry verärgert; back Rücken) **n:** Syndrom der gereizten Rückenhaut; Bez. f. eine falschpositive Mitreaktion beim Epikutantest* in der Nachbarschaft einer stark positiven Reaktion mit Streuphänomenen, die bei isolierter Nachuntersuchung nicht reproduzierbar ist.

Angst: (engl.) anxiety, fear; als unangenehm empfundener, gleichwohl lebensnotwendiger (weil eine Gefahr signalisierender) emotionaler Zustand mit zentralem Motiv der Vermeidung bzw. Abwehr einer Gefahr und u. U. psych. u. phys. Begleiterscheinungen: Unsicherheit, Unruhe, Erregung (evtl. Panik), Bewußtseins-, Denk- od. Wahrnehmungsstörungen, Anstieg von Puls- u. Atemfrequenz, verstärkte Darm- u. Blasentätigkeit, Übelkeit, Zittern, Schweißausbrüche; **Vork.:** als sog. frei flottierende A. (ohne realen Auslöser), bei Phobie* od. Angstneurose, bei konkreter Bedrohung (s. Furcht); **Ther.:** bei subjektivem Leidensdruck Ruhe, Distanzierung, Verhaltenstherapie (z. B. Desensibilisierung*, Angstüberflutung*, Logotherapie*); evtl. Anxiolytika.

Angst-Glück-Psychose (Psych-*; -osis*) f: Form der zykloiden Randpsychose* mit Störungen der Affektivität (ausgeprägte Angst od. ekstatisches Glücksgefühl).

Angst|neurose (Neur-*; -osis*) f: (engl.) anxiety neurosis; Neurose*, bei der e. elementare Angst im Vordergrund steht.

Ångström (Anders J. Å., Phys., Uppsala, 1814-1874) n: Abk. Å, früher AE; nicht mehr zugelassene Längeneinheit; in SI-Einheiten: 1 Å = 0,1 nm = 10^{-10} m.

Angst|überflutung: (engl.) anxiety inundation; Methode der Verhaltenstherapie* bei Angst od. Phobie, bei der durch extensive Exposition (Überflutung, Implosion) die Angstvermeidung i. S. einer operanten Konditionierung* aufgehoben wird.

Angularis|syn|drom (lat. angulus Ecke, Winkel) n: dem Gerstmann*-Syndrom ähnl. Erkr. mit zusätzlicher amnestischer Aphasie u. Alexie.

Angulus (lat.) m: Winkel.

Angulus in|fectiosus oris (↑) m: syn. Faulekke, Perlèche, Cheilitis angularis; schmerzhafter, schlecht heilender Einriß in den Mundwinkeln, der ulzerieren u. mit Krusten bedeckt sein kann; häufigste Urs. bei Erwachsenen Inf. mit Candida albicans, bei Kindern mit Streptokokken; gefördert durch Diabetes mellitus, Eisenmangelanämie, Riboflavin-Mangel, Zahnlosigkeit (Faltenbildung), schlecht sitzenden Zahnersatz; selten durch Allergie gegenüber dem Prothesenmaterial; **Ther.:** Behandlung der Grunderkrankung, Antimykotika, austrocknende Maßnahmen (z. B. Farbstoffe).

Angulus infra|sternalis (↑) m: epigastrischer Winkel, zw. rechtem u. linkem Rippenbogen. **A. irido|cornealis** (↑) m: s. Kammerwinkel, Fontana-Räume. **A. Ludovici** (↑) m: Louis-Winkel; s. Angulus sterni. **A. oculi** (↑) m: äußerer (lateralis) u. innerer (medialis) Augenwinkel. **A. oris** (↑) m: Mundwinkel. **A. sterni** (↑) m: tast- und sichtbarer Knick zw. Manubrium u. Corpus des Brustbeins, Ansatz der 2. Rippe; Orientierungspunkt. **A. sub|pubicus** (↑) m: der vom rechten u. linken Ramus inf. des Schambeins gebildete spitze Winkel (70-75°) am männl. Becken; vgl. Arcus pubis. **A. venosus** (↑) m: Venenwinkel; gebildet durch d. Zusammenfluß der V. subclavia u. der V. jugularis interna; Mündungsstelle des Ductus thoracicus (links) u. des Ductus lymphaticus dexter (rechts).

angustus (lat.): eng.

An|hidrose (An-*; Hidr-*; -osis*) f: (engl.) anhydrosis; fehlende Schweißsekretion*; **Urs.:** angeb. Fehlen der ekkrinen Schweißdrüsen (z. B. beim Christ*-Siemens-Touraine-Syndrom), Hitzeschäden*. **Cave:** Eine A. kann zu einer lebensgefährlichen Störung der Wärmeregulation* führen! Vgl. Hypohidrose.

An|hidrosis hypo|trichotica (↑; ↑; ↑) f: syn. Christ*-Siemens-Touraine-Syndrom.

An|hydrid n: chem. Verbindung, die durch Wasserentzug aus einem od. zwei Molekülen entsteht; i. e. S. **Säureanhydrid** ($SO_3 \rightarrow H_2SO_4$) u. **Basenanhydrid** ($CaO \rightarrow Ca(OH)_2$). In d. org. Chemie entstehen Säureanhydride entweder aus zwei Molekülen Monocarbonsäuren od. aus einem Molekül Dicarbonsäure unter Wasseraustritt.

an|ikterisch (An-*; Ikterus*): ohne Ikterus* verlaufend; z. B. anikterische Hepatitis*.

Anilid n: Substanz, die aus Anilin mit org. Säuren unter Wasserabspaltung entsteht; vgl. Acetanilid.

Anilin n: $C_6H_5NH_2$, Phenylamin, Aminobenzol; ein aromatisches, primäres Amin mit charakterist. Geruch; giftig, reagiert basisch, bildet mit anorganischen u. org. Säuren kristallisierende Salze; Grundsubstanz zur Synthese von Heilmitteln u. Farbstoffen (Fuchsin, Methylenblau, Gentianaviolett u. a.). Vgl. Anilinvergiftung.

Ani|lingus (Anal-*; lat. lingere lecken) m: (engl.) anilinction; auch Anilinctus; anooraler Geschlechtsverkehr* m. oraler Stimulation des Anus.

Anilin|krebs: (engl.) aniline carcinoma; bei Anilinarbeitern nach langer Latenz auftretender Aminokrebs*, ausgelöst durch aromat. Amine als Begleitstoffe des selbst nicht kanzerogenen Anilins*.

Anilin|vergiftung: (engl.) aniline poisoning; bei Arbeit mit Anilin u. dessen Derivaten (z. B. Antifebrin, Phenacetin) vorkommende Intoxikation durch Hautresorption u. Einatmung von Dämpfen in d. Farben-, Pharma- u. Gummiindustrie; **Formen: 1.** akute A.: Sympt. der Methämoglobinämie*; **2.** chronische A.: hypochrome Anämie, Zyanose, Bradykardie, Reizbarkeit, Magen-Darm-Symptome, evtl. Paresen; BK nach Nr. 1304 der BeKV. Vgl. Ursolasthma.

Anima (lat.) f: Seele.

An|ionen (Ana-*; gr. ἰών wandernd) n pl: (engl.) anions; negative Ionen(komplexe); Ionen, die zur Anode wandern, in Säuren u. Salzen, z. B. Cl^-, NO_3^-, SO_4^{--}; in Basen OH^- (Hydroxylgruppe); s. Ionen.

An|ionen|lücke (↑; ↑): (engl.) anion gap; Differenz zw. den im Plasma bestimmten Anionen u. Kationen, die aus den routinemäßig nicht gemessenen Elektrolyten besteht; Formel:

$$[Na^+] - ([Cl^-] + [HCO_3^-])$$

Referenzbereich: 7-16 mmol/l; die Berechnung der A. dient der groben Beurteilung von Azidosen; Vergrößerung bei Urämie, Laktatazidose, Salicylatvergiftung u. a.; Verkleinerung z. B. bei Hypalbuminämie, Plasmozytom, Bromismus. Vgl. Elektrolythaushalt.

An|iridie (An-*; Irid-*) f: (engl.) aniridia; vollständiges od. teilweises Fehlen der Iris; **Formen: 1.** angeborene A.: autosomal-dominant od. -rezessiv erbl. Fehlbildung in Komb. mit Glaukom, Mikrokornea, Katarakt, Makula- u. Optikushypoplasie, Nystagmus; gelegentl. assoziiert mit einem Wilms*-Tumor; **2.** traumatisch bedingte A.

Anis m: s. Fructus Anisi.

Ani|sak|iasis (-iasis*) f: Heringswurmkrankheit; **Err.:** Anisakis-Larven sowie wahrscheinl. Larven verwandter Nematoden. **Klin.:** eosinophiles Granulom des Magen-Darm-Kanals mit Ileus, Schleim- u. Blutabgang.

Ani|sakis f: Heringswurm; Gattung der Nematodes* mit mehreren Arten; Darmparasit von fischfressenden Meeressäugern; Larven in Fischen (z. B. Hering, Makrele); durch Genuß roher od. ungenügend konservierter Fische (Gefahr

A

beim Selbsträuchern) auf Menschen (Fehlwirt*) übertragbar (s. Anisakiasis); **Vork.:** Japan, Europa.

An|is|eikonie (Aniso-*; gr. εἰκών Bild) **f:** (engl.) aniseiconia; störende, zu Doppelbildern führende ungleiche Bildgröße beider Netzhautbilder, meist als Folge größerer Refraktionsunterschiede (Anisometropie über 3-4 Dioptrien bzw. einseitige Aphakie); geringere Größenunterschiede können durch Fusion* ausgeglichen werden.

An|iso-: Wortteil mit der Bedeutung ungleich; von gr. ἄνισος.

An|iso|chromie (↑; Chrom-*) **f:** (engl.) anisochromia; Ungleichheit von Hämoglobingehalt u. Farbe der Erythrozyten*.

An|is|odontie (↑; Odont-*) **f:** syn. Heterodontie*.

An|iso|gamie (↑; gr. γαμεῖν heiraten) **f:** (engl.) anisogamy; Fortpflanzung durch morphol. ungleichartige Gameten; vgl. Isogamie.

An|iso|karyose (↑; Karyo-*; -osis*) **f:** syn. Kernpolymorphie*.

An|iso|korie (↑; gr. κόρη Pupille) **f:** (engl.) anisocoria; seitendifferente Weite der Pupillen (Pupillendifferenz >1 mm); **Ätiol.: 1.** angeb. Anomalie (sog. essentielle od. physiologische A.), Vork. bei 4% aller Menschen; **2.** Störung der parasympathischen Efferenz (Sphinkterstörung) bei Okulomotoriuslähmung od. Pupillotonie; **3.** Störung der sympathischen Efferenz (Dilatatorstörung) bei Horner-Symptomenkomplex; **4.** inf. ophth. (z. B. Iritis, Glaukom) od. neurol. Erkrankungen (z. B. intrakranielle Raumforderung). Vgl. Pupillenprüfung.

An|iso|makro|zytose (↑; Makro-*; Zyt-*; -osis*) **f:** (engl.) anisomacrocytosis; Vorherrschen großer Erythrozyten* im Blutausstrich bei Anisozytose*.

An|iso|metropie (↑; Metr-*; Op-*) **f:** (engl.) anisometropia; ungleiche Refraktion* beider Augen, z. B. bei einseitiger Aphakie.

an|iso|trop (↑; -trop*): Bez. f. physik. Eigenschaft, Licht in versch. Richtungen mit versch. Geschwindkeit durchzulassen (doppeltbrechende Körper, z. B. die meisten Kristalle); Ggs. isotrop.

An|iso|zytose (↑; Zyt-*; -osis*) **f:** (engl.) anisocytosis; **1.** (zytol.) Vielgestaltigkeit des Zytoplasmaleibs; z. B. als Merkmal best. Formen des Plattenepithelkarzinoms; vgl. Tumorzellen; **2.** (hämat.) Vorhandensein unterschiedl. großer Erythrozyten im Blutausstrich (s. Abb.); Vork.: bei vielen Anämien.

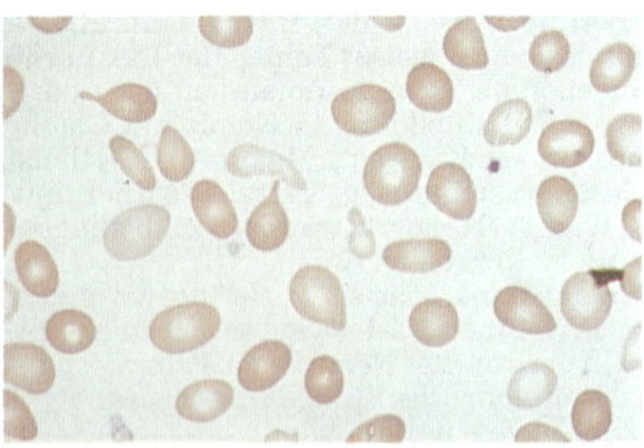

Anisozytose:
Blutausstrich (Pappenheim-Färbung); Anisozytose der Erythrozyten, daneben Poikilozytose und Polychromasie [181]

Anitis (Anus*; -itis*) **f:** Entzündung der Analregion; vgl. Symptomenkomplex, analer.

Anitschkow-Zellen (Nikolaj N. A., Pathol., Moskau, 1885-1964; Zelle*): (engl.) Anitschkow's cells, myocytes; Myozyten, Histiozyten; beim Rheumatyp der Myokarditis auftretende typ. Zellen. Der Zellkern zeigt einen eigenartig spiraligen Chromatinfaden.

Ankleide|a|praxie (Apraxie*) **f:** s. Apraxie.

Anky-: auch Anchy-; Wortteil mit der Bedeutung **1.** gekrümmt, verschlungen; von gr. ἀγκύλος; **2.** Ellenbogen; von gr. ἀγκύλη.

Ankylo|blepharon (↑; Blephar-*) **n:** angeb. Verkürzung der Lidspalte inf. Verwachsung der Lidränder meist der temporalen Seite; häufig mit anderen Fehlbildungen des Auges kombiniert.

Ankylo|daktylie (↑; Daktyl-*) **f:** (engl.) ankylodactyly; syn. hereditäre Ankylose; angeb. Versteifung der Finger od. Zehen (sehr selten auch größerer Gelenke) in Streckstellung (Geradfingerigkeit) inf. Aplasie od. Hypoplasie der Gelenke; Vork. meist symmetrisch in den Interphalangealgelenken III-V; bei Jugendlichen Synchondrosen, nach der Pubertät Synostosen.

Ankylo|glosson (↑; Gloss-*) **n:** (engl.) ankyloglossia; auch Ankyloglossum; Verwachsen der Zunge mit d. Boden der Mundhöhle; angeboren durch ein zu kurzes Zungenbändchen, erworben durch Narben.

Ankylo|glossum-superius-Syn|drom (↑; ↑) **n:** syn. oroakraler Fehlbildungskomplex*.

Ankylose (↑; -osis*) **f:** (engl.) ankylosis; knöcherne od. kapsuläre Gelenkversteifung mit vollständigem Bewegungsverlust; vgl. Kontraktur, Spondylitis ankylosans.

Ankylo|stoma brasiliense (↑; Stoma*) **n:** zu den Nematodes* gehörender Dünndarmparasit von Karnivoren (Hunde u. Katzen) in den Tropen. Larven sind Err. des Hautmaulwurfs (Larva* migrans) beim Menschen.

Ankylo|stoma caninum (↑; ↑) **n:** Hakenwurm; Dünndarmparasit bei Hunden.

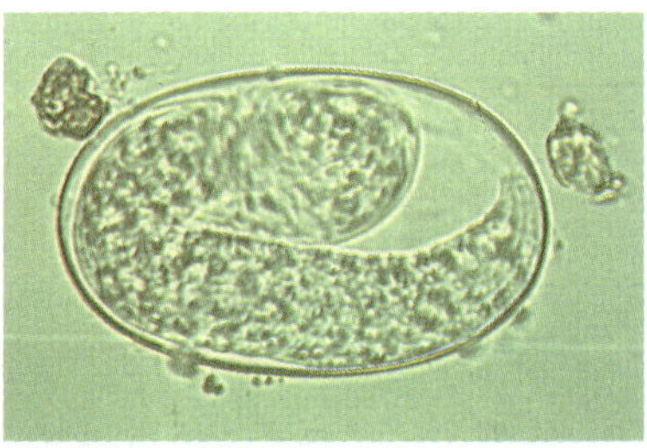

Ankylostoma duodenale:
Ei des Hakenwurms mit ausgebildetem Embryo [442]

Ankylo|stoma duodenale (↑; ↑; Duodenum*) **n:** Hakenwurm, Grubenwurm; rötlichweißer Fadenwurm (Nematodes*); blutsaugender Parasit im Dünndarm (Jejunum, nicht Duodenum!) des Menschen in Tropen u. Subtropen, bes. Nordafrika. ♂ mit glockenförmiger Ausweitung des Hinterendes, ♀ mit spitz zulaufendem Hinterende; Eiausscheidung mit dem Stuhl; Larvenentwicklung im Erdboden (zwei Häutungen); Inf. (meistens beim Barfußgehen) durch perkutanes Eindringen der Larven; gelangen durch die Blutbahn über Lunge, Trachea, Pharynx ins Jejunum, wo die Ansiedlung erfolgt; Err. der Ankylostomiasis*.

Ankylo|stomiasis (↑; ↑; -iasis*) **f:** (engl.) ancylostomiasis; syn. Hakenwurmkrankheit; durch Befall des Dünndarms mit den blutsaugenden Nematoden Ankylostoma* duodenale od. Necator* americanus hervorgerufene chron. Krankheit, die in allen warmen u. feuchten Gebieten der Tropen u. Subtropen weit verbreitet ist. A. kommt auch im Berg- u. Tunnelbau in gemäßigten Zonen vor. **Klin.:** Pruritus (ground itch). Auf dem Weg durch d. Lunge können die Larven Bronchitis u. a. respirator. Beschwerden verursachen (eosinophiles Lungeninfiltrat*, seltener als bei Askariasis*). Enteritis u. hohe Eosinophilie im frühen intestinalen Stadium, später Entw. einer hypochromen, mikrozytären Anämie. Der chron. Blut- u. auch Proteinverlust kann erheblich sein. **Folge:** Apathie, Entwicklungsstörung, allg. Resistenzminderung; **Diagn.:** Wurmeiernachweis* im Stuhl; **Ther.:** Imidazolderivate, z. B. Mebendazol, Albendazol; **Proph.:** feste Schuhe, Latrinenbau.

Anlage/Umwelt-Pro|blem n: (engl.) nature-nurture-problem; syn. Erbe/Umwelt-Problem; (psychol.) Bez. f. die Schwierigkeit einer eindeutigen kausalen Zuordnung z. B. psychischen Erlebens, Reagierens u. Verhaltens zur genet. Anlage bzw. zur Umwelt des Individuums.

Ann-Arbor-Klassifikation f: pathol.-anat. Stadieneinteilung der Lymphogranulomatose* (Tab.).

Annelida n pl: Ringelwürmer; med. wichtig: Blutegel; s. Hirudinea.

An|nex (lat. annectere anknüpfen, verbinden) **m:** Anhang; s. Adnexe.

An|nihilations|strahlung (lat. nihil nichts): syn. Vernichtungsstrahlung*.

Annulus (lat. anulus) **m:** Ring; auch Anulus.

Annulus femoralis (↑) **m:** Schenkelring; medial in d. Lacuna vasorum gelegener, durch d. bindegewebige Septum femorale verschlossener Eingang in d. Canalis* femoralis, begrenzt von Leistenband, Pecten ossis pubis, Lig. lacunare u. V. femoralis; Inhalt: Rosenmüller-Cloquet-Lymphknoten.

Annulus fibrosus (↑) **m: 1.** Faserknorpelring um d. Nucleus pulposus der Bandscheibe; **2.** bindegewebiger Faserring um d. Herzostien, an denen d. Segelklappen entspringen; vgl. Herzskelett. **A. inguinalis** (↑) **m:** innerer (A. i. profundus) bzw. äußerer Leistenring* (A. i. superficialis); innere bzw. äußere Pforte des Leistenkanals. **A. umbilicalis** (↑) **m:** Nabelring; s. Nabel.

Ano-: Wortteil mit der Bedeutung Ring od. After; von lat. anus.

An|ode (gr. ἄνοδος Aufweg) **f:** pos. Pol des elektr. Stromkreises; Eintrittstelle von Elektronen* bzw. Anionen*. Vgl. Kathode.

An|odontie (An-*; Odont-*) **f:** (engl.) anodontia; völlige Zahnlosigkeit; tritt meist gemeinsam mit ektodermalen Entwicklungsstörungen auf, z. B. dem Christ*-Siemens-Touraine-Syndrom. Die echte A. ist zu trennen von der scheinbaren A., der Anodontia spuria, bei der die Zahnkeime angelegt, aber nicht durchgebrochen sind, der Hypodontie, bei der nur einige Zähne fehlen, u. der Oligodontie, bei der eine größere Zahl v. Zähnen fehlt.

An|omalie (gr. ἀνωμαλία Ungleichheit) **f:** (engl.) anomaly; Unregelmäßigkeit; geringgradige Entwicklungsstörung.

An|omalo|skop (↑; Skop-*) **n:** (engl.) anomaloscope; spektraler Farbenmischapparat nach Nagel z. Prüfung v. Farbsinnstörungen u. Bestimmung des Anomalquotienten; der Prüfling vergleicht e. Mischung v. Rot u. Grün mit einem in d. Helligkeit variablen Gelb. Farbentüchtige stellen eine best. Normalgleichung ein (Rot + Grün = Gelb). Vgl. Nagel-Farbtäfelchen, Farbenfehlsichtigkeit.

An|omal|quotient (↑) **m:** Abk. AQ; Darstellung des Mischungsverhältnisses von Rot u. Grün am Anomaloskop* im Vergleich zu dem eines Farbentüchtigen; normaler AQ: 0,7-1,4; protanomal 0,02-0,6; deuteranomal 2,0-20,0.

An|onychie (An-*; Onych-*) **f:** Fehlen der Nägel als Ausdruck einer anlagebedingten Agenesie bei Epidermolysis* bullosa hereditaria, Dyskeratosis* congenita od. i. R. einer Trichophytie*.

An|onyma (gr. ἀνώνυμος unbenannt) **f:** A. anonyma, unbenannte Schlagader; neue Bez.: Truncus brachiocephalicus. Vv. anonymae; neue Bez.: Vv. brachiocephalicae.

Anonymisierung (↑): Maßnahme zum Persönlichkeitsschutz bei d. Verarbeitung personenbezogener Daten*; **1.** einfache A. im sozialwissenschaftl. Sinn: Beseitigung der administrativen Identifikationsdaten; **2.** faktische A.: über d. einfache A. hinausgehende Anw. von Verfahren, die den Personenbezug v. Daten derart reduzieren, daß sie als anonym i. S. der Datenschutzgesetze* gelten können.

An|opheles (gr. ἀνωφελής schädlich) **f:** Gabel-, Fieber-, Malariamücke; weltweit verbreitete Stechmücke; Überträger von Tropenkrankheiten (Malaria*, Filariosen* u. Viruserkrankungen, z. B. O'nyong*-nyong-Fieber); versch. Arten als Imago morphol. oft nicht zu unterscheiden; zur gezielten Vektorbekämpfung ist die Artbestimmung durch moderne taxonom. Methoden (Zytotaxonomie, Isoenzymelektrophorese, DNA-Hybridisierung) erforderlich. Der Entwicklungszyklus der A. ist an stehende Gewässer gebunden; die Larve haftet mit wasserabstoßenden Haaren an der Wasseroberfläche. Adulte A. leben von Pflanzensäften; Weibchen saugen menschl. (anthrophil) od. tier. (zoophil) Blut, das sie nachts im Haus (endophil) od. Freien (exophil) aufnehmen. Vgl. Mücken.

An|ophthalmus con|genitus (An-*; Ophthalm-*) **m:** Embryopathie mit völligem Fehlen meist beider Augäpfel, des Nervus u. Tractus opticus; höhere zentrale Anteile der Sehbahn sind manchmal angelegt.

Ano|plastik (Ano-*; -plastik*) **f:** (engl.) anoplasty; syn. Proktoplastik; op. Schaffung einer Analöffnung bei Neugeborenen mit angeb. tiefen anorektalen Verschlüssen; vgl. Rehbein-Operation, Fehlbildung, anorektale.

An|oplura: taxonomische Bez. f. Läuse*; vgl. Arthropoden.

An|opsie (An-*; Op-*) **f:** syn. Anopie; vgl. Hemianopsie. **A., heter|onyme** (↑; ↑) **f:** s. Hemianopsie. **A., hom|onyme** (↑; ↑) **f:** s. Hemianopsie.

An|orchie (↑; Orch-*) **f:** (engl.) anorchidism; angeb. Fehlen der Hoden; die beidseitige A. läßt sich durch einen HCG-Test mit Testosteronbestimmung von der Retentio abdom. (s. Maldescensus testis) abgrenzen: das infantile Plasmatestosteron wird vor u. drei Tage nach d. Gabe von 5000 IU HCG i. m. gemessen u. steigt bei A. nicht über 20 ng/ml an.

ano|rektal (Ano-*; Rect-*): After u. Mastdarm betreffend.

A

An|orexia nervosa (gr. ἀνορεξία ohne Appetit sein) **f:** syn. Anorexia mentalis, Pubertätsmagersucht, Magersucht; psychogene Eßstörung m. verzerrter Einstellung gegenüber Nahrungsaufnahme, Angst vor Übergewicht, gestörtem Körperschema u. Krankheitsverleugnung; betrifft v. a. junge Frauen, Altersgipfel zw. dem 10. u. 25. Lj. (geschätzte Prävalenz: 1% weibl. u. 0,08% männl. Patienten); führt zu starkem Gewichtsverlust bis z. Kachexie, begleitet v. einer primären od. sekundären Amenorrhoe*; Letalität ca. 10%. In chron. Fällen kann d. Syndrom in e. Bulimia* nervosa übergehen. Psychose od. organische Urs. des Gewichtsverlusts müssen ausgeschlossen werden. **Ther.:** Gewichtsrekonstruktion (im Akutstadium meist stationär) u. Psychotherapie. Vgl. Eßstörungen, psychogene; Magersucht.

An|orexia senilis (↑) **f:** (engl.) senile anorexia; Bez. f. im Alter auftretende Anorexie*; **Vork.:** z. B. bei Depression od. zerebrovaskulärer Insuffizienz mit herabgesetztem Hunger- u. Durstempfinden.

An|orexie (↑) **f:** (engl.) anorexia; Appetitlosigkeit, Herabsetzung des Triebes z. Nahrungsaufnahme; z. B. b. Mund-, Magen-, Darm-, Infektionskrankheiten, Schwangerschaft; meist als Anorexia* nervosa.

An|orgasmie (An-*; Orgasmus*) **f:** (engl.) anorgasmia; sexuelle Funktionsstörung* m. Fehlen des Orgasmus* beim Geschlechtsverkehr od. bei der Masturbation; v. a. als Bez. f. Orgasmusstörungen b. Frauen verwendet; **Formen: 1.** primäre A.: besteht seit jeher u. immer; **2.** sekundäre (situative) A.: besteht nur in best. Situationen bzw. mit best. Partnern; **Ther.:** Sexualtherapie*; Ergebnisse b. sekundärer i. d. R. besser als bei primärer A.

Ano|skopie (Ano-*; -skopie*) **f:** (engl.) anoscopy; Inspektion des Analkanals mit einem (seitl. gefensterten) Darmspekulum; s. Proktoskopie.

An|osmie (An-*; gr. ὀσμή Geruch) **f:** (engl.) anosmia; völlige Aufhebung des Geruchsvermögens; z. B. bei Hirntumoren im Bereich von Stirnhirn, Olfaktoriusrinne u. Sella turcica sowie nach traumat. od. infektiösen Hirnschädigungen; vgl. Hyperosmie.

A|noso|gnosie (A-*; Noso-*; -gnos*) **f:** (engl.) anosognosia; Unfähigkeit, eine eigene Erkr. bzw. Funktionsausfälle zu erkennen; Vorkommen v. a. nach Apoplexie. Vgl. Agnosie.

An|otie (An-*; Ot-*) **f:** (engl.) anotia; angeb. Anomalie des äußeren Ohrs mit ein- od. beidseitig fehlender Ohrmuschel (s. Abb.); Vork. u. a. bei Retinoid*-Embryopathie. Vgl. Mikrotie.

An|oxie (↑; Ox-*) **f:** (engl.) anoxia; (weitgehendes) Fehlen v. Sauerstoff; kann den Gesamtorganismus od. Teile desselben betreffen; s. Hypoxie.

An|oxy|biose (↑; ↑; Bio-*) **f:** syn. Anaerobiose*.

ANP: Abk. f. **a**triales **n**atriuretisches **P**eptid; syn. atrialer natriuretischer Faktor (Abk. ANF), natriuretisches Hormon; Polypeptid aus 151 Aminosäuren, das v. a. in den Myozyten des linken Herzvorhofs synthetisiert u. nach Vorhofdehnung in das zirkulierende Blut sezerniert wird; Vork. auch in Gehirn, Aortenbogen, Nebenniere u. Niere; **Wirkung:** Regelung des Blutvolumens u. Salzhaushalts durch Steigerung der Natriurese u. Diurese, Gefäßdilatation, Senkung des art. Blutdrucks u. des Herzschlagvolumens; bei Herz- u. Niereninsuffizienz sowie Leberzirrhose erhöhte ANP-Konzentration im Plasma; Nachw. mittels Radio-Immunassay. Vgl. Aldosteron.

Anpassungs|syn|drom, allgemeines n: (engl.) general adaptation syndrome; syn. Adaptationssyndrom, Selye-Syndrom; Bez. f. den Anpassungsmechanismus des Organismus auf starke äußere Reize (Anstrengung, Trauma, Hitze, Bestrahlung, Infektion u. a.) m. möglichen pathol. Folgeerscheinungen; neben lokalen Wirkungen am Angriffsorgan treten Allgemeinreaktionen auf, die hauptsächlich durch die Nebennierenrindenaktivität bestimmt sind u. in drei Phasen verlaufen: **1. Alarmreaktion** m. erhöhter Ausscheidung von ACTH u. Glukokortikoiden; die NNR ist vergrößert; es kann zum Schock* kommen. **2. Widerstandsstadium:** STH u. Mineralokortikoide werden vermehrt sezerniert; die entzündl. Reaktion nimmt zu. **3. Erschöpfungsstadium:** erfolgt im Stadium 2 keine Heilung, wird die NNR regressiv transformiert. Bei ungenügenden od. überschießenden Reaktionen sollen sog. **Anpassungskrankheiten** wie gastrointestinale Geschwüre u. Periarteriitis nodosa entstehen. Vgl. Postaggressionssyndrom, Streß.

Anregung: (engl.) stimulus; durch Energiezufuhr (Licht, Wärme, ionisierende Strahlung*) erfolgende Anhebung von Elektronen im äußeren Teil der Hülle eines Atoms aus energet. tieferen in Zustände höherer Energie (höhere Schalen); die Energie zur Elektronenanregung wird den einwirkenden elektromagnet. Wellen entnommen.

Anreicherung: s. Bioakkumulation.

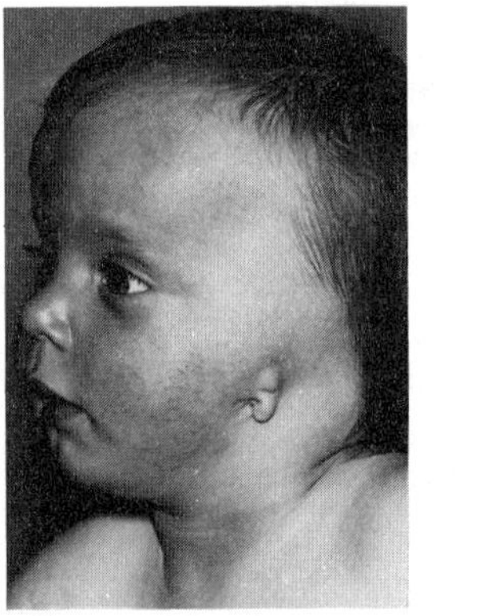

Anotie:
Fehlen der linken Ohrmuschel [540]

Anreicherungs|nähr|medien n pl: (engl.) enrichment culture media; bakteriol. Nährböden* zur Wachstumsförderung (Vorkultur) von Salmonellen u. Shigellen. A. verhindern gleichzeitig die Vermehrung der saprophyt. Darmbakterien (E. coli, Enterokokken usw.).

Anreicherungs|verfahren: (engl.) enrichment process; (bakteriol.) Methoden zum Nachw. schwierig erkennbarer Mikroorganismen; **1.** mechanisch: **a)** Zentrifugation, **b)** Membranfiltration; **2.** biologisch: **a)** Anreicherungsnährmedien*, **b)** Tierversuch*; **3.** chemisch (keine A. im eigentl. Sinn), z. B. Schwefelsäurebehandlung zur Untersuchung auf Tuberkelbakterien (Abtötung der Begleitbakterien).

ANS: Abk. f. Atemnotsyndrom* des Neugeborenen.

Ansa (lat.) **f:** Schleife, Schlinge.

Ansa cervicalis (↑) **f:** auch Ansa cervicalis profunda; an d. Außenseite der großen Halsgefäße liegende Nervenschlinge; **Radix inf.** (motor. Fasern aus d. 1.-3.(4.) Halssegment) vereinigt sich mit d. **Radix sup.** aus C_1 u. C_2, der vorübergehend dem N. hypoglossus angeschlossen ist; Innervation der Unterzungenbeinmuskulatur.

Ansa cervicalis super|ficialis (↑) **f:** frühere Bez. für d. Verbindung des motor. Ramus colli nervi facialis mit dem sensiblen N. transversus colli; Innervation des Platysmas. **A. Galeni** (↑) **f:** Anastomose zw. N. laryngeus superior u. inferior. **A. lenticularis** (↑) **f:** Bahnen v. Pallidum z. Thalamus, Nucleus subthalamicus u. den Kernen des extrapyramidal-motor. Systems im Mittel- u. Rautenhirn. **A. nervi hypo|glossi** (↑) **f:** s. Ansa cervicalis. **A. peduncularis** (↑) **f:** Hirnschenkelschlinge; Fasern vom medialen Thalamus im inneren Teil der Capsula interna zur Verbindung mit der Insula u. dem Lobus temporalis. **A. subclavia** (↑) **f:** auch Ansa Vieusseni; Schlinge des Halsgrenzstrangs um die Arteria subclavia. **A. thyro|idea** (↑) **f:** Schlinge des Halsgrenzstrangs um d. Arteria thyroidea inferior.

Anschoppung: (engl.) congestion, engorgement; erstes Stadium der lobären Pneumonie*.

Anschütz-Zeichen (Alfred W. A., Chir., Kiel., 1870-1954)**:** (engl.) Anschütz' sign; starke Aufblähung des Caecums* bei tiefsitzendem Ileus, z. B. inf. Rektumkarzinoms.

Anspannungs|zeit des Herzens: (engl.) cardiac isovolumic contraction interval; erste Phase der Systole* mit isometrischer Spannungsänderung der Kammermuskulatur des Herzens bis zur Öffnung der Semilunarklappen; entspricht im EKG etwa der Zeit des Auftretens von QRS; Referenzbereich 0,05-0,1 Sek.; s. Austreibungszeit, Herzperiode.

Ansteckung: s. Infektion.

Anstrengungs|asthma (Asthma*) **n:** s. Asthma bronchiale.

Anstrengungs|urtikaria (Urtika*) **f:** s. Urtikaria, cholinergische.

Antabus-Syn|drom n: inf. der (heute obsoleten) Einnahme von Disulfiram* (Präparat Antabus) bei gleichzeitigem Genuß v. Alkohol auftretendes Acetaldehydsyndrom*.

Ant|agonismus (gr. ἀνταγωνιστής Gegner) **m:** (engl.) antagonism; entgegengesetzte Wirkung von zwei funktionellen Einheiten (Agonist/Antagonist), z. B. Muskeln (Extensor/Flexor) od. Nerven (Sympathikus/Parasympathikus); (pharmak.) Hemmung od. Aufhebung der Wirkung eines (physiol.) Transmitters durch ein Pharmakon; **Formen: 1.** kompetitiver A.: durch Blockierung des Rezeptors wird je nach Rezeptortyp die Aktivität der Zelle gehemmt od. gesteigert, eine Konzentrationserhöhung des Agonisten bewirkt Verdrängung des kompetitiven Antagonisten vom Rezeptor; **2.** nichtkompetitiver A.: durch Veränderung der molekularen Rezeptorstruktur wird eine Reaktion der Zelle verhindert, die Bindung des Agonisten an den Rezeptor wird nicht beeinflußt; **3.** funktioneller A.: Aktivierung eines anderen Systems mit entgegengesetzter Wirkung, das an anderen Rezeptoren derselben Zelle od. vermittelt über andere Zellen hemmen kann.

Ant|agonist (↑) **m: 1.** (anat.) Gegenspieler eines Agonisten* in einem dualen funkt. System (z. B. Flexion/Extension); **2.** (pharmak.) Pharmakon, das aufgrund seiner Struktur an eine inaktive Konformation eines Rezeptors angepaßt ist u. dadurch seine Aktivierung verhindert; vgl. Antagonismus.

Ant|agonisten|tremor (↑; Tremor*) **m:** s. Tremor.

Ant|azida (↑; Azid-*) **n pl:** (engl.) antacids; Pharmaka zur Neutralisation der Magensalzsäure, enth. meist Hydroxide od. Carbonate von Aluminium, Magnesium od. Calcium, z. T. in Komplexverb.; Verw.: v. a. zur symptomat. Ther. bei dyspept. Beschwerden, Gastritis u. Ulkuskrankheit.

Ant|azolin (INN) **n:** 2-(N-Benzylanilinomethyl)-2-imidazolin (IUPAC); Histamin-H_1-Rezeptorenblocker; Verw.: Antihistaminikum.

Ante-: Wortteil mit der Bedeutung vor, vorn; von lat. ante.

Ante|brachium (↑; Brachi-*) **n:** Vorderarm, Unterarm; vgl. Brachium.

Ante|flexio uteri (↑; lat. flectere biegen; Uter-*) **f:** s. Flexio uteri.

Ante|kurvation (↑; lat. curvare biegen) **f:** (engl.) anterior bowing; Verbiegung nach vorn, z. B. des Femurs od. der Tibia (bei Rachitis, Paget-Krankheit, als Fehlstellung nach Frakturen).

ante|ponierend (lat. anteponere vorsetzen)**:** verfrüht auftretend.

Ante|positio uteri (Ante-*; lat. positio Stellung, Lage; Uter-*) **f:** s. Positio uteri.

anterior (lat.)**:** Abk. ant.; vorderer.

Ante|systolie (Ante-*; Systole*) **f:** Präexzitationssyndrom*.

Ante|torsion (↑; Torsion*) **f:** (engl.) anteversion; abgewinkelte Stellung der Schenkelhalsachse gegenüber der Achse der Femurkondylen

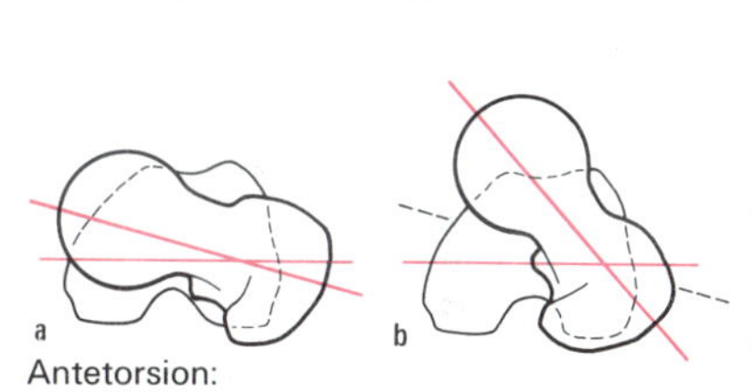

Antetorsion:
A. des Schenkelhalses; a: normal;
b: vermehrt [61]

in der Transversalebene; als Winkel nachweisbar durch röntg. Spezialaufnahme (AT-Aufnahme) bei rechtwinkliger Beugung u. 20° Abspreizung der Hüfte; altersabhängige Veränderung (s. Tab.), vergrößerter Winkel bei angeb. Hüftgelenkluxation od. Hüftdysplasie.

Antetorsion
Altersabhängige Änderung des Antetorsionswinkels

Neugeborenes	30° – 50°
Kleinkind	30° – 45°
Schulkind	25° – 30°
Jugendlicher	15°
Erwachsener	12°

Ante|versio-ante|flexio uteri (↑; lat. vertere wenden; flectere biegen; Uter-*) **f:** Bez. f. die physiol. Lage des Uterus im Becken; s. Uteruslagen.

Ante|versio uteri (↑; ↑; Uter-*) f: s. Versio uteri.

Ant|helix (Anti-*; Helix*) f: die der Helix der Ohrmuschel gegenüberliegende Windung; s. Ohr, äußeres.

Ant|helminthika (↑; gr. ἕλμινς, ἕλμινθος Wurm) n pl: Wurmmittel*.

Ant|hidrotika (↑; Hidr-*) n pl: (engl.) antiperspirants; Mittel gegen übermäßige Schweißsekretion (z. B. Atropin, Aluminiumchlorid).

Anthracen n: dreikerniger aromat. Kohlenwasserstoff.

Anthra|chinon n: Oxidationsprodukt des Anthracens; in vielen dickdarmwirksamen Abführmitteln (Senna, Rheum, Istizin u. a.) enthalten u. Grundsubstanz versch. Farbstoffe; vgl. Emodine.

Anthrakose (gr. ἄνθραξ Kohle; -osis*) f: (engl.) anthracosis, black lung; syn. Kohlenstaublunge; Staublungenerkrankung (vgl. Pneumokoniosen) durch Ablagerung eingeatmeten Ruß- u. Kohlenstaubs in den Aveolen; **Formen: 1.** einfache A.: in Abhängigkeit von der Luftverschmutzung bei allen Menschen vorhanden, ohne pathol. Bedeutung; **2.** A. der Kohlenarbeiter: Vork. nach massiver Kohlenstaubinhalation mit Bildung von Kohlenstaubmakulae an den Bronchiolen, die zur Vernarbung u. Ausbildung fokaler Emphyseme führen; keine entschädigungspflichtige Berufskrankheit i. S. der BeKV.

Anthrako|silikose (↑; lat. silex Kiesel, Feuerstein; -osis*) f: (engl.) anthracosilicosis; Mischstaublunge v. a. der Bergarbeiter durch Inhalation eines Gemischs aus Kohlenstaub, Quarzstaub u. quarzfreiem Staub; BK nach Nr. 4101 der BeKV; vgl. Silikose, Pneumokoniosen.

Anthranil|säure|derivate n pl: s. Antiphlogistika, nichtsteroidale.

Anthrasol n: entfärbter Teer*.

Anthrax (gr. ἄνθραξ Kohle) m: Milzbrand*.

Anthropo|logie (gr. ἄνθρωπος Mensch; -log*) f: (engl.) anthropology; allg. Bez. f. die Wissenschaft vom Menschen; je nach Berücksichtigung best. Gesichtspunkte läßt sich eine philosophische von einer natur- u. sozialwissenschaftl. A. unterscheiden.

Anthropo|nosen (↑; Noso-*) f pl: (engl.) anthroponoses; syn. Monoanthroponosen; Erkrankungen, die nur beim Menschen auftreten.

Anthropo|zoo|nosen (↑; gr. ζῷον Tier; Noso-*) f pl: s. Zoonosen.

Anti-: Wortteil mit der Bedeutung gegen, entgegen; von gr. ἀντί.

Anti-A (↑): s. Alloagglutinine.

Anti-A_1 (↑): s. Blutgruppenantikörper.

Anti|adren|ergika (↑; adrenal*; Erg-*) n pl: syn. Adrenorezeptorenblocker, Sympatholytika*.

Anti|allergika (↑; Allergie*) n pl: (engl.) antiallergics; Substanzen, die auf Teile der allergischen Reaktionskaskade einwirken u. den klin. Symptomen vorbeugen, sie abschwächen od. unterdrücken; z. B. Cromoglicinsäure, Nedocromil, Ketotifen, Antihistaminika, topisch u. systemisch applizierbare Glukokortikoide, i. w. S. auch Allergenextrakte zur spezif. Hyposensibilisierung.

Anti|andro|gene (↑; Andro-*; -gen*) n pl: (engl.) antiandrogens; Substanzen, die d. Wirkung der Androgene* an den Erfolgsorganen hemmen (kompetitive Hemmung zytoplasmat. Hormonrezeptoren*), z. B. Cyproteron, Flutamid; **therap. Anw.:** bei Androgenisierungserscheinungen der Frau; beim Mann: bei Pubertas praecox, Prostatakarzinom, z. Dämpfung des Sexualtriebs, wenn dies erreicht werden muß u. andere (sozio- u. psychotherapeutische) Mittel versagt haben.

Anti|ar|rhythmika (↑; A-*; Rhythmus*) n pl: (engl.) antiarrhythmics; Sammelbez. f. versch. Gruppen v. Substanzen zur Behandlung von insbes. ventrikulären Herzrhythmusstörungen; z. B. Lidocain, Procainamid, Ajmalin, Chinidin, Diphenylhydantoin, Betarezeptorenblocker, Kalium-Salze, Digitalispräparate, Betarezeptorenstimulatoren; Einteilung: s. Tab.

Anti|a|tel|ektase|faktor (↑; gr. ἀτελής unvollständig; -ektasie*) m: syn. Surfactant*.

Anti|azidotika (↑; Azid-*) n pl: (engl.) antiacidotics; Mittel gegen Azidose*; **1.** Natriumbicarbonat ($NaHCO_3$), füllt körpereigenen Bicarbonatpuffer wieder auf u. fördert durch Natriumionen die Ausscheidung der überzähligen Wasserstoffionen durch die Nierentubuli (Austauschmechanismus); Verw. wegen der Natriumzufuhr bei Herzinsuffizienz u. Ödemen evtl. kontraindiziert; **2.** Tris*-Puffer; Dosierung der A. nach d. Mellemgard-Astrup-Formel:

Basenbedarf (mmol) = negative Basenabweichung* (mmol/l) × 0,3 × Körpergewicht in kg.

Anti-B (↑): s. Alloagglutinine.

Anti|baby|pille (↑): (engl.) birth control pill; umgangssprachliche Bez. f. oral wirksame Ovulationshemmer z. hormonalen Kontrazeption*.

Anti|basal|membran-Anti|körper (↑; Bas-*): (engl.) anti basement membrane antibodies; gegen die Basalmembran gerichtete Autoantikörper*; Vork. z. B. bei best. Formen der Glomerulopathie* (Goodpasture*-Syndrom).

Antiarrhythmika
Einteilung der Antiarrhythmika nach ihrer Wirkung

Klasse		Wirkung	Substanzen
I		Natriumkanal-Blocker	
	IA	mäßige Na-Blockade und Leitungsverzögerung, verlängerte Repolarisation (vagolytische Wirkung)	Chinidin, Procainamid, Disopyramid
	IB	minimale Na-Blockade aus Leitungsverzögerung, verkürzte Repolarisation	Lidocain, Phenytoin, Mexiletin
	IC	starke Na-Blockade und Leitungsverzögerung, normale Repolarisation	Ajmalin, Parjmalium, Propafenon
II		Betarezeptorenblocker	Atenolol, Propranolol
III		selektive Repolarisationsverlängerung	Amiodaron, Sotalol
IV		Calciumantagonisten	Verapamil, Gallopamil, Diltiazem

Anti|bio|gramm (↑; Bio-*; -gramm*) n: (engl.) antibiotic sensitivity pattern; Ergebnis versch. bakteriol. Untersuchungsmethoden zur Resistenzbestimmung von Bakt. u. zur Bestimmung der Konz. von Antibiotika od. Chemotherapeutika in Serum, Urin, Liquor cerebrospinalis od. Gewebe; **Methoden: 1.** Reihenverdünnungstest: In unterschiedl. Konz. werden Chemotherapeutika od. Antibiotika in festen od. flüssigen Nährmedien gelöst. Die Nährmedien werden mit einer definierten Keimzahl beschickt; die Auswertung erfolgt durch Vergleich mit einem Kontrollmedium, das keine Chemotherapeutika enthält. Als minimale Hemmkonzentration (MHK) gilt die Konz., bei der nach 20 Std. kein sichtbares Wachstum nachweisbar ist. **2.** Agardiffusionstest, Hemmhoftest: Chemotherapeutika werden

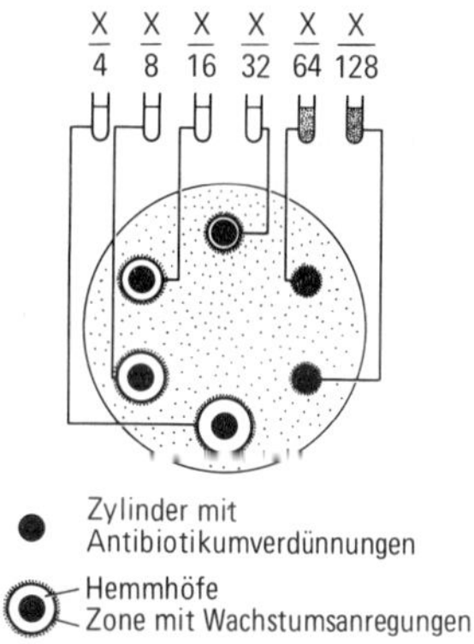

Antibiogramm:
Prinzip des Agardiffusionstests

in einem Stanzloch od. auf imprägniertem Filterpapier (Blättchentest) auf die Nährböden aufgebracht, die mit Bakt. beschickt wurden. Die Chemotherapeutika diffundieren in den Nährboden; bei Empfindlichkeit der Err. bilden sich um die aufgelegten Filterpapierblättchen Hemmhöfe. Die Größe der Hemmhöfe korreliert mit der Empfindlichkeit der Err. gegen das Chemotherapeutikum. Der Agardiffusionstest kann auch verwendet werden, um die Konz. antibakterieller Substanzen in Körperflüssigkeiten zu bestimmen (s. Abb.). Vgl. Resistenz, Untersuchungsmethoden, bakteriologische.

Anti|biose (↑; ↑) f: (engl.) antibiosis; Wachstumshemmung od. Abtötung von Mikroorganismen durch Stoffwechselprodukte anderer Bakt., Pilze u. z. T. auch höherer Pflanzen; Ggs. Symbiose*.

Anti|biotika (↑; ↑) n pl: (engl.) antibiotics; Sammelbez. f. best. Stoffwechselprodukte v. Schimmelpilzen, Streptomyzeten od. Bakt. u. deren (semi-)synthetische Derivate mit bakteriostatischer (z. B. Sulfonamide*, Tetrazykline*, Chloramphenicol*, Makrolid*-Antibiotika) od. bakterizider (z. B. Penizilline*, Cephalosporine*, Aminoglykosid*-Antibiotika, Polymyxine*) Wirkung; **Wirkungsmechanismen** (sog. Angriffspunkte): **1.** Hemmung der Zellwandsynthese (Mureinsynthese), z. B. durch Penizilline, Cephalosporine; **2.** Beeinflussung der Zellmembran (Permeabilität), z. B. durch Polymyxine, Colistin; **3.** Hemmung der DNA- u. RNA-Synthese, z. B. durch Nalidixinsäure; **4.** Hemmung der Proteinsynthese, z. B. durch Aminoglykosid-Antibiotika, Tetrazykline, Makrolid-Antibiotika; **5.** Antimetabolitenwirkung, z. B. durch Sulfonamide; **Verw.:** bei bakt. Infektionskrankheiten; in eindeutigen Fällen erfolgt die Anw. von A. klin.-empirisch nach d. Wahrscheinlichkeit des Erregers (z. B. Err. der Tonsillitis acuta meist betahämolysierende Streptokokken), u. U. nach bakteriol. Diagnostik u. Resistenzbestimmung der Bakterien (vgl. Antibiogramm); Fieber allein ist keine Indikation f. eine Antibiotikagabe! Die lokale Anw. von A. ist bei den meisten Infektionen nicht indiziert! Vgl. Antibiotikaprophylaxe, Chemotherapeutika.

Anti|biotika|pro|phylaxe (↑; ↑; Prophylaxe*) f: (engl.) antibiotic prophylaxis; kurzzeitige (oft einmalige), periop. Gabe von Antibiotika bei elektiven Eingriffen am Verdauungstrakt u. bei Implantation von alloplastischen Gefäß- od. Gelenkprothesen zur Vermeidung lokaler postop. Infektionen; **cave:** strenge Indikationsstellung bei Gefahr der Resistenzentwicklung; vgl. Chemoprophylaxe.

Anti|cholin|ergika (↑; Chol-*; Erg-*) n pl: (engl.) anticholinergics; Substanzen, die die Wirkung von Acetylcholin* unterdrücken; die Acetylcholinwirkung wird an postganglionären parasympath. Nervenendigungen durch atropinartige Substanzen, an intermediären Ganglien durch Ganglienblocker, an der motorischen Endplatte durch curareartige Stoffe blockiert. I. a. werden Stoffe mit atropinartiger Wirkung als A. bezeichnet.

Anti|codon (↑; engl. code Verschlüsselung) n: s. Transfer-RNA.

Anti|depressiva (↑; Depression*) n pl: (engl.) antidepressants; antriebssteigernd u. stimmungsaufhellend (Thymoleptika, A. vom Imipramin- u. Desipramintyp) bzw. anxiolytisch u. antriebsdämpfend (A. vom Amitriptylintyp) wirkende Psychopharmaka, die v. a. in der Ther. der endogenen u. psychogenen Depression* Verw. finden; wirken wahrscheinlich durch eine Hemmung der Wiederaufnahme od. eine vermehrte Freisetzung von Neurotransmittern im ZNS. Verwendet werden v. a. **tricyclische A.** (Amitriptylin, Amitriptylinoxid, Clomipramin, Desipramin, Dibenzenzepin, Doxepin, Imipramin, Lofepramin, Melitracen, Nortriptylin, Noxiptilin, Protriptylin, Trimipramin u. a.) u. **nicht tricyclische A.** (Maprotilin, Mianserin, Nomifensin, Trazodon, Viloxazin u. a.). Auch best. Monoaminoxidasehemmer* (sog. Thymeretika), z. B. Tranylcypromin, werden als A. eingesetzt. **NW:** sind z. T. auf die anticholinerge Wirkung zurückzuführen, u. a. Herzrhythmusstörungen, Blutdruckveränderungen, Tremor, Mundtrockenheit, Blasenentleerungsstörungen u. Blutbildveränderungen; **Kontraind.:** z. B. akute Vergiftung mit zentral dämpfenden Pharmaka od. Alkohol; **cave:** insbes. bei Ther. mit überwiegend antriebssteigernden A. besteht Suizidgefahr!

Anti|diabetika (↑; Diabet-*) n pl: (engl.) antidiabetics; blutzuckersenkende Mittel zur oralen Anw. bei Diabetes mellitus: Sulfonylharnstoffe*, Alphaglukosidaseinhibitoren*, früher Biguanide*; vgl. Insulin.

Anti|diarrhoika (↑; Dia-*; -rhoe*) n pl: (engl.) antidiarrhoeals; gegen Durchfall wirksame Medikamente, z. B. Adsorbenzien (Aktivkohle u. a.), Adstringenzien (Tannin u. a.), Peristaltikhem-

A

mer (Loperamid u. a.); bei bakt. Diarrhoe Darmdesinfizienzien u. Antibiotika.

Anti-DNA-Anti|körper (↑): (engl.) anti-DNA-antibodies; in Serum u. Synovia vorkommende Autoantikörper*, die gegen native Doppelstrang-DNA (dsDNA) od. denaturierte Einzelstrang-DNA (ssDNA) gerichtet sind; Nachw. bei systemischem Lupus* erythematodes, chron. Hepatitis*, rheumatoider Arthritis* u. a. Bindegewebeerkrankungen.

Anti|dot (gr. ἀντίδοτος dagegen gegeben) n: (engl.) antidote; Gegengift; Substanz, die ein Gift direkt (durch chemische od. physikalische Reaktion) inaktiviert bzw. die Wirkungen des Gifts an Rezeptoren u. Organen herabsetzt od. aufhebt. Vgl. Vergiftung.

Antidot
Pharmaka bei ausgewählten Vergiftungen

Gifte	Spezifische Antidote
Schwermetalle	Chelatbildner
Blausäure	Amylnitrit, Natriumnitrit, Dimethylaminophenol, CO-EDTA u. a.
Organophosphate	Atropin, PAM, Obidoximchlorid
Morphin u. ä.	Levallorphan, Naloxon
Methämoglobinbildner	Thionin, Methylenblau
Dicumarol u. ä.	Vitamin K
Fluorid	Calciumsalze
Methanol	Äthanol
Schlangen- u. Spinnengifte	spezifische Antiseren

Anti-D-Prophylaxe (Anti-*; Prophylaxe*) f: (engl.) anti-D-prophylaxis; Verhinderung der Rhesus-Sensibilisierung einer rh-negativen Mutter bei Rhesus-inkompatibler Schwangerschaft durch parenterale (i. m. od. i. v.) Verabreichung von Anti-D-Immunglobulin (IgG) innerh. von 72 Std. nach Geburt des Rh-positiven Kindes; auch bei Extrauteringravidität, nach Schwangerschaftsabbruch, Amniozentese (u. bei irrtümlicher Rhesus-inkompatibler Bluttransfusion); die D-Antigene von in den mütterlichen Kreislauf eingeschwemmten kindl. Erythrozyten werden durch die blockierenden Anti-D-Antikörper besetzt, wodurch eine Basisimmunisierung der Mutter verhindert wird, die bei einer erneuten Rhesus-inkompatiblen Schwangerschaft wegen des Booster*-Effekts zu einer Anti-D-bedingten Schädigung eines Rh-positiven Kindes i. S. eines Morbus haemolyticus fetalis bzw. Morbus haemolyticus neonatorum führen kann. Vgl. Rhesus-Blutgruppen.

anti|drom (↑; gr. δρόμος Lauf): (engl.) antidromic; gegenläufig; i. e. S. die Erregungsleitung in einem Nerven entgegen der natürl. Leitungsrichtung; vgl. orthodrom.

Anti|emetika (↑; gr. ἐμεῖν erbrechen) n pl: (engl.) antiemetics; Mittel zur Verhinderung des Erbrechens u. der vorhergehenden Übelkeit, z. B. Scopolamin, Antihistaminika u. Phenothiazinderivate; Verw.: bei Kinetosen, Hyperemesis gravidarum, Urämie, zytostat. Therapie u. therap. Bestrahlung.

Anti|epi|leptika (↑; Epilepsie*) n pl: (engl.) antiepileptics; syn. Antikonvulsiva; Pharmaka, die die epileptische neuronale Aktivität durch Herabsetzung der Membranübererregbarkeit od. der zeitlich-räumlichen Bahnung, Veränderung der synaptischen Transmission bzw. Zunahme der zentralnervösen Hemmung vermindern; z. B. Carbamazepin*, Hydantoine*, Succinimidderivate (z. B. Ethosuximid*), Valproinsäure (wegen einer möglichen Antiepileptika*-Embryofetopathie bevorzugt nur Monotherapie während einer Schwangerschaft); s. Epilepsie.

Anti|epi|leptika-Embryo|feto|pathie (↑; ↑; Embryo-*; Fet-*; -pathie*) f: (engl.) foetal hydantoin (valproate) syndrome; Fehlbildungskomplex durch Exposition des Feten mit Antiepileptika (Hydantoine, Phenobarbital, Carbamazepin, Valproinsäure); **Sympt.:** intrauterine u. frühkindl. Wachstumsverzögerung, kleine Anomalien im Gesicht, Lippenkiefergaumenspalte u. Meningomyelozele (durch Valproinsäure), Herzfehler, Hypoplasien der Nägel u. Fingerendphalangen (durch Hydantoine); **Proph.:** Monotherapie u. keine Einnahme von Valproinsäure während der Schwangerschaft.

Anti|fibrillanzien (↑; Fibrilla*) n pl: (engl.) antifibrillatory drugs; Arzneimittel, die d. Erregbarkeit des Herzens herabsetzen u. zur Behandlung des Vorhof- u. Kammerflimmerns eingesetzt werden; s. Antiarrhythmika.

Anti|fibrino|lysine (↑; Fibr-*; Lys-*) n pl: syn. Antiplasmine*.

Anti|fibrino|lytika (↑; ↑; gr. λυτικός fähig zu lösen) n pl: syn. Fibrinolyseinhibitoren*.

Anti|gen (gr. ἀντί gegen; γεννᾶν erzeugen, hervorbringen) n: Abk. Ag; Substanz, die von einem lebenden Organismus als fremd erkannt wird u. dadurch eine spezif. Immunantwort* (Bildung von Antikörpern* od. immunkompetenter Lymphozyten) auslöst. Ein Ag verfügt i. d. R. über mehrere antigene Determinanten (Teilstrukturen, die als Epitope bez. werden), die mit den induzierten Immunprodukten reagieren (z. B. Antigen*-Antikörper-Reaktion). Vgl. Hapten, Alloantigen, Allergen.

Anti|gen-Anti|körper-Komplex (↑; ↑) m: s. Immunkomplexe.

Anti|gen-Anti|körper-Re|aktion (↑; ↑) f: (engl.) antigen-antibody reaction; Abk. AAR; Anlagerung des Paratops eines Antikörpers* (Abk. Ak) an das Epitop des Antigens* (Abk. Ag), das seine Bildung induziert hat, bzw. an ein Ag mit ähnl. Struktur (Kreuzreaktion*); die schnelle, reversible, nichtkovalente Bindung erfolgt über Wasserstoffbrücken, durch elektrostat. u. Van-der-Waals-Kräfte sowie hydrophobe Interaktionen. In einem zweiten Schritt entstehen dann (bei Bivalenz von Ag u. Ak) irreversible, unlösliche Immunkomplexe, die i. d. R. die Elimination des Ag induzieren, z. B. durch Präzipitation, Agglutination, Opsonisierung, Immobilisation od. Lyse von Zellen u. Mikroorganismen, durch Aktivierung von Komplement u. Stimulation der Phagozyten. Ag-Ak-Reaktionen sind das Prinzip vieler diagn. Tests (vgl. Immunassay) zur Bestimmung der Konz. eines Antigens od. Antikörpers.

Antigen, beta|onko|fetales (↑; ↑) n: s. Tumormarker.

Anti|gen, carcino|em|bryonales (↑; ↑) n: Abk. CEA*.

Anti|gen|drift (↑; ↑) f: allmähliche, über Jahre entstehende, meist nur geringgradige Veränderung der Struktur eines Antigens (z. B. Influenza*-Virus), wodurch i. R. einer vorausgegangenen Immunisierung gebildete Antikörper* ihre Spezifität für das Antigen u. damit ihre Schutzwirkung verlieren können. Vgl. Antigenshift.

Anti|gene, familiäre (↑; ↑) n pl: (engl.) private antigens; auch private bzw. infrequente Antigene; Alloantigene, die sehr selten (nur bei einzelnen Individuen od. in Familien) vorkommen; z. B. erbl. Blutgruppenantigene, die keinem der bekannten Blutgruppensysteme zugeordnet werden können; f. A. können v. a. nach Bluttransfusion sowie i. R. von Schwangerschaften die Bildung von Antikörpern induzieren, die ihrerseits unter best. Umständen Transfusionszwischenfälle* od. einen Morbus* haemolyticus neonatorum u. Totgeburten verursachen können.

Anti|gene, hetero|genetische (↑; ↑) n pl: s. Antigene, heterophile.

Anti|gene, hetero|phile (↑; ↑) n pl: (engl.) heterogenic antigens; auch heterogenetische Antigene; Antigene von nicht artverwandten Tieren od. Pflanzen mit partiell ident. Antigenstrukturen, z. B. Forssman*-Antigen. Die Entstehung der Alloagglutinine* beruht wahrscheinl. auf der partiellen Antigengemeinschaft zw. Blutgruppensubstanzen u. Darmbakterien (Kreuzreaktion*). H. A. sind labordiagn. u. a. bei der Weil*-Felix-Reaktion u. Paul*-Bunnell-Reaktion von Bedeutung.

Anti|gene, onko|fetale (↑; ↑) n pl: s. Tumorantigene, Tumormarker.

Anti|gene, thymus|abhängige (↑; ↑) n pl: (engl.) thymus-dependent class of antigens (Abk. TD); Antigene (bes. Proteine), die nur unter Zusammenwirken von B- u. T-Lymphozyten zu einer Immunantwort* führen.

Anti|gene, thymus|un|abhängige (↑; ↑) n pl: (engl.) thymus-independent class of antigens (Abk. TI); Antigene, die ohne Mitwirkung von T-Lymphozyten (Helferzellen) durch direkte Stimulation von B-Zellen eine Immunantwort* (meist nur IgM-Synthese) auslösen; überwiegend Polysaccharide u. D-Aminosäure-Polymere mit zahlreichen gleichartigen antigenen Determinanten.

Anti|gene, tumor|assoziierte (↑; ↑) n pl: s. Tumorantigene.

Anti|gene, ubiquitäre (↑; ↑) n pl: (serol.) bei praktisch allen Menschen vorkommende Antigene auf Erythrozyten, die keiner der bekannten Blutgruppen* zuzuordnen sind; spezif. Antikörper gegen einige dieser ubiquitären Antigene können (selten) i. R. einer Schwangerschaft u. nach Bluttransfusion* gebildet werden u. einen Morbus* haemolyticus neonatorum bzw. Transfusionszwischenfälle verursachen (Beschaffung geeigneter Blutkonserven dann häufig sehr schwierig).

Anti|gen|gemeinschaft (↑; ↑): gemeinsames Vork. eines Teils des Antigenbestandes bei versch. Bakterienarten (Partialantigene); das gegen die eine Bakterienart gewonnene diagn. Serum agglutiniert dann auch Stämme der anderen Art; vgl. Castellani-Agglutininabsättigung.

Anti|gen, pro|stata|spezifisches (↑; ↑) n: s. PSA.

Anti|gen|shift (↑; ↑; engl. shift Verschiebung) m: (engl.) antigenic shift; plötzl. auftretende, meist erhebl. Veränderung der Spezifität eines Antigens bei Mikroorganismen (insbes. Viren), wodurch neue Subtypen entstehen können; z. B. wird bei Influenza*-Virus (Typ A) alle 10-20 Jahre ein A. beobachtet, der i. d. R. zum Auftreten eines neuen sog. Pandemiestammes führt.

Anti|gen|wechsel (↑; ↑): (engl.) antigenic variation; Änderungen der Antigenstruktur von Bakt. u. Viren i. S. einer Variation*; bei Bakt. unterscheidet man: **1.** S-R-Formenwechsel: Übergang der Glattform (engl. smooth) mit charakterist. O-Antigen in die Rauhform (engl. rough) mit unspezif. R-Antigen ohne d. normale O-Antigen; serol. S-R-Formen entsprechen nicht immer den morphol. Glatt-Rauh-Formen; Glattform: feuchte, glänzende, glatte Kolonien; Rauhform: trokkene, matte, gezackte Kolonien; Viren zeichnen sich durch eine erhebliche Antigenvariabilität aus (vgl. Influenza-Virus); **2.** S-M-Formenwechsel: Übergang der Glattform in d. Mukosusform (Schleimform) mit M-Antigen u. Verlust des H-Antigens (gleichbleibendes O-Antigen); morphol. Schleim- od. Schleimwallkolonien; **3.** O-H-Formenwechsel: Übergang der begeißelten Hauchform (hauchartiges Wachstum von Proteusbakterien) mit H-Antigen in d. unbegeißelte Ohne-Hauch-Form (Wachstum in geschlossenen Kolonien) mit O-Antigen (Körper-Antigen); **4.** O-Formenwechsel: Änderungen innerh. der O-Antigene; **5.** V-W-Formenwechsel: Übergang der V-Form (Virulenzantigen) mit ausgebildetem Vi-Antigen in die sog. W-Form mit fehlendem Vi-Antigen; die reine V-Form ist O-inagglutinabel, die W-Form stets agglutinabel; zw. beiden die O-agglutinable V-W-Form; **6.** Phasenwechsel: Übergang der spezif. H-Phase des H-Antigens in die unspezif. H-Phase u. umgekehrt. Vgl. Antigendrift, Antigenshift.

Anti|gestagene (↑, lat. gestare tragen; -gen*) n pl: (engl.) antigestagens; Progesteron- u. Glukokortikoidrezeptoren kompetitiv hemmende Substanzen, leiten sich v. den 19-Norsteroiden ab; d. meisten Untersuchungen wurden bisher m. Mifepristone* (RU 486) durchgeführt.

Anti|globuline (↑; Globuline*) n pl: (engl.) antiglobulins; gegen (art)fremde Serumglobuline gerichtete Antikörper* (i. e. S. Anti-Antikörper gegen Immunglobuline); werden u. a. eingesetzt bei der indirekten Hämagglutination* (z. B. im Antiglobulintest), beim indirekten Immunfluoreszenztest* u. Antiglobulin*-Konsumptionstest.

Anti|globulin-Kon|sumptions|test (↑; ↑) m: (engl.) antiglobulin consumption test; serol. Test zum indirekten Nachw. von (Auto-)Antikörpern*, die gegen zelluläre Antigene gerichtet sind; veraltete, sehr aufwendige Meth.; ersetzt durch immunchem. Verfahren.

Anti|globulin|test (↑; ↑) m: (engl.) Coombs' test; Test nach Coombs, Mourant u. Race, Antihumanglobulin-Test, AHG-Test; serol. Nachweis inkompletter, gegen menschl. Erythrozyten gerichteter Antikörper* (inkomplette Hämagglutinine) mit Hilfe von Antiglobulinen*, die gegen die beteiligten Antikörper gerichtet sind; als **direkter** A. durch Agglutination* von Patientenerythrozyten nach Zusatz von Antiglobulinen als Nachw. von bereits an die Erythrozytenoberfläche gebundenen Antikörpern (z. B. bei hämolytischer Anämie, Morbus haemolyticus neonatorum); als **indirekter** A. unter Verw. von zunächst mit Patientenserum inkubierten Testerythrozyten zum Nachw. zirkulierender Antikörper (z. B. bei einer Rh-sensibilisierten Mutter); s. umseitige Abb.

Anti|gramm (↑; -gramm*) n: (engl.) antigram; graph. ausgewertetes Ergebnis eines Antikörpersuchtests*.

Anti-H (↑): auch Anti-0, Anti-H0; gegen die H*-Substanz gerichtete Antikörper, z. B. als irre-

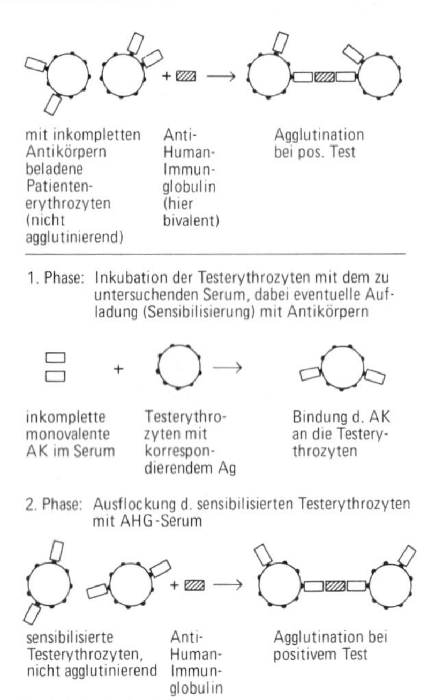

Antiglobulintest:
direkter (oben) und indirekter (unten) Test

guläre Blutgruppenantikörper* (Kälteagglutinine) im Serum von Individuen mit der Blutgruppe A_1, A_1B u. B, als komplementbindende Wärmeantikörper bei der seltenen Bombay*-Blutgruppe, auch als Autoantikörper; i. w. S. Agglutinine pflanzl. (Lektine*) od. tierischer Herkunft (z. B. im Aalserum) mit entspr. Spezifität. Anti-H kann bei der Blutgruppenbestimmung von A-Untergruppen als „Anti-A_2" verwendet werden.

Anti|hämo|philie|faktor (↑; Häm-*; -phil*) m: Abk. AHF; s. Globulin, antihämophiles.

Anti-HB (↑): Antikörper gegen HBsAg; s. Hepatitis-Viren.

Anti|hist|aminika (↑; Hist-*) n pl: (engl.) antihistamines; syn. Histaminantagonisten, Histaminrezeptorenblocker; pharmak. Substanzen unterschiedl. Struktur, die die Wirkungen von Histamin* abschwächen bzw. aufheben, indem sie die Histaminrezeptoren in den Geweben reversibel blockieren (kompetitive Hemmung*); **Einteilung: 1.** Histamin-H_1-Rezeptorenblocker: sog. klassische A. (Alkyl- u. Ethanolamine, Ethylendiamine u. a. Substanzen), hemmen mit unterschiedl. Spezifität alle über H_1-Rezeptoren vermittelten Histaminwirkungen, besitzen z. T. antiadrenerge, anticholinerge u. serotoninantagonistische (z. B. Cyproheptadin), einige außerdem antiemetische (v. a. Meclozin) u. ausgeprägte lokalanästhetische Wirkungen (v. a. Diphenylhydramin, Promethazin, Mepyramin). Die meisten A. wirken zentral dämpfend; nur sehr geringe sedierende Wirkung haben z. B. Astemizol, Cetirizin, Loratadin, Mequitazin u. Terfenadin; **Verw.:** bei Allergie (v. a. Heufieber, Urtikaria), zur Prämedikation vor Anw. von Medikamenten, die zu einer Histaminfreisetzung führen können, lokal bei Pruritus; **NW:** häufig zentrale Dämpfung (**cave** bei gleichzeitiger Einnahme von Sedativa, Psychopharmaka u. Alkohol); **Vergiftung** führt zu Sedation, zentralnervösen Sympt. (Halluzinationen, Koordinationsstörungen, Krämpfe) u. Sympt. ähnlich der Atropinvergiftung (inf. der anticholinergen Wirkungskomponente), evtl. Koma mit respirator. Insuffizienz; **2.** Histamin*-H_2-Rezeptorenblocker.

Anti|hormone (↑; Horm-*) n pl: (engl.) antihormones; natürliche od. synthetische Antagonisten der Hormone; inhibieren spezif. Hormone in ihrer Aktivität, indem sie deren Rezeptoren (in den Zellen der Zielorgane) blockieren; z. B. Cyproteron*; vgl. Antagonismus.

Anti|human|globulin (↑; Human-*; Globuline*) n: Abk. AHG; s. Antiglobulintest.

Anti|hyal|uronidase (↑; Hyal-*) f: gegen d. Hyaluronidase hämolyt. Streptokokken gerichtete Antikörper.

Anti|hyal|uronidase|test (↑; ↑) m: (engl.) antihyaluronidase test; Abk. AHT; serol. Test zum Nachweis von Antikörpern, die die von hämolysierenden Streptokokken der Gruppe A, B, C u. G gebildete Hyaluronidase* hemmen; **Prinzip:** Inkubation einer Serumverdünnungsreihe mit Streptokokkenkulturfiltrat u. Zusatz von Hyaluronidase; im positiven Fall Gerinnselbildung (bei Streptokokkeninfektion, in ca. 90% der Fälle bei rheumatischem Fieber).

Anti|hyper|tensiva (↑; Hyper-*; Tend-*) n pl: (engl.) antihypertensives; syn. Antihypertonika; zur Senkung eines pathol. erhöhten Blutdrucks* eingesetzte Arzneimittel, insbes. zur symptomat. Behandlung einer Hypertonie* (s. Tab.).

Anti|hyper|tonika (↑; ↑; Tonika*) n pl: syn. Antihypertensiva*.

Anti|kardio|lipin|syn|drom (↑; Kard-*; Lip-*) n: (engl.) anticardiolipin syndrome; Sonderform des Lupus* erythematodes mit Auftreten von Kardiolipinantikörpern (IgG, IgM); Vork. bes. bei jüngeren Frauen; **Sympt.:** rezidiv. Fehlgeburten, Thromboseneigung (Apoplexie, Lungenembolie, Beinvenenthrombose) u. Hautveränderungen.

Anti|ko|agulanzien (↑; Koagul-*) n pl: (engl.) anticoagulants; Sammelbez. f. Hemmstoffe der Blutgerinnung* (Heparin*, Heparinoide*, Cumarinderivate*); therap. Verw. zur Thromboseprophylaxe*, bei Phlebothrombose u. Lungenembolie.

Anti|ko|agulanzien in vitro (↑; ↑) n pl: (engl.) anticoagulants in vitro; gerinnungshemmende Substanzen für entnommenes Blut; v. a. lösliche Salze der Oxal-, Zitronen- u. Flußsäure (zur Bindung von Ca-Ionen) u. als Chelatbildner wasserlösl. Di-Natrium- od. Di-Kaliumsalz der Äthylendiamintetraessigsäure* (EDTA); auch Heparin* u. Heparinoide* als Antithrombine.

Anti|kodon (↑; engl. code Verschlüsselung) n: s. Transfer-RNA, Proteinbiosynthese.

Anti|körper (↑): (engl.) antibodies; Abk. Ak; zu den Gammaglobulinen gehörende heterogene Gruppe von Glykoproteinen (Immunglobuline*), die als mögliche Antwort des Immunsystems* nach Kontakt des Organismus mit Antigenen von B*-Lymphozyten u. Plasmazellen* gebildet u. in Körperflüssigkeiten sezerniert werden u. mit dem entspr. Antigen spezif. (selektiv) reagieren (Antigen*-Antikörper-Reaktion). Ak besitzen zwei (bivalente Ak, z. B. IgG) bis zehn (sog. multivalente Ak, z. B. IgM) Antigenbindungsstellen; monovalente Ak kommen natürlicherweise nicht vor. **Funktion:** als Träger der humoralen Immunität* v. a. Bindung von fremden (v. a. pathogene Mikroorganismen) u. körpereigenen Antigenen (z. B. Tumorzellen) mit Neutralisation (Präzipitationsreaktion*) z. B. von Toxinen u. Viren, Agglutination* od. Lyse korpuskulärer Antigene durch Aktivierung von Komplement* od. Stimulation der Phagozytose* durch Opsonisierung* der Antigene sowie Freisetzung biol. wirksamer Mediatoren* aus aktivierten Mastzellen* (durch zytophile Ak). A. können (häufig sekundär) auch nachteilige Auswirkungen auf den Organismus haben u. spielen z. B. in der Pathogenese der Allergie* vom Soforttyp, bei Immunkomplexkrankheiten*, Autoimmunkrankheiten*, Abstoßungsreaktionen nach einer Transplantation* u. Transfusionszwischenfällen* sowie bei Morbus* haemolyticus fetalis u. Morbus* hamolyticus neonatorum eine Rolle.

Anti|körper, anti|nukleäre (↑): (engl.) antinuclear antibodies; Abk. ANA; gegen versch. Bestandteile des Zellkerns (z. B. Nukleotide, Histone, DNA-Histon-Komplexe, nukleäre Proteine, chromosomenassoziierte Immunogene) gerichtete (Auto-)Antikörper, führen möglicherweise zu Störungen von Kern- u. Zellfunktionen; **Vork.:** u. a. bei system. Lupus erythematodes (s. Erythematodes-Faktor), Sharp-Syndrom, Felty-Syndrom, chron. aggressiver Hepatitis, progressiver Sklerodermie, CREST-Syndrom, Sjögren-Syndrom. ANA kommen auch bei gesunden Personen alters- u. geschlechtsabhängig (bei über 30% der Frauen u. über 10% der Männer nach dem 60. Lj.) sowie familiär gehäuft vor (genetische Disposition); ihre Bildung in Zus. mit der Anw. bestimmter Medikamente (z. B. Hydralazine, Procainamid) wird diskutiert.

Anti|körper, bi|valente (↑): (engl.) bivalent antibodies; komplette od. inkomplette Antikörper (v. a. der Klasse IgG) mit zwei Bindungsstellen (Paratope) für die antigenen Determinanten (Epitope). **A., blockierende** (↑): s. Antikörper, inkomplette. **A., hetero|genetische** (↑): s. Antikörper, heterophile. **A., hetero|loge** (↑): (engl.) heteroantibodies; **1.** auch Xenoantikörper; gegen artfremde Antigene gerichtete spezif. Antikörper; vgl. Antikörper, homologe; **2.** von einer anderen Tierspecies stammende Antikörper. **A., hetero|phile** (↑): (engl.) heterophilic antibodies; spezif. Antikörper, die mit partiell identischen (heterophilen) Antigenen (z. B. Forssman*-Antigen) einer anderen Species reagieren können. **A., hetero|zyto|trope** (↑): s. Antikörper, zytophile. **A., homo|loge** (↑): (engl.) homologous antibodies; **1.** mit dem korrespondierenden Antigen spezif. reagierende Antikörper; **2.** gegen arteigene Antigene gerichtete Antikörper. **A., homo|zyto|trope** (↑): s. Antikörper, zytophile.

Anti|körper, in|kom|plette (↑): (engl.) incomplete antibodies; auch blockierende od. konglutinierende Antikörper; bivalente Antikörper (häufig der Klasse IgG), die sich mit nur einer Antigenbindungsstelle an das entspr. Antigen anlagern (es „blockieren" u. dadurch z. B. eine allergische Reaktion verhindern); benötigen in physiol. Kochsalzlösung ein Supplement zur sichtbaren Agglutination; Nachw. durch Antiglobulintest*, im kolloidalen Milieu durch Kolloidtest* od. Enzymtest*; Unterteilung v. a. in inkomplette Agglutinine (z. B. inkomplette Hämagglutinine, Wärmeautoantikörper bei der autoimmunhämolyt. Anämie) u. inkomplette Präzipitine.

Anti|körper, ir|reguläre (↑): (engl.) isoantibodies; sog. Immunantikörper; durch nachweisbare Immunisierung* gebildete Antikörper, blutgruppenserol. v. a. irreguläre Alloantikörper (s. Blutgruppenantikörper).

Anti|körper, kom|plette (↑): (engl.) complete antibodies; bi- od. multivalente Antikörper, die nach Bindung ihres homologen Antigens Sekundärreaktionen wie Agglutination, Präzipitation od. Zytolyse in Gang setzen; werden auch als Kochsalz- od. saline Antikörper bez., da sie im Milieu physiol. Kochsalzlösung eine sichtbare Reaktion hervorrufen.

Anti|körper|mangel|syn|drom (↑) **n:** syn. Agammaglobulinämie*.

Anti|körper, mono|klonale (↑): (engl.) monoclonal antibodies; Abk. mAk od. MAK; von einem Klon reaktiv (benigne) od. autonom (neoplastisch) proliferierter Plasmazellen* gebildete bzw. gentechnisch mittels Hybridomzellklonen (meist murinen Ursprungs) synthetisierte, homogene u. monospezifische Antikörper; **Verw.: 1.** zum qual. u. quant. Antigen- u. Antikörpernachweis mit versch. Immunassays; **2.** nach radioaktiver Markierung zur Tumorlokalisation in vivo; **3.** therap. versuchsweise bei malignem Melanom u. kolorektalem Karzinom; auch in Form von Immunotoxinen u. Immunzytostatika.

Antihypertensiva
Einteilung nach der Wirkungsweise

Diuretika
Thiazide und verwandte Sulfonamide
Schleifendiuretika (Furosemid, Etacrynsäure)
kaliumsparende Diuretika
- Aldosteronantagonisten (Spironolacton)
- nicht mit der renalen Aldosteronbindung
  - konkurrierende kaliumsparende Diuretika (Triamteren u. Amilorid)

Sympatholytika
mit v. a. zentralem Angriffspunkt
- Clonidin
- Guanethidin
- Alphamethyldopa

mit v. a. peripherem Angriffspunkt
- Alpharezeptorenblocker
- Betarezeptorenblocker
- Labetalol

mit zentralem u. peripherem Angriffspunkt
- Reserpin
- Urapidil

Calciumantagonisten
Phenylalkylamine („Verapamiltyp")
1,4-Dihydropyridine („Nifedipintyp")
Benzodiazepinderivate („Diltiazemtyp")
andere

ACE-Hemmer

Vasodilatanzien
Hydralazin, Dihydralazin
Minoxidil
Nitroprussidnatrium
Diazoxid

Sonstige antihypertensiv wirkende Substanzen
Serotoninantagonisten
Renininhibitoren
Kalium-Kanalöffner

A

Anti|körper, mono|valente (↑): Antikörper mit nur einem Paratop*; z. B. Fab-Fragmente od. gentechnologisch hergestellte Hybridantikörper mit zwei versch. Paratopen, die für zwei versch. Antigene spezif. sind.

Anti|körper, natürliche (↑): s. Antikörper, reguläre.

Anti|körper, poly|klonale (↑): (engl.) polyclonal antibodies; Abk. pAk; durch unterschiedl. B-Zell-Klone (Plasmazellen*) gebildete, gegen versch. (heterogene) antigene Determinanten eines Antigens gerichtete Antikörper; können allen Klassen der Immunglobuline* angehören. Vgl. Antiserum.

Anti|körper, reguläre (↑): (engl.) normal antibodies; sog. Normalantikörper, auch natürliche Antikörper; ohne nachweisbare Immunisierung im Serum Gesunder regelmäßig vorkommende Antikörper v. a. der Klasse IgM; primär v. a. gegen bakt. Antigene aus keimbesiedelten Körperregionen (insbes. der Darmflora) gerichtet; werden in den ersten Lebensmonaten gebildet u. reagieren mit best. körpereigenen Antigenen (Alloantigene, insbes. Blutgruppenantigene; s. Kreuzreaktion); vgl. Alloagglutinine.

Anti|köper|such|test (↑) m: Methode zum Nachw. kompletter bzw. inkompletter irregulärer Blutgruppenantikörper* im Serum mit Hilfe humaner, mit den klin. wichtigsten Blutgruppenantigenen beladener Testerythrozyten, die für das Auftreten von Transfusionszwischenfällen od. die Entstehung eines Morbus haemolyticus fetalis bzw. neonatorum relevant sein können; **Testverfahren:** s. Kolloidtest, Enzymtest; bei positivem Ergebnis Antikörperdifferenzierung durch Prüfung der Reaktion mit best. Erythrozytenantigenen; **Verw.:** v. a. vor Bluttransfusionen, in der serol. Schwangerenvorsorgeuntersuchung. Vgl. Kreuzprobe.

Anti|körper|über|schuß (↑): s. Präzipitationsreaktion.

Anti|körper, uni|valente (↑): s. Antikörper, monovalente.

Anti|körper, zyto|phile (↑): (engl.) cytophilic antibodies; Antikörper, die sich mit ihrem nicht-antigenbindenden Molekülende (Fc-Fragment) über spezif. Fc-Rezeptoren an Zellen (u. a. Mastzellen, Makrophagen) der gleichen (homozytotrope Antikörper) od. einer anderen Species (heterozytotrope Antikörper) anlagern können u. dabei ihre Fähigkeit zur Bindung von Antigen behalten; z. B. Immunglobuline vom Typ IgE. Vgl. Anaphylaxie.

Anti|körper, zyto|toxische (↑): (engl.) cytotoxic antibodies; syn. zytolytische Antikörper, Zytolysine; Antikörper, die antigentragende Zellen unter Verbrauch von Komplement* lysieren; gegen körpereigene Zellen gerichtete z. A. werden als Autolysine bezeichnet.

Anti|kon|vulsiva (↑; Konvulsionen*) n pl: syn. Antiepileptika*.

Antikus|lähmung (lat. anticus vorderer): s. Kehlkopflähmung.

Anti|lipid|ämika (Anti-*; Lip-*; -ämie*) n pl: syn. Lipidsenker*.

Anti|lympho|zyten|serum (↑; Lymph-*; Zyt-*; Sero-*) n: (engl.) antilymphocyte serum; Abk. ALS; gegen Lymphozyten* gerichtetes Antiserum*; wird durch Immunisierung von Tieren (z. B. Pferde) gegen humane Lymphozyten gewonnen u. ist v. a. gegen zirkulierende T-Lymphozyten gerichtet, die wahrscheinl. unter Beteiligung von Komplement zerstört bzw. durch Phagozytose* eliminiert werden (Unterdrückung insbes. der zellvermittelten Immunität*); **Verw.:** **1.** zur Unterdrückung der Transplantatabstoßung; **2.** in der Behandlung von (zellvermittelten) Autoimmunkrankheiten* (z. B. aplastische Anämie). Durch Schwächung der immun. Abwehr kann es zur Entw. von bakt. u. viralen Infektionen u. Tumoren kommen. Die Gefahr der Entw. einer Serumkrankheit* kann durch alleinige Verabreichung der Gammaglobulinfraktion des ALS gemindert werden. Vgl. Immunsuppression.

Anti|meta|bolite (↑; metabolisch*) m pl: (engl.) antimetabolites; chem. Verbindungen, die einen lebenswichtigen Stoffwechselprozeß blokkieren od. verändern; z. B. Folsäureantagonisten* u. Purin- u. Pyrimidinantagonisten (stören den Einbau der genannten Basen in die Nukleinsäuren); Verw.: z. B. bei Leukämien; vgl. Zytostatika.

Antimon n: (engl.) antimony; chem. Element, Symbol Sb (Stibium), OZ 51, rel. Atommasse 121,75; zur Stickstoffgruppe gehörendes, drei- u. fünfwertiges unedles Metall; Anreicherung in der Leber (bis zu 20fach) u. in der Schilddrüse (bis zu 200fach); biol. Halbwertzeit bezogen auf Knochen u. Lungen 100, auf versch. andere Organe 4-40 u. auf den ganzen Körper durchschnittlich ca. 38 Tage; Verw.: begrenzt als Legierungsbestandteil; wegen ihrer Toxizität werden dreiwertige Antimonverbindungen therap. (z. B. bei Schistosomiasis) nicht mehr verwendet; fünfwertige Antimonverbindungen wie Natrium-Stibogluconat u. Meglumin-Antimonat bei Leishmaniasen* (spez. Kala-Azar).

Antimon|vergiftung: seltene Vergiftungsform nach Einnahme v. Antimonverbindungen; der Arsenvergiftung* sehr ähnlich.

Anti|muta|gene (Anti-*; lat. mutare verändern; -gen*) n pl: (engl.) antimutagens; Agenzien mit der Fähigkeit, die spontane oder induzierte Mutationsrate herabzusetzen; vier **Hauptgruppen:** **1.** Sulfhydrylverbindungen; **2.** stark reduzierend wirkende Substanzen; **3.** Alkohole; **4.** Salze von Carboxylsäuren.

Anti|mykotika (↑; Myk-*) n pl: (engl.) antimycotics; das Wachstum von Pilzen beeinflussende (fungistatisch od. fungizid wirkende) Mittel; **Stoffklassen:** **1.** Wirkstoffe zur topischen Anw.: **a)** Azolderivate, z. B. Bifonazol, Clotrimazol, Econazol, Isoconazol, Ketoconazol, Miconazol, Oxiconazol, Tioconazol; **b)** Polyene, z. B. Nystatin, Natamycin; **c)** Thiocarbamate, z. B. Tolnaftat, Tolciclat; **d)** Ciclopiroxolamin (N-Hydroxypyridon); **e)** Allylamine, z. B. Naftifin; **2.** Wirkstoffe zur system. Anw.: **a)** Azolderivate, z. B. Fluconazol, Itraconazol, Ketoconazol, Miconazol; **b)** das Polyen Amphotericin B; **c)** Flucytosin (5-Fluorcytosin); **d)** Griseofulvin u. Terbinafin; **Wirkungsmechanismen:** Azolderivate, Allylamine u. Thiocarbamate hemmen die Ergosterinsynthese von Pilzen. Amphotericin B beeinflußt wie die übrigen Polyene die Integrität der Zytoplasmamembran durch direkte Wechselwirkung mit Ergosterin. Ciclopiroxolamin komplexiert zweiwertige Ionen u. hemmt dadurch essentielle Transportvorgänge in der Membran. Flucytosin wirkt auf die Nukleinsäurebiosynthese. Griseofulvin hemmt die Ausbildung des Spindelapparats bei der Kernteilung. **Verw.:** bei Haut-, Schleimhaut- u. Systemmykosen (s. Candida-Mykosen, Mykosen); in vielen Fällen ermöglicht die mikroskop. Untersuchung zus. mit dem klin. Bild eine vorläufige Zuordnung zu einer Erregergruppe u. damit die Wahl des Antimykotikums. Eine Bestätigung durch kulturellen Erregernachweis ist mit wenigen Ausnahmen (z. B. Malassezia furfur) stets erforderlich (vgl. Pilzdiagnostik). Für die lokale u. perorale Behandlung von Mykosen ist das enge therap. Wirkspektrum einiger A.-Klassen zu berücksichtigen. **NW:** bei system. Anw.: selten gastrointestinale Störungen u. a. (Azolderivate, Flucytosin, Griseofulvin); häufig Fieber, Schüttelfrost, Kopfschmerz, Übelkeit, Erbrechen, Blutbildveränderungen, seltener Nephro- u. Neurotoxizität u. a. (Amphotericin B); Leberzellschädigung, Thrombo- u. Neutropenie, vereinzelt Agranulozytose (Flucytosin); Kopfschmerz, Photosensibilisierung (Griseofulvin); bei top. Anw.: lokale Reaktionen u. a.; **Kontraind.** gegen system. Anw.: Schwangerschaft, Stillzeit, Allergien, schwere Lebererkrankungen u. a.

Anti|neutrino (↑; lat. neuter keiner von beiden) n: Elementarteilchen*, das beim radioaktiven Beta-minus-Zerfall (s. Betazerfall) entsteht; Antiteilchen des Neutrinos*.

Anti-Null (↑): s. Anti-H.

Anti|östro|gene (↑; Oestr-*; -gen*) n pl: (engl.) antiestrogens; Substanzen, die d. Wirkung der Östrogene* an den Erfolgsorganen kompetitiv hemmen; z. B. Tamoxifen, Clomiphen, Cyclofenil, Danazol; vgl. Hormonrezeptoren.

Anti|oxidanzien (↑; Ox-*) n pl: leicht oxidierbare Stoffe, die durch ihr niedriges Redoxpotential andere Stoffe (z. B. in Lebensmitteln) vor unerwünschter Oxidation* schützen; natürl. A. sind z. B. Tokopherole*, synthet. A. sind z. B. Ascorbinsäure* u. Schwefeldioxid. Da A. inf. ihrer antioxidativen Wirkung u. U. die Entstehung der Freien* Radikalen verhindern können, wird ihnen eine gewisse präventive Funktion hinsichtl. bestimmter Erkrankungen zugeschrieben.

Anti|peri|staltik (↑; Peristaltik*) f: (engl.) antiperistalsis; syn. Anisoperistaltik; der physiol. von oral nach anal gerichteten Peristaltik (Isoperistaltik) entgegengesetzte Bewegung des Verdauungstrakts.

Anti|phlogistika (↑; Phlogistika*) n pl: (engl.) antiphlogistics; i. w. S. Mittel mit entzündungshemmender Wirkung (einschl. Kortikoide*) durch Hemmung der Prostaglandin-E-Synthese; i. e. S. nichtsteroidale Antiphlogistika*.

Anti|phlogistika, nicht|steroidale (↑; ↑) n pl: (engl.) nonsteroidal antiinflammatory drugs (Abk. NSAID); syn. nichtsteroidale Antirheumatika (Abk. NSAR); antiphlogistisch, analgetisch u. antipyretisch wirkende Substanzen, deren entzündungshemmender Wirkung im wesentl. eine Hemmung der Prostaglandinsynthese durch Angriff an der Cyclooxygenase zugrundeliegt; Vertreter: Salicylsäurederivate (z. B. Acetylsalicylsäure), Arylessigsäure- u. Arylpropionsäurederivate (z. B. Diclofenac, Ibuprofen, Indometacin), Anthranilsäurederivate (z. B. Flufenaminsäure, Mefenaminsäure), Pyrazolonderivate*, Oxicame* u. a.; **Verw.:** v. a. als Antiphlogistika, Analgetika (Antirheumatika); **NW:** u. a. gastrointestinale Störungen unterschiedl. Schweregrads (u. U. Ulcus ventriculi, evtl. parallele Gabe von Prostaglandin-E-Analoga), Asthma-Anfälle, Kopfschmerz, Ödeme, Störungen der Hämatopoese, der Leber- u. Nierenfunktion, Überempfindlichkeitsreaktionen (selten Schock); **Kontraind.:** unklare Blutbildungsstörungen, cave bei Magen- u. Duodenalulzera, Kindern unter sechs Jahren.

Anti|plasmine (↑; -plasma*) n pl: (engl.) antiplasmins; syn. Antifibrinolysine; körpereigene Inhibitoren der überschießenden Fibrinolyse*; durch Komplexbildung mit Plasmin wird dessen fibrino- bzw. proteolytische Wirkung gehemmt; **1.** spontane Inhibitoren: Alpha-2-Antiplasmin, Alpha-2-Makroglobulin; **2.** progressive Inhibitoren: Alpha-1-Antitrypsin, Alpha-1-Antiplasmin; **3.** Antithrombin. Vgl. Blutgerinnung, Fibrinolyseinhibitoren.

Anti|poden, optische (↑; gr. πούς, ποδός Fuß) m pl: s. Isomerie.

Anti|pyretika (↑; gr. πῦρ Fieber) n pl: (engl.) antipyretics; symptomat. Mittel gegen Fieber*, die entweder über eine Hemmung der Prostaglandin-E-Synthese wirken (unwirksam bei Hyperthermie*) od. (wie die Anilinderivate, z. B. Paracetamol) über die Hemmung eines Isoenzyms im Gehirn; Substanzgruppen: s. Antiphlogistika, nichtsteroidale.

Anti|rheumatika (↑; gr. ῥεῦμα das Fließen) n pl: (engl.) antirheumatics; Medikamente zur Behandlung rheumat. Erkrankungen mit unterschiedl. Wirkungsprinzipien; **1.** symptomatische A.: s. Antiphlogistika, nichtsteroidale; **2.** Basisantirheumatika: in den pathogenet. Ablauf der Erkr. eingreifende Substanzen, die unterschiedl. chem. Gruppen angehören: Sulfasalazin*, Auranofin* u. a. Goldsalze, Chloroquin*, Methotrexat* u. a. Zytostatika, Penicillamin*; wirken erst einige Wo. nach Beginn der Ther., die Wirkung hält nach Absetzen an, ist jedoch individuell versch. ausgeprägt. **3.** Kortikoide* (steroidale A.): nur für kurzzeitige Anw. in späten Stadien des Krankheitsverlaufs bzw. bei akuten Exazerbationen (erhebliche NW bei Langzeitmedikation).

Anti-Rh-Serum (↑; Sero-*) n: s. Anti-D-Prophylaxe.

Anti|sepsis (↑; Sepsis*) f: Hemmung bzw. Vernichtung von Infektionserregern in Wunden mit chem. Mitteln; vgl. Desinfektion, Asepsis.

Anti|septika (↑; ↑) n pl: (engl.) antiseptics; Mittel gegen Wundinfektion mit möglichst rascher Wirkung, breitem Wirkungsspektrum, geringer system. Toxizität u. guter Gewebeverträglichkeit zur Erzielung einer bedingten Keimfreiheit z. B. an Schleimhäuten u. Haut; z. B. Phenolderivate, Alkohol.

Anti|serum (↑; Sero-*) n: Bez. f. ein Serum, das Antikörper gegen ein (monospezifisches A.) od. mehrere (polyspezifisches A.) best. Antigene bzw. Epitope enthält; wird gewonnen von spez. zu diesem Zweck immunisierten Tieren od. von Menschen, die eine best. Erkr. durchgemacht haben. Aufgrund der Heterogenität der Immunantwort enthält das A. gegen ein Antigen unterschiedl. Antikörper (von versch. Plasmazellklonen produziert, sog. polyklonale Antikörper*). **Verw.:** zur Diagn. (z. B. Blutgruppenbestimmung*, Identifizierung von Krankheitserregern), Serumprophylaxe* u. Serumtherapie*, i. R. von Transplantationen (z. B. als Antilymphozytenserum*). Vgl. Serumkrankheit, Antikörper, monoklonale.

Anti|skabiosa (↑; Scabies*) n pl: (engl.) scabiecides; Mittel geg. Scabies*, z. B. Lindan, Crotamiton.

Anti|spasmodika (↑; Spas-*) n pl: s. Spasmolytika.

Anti|staphylo|lysin (↑; gr. σταφυλή Traube; Lys-*) n: Antikörper gegen Staphylolysin (Alphahämolysin der Staphylokokken).

Anti|strepto|kinase (↑; Strept-*; Kin-*) f: Bez. für spezif. Antikörper geg. Streptokinase*; werden im Streptokinaseresistenztest* erfaßt.

A

Anti|strepto|lysine (↑; ↑; Lys-*) n pl: (engl.) antistreptolysins; gegen Toxine (Streptolysine*, v. a. Streptolysin O) von (hämolysierenden) Streptokokken der serol. Gruppe A, C u. G gerichtete neutralisierende Antikörper; Angabe des Titers in Antistreptolysineinheiten (Antistreptolysin O normal bis ca. 250 ASE/l Serum); erhöht bei Streptokokkeninfekten (z. B. Tonsillitis, Scharlach) u. Folgeerkrankungen (z. B. rheumatisches Fieber, Glomerulonephritis). Bestimmung der A. im Serum zum Nachweis einer Inf. od. als Verlaufsparameter. Vgl. Rheumatests.

Anti|sympatho|tonika (↑; Sympathikus*; Tonika*) n pl: (engl.) antihypertensives; Pharmaka, die die Aktivität noradrenerger Neurone im ZNS od. den peripheren Sympathikotonus herabsetzen durch: **1.** Entspeicherung u. Hemmung der Wiederaufnahme von Noradrenalin* in die Vesikel der präsynaptischen sympathischen Nervenendigungen (z. B. durch Reserpin*); **2.** Verminderung der Freisetzung von Noradrenalin aus den Nervenendigungen (z. B. durch Guanethidin); **3.** Stimulation zentraler adrenerger Rezeptoren (z. B. durch Methyldopa*); Verw.: z. B. als Antihypertensiva*.

Anti|teilchen (↑): (engl.) antiparticles; zu jedem Elementarteilchen* existierendes Teilchen gleicher Masse u. unterschiedl. Ladung; nicht beständig, zerstrahlt zus. mit dem entspr. Elementarteilchen (Paarvernichtung*).

Anti|thrombine (↑; Thromb-*) n pl: (engl.) antithrombins; im Plasma physiol. vorhandene Substanzen, die Thrombin* inaktivieren u. dadurch gerinnungshemmend wirken; **1.** Antithrombin I (AT I); aus Fibrinogen entstehendes Fibrin; starke Thrombinadsorption; **2.** Antithrombin II (AT II) u. III (AT III); syn. Heparin-Cofaktor II; immun. unterscheidbare A. mit stärkster Hemmwirkung auf die Blutgerinnung* durch Inaktivierung von Thrombin, den Faktoren Xa, IXa, XIa, XIIa u. Plasmin*; **3.** Antithrombin IV (AT IV); aus Prothrombin entstehendes A.; **4.** Antithrombin V (AT V); Gammaglobulin; **5.** Antithrombin VI (AT VI); s. Fibrinopeptide; **6.** Antithrombin VII (AT VII); Alpha-2-Makroglobulin. Vgl. AT-III-Test.

Anti|thrombin-III-Mangel (↑; ↑): (engl.) antithrombin III deficiency; syn. hereditäre Thrombophilie; autosomal-dominant erbl. Erkr. mit Thrombose- bzw. Embolieneigung inf. verminderter Bildung von Antithrombin III; Vork. v. a. bei jungen Erwachsenen (Häufigkeit 1 : 5000); Einnahme oraler Kontrazeptiva ist kontraindiziert.

Anti|thrombo|plastine (↑; ↑; Plast-*) n pl: (engl.) antithromboplastins; Bez. f. Substanzen, die als Inhibitoren auf die Prothrombinkomplexbildung einwirken.

Anti|thrombotika (↑; ↑) n pl: (engl.) antithrombotics; gerinnungshemmende Substanzen; vgl. Heparin, Cumarinderivate.

Anti|toxine (↑; Tox-*) n pl: (engl.) antitoxins; (immun.) Bez. f. mikrobielle, pflanzl. od. tierische Toxine neutralisierende Antikörper (meist Immunglobuline* der Klasse IgG).

Anti|toxin|einheit (↑; ↑): (engl.) antitoxin unit; Abk. AE; auch Immunitätseinheit (Abk. IE); die Serummenge, die aufgrund ihres Gehalts an spezif. Antitoxinen* 100 tödl. Dosen eines best. Toxins (bei Diphtherietoxin z. B. bezogen auf ein 250 g schweres Meerschweinchen) neutralisieren kann. Als Standard dient lyophilisiertes Trockenserum mit bekanntem Antitoxingehalt.

Anti|tragus (↑; Tragus*) m: Gegenbock; der dem Tragus gegenüberliegende Teil der Ohrmuschel zw. Anthelix u. Ohrläppchen; s. Ohr, äußeres.

Anti|trypsin (↑) n: s. Trypsininhibitoren.

Anti|tuberkulotika (↑; Tuberkel*) n pl: (engl.) antituberculotics; Chemotherapeutika m. bakteriostat. bzw. bakterizider Wirkung gegen Mykobakterien (vgl. Mycobacterium tuberculosis) u. atyp. Mykobakterien; man unterscheidet **Basismedikamente** (A. der ersten Wahl, z. B. Ethambutol, Isoniazid, Pyrazinamid, Rifampicin, Streptomycin, evtl. Gyrasehemmer) u. **Reservemedikamente** (A. der zweiten Wahl, z. B. Capreomycin, Dapson, Protionamid, Teridizon sowie die nicht im Handel befindl. Substanzen p-Aminosalicylsäure, Cycloserin, Ethionamid, Thiosemicarbazon, Viomycin). In der Behandlung der Tuberkulose* werden stets mehrere Basismedikamente in Komb. eingesetzt, wodurch hinsichtl. des Wachstums (schnell bzw. langsam, in saurem bzw. neutralem Milieu) u. der Lage (extra- bzw. intrazellulär) unterschiedl. Bakterienpopulationen gleichzeitig erfaßt werden u. zusätzl. einer Resistenzentwicklung vorgebeugt wird. Einsatz der Reservemedikamente z. B. bei komplizierten Rezidivbehandlungen, bei multiplen Unverträglichkeiten sowie in der Ther. von Infektionen m. atypischen Mykobakterien.

Anti|tussiva (↑; Tussis*) n pl: (engl.) antitussives; hustenhemmende Medikamente; wirken über eine Hemmung der reflektorischen Erregbarkeit des Hustenzentrums in der Medulla oblongata; überwiegend Morphinderivate, z. B. Codein, Dihydrocodein, Hydrocodon. A. wirken auch analgetisch u. atemdepressiv sowie in unterschiedl. Maß suchterzeugend.

Anti|vitamine (↑; lat. vita Leben) n pl: s. Vitaminantagonisten.

Anti|zipation (lat. anticipere vorwegnehmen) f: (engl.) anticipation; Vorwegnahme; (psychol.) u. U. verhaltensbeeinflussende Vorwegnahme von Handlungsfolgen.

Anti|zipation, genetische (↑) f: Bez. f. das bei einigen genetischen Krankheiten (z. B. myotonische Dystrophie*, Syndrom* des fragilen X-Chromosoms) vorkommende Phänomen, das durch immer früheres Auftreten od. schwerere Ausprägung der Sympt. in nachfolgenden Generationen gekennzeichnet ist.

Antley-Bixler-Syn|drom (Ray A., zeitgen. Humangenet., USA; David B., zeitgen. Humangenet., USA) n: autosomal-rezessiv erbl. Krankheitsbild mit vorzeitiger Kraniosynostosis, Choanalstenose bzw. -atresie, Gesichtsdysmorphien, Wirbelkörperfusionen, Karpalsynostosen, Kamptomelien, Flexionskontrakturen großer u. kleiner Gelenke, Kataraktbildung, Hörminderung u. urogenitalen Fehlbildungen; Tod im 1. Lj. bei zwei Dritteln der Fälle.

Anton-Syn|drom (Gabriel A., Neurol., Graz, Halle, 1858-1933) n: Anosognosie* einer kortikalen Blindheit durch Läsionen in der rechten parietotemporalen Hemisphäre.

Antr-: Wortteil mit der Bedeutung Höhle; von lat. antrum.

antral (↑): das Antrum ventriculi betreffend.

Antrieb: (engl.) impulsion; Fähigkeit u. Wille zur zielgerichteten Aktivität.

Antriebs|störung: (engl.) impulsion impairment; (psych.) Steigerung bzw. Verminderung des Antriebs, die nicht pathognomonisch, z. T. jedoch typisch für best. psychiatrische Erkr. ist;

z. B. Antriebssteigerung bei Manie*, maniformer Schizophrenie*, org. Psychose*; Antriebsminderung z. B. bei Residualzuständen schizophrener Erkr.; Antriebshemmung als typischer Bestandteil des depressiven Syndroms*. Die sog. Antriebssperrung tritt als Teil einer Ich*-Störung i. R. akuter Schizophrenien auf.

Antritis (Antr-*; -itis*) f: Entz. des Antrum* mastoideum; s. Mastoiditis, okkulte.

Antro|skopie (↑; -skopie*) f: (engl.) antroscopy; endoskop. Untersuchung der Kieferhöhle, meist vom unteren Nasengang aus; häufigste Form der Sinuskopie*.

Antro|tomie (↑; -tom*) f: (engl.) antrotomy; Eröffnung des Antrum mastoideum über einen retroaurikulären Zugang bei Mastoiditis*; vgl. Mastoidektomie.

Antrum (lat.) n: Höhle. **A. Highmori** (↑; Nathaniel Highmore, Chir., Sherborne, 1613-1685) n: syn. Sinus* maxillaris. **A. mastoideum** (↑) n: mit Schleimhaut ausgekleideter Hohlraum, der mit d. Cellulae* mastoideae des Warzenfortsatzes u. über d. Aditus* ad antrum mit d. Paukenhöhle verbunden ist. **A. pyloricum** (↑) n: an d. Incisura angularis der kl. Magenkurvatur beginnender, präpylor. Abschnitt der Pars pylorica ventriculi; vgl. Magen, Gastrin. **A. ventriculi** (↑) n: Antrum; s. Magen.

Anulo|plastik (lat. anulus Ring; -plastik*) f: s. Meredino-Technik.

Anulo|zyten (↑; Zyt-*) m pl: (engl.) anulocytes; Bez. f. ringförmige Erythrozyten inf. Hämoglobinmangels bei Eisenmangelanämie.

Anulus (lat.) m: Ring; auch Annulus (PNA).

An|urie (An-*; Ur-*) f: (engl.) anuria; Harnausscheidung unter 100 ml/24 h (häufig geht eine Oligurie* voraus); **Urs.: 1.** prärenal, z. B. Exsikkose, Hypovolämie (Schock), Crush-Syndrom; **2.** renal (echte A.), z. B. Glomerulopathie*, akute Pyelonephritis, Gestose*, Intox. (z. B. Quecksilber); **3.** postrenal, v. a. Harnabflußbehinderungen; **Klin.:** Retention harnpflichtiger Substanzen, Entw. einer Urämie*; Störungen des Elektrolyt- u. Säurebasenhaushalts (Hyperkaliämie mit Herzrhythmusstörungen) u. des Wasserhaushalts (Überwässerung mit Lungenödem); allg. Mattigkeit, Somnolenz, Durst, Kopfschmerz, Meteorismus, Übelkeit, Erbrechen, trockene bräunl. Zunge, urinöser Fötor; **Diagn.:** Messung der Harnausscheidung, Blasenkatheterisierung, Ultraschalldiagnostik (Harnstauung, Form- u. Größenveränderungen der Nieren). Für die **Progn.** ist die dd Abgrenzung eines akuten Nierenversagens* (potentiell reversibel) von einer chron. Niereninsuffizienz* (oft nur partiell reversibel) von Bedeutung. Die Normalisierung der Harnausscheidung geht i. d. R. mit einer Polyurie* einher. Die beim Neugeborenen am ersten Lebenstag vorhandene physiol. A. steht in Zus. mit der postpartalen Adaptation u. bedarf keiner Therapie.

Anus (lat.) m: After.

Anus perinealis (↑) m: s. Fehlbildung, anorektale.

Anus praeter|naturalis (↑) m: künstl. Darmausgang, sog. Kunstafter, Kotfistel; op. angelegter, doppelläufiger od. endständiger Darmausgang (äußere Darmfistel) im Bereich des Abdomens (mit unterschiedl. Lokalisation) zur Stuhlentleerung in einen Auffangbeutel; **Ind.:** v. a. zur Entlastung od. passageren Ausschaltung eines Darmabschnitts (z. B. bei Ileus, Peritonitis, nach Darmresektion) bzw. als permanenter A. p. zur

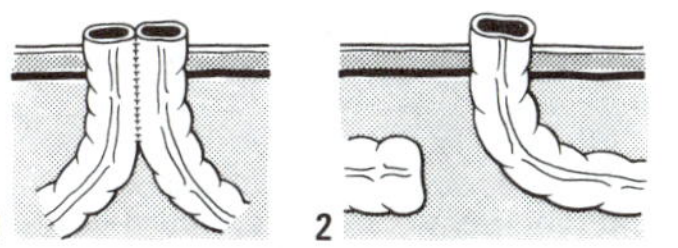

Anus praeternaturalis:
1: doppelläufig; 2: einläufig

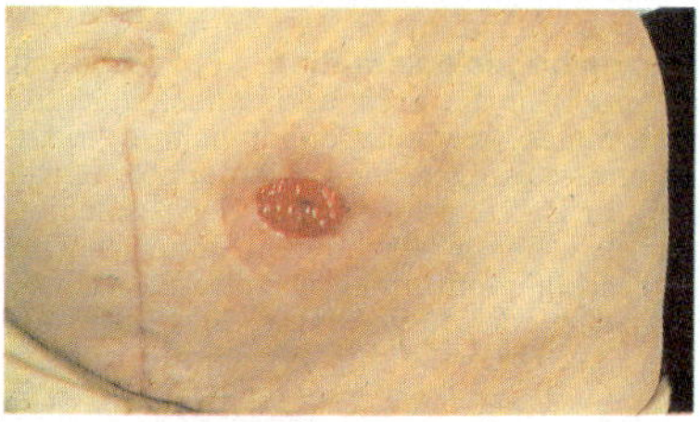

Anus praeternaturalis sigmoideus [153]

definitiven Stuhlableitung (z. B. bei inoperablem Kolon- u. Rektumkarzinom, nach Rektumexstirpation). Vgl. Enterostomie, Darmfistel.

Anus vesti|bularis (↑) m: s. Fehlbildung, anorektale.

ANV: Abk. f. akutes Nierenversagen*.

Anxio|lytika (lat. anxius angstvoll; gr. λυτικός fähig zu lösen) n pl: (engl.) anxiolytics; teilweise syn. mit Tranquilizer* verwendete Bez. f. Medikamente, die bei best. Angst- u. Spannungszuständen dämpfend wirken; vgl. Benzodiazepinderivate.

Anzapf|syn|drom n: s. Steal-Phänomen.

Anzeige|pflicht: s. Offenbarungspflicht.

Anzeige|recht: in Zus. mit der Führung von Krebsregistern* z. Z. nur vom saarländischen Gesetz über das Krebsregister (SKRG vom 17.1.1979, ABl. S. 105) dem behandelnden Arzt unter Befreiung von der Schweigepflicht eingeräumtes Recht, Krankheitsfälle u. relevante Daten namentlich an die registerführende Stelle weiterzuleiten, ohne daß es hierzu der Aufklärung u. Einwilligung des Pat. bedarf. Vgl. Offenbarungspflicht, Selbstbestimmungsrecht.

AO: Abk. f. **1.** **A**rbeitsgemeinschaft f. **O**steosynthese*; **2.** **A**pprobations**o**rdnung f. Ärzte; s. Arzt.

AOK: Abk. f. **A**llgemeine **O**rts**k**rankenkasse; s. Krankenversicherung.

AOP-Syn|drom n: Kurzbez. f. Adipositas*-Oligomenorrhoe-Parotis-Syndrom.

Aorta (gr. ἀορτή Schlauch, Schlagader) f: die große Körperschlagader; **Abschnitte:** Bulbus aortae: durch die Sinus* aortae bedingte Erweiterung der Aortenwurzel am Ursprung aus der li. Herzkammer; Pars ascendens: aufsteigender Teil innerh. des Herzbeutels, geht über in d. Arcus aortae (Aortenbogen); Isthmus aortae: Enge, bedingt durch d. Ansatz des Lig. arteriosum; dort Übergang in die Pars descendens (absteigende A.), die durch d. Zwerchfell in Pars thoracica und Pars abdominalis unterteilt ist; in Höhe des 4. Lendenwirbels Aufteilung in die Aa. iliacae comm., evtl. noch Arteria sacralis mediana.

Aorten|an|eurysma (↑; Aneurysma*) n: s. Aneurysma.

A

Aorten|anzapf|syn|drom, dia|sto̲lisches (↑) n: (engl.) diastolic aortic-run-off syndrome; angeborener (z. B. bei Ductus arteriosus apertus, arteriovenösen Fisteln) od. erworbener (z. B. nach Blalock-Taussig-Operation) Defekt der Aortenklappe mit Zeichen lokaler Mangeldurchblutung (wie Schwindel, Stenokardie mit Pulsus celer et altus), Linksherzhyperplasie, kontinuierlichem Herzgeräusch, Links-Rechts-Shunt; vgl. Steal-Phänomen.

Aorten|bi|furkatio̲ns|syn|drom (↑; Bi-*; lat. fụrca Gabel) n: s. Leriche-Syndrom.

Ao̩rten|bogen (↑): (engl.) aortic arch; Arcus aortae; vgl. Aorta.

Ao̩rten|bogen|an|omalien (↑; Anomalie*) f pl: (engl.) aortic arch anomalies; Variationen der normalen Aortenbogenentwicklung bei Entwicklungsstörungen der 4. Kiemenbogenarterien (oft unter Beteiligung des aus der 6. Kiemenbogenarterie hervorgehenden Ductus arteriosus bzw. des Ligamentum arteriosum Botalli); **Klassifizierung** (nach Edwards): **1.** doppelter Aortenbogen (Arcus aortae duplex), häufig mit unterschiedl. weiten Gefäßlumina; **2.** linker (normaler) Aortenbogen (Arcus aortae sinister) mit aberrierenden Arterien, v. a. des Truncus brachiocephalicus od. der rechten A. subclavia (sog. Arteria* lusoria); **3.** rechter Aortenbogen (hohe Rechtslage, Arcus aortae dexter) ohne od. mit aberrierenden Arterien; **4.** im distalen Abschnitt retroösophageal zur Gegenseite ziehender linker od. rechter Aortenbogen (Arcus aortae circumflexus); **5.** seltene A., z. B. Unterbrechung des Aortenbogens inf. segmentaler Aplasie od. Pseudocoarctatio* aortae (sog. Kinking); **Klin.:** u. U. Beschwerdefreiheit (Zufallsbefund), ggf. Dysphagie, Husten, Heiserkeit, in- u. exspiratorischer Stridor bis zu schwerer Dyspnoe u. Apnoeanfällen inf. Verlagerung u. Einengung von Trachea u. Ösophagus; **Diagn.:** Ösophagographie, Aortographie, Angiographie, evtl. Tracheoskopie; **Ther.:** Ind. zur Op. bei Auftreten erheblicher Drucksymptome (u. U. lebensbedrohl. Notfall im Säuglings- u. Kindesalter); op. Durchtrennung meist des li. vorn gelegenen Bogens bei doppeltem Aortenbogen, bei den anderen Anomalien Durchtrennung u. Resektion des funkt. jeweils unbedeutendsten Abschnitts des einengenden Gefäßrings; s. Herzchirurgie.

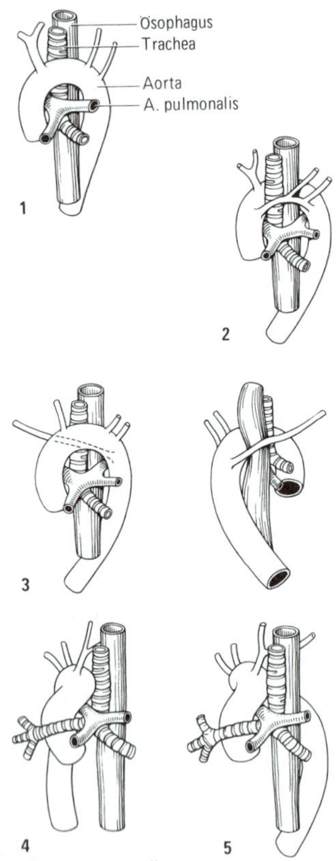

Aortenbogenanomalien:
1: normale Konfiguration; 2: doppelter Aortenbogen; 3: Linksabgang der rechten A. subclavia (A. lusoria) von vorn (li.) u. von hinten (re.); 4 u. 5: Aortenbogenverlagerungen
[239]

Ao̩rten|bogen|syn|drom (↑) n: (engl.) pulseless disease, aortic arch syndrome; klin. Oberbegriff für stenosierende bzw. obliterierende Prozesse an einer od. mehreren vom Aortenbogen abgehenden Stammarterien (Truncus brachiocephalicus bzw. A. carotis communis u. A. subclavia), die zu art. Hypotension im Bereich der oberen u. Hypertension im Bereich der unteren Körperhälfte führen (Syndrom der umgekehrten Aortenisthmusstenose, „umgekehrtes" Koarktationssyndrom); **Urs.:** obliterierende Arteriosklerose* (Schultergürteltyp der arteriellen Verschlußkrankheiten*), selten Syphilis (Mesaortitis luica), schwere Thoraxtraumen, dissezierendes thorakales Aortenaneurysma, Kompression von außen (mediastinale Tu.); bei jüngeren Frauen (v. a. in Asien) häufig chron. unspezif. Aortitis (Autoimmunkrankheit?) mit Mediazerstörung, Intimaproliferation u. sekundären thrombot. Gefäßverschlüssen (Thrombarteriitis obliterans subclavio-carotica, Arteriitis brachiocephalica, Takayasu-Syndrom, Martorell-Fabré-Syndrom); **Klin.:** progrediente Durchblutungsstörungen im Bereich des Kopfes (s. Durchblutungsstörung, zerebrale) u. der oberen Extremitäten (Be-

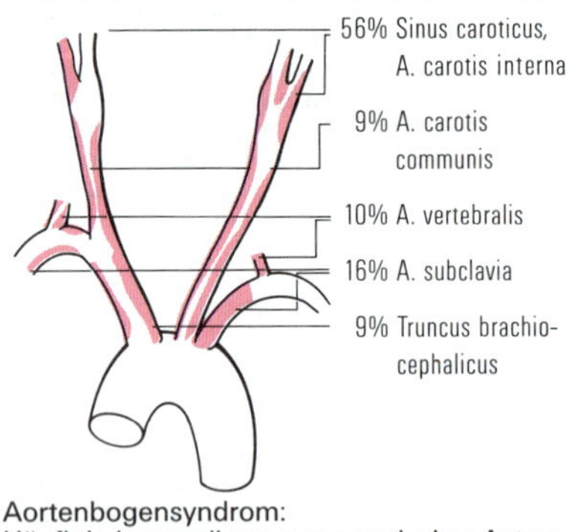

Aortenbogensyndrom:
Häufigkeitsverteilung supraaortischer Astverschlüsse
[470]

schwerden ähnl. einer Claudicatio* intermittens); bei Thrombarteriitis meist schwere Beeinträchtigung des AZ u. stark beschleunigte BKS; **Diagn.:** palpator. abgeschwächte od. fehlende Karotis- u. Armpulse, auskultator. Gefäßgeräusch* im Halsbereich; Blutdruckmessung, Ultraschalldiagnostik, Aortographie; **Ther.:** bei Arteriitis Glukokortikoide, Antikoagulanzien; evtl. rekonstruktive Gefäßchirurgie; **DD:** intrakranielle Gefäßverschlüsse, Zervikobrachialsyndrom*, Thoracic* outlet syndrome.

Aorten|dehnungs|ton (↑): (engl.) aortic diastolic tone; Zeichen vermehrter Auswurfleistung des li. Ventrikels in d. Aorta; entsteht durch verstärkte Anspannung der Aortenwand, fällt zeitlich mit dem Beginn der Austreibungszeit zusammen u. ist vom Auskultationspunkt der Aorta bis zur Herzspitze hörbar.

Aorten||dis|sektion (↑; dissecans*) **f:** Aneurysma dissecans der Aorta; s. Aneurysma. **A.fehl|bildungen** (↑): s. Aortenbogenanomalien. **A.herz** (↑): s. Aortenkonfiguration. **A.in|suffizienz** (↑; Insuffizienz*) **f:** s. Aortenklappeninsuffizienz. **A.isthmus** (↑; Isthm-*) **m:** s. Isthmus aortae.

Aorten|isthmus|stenose (↑; ↑; Steno-*; -osis*) **f:** (engl.) coarctation of the aorta; Isthmusstenose der Aorta (Abk. ISTA) als häufigste Form der Coarctatio* aortae (ca. 5% aller angeborenen Angiokardiopathien); wird bei zusätzlich bestehendem Ductus* arteriosus apertus (in ca. 60%) u. a. kardialen Fehlbildungen (z. B. bikuspidale Aortenklappe in 50-80%, Ventrikelseptumdefekt in 30-50%, Vorhofseptumdefekt in 6-13%, Transposition der großen Arterien in 2,5-17%) als **Koarktationssyndrom** bezeichnet; Vork. auch in Kombination mit extrakardialen Fehlbildungen (z. B. bei Turner*-Syndrom); **Formen: 1.** präduktaler Typ (früher irreführend als infantile Form bez.); **2.** postduktaler Typ (früher als Erwachsenenform bez.); **Klin.:** Erhöhung des Blutdrucks in den prästenot. Arterien (gemessen an beiden Armen wegen mögl. Einbeziehung der linken A. subclavia in den Stenosebereich); bei obliteriertem Ductus arteriosus Erniedrigung distal der Stenose (oszillometr. Bestimmung auch schon bei Neugeborenen mögl.); eingeschränkte Blutversorgung der unteren Körperhälfte bei höhergradiger ISTA mit Kollateralkreislauf v. a. über die A. mammaria interna u. Interkostalarterien (führt zu Rippenusuren; s. Abb.); bei offenem Ductus arteriosus u. präduktaler ISTA Mischungszyanose der unteren Körperhälfte inf. Rechts-Links-Shunt bei fast normalem Blutdruck; bei offenem Ductus arteriosus u. postduktaler ISTA Links-Rechts-Shunt mit Volumen- u. Druckbelastung des Lungenkreislaufs; bei Koarktationssyndrom u. U. bereits in den ersten Lebenswochen kardiale Dekompensation mit Lungenödem, Hepatosplenomegalie u. Ödemen; **Kompl.:** (hochdruckbedingte) arteriosklerot. Veränderungen, Aneurysmabildungen, intrakranielle Blutungen, bakt. Endokarditis, Linksherzinsuffizienz; **Diagn.:** vergleichende Palpation von A. radialis u. A. femoralis bzw. A. dorsalis pedis u. A. tibialis posterior, ggf. palpator. verstärkte Pulsationen der erweiterten Interkostalarterien; Blutdruckmessung; auskultator. uncharakteristische systolische Herzgeräusche, EKG häufig normal od. Zeichen einer Linksherzhypertrophie bzw. Rechtsherzhypertrophie bei Säuglingen mit Koarktationssyndrom; präoperative Herzkatheterisierung u. Angiokardiographie bzw. Aortographie; **Ther.:** op. Resektion, bei kürzeren Stenosen End-zu-End-Anastomosierung, sonst Überbrückung durch Gefäßtransplantat od. -implantat, ggf. Implantation der erweiterten linken A. subclavia in die poststenot. Aorta (Park-Operation); vgl. Pseudocoarctatio aortae, Herzchirurgie.

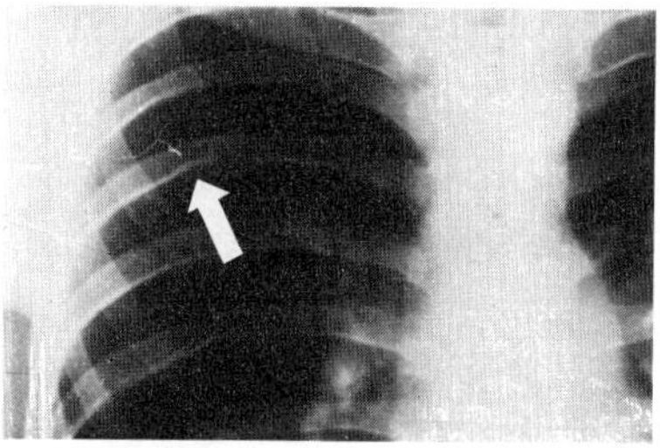

Aortenisthmusstenose: Rippenusuren [79]

Aorten|klappe (↑): s. Herz.

Aorten|klappen|in|suffizienz (↑; Insuffizienz*) **f:** (engl.) aortic valve insufficiency; Herzklappenfehler mit Schlußunfähigkeit der Aortenklappen; hämodynam. Folgen: Blutrückfluß in der Diastole von der Aorta in die linke Herzkammer u. damit erhöhte Volumenbelastung, Dilatation u. Hypertrophie, schließl. Linksherzinsuffizienz, meist mit rel. Mitralinsuffizienz; **Urs.:** entzündl. Schrumpfung der Klappentaschen nach Endokarditis* od. (selten) Mesaortitis luica (s. Syphilis); **Sympt.:** durch die veränderte Hämodynamik Neigung zu orthostat. Kollaps, Schwindel, Angina* pectoris; positives Musset*-Zeichen, vergrößerte Blutdruckamplitude mit raschem Druckanstieg bei erhöhtem systol. u. niedrigem diastol. Blutdruck, Duroziez*-Doppelgeräusch, Kapillarpuls*, hoher u. schnellender Puls, erst rel. spät Zeichen der Linksherzinsuffizienz*; **Diagn.:** auskultatorisch bei normalem 1. Herzton u. leisem 2. Herzton frühdiastol., decrescendoförmiges, leises (hochfrequentes) Geräusch mit P. m. im 3. ICR links parasternal, durch hohes Schlagvolumen meist zusätzl. funkt. mesosystolisches Geräusch; bei hochgradiger Insuffizienz Flint*-Geräusch durch funkt. u. rel. Mitralstenose, (röntg.) Dilatation der linken Herzkammer (sog. Schuhherz) u. der Aorta ascendens durch Pendelblut; im EKG Zeichen der Linksherzhypertrophie, später zunehmende Erregungsrückbildungsstörungen; **Ther.:** prothetischer Herzklappenersatz. Vgl. Herzchirurgie.

Aorten||klappen|stenose (↑; Steno-*; -osis*) **f:** valvuläre Aortenstenose*. **A.knopf** (↑): s. Aortenkonfiguration. **A.ko|arktation** (↑; lat. coarctatio Zusammenpressen) **f:** Coarctatio* aortae.

Aorten|kon|figuration (↑) **f:** (engl.) aortic configuration; auch Aortenherz; (röntg.) charakterist. Herzform (s. umseitige Abb.) bei Aortenklappeninsuffizienz* durch Linksherzhypertrophie u. Zwerchfellhochstand (auch Entenform, Schuhform, liegende Eiform genannt); Verbreiterung des li. Ventrikels nach li. unten, Verlängerung u. Dilatation der Aorta ascendens, prominenter Aortenknopf (erster oberer Bogen li.); vgl. Herzformen, Holzschuhherz.

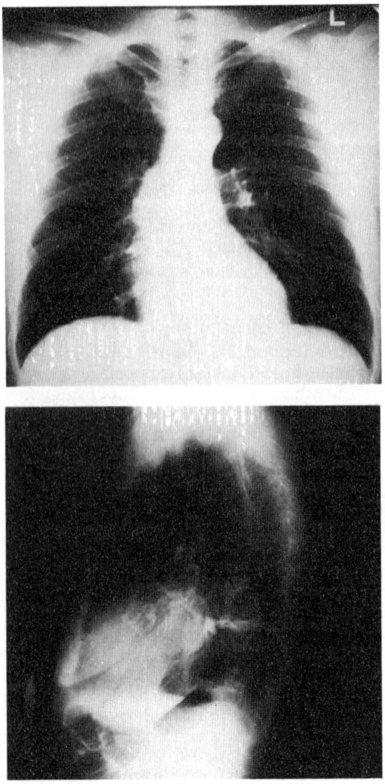

Aortenkonfiguration: Aortenklappeninsuffizienz, frontaler (oben) und seitlicher Strahlengang [530]

Aorten|lues (Aorta*; Lues*) **f:** syn. Mesaortitis luica; s. Syphilis.

Aorten|öffnungs|ton (↑)**:** s. Herztöne.

Aorten|punktion (↑; Punktion*) **f:** (engl.) aortic puncture; Punktion der Aorta (in Bauchlage des Pat.) mit 16-18 cm langer Kanüle nach Oberflächenanästhesie li. neben BWK 12 bis LWK 3/4 in e. Winkel von 60° (s. Abb.); Durchführung nur, wenn andere Zugangswege zur Angiographie* (A. femoralis, axillaris od. brachialis) nicht punktiert werden können.

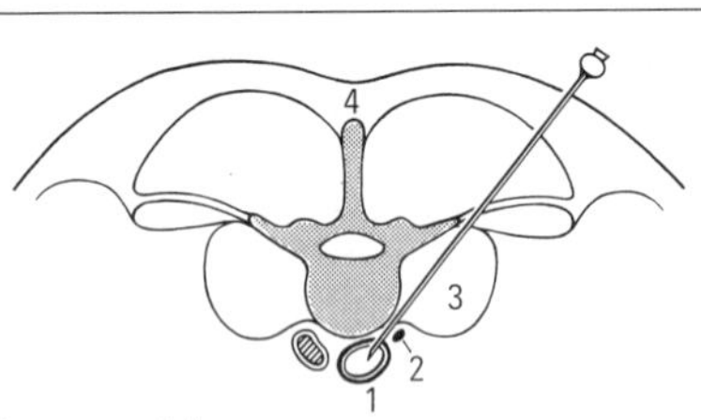

Aortenpunktion:
1: Aorta; 2: Grenzstrang; 3: M. iliopsoas;
4: Dornfortsatz des 2. Lendenwirbels

Aorten|ruptur (↑; Ruptur*) **f:** (engl.) aortic rupture; meist zu einer lebensbedrohlichen inneren Blutung führende Zerreißung der Aorta; **Formen: 1.** spontane A. inf. Gefäßwandschädigung v. a. durch Arteriosklerose* u. Medianekrose*, Aneurysma*; **2.** traumatische A., bei der oft zunächst nur Intima u. Media zerreißen, nach einem unterschiedlich langen Intervall die Adventitia (zweizeitige A.); **Klin.:** ähnlich der Aortendissektion (mediastinale Verdrängung, erniedrigter Blutdruck der unteren Körperpartien); **Diagn.:** Rö.-Thorax (evtl. mediastinale Verschattung u. Aufweitung), retrograde Aortographie nach der Seldinger*-Methode; **Ther.:** sofortige Thorakotomie bzw. Laparotomie, rekonstruktive Gefäßchirurgie; **Progn.:** primäre Unfallsterblichkeit ca. 80%.

Aorten|schlitz (↑)**:** syn. Hiatus* aorticus.

Aorten|sklerose (↑; Skler-*; -osis*) **f:** (engl.) aortic sclerosis; Arteriosklerose* der Aorta; Lok.: in ca. 15% im Aortenbogen, in ca. 85% im Bereich der Bauchaorta.

Aorten|stenose (↑; Steno-*; -osis*) **f:** (engl.) aortic stenosis; angeborene (etwa 6% aller angeborenen Herzfehler*) od. erworbene Einengung des aortalen Ausflußtrakts; **Formen: 1.** valvuläre A. (Aortenklappenstenose) mit Einengung der Aortenklappenöffnungsfläche, erworben inf. Endokarditis* od. angeboren (etwa 75% aller angeborenen A. mit deutlicher Androtropie), häufig mit deformierten (bikuspidalen) Herzklappen; hämodynam. Folgen: vermehrte Druckbelastung des linken Ventrikels zur Aufrechterhaltung des systol. art. Blutdrucks, führt zu Linksherzhypertrophie* u. Koronarinsuffizienz; typisch ist eine kleine Blutdruckamplitude mit verzögertem Druckanstieg sowie Pulsus parvus et tardus. **Klin.:** rel. lange Beschwerdefreiheit; Manifestation häufig mit Schwindelattacken od. Synkopen, Herzinsuffizienz, Lungenödem, Herzrhythmusstörungen (cave: plötzl. Auftreten von Kammerflimmern* bei körperl. Belastung); **Diagn.:** auskultator. leiser 1. u. 2. Herzton mit paradoxer Spaltung des 2. Tons bei schwerer Klappenstenose, lautes holosystolisches, spindelförmiges Austreibungsgeräusch mit P. m. im Bereich der Aorta u. Fortleitung in die Karotiden, frühsystol. Extraton als sog. Ejektionsklick (s. Herztöne); röntg. zunehmende Dilatation der linken Kammer (sog. Schuhherz), evtl. Ektasie der Aorta ascendens; im EKG Zeichen einer Linksherzhypertrophie; Echokardiographie*; **Ther.:** ggf. op. Klappensprengung od. Klappenersatz (unter Anw. der HLM; vgl. Herzchirurgie); **2.** supravalvuläre ringförmige Stenose (ca. 5% der angeb. A.); Vork. v. a. als Leitsymptom bei Williams*-Beuren-Syndrom; **3.** subvalvuläre A. durch fibrösen Membranring (bei ca. 20% der angeb. A.); im Ggs. zur valvulären Stenose fehlender Ejektionsklick; Sympt. ähnlich der funktionell bedingten muskulären Stenose bei hypertrophischer obstruktiver Kardiomyopathie*. Vgl. Herzklappenfehler, Aortenisthmusstenose.

Aorten|syphilis (↑) **f:** syn. Mesaortitis luica; s. Syphilis.

Aorten|verschluß, totaler ab|dominaler (↑)**:** s. Verschlußkrankheiten, arterielle.

Aortitis (↑; -itis*) **f:** (engl.) aortitis; Entz. der Aorta durch Übergreifen einer Endo- od. Perikarditis auf d. Anfangsteil der Aorta od. bei einer entzündl. Allgemeinerkrankung.

Aorto|graphie (↑; -graphie*) **f:** s. Angiographie.

AP: Abk. f. **1.** **a**lkalische **P**hosphatase; s. Phosphatasen; **2.** **A**ktions**p**otential*.

a.-p.: (röntg.) Abk. f. **a**nterior-**p**osterior; Strahlengang von vorn nach hinten.

APACHE: Abk. f. (engl.) **a**cute **p**hysiology **a**nd **c**hronic **h**ealth **e**valuation; Klassifikationssystem zur Prognoseabschätzung bei Intensivpatienten unter Berücksichtigung von akuten Funktionsstörungen, Alter u. vorbestehendem Gesundheitszustand; vgl. Intensivmedizin.

Apal|cillin (INN) **n:** (2S,5R,6R)-6-[(R)-2-(4-Hydroxy-1,5-naphthyridin-3-carboxamido)-2-phenylacetamido]penicillansäure (IUPAC); nicht penizillinasefestes bakterizid wirkendes Acylamino-Penizillin zur parenteralen Anw. mit Wirkung insbes. gegen gramnegative Keime; s. Penizilline.

Apalliker (A-*; gr. πάλλειν schwingen) **m:** Bez. f. einen Pat. mit apallischem Syndrom*.

A|pathie (gr. ἀπάθεια Fühllosigkeit) **f:** (engl.) apathy; Teilnahmslosigkeit, Leidenschaftslosigkeit.

a|patho|gen (A-*; Patho-*; -gen*)**:** (engl.) nonpathogenic; nicht krank machend.

Apatite n pl**:** Mineralien, die aus tertiärem Calciumphosphat ($Ca_3(PO_4)_2$) u. Calciumfluorid od. Calciumhydroxid (Doppelsalze) bestehen; Knochenasche setzt sich zu 80% aus Apatit u. zu 20% aus Calciumcarbonat zusammen. Vgl. Hydroxylapatit.

APC-Viren (Viren*) n pl**:** Abk. f. (engl.) **a**denoidal* **p**haryngeal **c**onjunctival viruses; s. Adenoviridae.

Apert-Syn|drom (Eugène A., Päd., Paris, 1868-1940) **n:** zu den Akrozephalosyndaktylie*-Syndromen gehörender autosomal-dominant erbl. Fehlbildungskomplex (s. Abb.) mit Turmschädel inf. prämaturer Synostose der Koronarnähte, multiplen Gesichtsdeformierungen (flache Orbitae m. Exophthalmus, Hypertelorismus, Gaumenspalte), kompletter Syndaktylie der Finger u. Zehen („Löffelhände") u. geistiger Behinderung; **Ther.:** operative Nahtsprengung.

Apertura (lat.) **f:** Öffnung. **A. ex|terna aquae|ductus vestibuli** (↑) **f:** Öffnung des Aquaeductus vestibuli an d. Hinterfläche der Felsenbeinpyramide. **A. ex|terna canaliculi cochleae** (↑) **f:** Öffnung des Canaliculus cochleae an d. äußeren Schädelbasis. **A. lateralis ventriculi quarti** (↑) **f:** auch Apertura Luschkae; paarige seitl. Öffnungen des 4. Ventrikels zum Subarachnoidalraum. **A. mediana ventriculi quarti** (↑) **f:** mediane unpaare Öffnung, durch die d. 4. Ventrikel mit d. Cisterna cerebellomedullaris in Verbindung steht. **A. pelvis minoris inferior** (↑) **f:** Beckenausgang, begrenzt durch Os coccygis, Arcus pubis, Ligg. sacrotuberalia; vgl. Beckenboden. **A. pelvis minoris superior** (↑) **f:** Beckeneingang, begrenzt durch d. Linea terminalis. **A. piri|formis** (↑) **f:** vordere birnenförmige Öffnung der knöchernen Nasenhöhle. **A. sinus frontalis** (↑) **f:** in den mittl. Nasengang mündende Öffnung der Stirnhöhle. **A. sinus sphenoidalis** (↑) **f:** in d. Recessus* sphenoethmoidalis mündende Öffnung der Keilbeinhöhle. **A. thoracis** (↑) **f:** untere (inferior) bzw. obere (superior) Öffnung des Brustkorbs. **A. tympanica canaliculi chordae tympani** (↑) **f:** am hinteren Trommelfellrand gelegene knöcherne Öffnung für die Chorda* tympani in d. Paukenhöhle.

Apex (lat.) **m:** Spitze, bei vielen Organen deren spitze Ausziehung. **A. auriculae** (↑) **m:** Darwin-Ohrspitze; gelegentl. Ausziehung des Helixknorpels des Ohrs nach hinten oben; Atavismus. **A. cordis** (↑) **m:** die von der li. Herzkammer gebildete Herzspitze. **A. cornus dorsalis** (↑) **m:** auch A. c. posterioris; Spitze des Hinterhorns des Rükkenmarks.

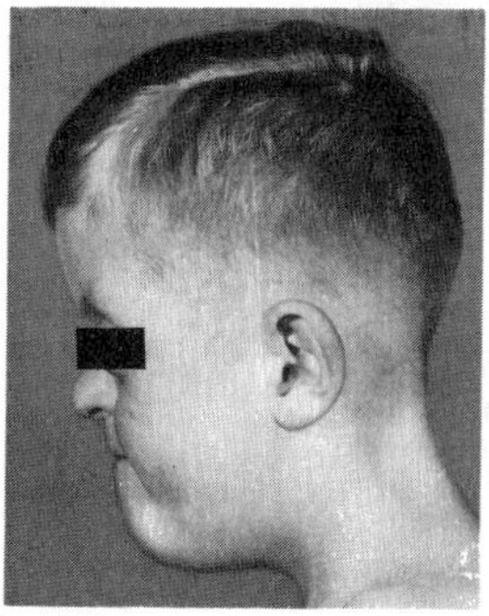

Apert-Syndrom: typisches Profil [540]

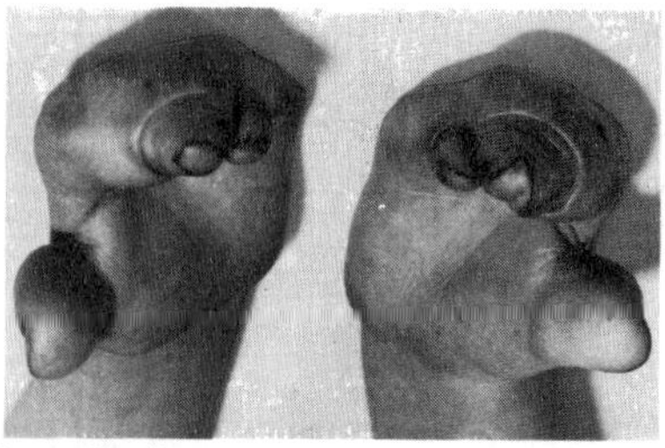

Apert-Syndrom: Löffelhände [540]

Apex|kardio|graphie (↑; Kard-*; -graphie*) **f:** (engl.) apex cardiography; indirekte, mechanokardiographische Methode zur Registrierung der auf d. Brustwand übertragenen Schwingungen des Herzens im Bereich des maximalen Herzspitzenstoßes mit einem piezoelektr. Pulsmikrophon.

Apex linguae (↑) **m:** Spitze der Zunge*. **A. nasi** (↑) **m:** Nasenspitze. **A. ossis sacri** (↑) **m:** Spitze des Kreuzbeins. **A. partis petrosae** (↑) **m:** Spitze des Felsenbeins. **A. patellae** (↑) **m:** Spitze der Kniescheibe. **A. pro|statae** (↑) **m:** Spitze der Vorsteherdrüse. **A. pulmonis** (↑) **m:** Lungenspitze, ragt in d. Oberschlüsselbeingrube. **A. radicis dentis** (↑) **m:** Wurzelspitze des Zahns.

Apfel|säure: s. Äpfelsäure.

Apfelsinen|schalen|haut: s. Orangenschalenhaut.

APGAR-Schema (Virginia Apgar, Anästh., 1909-1974) **n:** (engl.) APGAR-score; Punkteschema f. die Zustandsdiagnostik* des Neugeborenen unmittelbar nach der Geburt; Bez. heute mnemotechn. als Abk. f. **A**tmung, **P**uls, **G**rundtonus, **A**ussehen, **R**eflexe (s. umseitige Tab.); der sog. APGAR-Index wird 1, 5 u. 10 Min. nach der Geburt bestimmt; optimal: 9-10 Punkte pro Erhebungszeit; <7 Punkte: Depressionszustand* des Neugeborenen; bei Frühgeborenen nur einge-

A

APGAR-Schema

Beurteilungs-kriterium	Bewertung 0 Punkte	1 Punkt	2 Punkte
Atembewegungen	keine	flach, unregelmäßig	gut, Schreien
Puls	nicht wahrnehmbar	langsam (unter 100)	über 100
Grundtonus (Muskeltonus)	schlaff	wenige Beugungen der Extremitäten	aktive Bewegung
Aussehen (Kolorit)	blau, blaß	Körper rosa, Extremitäten blau	vollständig rosa
Reflexerregbarkeit	keine Reaktion	Schrei	kräftiger Schrei

schränkt verwendbar; keine Korrelation zur späteren neurol. Entwicklung.

A|phagie (A-*; Phag-*) f: (engl.) aphagia; Unvermögen zu schlucken; **Urs.**: meist Bolusobstruktion der Speiseröhre im Bereich des Schatzki*-Rings od. diffuser Ösophagospasmus*; cave: Ösophaguskarzinom. Vgl. Dysphagie.

A|phakie (↑; ↑) f: (engl.) aphakia; Fehlen der Linse im Auge nach Verletzung od. Op. (v. a. Staroperation*); optische Korrektur durch: **1.** Linsenimplantation*; **2.** Kontaktlinsen*; **3.** Starglas* (nur bei beidseitiger A. möglich wegen sonst eintretender Aniseikonie*).

A|phasie (↑; gr. φάσις Sprechen) f: (engl.) aphasia; zentrale Sprachstörung nach (weitgehend) abgeschlossener Sprachentwicklung*; **Urs.**: Schädigung der Sprachregion* (meist der li. Hemisphäre), z. B. bei zerebrovaskulärer Insuffizienz, Apoplexie, Schädelhirntrauma, Hirntumoren, Hirnatrophie, Enzephalopathie. Eine A. kann in unterschiedl. Ausprägung auftreten u. versch. Komponenten des Sprachsystems (Phonologie, Syntax, Lexikon, Semantik) betreffen; sprachabhängige Leistungen wie Lesen, Schreiben u. Rechnen können beeinträchtigt sein (s. Alexie, Agraphie, Akalkulie), evtl. Komb. mit Apraxie*, Agnosie* od. Dysarthrie*. **Klassifikation:** Während heute weitgehende Übereinstimmung in bezug auf die Einteilung der Sympt. besteht, gibt es unterschiedl. Auffassungen hinsichtlich der Terminologie; nach pathol.-anat. Befunden ist folgende Zuordnung möglich: **1.** motorische A. (Broca-A.): Läsionen im Versorgungsgebiet der A. praecentralis führen zu stark gestörter, verlangsamter, mühsamer Sprachproduktion, undeutlicher, oft dysarthrischer Artikulation, Agrammatismus*, eingeschränktem Wortschatz u. phonematischer Paraphasie* bei nur leicht gestörtem Sprachverständnis; **2.** sensorische A. (Wernicke-A.): Läsionen im Versorgungsgebiet der A. temporalis post. verursachen e. starke Störung des Sprachverständnisses bei flüssiger Sprachproduktion (bis zur Logorrhoe), meist gut erhaltener Artikulation, Paragrammatismus, Paraphasie u. Verw. von Neologismen bis hin zum Jargon*; **3.** amnestische A.: temporoparietale Läsionen führen zu Wortfindungsstörung*, Paraphasie u. leicht gestörtem Sprachverständnis bei meist flüssiger Sprachproduktion; **4.** globale A.: Läsionen im Versorgungsgebiet der A. cerebri media verursachen eine starke Störung des Sprachverständnisses u. der Sprachproduktion, bei der häufig nur einzelne Wörter, Paraphasien, Neologismen u. Sprachautomatismen möglich sind; **Sonderformen: 1.** Leitungsaphasie (Nachsprechaphasie): Nachsprechen ist gestört, während die Sprachproduktion v. a. phonematisch gestört ist; das Sprachverständnis ist gut; **2.** transkortikal-sensorische A.: ausgeprägte Neigung zu Perseverationen u. Echolalie*, während Spontansprache u. Sprachverständnis der sensorischen A. entsprechen; **3.** transkortikal-motorische A.: Störung der Spontansprache wie bei motorischer A., jedoch erhaltenes Nachsprechen bei gutem Sprachverständnis. Bei Kindern auftretende A. unterscheiden sich in Pathogenese u. Verlauf von Erwachsenenformen; differenzierte Formen wie beim Erwachsenen sind selten, die Rückbildungsfähigkeit ist besser. **Diagn.**: bei Verdacht auf A. dd Abgrenzung der verschiedenen Urs. hirnlokaler Syndrome. Der Token-Test ermöglicht Aussagen über den Schweregrad einer Leistungsstörung bei A., der Aachener Aphasietest als psychometrischer Test eine Beurteilung sprachl. Fähigkeiten. **Ther.**: neben der Behandlung einer evtl. bestehenden Grundkrankheit v. a. logopädische Ther., je nach Form der A. unter Anw. direkter, syndromspezifischer od. indirekter, stimulierender Methoden, z. B. mit Deblockierung durch Verbindung von beeinträchtigten mit intakten Leistungen u. die Einübung von Umwegmethoden.

A|phonie (↑; Phono-*) f: (engl.) aphonia; Stimmlosigkeit; **Urs.**: u. a. Entz., Tumoren, Stimmlippenlähmungen; vgl. Dysphonie.

A|phonie, funktionelle (↑; ↑) f: (engl.) functional aphonia; auch psychogene Aphonie; Stimmstörung als Reaktion auf psychische Belastung, Streß od. Schreckerlebnisse, die sich als Tonlosigkeit od. Schonstimme manifestiert; **Urs.**: fehlender Stimmlippenschluß bei Phonationsversuch; **Formen: 1.** hypofunktionelle Aphonie mit entspannten Taschenfalten u. Glottis; **2.** hyperfunktionelle Aphonie mit krampfartiger Kontraktur von Taschenfalten u. Glottis; **Sympt.**: tonlose Stimme; Husten, Lachen u. Räuspern sind stimmhaft; **Diagn.**: in der Stroboskopie* pathol. verkürzte od. verlängerte Schwingungsamplitude, Phasendifferenz; **Ther.**: logopädische Ther. mit Stimmübungen u. Atemübungen, Entspannungsübungen u. Psychotherapie. Vgl. Dysphonie.

Aphrodisiaka (gr. ἀφροδίσιος die sinnliche Liebe betreffend) n pl: (engl.) aphrodisiacs; den Geschlechtstrieb u. die Potenz stärkende Mittel.

Aphthen (gr. ἄφθα Mundausschlag) f pl: (engl.) aphthae; von einem entzündl. Randsaum umgebene Erosionen der Mundschleimhaut mit weißl. Fibrinbelag; **Formen: 1.** rezidiv. benigne A. mit unbekannter Urs.; evtl. trophoneurot. Störung, gefördert durch best. Hormone, Nahrungsmittel, Trauma od. Inf.; meist narbenlose Abheilung nach Tagen bis Wochen; Ther.: im Frühstadium Versuch mit lokalen Kortikoiden od. Desinfektionsmitteln; **2.** klar definierte Krankheitsbilder mit A. sind Gingivostomatitis* herpetica, Hand*-Fuß-Mund-Krankheit, Zoster*, Behçet*-Krankheit, Maul*- und Klauenseuche; vgl. Bednar-Aphthen.

Aphthoid Pospischill-Feyrter (↑; -id*; Friedrich F., Pathol., Göttingen, 1895-1973) n: (engl.) aphthoid; schwere Verlaufsform der Gingivostomatitis* herpetica bei Kleinkindern, die durch Masern, Röteln, Varizellen, Mumps u. a. geschwächt sind; **Klin.:** Allgemeinbefinden stark beeinträchtigt; Aphthen an Mundschleimhaut, Pharynx u. Ösophagus, dickwandige Bläschen im Gesicht, an Fingern u. Genitale; **Ther.:** Analgetika, Antiphlogistika, Virostatika.

A|phthongie (A-*; gr. φθόγγος Stimme, Klang) f: (engl.) aphthongia; fehlerhafte Anspannung der Zungen- u. Schlundmuskulatur mit Sprechbehinderung; **Urs.:** ton.-klon. Krämpfe der Zunge (N. hypoglossus); vgl. Glossospasmus.

apikal (Apex*): (engl.) apical; den Scheitel, die Spitze (in der Zahnmedizin die Wurzelspitze) betreffend.

Apiko|lyse (↑; Lys-*) f: (engl.) apicolysis; op., extrapleurale Lösung von Verwachsungen im Bereich der Lungenspitzen.

Apiol|vergiftung: s. Trikresylphosphat-Vergiftung.

A|planat m: Linsensystem, bei dem die Abbildungsfehler der Einzellinsen so korrigiert werden, daß das System streng punktförmig (aplanatisch) abbildet; z. B. Mikroskopobjektiv mit hoher Apertur (Auflösungsvermögen); vgl. Achromat, Apochromat.

A|plasia cutis con|genita (A-*; -plasie*; Cut-*) f: bei der Geburt scharf begrenzte Wundfläche (⌀ 1-2 cm), nach Epithelisierung als narbiger, haarfreier, unter dem umgebenden Hautniveau liegender Herd (s. Abb.); **Lok.:** bes. in der Nähe der kl. Fontanelle od. paramedian am Hinterkopf; meist einzeln, selten zwei Herde z. B. symmetrisch an den Schläfen.

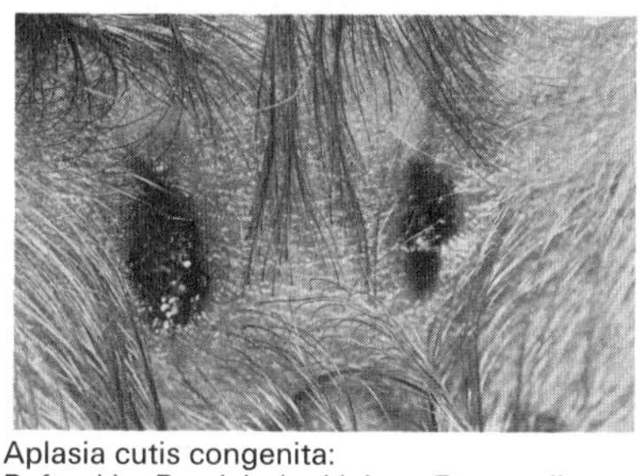

Aplasia cutis congenita:
Befund im Bereich der kleinen Fontanelle
[540]

A|plasia pilorum inter|mittens (↑; ↑) f: syn. Monilethrix; s. Haarveränderungen.

A|plasia unguinis con|genita totalis seu partialis (↑; ↑) f: angeb. vollständiges od. teilweises Fehlen der Finger- u. Zehennägel inf. funktionsunfähiger Nagelmatrix; weitere ektodermale Auffälligkeiten (z. B. Zahnanomalien) können assoziiert sein; vgl. Anonychie.

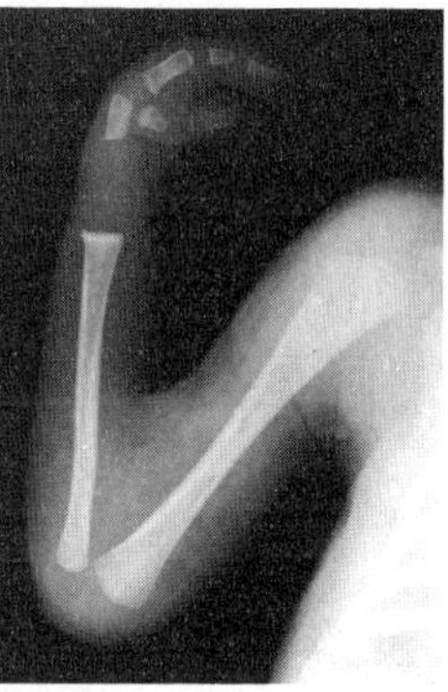

Aplasie:
Aplasie der Ulna und der ulnaren Anteile des Handskeletts (hemimele Extremitätenanlage)
[540]

A|plasie (↑; ↑) f: vorhandene Gewebe- od. Organanlage mit ausgebliebener Entwicklung; vgl. Agenesie, Atresie.

Apley-Zeichen: Auftreten von Schmerzen inf. von Außenmeniskusriß bei Innenrotation, inf. von Innenmeniskusriß bei Außenrotation des Knies; dabei wird das Knie in Bauchlage rechtwinklig gebeugt u. ein axialer Druck auf die Fußsohlen in Richtung Knie ausgeübt. Vgl. Meniskusriß.

A|pnoe (gr. ἄπνους atemlos) f: Atemstillstand*.

A|pnoe|test (↑) m: (engl.) apnoea test; erst nach Ausfall der Hirnstammreflexe durchzuführendes Verf. zur Prüfung des Atemstillstandes i. R. der Feststellung des Hirntods*; nach Beatmung mit 100% Sauerstoff wird das Ventilationsvolumen auf ca. ein Viertel des Ausgangswertes reduziert, bis der arterielle CO_2-Partialdruck mind. 60 mmHg erreicht hat; unter Zuführung von Sauerstoff in den Endotrachealtubus erfolgt dann die Abnahme vom Beatmungsgerät. Treten innerh. einer best. Frist keine spontanen Atemzüge auf, ist die Apnoe bewiesen.

Apo-: Wortteil mit der Bedeutung Ab-, Weg-; von gr. ἀπό.

Apo|chromat (↑; Chrom-*) n: (engl.) apochromatic objective; Linsensystem (z. B. Objektiv eines Mikroskops), das die chromatische Aberration* (insbes. die Farbabhängigkeit der Brennweite) für mindestens drei Spektralbereiche des sichtbaren Lichts korrigiert; vgl. Achromat, Aplanat.

Apo|ferritin (↑; lat. ferrum Eisen) n: Eiweißkörper, der sich b. Resorption zweiwertigen Eisens in d. Darmwand als Schutzkolloid dem Eisen anlagert; die entstehende lose Verbindung heißt Ferritin*.

apo|krin (↑; -krin*): ausscheidend, absondernd; vgl. Drüsen.

A

Apo|lipo|proteine (↑; Lip-*; Prot-*) n pl: (engl.) apolipoproteins; Proteinkomponenten der Lipoproteine*, die nach immunol. Eigenschaften, Aminosäurensequenz u. Kohlenhydratanteil differenziert werden können. Alle A. kommen in unterschiedl. Menge in den versch. Lipoproteinen vor. Apo-A_{I}: v. a. in HDL* u. Chylomikronen*; Apo-A_{II}: v. a. in HDL; Apo-B: v. a. in LDL*; Apo-C: v. a. in VLDL* u. in Chylomikronen; Apo-D: v. a. in HDL; Apo-E: v. a. in VLDL u. in Chylomikronen. In geringerer Konz. sind weitere A. (Apo-A_{IV}, Apo-F, Apo-G u. a.) nachweisbar. **Funktion:** Strukturprotein der Lipoproteine, Beteiligung an Lipidresorption, Aktivierung der Lipoproteinlipase, Steuerung der Lipolyse. Vgl. Hyperlipoproteinämien, Hypolipoproteinämien.

Apo|morphin n: (6aR)-5,6,6a,7Tetrahydro-6-methyl-4H-dibenzo[de,g]Chinolin-10,11-diol; tetracyclisches Dibenzochinolinderivat, entsteht durch säurekatalytische Umlagerung von Morphin, bindet nicht an Opiatrezeptoren u. hat emetische Wirkung; Verw.: Emetikum.

Apo|neurose (Apo-*; Neur-*) f: (engl.) aponeurosis; Sehnenhaut, flächenhafte Sehne.

Apo|neurosis epi|cranialis (↑; ↑; Ep-*; Krani-*) f: s. Galea aponeurotica. **A. linguae** (↑; ↑; lat. lingua Zunge) f: derbe kollagenfaserige Platte unter d. Zungenschleimhaut; dient d. Zungenbinnenmuskulatur zum Ansatz. **A. lumbalis** (↑; ↑) f: s. Fascia thoracolumbalis. **A. musculi bicipitis brachii** (↑; ↑) f: syn. Lacertus fibrosus; oberflächl. nach ulnar in d. Fascia antebrachii einstrahlende Nebensehne des M. biceps brachii. **A. palmaris** (↑; ↑) f: sehnige Platte unter d. Haut der Hohlhand; s. Palmaraponeurose. **A. plantaris** (↑; ↑) f: sehnige Platte unter d. Haut der Fußsohle.

Apo|phänie (gr. ἀποφαίνειν ans Licht bringen) f: Bez. f. veränderte Erlebensweise i. S. einer Wahnwahrnehmung bei beginnender Schizophrenie*.

Apo|physe (gr. ἀπόφυσις Auswuchs) f: (engl.) apophysis; bei der Ossifikation* epiphysennah-metaphysär auftretende Nebenkerne, entwickeln sich zu Knochenvorsprüngen, die meist als Ansatz v. Muskeln u. Bändern dienen; z. B. Dornfortsatz, Gelenkfortsatz der Wirbelkörper. Die A. verschmelzen später mit dem Hauptknochenkern (Diaphyse*). Vgl. Epiphyse.

Apo|physen||lösung (↑) f: (engl.) apophysial avulsion; syn. Apophyseolyse; traumat. Lösung des Apophysenknorpels von d. Diaphyse bei Jugendlichen. Vgl. Epiphyseolyse.

Apo|physeo|nekrosen, a|septische (↑; Nekr-*; -osis*) f pl: s. Knochennekrosen, aseptische.

Apo|physeosen (↑; -osis*) f pl: (engl.) apophyseopathy; Verknöcherungsstörungen der Apophyse* im Wachstumsalter mit lokalisierter Schmerzhaftigkeit ohne stärkere röntg. Veränderungen; vgl. Epiphyseosen.

Apo|physe, per|sistierende (↑) f: (engl.) persistent apophysis; Ausbleiben der physiol. Verschmelzung einer Apophyse* mit der Diaphyse*; oft als traumat. Knochenausrisse verkannt.

Apo|physitis calcanei (↑; -itis*) f: syn. Sever-Krankheit; Entz. des Achillessehnenansatzes mit Schmerz u. Schwellung; **Vork.:** bei Jugendl., bes. bei Knickfußbildung (s. Achillodynie); **Diagn.:** (röntg.) Verbreiterung des Apophysenspalts, Sklerose od. klumpige Knochenverdichtung u. vermehrte Fragmentierung des Apophysenkerns (evtl. Vergleichsbilder der anderen Seite); bei geringen od. fehlenden röntg. Veränderungen den Apophyseosen*, sonst den asept. Apophyseonekrosen zuzurechnen; **Ther.:** symptomatisch, evtl. zeitlich begrenzte Absatzerhöhung; **Progn.:** harmloses Krankheitsbild, das immer folgenlos ausheilt.

Apo|plexia cerebri (gr. ἀποπληξία Schlag, -anfall; Cerebr-*) f: s. Apoplexie. **A. pan|creatis** (↑; Pankreas*) f: s. Pankreatitis. **A. papillae** (↑; Papilla*) f: s. Optikusneuropathie, anteriore ischämische. **A. spinalis** (↑; Spina*) f: Rückenmarkblutung; s. Hämatomyelie. **A. uteri** (↑; Uter-*) f: syn. Uterusapoplexie, Couvelaire*-Syndrom.

Apo|plexie (↑) f: (engl.) apoplexy, stroke, cerebrovascular accident; syn. Apoplexia cerebri, apoplektischer Insult, sog. Schlaganfall, Gehirnschlag; **Ätiol.: 1.** ischämischer Hirninfarkt: Enzephalomalazie* inf. arterieller Durchblutungsstörung des Gehirns (Stadium IV der zerebralen Durchblutungsstörung*); ca. 80% der A. (Letalität ca. 20%); Urs.: meist Embolie*, ausgehend von arteriosklerot. Veränderungen extrakranieller Gefäße od. vom Herzen; selten inf. einer Stenose (gute intrazerebrale Kollateralisierung) od. zerebraler Mikroangopathien, v. a. bei Pat. mit Hypertonus (Binswanger*-Krankheit); Klin.: akut einsetzende Sympt. in Abhängigkeit vom betroffenen Gefäßareal; am häufigsten Infarkt im Versorgungsgebiet der A. cerebri media mit Hemiparese, Sensibilitätsstörungen u. ggf. Aphasie (bei Beteiligung der dominanten Hemisphäre); beinbetonte Hemiparese bei A.-cerebri-media-Infarkt, Hemianopsie bei A.-cerebri-posterior-Infarkt; **2.** intrazerebrale Massenblutung (primär hämorrhag. Insult): Enzephalorrhagie nach Ruptur eines intrazerebralen Gefäßes (meist im Stammganglienbereich); ca. 20% der A. (Letalität ca. 50%); Urs.: v. a. Angiopathie inf. arterieller Hypertonie od. Arteriolosklerose*, hämorrhagische Diathese*, Gefäßfehlbildung (arterio-venöses Angiom, Aneurysma); Klin.: meist plötzl. einsetzende Sympt. mit Bewußtseinsstörung u. ausgeprägter motor. Lähmung; vom ischäm. Hirninfarkt nur durch CT zu unterscheiden; **Diagn.:** neurol. Untersuchung (Pyramidenbahnzeichen*), EEG (Herdbefund), Ultraschalldiagnostik (Doppler-Sonographie) der supraaortalen Gefäße (Stenose), kraniale Computertomographie (Massenblutung od. Hirninfarkt, Lok.); **Ther.:** Überwachung von Atmung u. Kreislauf,

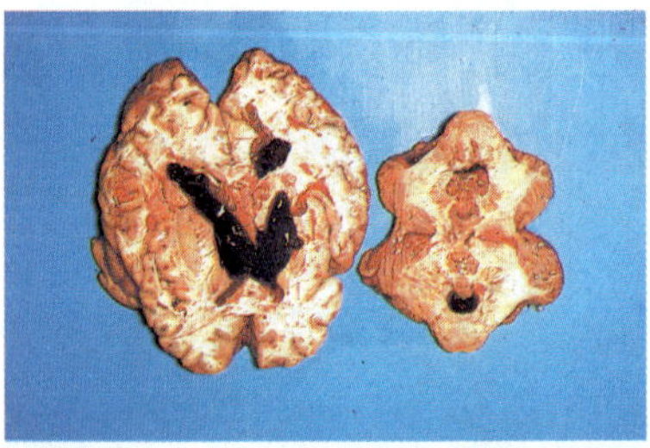

Apoplexie:
Massenblutung im Gehirn bei Hypertonus; Einbruch der Blutung (Hämatenzephalon) in alle vier Hirnventrikel. Im aufgeschnittenen Kleinhirn erkennt man den blutgefüllten 4. Ventrikel. [471]

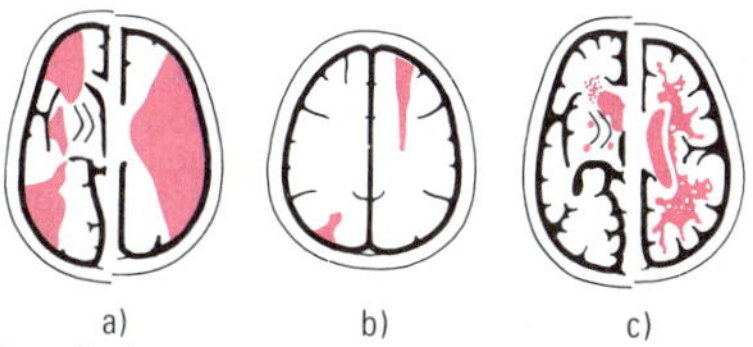

Apoplexie:
schematische Darstellung ischämischer Hirninfarkte im kranialen CT; a: Embolie (keilförmige Infarkte im Versorgungsgebiet der A. cerebri media), b: Stenose (Grenzzoneninfarkte zwischen zwei Gefäßgebieten), c: zerebrale Mikroangiopathie (Lakunen, subkortikale arteriosklerotische Enzephalopathie) [121]

ggf. Behandlung eines Hirnödems* od. Blutdrucksenkung, frühzeitig Krankengymnastik; bei Enzephalorrhagie u. intrazerebralem Hämatom evtl. neurochir. Therapie; **DD:** intrazerebrale Raumforderung, Tumoreinblutung, subdurales u. epidurales Hämatom.

Apo|plexie, utero|plazentare (↑; Uter-*; Plazenta*) **f:** syn. Couvelaire*-Syndrom.

Apo|proteine (Apo-*; Prot-*) n pl: (engl.) apoproteins; Eiweißkomponenten zusammengesetzter Proteine; z. B. Apolipoproteine*.

Apparat, juxta|glomerulärer (lat. apparare bereitmachen, ausrüsten) m (engl.) juxtaglomerular apparatus; zelluläres System der Nieren, anat. bestehend aus: **1.** den sog. Macula-densa-Zellen (hochprismat. undifferenzierte Tubuluszellen), die im aufsteigenden Teil der Henle-Schleife am Übergang zum distalen Tubulus lokalisiert sind u. in engem räuml. Kontakt zum Vas afferens des zum gleichen Nephron* gehörenden Glomerulus* stehen; **2.** in der Wand des Vas afferens (u. efferens) als Kontaktzone zum distalen Tubulus liegenden granulahaltigen epitheloiden Zellen, die Renin* produzieren; **3.** dazwischen liegenden agranulierten Interstitiumzellen (sog. Polkissen); **Funktion:** Regulation der glomerulären Durchblutung u. des Filtrationsdrucks, Hauptbildungsort von Renin. Vgl. Niere.

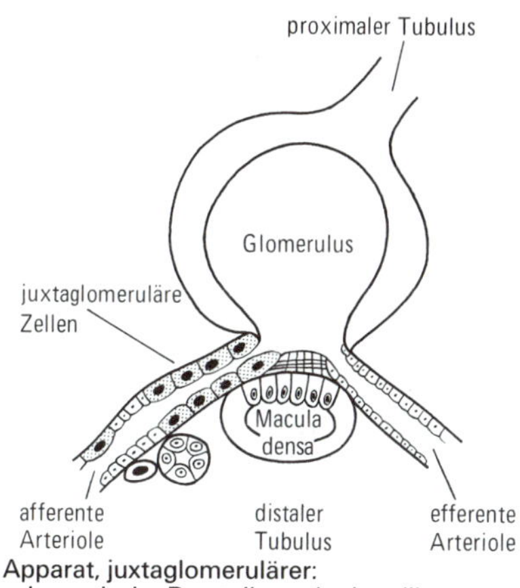

Apparat, juxtaglomerulärer:
schematische Darstellung der beteiligten Strukturelemente [290]

Apparat, ortho|pädischer (↑) **m:** s. Orthese.

Apparatus (↑) **m:** Organsystem; Organe m. gleichgerichteter Funktion.

ap|parent (lat. apparere sichtbar werden)**: 1.** manifest; **2.** sichtbar (v. Verlauf einer Krkh.); z. B. Infektion.

Append-: Wortteil mit der Bedeutung Anhang, Anhängsel; von lat. appendix.

Append|ek|tomie (↑; Ektomie*) **f:** (engl.) appendectomy; op. Entfernung der Appendix vermiformis bei Appendizitis*; i. d. R. nach Zugang durch Pararektalschnitt Abtragung an der Basis u. Versenkung des Stumpfes durch doppelte Tabakbeutelnaht; **Kompl.:** bes. im Kindesalter Verwachsungen mit Gefahr des Adhäsionsileus.

Appendicitis (↑; -itis*) **f:** s. Appendizitis.

Appendicitis larvata (↑; ↑) **f:** symptomarme, chron. Appendizitis*.

Appendix (lat.) f (pl Appendices)**:** Anhangsgebilde; i. e. S. Appendix* vermiformis. **A. epi|didymidis** (↑; Ep-*; -dymus*) **f:** gestieltes Bläschen (Hydatide) am Nebenhodenkopf; Rest des Urnierengangs (Wolff*-Gang). **Appendices epi|ploicae** (↑) f pl**:** kleine fettgefüllte Ausstülpungen der Serosa des Dickdarms. **A. testis** (↑; lat. testis Hoden) **f:** syn. Morgagni*-Hydatide. **Appendices vesiculosae** (↑) f pl**:** gestielte Bläschen an d. Mesosalpinx; Rudimente der Urniere.

Appendix|tumoren (↑; Tumor*) **m pl:** Geschwülste d. Wurmfortsatzes; v. a. Karzinoide.

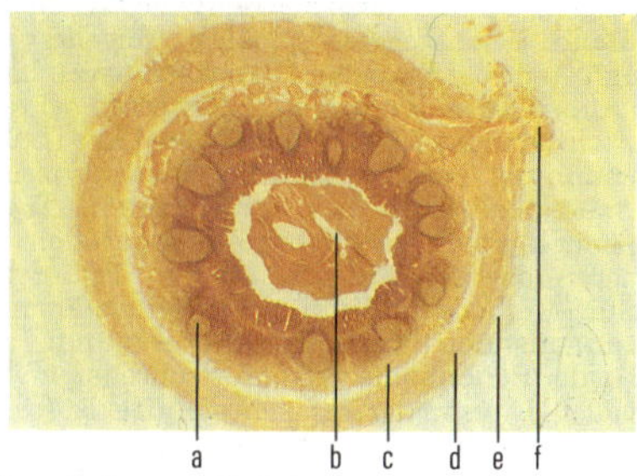

Appendix vermiformis:
histologischer Schnitt; a: Tunica mucosa mit Lymphfollikeln (Folliculi lymphatici aggregati); b: Reste eines Madenwurms; c: Tela submucosa; d: Tunica muscularis; e: Tunica serosa; f: Mesoappendix (Mesenteriolum) [470]

Appendix vermi|formis (↑) **f:** Wurmfortsatz des Blinddarms; Abgangsstelle an d. medialen Seite des Caecums*, unterh. der Valva ileocaecalis; entspricht auf d. Bauchwand dem Sonnenburg-(Lanz-)Punkt (s. Appendizitis); sehr variabel in Form, Größe u. Lage. Die drei Tänien des Dickdarms setzen sich als geschlossene Längsmuskelschicht auf der A. v. fort, daher Aufsuchen durch Verfolgung der Taenia libera des Colon ascendens. A. v. wird von Serosa umfaßt, die an der Anheftungsstelle in die Duplikatur der Mesoappendix (Mesenteriolum) übergeht; vgl. Darm.

Appendizitis (↑; -itis*) **f:** (engl.) appendicitis; Entz. des Wurmfortsatzes (Appendix vermiformis); **Ätiol.:** meist enterogene (selten hämatogene) Inf., begünstigt durch Stauung des Wurmfortsatzinhalts inf. Verengung od. Verlegung des Appendixlumens durch Abknickung, Narbenstränge, entzündl. Schleimhautschwellung, Kotsteine, Würmer od. Fremdkörper (selten); **Formen: 1. akute A.:** häufigste Abdominalerkrankung mit Häufigkeitsmaximum im Kindes- u. Jugendalter; **Klin.:** unvermittelter Beginn mit Übelkeit, Erbrechen, evtl. kolikartigen Bauchschmerzen (meist im Epigastrium beginnend, erst nach Std. im rechten Unterbauch), belegter Zunge, Fieber; bei alten Pat. u. U. geringe Sympt.; pathol.-anat. katarrhalische, phlegmonöse, ulzerierende, eitrig abszedierende od. nekrotisierende (gangränöse) Verlaufsformen; **Diagn.:** häufig Leukozytose mit relativer Lymphopenie, BKS anfangs normal, nach 12-24 Std. beschleunigt; palpator. Druckschmerz an typischen Punkten, im Bereich der Verbindungslinie zw. Nabel u. re. Spina iliaca ant. sup. am McBurney-Punkt (5 cm vom re. Darmbeinstachel), ferner am Morris- u. Kümmell-Punkt (4 bzw. 2 cm vom Nabel entfernt); in der Verbindungslinie der bd. Spinae iliacae ant. sup. am Lanz-Punkt (rechtsseitiger Drittelpunkt), ferner am Lenzmann-Punkt (5 cm vom re. Darmbeinstachel); Loslaßschmerz (Blumberg-Zeichen) mit vermehrten Schmerzen der Ileozökalgegend beim Eindrücken u. Loslassen der kontralateralen Seite; Schmerzempfindung beim Ausstreichen des Dickdarms in Richtung des Caecums (Rovsing-Zeichen) sowie bei der obligaten rektalen Untersuchung; Dehnungsschmerz in li. Seitenlage (Sitkowski-Symptom) bzw. evtl. bei Zug am Samenstrang (Ten-Horn-Zeichen); Schmerz im Psoasgebiet beim Heben des re. Beines gegen Widerstand (Psoaszeichen); lokale Abwehrspannung*, fehlt bei Empyem (Druckschmerz), Lage der Appendix im kl. Becken (Schmerzen bei rektaler Untersuchung) u. retrozökaler Lage (Lumbalspannung, Psoaskontraktur); **cave:** atypische Schmerzlokalisation bei Schwangeren; **Ther.:** Appendektomie*; möglichst Frühoperation im sicheren akuten Stadium innerh. der ersten 48 Std. (Methode der Wahl); im Intermediärstadium nur ausnahmsweise, wenn der entzündl. Prozeß in der Bauchhöhle weiter fortschreitet; im Intervall, d. h. wenn der Pat. symptomfrei ist (ca. 6-8 Wo. nach akuter A.); konservative Ther. nur in Ausnahmefällen; **Kompl.:** perityphlitischer Abszeß*, Perforation mit umschriebener bzw. diffuser Peritonitis (bes. bei Säuglingen u. Kleinkindern, auch zeitgleich mit Masern u. Windpocken), Douglas-Abszeß, pylephlebitischer Leberabszeß, Verwachsungen mit Nachbarorganen, Ileus; **Progn.:** Letalität unter 1%, bei Perforation u. eitriger Peritonitis ca. 10%; **DD:** Akutes* Abdomen anderer Urs.; Ausschluß einer sog. Pseudoappendizitis durch enterale Yersiniosen bzw. stenosierendes Rektosigmoidkarzinom (bei alten Pat.); **2. chronische** (rezidivierende) **A.:** i. d. R. Folgezustand nach akuter A.; **Sympt.:** uncharakteristische, intermittierende Beschwerden im rechten Unterbauch; **Diagn.:** (röntg.) in der Magen-Darm-Passage fehlende Kontrastmittelfüllung der Appendix (negatives Appendikogramm) inf. entzündlicher Verklebungen; **Ther.:** Appendektomie.

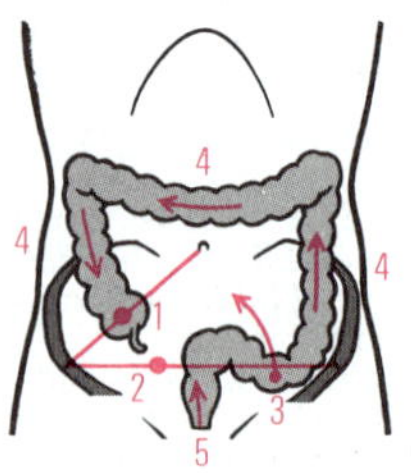

Appendizitis:
typische Palpationsbefunde: 1: Schmerzen am McBurney-Punkt; 2: Schmerzen am Lanz-Punkt; 3: Loslaßschmerz (Blumberg-Zeichen); 4: Rovsing-Zeichen; 5: Schmerzen bei rektaler Untersuchung

Ap|perzeption (Ad-*; Perzeption*) f: (engl.) apperception; bewußte Erfassung äußerer u. innerer Eindrücke.

Appetenz|verhalten (lat. appetere verlangen): (engl.) appetent behaviour; (psychol.) Bez. f. unruhiges Suchen nach dem Triebobjekt zwecks Reduktion einer Bedürfnisspannung; vgl. Bedürfnis, Trieb.

Ap|petit (↑) m: (engl.) appetite; Bedürfnis nach Nahrungsaufnahme, das durch exogene Stimulation, Hunger, Sättigungsreize u. Völlegefühl beeinflußt wird.

Ap|petit|zügler (↑): (engl.) appetite depressants; (pharmak.) zentralnervös wirkende indirekte Sympathomimetika* (z. B. Ephedrin, Norpseudoephedrin), denen eine direkte Wirkung auf das wahrscheinl. im Hypothalamus gelegene appetitregulierende Zentrum i. S. einer Appetitminderung zugesprochen wird; NW: zentrale Erregung, Beeinträchtigung der Schlafbereitschaft; bei kritikloser Anwendung besteht Gefahr der Abhängigkeit!

Ap|planations|tono|meter (Ad-*; lat. planus eben, flach; Ton-*; Metr-*) n: (engl.) applanation tonometer; Gerät nach Goldmann zur Bestimmung des Augeninnendrucks* in mmHg; mißt d. Kraft, die erforderlich ist, um mit einem planen Meßkörperchen mit einem Radius v. 3 mm die gekrümmte, zentrale Hornhaut in gleicher Größenordnung zur Abflachung zu bringen; zuverlässiges Meßverfahren, bei welchem die Rigidität des Auges vernachlässigt werden kann. Vgl. Tonometrie.

Ap|plikation (lat. applicare anlegen, verwenden) f: (engl.) application; Verabfolgung eines Arzneimittels; **1.** orale A. in Form v. Pulver, Tabletten, Saft, Tropfen, Kapseln usw.; **2.** rektale A. in Form v. Zäpfchen, Lösungen (Klistier*, rektale Instillation) usw.; **3.** parenterale A. in Form v. Injektion*, Infusion* v. Lösungen, Inhalation* v. Dämpfen, Aerosolen*, Stäuben u. Pflastern (TTS*); **4.** lokale A. in Form v. Salben, Pflastern, Umschlägen (Pasten), Bädern, Spülungen, Gurgelflüssigkeiten. Vgl. Instillation.

AppOÄ: Abk. f. **App**robations**o**rdnung für **Ä**rzte; s. Arzt.

Ap|position (lat. appositio das Hinzusetzen) **f:** Auflagerung, Anbau (Anlagerung).

Ap|prehensions|test (lat. apprehendere anfassen, ergreifen) **m:** s. Schultergelenkuntersuchungen, funktionelle.

Ap|probation (lat. approbatio Zustimmung, Anerkennung) **f:** Bestallung als Arzt*.

Ap|probations|ordnung (↑): s. Arzt.

A|praxie (gr. ἀπραξία Untätigkeit) **f:** (engl.) apraxia; Störung von Handlungen od. Bewe-

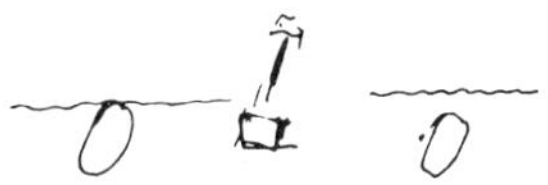

Apraxie:
Zeichnung eines Fahrrades von einem Patienten mit konstruktiver Apraxie [380]

gungsabläufen u. Unfähigkeit, Gegenstände bei erhaltener Bewegungsfähigkeit, Motilität u. Wahrnehmung sinnvoll zu verwenden; **Urs.:** Erkr. od. Schädigungen des Gehirns od. der Kommissurenbahnen*; **Formen: 1.** ideomotorische A. (Gliedmaßenapraxie): Bewegungen werden fragmentarisch ausgeführt od. durch fehlerhafte ersetzt (Parapraxie), evtl. besteht zusätzl. Aphasie*; v. a. bei Läsionen des Parietallappens u. der Kommissurenbahnen; **2.** ideatorische A.: komplexe u. differenzierte Handlungen können inf. einer Störung des Bewegungsentwurfs (Ideation) nicht richtig aneinander gereiht werden; v. a. bei Läsion der temporoparietalen Region der dominanten Hemisphäre; **Sonderformen: 1.** gliedkinetische A. als zentrale Bewegungsstörung (zentrale motor. Lähmung inf. kontralateraler Schädigung des motor. Gyrus praecentralis); **2.** Beeinträchtigungen der visuell-räuml. Orientierung v. a. bei Läsionen des Parietallappens der nicht sprachdominanten Hemisphäre; **a)** konstruktive A.: bei gestaltenden Handlungen unter visueller Kontrolle (z. B. Zeichnen) mißlingt die räumliche Formgebung (s. Abb.), ohne daß eine Beeinträchtigung elementarer Bewegungsabläufe vorliegt; **b)** sog. Ankleideapraxie: Störung der Fähigkeit, räuml. Beziehungen zw. Objekt u. Körper herzustellen. Vgl. Agnosie, Gedächtnisstörung, Syndrom, hirnlokales.

Aprindin (INN) n: N-(3-Diethylaminopropyl)-N-phenyl-2-indanamin (IUPAC); Antiarrhythmikum vom Lidocaintyp; **Verw.:** bei ventrikulären Herzrhythmusstörungen; **NW:** bei zu hoher Anfangsdosierung Tremor, Schwindel, Übelkeit u. a.; **Kontraind.:** AV-Block II. u. III. Grades, Epilepsie, Schwangerschaft u. a.

Apro|barbital (INN) n: 5-Allyl-5-isopropylbarbitursäure (IUPAC); Barbitursäurederivat; Verw.: in Kombinationspräparaten als Hypnotikum u. Sedativum.

A|pros|exie (A-*; gr. πρόσεξις Aufmerksamkeit) f: (engl.) attention defect; Bez. f. gestörte bzw. fehlende Aufmerksamkeit; Vork. z. B. bei org. Psychose. Vgl. Hyperprosexie.

Aprotinin (INN) n: (engl.) bovine basic pancreatic trypsin inhibitor; polyvalenter Proteinasen-(Kallikrein-)Inhibitor, hemmt Gerinnnungsfaktoren XIIa, XIa, VIIIa sowie Plasmin u. Plasminaktivatoren, Trypsin, Chymotrypsin u. Kallikrein; Verw.: bei Pankreatitis*, Hyperfibrinolyse*, als Antidot bei Überdosierung von Fibrinolytika*.

A|ptya|lismus (A-*; -ptoe*) m: fehlende Speichelsekretion; s. Xerostomie.

Apudom (-om*) n: (engl.) apudoma; von Zellen des APUD*-Systems ausgehender, endokrin aktiver Tumor mit Lok. am häufigsten im Pankreas; **Vork.** v. a. als Gastrinom, Glucagonom, Insulinom, Karzinoid, Vipom u. als ACTH-bildendes A. (z. B. Bronchialkarzinom); s. Tab.

APUD-System n: peripheres endokrines Zellsystem; gemeinsame Merkmale der APUD-Zellen: Aufnahme u. Decarboxylierung von Aminvorstufen (engl. **a**min **p**recursor **u**ptake and **d**ecarboxylation); Speicherung der Amine u. Polypeptide in spezif. Granula; älterer Begriff: **Helle-Zellen-System**. Es sind etwa 40 APUD-Zellarten bekannt, die sich alle vom neural programmierten Ektoderm ableiten lassen u. den peripheren endokrinen Anteil des Nervensystems bilden. Wegen ihres neuralen Ursprungs können sie in versch. Richtungen sezernieren: direkt in eine Ganglienzelle (neurokrin), über Axone in den

Apudom
Übersicht über wichtige hormonproduzierende Tumoren des Gastrointestinaltrakts

Apudom (Apudom-assoziiertes Syndrom)	Leitsymptome	Diagnostik	Therapie
Gastrinom (Zollinger-Ellison-Syndrom)	peptische Ulzera Diarrhoe	Gastrin-RIA, ggf. mit Sekretin- u. Calcium-Infusionstest	Histamin-H_2-Rezeptorenblocker ggf. Gastrektomie
Glucagonom	Diabetes mellitus Hautsymptome	Glucagon-RIA	subtotale Pankreasresektion
Insulinom	neurovegetative Beschwerden	Insulin-RIA, Hungertest, Tolbutamidtest	chir. Resektion des Primärtumors
Karzinoid (Karzinoidsyndrom)	Diarrhoe Flush-Syndrom	Bestimmung von 5-Hydroxy-Indolessigsäure im Urin Serotonin-RIA	Serotonin-Antagonisten, palliativ Resektion von Lebermetastasen
Vipom (Verner-Morrison-Syndrom)	Diarrhoe Achlorhydrie Hypokaliämie	VIP-RIA, Bestimmung von GIP, Kalium u. Chlorid im Serum	subtotale Pankreasresektion

Blutstrom (neuroendokrin), direkt in die Blutbahn (endokrin) u. schließl. in die unmittelbare Nachbarschaft (parakrin). Zum APUD-Zellsystem gehören sowohl Zellen in Hypothalamus, Hypophyse, Pinealdrüse, Nebenschilddrüse u. endokrinaktive Zellen der Plazenta, die Zellen des Pankreasinselsystems, die endokrinaktiven Zellen der Magen-Darm-Schleimhaut u. der Lunge, die C-Zellen der Schilddrüse als auch Zellen des Nebennierenmarks, des Sympathikus u. die Melanoblasten.

AQ: Abk. f. Anomalquotient*.

Aqua (lat.) f: Wasser. **A. bi|destillata** (↑) f: doppelt destilliertes Wasser*. **A. cresolica** (↑) f: Kresolwasser; hellgelbe Flüssigkeit; Desinfiziens. **A. destillata** (↑) f: destilliertes Wasser*.

Aquae|ductus (lat.) m: Wasserleitung. **A. cerebri** (↑; Cerebr-*) m: Aquaeductus Sylvii, auch Aquaeductus mesencephali; im Mesenzephalon gelegene Verbindung zw. 3. u. 4. Hirnventrikel. **A. vestibuli** (↑; lat. vestibulum Vorhof) m: Kanälchen im Felsenbein; enthält d. Ductus* endolymphaticus.

Aquä|dukt|stenose (↑; Steno-*; -osis*) f: (engl.) aqueductal stenosis; Einengung des Aquaeductus cerebri; s. Hydrozephalus.

Aquä|dukt|syn|drom (↑) n: (engl.) sylvian aqueduct syndrome; syn. dorsales Mittelhirnsyndrom; vertikale Blickparese, insbes. nach oben (Parinaud-Syndrom), u. reflektorische Pupillenstarre, häufig zus. mit Lidretraktion, klon. Konvergenzspasmus od. Retraktionsnystagmus; Urs.: Läsionen in der dorsalen Mittelhirnhaube, im Bereich der Commissura posterior, meist durch Hirntumoren* od. Hydrozephalus*.

Ar: chem. Symbol f. Argon*.

Arabinose f: s. Pentose.

Arabin-Pessar (Hans A., Gyn., Siegen) n: Pessar aus weichem Kunststoff; als Würfelpessar zur Behandlung des Descensus* uteri et vaginae, als Cerclage-Pessar bei Zervixinsuffizienz*, als Urethrapessar bei leichtem Descensus u. Harninkontinenz.

Arachidon|säure: vierfach ungesättigte essentielle Fettsäure; **Vork.:** in tierischen Fetten; Synthese aus Linolsäure* möglich, Stoffwechsel: s. Abb.; vgl. Prostaglandine, Leukotriene, Fettsäuren, essentielle.

Arachnida (gr. ἀράχνη Spinne; -id*) f pl: Spinnentiere; taxonom. Klasse der Chelicerata; s. Arthropoden.

Arachno|daktylie (↑; Daktyl-*) f: (engl.) arachnodactyly; sog. Spinnenfingrigkeit; Vork. i. R. genet. Syndrome (z. B. Marfan-Syndrom, kontrakturelle Arachnodaktylie) u. als isolierte familiäre Besonderheit.

Arachno|daktylie, kon|trakturelle (↑; ↑) f: (engl.) contractural arachnodactyly; syn. Beals-Hecht-Syndrom; autosomal-dominant erbl. Erkr. mit multiplen (reversiblen) Gelenkkontrakturen, progredienter (Kypho-)Skoliose, grazilen, leicht frakturierenden Röhrenknochen, Arachnodaktylie, Ohrhelixanomalien sowie u. U. angeborenen Herzfehlern.

Arachnoidal|zyste (↑; -id*; Kyst-*) f: (engl.) arachnoidal cyst; syn. Subarachnoidalzyste, Arachnitis adhaesiva cystica; raumfordernde, intrakranielle Zyste, v. der Arachnoidea ausgehend.

Arachnoidea (↑; ↑) f: Spinnwebenhaut; bindegewebige Membran, die über d. Furchen u. Windungen des Gehirns u. Rückenmarks hinwegzieht; bildet zus. mit d. Pia mater d. weiche Hirn- u. Rückenmarkshaut (Leptomeninx*). Die Außenfläche der A. liegt d. Dura mater an u. begrenzt von innen her d. kapillaren Subduralraum. Die Innenfläche ist mit d. Pia mater durch ein bindegewebiges Bälkchenwerk verbunden. Zw. A. u. Pia mater befindet sich d. Subarachnoidalraum (Cavum subarachnoideale, Cavum leptomeningicum) mit d. Liquor* cerebrospinalis. Der Deckzellenüberzug der Außenfläche neigt zu kugeligen Zellverdichtungen (Granulationes arachnoideales), von denen Meningeome* ausgehen können; vgl. Cisterna.

Arachnoiditis (↑; ↑; -itis*) f: auch Arachnitis; Entz. der Arachnoidea*, z. B. bei Syphilis.

Arachnoiditis optico-chiasmatica (↑; ↑; ↑) f: umschriebene, meist produktiv-hyperplast. ba-

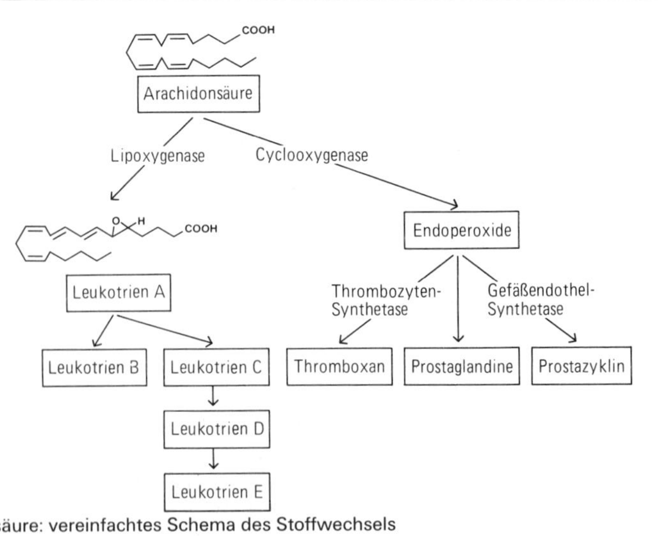

Arachidonsäure: vereinfachtes Schema des Stoffwechsels

sale Meningitis* im Bereich der Cisterna chiasmatis mit Narbenbildung u. Kompression von Sehnervenkreuzung u. N. opticus; **Ätiol.:** meist unklar, evtl. Syphilis od. Trauma; **Sympt.:** bilaterale Zentralskotome, binasale (sonst selten!) od. bitemporale Hemianopsie*, Abnahme der Sehfunktionen u. beginnende Stauungspapille bds., Übergang in partielle Optikusatrophie; **Ther.:** Prednison, Antiphlogistika; neurochir. Beseitigung des arachnoiden Entzündungs- u. Narbengewebes.

Arachnoiditis ossi|ficans (↑; ↑; ↑) **f:** verkalkende Entz. der Arachnoidea mit Bevorzugung der Thorakolumbalregion.

Aräo|meter (gr. ἀραιός dünn; Metr-*) **n:** (engl.) hydrometer; syn. Senkwaage, Senkspindel; einfaches Meßgerät zur Bestimmung der Dichte* von Flüssigkeiten anhand der (dichteabhängigen) Eintauchtiefe; Anw. z. B. als Urometer*.

ARA-Kriterien n pl: (engl.) ARA-criteria; Kriterien der **A**merican **R**heumatism **A**ssociation zur Diagnose der rheumatoiden Arthritis* bzw. des systemischen Lupus* erythematodes.

Aran-Duchenne-Muskel|a|trophie (François A. A., Arzt, Paris, 1817-1861; Guillaume D., Neurol., Paris, 1806-1875; Musculus*; A-*; Troph-*) **f:** s. Muskelatrophie, spinale.

Aran-Gesetz (↑)**:** (engl.) Aran's law; Gesetz der fortgeleiteten od. ausstrahlenden („irradierenden") Frakturen, insbes. an der Schädelbasis: Schädelbasisfrakturen* setzen sich auf d. kürzesten Weg fort.

Arantius (Giulio Cesare Aranzio, Anat., Bologna, 1530-1589)**:** s. Ductus venosus Arantii.

ARAS: Abk. f. **a**ufsteigendes **r**etikuläres **a**ktivierendes **S**ystem*.

Arbeit: (engl.) work; (physik.) Abk. W (von engl. **w**ork); Produkt aus Kraft* (F) u. Weg (s): $W = F_s \times s$; bei inkonstanter Kraft über den Weg wird die A. als Integral definiert; abgeleitete SI-Einheiten der A.: 1 Joule* (J) = 1 Newton (N) × Meter (m) = 1 Nm. Der Zus. mit der früher benutzten Einheit erg ist $1\,J = 10^7$ erg; vgl. Einheiten, Leistung.

Arbeits|abhängigkeit: (engl.) work-dependency, workaholism; sog. Arbeitssucht; Abhängigkeit* von Arbeit u. Leistung; zunehmende Orientierung (unter Vernachlässigung aller anderen Lebensbereiche) ausschließl. auf d. Arbeit hin. Folgen sind soziale Isolation, psychische u. körperliche Erschöpfungszustände, psychosomat. Beschwerden. Oft kombiniert mit Tabletten-, Nicotin- u. Alkoholabhängigkeit. Diagn. u. Ther. sind schwierig, da die A. - v. a. bei beruflichem Erfolg - hohe gesellschaftliche Anerkennung genießt u. negative Folgen erst relativ spät auftreten.

Arbeits|hyper|trophie (Hyper-*; -troph*) **f:** s. Aktivitätshypertrophie.

Arbeits|medizin f: (engl.) occupational medicine; med. Fachgebiet, das sich mit Berufskrankheiten, Arbeitsunfällen, gewerbehygienischen u. arbeitstoxikolog. Fragen befaßt.

Arbeits|platz|konzentration, maximale f: Abk. MAK*.

Arbeits|schutz: umfaßt einerseits Maßnahmen zur menschengerechten Gestaltung der Arbeit, des Arbeitsplatzes u. des Arbeitsverhältnisses sowie andererseits Maßnahmen zum Schutz des Arbeitnehmers gegen Unfälle u. arbeitsbedingte Erkrankungen. Der z. Z. noch in einer Vielzahl v. Einzelgesetzen u. -verordnungen geregelte A. soll in einem **Arbeitsschutzgesetz** zusammengefaßt werden. Vgl. Arbeitsmedizin, Arbeitssicherheitsgesetz, Arbeitsstättenverordnung, Arbeitsstoffverordnung, Berufskrankheiten, Druckluftverordnung, MAK, Mutterschutzgesetz, Unfallversicherung, Vorsorgeuntersuchungen.

Arbeits|sicherheits|gesetz: Abk. ASiG; nach dem „Gesetz über Betriebsärzte, Sicherheitsingenieure u. andere Fachkräfte für Arbeitssicherheit" vom 12.12.1973 (BGBl. I S. 1885) müssen Betriebe bestimmter Größe u. Gefährdung Betriebsärzte u. andere Fachkräfte für Arbeitssicherheit bestellen zur Beratung u. Durchführung von Arbeitsschutz- u. Unfallverhütungsmaßnahmen sowie zur Durchführung u. Auswertung arbeitsmedizinischer Untersuchungen der Beschäftigten. Vgl. Arbeitsschutz.

Arbeits|stätten|verordnung: Abk. ArbStättV; nach dieser Durchführungsverordnung zur Gewerbeordnung vom 20.3.1975 (BGBl. I S. 729) sind Betriebe verpflichtet, Gesundheitsgefährdungen von den Beschäftigten fernzuhalten, z. B. werden maximale Schallpegel (s. Lärm) vorgeschrieben. Vgl. Arbeitsstoffverordnung, Druckluftverordnung.

Arbeits|stoff|verordnung: Abk. ArbStoffV; in der Neufassung vom 12.2.1982 (BGBl. I S. 144); regelt den Umgang mit gefährlichen Arbeitsstoffen u. schreibt arbeitsmedizinische Untersuchungen vor. Vgl. MAK.

Arbeits|therapie f: s. Ergotherapie.

Arbeits|unfähigkeit: Abk. AU; liegt vor, wenn der Betreffende bedingt durch Krankheit od. Behinderung sofort u. gegenwärtig nicht in der Lage ist, vertragsmäßig seiner Arbeit nachzugehen od. die Gefahr besteht, daß sich durch weitere Arbeit in absehbarer Zeit sein gesundheitlicher Status verschlechtert; AU wegen Krankheit od. Behinderung wird von einem Arzt befristet bescheinigt; die AU-Statistik weist i. d. R. 5-8% der Pflichtmitglieder der GKV u. 2-5% der freiwilligen Mitglieder als arbeitsunfähig krank aus; Krankenstände variieren nach Alter u. Geschlecht, arbeitsrechtlichem Status u. der Nationalität der Versicherten, aber auch nach Beschäftigungsbereichen u. Arbeitsmarktsituation. Vgl. Berufsunfähigkeit, Erwerbsunfähigkeit.

Arbeits|unfall: s. Unfallversicherung.

arborescens (lat.)**:** baumartig wachsend.

Arborisations|block (↑)**:** s. Herzblock.

Arborisations|phänomen (↑) **n:** s. Farnkrautphänomen.

Arbor vitae (↑; lat. vita Leben) **f:** Name für d. Zeichnung des Kleinhirns auf d. Medianschnitt.

Arbo|viren (Viren*) **n pl:** (engl.) ARBO viruses; Abk. f. (engl.) **ar**thropode-**bo**rne viruses; hauptsächl. in blutsaugenden Arthropoden* sich vermehrende u. durch Biß od. Stich auf Wirbeltiere übertragene Viren; z. Z. sind ca. 400, darunter über 80 humanpathogene A. bekannt; sie sind **klassifiziert** als Togaviridae* u. Bunyaviridae*, sowie als Genus Orbivirus* der Reoviridae*. I. w. S. werden auch (nicht durch Arthropoden übertragene) Viren der Arenaviridae*, Filoviridae* u. Rhabdoviridae* als A. bezeichnet. **Verbreitung:** v. a. Subtropen u. Tropen, auch Steppen u. Savannengebiete; Vögel sind häufig natürl. Wirte u. tragen zur weltweiten Verbreitung bei. **Übertragung:** i. d. R. über Mücken* (Culicinae, Anopheles, Culicoides, Phlebotomus) od. Zecken* (Ixodoidea, Dermacentor, Haemaphysalis) als Vektoren; **Klin.:** s. Arbovirosen (Tab.).

A

Arbovirosen
Übersicht über wichtige Arboviren, ihre Überträger und die durch sie verursachten Krankheitsbilder

Virus-Familie	Gattung	Art (Species)	Verbreitung	Überträger[1]	Klinik[2]
Toga-viridae	Alpha-virus	Chikungunya-Virus	Afrika, SO-Asien	M (Aedes, Mansonia)	A
		O'nyong-nyong-Virus	Afrika	M (Anopheles)	A
		Ross-River-Virus	Australien, Ozeanien	M (Aedes, Culex)	A[3]
		Sindbis-Fieber-Virus	Afrika, Australien, Indien, Skandinavien	M (Culex)	A
		Mayaro-Fieber-Virus	Südamerika	M (Mansonia)	A
		Pferdeenzephalitis-Viren			
		– östliche (EEE)	östl. USA, Karibik	M (Mansonia, Aedes)	B (C)
		– westliche (WEE)	westl. USA, Argentinien	M (Culex)	B
		– venezolanische (VEE)	Mittel-, Südamerika	M (Culicinae)	A (B)
	Flavi-virus	Murray-Valley-Virus	Australien, Neuguinea	M (Culex)	B
		St.-Louis-Enzephalitis-V.	USA, Karibik, Argentinien	M (Culex)	B
		Japan. B-Enzephalitis-V.	Ostasien, Westpazifik	M (Culex)	B
		Rocio-Enzephalitis-Virus	Südamerika	M (Culex)	B
		Gelbfieber-Virus	Zentralafrika, -amerika	M (Aedes aegypti, Haemagogus)	Gelbfieber
		Dengue-Virus (1–4)	SO-Asien, Afrika, Amerika, Indien	M (Aedes aegypti, Culicinae)	A, C[4]
		West-Nil-Fieber-Virus	Afrika, Naher Osten	M (Culex)	A
		FSME-Virus	Europa	Z (Ixodes)	B
		RSSE-Virus	Osteuropa, Sibirien	Z (Ixodes, Dermacentor)	B[5]
		Louping-ill-Virus	Irland, Wales, England	Z (Ixodes)	B[6]
		Powassan-Virus	Nordamerika	Z (Ixodes, Dermacentor)	B
		Kyasanur-forest-Virus	Indien	Z (Ixodes, Haemaphysalis)	C
		Omsk-hämorrhagisches Fieber-Virus	Westsibirien	Z (Dermacentor)	C
Reo-viridae	Orbi-virus	Colorado-tick-Virus	USA	Z (Dermacentor)	A
Bunya-viridae	Bunya-virus	Bunyamwera-Virus	Afrika	M (Culicinae)	A
		Oropouche-Virus	Amazonien	M (Culicoides)	A
		California-Enzephalitis-Virus	USA	M (Aedes)	A (B)
	Phlebo-virus	Sandfliegen-Virus	Afrika, Asien, Südeuropa	M (Phlebotomus)	A[7]
		Rifttal-Fieber-Virus	Afrika	M (Aedes)	A
	Nairo-virus	Krim-Kongo-hämorrh. Fieber-Virus	Afrika, Nordasien, Südosteuropa	Z (Hyalomma)	C
		Hantaan-Virus	Nordeuropa, -asien	Nager	C[8]
Arena-viridae	Arena-virus	LCM-Virus	Amerika, Europa	Nager	A (B)[9]
		Lassa-Fieber-Virus	Zentral-, Westafrika	Nager	Lassa-fieber
	Tacaribe-virus	Machupo-Virus	Bolivien	Nager	C
		Junin-Virus	Argentinien	Nager	C

Arbovirosen
Übersicht über wichtige Arboviren, ihre Überträger und die durch sie verursachten Krankheitsbilder

Virus-Familie	Gattung	Art (Species)	Verbreitung	Überträger[1]	Klinik[2]
Filoviridae		Ebola-Virus	Sudan, Zaire	Mensch	C
		Marburg-Virus	Afrika, Europa	Affe (Grüne Meerkatze)	C
Rhabdoviridae	Lyssavirus	Tollwut-Virus	weltweit	Fuchs, Hund	Tollwut

[1] Überträger werden wie folgt abgekürzt: M: Mücken; Z: Zecken
[2] Krankheitsbilder werden in folgenden Gruppen zusammengefaßt:
A: benigner Verlauf, akutes Fieber von kurzer Dauer, mitunter biphasisch; Kopfschmerz, Myalgien; häufig Exantheme, Arthralgien, Lymphadenopathie; nur ausnahmsweise Hämorrhagien od. ZNS-Beteiligung
B: akute Infektion des ZNS (milde Meningoenzephalitis bis letale Enzephalitis od. Enzephalomyelitis)
C: hämorrhagisches Fieber
[3] epidemische Polyarthritis
[4] Dengue-Fieber, Dengue-hämorrhagisches Fieber
[5] sog. Sommerenzephalitis
[6] sog. Springseuche
[7] Pappatacifieber, sog. Dreitagefieber
[8] hämorrhagisches Fieber mit renalem Syndrom
[9] Choriomeningitis

Arbo|virosen (↑; -osis*) f pl: (engl.) arthropode-borne virus diseases; endemisch-epidem., sporad., manchmal saisonal gehäuft auftretende Inf., verursacht durch Arboviren*, meist im Verbreitungsgebiet entspr. Vektoren; **Klin.:** häufig asymptomatisch, sonst mit v. a. drei unterschiedl. Verläufen: s. Tab.; **Proph.:** Bekämpfung der Vektoren; eine Reihe von A. hinterläßt lebenslang Immunität, so daß Impfungen möglich sind (z. B. Gelbfieber*). **Ther.:** Ribavirin* hat sich bei Lassa-Fieber als wirksam erwiesen. Experimentell hemmt es auch die Reduplikation versch. Virusarten der Fam. Bunyaviridae*. Bei schweren Krankheitsverläufen Versuch mit Rekonvaleszentenserum, sonst symptomat. Therapie.

ARC: Abk. f. (engl.) **A**IDS-**r**elated **c**omplex; auf einem durch HIV bedingten Immundefekt beruhendes Krankheitsbild, das der Erkr. an AIDS zeitlich vorausgehen kann; **Diagn.:** HIV-Infektion u. mind. zwei der folgenden Sympt.: chron. Lymphknotenschwellungen (>2 Mon.) an mind. zwei Körperpartien, chron. Durchfälle (>7 Tage), Gewichtsverlust (>10% des Körpergewichts), anhaltende od. schubweise auftretende (sub-)febrile Temp., Nachtschweiß u. Allgemeinsymptome wie Müdigkeit, Leistungsabfall. Die Bez. ist weitgehend obsolet u. durch die WHO-Kategorie B der HIV*-Erkrankung ersetzt worden.

Arc de cercle (frz. Kreisbogen) m: (engl.) hysterical arching; Aufstützen des Hinterkopfs u. der Fersen unter gleichzeitigem Emporheben der Körpermitte; typ. für den psychogenen Anfall. Vgl. Hysterie.

Archi|cortex (gr. ἀρχή Anfang; Cort-*) m: syn. Cortex medialis pallii; stammesgeschichtl. alte Bezirke der Großhirnrinde, aus denen d. Hippokampusformation hervorgeht; vgl. Allocortex, Neocortex, Hippokampus, Palaeocortex.

Archi|neuron (↑; Neur-*) n: Pyramidenzelle u. Fortsätze in der Großhirnrinde, das zentrale efferente Neuron*.

Archo|plasma (↑; -plasma*) n: syn. Zentrosphäre; bes. färbbarer Zellraum, der Zentriol* u. Golgi*-Apparat enthält u. in dem d. Stoffwechselarbeit stattfindet; z. B. bei Normoblasten.

Arcus (lat.) m: Bogen. **A. alveolaris** (↑) m: freier Randbogen des Alveolarfortsatzes des Ober- u. Unterkiefers. **A. aortae** (↑) m: Aortenbogen; vgl. Aorta. **A. aortae duplex** (↑) m: doppelter Aortenbogen; s. Aortenbogenanomalien. **A. costalis** (↑) m: Rippenbogen. **A. dentalis** (↑) m: Zahnbogen des Unterkiefers (inferior) u. des Oberkiefers (superior). **A. ilio|pectineus** (↑) m: von d. Unterseite des Leistenbandes zur Eminentia iliopubica ziehender Verstärkungszug der Fascia iliaca; trennt Lacuna musculorum u. Lacuna vasorum.

Arcus lipoides corneae (↑) m: syn. Arcus senilis, Greisenbogen, Gerontoxon; ringförmige, weißl. Trübung der Hornhautperipherie; ist durch e. klare Zone v. Limbus corneae abgesetzt;

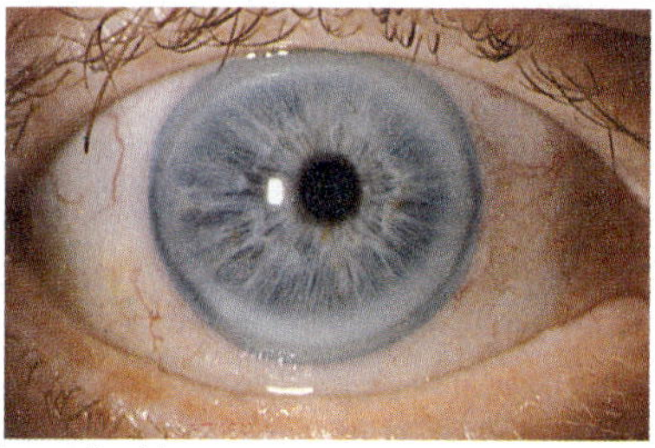

Arcus lipoides corneae [362]

Urs.: Lipid- u. Kalkeinlagerung; Auftreten im jugendl. Alter meist in Zus. mit Hyperlipoproteinämie vom Typ II, im höheren Alter häufig unabhängig von erhöhten Serumlipiden (Arcus senilis). Vgl. Hyperlipoproteinämien, Embryotoxon.

Arcus lumbo|costalis medialis et lateralis (↑) m: innerer u. äußerer Haller-Bogen; Sehnenbögen des Zwerchfells als Psoas- u. Quadratusarkade. **A. palato|glossus** (↑) m: vorderer Gaumenbogen, Gaumenzungenbogen. **A. palato-**

pharyngeus (↑) m: hinterer Gaumenbogen, Gaumenschlundbogen. **A. palmaris profundus** (↑) m: tiefer Hohlhandbogen; Anastomose zw. A. radialis u. Ramus palmaris prof. der A. ulnaris, auf d. Basen der Mittelhandknochen. **A. palmaris super|ficialis** (↑) m: oberflächl. Hohlhandbogen; Anastomose zw. A. ulnaris u. Ramus palmaris superficialis der A. radialis; zw. Palmaraponeurose u. Beugersehnen. **A. palpebralis** (↑) m: Anastomose zw. den Aa. palpebrales latt. u. medd. auf d. Tarsus des Unterlids (inferior) bzw. des Oberlids (superior). **A. pedis longitudinalis** (↑) m: Längswölbung des Fußes. **A. pedis transversalis** (↑) m: Querwölbung des Fußes. **A. plantaris** (↑) m: Sohlenbogen; Anastomose zw. Arteria plantaris lat. u. Ramus plantaris prof. der A. dorsalis pedis; zw. Mm. interossei plantares u. Caput obliquum des M. adductor hallucis. **A. pubis** (↑) m: Schambogen; der von d. Rami inff. des Schambeins gebildete stumpfe Winkel (100°) des weibl. Beckens; vgl. Angulus subpubicus. **A. senilis** (↑) m: s. Arcus lipoides corneae. **A. superciliaris** (↑) m: Knochenwulst der Stirnbeinschuppe oberh. des Augenhöhlenrandes. **A. tendineus fasciae pelvis** (↑) m: Verstärkungszug der Fascia pelvis. **A. tendineus musculi levatoris ani** (↑) m: Sehnenzug von d. Symphyse zur Spina ischiadica; dient Teilen des Musculus* levator ani als Ursprung. **A. tendineus musculi solei** (↑) m: Sehnenbogen des M. soleus zw. Tibia u. Fibula. **A. venosus dorsalis pedis** (↑) m: Venenbogen am Fußrücken. **A. venosus juguli** (↑) m: mögliche Verbindung zw. beiden Vv. jugulares anteriores. **A. vertebrae** (↑) m: Wirbelbogen. **A. zygomaticus** (↑) m: Jochbogen; gebildet vom Proc. zygomaticus des Schläfen- u. Proc. temporalis des Jochbeins.

ARD: Abk. f. (engl.) **a**cute **r**espiratory **d**isease, akute respirator. Erkr. (ARE); s. Adenoviridae.

ARDS: Abk. f. (engl.) **a**dult **r**espiratory **d**istress **s**yndrome; syn. Schocklunge, akutes Lungenversagen; akute respiratorische Insuffizienz durch diffuse Schädigung der alveolokapillären Membran* v. a. in den abhängigen Lungenarealen; **Urs.:** Sepsis, Polytrauma, Verbrennung, Verbrauchskoagulopathie, Schock, Massentransfusion, Hypoxie u. a.; **Stadien: 1.** akutes (exsudatives) Stadium: Schädigung der alveolokapillären Membran mit Permeabilitätsstörung, interstitiellem bzw. intraalveolärem Lungenödem, Ausbildung hyaliner Membranen, Mikroatelektasen u. -thromben durch Freisetzung vasoaktiver Substanzen (freie Sauerstoffradikale, proteolytische Enzyme, Prostaglandine, Gerinnungsfaktoren, Komplement) aus zerfallenen Leukozyten u. Thrombozyten; **2.** subakutes od. chron. (proliferatives) Stadium: Ersatz der Pneumozyten Typ I durch Typ II, Ausbildung von Infiltraten aus mononukleären Zellen u. Alveolarmakrophagen; **3.** Endstadium: Lungenfibrose*; Lungenödem, Atelektasen u. Mikrozirkulationsstörungen führen zur Verminderung des Luftgehalts u. der Compliance der Lungen, einem massiven Rechts-Links-Shunt, erhöhtem alveolärem Totraum u. erhöhtem pulmonalvaskulärem Widerstand; **Sympt.:** Dyspnoe, schwere Hypoxämie mit respirator. Alkalose, später auch Hyperkapnie; **Diagn.:** im Rö.-Thorax anfangs perivaskuläres Ödem mit typischer Schmetterlingsfigur, später diffuse Infiltrationen, bei Rückbildung netzartige Strukturen; **Ther.:** möglichst frühzeitige Beatmung mit PEEP*, bei Mißerfolg IRV*, Antibiotika, Heparinisierung, evtl. kontinuierliche arteriovenöse Hämofiltration*; **Progn.:** Letalität 30-90%, mit Dauer der Ateminsuffizienz zunehmend.

Area (lat.) f: Fläche, Feld, umschriebener Bezirk. **A. cribrosa** (↑) f: durch d. Mündungen der Harnkanälchen siebartig durchlöcherte Oberfläche der Nierenpapillen. **A. gastrica** (↑) f: durch flache Furchen netzartig begrenztes Feld der Magenschleimhaut. **A. inter|pleurica inferior, superior** (↑) f: pleurafreie Felder, in denen unten d. Herzbeutel bzw. oben d. Thymus der vorderen Brustwand direkt anliegen.

Areale, stumme (↑) n pl: (engl.) silent areas; Rindenbezirke des Großhirns, die keine spezif. Leistungen repräsentieren u. bei Verletzungen keine hirnlokalen Syndrome zur Folge haben.

Area nuda (↑) f: bauchfellfreie Verwachsungsfläche der Leber (Pars affixa) mit d. Zwerchfell. **A. par|olfactoria** (↑) f: s. Area subcallosa. **A. striata** (↑) f: Großhirnrindengebiet um d. Sulcus calcarinus (Sehrinde) mit makroskop. sichtbarer Tangentialfaserschicht (Vicq*-d'Azyr-Streifen). **A. sub|callosa** (↑) f: an d. medialen Stirnhirnoberfläche vor d. Rostrum corporis callosi gelegenes Rindenfeld. **A. vestibularis** (↑) f: seitl. der Rautengrube gelegenes Feld, unter d. die Endkerne der Pars vestibularis des VIII. Hirnnerven liegen. **A. vestibularis inferior** (↑) f: Durchtrittsöffnung am Grund des inneren Gehörgangs für den N. saccularis. **A. vestibularis superior** (↑) f: Durchtrittsöffnung am Grund des inneren Gehörgangs f. N. utriculoampullaris.

Areca catechu f: Betelnußpalme (Südostasien); Samen: Betelnuß; Hauptalkaloid Arekolin, das beim Kauen der Nuß zus. mit Betelblättern u. Kalk zu Arekaidin mit zentral stimulierender Wirkung verseift wird; toxische NW: Entw. eines Oropharyngealkarzinoms*.

A|reflexie (A-*; Reflekt-*) f: (engl.) areflexia; Fehlen aller od. einzelner Eigen- od. Fremdreflexe; vgl. Reflexe.

Arekolin n: Alkaloid aus d. Betelnuß (Areca* catechu) mit Wirkung wie Muscarin*.

Arena|viridae (lat. arena Sand; Virus*; Idio-*) f pl: (engl.) arena viruses; Fam. verhüllter, pleomorpher, 110-130 nm großer RNA-Viren mit einsträngiger RNA neg. Polarität u. ca. 15 Genen; im Innern der Virionen befinden sich „sandige" Körnchen (⌀ 20-30 nm), die als Ribosomen der Wirtszelle identifiziert wurden; s. Arbovirosen (Tab.).

Areol-: Wortteil mit der Bedeutung kleiner Hof; von lat. areola.

Areola (↑) f: kleiner Hof; vgl. Halo.

Areola mammae (↑; Mamma*) f: (anat.) Warzenhof; die gerunzelte pigmentierte Umgebung der Brustwarze*; 10-15 im Kreis angeordnete kleine Erhebungen (Tubercula Montgomery) werden durch die Glandulae areolares (apokrine, ekkrine und Talgdrüsen) aufgeworfen, die während der Laktation* die Haut vermehrt befeuchten und einfetten.

Areolitis (↑; -itis*) f: Entz. des Brustwarzenhofs; Auftreten meist im Puerperium, mitunter b. Scabies; **DD:** Entz. der Montgomery-Drüsen, Paget-Krankheit, Ekzem, Psoriasis.

ARF: Abk. f. **A**ktivierung, **R**esorption, **F**ormation als Phasen der Frakturheilung*.

Argasidae (gr. ἀργᾶς Schlangenart; -id*) f pl: Lederzecken; Fam. der Acari; blutsaugende temporäre Ektoparasiten; Überträger u. a. von Zekkenrückfallfieber (Borreliosen*); Gattungen: Ornithodorus*, Argas; s. Zecken.

Argent|af|finität (lat. argentum Silber; Affinität*) **f:** (engl.) argentaffinity; Eigenschaft best. Strukturelemente d. Zellen u. Gewebe, ammoniakal. Silbernitratlösung von sich aus **ohne** Anw. eines weiteren Reduktionsmittels zu reduzieren, wobei ein schwarzer Silberniederschlag entsteht. Vgl. Argyrophilie.

Argentum (↑) **n:** Silber*.

Argentum|katarrh (↑; Katarrh*) **m:** auch Silberkatarrh; Bez. f. flüchtige Konjunktivitis des Neugeborenen als Folge der Credé*-Prophylaxe; **DD:** bakterielle Konjunktivitis; vgl. Blennorrhoe.

Argentum nitricum (↑) **n:** $AgNO_3$, Silbernitrat, Höllenstein, Lapis infernalis; Verw.: als Antiseptikum, Kaustikum; vgl. Credé-Prophylaxe.

Arginase f: Enzym, das Arginin in Ornithin u. Harnstoff spaltet; Vork.: in Leber, Niere u. anderen Organen; vgl. Enzyme.

Arginin (INN) **n:** Abk. Arg; L-(+)-α-Amino-δ-guanidinovaleriansäure (IUPAC); Aminosäure; vgl. Aminosäuren.

Arginin|ämie (-ämie*) **f:** (engl.) argininaemia; syn. Hyperargininämie, Arginasemangel; seltene, autosomal-rezessiv erbl. Störung des Harnstoffzyklus; **Klin.:** s. Hyperammonämie; **Diagn.:** Messung der Arginaseaktivität in Erythrozyten; **Ther.:** argininarme Diät.

Arginin|bernstein|säure-Krankheit: (engl.) argininosuccinuria; syn. Argininbernsteinsäure-Schwachsinn; seltene autosomal-rezessiv vererbte Stoffwechselstörung des Harnstoffzyklus (Mangel an Argininsuccinatlyase) mit Anhäufung von Argininbernsteinsäure in Plasma, Urin u. Liquor sowie Hyperammonämie; **Klin.:** s. Hyperammonämie; geistige Retardierung, häufig Trichorrhexis nodosa; **Ther.:** proteinarme Diät u. Argininsubstitution.

Arginino|succinat|syn|thetase-Mangel: s. Zitrullinämie.

Argon (gr. ἀργός träge) **n:** chem. Element, Symbol Ar, OZ 18, rel. Atommasse 39,948; Edelgas; Verw.: (techn.) Schweiß- u. inertes Schutzgas.

Argon-Laser (↑)**:** s. Laser.

Argonz-Ahumada-Castillo-Syn|drom (J. Ar., zeitgen. Arzt, Argentinien) **n:** (engl.) del Castillo syndrome; idiopathische Form des Galaktorrhoe*-Amenorrhoe-Syndroms.

Argyll-Robertson-Zeichen (Douglas A.-R., Ophth., Edinburgh, 1837-1909)**:** (engl.) Argyll Robertson pupil; Licht*-Nah-Dissoziation bis zur reflektor. Pupillenstarre mit Anisokorie u. Miosis; Vork. bei Tabes* dorsalis, Lues* cerebrospinalis u. progressiver Paralyse*.

Argyrie (gr. ἄργυρος Silber) **f:** (engl.) argyria; Ablagerung v. Silbersulfid in Haut, Schleimhaut u. versch. Organen (z. B. Niere) als irreversible schiefergraue Verfärbung; Vork. v. a. nach Anw. silberhaltiger Medikamente (z. B. b. Rollkur*).

Argyro|philie (↑; -phil*) **f:** (engl.) argyrophilia; Neigung verschiedener Substanzen, sich bei d. üblichen Silberimprägnationsmethoden durch Einwirkung eines Reduktionsmittels zu schwärzen; z. B. Neurofibrillen; vgl. Gitterfasern.

Argyrose (↑; -osis*) **f:** syn. Argyrie*.

A|rhin|enzephalie (A-*; Rhin-*; Enkephal-*) **f:** Fehlen von Riechbahn u. Riechhirn sowie häufig auch der Stirnlappen des Gehirns durch frühzeitige Entwicklungsstörungen nach Schluß des Neuralrohrs; Vork. z. B. bei Holoprosenzephalie*-Syndrom u. Trisomie* 13.

A|rhin|enzephalie|syn|drom (↑; ↑; ↑) **n:** syn. Holoprosenzephalie*-Syndrom.

Arias-Stella-Phänomen n: Bez. f. atypische Zellkernveränderungen in hochsezernierendem Drüsenepithel des Endometriums als Folge einer erhöhten Gonadotropinstimulation; gelegentl. Verwechslung m. Karzinomzellen; **Vork.:** b. intrauterinem Fruchttod* m. Weiterproliferation

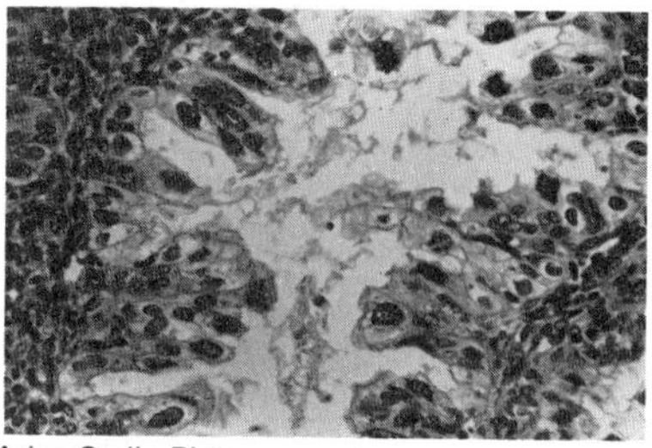

Arias-Stella-Phänomen: hyperchromat., entrundete Zellkerne [65]

des Trophoblasten, Extrauteringravidität*, Trophoblasttumoren* od. nach Gonadotropintherapie.

Aribo|flavinose f: (engl.) ariboflavinose; durch Mangel an Riboflavin* ausgelöste Stoffwechselerkrankung, die bes. in trop. Ländern auftritt; **Klin.:** Anämie, Vaskularisierung der Kornea, Katarakt, Dermatitis; leichter Mangel mit Cheilosis, Glossitis entsteht meist durch Resorptionsstörungen (chron. Gastroenteritis, Zöliakie, Antibiotika-Therapie) od. Leberkrankheiten; während der Schwangerschaft Fehlbildungen des Feten wie Gesichtsspalten, Syndaktylie; **Diagn.:** Bestimmung des Riboflavingehalts der Erythrozyten, der Riboflavinausscheidung im Urin u. der FAD-Aktivierbarkeit der Glutathionreduktase in den Erythrozyten od. durch Tryptophanbelastungstest*; **Ther.:** ausreichende Zufuhr; s. Vitamine.

Arithm|a|sthenie (gr. ἀριθμός Zahl; Asthenie*) **f:** Rechenschwäche; Schwierigkeiten beim Ausführen einfacher Rechenoperationen bei normaler Gesamtintelligenz (Teilleistungsschwäche) inf. Störung der visuellen Anschauung u. räumlichen Wahrnehmung; durch speziellen Förderunterricht positiv beeinflußbar; vgl. Legasthenie.

Arizona arizonae f: syn. Salmonella arizonae; Subgenus III der Bakteriengattung Salmonella*; Err. akuter Gastroenteritiden.

Arlt-Re|position (lat. reponere, repositus zurückstellen) **f:** s. Schultergelenkluxation.

Armaturen|brett|verletzung: s. Dash board injury.

Armillifer (lat. armilla Armreif)**:** syn. Porocephalus (vgl. Pentastomida); **Formen: 1.** A. armillatus: Lungenparasit von Schlangen (Python, Bitis) in Afrika; ♀ 10 cm, ♂ 4 cm lang. Larven in Nagetieren, nicht selten im Menschen (Fehlwirt*), wo sie in Leber u. a. Organen (auch im Auge) in Zysten eingeschlossen werden u. schließlich verkalken (afrikan. Pentastomiasis; vgl. Porozephalose); **2.** A. moniliformis im trop. Asien.

Arm|lösung, klassische: (engl.) classic arm delivery; gebh. Operation zur Entw. der Schultern u. Arme b. Beckenendlagen; das bis zu den Schultern geborene Kind wird an den Knöcheln zuerst bodenwärts (Stöckel-Schule) u. dann scharf nach oben gezogen u. der kindl. Arm aus der Kreuzbeinhöhle genommen. Dann wird das Kind um 180° gedreht u. der andere Arm entwickelt. **Anw.:** meist nur b. manueller Extraktion*.

Arm|ödem (Ödem*) n: s. Lymphödem.

Arm|plexus (Plexus*) m: (engl.) brachial plexus; syn. Plexus brachialis, Plexus cervicobrachialis; aus den Wurzeln C_4-Th_2 formieren sich versch. Nerven des Schultergürtels u. eines Armes; s. Plexus brachialis (Abb.).

Arm|plexus|an|ästhesie (↑; Anästhesie*) f: (engl.) brachial plexus anaesthesia; Plexusanästhesie* der oberen Extremität mit Blockade des Plexus brachialis durch Inj. eines Lokalanästhetikums in d. Gefäßnervenscheide im Bereich der A. u. V. subclavia bzw. axillaris (perivaskuläre Blockade des Plexus brachialis). Unter zahlreichen Modifikationen sind folgende **Formen** am gebräuchlichsten: **1.** supraklavikuläre A. (auch Kulenkampff-Plexusanästhesie) mit Einstich über dem Schlüsselbein u. Inj. in Richtung der tiefergelegenen 1. Rippe (Kompl.: Pneumothorax); **2.** Interskalenusblock mit Eingang in der Skalenuslücke (Kompl.: hohe Peridural-, totale Spinalanästhesie); **3.** Axillarisblock mit Zugang von der Axilla bei abduziertem Oberarm (einfachste u. am häufigsten angewandte Form).

Arm|plexus|lähmung (↑): (engl.) brachial plexus paralysis; Läsion des Plexus cervicobrachialis; **Formen: 1.** obere A. (Erb- od. Duchenne-Erb-Lähmung, C_4-C_6): Lähmung von Hebung, Außenrotierung u. Beugung des Arms sowie Hebung der Schulter, Zwerchfellähmung (C_4), Sensibilitätsstörung über dem M. deltoideus; **2.** mittlere A. (C_5-C_6): Lähmung von Beugung u. Streckung im Ellenbogen u. der Finger sowie Hebung der Hand; **3.** untere A. (Klumpke- od. Déjerine-Klumpke-Lähmung, C_8-Th_1, evtl. C_7): Lähmung der Fingerbewegungen, evtl. kombiniert m. Horner*-Symptomenkomplex; **Urs.:** z. B. Geburtstrauma, Unfall (oft bei Motorradfahrern), Schlüsselbeinfraktur, nach Röntgenbestrahlung wegen Mammakarzinom u. Tumoren.

Arm|pro|these, elektrische (Prothese*) f: s. Handersatz, myoelektrischer.

Armstrong-Krankheit (Charles J. A., Bakteriol., Washington, 1886-1958): s. Choriomeningitis, lymphozytäre.

Arm|vorfall: (engl.) arm prolapse; (gebh.) Vorfall eines Arms unter der Geburt b. gesprungener Fruchtblase; häufig b. Querlage*, selten b. Kopflage.

Arm|vorliegen: (engl.) low lying arm; (gebh.) regelwidrige Lage von Arm od. Hand neben bzw. vor dem vorangehenden Kindsteil bei noch nicht gesprungener Fruchtblase.

Arndt-Schulz-Gesetz (Rudolf A., Psychiater, Greifswald, 1835-1900): (engl.) Arndt-Schulz law; sog. biol. Grundgesetz, wonach kleine Reize fördern, große hemmen u. größte lähmen.

Arneth-Leuko|zyten|schema (Joseph A., Hämat., Münster, 1873-1955; Leuk-*; Zyt-*) n: (engl.) Arneth's formular; Schema z. Einteilung der granulopoet. Reifungsreihe in Myelozyten, leicht u. stark eingebuchtete, nichtsegmentierte u. segmentierte Granulozyten u. in zahlreiche Unterklassen.

Arnica montana f: Bergwohlverleih, Arnika; s. Flores Arnicae.

Arnold-Chiari-Syn|drom (Julius A., Pathol., Heidelberg, 1835-1915; Hans Ch., Pathol., Straßburg, 1851-1916) n: syn. Arnold-Chiari-Hemmungsfehlbildung; Verschiebung v. Kleinhirnteilen sowie Medulla oblongata durch d. Foramen magnum in d. Spinalkanal mit mögl. Entstehung eines Hydrocephalus internus occlusivus (s. Hydrozephalus); Vork. bes. bei Meningomyelozele*.

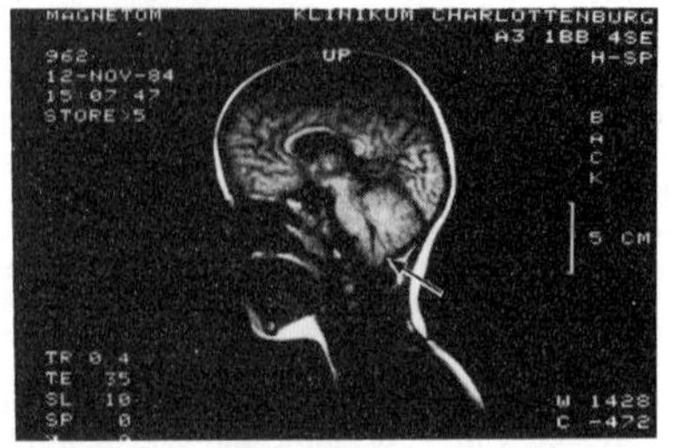

Arnold-Chiari-Syndrom: Herniation von Kleinhirnteilen durch das Foramen magnum (Pfeil) (Kernspintomographie) [52]

Aroma|therapie f: Anw. von Geruchsstoffen versch. Pflanzen unter der Vorstellung, daß deren metaphysische Kräfte auf den Menschen übertragen werden; olfaktorisch vermittelte Wirksamkeit nur für einige ätherische Öle* nachgewiesen.

Arousal-Ef|fekt m: Veränderung des Schlaf-EEG-Musters durch äußere Reize in Abhängigkeit von Alter, Stärke des Reizes u. Schlafstadium; Auftreten von Thetawellen im Kindesalter beim Übergang vom Schlaf- zum Wachzustand, bei Erwachsenen sog. paradoxe Alphaaktivierung; vgl. Elektroenzephalographie.

Ar|rector (lat. arrigere, arrectum aufrichten) m: Aufrichter; z. B. Musculi* arrectores pilorum.

Arrhen-: Wortteil mit der Bedeutung männlich, stark; von gr. ἄρρην.

Ar|rheno|blastom (↑; Blast-*; -om*) n: veraltete Bez. f. Androblastom*.

Ar|rhythmia ab|soluta (Arrhythmie*) f: absolute Arrhythmie; s. Vorhofflimmern.

Ar|rhythmie (A-*; gr. ῥυθμός Takt, Gleichmaß) f: (engl.) arrhythmia; unregelmäßiger od. fehlender Rhythmus, i. e. S. zeitl. Unregelmäßigkeit der Herz- od. Hirntätigkeit; s. Herzrhythmusstörungen, Elektroenzephalographie.

Ar|rhythmien, ventrikuläre (↑; ↑) f pl: s. Tachykardie, Kammertachykardie, EEV.

Ar|rosion (lat. arrodere, arrosus benagen, annagen) f: (engl.) arrosion; sog. Annagen, Anfressen, bes. von Gefäßwänden u. Knochen durch Entzündungsvorgänge, Geschwüre, Aneurysmen.

Arsen n: (engl.) arsenic; Symbol As, OZ 33, rel. Atommasse 74,92; zur Stickstoffgruppe gehörendes chem. Element; Spurenelement; wichtigste anorg. Verbindung: weißes Arsenik*; vgl. Karzinogene.

Arsenik, weißes n: (engl.) white arsenic; As_2O_3 (od. As_4O_6), Arsentrioxid, auch Arsenblüte; **Wirkung:** in sehr kleinen Dosen Steigerung der Oxidation (Gewichtszunahme), Anregung der Uropoese; bei größeren, längeren Arsenikgaben: Gewichtsabnahme, Organverfettung, Gewebezerfall, bes. an Leber, Niere u. Blutkapillaren; toxische Arsenikdosis 0,01-0,05 g. Als tödl. Dosis gilt allg. 0,1-0,3 g. Die früher übliche interne od. externe Anw. von Arsenpräparaten ist wegen karzinogener Wirkungen (Plattenepithelkarzinom, Bowen-Karzinom) obsolet.

Arsen|keratosen (Kerat-*; -osis*) f pl: (engl.) arsenic keratoses; nach längerer Einnahme von anorg. Arsen auftretende warzenartige Hyperkeratosen bes. an Handflächen u. Fußsohlen od./u. flächenhafte Hyperkeratosen mit Rhagaden; oft Übergang in Plattenepithelkarzinom.

Arsen-Poly|neuro|pathie (Poly-*; Neur-*; -pathie*) f: (engl.) arsenic polyneuropathy; durch Arsen hervorgerufene toxische Polyneuropathie*.

Arsen|vergiftung: (engl.) arsenic poisoning; Intoxikation, v. a. durch das hochgiftige weiße Arsenik*; zwei **Formen: 1.** akute A.: ca. 2 Std. nach peroraler Aufnahme einsetzende Symptome, v. a. heftiger Bauchschmerz, Diarrhoe, evtl. Erbrechen, inf. von starkem Wasser-, Elektrolyt- u. Eiweißverlust Schock u. akutes Nierenversagen, evtl. Koma u. zentrale Atemlähmung; Ther.: Magenspülung, BAL*, Elektrolyt- u. Wassersubstitution, evtl. künstliche Beatmung; **2.** chron. A. (gewerbl. A.): Arsenmelanose (dunkelgraue Pigmentierung, bes. des Stammes), Arsenkeratosen*, Mees-Streifen, akneartige Gesichtseffloreszenzen, evtl. Hautkarzinom, Hepatopathie, Polyneuropathie, Enzephalopathie. Die Wirkung des Arseniks beruht auf einer Schädigung der Blutkapillaren. Berufl. A. ist eine BK nach Nr. 1108 der BeKV.

Arsine n pl: chem. Verbindungen, abgeleitet durch Ersatz eines od. mehrerer H-Atome des Arsenwasserstoffes AsH_3 durch org. Radikale; z. B. Diphenylarsinchlorid (sog. Blaukreuz): $(C_6H_5)_2AsCl$, wird dargestellt aus Triphenylarsin.

Art.: Abk. f. Articulatio (pl Artt.).

Art|anti|körper (Anti-*): s. Antikörper, heterologe.

Arte|fakt (lat. ars, artis Kunst; facere machen) m: (engl.) artifact; Kunstprodukt; **1.** Störung in einem Untersuchungsbefund ohne physiol. bzw. pathol. Korrelat; **2.** Traumen, bes. Hautveränderungen, durch Selbstbeschädigung.

Arte|misia absinthium f: Wermut; Inhaltsstoffe im Wermutkraut: ätherische Öle (insbes. Thujon), Bitterstoffe (z. B. Absinthin, Anabsinthin, Artabsin, Anabsin), Flavonoide, Ascorbinsäure u. Gerbstoffe; **Verw.:** Bittermittel; aromatisches Karminativum u. Choleretikum bei Appetitlosigkeit, dyspeptischen Beschwerden, Dyskinesie der Gallenwege in Form von Aufgüssen od. Abkochungen, Extrakten, Tinkturen od. Pulver. Thujon führt in tox. Dosierung zu Krämpfen bzw. Lähmungen u. Verwirrtheitszuständen (Absinthismus). Zur Herstellung wermuthaltiger Spirituosen werden heute thujonfreie Wermutarten verwendet.

Arteri-: Wortteil mit der Bedeutung Schlagader; von gr. ἀρτηρία.

Arteria (gr. ἀρτηρία) f (pl Arteriae): Abk. A. (pl Aa.); Schlagader; s. Arterien. **A. alveolaris inferior** (↑) f: *A. maxillaris; - - - → Canalis mandibulae; - → R. mylohyoideus. A. mentalis; **V:** Mandibula, Zähne, Zahnfleisch des Unterkiefers, M. mylohyoideus, Kinn, Unterlippe. **Aa. alveolares superiores anteriores** (↑) f pl: vordere Oberkieferschlagadern; *A. infraorbitalis; - - - → Knochenkanälchen im Oberkiefer; **V:** Oberkieferknochen, vordere Zähne u. Zahnfleisch des Oberkiefers. **A. alveolaris superior posterior** (↑) f: *A. maxillaris; - - - → Facies infratemporalis maxillae, Foramina alveolaria; **V:** Molaren u. Prämolaren des Oberkiefers, Zahnfleisch, Schleimhaut der Kieferhöhle, Oberkieferknochen. **A. angularis** (↑) f: *Endast der A. facialis; **V:** Gegend des inneren Augenwinkels. **A. appendicis vermi|formis** (↑) f: *A. ileocolica; **V:** Wurmfortsatz. **A. appendicularis** (↑) f: Wurmfortsatzschlagader; *A ileocolica - - - → im freien Rand des Mesenteriolums, variiert stark in ihrem Abgang, manchmal doppelt; **V:** Wurmfortsatz. **A. arcuata** (↑) f: *A. dorsalis pedis; - - - → in Höhe der Basen der Mittelfußknochen unter d. M. extensor dig. brevis; - → Aa. metatarseae dorsales II, III, IV; **V:** Fußrücken u. Zehen. **Aa. arcuatae renis** (↑) f pl: *A. interlobaris; - - - → an d. Markrindengrenze; - → Aa. interlobulares, Arteriolae rectae; **V:** Nierenmark u. -rinde. **A. auricularis posterior** (↑) f: *A. carotis ext.; - - - → mit d. M. stylohyoideus aufsteigend, zw. Warzenfortsatz u. Ohrmuschel; - → A. stylomastoidea u. A. tympanica post.; **V:** Paukenhöhle, Innenfläche des Trommelfells, Cellulae mastoideae, M. stapedius, Hinterfläche der Ohrmuschel, Gegend des Warzenfortsatzes, Glandula parotidea, Muskeln des Warzen- u. Griffelfortsatzes. **A. auricularis profunda** (↑) f: *A. maxillaris; - - - → hinter d. Kiefergelenk; **V:** Kiefergelenk, äußerer Gehörgang, Trommelfell. **A. axillaris** (↑) f: Achselschlagader; *A. subclavia; - - - → Fossa axillaris bis zum Unterrand des M. pectoralis major; - → A. thoracica suprema, thoracoacromialis, thoracica lat., subscapularis, circumflexa ant. u. post. humeri; **V:** Muskulatur der seitl. Brustwand, der Schultergegend, des Oberarms. **A. basilaris** (↑) f: Schädelbasisschlagader; *Aa. vertebrales; - - - → Sulcus basilaris der Brücke; - → Aa. pontis, Aa. labyrinthi, inf. ant. cerebelli, sup. cerebelli, Aa. mesencephalicae; **V:** Brücke, Innenohr, Teile des Klein- u. Mittelhirns, hinterer Teil der Unterfläche des Großhirns.

Arteria-basilaris-In|suf|fizienz (↑; Bas-*; Insuffizienz*) f: s. Durchblutungsstörung, vertebrobasiläre.

Arteria-basilaris-Thrombose (↑; ↑; Thromb-*; -osis*) f: (engl.) basilar artery thrombosis; syn. Basilaristhrombose; Thrombose* der A. basilaris, führt zu ischäm. Insult des Hirnstamms u. der Okzipitallappen; **Urs.:** meist Embolie von intrakraniell gelegenen Gefäßabschnitten der A. vertebralis od. aus dem Herzen, selten lokale Arteriosklerose*; **Sympt.:** Blickparesen, Hirnnervenausfälle, Tetraparese, Bewußtseinsstörung, Hemianopsie, kortikale Blindheit, evtl. Locked* in syndrome; **Ther.:** bei frischen embol. Verschlüssen lokale intraarterielle Fibrinolyse* mit Plasminaktivator od. Streptokinase. Vgl. Apoplexie, Durchblutungsstörung, zerebrale.

Arteria brachialis (↑) f: Armschlagader; *A. axillaris; - - - → Sulcus bicipitalis medialis; bis zum Oberrand der Aponeurosis m. bicipitis; - → A. prof. brachii, Aa. collaterales, radialis, ulnaris; **V:** Arm. **A. brachialis super|ficialis** (↑) f: Vorkommen bei fehlender Rückbildung der entwicklungsgeschichtl. doppelt angelegten A. brachialis od. sog. hohe Teilung; Gefäß liegt vor d. Medianusgabel. **A. buccalis** (↑) f: *A. maxillaris; - - - → auf den M. buccinator; **V:** M. buccinator, Wangenschleimhaut. **A. bulbi penis** (↑) f: *A. pudenda interna; - - - → am Hinterrand des Diaphragma urogenitale; **V:** Bulbus penis, Pars membranacea urethrae, Glandula bulbourethralis, M. transversus perinei profundus. **A. bulbi vestibuli** (↑) f: *A. pudenda interna; - - - → am Hinterrand des Diaphragma urogenitale; **V:** Bulbus vestibuli. **A. caecalis anterior** (↑) f: *A. ileocolica

A

- - - → in der Plica caecalis vascularis zur Vorderfläche des Caecums. **A. caecalis posterior** (↑) **f:** *A. ileocolica - - - → hinter dem Ileum zur Rückfläche des Caecums. **A. calloso|marginalis** (↑) **f:** *A. cerebri anterior, Pars postcommunicalis; - - - → im Sulcus cinguli; **V:** Mantelkante, Facies superolateralis cerebri. **A. canalis pterygoidei** (↑) **f:** *A. maxillaris; - - - → Canalis pterygoideus; **V:** Tuba auditiva, Paukenhöhle, Pharynxschleimhaut. **Aa. caroticoltympanicae** (↑) **f pl:** feine Äste der A. carotis aus dem Canalis caroticus in die Paukenhöhle. **A. carotis communis** (↑) **f:** *rechts: Truncus brachiocephalicus, links: Arcus aortae; - - - → beiderseits der Luftröhre u. des Kehlkopfs; - → A. carotis ext. u. int.; **V:** Teile des Halses, Kopf. **A. carotis externa** (↑) **f:** *A. carotis communis; - - - → Trigonum caroticum, unter dem M. stylohyoideus u. dem hinteren Bauch des M. digastricus, in d. Fossa retromandibularis; - → A. thyroidea sup., lingualis, facialis, sternocleidomastoidea, pharyngea ascendens, occipitalis, auricularis post., temporalis superficialis, maxillaris; **V:** Schädelwände u. Gesicht, Zunge, Teile der Schilddrüse, des Kehlkopfs, des Pharynx.

Arteria-carotis-externa-Stenose (↑; Carotis*; externus*; Steno-*; -osis*) **f:** (engl.) external carotid artery stenosis; Stenose der A. carotis ext., meist bei Aortenbogensyndrom*; vgl. Durchblutungsstörung, zerebrale.

Arteria carotis interna (↑) **f:** * A. carotis communis; - - - → neben d. Pharynx zur Schädelbasis (Pars cervicalis), Canalis caroticus des Felsenbeins (Pars petrosa), im Sulcus caroticus, durch d. Sinus cavernosus (Pars cavernosa), neben d. Proc. clinoideus ant. Durchbohrung der Dura mater (Pars cerebralis); - → Rr. caroticotympanici, A. ophthalmica, cerebri ant., cerebri media, choroidea, communicans post.; **V:** Schleimhaut der Paukenhöhle, Ganglion trigeminale, Hypophyse, Auge, Inhalt der Augenhöhle, Teile des Gehirns, Stirn u. vordere Teile der Nasenhöhle.

Arteria-carotis-in|terna-Stenose (↑; Carotis*; internus*; Steno-*; -osis*) **f:** (engl.) internal carotid artery stenosis; Stenose* der A. carotis interna, meist im Bereich von Karotisgabel u. -siphon; **Urs.:** v. a. Arteriosklerose*; **Sympt.:** inf. Mangeldurchblutung der A. ophthalmica u. A. cerebri media Amaurosis* fugax, evtl. Parese der kontralateralen Gesichts- u. Armmuskulatur, Sensibilitätsstörungen, zerebrale Durchblutungsstörung*; **Diagn.:** auskultator. Stenosegeräusche, Doppler-Sonographie, evtl. Angiographie; **Ther.:** evtl. intramurale Desobliteration*.

Arteria-carotis-in|terna-Syn|drom (↑; ↑; ↑) **n:** Symptomenkomplex bei Arteria*-carotis-interna-Stenose.

Arteria caudae pancreatis (↑) **f:** *distales Ende der A. splenica. **Aa. centrales antero|laterales** (↑) **f pl:** syn. Aa. thalamostriatae anterolaterales; *A. cerebri media, Pars sphenoidalis; - - - → durch die Substantia perforata ant.; **V:** Basalganglien, Capsula interna. **Aa. centrales antero|mediales** (↑) **f pl:** syn. Aa. thalamostriatae anteromediales; *A. cerebri ant., Pars praecommunicalis; - - - → durch die Substantia perforata ant. in den Thalamus u. in das Corpus striatum. **A. centralis brevis** (↑) **f:** *A. cerebri ant., Pars praecommunicalis; - - - → medialer Teil der Substantia perforata ant.; **V:** Chiasma opticum. **A. centralis longa** (↑) **f:** syn. A. recurrens; *A. cerebri ant. im Bereich der A. communicans ant.; - - - → zurück z. Substantia perforata ant.; **V:** Teile der Substantia perforata, des Nucleus lentiformis, Kopf des Nucleus caudatus, vorderer Schenkel der Capsula interna. **Aa. centrales postero|laterales** (↑) **f pl:** *A. cerebri post., Pars postcommunicalis; **V:** Großhirnschenkel, Vierhügelplatte, Corpus pineale, Corpus geniculatum mediale. **Aa. centrales postero|mediales** (↑) **f pl:** *A. cerebri post., Pars praecommunicalis; - - - → in die Substantia perforata post.; **V:** Thalamus, Seitenwand des 3. Ventrikels, Globus pallidus. **A. centralis retinae** (↑) **f:** *A. ophthalmica; - - - → innerh. der Sehnerven; **V:** Netzhaut des Auges. **Aa. cerebri** (↑) **f pl:** Gehirnschlagadern. **A. cerebri anterior** (↑) **f:** *A. carotis int.; - - - → Fissura longitudinalis cerebri, vor d. Balkenknie zur Innenfläche der Hemisphäre; m. Pars praecommunicalis u. Pars postcommunicalis; **V:** Balken, mediale Teile des Stirn- u. Scheitellappens, Thalamus u. Striatum, Auge. **A. cerebri media** (↑) **f:** * A. carotis int; - - - → Substantia perforata ant., Sulcus lat. cerebri; - → Rr. corticales, orbitales frontales, parietales, temporales, centrales, striati; **V:** Insel, laterale Fläche von Stirn-, Scheitel-, Schläfenlappen u. Schläfenpol. **A. cerebri posterior** (↑) **f:** *A. basilaris; - - - → um d. Großhirnschenkel zum Hinterhauptlappen; - → Rr. corticales, temporales, occipitales, parieto-occipitales, centrales, R. chorioideus; **V:** Hinterhauptlappen, basale u. mediale Fläche des Schläfenlappens. **A. cervicalis ascendens** (↑) **f:** *Truncus thyrocervicalis; - - - → auf d. M. scalenus ant. aufwärts; - → Rr. spinales, musculares; **V:** Wirbelkanal, Rückenmark u. -häute, Mm. scaleni, longus colli, tiefe Nackenmuskeln. **A. cervicalis profunda** (↑) **f:** *Truncus costocervicalis; - - - → zw. d. Querfortsatz des 7. Halswirbels u. der 1. Rippe nach dorsal, auf d. M. semispinalis nach kranial; **V:** Wirbelkanal, Rückenmark u. -häute, tiefe Hals- u. Nackenmuskeln. **A. cervicalis super|ficialis** (↑) **f:** *Truncus thyrocervicalis; - - - → quer durch das seitl. Halsdreieck; **V:** Mm. trapezius, splenius, levator scapulae, rhomboidei, serratus post. sup. **A. choroidea anterior** (↑) **f:** *A. carotis int. - - - → zw. Hirnschenkel u. Schläfenlappen; **V:** Tela choroidea der Seitenventrikel. **Aa. ciliares anteriores** (↑) **f pl:** *Aa. musculares der A. ophthalmica; - - - → durch d. Sklera zur mittl. Augenhaut; **V:** Sklera, Konjunktiva, Choroidea. **Aa. ciliares posteriores breves** (↑) **f pl:** *A. ophthalmica; - - - → neben d. Sehnerveneintritt durch d. Sklera; **V:** hinterer Teil der Aderhaut. **Aa. ciliares posteriores longae** (↑) **f pl:** *A. ophthalmica; - - - → zw. Sklera u. Choroidea; **V:** Corpus ciliare u. Iris. **A. circum|flexa anterior humeri** (↑) **f:** *A. axillaris; - - - → unter d. M. coracobrachialis u. dem kurzen Bizepskopf zum Sulcus intertubercularis humeri; **V:** M. deltoideus, Humerusperiost, Kapsel des Schultergelenks. **A. circum|flexa femoris lateralis** (↑) **f:** *A. profunda femoris; - - - → unter d. M. rectus fem. nach lateral zum Trochanter maj.; - → R. asc., desc. u. transversus; **V:** Muskulatur der Vorderseite des Oberschenkels. **A. circum|flexa femoris medialis** (↑) **f:** *A. prof. femoris; - - - → zw. M. iliopsoas u. M. pectineus nach dorsal zur Fossa trochanterica; - → R. prof., asc., transversus u. acetabularis; **V:** Adduktoren u. Flexoren des Oberschenkels, M. quadratus, femoris, Hüftgelenk. **A. circum|flexa ilium profunda** (↑) **f:** *A. iliaca externa; - - - → hinter d. Leistenband, entlang der Crista iliaca nach dorsal; **V:** seitl. Bauchmuskulatur. **A. circum|flexa ilium super|ficialis** (↑) **f:** *A. femoralis; - - - → unterh. des Leistenbands zur Spina iliaca ant. sup.;

V: Lymphknoten, Faszie u. Haut der Leistengegend. **A. circum|flexa posterior humeri** (↑) f: *A. axillaris; - - - → durch d. laterale Achsellücke zum Collum chirurgicum humeri; **V:** M. deltoideus, Caput longum u. lat. des M. triceps, Schultergelenk. **A. circum|flexa scapulae** (↑) f: *A. subscapularis; - - - → mediale Achsellücke, unter d. M. teres minor in d. Fossa infraspinata; **V:** M. subscapularis, M. teres major u. minor, M. infraspinatus, M. deltoideus. **A. colica dextra** (↑) f: *A. mesenterica sup.; - - - → nach rechts zum oberen Teil des Colon ascendens; **V:** Colon ascendens. **A. colica media** (↑) f: *A. mesenterica sup.; - - - → im Mesocolon zum Colon transversum bis zur Flexura coli sin.; **V:** Colon transversum. **A. colica sinistra** (↑) f: *A. mesenterica inf.; - - - → nach links zum Colon descendens; **V:** Colon descendens. **A. col|lateralis media** (↑) f: *A. prof. brachii; - - - → unter d. Caput med. des M. triceps zum Rete articulare cubiti; **V:** M. triceps, Ellenbogengelenk. **A. col|lateralis radialis** (↑) f: *A. profunda brachii; - - - → mit d. N. radialis durch d. Septum intermusculare lat.; **V:** M. triceps, Ellenbogengelenk. **A. col|lateralis ulnaris inferior** (↑) f: *A. brachialis; - - - → auf d. M. brachialis, durch d. Septum intermusculare med. nach dorsal zum Rete cubiti; **V:** Ellenbogengelenk. **A. col|lateralis ulnaris superior** (↑) f: *A. brachialis; - - - → mit d. N. ulnaris, hinter d. Septum intermusculare med. zum Rete cubiti; **V:** Ellenbogengelenk, M. brachialis, Caput med. des M. triceps. **A. comitans nervi ischiadici** (↑) f: Begleitschlagader des N. ischiadicus; *A. glutaea inf., **V:** N. ischiadicus. **A. comitans nervi mediani** (↑) f: vgl. Arteria interossea anterior; **V:** N. medianus. **A. communicans anterior** (↑) f: *A. cerebri ant.; verbindet d. beiden Aa. cerebri antt.; vgl. Circulus arteriosus cerebri. **A. communicans posterior** (↑) f: *A. carotis interna; Verbindung zur A. cerebri post.; vgl. Circulus arteriosus cerebri. **Aa. con|junctivales anteriores** (↑) f pl: *Aa. musculares der A. ophthalmica; **V:** Conjunctiva bulbi. **Aa. con|junctivales posteriores** (↑) f pl: *Aa. palpebrales mediales; **V:** Conjunctiva bulbi.

Arteria coronaria cordis dextra (↑) f: rechte Kranzschlagader; * Sinus aortae dexter; - - - → zw. Conus arteriosus u. rechtem Herzohr, im Sulcus coronarius, im Sulcus interventricularis post.; → mit R. coni arteriosi, R. nodi sinuatrialis, Rr. atriales, R. marginalis dexter, atrialis intermedius, interventricularis post., Rr. interventriculares septales, R. nodi atrioventricularis; **V:** rechter Vorhof u. Kammer, Teil der Hinterwand der linken Kammer u. des Kammerseptums sowie des linken septalen Papillarmuskels, Sinusknoten, Atrioventrikularknoten, Hauptstamm des Erregungsleitungssystems. Vgl. Koronararterien.

Arteria coronaria cordis sinistra (↑) f: linke Kranzschlagader; * Sinus aortae sinister; - - - → zw. Truncus pulmonalis u. linkem Herzohr, Sulcus interventricularis ant.; - → R. interventricularis ant., Ramus coni arteriori, Ramus lateralis, Rr. interventriculares septales, Sulcus coronarius; - → R. circumflexus, R. atrialis anastomoticus, Rr. atrioventriculares, Ramus marginalis sin., R. atrialis intermedius, R. post. ventriculi sin., Rr. atriales; **V:** linker Vorhof u. Kammer, vorderer Teil des Kammerseptums, Teil der Vorderwand der rechten Kammer, Teile des vorderen Papillarmuskels der rechten Kammer, Schenkel des Erregungsleitungssystems. Vgl. Koronararterien.

Arteria cremasterica (↑) f: *A. epigastrica inf.; - - - → durch d. inneren Leistenring, mit d. Samenstrang; **V:** M. cremaster, Samenstrang, Teile des Skrotums. **A. cystica** (↑) f: *R. dexter arteriae hepaticae propriae; **V:** Gallenblase. **A. descendens genus** (↑) f: *A. femoralis; - - - → durch d. Vorderwand des Adduktorenkanals zum Kniegelenk; - → Rr. articulares, R. saphenus; **V:** M. vastus med., Kniegelenk. **Aa. digitales dorsales manus** (↑) f pl: *Aa. metacarpales dorsales; - - - → dorsale Ränder des 2.-5. Fingers; **V:** Rücken der Grund- u. Mittelglieder des 2.-5. Fingers. **Aa. digitales dorsales pedis** (↑) f pl: *Aa. metarsales dorsales; A. tarsalis lat.; - - - → dorsale Ränder der Zehen; **V:** Dorsalflächen der Zehen. **Aa. digitales palmares communes** (↑) f pl: *Arcus palmaris superficialis; vgl. Arteriae digitales palmares propriae. **Aa. digitales palmares propriae** (↑) f pl: *Aa. digitales palmares communes; - - - → an d. gegenüberliegenden palmaren Rändern des 2.-5. Fingers; **V:** Palmarfläche des 2.-5. Fingers, Dorsalfläche der Mittel- u. Endphalanx des 2.-5. Fingers. **Aa. digitales plantares communes** (↑) f pl: *Aa. metatarsales plantares; - - - → zw. den Köpfchen der Mittelfußknochen; - → Aa. digitales plantares propriae. **Aa. digitales plantares propriae** (↑) f pl: *Aa. digitales plantares communes; - - - → gegenüberliegende plantare Ränder der Zehen; **V:** Plantarfläche der Zehen. **A. dorsalis clitoridis** (↑) f: *A. pudenda interna; **V:** Klitoris. **A. dorsalis nasi** (↑) f: *A. ophthalmica; - - - → über d. medialen Lidrand zum Nasenrücken; **V:** Haut des Nasenrückens. **A. dorsalis pedis** (↑) f: *A. tibialis ant.; - - - → lateral der Sehne des M. extensor hallucis longus; - → Aa. tarsales mediales, A. tarsalis lat., arcuata, metatarsalis dors. I, R. plantaris prof.; **V:** Fußrücken, Verbindung zum Arcus plantaris der Fußsohle. **A. dorsalis penis** (↑) f: *A. pudenda int.; - - - → zw. Lig. transversum perinei u. Lig. arcuatum pubis, im Sulcus dorsalis penis; **V:** Peniswurzel, oberer Teil des Hodensacks, Fascia penis, Glans u. Praeputium penis. **A. dorsalis scapulae** (↑) f: *als Ramus profundus aus der A. transversa colli od. als A. scapularis desc. aus der A. subclavia; - - - → begleitet den N. dorsalis scapulae; **V:** Mm. rhomboidei u. benachbarte Muskeln. **A. ductus de|ferentis** (↑) f: *A. iliaca int.; - - - → am Blasengrund, am Samenleiter; **V:** Bläschendrüsen, Samenstrang, Leistenkanal. **A. epigastrica inferior** (↑) f: *A. iliaca ext.; - - - → medial des inneren Leistenrings, Plica umbilicalis lat., an d. Hinterfläche des M. rectus abdominis; - → R. pubicus, A. cremasterica (bzw. A. ligamenti teretis uteri); **V:** M. rectus abdominis, hintere Fläche des Schambeins, Samenstrang, M. cremaster, Hodensack (rundes Mutterband, große Schamlippen). **A. epi|gastrica super|ficialis** (↑) f: *A. femoralis; - - - → durch d. Fossa ovalis zur vorderen Bauchwand; **V:** Bauchhaut u. -faszien bis zum Nabel. **A. epi|gastrica superior** (↑) f: *A. thoracica int.; - - - → zw. Pars sternalis u. Pars costalis des Zwerchfells, an d. Hinterfläche des M. rectus abdominis; **V:** Zwerchfell, M. rectus abdominis; Lig. falciforme hepatis. **Aa. epi|sclerales** (↑) f pl: *Aa. ciliares antt.; **V:** äußere Schichten der Sklera bis zum Hornhautrand. **A. ethmoidalis anterior** (↑) f: *A. ophthalmica; - - - → durch d. For. ethmoidale ant. des Siebbeins zur Nasenhöhle; - → A. meningea ant.; **V:** Dura mater der vorderen Schädelgrube, vordere u. mittl. Siebbeinzellen, Stirnhöhle, Nasenseptum u. seitl. Nasenwand. **A. ethmoidalis posterior** (Arteria*) f: *A. ophthalmica; ---→ durch d. For. ethmoidale post.; **V:** hintere Siebbeinzellen, obere Teile des Nasenseptums.

Arteria facialis (↑) **f:** Gesichtsschlagader; *A. carotis ext.; ---→ unter d. M. stylohyoideus u. d. hinteren Bauch des M. digastricus, unter d. Glandula submandibularis zum Unterkieferrand, vor d. Masseteransatz, Wange, zum medialen Augenwinkel; -→ A. palatina asc., R. tonsillaris, A. submentalis, Rr. glandulares, A. labialis inf. u. sup., angularis; **V:** oberer Teil des Pharynx, Gaumenbögen u. benachbarte Muskulatur, Gaumenmandeln, M. mylohyoideus, Gl. submandibularis, Muskulatur u. Schleimhaut der Lippen, unterer Teil des Nasenseptums, Nasenflügel u. -rücken, Teile der mim. Muskulatur u. der Gesichtshaut.

Arteria femoralis (↑) **f:** Oberschenkelschlagader; *A. iliaca externa; ---→ Lacuna vasorum, Trigonum femorale, unter d. M. sartorius an d. medialen Seite des M. vastus med., im Adduktorenkanal; -→ A. epigastrica superf., circumflexa iliaca superf., Aa. pudendae extt., A. profunda femoris, A. descendens genus, poplitea (Kniekehle); **V:** Bein, Teile der äußeren Genitalien, untere Hälfte der Bauchhaut. **A. fibularis** (↑) **f:** auch A. peronaea; *A. tibialis post.; ---→ an d. inneren Kante des Wadenbeins; Rr. perforans et communicans, Rr. malleolares latt., calcanei; **V:** tiefe Muskulatur des Unterschenkels, Wadenbein, laterale Knöchel, Fersenbein. **A. frontalis lateralis** (JNA; ↑) **f:** s. Arteria supraorbitalis. **A. frontalis medialis** (JNA; ↑) **f:** s. Arteria supratrochlearis. **A. fronto|basalis lateralis** (↑) **f:** syn. R. orbitofrontalis lat.; *A. cerebri media, Pars insularis; ---→ zieht zur unteren u. lateralen Seite des Stirnlappens. **A. fronto|basalis medialis** (↑) **f:** syn. R. orbitofrontalis med.; Ast der A. cerebri ant., Pars postcommunicalis, zur Unterfläche des Stirnlappens. **Aa. gastricae breves** (↑) **f pl:** *A. splenica; **V:** Kardia u. Magenfundus. **A. gastrica dextra** (↑) **f:** *A. hepatica propria; ---→ am Pylorus, an d. kleinen Kurvatur des Magens; **V:** Magen. **A. gastrica sinistra** (↑) **f:** linke Magenschlagader; *Truncus coeliacus; ---→ Plica gastropancreatica, an d. Kardia, an d. kleinen Kurvatur des Magens; **V:** Magen. **A. gastro|duodenalis** (↑) **f:** *A. hepatica communis ---→ A. pancreaticoduodenalis sup., gastro-omentalis dextra; **V:** Duodenum, Pankreas, Magen, Netz. **A. gastro-omentalis dextra** (↑) **f:** * A. gastroduodenalis; ---→ im großen Netz entlang der großen Kurvatur des Magens; **V:** Magen, großes Netz. **A. gastro-omentalis sinistra** (↑) **f:** *A. splenica; ---→ im großen Netz entlang der großen Kurvatur des Magens; **V:** Magen, großes Netz. **A. glutaea inferior** (↑) **f:** *A. iliaca int.; ---→ mit d. N. ischiadicus durch d. For. infrapiriforme, unter d. M. glutaeus maximus; -→ A. comitans nervi ischiadici; **V:** unterer Teil des M. glutaeus max., Hüftmuskeln, N. ischiadicus. **A. glutaea superior** (↑) **f:** *A. iliaca int.; ---→ durch d. For. suprapiriforme; -→ R. superf. u. prof.; **V:** innere u. äußere Hüftmuskeln, Hüftgelenk, Hüftbein. **A. gyri angularis** (↑) **f:** *A. cerebri media, Pars terminalis; Ast zum Gyrus angularis. **Aa. haemor|rhoidales** (BNA; ↑) **f pl:** s. Arteria rectalis inferior, media, superior. **Aa. helicinae** (↑) **f pl:** *A. profunda penis; ---→ gewunden im Corpus cavernosum penis; **V:** Penisschwellkörper. **A. hepatica communis** (↑) **f:** *Truncus coeliacus; ---→ nach rechts zum Lig. hepatoduodenale; -→ A. hepatica propria, gastroduodenalis; **V:** Leber, Magen, Duodenum, Pankreas, großes Netz. **A. hepatica propria** (↑) **f:** *A. hepatica comm.; ---→ im Lig. hepatoduodenale zur Leberpforte; -→ A. gastrica dextra, R. dexter u. sinister; **V:** Leber, Magen, Gallenblase. **A. hyaloidea** (↑) **f:** Glaskörperschlagader (nur beim Feten); *A. centralis retinae; ---→ durch d. Glaskörper zur Linse. **A. hypo|gastrica** (BNA; ↑) **f:** s. Arteria iliaca interna. **A. hypo|physialis inferior** (↑) **f:** *A. carotis int., Pars cavernosa; **V:** Hypophysenhinterlappen. **A. hypo|physialis superior** (↑) **f:** *A. carotis int., Pars cerebralis; **V:** Hypophysenstiel, Infundibulum, zum Teil unterer Hypothalamus. **Aa. ileales** (↑) **f pl:** *A. mesenterica sup.; ---→ im Mesenterium; **V:** Ileum. **A. ileo|colica** (↑) **f:** *A. mesenterica sup.; ---→ schräg abwärts zum Caecum; -→ R. ilealis u. colicus, A. caecalis ant. et post., A. appendicularis; **V:** Endstück des Ileums, Caecum, Wurmfortsatz, unterster Teil des Colon ascendens. **A. iliaca communis** (↑) **f:** *Aorta abdominalis; ---→ vom 4. Lendenwirbelkörper zur Art. sacroiliaca; -→ A. iliaca ext. u. int.; **V:** vordere Bauchwand, Eingeweide des kleinen Beckens, Gesäß, Bein. **A. iliaca externa** (↑) **f:** *A. iliaca comm.; ---→ an d. Art. sacroiliaca, d. Ureter unterkreuzend, am medialen Rand des M. psoas, zur Lacuna vasorum; -→ A. epigastrica inf., circumflexa iliaca prof.; **V:** M. psoas, Bauchmuskeln, Samenstrang, M. cremaster, Hodensack (rundes Mutterband, große Schamlippen). **A. iliaca interna** (↑) **f:** *A. iliaca comm.; ---→ von d. A. sacroiliaca aus ins kleine Becken; -→ A. umbilicalis, vesicalis inf. u. sup., ductus deferentis, uterina, rectalis media, iliolumbalis, sacralis lat., glutaea inf. u. sup., obturatoria, vaginalis, pudenda int.; **V:** Eingeweide des kleinen Beckens, Geschlechtsorgane, Beckenwände, Gesäßgegend, Adduktoren, Damm. **A. ilio|lumbalis** (↑) **f:** *A. iliaca int.; ---→ hinter dem M. psoas in d. Fossa iliaca; -→ R. iliacus, spinalis, lumbalis; **V:** Hüftmuskeln, Darmbein, Bauchfell, Wirbelkanal. **A. inferior anterior cerebelli** (↑) **f:** *A. basilaris; **V:** vorderer Teil der Kleinhirnunterfläche. **A. inferior lateralis genus** (↑) **f:** *A. poplitea; ---→ unter d. Lig. collaterale lat. u. d. Tractus iliotibialis; **V:** Kniegelenk. **A. inferior medialis genus** (↑) **f:** *A. poplitea; ---→ um d. Condylus med. tibiae, unter d. Lig. collaterale med.; **V:** Kniegelenk. **A. inferior posterior cerebelli** (↑) **f:** *A. vertebralis; **V:** hintere untere Fläche des Kleinhirns. **A. infra|orbitalis** (↑) **f:** *A. maxillaris; ---→ Fossa pterygopalatina, Fissura orbitalis inf., Canalis infraorbitalis; -→ Aa. alveolares sup. ant., Rr. dentales, peridentales; **V:** Augenhöhle, Kieferhöhle, vordere Zähne, Zahnfleisch, Knochen, Periost des Oberkiefers, oberer Bereich der Wange. **Aa. insulares** (↑) **f pl:** Äste der A. cerebri media, Pars insularis, für die Insel. **Aa. inter|costales posteriores** (↑) **f pl:** *Aorta thoracica; ---→ im Sulcus der 3.-11. Rippe; zw. M. intercostalis ext. u. int.; -→ R. dorsalis, spinalis, cutaneus lat., Rr. mammarii latt.; **V:** Rückenmuskeln, Wirbelkanal u. Inhalt, Interkostalräume, Haut, Brustdrüse. **Aa. inter|costales posteriores prima et secunda** (↑) **f pl:** *A. intercostalis suprema; ---→ im Sulcus der ersten (A. i. p. prima) bzw. zweiten Rippe (A. i. p. secunda). **A. inter|costalis suprema** (↑) **f:** *Truncus costocervicalis; ---→ vor d. Hals der 1. (u. 2.) Rippe in d. 1. (2.) Interkostalraum; -→ Aa. intercostales postt. I. u. II., Rr. dorsales; **V:** tiefe Hals- u. Rückenmuskeln, Haut, 1. u. 2. Zwischenrippenraum, Wirbelkanal

u. Inhalt. **Aa. inter|lobares renis** (↑) f pl: *A. renalis; - - - → zw. den Nierenpyramiden; - → Aa. arcuatae, interlobulares; **V:** Nierenparenchym. **Aa. inter|lobulares hepatis** (↑) f pl: Äste der A. hepatica propria zw. den Leberläppchen, verlaufen zusammen mit den Vv. u. Ductuli interlobulares. **Aa. inter|lobulares renis** (↑) f pl: *A. arcuata; - - - → radiär zw. den Markstrahlen der Niere; - → A. intralobularis, Arteriolae glomerulares afferentes. **A. inter|ossea anterior** (↑) f: *A. interossea comm.; - - - → Vorderfläche der Zwischenknochenhaut; - → A. comitans nervi mediani; **V:** Beuger des Unterarms, Ellenbogen- u. Handgelenk, N. medianus. **A. inter|ossea communis** (↑) f: *A. ulnaris; - - - → zw. M. flexor digitorum prof. u. M. flexor pollicis long. auf d. Membrana interossea; - → A. interossea ant. u. post.; **V:** Unterarmknochen, Unterarm- u. Handmuskulatur. **A. inter|ossea posterior** (↑) f: *A. interossea comm.; - - - → durch d. Membrana interossea, zw. oberflächl. u. tiefen Streckern; - → A. interossea recurrens; **V:** Streckmuskulatur des Unterarms, Handwurzel, Ellenbogengelenk. **A. inter|ossea recurrens** (↑) f: vgl. Arteria interossea posterior. **Aa. iridis** (JNA; ↑) f pl: s. Arteriae ciliares posteriores longae. **Aa. jejunales** (↑) f pl: *A. mesenterica sup.; - - - → im Mesenterium; **V:** Jejunum. **A. labialis inferior** (↑) f: *A. facialis; - - - → zw. M. orbicularis oris u. Schleimhaut der Unterlippe; **V:** Unterlippe. **A. labialis superior** (↑) f: *A. facialis; - - - → zw. M. orbicularis oris u. Schleimhaut der Oberlippe; **V:** Oberlippe u. Nasenscheidewand. **A. labyrinthi** (↑) f. *A. basilaris; - - - → durch d. Porus acusticus int.; **V:** Innenohr. **A. lacrimalis** (↑) f: *A. ophthalmica; - - - → am oberen Rand des M. rectus lat. zur Tränendrüse - → R. meningeus, Aa. palpebrales latt.; **V:** laterale Augenmuskeln, Tränendrüse, Augenbindehaut, lateraler Augenwinkel. **A. laryngea inferior** (↑) f: *A. thyroidea inf.; - - - → hinter d. Trachea, durchbohrt d. M. constrictor pharyngis inf.; **V:** pharyngeale Fläche des Kehlkopfs, M. cricoarytaenoideus post., M. constrictor pharyngis inf., Ösophagus. **A. laryngea superior** (↑) f: *A. thyroidea sup.; - - - → durch d. Membrana thyrohyoidea in d. Kehlkopf; **V:** Schleimhaut des Kehlkopfs, innere u. äußere Kehlkopfmuskeln, untere Zungenbeinmuskeln. **Aa. lenticulo|striatae** (↑) f pl: Gefäßäste aus den Aa. cerebri ant. u. media zur Insel, der Capsula interna, zum Nucleus caudatus, dem Diencephalon u. bis zur vorderen Kommissur. **A. lienalis** (↑) f: s. Arteria splenica. **A. ligamenti teretis uteri** (↑) f: *A. epigastrica inf.; - - - → mit d. Lig. teres uteri durch d. Leistenkanal; **V:** Lig. teres uteri, große Schamlippen. **A. lingualis** (↑) f: Zungenschlagader; *Arteria carotis ext.; - - - → in Höhe des großen Zungenbeinhorns, unter d. M. hyoglossus, lateral neben d. M. genioglossus zur Zungenspitze; - → R. suprahyoideus, A. sublingualis, prof. linguae, Rr. dorsales linguae; **V:** obere Zungenbeinmuskeln, Glandula sublingualis, Mundschleimhaut, Zahnfleisch, Zunge, Kehldeckel.

Arterialisation (↑) f: (physiol.) Bez. für die Umwandlung venösen Bluts in arterielles (Oxygenierung) i. R. der Atmung bzw. den Grad der Sauerstoffsättigung (max. 20-22 Vol.%) in den Lungenkapillaren od. im Oxygenator*. Vgl. Shunt.

Arteria lobi caudati (↑) f: je ein zum Lobus caudatus der Leber ziehender Ast des R. dexter u. sinister der A. hepatica propria. **Aa. lumbales** (↑) f pl: *Aorta abdominalis; - - - → über d. vier oberen Lendenwirbelkörper lateralwärts, hinter d. M. psoas, zw. M. transversus u. obliquus int. abdominis; - → R. dorsalis, spinalis; **V.** Rückenmuskulatur, Wirbelkanal, Bauchmuskulatur. **A. lumbalis ima** (↑) f: *A. sacralis mediana; - - - → im M. iliopsoas; **V:** M. iliopsoas. **A. lusoria** (↑) f: abnorm aus der Aorta desc. entspringende A. subclavia dextra mit retro- od. präösophagealem od. prätrachealem Verlauf; Häufigkeit nach anat. Statistiken 0,4-2,6%; oft zusammen mit anderen Angiokardiopathien sowie mit kongenitaler Ösophagusatresie od. ösophagotrachealer Fistel. Vgl. Dysphagia lusoria. **Aa. malleolares anteriores** (↑) f pl: *A. tibialis ant.; - - - → z. Rete malleolare lat. (A. m. a. lateralis) bzw. med. (A. m. a. medialis); **V:** Gegend des äußeren bzw. inneren Knöchels, oberes Sprunggelenk. **A. masseterica** (↑) f: *A. maxillaris; - - - → durch d. Incisura mandibulae; **V:** M. masseter.

Arteria maxillaris (↑) f: Oberkieferschlagader; *A. carotis ext.; - - - → an d. Innenfläche des Ramus mandibulae, unter od. auf d. M. pterygoideus lat. in d. Fossa pterygopalatina; - → A. auricularis prof., tympanica ant., alveolaris inf., meningea media, pterygomeningea, A. temporalis prof. ant. u. post.; A. buccalis, masseterica, Rr. pterygoidei, A. alveolaris sup. post., infraorbitalis, palatina desc., canalis pterygoidei, sphenopalatina; **V:** äußerer Gehörgang, Trommelfell, Paukenhöhle, Kiefergelenk, Dura mater, Schädelknochen, Zähne, Unter- u. Oberkiefer, Zahnfleisch, Mundschleimhaut, Kieferhöhle, Nasenhöhle, Kaumuskeln, Gaumen, Tonsillen.

Arteria media genus (↑) f: *A. poplitea; - - - → durch die Hinterwand der Kniegelenkkapsel; **V:** Kniegelenk, Ligg. cruciata. **A. meningea anterior** (↑) f: *A. ethmoidalis ant.; - - - → durch d. Siebplatte in d. vordere Schädelgrube; **V:** Dura mater. **A. meningea media** (↑) f: *A. maxillaris; - - - → durch d. For. spinosum des Keilbeins in die mittl. Schädelgrube; - → A. tympanica sup., R. frontalis, parietalis, orbitalis, petrosus, anastomoticus (cum a. lacrimali); **V:** Dura mater, Schädelknochen, Paukenhöhle, Ganglion trigeminale, M. tensor tympani, Antrum mastoideum. **A. meningea posterior** (↑) f: *A. pharyngea asc.; - - - → durch d. For. jugulare in d. hintere Schädelgrube; **V:** Dura mater. **A. mentalis** (↑) f: *A. alveolaris inf.; - - - → For. mentale; **V:** Kinn, Unterlippe. **Aa. mes|encephalicae** (↑) f pl: Äste der A. basilaris für d. Mittelhirn. **A. mesenterica inferior** (↑) f: *Aorta abdominalis; - - - → in Höhe des 3. Lendenwirbels, nach links; - → A. colica sin., Aa. sigmoideae, A. rectalis sup.; **V:** Colon desc., Sigmoid, oberer Teil des Rektums. **A. mesenterica superior** (↑) f: *Aorta abdominalis; - - - → hinter d. Pankreas, über d. Pars inf. duodeni, im Mesenterium; - → A. pancreaticoduodenalis inf., Aa. jejunales, ileales, A. ileocolica, colica dextra, colica media; **V:** Jejunum, Ileum, Colon bis zur Flexura coli sinistra. **Aa. meta|carpales dorsales** (↑) f pl: *Rete carpale dors.; - - - → auf d. Mm. interossei dors.; - → Aa. digitales dorsales; **V:** Rücken der Mittelhand, des Grund- u. Mittelglieds des Mittel-, Ring- u. Kleinfingers. **Aa. meta|carpales palmares** (↑) f pl: *Arcus palmaris prof.; - - - → auf d. Mm. interossei palmares; - → Rr. perforantes; verbinden sich meist mit d. Aa. digitales palmares communes. **Aa. meta|tarsales dorsales** (↑) f pl: *A. dorsalis pedis; - - - → auf d. Mm. interossei dorsales; - → Aa. digitales dorsales; **V:** Dorsalflächen der Zehen mit Ausnahme des lateralen Randes

A

der 5. Zehe. **Aa. meta|tarsales plantares** (Arteria*) f pl: *Arcus plantaris prof.; - - - → auf d. Mm. interossei plantares; - → Aa. digitales plantares communes - - → propriae; V: Plantarfläche des Mittelfußes, der Zehen u. Dorsalfläche des Mittel- u. Endglieds. **A. meta|tarsea cremasteris** (JNA; †) f: s. Arteria cremasterica. **A. musculophrenica** (†) f: *A. thoracica int.; - - - → auf d. Rippenursprüngen des Zwerchfells nach lateral; V: Zwerchfell, untere Interkostalräume, Ursprünge der Bauchmuskeln. **Aa. nasales posteriores laterales** (†) f pl: *A. sphenopalatina; V: Schleimhaut der lateralen Wand der Nasenhöhle. **A. nasi externa** (†) f: syn. Arteria* dorsalis nasi. **A. nutricia** (†) f: der Ernährung von Knochen dienende Arterie, bes. bei Röhrenknochen u. großflächigen platten Knochen. Die Bez. wird ergänzt um den Namen des Knochens. **A. obturatoria** (†) f: *A. iliaca int.; - - - → an d. Innenwand des kleinen Beckens, durch d. Canalis obturatorius; - → R. pubicus (sog. Corona* mortis), anterior, posterior; V: M. psoas, Symphyse, tiefe Hüftmuskeln, Adduktoren, Hüftgelenk. **A. meningea posterior** (†) f: *A. pharyngea asc.; - - - → durch d. For. jugulare in d. hintere Schädelgrube; V: Dura mater. **A. occipitalis** (†) f: *A. carotis ext.; - - - → unter d. hinteren Bauch des M. digastricus, über d. Querfortsatz des Atlas, im Sulcus mastoideus des Schläfenbeins, unter d. Ansatz des M. splenius capitis, nach Durchbohrung des M. trapezius zum Hinterhaupt; - → R. mastoideus, meningeus, auricularis, desc., Rr. occipitales; V: Nakken- u. Kopfmuskulatur, Hinterfläche der Ohrmuschel, Haut der Hinterhauptgegend, Diploe u. Dura mater. **A. occipitalis lateralis** (†) f: *A. cerebri post.; Stammast für die drei Schläfenlappenarterien; - → Rr. tempp. antt., intermedii medd., postt.; V: Basalseite des Schläfenlappens. **A. occipitalis medialis** (†) f: *A. cerebri post.; - → R. corporis callosi dorsalis, parietalis, parieto-occipitalis, calcarinus, occipito-temporalis. **Aa. oeso|phageae** (†) f pl: *A. thyroidea inf.; * Aorta thoracica; * A. gastrica sinistra. **A. ophthalmica** (†) f: *A. carotis int.; - - - → medial des Proc. clinoideus ant., unter d. Sehnerven durch d. Canalis opticus, in d. Orbita über d. Sehnerven hinweg nach medial unter d. M. obliquus sup.; - → A. centralis retinae, lacrimalis, R. meningeus recurrens, Aa. musculares, Aa. ciliares postt. breves u. longae, A. supraorbitalis, ethmoidalis ant. u. post., supratrochlearis, dorsalis nasi, Aa. palpebrales medd.; V: Auge u. Tränenapparat, Augenmuskeln, Wände der Augenhöhle, Siebbeinzellen, Dura mater, Stirnhöhle, Oberlid, Stirnhaut, Nase. **A. ovarica** (†) f: *Aorta abdominalis; - - - → auf d. M. psoas schräg abwärts, Ureter u. A. iliaca ext. überkreuzend; unter d. Lig. suspensorium ovarii, im Lig. latum uteri zum Eierstock; Anastomose mit der A. uterina; V: Ovarium, Tube. **A. palatina ascendens** (†) f: *A. facialis; - - - → an d. Seitenwand des Pharynx; V: oberer Teil des Pharynx, Gaumenbögen u. benachbarte Muskulatur, Gaumenmandel, Tuba auditiva. **A. palatina descendens** (†) f: *A. maxillaris; - - - → Fossa pterygopalatina, im Canalis palatinus major; - → A. palatina major, Aa. palatinae minores; V: harter u. weicher Gaumen, Gaumenmandel, Zahnfleisch. **A. palatina major** (†) f: *A. palatina descendens; - - - → durch d. Foramen palat. majus, am harten Gaumen; V: harter Gaumen, Zahnfleisch, Gaumenmandel. **Aa. palatinae minores** (†) f pl: *A. palatina descendens; - - - → durch d. Foramina palatina minora; V: weicher Gaumen. **Aa. palpebrales laterales** (†) f pl: *A. lacrimalis; V: lateraler Bereich der Augenlider, Anastomosen mit den medialen Ästen. **Aa. palpebrales mediales** (†) f pl: *A. ophthalmica; V: medialer Bereich der Lider, Anastomose mit den lateralen Ästen. **A. pancreatica dorsalis** (†) f: *am Beginn der A. lienalis; - - - → hinter dem Pankreashals abwärts; häufig Anastomose nach rechts zur A. supraduodenalis; - → A. pancreatica inferior. **A. pancreatica inferior** (†) f: *A. pancreatica dors.; - - - → an der unteren Hinterfläche des Pankreaskörpers; Anastomosen zur A. pancreatica magna u. A. caudae pancreatis. **A. pancreatica magna** (†) f: *Mitte der A. splenica; - - - → nach unten auf der Pankreasrückfläche; Anastomose zur A. pancreatica inferior. **A. pancreatico|duodenalis inferior** (†) f: *A. mesenterica sup.; - - - → zw. Pars descendens des Duodenums u. Pankreas aufsteigend; V: Pankreas, Duodenum. **A. pancreatico|duodenalis superior anterior** (†) f: *A. gastroduodenalis; - - - → zw. Pankreaskopf u. Duodenum; V: Pankreas, Duodenum. **A. pancreatico|duodenalis superior posterior** (†) f: *A. gastroduodenalis; - - - → hinter dem Pankreas dem Duodenum folgend; Anastomose zur A. pancreaticoduodenalis inferior; V: Pankreaskopf. **A. para|centralis** (†) f: *A. callosomarginalis; Ast für das Feld hinter dem Sulcus centralis an der Mantelkante. **Aa. parietales anterior et posterior** (†) f pl: *Pars terminalis der A. cerebri media; V: vordere u. hintere Teile des Lobus parietalis, obere Hälfte des Gyrus postcentralis, Lobulus parietalis inferior. **A. parieto-occipitalis** (†) f: *A. cerebri ant.; Pars postcommunicalis. **Aa. perforantes** (†) f pl: *A. prof. femoris; - - - → durchbohren der Adduktorenansätze; - → Aa. nutriciae femoris, Rr. musculares; V: Muskeln u. Haut der Oberschenkelrückseite, Femurknochen. **A. peri|callosa** (†) f: Pars postcommunicalis der A. cerebri ant., nach dem Abgang der A. communicans ant.; - - - → im Sulcus corporis callosi; V: Frontalhirn. **A. peri|cardiaco|phrenica** (†) f: *A. thoracica int.; - - - → mit d. N. phrenicus an d. Seitenwand des Herzbeutels; V: Herzbeutel, vordere Teile des Zwerchfells. **A. perinealis** (†) f: *A. pudenda int.; - - - → auf od. unter d. Diaphragma urogenitale; - → Rr. scrotales (labiales) postt.; V: Haut u. Muskulatur des Damms, Skrotum (Labia majora). **A. peronaea** (†) f: s. Arteria fibularis. **A. pharyngea ascendens** (†) f: *A. carotis ext.; - - - → seitl. am Pharynx; - → Rr. pharyngeales, A. tympanica inf., meningea post.; V: Pharynxmuskulatur, Tuba auditiva, Rachenmandel, Paukenhöhle, Dura mater der hinteren Schädelgrube. **A. phrenica inferior** (†) f: *Aorta abdominalis; - - - → paarig, unmittelbar unter d. Hiatus aorticus, über d. Zwerchfellschenkel zur Unterfläche des Zwerchfells; - - → Aa. suprarenales supp.; V: Zwerchfell, Nebenniere, Bauchfell. **Aa. phrenicae superiores** (†) f pl: *Aorta thoracica; - - - → obere Fläche des Zwerchfells; V: Zwerchfell. **A. plantaris lateralis** (†) f: *A. tibialis post.; - - - → zw. M. flexor dig. brevis u. M. quadratus plantae, zw. Mm. interossei u. schrägem Kopf des M. adductor hallucis; V: laterale Sohlenflächen der Zehen. **A. plantaris medialis** (†) f: *A. tibialis post.; - - - → zw. M. abductor hallucis u. M. flexor digitorum brevis; - → R. superficialis u. profundus; V: benachbarte Muskeln, Haut der Fußsohleninnenseite. **Aa. pontis** (†) f pl: Äste der A. basilaris zur Brücke. **A. poplitea** (†) f: *A. femoralis;

---→ vom Adduktorenschlitz bis zum Ursprung des M. soleus in d. Kniekehle; -→ Aa. supp. u. inff. latt. u. medd. genus, A. media genus, Aa. surales, A. tibialis ant. u. post.; **V:** untere Teile der Beuger am Oberschenkel, Kniegelenk, Unterschenkel, Fuß. **A. prae|cunealis** (↑) **f:** *A. cerebri ant., Pars postcommunicalis callosi; **V:** Teile des Gyrus cinguli, Praecuneus. **A. princeps pollicis** (↑) **f:** *A. radialis; ---→ unter d. M. opponens pollicis; **V:** Palmarfläche des Daumens. **A. profunda brachii** (↑) **f:** *A. brachialis; ---→ im Sulcus n. radialis am Oberarm, unter d. Caput lat. des Trizeps; -→ R. deltoideus, A. collateralis radialis u. media; **V:** M. deltoideus, M. triceps brachii, Humerus, Ursprünge der Strecker am Unterarm, Ellenbogengelenk. **A. profunda clitoridis** (↑) **f:** *A. pudenda int.; ---→ in d. Schwellkörpern; **V:** Klitoris. **A. profunda femoris** (↑) **f:** *A. femoralis; ---→ sehr variabel zw. Adduktoren u. M. vastus med.; -→ A. circumflexa femoris lat. u. med., Aa. perforantes; **V:** Oberschenkel. **A. profunda linguae** (↑) **f:** *A. lingualis; ---→ lateral des M. genioglossus; **V:** Haupttast der Zunge mit Anastomose zur Gegenseite. **A. profunda penis** (↑) **f:** *A. pudenda int.; ---→ in d. Penisschwellkörpern; **V:** Corpus cavernosum penis. **A. pterygo|palatina** (JNA; ↑) **f:** s. Arteria sphenopalatina. **Aa. pudendae externae** (↑) **f pl:** *A. femoralis; ---→ vom Hiatus saphenus zu d. äußeren Geschlechtsteilen; -→ Rr. scrotales (labiales) antt.; Rr. inguinales; **V:** Haut der äußeren Genitalien u. über der Symphyse. **A. pudenda interna** (↑) **f:** *A. iliaca int.; ---→ durch d. Foramen infrapiriforme, um d. Spina ischiadica, durch d. Foramen ischiadicum minus in d. Fossa ischiorectalis, zum Damm; -→ A. rectalis inf., perinealis, bulbi penis (vestibuli), profunda penis (clitoridis), dorsalis penis (clitoridis), urethralis; **V:** Anus, Muskulatur u. Haut des Damms, äußere Geschlechtsteile, Harnröhre. **A. pulmonalis dextra et sinistra** (↑) **f:** rechte u. linke Lungenschlagader, führen venöses Blut zu den Lungen; *Truncus pulmonalis; ---→ rechts: hinter der Aorta asc. u. V. cava sup., links: vor der Aorta descendens zum Lungenhilum.

Arteria-pulmonalis-Katheter (↑; Pulmo*; Katheter*) **m:** sog. Rechtsherzkatheter; s. Pulmonaliskatheter.

Arteria radialis (↑) **f:** *A. brachialis; ---→ über d. M. pronator teres, am M. brachioradialis, zw. diesem u. M. flexor carpi radialis, unter d. Sehnen der Mm. abductor pollicis longus u. extensor pollicis brevis, durch d. M. interosseus dorsalis I zur Hohlhand; -→ A. recurrens radialis, R. carpalis palmaris, palmaris superficialis, carpalis dorsalis, Aa. metacarpales u. digitales dorsales, princeps pollicis, radialis indicis, R. palmaris profundus; **V:** benachbarte Muskeln des Unterarms u. der Hand, z. T. Versorgung der Finger; vgl. Arcus palmaris profundus, Arcus palmaris superficialis. **A. radialis indicis** (↑) **f:** *A. radialis; **V:** laterale Seite des Zeigefingers. **A. rectalis inferior** (↑) **f:** *A. pudenda int.; ---→ in d. Fossa ischiorectalis zum Anus; **V:** Haut u. Muskeln des Afters. **A. rectalis media** (↑) **f:** *A. iliaca int.; ---→ oberh. des M. levator zum Rektum; **V:** M. levator ani, Bläschendrüsen, Prostata (unterer Teil der Vagina), Rektum. **A. rectalis superior** (↑) **f:** *A. mesenterica inf.; ---→ hinter d. Rektum; **V:** Rektum, Sphincter ani internus. **A. recurrens** (↑) **f:** syn. Arteria* centralis longa. **A. recurrens radialis** (↑) **f:** *A. radialis; ---→ zw. M. brachioradialis u. M. brachialis aufsteigend; **V:** M. brachioradialis, brachialis, oberer Teil der Radiusgruppe, Ellenbogengelenk. **A. recurrens tibialis anterior** (↑) **f:** *A. tibialis ant.; **V:** Kniegelenk. **A. recurrens tibialis posterior** (↑) **f:** *A. tibialis ant.; **V:** Kniegelenk. **A. recurrens ulnaris** (↑) **f:** *A. ulnaris; ---→ vor u. hinter d. Epicondylus med. humeri zum Rete articulare cubiti; -→ R. anterior, posterior; **V:** Ellenbogengelenk. **A. renalis** (↑) **f:** *Aorta abdominalis; ---→ rechts: hinter d. V. cava inf., links: hinter dem Pankreaskörper; -→ Rr. anterior, posterior, A. suprarenalis inf., Aa. interlobares; **V:** Niere, Nebenniere, Harnleiter. **A. retro|auricularis** (JNA; ↑) **f:** s. Arteria auricularis posterior. **Aa. retroduodenales** (↑) **f pl:** Äste der A. gastroduodenalis an der Rückfläche von Duodenum u. Pankreaskopf; überkreuzen u. versorgen den Ductus choledochus. **Aa. sacrales laterales** (↑) **f pl:** *A. iliaca int.; ---→ seitlich an d. Vorderfläche des Kreuzbeins nach unten; -→ Rr. spinales; **V:** Kreuz- u. Steißbein, Wirbelkanal, Beckenmuskulatur. **A. sacralis mediana** (↑) **f:** *Fortsetzung der Aorta abdominalis; ---→ vom 4. Lendenwirbel aus vor d. Kreuzbein bis zur Spitze des Steißbeins; **V:** Kreuz- u. Steißbein. **A. segmenti anterioris** (↑) **f:** *R. dexter der A. hepatica propria; **V:** vorderes Lebersegment. **A. segmenti anterioris, inferioris et superioris** (↑) **f:** s. Arteria renalis. **A. segmenti lateralis et medialis** (↑) **f:** *R. sin. der A. hepatica propria; **V:** laterales u. mediales Lebersegment. **A. segmenti posterioris** (↑) **f:** **1.** *R. dexter der A. hepatica propria; **V:** hinteres Lebersegment; **2.** s. Arteria renalis. **A. segmenti superioris** (↑) **f:** s. Arteria renalis. **Aa. sigmoideae** (↑) **f pl:** *A. mesenterica inf.; ---→ schräg abwärts zum Colon sigmoideum; **V:** Colon sigmoideum. **A. spheno|palatina** (↑) **f:** *A. maxillaris; ---→ durch d. Foramen sphenopalatinum in d. hinteren Teil der Nasenhöhle; -→ Aa. nasales postt. latt. et Rr. septales postt.; **V:** Schleimhaut der Nasenhöhle u. der Nasenscheidewand. **Aa. spinales posteriores** (↑) **f pl:** *A. vertebralis; ---→ im Sulcus lat. post. des Rückenmarks; **V:** Rückenmark u. -häute, Spinalganglien u. -nerven. **A. spinalis anterior** (↑) **f:** *A. vertebralis; ---→ vor d. Fissura mediana ant. des Rückenmarks; **V:** Rückenmark u. -häute.

Arteria-spinalis-anterior-Syn|drom (↑; Spina*; anterior*) **n:** Ischämie* des Rückenmarks inf. Verschlusses der A. spinalis ant.; **Urs.:** meist Arteriosklerose*, evtl. Kompression der A. spinalis ant. durch Bandscheibenvorfall* od. Rückenmarktumoren*; **Sympt.:** Schmerzen, dissoziierte Sensibilitätsstörung, Paraplegie, Blasen- u. Mastdarmstörungen.

Arteria splenica (↑) **f:** auch A. lienalis; *Truncus coeliacus; ---→ am oberen Rand des Pankreas zur Milz; -→ Rr. pancreatici, -→ A. pancreatica dors., inf., magna., caudae pancreatis, Aa. gastricae breves, A. gastrica post., A. gastroomentalis sin., Rr. splenici; **V:** Pankreas, Fundus, Kardia u. große Kurvatur des Magens, gr. Netz, Milz. **A. sterno|cleido|mastoidea** (↑) **f:** *A. carotis ext.; **V:** M. sternocleidomastoideus. **A. stylomastoidea** (↑) **f:** *A. auricularis post.; ---→ durch d. Foramen stylomastoideum in d. Canalis facialis; -→ A. tympanica post., Rr. mastoidei, R. stapedialis; **V:** Schleimhaut der Paukenhöhle, Cellulae mastoideae, M. stapedius, Dura mater. **A. sub|clavia** (↑) **f:** *rechts: Truncus brachiocephalicus, links: Aortenbogen; ---→ über d. Pleurakuppel, zw. M. scalenus ant. u. medius, über d. 1. Rippe, unter d. Clavicula; -→ A. vertebralis

A

thoracica int., Truncus thyrocervicalis, costocervicalis, A. transversa colli (auch cervicis); **V:** Teile des Kopfs, des Gehirns, des Halses, des Rückenmarks, der Brust, Arm. Vgl. Subclavian steal syndrome, Subklaviapunktion. **A. sub|costalis** (Arteria*) **f:** *Aorta thoracica; unterste A. intercostalis posterior. **A. sub|lingualis** (†) **f:** *A. lingualis; - - - → zw. M. mylohyoideus u. Glandula sublingualis; **V:** benachbarte Muskeln, Glandula sublingualis, Schleimhaut des Mundhöhlenbodens, Zahnfleisch. **A. sub|mentalis** (†) **f:** *A. facialis; - - - → an d. Unterseite des M. mylohyoideus; - → Rr. glandulares; **V:** benachbarte Muskeln, Glandula submandibularis, Mandibula. **A. subscapularis** (†) **f:** *A. axillaris; - - - → um d. Unterrand des M. subscapularis; - → A. thoracodorsalis, circumflexa scapulae; **V:** M. subscapularis, latissimus dorsi, teres maj. u. min., serratus ant., infraspinatus. **A. sulci centralis** (†) **f:** *Pars terminalis (auch Pars corticalis) der A. cerebri media; - - - → im Sulcus centralis; **V:** Gyrus prae- u. postcentralis. **A. sulci post|centralis** (†) **f:** *Pars terminalis (auch Pars corticalis) der A. cerebri media; - - - → im Sulcus postcentralis; **V:** Gyrus postcentralis u. angrenzende Teile des Parietallappens. **A. sulci prae|centralis** (†) **f:** *Pars terminalis der A. cerebri media; - - - → im Sulcus praecentralis; **V:** Teile des Gyrus praecentralis u. Gyrus frontalis medius. **A. superior cerebelli** (†) **f:** *A. basilaris; - - - → unter d. Tentorium cerebelli; **V:** obere Fläche des Kleinhirns. **Aa. superiores genus** (†) **f pl:** *A. poplitea; - - → um den Epicondylus lat. (A. s. g. lateralis) bzw. medialis femoris (A. s. g. medialis); **V:** Kniegelenk. **A. supra|duodenalis** (†) **f:** inkonstanter Ast der A. gastroduodenalis; **V:** oberes Duodenum, oft auch Pylorusbereich. **A. supra|orbitalis** (†) **f:** *A. ophthalmica; - - - → unter d. Dach der Orbita, durch d. Incisura supraorbitalis zur Stirn; **V:** Augenhöhlendach, Stirn. **A. suprarenalis inferior** (†) **f:** *A. renalis; **V:** Nebenniere. **A. supra|renalis media** (†) **f:** *Aorta abdominalis; **V:** Nebenniere. **A. suprarenalis superior** (†) **f:** *A. phrenica inf.; **V:** Nebenniere. **A. supra|scapularis** (†) **f:** *Truncus thyrocervicalis; - - - → vor d. M. scalenus ant., unter d. Oberrand des Schlüsselbeins, über d. Lig. transversum scapulae zur Fossa supra- u. infraspinata; - → R. acromialis; **V:** Akromion, Mm. supra- u. infraspinatus. **A. supra|trochlearis** (†) **f:** *A. ophthalmica; - - - → durch d. Incisura frontalis zur Stirn; **V:** Stirnhaut, Venter frontalis m. occipitofrontalis. **Aa. surales** (†) **f pl:** *A. poplitea; - - - → über d. M. popliteus; **V:** M. triceps surae. **A. tarsalis lateralis** (†) **f:** *A. dorsalis pedis; - - - → unter d. M. extensor digitorum brevis zum Kuboid; **V:** M. extensor digitorum brevis, laterale Zehen. **Aa. tarsales mediales** (†) **f pl:** *A. dorsalis pedis; - - - → unter d. Sehne des M. extensor hallucis longus; **V:** medialer Fußrand. **A. temporalis anterior, media et posterior** (†) **f:** *Pars insularis der A. cerebri media; - - - → über die Gyri temporales sup. u. medius nach lateral abwärts; **V:** Gyri temporales. **A. temporalis media** (†) **f:** *A. temporalis superf.; - - - → auf d. Schläfenschuppe; **V:** Periost der Schläfenschuppe, M. temporalis. **A. temporalis profunda anterior et posterior** (†) **f:** *A. maxillaris; - - - → im M. temporalis; **V:** M. temporalis, laterale Augenhöhlenwand. **A. temporalis super|ficialis** (†) **f:** *A. carotis ext.; - - - → vor dem äußeren Gehörgang, über d. Jochbogen, auf d. Fascia temporalis; - → R. parotideus, A. transversa faciei, Rr. auriculares antt., A. zygomaticoorbitalis, temporalis media, R. frontalis, parietalis; **V:** Parotis, Gesichtsmuskeln, vordere Fläche der Ohrmuschel, äußerer Gehörgang, Schläfengegend. **A. testicularis** (†) **f:** *Aorta abdominalis; - - - → retroperitoneal auf d. M. psoas absteigend, über d. Ureter u. d. A. iliaca ext., durch d. Leistenkanal zum Samenstrang; **V:** Ureter, Hoden, Nebenhoden. **Aa. thalamo|striatae antero|laterales** (†) **f pl:** syn. Arteriae* centrales anterolaterales. **Aa. thalamostriatae antero|mediales** (†) **f pl:** syn. Arteriae* centrales anteromediales. **A. thoracica interna** (†) **f:** *A. subclavia; - - - → parallel dem Brustbeinrand zw. Pleura u. Rippenknorpeln, am 7. Rippenknorpel durch d. Larrey-Spalte des Zwerchfells; - → Rr. thymici, mediastinales, bronchiales, mammariae, intercostales antt., sternales, perforantes, A. pericardiacophrenica, musculophrenica, epigastrica sup.; **V:** Thymus, vorderes Mediastinum, Brustdrüse, Brustwand, Zwerchfell, M. rectus abdominis. **A. thoracica lateralis** (†) **f:** *A. axillaris; - - - → am lateralen Rand des M. pectoralis minor; - → Rr. mammarii latt.; **V:** M. serratus ant., pectoralis maj. u. min., Brustdrüse. **A. thoracica suprema** (†) **f:** *A. axillaris; - - - → unter d. M. subclavius abwärts; **V:** M. subclavius, pectoralis maj. u. min., serratus ant., oberste Interkostalmuskeln. **A. thoraco|acromialis** (†) **f:** *A. axillaris; - - - → am Trigonum deltoideopectorale min.; - → R. acromialis, deltoideus clavicularis; Rr. pectorales; **V:** Akromion, Schultergelenk, Schlüsselbein, M. deltoideus, serratus ant., pectoralis major. **A. thoracodorsalis** (†) **f:** *A. subscapularis; - - - → zw. M. latissimus dorsi, serratus ant. u. teres maj.; **V:** benachbarte Muskeln. **A. thyroidea ima** (†) **f:** *Arcus aortae; - - - → vor d. Trachea; **V:** Schilddrüse. **A. thyroidea inferior** (†) **f:** *Truncus thyrocervicalis; - - - → am medialen Rand des M. scalenus ant., in Höhe des 6. Halswirbels unter d. A. carotis comm. nach medial u. abwärts; - → A. laryngea inf., Rr. glandulares, pharyngei, oesophagei, tracheales; **V:** Schilddrüse, Kehlkopf, Pharynx, Ösophagus, Trachea. **A. thyroidea superior** (†) **f:** *A. carotis ext.; - - - → bogenförmig abwärts zu Oberrand u. Vorderfläche der Schilddrüse; - → R. infrahyoideus, sternocleidomastoideus, A. laryngea sup. R. cricothyroideus; **V:** Zungenbein, Zungenbeinmuskeln, M. sternocleidomastoideus, Kehlkopf, Schilddrüse. **A. tibialis anterior** (†) **f:** *A. poplitea; - - - → durch d. Membrana interossea, auf dieser zw. M. tibialis ant. u. extensor hallucis longus; - → A. recurrens tibialis ant. u. post., malleolaris ant. lat. u. med., dorsalis pedis; **V:** Kniegelenk, Unterschenkelvorderfläche, Fußrücken. **A. tibialis posterior** (†) **f:** *A. poplitea; - - - → am medialen Rand des M. tibialis post. abwärts, hinter d. medialen Knöchel; - → R. circumflexus fibularis, A. fibularis, Rr. malleolares medd., calcanei, A. plantaris lat. u. med.; **V:** Kniegelenk, Tibia, Fibula, Unterschenkelbeugeseite, Fußsohle. **A. trans|versa cervicis** (†) **f:** syn. A. transversa colli; *Truncus thyrocervicalis, oft direkt aus der A. subclavia; - - - → zw. den Wurzeln des Plexus brachialis, im Trigonum omoclaviculare nach dorsal zum Angulus sup. scapulae; - → R. superf.: A. cervicalis superf., R. prof.: (auch als A. dorsalis scapulae); **V:** M. levator scapulae, splenius, benachbarte Nackenmuskeln, M. trapezius, serratus ant., latissimus dorsi, Mm. rhomboidei. **A. trans|versa colli** (†) **f:** syn. Arteria* transversa cervicis. **A. trans|versa faciei** (†) **f:** *A. temporalis superf.; - - - → unter d. Parotis unterh. des Jochbogens; **V:** Parotis, Gesichtsmuskeln. **A. tympanica anterior** (↑) f: *A. maxillaris; - - - → durch d. Fissura petrotympanica; V: Kiefergelenk, Paukenhöhle. **A. tympanica inferior** (↑) f: *A. pharyngea asc.; - - - → durch d. Canaliculus tympanicus; V: Paukenhöhle. **A. tympanica posterior** (↑) f: *A. auricularis post.; - - - → durch d. Canaliculus chordae tympani; V: Paukenhöhle, Cellulae mastoideae. **A. tympanica superior** (↑) f: *A. meningea media; - - - → durch d. Hiatus canalis facialis; V: Paukenhöhle. **A. ulnaris** (↑) f: *A. brachialis; - - - → unter d. M. pronator teres, auf d. M. flexor dig. prof., mit d. M. flexor carpi ulnaris zur Hohlhand; - → A. recurrens ulnaris, Rr. musculares, R. carpalis dorsalis u. palmaris, R. palmaris prof., Arcus palmaris superf., Aa. digitales palmares communes u. propriae; V: Ellenbogengelenk, Palmarseite des Unterarms, Teile der Volarfläche der Hand u. der Finger; vgl. Arcus palmaris profundus. **A. umbilicalis** (↑) f: Die beiden Aa. umbilicales führen im fetalen Kreislauf d. Blut zur Plazenta. *A. iliaca int.; - - - → an d. vorderen Bauchwand zum Nabel aufsteigend; nach d. Geburt verödet: Lig. umbilicale mediale; - → A. vesicalis sup. aus d. wegsam bleibenden Teil; V: Harnblasenscheitel. **A. urethralis** (↑) f: *A. pudenda int.: - - - → im Corpus spongiosum penis bis zur Glans; V: Harnröhre, Penis. **A. uterina** (↑) f: *A. iliaca int.; - - - → im unteren Teil des Lig. latum uteri zur Zervix, an d. Seitenwand des Uterus; - → R. vaginalis, ovaricus, tubarius; V: Uterus, Ovar, Tuba uterina, Vagina. **A. vaginalis** (↑) f: *A. iliaca int.: - - - → an d. Cervix uteri; → Anastomose zur Gegenseite; V: oberer Bereich der Scheide. **A. vertebralis** (↑) f: *A. subclavia; - - - → Pars 1,2 (Pars praevertebralis, Pars transversaria): durch d. Foramina transversaria des 6.-1. Halswirbels; Pars 3 (Pars atlantica): im Sulcus arteriae vertebralis des Atlas nach medial, durch d. Membrana atlantooccipitalis post. u. d. Dura mater spinalis; Pars 4 (Pars intracranialis): durch d. Foramen magnum in d. Schädelhöhle, auf d. Clivus; - → Rr. musculares, spinales, Rr. meningei, Aa. spinalis ant., inf. post. cerebelli; V: Halsmuskeln, Wirbelkanal, Rückenmark, Dura mater, Unterfläche des Kleinhirns.

Arteria-vertebralis-In|suffizienz (↑; Vertebra*; Insuffizienz*) f: s. Durchblutungsstörung, vertebrobasiläre.

Arteria vesicae felleae (↑) f: s. Arteria cystica. **A. vesicalis inferior** (↑) f: *A. iliaca int.; - - - → lateral der Samenblasen zum Harnblasengrund; V: Bläschendrüsen, Prostata, Harnblasengrund. **A. vesicalis superior** (↑) f: *A. umbilicalis, später A. iliaca int.; V: oberer u. mittl. Bereich der Harnblase, Beckenabschnitt des Harnleiters. **A. zygomatico|orbitalis** (↑) f: *A. temporalis superf.; - - - → über d. Jochbein zum seitl. Rand der Augenhöhle; V: M. orbicularis oculi.

Arteri|ektasie (↑; -ektasie*) f: (engl.) arteriectasia; diffuse Arterienerweiterung im Ggs. zur lokalisierten (Aneurysma*).

Arterien (↑) f pl: (engl.) arteries; Arteriae, Schlagadern, Pulsadern; Blutgefäße mit vom Herzen wegleitender Strömungsrichtung des Bluts; **Histol.** (s. Abb.): Tunica interna (intima) mit einschichtigem Endothel, dem lockeren bindegewebigen Stratum subendotheliale u. der bei A. des muskulären Typs deutlich ausgeprägten

Anatomische Bezeichnung der Arterien siehe unter Arteria.

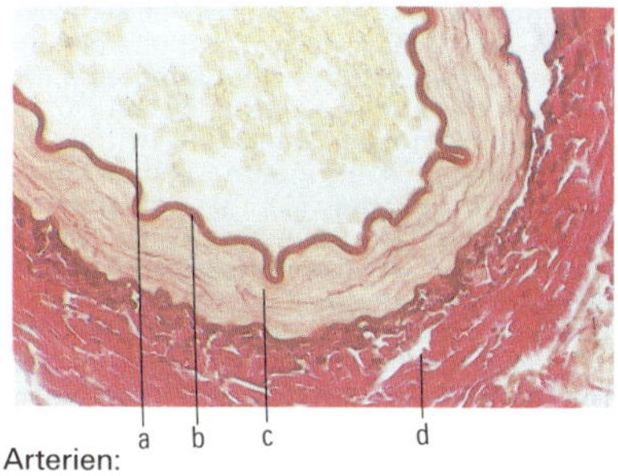

Arterien:
histologischer Schnitt durch eine Arterie vom muskulären Typ (Kombination von Elastica- und Gieson-Färbung);
a: Lumen; b: Membrana elastica interna;
c: Tunica media; d: Tunica adventitia

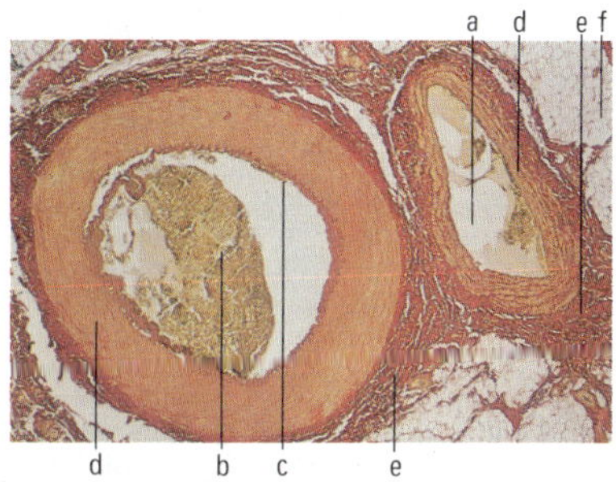

histologischer Schnitt durch die dickwandige Arteria und dünnwandige Vena radialis (Gieson-Färbung); a: Venenlumen; b: Arterienlumen; c: Membrana elastica interna; d: Tunica media; e: Tunica adventitia; f: univakuoläres Fettgewebe [134]

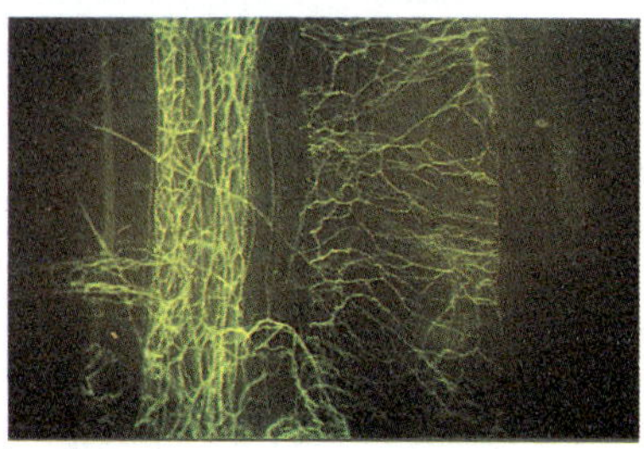
Arterien:
Im Vergleich zur Vene ist die kleinkalibrigere Arterie von einem viel dichteren perivaskulären Nervengeflecht umgeben (Glyoxylsäurefluoreszenz). [395]

Membrana elastica interna; Tunica media: besteht bei A. des muskulären Bautyps (periphere A.) aus dichtgefügten Lagen ring- od. schraubenförmig angeordneter glatter Muskelzellen u. feinen elast. u. kollagenen Fasern; bei A. des elast. Bautyps (große herznahe A.) aus zahlreichen gefensterten elast. Membranen u. eingelagerten glatten Muskelzellen (Spannmuskeln) u. kollage-

A

nen Fasern; Tunica externa (Adventitia): kollagenes Bindegewebe u. elast. Fasern; enthält ernährende Gefäße (Vasa vasorum) u. Gefäßnerven. Zwischen Media u. Adventitia kann eine Membrana elastica externa ausgebildet sein.

Arterien|chirurgie (Arteria*; Chirurgie*) f: s. Gefäßchirurgie. **A.geräusch** (↑): s. Gefäßgeräusch. **A.klemme** (↑): s. Gefäßklemmen. **A.verkalkung** (↑): umgangssprachl. Bez. für Arteriosklerose*. **A.verschlüsse, aorto|iliakale** (↑): s. Verschlußkrankheiten, arterielle.

Arterien|verschluß, akuter (↑): (engl.) acute arterial occlusion; plötzl. Verlegung einer (annähernd) normal weiten Arterie mit akutem Ischämiesyndrom* im nachgeschalteten Gewebe bzw. Organbezirk; **Urs.:** Embolie* (v. a. aus dem li. Vorhof, insbes. bei Vorhofflimmern u. Mitralklappenfehlern) od. Thrombose*; selten Aneurysma dissecans, Vasospasmus, Trauma; **Lok.** u. **Sympt.: 1.** zerebrale Arterien, meist als Apoplexie*; **2.** Gefäßverzweigungen, v. a. Femoralis-, Iliaka- u. Aortenbifurkation; **3.** Extremitätenarterien, v. a. A. poplitea u. A. brachialis, mit plötzl. heftigen Schmerzen, Blässe, Abkühlung u. Verfärbung (Marmorierung) der Haut distal des Gefäßverschlusses, Taubheitsgefühl, Ruheschmerzen inf. Mangeldurchblutung der Muskulatur, fehlenden peripheren Arterienpulsen; **4.** viszerale Arterien, bes. A. mesenterica superior (s. Mesenterialgefäßverschluß), A. renalis (s. Nierenembolie), Truncus coeliacus; **Diagn.:** Angiographie, Ultraschalldiagnostik; **Ther.:** Heparinisierung, Analgesie, Hämodilution, Fibrinolyse*, Embolektomie*, postop. Embolieprophylaxe*; **Progn.:** abhängig von der Ischämietoleranz*, dem Kollateralkreislauf* u. dem Zeitfaktor (bei Extremitätenembolie Amputationsrate innerh. 6 Std. ca. 4%, innerh. 48 Std. ca. 25%). Vgl. Verschlußkrankheiten, Phlegmasia coerulea dolens.

Arterien|verschluß, supra|aortaler (↑): s. Aortenbogensyndrom, Verschlußkrankheiten, arterielle.

Arteriitis (↑; -itis*) f: (engl.) arteritis; Entzündung einer Arterie.

Arteriitis acuta (↑; ↑) f: (engl.) acute arteritis; Arteriitis als Begleiterscheinung einiger Infektionskrankheiten, z. B. Typhus; **Sympt.:** heftige Schmerzen im befallenen Gebiet, Ischämie, dann Zyanose, Gangrän; vgl. Endarteriitis, Thrombangiitis obliterans.

Arteriitis brachio|cephalica (↑; ↑) f: s. Aortenbogensyndrom.

Arteriitis temporalis (↑; ↑) f: syn. Arteriitis cranialis, senile od. Horton-Riesenzellarteriitis, Horton-Magath-Brown-Syndrom; i. d. R. nach dem 50. Lj. auftretende segmentale Panarteriitis (Form der Riesenzellarteriitis*) mit Zerstörung der Tunica media v. a. der A. temporalis superficialis (an der Schläfe verdickt hervorquellend u. verhärtet palpabel), aber auch der A. ophthalmica (anteriore ischämische Optikusneuropathie, Zentralarterienverschluß) bzw. intrakranieller Gefäße; **Sympt.:** Kopf- u. Kauschmerz (kann fehlen), u. U. ischämischer Insult (s. Apoplexie), Visusverlust; starke Erhöhung der BKS, Leukozytose; **Diagn.:** histologisch (Arterienbiopsie); **Ther.:** Glukokortikoide. Vgl. Polymyalgia rheumatica.

Arterio|graphie (↑; -graphie*) f: (engl.) arteriography; röntg. Darstellung von Arterien; s. Angiographie.

Arteriola (Dim. ↑) f (pl Arteriolae): Arteriole; letzter Gefäßabschnitt der Arterien, dem Kapillaren folgen; besitzt Endothel, ein Gitterfasernetz u. eine einschichtige durchgehende glatte Muskelzellschicht; die Membrana elastica interna fehlt, so daß myoendotheliale Kontakte entstehen.

Arteriola afferens (↑) f: s. Vas afferens. **A. efferens** (↑) f: s. Vas efferens. **A. glomerularis af|ferens** (↑) f: aus der A. interlobularis kommendes, zuführendes Gefäß der Nierenglomeruli. **A. glomerularis ef|ferens** (↑) f: abführendes Gefäß der Nierenglomeruli, geht über in das Gefäßnetz zw. den Tubuli contorti. **Arteriolae maculares** (↑) f pl: innen auf der Netzhaut liegende Äste der A. centralis retinae für die obere (A. m. superiores) bzw. untere (A. m. inferiores) Hälfte der Macula. **Arteriolae mediales retinae** (↑) f pl: Äste der A. centralis retinae für den zw. dem Discus nervi optici u. der Macula liegenden Teil der Retina. **Arteriolae nasales retinae** (↑) f pl: Äste der A. centralis retinae für die oberen (A. n. r. superiores) bzw. unteren (A. n. r. inferiores) nasalen Teile der Netzhaut. **Arteriolae rectae** (↑) f pl: Äste der Aa. arcuatae u. der Vasa efferentia; versorgen d. Nierenmark.

Arteriolo|sklerose (↑; Skler-*; -osis*) f: (engl.) arteriolosclerosis; Atherosklerose (Hyalinisierung) der Arteriolen; Vork.: bei d. genuinen arteriolosklerot. Schrumpfniere, auch an den kleinsten Arterien des Gehirns, Pankreas, Milz, Retina usw. Vgl. Arteriosklerose.

Arterio|pathia calci|ficans in|fantum (↑; -pathie*; Calc-*; lat. facere machen; infans Kind) f: sehr seltene, bereits bei Geburt bestehende Verkalkung der Lamina elastica interna kleinerer u. größeren Arterien (insbes. der Koronararterien); **Ätiol.:** unklar, vereinzelt fam. Häufung; **Klin.:** schwere arterielle Hypertonie mit meist foudroyantem Verlauf (Infarktsymptomatik u. Tod im 1. Lj.); **DD:** Bland*-White-Garland-Syndrom.

Arterio|sklerose (↑; Skler-*; -osis*) f: (engl.) arteriosclerosis; umgangssprachl. Bez. Arterienverkalkung; wichtigste u. häufigste krankhafte Veränderung der Arterien mit Verhärtung, Verdickung, Elastizitätsverlust u. Lichtungseinengung; **Ätiol.:** zahlreiche exogene u. endogene Noxen bzw. Krankheiten werden, z. T. durch tierexperimentelle, klin. u. epidemiol. Beobachtungen gestützt, für die Auslösung bzw. Förderung der A. verantwortlich gemacht, z. B. Hypertonie, Hyperlipidämie, Diabetes mellitus, Toxine, Nicotin, Antigen-Antikörper-Komplexe, Entzündungen, Hypoxie, Wirbelbildungen, psych. Streß, Alter, familiäre Belastung. **Pathogenese** (Histogenese, Theorien): **1.** Veränderungen des Gefäßinhalts

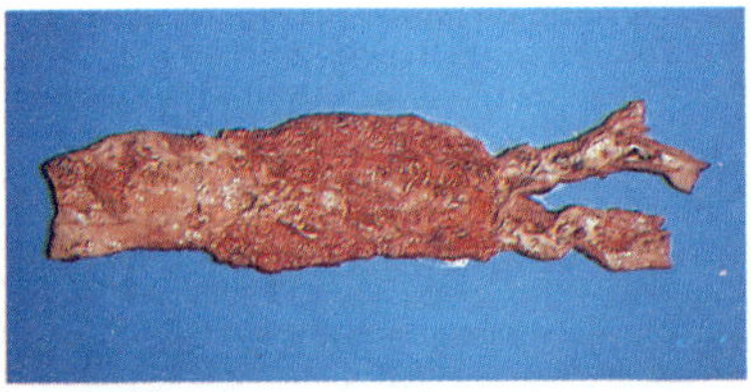

Arteriosklerose:
ulzeröse Plaques und Thromben in den Innenflächen der aufgeschnittenen Aorta abdominalis und den beiden Aa. iliacae communes hinter der Aortengabelung [471]

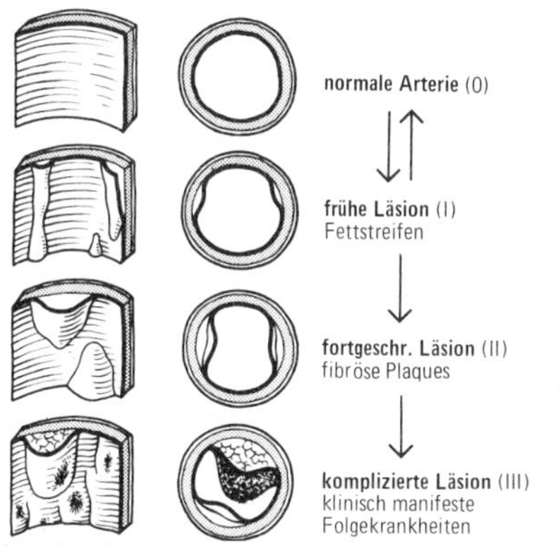

Arteriosklerose:
Stadieneinteilung nach der WHO

(Druck, Wirbel, Hyperlipidämie usw.) bewirken Läsionen des Endothels, gesteigerten Stoffeinstrom (Infiltrationstheorie, Anitschkow; Perfusionstheorie, Doerr) u. dadurch ausgelöste metabol. u. zelluläre Reaktionen der Gefäßwand: Intimaödem, Synthesesteigerung saurer Mukopolysaccharide, Ausfällung von Lipoproteinen, Fibrinogen u. Albumin, Proliferation von Bindegewebe- u. Muskelzellen mit gesteigerter Kollagen- u. Elastinsynthese (Fibrose, Elastose), evtl. Hyalinose; zunehmende Lipidose, oft Nekrose, Ulzeration u. Verkalkung. **2.** Primäre Veränderungen der Intima od. des Endothelfilms mit Ablagerungen von Blutplättchen u. Fibrin lösen Bindegewebeproliferation aus; sklerotische Beete als organisierte parietale Thromben (Duguid); Lipidose der Gefäßwand usw. als sekundäre Veränderungen; **3.** A. als Folge einer primären krankhaften Veränderung der Gefäßwand (Disposition). Blutdruckerhöhung u. Hyperlipidämie können den Prozeß intensivieren. Die intimalen Myozyten bzw. Bindegewebezellen proliferieren aus unbekannter Ursache u. bilden vermehrt kollagene Fasern u. Mukopolysaccharide sowie Lipide (Hauss). **4.** Nach neueren Erkenntnissen wird der Wechselwirkung zw. Thrombozyten („Hyperaktivität") u. der Gefäßwand eine maßgebliche Rolle in der Pathogenese der A. beigemessen. **Prävention** (evtl. auch Rückbildung der Frühstadien) durch Ausschaltung bzw. Reduktion atherogener Noxen. Vgl. Mönckeberg-Sklerose, Aortensklerose.

arteriosus (↑): **1.** reich an Arterien; **2.** zur Arterie gehörend, arteriös.

Arterio|tomie (↑; -tom*) **f:** op. Eröffnung einer Arterie; z. B. bei Embolektomie.

Arthr-: Wortteil mit der Bedeutung Gelenk, Glied; von gr. ἄρθρον.

Ar|thralgie (↑; -algie*) **f:** (engl.) joint pain, arthralgia; Gelenkschmerz, z. B. bei Arthrose*.

Arthr|ek|tomie (↑; Ektomie*) **f:** (engl.) arthrectomy; vollständige od. teilweise Resektion eines Gelenks (z. B. von Kapsel- od. Knochenanteilen).

Ar|thritis (↑; -itis*) **f:** Gelenkentzündung; **Sympt.:** Schmerzen, Schwellung, Überwärmung, Bewegungseinschränkung, Gelenkerguß* (seröse Formen), Gelenkempyem (eitrige Formen), Rötung (v. a. akute Formen); bei chron. Verlauf steht der Funktionsverlust mit Destruktionen, Fehlstellungen, Kontrakturen u. Ankylosen im Vordergrund. **Pathol./Anat.:** Synovitis*; **Einteilung: I.** nach Anzahl betroffener Gelenke: Monarthritis, Oligoarthritis, Polyarthritis; **II.** nach Verlauf: **1.** akute A. (v. a. septische A., kristallinduzierte A., reaktive A., akute Sarkoidose); **2.** subakute A.; **3.** chronische A. (v. a. rheumatoide Arthritis, Arthritis bei seronegativer Spondylarthritis); **III.** nach Ursache: **1.** infektiös (septische A., Gelenkempyem); **a)** direkte Inf. durch penetrierende Wunde (Punktion od. Injektion), am häufigsten mit Staphylokokken; **b)** fortgeleitete Inf., v. a. septisch-metastatisch (hämatogen) bei bakt. Infektionskrankheiten (Gonorrhoe, Sepsis), selten i. R. einer Tuberkulose bzw. durch Pilze, Bruzellen, Parasiten; **2.** para- od. postinfektiös ohne Nachweis lebender Err. im Gelenk (vgl. Arthritis, reaktive): **a)** nach bakteriellen Inf. (meist akute Mon- od. Oligoarthritis, BKS oft stark erhöht, häufig Fieber, granulozytäre Leukozytose im peripheren Blutbild); Vork. v. a. nach Inf. mit Yersinien, Chlamydien, Mykoplasmen, Gonokokken (auch i. R. der Reiter*-Krankheit), Borrelien (Lyme*-Borreliose) sowie Campylobacter, Mykobakterien, Bruzellen; i. R. einer Streptokokkeninfektion seltener bei rheumatischem Fieber*, häufiger bei subakuter bakterieller Endokarditis*; Rheumafaktor oft pos. (Gefahr der Verwechslung mit rheumatoider A.); **b)** bei od. nach Virusinfektionen (oft eher subakute Polyarthritiden, normale Leukozytenzahlen od. Leukopenie, rel. Lymphozytose im peripheren Blutbild); insbes. bei Hepatitis B (A. verschwindet beim Auftreten des Ikterus), Röteln, Mumps, infektiöser Mononukleose, Windpocken, Pocken, Coxsackie-Virus-Infektionen, Adenovirus-Infektionen (v. a. bei Kindern mit Pharyngitis, makulopapulösem Exanthem, symmetr. Polyarthritis) u. Arbovirus-Infektionen, aber auch Inf. durch Alphaviren, ECHO-Viren, Zytomegalie-Virus, Herpes-Viren, evtl. HIV; chronische Verläufe wahrscheinl. bei Inf. mit EBV, Parvoviren (u. U. Zus. mit chron. Polyarthritis); **c)** bei Infektion mit Parasiten (Leitsymptom: Eosinophilie), v. a. Filarien (Wuchereria bancrofti, Loa loa), Onchocerca caecutiens; **3.** A. bei seronegativer Spondylarthritis* u. verwandten Erkr.; v. a. als Spondylitis ankylosans, A. psoriatica, A. bei entzündl. Darmerkrankungen (sog. enteropathische A.), z. B. Enteritis regionalis Crohn, Colitis ulcerosa, Whipple-Krankheit, Behçet-Krankheit; auch nach intestinaler Bypass-Op. u. Magenresektion nach Billroth II (Polyarthritis, episodisches Fieber, Hautläsionen ähnlich dem Sweet*-Syndrom); **4.** rheumatoide Arthritis*; **5.** juvenile chronische Arthritis*; **6.** A. bei entzündl. Bindegewebeerkrankungen u. Vaskulitiden; v. a. bei systemischem Lupus* erythematodes, Kollagenosen, Schoenlein*-Henoch-Syndrom, Periarteriitis* nodosa; **7.** allergische A.; rel. häufige Urs.: Medikamente (Beginn 1-2 Wochen nach Einnahmebeginn); Sympt.: Fieber, Tachykardie, Kopfschmerz, Übelkeit, Bauchschmerzen, Lymphadenopathie, Exanthem; BKS normal, evtl. Leukopenie, Eosinophilie; Dauer einige Tage über das Absetzen des Medikaments hinaus; Vork. häufig in Komb. mit Vaskulitis (vgl. Arzneimittelallergie); **8.** A. in Verbindung mit Stoffwechselerkrankungen u. ernährungsbedingten Störungen: A. urica (Gicht*), A. bei Chondrokalzinose* (sog. Pseudogicht), Hydroxylapatitkristall*-Ablagerungskrankheit (Kristallarthropathie*); Hä-

A

mochromatose, Hyperlipoproteinämien (v. a. familiäre Formen, Typ II: hohes Fieber, migratorische Polyarthritis kleiner u. großer Gelenke, Xanthome), Ochronose (vgl. Arthropathia alcaptonurica), Lipoidkalzinogranulomatose (Teutschländer), Osteochondropathia endemica (Kaschin-Beck), Amyloidose (vgl. Dialyse-Arthropathie); **9.** A. bei endokrinen Störungen: Hyper- u. Hypothyreose, Hyper- u. Hypoparathyreoidismus, Diabetus mellitus, Cushing-Syndrom, Akromegalie, Phäochromozytom; **10.** A. bei granulomatösen Erkr.: **a)** Sarkoidose (akut: Löfgren*-Syndrom); **b)** Langerhans*-Zellhistiozytose; **11.** A. bei Gelenkblutungen inf. Störungen der Blutgerinnung: **a)** Koagulopathien: Hämophilien (hämophile Arthropathie, Blutergelenk*); **b)** Antikoagulanzientherapie; **12.** A. bei Erkr. des hämatopoetischen Systems: **a)** hämolytische Anämien (Sichelzellenanämie, Thalassämie); **b)** Leukosen (reaktiv ohne synoviale leukämische Infiltration); **13.** neoplastische A.: **a)** primäre Gelenktumoren: benignes (villonoduläre Synovitis) od. malignes Synovialom (Synovialsarkom); Chondromatose; **b)** synoviale Infiltration bei bösartigen Systemerkrankungen: v. a. Leukosen, maligne Lymphome (im Kindesalter v. a. ALL); **14.** paraneoplastische A.: v. a. bei Plasmozytom, Bronchial-, Prostata-, Mammakarzinom; **15.** (post-)traumatische A. (auch postop. Synovitis); **16.** A. bei Erkr. des Gelenkknorpels: sog. aktivierte Arthrosen, Chondropathia* patellae, freie Gelenkkörper (v. a. Osteochondrosis* dissecans), rezidivierende Polychondritis*; **17.** A. bei Neuropathien (Arthropathia neuropathica, Charcot-Arthropathie): Tabes dorsalis (Arthropathia tabica), Syringomyelie (Arthropathia syringomyelica), diabetische Neuropathie, Spina bifida mit Meningomyelozele (Arthropathia myelodysplastica), hereditäre sensible Neuropathie, angeborene Analgesie, Lepra; **18.** A. bei pustulösen, abszedierenden, nekrotisierenden od. mit Gewebeneutrophilie einhergehenden Dermatosen: v. a. Sweet-Syndrom, Akne-assoziierte Arthritis* (s. a. Psoriasis-Arthropathie, Hyperostosis sternoclavicularis); **19.** A. bei sonstigen extraartikulären Grunderkrankungen: z. B. familiäres Mittelmeerfieber*.

Ar|thritis, Akne-assoziierte (↑; ↑) **f:** (engl.) acne associated arthritis; bei den entzündl. Akneformen (Acne papulopustulosa, Acne conglobata, Acne fulminans) mit hohem Fieber, starker Senkungsbeschleunigung u. Leukozytose einhergehende asymmetrische, selten erosiv verlaufende Oligoarthritis, bes. der Kniegelenke; daneben Sakroileitis, entzündliche Beteiligung von Wirbelsäule (Spondylitis, Spondylodiszitis) und der sterno-kosto-klavikulären Knochenverbindungen; Rückbildung mit Besserung der Akne. Vgl. Arthritis.

Ar|thritis allergica (↑; ↑) **f:** s. Hydrops articulorum intermittens.

Ar|thritis, Chlamydien-induzierte (↑; ↑) **f:** s. Arthritis, reaktive.

Ar|thritis dys|enterica (↑; ↑) **f:** s. Reiter-Krankheit.

Ar|thritis gonor|rhoica (↑; ↑) **f:** s. Gonorrhoe.

Ar|thritis, juvenile chronische (↑; ↑) **f:** (engl.) chronic juvenile arthritis; Abk. jcA; Oberbegriff für eine Gruppe chronisch-rheumatischer Erkr. im Kindes- u. Jugendalter mit Beginn vor dem 16. Lj.; Häufigkeit ca. 1 : 1000 Geburten; **Einteilung** nach Art u. Umfang des Gelenkbefalls u. des Vorhandenseins extraartikulärer Organmanifestationen: **1.** polyartikulär-systemische jcA: ca. 10% der Fälle; s. Still-Syndrom; **2.** polyartikulär-nichtsystemische jcA: ca. 50% der Fälle; **a)** polyartikulär-seronegative jcA: häufigste Form beim Kind; Erkrankungsbeginn im frühen Schulalter; Gelenkbefall symmetrisch unter möglicher Beteiligung sämtlicher Extremitätengelenke u. der HWS; unterschiedlich stark ausgeprägte radiol. Veränderungen, keine Beteiligung innerer Organe, kein Nachweis des Rheumafaktors im Serum; **b)** polyartikulär-seropositive jcA: Erkrankungsbeginn im 2. Lebensjahrzehnt, v. a. Mädchen betroffen; nosolog. Ähnlichkeit mit der chronischen Polyarthritis* des Erwachsenen, oft erosiver Verlauf mit funktionell ungünstiger Prognose; Rheumafaktor u. antinukleäre Antikörper im Serum in bis zu 75% positiv; **3.** mono- od. oligoartikuläre jcA: ca. 40% der Fälle; Gelenkbefall asymmetrisch; Progn. im Vergleich zu den polyartikulären Formen deutlich günstiger; **a)** Typ I (frühkindlicher Typ): Erkrankungsbeginn vor dem 5. Lj., v. a. Mädchen betroffen; asymmetrischer Befall großer Gelenke; ANA im Serum oft positiv; in etwa einem Drittel der Fälle Auftreten einer chronisch-rezidivierenden Iridozyklitis, die oft schleichend ohne äußere Warnzeichen beginnt; wegen der Erblindungsgefahr ist eine engmaschige augenärztliche Kontrolle aller Pat. mit jcA auch bei Symptomfreiheit obligat; **b)** Typ II (Sakroiliitis-Typ): Erkrankungsbeginn um das 10. Lj., v. a. Jungen betroffen mit Befall bes. der unteren Extremität, häufig enthesiopathische Sympt. (Fersenschmerz, Achillodynie u. a.); radiol. Sakroiliitis; häufig Nachweis von HLA-B27; oft Iridozyklitis; im Ggs. zur frühkindlichen Form jedoch meist akut verlaufend mit Abheilung ohne Dauerschäden. Zu dieser Gruppe wird auch die juvenile Spondylitis* ankylosans gerechnet. **Ther.:** in Abhängigkeit von Manifestationsart u. Progn. individuelles Vorgehen in Zusammenarbeit mit kinderrheumatologischen Zentren; mehrdimensionale Therapieansätze mit Krankengymnastik, Ergotherapie, lokalen physik. Anwendungen, nichtsteroidalen Antiphlogistika, Analgetika, langwirkenden Antirheumatika; bei schweren Verläufen u. ungünstiger Progn. Zytostatika unter strenger Indikationsstellung; präventive u. rekonstruktive rheumachir. Eingriffe, psychol. Hilfen, Sozialarbeit u. rehabilitative Maßnahmen.

Ar|thritis mutilans (↑; ↑) **f:** Arthritis* mehrerer kleiner Gelenke; führt zu schwersten Schädigungen m. Verkrüppelungen u. Verstümmelungen der Hände u. Füße (sog. Fernrohrfinger); **Urs.:** chron. Polyarthritis, Arthropathia neuropathica.

Ar|thritis psoriatica (↑; ↑) **f:** s. Psoriasis-Arthropathie.

Ar|thritis, re|aktive (↑; ↑) **f:** (engl.) reactive arthritis; syn. postinfektiöse Arthritis; nichtseptische Arthritis*, die durch eine extraartikuläre Inf. ausgelöst wird u. bei der der ursächliche Err. nicht lebend im Gelenk nachweisbar ist; **Urs.:** bakterielle od. virale Inf., die bei 1-3% der Infizierten über nicht näher bekannte Immunreaktionen eine nichteitrige Arthritis als Zweiterkrankung auslösen; Erregerantigen z. T. in Gelenkflüssigkeit nachgewiesen (Chlamydien, Yersinien); genet. Prädisposition (bei 60-90% der Pat. HLA-B27 nachweisbar); Männer sind häufiger betroffen als Frauen; häufig jüngere Erwachsene; **Klin.:** 1-4 Wochen nach ursächlicher Inf., z. T.

nach deren Abheilung mit beschwerdefreiem Intervall, akute bis subakute Arthritis mit steriler Synovitis; meist asymmetrischer Gelenkbefall v. a. der unteren Extremität u. der Iliosakralgelenke; häufig Enthesiopathie u. extraartikuläre Begleitmanifestationen (Reiter*-Krankheit, Urethritis, Balanitis); **Diagn.:** BKS-Beschleunigung, negativer Rheumafaktor, Synoviaanalyse, serol. od. mikrobiol. Nachweis der ursächlichen Infektion; **Ther.:** Sanierung der zugrundeliegenden Infektion, nichtsteroidale Antiphlogistika; **Progn.:** meist günstig, häufig Spontanheilung; chron. Verlauf möglich (insbes. bei Chlamydien, Borrelien, Yersinien).

Ar|thritis, rheumatoide (↑; ↑; gr. ῥεῦμα Fließen, Strömen; -id*) f: (engl.) rheumatoid arthritis; Abk. RA; syn. chronische Polyarthritis (cP); entzündl. Allgemeinerkrankung der mesenchymalen Gewebe, meist Manifestation als Synovialitis; bisher ungeklärte Ätiologie; (evtl. Autoimmunerkrankung); **Häufigkeit:** Punktprävalenz zw. 0,5 u. 1,0%, 1 Neuerkrankungsfall je 2000 Einwohner u. Jahr; mit steigendem Alter (linear?) zunehmende Inzidenz u. Prävalenz, Frauen sind etwa dreimal häufiger betroffen als Männer; **Verlauf:** unvorhersehbar, meist chronisch-progredient, z. T. mit ausgeprägten Schüben, selten Totalremission; in 10-15% maligner Verlauf mit rascher Invalidität; relatives Mortalitätsrisiko ca. 3%; **Diagn.:** Kriterien zur Diagnosestellung: s. Tabelle 1; anamnestische Leitbeschwerden: Arthralgien, Morgensteifigkeit, Abgeschlagenheit, Inappetenz, Myalgien; **Klin.:** symmetrische Synovialitis kleiner stammferner Gelenke (v. a. Fingergrund- u. -mittelgelenke, Zehengrundgelenke); weiche u. fluktuierende, oft spindelförmige Gelenkschwellungen; extraartikuläre Organmanifestationen: Herz (Perimyokarditis), Lunge (Pleuritis, Fibrose), Nerven (Polyneuropathie), Leber (Hepatitis), Blutbild (Anämie, Thrombozytose), Augen (Keratoconjunctivitis sicca), Lymphadenopathie, Rheumaknoten (sehr spezifisch), generalisierte Vaskulitis (evtl. lebensbedrohlich); **Labor:** unspezifische Erhöhung der BKS, Nachweis v. Akute-Phase-Proteinen; in 80% Nachweis eines 19-S-IgM-Antiglobulins (Rheumafaktor*), bei 50-80% der Pat. Nachweis von HLA-DR4; **Rö.:** gelenknahe Osteoporose, Gelenkspaltverschmälerung, Arrosionen, Erosionen, seltener Ankylosen (s. Tab. 2); **Histol.** der

Arthritis, rheumatoide Tab. 1
Diagnostische Kriterien nach American Rheumatism Association (ARA-Kriterien, Revision 1987)

1. Morgensteifigkeit von wenigstens einer Stunde[1]
2. Gelenkschwellungen an > 3 von 14 möglichen Gelenkregionen (rechte und linke Fingermittel-, Fingergrund- und Handgelenke, Ellenbogen, Knie, obere Sprunggelenke, Zehengrundgelenke)[1]
3. wenigstens eine Schwellung im Bereich der genannten Handregionen[1]
4. symmetr. Befall von Gelenkregionen[1]
5. Rheumaknoten
6. Rheumafaktor im Serum
7. typische radiologische Veränderungen im Bereich der Hände (wenigstens unzweifelhafte gelenknahe Osteoporose)

[1] seit wenigstens 6 Wochen vorhanden

Zur Diagnose müssen 4 der 7 Kriterien erfüllt sein.

Arthritis, rheumatoide Tab. 2
Stadieneinteilung der klinischen, funktionellen und röntgenologischen Symptomatik nach Steinbrocker et al. (1949); eine Progression muß nicht zeitgleich alle drei genannten Ebenen betreffen.

Stadium	Klinik	Funktion	Röntgenbefund
I	geringe Schwellungen	keine Beeinträchtigung bei alltäglichen Anforderungen	höchstens gelenknahe Entkalkung
II	konstante Synovitiden; keine Gelenkdeformierungen	leichte Behinderung durch Bewegungseinschränkung eines oder mehrerer Gelenke, jedoch ausreichende Funktionskapazität bei normalen Tätigkeiten	gelenknahe Entkalkung, beginnende Knorpel- und Knochendestruktion
III	Gelenkdeformierungen; Muskelatrophien; Tendinitiden (Rheumaknoten)	eingeschränkte Funktionskapazität mit erheblicher Behinderung bei den Tätigkeiten in Beruf, Haushalt und bei der Selbstversorgung	Knochendestruktionen, Osteoporose, Subluxationen
IV	ausgeprägte Gelenkdeformierungen; Gelenkinstabilität; Ankylosen	hochgradige Einschränkung der Funktionskapazität, Rollstuhlabhängigkeit oder Bettlägerigkeit; geringe Selbstversorgungsmöglichkeiten, ständiges Angewiesensein auf fremde Hilfe	fortgeschrittene Gelenkzerstörungen und -deformierungen, Gelenkluxationen, -instabilitäten, Ankylose (bindegewebig oder knöchern)

A

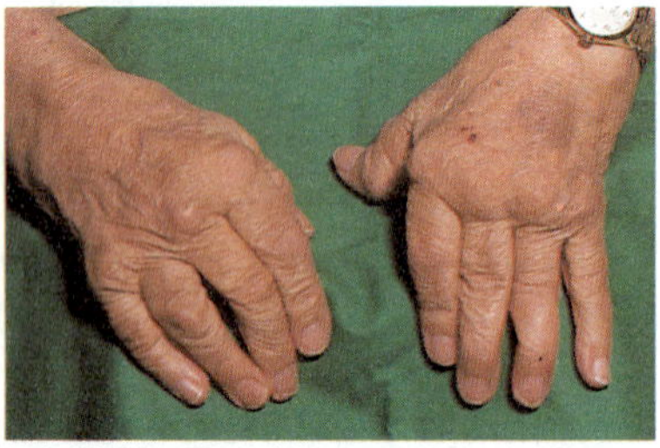

Arthritis, rheumatoide:
ulnare Deviation der linken Hand, Schwanenhals-Deformität der Finger, besonders deutlich am 3. und 4. Finger links [364]

Synovialis: selten (pathognomonische) Granulome, sonst Fibrinexsudation, Hyperplasie der Synovialdeckzellschicht, Rundzellinfiltrate, Vaskulitis, villöse Hyperplasie, Proliferation unreifer Zellverbände (pannöse Destruktion); **Ther.**: individuell; polypragmatisch unter Einschluß von Aufklärung des Pat., Ruhe, dosierte Bewegung, lokale physik. Anwendungen, Krankengymnastik, Ergotherapie, nichtsteroidale Antiphlogistika, Steroide, sog. Basistherapeutika, Analgetika, psychol. Verfahren, Sozialarbeit, prophylaktische u. rekonstruktive Operationen; **Kompl.** u. **Folgekrankheiten:** zervikale Myelopathie, Sepsis, AA-Amyloidose, gastrointestinale Ulzera.

Ar|thritis sicca (Arthr-*; -itis*) f: s. Arthritis tuberculosa.

Ar|thritis syphilitica (↑; ↑) f: Arthritis bei Syphilis II u. III.

Ar|thritis tuberculosa (↑; ↑) f: Arthritis als sekundäre Organmanifestation einer Tuberkulose*, ausgehend von einer gelenknahen Knochentuberkulose* od. einer hämatogen entstandenen, synovialen Gelenktuberkulose; **Klin.**: häufig nur mäßige Gelenkschwellung v. a. an den unteren Extremitäten bei primär chron. Verlauf; **Diagn.**: röntg. anfangs Weichteilverschattung, später u. U. Knochendestruktionen; **Ther.**: Antituberkulotika, ggf. Synovektomie, Herdausräumung, Arthroplastik, Arthrodese; **Kompl.**: kalter Senkungsabszeß; **Progn.**: bei frühzeitiger Behandlung Erhalt der Gelenkfunktion möglich.

Ar|thritis urica (↑; ↑) f: s. Gicht.

Arthro|derma (↑; Derm-*) f: s. Dermatophyten.

Arthro|dese (↑; gr. δέσις das Binden) f: (engl.) arthrodesis; op. Gelenkversteifung, z. B. bei Schlottergelenken, schmerzhaften Gelenkreizungen inf. posttraumatischer Veränderungen, Entzündungen od. schweren Arthrosen mit dem Ziel, eine schmerzfreie Belastung zu ermöglichen. Vgl. Tripelarthrodese.

Arthro|graphie (↑; -graphie*) f: (engl.) arthrography; Röntgenkontrastdarstellung einer Gelenkhöhle durch Injektion von negativem (z. B. Luft) od. positivem (wasserlösl.) Röntgenkontrastmittel* bzw. durch Doppelkontrastmethode*; **Ind.**: Verdacht auf Meniskusschäden, Bandverletzungen (v. a. des oberen Sprunggelenks), Periarthropathia humeroscapularis, Rotatorenmanschettenläsionen, Gelenkchondromatose, Baker-Zyste u. a. Vgl. Arthroskopie.

Arthro|gryposis (↑; Gryposis*) f: Versteifung eines Gelenks in Beugestellung.

Arthro|gryposis-multiplex-con|genita-Syndrome (↑; ↑; lat. multiplex vielfach; Co-*; genitus geboren) n pl: Gruppe von erblich od. sporadisch auftretenden Erkr. mit angeborenen, meist symmetrischen Gelenkfehlstellungen u. -versteifungen; z. B. Guérin-Stern-Syndrom, Amyoplasia congenita, Arthromyodysplasia congenita; auch

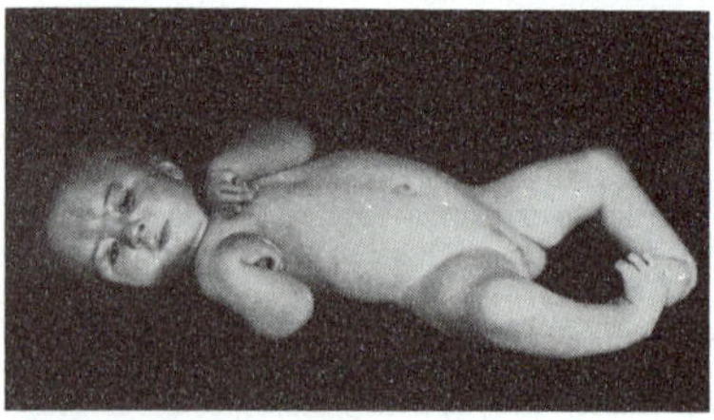

Arthrogryposis-multiplex-congenita-Syndrome:
typische Flexionskontrakturen an Händen und Füßen [540]

zusammen mit anderen Fehlbildungen (z. B. Rossi-Syndrom).

Arthro|lith (↑; Lith-*) m: Gelenkmaus; s. Gelenkkörper, freier.

Arthro|lyse (↑; Lys-*) f: (engl.) arthrolysis; op. Gelenkmobilisation durch Lösung v. intra- od. extraartikulären Verwachsungen od. Durchtrennung einer geschrumpften Gelenkkapsel.

Arthro|myo|dys|plasia con|genita (↑; My-*; Dys-*; -plasie*) f: s. Arthrogryposis-multiplex-congenita-Syndrome.

Arthro-Ophthalmo|pathie, erbliche progressive (↑; Ophthalm-*; -pathie*) f: (engl.) hereditary arthro-ophthalmopathy; syn. Stickler-Syndrom; autosomal-dominant erbl. Erkrankung mit Augen- und Gelenkveränderungen; **Sympt.**: Myopie, Glaskörperverflüssigung, Netzhautablösung, später Katarakt, Keratopathien, chron. Uveitis, an den Gelenken epiphysäre Entwicklungsstörungen, degenerative Knorpel- u. Bindegewebeveränderungen, Hypermotilität, Minderwuchs, Mitralklappenprolaps.

Arthro|pathia (↑; -pathie*) f: s. Arthropathie. **A. alc|apton|urica** (↑; ↑) f: chron. Arthropathie* bei Alkaptonurie* inf. Homogentisinsäureablagerung im Knorpel. **A. deformans** (↑; ↑) f: s. Arthrose.

Arthro|pathia neuro|pathica (↑; ↑) f: Arthropathie* mit schwerster atrophischer od. hypertrophischer Gelenkverformung; **Urs.**: mechan. Gelenkschädigung durch rezidiv. Traumatisierung bei Verlust der schützenden Schmerzempfindung u. Propriozeption, u. U. auch trophische Störungen; **Sympt.**: schmerzlose Gelenkschwellungen, Bandlockerung, Gelenkinstabilität, rasch progrediente Knorpel- u. Knochenzerstörung; **Formen: 1.** Arthropathia myelodysplastica: starke Gelenkverformung, insbes. der Füße, mit Geschwürbildung (Malum* perforans pedis); **2.** Arthropathia syringomyelica: meist hypertrophische Gelenkveränderungen u. trophische Ulzera v. a. an den oberen Extremitäten (Schulter, Ellenbogen, Hand); **3.** Arthropathia tabica: Gelenkveränderungen bes. an den unteren Extremitäten mit Neigung zu Schlottergelenkbildung, Frakturen, ossifizierender Periostitis u. Myositis bei Tabes* dorsalis. Vgl. Arthritis.

Arthro|pathia ovari|priva (↑; ↑) f: wahrscheinlich hormonell bedingte Arthropathie der Iliosakralgelenke (meist im Klimakterium, nach Kastration); b. Ausheilung Ankylose. **A. psoriatica** (↑; ↑) f: s. Psoriasis-Arthropathie. **A. urica** (↑; ↑) f: s. Gicht.

Arthro|pathie (↑; ↑) f: (engl.) arthropathy; Gelenkerkrankung mit heterogenen entzündlichen u. nichtentzündlichen Komponenten; v. a. bei metabolischen, hämostaseologischen, hämatopoetischen u. neuropathischen Störungen (vgl. Arthritis); **Formen: 1.** vorwiegend nichtentzündlicher Typ: zunehmende Knorpel- u. Knochendestruktion, osteophytäre Randanbauten, wie bei destruierenden Formen der Arthrose*; Vork. bei Tabes dorsalis, Syringomyelie, Diabetes mellitus mit auffallender Diskrepanz zw. ausgedehnter Destruktion u. Schmerzlosigkeit; **2.** vorwiegend entzündlicher Typ: chronisch-proliferierende Synovitis* mit Pannusbildung, oft Nebeneinander von erosiven u. proliferativen Veränderungen, Periostitis; Vork. v. a. bei Hämophilie (sog. Blutergelenk*). Vgl. Psoriasis-Arthropathie, Osteoarthropathie, hyperostotische.

Arthro|plastik (↑; -plastik*) f: (engl.) arthroplasty; Gelenkersatz; **Formen: 1.** Alloarthroplastik mittels Endoprothese*; **2.** nicht mehr gebräuchl. Autoarthroplastik mit körpereigenem Gewebe (Faszie, Fett, Haut) als Interponat zw. neugebildeten Gelenkflächen.

Arthro|pode-borne diseases (engl.) n pl: s. Arbovirosen.

Arthro|poden (Arthr-*; gr. πούς, ποδός Fuß) m pl: (engl.) arthropods; Gliederfüßer; wechselwarme Bewohner v. Land u. Wasser, v. a. warmer u. feuchter Regionen; formenreichster Tierstamm; bilateral-symmetr., segmentäre Körper; Gliedmaßen m. Gelenken, Außenskelett aus Chitin; keine echte Leibeshöhle, kein geschlossenes Blutgefäßsystem; Atmung üb. Körperoberfläche, Kiemen bzw. Tracheen u. Stigmen; **Entw.:** Mehrzahl der A. legt Eier (lebendgebärend z. B. Skorpion, Tse-Tse-Fliege); da Wachstum des Außenskeletts nicht möglich, Häutungen bei Übergang von Larve zu Nymphe u. Imago, evtl. mit Einschalten eines Puppenstadiums u. Metamorphose bei Insekten. Für d. Menschen wichtige Parasiten, Zwischenwirte od. Krankheitsüberträger in folgenden Unterstämmen: **1. Diantennata** (Krebstiere, Branchiata, Crustacea; Dreiteilung des Körpers: Kopf, Thorax, Abdomen; Wasseratmer m. Kiemen, Spaltfüßen u. zwei Antennenpaaren): Zwischenwirte sind z. B. Krabben u. Hüpferlinge; **2. Chelicerata** (Fühlerlose; Zweiteilung des Körpers: Cephalothorax u. Abdomen; Luftatmer m. Tracheen u. Tracheenlunge; vier Beinpaare): giftig sind Biß bzw. Stich einiger Vertreter der Ordnungen Araneae (Webspinnen) u. Scorpiones (Skorpione); Zecken u. Milben (Acari) sind wichtige Parasiten bzw. Krankheitsüberträger; **3. Tracheata** (Antennata; durch Tracheen atmend, ein Paar Antennen): giftig ist der Biß einiger Myriapoden (Doppel- od. Hundertfüßer). Parasiten des Respirationstrakts v. Wirbeltieren (b. Menschen Porozephalose*) sind Pentastomiden (Zungenwürmer, wurmförmige, bis 20 cm lange A. mit deutlicher Ringelung). Wichtigste Parasiten u. Krankheitsüberträger der Tracheata sind **Insekten** (Hexapoden, drei Körperabschnitte, drei Beinpaare am Thorax) in den Ordnungen Anoplura (Läuse*), Heteroptera (Wanzen*), Siphonaptera (Flöhe*) u. Diptera (Zweiflügler; Mücken* u. Fliegen*).

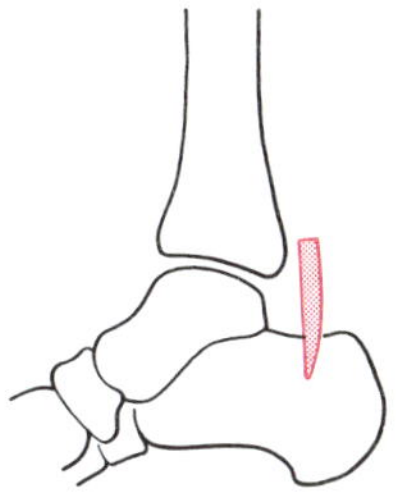

Arthrorise

Arthro|rise (↑; gr. ἔρεισις das Stützen, Schieben) f: (engl.) arthro-ereisis; Hemmung der Gelenkbeweglichkeit in einer Richtung durch op. Bildung einer Anschlagsperre (Einsetzen eines Knochenspans, s. Abb.); Anw. bes. am oberen Sprunggelenk bei Lähmungs-, Spitz- od. Hakkenfuß.

Arthrose (↑; -osis*) f: (engl.) arthrosis; syn. Arthrosis deformans; degen. Gelenkerkrankung, die vorwiegend bei einem Mißverhältnis zw. Beanspruchung u. Beschaffenheit bzw. Leistungsfähigkeit der einzelnen Gelenkanteile u. -gewebe entsteht (Form-Funktions-Problem); **pathogenet. Einteilung: I.** primäre Formen: direkte (Schwerarbeit, Sport, hohes Körpergewicht) od. indirekte (Verminderung der Leistungsfähigkeit der bradytrophen Gewebe durch endogene Veränderungen: Alterung, Stoffwechselstörungen) Überbeanspruchungsschäden; **II.** sekundäre Formen: **1.** bei kongenitalen dysplast. Zuständen: **a)** flache Pfannenbildung (Coxa valga luxans); **b)** Subluxationen (Hüfte, Knie); **c)** Luxationen (versch. Gelenke, v. a. Hüfte); **d)** Folgezustände nach Wachstumsstörungen im Epiphysenbereich (Osteochondrosis deformans juvenilis coxae, Osteochondrosis deformans juvenilis vertebrae u. ä.; Osteochondrosis dissecans, Epiphyseolysen); **2.** bei erworbenen Gelenkdeformierungen: **a)** Folgezustände entzündl. Gelenkkrankheiten; **b)** nach rheumatischen Gelenkleiden; **c)** nach Gelenktraumen; **d)** Folgezustände nach Verschiebungen der Gelenkachsen (Skoliosen, Beckenschrägstand, Coxa vara, X-Bein, Knickfuß, Plattfuß); **e)** Folgezustände chron., nicht entzündl. Gelenkerkrankungen (Arthropathie*); **Pathophysiol.:** Erosion des degenerierten Gelenkknorpels, Mobilisation von Knorpelpartikeln durch Druck u. Reibung bei Gelenkbewegung (sog. Irritationsfaktor) u. dadurch hervorgerufene, schmerzhafte Synovitis*; **Pathol./Anat.:** Auffaserung, Demarkierung der Knorpelsubstanz, Hyalinisierung, Abschliff bis zum vollständigen Aufrieb; im subchondralen Knochengewebe Sklerosierungen u. Zystenbildungen; reaktive osteophytäre Wucherungen, degen. Kapselveränderungen (Atrophien, Hyalinose, obliterierende Gefäßprozesse); **klin. Sympt.:** anfangs Spannungsgefühl u. Steifigkeit in den betr. Gelenken, dann Anfangsschmerz, Belastungsschmerz, Dauerschmerz; klin. Befunde: Gelenkgeräusche, Gelenkinstabilität, Kontrakturen, Fehlstellungen, Muskelatrophien; **Rö.:** Gelenkspaltverschmälerung, Inkongruenz der Gelenkflächen, Sklerosierungen, Zystenbildungen, Randwülste (s. umseitige Abb.); **Ther.: 1.** konservativ: Vermeidung von Belastungsfaktoren (Näs-

A

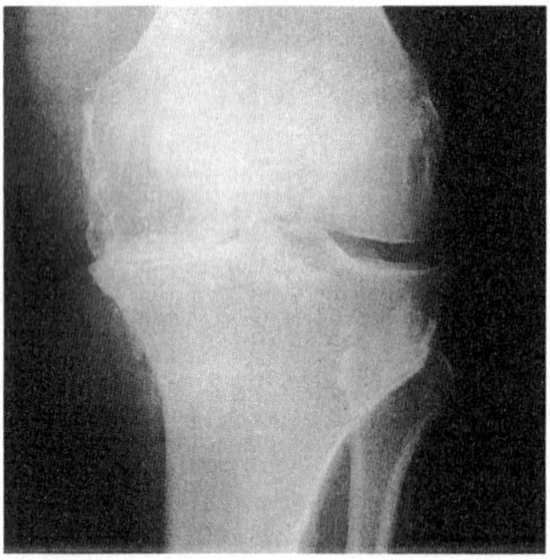

Arthrose:
Gonarthrose mit ausgeprägter Verschmälerung des medialen Gelenkspalts [372]

se, Kälte, Übergewicht); Bewegungsübungen, Krankengymnastik, Massage, ggf. Wärmeanwendung (z. B. Balneotherapie, Elektrothermotherapie), Kryotherapie nur bei aktiver A.; medikamentös durch Analgetika bzw. (nichtsteroidale) Antiphlogistika; Kortikoide (intraartikulär) nur bei strenger Indikationsstellung; u. U. Myotonolytika, Superoxiddismutase od. sog. Knorpelaufbaupräparate bzw. Chondroprotektiva; orthop. Hilfsmittel: Gehstock, Schuherhöhung, Orthese; **2.** operativ: Synovektomie (mit od. ohne Entfernung nekrotischen Gewebes), Pridie-Bohrung (Eröffnung des subchondralen Markraums), Korrekturosteotomie, Gelenkersatz (Endoprothese*) od. -resektion, Arthrodese*.

Arthrosis mutilans (↑; ↑) **f:** s. Arthritis mutilans.

Arthro|skopie (↑; -skopie*) **f:** (engl.) arthroscopy; Untersuchung eines Gelenkraums mit einem spez. Endoskop* (Arthroskop), das nach Auffüllen des Gelenks mit Gas (CO_2) od. Flüssigkeit (Ringer-Lösung) über eine Stichinzision in Lokalanästhesie od. Narkose eingeführt wird; **Ind.: 1.** diagn. bei unklaren Gelenkbeschwerden, auch zur Probeexzision aus der Synovia; **2.** therap. i. R. arthroskopischer Op. (mit Einführung spez. Instrumente in das Gelenk durch eine zusätzl. Stichinzision), s. Tab.; **Kompl.:** Knorpelverletzung, Gasemphysem, Infektion.

Arthro|sporen (↑; Spora*) f pl: (engl.) arthrospores; syn. Arthrokonidien; entstehen bei Pilzen durch Zerfall vegetativer Hyphen u. sind im Ggs. zu Blastosporen* zylindrisch geformt; vgl. Sporen.

Arthro|tomie (↑; -tom*) **f:** op. Eröffnung eines Gelenks.

Arthus-Re|aktion (Nicolas M. A., Physiol., Lausanne, 1862-1945) **f:** (engl.) Arthus reaction; auch Arthus-Phänomen; durch Injektion ausreichender Mengen eines Antigens in die Haut eines spezif. sensibilisierten Organismus hervorgerufene Immunkomplexvaskulitis mit lokalen Entzündungsreaktionen (max. Ausprägung nach 4-10 Std.) inf. intravasaler Bildung von Immunkomplexen zw. den Antigenen u. zirkulierenden präzipitierenden Antikörpern (IgG u. IgM), Aktivierung von Komplement* u. chemotaktisch induzierter paravaskulärer Infiltration mit neutrophilen Granulozyten u. Mastzellen, die bei Phagozytose der Immunkomplexe lysosomale Enzyme u. Entzündungsmediatoren freisetzen (makroskop. mit lokalem Ödem u. Hämorrhagie, evtl. Ulzeration u. Nekrose inf. Thrombosierung von Blutgefäßen); Form der Überempfindlichkeitsreaktion vom Arthus-Typ (Typ III); s. Allergie.

Arti|cain (INN) **n:** Methyl[4-methyl-3-(2-propylaminopropionamido)-2-thiophencarboxylat] (IUPAC); Verw.: Lokalanästhetikum zur Infiltrations- u. Regionalanästhesie; vgl. Lokalanästhetika.

Articul-: Wortteil mit der Bedeutung Gelenk, Knöchel; von lat. articulus.

Articulatio (↑) f (pl Articulationes): Abk. Art. (pl Artt.); s. Gelenk. **A. acromio|clavicularis** (↑) **f:** äußeres Schlüsselbeingelenk (Schultereckgelenk); zw. Acromion scapulae u. Facies art. acromialis claviculae; Heben, Senken, Vor- u. Zurückschieben der Schulter, Zirkumduktion.

Arthroskopie
Regionale Beispiele für arthroskopische Diagnostik und ggf. Therapie

Gelenkregion	Erkrankung	Therapeutischer Eingriff
Kniegelenk	Knorpelläsion Meniskusverletzung Kreuzbandschaden posttraumat. Hämarthrose Gonarthrose	Refixation eines Knorpeldissekats Meniskusteilresektion od. -naht Kreuzbandplastik Punktion Abrasionsarthroplastik Plicaresektion, Synovektomie
Schultergelenk	Impingement-Syndrom Bankart-Läsion Rotatorenmanschettenläsion	Akromioplastik Kapsuloraphie
oberes Sprunggelenk	Osteochondrosis dissecans Synovitis, Arthrose Exostosen an Talus und Tibia	
Ellenbogen	Exostosen, Synovitis	
Handgelenk	Arthrose, Diskusläsion	

Articulationes atlanto|axiales laterales (↑) f pl: untere Kopfgelenke seitl. Abteilungen; zw. Fovea art. inf. des 1. (Atlas) u. Facies art. sup. des 2. (Axis) Halswirbels; Drehung des Kopfes. **A. atlanto|axialis mediana** (↑) f: unteres Kopfgelenk, mittl. Abteilung; zw. Dens axis u. Fovea dentis des Arcus atlantis; Kopfdrehen. **A. atlanto|occipitalis** (↑) f: oberes Kopfgelenk; zw. den Foveae artt. supp. des Atlas u. d. Condyli occipitales des Hinterhauptbeins; Nickbewegung, Seitwärtsneigung des Kopfes. **A. calcaneo|cuboidea** (↑) f: zw. Calcaneus u. Os cuboideum (Fußwurzel). **A. capitis costae** (↑) f: zw. Fovea costalis sup. et inf. sowie Bandscheibe der Brustwirbel u. Rippenköpfchen; 1., 11. u. 12. Rippe nur mit einem, alle übrigen mit zwei Wirbeln verbunden; Drehbewegung um d. Längsachse des Rippenhalses: Senken u. Heben der Rippen. **Articulationes carpo|meta|carpales** (↑) f pl: straffe Gelenke zw. den distalen Handwurzel- u. den Mittelhandknochen II-V. **A. carpo|meta|carpalis pollicis** (↑) f: zw. Os trapezium u. Os metacarpale des Daumens; Sattelgelenk: Ab- u. Adduktion, Opposition u. Reposition, Zirkumduktion des Daumens. **A. composita** (↑) f: aus mehr als zwei Knochen zusammengesetztes Gelenk. **A. costo|trans|versaria** (↑) f: zw. Höcker der 1.-10. Rippe u. Brustwirbelquerfortsatz; Drehbewegung um d. Längsachse des Rippenhalses: Senken u. Heben der Rippen. **Articulationes costo-vertebrales** (↑) f pl: Artt. capitis costae, Artt. costotransversariae. **A. cotylica** (↑) f: Nußgelenk (BNA, JNA: Enarthrosis); heute als Articulatio* sphaeroidea betrachtet.

Articulatio coxae (↑) f: Hüftgelenk; zw. Acetabulum (Facies lunata) mit Labrum acetabulare des Hüftbeins u. Femurkopf. Nußgelenk: Beugen, Strecken, Ab- u. Adduktion, Rotation; s. Abb.

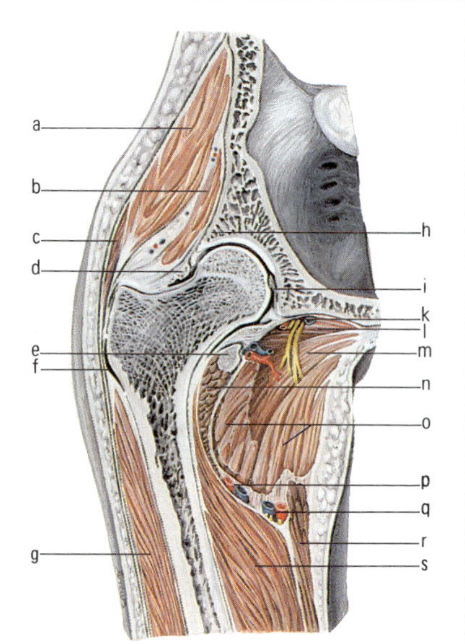

Articulatio coxae:
a: M. glutaeus medius; b: M. glutaeus minimus; c: M. glutaeus maximus; d: Zona orbicularis; e: M. iliopsoas (Tendo), f: Bursa trochanterica; g: M. vastus lateralis; h: Pfannendach; i: Lig. capitis femoris; k: N. obturatorius, Vasa obturatoria; l: M. obturatorius externus; m: M. adductor brevis; n: M. pectineus; o: M. adductor longus; p: Vasa profunda femoris; q: Vasa femoralia; r: M. sartorius; s: M. vastus medialis [532]

Articulatio crico|arytaenoidea (↑) f: zylindr. Gelenk; zw. Ring- u. Stellknorpel des Kehlkopfs; Scharnier-, Gleit- u. Drehbewegungen. **A. crico|thyroidea** (↑) f: zw. Ringknorpel u. den unteren Hörnern des Schildknorpels; Scharnier- u. Gleitbewegungen. **A. cubiti** (↑) f: Ellenbogengelenk; zusammengesetztes Gelenk: Art. humeroulnaris, humeroradialis, radioulnaris proximalis. **A. cuneo|navicularis** (↑) f: zw. Kahnbein u. den Keilbeinen der Fußwurzel. **A. ellipsoidea** (↑) f: Ellipsoid- od. Eigelenk. **A. genus** (↑) f: Kniegelenk; zw. Femurkondylen, Meniscus lat. u. med. u. den Facies artt. supp. der Tibiakondylen u. Patella. Drehscharniergelenk: Beugen, Strecken, Innen- u. Außenrotation. **A. humeri** (↑) f: Schultergelenk; zw. Humeruskopf u. Cavitas glenoidalis des Schulterblattes; Kugelgelenk: Ab- u. Adduktion, Ante- u. Retroversion, Rotation, Zirkumduktion. **A. humero|radialis** (↑) f: Teil des Ellenbogengelenks; zw. Capitulum humeri u. Fovea articularis capitis radii; Drehscharniergelenk: Rotation, Beugen, Strecken. **A. humero|ulnaris** (↑) f: Teil des Ellenbogengelenks; zw. Trochlea humeri u. Incisura trochlearis ulnae; Scharniergelenk: Beugen, Strecken. **A. incudo|mallearis** (↑) f: Verbindung zw. Hammerkopf u. Amboßkörper. **A. incudo|stapedia** (↑) f: Verbindung zw. Proc. lenticularis des langen Amboßfortsatzes u. dem Steigbügelkopf. **Articulationes inter|carpales** (↑) f pl: Gelenke zw. den Handwurzelknochen einer Reihe. **Articulationes inter|chondrales** (↑) f pl: Gelenke zw. den Knorpeln der 6.-9. Rippe. **Articulationes inter-meta|carpales** (↑) f pl: Gelenke zw. den Basen der Mittelhandknochen. **Articulationes inter-meta|tarsales** (↑) f pl: Gelenke zw. d. Basen der Mittelfußknochen. **Articulationes interphalangeales manus, pedis** (↑) f pl: Mittel- u. Endgelenke zw. den Gliedern der Finger bzw. Zehen; Scharniergelenke: Beugen, Strecken. **Articulationes inter|tarsales** (↑) f pl: Gelenke zw. den Fußwurzelknochen. **Articulationes inter|vertebrales** (↑) f pl: auch Artt. zygapophysiales; zw. den Gelenkfortsätzen der Wirbel; Beugen, Strecken, Seitneigung, Rotation (nicht im Lendenbereich). **A. medio|carpalis** (↑) f: distales Handgelenk; zw. proximaler u. distaler Reihe der Handwurzelknochen; Dorsal- u. Palmarflexion. **Articulationes meta|carpo|phalangeales** (↑) f pl: Fingergrundgelenke; zw. Köpfchen der Mittelhandknochen u. Basis der Grundphalangen; Beugung, Streckung, Ab- u. Adduktion, Zirkumduktion. **Articulationes meta|tarso|phalangeales** (↑) f pl: Zehengrundgelenke; zw. den Köpfchen der Mittelfußknochen u. der Basis der Grundphalangen; Beugung, Streckung, geringfügige Ab- u. Adduktion, Zirkumduktion. **Articulationes ossiculorum auditus** (↑) f pl: Verbindungen der Gehörknöchelchen; Syndesmosen. **A. ossis pisi|formis** (↑) f: Gelenk zw. Os triquetrum u. Os pisiforme der Handwurzel. **Articulationes pedis** (↑) f pl: Fußgelenke. **A. plana** (↑) f: Gelenk mit ebenen Gelenkflächen. **A. radio|carpalis** (↑) f: proximales Handgelenk; zw. Radius, Discus articularis (vor d. Caput ulnae) u.

A

proximaler Reihe der Handwurzelknochen; Eigelenk: Palmar- u. Dorsalflexion, radiale u. ulnare Abduktion, Zirkumduktion. **A. radio|ulnaris distalis** (↑) f: zw. Incisura ulnaris radii u. Circumferentia articularis ulnae; Radgelenk: Pronation, Supination. **A. radio|ulnaris proximalis** (↑) f: Teil des Ellenbogengelenks; zw. Incisura radialis ulnae u. Circumferentia articularis radii u. Lig. annulare radii; Radgelenk: Pronation, Supination. **A. sacro|iliaca** (↑) f: Kreuzbein-Darmbein-Gelenk; Amphiarthrosis zw. den Facies auriculares des Kreuz- u. Darmbeins. **A. sellaris** (↑) f: Sattelgelenk. **A. simplex** (↑) f: einfaches, von zwei Knochen gebildetes Gelenk. **A. sphaeroidea** (↑) f: Kugelgelenk. **A. sterno|clavicularis** (↑) f: zw. Facies art. sternalis der Clavicula, Discus art. u. Incisura clavicularis des Manubrium sterni; Heben, Senken, Vor- u. Zurückführen der Schulter, Zirkumduktion. **Articulationes sterno|costales** (↑) f pl: Brustbein-Rippen-Gelenke; Heben u. Senken der Rippen. **A. sub|talaris** (↑) f: hintere Abteilung des unteren Sprunggelenks; zw. Talus u. Calcaneus. **A. talo|calcaneo|navicularis** (↑) f: unteres Sprunggelenk; zw. Talus, Calcaneus, Os naviculare u. Lig. calcaneonaviculare plantare (Pfannenband); d. Art. subtalaris bildet d. hintere Abteilung; Supination, Pronation, Ab- u. Adduktion. **A. talo|cruralis** (↑) f: oberes Sprunggelenk; zw. Tibia, Fibula u. Talus; Scharniergelenk: Dorsal- u. Plantarflexion. **A. tarsi trans|versa** (↑) f: s. Chopart-Gelenklinie. **Articulationes tarso-meta|tarsales** (↑) f pl: Gelenke zw. Fußwurzel- u. Mittelfußknochen; Amphiarthrosen; vgl. Lisfranc-Gelenklinie. **A. temporo|mandibularis** (↑) f: Kiefergelenk; zw. Fossa mandibularis bis zum Tuberculum articulare des Schläfenbeins u. Caput mandibulae; Öffnen, Schließen, Vor- u. Rückschieben, Rotations-(Mahl-)Bewegungen des Unterkiefers. **A. tibio|fibularis** (↑) f: Schienbein-Wadenbein-Gelenk; Syndesmose. **A. trochoidea** (↑) f: Rad- od. Drehgelenk.

arti|fiziell (lat. artificialis): künstlich, künstlich entstanden.

Artikulation (Articul-*) f: (engl.) articulation; **1.** (anat.) Gelenkverbindung, Articulatio; **2.** (zahnmed.) Unterkieferbewegung unter Zahnkontakt; Formen: **a)** Protrusion, bei der sich beide Kondylen gleichmäßig nach ventral bewegen; **b)** Laterotrusion, bei der der Unterkiefer von der Medianebene nach lateral schwenkt; in der Zahntechnik werden diese Bewegungen vom sog. Artikulator nachgeahmt; **3.** (logopäd.) Sprechlautbildung; durch Veränderung des Mund-Nase-Rachen-Raums (sog. Ansatzrohr) werden die bei der Phonation gebildeten Töne moduliert u. in Sprechlaute umgeformt. Störungen der A.: s. Dysarthrie, Dyslalie, Dysglossie.

arytaenoideus (gr. ἀρύταινα Gefäß für Flüssigkeiten; -id*): gießbeckenartig; z. B. Cartilago arytaenoidea.

Arznei|buch: (engl.) pharmacopoeia; amtliche Vorschriftensammlung für die Zubereitung, Prüfung u. Aufbewahrung von Arzneimitteln, die in Apotheken hergestellt werden können (sog. offizinelle Mittel). In der Bundesrepublik Deutschland sind gültig: Deutsches* Arzneibuch (10. Ausgabe), Europäisches Arzneibuch (Pharmacopoea Europea), Homöopathisches Arzneibuch (Ausgabe 1978), Deutscher Arzneimittelcodex (Ausgabe 1979).

Arznei|formen: (engl.) drug forms; Zubereitungen von Arzneistoffen; i. a. in Komb. mit pharmazeutischen Grund- u. Hilfsstoffen; vgl. Arzneimittel, Galenik.

Arznei|mittel: (engl.) drugs; Medikamente, Pharmaka; zu diagn., therap. u. prophylaktischen Zwecken verwendete, aus natürl. Grundstoffen od. synthet. hergestellte u. ggf. (pharmaz.) spez. zubereitete Wirksubstanzen (sog. echte A.) sowie chir. Nahtmaterial, Desinfektionsmittel, Diagnostika u. versch. Hilfsmittel*, z. B. Herzschrittmacher u. Kontaktlinsen (sog. fiktive A.). Herstellung u. Umfang sind geregelt im Arzneimittelgesetz* u. in der Apothekenbetriebsordnung. A. sind insbes. vor Kindern zu sichern,

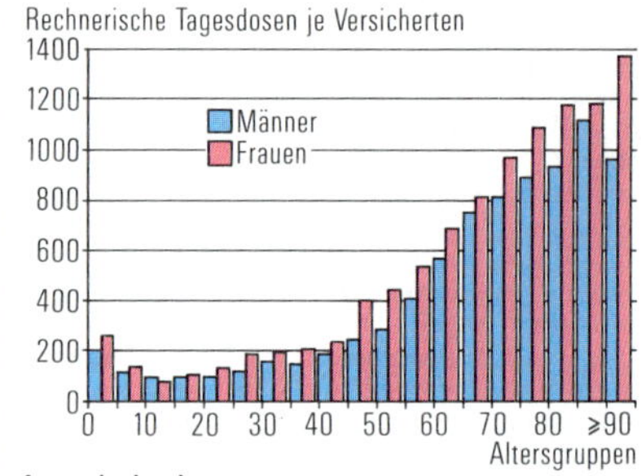

Arzneimittel:
Verbrauch der Versicherten der Gesetzlichen Krankenversicherung der Bundesrepublik Deutschland nach Alter und Geschlecht im Jahr 1987 (nur über die Kassen abgerechnete Arzneimittel) [449]

Arzneimittelreste als Sondermüll zu behandeln. Vgl. Wirkstoff, Radiopharmaka, Heilmittel.

Arznei|mittel|all|ergie (Allergie*) f: (engl.) drug allergy; durch Arzneimittel ausgelöste Allergie*; manifestiert sich an zahlreichen Geweben u. Organen, in ca. 80% der Fälle an Haut u. Schleimhäuten (Arzneimittelexantheme*) als Überempfindlichkeitsreaktion: **1.** vom Soforttyp (Typ I), z. B. nach Einnahme von Penizillinen, Pyrazolonderivaten, Applikation von Procain od. Röntgenkontrastmitteln, klin. als Anaphylaxie*; **2.** vom zytotox. Typ (Typ II), z. B. durch Sulfonamide, Thiazide, klin. u. a. als Purpura thrombocytopenica, hämolytische Anämie, Leukopenie, Agranulozytose; **3.** vom Arthus-Typ (Typ III), z. B. durch Penizilline, Sulfonamide, Salicylate, Barbiturate, klin. u. a. als Serumkrankheit, Vasculitis allergica, Purpura anaphylactoides, Schönlein-Henoch-Syndrom; **4.** vom verzögerten Typ (Typ IV), z. B. nach Anw. von Externa als Kontaktekzem, nach Einnahme von Phenothiaziden, Sulfonamiden, Tetrazyklinen u. a. als photoallergische Reaktion (s. Lichtdermatosen).

Arznei|mittel|ex|antheme (Exanthem*) n pl: (engl.) drug rash; meist als Manifestation einer Arzneimittelallergie* an Haut u. Schleimhäuten auftretende makulöse bzw. makulopapulöse, morbilli-, scarlatini- od. rubeoliforme Exantheme; treten bei erstmaliger Medikamenteneinnahme (z. B. von Penizillinen, Sulfonamiden, Barbituraten, Pyrazolonderivaten, Salicylaten, Phenylbutazon) meist zw. dem 7. u. 12. Behandlungstag, bei vorheriger Sensibilisierung bereits innerh. von 48 Std. auf; best. Arzneimittel (z. B.

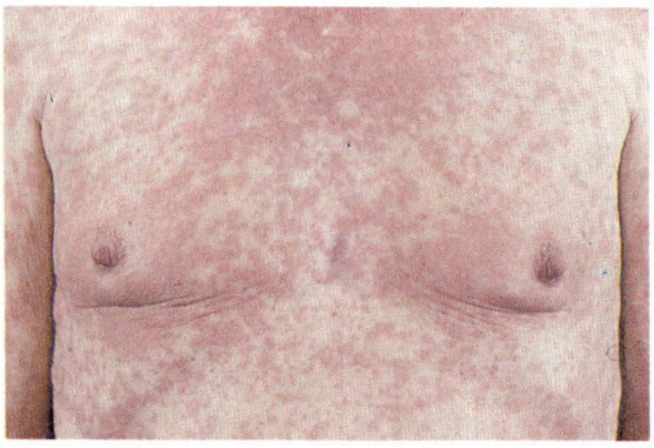

Arzneimittelexanthem [27]

Phenothiazide, Sulfonylharnstoffe, Nalidixinsäure, Tetrazykline) können zu einer Photosensibilisierung führen. Als **fixe (toxische)** A. werden rundl., münzen- bis handtellergroße, violette bis tiefrote, leicht ödematöse (blasige) Exantheme bez., die bei erstmaliger Medikamenteneinnahme häufig solitär, bei wiederholter Medikamenteneinnahme oft an mehreren (u. stets identischen) Körperstellen auftreten (spezif. sensibilisierte Gewebe) u. bei Abheilung eine schiefergraue Pigmentierung hinterlassen. **Lok.:** v. a. Mund-, Genital- u. Analbereich u. an den Händen. Der Epikutantest im Bereich der Exantheme mit dem auslösenden Medikament ist in ca.

Bei unklaren Exanthemen ist immer auch an Arzneimittelexantheme zu denken.

50% der Fälle positiv. **DD:** Exanthem* bei Masern, Scharlach, Röteln u. a. Virusinfektionen. Vgl. Erythema nodosum, Erythema exsudativum multiforme, Lyell-Syndrom, Pseudo-Lupus-erythematodes-Syndrom.

Arznei|mittel|gesetz: Abk. AMG; am 1.1.1978 in Kraft getretenes „Gesetz über den Verkehr mit Arzneimitteln" vom 24.8.1976 (BGBl. I S. 2445), zuletzt geändert durch Gesetz vom 11.4.1990 (BGBl. I S. 717). Das AMG enthält Vorschriften für die Herstellung, Prüfung, Zulassung, Kontrolle, Verschreibung u. Abgabe von Arzneimitteln* sowie für die Verbraucheraufklärung (Pakkungsbeilage gemäß § 11) u. die (verschuldensunabhängige) Gefährdungshaftung pharmaz. Unternehmer; §§ 40 ff. beinhalten an der Deklaration* von Helsinki orientierte Maßgaben zum Schutz von Personen, die an einer klin. Arzneimittelprüfung* teilnehmen. Vgl. Betäubungsmittelgesetz, Standardzulassung.

Arznei|mittel|ikterus (Ikterus*) m: (engl.) drug-induced jaundice; Ikterus als Symptom einer Hepatose* inf. tox. Arzneimittelwirkungen; z. B. durch Arsen- u. Quecksilberverbindungen. **A.in|kompatibilität** f: s. Inkompatibilität. **A.inter|aktion** f: s. Interaktion. **A.inter|ferenz** f: s. Interferenz.

Arznei|mittel|prüfung: (engl.) drug study; Abk. AMP; vor einer Erst- bzw. einer erweiterten Zulassung durch d. BGA (entspr. den Grundsätzen des Bundesministers f. Jugend, Familie u. Gesundheit f. die ordnungsgemäße Durchführung der klin. Prüfung von Arzneimitteln - Good clinical practice - vom 9.12.1987, BAnz. Nr. 243, S. 16617 vom 30.12.1987) stattfindende Prüfung von Arzneimitteln auf Wirksamkeit u. Unbedenklichkeit (unter Einhaltung der §§ 40 ff. AMG bzgl. des Versuchsteilnehmerschutzes bei klin. A.); Ablauf in vier Phasen: **Phase I:** vorklin. Verträglichkeitsprüfung an wenigen (10-50) gesunden Probanden; **Phase II:** klin. Wirksamkeitsprüfung an einer größeren Anzahl (100-500) ausgewählter Pat.; **Phase III:** Wirksamkeitsprüfung an einer großen Anzahl (bis zu mehreren 1000) von Pat. in der Klinik u. beim niedergelassenen Arzt. Phase III darf nur durchgeführt werden, wenn sich nach d. Phase II eine Verbesserung gegenüber d. Standardtherapien andeutet, die sich aber noch nicht so ausgeprägt haben darf, daß die neue Meth. als die überlegene erscheint. **Phase IV:** nach erfolgter Zulassung systemat. Beobachtung der therap. u. der unerwünschten Wirkungen. Vgl. Blindversuch.

Arznei|mittel|sucht: s. Abhängigkeit.

Arznei|mittel|wirkung, unerwünschte: Abk. UAW; s. Nebenwirkung.

Arznei|stoff: s. Arzneimittel, Wirkstoff.

Arznei|stoff|freisetzung: Abgabe des Arzneistoffes aus einem Arzneimittel, die von der Darreichungsform abhängig ist; vgl. Galenik.

Arzt: (engl.) physician; A. u. Ärztin sind geschützte Berufsbez. f. Personen, die nach einem entspr. Hochschulstudium, dem praktischen Jahr, einer achtzehnmonatigen Tätigkeit als Arzt* im Praktikum u. nach Bestehen aller Prüfungen entspr. der in der Neufassung vom 16.4.1987 (BGBl. I S. 1218, mit den Änderungen von 1988, 1990 u. 1992, BGBl. I S. 719) vorliegenden **Bundesärzteordnung** (Abk. BÄO; Berufszulassungsrecht) u. der zuletzt 1989 geänderten **Approbationsordnung für Ärzte** (Abk. AppOÄ) in der Fassung vom 14.7.1987 (BGBl. I S. 1593) die staatliche Zulassung zur Ausübung des ärztlichen Heilberufs erhalten haben. Die Berufsausübung wird durch die Ärztekammer*, der jeder Arzt kraft Gesetzes angehört, geregelt; bei kassenärztlicher Tätigkeit ist die Zugehörigkeit zur Kassenärztlichen* Vereinigung obligatorisch. Vgl. Amtsarzt, Durchgangsarzt, Gewerbearzt, Vertrauensarzt.

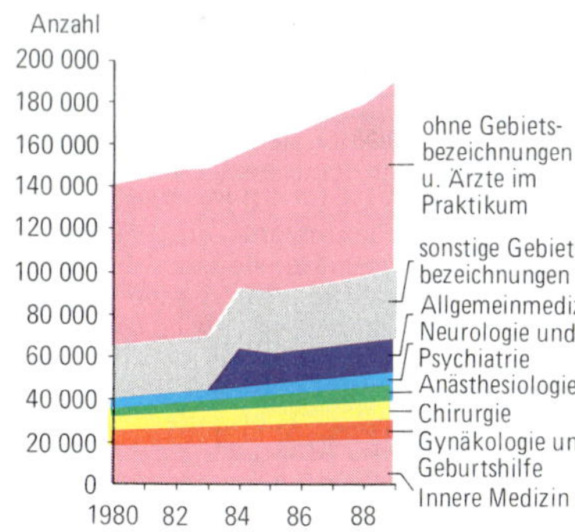

Arzt:
Anzahl berufstätiger Ärzte nach Gebietsbezeichnungen [44]

Arzt im Praktikum: Abk. AiP; nach § 10 der Bundesärzteordnung Bez. f. Medizinstudenten, die nach erfolgreichem Abschluß des 3. Abschnitts der ärztlichen Prüfung nach dem 30.6.1988 eine (zeitl. eingeschränkte) Erlaubnis zur vorübergehenden Ausübung der Funktion als Arzt in Krankenhäusern od. hierzu ermächtigten Arztpraxen erhalten u. unter Aufsicht von approbierten Ärzten (§ 34 b der Approbationsordnung) ärztlich tätig werden dürfen. Die achtzehnmonatige Tätigkeit als AiP ist Voraussetzung für die Erteilung der Approbation als Arzt.

Arzt-Patient-Beziehung (Patient*): Verhältnis zw. Arzt u. Pat., das u. a. durch die jeweilige angenommene Arztrolle* bzw. Krankenrolle* geprägt ist; vgl. Compliance.

Arzt|rolle: soziale Rolle* des Arztes, die u. a. affektive Neutralität, Hilfsbereitschaft ohne Unterschiede der Person, funkt. Spezifität seiner Handlungen gegenüber dem Pat., Uneigennützigkeit u. Sicherstellung fachlicher Kompetenz erfordert.

As: chem. Symbol f. Arsen*.

ASAT: Abk. f. **As**partat**a**mino**t**ransferase*.

Asbest (gr. ἄσβεστος unauslöschlich) m: (engl.) asbestos; Sammelbegriff für versch. faserförmige silikatische Mineralien; am häufigsten verwendet wird Chrysotil, ein magnesiumhaltiger Serpentinasbest; wegen seiner Hitzebeständigkeit, Festigkeit, Elastizität u. Säurebeständigkeit findet A. weit verbreitete Anw. in zahlreichen Industriezweigen, z. B. als Feuerschutz- u. Isoliermaterial, Asbestzement, in Autoreifen, Brems- u. Kupplungsbelägen. Durch Bearbeitungs- u. Verschleißvorgänge entsteht Asbeststaub mit pathogenen u. v. a. kanzerogenen Eigenschaften; vgl. Asbestose, Pleuramesotheliom.

Asbest|körperchen (↑): Asbestfasern m. eisenhaltiger Eiweißhülle u. kolbenförmig aufgetriebenen Enden.

Asbestose (↑; -osis*) f: (engl.) asbestosis; syn. Asbeststaublunge; Staublungenerkrankung (vgl. Pneumokoniosen) durch Inhalation asbestfaserhaltiger Stäube; progrediente, diffuse, interstitielle Lungenfibrose* v. a. der abhängigen Lungenpartien mit starker Schrumpfungsneigung u. meist mit Pleurabeteiligung; **Sympt.:** Dyspnoe, trockener Husten, spärlicher Auswurf (kann Asbestkörperchen* enthalten), später Bronchitiden, Schwäche, Cor pulmonale. Die **pleurale A.** mit diffusen Pleuraverdickungen, hyalinen Pleuraplaques, Kalkplaques u. rezidiv. Pleuraergüssen wird durch die Pleurotropie eingeatmeter Asbestfasern hervorgerufen; sie kann der Lungenasbestose u. dem diffusen malignen Pleuramesotheliom* vorausgehen od. gleichzeitig auftreten. Bronchialkarzinome kommen in Verbindung mit A. gehäuft vor. **Diagn.:** Rö.-Thorax (s. ILO-Klassifikation), Computertomographie, BAL, Lungenbiopsie. BK nach Nr. 4103 u. 4104 der BeKV.

A-Scan m: Abk. f. Amplituden-Scan; Verf. der Ultraschalldiagnostik*.

Ascaris lumbricoides (gr. ἀσκαρίς Spulwurm; lat. lumbricus Regenwurm; -id*) f: Spulwurm (Stamm Nemathelminthes*); vgl. Würmer; ♂ 15-17 cm, ♀ 20-25 cm lang, bleistiftdick, an d. Enden zugespitzt (s. Abb.). **Entw.:** über Organwechsel; geschlechtsreife Form im Dünndarm des Menschen (Hauptorgan), Eier vom begatteten Weibchen gelangen ins Freie; Entw. zu infektionsfähigen Larven je nach Außentemperatur in einigen Wo. bis Mon., unter +8°C Stillstand; **Inf.** des Menschen per os durch larvenhaltige Eier (mit Gartenerde verschmutzte Hände, verunreinigtes Trinkwasser, Gemüse usw.; Fliegen übertragen Eier von Kot auf Lebensmittel; keine Autoinfektion). **Larvenwanderung:** Larven verlassen im Dünndarm die Eihüllen, durchbohren d. Darmwand u. wandern auf d. Blutweg z. T. unter erhebl. Gewebezerstörung durch d. Leber in d. Lunge (Zwischenorgan; eosinophile Infiltrate als Reaktion auf d. Parasiten 10-12 Tage nach Infektion röntg. nachweisbar) u. nach Passieren der Alveolarwand üb. Trachea u. Pharynx erneut in d. Dünndarm; nach mehreren Häutungen Auswachsen zum geschlechtsreifen Parasiten 6-8 Wo. nach Infektion; Lebensdauer wenigstens 1 Jahr; Wurmbefall des Menschen: **Askariasis***; **Nachw.: 1.** Stuhl: makroskop. Würmernachweis, mikroskop. Wurmeiernachweis*; **2.** Blutausstrich: Eosinophilie; **3.** Sputum: eosinophile Leukozyten, Charcot-Leyden-Kristalle, selten Larven.

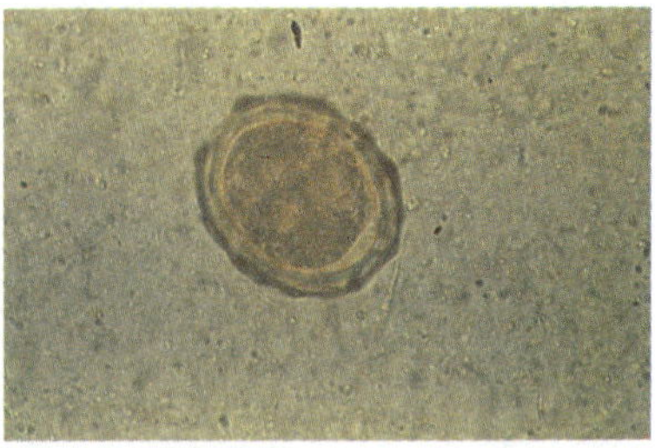

Ascaris lumbricoides:
Nativpräparat eines befruchteten Eies [442]

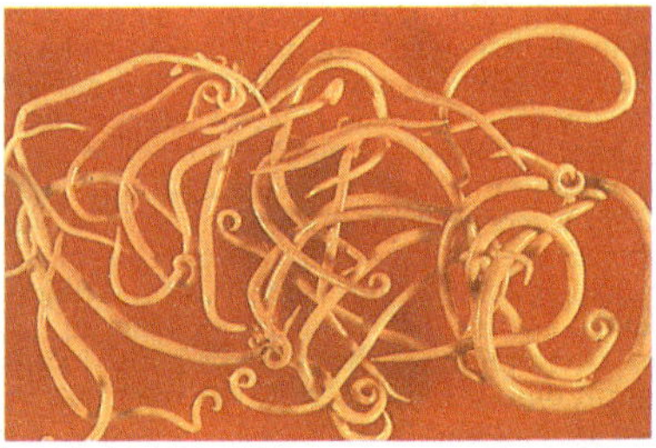

Ascaris lumbricoides:
ausgewachsene Spülwürmer [442]

ascendens (lat.): aufsteigend.

Asc|helminthes (gr. ἀσκός Schlauch; ἕλμινς, ἕλμινθος Wurm, Parasit) f pl: Schlauchwürmer; s. Nemathelminthes.

Ascher-Syn|drom (Karl W. A., Ophth., Cincinnati, 1887-1971) n: gemeinsames Auftreten von Blepharochalasis*, Doppellippe (Makrocheilie), chron. Lippenödem u. (meist euthyreoter) Struma mit fraglich genet. Ursache.

Aschner-Dagnigni-Versuch (Bernhard A., Gyn., Wien, New York, 1883-1960; Giuseppe D., Bologna, 1866-1928): s. Reflex, okulokardialer.

Aschoff-Geipel-Knötchen (Ludwig A., Pathol., Freiburg, 1866-1942): (engl.) Aschoff-Geipel's nodules; Granulom aus großkernigen Zellen bindegewebiger Herkunft sowie Lymphozyten, eosinophilen Leukozyten u. Plasmazellen; bes. im interstitiellen Gewebe des Herzmuskels perivaskulär gelegene knötchenförmige Herdchen; Vork. bes. bei Myokarditis i. R. eines rheumatischen Fiebers*.

Aschoff-Tawara-Knoten (↑; Sunao T., Pathol., Tokio, Marburg, 1873-1952)**:** syn. Nodus atrioventricularis, AV-Knoten; s. Erregungsleitungssystem.

Ascites (gr. ἀσκίτης Bauchwassersucht) m**:** s. Aszites.

Ascoli-Test (Alberto A., Veterinär, Mailand, 1877-1957) m**:** syn. Thermopräzipitationstest; Präzipitationsreaktion (Ringtest*) zum Nachweis von Milzbrandantigenen.

Asco|mycetes (gr. ἀσκός Schlauch; Myk-*) m pl**:** Klasse der Ascomycota; s. Askomyzeten.

Ascorbin|säure (INN)**:** (engl.) ascorbic acid; syn. Vitamin C; 3-Desoxy-3-oxo-L-gluonsäure-γ8-lacton (IUPAC); wasserlösl., hitzelabile Hexuronsäure, die durch Oxidation zerstört wird (z. B. bei zu langer Lagerung von Nahrungsmitteln); **Vork.:** Obst, Gemüse, Leber u. a. Alle Pflanzen u. Tiere sind zur Biosynthese von A. aus Glukuronsäure* befähigt, außer dem Meerschweinchen u. den Primaten, denen das Enzym L-Glukonolakton-Oxidase fehlt. Die Resorption beginnt beim Menschen schon in d. Mundhöhle. **Biol. Funktion:** Redoxsystem bei Hydroxylierungen, z. B. bei

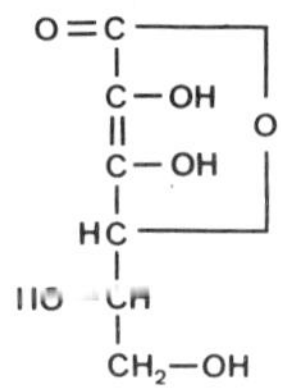

Ascorbinsäure

der Kollagensynthese (Hydroxylierung von Prolin- u. Lysinresten zu Hydroxyprolin bzw. -lysin); bei der Umwandlung von Dopamin in Adrenalin; bei der Serotoninbiosynthese u. a.; schwere **Mangelerkrankungen**: Skorbut*, Möller*-Barlow-Krankheit.

ASD: Abk. f. **A**trium**s**eptum**d**efekt (Vorhofseptumdefekt*).

ASE: Abk. f. **A**nti**s**treptolysin**e**inheiten; s. Antistreptolysine.

A|semie (A-*; Semen*) f**:** syn. Aspermie*.

A|sepsis (↑; Sepsis*) f**:** (Prinzip der) Keimfreiheit zur Vermeidung einer Infektion* od. Kontamination* durch Anw. von Desinfektion* bzw. Sterilisation*; erstmals eingeführt als Semmelweis*-Verfahren. Vgl. Nosokomialinfektionen, Antisepsis.

Asherman-Fritsch-Syn|drom (Joseph G. A., zeitgen. Gyn., Tel-Aviv; Heinrich F., Gyn., Breslau, 1844-1915) n**:** partielle od. totale Verklebung des Uteruskavums durch Bildung bindegewebiger Narbenzüge zw. der Vorder- u. Hinterwand; **Urs.:** v. a. nicht kunstgerechte Kürettage*.

A|sialie (A-*; Sial-*) f**:** Fehlen der Speichelsekretion; s. Xerostomie.

Askariasis (gr. ἀσκαρίς Spulwurm; -iasis*) f**:** Befall des Menschen mit dem Spulwurm Ascaris* lumbricoides; weltweit verbreitet, v. a. in ländl. Gebieten mit Gemüseanbau, Kopfdüngung u. Oberflächenberieselung, in den Tropen eine der häufigsten Helminthiasen. Die Inf. erfolgt alimentär durch Aufnahme der sehr widerstandsfähigen Wurmeier. Einzelne Askariden machen kaum Beschwerden, erstes Zeichen einer Askariasis kann der Austritt eines Wurms aus Mund, Nase od. Anus sein; Massenbefall führt zu klin. **Sympt.: 1.** toxisch-allergische Wirkung durch Stoffwechselprodukte der Askariden bes. während der Lungenpassage der Larven; Bronchitis, eosinophiles Lungeninfiltrat, Magen-Darm-Störungen, nervöse Symptome, Eosinophilie; **2.** mechanische Störungen durch Verstopfung der Gallen- bzw. Pankreasgänge, des Dünndarms, bes. des terminalen Ileums (Askaridenileus), gelegentl. auch der oberen Luftwege u. des Nasen-Rachen-Raums durch Regurgitation; **3.** Einbohren in die Mukosa führt zu Vereiterung, Abszessen, Pankreatitis, Cholangitis. **Ther.:** Piperazinderivate, Mebendazol, Pyrantel, Tiabendazol.

Asken (gr. ἀσκός Schlauch) m pl**:** (engl.) asci; zylindrische, keulige od. kugelige Zellen, die sich meist innerh. von Fruchtkörpern der Schlauchpilze (Askomyzeten*) entwickeln. In den A. entstehen nach sexueller Vermehrung die Askosporen*. Vgl. Fungi.

Asko|myzeten (↑; Myk-*) m pl**:** (engl.) ascomycetes; Schlauchpilze; Klasse der echten Pilze, die auf sexuellem Wege Hauptfruchtformen (Askosporen*) u. asexuell Nebenfruchtformen bilden (Konidiosporen*); vgl. Fungi.

Askorbin|säure: Ascorbinsäure*.

Asko|sporen (Asken*; Spora*) f pl**:** (engl.) ascospores; Hauptfruchtform der Askomyzeten; im Sporenschlauch gebildete geschlechtl. Sporen.

Ask-Upmark-Niere: seltene Form der Nierenfehlbildungen* mit segmentaler Hypoplasie einer Niere u. Hypertonie*.

ASL: Abk. f. **A**nti**s**trepto**l**ysin.

A|somnie (A-*; lat. somnus Schlaf) f**:** Schlaflosigkeit*.

Asparaginase f**:** L-Asparagin amidohydrolase (IUPAC); syn. Colaspase; Enzym, das die Hydrolyse von L-Asparagin zu L-Asparaginsäure u. Ammoniak katalysiert; Verw.: Zytostatikum. Vgl. L-Asparaginase.

Asparagin|säure: Aminobernsteinsäure, HOOC—CH(NH_2)—CH_2—COOH; nichtessentielle Aminosäure, enthält ein asymmetr. C-Atom, daher optisch isomere Modifikationen; Vork. von L-A. in d. Runkelrübenmasse u. im Spaltprodukt vieler Eiweißkörper; das Monoamid der A. ist das **Asparagin**, (NH_2CO—CH_2—CH(NH_2)—COOH). Vgl. Eiweißstoffwechsel, Harnstoffzyklus.

Aspartam n**:** L-Aspartyl-Phenylalanin-Methylester; synthet. Süßstoff (etwa 200mal süßer als Glukose); Verw.: z. B. als Geschmackskorrigens, diätetisch bei Diabetes mellitus u. Fettstoffwechselstörungen.

Aspartase f**:** Enzym, das Escherichia coli die Desaminierung der Asparaginsäure zur Fumarsäure ermöglicht.

Aspartat|amino|trans|ferase f**:** Abk. AST, ASAT; neue Bez. für Serum-Glutamat-Oxalacetat-Transaminase (SGOT); Enzym, das die Übertragung von Aminogruppen von Aspartat auf Gammaketogruppen von Ketoglutarat u. die Bildung von Oxalacetat u. L-Glutamat katalysiert; **Vork.:** in Leber, Herz, Skelettmuskel, Niere, Gehirn (Isoenzyme); Bestimmung photometrisch anhand der Zunahme von Oxalacetat, das an eine Reaktion mit Malatdehydrogenase als Indikatorreaktion gekoppelt ist; erhöhte Werte u. a. bei Lebererkrankungen, Herzmuskelschädigung. Vgl. Referenzbereiche (Tab.), Transaminasen, Leberfunktionsproben.

Asperger-Syn|drom (Hans A., zeitgen. Päd., Wien, geb. 1906) n: syn. autistische Psychopathie; Form des Autismus*, die sich meist im Schulalter mit schwerer Kontaktstörung* manifestiert; **Vork.:** v. a. bei Jungen; **Ätiol.:** unklar, hereditäre Faktoren werden diskutiert. Vgl. Autismus, frühkindlicher.

Aspergillom (lat. aspergillum Gefäß zum Besprengen; -om*) n: (engl.) aspergilloma; lokalisierte Infektion mit Aspergillus* in einer präformierten Höhle der Lunge (z. B. Kaverne, Zyste, Bronchiektase, Abszeß); **Klin.:** rezidiv. Hämoptysen, reduzierter Allgemeinzustand; **Diagn.:** Lungenerkrankung in der Anamnese; im Rö.-Thorax typische halbmondförmige Luftsichel über dem Rundherd (Image en grelot); Aspergillusserologie; im Sputum u. Bronchialsekret häufig kein Aspergillusnachweis; **Ther.:** chir. Segment- od. Lappenresektion.

Aspergillose (↑; -osis*) f: syn. Aspergillus-Mykose; opportunistische Inf. des stark abwehrgeschwächten Organismus, meist durch Aspergillus* fumigatus; am häufigsten Befall der Lunge, des ZNS od. Gastrointestinaltrakts, seltener von Herz, Leber u. Haut; bei nicht rechtzeitiger Diagnose u. Ther. Sepsis* mit letalem Ausgang möglich.

Aspergillose, allergische broncho|pulmonale (↑; ↑) f: (engl.) allergic bronchopulmonary aspergillosis; Abk. ABPA; Erkr. der Lunge u. der Bronchien durch eine duale allergische Reaktion (Typ I, Typ III i. S. einer allergischen Alveolitis*) auf Besiedlung des Bronchialsystems mit Aspergillus* bzw. Aspergillus* fumigatus; betrifft meist Pat. mit langjährigem Asthma* bronchiale; **Klin.:** schubweiser Krankheitsverlauf mit Fieber, bräunlich-purulentem Auswurf u. U. mit festen Schleimpfröpfen (Mucoid* impaction), Thoraxschmerzen, selten Hämoptysen; **Diagn.:** (röntg.) rezidivierende, teils wandernde Infiltrate, sakkuläre, zentrale Bronchiektasen, evtl. Pleuraerguß; Nachweis von Aspergillus im Bronchialsekret, Eosinophilie in Blut u. Sputum, hohes Gesamt-IgE, RAST u. präzipitierende IgG-Antikörper auf Aspergillus positiv; **Ther.:** Absaugung, Kortikosteroide, Bronchodilatatoren, Mukolytika.

Aspergillus (↑) m: Gießkannen-Schimmelpilz; Gattungsbegriff f. weitverbreitete Fungi* imperfecti mit kolbenförmigen Anschwellungen der Konidienträger; die Konidiosporen* stehen strahlenförmig angeordnet. Saprophyten auf org. Stoffen; selten opportunistische Krankheitserreger (z. B. nach Organtransplantationen).

Aspergillus flavus (↑; lat. flavus gelb) m: Gießkannen-Schimmelpilz, der auf Sabouraud-Glukoseagar mit unterschiedl. Farbton wächst (gelb, gelb-grün bis braun). Bildung von Aflatoxinen* wird nur bei wenigen Isolaten beobachtet.

Aspergillus fumigatus (↑; lat fumus Rauch) m: rauchgrauer Gießkannen-Schimmelpilz; wächst mit rauchgrauer bis brauner Koloniefärbung auf Sabouraud-Glukoseagar bei 37°C u. mit dunkelgrüner Färbung bei 28°C; häufigster opportunistischer Err. von Aspergillosen u. des Aspergilloms*.

Aspergillus niger (↑; lat. niger schwarz) m: schwarzer Gießkannen-Schimmelpilz; schwarz bis schwarz-braun gefärbte Konidienköpfe; verursacht Sensibilisierung der tiefen Atemwege. Gelegentlich siedelt sich der Pilz im Gehörgang an (Otomykose); dient der industriellen Herstellung von Zitronen- u. Kojisäure.

A|spermie (A-*; Sperm-*) f: (engl.) aspermia; syn. Asemie; fehlender Samenerguß trotz Orgasmus; **Urs.:** neurofunktionelle od. organische Störung, z. B. bei Läsion der sympathischen Innervation der Genitalorgane durch radikale Tumorchirurgie im kleinen Becken (abdominoperineale Rektumamputation, radikale Zystoprostatektomie, retroperitoneale Lymphadenektomie) od. bei retrograder Ejakulation*.

A|sphyxie (gr. ἀσφυξία Aufhören des Pulsschlags) f: (engl.) asphyxia; Atemdepression bzw. Atemstillstand (Apnoe) inf. Herz-Kreislaufversagens, Atemwegverlegung od. Atemlähmung, führt zu Hypoxie*, Hyperkapnie*, Zyanose* u. Bewußtlosigkeit; Notfallsituation, erfordert Reanimation*; **fetale A.:** s. Fetal distress, Azidose, perinatale; **Neugeborenenasphyxie:** s. Depressionszustand des Neugeborenen.

A|spiration (lat. aspirare anhauchen) f: Ansaugen von Gasen od. Flüssigkeit; i. e. S. (anästh.) Eindringen flüssiger od. fester Stoffe (Mageninhalt, Blut, Fremdkörper) in die Atemwege während der Inspiration inf. fehlender Schutzreflexe, z. B. bei Bewußtlosen od. bei Narkoseeinleitung am nicht nüchternen Pat. od. bei Ileus*; mögliche **Folgen:** Verlegung der Atemwege, Hypoxie, Aspirationspneumonie*, ARDS*; vgl. Aspirationsprophylaxe.

A|spirations|biopsie (↑; Bio-*; Op-*) f: (engl.) aspiration biopsy; Biopsie* mit Gewinnung von Zellmaterial durch Aspiration nach Punktion bzw. Sondierung des entspr. Gewebes od. Organs; v. a. als Saugbiopsie*, Form der Feinnadelbiopsie* u. bei Knochenmarkbiopsie*.

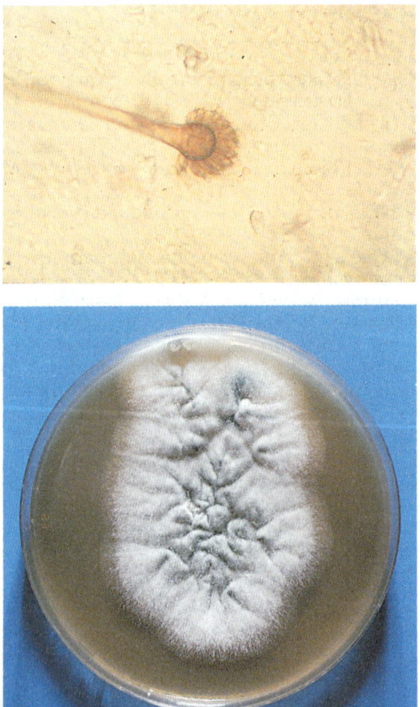

Aspergillus fumigatus:
Mikroskopie eines Konidienträgers mit Konidiosporen (oben) und Kultur [12]

A|spirations|kürettage (↑; Kürettage*) f: nach dem Prinzip der Saugkürettage* m. einer Aspirationskürette durchgeführte Kürettage des Cavum uteri zu diagn. Zwecken (Dauer 20-30 Sek.); erbringt genügend Material f. die Histol. u. kann ohne Narkose u. Dilatation des Zervikalkanals ambulant ausgeführt werden; aber fehlende Lokalisationsmöglichkeit, z. B. bei Karzinomen u. unvollständiger Kürettage. Vgl. Jetwash-Technik.

A|spirations|pneumonie (↑; Pneum-*) f: Pneumonie* inf. Aspiration von Flüssigkeiten, Partikeln od. infiziertem Sekret; **Formen: 1.** akute A. durch Aspiration von Erbrochenem od. Zahnteilen bei Bewußtlosen (z. B. bei Alkohol- u. Barbituratvergiftung, Apoplexie, Epilepsie) od. während u. nach einer Narkose (vgl. Mendelson-Syndrom) sowie durch Aspiration von Wasser bei Ertrinkenden od. Petroleum bei Feuerschlukkern; **2.** chronische A. bei Ösophagusachalasie, ösophagotrachealer Fistel od. Bulbärparalyse.

A|spirations|pro|phylaxe (↑; Prophylaxe*) f: (engl.) aspiration prophylaxis; (anästh.) präoperative Maßnahmen zur Vermeidung einer Aspiration bei Narkoseeinleitung bzw. zur Milderung von deren Folgen; hierzu gehören präoperative Nahrungs- u. Flüssigkeitskarenz (mind. 6-8 Std.) sowie die orale Gabe von Antazida; bei Noteingriffen am nicht nüchternen Pat. u. bei best. Abdominaloperationen (bes. Ileus, Peritonitis) Absaugen des Mageninhalts über Magensonde u. Durchführung der sog. Ileuseinleitung: Präoxygenierung, Oberkörperhochlagerung u. Krikoiddruck (s. Sellik-Handgriff), schnellwirksame Einleitungsnarkotika, Verzicht auf Maskenbeatmung.

A|spirations|zytologie (↑; Zyt-*; -log*) f: s. Punktionszytologie.

A|spiration, trans|tracheale (↑; Trans-*; Trachea*) f: (engl.) transtracheal aspiration; Verfahren zur mikrobiol. optimalen Sputumgewinnung; **Technik:** Durchstechen des Lig. cricothyreoideum m. Kanüle, Einführung eines feinen Kunststoffkatheters (10-15 cm tief), Inj. steriler Kochsalzlösung, Sekretabsaugung; **Vorteil:** Kontamination des Untersuchungsmaterials durch Keime der Mundhöhle u. des Rachens wird vermieden. **Kontraind.:** Störung der Blutgerinnung, Kehlkopftiefstand, unstillbarer Husten, Struma.

A|splenie (A-*; Splen*) f: (engl.) asplenia; Fehlen der Milz; angeb. bei Milzagenesie od. nach Splenektomie. Vgl. OPSI-Syndrom.

ASR: Abk. f. **1. A**chilles**s**ehnen**r**eflex; s. Reflexe; **2. A**nti**s**treptolysin**r**eaktion; s. Rheumatests.

ASS: Abk. f. **A**cetyl**s**alicyl**s**äure*.

As|similation (lat. assimilare angleichen) f: der nach Verdauung* von Nahrungsstoffen erfolgende Aufbau körpereigener Substanzen aus den resorbierten Bestandteilen. Vgl. Stoffwechsel, Dissimilation.

As|similations|becken (↑): (engl.) transitional pelvis; durch Einbeziehung des letzten Lumbal- bzw. des ersten Sakralwirbels entstandene Beckenanomalie; Grundlage des Trichterbekkens; vgl. Beckenformen.

As|similations|wirbel (↑): s. Übergangswirbel.

As|sistent, pharmazeutisch-technischer (lat. assistere helfen, beistehen) m: Abk. PTA; im „Gesetz über den Beruf des pharmazeutisch-technischen Assistenten" vom 18.3.1968 (BGBl. I S. 228) in der Fassung vom 4.12.1973 (BGBl. I S. 1813) geregelter Ausbildungsberuf im Apothekenbereich. Die 2½jährige Ausbildung (2 Jahre Lehrgang an einer staatl. anerkannten Schule, ½ Jahr Praktikum) setzt u. a. i. d. R. eine abgeschlossene Realschulbildung voraus. Vgl. Assistenzberufe, medizinisch-technische.

As|sistenz|berufe, medizinisch-technische (↑): Bez. f. die bis 1972 unter dem Begriff medizinisch-technische(r) Assistent(in) (Abk. MTA) zusammengefaßten Berufe, für die es seitdem getrennte Ausbildungsgänge gibt; Ausübende der m.-t. A. sind die laboratoriumstechn. Assistenten (Abk. LTA), die radiol.-techn. Assistenten (Abk. RTA) u. die veterinärmed.-techn. Assistenten (Abk. VTA). Ausbildung u. Prüfung sind geregelt im „Gesetz über technische Assistenten in der Medizin" vom 8.9.1971 (BGBl. I S. 1515); der zweijährigen Ausbildung an staatl. anerkannten Schulen geht i. d. R. eine abgeschlossene Realschulbildung voraus. Vgl. Assistent, pharmazeutisch-technischer; Dokumentationsassistent, medizinischer.

Assmann-Herd (Herbert A., Int., Königsberg, 1882-1950): s. Frühinfiltrat.

As|soziation (lat. associare verbinden) f: (engl.) association; Verknüpfung; **1.** (chem.) ionale Bindung mit Bildung von Assoziaten; vgl. Verbindung; **2.** (psychol.) nicht durch den Intellekt gesteuerte Verknüpfung u. Aufeinanderfolge von Ideen, Vorstellungen, Gefühlen u. Bewegungen.

As|soziation, mammo|renale (↑) f: s. Syndrom, mammorenales.

As|soziations|bahnen (↑): (engl.) association pathways, tracts; Nervenfasern, die sowohl benachbarte (kurze A.) als auch weit auseinanderliegende Hirnbezirke (lange A.) miteinander verbinden.

As|soziations|felder (↑): (engl.) association areas; Areale des Cortex cerebri ohne direkte Verbindung zu motor. od. sensiblen Bahnen; sind über Assoziationsbahnen* miteinander verbunden u. dienen der integrativen Funktion des ZNS. Vgl. Rindenarchitektonik.

As|soziations|versuch (↑): (engl.) association test; projektives psychol. Testverfahren zur Beurteilung von Assoziationsvermögen, Vorstellungsablauf u. Erkennung von Komplexen. Beim verbalen A. soll der Proband auf e. Reizwort mit dem ersten ihm einfallenden Wort reagieren (sog. freie Assoziation) od. mit einem gegensätzlichen Begriff antworten (sog. kontrollierte Assoziation). Ausgewertet werden Reaktionszeit u. Inhalt der Antwort.

AST: Abk. f. **1. As**partataminotransferase*; **2. A**nti**s**treptolysin**t**iter; s. Rheumatests.

A|stasie (A-*; -stase*) f: (engl.) astasia; völlige Unfähigkeit zu stehen; s. Abasie.

Astat n: auch Astatin(um); chem. Element, Symbol At, OZ 85, rel. Atommasse 210; Halogen.

Ast|block: s. Herzblock.

A|steatosis (A-*; Stear-*; -osis*) f: fehlende Talgdrüsenabsonderung.

Astemizol (INN) n: 1-(4-Fluorbenzyl)-N-{1-[2-(4-methoxyphenyl)ethyl]-4-piperidyl}-1ZH-benzimidazol-2-ylamin (IUPAC); Histamin-H_1-Rezeptorenblocker; Verw.: s. Antihistaminika.

Aster (gr. ἀστήρ Stern) m: **1.** s. Astrosphäre; **2.** sternförmige Gruppierung der Chromosomen während der Metaphase der Mitose*; vgl. Diaster.

A|sterixis (gr. ἀστήρικτος nicht stillhaltend) f: s. Tremor.

A|sthenie (gr. ἀσθένεια Schwäche) f: (engl.) asthenia; schnelle Ermüdbarkeit, Kraftlosigkeit,

A

Schwäche; als Asthenisierung wird eine durch Extremsituationen ausgelöste allg. Schwächung bezeichnet; vgl. Adynamie, KZ-Syndrom.

A|sthe̱niker (gr. ἀσθενής schwach) m: s. Konstitution.

A|sthen|opi̱e (↑; Op-*) f: (engl.) asthenopia; syn. Hebetudo visus; okulär bedingte Störungen des Sehens u. des Allgemeinbefindens, die bei Entlastung des Sehsystems nachlassen; **Urs.:** nicht od. falsch korrigierte Refraktionsanomalien, Mißverhältnis zw. akkommodativer Konvergenz u. Akkommodation*, Heterophorie*, beginnende Presbyopie*.

A|stheno|zoo|spermi̱e (↑; Sperm-*) f: herabgesetzte Beweglichkeit der Spermien; s. Sperma-Untersuchung (Tab.).

Asthen|uri̱e (↑; Ur-*) f: (engl.) asthenuria; Unvermögen der Niere, konzentrierten Harn auszuscheiden; vgl. Isosthenurie.

A̤sthma (gr. ἆσθμα das schwere Atemholen, Atemnot) n: anfallsweise auftretende hochgradige Atemnot.

A̤sthma bronchia̱le (↑) n: anfallsweises Auftreten von Atemnot inf. variabler u. reversibler Bronchialverengung durch Entz. u. Hyperreaktivität der Atemwege (s. Hyperreaktivität, bronchiale); **Epidemiol.:** eine der häufigsten chron. Erkr.; betrifft ca. 4-5% der Bevölkerung bei insgesamt zunehmender Inzidenz bes. des gemischtförmigen u. infektbedingten A. b.; **Pathol./Anat.:** kennzeichnend ist die Trias Bronchospasmus, Schleimhautschwellung u. Dyskrinie, ausgelöst durch versch. Mechanismen (Allergene, Inf., chem.-physik. Inhalationsreize) auf unterschiedl. Reaktionswegen (IgE-vermittelte Sofortreaktion, Freisetzung von Histamin, Leukotrienen, Plättchen-aktivierendem Faktor u. anderen Mediatoren aus Mastzellen u. anderen Entzündungszellen, direkte nervale Wirkung); **Formen:** **1.** allergisches A. b. (syn. extrinsisches A. b.): IgE-vermittelte Sofortreaktion durch Inhalation von Allergenen (meist Pollen sowie Hausstaubmilben, Tierhaare u. -schuppen, Bettfedern u. Schimmelpilzsporen), seltener durch Nahrungsmittel, Medikamente, Insektengifte u. Hautkontakt mit Allergenen; Diagn.: ausführliche Anamnese, Hauttestung, Bestimmung von Gesamt-IgE u. spezif. IgE (Radio*-Allergo-Sorbent-Test); **2.** infektbedingtes A. b. (syn. intrinsisches A. b., endogenes A. b.): erstmals auftretend im Anschluß an einen bronchopulmonalen Infekt; direkte Stimulierung sensibler Nervenendigungen (engl. irritant receptors) durch Viren u. Bakterien; **3.** gemischtförmiges A. b.: Bez. f. das gleichzeitige Vorhandensein mehrerer Auslösemechanismen, z. B. infektbedingte Exazerbation eines allergischen A. b.; **4.** analgetikabedingtes A. b.: nach Einnahme von Acetylsalicylsäure od. anderen in den Prostaglandin-Stoffwechsel eingreifenden Antiphlogistika; **5.** anstrengungsbedingtes A. b. (engl. exercise induced asthma): ca. 5 Min. nach Ende einer körperl. Belastung auftretend; **6.** berufsbedingtes A. b.: durch Inhalation von allergisierenden, chemisch-irritativ od. toxisch wirkenden Substanzen am Arbeitsplatz (z. B. Mehlstaub, Isocyanate); BK nach Nr. 4301 u. Nr. 4302 der BeKV; **Klin.:** Dyspnoe, Husten, meist zäher Auswurf (enthält eosinophile Granulozyten, Curschmann-Spiralen, Charcot-Leyden-Kristalle); verlängertes Exspirium, trockene Rasselgeräusche (Giemen u. Brummen, oft sogar auf Distanz hörbar), hypersonorer Klopfschall; Abnahme des Ausatemstoßes u. der Vitalkapazität sowie Zunahme des Residualvolumens; in schweren Fällen Ausbildung eines Status* asthmaticus; **Ther.:** Beta-2-Sympathomimetika, Kortikosteroide, Parasympatholytika, Theophyllin, Antiallergika; Vermeidung der auslösenden Noxe, Allergenkarenz, evtl. Hyposensibilisierung*; **Progn.:** bei Kindern u. Jugendlichen häufig spontane Remissionen, bei Erwachsenen meist chron. Verlauf, u. U. Übergang in ein obstruktives Lungenemphysem* mit Cor pulmonale.

A̤sthma cardia̱le (↑) n: anfallsweise, bes. nachts auftretende Atemnot, die durch eine Lungenstauung als Folge einer Linksherzinsuffizienz* ausgelöst wird. Zusätzlich tritt eine spastische Verengung der Bronchien auf. Pat. sitzen aufrecht, haben starken Husten mit dünnflüssigem, manchmal blutig tingiertem Auswurf u. eine verlängerte Ausatmung.

A|stigmati̤smus (A-*; Stigma*) m: (engl.) astigmatism; nicht punktförmige Abbildung, Brennpunktlosigkeit, Stabsichtigkeit; inf. nicht rotationssymmetr. Brechkraft von Hornhaut od. Linse werden parallel einfallende Strahlen nicht in einem Brennpunkt vereinigt; **Formen: 1.** regulärer A.: häufigste Form. Die einzelnen Meridiane der Hornhautoberfläche besitzen untereinander versch., jedoch in sich gleichmäßige Krümmungen mit jeweils definierter Brennlinie (unterschiedl. Brennweiten). **2.** Irregulärer A.: Die Wölbung der Hornhaut ist auch in einem festen Meridian nicht gleichmäßig, so daß auch jeder einzelne Meridian keine feste Brennlinie mehr hat. **Urs.:** Infiltration, Ulzeration od. Narben der Hornhaut, Keratokonus, vorausgegangene Op.; **Diagn.:** Messung der Krümmungsradien mit dem Ophthalmometer*; **Ther.:** Zylindergläser, in extremen Fällen v. a. bei irregulärem A. Kontaktlinsen* od. perforierende Keratoplastik* erforderlich.

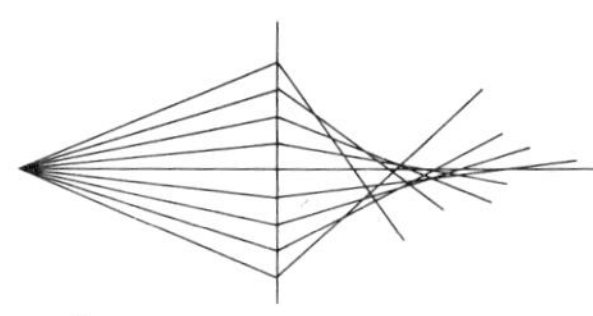

Astigmatismus:
Brechung bei irregulärem Astigmatismus

A-Streifen: s. Myofibrillen.

A-Strepto|ko̤kken (Strept-*; Kokken*) f pl: s. Streptococcus.

Astro|blasto̱m (gr. ἄστρον Stern; Blast-*; -om*) n: veraltete Bez. f. malignes Astrozytom*.

Astro|sphä̱re (↑; Sphäre*) f: (engl.) astrosphere; Polstrahlungen; typische Anordnung von Mikrotubuli in d. Umgebung des Zentriols während der Prophase der Mitose*.

Astro|zy̱ten (↑; Zyt-*) m pl: s. Neuroglia.

Astro|zyto̱m (↑; ↑; -om*) n: (engl.) astrocytoma; von den Astrozyten abstammendes Gliom*; Entw. meist zw. 25. u. 45. Lj., bes. an der vorderen Zentralwindung des Gehirns; s. Hirntumoren.

Astrup-Metho̱de f: (engl.) Astrup's method; sog. Äquilibriermethode zur indirekten Erfassung des CO_2*-Partialdrucks einer Blutprobe unter Verwendung eines Nomogramms nach Siggard-Andersen; heute durch direkte Messung mit Elektroden ersetzt; vgl. Blutgase.

A|symbol<u>ie</u> (A-*; gr. σύμβολον Kennzeichen, Merkmal) **f:** (engl.) asymbolia; Störung im Erkennen od. Gebrauch von Symbolen bzw. Zeichen; s. Agraphie, Aphasie, Apraxie, Alexie.

a|sym|ptom<u>a</u>tisch (↑; gr. σύμπτωμα Begleiterscheinung)**:** ohne Krankheitserscheinungen, ohne Symptome.

A|syn|erg<u>ie</u> (↑; Syn-*; Erg-*) **f:** (engl.) asynergy; Störung der Koordination*, durch die Einzelmuskelbewegungen nicht zu Handlungen zusammengefügt werden können; Vork. bei Kleinhirnschädigung; vgl. Symptome, zerebellare.

A|syn|klitismus (↑; gr. συγκλίνειν zusammenliegen) **m:** (engl.) asynclitism; Lateralflexion des kindl. Schädels, Scheitelbeineinstellung; Anpassungsvorgang b. engem Becken* (Knopflochmechanismus); **Formen: 1.** regelrechter vorderer A.: Naegele*-Obliquität; **2.** verstärkte Naegele-Obliquität: vorderer A., Vorderscheitelbeineinstellung; **3.** regelrechter hinterer A.: Litzmann*-Obliquität; **4.** verstärkte Litzmann-Obliquität: hinterer A., Hinterscheitelbeineinstellung*. Vgl. Synklitismus (Abb.).

A|systol<u>ie</u> (↑; Systole*) **f:** (engl.) asystoly; Form des Herz*-Kreislauf-Stillstands durch fehlende Kontraktion des Herzens; **Urs.:** Herzinfarkt*, Herzrhythmusstörungen*, Vagusreizung, Karotissinus-Syndrom, Stoffwechselstörungen (z. B. Hypokaliämie), Hypothermie; **Diagn.:** Pulslosigkeit, im EKG keine elektrische Aktivität; bei ventrikulärer A. finden sich nur P-Wellen als Ausdruck der Vorhofaktivität ohne Kammerkomplexe; bei elektromechan. Entkoppelung liegt trotz relativ normaler EKG-Muster eine mechanische A. vor. **Ther.:** sofortige Reanimation* erforderlich; vgl. Herzschrittmacher.

aszendierend (lat. ascendere hinaufsteigen)**:** aufsteigend.

Asz<u>i</u>tes (gr. ἀσκίτης) **m:** (engl.) ascites; Bauchwassersucht; Ansammlung von Flüssigkeit in der freien Bauchhöhle; **Formen: 1.** entzündlicher A. (Exsudat*) bei Peritonitis* od. Polyserositis*; **2.** nichtentzündlicher A. (Transsudat*) bei portaler Hypertension, Leberzirrhose, Tumoren des Gastrointestinaltrakts, Herzinsuffizienz, Erniedrigung des kolloidosmotischen Drucks bei Hypalbuminämie, nephrotischem Syndrom, exsudativer Enteropathie, Peritonealkarzinose, Meigs-Syndrom; **3.** chylöser A. (s. Abb.) inf. Austritts von Lymphflüssigkeit bei Lymphabflußstörungen im Bereich des Ductus thoracicus (z. B. nach Trauma); **4.** hämorrhagischer A. mit Blutbeimengung (z. B. bei tuberkulöser Peritonitis, Peritonealkarzinose) od. als Hämaskos inf. einer Blutung in die freie Bauchhöhle (z. B. nach Trauma od. Gefäßruptur); **Diagn.:** Messung des zunehmenden Bauchumfangs; Perkussion u. Ultraschalldiagnostik (auch zum Nachweis kleiner Aszitesmengen); evtl. Bauchpunktion* zur Bestimmung des Eiweißgehalts, zytol. u. bakteriol. Diagnostik; **Ther.** bei Leberzirrhose: Kochsalz- u. Flüssigkeitsretention, Spironolacton (evtl. in Komb. mit Furosemid), u. U. therap. Aszitespunktion, bei therapierefraktärem A. ggf. Anlage eines peritoneovenösen Shunts*.

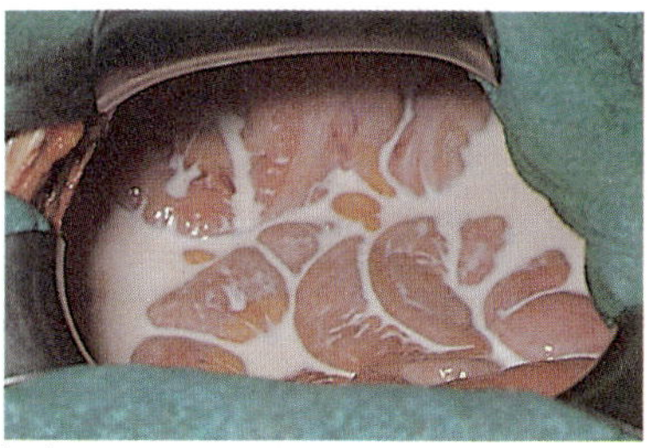

Aszites:
chylöser Aszites (Operationssitus) [62]

AT: Abk. f. **1.** **A**lt**t**uberkulin; **2.** **A**orten**t**on; s. Herztöne; **3.** **A**nti**t**hrombine*; **4.** **A**deno**t**omie*; **5.** **A**ustausch**t**ransfusion*; **6.** **A**utogenes* **T**raining.

At: chem. Symbol f. Astat*.

a|t<u>a</u>ktisch (gr. ἄτακτος ungeordnet)**:** (engl.) ataxic, atactic; unregelmäßig; s. Ataxie.

Atav<u>i</u>smus (lat. atavus Vorfahre) **m:** (engl.) atavism; Rückschlag; spontanes Wiederauftreten von phylogenet. frühen Formbildungen (starke Körper- u. Gesichtsbehaarung, Polymastie, Uterus duplex, Uterus bicornis usw.); vgl. Degeneration.

A|tax<u>i</u>a tele|angi|ect<u>a</u>sia (Ataxie*) **f:** syn. Louis-Bar-Syndrom, progressive zerebellare Ataxie; autosomal-rezessiv erbl. Erkr., gekennzeichnet durch früh beginnende progrediente zerebellar-extrapyramidal-motorische Störungen, okulokutane Teleangiektasien*, Pigmentflecken, Polyneuropathie* sowie einen kombinierten Immundefekt mit Immunglobulinmangel* (Serum- u. sekretorisches IgA, IgE, evtl. IgG) u. Störung der zellvermittelten Immunität* inf. eines Defekts der Helferzellen. Bei einigen Pat. wurden Anti-IgA-Autoantikörper nachgewiesen. Wichtiges **Frühsymptom** sind Augenbewegungsstörungen: z. B. okuläre Apraxie, internukleäre Ophthalmoplegie, Fixationsnystagmus. Bei der A. t. wird eine erhöhte spontane Chromosomenbrüchigkeit mit vermehrten Aberrationen am Chromosom 14 u. einem Defekt der Reparatursysteme der DNA beobachtet. **Kompl.:** häufig rezidiv. Sinusitiden u. bronchopulmonale Inf. mit Ausbildung von Bronchiektasen u. respiratorischer Insuff. sowie Tumoren v. a. des retikuloendothelialen Systems; beim weibl. Geschlecht fakultativ Gonadenhyperplasie, Hypogenitalismus u. Disposition zur Dysgerminomentstehung; **Ther.:** konsequente antibiot. Behandlung bakterieller Inf., evtl. Substitution von Immunglobulinen; **Progn.:** insgesamt ungünstig; bei initial normaler Intelligenz zunehmende geistige Retardierung; die Pat. sterben meist zw. dem 20. u. 30. Lj.; **Prävention:** genetische Beratung*. Vgl. Phakomatosen, Symptome, zerebellare.

A|tax<u>ie</u> (gr. ἀταξία Unordnung) **f:** (engl.) ataxia; Störung der Koordination* von Bewegungsabläufen, meist inf. von Asynergie* u. Dysmetrie*; Zeichen einer A. sind Störungen der Okulomotorik u. Diadochokinese, Dysarthrie, Intentionstremor, Stand-, Gang- u. Rumpfataxie; **Formen: 1.** zerebellare A. durch Erkr. des Kleinhirns, z. B. Tumoren, Intoxikationen, Kleinhirnatrophie, zerebellare Systemerkrankungen; **2.** afferente A. inf. Läsion zentripetaler Kleinhirnbahnen, der Hinterstrangbahnen des Rückenmarks (z. B. bei funikulärer Myelose*, Multipler* Sklerose, Friedreich*-Ataxie) od. peripherer Nerven bei Polyneuropathie*; klin. dominieren Störungen der Tiefensensibilität; **3.** vestibuläre A. durch Schädigung des Vestibularapparats; **4.** A. bei Hydrozephalus* od. Läsionen der Hirnhemisphären (Gangapraxie). Vgl. Hinterstrangsymptome, Symptome, zerebellare.

A

A|taxie, auto|somal-dominante zerebellare (†) f: Abk. ADCA; Bez. f. autosomal-dominant erbl. Formen der Kleinhirnatrophie* u. olivopontozerebellaren Atrophie*; meist Erkrankungsbeginn im 3.-5. Lebensjahrzehnt. **A., idiopathische zerebellare** (†) f: Abk. IDCA; Bez. f. sporadisch auftretende Formen der Kleinhirnatrophie* u. olivopontozerebellaren Atrophie*; Erkrankungsbeginn meist im 3.-5. Lebensjahrzehnt. **A., progressive zerebellare** (†) f: syn. Ataxia* teleangiectasia.

A|taxie, spino|zerebellare (†) f: **1.** sp. A. Typ Gerstmann-Sträussler: autosomal-dominant erbl. od. erworbene (evtl. viral bedingt) Erkr. mit Ablagerungen von Amyloid* im ZNS; Klin.: Manifestation zw. dem 20. u. 60. Lj. mit progredientem Verlauf; Hinterstrangsymptome*, zerebellare Symptome*, Demenz; **2.** sp. A. Typ Friedreich: s. Friedreich-Ataxie.

A|tel|ektase (gr. ἀτελής unvollständig; -ektasie*) f: (engl.) atelectasis; nicht belüfteter Lungenabschnitt, in dem d. Wände der kollabierten Alveolen aneinanderliegen; **Formen: 1.** fetale od. angeborene A.: Lunge des Neugeborenen vor d. ersten Atemzug nicht lufthaltig (Schwimmprobe negativ); auch b. Ersticken ante od. post partum inf. Verlegung der Luftwege z. B. durch aspirierten Schleim, bei Schädigung des Atemzentrums (meningeale Blutung) od. Mangel an Surfactant* (vgl. Atemnotsyndrom des Neugeborenen); **2.** erworbene A.: **a)** Resorptions-, Obturations-(Verstopfungs-)Atelektase: Kollaps der Lunge durch Aufsaugung der in den Alveolen enthaltenen Luft b. Verlegung der Bronchien durch angesammelten Schleim (z. B. b. Bronchitis, zystischer Fibrose; b. zur Unterdrückung des Hustenreizes führenden Thoraxschmerzen inf. Traumata, Rippenfrakturen, Thorakotomie) bzw. b. Bronchialverschluß durch Tumoren od. aspirierte Fremdkörper; **b)** Kompressionsatelektase inf. Druck v. außen durch Ergüsse, Tumoren, große Bullae, Pneumothorax, starke Herzvergrößerung, Zwerchfellhochstand; ferner A. nach Laparotomien inf. Zwerchfellatonie mit -hochstand u. hypostat. Anschoppung basaler Lungenteile (Klin.: initiale Knistergeräusche); meist als sog. Streifen- od. Plattenatelektasen (multiple, horizontal leicht gebogen verlaufende, linien- bzw. streifenförmige Verdichtungsfiguren); **Sympt.:** Dämpfung im normalen Bereich des Lungenschalls, auskultatorisch abgeschwächtes Atmen; röntg. verdichteter, nicht transparenter Bezirk mit verringertem Volumen; **Folgen:** Entzündung m. Ödem, dann Fibrosierung; **Proph.:** Atemtherapie, Schmerzbehandlung, Mukolyse. Vgl. Dystelektase.

Atem|äqui|valent (Aequi-*; Valenz*) n: (engl.) respiratory equivalent; syn. Ventilationsäquivalent, spezif. Ventilation; wird errechnet als Quotient aus Atemminutenvolumen u. Sauerstoffverbrauch (jeweils in l/min) u. beträgt physiol. 28±5. Erhöhung spricht für Vergrößerung des Totraumanteils der Ventilation* (z. B. bei Lungenemphysem) od. für Hyperventilation, Verminderung für herabgesetzte Erregbarkeit des Atemzentrums (z. B. bei Opiatwirkung).

Atem|antriebe: (engl.) respiratory stimuli; Faktoren, die eine Zunahme der Ventilation* bewirken; **1.** rückgekoppelte A.: wirken über zentrale bzw. periphere Chemorezeptoren* u. werden durch die durch sie bewirkte Zunahme der Ventilation selbst wieder vermindert; hierzu zählen: Erhöhung des art. u. zentralen CO_2*-Partialdrucks (vermittelt über Veränderung des Liquor-pH), Erhöhung der art. Wasserstoffionenkonzentration*, Verminderung des art. Sauerstoffpartialdrucks*; **2.** nicht rückgekoppelte A.: wirken nach Zunahme der Ventilation weiter (z. B. Schmerz).

Atem||arbeit: bei der Atmung* aufzuwendende Kraft zur Überwindung visköser u. elast. Widerstände; durch Flächenberechnung aus dem Druck*/Volumen-Diagramm zu ermitteln. **A.beutel:** s. Handbeatmungsbeutel. **A.depression, zentrale** (Depression*) f: (engl.) central respiratory depression; Herabsetzung der Ansprechbarkeit des Atemzentrums auf Atemantriebe*; z. B. durch Narkotika*, zentrale Hypoxie, schwere Hyperkapnie, Schädelhirntrauma, Erkr. des ZNS.

Atem|frequenz (lat. frequentia Häufigkeit) f: (engl.) respiratory rate; Zahl der Atemzüge pro Minute; vom Lebensalter abhängig, beträgt in Ruhe beim Neugeborenen ca. 50/min, beim 6 Mon. alten Säugling 40/min, beim einjährigen Kind 35/min, beim sechsjährigen Kind 25/min, beim Erwachsenen 16-20/min. Das Verhältnis von Pulsfrequenz zu A. beträgt vom 3. Lj. an ca. 4 : 1; vgl. Dyspnoe.

Atem|gas|ana|lyse f: Messung des Kohlensäure-, Sauerstoff- u. Stickstoffgehalts in der Ausatemluft, deren endexspirator. Anteil der Alveolarluft* entspricht; versch. Methoden: Mikrogasanalyse nach Scholander, Wärmeleitverfahren (meist mit Helium als Testgas), Ultrarotabsorption (URAS); vgl. Closing volume, Diffusionskapazität, pulmonale.

Atem|gas|fraktionen (lat. fractio Bruch, Bruchstück) f pl: Anteile von Sauerstoff, Kohlendioxid, Stickstoff u. Edelgasen am inspirator. (20,9 Vol.% O_2, 0 Vol.% CO_2, 79,1 Vol.% N_2), alveolären (14 Vol.% O_2, 5,6 Vol.% CO_2, 79,4 Vol.% N_2) u. exspirator. (16 Vol.% O_2, 4 Vol.% CO_2, 80 Vol.% N_2) Gasgemisch unter Standardbedingungen. Edelgase nehmen nur einen sehr kleinen Anteil ein. Vgl. Atemspende.

Atem|gifte: (engl.) respiratory poisons; **1.** über die Lunge in Gas-, Dampf- od. Aerosolform zugeführte Gifte mit lokal schädigender Wirkung auf Luftwege u. Lungenparenchym (Reizgase wie Schwefeldioxid, Stickstoffoxide, Phosgen, Chlor, Ozon) u. Gefahr des tox. Lungenödems (s. ARDS) od. toxische Substanzen, die den Sauerstofftransport od. die Sauerstoffutilisation beeinträchtigen (Kohlenmonoxid, Cyanwasserstoff); **2.** Gifte, die durch orale, parenterale od. perkutane Aufnahme auf das Atemzentrum (z. B. Narkotika), den Sauerstofftransport od. die Sauerstoffutilisation (z. B. Cyanide) hemmend wirken.

Atem|grenz|wert: (engl.) maximum breathing capacity; Abk. AGW; durch willkürliche Hyperventilation maximal erreichbares Atemminutenvolumen*; wird errechnet durch Multiplikation der Sekundenkapazität* mit 30; bei Erwachsenen: 100-170 l; vgl. Lungenfunktionsprüfung.

Atem|hilfs|muskulatur (Musculus*) f: (engl.) auxiliary respiratory muscles; Atemmuskeln, die bei forcierter Atmung (Auxiliaratmung) willkürlich aktiviert werden können; zur inspiratorischen A. gehören die Mm. scaleni, Mm. sternocleidomastoidei u. Mm. pectorales, zur exspiratorischen A. die äußere Bauchmuskulatur. Aktivierung v. a. bei Dyspnoe*, aber auch bei Lähmung eines Teils der Atemmuskeln z. B. bei systemischen Muskelerkrankungen od. hoher Querschnittsläsion (C_1-C_4).

Atem|kalk: (engl.) carbon dioxide absorbent lime; harte, poröse Granula aus $Ca(OH)_2$, NaOH od. BaOH, Silikaten u. Wasser; Verw. im Absorber* von Narkosekreissystemen zur Bindung des ausgeatmeten Kohlendioxids. Ein zugesetzter Indikator zeigt durch Blaufärbung Verbrauch des A. an.

Atem|lähmung: (engl.) respiratory paralysis; Ausfall der Atemtätigkeit; **Formen: 1.** zentrale A. inf. Schädigung des Atemzentrums* (z. B. bei Poliomyelitis epidemica anterior acuta, Landry-Paralyse, Arteria-basilaris-Thrombose, Tu. u. Blutungen im Bereich der Medulla oblongata); **2.** periphere A. durch Lähmung der Atemmuskeln (z. B. bei Myasthenia gravis pseudoparalytica, Polyneuropathie, Poliomyelitis, Muskelrelaxierung); **Ther.:** Reanimation*, Beatmung*.

Atem||luft|befeuchter: (engl.) respiratory humidifier; Vorrichtung zur Anfeuchtung der Inspirationsluft bei längerdauernder Intubation (z. B. bei Beatmung, Narkose); versch. Prinzipien: Verdampfer*, Vernebler*, künstliche Nase*. **A.maske:** (engl.) respiratory mask; auch Beatmungsmaske; Gesichtsmaske aus Kunststoff, die Nasen- u. Mundöffnung dicht umschließt; Anw. bei Narkose* u. Beatmung*. Vgl. Handbeatmungsbeutel. **A.minuten|volumen** n: Abk. AMV; Atemvolumen, das in einer Minute geatmet wird; Berechnung: Atemzugvolumen × Atemfrequenz/Min.; in Ruhe etwa 8 l, unter 50 Watt Belastung 20-25 l, unter 100 Watt 10-15 l; vgl. Lungenfunktionsprüfung

Atem|mittel||lage: Zustand des Atemapparats (Lunge u. Thorax) am Ende einer normalen Exspiration, bei dem sich die elast. Rückstellkräfte v. Lunge u. Thorax entsprechen; das intrapulmonale Luftvolumen in Atemmittellage wird als funktionelle Residualkapazität (s. Lungenvolumina) bezeichnet.

Atem|muskeln (Musculus*): (engl.) respiratory muscles; Muskeln, die bei Inspiration eine aktive Vergrößerung u. bei Exspiration eine Verkleinerung des Thoraxinnenraums bewirken; inspiratorisch wirkende A. sind v. a. Zwerchfell u. Mm. intercostales externi, exspiratorisch wirkende A. v. a. Mm. intercostales interni u. M. transversus thoracis. Vgl. Atemhilfsmuskulatur.

Atem|not: (engl.) dyspnoea; als bedrohlich empfundener Luftmangel; vgl. Dyspnoe, Orthopnoe.

Atem|not|syn|drom des Neugeborenen n: (engl.) infant respiratory distress syndrome; Abk. ANS; Bez. f. alle mit Zyanose, Dyspnoe od. Tachypnoe einhergehenden Zustände des Neugeborenen; **Urs.:** Erkr. des Respirationstrakts (z. B. Membransyndrom, Wet lung syndrome, Fruchtwasser- od. Mekoniumaspiration, Pneumothorax, Pneumonie), Zwerchfellhernie, Phrenikusparese, auch Choanalatresie, angeb. Herzfehler, zerebrale Störungen u. a.; **Sympt.:** Tachypnoe (Atemfrequenz >60/min), Zyanose, Einziehungen des Thorax u. Abdomens, Nasenflügeln, exspiratorisches Stöhnen. Vgl. Depressionszustand des Neugeborenen, Hyperoxietest, ARDS.

Atem|phasen/Zeit-Verhältnis: (engl.) inspiratory-expiratory time ratio; Verhältnis von Inspirations- zu Exspirationszeit bei Spontanatmung od. maschineller Beatmung*. Bei Spontanatmung beträgt das A./Z.-V. etwa 0,8 bis 0,9; bei obstruktiven Ventilationsstörungen* ist d. Exspiration verlängert. Die Wahl des A./Z.-V. b. maschineller Beatmung (normal 0,5) hängt von d. zugrundeliegenden Lungenfunktionsstörung ab. Vgl. IRV.

Atem|reserve f: (engl.) respiratory reserve; Differenz zw. Atemgrenzwert* u. Atemminutenvolumen* in Ruhe.

Atem|schleife: s. Druck/Volumen-Diagramm.

Atem|spende: (engl.) mouth-to-mouth respiration; einfach durchführbare Notfallmaßnahme i. R. einer Reanimation* bei insuffizienter bzw. vollständig fehlender Spontanatmung (Atem- od. Herzstillstand, Atemlähmung); **Technik:** Freimachen der Atemwege durch Entfernung evtl. vorhandener Fremdkörper, Überstrecken des Kopfs u. Anheben des Kinns, Einblasen der eigenen Ausatemluft (beim Erwachsenen 800-1200 ml, Sauerstoffgehalt ca. 17 Vol.%) über Nase (sog. Mund-zu-Nase-Beatmung, Mund geschlossen!), Mund (sog. Mund-zu-Mund-Beatmung, Nase zuhalten!) od. selten Tracheostoma mit einer Beatmungsfrequenz von 12-15/min; bei

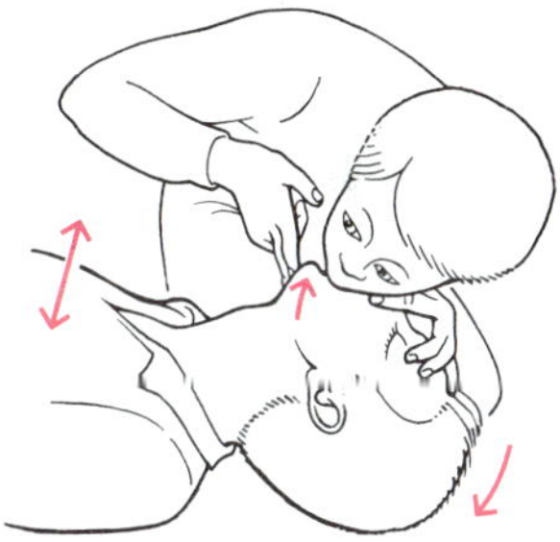

Atemspende:
Notfallbeatmung am Beispiel der Mund-zu-Mund-Beatmung

Säuglingen u. Kleinkindern A. über Mund u. Nase mit verringertem Volumen u. erhöhter Frequenz; es kann dabei auch ein Safar-Tubus od. Orotubus verwendet werden; bei wirksamer A. hebt sich der Brustkorb des Beatmeten. **Kompl.:** Überblähung des Magens bei zu hohem Druck (ab 15 cm H_2O); **cave:** Bei Vorliegen von Kontaktgiftintoxikationen od. Infektionskrankheiten ist auf adäquaten Schutz des Helfers zu achten. Vgl. Beatmung, Reanimation.

Atem|still|stand: (engl.) respiratory arrest; syn. Apnoe; Folge einer zentralen od. peripheren Atemlähmung* od. einer Fremdkörperaspiration*; **Soforttherapie:** Freimachen u. Freihalten der Atemwege, Beatmung* bzw. Atemspende*, ggf. Reanimation; s. Abb.; vgl. Asphyxie, Atmungstypen, Schlafapnoesyndrom.

Atem|stoß|test m: s. Sekundenkapazität.

Atem|therapie f: (engl.) respiratory therapy; physiotherapeutisches Behandlungsverfahren, bes. zur Ökonomisierung der Atemarbeit u. Bronchialdrainage; **Ind.:** v. a. bei bronchopulmonalen Erkrankungen, Thorax- u. Wirbelsäulendeformitäten, prophylaktisch auch prä- u. postoperativ, sowie i. R. der Schwangerengymnastik; kann neben Atemschulung u. -gymnastik, physik. Therapie (Perkussion u. Vibration) auch pharmak. u. apparative Hilfsmaßnahmen umfassen wie z. B. Aerosoltherapie, intermittierende Überdruckbeatmung; zus. mit meditativen Techniken auch Form der Körpertherapie*; vgl. Qigong.

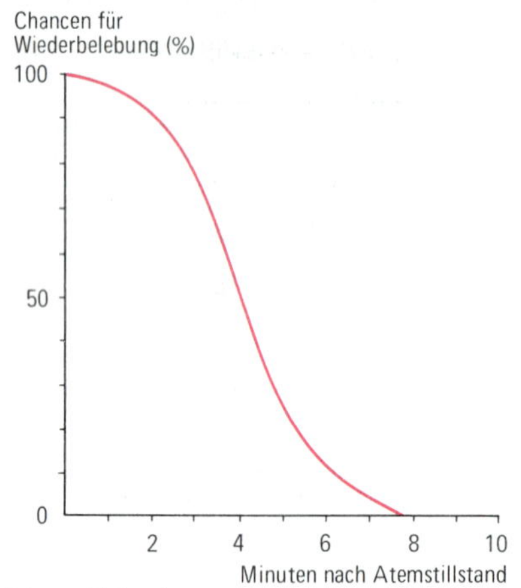

Atemstillstand:
Erfolgschancen einer Reanimation nach Atemstillstand in Abhängigkeit von der Dauer des Atemstillstands [90]

Atem|wege: (engl.) respiratory tract; Respirationstrakt bis zur Lunge; die oberen Abschnitte umfassen die Nasenhöhle mit ihren Nebenhöhlen u. den Rachen, wo sich der Luftweg mit dem Nahrungsweg kreuzt. Die unteren A. beginnen mit dem Kehlkopf, es folgt die Luftröhre u. danach die gesamte Aufzweigung des Bronchialbaums.

Atem|weg|erkrankungen, ob|struktive: Sammelbez. f. Krankheiten des bronchopulmonalen Systems, die mit obstruktiven Ventilationsstörungen* einhergehen; **Formen: 1.** akute reversible o. A., z. B. Asthma* bronchiale; **2.** chronische o. A.; syn. (engl.) chronic obstructive airways diseases (Abk. COAD); z. B. chronische Bronchitis*, Lungenemphysem*.

Atem|weg|widerstand: (engl.) airway resistance; syn. Resistance; Symbol R_{aw}; endobronchialer Widerstand, der bei der Atmung überwunden werden muß; Bestimmung mittels Ganzkörperplethysmographie*; Referenzwert: $<3,0$ cm $H_2O \times l^{-1} \times s$ ($0,3$ kpa $\times l^{-1} \times s$), abhängig von Alter u. Körpergewicht; erhöht bei obstruktiven Atemwegerkrankungen*. Vgl. Ventilationsstörungen.

Atem|zeit|quotient m: s. Atemphasen/Zeit-Verhältnis.

Atem|zeit|volumen n: Abk. AZV; syn. Atemminutenvolumen*.

Atem|zentrum n: (engl.) respiratory centre; in der Formatio reticularis der Medulla oblongata gelegene Gruppe von die Inspiration bzw. Exspiration steuernden Neuronen. Rhythmische Änderungen der Aktivität bei gegenseitiger Hemmung dieser Neuronen bewirken Rhythmus u. Automatie der Atmung*. **Einteilung: 1.** inspiratorische Neuronen bewirken die Inspiration* durch Erregung motorischer Neurone der Inspirationsmuskulatur; **2.** exspiratorische (nichtinspiratorische) Neurone bewirken die Exspiration* durch Hemmung der inspiratorischen Neurone (d. h. keine aktive Betätigung der Exspirationsmuskulatur). Enge anat. Verbindungen zu den an der Ventralseite der Medulla oblongata gelegenen zentralen Chemorezeptoren* weisen auf die Bedeutung des art. CO_2*-Partialdrucks für die Regulation der Atmung hin; arterieller pH u. Hypoxie wirken dagegen nur auf periphere Chemorezeptoren; vgl. Atemantriebe, Hering-Breuer-Reflex.

Atem|zug|volumen n: (engl.) tidal volume; syn. Atemvolumen, Atemzugtiefe, Atemhubvolumen; Luftmenge, die pro Atemzug eingeatmet wird; in Ruhe beim Erwachsenen 400-600 ml. Vgl. Lungenvolumina.

Atenolol (INN) n: 2-[4-(2-Hydroxy-3-isopropylaminopropoxy)phenyl]acetamid (IUPAC); Betarezeptorenblocker* mit rel. Selektivität gegenüber Beta-1-Rezeptoren.

athero|gen (gr. ἀθήρη Mehlbrei; -gen*): arteriosklerot. Gefäßveränderungen fördernd; s. Arteriosklerose.

Atherom (↑; -om*) n: (engl.) atheroma; Bez. f. Zysten der Epidermis im Bereich der Haarfollikel mit unterschiedl. Ätiol. u. Histol.; s. Epidermalzyste, Trichilemmalzyste, Steatokystom; vgl. Milien.

Atheromatose (↑; ↑; -osis*) f: (engl.) atheromatosis; allg. Bez. für die Intimaveränderungen bei Arteriosklerose* mit Bildung sog. atheromatöser Plaques.

Athero|sklerose (↑; Skler-*; -osis*) f: s. Arteriosklerose.

Athetose (gr. ἄθετος nicht an seiner Stelle; -osis*) f: (engl.) athetosis; Erkr. des extrapyramidalen Systems mit langsamen, bizarr geschraubten Bewegungen v. a. an den distalen Extremitätenabschnitten (s. Abb.), evtl. mit Hyperextension od. Subluxation; tritt sowohl bei willkürl. als auch bei unwillkürl. Bewegungen auf; **Urs.:** Schädigung von Putamen, Nucleus caudatus od. Pallidum, z. B. inf. Kernikterus* bei prolongiertem Icterus* neonatorum od. nach Apoplexie* (häufig mit einseitiger Symptomatik, sog. Hemiathetose). Vgl. Athétose double.

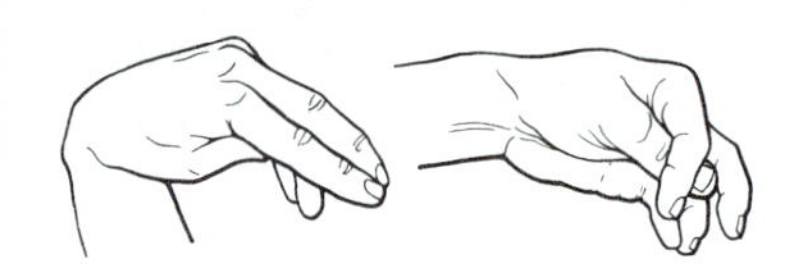

Athetose

Athétose double (frz. ↑; ↑; frz. doppelt) f: (engl.) double athetosis; syn. Hammond-Syndrom; doppelseitig auftretende Athetose*; Urs.: v. a. frühkindlicher Hirnschaden*, z. B. durch Kernikterus*; vgl. Status marmoratus.

Athletiker (gr. ἀθλητής Wettkämpfer, Sportler) m: s. Konstitution.

A|thyreose (A-*; Thyreo-*; -osis*) f: (engl.) athyreosis; angeborenes völliges Fehlen von Schilddrüsengewebe; anlagebedingte Agenesie; verläuft unbehandelt tödlich; vgl. Hypothyreose.

Atlas (gr. Ἄτλας der Träger des Himmelsgewölbes in der griech. Sage) m: oberster Halswirbel. **A.-Axis|gelenk** (↑; lat. axis Achse): (engl.) atlanto-axial joint; unteres Kopfgelenk; s. Articulatio atlantoaxialis mediana u. gleichnamige laterale Gelenke. **A.dys|plasie** (↑; Dys-*; -plasie*) f: auch Atlasdissimilation; Fehlbildung des Atlas.

Atmen, amphorisches (gr. ἀμφορεύς Tonne, Krug): s. Atmungsgeräusche. **A., meningitisches** (Mening-*; -itis*): s. Biot-Atmung.

A., pueriles (lat. puerilis kindlich)**:** (engl.) juvenile breathing; s. Atmungsgeräusche.

Atmung: (engl.) respiration; Gasaustausch im menschlichen Organismus; **Einteilung: 1.** äußere A. od. Lungenatmung (Respiration), gekennzeichnet durch: **a)** Ventilation: Belüftung der Lungenalveolen im Wechsel von Inspiration* u. Exspiration* (gesteuert vom Atemzentrum*); **b)** Perfusion: der Ventilation angepaßte Durchblutung der Lungenkapillaren; **c)** Diffusion: Sauerstoffaufnahme u. Kohlendioxidabgabe über die alveolokapilläre Membran; **d)** Konvektion: Gastransport im Blut; äußerlich erkennbare Formen: s. Atmungstypen; **2.** innere A. od. Zellatmung: Bereitstellung energiereicher Phosphate durch Oxidation von Kohlenhydraten u. Fetten in den Mitochondrien* der Zellen (vgl. Atmungskette). Unter Verbrauch von 6 Mol O_2 liefert z. B. 1 Mol Glukose 6 Mol CO_2, 6 Mol H_2O u. 38 Mol ATP.

Atmung, as|sistierte (lat. assistere unterstützen)**:** (engl.) assisted respiration; Unterstützung einer nicht ausreichenden Spontanatmung; **1.** in Narkose durch atemsynchrone Kompression des Handbeatmungsbeutels; **2.** bei beatmeten Intensivpatienten durch maschinelle Unterstützung der Spontanatmung durch CPAP* od. Druckunterstützung (ASB, PSV); s. a. Beatmung.

Atmung, in|verse (lat. inversus verdreht)**:** umgekehrte Atmung; bei Atemwegobstruktion im Bereich von Kehlkopf od. Luftröhre durch Fremdkörper, Schwellung od. Laryngospasmus kommt es zu maximalen Bewegungen des Zwerchfells ohne Beteiligung der Zwischenrippenmuskeln; dadurch Vorwölbung des Abdomens während der Einatmung, Einziehen während der Ausatmung, ohne daß eine Ventilation stattfindet; **Sympt.:** Zyanose, fehlendes Atemgeräusch, maximale Atemexkursionen. Vgl. Atmungstypen, Flankenatmung.

Atmung, para|doxe (gr. παράδοξος widersinnig)**:** (engl.) paradoxical respiration; **1.** inspiratorische Einwärts- u. exspiratorische Auswärtsbewegung eines pathol. beweglichen Thoraxwandanteils (paradoxe Atembewegung, sog. Brustwandflattern) inf. Rippenserienfraktur*; führt zu Pendelluft* u. damit zu respiratorischer Insuffizienz; Ther.: sog. innerpneumatische Schienung durch Beatmung* mit PEEP* bis zur bindegewebigen Organisation od. (selten) op. Thoraxwandstabilisierung; **2.** Sympt. bei Phrenikuslähmung* mit inspirator. Senkung der gesunden u. Hebung der kranken Zwerchfellhälfte; **3.** Zwerchfell-Thorax-Antagonismus (auch Czerny-Atmung, sog. Schaukelatmung): inf. Ermüdung der Atemmuskulatur inspiratorische (statt physiol. exspiratorischer) Bauchmuskelkontraktion; führt inf. fehlender Vordehnung des Zwerchfells zu unökonomischer Atemarbeit; **4.** Wechsel von Zwerchfellatmung u. thorakaler Atmung (sog. respiratorischer Alternans); tritt meist bei Pat. mit zentralnervösen Störungen auf. Vgl. Atmungstypen, Atmung, inverse.

Atmung, periodische (gr. περίοδος Umlauf)**:** (engl.) periodic respiration; Atmung* mit abwechselnd auftretenden mehreren tiefen Atemzügen u. darauffolgender kurzer apnoischer Pause als Ausdruck einer Regelstörung des bulbären Atemzentrums*; vgl. Cheyne-Stokes-Atmung, Biot-Atmung, Atmungstypen (Abb.).

Atmungs|fermente (Fermente*) n pl**:** s. Zytochrome.

Atmungs|geräusche: (engl.) breath sounds; Schallzeichen über d. Lungen bei d. Auskultation*; **Einteilung: 1.** vesikuläres Atmen: Bläschenatmen, Atmen v. schlürfendem Charakter (Einatmen klingt wie „f“, Ausatmen wie „w“); über normalen Lungenteilen, beim Gesunden nur bei der Inspiration zu hören; abgeschwächte A. bei Emphysem, Pleuritis u. Schwartenbildung; verschärfte A. bei Bronchitis; verschärfte u. (im Exspirium) verlängerte A. bei Erschwerung des Luftaustritts, z. B. bei Asthma bronchiale u. Bronchitis; **2.** pueriles Atmen: normales Atmen v. a. bei schlanken Kindern mit deutlich hörbarem Exspirium inf. geringer Dicke der Thoraxwand; **3.** bronchiales Atmen: sog. Röhrenatmen; hauchendes Geräusch (klingt b. Ein- u. Ausatmen wie „ch“), in In- u. Exspiration gleich stark od. bei Exspiration stärker; physiol. über luftröhrennahen Abschnitten (Larynx, Trachea, Inter-

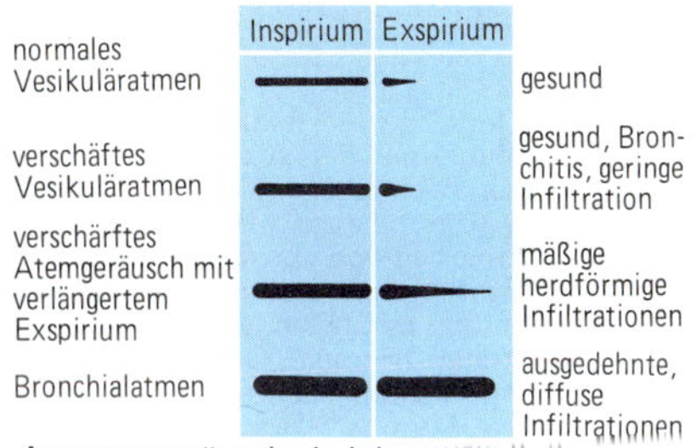

Atmungsgeräusche bei der Auskultation

skapularraum); pathol. bei luftarmen Lungenabschnitten inf. Infiltration (Pneumonie) od. Atelektase; **4.** sakkadiertes Atmen: abgehackte A., häufig harmlos, manchmal bei Pleuritis (sicca) bzw. Bronchitis; **5.** amphorisches A.: sog. Höhlenatmen, Krugatmen; sausendes, metallisch klingendes Atemgeräusch (ähnlich dem Geräusch, das entsteht, wenn man über die Öffnung einer großen Flasche bläst); pathognomon. für glattwandige Kavernen; **6.** Bronchophonie*; **7.** Nebengeräusche: v. a. Rasselgeräusche* u. Reibegeräusche*.

Atmungs|in|suffizienz (Insuffizienz*) f**:** (engl.) respiratory insufficiency; Bez. f. alle Formen eines gestörten Gasaustauschs im menschl. Organismus; **1.** Störung der inneren Atmung* (Zellatmung) bei Anämie od. Vergiftung des Sauerstofftransportsystems (Kohlenmonoxidvergiftung) od. der Enzyme der Atmungskette (z. B. bei Blausäurevergiftung); **2.** Störung der äußeren Atmung: s. Insuffizienz, respiratorische.

Atmungs|kette: (engl.) respiratory chain; in d. Mitochondrien* der Zellen lokalisiertes Multienzymsystem, das hintereinandergeschaltete Redoxsysteme* katalysiert, die durch Wasserstoff- u. Elektronenübertragung Substrat-H_2 zu Wasser oxidieren; die daher freiwerdende Energie wird in Form von ATP* gespeichert; s. ums. Abb. Einige Stoffe führen zur **Entkoppelung** (Elektronentransport trotz gehemmter ATP-Bildung): z. B. Dinitrophenol, Dicumarol, evtl. Thyroxin. Vgl. Zytochrome, Phosphorylierung.

Atmungs|typen: (engl.) patterns of respiration; Formen der äußeren Atmung; **1.** physiol. A.: Eupnoe: unbewußte Ruheatmung des Erwachsenen mit regelmäßigen Atemzügen gleicher Atemtiefe; in Anpassung an erhöhten Sauerstoffbedarf (z. B. bei Arbeit, Fieber) kommt es zu

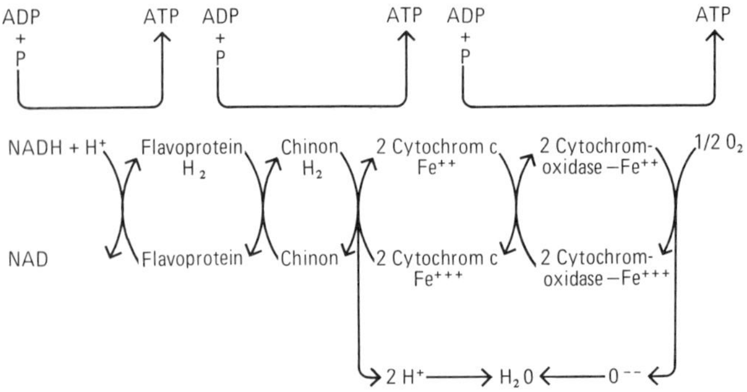

Atmungskette [274]

Hyperpnoe (erhöhtes Atemzugvolumen) u. Tachypnoe (Zunahme der Atemfrequenz). Bei Normalatmung wird weiter die Bauchatmung (abdomineller Atmungstyp) mit Überwiegen der Zwerchfellatemarbeit von der Brustatmung (kostaler Atmungstyp) mit vorherrschender Thoraxatemarbeit unterschieden. **2.** pathol. A.: erschwerte Atmung: Dyspnoe*, Orthopnoe*; Kussmaul*-Atmung, Schnappatmung*, paradoxe Atmung*, inverse Atmung*, Bradypnoe*; periodische Atmung wie Cheyne*-Stokes-Atmung,

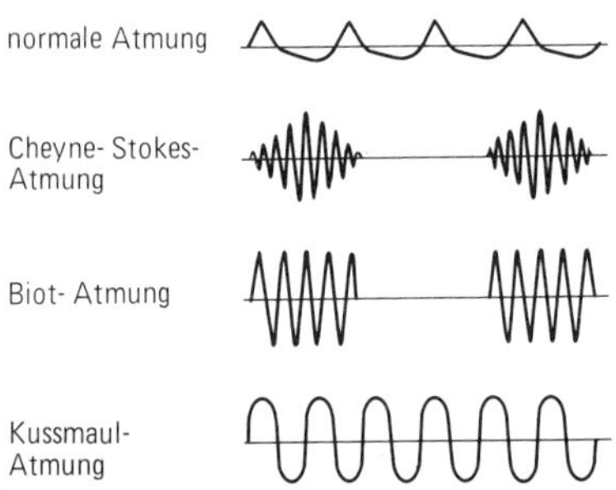

Atmungstypen:
schematische Darstellung verschiedener pathologischer Atmungsformen im Vergleich zur normalen Atmung; die Exkursionen der spirometrischen Kurven sind der Atemtiefe proportional.

Biot*-Atmung; Apnoe (fehlende Atmung): s. Atemstillstand.

Atom (gr. ἄτομος unteilbar) **n:** kleinste, mit chem. Methoden herstellbare Einheit der Materie; besitzt noch die typischen chem. Eigenschaften des betreffenden Elements* u. ist mit physik. Methoden weiter in Elementarteilchen* zerlegbar, wobei die elementtypischen Eigenschaften des A. verlorengehen. Nach Rutherford u. Bohr besteht das A. aus einem positiv geladenen Kern u. einer negativen Elektronenhülle. Der Durchmesser des A. liegt in der Größenordnung von 10^{-10} m, der des Kerns bei 10^{-14} m. **Aufbau: 1. Atomkern:** besteht aus Protonen* u. Neutronen*; die Anzahl der Protonen (Kernladungszahl*) ist bestimmend für die chem. Eigenschaften u. die Stellung im Periodensystem* der Elemente (Ordnungszahl). A. mit gleicher Protonen-, aber unterschiedl. Neutronenzahl gehören zum gleichen Element u. werden als Isotope* bezeichnet; vgl. Kernspaltung; **2. Atomhülle** (Elektronenhülle des A.): in ihr befinden sich beim neutralen A. genauso viele Elektronen wie Positronen im Kern, so daß sich die Ladungen gegenseitig kompensieren; die Elektronen können nach dem Bohr*-Sommerfeld-Atommodell bzw. dem Bändermodell versch. Energieniveaus einnehmen. Hier finden u. a. die Vorgänge statt, die mit chem. Bindung, Emission* u. Absorption* von Licht, Emission von charakterist. Röntgenstrahlung*, Ionisierung* durch Wechselwirkungsprozesse zw. energiereicher Strahlung u. Materie sowie der biol. u. biochem. Strahlenwirkung* zusammenhängen. Die Masse eines A. (Atomgewicht) wird durch die **relative Atommasse** beschrieben; sie gibt an, um wieviel mal schwerer ein A. eines Elements ist als 1/12 der Masse eines Kohlenstoff-12-Atoms (1961 von der IUPAC festgelegte dimensionslose Gammaeinheit); vgl. Masseneinheit, atomare.

Atom|ab|sorptions|spektro|skopie (↑; Absorption*; lat. spectrum Erscheinung, Bild; -skopie*) **f:** (engl.) atom absorption spectroscopy; Konzentrationsbestimmung von in die Gasphase überführten Atomen best. Substanzen durch Messung des von ihnen absorbierten Lichts; Analyseverfahren mit hoher Empfindlichkeit u. guter Spezifität bzw. Selektivität; bes. zur Analyse von Elektrolyten in Körperflüssigkeiten u. von Spurenelementen. Vgl. Spektralanalyse.

Atom|gesetz (↑)**:** Abk. AtG; Gesetz über die friedliche Verwendung der Kernenergie u. den Schutz gegen ihre Gefahren in der Fassung vom 15.7.1985 (BGBl. I S. 1565); bildet die Rechtsgrundlage u. a. der Strahlenschutzverordnung* u. der Röntgenverordnung*.

Atom|gewicht (↑)**:** s. Atom.

Atom|masse, relative (↑)**:** s. Atom.

Atom|re|aktor (↑) **m:** (engl.) atomic reactor; syn. Kernreaktor; technische Einrichtung zur kontrollierten Durchführung der Kernspaltung*, insbes. zur Gewinnung von (Kern-)Energie (Strom- und Wärmeerzeugung), kleinere A. als Neutronenquellen zu Forschungszwecken, medizinisch auch für die Erzeugung von Radionukliden*.

A|tonia uteri (Atonie*; Uter-*) f: mangelhafte Zusammenziehung der Gebärmutter unter u. nach Geburt m. dadurch bedingter atonischer Nachblutung*.

A|tonie (gr. ἀτονία Abspannung, Schlaffheit) f: (engl.) atonia; Schlaffheit, Erschlaffung inf. fehlender Gewebespannung; s. Hypotonie.

A|topie (gr. ἀτοπία Ungewöhnlichkeit, Seltsamkeit) f: (engl.) atopy; zusammenfassende Bez. f. die auf einer genet. Prädisposition beruhenden klin. Manifestationen der Überempfindlichkeitsreaktion vom Soforttyp (Typ I der Allergie*), v. a. atopisches Ekzem*, allergische Konjunktivitis, Rhinitis* allergica, exogen-allergisches Asthma* bronchiale, allergische Enteritis, oft auch die akute Form der Urtikaria*; Vork. bei 10-15% der Bevölkerung; vgl. Anaphylaxie.

Atovaquon n: Antiprotozoenmittel mit guter Wirksamkeit gegen Toxoplasmen u. Pneumocystis carinii; **Verw.:** bei HIV-Erkrankten zur Behandlung der zerebralen Toxoplasmose u. der Pneumocystis-carinii-Pneumonie; **NW:** Anstieg der Transaminasen, Exanthem, Fieber, Neutropenie, Anämie.

ATP: Abk. f. **A**denosin**tri**phosphat; s. Adenosinphosphorsäuren.

ATPase f: Abk. f. **A**denosin**tri**phosphat**ase;** Enzym, das den terminalen Phosphatrest von ATP* unter Freisetzung von anorg. Phosphat, ADP u. (chem.) Energie hydrolytisch abspaltet (wichtiger energieliefernder Prozeß im Organismus); als Cofaktor* werden Magnesiumionen benötigt. **Bedeutung: 1.** beim aktiven Transport* durch Membranen (entgegen einem elektrochem. Gradienten); für versch. Kationen u. a. Substanzen (z. B. Glukose, Galaktose) existieren unterschiedl. Transportsysteme, die jeweils mit einer membranständigen ATPase gekoppelt sind, z. B. Na^+/K^+-ATPase (sog. Natriumpumpe mit Transport von Na^+ aus u. K^+ in die Zelle, wichtig für die Osmoregulation u. den Aufbau des Membranpotentials der Zelle) u. Ca^{2+}-abhängige ATPase (aktive Resorption von Calcium aus dem Darm gemeinsam mit Phosphat bei gegengerichtetem Transport von Na^+); **2.** bei der Muskelkontraktion*.

Atra|curium|besilat (INN) n: Pentamethylenbis{3-[1,2,3,4-tetrahydro-6,7-dimethoxy-1-(3,4-dimethoxybenzyl)-2-methyl-2-iso-chinolyl]propionat} (IUPAC); nichtdepolarisierendes, peripheres Muskelrelaxans; Verw.: s. Muskelrelaxanzien, periphere.

A|trans|ferrin|ämie (A-*; Trans-*; lat. ferrum Eisen; -ämie*) f: (engl.) atransferrinaemia; erworbener od. angeb. (dominant vererbter) Mangel an bzw. Fehlen von Transferrin* im Serum; führt inf. von Eisentransportstörung zu einer normo- bis hypochromen Anämie (Eisenmangelanämie) u. zur Überladung von Leber, Milz, Pankreas, Nieren u. Herzmuskel mit Eisen (sog. Organsiderose).

A|tresia multi|plex con|genita (Atresie*) f: syn. Weyers-Syndrom I; angeb., autosomal-rezessiv vererbbares Fehlbildungssyndrom aus multiplen Blindverschlüssen u. Stenosen im Verdauungstrakt sowie Hydramnion.

A|tresie (gr. ἄτρητος ohne Öffnung) f: (engl.) atresia; angeb. Verschluß von Hohlorganen od. natürl. Körperöffnungen; z. B. Darmatresie*, Ösophagusatresie*, Choanalatresie*, Gallengangatresie*.

A|tresie, hymenale (↑) f: (engl.) imperforate hymen; Form der Gynatresie* m. Verschluß der Vagina durch nicht perforierten Hymen.

atrialis (lat. atrium Vorhof): den Vorhof (i. e. S. des Herzens) betreffend, atrial.

A|trichie (A-*; Trich-*) f: (engl.) atrichia; angeborenes Fehlen der Haare.

atrio|ventrikular (lat. atrium Vorhof; Ventriculus*): (engl.) atrioventricular; zw. Herzvorhof u. Herzkammer gelegen bzw. beide betreffend.

Atrio|ventrikular|bündel (↑; ↑): syn. Internodalbündel; s. Erregungsleitungssystem.

Atrio|ventrikular|klappen (↑; ↑): (engl.) atrioventricular valves; Mitral- u. Trikuspidalklappe; s. Herz.

Atrio|ventrikular|knoten (↑; ↑): (anat.) Nodus atrioventricularis; s. Erregungsleitungssystem.

Atrio|ventrikular|rhythmus (↑; ↑) m: (engl.) atrioventricular rhythm; vom Atrioventrikularknoten gesteuerter Ersatzrhythmus, z. B. bei Sinusknotenausfall; Frequenz 40-60/min. Die Erregungen werden normal in die Kammern u. retrograd in die Vorhöfe des Herzens weitergeleitet. EKG-Veränderungen im Bereich der P-Welle.

Atrium (↑) n: Vorhof; **A. dextrum et sinistrum:** rechter u. linker Vorhof des Herzens.

Atropa bella|donna (gr. Ἄτροπος Parze, die den Lebensfaden abschneidet) f: Tollkirsche; Blätter u. Wurzeln enthalten Alkaloide (L-Hyoscyamin, Atropin, Scopolamin) mit parasympatholytischer u. anticholinerger Wirkung über eine kompetitive Antagonisierung insbes. der muscarinähnlichen Wirkungen von Acetylcholin*; **Verw.:** bei Spasmen u. kolikartigen Schmerzen im Bereich des Magen-Darm-Trakts u. der Gallenwege; **Kontraind.:** tachykarde Arrhythmien, benigne Prostatahyperplasie mit Restharnbildung, Engwinkelglaukom, akutes Lungenödem, mechan. Stenosen im Bereich des Magen-Darm-Trakts, Megacolon; **NW:** Mundtrockenheit, Abnahme der Schweißsekretion, Akkommodationsstörungen, Tachykardie, Miktionsbeschwerden; Halluzinationen u. Krämpfe v. a. bei Überdosierung.

A|trophia nervi optici (Atrophie*; Nervus*; Optico-*) f: s. Optikusatrophie.

A|trophia spinalis progressiva (↑) f: s. Muskelatrophie, spinale.

A|trophie (gr. ἀτροφία Ernährungsmangel) f: (engl.) atrophy; Rückbildung eines Organs od. Gewebes, **pathol.-anat.** als einfache A. mit Verkleinerung der Zellen od. als numerische bzw. hypoplastische A. mit Abnahme der Zellzahl; **klin. Einteilung: 1.** physiol. A. (z. B. Altersatrophie) od. Involution (z. B. des Thymus in der Pubertät); **2.** pathol. A.; **a)** generalisierte A., z. B. metabolisch bedingt bei Unterernährung od. endokrin bedingt bei Hypophysenvorderlappeninsuffizienz; **b)** lokalisierte A., z. B. inf. lokaler Durchblutungsstörungen, als Druckatrophie bei Gefäßkompression od. Inaktivitätsatrophie*. Vgl. Kachexie.

A|trophie blanche (frz. ↑) f: syn. Capillaritis* alba.

Atrophie cérébelleuse tardive (frz. ↑; Cerebello-*; frz. tardif spät) f: sporadisch auftretende od. toxisch (Alkohol) bedingte Kleinhirnrindenatrophie; Manifestation der zerebellaren Symptome* im Erwachsenenalter.

A|trophie, horizontale (↑) f: (engl.) horizontal atrophy; syn. Höhenabbau; gleichmäßiger Abbau der Alveolenwand bei marginalen Zahnbetterkrankungen. Im Röntgenbild liegen die Kuppen aller interdentalen Knochensepten auf einer

Ebene, welche mehr od. weniger senkrecht zu den Zahnachsen verläuft.

A|trophie, olivo|ponto|zerebellare (↑) **f:** Abk. OPCA; syn. Nonne-Marie-Krankheit; hereditäre (autosomal-dominant od. -rezessiv) od. idiopathische Degeneration insbes. von Kleinhirn u. Hirnstamm, weniger ausgeprägt auch von Großhirn u. Rückenmark; **Sympt.:** v. a. zerebellare Symptome*, evtl. extrapyramidale Symptome* u. Pyramidenbahnzeichen*, neurogene Blasenstörungen, Blickparesen, Entw. einer Demenz, retinale Degeneration u. Polyneuropathie; vgl. Ataxie, autosomal-dominante zerebellare.

A|tropho|derma pig|mentosum (↑; Derm-*) **n:** syn. Xeroderma* pigmentosum.

A|tropho|dermia idio|pathica Pasini-Pierini (↑; ↑; Agostino Pa., Dermat., Mailand, 1875-1944; Luis Pi., Dermat., Argentinien) **f:** Sonderform der Sclerodermia* circumscripta mit fliederfarbenen, oberflächlichen Herden bes. am Stamm; häufig bei Kindern u. Jugendlichen.

A|tropho|dermia vermiculata (↑; ↑) **f:** im Kindesalter auftretende Erkr. mit stecknadelkopfgroßen, meist follikulären, netz- u. streifenförmig angeordneten, wurmstichartigen Einsenkungen an den Wangen; **Ther.:** Heliotherapie; evtl. hochtouriges Schleifen.

Atropin n: Tropansäureester des basischen sek. Alkohols Tropin, kommt neben dem Hyoscin (Scopolamin) u. a. Tropanalkaloiden in den Solanazeen (Nachtschattengewächse) vor, z. B. in d. Tollkirsche (Atropa belladonna), im Stechapfel

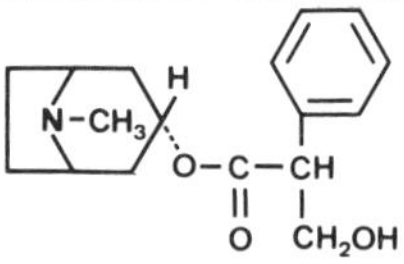

Atropin

(Datura stramonium) u. Bilsenkraut (Hyoscyamus niger); **Wirkung:** Antagonist der muscarinartigen Wirkung des Acetylcholins* (Parasympatholytikum); Anw. vorwiegend als Atropinsulfat; **Auge:** Pupillenerweiterung, Akkommodationslähmung, Steigerung des Augeninnendrucks mögl., Lähmung des M. sphincter pupillae u. des M. ciliaris; **Drüsen:** Hemmung der Speichel- u. Schweißsekretion; **Bronchien:** Erweiterung, Spasmolyse; **Herz:** Steigerung der Sinusknotenfrequenz u. der AV-Überleitung (bei höheren Dosen auch Frequenzsenkung, Auftreten von Vorhofarrhythmien u. AV-Dissoziation); **Magen** u. **Darm:** Peristaltikhemmung; **Blase** u. **Mastdarm:** Spasmolyse; **ZNS:** zentrale vagale Erregung.

Atropin|vergiftung: (engl.) atropine poisoning; individuell toxische Dosis sehr variabel, Kinder reagieren empfindlicher als Erwachsene. **Sympt.:** trockene Schleimhäute (Sprechstörung), weite starre Pupillen (Akkommodationslähmung, Lichtempfindlichkeit), trockene gerötete Haut, Fieber, Tachykardie, zentralnervöse Erregung (Ruhelosigkeit, Verwirrtheit, evtl. Halluzinationen), später Somnolenz u. Koma; **Ther.:** Entleerung des Magens (Magenspülung), medikamentös mit Physostigmin. Vgl. Syndrom, anticholinerges zentrales.

At|tacken, trans|itorische isch|ämische f pl: Abk. TIA; Stadium IIa der zerebralen Durchblutungsstörung*.

At|tenuierung (lat. attenuere dünn machen, schwächen)**:** (engl.) attenuation; Abschwächung der Virulenz* von Krankheitserregern unter Erhaltung der antigenen Eigenschaften.

Attest (lat. attestari bezeugen) **n:** (engl.) certificate; ärztl. Bescheinigung über d. Gesundheitszustand eines Pat., insbes. über den Untersuchungsbefund im Krankheitsfall; nach der Berufsordnung hat der Arzt bei der Ausstellung eines A. mit der notwendigen Sorgfalt zu verfahren u. nach bestem Wissen seine ärztl. Überzeugung innerh. einer angemessenen Frist auszusprechen. Das Ausstellen unrichtiger A. od. von Gefälligkeitsattesten ist gemäß § 278 StGB strafbar. Vgl. Arbeitsunfähigkeit.

AT-III-Test m: Bestimmung von Antithrombin III; **1.** immun. (Präzipitation mit spezif. Antiseren); **2.** gerinnungsphysiol. (Messung der Gesamtthrombinaktivität od. Messung der Umsatzgeschwindigkeit); **3.** mit chromogenen Substraten; s. Antithrombine.

Attik|antro|tomie (gr. ἀττική Mauerstreifen über einer Säulenordnung; Antr-*, -tom*) **f:** (engl.) atticantrotomy; konservative Form der Radikaloperation* des Mittelohrs.

Attikus (↑) **m:** (engl.) attic; syn. Recessus epitympanicus; Kuppelraum der Paukenhöhle.

At|tonität (lat. attonitus betäubt) **f:** (engl.) catatonic immobility; Starrheit; Bewegungslosigkeit bei Katatonie*; vgl. Stupor.

Attribution f: Zuschreibung; (psychol.) Prozeß, durch den einem Verhalten, Handlungsresultat od. einer Emotion ein Motiv (Finalattribution) od. eine Ursache (Kausalattribution) zugeschrieben wird. Bei der **internen A.** werden Ursache od. Motiv auf die eigene Person, bei der **externen A.** auf die Umwelt zurückgeführt. Attributionsstile sind individuell verschieden u. beeinflussen wesentlich das Verhalten; z. B. zeigen Pat. mit Depression die Tendenz, negativen Ereignissen Internalität, Unveränderbarkeit u. Globalität zuzuschreiben. Durch Veränderung der A. (Reattribution) kann u. U. eine bessere Kontrolle der Realität erreicht werden. Vgl. Verhaltenstherapie.

A|typie (A-*; gr. τύπος Geprägtes) **f:** (engl.) atypia; vom Normalen abweichend, nicht der typischen Form entsprechend; i. e. S. **zelluläre A.** mit zytologischen Veränderungen von Zellkern (z. B. Kernatypie*) u. Zytoplasma (z. B. pathol. intrazelluläre Einlagerung von Pigmenten) od. **epitheliale A.** mit Veränderungen im Aufbau des Zellverbandes (z. B. im Bereich einer Umwandlungszone*). Vgl. Zytodiagnostik, Zytohistologie, Tumorzellen.

AU: Abk. f. **A**rbitrary-**U**nit.

Au: chem. Symbol f. Gold*.

Au^{a}: dominant erbl. Blutgruppenantigen, kommt bei ca. 82% der Weißen vor. Vgl. Lutheran-Blutgruppen.

Audi-: auch Audio-; Wortteil mit der Bedeutung hören, vernehmen; von lat. audire.

Audi|mutitas (↑; Mutismus*) **f:** sog. Hörstummheit; s. Sprachstörung, zentrale.

Audio|gramm (↑; -gramm*) **n:** (engl.) audiogram; graphische Darstellung des Ergebnisses einer Audiometrie*.

Audio|logie (↑; -log*) **f:** (engl.) audiology; Teilgebiet der Hals-Nasen-Ohren-Heilkunde, das sich mit der Funktion u. den Störungen des Gehörorgans befaßt; vgl. Phoniatrie, Pädaudiologie.

Audio|metrie (↑; Metr-*) **f:** (engl.) audiometry; Verfahren zur Prüfung der Gehörfunktion m.

Hilfe von elektroakust. Tongeneratoren, die Einzelfrequenzen m. definierter Lautstärke erzeugen (Audiometer); **1.** Tonaudiometrie, Tonschwellenaudiometrie: für best. Frequenzen im Bereich von 0,125-12 kHz werden die Lautstärken in Dezibel (dB) bestimmt, die beim Pat. gerade eine Hörempfindung hervorrufen. Die Werte f. Luft- bzw. Knochenleitung werden getrennt ermittelt, im Audiogramm eingetragen u. mit einer Nullinie (Normalschwelle) verglichen (s. Abb.). Die Hörschwelle für Knochenleitung (Schallempfindung) erlaubt eine Beurteilung der Innenohrleistung, die Kurve der Luftleitung (Schalleitung) Aussagen über Mittelohrveränderungen. **2.** Überschwellige tonaudiometrische Prüfungen: ermöglichen bei einer Schallempfindungsschwerhörigkeit die Differenzierung zw. einer Schädigung der Haarzellen des Labyrinths (Knalltrauma, Ototoxikose) od. des Hörnerven (Akustikusneurinom); **a)** Fowler-Test: Lautstärkevergleich bei einseitiger Schwerhörigkeit; bei schrittweiser Verstärkung eines Tons bds. benötigt man in den überschwelligen Bereichen (z. B. 90 dB) auf dem schwerhörigen Ohr eine geringere Verstärkung, um die gleiche Lautheitsempfindung hervorzurufen, d. h., der Hörverlust gleicht sich mit zunehmender Lautstärke aus. Dieser Lautausgleich (positives Recruitment) tritt bei einer Schädigung der Haarzellen auf; negativ bei Schädigung am Hörnerven. **b)** Geräuschaudiometrie nach Langenbeck bei doppelseitiger Schwerhörigkeit: eine Tonempfindung kann normalerweise durch ein gleichzeitig einwirkendes Geräusch ausgelöscht werden, nicht jedoch bei einer Haarzellschädigung. **c)** SISI-Test (Abk. f. engl. short increment sensitivity index): ein Testton wird in 20 Sek. je 20mal mit einer Dauer von 0,2 Sek. über Kopfhörer angeboten u. jeweils die Lautstärke um 1 dB gesteigert. Bei normalem Gehör wird in ca. 20% (5mal) eine Zunahme der Lautstärke, bei positivem Recruitment werden häufig alle Steigerungen der Lautstärke wahrgenommen. **3.** Sprachaudiometrie: Prüfung des Sprachverständnisses; über Kopfhörer werden dem Pat. von einem Tonträger Zahlen, Einsilber u. Satzreihen entw. monaural od. binaural in unterschiedl. Lautstärke vorgespielt. Das Sprachverständnis wird in Prozent der verstandenen Wörter angegeben u. in Abhängigkeit zur Lautstärke auf einer Kurve eingetragen. Bei fortgeschrittener Schallempfindungsschwerhörigkeit wird nie ein 100%iges Wortverständnis erreicht,

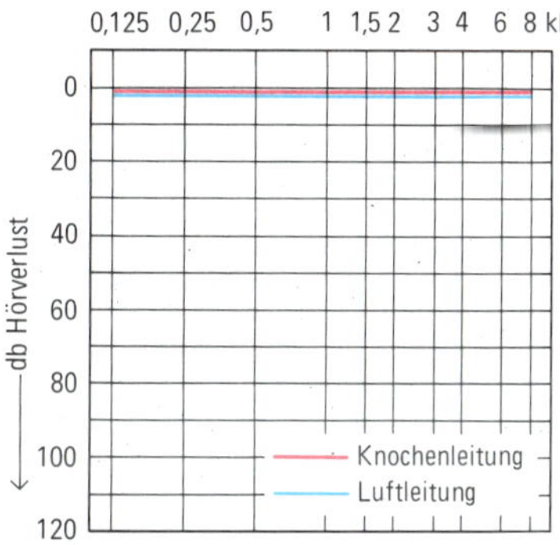

Audiometrie:
normales Gehör; Knochen- und Luftleitungskurve liegen im Bereich der Nullinie.

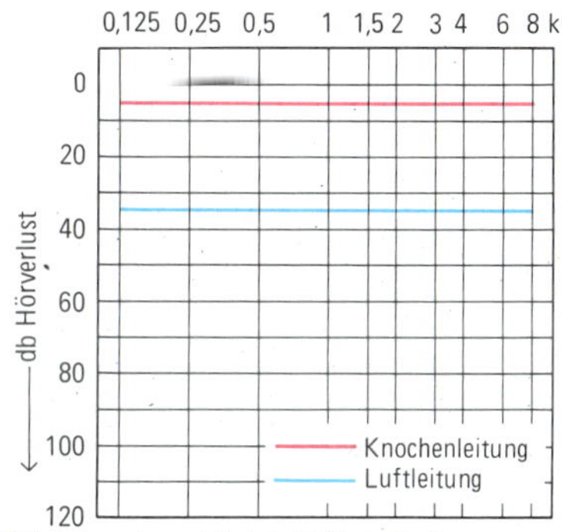

Mittelohrschwerhörigkeit (Schalleitungsschwerhörigkeit); die Luftleitungskurve liegt unter der Knochenleitungskurve (Otosklerose).

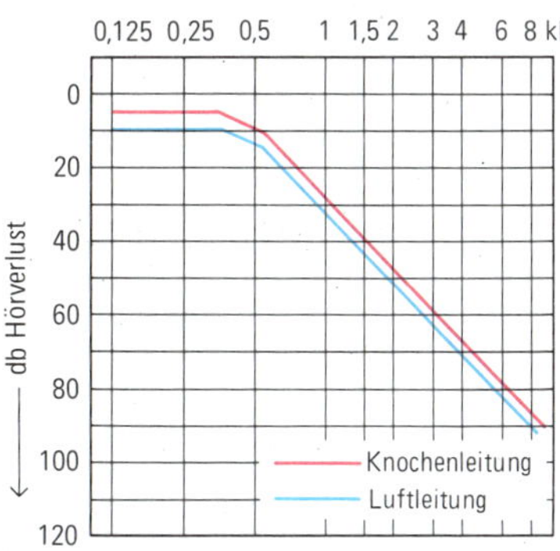

Innenohrschwerhörigkeit (Schallempfindungsschwerhörigkeit); Luft- und Knochenleitungskurve verlaufen in Deckung (z. B. Altersschwerhörigkeit, Hörsturz, Lärmtrauma)

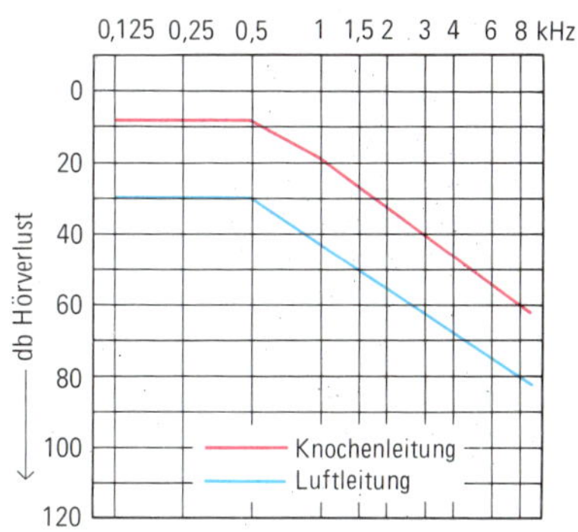

kombinierte Schwerhörigkeit

A

es besteht trotz ansteigender Lautstärke ein Wörterverständnis- bzw. Diskriminationsverlust. **4.** Simulationsproben, z. B. in Begutachtungsfällen; **a)** Lombard-Test zum Nachweis der Simulation einer beidseitigen Taubheit; während der Proband einen Text laut vorliest, wird über Kopfhörer ein starkes Geräusch eingeschaltet. Da eine Kontrolle der eigenen Sprache dabei wegfällt, hebt sich die Stimme eines Simulanten an; ein Tauber liest monoton weiter. **b)** Lee-Test zum Nachweis der Simulation einer beidseitigen Taubheit; der Untersuchte liest einen Text laut vor u. hört mit zeitl. Verzögerung diesen Text über Kopfhörer; ein Hörender wird dadurch beim Lesen gestört. **c)** Stenger-Versuch zum Nachweis der Simulation einer einseitigen Taubheit od. Schwerhörigkeit; dem angeblich tauben Ohr wird ein Ton mit großer Lautstärke angeboten, dem gesunden Ohr der gleiche Ton mit etwas geringerer Lautstärke; da ein Simulant annimmt, daß nur das angeblich taube Ohr geprüft wird, gibt er an, nichts zu hören. **5.** objektive Hörprüfung: akustische Reize führen zu akustisch evozierten Potentialen* u. Veränderungen in einem gleichzeitig abgeleiteten EEG (ERA). Vgl. Impedanzaudiometrie, Hörprüfungen, Pädaudiologie.

auditivus (↑): zum Gehörorgan gehörend, dem Hören dienend.

Auditus (lat.) m: Gehör.

Auerbach-Plexus (Leopold A., Anat., Breslau, 1828-1897; Plexus*) m: Plexus myentericus, flächenhaft ausgebreitete multipolare Ganglienzellen zw. den Muskelschichten des Magen-Darm-Kanals; vgl. Darmwandnervensystem.

Auer-Stäbchen (John A., Pharmak., St. Louis, 1875-1948): (engl.) Auer's bodies; stäbchenförmige, bei Pappenheim-Färbung rotviolette Zellorganellen, die aus azurophilen Granula gebildet werden; Enzymgehalt u. Struktur der A.-St. gleichen Lysosomen. Vork. überwiegend in Leukämiezellen bei akuter myeloischer Leukämie*.

Aufbewahrungs|frist: Die A. für Krankengeschichten u. a. ärztliche Aufzeichnungen ergibt sich aus der Berufsordnung; sie beträgt 10 Jahre (nach Abschluß der Behandlung), es sei denn, e. längere A. ist nach ärztl. Erfahrung geboten od. nach anderen (gesetzl.) Bestimmungen wie der Röntgen- u. der Strahlenschutzverordnung (30 Jahre nach der letzten Strahlenbehandlung, 10 Jahre nach der letzten Untersuchung) vorgeschrieben. A. enthalten ferner das Geschlechtskrankheitengesetz (5 Jahre f. Behandlungsunterlagen), die Betäubungsmittel-Verschreibungsverordnung (3 Jahre f. Teil III des Betäubungsmittelrezepts); weitere A. sind landesrechtl. od. einrichtungsspezif. festgelegt. Bei gleichzeitiger Geltung mehrerer Vorschriften gilt d. längere A. Im Hinblick auf d. Verjährungsfrist v. 30 Jahren für vertragl. Schadensersatzansprüche von Pat. empfiehlt sich die Einhaltung einer 30jährigen Aufbewahrungsfrist. Vgl. Dokumentationspflicht.

Aufhärtung: (radiol.) Bez. f. die Veränderung der Röntgenstrahlung* durch die Röntgenröhre sowie zusätzl. Filter; die energiearmen Anteile der Röntgenbremsstrahlung (weiche Strahlung) werden stärker geschwächt als die energiereichen, wodurch der rel. Anteil hochenerget. Strahlung steigt.

Aufklärungs|pflicht: ethische u. rechtliche Verpflichtung des Arztes z. Information u. Aufklärung des Pat. über alle relevanten Umstände seiner Erkr. u. ihrer Behandlung aus therap. u. rechtl. Gründen; die **therap. Aufklärung** (od. Sicherungsaufklärung) ergibt sich aus der ärztl. Fürsorgepflicht; der Arzt muß dem Pat. erläutern, welche Besonderheiten m. seiner Erkr. verbunden sind u. welche Maßnahmen zu ihrer Beseitigung ärztlicherseits u. seitens des Pat. erforderl. sind, um drohende Schäden v. ihm abzuwenden. Von der therap. Aufklärung zu unterscheiden ist die im Interesse der verfassungsrechtl. gewährleisteten Entschlußfreiheit des Pat. liegende **Selbstbestimmungsaufklärung:** Die Erfüllung der A. ist Voraussetzung f. die Wirksamkeit der Einwilligung* zum ärztl. Eingriff, von deren Vorliegen die Rechtmäßigkeit des Eingriffs abhängt (s. Körperverletzung). Ohne ausreichende Aufklärung ist e. Eingriff auch b. Einwilligung des Pat. rechtswidrig, weil dieser e. sinnvolle Entscheidung nur treffen kann, wenn er über deren Bedeutung u. Tragweite hinreichend aufgeklärt worden ist. Ein sog. therap. Privileg hat die Rechtsprechung bislang nicht anerkannt; ein Unterlassen der Aufklärung wird vielmehr nur dann für zulässig gehalten, wenn die Gefahr eines schweren seel. od. körperl. Schadens besteht. Der Umfang der A. richtet sich nach deren Zweck, dem Pat. eine abwägende Wahrnehmung seines Selbstbestimmungsrechts* zu ermöglichen; die A. bezieht sich mithin nicht nur auf d. Risiken des „Ob“, sondern auch auf das „Wie“ des Eingriffs: Sie muß z. B. den Hinweis auf erhebl. Schmerzen einschließen. Der Pat. muß ggf. über mehrere z. Wahl stehende Behandlungsmöglichkeiten u. deren Für u. Wider unterrichtet werden. Generell ergibt sich d. Intensität der A. aus den Umständen des Einzelfalls; maßgebend sind dabei die Schwere der Auswirkungen, ferner die sachl. u. zeitl. Notwendigkeit des Eingriffs, die allg. Bekanntheit der Eingriffsumstände u. -folgen sowie der Bildungs- u. Erfahrungsstand des Patienten. Die Vermittlung eines im großen u. ganzen zutreffenden Bildes v. Schwere u. Risiko reicht aus, wenn der Pat. dadurch in d. Lage versetzt wird, weitere Informationen gezielt abzufragen. Nicht die prozentuale Komplikationsdichte eines m. einer Therapie verbundenen Risikos entscheidet letztl. über das Ausmaß der A., sondern die Bedeutung, die dieses Risiko f. den Pat. haben kann. Auch b. einer vital indizierten Therapie, b. der ein Risiko selten ist u. sich b. Nichtanwendung der Therapie krankheitsbedingt voraussichtl. mit höherer Wahrscheinlichkeit verwirklichen wird, kann daher eine A. bestehen, wenn das Risiko im Falle seiner Verwirklichung den Pat. schwer belastet u. trotz seiner Seltenheit für den Eingriff spezifisch, für den Laien überraschend ist. Eine erhöhte A. gilt insbes. bei diagn. Eingriffen ohne therap. Eigenwert. Besondere Maßgaben gelten im Bereich der Neulandmedizin, z. B. bei einer Therapiestudie. Der Arzt muß schließlich wissen, daß ihn im Haftpflichtprozeß die Beweislast dafür trifft, daß der Pat. genügend aufgeklärt worden ist; Versäumnisse bei der therap. Aufklärung hat indessen grundsätzl. der Pat. nachzuweisen.

Weitere bes. Informations- u. Auskunftspflichten ergeben sich für den Arzt u. U. im Hinblick auf wirtschaftl. Bewandtnisse u. in Zus. mit der Datenverarbeitung (s. Auskunftsanspruch). Über eigene Fehler braucht der Arzt grundsätzl. nicht zu belehren.

Aufmerksamkeits|defizit|syn|drom n: syn. (engl.) minimal brain syndrome; Verhaltensstörung mit Aufmerksamkeits- u. Konzentrationsstörung, Impulsivität, mangelnder Frustrationstoleranz u. evtl. motor. Hyperaktivität (sog. hyperaktives Syndrom); **Ätiol.:** unklar; als Urs. werden v. a. ein frühkindlicher Hirnschaden* und genetische Faktoren diskutiert; **Häufigkeit:** m : w = 9 : 1; **Ther.:** evtl. pharmakologisch (z. B. Psychostimulation zur Steigerung der Aufmerksamkeit), psychomotorische Förderung u. Verhaltenstherapie; **Progn.:** häufig Besserung der Sympt. im Erwachsenenalter.

Aufstoßen: s. Ruktus.

Aufwach|epi|lepsie (Epilepsie*) **f:** meist idiopathisch bedingte, generalisiert auftretende epileptische Anfälle in der Aufwachphase mit günstiger Progn.; s. Epilepsie.

Aufwach|raum: (engl.) recovery room; klin. Funktionseinheit z. intensiven Überwachung des Pat. nach Narkose* u. Op., ggf. zur Behandlung zeitl. begrenzter Rest- u. Nebenwirkungen von Anästhetika mit evtl. Antagonisierung (gewöhnl. für <24 Std.).

Aufwach|temperatur f: syn. Basaltemperatur*.

Aufwärts|schielen: syn. Strabismus concomitans sursum vergens; Form des Höhenschielens; s. Strabismus.

AUG: Abk. f. **A**usscheidungs**u**ro**g**raphie; s. Urographie.

Auge: wird vom **Bulbus oculi** (Augapfel; ⌀ ca. 2,4 cm, annähernd kugelförmig), der von d. Capsula bulbi umgeben ist, u. dem **Nervus opticus** gebildet; eingebettet in Fett u. in d. **Orbita** (Augenhöhle) liegend, bildet es mit seinen Anhangsgebilden (Augenmuskeln, Faszien der Augenhöhle, Augenlider, Bindehaut u. Tränenapparat)

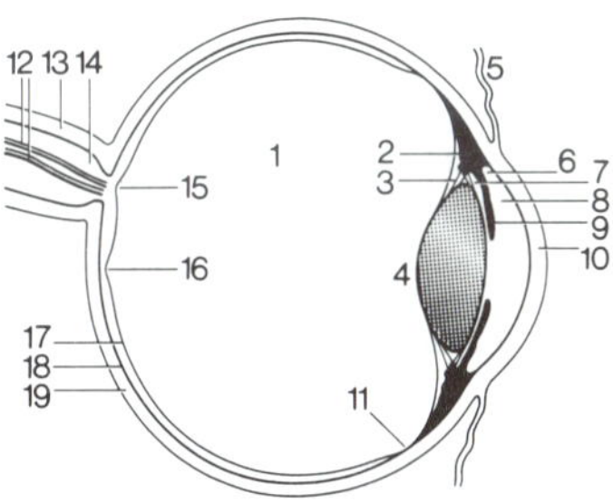

Auge:
1: Glaskörperraum; 2: Corpus ciliare u. M. ciliaris; 3: Zonula; 4: Linse; 5: Conjunctiva bulbi; 6: Kammerwinkel; 7: hintere Augenkammer; 8: vordere Augenkammer; 9: Iris; 10: Cornea; 11: Ora serrata; 12: Zentralgefäße; 13: Sehnervenscheiden; 14: Sehnerv; 15: Papille; 16: Fovea centralis; 17: Netzhaut; 18: Aderhaut; 19: Sklera [125]

das Sehorgan. Vgl. Sklera, Cornea, Iris, Retina, Choroidea, Ziliarkörper, Augeninnendruck.

Augen-: s. a. Ophthalmo-.

Augen|abstand: (engl.) interpupillary distance; Entfernung der Hornhautmittelpunkte beider Augen; beim Mann im Mittel 63 mm, bei der Frau 61 mm; gemessen wird die sog. Pupillendistanz (Abstand der Pupillenmitten), die inf. individueller anat. Besonderheiten nicht immer mit der Hornhautmitte identisch sein muß.

Augen|abweichung: (engl.) ocular deviation; Abweichung der Augen von der Normalstellung mit Auftreten eines Schielwinkels; **Formen: 1.** konjugierte A. bei Strabismus* (concomitans); **2.** disjugierte A. bei Augenmuskellähmung* (Strabismus paralyticus); Verhalten von Schielwinkel u. Doppelbildabstand: s. Abdecktest.

Augen|bewegungen: (engl.) eye movements; syn. Okulomotorik; willkürliche od. unwillkürliche Bewegungen der Augen, die i. d. R. gleichzeitig u. gleichsinnig verlaufen u. die Fixierung eines Gegenstands ermöglichen; **Formen: 1.** Sakkade*; **2.** Augenfolgebewegungen; **3.** Nystagmus*; **4.** Vergenzbewegungen; pathol. A. (z. B. Opsoklonus*, pathol. Nystagmus, disjugierte od. vertikale Blicklähmung*) kommen u. a. bei zerebellaren u. Hirnstammsyndromen sowie bei Augenmuskellähmungen durch nukleäre od. infranukleäre Störungen vor. Vgl. Strabismus.

Augen|bohren: s. Zeichen, digito-okuläres.

Augen|druck|versuch: s. Reflex, okulokardialer.

Augen|durchleuchtung, dia|sklerale: s. Diaphanoskopie.

Augen|fundus (Fundus*) **m:** s. Augenhintergrund.

Augen, halonierte: tiefliegende, von ringförmigen Schatten umgebene Augen.

Augen|hinter|grund: (engl.) ocular fundus; Fundus oculi; innere Oberfläche des Augapfels;

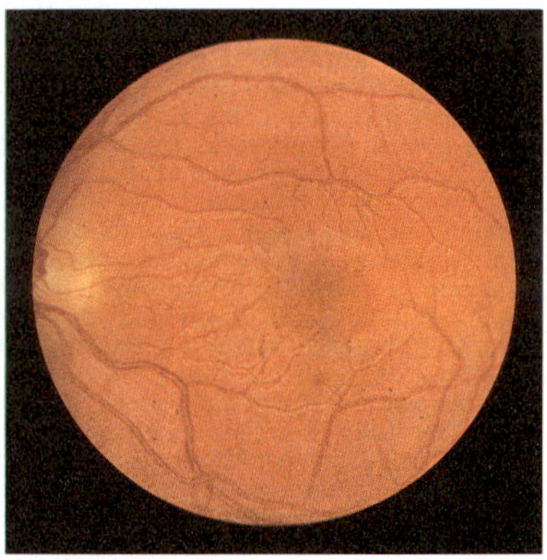

Augenhintergrund:
normaler Fundus; hinterer Augenabschnitt mit Papille und Macula [362]

Untersuchung mittels indirekter u. direkter Ophthalmoskopie* unter Beurteilung von Retina, retinalem Pigmentepithel, Choroidea, Sehnervenkopf u. Macula lutea; direkte Visualisierung der Mikrozirkulation durch Gefäßbeobachtung (s. ums. Abb.; vgl. Fluoreszenzangiographie); wichtig für die Verlaufsbeobachtung zahlreicher Allgemeinerkrankungen (z. B. Diabetes mellitus, Arteriosklerose, Hypertonie, Erkr. des ZNS).

Augen|innen|druck: (engl.) intra-ocular pressure; syn. intraokulärer Druck; der auf der Augeninnenwand lastende Druck; beträgt bei Normalpersonen durchschnittlich 17 ± 3 mmHg (gemessen mit dem Applanationstonometer*) u. ist bei Pat. mit Glaukom* häufig erhöht (Mittelwert 20,8 ± 2,9 mmHg).

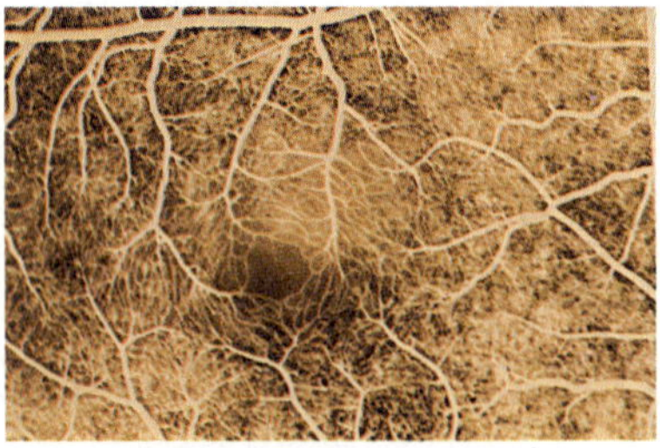

Augenhintergrund:
normaler fluoreszenzangiographischer Befund des hinteren Augenpols [362]

Augen|lid: Lid; s. a. Blephar-.

Augen|migräne (Migräne*) f: s. Migraine ophtalmique.

Augen|muskel|lähmung (Musculus*): (engl.) ocular muscle paralysis; Ophthalmoplegie; Lähmung eines od. mehrerer Augenmuskeln; die Antagonisten des gelähmten Muskels erlangen inf. des reflektor. Tonus ein Übergewicht u. bringen das Auge in die paralytische Schielstellung; es resultiert ein Lähmungsschielen (Strabismus paralyticus) mit inkonstantem Schielwinkel (disjugierte Augenabweichung) in versch. Blickrichtungen sowie das Auftreten von Doppelbildern (Diplopie*), in Blickrichtung des gelähmten Muskels zunehmend (vgl. Abdecktest); u. U. kompensator. Zwangshaltung des Kopfes als Vermeidungsreaktion (okulärer Schiefhals); **klin. Einteilung** (entspr. der Lok.): **1.** nukleäre A.; **2.** faszikuläre A.; **3.** periphere A.; **Urs.:** angeb. Störung (z. B. Aplasie der Augenmuskelkerne) od. erworbene neurol. Erkr. (intrakranielle Tumoren, Blutungen od. Ischämien, Polyneuropathien, Multiple Sklerose, Enzephalitis, Meningitis, Schädelhirntrauma u. a.) bzw. Muskelerkrankungen (z. B. Myositis); **Lähmungstypen:** Abduzensparese*, Trochlearislähmung*, Okulomotoriuslähmung*. Vgl. Blicklähmung.

Augen|muskeln (†): (engl.) ocular muscles; sechs **äußere A.** (vier gerade, zwei schräge): M. rectus sup., M. rectus inf., M. rectus med. et obliquus inf. (N. oculomotorius), M. rectus lat. (N. abducens), M. obliquus sup. (N. trochlearis); drei **innere A.:** M. ciliaris mit meridional verlaufenden Müller-Fasern (vollzieht über d. Mechanismus der Linsenkrümmungsänderung die Akkommodation), M. sphincter pupillae (N. oculomotorius) sowie den sympath. innervierten M. dilatator pupillae (Pupillenbewegung u. zu e. kleinen Teil auch Akkommodation).

Augen|reiz|stoffe: (engl.) eye irritants; z. T. flüssige, z. T. feste Substanzen, die im Auge sofort Tränenfluß, Brennen, Lidkrampf u. Lidschluß verursachen. Die sehr starken Beschwerden verlieren sich bald in reiner Luft; Schädigungen erst bei höherer Konzentration. Die wichtigsten A. sind Bromaceton, Brombenzyl, Cyanide, Chlor- bzw. Bromacetophenon, ferner Chlorpikrin sowie Bromessigester, Xylylbromid u. Akrolein (z. T. als Tränengas verwendet).

Augen|spiegel: (engl.) ophthalmoscope; syn. Ophthalmoskop (nach Helmholtz); Instrument zum Leuchten in das zu untersuchende Auge sowie zur Untersuchung des Augenhintergrunds (Ophthalmoskopie*); moderne A. verfügen i. d. R. über eine elektrische Lichtquelle, das Licht fällt um 90° abgelenkt in das Patientenauge ein. Vor die Sichtöffnung können bei Bedarf Linsen vorgeschaltet werden, z. B. zum Ausgleich von Refraktionsfehlern des Pat. od. des Arztes.

Augen|wurm: s. Loa loa.

Augen|zittern: s. Nystagmus.

Auge, trockenes: s. Tränensekretion, verminderte.

Augmentations|plastik (nlat. augmentum Vergrößerung; -plastik*) f: (engl.) augmentation; plastische Op. zur Defektfüllung v. a. im Gesichtsbereich, auch zum Mammaaufbau bei Mikromastie; vgl. Plastik.

AUL: Abk. f. **a**kute **u**ndifferenzierte **L**eukämie; Stammzellenleukämie*.

Aur-: Wortteil mit der Bedeutung Ohr; von lat. auris.

Aura (gr. αὖρα Hauch) f: Bez. f. alle Variationen sensorischer (z. B. Geruchs-, Geschmacksaura), vegetativer (epigastrische A.) od. psychischer (Glücks-, Angstgefühl, Déjà-vu-Erlebnis) Wahrnehmungen unmittelbar vor e. epileptischen Anfall; s. Epilepsie.

Aura con|tinua (†) f: Std. bis Tage anhaltender, mittels Elektroenzephalographie nachweisbarer sensorischer Anfall; vgl. Epilepsie.

aural (Aur-*): zum Ohr gehörend, auf d. Ohr bezogen.

Auranofin (INN) n: (2,3,4,6-Tetra-O-acetyl-1-thio-β-D-glucopyranosato)(triethylphosphin)gold (IUPAC); Antiphlogistikum (Goldpräparat); **Verw.:** bei rheumatoider Arthritis (Basistherapie); **NW:** Haarausfall, Chrysosis, Konjunktivitis, Leberschäden u. a., selten Agranulozytose u. Thrombopenie; **Kontraind.:** Blutbildveränderungen, Niereninsuffizienz, Leberschäden, Schwermetallallergie.

Aurantiasis cutis (lat. aurare vergolden; -iasis*; Cut-*) f: syn. Karotingelbsucht*.

Auriasis (lat. aurum Gold; -iasis*) f: syn. Chrysosis*.

Auricula (lat.) f: Ohrmuschel, auch Ohrläppchen; s. Ohr, äußeres (Abb.). **A. dextra** (†) f: auch Auricula cordis dextra; rechtes Herzohr. **A. sinistra** (†) f: auch Auricula cordis sinistra; linkes Herzohr.

Aurikular|anhänge (†): (engl.) auricular appendages; angeb. Fehlbildung des äußeren Ohres meist im Bereich des Tragus od. davor; ein- od. beidseitig, oft in Komb. mit Mikrotie*; vgl. Darwin-Höckerchen.

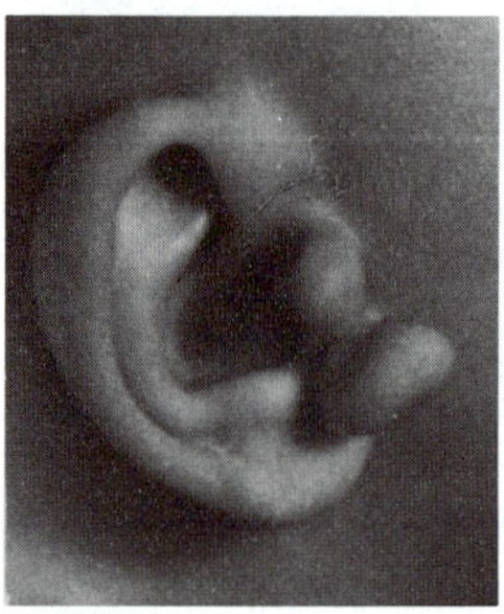

Aurikularanhänge [540]

Aurikulo|temporal|punkt (↑; temporal*): (engl.) auriculotemporal point; Druckpunkt bei Trigeminusneuralgie* (vor d. Ohr in Höhe des Jochbogens).

Auris (lat.) f: Ohr. **A. ex|terna** (↑) f: äußeres Ohr*. **A. in|terna** (↑) f: das innere Ohr, Labyrinth*. **A. media** (↑) f: Mittelohr*.

Auro|thio|glukose f: syn. Goldthioglykose; (1-D-Glukosylthio)-gold (IUPAC); Antiphlogistikum (Goldpräparat); Verw.: bei rheumatoider Arthritis (Basistherapie); vgl. Auranofin.

Auro|thio|poly|peptid n: Gold in Bindung an Keratin (Goldgehalt ca. 13%); Antiphlogistikum (Goldpräparat); Verw.: bei rheumatoider Arthritis (Basistherapie); vgl. Auranofin.

Ausfluß: Fluor; i. e. S. Fluor* genitalis.

Ausguß|stein: (engl.) staghorn calculus; großer Nierenstein, der die ganze Lichtung des Nierenbeckens ausfüllt; Entstehung eines korallenförmigen Gebildes aus Magnesium-Ammonium-Phosphat (Struvit) durch Harnstoffspaltung bei bakt.-entzündl. Nierenerkrankungen durch ureasebildende Bakterien; kann zu Urosepsis* führen; vgl. Blasenstein.

Auskultation (lat. auscultare horchen) f: (engl.) auscultation; Abhorchen der im Körper entstehenden Geräusche u. Töne (Atmungs-, Darm-, Gefäß- u. Herzgeräusche, Herztöne), meist mit einem Stethoskop.

Auskunfts|anspruch: Neben dem Einsichtsrecht* des Pat. in die ihn betr. Krankenunterlagen besteht b. EDV-gestützter u. auch b. manueller Patientendokumentation, sofern die Patientendaten auf einheitl. u. gleichartig aufgebauten Karteikarten erfaßt werden, nach den geltenden Datenschutzgesetzen* - vgl. insbes. § 19 Bundesdatenschutzgesetz (BDSG) - e. Auskunftspflicht der speichernden Stelle gegenüber dem Patienten. Sie umfaßt d. Tatsache der Datenspeicherung u. den Inhalt der gespeicherten Daten, ferner die Herkunft u. Empfänger der Daten sowie den Zweck der Speicherung. Vgl. Datenschutz.

Auskunfts|pflicht: s. Offenbarungspflicht.

Auslösch|phänomen n: (engl.) Schultz-Charlton phenomenon; syn. Schultz-Charlton-Zeichen; veraltete Meth. zur Diagn. von Scharlach*; Auslöschung des Scharlachexanthems am Ort der Intrakutaninjektion von 0,2 ml Scharlachrekonvaleszentenserum; wegen der Gefahr der Übertragung von Hepatitis, AIDS u. a. heute obsolet.

Auslöse|mechanismus, angeborener m: (engl.) inborn releasing mechanism; Bez. f. den physiol. Mechanismus, der bei einer spezif. Reizsituation eine i. d. R. adäquate Reaktion auslöst; z. B. Pflegeverhalten bei Konfrontation mit dem sog. Kindchenschema*.

Ausnutzungs|ko|effizient m: (engl.) absorption ratio; Verhältnis der im Darm absorbierten Nährstoffe zur Gesamtmenge der mit der Nahrung aufgenommenen.

Auspitz-Phänomen (Heinrich A., Dermat., Wien, 1835-1886) n: s. Psoriasis.

Ausrenkung: s. Luxation.

Aussatz: veraltete Bez. f. Lepra*.

Ausschabung: s. Kürettage.

Ausschäl|plastik (-plastik*) f: s. Thrombendarteriektomie.

Ausscheider: (engl.) carrier; laut Bundesseuchengesetz Bez. f. Personen, die Krankheitserreger dauernd od. zeitweilig ausscheiden, ohne selbst krank od. krankheitsverdächtig zu sein; A. bestimmter Keime (Salmonellen, Shigellen) müssen dem Gesundheitsamt gemeldet werden. Vgl. Dauerausscheider, Keimträger, Meldepflicht.

Ausscheider|system n: syn. Sekretorsystem*.

Ausscheidungs|uro|graphie (Ur-*; -graphie*) f: s. Urographie.

Ausschlag: s. Exanthem.

Außen|band|ruptur (Ruptur*) f: (engl.) lateral ligament rupture; Bänderriß des oberen Sprunggelenks; häufigste Bandverletzung des Bewegungsapparats; durch Umknicken mit dem Fuß (Supination) entstehende isolierte od. kombinierte Zerreißung der Ligg. fibulotalare anterius u. fibulocalcaneare, evtl. zusätzlich des Lig. fibulotalare posterius; **Sympt.:** Schwellung, Hämatom u. Druckschmerz am Außenknöchel; **Diagn.:** (röntg.) Frakturausschluß, gehaltene Aufnahmen (Taluskippung u. -vorschub); **Ther.:** kons. zunächst durch Unterschenkelgipsverband, Hochlagerung u. Kühlung, dann Gehgips, Tape-Verband, Schiene od. orthop. Spezialschuh; bei erheblicher Gelenkinstabilität op. durch Bandnaht od. Bandplastik (meist bei Komb. mit alten Läsionen). Vgl. Bandruptur.

Außen|rotations|gang (lat. rotatio Umdrehung, Kreisbewegung): s. Gangstörungen.

Ausspar|phänomen n: Aussparung des Masernexanthems an der Stelle der Injektion von Masern-Rekonvaleszentenserum, das Kindern kurz vor d. Erscheinen des Exanthems s. c. gespritzt wird; vgl. Masern.

Ausstrich|prä|parat (lat. praeparatum zubereitet) n: s. Untersuchungsmethoden, bakteriologische.

Austastung: Palpation* v. Körperhöhlen ohne Sichtkontrolle; z. B. rektale od. vaginale Untersuchung.

Austausch|trans|fusion (Transfusion*) f: Bluttransfusion* mit dem Ziel der Entfernung schädigender Bestandteile im Patientenblut durch dessen weitgehenden Ersatz mit Spenderblut; erfolgt als Einwegmethode (Blutzufuhr u. -entnahme im Wechsel aus dem gleichen, meist venösen Gefäß) od. Zweiwegmethode (kontinuierl. Blutentnahme aus einem anderen Blutgefäß); **Anw.:** v. a. bei Morbus haemolyticus fetalis bzw. Morbus haemolyticus neonatorum u. Hyperbilirubinämie des Neugeborenen (Zugang über die Nabelgefäße); evtl. auch bei schweren Intoxikationen, Infektionen, Transfusionszwischenfällen u. Coma hepaticum. Vgl. Plasmapherese.

Austin-Flint-Geräusch: s. Flint-Geräusch.

Australia-Anti|gen (Antigen*) n: frühere Bez. f. HBsAg; s. Hepatitis-Viren.

Australian-Murray-Valley-Virus (Virus*) n: syn. AXD-Virus, Murray-Valley-Virus; s. Arbovirosen (Tab.).

Austreibungs|geräusch: am Herzen auskultierbares Geräusch in d. Austreibungsphase bei organisch od. funktionell bedingten Stenosen; vgl. Austreibungszeit, Herzperiode.

Austreibungs|peri|ode f: s. Geburt.

Austreibungs|wehen: s. Wehen.

Austreibungs|zeit: **1.** (kardiol.) zweite Phase der Systole, in der sich die Kammermuskulatur des Herzens ohne Spannungsänderung (isotonisch) zusammenzieht; die Taschenklappen öffnen sich, bis z. Beginn der Diastole fließt das Blut in Aorta u. Pulmonalarterien; Dauer 0,2-0,3 Sek.; vgl. Anspannungszeit des Herzens, Herzperiode; **2.** (gebh.) Zeit v. Durchtritt des kindl. Kopfes

A

durch d. äußeren Muttermund bis z. Austritt des Kindes. Die Wehen* in d. A. heißen Preßwehen; vgl. Geburtsdauer, Geburt.

Auswärts|schielen: nach außen abweichende Stellung der Augen bei Strabismus divergens (s. Strabismus) bzw. Augenmuskellähmung*.

Auswurf: s. Sputum.

Auswurf|fraktion (lat. fractio Brechen) f: Anteil des Schlagvolumens (SV) an der Blutmenge, die sich am Ende der Diastole in der Herzkammer befindet (EDV), A. = SV/EDV; s. Herzkatheterisierung.

Autismus (gr. αὐτός für sich) m: (engl.) autism; Kontaktstörung mit Rückzug auf die eigene Vorstellungs- u. Gedankenwelt u. Isolation von der Umwelt; **Vork.:** z. B. bei Schizophrenie, Neurose od. Psychopathie. Vgl. Denken, autistisches.

Autismus, früh|kindlicher (↑) m: (engl.) early infantile autism; syn. Kanner-Syndrom; Form des Autismus, die sich meist vor dem 3. Lj. u. a. mit Entwicklungsrückstand, Stereotypien, Kontaktstörungen u. verzögerter Sprachentwicklung* manifestiert u. evtl. mit e. Intelligenzdefekt einhergeht; **Ätiol.:** unklar; **Ther.:** heilpädagog. Maßnahmen, evtl. Verhaltenstherapie; **DD:** geistige Behinderung. Vgl. Asperger-Syndrom.

Auto-: Wortteil mit der Bedeutung selbst, unmittelbar; von gr. αὐτός.

Auto|ag|glutinine (↑; Agglutination*) n pl: s. Autohämagglutinine.

Auto|aggression (↑; Aggressio*) f: **1.** (immun.) s. Autoimmunkrankheiten; **2.** (psychol.) gegen das Individuum selbst gerichtete Aggression*, Suizid* od. symbolische Akte mit selbstzerstörendem Charakter (z. B. Unfälle, Sucht, Depression); Vork.: z. B. bei metabolischen Störungen (vgl. Lesch-Nyhan-Syndrom), inf. Frustration, bei depressivem Syndrom od. Schizophrenie.

Auto|anti|körper (↑; Anti-*): (engl.) autoantibodies; gegen körpereigene Antigene gerichtete Antikörper*, die durch Autoimmunisierung* (z. B. Schilddrüsenantikörper) bzw. Kreuzreaktivität (sog. molekulares Mimikry*) von Infektionskeimen (Bakterien, Viren, protozoische Parasiten) entstehen; Nachw. von A. bei Autoimmunkrankheiten* (s. Tab.).

autochthon (gr. αὐτόχθων eingeboren): an Ort u. Stelle bzw. ohne äußere Einwirkung entstanden.

Auto|erotismus (Auto-*; gr. ἔρως Liebe) m: s. Narzißmus.

auto|gen (↑; -gen*): s. Transplantation (Tab.).

Auto|genes Training (↑; ↑) n: (engl.) autogenous training; konzentrative Selbstentspannung nach J. H. Schultz, bei der durch verbale Affirmation das Empfinden von Schwere, Kühle, Wärme, Luftströmung u. ä. eingeübt u. dadurch eine Entspannung herbeigeführt wird; **Anw.:** u. a. als aktivierende Maßnahme i. R. der sog. kleinen Psychotherapie (z. B. bei psychogenen Störungen, Schlafstörungen, psychovegetativem Syndrom, nicht jedoch bei komplizierten Neurosen) u. als Entspannungsmethode in der Stimmtherapie (bei Stimmstörungen). A. T. kann nach Einübung auch ohne Arzt bzw. Therapeut durchgeführt werden.

Auto|häm|agglutinine (↑; Häm-*; Agglutination*) n pl: (engl.) autohaemagglutinins; Autoantikörper*, die körpereigene Erythrozyten agglutinieren; z. B. Kältehämagglutinine*.

Auto|hämo|lysine (↑; ↑; Lys-*) n pl: hämolysierende Autoantikörper*.

Auto|im|munisierung (↑; immun*): (engl.) autoimmunization; syn. Autosensibilisierung; gegen körpereigene antigene Substanzen (sog. Autoantigene) gerichtete Immunisierung mit Bildung von Autoantikörpern* u. spezif. sensibilisierten Lymphozyten*; **Urs.:** Aufhebung der normalerweise gegenüber körpereigenen Geweben bestehenden Immuntoleranz* (sog. Selbsttoleranz) inf. von Störungen der „Selbst"-Erkennung bzw. der Kontroll- u. Regulationsmechanismen des Immunsystems* zur Begrenzung von Autoimmunreaktionen (v. a. durch Suppressorzellen); Kontakt mit körpereigenen antigenen Substanzen (z. B. bei Verletzung, Entz.), gegen die keine sog. Selbsttoleranz besteht, da sie normalerweise vom Kontakt mit dem Immunsystem ausgeschlossen sind (z. B. Augenlinsenproteine, Gehirnbestandteile) bzw. erst nach der Embryonalentwicklung entstehen (z. B. Spermien); Veränderung körpereigener Substanzen durch Medikamente od. Mikroorganismen i. S. von Autoantigenen bzw. Bildung neuer Proteine i. R. von Neoplasien. Antikörper gegen körperfremde Antigene (z. B. Mikroorganismen) können mit körpereigenen Geweben kreuzreagieren u. daher wie Autoantikörper wirken. A. kann zur Schädigung von Organsystemen bzw. des Gesamtorganismus führen.

Auto|im|mun|krankheiten (↑; ↑): (engl.) autoimmune diseases; syn. Autoaggressionskrankheiten; i. e. S. Erkrankungen, bei denen durch Autoimmunisierung* gegen körpereigene Substanzen (Autoantigene) gerichtete Autoantikörper* bzw. spezif. sensibilisierte Lymphozyten* auftreten, die in der Pathogenese eine wesentliche Rolle spielen. A. treten fam. gehäuft auf; für eine Beteiligung genet. Faktoren spricht die Assoziation versch. A. mit best. Spezifitäten des HLA*-Systems. **Einteilung: 1.** organspezifische A. mit Immunreaktion ausschließl. gegen spezif. Antigene eines Organs bzw. Organsystems, v. a. von Schilddrüse (z. B. Hashimoto-Thyreoiditis), Magen (z. B. perniziöse Anämie, chron. Gastritis), Pankreas (z. B. juveniler Diabetes mellitus) u. Nebenniere (z. B. Addison-Krankheit); **2.** nicht organspezifische A. (Erkr. des sog. rheumatischen Formenkreises) mit Immunreaktion gegen Autoantigene versch. Körpergewebe u. systemischer Ablagerung der gebildeten Immunkomplexe* v. a. in Gelenken (z. B. bei rheumatoider Arthritis), Niere (z. B. systemischer Lupus erythematodes), Haut (z. B. Sklerodermie) u. Muskel (z. B. Dermatomyositis); **3.** Misch- od. Übergangsformen, z. B. Goodpasture-Syndrom, Myasthenia gravis pseudoparalytica, Pemphigus vulgaris, bullöses Pemphigoid, Ophthalmia sympathica, phakogene Uveitis, autoimmunhämolytische Anämie, Werlhof-Krankheit, primäre biliäre Zirrhose, chronisch-aggressive Hepatitis, Colitis ulcerosa, Sjögren-Syndrom, evtl. Multiple Sklerose; **Diagn.:** immun. Nachweis von Autoantikörpern (z. B. mittels Immunfluoreszenztest); **Ther.:** bei organspezifischen A. häufig Substitutionsbehandlung, ggf. Implantation (z. B. Endoprothese) od. Transplantation (z. B. einer Niere); symptomatisch Antiphlogistika, evtl. Immunsuppressiva*. Vgl. Immunkomplexkrankheiten.

Auto|im|mun-Poly|endo|krino|pathie (↑; ↑; Poly-*; End-*; -krin*; -pathie*) f: (engl.) autoimmune polyendrocrinopathy; klin. Bez. f. die autoimmun. bedingte Insuff. von mind. drei endokrinen Drüsen bei einem Pat. (fam. gehäuft bei Pat. mit dem HLA-Typ DR 3), meist von Nebennierenrinde (Addison-Krankheit), Pankreas (Diabe-

A

Autoantikörper (Auswahl)

Abkürzung	Autoantikörper gegen	diagnostische Bedeutung
AChRA	Antigene auf Acetylcholinrezeptoren	Myasthenia gravis pseudoparalytica
ACLA	Cardiolipin	systemischer Lupus erythematodes, habituelle Aborte
AMA	mitochondriale Antigene	primär biliäre Zirrhose
ANA	Zellkernantigene	systemischer Lupus erythematodes, Sharp-Syndrom, Sklerodermie, rheumatoide Arthritis, Sjögren-Syndrom, Medikamenten-induzierter Lupus erythematodes, autoimmune chronisch-aggressive Hepatitis
c-ANCA	zytoplasmatisches Antigen in neutrophilen Granulozyten ≙ Proteinase III	Wegner-Granulomatose
dsDNA	native Doppelstrang-DNA	systemischer Lupus erythematodes
EBMAK	epidermale Basalmembran-Antigene	Pemphigoid
GBMA	glomeruläre Basalmembran-Antigene	Goodpasture-Syndrom, Antibasalmembran-Glomerulonephritis
GMA	Antigene in oder auf glatten Muskelzellen	autoimmune chronisch-aggressive Hepatitis
Histon	Histoproteine H1, H2A, H2B, H3, H4, H5	Medikamenten-induzierter Lupus erythematodes
HMA	Antigene in oder auf Herzmuskelzellen	Endokarditis lenta, Perimyokarditis, Postkommissurotomiesyndrom, Postmyokardinfarktsyndrom
ICA	zytoplasmatische Antigene der Inselzellen	Diabetes mellitus Typ I (Neuerkrankung)
Jo-1	extrahierbares nukleäres Antigen Jo 1	
LKM	Leber-, Nierenmikrosomen	chronisch-aggressive Hepatitis (autoimmune Form)
LMA	Lebermembran-Antigen	chronisch-aggressive Hepatitis (autoimmune Form)
NNR-AK	zytoplasmatische Nebennierenrinden-Antigene	Addison-Krankheit
n-RNP	Ribonukleoprotein U1-n-RNP	Sharp-Syndrom
pANCA	perinukleäres Antigen in neutrophilen Granulozyten ≙ Myeloperoxidasen	mikroskopische Polyarteriitis, rapid-progressive Glomerulonephritis
PCA	zytoplasmatische Parietalzellantigene	perniziöse Anämie
PM-1	nukleäres Polymyositis-Antigen 1	Polymyositis, Dermatomyositis/Polymyositis-Überlappungssyndrom
Retikulin	Antigene auf Retikulinfasern	Zöliakie, Enteritis regionalis Crohn
RF-ANA	Rheumafaktoren mit ANA-Aktivität	rheumatoide Arthritis (adult)
Scl-70	extrahierbares nukleäres Antigen Scl-70	progressive systemische Sklerodermie
Sm	extrahierbares nukleäres Antigen Sm (RNase-, thermostabil)	systemischer Lupus erythematodes, evtl. zus. mit Sklerodermie, Polymyositis oder rheumatoider Arthritis
SMA	Antigene in oder auf Skelettmuskelzellen	Polymyositis, Myasthenia gravis pseudoparalytica, autoimmune chronisch-aggressive Hepatitis, chronische Virushepatitis
Spermien	Spermien	Infertilität
SS-A	Sjögren-Syndrom-assoziiertes Kernantigen SS-A	primäres Sjögren-Syndrom
SS-B	Sjögren-Syndrom-assoziiertes Kernantigen SS-B	primäres Sjögren-Syndrom
ssDNA	Einzelstrang-DNA	systemischer Lupus erythematodes
TGAK	Thyreoglobulin	Hashimoto-Thyreoiditis, primäre Hypothyreose
TMAK	Thyreoidea-Mikrosomen-Antigene	Hashimoto-Thyreoiditis, primäre Hypothyreose
TRAK	TSH-Rezeptor	Basedow-Krankheit
Zentromer	Antigene auf den Zentromeren der Chromosomen	CREST-Syndrom

A

tes mellitus) u. Schilddrüse (Hypothyreose), aber auch anderer endokrin aktiver Drüsen (z. B. Gonaden, Nebenschilddrüsen, Hypophyse); oft in Komb. mit Sharp*-Syndrom u. mukokutanen Candida*-Mykosen. Vgl. Autoimmunkrankheiten, Endokrinopathien, Autoimmunsyndrom, polyglanduläres.

Auto|im|mun|syn|drom, poly|glandul<u>ä</u>res (↑; ↑) n: Abk. PGA-Syndrom; **Formen: Typ I:** v. a. in Finnland vorkommende, im Kindesalter beginnende autosomal-rezessiv erbl. Erkr. (ohne HLA-Assoziation) mit Nebennierenrindeninsuffizienz, Hypoparathyreoidismus u. mukokutaner Candida-Mykose; **Typ II:** vermutlich autosomal-rezessiv erbl. Erkr. (Assoziation mit HLA B8) mit im mittleren Lebensalter beginnender Nebennierenrindeninsuffizienz, Hypothyreose u. Diabetes mellitus Typ I. Vgl. Autoimmun-Polyendokrinopathie.

Auto|im|m<u>u</u>n|toleranz (↑; ↑) f: sog. Selbsttoleranz; s. Immuntoleranz.

Auto|in|toxikati<u>o</u>n (↑; Intoxikation*) f: (engl.) autointoxication; Selbstvergiftung durch Stoffwechselprodukte des eigenen Körpers, z. B. bei schwerer Leber-, Nieren- u. Nebenniereninsuffizienz; vgl. Vergiftung.

Auto|kl<u>a</u>v (↑; lat. cl<u>a</u>vis Schlüssel, Riegel) m: (engl.) autoclave; Hochdrucksterilisator; Druckkessel zur Sterilisation* im gespannten u. gesättigten Wasserdampf bei 120-134°C u. 1-2 bar Überdruck.

auto|l<u>o</u>g (↑; -log*): frühere Bez. f. autogen; s. Transplantation (Tab.).

Auto|l<u>y</u>se (↑; Lys-*) f: (engl.) autolysis; Selbstverdauung; Abbau von Organeiweiß durch freigewordene Zellenzyme.

Auto|lys<u>i</u>ne (↑; ↑) n pl: s. Antikörper, zytotoxische.

Auto|mat<u>i</u>smen (gr. αὐτόματος aus eigenem Antrieb) m pl: (engl.) automatisms; **1.** stereotyp ausgeformte Bewegungsabläufe im epileptischen Anfall (s. Epilepsie), z. B. orale (Schlucken, Kauen, Schlecken, Schnalzen), mimisch-gestische (Wischen, Nesteln) od. ambulatorische (Laufen) Bewegungen; **2.** Sprachautomatismen; s. Verbigeration, Recurring utterances.

Auto|nom<u>i</u>e, dis|semin<u>i</u>erte der Schild|drüse (gr. αὐτόνομος selbständig) f: (engl.) diffuse toxic goitre; pathol. Unabhängigkeit des gesamten Parenchyms der Schilddrüse* von der hypophysären TSH-Kontrolle mit vermehrter Bildung von Schilddrüsenhormonen; **Urs.:** unklar; **Diagn.:** erhöhte, nicht supprimierbare Iodspeicherung in der Szintigraphie; **DD:** Basedow-Krankheit (s. Thyreoiditis) bei klin. Sympt. einer Hyperthyreose* mit diffuser Speicherung in der Szintigraphie.

Auto|nom<u>i</u>e, multi|fok<u>a</u>le der Schild|drüse (↑) f: (engl.) toxic multinodular goitre; Krankheitsbild, bei dem mehrere Bezirke der Schilddrüse* der hypophysären TSH-Kontrolle entzogen sind; der disseminierten Autonomie* der Schilddrüse vergleichbar.

Auto|phon<u>i</u>e (Auto-*; Phono-*) f: (engl.) autophony; Tympanophonie; Widerhall der eigenen Stimme bei Offenstehen der Ohrtrompete. Vgl. Ohrgeräusche.

Auto|pl<u>a</u>stik (↑; -plastik*) f: (engl.) autografting; s. Plastik.

Aut|ops<u>i</u>e (↑; Op-*) f: syn. Obduktion*.

Auto|radio|graph<u>i</u>e (↑; Radio-*; -graphie*) f: (engl.) autoradiography; photograph. Verf. zum Nachweis von Radioaktivität in (biol.) Proben od.

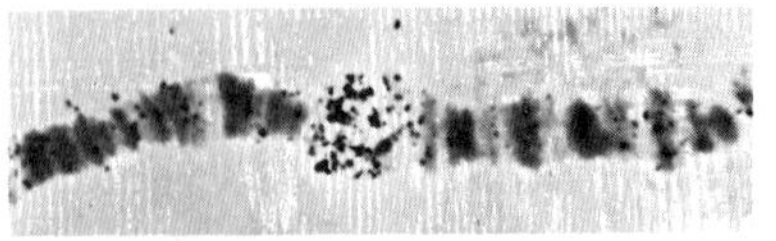

Autoradiographie:
Sichtbarmachung eines transkriptionsaktiven Bereichs (Chromosomenpuff) in den Riesenchromosomen der larvalen Speicheldrüsen von Drosophila virilis durch Einbau von Tritium-markiertem Uridin in die neu-synthetisierte RNA. Nach Überzug des Präparats mit einer Photoemulsion kann man an den entstehenden Silberkörnern erkennen, wo die RNA-Synthese stattfand (Chromosomenbreite ca. 10 µm). [262]

Objekten; das sich nach Entw. der photographischen Schicht ergebende Schwärzungsbild (Autoradiogramm) spiegelt die Häufigkeit u. lokale Verteilung der radioaktiven Atome wider (s. Abb.). Eine radioaktive Markierung* von Proben erfolgt gewöhnlich mit Alpha- od. Betastrahlern, da Photoemulsionen gegenüber Gammastrahlen relativ unempfindlich sind. **Med. Anwendung:** u. a. zur histol. Untersuchung von Geweben nach Speicherung eines für das zu untersuchende Gewebe „selektiven" Radionuklids; werden dünne Gewebeschnitte in direkten Kontakt mit einer photographischen Schicht gebracht (Kontaktverfahren der A.), entsteht eine exakte Abbildung der lokalen Häufigkeitsverteilung des Radionuklids, die funkt. histol. Aussagen gestattet. Auch zur Untersuchung von Stoffwechselvorgängen (z. B. nach Applikation von tritiummarkierten Substanzen), lokalen Durchblutungsverhältnissen (in Komb. mit der Densitometrie*) u. a.

Auto|rhythm<u>i</u>e (↑; Rhythmus*) f: (engl.) automatic rhythmicity; auch Automatie; Fähigkeit des Herzens, Reize selbständig zu bilden; vgl. Erregungsleitungssystem, Alles-oder-Nichts-Gesetz.

Auto|sit m: Teil einer asymmetrischen Doppelfehlbildung bzw. Mehrfachbildung, der nahezu normal ausgebildet ist u. dem der Parasit (vgl. Parasiten) anhängt. Verbindungen zw. A. u. Parasit befinden sich bes. im Gesicht (Junctura gnathalis parasitica), am Thorax (Junctura thoracoepigastrica) sowie am Abdomen (Junctura abdominalis parasitica).

Auto|skop<u>i</u>e (Auto-*; -skopie*) f: direkte Laryngoskopie*.

Auto|s<u>o</u>men (↑; Soma*) n pl: (engl.) autosomes; alle Chromosomen, die keine Geschlechtschromosomen (Heterosomen) sind; der Mensch besitzt 22 homologe Autosomenpaare u. 2 Geschlechtschromosomen (XX od. XY). Vgl. Gonosomen.

Auto|splen|ek|tom<u>i</u>e (↑; Splen*; Ektomie*) f: (engl.) autosplenectomy; nicht korrekter Begriff f. Zerstörung der Milz durch Infarkte, Blutungen, Fibrosierung u. Involution bei Pat. mit Sichelzellenanämie*.

Auto|stereo|typ (↑; Stereo-*) n: s. Stereotyp.

Auto|top|agnos<u>i</u>e (↑; gr. τόπος Ort; A-*; -gnos*) f: s. Agnosie.

Auto|transfusi<u>o</u>n (↑; Transfusion*) f: **1.** klin. Bez. f. die durch Anheben der Beine bzw. Kopftieflagerung mögliche Blutumverteilung von peripheren zu zentralen venösen Blutgefäßen; erfolgt v. a. bei Pat. mit Schocksymptomatik; **2.** autologe Transfusion*.

Auto|trans|plantation (↑; Transplantation*) **f:** s. Replantation, Transplantation.

Auxiliar|atmung (lat. auxiliaris helfend): (engl.) auxiliary breathing; forcierte Atmung mit Aktivierung der Atemhilfsmuskulatur* bei schwerer Dyspnoe* u. Orthopnoe*.

Auxo|chrome (gr. αὔξη Ausdehnung, Vermehrung; Chrom-*) n pl**:** (physik.-chem.) farbverstärkende Gruppen im Molekül einer farbigen Substanz.

auxo|troph (↑; Troph-*)**:** Bez. f. Mikroorganismen, bei denen durch Genmutation bestimmte f. die Synthese von Körperbausteinen notwendige Enzyme nicht mehr gebildet werden können, so daß diese Elemente von außen zugeführt werden müssen; Ggs. prototroph; vgl. Mangelmutante.

AV-Block: s. AV-Überleitungsstörungen.

AV-Bündel: s. Erregungsleitungssystem.

AV-Dissoziation (Dissoziation*) **f:** (engl.) AV-dissociation; Kurzbez. f. **a**trio**v**entrikulare Dissoziation; unabhängige Aktivität der Vorhöfe u. Kammern des Herzens; vgl. AV-Überleitungsstörungen, Herzblock, Herzrhythmusstörungen.

$AVDO_2$: Abk. f. **a**rterio**v**enöse Sauerstoff**d**ifferenz.

Avellis-Stellung (Georg A., Laryngol., Frankfurt a.M., 1864-1916)**:** (engl.) Avellis position; Kopfstellung des Pat. bei der indirekten Laryngoskopie*: Seitwärtsneigung zur Ermöglichung der Inspektion des subglottischen Raums u. der seitlichen Kehlkopfanteile.

Avellis-Syn|drom (↑) **n:** s. Hirnstammsyndrome (Tab.).

AV-Fistel (Fistel*) **f:** Kurzbez. f. **a**rterio**v**enöse Fistel*.

Avidität (lat. avidus begierig) **f:** (engl.) avidity; Bindungskraft; (immun.) die Stärke, mit der polyklonale Antikörper (Antiserum*) ein multivalentes Antigen binden. Vgl. Affinität.

AV-Inter|vall n: (engl.) AV-interval; Kurzbez. f. **a**trio**v**entrikulares Intervall; atrioventrikulare Überleitungszeit im EKG; entspricht dem Abschnitt zw. Beginn der Vorhoferregung u. Anfang der Kammererregung (PQ-Zeit) u. beträgt normalerweise 0,12-0,21 Sekunden.

A|vitaminose (A-*; Vita-*) **f:** (engl.) avitaminosis; schwere Form des Vitaminmangels (leichte Formen: Hypovitaminosen*); **Urs.: 1.** ungenügende Zufuhr bei Unterernährung od. falscher Ernährung; **2.** Zerstörung der Darmflora (z. B. durch Antibiotika); **3.** Störung der Resorption (starke Durchfälle, Darmresektion, Schleimhautatrophie mit Fehlen von Intrinsic* factor). Vgl. Vitamine.

A|vitaminosen, tropische (↑; ↑) f pl**:** (engl.) tropic avitaminoses; aufgrund schlechter Ernährungslage in den trop. u. subtrop. Entwicklungsländern häufig vorkommende Mangelerscheinungen vorwiegend bei Kindern; wichtigste t. A.: Ariboflavinose*, Beriberi*, Pellagra* u. Xerophthalmie*. Rachitis* ist trotz der starken Sonnenstrahlung in den Tropen u. Subtropen sehr viel häufiger als in Ländern mit gemäßigtem Klima (bessere Lebensbedingungen); Skorbut* ist in den Tropen ausgesprochen selten.

AVK: Abk. f. **a**rterielle **V**erschluß**k**rankheiten*.

AV-Kanal: (engl.) AV-canal; Kurzbez. f. **A**trio**v**entrikularkanal; s. Canalis atrioventricularis.

AV-Knoten: (engl.) AV-node; Abk. f. **A**trio**v**entrikularknoten; s. Erregungsleitungssystem.

Avogadro-Zahl (Amadeo von A., Phys., Turin, 1776-1856)**:** (engl.) Avogadro's number; syn. Loschmidt-Zahl; Zahl der Moleküle in einem Mol*; beträgt $6{,}023 \times 10^{23}$; z. B. enthalten 18 g Wasser (1 mol) $6{,}023 \times 10^{23}$ Moleküle.

AV-Überleitungs|störungen: (engl.) AV-conduction impairments; Kurzbez. f. **a**trio**v**entrikuläre Überleitungsstörungen; auch AV-Blocks; Störungen der Erregungsleitung zw. Vorhöfen u. Kammern des Herzens, meist als Kompl. einer primären Herzerkrankung; **AV-Block I. Grades:** PQ-Zeit über 0,21 Sek.; die Ventrikel werden stets vom Vorhof erregt. **AV-Block II. Grades:** nicht alle Vorhoferregungen führen zu einer Kammererregung; **a)** Wenckebach-Periodik: zunehmende PQ-Zeit bis zum Ausfall der Überleitung; **b)** Typ Mobitz II: regelmäßig intermittierender Ausfall der AV-Überleitung i. S. eines 2 : 1 od. 3 : 1 Blocks; **AV-Block III. Grades:** fehlende Überleitung vom Vorhof auf die Ventrikel: Adams*-Stokes-Syndrom; vgl. Erregungsleitungssystem, Herzblock.

A|vulsio bulbi (lat. avellere, avulsum ausreißen; gr. βολβός Knolle, Zwiebel) **f:** Ausriß des Augapfels (z. B. durch Unfall); Avulsio Nn. optici: Ausriß der Sehnerven.

AXD-Virus (Virus*) **n:** Kurzbez. f. (engl.) **A**ustralian-**X**-**d**isease virus; syn. Murray-Valley-Virus; s. Arbovirosen (Tab.).

Axenfeld-An|omalie (Karl Th. A., Ophth., Freiburg, 1867-1930; Anomalie*) **f:** s. Embryotoxon.

axial (lat. axis Achse)**:** in Richtung der Achse.

Axilla (lat.) **f:** Achsel.

Axillaris|block (↑)**:** auch Axillaranästhesie; Form der Armplexusanästhesie*.

Axillaris|lähmung (↑)**:** (engl.) axillary paralysis; Lähmung des N. axillaris; führt zum Ausfall des M. deltoideus (Atrophie, Wegfall der Schulterwölbung, Behinderung der Armhebung über d. Horizontale hinaus) u. zu sensiblen Ausfällen im proximalen Drittel des Oberarms; **Vork.:** u. a. nach Schultergelenkluxation.

Axillar|linien (↑)**:** (engl.) axillary line; Orientierungslinien an der seitl. Brustwand; **1.** Linea axillaris: Senkrechte vom höchsten Punkt der Achselgrube nach distal; **2.** Linea axillaris anterior u. posterior: Senkrechte durch d. Punkte, an denen sich M. pectoralis major bzw. M. latissimus dorsi bei abduziertem Arm von d. Brustwand abheben; s. Linea (Abb.).

Axis (lat.) **m: 1.** Achse; **2.** der zweite Halswirbel. **A. bulbi externus** (↑) **m:** äußere Augenachse; verbindet den vorderen u. den hinteren Augenpol. **A. bulbi internus** (↑) **m:** innere Augenachse; Entfernung zw. Hornhauthinterfläche u. Netzhautvorderfläche. **A. lentis** (↑) **m:** Linsenachse; Verbindungslinie zw. vorderem u. hinterem Linsenpol. **A. opticus** (↑) **m:** Sehachse; durch d. Krümmungsmittelpunkte v. Hornhaut, Linse u. Glaskörper führende Linie, die zw. Papilla nervi optici u. Fovea centralis auf d. Netzhaut trifft. **A. pelvis** (↑) **m:** Beckenachse; Führungslinie des Beckens.

Axo|lemm (gr. ἄξων Achse; λέμμα Schale, Rinde) **n:** s. Achsenzylinder.

Axon (↑) **m:** s. Achsenzylinder.

Axono|tmesis (↑; gr. τμῆσις Schneiden) **f:** schwere Schädigung eines Nerven mit Kontinuitätsunterbrechung endoneuraler Strukturen u. der Axone bei erhaltener Nervenhülle; distal der Schädigung unterliegen die Nervenfasern einer Waller-Degeneration (s. Waller-Gesetz), die Be-

A

dingungen für eine Regeneration sind jedoch wegen der erhaltenen Hüllstrukturen günstig. Vgl. Neurapraxie, Neurotmesis.

Axon|re|flex (↑; Reflekt-*) m: (engl.) axonal reflex; antidrome Impulsübertragung innerh. eines sensor. Nerven über dessen Verzweigungen nach peripher ohne Überschreiten einer Synapse (kein Reflex i. e. S.); z. B. die nach starker mechan. Reizung der Haut als Teilreaktion des Dermographismus ruber auftretende Arteriolendilatation (diffuse Rötung) inf. antidromer Erregungsübertragung auf Nervenverbindungen zw. afferenten Hautnerven u. den Blutgefäßen.

Axo|plasma (↑; -plasma*) n: s. Achsenzylinder.

Ayerza-Krankheit (Abel A., Int., Buenos Aires, 1861-1918): s. Pulmonalsklerose.

Ayre-T-Stück: (engl.) Ayre-T-piece; ventilloses Verbindungsstück zw. Narkosesystem (z. B. Kuhn*-System) u. Pat.; wegen des geringen Atemwiderstandes u. kleinen funkt. Totraums in Modifikationen häufig zur Narkose* bei Kindern eingesetzt.

Ayur|veda (Sanskrit Ayur langes Leben; Veda Wissen) m: aus dem Nordwesten Indiens stammendes Wissen vom Leben, den Krankheiten u. ihrer Überwindung; Erde, Wasser, Feuer, Luft u. Raum dienen als Metaphern der elementaren Zustände des kosmischen Seins; die wichtigsten Prinzipien der irdischen Natur (Doshas) werden als Kapha (beständig, kalt, feucht), Pitta (leicht, heiß, leuchtend) u. Vata (veränderlich, kalt, trokken) bezeichnet; die Entstehung von Krankheiten wird interpretiert als Folge eines Ungleichgewichts der Doshas bzw. durch Ablagerung von Schlacken (Ama). Die Ther. strebt die Ausscheidung von Ama u. den allopathischen Ausgleich der Doshas an; dazu werden pflanzliche u. mineralische Zubereitungen, Spezialdiäten u. versch. physiotherap. Maßnahmen angewendet. Vgl. Ethnomedizin.

AZ: Abk. f. Allgemeinzustand.

A|zärulo|plasmin|ämie (A-*; lat. caeruleus bläulich; -plasma*; -ämie*) f: Verminderung des Zäruloplasmins, meist bei hepatolentikulärer Degeneration*.

Azan-Färbung: s. Heidenhain-Färbung.

Aza|propazon (INN) n: 5-Dimethylamino-9-methyl-2-propyl-1H-pyrazolo-[1,2-a]-1,2,4-benzotriazin-1,3(2H)-dion (IUPAC); Verw.: s. Antiphlogistika, nichtsteroidale.

Azatadin (INN) n: 6,11-Dihydro-11-(1-methyl-4-piperidyliden)-5H-benzo[5,6]cyclohepta[1,2-b]pyridin (IUPAC); Antihistaminikum; Verw.: s. Antihistaminika.

Aza|thioprin (INN) n: 6-(1-Methyl-4-nitro-5-imidazolyl)-mercaptopurin (IUPAC); syn. Imuran, Azothioprin; Purinanalogon (Antimetabolit) mit immunsuppressiver u. entzündungshemmender Wirkung; Verw.: zur Ergänzung der Basisimmunsuppression bei Transplantationen, bei hochaktiver, therap. nicht beeinflußbarer rheumatoider Arthritis.

Azelain|säure (INN): 1,7-Heptan-dicarbonsäure; Verw.: lokales Therapeutikum bei Acne* vulgaris.

A-Zellen (Zelle*): s. Langerhans-Inseln.

Azet-: s. a. Acet-.

Azetabulum|fraktur (Acetabulum*; Fraktur*) f: s. Beckenfrakturen.

Azetyl-: s. Acetyl-.

Azid n: Salz der Stickstoffwasserstoffsäure (HN_3).

Azid-: auch Acid-; Wortteil mit der Bedeutung sauer, Säure; von lat. acidus. Vgl. Azid.

Azid|ämie (↑; -ämie*) f: (engl.) acidaemia; syn. dekompensierte Azidose*; Säureüberschuß im Blut mit Abfall des pH-Wertes unter 7,36.

Azid|albumine (↑; Album-*) n pl: (engl.) acidalbumins; Säure-Eiweiß-Verbindungen; entstehen durch schwache Säureeinwirkung auf Eiweiße, z. B. durch Salzsäureeinwirkung im Magen.

Azid|amfenicol (INN) n: D-threo-2-Azido-N-(β-hydroxy-α-hydroxymethyl-p-nitrophenethyl)-acetamid (IUPAC); Antibiotikum (Derivat des Chloramphenicols*) zur lokalen Anw. bei bakt. Inf. von Konjunktiven u. Cornea.

Azidität (Azid-*) f: (engl.) acidity; Säuregrad; **1.** wahre A. (aktuelle Reaktion): ausgedrückt durch d. Wasserstoffionenkonzentration, gibt genauen Aufschluß über d. Säureverhältnisse; Bestimmung mittels Potentiometer, Kolorimeter; **2.** stöchiometrische A.: durch Titration* bestimmte A.; **3.** potentielle A.: ausgedrückt durch d. dissoziierbare Wasserstoffionenkonzentration; Beziehung: stöchiometrische A. = wahre A. + potentielle A.

Aziditäts|bestimmung (↑): s. Magensaftuntersuchung.

Azido|cillin (INN) n: 6-(D-2-Azido-2-phenylacetamido)-3,3-dimethyl-7-oxo-4-thia-1-azabicyclo[3,2,0]heptan-2-säure (IUPAC); penizillinaseempfindliches Oralpenizillin; s. Penizilline.

Azido|genese (Azid-*; -genese*) f: (engl.) acidogenesis; Elimination von freien u. gebundenen Wasserstoffionen aus dem Intermediärstoffwechsel (tägl. Anfall 60-100 mmol) durch Ausscheidung im Urin; nach Sekretion der Wasserstoffionen in den Tubulusharn durch einen spez. Transportmechanismus Bindung in Form von Ammoniumionen (ca. 30 mmol/24 Std.), primären Phosphationen (ca. 30 mmol/24 Std.) u. Kohlensäure (zerfällt sofort zu CO_2 u. H_2O); ein kleiner Anteil ungebundener H^+-Ionen bestimmt den Urin-pH. Vgl. Ammoniogenese, Pufferung, Säure-Basen-Haushalt.

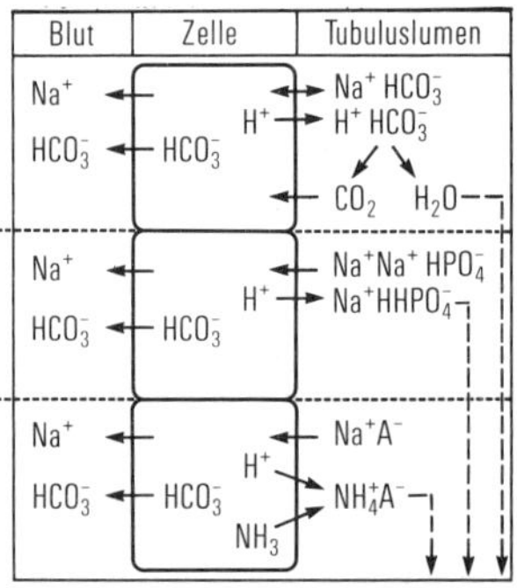

Azidogenese:
Schema der renalen Elimination saurer Valenzen: a: im Bicarbonat-Puffersystem mit Bildung von CO_2; b: als Phosphat (titrierbare Azidität); c: als Ammonium-Ionen; jeweils mit Reabsorption von HCO_3^- und Na^+;
A^- : Anion, z. B. Cl^- [378]

azido|phil (↑; -phil*): (engl.) acidophile; syn. acidophil, oxyphil; mit sauren Farbstoffen anfärbbar.

Azido|phile (↑; ↑) m pl: eosinophile Leukozyten*.

Azidose (↑; -osis*) f: (engl.) acidosis; Störung im Säure*-Basen-Haushalt mit Abfall des art. pH-Wertes unter 7,36; durch Gegenregulation kann eine manifeste Azidämie (dekompensierte A.) u. U. verhindert u. die Entgleisung kompensiert bleiben; **Formen: 1. metabolische A.** mit Abfall des aktuellen Bicarbonats bzw. Standardbicarbonats* sowie negativer Basenabweichung*; **a)** Additionsazidose durch vermehrte Zufuhr od. Bildung von Säuren mit Überforderung der Säureausscheidungskapazität der normalen Nieren; die Wasserstoffionenbilanz wird positiv; häufigste Formen: Ketoazidose, Laktatazidose*; i. w. S. auch Retentionsazidose mit Einschränkung der renalen Wasserstoffionenelimination (bei Nierenversagen); **b)** Subtraktionsazidose durch vermehrte Bicarbonatverluste (durch Galle- od. Pankreasfisteln, bei Diarrhoe, Ileus u. a.); **c)** Verteilungsazidose: entweder Verdünnungsazidose (Dilutionsazidose) durch unphysiol. hohe Zufuhr an neutralen Lösungen u. damit relative Verminderung von Bicarbonat od. hyperkaliämische (extrazelluläre) A. mit Verdrängung von Wasserstoffionen aus der Zelle inf. von Kaliumüberschuß; Kompensation: v. a. respiratorisch durch Hyperventilation*; die vermehrte pulmonale CO_2-Elimination führt über einen Abfall des art. pCO_2 zur Kompensation der A. mit Normalisierung des pH-Wertes. Klin.: vertiefte Atmung (Kussmaul*-Atmung), Blutdruckabfall, Schock u. a.; Diagn.: art. Blutgasanalyse*, Säure*-Basen-Status; Ther.: teilweise Korrektur durch Zufuhr von Puffersubstanzen (v. a. Natriumbicarbonatlösung, Tris-Puffer); Sonderform: perinatale Azidose*; **2. respiratorische A.** mit Zunahme des pCO_2 auf über 45 mmHg (Hyperkapnie*) inf. Retention von Kohlendioxid bei alveolärer Hypoventilation* durch zentrale Atemdepression, Behinderung der Atemarbeit (z. B. bei Rippenserienfrakturen, neuromuskulären Erkr.), beim Pickwick*-Syndrom u. bei Lungenerkrankungen mit Störungen des Gasaustauschs; Kompensation: kurzfristig nur durch Pufferung*; die metabolische renale Gegenregulation reagiert nur längerfristig bei chron. respiratorischer A. Klin.: Zyanose, Dyspnoe, Tachykardie u. a.; Ther.: Steigerung der Ventilation, bei akuter respiratorischer A. Beatmung, bei chron. Störungen (z. B. inf. obstruktiver Ventilationsstörungen) v. a. Bronchospasmolyse, Sekretolyse.

> Berechnung des Bedarfs an Pufferbasen zur Korrektur einer metabolischen Azidose:
> 1. Bicarbonatbedarf (mmol) = negative Basenabweichung (mmol/l) × 0,3 × kg Körpergewicht
> 2. Trispufferbedarf (ml) = negative Basenabweichung × kg Körpergewicht

Azidose|atmung (↑; ↑): (engl.) Kussmaul's breathing; Hyperventilation m. vermehrter CO_2-Abgabe zum Ausgleich einer metabol. Azidose; vgl. Kussmaul-Atmung.

Azidose, kon|genitale (↑; ↑; lat. congenitus angeboren) f: s. Azidose, renale tubuläre.

Azidose, peri|natale (↑; ↑) f: (engl.) perinatal acidosis; **1. fetale Azidose:** durch Mikroblutuntersuchung* am Feten nachweisbare, vorwiegend metabol. Azidose; Urs.: verminderte Versorgung mit Sauerstoff vor u. während der Geburt, z. B. inf. Plazentainsuffizienz, Nabelschnurkomplikationen, unregelmäßiger Verabfolgung von Wehenmitteln, Vena-cava-inferior-Syndrom, langer Geburtsdauer; pH-Abfall (7,25-7,35) im Blut durch Überwiegen der anaeroben Glykolyse bis zur Geburt; Verstärkung auch durch diaplazentaren Übertritt org. Säuren aus dem Blut der Mutter möglich; pH-Werte <7,20 sind pathol. u. progn. ungünstig; **2. postpartale Azidose:** u. a. durch Anfall von sauren Valenzen aus zuvor minderdurchbluteten Geweben; Beurteilung nach dem Umbilikalaziditätsschema (s. Saling-Schema); ist i. d. R. bis 2 Std. nach der Geburt kompensiert.

Azidose, renale tubuläre (↑; ↑; Ren-*; Dim. von Tubus*) f: (engl.) renal tubular acidosis; Abk. RTA; syn. nephrogene Azidose, kongenitale Azidose, idiopath. renale hyperchlorämische Azidose, Butler-Albright-Lightwood-Syndrom; durch Anazidogenese* der renalen Tubuli bedingte Azidose; **Ätiol.:** neben einer autosomal-dominant erbl. Form symptomat. Formen (bei Wilson-Krankheit, Debré-Toni-Fanconi-Syndrom, Galaktosämie, Cystinose, Pyelonephritis, Vitamin-D-Intoxikation, Hyperparathyreoidismus u. a.); **Formen:** je nach Lok. im Tubulus Unterscheidung in distale (Typ I) u. proximale Form (Typ II). Bei der proximalen Form ist die Reabsorption von Bicarbonat gestört, das deshalb durch den Urin verlorengeht; die Plasmabicarbonatschwelle ist auf 16 mMol/l herabgesetzt. Bei der distalen Form kann kein ausreichend großer pH-Gradient zw. Blut u. Urin aufrechterhalten werden; die titrierbare Säure u. Ammonium sind im Urin erniedrigt. **Klin.:** Beginn im Säuglingsalter (infantile RTA) od. später (Erwachsenenform); periodische Lähmung u. Muskelschwäche (Hypokaliämie), rezidiv. Nierensteine (Hyperkalziurie), Nephrokalzinose (in 50% der Fälle), Osteomalazie od. Rachitis (Calciummangel, Vitamin-D-Stoffwechselstörung), Minderwuchs, Hypophosphatämie u. Hyperchlorämie. Bei inkompletter RTA kann die Azidose fehlen; sie wird erst durch Säurebelastung (Wrong-Davis-Test: 0,1 g Ammoniumchlorid/kg KG) manifest; im Urin Hyperkalziurie; der pH-Wert kann trotz Säuregaben nicht unter 5,3 gesenkt werden. **Ther.:** Alkalisierung mit Natriumbicarbonat od. Natriumcalciumzitrat; Behandlung der Hypokaliämie, Osteomalazie u. Harnweginfektion; **Progn.:** die zunehmende Niereninsuffizienz (v. a. bei Typ II) kann durch konsequente Dauertherapie verhindert od. verzögert werden. Vgl. Stoffwechselanomalien, Säure-Basen-Haushalt.

Azido|thymidin n: Abk. AZT; syn. Zidovudin*.

Azint|amid (INN) n: 2-[6-Chlor-3-pyridazinyl)-thio]-N,N,diethyl-acetamid (IUPAC); Choleretikum.

Azinus (lat. acinus Weinbeere) m: (engl.) acinus; beerenförmiges Endstück seröser Drüsen.

Azlo|cillin (INN) n: (R)-α-(2-Oxoimidazolin-1-carboxamido)-benzylpenicillin (IUPAC); Breitspektrum-Penizillin; s. Penizilline.

Azo|farb|stoffe: (engl.) azo dyes; Gruppe von versch. für d. Medizin wichtigen Farbstoffen u. Arzneimitteln, z. B. Chrysoidin*, Kongorot*, Benzidin*, Scharlachrot mit seinem Derivat Pellidol u. die chemotherap. wirksamen Farbstoffe

A

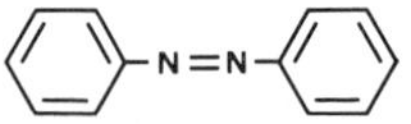

Azofarbstoffe:
Grundstruktur (Azobenzol)

Trypanrot u. Trypanblau mit ihrem Derivat Germanin; Grundstruktur der A.: s. Abb.

A|zoo|spermie (A-*; gr. ζῷον Lebewesen; Sperm-*) f: Fehlen reifer Spermien im Sperma; s. Sperma-Untersuchung (Tab.).

Azo|semid (INN) n: 2-Chlor-5-(1H-tetrazol-5-yl)-2-thenylsulfanilamid (IUPAC); Schleifendiuretikum, Derivat des Furosemids*; Verw.: s. Diuretika.

Azot|ämie (frz. azote Stickstoff; -ämie*) f: (engl.) azotaemia; pathol. Vermehrung des Rest-N im Blut bzw. Serum; **Formen: 1.** Produktionsazotämie inf. gestörten Eiweißstoffwechsels (metabolische, extrarenale A.), meist nur vorübergehend; Urs.: verminderter Eiweiß-Aufbau (z. B. beim Cushing*-Syndrom I od. bei Katabolismus) od. erhöhter Eiweiß-Abbau (z. B. bei O_2-Mangel inf. Aufenthalts im Unterdruck, nach schweren Blutungen, bei schwerer Herz- u. Lungeninsuffizienz); **2.** Retentionsazothämie inf. Niereninsuffizienz, meist mit schwerwiegender Verminderung der Ausscheidung von Rest-N-Substanzen. Vgl. Urämie.

Azot|urie (↑; Ur-*) f: (engl.) azoturia; übermäßige Stickstoffausscheidung (bes. als Harnstoff) im Harn inf. eines Hyperkatabolismus z. B. beim Postaggressionssyndrom*.

AZT: Abk. f. **Az**ido**t**hymidin; s. Zidovudin.

Az|treonam (INN) n: (Z)-2[({(2-Amino-4-thiazolyl)[(2S,3S)-2-methyl-4-oxo-1-sulfo-3-azetanyl]carbamoyl}methylenamino)oxy]-2-methylpropionsäure (IUPAC); Betalaktam-Antibiotikum aus der Gruppe der Monobactame* mit bakterizider Wirkung gegen gramnegative Erreger; **Verw.:** Inf. durch empfindl. Erreger (parenterale Anw.); **NW:** allerg. Hautreaktionen, lokale Reaktion an der Injektionsstelle, Candidiasis, Kopfschmerz, Schwindel, EKG-Veränderungen.

Azur m: (engl.) azure; Farbstoff der Thioninreihe, der sich in alkal. Methylenblaulösungen bildet u. Metachromasie bewirkt (Romanowsky*-Effekt). Eine bes. Anfärbbarkeit mit A. (Azurophilie) besitzen Protozoen, Spirochäten, Mastzellen, Thrombozyten, Chromatin u. a.

Azur|granula (Granula*) n pl: (engl.) azurophil granules; mit Azur rötlich färbbare Körnchen in Lymphozyten, Monozyten u. Vorstufen der Granulozyten; werden mit d. Romanowsky*-Giemsa-Färbung sichtbar.

A|zygo|graphie (A-*; Zyg-*; -graphie*) f: (engl.) azygography; (radiol.) selektive Kontrastdarstellung der V. azygos u. ihrer Äste zur Beurteilung dorsaler mediastinaler Raumforderungen; durch Schnittbildverfahren (Computertomographie*, Kernspintomographie*) ersetzt.

a|zyklisch (↑; Zykl-*): (engl.) acyclic; **1.** nicht periodisch auftretend; **2.** (chem.) s. acyclisch.

Azyl|rest: Acylrest*.

B

B: chem. Symbol f. Bor*.

B I: Abk. f. **B**illroth **I**; s. Magenresektion.

B II: Abk. f. **B**illroth **II**; s. Magenresektion.

B_h: Blutgruppe B_h; s. Para-Bombay-Blutgruppen.

Ba: chem. Symbol f. Barium*.

Baastrup-Zeichen (Christian I. B., Röntg., Kopenhagen, 1885-1950)**:** (engl.) kissing syndesmophytes, kissing spine; (radiol.) Berührung von Dornfortsätzen, v. a. im LWS-Bereich, inf. verstärkter Lordosierung u. (verschleißbedingter) Bandscheibenverschmälerung mit Ausbildung

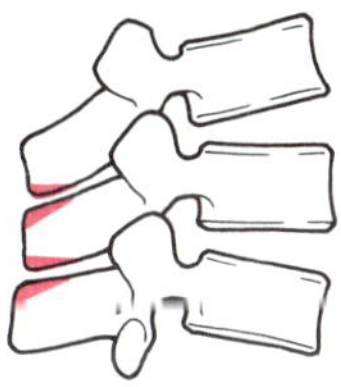

Baastrup-Zeichen [414]

reaktiver Sklerosen u. Nearthrosen; i. w. S. Bez. für Rückenschmerzen inf. Quetschung des interspinalen Bandapparats (sog. Baastrup-Syndrom). Vgl. Osteochondrosis intervertebralis.

Babcock-Methode (William W. B., Chir., Philadelphia, 1872-1963) **f:** s. Venenstripping.

Babes-Ernst-Körperchen (Viktor B., Bakteriol., Bukarest, 1854-1926; Paul E., Pathol., Zürich, Heidelberg, 1859-1937)**:** s. Volutin.

Babesia (↑) **f:** Gattung der Sporozoa; durch Zecken übertragene intraerythrozytäre Parasiten; Err. der Piroplasmosen der Tiere; ausnahmsweise (z. B. nach Splenektomie) humanpathogen sind B. microti, B. divergens; vgl. Protozoen.

Babesiose (↑) **f:** syn. Piroplasmose; durch Babesia ausgelöste Malaria-ähnliche Infektion; **Klin.:** Fieber, Anämie, Hämoglobinurie, Ikterus; bei splenektomierten Pat. kann es zu schweren Verläufen mit Nierenversagen u. tödlichem Ausgang kommen. **Ther.:** symptomatisch, Chloroquin, evtl. Austauschtransfusion.

Babes-Knötchen (↑)**:** (engl.) Babes' tubercles, nodules; Leukozytenhaufen um Kapillaren od. Ganglienzellen im Rückenmark; Vork. bei Tollwut.

Babinski-Nageotte-Syn|drom (Joseph F. B., Neurol., Paris, 1857-1932; Jean N., Anat., Paris, 1866-1948) **n:** s. Hirnstammsyndrome (Tab.).

Babinski-Zeichen I (↑)**:** syn. Babinski-Phänomen; s. Pyramidenbahnzeichen.

Babinski-Zeichen II (↑)**:** (engl.) Babinski's sign; zur Diagn. einseitiger Hörstörungen genutztes Phänomen; b. Durchleiten eines galvan. Stromes von Ohr zu Ohr neigt sich der Kopf zur betroffenen Seite.

Babkin-Re|flex (P. S. B., zeitgen. russ. Neurol.; Reflekt-*) **m:** syn. Hand*-Mund-Reflex.

Bac|ampi|cillin (INN) **n:** Ampicillin-[1-(ethoxycarbonyloxy)-ethyl]-ester (IUPAC); Ethoxycarbonylester des Ampicillins* mit verbesserter Resorption (dadurch seltener Diarrhoe).

Bachmann-Bündel (J. G. B., amerikan. Physiol., geb. 1877)**:** (engl.) Bachmann's bundle; auch Interaurikularbündel; zw. den beiden Herzohren verlaufende akzessorische Leitungsbahn des Erregungsleitungsssystems*.

Bacill-: auch Bazill-; Wortteil mit der Bedeutung Stäbchen; von lat. bacillus.

Bacillaceae (↑) **f pl:** Fam. grampositiver, sporenbildender Stäbchenbakterien u. a. mit den med. bedeutsamen Gattungen Bacillus* u. Clostridium*. Vgl. Sporen, Plectridiumform, Bakterienklassifikation.

Bacille-Calmette-Guérin (frz. ↑; Albert C., Bakteriol., Paris, 1863-1933; Camille G., Bakteriol., Paris, 1872-1961) **m:** Abk. BCG*; s. Schutzimpfung.

Bacilli (↑) **m pl: 1.** (pharmaz.) Arzneistäbchen (Cereoli, Wundstäbchen; Styli caustici, Ätzstifte) für enge Kanäle, z. B. Fisteln; **2.** (bakt.) Bazillen; s. Bacillus.

Bacillus (↑) **m:** Gattung grampositiver, in der Mehrzahl bewegl., strikt aerob od. fakultativ anaerob wachsender Sporenbildner der Fam. Bacillaceae*. Die Gattung umfaßt 48 Species; wichtige Funktion bei der Umsetzung org. Substanzen in der Mikrobiol. des Bodens; med. relevant: Bacillus* anthracis, Bacillus* cereus, Bacillus* subtilis. B. polymyxa bildet Polymyxin-Antibiotika (s. Polymyxine); weiter für die mikrobiol. DD wichtige apathogene Vertreter: B. mesentericus (Kartoffelbazillus), B. megaterium, B. mycoides (Wurzelbazillus).

Bacillus anthracis (↑) **m:** syn. Milzbrandbazillus; Err. des Milzbrands*; **Morphol.:** sehr große unbewegl. Stäbchen; in d. Mitte bambusstabähnl. verjüngt. Lagerung meist in Ketten u. Fäden; mittelständige Sporen; **mikrobiol. Charakteristika:** obligat aerobes Wachstum; keine od. nur geringe Hämolyse auf Blutagar; biochemisch sehr aktiv (s. Bunte Reihe); Thermopräzipitation* positiv; Kapselbildung; **Tierversuch:** pathogen für Mäuse, Kaninchen u. Meerschweinchen; **Epidemiol.:** Zoonose*; Weiterverbreitung v. a. durch sporenhaltige Ausscheidungen pflanzenfressender Säugetiere (Rinder, Schweine, Schafe usw.); Anwesenheit der extrem resistenten B.-a.-Sporen auch in Fellen, Häuten, Haaren u. Wolle. Erkr. beim Menschen stehen in Zus. mit Behandlung, Beförderung, Lagerung u. Verarbeitung erkrankter Tiere bzw. von Tierprodukten.

Bacillus cereus (↑) **m:** ubiquitärer Bodenkeim; häufiges Vork. in versch. Nahrungsmitteln, bes. Reisprodukten; produziert zwei Enterotoxine, verursacht Lebensmittelvergiftungen (wäßrige Diarrhoe, Tenesmen, Nausea u. Erbrechen).

B

Bacillus stearo|thermophilus (↑) m: thermophiles Bakterium (Wachstumsoptimum bei 55°C, unter 30°C kein Wachstum); Sporen von B. s. sind sehr hitzeresistent u. dienen zur Prüfung von Sterilisatoren.

Bacillus subtilis (↑) m: syn. Heubazillus; weit verbreitete Stäbchen mit schnellem Wachstum trockener Kolonien u. Hämolyse auf Blutagar; einzelne Stämme sind Antibiotikabildner (s. Bacitracin); früher als apathogen, heute als opportunistische Erreger* betrachtet.

Baci|tracin (INN) n: bakterizid wirkendes Polypeptid-Antibiotikum aus Kulturen von Bacillus subtilis; **Wirkungsspektrum:** grampos. Bakt., Neisserien u. Haemophilus influenzae; keine Resorption nach oraler Gabe, parenterale Anw. wegen erhebl. Nephrotoxizität nicht zu vertreten; **Verw.:** Lokalbehandlung bakt. Infekte.

Bacitracin-Test m: Verf. zur diagn. Differenzierung von betahämolysierenden Streptokokken der serol. Gruppe A (Bacitracin-empfindlich) u. den übrigen, meist apathogenen, betahämolysierenden Streptokokken.

Baclofen (INN) n: 4-Amino-3-(4-chlorphenyl)buttersäure (IUPAC); zentrales Muskelrelaxans; s. Muskelrelaxanzien, zentrale.

Bact-: s. a. Bakt-.

Bacterium (Bakt-*) n: s. Bakterien.

Bacteroidaceae (↑; -id*) f pl: Fam. gramnegativer, sporenloser, obligat anaerober Stäbchenbakterien (vgl. Bakterienklassifikation); 13 Gattungen, darunter Bacteroides*, Fusobacterium* u. Leptotrichia; Produktion organischer Säuren (Succinat, Lactat, Format, Propionat, Buttersäure).

Bacteroides (↑; ↑) m: Gattung gramnegativer, unbewegl., sporenloser, obligat anaerober Stäbchenbakterien der Fam. Bacteroidaceae* (vgl. Bakterienklassifikation); **Charakteristika:** Produktion org. Säuren (gewöhnlich keine Buttersäure, DD Fusobacterium*); Aufbau von Sphingolipoiden; optimales Wachstum bei 37°C, pH 7,0; 22 Species; **Verbreitung:** Körperhöhlen von Mensch u. Tier; Insekten u. Abwasser; med. relevant: Bacteroides* fragilis, Bacteroides* melaninogenicus, Bacteroides* pneumosintes.

Bacteroides fragilis (↑; ↑) m: frühere Bez. Ristella fragilis; bildet mit Bacteroides thetaiotaomicron, Bacteroides vulgatus, Bacteroides distasonis u. a. die Bacteroides-fragilis-Gruppe; **Morphol.:** kleine, nicht pleomorphe Stäbchen; **Kultur:** auf eiweißhaltigen Nährböden m. Zusatz best. Antibiotika zur Unterdrückung der Begleitflora; **Epidemiol.:** wichtiger Bestandteil der Dickdarmflora des Menschen; außerh. seines physiol. Standorts echter Krankheitserreger bzw. opportunistischer Erreger; isoliert aus Blut, Eiterproben von Hirnabszessen, Pleuraempyemen, Adnexitiden u. Osteomyelitiden meist in Mischkultur mit anderen Anaerobiern u. Aerobiern; **Ther.:** Clindamycin, Metronidazol, Tinidazol; resistent gegen Penizilline.

Bacteroides melanino|genicus (↑; ↑) m: **Morphol.:** unbewegliche, zarte Kurzstäbchen oft mit deutl. Polfärbung; Fadenbildung möglich; **Kultur:** hohe Nährstoffansprüche (Hämin- u. Vitamin-K-Zusatz); glatte, konvexe, runde Kolonien verfärben sich auf Blutagar braun-schwarz; übelriechend; starke Betahämolyse; große Enzymaktivität; drei Subspecies; **Verbreitung:** beim Menschen in Mundhöhle, Dickdarm, äußerem Genitale u. Zwischenzehenraum; isoliert meist in Mischinfektionen bei Entzündungsprozessen im Bereich der Mundhöhle, des Ohres u. des weibl. Genitale; **Ther.:** Penizillin, Cephalosporin.

Bacteroides pneumosintes (↑; ↑) m: syn. Dialister pneumosintes; Schleimhautsaprophyt des menschl. Respirationstrakts; gelegentlich gemeinsam mit Streptococcus anginosus isoliert bei Sekundärinfektionen des oberen Respirationstrakts, Kopf- und Nackeninfektionen sowie Hirnabszessen.

Bad: (engl.) bath; **1. natürl. Heilbäder** zur Balneotherapie*: Quellwässer mit Mineralien, Iod, Schwefel, Kohlensäure, radioaktiven Elementen als Zusätzen, Wildwässer*; aus festen Rohstoffen wie Torf (Moor), mineral. Schlamm (Fango) od. Schlick meist am Fundort zubereitete Bäder; **2. künstliche Bäder** (med. Bäder) zur Hydrotherapie mit Zusätzen von Mineralien, Kohlensäure, Sauerstoff (Luftperlbad), pflanzl. Auszügen. Bäder werden als Voll-, Dreiviertel-, Halb- od. Teilbad (Hand-, Fuß-, Sitzbad) angewendet. Mit auf- od. absteigender Temp. wird der therm. Wirkungsfaktor eines Voll- od. Teilbades gesteuert (vgl. Hauffe-Schweninger-Armbad).

Bade|dermatitis (Derm-*; -itis*) f: (engl.) swimmer's dermatitis; **1.** entzündl. Hautreaktion, die nach einer Serie von Heilbädern, insbes. Sol- u. Schwefelbädern sehr langer Dauer, als Zeichen einer Überdosierung auftreten kann (vgl. Kurkrise); **2.** s. Schistosomiasis, Zerkariendermatitis.

Bade|meister, medizinischer: s. Masseur.

Bade|re|aktion f: unerwünschte Reaktion des Organismus während einer Badekur; vorübergehende, krisenhafte Beeinträchtigung des Wohlbefindens (vgl. Kurkrise).

Bad, in|differentes: Bad mit indifferenter Temperatur; die Temperatur des Körpers wird nicht verändert, die Wärmeregulation nicht ausgelöst, Empfindungen (kalt-warm) fehlen. Indifferenzpunkte: Wasserbad 36°C, Luftbad 25°C (bekleidet 20°C).

Bäcker|ekzem (Ekzem-*) n: (engl.) baker's eczema; berufl. Hautkrankheit; Ekzem der Hände u. Unterarme; früher durch Ammoniumpersulfat verursacht, heute meist mikrobiell ausgelöst; BK nach Nr. 5101 der BeKV.

Bäcker|karies (Karies*) f: s. Zahnschäden, berufliche.

Bäcker|krankheit: (engl.) baker's disease; syn. Bäckerasthma; allergische Atemwegerkrankung durch Inhalation von Mehl- u. Kleiestaub, Backhilfsstoffen, Schimmelpilzen, Teilen von Vorratsmilben u. versch. Insekten; **Klin.:** Beginn als Rhinitis* allergica; nach einigen Jahren Übergang zum Bäckerasthma (sog. Etagenwechsel) u. Entw. einer unspezif. bronchialen Hyperreaktivität*; BK nach Nr. 4301 der BeKV; vgl. Asthma bronchiale.

Baelz-Krankheit (Erwin von B., Int., Stuttgart, Tokio, 1849-1913): syn. Cheilitis* glandularis purulenta superficialis.

Bändelungs|operation f: s. Muller-Dammann-Operation.

Bänder|modell n: Erweiterung des für ein Einzelatom geltenden Bohr*-Sommerfeld-Atommodells zur Beschreibung der mögl. Energiezustände von Elektronen in einem Kristallgitter; das B. ist bes. wichtig zur Beschreibung der Leitfähigkeitsverhältnisse in Halbleitern.

Bänder|riß: s. Bandruptur.

Bären|trauben|blätter: Folia* Uvae ursi.

Baer-Hand|griff (Joseph L. B., Gyn., Chicago, 1880-1954): (engl.) Baer's method; Handgriff z.

Ausdrücken der gelösten Plazenta durch Verkleinerung des Bauchraums, indem man d. Bauchdecken in breiter Längsfalte erfaßt u. hochzieht.

Bagassose (frz. bagasse ausgepreßtes Zukkerrohr; -osis*) **f:** syn. Zuckerrohrlunge; exogen-allergische Alveolitis* bei Zuckerrohrarbeitern, verursacht durch Sporen von in feuchtem Zukkerrohrstroh (Bagasse) wachsenden Thermoaktinomyzeten; vgl. Pneumokoniosen.

Bag-in-bottle system (engl. bag Sack, Beutel; bottle Flasche) **n:** techn. Konzept eines pneumatisch betriebenen Respirators*, bei dem Antriebsgas (Druckluft) u. Beatmungsgas (Narkosegas, mit Sauerstoff angereicherte Luft) getrennt sind. **Prinzip:** Der Beatmungsbalg, der mit dem Beatmungsgas gefüllt ist, befindet sich in einer Druckkammer. Durch Druckerhöhung in der Druckkammer wird der Beatmungsbalg entleert u. das Beatmungsgas dem Pat. zugeführt.

Bahn, motorische: (engl.) motor tract; Bez. f. Leitungsbahnen, die vom motorischen Kortex bis zu den Erfolgsorganen in der peripheren Muskulatur verlaufen. Die Pyramidenbahn* (sog. 1. Neuron) endet an den Vorderhornzwi-

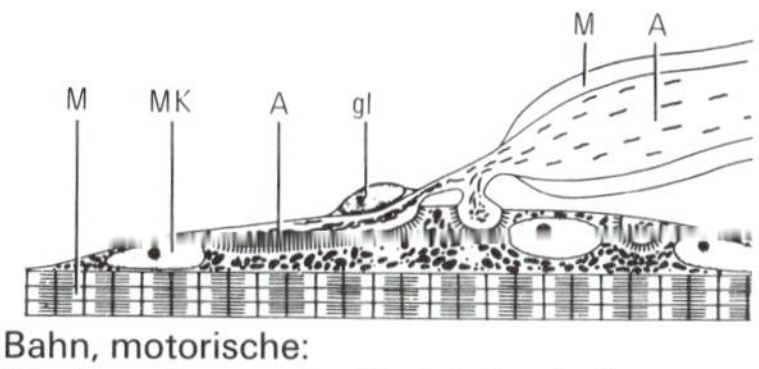

Bahn, motorische:
Struktur einer motor. Endplatte; A: Axon; gl: Glia; M (re.): Markscheide; MK: Muskelzellkern; M (li.): Myofibrille [532]

schenneuronen der Zona intermedia des Rükkenmarks. Die Zwischenneurone integrieren hemmende u. aktivierende Impulse des extrapyramidal-motorischen Systems, von Kleinhirnfaserverbindungen u. a. In den Alphamotoneuronen* des Vorderhorns erfolgt die Umschaltung der m. B. auf das sog. 2. Neuron, das aus den motorischen Nervenfasern des peripheren Nerven u. der motorischen Endplatte (neuromuskuläre Synapse*) besteht. An der motorischen Endplatte verzweigen sich die Nervenfasern, um die Muskelfasern der quergestreiften Muskulatur zu versorgen. Die motorische Endplatte stellt sich elektronenmikroskop. als marklose Endigung des peripheren Nerven mit myofibrillenfreier Sarkoplasmazone dar u. enthält zahlreiche Mitochondrien u. Vesikel. In diesen Vesikeln ist Acetylcholin* gespeichert, das bei Erregung der motorischen Endplatte freigesetzt wird u. zur Erregung der Muskelmembran führt. Der Abbau des Acetylcholins durch die Cholinesterase* ermöglicht die Repolarisation der motorischen Endplatte; Depolarisation der motorischen Endplatte durch periphere Muskelrelaxanzien*, Blockierung durch Curare*.

Bailey-Re|position (Percival B., Chir., Chicago, geb. 1892; lat. reponere, repositus zurücklegen) **f:** Reposition bei typischer Radiusfraktur* in vier Phasen: **1.** Zug (2-5 Min.), **2.** Volarflexion, **3.** Ulnarabduktion, **4.** Pronation u. Druck auf das distale Fragment von d. Streckseite nach d. Beugeseite.

Baillarger-Streifen (Jules G. B., Psychiater, Paris, 1809-1890)**:** (engl.) Baillarger's stripes; tangentiale Lage markhaltiger Nervenfasern in der 4. u. 5. Schicht (äußere u. innere B.-S.) der Großhirnrinde.

Bailliart-Index (Paul B., Ophth., Chicago, geb. 1877) **m:** Verhältnis von ophthalmometrisch ermitteltem Netzhautarteriendruck zum peripheren diastolischen Blutdruck (physiol. 1 : 2). Vgl. Ophthalmodynamographie.

Bainbridge-Re|flex (Francis A. B., Physiol., London, 1874-1921; Reflekt-*) **m:** reflektor. Verminderung des Vagustonus bei Stauung u. damit Druckerhöhung in den herznahen Venen u. dem re. Vorhof; dadurch kommt es zu einer Erhöhung der Herzfrequenz. Vgl. Bezold-Jarisch-Reflex.

Baird-Parker-Medium (lat. medium das Vermittelnde) **n:** Elektivnährboden z. Isolierung u. Zählung koagulasepositiver Staphylokokken in Lebensmitteln.

Bajonett|stellung: (engl.) bayonet deformity; **1.** im a.-p. Röntgenbild erkennbare Radialneigung der Gelenkfläche bei typischer Radiusfraktur*; **2.** durch Schlag od. Stoß auf die gestreckten Finger bedingte Luxation meist in den Interphalangealgelenken mit federnder Fixation; **3.** Stellungsanomalie der Finger m. Überstreckung im Grund- u. Mittelgelenk bei leichter Beugung der übrigen Gelenke; häufig Zeichen einer Hirnstammschädigung; **4.** Fehlstellung der Hand bei Madelung*-Deformität.

BAK: (gerichtsmed.) Abk. f. **B**lut**a**lkohol**k**onzentration, angegeben in ‰.

Baker-Zyste (William M. B., Chir., London, 1839-1896; Kyst-*) **f:** (engl.) Baker's cyst; auch

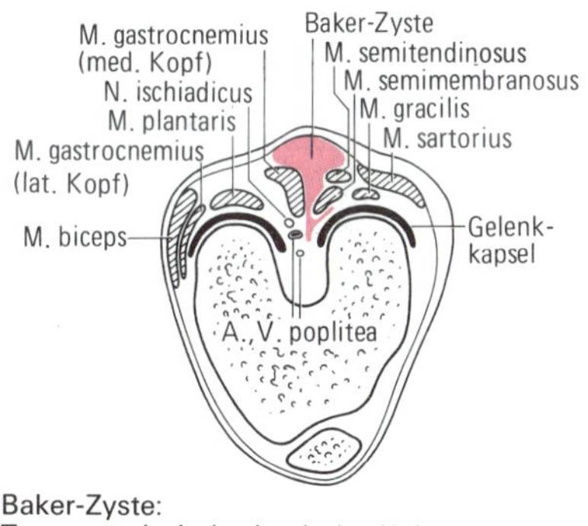

Baker-Zyste:
Transversalschnitt durch das Kniegelenk mit einer Baker-Zyste, die sich lateral der Mm. semimembranosus und semitendinosus entwikkelt [465]

Poplitealzyste; Ausstülpung der dorsalen Gelenkkapsel am Kniegelenk (Synovialhernie), meist inf. einer Läsion des medialen Meniskus; **Sympt.:** Schwellung, Fluktuation; **Diagn.:** Ultraschalldiagnostik (Sonographie); **Ther.:** Resektion; **DD:** Zyste der Bursa musculi semimembranosi, Phlebothrombose.

Keine Zystenoperation ohne arthroskopische oder arthrographische Abklärung einer Kniegelenkbinnenläsion.

B

Bakt-: auch Bact-; Wortteil mit der Bedeutung Stab, Stock; von gr. βακτηρία.

Bakteri|ämie (↑; -ämie*) f: (engl.) bacteraemia; vorübergehendes Vorhandensein v. Bakt. im Blut, u. a. nach bestimmten diagn. u. therap. Eingriffen auftretend, wobei es definitionsgemäß weder zu Vermehrung der Bakt. im Blut noch zu Absiedelung der Inf. in anderen Organen kommt; es handelt sich also um eine einmalig nachgewiesene kurzfristige Anwesenheit von Bakt. im Blut. Der Übergang einer transitorischen B. in eine septische Inf. kann jedoch nicht ausgeschlossen werden, z. B. bei wiederholtem endotrachealem Absaugen intubierter u. beatmeter Patienten; vgl. Sepsis.

Bakterid (↑; -id*) n: s. Mikrobid.

Bakterien (↑) f pl: (engl.) bacteria; einzellige Kleinlebewesen ohne echten Zellkern, die das Organismenreich der Procaryotae bilden (vgl. Prokaryonten); morphol. Kugeln, Stäbchen u. Schrauben mit Zellmembran, Zytoplasma, Zytoplasmamembran u. Kernäquivalenten; z. T. Geißeln u. Kapseln (s. Abb.); autotropher od. heterotropher, aerober od. anaerober Stoffwechsel; vielfältige Enzymsysteme, daher auf künstl. unbelebten Nährböden züchtbar. Fortpflanzung durch Querteilung nach Längenwachstum, z. T. Sporenbildung. Das Reich der Procaryotae wird seit 1984 in vier Divisiones (I Gracilicutes, II Firmicutes, III Tenericutes, IV Mendosicutes) eingeteilt. Zu den Gracilicutes rechnen gramnegative Bakterien, u. a. die med. wichtigen Fam. Enterobacteriaceae, Pseudomonadaceae, Neisseriaceae, Bacteroidaceae, Rickettsiaceae u. Chlamydiaceae, u. zu den Firmicutes grampositi-

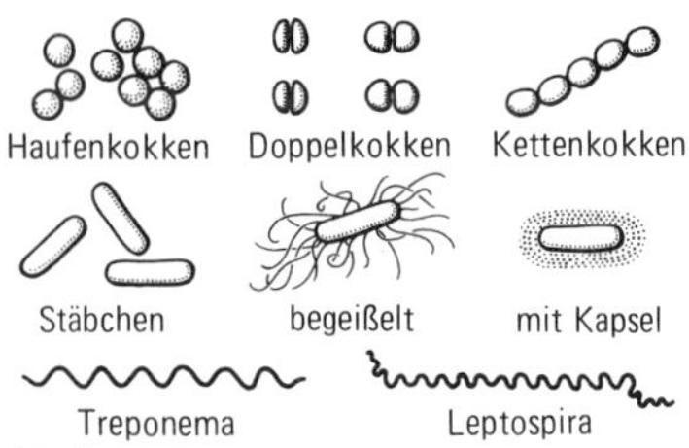

Bakterien:
verschiedene typische Formen

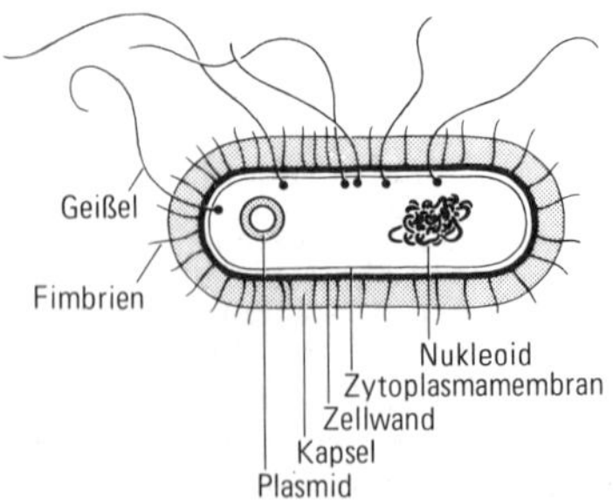

Bakterien:
Schema des Aufbaus von Stäbchenbakterien

Bakterienklassifikation
Übersicht über medizinisch wichtige Bakteriengattungen und ihre taxonomische Zuordnung

Morphologische und biologische Merkmale / Ordnungen / Familien	Gattungen
I. Bakterien mit dünner Zellwand (Gracilicutes, meist gramnegativ)	
1. Spirochäten	
Spirochaetales	
Spirochaetaceae	Borrelia
	Treponema
Leptospiraceae	Leptospira
2. Andere spiralige Bakterien	
	Aquaspirillum
	Bdellovibrio
	Campylobacter
	Spirillum
3. Aerobe Stäbchen und Kokken	
Pseudomonadaceae	Pseudomonas
	Xanthomonas
Legionellaceae	Legionella
Neisseriaceae	Acinetobacter
	Branhanella
	Kingella
	Moraxella
	Neisseria
–	Alcaligenes
–	Bordetella
–	Brucella
–	Flavobacterium
–	Francisella
4. Fakultativ anaerobe Stäbchen	
Enterobacteriaceae	Citrobacter
	Edwardsiella
	Enterobacter
	Erwinia
	Escherichia
	Hafnia
	Klebsiella
	Morganella
	Proteus
	Providencia
	Salmonella
	Serratia
	Shigella
	Yersinia
Vibrionaceae	Aeromonas
	Photobacterium
	Plesiomonas
	Vibrio
Pasteurellaceae	Actinobacillus
	Haemophilus
	Pasteurella
–	Calymmatobacterium
–	Cardiobacterium
–	Chromobacterium
–	Eikenella
–	Gardnerella
–	Streptobacillus
–	Zymomonas

– keiner Familie zugeordnet

Bakterienklassifikation (Fortsetzung)

Morphologische und biologische Merkmale Ordnungen Familien	Gattungen
5. Anaerobe Stäbchen	
Bacteroidaceae	Bacteroides Fusobacterium Leptotrichia
6. Anaerobe Kokken	
Veillonellaceae	Veillonella
Peptococcaceae	Peptococcus Peptostreptococcus
7. Rickettsiales	
Rickettsiaceae	Coxiella Rickettsia Rochalimaea
Bartonellaceae	Bartonella
8. Chlamydiales	
Chlamydiaceae	Chlamydia
II. Bakterien mit Kapsel (Firmicutes, meist grampositiv)	
1. Aerobe u. fakultativ anaerobe Kokken	
Micrococcaceae	Micrococcus Staphylococcus
Streptococcaceae	Streptococcus Enterococcus
2. Endosporenbildende Stäbchen und Kokken	
Bacillaceae	Bacillus Clostridium
3. Aerobe Stäbchenbakterien	
Lactobacillaceae	Lactobacillus
–	Listeria
–	Erysipelothrix
4. Unregelmäßig geformte Stäbchen	
	Corynebacterium Eubacterium Propionibacterium
5. Bakterien mit Neigung zu Verzweigung bzw. Fadenbildung	
Actinomycetales	
Actinomycetaceae	Actinomyces Arachnia Bacterionema Bifidobacterium
Mycobacteriaceae	Mycobacterium
Dermatophilaceae	Dermatophilus
Nocardiaceae	Nocardia Pseudonocardia
Streptomycetaceae	Streptomyces
III. Bakterien ohne feste Zellwand (Tenericutes)	
Mycoplasmatales	
Mycoplasmataceae	Mycoplasma Ureaplasma
Acholeplasmataceae	Acholeplasma

– keiner Familie zugeordnet

Bakterienklassifikation (Fortsetzung)

Morphologische und biologische Merkmale Ordnungen Familien	Gattungen
V. Bakterien mit defekter Zellwand (Mendosicutes)	
Gruppe phylogenetisch alter Bakterien (sog. Archaeobacteria) mit Zellwänden ohne Mureinsäure, teils aerob, meist anaerob, z. T. extrem thermoacidophil und halophil, methanogen; Bakterien v. a. extremer ökologischer Bereiche.	

ve Bakterien (u. a. die Fam. Micrococcaceae u. Mycobacteriaceae sowie die Gattungen Clostridium, Actinomyces u. Nocardia). In der Division Tenericutes sind zellwandlose bakterienähnliche Einzeller (u. a. Mycoplasma- u. Ureaplasma-Arten), in der Division Mendosicutes die neu abgegrenzte Klasse der Archaeobacteria (thermophile Bakterien mit atypischem Zellwandaufbau) klassifiziert; vgl. Bakterienklassifikation (Tab.).

Bakterien|ant|agonismen (↑; Antagonismus*) m pl: (engl.) bacterial antagonisms; Bez. f. bestimmte physiol. Abwehrmechanismen des Organismus; z. B. bakterizide Wirkung von Tränenflüssigkeit, Speichel, Magendarmsaft, Scheidensekret gegen viele Bakterien.

Bakterien|embolie (↑; Embol-*) f: s. Sepsis; vgl. Embolie.

Bakterien|enzyme (↑; Enzyme*) n pl: (engl.) bacterial enzymes; von Bakterien* gebildete Enzyme, die ihrem Stoffwechsel dienen; das Vorkommen od. Fehlen best. Enzyme gestattet eine Unterscheidung versch. Bakteriengruppen: z. B. Laktose-spaltende u. -nichtspaltende, Urease-positive u. -negative, Indol-bildende, Plasmakoagulase-positive, Oxidase-positive Bakterien. Vgl. Bunte Reihe.

Bakterien|flora (↑; lat. Flora röm. Blumengöttin) f: (engl.) bacterial flora; die physiol. Besiedlung der Körperoberfläche (Standort- u. Anflugflora der Haut) sowie best. Körperhöhlen (Mundhöhle, Nasen-Rachen-Raum) bzw. Hohlorgane (Jejunum, Ileum, Kolon, Urethra, Vagina) des gesunden Makroorganismus mit versch. Mikroorganismen (in der Mehrzahl apathogene Bakterien; **Bedeutung:** Schutz- u. Barrierefunktion („Kolonisationsresistenz"), Stimulierung unspezif. Abwehrfaktoren; unter best. Voraussetzungen (z. B. Veränderung der natürl. Standortbedingungen, Schwächung des Wirtsorganismus) können Mikroorganismen dieser sog. Normalflora pathogene Eigenschaften bekommen, d. h. endogene Inf. verursachen od. die Ansiedlung bzw. Vermehrung pathogener Keime begünstigen; vgl. Bifidusflora, Darmbakterien, Darmflora, Hautflora, Mundflora, Scheidenflora.

Bakterien|klassifikation (↑) f: (engl.) bacteriological classification; Zweig der systematischen Bakteriol. (Taxonomie*); neben Nomenklatur u. Identifizierung umfaßt die B. v. a. die Beschreibung u. Ordnung der Bakt. in einem hierarchischen System nach ihren Verwandtschaftsbeziehungen, beruhend auf morphol., färberischen, physiol., biochem. (s. Bunte Reihe), antigenet. u. genet. Merkmalen (DNA-Homologie u. a.); med. wichtig, weil auf einer genauen B. die

Genauigkeit der Erregeridentifizierung beruht. **Beispiel:** Mycoplasma pneumoniae: **Reich** (Procaryotae), **Division** (Tenericutes), **Klasse** (Mollicutes), **Ordnung** (Mycoplasmatales), **Familie** (Mycoplasmataceae), **Gattung** (Mycoplasma), **Species** (pneumoniae). Eine Species (Art) ist in **Serovarianten** unterteilbar (z. B. Vibrio cholerae Serovar eltor). Die richtige Benennung (Nomenklatur) unterliegt internationalen Regeln.

Bakterien, meso|phile (↑; Mes-*; -phil*) f pl: s. Mesothermobakterien.

Bakterien|poly|saccharide (↑; Poly-*; gr. σάκχαρ Zucker; -id*) n pl: (engl.) bacterial polysaccharides; Bauelement vieler Bakterienkapseln, bedingen die Spezifität der Bakterientypen.

Bakterien|ruhr (↑): (engl.) shigellosis; syn. bakterielle Dysenterie, Shigellose; Infektionskrankheit, die durch Bakterien der Gattung Shigella verursacht wird u. hauptsächlich den Dickdarm befällt; **Übertragung:** orale Aufnahme der Bakt. mit Wasser, Milch od. anderen Lebensmitteln; **Epidemiol.:** s. Shigellen; **Inkubationszeit:** 2-7 Tage; **Pathogenese:** Die Err. gelangen in den Darm u. werden hier wahrscheinl. z. T. resorbiert. Die sog. toxischen Ruhrbakterien (Shigella dysenteriae Gruppe A) bilden Ekto- u. Endotoxine, die nicht nur am Dickdarm zu katarrhalisch-ulzerösen Schleimhautveränderungen bis zur tiefen Geschwürbildung führen, sondern auch toxische allg. Schäden verursachen (Kreislaufinsuffizienz, zentralnervöse Intoxikation u. a.). Die in unseren Breiten viel häufigeren Shigellen der Gruppen B, C u. D bilden nur Endotoxine, so daß die durch sie bedingten Erkr. weniger akut u. leichter verlaufen. **Klin.:** zwei Verlaufsformen: **1.** die toxische B. (ähnl. dem Paratyphus*): plötzl. Beginn mit Fieber, Appetitlosigkeit, Abgeschlagenheit, Bauchschmerzen bis zu Koliken; häufiges Erbrechen u. sehr zahlreiche blutig-schleimige durchfallartige Stühle mit heftigen Tenesmen. Der rasche Wasser- u. Mineralverlust sowie die Einschwemmung von Toxinen ins Blut führen zu Exsikkose* u. Schock*. Auch zentralnervöse Sympt. können auftreten (Meningismus, Krämpfe, Apathie: typhöses Bild). Bei Säuglingen u. Kindern entsteht das Bild einer foudroyanten Toxikose. **2.** Die leichtere Verlaufsform (ähnl. der infektiösen Gastroenteritis) beginnt meist auch plötzlich mit Fieber, Erbrechen, Tenesmen u. Durchfällen, die ebenfalls wäßrig sind u. Schleim-Blut-Beimengungen enthalten. Die tox. Erscheinungen sind dagegen weniger ausgeprägt. Kollaps u. zentralnervöse Sympt. treten nur in seltenen Fällen auf. **Kompl.:** **1.** Geschwürperforationen können zur Peritonitis führen u. die Progn. sehr verschlechtern. **2.** Gelenkschmerzen als Ruhrrheumatoid nach Abklingen der akuten Erkr. werden allergisch gedeutet. Sie verschwinden meist spontan. Auch andere allergische Reaktionen (vgl. Reiter-Krankheit) können als Folge einer Ruhr auftreten. **3.** Übergang in die chron. Ruhr; **Progn.:** bei leichten Verlaufsformen relativ günstig. Bei klin. schweren Formen ist die Letalität höher (3-10%).

Bakterien, säure|feste (↑) f pl: (engl.) acid-fast bacteria; von einer dicken Lipidschicht (Mykolsäuren, Wachse) umhüllte Bakt., die die üblichen Farblösungen nur schlecht od. langsam annehmen bzw. einmal angenommene Farblösungen bei Behandlung mit starken Entfärbungsmitteln (Salz-Schwefelsäure, Salzsäure-Alkohol) kaum wieder abgeben (vgl. Ziehl-Neelsen-Färbung); Nachw. von Säurefestigkeit v. a. bei Species der Gattungen Mycobacterium*, Nocardia*, Rhodococcus.

Bakterien, thermo|phile (↑; Therm-*; -phil*) f pl: s. Hyperthermobakterien.

Bakterien|wachstum, dys|gonisches (↑): (engl.) dysgonic bacterial growth; auch Dysgonie; typisches Wachstum v. Mycobacterium* bovis auf festen Spezialnährböden (flache, zarte, feuchtglänzende, konfluierende, nicht pigmentierte Kolonien), das durch Zusatz v. Glyzerin z. Nährboden gehemmt werden kann; vgl. Eugonie.

Bakteriid (↑; -id*) n: auch Bakterid; s. Mikrobid.

Bakterio|logie (↑; -log*) f: (engl.) bacteriology; Lehre von d. Bakterien; vgl. Mikrobiologie.

Bakterio|lyse (↑; Lys-*) f: (engl.) bacteriolysis; Auflösung von Bakterien; vgl. Bakteriolysine.

Bakterio|lysine (↑; ↑) n pl: (engl.) bacteriolysins; Bez. f. spezif. Antikörper*, die Bakt. meist unter Aktivierung von Komplement* lysieren; gegen Bakt. der Gattung Leptospira* gerichtete B. wirken unabhängig von Komplement. Vgl. Pfeiffer-Versuch.

Bakterio|phagen (↑; Phag-*) m pl: (engl.) bacteriophages; syn. Phagen; Viren*, die sich in Bakterien* vermehren. Der Wirtsbereich eines Phagenstammes ist sehr beschränkt. Damit ein Phage in eine Bakterienzelle eindringen kann, muß diese für den betr. Phagen einen **Rezeptor** besitzen, an welchen er sich festsetzen kann. Der Besitz des Phagenrezeptors ist eine erbl. Eigenschaft, die durch Mutation* verlorengehen kann. Nach d. Anhaftung wird die Nukleinsäure (DNA od. RNA) in das Bakterieninnere eingeschleust, während die Phagenhülle (das Phagenprotein) an d. Zellwand verbleibt. Die Phagennukleinsäure führt zur Produktion phageneigener Proteine u. Nukleinsäuren. Ca. 30 Min. nach Eindringen der Phagennukleinsäure werden aus der vermehrten Nukleinsäure u. dem neugebildeten Protein wieder Phagenteilchen zusammengebaut (pro Zelle 100-300). Unter dem Einfluß eines neugebildeten Enzyms, des Lysozyms*, platzt die Bakterienzelle, die reifen Phagenpartikel werden frei u. können sich an eine neue Bakterienzelle anheften (virulenter Zyklus).

Neben diesen sog. virulenten (vgl. Virulenz) Phagen gibt es sog. **temperente Phagen**, deren Nukleinsäure sich nach dem Eindringen in die Zelle an das Chromosom des Bact. anheftet u. synchron mit dem Chromosom vermehrt. Eine Bakterienzelle mit einem solchen Phagen wird lysogen genannt, der Vorgang selbst Lysogenie* u. die Phagen-Nukleinsäure Prophagen*. Letzte-

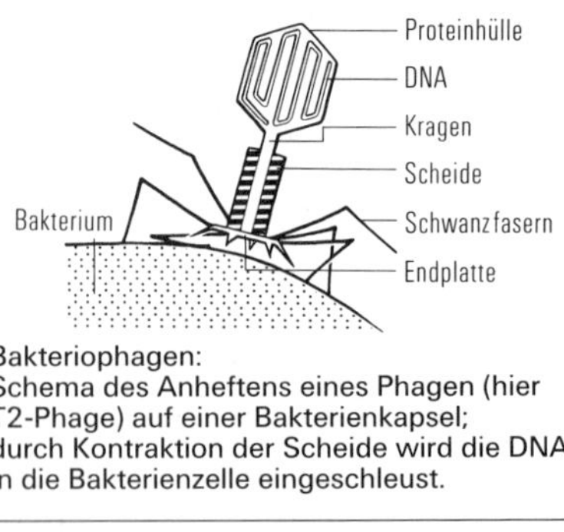

Bakteriophagen:
Schema des Anheftens eines Phagen (hier T2-Phage) auf einer Bakterienkapsel; durch Kontraktion der Scheide wird die DNA in die Bakterienzelle eingeschleust.

rer bildet einen Repressor, welcher die Vermehrung neu eindringender Phagen derselben Art verhindert u. die Trennung vom Bakterienchromosom hemmt. Nach Inaktivierung des Repressors (z. B. mit Hilfe v. UV-Strahlen) kann der Prophage wieder z. virulenten Phagen werden u. sich wie beschrieben in der Bakterienzelle vermehren. Beim Lösen v. Chromosom kann der Prophage bakterieneigene Gene mitnehmen u. diese in neue Bakterienzellen übertragen (Transduktion*). Diese Übertragung ist an das Wirtsspektrum des Phagen gebunden. Mit Hilfe best. Phagen können d. zugehörigen Wirtsbakterien erkannt werden (Bakteriendiagnostik). Das Verf. wird Lysotypie* (Phagentypisierung) genannt.

Bakterio|stase (↑; -stase*) **f:** (engl.) bacteriostasis; Keimhemmung; reversible Fähigkeit einer chem. Substanz zur Verhinderung des Keimwachstums u. der Keimvermehrung ohne Abtötung; die geschädigten Keime vermehren sich wieder nach Einbringen in frische Nährmedien. Vgl. Bakterizidie.

Bakterio|tropine (↑; -trop*) n pl**:** (engl.) bacteriotropins; Opsonine*, die die Phagozytose von Bakterien begünstigen.

Bakterio|zine (↑) n pl**:** (engl.) bacteriocins; spezif. Proteine, die von best. Bakterien produziert werden u. mit abtötender Wirkung gegen andere Stämme derselben od. einer nah verwandten Bakterienart gerichtet sind. Die über 20 bekannten Kolizine aus Escherichia coli haben z. B. jeweils hohe antibakterielle Spezifität. Weiter kennt man Pyozine aus Pseudomonas aeruginosa, Megazine aus Bacillus megaterium, Monozine aus Listeria monocytogenes, Streptozine aus Streptococcus pyogenes, Enterozine aus Enterokokken sowie B. aus zahlreichen weiteren Bakterienarten, die neuerdings meist mit der lateinischen Speciesbezeichnung charakterisiert werden. B. werden von extrachromosomalen Erbträgern (Plasmiden*) determiniert. B. können für die Taxonomie v. Bakterienstämmen wichtig sein (s. Bakterienklassifikation).

Bakteri|urie (↑; Ur-*) **f:** (engl.) bacteriuria; Ausscheidung von Bakt. im Urin; wird bei Keimzahlen ab 10^5/ml als signifikante B. bezeichnet, da Spontanurin häufig mit Bakt. kontaminiert ist, die aus der physiol. Bakterienflora* der Urethra od. vom äußeren Genitale stammen (Blasenurin ist normalerweise steril); bei bakt. Zersetzung des Harns häufig Trübung, unangenehmer Geruch (scharf, fade); **Vork.:** v. a. bei Harnweginfektion*; **Diagn.:** bakteriol., Antibiogramm; eine grobe Keimzahlbestimmung ist mittels handelsübl. Eintauchnährboden möglich (s. Eintauchverfahren); **Ther.:** eine asymptomatische B. erfordert meist ledigl. eine Steigerung der Diurese durch Erhöhung der Trinkmenge, muß in der Schwangerschaft jedoch wegen der Gefahr aszendierender Inf. (v. a. Pyelonephritis) antibiotisch behandelt werden; eine symptomatische B. mit klin. Manifestation (Dysurie, Leukozyturie) ist behandlungsbedürftig. Vgl. Harngewinnung, Harnuntersuchung, klinische.

Bakterizidie (↑; -zid*) **f:** (engl.) bacteriocidity; Fähigkeit einer chem. Substanz, Bakterien abzutöten; Messungen der B. dienen zur Beurteilung der Wirksamkeit antibakterieller Substanzen, z. B. als Serumbakterizidietest: das antibiotikahaltige Patientenserum wird in d. Verdünnung 1 : 4 mit dem f. die Infektion verantwortl. Bakterienstamm (z. B. Sepsiserreger) beimpft. Sind die Bakt. nach vierstündiger Bebrütung abgetötet, gilt die gewählte Ther. als erfolgversprechend; vgl. Bakteriostase.

BAL: Abk. f. **1. B**ritish **A**nti-**L**ewisit; Dimerkaptopropanol, Dithioglyzerin; ursprüngl. als Schutzmittel gegen den As-haltigen Kampfstoff Lewisit entwickelt; wegen der Bildung sehr fester Verbindungen mit versch. Metallen (Quecksilber, Gold, Cadmium, Wismut, Chrom, Kupfer) bei entspr. Vergiftungen angewendet (ölige Lösung nur i. m., als BAL-Glucosid auch i. v.); **2. b**ronchoalveoläre **L**avage*.

Balanitis (gr. βάλανος Eichel; -itis*) **f:** Entz. der Glans penis, meist in Verbindung mit Beteiligung der Vorhaut (Balanoposthitis).

Balanitis candido|mycetica (↑; ↑) **f:** Entz. der Glans penis u. des inneren Vorhautblatts

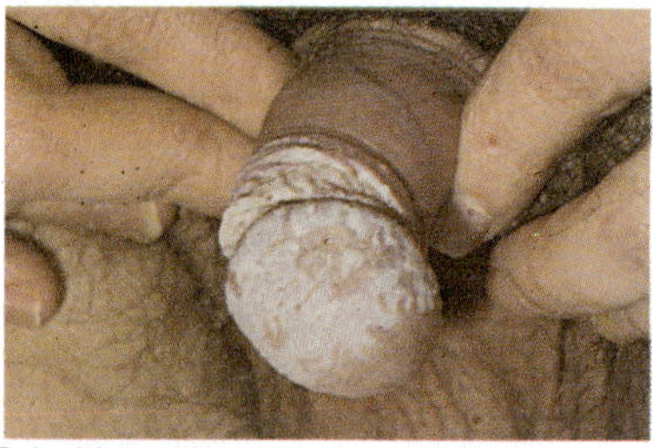

Balanitis candidomycetica [26]

durch Candida albicans; die Entstehung wird gefördert durch Diabetes mellitus.

Balanitis diabetica (↑; ↑) **f:** Entz. der Glans penis mit Juckreiz, Rötung, Erosionen u. allmählicher Schrumpfung der Vorhaut (sog. prépuce de carton) bei Diabetes mellitus; meist in Komb. mit Balanitis candidomycetica. **B. erosiva circinata** (↑; ↑) **f:** Symptom der Reiter*-Krankheit mit polyzyklischen, durch einen weißl. Randsaum begrenzten Erythemen u. Erosionen an der Glans penis. **B. medicamentosa** (↑; ↑) **f:** Teilerscheinung eines Arzneimittelexanthems.

Balanitis plasma|cellularis Zoon (↑; ↑) **f:** vorwiegend im 5.-7. Dezennium auftretende tiefbraune, lackartig glänzende, glatte Herde an der Glans bzw. am inneren Vorhautblatt; **Histol.:** plasmazelluläres Infiltrat mit kleinen Blutungen u. Hämosiderinablagerungen; **Ätiol.:** unklar, evtl. chron. Reizfaktoren; **DD:** Erythroplasie* Queyrat.

Balanitis sebor|rhoica (↑; ↑) **f:** durch mangelnde Hygiene u. starke Smegmasekretion hervorgerufene Entz. der Glans penis bei älteren Männern.

Balanitis specifica syphilitica (↑; ↑) **f:** bes. Form der Syphilis I, 8-28 Tage post infectionem; **Diagn.:** Nachweis von Treponema pallidum.

Balanitis vulgaris simplex (↑; ↑) **f:** entzündl. Rötung u. Schwellung sowie evtl. Erosion u. Ulzeration im Bereich der Glans penis; **Urs.:** Phimose, mechanische Noxen (z. B. Masturbation), mangelnde Hygiene, häufiges Reinigen u. Auftragen von Desinfektionsmitteln (sog. Reinlichkeitsbalanitis), Kontaktallergie gegen Kondome; **DD:** Psoriasis, Stevens-Johnson-Syndrom u. a. Formen der Balanitis.

Balanitis xerotica ob|literans (↑; ↑) **f:** s. Lichen sclerosus et atrophicus penis.

Balano|posthitis (↑; Posthitis*) **f:** s. Balanitis.

Balantidiose (gr. βαλαντίδιον kleiner Beutel; -osis*) f: (engl.) balantidiosis; syn. Balantidiasis, Balantidienruhr; durch das Protozoon Balantidium coli hervorgerufene Koloninfektion; in den Tropen häufiger als in gemäßigten Zonen; **Klin.**: häufig symptomlos; bei interkurrierenden Erkr. (Darminfektionen), Resistenzminderung usw. Entw. einer ulzerösen Kolitis mit Tenesmen u. schleimig-blutigen Stühlen, die denen bei Amöbiasis* ähneln; **Diagn.**: Nachweis der Balantidien im Stuhl od. in der Darmbiopsie; **Ther.**: Tetrazykline, Paromomycin, Metronidazol.

Balantidium coli (↑; Kol-*) n: eiförmiges, zilientragendes Protozoon (s. Abb.), 20-50 × 50-100 µm; runde Zysten m. ⌀ 50 µm; Dickdarmkommensale des Schweins, b. Menschen Err. der Balantidiose* (gelegentl. auch harmloser Dickdarmparasit); **Übertragung:** oral durch zystenkontaminierte Nahrungsmittel; Infektquelle Schwein, daher v. a. Befall v. Schweinezüchtern, Schlächtern; **Nachw.**: mikroskop. **1.** frische, noch körperwarme Stuhlproben (spärl. Vorkommen der Trophozoiten sowie ihrer Zysten in geformten Stühlen, daher besser diarrhoische Stühle bzw. durch Klistiere od. Laxanzien provozierte, dünnflüssige Stühle untersuchen); Nativpräparat; Ausstrichpräparat nach Eisenhämatoxylin-Färbung; Zystennachweis mit Konzentrationstechniken; **2.** in Aspirationsmaterial aus koloskopisch sichtbaren Läsionen.

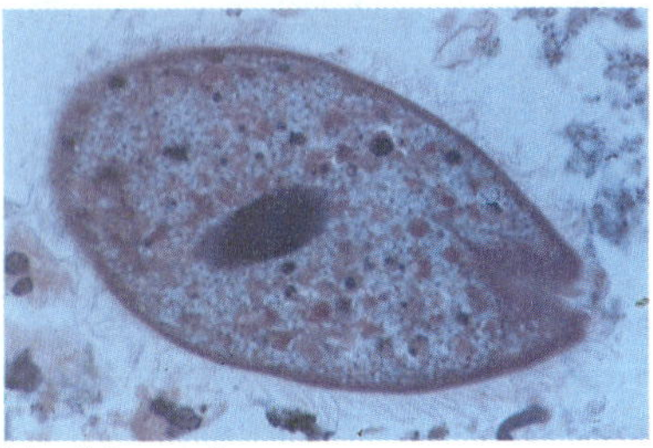

Balantidium coli:
Gewebebiopsie (HE-Färbung) [455]

Balbuties (lat. balbutio) f: Stottern*.

Baldrian|wurzel: (engl.) valerian root; Radix Valerianae; die unterirdischen Teile von Valeriana officinalis (Baldrian) enthalten ätherisches Öl mit Mono- u. Sesquiterpenen, die beruhigend wirken u. die Schlafbereitschaft fördern; **Verw.**: Unruhezustände, Einschlafstörungen.

Balg|geschwulst: s. Atherom.

Balint-Gruppe (Michael B., Psychoanalytiker, Biochem., Budapest, London, 1896-1970): (engl.) Balint group; berufsbezogene Selbsthilfegruppe*; nicht psychotherap. tätige Ärzte u. Angehörige med. Hilfsberufe finden sich über einen längeren Zeitraum zusammen, um unter psychotherap. Supervision Fälle aus der eigenen Praxis zu diskutieren. Im Mittelpunkt dieser Gruppenarbeit stehen Gespräche über die Beziehung zw. dem Behandelnden u. seinen Pat. hinsichtl. aufgetretener Störmomente u. positiver Einflüsse. Der Gruppenprozeß dient dazu, sich eigener Haltungen u. Reaktionen bewußt zu werden. Vgl. Gruppendynamik, Selbsterfahrungsgruppe.

Balint-Sym|ptomen|komplex (↑; Symptom*) m: Störung der Aufmerksamkeit u. optische Ataxie (Danebengreifen) inf. Läsion parietookzipitaler Leitungsbahnen; vgl. Rindenblindheit.

Balkan-Grippe: s. Q-Fieber.

Balkan-Nephro|pathie (Nephr-*; -pathie*) f: (engl.) Balkan nephritis; syn. chron. endemische Nephropathie; Sonderform einer chron.-interstitiellen Nephritis, im Balkan regional endemisch; **Ätiol.**: bisher unbekannt; vermutet werden eine chron. Intoxikation (Schwermetalle, Kieselsäure, Pilztoxine); **Pathol./Anat.**: Fibrose der äußeren Nierenrinde mit Hyalinisierung der Glomeruli, Nekrose der Tubulusepithelien, im Interstitium Narben u. Rundzelleninfiltrate; **Klin.**: langsamer Beginn nach dem 20. Lj. mit Müdigkeit, Kopf- u. Oberbauchschmerzen; häufig Beschwerden wie b. Nierensteinkoliken; selten Hypertonie u. Ödeme; meist geringe Hämaturie u. Proteinurie; hochgradige normochrome Anämie, die nicht mit dem Ausmaß der Niereninsuffizienz korreliert; häufig Komb. mit Tumoren der ableitenden Harnwege; Fortschreiten der Erkr. bis zur terminalen Niereninsuffizienz*.

Balken: s. Corpus callosum.

Balken|arterien (Arteri-*) f pl: (engl.) trabecular branches of arteria lienalis; syn. Trabekelarterien; innerh. der bindegewebigen Milzbalken (Trabekel) verlaufende Äste der A. splenica.

Balken|blase: (engl.) trabeculated bladder; syn. Trabekelblase, Pseudodivertikelblase; Bez. f. eine stark erweiterte, nicht mehr vollständig kontraktionsfähige Harnblase* mit kompensatorischer Hypertrophie der Blasenmuskulatur; **Pathol./Anat.**: netzartige, sich in das Blaseninnere vorwölbende Muskelbündel (Bälkchen) mit dazwischen liegenden Schleimhautmulden (Pseudodivertikel); **Urs.**: lange bestehende, mechan. Harnabflußbehinderungen* (z. B. benigne Prostatahyperplasie*, Sphinktersklerose*, Harnröhrenverengung*) od. neurogene Blasenentleerungsstörungen.

Balken|mangel: syn. Agenesis corporis callosi, Balkenagenesie; angeb. vollständiges od. teilweises Fehlen des Corpus* callosum; **Sympt.**: zerebrale Krampfanfälle, geistige Retardierung, Koordinationsstörungen; vgl. Aicardi-Syndrom.

Balken|venen (Vena*) f pl: (engl.) trabecular veins; syn. Trabekelvenen; Lage wie die der Balkenarterien. B. sind ohne muskuläre Media u. münden in d. Äste der V. splenica.

Ballance-Zeichen (Sir Charles A. B., Chir., London, 1856-1936): (engl.) Ballance's sign; perkutor. Dämpfung in der linken Flanke bei Milzruptur.

Ballantyne-Runge-Syn|drom (John W. B., Gyn., Edinburgh, 1861-1923; Hans R., Gyn., Heidelberg, 1892-1964) n: s. Clifford-Syndrom.

Ballast|stoffe: (engl.) dietary fibres; Gesamtheit der unverdaulichen Nahrungsbestandteile (z. B. Zellulose, Keratin), die durch ihr Volumen die Darmperistaltik anregen u. den Transport des Darminhalts fördern. Ein Mangel an B. begünstigt die Obstipation* u. verschiedene Erkr. des Magen-Darm-Trakts.

Ballen|hohl|fuß: s. Pes cavus.

Ballen|zeh: s. Hallux valgus.

Ballerup-Bethesda-Bakterien (Bakt-*) f pl: frühere Bez. f. Citrobacter freundii; s. Citrobacter.

Ballismus (gr. βαλλισμός das Tanzen) m: meist einseitig (Hemiballismus), selten beidseitig (Paraballismus) vorkommende Hyperkinese*, die vorwiegend die proximale Extremitätenmuskulatur betrifft; **Urs.**: Schädigung im Bereich des

Nucleus subthalamicus inf. Apoplexie, Enzephalitis od. Kernikterus, seltener bei Hirntumoren; **Sympt.:** plötzlich einsetzende u. mit starker Kraft ablaufende Schleuderbewegungen der Arme od. Beine; vgl. Symptome, extrapyramidale.

Ballisto|kardio|graphie (↑; Kard-*; -graphie*) f: (engl.) ballistocardiography; Methode z. Bestimmung des Schlagvolumens u. damit der Herzleistung durch elektr. od. mechan. Registrierung der Rückstoßwelle, d. h. der auf d. Körper durch den Blutauswurf des Herzens mechan.-ballistisch u. hämodynam. einwirkenden Kräfte unter Verw. eines spez. Lagerungstisches.

Ballon|atrio|septo|stomie (atrialis*; Septum*; -stomie*) f: (engl.) atrial balloon septostomy; Herstellung eines Defekts im Vorhofseptum i. R. einer interventionellen Herzkatheterisierung als Palliativmaßnahme bei Neugeborenen mit Transposition* der großen Arterien (nach W. J. Rashkind); nachdem ein Ballonkatheter leer über die V. cava inferior u. den re. Vorhof durch das Foramen ovale in den li. Vorhof vorgeschoben wurde, wird er in gefülltem Zustand durch das Septum ruckartig zurückgezogen. Durch die Vergrößerung des interatrialen Blutaustauschs kommt es zur sofortigen Verbesserung der art. Sauerstoffsättigung.

Ballon|katheter (Katheter*) m: (engl.) balloon catheter; Katheter aus Kunststoff mit meist endständigem aufblasbarem Ballonsegment; z. B. Fogarty*-Ballonkatheter, Grüntzig*-Katheter, Swan*-Ganz-Katheter. Vgl. Ballonsonde, Blasenkatheter.

Ballon|sonde f: (engl.) ballon probe; Sonde* mit endständigem aufblasbarem od. mit Flüssigkeit füllbarem Ballonsegment (als Ein- od. Doppelballonsonde); **Anw.:** zum Abblocken best. Intestinalabschnitte (z. B. als Duodenalsonde* zur

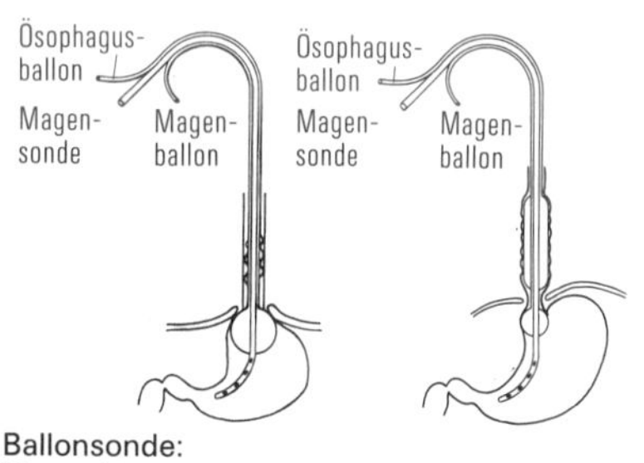

Ballonsonde:
Linton-Nachlas-Sonde (li.), Sengstaken-Blakemore-Sonde (re.); der Magenballon wird durch Zug von außen kardiawärts gedrückt.
[284]

Gewinnung von Darminhalt od. als Ablaufsonde), v. a. zur notfallmäßigen Ballontamponade bei akuter Ösophagusvarizenblutung (temporäre Blutstillung für 24-28 Std. bei limitiertem Kompressionsdruck von 35-40 mmHg, sonst Gefahr der Ulzeration od. Perforation) unter Verw. einer Doppelballonsonde (**Sengstaken-Blakemore-Sonde** mit unterem Ballon zur Sondenfixierung im Magen u. oberem Ballon zur Kompression) od. einer birnenförmigen Einballon-Doppelsonde (**Linton-Nachlas-Sonde**, wird in den Kardiaring hineingezogen u. unter Zug fixiert) insbes. bei Blutungen im Bereich der Fornix ventriculi. Über die Magensonde ist zusätzl. das Absaugen von (blutigem) Mageninhalt (zur Prophylaxe eines hepatischen Komas), die Zufuhr von Therapeutika sowie eine Sondenernährung möglich. Vgl. Ballonkatheter.

Ballon|valvulo|plastie (lat. valvula kleine Klappe; Plast-*) f: syn. perkutane transluminale Ballondilatation; Sprengung einer valvulären Pulmonalstenose* od. Mitralstenose* durch einen venös bzw. transseptal eingeführten Ballonkatheter.

Balneo|therapie (lat. balneum Bad) f: (engl.) balneotherapy; Behandlung mit Bädern aus natürlichen Heilquellen, mit Peloiden u. Gasen an einem Kurort; auch Seebäder (Thalassotherapie*), Trinkkuren u. Inhalationen; vgl. Bad, Hydrotherapie.

Baló-Krankheit (József B., Neuropathol., Budapest, geb. 1896): (engl.) Baló's disease; syn. konzentrische Sklerose, Leucoencephalitis periaxialis concentrica; Hirnsklerose mit Entmarkungsherden im ZNS, die zw. erhaltenen Markzonen liegen; wahrscheinlich Sonderform der Multiplen* Sklerose; **Sympt.:** anfangs evtl. fokale Ausfälle, im weiteren Verlauf progrediente Paresen u. Demenz.

Balsamum peruvianum n: Peru-Balsam; braune, zähflüssige Masse, die aus geschwelten Stämmen des in Mittelamerika beheimateten Baumes Myroxylon balsamum gewonnen wird; Inhaltsstoffe: Estergemisch, insbes. von Benzylestern der Benzoe- u. Zimtsäure (typ. Geruch); antibakterielle, antiseptische, antiparasitäre (bes. gegen Krätzemilben) u. granulationsfördernde Wirkung; **Verw.:** zur äußeren Anw. (nicht länger als eine Wo.) bei infizierten u. schlecht heilenden Wunden, Verbrennungen, Dekubitus, Pernio, Ulcus cruris, Prothesendruckstellen, Hämorrhoiden; **NW:** allergische Hautreaktionen.

Bamberger-Zange (Heinrich von B., Int., Würzburg, Wien, 1822-1888): sog. Divergenzzange; Geburtszange*.

Bambus|stab|wirbel|säule: s. Spondylitis ankylosans.

Bamethan (INN) n: 2-n-Butylamino-1-(hydroxyphenyl)-ethanol (IUPAC); Betasympathomimetikum; Verw.: als durchblutungsförderndes Mittel.

Bamipin (INN) n: 4-(N-Benzyl)-anilino-1-methylpiperidin (IUPAC); Histamin-H_1-Rezeptorenblocker; Verw.: Anithistaminikum insbes. zur lokalen Behandlung von Insektenstichen, Sonnenbrand, Pruritus; vgl. Antihistaminika.

Bancroft-Filarie (Joseph B., Arzt, Brisbane, 1836-1894; lat. filum Faden) f: s. Wuchereria bancrofti.

Band: s. Ligamentum.

Banden|spektrum n: s. Spektrum.

Banding (engl. Bändelung) n: s. Muller-Dammann-Operation.

Band|in|suffizienz (Insuffizienz*) f: (engl.) ligament insufficiency; unzureichende Gelenkführung durch Verlust der Bandstabilität (z. B. der Seitenbänder, Kreuzbänder des Kniegelenks); **Urs.:** posttraumat. durch unzureichende Adaption der gerissenen Bänder inf. Interposition v. Narbengewebe, Überdehnung durch unphysiol. Beanspruchung, z. B. des Außenbandes des Kniegelenks beim Genu varum; **Ther.:** bei chron. Gelenkinstabilität ggf. Bandplastik*.

Band|kerato|pathie (Kerat-*; -pathie*) f: bandförmige, am Limbus beginnende Hornhauttrübung im Lidspaltenbereich durch Kalkeinlagerungen in die Bowman-Membran; **Urs.:** chron. Augenerkrankungen (z. B. Iridozyklitis, Glaukom), Verletzungen u. Hyperkalzämie.

Bandl-Kon|trakti̲ons|ring (Ludwig B., Gyn., Wien, Prag, 1842-1892; Kontrakt-*): (engl.) Bandl's ring; starke Einziehung der Gebärmuttermuskulatur auf der Grenze zw. Hohlmuskel u. unterem Uterinsegment; vgl. Uterusruptur.

Band|plastik (-plastik*) f: (engl.) ligament plasty; plastische Op. am Bandapparat unter Verw. autogenen, allogenen od. xenogenen Materials zur Beseitigung einer chron. Gelenkinstabilität; vgl. Plastik.

Band|ruptur (Ruptur*) f: (engl.) ligament rupture; syn. Bänderriß; durch indirekte Gewalteinwirkung auf ein Gelenk entstehende komplette od. teilweise Zerreißung einer, häufig jedoch mehrerer Bandstrukturen mit charakterist. Untersuchungsbefunden bei Gelenkinstabilität; häufige Formen: Kniegelenkbandruptur*, Außenbandruptur*. Vgl. Distorsion.

Band|scheibe: (engl.) intervertebral disk; syn. Zwischenwirbelscheibe, Discus intervertebralis; Bez. f. die knorpelige Verbindung zw. zwei Wirbelkörpern, korrekte Bez.: Wirbelsynchondrose; besteht aus Annulus fibrosus (bindegewebiger u. knorpeliger äußerer Ring) u. Nucleus pulposus (innerer Gallertkern); Funktion: elast. Puffer.

Band|scheiben|operation f: (engl.) intervertebral disk operation; syn. Nukleotomie; op. Entfernung des Nucleus* pulposus ohne Ersatz (lumbale B.) od. mit anschl. Wirbelkörperfusion (zervikale B.) durch einen Knochenspan zur Entlastung komprimierten Nervengewebes (Rükkenmark, Nervenwurzeln, Cauda equina); **Ind.:** Bandscheibenvorfall* (v. a. medialer Massenprolaps) mit Paresen; viele Pat. klagen nach dem op. Eingriff über weiterbestehende od. wiederkehrende schmerzhafte Beschwerden (sog. Postnukleotomiesyndrom), so daß ca. 10-15% erneut operiert werden müssen. Alternative Verf. zur B. sind unter best. Voraussetzungen u. a. die konservativ-orthop. Behandlung, Chemonukleolyse*, perkutane Nukleotomie (Absaugmethode). Vgl. Laminektomie.

Band|scheiben|schaden: (engl.) intervertebral disk lesion, discopathy; Bez. für alle degen. u. (selten) traumatischen Veränderungen im Bandscheibenbereich (Bandscheibenvorfall*, Chondrosis* intervertebralis, Osteochondrosis* intervertebralis, schwere Wirbelsäulenfrakturen) sowie deren Folgezustände.

Band|scheiben|vorfall: (engl.) slipped disk, disc prolaps; syn. Bandscheibenprolaps, Diskusprolaps, Diskopathie; Verlagerung bzw. Austritt von Gewebe des Nucleus pulposus der Bandscheibe durch Risse im Annulus fibrosus; **Schweregrade: 1.** Protrusion mit Vorwölbung des Annulus fibrosus; **2.** Prolaps in die Foramina intervertebralia (Zwischenwirbellöcher) bzw. (seltener) in den Spinalkanal nach Perforation des Lig. longitudinale posterior; **3.** Sequestration; die prolabierten Anteile (Sequester) haben keine Verbindung mit der Bandscheibe; **Lok.:** am häufigsten L_4-L_5, L_5-S_1 u. C_6-C_7; **Klin.:** oft akut u. nach mechan. Belastung auftretende Sympt., die v. a. durch Kompression von Wurzeln der Rükkenmarknerven (Wurzelkompressionssyndrom*) verursacht werden, je nach Lok. v. a. als Ischiassyndrom*, evtl. Konussyndrom*, Kaudasyndrom* od. Zervikobrachialsyndrom*; allg. Sympt. sind Schmerzen u. Sensibilitätsstörungen* in dem betroffenen Dermatom, Abschwächung der

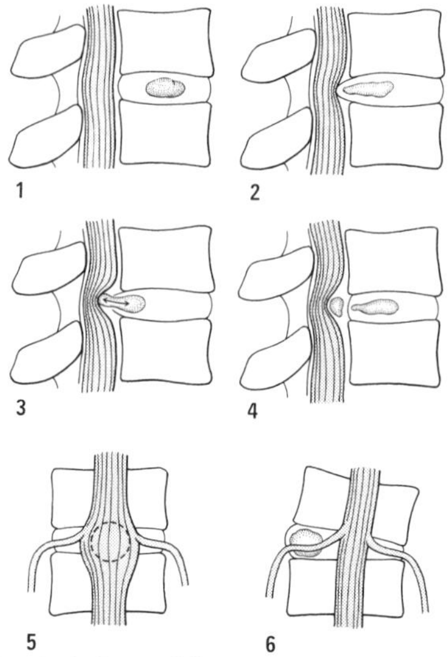

Bandscheibenvorfall:
1: normale Verhältnisse; 2: Vorwölbung des Nucleus pulposus (Protrusion); 3: pendelnder B.; 4: freier oder sequestrierender B.; 5: medialer bzw. dorsalmedialer B.; 6: lateraler B.

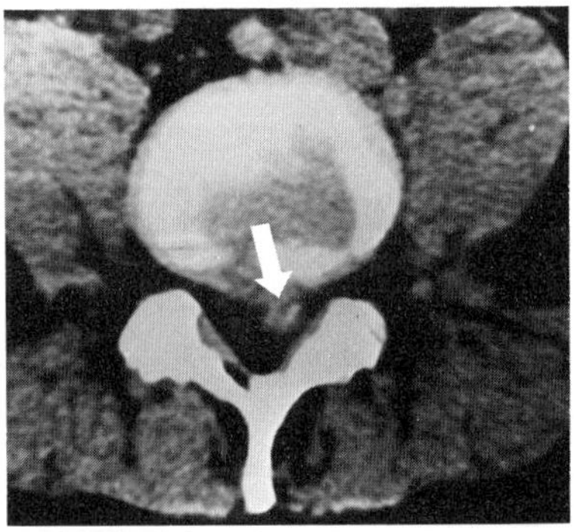

Bandscheibenvorfall:
lumbaler CT-Befund (Pfeil) [89]

Reflexe, evtl. Lähmungen u. Atrophie der Kennmuskeln* sowie Bewegungseinschränkungen der Wirbelsäule u. schmerzbedingte Schonhaltung; **Kompl.:** irreversible Druckschädigung von Nervenwurzeln (sog. Wurzeltod), Querschnittsläsion*; **Diagn.:** bei lumbalem B. meist Lasègue*-Zeichen u. Schober*-Zeichen positiv, Valleix*-Punkte druckschmerzhaft; röntg. Nachweis eines B. v. a. mittels Kernspintomographie* od. Computertomographie*, u. U. durch Myelographie*; **Ther.:** kons., zuerst Bettruhe u. Wärme, später Physiotherapie (Krankengymnastik, Massage), evtl. in Komb. mit Analgetika; Ind. zur Bandscheibenoperation* od. Laminektomie* v. a. bei drohendem Wurzeltod, Sphinkterstörungen von

Blase u. Mastdarm, kompletter od. inkompletter Querschnittsymptomatik u. Sequestration; Chemonukleolyse* nur bei nicht sequestriertem B. durchführbar; **DD:** Schädigung peripherer Nerven, Rückenmarktumoren*, andere Wirbelsäulenaffektionen*.

Band|würmer: s. Cestodes; s. a. Taeniasis.

Band|wurm|an|ämie (Anämie*) f: s. Diphyllobothriose.

Band|wurm|mittel: (engl.) taeniacides; syn. Taenicida, Taenifuga; Mittel zur Abtötung bzw. Austreibung von Bandwürmern (Cestodes*); s. Wurmmittel.

Bang-Krankheit (Bernhard L. B., Arzt, Tierarzt, Kopenhagen, 1848-1932): frühere Bez. f. Brucellose; s. Brucellosen.

Bankart-Läsion (Arthur S. B., Chir., London, 1879-1951; Läsion*) f: Abriß des Labrum glenoidale bei der vorderen Schultergelenkluxation*.

Bannayan-Riley-Ruvalcava-Syn|drom (G. B., amerikan. Arzt; Harris R., amerikan. Arzt; R. R., Päd., Seattle) n: autosomal-dominant erbl. Krankheitsbild mit Megalenzephalie, Hamartomen, Polyposis des Intestinaltrakts, Pigmentanomalien, verzögerte psychomotorische Entw.; DD: Neurofibromatosis generalisata.

Bannwarth-Syn|drom n: lymphozytäre Meningoradikulitis (s. Meningitis) als Manifestation einer Inf. mit Borrelia* burgdorferi nach Zeckenbiß (s. Lyme-Borreliose).

Banti-Syn|drom (Guido B., Pathol., Florenz, 1852-1925) n: primär od. sekundär splenogen bedingter, mit Spleno- u. Hepatomegalie einhergehender Symptomenkomplex; **1. Stadium:** Störung des hämopoetischen Systems: sog. splenopathische Markhemmung (Thrombopenie, Leukopenie, Anämie); **2. Stadium** (Übergangsstadium): Subikterus u. Urobilinurie; **3. Stadium:** Leberzirrhose, Aszites, Kachexie. Vgl. Hypertension, portale.

BAO: Abk. f. (engl.) basal acid output; Basalsäuresekretion des Magens; s. Magensaftuntersuchung.

Bar: Formelzeichen bar; nicht mehr zugelassene Einheit des Drucks*: 1 bar = 10^5 Pascal* (Pa).

Baranowski-Enzym (Enzyme*) n: syn. NAD-abhängige Alphaglyzerolphosphat*-Dehydrogenase.

Bárány-Lärm|trommel (Robert B., Otol., Wien, Uppsala, 1876-1936): (engl.) Bárány's noise box; Apparat zur Ausschaltung der akust. Wahrnehmung eines Ohrs durch Lärm; Anw. bei Hörprüfungen*. Vgl. Lombard-Zeichen.

Bárány-Syn|drom (↑) n: syn. Hemikranie; Schädigung des N. vestibularis durch seröse Meningitis im Kleinhirnbrückenwinkelgebiet od. Kleinhirntumor; **Sympt.:** Vestibularisschwindel, Schwerhörigkeit, Ohrensausen, halbseitiger Hinterkopfschmerz, Vorbeizeigen im Bárány*-Zeigeversuch zur betroffenen Seite.

Bárány-Versuch (↑): (engl.) Bárány's test; thermische Prüfung der Labyrinthfunktion; s. Gleichgewichtsprüfungen.

Bárány-Zeige|versuch (↑): (engl.) Bárány's pointing test; Test zur Prüfung der Koordination*; der Pat. hält bei offenen Augen den gestreckten Arm senkrecht nach oben u. senkt ihn dann nach vorn in d. Horizontale. Wiederholung bei geschlossenen Augen führt bei Kleinhirnschädigung zu einer über die Horizontale hinausgehenden Absenkung (Dysmetrie*), bei einseitiger zerebellarer od. vestibulärer Störung zu einer seitlichen Abweichung zur betroffenen Seite.

Barba (lat.) f: Bart.

Barb|exa|clon (INN) n: Verbindung von (-)-N,a-Dimethyl-cyclohexanethylamin mit 5-Ethyl-5-phenylbarbitursäure (IUPAC); Barbitursäurederivat; **Verw.:** Antiepileptikum; **NW:** Reizbarkeit, Unruhe, Schlafstörungen, Obstipation u. a.; **Kontraind.:** z. B. Intoxikation mit Alkohol od. zentral dämpfenden Pharmaka, schwere Leber- od. Nierenfunktionsstörungen, Thyreotoxikose, Engwinkelglaukom.

Barbital (INN) n: 5,5-Diethylbarbitursäure (IUPAC); langwirkendes Barbiturat (wegen Kumulationsgefahr Anw. als Monosubstanz obsolet).

Barbiturate n pl: (engl.) barbiturates; Derivate der Barbitursäure*, die durch Substitution der H-Atome an C5 durch Alkyl- od. Arylreste, Substitution der H-Atome der NH-Gruppen durch Alkylgruppen (meist CH_3—) bzw. durch Substitution des O an C2 durch Schwefel (sog. Thiobarbitursäure) entstehen, z. B. Cyclobarbital, Thiopental, Phenobarbital; besitzen sedierende, hypnotische u. narkotische Wirkung; **Verw.:** als Schlafmittel*, Antiepileptika*, Narkotika*; **NW:** Gefahr von Gewöhnung, Abhängigkeit*, Kumulation (insbes. bei Leber- u. Nierenerkrankungen), Enzyminduktion; hohe Toxizität. Bei Entzug können Angst, Unruhe, Krampfanfälle u. Delirien auftreten.

Barbiturat|typ: s. Abhängigkeit.

Barbitur|säure: (engl.) barbituric acid; Malonylharnstoff (Ureid der Malonsäure); schwer

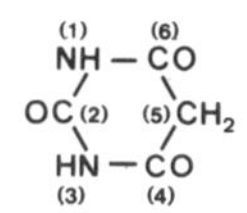

Barbitursäure

wasserlösl. Grundsubstanz vieler Schlafmittel, selbst nicht hypnotisch wirkend; s. Barbiturate.

Bardenheuer-Bogen|schnitt (Bernhard B., Chir., Köln, 1839-1913): (engl.) Bardenheuer's incision; halbkreisförmiger Hautschnitt etwas oberh. der submammären Falte zum Eröffnen der Mamma bei Mastitis (insbes. bei retromammärem Abszeß) mit postop. kosmetisch günstigen Narbenverhältnissen. Vgl. Schnittführung.

Bardet-Biedl-Syn|drom (Georges Ba., Arzt, Frankreich, geb. 1885; Arthur Bi., Pathol., Endokrinol., Wien, Prag, 1869-1933) n: syn. dienzephaloretinale Degeneration; autosomal-rezessiv erbl. Fehlbildungssyndrom mit postaxialer Polydaktylie, Adipositas, Hypogenitalismus, Retinopathia pigmentosa, Nierenfunktionsstörungen, Minderwuchs u. geistiger Behinderung; vgl. Laurence-Moon-Syndrom, Fröhlich-Syndrom.

Barium (gr. βαρύς schwer) n: chem. Element, Symbol Ba, OZ 56, rel. Atommasse 137,33; zweiwertiges Erdalkalimetall; biol. Halbwertzeit* bezogen auf Knochen 65, auf die Lunge 6500, auf Muskelgewebe 2000, auf versch. andere kritische Organe 8-1000 u. auf den ganzen Körper durchschnittlich 65 Tage. Alle lösl. Ba-Verbindungen sind giftig. Med. wichtigste Ba-Verbindung: Ba-Sulfat ($BaSO_4$), B. sulfuricum (purissimum), unlöslich auch in Salzsäure; Anw. als Röntgenkontrastmittel zur Untersuchung des Magen-Darm-Trakts; muß chem. rein u. frei von lösl. Ba-Verbindungen sein.

B

Barkan-Membran (Otto B., Ophth., San Francisco, 1887-1958) **f:** bei Hydrophthalmus* mit dem Gonioskop zu beobachtende membranartige Struktur im Kammerwinkel; histol. keine echte Membran, sondern inf. einer mesektodermalen Reifungsstörung plumpes uveales Maschenwerk.

Barlow-Syn|drom (Sir Thomas B., Päd., London, 1845-1945) **n: 1.** s. Möller-Barlow-Krankheit; **2.** s. Mitralklappenprolapssyndrom.

Baro|rezeptoren (gr. βάρος Schwere, Gewicht; Rezeptoren*) **m pl:** s. Pressorezeptoren.

Baro|trauma (↑; Trauma*) **n:** durch plötzliche Erniedrigung od. Erhöhung des Luftdrucks bei mangelndem Druckausgleich verursachte Verletzungen von Organen; z. B. Aerootitis, Trommelfellruptur; vgl. Caisson-Krankheit.

Barré-Liéou-Syn|drom (Jean A. B., Neurol., Straßburg, 1880-1967; Yang-Choen L., zeitgen. Neurol., Frankreich) **n:** s. Migraine cervicale.

Barré-Syn|drom (↑) **n:** s. Guillain-Barré-Syndrom.

Barrett-Hiatus|hernie (Norman R. B., Chir., London, 1903-1979; lat. hiatus Öffnung; Hernie*) **f:** s. Brachyösophagus.

Barrett-Syn|drom (↑) **n:** syn. Allison-Johnstone-Syndrom; Ulkusbildung (Barrett-Ulkus) u. bei Abheilung häufig narbige Stenosierung im Bereich der in den distalen Ösophagus hochverlagerten Epithelgrenze zw. Platten- u. Zylinderepithel bei Endobrachyösophagus*; **Sympt.:** Dysphagie; Entwicklung eines Adenokarzinoms in diesem Bereich im Verlauf von Jahren (regelmäßige endoskop. Kontrollen!); **Ther.:** Aufbougierung der Stenose, Fundoplicatio*.

Barrett-Ulkus (↑; Ulc-*) **n:** (engl.) Barrett's ulcer; Ösophagusulkus, das von heterotopem Zylinderepithel od. von echter Magenschleimhaut ausgeht u. nicht von Plattenepithel umgeben ist; neigt zur Penetration; Vork. v. a. bei Endobrachyösophagus*; i. w. S. auch das an der Epithelgrenze von Platten- u. Zylinderepithel lokalisierte marginale Ulkus bei Refluxösophagitis*.

Barr-Körper (Murray L. B., Anat., Ontario, geb. 1908): s. Geschlechtschromatin, Kerngeschlecht.

Barsiekow-Lösung: Lackmus-Zuckerlösung; s. Bunte Reihe.

Bársony-Teschendorf-Syn|drom (Theodor B., Röntg., Budapest, 1887-1942; Werner T., zeitgen. Röntg., Köln) **n:** s. Ösophagospasmus, diffuser.

Bartelheimer-Sonde (Heinrich B., Int., Berlin, Hamburg) **f:** Duodenalsonde* z. Entnahme v. Pankreassaft.

Bartels-Brille: (engl.) Bartels' nystagmus spectacles; Brille* mit Gläsern von +20 dpt zur Prüfung eines Nystagmus*; vgl. Frenzel-Brille.

Bart|flechte: s. Folliculitis barbae, Trichophytie.

Bartholin-Ab|szeß (Caspar B., Anat., Kopenhagen, 1655-1738; Abszeß*) **m:** s. Bartholinitis.

Bartholin-Drüsen (↑): (engl.) Bartholin's glands; Glandulae vestibulares majores; zwei kl., tubulöse, muköse Drüsen im unteren Drittel der gr. Labien; Sekretdrüsen f. das Vestibulum vaginae. Die Ausführungsgänge münden auf der Grenze zw. dem unteren u. mittleren Drittel der kl. Labien. Die B.-D. entsprechen den Cowper-Drüsen beim Mann (Glandulae bulbourethrales). Vgl. Genitale.

Bartholinitis (↑; -itis*) **f:** meist einseitige Entz. der Bartholin*-Drüsen u. ihrer Ausführungsgänge; **Err.:** Neisseria gonorrhoeae, Staphylococcus aureus, Escherichia coli; Ausbildung eines bis hühnereigroßen Empyems (sog. Bartholin-Abszeß) im unteren Drittel der gr. Schamlippe durch entzündl. Verklebung des Ausführungsgangs; bei chron. rezidivierender B. Entwicklung einer Bartholin*-Zyste; **Ther.:** Umschläge, Sitzbäder, Antibiotika, u. U. Inzision.

Bartholin-Zyste (↑; Kyst-*) **f:** Retentionszyste inf. Sekretansammlung im Ausführungsgang der Bartholin-Drüse (Pseudozyste); Endzustand einer Bartholinitis*; **Sympt.:** meist einseitige, im unteren Drittel der gr. Labie lokalisierte, kugelige, mobile Schwellung bis zu Hühnereigröße, dabei prallelast. u. nicht druckdolent; **Ther.:** bei gr. Zysten Marsupialisation*, vollständige Exstirpation der Drüse.

Bart|mücke: s. Mücken.

Bartonella (Alberto Barton, zeitgen. Arzt, Lima) **f:** Gattung gramnegativer, kugel-, stäbchen- od. diskusförmiger Bakt. der Fam. Bartonellaceae (Ordnung Rickettsiales; vgl. Bakterienklassifikation); **Charakteristika:** in Giemsa-Färbung rot-violett; in Kultur monotrich begeißelt; Vermehrung im Innern von Erythrozyten u. Endothelzellen; Vork. beim Menschen u. Arthropoden* (Phlebotomus-Species); **B. bacilliformis** ist Err. des Oroyafiebers u. der Verruga peruana (s. Bartonellose); bisher nur in der Andenregion beobachtet; empfindlich gegenüber Penizillin, Oxytetracyclin, Streptomycin.

Bartonellose (↑; -osis*) **f:** (engl.) bartonellosis; in zwei Schüben verlaufende Infektionskrankheit, hervorgerufen durch Bartonella bacilliformis (s. Bartonella), übertragen durch versch. Phlebotomen-Arten, die nur in hochgelegenen Andentälern von Kolumbien, Ecuador u. Peru vorkommen; **Klin.:** nach Inkubationszeit von 2-6(-14) Wo. plötzlich auftretendes intermittierendes od. remittierendes hohes Fieber (Oroyafieber, Carrión-Krankheit), das mit einer lebensbedrohl. hämolyt. Anämie (intraerythrozytäres Wachstum der Erreger) einhergeht; bei schwerem Verlauf Tod in der Fieberphase. Wo. bis Mon. nach dem Fieber kann es zur 2. Phase der Krankheit kommen: Gesicht u. Extremitäten werden von noduloverrukösen teleangiektatischen Granulomen bedeckt (Peru-Warze, Verruga peruana). Die Warzen heilen in Wo. bis Mon. spontan ab. **Diagn.:** Erregernachweis im Blut, Klin.; **Ther.:** Chloramphenicol, Penizillin, Streptomycin, Cotrimoxazol; im Warzenstadium nicht mehr behandlungsbedürftig; **Progn.:** unbehandelt bis 40% Letalität.

Barton-Fraktur (John R. B., Chir., Philadelphia, 1794-1871; Fraktur*) **f:** (engl.) Barton's fracture; Flexionsfraktur des distalen Radiusrandes mit Gelenkbeteiligung u. Dislokation der Handwurzel nach volar u. proximal; vgl. Radiusfraktur, typische.

Bartter-Schwartz-Syn|drom (Frederic B., Endokrin., Bethesda, 1914-1983; William Sch., zeitgen. Kardiol., Boston) **n:** s. Syndrom der inadäquaten ADH-Sekretion.

Bartter-Syn|drom (↑) **n:** hyperreninämischer Hyperaldosteronismus* mit Aktivierung des Kallikrein*-Kinin-Systems u. Synthesesteigerung der Prostaglandine* (PGE_2); **Ätiol.:** autosomal-rezessiv erbl. Erkr.; **Histol.:** Hyperplasie des juxtaglomerulären Apparats; **Sympt.:** Ödeme, Adynamie, Lähmungen, Schwindel bei Normo- od. Hypotonie; **Diagn.:** verminderter Blutdruckanstieg nach Angiotensin-II-Gabe, Hypokaliämie, metabolische Alkalose, Hypochlorämie, Hypomagnesiämie; **Ther.:** Hemmstoffe der Prostaglandinsynthese, ACE-Hemmer, kaliumreiche Kost. Vgl. Pseudo-Bartter-Syndrom, Renin-Angiotensin-Aldosteron-System.

Baryonen (gr. βαρύς schwer) n pl: Gruppe schwerer Elementarteilchen* mit Ruhemassen >1800 × Elektronenmasse u. halbzahligem Kernspin; z. B. Nukleonen*.

Barytose (↑; -osis*) f: (engl.) barytosis; Barium- od. Barytstaublunge, Schwerspatstaublunge; s. Pneumokoniosen.

Bas-: auch -basie, Basal-; Wortteil mit der Bedeutung Schritt, Grundlage; in Zusammensetzungen: an der Grundfläche eines Organs od. Körperteils liegend, grundlegend; von gr. βάσις.

basal (↑): **1.** an d. Basis (z. B. des Gehirns) liegend; **2.** den Ausgangswert bezeichnend; z. B. bei Temperatur.

Basal|fibroid (↑; Fibr-*; -id*) n: syn. Nasenrachen*-Angiofibrom.

Basal|filamente (↑; Filamentum*) n pl: basale Zytoplasmastreifung (Mitochondrien) mancher Drüsenzellen.

Basal|frequenz (↑; lat. frequentia Häufigkeit) f: (engl.) baseline rate; auch Basisfrequenz; mittl. fetale Herzschlagfrequenz in der Wehenpause (Ruhefrequenz) bzw. zw. zwei Wehenreaktionstypen*; Referenzbereich 120-150 Schläge/min; vgl. Kardiotokographie.

Basal|ganglien (↑; Gangl-*) n pl: s. Stammganglien.

Basaliom (↑; -om*) n: (engl.) basal cell carcinoma, basalioma, basal cell epithelioma; syn. Epithelioma basocellulare; semimaligner Tumor der Haut, ausgehend vom embryonalen Haarkeim; langsames, infiltrierendes Wachstum ohne Metastasierung, meist an chron. lichtexponierten Stellen; **Formen: 1.** knotiges, solides B.: durchscheinende, wachsgelbe bis graurötliche, halbkugelige Tumoren, überzogen von Teleangiektasien u. umgeben von perlschnurartig aufgereihten kleinen Knoten; evtl. zentrale Ulzeration; **2.** oberflächliches B. (Rumpfhautbasaliom): erythematöse, mit Schüppchen bedeckte Oberfläche, von einem feinknotigen Saum begrenzt; Auftreten auch schon in jungen Jahren am Rumpf; ätiol. Faktor für multiple Rumpfhautbasaliome kann eine Arsenexposition sein; **3.** pigmentiertes

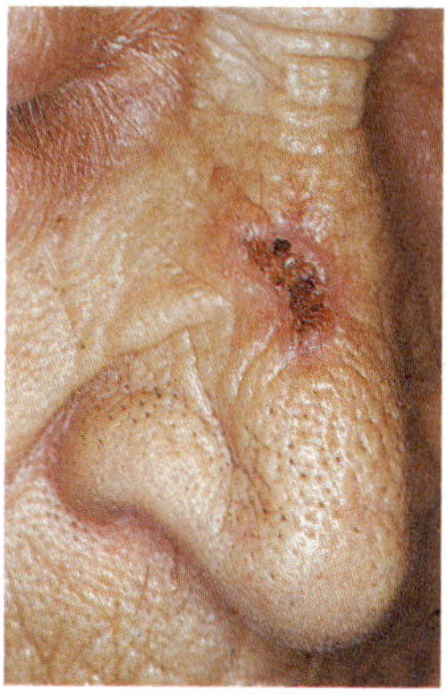

Basaliom [3]

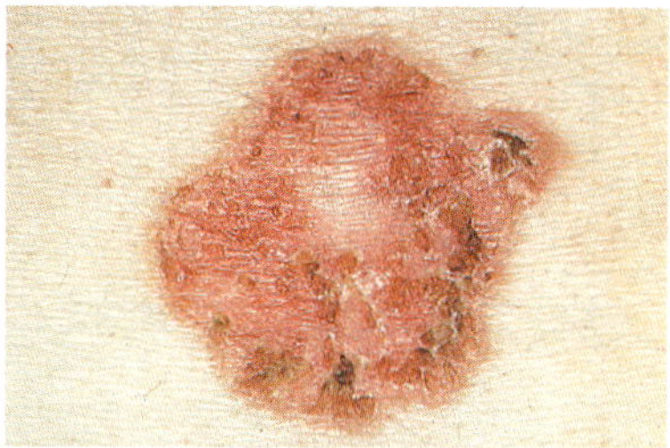

Basaliom: typisches Rumpfhautbasaliom [3]

B.: stark pigmentiertes knotiges od. oberflächliches B.; DD: malignes Melanom; **4.** sklerosierend wachsendes B.: narbenähnliche Herde mit kleinen Knoten im Randbereich; **5.** exulzerierend wachsendes B. (Ulcus rodens): oberflächl. exulzerierende Ausbreitung ohne Infiltration tieferer Strukturen; **6.** destruierend wachsendes B. (Ulcus terebrans): in die Tiefe einbrechend, Zerstörung von Knorpel, Knochen, Dura mater u. a.; **7.** Sonderformen des B. sind der Pinkus*-Tumor u. das Zylindrom* der behaarten Kopfhaut. **Ther.:** chir. Exzision im Gesunden, evtl. Röntgenbestrahlung.

Basalis (↑) f: s. Endometrium.

Basalis|schicht (↑): s. Endometrium.

Basal|knötchen (↑): s. Kinetosomen.

Basal|membran (↑) f: (engl.) basilemma, basement membrane; **1.** lichtmikroskop. homogenes Häutchen als Grenzfläche zw. Epithelien bzw. Endothelien u. Bindegewebe (Grundhäutchen); Aufbau v. a. aus Kollagen (Typ IV), Glykoproteinen (Laminin, Fibronektin, Entaktin) u. sauren Proteoglykanen (Heparansulfat); **2.** ophth.: spezialisierte, bes. dicke Membranen im Auge: **a)** Descemet-Membran (12 µm dick) als B. des Endothels; **b)** Linsenkapsel (15-20 µm) als B. des Linsenepithels; **c)** Teile der Bruch-Membran als B. des retinalen Pigmentepithels u. der Choriokapillaris.

Basal|meningitis (↑; Mening-*; -itis*) f: Meningitis* an der Hirnbasis, insbes. durch Inf. mit Pilzen.

Basal|platte (↑): s. Plazenta.

Basal|sekretion (↑; Sekretion*) f: s. Magensaftuntersuchung.

Basal|temperatur (↑) f: (engl.) basal body temperature; syn. Aufwachtemperatur, Morgentemperatur; sofort nach dem Erwachen vor dem Aufstehen rektal od. oral gemessene Körpertemperatur der Frau mit typ. Schwankungen; Anstieg um ca. 0,4-0,6°C etwa ein Tag nach Ovulation als Ausdruck des sog. thermogenet. Effekts des Progesterons, gleichbleibende Erhöhung in der Sekretionsphase des Menstruationszyklus* u. Abfall kurz vor der Menstruation* mit niedrigem Niveau in der Proliferationsphase (biphas. Zyklus, s. umseitige Abb.); wichtiger Parameter in Diagn. u. Ther. von Zyklusstörungen* u. Sterilität* u. Voraussetzung f. die Temperaturmethode* z. Konzeptionsverhütung. Bei Ausfall der Regelblutung u. fehlendem Temperaturabfall ist mit großer Wahrscheinlichkeit eine Schwangerschaft eingetreten.

Basal|zellen (↑; Zelle*): (engl.) basal cells; Zellen im Plattenepithel, die bei erhöhter Beanspru-

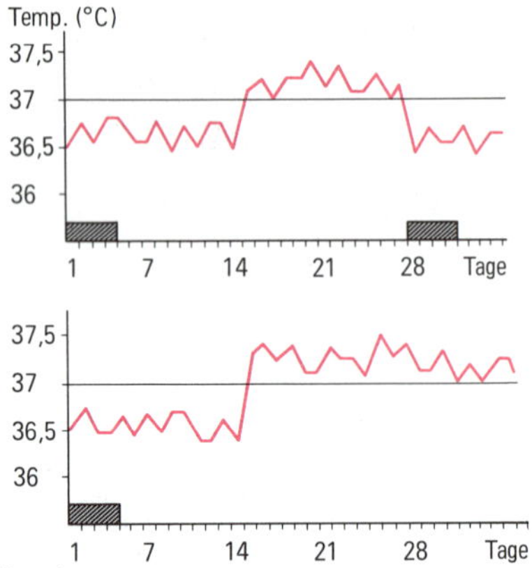

Basaltemperatur:
normaler Verlauf (oben) und Verlauf bei Schwangerschaft (unten) [385]

chung in Funktion treten; sie dienen der Epithelregeneration; von ihnen geht jegliche Epithelumwandlung aus.

Basal|zell|karzinom (↑; ↑; Karz-*; -om*) n: (engl.) basal cell carcinoma; verwildertes, metastasierendes Basaliom* mit einem Plattenepithelkarzinom* ähnlichen, mitosereichen Zellen.

Basal|zell|nävus|syn|drom (↑; ↑; Nävus*) n: (engl.) basal cell naevus syndrome; syn. Gorlin-Goltz-Syndrom, fünfte Phakomatose; gynäkotrope, autosomal-dominant erbliche Phakomatose*; **Sympt.:** meist schon in frühester Jugend im Gesicht u. am Stamm auftretende zahlreiche Basalzellnävi (oberflächl. Basaliome), die später in echte Basaliome übergehen; punktierte, grübchenförmige Keratosen der Palmae u. Plantae, Skelettveränderungen (Kieferzysten, Rippen- u. Wirbelanomalien), Augenveränderungen (Hypertelorismus, Katarakt u. a.), org. Gehirnveränderungen; **DD:** Epithelioma* adenoides cysticum Brooke.

Basedow-Koma (Karl A. von B., Arzt, Merseburg, 1799-1854; Koma*) n: syn. Coma basedowicum; s. Koma, thyreotoxisches.

Basedow-Krankheit (↑): (engl.) Basedow's disease, Grave's disease; syn. Morbus Basedow; Hyperthyreose u. Merseburger Trias: **1.** Struma basedowificata; **2.** Exophthalmus u. a. Augensymptome wie Stellwag*-Zeichen, Graefe*-Zeichen, Möbius*-Zeichen, Gifford*-Zeichen; s. Abb.; **3.** Tachykardie, ggf. Herzinsuffizienz, endokrin bedingtes org. Psychosyndrom, Koma; s. Thyreoiditis.

Base excess (engl. Basenüberschuß) n: Abk. BE; s. Basenabweichung.

Baseline (engl. Grundlinie) n: syn. Basalfrequenz*.

Basen (Bas-*) f pl: (engl.) bases; syn. Laugen; alkalisch (basisch) reagierende Verbindungen, die in wäßriger Lösung negativ geladene OH-Ionen (s. Ionen) abspalten können u. mit Säuren basische, neutrale od. saure Salze bilden, wobei Wasser entsteht; färben rotes Lackmuspapier blau, Phenolphthaleinlösung rot (alkalische Reaktion, pH >7); auch Sammelbez. f. alle Purine, Pyrimidinbasen; vgl. Pufferbasen.

Basen|abweichung (↑): (engl.) base excess; syn. Basenüberschuß; Basenkonzentration des Bluts, angegeben in mmol/l; ermittelt unter Sauerstoffsättigung u. einem CO_2-Partialdruck von 5,3 kPa (40 mmHg) bei 37°C durch Titration mit starker Säure od. Base bis pH 7,40; Referenzbereich: ± 3 mmol/l; Bestimmung meist mit d. Astrup*-Methode; Teil des Säure*-Basen-Status u. wichtiger Parameter zur Bestimmung metabolischer Faktoren bei Störungen im Säure*-Basen-Haushalt; vgl. Standardbicarbonat.

Basen|analoga (↑) n pl: (engl.) base analogues; den Purinen bzw. Pyrimidinbasen* ähnl. Verbindungen, die mit Pentosen den Nukleosiden* analoge Derivate bilden können; kommen natürlicherweise (wie die seltenen Nukleoside) nicht in Nukleinsäuren vor, werden bei Angebot anstelle der natürl. Basen in Nukleinsäuren eingebaut od. wirken als Hemmstoffe der Nukleotidbiosynthese. Viele B. leiten sich von natürl. Basen durch Ersatz von H-Atomen durch Fluor, Brom od. Iod ab od. durch Ersatz von Ring-C-Atomen durch Stickstoff (sog. Aza-Verbindungen). Anw.: z. B. 5-Bromuracil* bzw. 5-Bromdesoxyuridin für die Dichtemarkierung von DNA u. für die Selektion von Mutanten, z. B. 5-Fluorouracil, 5-Trifluorothymidin, 4-Azauridin, 8-Azaguanin als Zytostatika wegen ihrer Eigenschaft, als Hemmstoffe auf den Nukleinsäurestoffwechsel zu wirken. Der Einbau von B. in die DNA führt zur Erhöhung der Mutationsrate*.

Basen|paarung (↑): (engl.) base pairing; Verbindung zweier komplementärer Basen durch Wasserstoffbrückenbindung; stabilisiert die sek. bzw. räuml. Struktur der Nukleinsäuren; in der DNA verbinden sich ausschließl. best. Basen der beiden Stränge (Adenin m. Thymin, Guanin m. Cytosin). In der RNA besteht eine intramolekulare B. (bevorzugt A=T u. G≡C; jedoch kommen auch andere Basenpaare vor), die je nach Verknäuelung des RNA-Moleküls zw. einzelnen, in der Sequenz weit auseinanderliegenden Basen mögl. ist (s. Transfer-RNA). Wasserstoffbrückenbindungen können auch zw. drei Basen hergestellt werden (Basentripel). Basenpaare bilden sich bei der Reduplikation* der DNA, der Transkription, während der Proteinbiosynthese* (Co-

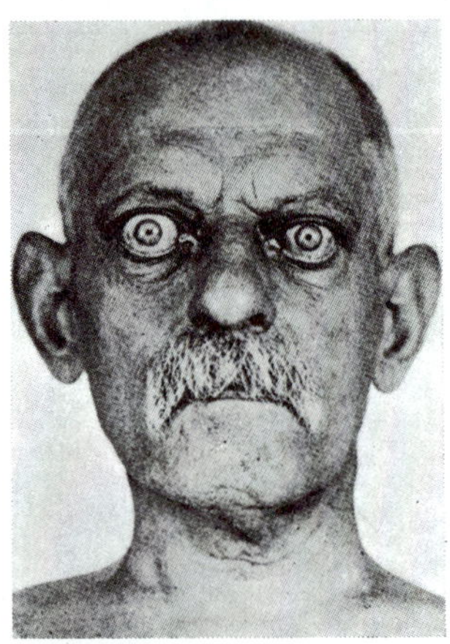
Basedow-Krankheit [411]

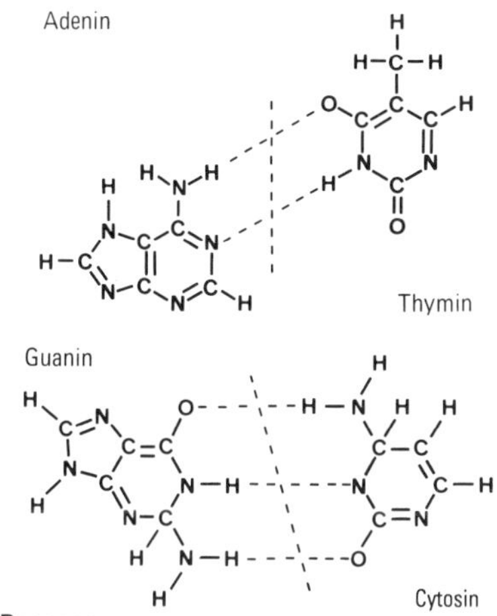

Basenpaarung:
Paare komplementärer Basen

don-Anticodon) u. zw. den komplementären Basen eines DNA- u. RNA-Stranges bei der Hybridisierung*.

Basen|sequenz (↑) **f:** (engl.) base sequence; Aufeinanderfolge der Nukleotide Adenin, Guanin, Cytosin, Thymin bzw. Uracil in d. DNA- bzw. RNA-Kette; die B. ist Grundlage d. spezif. Information eines Gens; vgl. Basenpaarung, DNA, Proteinbiosynthese.

Basen|triplett (↑) **n:** (engl.) codon; die Reihenfolge von drei Basen im DNA-Molekül u. als Kopie in der mRNA bestimmen bei der Proteinsynthese die Aminosäuresequenz; s. a. Proteinbiosynthese, Code, genetischer.

Basen|überschuß (↑)**:** s. Basenabweichung.

Basidien (↑; Idio-*) **n pl:** (engl.) basidia; Fruchtkörper von Basidiomycetes, in denen nach Karyogamie u. Meiose Basidiosporen entstehen; vgl. Fungi, Sporen.

Basidio|myzeten (↑; ↑; Myk-*) **m pl:** syn. Basidiomycetes, Klasse der Basidiomycota (Ständerpilze); s. Fungi.

basilaris (↑)**:** zur Basis gehörend.

Basilaris|in|suf|fizienz (↑; Insuffizienz*) **f:** s. Durchblutungsstörung, vertebrobasiläre.

Basilaris|thrombose (↑; Thromb-*; -osis*) **f:** s. Arteria-basilaris-Thrombose.

Basilar|membran (↑) **f:** (engl.) basilar membrane; Lamina basilaris; Bindegewebeplatte zw. Scala tympani u. Ductus cochlearis, die das Corti*-Organ trägt.

Basis (gr. βάσις) **f:** Grund, Grundlage, -fläche.

Basis cerebri (↑; Cerebr-*) **f:** Hirnbasis; untere Fläche des Großhirns.

basisch (↑)**:** s. Basen.

Basis cordis (↑) **f:** Herzbasis; obere, nach rechts u. hinten weisende Fläche des Herzens mit d. Abgang der großen Gefäße. **B. cranii externa** (↑) **f:** äußere Schädelbasis. **B. cranii interna** (↑) **f:** innere Schädelbasis.

Basis|fraktur (↑; Fraktur*) **f:** s. Schädelbasisfrakturen.

Basis|frequenz (↑; lat. frequentia Häufigkeit) **f:** Begriff der Kardiotokographie*; Dezelerationstypen, Anzahl u. Qualität, Floating line u. die versch. Fluktuationstypen (Anzahl der Nulldurchgänge/min Bandbreite der Oszillationen, L/S-Ratio).

Basis|immunität (↑; immun*) **f:** (engl.) basic immunity; Empfänglichkeit bzw. Unempfänglichkeit des Makroorganismus; s. Infektion.

Basis mandibulae (↑) **f:** unterer Teil des Corpus mandibulae. **B. prostatae** (↑) **f:** dem Blasengrund anliegende obere Fläche der Vorsteherdrüse. **B. pulmonis** (↑) **f:** Zwerchfellfläche der Lunge.

baso|phil (↑; -phil*)**:** (engl.) basophilic; mit basischen Farbstoffen anfärbbar.

Baso|philen|leuk|ämie (↑; ↑; Leuk-*; -ämie*) **f:** (engl.) basophilic leukaemia; seltene Form der chronisch-myeloischen Leukämie* mit Vermehrung insbes. der basophilen Granulozyten in Blut u. Knochenmark; bes. ungünstige Prognose.

Baso|philie (↑; ↑) **f:** (engl.) basophilia; **1.** (hämat.) Vermehrung der basophilen Leukozyten im Blut; nicht selten bei chronisch-myeloischer Leukämie, manchmal bei Lymphogranulomatose u. nach Splenektomie, aber auch bei Krankheiten mit erhöhten Blutfettwerten (Myxödem, Diabetes mellitus, Nephrose); stark erhöht bei Basophilenleukämie*; **2.** (zytol.) Anfärbbarkeit von Zellen od. Gewebe mit basischen Farbstoffen; vgl. Polychromasie.

Bassen-Kornzweig-Syn|drom **n:** s. Hypolipoproteinämien.

Bassini-Operation (Eduardo B., Chir., Padua, 1844-1924) **f:** Standardmethode zum op. Bruchpfortenverschluß bei Leistenhernie (s. Hernie); Reposition des Bruchinhalts in die Bauchhöhle, Resektion des Bruchsacks (Herniotomie), Rekonstruktion des Leistenkanals durch Fixation des M. obliquus internus, des M. transversus abdominis sowie der Fascia transversalis an das Leistenband; **Modifikationen: 1.** (nach Kirschner) Verlagerung des Samenstrangs in die Subkutis durch Verschluß der Externusaponeurose unterh. desselben; **2.** (nach Hackenbruch) wie bei 1., jedoch unter zusätzl. Fasziendoppelung der Externusfaszie; **3.** (nach Girard) Doppelung der Externusfaszie über dem Samenstrang. Vgl. Shouldice-Operation.

Batavia|fieber: (engl.) Weil's syndrome; zu den Leptospirosen gehörende Erkrankung; **Err.:** Leptospira bataviae; Trägertiere sind Ratten, Katzen, Hunde; in Europa meist anikterischer, außerh. dagegen ikterischer Verlauf (sog. indonesische Weil-Krankheit); in Italien als Reisfeldfieber bekannt (durch Mäuse übertragen).

Batemann-Funktion **f:** mathemat. Beschreibung der Konz. als Funktion der Zeit bei einer Folgereaktion vom Typ A → B → C; findet Anw. beim radioaktiven Zerfall u. bes. in d. Pharmakokinetik* (offenes Einkompartimentmodell* mit Resorption nach 1. Ordnung).

bathmo|trop (gr. βαθμός Schwelle; -trop*)**:** (engl.) bathmotropic; die Reizschwelle des Herzens verändernd; pos. bathmotroper Effekt: die Reizschwelle herabsetzend (Erregbarkeit steigernd), neg. bathmotroper Effekt: die Reizschwelle heraufsetzend (Erregbarkeit mindernd).

Batracho|toxin (gr. βάτραχος Frosch; Tox-*) **n:** Gift des amerikan. Pfeilgiftfrosches; wirkt an Nervenfasern, die es für Natriumionen durchlässig macht; Antagonist: Tetrodotoxin*.

Batroxobin (INN) **n:** thrombinähnliches Enzym aus dem Gift der Schlange Bothrops atrox; **Verw.:** in Komb. mit einem Faktor-X-Aktivator

B

als Hämostyptikum, als Monosubstanz in hohen Dosen als durchblutungsförderndes Mittel, zur Fibrinogenbestimmung; **NW:** Schläfrigkeit; **Kontraind.:** hämorrhag. Diathese.

Battarismus (gr. βατταρίζειν sich überstürzen) m: überstürzte, polternde Sprechweise; s. Poltern.

Batten-Spielmeyer-Vogt-Syn|drom (Frederic E. B., Neurol., Päd., London, 1865-1918) n: syn. Stock-Spielmeyer-Vogt-Syndrom; juvenile Form der Zeroidlipofuszinose*.

Battered child syndrome (engl.) n: s. Kindesmißhandlung.

BAT-Werte: s. MAK.

BAU: Abk. f. **B**undes**a**nstalt* für **A**rbeitsschutz u. **U**nfallforschung.

Bauch: (anat.) Abdomen. **B., akuter:** s. Akutes Abdomen. **B.aorta** f: s. Aorta. **B.bruch:** Hernia ventralis; s. Hernie. **B.decken|ab|szeß** (Abszeß*) m: (engl.) abdominal wall abscess; subkutan od. subfaszial gelegener Abszeß im Bereich der Bauchdeckenmuskulatur; **Urs.:** posttraumatisch bzw. postoperativ bei infizierter Wunde, infiziertem Hämatom od. Serom. **B.decken|a|pla-sie|syn|drom** (A-*; -plasie*) n: syn. Prune* belly syndrome. **B.decken|desmoid** (desmal*; -id*) n: Desmoid* im Bereich der Aponeurose* der Bauchmuskulatur, v. a. des M. rectus abdominis; Vork. v. a. bei Mehrgebärenden.

Bauch|decken|fistel (Fistel*) f: syn. Bauchwandfistel; in der Bauchwand lokalisierte äußere Fistel*; **Urs.:** Entzündung, Tumor, postop. Kompl. bei subfaszial od. intraabdominell gelegenem Abszeß, Anastomoseninsuffizienz od. Vorhandensein v. Fremdkörpern (nicht resorbierbare Fäden, Tupfer, Instrumente).

Bauch||decken|haken: s. Fritsch-Bauchdekkenhaken. **B.decken|halter:** (engl.) abdominal retractor; chir. Instrument z. Auseinanderspreizen der Bauchdecken bei d. Operation. **B.dekken|spannung:** s. Abwehrspannung. **B.fell:** s. Peritoneum. **B.fell|entzündung:** s. Peritonitis. **B.haut|re|flex** (Reflekt-*) m: Abk. BHR; syn. Bauchdeckenreflex; s. Reflexe (Tab.). **B.höhlen-schwangerschaft:** s. Extrauteringravidität. **B.muskel|a|plasie** (Musculus*; A-*; -plasie*) f: s. Prune belly syndrome.

Bauch|presse: (engl.) abdominal muscular pressure; Zusammendrücken des Bauchinhalts durch die Bauchmuskeln b. festgestelltem Zwerchfell (inspirator. geblähte Lunge, Schluß der Stimmritze) z. Unterstützung der Austreibung des Inhalts der abdominalen Hohlorgane (Darm, Blase, Uterus).

Bauch|punktion (Punktion*) f: (engl.) abdominocentesis; Punktion zur Entleerung von Flüssigkeit aus d. Bauchhöhle; z. B. bei Aszites*; nach Desinfektion u. Lokalanästhesie Aufsuchen der Punktionsstelle (z. B. Monro*-Punkt) im linken Mittel- od. Unterbauch u. Punktion des Peritonealraumes mit Kanüle od. Trokar. Vgl. Peritoneallavage.

Bauch|regionen f pl: (engl.) abdominal regions; Regiones abdominis; **Einteilung: 1.** Regio hypochondriaca dextra u. sinistra; **2.** Regio epigastrica (Epigastrium); **3.** Regio umbilicalis; **4.** Regio lateralis dextra u. sin.; **5.** Regio pubica (Hypogastrium); **6.** Regio inguinalis dextra u. sinistra; vgl. Region (Abb.).

Bauch||schnitt: syn. Laparotomie*. **B.spei-chel|drüse:** s. Pankreas. **B.spiegelung:** s. Laparoskopie. **B.spülung:** s. Peritoneallavage, Peritonealdialyse.

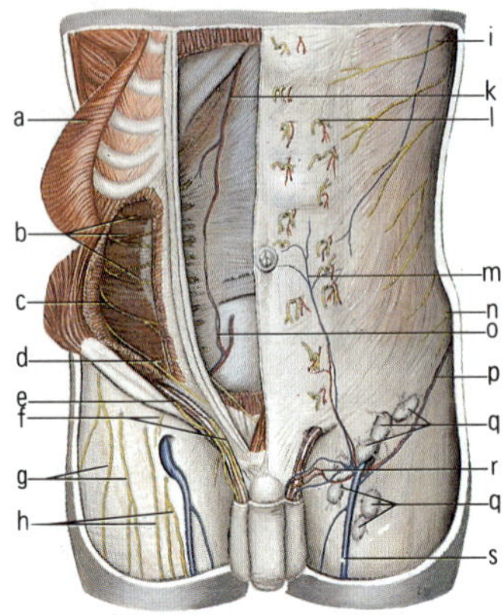

Bauchwand:
a: M. obliquus externus abdominis; b: Nn. intercostales IX, X, XI; c: N. intercostalis XII (N. subcostalis); d: N. iliohypogastricus; e: N. ilioinguinalis; f: R. femoralis u. R. genitalis des N. genitofemoralis; g: N. cutaneus femoris lateralis; h: Rr. cutanei anteriores des N. femoralis; i: R. cutaneus lateralis eines N. intercostalis; k: Vasa epigastrica superiora; l: Rr. cutanei anteriores; m: V. epigastrica superficialis; n: R. cutaneus des N. iliohypogastricus; o: Vasa epigastrica inferiora; p: Vasa circumflexa iliaca superficialia; q: Nodi lymphatici inguinales superficiales; r: Vasa pudenda externa; s: V. saphena magna [532]

Bauch|wand: (engl.) abdominal wall; anat. Aufbau: s. Abb.

Bauch|wasser|sucht: s. Aszites.

Baudelocque-Durch|messer (Jean-Louis B., Geburtshelfer, Paris, 1746-1810)**:** Conjugata externa; s. Beckenmaße.

Bauer-Kirby-Methode f: standardisiertes Verfahren z. Resistenzbestimmung schnellwachsender Bakt.; zeitaufwendig, aber bes. hohe Aussagegenauigkeit. Vgl. Antibiogramm.

Bauern|wurst|milz: s. Porphyrmilz.

Bauhin-Klappe (Caspar B., Anat., Basel, 1560-1624)**:** (engl.) Bauhin's valve; syn. Valva ileocaecalis; zwei Schleimhautfalten an der Mündung des Dünndarms in den Dickdarm, normalerweise nur in Richtung Dickdarm durchgängig. Vgl. Caecum.

Baumgarten-Syn|drom (Paul C. von B., Pathol., Tübingen, 1848-1928) n: s. Cruveilhier-Baumgarten-Krankheit.

Baxter-Regel: s. Parkland-Formel.

Bayliss-Ef|fekt (Sir William M. B., Physiol., London, 1860-1924) m: reaktive Kontraktion der glatten Muskulatur der Gefäßwände bei intravasaler Druckerhöhung; ein Faktor der Autoregulation des Kreislaufs. Vgl. Hagen-Poiseuille-Gesetz.

Bazillen (Bacill-*) f pl: s. Bacillaceae.

Bazillen|ruhr (†)**:** korrekte Bez. Bakterienruhr*.

Bazin-Krankheit (Antoine P. B., Dermat., Paris, 1807-1878)**:** syn. Erythema* induratum.

B-Bild|methode f: Verfahren der Ultraschalldiagnostik*.

BCG: Abk. f. **B**acille-**C**almette-**G**uérin; Impfstoff gegen Tuberkulose; vgl. Schutzimpfung.

BD: Abk. f. **B**lut**d**ruck.

Bdello|vibrio (gr. βδέλλα Blutegel, Schmarotzer; Vibrio*) **m:** Bakteriengattung gramnegativer, aerober, monotrich begeißelter Vibrionen, die auf anderen Bakt. (v. a. Pseudomonas- u. Enterobacter-Species) parasitieren; charakteristischer biphasischer Entwicklungszyklus (Ruhephase u. intrazelluläre Reproduktionsphase); drei Species, nicht pathogen: **B. bacteriovorus** befällt u. lysiert im Unterschied zu Bakteriophagen auch nicht wachsende Zellen.

BDSG: Abk. f. **B**undes**d**aten**s**chutz**g**esetz; s. Datenschutzgesetze.

BE: Abk. f. **1. B**ecken**e**ndlage*; **2. B**rot**e**inheit*; **3.** (engl.) **B**ase **e**xcess, s. Basenabweichung.

Be: chem. Symbol f. Beryllium*.

Beals-Hecht-Syn|drom (Rodney B., amerikan. Orthop.; Frederick H., amerikan. Genetiker) **n:** syn. kontrakturelle Arachnodaktylie*.

Bean-Syn|drom (William B., Int., Iowa-City, geb. 1909) **n:** syn. Blue* rubber bleb naevus syndrome.

Beatmung: (engl.) artificial respiration; bei nicht vorhandener od. insuffizienter Spontanatmung durch Hilfsmittel (maschinell mittels Respirator*, manuell durch Handbeatmungsbeutel*) od. auch allein durch Atemspende* bewirkte Belüftung (Ventilation) der Lungen; **Formen: 1. kontrollierte B.:** durch entspr. Einstellung am Respirator, angepaßt an die jeweiligen Atmungserfordernisse des Pat. (unter bes. Berücksichtigung pathol. Lungenfunktionsparameter), werden Beatmungsfrequenz, Hubvolumen, inspiratorischer Flow, Dauer der In- u. Exspirationsphase sowie endexspiratorischer Druck festgelegt; Voraussetzung: erfolgreiche Anpassung des Pat., d. h. kein Gegenatmen, Husten usw.; kann eine veränderte Respiratoreinstellung diese Kompl. nicht verhindern, müssen ggf. die Atemantriebe des Pat. ausgeschaltet werden (z. B. durch Narkotika, Muskelrelaxanzien). Im Ggs. zur physiol. Atmung erfolgt die Inspiration durch Erzeugung eines Überdrucks (s. a. Inspirationsdruck) zw. Beatmungsgerät u. Lungenalveolen, die Exspiration erfolgt passiv durch die elastischen Rückstellkräfte der Lunge u. des Thorax bei endexspiratorisch atmosphärischem (bei IPPV*) od. positivem Druck (bei CPPV* mit PEEP*); hinzu kommen intermittierende Seufzereinstellung, Erwärmung u. Befeuchtung des Atemgases, regelmäßige Bronchialtoilette*. **2. assistierte B.:** auch synchronisierte maschinelle B. (S-IPPV, S-CPPV, IRV*); ein vorgegebener Beatmungshub wird durch den Inspirationssog des Pat. ausgelöst (getriggert); Hubvolumen, Inspirationsflow u. -zeit sind durch die Respiratoreinstellung vorgegeben, Beatmungsfrequenz u. Exspirationszeit werden vom Pat. bestimmt. **3. Spontane Ventilation:** Unterstützung einer nicht ausreichenden Spontanatmung, z. B. in Narkose durch atemsynchrone Kompression des Atembeutels od. bei Intensivpat., die Atemfrequenz u. -zugvolumen selbst bestimmen; s. CPAP. **4. Mischformen:** zwischen der kontrollierten B. kann der Pat. spontan atmen; sog. intermittierende maschinelle B. (IMV*) od. B. mit vorgegebenem maschinellen Minutenvolumen (MMV); können auch synchronisiert erfolgen u. mit anderen Beatmungsformen kombiniert werden. **Ind.:** v. a. bei respiratorischer Insuffizienz, zentraler od. peripherer Atemlähmung, zur intraop. Narkosebeatmung, Langzeitbeatmung in der Intensivmedizin, als Notfallmaßnahme bei Reanimation, Assistorbeatmung zur Physiotherapie

Beatmung
Nomenklatur zur maschinellen Beatmung und Atmungsunterstützung

Kurzbez.	englische Bezeichnung; deutsche Bezeichnung
ASV	assisted spontaneous ventilation; unterstützte Spontanatmung
CPAP	continuous positive airway pressure; kontinuierlicher positiver Atemwegdruck
CPPV	continuous positive pressure ventilation; kontinuierliche Überdruckbeatmung
EPAP	expiratory positive airway pressure; positiver exspiratorischer Atemwegdruck
HFPPV	high frequency positive pressure ventilation; Hochfrequenzbeatmung
HFV	high frequency ventilation; Hochfrequenzbeatmung
IPPV	intermittent positive pressure ventilation; intermittierende Überdruckbeatmung
IRV	inversed ratio ventilation; Beatmung mit umgekehrtem Atemphasen/Zeit-Verhältnis
LFPPV	low frequency positive pressure ventilation; Niedrigfrequenzbeatmung (kombiniert mit extrakorporaler CO_2-Eliminierung)
MB	maschinelle Beatmung
MMV	mandatory minute volume; (vorgegebenes) maschinelles Minutenvolumen
PEEP	positive endexpiratory pressure; positiver endexspiratorischer Druck
PNPV	positive negative pressure ventilation; Wechseldruckbeatmung
(S)IMV	(synchronized) intermittent mandatory ventilation; (synchronisierte) intermittierende maschinelle Beatmung
ZAP	zero airway pressure; Spontanatmung unter Atmosphärendruck

(Atemtherapie*); **Erfolgskontrolle:** Überwachung durch regelmäßige arterielle Blutgasanalyse*, Kapnographie* od. Pulsoxymetrie (s. Oxymetrie), ggf. daraus resultierende Veränderung der Beatmungstherapie. Bei Langzeitbeatmung wegen schlechter Lungenfunktion ist ein Absetzen der B. zum Teil schwierig, daher Entwöhnung vom Respirator durch entspr. Entwöhnungsphasen (gleichzeitige Anw. von IMV bzw. intermittierende CPAP).

Beatmungs|geräte: (engl.) respirators, resuscitators; **1.** Handbeatmungsbeutel* zur kurzzeitigen Behebung einer Ateminsuffizienz; **2.** für die Langzeitbeatmung kommen Beatmungsgeräte unterschiedl. Ausführung zum Einsatz (s. Respirator).

Beatmungs|mittel|druck: die von der Null-Linie u. d. Druckkurve umschriebene Fläche, dividiert durch die Länge des Atemzyklus.

Beau-Reil-Quer|furchen (Joseph H. B., Int., Paris, 1806-1865)**:** (engl.) Beau's lines; rißartige, von einem zum anderen Rand über alle Nägel hinweg verlaufende Vertiefungen nach schweren Inf. (Pneumonie, Typhus) od. Intoxikationen (Thallium, Arsen, Barbiturate, Vitamin A) inf. einer Unterbrechung des Nagelwachstums; bei Säuglingen normal gegen Ende des 1. Monats.

Becher-Zahl (Friedrich E. B., Int., Frankfurt, Halle, 1890-1947)**:** Summe aus den Hunderter-Ziffern der Urinmenge u. den beiden letzten Ziffern des spezif. Gewichts (z. B. 1200 ml mit spezif. Gewicht 1,015 = 12 + 15 = 27) als Ausdruck der Nierenfunktion; Bestimmung aus dem 24-Std.-Urin; pathol. unter 30, bei oligurischem, akutem Nierenversagen noch vor eindeutigem Anstieg des Plasmakreatinins; vgl. Nierendiagnostik.

Becher|zellen (Zelle*)**:** (engl.) goblet cells, beaker cells; schleimbildende Drüsenzellen im Epithel des Darmkanals u. der Atemwege.

Bechterew-Kern (Wladimir M. von B., Neurol., St. Petersburg, 1857-1927): s. Nuclei vestibulares.

Bechterew-Strümpell-Marie-Krankheit (†)**:** syn. Spondylitis* ankylosans.

Beck-Bohrung (Alfred B., Chir., Kiel, geb. 1889)**: 1.** veraltete Methode zur Anregung der Ossifikation bei verzögerter Kallusbildung od. Pseudarthrose nach Frakturen, auch bei aseptischen Knochennekrosen; **2.** Anlage eines Bohrlochs in der Vorderwand der Stirnhöhle zur Drainage, Spülung od. Instillation von Medikamenten nach Einsetzen einer stumpfen Kanüle od. zur Sinuskopie*.

Becken: (anat.) Pelvis; gebildet vom Kreuzbein (Os sacrum) u. beiden Hüftbeinen. Jedes Hüftbein (Os coxae) setzt sich zusammen aus dem Darmbein (Os ilii), dem Sitzbein (Os ischii) u. dem Schambein (Os pubis), die mit ihren Körpern in der Hüftgelenkpfanne (Acetabulum*) zusammentreffen. Die Linea terminalis, die als Linea arcuata vom Promontorium* an auf der Innenseite des Darmbeins nach vorn verläuft u. als Pecten ossis pubis (der oberen Kante des R. superior des Schambeins) über das Tuberculum pubicum bis zur Symphyse zieht, grenzt das große B. (Pelvis major) vom kleinen B. (Pelvis minor) ab. Bänder: s. Abb. Vgl. Crista pubica.

Becken||achse: s. Führungslinie des Beckens.

B.anomalien (Anomalie*) f pl: s. Beckenformen.

B.arterio|graphie (Arteri-*; -graphie*) f: (engl.) pelvic arteriography; Röntgenkontrastdarstellung der Beckenarterien; s. Angiographie. **B.ausgang:** (engl.) pelvic outlet; (anat.) Apertura pelvis minoris inf.; längsoval. **B.ausgangs|zange:** s. Zangenextraktion.

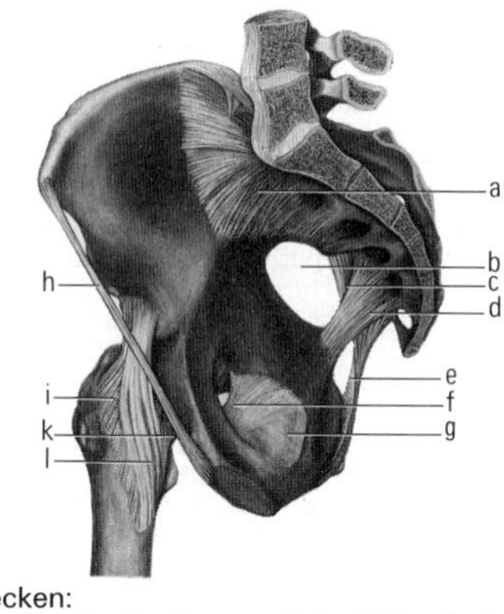

Becken:
Bänder des Beckens und des Hüftgelenks; a: Ligg. sacroiliaca anteriora; b: Foramen ischiadicum majus; c: Lig. sacrotuberale; d: Lig. sacrospinale; e: Foramen ischiadicum minus; f: Canalis obturatorius; g: Membrana obturatoria; h: Lig. inguinale; i: Lig. iliotemorale (Querzug); k: Lig. pubofemorale; l: Lig. iliofemorale (Längszug) [532]

Becken|binde|gewebe: (engl.) pelvic connective tissue; Bindegewebepfeiler, die von d. seitl. Beckenwand zu den Beckenorganen ziehen u. Blutgefäße u. Nerven heranführen: Paracystium (zur Harnblase), Paracolpium (zur Scheide), Parametrium* (zur Gebärmutter), Paraproctium (zum Mastdarm).

Becken|boden: (engl.) pelvic floor; muskulöser Verschluß des Beckenausgangs (s. Abb.); gebildet durch d. Diaphragma pelvis (Musculus* levator ani, M. coccygeus) u. d. Diaphragma urogenitale (Musculus* transversus perinei profundus u. superficialis, Lig. transversum perinei), das sich von kaudal dem Spalt zw. den bds. Mm. levatores ani (Levatortor: Durchtritt von Darm, Harn- u. Geschlechtswegen) vorlagert.

Becken|durch|messer: (engl.) pelvic diameter; (gebh.) **1.** querer B.; I. schräger B. (von li. vorn nach re. hinten); II. schräger B. (von re. vorn nach li. hinten); **2.** gerader B. (von vorn nach hinten); s. Kindslage (Abb.).

Becken|dys|tokie (Dys-*; Toko-*) **f:** s. Dystokie.

Becken|ebenen f pl**:** (engl.) pelvic planes; **1.** O-Ebene: obere Schoßfugenrandebene, Beckeneingangsebene; **2.** U-Ebene: untere Schoßfugenrandebene; **3.** I-Ebene: Interspinalebene; **4.** BA: Beckenausgangsebene (s. Abb.).

Becken|eingang: (engl.) pelvic inlet; (anat.) Aditus pelvis (Apertura pelvis minoris sup.); queroval.

Becken|end|lage: (engl.) breech presentation; Kindslage*, bei der das Beckenende vorausgeht (3% aller Geburten); d. Entbindung erfordert Kunsthilfe (vgl. Manualhilfe); **Einteilung** nach dem vorangehenden Teil in reine Steißlage/Steißfußlage, Fußlage u. Knielage; **Urs.:** Ausbleiben der kindl. Drehung in utero, Frühgeburt,

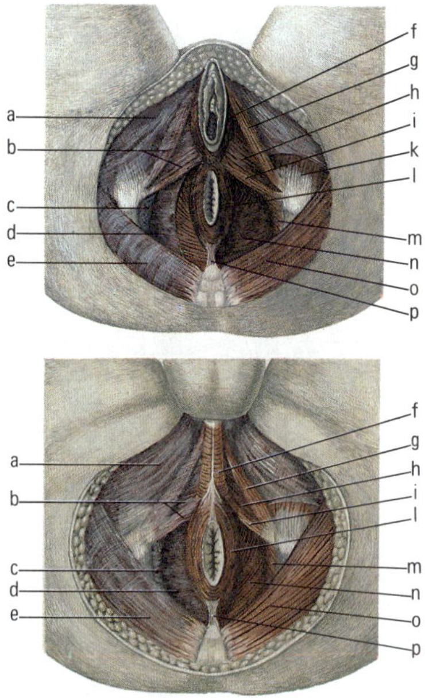

Beckenboden:
Muskulatur der Frau (oben) und des Mannes (unten), vom Damm aus gesehen; in der linken Bildhälfte jeweils die Faszien; a: Fascia lata; b: Fascia diaphragmatis urogenitalis inferior; c: Fascia obturatoria mit Alcock-Kanal; d: Fascia diaphragmatis pelvis inferior; e: Fascia glutaea; f: M. bulbocavernosus; g: M. ischiocavernosus; h: M. transversus perinei profundus; i: M. transversus perinei superficialis; k: M. semitendinosus u. M. biceps femoris; l: M. sphincter ani externus; m: M. obturatorius internus; n: M. levator ani; o: M. glutaeus maximus; p: Ligamentum anococcygeum [532]

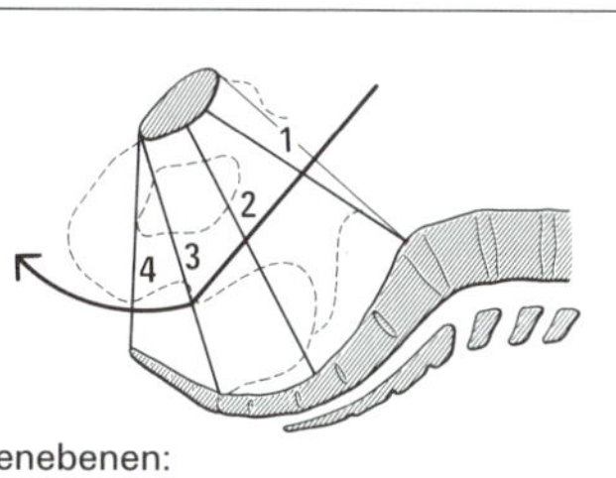

Beckenebenen:
medianer Sagittalschnitt durch das Becken mit dem klassischen Ebenensystem; die Führungslinie des Beckens ist durch einen Pfeil veranschaulicht. 1: Beckeneingang; 2: Beckenweite (Beckenmitte); 3: Beckenenge; 4: Beckenausgang [385]

Weichteil- u. Beckenanomalien, Zwillinge, tiefsitzende Plazenta; **Vorgehen:** äußere Wendung* in der 37. od. 38. SSW kann versucht werden; Erfolgsquote um 60%.

Becken, enges: (engl.) narrow pelvis; (gebh.) Mißverhältnis zw. Kopfgröße des Kindes u. Beckenmaßen der Mutter; kann sowohl durch d. Kopfgröße u. -form (funktionell e. B.) als auch durch Beckenverengung (anatomisch e. B.) bedingt sein; häufige Urs. regelwidriger Geburten; s. Beckenformen.

Becken|formen: (engl.) pelvic types; **1.** normales Becken; **2.** allg. verengtes Becken als infantiles bzw. juveniles Becken, Zwergbecken (Kleinwuchs), viriles, androides Becken, hohes Assimilationsbecken*; **3.** gerad verengtes Becken als plattes Becken (b. Rachitis, Osteomalazie), Wirbelgleitbecken (spondylolisthet. Becken); **4.** allg. verengtes u. platt-rachit. Becken als Komb. von 2. u. 3.; **5.** schräg verengtes Becken b. Koxitis, Skoliose, Rachitis, Luxation, Naegele*-Becken, Klau-

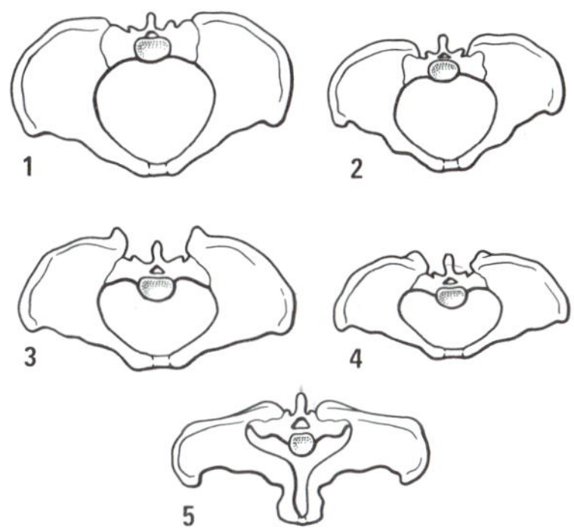

Beckenformen:
1: normales Becken; 2: allgemein verengt; 3: gerad verengt; 4: allgemein verengt und plattrachitisch (Kombination von 2 u. 3); 5: unregelmäßig verengt [384]

dikationsbecken, (einseitig) ankylot. od. ostit.-synostotisches Becken; **6.** quer verengtes Becken als Robert-Becken (beidseitige Ankylose der Iliosakralgelenke), Protrusionsbecken; **7.** unregelmäßig verengtes Becken b. Osteomalazie, Osteodystrophie, Exostosen, Frakturen, Rachitis; **8.** Trichterbecken*, Verengung im Beckenausgang b. infantilem Becken, virilem Becken, Kyphose. Vgl. Michaelis-Raute, Beckenmaße, Becken, enges.

Becken|frakturen (Fraktur*) f pl**:** (engl.) pelvic fractures; Einteilung nach der Lok. (s. ums. Abb.): **1.** Beckenrandfrakturen (einschl. Abrißfrakturen): durch direkte Gewalteinwirkung entstehende Brüche mit Kontinuitätserhaltung des Beckenrings (intakte Statik); Ther.: evtl. kurzzeitige Bettruhe, frühzeitige Mobilisation unter Vollbelastung; bei Abrißfrakturen u. U. Schraubenosteosynthese; **2.** Beckenringfrakturen: u. a. durch Sturz, Einklemmung od. Überfahrenwerden entstehende Frakturen; Klin.: Beckenkompressions- ggf. Spontanschmerz, funkt. Beinverkürzung, Beckeninstabilität, meist großes Frakturhämatom, evtl. innere Begleitverletzungen u. a. des ableitenden Harnsystems od. des Darms; Unterformen: **a)** vordere Ringfraktur mit Bruch des Sitz- bzw. Schambeinastes; **b)** doppelte Vertikalfraktur nach Malgaigne (syn. vorderer u. hinterer Vertikalbruch) mit hinterer Längsfraktur des Darm- bzw. Kreuzbeins neben der Iliosa-

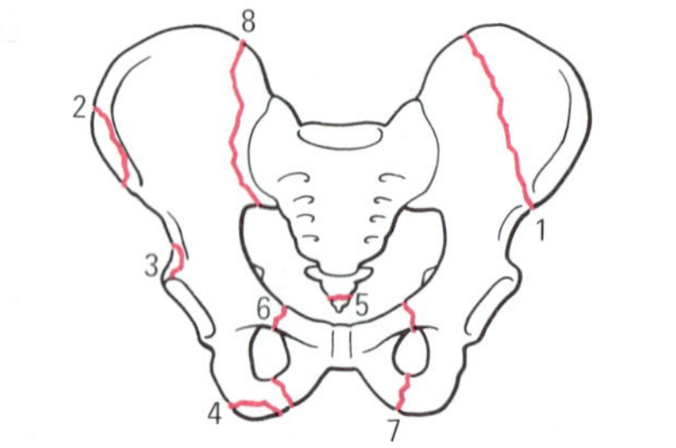

Beckenfrakturen:
Beckenrandfrakturen: 1: Beckenschaufelfraktur; 2 u. 3: Abriß der Spina iliaca anterior superior bzw. inferior; 4: Abriß des Tuber ossis ischii; 5: Steißbeinfraktur;
Beckenringfrakturen: 6: vordere Ringfraktur; 6 u. 7: doppelte vordere Ringfraktur (sog. Schmetterlingsfraktur); 6 u. 8: doppelte Vertikalfraktur nach Malgaigne [154]

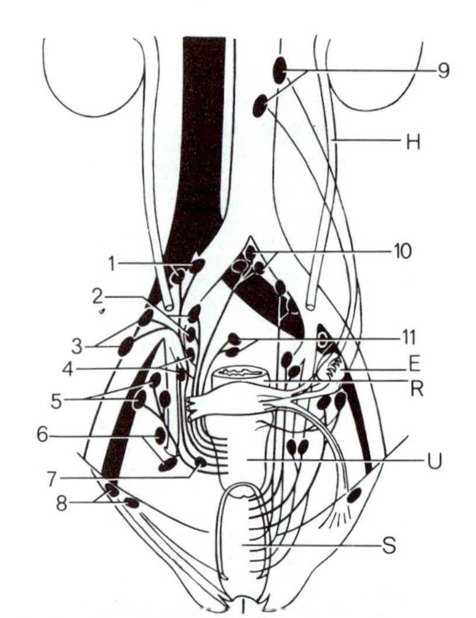

Beckenlymphknoten:
1, 2, 3: Nll. iliaci communes, interni, externi;
4: Nll. glutaei superiores; 5: Nll. interiliaci; 6: Nll. glutaei inferiores; 7: Nl. parauterinus;
8: Nll. inguinales superficiales; 9: Nll. lumbales; 10: Nll. subaortici; 11: Nll. sacrales
E: Eileiter; R: Rektum; U: Uterus; S: Scheide;
H: Harnleiter [172]

kralfuge in Komb. mit vorderer Ringfraktur; **c)** Schmetterlingsfraktur mit beidseitiger vorderer Ringfraktur; **d)** Symphysen- u. Iliosakralfugensprengung; Diagn.: Röntgen in zwei Ebenen; Ther.: inf. langer Immobilisationsdauer bei konservativer Ther. häufig op. Anlage eines Fixateur* externe od. Plattenosteosynthese, bei d) Rauchfuß*-Schwebe; **3.** Azetabulumfrakturen: durch seitl. Gewalteinwirkung entstehende Frakturen; Unterformen: **a)** meist Bruch des dorsokranialen Pfannenrandes; **b)** Fraktur des dorsalen Pfeilers; **c)** Fraktur des ventralen Pfeilers; **d)** Querfraktur der Pfanne; Diagn.: Trochanterdruckschmerz, Röntgen in drei Ebenen; Ther.: offene Reposition u. Stabilisierung mit Schrauben u. Platten; **Kompl.:** bei dorsalen Frakturen evtl. Läsion des N. ischiadicus, v. a. bei komb. Azetabulumfrakturen Gefahr der posttraumat. Koxarthrose.

Becken||hoch|lagerung: sog. Trendelenburg-Lagerung; vgl. Knie-Ellenbogen-Lage. **B.hörner-Syn|drom** n: s. Nagel-Patella-Syndrom. **B.kamm|punktion** (Punktion*) f: (engl.) punch biopsy of the iliac crest; Punktion der Crista iliaca zur Gewinnung v. Knochenmark zur Zytodiagnostik*; s. Knochenmarkbiopsie. **B., kleines:** (engl.) small pelvis, true pelvis, lesser pelvis, pelvis minor; gebh. wichtigster Teil des Beckens; nach kranial begrenzt durch d. Linea terminalis, nach kaudal durch den Beckenausgang.

Becken|lymph|knoten (Lymph-*): (engl.) pelvic lymph nodes; Sammelgebiete u. Abfluß: s. Abb.; wichtig bei malignen Tumoren des weiblichen Genitale.

Becken|maße: (engl.) pelvic measurements; **1. äußere B.: a)** Distantia spinarum (Abstand der beiden vorderen oberen Darmbeinstachel) 25-26 cm; **b)** Distantia cristarum (größter Abstand der Darmbeinkämme) 28-29 cm; **c)** Distantia trochanterica (Abstand der Trochanteren) ca. 31 cm; **d)** Conjugata externa: Diameter Baudelocque (oberer Rand der Symphyse bis letzter Lendenwirbeldorn) 18-21 cm im Mittel. Die äußeren B. sind Maße des gr. Beckens, geben jedoch Hinweise auf d. Verhältnisse im gebh. wichtigen kl. Becken. **2. innere B.: a)** Conjugata anatomica (Promontorium bis Symphysenoberrand); **b)** Conjugata anatomica vera obstetrica (Diameter mediana): engste Stelle zw. Promontorium u. Symphyse, 11 cm; **c)** Conjugata diagonalis: Verbindungslinie vom untersten Rand der Symphyse, Promontorium ca. 13 cm; **d)** Diameter obliqua (12,5 cm) zw. Articulatio sacroiliaca u. Eminentia iliopubica der Gegenseite (Diameter obliqua pri-

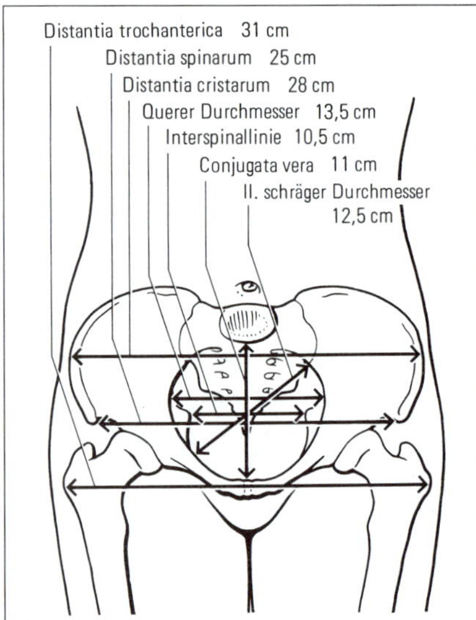

Beckenmaße

ma von re. hinten nach li. vorn, Diameter obliqua secunda von li. hinten nach re. vorn); **e)** Diameter transversa (13,5 cm): größter Abstand zw. beiden Lineae terminales (s. Becken).

Becken|mitten|zange: s. Zangenextraktion.

Becken|neigung: Inclinatio* pelvis.

Becken|niere: (engl.) pelvic kidney; im Becken lokalisierte Niere (pelvine Dystopie), häufig als (fehlgebildete) Einzelniere, evtl. mit atyp. Gefäßversorgung, meist aber ausreichender Funktion; oft in Komb. mit genitalen Fehlbildungen (z. B. Rokitansky*-Küster-Syndrom); **Kompl.:** Entz., Hydronephrose, Nephrolithiasis, bei Frauen evtl. Geburtshindernis. Vgl. Nierenfehlbildungen.

Becken||osteo|tomie (Ost-*; -tom*) **f:** s. Chiari-Operation, Salter-Operation. **B.ring|fraktur** (Fraktur*) **f:** s. Beckenfrakturen. **B.ring||lockerung:** (engl.) widening of pelvic ligaments; physiol. Lockerung des Beckenrings im Bereich der Symphyse u. der Iliosakralgelenke in der Schwangerschaft (hormonell bedingt).

Becken|schief|stand: (engl.) pelvis obliquity; Fehlstellung des Beckens inf. angeb. Hypoplasie* einer Beckenhälfte u. einseitiger Beinverkürzung (z. B. Luxatio coxae congenita, angeb. Coxa vara) od. erworbener (Krankheit, Verletzung) wirkl. od. scheinbarer einseitiger Beinverkürzungen (z. B. Poliomyelitis, mit Verkürzung od. Achsenfehlstellung, verheilte Frakturen, Coxitis); **Folge:** statische Skoliose*. Vgl. Beinlängendifferenz.

Becken|venen|thrombose (Vena*; Thromb-*; -osis*) **f:** (engl.) pelvic vein thrombosis; Thrombose* der großen Beckenvenen (Vena iliaca interna u. externa), meist verursacht durch die Einschwemmung thromboplastinhaltigen Materials bei Op. od. Entbindung (aus Plazenta u. Dezidua, bes. nach Credé- u. Kristeller-Handgriff); **Sympt.:** Spontan- u. Druckschmerz des betroffenen Beines, leichte Blaufärbung des Beines bei beginnender B., Mahler*-Zeichen, erhöhte Temperatur; **Kompl.:** schnelles Thrombenwachstum deszendierend in die Vena femoralis (bis zur Phlegmasia* coerulea dolens) u. (seltener) aszendierend in die Vena cava inferior möglich; **cave:** Lungenembolie! Vgl. Palma-Operation.

Becker-Melanose (Melan-*; -osis*) **f:** syn. Becker-Nävus, Melanosis naeviformis; oft mehr als handtellergroßer, behaarter Pigmentfleck; Entstehung meist bei Männern zw. dem 10. u. 20. Lj., einseitig im Bereich der Schulter; deutl. Hervortreten nach Sonnenbestrahlung.

Becker-Muskel|dys|trophie (Peter E. B., Humangenet., Göttingen, geb. 1908; Musculus*; Dys-*; Troph-*) **f:** s. Dystrophia musculorum progressiva (Tab.).

Beck-Trias (Claude B., Chir., Cleveland, 1894-1971; Trias*) **f:** (engl.) Beck's triad; Symptomentrias bei Herzbeuteltamponade u. Pericarditis constrictiva: leise Herztöne, erniedrigter art., erhöhter venöser Blutdruck.

Béclard-Knochen|kern (Pierre A. B., Chir., Paris, 1785-1825)**:** s. Ossifikationskern.

Beclo|metason (INN) **n:** 9-chlor-11β,17,21-trihydroxy-16β-methylpregna-1,4-dien-3,20-dion (IUPAC); Glukokortikoid; Verw.: lokal bei Asthma bronchiale u. Rhinitis allergica.

Becquerel (Henri-Antoine B., Phys., Paris, 1852-1908) **n:** Kurzzeichen Bq; SI-Einheit der Aktivität* einer radioaktiven Substanz; 1 Bq = 1 Zerfall pro Sekunde (1 Bq = 1 s^{-1}). Nicht mehr zugelassene alte Einheit: Curie* (Ci); Umrechnung: 1 Ci = 3,7 × 10^{10} Bq.

Bedeutungs|erlebnis, wahnhaftes: (engl.) interpretative delusion; Wahnphänomen, bei dem Gegenständen u. Ereignissen eine neue, meist auf die eigene Person bezogene Bedeutung beigemessen wird; Vork. z. B. zu Beginn einer Schizophrenie. Vgl. Wahnwahrnehmung.

Bednar-Aphthen (Alois B., Päd., Wien, 1816-1888; Aphthen*) **f pl:** (engl.) Bednar's aphthae; traumat. verursachte aphthenähnl. Epitheldefekte am harten Gaumen bei Säuglingen (z. B. als Sauggeschwüre, durch Auswischen des Mundes); vgl. Aphthen.

Bednar-Parrot-Pseudo|para|lyse (↑; Joseph Marie P., Päd., Paris, 1839-1883; Pseud-*; Par-*; Lys-*) **f:** ein- od. beidseitige, schmerzhafte Bewegungseinschränkung bzw. Lähmungserscheinungen an Beinen od. Armen inf. luischer Osteochondritis, Periostitis bzw. Osteomyelitis sofort nach d. Geburt b. Syphilis connata.

Bedside teaching (engl.) **n:** klin. Unterricht am Krankenbett.

Bedside test (engl.) **m:** Kontrolle der AB-Null*-Blutgruppen von Spender- u. Empfängerblut unmittelbar vor einer Bluttransfusion* (am Krankenbett) insbes. zur Vermeidung von Verwechslungen; das Patientenblut ist direkt aus dem venösen Zugang, das Spenderblut aus dem Transfusionsbesteck der vorbereiteten Blutkonserve zu entnehmen. Die Blutgruppenbestimmung* erfolgt meist mit kommerziell erhältlichen Testkits (sog. Identitätskarten), die bei den Patientenunterlagen aufzubewahren sind.

Bed|sonien **f pl:** s. Chlamydia.

Bedürfnis: (engl.) need; Streben nach Beseitigung eines als Mangel empfundenen Zustands; man unterscheidet z. B. primäre (physiol.) B., sekundäre (erlernbare, kulturell überformbare) B. u. vitale B. (s. Trieb); vgl. Appetenzverhalten.

Befehls|auto|matie (Automatismen*) **f:** (engl.) command automatism; Bez. f. das Ausführen von Befehlen (auch gegen den eigenen Willen) od. ein zwanghaftes Handeln i. S. einer Echolalie* od. Echopraxie*; Vork. z. B. bei Schizophrenie; vgl. Automatismen.

Befeuchter|lunge: Bez. f. eine exogen-allergische Alveolitis*, ausgelöst durch Inhalation von bakteriellen od. Schimmelpilzallergenen, die über Luftbefeuchter, Wasserverdunster, Klimaanlagen in die Atemluft gelangen.

Befruchtung: (engl.) fertilization; zusammenfassende Bez. für **Konzeption** (zur B. führender Koitus*), **Imprägnation** (aktives Eindringen des Spermiums in das Ei; s. umseitige Abb.) u. **Konjugation** (Verschmelzung des männl. u. weibl. haploiden Vorkerns der Gameten zu einem Kern). Nach Imprägnation (normalerweise in der Ampulle des Eileiters) vollendet der Kern der Eizelle* die 2. Reifeteilung mit Ausstoßung eines Polkörperchens; der Spermienkopf wandelt sich zum Vorkern um. Nach der Konjugation liegt die entwicklungsfähige Zygote* mit diploidem Chromosomensatz vor.

Befruchtung in vitro (lat. im Glas)**:** s. In-vitro-Fertilisation, Embryonentransfer.

Begattung: Koitus* z. Zweck der Befruchtung*.

Begleit|arthritis (Arthr-*; -itis*) **f:** symptomat. Arthritis* i. R. einer Allgemeininfektion, z. B. als flüchtige Koxitis*.

Begleit|otitis (Ot-*; -itis*) **f:** im Säuglings- u. Kleinkindesalter häufig symptomarme Otitis* media i. R. anderer Infektionskrankheiten (z. B. Masern, Scharlach).

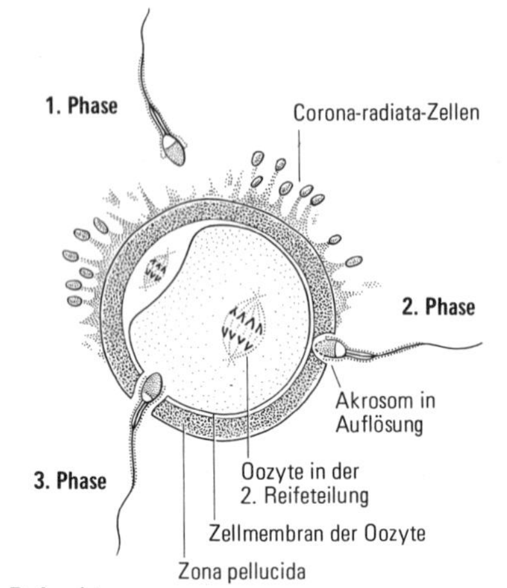

Befruchtung:
1. Phase: Durchdringen der Corona radiata; 2. Phase: Eindringen in die Zona pellucida, Auflösung des Akrosoms; 3. Phase: Vereinigung der Zellmembranen beider Gameten [272]

Begleit|schielen: (engl.) concomitant strabismus; Strabismus concomitans; s. Strabismus.

Begleit|venen (Vena*) f pl: (engl.) accompanying veins; Venae comitantes.

Behaarung, ab|norme: s. Hypertrichose, Alopezie.

Behandlung, ex|spektative (lat. exspectare erwarten): (engl.) watchful expectancy; abwartende Behandlung während der Diagnostik*, die sich auf Diät sowie allg. Maßnahmen beschränkt, um abwendbar gefährliche Verläufe nicht zu verschleiern u. erst bei bes. Indikation od. nach Diagnosestellung z. B. in eine spezifische od. symptomatische Behandlung übergeht.

Behandlung, gnoto|biotische (gr. γνωτός bekannt; Bio-*): (engl.) gnotobiotic treatment; keimfreie Behandlung, Behandlung in kompletter Isolation; klin. relevant bei angeb. Immundefekten, b. Knochenmarktransplantationen u. einigen Malignomen (z. B. Leukämie).

Behandlung, inter|mittierende (lat. intermittere unterbrechen, aussetzen): planmäßige Behandlung m. freien Zwischenzeiten; z. B. bei Malaria u. Syphilis.

Behandlung, kon|servative (lat. conservare erhalten): (engl.) conservative treatment; nichtoperative Behandlung; i. w. S. auch schonende chir. Behandlung unter weitgehender Erhaltung von z. B. verletzten Organen od. Gliedmaßen; vgl. Methoden, invasive.

Behandlung, palliative (lat. palliatus mit einem Mantel bekleidet): (engl.) palliative treatment; lindernde Behandlung im Ggs. zur kurativen (heilenden).

Behandlungs|fehler: (engl.) treatment error; der Arzt begeht einen B., wenn er bei Diagn., Therapie od. einer sonstigen med. Maßnahme die nach d. Erkenntnissen der med. Wissenschaft unter den jeweiligen Umständen objektiv erforderl. Sorgfalt außer acht läßt, d. h. diejenige Sorgfalt, die der Verkehr von einem ordentl., pflichtgetreuen Durchschnittsarzt des Faches in d. konkreten Situation erwartet. Die übliche Sorgfalt hingegen reicht nicht aus, wenn sie den geforderten Standard nicht erreicht. Verfügt der Arzt über den zu verlangenden Standard hinaus über Spezialkenntnisse, so hat er diese einzusetzen. Soweit allgemein anerkannte Regeln der med. Wissenschaft gelten, hat d. Arzt grundsätzlich danach zu handeln. Die Methodenfreiheit besteht nur innerh. enger Grenzen. Die Anw. neuer Behandlungsmethoden verpflichtet zu gesteigerter Sorgfalt. Eine Sorgfaltspflichtverletzung begeht der Arzt, der eine Behandlung übernimmt, die sein Können überfordert (sog. Übernahmeverschulden). Der Arzt schuldet höchste Sorgfalt nicht nur während des therap. Eingriffs, sondern auch bei der Diagn., ferner stets beim Einsatz med.-techn. Geräte u. beim arbeitsteiligen Dienst. Soweit es sich um d. Zusammenarbeit gleichrangiger Ärzte handelt (horizontale Arbeitsteilung, z. B. zw. Anästhesist u. Chirurg), gilt d. Vertrauensgrundsatz. Danach darf jeder Beteiligte darauf vertrauen, daß d. Partner seine Aufgaben mit d. gebotenen Sorgfalt erfüllt, solange nicht konkrete Umstände Anlaß zu Zweifeln geben. Bei d. vertikalen Arbeitsteilung, die das hierarch. Prinzip der fachlichen Über- u. Unterordnung prägt, gilt d. Vertrauensgrundsatz nur eingeschränkt: Der leitende Arzt hat Überwachungs- u. Weisungspflichten gegenüber seinen nachgeordneten ärztl. u. nichtärztl. Mitarbeitern wahrzunehmen. Zu den Sorgfaltspflichten des Arztes gehört auch die berufliche Fortbildung.

Behandlung, spezifische: (engl.) specific treatment; Kausalbehandlung; Ther. mit Heilmitteln od. Maßnahmen, die gegen die Urs. einer Erkr. gerichtet sind.

Behandlungs|pflicht: Schlechthin besteht keine allgemeine B. des Arztes. Es gilt vielmehr d. Grundsatz der **Behandlungsfreiheit:** Der Arzt ist in d. Ausübung seines Berufes frei. Er kann die ärztl. Behandlung, wenn sie unzumutbar ist, ablehnen, insbes. dann, wenn er der Überzeugung ist, daß d. notwendige Vertrauensverhältnis zw. ihm u. dem Pat. nicht besteht. Seine Verpflichtung, gemäß § 323 c StGB in Notfällen zu helfen, bleibt hiervon unberührt (§ 1 Abs. 9 Musterberufsordnung für die deutschen Ärzte). Auch andere Gründe können d. Behandlungsfreiheit des Arztes einschränken. So trifft den Kassenarzt m. der Zulassung zur Kassenpraxis auch d. Pflicht zur Behandlung v. Sozialversicherten nach d. Vorschriften des Kassenarztrechts. Damit trägt er allerdings nicht d. Pflicht, alle Kassenpatienten, die zu ihm kommen, zu behandeln; eine gewünschte Behandlung kann er jedoch nur in begründeten Fällen ablehnen, etwa bei Überlastung. Ähnliches wie für d. Behandlungsübernahme gilt für d. Weiterbehandlung. Nach erfolgter Behandlungsübernahme (eine telefon. Konsultation ist hierfür u. U. bereits ausreichend) kann den Arzt eine Besuchspflicht treffen.

Für Krankenhäuser besteht i. R. ihrer planerischen Aufgabenstellung u. Leistungsfähigkeit eine allg. Aufnahme- u. Behandlungspflicht, sofern bei einem Pat. stationäre Behandlungsbedürftigkeit vorliegt.

Behandlung, sym|ptomatische: (engl.) symptomatic treatment; Behandlung einzelner Krankheitssymptome bei bekannter od. unbekannter verursachender Erkr., wenn keine spezif. Heilmittel verfügbar sind; vgl. Palliativa.

Behaviorismus (engl. behavior Verhalten) m: (engl.) behaviorism; (psychol.) empirisch-experimentell mit dem Modell von Reiz/Reaktionsverknüpfungen arbeitende, pragmatisch auf die Untersuchung des fremdbeobachtbaren Verhaltens gerichtete, positivistisch-psychologische Erkenntnislehre. Im Ggs. zur Ethologie* Untersuchung von Versuchstieren unter strengen Laborbedingungen (z. B. in der sog. Skinner-Box) unter Ausblendung ablenkender Variablen; vgl. Lernen, Konditionierung, Verhaltenstherapie.

Behçet-Krankheit (Hulushi B., Dermat., Istanbul, 1889-1948): (engl.) Behçet's syndrome; syn. (frz.) grande aphtose Touraine; chron.-rezidiv. Erkrankung, gekennzeichnet durch aphthös-ulzeröse Veränderungen an Mund- u. Genitalschleimhaut, langsam zur Erblindung führende Augenveränderungen (Iritis, Hypopyon u. a.), multiforme u. nodöse Erytheme, Gelenkschwellungen, Meningoenzephalitis (sog. Neuro-Behçet), Thrombophlebitiden u. a.; **Ätiol.:** unklar; möglicherweise chron. Virusinfektion od. Autoimmunkrankheit; **Diagn.:** unspezif. hyperergische Hautreaktion (Pustel, Papel) nach intrakutaner NaCl-Injektion; **Ther.:** Colchicin, Glukokortikoide, Immunsuppressiva.

Behinderung: (engl.) impairment, handicap, disability; **1.** (allg.) Bez. f. Einschränkung des Wahrnehmungs-, Denk-, Sprach-, Lern- u. Verhaltensvermögens; **2.** von der WHO in Impairment (Schädigung), Disability (Funktionsbeeinträchtigung) u. Handicap (Benachteiligung, Behinderung) differenzierter Begriff; **3.** im rechtl. Sinn die Auswirkung einer od. mehrerer regelwidriger, d. h. vom alterstyp. Zustand abweichender, Funktionsbeeinträchtigungen von mind. sechsmonatiger Dauer (§ 3 Schwerbehindertengesetz, SchwbG, in der Fassung vom 26.8.1986, BGBl. I S. 1421; dazu auch § 10 SGB I, §§ 27 ff. BVG, § 39 BSHG), die, unabhängig vom Grad der Erwerbsminderung* u. i. d. R. ohne Rücksicht auf die Urs. der B., zur Folge hat, daß der Betroffene Hilfe braucht, um diesen Zustand zu beseitigen, zu bessern, seine Verschlimmerung zu verhüten od. seine Folgen zu mindern u. um ihm einen angemessenen Platz insbes. im Arbeitsleben zu sichern (vgl. Rehabilitationsrecht). Die B. wird aufgrund der „Anhaltspunkte für die ärztliche Begutachtung Behinderter" (Bundesministerium f. Arbeit u. Sozialordnung 1983) festgestellt u. in Graden der Behinderung (Abk. GdB, § 3 Abs. 2 u. 3 SchwbG in Verbindung m. § 30 BVG) gemessen. Bei mehreren B. wird ggf. auswirkungsgemäß ein Gesamt-GdB festgestellt. Schwerbehinderte haben einen GdB von 50% u. mehr u. die diesen gleichgestellten Personen einen GdB von mind. 30%. Die jurist. Abgrenzung der B. von der Dauerkrankheit ist problematisch (vgl. §§ 53 ff SGB V). Vgl. Rehabilitation, Normalisierungsprinzip.

Behinderung, geistige: veraltete Bez. Oligophrenie, Schwachsinn; Bez. f. angeb. od. frühzeitig erworbene signifikant unterdurchschnittl. Intelligenz u. Anpassungsfähigkeit; Unterscheidung in drei Grade u. Abgrenzung von der leichten Lernbehinderung; **Vork.:** oft in Zus. mit anderen, aus der g. B. und u. U. mangelnder Behandlung resultierenden Behinderungen (s. Verhaltensstörung, Stereotypien); **Ätiol.:** angeb. Stoffwechselstörungen, Chromosomenaberrationen, Embryopathie, Fetopathie, frühkindl. Hirnschaden, Fehlen angemessener Lerninhalte, soziale Isolation; **Sympt.:** Intelligenzminderung, evtl. Störung der Affektivität u. psychomotor. Retardierung; **Ther.:** individuelle Förderung, Soziotherapie, Psychotherapie, Mototherapie. Vgl. Normalisierungsprinzip.

Behinderung, psychische: allg. Bez. f. eine chron. psych. Störung od. Erkr., aufgrund derer der Pat. als Behinderter anerkannt bzw. (bei krankheitsbedingter fehlender Einsicht) durch Attest diesem gleichgestellt werden kann.

Behr-Syn|drom I (Carl B., Ophth., Hamburg, 1874-1943) n: (engl.) optic atrophy-ataxia syndrome; syn. komplizierte, autosomal-rezessiv erbl. Optikusatrophie; **Sympt.:** beidseitige, nicht progrediente Optikusatrophie*, leichte Ataxie, geistige Behinderung, Pyramidenbahnzeichen, Dysarthrie, Inkontinenz, Hohlfüße.

Behr-Syn|drom II (↑) n: Abduzensparese* u. Parästhesie im Versorgungsgebiet des 2. Trigeminusastes bei Epipharynxtumoren*.

Bei|eier|stock: Paroophoron*.

Bei|hoden: Paradidymis*.

Bein|geschwür: s. Ulcus cruris.

Bein|längen|differenz f: (engl.) limb length discrepancy; angeb. (z. B. bei partiellem Riesenwuchs) od. erworbener (z. B. bei Lähmungen, nach Frakturen m. Beteiligung der Wachstumsfuge, Gelenkerkrankungen wie Hüftluxation, Perthes-Krankheit, Koxitis, Epiphyseolyse, Hüftkopfnekrosen) Unterschied der Beinlänge; **Folge:** Beckenschiefstand, Skoliose der Wirbelsäule, Spitzfußstellung des gesunden Beins; **Formen: 1.** echte B.: absolute Beinverkürzung, Verkürzung des Abstands Hüftkopfmitte - Mitte des oberen Sprunggelenks auf der röntg. Ganzaufnahme des Beins; **2.** scheinbare B.: z. B. bei Hüftluxation durch Verkürzung des Abstands Hüftkopf - Beckenkamm; **3.** funktionelle B.: bei Hüft- u. Kniebeugekontraktur, Adduktionskontraktur der Hüfte, Genu recurvatum; **Ther.:** abhängig von Ausmaß der B. u. Alter des Pat.; konservativ durch Schuheinlage bzw. -erhöhung, orthop. Schuhe; op. u. U. durch (komb.) Beinverlängerung od. -verkürzung.

Bein|test m: Methode zum Nachweis einer psychogenen Lähmung eines Beins am liegenden Pat.; das angebl. paretische Bein zeigt bei Hochhalten des anderen Beins gegen Widerstand die volle Kraft der unwillkürl. Abstützung auf der Unterlage.

Bein|venen|thrombose (Vena*; Thromb-*; -osis*) f: (oberflächl.) Thrombophlebitis* od. (tiefe) Phlebothrombose; s. Thrombose.

Bein|well|wurzel: Symphyti radix; die unterirdischen Teile von Symphytum officinale enthalten Allantoin u. Pyrrolizidinalkaloide; entzündungshemmende, antimitotische Wirkung, Förderung der Kallusbildung; **Verw.:** in Salben, Kataplasmen u. a. Zubereitungen zur äußeren Anw. bei Prellung, Zerrung, Verstauchung; Anw. nur auf intakter Haut u. nicht länger als 6 Wo./Jahr; **Kontraind.:** Schwangerschaft.

Bei|schild|drüsen: s. Nebenschilddrüsen.

Bei|schlaf: syn. Koitus*.

Bejel (arab.): syn. endemische Syphilis*.

Békésy-Hör|theorie (György von B., Biophysiker, Boston, 1899-1974) f: (engl.) Békésy's theory; Theorie zur Erklärung der beim Hören im Innenohr ablaufenden mechan. Prozesse; die durch Schall erzeugten Wellen in der Endolymphe wandern vom Stapes zum Helicotrema (Wanderwellentheorie) u. lenken die Basilarmembran des Corti-Organs u. die Reissner-Membran aus; entspr. ihrer Frequenz wird ein

B

Amplitudenmaximum aufgebaut (Dispersionstheorie), das nur best. Sinneszellen erregt (Einorttheorie). Schallwellen hoher Frequenzen haben ihr Maximum in der Nähe des Stapes, niedriger Frequenzen im Bereich des Helicotremas. Vgl. Helmholtz-Resonanztheorie.

BeKV: Abk. f. **Be**rufs**k**rankheiten**v**erordnung*.

Belastungs|elektro|kardio|graphie (Elektro-*; Kard-*; -graphie*) f: (engl.) exercise electrocardiography; Abk. Belastungs-EKG; Aufzeichnung eines EKG vor, während u. nach

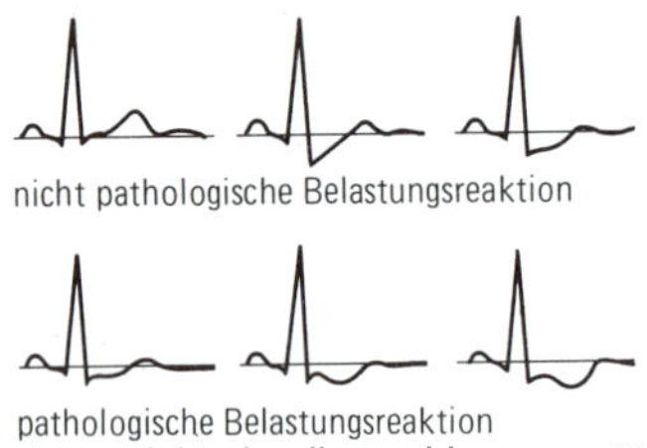

Belastungselektrokardiographie [174]

möglichst genau dosierbarer u. reproduzierbarer Belastung, meist als Fahrradergometrie (s. Ergometrie) im Sitzen od. Liegen; **Ind.:** v. a. zur Diagn. der koronaren Herzkrankheit*. Den Veränderungen der ST-Strecke im EKG kommt die diagn. größte Bedeutung zu: Deszendierende od. horizontale ST-Streckensenkungen gelten ab 0,1 mV als pathol., ab 0,2 mV als hochpathol. (Versuch ist abzubrechen). **Cave:** falschpos. Belastungs-EKG unter Digitalismedikation! **Kontraind.:** Angina* pectoris bzw. pathol. EKG-Veränderungen bereits in Ruhe, ausgeprägte Hypertonie, manifeste Herzinsuffizienz, frischer Herzinfarkt.

Belastungs|in|kontinenz (Inkontinenz*) f: s. Streßinkontinenz.

Belastungs|uro|graphie (Ur-*; -graphie*) f: (engl.) washout urography; nicht mehr gebräuchl. Form der Ausscheidungsurographie (s. Urographie) zur Feststellung v. Nierenarterienstenosen; ersetzt durch die Renovasographie*.

Beleg|knochen: (engl.) membrane bones; syn. Deckknochen; Knochen, die entwicklungsgeschichtl. aus Bindegewebe entstehen (desmale Ossifikation*); z. B. Stirn- u. Scheitelbein, Schlüsselbein; vgl. Desmocranium.

Beleg|zellen (Zelle*): s. Magen, Zellen, delomorphe.

Beleuchtung, fokale (Fokus*): (engl.) focal illumination; Untersuchungsmethode für die vorderen Teile des Auges m. schmalem Lichtbündel od. -punkt, die mit Hilfe einer seitl. aufgestellten Lampe u. einer starken Konvexlinse (13 dpt) erzeugt werden.

Beleuchtungs|stärke: (engl.) luminous intensity; Formelzeichen E; Maß f. den auftreffenden Lichtstrom* (in lm) pro Fläche (in m^2); abgeleitete SI-Einheit: Lux (Abk. lx).

Bella|donna f: s. Atropa belladonna.

Bell-Lähmung (Sir Charles B., Chir., London, 1774-1842): periphere, idiopathische Fazialislähmung*.

Bell-Magendie-Regel (↑; François M., Physiol., Paris, 1783-1855): (engl.) Bell-Magendie law; die überwiegende Mehrzahl der sensiblen afferenten Bahnen tritt durch d. hinteren Wurzeln der Spinalnerven* in d. Rückenmark ein, die der motor. efferenten Bahnen durch d. vorderen Wurzeln aus.

Bellocq-Tamponade (Jean-Jacques B., Chir., Paris, 1730-1807) f: auch Choanaltamponade; hintere Nasentamponade bei Epistaxis* mit Blutungsquelle in den hinteren Nasenabschnitten, in

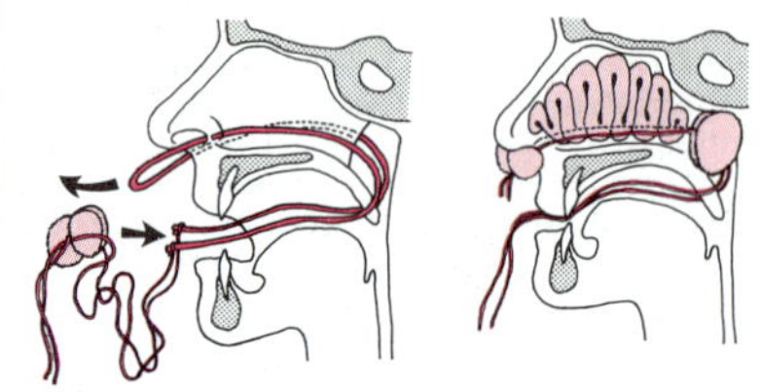
Bellocq-Tamponade [35]

Komb. mit vorderer Nasentamponade*; Einführen eines Gaze- od. Schaumstofftampons vom Mund aus möglichst in Intubationsnarkose (s. Abb.); **Kompl.:** Drucknekrosen; zur Vermeidung aszendierender Inf. (z. B. Otitis media, Sinusitis) stets Antibiotikaprophylaxe. Einfacher u. für den Pat. weniger belastend ist die Tamponade unter Verw. eines Ballonkatheters*.

Bell-Phänomen (Sir Charles B., Chir., London, 1774-1842) n: (engl.) Bell's phenomenon; Offenbleiben der Lidspalte der gelähmten Gesichtsseite bei peripherer Fazialislähmung* beim Versuch, das Auge zu schließen; die physiol. Rotation des Bulbus oculi nach oben wird dabei sichtbar.

Bemetizid (INN) n: 6-Chlor-3,4-dihydro-3-(1-phenylethyl)-2-H-1,2,4-benzothiadiazin-7-sulfonamid-1,1-dioxid (IUPAC); Benzothiadiazinderivat, Thiaziddiuretikum; Verw.: in Komb. mit Triamteren* als Antihypertensivum.

Bence-Jones-Plasmo|zytom (Henry B.-J., Arzt, London, 1813-1873; -plasma*; Zyt-*; -om*) n: sehr seltene Form des Plasmozytoms* mit Bildung eines ausschließl. aus leichten Ketten der Immunglobuline bestehenden niedermolekularen Paraproteins, Bence*-Jones-Proteinurie u. häufig früher Nierenschädigung.

Bence-Jones-Protein|urie (↑; Prot-*; Ur-*) f: (engl.) Bence Jones proteinuria; Ausscheidung niedermolekularer Paraproteine* im Urin (leichte Ketten der Immunglobuline*, MG 22 000); Nachweis im Urin durch Immunelektrophorese*; **Vork.:** bei ca. 60-70% der Pat. mit Plasmozytom*; **Kompl.:** progrediente Niereninsuffizienz* inf. Glomerulosklerose u. Verlegung der distalen Tubuli durch präzipitierte Paraproteine.

Ben|cyclan (INN) n: 3-[(1-Benzyl-cycloheptyl)-oxy]-N-N-dimethylpropylamin (IUPAC); peripherer Vasodilatator; Verw.: bei der Behandlung peripherer u. zentraler Durchblutungsstörungen.

Bendro|flume|thiazid (INN) n: 3-Benzyl-6-trifluormethyl-3,4-dihydro-2H-1,2,4-benzothiadiazin-7-sulfonamid-1,1-dioxid (IUPAC); Benzothiadiazinderivat, mit Chlorothiazid vergleichbares Thiaziddiuretikum; Verw.: s. Diuretika.

Benedikt-Syn|drom (Moritz B., Neurol., Wien, 1835-1920) n: s. Hirnstammsyndrome (Tab.).

Benfoti|amin (INN) n: S-Benzoylthiamin-O-monophosphat (IUPAC); lipidlösl. Thiaminderivat; s. Thiamin.

benignus (lat.): gutartig, benigne.

Bennett-Luxations|fraktur (Edward H. B., Chir., Dublin, 1837-1907; Luxation*; Fraktur*) **f:** (engl.) Bennett's fracture; Luxationsfraktur des ersten Mittelhandknochens; der adduzierte Daumen wird in seiner Längsachse gestaucht, so daß eine Fraktur an d. Basis des ersten Mittelhandknochens entsteht. Der Schaft wird durch Zug des M. abductor pollicis longus nach proximal-radial verrenkt, während ein dreieckiges Stück an seiner normalen Stelle am ulnaren Rand der Basis bleibt (s. Abb.). **Ther.:** Reposition durch Abduktion des Daumens, Gipsverband in dieser Stellung u. Röntgenkontrolle; bei nicht stufenloser Reposition op. Versorgung (Verschraubung,

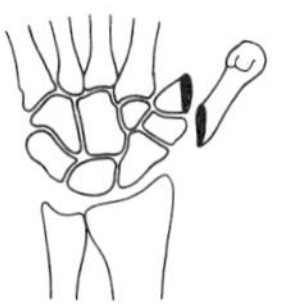

Bennett-Luxationsfraktur [223]

Kirschner-Drahtspickung). Vgl. Mittelhandfraktur.

Benninghoff-Spann|muskeln (Alfred B., Anat., Kiel, Marburg, 1890-1953; Musculus*)**:** (engl.) aortic tensors; glatte Muskelbündel in d. Media der Aorta, die die Wandspannung regulieren.

Benommenheit: (engl.) dizziness; leichte Form der quant. Bewußtseinsstörung* mit verlangsamtem Denken, Handeln, erschwerter Orientierung usw.

Benorilat (INN) **n:** 4-Acetamidophenyl-O-acetylsalicylat (IUPAC); ein Acetylsalicylsäureester des Paracetamols*; Verw.: s. Antiphlogistika, nichtsteroidale.

Ben|peridol (INN) **n:** 4-[4-(2-Oxo-1-benzimidazolinyl)-piperidino]-4′-fluorbutyrophenon (IUPAC); Butyrophenonderivat, das die prä- u. postsynapt. Dopaminrezeptoren blockiert; Verw.: s. Neuroleptika.

Ben|properin (INN) **n:** 1-[2-(2-Benzylphenoxy)-1-methylethyl]-piperidin (IUPAC); Antitussivum, dem periphere u. zentrale Wirkungen zugeschrieben werden.

Ben|serazid (INN) **n:** D,L-Serin-2-(2,3,4-trihydroxybenzyl)-hydrazid (IUPAC); DOPA-Decarboxylasehemmstoff, der die Umwandlung von DOPA (s. 3,4-Dihydroxyphenylalanin) in Dopamin in der Peripherie verhindert mit der Folge höherer Konz. von DOPA im Blut; Verw.: Antiparkinsonmittel.

Ben|tiamin (INN) **n:** Dibenzoylthiamin (IUPAC); lipophiles Thiaminderivat; s. Thiamin.

Bentley-Filter: s. Bluttransfusionsfilter.

Benz|alkonium|chlorid (INN) **n:** Alkylbenzyldimethylammoniumchlorid (IUPAC); quarternäre Ammoniumverbindung (Invertseife) mit oberflächendesinfizierender Eigenschaft gegen Bakterien; Verw.: Antiseptikum, Desinfektionsmittel.

Benzaron (INN) **n:** (2-Ethyl-3-benzofuranyl)-(4-hydroxyphenyl)-keton (IUPAC); Benzofuranderivat mit antihämorrhag. u. antiphlogist. Wirkung; Verw.: zur Behandlung peripherer venöser Insuffizienz.

Benz|atropin (INN) **n:** Tropinbenzhydrylether; Anticholinergikum mit antimuscarinartiger Wirkung; **Verw.:** Antiparkinsonmittel; **NW:** zentralnervöse Störungen, Tachykardie u. a.; **Kontraind.:** Engwinkelglaukom, Blasenentleerungsstörungen mit Restharnbildung u. a.

Benz|bromaron (INN) **n:** (2-Ethyl-3-benzofuranyl)-(3,5-dibrom-4-hydroxyphenyl)-keton (IUPAC); Urikosurikum, das wahrscheinl. die Harnsäureresorption im Nierentubulus hemmt; **Verw.:** bei Hyperurikämie u. Gicht; **NW:** Übelkeit, Erbrechen, Völlegefühl, initial möglicher Gichtanfall, selten allerg. Reaktionen, Kopfschmerz u. a.; **Kontraind.:** Nierensteindiathese, Niereninsuffizienz.

B-En|zephalitis, japanische (Enkephal-*; -itis*) **f:** (engl.) Japanese B encephalitis; syn. Encephalitis japonica; im ostasiat. Raum verbreitete, zu den Arbovirosen* gehörende, akute Inf. des ZNS; **Err.:** japanische Enzephalitisviren (JBE, JEE) des Genus Flavivirus* der Togaviridae*; Übertragung durch Reisfeldmücke (Culex); **Klin.:** Fieber, Kopfschmerz, Meningitis bis schwere Enzephalitis; Letalität 20-50%; Residualschäden (postenzephalit. Paresen); **Proph.** durch inaktivierte Impfstoffe. Vgl. FSME.

Benz|ethonium|chlorid (INN) **n:** Benzyl-dimethyl-(2-{2-[4-(1,1,3,3-tetramethylbutyl)phenoxy]ethoxy}-ethyl)ammoniumchlorid (IUPAC); quarternäre Ammoniumverbindung mit oberflächendesinfizierender Eigenschaft; Verw.: Antiseptikum, Desinfektionsmittel.

Benzidin n: $H_2N \cdot C_6H_4 \cdot C_6H_4 \cdot NH_2$; karzinogene Substanz, Stammsubstanz wichtiger Farbstoffe (z. B. Kongorot); Verw. als Reagens zum Blutnachweis.

Benzidin-Kupfer|azetat-Probe: (engl.) benzidine cupric acetate test; Probe zum Nachw. v. Blausäurespuren in d. Luft; mit d. Reagens getränktes Filtrierpapier wird im positiven Fall innerh. von 7 Sek. blau; Chlor u. Stickoxide ergeben falschpositive Reaktion.

Benzidin|probe: (engl.) benzidine test; qual. Blutnachweis in Stuhl, Urin u. Liquor cerebrospinalis, der auf der peroxidatischen Wirkung des Hämoglobins u. der Oxidation von Benzidin zu Benzidinblau beruht.

Benz|nidazol (INNv) **n:** Imidazolderivat zur Behandlung der Chagas*-Krankheit.

Benzo|cain (INN) **n:** Ethyl-p-aminobenzoat (IUPAC); Oberflächenanästhetikum vom Estertyp; **Verw.:** zur lokalen kurzfristigen Schmerzlinderung bei Schmerzen im Analbereich, Pruritus, Sonnenbrand, kleineren Brandwunden usw.; **NW:** selten Überempfindlichkeitsreaktionen.

Benzo|diazepin|derivate n pl: Psychopharmaka aus der Gruppe der Tranquilizer* mit anxiolytischer, sedativer, muskelrelaxierender u. antikonvulsiver Wirkung; **Verw.:** bei Angst- u. Spannungszuständen, Schlafstörungen; in der Anästhesie z. B. zur Prämedikation; in der Neurologie als Antikonvulsiva, Muskelrelaxanzien u. a.; **Substanzen:** Alprazolam, Bromazepam, Camazepam, Chlordiazepoxid, Clobazam, Clotiazepam, Diazepam, Dikaliumclorazepat, Flunitrazepam, Flurazepam, Ketazolam, Lorazepam, Medazepam, Oxazepam, Oxazolam, Prazepam, Tetrazepam; **NW:** allg. Apathie, Schläfrigkeit, anterograde Amnesie, Verwirrtheit u. a., ferner sog. paradoxe Phänomene wie Euphorie, Agitiertheit, Schlaflosigkeit u. Erregung; nach abruptem Absetzen können als Entzugssymptome Erbrechen,

B

Kopfschmerz, Unruhe, Tremor, selten Krampfanfälle u. a. auftreten. **Kontraind.:** Myasthenia gravis pseudoparalytica, Schlafapnoesyndrom, spinale u. zerebellare Ataxien, akute Vergiftung mit Alkohol od. zentral dämpfenden Pharmaka. **Cave:** Der Gebrauch von B. kann zur Abhängigkeit* führen! Antagonist: z. B. Flumazenil*.

Benzoe|säure: (engl.) benzoic acid; Acidum benzoicum (C_6H_5COOH); fungizides u. bakterizides Konservierungsmittel u. Antiseptikum, Ausgangsstoff wichtiger Lokalanästhetika; s. Konservierung.

Benzol n: (engl.) benzol, benzene; Benzen, C_6H_6; leicht entzündl., wasserhelle, giftige Flüssigkeit, Grundkörper der aromatischen Verbindungen*, die sich vom B. durch Ersatz v. H-Atomen durch Nitro-, Sulfo-, Carboxylgruppen usw.

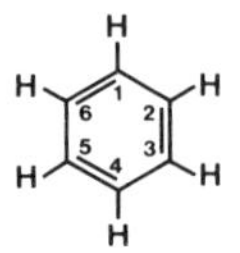

Benzol

ableiten. Die C-Atome des Benzols sind in einem Sechserring angeordnet (Benzolring, Benzolkern). Die sechs H-Atome sind gleichwertig, es kann somit keine isomeren Monosubstitutionsprodukte geben. Bei d. Disubstitutionsprodukten treten jeweils drei Isomere auf. Man bezeichnet d. Stellung 1,2 (1,6) als **Ortho**-Stellung, 1,3 (1,5) als **Meta**-Stellung u. 1,4 als **Para**-Stellung.

Benzol|vergiftung: (engl.) benzene poisoning; Intox. mit Benzol, z. B. durch Inhalation; Sympt.: bei akuter Intox. Rauschzustand, u. U. Koma, zentrale Atemlähmung, Herzrhythmusstörungen (Letaldosis 0,2 g/kg Körpergewicht); Ther.: Aktivkohle u. Paraffinöl (verminderte Resorption); Sympt. bei chron. Intox.: Kopfschmerz, Schwindel, Erbrechen, Blutungsneigung durch Panmyelopathien, später auch Hämoblastosen wie Leukämien; BK nach Nr. 1303 der BeKV.

Benzo|thia|diazin|derivate n pl: Kurzbez. Thiazide*.

Benz|oxonium|chlorid (INN) n: N-Benzyl-N-dodecyl-bis-(β-hydroxyethyl)-ammonium-hydroxid (IUPAC); quarternäre Ammoniumverbindung mit oberflächendesinfizierender Eigenschaft; Verw.: Antiseptikum, Desinfektionsmittel.

Benzoyl|per|oxid n: syn. Benzoylsuperoxid, Dibenzoylperoxid; Substanz mit keratolyt. Eigenschaft; Verw.: topisch als Keratolytikum (Aknemittel), als Bleichmittel.

Benzpyren n: s. Karzinogene.

Benzyd|amin (INN) n: 1-Benzyl-3-(3-dimethylaminopropoxy)-1H-indazol (IUPAC); Antiphlogistikum mit analget. Eigenschaft; Verw.: bei schmerzhaften Entzündungen u. Schwellungen

Benzyl|alkohol (INN) m: syn. Phenylcarbinol, α-Hydroxytoluol, Phenylmethanol; Verw.: Desinfektionsmittel, insbes. zur Haut- u. Händedesinfektion.

Benzyl|benzoat n: Benzoesäurebenzylester; Verw.: als Lösungsmittel in Chemikalien, med. als Antiscabiosum, Hilfsstoff zur Konservierung.

Benzyl|nicotinat n: Nicotinsäurebenzylester; Verw.: s. Nicotinsäure.

Benzyl|peni|cillin (INN) n: 3,3-Dimethyl-7-oxo-6-[(phenylacetyl)amido]-4-thia-1-azabicyclo[3,2,0]heptan-2-säure (IUPAC); syn. Penizillin G; s. Penizilline.

Benzyl|peni|cillin-Benz|athin (INN) n: N,N'-Dibenzylethylendiaminsalz von Benzylpenicillin (IUPAC); syn. Benzathin-Penizillin G, Benzathin-Benzylpenicillin; Depotform des Penizillin G; s. Penizilline.

Benzyl|peni|cillin-Clemizol (INN) n: Verbindung von Benzylpenicillin mit Clemizol; Depotform des Penizillin G; s. Penizilline.

Benzyl|peni|cillin-Pro|cain n: Salz des Benzylpenicillins mit Procain*; Depotform des Penizillins G; s. Penizilline.

Beobachtung: (engl.) observation; (soziol.) planmäßige Erfassung sinnlich wahrnehmbarer Vorgänge u. Umstände; im Ggs. zu anderen Datenerhebungsverfahren wie Interview* u. Experiment verhält sich der Beobachter weitgehend rezeptiv, greift nicht steuernd in das beobachtete soziale Geschehen ein u. vermeidet, durch verbale u. nonverbale Reize best. Reaktionen auszulösen. **Formen: 1.** teilnehmende B., bei der der Beobachter die Rolle eines regulären Mitglieds der beobachteten sozialen Situation einnimmt; **2.** nichtteilnehmende B. mit einer Position außerh. des Handlungsablaufs. Beide Verfahren können jeweils kontrolliert (unter Anleitung durch einen Beobachtungsplan) od. unkontrolliert (der Beobachter fühlt sich nur der allg. gestellten Untersuchungsfrage verpflichtet) ablaufen.

Berardinelli-Seip-Syn|drom (W. B., Endokrinol., Rio de Janeiro, 1903-1956; M. S., Päd., Oslo, geb. 1921) n: (engl.) congenital lipoatrophic diabetes; syn. progressive Lipodystrophie; autosomal-rezessiv erbl., hormonell-metabolische Erkr. mit hypothalamischer bzw. hypophysärer Störung; **Klin.:** Manifestation im frühen Kindesalter; Hochwuchs mit athlet. Konstitution u. Muskelhypertrophie; polyzystische Ovarien, Hyperlipidämie, Lipodystrophie, Hepatosplenomegalie, akzelerierte Knochenentwicklung, insulinresistenter, aketotischer Diabetes mellitus; **DD:** Leprechaunismus*.

Beratung, genetische (Gen*): (engl.) genetic counselling; Beratungsprozeß zw. Eltern u. Arzt mit dem Ziel, den Eltern eine individuelle Hilfe bei der Entscheidung zu bieten, bei einem Risiko für das gewünschte Kind entw. auf eigene Kinder zu verzichten (ggf. eine heterologe Insemination* vornehmen zu lassen bzw. ein Kind zu adoptieren) od. das Risiko zu akzeptieren. Unter Berücksichtigung von familienanamnest. Daten bzgl. angeb. Fehlbildungen, genetischer Krankheiten sowie nichterblicher Krankheitsbilder, der Mendel*-Gesetze, der exakten bzw. empirischen Erkrankungswahrscheinlichkeiten, der Prognose v. a. seltener Krankheitsbilder, der möglichen diagn. u. (häufig geringen) therap. Maßnahmen sind insbes. die Vielzahl der genetischen Krankheiten (z. Z. sind ca. 5000 monogenetische Krankheitsbilder bekannt) u. die unterschiedliche soziale u. med. Situation der zu Beratenden (z. B. Herkunft, Überzeugungen, Ausbildung u. Qualifikation, Religionszugehörigkeit, Vorurteile, aber auch fortgeschrittenes Alter u. a.) in Betracht zu ziehen. Vgl. Risikofamilien, genetische; Pränataldiagnostik; Blutsverwandtschaft.

Beratungs|ergebnis: in der Allgemeinmedizin verwendete Sammelbez. f. Klassifizierungen od. Diagnosen der Krankheitsfälle nach ärztl. Beratung.

Beratungs|ursache: allgemeinmed. Bez. f. eine gesundheitliche Störung, die den Pat. zum Arztbesuch veranlaßt u. nicht mit den objektivierbaren Veränderungen übereinstimmen muß.

Bereitschafts|potential n: (engl.) readiness potential; (neurophysiol.) über dem Schädel vor Ausführung einer Bewegung elektroenzephalographisch ableitbares ansteigendes neg. Potential, das mit dem Entwurf eines Bewegungsprogramms im motor. Kortex in Zus. steht. Vgl. Erwartungspotential.

Berg|arbeiter|nystagmus (Nystagmus*) m: s. Nystagmus.

Berger-Ef|fekt (Hans B., Psychiater, Jena, 1873-1941) m: Aktivierung von Alphawellen in der Elektroenzephalographie* bei Augenschluß (Off-Effekt) u. Verminderung derselben bei Augenöffnen (On-Effekt).

Berger-Nephritis (Nephr-*; -itis*) f: syn. IgA-Nephropathie; s. Glomerulopathie.

Berger-Rhythmus (Hans B., Psychiater, Jena, 1873-1941) m: (engl.) Berger rhythm, alpha rhythm; Bez. f. Alphawellen in der Elektroenzephalographie*.

Berg|krankheit: (engl.) altitude sickness; syn. Höhenkrankheit; Oberbegriff für psychische u. physische Symptome, die bei Aufenthalt in Höhen ab ca. 3000 m auftreten können u. wahrscheinl. durch Hypoxie* bedingt sind; **Sympt.:** Kopfschmerz, Reizbarkeit, Erbrechen u. Übelkeit, Schlaflosigkeit, Atemnot, evtl. Bewußtseinsstörungen. Die Sympt. treten in Abhängigkeit von Akklimatisation u. Geschwindigkeit des Aufstiegs auf. Vgl. Höhenreaktion, Monge-Krankheit, Höhenlungenödem.

Bergonié-Tribondeau-Gesetz (Jean Alban B., Radiol., Bordeaux, 1857-1925; L. M. T., Radiol., 1872-1918): (engl.) Bergonié-Tribondeau law; Zellen mit schneller Proliferation u. niedrigem Differenzierungsgrad reagieren empfindlicher auf ionisierende Strahlung als Zellen mit langsamer Proliferation u. hohem Differenzierungsgrad. Vgl. Strahlensensibilität.

Bergstrand-Syn|drom (Hilding B., Pathol., Stockholm, geb. 1886) n: syn. Osteoidosteom*.

Beriberi f: Thiamin-Mangelkrankheit insbes. inf. ausschließlicher Ernährung mit maschinell geschältem u. poliertem Reis; früher vorwiegend in Plantagen, Minen u. Gefängnissen Südost- u. Ostasiens, in Europa gelegentlich im Winter bei ausschließl. Ernährung mit weißem Mehl; **Klin.: 1.** akute Säuglingsberiberi bei brustgestillten Kindern von Müttern mit Thiaminmangel, führt zur akuten Herzinsuffizienz (häufig mit letalem Ausgang); **2.** chron. B., charakterisiert durch Ödeme, periphere Nervenlähmung u. Herzinsuffizienz; **3.** zerebrale B. (neurol. Symptomatik, Wernicke-Enzephalopathie), häufig auch als Kompl. der chron. Alkoholkrankheit. Vgl. Avitaminosen, tropische.

Berkelium n: Symbol Bk, OZ 97, rel. Atommasse 247; zur Gruppe der Actinoide* gehörendes chem. Element.

Berliner-Blau-Re|aktion f: (engl.) berlin-blue reaction; Reaktion zum Nachweis von Eisen; **Prinzip:** Mit Kaliumhexacyanoferrat(II) entsteht bei Anwesenheit von Ferrisalzen das Eisen(III)-Salz der Hexacyanoeisen(II)-Säure. Blut- od. Knochenmarkausstriche werden mit Kaliumhexacyanoferrat-Salzsäurelösung überschichtet. In den rötl. gefärbten Zellen sind die blauen Eisengranula z. B. in den Erythrozyten (sog. Siderozyten) od. Erythroblasten (sog. Sideroblasten), aber auch in anderen Zellen gut sichtbar (s. Abb.). Mit der gleichen Reaktion (andere Technik) auch Eisennachweis in den Herzfehlerzellen* möglich.

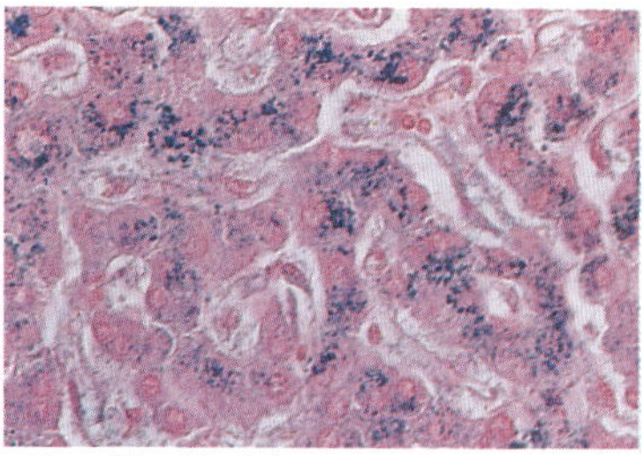

Berliner-Blau-Reaktion: Siderose der Leber (Leberhistologie) [62]

Berlin-Ödem (Rudolf B., Ophth., Rostock, 1833-1897; Ödem*) n: (engl.) Berlin's oedema; grau-weißliche Verfärbung der zentralen od. peripheren Retina nach stumpfem Augentrauma (Contusio* bulbi); kein echtes Ödem, sondern Verfärbung durch Untergang der Außenglieder der Photorezeptoren; führt zu vorübergehender, selten bleibender Sehschärfenminderung; mögl. Spätfolgen: Netzhautlöcher.

Berloque-Dermatitis (frz. berloque Uhrkettenanhänger; Derm-*; -itis*) f: s. Lichtdermatosen.

Bernard-Soulier-Syn|drom (Claude B., Physiol., Paris, 1813-1878; J. P. S., frz. Hämat., geb. 1913) n: syn. makrothrombozytäre Thrombopathie*.

Bernhardt-Formel: (engl.) Bernhardt's formula; Formel zur Berechnung des Normalgewichts (Körperlänge multipliziert mit dem mittleren Brustumfang geteilt durch 240); vgl. Broca-Formel, Körpergewicht.

Bernheim-Syn|drom (Bertram M. B., Chir., Nordamerika, geb. 1880) n: Rechtsherzinsuffizienz* durch rechtskonvexe Vorwölbung der hypertrophen Kammerscheidewand inf. linksseitiger Herzerkrankungen (Aortenstenose u. -isthmusstenose, art. Hypertonie); dadurch soll es z. Verengung des re. Ventrikels mit Störung der Hämodynamik im art. System ohne Lungenstauung kommen.

Bernoulli-Gleichung: in idealen Flüssigkeiten od. Gasen ist die Summe aus stat. Druck, dynam. Druck u. Schweredruck konstant u. gleich dem Gesamtdruck.

Bernstein|säure: (engl.) succinic acid; $HOOC \cdot CH_2 \cdot CH_2 \cdot COOH$, eine zweibasige Säure (Salze: Succinate); in Pflanzen, tier. und menschl. Körperzellen als Stoffwechselintermediärprodukt des Fett- u. Kohlenhydratstoffwechsels vorkommend. Die in allen Zellen vorhandene Succinodehydrogenase dehydriert B. zu Fumarsäure*. Vgl. Zitronensäurezyklus.

Bertiella f: Bandwurmgattung (Cestodes*); Affenparasit; beim Menschen seltenes Vork. von B. studeri (50 cm lang) in Afrika u. Asien.

Berufs|ekzem (Ekzem-*) n: s. Berufskrankheiten.

Berufs|geheimnis: s. Schweigepflicht.

Berufs|genossenschaften: Träger der gesetzlichen Unfallversicherung; s. Unfallversicherung.

B

Berufs|gericht: s. Ärztekammer.

Berufs|krankheiten: (engl.) occupational diseases; durch Arbeitsweise u. Herstellungsverfahren, Schadstoff-, Lärm- od. Strahlenbelastung, Infektionserreger u. sonstige chem., physik. od. andere Einwirkungen am Arbeitsplatz verursachte, meist chron. Erkrankungen. Ein Teil der B. gilt als Arbeitsunfall i. S. der gesetzlichen Unfallversicherung (entschädigungspflichtig). Vgl. Berufskrankheitenverordnung.

Berufs|krankheiten|verordnung: Abk. BeKV; vom 20.6.1968 (BGBl. I S. 721), zuletzt geändert mit der Änderungsverordnung vom 22.3.1988 (BGBl. I S. 400), enthält in Anlage I eine Auflistung der vom Arbeitgeber od. durch den feststellenden Arzt anzuzeigenden u. entschädigungspflichtigen Berufskrankheiten* (s. Tab.). Vgl. Unfallversicherung.

Berufs|ordnung: s. Ärztekammer.

Berufs|unfähigkeit: (engl.) occupational disability; besteht nach § 1246 der Reichsversicherungsordnung (RVO) u. analogen Gesetzen bei einem Versicherten in der gesetzlichen Rentenversicherung (GRV), wenn dessen Erwerbsfähigkeit durch Krankheit od. andere körperl. od. geistige Störungen (Gebrechen od. Schwäche) auf weniger als die Hälfte der Erwerbsfähigkeit eines gesunden Versicherten mit ähnl. Ausbildung u. gleichwertigen Kenntnissen u. Fähigkeiten abgesunken ist. Beim Vorliegen von B. besteht An-

Berufskrankheitenverordnung
Liste der Berufskrankheiten in der Fassung vom 22. 3. 1988

BeKV-Nr.	Krankheiten
1	**Durch chemische Einwirkungen verursachte Krankheiten**
11	**Metalle oder Metalloide**
1101	Erkrankungen durch Blei oder seine Verbindungen[1]
1102	Erkrankungen durch Quecksilber oder seine Verbindungen[1]
1103	Erkrankungen durch Chrom oder seine Verbindungen[1]
1104	Erkrankungen durch Cadmium oder seine Verbindungen[1]
1105	Erkrankungen durch Mangan oder seine Verbindungen[1]
1106	Erkrankungen durch Thallium oder seine Verbindungen[1]
1107	Erkrankungen durch Vanadium oder seine Verbindungen[1]
1108	Erkrankungen durch Arsen oder seine Verbindungen[1]
1109	Erkrankungen durch Phosphor oder seine anorganischen Verbindungen[1]
1110	Erkrankungen durch Beryllium oder seine Verbindungen[1]
12	**Erstickungsgase**
1201	Erkrankungen durch Kohlenmonoxid[1]
1202	Erkrankungen durch Schwefelwasserstoff[1]
13	**Lösemittel, Schädlingsbekämpfungsmittel (Pestizide) u. a. chem. Stoffe**
1301	Schleimhautveränderungen, Krebs oder andere Neubildungen der Harnwege durch aromatische Amine
1302	Erkrankungen durch Halogenkohlenwasserstoffe
1303	Erkrankungen durch Benzol oder seine Homologe[1]
1304	Erkrankungen durch Nitro- oder Aminoverbindungen des Benzols oder seiner Homologe oder ihrer Abkömmlinge[1]
1305	Erkrankungen durch Schwefelkohlenstoff[1]
1306	Erkrankungen durch Methylalkohol (Methanol)[1]
1307	Erkrankungen durch organische Phosphorverbindungen[1]
1308	Erkrankungen durch Fluor oder seine Verbindungen[1]
1309	Erkrankungen durch Salpetersäureester[1]
1310	Erkrankungen durch halogenierte Alkyl-, Aryl- oder Alkylaryloxide
1311	Erkrankungen durch halogenierte Alkyl-, Aryl- oder Alkylarylsulfide
1312	Erkrankungen der Zähne durch Säuren
1313	Hornhautschädigungen des Auges durch Benzochinon
1314	Erkrankungen durch Para-tertiär-Butylphenol
2	**Durch physikalische Einwirkungen verursachte Krankheiten**
21	**Mechanische Einwirkungen**
2101	Erkrankungen der Sehnenscheiden oder des Sehnengleitgewebes sowie der Sehnen- oder Muskelansätze, die zur Unterlassung aller Tätigkeiten gezwungen haben, die für die Entstehung, die Verschlimmerung oder das Wiederaufleben der Krankheit ursächlich waren oder sein können
2102	Meniskusschäden nach mehrjährigen andauernden od. häufig wiederkehrenden, die Kniegelenke überdurchschnittlich belastenden Tätigkeiten
2103	Erkrankungen durch Erschütterung bei Arbeit mit Druckluftwerkzeugen oder gleichartig wirkenden Werkzeugen oder Maschinen
2104	vibrationsbedingte Durchblutungsstörungen an den Händen, die zur Unterlas-

(Fortsetzung nächste Seite)

Berufskrankheitenverordnung (Fortsetzung)
Liste der Berufskrankheiten in der Fassung vom 22. 3. 1988

BeKV-Nr.	Krankheiten
	sung aller Tätigkeiten gezwungen haben, die für die Entstehung, die Verschlimmerung oder das Wiederaufleben der Krankheit ursächlich waren oder sein können
2105	chronische Erkrankungen der Schleimbeutel durch ständigen Druck
2106	Drucklähmungen der Nerven
2107	Abrißbrüche der Wirbelfortsätze
22	**Druckluft**
2201	Erkrankungen durch Arbeit in Druckluft
23	**Lärm**
2301	Lärmschwerhörigkeit
24	**Strahlen**
2401	grauer Star durch Wärmestrahlung
2402	Erkrankungen durch ionisierende Strahlen
3	**Durch Infektionserreger oder Parasiten verursachte Krankheiten sowie Tropenkrankheiten**
3101	Infektionskrankheiten, wenn der Versicherte im Gesundheitsdienst, in der Wohlfahrtspflege oder in einem Laboratorium tätig oder durch eine andere Tätigkeit der Infektionsgefahr in ähnlichem Maße besonders ausgesetzt war
3102	von Tieren auf Menschen übertragbare Krankheiten
3103	Wurmkrankheit der Bergleute, verursacht durch Ankylostoma duodenale oder Strongyloides stercoralis
3104	Tropenkrankheiten, Fleckfieber
4	**Erkrankungen der Atemwege und der Lungen, des Rippenfells und Bauchfells**
41	**Erkrankungen durch anorganische Stäube**
4101	Quarzstaublungenerkrankung (Silikose)
4102	Quarzstaublungenerkrankung in Verbindung mit aktiver Lungentuberkulose (Silikotuberkulose)
4103	Asbeststaublungenerkrankung (Asbestose) oder durch Asbeststaub verursachte Erkrankung der Pleura
4104	Lungenkrebs in Verbindung mit Asbeststaublungenerkrankung (Asbestose) oder mit durch Asbeststaub verursachter Erkrankung der Pleura
4105	durch Asbest verursachtes Mesotheliom des Rippenfells und des Bauchfells
4106	Erkrankungen der tieferen Atemwege und der Lungen durch Aluminium oder seine Verbindungen
4107	Erkrankungen an Lungenfibrose durch Metallstäube bei der Herstellung oder Verarbeitung von Hartmetallen
4108	Erkrankungen der tieferen Atemwege und der Lungen durch Thomasmehl (Thomasphosphat)
4109	bösartige Neubildungen der Atemwege und der Lungen durch Nickel oder seine Verbindungen
4110	bösartige Neubildungen der Atemwege und der Lungen durch Kokereirohgase
42	**Erkrankungen durch organische Stäube**
4201	exogen-allergische Alveolitis
4202	Erkrankungen der tieferen Atemwege und der Lungen durch Rohbaumwoll-, Rohflachs- oder Rohhanfstaub (Byssinose)
4203	Adenokarzinome der Nasenhaupt- und Nasennebenhöhlen durch Stäube von Eichen- oder Buchenholz
43	**Obstruktive Atemwegerkrankungen**
4301	durch allergisierende Stoffe verursachte obstruktive Atemwegerkrankungen (einschließlich Rhinopathie), die zur Unterlassung aller Tätigkeiten gezwungen haben, die für die Entstehung, die Verschlimmerung oder das Wiederaufleben der Krankheit ursächlich waren oder sein können
4302	durch chemisch-irritativ oder toxisch wirkende Stoffe verursachte obstruktive Atemwegerkrankungen, die zur Unterlassung aller Tätigkeiten gezwungen haben, die für die Entstehung, die Verschlimmerung oder das Wiederaufleben der Krankheit ursächlich waren oder sein können

(Fortsetzung nächste Seite)

Berufskrankheitenverordnung (Fortsetzung)
Liste der Berufskrankheiten in der Fassung vom 22. 3. 1988

B

BeKV-Nr.	Krankheiten
5	**Hautkrankheiten**
5101	schwere oder wiederholt rückfällige Hauterkrankungen, die zur Unterlassung aller Tätigkeiten gezwungen haben, die für die Entstehung, die Verschlimmerung oder das Wiederaufleben der Krankheit ursächlich waren oder sein können
5102	Hautkrebs oder zur Krebsbildung neigende Hautveränderungen durch Ruß, Rohparaffin, Teer, Anthrazen, Pech oder ähnliche Stoffe
6	**Krankheiten sonstiger Ursache**
6101	Augenzittern der Bergleute

[1] Zu den Nummern 1101 bis 1110, 1201 und 1202, 1303 bis 1309: ausgenommen sind Hauterkrankungen. Diese gelten als Krankheiten im Sinne dieser Anlage zur BeKV nur insoweit, als sie Erscheinungen einer Allgemeinerkrankung sind, die durch Aufnahme der schädigenden Stoffe in den Körper verursacht werden oder gemäß Nummer 5101 zu entschädigen sind.

spruch auf eine Berufsunfähigkeitsrente, od. es kann eine Maßnahme der med., beruflichen od. sozialen Rehabilitation genehmigt werden. Vgl. Arbeitsunfähigkeit, Erwerbsunfähigkeit.

Berylliose (Beryllium*; -osis*) f: (engl.) berylliosis; Erkr. des Atemtrakts durch Inhalation von Beryllium* u. seinen Verbindungen; **Formen: 1.** akute B.: nach Std. bis Tagen auftretende entzündl. Reaktion mit Nasopharyngitis, Tracheobronchitis u. tox. Pneumonie; schweres, z. T. lebensbedrohl. Krankheitsbild; **2.** chronische B.: Vork. bei kontinuierl., aber auch bis zu 25 Jahre nach kurzzeitiger Exposition; granulomatöse Erkr. der Lunge, histol. von der Sarkoidose* nicht zu unterscheiden; Leber- u. Nierenbeteiligung möglich; **Klin.:** Dyspnoe, trockener Husten, Neigung zum Spontanpneumothorax, Gewichtsverlust u. allg. Schwäche, Fieber; progredienter Verlauf mit Ausbildung von Lungenfibrose* u. Cor* pulmonale; **Progn.:** verlangsamte Progredienz unter Kortikosteroidtherapie; BK nach Nr. 1110 der BeKV.

Beryllium (gr. βήρυλλος Halbedelstein) n: chem. Element, Symbol Be, OZ 4, rel. Atommasse 9,012; zweiwertiges, sehr leichtes, aber hartes Erdalkalimetall mit hohem Wärmeleitvermögen; Anw. von Berylliumsalzen, -oxiden u. -legierungen in der keram. Industrie, Reaktor- u. Raketentechnik, früher auch zur Leuchtstoffröhrenherstellung. Vgl. Berylliose.

Beryllium|fenster (↑): absorptionsarmes Strahlenaustrittfenster an Röntgenröhren zur Erzeugung einer sehr weichen Strahlung*; spez. vor Molybdänröhren in Geräten zur Mammographie*.

Beschäftigungs|neuritis (Neur-*; -itis*) f: (engl.) occupational neuritis; durch best. Tätigkeiten auftretende mechan. Irritationen od. Läsionen peripherer Nerven (z. B. Karpaltunnelsyndrom*).

Beschäftigungs|therapeut m: (engl.) occupational therapist; aufgrund einer dreijährigen Ausbildung z. Durchführung der Beschäftigungstherapie u. Arbeitstherapie (s. Ergotherapie) befähigte u. zur Führung der geschützten Berufsbezeichnung (B. u. Arbeitstherapeut) berechtigte Person. Ausbildung u. Prüfung sind geregelt im „Gesetz über den Beruf des Beschäftigungs- und Arbeitstherapeuten" vom 25.5.1976 (BGBl. I S. 1171).

Beschäftigungs|therapie f: (engl.) occupational therapy; s. Ergotherapie, Beschäftigungstherapeut.

Beschleuniger: s. Teilchenbeschleuniger.

Beschleunigung: Symbol a; Änderung der Geschwindigkeit (Δv, in m) pro Zeiteinheit (Δt, in s^2); eine spez. B. ist die Erdbeschleunigung ($g = 9{,}81\ m/s^2$).

Beschneidung: s. Zirkumzision, Klitoridektomie.

Besen|reiser|varizen (Varix*) f pl: (engl.) spider veins; **1.** (dermat.) dicht unter d. Haut fast parallel verlaufende, erweiterte kleinste Venen; bes. am Oberschenkel, v. a. beim weibl. Geschlecht; **2.** (neuroradiol.) dünne Gefäße im Bereich einer intrazerebralen Raumforderung, pathognomon. für ein malignes Gliom*.

Besetzung: (engl.) cathexis; (psychoanalyt.) syn. Kathexis; Bez. f. den Anteil psychischer Energie, der dem ökonom. Prinzip der Psyche zufolge mit einem bestimmten Objekt (z. B. Person, Vorstellung od. Gegenstand) verbunden ist. Vgl. Libido.

Besnier-Boeck-Schaumann-Krankheit (Ernest B., Dermat., Paris, 1831-1909): s. Sarkoidose.

Besonderungs|prinzip n: Bez. f. ein den Umgang mit Behinderten regelndes, dem Normalisierungsprinzip* komplementäres Postulat, das fordert, die besondere Situation der Behinderten zu berücksichtigen; dazu gehört z. B. die Forderung nach Ermöglichung individueller Lernprozesse, nach Aufhebung der Isolation in sozialen Systemen (z. B. Familie, Schulen, Heime) u. deren behindertengerechten Gestaltung zur Ermöglichung der Entwicklung normaler Fähigkeiten. Vgl. Behinderung, Rehabilitation.

Bestätigungs|re|aktionen f pl: in d. serol. Diagnostik der Syphilis* angewendete Tests z. Beurteilung der Aktivität (Behandlungsbedürftigkeit) der Infektion.

Best-Karmin|färbung (Franz B., Pathol., Rostock, 1878-1920): (engl.) Best's carmine stain; Färbemethode z. Darstellung v. Glykogen (rot); Kerne blau.

Bestrahlung, fraktionierte: Strahlentherapie* mit mehreren, in festgelegten zeitl. Abständen applizierten Teildosen.

Bestrahlung, iso|zentrische: Form der Strahlentherapie* mit konstantem Abstand zw. dem Strahlenfokus u. einem festen Punkt im od. außerh. des Pat., der bei Teilchenbeschleunigern i. d. R. 1 m, bei Cobalt-Bestrahlung 0,75 m beträgt.

Bestrahlungs|methoden f pl: s. Strahlentherapie.

Beta|amino|iso|butter|säure-Ausscheidung: relativ häufiger, autosomal-rezessiv vererbter Stoffwechseldefekt ohne klin. Relevanz; dd abzugrenzen ist e. vermehrte Ausscheidung von Betaaminoisobuttersäure inf. vermehrten Zellkernzerfalls (z. B. bei entzündl. Erkrankungen, Leukämie), Störung des tubulären Transports der Betaaminosäuren (Hyperbetaaminoazidurie) bzw. Vitamin-B_6-Mangel. Vgl. Stoffwechselanomalien.

Beta|amylase f: s. Amylasen.

Beta|blocker: Kurzbez. f. Betarezeptorenblocker*.

Beta|caroten (INN) n: β-Carotin (Provitamin A) (IUPAC); Verw.: Dermatikum (zur Hautbräunung).

Beta|endorphin n: s. Endorphine.

Betäubung: s. Narkose, Lokalanästhesie.

Betäubungs|mittel: (engl.) anaesthetics, narcotics; Abk. BtM, BTM; Sammelbez. für die in den Anlagen I, II u. III des Betäubungsmittelgesetzes* abschließend aufgezählten Wirksubstanzen mit psychotropen, bewußtseins- u. stimmungsverändernden Wirkungen, die zu phys. u. psych. Abhängigkeit führen können u. daher Anwendungsverboten bzw. -beschränkungen unterliegen. Im BtMG wird unterschieden zw. nicht verkehrsfähigen (Anlage I), verkehrsfähigen, aber nicht verschreibungsfähigen (Anlage II) u. verkehrsfähigen u. verschreibungsfähigen Substanzen (Anlage III). Die Anlagen werden in regelmäßigen Abständen aktualisiert.

Betäubungs|mittel|gesetz: Abk. BtMG; Gesetz über den Verkehr mit Betäubungsmitteln vom 28.7.1981 (BGBl. I S. 681, berichtigt S. 1187); stellt den ungesetzlichen Gebrauch von in den Anlagen zum Gesetz abschließend aufgezählten Betäubungsmitteln* unter Strafe u. regelt zusammen mit der Betäubungsmittel*-Verschreibungsverordnung die ärztl. indizierte Verwendung von Betäubungsmitteln.

Betäubungs|mittel|rezept (Rezept*) n: gesetzlich (Betäubungsmittelgesetz*, Betäubungsmittel*-Verschreibungsverordnung) vorgeschriebenes dreiteiliges amtliches Formblatt zum Verschreiben von Betäubungsmitteln*; die numerierten Vordrucke werden mit einer BGA-internen Arztnummer u. dem Ausgabedatum versehen vom BGA auf Anforderung ausgegeben; die Teile I u. II werden dem Apotheker vorgelegt (Teil II dient der Abrechnung). Teil III verbleibt beim Arzt; für ihn gilt eine dreijährige Aufbewahrungspflicht, auf Verlangen muß er den zuständigen Behörden vorgelegt werden. Bei der Ausstellung von B. sind eine Reihe gesetzlich vorgeschriebener formaler Regeln zu beachten.

Betäubungs|mittel-Verschreibungs|verordnung: Abk. BtMVV; Verordnung über das Verschreiben, die Abgabe u. den Nachweis des Verbleibs von Betäubungsmitteln* vom 16.12.1981 (BGBl. I S. 1427); regelt zusammen mit dem Betäubungsmittelgesetz (BtMG) u. a. die Verschreibungsmodalitäten der in der Anlage III zum BtMG aufgelisteten verschreibungsfähigen Betäubungsmittel durch einen Arzt (§ 2) od. Zahnarzt (§ 3). Insbes. sind für die jeweiligen Substanzen Höchstmengen festgesetzt, auch wird ein spez. Betäubungsmittelrezept* vorgeschrieben.

Beta|globuline (Globuline*) n pl: s. Elektrophorese.

Beta|gluk|uronidase|mangel: syn. Mukopolysaccharidose Typ VII; s. Mukopolysaccharid-Speicherkrankheiten (Tab.).

Beta|hämo|lyse (Häm-*; Lys-*) f: s. Hämolysereaktionen.

Beta-HCG: β-HCG; Untereinheit des humanen Choriongonadotropins (HCG*); Nachweis als Tumormarker* bei best. HCG-bildenden Tumoren* u. zur Diagnose der Frühschwangerschaft; vgl. Schwangerschaftstests.

Beta|histin (INN) n: 2-(2-Methylaminoethyl)-pyridin (IUPAC); Vasodilatator, der aufgrund einer Stimulierung der histaminergen Rezeptoren eine Erhöhung von cAMP der Gefäßmuskulatur verursacht u. dadurch eine verbesserte Mikrozirkulation bewirken soll; Verw.: z. B. bei Menière-Krankheit.

Beta|hydroxy|butter|säure: CH_3—CH(OH)—CH_2—COOH; physiol. u. pathol. vorkommendes Stoffwechselintermediärprodukt (insbes. bei unvollständigem Abbau von Fetten u. best. Aminosäuren), gehört zu den Ketonkörpern*; vgl. Betaoxidation, GABA.

Beta|laktam Anti|biotika (Anti-*, Bio-*) n pl. (engl.) beta-lactam antibiotics; antibakteriell wirkende Antibiotika, die einen Betalaktamring besitzen: Penizilline*, Cephalosporine*, Monobactame*, Carbapeneme*. Einige B.-A., bes. innerh. der Penizillin-Klasse, werden durch bakterielle Betalaktamasen* (Penizillinasen) unwirksam gemacht.

Beta|lakt|amasen f pl: (engl.) beta-lactamases; meist durch Penizillin selbst induzierte Bakterienenzyme (Penizillinasen), die den Betalaktamring des Antibiotikums hydrolyt. öffnen u. dadurch dessen Wirkung aufheben; die genet. Information kann im Bakterienchromosom od. extrachromosomal in Plasmiden* lokalisiert sein. Vgl. Betalaktamaseninhibitoren.

Beta|lakt|amasen|in|hibitoren m pl: Substanzen, die irreversibel best. Betalaktamasen hemmen; z. B. Clavulansäure, Sulbactam; Verw.: in Komb. mit Betalaktam*-Antibiotika bei mittelschweren u. schweren Inf. mit Betalaktamasen bildenden Erregern.

Beta|lipo|proteine (Lip-*; Prot-*) n pl: (engl.) beta-lipoproteins; Fraktion der Lipoproteine*, die in der Elektrophorese im Bereich der Betaglobuline wandert u. den Low density lipoproteins (LDL*) entspricht. Vgl. Hyperlipoproteinämien, Hypolipoproteinämien.

Beta|methason (INN) n: 9α-Fluor-16β-methylprednisolon (IUPAC); synthet. Glukokortikoid; Verw.: s. Glukokortikoide; s. ums. Abb.

Beta|methyl|digoxin n: syn. Metildigoxin*; vgl. Digitalisglykoside.

Beta|oxidation (Ox-*) f: enzymat. Fettsäureabbau in den Mitochondrien mit Spaltung der Fettsäuren* in C_2-Bruchstücke, die entweder zur Biosynthese von Fettsäuren od. im Zitronensäurezyklus* u. in der Atmungskette* zu CO_2 u. H_2O oxidiert werden. Nach Aktivierung der Fettsäuren zu Acyl-CoA erfolgt die erste Oxidation durch die Acyl-CoA-Dehydrogenase zu in Alpha-

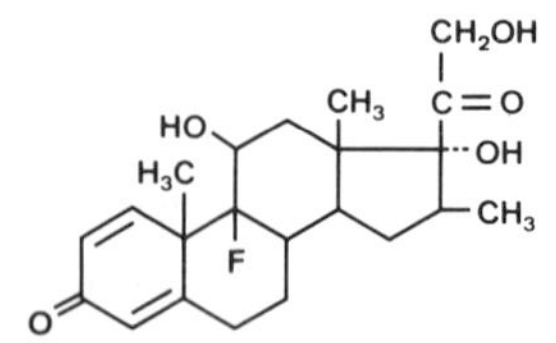

Betamethason

od. Betastellung ungesättigten Fettsäuren, die durch Aufnahme von H_2O in Betahydroxyfettsäuren übergehen. Nach Anlagerung von H an NAD entsteht eine Ketofettsäure, von der durch Betaketo-Thiolase ein Acetyl-CoA abgespalten wird (sog. thioklastische Spaltung) u. der Acylrest auf CoA übertragen wird. Es entsteht eine um zwei C-Atome verkürzte Fettsäurekette als CoA-Verbindung, die erneut oxidiert werden kann. Der Energiegewinn bei vollständiger Oxidation z. B. von Palmitinsäure entspricht der Energie von 131 Molekülen ATP. Vgl. Fettstoffwechsel.

Beta|pyridyl|carbinol n: syn. Pyridylmethanol*.

Beta|rezeptoren (Rezeptoren*) m pl: s. Rezeptoren, adrenerge.

Beta|rezeptoren|blocker (↑): (engl.) betablockers; syn. Betablocker, Betasympatholytika, Betaadrenolytika; Arzneimittel, die die sympathomimetisch wirkenden Neurotransmitter Noradrenalin u. Adrenalin an den zellulären Betarezeptoren des jeweiligen Erfolgsorgans kompetitiv hemmen. Bei hohem Sympathikotonus ist die Wirkung der B. bes. stark ausgeprägt. **Einteilung:** Die auf den unterschiedl. funkt. Wirkungen von Noradrenalin bzw. Adrenalin basierende Unterteilung in Beta-1- u. Beta-2-Rezeptoren hat zur Entw. von (relativ) Beta-1-**selektiven** B. (sog. kardioselektive B., z. B. Acebutolol, Atenolol, Betaxolol, Bisoprolol, Metoprolol) u. **nichtselektiven** B. (z. B. Alprenolol, Nadolol, Oxyprenolol, Pindolol, Propanolol, Sotalol) geführt; einige B. besitzen eine sympathomimetische „Reaktivität" (sog. intrinsische sympathomimetische Aktivität, Abk. ISA), die durch eine Ähnlichkeit ihrer Molekülstruktur mit der von Sympathomimetika* begründet ist (z. B. Acebutolol, Alprenolol, Oxyprenolol, Pindolol). **Wirkungen** (organspezif.): am Herzen (überwiegend Beta-1-Rezeptoren) Verminderung der Kontraktilität (negative Inotropie), Abnahme der Herzfrequenz (Hemmung der Reizbildung, negative Chronotropie), Verlangsamung von Sinusknotenrhythmus u. Überleitungsgeschwindigkeit im AV-Knoten (negative Dromotropie) sowie Abnahme der Erregbarkeit des Myokards (negative Bathmotropie); an der Niere (Beta-1-Rezeptoren) Verminderung der Freisetzung von Renin* aus dem juxtaglomerulären Apparat*; an der glatten Muskulatur (überwiegend Beta-2-Rezeptoren) Erhöhung des Muskeltonus (z. B. als Konstriktion von Bronchien, peripheren Gefäßen u. Uteruskontraktion); an Leber u. Skelettmuskel (Beta-2-Rezeptoren) Verminderung der Glykogenolyse, am Fettgewebe Hemmung der katecholaminabhängigen Lipolyse; **Verw.:** v. a. bei arterieller Hypertonie* (Mechanismus der antihypertensiven Wirkung bisher nicht völlig geklärt), koronarer Herzkrankheit* (Verminderung des Sauerstoffbedarfs des Herzmuskels durch Herabsetzen von Kontraktionskraft u. Herzfrequenz) u. aufgrund ihrer negativen dromo- u. bathmotropen Wirkung bei Herzrhythmusstörungen* (v. a. Sinustachykardien bei hyperkinetischem Herzsyndrom, Hyperthyreose, Streß u. Angst, supraventrikuläre Tachykardien, WPW-Syndrom, ventrikuläre Extrasystolie bei hohem Sympathikotonus); **NW:** überwiegend durch Hemmung der Beta-2-Rezeptoren vermittelte Verengung der Bronchien (Atemnot bei obstruktiven Atemwegerkrankungen), Verschlechterung einer latenten Herzinsuffizienz, Verengung peripherer art. Gefäße (kalte Extremitäten, Verschlechterung der peripheren Durchblutung insbes. bei Pat. mit Raynaud-Syndrom u. art. Verschlußkrankheiten), Reduktion der Glukosefreisetzung aus Glykogenspeichern der Leber (Hypoglykämien nach Fasten od. bei behandeltem Diabetes mellitus) u. Erhöhung des freien Fettsäureangebots an die Leber möglicherweise mit Erhöhung des Arterioskleroserisikos (durch resultierende Abnahme des HDL-Cholesterins u. Zunahme des VLDL-Cholesterins); bei gleichzeitiger Ther. mit anderen, vorwiegend auf die Erregungsüberleitung im AV-Knoten wirkenden Medikamenten evtl. Auslösung eines AV-Blocks III. Grades, bei abruptem Absetzen von B. Exazerbation einer koronaren Herzkrankheit durch vermehrte Ansprechbarkeit der Betarezeptoren möglich; **Kontraind.:** obstruktive Atemwegerkrankungen (z. B. Asthma bronchiale), Sick-Sinus-Syndrom, AV-Block III. Grades, pathol. Bradykardien, unbehandelte Herzinsuffizienz, hypotone Schocksyndrome, vor Alpharezeptorenblockade bei Phäochromozytom.

Beta|strahlung: (engl.) beta radiation; β-Strahlung; Korpuskularstrahlen*, die beim Betazerfall* von Radionukliden* emittiert werden; je nach Zerfallsvorgang (abhängig von der Neutronenzahl) entsteht Beta-minus-Strahlung od. Beta-plus-Strahlung; B. gehört wegen ihrer Ladung zu den direkt ionisierenden Strahlen, wegen der geringen Korpuskelmasse zu den locker ionisierenden Strahlen u. besitzt im Weichteilgewebe eine von der Anfangsenergie unabhängige Reichweite von einigen mm u. praktisch gleiche relative biologische Wirksamkeit* wie Gammastrahlung*. Aus Beta-plus-Strahlung entsteht wegen der Paarzerstrahlung der Beta-plus-Teilchen immer Gammastrahlung mit 511 keV Quantenenergie (Vernichtungsstrahlung*).

Beta|sym|patho|lytika (Sympathikus*; gr. λυτικός fähig zu lösen) n pl: s. Sympatholytika, Betarezeptorenblocker.

Beta|sympatho|mimetika (↑; mimetisch*) n pl: (engl.) beta-sympathomimetics; auch Betamimetika; Sympathomimetika* mit überwiegender Wirkung auf die Betarezeptoren; am Herzen (Beta-1-Rezeptoren) mit positiv chronotroper, dromotroper u. inotroper Wirkung durch Zunahme des Calciumeinstroms bei Steigerung des myokardialen Sauerstoffverbrauchs; führen an der glatten Muskulatur (Beta-2-Rezeptoren) zur Erschlaffung; **Verw.:** bei Überleitungsstörungen des Herzens, als Wehenhemmer (s. Tokolyse), Bronchospasmolytika*.

Beta|teilchen: (engl.) beta particles; negativ bzw. positiv geladene Korpuskeln*, die bei radioaktiver Kernumwandlung emittiert werden. **Beta-minus-Teilchen** (β^--Teilchen) sind Elektronen*, **Beta-plus-Teilchen** (β^+-Teilchen) sind Positronen*, die beim Betazerfall* von Radionukliden entstehen.

Beta|thalass|ämie (gr. θάλασσα Meer; -ämie*) **f:** s. Thalassämie.

Beta|thrombo|globulin (Tromb-*; Globuline*) **n:** in den Granula der Thrombozyten* enthaltenes Protein, das die Prostazyklinsynthese der Endothelzellen hemmt; vermehrte Freisetzung aus zerfallenden Thrombozyten i. R. einer Verbrauchskoagulopathie, Gefäßerkrankung od. Thrombose.

Betatron **n:** syn. Kreisbeschleuniger; Teilchenbeschleuniger* zur Erzeugung hochenerget.

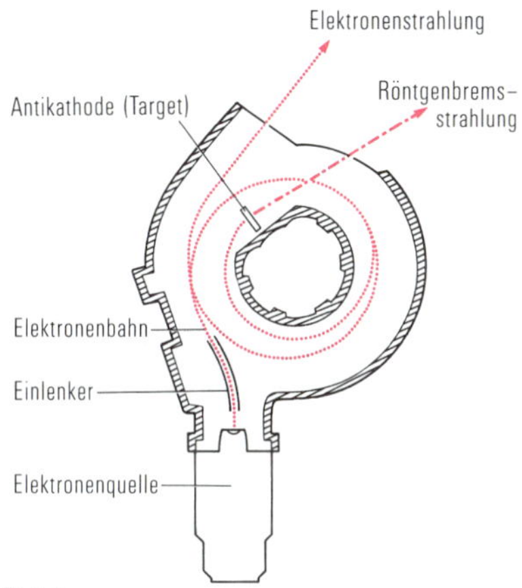

Betatron

Elektronen u., mit Hilfe von Streufolien, von Gammastrahlen. Die evakuierte Beschleunigerröhre befindet sich in einem mit Wechselstrom erzeugten Magnetfeld, das die Elektronen mit Hilfe der sog. Lorentz-Kraft auf einer Kreisbahn (Soll-Kreis) hält; durch Induktionswirkung des sich ändernden Magnetfelds werden die Elektronen beschleunigt. In einer Vielzahl von Umläufen erreichen die Elektronen bei den med. genutzten B. eine Energie von max. 45 MeV. Nach Beendigung des Beschleunigungsvorgangs können die Elektronen von ihrem Soll-Kreis durch Störung des Magnetfelds entw. nach außen abgelenkt u. direkt als energiereiche Elektronenstrahlung eingesetzt werden od. nach innen abgelenkt auf eine Antikathode (Target) prallen u. dort sehr energiereiche Photonenstrahlung (sog. ultraharte Röntgenstrahlung) erzeugen. Dieser Vorgang der Beschleunigung u. Strahlenerzeugung findet entspr. der Netzfrequenz 50mal pro Sekunde statt. Beide Strahlenarten werden in der Strahlentherapie* wegen ihrer unterschiedl. Gewebe*-Eindringtiefe zur Behandlung halbtief (Elektronenstrahlung) bzw. tief gelegener Tumoren (ultraharte Strahlen*) eingesetzt u. erlauben eine optimale Anpassung der Tiefendosis* an die Lage des Tumors mit Schonung des umliegenden gesunden Gewebes. Aus versch. Gründen (u. a. zu geringe Gammadosisleistung) wird das B. heute in zunehmendem Maß vom Linearbeschleuniger* abgelöst. Vgl. Röntgenstrahlung.

Beta|wellen: s. Elektroenzephalographie.

Beta|xolol (INN) **n:** 1-{P-[2-(Cyclopropylmethoxy)ethyl]phenoxy}-3-isopropylamino-2-propanol (IUPAC); s. Betarezeptorenblocker.

Beta|zellen (Zelle*)**:** (engl.) beta cells; **1.** Immunzellen, Bone-marrow-Zellen (Knochenmarkzellen), Knochenmarklymphozyten; s. Lymphozyten; **2.** s. Langerhans-Inseln; **3.** granulierte Zellen des Hypophysenvorderlappens (ca. 10% des Zellbestandes), denen die Produktion des TSH zugeschrieben wird.

Beta|zerfall: (engl.) beta decay; radioaktiver Zerfall, bei dem ein negatives (Beta-minus-Zerfall) od. positives (Beta-plus-Zerfall) Betateilchen* emittiert u. evtl. Gammastrahlung* abgegeben wird.

Betel|nuß: syn. Semen arecae; s. Areca catechu.

Bethesda-Bakterien (Bakt-*) **f pl:** frühere Bez. f. Citrobacter freundii; s. Citrobacter.

Betreuung: Bez., die nach dem Betreuungsgesetz* seit dem 1.1.1992 an die Stelle von Entmündigung, Vormundschaft u. Pflegschaft über Volljährige getreten ist.

Betreuungs|gesetz: am 1.1.1992 in Kraft getretenes „Gesetz zur Reform des Rechts der Vormundschaft u. Pflegschaft für Volljährige" vom 12.9.1990 (BGBl. I S. 2002); das B. regelt unter Änderung zahlreicher gesetzl. Bestimmungen (v. a. aus BGB, FGG u. ZPO) die Voraussetzungen der Betreuung*, die Aufgaben u. die Stellung der Betreuer, das Unterbringungsverfahren u. die Tätigkeit der neu zu errichtenden Betreuungsbehörden. Die Bestellung eines Betreuers kommt gemäß § 1896 BGB grundsätzl. nur f. Volljährige in Betracht, die aufgrund einer psych. Krankheit od. einer körperl., geistigen od. seel. Behinderung ihre Angelegenheiten ganz od. teilweise nicht besorgen können; sie erfolgt auf Antrag od. von Amts wegen durch das Vormundschaftsgericht. Dem Betreuer kommt die Stellung eines gesetzl. Vertreters zu (§1902 BGB); auf die Geschäftsfähigkeit des Betreuten hat die Betreuung grundsätzl. keinen Einfluß. Fehlt einem leidenden od. kranken Betreuten die natürl. Einwilligungsfähigkeit, so willigt der Betreuer, wenn dessen Aufgabenkreis die Gesundheitsfürsorge umfaßt, in die erforderlichen diagn. u. therap. Maßnahmen ein. Begründen diese die ernstl. od. konkrete Gefahr, daß der Betreute aufgrund der Maßnahmen stirbt od. einen schweren od. länger dauernden gesundheitl. Schaden erleidet, so bedarf die Einwilligung des Betreuers nach § 1904 BGB der Genehmigung des Vormundschaftsgerichts.

Betriebs|arzt: s. Arbeitssicherheitsgesetz.

Bett|nässen: syn. Enuresis*.

Bett|wanzen: s. Wanzen.

Bet|urie (Ur-*) **f:** s. Chromurie.

Betz-Zellen (Wladimir A. B., Anat., Kiew, 1834-1894; Zelle*)**:** (engl.) Betz's cells; Riesenpyramidenzellen im motor. Teil der Großhirnrinde.

Beuge|kon|traktur (Kontrakt-*) **f:** s. Kontraktur.

Beuge|syn|ergie (Syn-*, Erg-*) **f:** s. Synergie.

Beugung: (engl.) diffraction; (physik.) Ablenkung der geradlinigen Ausbreitungsrichtung von Wellen inf. Interferenz* beim Auftreffen auf Hindernisse od. spaltförmige Öffnungen (z. B. eines optischen Gitters), insbes. wenn deren Abmessungen in der Größenordnung der Wellenlänge od. darunter liegen; vgl. Spektrum.

Beulen|pest: s. Pest.

Bewältigungs|verhalten: (psychol.) syn. (engl.) Coping*.

Bewegungen, mimische: Ausdrucksbewegungen der Gesichtsmuskulatur; Störungen z. B.

inf. Fazialislähmung*, bei Parkinson*-Syndrom od. Pseudobulbärparalyse* (Zwangslachen, -weinen); vgl. Maskengesicht.

B

Bewegungs|bestrahlung: s. Strahlentherapie.

Bewegungs|krankheiten: s. Kinetosen.

Bewegungs|re|flexe (Reflekt-*) m pl: s. Labyrinthreflexe.

Bewegungs|schiene: (engl.) dynamic splint; Extremitätenlagerungsschiene mit Halterungsgestell zur postop. frühfunktionellen Übungsbehandlung u. Kontrakturenprophylaxe* durch passive kontinuierl. Gelenkbewegung.

Bewegungs|therapie f: (engl.) kinesitherapy; Behandlung u. günstige Beeinflussung von Erkr. des Herz-Kreislauf-Systems, der Atemwege, des Bewegungsapparats, des Stoffwechsels u. psychosomatischer Erkr. durch allg. körperliche Aktivität; vgl. Krankengymnastik, Körpertherapie.

Bewegungs|therapie, konzentrative f: (engl.) concentrative kinesitherapy; Abk. KBT; meist in Gruppen durchgeführte Form der Psychotherapie*, bei der durch bewußtes Wahrnehmen von Bewegungsabläufen die Selbstwahrnehmung positiv beeinflußt wird; vgl. Feldenkrais-Methode, Körpertherapie.

Bewegungs|unruhe: syn. Akathisie*.

Bewertungs|maß|stab, einheitlicher: Abk. EBM; auf Grundlage von § 87 Abs. 1 SGB V zw. den kassenärztlichen Bundesvereinigungen (s. Kassenärztliche Vereinigung) u. den Bundesverbänden der gesetzlichen Krankenversicherung* vereinbartes System zur Bewertung ärztl. Leistungen für Abrechnungszwecke. Der EBM definiert den Inhalt abrechnungsfähiger Leistungen u. ihr (in Bewertungspunkten ausgedrücktes) Verhältnis zueinander. Er wird in best. Abständen überprüft u. ist Grundlage des „Bewertungsmaßstab Ärzte" (**BMÄ**), anhand dessen die Kassenärzte auf der Rückseite der Krankenscheine abrechnen.

Bewußtlosigkeit: (engl.) unconsciousness; Fehlen jedes bewußten psychischen Geschehens mit eingeschränkter Reaktionsfähigkeit bei erhaltenen somatischen Funktionen; kurzdauernde B.: s. Synkope; längerdauernde B.: s. Koma.

Bewußtsein: (engl.) consciousness; Bez. f. die Gesamtheit von Bewußtseinsinhalten (z. B. Wahrnehmungen, Gedanken), zu denen das Wissen hinzukommt, daß es ein Subjekt („Ich") ist, welches diese Bewußtseinsinhalte hat (Selbst- bzw. Ich-Bewußtsein); zu den Qualitäten des B. werden z. B. Wachheit, Orientierung (nach Zeit, Raum u. Person), Aufmerksamkeit, Denkablauf u. Merkfähigkeit gerechnet.

Bewußtseins|spaltung: (psychiatr.) sog. Persönlichkeitsspaltung; s. Schizophrenie.

Bewußtseins|störung: (engl.) disorder of consciousness; Störung des Bewußtseins* unterschiedl. Schweregrads (s. Tab.); **Formen: 1.** qualitative B. als Dämmerzustand* u. Verwirrtheit*, meist i. R. psychiatrischer Erkr.; **2.** quantitative B. (Störung der Vigilanz) als Benommenheit*, Somnolenz*, Sopor*, Koma*, Delir* od. Hypervigilität; intrakraniell bedingt (z. B. bei Schädel-Hirn-Trauma, Apoplexie, intrakranieller Blutung od. Tumor) od. inf. Stoffwechsel- od. Regulationsstörungen bzw. Vergiftungen; kurze B.: s. Synkope. Nach B. besteht eine Amnesie*. Vgl. Syndrom, hirnlokales.

Beza|fibrat (INN) n: 2-[4-[2-(4-Chlorbenzamido)ethyl]phenoxy]-2-methylpropionsäure (IUPAC); Verw.: s. Lipidsenker.

Bewußtseinsstörung
Einteilung nach der Glasgow-Koma-Skala

Prüfung	Reaktion	Bewertung
Augenöffnen	spontan	4
	auf Anruf	3
	auf Schmerzreiz	2
	nicht	1
Motorik	nach Aufforderung	6
	gezielte Abwehrbewegung	5
	Massenbewegungen	4
	Beugesynergien	3
	Strecksynergien	2
	keine	1
Sprache	orientiert, klar	5
	verwirrt	4
	einzelne Wörter	3
	einzelne Laute	2
	keine	1

Bewertung:
Summe aller Reaktionen, d. h. 3 – 15 Punkte

Beziehungs|wahn: (engl.) delusion of reference; Wahn*, bei dem belanglose Ereignisse auf die eigene Person bezogen werden u. eine bes. Bedeutung bekommen, z. B. im Sinne von Beeinträchtigung u. Beeinflussung; **Vork.:** z. B. bei Schizophrenie, org. Psychose u. depressiven Zuständen.

Beziehungs|wahn, sensitiver: auf der Disposition einer „sensitiven Persönlichkeitsstruktur" durch situative Einflüsse entstehender Wahn* i. S. einer paranoiden Reaktion; vgl. Schizophrenie.

Bezoar|stein: s. Gastrolith.

Bezold-Jarisch-Re|flex (Albert von B., Physiol., Jena, Würzburg, 1836-1868; Adolf J., Physiol., Wien, Innsbruck, 1891-1965; Reflekt-*) m: ein von den Rezeptoren des Myokards ausgehender Reflex (Depressorreflex, sog. Schonreflex), durch den b. Herzversagen (z. B. inf. von Herzinfarkt, Myokarditis) Vasodilatation (verminderter peripherer Widerstand) u. damit Bradykardie u. Hypotonie ausgelöst werden. Die Rezeptoren liegen im Myokard des Ventrikels; sie werden bei Schädigungen durch chem. Stoffe, mangelnde Herzmuskeldurchblutung u. Hypoxie gereizt.

Bezold-Mastoiditis (Friedrich B., Otol., München, 1842-1908; Mast-*; -id*; -itis*) f: s. Mastoiditis.

B-Faser: s. Nervenfaser.

BGA: Abk. f. **B**undes**g**esundheits**a**mt*.

BHI: Abk. f. **b**iosynthetisches **H**uman**i**nsulin*.

BHR: Abk. f. **B**auch**h**aut**r**eflex; s. Reflexe (Tab.).

Bi: chem. Symbol f. Bismut*.

Bi-: Wortteil mit der Bedeutung zweifach, doppelt; von lat. bis.

Bias (engl. Verzerrung) n: (statist.) Verfälschung: **1.** von Meßergebnissen durch nichtzufällige, d. h. systematische, Meßfehler; **2.** von Studienergebnissen durch nichtzufällige Stichprobengenerierung (Selektion, Selbstwahlstichprobe, geringe Beteiligung, hohe Ausfälle usw.).

Bibro|cathol (INN) n: Wismuthydroxidtetrabrom-o-diphenolat (IUPAC); wismuthaltige Substanz mit desinfizierender, adstringierender u. sekretionshemmender Wirkung auf Schleimhäute u. Wundoberflächen; Verw.: zur lokalen Ther. des Auges (Reizzustände u. a.).

Bi|carbonate n pl: (engl.) bicarbonates; syn. doppelkohlensaure Salze; saure, wasserlösliche Salze der Kohlensäure, z. B. Natriumbicarbonat ($NaHCO_3$).

Bi|carbonat|ion n: HCO_3^-, Anion; bildet als Base mit H^+-Ionen die Säure H_2CO_3; Haupttransportform des im Gewebe anfallenden CO_2. Vgl. Standardbicarbonat.

Bi|carbonat|puffer: (engl.) bicarbonate buffer system; Puffersystem aus Bicarbonat (Base) u. CO_2 (Säure); wichtigstes Puffersystem des Organismus, in hoher Konz. vorhanden (24 mmol/l). Die Regulierung des CO_2-Partialdrucks (durch Atmung) u. der Bicarbonatkonzentration (Ausscheidung durch Niere u. Leber) verläuft weitgehend unabhängig voneinander. Vgl. Pufferung.

Bi|ceps (lat. doppelköpfig, zweigipfelig) m: Kurzbez. f. Musculus* biceps brachii, zweiköpfiger Armmuskel.

Bichat-Fett|pfropf (Marie François B., Anat., Paris, 1771-1802): Corpus* adiposum buccae.

Bichel-Bing-Harboe-Syn|drom n: Kombination von Polyneuropathie* u. Makroglobulinämie*.

bi|cipitalis (lat.): zum Biceps gehörend.

bi|cuspidalis (Bi-*; lat. cuspis Spitze): zweizipfelig; z. B. Valva bicuspidalis, Mitralklappe.

Bidder-Haufen (Heinrich F. B., Anat., Dorpat, 1810-1894): s. Remak-Ganglion.

Biedl-Syn|drom (Arthur B., Pathol., Endokrinol., Wien, Prag, 1869-1933) n: s. Bardet-Biedl-Syndrom.

Biegungs|fraktur (Fraktur*) f: s. Fraktur, vollständige.

Bielschowsky-Dollinger-Syn|drom (Max B., Neuropathol., Berlin, 1869-1940) n: spätinfantile Form der Zeroidlipofuszinose*.

Bielschowsky-Zeichen (↑): (engl.) Bielschowsky phenomenon; Abweichung des paretischen Auges nach oben u. innen als Zeichen einer Trochlearislähmung* bei Kopfneigung zur betroffenen Seite (sog. Kopfneigetest).

Bienen|gift: (engl.) bee venom; Hauptbestandteil Melittin, daneben andere Peptide wie Apamin u. ein Mastzellen degranulierendes Peptid, außerdem Histamin*, Phospholipasen* u. Hyaluronidase*; Giftwirkung durch Hemmung der Serumcholinesterase u. vermutl. wichtiger Enzymsysteme; beim Menschen sind toxische Erscheinungen individuell sehr verschieden, bei vorhandener Allergisierung Gefahr eines anaphylaktischen Schocks.

Bier|hefe: s. Faex medicinalis.

Biermer-An|ämie (Anton B., Int., Bern, Breslau, 1827-1892; Anämie*) f: s. Anämie, perniziöse.

Biermer-Schall|wechsel (↑): syn. Gerhardt*-Schallwechsel.

Bietti-Syn|drom (Giambattista B., zeitgen. Ophth., Italien) n: ätiol. unklarer Symptomenkomplex aus Xerosis conjunctivae, Pupillenverformung inf. mesodermaler Stränge zw. Iris u. Cornea u. sekundärem Glaukom; vgl. Rieger-Syndrom.

Bi|fido|bacterium (bifidus*; Bakt-*) n: syn. Bifidusbakterien; Gattung grampositiver, unbewegl., sporenloser, strikt anaerober Stäbchenbakterien der Fam. Actinomycetaceae*, keine Myzelbildung; Ähnlichkeit mit Corynebakterien; spalten Kohlenhydrate unter Bildung von Essig- u. Milchsäure im Verhältnis 3 : 2; 11 Species. Zur Normalflora von Intestinaltrakt, Appendix u. Vagina bzw. zur Muttermilch gehören B. bifidum (früher Lactobacillus bifidus), B. adolescentis, B. breve, B. longum u. B. infantis; keine Pathogenität; vgl. Bifidusflora.

bi|fidus (lat. in zwei Teile gespalten): zweigeteilt.

Bi|fidus|flora (↑; Flora röm. Blumengöttin) f: traditioneller Name f. intestinale Arten von Bifidobacterium*, die in allen Altersstufen des Menschen einen quantitativ großen Anteil der bakteriellen Darmflora bilden. Beim muttermilchernährten Säugling ist Bifidobacterium infantis neben Bifidobacterium bifidum vorherrschend; der Stuhl des mischkosternährten Kindes u. Erwachsenen enthält vorwiegend Bifidobacterium longum. Vgl. Bakterienflora.

Bi|fokal|gläser (Bi-*; Focal-*): s. Brille.

Bi|fonazol (INN) n: 1-[α-(4-Biphenylyl)benzyl]imidazol u. seine Salze (IUPAC); Imidazolderivat; Verw.: lokales Antimykotikum; s. Antimykotika.

Bi|furkation (Bi-*; lat. furca Gabel) f: (engl.) bifurcation; Gabelung; z. B. Bifurcatio tracheae: Gabelung der Luftröhre in d. Hauptbronchien in Höhe des 4. Brustwirbelkörpers.

Bi|furkations|syn|drom (↑; ↑) n: s. Leriche-Syndrom.

Bi|furkations|winkel (↑; ↑): Winkel zw. linkem u. rechtem Hauptbronchus nach Aufteilung der Trachea; normal 70-75°, verbreitert bei Lymphknotenvergrößerung im Bifurkationsbereich, Herzvergrößerung, Tumorwachstum.

Bi|geminie (↑; lat. geminus doppelt) f: (engl.) bigeminy; Doppelschlägigkeit; jeder Systole folgt über längere Zeit regelmäßig e. Extrasystole, so daß auf je zwei dicht aufeinanderfolgende Herzschläge e. Pause folgt; vgl. Herzrhythmusstörungen, Trigeminie, Polygeminie.

Biglieri-Syn|drom n: s. Hypoaldosteronismus.

Bi|guanide n pl: Guanidderivate, die sich aufgrund ihrer Lipidlöslichkeit v. a. in den Epithelzellen des Darms u. in der Leber anreichern; hemmen die Atmungskette, wodurch der aktive Transport von Glukose aus dem Darm beeinträchtigt wird, u. die Verwertung der Milchsäure in der Leber, wodurch ein erhebl. Rückstau von Milchsäure entsteht (Gefahr der Laktatazidose); **Verw:** früher als orale Antidiabetika; mit Ausnahme von Metformin* 1978 vom Markt genommen.

Bi|karbonate n pl: Bicarbonate*.

Bi|kuspidal|klappe (Bi-*; lat. cuspis Spitze): syn. Mitralklappe; s. Herz.

Bilanzierung: (intensivmed.) Wiederherstellung u. Erhaltung eines ausgeglichenen Wasserhaushalts* u. Elektrolythaushalts* durch Erstellen eines individuellen Infusionsplans für jeweils 24 Std. unter Gegenüberstellung von Einfuhr (ggf. parenterale Ernährung) u. Ausfuhr.

Bilanz|suizid (Suizid*) m: als bewußt vollzogene Willenshandlung beschriebener Suizid; wird ausgeführt, nachdem die Bilanz des bisherigen Lebens im Zus. mit der gegenwärtigen Lebenssituation gezogen u. als negativ bewertet wurde. Es ist umstritten, ob der B. tatsächlich aus freiem Willen begangen wird od. nicht situative, beeinflußbare Bedingungen ausschlaggebend sind.

bi|lateral (Bi-*; lateralis*): beidseitig.

Bild|erleben, kata|thymes: (engl.) catathymic image perception; sog. Tagtraumtechnik; Form der Psychotherapie*, bei der der Pat. auf-

B

gefordert wird, sich nach Vorgabe des Therapeuten best. Bilder vorzustellen u. seine Empfindungen zu verbalisieren. Ziel ist die Aufdeckung unbewußter psych. Zusammenhänge od. Konflikte. Anwendung z. B. zur Kurztherapie od. Krisenintervention.

Bild|verstärker: s. Röntgenbildverstärker.

Bild|wandler: (engl.) image converter; elektron. Einrichtung, die ein Bild aus einem für das Auge nicht sichtbaren Frequenzbereich in ein Bild im sichtbaren Bereich umwandelt. Beispiele aus dem med. Bereich: Thermographie* u. Röntgenbildverstärker*.

Bil|hämie (Bili-*; -ämie*) f: Vork. von Galle in der Blutbahn; selten, meist nach Bauchtrauma mit Verletzung im Bereich der Leber; vgl. Hämobilie.

Bilharzia (Theodor M. Bilharz, Arzt, Kairo, 1825-1862) f: nach dem Entdecker des Erregers der ägypt. Hämaturie (Distomum haematobium) benannte Parasitengattung, die heute als Schistosoma* bezeichnet wird.

Bilharziose (↑; -osis*) f: s. Schistosomiasis.

Bili-: Wortteil mit der Bedeutung Galle, Gallenflüssigkeit; von lat. bilis.

biliär (↑): gallig, Galle betreffend.

bili|fer (↑; lat. ferre tragen): Galle leitend.

Bili|fuszine (↑; Fuscin*) n pl: (engl.) bilifuscins; Abbauprodukt von Bilirubin* durch die Darmbakterien (aus der farblosen Vorstufe Bilileukan) u. Nebenprodukt der Porphyrinsynthese; ursächl. für normale Stuhlfarbe.

biliös (↑): gallig, mit Ikterus* verbunden.

Bili|rubin (↑; lat. ruber rot) n: Abbauprodukt des Häm*; das aus Biliverdin entstehende wasserunlösliche **freie** B. (indirektes B., unkonjugiertes B.) wird reversibel an Albumin gebunden u. in der Leber nach Bindung an Ligandin od. Z-Protein durch mikrosomale UDP-Glukuronyltransferase mit Glukuronsäure konjugiert; das **konjugierte** B. (direktes B., Bilirubindiglukuronid) ist wasserlöslich u. wird durch aktiven Transport mit der Galle ausgeschieden. Im Darm erfolgt die Reduktion des Bilirubindiglukuronids zu Mesobilirubin, das zu Urobilinogen reduziert wird. Urobilinogen wird weiter zu Sterkobilinogen u. Urobilin abgebaut (vgl. Gallenfarbstoffe). 80% des B. werden mit dem Stuhl ausgeschieden, ca. 20% im enterohepatischen Kreislauf resorbiert. Störungen des Bilirubinabbaus od. vermehrte Entstehung von B. führen zu Hyperbilirubinämie* u. Ikterus*. **Bestimmung: 1.** direkte Bestimmung durch Spektralphotometrie bei zwei Wellenlängen (um evtl. vorhandenes Hämoglobin auszuschließen) nur bei Neugeborenen, später interferieren im Plasma vorhandene Carotine*; **2.** Diazoreaktion; Prinzip: B. ergibt mit diazotierter Sulfanilsäure einen Azofarbstoff mit Indikatoreigenschaften (rot im neutralen, blau im alkalischen pH-Bereich). Das konjugierte B. (Bilirubinglukuronid) reagiert sofort (daher Bez. als direktes B.); beim Gesunden im Serum nicht vorhanden, jedoch kann ein geringer Anteil an freiem B., der sofort reagiert, einen pos. Wert von max. 5,1 µmol/l (0,30 mg/dl) Serum vortäuschen. Das freie B. reagiert erst nach Zusatz von Alkohol od. Coffein + Natriumacetat (daher sog. indirektes B.). Vgl. Bilirubinurie, Referenzbereiche (Tab.).

Bili|rubin|enzephalo|pathie (↑; ↑; Enkephal-*; -pathie*) f: s. Kernikterus.

Bili|rubin|urie (↑; ↑; Ur-*) f: (engl.) bilirubinuria; Ausscheidung v. Bilirubin im Harn, die auftritt, wenn das Bilirubin* im Blut über 34 µmol/l (2 mg/dl) erhöht ist. Der Urin ist dunkelbraun u. gibt beim Schütteln gelben Schaum. Nachweis mit Schnelltestverfahren und Diazoreaktion; **Vork.:** bei hepatozellulärem und cholestatischem Ikterus*, Dubin*-Johnson-Syndrom, Rotor*-Syndrom; ohne gleichzeitige Urobilinogenurie bei vollständigem Gallenwegverschluß (vgl. Cholestasesyndrom). Vgl. Urobilin.

Bilis (lat.) f: Galle, Gallenflüssigkeit.

Bili|verdin (↑; lat. viridis grün) n: s. Gallenfarbstoffe.

Billings-Ovulations|methode (Ov-*) f: (engl.) Billings' ovulation method; syn. Zervixschleimmethode; Selbstbeobachtung der intermenstruellen Absonderung v. Zervixschleim* z. Bestimmung der fruchtbaren u. unfruchtbaren Tage innerh. des Menstruationszyklus*, v. a. als Methode der natürlichen Kontrazeption*. Laut Billings ist vom Beginn fadenziehender Schleimabsonderung bis z. Abend des 4. Tages nach deren Höhepunkt jeder ungeschützte Genitalverkehr zu vermeiden; Zuverlässigkeit gering (Pearl-Index: 15-32).

Billroth-Magen|re|sektion (Christian B., Chir., Zürich, Wien, 1829-1894; Resektion*) f: s. Magenresektion.

Bi|lob|ek|tomie (Bi-*; lobär*; Ektomie*) f: (engl.) bilobectomy; Entfernung zweier benachbarter Lungenlappen.

bi|locularis (↑; lat. loculus Kästchen, Fach): zweikammerig.

Binde|gewebe: (engl.) connective tissue; aus dem mittleren Keimblatt (Mesoderm*) hervorgegangenes Gewebe; dient der Umhüllung u. Unterteilung der Organe, ihrer Einbettung in d. Umgebung u. der Zuleitung von Nerven u. Gefäßen; Aufbau aus Zellen (Fibroblasten, Fibrozyten) u. den von ihnen gebildeten Grund- od. Interzellularsubstanzen, die aus Kittsubstanz (Mukopolysaccharide) u. eingelagerten Fasern (kollagen, argyrophil, elastisch) bestehen. Außer den grundsubstanzbildenden Fibrozyten kommen (bes. im lockeren B.) noch freie Zellen vor: Wanderzellen, Histiozyten, eosinophile Zellen, Mast-, Plasma-, Pigment-, Fettzellen. **Einteilung: 1.** embryonales B.: Mesenchym*; **2.** Gallertgewebe: Wharton-Sulze des Nabelstrangs, Zahnpulpa; **3.** retikuläres B.: **a)** lymphoretikulär: Lymphknoten, Milz; **b)** myeloretikulär: rotes Knochenmark; **4.** kollagenes B.: geordnet: **a)** sehnig: Sehnen, Aponeurosen, Faszien, Bänder; **b)** lamellär: Kornea, Knochen; **c)** areolär od. netzartig: Omentum, Arachnoidea; ungeordnet: **a)** straff: Sklera, Tunica albuginea; **b)** geflechtartig: Organkapseln, Stratum reticulare der Haut; **c)** locker: Unterhaut- u. Beckenbindegewebe; **5.** Gitterfasergewebe: Basalmembranen, Grenzmembranen um periphere Nervenfasern, um Muskelfasern; **6.** elastische B.: Ligg. flava, Lig. nuchae, herznahe Arterien.

Binde|gewebe|massage f: (engl.) connective tissue massage; Reflexzonenmassage; Massagemethode, bei der durch langsames u. ausgedehntes Streichen der Haut u. des subkutanen Bindegewebes mit einer Fingerkuppe ein tangentialer Zugreiz am subkutanen Bindegewebe ausgeübt u. gleichzeitig e. segmental-reflektor. Beeinflussung innerer Organe erzielt werden soll.

Binde|gewebe|nävus (Nävus*) m: (engl.) connective tissue naevus; syn. Pflastersteinnävus; angeb. od. im Kindesalter auftretende, einzeln od. gruppiert stehende Knötchen im Korium (s. Abb.); Vork. isoliert od. i. R. von erbl. Syndro-

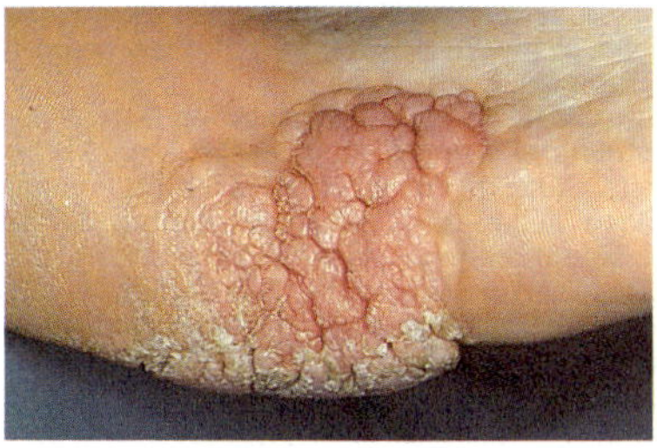

Bindegewebenävus:
Befund an der Ulnarseite der Handinnenfläche [3]

men (z. B. Buschke*-Ollendorf-Syndrom, tuberöse Sklerose*).

Binde|haut: syn. Conjunctiva*. **B.blutung:** s. Hyposphagma. **B.chemose** (Chemosis*) f: s. Chemosis. **B.deckung:** (engl.) conjunctival flap; op. Überdeckung v. Kornea u. Sklera mit Teilen der Conjunctiva bulbi bei schlecht heilenden entzündl. od. trophischen ulzerativen Hornhauterkrankungen (sog. Bioverband). **B.entzündung:** s. Konjunktivitis. **B.phlyktäne** (Phlyktaena*) f: s. Keratoconjunctivitis phlyktaenulosa.

Bindung, en|ergie|reiche: (engl.) high-energy bond; (chem.) Bindung, bei deren Spaltung Energie frei wird; z. B. ATP → ADP + Monophosphat + 29,3 kJ/mol (7 kcal/mol).

Binet-Simon-Test (Alfred B., Psychol., Paris, 1857-1911) m: s. Intelligenztest.

Bing-Horton-Syn|drom (Robert B., Neurol., Basel, 1878-1956) n: s. Horton-Syndrom.

Bing-Neel-Syn|drom (Jean B., Int., Kopenhagen, geb. 1906; Axel von N., Psychiater, Kopenhagen) n: s. Bichel-Bing-Harboe-Syndrom.

Bing-Re|flex (Robert B., Neurol., Basel, 1878-1956; Reflekt-*) m: s. Pyramidenbahnzeichen (Tab.).

Bin|okular|sehen (lat. bini je zwei; Ocularis*): s. Sehen, binokulares.

Bin|okulus|verband (↑; lat. oculus Auge): (engl.) binocular bandage; Verband über beide Augen.

Binswanger-Krankheit (Otto B., Nervenarzt, Jena, 1852-1929): (engl.) Binswanger's dementia; syn. subkortikale arteriosklerotische Enzephalopathie; Mikroangiopathie des Gehirns; **Urs.:** arterielle Hypertonie u. Arteriosklerose* mit umschriebenen, multiplen Herden i. S. einer Enzephalomalazie* v. a. im Bereich des Temporal- u. des Okzipitallappens; spongiöse Demyelinisierung der weißen Substanz u. lakunäre Infarkte (ischämische Schädigung der Endstrombahn der Gehirngefäße); **Sympt.:** Gedächtnisstörung, Bewußtseinsstörung, zerebrale Herdstörungen*, Hydrozephalus*, präsenile Demenz* (sog. Multiinfarktdemenz), evtl. Dysarthrie*, Affektlabilität*, Mono- od. Hemiparesen (sog. Status lacunaris); **Diagn.:** Allgemeinveränderungen in der Elektroenzephalographie, Nachweis zerebraler Infarktareale in der kranialen Computertomographie. Vgl. Durchblutungsstörung, zerebrale.

Bio-: Wortteil mit der Bedeutung Leben, Lebensvorgänge; von gr. βίος.

Bio|äqui|valenz (↑; Aequi-*; Valenz*) f: (engl.) bioequivalence; therap. Identität bzw. Identität der Bioverfügbarkeit* von Arzneimitteln.

Bio|ak|kumulation (↑; lat. accumulare anhäufen) f: (engl.) bioaccumulation; Anreicherung chem. Substanzen in belebten Komponenten des Ökosystems, wobei steigende Konz. der Substanzen resultieren; meist i. S. der selektiven Aufnahme unphysiol. od. toxischer Elemente od. chem. Verbindungen aus der unbelebten Natur u. Weitergabe über eine Nahrungskette*. Voraussetzung der B. ist eine relativ lange Verweildauer der Substanzen im Organismus (lange biol. Halbwertzeit*) bzw. eine insgesamt geringe od. selektive Elimination (z. B. Speicherung in best.

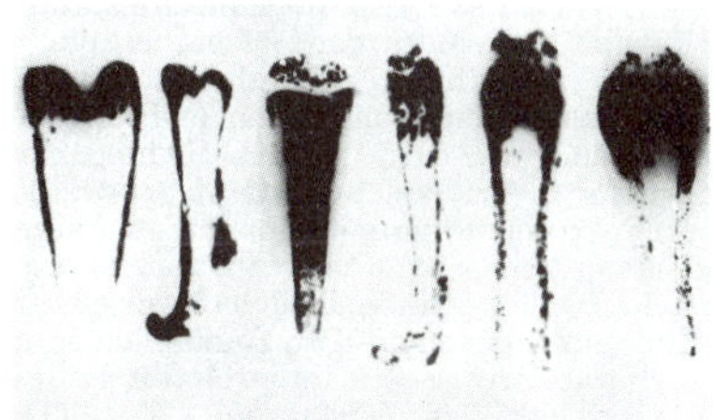

Bioakkumulation:
Einlagerung radioaktiver Isotope im Knochen als Beispiel; verschiedene inkorporierte Radionuklide haben unterschiedliche Verteilungsmuster im Knochen: Radium und Strontium werden vor allem in der knöchernen Substanz gespeichert, während Plutonium sowohl dort als auch im Knochenmark gefunden wird. Von links nach rechts: Radium, Strontium, Plutonium, Polonium, Cer-Praseodym, Yttrium; makroautoradiographische Darstellung von Tierversuchen [137]

Organen od. Elimination über die Milch). Für die B. relevante chem. Substanzen sind Cadmium (s. Itai-Itai-Krankheit) u. a. Schwermetalle, Quecksilber (s. Minamata-Krankheit), polychlorierte Biphenyle (s. Yusho-Krankheit) u. a. halogenierte Kohlenwasserstoffe (z. B. DDT*), die z. T. über die Muttermilch in erheblich konzentrierter Form ausgeschieden werden. Die B. von Radionukliden* führt über Nahrungsketten u. U. zu einer deutl. Steigerung der inkorporierten Aktivität* u. entspr. hoher Strahlenbelastung*, z. B. durch Iod, das in der Schilddrüse selektiv gespeichert wird (vgl. Organdosis). Von bes. Interesse sind auch knochenaffine Radioisotope (s. Elemente, knochenaffine) u. die Radioisotope von Caesium* (Speicherung u. a. in Muskelgeweben) u. Cadmium (Speicherung u. a. in Lebergewebe); vgl. Umwelttoxikologie.

Bio|chemie (↑) f: (engl.) biochemistry; physiol. Chemie, biol. Chemie; Grundlagenwissenschaft, die mit den Meth. der Chemie die Lebensvorgänge im Organismus (Atmung, Stoffwechsel, Verdauung, Exkretion, innere u. äußere Sekretion u. ä.) untersucht.

Bio|energetik (↑; gr. ἐνέργεια Tätigkeit, Wirksamkeit) f: (engl.) bioenergetics; auf den Lehren von Lowen u. Reich basierende Form der Psychotherapie, die von einer funktionalen Identität von psych. u. somat. Prozessen u. deren energetische Unterschiedlichkeit ausgeht u. vier Dimensionen aufweist: **1.** Verstehen von u. Arbeiten mit muskulären (Ver-)Spannungen; **2.** Analyse von Assoziationen, Verhalten u. Übertragung; **3.** Ver-

B

stehen der energetischen Dynamik; **4.** Betonung der Rolle der Sexualität; seelische Störungen haben der B. zufolge ihren körperl. Ausdruck in Körperhaltung bzw. -sprache (sog. schützender Charakter- u. Muskelpanzer). Behandlungsziel ist die Auflösung seelischer u. entspr. körperl. Fehlstellungen durch die Wiederherstellung der sog. orgiast. Potenz der Lebensenergie (i. S. einer ungestörten Erlebnisfähigkeit) in Körperausdruck u. Persönlichkeit.

Biörck-Thorson-Syn|drom (Gunnar B., schwed. Arzt; Ake Th., schwed. Arzt) **n:** syn. Karzinoidsyndrom*.

Bio|feed|back (Bio-*; engl. feedback Rückkopplung) **n: 1.** Bez. f. biol. Regelmechanismus; s. Rückkopplung; **2.** Meth. der Psychotherapie*, bei der (f. den Pat. primär meist unbewußte) vegetative od. motorische Funktionen (z. B. Herzfrequenz, Blutdruck, EEG- u. EKG-Signale, Hauttemperatur u. -widerstand, Atemfrequenz u. a.) durch Instrumente aufgezeichnet u. als akustische od. optische Signale bewußt wahrnehmbar gemacht werden, um sie so auch einer bewußten Einflußnahme durch die Pat. zugänglich zu machen; **therap. Anw.** (meist in Verbindung mit anderen psychotherap. Verfahren) bei Migräne, essentieller Hypertonie, neuromuskulären Verspannungszuständen, Organneurosen u. a.; vgl. Konditionierung, Verhaltenstherapie, Autogenes Training.

Bio|kata|lysatoren (↑; gr. καταλύειν auflösen) **m pl:** (engl.) biocatalysts, enzymes; Wirkstoffe; Sammelbegriff für Enzyme*, Hormone* u. Vitamine*.

Bio|klimato|logie (↑; Klima*; -log*) **f:** (engl.) bioclimatology; Wissenschaft, die sich mit d. Wirkung des Klimas u. Wetters auf Menschen (Tiere u. Pflanzen) befaßt. Vgl. Wetterfühligkeit.

Bio|logie (↑; -log*) **f:** (engl.) biology; Lehre von d. Lebensvorgängen.

Bio|lumineszenz (↑; lat. lumen Licht) **f:** Form der Lumineszenz*.

Bio|mathematik (↑) **f:** s. Biometrie.

Bio|metrie (↑; Metr-*) **f:** (engl.) biometry; Wissenschaft v. Theorie u. Anwendung mathemat. Methoden in Biologie u. Medizin (i. e. S. unter Ausschluß statist. Methoden, für die die bes. Bezeichnung Biostatistik verwendet wird).

Bi|omphalaria (Bi-*; Omphal-*) **f:** Gattung der Posthorn-(Teller-)Schnecken; Zwischenwirt von Schistosoma mansoni.

Bi|opsie (↑; Op-*) **f:** (engl.) biopsy; Entnahme einer Gewebeprobe am Lebenden durch Punktion* mit einer Hohlnadel, unter Anw. spezieller Instrumente (Zangen, Stanzinstrumente, Biopsiesonden, Bürsten, Schlingen u. a.) od. operativ mit dem Skalpell (Probeexzision*), als ungezielte B. (sog. Blindpunktion) od. gezielt unter Ultraschall- od. Röntgenkontrolle bzw. i. R. einer Endoskopie* od. Laparoskopie* (Vorteil: makroskop. Organbeurteilung mit Auffinden verdächtiger Bereiche, geringeres Blutungsrisiko); z. B. Feinnadelbiopsie*, Knipsbiopsie*, Stanzbiopsie*, Aspirationsbiopsie*, Bürstenbiopsie*, transbronchiale Zangenbiopsie*, als endoskopische Polypektomie*. Das gewonnene bioptische Material kann histol., zytol. (Punktionszytologie*), immunhistol. (z. B. bei Nierenbiopsie*), histochem. (z. B. bei Muskelbiopsie*) od. gentechnolog. (z. B. bei Chorionbiopsie*) untersucht werden; vgl. Kürettage.

Bi|opterin n: 2-Amino-4-hydroxy-6-(1′,2′-dihydroxypropyl)-pteridin; s. Folsäure.

Bio|rhythmus (Bio-*) **m:** periodische Schwankungen der Körperfunktionen, die durch äußere (Licht) u. innere (Hormone) Faktoren beeinflußt werden; vgl. Chronobiologie.

Bio|statistik (↑) **f:** s. Biometrie.

Bio|syn|these (↑; Synthese*) **f:** (engl.) biosynthesis; Aufbau von chem. Verbindungen in lebenden Zellen zur Aufrechterhaltung der physiol. Funktionen des gesamten Organismus.

Biot-Atmung (Camille B., frz. Phys., 1774–1862): (engl.) Biot's respiration; auch intermittierende Atmung; Form der periodischen Atmung*; kräftige Atemzüge v. gleicher Tiefe werden von plötzl. auftretenden Atempausen unterbrochen. **Vork.:** bei Störungen des Atemzentrums durch direkte Hirnverletzung od. erhöhten intrakraniellen Druck (z. B. inf. intrakranieller Blutungen, Meningoenzephalitis, Hirnödem); bisweilen bei gesunden Neugeborenen, bes. Frühgeborenen; s. Atmungstypen (Abb.).

Biotin n: Vitamin H; cycl. Harnstoffderivat, das in mehreren stereoisomeren Formen vorkommt; biol. am wichtigsten ist die D-Form. Im Stoffwechsel wirkt B. als Coenzym von decarboxylierenden (CO_2-übertragenden) Enzymen. B. ist dabei als prosthetische Gruppe kovalent an einen Lysinrest des Enzyms gebunden. Carboxybiotin stellt die aktive Form des Kohlendioxids dar. Die Biosynthese durch die Darmflora deckt normalerweise d. Bedarf (etwa 0,3 mg/d). Avidin, ein Protein des Eiklars, kann mit B. einen Komplex bilden, der durch Verdauungsenzyme nicht gespalten werden kann. **Biotinmangel** kann daher durch große Mengen Eiklar künstlich hervorgerufen werden od. Folge einer längerdauernden, weitgehenden Zerstörung der Darmflora sein. **Sympt.:** Dermatitis, Haarausfall, zentralnervöse Störungen, Hypercholesterinämie u. a.

Biotinidase|defekt **m:** biotinidase deficiency; autosomal-rezessiv erbl. Stoffwechselanomalie mit nicht meßbarer Biotinidaseaktivität; **Sympt.:** zerebrale Krampfanfälle, muskuläre Hypotonie, Alopezie, Hörverlust (Akustikusatrophie), Ataxie, Laktazidämie, Propionazidämie; **Diagn.:** Bestimmung der Biotinidaseaktivität in Erythrozyten; pränatale Diagn. ist möglich, Neugeborenen-Screening empfohlen; **Ther.:** Gabe von Biotin. Vgl. Carboxylasedefekt, multipler.

Bio|top (Bio-*; gr. τόπος Ort) **m od. n:** (engl.) biotope; Lebensraum; i. e. S. ein durch spezif., rel. konstante physik.-chem. Bedingungen (Klima, Terrrain- u. Lichtverhältnisse u. a.) charakterisierter Lebensbereich, Standort od. „ökolog. Nische“ von Mikro- u. Makroorganismen, die an die dort herrschenden Bedingungen bes. angepaßt (u. U. hochspezialisiert) sind u. eine Lebensgemeinschaft (Biozönose) aus Produzenten, Konsumenten u. Destruenten bilden. Störungen des dynam. Gleichgewichts solcher Ökosysteme haben meist nachteilige Auswirkungen auf alle Bewohner des B.; vgl. Ökologie.

Bio|trans|formation (↑) **f:** Metabolisierung; **1.** (physiol.) durch enzymat. Reaktionen im Organismus erfolgende chem. Veränderung v. Stoffen mit Entstehung von Metaboliten (Abwandlungsprodukte); **2.** (pharmak.) Abbau (Verstoffwechselung od. Metabolisierung) eines Arzneimittels.

Bio|typ (↑): (engl.) biotype; ältere Bez. für Bakterienstämme, die durch biochem. Untersuchungsmethoden voneinander unterschieden werden können; nomenklatorisch korrekte Bez.: Biovar; vgl. Varietas.

Bio|var (↑) n: s. Biotyp.

Bio|verfügbarkeit (↑): (engl.) bioavailability; Bez. f. Geschwindigkeit u. Ausmaß, in denen der therap. wirksame Anteil eines Arzneimittels* aus den jeweiligen Arzneiformen* freigesetzt u. resorbiert bzw. am Wirkort verfügbar wird; läßt sich durch Messung der Arzneistoffkonzentration in den Körperflüssigkeiten sowie des akuten pharmak. Effekts bestimmen; vgl. Bioäquivalenz.

Bio|verfügbarkeit, absolute (↑): (engl.) absolute bioavailability; Bioverfügbarkeit eines Arzneistoffes aus einer Arzneiform mit Bezug auf i. v. Gabe als Referenz.

Bio|verfügbarkeit, relative (↑): (engl.) relative bioavailability; Bioverfügbarkeit eines Arzneistoffs aus einer Arzneiform mit Bezug auf die Gabe einer Vergleichsarzneiform als Referenz.

Bio|zönose (↑; gr. κοινός gemeinsam) f: (engl.) biocoenosis; Lebensgemeinschaft v. Organismen innerh. eines Biotops*.

bi|partitus (lat.): in zwei Teile geteilt.

Biperiden (INN) n: 1-(Norborn-5-en-2-yl)-1-phenyl-3-piperidino-1-propanol (IUPAC); vorwiegend zentral wirkendes Anticholinergikum; **Verw.**: bei Parkinson-Syndrom, bei z. B. durch Neuroleptika bedingten extrapyramidalen Symptomen, Vergiftungen mit Nicotin u. org. Phosphorverbindungen; **NW:** Müdigkeit, Schwindel, Benommenheit; bei höheren Dosen Unruhe, Verwirrtheit, gelegentl. Gedächtnisstörungen, selten Halluzinationen; u. U. Erhöhung der Krampfbereitschaft; **Kontraind.**: Engwinkelglaukom, Stenosen im Magen-Darm-Trakt.

Bi|phenyle, poly|chlorierte n pl: (engl.) polychlorinated biphenyls; Abk. PCB; stabile, öl- bis wachsartige fettlösl. Substanzen mit einem Chlorgehalt von 20-60%, vielfach in d. Industrie verwendet. Sie erzeugen Chlorakne* u. Leberschäden. Gefahr für Umwelt, Menschen u. Tiere wie bei DDT. Vgl. Yusho-Krankheit.

bi|polaris (Bi-*; gr. πόλος Achsenende, Pol): mit zwei Polen, Fortsätzen.

Birken|blätter: Folia* Betulae.

Birkhäuser-Tafeln: Sehprobentafeln* mit Textproben definierter Größe zur Bestimmung der Sehschärfe* in der Nähe.

Bisabolol n: syn. Levomenol*.

Bisacodyl (INN) n: 4,4′-(2-Pyridylmethylen)-diphenoldiacetat (IUPAC); Laxans aus der Gruppe der Triacylmethane, das über seine Wirkform (freie Diphenole) die Resorption von Wasser im Dickdarm hemmt u. die Sekretion von Wasser u. Elektrolyten steigert; Verw.: s. Laxanzien.

Bis|albumin|ämie (Bi-*; Albumin-*; -ämie*) f: s. Albumine.

Bi|sexualität (↑; Sexual-*) f: (engl.) bisexuality; auch Ambisexualität; Bez. f. sexuelle Aktivität, Erregbarkeit u. Orientierung gegenüber Frauen u. Männern ohne deutl. Präferenz eines Geschlechts. Bis Ende der Pubertät ist B. die Regel (pychoanalyt. wird eine sog. prinzipielle B. des Menschen angenommen); bei Erwachsenen im Vergleich zu überwiegend heterosexuellem od. überwiegend homosexuellem Verhalten eher d. Ausnahme.

Bisgaard-Zeichen: s. Thrombose.

Bismut n: (engl.) bismuth; Wismut; chem. Element, Symbol Bi, OZ 83, rel. Atommasse 208,98; zur Stickstoffgruppe gehörendes drei- u. fünfwertiges Halbmetall.

Bis|phosphonate n pl: syn. Diphosphonate; Substanzgruppe mit struktureller Ähnlichkeit zur Pyrophosphorsäure; hemmen die osteoklastäre Knochenresorption u. werden therap. bei Knochentumoren*, Hyperkalzämiesyndrom*, Osteodystrophia* deformans u. evtl. Osteoporose* eingesetzt.

Biß||an|omalie (Anomalie*) f: (engl.) malocclusion; angeb. od. erworbene Zahnfehlstellung. **B., offener:** (engl.) open bite; syn. Hiatodontie; Klaffen der Zahnreihen im Front- od. Seitenzahngebiet; meist inf. rachit. Deformierung der Kiefer od. von Gewohnheiten (Lutschen). **B.sperre:** (engl.) closed bite; syn. Kiefersperre; vollständiges od. teilweises Auseinandersperren der Zahnreihen inf. Kieferluxation* od. Kieferfehlbildungen; vgl. Biß, offener.

Bitot-Flecke (Pierre A. B., Arzt, Bordeaux, 1822-1888): (engl.) Bitot's spots; mattweiße Flekken im Lidspaltenbereich der Konjunktiva b. Xerosis conjunctivae; bestehen aus metaplast. Epithelzellen u. massenhaft Corynebacterium xerosis; s. a. Xerophthalmie.

Bitter|salz: Magnesiumsulfat*.

Bi|uret n: NH_2—CO—NH—CO—NH_2; farblose, feste Verbindung; entsteht bei trockenem Erhitzen aus zwei Molekülen Harnstoff unter Abspaltung eines Moleküls Ammoniak (Harnstoffnachweis durch Geruch des NH_3!).

Biuret|re|aktion f: (engl.) biuret reaction; sog. allgemeine Eiweißreaktion; Substanzen, die wie Biuret* zwei Peptidbindungen od. mehr besitzen, bilden in alkal. Lösung mit Kupferionen einen rosaroten bzw. blau-violetten Komplex, dessen Farbintensität ihrer Konz. proportional ist; **Anw.**: als Eiweißbestimmungsverfahren*.

Bi|zeps|sehnen|re|flex (lat. biceps zweiköpfig; Reflekt-*) m: Abk. BSR; s. Reflexe (Tab.).

Bi|zeps|syn|drom (↑) n: eigentl. Bizeps-brevis-Syndrom bzw. Bizeps-longus-Syndrom; s. Periarthropathia humeroscapularis.

Bjerrum-Schirm (Jannik B., Ophth., Kopenhagen, 1829-1892): (engl.) tangent screen; zur Kampimetrie* verwendeter schwarzer Tuchschirm mit zentralem Fixierpunkt u. konzentr. (weißen) Ringen.

Bjerrum-Zeichen (Jannik Petersen B., Ophth., Kopenhagen, 1851-1920): (engl.) Bjerrum's scotoma; syn. Bjerrum-Skotom; durch Druckschädigung von Nervenfaserbündeln am Papillenrand bei Glaukom* auftretendes, ring- od. bogenförmiges Skotom*.

Björk-Shiley-Klappe: s. Herzklappen, künstliche.

BK: Abk. f. **B**erufs**k**rankheit; s. Berufskrankheiten.

Bk: chem. Symbol f. Berkelium*.

BKG: Abk. f. **B**allisto**k**ardio**g**raphie*.

BK-mole syndrome (engl. mole Muttermal) n: s. Nävusdysplasie-Syndrom.

BKS: Abk. f. **B**lut**k**örperchen**s**enkungsgeschwindigkeit; s. Blutkörperchensenkung.

BK-Virus (Virus*) n: s. Polyomavirus.

BKVO: Abk. f. **B**erufs**k**rankheiten**v**er**o**rdnung*; s. Berufskrankheiten.

Blackfan-Diamond-An|ämie (Kenneth D. B., Päd., Boston, 1883-1941; Louis K. D., Päd., Boston, geb. 1902; Anämie*) f: angeborene chron. Form der Pure* red cell aplasia.

Black heel (engl. schwarze Ferse) n: syn. Basketballferse, Tennisferse; intrakoriale Hämatome, die bei best. Sportarten (Tennis, Basketball) nach wiederholten kleinen Traumen an den Fersen auftreten.

Blacklight-Therapie (engl. Schwarzlicht) f: s. PUVA.

Blackout (engl. Verdunkelung) n: **1.** (neurophysiol.) isoelektrischer Hirnstromwellenverlauf (Null-Linien-Potentiale) in der Elektroenzephalographie*; **2.** (neurol.-psychiatr.) sog. Gedächtnislücke; s. Amnesie.

Bläh|hals: s. Laryngozele.

Blähungen: (engl.) flatulence; Flatus, Flatulenz*.

Bläschen|atmen: Vesikuläratmen; s. Atmungsgeräusche.

Bläschen|drüsen: (engl.) seminal vesicles, spermatocysts; Glandulae vesiculae, Vesiculae seminales, auch Samenblasen; beim Mann zw. Blasengrund u. Rektum gelegene paarige blindsackförmige Ausstülpungen lateral von der Ampulle des Samenleiters. Ihr Ausführungsgang (Ductus excretorius) mündet zus. mit d. Samenleiter als Ductus ejaculatorius in d. Pars prostatica der Harnröhre. Die B. produzieren ein alkal., fruktosereiches Sekret. Vgl. Sperma.

Bläschen|drüsen|entzündung: s. Spermatozystitis.

Bläschen|drüsen|fehl|bildung: (engl.) spermatocystic aplasia; Aplasie des Ausführungsgangs der Bläschendrüsen bzw. deren Verschmelzung zu einem unpaarigen Organ.

Bläschen|drüsen|fistel (Fistel*) f: (engl.) spermatocystic fistula; Ausbildung einer von den Bläschendrüsen ausgehenden Fistel mit variabler Endung (häufig Rektum od. Harnblase); z. B. nach Op., Pfählungsverletzung, Beckenfraktur.

Bläschen|drüsen|tumoren (Tumor*) m pl: (engl.) spermatocystic tumours; Tumoren der Bläschendrüsen; selten primäres Karzinom od. Sarkom, meist Metastasen eines Hoden-, Blasen-, Prostata- od. Rektumkarzinoms.

Bläschen|flechte: syn. Herpes* simplex.

Blässe, peri|orale (Peri-*; Or-*): (engl.) circumoral pallor; für Scharlach* charakterist. Blässe um d. Mund herum.

Blakemore-Sonde (Arthur H. B., Chir., New York, 1897-1970) f: Sengstaken-Blakemore-Sonde; s. Ballonsonde.

Blalock-Hanlon-Operation (Alfred B., Chir., Baltimore, 1899-1964) f: op. Herstellung eines künstl. Vorhofseptumdefekts; nicht mehr gebräuchl. Palliativoperation bei Transposition* der großen Arterien; vgl. Ballonatrioseptostomie.

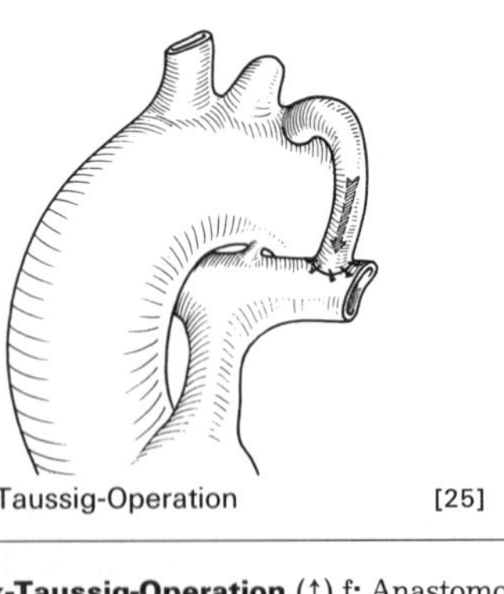

Blalock-Taussig-Operation [25]

Blalock-Taussig-Operation (↑) f: Anastomose zw. der A. subclavia (od. carotis) u. der A. pulmonalis bei angeborenen Herzfehlern*, bes. bei Fallot*-Tetralogie; bewirkt, daß ein Teil des hypoxämischen Aortenbluts erneut der Lunge zugeführt wird.

blande (lat. blạndus schmeichelnd, freundlich): nicht entzündlich, mild verlaufend.

Blandin-Nuhn-Drüse (Philippe F. B., Chir., Paris, 1798-1849; Anton N., Anat., Heidelberg, 1814-1889): syn. Glandula* lingualis anterior.

Bland-White-Garland-Syn|drom (Edward F. B., amerikan. Kardiol., geb. 1901; Paul W., Kardiol., Boston, 1886-1973; Hugh G., zeitgen. Kardiol., USA) n: Abk. BWG-Syndrom; seltene angeb. Herzgefäßfehlbildung mit Ursprung der A. coronaria sin. aus der A. pulmonalis; **Klin.:** nach ein- bis zweimonatigem unauffälligem Verlauf typ. Angina-pectoris-Anfälle u. rezidiv. anteroseptale Infarkte; **Ther.:** Ligatur der fehlabgehenden A. coronaria sinistra (als Voraussetzung ausreichende Anastomosen zw. beiden Koronararterien u. großer aortopulmonaler Shunt) od. Anastomosierung mit der A. subclavia bzw. Koronarreimplantation in die Aorta; **Progn.:** oft letaler Ausgang im zweiten Lebenshalbjahr; bei ausreichender Kollateralentwicklung jahrzehntelange Beschwerdefreiheit möglich; vgl. Herzchirurgie.

Blaschko-Linien (Alfred B., Dermat., Berlin, 1858-1922): Liniensystem der Haut, das durch die Auswanderung des Ektoderms entsteht u. dessen Verlauf viele kongenitale Dermatosen (z. B. Hyperkeratosen, Ichthyosen, Incontinentia* pigmenti, fokale dermale Hypoplasie) folgen.

Blase: (engl.) bulla, bladder, blister; **1.** (dermat.) syn. Bulla*; **2.** Kurzbez. f. Harnblase*, Fruchtblase*; vgl. Gallenblase.

Blasen|a|tonie (Atonie*) f: (engl.) atonic bladder; neurogene Erschlaffung der Blasenmuskulatur mit unvollkommener Miktion u. Restharnbildung sowie Verlust des Harndrangempfindens.

Blasen|auto|matie (Automatismen*) f: s. Reflexblase.

Blasen|auto|nomie (gr. αὐτόνομος selbständig) f: (engl.) autonomous bladder; Störung der Harnblaseninnervation durch Läsion des Sakralmarks (S_2-S_4) bzw. motor. od. sensibler Wurzeln der Cauda equina; **Urs.:** Trauma, Tumor, Myelomeningozele; durch schlaffe Parese von Detrusor vesicae u. Beckenbodenmuskulatur Entw. einer großen atonischen Blase, die durch Bauchpresse u. manuellen Druck (Credé-Handgriff) nur unvollständig entleert werden u. größere Restharnmengen enthalten kann.

Blasen|di|vertikel (Divertikel*) n: (engl.) diverticulum of the bladder; sackartige Ausstülpung der Blasenwand od. -schleimhaut mit versch. weiten Verbindungen zum Blasenlumen; **Urs.:** selten kongenital, meist erworbene Blasenwandschwäche aufgrund einer mechan. Abflußbehinderung aus der Blase (Striktur der Urethra, Blasenhalsstarre, chron. Prostatitis, benigne Prostatahyperplasie) od. inf. Zug benachbarter Organe (Traktionsdivertikel) nach op. Eingriffen od. Verletzungen der Umgebung; **Sonderformen: 1.** Blasenscheiteldivertikel: Reste des Urachus; **2.** Ureterdurchgangsdivertikel: B. oberh. des Ostium ureteris; **Sympt.:** zweizeitige Miktion mit Strangurie; **Diagn.:** Palpation, Zystoskopie, Röntgendarstellung.

Blasen|drainage (Drainage*) f: (engl.) drainage of the bladder; künstliche Harnableitung b. persistierenden od. passageren Blasenentleerungsstörungen*; **Formen:** transurethrale B. mittels Blasenkatheter* (Verfahren m. dem höchsten Infektionsrisiko; nach 48 Std. ist in

100% der Fälle m. einer Bakteriurie zu rechnen!), suprapubische Blasenpunktion*, intermittierende Einmalkatheterisierung.

Blasen|druck: Innendruck der Harnblase; s. Zystomanometrie.

Blasen|ek|strophie (Ekstrophie*) **f:** (engl.) bladder exstrophy; Spaltblase; Hemmungsfehlbildung im Bereich der vorderen Blasen- (u. Bauch-)Wand mit Freiliegen der hinteren Blasenwand, des Trigonum vesicae u. der hinteren Urethralwand; Inzidenz 1 : 10 000; vgl. Blasenfehlbildungen.

Blasen|ek|topie (Ek-*; gr. τόπος Ort) **f:** Verlagerung der völlig geschlossenen Blase zw. das meist gespaltene Schambein u. die Mm. recti innerh. der Kloakenspalte bei gespaltener Bauchdecke; kombiniert mit offener Harnröhre; vgl. Epispadie, Hypospadie.

Blasen|entleerungs|störungen: (engl.) disturbances of micturition; zusammenfassende Bez. f. alle mechan. bzw. neurogenen Störungen der Miktion, z. B. Harnabflußbehinderungen*, Harnstottern*, Harnträufeln*, Harninkontinenz*, Dysurie*; vgl. Blasenatonie, Blasenautonomie, Blasenlähmung, Blasenhalsobstruktion, Sphinktersklerose, Harnverhaltung.

Blasen|entzündung: s. Zystitis.

Blasen|ersatz: (engl.) artificial bladder; kontinentes Harnreservoir als Ersatz für d. Harnblase durch Bildung von Taschen aus Ileum, Ileo-Caecum od. Rektum; **Formen: 1.** kontinente Ileumblase (engl. kock pouch); **2.** kontinente Ileo-Caecalblase; **3.** Rektumblase mit transsphinkterischem Durchzug des proximalen Sigmoids. Vgl. Harnableitung, künstliche.

Blasen|fehl|bildungen: (engl.) malformations of the bladder; **1.** Aplasie bzw. Agenesie der Blase, sehr selten; **2.** Blasenekstrophie*; **3.** Blasenektopie*; **4.** Doppel- od. Sanduhrblase (Vesica duplex od. partita), Blase mit vollkommener od. unvollkommener Scheidewand.

Blasen|fistel (Fistel*) **f:** (engl.) bladder fistula; Verbindung zw. Harnblase u. Körperoberfläche (äußere B.) bzw. anderen Hohlorganen (innere B.); **Urs.: 1.** (selten) angeboren, z. B. als Urachusfistel, bei Blasenekstrophie* od. extremer Epispadie*; **2.** erworben inf. traumatischer, entzündl., tumoröser Prozesse od. postoperativ; **3.** therap. angelegt zur künstlichen Harnableitung*; **a)** Zystostomie*; **b)** Trokarfistel zur Einlage eines Katheters; vgl. Urogenitalfistel, Darmfistel.

Blasen|geschwür: s. Ulcus vesicae.

Blasen|hals: (engl.) neck of the bladder; Gegend des Übergangs der Harnblase in d. Harnröhre; bei der Frau die vom Blasenschließmuskel umhüllte Urethra, beim Mann die Pars prostatica urethrae.

Blasen|hals|obstruktion (Obstructio*) **f:** Hindernis am Blasenhals, das zur Einengung des Blasenhalslumens u. damit zu Blasenentleerungsstörungen* führt; z. B. benigne Prostatahyperplasie, chron. Prostatitis, Prostatakarzinom, Blasensteine, Blasentumoren.

Blasen|hals|sklerose (Skler-*; -osis*) **f:** s. Blasenhalsstenose.

Blasen|hals|stenose (Steno-*; -osis*) **f:** Verengung des Blasenhalses durch: **1.** angeb. Fehlbildung (Klappen od. Engen); **2.** vernarbende Entz. (z. B. Blasenhalssklerose inf. chron. Prostatitis); **3.** postop. Narbenkontraktur; führt zu Blasenentleerungsstörungen* mit vermehrtem Harndrang. Vgl. Harnröhrenfehlbildungen.

Blasen||hernie (Hernie*) **f:** (engl.) cystocele; Hernie* mit Harnblasenanteilen im Bruchsack; v. a. bei der direkten Leistenhernie des Mannes u. der Schenkelhernie der Frau. **B.in|kontinenz** (Inkontinenz*) **f:** s. Harninkontinenz. **B.in|stillation** (Instillatio*) **f:** (engl.) bladder instillation; Einbringen v. therap. wirksamen Lösungen in d. Blase.

Blasen|karzinom (Karz-*; -om*) **n:** (engl.) bladder cancer; Karzinom* der Harnblase, das nach dem 60. Lj. v. a. bei Männern auftritt (m : w = 3 : 1). Als **Urs.** werden aromat. Amine (Aminokrebs*), Nicotinabusus u. chron. Zystitis (z. B. bei Schistosomiasis*) diskutiert. **Histol.:** meist papilläres Karzinom, seltener anaplastisches Karzinom, Plattenepithel- od. Adenokarzinom; Metastasierung in regionäre Lymphknoten u. hämatogen in Leber, Lunge, Skelett u. Peritoneum; Stadieneinteilung nach TNM-System: s. ums. Tab.; **Klin.:** als Leitsymptom schmerzlose Hämaturie, evtl. Dysurie u. Pollakisurie, Schmerzen in der Lendengegend, Harnstauung u. Harnweginfektionen bei Verlegung eines Ureterostiums; **Diagn.** u. **DD:** s. Blasentumor; **Ther.:** in Abhängigkeit vom Tumorstadium transurethrale Resektion od. radikale Zystektomie* mit Lymphadenektomie, perkutaner Strahlentherapie u. lokaler Instillation von Zytostatika (z. B. Mitomycin, Doxorubicin, Epirubicin, Inter-

Leitsymptom des Blasenkarzinoms ist die schmerzlose Hämaturie.

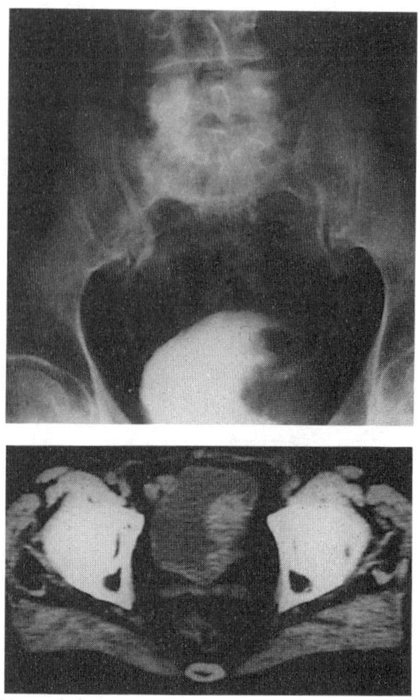

Blasenkarzinom:
Karzinom der linken Seitenwand im Infusionsurogramm (oben) und im CT [27]

Blasenkarzinom
TNM-Klassifikation (Kurzfassung)

Tis		in situ („flat tumour")
Ta		papillär nichtinvasiv
T1		subepitheliales Bindegewebe
T2		oberflächliche Muskulatur (innere Hälfte)
T3		tiefe Muskulatur oder perivesikales Fettgewebe
	T3a	tiefe Muskulatur (äußere Hälfte)
	T3b	perivesikales Fettgewebe
T4		Prostata, Uterus, Vagina, Beckenwand, Bauchwand
N1		solitär ≤2 cm
N2		solitär >2 cm bis 5 cm, multipel ≤5 cm
N3		>5 cm

feron); **Progn.:** abhängig von Tumorstadium u. Ther.; die Fünf-Jahres-Überlebensrate beträgt z. B. bei infiltrierendem B. ohne Fernmetastasen nach op. Behandlung ca. 45%.

Blasen|katarrh (Katarrh*) m: s. Zystitis.

Blasen|katheter (Katheter*) m: (engl.) bladder catheter; Instrument zur künstlichen Harnableitung* bei Abflußbehinderungen unterh. der Harnblase (z. B. bei benigner Prostatahyperplasie u. Harnröhrenverengung), zu diagn. Zwecken (z. B. Bestimmung des Restharns), postop. bei Harnverhaltung, in der Intensivmedizin, bei Blasenentleerungsstörungen*; **Formen: 1.** Einmalkatheter aus Gummi od. Kunststoff; gebräuchlich sind für den Mann B. nach Tiemann bzw. Mercier, für die Frau B. nach Nélaton; **2.** Blasenverweilkatheter (Dauerkatheter, Ballonkatheter) aus Kunststoff mit aufblasbarem Ballon an der Spitze. Wegen der Gefahr einer Keimaszension ist i. d. R. die Kathetereinlage über eine suprapubische Blasenpunktion* einem transurethralen Dauerkatheter* vorzuziehen. Angabe des Durchmessers der B. erfolgt nach der Charrière*-Skala. Vgl. Intimpflege.

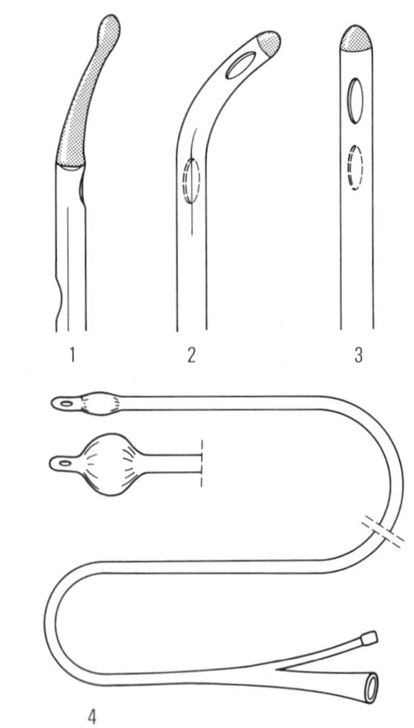

Blasenkatheter:
1: Tiemann-Katheter; 2: Mercier-Katheter;
3: Nélaton-Katheter; 4: Ballonkatheter [5]

Blasen|lähmung: (engl.) bladder atony; teilweise od. vollständige Lähmung der Harnblasenmuskulatur inf. Querschnittsläsion* des Rükkenmarks; **Urs.:** v. a. Trauma, Bandscheibenvorfall*, Rückenmarktumoren*. Im **akuten Stadium** (spinaler Schock*) kommt es zur Schockblase* mit Blasenatonie*. **Folgestadien:** Rückenmarkschädigungen oberh. von S_2 führen zur supranukleären Lähmung der Blase mit Blasenautomatie (sog. Reflexblase*), bei Läsion des sakralen Blasenzentrums (S_2-S_4) kommt es inf. Unterbrechung der Reflexbahnen zur Blasenautonomie*.

Blasen|mano|metrie (gr. μανός gasförmig; Metr-*) f: s. Zystomanometrie.

Blasen|mole (Mole*) f: (engl.) hydatid mole; syn. Mola hydatiformis, auch Traubenmole; partielle od. komplette hydropisch-ödematöse Degeneration der Chorionzotten der Plazenta* unter Umwandlung in bis traubengroße u. traubenförmig angeordnete, mit heller Flüssigkeit gefüllte Bläschen (Abb.) bei gleichzeitiger Proliferation des Zyto- u. Synzytiotrophoblasten unterschiedl. Ausprägung (Form der Trophoblasttumoren*). Bei Bestehenbleiben der normalerweise auf die Phase der Implantation begrenzten invasiven Eigenschaften des Trophoblasten* kann sich eine invasive B. (Chorionadenoma* destruens) entwickeln. **Urs.:** wahrscheinlich defekte Embryonalanlage; der pathol. veränderte Trophoblast persistiert, während der Embryoblast* verkümmert. Die Entwicklungsstörung beginnt etwa einen Monat nach der Empfängnis. **Sympt.:** gegenüber der Norm vergrößerter Uterus (Fundusstand*), Fehlen von kindl. Herztönen u. Kindsbewegungen, evtl. uterine Blutungen mit Abgang

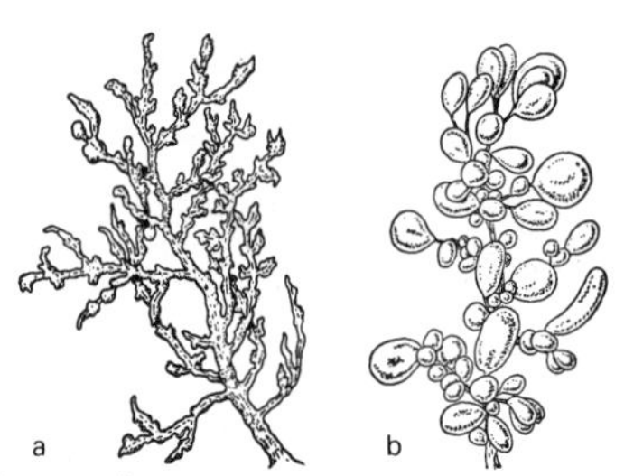

Blasenmole:
a: normales Zottenbäumchen; b: entartetes Zottenbäumchen bei Blasenmole

von Bläschen; erhöhte Serumkonzentration von HCG*, evtl. mit Ausbildung von Luteinzysten* im Ovar, Zeichen einer Gestose*; **Ther.:** medikamentöse Austreibung mit Wehenmitteln, Kürettage (cave: Uterusperforation, massive Blutungen). Wegen der Möglichkeit der Entw. eines malignen Chorionepithelioms* aus (Resten) einer B. müssen die Pat. längere Zeit regelmäßig nachuntersucht werden!

Blasen|papillom (Papilla*; -om*) n: (engl.) bladder papilloma; vom Urothel der Harnblase ausgehendes benignes Papillom*; keine Präkanzerose*, obwohl es trotz fehlender zytol. Malignitätskriterien nach ICD als papilläres Urothelkarzinom G 0 klassifiziert wird; **Formen: 1.** invertiertes B.: v. a. im Bereich von Trigonum u. Blasenhals lokalisiert, histol. Unterscheidung in trabekuläre (leiten sich von der Basalzellschicht ab) u. glanduläre Formen (vom Zylinderepithel, z. T. auch von Becherzellen ausgehend); geringes Entartungsrisiko; **2.** exophytisches B.: schmalbasiger papillärer Tumor aus regelhaft geschichtetem Urothel mit typischen oberflächl. Deckzellen (sog. Umbrellazellen); **Leitsymptom:** schmerzlose Hämaturie*; **Diagn.** u. **DD:** s. Blasentumor; **Ther.:** transurethrale Resektion, (partielle) Blasenresektion. Vgl. Berufskrankheiten.

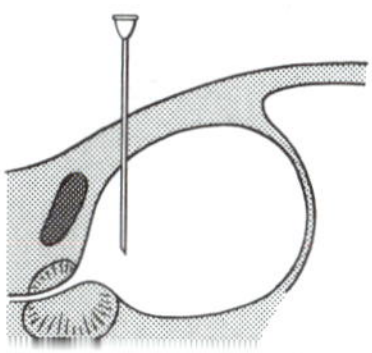
Blasenpunktion, suprapubische

Blasen|punktion, supra|pubische (Punktion*) f: (engl.) suprapubic bladder puncture; Punktion der Harnblase mittels Kanüle od. Trokar zur (sterilen) Harngewinnung* zu diagn. Zwecken, als Entlastungspunktion bei Harnverhaltung, zur künstlichen Harnableitung* (Dauerdrainage) bei Harnabflußbehinderung unterh. der Blase od. zur Harnblasenspülung; nach Ermittlung des Blasenstands (Blase muß palpabel sein, u. U. Ultraschallkontrolle) Desinfektion u. ggf. Lokalanästhesie der Einstichstelle; senkrechter Einstich 1-2 Querfinger vom oberen Rand der Symphyse, bis Urin aus der Nadel quillt u. Nachschieben um 2-3 cm (s. Abb.). Nach Entfernen der Nadel schließt sich die Punktionsstelle spontan. **Kontraind.:** ungenügend gefüllte Blase, Narben im Unterbauch, Frühschwangerschaft, Blutungsneigung.

Blasen|re|sektion (Resektion*) f: (engl.) (partial) cystectomy; partielle Exzision veränderter Blasenabschnitte unter Belassen von Blasenboden, Sphinkter u. Trigonum mit Ostien über einen transvesikalen, extraperitonealen Zugang; bei Tumoren, umschriebenen ulzerösen Prozessen, Fisteln, hypotoner Blase; s. Sectio alta.

Blasen|ruptur (Ruptur*) f: (engl.) bladder rupture; Riß der Harnblase in gefülltem Zustand inf. Erhöhung des intravesikalen Drucks durch Schlag, Stoß, Fall od. Contrecoup-Wirkung, z. B. bei stumpfem Bauchtrauma, durch penetrierende Verletzungen (Pfählung, Stich, Schuß) u. Bekkenfrakturen; Harnaustritt in die Peritonealhöhle mit Harnaszites od. Peritonitis bzw. ins Bekkenbindegewebe mit Harnphlegmone; **Sympt.:** Strangurie, Makrohämaturie, Unterbauchschmerz, suprapubische Hämatome; **Diagn.:** rektale Untersuchung, Röntgendarstellung, Zystoskopie; **Ther.:** op. Verschluß.

Blasen||scheiden|fistel (Fistel*): Fistula vesicovaginalis; vgl. Blasenfistel, Urogenitalfistel. **B.spiegelung:** s. Zystoskopie. **B.sprengung:** (engl.) amniotomy; syn. Amniotomie; vaginale Sprengung der Fruchtblase* m. den Fingern, einer Kugelzange od. Klemme.

Blasen|sprung: (engl.) rupture of the foetal membranes; (gebh.) das Zerreißen der Eihäute m. nachfolgendem Abfließen des Fruchtwassers*; nach dem **Zeitpunkt** werden unterschieden: **1.** rechtzeitiger B.: (regelrecht) am Ende der Eröffnungsperiode*; **2.** vorzeitiger B.: vor Wehenbeginn (cave: Amnioninfektionssyndrom*); **3.** frühzeitiger B.: während der Eröffnungsperiode; **4.** verspäteter B.: nach Abschluß der Eröffnungsperiode. Weitere **Formen** des B. sind **hoher** (oberh. des unteren Eipols), **doppelter** (zweizeitiger B., Einriß am unteren Eipol nach hohem B.) u. **falscher** B. (Entleerung von wenig Fruchtwasser, das zw. die Eihäute diffundiert u. sie nacheinander einreißt). Vgl. Vorwasser.

Blasen|stein: (engl.) bladder stone; bis hühnereigroßes Konkrement in der Harnblase; entsteht primär, z. B. bei Miktionsstörungen, Prostatavergrößerung (Adenom, Karzinom), Blasenhalsstenose*, in Divertikeln (mit Begleitinfektion) od. (meist) sekundär nach Bildung in d. Niere u. Abgang in die Blase bzw. als Fremdkörperstein (nicht resorbierbare Fäden, abgerissenes Katheterstück); **Vork.:** bes. bei älteren Männern; **Sympt.:** Pollakisurie, Hämaturie, Harnstottern, Schmerzen; **Diagn.:** Rö., Zystoskopie; **Ther.:** transurethrale Lithotripsie*, Zystotomie (Sectio alta). Vgl. Nephrolithiasis, Urolitholyse.

Blasen|stottern: s. Harnstottern.

Blasen|tamponade (frz. tampon Stöpsel) f: (engl.) bladder tamponade; vollständige Ausfüllung der Harnblase durch geronnenes Blut mit Verstopfung des Blasenausgangs; **Urs.:** Blutung aus Blase od. oberen Harnwegen; **Sympt.:** akute Harnverhaltung; **Ther.:** Absaugen der Koagula durch einen weitlumigen Katheter. Vgl. Tamponade.

Blasen|tumor (Tumor*) m: (engl.) bladder tumour; Tumor der Harnblase*; meist vom Urothel ausgehend, häufig im Fundus vesicae lokalisiert (auch multiples Vork. möglich) u. bes. im höhe-

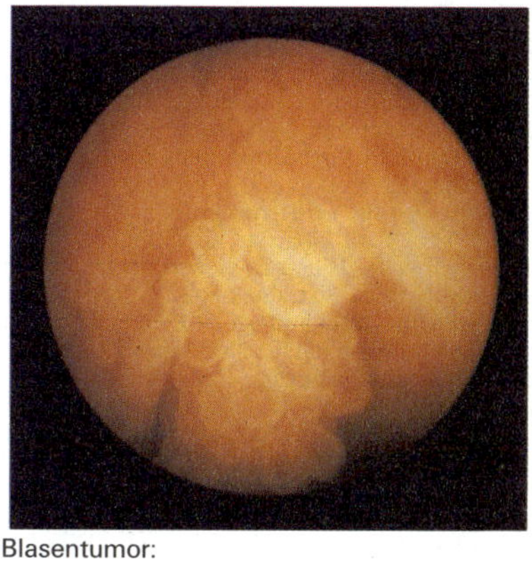
Blasentumor:
endoskopisches Bild eines papillären Harnblasentumors [27]

ren Lebensalter auftretend; pathol.-anat. **Formen:** v. a. Blasenpapillom* u. Blasenkarzinom*, seltener Fibrom, Myom, Neurofibrom od. embryonales Rhabdomyosarkom; **Urs.:** möglicherweise Karzinogene (z. B. aromatische Amine, Nicotin), Analgetika, chron. Zystitis (z. B. bei Schistosomiasis); **Klin.:** Hämaturie, Harnweginfektionen, Pollakisurie, evtl. Schmerzen od. Druckgefühl; **Diagn.:** Harnzytologie, Ultraschalldiagnostik, bimanuelle Untersuchung (evtl. in Narkose), Zystoskopie, transurethrale Biopsie, Computertomographie; **DD:** Prostatakarzinom, benigne Prostatahyperplasie mit nekrotisch infiziertem Mittellappen, Blasensteine, Endometriose der Blase, penetrierende gyn. Tumoren, penetrierendes Rektumkarzinom. Vgl. Berufskrankheiten.

Blasen|wurm: s. Finne, Echinococcus granulosus.

Blase, reflektorische (Reflekt-*): s. Blasenlähmung.

Blast-: auch Blasto-; Wortteil mit der Bedeutung Sproß, Trieb; von gr. βλαστός.

Blastem (gr. βλάστημα Keim) n: (engl.) blastema; Keimstoff, indifferentes Keimgewebe, das sich durch Zusammenschluß von teilungsfähigen Stammzellen bildet.

Blasten|krise (Blast-*; Krisis*) f: s. Myeloblastenkrise.

Blasten|krise, terminale (↑; ↑) f: (engl.) terminal blast crisis; Bez. f. akute Myeloblastenkrise* als Endphase der chronisch-myeloischen Leukämie*, i. d. R. nach längerem chron. Verlauf (fünf Jahre) m. letalem Ausgang.

Blasto|genese (↑; -genese*) f: (engl.) blastogenesis; (embryol.) Keimentwicklung; i. e. S. von der Zygote* durchlaufene erste Entwicklungsschritte bis z. Beginn der Embryogenese* (ca. 15. Tag); i. w. S. Entwicklung der Zygote bis z. ersten Herzschlag des Embryos (ca. 23. Tag); vgl. Morula, Blastozyste, Embryoblast.

Blastom (↑; -om*) n: (engl.) blastoma; echte Geschwulst i. S. eines eigenständigen, ungehemmten Wachstums von körpereigenem Gewebe od. organismusfremdem, parasitärem Gewebe (z. B. Teratom).

Blastomatose (↑; ↑; -osis*) f: (engl.) blastomatosis; Krankheitsbild mit Auftreten zahlreicher echter Geschwülste; z. B. Geschwulsterkrankung eines Organsystems (Hämoblastose, Lymphogranulomatose*).

Blasto|meren (↑; gr. μέρος Teil) f pl: (engl.) blastomeres; (embryol.) durch Furchung* der Zygote* entstehende Zellen; teilen sich ohne Wachstum u. werden so b. jeder Teilung kleiner, d. Plasma/Kern-Verhältnis verschiebt sich zugunsten der Kerne.

Blasto|myces dermatitidis (↑; Myk-*; Derm-*; -itis*) m: Err. der nordamerikanischen Blastomykose (s. Blastomykosen); primärpathogener, dimorpher Pilz, der bei 22°C in der saprophytären Myzelphase u. bei 37°C in der parasitären Hefephase wächst; Nebenfruchtform von Ajellomyces dermatitidis.

Blasto|mykosen (↑; ↑; -osis*) f pl: (engl.) blastomycoses; chron., oft schwer verlaufende Systemmykosen*; **Formen: 1.** europäische B.: syn. Cryptococcus*-Mykose; **2.** nordamerikanische B.: Err.: Blastomyces dermatitidis; befallen werden bes. Lungen u. Haut (Papeln, Ulzerationen). Die Krankheit beginnt als schleichende Bronchopneumonie; bei Generalisierung u. Entw. einer Systemmykose kommt es zu progredienter Kachexie u. nicht selten zu tödlichem Ausgang. **3.** südamerikanische B. (Paracoccidioides-Mykose): Err.: Paracoccidioides brasiliensis; vielgestaltige Hauterscheinungen, Mundschleimhautgeschwüre, meist nach primärem Befall der Lungen; **Ther.:** Ketoconazol, Amphotericin B.

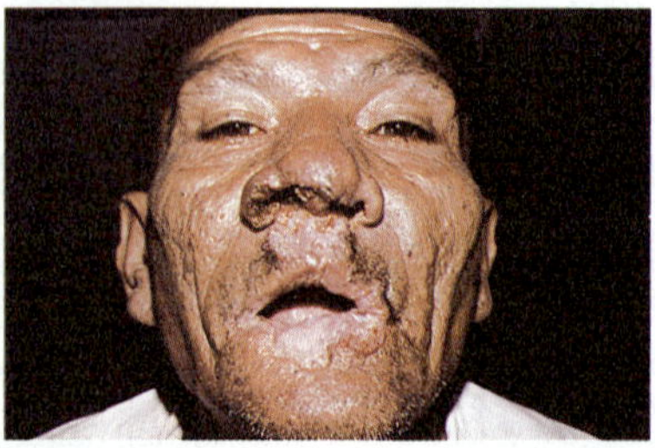

Blastomykosen:
Befall mit Paracoccidioides brasiliensis im Gesicht [285]

Blasto|pathie (↑; -pathie*) f: pränatale Erkr. mit der Folge einer intrauterinen Entwicklungsstörung der Frucht in den ersten zwei Wochen nach der Konzeption; besteht i. d. R. aus tiefgreifenden Fehlbildungen inf. Umorganisation des Keims (z. B. Zyklopie).

Blasto|sporen (↑; Spora*) f pl: (engl.) blastospores; sog. Knospensporen; asexuell aus vegetativen Pilzhyphen (s. Fungi) durch Knospung entstandene Sporen*; vgl. Candida.

Blasto|zyste (↑; Kyst-*) f: (engl.) blastocyst; Keimbläschen, das sich etwa am 4. Tag nach Befruchtung aus der Morula* bildet; eine Blastozystenhöhle (Keimblase), eine äußere Zellschicht (Trophoblast*) u. eine innere Zellmasse (Embryoblast*) können unterschieden werden.

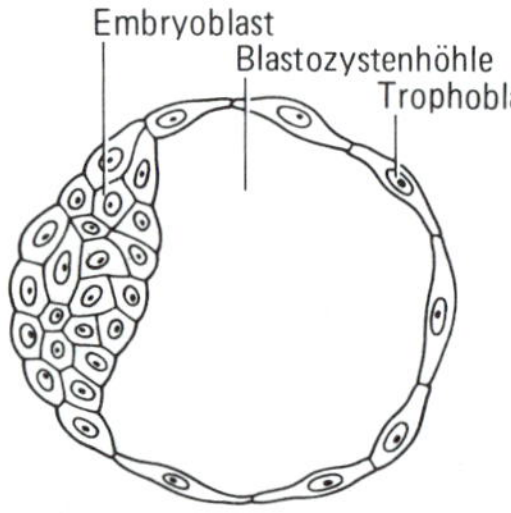

Blastozyste:
Struktur etwa am 4. Tag der Entwicklung des menschlichen Embryos [272]

Blast|zellen (↑; Zelle*): s. Immunoblasten.

Blattern: syn. Variola*.

Blatt|film|kamera f: bei der Röntgendurchleuchtung* verwendetes Aufnahmegerät zur Dokumentation von Befunden.

Blau|an|omalie (Anomalie*) f: s. Farbenfehlsichtigkeit.

Blaue-Windeln-Syn|drom n: s. Blue diaper syndrome.

Blau|kreuz: (engl.) diphenylchlorarsin; Diphenylarsinchlorid; giftiger Gaskampfstoff; s. Arsine.

Blau|probe: (engl.) indigo carmine test; nicht mehr gebräuchl. Verf. zur Nierenfunktionsprüfung; i. v. injizierter Farbstoff wird beim Gesunden nach 4-6 Min. durch d. Nieren ausgeschieden u. zystoskop. sichtbar (sog. Chromozystoskopie); vgl. Nierendiagnostik.

Blau|säure: (engl.) hydrocyanic acid; Cyanwasserstoff, HCN; farblose, bei 26°C siedende Flüssigkeit (auch in Glykosiden bitterer Mandeln enthalten), in best. Dosierung (1 mg/kg KG) tödl. Gift; Verw.: zur Schädlingsbekämpfung, Raumdurchgasung* (allg. 10 g/m^3 Raumluft 1-3 Std.).

Blau|säure|vergiftung: (engl.) cyanide poisoning; Cyanidvergiftung; Vergiftung durch Einatmung, Eindringung durch die Haut od. orale Aufnahme von Blausäure; **Sympt.:** rosiges Aussehen, Bittermandelgeruch des Atems, Atemnot, u. U. Ersticken durch Blockade des Eisens der Zytochromoxidase der Zellen (Venenblut hellrot); **Ther.:** Sauerstoffüberdruckbeatmung, Natriumthiosulfat i. v.

Blau|sehen: syn. Zyanopsie*.

Blau|sucht: (engl.) cyanosis; syn. Morbus coeruleus; hochgradige Zyanose* des ganzen Körpers, bes. bei angeborenen Herzfehlern* (sog. Blue baby).

Blei: (engl.) lead; chem. Element, Symbol Pb (Plumbum), OZ 82, rel. Atommasse 201,2; zur Kohlenstoffgruppe gehörendes zwei- u. vierwertiges, blaugraues, weiches u. dehnbares Schwermetall (Dichte 11,34 g/cm^3, Schmelzpunkt 327,43°C, Siedepunkt 1751°C); ubiquitäres, jedoch nicht lebenswichtiges Element; **Verw.:** (med.) in der Radiologie zur Abschirmung* gegen ionisierende Strahlung* (vgl. Bleigleichwert, Gonadenschutz); (kernphysik.) zur Abschirmung in kerntechn. Versuchs- u. Leistungsanlagen; (techn.) in der Akkumulatorenindustrie, f. Kabelummantelungen u. Formgußteile; von dem als Antiklopfmittel im Benzin z. T. noch verwendeten Pb gelangen ca. 75% mit den Kfz-Abgasen in die Umwelt. **Toxikol.:** Bei Aufnahme über den Verdauungstrakt, die Atemwege, Haut u. Schleimhäute sind Pb u. seine Derivate akut giftig, auch eine Langzeitinkorporation geringer Dosen ist toxisch (vgl. Bleivergiftung); bereits Spuren führen zur Beeinträchtigung der Blutbildung u. der Funktion des Nervensystems; Pb reichert sich als Summationsgift im Organismus an u. wirkt embryotoxisch. In der Bundesrepublik Deutschland werden z. Z. durchschnittlich 200-300 µg Pb/d oral mit der Nahrung aufgenommen, von denen 10% (20-30 µg/d) resorbiert werden (durch die WHO vorgeschlagener Grenzwert ca. 430 µg/d oral); dazu kommen täglich ca. 6-12 µg über die Atemwege resorbiertes Pb. Das vom Organismus resorbierte Pb wird zu 90% in den Knochen abgelagert; die biol. Halbwertzeit bezogen auf Knochengewebe beträgt ca. 10 Jahre; vgl. Elemente, knochenaffine.

Blei|an|ämie (Anämie*) **f:** (engl.) lead poisoning anaemia; normo- od. evtl. hypochrome Anämie* bei Bleivergiftung inf. einer partiellen Blockierung der Synthese von Häm* (stark erhöhte Ausscheidung von Deltaaminolävulinsäure im Harn) u. einer verstärkten Hämolyse; hämat. basophile Tüpfelung* der Erythrozyten, Polychromasie*, Anisozytose* u. Nachweis von Siderozyten* im Blutausstrich.

Blei|enzephalo|pathie (Enkephal-*; -pathie*) **f:** s. Enzephalopathie.

Blei|gleich|wert: (engl.) lead equivalent; strahlenschutztechn. Begriff zur Kennzeichnung der Abschirmwirkung eines Materials; gibt diejenige Dicke einer Bleischicht in Millimetern an, die für Photonenstrahlung die gleiche Schwächung der Dosisleistung* hervorruft wie die betrachtete Materialschicht (z. B. Türen od. Wände in der Umgebung von Röntgeneinrichtungen).

Blei|poly|neuro|pathie (Poly-*; Neur-*; -pathie*) **f:** s. Polyneuropathie, Bleivergiftung.

Blei|saum: s. Bleivergiftung.

Blei|stift|kot: (engl.) ribbon stool, pencil-shaped stool; bei Stenosen im Rektumbereich bzw. bei Darmspasmen entstehende Stuhlform.

Blei|tetra|äthyl n: $Pb(C_2H_5)_4$; Verw. als Antiklopfzusatz in Treibstoffen; Intox. auch durch Resorption über die Haut; bei akuter Intox. Blutdruck- u. Temperaturabfall, akute Psychose, häufig Tod; bei chron. Intox. Schlafstörung, Kopfschmerz, Hypotonie, Abmagerung, Lähmungen u. Parkinson-Syndrom. Nach Verbrennung von B. im Motor entstehen in d. Auspuffgasen anorg. Bleiverbindungen (Bleichlorid, -bromid, -oxid), die Bedeutung als Umweltgifte haben. BK nach Nr. 1101 der BeKV.

Blei|vergiftung: (engl.) lead poisoning; Vergiftung v. a. durch Inhalation von Pb-haltigem Staub, Rauch od. Dampf (Schmelztemp. 327,5°C) in Zink- u. Bleihütten, Akkufabriken u. bei Arbeiten mit Bleifarben, Bleiglasuren sowie Bleistabilisatoren in der Kunststoffindustrie; **Sympt.:** schleichender Beginn mit Müdigkeit, Inappetenz, Magendruck, Kopf- u. Gliederschmerzen, Obstipation, gastrointestinalen Koliken u. blaßfahlem Hautkolorit, später inf. von Vasokonstriktion evtl. Entwicklung von Schrumpfnieren, Angina-pectoris-Anfälle, Gangrän der Akren, chron. Encephalopathia saturnina, am wachsenden Skelett Spongiosaverdichtung an den Schaftenden der langen Röhrenknochen (Bleibänder, Bleilinien), beim Erwachsenen Bleiosteosklerose; öfter entstehen auch schmerzfreie periphere Nervenlähmungen, insbes. Radialis-, selten Fibularislähmung (Bleipolyneuropathie). **Diagn.:** schwarzblauer bis schiefergrauer Bleisaum des Zahnfleischs (Bleisulfid), Anämie (s. Bleianämie), erhöhte Deltaaminolävulinsäure-Ausscheidung im Harn (mehr als 115 µmol/d bzw. 10 mg/l), Erhöhung des Blutbleispiegels auf 2,9-4,8 µmol/l bzw. 60-100 µg/dl (normal bis 1,45 µmol/l bzw. 30 µg/100 ml); **Ther.:** Äthylendiamintetraessigsäure*, Penicillamin*; BK nach Nr.1101 der BeKV.

Blende: (engl.) diaphragm, aperture; konstruktive Komponente radiol. Apparaturen zur variablen Eingrenzung des Strahlenbündels auf die erforderl. sog. Feldgröße; die nicht erwünschten Strahlenanteile werden von Metallamellen der B. absorbiert. Zum Einstellen der B. wird die gewünschte Feldgröße durch ein entspr. Lichtbündel simuliert. Feste, nicht verstellbare B. werden als Tubus* od. Kollimator* bezeichnet. Vgl. Streustrahlenraster.

Blenn-: Wortteil mit der Bedeutung Schleim; von gr. βλέννος.

Blennor|rhoe (↑; -rhoe*) **f:** (engl.) blennorrhoea; **1.** (allg.) schleimige bzw. eitrige Schleimhautabsonderung; **2.** (ophth.) syn. Ophthalmoblennorrhoe, Bindehautentzündung; Urs. einer B. bei Neugeborenen: Gonoblennorrhoe, bakterielle Konjunktivitis durch andere Err., Einschlußkonjunktivitis, Dakryocystitis neonatorum, Argentumkatarrh.

Blennor|rhoea neo|natorum (↑; ↑; Neo-*; lat. natus geboren) **f:** syn. Gonoblennorrhoe*.

B

Bleo|mycin (INNv) **n:** Gemisch von Glykopeptiden, das aus Kulturen von Streptomyces verticillus gewonnen wird; antibiotisch u. (durch spezif. Bindung an DNS) zytotox. wirkende Substanz; **Verw.:** in Komb. mit anderen Zytostatika* bei Hodentumoren, malignen Lymphomen, Plattenepithelkarzinomen u. a.; **NW:** interstitielle plasmazelluläre Pneumonie, Schleimhautreaktionen u. a.

Blephar-: Wortteil mit der Bedeutung Augenlid; von gr. βλέφαρον.

Blepharitis (↑; -itis*) **f:** Entz. der Lidränder inf. mechan. Reizung (Rauch, Staub), Seborrhoe od. bakterieller Besiedlung (meist Staphylokokken); **Formen: 1.** B. squamosa mit trockener Schuppung am Wimperngrund u. Ausfall der

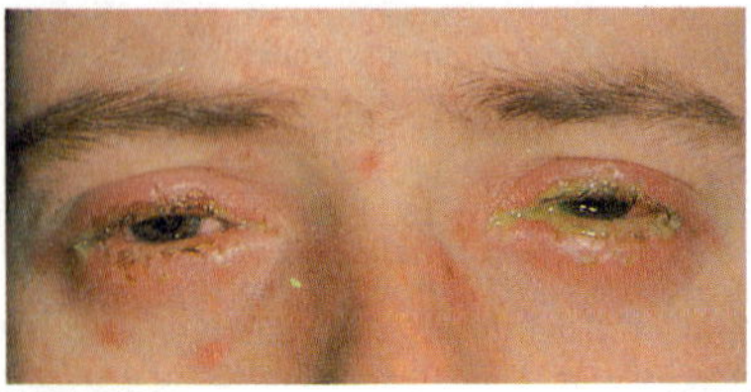

Blepharitis [362]

Wimpern (Madarosis); evtl. Übergang in **2.** B. ulcerosa mit entzündlich verdickten, oft von Borken besetzten Lidrändern, mit Madarosis bzw. Fehlstellung der nachwachsenden Wimpern (Trichiasis); **Sonderform:** B. angularis: s. Diplobakterienkonjunktivitis; **Ther.:** je nach Urs. Vermeidung der Exposition (Schutzbrille), Schuppenentfernung, desinfizierende Augensalben, ggf. lokal Antibiotika; **DD:** Talgdrüsenkarzinom der Lider.

Blepharo|adenitis (↑; Aden-*; -itis*) **f:** auch Blepharadenitis; Lidranddrüsenentzündung durch Entz. der Talgdrüsen od. Schweißdrüsen (Moll-Drüsen); später Zystenbildung durch Retention möglich. Vgl. Hordeolum, Chalazion.

Blepharo|chalasis (↑; Chalasie*) **f:** Atrophie u. Erschlaffung der Oberlidhaut, die z. T. über den Lidrand hängt; **Vork.:** idiopathisch, i. R. des Ascher*-Syndroms, im Senium; **Ther.:** Blepharoplastik*. Vgl. Cutis laxa.

Blepharo|con|junctivitis angularis (↑; Conjunctiva*; -itis*) **f:** syn. Blepharitis angularis; s. Diplobakterienkonjunktivitis.

Blepharo|phimose (↑; Phimose*) **f:** (engl.) blepharophimosis; angeb. (Waardenburg-Syndrom) od. erworbene Verengung der Lidspalte in horizontaler Richtung; z. B. bei Trachom u. Pemphigoid, durch Narbenzug, im Alter durch Erschlaffen des Lig. canthi laterale.

Blepharo|plastik (↑; -plastik*) **f:** (engl.) blepharoplasty; Straffung des Oberlids durch Ausschneidung überschüssiger Haut bei Blepharochalasis*; vgl. Blepharorrhaphie.

Blepharor|rhaphie (↑; Rhaph-*) **f:** syn. Tarsorrhaphie; teilweise od. völlige Vernähung von Ober- u. Unterlid zur Verkürzung bzw. zum Verschluß der Lidspalte (z. B. bei Fazialislähmung); vgl. Blepharoplastik.

Blepharo|spasmus (↑; Spas-*) **m:** (engl.) blepharospasm; Lidkrampf; Krampf des M. orbicularis oculi; **Vork.:** bei Reizerscheinungen am Auge (z. B. durch Ultraviolettstrahlung) od. bei Erkr. der vorderen Augenabschnitte v. a. einseitig, als extrapyramidales Symptom od. psychogen bedingt beidseitig; **DD:** tonischer Fazialiskrampf*; vgl. Niktation.

Bleuler-Krankheit (Eugen B., Psychiater, Zürich, 1857-1939)**:** alte Bez. f. Schizophrenie*.

Blick|feld: (engl.) field of gaze; der bei unbewegtem Kopf durch Blickbewegungen optisch (maximal) erfaßbare Teil des Raums; als monokulares od. als binokulares B. mit dem im Überlagerungsbereich gelegenen gemeinsamen (kommunen) B., in dem stereoskopisches Sehen möglich ist. Vgl. Gesichtsfeld.

Blick|krampf: (engl.) oculogyric crisis; Min. bis Std. andauernde okulogyre (v. a. die äußeren Augenmuskeln betreffende) Krise mit unwillkürl. Verdrehen der Augen meist nach oben (frz. déviation verticale) od. nach einer Seite; **Vork.:** als Sonderform einer Neuroleptika-induzierten Frühdyskinesie, bei Erkr. des extrapyramidalen Systems od. postenzephalitischem Parkinson*-Syndrom.

Blick|lähmung: (engl.) ophthalmoplegia; Beeinträchtigung bzw. Aufhebung koordinierter Augenbewegungen; **Urs.:** v. a. Schädigung supranukleärer Strukturen; **Formen** (entspr. der Lok. der Schädigung)**: 1.** disjugierte (dissoziierte) B.: **a)** Konvergenzlähmung*; **b)** Divergenzlähmung*; **2.** konjugierte B.: **a)** horizontale B.; **b)** vertikale B. bei Parinaud-Syndrom (s. Hirnstammsyndrome). Spontan-, Willkür- u. Führungsbewegungen können in unterschiedl. Ausmaß betroffen sein.

Blick|lähmung, pro|gressive supra|nukleäre: syn. Steele*-Richardson-Olszewski-Syndrom.

Blick|richtungs|nystagmus (Nystagmus*) **m:** s. Nystagmus.

Blind|bremse: s. Chrysops.

Blind|darm: syn. Caecum*.

Blind|darm|entzündung: Typhlitis*, umgangssprachl. meist (nicht korrekt) für Appendizitis* verwendet.

Blindheit: (engl.) blindness; i. e. S. angeborenes od. erworbenes völliges Fehlen des Sehvermögens (Amaurose*); i. w. S. starke Sehschwäche od. hochgradige Gesichtsfeldeinschränkung, durch die sich Personen in unvertrauter Umgebung nicht zurechtfinden; häufigste Urs. erworbener B.: senile Makuladegeneration, Glaukom, Retinopathia diabetica u. a. retinale Gefäßerkrankungen; Blinden stehen gesetzlich Rehabilitationsmaßnahmen zu, z. B. Erlernen der Blindenschrift, Mobilitätstraining, bei Spätgeschädigten ggf. Umschulungen. Vgl. Farbenfehlsichtigkeit.

Blindheit, funktionelle: (engl.) functional blindness; Blindheit ohne objektivierbaren pathol. Befund an Auge od. Sehbahn; Vork. z. B. bei Schock*, Commotio* cerebri, Hysterie*; vgl. Agnosie. **B., kortikale:** s. Rindenblindheit. **B., psycho|gene:** s. Blindheit, funktionelle.

Blind|schlingen|syn|drom **n:** s. Syndrom der blinden Schlinge.

Blind|versuch: (engl.) blind trial; Versuchsanordnung z. B. bei einer klin. Therapiestudie, b. der z. Vermeidung v. unbewußten u. ungewollten Verfälschungen der Ergebnisse die Probanden nicht wissen, welche der getesteten Mittel (z. B. Wirksubstanz od. Plazebo) bei ihnen angewendet werden. Beim **Doppelblindversuch** kennt auch d. Versuchsleiter die Zuordnung Mittel/Proband nicht, sie wird ihm erst nach Studienabschluß bekannt. Die Zulässigkeit des B. hängt u. a. von der Einwilligung* des Probanden ab. Vgl. Arzneimittelprüfung.

Blitz-Nick-Salaam-Anfall: Abk. BNS-Anfall; s. Epilepsie, West-Syndrom.

Blitz|schlag: (engl.) lightning stroke; Folgen eines B. beim Menschen: Zerfetzung u. Verbrennung v. Kleidern, Schmelzung von Metallteilen (Knöpfe usw.), farnkrautartig verzweigte Blitzfiguren auf d. Haut, Verbrennungen 1.-4. Grades, z. T. schwere Traumatisierungen (Frakturen), Stromaustrittsstellen an Fußsohlen u. Schuhwerk; ca. 5-10 Todesfälle jährlich in d. Bundesrepublik Deutschland; vgl. Elektrounfall, Starkstromverletzungen.

Blitz|star: (engl.) electric cataract; Cataracta electrica; meist stationäre, selten reversible Trübung der Linsenkapsel u. der äußeren Rinde Wo. nach Blitzschlag od. Einwirkung von Starkstrom; vgl. Katarakt, Starkstromverletzungen.

Bloch-Sulzberger-Krankheit (Bruno B., Dermat., Basel, Zürich, 1878-1933; Marion Baldur S., amerikan. Dermat., geb. 1895)**:** s. Incontinentia pigmenti.

Bloch-Zeichen (Martin B., Neurol., Berlin, 1866-1908)**:** (engl.) Bloch's sign; das unwillkürl. Emporziehen der Kniescheibe beim Stehen mit geschlossenen Augen; Vork. bei Ataxie*.

Block: Unterbrechung einer Leitung bzw. einer Leitungsfunktion; **1.** Herzblock*; **2.** Strömungshindernis in einem Gefäß, i. e. S. Behinderung des venösen Blutrückstroms im Leberkreislauf (s. Hypertension, portale); **3.** Unterbrechung einer Nervenleitung (Nervenblockade*); vgl. Sattelblock.

Block, alveolo|kapillärer: (engl.) alveolocapillary block; Verlängerung der Diffusionsstrecke für Sauerstoff in d. Lunge mit der Folge einer pulmonalen Diffusionsstörung*; **Urs.:** Verdickung der Alveolar- u. Kapillarwand, interstitielles Ödem (od. Fibrose), intraalveoläres Ödem; **Sympt.:** Dyspnoe, Hyperpnoe, herabgesetzte Vitalkapazität, Zyanose durch verminderte art. O_2-Sättigung; **Vork.:** bei Lungenfibrose, Sarkoidose, Alveolitis, chron. Stauungslunge u. a.; **Diagn.** durch Lungenfunktionsprüfung*.

Block, atrio|ventrikulärer: s. Herzblock.

Block, bi|faszikulärer: s. Hemiblock.

Blockierung: (engl.) block, blockade, blockage; **1.** (psych.) s. Sperrung; **2.** (orthop.) s. Arthrodese.

Block, intra|ventrikulärer: s. Herzblock.

Block|re|sektion (Resektion*) **f:** s. En-bloc-Resektion.

Block, sinu|atrialer: (engl.) sinoatrial block; syn. sinuaurikulärer Block; Kurzbez. SA-Block; Unterbrechung der Erregungsleitung vom Sinusknoten zum Vorhof; Vork. z. B. unter Digitalisierung. Vgl. Herzblock, Sick-Sinus-Syndrom. **B., sinu|aurikulärer:** s. Herzblock, Block, sinuatrialer. **B., tri|faszikulärer:** s. Hemiblock. **B., uni|faszikulärer:** s. Hemiblock.

Block|wirbel: (engl.) fused vertebrae; vollständige od. unvollständige Verschmelzung zweier Wirbelkörper unter entspr. Verlust des Wirbelsynchondrosengewebes; **Urs.:** angeb. (Störung der Chordaentwicklung bei intrauterinem Sauerstoffmangel, Erbkrankheiten, Systemerkrankungen; s. Klippel-Feil-Syndrom) od. erworben (nach Spondylitis*).

Blood patch, auto|loger (engl. blood patch Blutfleck) **m:** Methode z. Beseitigung v. Kopfschmerzen, die gelegentl. nach Spinalanästhesie*, häufiger jedoch nach akzidenteller Duraperforation bei Periduralanästhesie* wie auch nach jeder diagn. Lumbalpunktion* auftreten können (Liquorverlustsyndrom); **Vorgehen:** unter strengsten sterilen Kautelen werden 5-10 ml Eigenblut des Pat. mittels Periduralnadel in d. Nähe der Duraperforation in d. Epiduralraum eingebracht. Das Blut bewirkt eine Verklebung u. einen Verschluß der Duraperforation.

Bloom-Syn|drom (David B., zeitgen. Dermat., New York) **n:** seltene, autosomal-rezessiv vererbte, androtrope Erkr. mit teleangiektatischem Erythem im Gesicht (Schmetterlingsform) bereits im 1. Lj.; Lichtempfindlichkeit, proportionierter Minderwuchs, verstärkte Anfälligkeit gegenüber Infekten (partielle Hypogammaglobulinämie), Chromosomenanomalien in peripheren Leukozyten, häufig spätere Erkr. an Leukämie; an der Haut follikuläre Hyperkeratosen, ichthyosiforme Hautbeschaffenheit, Naevi spili; Knochenanomalien. Vgl. Poikilodermie.

Blount-Krankheit (Walter P. B., orthop. Chir., Milwaukee, geb. 1900)**:** (engl.) Blount's disease; aseptische Epiphyseonekrose der medialen, proximalen Tibiaepiphyse; Folge: schwerstes Crus varum; vgl. Knochennekrosen, aseptische.

Blount-Verband (↑)**:** s. Cuff-and-collar-Verband.

Blow-out-Fraktur (engl. to blow out herausbrechen, -schlagen; Fraktur*) **f:** (engl.) blow-out fracture; Fraktur des Orbitabodens durch isolierte Gewalteinwirkung (z. B. Squash- od. Tennisball, Faustschlag) mit möglicher Einklemmung von Orbitainhalt u. Absinken des Orbitabodens in die Kieferhöhle; **Sympt.:** Enophthalmus*, Doppelbilder, eingeschränkte Augenbeweglichkeit (Einklemmung des M. rectus inf.), Monokelhämatom, u. U. Mitverletzungen des Auges; **Diagn.:** Röntgenübersicht, Computertomographie; **Ther.:** op. Reposition u. Stabilisierung mit lyophilisierter Dura od. durch Plazieren eines Kunststoffstempels in die Kieferhöhle.

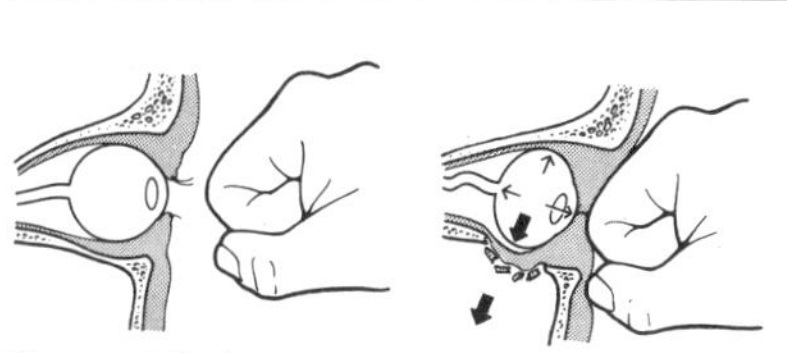

Blow-out-Fraktur: Frakturmechanismus [56]

Blue baby (engl. blue blau) **n:** s. Blausucht.

Blue bloater (↑; engl. to bloat schwellen) **m:** bronchitischer Typ des Lungenemphysematikers mit Zyanose, Dyspnoe, Hypoxämie, Hyperkapnie, erhöhtem Hämatokrit u. Polyglobulie durch Atemwegobstruktion u. respiratorische Globalinsuffizienz inf. chronischer Bronchitis*; vgl. Pink puffer, Lungenemphysem.

Blue diaper syndrome (↑; engl. diaper Windel) **n:** syn. Blaue-Windeln-Syndrom, Tryptophanmalabsorptionssyndrom; sehr seltene, autosomal-rezessiv erbl. intestinale Resorptionsstörung von Tryptophan*; Blaufärbung der Windeln durch Indigoblau (oxidative Konjugation von zwei Molekülen Indikan zu Indigoblau) führte zum Namen des Syndroms; **Klin.:** Gedeihstörungen mit rezidiv. Fieberschüben, Hyperkalzämie.

Blue rubber bleb naevus syndrome (engl.) n: syn. Blaue-Gummiblasen-Nävus-Syndrom, Bean-Syndrom; seltene, autosomal-dominant erbl. Erkr. mit versch. großen, an blaue Gummiblasen erinnernden, ausdrückbaren, kavernösen Hämangiomen der Haut (Abb.), des Magen-Darm-Trakts mit Hämatemesis, Melaena u. Anämie, des ZNS u. des Bewegungsapparats; **DD:**

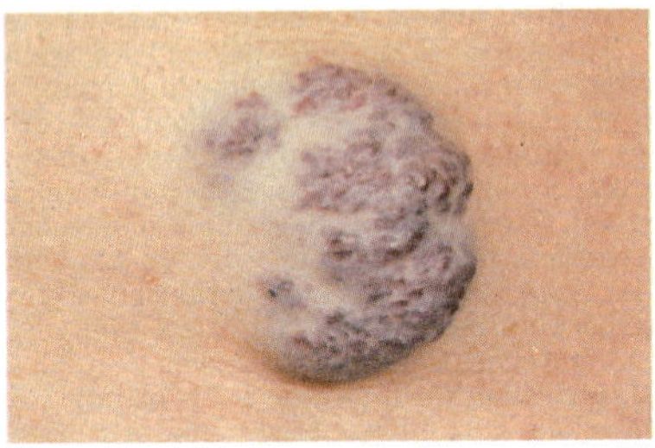
Blue rubber bleb naevus syndrome [3]

Maffucci-Syndrom, Osler-Rendu-Weber-Krankheit, periphere u. generalisierte Glomustumoren. Vgl. Polyadenomatose-Syndrome.

Blumberg-Zeichen (Jacob M. B., Chir., Berlin, London, 1873-1955): Loslaßschmerz (Erschütterungsschmerz) bei Appendizitis*.

Blumensaat-Linie: im seitl. Röntgenbild des Kniegelenks sichtbare linienartige Sklerosierung, die durch den Sulcus intercondylicus bedingt ist; bei 150° Beugung schneidet deren Verlängerung normalerweise den unteren Patellar-

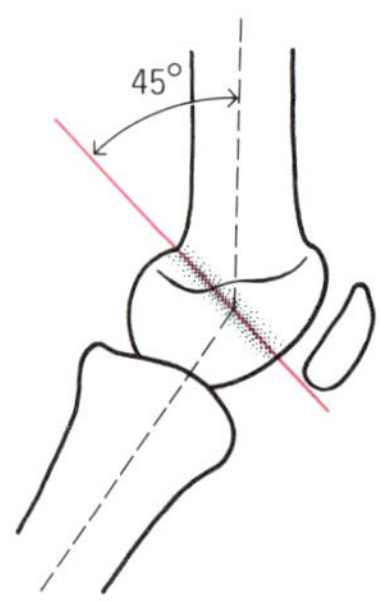

Blumensaat-Linie (rot)

pol; zur Diagn. des Patellahochstands bei habitueller Patellaluxation* geeignet.

Blut: (engl.) blood; Sanguis; in den Blutgefäßen zirkulierende Körperflüssigkeit; dient der Versorgung des Gewebes mit Sauerstoff u. Nährstoffen, dem Abtransport von Kohlendioxid u. Stoffwechselprodukten, der Wärmeregulation sowie der Verteilung von Enzymen, Hormonen u. a. Die normale Blutmenge des Erwachsenen beträgt ca. 1/12 des Körpergewichts, bei e. 70 kg schweren Menschen also ca. 5-6 Liter. pH = 7,41; Temp. 37°C; kolloidosmotischer Druck* des Serums bei 37°C ca. 2,7-4,7 kPa (20,6-35 mmHg); rel. Dichte 1,05-1,06; Gefrierpunkterniedrigung 0,56°C. **Bestandteile: 1. Blutplasma** (55% des Gesamtbluts); enthält **a)** Eiweißkörper (7-8%), die sich zusammensetzen aus Albuminen (60-80%), Globulinen (20-40%) u. Fibrinogen (ca. 4%). Plasma minus Fibrinogen: **Blutserum**; Aufgaben: Wasserbindung (Kolloidosmose), Transport- u. Pufferfunktion; vgl. Albumin/Globulin-Quotient; **b)** Wasser; **c)** Ionen: Na, Ca, K, Cl, Mg, Fe, Br, I, Kohlen-, Phosphor- u. Schwefelsäure; **d)** Transportstoffe: Nahrungsstoffe (Eiweiße, Kohlenhydrate, Fette), Rest-N, Immunkörper, Hormone, Enzyme u. a.; **2. korpuskuläre Bestandteile:** Blutkörperchen (Erythrozyten*, Leukozyten*, Thrombozyten*), ca. 45% des Gesamtbluts; vgl. Blutbild (Tab.), Hämatokrit.

Blut-Alkali|agar m: Nährboden zur Züchtung von Choleravibrionen. **B.alkohol|konzentration** f: s. ADH-Methode. **B.armut:** s. Anämie. **B., arteriẹlles** (Arteri-*): (engl.) arterial blood; in den Arterien u. Lungenvenen zirkulierendes, durch Sauerstoffaufnahme in der Lunge hellrotes Blut.

Blut|ausstrich: (engl.) blood smear; gleichmäßige dünne Verteilung von Blut mit einem ge-

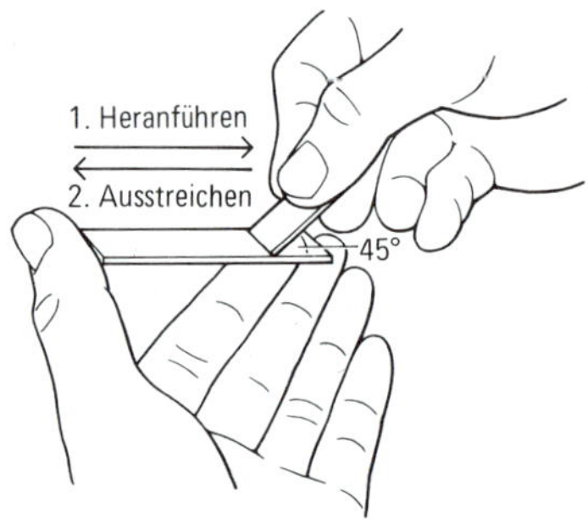

Blutausstrich

schliffenen Deckglas auf einem Objektträger zur mikroskop. Beurteilung u. Blutbilddifferenzierung nach Färbung.

Blut|austausch: s. Austauschtransfusion.

Blut|bild: (engl.) complete blood count, haemogram; syn. Hämogramm, Blutstatus; Nebeneinanderstellung der aus einer Blutprobe durch Zählung ermittelten Erythrozyten-, Leukozyten-, Thrombozyten- u. Retikulozytenwerte sowie der durch Auszählung eines Blutausstrichs (Differentialblutbild*) festgestellten Prozentzahlen kernhaltiger Blutkörperchen; Referenzbereiche für Erwachsene: s. Tab.

Blut|bild|differenzierung: syn. Differentialblutbild*.

Blut|bild, leuko|erythro|blastisches (Leuk-*; Erythr-*; Blast-*): (engl.) leukoerythroblastic blood count; Vork. von unreifen granulopoet. (Myeloblasten bis Myelozyten) u. erythropoet. (Erythroblasten) Zellen im Blut bei myeloischer Metaplasie u. Knochenmarkkarzinose*.

Blut|bild, pseudo|re|generatives (Pseud-*; Regeneration*): Blutbild bei der Pelger*-Huet-Kernanomalie.

Blut|bildung: (engl.) haematopoiesis; syn. Hämopoese; **I. embryonale B.: 1.** mesoblastische Periode: bis Ende des 3. Embryonalmonats mit Bildung von Megaloblasten* im Mesenchym des Dottersacks u. in den Gefäßsprossen des Embryos; **2.** hepatische Periode: vom 2. Embryonalmonat an (Leberanlage) mit Auftreten von

Blutbild
Referenzbereiche

Parameter	in SI-Einheiten		in alten Einheiten
Erythrozyten			
Männer	4,6 – 6,2	T/l	4,6 – 6,2 Mill./mm³
Frauen	4,2 – 5,4	T/l	4,2 – 5,4 Mill./mm³
Retikulozyten	0,8 – 1	%	
Thrombozyten	150 – 400	G/l	150 000 – 400 000/mm³
Leukozyten	4,8 – 10	G/l	4 800 – 10 000/mm³
stabkernige neutrophile Granulozyten	<3	%	
segmentkernige neutrophile Granulozyten	60 – 70	%	
eosinophile Granulozyten	1 – 5	%	
basophile Granulozyten	<1	%	
Lymphozyten	20 – 30	%	
Monozyten	2 – 6		
Hämoglobin (Hb)			
Männer	140 – 180	g/l	14 – 18 g/dl
Frauen	120 – 160	g/l	12 – 16 g/dl
Methämoglobin	<1	%	
Hämatokrit (Hk)			
Neugeborene	45 – 65	%	
Männer	40 – 52	%	
Frauen	37 – 47	%	
Färbekoeffizient (Hb_E, MCH)	1,7 – 2,0	fmol	28 – 32 pg
Färbeindex	0,9 – 1,1		
spezifisches Gewicht	1,050 – 1,062	kg/l	

Myeloblasten u. ihren Abkömmlingen; **3.** hepatolienale Periode: ab 4. Fetalmonat B. auch in Milz u. Thymus; erstmals Granulozyten, Megakaryozyten u. Thrombozyten; **4.** lienomyelopoetische Periode: ab 6. Fetalmonat B. in Milz u. Knochenmark; **5.** myelopoetische Periode: ab 6. bis 7. Monat B. v. a. im Knochenmark (in Milz, Thymus u. Lymphknoten werden vorwiegend Lymphozyten gebildet). **II. beim Erwachsenen:** im Mark der kleinen u. platten Knochen (myeloisches System) sowie im lymphatischen System; in den sog. Stammzellenspeichern befinden sich diejenigen Zellen, die die nachgeordneten Blutbildungsspeicher beliefern, damit d. Zellverlust in den einzelnen Blutzellinien (Erythro-, Granulo-, Thrombo-, Lymphozytopoese) durch entspr. Zellneubildung ausgeglichen wird; der Stammzellenbestand wird durch Reduplikation aufrechterhalten. Die undeterminierten Stammzellen besitzen die Fähigkeit, in alle Blutzellinien auszureifen, ihre Teilungsaktivität ist gering (sog. sleeper cells). Die determinierten Stammzellen sind nur noch eingeschränkt, d. h. in Richtung einer Blutzellinie entwicklungsfähig u. füllen die nachgeordneten Proliferationsspeicher auf (sog. feeder cells). Morphol. sind Stammzellen nicht identifizierbar, sie gleichen Lymphozyten. In den einzelnen Proliferationsspeichern vermehren sich die erythropoet. Zellen vom Proerythroblasten bis zum oxyphilen Erythroblasten, die granulopoetischen Zellen vom Myeloblasten bis zum reifen Myelozyten, die thrombopoetischen Zellen vom Megakaryoblasten bis zum Megakaryozyten. Im angeschlossenen Reifungsspeicher reifen die Zellinien aus u. beliefern den Funktionsspeicher mit funktionsfähigen ausgereiften Zellen (Erythrozyten, Granulozyten, Lymphozyten, Thrombozyten), die in das Blut ausgeschwemmt werden.

Blut|bildung, extra|medullä̲re (Extra-*; Medulla*)**:** (engl.) extramedullary haematopoiesis; Blutbildung außerh. des Knochenmarks in Leber u. Milz; physiol. während der Embryonalzeit, pathol. bei best. Blutkrankheiten, z. B. Hämoblastosen, Osteomyelofibrose.

Blut|chimärismus (Chimäre*) m**:** Vork. von zwei versch. Blutgruppen bei einem Menschen (z. B. Erythrozyten der Blutgruppe A u. 0 ohne Anti-A im Serum); **Urs.:** Austausch von erythropoetischen Stammzellen bzw. Primordialerythrozyten zw. zweieiigen Zwillingen über Gefäßanastomosen der gemeinsamen Plazenta. Die „eigene" Blutgruppe ist nur durch Speicheluntersuchung zu bestimmen, sofern es sich bei der betreffenden Person um einen Sekretor (s. Sekretorsystem) handelt. Vgl. Chimäre.

Blut-Dextro̲se-Zysti̲n|agar m**:** Nährboden z. Züchtung von Francisella tularensis; s. Zuckernährböden.

Blut|doping n**:** s. Doping.

Blut|druck: (engl.) blood pressure; der in Blutgefäßen u. Herzkammern herrschende Druck, i. e. S. der in bzw. an einer peripheren Arterie in mmHg bzw. kPa (s. Pascal) gemessene arterielle B., der die Blutzirkulation bewirkt, abhängig von Herzleistung u. Gefäßwiderstand (Tonus u. Elastizität der Gefäßwand) ist u. durch die Blut-

Blutdruck
Referenzbereiche

Alter	Blutdruck in mmHg (kPa)[1]		
Neugeborenes	systol.	60 – 80	(8 – 10,7)
Säugling	systol.	80 – 90	(10,7 – 12)
bis 10 Jahre	systol./diastol.	90/60	(12/8)
10 – 30 Jahre	systol./diastol.	110/75	(14,7/10)
30 – 40 Jahre	systol./diastol.	125/85	(16,7/11,3)
40 – 60 Jahre	systol./diastol.	140/90	(18,7/12)
über 60 Jahre	systol./diastol.	150/90	(20/12)

[1] Umrechnung: mmHg × 0,133 = kPa

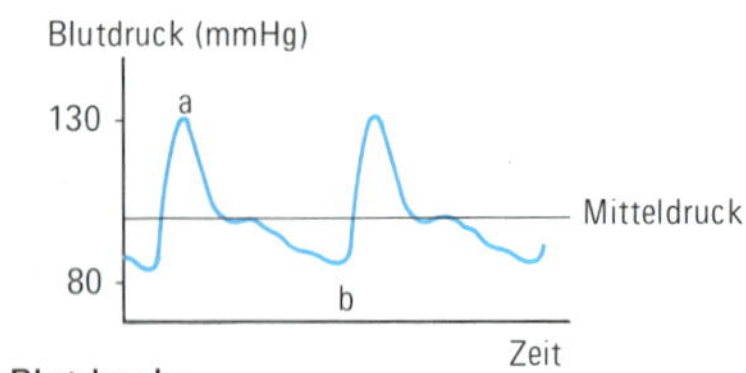

Blutdruck:
phasische Registrierung; a: systolischer Druck; b: diastolischer Druck [233]

druckregelung* gesteuert wird; **systolischer B.:** B. während der Herzsystole (höchster Punkt der Druckkurve bei phasisch registriertem B. u. direkter Blutdruckmessung*, s. Abb.); **diastolischer B.:** B. während der Herzdiastole (niedrigster Punkt der Druckkurve). Der B. ist in einzelnen Kreislaufabschnitten sehr unterschiedlich. Die vom linken Ventrikel erzeugten pulsatorischen Druckschwankungen (ca. 16/2,7 kPa bzw. 120/20 mmHg) werden in der Aorta durch Gleichrichterwirkung der Aortenklappen u. Windkesselfunktion* gedämpft (ca. 16/12 kPa bzw. 120/80 mmHg). In den peripheren Arterien wird die pulsatorische Druckschwankung größer, der systol. Druck steigt an (durch Wellenreflexion). In den Arteriolen steiler Druckabfall,

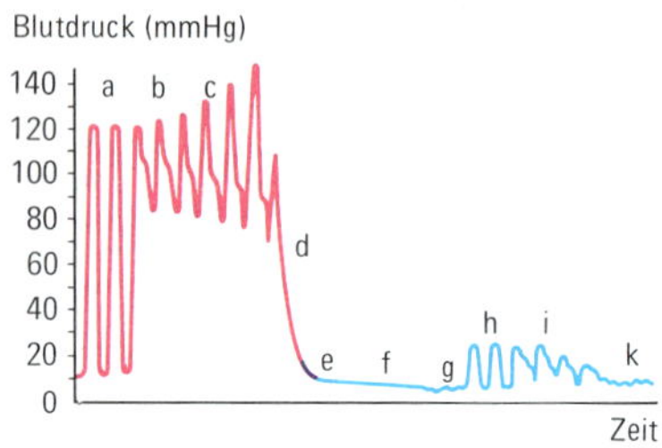

Blutdruck:
Werte in einzelnen Kreislaufabschnitten: a: linker Ventrikel; b: Aorta; c: periphere Arterie; d: Arteriole; e: Kapillare; f: große Hohlvene; g: zentralvenöser Druck (rechter Vorhof); h: rechter Ventrikel; i: Lungenarterie; k: linker Vorhof [146]

der sich in d. Kapillaren fortsetzt (Vergrößerung des Gesamtquerschnitts der Gefäße). Weiterer Druckabfall in den großen Venen, in den großen Hohlvenen tritt Venenpuls auf, im re. Vorhof besteht d. zentrale Venendruck*. Die Kontraktion des rechten Ventrikels (ca. 2,9/0,7 kPa bzw. 22/5 mmHg) treibt das Blut durch die A. pulmonalis (ca. 2,9/1,3 kPa bzw. 22/10 mmHg, Lungengefäßwiderstand) in den li. Vorhof, in dem ca. 1,1 kPa bzw. 8 mmHg als Füllungsdruck für den linken Ventrikel (enddiastolischer Druck) vorhanden sind (s. Abb.).

Blut|druck|amplitude f: (engl.) pulse pressure; Differenz zw. systol. u. diastol. Blutdruck.

Blut|druck|krise (Krisis*) f: s. Krise, hypertensive.

Blut|druck|messung, direkte: (engl.) direct haemodynamometry; syn. invasive bzw. blutige Blutdruckmessung; Messung des Blutdrucks während großer Op. od. bei Intensivpatienten über einen arteriell (z. B. A. radialis, A. dorsalis pedis) liegenden Katheter mit Hilfe eines Kathetertipmanometers; größere Genauigkeit als bei indirekter Blutdruckmessung*, kontinuierl. Registrierung möglich. Vgl. Allen-Test.

Blut|druck|messung, in|direkte: (engl.) indirect haemodynamometry; unblutige Blutdruckmessung nach Riva-Rocci (1896, Abk. RR) mittels einer (meist) um den Oberarm gelegten aufblasbaren Gummimanschette, die mit einem Manometer verbunden ist u. aufgepumpt wird, bis der Puls an der A. radialis nicht mehr tastbar ist. Bei langsamer Erniedrigung des Manschettendrucks wird der systolische Blutdruck durch Palpation des Radialispulses (erster Pulsschlag tastbar, wenn der arterielle Blutdruck den Manschettendruck gerade überwindet) bzw. der systolische u. diastolische Blutdruck durch Auskultation des Korotkow*-Tons an der A. cubitalis ermittelt. Zur Selbstmessung des Pat. stehen semiautomatische bzw. elektronische Blutdruckmeßgeräte zur Verfügung; eine kontinuierliche ambulante Blutdruckmessung (24-Stunden-Registrierung) in best. Intervallen ermöglicht eine sehr zuverlässige Beurteilung der automatisch aufgezeichneten Blutdruckwerte. Vgl. Hypertonie.

Blut|druck, mittlerer: (engl.) mean arterial blood pressure; zw. systol. u. diastol. Blutdruck gelegener Druck; bestimmbar durch Division des Flächenintegrals unter d. aufgezeichneten Druckkurve durch die Pulsdauer. In herznahen Arterien fast identisch mit dem arithmet. Mitteldruck, in herzfernen Arterien etwas niedriger.

Blut|druck|regelung: komplexes, biol., negativ-rückgekoppeltes Regelsystem zur Einstellung eines normalen arteriellen Blutdrucks; akute Änderungen des arteriellen Blutdrucks (z. B. bei orthostat. Belastung) werden von d. Pressorezeptoren* an zentrale Strukturen (sympathische u. parasympath. Kreislaufzentren in d. Medulla oblongata) vermittelt, die den Tonus der Widerstandsgefäße, die Herzfrequenz u. die Herzkraft nerval so beeinflussen, daß der arterielle Blutdruck durch Änderung des peripheren Widerstandes u. durch Änderung des Herzminutenvolumens* wieder auf den Ausgangswert gebracht wird. Überlagerung mit anderen Regelsystemen (Renin*-Angiotensin-Aldosteron-System, Volumenregulation u. a.).

Blut|druck|senkung, kontrollierte: (engl.) controlled lowering of blood pressure; gezielte medikamentöse Blutdrucksenkung auf subnormale Werte (kontrollierte Hypotension) zur Herabsetzung von Blutungen im Operationsgebiet, z. B. bei Op. in der Neurochirurgie, plastischen Chir., Mikrochirurgie. Zur Anw. kommen v. a. Nitroprussidnatrium u. Nitroglyzerin neben Isofluran; kontinuierl. direkte Blutdruckmessung ist erforderlich. Der art. Mitteldruck sollte langfristig nicht unter 50 mmHg, bei vorbestehender Hypertonie nur um ein Drittel des Ausgangswerts gesenkt werden. **Kontraind.:** zerebrovaskuläre Insuffizienz, koronare Herzkrankheit, Hypovolämie u. a.

Blut|druck|wellen: rhythmische Schwankungen des arteriellen Blutdrucks; B. 1. Ordnung: systolischer-diastolischer Druck; B. 2. Ordnung: respiratorische Druckschwankungen; B. 3. Ordnung: in längeren Zeitabständen, ca. 10 Sek., zu beobachtende Blutdruckwellen. **Cave:** B. 2. Ordnung müssen bei der indirekten Blutdruckmessung als mögliche Urs. von Fehlmessungen berücksichtigt werden.

Blut|egel: s. Hirudinea, Hirudo medicinalis, Haementeria officinalis.

Blut|entnahme: (engl.) blood sample; **1.** kapillär durch Einstich mit einer sterilen Lanzette zum Einmalgebrauch in Fingerbeere od. Ohrläppchen f. geringe Mengen; **2.** venös durch Punktion; **3.** arteriell durch Punktion, i. a. zur Blutgasanalyse*; z. B. aus der A. femoralis.

Blut|erbrechen: s. Hämatemesis.

Bluter|gelenk: (engl.) haemophilic arthropathy, bleeder's joint; syn. hämophile Arthropathie; allmähliche Zerstörung von Knorpel u. Knochen mit Gefahr der Gelenkversteifung in Fehlstellung (Beugekontrakturen) inf. rezidivierender intraartikulärer Blutungen bei Hämophilie*; **Lok.:** v. a. Knie u. Ellenbogen; **Klin.:** meist chronisch-destruierender Verlauf mit rezidiv. entzündlichen Schüben. Vgl. Arthritis.

Blut|erguß: s. Hämatom.

Bluter|krankheit: s. Hämophilie.

Blut||ersatz: s. Hämotherapie. **B.farb|stoff:** s. Hämoglobin. **B.formel:** (engl.) serotype; syn. Serotyp; Gesamtheit der bei einem Individuum gefundenen erblichen Erythrozyten-, Plasmaprotein- u. Enzymeigenschaften; meist verwendet im Zus. mit Blutgruppengutachten*.

Blut|gas|ana|lyse f: (engl.) blood gas analysis; Messung der Partialdrücke der Atemgase (Sauerstoffpartialdruck*, CO_2*-Partialdruck) meist im arteriellen, u. U. auch im kapillären od. venösen Blut nach anaerober Blutentnahme u. sofortiger Laborbestimmung od. nur kurzzeitiger Lagerung bei 4°C; die B. erlaubt eine Beurteilung des pulmonalen Gasaustauschs (z. B. bei Beatmung, Lungenerkrankungen); i. d. R. ergänzt durch Bestimmung des Säure-Basen-Status; Referenzbereiche: s. Säure-Basen-Status (Tab.).

Blut|gase: (engl.) blood gases; Gase, die im zirkulierenden Blut in gebundener bzw. physik. gelöster Form vorhanden sind, hauptsächl. O_2, CO_2, N_2.

Blut|gefäße: s. Arterien, Venen, Blutkapillaren, Arteriola, Venolen; vgl. Endstrombahn.

Blut|gerinnsel: (engl.) blood clot; syn. Blutkoagulum; geronnenes Blut, aus einem Fibrinnetz mit eingelagerten Blutkörperchen bestehend; **Formen: 1.** Thrombus*; **2.** Cruor sanguinis (Blutkuchen): rotes, überwiegend Erythrozyten enthaltendes B.; entsteht in vitro od. direkt postmortal; **3.** Cruor phlogisticus (Speckhautgerinnsel, Leichengerinnsel): gelblich-weißes, überwiegend Thrombozyten u. Leukozyten enthaltendes B., das i. R. der langsamen postmortalen Blutgerinnung entsteht.

Blut|gerinnsel|re|traktion (Retraktion*) f: (engl.) clot retraction; in der Nachphase der Blutgerinnung* erfolgende Zusammenziehung des gebildeten Blutgerinnsels unter Auspressung von Serum durch die Wirkung von Thrombasthenin*, v. a. abhängig von einer intakten Funktion u. ausreichenden Anzahl der Thrombozyten sowie der Fibrinpolymerisation; die B. wird durch Thrombin u. Adrenalin verstärkt u. durch Antithrombine gehemmt. Prüfung der B. (Retraktiometrie): thrombozytenhaltiges Plasma wird durch Zusatz von Plasmin bei 37°C zur Gerinnung gebracht; Auswertung durch Bestimmung der Dauer bis zum Eintritt der max. B. (normal bis 60 Min.); verzögerte B. bei Thrombozytopenie, Thrombopathie, Polyglobulie u. Dysproteinämie; beschleunigte B. bei Thrombozytose u. Anämien.

Blut|gerinnung: (engl.) blood coagulation; komplexer, in Phasen ablaufender Vorgang, der durch pathol. u. physiol. Prozesse ausgelöst wird u. in vivo v. a. der Blutstillung dient; an der B. sind versch. Gerinnungsfaktoren beteiligt (s. Tab. 1). **Ablauf der B.** (Kaskadentheorie nach Macfarlaine, 1964): **Vorphase:** Die plasmat. Gerinnung nach einer Gewebsläsion kann sowohl auf exogenem Weg (**Extrinsic-System**; Voraussetzung: Freisetzung von Gewebethromboplastin; Ablauf in Sek.,) als auch auf endogenem Weg (**Intrinsic-System**; Voraussetzung: Kontakt von Faktor XII mit Fremdoberflächen od. Kollagenfasern aus verletztem Endothel, Thrombozytenzerfall; Ablauf in Min.) ausgelöst werden. An den nachfolgenden Reaktionen sind in beiden Systemen versch. Faktoren beteiligt: Im **exogenen** System wird Faktor VII durch seinen spezif. Aktivator (ubiquitäres zellständiges Gewebethromboplastin) in seine aktive Form (VIIa) überführt; Faktor VIIa verbindet sich unter Mitwirkung von Calciumionen mit den Phospholipidmizellen der verletzten Gewebezellen. Dieser Komplex stellt den Faktor-X-Aktivator des exogenen Systems dar. Im **endogenen** System beginnt die Reaktionsfolge mit der Kontaktaktivierung des Faktors XII; Faktor XIIa bildet zus. mit Faktor XI u. dem auf der Membran der Thrombozyten haftenden Plättchenfaktor 3 einen enzymatisch wirksamen Komplex, der die Umwandlung des Faktors IX in die aktive Form katalysiert; Faktor IXa bildet mit Faktor VIII, Calciumionen u. Phospholipid den Faktor-X-Aktivator des endo-

Blutgerinnung Tab. 1
Blutgerinnungsfaktoren

I	Fibrinogen
II	Prothrombin
III	Gewebethromboplastin
IV	Calciumionen (Ca^{++})
V	Proakzelerin, Plasma-Akzelerator-Globulin, labiler Faktor
VI	Akzelerin, syn. Faktor Va
VII	Prokonvertin, stabiler Faktor, Prothrombinogen, Serum prothrombin conversion accelerator (SPCA)
VIII	antihämophiles Globulin (AGH), antihämophiler Faktor (AHF)
IX	Christmas-Faktor, Plasma thromboplastin component (PTC)
X	Stuart-Prower-Faktor
XI	Rosenthal-Faktor, Plasma thromboplastin antecedent (PTA)
XII	Hageman-Faktor
XIII	fibrinstabilisierender Faktor (FSF), Laki-Lorand-Faktor, Fibrinoligase
PF 3	Plättchenfaktor 3 (Phospholipide)

Die Faktoren II, VII, IX, X, XI, XII, XIII und Plasmapräkallikrein sind Proenzyme, die (in Gegenwart von HMW-Kininogen) zu den **enzymatischen Faktoren** II a, VII a, IX a, X a, XI a, XII a, XIII a und Plasmakallikrein aktiviert werden können. I, III, V, VI, VIII, PF 3 sind **Substratfaktoren** (Proteine oder Lipide). Enzymatische Faktoren und Substratfaktoren bilden in Gegenwart von Ca^{2+} gerinnungsaktive Komplexe.

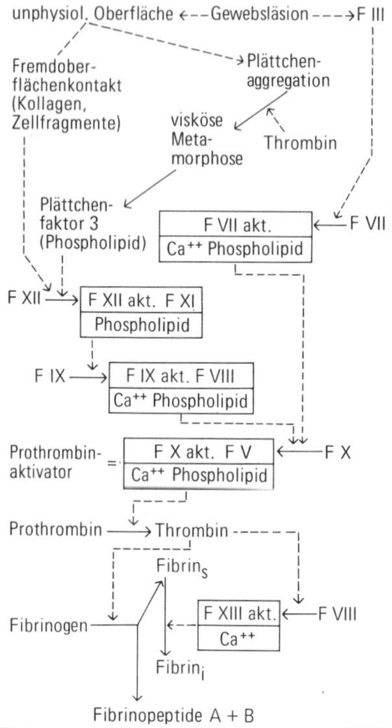

Blutgerinnung [403]

genen Systems. **I. Phase:** In dem folgenden, beiden Systemen gemeinsamen Reaktionsablauf bildet der aktivierte Faktor X mit Faktor V, Phospholipiden u. Calciumionen einen Komplex (Prothrombinaktivator), der in der Lage ist, Prothrombin in Thrombin umzuwandeln. **II. Phase:** Thrombin führt die Fibrinogenmoleküle unter Abspaltung der Fibrinopeptide A u. B in Fibrinmonomere über, die spontan zu Fibrinpolymeren aggregieren. Aus diesem (in Monochloressigsäure noch löslichen) Komplex entsteht unter der Wirkung von aktiviertem Faktor XIII Fibrin. **Nachphase:** Zusammenziehung des geronnenen Materials (sog. Blutgerinnsel); s. Blutgerinnselretraktion. **Hemmung der B.:** physiol. durch Glätte des Gefäßendothels, Antithrombin III, Fibrinspaltprodukte, Heparin (gebildet in den basophilen Granulozyten); pharmak. durch Antikoagulanzien* u. Fibrinolytika*.

Blutgerinnung Tab. 2
Referenzbereiche

Blutungszeit	120 – 300 s
Blutgerinnungszeit	180 – 660 s
partielle Thromboplastinzeit (PTT)	25 – 38 s
Thromboplastinzeit (Quick, PT)	70 – 125%
Plasmathrombinzeit (PTZ)	18 – 22 s
Fibrinogen	2 – 4 g/l

Blut|gerinnungs|zeit: (engl.) coagulation time; Zeit zw. Blutentnahme u. Fibrinbildung außerh. des Gefäßsystems; Bestimmung (nach Lee-White) der B. frisch entnommenen Blutes bei 37°C im Glasröhrchen als Suchtest für Störungen im endogenen Gerinnungssystem od. zum Ausschluß einer Verbrauchskoagulopathie*; Referenzbereich: s. Blutgerinnung (Tab. 2).

Blut|gifte: (engl.) haemotoxins; Bez. f. Faktoren, die zu Hämolyse (Membranschädigung durch Digitonin, Saponin u. a.), Hemmung der Sauerstoffbindung an Hämoglobin (CO, HCN, Nitrite, Anilin, Kalium chloricum) od. Störung der Blutbildung (ionisierende Strahlung) führen.

Blut|gruppen: (engl.) blood groups; erbliche, meist stabile strukturelle Eigenschaften (antigene Determinanten) von Blutbestandteilen, die sich aufgrund eines genet. Polymorphismus* bei versch. Individuen bzw. Gruppen (z. B. Familien, ethnische Gruppen, menschl. Rassen) unterscheiden, mit Hilfe spezif. Antikörper nachgewiesen (Blutgruppenbestimmung*) u. systematisiert werden können; i. e. S. Blutgruppenantigene* auf der Oberfläche von Erythrozyten (s. Tab.), i. w. S. auch erbl. polymorphe Serumproteine (Serumgruppen*), intrazelluläre Komponenten (v. a. Enzymgruppen*) u. membranassoziierte Glykoproteine (HLA*-System); **Bedeutung: 1.** (klin.) v. a. in der Transfusions- u. Transplantationsmedizin sowie in der Geburtshilfe (serol. Schwangerenvorsorge). Vor jeder Bluttransfusion u. Transplantation muß zur Vermeidung von Transfusionszwischenfällen bzw. einer primären Transplantatabstoßung die Kompatibilität zw. den B. des Spenders u. Empfängers garantiert werden. Eine Blutgruppeninkompatibilität zw. e. Schwangeren u. ihrem ungeborenen Kind (z. B. ABNull-Inkompatibilität, Rhesus-Inkompatibilität) kann einen Morbus haemolyticus fetalis sive neonatorum verursachen. Autoantikörper gegen eigene Blutgruppenantigene spielen eine Rolle bei autoimmunhämolytischen Anämien. **2.** (forens.) i. R. der Ermittlung der Blutformel* im Blutgruppengutachten* zur Identifizierung eines Individuums, z. B. bei Abstammungsbegutachtung*, Tätersuche u. Spurennachweis. **3.** für genetische u. anthrop. Untersuchungen.

Blutgruppen (Übersicht)

ABNull-Blutgruppen
Cartwright-Blutgruppen
Colton-Blutgruppen
Diego-Blutgruppen
Dombrock-Blutgruppen
Gerbich-Blutgruppe
Kell-Blutgruppen
Kidd-Blutgruppen
Lewis-Blutgruppen
Lutheran-Blutgruppen
MNSs-Blutgruppen
P-Blutgruppen
Rhesus-Blutgruppen
Scianna-Blutgruppen
Vel-Blutgruppe
Wright-Blutgruppen
Xg-Blutgruppe

Blut|gruppen|anti|gene (Antigen*) n pl: (engl.) blood group antigens; sog. Blutgruppenmerkmale; genet. determinierte, auf der Zellmembran von Erythrozyten (häufig auch anderen Blut- u. Gewebezellen) lokalisierte makromolekulare Substanzen (v. a. Phospho- u. Glykolipide u. -proteine) mit spezif. antigenen Eigenschaften, die durch serol. Methoden nachweisbar u. für die einzelnen Blutgruppen* charakteristisch sind. B. spielen als „Rezeptoren" bei der Bindung von Viren, Bakterien od. Parasiten eine Rolle. Vgl. Leukozytenantigene, Thrombozytenantigene.

Blut|gruppen|anti|körper (Anti-*): (engl.) blood group antibodies; gegen Blutgruppenantigene* gerichtete Alloantikörper*; **Vork.: 1.** als **reguläre** Antikörper* der ABNull*-Blutgruppen die „natürlichen" Alloagglutinine* Anti-A u. Anti-B; **2.** als **irreguläre** Antikörper*, die inf. Immunisierung v. a. durch Blutgruppen-inkompatible Bluttransfusionen u. Schwangerschaften gebildet werden; z. B. Anti-D, Anti-M, Anti-N, Anti-P. Als irreguläre AB0-B. werden auch Anti-A_1 (relativ häufig im Serum bei Blutgruppe A_2 u. A_2B) u. Anti*-H (selten bei Blutgruppe A_1, A_1B u. B) bezeichnet. **Bedeutung:** B. können Transfusionszwischenfälle* u. einen Morbus haemolyticus neonatorum verursachen; vor einer Bluttransfusion müssen v. a. irreguläre B. durch die Kreuzprobe* erfaßt bzw. durch einen Antikörpersuchtest* nachgewiesen werden, i. R. einer Schwangerschaft erfolgt hierzu die serol. Schwangerenvorsorge.

Blut|gruppen|bestimmung: (engl.) blood typing; Bestimmung von Blutgruppen* durch serol. Nachweis der Blutgruppenantigene* auf den Erythrozyten mit Hilfe von spezif. Testseren bzw. Testreagenzien (z. B. Lektine, Phythämagglutinine). Die B. ist von einem Arzt bzw. von qualifiziertem med. Assistenzpersonal unter ärztl. Aufsicht durchzuführen, es besteht Dokumentationspflicht*. Die Bestimmung der ABNull*-Blutgruppen erfolgt meist als Agglutinationsreaktion im Milieu physiol. Kochsalzlösung (s. Abb.) unter gleichzeitiger Prüfung auf Vorhandensein der nicht korrespondierenden Alloagglutinine* Anti-A bzw. Anti-B im Serum mit Hilfe von Testerythrozyten der Blutgruppe A_1 u. B (sog. Serumkontrolle od. umgekehrte Typisierung). Zum Nachw. irregulärer Blutgruppenantikörper* im Serum dient der Antikörpersuchtest*. Vor jeder Bluttransfusion* ist zusätzl. die Kreuzprobe* u. der sog. Bedside* test durchzuführen.

Blutgruppe	Testseren: anti - B(β)	anti - A(α)	anti - A u. anti - B(a, β)	Agglutination durch
A	○	●	●	B - und 0 - Serum
B	●	○	●	A - und 0 - Serum
AB	●	●	●	A -, B - und 0 - Serum
0	○	○	○	kein Serum

○ keine Agglutination ● Agglutination

Blutgruppenbestimmung: Bestimmung der AB0-Blutgruppen mittels Testseren

Blut|gruppen|gutachten: (engl.) analysis of blood groups; von einem Sachverständigen i. R. einer Abstammungsbegutachtung* erstelltes Gutachten mit serol. Nachweis individueller erbl. Eigenschaften von Blutgruppen, i. w. S. auch von Serum- u. Enzymgruppen bei den beteiligten Personen (sog. serostatistisches Gutachten) u. statistisch-mathemat. Auswertung der Befunde; best., durch amtl. Richtlinien u. Grundsatzgutachten des Bundesgesundheitsamtes festgelegte erblich-polymorphe antigene Systeme bzw. Eigenschaften werden bei gerichtl. Verfahren anerkannt. Unter Berücksichtigung dieser sog. offiziellen Systeme können i. R. einer Vaterschaftsfeststellung* etwa 90% der Nichtväter identifiziert werden; im Einzelfall hängt die Ausschlußwahrscheinlichkeit von der Blutformel der Mutter u. des Kindes ab, u. U. kann auch eine Begutachtung sog. nichtoffizieller erbl. Systeme od. Eigenschaften erfolgen u. (bei Bestätigung durch ein Zweitgutachten) Berücksichtigung finden.

Blut||gruppen|in|kom|patibilität (In-*; Kompatibilität*) f: (engl.) blood-group incompatibility; Unverträglichkeit von Blutgruppen*; z. B. ABNull-, Rhesusinkompatibilität. **B.gruppen, klassische:** s. ABNull-Blutgruppen. **B.gruppen|sero|logie** (Sero-*; -log*) f: Teilgebiet der Serologie*, das sich mit den immun. Eigenschaften der versch. Blutgruppen*, i. w. S. auch mit erbl. Serumgruppen* u. Enzymgruppen* befaßt. **B.gruppen|substanzen** (Substantia*) f pl: (engl.) blood-group substances; Blutgruppenantigene*; i. e. S. die ABH-Substanzen der ABNull*-Blutgruppen.

Blut-Hirn-Schranke: (engl.) blood-brain barrier; selektiv durchlässige Schranke zw. Blut u. Hirnsubstanz, durch die der Stoffaustausch mit dem ZNS einer aktiven Kontrolle unterliegt; als morphol. Substrat werden Kapillarendothel u. perivaskuläre Gliastrukturen (Membrana gliae limitans perivascularis) angesehen. Schutzeinrichtung, die schädliche Stoffe von den Nervenzellen abhält; erhöhte Durchlässigkeit durch Bakterientoxine, Fieber, Hypoxie sowie im Bereich mancher Hirntumoren. Vgl. Blut-Liquor-Schranke.

Blut||hoch|druck: s. Hypertonie. **B.-Hoden-Schranke:** (engl.) testicular-blood barrier; Schranke zw. Blut u. Lumina der Hodenkanälchen, wahrscheinlich vermittelt durch Sertoli-Zellen; verhindert u. a. Bildung von Autoantikörpern gegen Spermien. **B.husten:** s. Hämoptyse, Hämoptoe.

Blut im Stuhl, ok|kultes (lat. occultus verborgen): (engl.) occult blood in faeces; Bez. für nicht sichtbare Blutbeimengungen im Stuhl; **Vork.:** v. a. bei kolorektalen Neoplasien (z. B. Darmpolyp, kolorektales Karzinom), manifestiert sich i. d. R. lange vor dem Auftreten sichtbarer Blutbeimengungen od. einer Tumoranämie; **Nachweis:** v. a. mit der Guajakprobe* od. Benzidinprobe*; falschpositive Ergebnisse z. B. bei Zahnfleischbluten od. nach Verzehr von Fleisch. Eine Untersuchung auf o. B. i. St. erfolgt i. R. der Krebsfrüherkennungsuntersuchungen. Vgl. Blutstuhl, Stuhluntersuchungen.

Blut|kapillaren (Capillus*) f pl: (engl.) capillaries; Haargefäße; ⌀ 6-20 (30) μm. **Wandbau:**

B

Endothel, das einer von Gitterfasern umsponnenen Basalmembran (Grundhäutchen) innen aufsitzt. Dem Grundhäutchen liegen außen verzweigte Zellen, Perizyten (Rouget-Zellen), an. Vgl. Endstrombahn.

Blut||ko|agulum (Koagul-*) n: Blutgerinnsel*. **B.körperchen:** (engl.) blood corpuscles; i. e. S. Erythrozyten, Leukozyten; i. w. S. Lymphozyten, Monozyten, Thrombozyten u. a.; vgl. Blut. **B.körperchen|kon|zentrat** n: s. Erythrozytenkonzentrat, Leukozytenkonzentrat, Thrombozytenkonzentrat.

Blut|körperchen|senkung: (engl.) erythrocyte sedimentation rate; Abk. BKS, auch **Blutkörperchensenkungsgeschwindigkeit** (Abk. BSG); Bez. f. die Sedimentationsgeschwindigeit von Erythrozyten in ungerinnbar gemachtem Blut, bestimmt mit Hilfe eines graduierten Röhrchens; **Prinzip:** in eine 2 ml-Spritze werden zunächst 0,4 ml einer 3,8%igen Natriumzitratlösung u. anschl. 1,6 ml Blut aufgezogen u. nach dem Vermischen in eine graduierte, senkrecht aufgestellte Pipette gefüllt (als Fehlermöglichkeiten u. a. Pipettierfehler, Temperatureinflüsse, schräges Einspannen der Röhrchen); nach Westergren wird die BKS nach einer u. nach zwei Std. abgelesen. **Referenzbereiche** (1- u. 2-Std.-Wert): Männer 3-8 mm bzw. 5-18 mm, Frauen 6-11 mm bzw. 6-20 mm; beschleunigte BKS v. a. bei Entz., Tumoren, Dys- u. Paraproteinämie u. Amyloidose, verlangsamte BKS v. a. bei Polyglobulie, Polycythaemia rubra vera u. Lebererkrankungen.

Blut|körperchen|zähl|automat m: Gerät zur elektron. Zählung von Blutkörperchen, z. B. nach dem Coulter-Verfahren; **Prinzip:** zwei Elektroden werden in eine Blutkörperchensuspension getaucht; eine der Elektroden befindet sich in einem Glasrohr mit Kapillarbohrung, durch die die Flüssigkeit gesogen wird. Bei Durchtritt eines korpuskulären Bestandteils wird die elektr. leitende Flüssigkeit verdrängt u. der elektr. Widerstand kurzfristig erhöht. Die Widerstandserhöhung ist proportional zur Größe der jeweiligen Blutkörperchen. Vgl. Zählkammer.

Blut|kom|partiment (ital. compartimento Abteilung, Abschnitt) n: **1.** Teil des Dialysators*; **2.** definierter Verteilungsraum für Pharmaka od. Stoffwechselmetaboliten.

Blut|konserve f: (engl.) stored blood; unter sterilen Bedingungen gewonnenes menschl. (Voll-)Blut, das in bes. Gefäßen (Glasflaschen, Kunststoffbeutel) gekühlt aufbewahrt wird; zur Konservierung (v. a. Erhöhung der Haltbarkeit u. Lagerungsfähigkeit) erfolgt der Zusatz gerinnungshemmender u. stoffwechselerhaltender Substanzen (z. B. ACD-Stabilisator). **Verw.:** je nach Indikation zur Bluttransfusion* (als Frisch- od. Vollblutkonserve) od. in Form spez. Blutpräparationen zur Substitution best. Blutbestandteile (s. Tab. S. 203).

Blut|kreislauf: (engl.) blood circulation; **1. B. des Erwachsenen:** Der re. Vorhof des Herzens empfängt das Blut v. den Vv. cavae u. leitet es weiter in die re. Herzkammer. Von dort fließt es durch die Aa. pulmonales (in denen der Druck relativ niedrig ist) zu den Lungen; nach erfolgtem Gasaustausch kehrt das Blut zum li. Vorhof zurück u. wird zur li. Kammer weitergeleitet (kleiner od. Lungenkreislauf). Von der li. Kammer fließt es unter hohem Druck durch die Aorta, durchströmt die Gewebe u. kehrt zu den Vv. cavae zurück (großer od. Körperkreislauf); s. Abb. S. 204.

2. Fetaler B.: Beim Fetus gelangt das in der Plazenta* oxygenierte Blut über die Nabelvene u. den Ductus venosus (Arantii), z. T. durch den Pfortaderkreislauf, in die V. cava inferior u. zum re. Herzvorhof. Hier kreuzt sich dieser Strom z. T. unbehindert m. dem aus der V. cava superior, die das venöse Blut aus der Kopfgegend des Fetus sammelt u. in die re. Herzkammer führt. Das Blut aus der V. cava inferior fließt z. größten Teil durch das Foramen ovale in den li. Vorhof u. über die li. Kammer in die Aorta, um sich auf zwei Gefäßgebiete zu verteilen: a) über die Karotiden zum Kopf; b) über die Aorta descendens zur unteren Körperhälfte, um dann über die Nabelarterien (Aa. umbilicales) zurück zur Plazenta zu gelangen. Das Blut aus der V. cava superior fließt v. der re. Herzkammer in das Anfangsstück der A. pulmonalis, von da zu einem kleinen Teil in die Lungen, zum größten Teil durch den Ductus arteriosus (Botalli) in die Aorta, wo es sich mit dem art. Blut vermischt. Ductus arteriosus u. Foramen ovale schließen sich funkt. innerh. weniger Std. postnatal, wodurch ein getrennter Lungen-

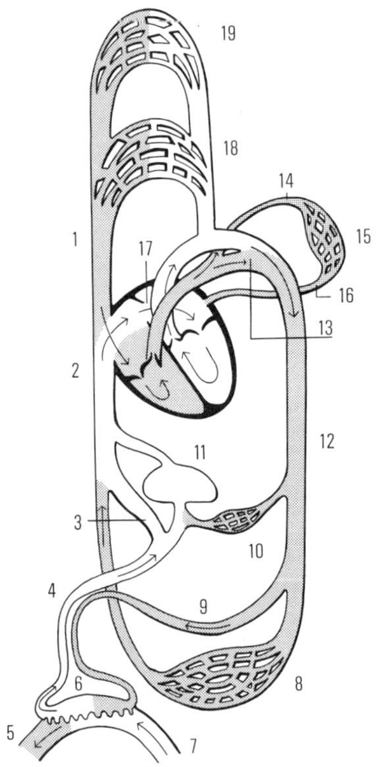

Blutkreislauf des Feten:
1: V. cava superior; 2: V. cava inferior; 3: Ductus venosus; 4: V. umbilicalis; 5: V. uterina; 6: Plazenta; 7: A. uterina; 8: untere Extremitäten; 9: Aa. umbilicales; 10: Darm; 11: Leber; 12: Aorta; 13: Ductus arteriosus (Botalli); 14: A. pulmonalis; 15: Lunge; 16: Vena pulmonalis; 17: Foramen ovale; 18: obere Extremitäten; 19: Schädelkreislauf [423]

Blutkonserve
Gebräuchliche Blutkonserven und Blutpräparationen

Bezeichnung	Lagerungsdauer	Besonderheiten	Indikationen
Vollblutkonserven	bis zu 6 Wochen	unter Zusatz von ACD- od. CPD-Stabilisator, Zitrat, Dextrose, Inosin, Adenin u./od. Guanosin	bei akuten Blutverlusten, z. B. Verletzungen, Operationen
Kationenaustauscherblut	5–6 Tage	ohne Stabilisator, nicht toxisch, nicht sauer	bes. geeignet für Austausch- u. Massivtransfusionen
Heparinvollblut	8–12 Std.	Cave: nachlassende Heparinwirkung bedingt zunehmende Gerinnung; vorzeitige Hämolyse	für Dialysepatienten u. Patienten an der Herz-Lungen-Maschine
ACD-Frischblutkonserve	49–72 Std.	Gefahr der Übertragung von Krankheitserregern; nach 72 Std. als Vollblutkonserve zu betrachten	bei akutem Blutverlust mit gleichzeitiger Gerinnungsstörung; zur Austauschtransfusion
Erythrozytenkonzentrat (Buffy-coathaltig)	bis zu 24 Std.; wegen Kontaminationsgefahr in Glasflaschen	durch Zentrifugieren plasmafrei	zur raschen Anhebung des Hb
Erythrozytenkonzentrat (Buffy-coat-frei, leukozytenarm)	im geschlossenen Beutel (je nach Stabilisator) 3–6 Wochen	–	vor Organtransplantation, um eine Sensibilisierung gegen fremde Gewebeantigene auszuschalten
gewaschene Erythrozyten	12–24 Std.	leukozytenarm und praktisch eiweißfrei durch 5–6malige Waschung zwecks Plasmafreiheit	z. B. bei Allergien gegen homologes Plasma u. zur Vermeidung der K-Übertragung bei chronischer Niereninsuffizienz
Frischplasma	bis zu 6 Std.	–	zur Substitution von Thrombozyten und Gerinnungsfaktoren, wenn ein spezieller Faktormangel nicht bekannt oder das entsprechende Konzentrat nicht verfügbar ist
thrombozytenreiches Plasma	bis zu 48 Std.	–	bei Thrombopenien
Thrombozytenkonzentrat		–	bei Gerinnungsstörungen inf. Thrombopenien
Leukozytenkonzentrat	3–5 Std.	–	bei leukopenischen Krankheitsbildern

Außerdem sind sämtliche **gerinnungswirksamen Plasmafraktionen** erhältlich. Tiefgekühlte zellfreie Konserven sind praktisch unbegrenzt haltbar.

u. Körperkreislauf entsteht. Die fetalen Kreislaufverhältnisse können unter pathol. Bedingungen für mehrere Tage nach der Geburt persistieren u. ein PFC*-Syndrom verursachen.

Blut|kuchen: Cruor sanguinis; s. Blutgerinnsel.

Blut|kultur (lat. cultura Züchtung) f: (engl.) blood culture; Keimanzüchtungsversuch aus einer venösen Blutprobe; das wegen des schubweisen Auftretens der Erreger evtl. mehrfach u. möglichst bei Fieberanstieg u. Schüttelfrost entnommene Blut wird mit Nährlösungen gemischt u. unter aeroben u. anaeroben Bedingungen auf versch. Nährböden bebrütet.

Blut|lanzette f: (engl.) blood lancet; kl. lanzettförmiges Instrument in steriler Einmalpackung zur Blutentnahme* (nach Michaelis).

Blut|laugen|salze: Cyankomplexsalze; **1.** gelbes Blutlaugensalz mit Fe^{2+} (Kaliumhexacyanoferrat II), Verw. z. B. bei der Berliner*-Blau-Re-

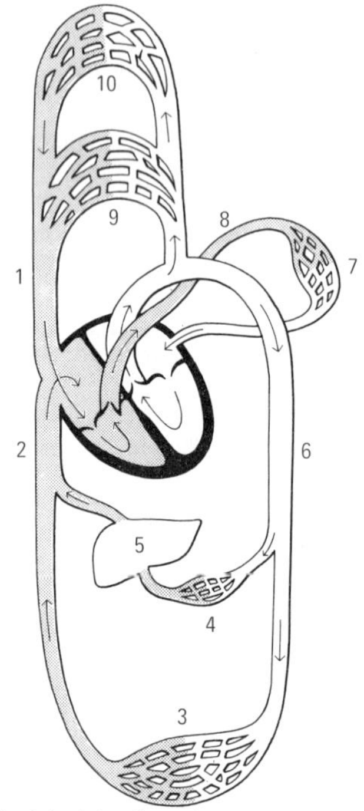

Blutkreislauf des Erwachsenen:
1: V. cava superior; 2: V. cava inferior;
3: Rumpf u. untere Extremitäten; 4: Darm;
5: Leber; 6: Aorta; 7: Lunge; 8: A. pulmonalis;
9: obere Extremitäten; 10: Kopf

aktion; **2.** rotes Blutlaugensalz mit Fe^{3+} (Kaliumhexacyanoferrat III), Verw. z. B. bei der Hämoglobinbestimmung*.

Blut||leck|de|tektor m: s. Hämodialyse. **B.leere:** s. Esmarch-Blutleere. **B.leiter:** s. Hirnsinus.

Blut-Liquor-Schranke (lat. liquor Flüssigkeit): in den Plexus choroidei u. den Blutgefäßen des ZNS lokalisierte funkt. Barriere zw. Blut u. Liquor cerebrospinalis, die für die Liquorzusammensetzung mitbestimmend ist. In die Blutbahn eingebrachte Stoffe erscheinen nur z. T. u. dann meist in anderer Konz. im Liquor. Auf die unterschiedl. Liquorgängigkeit muß bei der Verabreichung von Medikamenten (Antibiotika) geachtet werden. Durch z. B. entzündliche Erkr., Tumoren u. Hirninfarkte kann es zu einer veränderten Durchlässigkeit u. zum Übertritt von Substanzen aus dem Blutplasma kommen (Eiweiß, Zellen). Vgl. Blut-Hirn-Schranke, Liquorstop.

Blut-Luft-Schranke: alveolokapilläre Membran*; vgl. Alveole.

Blut|mast|zellen (Mast-*; Zelle*): s. Mastzellen.

Blut|mole (Mole*) f: (engl.) blood mole; Form des Abortiveis*, bei der nach Absterben des Embryos keine Ausstoßung erfolgt u. es z. Blutung um das Ei u. in der Eihöhle kommt; durch Organisation u. Auslaugung des Blutfarbstoffs entsteht die sog. Fleischmole, durch Kalkablagerung sehr selten die sog. Steinmole.

Blut|nachweis: (engl.) blood test; Nachweis von Blut u. Blutbestandteilen in Harn, Stuhl, Liquor cerebrospinalis u. a. Proben sowie gerichtsmed. Nachweis von Blutspuren; **1.** Farbreaktionen: Benzidinprobe*, Guajakprobe*, Berliner*-Blau-Reaktion; **2.** mikroskop. Nachweis von Teichmann*-Kristallen; **3.** Blutgruppenbestimmung* mit Hilfe spezif. Antiseren.

Blut-pH: s. pH.

Blut||plättchen: s. Thrombozyten. **B.plättchen|mangel:** syn. Thrombopenie*. **B.plasma** (-plasma*) n: s. Blut.

Blut|probe: kleine Menge (ca. 2-50 ml) venös od. arteriell entnommenen Blutes, die mit versch. labormed. Methoden auf ihre Inhaltsstoffe u. korpuskulären Bestandteile untersucht werden kann; i. e. S. Blutentnahme zum Nachweis von Alkohol* im Blut; vgl. Zwangsbehandlung, ADH-Methode.

Blut|reinigungs|verfahren: (engl.) blood purification process; Verfahren zur Entfernung von harnpflichtigen, toxischen od. pathogenen Substanzen aus dem Blut; hierzu gehören die Peritonealdialyse*, Hämodialyse*, Hämofiltration* u. Hämodiafiltration* (Anwendung v. a. bei Nierenerkrankungen), die Plasmaseparation* (z. B. bei immun. Erkrankungen) u. Hämoperfusion* (v. a. bei Intoxikationen). Vgl. Leberperfusion, extrakorporale.

Blut||schande: Inzest*. **B.schatten:** enthämoglobinisierte Erythrozyten im Blut bzw. Urin; erscheinen bei mikroskop. Betrachtung als kleine blasse Ringe; vgl. Gumprecht-Schatten, Achromozyten. **B.schwamm:** s. Hämangiom. **B.senkung:** s. Blutkörperchensenkung. **B.serum** (Sero-*) n: s. Blut. **B.-Sludge** (engl. Schlamm) m: s. Sludge-Phänomen. **B.spiegel:** (engl.) blood level; Konzentration von chemischen, physiol. u. pharmak. Substanzen im Blutplasma od. Serum. **B.spucken:** syn. Hämoptyse*. **B.spuren:** (forens.) s. Blutgruppenbestimmung, Präzipitine, Blutnachweis.

Blut|stillung: (engl.) haemostasis; Beendigung einer Blutung*; **1.** (physiol.) s. Hämostase; **2.** (therap.) Verschluß eines inf. Traumas od. op. Eingriffs verletzten blutenden Gefäßes; **Formen: a)** mechan.-physik. z. B. durch digitale Kompression, Druckverband, temporäres Abbinden einer Extremität, chir. Gefäßligatur (Gefäßklemmen, Clips, Naht u. a.), Elektrokoagulation*, ggf. therapeutische Embolisation*; **b)** medikamentös durch Hämostyptika* od. Fibrinkleber*. Vgl. Koagulation.

Blut|stuhl: (engl.) haematochezia; Melaena; Blutbeimengung im Stuhl mit roter Färbung bei Blutungen aus unteren bzw. starken Blutungen in höheren Darmabschnitten od. mit schwärzlicher Färbung (sog. Teerstuhl*) bei Blutung in oberen Abschnitten des Verdauungstrakts; **Urs.:** Entz., Ulkuskrankheit, Tumoren, Ösophagusvarizen, Invagination, Volvulus, Mesenterialgefäßverschluß, Hämorrhoiden u. a. Eine rötliche bis schwärzliche Stuhlverfärbung kann auch durch pflanzl. Farbstoffe (z. B. in roten Rüben, Spinat, Heidelbeeren, Rotkohl) verursacht werden sowie nach Einnahme best. Medikamente (z. B. Eisen- u. wismuthaltige Präparate, Carbo medicinalis) auftreten; bei Durchführung des Bromsulfaleintests kann sich der Stuhl vorübergehend rötlich verfärben. Vgl. Stuhluntersuchungen, Blutnachweis, Blut im Stuhl, okkultes.

Blut|sturz: (engl.) haemorrhage; Hämatorrhoe; starke (meist plötzl. auftretende) Blutung; s. Hämoptoe, Hämatemesis.

Bluts|verwandtschaft: (engl.) consanguinity; syn. Konsanguinität; Gemeinsamkeit von Erbfaktoren; B. **1. Grades** zw. Eltern u. Kindern bzw. Geschwistern; B. **2. Grades** zw. Onkeln, Tanten u. Neffen, Nichten bzw. Halbgeschwistern; B. **3. Grades** zw. Cousins u. Cousinen. Für Kinder aus den Verbindungen dieser Verwandtschaftsgrade besteht ein erhöhtes Risiko für geistige Behinderungen od. Fehlbildungen, insbes. bei B. 1. Grades mit über 50%. Deutlich geringeres Risiko bei B. 2. u. 3. Grades mit 4% bzw. 2% zusätzlich zum normalen Risiko von 3%.

Blut-Tellurit|agar (lat. tellus, telluris Erdboden) m: s. Clauberg-Nährböden.

Blut|trans|fusion (Transfusion*) f: (engl.) blood transfusion; Übertragung von (Voll-)Blut od. best. Blutbestandteilen eines Blutspenders auf einen anderen Menschen (Empfänger) durch i. v. Infusion; **Voraussetzung:** v. a. Blutgruppengleichheit zw. Spender u. Empfänger (s. Blutgruppenbestimmung, Kreuzprobe); **Ind.:** z. B. akute u. chron. Blutverluste (v. a. mit Hypovolämie u. hämorrhagischem Schock), Anämien, Hämoblastosen, Blutgerinnungsstörungen (als Substitution von Blutgerinnungsfaktoren); **cave:** Transfusionszwischenfälle*. Vgl. Blutkonserve (Tab.), Universalempfänger, Universalspender, Austauschtransfusion.

Blut|trans|fusion, fetale (↑) f: (engl.) intrauterine blood transfusion; syn. intraperitoneale, intrauterine, transuterine, transabdominale Transfusion; Infusion v. 0-Rh-negativem Spenderblut in d. freie Bauchhöhle des noch in utero befindl. Feten. Die Rh-negativen Erythrozyten, die durch d. Rh-Antikörper der Mutter nicht zerstört werden können, gelangen durch d. Peritoneum in d. Blutbahn des Feten. **Ind.:** b. Verdacht auf schwerste Schädigung eines Kindes inf. Rh-Unverträglichkeit b. Morbus* haemolyticus fetalis; vgl. Fruchtwasser-Spektrophotometrie.

Blut|trans|fusions|filter (↑): Filter im Transfusionsbesteck zur Verhinderung der Transfusion von Mikrothromben.

Blutung: (engl.) bleeding, haemorrhage; Hämorrhagie; Austritt von Blut aus den Gefäßen in das umgebende Gewebe od. an die Körperoberfläche; **Formen: 1.** Rhexisblutung (Zerreißungsblutung) als Folge von Gefäßeinrissen, bedingt durch Traumen (s. Wunde), Arrosion, Gefäßwanderkrankungen (z. B. Arteriosklerose), Ruptur inf. starker Druckunterschiede (z. B. bei Hypertonie); **2.** Diapedeseblutung (sog. Durchtrittsblutung); Austritt von Blutbestandteilen durch die äußerlich intakte Gefäßwand inf. Hämostase bzw. bei hämorrhagischer Diathese*; **Sympt./Diagn.:** bei äußerer B. sichtbar: **1.** arterielle B.: helles, pulssynchron spritzendes Blut; **2.** venöse B.: dunkelrotes Blut im Schwall; **3.** parenchymatöse B. bei flächenhaften Schnitt- od. Rißwunden mit B. aus allen eröffneten Gefäßen; bei innerer B. (z. B. gastrointestinale Blutung*) Blutdruckabfall inf. von Volumenverlust, Tachykardie, Hb-Abfall, evtl. hämorrhagischer Schock*; **4.** bei chron. B. Anämie* als Leitsymptom; **Ther.:** lokale Blutstillung*, ggf. Volumenersatz* (Bluttransfusion) u. Behandlung der zugrundeliegenden Störung. Vgl. Nachblutung.

Blutung, an|ovulatorische: s. Abbruchblutung. **B., a|tonische:** s. Nachblutung. **B., a|zyklische:** s. Metrorrhagie. **B., dys|funktionelle:** (engl.) dysfunctional bleeding; durch hormonelle Störungen verursachte gyn. Blutung; Vork.: v. a. bei Follikelpersistenz*, im Klimakterium*, als sog. juvenile Blutung*. **B., endo|kardiale:** (engl.) endocardial bleeding; Blutung in d. Endokard; z. B. bei Digitalis- u. Strychninvergiftung. **B., epi|durale:** s. Hämatom, epidurales. **B., funktionelle:** normale Menstruation*.

B

Blutung, gastro|in|testinale: (engl.) gastrointestinal haemorrhage; auch Magen-Darm-Blutung; okkulter bis massiver Blutabgang aus dem Verdauungstrakt; **Formen** nach Lok. der Blutungsquelle: **1.** obere g. B. mit Blutungsquelle oberh. der Flexura duodenojejunalis (Ösophagus, Magen, Duodenum, i. w. S. auch Pharynx); Urs. v. a. Ösophagusvarizen, Ulcus duodeni bzw. ventriculi, erosive Gastritis, Mallory-Weiss-Syndrom; **2.** untere g. B. mit Blutungsquelle aboral der Flexura duodenojejunalis (vorw. im Dickdarm); Urs. v. a. Karzinome, Polypen, Hämorrhoiden, Divertikel, Angiodysplasien, Kolitis, Proktitis, Analfissur; **Klin.:** je nach Schweregrad Anämie*, okkultes Blut* im Stuhl, Blutstuhl*, Teerstuhl*, Hämatemesis*, Hypotonus, hypovolämischer Schock; **Diagn.:** Nachweis der Blutungsquelle meist durch Endoskopie (s. a. Forrest-Klassifikation); Röntgenkontrastdarstellung, Angiographie, Szintigraphie, selten Laparotomie; **Ther.:** s. Blutung.

Blutung, in|testinale: s. Blutung, gastrointestinale. **B., intra|abdominale:** Blutung in die freie Bauchhöhle. **B., intra|kranielle:** s. Hämatom, intrakranielles. **B., intra|zerebrale:** Blutung in d. Gehirn; s. Apoplexie.

Blutung, juvenile: (engl.) juvenile bleeding; unregelmäßig auftretende, häufig langandauernde u. sehr starke gyn. Blutung bei jungen Mädchen inf. ovarieller Dysfunktion in den ersten Jahren nach der Menarche*; vgl. Zyklus, anovulatorischer.

Blutung, klimakterische: s. Klimakterium, Korpuskarzinom, Zyklus, anovulatorischer.

Blutung, post|menstruelle: (engl.) postmenstrual bleeding; Nachblutung im Anschluß an d. eigentl. Menstruation*; **Urs.: 1.** hormonell, z. B. verspätete Rückbildung des Corpus* luteum (d. h. Störung prämenstruell); **2.** org., z. B. bei Korpuskarzinom, -polyp, Uterusmyom, Endometritis, Endometriosis interna u. mangelhafter Regeneration des Endometriums (z. B. nach wiederholter Kürettage). Vgl. Zyklusstörungen.

Blutung, prä|menstruelle: (engl.) premenstrual bleeding; Vorblutung; einige Tage (bis zu 10 Tagen) vor Beginn der eigentl. Menstruation* einsetzende, meist leichte Blutung (Schmierblutung) aus den Spiralarterien des Endometriums; oft besteht Sterilität; **Urs.:** meist Corpus*-luteum-Insuffizienz im Prämenstruum; **Diagn.:** bei Verdacht auf org. Ursache fraktionierte Kürettage*. Vgl. Zyklusstörungen.

Blutungs|krankheiten: s. Diathese, hämorrhagische.

Blutungs|schock: hämorrhagischer Schock*.

Blutung, sub|durale: s. Hämatom, subdurales.

Blutung, sub|kon|junktivale: syn. Hyposphagma*.

Blutungs|zeit: (engl.) bleeding time; Abk. BZ; Zeit zw. einer Stichinzision u. dem Blutungsstillstand (primäre Hämostase); Bestimmung als globaler Suchtest bei Verdacht auf Störung der Thrombozytenfunktion od. der Blutgerinnung; **Methoden: 1.** subaquale B. nach Marx: Eintauchen der blutenden Fingerbeere in ein Wasserglas, bis der sich bildende Blutfaden abreißt; **2.** B. nach Duke: Stich in Fingerbeere od. Ohrläppchen. Referenzbereich: s. Blutgerinnung (Tab.).

Blutungs|zysten (Kyst-*) f pl: s. Geröllzysten.

Blutung, zerebrale: s. Apoplexie, Geburtsschäden, Hämatom, intrakranielles.

Blut||vergiftung: s. Sepsis, Lymphangitis. **B.volumen** n: (engl.) blood volume; Abk. BV; Gesamtmenge des zirkulierenden Bluts; setzt sich zus. aus Plasmavolumen* (PV) u. Erythrozytenvolumen* (EV); Referenzbereich: ♀ 57-64 ml/kg KG, ♂ 69-70 ml/kg KG. Vgl. Blut. **B.wäsche:** s. Hämodialyse. **B.warze:** s. Angiokeratom. **B.zukker:** (engl.) blood sugar, serum glucose; Konz. von Glukose* im (venösen) Vollblut, Kapillarblut od. Blutplasma; s. Referenzbereiche (Tab.). **B.zucker-Belastungs|probe:** s. Glukose-Toleranztest.

Blut|zucker-Bestimmungs|methoden f pl: laborchem. Methoden zur quant. Bestimmung von Glukose im Blut; **1.** Schnelltestverfahren mit Teststreifen zum semiquantitativen Glukosenachweis (evtl. mit reflektionsphotometrischer Auswertung); **2.** enzymatische Methoden (höchste Genauigkeit): **a)** Hexokinasemethode: photometrische Bestimmung von $NADPH_2$ nach Umsetzung von Glukose durch Hexokinase mit ATP u. anschl. Oxidation zu Glukonat-6-Phosphat u. $NADPH_2$; **b)** Glukose-Dehydrogenase-Methode: photometrische Best. von NADH, das bei der Umsetzung von Betaglukose entsteht; **c)** Glukoseoxidase-Peroxidase-Methode: Nachweis des b. der Bildung von Glukonat entstehenden H_2O_2 durch eine Peroxidase-Farbreaktion; **3.** chem. Reaktionen: Toluidin-Methode; Aldohexosen reagieren mit o-Toluidin in Eisessig unter Bildung eines blau-grünen Farbstoffs, der photometrisch bestimmt wird. Vgl. Referenzbereiche (Tab.).

B-Lympho|zyten (Lymph-*; Zyt-*) m pl: (engl.) B lymphocytes; **B**ursa-abgeleitete Lymphozyten bzw. **b**one-marrow-derived lymphocytes (engl. f. Knochenmark, das Bursaäquivalent der Säugetiere), kurz B-Zellen; Lymphozyten*, die sich ab der 8.-9. Entwicklungswoche im blutbildenden Gewebe der fetalen Leber, später im Knochenmark entwickeln u. sich danach in den sek. Organen des lymphatischen Systems* ansiedeln. Sie tragen charakterist. Zellmarker* auf der Zelloberfläche u. können sich bei Stimulation durch das entspr. Antigen zu antikörperbildenden Plasmazellen* od. sog. Gedächtniszellen (Memory* cells) entwickeln. Vgl. Bursa Fabricii, CD-Nomenklatur.

BMR: Abk. f. (engl.) **b**asic **m**etabolism **r**ate; Grundumsatz*.

BNA: Abk. f. **B**aseler **N**omina **A**natomica; die 1895 von d. Deutschen Anat. Gesellschaft angenommene Zusammenstellung der Nomina Anatomica (der anat. Fachausdrücke). Vgl. JNA, PNA.

BNS-Anfall: Abk. f. **B**litz-**N**ick-**S**alaam-Anfall; s. Epilepsie, West-Syndrom.

Boari-Plastik (Achille B., ital. Chir., geb. 1894; -plastik*) f: (engl.) Boari's operation; Ersatz des distalen Ureters durch einen gestielten röhrenförmigen Lappen aus der Blasenvorderwand; **Ind.:** prävesikale Ureterstenosen, Verletzungen.

Boas-Druck|punkt (Ismar I. B., Arzt, Berlin, 1858-1938): (engl.) Boas' point; druckempfindl. Stelle links neben dem 10.-12. BWK bei Ulcus* ventriculi; vgl. Head-Zonen.

Bobath-Methode (Karel B., Neurol., London, 1905-1991; Bertie B., Krankengymnastin, London, 1907-1991) f: therap. Verfahren, das z. konservativen Behandlung der infantilen Zerebralparese* entwickelt wurde; systemat. Training z. Herstellung der normalen Tonuslage, Anbahnung höherintegrierter Bewegungs- u. Haltungsreflexe u. zur Unterdrückung pathol. bzw. primitiver Reflexmechanismen. Die B.-M. wird auch als krankengymnastische Behandlungsmethode zur Verhinderung bzw. Abschwächung spastischer Lähmungserscheinungen bei Pat. mit Apoplexie* erfolgreich angewendet. Vgl. Krankengymnastik.

Bochdalek-Blumen|körbchen (Vincent A. B., Anat., Prag, 1801-1883): durch d. Aperturae laterales in d. basale Brückenzisterne ragende Teile des Adergeflechts des 4. Ventrikels.

Bochdalek-Dreieck (↑): Trigonum lumbocostale; dreieckige Spalte zw. Pars lumbalis u. Pars costalis des Zwerchfells*.

Bochdalek-Hernie (↑; Hernie*) f: (engl.) Bochdalek's hernia; durch das Trigonum lumbocostale (Bochdalek-Dreieck) hindurchtretende (im Erwachsenenalter seltene) Zwerchfellhernie*; häufigste Form der Neugeborenenhernie, bei der es schon intrauterin zur Verlagerung von Darm, Milz u. Teilen der Leber in den Brustraum kommen kann; **Folge:** Kompressionsatelektase u. Verdrängung von Herz u. Mediastinum auf die Gegenseite; **cave:** Erstickung des Kindes.

Bochdalek-Zyste (↑; Kyst-*) f: nicht zurückgebildeter Teil des Ductus* thyroglossalis im Bereich des Foramen caecum linguae; kann zu Atem- u. Schluckbeschwerden führen.

Bockhart-Krankheit (Max B., Dermat., Wiesbaden, 1883-1921): s. Folliculitis staphylogenes superficialis.

Bodansky-Einheit (Aaron B., Biochem., New York, 1896-1941): (engl.) Bodansky unit; nicht mehr zugelassene Einheit der alkal. Phosphatase b. Bestimmung m. Glyzerinophosphat.

Body-Plethysmo|graphie (engl. Körper; gr. πληθύς Fülle, Menge; -graphie*) f: s. Ganzkörperplethysmographie.

Boeck-Krankheit (sprich buhk; Caesar B., Dermat., Oslo, 1845-1917): s. Sarkoidose.

Böhler-Aufrichtungs|behandlung (Lorenz B., Chir., Wien, 1885-1973): (engl.) Böhler's traction; ventraler bzw. dorsaler Durchhang zur Aufrichtung eines komprimierten Wirbels; heute meist durch funktionelle Übungsbehandlung ersetzt; vgl. Extensionsmethoden, Wirbelsäulenverletzungen.

Böhler-Geh|bügel (↑): (engl.) Böhler's stirrup; U-förmig gebogenes Bandeisen z. Schutz des Gipsgehverbandes.

Böhler-Hüft|gelenk|re|position (↑) f: Manöver zur Reposition einer traumatischen Hüftgelenkluxation* am auf einer festen Unterlage liegenden, angegurteten Pat. (s. Abb.). Ein Tuch od. Gurt dient als Schlinge, die achterförmig den Hals des Arztes u. das Knie des luxierten Ober-

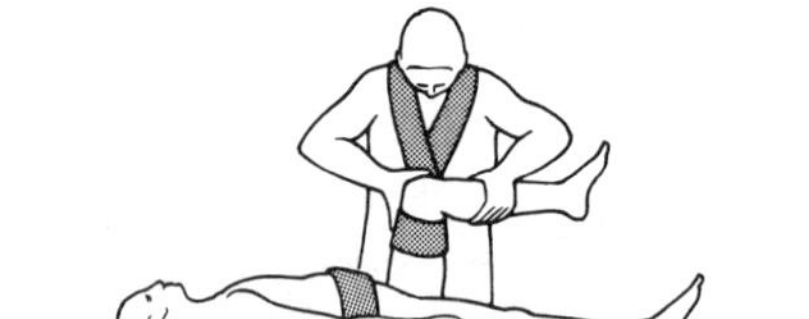
Böhler-Hüftgelenkreposition [223]

schenkels umfaßt. Aufrichten des Oberkörpers bewirkt bei rechtwinklig gebeugtem Hüft- u. Kniegelenk einen gleichmäßigen Zug, der bei gleichzeitiger Rotation im Hüftgelenk die Reposition ermöglicht.

Böhler-Mieder (↑): s. Gipskorsett.

Böhler-Schiene (↑): (engl.) Böhler's splint; gepolsterte Drahtschiene zur Immobilisation bei Panaritien, Finger- u. Zehenfrakturen u. a.

Böhler-Zeichen (↑): (engl.) Böhler's meniscus sign; Ab- od. Adduktionschmerz bei gestrecktem Kniegelenk inf. Läsion des Außen- bzw. Innenmeniskus od. des lateralen bzw. medialen Kollateralbandes. Vgl. Meniskusriß.

Boenninghaus-Syn|drom (Hans-Georg B., Otol., Heidelberg, geb. 1921) **n:** unilatere lärmbedingte Schwerhörigkeit in Zus. mit Durchblutungsstörungen des Innenohrs.

Boerhaave-Syn|drom (Hermann B., Arzt, Leiden, 1668-1738) **n:** spontane Ösophagusruptur* mit Wandeinrissen meist im unteren Drittel des Ösophagus inf. eines massiven intraösophagealen Druckanstiegs (bis zu 200-400 mmHg) während explosionsartigem Erbrechen; schwerste Form des Mallory*-Weiss-Syndroms; **Vork.:** v. a. bei männl. Alkoholabhängigen ab dem 50. Lj., häufig nach opulenter Mahlzeit; **Sympt.:** plötzliches Erbrechen, retrosternaler Vernichtungsschmerz, Dyspnoe, Zyanose, Schock, Abwehrspannung, Haut- u. Mediastinalemphysem; **Diagn:** (röntg.) Abdomenübersicht (Luftsichel unter beiden Zwerchfellkuppen), Ösophagographie; **Ther.:** Thorakotomie, Naht des Einrisses u. Sicherung durch plastische Deckung (Einscheidung z. B. durch Zwerchfell, Pleura od. Lunge); **Progn.:** Letalität 20-40%; **DD:** Spontanpneumothorax, Herzinfarkt, dissezierendes Aortenaneurysma, Ulkusperforation, akute Pankreatitis, inkarzerierte Hiatus- bzw. Zwerchfellhernie.

Börjeson-Forssman-Lehmann-Syn|drom (Mats B., Päd., Stockholm, geb. 1921; Hans F., zeitgen. Psychiater, Ulleraker; Orla L., Pathol., Göteborg, geb. 1927) **n:** (engl.) Börjeson-Forssman-Lehmann syndrome; X-chromosomal-rezessiv erbl. Syndrom aus schwerster geistiger Behinderung, Mikrozephalus, Hypogonadismus, Minderwuchs, Epilepsie, Myxödem u. morphol. Besonderheiten (große Ohrmuscheln, Genu valgum, Sandalenlücke, buschige Augenbrauen, Ptose, mongoloide Lidachse).

Bogaert-En|zephalitis (Ludo van B., Neurol., Antwerpen) **f:** s. Panenzephalitis, subakute sklerosierende.

Bogen: (anat.) Arcus.

Bogen|gang|apparat **m:** (engl.) semicircular canals and ducts; zum Vestibularapparat* des Innenohrs gehörendes System; gebildet von d. senkrecht aufeinander stehenden drei knöchernen Bogengängen (Canalis semicircularis ant., post., lat.), in denen d. vom Utriculus* ausgehenden häutigen Bogengänge (Ductus semicircularis ant., post., lat.) exzentrisch aufgehängt sind. Die Bogengänge bestehen aus einem einfachen u. einem kolbig erweiterten Schenkel: Crus simplex u. ampullare. Crus simplex des vorderen u. hinteren Bogengangs sind zum Crus commune verschmolzen. In jeder häutigen Ampulle befindet sich eine quere, ins Lumen vorspringende Leiste (Crista* ampullaris), die das Stütz- u. Sinnesepithel des Gleichgewichtsorgans trägt. Vgl. Labyrinth, Gleichgewichtsprüfungen.

Bogen|schnitt: bogenförmiger Hautschnitt, z. B. Kocher*-Kragenschnitt, Bardenheuer*-Bogenschnitt, Radiärschnitt*; vgl. Schnittführung.

Bogen|skotom (Skotom*) **n:** s. Bjerrum-Zeichen.

Bohn-Drüsen (Heinrich B., Päd., Königsberg, 1832-1888): syn. Bohn-Perlen, Epithelperlen; bei Neugeborenen parallel der Gaumennaht liegende Schleimretentionszysten.

Bohr-Ef|fekt (Christian B., Physiol., Kopenhagen, 1855-1911) **m:** (engl.) Bohr effect; Abhängigkeit des Verlaufs der Sauerstoff*-Dissoziationskurve vom Plasma-pH-Wert u. CO_2-Partialdruck des Bluts; sinkt der pH-Wert od. steigt der CO_2-Partialdruck, so nimmt die Affinität des Sauerstoffs zum Hämoglobin (prozentuale Sättigung) ab u. umgekehrt. Der B.-E. erleichtert die Sauerstoffaufnahme in der Lunge u. die Sauerstoffabgabe im Gewebe sowie die Sauerstoffaufnahme des Feten über die Plazenta.

Bohr-Sommerfeld-Atom|modell (Niels B., Phys., Kopenhagen, 1885-1962; Arnold S., Phys., München, 1868-1951) **n:** beschreibt zunächst für das Wasserstoffatom die in der Elektronenhülle vorliegenden Energieverhältnisse (Bohr, 1913); für kompliziertere Atome wurde das Modell erweitert (Sommerfeld 1915). Nach dem Modell kann sich das Elektron nur auf diskreten, stationären Kreisbahnen um den positiv geladenen Atomkern bewegen. Diese Bahnen werden auch als Energieniveaus od. Schalen bez., durch die sog. Hauptquantenzahl $n = 1, 2, 3, \ldots$ beschrieben u. mit den Buchstaben K (für $n = 1$), L (für $n = 2$), M, N usw. benannt. Auf einer Schale mit der Hauptquantenzahl n können sich höchstens $2n^2$ Elektronen aufhalten, d. h. auf der K-Schale 2, auf der L-Schale 8 Elektronen usw. Elektronen in der K-Schale sind am stärksten an den Atomkern gebunden; diese Bindung nimmt zur L-, M-, N-Schale hin ab. Um ein Elektron auf eine Schale mit einer höheren Hauptquantenzahl zu heben, muß Energie aufgewendet werden. Wenn ein Elektron auf einen freien Platz in einer tieferen Schale springt, wird die Energiedifferenz zw. diesen beiden Energieniveaus in Form elektromagnetischer Wellen* abgegeben. Je nach dem freiwerdenden Energiebetrag ist dies u. a. Licht*, Ultraviolettstrahlung* od. charakterist. Röntgenstrahlung*. Vgl. Elementarteilchen, Spektrum, Bändermodell.

Bolus (gr. βῶλος Klumpen) **m:** **1.** Bissen; **2.** (pharmak.) große Pille.

Bolus alba (↑) **f:** Argilla; weißer Ton; wasserhaltiges Aluminiumsilikat unterschiedl. Zusammensetzung; Verw.: als Pillenmasse u. Adsorbens.

Bolus|in|jektion (↑; Injektion*) **f:** (engl.) bolus injection; intravenöse Schnellinjektion*.

Bolus|ob|struktion (↑; Obstructio*) **f:** (engl.) bolus obstruction; Verlegung der Speiseröhre od. Luftröhre durch einen größeren Fremdkörper, verbunden m. heftigen retrosternalen u. epigastr. Schmerzen, übermäßiger Speichelabsonderung bzw. Luftnot; u. U. Bolustod*; **Ther.:** Heimlich*-Handgriff.

Bolus|tod (↑): (engl.) bolus death; Tod bei Verlegung der oberen Luftwege durch Fremdkörper (z. B. Gebiß); aufgrund vagaler Reflexe plötzlich eintretender letaler Kreislaufstillstand; vgl. Heimlich-Handgriff.

Bombay-Blut|gruppe: Blutgruppe 0_h; seltene Blutgruppe, die durch das rezessive Allel h am H/h-Genlocus gesteuert wird; Individuen mit der Blutgruppe 0_h (Genotyp h/h) fehlt nicht nur das H-Antigen, sondern auch die Blutgruppenantigene A u. B (s. ABNull-Blutgruppen, H-Substanz) im gesamten Organismus, es sind sog. Non-Sekretoren (s. Sekretorsystem); im Serum kommen die regulären Alloagglutinine* Anti-A u. Anti-B sowie Anti*-H als komplementbindende Wärmeantikörper vor; exakte Blutgruppenbestimmung u. Auswahl geeigneter Blutkonserven in der Transfusionsmedizin problematisch. Vgl. Para-Bombay-Blutgruppen.

Bombesin n: 14-Aminosäuren-Peptid; Vork.: Nervensystem, Duodenalschleimhaut; regt u. a. die Sekretion von Magensäure, Cholecystokinin u. Gastrin an.

Bonnet-Dechaume-Blanc-Syn|drom (Paul B., frz. Arzt, 1884-1959; Jean D., frz. Arzt, 1896-1968; E. B., frz. Arzt) n: (engl.) Bonnet's syndrome; angeborene Gefäßanomalien mit intrakranieller u. retinaler Aneurysmabildung; **Sympt.:** unilateraler (pulsierender) Exophthalmus, variable neurol. Symptomatik (Hemianopsie, Paresen der Hirnnerven III, VI, VII und VIII), im Gesichtsbereich Angiome, Teleangiektasien sowie subkutane arteriovenöse Aneurysmen; **DD:** Hippel*-Lindau-Syndrom, Sturge*-Weber-Krabbe-Krankheit.

Bonnet-Zeichen (Amédée B., Chir., Lyon, 1802-1858): s. Ischiassyndrom.

Bonnevie-Ullrich-Syn|drom (Kristine B., Zool., Oslo, 1872-1950; Otto U., Päd., Bonn, 1894-1957) n: syn. Pterygiumsyndrom; Bez. f. unterschiedl. Fehlbildungskomplexe mit Pterygium* colli als Leitsymptom; vgl. Noonan-Syndrom, Rossi-Syndrom, Turner-Syndrom.

Bonney-Probe (William Francis Victor B., Gyn., London): (engl.) Bonney test; Elevation der Blasenhalsregion m. den gespreizten, in den Fornix vaginae eingeführten Fingern, Tupfer bzw. Klemme; Harninkontinenz b. Elevation soll f. das Vorliegen einer Streßinkontinenz* sprechen.

Booster-Ef|fekt (engl. to boost verstärken) m: Sekundärantwort, Erinnerungsreaktion; verstärkte u. im Ggs. zur Primärantwort des Immunsystems beschleunigte sekundäre Immunantwort* bei wiederholtem, nach einer Latenzzeit erfolgendem Antigenkontakt inf. Wiedererkennung des Antigens durch die für das sog. immun. Gedächtnis verantwortlichen Memory* cells. Der B.-E. wird z. B. bei Auffrischungsimpfungen zur Erhöhung der Immunität gegenüber best. Erkr. ausgenutzt.Vgl. Schutzimpfung.

Bor n: (engl.) boron; chem. Element, Symbol B, OZ 5, Atomgewicht 10,82; dreiwertiges, schwarzgraues Halbmetall (spezif. Gewicht 2,34), nächst dem Diamant das härteste Element; natürl. Vork. als Borsäure (H_3BO_3) u. deren Salze **Borax** ($Na_2B_4O_7 \cdot 10\ H_2O$).

Borax-Methylen|blau-Färbung: s. Manson-Färbung.

Borborygmus (gr. βορβορυγμός Bauchknurren) m: kollernde u. gurrende Darmgeräusche, bedingt durch die Bewegungen des aus Gas u. Flüssigkeit gemischten Darminhalts; Vork. bes. bei Maldigestion*; fehlt bei paralytischem Ileus. Vgl. Meteorismus.

Borderline (engl.) n: Grenze, Grenzlinie, Grenzfall z. B. Bereich zw. normal u. pathol.; Gewebe an der Grenze zum Bösartigen. **B.-Hyper|tonie** (↑; Hyper-*; Ton-*) f: syn. Grenzwerthypertonie*; s. Hypertonie (Tab.). **B.-Läsion des Magens** (↑; Läsion*) f: (engl.) gastric borderline lesion; (endoskop.) meist flach polypoide od. papilläre weißl. Veränderung der Magenschleimhaut (echte Präkanzerose*); vgl. Magenkarzinom.

Borderline-Syn|drom (↑) n: Bez. f. eine psychische Störung, bei der (alternierend) Sympt. einer Neurose* u. einer Psychose* auftreten; in Abgrenzung zur Psychose fehlen echte paranoid-halluzinator. Episoden, katatone Sympt. u. schizophrene Denk- u. Ich-Störungen; die Sympt. werden kontrolliert u. i. d. R. als krankhaft empfunden; auch bei längerem Bestehen eines B.-S. fast nie Übergang in eine Schizophrenie.

Borderline-Tumor (↑) m: klin. Bez. f. einen nichtinvasiven Tumor mit potentieller Malignität; z. B. Ovarialkystom, das von atypischem, jedoch einer (noch) intakten Basalmembran aufsitzendem Epithel ausgekleidet ist. Vgl. Präkanzerose, Carcinoma in situ.

Borderline-Typ (↑): s. Lepra.

Bordetella f: Gattung gramnegativer, i. d. R. unbeweglicher, kokkoider Kurzstäbchen (noch keiner Fam. zugeordnet; vgl. Bakterienklassifikation); **Kultur:** strikt aerob; Temperaturoptimum 35-37°C; Kolonien auf Bordet-Gengou-Agar sind weich, leicht konvex, perlig, fast durchsichtig; leichte Betahämolyse; Toxinbildung; **Verbreitung:** Säugetierparasiten; Vermehrung an epithelialen Zilien des Respirationstrakts; drei Species: Bordetella pertussis, Bordetella parapertussis, Bordetella bronchiseptica.

Bordetella bronchi|septica f: frühere Bez. Brucella bronchiseptica, Haemophilus bronchisepticus; ein der Bordetella* pertussis ähnl., aber bewegl. (peritrich begeißeltes) Stäbchenbakterium; **Vork.:** bei Nagern, Hunden (Zoonose); b. Menschen selten isolierter Err. einer pertussisähnl. Erkrankung.

Bordetella para|pertussis f: syn. Haemophilus parapertussis; Err. der Parapertussis*.

Bordetella per|tussis f: syn. Haemophilus pertussis, Bordet-Gengou-Bakterium; Err. des Keuchhustens*; **Morphol.:** ähnl. Haemophilus* influenzae; **Kultur:** aerob; für d. Erstkultur Kartoffel*-Glyzerin-Blutagar; grau-weiße kl. glänzende Kolonien (wie Quecksilbertropfen); zarte Hämolyse; **Serol.:** KBR*; direkt-mikroskop. Nachweis mittels fluoreszierender Antikörper.

Bordet-Gengou-Agar (Jules J. B., Bakteriol., Brüssel, 1870-1961; Octave G., Bakteriol., Brüssel, 1875-1957) m: s. Kartoffel-Glyzerin-Blutagar.

Bordet-Gengou-Bakterien (↑; ↑; Bakt-*) f pl: frühere Bez. f. Bordetella* pertussis.

Bordet-Kon|glutinations|re|aktion (↑; Konglutination*) f: (engl.) complement fixation; komplementverbrauchende Konglutination* von Zellen (z. B. Bakterien, Erythrozyten) unter Beteiligung von komplementbindenden Antikörpern; **Anw.:** in der serol. Diagn. von Malleus, Q-Fieber u. a., auch zum Nachweis von sog. Immunkonglutininen (s. Konglutinine).

Bornaprin (INN) n: (3-Diethylaminopropyl)-(2-phenyl-bicyclo[2,2,1]heptan-2-carboxylat (IUPAC); vorwiegend zentral wirkendes Anticholinergikum; **Verw.:** bei Parkinson-Syndrom, bei z. B. durch Neuroleptika bedingten extrapyramidalen Symptomen, Hyperhidrosis; **NW:** Müdigkeit, Schwindel, Benommenheit; bei höheren Dosen Unruhe, Verwirrtheit, evtl. Gedächtnisstörungen, Halluzinationen; u. U. Erhöhung der Krampfbereitschaft; **Kontraind.:** Engwinkelglaukom, Stenosen im Magen-Darm-Trakt.

Borneol n: $C_{10}H_{17}OH$, Alkohol der Camphenreihe; Bestandteil versch. ätherischer Öle, entw. als (-)-B. z. B. in Fichtennadelöl od. als (+)-B. z. B. in Rosmarin od. Lavendelöl.

Bornholmer Krankheit: syn. epidemische Pleurodynie*.

Borrelia (Amédée Borrel, Bakteriol., Strasbourg, 1867-1936) **f:** Gattung großer bewegl. schraubenförmiger Bakt. der Fam. Spirochaetaceae m. wenigen, relativ breiten, unregelmäßigen Windungen; mit den übl. Farbstoffen gut anfärbbar; **1. B. recurrentis** (Obermeier, 1873): syn. Spirochaeta obermeieri. Err. des epidem. Läuserückfallfiebers; s. Borreliosen; Morphol.: 4-10 flache Windungen (Abb.); im Nativpräparat* (Dun-

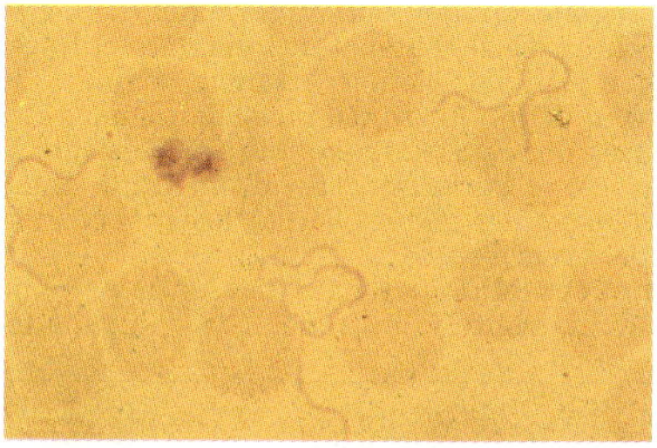

Borrelia:
B. recurrentis im Blutausstrich von der Maus, Giemsafärbung [547]

kelfelduntersuchung*) lebhafte, schlangenartige Bewegung; durch Giemsa-Färbung darstellbar; Kultur: direkte Züchtung gelingt selten; indirektes Verf.: Vermehrung entspr. des Läusetests* b. Rickettsiosen; Serol.: Agglutinationsreaktion; Epidemiol.: Der Err. ist global verbreitet u. kann durch Läuse übertragen werden. Epidemien v. a. in Elendszeiten. **2. B. duttoni** (Dutton u. Todd, 1905): syn. Spirochaeta duttoni; Err. des endem. Zeckenrückfallfiebers; s. Borreliosen; Morphol., Kultur u. Serol. wie B. recurrentis; statt Läusetest Vermehrung in Zecken*; Tierversuch: Verimpfung v. Krankenblut an junge Ratten; Epidemiol.: Der Err. wird durch zahlreiche Zeckenarten übertragen. Das Zeckenrückfallfieber ist auf wärmere Länder beschränkt. **3. B. burgdorferi** (Burgdorfer, 1982): Err. der Lyme*-Borreliose, Übertragung durch Zeckenbiß (s. Zeckenborreliosen); **4.** zahlreiche weitere ortsständige Borreliaspecies, die Rückfallfieber in allen Erdteilen auslösen können; **5. B. vincenti:** syn. Treponema vincentii; s. Treponema.

Borreliosen (↑; -osis*) f pl: (engl.) borrelioses; durch Borrelia* verursachte Gruppe von Erkr.; **1.** syn. Rückfallfieber (RF), Febris recurrens, Rekurrensfieber: akute fieberhafte Infektionskrankheiten, die durch Borrelien verursacht u. durch Läuse* (Borrelia recurrentis) od. Zecken* der Gattung Ornithodorus (Borrelia duttoni u. a.) übertragen werden (vgl. Zeckenborreliosen); sind durch mehrtägige Fieberschübe mit afebrilen Intervallen gekennzeichnet, die auf Veränderungen von Antigeneigenschaften der Err. zurückgehen. Das durch die Kleiderlaus Pediculus humanus übertragene Läuse-RF kam früher epidemisch auch in Europa - bes. Ost- u. Südosteuropa - v. a. im Zuge von Kriegen vor; Vork. heute nur noch in kälteren Regionen Afrikas (bes. Äthiopien), Asiens u. Südamerikas. Das durch die Lederzecke Ornithodorus moubata übertragene Zecken-RF tritt in den warmen Regionen Afrikas, Süd- u. Zentralasiens, Amerikas u. im Vorderen Orient auf. **Klin.:** nach einer Inkubationszeit von 4-7 (3-12) Tagen rasch schweres Krankheitsbild mit Kopf-, Glieder- u. Rückenschmerzen sowie Übelkeit u. hohem Fieber (41°C), Milz- u. Leberschwellung, leichter Ikterus od. Subikterus; Läuse-RF: lange Fieberperiode (5-7 Tage), meist nur 1-2 Rückfälle; Zecken-RF: kurze Fieberperiode (3-4 Tage), aber mehr Rückfälle (6-12). Die späteren Fieberschübe werden kürzer, die Intervalle länger, bis Fieberschübe ganz ausbleiben. **Diagn.:** Nachweis der Borrelien im Blut (Ausstrich, Dicker* Tropfen, Giemsa-Färbung); schwierige **DD** gegenüber vielen Infektionskrankheiten (Malaria, Fleckfieber, Typhus, Leptospirosen u. a.); serologische Diagn. nicht gut möglich, da keine eindeutigen Serotypen existieren. Progn.: meist gut, in Notzeiten hohe Letalität. **Ther.:** Penizillin, Tetrazykline, Chloramphenicol; einschleichende Dosierung wegen Gefahr der Jarisch*-Herxheimer-Reaktion auf Erreger-Antigen. **Kompl.:** Kreislaufkollaps, Nierenschädigung, Bronchopneumonie, Neuritiden; keine Dauerimmunität, Reinfektion nach kurzer Zeit möglich. **2.** s. Lyme-Borreliose.

Borreliota vaccinae (↑; ↑) **f:** s. Vacciniavirus.

Borreliota variolae (↑; ↑) **f:** s. Variolavirus.

Borrowing-lending-Phänomen (engl. to borrow entleihen; to lend verleihen) **n:** Blutverteilungsstörung mit Verminderung der Zirkulation in einem durchblutungsgestörten Areal; diese kann dadurch auftreten, daß bei einer allg. Vasodilatation (z. B. durch Medikamente induziert), gleichzeitig eine Blutdrucksenkung verursacht wird u. für den gefäßgeschädigten Bezirk ein ungünstiger Druckgradient entsteht, ggf. sogar i. S. eines Steal*-Phänomens.

Bor|säure: (engl.) boric acid; Acidum boricum; schwache Säure, in etwa 3%iger wäßriger Lösung schwaches Antiseptikum; Perborate, z. B. $NaBO_2 \cdot H_2O_2 \cdot 3H_2O$ od. Perborax ($Na_2B_4O_7 \cdot H_2O_2 \cdot 9H_2O$), dienen als Desinfektions- u. Bleichmittel u. als O_2-Quelle z. Bereitung v. Sauerstoffbädern. Borsäurehaltige Pflegepräparate dürfen nach d. Kosmetikverordnung* nicht mehr für Säuglinge u. Kleinkinder verwendet werden.

Bortage (frz. Geplätscher) **f:** Erzeugung v. Turbulenzen durch wiederholte Aspiration v. Liquor u. Lokalanästhetikum bei der hohen Spinalanästhesie zur besseren Verteilung des Anästhetikums.

Boston-Korsett n: (engl.) Boston brace; Orthese* zur Derotation einer thorakolumbalen Skoliose.

Bothrio|zephalose (gr. βόθρος Loch, Grube; Keph-*; -osis*) **f:** s. Diphyllobothriose.

Botryo|mykom (gr. βότρυς Weintraube; Myk-*; -om*) **n:** syn. Granuloma* pediculatum.

Botryo|mykose (↑; ↑; -osis*) **f:** (engl.) botryomycosis; Bez. f. Granulationsgeschwülste der Haut; **Ätiol.:** Wundinfektion mit Staphylococcus pyogenes durch Übertragung v. Pferd auf d. Menschen, auch durch artifizielle Beibringung von Verletzungen.

Botulinus|bazillen (lat. botulus Darm, Wurst; Bacill-*) f pl: s. Clostridium botulinum.

Botulismus (↑) **m:** (engl.) botulism; durch Toxine von Clostridium* botulinum verursachte Intoxikation (meist Lebensmittelvergiftung*, auch Inhalation von Toxinen mögl.); meldepflichtige Erkr.; **Latenzzeit:** Stunden, evtl. 4-6 (-14) Tage; **Klin.:** initial gastroenteritische Sympt. (Übelkeit, Erbrechen, Obstipation), später zentralnervöse

Störungen (v. a. Augenflimmern, Lichtscheu, Akkommodationslähmung, Doppeltsehen, Schluckstörungen) u. verminderte Speichelsekretion, in schweren Fällen Bulbärparalyse*; hohe Letalität inf. zentraler Atemlähmung* (meist nach ca. acht Tagen); **Diagn.:** Toxinnachweis im Patientenblut (mikrobiol. Erregernachweis darf nicht abgewartet werden!); **Ther.:** sofortige Applikation von antitox. Botulismus*-Serum, Magenspülung, Laxanzien, ggf. Schockbehandlung u. Beatmung; antibakt. Chemotherapie i. d. R. wirkungslos.

Botulismus-Serum (↑; Sero-*) n: (engl.) botulism antitoxin; Immunserum m. neutralisierenden Antikörpern gegen Botulinustoxine; vgl. Serumtherapie.

Bouchard-Arthrose (Charles J. B., Pathol., Paris, 1837-1915; Arthr-*; -osis*) f: Arthrose* der Fingermittelgelenke unbekannter Ätiol. mit diffuser, spindelförmiger Auftreibung des Fingers u. Gelenkkapselschwellung (Begleitsynovitis); häufig gleichzeitig Heberden*-Knoten; **DD:** rheumatoide Arthritis*.

Bouchet-Gsell-Krankheit: s. Schweinehüterkrankheit.

Bougierung (frz. bougie Kerze): (engl.) bougienage; Aufdehnen u. Weiten v. Verengungen m. stabförmigen Instrumenten versch. Dicke, z. B. Dehnung der Harnröhre. Dicke bzw. Umfang wird i. a. durch die Charrière*-Skala angegeben.

Bouillon (frz.) f: s. Nährbouillon.

Bouin-Lösung: (engl.) Bouin's solution; Mischung aus Pikrinsäure, Formalin u. Eisessig zur Fixierung von Hodenbiopsiematerial.

Bourneville-Pringle-Syn|drom (Désiré-Magloire B., frz. Neurol., 1840-1909) n: syn. tuberöse Sklerose*.

Boutonneuse-Fieber (frz. boutonneux pickelig): (engl.) boutonneuse fever; durch Rickettsia* conorii verursachte u. durch Ixodes-Zecken (meist Rhipicephalus od. Haemophysalis) übertragene Infektionskrankheit, die durch plötzl. Fieber, Kopf- u. Gliederschmerzen, Konjunktivitis, makulopapulöses Exanthem u. Gelenkschmerzen charakterisiert ist; Krankheitsbez. aufgrund des Primäraffekts an der Zeckenbißstelle (Ulkus mit rotem Hof, tâche noir); **Verbreitung:** Mittelmeerraum, Ost- u. Südostafrika, Indien; **Progn.** i. d. R. gut; s. Rickettsiosen.

Bovi|myces pleuro|pneumoniae (lat. bos, bovis Rind; Myk-*) m: s. Mycoplasma.

Bovine pustular stomatitis virus (engl. ↑; pustule Eiterpickel; Stoma*; -itis*; Virus*) n: s. BPSV.

bovinus (↑): Rinder-, bovin.

Bowen-Karzinom (John T. B., Dermat., Boston, 1857-1941; Karz-*; -om*) n: (engl.) Bowen's carcinoma; aus der Bowen*-Krankheit hervorgegangenes Karzinom m. infiltrierendem, destruierendem Wachstum u. lymphogener Metastasierung. Vgl. Plattenepithelkarzinom.

Bowen-Krankheit (↑): (engl.) Bowen's disease; syn. Morbus Bowen; Carcinoma* in situ der Epidermis mit histol. zahlreichen Kern- u. Zellatypien; **Ätiol.:** berufl. od. iatrogene Arsenexposition sowie sporadisch; **Klin.:** langsam wachsender, scharf begrenzter, ein bis mehrere Zentimeter großer, entzündl. geröteter Herd mit psoriasiformer Schuppung bes. an Stamm, Gesicht, Hand- u. Fingerrücken; Übergang in ein Plattenepithelkarzinom möglich; **Ther.:** Exzision im Gesunden, Kryotherapie, lokale Zytostatikatherapie, Röntgenweichstrahlentherapie.

Bowman-Drüsen (Sir William B., Anat., Chir., Ophth., London, 1816-1892): Glandulae* olfactoriae.

Bowman-Kapsel (↑): (engl.) Bowman's capsule; Capsula glomeruli; der den Glomerulus der Niere umgebende becherförmige Anfang des Harnkanälchens mit äußerem u. innerem Blatt; vgl. Malpighi-Körperchen.

Bowman-Membran (↑) f: Lamina limitans anterior; s. Cornea.

Bowman-Sonde (↑) f: (engl.) Bowman's probe; Instrument z. Sondieren d. Tränenkanals.

Boxer|en|zephalo|pathie f: (engl.) punch drunk encephalopathia; syn. Dementia pugilistica; chron. Enzephalopathie mit neuraler Degeneration als Folge kleiner, traumat. bedingter Blutungen; **Klin.:** Auftreten meist Jahre nach Beendigung der Sportkarriere mit progressivem Verlauf; dem Parkinson*-Syndrom ähnl. Sympt., verlangsamter Gang, Dysarthrie, verminderte Gedächtnisleistung.

Boxer|stellung: (engl.) left anterior oblique position; (röntg.) Bez. f. den Strahlengang im 2. schrägen Durchmesser (von rechts hinten nach links vorn).

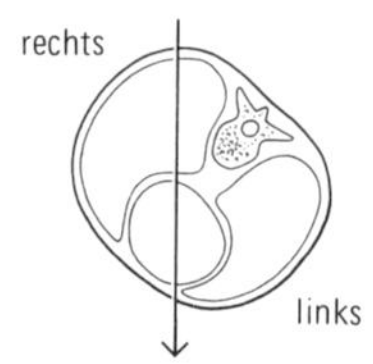

Boxerstellung

Boyden-Technik f: indirekte Hämagglutination* zum Nachweis von Autoantikörpern* mit Hilfe von Testerythrozyten, die nach Tanninbehandlung mit Gewebeantigenen beladen wurden.

Boyle-Mariotte-Gesetz (Sir Robert B., engl. Phys., 1627-1691; Edme M., Phys., Dijon, Paris, 1620-1684): Das Produkt aus Druck (p) u. Volumen (V) eines idealen Gases bleibt konstant, wenn sich die Temp. nicht ändert. Vgl. Isotherme, Isobare.

Bozeman-Fritsch-Uterus|katheter (Nathan B., Gyn., New York, 1825-1905; Heinrich F., Gyn., Breslau, 1844-1915; Uter-*; Katheter*) m: (engl.) Bozeman-Fritsch catheter; doppelläufiger Katheter z. Uterusausspülung.

BPH: Abk. f. **b**enigne **P**rostata**h**yperplasie*.

BPSV: Abk. f. (engl.) **b**ovine **p**ustular **s**tomatitis **v**irus; Parapoxvirus* bovis 1; Stomatitis-pustulosa-Virus des Rindes; Erkr. ähnlich der Maul*- und Klauenseuche; Inf. des Menschen beschrieben.

Bq: Abk. f. Becquerel*.

Br: chem. Symbol f. Brom*.

Brachi-: Wortteil mit der Bedeutung Arm; von lat. bracchium.

Brachi|algia par|aesthetica nocturna (↑; -algie*) f: Karpaltunnelsyndrom* mit gegen Morgen auftretenden Schmerzen u. Parästhesien in Hand u. Arm.

Brachi|algie (↑; ↑) f: (engl.) brachialgia; Armschmerz; Sympt. mit versch. Ursachen, z. B. Irritation des Plexus brachialis bei degen. Halswirbelsäulenveränderungen (Zervikobrachialsyndrom*), neuralgischer Schulteramyotrophie*, Karpaltunnelsyndrom*, zervikalem Bandscheibenvorfall*.

Brachialis|lähmung (↑): s. Armplexuslähmung.

Brachium (lat.) n: Arm, Oberarm; im ZNS: Bindearm. **B. colliculi caudalis** (↑) n: vom unteren Paar der Vierhügel der Lamina tecti des Mittelhirns nach lateral zum Corpus geniculatum med. verlaufende Wülste; enthalten Anteile des Höhrbahnsystems. **B. colliculi rostralis** (↑) n: vom oberen Paar der Vierhügel der Lamina tecti des Mittelhirns zum Corpus geniculatum lat. ziehende Bahnen für d. Pupillenreflex.

Bracht-Hand|griff (Erich F. B., Gyn., Berlin, geb. 1882): (engl.) Bracht's manœuvre; (gebh.) Handgriff bei Entw. der Beckenendlage* (s. Abb.); Umfassen, Zusammenhalten u. Anheben der m. dem Rücken nach vorn gerichteten Fruchtwalze des schon geborenen Teils des Kindes, wobei gleichzeitig von oben her kräftig gedrückt werden muß und der Körper des Kindes um die Symphyse rotiert. Dadurch können oft Arme und Kopf ohne weitere Manualhilfe entwickelt werden.

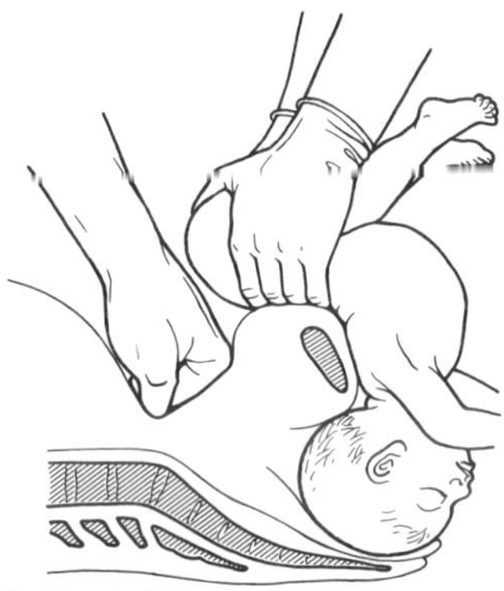

Bracht-Handgriff [385]

Brachy-: Wortteil mit der Bedeutung kurz, klein; von gr. βραχύς.

Brachy|basie (↑; Bas-*) f: (engl.) brachybasia; trippelnder kleinschrittiger Gang; z. B. beim Parkinson*-Syndrom.

Brachy|daktylie (↑; Daktyl-*) f: (engl.) brachydactyly; Oberbegriff für erbl. Verkürzungen einzelner od. mehrerer Finger (s. Abb.) od. Zehen, meist seitensymmetrisch; unterschieden werden mehrere Typen mit versch. weiteren Deformationen der Phalangen; isoliertes Auftreten od. in Komb. mit Fehlbildungen anderer Organe.

Brachy|genie (↑; gr. γένειον Kinn) f: syn. Mikrogenie*.

Brachy|gnathie (↑; gr. γνάθος Kiefer) f: syn. Mikrognathie*.

Brachy|menor|rhoe (↑; gr. μήν, μηνός Monat; -rhoe*) f: (engl.) brachymenorrhoea; verkürzte u. meist schwache Regelblutung (Hypomenorrhoe) üb. wenige Stunden bis 1½ Tagen; b. ovariellen od. uterinen Störungen.

Brachy|meta|podie (↑; Met-*; gr. πούς, ποδός Fuß) f: (engl.) brachymetapody; angeborene Verkürzung der Mittelhand- bzw. -fußknochen.

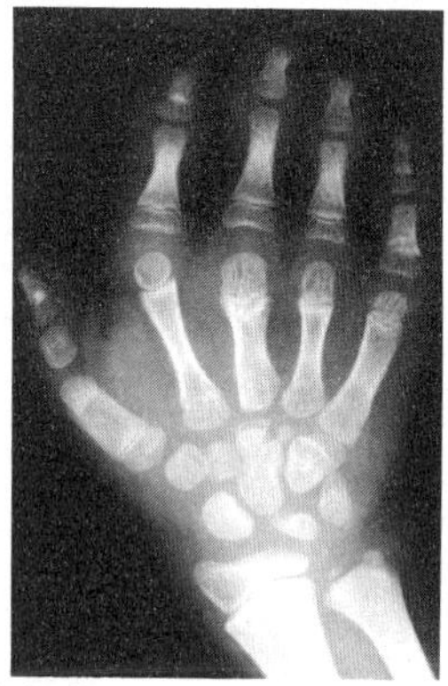

Brachydaktylie [540]

Brachy|ösophagus (↑; Ösophagus*) m: abnorme Kürze des Ösophagus* mit Verlagerung des gastroösophagealen Übergangs in das untere Mediastinum; meist besteht eine Kardiainsuffizienz; **Urs.:** meist sekundär nach entzündlich bedingter Längsschrumpfung der Speiseröhre; der nach oral verlagerte Anteil des Magenfundus wird als Barret-Hiatushernie bezeichnet. Beim seltenen angeborenen B. fehlt dem oberh. des Zwerchfells lokalisierten Magenanteil der Peritonealüberzug; er wird wie der Ösophagus von

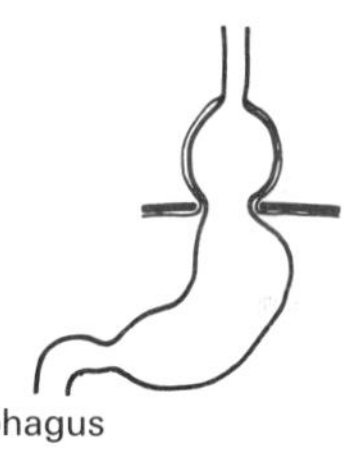

Brachyösophagus

Segmentarterien aus der Aorta versorgt. **DD:** Endobrachyösophagus*, Hiatushernie*.

Brachy|phalangie (↑; Phalanx*) f: (engl.) brachyphalangia; Verkürzung der Phalangen der Finger; Vork. bei versch. erbl. Fehlbildungssyndromen.

Brachy|zephalus (↑; Keph-*) m: (engl.) brachycephaly; Bezeichnung f. einen sog. Kurz- od. Rundkopf mit abgeflachtem Hinterkopf; Vork. primär bei vielen genetischen Erkrankungen (z. B. Down-Syndrom), sekundär bei Kindern mit Bewegungsstörungen, die in den ersten Lebensjahren viel auf dem Rücken liegen. Vgl. Dyszephalie.

Brady-: Wortteil mit der Bedeutung langsam, träge; von gr. βραδύς.

Brady|arthrie (↑; Arthr-*) f: (engl.) bradyarthria; syn. Bradylalie; Sprechstörung mit Verlangsamung der Artikulation; vgl. Dysarthrie, Sprache, skandierende.

Brady|dia|docho|kinese (↑; gr. διάδοχος aufeinanderfolgend; Kin-*) f: verlangsamte Diadochokinese*; vgl. Adiadochokinese.

B

Brady|kardie (↑; Kard-*) f: (engl.) bradycardia; langsame Schlagfolge des Herzens mit e. Pulsfrequenz unter 60/min; Vork. als Sinusbradykardie od. (seltener) Atrioventrikularrhythmus*; **Urs.:** physiol., z. B. bei Sportlern; Stoffwechselverlangsamung, z. B. bei Hypothyreose od. Unterkühlung; neurogen, z. B. bei Hirndrucksteigerung; medikamentös bedingt, z. B. durch Digitalis od. Betarezeptorenblocker; **Diagn.:** EKG, Langzeitelektrokardiographie; **Ther.:** bei pathol. Veränderungen der Erregungsausbreitung medikamentös z. B. mit Anticholinergika; evtl. Herzschrittmacher. Vgl. Herzrhythmusstörungen, Sick-Sinus-Syndrom, Adams-Stokes-Syndrom.

Brady|kardie|re|aktionen (↑; ↑) f pl: s. Nicoladoni-Branham-Zeichen, Karotissinus-Druckversuch.

Brady|kardie-Tachy|kardie-Syn|drom (↑; ↑; Tachy-*) n: s. Sick-Sinus-Syndrom.

Brady|kinesie (↑; Kin-*) f: (engl.) bradykinesia; allg. Verlangsamung der Bewegungen; s. Hypokinese, Parkinson-Syndrom.

Brady|kinin (↑; ↑) n: Nonapeptid, entsteht aus Kallidin; s. Kinine, Kallikrein-Kinin-System.

Brady|lalie (↑; gr. λαλεῖν reden) f: syn. Bradyarthrie*.

Brady|pnoe (↑; -pnoe*) f: (engl.) bradypnoea; verlangsamte Atmung, (4-8 Atemzüge pro Min.); **Vork.:** z. B. bei Opiatvergiftungen; vgl. Atmungstypen.

Brady|teleo|kinese (↑; Tele-*; Kin-*) f: (engl.) bradyteleokinesia; unwillkürl. vorzeitige Verlangsamung einer beabsichtigten Bewegung; Vork. bei Kleinhirnerkrankungen; Prüfung durch Finger-Finger- od. Finger-Nase-Versuch.

brady|troph (↑; Troph-*): (engl.) bradytrophic; s. Gewebe, bradytrophes.

Bragard-Gowers-Zeichen (Karl B., Orthop., München, 1890-1973; Sir William R. G., Int., Neurol., London, 1845-1915): s. Ischiassyndrom.

Brain|mapping (engl. brain Gehirn; map Landkarte) n: Bez. f. die bildliche Darstellung der Gehirnaktivität durch Umwandlung der bei der Elektroenzephalographie* abgeleiteten Impulse mit unterschiedl. Intensität über den einzelnen Hirnregionen; sollte nur in Komb. mit dem EEG ausgewertet werden.

Branchial|bogen (gr. βράγχια Kiemen): (engl.) branchial arch; Kiemenbogen; s. Kiemenbögen.

Branchiata (↑) n pl: Krebstiere; s. Arthropoden.

Branching enzyme (engl. to branch off abzweigen; Enzyme*) n: Amylo-1,4→-1,6-Transglykosidase; Enzym, das die Verzweigungen des Glykogenmoleküls katalysiert; vgl. Debranching enzyme, Glykogenese.

Brand: s. Gangrän. **B.blase:** Zeichen der Verbrennung* 2. Grades. **B.narben|karzinom** (Karz-*; -om*) n: (engl.) burn scar carcinoma; Plattenepithelkarzinom* in alten Brandnarben.

Brand|pilze: Getreideschädlinge, die schwarze Sporen bilden (Klasse Ustomycetes); produzieren Mykotoxine u. verursachen Pilzekzeme u. Pilzasthma bei Erntearbeitern.

Brand-Probe: (engl.) nitroprusside test; Nachweis v. Cystin* u. Homocystein* im Harn als orientierende Untersuchung bei Verdacht auf Cystinurie*; **Prinzip:** Aufspaltung der Disulfidbindung mit Natriumcyanid; Sulfhydrylgruppen des Cysteins ergeben mit Natriumnitroprussid Purpurfärbung.

Brandt-Syn|drom (Thore E. B., Dermat., Malmö, geb. 1901) n: syn. Akrodermatitis* enteropathica.

Branhamella catarrhalis f: früher Neisseria catarrhalis; gramnegativer Diplococcus; wächst auf gewöhnlichen Nährböden aerob in weißl., etwas bröckeligen Kolonien, die sich m. der Öse leicht verschieben lassen; häufig Betalaktamase bildend; Standort: Schleimhaut der oberen Luftwege; fakultativ pathogen, bes. bei Alten u. Pat. mit humoralem Immundefekt; Err. von Sinusitis, Bronchitis, Pneumonie, selten Meningitis, Endokarditis, Arthritis u. a.; s. Moraxella.

Branham-Zeichen (Henry H. B., amerikan. Chir.): s. Nicoladoni-Branham-Zeichen.

Braun-Entero|ana|stomose (Heinrich B., Chir., Göttingen, 1847-1911; Enter-*; Anastomose*) f: (engl.) Braun's enteroanastomosis; syn. Braun-Fußpunktanastomose; Seit-zu-Seit-Anastomose zw. zu- u. abführendem Schenkel einer Jejunumschlinge bei Gastroenterostomie* u. Magenresektion* nach Billroth II.

Braun-Röhre (Karl F. B., Phys., Marburg, Straßburg, Tübingen, 1850-1918): (engl.) cathod ray tube; Kathodenstrahlröhre mit Leuchtschirm* u. magnet. bzw. elektrostat. Ablenkung des beschleunigten Elektronenstrahls; Verw. z. B. im Oszilloskop.

Braun-Schiene (Heinrich F. B., Chirurg, Zwickau, 1862-1934): (engl.) Braun's frame; Schaumstoffschiene od. Metallgestell zur Lagerung der unteren Extremität m. funktionsgerechter Stellung des Kniegelenks (160°) u. oberen Sprunggelenks (90°).

Braxton-Hicks-Kontraktionen (John B.-H., Gyn., London, 1825-1897; Kontrakt-*) f pl: s. Schwangerschaftswehen.

Braxton-Hicks-Wendung (↑): (engl.) Braxton-Hicks' version; (gebh.) Zweifingerwendung b. noch nicht vollständig erweitertem Muttermund; vorzeitige Wendung*.

Brech|akt: s. Erbrechen.

Brech|durchfall: s. Cholera nostras.

Brech|durch|fall des Säuglings: akute Ernährungsstörung des Säuglings; s. Dyspepsie.

Brech|kraft: (engl.) refractive power; Formelzeichen D; Kehrwert der in Metern gemessenen Brennweite* (f) einer Linse* bzw. eines optischen Systems: $D = 1 : f$. Einheit der B. ist die Dioptrie* (dpt). Die B. von Sammellinsen wird als positiv, die von Zerstreuungslinsen als negativ bezeichnet. Die B. einer Sammellinse mit $f = 0{,}2$ m beträgt $1/0{,}2$ m = +5 dpt. Vgl. Refraktion.

Brech|mittel: syn. Emetika*.

Brechungs|fehler: s. Ametropie.

Brechungs|gesetz: (opt.) Gesetz über die Brechung von Licht beim Übergang von einem durchsichtigen Medium in ein anderes in Abhängigkeit vom Brechungsindex* beider Medien; der Winkel α zw. einfallendem Licht u. Einfallslot verhält sich zum Ausfallwinkel β wie der Brechungsindex des zweiten Mediums (n_2) zum Brechungsindex des ersten (n_1): $\sin \alpha / \sin \beta = n_2/n_1$ (s. Abb.); vgl. Brechkraft, Dispersion.

Brechungs|hyper|opie (Hyper-*; Op-*) f: Form der Hypermetropie*; parallel in das nicht akkommodierende Auge einfallende Strahlen haben ihren Brennpunkt erst hinter d. Retina inf. geschwächter Brechkraft, z. B. bei Abflachung der Hornhaut od. Verlust der Linse; **Ther.:** Konvexglas.

Brechungs|in|dex (Index*) m: Formelzeichen n; beschreibt die materialabhängige Verlangsa-

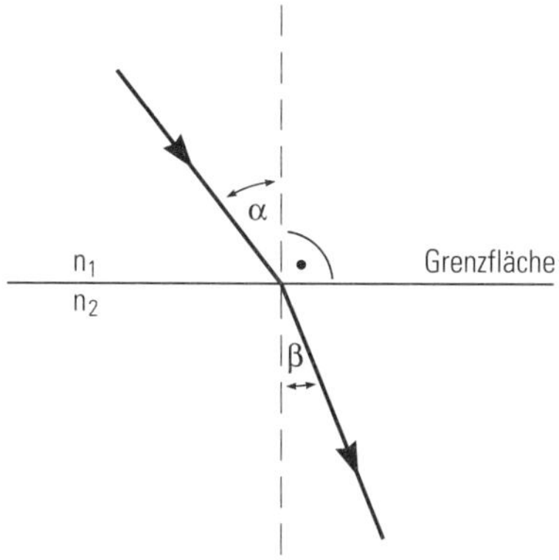

Brechungsgesetz:
Brechung des Lichts beim Übergang von einem Medium in ein anderes [397]

mung der Lichtgeschwindigkeit (c_0) beim Übertritt vom Vakuum in das betrachtete Medium (c_M); dabei ist $n = c_0/c_M$; vgl. Brechungsgesetz.

Brechungs|myopie (gr. μύωψ kurzsichtig) **f:** s. Myopie.

Brechungs|zustand: s. Refraktion.

Brech|zentrum: (engl.) vomiting centre; in d. Medulla oblongata nahe d. Atemzentrum gelegenes, den Brechakt auslösendes Zentrum.

Bregma (gr.) **n:** Vorderkopf; nach Aristoteles Schnittpunkt v. Kranz- u. Pfeilnaht.

bregmaticus (↑)**:** zum Scheitel gehörend.

Brei|kost: (engl.) pap, puree; Beikost i. R. der Säuglingsernährung*; die Milchbreie werden nach ihrem Milchgehalt als Halb- (Milch u. Wasser zu gleichen Teilen) od. Vollmilchbreie bezeichnet. Die breiige Konsistenz erhalten sie durch Zusatz von Stärke, Grieß, Mehl o. ä. Die milchfreien Breie bestehen meist aus Gemüse od. Obst.

Breit|band-Anti|biotika (Anti-*; Bio-*) **n pl:** (engl.) broad-spectrum antibiotics; syn. Breitspektrum-Antibiotika; Antibiotika mit breitem Wirkungsspektrum gegen d. Mehrzahl der grampos. u. gramnegativen Bakt. sowie z. T. Chlamydien u. Mykoplasmen; z. B. Tetrazykline, Chloramphenicol, viele Cephalosporine u. die Acylamino- u. Carboxy-Penizilline.

Breite, therapeutische: (engl.) therapeutic index; Begriff der klin. Pharmakologie, der den Abstand der Empfindlichkeitskurven eines Arzneimittels für seine therap. u. letale Wirkung kennzeichnet. Wegen der Unterschiede in der Steilheit der Wirkungskurven empfiehlt es sich, zur Beurteilung der th. B. den Quotienten LD_5/ED_{95} (anstelle LD_{50}/ED_{50}) heranzuziehen.

Bremsen: Tabanidae; s. Fliegen.

Brems|strahlung: s. Röntgenstrahlung.

Brenneman-Syn|drom (Joseph B., Päd., Chicago, 1872-1944) **n:** i. R. einer akuten Entz. im Bereich der oberen Luftwege bei Kindern auftretende Bauchschmerzen inf. Begleitreaktion mesenterialer u. retroperitonealer Lymphknoten (Pseudoappendizites); **DD:** Appendizitis.

Brenner-Tumor (Fritz B., Pathol., Frankfurt, geb. 1877) **m:** (engl.) Brenner tumour; meist benigner, fast immer einseitiger, evtl. endokrin-aktiver Ovarialtumor (Östrogenbildung), stammt vom Zölomepithel ab (heterotope Determinierung zu Urothel); histol. faserreiches Stroma und rundliche, u. U. schleimbildende Epithelnester, sehr selten maligne Entartung der epithelialen Komponente. Vgl. Ovarialtumoren.

Brennessel|kraut: Herba Urticae; die oberirdischen Teile von Urtica dioica, Urtica urens u. deren Hybriden enthalten Mineralsalze (v. a. Kalium- u. Calciumsalze, Kieselsäure). **Verw.:** als Aufguß od. in anderer galenischer Zubereitung zus. mit reichlicher Flüssigkeitszufuhr bei entzündlichen Erkr. der ableitenden Harnwege sowie zur Proph. u. Ther. von Nierengrieß; Brennesselspiritus zur unterstützenden Behandlung rheumatischer Beschwerden.

Brennessel|wurzel: Urticae radix; die unterirdischen Teile der Brennesseln enthalten 3-β-Sitosterol u. Scopoletin; **Verw.:** zur Erhöhung des Miktionsvolumens u. max. Harnflusses sowie zur Erniedrigung der Restharnmenge gegen Miktionsbeschwerden bei benigner Prostatahyperplasie* (Stadium I u. II); **NW:** evtl. leichte Magen-Darm-Beschwerden.

Brenn|punkt: (engl.) focal point, focus; Schnittpunkt achsenparalleler Strahlen nach Brechung od. Reflexion durch ein sphärisches optisches System (Linse od. Spiegel); vgl. Brennweite.

Brenn|weite: (engl.) focal distance; syn. Fokaldistanz; Entfernung des Brennpunkts* v. der Hauptebene des brechenden Systems; bei dünnen Linsen gleich der Entfernung des Brennpunkts von der Linsenmitte. Vgl. Brechkraft.

Brenn|wert, physio|logischer: (engl.) physiological caloric value; für den Organismus verfügbarer kalorischer Energiegehalt der Nährstoffe; er beträgt für 1 g Eiweiß 17,2 kJ (4,1 kcal), für 1 g Kohlenhydrat 17,2 kJ (4,1 kcal), für 1 g Fett 39 kJ (9,3 kcal).

Brenz|katechin **n:** (engl.) catechol; o-Dihydroxybenzol; bildet mit o-Chinon ein Redoxsystem u. steht über Phenoloxidasen mit der Atmungskette in Verbindung; Derivate des B., z. B. Methyldopa, sind pharmak. wirksam.

Brenz|trauben|säure: Ketocarbonsäure, CH_3—COCOOH (Salze: Pyruvate); Zwischenprodukt der Glykolyse*; Verbindungsglied zw. Aminosäuren- u. Glukosestoffwechsel, kann in sog. aktivierte Essigsäure (Acetyl-Coenzym A) umgewandelt (durch dehydrierende Decarboxylierung) u. in den Zitronensäurezyklus* eingeschleust werden.

Brenz|trauben|säure|amine **n pl:** s. Katecholamine.

Breschet-Venen (Gilbert B., Anat., Paris, 1784-1845; Vena*) **f pl:** (engl.) Breschet's veins; Vv. diploicae; in der Spongiosa (Diploe) des Schädelknochens.

Brescia-Cimino-Fistel (Fistel*) **f:** s. Shunt zur Hämodialyse.

Breus-Mole (Karl B., Gyn., Wien, 1852-1914; Mole*) **f:** (engl.) Breus' mole; auch Breus-Hämatommole; Bez. f. subchoriale Hämatome (zw. Chorion u. Dezidua), die bei stärkerer Ausdehnung die Eihöhle eindellen u. zum Absterben des Fetus führen. Vgl. Abortivei.

brevis (lat.)**:** kurz.

Bricker-Blase (Eugene M. B., amerikan. Chir., geb. 1908)**:** syn. Ileum*-Conduit.

Bride (frz. Zügel) **f:** bindegewebiger Verwachsungsstrang; vgl. Adhäsion.

Briden|ileus (↑; Ileus*) **m:** Adhäsionsileus; s. Ileus.

B

Brightness-Scan (engl. brightness Helligkeit; to scan abtasten, -suchen) m: sog. B-Scan; Verfahren der Ultraschalldiagnostik*.

Brillant|kresyl|blau: (engl.) brilliant cresyl blue; künstl. Farbstoff; bes. zur Vitalfärbung*, z. B. v. Retikulozyten.

Brille (gr. βήρυλλος Halbedelstein): (engl.) eyeglasses, spectacles; vor den Augen getragenes, mit Brillengläsern* versehenes optisches Hilfsmittel; **Formen: 1.** B. zur Korrektur von Brechungsfehlern des Auges, bestehend aus Konvex-(Sammel- od. Plus-)Gläsern zur Korrektur von Hypermetropie od. Presbyopie, Konkav-(Zerstreuungs- od. Minus-)Gläsern zur Korrektur der Myopie, Zylindergläsern bei Astigmatismus, Prismengläsern bei Motilitätsstörungen (v. a. Höhenabweichungen); Bifokal- u. Trifokalbrille mit separatem Nah- u. Fernteil; Gleitsichtbrille mit stufenlosem Übergang zw. Nah- u. Fernteil; Starbrille zur Korrektur der Aphakie*; Fernrohr- od. Lupenbrille zur optischen Vergrößerung bei hochgradiger Sehschwäche; **2.** Lochbrille, v. a. zur Ruhigstellung des Auges z. B. bei Ablatio* retinae; **3.** Schutzbrille aus unzerbrechlichem Glas mit Seitenschutz gegen Fremdkörper od. Zugwind; mit farbigen od. partiell absorbierenden Gläsern gegen Strahleneinwirkung; **4.** B. für diagnostische Zwecke, z. B. Frenzel*-Brille zur Nystagmusprüfung, Rot-Grün-B. zur Prüfung des stereoskopischen Sehens. Vgl. Kontaktlinsen.

Brillen|gläser (↑): (engl.) lenses; opt. wirksame Teile der Brille*; Bez. der B. nach ihrer Brechkraft u. prismatischen Wirkung; **Einteilung: 1.** Einfachbrillengläser, bestehen aus einer Glasart; beide Durchblickseiten bilden jeweils eine einheitliche Fläche; **2.** Bifokal- od. Trifokalbrillengläser mit Fern- u. Nahteil, bestehen entweder aus einer Glasart, bei der eine Durchblickseite in zwei bzw. drei Flächen aufgeteilt ist, od. aus Gläsern mit einheitlicher Durchblickfläche, die aber eine od. mehrere kleinere Linsen einer anderen Glasart einschließen; **3.** Gleitsichtbrillengläser mit fließendem Übergang zw. Fern- u. Nahteil. Vgl. Zerstreuungslinse, Zylindergläser, Konvexgläser, Kontaktlinsen.

Brillen|hämatom (↑; Häm-*; -om*) n: (engl.) bilateral periorbital haematoma; Hämatom* im Bereich der Ober- u. Unterlider; ein- (Monokelhämatom) od. beidseitiges Auftreten v. a. bei Schädelbasisfrakturen*.

Brill-Symmers-Krankheit (Nathan E. B., Int., New York, 1860-1925; Douglas S., Pathol., New York, 1879-1952): s. Lymphom, malignes.

Brill-Zinsser-Krankheit (↑; Hans Z., Bakteriol., Boston, 1878-1940): (engl.) Brill-Zinsser disease; mildes sporad. auftretendes Fleckfieberspätrezidiv (durchschnittl. nach 10-20 Jahren); **Urs.:** im Knochenmark von Fleckfiebergenesenen vorhandene Fleckfieberrickettsien. S. Fleckfieber, epidemisches.

Brisement forcé (frz. briser zerbrechen; forcer erzwingen) m: gewaltsame (geschlossene) Lösung fibröser Teilsteifen von Gelenken in Narkose; bes. Schulter- u. Kniegelenk, mit anschließendem Durchbewegen; **cave:** bei starker Inaktivitätsatrophie des Knochens Fraktur- u. Fettemboliegefahr! Vgl. Arthrolyse.

Brissaud-Syn|drom (P. Edouard B., Pathol., Paris, 1852-1909) n: **1.** s. Hirnstammsyndrome (Tab.); **2.** syn. Gilles*-de-la-Tourette-Syndrom.

Brittle diabetes (engl. brittle labil; Diabet-*) n: s. Diabetes mellitus (Typ I).

Broad-beta disease (engl. broad breit; disease Krankheit) n: syn. Hyperlipoproteinämie Typ III; s. Hyperlipoproteinämien.

Broca-A|phasie (Pierre P. B., Chir., Anthropol., Paris, 1824-1880; Aphasie*) f: s. Aphasie.

Broca-Formel (↑): (engl.) Broca's formula; Formel zur Bestimmung des Sollgewichts (in kg): Körpergröße (in cm) minus 100; die physiol. Variationsbreite des Körpergewichts* wird mit 10-20% des Sollgewichts angegeben.

Broca-Zentrum (↑) n: (engl.) Broca's area; motor. Sprachregion* im unteren Bereich des Gyrus frontalis inferior (Area 44 u. 45) der dominanten Hemisphäre des Gehirns.

Brodie-Knochen|ab|szeß (Sir Benjamin C. B., Chir., London, 1783-1862; Abszeß*) m: (engl.) Brodie's abscess; chron. verlaufende Sonderform der hämatogenen Osteomyelitis*.

Brom (gr. βρῶμος Gestank) n: (engl.) bromine; chem. Element, Symbol Br, OZ 35, rel. Atommasse 79,90; Halogen. Bromsalze wirken sedierend u. werden als Schlafmittel verwendet.

Brom|aceton (↑) n: Substanz aus der Weißkreuzgruppe; farblose, flüchtige Flüssigkeit mit stark ätzender Wirkung auf Haut u. Augen; Verw.: als Tränengas; s. Augenreizstoffe.

Brom|akne (↑; Akne*) f: (engl.) bromide acne; syn. Acne bromica; akneähnliche Erscheinungen im Gesicht u. am Oberkörper nach längerer Einnahme von Bromsalzen; vgl. Acne venenata, Bromoderma tuberosum.

Brom|azepam (INN) n: 7-Brom-5-(2-pyridyl)-1H-1,4benzodiazepin-2(3H)-on (IUPAC); Benzodiazepinderivat mit mittellanger Halbwertzeit; **Verw.:** Tranquilizer*; s. Benzodiazepinderivate; **cave:** primäres Abhängigkeitspotential!

Brom|benzyl (Brom*) n: s. Augenreizstoffe.

Bromelaine (INN) n pl: Gemisch von proteolytischen Enzymen (Bromelin, Ananase, Extranase) aus Ananas comosus; Verw.: Antiphlogistikum.

Brom|hexin (INN) n: 2-Amino-3,5-dibrom-N-cyclohexyl-N-methylbenzylamin (IUPAC); synthet. Derivat des pflanzl. Wirkstoffs Visicin mit sekretolyt. u. sekretomotor. Eigenschaften; **Verw.:** Sekretolytikum bei akuten u. chron. bronchopulmonalen Erkrankungen; **NW:** selten allerg. Reaktionen, Gesichtsschwellung, Atemnot, Temperaturanstieg u. Schüttelfrost; selten gastrointestinale Störungen; in Einzelfällen anaphylakt. Schock.

Brom|hidrose (Brom*; Hidr-*; -osis*) f: (engl.) bromhidrosis; Absonderung von unangenehm riechendem Schweiß inf. mangelnder Hygiene bzw. bakterieller od. mykotischer Inf. im Bereich der Schweißdrüsen; vgl. Favus.

Bromide n pl: Salze der Bromwasserstoffsäure; z. B. KBr, NaBr.

Bromismus (Brom*) m: (engl.) bromism; Zustand akuter (od. häufiger) chron. Überdosierung bromhaltiger Pharmaka (meist Schlafmittel); **Sympt.:** in leichten Fällen Nachlassen der Merkfähigkeit, Konzentrationsabnahme, Schlaflosigkeit, in schweren Fällen Verwirrtheitszustände, Delirien, Halluzinationen sowie Tremor, Stottern, Gangunsicherheit.

Bromo|criptin (INN) n: 2-Brom-α-ergocriptin (IUPAC); synthet. Ergotaminderivat (s. Ergotamine); Dopaminagonist mit Wirkung auf Rezeptoren des ZNS, des Herzkreislaufsystems, Hypophyse u. Hypothalamus; hemmt die Prolaktinsynthese u. -ausschüttung (Prolaktinhemmer*), bei Akromegalie die STH-Sekretion;

Verw.: bei Parkinson-Syndrom, zum primären u. sekundären Abstillen aus med. Gründen, zur zusätzl. Ther. bei Akromegalie; **NW:** bei hohen Dosierungen u. a. Übelkeit u. Erbrechen, gastrointestinale Störungen, Appetitlosigkeit, Kopfschmerz, Schwindel, Müdigkeit, gelegentl. Schlafstörungen, Sehstörungen, Halluzinationen, Psychosen, Verwirrtheit, Dyskinesie, Miktionsbeschwerden; in Einzelfällen Angina-pectoris-Anfälle, Herzrhythmusstörungen, gelegentl. Durchblutungsstörungen in Zehen u. Fingern; postpartal u. im Wochenbett selten Hypertonie, Herzinfarkt, Krampfanfälle, Apoplexie u. psych. Störungen.

Bromo|derma tuberosum (Brom*; Derm-*; lat. tuber Höcker, Auswuchs) n: rotbrauner bis bräunlich-schwarzer, weicher, plateauförmiger Granulationstumor, der zentral einschmelzen kann; **Lok.:** bes. Streckseiten der Beine, Gesicht; **Urs.:** toxische od. allergische Reaktion auf Bromeinnahme (Medikamente), evtl. herabgesetzte Ausscheidungsfähigkeit der Talgdrüsen.

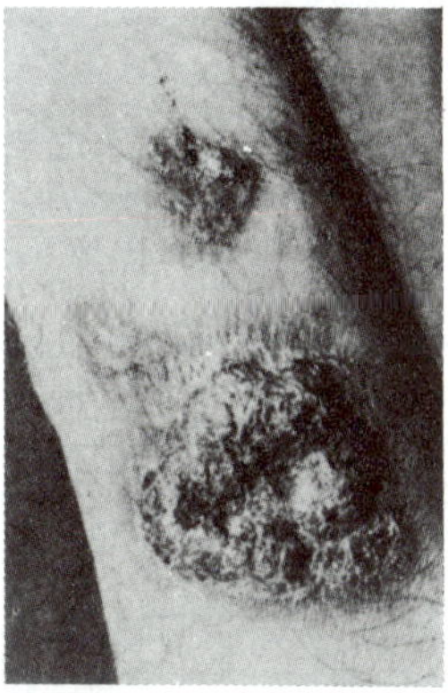

Bromoderma tuberosum:
Befund am Unterschenkel [540]

Bromo|prid (INN) n: 4-Amino-5-brom-N-[2-(diethylamino)ethyl]-2-methoxybenzamid (IUPAC); Benzimidazolonderivat mit antiemetischer Eigenschaft u. stimulierender Wirkung auf die Motilität des oberen Magen-Darm-Trakts (Beschleunigung der Magenentleerung); **Verw.:** bei Übelkeit u. Erbrechen, Motilitätsstörungen des oberen Magen-Darm-Trakts; **NW:** selten, insbes. bei Kindern, dyskinet. Syndrom; nach längerer Anw. Gynäkomastie, Galaktorrhoe od. Menstruationsstörungen; **Kontraind.:** zerebrale Krampfbereitschaft, prolaktinabhängige Karzinome, Alter unter zwei Jahren, Schwangerschaft (1. Trimenon).

Brom|peridol (INN) n: 4-[4-(4-Bromphenyl)-4-hydroxypiperidino]-4'-fluorbutyrophenon (IUPAC); Butyrophenonderivat; Verw.: s. Neuroleptika.

Brom|phenir|amin (INN) n: N,N-Dimethyl-[3-(4-bromphenyl)-3-(2-pyridyl)-propyl]-amin (IUPAC); Ethanolaminderivat, das dem Diphenhydramin verwandt ist; Histamin-H_1-Rezeptorenblocker; Verw.: s. Antihistaminika.

Brompton-Tubus (Tubus*) m: s. Endobronchialtubus.

Brom|sulfalein n: 3,4,5,6-Tetrabromphenolphthalein-di-natriumsulfonat (IUPAC); Verw.: Diagnostikum zur Prüfung der Leberfunktion.

Brom|sulfalein|test m: (engl.) bromsulphalein test; auch Bromsulfophthaleintest, Bromthaleintest; Test zur Prüfung der exkretorischen Leberfunktion; **Prinzip:** i. v. injiziertes Bromsulfalein* wird durch die Leber aus dem Blut resorbiert u. mit der Galle ausgeschieden. Bei normaler Leberfunktion sind nach 45 Min. etwa 95% des Bromsulfaleins aus dem Blut entfernt; pathol. erhöhte Werte z. B. bei Leberparenchymschäden od. Störungen der Gallensekretion. Der B. darf nicht bei Ikterus u. Allergie gegen Brom durchgeführt werden. Vgl. Leberfunktionsproben.

Brom|uracil n: Abk. 5'-BU; chem. Mutagen, das als Basenanalogon statt Thymidin in Desoxyribonukleinsäure (DNA*) eingebaut werden kann; benutzt zur Dichtemarkierung der DNA od. zur Selektion von Mutanten*.

Bronchi-: Wortteil mit der Bedeutung Luftröhre; von gr. βρόγχος.

Bronchial-: s. a. Bronchus-.

Bronchial|adenom (Bronchi-*; Aden-*; -om*) n: (engl.) bronchial adenoma; von der Wand der großen Bronchien ausgehender, benigner, epithelialer Tumor mit unterschiedl. histol. Aufbau u. sehr langsamem Wachstum; kann zum Verschluß des Bronchiallumens mit retrostenotischer Pneumonie* führen; vgl. Bronchialkarzinom, Karzinoid.

Bronchial|asthma (↑; Asthma*) n: syn. Asthma* bronchiale.

Bronchial|atmen (↑): s. Atmungsgeräusche.

Bronchial|baum (↑): Gesamtheit der sich verzweigenden Bronchialäste; vgl. Bronchus, Lungensegmente.

Bronchial|fremitus (↑; Fremitus*) m: (engl.) bronchial fremitus; Erschütterung der Brustwand durch Rasselgeräusche*; vgl. Fremitus.

Bronchial|karzinom (↑; Karz-*; -om*) n: (engl.) bronchial carcinoma; syn. bronchogenes

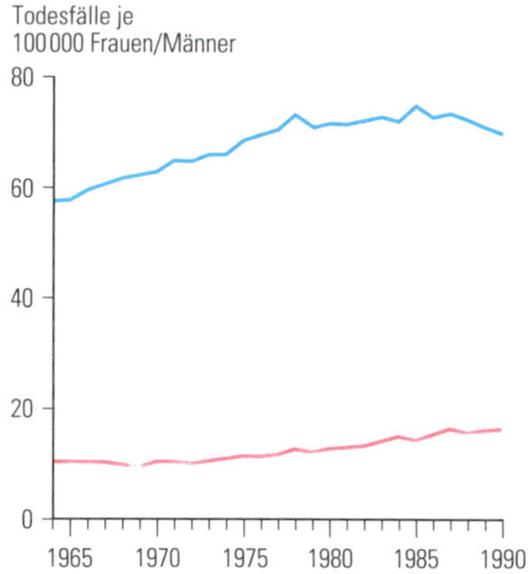

Bronchialkarzinom:
Sterbefälle je 100000 Frauen (rote Kurve) und Männer (blaue Kurve) in der Bundesrepublik Deutschland, 1964-1990, an Neoplasien der Trachea, der Bronchien und der Lunge; von 1969-1978 einschließlich sekundärer Neubildungen [476]

B

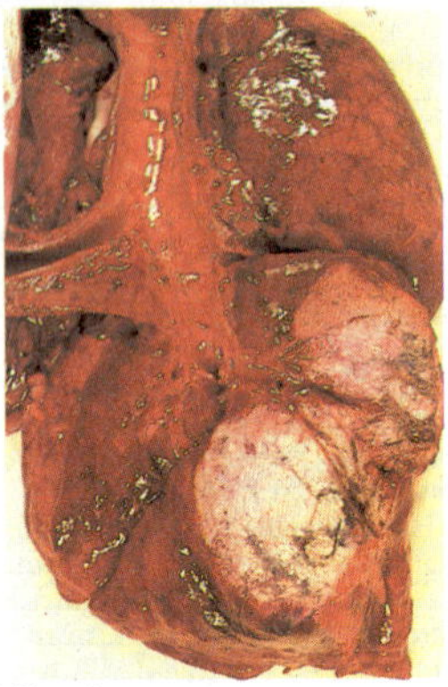

Bronchialkarzinom:
pflaumengroßer, verdrängend wachsender Tumor im Lungenunterlappen [471]

Karzinom, Lungenkarzinom; häufigster maligner Tumor des Mannes mit steigender Inzidenz bei Frauen; Häufigkeitsgipfel zw. dem 50. u. 60. Lj.; **Urs.:** sog. Inhalationskarzinogene, v. a. im Tabakrauch (Raucher sind 10-20mal häufiger betroffen als Nichtraucher), Asbest, Arsen, radioaktive Stoffe (Uranbergbau). **Pathol./Anat.:** Die Einteilung der B. richtet sich nach histol. Kriterien (s. Tab. 1) u. nach der anat. Ausbreitung (TNM-Klassifikation, s. Tab. 2). Die Metastasierung erfolgt v. a. in regionäre Lymphknoten im Bereich des Hilus u. des Mediastinums, in umgebende Strukturen wie Pleura, Perikard u. andere Lungenabschnitte sowie hämatogen bes. in Leber, Nebennieren, Skelett u. Gehirn. **Sympt.:** abhängig von Lok. u. Größe des Tumors; anfangs Reizhusten u. evtl. Hämoptysen (jeder länger als 3 Wo. dauernde Husten ist auf ein B. verdächtig!); später Leistungsknick, Gewichtsverlust, Nachtschweiß, Fieber, Thoraxschmerzen, Dyspnoe, evtl. retrostenotische Pneumonien; ferner Horner*-Symptomenkomplex (Pancoast*-Tumor), Vena*-cava-superior-Syndrom, Rekurrensparese u. versch. paraneoplastische Syndrome; **Diagn.:** s. Kasten; **Ther.:** Operation (Lobektomie, Bilobektomie, Pneumektomie), Strahlentherapie u. Zytostatika (bes. beim kleinzelligen Karzinom), je nach Tumorhistologie u. -stadium sowie körperl. Gesamtzustand des Pat. einzeln od.

Bronchialkarzinom Tab. 1
Histologische Klassifikation nach der WHO

Plattenepithelkarzinom
  spindelzellig
kleinzelliges Karzinom
  Oat-cell-Karzinom
  intermediärer Typ
  kombinierter Oat-cell-Typ
Adenokarzinom
  azinär
  papillär
  broncho-alveolär
  solide mit Schleimbildung
großzelliges Karzinom
  Riesenzellkarzinom
  klarzelliges Karzinom
adenosquamöses Karzinom
Karzinoid
Bronchialdrüsenkarzinom
  adenoidzystisch
  mukoepidermoid
  andere Formen
andere Karzinomarten

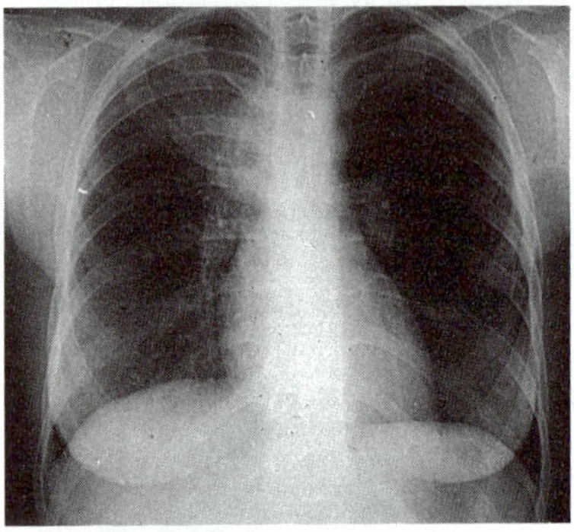

Bronchialkarzinom:
zentraler Tumor im rechten Oberlappen mit besenreiserartigen Ausläufern [154]

Diagnostisches Vorgehen bei Verdacht auf Bronchialkarzinom:

1. **Lokalisationsdiagnostik und Ausschluß von Metastasen:**
   - Röntgenaufnahme des Thorax in zwei Ebenen, Tomographie und thorakale Computertomographie mit Tumornachweis bei einer Größe von ca. 1,5 cm. Eine unauffällige Röntgen-Thoraxaufnahme schließt ein Bronchialkarzinom nicht aus!
   - Bronchoskopie mit Biopsie und Bronchiallavage, vor allem bei Verdacht auf zentralen Tumor; eventuell transthorakale Feinnadelbiopsie bei peripherem Tumor, Pleurapunktion, Thorakoskopie.
   - Mediastinoskopie zum Staging und Ausschluß von Lymphknotenmetastasen.
   - Probethorakotomie; nur selten indiziert.
   - Ultraschalldiagnostik des Abdomens, kraniale Computertomographie, Lungen- und Skelettszintigraphie zum Ausschluß von Metastasen.
2. **Artdiagnostik:**
   - Sputumuntersuchung mit zytologischer Untersuchung zum Nachweis von Tumorzellen.
   - histologische Untersuchung von Gewebe, das durch Bronchoskopie, Punktion oder Thorakotomie gewonnen wird.
3. **Funktionsdiagnostik der Lunge:**
   - Lungenfunktionsprüfung vor chirurgischer Therapie.

Bronchialkarzinom Tab. 2
TNM-Klassifikation (Kurzfassung)

TX	positive Zytologie
T1	≤3 cm
T2	>3 cm, Ausbreitung in Hilusregion, Invasion von viszeraler Pleura, partielle Atelektase
T3	Brustwand, Zwerchfell, Perikard, mediastinale Pleura u. a., totale Atelektase
T4	Mediastinum, Herz, große Gefäße, Trachea, Speiseröhre u. a., maligner Erguß
N1	peribronchiale, ipsilaterale hiläre Lymphknoten
N2	ipsilaterale mediastinale Lymphknoten
N3	kontralaterale mediastinale, Skalenus- oder supraklavikuläre Lymphknoten

in Kombination; **Progn.:** durchschnittliche Fünf-Jahres-Überlebensrate ca. 10 %; bei günstigen Stadien 40-60%.

Bronchial|katarrh (↑; Katarrh*) m: veraltete Bez. f. Bronchitis*.

Bronchial|lavage (↑; frz. Reinigung) f: (engl.) bronchial lavage; therap. Spülung der Bronchien i. R. einer Bronchoskopie* mit physiol. Kochsalzlösung, evtl. unter Zusatz von Sekretolytika; **Ind.:** Alveolarproteinose, Aspiration größerer Mengen ätzender Flüssigkeiten, Mucoid* impaction, u. U. Status asthmaticus; vgl. Lavage, bronchoalveoläre.

Bronchial|lymph|knoten (↑; Lymph-*): (engl.) bronchopulmonary lymph nodes; Nodi lymphatici bronchopulmonales, Nodi lymphatici tracheobronchiales inff. u. supp.; Sammelgebiete u. Abfluß: s. Abb.

Bronchial|lymph|knoten|tuberkulose (↑; ↑; Tuberkel*; -osis*) f: (engl.) hilar tuberculosis; syn. Hilustuberkulose; Tuberkulose der Lymphknoten, die um die Bronchien an der Lungenpforte (Hilus) liegen; s. Lungentuberkulose.

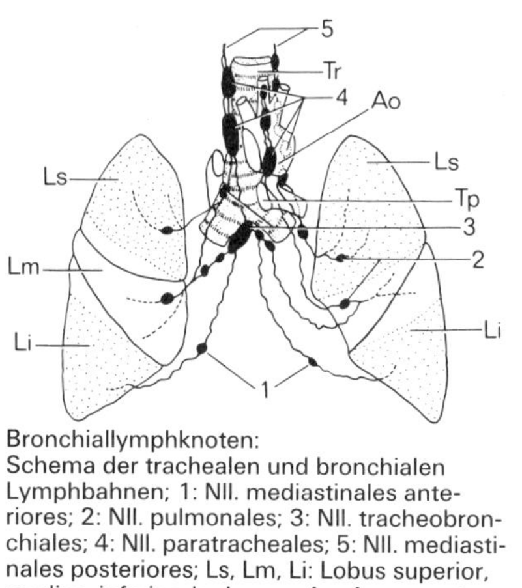

Bronchiallymphknoten:
Schema der trachealen und bronchialen Lymphbahnen; 1: Nll. mediastinales anteriores; 2: Nll. pulmonales; 3: Nll. tracheobronchiales; 4: Nll. paratracheales; 5: Nll. mediastinales posteriores; Ls, Lm, Li: Lobus superior, medius, inferior der Lunge; Ao: Arcus aortae; Tp: Truncus pulmonalis; Tr: Trachea [413]

Bronchial|muskel|tonus (↑; Musculus*; Ton-*) m: Spannungszustand der glatten Bronchusmuskulatur, der (neben dem Schwellungszustand der Schleimhaut) den Durchmesser des Bronchuslumens bestimmt u. sich aus dem Zusammenwirken bronchokonstriktor. u. dilatator. Kräfte ergibt; Senkung des B. durch Substanzen, die den Gehalt an cAMP in der Muskelzelle erhöhen (Beta-2-Sympathomimetika, Phosphodiesterasehemmer, Cortison), Erhöhung des B. durch Substanzen, die den Gehalt am cGMP erhöhen (Parasympathomimetika, Alphasympathomimetika); vgl. Bronchospasmolytika, Asthma bronchiale.

Bronchial|sekret (↑; Sekret*) n: (engl.) bronchial secretion; schleimiges Produkt der sezernierenden Zellen der unteren Atemwege (Pneumozyten II, Clara-Zellen, Becherzellen, submuköse Bronchialdrüsen); dient der Reinigung des Bronchialsystems von inhalierten Partikeln (mukoziliäre Clearance*) sowie dem Schutz der Bronchialschleimhaut vor Austrocknung; vgl. Sputum.

Bronchial|toilette (↑; frz. Pflege, Waschung) f: (engl.) bronchial lavage; Absaugen von Bronchialsekret bei Pat., deren bronchiale Selbstreinigungsmechanismen gestört sind; kann blind od. gezielt (unter bronchoskopischer Sicht), oro- bzw. nasotracheal, über Tubus od. Tracheostoma durchgeführt werden.

Bronchi|ektasen (↑; -ektasie*) f pl: (engl.) bronchiectases; irreversible, zylindrische, sackförmige (zystische) od. variköse (Übergang zw. zylindrisch u. sackförmig) Erweiterungen der Bronchien; **Formen**: **1.** erworbene B. inf. chron. Bronchitis*, Bronchiolitis* od. Pneumonie*, Masern, Keuchhusten u. a. kindl. Atemweginfekte bzw. einer lange bestehenden bronchialen Stenose (Fremdkörper, benigne Tumoren, tuberkulöse Lymphknoten); **2.** angeborene B. inf. unvollständiger fetaler Differenzierung der Bronchien (u. a. beim Williams*-Campbell-Syndrom), häufig in Komb. mit anderen Fehlbildungen (z. B. Kartagener*-Syndrom) od. Erbkrankheiten (zystische Fibrose); **Sympt.**: chron. Husten mit Auswurf, häufig mit Hämoptysen; rezidiv. Fieber, Schwäche, Trommelschlegelfinger. Das klassische maulvolle, dreischichtige Sputum ist durch die Antibiotikatherapie seltener geworden. **Diagn.**: Messung der mukoziliären Clearance durch Lungenventilationsszintigraphie*; Bronchographie*; **Ther.**: bei klar abgrenzbarer Lokalisation op. Resektion, sonst konservativ (Atemgymnastik, Drainagelagerung, Antibiotika, medikamentöse Ther. wie bei chron. Bronchitis).

Bronchien (↑) f pl: s. Bronchus.

Bronchiolen (Dim. ↑) f pl: (engl.) bronchioles; Bronchioli; feinere Verzweigungen der Bronchien; Ø 0,7-1 mm; Wand knorpel- u. drüsenfrei, enthält reichlich elast. Fasern u. schraubig angeordnete glatte Muskulatur; Auskleidung durch einreihiges Flimmerepithel ohne Becherzellen, das in den Bronchioli respiratorii in kubisches Epithel übergeht. **Bronchioli terminales** (Ø weniger als 1 mm) teilen sich dichotomisch in **Bronchioli respiratorii** (I., II., III. Ordnung), deren Wand bereits vereinzelt mit Alveolen besetzt ist; s. ums. Abb. Vgl. Acinus.

Bronchiolen|kollaps (Dim. ↑; Kollaps*) m: (engl.) bronchiolar collapse; durch intrapulmonale Drucksteigerung bei forcierter Exspiration* hervorgerufener Bronchiolenverschluß, der die Ausatmung behindert; s. Air trapping.

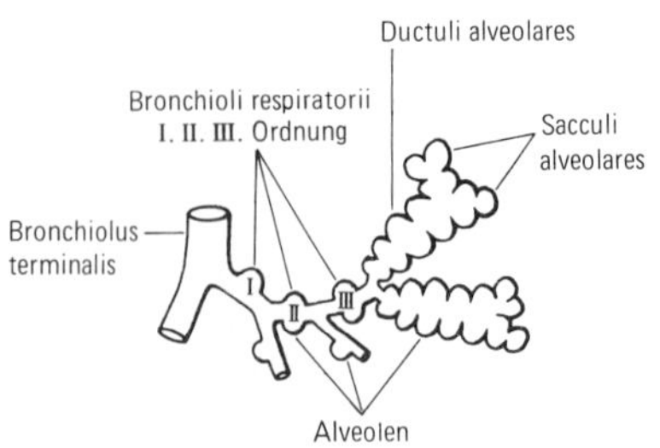

Bronchiolen [172]

Bronchiolitis (Dim. ↑; -itis*) f: akute Entz. der kleinen u. kleinsten Bronchien; **Formen: 1.** infektiöse B.: meist viral ausgelöst (v. a. durch Respiratory syncytial virus); betroffen sind v. a. Säuglinge u. Kleinkinder; Sympt.: schweres, lebensbedrohl. Krankheitsbild mit rasch zunehmender Dyspnoe, Hypoxämie u. Hyperkapnie, Nasenflügelatmen, Fieber, Somnolenz; Diagn.: (auskultator.) Knisterrasseln u. verschärftes Atemgeräusch, hypersonorer Klopfschall; (röntg.) u. U. flaue Verschattungen bds. basal; Ther.: O_2-Zufuhr, bei respirator. Insuffizienz Beatmung; Antibiotika, Kortikosteroide; **2.** toxische B.: 4-6 Wo. nach Inhalation toxischer Dämpfe (z. B. Chlor, Chlorwasserstoff) auftretende B. mit oft letalem Verlauf; **3.** B. obliterans: seltene, meist viral ausgelöste Atemwegobstruktion i. R. kollagener Gefäßkrankheiten sowie bei Abstoßungsreaktionen nach Herz-Lungen-Transplantation; Ther.: Versuch mit Glukokortikoiden u. Bronchospasmolytika.

Bronchitis (Bronchi-*; ↑) f: Entz. der Bronchialschleimhaut, ausgelöst durch versch. exogene Reize (infektiös, allergisch, chemisch-irritativ, toxisch); betrifft überwiegend die größeren Bronchien; **Formen: 1. akute B.:** meist in Verbindung mit Rhinitis, Laryngitis u. Tracheitis i. R. eines viralen Infekts mit Myxo-, ECHO-, Adeno- oder Rhinoviren. Primär bakt. Bronchitiden sind eher selten, häufig ist dagegen die bakt. Superinfektion einer vorbestehenden B. (v. a. mit Streptococcus pneumoniae, Haemophilus influenzae, Branhamella catarrhalis); auch andere Infektionskrankheiten (Masern, Keuchhusten, Windpocken, Scharlach, Diphtherie, Typhus) können mit einer akuten B. beginnen. Bronchitiden durch Pilze (z. B. Candida) betreffen v. a. immunsupprimierte Patienten. Die nichtinfektiöse akute B. kann allergisch (vgl. Asthma bronchiale), toxisch (durch Inhalation von z. B. Schwefeldioxid, Nitrosegasen, Ozon, Kohlenwasserstoffen) od. durch eine akute Linksherzinsuffizienz (Stauungsbronchitis) bedingt sein. Klin.: Husten, Auswurf, leichte Temperaturerhöhung, Thoraxschmerzen; zähes Sputum, zunächst weißlich-schleimig, später gelblich (Granulozyten, Eosinophile) od. grünlich (Bakterien), evtl. bräunlich durch Blutbeimengung (hämorrhagische B.); auskultatorisch trockene Rasselgeräusche, bei starker Sekretion auch feuchte, mittel- bis grobblasige Rasselgeräusche; Ther.: Flüssigkeitszufuhr, Expektoranzien, evtl. Bronchospasmolytika, Antibiotika; bei Fortbestehen der Symptomatik über 2-3 Wo. unbedingt weitere Diagn. erforderlich (Rö.-Thorax, Bronchoskopie); DD: Bronchialkarzinom*, Tuberkulose*; **2. chronische B.:** Def. der WHO (1966): „Husten u. Auswurf an den meisten Tagen während mind. je drei Monaten in zwei aufeinanderfolgenden Jahren"; Urs.: insbes. chron. Inhalationsrauchen; beruflich od. umweltbedingte Noxen; Pathophysiol.: Zunahme der Becherzellen mit Hyperkrinie, Abnahme der Zahl u. Beweglichkeit der Zilien bei erhöhter Viskosität des Sputums (Dyskrinie). Durch Störung von Sekretschichtung u. -transport (vgl. Clearance, mukoziliäre) werden bakt. Superinfektionen begünstigt; durch die i. R. der entzündl. Vorgänge freigesetzten Mediatoren kann eine obstruktive Ventilationsstörung entstehen, die zu respirator. Partial- od. Globalinsuffizienz führt (vgl. Blue bloater, Lungenemphysem). Klin.: bei der sog. einfachen B. Husten mit u. ohne Auswurf (weißlich-schleimig), normale Lungenfunktion; **3. Sonderformen: a) mukopurolente B.** mit rezidiv. eitrig-schleimigem Auswurf; auskultatorisch trockene u. feuchte Rasselgeräusche; **b) obstruktive B.** mit einer obstruktiven Ventilationsstörung versch. Schweregrades, Belastungs-, später Ruhedyspnoe u. Entw. eines Cor pulmonale; Ther.: strikte Tabakrauchabstinenz, reichlich Flüssigkeitszufuhr, Expektoranzien, frühzeitig ungezielt Antibiotika; Atemgymnastik, Klopfmassage; Beta-2-Sympathomimetika, Theophyllin, Parasympatholytika, Kortikosteroide; bei schwerer respirator. Insuffizienz Sauerstoff, evtl. intensivmed. Behandlung.

Broncho|graphie (↑; -graphie*) f: (engl.) bronchography; röntg. Darstellung des Bronchialsystems in mind. zwei Ebenen durch Injektion eines iodhaltigen Kontrastmittels in die zu untersuchenden Bronchialabschnitte über einen halbstarren Katheter (z. B. Metras-Katheter) od. ein flexibles Bronchoskop.

Broncho|kon|striktions|test (↑; lat. constrictio das Zusammenziehen, -binden) m: s. Provokationstest, inhalativer.

Broncho|lith (↑; Lith-*) m: Bronchialstein; entsteht durch Verkalkung abgestoßener Epithelien, Schleimmassen u. Bakterienhaufen, bes. in Bronchiektasen.

Broncho|phonie (↑; Phono-*) f: (engl.) bronchophony; sog. Bronchialstimme; auskultatorisch deutl. Fortleitung der Sprache des Pat. über die Brustwand (v. a. höherer Frequenzen wie beim Flüstern von „sechsundsechzig"); entsteht bei Verdichtung des zwischenliegenden Lungengewebes. Vgl. Atmungsgeräusche, Fremitus.

Broncho|pneumonie (↑; Pneum-*) f: s. Pneumonie.

Broncho|sinusitis (↑; Sinus*; -itis*) f: s. Sinubronchitis.

Broncho|skopie (↑; -skopie*) f: (engl.) bronchoscopy; endoskopische Untersuchung des Tracheobronchialsystems mit einem starren od. flexiblen Endoskop* in Lokalanästhesie od. Vollnarkose (Beatmungsbronchoskopie); **Ind.:** Diagnostik unklarer Lungenkrankheiten (Tumor, Verletzung, Infektion, interstitielle Veränderungen) durch direkte Betrachtung u. Materialgewinnung mit Hilfe von Spezialzangen, -nadeln, -bürsten od. -absaugkathetern; zur Instillation eines Röntgenkontrastmittels zur Bronchographie*, v. a. bei Verdacht auf Bronchiektasen*; als therap. Maßnahme z. B. zur Fremdkörperentfernung, Abtragung von Tumoren (mechanisch od. mit Laser*), zur endobronchialen Bestrahlung (Afterloading*-Verfahren) u. zum Absaugen von Sekret, z. B. bei beatmeten Intensivpatienten; vgl. Bronchiallavage, Lavage, bronchoalveoläre.

Broncho|spasmo|lytika (↑; Spas-*; Lys-*) n pl: (engl.) bronchial antispasmolysants; Substanzen, die den Bronchialmuskeltonus herabsetzen, z. T. die Freisetzung von Mediatorsubstanzen aus den Mastzellen hemmen u. die mukoziliäre Clearance steigern; **1.** Beta-2-Sympathomimetika (s. Betasympathomimetika); **2.** Phosphodiesterasehemmer*; **3.** Cortison (verstärkt die Wirkung der Beta-2-Sympathomimetika); **4.** Parasympatholytika*. Vgl. Asthma bronchiale, Bronchitis.

Broncho|spasmus (↑; ↑) m: (engl.) bronchospasm; Krampf der Bronchialmuskeln bei Asthma bronchiale u. obstruktiver Bronchitis.

Broncho|spiro|metrie (↑; lat. spirare blasen; Metr-*) f: (engl.) bronchospirometry; Spirometrie*, bei der die ventilatorischen (Lungenvolumina) u. die respiratorischen (Sauerstoffaufnahme) Größen beider Lungen getrennt geprüft werden können; meist mit Hilfe eines Doppellumentubus.

Broncho|tomie (↑; -tom*) f: (engl.) bronchotomy; op. Eröffnung eines Bronchus i. R. thoraxchirurgischer Eingriffe.

Bronchus (↑) m (pl Bronchi): Ast der Luftröhre; teilt sich vor dem 4. Brustwirbelkörper (Bifurcatio tracheae) in den re. u. li. Stammbronchus (**B. principalis dexter et sinister**). Die Stammbronchien verzweigen sich entspr. den Lungenlappen re. in drei, li. in zwei Lappenbronchien (**B. lobares**), diese wiederum in d. Segmentbronchien (**B. segmentales**) entspr. der Zahl der Lungensegmente*. **Wandbau:** Flimmerepithel mit Becherzellen auf dicker Basalmembran, glatte, zirkuläre, in kl. Bronchien schraubig angeordnete

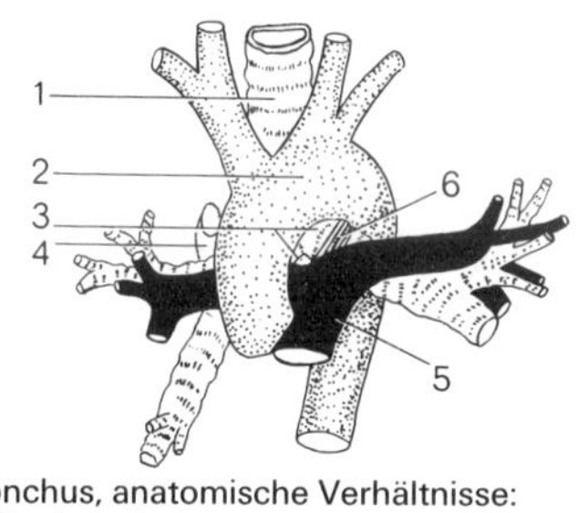

Bronchus, anatomische Verhältnisse:
1: Trachea; 2: Arcus aortae; 3: Bronchi principales; 4: V. azygos; 5: Truncus pulmonalis; 6: Ligamentum arteriosum [532]

Muskulatur, Knorpelplatten, zahlreiche gemischte Drüsen. Vgl. Bronchiolen, Trachea.

Bronchus|blockade (↑) f: (engl.) bronchial blockage; isolierte Blockade eines Bronchus mittels Ballonkatheter; z. B. zur Verhinderung der Ausbreitung von Inf. (Abszeß, Bronchiektasen, infizierter Tu.), bei Bronchospirometrie, Lobektomie.

Bronchus|fistel (↑; Fistel*) f: (engl.) bronchial fistula; **1.** innere B. mit Kommunikation zu Hohlorganen der Nachbarschaft u. Pleurahöhle bei intakter Wand des Thorax; s. Fistel, bronchopleurale; **2.** äußere B. mit Kommunikation zur Körperoberfläche inf. spontaner od. operativ gesetzter Perforation einer eitrigen Entz. der Lunge, Bronchiektasie, Echinokokkose der Lunge, Verletzung, Bronchusstumpfinsuffizienz, Pleuraempyem (gefährlichste Spätkomplikation einer Thoraxverletzung), als indirekte B. nach interkurrenter Ausbildung eines Pleuraempyems (im Ggs. zur direkten B.); **Diagn.:** In- u. Exspiration von Luft durch Fistelöffnung, rückläufige Atmung bei geschlossenen Mund- u. Nebenhöhlen, Hustenreiz bei Inj. von Iodtinktur od. Äther in die Fistel, Röntgenkontrastdarstellung.

Bronchus|riß (↑): traumatisch bedingter (in)kompletter Abriß eines Bronchus; Vork. bei stumpfem Thoraxtrauma (häufig im Kindesalter); führt zu Mediastinal- u. Hautemphysem* bzw. Spannungspneumothorax.

Bronchus|stenose (↑; Steno-*; -osis*) f: (engl.) bronchostenosis; Verengung eines Bronchus durch Tumor, Schrumpfung, Fremdkörper u. a.

Bronchus|stumpf|in|suffizienz (↑; Insuffizienz*) f: nach Lungenresektion als Kompl. auftretende spontane Eröffnung eines zuvor op. verschlossenen Bronchus; nach Übertritt von Luft, Sekret u. Keimen durch eine innere Bronchusfistel* kann es zu Pneumothorax* u. Pleuraempyem* kommen.

Bronze-Baby-Syn|drom n: Hyperbilirubinämie* bei Neugeborenen; s. Phototherapie.

Bronze|dia|betes (Diabet-*) m: (engl.) bronze diabetes, haemochromatosis; Spätsymptom der Hämochromatose* m. Bronzefärbung der Haut; aufgrund der Eisenablagerung im Pankreas kommt es z. Pankreasfibrose u. z. Diabetes mellitus, der sich oft sehr schwer mit Insulin einstellen läßt.

Bronze|haut|krankheit: s. Addison-Krankheit.

Brooke-Syn|drom (Henry A. B., Dermat., Manchester, 1854-1919) n: s. Epithelioma adenoides cysticum Brooke.

Brook-Tubus (Tubus*) m: modifizierter pharyngealer Safar-Tubus m. separatem Exspirationsventil z. Ableitung der vom Pat. ausgeatmeten Luft; vgl. Pharyngealtubus.

Brot|einheit: Abk. BE; Hilfsrechengröße, von v. Noorden in die Berechnung der Zuckerdiät eingeführt u. 1975 als neue BE definiert; 1 BE ist eine Menge von insgesamt 12 g an Monosacchariden, verdaulichen Oligo- u. Polysacchariden sowie an Sorbit u. Xylit.

Broti|zolam (INN) n: 2-Brom-4-(2-chlorphenyl)-9-methyl-6H-thieno[3,2-f]-1,2,4-triazolo-[4,3-a]-1,4-diazepin (IUPAC); Benzodiazepinderivat; Verw.: Hypnotikum; vgl. Benzodiazepinderivate.

Browne-Operation (Sir Denis J. B., Chir., London, 1892-1967) f: Bildung einer Harnröhre b. Hypospadie* durch einen versenkten Epithelstreifen.

Browne-Schiene (↑): (engl.) Denis Browne's splint; orthop. Hilfsmittel zur aktiven funkt. Behandlung best. Formen des angeb. Pes* equinovarus; die Füße werden in Überkorrekturstellung auf sohlenförmigen, durch Querstreben miteinander verbundenen Metallplatten befestigt; durch Strampeln des Säuglings wird die Schiene, die bei gebeugten Kniegelenken in Fußhöhe hängt, bewegt.

Brown-Séquard-Syn|drom (Charles E. B.-S., Physiol., Neurol., Paris, 1817-1894) n: halbseitige Querschnittsläsion* mit spast. Lähmungen u. Störung der Tiefensensibilität distal der Unterbrechung auf der Seite der Läsion sowie Herabsetzung od. Aufhebung der Schmerz- u. Temperaturempfindung (dissoziierte Sensibilitätsstö-

B

rung) auf d. Gegenseite. Die Berührungsempfindung ist meist bds. ungestört.

Brucella (Sir David Bruce, Mikrobiol., London, 1855-1931) **f:** Gattung gramnegativer, aerober, unbeweglicher, ellipsoider Kurzstäbchen (noch keiner Fam. zugeordnet; vgl. Bakterienklassifikation); **Charakteristika:** Katalase-positiv, Voges*-Proskauer-Reaktion negativ; Endotoxinbildung; intrazelluläre Parasiten; Err. von Brucellosen*; wichtigstes Erregerreservoir bilden landwirtschaftliche Nutztiere; sechs Species bekannt; med. wichtig sind Brucella abortus, Brucella canis, Brucella melitensis u. Brucella suis.

Brucella abortus (↑) **f:** syn. Bang-Bakterium; Err. der Bang-Krankheit (s. Brucellosen); einzige Brucella-Species, die gegen Bakteriophagen empfindlich ist (Lysis durch B.-a.-spezifische Phage Tb (Tbilisi)); **Epidemiol.:** wichtigstes Erregerreservoir Rind. B. a. ist wenig widerstandsfähig; sichere Abtötung durch Pasteurisieren*. Der Mensch infiziert sich durch Kontakt mit d. kranken Tier od. an dessen Ausscheidung. Auch kontaminierte Lebensmittel kommen als Infektionsquelle in Frage. Bes. gefährdet sind Landwirte, Tierärzte, Melker, Metzger, Laborangestellte, Tierpfleger u. Schäfer (meldepflichtige Berufskrankheit).

Brucella bronchi|septica (↑) **f:** veraltete Bez. f. Bordetella* bronchiseptica. **B. canis** (↑) **f:** bei Hunden vorkommende Brucella-Species, die b. Menschen äußerst selten eine Brucellose* hervorruft. **B. melitensis** (↑) **f:** syn. Bact. melitense, Maltafieber-Bakterium, Err. des Maltafiebers (s. Brucellosen); wichtigstes Erregerreservoir bilden Schafe u. Ziegen. **B. suis** (↑) **f:** syn. Bact. abortus suis; Err. von Brucellosen*; wichtigstes Erregerreservoir bilden Schweine.

Brucellosen (↑; -osis*) **f pl:** (engl.) brucelloses; Sammelbez. f. meldepflichtige, subakut-rezidiv. Infektionskrankheiten b. Mensch u. Tier, die durch Brucellen ausgelöst werden. Die Err. sind weltweit verbreitet u. f. zahlreiche Haustiere wie Rind, Schaf, Ziege, Schwein, Pferd, Hund u. Katze, die die Hauptinfektionsquelle für d. Menschen darstellen, pathogen. Die beim Menschen beobachteten B. werden in Mitteleuropa am häufigsten durch Brucella abortus (Bang-Krankheit), vereinzelt auch durch Brucella melitensis (Maltafieber) u. nur sehr selten durch Brucella suis (Schweinebrucellose) hervorgerufen. **Epidemiol.:** B. sind meist Lebensmittelinfektionen (vgl. Lebensmittelvergiftung) bzw. Berufskrankheiten, die in einigen trop. u. subtrop. Regionen häufiger als in gemäßigten Zonen auftreten. **Pathol.:** generalisierte Granulomatose od. lokalisierte Form; **Klin.:** Inkubationszeit 1-3 Wo., häufig schleichender Beginn; Fieber, rel. Bradykardie, allg. Krankheitsgefühl, Schweißausbrüche, bisweilen Hepatosplenomegalie, Lymphadenopathie; Verlauf akut, subakut od. chronisch; langandauernde (Mon., Jahre) generalisierte Inf. sind bei inadäquater Chemotherapie möglich; Err. können intrazellulär persistieren. **Diagn.:** Erregernachweis durch Blutkultur u. Aussaat auf feste Nährböden, serologisch (Agglutination, KBR); **Ther.:** Tetrazykline kombiniert mit Streptomycin od. Rifampicin, Cotrimoxazol.

Bruce-Septik|ämie (↑; Sepsis*; -ämie*) **f:** syn. Maltafieber; s. Brucellosen.

Bruch: 1. Knochenbruch, Fraktur*; **2.** Eingeweidebruch, Hernie*; **3.** Muskelbruch, Muskelhernie*.

Bruch|einklemmung: s. Inkarzeration.

Bruch-Membran (Karl W. L. B., Anat., Basel, 1819-1884) **f:** (engl.) Bruch's membrane; Lamina basilaris der Choroidea*; trennt die Choroidea von der Retina*.

Bruch||operation f: Herniotomie*. **B.pforte:** s. Hernie. **B.sack:** s. Hernie. **B.taxis** (Taxis*) **f:** s. Reposition.

Brucin (James Bruce, schott. Forscher, 1730-1794) **n:** chem. dem Strychnin* verwandtes u. auch in den gleichen Pflanzen enthaltenes Indolalkaloid mit abgeschwächter Strychninwirkung.

Brudzinski-Nacken|zeichen (Józef von B., Päd., Warschau, 1874-1917): s. Nackenzeichen.

Brudzinski-Re|flex, kontra|lateraler (↑; Reflekt-*) **m:** (engl.) Brudzinski's sign; Beugung eines Beins in Hüft- u. Kniegelenk bewirkt Beugung des anderen Beins; Sympt. bei Meningitis.

Brücke: (anat.) Pons, z. B. Pons Varoli.

Brücke-Muskel (Ernst W. von B., Physiol., Königsberg, Wien, 1819-1892; Musculus*): (engl.) meridional fibres of ciliary muscle; Fibrae meridionales; Faserpartie des glatten Ziliarmuskels.

Brücken|ersatz: (engl.) bridge; (zahnmed.) i. d. R. festsitzender, durch Überkronung noch vorhandener Zähne bzw. aufgebauter Zahnwurzeln od. implantierter, alloplastischer Pfeiler verankerter Zahnersatz. Variante: herausnehmbare Brücken, die durch teleskopierende Elemente (Kronen, Geschiebe, Stege) an noch vorhandenen Zähnen, Zahnwurzeln, Implantaten verankert sind.

Brücken|hauben|syn|drom n: s. Hirnstammsyndrome (Tab.).

Brücken|kallus (Kallus*) **m:** (engl.) bridging callus; Ausbildung einer knöchernen Verbindung zw. zwei nebeneinander liegenden Knochen (Synostose), häufig im Bereich des Unterarms od. -schenkels, mit Funktionseinschränkung; **Urs.:** Verknöcherung der Membrana interossea nach Fraktur; **Ther.:** Resektion; wegen hoher Rezidivquote i. d. R. Interposition einer Silastikmembran. Vgl. Frakturheilung.

Brücken||kolobom (Kolobom*) **n:** (engl.) bridge coloboma; von normal gebildetem Gewebe unterbrochenes Kolobom*, meist im Bereich der Netz- bzw. Aderhaut. **B.lappen:** s. Hautplastik. **B.plastik** (-plastik*) **f:** s. Hautplastik. **B.syndrom n:** s. Hirnstammsyndrome (Tab.).

Brugia malayi f: syn. Wuchereria malayi, Filaria malayi; Malayenfilarie; ♂ bis 22 mm, ♀ bis 55 mm lang; zu den Nematodes* gehörender Parasit im Lymphgefäßsystem des Menschen. Mikrofilarien* treten nachts im peripheren Blut auf; Übertragung durch Stechmücken (Mansonia*, Anopheles*, Aedes*); **Verbreitung:** Süd- u. Südostasien; s. Filariosen.

Brugia timori f: mit Brugia* malayi nahe verwandter Parasit des Menschen auf den Kleinen Sunda-Inseln.

Bruit (frz.) **m:** Geräusch. **B. de diable** (↑) **m:** Nonnensausen*. **B. de moulin** (↑) **m:** Mühlradgeräusch*. **B. de rappel** (↑) **m:** s. Mitralöffnungston. **B. du pot fêlé** (↑) **m:** Geräusch des gesprungenen Topfes; s. Münzenklirren.

Brunhilde-Stamm: (engl.) Brunhilde virus; Typ I der Poliomyelitis*-Viren.

Brunner-Drüsen (Johann C. B., Anat., Mannheim, Heidelberg, 1653-1727): (engl.) Brunner's glands; Glandulae duodenales; mukoide Drüsen* in d. Submukosa des Zwölffingerdarms; vgl. Duodenum.

Brunneriom (↑; -om*) **n:** von den Brunner*-Drüsen im Bulbus duodeni ausgehendes Adenom, das ca. 90% aller benignen Duodenaltumoren ausmacht; **Klin.:** meist asymptomatisch, evtl. Blutung, Behinderung der Darmpassage; **Diagn.:** Duodenoskopie; **Ther.:** bei Beschwerden op. Exzision.

Brushfield-Flecken (Thomas B., Arzt, London, 1858-1937): (engl.) Brushfield's spots; kleine weiße Flecken der Iris b. Down*-Syndrom.

Brust||bein: (anat.) Sternum. **B.bein|punktion** (Punktion*) **f:** s. Sternalpunktion. **B.bräune:** s. Angina pectoris. **B.drüse:** (anat.) Mamma*. **B.drüse, ak|zessorische:** s. Mamma, akzessorische. **B.drüsen|entzündung:** s. Mastitis. **B.ernährung:** s. Stillen. **B.fell:** (anat.) Pleura*. **B.fell-entzündung:** s. Pleuritis. **B.höhle:** (anat.) Cavum thoracis. **B.korb:** (anat.) Thorax.

Brust|korb|prellung: (engl.) chest contusion; syn. Commotio thoracis; leichtes, durch stumpfe Gewalteinwirkung ausgelöstes Thoraxtrauma* mit Atemnot u. evtl. Herzrhythmusstörungen; **Ther.:** symptomatisch (Analgetika), ggf. Sauerstoffzufuhr.

Brust|korb|quetschung: (engl.) chest compression; syn. Contusio thoracis; stumpfes Thoraxtrauma*; petechiale Hautblutungen, subkonjunktivale Blutungen, u. U. intraokuläre Einblutungen inf. plötzlicher Druckerhöhung im Thorax; **Ther.:** v. a. Behandlung meist vorhandener Begleitverletzungen.

Brust||krebs: s. Mammakarzinom. **B.lymphknoten** (Lymph-*): (engl.) thoracic lymph nodes, (anat.) Nodi lymphatici pectorales; s. Achsellymphknoten (Abb.), Sorgius-Lymphknotengruppe. **B.milch|gang:** (anat.) Ductus* thoracicus. **B.muskeln:** (anat.) Mm. pectorales. **B.nerven:** (anat.) Nn. thoracici. **B.suchen, reflektorisches** (Reflekt-*): s. Reflexe, frühkindliche. **B.umfang, kindlicher:** (engl.) chest circumference; Körperumfang auf d. Höhe der Mamillen; b. Säuglingen kleiner als d. kindliche Kopfumfang*, am Ende des 1. Lj. etwa gleich (ca. 46 cm); danach raschere Zunahme.

Brust|wand|ableitungen: (engl.) precordial leads; auch präkordiale Ableitungen; Registrierung eines EKG durch horizontale Ableitung des Erregungsablaufs mit Hilfe von auf die Brustwand aufgesetzten Saugelektroden (selten Nadelelektroden); i. d. R. als unipolare Ableitungen nach Wilson (s. Abb.) od. als bipolare Ableitungen nach Nehb. Vgl. Elektrokardiographie, Nehb-Ableitungen.

Brust|wand|flattern: s. Atmung, paradoxe.

Brust|wand|tumoren (Tumor*) **m pl:** (engl.) chest wall tumours; im Bereich der Brustwand lokalisierte, in ca. 60% maligne Tu.; **1.** von den Weichteilen ausgehende B.: **a)** benigne: Lipome, Rhabdomyome, Fibrome, Neurinome, Angiome; **b)** maligne: malignes Melanom, Sarkome, Metastasen; **2.** vom Skelett ausgehende B.: **a)** benigne: Chondrome, Osteochondrome, Riesenzelltumoren, Knochenzysten, benigne Knochentumoren; **b)** maligne: osteogene Sarkome, Ewing-Sarkom, Myelom, Metastasen; **Diagn.:** Palpation, Röntgenuntersuchung (spez. Computertomographie, Kernspintomographie), Biopsie u. histol. Untersuchung.

Brust|warze: (engl.) nipple; (anat.) Papilla mammae, Mamilla, Mamille; etwas unterh. der Brustmitte gelegene, meist leicht nach oben-außen gerichtete gerunzelte pigmentierte Erhebung, umgeben vom Warzenhof (Areola* mammae). Nahe der helleren Warzenspitze münden die 12-20 Milchgänge (Ductus* lactiferi) in den sog. Milchporen. Gefäßfüllung u. Kontraktion glatter Muskelzellen unter B. u. Warzenhof führen zur Erektion der Mamille.

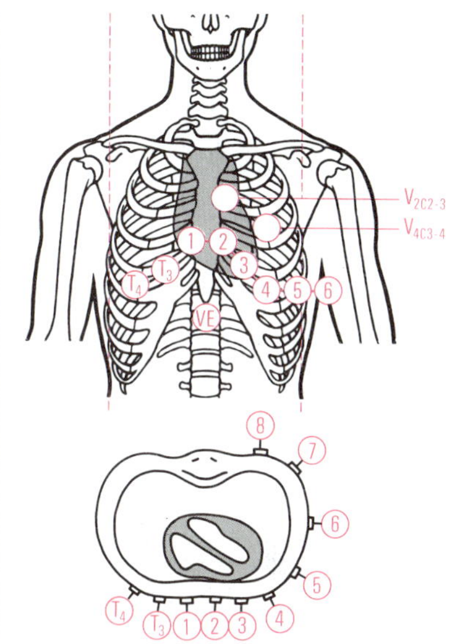

Brustwandableitungen: unipolare Brustwandableitungen nach Wilson

Brust||warzen|plastik (-plastik*) **f:** (engl.) theleplasty; rekonstruierende Mamillenplastik*, z. B. nach Mastektomie*. **B.wasser|sucht:** s. Pleuritis. **B.wirbel:** (engl.) thoracic vertebrae; (anat.) Vertebrae thoracicae (thoracales); s. Vertebra.

Bruton-Syn|drom (Ogden C. B., Päd., Washington, geb. 1908) **n:** (engl.) X-linked infantile agammaglobulinaemia; androtropes, X-chromosomal-rezessiv erbl. Antikörpermangelsyndrom (Typ der Agammaglobulinämie*) mit bes. Anfälligkeit gegenüber bakt. Infektionen; Fehlen von B-Lymphozyten.

Brut|schrank: (engl.) incubator; Wärmeschrank mit thermostat. Regulation z. B. zur Aufbewahrung v. Blutkulturen, Bakterienanzüchtung; vgl. Inkubator.

Bruxismus (gr. βρυγμός das Knirschen) **m:** (engl.) bruxism; Bez. f. meist unbewußtes, nächtl. Zähneknirschen, das zu Schädigungen an Zähnen u. Kiefergelenken führen kann; **Urs.:** psychisch (Streß*), gnathologisch (Gleithindernisse), orthop. (v. a. zu Schiefhaltungen führende Skeletterkrankungen) od. neurol. (z. B. Multiple Sklerose) bedingt; **Ther.:** Behandlung der Grunderkrankung, u. U. Psychotherapie, Aufbißschiene, Krankengymnastik.

Bryant-Dreieck (Sir Thomas B., Chir., London, 1828-1914): (engl.) Bryant's triangle; nahezu gleichschenkliges Dreieck aus Verbindunglinie Spina iliaca anterior superior - Trochanterspitze, Verlängerungslinie der Femurachse über den Trochanter hinaus u. einer Senkrechten von der

B

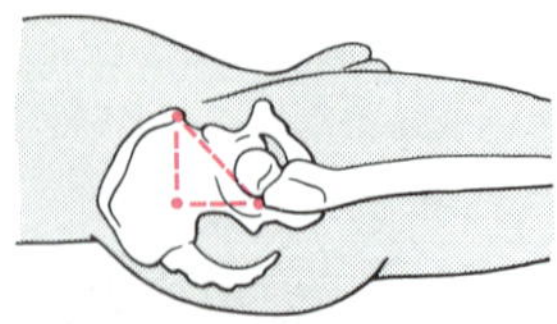
Bryant-Dreieck

Spina auf diese Linie zur Messung des Trochanterstands; b. Trochanterhochstand ist die durch d. Femurachse gebildete Kathete verkürzt; vgl. Roser-Nélaton-Linie.

Bryce-Smith-Salt-Tubus (Tubus*) m: s. Doppellumentubus.

B-Scan (engl. to scan absuchen, -tasten) m: Abk. f. **B**rightness-Scan; s. Ultraschalldiagnostik.

BSE: Abk. f. (engl.) **b**ovine **s**pongiform **e**ncephalopathia; bei Rindern vorkommende, der Scrapie ähnelnde subakute spongiforme Enzephalopathie; s. Slow virus infection.

BSG: Abk. f. **1. B**lutkörperchen**s**enkungs**g**eschwindigkeit; s. Blutkörperchensenkung; **2. B**undesseuchen**g**esetz*; **3. B**undes**s**ozial**g**ericht.

BSHG: Abk. f. **B**undes**s**ozial**h**ilfe**g**esetz*.

BSP: Abk. f. **B**rom**s**ulfo**p**htalein; s. Bromsulfaleintest.

BSR: Abk. f. **B**izeps**s**ehnen**r**eflex; s. Reflexe.

BT: Abk. f. **1. B**asal**t**emperatur*; **2. B**eschäftigungs**t**herapie; s. Ergotherapie.

BtM: auch BTM; Abk. f. **B**e**t**äubungs**m**ittel*.

BtMG: Abk. f. **B**e**t**äubungs**m**ittel**g**esetz*.

BtMVV: Abk. f. **B**e**t**äubungs**m**ittel*-**V**erschreibungs**v**erordnung.

BTPS: Abk. f. (engl.) **b**ody **t**emperature **p**ressure, **s**aturated; Bedingungen, unter denen in der Lunge Gasvolumina bestimmt werden; abhängig v. Körpertemperatur, Luftdruck u. Wasserdampfsättigung. Vgl. STPD.

BU: Abk. f. **B**erufs**u**nfähigkeit*.

Bubo (gr. βουβών Leistengegend) m: entzündl. Schwellung der Lymphknoten in d. Leistenbeuge; z. B. bei Gonorrhoe, Syphilis (B. indolens, nicht schmerzhaft), Ulcus molle, Lymphogranuloma inguinale.

Bubonen|pest (↑): syn. Beulenpest; s. Pest.

Bucca (lat. Mund, Backe) f: Wange; erstreckt sich von Mundwinkel u. Ohr zu Jochbogen u. Unterrand der Mandibula, seitlich vom Vestibulum oris begrenzt; passiv u. aktiv beweglich durch den zur mimischen Muskulatur gehörigen M. buccinator. Durch Erhöhung des Luftdruckes in der Mundhöhle kann die Wange stark gedehnt werden (sog. Pausbacken). Aus dieser Stellung kann durch Kontraktion des M. buccinator ein gut dosierbarer Luftstrom erzeugt werden (sog. Trompetermuskel).

Buccinator (lat. Hornbläser) m: Kurzbez. f. Musculus* buccinator.

Buck-Faszie (Gurdon B., Chir., New York, 1807-1877; Fasc-*) f: (engl.) Buck's fascia; derbes fibröses Gewebe, das d. Corpora cavernosa u. das Corpus spongiosum des Penis als Fascia penis profunda umgibt.

Bucky-Tisch (Gustav P. B., Radiol., Berlin, New York, 1880-1963): Röntgenaufnahmetisch mit beweglicher (sog. schwimmender) Tischplatte u. eingearbeitetem Streustrahlenraster*; Verw. in Komb. mit einer Übertischröhre.

Buclizin (INN) n: 1-(4-tert.-Butyl-benzyl)-4-(4-chlor-benzhydryl)-piperazin (IUPAC); Histamin-H_1-Rezeptorenblocker; Verw.: s. Antihistaminika.

Buday-Krankheit (Kálmán B., Chir., Budapest, 1863-1937): mit multiplen Leber-, Lungen-, Milz- u. Muskelabszessen einhergehendes septisches Krankheitsbild, das sich durch Eindringen von Fusobacterium necrophorum über Knochenverletzungen, entzündete Tonsillen od. puerperalen Uterus in die Blutbahn entwickelt; subakut bis chron. Verlauf mit günstiger Prognose; **Ther.:** Penizillin.

Budd-Chiari-Syn|drom (George B., Int., London, 1808-1882; Hans Ch., Pathol., Strasbourg, 1851-1916) n: syn. (engl.) venous occlusive disease (Abk. VOD); sog. posthepatischer Block bei Abflußstörung im Bereich der Vv. hepaticae als Form der portalen Hypertension*; **Urs.:** z. B. Thrombose, Tumor, Vaskulitis, Trauma, Rechtsherzinsuffizienz; **Sympt.:** akute Form mit Übelkeit, Erbrechen, Hämatemesis, Schmerzen im Oberbauch, Aszites, Lebervergrößerung; chron. Form mit Zirrhose, Ösophagusvarizen(-blutung); **Ther.:** portokavaler Shunt.

Budesonid (INN) n: 16α,17-Butylidendioxy-11β,21-dihydroxy-1,4-pregnadien-3,20-dion (IUPAC); Glukokortikoid; **Verw.:** bei Rhinitis allergica, Asthma bronchiale, chron. obstruktiven Lungenerkrankungen u. a.; **NW:** Heiserkeit, Candida-Befall der Mund- u. Rachenschleimhaut; selten Nasenseptumperforation; **Kontraind.:** Lungentuberkulose, Atemwegmykosen, bakt. Inf. der Atemwege. Vgl. Glukokortikoide.

Budin-Zahl (Pierre-Constant B., Gyn., Paris, 1846-1907): (engl.) Budin's rule; syn. Budin-Milchregel; bei künstl. Säuglingsernährung* soll die tägl. zugeführte Milchmenge 1/10 des Körpergewichts, max. 600 g betragen.

Büdinger-Ludloff-Läwen-Syn|drom (Konrad B., Chir., Wien, 1867-1944; Karl Lu., Chir., Breslau, 1864-1945; Arthur Lä., Chir., Marburg, 1876-1958) n: syn. Chondromalacia patellae; mit Schmerzen u. bisweilen intraartikulärer Ergußbildung einhergehende Destruktion des Patellakerns bei Jugendlichen; wird zu den aseptischen Knochennekrosen* gerechnet. Vgl. Larsen-Johansson-Krankheit, Polychondritis, rezidivierende.

Bülau-Drainage (Gotthard B., Int., Hamburg, 1835-1900; Drainage*) f: (engl.) siphon drainage; Pleuradrainage, Thoraxdrainage; Meth. zur fortlaufenden Entfernung von Luft od. Flüssigkeit aus der Pleurahöhle; **Prinzip:** Einführen eines Drainageschlauchs über einen Führungsspieß; bei Pneumothorax meist im 2. od. 3. ICR parasternal (Lagerung des Schlauchs in Höhe der

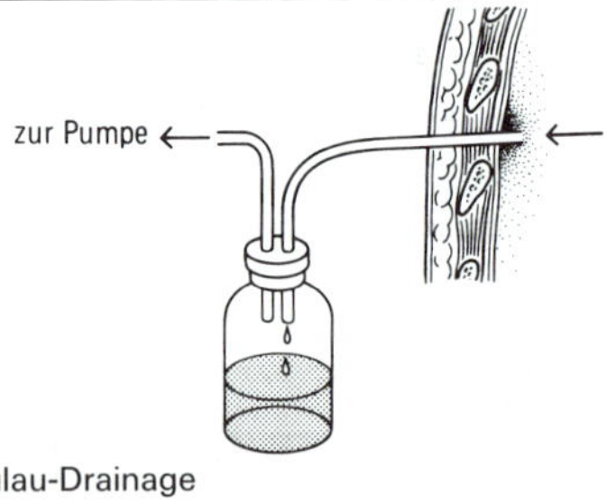

Bülau-Drainage

oberen Thoraxapertur); bei Sero-, Hämato-, Pyothorax im 5. od. 6. ICR der vorderen od. mittleren Axillarlinie; Drainage anstelle der ursprüngl. Heberdrainage* durch permanenten Sog von 5-20 cm H_2O (Saugdrainage*).

Bündel, papillo|makuläres (Papilla*; lat. macula Fleck): (engl.) papillomacular bundle; von den Ganglienzellen der Macula lutea der Retina* zur Sehnervenpapille ziehende Nervenfasern, die geschlossen axial im Sehnerven weiterziehen u. sich teils gekreuzt, teils ungekreuzt bilateral auf die Sehrinde projizieren; vgl. Sehbahn, Skotom, Abblassung, temporale.

Büngner-Bänder (Otto von B., Chir., Hanau, 1858-1905): s. Hanken-Büngner-Bänder.

Bürette (frz. buire Kanne) f: (engl.) burette; durch Hahn verschließbare graduierte Glasröhre zur Maßanalyse.

Bürger-Grütz-Krankheit (Max B., Int., Leipzig, 1885-1966; Otto G., Dermat., Bakteriol., Elberfeld, Bonn, 1886-1963): syn. primäre Hyperlipoproteinämie Typ I; s. Hyperlipoproteinämien.

Buerger-Krankheit (Leo B., Chir., Wien, New York, 1879-1943): s. Thrombangiitis obliterans.

Bürger-Zeichen (Max B., Int., Leipzig, 1885-1966): schmerzhafte Schwellung des Ductus parotideus; bei Virusinfektion, z. B. Parotitis* epidemica.

Bürker-Zähl|kammer (Karl B., Physiol., Gießen, Tübingen, 1872-1957): s. Zählkammer.

Bürsten|bi|opsie (Bio-*; Op-*) f: (engl.) brush biopsy; Biopsie* mit Gewinnung von Zellmaterial insbes. aus Hohlorganen (Bronchien, Ösophagus, Magen, Ureter, Nierenbecken u. a.) zur zytol. Untersuchung unter Anw. kleiner Kunststoff- od. Stahlbürsten, die über einen Führungskatheter bzw. den Instrumentenkanal eines Endoskops in das Organ eingeführt werden.

Bürsten|saum: (engl.) brush border; von d. freien Zelloberfläche ausgehende Zytoplasmafortsätze aller sekretorisch od. resorptiv tätigen Epithelien zur Vergrößerung der Oberfläche; Vork. z. B. im proximalen u. distalen Nierentubulus, Dünndarmepithel, in den Pankreasausführungsgängen, an den Plexus choroidei u. am Synzytium des fetalen Teils der jungen Plazenta; vgl. Mikrovilli.

Bürsten|schädel: Verbreiterung der Schädelkalotte mit Verschmälerung der Kortikalis u. erhebl. Erweiterung der Diploe; **Diagn.:** (röntg.) radial angeordnete streifenförmige Trabekelzeichnung zw. den beiden Kompaktalamellen, bedingt durch schon im Kindesalter vorhandene Zunahme des hämatopoetisch aktiven Knochenmarks; **Vork.:** bes. b. Thalassaemia* major, selten b. hereditärer Sphärozytose* u. Sichelzellenanämie*.

Bufexamac (INN) n: p-Butoxyphenylacetohydroxamsäure (IUPAC); Substanz mit analget., antipyret. u. antiphlogist. Eigenschaften; **Verw.:** zur lokalen Anw. bei Ekzemen, Neurodermitis, Dermatitiden, Pruritus; **NW:** gelegentl. Überempfindlichkeitsreaktionen; **Kontraind.:** Anw. im Augenbereich.

Buffy coat (engl. buff lederfarben; coat Überzug) n: Schicht aus Leukozyten* u. Thrombozyten* zw. Plasma u. (sedimentierten) Erythrozyten, z. B. in einer frischen Vollblutkonserve; bildet sich nach längerem Stehenlassen od. Zentrifugieren von ungerinnbar gemachtem Blut.

Buflo|medil (INN) n: 2′,4′,6′-Trimethoxy-4-(1-pyrrolidinyl)butyrophenon (IUPAC); peripherer Vasodilatator; **Verw.:** bei peripheren arteriellen Durchblutungsstörungen; **NW:** Kopfschmerz, Blutdruckabfall, Schwindel, Übelkeit u. a.; **Kontraind.:** keine Gabe bei Kindern, vor der Geburt, bei schweren Blutungen.

Bulbär|para|lyse (gr. βολβός Zwiebel; Paralyse*) f: (engl.) bulbar paralysis; Sammelbegriff für neurol. Krankheitsbilder, die durch Schädigung motor. Hirnnervenkerne in der Medulla oblongata entstehen; **Formen: 1.** akute B. inf. Blutung bzw. Embolie (apoplektische B.) od. Entzündung; **2.** familiäre infantile B.: i. a. zwischen dem 2. u. 12. Lj. beginnende progressive B. des Kindesalters; selten, wahrscheinlich autosomal-rezessiv erbl.; **3.** progressive B. (Duchenne-Krankheit): Erkr. des höheren Lebensalters durch degen. Veränderung im Kerngebiet des N. hypoglossus, N. glossopharyngeus, N. vagus, N. facialis u. des motor. N. trigeminus; **Sympt.:** Dysarthrie, Aphonie, Störung der Schluck- u. Kaubewegungen, Zungenatrophie; Vork. bulbärer Sympt. auch bei neurogener Muskelatrophie, Amyotrophischer Lateralsklerose, Poliomyelitis epidemica anterior acuta, Medullatumoren, Neurolues u. Botulismus; **DD:** Myasthenia gravis pseudoparalytica. Vgl. Pseudobulbärparalyse.

Bulbär|paralyse, infektiöse (↑; ↑) f: s. Pseudowut.

bulbi|formis (↑; -formis*): zwiebelförmig, auch bulboides, bulboideus.

Bulbo|cavernosus|re|flex (↑; Caverna*; Reflekt-*) m: Fremdreflex mit Kontraktion des M. bulbocavernosus durch Reizung der Penishaut über afferente sensible Fasern des N. dorsalis penis u. efferente motorische Fasern des N. pudendus; s. Ejakulationsreflex.

Bulbo|urethral|drüsen (↑): s. Glandula bulbourethralis.

Bulbus aortae (↑) m: s. Aorta.

Bulbus|druck|versuch (↑): s. Reflex, okulokardialer.

Bulbus duo|deni (↑) m (pl Bulbi): der kurze erste Abschnitt (Pars superior) des Duodenums. **B. inferior venae jugularis** (↑) m: untere Auftreibung der V. jugularis int. (mit Venenklappe) unmittelbar vor der Vereinigung mit der V. subclavia. **B. oculi** (↑) m: Augapfel. **B. olfactorius** (↑) m: auf d. Lamina cribrosa des Siebbeins gelegene Anschwellung am Beginn des Tractus olfactorius; nimmt d. Riechnerven auf. **B. penis** (↑) m: dem Diaphragma urogenitale anliegender Anfangsteil des Corpus spongiosum penis. **B. pili** (↑) m: Haarzwiebel; s. Haare. **B. scillae** (↑) m: s. Meerzwiebel. **B. superior venae jugularis** (↑) m: obere, im Foramen jugulare gelegene Auftreibung am Beginn der V. jugularis interna. **Bulbi vestibuli** (↑) m pl: paarige, dem unpaaren männl. Corpus* spongiosum penis entspr. Schwellkörper an der Basis der kleinen Schamlippen.

Bulbus|zeichen (↑): verminderte Druckempfindlichkeit des Augapfels b. Tabes* dorsalis.

Bulimia nervosa (gr. βουλιμία Heißhunger) f: syn. Eß-Brechsucht; psychogene Eßstörung, b. der exzessive, meist hochkalor. Nahrungsmengen in kürzester Zeit zugeführt u. anschließend Maßnahmen ergriffen werden, das Körpergewicht in einem (sub)normalen Rahmen zu halten (z. B. periodisches Fasten, selbstinduziertes Erbrechen od. Mißbrauch v. Laxanzien u. Diuretika mit entspr. Komplikationen); geschätzte Prävalenz: 2% aller Frauen zw. dem 18. u. 35. Lj.; häufig gehen extremes Übergewicht od. Anorexia* nervosa der Entw. dieses Syndroms voraus. **Ther.:**

B

Psychotherapie (z. B. Verhaltenstherapie). Vgl. Eßstörungen, psychogene; Fettsucht.

Bulimie (†) f: (engl.) bulimia; syn. Hyperorexie, Heißhunger, Eßsucht, Freßsucht; vieldeutiges Sympt. mit organischen (z. B. Hypoglykämie) od. psychischen Urs. (z. B. i. R. einer Magersucht), u. U. Leitsymptom der Bulimia* nervosa. Vgl. Eßstörungen, psychogene.

Bulinus m: Gattung der Wasserlungenschnekken; Zwischenwirt von Schistosoma haematobium u. intercalatum.

Bulla (lat.) f: Blase; primäre Effloreszenz; über das Hautniveau erhabener, mit Flüssigkeit gefüllter Hohlraum; entsteht durch einfache Spaltung der Hautschichten, meist einkammerig; mind. 5 mm groß; man unterscheidet: **subkorneale B.** (unter d. Hornschicht), **akantholytische B.** (in d. Keimschicht) u. **subepidermale B.** (zw. Epidermis u. Kutis); **B. inflammatoris** (entzündl. Blase durch chem. Stoffe, tox. Noxen, Inf.), **B. mechanica** (B. durch kleinen Stoß b. Epidermolysis), **B. actinica** (B. durch Sonnenstrahlen, z. B. Hydroa), **B. spontanea** (Pemphigus). Vgl. Effloreszenzen.

Bulla ethmo|idalis (†) f: bes. große vordere Siebbeinzelle, die sich unter der mittl. Nasenmuschel vorwölbt.

Bulla rodens (†) f: syn. Bulla repens staphylogenes, Streptodermia bullosa superficialis manuum; kutanes Panaritium* mit eitrig gefüllter Blase, die sich zur Peripherie hin ausbreiten kann; Err.: Staphylo- od. Streptokokken.

Buma|dizon (INN) n: Butylmalonsäuremono-(1,2-diphenylhydrazid) (IUPAC); Verw.: s. Pyrazolonderivate.

BUN: Abk. f. (engl.) **b**lood **u**rea **n**itrogen; Blut-Harnstoff-Stickstoff; normal 10-20 mg/dl.

Bundes|ärzte|kammer: s. Ärztekammer.

Bundes|ärzte|ordnung: s. Arzt.

Bundes|anstalt für Arbeits|schutz und Unfall|forschung: Abk. BAU; nicht rechtsfähige Anstalt des öffentl. Rechts mit Sitz in Dortmund im Geschäftsbereich des Bundesministers f. Arbeit u. Sozialordnung; verantwortl. u. a. für Aus- u. Fortbildung sowie Weiterentwicklung auf d. Gebiet des Arbeitsschutzes; betreibt u. koordiniert Unfallforschung u. ist Anmeldestelle nach d. Chemikaliengesetz. Vgl. Arbeitsstoffverordnung, MAK.

Bundes|gesundheits|amt: Abk. BGA; selbständige Bundesbehörde mit Sitz in Berlin im Geschäftsbereich des Bundesministers für Gesundheit mit den gesetzl. Aufgaben der Forschung, der Medizinalstatistik, der Suchtbekämpfung, der Zulassung u. Überwachung insbes. auf dem Gebiet des Betäubungsmittel- u. Arzneimittelrechts. Vgl. Arzneimittelgesetz, Betäubungsmittelrezept.

Bundes|seuchen|gesetz: Abk. BSeuchG; „Gesetz zur Verhütung u. Bekämpfung übertragbarer Krankheiten beim Menschen" vom 18.7.1961 (BGBl. I S. 1012) in der Fassung der Bekanntmachung vom 18.12.1979 (BGBl. I S. 2262); letzte Änderung vom 12.9.1990 (BGBl. I S. 2002); regelt die Seuchenbekämpfung durch bes. Anzeigepflichten im Verdachts-, Krankheits- od. Todesfall bei best. Erkrankungen, durch Quarantäne*, Desinfektion* u. andere seuchenspezif. Maßnahmen wie Schutzimpfungen*, Schul- u. Bäderschließungen, Verbot von Menschenansammlungen, Überwachung des Auslandsverkehrs usw. **Meldepflicht** besteht für: **I. Verdachts-, Erkrankungs-** u. **Todesfälle: 1.** Botulismus; **2.** Cholera; **3.** Enteritis infectiosa: **a)** Salmonellose (Typhus u. Paratyphus); **b)** übrige Formen einschl. mikrobieller Lebensmittelvergiftung; **4.** Fleckfieber; **5.** Lepra; **6.** Milzbrand; **7.** Ornithose; **8.** Paratyphus A, B u. C; **9.** Pest; **10.** Pocken; **11.** Poliomyelitis; **12.** Rückfallfieber; **13.** Shigellenruhr; **14.** Tollwut; **15.** Tularämie; **16.** Typhus abdominalis; **17.** virusbedingtes hämorrhagisches Fieber; **II. Erkrankungs- u. Todesfälle: 1.** konnatale Erkrankungen: **a)** Zytomegalie; **b)** Listeriose; **c)** Lues; **d)** Toxoplasmose; **e)** Rötelnembryopathie; **2.** Brucellose; **3.** Diphtherie; **4.** Gelbfieber; **5.** Leptospirose: **a)** Weil-Krankheit; **b)** übrige Formen; **6.** Malaria; **7.** Meningitis/Enzephalitis: **a)** Meningokokken-Meningitis; **b)** andere bakterielle Meningitiden; **c)** Virus-Meningoenzephalitis; **d)** übrige Formen; **8.** Q-Fieber; **9.** Rotz; **10.** Trachom; **11.** Trichinose; **12.** Tuberkulose (aktive Form): **a)** der Atmungsorgane; **b)** der übrigen Organe; **13.** Virushepatitis: **a)** Hepatitis A; **b)** Hepatitis B; **c)** nicht bestimmbare u. übrige Formen; **14.** anaerobe Wundinfektion: **a)** Gasbrand; **b)** Tetanus; **III. Todesfälle: 1.** Influenza (Virusgrippe); **2.** Keuchhusten; **3.** Masern; **4.** Puerperalsepsis; **5.** Scharlach; **IV. Ausscheider** von: **1.** Choleravibrionen; **2.** Salmonellen: **a)** Salmonella typhi; **b)** Salmonella paratyphi A, B u. C; **c)** übrige; **3.** Shigellen; **V. Verletzungsunfälle:** durch ein tollwutkrankes od. -verdächtiges Tier sowie die unmittelbare **Berührung** eines Menschen mit einem solchen Tier od. Tierkörper. **Meldepflicht in bes. Fällen** (§ 8): Wenn durch Krankheitserreger verursachte Erkr. in Krankenhäusern, Entbindungsheimen, Säuglingsheimen od. anderen Gemeinschaftseinrichtungen für Säuglinge nicht nur vereinzelt auftreten, so sind diese Erkr. als **Ausbruch** zu melden. **Zur Meldung verpflichtet** sind: **1.** der behandelnde od. sonst hinzugezogene Arzt, bei Tollwutverdacht auch der Tierarzt; **2.** in Krankenhäusern od. Entbindungsheimen der leitende Arzt od., bei mehreren selbständigen Abteilungen, der leitende Abteilungsarzt; **3.** jede sonstige mit der Behandlung od. Pflege des Betroffenen berufsmäßig beauftragte Person; **4.** die hinzugezogene Hebamme; die außerh. eines Krankenhauses od. Entbindungsheims tätig werdende Hebamme ist in jedem Fall zur Meldung verpflichtet; **5.** die Leiter von Pflege- u. Gefangenenanstalten, Heimen, Lagern, Sammelunterkünften od. ähnlichen Einrichtungen sowie der Kapitän auf Seeschiffen. Vgl. Gesetz zur Bekämpfung der Geschlechtskrankheiten.

Bundes|sozial|hilfe|gesetz: Abk. BSHG; regelt in der Fassung vom 10.1.1991 (BGBl. I S. 94) die Ansprüche Bedürftiger auf Hilfe zum Lebensunterhalt (auch in bes. Lebenslagen) u. umfaßt z. B. vorbeugende Gesundheitshilfe, Kranken- u. Tuberkulosehilfe sowie Hilfe bei Schwangerschaftsabbruch, Sterilisation u. a. In Krankheitsfällen sollen die Leistungen nach dem BSHG denen der GKV entsprechen; im Rehabilitationsbereich besteht subsidiäre Leistungspflicht, d. h. Rehabilitationsmaßnahmen werden nur dann nach dem BSHG geleistet, wenn andere Leistungsträger nicht leistungspflichtig sind.

Bunnell-Re|aktion (Walls W. B., Arzt, Farmington, 1902-1966) f: s. Paul-Bunnell-Reaktion.

Bunte Reihe: (labormed.) Bez. für Meth. zur Identifizierung von Bakterien durch charakterist. Ausfall von Enzymreaktionen; **Prinzip:** physiol. (biochem.) Leistungen wie Spaltung von Kohlenhydraten unter Säurebildung, Aminosäurenabbau (z. B. Indolbildung aus Tryptophan),

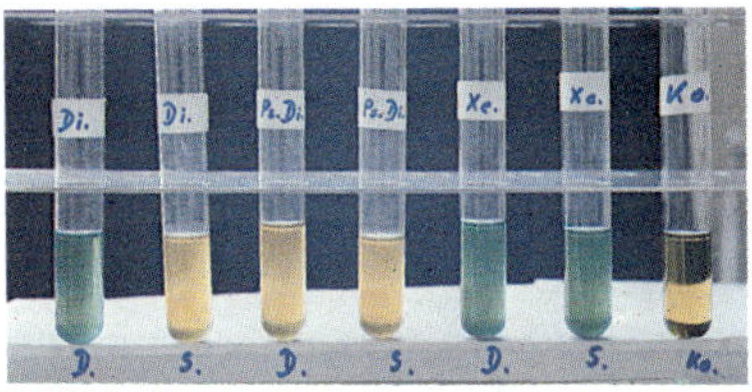

Bunte Reihe:
Differenzierung von Corynebakterien nach ihrer Fähigkeit, Dextrose (D) oder Saccharose (S) zu metabolisieren. Der blaue Indikator zeigt Zuckerspaltung an.
Di.: Corynebacterium diphtheriae; Ps.Di.: Corynebacterium pseudodiphthericum; Xe.: Corynebacterium xerosis; Ko.: Kontrolle [547]

Hydrolaseaktivität usw. werden mit Hilfe von best., den meist flüssigen Nährböden* zugesetzten Reagenzien u. Indikatoren durch Farbumschlag (z. B. inf. pH-Verschiebung) bzw. durch Farbreaktionen sichtbar gemacht (s. Abb.). Neben konventionellen Meth. (selbst hergestellt) werden im Handel befindliche sog. miniaturisierte Systeme verwendet.

Bunyamwera-Virus (Virus*) n: s. Arbovirosen (Tab.).

Bunya|viridae (↑; Idio-*) f pl: Fam. verhüllter, kub. RNA-Viren (Ø 90-100 nm, zykl. einsträngige RNA, hexagonal angeordnete Oberflächenprojektionen); bisher werden den B. ca. 200 Viren zugerechnet. **Verbreitung:** weltweit, v. a. Tropen u. Subtropen; Nachw. bei warm- u. kaltblütigen Wirbeltieren, sowie bei Arthropoden* (v. a. Mücken*, Zecken*), welche die hauptsächl. Vektoren sind; **Unterteilung** in vier Genera: **Bunyavirus** (ca. 145 Viren in 16 serol. Untergruppen), **Phlebovirus** (ca. 36 Viren), **Nairovirus** (acht Viren), **Uukuvirus** (sieben Viren); **Wichtige Vertreter:** Bunyamwera-, Ilhesa-, California-, Enzephalitis-, Oropouche-, Rift-Tal-Fieber-, Sandfliegen-, Krim-Kongo-hämorrhagisches-Fieber-, Chagres-, Nairobi-Schaf- u. Hantaan-Virus; **Klin.:** B. können b. Menschen fiebrige Infekte, z. T. mit Hämorrhagien u. Beteiligung des ZNS verursachen. Vgl. Arboviren, Arbovirosen (Tab.).

Buphenin (INN) n: 1-(p-Hydroxyphenyl)-2-(1-methyl-3-phenyl-propylamino)-propanol (IUPAC); Betasympathomimetikum mit peripherer gefäßerweiternder Wirkung; Verw.: bei peripheren Durchblutungsstörungen.

Bu|phthalmus (gr. βοῦς Rind, Ochse; Ophthalm-*) m: s. Hydrophthalmus.

Bupiva|cain (INN) n: DL-1-Butylpiperidin-2-carbonsäure-2′,6′-xylidid (IUPAC); Lokalanästhetikum vom Amidtyp; Verw.: s. Lokalanästhetika.

Bu|pranolol (INN) n: 1-tert-Butylamino-3-(6-chlor-m-tolyloxy)-2-propanol (IUPAC); Betarezeptorenblocker, ähnlich dem Propranolol.

Bu|prenorphin (INN) n: 17-Cyclopropylmethyl-4,5α-epoxy-7α[(S)-1-hydroxy-1,2,2-trimethylpropyl]-6-methoxy-6,14-endo-ethanomorphinan-3-ol (IUPAC); halbsynthet. Thebainderivat mit 30mal stärkerer analget. Potenz als Morphin; besitzt neben morphinagonist. auch morphinantagonist. Eigenschaften; **Verw.:** bei starken bis sehr starken Schmerzzuständen; **NW:** häufig Miosis, Übelkeit, Erbrechen, Schwindel, Benommenheit, Hitzegefühl u. Schwitzen; initial u. U. Kreislaufregulationsstörungen; selten Atemdepression, Euphorie u. Halluzinationen; **Kontraind.:** Kinder im 1. Lj., Abhängigkeit von Opioiden; Gebrauch kann zu Mißbrauch u. Abhängigkeit* führen. Vgl. Analgetika, Opioide.

Burdach-Strang (Karl F. B., Anat., Physiol., Königsberg, 1776-1847): Fasciculus cuneatus; lateraler Teil des Hinterstrangsystems des Rükkenmarks; aufgebaut aus den Hinterwurzelfasern aus der oberen Körperhälfte (von Th_4 kranialwärts); vgl. Hinterstrang, Goll-Strang.

Bureau-Barrière-Syn|drom (Yves Bu., frz. Dermat.; Henri Ba., frz. Dermat.) n: bei Alkoholkranken zw. dem 40.-60. Lj. auftretende, akral beginnende Polyneuropathie* multifaktorieller Genese mit dissoziierter Empfindungsstörung, trophischen Ulzera, Hyperkeratose, Hyperhidrose sowie häufig Osteolysen.

Burgio-Syn|drom (R. B., zeitgen. Arzt, Pavia) n: syn. pseudodiastrophische Dysplasie*.

Burkard-Pollen|falle: Meßgerät zur Identifizierung u. Quantifizierung des regionalen Pollenaufkommens in der Luft; mittels Vakuumpumpe werden 10 l Luft auf eine Klebefolie gesaugt, die lichtmikroskop. ausgewertet wird. Auf den Ergebnissen dieser Messung beruht der Pollenwarndienst. Vgl. Heufieber.

Burkitt-Tumor (Denis B., Tropenarzt, Edinburgh, 1911-1993; Tumor*) m: (engl.) Burkitt's lymphoma; syn. Burkitt-Lymphom, epidemisches Lymphom; im trop. Afrika, Lateinamerika u. Neuguinea vorkommendes malignes Lymphom* von hohem Malignitätsgrad, das wahrscheinl. durch das onkogene Epstein*-Barr-Virus verursacht wird u. fast ausschließl. bei Kindern u. Jugendlichen (m : w = 3 : 1) auftritt; perinatale Epstein-Barr-Virusinfektionen gelten als Risikofaktor. **Lok.:** meist im Gesicht (v. a. Kiefer) od. am Hals (häufig starke Größenzunahme innerhalb weniger Mon.), auch an inneren Organen (Nieren, Nebennieren, Ovarien, Speicheldrüsen, Leber), im Spätstadium Beteiligung von Knochenmark, ZNS u. Meningen (vgl. Hirntumoren); **Histopathol.:** „Sternhimmel"-Muster durch zahlreiche, zw. lymphoide Tumorzellen eingestreute „helle" Makrophagen; **Ther.:** unter Chemotherapie mit Cyclophosphamid, Methotrexat meist rasche Remissionen; **Progn.:** ernst; oft rezidivierender (evtl. leukämischer) Verlauf über mehrere Jahre mit tödl. Ausgang; vollständige Remissionen nach Chemotherapie sind jedoch möglich.

Burned-out-Tumor (engl. burned out ausgebrannt; Tumor*) m: sog. ausgebrannter Tumor; Bez. f. die Zerstörung bzw. Regression von primärem Tumorgewebe inf. reaktiver Entzündung; Vork. z. B. beim Seminom des Hodens.

Burnett-Syn|drom (Clarence H. B., amerikan. Arzt, geb. 1901) n: (engl.) milk-alkali syndrome; syn. Milch-Alkali-Syndrom; Hyperkalzämie, Hyperphosphatämie u. Blutalkalose inf. längerer Zufuhr von Antazida* sowie größerer Mengen Milch; **Sympt.:** Übelkeit, Erbrechen, Schwindel, Ataxie, Stupor, Gelenkschmerzen u. Polydipsie; **Diagn.:** (röntg.) Kalkablagerung in d. Nieren u. im periartikulären Gewebe; **Progn.:** führt unbehandelt zur progredienten Niereninsuffizienz.

Burning feet syndrome (engl. to burn brennen; feet Füße) n: anfallsweise, meist nachts auftretende schmerzhafte Parästhesie* (Brennen) der Füße inf. Polyneuropathie*; vgl. Restless legs.

Burow-Dreieck (Karl A. von B., Chir., Königsberg, 1809-1874): s. Hautplastik.

Burow-Vene (↑; Vena*) f: (engl.) Burow's vein; die linke Vena paraumbilicalis; s. Venae paraumbilicales.

Burri-Ein|zell|kultur (Robert B., Bakteriol., Liebefeld, 1867-1952; Zelle*; lat. cultura Züchtung) f: s. Einzellkultur.

Burri-Verfahren (↑): s. Tuscheverfahren.

Burs-: Wortteil mit der Bedeutung Tasche, Sack; von lat. bursa.

Bursa (↑) f (pl Bursae): Beutel, Tasche, Schleimbeutel.

Bursa|äqui|valent (↑; Aequi-*; Valenz*) n: s. Bursa Fabricii.

Bursa Fabricii (↑; Hieronymus Fabricius, Chir., Anat., Padua, 1533-1619) f: lymphoretikuläres Organ bei Vögeln, das sich während der Embryonalentwicklung divertikelartig aus dem Enddarm ausstülpt u. nach Erreichen der Geschlechtsreife involviert; Bildungsstätte Immunglobulin-produzierender Bursalymphozyten nach Ansiedlung zirkulierender Stammzellen in einer empfänglichen Periode der frühen Embryonalentwicklung. Die tierexperimentelle Entfernung der B. F. führt zur Insuffizienz der humoralen bei erhaltener zellvermittelter Immunität. Bei Menschen u. Säugetieren, die keine B. F. besitzen, entwickeln sich die „Bursa-abhängigen“ B*-Lymphozyten direkt aus lymphoiden Stammzellen in Inseln von blutbildendem Gewebe der fetalen Leber u. im fetalen u. adulten Knochenmark (sog. Bursaäquivalent).

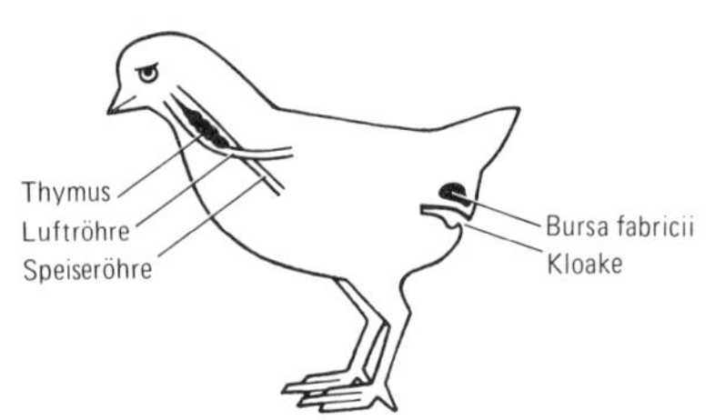

Bursa Fabricii beim Vogel [144]

Bursa ilio|pectinea (↑) f: zw. M. iliopsoas u. Vorderwand der Hüftgelenkkapsel; kann mit d. Gelenk kommunizieren. **B. infra|patellaris** (↑) f: zw. Lig. patellae u. Tibia (B. i. profunda) bzw. zw. Haut u. Lig. patellae (B. i. subcutanea). **B. musculi poplitei** (↑) f: zw. Kapsel des Kniegelenks u. M. popliteus; kommuniziert meist mit d. Kniegelenk; Gelenkhöhle der Articulatio tibiofibularis kann einbezogen sein. **B. musculi semimembranosi** (↑) f: zw. Kniegelenkkapsel u. Ansatzsehne des M. semimembranosus; kann mit d. Gelenk kommunizieren.

Bursa omentalis (↑) f: Netzbeutel, Bauchfelltasche; Wände: vorn: kl. Netz u. hintere Fläche des Magens; hinten: Zwerchfell, li. Nebenniere, oberer Pol der li. Niere, Pankreas (bedeckt v. Peritonaeum parietale); unten: Mesocolon u. Colon transversum; oben: Lobus caudatus der Leber; li.: Lig. gastrolienale u. Milz; Zugang von re. durch d. Foramen omentale (epiploicum); Unterteilung durch d. Plica gastropancreatica (mit A. gastrica sin.) in einen (re.) Vorraum u. einen (li.) Hauptraum. Ausbuchtungen der B. o. zw. Ösophagus u. V. cava inf. zum Milzhilum, zum Colon transversum (evtl. zw. den Blättern des gr. Netzes) werden als Recessus sup., splenicus, inf. omentalis bezeichnet (s. Abb.).

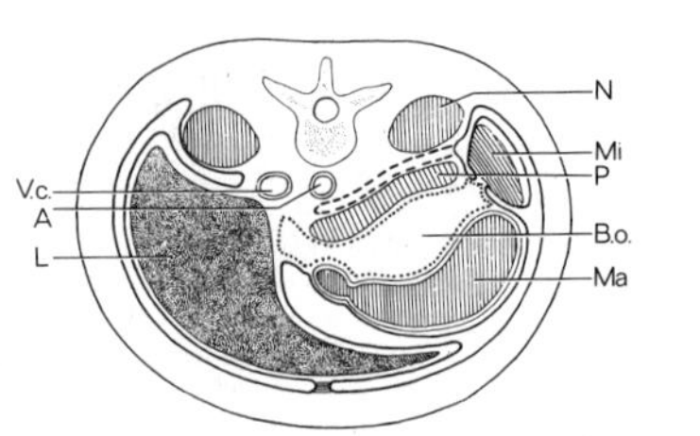

Bursa omentalis, anatomische Verhältnisse: Bo: Bursa omentalis; L: Leber; Ma: Magen; Mi: Milz; N: Niere mit Nebenniere; P: Pankreas; A: Aorta abdominalis; Vc: Vena cava inferior; volle Linien: Bauchfell [532]

Bursa pharynea (↑; Pharyng-*) f: blinde Tasche am Rachendach, die als Mittelfurche der Rachenmandel bis ins Erwachsenenalter persistieren kann; s. Bursitis pharyngealis. **Bursae prae|patellares** (↑) f pl: vor d. Kniescheibe gelegen; Bursa subcutanea: unter der Haut; Bursa subfascialis: unter d. Faszie; Bursa subtendinea: unter dem Lig. patellae. **B. sub|acromialis** (↑) f: zw. Akromion u. Schultergelenkkapsel. **B. subcutanea ole|crani** (↑) f: zw. Olekranon u. Haut. **B. sub|deltoidea** (↑) f: zw. M. deltoideus u. Schultergelenkkapsel. **B. sub|tendinea musculi gastrocnemii la|teralis et medialis** (↑) f: zw. Gastroknemiusköpfen u. Kniegelenkkapsel (medial evtl. mit der Gelenkhöhle kommunizierend). **B. sub|tendinea musculi sub|scapularis** (↑) f: zw. Ansatzsehne des M. subscapularis u. Schultergelenkkapsel; kommuniziert mit d. Gelenkhöhle. **B. supra|patellaris** (↑) f: oberh. der Kniescheibe, zw. Quadrizepssehne u. Femur; kommuniziert regelmäßig mit d. Kniegelenkhöhle.

Bursa syn|ovialis (↑) f: Schleimbeutel; spaltartiger, Gelenkschmiere enthaltender Hohlraum an bes. druckbelasteten Stellen zw. Knochen u. Muskeln od. Sehnen, zw. Gelenkkapseln u. Sehnen, zw. Haut u. Sehnen, der den Druck gleichmäßig verteilt u. das Aufeinandergleiten der Schichten erleichtert; in d. Nähe von Gelenken Ausstülpung der eigentl. Gelenkhöhle, z. B. Bursa suprapatellaris des Kniegelenks. Vgl. Gelenk.

Bursitis (↑; -itis*) f: akute (seröse od. eitrige) bzw. chron. (Wandverdickung, Fibrinstränge, Hygrom) Schleimbeutelentzündung durch stumpfes Trauma, sekundäre Inf. bei penetrierenden Verletzungen, dauernden Druckreiz mit Mikrotraumatisierung (u. a. bei Fliesenlegern, Putzfrauen), degen. Prozesse u. seltener bei Infektionskrankheiten (Tuberkulose, Gonorrhoe, Arthritis); **Vork.:** v. a. als B. praepatellaris, B. olecrani, B. subdeltoidea, B. subachillea; **Sympt.:** (druckdolente) Schwellung, evtl. Hautrötung u. palpable Fluktuation; **Ther.:** bei akuter B. Ruhigstellung u. Antiphlogistika, evtl. Punktion eines Hygroms, bei chronischer B. Exstirpation des Schleimbeutels; evtl. Anerkennung als BK nach Nr. 2105 der BeKV bei chronischer B. Vgl. Tendopathie.

Bursitis pharyngealis (↑; ↑; Pharyng-*) f: syn. Tornwaldt-Krankheit; selten vorkommende Entz. der Bursa pharyngea m. foetidem Auswurf u. möglicher Zystenbildung; vgl. Pharyngitis.

Buruli-Ulkus (Ulc-*) n: durch Mycobacterium ulcerans hervorgerufene, chron. ulzerierende Hauterkrankung, die in vielen tropischen Ländern, am häufigsten in Ost- u. Zentralafrika, vorkommt; im Ulkus können säurefeste Stäbchen nachgewiesen werden. **Übertragung** möglicherweise durch Mücken; unbehandelt Selbstheilung nach Mon. bis Jahren m. schweren Defekten, Narbenkontrakturen u. Lymphödemen; **Ther.**: frühzeitig Exzision im Gesunden u. Hauttransplantation, Chemotherapie wenig erfolgreich (Versuch mit Rifampicin); BCG-Impfung verleiht möglicherweise Schutz.

Busch|fleck|fieber: s. Tsutsugamushi-Krankheit.

Buschke-Löwenstein-Tumoren (Abraham B., Dermat., Berlin, 1868-1943; Tumor*) m pl: Riesenkondylome; s. Condylomata gigantea.

Buschke-Ollendorff-Syn|drom (↑; Helene O., Mitarbeiterin Buschkes) n: seltene, wahrscheinlich autosomal-dominant vererbte Erkr. mit Veränderungen an Haut u. Skelett; **Sympt.**: bis ca. 5 mm große Bindegewebsnävi an Stamm u. Extremitäten (Dermatofibrosis lenticularis); Osteopoikilose, bes. an Becken u. Extremitäten; **DD**: Pseudoxanthoma elasticum, Histiozytom.

Buse|relin (INN) n: 5-Oxo-L-prolyl-L-histidyl-L-tryptophyl-L-seryl-L-tyrosyl-O-tert-butyl-D-seryl-L-leucyl-L-arginyl-N-ethyl-L-prolinamid (IUPAC); synthet. GnRH-Agonist; **Verw.**: bei Prostatakarzinom zur Unterdrückung der testikulären Hormonproduktion u. a.; **NW**: Gynäkomastie, Libidoverlust, Impotenz, Hitzewallungen, Miktionsstörungen u. a.; **Kontraind.**: bei Hormonunempfindlichkeit, Zustand nach Hodenentfernung. Vgl. GnRH-Agonisten.

Buspiron (INN) n: 8-{4-[-(2-Pyrimidinyl)1-piperazinyl]butyl}-8-azaspiro[4,5]decan-7,9-dion (IUPAC); Serotoninantagonist (5-HT_{1A}-Rezeptoren) mit anxiolytischer Eigenschaft; **Verw.**: Anxiolytikum; **NW**: Übelkeit, Durchfall, Kopfschmerz, Schwindel, Schwächegefühl, Schlafstörungen, Gynäkomastie u. a.; **Kontraind.**: schwere Leber- u. Nierenfunktionsstörungen, Engwinkelglaukom, Myasthenia gravis pseudoparalytica u. a.

Busse-Buschke-Krankheit (Otto B., Pathol., Posen, Zürich, 1867-1922; Abraham B., Dermat., Berlin, 1868-1943): syn. Cryptococcus*-Mykose.

Bu|sulfan (INN) n: Tetramethylen-bis-methansulfonat (IUPAC); alkylierende Substanz (Lost-Derivat; s. Alkylanzien); Verw.: bei chron. myeloischer Leukämie, Polycythaemia rubra vera; s. Zytostatika.

Butal|amin (INN) n: 5-[(2-(Dibutylaminoethyl)amino]-3-phenyl-1,2,4-oxadiazol (IUPAC); Vasodilatator; Verw.: bei peripheren u. zerebralen Durchblutungsstörungen.

Butamirat (INN) n: [2-(2-Diethylaminoethoxy)-ethyl]-(2-phenylbutyrat) (IUPAC); nichtopioides Antitussivum.

Butanili|cain (INN) n: 2-Chlor-6-methyl-N-butylaminoacetanilid (IUPAC); vorwiegend in der Zahnheilkunde angewendetes Lokalanästhetikum; vgl. Lokalanästhetika.

Butetamat (INN) n: (RS)-(2-Diethylaminoethyl)-2-phenylbutyrat (IUPAC); Verw.: Antitussivum.

Butinolin (INN) n: 1,1-Diphenyl-4-pyrrolidino-2-butin-1-ol (IUPAC); Verw.: Spasmolytikum bei gastrointestinalen Störungen.

Butizid (INN) n: 6-Chlor-3,4-dihydro-3-isobutyl-7-sulfamoyl-2H-1,2,4benzothiadiazin-1,1-dioxid (IUPAC); syn. Thiabutazid; Benzothiadiazinderivat (Thiaziddiuretikum; s. Thiazide); Verw.: s. Diuretika.

Butler-Albright-Lightwood-Syn|drom (Allan B., zeitgen. Arzt, Boston; Fuller A., Arzt, Boston, geb. 1900; Reginald L., zeitgen. Päd., London) n: syn. renale tubuläre Azidose*.

Butter|gelb: s. Dimethylaminoazobenzol.

Butter|milch: (engl.) buttermilk; die nach weitgehender Entfettung (Buttergewinnung) aus saurer Milch verbleibende Flüssigkeit (Fettgehalt weniger als 1 g%); Form der Heilnahrung* zur Schonung des Darms mit Deckung des Eiweißbedarfs, z. B. bei Dyspepsie*, Säuglingsekzem; führt bei Anw. über mehr als 4 Wo. zu Mangelerscheinungen der fettlösl. Vitamine (insbes. Vitamin A).

Butter|säure: (engl.) butyric acid; gesättigte Fettsäure, Monocarbonsäure mit ranzigem Geruch (Salze: Butyrate); Vork. im Tier- u. Pflanzenreich, als sog. Normalbuttersäure (n-B., $CH_3—CH_2—CH_2—COOH$) u. a. in Butter u. Schweiß, als Isobuttersäure im Kamillenöl.

Butter|säure|gärung: s. Gärung.

Butyl|alkohol|gärung: s. Gärung.

Butyl|scopolaminium|bromid n: N-Butylscopolaminiumbromid (IUPAC); Parasympatholytikum (quartäre Ammoniumverbindung); Verw.: Spasmolytikum.

Butyrate (gr. βούτυρον Butter) n pl: Salze der Buttersäure*.

Butyro|meter (↑; Metr*) n: graduiertes Zentrifugenglas zur Bestimmung des Fettgehalts von Milch u. a. Lebensmitteln.

Butyro|phenone (↑) n pl: Gruppe von neuroleptisch wirkenden Substanzen (z. B. Droperidol, Haloperidol, Trifluperidol), die die prä- u. postsynaptischen Dopaminrezeptoren blockieren; s. Neuroleptika.

Butyrum Cacao (↑) n: (engl.) cocoa butter; auch Cacao Oleum; Kakaobutter; Fett aus den Samen von Theobroma cacao, das nach Fermentation, Trocknung u. Zermahlen der Kerne ausgepreßt wird; Verw. als Suppositoriengrundmasse mit einem Schmelzpunkt bei 32-34°C.

BV: Abk. f. **B**lut**v**olumen*.

BVG: Abk. f. **B**undes**v**ersorgungs**g**esetz.

BVV: Abk. f. **B**etäubungsmittel*-**V**erschreibungs**v**erordnung.

BW: Abk. f. **1. B**rust**w**irbel; **2. B**rust**w**and.

BWA: Abk. f. **B**rust**w**and**a**bleitung (EKG).

BWG-Syn|drom n: Kurzbez. f. **B**land*-**W**hite-**G**arland-Syndrom.

BWK: Abk. f. **B**rust**w**irbel**k**örper.

BWS: Abk. f. **B**rust**w**irbel**s**äule.

Byler-Krankheit: (engl.) Byler's disease; autosomal-rezessiv erbl. intrahepatisches Cholestasesyndrom* mit Manifestation im 1. Lj.; Übergang in biliäre Zirrhose*.

Bypass (engl. Umgehung) m: **1.** Umgehung eines Gefäßverschlusses mittels autologer (z. B. V. saphena magna) od. alloplastischer (Kunststoffe) Gefäßprothese; **2.** op. angelegter Kurzschluß innerh. eines Organsystems (z. B. Dünndarm). S. Bypass-Operation.

Bypass, aorto|koronarer (↑; Aorta*; lat. corona Krone) m: (engl.) aortocoronary bypass; Umgehung einer Stenose (>50%) od. eines Totalverschlusses durch Bypass*-Operation zw. Aorta (selten alternativ A. mammaria interna) u. Koronararterie(n), meist unter Verw. eines autologen Vena-saphena-Transplantats; **Ind.**: koronare Herzkrankheit*, absolute Ind.: instabile Angina*

B

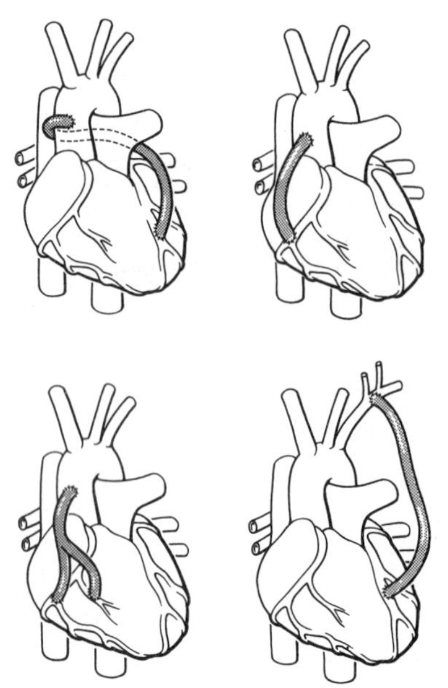

Bypass, aortokoronarer: verschiedene Typen [531]

pectoris bzw. Präinfarktsyndrom*, ausgeprägte (Stamm-)Stenose des proximalen Ramus interventricularis ant. der li. Koronararterie sowie 3-Gefäßerkrankungen bei gut durchbluteter Peripherie (präoperative Koronarangiographie); elektive Ind.: stabile, medikamentös beeinflußbare Koronarinsuffizienz; bei kurzstreckigen proximalen Stenosen ggf. zuvor Versuch der Koronardilatation*; **Letalität:** 1-2% (erhöht im hohen Alter); **Progn.:** offener a. B. nach einem Jahr mit Besserung der klin. Symptomatik bei 80-90% der Pat.; danach jährl. Verschlußrate 2-3%. Vgl. Vineberg-Operation.

Bypass-Operation (↑) f: **1.** Umgehungsplastik; Gefäßtransplantation* zur Umgehung bzw. Überbrückung durch seitl. Anastomosierung proximal u. distal eines Gefäßverschlusses od. stenot. Prozesses ohne Beseitigung des Strombahnhindernisses (funkt. Rekonstruktion durch Schaffung eines künstl. Kollateralkreislaufs); **Formen: a)** anat. Bypass: dem normalen Gefäßverlauf entspr., z. B. aortobifemoral, durch Anastomosierung einer Y-förmigen Gefäßprothese aus Kunststoff oberh. der Aortenbifurkation u. den Aa. femorales (u. a. bei Leriche*-Syndrom); **b)** extraanat. Bypass: nicht dem natürl. Gefäßverlauf folgend; z. B. als Cross*-leg-Bypass; **2.** Anlegen eines Organkurzschlusses, z. B. Ileotransversostomie bei inoperablem Darmtumor.

Byssi|nose (gr. βύσσος Flachs, Leinen; Noso-*) f: (engl.) byssinosis; Erkr. der tiefen Atemwege u. der Lunge als Folge meist mehrjähriger Inhalation von Staub aus ungereinigter Rohbaumwolle, Hanf od. Flachs, vermutlich aufgrund bronchokonstriktor. Eigenschaften u. des Histamingehalts der Pflanzenteile. Typisch für die B. ist eine bronchospastische Reaktion nach mind. eintägiger Arbeitspause (sog. Montagsfieber). BK nach Nr. 4202 der BeKV.

BZ: Abk. f. **1. B**lutungszeit*; **2. B**lutzucker*.

B-Zellen (Zelle*)**:** (engl.) 1. B-lymphocytes, 2. B-cells; **1.** Kurzbez. f. **B**-Lymphozyten*; **2.** s. Langerhans-Inseln.

B-Zell-Wachstums|faktor (↑) m: (engl.) B-cell growth factor (Abk. BCGF); Bez. f. die Proliferation u. Differenzierung von B*-Lymphozyten stimulierende Interleukine* (Il-1, -2, -4, -5, -6) sowie Tumor*-Nekrose-Faktor u. Interferon-γ; Bildung von aktivierten Helferzellen.

Pschyrembel Klinisches Wörterbuch

257. Auflage · CD-ROM-Version 3

Systemvoraussetzungen: IBM-kompatibler PC, mind. CPU 486/33 MHz (66 MHz empfohlen), mind. 4 MB RAM (8 MB empfohlen), mind. 4 MB freie Festplattenkapazität, CD-ROM-Laufwerk single speed (4x speed empfohlen), Smartdrive für CD-ROM, MS Windows 3.1, 3.11 oder Windows 95. VGA-Truecolor-Karte empfohlen für Farbabbildungen.

Programmentwicklung: Porta Coeli GmbH, Hamburg

1996. ISBN 3-11-015411-0 (de Gruyter CD-ROM)

Das meistbenutzte medizinische Nachschlagewerk erscheint als neue elektronische Version (3) und enthält den gesamten Stichwortbestand, alle Abbildungen und Tabellen. Durch einfache Bedienung können Sie sekundenschnell Stichwörter aus einer am Bildschirm erscheinenden Liste auswählen oder durch direkte Eingabe den Stichworttext aufrufen und blitzschnell auf Querverweise springen.

Das bietet die Version 3:

Oberfläche: Eine völlig überarbeitete komfortable Oberfläche (Windows-Standard) mit sofortigem Zugriff auf alle häufig gebrauchten Funktionen.
Volltextsuche: Einfach zu bedienende und intuitive Suche auch nach kombinierten Suchbegriffen – mit Anzeige der Anzahl der Treffer und einer Liste der gefundenen Stichwörter.
Verweise: Ein Doppelklick auf jedes beliebige Wort oder auf zusammenhängende Begriffe löst sofort eine schnelle Suche aus.
Abbildungen: Mehr als 2.300, größtenteils farbige Abbildungen mit direktem Zugriff über eine optionale Vorschau im Kleinformat – wahlweise als Button-Leiste oder im Stichworttext integriert.

Geboten werden darüber hinaus diverse Zugriffsmöglichkeiten auf Text und Abbildungen, einstellbare Schriftgröße und Abbildungsdarstellung, Aufnahme eigener Notizen, Übernahmemöglichkeiten in Textverarbeitungs- bzw. Bildbearbeitungsprogramme, Druckausgabe von Stichworttexten und Abbildungen - auch für Folien geeignet!

W DE G de Gruyter

C

C: Kurzzeichen f. **1.** (physik.) Coulomb*; **2.** Grad Celsius (korrekt: °C); **3.** (biochem.) Cytidinrest; **4.** (immun.) Komplement*; Symbol f. **5.** (chem.) Kohlenstoff; **6.** (serol.) ein Hauptantigen der Rhesus*-Blutgruppen.

C_n: Abk. für zervikales spinales Segment* (C_1-C_8).

CA: Abk. f. **C**arbo**a**nhydrase*.

Ca: chem. Symbol f. Calcium*.

Ca.: (klin.) Abk. f. **Ca**rcinoma, Krebs; s. Karzinom.

Ca-Blocker: s. Calciumantagonisten.

Cabot-Ringe (Richard C. C., Arzt, Boston, 1868-1939)**:** (engl.) Cabot's bodies; seltene, bei schweren Anämien auftretende ring- od. schleifenförmige, bei Giemsa-Färbung rotviolette Gebilde in Erythrozyten; vermutl. Reste der Kernmembran.

Cabrera-Kreis: didaktisches Hilfsmittel zur Bestimmung des Lagetyps* des Herzens im EKG.

Cadexomer-Iod (INN) n: org. gebundenes Iod Verbindung zur top. **Anw.** bei Ulcus cruris u. Dekubitus; **NW:** lokal: brennende Schmerzen, Wärmegefühl, Erythem; system.: in Einzelfällen Hyperthyreose; **Kontraind.:** Schilddrüsenerkrankung, Iodallergie, Schwangerschaft, Stillzeit u. a.

Cadmium (gr. καδμεία Galmei) **n:** Kadmium; chem. Element, Symbol Cd, OZ 48, rel. Atommasse 112,41, spezif. Gewicht 8,64; zur Zinkgruppe gehörendes, silberweißes, bei 321°C schmelzendes, weiches Metall; physiol. Funktionen nicht bekannt, zunehmende Bedeutung als Umweltgift.

Cadmium|vergiftung (↑)**:** (engl.) cadmium poisoning; durch Einatmung von cadmiumhaltigem Rauch, Dämpfen od. Staub bzw. durch Ingestion von Cadmium hervorgerufene Schwermetallvergiftung; die Giftwirkung beruht auf einer Hemmung sulfhydrilhaltiger Enzyme. LD ab ca. 30-50 mg Cd per os; **Sympt.: 1.** akute Vergiftung: bei peroraler C. nach ½-1 Std. Speichelfluß, Übelkeit, Erbrechen, Bauchschmerzen, Krämpfe, Kollaps; bei Inhalation (Cadmiumoxiddampf) ähnl. einer Vergiftung mit nitrosen Gasen* mit Entw. eines Lungenödems, bronchopneumon. Prozessen u. gelegentl. Leberschädigung nach einer Latenz von 1-30 Std.; **2.** chron. Vergiftung mit Rhinitis, Anosmie, goldgelbe, ringförmige Verfärbung am Zahnhals, später Proteinurie, rheumatoide Schmerzen in Becken, LWS u. Gliedmaßen, Ausbildung einer Osteoporose mit transversaler Knochenspaltung (Milkman*-Syndrom); vgl. Itai-Itai-Krankheit. MAK-Wert für CdO = 0,1 mg/m³; BK nach Nr. 1104 der BeKV.

caducus (lat.)**:** hinfällig; z. B. Dens caducus: Weisheitszahn.

Caec-: Wortteil mit der Bedeutung blind; von lat. caecus.

Caecitas (↑) **f:** Blindheit*.

Caecitas verbalis (↑) **f:** Wortblindheit; s. Alexie.

Caecum (↑) **n:** Zäkum, Blinddarm; unterh. der Einmündung des Dünndarms intraperitoneal gelegener, ca. 7 cm langer blinder Anfangsteil des Dickdarms; besitzt wie der übrige Dickdarm Haustren u. Tänien, jedoch keine Appendices* epiploicae. Vgl. Bauhin-Klappe, Darm.

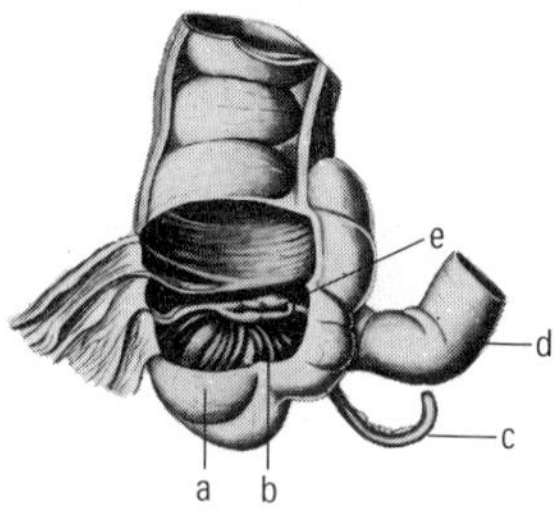

Caecum.
a: Caecum; b: Ostium appendicis vermiformis; c: Appendix vermiformis; d: Ileum; e: Valva ileocaecalis [532]

Caecum altum con|genitum (↑; lat. altus hoch; Co-*; lat. genitus geboren) **n:** angeb. Hochstand des Cäcums, das in der Duodenalgegend liegen bleibt; entsteht nach unvollständiger Drehung der Nabelschleife u. gehemmtem Eigenwachstum; Einmündung des Ileum von kaudal.

Caecum cupulare (↑) **n:** Kuppelblindsack; blindes Ende des Schneckengangs in d. Spitze der knöchernen Schnecke.

Caecum mobile (↑) **n:** abnorm langer, bes. beweglicher Blinddarm.

Caerulo|plasmin (lat. caerulus dunkelblau; -plasma*) **n:** s. Zäruloplasmin.

Cäsaren|hals: Bez. f. starkes periglanduläres Ödem bei primärer tox. Diphtherie*.

Caesium (lat. caesius bläulich) **n:** chem. Element, Symbol Cs, OZ 55, rel. Atommasse 132,91; einwertiges Alkalimetall; wichtige Radionuklide: Caesium-134 (physik. Halbwertzeit 2,06 Jahre), Caesium-137 (physik. Halbwertzeit 30,1 Jahre); biol. Halbwertzeit durchschnittlich 70 Tage; Verw. in der Strahlentherapie*.

Café-au-lait-Fleck (frz. Milchkaffee)**:** (engl.) café-au-lait spot; syn. Naevus pigmentosus; umschriebener, milchkaffeefarbener Fleck im Hautniveau (s. ums. Abb.), der isoliert u. mit der Geburt vorhanden sein kann od. in größerer Zahl bei Neurofibromatosis* generalisata, McCune*-Albright-Syndrom u. a. erblichen Erkr. auftritt.

Caffey-Silverman-Syn|drom (John P. C., Päd., Röntg., New York, 1885-1966; William A. S., Röntg., New York, geb. 1917) **n:** syn. infantile kortikale Hyperostose; dolente Weichteilschwellung im Säuglingsalter (vor dem 6. Lebensmonat); **Klin.:** unregelmäßige Periostverdickung im Dia-

C

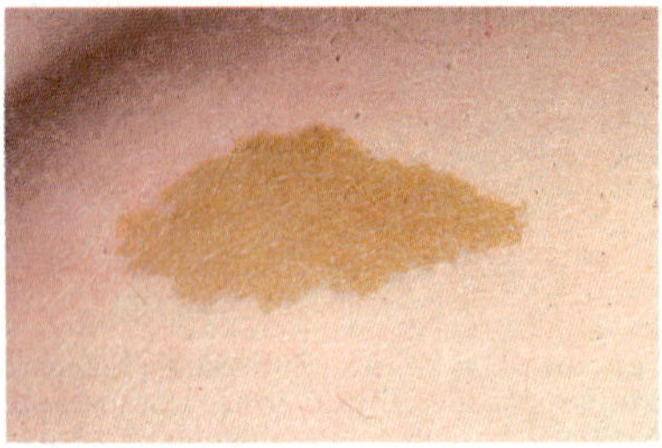

Café-au-lait-Fleck [3]

physenbereich, v. a. von Mandibula, Clavicula u. Ulna, Zeichen einer Allgemeininfektion, Spontanheilung nach wenigen Wochen; **DD:** A-Hypervitaminose, Camurati*-Engelmann-Syndrom, Osteomyelitis des Säuglingsalters.

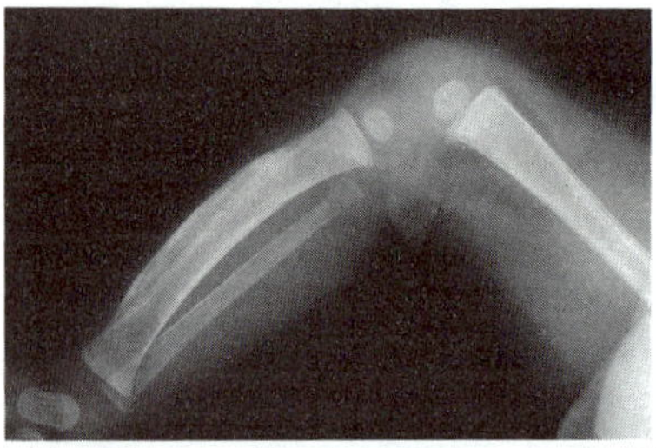

Caffey-Silverman-Syndrom [540]

CAH: Abk. f. **c**hronisch-**a**ggressive **H**epatitis; s. Hepatitis, chronische.

Caisson-Krankheit (frz. caisson Kasten): (engl.) diver's paralysis, caisson disease; auch Druckluftkrankheit, Taucherkrankheit, Druckfallkrankheit; bei zu raschem Druckabfall (Dekompression) nach Aufenthalt in Überdruck (z. B. im Caisson-Senkkasten) od. bei Höhenaufenthalt (z. B. Fliegen ohne Druckausgleichkabine) auftretende Dekompressionskrankheit. Dabei wird der im Blut u. Gewebe physik. gelöste Stickstoff in Bläschenform frei u. kann Gasembolien, lokale Gewebeschädigungen u. Nekrosen verursachen (Ebullismus*). **Sympt.:** Querschnittsläsion* mit Lähmungen u. Sensibilitätsstörungen; Schwindel, evtl. Euphorie u. a. neuropsychol. Störungen; Herz-, Kreislauf- od. Atembeschwerden mit Pneumothorax, Pneumoperikard, Haut- u. Mediastinalemphysem; Gelenkschmerzen, als Spätschäden aseptische Knochennekrosen, bes. in Femur u. Humerus; **Ther.:** sofortige Rekompression in Überdruckkammer; Berufskrankheit nach Nr. 2201 der BeKV; ärztl. Überwachungsuntersuchungen sind nach der Druckluftverordnung* vorgeschrieben. Vgl. Barotrauma.

Calabar-Schwellung: s. Kalabar-Beule.

Calamus scriptorius (gr. κάλαμος Rohr) m: kaudales Ende der Rautengrube.

Calc-: auch Kalz-, Kalk-; Wortteil mit der Bedeutung Kalk(stein); von lat. calx, calcis.

Calcaneo-: Wortteil mit der Bedeutung Ferse, Fersenbein; von lat. calcaneus.

Calcar avis (lat. calcar Sporn; avis Vogel) n: in d. Hinterhorn des Hirnseitenventrikels vorspringende Wulst; erzeugt durch tiefes Eindringen des Sulcus calcarinus.

Calcife|diol (INN) n: 25-Hydroxycolecalciferol (IUPAC); Calcidiol; biol. aktiver Metabolit des Colecalciferols (Vitamin D_3); s. Vitamin D.

α-**Calci|ferol** (INN) n: 1-α-Hydroxycolecalciferol (IUPAC); synthet. Derivat des Vitamins D_3; s. Vitamin D.

Calci|ferol|de|rivate n pl: s. Vitamin D.

Calci|ficatio (Calc-*; lat. facere machen) f: Kalzifikation*.

Calcinosis (↑; -osis*) f: Kalzinose; Kalkreichtum.

Calcinosis cutis (↑; ↑; Cut-*) f: sog. Kalkpanzerhaut; Kalksalzablagerungen in d. Subkutis bei Hyperparathyreoidismus*.

Calcinosis cutis dys|trophica (↑; ↑; ↑) f: Kalkablagerung in nekrobiot. Gewebe ohne nachweisbare Störung des Calciumstoffwechsels; z. B. in Tumoren (Epithelioma calcificans, Hämangiom, Lipom, Karzinom u. a.), in der Wand v. Varizen, in organisierten Thromben (Phlebolithen), selten im Bereich einer chron. Thrombophlebitis (Calcinosis subcutanea postphlebitica), in tbk. Lymphomen, im perichondritisch veränderten Gewebe der Ohrmuschel nach Kälteschaden (Pernio).

Calcinosis inter|vertebralis (↑; ↑) f: (orthop.) Kalkablagerungen in der Wirbelsynchondrose (meist Gallertkern, seltener Faserring) inf. degen. od. entzündl. rheumatischer (b. Kindern) Erkr. sowie meist bei Ochronose. **C. meta|bolica circum|scripta** (↑; ↑) f: sog. Kalkgicht; Kalkablagerungen in der Haut, bes. an den Akren; **Urs.:** v. a. periphere Durchblutungsstörungen bei Raynaud-Syndrom, Akrozyanose, Sklerodermie, Erythematodes, Dermatomyositis. **C. meta|bolica universalis** (↑; ↑) f: syn. Lipokalzinogranulomatose*.

Calcinosis meta|statica (↑; ↑) f: Kalkablagerungen bes. in Nieren, Magen, Lunge, auch in Kutis u. Subkutis in Form v. plattenartigen Einlagerungen od. Knoten; **Urs.:** Hyperkalzämie* inf. vermehrten Abbaus v. Knochen, bei Hyperparathyreoidismus, D_3-Hypervitaminose, Dihydrotachysterol-Dauermedikation, Knochenmetastasen; Vork. auch i. R. paraneoplastischer Syndrome u. bei CREST-Syndrom.

Calci|tonin (INN) n: Abk. CT; syn. Kalzitonin; 1961 entdecktes, beim Menschen insbes. in den parafollikulären Zellen (C-Zellen) der Schilddrüse gebildetes Hormon (sog. Thyreocalcitonin), bestehend aus 32 Aminosäuren m. einer endständigen Cystinbrücke (speciesspezif. Polypeptid mit großen Variationen in der Aminosäuresequenz). Die Ausschüttung erfolgt proportional zur Höhe des Calciumspiegels im Serum. **Wirkung:** Senkung des Calciumspiegels (antagonistische Wirkung zum Parathormon*, mit dem CT den Calciumhaushalt reguliert; Parathormon bewirkt dabei die Grob-, CT die Feineinstellung), Senkung des Phosphatspiegels; analgetischer Effekt. Der Angriffspunkt von CT ist altersabhängig, während des Wachstums v. a. das Skelett (Hemmung der Osteoklastentätigkeit u. damit des Knochenabbaus), im Erwachsenenalter neben der Förderung des Calciumeinbaus ins Osteoid v. a. die Nieren (erhöhte Ausscheidung von Calcium, Phosphat u. Natrium). Die Bedeutung des CT für physiol. Knochenaufbau u. pathol. Knochenveränderungen ist noch unklar. Eine pathol. Überproduktion i. S. eines Tumormarkers* wird beim medullären Schilddrüsenkarzinom* beobachtet. **Therap. Verw.** u. a. bei Osteodystrophia deformans, Hyperkalzämiesyndrom u. Osteoporose; **NW:** gelegentlich Hitzegefühl, gastrointestinale Störungen, sehr selten Überempfindlichkeitsreaktionen.

Calci|triol (INN) n: 1α,25-Dihydroxycolecalciferol; aktivste Endstufe des Colecalciferols (Vitamin D_3), entsteht nach erstem Hydroxylierungsschritt in der Leber durch zweite Hydroxylierung an Position 1 in der Niere; neben Parathormon* u. Calcitonin* wichtigstes Hormon des Calcium-Phosphatstoffwechsels; extrarenale Bildung bei granulomatösen Erkr. (Sarkoidose u. a.); Referenzbereich im Serum: 80-180 pmol/l; therap. **Verw.** bei Erkrankungen mit Hypokalzämie (z. B. renale Osteopathie*, Hypoparathyreoidismus*).

Calcium (lat. calx, calcis Kalk) n: Kalzium, chem. Element, Symbol Ca, OZ 20, rel. Atommasse 40,08; mit Sauerstoff u. Wasser heftig reagierendes, an der Luft unbeständiges, weiches, silberweiß glänzendes, zweiwertiges Erdalkalimetall (spezif. Gewicht 1,54); im menschl. Organismus v. a. im Knochengewebe (als Hydroxylapatit*) deponiert. Der Calciumbestand (ca. 1,5% des Körpergewichts) wird durch das Zusammenwirken von Parathormon*, Vitamin* D u. Calcitonin* normalerweise in engen Grenzen konstant gehalten. Im Serum liegt C. zu ca. 55% in ionisierter Form als Ca^{2+} (funktionell wichtig) u. zu ca. 40% an Proteine sowie zu ca. 5% an org. Säuren gebunden vor; Azidose führt zu einer Zunahme des ionisierten C. im Blut, Alkalose zu einer Abnahme u. evtl. zur Tetanie*. **Funktion:** C. ist u. a. für die Blutgerinnung u. normale Erregbarkeit von Nerven- u. Muskelgewebe sowie für die Muskelkontraktion (elektromechan. Koppelung) von Bedeutung. Teilweise antagonistisch zu C. verhalten sich Kalium-, Magnesium- u. Phosphationen. Bei der Osteoporose* werden Calciumsalze in Komb. mit anderen Substanzen eingesetzt. **Bestimmung:** Nachweis z. B. mittels Spektralanalyse*, quant. Bestimmung z. B. mittels Flammenemissionsphotometrie*. Vgl. Referenzbereiche (Tab.), Hyperkalzämie, Hypokalzämie, Elektrolythaushalt.

Calcium-Kanal|blocker (↑): syn. Calciumantagonisten*.

Calcium|ant|agonisten (↑; Antagonismus*) m pl: (engl.) calcium antagonists; syn. Calcium-Kanalblocker; Substanzen, die den Einstrom von Calcium in die Zellen (u. damit die elektromechan. Koppelung) hemmen; **Wirkung:** Verminderung des Tonus der Gefäßmuskulatur (Vasodilatation), der Kontraktilität des Herzmuskels u. des Sauerstoffverbrauchs; Phenylalkylaminderivate (z. B. Verapamil, Gallopamil) u. Benzothiazepinderivate (z. B. Diltiazem) hemmen zudem die Reizbildung im Sinus- u. die Erregungsbildung im AV-Knoten, bei C. vom Dihydropyridintyp (z. B. Nifedipin) überwiegt die gefäßdilatierende Wirkung. Nichtselektive C. wie Etafenon, Fendilin, Lidoflazin u. Perhexelin besitzen relativ gering ausgeprägte calciumantagonistische Wirkungen. **Verw.:** bei Hypertonie, koronarer Herzkrankheit; Proph. u. Ther. zerebraler Vasospasmen (z. B. nach Subarachnoidalblutung); Diltiazem, Gallopamil u. Verapamil zusätzl. bei tachykarden Arrhythmien supraventrikulären Ursprungs; **NW:** Flush, Hautreaktionen, Kopfschmerz, Ödeme, gastrointestinale Störungen, Schwindel, starker Blutdruckabfall, pektanginöse Beschwerden, bradykarde Herzrhythmusstörungen u. a.

Calcium|cyanid (↑) n: Calciumsalz der Blausäure; Wirkung wie Kaliumcyanid*.

Calcium|dobesilat (INN) n: Calcium-2,5-dihydroxybenzolsulfonat (IUPAC); Substanz mit kapillarpermeabilitätsreduzierender Eigenschaft; Verw.: bei Retinopathia diabetica u. Gefäßschäden mit erhöhter Kapillarbrüchigkeit.

Calcium|folinat (INN) n: Calcium-5-Formyl-5,6,7,8-tetrahydropteroylglutaminat (IUPAC); 5-Formylderivat der Tetrahydrofolsäure; Verw.: als Antidot gegen Folsäureantagonisten*, z. B. Methotrexat.

Calcium/Phosphor-Quotient (Calcium*) m: Verhältnis v. Calcium z. Phosphor in d. Nahrung (normal 1,5-2); bei höheren Werten entsteht im Tierexperiment Rachitis*.

Calcium|pyro|phosphat-Ablagerungskrankheit (↑): syn. Chondrokalzinose*-Krankheit.

Calcium|saccharat (INN) n: Calcium D-glucarat (IUPAC); Calciumsalz der D-Zuckersäure; Verw.: bei Hypokalzämie, als Stabilisator für Calciumglukonatlösungen.

Calcium-tri|natrium-pentetat (INN) n: Calciumtrinatriumdiethylentriamin-N,N,N′,N″,N″-pentaacetat (IUPAC); Verw.: Komplexbildner bei Schwermetallvergiftungen (z. B. durch Pl, Zn, Fe, Cr).

Calcium|wolframat (Calcium*) n: Substanz, die nach Anregung durch Röntgenstrahlung* Fluoreszenzlicht aussendet; **Anw.:** als Leuchtstoff in Verstärkerfolien.

Calculus (lat.) m: Steinchen, Konkrement. **C. dentalis** (↑) m: Zahnstein. **C. felleus** (↑) m: Gallenstein. **C. renalis** (↑) m: Nierenstein. **C. salivalis** (↑) m: Speichelstein; s. Sialolithen. **C. vesicae** (↑) m: Blasenstein*.

Caldwell-Luc-Operation (George W. C., amerikan. Arzt, 1834-1918) f: Radikaloperation der Kieferhöhle bei chron. Sinusitis maxillaris; op. Eröffnung des Sinus maxillaris in Lokalanästhesie od. Intubationsnarkose vom Mundvorhof (Fossa canina) aus, Ausräumung der erkrankten Schleimhaut u. Anlage eines Fensters zum unteren Nasengang in der lateralen Nasenwand. Vgl. Denker-Operation.

Calices renales (lat. calix, calicis Becher, Kelch; Ren-*) m pl: Nierenkelche.

Calici|viridae (↑; Virus*; Idio-*) f pl: noch nicht offiziell anerkannte Fam. hüllenloser, kub. RNA-Viren (⌀ 30-40 nm, ikosaedrisches Kapsid aus 180 Molekülen eines einzigen Proteins, einsträngige RNA mit 20-30 Genen).

Caliculi gustatorii (Dim. von Calix*) m pl: s. Geschmacksknospen.

California-En|zephalitis (Enkephal-*; -itis*) f: zu den Arbovirosen* gehörende Inf. durch Viren der Familie Bunyaviridae*; Verbreitung in ländl. Gebieten der USA; meist symptomlos od. als leichte Enzephalitis bzw. Meningitis ablaufend.

Californium n: Symbol Cf, OZ 98, rel. Atommasse 251; zur Gruppe der Actinoide* gehörendes chem. Element.

Calix (lat.) m: Kelch.

Call-Exner-Körperchen (Friedrich von C., Arzt, 1844-1917; Sigmund E., Physiol., Wien, 1846-1926): (engl.) Call-Exner bodies; von radiär angeordneten Granulosazellen umgebene Hohlräume in der Membrana granulosa reifer Follikel im Ovarium* (s. ums. Abb.); Vork. auch im Granulosazelltumor* in wahlloser Anordnung.

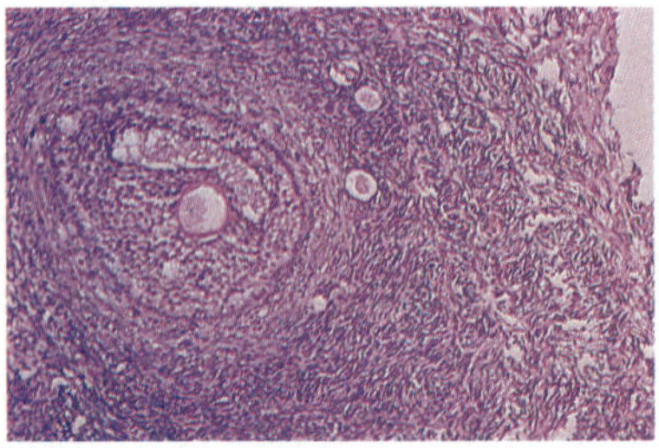

Call-Exner-Körperchen:
Befund in der Membrana granulosa eines reifenden Follikels im Ovar [65]

Calliphora (gr. κάλλος Schönheit; -phor*) f: Schmeißfliegen; s. Fliegen.
Callositas (lat. callus harte Haut) f: (engl.) callosity; Hautschwiele; umschriebene Hyperkeratose* mit Verdickung des Stratum corneum der Epidermis* ohne Beteiligung tiefer Hautschichten; vgl. Clavus.
callosus (lat.): schwielig.
Callus (lat. harte Haut) m: Kallus*.
Callus luxurians (†; lat. luxurians wuchernd) m: übermäßige Bildung von Kallus* bei ungenügender Ruhigstellung von Frakturen; **Vork.: 1.** häufig bei Behandlung kindl. Frakturen in Extension (völlig reversibel); **2.** bei entzündl. lokalen Begleiterscheinungen (z. B. Hämatom u. a.).
Calmette-Re|aktion (Albert C., Bakteriol., Paris, 1863-1933) f: Tuberkulinreaktion*; vgl. BCG.
Calmette-Serum (†; Sero-*) n: antitox. Serum zur Ther. von Schlangenbissen.
Calomel n: Hydrargyrum chloratum mite; Quecksilber-I-chlorid (Hg_2Cl_2).
Calor (lat.) m: Hitze; vgl. Entzündung.
Calvaria (lat. Schädel) f: knöchernes Schädeldach.
Calvé-Krankheit (Jacques C., Orthop., Chir., Frankreich, 1875-1954): (engl.) Calvé's disease; syn. Vertebra plana osteonecrotica; aseptische Epiphyseonekrose eines Wirbelkörpers, die akut od. schleichend, gehäuft bei Knaben auftritt u. häufig mit einer mehr od. weniger starken Kyphosierung der Wirbelsäule in diesem Bereich (Keilwirbel*) ausheilt; **Diagn.:** (röntg.) Grund- u. Deckplatte erhalten, Verbreiterung u. Abplattung (Platyspondylie) des Wirbelkörpers sowie Verdichtung der Spongiosastruktur; angrenzende Bandscheiben ohne Veränderungen; **DD:** Vertebra plana inf. eines eosinophilen Granuloms (Kümmell-Verneuil-Krankheit); vgl. Knochennekrosen, aseptische.
Calvé-Legg-Perthes-Krankheit (†): s. Perthes-Calvé-Legg-Krankheit.
Calvities (lat.) f: Kahlheit; s. Alopecia androgenetica.
Calymmato|bacterium granulomatis (gr. κάλυμμα Hülle; Bact-*; Granulum*; -om*) n: syn. Donovan-Körperchen; gramneg., sporenloses, unbewegliches, kokkoides Stäbchen mit Kapselbildung u. Klebsiella-ähnlichen Antigeneigenschaften; Err. von Granuloma* inguinale.
Cam|azepam (INN) n: 7-Chlor-1,3-dihydro-3-hydroxy-1-methyl-5-phenyl-2H-1,4-benzodiazepin-2-on-dimethylcarbamat (IUPAC); Benzodiazepinderivat; Verw.: Tranquilizer*. Vgl. Benzodiazepinderivate.
Camera (lat.) f: Kammer. **C. oculi anterior** (†) f: vordere Augenkammer zw. Hornhaut, Regenbogenhaut u. Linse. **C. oculi posterior** (†) f: hintere Augenkammer zw. Regenbogenhaut, Strahlenkörper, Linse u. Glaskörper.
cAMP: s. AMP.
Camphora f: syn. Kampfer*.
Campi|meter (lat. campus Fläche; Metr-*) n: s. Kampimetrie.
CAMP-Test m: Abk. nach **C**hristie, **A**tkins u. **M**unch-**P**etersen (1944); zuverlässige u. einfache Meth. zur Identifizierung von Streptokokken der Gruppe B (Streptococcus agalactiae).
Campylo|bacter (gr. καμπύλος gekrümmt; Bakt-*) n: früher den Vibrionen (s. Vibrio) zugerechnete Gattung v. mono- od. bipolar begeißelten, bewegl., mehrfach gewundenen gramneg. Stäbchenbakterien der Fam. Spirillaceae (vgl. Bakterienklassifikation); fünf Species, normalerweise b. Tieren vorkommend; einige sind Err. best. Zoonosen*. Inf. des Menschen erfolgt durch tier. Nahrungsmittel u. Trinkwasser, durch Kontakt m. erkrankten Tieren od. direkt v. Mensch zu Mensch. Drei C.-Species sind nachweisl. menschenpathogen: **C. jejuni** u. **C. coli**, beide als weltweit häufige thermophile Err. v. Enteritis, Kolitis u. Proktitis (Wachstumsoptimum b. 42°C), sowie einige klin. weniger relevante Subspecies (ssp.) von **C. fetus**; C. fetus ssp. jejuni kann eine Gastroenteritis hervorrufen, C. fetus ssp. fetus ist rel. selten Err. insbes. extraintestinaler Inf. wie Sepsis mit od. ohne Enteritis, auch Meningitis, Thrombophlebitis, sept. Arthritis od. Salpingitis. C. fetus ssp. intestinalis ist als Verursacher u. a. von Aborten beschrieben worden. Vgl. Helicobacter pylori. **Diagn.:** Erregeranzüchtung auf antibiotikahaltigen Selektivnährböden, Serodiagnostik (KBR); **Ther.:** die unkomplizierte C.-Enterokolitis sollte symptomat. behandelt werden. Bei schweren Verläufen u. Kompl. sowie bei extraintestinalen Inf.: Tetrazykline, Aminoglykoside, ggf. Chloramphenicol.
Campylo|bacter pylori (†; †) n: neuere Bez. Helicobacter* pylori.
Camurati-Engelmann-Syn|drom (M. C., Arzt, Bologna; Guido E., Orthop., Berlin, 1876-1934) n: syn. Osteopathia hyperostotica multiplex infantilis; autosomal-dominant erbl. Störung der Ossifikation* (bes. im Bereich der Diaphysen) mit Muskelschwäche; **Klin.:** bereits in früher Kindheit starke Muskelschwäche (sog. Entengang); röntg. unregelmäßige Verdickung der diaphysären Kortikalis bei normaler Struktur von Meta- u. Epiphysen; **Progn.:** mit Ausnahme der sehr frühzeitig manifesten Fälle gut.
Camylofin (INN) n: Isopentyl-α-(N-2-diethylaminoethyl)-amino-α-phenylacetat (IUPAC); Spasmolytikum mit parasympatholyt. u. papaverinähnl. Eigenschaften u. neuro- u. myotroper Wirkung.
Canaliculo|rhino|stomie (Canaliculus*; Rhin-*; -stomie*) f: s. Kanalikulorhinostomie.
Canaliculus (lat.) m (pl Canaliculi): kleiner Kanal. **Canaliculi carotico|tympanici** (†) m pl: in d. Wand des Karotiskanals; führen Äste der A. carotis int. u. des Plexus caroticus in d. Paukenhöhle. **C. chordae tympani** (†) m: vom Fazialiskanal z. Paukenhöhle führendes Kanälchen für d. Chorda tympani. **Canaliculi dentales** (†) m pl: Zahnbeinkanälchen; enthalten d. Odontoblastenfortsätze. **Canaliculi lacrimales** (†) m pl: Tränenröhrchen; vgl. Tränenorgane. **C. mastoideus** (†) m: im Schläfenbein; enthält den Ra-

mus auricularis des N. vagus. **C. spiralis cochleae** (↑) m: Schneckenkanal im Felsenbein. **C. tympanicus** (↑) m: im Felsenbein; enthält den N. tympanicus u. die A. tympanica inferior.

Canalis (lat.) m (pl Canales): Kanal. **C. adductorius** (↑) m: s. Adduktorenkanal. **C. alimentarius** (↑) m: Verdauungskanal. **Canales alveolares** (↑) m pl: Knochenkanälchen im Oberkiefer für Aa. u. Nn. alveolares posteriores u. superiores zu den hinteren Zähnen. **C. analis** (↑) m: Analkanal; Endabschnitt des Rektums*.

Canalis atrio|ventricularis (↑) m: partieller od. totaler atrioventrikulärer (AV-)Kanal bei tiefsitzendem Vorhofseptumdefekt* (vom Ostium-Primum-Typ); ein kompletter AV-Kanal (C. a. communis) ist als schwerster Endokardkissendefekt immer mit einer Fehlbildung der AV-Klappen kombiniert. **Klin.**: überwiegend großer Links-Rechts-Shunt mit pulmonaler u. art. Hypertonie; häufig frühzeitig Herzinsuffizienz u. Eisenmenger-Reaktion.

Canalis caroticus (↑) m: Karotiskanal; in der Pars petrosa des Schläfenbeins; enthält die A. carotis interna u. den Plexus caroticus. **C. carpi** (↑) m: Handwurzelkanal; palmar zw. Handwurzelknochen u. dem Retinaculum flexorum; Inhalt: Sehnen der langen Fingerbeuger u. N. medianus. **C. centralis** (↑) m: Zentralkanal des Rückenmarks in der Substantia intermedia centralis; meist verödet. **C. cervicis uteri** (↑) m: Gebärmutterhalskanal; s. Cervix uteri. **C. condylaris** (↑) m: hinter d. Hinterhauptkondylen; enthält die V. emissaria condylaris. **C. cranio|pharyngeus** (↑) m: inkonstanter Kanal im Keilbeinkörper; kann Reste des Hypophysengangs enthalten. **Canales diploici** (↑) m pl: Kanäle in der Diploe des Schädelknochens für d. Vv. diploicae. **C. egestorius** (↑) m: zusammenfassende Bez. f. distales Antrum u. Pylorus. **C. facialis** (↑) m: Knochenkanal in d. Pars petrosa des Schläfenbeins für den N. facialis. **C. femoralis** (↑) m: Schenkelkanal; reicht vom Annulus* femoralis bis zum Hiatus* saphenus. **C. hypo|glossi** (↑) m: seitl. des Foramen magnum im Hinterhauptbein; enthält den XII. Hirnnerven. **C. incisivus** (↑) m: vor dem Gaumenfortsatz des Oberkiefers; enthält d. N. nasopalatinus. **C. infra|orbitalis** (↑) m: im Boden der Augenhöhle; enthält A., V. u. N. infraorbitalis. **C. inguinalis** (↑) m: Leistenkanal; enthält beim Mann d. Samenstrang, bei d. Frau d. runde Mutterband. **C. mandibulae** (↑) m: im Unterkiefer; enthält A., V. u. N. alveolaris inf. **C. naso|lacrimalis** (↑) m: Tränen-Nasen-Gang; vgl. Tränenorgane. **C. neur|entericus** (↑) m: während der Embryonalentwicklung vorübergehend bestehende Verbindung zw. Neuralrinne u. Dottersack. **C. nutricius** (↑) m: Kanal für die ernährenden Blutgefäße in d. Kompakta der langen Röhrenknochen. **C. ob|turatorius** (↑) m: lateral oben im Foramen obturatum des Hüftbeins; enthält A., V. u. N. obturatorius. **C. opticus** (↑) m: im kl. Keilbeinflügel; enthält N. opticus u. A. ophthalmica.

Canalis-opticus-Syn|drom (↑; Optico-*) n: ein- od. beidseitige, selten reversible Erblindung, die als Folge einer stumpfen Verletzung des Gesichtsschädels (Stirn-, Nasen- u. Jochbeingegend) akut auftritt; **Urs.**: Parenchymnekrose im Fasciculus opticus (Unterbrechung der Leitungsfähigkeit der Nervenfasern); **Ther.**: evtl. op. Dekompression des N. opticus.

Canalis palatinus major (↑) m: zw. Gaumenbein u. Oberkiefer; enthält N. palatinus major u. A. palatina descendens. **C. pterygoideus** (↑) m: in d. Basis des Flügelfortsatzes des Keilbeins; enthält d. Nn. petrosus major u. profundus. **C. pudendalis** (↑) m: Alcock*-Kanal. **C. radicis dentis** (↑) m: Wurzelkanal des Zahns. **C. sacralis** (↑) m: Sakralkanal; Fortsatz des Wirbelkanals im Kreuzbein. **Canales semi|circulares** (↑) m pl: knöcherne Bogengänge; vgl. Bogengangapparat. **Canales ventriculi** (↑) m pl: Magenstraße an d. kleinen Kurvatur des Magens. **C. vertebralis** (↑) m: Wirbelkanal.

Canavan-Krankheit (Myrtelle M. C., amerikan. Neuropathol., 1879-1953): (engl.) Canavan's disease; syn. spongiforme Leukodystrophie; autosomal-rezessiv vererbte, degenerative Erkr. mit diffuser Vakuolisierung u. Atrophie kortikaler Hirnareale u. der subkortikalen weißen Substanz; unterschieden werden je nach Krankheitsbeginn e. kongenitale, infantile, juvenile u. adulte Form mit Überlebenszeiten von wenigen Tagen (kongenital) bis zu Jahrzehnten (adult); **Klin.**: Blindheit, Optikusatrophie, motor. Störungen, Hyperreflexie; evtl. Makrozephalie.

Cancer (Cancer-*) m: Krebs; s. Karzinom.

Cancer-: Wortteil mit der Bedeutung Krebs; von lat. cancer.

Cancer en cuirasse (frz.) m: Panzerkrebs; heute selten vorkommendes Endstadium eines fortgeschrittenen Mammakarzinoms* mit Umklammerung der betroffenen Brustseite durch einen Geschwürpanzer inf. regionärer, lymphogener u. intrakutaner karzinomatöser Ausbreitung.

Cancer-family syndrome (engl. cancer Krebs; family Familie) n: s. Lynch-Syndrom.

Candela f: Abk. cd; SI-Einheit der Lichtstärke; vgl. Einheiten.

Candida (lat. candidus glänzend weiß) f: Gattungsbegriff f. Sproßpilze der Fungi imperfecti, die den Endomycetes nahestehen; die Gattung C. umfaßt zahlreiche Arten, von denen nur ein Teil med. bedeutsam ist; wichtigste fakultativ pathogene Art ist Candida* albicans. Weitere C.-Arten als Err. von Candida*-Mykosen sind C. tropicalis, C. glabrata, C. krusei, C. parapsilosis u. C. guilliermondii. Einige C.-Arten bilden auf Reisagar charakterist. Pseudomyzel; bei C. albicans zeigen sich terminal am Pseudomyzel Chlamydosporen*. Vgl. Fungi.

Candida albicans (↑; lat. albicare weiß sein) f: dünnwandige, grampos., kapsellose Hefe v. ovaler bis rundl. Form; fakultativ pathogen für Mensch, Meerschweinchen, Maus, Ratte, Geflügel u. a.; häufigster Err. der Candida*-Mykosen; in Kultur vermehrt sich C. a. durch Sprossung (Blastosporen, Sproßzellen); Nachweis auf Reisagarplatten (Ausbildung von Pseudomyzel mit Chlamydosporen, terminale, dickwandige Sporen). In Gewebeschnitten ist neben Sproßzellen u. Pseudomyzel auch echtes Myzel* zu beobachten (s. umseitige Abb.).

Candida-Granulom (↑; Granula*; -om*) n: (engl.) candida granuloma; syn. Soorgranulom; i. R. einer Candidose* der Mundschleimhaut auftretendes Granulom der Haut mit Hyperkeratose u. Infiltration des Koriums (Lymphozyten, Plasmazellen, Fremdkörperriesenzellen); **Formen: 1.** disseminiert bei Kindern bes. am Kopf, selten an Stamm u. Extremitäten; **2.** isoliert bei Erwachsenen bes. an den Lippen; **DD:** Epitheliom, Pyodermien.

Candida-Häm|ag|glutinations|test (↑; Häm-*; Agglutination*) m: (engl.) Candida haemagglutination test; Nachw. von Candida-albicans-Anti-

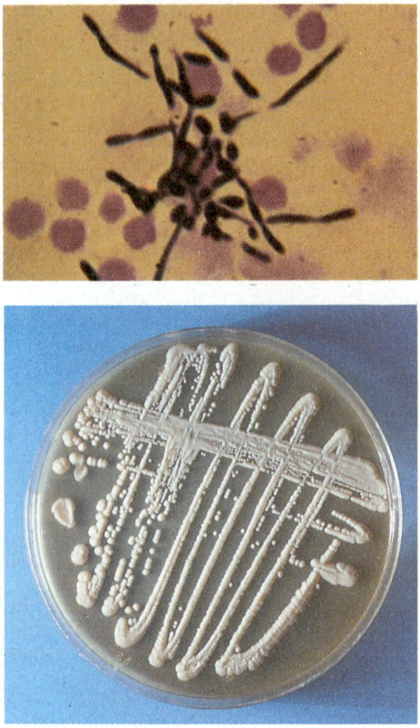

Candida albicans:
oben: Mikroskopie von Pseudomyzel und ovalen Sproßformen; unten: Kultur [547, 12]

körpern im Serum; zur Verlaufsbeobachtung u. Therapiekontrolle v. Candida-Mykosen innerer Organe (Candida-Pneumonie, Candida-Sepsis, Candida-Peritonitis).

Candida-Mykosen (↑; Myk-*; -osis*) f pl: (engl.) candidiases; syn. Candidosen, frühere Bez. Soormykosen; Sammelbez. f. Infektionen durch Sproßpilze der Gattung Candida; drei Formen der Erkrankung können unterschieden werden: **1.** saprophytäre Besiedlung der Haut u. Schleimhäute (äußere Genitalien, Mund, Nasen-

> Bei Candida-Mykosen an Mund- u. Zungenschleimhäuten Erwachsener immer konsumierende Grundkrankheiten (u. a. AIDS) in Betracht ziehen.

Rachen-Raum, Verdauungstrakt); **2.** Inf. der Haut u. Schleimhäute, begünstigt durch Faktoren wie Schwangerschaft, Diabetes mellitus, Immundefekte, schwere Erkr. od. Traumen, Zytostatika- u. Antibiotikatherapie, Alkoholkrankheit u. a.; **3.** tiefe Organmykosei be immun-

> Der Nachweis von Hefen in Blasenpunktaten, im Blut oder im Liquor erfordert sofortige Maßnahmen: Absicherung durch serologische, möglichst auch histologische Untersuchungen und systemische Therapie.

supprimierten Pat. mit zellulärer Immunschwäche, bes. im Bereich der Atemwege, seltener als Candida-Endokarditis, -Meningitis, -Nephritis od. -Endophthalmitis; **Diagn.:** Nativpräparat u. kultureller Nachweis; vgl. Pilzdiagnostik; **Ther.:** bei C.-M. des Gastrointestinaltrakts Nystatin*, Amphotericin B od. Gentianaviolett 0,5%; bei durch Candida verursachten Systemmykosen Amphotericin B, Fluconazol od. Flucytosin (als Monotherapie od. kombiniert). Flucytosin erfordert zusätzlich eine Bestimmung der Erregerempfindlichkeit.

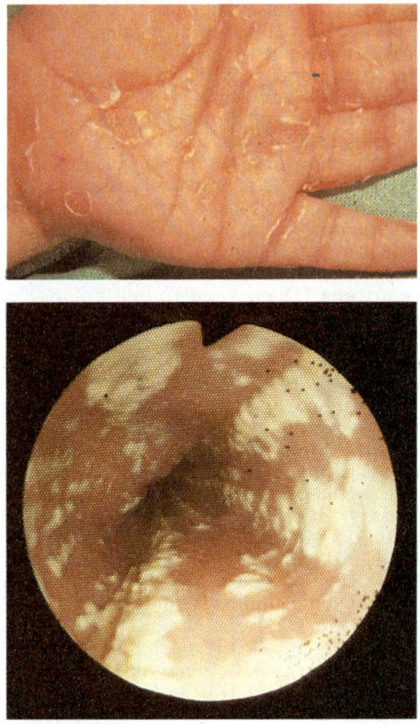

Candida-Mykosen:
oben: oberflächliche Candidose der Hand; unten: ösophagoskopischer Befund bei Candidose der Speiseröhrenschleimhaut [12, 62]

Candidid (↑; -id*) n: durch eine Candida-Mykose induzierte allergische Reaktion nach Art eines Mykids*.

Candidose der Eichel (↑; -osis*) f: s. Balanitis candidomycetica.

Candidose der Körper|falten (↑; ↑) f: (engl.) candida intertrigo; syn. Candida-Intertrigo; Candida-Mykose der Haut, bes. inguinal, perianal, perigenital, axillär u. submammär; wird durch

> Bei Candida-Intertrigo ist immer ein Diabetes mellitus auszuschließen.

Übergewicht u. hohe Umgebungstemperatur begünstigt; **Sympt.:** Erytheme u. Erosionen, die von einem polyzykl. Saum mit nach innen gerichteter weißl. Schuppenkrause (Ort der Materialentnahme für Pilzkultur) begrenzt werden; in der Umgebung meist solitäre Pustulationen. Die C. d. K. kann sich auch auf eine einzelne Rhagade, z. B. in der Rima ani od. in der Ohrumschlagfalte, beschränken; generalisierte Hautmykosen durch Candida albicans weisen stets auf eine Immunschwäche hin.

Candidose der männlichen Urethra (↑;↑; Urethra*) **f:** (engl.) candidiasis of the male urethra; Urethritis* durch Candida* albicans; **Urs.:** Sekundärinfektion der primär durch Bakt., Trichomonaden od. Viren irritierten Schleimhaut; wiederholter Geschlechtsverkehr mit infizierten Personen, Diabetes mellitus, langdauernde Antibiotika-Gaben od. Fremdkörper (z. B. Katheter) fördern die Entstehung. **Sympt.:** Juckreiz in der Urethra, Brennen beim Urinieren, geringer morgendl. Ausfluß; selten Harndrang, Schmerzen in der Urethra.

Candidose der Mund|schleim|haut (↑; ↑) **f:** (engl.) oral candidiasis, oral thrush; Inf. durch Candida albicans od. Candida glabrata; weißliche, stippchen- bis flächenförmige Beläge bes. beim Säugling u. im Alter bei Gebißträgern od. bei Zahnlosigkeit; bei verminderter Immunabwehr Ausbreitung auf Pharynx u. Ösophagus möglich; **DD:** Leukoplakie*, Lichen* ruber planus; vgl. Candida-Granulom.

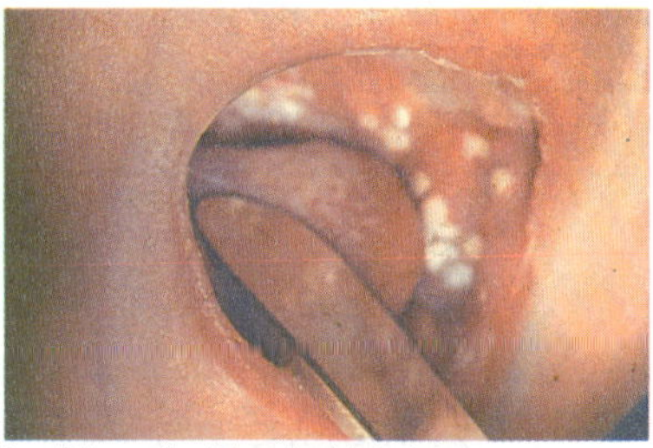

Candidose der Mundschleimhaut [179]

Candidose der Mund|winkel (↑; ↑) **f:** s. Angulus infectiosus oris.

Candidose der Nägel (↑; ↑) **f:** (engl.) candida onychia; durch Candida* albicans verursachte Onychomykose; vgl. Paronychie.

Candidose der Säuglings|haut (↑; ↑) **f:** (engl.) candidiasis of infant skin, infantile candidiasis; im Gefolge intestinaler Besiedelung mit Candida* albicans in der Analregion beginnende Mykose; von hier Ausbreitung auf Genitale, Leisten, Oberschenkel u. Unterbauch; **Sympt.:** Erythem, Schuppung, Bläschen, Mikroabszesse; **DD:** Artefakte, Enterobiasis.

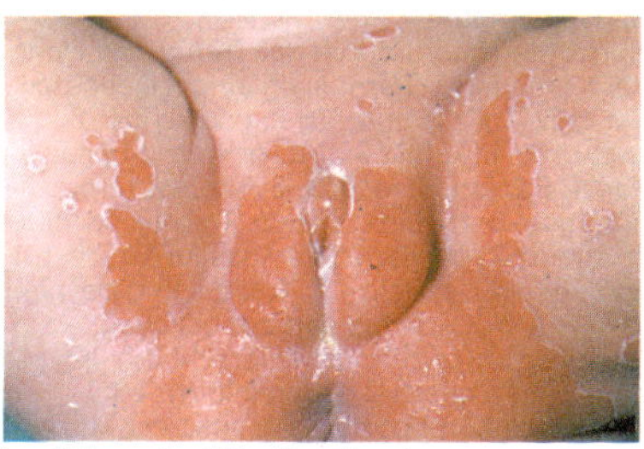

Candidose der Säuglingshaut: typische Windeldermatitis bei einem Säugling [12]

Candidose der Scheide (↑; ↑) **f:** s. Vulvovaginitis candidomycetica.

Candidose des Bartes (↑; ↑) **f:** s. Folliculitis barbae candidomycetica.

Canicola|krankheit (lat. canicula Hündchen)**:** s. Kanikolafieber.

caninus (lat. canis Hund)**:** Hunds-; z. B. Dens caninus, Eckzahn (Reißzahn).

Canities (lat. canus grau) **f:** s. Haarveränderungen.

Canna|biose (gr. κάνναβις Hanf; -osis*) **f:** (engl.) hemp fever; Sonderform der Byssinose*, ausgelöst durch Hanfstaub.

Cannabis sativa (↑) **f:** Indischer Hanf; im harzigen Sekret der weibl. Pflanze sind versch. Cannabinoide (z. B. Cannabidiol, Δ^9-Tetrahydrocannabinol, Cannabinol) enthalten, die wegen ihrer psych. Effekte zur Erzeugung v. Rauschzuständen benutzt werden. Aufnahme meist durch Rauchen v. Haschisch od. Marihuana.

Cannabis|typ (↑)**:** s. Abhängigkeit.

Cannizzaro-Re|aktion (Stanislao C., Chem., Rom, 1826-1910) **f:** (engl.) Cannizzaro's reaction; Reaktion in alkal. Milieu, bei der aus zwei Molekülen Aldehyd ein Molekül Alkohol u. ein Molekül Carbonsäure entstehen. Vgl. Aldehydmutase.

Cannon-Böhm-Punkt (Walter B. C., Physiol., Boston, 1871-1945; Gottfried B., Röntg., München, 1880-1952)**:** (engl.) Cannon Böhm's point, Grenze zw. dem Innervationsgebiet des N. vagus u. dem sakralen Parasympathikus zw. mittlerem u. linkem Drittel des Colon transversum.

Cantharidin **n:** aus der Spanischen Fliege (Lytta vesicatoria) gewonnene Substanz, die i. R. der ausleitenden Therapie* auf Pflastern aufgetragen zur Hautreizung u. Blasenbildung Anw. findet; schon geringe Mengen sind nephrotoxisch.

Canthus (gr. κανθός) **m:** Augenwinkel; vgl. Kanthoplastik.

Cantrell-Penta|logie (James C., zeitgen. amerikan. Kinderchirurg; gr. πέντε fünf; -log*) **f:** (engl.) pentalogy of Cantrell; syn. Cantrell-Sequenz; Fehlbildungskomplex mit Rektusdiastase (bis Omphalozele), Sternumspalte, medianem Zwerchfell- u. partiellem Perikarddefekt sowie angeborenem Herzfehler; fakultativ zusätzl. Hirnfehlbildung, Gaumenspalte; **Ther.:** chir. Korrektur.

Capdepont-Syn|drom **n:** (engl.) Capdepont-Hodge syndrome; syn. Dentinogenesis hypoplastica hereditaria, Stainton-Syndrom; hereditäre Zahndysplasie, dem Formenkreis der Ektodermaldysplasie*-Syndrome zugehörig; seltene autosomal-dominant vererbte Erkr. mit Hypoplasie ektodermaler Zahnanteile (Schmelz) durch verminderte Kalkeinlagerung u. Dysplasie mesodermaler Zahnanteile (Dentin) mit Pulpaobliteration; **Sympt.:** transparente Braun- od. Graublaufärbung der Milchzähne u. der bleibenden Zähne (sog. Glaszähne); vorzeitiger Verfall des Gebisses inf. Abnutzung des Kronenanteils beim Kauen; **Diagn.:** typischer Röntgenbefund mit transparentem Dentin u. Pulpaobliteration.

Capillaria hepatica (Capillus*; Hepat-*) **f:** Fadenwurm (s. Nematodes) in der Leber der Ratte; selten b. Menschen.

Capillaria philippinensis (↑) **f:** zu den Nematodes* gehörender Dünndarmparasit des Menschen in Südostasien, bes. Philippinen; ♂ 2,3-3,2 mm, ♀ 2,5-4,3 mm lang; Larvenentwicklung in Fischen; Infektion des Menschen durch Verzehr von rohen Fischen u. Autoinfektion.

Capillariasis philippinensis (↑; -iasis*) **f:** Dünndarminfektion durch Capillaria* philippinensis; **Sympt.:** akuter Durchfall, Malabsorptionssyndrom; bei schwerem Befall häufig letaler Ausgang; **Ther.:** symptomatisch, Thiabendazol; vgl. Nematodeninfektion.

capillaris (kapillar*)**:** haarförmig, haarfein.

Capillaritis alba (↑; -itis*; lat. albus weiß) **f:** syn. Atrophie blanche; oberflächl. Arteriolitis bzw. Kapillaritis; z. T. kleine rundl.-ovale, z. T. bis handtellergroße, bizarr gestaltete, oft netzförmige, leicht eingesunkene weiße atrophische Herde mit Teleangiektasien bzw. bis zu stecknadelkopfgroßen, randständigen Kapillaren; **Lok.:** meist Knöchelregion, Fußrücken; **Urs.:** bes. Manifestation im Stadium II der chronisch-venösen Insuffizienz*.

Capillitium (lat.) **n:** behaarte Kopfhaut.

Capillus (lat. Haupthaar, Barthaar) **m:** Kopfhaar; vgl. Haare.

Capistrum (lat. Halfter) **n:** Halfterbinde, Kopfbindenverband; als C. duplex aus senkrechten Wangentouren u. waagerechten Hals- u. Stirntouren. Beim C. simplex bleiben Ohr u. Wange der einen Seite frei; vgl. Verbände.

capitatus (lat. caput, capitis Kopf)**:** mit Kopf versehen.

Capitulum (Dim. ↑) **n:** Köpfchen; z. B. die Gelenkköpfchen vieler Knochen.

Caplan-Syn|drom (Anthony C., Arzt, Cardiff, 1907-1976) **n:** s. Silikoarthritis.

Capreo|mycin (INN) **n:** Polypeptid-Antibiotikum, ursprünglich aus Kulturen von Streptomyces capreolus gewonnen; **Verw.:** Antituberkulotikum der Reserve als Alternative zu Streptomycin (s. Antituberkulotika); relativ rasche Resistenzentwicklung; **NW:** Nephro- u. Ototoxizität; **Kontraind.:** Niereninsuffizienz, bereits bestehende Innenohrschädigung.

Capryl|säure: flüchtige, gesättigte Fettsäure, $CH_3(CH_2)_6$—COOH, enthalten in Riechstoffen; wird von d. apokrinen Schweißdrüsen abgesondert.

Caps.: (Rez.) Abk. f. Capsula*.

Capsid (lat. capsa Kapsel; -id*) **n:** s. Kapsid.

Capsula (Dim. ↑) **f:** Kapsel; häufig bindegewebige Umhüllung v. Organen od. Organteilen; Gelenkkapsel. **C. adiposa renis** (↑) **f:** Fettkapsel der Niere. **C. articularis** (↑) **f:** Gelenkkapsel. **C. externa** (↑) **f:** Markschicht zw. Putamen u. Claustrum des Gehirns. **C. fibrosa glandulae thyroideae** (↑) **f:** bindegewebige innere Hülle der Schilddrüse. **C. fibrosa peri|vascularis** (↑) **f:** bindegewebige Kapsel der Leber; setzt sich mit d. Blutgefäßen zw. den Leberläppchen fort. **C. fibrosa renis** (↑) **f:** bindegewebige Kapsel der Niere. **C. glomeruli** (↑) **f:** s. Bowman-Kapsel.

Capsula interna (↑) **f:** innere Kapsel; Markschicht mit somatotopisch gegliederten auf- u. absteigenden Projektionsfasern zw. Linsenkern u. Thalamus sowie Nucleus caudatus, Crus ant., Genu, Crus post. (s. Abb.). Vgl. Hemianästhesie.

Capsula lentis (↑) **f:** Linsenkapsel.

Capto|pril (INN) **n:** 1-[(2S)-3-Mercapto-2-methylpropionyl]-L-prolin (IUPAC); Hemmstoff des Angiotensin converting enzyme; s. ACE-Hemmer.

Caput (lat.) **n:** Kopf; v. a. Gelenk- od. Muskelkopf; aber auch b. Organen. **C. galeatum** (↑) **n:** sog. Glückshaube; Eihautteile, die den kindl. Kopf b. der Geburt wie e. Haube bedecken. **C. medusae** (↑) **n:** sog. Medusenhaupt; paraumbilikale Venenerweiterung in d. Bauchdecke mit deutl. Venenzeichnung b. Behinderung des Blutabflusses innerh. der Bauchhöhle; **Urs.:** Ausbildung eines Umgehungskreislaufs von der Pfortader zur V. cava inferior bei Pfortaderstauung; s. Hypertension, portale. **C. membranaceum** (↑) **n:** sog. Kautschukschädel; unvollständige Verknöcherung der Schädelknochen m. Kraniotabes u. weit offenen Fontanellen b. Osteogenesis* imperfecta u. Frühgeburten m. fetaler-postnataler Hypokalzämie. **C. ob|stipum** (↑) **n:** Schiefhals; s. Torticollis. **C. quadratum** (↑) **n:** Frons quadrata; Vorspringen v. Stirn u. Scheitelhöcker m. Hinterhauptabflachung; z. B. bei Rachitis*. **C. suc|cedaneum** (↑) **n:** Kopfgeschwulst; s. Geburtsgeschwulst.

Carate f: syn. Pinta*.

Cara|zolol (INN) **n:** 1-(4-Carbazolyloxy)-3-isopropylamino-2-propanol (IUPAC); Betarezeptorenblocker* mit dem Propranolol ähnl. Eigenschaften; **Verw.:** Antihypertensivum.

Carb-: s. a. Karb-.

Carb|achol (INN) **n:** O-Carbamoylcholinchlorid (IUPAC); dem Acetylcholin analoges Para-

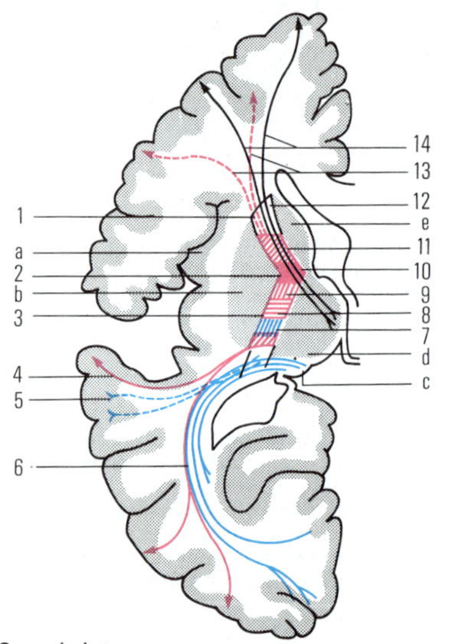

Capsula interna:
Horizontalschnitt durch das Gehirn auf Höhe der Kerne mit schematisch eingezeichneten Bahnen; 1: Crus anterius capsulae int.; 2: Genu capsulae int.; 3: Crus posterius capsulae int.; 4: Radiatio acustica; 5: Tractus temporopontinus; 6: Radiatio optica, Tractus occipitopontinus; 7: oberer Thalamusstiel; 8: Tractus corticospinalis (Bein); 9: Tractus corticospinalis (Arm); 10: Tractus corticonuclearis; 11: Tractus frontopontinus (Querschnitt); 12: vorderer Thalamusstiel (Querschnitt); 13: Tractus frontopontinus; 14: vorderer Thalamusstiel; a: Insula; b: Nucleus lentiformis; c: Corpus geniculatum; d: Thalamus; e: Nucleus caudatus [532]

sympathomimetikum mit muscarin- u. nicotinartigen Eigenschaften u. vasodilatierender bzw. negativ chronotroper u. negativ inotroper (in höheren Dosen auch negativ dromotroper) Wirkung; steigert Tonus, Kontraktionen, Peristaltik u. Sekretion im Magen-Darm-Trakt u. hat miotische Eigenschaften (senkt dadurch den Augeninnendruck); **Verw.:** als Miotikum bei chron. Weitwinkelglaukom (s. Glaukom), bei Harnverhaltung; **NW:** Kopfschmerz, Ziliarkörperspasmen mit Minderung der Sehschärfe, bei Langzeitanwendung u. U. Ablatio retinae, Netzhauteinrisse, Linsentrübung.

Carbachol-Test m: s. Provokationstest, inhalativer.

Carbamate n pl: Ester der Carbaminsäure, die als Insektizide verwandt werden; wirken wie die Alkylphosphate durch Hemmung d. Cholinesterase giftig. Da sie im menschl. Organismus schneller abgebaut werden als die Alkylphosphate, ist ihre Wirkung kürzer.

Carb|amazepin (INN) n: 5H-Dibenzo[b,f]azepin-5-carboxamid (IUPAC); Iminostilbenderivat, das chem. Gemeinsamkeiten mit den tricyclischen Antidepressiva u. pharmak. mit Phenytoin aufweist; hemmt die synapt. Übertragung, reduziert die Fortleitung konvulsiver Entladungen u. hemmt die synapt. Reizübertragung im spinalen Trigeminuskern; **Verw.:** bei Epilepsie* (Antiepileptikum), bei Trigeminusneuralgie*, genuiner Glossopharyngeusneuralgie, schmerzhafter diabet. Neuropathie, nichtepileptischen Anfällen, bei Multipler Sklerose, zur Anfallsprophylaxe beim Entzugssyndrom; **NW:** häufig Somnolenz, Sedierung, Schläfrigkeit, Ataxie u. a., gelegentl. Kopfschmerz, Verwirrtheit, Unruhe, vereinzelt depressive Verstimmungen, aggressives Verhalten, Halluzinationen, selten Tics u. Nystagmus, allerg. Hautreaktionen, Blutbildveränderungen; **Kontraind.:** u. a. Knochenmarkschädigung, AV-Block, akute intermittierende Porphyrie, gleichzeitige Gabe von MAO-Hemmern. Vgl. Antiepileptika.

Carb|amid n: s. Harnstoff.

Carb|amyl|phosphat n: (engl.) carbamyl phosphate; Zwischenprodukt bei der Ammoniakentgiftung; entsteht in d. Leber u. Niere aus NH_3 u. CO_2 unter Verbrauch von 2 ATP in einer von der Carbamylphosphatsynthetase katalysierten enzymat. Reaktion; als Cofaktor ist N-Acetylglutaminsäure als allosterischer Aktivator von Bicarbonat notwendig. Vgl. Eiweißstoffwechsel, Harnstoffzyklus.

Carb|amyl|phosphat|syn|thetase f: s. Carbamylphosphat.

Carb|amyl|phosphat|synthetase-Mangel: (engl.) carbamyl phosphate synthetase deficiency; seltene, autosomal-rezessiv erbl. Stoffwechselstörung mit schwerer Hyperammonämie*, erhöhter Konz. von Glutamin u. Alanin im Serum sowie niedriger Harnstoff- u. Orotsäurekonzentration im Urin; **Ther.:** Senkung des Ammoniakspiegels, Eiweißreduktion, Substitution von Arginin u. Natriumbenzoat.

Carb|apeneme n pl: Gruppe von Betalaktam*-Antibiotika mit sehr breitem Wirkungsspektrum, z. B. Imipenem*.

Carb|azo|chrom (INN) n: 5,6-Dihydro-3-hydroxy-1-methyl-5,6-indolindion-5-semicarbazon (IUPAC); Oxidationsprodukt des Adrenalins; Verw.: Hämostyptikum.

Carbi|dopa (INN) n: (-)-L-α-Hydrazino-3,4-dihydroxy-α-methyl-hydrozimtsäure (IUPAC); DOPA-Decarboxylasehemmstoff, der die Umwandlung von DOPA in Dopamin in der Peripherie verhindert, so daß eine höhere Konzentration von DOPA im Blut erreicht wird; Verw.: Antiparkinsonmittel.

Carb|imazol (INN) n: Ethyl-3-methyl-2-thioxo-4-imidazolin-1-carboxylat (IUPAC); Thioamid-Thyreostatikum, hemmt die thyroidale Peroxidase u. dadurch die Oxidation von Iodid u. den Einbau von Iod in die Tyrosinreste des Thyreoglobulins; **Verw.:** bei Hyperthyreose, vor Thyreoidektomie; **NW:** u. a. Haarausfall, Pruritus, Exantheme, Agranulozytose, Schwindel; **Kontraind.:** Überempfindlichkeitsreaktionen, Leberschäden u. a.

Carb|inox|amin (INN) n: N,N-Dimethyl-{2-[α-(2-pyridyl)-4-chlorbenzyloxy]-ethyl}-amin (IUPAC); Histamin-H_1-Rezeptorenblocker; Verw.: s. Antihistaminika.

Carbo (lat.) m: Kohle.

Carbo|an|hydrase f: Abk. CA; Zn-haltiges Enzym (MG 31 000), das sich in Erythrozyten, in der Magenschleimhaut (Bildung der Salzsäure*) u. in den Epithelien der Nierenkanälchen befindet. In der Tubuluszelle beschleunigt sie die Hydratation von CO_2 zu H_2CO_3, das rasch in H^+ und HCO_3^- zerfällt.

$$H_2O + CO_2 \overset{CA}{\rightleftarrows} H_2CO_3 \rightleftarrows H^+ + HCO_3^-$$

Das freie Proton wird in den Tubulusharn sezerniert im Austausch gegen Natriumionen; dort Rekombination mit Bicarbonationen u. Bildung von undissoziierter Kohlensäure, die sofort in CO_2 u. H_2O zerfällt; Rückdiffusion von CO_2 in das Tubuluslumen u. erneute Hydratisierung durch C. Die Carboanhydraseaktivität in den Tubuluszellen ist der limitierende Schritt für die Bicarbonatrückresorption. Bei Hemmung der C. kommt es zu Bicarbonatdiurese, Natriurese u. hyperchlorämischer Azidose.

Carbo|an|hydrase|hemmer: (engl.) carbonic anhydrase inhibitors; syn. Carboanhydraseinhibitoren; aromat. Sulfonamide (z. B. Acetazolamid*), die den Austausch von H- u. Na-Ionen hemmen u. die Ammoniumausscheidung vermindern. Inf. der Mehrausscheidung von Na-, K-, Bicarbonationen u. Wasser kommt es zu einem diuret. Effekt, der nur für kurze Zeit anhält, da es durch den Basenverlust zu einer Azidose im Organismus kommt, wodurch die diuretische Wirkung der C. nach 2-3 Tagen aufhört; als Diuretika keine therap. Bedeutung mehr.

Carbo|cistein (INN) n: S-Carboxymethyl-L-cystein (IUPAC); mukoregulatorisch wirkende Substanz; **Verw.:** Mukolytikum bei akuten u. chron. bronchopulmonalen Erkr.; **NW:** gastrointestinale Störungen, allerg. Reaktionen; **Kontraind.:** Schwangerschaft, Stillzeit, Magen-Darm-Ulzera, Säuglingsalter.

Carbo|cromen (INN) n: 7-(Ethoxycarbonylmethoxy)-3-(2-diethylamino-ethyl)-4-methylcumarin (IUPAC); Vasodilatator; Verw.: bei Angina pectoris.

Carbo|gen (lat. carbo Kohle; -gen*) n: Bez. f. nicht mehr gebräuchl. Mischung von 95 Vol.% O_2 u. 5 Vol.% CO_2 zur künstl. Beatmung; der Zusatz von CO_2 sollte bei Hyperventilation eine Hypokapnie* verhindern.

Carbol n: s. Phenol.

C

Carbo medicinalis (lat. carbo Kohle) m: med. Kohle, Aktivkohle*.
Carbonate n pl: (engl.) carbonates; Salze der Kohlensäure (H_2CO_3); **1.** saure C.: z. B. Natriumbicarbonat ($NaHCO_3$); **2.** neutrale C.: z. B. Natriumcarbonat (Na_2CO_3).
Carboneum n: Kohlenstoff*.
Carbon|säuren: (engl.) carboxylic acids; org. Verbindungen mit Carboxylgruppe(n), die in wäßriger Lösung dissoziieren:

$$R-COOH \rightleftharpoons R-COO^- + H^+$$

C. entstehen durch Oxidation primärer Alkohole*, wobei Aldehyde* als Zwischenprodukt entstehen. Je nach Zahl der Carboxylgruppen unterscheidet man Mono-, Di- u. Tricarbonsäuren usw. Vgl. Fettsäuren.
Carb|oxylase|defekt, multipler m: (engl.) multiple carboxylase deficiency; syn. Holocarboxylasesynthetasedefekt; autosomal-rezessiv erbl. Stoffwechselanomalie mit Erhöhung von Laktat, Pyruvat u. Propionat im Serum inf. gestörter Funktion des Carboxylasensystems; **Sympt.:** episodisch auftretendes, schuppiges Exanthem, metabol. Azidose, Leukopenie u. Thrombozytopenie, u. U. Ataxie u. Krampfanfälle; **Ther.:** Gabe von Biotin. Vgl. Biotinidasedefekt.
Carb|oxylasen f pl: Enzyme*, die d. Einführung von CO_2 in org. Verbindungen katalysieren (**Carboxylierung**); wichtig ist das sog. malic enzym, das Brenztraubensäure über Äpfelsäure in Oxalessigsäure überführt (sog. Wood-Werkmann-Reaktion). Die Pyruvatcarboxylase führt dagegen das Pyruvat direkt in das Oxalacetat über. Die Wirkungsgruppe dieses Enzyms ist Biotin* (Biotin + HCO_3^- → Carboxybiotin); vgl. Decarboxylasen.
Carb|oxyl|gruppe: s. Carbonsäuren.
Carb|oxy|peptidasen f pl: Enzyme*, die von kl. Peptiden u. Proteinen die C-terminale Aminosäure mit der freien Carboxylgruppe abspalten (sog. Exopeptidasen); Pankreas produziert zwei C. versch. Spezifität (A u. B), die als inaktive Vorstufen (Procarboxypeptidasen) in das Duodenum sezerniert u. dort in die aktive Form umgewandelt werden. C. finden sich auch in Niere, Milz u. anderen Organen. Vgl. Chymotrypsin, Trypsin.
Car|bromal (INN) n: (2-Ethyl-2-brom-butyryl)-harnstoff (IUPAC); Bromharnstoffderivat; Verw.: Hypnotikum (hohes Abhängigkeitspotential); vgl. Bromismus.
Carbunculus (lat. kleine Kohle, Geschwür) m: s. Karbunkel.
Car|buterol (INN) n: {5-[-tert-Butylamino)-1-hydroxyethyl]-2-hydroxyphenyl}-harnstoff (IUPAC); direkt wirkendes Beta-2-Sympathomimetikum, das eine Erschlaffung der glatten Muskulatur der Bronchien, der Blutgefäße u. des Uterus bewirkt; **Verw.:** als Bronchospasmolytikum u. zur Anfallsprophylaxe bei Asthma bronchiale u. chron. obstruktiver Bronchitis; **NW:** selten Übelkeit, Erbrechen, verstärktes Schwitzen, Blutdruckanstieg, Tachykardien u. a.; **Kontraind.:** u. a. schwere Hyperthyreose, tachykarde Herzrhythmusstörungen, Phäochromozytom, frischer Herzinfarkt, WPW-Syndrom.
Carc-: s. a. Karz-, Karzino-.
Carcinoid cardiac syndrome (engl. Karz-*; -id*; Kard-*) n: syn. Karzinoidsyndrom*.
Carcinoma (↑; -om*) n: Krebs; s. Karzinom.
Carcinoma em|bryonale (↑; ↑) n: s. Teratokarzinom.
Carcinoma in situ (↑; ↑; lat. in natürlicher Lage, Stellung) n: präinvasives Karzinom (der Gruppe 0), sog. Oberflächenkarzinom; Karzinom*, das die Basalmembran* noch nicht durchbrochen hat (intraepitheliale Neubildung m. hochgradigen zellulären u. epithelialen Atypien, histol. weder in Aufbau noch Struktur v. einem karzinomatös entarteten Epithel zu unterscheiden). Im Einzelfall ist nicht vorauszusagen, wann ein C. i. s. in e. invasives Karzinom übergeht (oft lange Latenz). Das C. i. s. gilt als obligates Anfangsstadium eines Karzinoms u. ist vom Mikro- bzw. sog. Frühkarzinom (Basalmembran bereits durchbrochen) histologisch abzugrenzen. Vgl. Dysplasie, epitheliale; Präkanzerose.

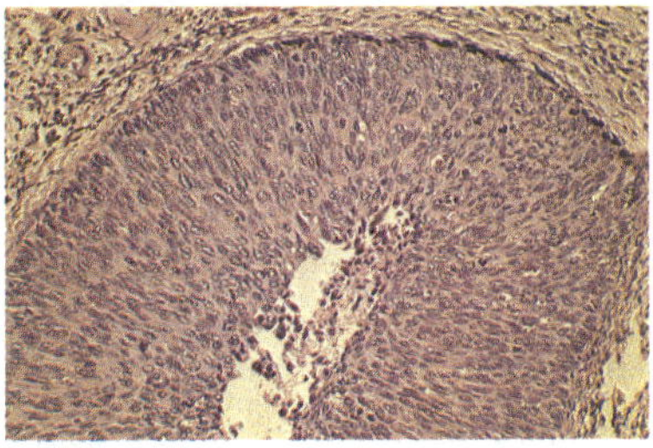
Carcinoma in situ: Befund der Portio, innerhalb einer Zervixdrüse [65]

Cardia (gr. καρδία Herz) f: **1.** Herz; **2.** Magenmund; s. Kardia.
Cardiac index (engl. ↑) m: Abk. CI; Herzindex*.
Cardiac output (engl. ↑; Ausstoß, Ausgabemenge) m: Bez. f. Herzminutenvolumen*.
cardiacus (↑): zum Herzen od. Magenmund gehörend, Herz-.
cardialis (↑): zum Herzen gehörend, d. Herz betreffend.
Cardio-: s. a. Kardia-, Kardio-.
Cardiogreen (engl. Kard-*; grün) n: syn. Indocyanin, Foxgreen; v. a. zur Best. des Herzminutenvolumens mittels Farbstoffverdünnungsmethode* verw. grüner Farbstoff.
Cardio|virus (↑; Virus*) n: Genus säurelabiler RNA-Viren der Picornaviridae*; Name leitet sich ab vom Prototypvirus dieses Genus, dem Err. der Enzephalomyokarditis der Maus (EMC-Virus).
Carey-Coombs-Geräusch (Carey F. Co., engl. Arzt, 1879-1932): s. Coombs-Geräusch.
Caries (lat.) f: Fäulnis; s. Zahnkaries. **C. dentium** (↑) f: s. Zahnkaries. **C. sicca** (↑) f: trockener Schwund; Form der Gelenktuberkulose, häufig am Schulter- u. Hüftgelenk; s. Knochentuberkulose.
Carina (lat.) f: Kiel.
Carina tracheae (↑) f: an d. Gabelung der Luftröhre nach innen vorspringende Leiste.
Carina urethralis vaginae (↑) f: durch d. Harnröhre bedingte Erhebung am unteren Ende der Columna rugarum ant. der vorderen Scheidenwand.
Car|iso|prodol (INN) n: N-Isopropyl-2-methyl-2-n-propyl-1,3-propandiol-dicarbamat (IU-

PAC); zentrales Muskelrelaxans mit zusätzl. sedierender Eigenschaft (Abhängigkeitspotential); vgl. Muskelrelaxanzien, zentrale.

Carlens-Tubus (Eric C., zeitgen. Otol., Stockholm; Tubus*) m: s. Doppellumentubus.

Carleton-Flecken (Bukk G. C., amerikan. Arzt, 1856-1914): (engl.) Carleton's spots; auf Röntgenaufnahmen als Flecke sichtbare, herdförmige Osteoperiostitis i. R. einer Gonorrhoe* als Zeichen einer septischen Absiedelung.

Carminativa (lat. carminare reinigen) n pl: Karminativa*.

Car|mustin (INN) n: 1,3-Bis-(2-chlor-ethyl)-1-nitroso-harnstoff (IUPAC); Zytostatikum (Alkylans); beschränkte Anw. wegen erhebl. Nebenwirkungen.

Carn-: Wortteil mit der Bedeutung Fleisch; von lat. caro, carnis.

carneus (↑): fleischig.

Carnitin n: vitaminähnlicher Wirkstoff (Vitamin T) aus der Gruppe der Betaine; wird im tier. u. menschl. Organismus synthetisiert u. dient als Carrier für Acylgruppen durch die Mitochondrienmembran; hohe Konz. im Nebenhoden; Bestimmung i. R. einer Sperma*-Untersuchung zur Diagn. von Samenwegverschlüssen. Vgl. Fettstoffwechsel.

Carnitin|mangel|krankheiten: (engl.) carnitin deficiency diseases; autosomal-rezessiv erbl. Stoffwechselstörungen unklarer Ätiol.; **Formen: 1.** myopathische Form: (schubförmig) progrediente Myopathie* mit Lipidspeicherung in den Typ-I-Muskelfasern; Beginn meist im Kindesalter mit proximaler, durch Belastung sich verstärkender Muskelschwäche; **2.** system. Form: Muskelschwäche mit zusätzl. Leberfunktionsstörung u. Enzephalopathie; **Ther.:** L-Carnitin in hohen Dosen.

Carni|vora (Carn-*; lat. vorare verschlingen): Karnivoren*.

Caroli-Syn|drom (Jaques C., Gastrol., Paris, geb. 1908) n: (engl.) Caroli's disease; seltene, wahrscheinlich autosomal-rezessiv erbl. Erkr. mit Ektasie der intrahepatischen Gallenwege inf. kongenitaler Dysplasie der Gallengangwand, evtl. in Komb. mit Nieren- u. Pankreaszysten; **Sympt.:** Ikterus, rezidiv. Cholangitis; **Diagn.:** Ultraschalldiagnostik, Computertomographie; **Kompl.:** Cholelithiasis, sekundäre biliäre Zirrhose. Vgl. Fibrose, kongenitale hepatische.

Caro luxurians (lat.) f: wucherndes Fleisch, wildes Fleisch, Granulationsgewebe*.

Carotine n pl: (engl.) carotenes; Pflanzenfarbstoffe, ungesättigte Kohlenwasserstoffe aus der Gruppe der Carotinoide*; am wichtigsten Alpha-, Beta- (Provitamin A) u. Gammacarotin.

Carotinoide n pl: (engl.) carotenoids; Isoprenderivate, die 8-9 konjugierte Doppelbindungen enthalten u. daher intensiv rot od. gelb gefärbt sind; kommen in vielen Pflanzen u. Tieren als Farbstoffe vor. Man unterteilt die C. in die sauerstofffreien Carotine (z. B. Lycopin in Tomaten, Alpha- u. Betacarotin in Karotten) u. die gelben sauerstoffhaltigen Xanthophylle. Die C. werden nur von Pflanzen synthetisiert, sie sind zum größten Teil in den Blättern enthalten (ca. ein Drittel Carotine, zwei Drittel Xanthophylle), wo sie die Zellen vor schädigendem Lichteinfluß schützen. Einige C. werden als Lebensmittelfarbstoffe verwendet. Vgl. Vitamin A.

Carotis (gr. καρωτίς Hauptschlagader) f: eigentl. Arteria carotis (communis, interna, externa); s. a. Karotis.

Carotis-interna-Syn|drom (↑; internus*) n: Symptomenkomplex bei Arteria*-carotis-interna-Stenose.

Carotis-Sinus-cavernosus-An|eurysma (↑; Sinus*; Caverna*; Aneurysma*) n: (engl.) carotid-cavernous aneurysm; traumat. entstandenes Aneurysma* zw. A. carotis int. u. Sinus cavernosus; führt zum Kavernosussyndrom*.

Carotis-Sinus-cavernosus-Fistel (↑; ↑; ↑; Fistel*) f: arteriovenöse Fistel zw. A. carotis interna u. Sinus cavernosus; **Urs.:** meist traumatisch, evtl. nach Schädelbasisfrakturen*, selten spontan; **Sympt.:** Augenmuskellähmung*, pulsierender Exophthalmus*, Chemosis*, Sehstörungen; **Diagn.:** CCT, Angiographie; **Ther.:** therap. Embolisation* od. neurochir. Ligatur der Fistel.

Carotis-sinus-Syn|drom (↑; ↑) n: s. Karotissinus-Syndrom.

Carpenter-Ef|fekt (William C., Physiol., London, 1813-1885) m: syn. ideomotorisches Gesetz; (psychol.) unwillkürliche, ansatzweise od. teilweise Ausführung einer Bewegung inf. von Wahrnehmung od. Vorstellung dieser Bewegung; vgl. Psychomotorik.

Carpenter-Syn|drom (George C., Päd., London, 1859-1910) n: zu den Akrozephalopolysyndaktylie*-Syndromen gehörender autosomal-rezessiv erbl. Fehlbildungskomplex m. schwerster asymmetrischer Schädeldeformität inf. prämaturer Schädelnahtsynostose, charakterist. Facies u. Syndaktylie der Hände sowie Polydaktylie der Füße; Adipositas, Kryptorchismus u. Hypogenitalismus b. Knaben (gestörte Fertilität), geistige Behinderung; weitere multiple Organfehlbildungen.

Carpus (Karp-*) m: Handwurzel; Karpal-.

Carpus curvus (↑) m: s. Madelung-Deformität.

Carrier (engl.) m: Träger, Trägersubstanz; **1.** (physiol.-biochem.) Modell zur Erklärung des aktiven Transports*; der C. verbindet sich unter Verbrauch von ATP mit dem zu transportierenden Ion od. Molekül u. setzt es in einer exergonischen Reaktion wieder frei; **2.** (hyg.) Infektionsüberträger; **3.** (immun.) hochmolekulare Substanz (häufig ein Protein), die sich mit einem Hapten* verbindet u. es dadurch zu einem Vollantigen werden läßt.

Carrión-Krankheit (Daniel A. C., cand. med., Lima, 1850-1885): s. Bartonellose.

Car|teolol (INN) n: 5-(3-tert-Butylamino-2-hydroxypropoxy)-3,4-dihydro-2(1H)-chinolinon (IUPAC); Betarezeptorenblocker* mit dem Propranolol ähnl. Eigenschaften; Verw.: Antihypertensivum.

Carter-Robbins-Test m: Verf. zur DD von psychogener Polydipsie u. Diabetes* insipidus durch Infusion hypertonischer NaCl-Lösung u. anschl. Gabe von ADH*.

cartilagineus (Cartilago*): knorpelig.

Cartilago (lat.) f (pl Cartilagines): Knorpel. **C. articularis** (↑) f: Gelenkknorpel. **C. arytaenoidea** (↑) f: Gießbecken- od. Stellknorpel des Kehlkopfs (paarig); gelenkig m. der Ringknorpelplatte verbunden; regulieren bei Drehung die Stellung u. Spannung der Stimmbänder. **C. auriculae** (↑) f: Ohrknorpel. **C. corniculata** (↑) f: Santorini-Knorpel des Kehlkopfs, elast. Knorpel auf d. Stellknorpelspitze (paarig); bilden d. Tubercula in d. Plicae aryepiglotticae. **C. costalis** (↑) f: Rippenknorpel. **C. cricoidea** (↑) f: Ringknorpel des Kehlkopfs. **C. cunei|formis** (↑) f: Wrisberg-Knorpel des Kehlkopfs (paarig); bilden

C

C

d. Tubercula cuneiformia in d. Plica aryepiglottica. **C. epi|glottica** (†) f: elast. Kehldeckelknorpel. **C. epi|physialis** (†) f: Epiphysenfugenknorpel. **Cartilagines laryngis** (†) f pl: Kehlkopfknorpel. **C. meatus acustici** (†) f: Gehörgangknorpel. **Cartilagines nasi** (†) f pl: Nasenknorpel. **C. thyroidea** (†) f: Schildknorpel des Kehlkopfs. **Cartilagines tracheales** (†) f pl: Knorpelspangen der Luftröhre. **C. triticea** (†) f: Weizenknorpel; elast. Knorpelstückchen im Lig. thyrohyoideum, paarig. **C. tubae auditivae** (†) f: der im Querschnitt hakenförmige, z. T. elastische, z. T. hyaline Knorpel der Ohrtrompete.

Cartwright-Blut|gruppen: (engl.) Cartwright's blood groups; Symbol Yt; seit 1956 bekanntes Blutgruppensystem. Die Vererbung der Allele Yt^a (Häufigkeit bei Weißen u. bei Schwarzen in den USA fast 100%) u. Yt^b erfolgt autosomal-kodominant (drei Phänotypen). Vgl. Blutgruppen.

Caruncula (lat. kleines Stück Fleisch) f (pl Carunculae): sog. Fleischwärzchen; Knötchen aus lockerem Bindegewebe m. gewundenem u. erweitertem Gefäß. **Carunculae hymenales myrtiformes** (†) f pl: myrtenblattförmige Reste des zerstörten Hymens; i. a. nach Geburten. **C. lacrimalis** (†) f: Tränenkarunkel; Schleimhauthöcker im medialen Augenwinkel. **C. sub|lingualis** (†) f: Schleimhauthöcker neben dem Frenulum linguae, auf dem die Ausführungsgänge der Glandula sublingualis u. der Glandula submandibularis münden.

Casal-Hals|band (Gaspar C., Arzt, Madrid, 1679-1759): s. Pellagra.

Casein (lat. caseus Käse) n: auch Kasein; Phosphorproteingemisch; Hauptproteinbestandteil der Milch (25 g/l) mit mehreren elektrophoret. trennbaren Komponenten (α-, β-, γ-, χ-Casein). Vgl. Labferment.

CAS-Nummer: (engl.) CAS-number; kurz CAS-Nr.; von (engl.) **C**hemical **A**bstracts **S**ervice; System v. international verbindl. numerischen Kennzeichnungen für chem. Reinstoffe.

Casoni-Intra|kutan|test (Tomaso C., italien. Arzt, 1880-1933; Intra-*; Cut-*) m: (engl.) Casoni's intradermal test; Test zum Nachw. einer Echinokokkose*.

Caspar-Regel: (forens.) Richtwerte für den Eintritt der Leichenfäulnis: an der Luft nach einer Woche, im Wasser nach zwei, im Erdgrab nach acht Wochen; vgl. Leichenerscheinungen.

Casper-Katheter (Leopold C., Urol., Berlin, New York, 1859-1949; Katheter*) m: Dauerkatheter, Einführung mit Hilfe eines Spanners.

Cassia angustifolia n: s. Folia Sennae.

Cassidy-Scholte-Syn|drom n: syn. Karzinoidsyndrom*.

Cassirer-Syn|drom (Richard C., Neurol., Berlin, 1868-1925) n: syn. Acroasphyxia chronica hypertrophica; Akrozyanose* mit vasomotorisch-trophischer Störung der Haut u. Sensibilitätsstörungen inf. Dysregulation des vegetativen Nervensystems.

Castañeda-Färbung (M. Ruiz C., Virol., Mexiko): (engl.) Castañeda's staining; Spezialfärbung z. Darstellung v. Rickettsien u. Chlamydien; Erreger blau, Zellkerne u. -plasma rot.

Castellani-Agglutinin|absättigung (Sir Aldo C., Bakteriol., Tropenarzt, Rom, geb. 1878; Agglutination*): (engl.) Castellani's test; Verf. zur **1.** Prüfung der Antigengemeinschaft eines fragl. Bakterienstamms mit bekannten Bakterienstämmen anhand spezif. Immunseren (Gruber-Reaktion); **2.** Prüfung eines Patientenserums auf d. Vorhandensein v. Mitagglutininen od. Heteroagglutininen anhand bekannter Bakterienstämme (Widal*-Reaktion); **3.** Herstellung spezif. Immunseren, sog. Faktorenseren*; vgl. Kauffmann-White-Schema.

Castellani-Lösung (†): (engl.) Castellani's paint; äthanol. Fuchsinlösung, Chlorokresol, Resorcin u. a. enthaltene Lösung zur Ther. ekzematöser u. mikrobieller Hauterkrankungen.

Castillo-Syn|drom (E. B. del C., zeitgen. Arzt, Argentinien) n: (engl.) testicular dysgenesis syndrome; **1.** Germinalzellaplasie, sog. Sertoli cell only syndrome; normogonadotroper Hypogonadismus* des Mannes mit Sterilität inf. von Azoospermie bei normalem männl. Habitus (XY); in der Hodenbiopsie Fehlen des Keimepithels mit mäßiger Sklerose der Tubuli seminiferi; Urs.: unklar; embryonale Entwicklungsstörung od. exogene Schädigung postnatal (z. B. durch ionisierende Strahlung, Zytostatika) werden angenommen. **2.** syn. Argonz-Ahumada-Castillo-Syndrom; s. Galaktorrhoe-Amenorrhoe-Syndrom.

Castle-Faktor (William B. C., Int., Boston, geb. 1897) m: syn. Intrinsic* factor.

Castleman-Tumor (Benjamin C., zeitgen. Pathol., USA; Tumor*) m: (engl.) Castleman's lymphoma; benignes hyalinisierendes Lymphom*, ausgehend von d. Plasmazellen; unklare Genese.

Cat: s. Kat.

Cataracta (Katarakt*) f: s. Katarakt. **C. brunescens** (†) f: auch Cataracta nigra, sog. schwarzer Star; v. a. beim Altersstar vorkommender bräunlich-schwärzlicher Kernstar. **C. myo|tonica** (†) f: Katarakt* bei myotonischer Dystrophie*. **C. senilis** (†) f: grauer Altersstar; häufigste Form einer Katarakt*, meist in Form eines Rinden- bzw. Kernstars.

Catarrhus aestivus (Katarrh*) m: s. Heufieber.

Catgut (engl. Katzendarm) n: s. Katgut.

Cathin n: Alkaloid des Kat*, chem. Norpseudoephedrin*.

C-Atom, alpha|ständiges n: (engl.) alpha-constant carbon atom; das der charakterist. Gruppe einer aliphatischen Verbindung benachbarte erste (β: zweite, γ: dritte usw.), charakterist. C-Atom; dadurch werden die Stellungen von durch H-Substitution eingeführten neuen Atomen od. Gruppen charakterisiert; z. B. CH_3—CH_2—CH_2—COOH (Buttersäure); $BrCH_2$—CH_2—$CHNH_2$—COOH (α-Amino-γ-brombuttersäure).

Cat scratch disease (engl.) n: syn. Katzenkratzkrankheit*.

Cauda (lat.) f: Schwanz.

Cauda equina (†) f: aus den unteren drei Lendenwurzeln u. allen Sakral- u. Kokzygealwurzeln gebildetes Nervenfaserbündel, das v. Ende des Rückenmarks etwa in Höhe des 2. Lendenwirbels nach distal sich verjüngend den untersten Teil des Wirbelkanals durchläuft.

Cauda|syn|drom (†) n: s. Kaudasyndrom.

caudatus (†): geschwänzt.

Causa (lat.) f: Ursache.

Cava-inferior-Syn|drom (Cavum*; inferior*) n: (engl.) inferior vena cava syndrome; Kurzbez. f. Vena*-cava-inferior-Syndrom.

Cava|katheter (†; Katheter*) m: s. Kavakatheter.

Cava-superior-Syn|drom (†; superior*): s. Vena-cava-superior-Syndrom.

cave (lat.): Vermeide! Hüte dich vor . . .! Vorsicht! Beachte!

Caverna (lat.) f: 1. (anat.) Hohlraum; 2. (klin.) Kaverne*, Hohlgeschwür.

cavernosus (↑): Hohlräume enthaltend; z. B. Corpora cavernosa, Schwellkörper v. Penis u. Klitoris.

Cavitas (lat. cavus hohl) f: Höhlung, Höhle; auch Cavum.

Cavitas glenoidalis (↑) f: Gelenkpfanne für d. Humeruskopf am Schulterblatt.

Cavum (lat.) n: Höhle, Hohlraum; auch Cavitas. **C. abdominis** (↑) n: Bauchhöhle. **C. articulare** (↑) n: Gelenkhöhle, -spalt. **C. dentis** (↑) n: Zahnhöhle. **C. Douglasi** (↑) n: Douglas*-Raum. **C. epi|durale** (↑) n: Epiduralraum; zw. innerem Blatt der Dura mater spinalis u. d. Periost des Wirbelkanals; enthält Bindegewebe, die Plexus venosi vertebrales interni u. Fett; vgl. epidural. **C. infra|glotticum** (↑) n: Raum unterh. der Stimmritze; geht über in d. Luftröhre. **C. laryngis** (↑) n: Innenraum des Kehlkopfs. **C. Meckeli** (↑; Johann F. Meckel, Anat., Berlin, 1724-1774) n: s. Cavum trigeminale. **C. medullare** (↑) n: Markhöhle des Knochens. **C. nasi** (↑) n: Nasenhöhle. **C. oris** (↑) n: Mundhöhle einschließl. Vestibulum oris. **C. oris proprium** (↑) n: eigentliche Mundhöhle; von d. Zähnen bis zur Schlundkopfenge. **C. pelvis** (↑) n: Beckenhöhle. **C. peri|cardii** (↑) n: Spaltraum zw. parietalem u. viszeralem Blatt des Herzbeutels. **C. peritonaei** (↑) n: Spalt zw. parietalem u. viszeralem Bauchfell. **C. pharyngis** (↑) n: Schlundhöhle. **C. pleurae** (↑) n: s. Pleurahöhle. **C. septi pellucidi** (↑) n: Spalt zw. den beiden Blättern des Septum* pellucidum; vgl. Septum-pellucidum-Zyste. **C. sub|arachnoideale** (↑) n: auch Cavitas subarachnoidea; Subarachnoidalraum; zw. Arachnoidea u. Pia* mater, enthält den Liquor cerebrospinalis. **C. thoracis** (↑) n: Brusthöhle. **C. tri|geminale** (↑) n: Meckel-Höhle; die das Ganglion trigeminale umschließende Duratasche an d. Vorderfläche der Felsenbeinpyramide. **C. tympani** (↑) n: s. Paukenhöhle. **C. uteri** (↑) n: Gebärmutterhöhle. **C. vergae** (↑) n: s. Septum-pellucidum-Zyste.

CBG: Abk. f. (engl.) corticosteroid binding globulin; syn. Transcortin*.

C-Bogen: bewegliches, für die Durchleuchtung* verwendetes Röntgengerät mit bogenförmiger, fester Verbindung zw. Röntgenröhre u. Röntgenbildverstärker*; Verw. v. a. bei Operationen, Plazierung von Kathetern od. kleineren diagn. Eingriffen.

CCD-Winkel: (engl.) femoral neck-shaft angle; Abk. f. Centrum-Collum-Diaphysen-Winkel; (röntg.) der von der Schenkelhalsachse (ausgehend vom Zentrum des Hüftkopfs) u. der Achse der Femurdiaphyse gebildete Winkel (sog. projizierter Schenkelhalsneigungswinkel), beträgt altersabhängig zw. 125° u. 150° (s. Tab.).

CCD-Winkel
Altersabhängigkeit des CCD-Winkels

Neugeborenes	140° – 150°
Kleinkind	135° – 140°
Schulkind	130° – 140°
Jugendlicher	130°
Erwachsener	125°

CCK-PZ: Abk. f. Cholecystokinin-Pancreozymin; s. Cholecystokinin.

CCT: Abk. f. craniale Computertomographie; s. Computertomographie.

Cd: chem. Symbol f. Cadmium*.

CDC: Abk. f. 1. Chenodesoxycholsäure; s. Gallensäuren; 2. (amerikan.) Centers for Disease Control (Zentren f. Gesundheitsüberwachung); Institution des US Public Health Service in Atlanta/Georgia, in d. Daten über Krkh. aus allen amerikan. Bundesstaaten zusammenlaufen u. untersucht werden. Die CDC geben wöchentl. den Morbidity Mortality Weekly Report heraus (Bericht z. aktuellen epidemiol. Situation in d. USA u. Empfehlungen zur spez. Diagnose, Therapie, Prophylaxe usw.).

CD4/CD8-Quotient m: (engl.) CD4/CD8 ratio; frühere Bez. T_4/T_8-Quotient; Verhältnis der Helferzellen* ($CD4^+$-T-Lymphozyten) zu den Suppressorzellen* ($CD8^+$-T-Lymphozyten), normal 2,13 ± 0,92; v. a. als immun. Verlaufsparameter bei HIV*-Erkrankung von (eingeschränkter) prognost. Bedeutung.

CDE-System n: s. Rhesus-Blutgruppen.

CDG-Syn|drom n: Kurzbez. nach (engl.) carbohydrate-deficient glycoprotein syndrome; kohlenhydratdefizientes Glykoproteinsyndrom; Multisystemerkrankung durch autosomal-rezessiv vererbte Störung in der Synthese von Glukoproteinen; **Klin.:** Entwicklungsverzögerung, muskulärer Hypotonie (Floppy* infant), schwere geistige Retardierung, Hepatopathie, Endokrinopathie, eingezogenen Mamillen; später Minderwuchs, Muskelatrophie, Skelettdeformierungen, bes. der Wirbelsäule, Hypogonadismus, z. T. Retinitis pigmentosa; **Diagn.:** Nachweis der veränderten Glykoproteine (Disialotransferrin, CDG-Alpha-1-Antitrypsin).

CD-Nomen|klatur (Nomenklatur*) f: internationales System für die Bez. von Differenzierungsantigenen (engl. cluster of differentiation bzw. cluster determinants) auf der Zelloberfläche von Leukozyten* u. Zellen, deren Zellmembran-

CD-Nomenklatur der Leukozyten-Antigene (Auswahl)

Antigen	zelluläre Verteilung	Bedeutung
CD 1a, b, c	kortikale Thymozyten, Langerhans-Zellen	assoziiert mit Beta-2-Mikroglobulin; dM für einige T-ALL und T-lymphoblastische Lymphome
CD 2	T-Zellen	Rezeptor für Schaferythrozyten (E-Rosetting) und für LFA-3 (≙ CD 58); dM für T-ALL (80%), T-NHL
CD 3	T-Zellen	assoziiert mit T-Zell-Rezeptor; dM für reifere periphere T-NHL und T-Leukämie

(Fortsetzung nächste Seite)

C

CD-Nomenklatur der Leukozyten-Antigene (Auswahl) (Fortsetzung)

Antigen	zelluläre Verteilung	Bedeutung
CD 4	Helfer-/Inducerzellen, Thymozyten	Rezeptor für HLA-Moleküle (Klasse II) und für HIV; dM für reifere periphere T-NHL, einige T-ALL, T-LBL, CTCL
CD 5	T-Zellen, B-Subpopulationen	dM für T-ALL, T-NHL, B-CLL
CD 7	Mehrzahl der T-Zellen, Thymozyten, NK-Zellen	Fcμ-Rezeptor; dM für T-ALL, 5–15% der AML
CD 8	Suppressor-/zytotoxische Zellen, späte Thymozyten	Rezeptor für HLA-Moleküle (Klasse I); dM für viele T-ALL u. T-LBL, selten für reife T-NHL und T-CLL
CD 10	Stammzellen (lymphoide Vorläuferzellen, Granulozyten, Nierenepithelzellen)	Common-ALL-Antigen (CALLA); dM für 90% der ALL der B-Zell-Reihe, B-NHL
CD 11a, b	Monozyten, Granulozyten, NK-Zellen	a: Alphakette des Adhäsionsmoleküls LFA-1, b: Alphakette des Mac-1-Moleküls, Rezeptor für C3bi; dM für viele A-MoL, einige AML
CD 13	myeloide Zellen, Monozyten	dM für ca 80% der AML, für ca. 10% der B-Zell-AML
CD 14	Monozyten/Makrophagen	dM für A-MOL u. einige AML
CD 15	reifere myeloische Zellen, Monozyten	dM für Hodgkin-Zellen
CD 16	Granulozyten, Makrophagen, NK-Zellen	Fc-Rezeptor für IgG
CD 18	viele Leukozyten (s. CD 11)	Betakette der LFA/Mac-1-Integrin-Familie
CD 19	B-Zellen	gehört zur Immunglobulin-Supergen-Familie (Adhäsionsmoleküle)
CD 20	B-Zellen	dM für einige ALL der B-Zell-Reihe, B-NHL
CD 21	B-Zellen, dendritische Zellen	Komplementrezeptor CR 2
CD 22	B-Zellen	gehört zur Immunglobulin-Supergen-Familie, wichtig für Besiedlung der B-Lymphozyten im lymphoiden Gewebe, dM: zytoplasmatisch ca. 90% der B-ALL
CD 23	Lymphozyten, Monozyten, Eosinophile, Thrombozyten	niedrig affiner IgE-Rezeptor, als lösl. CD 23 in großen Mengen im Serum bei B-CLL
CD 24	einige B-Zellen, Granulozyten	dM für ALL der B-Zell-Reihe
CD 25	aktivierte T- u. B-Zellen, aktivierte Makrophagen	Rezeptor für Interleukin-2
CD 33	myeloide Vorläuferzellen, Monozyten	dM für ca. 80% der AML, ca. 10% der ALL der B-Zell-Reihe
CD 34	hämatopoetische Stammzellen	
CD 36	Erythroblasten, Thrombozyten, Monozyten/Makrophagen	Rezeptor für Erythrozyten, die mit Plasmodium falciparum infiziert sind
CD 40	B-Zellen	Homologie zum NGF-Rezeptor; dM für Karzinomzellen
CD 41	Thrombozyten, Megakaryozyten	dM für akute megakaryozytäre Leukämien, fehlt bei Thrombasthenie
CD 45	Leukozyten	LCA (leukocyte common antigen), Tyrosinphosphatase
CDw 52	Leukozyten, Eosinophile	Einsatz von Antikörpern gegen CDw 52 zur Verhinderung einer Graft versus host reaction
CD 55	viele Zelltypen	DAF (decay accelerating factor); dM: fehlt auf PNH-Erythrozyten
CD 56	NK-Zellen, neuroektodermale Zellen	
CD 58	viele Zelltypen	Ligand für CD 2
CD 61	Thrombozyten, Megakaryozyten	Integrin-Beta-3-Kette; dM für akute megakaryozytäre Leukämie
CD 71	proliferierende Zellen (aktivierte Lymphozyten/Erythroblasten)	Transferrinrezeptor; dM für T-ALL, proliferierende Zellen

Abkürzungen: dM: diagnostischer Marker; AML: akute myeloische Leukämie; AMoL: akute myelomonozytäre Leukämie; B-ALL: akute lymphatische Leukämie der B-Zell-Reihe; CTCL: kutanes T-Zell-Lymphom; LBL: lymphoblastisches Lymphom; LFA: leukocyte function antigen; NHL: Non-Hodgkin-Lymphom; PNH: paroxysmale nächtliche Hämoglobinurie; CLL: chronische lymphatische Leukämie; HIV: human immunodeficiency virus

Antigene mit denen von Immunzellen identisch sind; die Differenzierung erfolgt durch monoklonale Antikörper*; vgl. Zellmarker.

CDP: Abk. f. Cytidindiphosphat; s. Cytidin.

Ce: chem. Symbol f. Cer*.

CEA: Abk. f. carcinoembryonales Antigen; zur Gruppe der onkofetalen Tumorantigene* gehörendes, normalerweise nur v. embryonalen Zellen synthetisiertes u. sezerniertes Glykoprotein; empfindlicher, jedoch nicht spezif. Tumormarker* insbes. bei kolorektalem Karzinom, Bronchial- u. Mammakarzinom zum Nachweis von Tumorprogredienz bzw. Metastasierung sowie zur Verlaufskontrolle nach Tumorresektion od. während zytostatischer Therapie. Zw. dem Serumspiegel von CEA u. der Tumormasse besteht eine statist. Korrelation, wobei der Konzentrationsanstieg im Serum auf einen individuellen, für jeden Pat. gesondert zu ermittelnden Basiswert zu beziehen ist. **Referenzbereich** beim Gesunden 1,5-5 ng/ml Serum; bei gesunden Rauchern u. Lebererkrankungen falschpositive Ergebnisse möglich.

Ceelen-Krankheit (Wilhelm C., Pathol., Bonn, 1884-1964): s. Lungenhämosiderose.

CEE-Virus (Virus*) n: Abk. f. (engl.) Central-European-Encephalitis-Virus; s. FSME.

Cefa|clor (INN) n: (6R,7R)-7-[(R)-2-Amino-2-phenylacetamido]-3-chlor-8-oxo-5-thia-1-azabicyclo[4.2.0]oct-2-en-2-carbonsäure (IUPAC); Cephalosporin der 1. Generation; s. Cephalosporine.

Cefa|droxil (INN) n: (6R,7R)-7-[(R)-2-Amino-2-(4-hydroxyphenyl)acetamido]-3-methyl-8-oxo-5-thia-1-azabicyclo[4.2.0]oct-2-en-2-carbonsaure (IUPAC); mit Cefalexin u. Cefradin vergleichbares Cephalosporin der 2. Generation; s. Cephalosporine.

Cefa|lexin (INN) n: D-7-(2-Amino-2-phenylacetamido)-3-methyl-8-oxo-5-thia-1-azabicyclo[4.2.0]oct-2-en-2-carbonsäure (IUPAC); dem Cefalotin vergleichbares Cephalosporin der 1. Generation; s. Cephalosporine.

Cefa|lotin (INN) n: (6R)-trans-3-(Acetoxymethyl)-8-oxo-7-[2-(2-thienyl)-acetamido]-5-thia-1-az-bicyclo[4.2.0]oct-2-en-2-carbonsäure (IUPAC); Cephalosporin der 1. Generation; s. Cephalosporine.

Cefa|mandol (INN) n: 7-D-Mandelamido-3-(1-methyl-1H-tetrazol-5-yl(-thiomethyl)-8-oxo-5-thia-1-azabicyclo[4.2.0]oct-2-en-2-carbonsäure (IUPAC); Cephalosporin der 2. Generation; s. Cephalosporine.

Cefa|zedon (INN) n: (6R,7R)-7[2-(3,5-Dichlor-4-oxo-1(4H)-pyridyl)acetamido]-3-{[(5-methyl-1,3,4-thiadiazol-2-yl)thio]methyl}-8-oxo-5-thia-1-azabicyclo[4.2.0]oct-2-en-2-carbonsäure (IUPAC); Cephalosporin der 2. Generation; s. Cephalosporine.

Cefa|zolin (INN) n: 3-{[(5-Methyl-1,3,4-thiadiazol-2-yl)thio]methyl}-8-oxo-7-[2-(1H-tetrazol-1-yl)acetamido]-5-thia-1-azabicyclo[4.2.0]-oct-2-en-2-carbonsäure (IUPAC); Cephalosporin der 1. Generation; s. Cephalosporine.

Cef|men|oxim (INN) n: (6R,7R)-7-{[(2-Amino-4-thiazolyl)(methoxyimino)acetyl]-amino}-3-{[(1-methyl-1H-tetrazol-5-yl)thio]methyl}-8-oxo-5-thia-1-azabicyclo[4.2.0.]oct-2-en-2-carbonsäure (IUPAC); Cephalosporin der 3. Generation mit guter Wirksamkeit gegenüber Anaerobiern; s. Cephalosporine.

Cefo|perazon (INN) n: (6R,7R)-7-[(R)-2-(4-Ethyl-2,3-dioxo-1-piperazincarboxamido)-2-(4-hydroxyphenyl)acetamido]-3-(1-methyl-5-tetrazolylthiomethyl)-8-oxo-5-thia-1-azabicyclo-[4.2.0]oct-2-en-2-carbonsäure (IUPAC); dem Cefotaxim vergleichbares Piperazin-Cephalosporin der 3. Generation; s. Cephalosporine.

Cefo|taxim (INN) n: (6R,7R)-3-(Acetoxymethyl)-7-[2-(2-amino-4-thiazolyl)-2-(methoxyimino)-acetamido]-8-oxo-5-thia-1-azabicyclo-[4.2.0]oct-2-en-2-carbonsäure (IUPAC); Cephalosporin der 3. Generation; s. Cephalosporine.

Cefo|tetan (INN) n: (6R,7S)-7-[4-Carbamoylcarboxymethylen)-1,3-dithietan-2-carboxamido]-7-methoxy-3-[(1-methyl-1H-5-tetrazolylthio)methyl]-8-oxo-5-thia-1-azabicyclo[4.2.0]oct-2-en-2-carbonsäure (IUPAC); Cephalosporin der 2. Generation mit bes. Wirksamkeit gegenüber gramneg. Erregern; s. Cephalosporine.

Cefo|tiam (INN) n: (6R,7R)-7-[2-(2-Amino-4-thiazolyl)acetamido]-3-[1-(2-dimethylaminoethyl)-5-tetrazolylthiomethyl]-8-oxo-5-thia-1-azabicyclo[4.2.0]oct-2-en-2-carbonsäure (IUPAC); Cephalosporin der 2. Generation mit guter Wirksamkeit gegenüber Haemophilus influenzae; s. Cephalosporine.

Cef|oxitin (INN) n: 3-(Carbamoyloxymethyl)-7α-methoxy-8-oxo-7β-[2-(2-thienyl)-acetamido]-5-thia-1-azabicyclo[4.2.0]oct-2-en-2-carbonsäure (IUPAC); dem Cefazolin vergleichbares Cephalosporin der 2. Generation; s. Cephalosporine.

Cef|radin (INN) n: 7-[D-2-Amino-2-(1,4-cyclohexadien-1-yl)-acetamido]-3-methyl-8-oxo-5-thia-1-aza-bicyclo[4.2.0]oct-2-en-2-carbonsäure (IUPAC); Cephalosporin der 1. Generation; s. Cephalosporine.

Cef|sulodin (INN) n: (6R,7R)-3-(4-Carbamoyl-1-pyridiniomethyl)-8-oxo-7-[(2R)-2-phenyl-2-sulfoacetamido]-5-thia-1-azabicyclo[4.2.0]oct-2-en-2-carboxylat (IUPAC); Schmalspektrum-Cephalosporin mit ausschließl. Wirksamkeit gegenüber Pseudomonas aeruginosa; s. Cephalosporine.

Cefta|zidim (INN) n: (6R,7R)-7-[(Z)-2-(2-Amino-4-thiazolyl)-2-(2-carboxy-2-propoxy)iminoacetamido]-3-(1-pyridiniomethyl)-8-oxo-5-thia-1-azabicyclo[4.2.0]oct-2-en-2-carboxylat (IUPAC); dem Cefotaxim vergleichbares Cephalosporin der 3. Generation mit bes. Wirksamkeit gegenüber Pseudomonas aeruginosa; s. Cephalosporine.

Ceftiz|oxim (INN) n: (6R,7R)-7-[2-(2-Amino-4-thiazolyl)glyoxylamido]-8-oxo-5-thia-1-azabicyclo[4.2.0]oct-2-en-2-carbonsäure-7^2-(Z)-(O-methyloxim) (IUPAC); dem Cefotaxim vergleichbares Cephalosporin der 3. Generation; s. Cephalosporine.

Cef|triaxon (INN) n: (6R,7R)-7-[2-(2-Amino-4-thiazolyl)glyoxylamido]-3-(2,5-dihydro-6-hydroxy-2-methyl-5-oxo-1,2,4-triazin-3-ylthiomethyl)-8-oxo-5-thia-1-azabicyclo[4.2.0]oct-2-en-2-carbonsäure-7^2-(Z)-(O-methyloxim) (IUPAC); dem Cefotaxim vergleichbares Cephalosporin der 3. Generation; s. Cephalosporine.

Cefur|oxim (INN) n: (6R,7R)-3-(Carbamoyloxymethyl)-7-[(Z)-2-(2-furyl)-2-(methoxyimino)acetamido]-8-oxo-5-thia-1-azabicyclo-[4.2.0]oct-2-en-2-carbonsäure (IUPAC); Cephalosporin der 2. Generation; s. Cephalosporine.

Cele (-kele*): Bruch, Zele.

celer (lat.): schnell; z. B. Pulsus celer.

Celestin-Tubus (Tubus*) m: röhrenförmige Kunststoffprothese z. Überbrückung einer Tumorstenose bei inoperablem Ösophagus- od. Kardiakarzinom; vgl. Häring-Tubus.

Cella (lat.) f: Hohlraum, Zelle.

Cellano-Faktor m: (engl.) Cellano factor; Symbol k; ein Hauptantigen der Kell*-Blutgruppen.

Cellula (lat.) f (pl Cellulae): (kleine) Zelle. **Cellulae ethmoidales** (↑) f pl: Siebbeinzellen; luftgefüllte, mit Schleimhaut ausgekleidete Hohlräume im Siebbein; vordere u. mittl. Gruppe münden im mittl. Nasengang, hintere Gruppe im oberen Nasengang. Vgl. Nasennebenhöhlen. **Cellulae mastoideae** (↑) f pl: die mit Schleimhaut ausgekleideten, luftgefüllten Warzenfortsatzzellen, stehen über das Antrum* mastoideum in Verbindung mit d. Paukenhöhle.

Celsius (Anders C., Astronom, Uppsala, 1701-1744) n: SI-Einheit **Grad Celsius** (°C); entspricht unter Normalbedingungen 1/100 des Temperaturunterschieds zw. Gefrierpunkt (0°C) u. Siedepunkt (100°C) des Wassers. Vgl. Kelvin.

Cementum (lat. caementum Bruchstein, Baustein) n: Zement; s. Zahn.

Centr-: auch Zentr-; Wortteil mit der Bedeutung Mittelpunkt, Stachel; von gr. κέντρον.

Central|core disease (engl. ↑; core Kern, Mark; disease Krankheit) n: syn. Zentralfibrillenmyopathie; autosomal-dominant erbl. Myopathie, bei der im Unterschied zum Multicore* disease die zentralen Regionen in der ganzen Länge der Muskelzellen degenerativ betroffen sind (hauptsächl. Muskelfasern vom Typ II).

Centrum cilio-spinale (Centr-*) n: vegetatives Zentrum im Rückenmarksgrau in Höhe des 8. Zervikal- bis 2. Thorakalsegments, von dem efferente sympath. Bahnen ausgehen u. dessen Reizung Erweiterung d. Pupillen u. Lidspalte sowie Gefäßverengerung, dessen Lähmung der Horner*-Symptomenkomplex bedingt.

Centrum genito-spinale (↑) n: s. Genitalzentren.

Centrum tendineum (↑) n: kleeblattförmige zentrale Zwerchfellsehne; vgl. Zwerchfell.

Centrum tendineum perinei (↑) n: Sehnenplatte zw. Vorderwand des Rektums u. Hinterrand des Diaphragma urogenitale; gebildet durch die Einstrahlung der Mm. levator ani, transversus perinei prof. u. superf., sphincter ani ext., bulbospongiosus.

Ceph-: s. a. Keph-.

Cephaelin n: neben Emetin wichtigstes Alkaloid aus Radix Ipecacuanhae.

Ce|phalaea (gr. κεφαλή Kopf) f: Kopfschmerz*. **C. myalgica** (↑) f: s. Knötchenkopfschmerz. **C. nodularis** (↑) f: s. Knötchenkopfschmerz. **C. vasomotoria** (↑) f: s. Kopfschmerz, vasomotorischer.

Ce|phalgia (↑; -algie*) f: Kopfschmerz*.

cephalicus (↑): Kopf-.

Cephalo-: s. a. Kephalo-, Zephalo-.

Cephalo|cele (Keph-*; -kele*) f: s. Kephalozele.

Cephalo|sporinasen (↑; Spora*) f pl: von best. gramnegativen Bakt. (z. B. einigen Bacteroides-fragilis-Subspecies) gebildete Enzyme mit einer den Betalaktamasen* ähnl. Wirkung auf best. Cephalosporine*.

Cephalo|sporine (↑; ↑) n pl: Gruppe von Breitband*-Antibiotika, die auf Stoffwechselprodukte des Schimmelpilzes Cephalosporium acremonium zurückzuführen sind; chem. Abkömmlinge der 7-Aminocephalosporansäure mit naher Verwandtschaft zu den Penizillinen*; **Wirkungsweise:** Hemmung der Bakterienzellwandsynthese, bakterizide Wirkung nur während der Wachstumsphase der Bakt.; **Wirkungsspektrum:** entspricht bei grampos. Err. dem Penizillin G u. den Staphylokokken-Penizillinen, bei gramneg. Keimen dem Ampicillin mit einer etwas besseren Wirkung b. Klebsiella, aber einer wesentl. geringeren Wirkung geg. Haemophilus influenzae u. Enterokokken (Streptokokken der Serogrupppe D); keine Wirksamkeit geg. Indol-positive Arten von Proteus, Enterobacter, Pseudomonas u. Serratia marcescens; unempfindlich gegenüber Penizillinasen* (vgl. Cephalosporinasen); **Einteilung** in parenteral (z. B. Cefalotin, Cefaloridin, Cefazolin, Cefotaxim, Latamoxef) u. oral anwendbare C. (z. B. Cefalexin, Cefradin) u. in mehrere Generationen mit unterschiedl. antibakterieller Aktivität (z. B. wird die Cefalotin/Cefazolin-Gruppe zur 1., die Cefuroxim-Gruppe zur 2. u. die Cefotaxim-Gruppe zur 3. Generation der C. gezählt); **Verw.:** bei Infektionen mit cephalosporinempfindl. (insbes. penizillinunempfindl.) Erregern, bei Penizillinallergie; **NW:** Nephrotoxizität, allerg. Reaktionen (in Einzelfällen bis zum anaphylakt. Schock), gastrointestinale Störungen, (Thrombo-)Phlebitis, Blutbildveränderungen; **Kontraind.:** Allergie gegen C.; für Cefalexin Magen-Darm-Erkrankungen wegen Veränderung der Absorption.

> Kombination von Cephalosporinen mit anderen potentiell nephrotoxischen Antibiotika (z. B. Gentamicin) nur unter Überwachung der Nierenleistung.
> Bei Niereninsuffizienz reduzierte Dosen oder Verlängerung des Applikationsintervalls nach Maßgabe von Nierenfunktion und Antibiotika-Blutspiegel.

Cephalo|sporium-Mykose (↑; ↑; Myk-*; -osis*) f: s. Mykosen.

-ceps: Wortteil mit der Bedeutung Kopf, Spitze; von lat. caput.

Cer (lat. Ceres Fruchtbarkeitsgöttin) n: Symbol Ce, OZ 58, rel. Atommasse 140,12; zu den Lanthanoiden* gehörendes chem. Element; 14 Isotope (davon 10 radioaktiv).

Ceramid|poly|hexoside n pl: s. Zerebroside.

Cerasin n: s. Zerebroside.

Cerato|pogonidae (gr. πώγων Bart, Schweif; Idio-*) f pl: Gnitzen; s. Mücken.

Cerclage (frz.) f: Kreisnaht, Umschlingung; **1.** (chir.) zur osteosynthet. Versorgung einer Fraktur*; Drahtumschlingung an Röhrenknochen zur Fixation fugenlos reponierter, meist kleinerer Knochenfragmente (lediglich adaptations- u. lagerungsstabil) bzw. zur Fixierung eines angelegten Knochenspans; vgl. Osteosynthese; **2.** (gyn.) op. Verschluß des Zervikalkanals in der Schwangerschaft b. Zervixinsuffizienz*; Formen: **a)** Zervixumschlingung ohne Kolpotomie (McDonald); **b)** Zervixumschlingung m. Kolpotomie (Shirodkar), wobei d. Blase bis in Höhe des inneren Muttermundes abpräpariert wird u. eine zirkuläre Naht angelegt wird; **c)** Zervixverschluß (Wurm-Hefner) durch Legen zweier um 90° gegeneinander versetzter U-Nähte; **d)** totaler Muttermundverschluß (Szendi) durch sagittal gestellte Einzelknopfnähte im Abstand v. ca. 1 cm.

Cerebello-: Wortteil mit der Bedeutung Kleinhirn; von lat. cerebellum.

Cerebellum (lat.) n: Kleinhirn*.

Cerebr-: auch Zerebr-; Wortteil mit der Bedeutung Gehirn; von lat. cerebrum.

cerebralis (↑): das Gehirn betreffend.

Cerebron (↑) n: s. Zerebroside.

cerebro|spinalis (↑; Spina*): Gehirn u. Rückenmark betreffend.

Cerebrum (↑) n: syn. Enzephalon; s. Gehirn.

Ceroid (gr. κηρός Wachs; -id*) n: s. Zeroid.

Ceruletid (INN) n: synthetisches Caerulein; Dekapeptid, das die Kontraktion der Gallenblase stimuliert u. den Tonus des Sphinkter Oddi herabsetzt sowie die Motilität des Magen-Darm-Trakts aktiviert; Verw.: Röntgendiagnostikum (Gallenblase u. -wege, Verdauungstrakt, Pankreasfunktion).

Cerumen ob|turans (gr. κήρωμα Wachssalbe; lat. obturare verstopfen) n: Ohrenschmalzpfropf; s. Zerumen.

Cerv-: Wortteil mit der Bedeutung Nacken, Hals; von lat. cervix.

cervicalis (↑): s. a. zervikal, Hals-.

Cervicitis (↑; -itis*) f: Zervizitis*.

Cervix (↑) f: Nacken, Hals.

Cervix dentis (↑) f: Zahnhals*.

Cervix score (↑; engl. score Treffer) n: **1.** (gyn.) auf den Zervixfaktor* gerichtete Untersuchung z. indirekten Erfassung des Ovulationszeitpunkts; vier Kriterien: Menge u. Spinnbarkeit des Zervixschleims*, Farnkrautphänomen* u. Weite des Muttermunds (Gradeinteilung von 0-3); semiquant. Bestimmungsmethode f. die Östrogenisierung als Ausdruck der Follikelreifung; vgl. Konzeptionsoptimum; **2.** (gebh.) Beurteilung des Übergangs in die aktive Geburtsphase durch Bewertung v. Stand, Länge, Konsistenz u. Weite der Zervix mit dem Score nach Bishop.

Cervix uteri (↑) f: Gebärmutterhals; ca. 3 cm langer Kanal, unterteilt in Portio supravaginalis (beginnend am Isthmus uteri) u. die zapfenförmig in d. Scheide ragende Portio vaginalis (Portio i. e. S.). Die Schleimhaut der Portio supravaginalis besitzt Falten (Plicae palmatae) u. verzweigte Drüsen, die zyklusabhängig Zervixschleim* bilden. Vgl. Epithelgrenze.

Cervix vesicae (↑) f: Blasenhals*.

Cestan-Chenais-Syn|drom (Raymond C., Neurol., Toulouse, 1872-1932; Louis Ch., Arzt, 1872-1950) n: s. Hirnstammsyndrome (Tab.).

Cestan-Raymond-Syn|drom (↑; Fulgence R., Neurol., 1844-1910) n: s. Hirnstammsyndrome (Tab.).

C1-Esterase|inhibitor (Inhibine*) m: s. Esteraseinhibitoren.

Cestodes (gr. κεστός Gürtel) f pl: Bandwürmer (s. a. Helminthes); dorsoventral abgeplattete Würmer, gegliedert in Kopfabschnitt (Skolex), der mit Haftorganen (Haken, Sauggruben, Saugnäpfen) ausgestattet sein kann, Hals u. Gliederkette (Strobila), Haken häufig als Kranz an vorstülpbarem Rüssel (Rostellum); Bandwurmglied (Proglottide) jeweils mit männl. u. weibl. Gonaden (Zwitter); kein Darmtrakt; Nahrungsaufnahme osmotisch durch das Tegument der Strobila; med. wichtige **Gattungen:** Taenia*, Echinococcus*, Diphyllobothrium, Multiceps*, Dipylidium, Hymenolepis, Spirometra*, Bertiella, Inermicapsifer, Railletina; **Entwicklung** meist über Wirtswechsel*: geschlechtsreife Würmer im Darm des Endwirts (Mensch, Wirbeltiere); befruchtete Eier gelangen als solche (bei d. Gattungen Diphyllobothrium, Hymenolepis) od. in den Proglottiden (bei d. Gattungen Taenia, Echinococcus, Dipylidium, Multiceps) mit dem Kot ins Freie, danach durch passive p. o. Aufnahme in d. Darm des Zwischenwirts (Mensch: Taenia* solium, Echinococcus, Multiceps, Hymenolepis; Pflanzenfresser: Taenia, Echinococcus, Multiceps; Hunde- u. Menschenfloh: Dipylidium; Mehlkäfer, Flöhe: Hymenolepis). Auflösung der Embryonalschalen durch d. Verdauungsenzyme u. Ausschlüpfen der Hakenlarven (Oncosphaeren); Hakenlarven durchbohren Darmwand, gelangen mit Blut- u. Lymphstrom in die versch. Organe (v. a. Leber, Lunge, Muskulatur, Gehirn) u. entwickeln sich zur Finne* (Larvenform, je nach Bau als Zystizerkus*, Zystizerkoid*, Zönurus*, Echinococcus bezeichnet). Entw. der Finne zum geschlechtsreifen Bandwurm im Endwirt nach Genuß von rohem finnigem Fleisch; Ausstülpung u. Anheftung des Kopfs an der Darmwand; abweichend hiervon die Entw. von Diphyllobothrium* latum (Endwirt Mensch u. Fischfresser): Eier müssen ins Wasser gelangen; dort Entw. zu bewimperter, frei schwimmender Hakenlarve (Korazidium*); nach oraler Aufnahme durch 1. Zwischenwirt (Hüpferlinge*), Entwicklung zur Vorfinne (Prozerkoid, 1. Finnenstadium); Vorfinnen werden zus. mit 1. Zwischenwirt gefressen (Süßwasserfische wie Lachs, Forelle, Hecht, Barsch, Aal), durchbohren die Darmwand u. entwickeln sich in versch. Organen (Eingeweide, Muskeln) zur Vollfinne (Plerozerkoid, 2. Finnenstadium). Entw. im Endwirt nach Genuß von rohem Fischfleisch u. Fischleber. Vgl. Taeniasis.

Cetaceum (lat. cetus großer Seefisch) n: Walrat; Inhalt best. Körperhöhlen des Pottwals (besteht v. a. aus Palmitinsäureester); Salbengrundlage; heute durch synthet. Walrat ersetzt.

Cet|alkonium|chlorid (INN) n: Benzylhexadecyldimethylammoniumchlorid (IUPAC); Antiseptikum, Desinfiziens.

Cetrimid|agar m: wichtigster Elektivnährboden z. Isolierung u. vorläufigen Identifizierung v. Pseudomonas* aeruginosa.

Cetrimonium|bromid (INN) n: Hexadecyltrimethylammoniumbromid (IUPAC); Verw.: Antiseptikum, Desinfiziens.

Cetyl|pyridinium|chlorid (INN) n: 1-Hexadecylpyridiniumchlorid (IUPAC); Verw.: Antiseptikum, Desinfiziens.

CE-Winkel: (engl.) center-edge angle; Abk. f. Centrum-Ecken-Winkel nach Wiberg; Winkel zw.

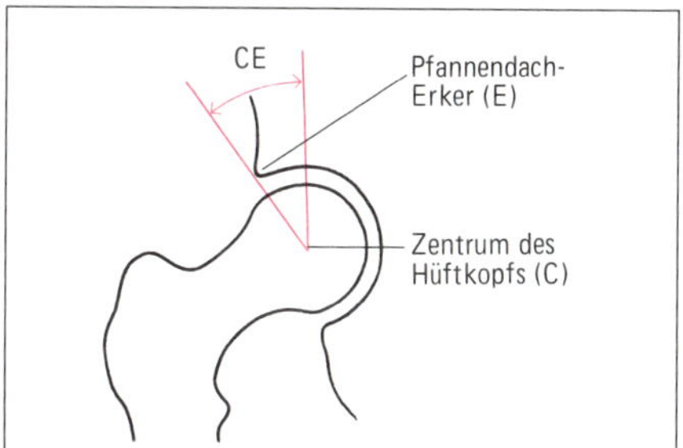

CE-Winkel

einer Parallelen der Körperlängsachse durch das Zentrum des Hüftkopfs u. einer Geraden vom äußeren Pfannenerker zum Hüftkopfmittelpunkt (s. Abb.) zur genauen (röntg.) Beurteilung der Pfannendachentwicklung bei Hüftgelenkluxation* od. -dysplasie; beträgt bei Kindern normalerweise mind. 15° u. nimmt mit steigendem Alter zu .

Cf: chem. Symbol f. Californium*.

C-Faser: s. Nervenfaser.

CGS-System n: Kurzbez. nach (engl.) **c**entimeter-**g**ram-**s**econd system; durch d. SI-Einheiten abgelöstes Maßsystem unter Verw. der Grundeinheiten cm, g, s.

Chaddock-Zeichen (Charles Ch., Neurol., St. Louis, 1861-1936): s. Pyramidenbahnzeichen (Tab.).

Chagas-Krankheit (Carlos Ch., Bakteriol., Rio de Janeiro, 1879-1934): (engl.) Chagas' disease; syn. amerikan. Trypanosomiasis; durch Trypanosoma* cruzi hervorgerufene chron. Infektionskrankheit; **Vork.:** Südamerika, bes. in ländl. Regionen, v. a. bei Kindern; **Pathol.:** die Err. treten als Blut- u. als Zellparasiten auf, es werden insbes. Skelett- u. Herzmuskelzellen, Zellen des Monozyten-Makrophagen-Systems u. Gliazellen befallen; primäre od. sekundäre Veränderungen an den neurovegetativen Nervenzellen. **Klin.:** dreiphasiger Verlauf; ödematöse Primärläsion an der Infektionsstelle (Chagom), als einseitiges Oberlidödem (Romaña-Zeichen), Lymphknotenschwellung, Fieber, selten Parasitämie; akute Myokarditis, chron. Kardiomyopathie u. Herzdilatation od. Meningoenzephalitis können zum plötzlichen Tod führen. Vergrößerung von Hohlorganen mit glatter Muskulatur (Megaösophagus, Megakolon) i. S. einer Hirschsprung-Krankheit; in Endemiegebieten gehäuft klin. stumme Fälle; **Diagn.:** Parasitennachweis im Blut (evtl. durch Xenodiagnose*), Muskelbiopsie, Serodiagnostik; **Ther.:** Nifurtimox, Benznidazol (nur im akuten Stadium); **Proph.:** Raubwanzenbekämpfung, Verbesserung der Wohnverhältnisse.

Chagrin|leder|haut: (engl.) chagrin patch; Hautveränderungen mit dicht beieinander liegenden kleinen Fibromen; **Vork.:** z. B. bei d. tuberösen Sklerose*.

Chalasie (gr. χάλασις Nachlassen) f: (engl.) chalasia; Insuffizienz, Entspannung eines Sphinkters; z. B. von Ureter, Kardia. Eine vorübergehende Ch. der Kardia kommt häufiger bei Neugeborenen u. jungen Säuglingen vor; dabei besteht Neigung zu Erbrechen, bes. in liegender Stellung, beim Schreien u. bei der Palpation des Abdomens. Vgl. Achalasie.

Chalazion (gr. χαλάζιον kleines Hagelkorn) n: sog. Hagelkorn; bis erbsgroßes, an den Augenlidern lokalisiertes Lipogranulom, meist von d. Glandulae tarsales (Meibom-Drüsen) ausgehend; **Urs.:** Sekretstauung nach Verschluß der Ausführungsgänge durch Entz., Tumor od. spontan; **Klin.:** anfangs leichte, im Ggs. zum Hordeolum* schmerzfreie Entz., später indolenter derber Knoten; **Ther.:** op. Ausschälung, lokale Cortisoninjektion.

Chalko|gene (gr. χαλκός Erz, Kupfer, -gen*) n pl: (engl.) chalcogens; sog. Erzbildner; Gruppenbez. f. die Elemente Sauerstoff, Schwefel, Selen, Tellur u. Polonium (VI. Hauptgruppe des Periodensystems* der Elemente).

Chalkose (↑; -osis*) f: (engl.) chalcosis; sog. Verkupferung des Auges durch intraokuläre kupferhaltige Fremdkörper; je nach Größe rasche Erblindung od. langsame Vergiftung der Netzhaut mit Erlöschen des Elektroretinogramms; Chalkosis lentis: olivgrüne bis bräunliche Linsentrübung (sog. Sonnenblumenstar).

Chalo|dermie (gr. χαλᾶν erschlaffen; Derm-*) f: Faltenhaut; vgl. Cutis laxa.

Chalone n pl: syn. Mitosehemmstoffe, antimitotische Stoffe; zellspezif. Hemmstoffe, die die normale Zellteilung regeln; nachgewiesen f. die Epidermis (Glykoprotein, MG 25 000); werden in dem Gewebe gebildet, auf das sie einwirken u. bringen das Zellwachstum nach Erreichen der vorgegebenen Organform zum Stillstand. Verminderung der Ch. führt zu gesteigerter Zellteilung. Nach F. Marks regulieren die Ch. den Ersatz abgestorbener bzw. funktionsunfähiger Zellen durch Proliferation aus Stammzellen.

Chamä|konchie (gr. χαμαί niedrig; κόγχη Muschel) f: die kleine, niedrige Augenhöhle des kurzsichtigen Auges.

Changri-Krebs: s. Kangri-Krebs.

Chaoul-Glocke (Henry Ch., Radiol., Berlin, Alexandria, 1887-1964) f: Bez. f. typ. Röntgenbefund bei stenosierendem Kolonkarzinom (s. Karzinom, kolorektales); die angrenzenden gesunden Darmabschnitte überragen glockenförmig die Stenose.

Chapman-Agar m: (engl.) Chapman's agar; Selektivnährboden zur Isolierung u. Differenzierung pathogener Staphylokokken aufgrund von Gelatineabbau bzw. -verflüssigung (pos. Stone-Reaktion), Mannitspaltung, NaCl-Toleranz u. Pigmentbildung.

Charakter (gr. χαρακτήρ das Eingeprägte) m: (engl.) character; sog. Wesensart; umgangssprachliche Bez. f. Persönlichkeit*; i. e. S. Bez. f. Gesamtheit von Affektivität, Gewohnheiten, Erleben u. Wollen.

Charakter|neurose (↑; Neur-*; -osis*) f: (engl.) character neurosis; syn. Kernneurose; Persönlichkeitsstörung*, die durch bes. tiefliegende, sog. präkonstitutionelle Konflikte i. S. einer Reaktion auf frühkindl. Wünsche entsteht; im Vordergrund stehen nicht Sympt. einer Neurose*, sondern eine Veränderung der Persönlichkeitsstruktur, unter der zumeist die Mitwelt mehr leidet als der Pat. **Ther.:** Psychotherapie, Soziotherapie. Vgl. Psychopathie.

Charcot-Gelenk (Jean M. Ch., Neurol., Paris, 1825-1893): (engl.) Charcot's joint; Bez. f. schmerzlose Arthropathie (bes. des Kniegelenks) z. B. bei Chondrokalzinose*-Arthropathie od. Tabes* dorsalis; vgl. Arthropathia neuropathica.

Charcot-Krankheit (↑): alte Bez. f. Amyotrophische* Lateralsklerose od. Multiple* Sklerose.

Charcot-Leyden-Kristalle (↑; Ernst V. van L., Int., Berlin, Königsberg, 1832-1910) m pl: (engl.) Charcot-Leyden crystals; spitze, oktaedrische Kristalle im Auswurf b. Asthma bronchiale; kommen zus. mit eosinophilen Leukozyten vor u. treten im Sputum bes. bei akutem Asthmaanfall auf.

Charcot-Marie-Tooth-Hoffmann-Krankheit (↑; Pierre M., Neurol., Paris, 1853-1940; Howard H. T., Arzt, Neurol., Brighton, 1856-1925; Johann H., Neurol., Heidelberg, 1857-1919): s. Neuropathie, hereditäre motorisch-sensible.

Charcot-Trias (↑; Trias*) f: (engl.) Charcot's triad; **1.** (neurol.) Nystagmus, Intentionstremor u. skandierende Sprache; galt früher als charakteristisch f. Multiple* Sklerose, kommt jedoch nur in etwa 15% der Fälle vor; **2.** (int.) rechtsseitiger Oberbauchschmerz, Fieber mit Schüttelfrost u. passagerer Ikterus bei Cholangitis*.

Charcot-Weiss-Baker-Syn|drom (↑; Soma W., Arzt, Boston, 1898-1942; James P. B., Arzt, Boston) n: syn. Sinusknotensyndrom.

CHARGE-As|soziation (Assoziation*) f: Kurzbez. f. charakteristischen, meist sporadisch auftretenden Fehlbildungskomplex mit Kolobom (coloboma), angeborenem Herzfehler, Choanalatresie, psychomotorischer Retardierung, Genitalhypoplasie u. Anomalien des Ohrs (ear); u. U. mit weiteren unspezif. Fehlbildungen.

Charles-Bonnet-Syn|drom (Charles B., schweizer. Naturforscher, 1720-1793) n: bei normalem Bewußtsein auftretende visuelle Trugwahrnehmungen bei älteren Menschen mit Visuseinschränkung ohne nachweisbare neurol. od. psychiatr. Grunderkrankung; vgl. Halluzination.

Charon e|vagatus (gr. Χάρων mytholog. Fährmann der Unterwelt; lat. evagari sich ausbreiten) m: s. Gelbfieber-Virus.

Charon vallis (↑; lat. valles Tal) m: Rift-Tal-Fieber-Virus; s. Rift-Tal-Fieber.

Charrière-Skala (Joseph F. Ch., Instrumentenmacher, Paris, 1803-1876) f: (engl.) Charrière's scale; Metallscheibe m. Löchern, deren Durchmesser Maßeinheit für d. Dicke v. Kathetern od. Bougies sind; 1 Ch. = ⅓ mm Durchmesser.

Chassaignac-Lähmung (Charles M. Ch., Chir., Paris, 1805-1879): (engl.) Chassaignac's paralysis; syn. Pronatio dolorosa, Subluxatio radii per anularis; charakteristische Pseudoparese des Unterarms kleiner Kinder inf. Subluxation des Radiusköpfchens durch das Ligamentum anulare beim plötzl. Hochreißen der Kinder am Arm; **Sympt.:** schmerzhafte Unterarmfixation in Pronation, Beugung u. Streckung im Ellenbogengelenk aufgehoben; **Ther.:** Reposition.

Chauffard-Minkowski-Syn|drom (Anatole Ch., Int., Paris, 1855-1932) n: s. Sphärozytose, hereditäre.

Chauffard-Still-Syn|drom (↑) n: s. Still-Syndrom.

ChE: Abk. f. Cholinesterase*.

Chediak-Higashi-Syn|drom (A. Moisés Ch., zeitgen. Serol., Havanna) n: (engl.) Chediak-Higashi syndrome; syn. Chediak-Steinbrinck-Higashi-Syndrom; seltene autosomal-rezessiv erbl. Stoffwechselanomalie m. Pigmentstörungen der Haut u. Störungen der zellulären Immunität; **Sympt.:** Manifestation im Kindesalter; Disposition zu rezidiv. Infektionen; allg. Hypopigmentation, partieller Albinismus u. Albinismus fundi oculi; Hepatosplenomegalie, Lymphadenopathie; **Diagn.:** im peripheren Blutbild Granulationsanomalie der Leukozyten u. Lymphozyten (Riesengranula), im Knochenmark plasmat. Einschlußkörperchen in den myeoloischen Zellen; pränatal durch fetale Blutuntersuchung u. Haut-Haar-Biopsie; **Ther.:** Knochenmarktransplantation; **Progn.:** aufgrund der Disposition zu sept. Prozessen im Kindesalter ungünstig.

Cheil-: auch Chil-; Wortteil mit der Bedeutung Lippe, Rand; von gr. χεῖλος.

Cheilitis (↑; -itis*) f: Lippenentzündung. **Ch. angularis** (↑; ↑) f: syn. Angulus* infectiosus oris. **Ch. ab|rasiva prae|cancerosa** (↑; ↑) f: hartnäckig persistierende erosive Veränderungen an d. Unterlippe, meist als Folge einer chron. Cheilitis actinica; es besteht die Möglichkeit des Übergangs in ein Plattenepithelkarzinom*.

Cheilitis actinica (↑; ↑) f: strahlenbedingte Entz. der Unterlippe; **Formen: 1.** akute Ch. a.: Sonnenbrand im Lippenbereich; **2.** chron. Ch. a.: durch chron. Sonnenbestrahlung hervorgerufene Atrophie des Lippenrots mit Hyperkeratose (s. Abb.); Übergang in ein Plattenepithelkarzinom* (tastbare Infiltration) möglich; **Ther.:** Lippenpflege mit Fettstiften, Sonnenschutz; evtl. Exzision der betroffenen Areale.

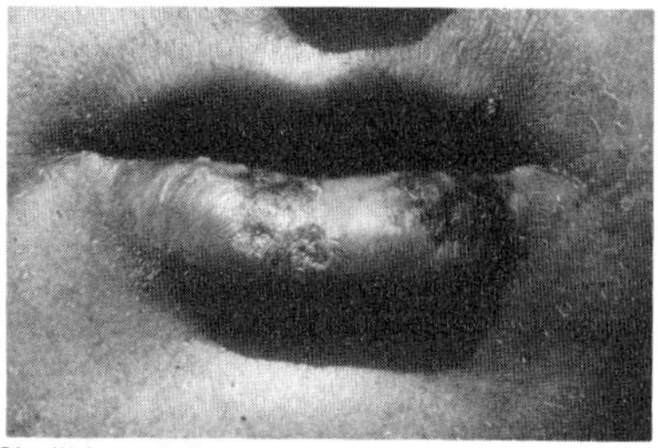

Cheilitis actinica [540]

Cheilitis ex|foliativa (↑; ↑) f: hochrote, schuppende, krustöse u. geschwollene Lippen; kann Zeichen eines atopischen Ekzems sein.

Cheilitis glandularis cystica (↑; ↑) f: Hyperplasie labialer Schleim- u. Speicheldrüsen; Bildung von Pseudozysten mit Retention visköser Flüssigkeit, die sich auf Druck entleert; durch Sekundärinfektion, UV-Strahlung od. chem. Reize (Tabak) kann selten eine Cheilitis glandularis apostematosa mit Schwellung, Abszedierung, Ulzeration u. präkanzeröser Umwandlung entstehen; **Lok.:** meist Unterlippe; **Ther.:** Keilexzision.

Cheilitis glandularis purulenta super|ficialis (↑; ↑) f: syn. Myxadenitis labialis, Baelz-Krankheit; progrediente eitrige Entz. der kleinen Schleimdrüsen am Lippensaum. **Ch. granulomatosa** (↑; ↑) f: s. Melkersson-Rosenthal-Syndrom. **Ch. vulgaris** (↑; ↑) f: sog. aufgesprungene Lippen; **Urs.:** häufiges Ablecken der Lippen, trockenes Klima, Wind, Kontaktekzem durch Lippenstift, Zahnpasta, hohe Dosen Vitamin A od. Vitamin-A-Säure; vgl. Cheilitis actinica.

Cheilo|gnatho|palato|schisis (↑; gr. γνάθος Kinnbacke; Palatum*; gr. σχίσις Spaltung) f: Lippenkiefergaumenspalte, sog. Wolfsrachen; s. Gaumenspalte; vgl. Gesichtsspalten.

Cheilo|phagie (↑; Phag-*) f: s. Morsicatio.

Cheilo|plastik (↑; -plastik*) f: künstl. Lippenbildung, Lippenplastik.

Cheilo|schisis (↑; gr. σχίσις Spaltung) f: Lippenspalte; s. Gesichtsspalten.

Cheilosis (↑; -osis*) f: entzündl. Schwellung, Desquamation und Rhagaden an der Lippenschleimhaut; z. B. bei Riboflavinmangel u. Plummer-Vinson-Syndrom; vgl. Sjögren-Syndrom I.

Cheir-: auch Chir-; Wortteil mit der Bedeutung Hand; von gr. χείρ.

Cheiro|pathie (↑; -pathie*) f: krankhafte Veränderungen der Hände, bes. der Interphalangeal- u. Metakarpophalangealgelenke b. Diabetes* mellitus.

Cheiro|pom|pholyx (↑; Pompholyx*) f: s. Dyshidrose.

Chelat|bildner: (engl.) chelating agents; org. Verbindungen, die mit Metallen Chelate* bilden; therap. wichtige, bei Metallvergiftungen angewendete Ch. sind Äthylendiamintetraessigsäure*, BAL*, Deferoxamin*, Dimercaptopropansulfonsäure* u. Penicillamin*.

Chelate n pl: (engl.) chelates; bes. stabile Komplexe v. Metallen mit org. Verbindungen inf. einer ringförmigen Bindung; z. B. Eisen mit Protoporphyrin (im Hämoglobin); vgl. Chelatbildner.

Cheli|cerata: Fühlerlose; Unterstamm der Arthropoden*.

C

Chemi|lumineszenz (lat. lumen Licht, Glanz) f: Form der Lumineszenz*.

Chemo|dektom (gr. δέχεσθαι, δεκτός annehmen, standhalten; -om*) n: s. Glomustumoren.

Chemo|ko|agulation (Koagul-*) f: (engl.) chemical coagulation; Koagulation* v. Gewebe mit chem. Mitteln; vgl. Ätzmittel.

Chemo|litho|lyse (Lith-*; Lys-*) f: medikamentöse Steinauflösung; s. Urolitholyse, Cholelitholyse.

Chemo|nukleo|lyse (Nucl-*; Lys-*) f: (engl.) chemonucleolysis; neurochir. od. orthop. Verfahren zur chemisch-enzymat. Auflösung des Bandscheibengewebes nach perkutaner Punktion des Nucleus* pulposus in Lokalanästhesie u. unter röntg. Kontrolle (Röntgendurchleuchtung); verwendet werden die Enzyme Chymopapain (Angriffspunkt sind d. Mukopolysaccharidketten des Bandscheibenkerns) u. Kollagenasen (Angriffspunkt: Kollagen). **Ind.:** Pat. mit nichtsequestriertem lumbalem Bandscheibenvorfall* ohne akute neurol. Ausfälle u. ohne zusätzl. degenerativossäre Wirbelsäulenaffektionen. Vgl. Bandscheibenoperation.

Chemo|pro|phylaxe (Prophylaxe*) f: (engl.) chemoprophylaxis; prophylakt. Anwendung v. Chemotherapeutika* vor erfolgter Infektion; sinnvoll nur bei gegebener Indikation; die unkrit. Routineprophylaxe m. Chemotherapeutika (Antibiotika) ist meist sinnlos u. nicht selten gefährlich. Vgl. Antibiotikaprophylaxe, Malaria.

Chemo|re|sistenz (Resistenz*) f: (engl.) chemoresistance; besser Chemotherapeutika-Resistenz; Resistenz von Bakterien gegenüber Chemotherapeutika*; vgl. Resistenz.

Chemo|re|zeptoren (Rezeptoren*) m pl: (engl.) chemoreceptors; spezialisierte Zellen u. Nervenendigungen, die chem. Reize in elektr. Erregungen umwandeln; z. B. Geruchsrezeptoren in der Riechschleimhaut* u. Geschmacksknospen* auf der Zunge; periphere, arterielle Ch.: stark vaskularisierte u. innervierte Strukturen an d. Teilungsstellen der A. carotis (Glomus caroticum) u. im Aortenbogen (Glomus aorticum); Abfall des art. pO_2, Anstieg des art. pCO_2, Anstieg der art. H-Ionen-Konzentration führen über e. Erregung der Ch. zur Atmungssteigerung; zentrale Ch.: an der ventralen Seite der Medulla oblongata in der Nähe des bulbären Atemzentrums gelegene, chemosensible Areale, die Änderungen der Zusammensetzung des Liquors (H-Ionen-Konzentration?) registrieren u. reflektorisch die Atmung beeinflussen. Pharmak. Beeinflussung der Ch. (z. B. durch Narkotika u. Analgetika) setzt ihre Empfindlichkeit herab u. kann u. U. zu einer zentralen Atemdepression* führen.

Chemosis (gr. χήμωσις entzündliche Augenkrankheit) f: Ödeme der Bulbusbindehaut mit blasenartiger Abhebung von der Lederhaut.

Chemo|sup|pression (Suppression*) f: (engl.) chemosuppression; prophylakt. Anwendung v. Chemotherapeutika* nach eingetretener Inf., also während der Inkubationszeit*; kann eine bakt. bedingte Erkrankung u. U. verhindern od. abschwächen; Anw. z. B. bei Laborinfektionen (Typhus, Tularämie, Brucellosen, Tbc usw.); vgl. Chemoprophylaxe.

Chemo|taxis (Taxis*) f: zielgerichtete Zellbeweglichkeit von Phagozyten* entlang eines Gradienten aus chemotaktischen Faktoren (sog. Chemotaxine, z. B. das Komplementspaltprodukt C5a) in das Gebiet mit deren höchster Konzentration; setzt einen an den Bewegungsapparat der Phagozyten gekoppelten sensor. Mechanismus (Rezeptoren) voraus.

Chemo|therapeutika n pl: (engl.) chemotherapeutic substances; Sammelbez. f. natürl. vorkommende od. synthet. hergestellte niedermolekulare Substanzen mit (weitgehend) selektiv schädigender Wirkung auf Krankheitserreger u. Tumorzellen durch Blockade des Stoffwechsels; **Einteilung:** Antibiotika*, Antimykotika*, Antituberkulotika*, Mittel gegen Parasiten*, Zytostatika*.

Chemo|therapie f: (engl.) chemotherapy; Einsatz von Chemotherapeutika* zur spezif. Hemmung v. Infektionserregern u. Tumorzellen im Organismus.

Chenau-Korsett n: Orthese* zur Derotation einer doppelbogigen thorakolumbalen Skoliose.

Cheno|de|oxy|chol|säure (INN): 3α,7α-Dihydroxy-5β-cholan-24-säure (IUPAC); natürlich vorkommende Gallensäure, hemmt die Cholesterinsynthese in der Leber u. vermindert die biliäre Sekretion von Cholesterin; **Verw.:** bei Cholesterinsteinen der Gallenblase; **NW:** häufig Durchfall, erhöhte Serumtransminasen; **Kontraind.:** akute entzündl. Erkr. der Gallenblase u. -wege, Leber- u. Magen-Darmerkrankungen, Schwangerschaft. Vgl. Cholelitholyse.

Cherubismus (hebr. cherubin Engel) m: (engl.) cherubism; beidseitige, meist symmetrische Auftreibungen der Unter- u. evtl. auch der Oberkiefer mit Wangenverdickung; Beginn im Alter von 1-3 Jahren, Höhepunkt in der Pubertät, im 3. Lebensjahrzehnt Reossifikation; autosomal-dominanter Erbmodus; **Histol.:** vaskularisiertes Gewebe mit fibroblast. Elementen, kollagenen Fasern u. unregelmäßig geordneten Riesenzellen; ausgiebige lakunäre Resorptionen an d. Zahnwurzeln im Erkrankungsbereich.

Chevassu-Katheter (Maurice Ch., Urol., Paris, 1877-1957; Katheter*) m: (engl.) Chevassu catheter; Ureterkatheter* m. olivenartiger Spitze, die das Ureterostium b. retrograder Kontrastmitteldarstellung des Ureters abdichtet, damit d. Kontrastmittel nicht in die Blase zurückfließen kann.

Cheyne-Stokes-Atmung (John Ch., Arzt, Dublin, 1777-1836; William St., Arzt, Dublin, 1804-1878): (engl.) Cheyne-Stokes breathing; Form der periodischen Atmung*; rhythmisch wechselnder Atemtypus mit zu- u. abnehmender Atemfrequenz u. -amplitude sowie Atempausen (s. Atmungstypen, Abb.); **Vork.:** bei Enzephalitis u. zerebralen Durchblutungsstörungen als Ausdruck einer Schädigung des bulbären Atemzentrums (Unterbrechung hemmender Nervenbahnen); bei Herzerkrankungen durch verlangsamte Blutzirkulation; tritt aber auch bei gesunden Personen nach kurzfristigem Aufstieg in große Höhe u. im Schlaf auf (Abnahme des pO_2 bei gleichzeitiger Dämpfung des Atemantriebs im Schlaf).

Chiari-Arnold-Syn|drom (Hans Ch., Pathol., Straßburg, 1851-1916) n: s. Arnold-Chiari-Syndrom.

Chiari-Frommel-Syn|drom (Johann B. Ch., Gyn., Wien, 1817-1854; Richard F., Gyn., Erlangen, 1854-1912) n: syn. Laktationsatrophie des Genitale; Uterusatrophie u. sekundäre Amenorrhoe b. postpartal verlängerter oder (u. U. monate- od. jahrelang) persistierender Laktation*; **Sympt.:** subjektiv Leib-, Rücken- u. Kopfschmerzen, psych. Verstimmungen; als Urs. der Hemmung der vegetativen u. germinativen Ovarialfunktion wird e. Regulationsstörung im Zwischenhirn-Hypophysen-System, evtl. auch e. gestörte Nebennierenrinden- od. Schilddrüsenfunktion vermutet; **Diagn.:** erhöhte Ausscheidung v. Prolaktin, verminderte Ausscheidung v. FSH im Harn; d. Basaltemperatur verläuft monophasisch; **Progn.:** Restitutio ad integrum ist möglich, oft jedoch persistiert d. Amenorrhoe. Vgl. Galaktorrhoe-Amenorrhoe-Syndrom.

Chiari-Operation (Karl Ch., Orthop., Wien) f: Beckenringosteotomie z. Bildung eines künstl. Pfannendachs bei angeb. Hüftgelenkluxation*; durchführbar ab 4.-6. Lebensjahr.

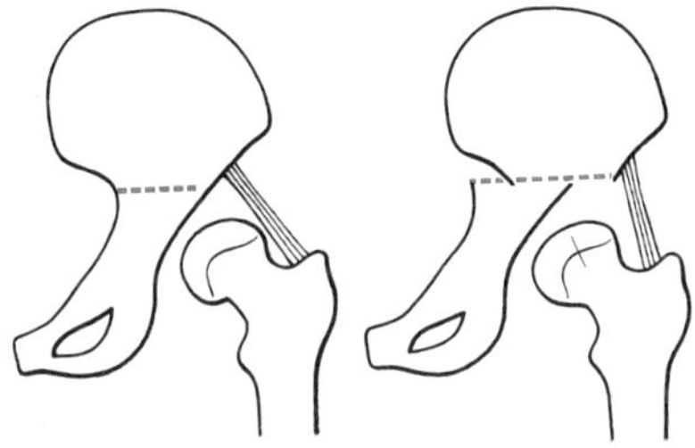

Chiari-Operation [209]

Chiasma opticum (gr. χίασμα Zeichen des Chi, Kreuzung; Optico-*) n: s. Sehnervenkreuzung.

Chiasma-opticum-Tumoren (↑; ↑; Tumor*) m pl: (engl.) optic chiasm tumours; im Bereich des Chiasma opticum sich entwickelnde Tumoren; hierzu gehören Hypophysenadenome, supraselläre Meningeome, Epidermoide, Kraniopharyngeome u. das Spongioblastom des N. opticus.

Chiasma|syn|drom (↑) n: (engl.) chiasmal syndrome; bitemporale Hemianopsie* u. beidseitige (u. U. anfangs einseitige) einfache Optikusatrophie*; **Vork.:** bei Hypophysen(gang)tumoren (Rathke-Tasche), suprasellären u. Chiasmatumoren (intraselläre Tu. häufig ohne Ch.), Meningeom im Bereich des vorderen Chiasmawinkels, Hirntumoren, primärem Hydrocephalus int., Hämorrhagien, Meningitis u. Arachnoiditis in dieser Region. Vgl. Arachnoiditis optico-chiasmatica.

Chiasmata (↑) n pl: Überkreuzungen von Nicht-Schwesterchromatiden, die im Pachytän der ersten Reifungsteilung auftreten; Ch. sind die morphol. Grundlage des Crossing over. Ihre Häufigkeit zeigt Beziehungen zur Länge der Chromosomen, aber auch zu Umwelteinflüssen wie Temperatur, Wassergehalt, best. Chemikalien sowie zu genet. Faktoren. Vgl. Meiose.

Chiasma tendinum (↑; Tend-*) n: Kreuzung der Sehnen im Bereich der Hand, des Unterschenkels u. der Fußsohle.

Chicken pox (engl.) n: s. Varizellen.

Chiclero-Geschwür: s. Leishmaniasen.

Chien-de-fusil-Stellung (frz. chien de fusil Jagdhund): (engl.) meningitic posture; Jagdhundstellung; Streckstellung des Nackens u. Rückens mit angezogenen Beinen; **Vork.:** v. a. bei Meningitis*, Enzephalitis*.

Chikungunya-Fieber: (engl.) Chikungunya fever; erstmals 1952 in Tansania beobachtete fiebrige Virusinfektion mit dem Dengue*-Fieber ähnlichen Sympt.; Name leitet sich ab von lokaler Bez. des Leitsymptoms „sich zusammenkrümmen" (wegen der ca. eine Woche andauernden starken Gelenkschmerzen); vgl. Arbovirosen (Tab.).

Chilaiditi-Syn|drom (Demetrius Ch., Röntg., Wien, Istanbul, geb. 1883) n: Lageanomalie des Darms mit Interposition der Flexura coli dextra (Flexura hepatica) des Colons (selten des Dünndarms) zw. Leber u. Zwerchfell; **Sympt.:** v. a. Druckgefühl im Oberbauch, das im Liegen nachläßt.

Chilblain-Lupus (lat. lupus Wolf) m: Form des chronischen diskoiden Lupus* erythematodes mit bläul., keratot. Knoten im Bereich der Akren.

Chilo|mastix mesnili (Cheil-*; Mastix*) f: Cercomonas intestinalis; birnenförmiger, apathogener Darmflagellat des Menschen; **Nachw.:** s. Giardia lamblia; vgl. Protozoen.

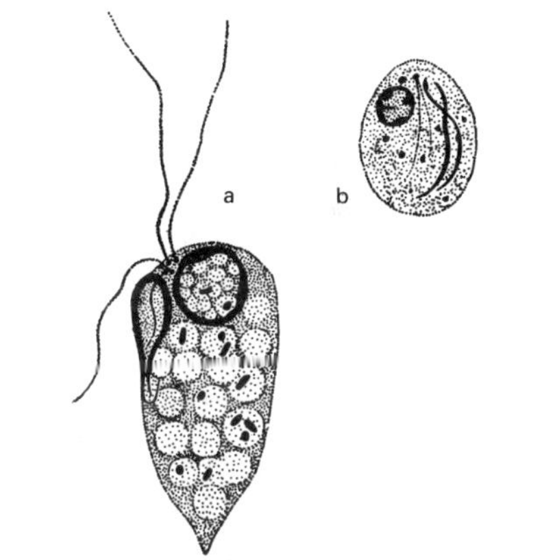

Chilomastix mesnili:
a: vegetative Form; b: Zyste

Chimäre (gr. Χίμαιρα nach der gr. Mythologie ein dreiköpfiges Ungeheuer) f: (engl.) chimera; **1.** (immun.) Organismus, in dem gegenüber genetisch differenten Zellen bzw. Geweben eine Immuntoleranz* besteht, z. B. Blutchimärismus*; **2.** (genet.) aus der DNA* versch. Species (gentechnolog.) rekombinierte DNA-Moleküle. Vgl. Mosaik.

China|blau|agar m: (engl.) China blue agar; künstl. Nährmedium z. Keimzahlbestimmung in best. Nahrungsmitteln; z. B. Milch u. Eis.

China-Restaurant-Syn|drom n: reversible Glutamatintoxikation mit Hitze- u. Engegefühl sowie Mißempfindungen (Kribbeln) im Halsbereich nach Genuß von Speisen, die L-Mononatriumglutamat als Geschmacksverstärker enthalten (bes. in chines. Gerichten); **DD:** Nahrungsmittelallergie, Lebensmittelvergiftung.

China|rinde: (engl.) cinchona bark; getrocknete Rinde von Cinchona pubescens (syn. Cinchona succirubra) od. deren Varietäten u. Hybriden; enthält ca. 30 Alkaloide (bes. Cinchonidin, Cinchonin, Chinin, Chinidin), Bitter- u. Gerbstoffe; **Verw.:** Bittermittel, Tonikum u. Adstringens v. a. zur Appetitanregung; **NW:** Überempfindlichkeitsreaktionen (Hautallergien, Fieber), selten Thombozytopenie; **Kontraind.:**

Schwangerschaft, Überempfindlichkeit gegenüber Cinchonaalkaloiden.

Chinidin n: (8R,9S)-6′-Methoxy-9-cinchonanol (IUPAC); syn. Quinidine; dextroisomere Verbindung von Chinin* mit direkter Membranwirkung an Herzmuskelzellen u. parasympatholyt. u. alpha-sympatholyt. Wirkung; **Verw.**: bei Herzrhythmusstörungen (Extrasystolen, paroxysmale Tachykardien); **NW:** Hautreaktionen, Urtikaria, Schwindel, Kopfschmerz, Seh- u. Hörstörungen, Übelkeit, Erbrechen, Diarhoe u. a.; **Kontraind.**: AV-Block II. u. III. Grades, Bradykardie, Erregungsleitungsstörungen, Digitalisüberdosierung.

Chinin n: (engl.) quinine; syn. Quinine; Chinolinderivat (Alkaloid versch. Cinchonaarten) mit

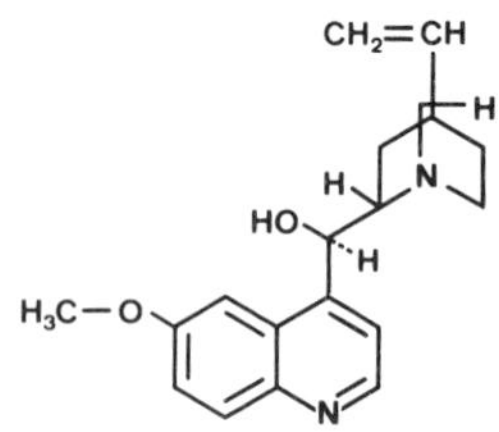

Chinin

blutschizontozider Wirkung; **Verw.**: bei Malaria tropica mit chloroquin- bzw. multiresistenten Plasmodien; **NW:** gastrointestinale Störungen, Neurotoxizität, Hautreaktionen u. a.; **Kontraind.**: Schwangerschaft, Chininallergie u. a. Vgl. Chinidin.

Chinin|vergiftung: (engl.) quinine poisoning; Vergiftung mit Chinin* (in sehr hoher Dosierung); **Sympt.**: Schwindel, Ohrensausen, Erregungszustände, Zyanose, Herztod; ferner skarlatiniforme Exantheme (s. Arzneimittelexantheme), Sehstörungen, Netzhautgefäßspasmen u. Optikusschädigung bis zur Erblindung.

Chinoline n pl: (engl.) quinolines; Substanzen mit Chinolinstruktur, z. B. Malariamittel (Chinin, Primaquin, Chloroquin); früher auch als Darmdesinfizienzien u. Amöbenmittel angewendet.

Chino|linol: 8-Hydroxychinolin (IUPAC); Verw.: Antiseptikum, Desinfiziens.

Chinolone n pl : syn. Quinolone, Gyrasehemmer*.

Chinone n pl: (engl.) quinones; ringförmige Diketone (Oxidationsmittel), entstehen durch Oxidation von Hydrochinon u. Brenzkatechin.

Chir-: s. a. Cheir-.

Chir|agra (Cheir-*; gr. ἄγρα Falle, in Zusammensetzungen: Gicht) **f:** Gicht* in den Handgelenken.

Chiro|praktik (↑; gr. πρακτικός tätig, wirksam) **f:** (engl.) chiropractic; schulmed. anerkannte, auf Handgrifftechniken beruhende Heilmethode (Chirotherapie) zum Einrichten (Adjustieren) v. durch Verschiebung der Wirbel gegeneinander entstandenen Einklemmungen (Subluxationen) im Zwischenwirbelbereich. Die Meth. ist nicht ungefährl. u. kann u. U. zu Plegien führen.

Chirurgie (gr. χειρουργία Handtätigkeit, Wundarzneikunst) **f:** (engl.) surgery; med. Fachgebiet zur Erkennung u. Behandlung von Erkr., die ohne chir. Intervention zu gesundheitl. Schäden od. zum Tod führen würden; umfaßt neben konservativen (mechan., physik., pharmak.) bes. operative Verfahren zur kausalen Therapie org. Leiden od. zur Verkürzung des Heilungsverlaufs bzw. Verbesserung des funkt. Ergebnisses; **Unterteilung** in spezialisierte Fachdisziplinen wie Thorax- u. Abdominal-, Herz- u. Gefäßchirurgie, Traumatologie (Unfallchirurgie), Kinder-, Kiefer-, Neurochirurgie, plastische Chirurgie (Wiederherstellungschirurgie, kosmetische Ch.). Vgl. Operation.

Chirurgie, minimal-invasive (↑) **f:** (engl.) minimal invasive surgery; Abk. MIC; Bez. f. eine möglichst schonende u. wenig belastende Operationstechnik unter Verzicht auf eine breite Eröffnung von Körperhöhlen durch Einsatz moderner operationstechn. Geräte (Endoskope u. extrem verkleinerte Instrumente), z. B. zur laparoskop. Operation chir. Erkr. (u. a. zur Appendektomie, Cholezystektomie, Ösophagektomie, Verwachsungslösungen, Rektopexie) od. zur arthroskop. Beseitigung kleinerer Gelenkschäden.

Chirurgie, re|fraktive (↑) **f:** chir. Veränderung der Hornhaut zur Behebung von Refraktionsanomalien des Auges; **Verfahren: 1.** zum Ausgleich einer Aphakie*: Keratophakie (Bearbeitung eines Spenderscheibchens auf einer Gefrierdrehbank u. Einsetzen in das gespaltene Hornhautstroma des Pat.), Epikeratophakie (Aufnähen eines Scheibchens auf die intakte Hornhaut); **2.** zum Ausgleich einer Myopie*: radiäre Keratotomie*, Keratomileusis myopica (Umformung einer oberflächl. entnommenen Hornhautlamelle u. Wiedereinnähen), Excimer-Laser-Keratoplastik (Modellierung der Hornhautoberfläche durch kontrollierte Gewebeabtragung); **3.** zur Korrektur eines Astigmatismus* (v. a. nach Op.): keilförmige Exzision, Entlastungsschnitte, radiäre u. transversale Einschnitte.

Chlamydia (gr. χλαμύς, χλαμύδος Mantel) **f:** Abk. Chl.; früher Miyagawanella, Bedsonien, Viren der Psittakose-Lymphogranuloma-inguinale-Gruppe, Große Viren, TRIC-(Trachom-Inclusion-Conjunctivitis-)Erreger; Gattung gramnegativer, unbewegl., kokkoider, pleomorpher Bakt. der Fam. Chlamydiaceae (vgl. Bakterienklassifikation); obligate Zellparasiten; Vermehrung nur in zytoplasmat. Vakuolen der Wirtszelle (benötigen energieliefernde Enzyme); charakteristische morphol. **Entwicklungsstadien:** infektiöse **Elementarkörperchen** (⌀ ca. 0,3 μm) werden über Phagozytose von der Wirtszelle aufgenommen, wachsen dort innerh. von Stunden durch Zweiteilung zu nichtinfektiösen **Großzellen** (Partikular-, Initialkörperchen, Retikulärzellen, ⌀ ca. 1 μm) u. bilden **intraplasmatische Einschlüsse**; nach Ende der Teilungsphase „kondensieren“ die Großzellen wieder zu Elementarkörperchen, die nach Ruptur der Wirtszelle andere Zellen infizieren können. **Unterteilung** der Gattung in zwei Species: Chlamydia trachomatis, Chlamydia psittaci.

Chlamydia psittaci (↑; gr. ψιττακός Papagei) **f:** sog. Ornithosevirus; Err. von Psittakosen (s. Ornithose); **Epidemiol.**: weltweit verbreitet; in Staub u. Sekreten lange haltbar; Hitze-, Formalin-, Phenol- u. Äther-empfindlich; Übertragung durch Inhalation getrockneten Kots u. Sekrets von mit Ch. p. infizierten Vögeln (Wellensittiche, Papageien); Übertragung von Mensch zu Mensch sehr selten. Err. zerstören das Alveolarepithel u. führen zu einer interstitiellen Pneumonie (s. Pneumonie, atypische). **Diagn.**: Erregernachweis nach Anzüchtung im bebrüteten Hühnerei od. in Gewebekultur; serol. KBR.

Chlamydia trachomatis (↑; gr. τραχύς rauh; -om*) **f:** Chlamydienspecies m. mehreren in ihrer Pathogenität deutlich versch. Subspecies (Serovars): **Serovars A-C** verursachen das Trachom*; **Serovars D-K** sind die häufigsten Err. der Urethritis* non gonorrhoica u. der nichtgonorrhoischen Zervizitis*; außerdem der Salpingitis*, Perihepatitis*, Epididymitis*, Einschlußkonjunktivitis* u. Neugeborenenpneumonie; **Serovars L_1-L_3** sind die Err. des Lymphogranuloma* venereum. **Morphol.:** lichtmikroskop. kaum zu erkennen; zwei Formen: 0,2-0,4 µm messende sog. Elementarkörperchen (infektiös, überwiegend extrazellulär), die sich in 0,5-0,7 µm messende sog. Partikular- od. Initialkörperchen (intrazellulär) umwandeln; letztere bilden intraplasmat. Einschlüsse in der Wirtszelle. **Kultur:** wächst nicht auf künstl. Nährböden, Isolierung erfolgt m. der Zellkultur (z. B. McCoy-Zellen); Nachw. der Einschlüsse m. monoklonalen Antikörpern od. mit chem. Färbemethoden (z. B. mit Lugol-Lösung od. nach Giemsa); in Sepharosephosphat-Transportmedium b. 4°C 1-2 Tage haltbar; Direktnachweis im Abstrichpräparat mit Immunfluoreszenz od. Enzymimmunassay möglich; **Serol.:** KBR nur b. Lymphogranuloma inguinale positiv; in diesen Fällen sowie bei chron. u. schweren Inf. m. Serovars D-K vielfach Antikörper im Serum mittels Immunfluoreszenztest nachweisbar; **Epidemiol.:** Erregerreservoir ist der Mensch, Übertragung durch Kontaktinfektion.

Chlamydien (↑) f pl. (engl.) chlamydias; Gattung kokkoider bakterienähnl. Mikroben der Fam. Chlamydiaceae; s. Chlamydia.

Chlamydo|sporen (↑; Spora*) f pl: (engl.) chlamydospores; große, runde, vegetativ gebildete Sporen bei Pilzen; entstehen durch Zellwandverdickung am Myzel, entw. zwischenständig (interkalar) od. endständig (terminal); vgl. Sporen, Fungi, Candida albicans.

Chloasma (gr. χλοάζειν grünlich od. gelblich aussehen) **n:** syn. Melasma; meist symmetr. auftretende, scharf begrenzte, unregelmäßig gestaltete gelblichbraune Flecken an Stirn, Wangen u. Kinn, bes. bei Frauen; Verstärkung der Hyperpigmentierung durch Sonnenbestrahlung; **Formen: 1.** Ch. gravidarum (syn. Ch. uterinum): Vork. bei etwa zwei Drittel der Schwangeren; Beginn meist im 2. Mon., Rückbildung nach der Entbindung; zuweilen von längerer Dauer; **2.** Ch. hormonale: verursacht durch Melanozyten-stimulierendes Hormon (MSH*), Östrogene (auch Östrogen produzierende Tumoren), Gestagene; **3.** Ch. medicamentosum: ausgelöst durch Arzneimittel, z. B. Hydantoin, Mesantoin, Phenytoin, Chlorpromazin od. hormonale Kontrazeptiva; **4.** Ch. cosmeticum: Photosensibilisierung durch Furanocumarine (Psoralen, Bergapten); vgl. Lichtdermatosen; **5.** Ch. periorale virginum: Hyperpigmentierung bes. um den Mund bei Mädchen u. jungen Frauen.

Chlor (gr. χλωρός grünlich-gelb) **n:** (engl.) chlorine; chem. Element, Symbol Cl, OZ 17, rel. Atommasse 35,453; einwertiges, stechend riechendes (schleimhautreizendes), gelbgrünes, gasförmiges Halogen, bildet bei Reaktion mit Metallen Salze (z. B. NaCl, Kochsalz); Blutplasma enthält 100-107 mmol/l (mval/l) Chloridionen (Cl^-); Bedeutung: u. a. für Wasserhaushalt, Säure-Basen-Gleichgewicht, Salzsäurebildung im Magen; Anw. von z. B. Chlorkalk, Chlorwasser als Desinfektionsmittel. Vgl. Hyperchlorämie, Hypochlorämie.

Chlor|äthyl (↑) n: (engl.) ethyl chlorine; Äthylchlorid; C_2H_5Cl; sehr flüchtige, bei 13°C siedende Flüssigkeit; wurde früher zur Kälteanästhesie verwendet.

Chlor|akne (↑; Akne*) **f:** (engl.) chloracne; auch Chlorarylakne; akneartige Hauterkrankung mit follikulären Hyperkeratosen, Komedonen, evtl. Knoten, Abszessen u. Zysten, bes. im Gesicht, an den Ohren u. a. exponierten Hautstellen; **Urs.:** v. a. Exposition durch berufl. Tätigkeit mit Chlorphenol (TCDD*), Perchlornaphthalin (sog. Pernakrankheit), polychlorierten Biphenylen (Yusho*-Krankheit) u. a. chlorhaltigen org. Chemikalien in der Elektro- u. Chemieindustrie, bei Industrieunfällen sowie im Haushalt (Holzschutzmittel).

Chloral|hydrat n: (engl.) chloral hydrate; Trichloracetaldehydmonohydrat; wasser- u. äthanollösl. bitteres Kristallpulver mit stechendem Geruch u. örtl. Reizwirkung auf Haut- u. Schleimhäute; **Verw:** als Schlafmittel u. Sedativum, vor Aufkommen der Benzodiazepinderivate v. a. bei Pat. mit Unverträglichkeit gegenüber Barbituraten; bei Eklampsie u. Tetanus; Gefahr der Abhängigkeit! Die seltene Vergiftung durch Abusus ähnelt in ihrer Symptomatik einer Barbituratvergiftung. Vgl. Schlafmittel, Barbiturate.

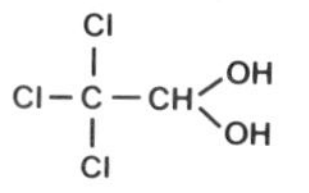

Chloralhydrat

Chlor|ambucil (INN) **n:** 4-[4-(Bis-2-chlorethyl)-amino]-phenylbuttersäure (IUPAC); Verw.: Zytostatikum (Alkylans); s. Zytostatika, Alkylanzien.

Chlor|amphenicol (INN) **n:** 2,2-Dichlor-N-[(αR,βR)-β-hydroxy-α-hydroxymethyl-4-nitrophenethyl]acetamid (IUPAC); bakteriostat. wirkendes Antibiotikum mit rel. breitem **Wirkungsspektrum:** wirksam gegen grampos. u. gramneg. Bakterien einschl. Rickettsien, Chlamydien u. Mykoplasmen, resistent sind Mykobakterien, Pilze, Protozoen, fast immer Pseudomonas aeruginosa; prakt. keine Resistenzentwicklung empfindl. Erreger unter d. Therapie; **Verw.:** bei Typhus u. Paratyphus, bei schweren Inf. (wenn andere Antibiotika nicht in Frage kommen) u. best. Formen bakt. Meningitiden; **NW:** v. a. aplast. Anämie, Störungen der Hämatopoese; beim Säugling: Grey*-Syndrom; Überschreitung der Gesamtdosis v. 20-30 g während 10 Tagen (Erwachsene) nur b. vitaler Indikation, während Ch.-Therapie Blutbildkontrollen! **Kontraind.:** schwere Leberfunktionsstörungen, Störungen der Hämatopoese, akute intermittierende Porphyrie.

Chlor|diazep|oxid (INN) **n:** 7-Chlor-2-methylamino-5-phenyl-3H-1,4-benzodiazepin-4-oxid (IUPAC); Benzodiazepinderivat; Verw.: Tranquilizer*; s. Benzodiazepinderivate.

Chlor|hexidin (INN) **n:** 1,1′-(Hexamethylenbis[5-(4-chlorphenyl)-biguanid] (IUPAC); Antiseptikum, (Desinfiziens) mit breitem Wirkungsspektrum; **Verw.:** zur Desinfektion von Haut- u. Schleimhäuten; **NW:** Geschmacksirritationen, Verfärbungen von Zunge u. Zahnfleisch, selten bei längerer Anw. Überempfindlichkeitsreaktionen.

Chlorid|bestimmung: (engl.) chloridimetry; quant. Bestimmung von Chloriden in Körperflüssigkeiten; **Methoden: 1.** coulometrische (amperometrische) Titration mit elektrolytischer Freisetzung von Silberionen in saurer Pufferlösung; die Dauer des Stromflusses ist der Cl-Konzentration in der Probe proportional; **2.** merkurimetrische Titration mit Quecksilber-II-Nitrat bis zur Bildung eines violetten Farbkomplexes mit dem Indikator Diphenylcarbazon; **3.** photometrische Bestimmung von **a)** Chloranilsäure nach Reaktion von Chlorid mit Quecksilberchloranilat; **b)** Eisen-III-Thiocyanat nach Reaktion von Chlorid mit Quecksilberthiocyanat u. Eisen; **4.** potentiometrische Bestimmung mit einer chloridselektiven Elektrode. Vgl. Elektrolythaushalt.

Chloride n pl: Salze der Salzsäure; physiol. z. B. NaCl (hauptsächl. in Körperflüssigkeiten) u. KCl (in Zellen).

Chlor|kalk (gr. χλωρός grünlich-gelb): (engl.) chlorinated lime; Calcaria chlorata, Calciumchloridhypochlorit; Desinfektionsmittel mit chlorähnl. Geruch u. bleichender, desinfizierender u. desodorierender Wirkung; Verw.: zur Wasserdesinfektion u. Unschädlichmachung von Gelbkreuz-Kampfstoffen. Vgl. Desinfektion.

Chlor|madinon (INN) n: 6-Chlor-17-hydroxypregna-4,6-dien-3,20-dion (IUPAC); vom Hydroxyprogesteron abgeleitetes Gestagen; Verw.: s. Gestagene.

Chlor|mezanon (INN) n: 2-(4-Chlorphenyl)-perhydro-3-methyl-4-oxo-1,3-thiazin-1,1-dioxid (IUPAC); zentrales Muskelrelaxans; s. Muskelrelaxanzien, zentrale.

Chlor|midazol (INN) n: 1-(4-Chlorbenzyl)-2-methylbenzimidazol (IUPAC); Benzimidazolderivat mit antimikrobiellen Eigenschaften; Verw. als Antimykotikum.

Chloro|butanol (INN) n: 1,1,1-Trichlor-2-methyl-2-propanol (IUPAC); Verw.: Antiseptikum, Lokalanästhetikum.

Chloro|cresol (INN) n: 4-Chlor-3-methylphenol (IUPAC); weißes, kristallines, phenolartig riechendes, in Äther u. Äthanol gut lösbares Pulver; ist Bestandteil von Flächendesinfektionsmitteln; ferner Verw. als Konservierungsmittel.

Chlor|odontie (gr. χλωρός grünlich-gelb; Odont-*) f: (engl.) chlorodontia; grün-gelbl. Verfärbung der Milchzähne durch Einlagerung v. Bilirubin nach Morbus* haemolyticus neonatorum; z. T. mit Schmelzhypoplasien u. -defekten kombiniert. Das bleibende Gebiß wird nicht betroffen.

Chloro|form (↑; lat. formica Ameise) n: Trichlormethan; Halogenkohlenwasserstoff, der früher als Inhalationsnarkotikum verwendet wurde.

Chlorom (↑; -om*) n: (engl.) chloroma, green cancer; auch Chlorosarkom; bei akuter Leukämie* selten auftretende, oft multiple, tumoröse Infiltration aus Myelo- od. Lymphoblasten v. a. im Bereich von Haut, Gingiva, Periost (als evtl. grünlich durchschimmernder od. palpabler Tumor) sowie im Knochenmark u. a. blutbildenden Organen.

Chloro|phyll (↑; gr. φύλλον Blatt) n: Blattgrün, grüner Farbstoff der Pflanzen; versch. Chromoproteide (Magnesiumkomplexe von Tetrapyrrolen), verwandeln Lichtenergie in chem. Energie, Vermittler der Assimilation des Kohlendioxids (Photosynthese). Die chem. Konstitution ist der des Häms (s. Hämoglobin) ähnlich.

Chloro|phyllin (↑; ↑): durch Esterverseifung aus Chlorophyll* gewonnener wasserlöslicher Porphyrinkörper (Na- od. K-Salz); Verw.: Mund- u. Rachentherapeutikum, Farbpigment für die Dragierung.

Chloro|quin (INN) n: 7-Chlor-4-(4-diethylamino-1-methylbutylamino)-chinolin (IUPAC); Derivat des 4-Aminochinolins mit blutschizontozider u. antirheumat. Wirkung; **Verw.:** zur Ther. u. Proph. der Malaria*, bei systemischem Lupus erythematodes u. rheumatoider Arthritis (einschließl. der juvenilen Form); **NW:** reversible Hornhauttrübungen, u. U. irreversible Netzhautveränderungen mit Gesichtsfeldausfällen u. Visusverlust, gastrointestinale Störungen, Schlafstörungen, Unruhe, Benommenheit, Hautreaktionen u. a.; **Kontraind.:** Glukose-6-Phosphat-Dehydrogenase-Mangel, Myasthenia gravis pseudoparalytica, Retinopathie u. a.; cave bei Porphyrie, Epilepsie, schweren Leber- u. Nierenerkrankungen.

Chloro|thiazid n: 6-Chlor-7-sulfamyl-1,2,4-benzothiadiazin-1,1-dioxid; nicht mehr verwendetes Diuretikum aus der Reihe der Benzothiadiazinderivate (Thiazide*).

Chloro|tri|anisen (INN) n: Chlor-tris-(4-methoxyphenyl)-ethylen (IUPAC); synthet., nichtsteroidales Östrogen; Verw.: bei Prostatakarzinom.

Chlor|phen|amin (INN) n: N,N-Dimethyl-[3-(4-chlorphenyl)-3-(2-pyridyl)-propyl]-amin (IUPAC); Histamin-H_1-Rezeptorenblocker (Propylaminverbindung); Verw.: s. Antihistaminika.

Chlor|phenon n: s. Augenreizstoffe.

Chlor|phen|ox|amin (INN) n: 2-(p-Chlor-α-methyl-α-phenylbenzyloxy)-N,N-dimethylethylamin (IUPAC); Histamin-H_1-Rezeptorenblocker (Ethanolaminverbindung); Verw.: lokales Antihistaminikum, z. B. bei Verbrennungen 1. Grades, Sonnenbrand, allerg. u. juckenden Dermatosen; s. Antihistaminika.

Chlor|pikrin n: Trichlornitromethan; Anw. im 1. Weltkrieg als Kampfstoff Klop; gehört zu den Augenreizstoffen*.

Chlor|promazin (INN) n: 2-Chlor-10-(3-dimethylaminopropyl)-phenothiazin (IUPAC); Neuroleptikum; s. Neuroleptika.

Chlor|pro|thixen (INN) n: cis-2-Chlor-9-(3-dimethylaminopropyliden)-thioxanthen (IUPAC); Neuroleptikum mit zusätzl. antidepressiver Wirkung (in niedriger Dosierung); Verw.: s. Neuroleptika.

Chlor|quin|aldol (INN) n: 5,7-Dichlor-2-methyl-8-chinolinol (IUPAC); Verw.: lokales Antiseptikum mit bakteriostatischen u. fungistatischen Eigenschaften.

Chlor|talidon (INN) n: 2-Chlor-5-(1-hydroxy-3-oxo-isoindolin-1-yl)benzolsulfonamid (IUPAC); den Benzothiadiazinderivaten (s. Thiazide) analoges, lang wirkendes Diuretikum; vgl. Diuretika.

Chlor|tetra|cyclin (INN) n: 7-Chlor-4-dimethylamino-1,4,4a,5,5a,6,11,12a-octahydro-3,6,10,12,12a-pentahydroxy-6-methyl-1,11-dioxo-naphthacen-2-carboxamid (IUPAC); Antibiotikum der Tetrazyklin-Gruppe; Verw.: s. Tetrazykline.

Chlor|wasser (gr. χλωρός grünlich-gelb): (engl.) chlorine water; Aqua chlorata; Desinfektionsmittel f. Wunden, Schleimhaut u. Hände; enthält 0,2-1% Chlor; z. Verchlorung v. Trinkwasser 20-70 g Chlorkalk* pro m^3 Wasser; vgl. Desinfektion.

Choana (gr. χόανος Trichter) **f:** Choane; hintere Öffnungen der Nasenhöhle in d. Nasenrachenraum.

Choanal|a|tresie (↑; Atresie*) **f:** (engl.) choanal atresia; angeb. knöcherner od. membranöser Verschluß der hinteren Nasenöffnung, ein- od. beidseitig; bedingt schwerste Atemnot des Neugeborenen b. doppelseitigem Verschluß, da es noch nicht fähig ist, spontan durch den Mund zu atmen (zunächst Rachentubus einführen, später op. Korrektur).

Choanal|polypen (↑; Polyp*) **m pl:** (engl.) choanal polypi; meist von einer Kieferhöhle ausgehende langgestielte Nasenpolypen*, die zur Verlegung einer Choane führen können; **Sympt.:** Behinderung der Nasenatmung, Epiphora*, Rhinolalia clausa (s. Rhinolalie) u. a.; **Diagn.:** Rhinoskopie*.

Choanal|tamponade (↑; frz. tampon Stöpsel) **f:** s. Bellocq-Tamponade.

Chol-: Wortteil mit der Bedeutung Galle; von gr. χολή.

Chol|ämie (↑; -ämie*) **f:** (engl.) cholaemia; Übertritt von Gallenflüssigkeit in das Blut mit Gelbfärbung des Serums; z. B. bei mechan. Choledochusverschluß. Vgl. Hyperbilirubinämie, Ikterus.

Chol|agoga (↑; -agoga*) **n pl:** (engl.) cholagogues; sog. galletreibende Mittel; frühere, unspezif. Bez. f. Cholekinetika* u. Choleretika*.

Chol|angio|graphie (↑; Angio-*;-graphie*) **f:** (engl.) cholangiography; Röntgenkontrastdarstellung der Gallengänge; terminolog. Übersicht: s. Tab.; vgl. Cholegraphie.

Cholangiographie
Direkte Cholangiographieverfahren

endoskopische **r**etrograde **C**holangiographie	**ERC**
endoskopische **r**etrograde **C**holangio**p**ankreatographie	**ERCP**
perkutane **t**ranshepatische **C**holangiographie	**PTC**
perkutane **t**rans**j**ugulare (transvenöse) **C**holangiographie	**PTJC**
laparoskopische transhepatische Cholangiographie	
laparoskopische Cholezysto-cholangiographie	
intraoperative Cholangiographie	

Chol|angio|litis (↑; ↑; -itis*) **f:** Entz. der Gallenkapillaren u. kleinsten Gallengänge in der Leber.

Chol|angiom (↑; ↑;-om*) **n:** (engl.) cholangioma; **1.** benignes Ch.: intrahepatisches Gallengangadenom*; **2.** malignes Ch.: Gallengangkarzinom*.

Chol|angio|mano|metrie (↑; ↑; gr. μανός gasförmig; Metr-*) **f:** (engl.) cholangiomanometry; Verf. zur Druckmessung in den extrahepatischen Gallenwegen sowie zur Registrierung von Kontraktionen des Sphincter Oddi unter Verw. eines Meßkatheters, der entweder mit Hilfe eines Endoskops od. i. R. eines op. Eingriffs in die Gallenwege eingeführt wird. Die intraoperative Ch. erfolgt häufig in Komb. mit einer Röntgenkontrastdarstellung der ableitenden Gallenwege (sog. **Cholangioradiomanometrie** nach Sondierung des Ductus cysticus od. Punktion des Ductus choledochus) v. a. zur Beurteilung des Gallenabflusses durch die Papilla duodeni major sowie zum Nachweis von Choledochussteinen; vgl. Cholegraphie.

Chol|angio|pankreato|graphie, endo|skopische retro|grade (↑; ↑; Pankreas*; -graphie*) **f:** Abk. ERCP*.

Chol|angio|pathie (↑; ↑; -pathie*) **f:** (engl.) cholangiopathy; zusammenfassende klin. Bez. für Erkr. der Gallenwege (z. B. Cholangitis); vgl. Cholezystopathie.

Chol|angio|phytiasis (↑; ↑; Phyt-*; -iasis*) **f:** Ansammlung unverdaulicher (pflanzl.) Nahrungsbestandteile im Ductus choledochus durch fehlerhafte od. fehlindizierte Choledochoduodenostomie; tritt bes. bei Schrumpfung einer biliodigestiven Anastomose u. Blindsackbildung auf u. kann zu Cholangitis od. Leberabszeß führen; **Ther.:** operative Wiederherstellung der Gallenwege od. Choledochojejunostomie*.

Chol|angio|skopie (↑; ↑; -skopie*) **f:** (engl.) cholangioscopy; auch Choledochoskopie; Endoskopie* der Gallenwege (insbes. des Ductus choledochus vom Mündungsgebiet der Ductus hepatici bis zur Papilla duodeni major) mit einem starren od. flexiblen Endoskop; **Formen: 1.** perkutane transhepatische Ch. analog der PTC*; **2.** retrograde endoskopische Ch. wie bei ERC* unter Vorschieben eines kleinen Spezialendoskops durch den Instrumentierkanal des Duodenoskops; **3.** intraoperative Ch. i. R. einer Cholezystektomie*. Die Komb. mit einer Röntgenkontrastdarstellung ist bei allen Verf., eine Biopsie bzw. Steinextraktion bei den beiden letzten Verf. möglich. Vgl. Cholegraphie.

Chol|angitis (↑; ↑; -itis*) **f:** auch Cholangiitis; Entz. der Gallenwege; **Urs.:** meist Gallengangobstruktion, v. a. durch Gallengangsteine, auch Gallengangstriktur, Papillenstenose, Tumorkompression, Parasitenbefall u. a.; **Formen: 1.** akute Ch.: i. d. R. durch sekundäre bakt. Besiedlung bedingte Inf.; Err.: v. a. Escherichia coli, Klebsiellen, Enterokokken; Sympt.: rechtsseitiger Oberbauchschmerz, Fieber mit Schüttelfrost, passagerer Ikterus (sog. Charcot-Trias), acholische Stühle; bei schwerer eitriger Ch. septisches Krankheitsbild mit Schock, zentralnervösen Ausfallerscheinungen, Einschränkung der Nierenfunktion; Ther.: Antibiotika, op. Entfernung des Hindernisses (ggf. Notfalloperation); Kompl.: sekundäre (cholangitische) biliäre Zirrhose*, Leberabszeß, Pylephlebitis; **2.** chronisch-sklerosierende Ch. (selten): **a)** primär; s. Zirrhose, biliäre; **b)** sekundär bei Cholelithiasis*, nach chir. Eingriffen, bei Leberzirrhose; Sympt.: zu Beginn häufig asympt., später schmerzloser Verschlußikterus (DD maligne Tumoren).

Chol|angitis, nicht eitrige destruierende (↑; ↑; ↑) **f:** syn. primär biliäre Zirrhose*.

Chol|askos (↑; Asken*) **n:** syn. Choleperitoneum; Übertritt von Galle in die Bauchhöhle; z. B. bei Cholezystitis*, Trauma, iatrogen (Leberblindpunktion); Gefahr der galligen Peritonitis*.

Chole|calci|ferol **n:** syn. Colecalciferol; s. Vitamin D.

Chole|cysto|kinin (Chol-*; Kyst-*; Kin-*) **n:** Abk. CCK; syn. Pancreozymin; in der Dünndarmschleimhaut gebildetes gastrointestinales

Hormon (Polypeptid, das als Spaltprodukt von Präprocholecystokinin entsteht); wird hauptsächl. durch Fett, daneben durch Proteine, H^+-Ionen u. Calcium aus d. Duodenum freigesetzt; **Wirkung:** Stimulation der Sekretion von Pankreashormonen, Förderung der Kontraktion der Gallenblase, Stimulation der Darmmotilität; therap. **Verw.:** diagn. Testsubstanz zum Nachw. einer exokrinen Funktionsstörung des Pankreas (i. R. des Pancreozymin*-Secretin-Tests); **NW:** dosisabhängig gesteigerte Motorik der Gallenblase, Darm- u. Bauchkrämpfe, in Einzelfällen klin. manifeste Pankreatitis; **Kontraind.:** Überempfindlichkeit gegen Peptidhormone, akute Pankreatitis, mechan. Ileus, mechan. Verschluß der Gallenwege.

Chole|docho|duodeno|stomie (gr. χοληδόχος die Galle aufnehmend; Duodenum*; -stomie*) **f:** (engl.) choledochoduodenostomy; biliodigestive Anastomose* zw. erweitertem Ductus choledochus u. Duodenum unter Umgehung der Papilla duodeni major; mögliche Kompl.: Cholangiophytiasis*.

Chole|docho|jejuno|stomie (↑; jejunalis*; -stomie*) **f:** (engl.) choledochojejunostomy; biliodigestive Anastomose* zwischen Ductus choledochus u. einer ausgeschalteten Jejunumschlinge.

Chole|docho|lithiasis (↑; Lith-*; -iasis*) **f:** s. Cholelithiasis.

Chole|docho|skopie, intra|operative (↑; -skopie*) **f:** s. Cholangioskopie.

Chole|dochus (↑) **m:** (engl.) common bile duct; eigentl. Ductus choledochus; galleableitender Kanal nach Vereinigung des Ductus cysticus u. hepaticus; mündet an der Papilla* duodeni major in d. Duodenum.

Chole|dochus|karzinom (↑; Karz-*; -om*) **n:** häufigste Form des Gallengangkarzinoms*.

Chole|dochus|zyste (↑; Kyst-*) **f:** (engl.) choledochal duct cyst; angeb. Fehlbildung mit zystischer Erweiterung des Ductus choledochus; **Sympt.:** Verschlußikterus (90%), Schmerzen, Fieber, palpabler Tumor (50%) im re. Oberbauch; Manifestation meist in den ersten drei Lebensjahren.

Chole|globin (Chol-*; Globin*) **n:** syn. Verdohämoglobin; s. Hämoglobin.

Chole|graphie (↑; -graphie*) **f:** (engl.) cholecystography; Sammelbez. f. die versch. Verf. zur Röntgenkontrastdarstellung der Gallenblase bzw. Gallenwege (v. a. Cholezystographie, Cholezystocholangiographie, Cholangiographie); **Verfahren: 1.** indirekte Ch. unter Verw. gallengängiger (iodhaltiger) Röntgenkontrastmittel* (als orale od. meist als intravenöse Ch.); zur besseren Beurteilung parenterale Zufuhr ausreichend hoher Kontrastmittelmengen (Infusion), Gabe einer Reizmahlzeit (Auslösung von Gallenblasenkontraktionen) sowie Anw. der Tomographie; Auswertung: röntgennegative Gallensteine* stellen sich durch Kontrastmittelaussparungen ggf. mit Erweiterung des jeweiligen Gallengangs dar; bei röntg. nicht dargestellter Gallenblase (negatives Cholezystogramm) ist ein (Stein-)Verschluß des Ductus cysticus anzunehmen (Abnahme der Darstellbarkeit mit steigenden Bilirubinwerten, insbes. bei Werten über 34 µmol/l bzw. 2 mg%); Kontraind.: Kontrastmittelallergie (cave: anaphylaktischer Schock), Hyperthyreose; **2.** direkte Ch. durch unmittelbare Einbringung des Kontrastmittels in das Gallenwegsystem über versch. Zugangswege: **a)** perkutane transhepatische Ch.; s. PTC; **b)** endoskopische Ch. mit retrogradem transpapillärem Zugang; s. ERC; **c)** intraoperative Ch., z. B. während Cholezystektomie* zur Überprüfung der freien Gallenpassage nach Entfernung eines Hindernisses, auch zum Nachw. einer Choldedochuszyste, Gallengangatresie od. eines Gallepfropfsyndroms; **d)** Ch. mit direkter Gallenblasenpunktion unter Laparoskopie (heute selten durchgeführt).

Chole|in|säuren (↑): (engl.) choleic acids; Verbindungen aus Desoxycholsäure u. Fettsäuren; vgl. Gallensäuren, Fettstoffwechsel.

Chole|kinetika (↑; Kin-*) **n pl:** Substanzen, die eine Kontraktion der Gallenblase u. der Gallengänge bewirken u. damit die Entleerung der Galle fördern; s. Cholecystokinin; vgl. Choleretika.

Chole|lithiasis (↑; Lith-*; -iasis*) **f:** Gallensteinleiden; durch Gallensteine* hervorgerufene häufigste Erkr. der Gallenblase (Cholezystolithiasis) u. der Gallengänge (Choledocholithiasis); **Vork.:** v. a. bei Frauen (mit steigendem Alter zunehmend häufig), jedoch auch im Kindesalter möglich (z. B. bei hämolytischer Anämie, angeb. Anomalien der Gallenwege); **Klin.:** Gallenblasensteine sind häufig symptomlose Zufallsbefunde (sog. stumme Gallensteine*); in ca. 30-50% der

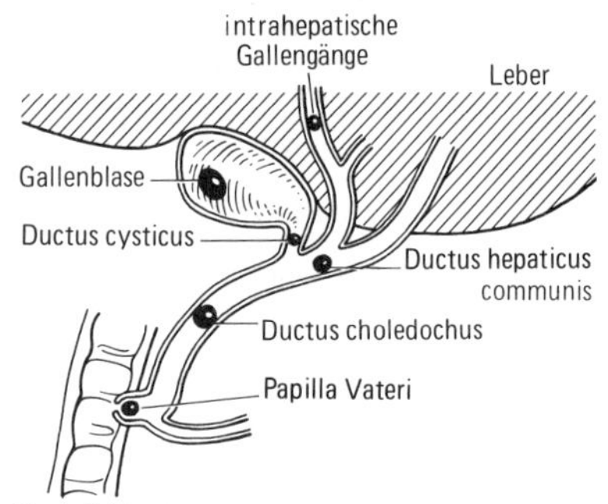

Cholelithiasis:
Vorkommen der Gallensteine

Fälle dyspeptische Oberbauchbeschwerden od. Gallenkoliken; **Diagn.: 1.** palpator. Druckempfindlichkeit unterh. des rechten Rippenbogens mit lokaler Abwehrspannung, evtl. Vergrößerung der Gallenblase (nicht bei Schrumpfgallenblase); **2.** Ultraschalldiagnostik*, heute Methode der Wahl mit einer Trefferquote um 95% (beeinträchtigt bei Meteorismus durch Luftüberlagerungen); **3.** röntg. Leeraufnahme der Gallenblasengegend (Nachweis kalkhaltiger Steine möglich); **4.** Cholezystocholangiographie (s. Cholegraphie), bes. zum Nachweis einer Choledocholithiasis u. vor einem geplanten op. Eingriff; **5.** endoskop. retrograde Cholangiographie (ERC*) mit Möglichkeit der endoskop. Entfernung eingeklemmter Papillensteine; **Ther.:** medikamentöse Cholelitholyse* (nur bei Cholesterinsteinen), Cholezystektomie*, Cholelithotripsie*, Steinentfernung i. R. einer endoskopischen Papillotomie*; **Kompl.: 1.** Gallenblasenhydrops bei Steinverschluß des Ductus cysticus; **2.** bei zusätzl. (durch die Gallestauung begünstigter) Infektion: **a)** Cholezystitis*; **b)** Gallenblasenempyem (cave: Perforation); **c)** Cholangitis*; **3.** Pankreatitis inf.

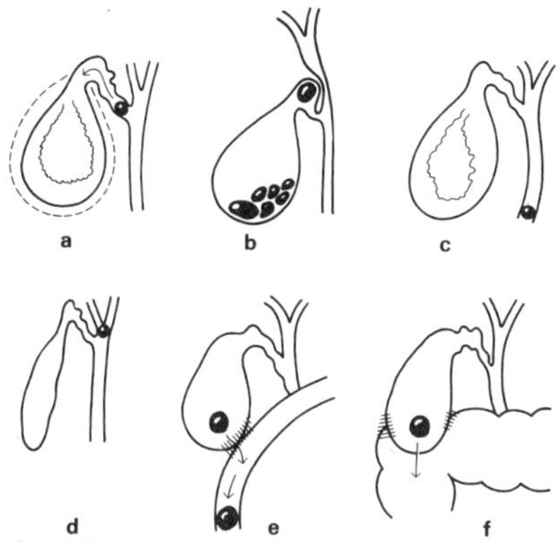

Cholelithiasis:
Komplikationen (gestrichelte Linie: Gallenblasenhydrops; gezackte Linie: Schrumpfgallenblase);
a: Zystikusverschluß; b: Mirizzi-Syndrom;
c: Papillenstein mit Schrumpfgallenblase;
d: Hepatikusgabelstein; e: Perforation ins Duodenum, Möglichkeit eines Gallensteinileus; f: Perforation in die Flexura coli dextra
[306]

Steineinklemmung im Papillenbereich od. nach Steinpassagen (Steine mit einem Durchmesser unter 5 mm können symptomlos in den Darm abgehen); **4.** Verschlußikterus bei vollständigem Verschluß des Ductus choledochus (DD: Verschluß durch Tumor; vgl. Courvoisier-Zeichen); **5.** Steinperforation in den Darmtrakt, evtl. mit Ausbildung eines Gallensteinileus; **6.** Mirizzi*-Syndrom (selten). Die Ch. begünstigt wahrscheinl. die Entstehung eines Gallengang- bzw.

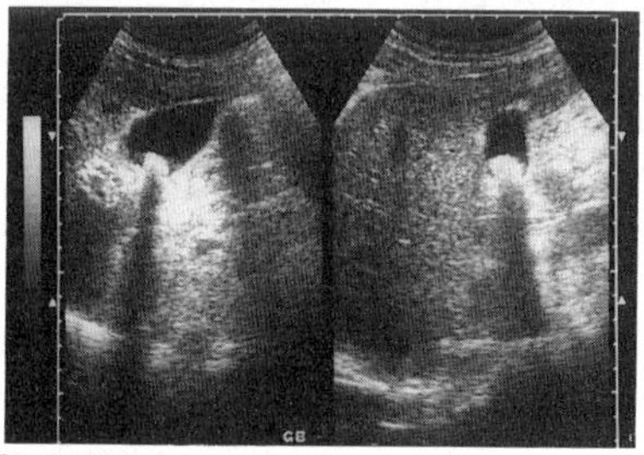

Cholelithiasis:
Sonographiebefund [153]

Gallenblasenkarzinoms*. **DD** der Gallenkolik: s. Akutes Abdomen.

Chole|litho|lyse (↑; ↑; Lys-*) **f:** (engl.) cholelitholysis; medikamentöse Auflösung (Chemolyse) von überwiegend cholesterinhaltigen Gallensteinen* durch Einsatz von Chenodeoxy- od. Ursodeoxycholsäure; **Formen: 1.** orale Medikamentengabe zur Steinauflösung bei Gallenblasensteinen, auch als Rezidivprophylaxe nach op. Behandlung einer Cholelithiasis; **2.** Auflösung von Gallengangsteinen durch postoperative Spülbehandlung über T-Drain od. endoskop. in den Ductus choledochus eingeführte nasobiliäre Verweilsonde*, ggf. nach endoskop. Spaltung der Papilla* duodeni major; **Ind.:** bei Pat. mit erhöhtem Operationsrisiko od. Inoperabilität u. funktionstüchtiger Gallenblase; **Nachteile:** lange Behandlungsdauer, Gefahr des Auftretens von Cholezystitis, Verschlußikterus u. a.

Chole|litho|tripsie (↑; ↑; gr. τρῖψις Reiben) **f:** (engl.) cholelithotrypsy; Zertrümmerung (Lithotripsie*) von Gallensteinen*; z. B. elektrohydraulisch, mittels Ultraschall od. Laser.

Chole|peritoneum (↑; Peritoneum*) **n:** s. Cholaskos.

Cholera (gr. χολέρα Gallenbrechdurchfall) **f:** akute, durch Vibrio* cholerae (heute meist Biovar eltor) hervorgerufene meldepflichtige Infektionskrankheit, die vorwiegend den Dünndarm befällt u. durch plötzl. Auftreten, profuse Durchfälle u. Erbrechen, rasche Exsikkose mit Elektrolytverlust u. eine hohe Letalität (bis 70%) gekennzeichnet ist; asymptomat. Infektionen sind häufig. **Verbreitung:** vorwiegend Asien, seit 1970 herdförmig in Afrika (Biovar eltor), 1990 Ausbruch einer von Peru ausgehenden Epidemie in Lateinamerika; Übertragung meist durch kontaminiertes Trinkwasser u. rohen Fisch; einziges Erregerreservoir ist der Mensch. Gesunde Bakterienausscheider kommen vor (bes. bei Biovar eltor). **Inkubationszeit:** wenige Stunden bis fünf Tage (meist 2-3 Tage). **Pathogenese:** Vibrio cholerae verursacht eine Entz. im oberen Dünndarm mit Bildung eines Endo- u. Enterotoxins, das durch Aktivierung der Adenylcyclase die Dünndarmzellen zu vermehrter Ionen- u. Wassersekretion anregt, die Immunreaktion im Intestinum bremst u. die Magensaftproduktion vermindert. **Sympt.** als Folge des plötzl. Wasser- u. Elektrolytverlusts: Kollaps, Azidose, Krämpfe, Oligurie, Urämie, Herzrhythmusstörungen, Koma; bei bes. foudroyantem Verlauf Tod vor dem Auftreten der Durchfälle (Cholera sicca); **Diagn.:** klin. Befund, Bakteriologie; **Ther.:** orale u. parenterale Rehydrierung, Tetrazykline; **Progn.:** bei rechtzeitiger Rehydrierung gute Progn., schnelle Diagn. entscheidend; unbehandelt sehr ungünstig (20-70% Letalität); **Proph.:** Cholera-Impfung; s. Schutzimpfung. Trinkwassersanierung u. allg. sanitäre Maßnahmen, Erfassung von Ausscheidern.

Cholera infantum (↑; lat. infans, infantis Kind) **f:** Brechdurchfall des Säuglings; s. Dyspepsie.

Cholera nostras (↑; lat. noster unser eigener) **f:** syn. einheimische Cholera, auch Cholera aestiva; Enteritis*, häufig viral bedingt; vgl. Enteroviridae, Parvoviridae.

Cholera, pan|kreatische (↑; Pankreas*) **f:** s. Verner-Morrison-Syndrom.

Cholera sicca (↑; lat. siccus trocken) **f:** s. Cholera.

Cholera|typhoid (↑; typhoid*) **n:** typhusähnl. Spätstadium der Cholera m. fiebrigen Rückfällen, entw. durch Toxinwirkung od. durch diphtheroide Veränderungen im Darm hervorgerufen.

Cholera|vibrionen (↑; Vibrio*) **m pl:** s. Vibrio cholerae.

Chol|eretika (↑; gr. ἐρέθειν reizen) **n pl:** (engl.) choleretics; Substanzen, die die Leberzellen zu vermehrter Sekretion v. Gallensäuren (Cholerese) anregen; z. B. Dehydrocholsäure, Ursodeoxycholsäure.

Choleriker (↑) **m:** s. Temperament.

Cholerine (↑) f: syn. Choleradiarrhoe; leichter bzw. atypischer Verlauf der Cholera*; meist nicht über d. Stadium der Brechdurchfälle hinausgehend u. daher oft nicht als Cholera erkannt.

Cholestan n: (engl.) cholestane; Stammkohlenwasserstoff aller Sterine*.

Chole|stase|syn|drom (Chol-*; -stase*) n: (engl.) cholestasia syndrome; Gallestauung; Retention v. Bilirubin, Gallensäuren u. anderen Gallenbestandteilen (Cholesterin, alkal. Phosphatase) durch zu geringen od. fehlenden Abfluß von Galle in den Darm; **Formen: 1.** extrahepat. Cholestase: Folge eines mechan. Abflußhindernisses in den großen ableitenden Gallenwegen (Ductus hepaticus communis od. Ductus choledochus), am häufigsten durch Gallensteine, Tumoren der Gallenwege, Papillenstenose, Pankreastumoren; **2.** intrahepat. Cholestase: Urs. meist Störung der Galleausscheidung, die zum Einfluß des Gallenfarbstoffs ins Blut führt, Vork. bei Virushepatitis, Arzneimittelschädigung od. erbl. bedingt (Byler-Krankheit); **Sympt.:** Ikterus*, generalisiertes Hautjucken (wird auf die Retention v. Gallensäuren zurückgeführt), dunkler Harn, entfärbter, grauer Stuhl; **Diagn.:** Hyperbilirubinämie, alkal. Phosphatase, LAP u. Gamma-GT erhöht, Quick-Wert erniedrigt. Vgl. Gallenblasenhydrops, Mirizzi-Syndrom.

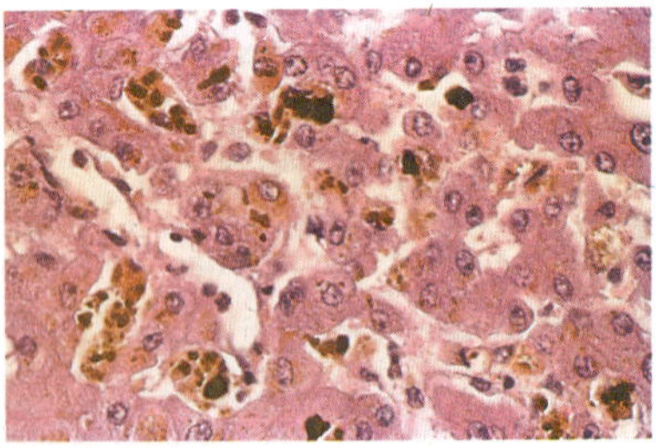

Cholestasesyndrom: histologisches Bild der Leber bei ausgeprägter Cholestase [62]

Chole|steatom (↑; Stear-*; -om*) n: (engl.) cholesteatoma; sog. Perlgeschwulst; aus Granulations- u. Bindegewebe bestehender, histol. durch zwiebelschalenartig aneinandergelagertes verhornendes Plattenepithel gekennzeichneter benigner Tumor; **Formen: 1.** angeb. intrakranielles Ch. v. a. im Kleinhirnbrückenwinkel u. im Bereich des Corpus pineale (geht von embryonal versprengter Epidermis aus); **2.** erworbenes Ch. des Mittelohrs, das nach Ätiol. u. Pathogenese eingeteilt wird in: **a)** genuines (primäres) Ch. inf. Epithelproliferation im Bereich der Pars flaccida des Trommelfells mit Beteiligung des Prussak-Raums; **b)** sekundäres Ch. durch Verschleppung von Gehörgangepithel nach Trommelfellperforation*; **c)** traumat. Ch. durch Verschleppung von Plattenepithel, z. B. inf. von Schädelfrakturen; **d)** atypisches, im Gehörgang lokalisiertes Ch. durch Retention von abgeschilfertem Epithelgewebe; **e)** als Kompl. nach Tympanoplastik* auftretendes Lappencholesteatom; geht wahrscheinl. von Haarfollikeln des Hauttransplantats aus; Kompl.: Mittel- u. Innenohrschwerhörigkeit, seltener Knochendestruktion, Fazialislähmung, evtl. Hirnabszeß; daher möglichst op. Entfernung.

Chole|steatose (↑; ↑; -osis*) f: (engl.) cholesteatosis; auch Cholesterosis; (mikroskop.) Cholesterinspeicherung in subepithelial herdförmig angesammelten Makrophagen der Gallenblasenschleimhaut (sog. Lipoidflecke). Vgl. Stippchengallenblase.

Chole|sterin (↑; ↑) n: (engl.) cholesterol, cholesterin; 5-Cholesten-3β-ol,3β-Hydroxy-5-cholesten; Cholesterol; hydroaromat. Kohlenwasserstoff (Sterin*), Grundsubstanz der Steroidhormone* u. Gallensäuren*; wird mit der Nahrung (v. a. in Eidotter u. tier. Fetten) aufgenommen u. endogen produziert, im Blut in Chylomikronen* transportiert u. in der Leber in VLDL* eingebaut. Die **Biosynthese** aus Isoprenylpyrophosphat u. Prenylpyrophosphat unter Beteiligung von Acetyl-CoA erfolgt v. a. in Leber u. Mukosa des Darms u. unterliegt einer Rückkopplung mit der Nahrungsaufnahme. Ch. wird unverändert biliär sezerniert. **Bestimmung: 1.** Liebermann-Borchard-Reaktion: Farbreaktion mit Eisessig, Essigsäureanhydrid u. Schwefelsäure, photometrische Bestimmung; **2.** enzymatische Reaktion; Cholesterinoxidase-Reaktion nach Röschlau: Spaltung von Cholesterinester u. Oxidation von freiem Ch. zu Δ-4-Cholestenon, photometrische Bestimmung; pathol. **Bedeutung** des Ch.: v. a. bei Arteriosklerose* (Ablagerung von Ch. in der Arterienwand) u. als Bestandteil von Gallensteinen*; Speicherung von Ch. bei der Lipokalzinogranulomatose*. Vgl. Hypercholesterinämie, Hypocholesterinämie, Hyperlipoproteinämien, Lipide, Referenzbereiche (Tab.).

Chole|sterin|esterase (↑; ↑) f: syn. Cholesterase; Enzym, das hydrolytische Spaltung der Cholesterinester in freies Cholesterin* u. Fettsäure katalysiert, wird vom Pankreas produziert, benötigt Gallensäuren als Cofaktoren. Nur das freie Cholesterin kann zusammen mit den Fetten aus dem Darm resorbiert werden. Vgl. Verdauung.

Chole|sterin|ester|mangel, familiärer (↑; ↑): s. Norum-Krankheit.

Chole|sterin|stein (↑; ↑): s. Gallensteine.

Cholesterol n: s. Cholesterin.

Cholestyr|amin n: syn. Colestyramin*.

Chole|thorax (Chol-*; Thorax*) m: gallenhaltiger Pleuraerguß*; z. B. nach Durchbruch eines Leberabszesses.

Chole|zyst|a|tonie (↑; Kyst-*; Atonie*) f: (engl.) cholecystatony; primäre Atonie der Gallenblase mit Ektasie u. verminderter Kontraktilität, meist in Komb. mit Hypotonie von Gallenwegen u. Sphinkteren.

Chole|zyst|ektomie (↑; ↑; Ektomie*) f: (engl.) cholecystectomy; op. Entfernung der Gallenblase; **Ind.:** Cholelithiasis* (v. a. Choledocholithiasis, Cholezystolithiasis bei Gefahr der Steineinklemmung), akute Cholezystitis*, Gallenblasenhydrops od. -empyem mit Gefahr der Perforation; Durchführung als Sofort-, Früh- od. Intervalloperation im beschwerdefreien Intervall (optimal); **Formen: 1.** retrograde Ch.: Ch. vom Ductus cysticus aus mit Unterbindung u. Durchtrennung des Ductus cysticus u. der A. cystica nach Spaltung des Lig. hepatoduodenale; b. nicht entzündl. veränderter Gallenblasenserosa subseröse Ausschälung der Gallenblase; **2.** antegrade Ch.: Ch. vom Fundus aus; insbes. bei stark entzündl. od. narbiger Veränderung des Ductus cysticus u. des Lig. hepatoduodenale: Unterbindung u. Durchtrennung des Ductus cysticus erst b. einwandfreier Übersicht über d. Verlauf des Ductus choledochus u. Ductus hepaticus; ggf. Komb. mit intraoperativer Cholezystocholangiographie (s. Cholegraphie), Cholangiomanometrie* od. Cholangioskopie*; **Kompl.:** als Frühkomplikation Stumpfinsuffizienz des Ductus cysticus, Nachblutung aus der A. cystica; Spätkomplikation: s. Postcholezystektomiesyndrom.

Chole|zyst|entero|ana|stomose (↑; ↑; Enter-*; Anastomose*) **f:** (engl.) cholecysto-enteroanastomosis; biliodigestive Anastomose* zw. Gallenblase u. Dünndarm (z. B. hohe Jejunumschlinge).

Chole|zystitis (↑; ↑; -itis*) **f:** (engl.) cholecystitis; Entz. der Gallenblase; **Ätiol.:** überwiegend sekundär bei Cholelithiasis*, selten vaskuläre, infektiöse od. chem.-toxische Ursachen; **Formen: 1.** akute Ch. v. a. durch Steineinklemmung im Ductus cysticus; zunächst abakterielle Entz. der überdehnten Gallenblase, i. d. R. mit nachfolgender bakt. Infektion inf. Keimaszension aus dem Duodenum, hämatogener od. lymphogener Inf. (bes. durch E. coli sowie Enterokokken, Proteus-Arten, Klebsiellen); pathol.-anat. als serofibrinöse, serös-eitrige, phlegmonöse, ulzerös-nekrotisierende od. empyematöse Cholezystitis; Sympt.: Koliken im re. Oberbauch mit Ausstrahlung in re. Schulter, Übelkeit, Erbrechen, Hyperalgesie im Bereich des 6.-9. BWK paravertebral re. (sog. Mackenzie-Zeichen), pos. Murphy*-Zeichen, systemische Entzündungszeichen; DD: s. Akutes Abdomen; Ther.: Bettruhe, Nahrungskarenz, Antibiotika, Cholezystektomie* möglichst im Intervall; **2.** chron. Ch. inf. andauernder mechan. Irritation bei Cholelithiasis als Vor- od. Folgezustand der akuten Ch.; Sympt.: häufig symptomlos, dyspeptische Beschwerden od. dumpfer Oberbauchschmerz; Ther.: Cholezystektomie; **Diagn.:** Sonographie, Cholegraphie*; **Kompl.:** Gallenblasenhydrops, Ruptur, Cholangitis, Begleitpankreatitis, biliäre Sepsis, Gallensteinileus.

Chole|zysto|chol|angio|graphie (↑; ↑; Chol-*; Angio-*; -graphie*) **f:** (engl.) cholecystocholangiography; Röntgenkontrastdarstellung der Gallenblase u. -gänge; vgl. Cholegraphie.

Chole|zysto|chol|angio|pathie (↑; ↑; ↑; ↑; -pathie*) **f:** (engl.) cholecystocholangiopathy; Bez. f. eine Erkr., die vom Gallengangsystem ausgeht (Steine, Abflußbehinderung in den Gallenwegen, entzündl. Prozesse).

Chole|zysto|gastro|ana|stomose (↑; ↑; Gastr-*; Anastomose*) **f:** (engl.) cholecystogastrostomy; biliodigestive Anastomose* zw. Magen u. Gallenblase.

Chole|zysto|graphie (↑; ↑; -graphie*) **f:** (engl.) cholecystography; (röntg.) Darstellung der Gallenblase nach oraler Kontrastmittelgabe; heute durch die Ultraschalldiagnostik* weitgehend ersetzt; vgl. Cholegraphie.

Chole|zysto|pathie (↑; ↑; -pathie*) **f:** (engl.) cholecystopathy; zusammenfassende klin. Bez. für funktionelle (s. Dyskinesie des Gallensystems) u. organische (z. B. Cholelithiasis) Veränderungen der Gallenblase (Stippchengallenblase, Septengallenblase, Phrygische* Mütze).

Chole|zysto|stomie (↑; ↑; -stomie*) **f:** (engl.) cholecystostomy; Eröffnung u. Ausräumung einer entzündeten steingefüllten Gallenblase nach Abdichtung m. ausgiebiger Tamponade, Öffnung am Fundus, Einlegen eines dicken Drains u. Vernähen des Fundus der Gallenblase am Peritoneum parietale; **Ind.:** Notoperation, bes. bei alten Pat., wenn d. Cholezystektomie* zu risikoreich ist.

Cholin n: (engl.) choline; Trimethyl-hydroxyäthyl-ammoniumhydroxid; quartäres Ammoniumsalz, das aus 2-Aminoethanol durch Methylierung entsteht u. Bestandteil des Lezithins u. der Phosphatide ist; ist in der Nahrung enthalten u. hat im Organismus die Funktion eines Methylgruppendonators. Aus Ch. können Glycin* u. Sarkosin* gebildet werden. Ein Cholinmangel führt zur Fettleber*, da Fettsäuren nicht abgegeben werden können, sowie zu einer erhöhten Empfindlichkeit gegenüber versch. chem. Karzinogenen. Bei Lebererkrankungen sind erhöhte Cholinwerte im Serum beschrieben worden. Vgl. Lipide.

Cholin|chlorid (INN) **n:** (2-Hydroxyethyl)trimethylammoniumchlorid (IUPAC); s. Cholin.

Cholin|citrat n: Tris[(2-hydroxyethyl)trimethylammonium]citrat (IUPAC); s. Cholin.

cholin|erg: (engl.) cholinergic; auf die Wirkung des Acetylcholins bezogen; vgl. adrenerg.

Cholin|ergika n pl: syn. Parasympathomimetika*.

Cholin|esterase f: Abk. ChE; Enzym, das u. a. Acetylcholin in Essigsäure u. Cholin spaltet; **Vork.:** Serum, Pankreas, einige Schlangengifte; hemmbar durch Cholinesterasehemmer*. Vgl. Acetylcholinesterase, Referenzbereiche (Tab.).

Cholin|esterase|hemmer: (engl.) cholinesterase inhibitors; syn. Cholinesteraseinhibitoren; pharmak. Hemmstoffe des Enzyms Cholinesterase, die eine verlängerte Acetylcholinwirkung hervorrufen; **1.** reversible Ch. (z. B. Neostigmin, Physostigmin, Pyridostigminbromid, Distigminbromid); Verw.: als indirekt wirkende Parasympathomimetika*; **2.** irreversible Ch.: Phosphorsäureester*; Verw.: v. a. in Insektiziden, daher überwiegend von toxikol. u. nur in sehr geringem Umfang von therap. Bedeutung (u. U. bei Glaukom, Myasthenia gravis pseudoparalytica).

Cholin|esterase|re|aktivatoren m pl: (engl.) cholinesterase reactivators; Antidote bei Vergiftungen mit Alkylphosphaten (s. Cholinesterasehemmer), reaktivieren aufgrund einer größeren Affinität zu den Alkylphosphaten die gehemmte Cholinesterase*; z. B. Obidoximchlorid, Pralidoxim.

Cholino|rotat n: 1,2,3,6-Tetrahydro-2,6-dioxo-4-pyrimidincarbonsäure, (2-Hydroxyethyl)trimethylammonium Salz (IUPAC); Cholinsalz der Orotsäure; Lebertherapeutikum; s. Cholin.

Cholin|salicylat (INN) **n:** 2-Hydroxyethyltrimethylammoniumsalicylat (IUPAC); Analgetikum zur lokalen Anw. bei Otitis externa u. media.

Cholin|stearat n: (2-Hydroxyethyl)trimethylammoniumstearat (IUPAC); s. Cholin.

Cholin|succinat n: s. Suxamethoniumchlorid.

Cholin|theophyllinat (INN) **n:** (2-Hydroxyethyl)trimethylammoniumsalz von 1,3-Dimethyl-2,6-dioxo-1,2,3,6-tetrahydropurin (IUPAC); ein Salz des Theophyllins* mit denselben pharmak. Eigenschaften.

Chol|säure: s. Gallensäuren.

Chondr-: Wortteil mit der Bedeutung Knorpel, Korn; von gr. χόνδρος.

chondral (↑)**:** Knorpel-.

Chondritis (↑; -itis*) **f:** Knorpelentzündung, z. B. Chondritis typhosa (Entz. der Rippenknorpel bei Typhus od. Paratyphus); vgl. Polychondritis, rezidivierende.

Chondro|blasten (↑; Blast-*) **m pl:** Knorpelbildungszellen.

Chondro|blastom, epi|physäres (↑; ↑; -om*) **n:** (engl.) epiphyseal chondroblastoma; sog.

C

C

kalzifizierende Riesenzellgeschwulst; Sonderform des Chondroms*; zu Nekrose u. Verkalkung neigender osteolyt. Tumor, meist in der proximalen Humerus-, distalen Femur- u. proximalen Tibiaepiphyse lokalisiert; **Diagn.**: (röntg.) Knochendestruktion mit Sklerosierungssaum; **Ther.**: Kürettage u. Auffüllen mit autologer Spongiosa.

Chondro|calcinosis poly|articularis (↑; Calc-*; -osis*) f: multiple, röntg. nachweisbare Gelenkverkalkungen unbekannter Ätiol.; **Klin.**: rezidivierende Gelenkbeschwerden; **DD:** gehäuftes Auftreten b. Hyperparathyreoidismus, wobei Calciumpyrophosphatkristalle in d. Synovia ausfallen (bes. im Kniegelenk).

Chondro|dermatitis nodularis helicis (↑; Derm-*; -itis*) f: hirsekorngroße, druckschmerzhafte Knötchen meist am oberen Helixpol; Vork. v. a. bei älteren Männern; **Urs.**: unklar, evtl. Traumen, Erfrierungen.

Chondro|dys|plasia meta|physaria (↑; Dys-*; -plasie*) f: Sammelbez. f. Fehlbildungssyndrome m. Störung der metaphysären enchondralen Ossifikation; **Sympt.**: Knochendeformitäten u. Minderwuchs; unterschieden werden sechs Typen mit versch. Erbgang u. zusätzl. Veränderungen anderer Organe: Knorpel-Haar-Hypoplasie (Ch. m. Typ McKusick), Shwachman*-Diamond-Syndrom, Adenosindesaminasemangel (Ch. m. mit Thymolymphopenie), Ch. m. Typ Murk-Jansen, Ch. m. Typ Schmid, Ch. m. Typ Vaandrager-Pena.

Chondro|dys|plasia-punctata-Syn|drome (↑; ↑; ↑) n pl: Oberbegriff f. versch. erbliche Knochendysplasien m. dem gemeinsamen Leitsymptom intra- od. extraepiphysärer spritzerartiger Verkalkungen (sog. stippled epiphyses); **Formen:** **1.** rhizomeler Typ (autosomal-rezessiv erbl.) m. schwerer symmetrischer Verkürzung von Femur u. Humerus, ichthyosiformen Hautveränderungen, Katarakt u. psychomotor. Retardierung; stark verkürzte Lebenserwartung; **2.** Conradi-Hünermann-Syndrom (X-chromosomal-dominant erbl., Manifestation nur bei heterozygoten, weibl. Pat.) m. bereits kongenital auftretenden Verkalkungen an Röhrenknochen, Wirbelsäule, Hand- u. Fußwurzelknochen u. Gelenken; Minderwuchs m. asymmetr. Extremitätenverkürzung, Kontrakturen u. Skoliose; flache, breite Nase, Haut- u. Augenveränderungen (Katarakt); **3.** Typ Sheffield (möglicherweise autosomaldominant erbl.) mit symmetr. Verkalkungsherden an Hand- u. Fußwurzelknochen u. flacher, breiter Nase; **4.** durch eine Deletion im Bereich des kurzen Arms des X-Chromosoms hervorgerufene Form (tritt nur bei männl. Pat. auf); Minderwuchs durch Verkürzung der Endphalangen, flache, breite Nase, Katarakt, geistige Behinderung; **5.** bei definierten, ätiopathogenetisch unterschiedl. Syndromen wie Trisomie* 18 od. Zellweger*-Syndrom; **6.** Chondrodysplasia punctata embryopathica bei Cumarin- od. Alkoholembryopathie u. versch. pränatalen Infektionen.

Chondro|dys|plasie (↑; ↑; ↑) f: s. Achondroplasie.

Chondro|dys|plasie-Häm|angiom-Syn|drom (↑; ↑; ↑; Häm-*; Angio-*; -om*) n: syn. Maffucci*-Syndrom.

Chondro|dys|trophia myo|tonica (↑; ↑; Troph-*) f: syn. Schwartz*-Jampel-Syndrom.

Chondro|dys|trophie (↑; ↑; ↑) f: syn. Achondroplasie*.

Chondroitin|sulfate n pl: (engl.) chondroitin sulfates; zu den Mukopolysacchariden* gehörende Sulfate der Chondroitinschwefelsäure; unterschieden werden Chondroitinsulfat A (Chondroitin-4-sulfat), Chondroitin B (Dermatansulfat*) u. Chondroitin C (Chondroitin-6-sulfat); Hauptbestandteile des Knorpels; Vork. außerdem in Haut, Sehnen, Arterienwänden u. a. Vgl. Keratansulfat.

Chondro|kalzinose (Chondr-*; Calc-*; -osis*) f: (engl.) chondrocalcinosis; klin. meist asymptomat. Ablagerung von Calciumpyrophosphat-Dihydrat ($Ca_2P_2O_7 \cdot 2H_2O$) bes. im Faserknorpel von Menisken u. Bandscheiben sowie im hyalinen Gelenkknorpel, seltener im periartikulären Bandapparat u. in Sehnenansätzen; Zunahme mit höherem Lebensalter; disponierende Erkr.: s. Tab.

Chondrokalzinose Disponierende Erkrankungen
Stoffwechselerkrankungen
Hyperparathyreoidismus (primär, sekundär)
familiäre hyperkalzämische Hypokalzurie
Hämochromatose
Hämosiderose
Hypothyreoidismus
Hypomagnesiämie
Hypophosphatasie
Gicht
hepatolentikuläre Degeneration
Ochronose
Gelenkveränderungen und -schädigungen
Trauma
Operationen
Gelenkfehlstellungen
Gelenkinstabilität
chronische Arthropathien
Gelenkinfektionen
Akromegalie
Steroidinjektionen

Chondro|kalzinose-Arthro|pathie (↑; ↑; ↑; Arthr-*; -pathie*) f: (engl.) chondrocalcinosis-arthropathy; artikuläre Manifestation der Chondrokalzinose*-Krankheit; klin. **Einteilungen** (McCarty): **1.** sog. Pseudogicht (ca. 25-30%): plötzliche, sich selbst limitierende, meist monarthritische Attacke von durchschnittl. 10 (1-31) Tagen Dauer, vorwiegend im Kniegelenk; v. a. Männer betroffen; **2.** pseudochronische Polyarthritis (ca. 5-10%): subakute, der rheumatoiden Arthritis* ähnelnde Entz. zahlreicher Gelenke mit häufiger Beteiligung der Handgelenke u. Metakarpophalangealgelenke; oft chron. Verlauf mit Proliferation u. Hyperplasie der Synovialmembran, nichterosiven Gelenkdestruktionen, -fehlstellungen u. Beugekontrakturen (bes. Handgelenke, Ellenbogengelenke u. Knie); häufiger bei Frauen; **3.** Pseudoarthrose (ca. 50-70%): gewöhnlich bilateral-symmetrischer Gelenkbefall; hauptsächlich Kniegelenke, danach in abnehmender Häufigkeit Handgelenke, Fingergelenke, Hüften, Schultern, Ellenbogen u. Sprunggelenke; oft Beugekontrakturen; überwiegend bei Frauen; **4.** pseudoneuropathische Arthropathie (selten): stark destruierende, chron. Arthropathie mit schneller Zerstörung großer Knochenpartien (vgl. Charcot-Gelenk); **Pathogenese:** Auslösung akuter arthritischer Attacken durch Freisetzung von zuvor ortsständigen Calciumpyrophosphatkristallen aus ihrem schützenden Gewebemantel, z. B. durch Verschiebung des synovialen Milieus (pH, Ionenkonzentrationen), Trauma, Operationen, Infektionen; **Diagn.:** polarisationsmikroskop. Nachweis von pos. doppelbrechenden Calciumpyrophosphatkristallen, röntg. streifenförmige Verkalkungen zunächst in der mittleren Zone von Menisken u. hyalinem Gelenkknorpel; **Ther.:** Behandlung der assoziierten Grunderkrankung; symptomatisch nichtsteroidale Antiphlogistika, lokale Steroidinjektion.

Chondro|kalzinose-Krankheit (↑; ↑; ↑): (engl.) chondrocalcinosis; syn. Calciumpyrophosphat-Ablagerungskrankheit; klin. symptomatische (Schmerz, Entz., destruierende Gewebeveränderungen) Chondrokalzinose*; **Einteilung** nach Lok.: **1.** Chondrokalzinose*-Arthropathie; **2.** Chondrokalzinose-Periarthropathie; **3.** Chondrokalzinose*-Spondylopathie; nach Ätiol.: **1.** familiär: meist autosomal-dominante Vererbung, Beginn oft bereits im jungen Lebensalter, häufig schwerer Verlauf; **2.** sporadisch: sog. idiopathische Form, Zunahme mit höherem Lebensalter; **3.** assoziiert mit Stoffwechselkrankheiten; **4.** assoziiert mit vorbestehenden Gelenkschädigungen.

Chondro|kalzinose-Spondylo|pathie (↑; ↑; ↑; gr. σπόνδυλος Wirbel; -pathie*) **f:** (engl.) chondrocalcinosis-spondylopathy; Wirbelsäulenmanifestation der Chondrokalzinose*-Krankheit; **Lok.:** v. a. untere Halswirbelsäule u. gesamte Lendenwirbelsäule; Zunahme mit dem Lebensalter; **Röntg.:** Verkalkungen v. a. in den äußeren Faserschichten der Zwischenwirbelscheiben, gelegentlich fortschreitende degen. u. destruierende Veränderungen; **Klin.:** insbes. chronischer Rückenschmerz; **DD:** Spondylarthrosen, hyperostotische Spondylosen, selten ankylosierende Spondylitis.

Chondro|klasten (↑; gr. κλάσμα Zerbrechen) **m pl:** (engl.) chondroclasts; knorpelfressende Zellen; Zellen, die bei der enchondralen Ossifikation* den Säulenknorpel phagozytieren.

Chondro|kostal-Prä|kordial|syn|drom (↑; lat. costa Rippe; Prä-*; Cor*) **n:** s. Präkordialsyndrom, chondrokostales.

Chondrom (↑; -om*) **n:** (engl.) chondroma; syn. Chondroblastom; meist gutartige Geschwulst aus Knorpelgewebe, v. Knorpel od. Knochen od. von knorpelfreiem Gewebe (heterotopes Ch.) ausgehend, m. Neigung zu schleimiger od. fettiger Erweichung, Zystenbildung, Verkalkung u. Verknöcherung (Mischformen: Chondrofibrom, -myxom, -angiom, -osteom); Übergang in Chondrosarkom* kommt vor. Vgl. Ekchondrom, Enchondrom, Chondroblastom, epiphysäres.

Chondro|malacia patellae (↑; -malazie*; Patella*) **f:** syn. Büdinger*-Ludloff-Läwen-Syndrom.

Chondro|malazie (↑; ↑) **f:** s. Polychondritis, rezidivierende.

Chondro|matose (↑; -om*; -osis*) **f:** (engl.) chondromatosis; multiple Chondrombildung in Knochen od. Gelenken (Gelenkchondromatose*); s. Ekchondrom, Enchondrom.

Chondro|matose, halb|seitige multiple (↑; ↑; ↑) **f:** s. Enchondromatose Ollier.

Chondro|mukoid (↑; Muc-*; -id*) **n:** Grundsubstanz des hyalinen Knorpels m. fasergleichem Brechungsindex, so daß d. kollagenen Fibrillen unsichtbar bleiben; stark chondroitinschwefelsäurehaltig.

Chondron (↑) **n:** funktionelle Baueinheit des Knorpels, die aus einem Knorpelzellnest u. der umgebenden fibrillenfreien Grundsubstanz besteht.

Chondro|pathia patellae (↑; -pathie*) **f:** Kniescheibenchondropathie; degen. Knorpelveränderungen an d. Kniescheibe, meist in Form der Erweichung (Chondromalazie), die m. einer Reizsynovitis einhergeht; **Urs.:** Trauma od. angeb. Fehlbildung der Patella od. des Gleitlagers mit ungleicher Druckverteilung im Patellofemoralgelenk; **Sympt.:** Schmerzen beim Aufrichten aus der Hocke, Patellaverschiebeschmerz; **Diagn.:** (röntg.) axiale Patellaaufnahme, Defilé-Aufnahmen; Arthroskopie; **Ther.:** konservativ durch Antiphlogistika u. Physiotherapie, op. mittels Ventralisierung der Tuberositas tibiae.

Chondros|amin **n:** syn. Galaktosamin*.

Chondro|sarkom (Chondr-*; Sark-*; -om*) **n:** (engl.) chondrosarcoma; syn. Knorpelsarkom; zweithäufigster (nach dem Osteosarkom*) maligner Knochentumor; entwickelt sich aus embryonalem od. ausgereiftem knorpeligem Gewebe; **Formen: 1.** primäres Ch., häufig im Metaphysengebiet der langen Röhrenknochen, Becken u. Rippen; keine benigne Chondromvorstufe; **2.** sekundäres Ch., Gelenkchondrosarkomatose; entwickelt sich aus solitären od. multiplen Chondromen; **Diagn.:** (röntg.) großflächige Osteolyse mit intratumoralen Verkalkungen; **Ther.:** chir. Entfernung. Vgl. Knochentumoren, Sarkom.

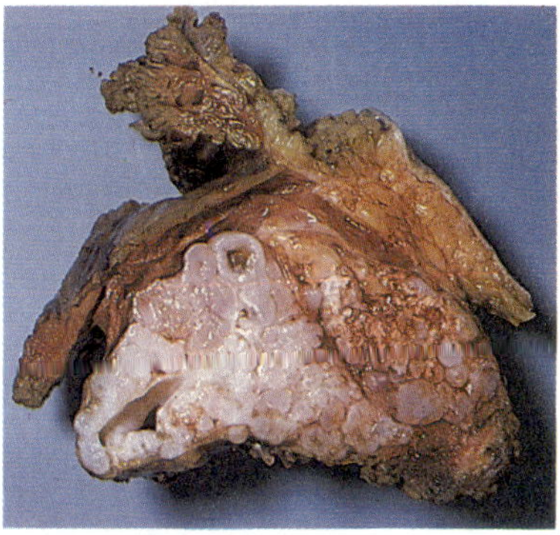

Chondrosarkom: knorpelig-graublaue, glasige Schnittfläche eines in das Fett- und Muskelgewebe des M. glutaeus eingebrochenen Chondrosarkoms der Beckenschaufel [471]

Chondrosis inter|vertebralis (↑; -osis*; Inter-*; Vertebra*) **f:** beginnender Bandscheibenschaden* mit degen. Veränderung der Wirbelsynchondrose (s. Bandscheibe) inf. Gewebealterung, spez. der Kollagenfasernfibrillen durch Verlust des Wasserbindungsvermögens.

Chondro|zyten (↑; Zyt-*) **m pl:** (engl.) chondrocytes; in die Interzellulärsubstanz des Knorpels* eingelagerte Knorpelzellen; Entw. aus Chondroblasten (Mesenchymzellen), teilungsfähig nur nach Herauslösen aus der Kittsubstanz.

Chopart-Gelenk|linie (François Ch., Chir., Paris, 1743-1795): (engl.) Chopart's line; Articulatio tarsi transversa; zw. Taluskopf u. Kalkaneus einerseits u. Os naviculare u. cuboideum andererseits (s. Fußskelett, Abb.); kein einheitl. Gelenk; vgl. Ligamentum bifurcatum.

C

Chopart-Operation (↑) **f:** Exartikulation* in d. Chopart*-Gelenklinie.

Chor|angiom (Chorio-*; Angio-*; -om*) **n:** (engl.) chorangioma; kapilläres Hämangiom des plazentaren Zottenstroma; Folge: u. U. Totgeburt.

Chor|angiomatosis placentae (↑; ↑; ↑; -osis*; Plazenta*) **f:** s. Plazentationsstörungen.

Chorda (lat.) f (pl Chordae)**:** Saite, Strang.

Chorda dorsalis (↑) **f:** sog. Rückensaite; frühembryonales Achsenorgan zw. Entoderm u. Medullarrohr, von dessen Differenzierung d. Wirbelsäulenentwicklung abhängt; b. Störung (bes. inf. intrauterinen Sauerstoffmangels) angeb. Wirbelfehlbildungen (Keil-, Halb-, Spaltwirbel usw.), persistierender Chordakanal (innerh. eines Wirbelkörpers); normalerweise beim Neugeborenen nur noch im Gallertkern der Wirbelsynchondrose (s. Bandscheibe) Chordazellen nachweisbar, die während des Wachstums allmähl. verschwinden. Vgl. Keimblätter.

Chordae tendineae (↑) f pl**:** Sehnenfäden zw. der Innenwand der Herzkammern u. den Segelklappen; s. Musculi papillares.

Chordata (↑) f pl**:** Tierstamm; bestehend aus Kopelaten (kl. marine Arten), Akraniern (Schädellose), Tunikaten (Manteltiere) u. Vertebraten (Wirbeltiere); gemeinsam ist allen d. Chorda dorsalis (ventral v. Neuralrohr).

Chorda tympani (↑) **f:** Paukensaite; parasympath. Fasern aus dem Nucleus salivatorius sup., die zunächst in der Pars intermedia des N. facialis verlaufen, dann als Ch. t. den Facialis verlassen, durch d. Paukenhöhle ziehen u. sich nach Durchtritt durch die Fissura petrotympanica in den N. lingualis (V_3) einsenken; parasympath. Wurzel des Ganglion submandibulare, enthält auch afferente sensorische Fasern von d. vorderen zwei Dritteln der Zunge. Vgl. Nervus facialis.

Chord|ek|tomie (↑; Ektomie*) **f:** s. Kehlkopfoperationen.

Chordom (↑; -om*) **n:** (engl.) chordoma; etwa kirschgroßer (selten maligner) Tumor an d. Schädelbasis (meist am Clivus Blumenbachii), v. Resten der Chorda* dorsalis ausgehend; vgl. Hirntumoren.

Chordo|tomie (↑; -tom*) **f:** (engl.) chordotomy; op. Durchtrennung des Tractus spinothalamicus zur selektiven Schmerzausschaltung; als **offene** Ch. v. a. die direkte thorakale Ch., als **perkutane** Ch. die Elektrokoagulation* im Zervikalbereich; **Ind.:** therapieresistente Schmerzsyndrome; **Kompl.:** Ausbildung eines Ödems mit passagerer Hemiparese, Atemfunktions- u. Blasenentleerungsstörungen. Vgl. Foerster-Operation.

Chorea (gr. χορεία Tanz) **f:** sog. Veitstanz; extrapyramidales Syndrom mit Hyperkinesen u. allg. Hypotonie der Muskulatur; **Sympt.:** regellose, plötzlich einschießende unwillkürliche u. häufig asymmetrische Bewegungen, die evtl. im Schlaf verschwinden, v. a. an den distalen Extremitäten auftreten, aber auch auf die Gesichtsmuskulatur beschränkt sein können. Nach Auslösen des Quadrizepssehnenreflexes erreicht das Bein mit Verzögerung die Ausgangsstellung (sog. Gordon-Zeichen II). **Formen: 1.** Ch. major od. Ch. Huntington: autosomal-dominant erbl. Erkr. mit einem Defekt auf dem kurzen Arm des Chromosoms 4, die sich meist zw. dem 30. u. 50. Lj. manifestiert u. mit progressiver Demenz verbunden ist; Urs.: Schädigung od. Atrophie des Nucleus caudatus u. evtl. des Nucleus lentiformis (Putamen, Pallidum); eine Störung des Neurotransmitterstoffwechsels (insbes. von GABA) wird diskutiert. **2.** Ch. minor Sydenham: gynäkotrope Erkr., die nach Streptokokkeninfektionen v. a. zw. dem 6. u. 13. Lj., insbes. in Zus. mit rheumatischem Fieber, auftritt (vgl. Jones-Kriterien); **3.** Ch. gravidarum: meist zw. dem 3. u. 5. Mon. v. a. der ersten Schwangerschaft auftretende Erkr.; wahrscheinl. eine Erwachsenenform der Ch. minor; **4.** Ch. senilis: im Alter auftretendes choreatisches Syndrom mit Beteiligung der Gesichtsmuskulatur; Urs.: zerebrale Durchblutungsstörung*; auch als Hemichorea* z. B. nach Apoplexie; **5.** benigne familiäre Ch.: autosomal-dominant erbl. Erkr. ohne Progredienz u. Entw. einer Demenz mit Manifestation im Kindesalter; **6.** Ch. electrica: s. Henoch-Syndrom.

Choreo|athetose (↑; Athetose*) **f:** (engl.) choreoathetosis, neostriatic syndrome; Komb. von choreatischer u. athetotischer Hyperkinese*; **Vork.:** z. B. bei Status* marmoratus od. fortgeschrittener Chorea*.

Chorio-: Wortteil mit der Bedeutung Haut, Fell; von gr. χόριον.

Chorio|amnionitis (↑; Amnion*; -itis*) **f:** s. Amnioninfektionssyndrom.

Chorioidea (↑; -id*) **f:** Aderhaut des Auges; neuere Bez. Choroidea*; abgeleitete Begriffe werden in beiden Formen verwendet.

Chorioidea|sklerose (↑; ↑; Skler-*; -osis*) **f:** (engl.) choroidal sclerosis; Aderhautsklerose; **Formen: 1.** altersbedingte Ch.: Arteriosklerose der Aderhaut mit Abnahme des Fundusrots u. Umwandlung der großen Chorioidalgefäße in gelblich-weiße Stränge; Abnahme der zentralen Sehschärfe selten; **2.** primäre Ch.: diffuse od. fokale Formen mit schwerer Sehschärfenminderung bei Befall der Macula lutea; **3.** sekundäre Ch.: Folge schwerer entzündl., traumat. od. degenerativer Vorgänge in der Aderhaut.

Chorioidea|tumoren (↑; ↑; Tumor*) **m pl:** (engl.) choroidal tumours; benigne u. maligne Tumoren der Aderhaut; **Formen: 1.** primäre Ch.: z. B. Nävus, malignes Melanom, Hämangiom; **2.** sekundäre Ch.: z. B. Metastasen von Mamma- od. Bronchialkarzinom; **Ther.:** je nach Ätiologie Photokoagulation, Strahlentherapie, (transsklerale) chir. Exstirpation, u. U. Zytostatika; vgl. Melanom, malignes der Aderhaut.

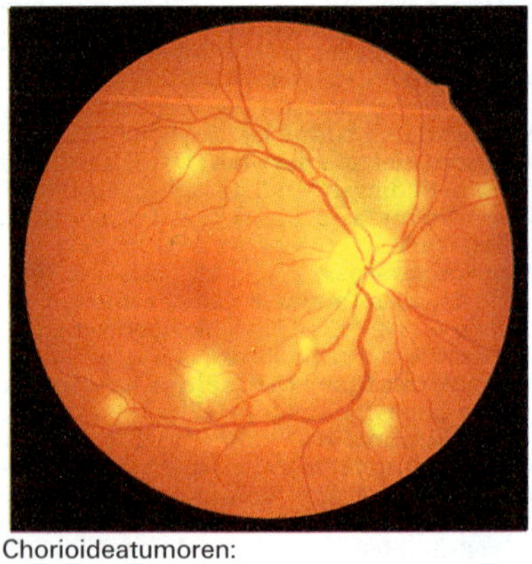

Chorioideatumoren: Aderhautmetastase [550]

Chorioid|epi|theliom (↑; ↑; Epithel*; -om*) n: syn. Plexuspapillom*.

Chorioid|eremie (↑; ↑; gr. ἐρῆμος verlassen, entblößt) f: (engl.) choroideremia; syn. tapetochorioidale Dystrophie; X-chromosomal-rezessiv erbl. progressive Aderhautdystrophie mit anfänglicher Nyktalopie, zunehmender Gesichtsfeldeinengung u. Erblindung bei Männern; bei Frauen als Konduktorinnen nur Pigmentstörungen des Augenhintergrunds ohne Funktionseinschränkung.

Chorioiditis (↑; ↑; -itis*) f: Entz. der Choroidea*; **Einteilung** nach Lok. (zentral, juxtapapillär, disseminiert), Err. (z. B. bei Toxoplasmose, Tuberkulose, Lues, Borreliosen, Candida-Mykosen) od. Entstehungsart (Ch. metastatica bei Sepsis od. generalisierter Inf.); **Sympt.:** gelblich-weißes, unscharfes Infiltrat (frische Entz.) od. scharf begrenzter pigmentierter Herd (alte Entz.) am Augenhintergrund; oft mit Befall der Retina als Chorioretinitis* vorkommend; häufig Rezidive am Rand alter Narben, bei zentraler Lage in Richtung Macula lutea Sehschärfenverlust; **Ther.:** Behandlung der Grunderkrankung, evtl. Vitrektomie. Vgl. Uveitis.

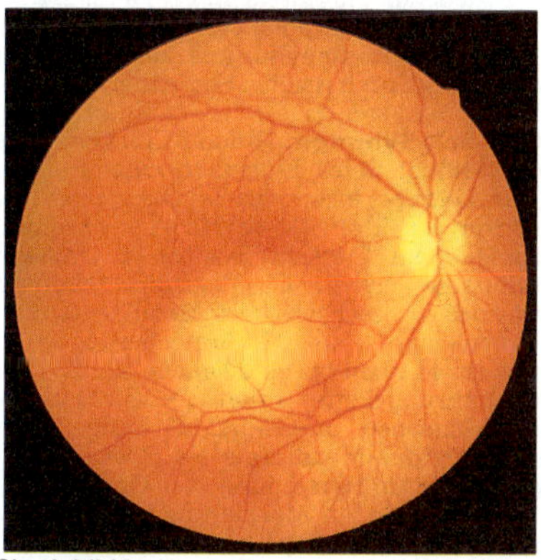

Chorioiditis:
metastatische Form bei Miliartuberkulose
[550]

Chorio|meningitis (↑; Mening-*; -itis*) f: Meningitis* unter Beteiligung der Plexus chorioidei.

Chorio|meningitis, lympho|zytäre (↑; ↑; ↑) f: (engl.) lymphocytic choriomeningitis; Abk. LCM; syn. Armstrong-Krankheit; Viruserkrankung mit i. d. R. günstiger Progn., verläuft häufig inapparent; **Err.:** LCM*-Virus; **Übertragung:** Kontakt (z. B. von Tierpflegern, Laborpersonal, Kindern) zu Nagern; **Klin.:** Inkubationszeit 6-13 Tage; biphas. Verlauf mit Fieber, Myalgien, (retroorbitalen) Kopfschmerzen, Konjunktivitis, Lymphknotenschwellungen u. (evtl. nach kurzem beschwerdefreiem Intervall) Meningitis* unter Beteiligung des Plexus choroidei mit Übergang in meningoenzephalit. od. (seltener) enzephalomyelit. Form, selten Pneumonie, Arthritis, Orchitis; Dauer 2-3 Wo., mitunter lange Rekonvaleszenz; **Diagn.:** im Liquor cerebrospinalis lymphozytäre Pleozytose*; Virusnachweis, serol. Antikörpernachweis; **Ther.:** symptomatisch.

Chorion (↑) n: Zottenhaut, mittlere Eihaut; entwickelt sich aus Mesoderm* u. Trophoblast*; zunächst ganz m. Zotten besetzt; **Ch. villosum:** gegen Ende des 2. Schwangerschaftsmonats atrophieren die der Decidua capsularis zugewandten Zotten. Dieser Teil des Ch. entwickelt sich zum **Ch. laeve** (Zottenglatze), dem Teil der künftigen Eihäute*. Die in der Decidua basalis wurzelnden Zotten hypertrophieren; dieser Teil des Ch. entwickelt sich zum **Ch. frondosum:** Die einzelnen Zottenbäume treten in enge Verbindung m. der darunter liegenden Decidua basalis, woraus d. Plazenta* entsteht. Die Chorionepithelien bilden HCG, Östrogene u. Progesteron.

Chorion|adenoma de|struens (↑; Aden-*; -om*) n: syn. destruierende invasive Blasenmole, auch Chorionepitheliose; Form der Trophoblasttumoren*, entsteht aus einer kompletten Blasenmole* durch Invasion des Zyto- u. Synzytiotrophoblasten in das Myometrium, häufig unter dessen Zerstörung bis unter den Serosaüberzug des Uterus. Die **Progn.** ist dennoch viel günstiger als die des malignen Chorionepithelioms*; Metastasierung ist selten (u. meist spontan reversibel), komplette Rückbildung nach Lokalexzision möglich; erhöhte Gonadotropinkonzentrationen im Serum weisen auf verbliebenes Tumorgewebe hin; bei Durchbruch durch d. Uterusserosa u. U. Hysterektomie*.

Chorion|bi|opsie (↑; Bio-*; Op-*) f: (engl.) chorion biopsy; auch Chorionzottenbiopsie; Biopsie* des Chorion frondosum der Plazenta in der 7.-10. SSW unter Verw. spezieller Katheter unter Ultraschallkontrolle od. endoskop. Sicht zur Gewinnung von Trophoblastzellen; **Ind.:** zur Pränataldiagnostik*.

Chorion|epi|theliom, malignes (↑; Epithel*; -om*; lat. malignus bösartig) n: syn. Chorionkarzinom; sehr bösartige Wucherung extraembryonaler fetaler Zellen, bösartige Form der Trophoblasttumoren*; geht meist vom Zyto- u. Synzytiotrophoblasten der Plazenta aus u. wächst ohne Zottenstroma invasiv u. destruierend, unter Eröffnung von u. Einwachsen in Gefäße, in das Myometrium ein; daher ausgeprägte Blutungsneigung, häufige u. frühzeitige Metastasierung in Lungen u. Vagina; **Lok.:** v. a. im Uterus nach Geburten, Aborten u. insbes. kompletter Blasenmole*, selten (fortgeleitet od. metastatisch) in Tube, Ovar (auch primär als Keimzellgeschwulst) u. extragenital (Mediastinum, Hoden); Sonderform: Placental-site-Tumor (leitet sich vom intermediären Trophoblasten ab, z. T. hochgradig bösartiger Verlauf); **Sympt.:** wie bei Blasenmole, ggf. Sympt. durch Fernmetastasen; diagn. Kürettage*. Die histol. Abgrenzung vom Chorionadenoma* destruens ist mitunter schwierig. **Ther.:** v. a. Chemotherapie mit Amethopterin (Fünf-Jahres-Überlebensrate über 50%).

Chorion||epi|theliosis (↑; ↑; -osis*) f: s. Chorionadenoma destruens. **Ch.gon|ado|tropin** (↑; Gonaden*; -trop*) n: syn. Choriongonadotrophin (INN); s. HCG. **Ch.gonado|tropin, humanes** (↑; ↑; ↑) n: s. HCG. **Ch.karzinom** (↑; Karz-*; -om*) n: syn. malignes Chorionepitheliom*. **Ch.somato|mammo|tropin** (↑; Soma*; Mamma*; -trop*) n: Abk. HCS; syn. HPL*. **Ch.somato|tropin, humanes** (↑; ↑; -trop*) n: Abk. HCS; s. HPL. **Ch.thyreo|tropin, humanes** (↑; Thyreo-*; ↑) n: s. HCT. **Ch.zotten|biopsie** (↑; Bio-*; Op-*) f: s. Chorionbiopsie.

Chorio|retinitis (↑; Retina*; -itis*) f: primäre Aderhautentzündung mit nachfolgender Netz-

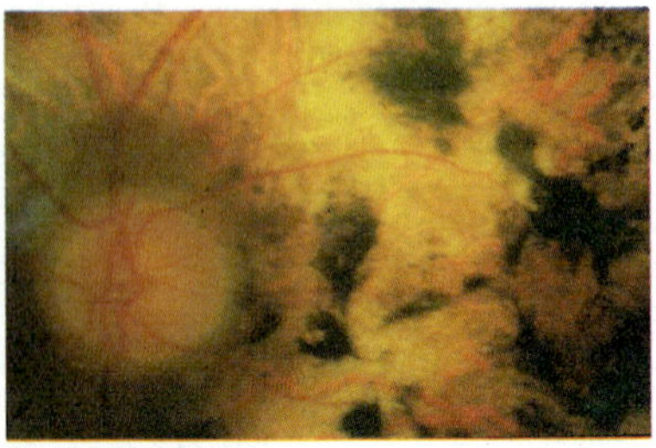

Chorioretinitis:
Ch. disseminata mit ausgedehnten Aderhaut-Netzhaut-Narbenherden mit atrophischen Aderhautbezirken und Pigmentverdichtungen [362]

hautentzündung; Retinochorioiditis mit umgekehrtem Verlauf bes. inf. einer Toxoplasmose; oft mit zelliger Infiltration des Glaskörpers; vgl. Chorioiditis.

Choristie (gr. χωριστός getrennt) f: syn. Keimdislokalisation, Keimversprengung; angeb. Versprengung embryonalen Gewebes, z. B. von Nebennierenkeimgewebe in Niere od. Leber, Epidermiskeimen im Ovarium; vgl. Choristom.

Choristom (↑; -om*) n: (engl.) choristoma; dysontogenetische Geschwulst, entsteht durch tumorartige Proliferation versprengten ortsfremden Gewebes (Choristie*); kein echter Tumor. Vgl. Hamartom.

Choroidea (Chorio-*; -id*) f: auch Chorioidea, Tunica chorioidea; Aderhaut des Auges; gefäß- u. pigmentreicher Teil der mittl. Augenhaut (Tunica vasculosa bulbi), wegen ihres dunklen Aussehens auch als Uvea bezeichnet; reicht vom Sehnervenaustritt zur Ora serrata der Netzhaut; **Schichten** von außen nach innen: **1.** Lamina suprachoroidea: lamelläres Bindegewebe mit Lymphspalten (Spatium perichorioideale) u. reichl. Pigmentzellen; **2.** Lamina vasculosa: dichtes art. u. venöses Gefäßnetz (Aa. ciliares postt. breves et longae). Die Venen sammeln sich strahlenförmig am Bulbusäquator u. bilden die vier Vv. vorticosae (Wirbelvenen). **3.** Lamina choroidocapillaris: Kapillarnetz, dient der Ernährung der angrenzenden Netzhautschichten; **4.** Lamina basalis: Basalmembran (Bruch-Membran) an der Grenze zum Pigmentepithel der Netzhaut. Vgl. Fuszin.

Chotzen-Syn|drom (F. Ch., Psychiater, Breslau) n: s. Saethre-Chotzen-Syndrom.

CHR: Abk. f. **C**ercarien-**H**üllen-**R**eaktion nach Vogel u. Minning zum Nachweis einer Schistosoma-Infektion; Einbringen von Zerkarien* in spezif. Immunserum bewirkt eine Präzipitationshülle um Körper u. Schwanz der Zerkarien. Vgl. Schistosomiasis.

Christian-Schüller-Krankheit (Henry Ch., Arzt, Boston, 1876-1951): s. Hand-Schüller-Christian-Krankheit.

Christmas disease (engl.) n: die auf Fehlen des Christmas-Faktors (Faktor IX der Blutgerinnung*) beruhende Hämophilie B; s. Hämophilie.

Christmas-Faktor m: syn. (engl.) plasma thromboplastin component (Abk. PTC); Faktor IX der Blutgerinnung*.

Christ-Siemens-Touraine-Syn|drom (Josef Ch., Arzt u. Zahnarzt, Wiesbaden, 1871-1948; Herrmann W. S., Dermat., Berlin, Leiden, 1891-1969; Albert T., Dermat., Paris, 1883-1961) n: syn. anhidrotische ektodermale Dysplasie; Ektodermaldysplasie-Syndrom mit X-chromosomal-rezessivem Erbmodus; **Pathol./Anat.:** Hypoplasie od. Aplasie der ekkrinen Schweißdrüsen, der Talgdrüsen sowie der Speichel- u. Schleimdrüsen vom Mund bis zu den Bronchien; **Sympt.:** allg. Hypo- od. Anhidrose mit Hitzeintoleranz u. Gefahr der Hyperpyrexie, insbes. im Säuglingsalter; generalisierte Hypo- od. Atrichose (feines helles Kopfhaar, Augenbrauenhypoplasie); Hypo- od. Anodontie bei nahezu fehlenden Alveolarleisten (Milchgebiß u. bleibendes Gebiß), rezidiv. Entzündungen der Schleimhäute, Störungen des Geruchssinns; charakteristische sog. Oldman-Facies mit prominenter Supraorbitalregion, tiefliegender Nasenwurzel, wulstigen Lippen, Pseudoprogenie u. Ohrmuscheldysplasie; bei Konduktorinnen fehlen die Schweißdrüsen in umschriebenen Hautarealen. **Progn.:** i. d. R. unbeeinträchtigte psychomotor. u. somatische Entw., jedoch im Säuglings- u. Kleinkindesalter Gefährdung durch rezidiv. Hyperthermiezustände.

Chrobak-Symptom (Rudolf Ch., Gyn., Wien, 1843-1910) n: tiefes Einsinken einer Sonde in nekrot. Gewebe; insbes. bei Zervixkarzinom*.

Chrom (Chrom-*) n: (engl.) chromium, chrome; chem. Element, Symbol Cr, OZ 24, rel. Atommasse 52,0; zur Chromgruppe gehörendes zwei-, drei- u. sechswertiges Metall; essentielles Spurenelement; biozykl. Anreicherung in der aquat. (in Fischen bis zu 200fache Konz.) u. terrestr. Nahrungskette* (Pflanze → Milch) u. Konz. beim Menschen in Gehirn u. Lunge; **Verw.:** (techn.) in der Metallurgie als Rostschutz, als Grundstoff zur Herstellung von Farben; in der Nuklearmedizin zur Markierung von Blutzellen; Chromtrioxid (Chrom(VI)oxid, CrO_3) ist, bes. in saurer Lösung, ein starkes Oxidationsmittel; Chromsäure (Acidum chromicum, H_2CrO_4) wird als Ätzmittel in der Zahnheilkunde verwendet. Die biol. Halbwertzeit*, auf einzelne krit. Organe bzw. auf den ganzen Körper bezogen, beträgt durchschnittl. 616 Tage.

Chrom-: auch Chromato-; Wortteil mit der Bedeutung Farbe, Haut; von gr. χρῶμα, χρώματος.

Chromatiden (↑; -id*) n pl: zwei identische Hälften eines Chromosoms, die durch das Zentromer* zusammengehalten werden (Schwesterchromatiden); Ch. bestehen aus Chromatin*; vgl. Chiasmata.

Chromatin (↑) n: mit spezif. Farbstoffen anfärbbare Substanz im Karyoplasma, die im wesentl. aus DNA*, RNA* u. Kernproteinen (Histone* u. Nichthistone*) besteht; der nicht anfärbbare Teil wird als Achromatin (Linin) bezeichnet. Je nach Isolierungsbedingungen werden etwas unterschiedl. Zusammensetzungen gefunden (im Durchschnitt, bezogen auf DNA = 100: Histone 114, Nichthistone 33, RNA 7). Histone u. DNA bilden einen definierten Komplex, dessen strukturelle Einheit das sog. Nukleosom ist. Aus dem Ch. gehen die in der Zellteilungsphase sichtbaren Chromosomen* hervor. **Ch.-positiv** nennt man Individuen, b. denen die Zellkerne Geschlechtschromatin* enthalten. **Ch.-negativ** heißen Individuen, denen das Geschlechtschromatin fehlt. Alle Menschen m. zwei od. mehr X-Chromosomen sind Ch.-positiv, alle Menschen m. nur einem X-Chromosom sind Ch.-negativ. Vgl. Euchromatin, Heterochromatin.

Chromato|graphie (↑; -graphie*) f: (engl.) chromatography; physik.-chem. Verfahren z. Trennung v. Stoffgemischen f. analytische u. präparative Zwecke, bei denen sich das zu trennende Gemisch durch Austauschvorgänge auf zwei Hilfsphasen verteilt u. dadurch in einer f. seine jeweiligen Komponenten typ. Weise aufgetrennt wird; Voraussetzung z. Anw. ist, daß die im Gemisch enthaltenen Stoffe sich ohne Veränderung lösen bzw. verdampfen lassen; der eigentliche Trennungsvorgang erfolgt durch versch. Prinzipien (Adsorptionschromatographie, Verteilungschromatographie bzw. Ionenaustauschchromatographie) zw. den Einzelkomponenten u. Phasen; bei den meisten Chromatographieverfahren bewegt sich eine das Analysegemisch mitführende flüssige od. gasförmige mobile Phase (Elutionsmittel) über eine feste od. flüssige stationäre Phase (Sorptionsmittel); ist die mobile Phase flüssig, spricht man v. Flüssigkeitschromatographie, je nach Anordnung der stationären Phase bezeichnet man das Verfahren als Säulenchromatographie*, Dünnschichtchromatographie* od. als Papierchromatographie*; ist die mobile Phase gasförmig, spricht man von Gaschromatographie*. Nach erfolgter Trennung sind für eine Interpretation der Ergebnisse evtl. weitere analyt. Mittel (Färbung) erforderlich.

Chromato|lyse (↑; Lys-*) f: (engl.) chromatinolysis; syn. Tigrolyse, Schwinden der Nissl*-Schollen bei Nervenzellschädigungen.

chromato|phil (↑; -phil*): leicht färbbar.

Chromato|phoren (↑; -phor*) n pl: (engl.) chromatophores; Farbbänder; Pigmentzellen, die regelrecht nur in d. Haut, Iris u. Choroidea vorkommen.

Chromato|phoren|nävus Naegeli (↑; ↑; Nävus*; Oskar N., Dermat., Bern, 1885-1959) m: s. Naegeli-Syndrom.

Chromat|opsie (↑; Op-*) f: syn. Chromopsie*.

Chromat|ose (↑; -osis*) f: abnorme Pigmentierung der Haut; s. Hyperpigmentierung.

Chrom|hidrose (↑; Hidr-*; -osis*) f: Absonderung von farbigem Schweiß aus apokrinen Schweißdrüsen; **Urs.:** unklar; evtl. Aufnahme von Metallverbindungen, Medikamenten u. a.; vgl. Trichomycosis palmellina.

Chromo|bacterium (↑; Bakt-*) n: Gattung gramnegativer, peritrich begeißelter, fakultativ anaerober, farbstoffbildender Stäbchenbakterien (vgl. Bakterienklassifikation); Boden- u. Wasserkeime; bilden in Kulturen blau-violetten Farbstoff (vgl. Leuchtbakterien); selten Err. eitriger od. septikämischer Infektionen. Aus **Ch. violaceum** wird die Grundsubstanz für Aztreonam* gewonnen.

Chromo|blasto|mykose (↑; Blast-*; Myk-*; -osis*) f: syn. Chromomykose*.

chromo|gen (↑; -gen*): farbstoffbildend.

Chromo|mere (↑; gr. μέρος Teil) n pl: heterochromat. Verdickungen in Chromatiden m. einem erhöhten DNA-Gehalt; entstehen durch Zusammenballung von mehreren Nukleosomen*.

Chromo|mykose (↑; Myk-*; -osis*) f: (engl.) chromomycosis; nach Hautverletzungen übertragene, durch sog. Schwärzepilze (Cladosporium-, Fonsecaea- u. Phialophora-Arten) verursachte Pilzinfektion in trop. Ländern mit chron., ulzerierenden od. papillomatösen, granulomatösen Hautveränderungen; hämatogene Dissemination ist selten; **Ther.:** Fluconazol od. Flucytosin oral, auch kombiniert mit Amphotericin B; evtl. chirurgisch.

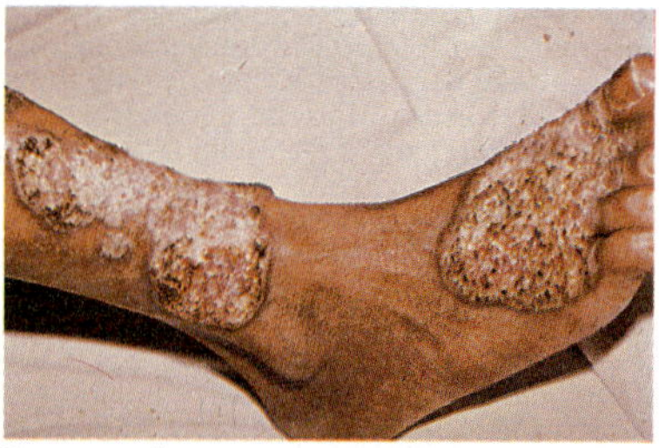

Chromomykose [285]

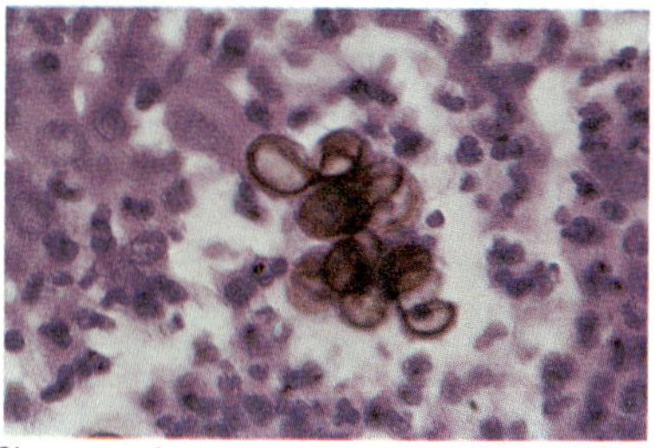

Chromomykose:
Erreger im histologischen Schnitt; Hämatoxylin-Eosin-Färbung [285]

Chromo|myzeten (↑; ↑) m pl: (engl.) chromomycetes; Sammelbegriff f. versch. Pilzarten (Phialophora u. a.), die chron., meist an den unteren Extremitäten lokalisierte Hautinfektionen verursachen (Mykosen*).

Chromo|per|tubation (↑; Per-*; Tube*) f: (gyn.) aszendierende Füllung der Eileiter m. Farblösung (z. B. Indigokarmin) z. Prüfung der Tubendurchgängigkeit i. R. einer Pelviskopie*.

chromo|phob (↑; Phob-*): ohne Affinität zu Farbstoffen.

Chrom|opsie (↑; Op-*) f: (engl.) chromopsia; auch Chromatopsie, Farbigsehen; Sehstörung, bei der Objekte in einer best. Farbe erscheinen; z. B. als Erythropsie*, Xanthopsie*, Zyanopsie*.

Chromo|somen (↑; Soma*) n pl: (engl.) chromosomes; sog. Erbkörperchen; sichtbare Träger der genet. Information (Ideoplasma), intensiv färbbare, faden- od. schleifenförmige Bestandteile des Zellkerns; auf den Ch. sind d. Gene (Erbanlagen) linear angeordnet. Sie sind in d. befruchteten Eizelle (Zygote) u. in allen Körperzellen doppelt vorhanden (diploider Chromosomensatz), mit Ausnahme der Geschlechtschromosomen des heterogamet. Geschlechts (b. Menschen das männl. Geschlecht). In den Keimzellen ist nach den Reifungsteilungen nur ein einfacher (haploider) Chromosomensatz vorhanden. Die Ch. bestehen hauptsächl. aus Desoxyribonukleinsäure (DNA) u. Histonen. Sie haben die Fähigkeit, sich identisch zu verdoppeln. Jedes Chromosom hat ein Zentromer, an dem b. der Mitose* od. Meiose* die Spindelfaser ansetzt, um die durch ident. Verdopplung entstandenen Tochterchromosomen (bzw. die homologen Ch. bei der Meiose) auseinanderzuziehen. Ch. u. Spindelapparat dienen der gleichmäßigen Ver-

C

teilung des genet. Materials auf die beiden durch Mitose entstehenden Tochterzellen. Bei der Meiose wird d. diploide Chromosomensatz zum haploiden Satz der reifen Keimzellen (Gameten) reduziert. Das genet. Material in den Ch. besteht aus fadenförmigen DNA-Molekülen, die die Struktur einer Doppelspirale aufweisen. Die Anzahl der Ch. ist ein artspezif. Merkmal. Der Mensch besitzt 23 Chromosomenpaare (homologe Ch.), also im diploiden Satz 46 Ch. (s. Karyogramm, Abb.). Neben 22 Paaren v. **Autosomen,** die sich aufgrund der Lage des Zentromers u. des Vorhandenseins od. Fehlens v. Satelliten größtenteils unterscheiden lassen, sind als **Gonosomen** (Geschlechtschromosomen, sog. Heterochromosomen) das relativ große X-Chromosom u. das sehr viel kleinere Y-Chromosom vorhanden (männl.: XY, weibl.: XX). Vgl. Chromatiden, Chromatin, Isochromosomen, Ringchromosomen, Kerngeschlecht, Geschlechtsdeterminierung, chromosomale.

Chromo|so̲men|ab|errationen (↑; ↑; Aberration*) f pl**:** (engl.) chromosome aberrations; Abweichungen von der normalen Chromosomenzahl (44 Autosomen* u. 2 Gonosomen*) od. strukturelle Abweichungen einzelner Chromosomen (z. B. Chromosomenbrüche); wahrscheinlich häufig durch eine Störung der Meiose* bedingt, können aber auch nach Störungen in den Furchungsteilungen der Zygote auftreten. Bei numerischen Ch. entsteht nach der Befruchtung ein Keim, dessen Zellen entweder hyperdiploid (trisom) od. hypodiploid (monosom) sind. Diese aberranten Zellen sind meist nicht lebensfähig (s. Letalfaktor), können jedoch u. U. auch ausreifen. Dadurch geht der um ein Chromosom vermehrte od. verminderte Chromosomensatz in alle Zellen des neu entstandenen Organismus über. Ch. der Geschlechtschromosomen liegen z. B. beim Klinefelter*-Syndrom u. bei der Gonadendysgenesie*, als autosomale Aberration beim Down*-Syndrom vor. Das Risiko chromosomaler Aberrationen steigt mit dem Alter der Mutter (s. Tab.). Vgl. Mutation.

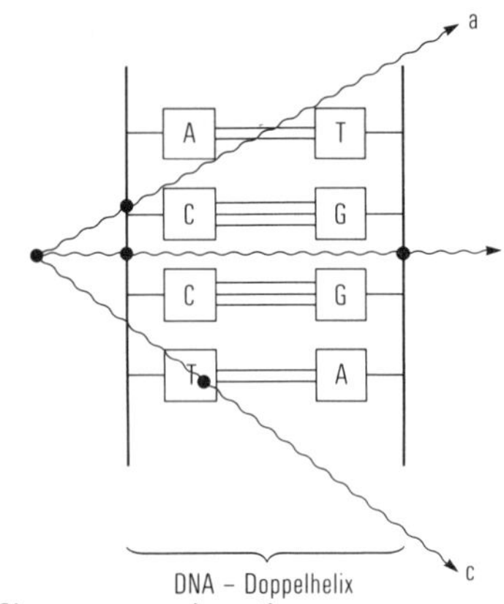

Chromosomenaberrationen: Wirkungen ionisierender Strahlung an der DNA; a: Einzelstrangbruch; b: Doppelstrangbruch; c: Basenschaden; A, T, C, G: korrespondierende Purin- und Pyrimidinbasen der DNA

Chromosomenaberrationen
Häufigkeit chromosomaler Aberrationen nach dem Alter der Mutter

Alter	Risiko
35 Jahre	1%
40 Jahre	2,3%
45 Jahre	6,2%

Chromo|so̲men||deletion (↑; ↑; Deletion*) f**:** s. Deletion. **Ch.duplikation** (↑; ↑; Duplikation*) f**:** s. Duplikation. **Ch.klassifikation** (↑; ↑) f**:** s. Denver-Klassifikation.

Chromo|so̲men|marker (↑; ↑) m**:** (engl.) chromosome markers; Erbeigenschaften (meist die Ausprägung von Isoenzymen), deren Genlokus mittels Hybridisierung* best. Chromosomen zugeordnet werden kann; z. B. auf Chromosom **1** für Alphaamylase (Speichel, Pankreas), Dombrock, Duffy, 6-PGD, PGM_1, Peptidase C, Rhesus, UMPK; auf Chromosom **2** für acP_1; auf Chromosom **4** für PGM_2, MNSs, Gc; auf Chromosom **6, 7** u. **14** die versch. Gm-Eigenschaften; auf Chromosom **6** die Genorte für Bf, C3, C4, Colton, GLO 1, HLA-A, B, C, D, PGM_3, P; auf Chromosom **7** für Km, Colton u. Kidd; auf Chromosom **9** für Gt, AK 1, ABNull; auf Chromosom **10** für Peptidase B; auf Chromosom **13** für Esterase D; auf Chromosom **16** für α-Hp u. GOTm; auf Chromosom **18** für Peptidase A; auf Chromosom **19** für Peptidase C; auf Chromosom **20** für ADA u. auf Chromosom **22** für Diaphorase 1.

Chromo|so̲men|mutation (↑; ↑; Mutation*) f**:** s. Mutation.

Chromo|so̲men|satz, di|plo̲ider (↑; ↑; Dipl-*; -id*)**:** s. Euploidie.

Chromo|so̲men|zählung (↑; ↑)**:** (engl.) chromosome numbering; möglich in d. Metaphase der Mitose; Anreicherung v. Mitosen durch Zusatz mitogener Substanzen zur Zellkultur, bei menschlichen Leukozyten z. B. Phytohämagglutinin; Hemmung der Mitose durch Mitosegifte, z. B. Colchicin, wodurch eine Anreicherung von Metaphasen erzielt wird, in denen die Chromosomen am weitesten auseinander liegen u. deshalb am besten gezählt werden können; Sichtbarmachung der Chromosomen im Elektronenmikroskop od. durch versch. Färbungen (auch mit fluoreszierenden Farbstoffen). Vgl. Karyogramm.

Chromo|so̲m-1q⁻-Syn|dro̲m (↑; ↑) n**:** strukturelle Chromosomenaberration mit Materialverlust am distalen Abschnitt des langen Arms von Chromosom 1; **Sympt.:** Wachstums- u. psychomotor. Retardierung, Mikro- u. Brachyzephalie mit Gesichtsdysmorphien, Brachydaktylie sowie Genitalhypoplasie.

Chromo|so̲m-3p⁻-Syn|dro̲m (↑; ↑) n**:** strukturelle Chromosomenaberration mit Verlust des kurzen Arms von Chromosom 3; **Sympt.:** intrauteriner Wachstumsrückstand, Trigono- u. Mikrozephalie mit psychomotor. Retardierung, faziale Dysmorphie, Hexadaktylie.

Chromo|so̲m-4p⁻-Syn|dro̲m (↑; ↑) n**:** s. Wolf-Syndrom.

Chromo|so̲m-4q⁻-Syn|dro̲m (↑; ↑) n**:** strukturelle Chromosomenaberration mit Verlust chromosomalen Materials am langen Arm von Chromosom 4; **Sympt.:** faziale Dysmorphie mit Mikrogenie, Gaumenspalte, angeborene Herzfehler (in über 50%), Genitalhypoplasie, postaxiale Polydaktylien mit Gelenkkontrakturen, allgemeine Retardierung.

Chromo|som-5p$^-$-Syn|drom (↑; ↑) n: syn. Katzenschrei*-Syndrom.

Chromo|som-7q$^-$-Syn|drom (↑; ↑) n: strukturelle Chromosomenaberration mit Verlust des langen Arms von Chromosom 7; **Sympt.:** intrauterine Wachstumsverzögerung, Mikrozephalie u. Hirnfehlbildung mit psychomotor. Retardierung, faziale Dysmorphie, Gaumenspalte sowie Genitalhypoplasie.

Chromo|som-8p$^-$-Syn|drom (↑; ↑) n: strukturelle Chromosomenaberration mit Materialverlust am kurzen Arm von Chromosom 8; **Sympt.:** intrauterine Wachstumsverzögerung, Mikrozephalie mit psychomotor. Retardierung, charakterist. Gesichtsanomalien (u. a. prominente Nasenwurzel mit breiter Nasenspitze), Genitalhypoplasie, Ventrikelseptumdefekt.

Chromo|som-9p$^-$-Syn|drom (↑; ↑) n: strukturelle Chromosomenaberration mit Verlust des terminalen Abschnitts am kurzen Arm von Chromosom 9; **Sympt.:** psychomotor. Retardierung, zerebrale Krampfanfälle, Trigonozephalie mit fazialer Dysmorphie, weiter Mamillenabstand, Genitalhypoplasie, Hypospadie, Finger mit langen Mittelphalangen u. akzessor. Beugefalten.

Chromo|som-10p$^-$-Syn|drom (↑; ↑) n: strukturelle Chromosomenaberration mit teilweisem Materialverlust des kurzen Arms von Chromosom 10; **Sympt.:** intrauterine Wachstumsverzögerung, verspäteter Fontanellenschluß, psychomotor. Retardierung, Gesichtsdysmorphie (z. B. Ptosis), Genitalhypoplasie, Ventrikelseptumdefekt.

Chromo|som-10q$^-$-Syn|drom (↑; ↑) n: strukturelle Chromosomenaberration mit Materialverlust am langen Arm von Chromosom 10; **Sympt.:** intrauterine Wachstumsverzögerung, psychomotor. Retardierung, amtimongoloide Lidachsenstellung, Lippenkiefergaumenspalte, breiter Hals, partielle Syndaktylie der 2. u. 3. Zehe.

Chromo|som-11p$^-$-Syn|drom (↑; ↑) n: s. WAGR-Syndrom.

Chromo|som-11q$^-$-Syn|drom (↑; ↑) n: strukturelle Chromosomenaberration mit terminalem Verlust des langen Arms von Chromosom 11; **Sympt.:** verhältnismäßig leichte psychomotor. Retardierung, Trigonozephalie mit prominenter Stirn, Brachydaktylie, Linksherzhypoplasie; weitere assoziierte Fehlbildungen möglich.

Chromo|som-18p$^-$-Syn|drom (↑; ↑) n: syn. Grouchy-Syndrom I; strukturelle Chromosomenaberration mit Verlust des kurzen Arms von Chromosom 18; **Sympt.:** ausgeprägte geistige Behinderung, muskuläre Hypotonie, sekundärer Minderwuchs, rundes Gesicht mit breitem Hals (wie bei Turner-Syndrom), Genitalhypoplasie, Brachydaktylie sowie IgA-Mangel, Thyreoiditis, rheumatoide Arthritis, juveniler Diabetes mellitus Typ I.

Chromo|som-18q$^-$-Syn|drom (↑; ↑) n: syn. Grouchy-Syndrom II; strukturelle Chromosomenaberration mit Materialverlust am langen Arm von Chromosom 18; **Sympt.:** ausgeprägte geistige Behinderung mit verzögerter Sprachentwicklung, primordialer Minderwuchs, Mittelgesichtshypoplasie mit schmaler Nase u. Oberlippe, Ohranomalien, Mikrophthalmie mit Iriskolobom, Wirbelsäulenverbiegungen, Genitalhypoplasie sowie IgA-Mangel.

Chromo|zentren (↑) n pl: (engl.) chromocentres, karyosomes; gut anfärbbare Strukturen im Ruhekern, die mit heterochromat. Chromosomenabschnitten identisch sein sollen; vgl. Geschlechtschromatin.

Chromo|zysto|skopie (↑; Kyst-*; -skopie*) f: s. Blauprobe.

Chrom|säure (Chrom-*): s. Chrom.

Chrom|urie (↑; Ur-*) f: Ausscheidung von Farbstoffen im Urin; **1.** endogen: Urobilinogen, Bilirubin, Porphyrin, Tryptophan, Homogentisinsäure, Hämoglobin (vgl. Hämolyse), Myoglobin; **2.** exogen: harnfähige Farbstoffe z. B. der roten Bete, Testfarbstoffe, Medikamente.

Chrom|vergiftung (↑): (engl.) chrome poisoning; meist bei berufl. Kontakt m. Chromaten in d. Galvanik, Gerbereien u. Färbereien auftretende Verätzungen u. Reizungen der Haut u. Schleimhäute, oft allergische Berufsekzeme; Chromstaubeinatmung führt zu Bronchitiden, nach jahrelanger Latenzzeit evtl. Bronchialkarzinom (Chromatlungenkrebs); Chromresorption kann eine hämorrhagische Nephritis verursachen. BK nach Nr. 1103 der BeKV.

Chron|axie (gr. χρόνος Zeit; ἄξιος angemessen) f: (engl.) chronaxy; syn. Kennzeit; die minimale Reizzeit, die bei doppelter Rheobase gerade

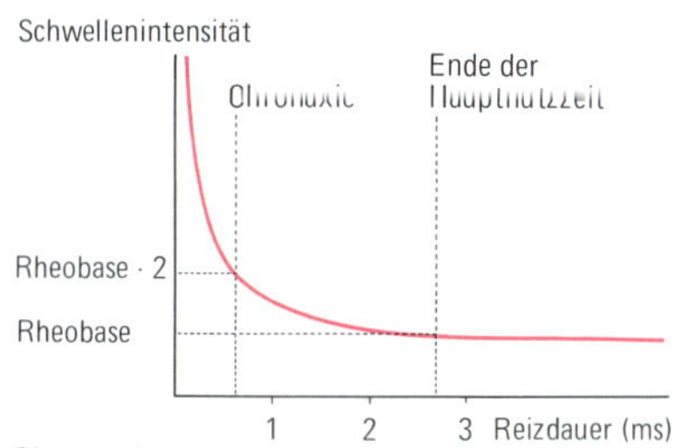

Chronaxie:
Reizzeit/Intensitätskurve [124]

noch e. Muskelzuckung hervorruft. Die Rheobase ist die Mindeststromstärke, die bei langandauernder Reizung mit galvan. Strom zur Auslösung eines Nervenimpulses notwendig ist. Darstellung der Ch. in der Reizzeit/Intensitätskurve: s. Abb.

chronisch (↑): langsam sich entwickelnd, langsam verlaufend.

Chrono|bio|logie (↑; Bio-*; -log*) f: (engl.) chronobiology; Wissenschaft vom zeitl. Ablauf u. Rhythmus der Körperfunktionen.

chrono|trop (↑; -trop*): (engl.) chronotropic; den Zeitablauf, i. e. S. die Schlagfrequenz des Herzens beeinflussend; positiv ch. (z. B. Sympathikus): Frequenz steigernd; negativ ch. (z. B. Parasympathikus): Frequenz mindernd. Vgl. Digitalisglykoside.

Chrysoidin (gr. χρυσός Gold; -id*) n: Azofarbstoff; verwendet zur Neisser-Färbung.

Chryso|mya (↑; gr. μυῖα Fliege) f: Schmeißfliege; s. Fliegen.

Chrysops (gr. χρυσοειδής goldfarbig) m: sog. Blindbremse; Gattung der Tabanidae mit leuchtend goldgrünen Augen; Ch. dimidiatus (Mangrovefliege), Überträger von Loa* loa; Ch. discalis (amerikan. Pferdebremse), Überträger von Francisella tularensis (s. Francisella); vgl. Fliegen.

C

Chrysosis (gr. χρυσός Gold; -osis*) f: syn. Auriasis; irreversible Ablagerung von Goldpartikeln in Haut (bläulichgraue Verfärbung lichtexponierter Bezirke), Schleimhäuten (Stomatitis) u. inneren Organen nach Goldbehandlung.

Churg-Strauss-Syn|drom (Jacob Ch., amerikan. Pathol., geb. 1910; Lotte St., amerikan. Pathol., geb. 1913) n: allerg. bedingte systemische granulomatös-nekrotisierende Vaskulitis; Manifestation v. a. an Lunge u. Haut; **Sympt.**: asthmaähnliche Atembeschwerden, Fieber, Gewichtsabnahme, evtl. Purpura, (sub)kutane Knoten, Mononeuritis multiplex, Hirnnervenbeteiligung u. a.; im Blut ausgeprägte Eosinophilie; **Diagn.**: Biopsie; **Ther.**: Kortikosteroide; **DD**: Periarteriitis nodosa.

Chutta-Krebs: s. Oropharyngealkarzinom.

Chvostek-Zeichen (Franz Ch., Int., Wien, 1835-1884): (engl.) Chvostek's sign; mechan. Übererregbarkeit des N. facialis b. Tetanie*; Zukkungen im Fazialisgebiet beim Beklopfen der Wange zw. Mundwinkel u. Ohr; vgl. Lippenzeichen.

Chyl-: Wortteil mit der Bedeutung Saft, Milchsaft; von gr. χυλός.

Chyl|askos (↑; Asken*) m: syn. Chyloperitoneum.

Chylo|mediastinum (↑; Mediastinum*) n: Eindringen von Chylus* in das Mediastinum nach Perforation des Ductus thoracicus inf. Trauma od. Tumor.

Chylo|mikronen (↑; Mikr-*) n pl: (engl.) chylomicrons; Lipomikronen, Chyluströpfchen; Lipoproteine* mit einer Dichte von ca. 0,95 g/ml, die im Darm synthetisiert werden u. einen Lipidanteil von 98-99,5% u. einen Proteinanteil von 0,5-2% haben; transportieren die mit einer lipidreichen Mahlzeit aufgenommenen exogenen Triglyzeride* über die Lymphgefäße u. den Ductus thoracicus in das Blut u. werden durch die Lipoproteinlipase* zu sog. Remnants abgebaut, die Vorstufen von VLDL* u. HDL* sind. In der Elektrophorese wandern Ch. nicht. Vgl. Hyperlipoproteinämien.

Chylo|peri|kard (↑; Peri-*; Kard-*) n: (engl.) chylopericardium; Ansammlung von Chylus* im Perikard; **Urs.**: idiopathisch od. (als primäres Ch.) durch Traumen (Op.), Entz. od. Tu. mit Beteiligung des Ductus* thoracicus, evtl. (lymphograph. nachweisbare) Fehlbildungen des Lymphgefäßsystems; sehr selten.

Chylo|peri|toneum (↑; Peritoneum*) n: syn. Chylaskos, Chylaszites; Ansammlung v. chylöser Flüssigkeit od. Chylus in d. Bauchhöhle; **Urs.**: **1.** angeboren, z. B. nach Ruptur einer chylösen Zyste; **2.** erworben, durch Chylusstauung u./od. Ruptur chylöser Dünndarmgefäße (Trauma, Hernien- od. Mesenteriumeinklemmung).

Chylo|thorax (↑; Thorax*) m: ein- od. beidseitige intrapleurale Ansammlung von Chylus* nach (Spontan-)Ruptur bzw. Perforation des Ductus* thoracicus od. Verlegung der ableitenden Lymphgefäße (Lymphangioleiomyomatose*). Vgl. Pleuraerguß.

Chylo|zele (↑; -kele*) f: (engl.) chylocele; Hydrozele mit chylösem Inhalt; bei echter Elephantiasis*.

Chyl|urie (↑; Ur-*) f: (engl.) chyluria; milchige Trübung des Harns inf. Fettbeimengungen (Chylomikronen*) in feinster Verteilung; selten bei angeb. Anomalie der Lymphbahnen mit Anschluß an d. Nierenbecken, häufig mit Anomalie der Nierenvenen (Hämaturie, Nierenkoliken) od. erworben bei Lymphabflußstörungen, z. B. bei Lymphknotenmetastasen, in d. Tropen bei Filariosen*. Vgl. Lipurie.

Chylus (↑) m: (engl.) chyle; Milchsaft; vorwiegend ungespaltene Fette enthaltender, milchigtrüber Inhalt der Darmlymphgefäße; wird von d. Dünndarmzotten über den Ductus thoracicus in den Angulus venosus sinister geleitet.

Chymo|papain (INN) n: proteolytisches Enzym aus Papaya-Saft; Verw.: Nukleolytikum.

Chymosin n: syn. Labferment*.

Chymo|trypsin (INN) n: Enzym aus dem Pankreas; wird physiol. als inaktive Vorstufe (Chymotrypsinogen) im Pankreas gebildet; im Darmlumen erfolgt die Aktivierung durch Spaltung einer einzigen Peptidbindung mittels Trypsin. Ch. spaltet als Endopeptidase in der Peptidkette v. a. nach aromatischen Aminosäuren, es entstehen Oligopeptide. pH-Optimum bei pH 7,8; therap. Verw.: als Verdauungsenzym.

Chymo|trypsin|test m: (engl.) chymotrypsin test; Suchtest bei Verdacht auf exokrine Pankreasinsuffizienz*; **Prinzip:** eine abgewogene Stuhlmenge wird in Puffer homogenisiert u. mit N-Acetyl-L-Tyrosinäthylester inkubiert; die enzymatische Hydrolyse des Substrats durch Chymotrypsin führt zu einer der Enzymaktivität proportionalen Freisetzung von H-Ionen (Bestimmung durch Titration mit NaOH). **Referenzwert** im Stuhl >120 ng/g; erniedrigte Werte bei Malabsorptionssyndrom, chron. Pankreatitis, nach Magenresektion u. a. Vgl. Stuhluntersuchungen.

Chymus (gr. χυμός Saft) m: Speisebrei im Magen.

Ci: Kurzzeichen f. Curie*.

Cianidanol (INN) n: (+)-2-(3,4-Dihydrophenyl)-3,5,7-chromantriol (IUPAC); Verw.: Lebertherapeutikum.

Cicatrix (lat.) f: Narbe*.

Cicle|tanin (INN) n: (RS)-3-(4-Chlorphenyl)-1,3-dihydro-6-methylfuro[3,4-c]pyridin-7-ol (IUPAC); Prostazyklin-Synthese-Stimulator; **Verw.**: Antihypertensivum; **NW**: selten gastrointestinale Störungen, Kopfschmerz, Schwindel, Hautrötung, Juckreiz, Erniedrigung des Kaliumspiegels im Blut; **Kontraind.**: schwere Nierenerkrankungen, schwere Leberfunktionsstörungen; cave bei Schwangerschaft u. Stillzeit.

Ciclonium|bromid (INN) n: Diethylmethyl-{2-[α-methyl-α-(5-norbornen-2-yl)-benzyloxy]-ethyl}-ammoniumbromid (IUPAC); quartäre Ammoniumverbindung; anticholinerg wirkendes Spasmolytikum.

Ciclo|piroxol|amin (INN) n: 6-Cyclohexyl-1-hydroxy-4- methyl-2-pyridon (IUPAC); Antimykotikum zur top. Anw.; s. Antimykotika.

Ciclo|sporin (INNv) n: cyclisches Polypeptid mit 11 Aminosäuren; in versch. Pilzen, z. B. Trichoderma polysporum u. Tolypocladium inflatum gefunden, zur therap. Verw. synthetisch hergestellt; immunsuppressive Wirkung durch Inhibition aktivierter Helfer- u. Killerzellen z. B. durch Blockierung der Lymphokinproduktion (Interleukin-2-Inhibitor); **Verw.**: als T-Zell-Immunsuppressivum bei Organtransplantationen u. Autoimmunkrankheiten; **NW**: Nephrotoxizität, Begünstigung u. U. lebensbedrohlicher Infektionen sowie von Epstein-Barr-Virus-induzierten Lymphomen.

Ciguatera (span. cigua Muschel) f: Vergiftung durch Genuß od. Biß von Meerestieren, die das Nervengift Ciguatoxin enthalten; **Klin.**: u. a. Umkehr der Sinnesempfindung für kalt u. heiß; nach einer Latenzzeit von 1-30 Std. zunächst kribbelndes Gefühl im Mund, gefolgt von Schwäche, Muskel- u. Kopfschmerzen, als weitere Sympt. Krämpfe, Übelkeit, Durchfall, Lähmungserscheinungen; **Ther.:** symptomatisch, da kein spezif. Antidot zur Verfügung steht; Letalität ca. 7%; vollständige Genesung in Mon. bis Jahren. I. w. S. wird der Begriff auch für andere Fischvergiftungen (v. a. in der Karibik) verwendet.

Cilia (lat.) n pl**:** Zilien*; **1.** Augenwimpern; **2.** Flimmerhaare; vgl. Kinozilien, Stereozilien.

Ciliar-: auch Ziliar-; Wortteil mit der Bedeutung die Wimpern betreffend, wimpernähnlich; von lat. cilium.

Ciliata (↑) n pl**:** auch Ciliophora; Ziliaten, Wimperntierchen; s. Protozoen.

Cilien (↑) f pl**:** s. Zilien.

Cime|tidin (INN) n**:** 1-Cyan-2-methyl-3-[2-(5-methyl-4-imidazolyl)methylthio-ethyl]guanidin (IUPAC); Histamin*-H_2-Rezeptorenblocker.

Cimex lectularius (lat. cimex Wanze) m**:** s. Wanzen.

Cimicifuga racemosa f**:** Traubensilberkerze, Wanzenkraut; Wurzelstock u. anhängende Wurzeln enthalten Triterpenglykoside mit östrogenartiger Wirkung; **Verw.:** v. a. in Tinkturen bei prämenstruellen, dysmenorrhoeischen u. klimakterisch bedingten neurovegetativen Beschwerden.

Cimicosis (lat. cimex Wanze; -osis*) f**:** Befall durch Bettwanzen; vgl. Wanzen.

Cimino-Fistel (Fistel*) f**:** s. Shunt zur Hämodialyse.

Cincho|cain (INN)**:** 2-Butoxy-N-(2-diethylaminoethyl)-cinchoninamid (IUPAC); Lokalanästhetikum vom Amidtyp mit langer Wirkdauer u. hoher Toxizität; Verw.: v. a. in Hämorrhoidenmitteln.

Cineol n**:** syn. Eucalyptol; Monoterpen; häufigster Inhaltsstoff ätherischer Öle; Hauptbestandteil des Eucalyptusöls (70%); Verw.: Sekretolytikum; vgl. Expektoranzien.

Cingulum (lat.) n**:** Gürtel; **1.** (anat.) vom Stirnlappen des Gehirns ausgehende Assoziationsfasern, die im Gyrus cinguli verlaufen u. im Bogen um das Corpus callosum in die Schläfenlappen gelangen; **C. membri inferioris** bzw. **superioris:** Becken- bzw. Schultergürtel; **2.** (klin.) breiter zirkulärer Heftpflasterverband z. Behandlung der unkomplizierten Rippenfraktur (Anlegen in Exspirationsstellung); vgl. Verbände.

Cinnarizin (INN) n**:** trans-1-Benzhydryl-4-cinnamylpiperazin (IUPAC); Piperazinderivat mit antihistamin. Eigenschaften u. Wirkung; hemmt zudem den Calciumtransport durch die Zellmembran; Verw.: bei zerebralen Durchblutungsstörungen u. vestibulären Störungen.

Cin|oxacin (INN) n**:**1-Ethyl-1,4-dihydro-4-oxo-1,3-dioxolo[4,5-g]cinnolin-3-carbonsäure (IUPAC); Antibiotikum; Verw.: s. Gyrasehemmer.

Cipro|floxacin (INN) n**:** 1-Cyclopropyl-6-fluor-1,4-dihydro-4-oxo-7-(1-piperazinyl)-3-chinolincarbonsäure (IUPAC); Antibiotikum; Verw.: s. Gyrasehemmer.

circinatus (lat.)**:** kreisförmig, zirzinär.

Circulus (lat.) m**:** Kreis.

Circulus arteriosus cerebri (↑) m**:** auch Circulus arteriosus Willisii; an der Hirnbasis gelegene Gefäßverbindungen zw. A. basilaris u. A. carotis int. (s. Abb.).

Circulus arteriosus iridis (↑) m**:** Gefäßringe (C. a. i. major und C. a. i. minor) an d. Wurzel u. am Pupillarrand der Regenbogenhaut des Auges; gespeist aus den Aa. ciliares post. breves et longae. **C. vasculosus nervi optici** (↑) m**:** s. Haller-Gefäßring. **C. vitiosus** (↑) m**:** Teufelskreis; in d. Medizin gleichzeitiges Vorhandensein zweier od. mehrerer krankhafter Zustände, die sich gegenseitig ungünstig beeinflussen; auch die Verschlimmerung einer Störung durch die zweckmäßige Behandlung einer anderen Störung.

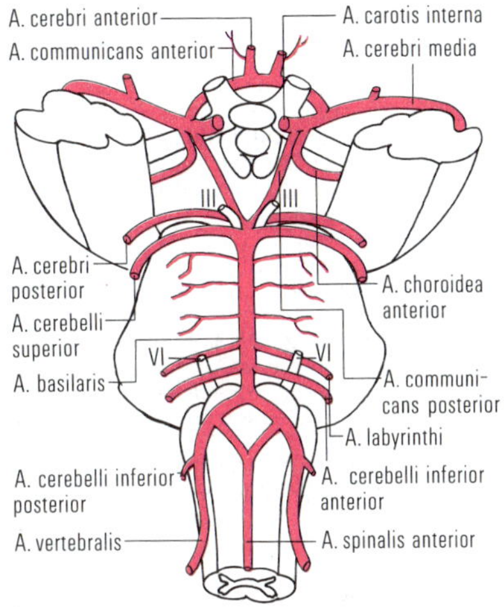

Circulus arteriosus cerebri: Zuflüsse und Äste; III. N. oculomotorius; VI: N. abducens [172]

Circum-: auch Zirkum-; Wortteil mit der Bedeutung um - herum, ringsum; von lat. circum.

Circum|cisio (lat. circumcidere beschneiden) f**:** s. Zirkumzision.

Circum|ferentia (lat. circumferre herumbewegen) f**:** Umfang; z. B. C. articularis: knorpelüberzogener Umfang einer Gelenkfläche; auch Bez. f. Umfänge des kindl. Kopfes (s. Kopfmaße).

circum|flexus (lat.)**:** (um etwas) gebogen.

circum|scriptus (lat. eng begrenzt, bündig)**:** umschrieben.

Cirkonium n**:** Zirkonium*.

Cirrhose cardiaque (frz. herzbedingte Zirrhose) f**:** Verbreiterung der Periportalsepten als Folge langanhaltender rechtskardialer Stauung i. R. einer Pulmonalstenose od. bei e. Einflußstörung b. kalzifizierender Perikarditis. Die kardiale Erkr. steht hierbei im Vordergrund; keine Zirrhose* i. e. S.

Cis-Kon|figuration (Konfiguration*) f**:** β-Konfiguration; s. Steroide.

Cis|platin n**:** anorg. Schwermetallkomplex mit zytostat. Wirkung; **Verw.:** v. a zur Chemotherapie von Bronchialkarzinom u. Tumoren des Urogenitaltrakts; **NW:** Nephro- u. Neurotoxizität; vgl. Zytostatika.

Cisterna (lat. unterirdischer Wasserbehälter) f**:** **1.** (intrakranial) Cisternae subarachnoideae: Liquor cerebrospinalis enthaltende Erweiterungen des Subarachnoidalraums; man unterscheidet: C. cerebellomedullaris zw. Kleinhirn u. verlängertem Mark; C. fossae lateralis cerebri in der Tiefe des Sulcus lat. cerebri, in Verbindung mit der C. interpeduncularis zw. den Hirnschenkeln; C. chiasmatis am Chiasma opticum; inkonstant sind: C. ambiens am Mesencephalon, C. interventricularis bei Zysten des Septum pellucidum, C. trigemini um das Ganglion trigeminale; **2.** C. chyli: Erweiterung beim Zusammenfluß der Trunci lumbales u. intestinales dicht am Hiatus aorticus des Zwerchfells; enthält Chylus* u. bildet den Ausgangspunkt des Ductus* thoracicus.

C

Cisterna magna (↑) **f:** syn. Cisterna cerebromedullaris; s. Cisterna.

Cis-Trans-Iso|merie (Trans-*; Iso-*; gr. μέρος Teil) **f:** geometrische Isomerie*.

Cis-Trans-Position (↑; lat. positio Stellung) **f:** s. Positionseffekt.

Cistron **n:** derjenige DNA-Abschnitt in einem Genom*, der ein einzelnes Genprodukt* (eine Polypeptidkette od. ein RNA-Molekül) determiniert; ein C. kann aus einem od. mehreren Genen bestehen.

Citiolon (INN) **n:** N-Acetyl-DL-homocysteinthiolacton (IUPAC); Thiol-Verbindung; Verw.: Lebertherapeutikum.

Citr-: s. a. Zitr-.

Citrin **n:** s. Flavonoide.

Citro|bacter (Bakt-*) **f:** Gattung gramnegativer, peritrich begeißelter Stäbchenbakterien der Fam. Enterobacteriaceae*; Voges*-Proskauer-Reaktion negativ; benutzen Zitrat als alleinige Kohlenstoffquelle; drei Species: C. freundii (Enterobacter freundii), C. diversus u. C. amalonaticus; **Verbreitung:** Boden, Wasser, Abwasser; Intestinaltrakt von Mensch u. Tier; isoliert als opportunistische Erreger* bei Inf. der Harnwege u. des Respirationstrakts, selten bei Säuglingsmeningitis u. -sepsis; **cave:** Verwechslung mit Species der Gattungen Salmonella* u. Escherichia*.

Citro|vorum|faktor **m:** veraltete Bez. f. N^{10}-Formyl-Tetrahydrofolsäure; vgl. Folsäure.

CK: Abk. f. **C**reatin**k**inase; s. Kreatinkinase.

CK-Iso|enzyme (Iso-*; Enzyme*) **n pl:** die Isoenzyme der Kreatinkinase* (CK-MM, CK-MB u. CK-BB).

Cl: chem. Symbol f. Chlor*.

Clado|sporium (lat. clades Seuche; Spora*) **n:** Pilzgattung aus der Gruppe der Fungi imperfecti (Deuteromycetes); Vertreter dieser Gattung lassen sich aus Erde u. von Pflanzen isolieren. C. carrionii ist ein Err. der Chromomykose*; vgl. Mykosen (Tab.). C.-herbarum-Sporen werden häufig als Allergene identifiziert.

Clado|sporium werneckii (↑) **n:** neuere Bez. Exophilia* werneckii.

Clara-Zellen (Max C., Anat., Leipzig, Istanbul, 1899-1966; Zelle*)**:** (engl.) Clara cells; sekretbildende, flimmerhaarfreie Zellen in den Bronchioli terminales u. Bronchioli respiratorii.

Clarke-Säule (Jacob A. C., Neurol., Arzt, London, 1817-1880)**:** (engl.) Clarke's column; syn. Stilling-Kern; Ganglienzellhaufen an der Basis der Columna dorsalis des Rückenmarks* zw. den Segmenten C_7 u. L_3. Die Neuriten reichen in den Seitenstrang u. bilden die hintere Seitenstrang-Kleinhirnbahn (Tractus spinocerebellaris post., Flechsig-Bahn).

Clatworthy-Operation **f:** mesenterikokavaler Shunt; s. Shunt, portosystemischer (Tab.).

Clauberg-Nähr|böden (Karl-Wilhelm C., Bakteriol., Berlin, geb. 1893)**:** (engl.) Clauberg's culture media; tellurithaltige Elektivnährböden* bzw. Indikatornährböden zur makroskop. Erkennung von Corynebacterium* diphtheriae; heute meist Verwendung modifizierter Clauberg-Medien in Form von Fertignährböden* bzw. Trokkennährböden*.

Claude-Bernard-Symptomen|komplex (Claude B., Physiol., Paris, 1813-1878) **m:** s. Grenzstrang-Quadrantensyndrom.

Claude-Syn|drom (Henri Ch. C., Psychiater, Paris, 1869-1945) **n:** s. Hirnstammsyndrome (Tab.).

Claudicatio (lat.) **f:** Hinken.

Claudicatio inter|mittens (↑) **f:** auch Dysbasia intermittens, sog. intermittierendes Hinken; Auftreten heftiger Wadenschmerzen nach dem Gehen einer best. Wegstrecke (verstärkt bei schnellem Gehen, Aufwärtssteigen u. Kälte), die zum Stehenbleiben zwingen u. wegen der in Ruhe noch ausreichenden Durchblutung der Muskulatur nach einigen Min. verschwinden, um bei erneuter Belastung wieder aufzutreten (sog. Schaufensterkrankheit, da die Pat. häufig das Verschwinden der Schmerzen vor Schaufenstern abwarten); **Urs.:** arterielle Verschlußkrankheiten* der Beine. Vgl. Fontaine-Stadien.

Claudicatio inter|mittens abdominalis (↑) **f:** s. Angina abdominalis.

Claudicatio inter|mittens spinalis (↑) **f:** passager auftretende neurol. Symptome (Schmerzen, Lähmungen, Sensibilitätsstörungen) in den Beinen beim Gehen u. Stehen, die sich erst beim Liegen od. Sitzen bessern; **Urs.:** enger lumbaler Spinalkanal u. verstärkte Lordose bei Belastung.

Claustrum (lat. Verschluß) **n:** Vormauer; (anat.) graue Substanz zw. Linsenkern u. Insel.

Clava (lat. Knoten, Knüppel) **f:** Keule; (anat.) Vorwölbung des Nucleus gracilis der medialen Hinterstrangbahn an d. Hinterseite der Medulla oblongata.

Clavi|ceps purpurea (↑; lat. caput Kopf) **f:** Mutterkornpilz aus der Klasse der Askomyzeten*, befällt meist Roggen (s. Mykotoxine, Abb.), zunehmend auch andere Gräser. Die askosporenbildende Dauerform (Sklerotium, Secale* cornutum) enthält Ergolinalkaloide, die therap. angewendet werden (s. Ergotamine) u. in höherer Konz. in befallenem Getreide Vergiftungserscheinungen (Ergotismus*) verursachen können.Vgl. Mykotoxine.

Clavicula (lat.) **f:** Schlüsselbein.

Clavus (lat. Nagel) **m:** sog. Hühnerauge; bis zu einige Zentimeter große Hornverdickung mit zentralem, in die Subkutis vordringendem Zapfen; entsteht durch wiederholten Druck (Schuhwerk) auf Hautpartien, die einen Knochen überziehen, bes. an d. Dorsalfläche der 5. Zehe.

Clearance (engl. Reinigung, Klärung) **f:** Abk. C; Bez. f. diejenige Plasmamenge, die pro Zeiteinheit von einer best. Substanzmenge befreit wird; die renale C. ist ein Maß f. die exkretor. Nierenleistung u. wird m. Hilfe der Formel $C = (U \times V)/P$ berechnet, wobei C dem Klärwert in ml/min, U der Urinkonzentration der Testsubstanz in mMol/l, V dem Harnzeitvolumen in ml/min u. P der Plasmakonzentration der Testsubstanz in mMol/l entspricht. Man kann unterscheiden zw. exogener C. (von körperfremden Substanzen wie Inulin, p-Aminohippursäure, Abk. PAH, u. a.) u. endogener C. (von körpereigenen Stoffen wie Harnstoff, Kreatinin, Phosphat u. a.). **Bestimmungsmethoden:** Bei der **direkten C.-Methode** werden Harnvolumen, Harn- u. Plasmakonzentration mittels Blasenkatheterisierung u. Dauerinfusionstechnik (klassische C.) bestimmt. Bei der **indirekten C.-Methode** erfolgt die Beurteilung der Nierenfunktion nach einmaliger Teststoffinjektion durch die Messung der Abnahme der Serumkonzentration ohne Harnanalyse. Zur Bestimmung der glomerulären Filtrationsrate beim Menschen eignet sich bes. Inulin*, da es durch Glomerulusfiltration ausgeschieden wird;

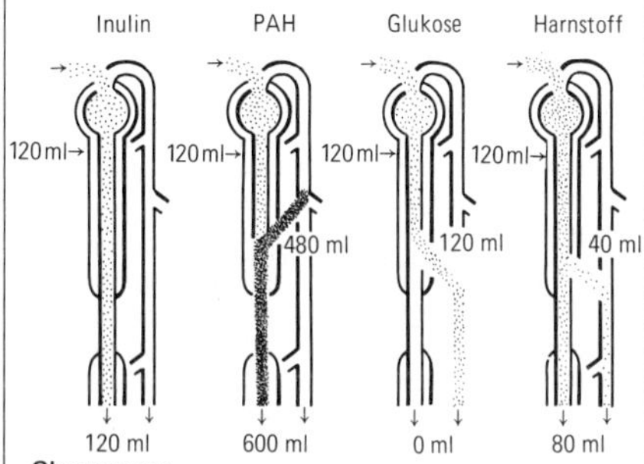

Clearance: Verhalten einiger exogener und endogener Substanzen [441]

die Inulin-C. (C_{In}) ist ein Maß für die Filtrationsfunktion der Nierenglomeruli. Die C. von Substanzen, die sowohl durch glomeruläre Filtration als auch durch tubuläre Sekretion ausgeschieden werden (z. B. PAH), ist ein Maß für den effektiven Nierenplasmastrom (C_{PAH}). Aus d. Quotienten beider Werte, d. h. dem glomerulären Filtrationsanteil an der effektiven Nierenplasmadurchströmung, läßt sich die **Filtrationsfraktion** (FF) berechnen: $FF = C_{In}/C_{PAH}$. Die C.-Werte sind von aktuellen Bedingungen des Wasser-, Elektrolyt- u. Eiweißhaushalts sowie vom Alter des Menschen abhängig. Klin. wichtig für die Bestimmung der glomerulären Filtrationsrate ist die endogene **Kreatinin-C.**: einmalige Bestimmung v. Kreatinin in Plasma u. Urin, Messung des Harnvolumens in 24 Std.; Voraussetzung ist eine gleichbleibende Kreatinin-Konz. während der Sammelperiode; daher bei progredientem Nierenversagen nicht verwertbar. Zur Bestimmung der C. werden auch radioaktiv markierte Substanzen eingesetzt (glomerulären Filtration: ^{51}Cr-EDTA, ^{99m}Tc-DTPA, ^{125}Iod-Iothalamat; effektiver Nierenplasmastrom: ^{131}Iod-Hippursäure, ^{99m}Tc-Mercaptoacetyltriglycin); die sog. Radioisotopen-C. ist gegenüber der konventionellen chem. Untersuchung zeitsparend aber nicht genauer.

Mit Hilfe der C. kann die **tubuläre Transportfunktion** quantitativ bestimmt werden. Sowohl die tubuläre Sekretion (z. B. von PAH) als auch die Reabsorption (z. B. von Glukose) aus dem Tubulusharn sind durch sog. Transportmaxima begrenzt. Von einer best. Konzentration des Substrats an ist der Transportmechanismus gesättigt (maximale tubuläre Transportleistung; Abk. Tm). Die rechnerische Beziehung der Inulin- bzw. PAH-C. zu der max. tubulären Transportleistung für Glukose (Tm_G) ist ein Maß für das funktionstüchtige reabsorptive Nierengewebe, die entspr. Beziehung zur Größe Tm_{PAH} ein Maß für das funktionstüchtige sekretor. Nierengewebe. Die Referenzwerte sind alters- u. geschlechtsabhängig. Vgl. Nierendiagnostik.

Clearance, muko|ziliäre (↑) f: Abtransport von inhalierten Partikeln durch (aktive) Schleimsekretion u. wellenförmig koordinierten adoralen Zilienschlag; neben dem Husten* der wichtigste Selbstreinigungsmechanismus der Lunge. Eine Verlangsamung der Geschwindigkeit der m. C. führt zu einer längeren Einwirkzeit schädigender (auch karzinogener) Substanzen u. kommt i. R. respiratorischer Infekte, bei best. Lungenerkrankungen (Asthma* bronchiale, Bronchitis* u. a.) u. bei Rauchern vor. Die Messung der Klärgeschwindigkeit erfolgt durch Lungenventilationsszintigraphie. Medikamentös kann die m. C. durch Beta-2-Sympathomimetika u. Sekretolytika verbessert werden. Vgl. Bronchialsekret.

CLED-Agar m: Kurzbez. f. (engl.) cystine lactose electrolyte deficient Agar; Differentialnährboden z. Kultur v. Erregern, die f. Harnweginfektionen typisch sind.

Cleido- (gr. κλείς, κλειδός Schlüssel) f: Schlüsselbein-; s. a. Kleido-.

Clemastin (INN) n: 2-[2-(4-Chlor-α-methylbenzhydryloxy)ethyl]-1-methyl-pyrrolidin (IUPAC); Histamin-H_1-Rezeptorenblocker; Verw.: s. Antihistaminika.

Clements-Test m: s. Lungenreifediagnostik, pränatale.

Clen|buterol (INN) n: 4-Amino-α-(tert-butylaminomethyl)-3,5-dichlor-benzylalkohol (IUPAC); direkt wirkendes Sympathomimetikum mit überwiegender Beta-2-Selektivität; verursacht eine Erschlaffung der Muskulatur in Bronchien u. Blutgefäßen sowie der Uterusmuskulatur durch Stimulation der Beta-2-Rezeptoren; ferner antiallergische Wirkung durch Hemmung der Freisetzung von Mastzellmediatoren; **Verw.:** als Bronchospasmolytikum bei Asthma bronchiale u. chron. obstruktiver Bronchitis; **NW:** häufig initial feinschlägiger Tremor, Unruhegefühl, Herzklopfen, Kopfschmerz; wie bei anderen Betasympathomimetika bestehen Risiken wie Tachykardien, in Einzelfällen pektanginöse Beschwerden u. ventrikuläre Extrasystolen; **Kontraind.:** schwere Schilddrüsenüberfunktion, tachykarde Herzrhythmusstörungen, hypertrophe obstruktive Kardiomyopathie; **cave:** Mißbrauchspotential aufgrund einer der Substanz zugeschriebenen anabolen Wirkung!

Click m: s. Klick, systolischer.

Click-Phänomen n: (engl.) click phenomenon; fühl- u. teilweise hörbares Phänomen beim Durchtritt der 45° geschliffenen Nadelspitze durch eine Faszie; Orientierungshilfe z. B. bei Regionalanästhesie; vgl. Plexusanästhesie, Periduralanästhesie.

Clifford-Syn|drom (Stewart C., Päd., Brooklin, geb. 1900) n: syn. Ballantyne-Runge-Syndrom, Übertragungssyndrom; inf. Übertragung* mit komplexer respirator. u. trophischer Dysfunktion der Plazenta beim Neugeborenen auftretendes Krankheitsbild; **Sympt.:** nahezu vollständiges Fehlen der Vernix caseosa, trockene, rissige, lamellenartig abschilfernde u. oft gelblich gefärbte pergamentartige Haut, fehlende Lanugobehaarung. Die Neugeborenen sind häufig überlang u. atrophisch (wahrscheinlich inf. Aufzehrung der Fettdepots) u. weisen i. d. R. keine Fehlbildungen auf; u. U. treten postnatal zentralnervöse Störungen (insbes. Krämpfe, Übererregbarkeit) auf. Die Menge des oft mekoniumhaltigen Fruchtwassers ist vermindert. Eine Fruchtwasseraspiration mit Bildung hyaliner Membranen u. Membransyndrom* ist nicht selten. Bei den Müttern handelt es sich v. a. um Erstgebärende über 26 Jahren. Die Geburt kommt wahrscheinlich aus anat. Gründen bzw. aufgrund endokriner Störungen nicht regelrecht in Gang; die Schwangerschaftsdauer beträgt meist über 280, häufig über 300 Tage. **Progn.:** bei Überleben der Neugeborenenperiode relativ gut.

Clinda|mycin (INN) n: 7-Chlor-7-desoxy-Lincomycin; Antibiotikum aus der Gruppe der Lincosamide; Derivat des Lincomycins*.

Clio|quinol (INN) n: 5-Chlor-7-iod-8-chinolinol (IUPAC); halogeniertes Hydroxychinolin mit antibakteriellen u. antifungalen Eigenschaften; **Verw.:** zur lokalen Ther. infizierter Hauterkrankungen; **cave:** neurotox. Wirkung bei oraler Einnahme; vgl. SMON-Krankheit.

Clips (engl.) n pl: syn. Klips; Klammern, z. B. zur Tubensterilisation od. intraop. Blutstillung.

Clitoris f: s. Klitoris.

Clivus (lat.) m: Hügel, Abhang.

Clivus Blumenbachii (†; Johann F. Blumenbach, Physiol., Göttingen, 1752-1840) m: vom Keil- u. Hinterhauptbein gebildeter Teil der inneren Schädelbasis, der von der Türkensattellehne zum Foramen magnum abfällt.

Clivus|kanten|syn|drom (†) n: s. Klivuskantensyndrom.

CLL: Abk. f. **c**hronisch-**l**ymphatische **L**eukämie*.

Clo|bazam (INN) n: 7-Chlor-1-methyl-5-phenyl-1H-1,5-benzodiazepin-2,4(3H,5H)-dion (IUPAC); Benzodiazepinderivat; Verw.: Tranquilizer*; s. Benzodiazepinderivate.

Clo|betasol (INN) n: 21-Chlor-9-fluor-11β,17-dihydroxy-16β-methyl-1,4-pregnadien-3,20-dion (IUPAC); halogeniertes Glukokortikoid; **Verw.:** zur lokalen Anw. bei Psoriasis, Ekzemen u. a. Dermatosen; s. Glukokortikoide.

Clo|butinol (INN) n: 2-(4-Chlorbenzyl)-4-dimethylamino-3-methyl-2-butanol (IUPAC); zentral wirksames Antitussivum; **NW:** selten Schwindel, Übelkeit u. a.; **Kontraind.:** Schwangerschaft (1. Trimenon).

Clo|cortolon (INN) n: 9-Chlor-6α-fluor-11β,21-dihydroxy-16α-methyl-1,4-pregnadien-3,20-dion (IUPAC); halogeniertes Glukokortikoid; Verw.: zur lokalen Anw. u. a. bei Ekzemen u. entzündl. u. allerg. Hauterkrankungen sowie Neurodermitis; s. Glukokortikoide.

Clo|fazimin (INN) n: Chemotherapeutikum; wirkt entzündungshemmend u. schwach bakterizid gegen Mycobacterium leprae (Kombinationstherapie zus. mit Dapson, Rifampicin).

Clo|fedanol (INN) n: 1-(2-Chlorphenyl)-1-phenyl-3-dimethylamino-propanol (IUPAC); zentral wirkendes Antitussivum mit geringer lokalanästh. Wirkung.

Clo|fibrat (INN) n: Ethyl[2-(4-chlorphenoxy)-2-methylpropionat] (IUPAC); Chlorophenoxisobutyrat (CPIB), Ethylester der Clofibrinsäure; Verw: s. Lipidsenker.

Clo|fibrin|säure: pharmak. aktiver Metabolit des Clofibrats*; vgl. Lipidsenker.

Clo|methiazol (INN) n: 5-(2-Chlorethyl)-4-methylthiazol (IUPAC); syn. Chlorethiazol, Chlormethiazol; Thiazolderivat mit zentral sedierenden, antikonvulsiven u. hypnot. Eigenschaften; **Verw.:** z. stationären Behandlung von Sympt. des Delirium* tremens; **NW:** Exantheme, Nies- u. Hustenreiz, Magenbeschwerden, u. U. Blutdruckabfall, Atmungs- u. Kreislaufdepression (selten, insbes. bei i. v. Gabe).

Clomi|phen (INN) n: Diethyl-(2-[p-(β-chlor-α-phenyl-styryl)-phenoxy]-ethyl)amin (IUPAC); synthet., schwach antiöstrogen wirkendes Stilbenderivat; Verw.: bei der Ther. der funktionellen Sterilität bei anovulator. Zyklen u. sekundärer Amenorrhoe zur Auslösung der Ovulation.

Clomi|phen|test m: (engl.) clomifene test; Verf. zur Differenzierung einer zentral bedingten Amenorrhoe* (Funktionsprüfung), auch zur Ovulationsinduktion* bei anovulatorischem Zyklus*; **Prinzip:** Blockade der dienzephalen Östrogenrezeptoren durch Clomiphen*, was (normalerweise) zu einer kompensatorisch vermehrten Ausschüttung von LH* u. FSH* u. Stimulation der Produktion von Östrogenen u. Progesteron* u. Ovulation* führt (positiver C.). Bei negativem C. kann die gonadotrope Partialfunktion des HVL (Ausschüttung von LH u. FSH) durch Stimulation mit LH-RH geprüft werden. Vgl. Gonadotropintest.

Clomi|pramin (INN) n: 3-Chlor-5-(3-dimethylamino-propyl)-10,11-dihydro-5H-dibenzo[b,f]azepin (IUPAC); tricyclisches Antidepressivum mit einer geringen sedierenden Wirkkomponente u. antinozeptiver Wirkung; Verw.: s. Antidepressiva.

Clon m: s. Klon.

Clon|azepam (INN) n: 5-(4-Chlorphenyl)-7-nitro-1H-1,4-benzodiazepin-2(3H)-on (IUPAC); Benzodiazepinderivat mit ausgeprägter antikonvulsiver Wirkung; **Verw.:** Antiepileptikum bei klin. Formen der Epilepsie bei Säuglingen u. Kleinkindern u. allen Formen der Epilepsie im Erwachsenenalter; **NW:** u. a. Schläfrigkeit u. Benommenheit, Kopfschmerz, Verwirrtheit, Ataxie, anterograde Amnesie, depressive Verstimmungen, Atemdepression, bei älteren Pat. Beeinträchtigung des Muskeltonus; **Kontraind.:** Myasthenia gravis pseudoparalytica, akute Vergiftungen mit zentral dämpfenden Pharmaka u. Alkohol; cave bei Ataxie, Schlafapnoesyndrom, schweren Leberschäden u. schwerer respirator. Insuffizienz. Vgl. Antiepileptika, Benzodiazepinderivate.

Clo|nidin (INN) n: 2-[(2,6-Dichlorphenyl)imino]imidazolidin (IUPAC); Alphasympathomimetikum mit Imidazolinstruktur u. hoher Affinität zu Alpha-2-Rezeptoren; **Verw.:** Antihypertensivum, Migräne, Opiatentzugssyndrom; **NW:** Sedierung, Schlafstörungen, sehr selten Halluzinationen u. depressive Verstimmungen, Mundtrokkenheit, selten Potenzstörungen sowie nach Absetzen Rebound-Phänomen; **Kontraind.:** Sinusknotensyndrom.

Clo|nidin-Hemm|test m: (engl.) clonidin inhibition test; pharmak. Test zum Nachweis od. Ausschluß einer autonomen Katecholaminproduktion bei klin. Verdacht auf Phäochromozytom*; **Ind.:** nur mäßig erhöhte Katecholaminkonzentration in Urin u. Serum bei wiederholter Messung; **Prinzip:** Clonidin bewirkt eine Unterdrückung der physiol. Katecholaminsekretion; fehlende Suppression 3 Std. nach oraler Gabe von 300 μg Clonidin spricht für das Vorliegen eines Phäochromozytoms.

Clon|orchis (gr. κλών Zweig; ὄρχις Hoden) m: syn. Opisthorchis*.

Clonus uteri (Klonus*; Uter-*) m: s. Wehen.

Clop|amid (INN) n: 4-Chlor-N-(2,6-dimethylpiperidino)-3-sulfamoyl-Benzamid (IUPAC); Diuretikum mit strukturellen Ähnlichkeiten zu den Thiaziden* u. ähnl. Eigenschaften wie Chlorothiazid; Verw.: s. Diuretika.

Clo|penthixol (INN) n: 2-(4-[3-(2-Chlor-9-thioxanthenyliden)propyl]-1-piperazinyl)ethanol (IUPAC); Thioxanthenderivat; tricyclisches Antidepressivum; **Verw.:** bei Psychosen u. Schizophrenie; **NW:** zu Beginn orthostat. Regulationsstörungen u. Müdigkeit, extrapyramidale Symptome, selten allerg. Dermatosen; **Kontraind.:** akute Vergiftung mit zentral dämpfenden Pharmaka od. Alkohol, Leber- u. Nierenschäden, cave bei kardiovaskulären Erkr., org. Hirnschaden u. Thromboseneigung. Vgl. Antidepressiva.

Cloquet-Drüse (Baron Jules G. C., Chir., Paris, 1790-1883): s. Rosenmüller-Cloquet-Drüse.

Cloquet-Hernie (↑; Hernie*) f: s. Hernie.

Cloquet-Kanal (↑; Kanal*): (engl.) canal of Cloquet; Rest der embryonalen A. hyaloidea, die in der Embryogenese den Glaskörper okzipitofrontal durchzieht.

Cloquet-Septum (↑; Septum*) n: syn. Septum femorale.

Closed loop system (engl. closed geschlossen; loop Schlinge, Schleife) n: s. Insulininfusionssysteme.

Closing volume (engl. schließendes Volumen) n: Lungenvolumen oberh. des Residualvolumens*, bei dem sich am Ende der Exspiration kleinere Bronchiolen verschließen. Ein C. v. im Bereich des exspirator. Reservevolumens kann z. Bildung v. Atelektasen* führen, wenn die Seufzeratmung* gestört ist. Vgl. Lungenvolumina, Air trapping.

Closs-Syn|drom n: syn. Akrodermatitis* enteropathica.

Clo|stebol (INN) n: 4-Chlor-17β-hydroxy-androst-4-en-3-on (IUPAC); anabol-androgenes Steroidhormon; vgl. Anabolika.

Clostridien-Tumor|phänomen (gr. κλωστήρ Spindel; -id*; Tumor*) n: (engl.) clostridium tumour phenomenon; Bez. f. selektive Auskeimung u. Vermehrung von Clostridien (z. B. Clostridium tetani, Clostridium butyricum) in malignem Tumorgewebe.

Clostridium (↑) n: Gattung grampositiver, streng anaerob wachsender, peritrich begeißelter Sporenbildner der Fam. Bacillaceae*; Bildung von Sporen* meist unter spindelförmiger Auftreibung des Zelleibes (mittelständig bis subterminal; s. a. Plectridiumform). Gram-Festigkeit kann bei Färbung älterer Kulturen verlorengehen. **Verbreitung:** ubiquitärer Bodenkeim; Intestinaltrakt von Mensch u. Tier; Meer- u. Süßwasser; Straßen- u. Hausstaub; 61 Species; **med. wichtig** (v. a. durch Toxinbildung): Clostridium perfringens (C. septicum, C. novyi, C. histolyticum); Clostridium tetani, Clostridium botulinum, Clostridium difficile.

Clostridium botulinum (↑) n: Erreger des Botulismus*; **Morphol.:** gerade Stäbchen, peritrich begeißelt; ovale mittel- bis endständige Sporen; **Toxine:** sieben versch. Botulinustoxine (A-G): humantoxisch sind nur die Typen A, B, E, F, G u. im Ggs. zu den C.-b.-Sporen thermolabil (Inaktivierung b. 80°C während 6 Min.); gekochte Speise (15 Min., 100°C) kann keinen Botulismus verursachen. Botulinustoxin ist das wirksamste bakterielle Toxin (b. oraler Aufnahme wirken bereits 0,1 µg tödlich); Toxinnachweis im Tierversuch.

Clostridium dif|ficile (↑) n: Err. der Antibiotika-induzierten pseudomembranösen Kolitis (s. Kolitis, Antibiotika-assoziierte); bei den meisten Pat. mit unter Antibiotikatherapie auftretenden Durchfällen sind zwei Toxine (Enterotoxin u. Zytotoxin) von C. d. nachweisbar. **Ther.:** Vancomycin.

Clostridium per|fringens (↑) n: syn. Emphysembazillus, Welch-Fraenkel-Gasbrandbazillus; C. p. bildet mit Clostridium novyi (Novy-Bazillus des malignen Ödems), Clostridium septicum (Pararauschbrandbazillus) u. Clostridium histolyticum (Bacillus histolyticus) die Gruppe der **Gasbrandbazillen**; Err. der Gasödemerkrankung*, der Gasphlegmone u. des malignen Ödems; **Morphol.:** große, häufig in d. Mitte od. am Ende aufgetriebene Stäbchen; meistens ovale, mittel- bis endständige Sporen*, peritrich (außer C. p.) begeißelt; **Kultur:** (Menschenblut-) Traubenzucker-Blutagar- od. Spezialnährböden; Wachstumsoptimum bei 37°C; Anaerobier-Koloniеformen auf festen Nährböden unterschiedl.; ebenso Hämolyse*; aktive Proteolyse* u. Zuckerspaltung; vgl. Bunte Reihe; **Toxine:** Gasbrandbazillen bilden eine Vielzahl von Ektotoxinen (z. B. C. p. mindestens 12), die als Proteasen*, Kollagenase*, Phospholipasen u. Desoxyribonukleasen* wirksam sind. Die Toxine führen nicht nur zu schweren ödematösen u. nekrotisierenden Prozessen innerh. des infizierten Muskelgewebes, sondern auch zur Allgemeinintoxikation.

Clostridium tetani (↑) n: syn. Tetanusbazillus; Err. des Tetanus*; **Morphol.:** peritrich begeißelte, schlanke Stäbchen m. kugelförmigen Sporen*, die zu endständiger Anschwellung führen (sog. Trommelschlegelform); in Kulturen Fadenbildung; **Toxine:** Tetanospasmin (neurotoxisch), Tetanolysin (hämolytisch); zweitstärkstes bakterielles Gift; Toxinnachweis im Tierversuch; **Epidemiol.:** C. t. und dessen Sporen sind ubiquitär verbreitet und v. a. im Boden u. Darm von

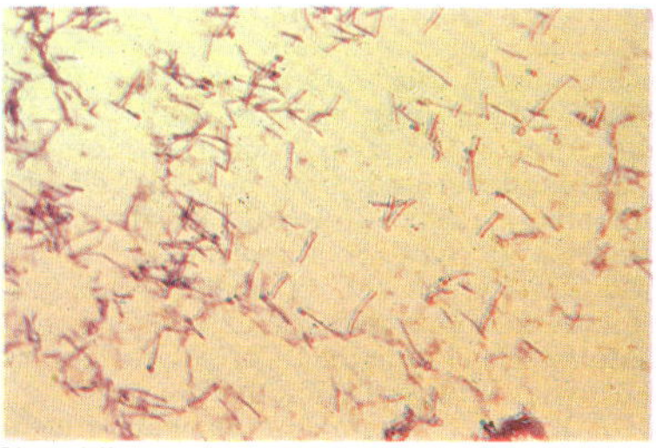

Clostridium tetani:
Kulturpräparat von endständig sporenbildenden Clostridien (tetanomorphe Clostridien)
[547]

Mensch u. Tier zu finden. Jede verschmutzte Wunde od. Bagatellverletzung kann zum Tetanus führen. C. t. verbleibt im Infektionsgebiet, seine Toxine wandern entlang der motor., sensiblen u. vegetativen Nervenbahnen zu den Vorderhörnern des Rückenmarks; Mischinfektionen begünstigen die Toxinproduktion.

Clo|tiazepam (INN) n: 5-(2-Chlorphenyl)-7-ethyl-1-methyl-1H-thieno[2,3-e][1,4]diazepin-2(3H)-on (IUPAC); Benzodiazepinderivat; Verw.: Tranquilizer*; s. Benzodiazepinderivate.

Clot-observation-Test (engl. clot Klumpen, Gerinnsel; observation Beobachtung) m: Suchtest bei Verdacht auf Afibrinogenämie* od. Hyperfibrinolyse* durch Messung der Gerinnungszeit von 2-5 ml Vollblut, das in einem Glasröhrchen bewegt wird (Referenzwert 6-12 Min.); das Wiederauflösen des Gerinnsels in den folgenden 10 Min. spricht für eine Koagulopathie.

Clo|trimazol (INN) **n:** 1-(2-Chlor-alpha, alpha-diphenyl-benzyl)imidazol (IUPAC); Antimykotikum (Azolderivat) zur top. Anw.; s. Antimykotika.

Cloward-Operation f: ventrale Verblockung u. Stabilisierung der HWS mit einem Knochenspan nach Ausräumung der Bandscheibe; **Ind.:** instabile Luxationsfraktur der HWS, als zervikale Bandscheibenoperation*.

Cloxa|cillin n: (5-Methyl-3-O-chlorphenyl-4-isoxazolyl)-Penicillin (IUPAC); Isoxazolyl-Penizillin mit bakterizider Wirkung gegen grampositive Keime u. gramnegative Kokken; s. Penizilline.

Cloxi|quin (INN) **n:** 5-Chlor-8-chinolinol (IUPAC); Verw.: Antiseptikum (Desinfiziens).

Cluster headache (engl. serienweise auftretender Kopfschmerz) **n:** s. Horton-Syndrom.

Cm: chem. Symbol f. Curium*.

CML: Abk. f. **c**hronisch-**m**yeloische **L**eukämie*.

CMP: Abk. f. **C**ytidin**m**ono**p**hosphat; s. Cytidin.

CMV: 1. Zytomegalie*-Virus; s. Herpesviridae, Zytomegalie; **2.** Abk. f. (engl.) **c**ontrolled **m**echanical **v**entilation (s. Beatmung).

CNV: Abk. f. (engl.) **c**ontingent **n**egative **v**ariation; s. Erwartungspotential.

CO: 1. chem. Formel für Kohlenmonoxid*; **2.** Abk. f. (engl.) **c**ardiac **o**utput; s. Herzminutenvolumen.

CO_2: chem. Formel f. Kohlendioxid*.

Co: 1. (anat.) Abk. f. das Rückenmarksegment, aus dem d. N. **co**ccygeus entspringt; **2.** (chem.) Symbol f. Cobalt*; **3.** (serol.) Symbol der Colton*-Blutgruppen.

Co-: auch Ko-, Kon-, Kol-, Kom-; Wortteil mit der Bedeutung mit, zusammen (auch Verstärkung der Bedeutung); von lat. cum.

CoA: Abk. f. Coenzym A; überführt org. Säuren in reaktionsfreudige Form (z. B. beim Fettsäureabbau); Acetyl-CoA (sog. aktivierte Essigsäure) nimmt eine Schlüsselstellung zw. den Stoffwechselwegen ein, da es ein Verbindungsglied zw. Zitronensäurezyklus*, Glykolyse* u. Fettstoffwechsel* darstellt. CoA ist die biol. aktive Form des Vitamins Pantothensäure*.

COAD: Abk. f. (engl.) **c**hronic **o**bstructive **a**irways **d**isease; s. Atemwegerkrankungen, obstruktive.

Co|alitio (lat. coalere, coalitus zusammenwachsen) **f:** Verschmelzung von Knochenkernen der Hand- u. Fußwurzel; s. Synostose.

Co|alitio calcaneo|navicularis (↑) **f:** angeb. Synostose zw. Fersen- u. Kahnbein des Fußes; oft Urs. für schmerzhaften Pes* planus.

Co|arctatio aortae (lat. das Zusammendrängen; Aorta*) **f:** Aortenkoarktation; angeb. Verengung der Aorta* von unterschiedl. Ausprägung u. Längenausdehnung; **Lok.:** meist am Übergang von Aortenbogen zur Aorta descendens als sog. Aortenisthmusstenose*; selten als C. a. abdominalis (s. Abb.).

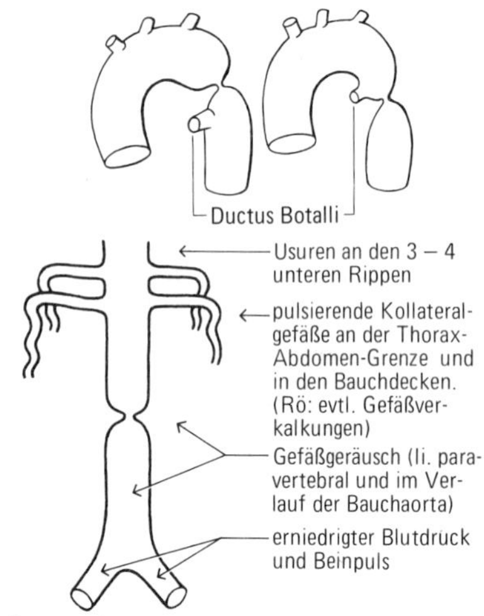

Coarctatio aortae:
oben: Aortenisthmusstenose vom präduktalen (li.) und postduktalen Typ (re.); unten: Coarctatio aortae abdominalis; Hauptsymptome und diagnostische Kriterien [407]

Cobal|amin n: syn. Vitamin B_{12}; Sammelbez. f. eine Reihe ähnl. Verbindungen, die aus einem System von vier Pyrrolringen (ähnl. dem Häm) bestehen u. Cobalt als Zentralatom besitzen. Unterschiede bestehen in der Art der Reste, mit denen das Cobalt substituiert ist; z. B. Desoxy-Adenosyl-C., Cyano-C. (—CN), Methyl-C. (—CH_3), Hydroxy-C. (—OH); **Vork.:** in tier. Nahrungsmitteln; kann nur von Mikroorganismen synthetisiert werden. Die Resorption im Ileum ist beim Menschen nur nach Bindung an Intrinsic* factor möglich, das von der Darmflora gebildete C. ist daher für den Organismus nicht mehr nutzbar. Im Blut wird C. an spezif. Transportproteine (Transcobalamine) gebunden. **Wirkungen:** in der aktiven Form als 5-Desoxy-Adenosyl-C. mit einwertigem Cobalt an der Umlagerung von Alkylresten als Coenzym beteiligt, z. B. bei der Isomerisierung von Methyl-malonyl-CoA in Succinyl-CoA. Bei Mangel kommt es daher zu einer erhöhten Ausscheidung von Methylmalonsäure im Urin (Nachweis möglich). C. ist außerdem an der RNA- u. DNA-Biosynthese beteiligt; bei Mangel sind deshalb zuerst Gewebe mit hoher Zellteilungsrate betroffen (v. a. das blutbildende Gewebe). Eine schwere Avitaminose führt zu perniziöser Anämie*; Mangel an C. führt erst nach 1-2 Jahren zu klin. Sympt., da die Leber große Mengen an C. speichert; Tagesbedarf ca. 2-3 µg. Vgl. Coenzyme, Urinexkretionstest.

Cobalt n: Kobalt; chem. Symbol Co, OZ 27, rel. Atommasse 58,93; zur Eisengruppe gehörendes zwei- u. drei-, seltener ein- u. vierwertiges Schwermetall; essentielles Spurenelement; Anw. von radioaktiven Isotopen in der Strahlentherapie* als Quellenmaterial für Bestrahlungsanlagen (Co-60) u. in der Nuklearmedizin bei Stoffwechseluntersuchungen (Vitamin-B_{12}-Resorption mit Co-57 u. Co-58).

Cobalt-Bestrahlung: Strahlentherapie* oberflächl. Läsionen mit Cobalt-60 über Stehfelder od. Pendelbestrahlungen; dabei werden wesentlich geringere Energien frei (ca. 1 MeV) als im Teilchenbeschleuniger* (ca. 45 MeV).

Cobam|amid (INN) n: 5'-Desoxy-5'-adenosylcobalamin (IUPAC); Verw.: s. Cobalamin (Vitamin B_{12}).

Cocain n: (engl.) cocaine; Cocainum; Methylester des Benzoylekgonins, wirksames Alkaloid der Cocablätter; **Wirkung** (Cocainum hydrochloricum, salzsaures C.): lokale Anästhesie, zentral

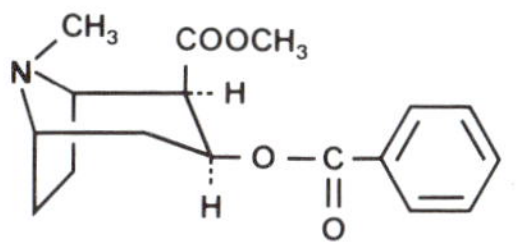

Cocain

euphorisierend u. stimulierend; vgl. Cocainismus; Verordnung u. Abgabe unterstehen der Betäubungsmittelverordnung.

Cocainismus m: (engl.) cocaine addiction; chron. Cocainabusus, bei dem Cocain* geschnupft od. inhaliert, selten i. v. appliziert wird; **Sympt.:** motorische Unruhe, Euphorie u. Halluzinationen, Schwindel, Lähmungen; bei Schnupfen von Cocain evtl. Entz., Ulzeration od. Perforation der Nasenscheidewand. Bei C. besteht eine psychische Abhängigkeit, bei Entzug treten evtl. extremes Schlafbedürfnis, Angst, Tremor u. Depressionen auf.

Cocain|typ: s. Abhängigkeit.

Cocainum hydro|chloricum n: s. Cocain.

Co|carb|oxylase (INN) f: Thiaminpyrophosphat (IUPAC); Coenzym, das „aktives Acetaldehyd" u. „aktives Glykolaldehyd" (Transketolasereaktion) überträgt, ist gleichzeitig als Coenzym an oxidativen Decarboxylierungen (z. B. des Pyruvats) beteiligt. Der entstehende Aldehydrest wird hierbei auf die Alphaliponsäure* übertragen. Verw.: wie Vitamin B_1.

Coccaceae (Kokken*) f pl: s. Kokken.

Coc|cidien (Dim. ↑) f pl: s. Kokzidien.

Coc|cidioides immitis (↑) m: dimorpher Pilz aus der Gruppe der Fungi imperfecti; im parasitären Stadium bei 37°C 20-80 µm große, doppelt

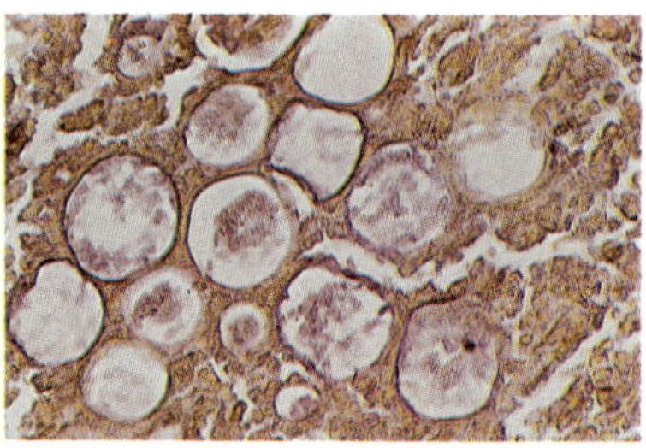

Coccidioides immitis:
Sphärulen im histologischen Schnitt; Gridley-Färbung [285]

konturierte Zellen, die zu Sporangien mit Endosporen heranwachsen; im saprophytären Stadium bei 22°C weiß-graues Myzel mit Arthrosporen* u. Sphärulen; primär-pathogener Err. der Coccidioides*-Mykose bei Mensch u. Tier; **Vork.:** in den Südstaaten u. im Westen der USA, in Mittel- u. Südamerika sowie endemisch in China.

Coc|cidioides-Mykose (↑; -id*; Myk-*; -osis*) f: sog. valley fever; durch Einatmen von Arthrosporen von Coccidioides immitis hervorgerufene Inf. der oberen Luftwege mit grippeähnlichem Verlauf. Erythema nodosum od. Erythema exsudativum multiforme u. Arthralgie (sog. Wüstenrheumatismus) werden beobachtet u. sind als allergische Manifestation zu deuten, häufig mit anschl. Spontanheilung; nach Dissemination können an inneren Organen, Haut, Skelett u. ZNS granulomatöse u. tuberkuloseähnliche Prozesse (mit häufig letalem Ausgang) auftreten. **Vork.:** Trockengebiete Amerikas; in den USA ca. 100 000 Primärinfektionen/Jahr; Zunahme der disseminierenden Form insbes. bei Pat. mit AIDS; **Ther.** der disseminierten Form mit Amphotericin B.

Coccidiosis (↑; -osis*) f: s. Kokzidiose.

Coccus m: s. Kokken.

Coccygo-: s. a. Kokzygo-.

Cochin|china-Geschwür: syn. Ulcus* tropicum.

Cochlea (lat.) f: Schnecke; Teil des Innenohrs; s. Labyrinth.

Cochlear implant (engl.) n: Cochlearimplantat; elektron. Gerät zur Hörverbesserung bei Innenohrschwerhörigkeit; der Hörnerv wird durch eine op. eingebrachte Elektrode direkt elektrisch gereizt; Voraussetzung ist eine intakte Funktion der Hörbahn.

Cochrane-Syn|drom (W. A. C., zeitgen. Päd., London) n: s. Hypoglykämie Cochrane, leuzinempfindliche.

Cockayne-Syn|drom (Edward A. C., Päd., London, 1880-1956) n: seltene, autosomal-rezessiv vererbte Erkr. ungeklärter Pathogenese (möglicherweise DNA-Reparaturstörung) mit Manifestation ab dem 2. Lj.; **Sympt.:** Minderwuchs, Mikrozephalie, trockene Haut (nach Sonnenbestrahlung entstehen narbig abheilende Blasen), rauhe Stimme, geistige Behinderung, Taubheit, tiefliegende Augen, Retinitis pigmentosa, Progenie, Ohrmuscheldysplasie.

Cockett-Venen (F. B. C., zeitgen. engl. Arzt; Vena*) f pl: (engl.) Cockett veins; zu den Vv. communicantes der Waden gehörige Venen; bei Insuffizienz Ausbildung einer Varikose*, evtl. einer chronisch-venösen Insuffizienz*.

Cocktail, lytischer m: (engl.) lytic cocktail; Komb. versch. Arzneimittel mit starker Wirkung auf das vegetative Nervensystem, meist Mischung eines Neuroleptikums, Antihistaminikums u. Opiats, ggf. mit einem Vasodilatator; **Ind.:** v. a. gezieltes Durchbrechen (febriler) Zentralisationszustände; vgl. Hibernation, artifizielle.

Code, genetischer m: (engl.) genetic code; Schema der Zuordnung aller möglichen, aus den vier hauptsächl. Basen* der RNS (A, G, C u. U) gebildeten Basentripletts (Codons) zu den 20 biogenen Aminosäuren der Proteinbiosynthese* (s. ums. Tab.); während der Translation* werden die entspr. Aminosäuren an den Ribosomen zu Polypeptiden verknüpft. Einige Aminosäuren werden von mehreren Codons determiniert (sog. degenerierter Code). Der g. C. enthält ein Signal für den Kettenstart der Proteinsynthese (AUG, entspr. Methionin) u. drei Signale (Stop) für den Abbruch. Er ist **kommafrei** u. **überlappungsfrei** (Codons folgen lückenlos aufeinander) sowie **universell**, d. h. bei allen Lebewesen gleich.

Codein n: (engl.) codeine; 7,8-Didehydro-4,5α-epoxy-3-methoxy-17-methylmorphinan-6α-ol

Code, genetischer
Code-Lexikon

1:	3:	2: U	C	A	G
U	U	Phe	Ser	Tyr	Cys
	C	Phe	Ser	Tyr	Cys
	A	Leu	Ser	**Stop**	**Stop**
	G	Leu	Ser	**Stop**	Trp
C	U	Leu	Pro	His	Arg
	C	Leu	Pro	His	Arg
	A	Leu	Pro	Gln	Arg
	G	Leu	Pro	Gln	Arg
A	U	Jle	Thr	Asn	Ser
	C	Jle	Thr	Asn	Ser
	A	Jle	Thr	Lys	Arg
	G	Met	Thr	Lys	Arg
G	U	Val	Ala	Asp	Gly
	C	Val	Ala	Asp	Gly
	A	Val	Ala	Asp	Gly
	G	Val	Ala	Asp	Gly

U, C, A und G bezeichnen die RNA-Basen Uracil, Cytosin, Adenin und Guanin; die Ziffern 1, 2 und 3 bezeichnen die Stellung der jeweiligen Base im Triplett; in den Tabellenfeldern stehen die Abkürzungen der mit dem jeweiligen Triplett codierten Aminosäuren. Beispiel: das Triplett U(1) – A(2) – A(3) bedeutet „Stop", das Triplett AGG codiert die Aminosäure Arginin.

(IUPAC); syn. Methylmorphin; aus dem Schlafmohn gewonnenes Phenanthrenalkaloid mit opiatantagonist. Eigenschaften u. zentral analget. u. antitussiver Wirkung; **Verw.:** (in Komb.) bei mäßig starken Schmerzen, als Antitussivum bei Reizhusten; **NW:** initial u. U. Übelkeit u. Er-

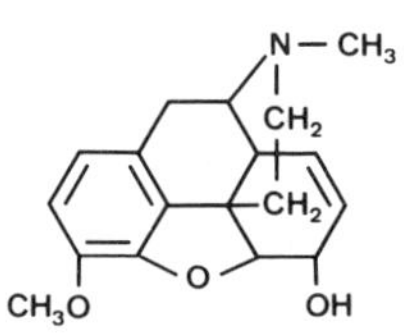

Codein

brechen, häufig Obstipation, leichter Kopfschmerz, leichte Somnolenz; **Kontraind.:** akuter Asthmaanfall, Koma, Ateminsuffizienz, cave bei Opiatabhängigkeit; Abhängigkeitspotential!

Codeinum phosphoricum n: phosphorsaures Methylmorphin mit insbes. antitussiver Wirkung; s. Codein.

Codon n: s. Code, genetischer.

Coecum (lat. caecus blind) n: Caecum*.

Coel|enteron (gr. κοιλία Bauchhöhle; Enter-*) n: s. Urdarm.

Coeliakie (↑) f: Zöliakie*.

Coeliako|graphie (↑; -graphie*) f: Zöliakographie*.

Coeloma (↑; -om*) n: Zölom*.

Coenurus m: Zönurus*.

Co|enzym A (Co-*; Enzyme*): Abk. CoA*.

Co|enzyme (↑; ↑) n pl: syn. Cosubstrate, Transportmetabolite, veraltete Bez. Cofermente; Substanzen, die an Enzymreaktionen beteiligt sind, bei denen z. B. Elektronen, Ionen od. Molekülgruppen übertragen (vom Coenzym übernommen bzw. abgegeben) werden; das Coenzym wird dabei an das Aktivitätszentrum des Enzyms angelagert. Es gibt freie (gelöste) u. fest an Enzyme* gebundene C. (werden auch als prosthetische Gruppe bez.); viele C. enthalten als Bestandteile ihrer Struktur Vitamine. **Einteilung:** wasserstoffübertragende C.: NAD* u. NADP, FMN*, FAD*, Alphaliponsäure*, Ubichinon*. Elektronenübertragende C.: Hämin*; gruppenübertragende C.: ATP*, CoA*, PLP*, Thiaminpyrophosphat*, Tetrahydrofolsäure*, Biotin*, Liponsäure*; C. der Isomerasen u. Lyasen: UDP*, PLP, TPP, Cobalamin*.

Coerulo|plasmin (caeruleus*; -plasma*) n: s. Zäruloplasmin.

Cœur en sabot (frz.) m: Holzschuhherz*.

Coe|virus (Virus*) n: (engl.) coxsackievirus A 21; Typ A 21 der Coxsackie*-Viren; Err. von Inf. des oberen Respirationstrakts.

Co|faktor m: (engl.) cofactor; für die Wirkung eines Enzyms benötigte Substanz, die nicht fest an das Enzymprotein gebunden ist; häufig Metallionen (z. B. Mg^{++} für Kinasen, Mn^{++} für Aminopeptidasen), aber auch Gallensäuren (z. B. Pankreaslipase) u. a.

Coffein n: (engl.) caffeine; Koffein; 1,3,7-Trimethylxanthin (IUPAC); Purinderivat (Xanthin: 2,6-Dihydroxypurin); leicht wasserlösl. weiße Kristallnadeln mit schwach bitterem Geschmack, enthalten in den Samen des Kaffeestrauchs u. in den Blättern des Teestrauchs (dort früher als Thein bezeichnet, Thein ist mit C. chemisch identisch), ferner in Mate, Colanuß usw. 1 Tasse Kaffee enthält ca. 100 mg, 1 Tasse Tee ca. 30 mg u. 1 Liter Colagetränk ca. 120 mg C.

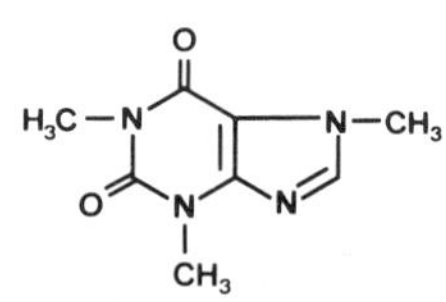

Coffein

Wirkung: Stimulation des ZNS, Beschleunigung der Herztätigkeit, Bronchodilatation, Steigerung der Diurese, Vasodilatation (aber Tonussteigerung der Meningealgefäße, daher Einsatz von C. in der Migränetherapie); therapeutische **Verw.:** zur Kupierung eines Migräneanfalls, in Kombinationspräparaten mit Analgetika u. a. Vgl. Theobromin.

Coffey-Mayo-Operation (Robert C. C., Chir., Portland, 1869-1933; William J. M., amerikan. Chir., 1861-1939; Charles H. M., amerikan. Chir., 1865-1939) f: Operation zur künstlichen Harnableitung* mit Implantation der Ureteren in das Sigmoid.

Coffin-Lowry-Syn|drom (Grange S. C., amerikan. Radiol.; Brian L., Humangenet., Vancouver) n: X-chromosomal-dominant vererbte Erkr. mit Minderwuchs, Intelligenzdefizit, Hypertelorismus, Skelett- u. Knorpelanomalien u. evtl. Störung des Proteoglykanmetabolismus.

Coffin-Siris-Syn|drom (↑; E. S., amerikan. Päd.) n: (engl.) fifth digit syndrome; autosomal-dominant bzw. -rezessiv erbl. Erkrankung mit Minderwuchs, psychomotor. Retardierung, Epilepsie, fazialer Dysmorphie mit vollen Lippen, Makroglossie, Mikrodontie, schütteren Haaren u. Endphalangenhypoplasie.

Cogan-Syn|drom (David G. C., Ophth., Boston, geb. 1908) n: seltene Erkr. mit meist rezidiv. Keratitis* parenchymatosa, Innenohrschwerhörigkeit, Schwindel u. Ohrgeräuschen; **Urs.:** unklar, evtl. Autoimmunerkrankung; **Ther.:** Glukokortikoide.

Cohen-Syn|drom (Michael C. junior, zeitgen. amerikan. Humangenetiker) n: autosomal-rezessiv erbl. Erkr. mit Adipositas, schwerer geistiger Behinderung, Mittelgesichtshypoplasie mit prominenter Nasenwurzel u. antimongoloiden Lidachsen, hervorstehenden oberen Schneidezähnen, Brachydaktylie.

Cohn-Fraktion I (Erwin J. C., physiol. Chem., Cambridge, USA, 1892-1953; lat. fractio Bruch, -stück) f: (engl.) Cohn-fraction I; aus Zitratplasma gewonnenes Fibrinogen zur Substitutionsbehandlung bei Blutungen inf. Fibrinogenmangels; enthält außerdem die Faktoren V u. VIII.

Coitus (lat. coire, coitum sich vereinigen) m: syn. Kohabitation; s. Koitus. **C. con|domatus** (↑) m: Koitus* unter Verw. eines Präservativs*. **C. inter|ruptus** (↑) m: älteste Meth. der Kontrazeption*, bei der d. Penis beim Koitus* kurz vor der Ejakulation aus der Vagina gezogen wird; Zuverlässigkeit gering (Pearl-Index um 25). **C. per os** (↑) m: nicht korrekte Bez. f. Fellatio*.

Colamin n: (engl.) colamine; Aminoäthanol $NH_2—CH_2—CH_2—OH$; Baustein der Colaminkephaline; s. Kephaline.

CO_2-Laser: s. Laser.

Colchicinum n: nichtbasisches Alkaloid aus Colchicum autumnale (Herbstzeitlose), bes. in Knollen u. Samen; starkes Mitosegift; **Verw.:** im akuten Gichtanfall; Herabsetzung der Phagozytoseaktivität der Leukozyten; **NW:** bereits in therap. Dosen Gastroenteritis (Letaldosis bei Erwachsenen ca. 20 mg).

COLD: Abk. f. (engl.) **c**hronic **o**bstructive **l**ung **d**isease; s. Lungenerkrankungen, chronisch-obstruktive.

Cold-pressure-Test (engl. cold kalt; pressure Druck) m: Abk. CP-Test; Kälte-Druck-Test zur Beurteilung der individuellen Kreislaufregulation durch Blutdruckmessung vor, während u. nach Eintauchen einer Hand des Untersuchten in Eiswasser für 1 Min.; max. Druckanstieg meist 30 Sek. nach Beginn des Kältereizes, Erreichen der RR-Basiswerte nach 2-3 Min.; unterschieden werden drei Reaktionstypen: **1.** Hyporeaktor (diastol. RR-Steigerung <10 mmHg); **2.** Normoreaktor (diastol. RR-Steigerung 10-20 mmHg); **3.** Hyperreaktor (z. B. bei Hypertonie, Hyperthyreose, vegetativer Dystonie, evtl. auch bei Phäochromozytom* diastol. RR-Steigerung >20 mmHg, verzögerte Rückkehr zu Basiswerten). Fällt der CP-Test bei Phäochromozytomverdacht wie bei einem Hyperreaktor aus, so sind Provokationstests (mit Histamin, Tyramin, Glucagon) zur Diagn. eines Phäochromozytoms nicht verwertbar.

Cold-punch-Methode (↑; engl. punch Stanze) f: Kaltstanztechnik; transurethrale Resektion der benignen Prostatahyperplasie* mit einem scharfen Messer bzw. Stanzresektoskop. Vgl. Prostataadenomektomie.

Cole|calci|ferol (INN) n: 9,10-Seco-5,7,10(19)-cholestatrien-3β-ol (IUPAC); syn. Cholecalciferol; s. Vitamin D.

Cole-Re|zessus (Lewis G. C., Röntg., New York, 1874-1954; lat. recessus entlegener Ort) m: (engl.) Cole recess; (röntg.) Raum, der bei der Magen*-Darm-Passage unterh. des Bulbus duodeni sichtbar wird.

Colestipol (INN) n: Copolymer von Diethylentriamin und Chlormethyloxiran (Epichlorhydrin); Verw.: s. Lipidsenker.

Colestyr|amin (INN) n: Mischpolymerisat aus Styrol u. Divinylbenzol; Verw.: Lipidsenker*, zur symptomatischen Ther. des Pruritus bei Cholestase, bei Intoxikationen (z. B. mit Digitoxin od. Antidepressiva) zur Unterbrechung des enterohepatischen Kreislaufs u. damit Verminderung der Rückresorption.

Cole-Tubus (Tubus*) m: (engl.) Cole's endotracheal tube; Endotrachealtubus* für Säuglinge u. Kleinkinder.

Col-Faktoren m pl: (engl.) colicinogenic factors; auch kolizinogene Faktoren; Bez. f. konjugierende (s. Konjugation) u. nicht konjugierende Plasmide*, die Gene f. die Produktion von antibiotikaähnl. Proteinen (Kolizine; s. Bakteriozine) durch Escherichia coli besitzen; vgl. Konjugationsfaktor.

Coli-: s. Escherichia coli.

Colica f: Kolik*. **C. gastrica** f: Magenkolik. **C. hepatica** f: Gallenkolik. **C. mucosa** f: s. Reizkolon. **C. renalis** f: Nierenkolik.

Colicine n pl. Kolizine; s. Bakteriozine.

Colinet-Syn|drom n: s. Silikoarthritis.

Colistin (INN) n: Antibiotikum aus Kulturen von Bacillus polymyxa od. colistinus, Gemisch von Colistin A mit geringen Mengen Colistin B (IUPAC); zur Gruppe der Polymyxine* gehörendes Polypeptid-Antibiotikum.

Colitis (Kol-*; -itis*) f: Entzündung des Dickdarms; s. a. Kolitis. **C. cystica** (↑; ↑) f: Auftreten von schleimhaltigen Zysten in d. Wand von Kolon u. Rektum; b. der C. c. superficialis liegen d. Zysten im Schleimhautniveau u. können unter d. Serosa reichen. **C. granulomatosa** (↑; ↑) f: Enteritis* regionalis Crohn des Dickdarms. **C. gravis** (↑; ↑) f: schwere Verlaufsform der Colitis* ulcerosa. **C. haemor|rhagica** (↑; ↑) f: Entzündung des Dickdarms mit Blutentleerung, z. B. bei Quecksilbervergiftungen. **C. ischaemica** (↑; ↑) f: s. Kolitis, ischämische. **C. mucosa** (↑; ↑) f: Colica mucosa; s. Reizkolon.

Colitis pseudo|membranacea (↑; ↑) f: seltene Form der Antibiotika-assoziierten Kolitis* (insbes. in Zus. mit Clindamycin), bei der es zum

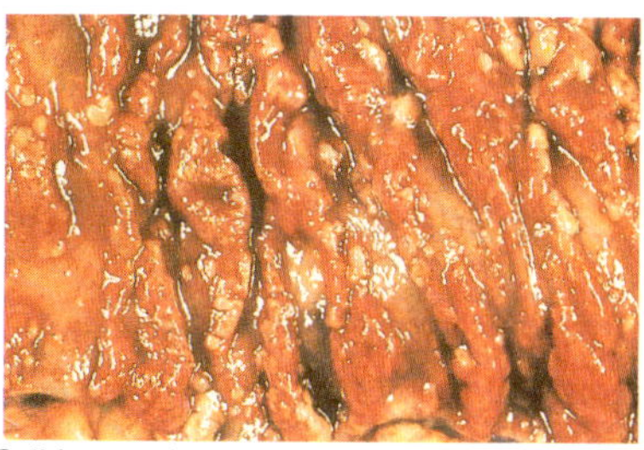

Colitis pseudomembranacea: Infektion mit Clostridium difficile [156]

C

Überwuchern mit (resistenten) Clostridium-difficile-Stämmen kommt.

Colitis regionalis (↑; ↑) f: syn. Enteritis* regionalis Crohn.

Colitis ulcerosa (↑; ↑; Ulc-*) f: diffuse kontinuierliche Entz. der Dickdarmschleimhaut, meist mit Ulzerationen u. zw. diesen stehengebliebenen Schleimhautinseln (Pseudopolypen); häufig vom distalen Rektum ausgehend (ca. 85% der Fälle), evtl. Übergang in die proximalen Kolonabschnitte; Erkrankungsgipfel zw. dem 20. u. 30. Lj.; **Ätiol.:** familiäre Disposition, Gynäkotropie, psychosomat. Faktoren u. Autoimmunmechanismen werden angenommen. **Formen: 1.** subakute chron. rezidivierende C. u.: Sympt.: schleimig-blutige Diarrhoe, Tenesmen, Bauchschmerzen, Gewichtsabnahme, Fieber, Leukozytose u. extraintestinale Sympt. (Erythema nodosum, Arthritis, Uveitis); Ther.: Diät, im akuten Schub Salazosulfapyridin (SASP), 5-Aminosalicylsäure (5-ASA), ggf. kombiniert mit Cortison; bei schwerem Verlauf zusätzl. parenterale Ernährung, nach Erreichen einer Remission Prophylaxe mit SASP bzw. 5-ASA; bei Versagen kons. Maßnahmen (häufige, therap. schwer beeinflußbare Verläufe) elektive Proktokolektomie u. Anlage eines kontinenten Ileostomas (Anus* praeternaturalis) nach Kock; Kompl.: Perforation, tox. Megakolon, karzinomatöse Entartung; **2.** fulminant-toxische (perakute) C. u. mit generalisiertem Kolonbefall; septisches Krankheitsgeschehen mit massiven Durchfällen (2-3 Entleerungen/Std.) und nachfolgend Dehydratation, Elektrolytentgleisung, sowie hypovolämischem Schock; häufig Kompl. (tox. Megakolon, schwere Blutung, Perforation mit Peritonitis); Ther.: Notoperation mit Anlage von Kotfisteln zur palliativen Entlastung des Darms, Proktokolektomie (s. Kolektomie); **3.** blande C. u.: meist als Proktitis auftretend; Ther.: Klysmen mit SASP od. 5-ASA, im akuten Schub u. U. zusätzl. oral Prednison; **Diagn.:** digitale rektale Untersuchung, Rektoskopie, Koloskopie mit Biopsie (Hyperämie u. Vulnerabilität der Mukosa, Ulzerationen, Kryptenabszesse), Kolonkontrasteinlauf (Spiculae, im Spätstadium sägezahnartige Kontur, Pseudopolypen, Kragenknopfgeschwüre, Haustrenschwund, sog. Fahrradschlauch), Ultraschalldiagnostik (Sonographie) nach retrograder Flüssigkeitsinstillation (gering verdickte, echoarme Darmwand); **DD:** Enteritis regionalis Crohn, Divertikulitis, Enterokolitis.

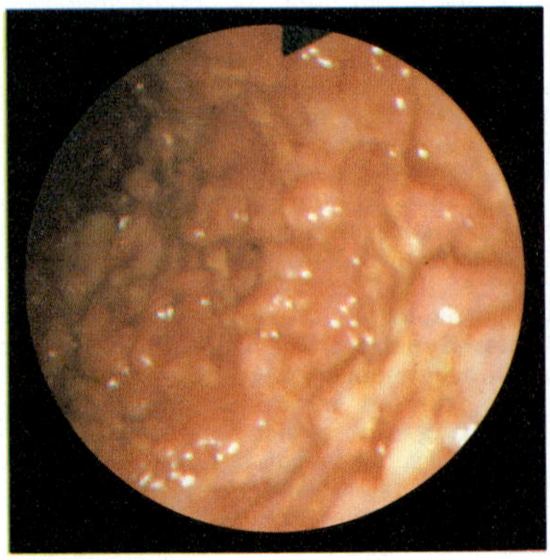

Colitis ulcerosa:
koloskopischer Befund [62]

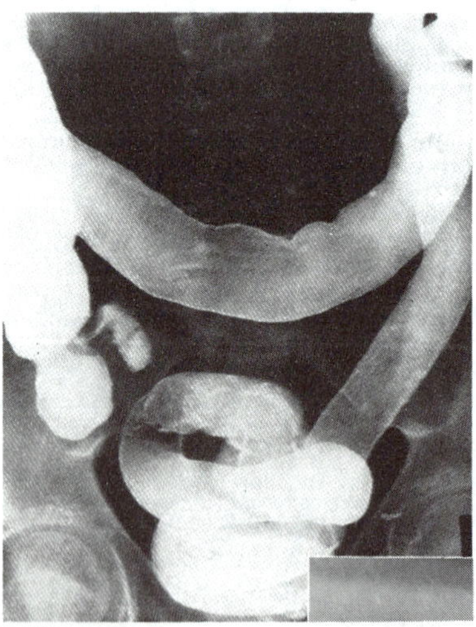

Colitis ulcerosa:
typisches Röntgenbild mit fehlender Haustrierung des gesamten Kolons, herabgesetzter Elastizität der Darmwand und fehlender regulärer Schleimhautzeichnung; an einzelnen Abschnitten pseudopolypöse Veränderungen [115]

Col|lapsus (Kollaps*) m: s. Kollaps.

col|lateralis (Co-*; lateralis*): gleichseitig, seitlich.

Collerette (frz. Halskrause) f: (engl.) collarette; schmale, kragenförmige Abschuppung als Rest eines Bläschens od. nach Abblättern einer Effloreszenz; typ. bei Pityriasis* rosea.

Colles-Band (Abraham C., Chir., Dublin, 1773-1843): s. Ligamentum reflexum Collesi.

Colles-Fraktur (↑; Fraktur*) f: typische Radiusfraktur* mit Dislokation des distalen Fragments nach dorsal.

Colliculus (Dim. von lat. collis Hügel) m: Hügelchen.

Colliculus seminalis (↑) f: Samenhügel in der dorsalen Wand der Pars prostatica der männl. Harnröhre; Mündungsstelle des Ductus ejaculatorius u. der Mehrzahl der Prostataausführungsgänge.

Collier-Syn|drom (James C., brit. Ophth., 1870-1935) n: syn. Pseudotumor* orbitae.

Collin-Spekulum (Anatole C., Instrumentenmacher, Paris, 1831-1923; Spekulum*) n: (engl.) Collin's speculum; **1.** selbsthaftendes Scheidenspekulum; **2.** Darmklemmen u. Faßzangen f. die Portio.

Collins-Test m: s. Toluidinblau-Probe.

Collodium n: dickflüssige Lösung von Zellulosedinitrat (Colloxylinum) in einem Alkohol-Äther-Gemisch, hinterläßt beim Verdunsten einen dünnen Film; Verw.: als Medikamentenvehikel, zum Wundverschluß.

Collodium-Baby n: s. Ichthyosis congenita.

Collum (lat.) n: Hals.

Collum-: Wortteil mit der Bedeutung Hals; von lat. collum.
Collum dentis (↑) n: Zahnhals*.
Collum uteri (↑) n: syn. Cervix* uteri.
Colo-: s. a. Kolo-.
Colon (Kol-*) n: Grimmdarm; Hauptanteil des Dickdarms; beginnt oberh. der Einmündung des Ileums u. geht am Ende in d. Rektum über; Abschnitte (s. Abb.): **1.** C. ascendens (sekundär retroperitoneal); **2.** C. transversum (intraperitoneal, mit Mesocolon transversum); **3.** C. descendens (sek. retroperitoneal); **4.** C. sigmoideum (intraperitoneal, mit Mesosigmoideum); Flexura coli dextra u. sinistra; Merkmale des C.: drei Längsmuskelstreifen (Tänien), regelmäßige Ausbuchtungen (Haustren), Appendices epiploicae; **Histol:** verstreichbare Falten, an denen auch d. Muscularis beteiligt ist; Schleimhaut mit tiefen schlauchförmigen Krypten, Epithel enthält zahlreiche Becherzellen.

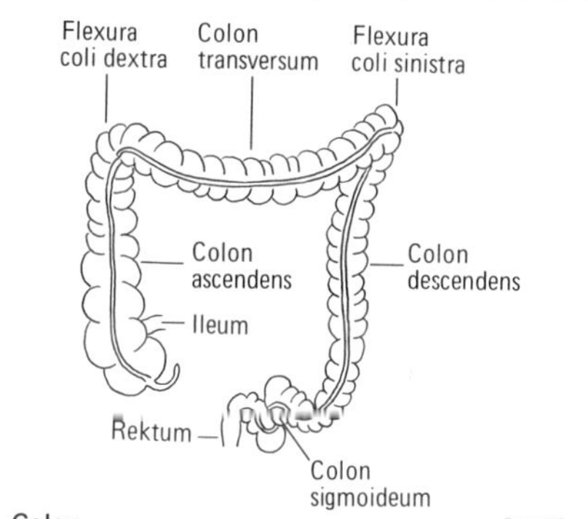

Colon [172]

Colon irritabile (↑) n: s. Reizkolon.
Colon spasticum (↑) n: s. Reizkolon.
Colony stimulating activity factor (engl.) m: s. Granulopoetin.
Colostrum n: s. Kolostrum.
Colp-: s. a. Kolp-, Vaginal-.
Colton-Blut|gruppen: (engl.) Colton blood groups; Symbol Co; seit 1967 bekanntes Blutgruppensystem (v. a. in der Abstammungsbegutachtung relevant). Die Vererbung der Allele Co^a (Häufigkeit bei Weißen über 99%) u. Co^b erfolgt autosomal-kodominant, der Phänotyp Co(a-b-) ist beschrieben (vier Phänotypen).
Columella|ef|fekt (Dim. von lat. columna Säule, einziges Gehörknöchelchen der Vögel) m: s. Tympanoplastik.
Columna (lat.) f (pl Columnae): Säule. **Columnae anales** (↑) f pl: längsverlaufende Schleimhautfalten des Canalis* analis; enthalten starke Venenpolster. **C. dorsalis** (↑) f: auch Columna posterior; s. Rückenmark; vgl. Clarke-Säule. **C. fornicis** (↑) f: s. Fornix cerebri. **Columnae grisei** (↑) f pl: s. Rückenmark. **C. lateralis** (↑) f: s. Rückenmark. **Columnae renales** (↑) f pl: die zw. den Markpyramiden der Niere gelegene Rindensubstanz. **C. rugarum** (↑) f: von Venengeflechten unterpolsterte Längswülste in d. vorderen (C. r. anterior) u. hinteren (C. r. posterior) Scheidenwand. **C. ventralis** (↑) f: auch Columna anterior; s. Rückenmark. **C. vertebralis** (↑) f: Wirbelsäule*.

Coma n: Koma*. **C. basedowicum** n: syn. thyreotoxisches Koma*. **C. cerebrale** n: s. Koma, zerebrales. **C. diabeticum** n: s. Koma, diabetisches. **C. dys|pepticum** n: s. Säuglingstoxikose. **C. hepaticum** n: s. Koma, hepatisches. **C. hypo|glycaemicum** n: s. Schock, hypoglykämischer. **C. pyloricum** n: s. Koma, pylorisches. **C. ur|aemicum** n: syn. urämisches Koma; s. Urämie. **C. vigile** n: s. Syndrom, apallisches.
Com|bustio (lat. comburere, combustus völlig verbrennen) f: syn. Verbrennung*.
Comedo (Co-*; lat. edere essen) m: s. Komedonen.
comitans (lat.): (engl.) concomitant, accompanying; auch concomitans; begleitend.
Commissura (lat.) f (pl Commissurae): Verbindung. **C. alba** (↑) f: weiße Substanz vor dem Zentralkanal des Rückenmarks*. **Commissurae supra|opticae** (↑) f pl: beim Menschen nicht sicher nachgewiesene Projektionsfasern der Retina zu hypothalamischen Kernen; man unterscheidet: C. s. dorsalis, auch Commissura suprachiasmatica (Gudden), u. C. s. ventralis. **C. fornicis** (↑) f: zw. den Fornixschenkeln unter d. hinteren Balkenabschnitt kreuzende Fasern aus den Fimbriae hippocampi beider Seiten. **C. habenularum** (↑) f: zw. den Zirbelstielen kreuzende Fasern aus den Nuclei habenulae beider Seiten. **C. labiorum** (↑) f: vordere (C. l. ant.) u. hintere (C. l. post.) Verbindung der großen Schamlippen. **C. posterior** (↑) f: Brücke weißer Substanz zw. Zirbelstielen u. oberer Mündung d. Aquaeductus cerebri. **C. rostralis** (↑) f: weiße Substanz zw. re. u. li. Großhirnhemisphäre in d. Vorderwand des 3. Ventrikels.
Common cold virus (engl. gemeines Erkältungsvirus) n: s. Rhinovirus.
Commotio (lat.) f: Erschütterung von Organen durch stumpfe Gewalteinwirkung, die i. a. zu schneller Heilung ohne Folgeschäden führen; vgl. Kontusion.
Commotio cerebri (↑; Cerebr-*) f: sog. Gehirnerschütterung; traumat. bedingte reversible Schädigung des Gehirns i. S. einer Funktionsstörung ohne morphol. faßbares Substrat; **Sympt.:** retrograde u. evtl. anterograde Amnesie*, bis max. 60 Min. andauernde Bewußtseinsstörung*, Durchgangssyndrom*, Kopfschmerz, Schwindel, Übelkeit u. Erbrechen; evtl. passagere traumatische Hirnleistungsschwäche*; Spätschäden: s. Syndrom, postkommotionelles; **Diagn.:** nur im Kindesalter verändertes EEG u. CCT; röntg. Ausschluß einer Schädelfraktur; **Ther.:** kurzfristige Bettruhe, Frühmobilisation. Vgl. Contusio cerebri, Schädelhirntrauma.
Commotio retinae (↑; Retina*) f: Ischämie umschriebener Netzhautbezirke als Folge einer prellungsbedingten spastischen Kontraktur der Netzhautarterien mit Ausbildung eines Berlin*-Ödems; vgl. Contusio bulbi.
Commotio thoracis (↑; Thorax*) f: Brustkorbprellung*.
com|municans (lat.): verbindend.
com|munis (lat.): gemeinsam.
com|pactus (lat.): zusammengedrängt, fest.
com|pletus (lat.): vollständig.
Compliance (engl. Einwilligung, Bereitschaft) f: **1.** (physiol.) s. Compliance, pulmonale; **2.** Bereitschaft eines Pat. zur Mitarbeit bei diagn. od. therap. Maßnahmen, z. B. Zuverlässigkeit, mit der therap. Anweisungen befolgt werden (sog. Verordnungstreue). Die C. ist u. a. abhängig von Persönlichkeit, Krankheitsverständnis u.

Leidensdruck* des Pat., Arzt-Patient-Verhältnis, Anzahl u. Schwierigkeit der Anweisungen, Art der Therapie u. evtl. erforderlichen Verhaltensänderungen.

Compliance, pulmonale (↑) f: (engl.) pulmonary compliance; Maß für d. volumenabhängige Dehnbarkeit des Systems Thorax-Lunge als Ausdruck der Wechselwirkungen zw. den elastischen Rückstellkräften von Brustwand u. Lunge; **Berechnung:** Quotient aus Volumenänderung der Lungen zu Änderung des intrapulmonalen Drucks; **Dimension:** l/cm H_2O bzw. l/kPa; **1. statische Compliance:** Messung der Volumenänderung der Lungen am Mund während möglichst langsamer Exspiration der Vitalkapazität bei gleichzeitiger Bestimmung der Druckdifferenz zw. intrapleuralem u. Außendruck (Gesamt-Compliance v. Thorax u. Lunge) bzw. der Druckdifferenz zw. intraalveolärem u. intrapleuralem Druck m. Hilfe der Ösophagusdruckmethode* unter Anw. einer Ösophagusballonsonde (entspricht der Compliance der Lunge); wird berechnet aus der max. Steigerung des linearen Teils der Druck-Volumenkurve (meist zw. 35 u. 70 % der Totalkapazität); **Referenzbereich:** 0,1 (Jugendliche) bis 0,25 l/cm H_2O; erniedrigte Werte z. B. bei Lungenfibrose, erhöhte Werte u. a. beim Lungenemphysem; **2. dynamische Compliance:** Quotient aus dem Betrag des Atemzugvolumens* zur Druckdifferenz zw. dem intrapleuralen Druck zu Beginn u. bei Erreichen des max. Atemzugvolumens; wird berechnet aus d. Steigung der Druck-Volumenkurve zw. den Punkten der Strömungsumkehr; **3. spezifische Compliance:** statische Compliance bezogen auf d. funktionelle Residualkapazität.

Composite graft (engl.) n: zusammengesetztes Transplantat; z. B. aus der Ohrmuschel entnommenes Haut-Knorpel-Transplantat zur rekonstruktiven Rhinoplastik*.

com|positus (lat.): zusammengesetzt.

Com|pressio (lat.) f: Druck, Quetschung.

Com|pressio cerebri (↑; Cerebr-*): sog. Hirnquetschung; Schädigung des Gehirns durch Druck, v. a. durch Hirndrucksteigerung*, seltener als Folge einer intrazerebralen Blutung od. als direkte traumat. Schädigung.

Compton-Ef|fekt (Arthur Holly C., Physiker, Chicago, 1892-1962) m: (engl.) Compton effect; einer der Wechselwirkungsprozesse ionisierender Photonenstrahlung mit Materie; ein Photon löst ein locker gebundenes Elektron aus dem äußeren Teil der Atomhülle u. überträgt ihm einen Teil seiner Energie. Der C.-E. nimmt mit zunehmender Photonenenergie ab u. hängt kaum von der Ordnungszahl des Absorbermaterials ab. Er ist der vorherrschende Wechselwirkungsprozeß bei der Strahlentherapie mit der Gammastrahlung des ^{60}Co. Das durch den C.-E. freigesetzte Sekundärelektron überträgt seine Energie durch Ionisierung* auf das Absorbermaterial; das Photon fliegt mit geänderter Richtung als energieärmeres Streuquant weiter.

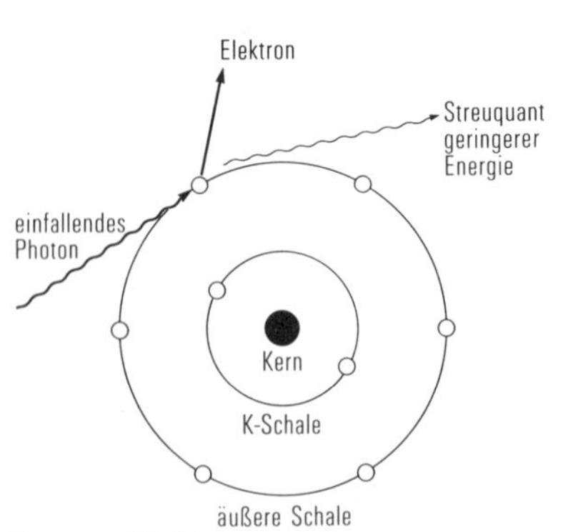

Compton-Effekt

Computer (engl. Rechner) m: Rechner zur programmgesteuerten elektron. Datenverarbeitung (Abk. EDV); Einsatz bei rechnerischen u. administrativen Anwendungen, zu Steuerungs- u. Überwachungsfunktionen (Prozeßdatenverarbeitung), zur Text- u. Bildverarbeitung usw. Die mechan. u. elektron. Bauteile werden als Hardware, die Standard- u. Anwendungsprogramme als Software bezeichnet. Die Dateneingabe erfolgt z. B. über Bildschirmgeräte (Terminals), Magnetbänder od. -platten u. Scanner, die Speicherung der Daten geschieht im Hauptspeicher des Rechners od. in externen Massenspeichern, die Verarbeitung übernimmt ein Steuer- u. Rechenwerk. Als Ausgabeeinheiten fungieren z. B. Drucker, Bildschirme, Magnetbänder od. -platten. Als Personal Computer (Abk. PC) werden Mikrocomputer bezeichnet, die als individuelle Arbeitsplatzgeräte eingesetzt werden (z. T. erfolgt zusätzl. Einbindung in PC-Netze). Vgl. Informatik, medizinische.

Computer|peri|metrie (↑; Peri-*; Metr-*) f: computergesteuerte Messung des Gesichtsfeldes*; s. Perimetrie.

Computer|tomo|graphie (↑; -tom*; -graphie*) f: (engl.) computer tomography; Abk. CT; röntgendiagn., computergestütztes bildgebendes Verf. nach d. Prinzip der Tomographie*; mittels einer Röntgenröhre u. eines spez. Blendensystems wird ein schmaler Fächerstrahl als Röntgenpuls (ca. 1 ms) erzeugt, der innerh. der durchstrahlten Körperschicht des Pat. in Abhängigkeit von d. vorhandenen Strukturen versch. stark geschwächt wird. Mittels eines mit einer Vielzahl von Detektoren bestückten Detektorkranzes wird diese abgeschwächte Röntgenstrahlung als Signal empfangen, elektron. aufbereitet u. einem Rechner zugeführt. Anschließend dreht sich d. System Röhre-Detektoren geringfügig weiter, um die sog. Patientenschicht wiederum mit ei-

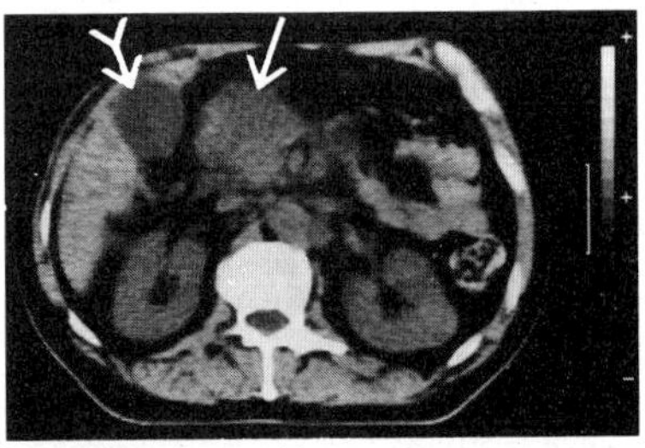
Computertomographie: Körpercomputertomogramm mit ausgedehntem Pankreaskopfkarzinom (Pfeil) und gestauter Gallenblase (gespaltener Pfeil) [102]

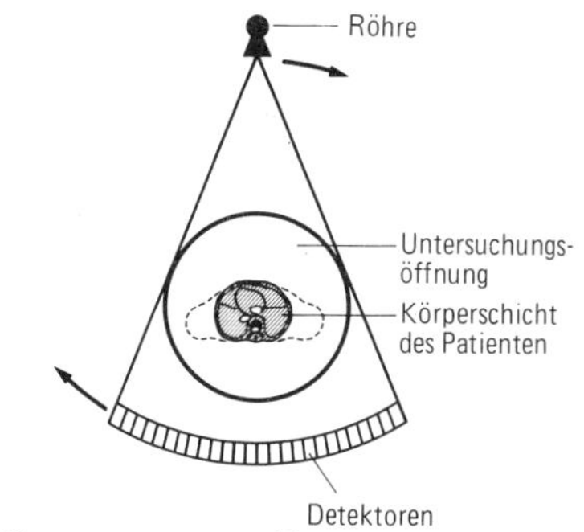

Computertomographie:
Prinzip der Bilderzeugung [397]

nem Röntgenpuls zu durchstrahlen. Auf diese Weise werden viele versch. Projektionen derselben Schicht erzeugt u. im Rechner über Dichtemessungen zu einem Bild verarbeitet (Monitor, Video, Röntgenfilm). Die Dichtewerte werden als Hounsfield-Einheiten (Abk. HE) angegeben, sind auf Wasser bezogen (0 HE) u. sollten in Form einer Grautonskala jedem Bild beigeordnet sein; die Dichtewerte erlauben in gewissen Grenzen eine Gewebeerkennung (Luft: -500 HE, Fett: -50 HE, koaguliertes Blut: 20-30 HE, kalzifizierter Knochen: bis 500 HE). Beim Vergleich mit den übl. Röntgenbildern weisen CT-Bilder eine höhere Kontrast- u. geringere Struktur- u. Formauflösung auf. Die CT dient insbes. zum Nachw. umschriebener u. diffuser morphol. Veränderungen (z. B. Tumoren, Metastasen, Abszesse, lymphatische Systemerkrankungen) in Ergänzung zur Ultraschalldiagnostik, Szintigraphie, konventionellen Röntgendiagnostik u. Kernspintomographie*.

Die **kraniale CT** (Abk. CCT) ist heute in weiten Bereichen von der Kernspintomographie abgelöst worden, bei der Diagn. einer frischen Subarachnoidalblutung od. eines subduralen Hämatoms (nicht älter als 10 Std.), von Schädelbasisfrakturen sowie Schädelbasistumoren mit knöchernem Defekt dieser allerdings überlegen. Häufig wird die **Wirbelsäulen-CT** durchgeführt mit der Frage nach Bandscheibenvorfällen (insbes. HWS u. LWS), Spondylose od. Spondylodiszitis bzw. Tumoren. Die **Ganzkörper-CT** ist zu einem festen Bestandteil der Röntgendiagnostik v. a. im Thorakal- u. Abdominalbereich geworden, bes. bei der Suche von Tumoren bzw. Metastasen. Die Nebennieren u. Nieren z. B. sind ohne Kontrastmittel abgrenzbar, die Relation Nierenbecken-Nierenparenchym kann bestimmt werden. Ein raumfordernder Prozeß ist bzgl. seiner räuml. Ausdehnung diagnostizierbar, wobei eine Differenzierung zw. Zyste u. Tumor mögl. ist; ferner kann ein Aortenaneurysma abgegrenzt werden. In d. Diagn. des Retroperitonealraums ist d. Methode weitgehend konkurrenzlos. Vgl. Emissionscomputertomographie.

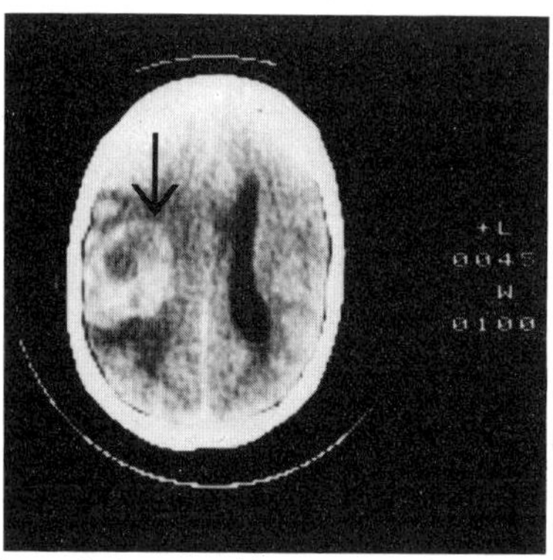

Computertomographie:
kraniales Computertomogramm mit großem raumforderndem Prozeß und umgebendem Ödem in der linken Hemisphäre (Glioblastoma multiforme) [102]

ConA: Kurzbez. f. **Con**canavalin* **A**.

Conamen sui|cidii (lat. Versuch; Suizid*) n: Selbsttötungsversuch; s. Suizidversuch.

Concanavalin A n: Abk. ConA; Glykoprotein der Jack-Bohne (Canavalia ensiformis), das unter Bildung von Präzipitaten mit Polymeren reagiert, die Alpha-D-Glukosyl- od. ähnliche Reste am nicht reduzierenden Ende enthalten (z. B. Polysaccharide*, Glykoproteine*, Glykolipide*) u. in der Zellmembran von Bakterien (z. B. Teichonsäuren*) u. tierischen Zellen (s. Glykokalyx) vorkommen. ConA ist ein zu den Phythämagglutininen* gehörendes Mitogen mit Wirkung bes. auf Suppressorzellen*.

Concha (gr. κόγχη Muschel) f: Muschel.

Concha auriculae (↑) f: Ohrmuschel; s. Ohr, äußeres (Abb.).

Concha nasalis (↑) f: Nasenmuschel; die C. n. inf. (untere Nasenmuschel) ist ein selbständiger Knochen mit Fortsätzen (Processus ethmoidalis, mit dem Proc. uncinatus des Siebbeins verbunden; Processus lacrimalis, gegen das Tränenbein gerichtet; Processus maxillaris, an den Oberkiefer angelagert); die C. n. media (mittlere Nasenmuschel) u. C. n. sup. (obere Nasenmuschel) gehören dem Siebbein an.

Concha nasalis suprema (↑) f: rudimentäre oberste Nasenmuschel.

Concha sphenoidalis (↑) f: muschelförmige Knochenlamelle, bildet die Vorderwand der Keilbeinhöhle.

con|comitans (lat.): begleitend.

Con|cretio peri|cardii (lat. concretio Zusammenwachsen; Peri-*; Kard-*) f: partielle od. totale schwielige Verwachsung (Obliteration) der Herzbeutelblätter als Folge chron. Perikarditis*; **Sympt.:** Atemnot, Zyanose, starke venöse Einflußstauung (Halsvenen), Leberstauung, Stauungsniere, Ödeme, Hypotonie, schließl. Schrumpfungsvorgänge im Lebergewebe u. -überzug, perikardit. Leberzirrhose (Pseudoleberzirrhose); Herzbefund oft unauffällig. Vgl. Accretio pericardii.

Con|cussio (lat.) f: Erschütterung.

Con|duplicato-corpore-Geburt (lat. conduplicato corpore mit verdoppeltem Körper): Art der Selbstentwicklung* b. Querlage durch spitzwinklige Abknickung der kindl. Brustwirbelsäule; s. umseitige Abb.

Condyl-: s. a. Kondyl-.

Condylomata acuminata (Kondyl-*; -om*) n pl: Feig- od. Feuchtwarzen; benigne Epithelio-

C

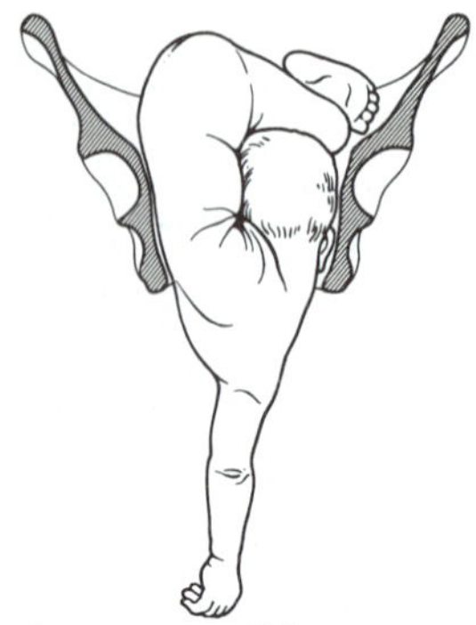
Conduplicato-corpore-Geburt

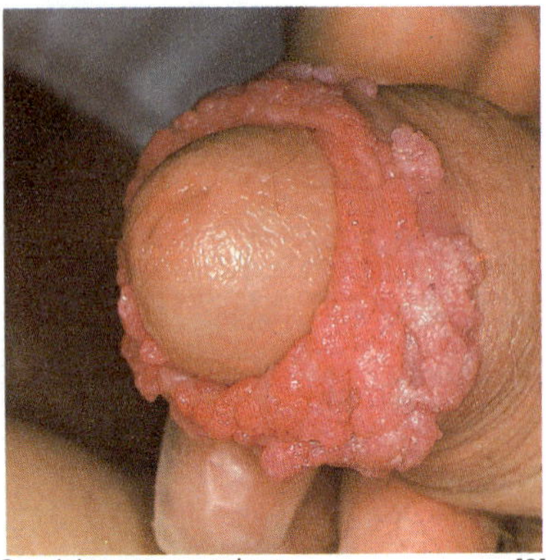
Condylomata acuminata [3]

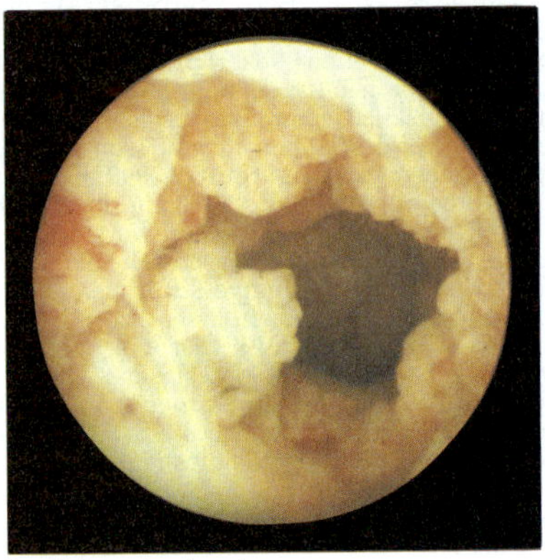
Condylomata gigantea: intraurethrale Lokalisation [27]

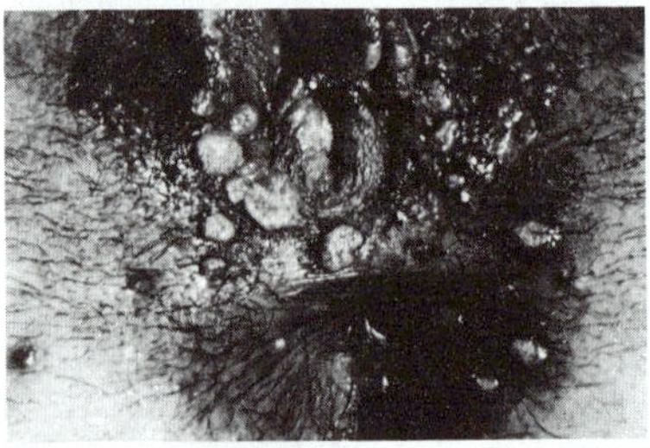
Condylomata lata [377]

me viraler Genese mit fast ausschließl. genitoanaler Lok.; gehäuftes u. therapierefraktäres Vork. bei HIV*-Erkrankung; **Err.:** Papillomavirus Typ 6 u. 11; durch Geschlechtsverkehr übertragbar; Inkubationszeit: 4 Wo. bis zu mehreren Monaten. Das Angehen der Inf. wird gefördert durch Mazeration, z. B. bei Balanitis, Phimose, Urethritis, Fluor vaginalis, Intertrigo, Hämorrhoiden, Analekzem, Condylomata* lata. Aus stecknadelkopfgroßen Knötchen entstehen blumenkohl- u. hahnenkammartige papilläre Wucherungen (s. Abb.). **Ther.:** lokale Anw. von Podophyllotoxin, evtl. Elektrokoagulation, Kürettage; Partnerbehandlung; bei HIV-Erkrankten mit einer Anzahl von Helferzellen über 200/µl auch Interferon-α.

Condylomata gigantea (↑; ↑; lat. giganteus riesig) n pl**:** syn. Buschke-Löwenstein-Tumoren; ausgedehnte Condylomata* acuminata mit invasivem, destruierendem Wachstum, Fistelbildung u. mögl. Übergang zu einem Plattenepithelkarzinom* mit Metastasierung; s. Abb.

Condylomata lata (↑; ↑; lat. latus breit) n pl**:** breit aufsitzende, nässende, treponemenreiche (daher hochinfektiöse) Papeln im späten Sekundärstadium der Syphilis*, bes. an Stellen m. starker Schweißbildung (Vulva, Analtrichter, Axillen); s. Abb.

Condylomata plana (↑; ↑; lat. planus flach) n pl**:** häufige Inf. mit Papillomavirus* Typ 6, 11, 16, 18, 31, 33 od. 35 im Bereich der Cervix uteri u. Vagina, selten am Präputium, mit weißlichen od. erythematösen Papeln; **DD:** Vulvovaginitis candidomycetica, Herpes simplex, Leukoplakie, Zervixkarzinom.

con|fluens (lat.)**:** zusammenfließend.

Con|fluens sinuum (↑; Sinus*)**:** Zusammenfluß des Sinus transversi, sagittalis sup., rectus u. occipitalis an d. Protuberantia occipitalis interna.

Con|gelatio (lat. congelare erfrieren) f**:** lokale Erfrierung*.

con|genitus (Co-*; lat. genitus geboren, gezeugt)**:** angeboren*.

Con|gestio (lat. congerere, congestum anhäufen) f**:** Kongestion*.

Congestive pulmonary failure (engl. ↑; Lungendefekt) n**:** Perfusionsstörung im Bereich der Lungenalveolen b. Neugeborenen auf der Grundlage v. Atelektasen u. vaskulärer Kongestion (rel. Blutüberfüllung); kann z. Membransyndrom* führen.

Conidien (gr. κόνις Staub; -id*) n pl**:** Konidien; s. Konidiosporen.

Coniinum n**:** s. Koniin.

Conio|cortex (gr. κόνις Staub; Cort-*) m**:** s. Rinde, granuläre.

Conium maculatum (↑) n**:** s. Koniin.

con|jugalis (lat. coniugalis)**:** ehelich.

Con|jugata (lat. coniugare zusammenpaaren) f: s. Beckenmaße.

Con|junctiva (lat. coniunctivus verbindend) f: Bindehaut des Auges (anat.: Tunica c.); schleimhautähnl. Fortsetzung der äußeren Haut, welche d. hintere Fläche des Lids als C. palpebrarum überzieht, sich dann unter Bildung der oberen u. unteren Umschlagsfalte auf d. vorderen Fläche der Sklera fortsetzt (C. bulbi), um sich am Limbus fest mit d. Kornea zu verbinden; nur kälte- u. schmerzempfindlich.

Con|junctivitis (↑; -itis*) f: s. Konjunktivitis.

Con|junctivitis diphtherica (↑; ↑) f: s. Conjunctivitis pseudomembranosa.

Con|junctivitis follicularis (↑; ↑) f: sog. Follikularkatarrh; akut od. chron. auftretende, spezif. Reaktionsform der Bindehaut mit Bildung subepithelialer Lymphfollikel im Bereich der Conjunctiva tarsi des oberen u. unteren Augenlids; **Urs.:** chemische bzw. physikalische Reize, Infektionen (z. B. mit Moraxella, Chlamydia, Adeno- od. Herpesviridae, Molluscum-contagiosum-Virus). Vgl. Konjunktivitis.

Con|junctivitis gonor|rhoica (↑; ↑) f: s. Gonoblennorrhoe.

Con|junctivitis pseudo|membranosa (↑; ↑) f: auch Conjunctivitis diphtherica; akut auftretende Konjunktivitis*, bei der sich d. stark infiltrierten Lider bretthart anfühlen u. die Conjunctiva des unteren Lides mit einer grau-gelbl. Membran überzogen ist; kann hervorgerufen werden durch versch. Erreger, v. a. Corynebacterium diphtheriae.

Con|junctivitis sicca (↑; ↑) f: auch Keratoconjunctivitis sicca; s. Keratitis sicca.

Con|junctivitis trachomatosa (↑; ↑) f: s. Trachom.

Con|junctivitis vernalis (↑; ↑) f: sog. Frühjahrskatarrh der Augen; bes. bei Allergikern jahreszeitlich gehäuft auftretende exsudativ-allergische Konjunktivitis; **Formen: 1.** palpebrale Form mit pflastersteinartigen Wucherungen der Conjunctiva bulbi; **2.** bulbäre Form mit grauweißen Wucherungen der perilimbären Bindehaut; **Ther.:** lokal Cromoglicinsäure, u. U. Kortikoidsalben bzw. -tropfen. Vgl. Rhinitis allergica, Heufieber.

con|natus (Co-*; lat. natus geboren): angeboren*.

Con|nexus inter|tendineus (↑; lat. nexus Verbindung) m: Verbindung zw. den Sehnen der Fingerstrecker am Handrücken.

Conn-Syn|drom (Jerome W. C., Endokrin., Michigan, geb. 1907) n: syn. primärer Hyperaldosteronismus; pathol. gesteigerte autonome Überproduktion von Aldosteron* bei Nebennierenrindenadenom (ca. 80%) od. beidseitiger idiopath. Nebennierenrindenhyperplasie (ca. 20%); extrem selten bei Nebennierenrindenkarzinom, dexamethasonsupprimierbarem Hyperaldosteronismus, einseitiger Nebennierenrindenhyperplasie (<1%); **Klin.:** Die Sympt. erklärt sich im wesentl. aus den pathophysiol. Folgen der chron. Aldosteronüberproduktion; als Leitsymptom hypokaliämische Hypertonie* v. a. durch Zunahme des intravasalen Flüssigkeitsvolumens inf. Hypernatriämie u. direkte aldosteronvermittelte Vasokonstriktion, als Folgen der Hypokaliämie (sowie der Hypomagnesiämie u. metabolischen Alkalose) v. a. Obstipation, Muskelschmerzen u. -schwäche, paroxysmale Lähmungen, Tetanie, Parästhesien u. Herzrhythmusstörungen. Häufig treten zusätzl. Kopfschmerz u. Sehstörungen auf. **Diagn.:** (labordiagn.) Hyperkaliurie, erhöhte Aldosteronkonzentration in Plasma u. 24-Std.-Sammelurin (nach dreitägiger Kochsalzbelastung), Hyporeninämie (aldosteronbedingte Hemmung der Freisetzung von Renin* durch neg. Rückkopplung*); DD zw. Adenom u. Hyperplasie der Nebennierenrinde (Abk. NNR): Für das Vorliegen eines Adenoms sprechen Plasma-Kalium-Konzentrationen von >3,0 mmol/l, Plasmaspiegel von 18-Hydroxycorticosteron <100 ng/dl, keine od. nur geringe Stimulation der Plasma-Renin-Aktivität unter kochsalzarmer Diät, Abnahme der Aldosteronkonzentration nach nächtl. Ruhe u. anschl. Orthostase u. der Nachweis einseitiger NNR-Veränderungen. Die **Lokalisationsdiagnostik** ist oft problematisch (bei ca. 20% der Nebennierenrindenadenome ⌀ <1 cm); Ultraschalldiagnostik (Screening-Untersuchung), v. a. Computertomographie, evtl. Kernspintomographie, Szintigraphie z. B. mit ^{133}I-19-Iodocholesterol, seitengetrennte Aldosteronbestimmung im Nebennierenvenenblut mit anschl. Phlebographie (zuverlässigstes, aber komplikationsreichstes Verf.); **Ther.:** bei NNR-Tumoren op. Entfernung der betroffenen Nebenniere; bei NNR-Hyperplasie medikamentöse Dauertherapie mit Aldosteronantagonisten (z. B. Spironolacton) od. Hemmstoffen der Steroidsynthese (z. B. Trilostan); **DD:** v. a. mit Diuretika* behandelte primäre Hypertonie bei sekundärem Hyperaldosteronismus*. Vgl. Polyadenomatose-Syndrome.

Conradi-Hünermann-Syn|drom (Erich C., Päd., Köln, Carl H., Arzt, Köln) n: s. Chondrodysplasia-punctata-Syndrome.

con|tagiosus (lat. contagio Ansteckung, Berührung): ansteckend, kontagiös.

Contergan-Syn|drom n: s. Thalidomid-Embryopathie.

Con|tiguitas (lat. contiguus berührend, benachbart) f: Kontiguität; Berührung, Nachbarschaft; **per contiguitatem:** durch Berührung, z. B. Ausbreitung einer Entz. auf benachbartes Gewebe; vgl. Continuitas.

Con|tinentia (lat.) f: **1.** Enthaltsamkeit; **2.** Fähigkeit, etwas zurückzuhalten; vgl. Inkontinenz.

Con|tinua febris (lat.) f: anhaltendes Fieber ohne wesentl. Schwankungen; s. Fieber.

Con|tinuitas (lat. continuus zusammenhängend, ununterbrochen) f: Zusammenhang, Fortsetzung; **per continuitatem:** durch (räuml.) Ausbreitung, z. B. einer vorher lokal beschränkten Entzündung.

con|tortus (lat.): gewunden.

Contra-: s. a. Kontra-.

contra (lat.): gegen.

con|tractilis (lat. contractio Zusammenziehung): zusammenziehungsfähig, kontraktil.

con|tractus (lat.): zusammengezogen, gekrümmt, kontrakt.

Contre|coup (frz.) m: Gegenstoß, Rückstoß; vgl. Contusio cerebri.

Con|tusio (lat. contundere, contusus zerschlagen, zerquetschen) f: Prellung, Quetschung; s. Kontusion.

Con|tusio bulbi (↑; gr. βολβός Zwiebel) f: Augapfelprellung; nicht perforierende Augenverletzung mit Einblutungen in die Vorderkammer, erheblicher Augeninnendruckerhöhung, Schädigung des Trabekelwerks, Rissen im Irissphinkter, Abriß der Iris von ihrer Basis (Iridodialyse), Katarakt, Glaskörperblutungen, Berlin-Ödem, Netzhautrissen, Aderhautrissen; Spätfolgen (auch Jahre nach einer Verletzung): Augen-

C

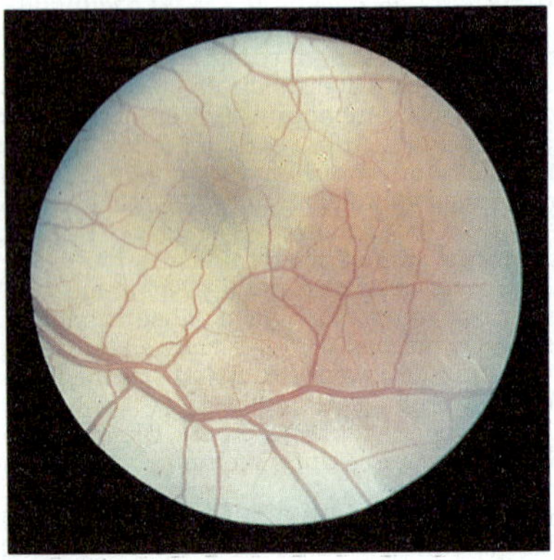

Contusio bulbi:
ausgedehntes Berlin-Ödem [550]

drucksteigerung, Netzhautablösung, Katarakt.

Con|tusio cerebri (↑; Cerebr-*) f: sog. Hirnprellung; gedecktes Schädelhirntrauma* ohne Perforation der Dura mater; am Ort der Gewalteinwirkung (sog. Stoßherd, Coup) u. meist stärker an der Gegenseite (Contrecoup) treten Petechien, Zerreißung intrazerebraler Gefäße sowie (multiple) Gewebeschäden, sog. Rindenprellungsherde (v. a. an Stirnhirn, Schläfen- u. Okzipitallappen) auf; z. T. auch Gewebeläsionen mit Einblutungen im Hirnstamm (sog. Hirnstammkontusion); **Sympt.**: Bewußtseinsstörung* (Koma), zerebrale Herdstörungen*, Pupillenstarre*, Störung der Atmung u. Temperaturregulation („zentrales" Fieber), Hirnödem* mit Zeichen der Hirndrucksteigerung, bei schwerer C. c. evtl. apallisches Syndrom*; im weiteren Verlauf können ein subdurales Hämatom, Hydrozephalus sowie eine posttraumat. Hirnleistungsschwäche od. Epilepsie auftreten. **Diagn.**: Elektroenzephalographie (Allgemeinveränderung bzw. Herdbefund), kraniale Computertomographie (Nachw. von Kontusionsblutungen u. Hirnödem); **Ther.**: intensivmed. Überwachung, Behandlung des Hirnödems, evtl. Beatmung.

Con|tusio cordis (↑; lat. cor, cordis Herz) f: Herzkontusion*.

Con|tusio thoracis (↑; Thorax*) f: Brustkorbquetschung*.

Conus (gr. κῶνος Kegel) m: Kegel. **C. arteriosus** (↑) m: syn. Infundibulum; der trichterförmige Teil der Ausströmungsbahn der re. Herzkammer oberh. der Crista supraventricularis; mündet in d. Truncus pulmonalis. **C. elasticus laryngis** (↑) m: elastische, vom Oberrand des Ringknorpels ausgehende Membran, deren freie Ränder d. Stimmbänder bilden; vorne verstärkt durch das Ligamentum cricothyroideum. **C. medullaris** (↑) m: d. untere Ende des Rückenmarks in Höhe des 1. od. 2. Lendenwirbels; vgl. Filum terminale. **C. myl|opicus** (↑) m: peripapillärer Dehnungsschwund der Aderhaut bei Myopie*.

Con|vallaria majalis (lat. convallis Talkessel) f: Maiglöckchen; die oberirdischen Teile (Herba Convallariae) enthalten ca. 30 versch. herzwirksame, strophantinähnliche Glykoside (z. B. Convallatoxin, Convallatoxol, Convallosid), Steroidsaponine u. Flavonoide. **Wirkung** u. **Verw.**: s. Digitalisglykoside; **NW**: Übelkeit, Erbrechen, Herzrhythmusstörungen.

Converting enzyme (engl. umwandelndes Enzym) n: s. Angiotensin converting enzyme.

Con|volutum (lat. convolvere, convolutus zusammenrollen, umwickeln) n: verschlungene Masse; z. B. Venen, Darmschlingen.

Con|vulsio (lat. convellere, convulsus losreißen, erschüttern) f: Konvulsion; s. Krämpfe.

Cooley-An|ämie (Thomas B. C., Päd., Detroit, 1871-1945; Anämie*) f: syn. Thalassaemia* major.

Coombs-Geräusch (Carey F. C., engl. Arzt, 1879-1932): (engl.) Coombs' murmur; auch Carey-Coombs-Geräusch; wenig gebräuchliche Bez. f. mesodiastol. Herzgeräusche* durch rel. funktionelle Mitralstenose* mit p. m. über der Herzspitze in der Medioklavikularlinie (in der Phonokardiographie meist spindelförmig um den 3. Herzton); **Vork.**: bei Ventrikelseptumdefekt u. Ductus* arteriosus apertus mit großem Links-Rechts-Shunt, auch bei Mitralinsuffizienz*.

Coombs-Test (Robin R. C., Pathol., Cambridge, geb. 1921) m: s. Antiglobulintest.

Cooper-Band (Sir Astley P. C., Chir., Anat., London, 1768-1841): syn. Ligamentum* pubicum superius.

Cooper-Faszie (↑; Fasz-*) f: Fascia cremasterica.

Cooper-Hernie (↑; Hernie*) f: s. Hernie.

Cooper-Schere (↑): (engl.) Cooper's scissors; über die Fläche gebogene chir. Schere.

Cooper-Streifen (↑): (engl.) Cooper's stripes; Faserzüge zw. Lig. collaterale radiale u. ulnare am distalen Ende.

Cooper-Syn|drom (↑) n: syn. Mastodynie*.

CO_2-Partial|druck: (engl.) CO_2 partial pressure; Symbol pCO_2; Druck, den Kohlendioxid entspr. seines prozentualen Anteils in einem Gasgemisch ausübt; der pCO_2 der Körperflüssigkeiten nimmt kontinuierlich ab vom Ort der CO_2-Produktion in den Mitochondrien über das venöse Mischblut (45 mmHg, 6 kPa) bis zu den Alveolen (P_ACO_2, 40 mmHg, 5,3 kPa). P_ACO_2 entspricht bei normaler Lungenfunktion dem art. pCO_2 (P_aCO_2) u. ist abhängig von der CO_2-Produktion u. der alveolären Ventilation. Messung des P_aCO_2 mit Glaselektrodenkette, indirekt durch die Astrup*-Methode od. transkutan, des P_ACO_2 durch Kapnographie* als endexspiratorischer pCO_2 (P_ECO_2).

Coping (engl. to cope fertig werden mit) n: (psychol.) Bewältigungsverhalten; med. von Bedeutung als Krankheitsbewältigung v. a. bei Pat. mit chron. Erkrankungen u. Behinderungen od. zweifelhafter Progn.; erfolgreiches C. ist für den Verlauf vieler Erkrankungen von entscheidender Bedeutung u. setzt neben der Stabilität einer therap. Beziehung v. a. unterstützende Faktoren des sozialen Umfelds (z. B. Selbsthilfegruppen*), ein von Schuldzuweisungen freies Krankheitskonzept* u. ein günstiges Krankheitsverhalten* voraus.

Cor (lat.) n: Herz.

coracoideus (gr. κόραξ Rabe): rabenschnabelähnlich; z. B. Processus coracoideus des Schulterblatts.

Cor adiposum (Cor*) n: Fettherz. **C. asthenicum** (↑) n: s. Tropfenherz. **C. bilaterale** (↑) n: Herzvergrößerung auch auf die rechte Thoraxseite; vgl. Herzhypertrophie, Herzinsuffizienz. **C. bi|loculare** (↑) n: s. Ventrikel, singulärer.

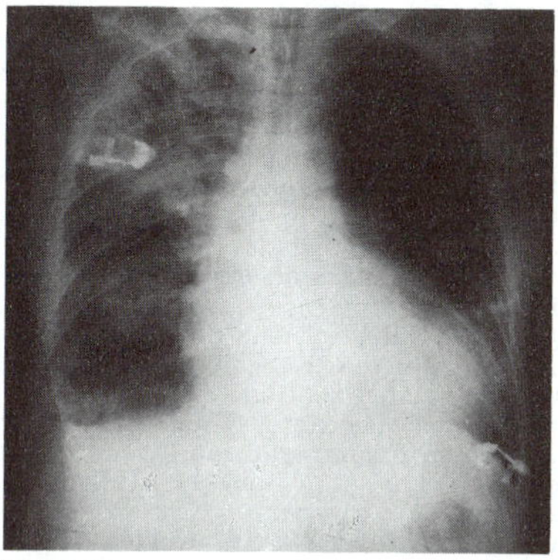
Cor bovinum [530]

Cor bovinum (↑) n: sog. Ochsenherz; stark vergrößertes Herz, v. a. bei Aortenklappeninsuffizienz u. kombinierten Herzklappenfehlern (s. Abb.).

Core (engl. Kern) n: aus Nukleinsäuren bestehender Innenkörper eines Virus; vgl. Viren.

Cori-Ester (Carl F. C., Biochem., Pharmak., St. Louis, 1896-1984; Gerty C., Biochem., St. Louis, 1896-1957) m: Glukose-1-Phosphat; s. Glykogenese.

Cori-Krankheit (↑): s. Glykogenese.

Corium (lat.) n: Lederhaut, Korium*.

Cori-Zyklus (Carl F. C., Biochem., Pharmak., St. Louis, 1896-1984; Gerty C., Biochem., St. Louis, 1896-1957; Zykl-*) m: Glukose-Laktat-Zyklus; unter der Wirkung von Adrenalin u. bei starker Muskelarbeit wird Muskelglykogen zu Laktat* abgebaut, das über das Blut die Leber erreicht u. dort oxidiert od. zur Glykogensynthese (s. Glukoneogenese) verwendet wird; das Glykogen* kann wieder mobilisiert u. als freie Glukose zur Neubildung von Muskelglykogen verwendet werden.

Cornea (lat. cornea cutis Hornhaut) f: Hornhaut des Auges; durchsichtiger Abschnitt der Augapfelhülle (Tunica fibrosa bulbi), der am Limbus corneae in die weiße Augenhaut (Sklera) übergeht; geschichteter **Aufbau**, beginnend an der konvexen Außenfläche (Facies ant.): **1.** Epithelium anterius: mehrschichtiges unverhorntes Plattenepithel; **2.** Lamina limitans ant. (Bowman-Membran); **3.** Substantia propria: 45-70 Lamellen kollagener Fibrillen mit eingestreuten Fibrozyten; **4.** Lamina limitans post. (Descemet-Membran) als Basalmembran; **5.** Endothelium posterius, keine Blut- u. Lymphgefäße, Innervation durch den N. ophthalmicus (V_1); **Form:** fast rund u. im Scheitel (Vertex corneae) sphärisch gekrümmt; Dicke variiert: peripher 1,1-1,2 mm, zentral 0,8-0,9 mm; stärker gewölbt als die Sklera; optische Funktion (Transparenz, Brechung des Lichts) u. Schutzfunktion.

Corneal|re|flex (↑; Reflekt-*) m: s. Reflexe.

Cornea plana (↑; lat. planus flach, eben) f: erbl. Formanomalie der Hornhaut mit starker Abflachung, vermindertem Durchmesser (unter 10 mm) u. progressiver Eintrübung vom Rand her in Komb. mit abgeflachter Vorderkammer u. insgesamt verkürzten Vorderabschnitten des Augapfels.

Cornelia-de-Lange-Syn|drom (Cornelia de L., Päd., Niederlande, 1871-1950) n: s. Lange-Syndrom I.

Cornu cutaneum (lat. cornu Horn; Cut-*) n: Hauthorn; tierhornartige Hyperkeratose* (s. Abb.); kann mit Verrucae* vulgares, Keratoma senile oder einem Plattenepithelkarzinom* assoziiert sein.

C

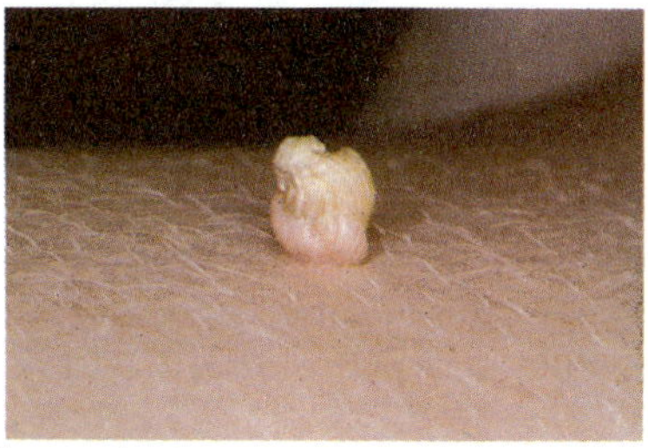
Cornu cutaneum: Der Befund entwickelte sich aus einer Verruca filiformis. [3]

Corona (lat.) f: Kranz. **C. ciliaris** (↑) f: Strahlenkranz des Ziliarkörpers* des Auges; besteht aus d. 70-80 gefäßreichen Ziliarfortsätzen (Pp. ciliares). **C. dentis** (↑) f: Zahnkrone. **C. glandis** (↑) f: zirkulärer Wulst an d. Eichel des Penis. **C. mortis** (↑) f: abnorm starke Ausbildung der Anastomose zw. der A. obturatoria (R. pubicus) u. der A. epigastrica inf.; früher wichtige Urs. für intraoperatives Verbluten b. Schenkelhernienoperation. **C. phleb|ectatica para|plantaris** (↑) f: variköser Venenkranz an den Fußrändern (sog. Cockpit-Varizen) bei Abflußstörung im Bereich der tiefen Unterschenkelvenen; vgl. Varizen. **C. radiata** (↑) f: sog. Stabkranz; fächerförmige Ausbreitung der Projektionsfasern der Capsula* interna in die Großhirnrinde.

Corona|viridae (↑; Virus*; Idio-*) f pl: Fam. verhüllter, pleomorpher RNA-Viren (Ø 70-160 nm, einsträngige RNA, 3-4 Polypeptide; elektronenmikroskop. schütterer Kranz von 15-29 nm langer keulen- bzw. blütenförmiger Projektionen; **Unterteilung** in vier Genera v. a. tierpathogener, nur z. T. menschenpathogener Viren; **Übertragung:** durch Schmier- u. Tröpfcheninfektion; **Klin.:** beim Menschen milde Erkr. der oberen Atemwege.

coronoideus (↑; -id*): kronenartig; z. B. Processus coronoideus ulnae.

Cor pendulum (Cor*) n: sog. pendelndes Herz b. abnormem Tiefstand des Zwerchfells; s. Tropfenherz.

Cor pulmonale (↑; Pulmo*) n: Reaktion des Herzens auf eine akute od. chron., durch eine Erkr. der Lunge bedingte Drucksteigerung im Lungenkreislauf (s. ums. Abb.); laut Def. der WHO gehören Erkr. des linken Herzens u. Herzfehler nicht zu den Ursachen des C. p. **Sympt.:** Rechtsherzdilatation u. -hypertrophie, Zyanose, mäßige Dyspnoe, akzentuierter 2. Pulmonalton; später Rechtsherzinsuffizienz; vgl. Herzinsuffizienz.

Cor pulmonale acutum (↑) n: durch akuten Druckanstieg im Lungenkreislauf bedingte Dilatation und Insuffizienz des rechten Ventrikels, u. U. mit der Folge tödl. Rechtsherzversagens; **Urs.:** massive Lungenembolie*, Status asthma-

C

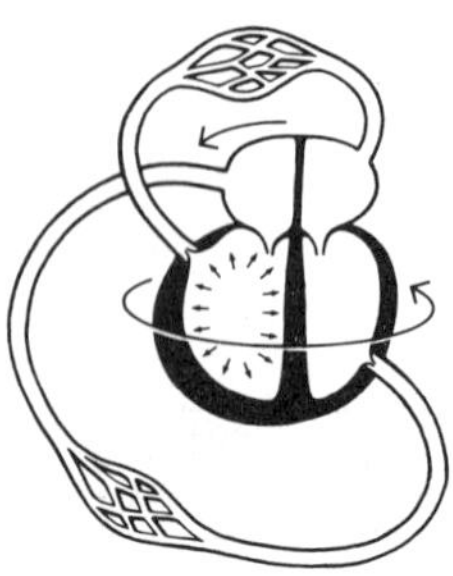

Cor pulmonale:
Formwandel des Herzens; Hypertrophie der rechten Kammerwand, Verlängerung der Herzachse, Verbreiterung der rechten Kammer, Linksdrehung und Querlagerung des Herzens [129]

ticus, Spannungspneumothorax, thoraxchirurgische Eingriffe (v. a. Pneumektomie*).

Cor pulmonale chronicum (↑) n: durch längerfristig bestehende Druckerhöhung im Lungenkreislauf (pulmonale Hypertension*) bedingte Hypertrophie u. später auch Dilatation des re. Ventrikels; kann zur Rechtsherzinsuffizienz führen; **Urs.:** chronische Lungenerkrankungen wie obstruktive Bronchitis, Emphysem, Sarkoidose, Alveolitis, Fibrose, alveoläre Hypoventilation aus muskulärer Ursache, rezidiv. Lungenembolien, primär vaskuläre pulmonale Hypertension; **Diagn.:** im Rö.-Thorax Änderung der Herzform durch Verlängerung des re. Ventrikels nach oben, Herzdrehung um die Längsachse, dadurch wird der re. Ventrikel li. randbildend; vgl. Herzinsuffizienz.

Corpus (lat.) n (pl Corpora): Körper. **C. adiposum buccae** (↑) n: sog. Bichat-Wangenfettpfropf zw. M. buccinator u. M. masseter. **C. adiposum fossae ischio|rectalis** (↑) n: Fettgewebskörper in der Fossa ischiorectalis. **C. adiposum infra|patellare** (↑) n: unterh. der Patella vor der Kniegelenkspalte gelegener, von Synovialhaut überzogener Fettkörper; vgl. Hoffa-Krankheit. **C. adiposum orbitae** (↑) n: Fettgewebekörper der Augenhöhle. **C. albicans** (↑) n: narbiger Rest des Corpus* luteum. **C. alienum** (↑) n: Fremdkörper*. **C. amygdaloideum** (↑) n: Mandelkern; durch feine Marklamellen in mehrere Kerngruppen geteilter, an der Innenseite des Schläfenlappens an der Spitze des Unterhorns des Seitenventrikels liegender Kern des Großhirns; gehört zum limbischen System*. **Corpora amylacea** (↑) n pl: Amyloidkörperchen; physiol. in Prostata u. Gelenken, pathol. bei Amyloidosen*. **Corpora arenacea** (↑) n pl: Sandkörperchen, Psammomkörper; Vork. bes. in d. Zirbeldrüse, im Plexus choroideus u. in Meningeomen; s. Psammom. **C. atreticum** (↑) n: atret. Follikel*.

Corpus callosum (↑) n: Balken des Gehirns; quere Faserverbindung zw. den beiden Hemisphären am Grund der Fissura longitudinalis cerebri; besteht aus dem hinten u. kaudal gelegenen Wulst (Splenium), dem Hauptteil als Stamm (Truncus), der in das Knie (Genu) übergeht. Unterh. des Knies endet er rostral mit dem Schnabel (Rostrum). Die vorderen, im Knie U-förmig die Frontallappen verbindenden Fasern bilden die vordere Balkenzwinge (Forceps frontalis bzw. minor). In gleicher Weise verläuft die hintere Balkenzwinge (Forceps occipitalis bzw. major) im Wulstgebiet zur Verbindung der Hinterhauptlappen. Tapetum nennt man die Faserverbindungen, die die Seitenwand des Cornu temporale u. occipitale (hier auch das Dach) des Seitenventrikels bilden.

Corpus cavernosum clitoridis (↑) n: Schwellkörper der Klitoris*; rechtes u. linkes C. c. c. bilden den Schaft des Kitzlers (Corpus clitoridis). **C. cavernosum penis** (↑) n: Schwellkörper des männl. Glieds; durch das Septum penis in zwei Hälften geteilt, umgeben von einer straffen Albuginea*; Schwammwerk weiter Bluträume, deren Scheidewände aus elast. Fasern u. glatter Muskulatur bestehen. Vgl. Erektion. **C. cavernosum urethrae** (↑) n: s. Corpus spongiosum penis. **C. ciliare** (↑) n: Ziliarkörper* des Auges. **C. coccygeum** (↑) n: arteriovenöse Anastomosen* enthaltendes Knötchen vor d. Steißbeinspitze.

Corpusculum renis (Dim. ↑) n: s. Malpighi-Körperchen.

Corpus femoris (↑) n: Schaft des Oberschenkelknochens. **C. geniculatum laterale** (↑) n: Teil des Metathalamus*; Schaltstelle der zentralen Sehbahn. **C. geniculatum mediale** (↑) n: Teil des Metathalamus*; Schaltstelle der zentralen Hörbahn. **C. humeri** (↑) n: Schaft des Oberarmknochens. **C. liberum** (↑) n: freier Gelenkkörper*. **C. linguae** (↑) n: Zungenkörper.

Corpus luteum (↑; luteus*) n: syn. Gelbkörper; entsteht im Ovar nach der Ovulation* aus dem gesprungenen Follikel (gelegentl. auch aus nicht geplatztem Follikel), Bildungsort v. Östrogenen u. Corpus-luteum-Hormon (Progesteron*); **1. C. l. graviditatis**: Gelbkörper, der bis z. Beginn des 3. Schwangerschaftsmonats wächst u. funktioniert, sich dann langsam zurückbildet; **2. C. l. menstruationis**: Gelbkörper, der sich b. fehlender Befruchtung des Eis zurückbildet; inf. der abfallenden Hormonproduktion setzt die Menstruation* ein.

Corpus-luteum-In|suffizienz (↑; ↑; Insuffizienz*) f: (engl.) corpus luteum insufficiency; Funktionsschwäche des Gelbkörpers (Corpus luteum) mit erniedrigter Progesteronkonzentration im Plasma; **Sympt.:** Verkürzung der Corpus-luteum-Phase (hypertherme Phase) des Menstruationszyklus*; langsamer (treppenförmiger) Anstieg der Basaltemperatur in der Corpus-luteum-Phase; keine zyklusgerechte sekretor. Umwandlung des Endometriums. Die C.-l.-I. ist e. der wichtigsten funktionellen Urs. der weibl. Sterilität*.

Corpus-luteum-Zyste (↑; ↑; Kyst-*) f: (engl.) corpus luteum cyst; durch Einblutungen entstehendes, zyst. vergrößertes Corpus* luteum m. einer Schicht hyperplast., später druckatroph. Granulosaluteinzellen* und, nach Resorption der Blutbestandteile, m. klarem gelbl. Inhalt; inf. verlangsamter Abnahme der Progesteronbildung Verzögerung der Menstruation*. Vgl. Ovarialzysten.

Corpus mamillare (↑) n: paarige Erhebung am Boden des Zwischenhirns; Schaltstelle des limbischen Systems. **C. mammae** (↑) n: Drüsenkörper der weibl. Mamma* mit d. umgebenden Fettgewebe. **C. mandibulae** (↑) n: Körper des Unterkiefers; enthält die Zahnfächer. **C. maxillae** (↑) n: Körper des Oberkiefers; enthält die Oberkieferhöhle u. die Zahnfächer. **C. medullare** (↑) n: Marksubstanz des Kleinhirns.

Corpora oryzoidea (†) n pl: Reiskörperchen; Fibrinablagerungen in Gelenken, Sehnenscheiden u. Schleimbeuteln; vgl. Gelenkkörper, freier. **Corpora para|aortica** (†) n pl: Paraganglion aorticum abdominale (Zuckerkandl) u. Paraganglion supracardiale; s. Paraganglien. **C. penis** (†) n: Schaft des männl. Glieds. **C. pineale** (†) n: Zirbeldrüse; s. Epiphyse. **C. rubrum** (†) n: der m. frischem Blut gefüllte gesprungene Follikel*. **C. spongiosum penis** (†) n: unpaariger kompressibler Schwellkörper der männl. Harnröhre. **C. striatum** (†) n: Kurzform: Striatum, Streifenhügel; Bez. für e. Teil der basalen Stammganglien des Gehirns; besteht aus d. Putamen (Schalenkern) des Nucleus lentiformis (Linsenkern) u. des Nucleus caudatus (Schweifkern), gehört z. extrapyramidalen System*. **C. trapezoideum** (†) n: Trapezkörper; in d. Pars dorsalis der Brücke gelegene quere Faserzüge; Teil der zentralen Hörbahn. **C. uteri** (†) n: Gebärmutterkörper; s. Uterus. **C. ventriculi** (†) n: Magenkörper. **C. vesicae** (†) n: Harnblasenkörper. **C. vesicae felleae** (†) n: auch Corpus vesicae biliaris; Gallenblasenkörper. **C. vitreum** (†) n: Glaskörper des Auges, zw. Linse u. Netzhaut gelegen; besteht aus d. Glaskörpergallerte, Stroma corporis vitrei (Stroma vitreum) m. bis zu 98% Flüssigkeit, Humor corporis vitrei (Humor vitreus) u. eingelagerten Fibrillen, die durch Verdichtung an d. Oberfläche e. Grenzmembran (Membrana hyaloidea) bilden.

Cor|rigens (lat. verbessernd) n: (engl.) corrigent; Zusatz zu e. Modifikament, z. B. um d. Geschmack, den Geruch od. das Aussehen zu verbessern.

Corrinoide n pl: Sammelbez. f. die Vitamin-B_{12}-Verbindungen; jetzt als Cobalamin* bezeichnet.

Cort-: auch Corti-, Korti-; Wortteil mit der Bedeutung Rinde, Schale; von lat. cortex.

Cortex[1] (lat.) m: (anat.) Rinde, Schale. **C. cerebelli** (†) m: Substantia corticalis cerebelli, Kleinhirnrinde; ca. 1 mm dick, überwiegend aus Nervenzellen bestehend. **C. cerebri** (†) m: Substantia grisea, Großhirnrinde; graue nervenzellhaltige Substanz, besteht meist aus sechs Zellschichten. **C. glandulae supra|renalis** (†) m: Nebennierenrinde; besteht aus drei charakterist. gebauten Zonen; s. Nebenniere. **C. lentis** (†) m: Linsenrinde; äußere, weichere (rel. wasserreiche) Faserschicht der Augenlinse. **C. nodi lymphatici** (†) m: Substantia corticalis (lymphonodi), äußere Schicht der Lymphknoten (Lymphfollikelschicht), in der d. Lymphozyten u. Antikörper gebildet werden. **C. renis** (†) m: Nierenrinde; ca. 6 mm dicker Filterteil der Niere zw. Kapsel u. Mark; enthält Nierenkörperchen u. Harnkanälchen.

Cortex[2] (lat.) m: (pharmak.) Rinde, Schale. **C. Condurango** (†) m: Rinde der Zweige u. Stämme von Marsdenia condurango; enthält Bitterstoffe (Condurangin) u. versch. Digitanolglykoside; Verw.: Bittermittel bei Appetitlosigkeit. **C. Frangulae** (†) m: Faulbaumrinde; Rinde der Zweige u. Stämme von Rhamnus frangula; enthält 1,8-Dihydroxyanthracen-Derivate (Glucofrangulin A u. B), Frangulin A u B sowie Aglykone (Frangula-Emodin, Chrysophanol, Physcion); Wirkung: Hemmung der Resorption u. aktive Sekretion von Elektrolyten u. Wasser im Colon; Verstärkung des Füllungsdrucks u. Anregung der Peristaltik; Verw. u. NW: s. Laxanzien; Kontraind.: Ileus, evtl. Schwangerschaft u. Stillzeit. **C. Quercus** (†) m: Eichenrinde; Rinde der Zweige u. Stockausschläge von Quercus rubor bzw. petraea; enthält 10% Gerbstoffe mit adstringierender u. virustatischer Wirkung; Verw.: entzündl. Hauterkrankungen, leichte Entz. im Mund- u. Rachenraum sowie Genital- u. Analbereich; unspezif. akuter Durchfall. **C. Quillajae** (†) m: Seifenrinde, Panamarinde; Rinde der Stämme u. Äste von Quillaja saponaria mit 10% Saponinen; Verw. in der Pharmazie als techn. Hilfsstoff zur Herstellung von Steinkohlenteerlösung. **C. Salicis** (†) m: Weidenrinde; Rinde der Zweige von Salix alba, purpurea, fragilis u. a. Salix-Arten; enthält Salicin mit antipyretischer, antiphlogistischer u. analgetischer Wirkung; Verw.: bei Fieber, Kopfschmerz, rheumatischen Beschwerden.

Cor|texolon n: Vorläufer des Cortisols in d. Biosynthese; b. adrenogenitalem Syndrom* m. 11-Betahydroxylasemangel vermehrt.

Cortexon n: syn. Desoxycorticosteron*.

Corti-: s. a. Korti-.

corticalis (Cort-*): Rinden-.

Cortico|steroid binding globulin (engl. †; Stear-*; -id*; bindend; Globuline*) n: Abk. CBG; syn. Transcortin*.

Cortico|steron n: s. Glukokortikoide.

Cortico|trophin (INN) n: β^{1-39}-Peptid (adrenocorticotropes Hormon des HVL) (IUPAC); syn. Corticotropin, ACTH*.

Cortico|tropin n: syn. Corticotrophin, ACTH*.

Cortico|tropin releasing hormone (engl. Cortex*; -trop*; freisetzend*; Horm-*) n: Abk. CRH*.

Corti-Membran (Alfonso de C., Anat., Wien, Turin, 1822-1876) f: Membrana tectoria, das Corti-Organ bedeckend.

Corti-Organ (†) n: syn. Organon spirale; Sinnesepithel der Gehörschnecke; umfaßt die einzelnen Corti-Hörzellen (Haarzellen) u. wird gestützt durch die Corti-Pfeilerzellen, die den Corti-Tunnel seitl. begrenzen. Vgl. Deiters-Zellen, Hensen-Zellen.

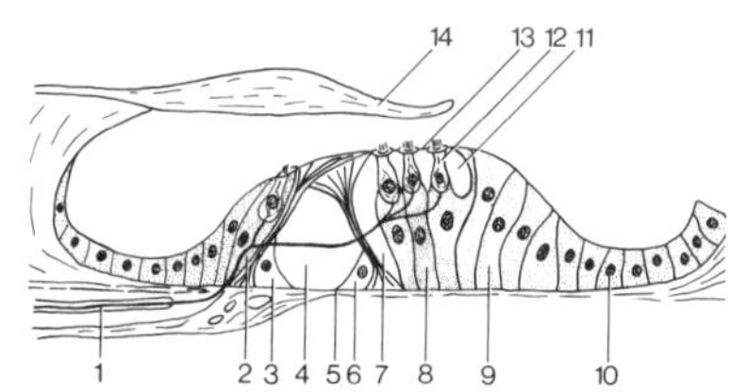

Corti-Organ:
1: Nervenfaser der Pars cochlearis des VIII. Hirnnerven; 2: innere Phalangenzelle mit innerer Haarzelle; 3: innere Pfeilerzelle; 4: innerer (Corti-)Tunnel; 5: Basilarmembran; 6: äußere Pfeilerzelle; 7: Nuel-Raum; 8: äußere Phalangenzellen (Deiters); 9: Hensen-Zellen; 10: Claudius-Zellen; 11: äußerer Tunnel; 12: Haarzelle; 13: Membrana reticularis; 14: Membrana tectoria [172]

Cortisol n: syn. Kortisol, Hydrocortison; wichtiges in der Nebennierenrinde produziertes Glukokortikoid; 90% des C. sind im Blut an Transportprotein (Transcortin od. CBG) gebunden; Nachweis u. a. durch Bestimmung der 17-OHCS od. direkte Bestimmung von C. im Plasma bzw.

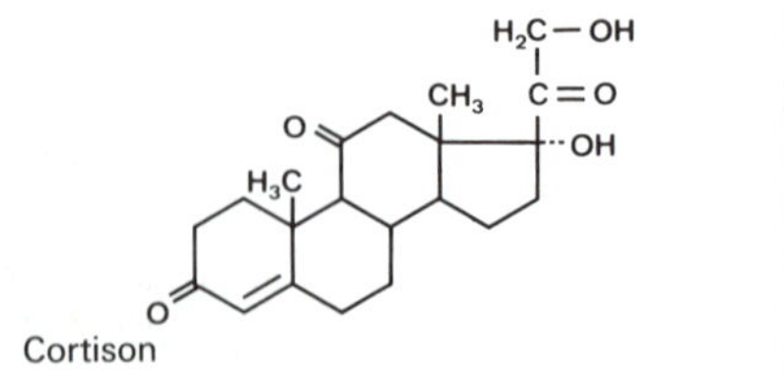

Harn. Derivate zur therap. Verw.: s. Glukokortikoide.

Cortison (INN) n: 17,21-Dihydroxy-4-pregnen-3,11,20-trion (IUPAC); aus der Nebennierenrinde isoliertes Hormon, im NNR-Venenblut u. peripheren Blut nicht nachweisbar, wahrscheinl. erster Metabolit des Cortisols; Anw.: s. Glukokortikoide.

Cor tri|atriatum (Cor*; Tri-*; lat. atrium Vorhof) n: seltene Herzfehlbildung, bei der der li. Vorhof durch eine perforierte fibromuskuläre Membran in einen proximalen Teil mit den Lungenvenenmündungen u. einen distalen Teil mit dem li. Herzohr geteilt wird. Das klin. Bild entspricht einer angeb. Mitralstenose*, evtl. zusätzl. Anomalien (z. B. Defekte im Vorhofseptum, Fehlmündung von Lungen- u. Körpervenen) mit entspr. Symptomen. **Diagn.:** röntg. im Ggs. zur Mitralstenose kleiner li. Vorhof; Nachweis durch Echokardiographie, Herzkatheterisierung u. Angiokardiographie; **Ther.:** operativ.

Cor tri|loculare (↑; lat. locus Platz, Raum) n: seltene Herzfehlbildung mit Fehlen des Septums entweder zw. den Ventrikeln (C. t. biatriatum) od. zw. den Vorhöfen (C. t. biventriculare); vgl. Ventrikel, singulärer.

Cor villosum (↑; lat. villosus zottig): auch Cor hirsutum; sog. Zottenherz bei Perikarditis* (Pericarditis sicca).

Coryne|bacterium (gr. κορύνη Keule, Kolben; Bakt-*) n: Gattung grampositiver, nichtsporenbildender, unbewegl. Stäbchenbakterien, häufig mit ein- od. beidseitigen keulenförmigen Anschwellungen; **Verbreitung:** ubiquitärer Boden- u. Wasserkeim; Bewohner menschlicher u. tierischer Haut u. Schleimhäute; ca. 40 Species (meist pflanzenpathogen od. apathogen); med. relevant: Corynebacterium diphtheriae, Corynebacterium pseudodiphthericum, Corynebacterium pyogenes, Corynebacterium xerosis. Vgl. Bakterienklassifikation, Diphtheroide.

Coryne|bacterium acnes (↑; ↑; Akne*) n: syn. Propionibacterium acnes; s. Propionibacterium.

Coryne|bacterium diphtheriae (↑; ↑; Diphtherie*) n: syn. Bact. diphtheriae; Err. der Diphtherie*; **Morphol.:** in Neisser*-Polkörnchenfärbung gelb-braune Stäbchen mit zahlreichen schwarz-blauen Polkörperchen (sog. Volutin-Körnchen), häufig in charakterist. V- od. Y-förmiger Lagerung (sog. chinesische Schriftzeichen, s. Abb.); **Toxinbildung:** Diphtherietoxin besteht aus Fragment A (stabil; letales Toxin) u. Fragment B (labil; bahnt Toxin-A Weg ins Zytoplasma). **Übertragung:** direkter Kontakt; Tröpfcheninfektion; **Diagn.:** Isolierung auf Blutagar od. Löffler-Serum; biochem. Differenzierung: Urease negativ, Cystin positiv, Glukosevergärung positiv, Saccharosevergärung negativ, Nitrat-Reduktion positiv; **Toxinnachweis:** Tierversuch; Elek-Ouchterlony-Test (Immunodiffusionsverfahren).

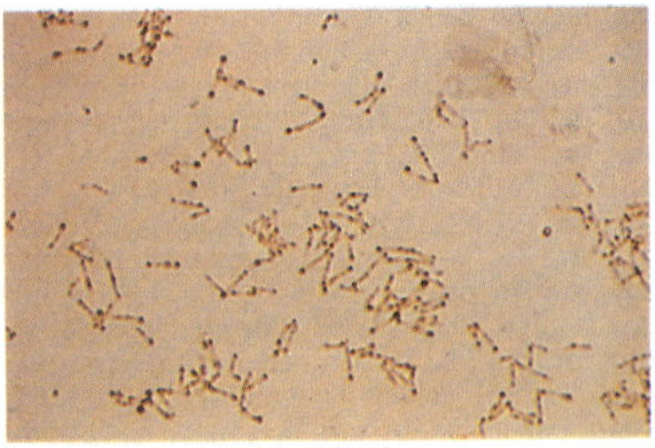
Corynebacterium diphtheriae [179]

Coryne|bacterium pseudo|diphthericum (↑; ↑; Pseud-*; Diphtherie*) n: i. d. R. apathogene Schleimhautsaprophyten; im Ggs. zu Corynebacterium* diphtheriae gerade, kurze, plumpe Stäbchen in regelmäßiger Parallellagerung (Palisaden- od. Parkettmusterform); Polkörnchen oft nur einseitig od. fehlend; u. U. opportunistische Erreger*. Vgl. Diphtheroide.

Coryne|bacterium pyo|genes (↑; ↑) n: syn. Bacillus pyogenes; feine, teils kokkoide, teils längere pleomorphe Stäbchen; Polkörnchen nur vereinzelt; Katalase negativ, Hämolysinbildung; Zellwandantigengemeinschaft mit Streptokokken der Serogruppe G; **Verbreitung:** Schleimhautparasit von Warmblütern; gelegentlich isoliert aus Urethralexsudat, Hautläsionen u. bei akuter Pharyngitis.

Coryne|bacterium vaginale (↑; ↑) n: s. Gardnerella vaginalis.

Coryne|bacterium xerosis (↑; ↑) n: i. d. R. apathogene Corynebakterien, Saprophyten* der Schleimhäute, u. U. opportunistische Erreger*; vgl. Diphtheroide; irrtüml. als Erreger der Xerophthalmie angesehen (Name).

Coryza (gr. κόρυζα Erkältung, Schnupfen) f: Schnupfen; s. Rhinitis.

Coryza syphilitica (↑) f: eitriger Schnupfen bei Syphilis connata; s. Syphilis.

Cossio-Syn|drom (P. C., zeitgen. Kardiol., Argentinien) n: syn. Syndrom der großen Vorhoflücke; nicht mehr gebräuchliche Bez. f. bes. großen Vorhofseptumdefekt*.

Costae (lat.) f pl: Rippen. **C. spuriae** (↑) f pl: die unteren fünf Rippen, die keine direkte Verbindung zum Brustbein besitzen; drei bilden d. Rippenbogen, die beiden letzten enden frei. **C. verae** (↑) f pl: die sieben oberen mit dem Brustbein knorpelig verbundenen Rippen.

costalis (↑): Rippen-.

Costen-Syn|drom (James B. C., Otol., St. Louis, 1895-1962) n: präaurikulare Schmerzen bei Kiefergelenkveränderungen durch Biß- u. Kauanomalien; **DD:** Trigeminusneuralgie.

Cotrel-Dubousset-Operation f: Form der Spondylodese*.

Co|trim|oxazol n: Kombination des Chemotherapeutikums Trimethoprim* (Abk. TMP) mit d. Sulfonamid Sulfamethoxazol* (Abk. SMZ); **Wirkungsweise:** Hemmung der bakt. Folsäuresynthese; SMZ u. TMP wirken bakteriostatisch, die Komb. beider hat in vitro einen bakteriziden Effekt; **Wirkungsspektrum:** entspricht dem der Dehydrofolsäure-Reduktasehemmstoffe u. der Sulfonamide; **Verw.:** v. a. bei Harnweginfektionen, akuter u. chron. Pyelonephritis, Typhus, bei akuten Schüben der chron. Bronchitis, zur Proph. u. Ther. von Pneumocystis-carinii-Infektionen; **NW** u. **Kontraind.:** s. Sulfonamide.

Cotton-wool-Herde (engl. cotton wool Baumwolle): (engl.) cotton wool spots; Augenhintergrundveränderungen mit weißen Flecken; **Urs.:** Kapillarverschlüsse der Retina mit ischämischem Axoplasmastau; **Vork.:** z. B. bei Retinopa-

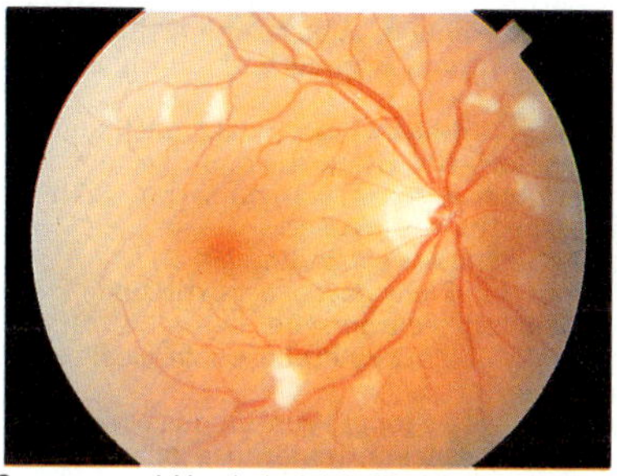

Cotton-wool-Herde bei AIDS-Retinopathie [550]

thia diabetica od. hypertensiva, Kollagenosen, Zentralvenenverschluß, AIDS-Retinopathie.

Cotyledo (gr. κοτυληδών Vertiefung, Becher) f: (engl.) cotyledon; Zottenbüschel des Chorions*; Lappen der Plazenta*.

Coulomb (Charles A. de C., Phys., Paris, 1736-1806) n: Kurzzeichen C; abgeleitete SI-Einheit der elektr. Ladung. 1 C = 1 Ampere × Sekunde (As), die von einem Strom der Stärke 1 A in 1 Sek. gelieferte Elektrizitätsmenge. Der Zus. mit der Elementarladung e ist: $e = 1{,}602 \times 10^{-19}$ C; s. Ampere, Einheiten.

Coulomb-Gesetz (↑): (engl.) Coulomb's law; gleichnamige elektr. Ladungen stoßen sich ab, ungleichnamige ziehen sich an. Die Coulomb-Kraft F ist dem Produkt beider Ladungen (Q_1, Q_2) direkt u. dem Quadrat ihres Abstands (r^2) umgekehrt proportional (k = Proportionalitätsfaktor):

$$F = k\,\frac{Q_1 \cdot Q_2}{r^2}$$

Coulter-Verfahren: s. Blutkörperchenzählautomat.

Councilman-Körperchen (William T. C., Pathol., Baltimore, 1854-1933): (engl.) Councilman bodies; kleine, hyaline, azidophile, runde od. ovale Körperchen aus degenerierten bzw. nekrotischen, aus dem Verband gelösten Leberepithelien (s. Abb.); **Vork.:** bei Hepatitis u. Gelbfieber.

Courvoisier-Zeichen (Ludwig G. C., Chir., Basel, 1843-1918): (engl.) Courvoisier's sign; schmerzlos vergrößerte, palpable Gallenblase bei gleichzeitig bestehendem Ikterus* durch chron. Verschluß des Ductus choledochus inf. Tumorkompression. Vgl. Gallenblasenkarzinom, Gallengangkarzinom.

Couvelaire-Syn|drom (Alexandre C., Gebh., Paris, 1873-1948) n: syn. Apoplexia uteri; schwe-

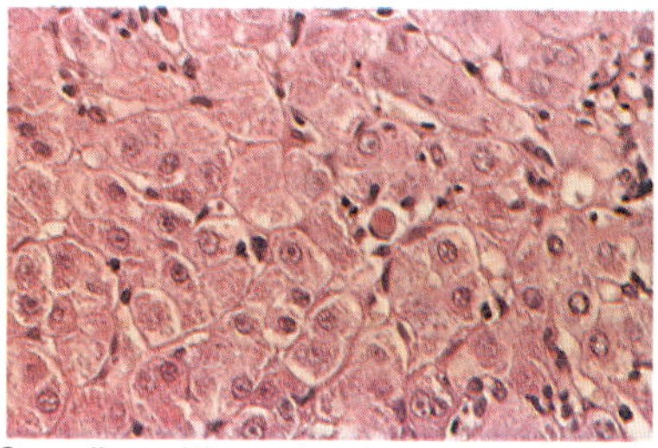

Councilman-Körperchen: Einzelzellnekrose bei akuter Virushepatitis (Leberhistologie) [62]

re Form der vorzeitigen Plazentalösung* m. Blutungen in d. Muskelwand des Uteruskörpers.

Couveuse (frz. Brutofen) f: (engl.) incubator; elektrisch betriebenes, geschlossenes Wärmebett f. Frühgeborene; vgl. Inkubator.

Cover-Test (engl. to cover bedecken) m: s. Abdecktest.

Cowden-Syn|drom n: syn. multiples Hamartom-Syndrom; nach dem Namen der erstbeschriebenen Familie benanntes, seltenes komplexes Syndrom mit autosomal-dominantem Erbgang; **Sympt.:** hyperkeratotische Papillome im Lippenrot, Gingivafibromatose, progrediente Fibroadenomatose der Mammae u. multiple Zysten sowie Adenome in Schilddrüse, Leber u. Knochen. Vgl. Polyadenomatose-Syndrome.

Cowper-Drüse (William C., Anat., Chir., London, 1666-1709): s. Glandula bulbourethralis.

Cox-: auch Kox-; Wortteil mit der Bedeutung Hüfte; von lat. coxa.

Coxa (lat.) f: Hüfte (s. Abb.).

Coxa plana (↑) f: Inkongruenz der Gelenkflächen durch Mißverhältnis zw. Hüftkopf u. Gelenkpfanne; Folgezustand nach angeb. Hüftgelenkluxation* od. -dysplasie sowie Perthes*-Calvé-Legg-Krankheit.

Coxa saltans (↑) f: sog. schnappende Hüfte; ruckartiges Gleiten eines derben Stranges des Tractus ileotibialis (Maissiat-Streifen) über dem Trochanter major bei Beugung u. Streckung im Hüftgelenk; **Ther.:** Krankengymnastik, Infiltration von Lokalanästhetika, bei langdauernden, therapieresistenten Beschwerden ggf. Operation (z. B. Fasziendoppelung).

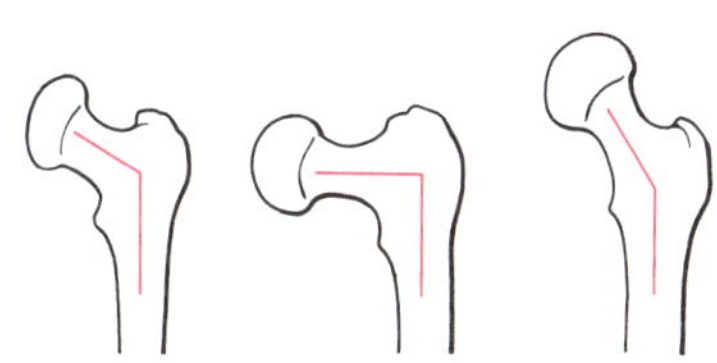

Coxa:
1: normale Hüfte; 2: Coxa vara; 3: Coxa valga [411]

Coxa valga (↑) f: abnorm steile Aufrichtung des Schenkelhalses i. S. der Abduktion mit Vergrößerung des CCD*-Winkels; **Formen: 1.** angeb. (beidseitig als C. v. congenita), bei angeb. Hüft-

C

dysplasie* meist mit gleichzeitiger Antetorsion* (C. v. antetorta), später fortschreitende Hüftkopfwanderung nach kranial (C. v. luxans); **2.** erworben bei Lähmungen der Hüft- u. Beinmuskeln (inf. Poliomyelitis* epidemica anterior acuta od. Myopathie*) u. Verminderung der auf das Hüftgelenk einwirkenden statisch-dynamischen Kräfte (z. B. bei Tragen einer Orthese als Entlastungs-C. v.) sowie bei Überwiegen der Hüftadduktoren (spastische Lähmung, Little-Krankheit, Lähmung der kleinen Glutäalmuskeln) od. inf. traumat. Veränderungen; **Klin:** meist nur geringe Sympt. mit Leistenschmerzen, vorzeitiger Ermüdung u. Hinken, u. U. frühzeitige Ausbildung einer Koxarthrose*; **Ther.:** Krankengymnastik, röntg. Verlaufskontrollen zur Indikationsstellung für Derotationsvarisierungsosteotomie im Kindesalter bzw. Varisierungsosteotomie im Erwachsenenalter.

Coxa vara (↑) f: Schenkelhalsverbiegung i. S. der Adduktion; CCD*-Winkel unter 125°; **Formen: 1.** angeb. (ein- od. beidseitig): oft alle Übergangsformen zu angeb. partiellen (proximalen) Femurdefekten, bei Belastung Ausbildung von sog. Hirtenstabfemora u. Schenkelhalspseudarthrosen; **2.** erworben z. B. inf. Rachitis*, nach Epiphyseolysis capitis femoris (acuta od. lenta), versch. Verformungen od. Zerstörungen des Hüftkopfs (z. B. inf. Koxitis*, Perthes*-Calvé-Legg-Krankheit, Tumoren, Trauma); **Klin.:** Belastungsbeschwerden, Gelenkinstabilität, ggf. Beinlängendifferenz; **Ther.:** Valgisierungsosteotomie; bei erworbener C. v. Behandlung der Grunderkrankung, ggf. Korrekturosteotomie.

Coxiella (Herold R. Cox, amerikan. Bakteriol., geb. 1907) f: Gattung gramnegativer, unbegeißelter, kurzer, pleomorpher Stäbchenbakterien der Fam. Rickettsiaceae* (vgl. Bakterienklassifikation); einzige Species: **C. burnetii**, Err. des Q*-Fiebers (vgl. Rickettsiosen); Vermehrung in den Vakuolen der Wirtszelle, sehr resistent gegen Hitze u. Chemikalien; gutes Wachstum im bebrüteten Hühnerei; **Epidemiol.:** hoch kontagiöses Agens, weltweit verbreitet; kann in trockenem Zustand jahrelang überleben; Nachw. bei Säugetieren, Vögeln, Arthropoden; Übertragung auf den Menschen v. a. durch Inhalation eingetrockneten erregerhaltigen Kots, Urins od. anderer Sekrete (Aborte, Plazentamaterial) von Rindern, Schafen u. Ziegen, selten auch durch Ingestion (z. B. Ernährung mit roher Milch); Übertragung von Mensch zu Mensch sehr selten; **Diagn.:** Erregernachweis im Tierversuch (Maus, Hamster, Meerschweinchen); serol. KBR; Weil*-Felix-Reaktion negativ.

Coxsackie-Viren (Viren*) n pl: (engl.) coxsackie viruses; nach dem amerikan. Ort Coxsackie benannte, zum Genus Enterovirus* gehörende RNA-Viren der Fam. Picornaviridae*; weltweit verbreitet; **Unterteilung** in zwei Subgruppen: A (Serotypen 1-22, 24) u. B (Serotypen 1-6); **Klin.:** fieberhafte Allgemeininfektionen, abakterielle Meningitis (gelegentl. Enzephalitis u. Paralyse, v. a. durch Typ A 9), Perikarditis, Herpangina* (A-Serotypen), epidemische Pleurodynie* (B-Serotypen), Hand*-Fuß-Mund-Krankheit (v. a. Typ A 16); Typ A 7 verursacht der Poliomyelitis ähnliche Lähmungen (Pseudopolio). Serotyp B 4 wurde mehrfach in Zus. mit Diabetes mellitus (Typ 1) nachgewiesen. **Diagn.:** Erregernachweis im Stuhl, Rachensekret u. Liquor, aus Gewebekulturen u. in vier Tage alten Mäusen; Antikörpernachweis.

CP: Abk. f. **1.** (neurol.) **C**erebral**p**arese; s. Zerebralparese, infantile; **2.** (kardiol.) **C**or* **p**ulmonale; **3.** (biochem.) **C**reatin**p**hosphat; s. Kreatin.

cP: Abk. f. **c**hron. **P**olyarthritis*.

CPAP: Abk. f. (engl.) **c**ontinuous **p**ositive **a**irway **p**ressure, kontinuierlicher positiver Atemwegdruck; Verfahren der Beatmung* mit druckunterstützter Inspiration u. Exspiration gegen einen positiven endexspiratorischen Druck (PEEP*); durch CPAP-Atmung wird die funkt. Residualkapazität u. damit der arterielle Sauerstoffpartialdruck erhöht; **Ind.:** Atemnotsyndrom des Neugeborenen, Atemtraining, Entwöhnung vom Respirator, i. d. R. in Verbindung mit SIMV (s. IMV).

CPD-Stabilisator m: (engl.) CPD-stabilizer; Stabilisator* für Blutkonserven, bestehend aus Natriumbiphosphat, Natriumzitrat, Zitronensäure, Dextrose u. Wasser.

C-Peptid n: s. Proinsulin.

CPH: Abk. f. **c**hronisch-**p**ersistierende **H**epatitis; s. Hepatitis, chronische.

CPK: Abk. f. **C**reatin**p**hospho**k**inase; s. Kreatinkinase.

CPPV: Abk. f. (engl.) **c**ontinuous **p**ositive **p**ressure **v**entilation, kontinuierliche Überdruckbeatmung; heute Standardverfahren maschineller Beatmung*; die Inspiration erfolgt wie bei intermittierender Überdruckbeatmung (IPPV*); zusätzlich wird in der Exspirationsphase ein positiver endexspiratorischer Druck (PEEP*) angewendet.

Cr: chem. Symbol f. Chrom*.

Cramer-Schiene (Friedrich C., Chir., Wiesbaden, 1847-1903): (engl.) Cramer's splint; biegsame, gepolsterte Drahtschiene zur Frakturruhigstellung.

Crampus (nhd. Krampf) m: s. Krampussyndrom.

cranialis (Krani-*): kopfwärts, kranial.

Cranium (↑) n: der (knöcherne) Schädel; wird unterteilt in Neurocranium (Hirn-) u. Viscerocranium (Gesichtsschädel); das Neurocranium besteht aus Schädelkalotte u. Schädelbasis, das Viscerocranium aus Augen-, Nasen- u. Mundhöhle, dem Zungenbein u. dem Gehörknöchelchen. 29 Knochen, die z. T. durch Nähte (Suturae) verbunden sind, werden unterschieden: Os frontale, Os temporale, Os parietale, Os occipitale, Os sphenoidale; Os ethmoidale, Os nasale, Os lacrimale, Concha nasalis inf., Vomer, Os zygomaticum, Os palatinum, Maxilla, Mandibula, Os hyoideum; Malleus, Incus, Stapes. Vgl. Desmocranium.

Crataegus oxy|acantha f: Gemeiner Weißdorn; Blätter, Blüten u. Früchte versch. Weißdornarten enthalten Flavonoide (Hyperosid, Rutin) u. oligomere Procyanidine (Epicatechin). **Wirkung:** positiv inotrop, chronotrop u. dromotrop sowie negativ bathmotrop; Zunahme der Koronar- u. Myokarddurchblutung; **Verw.:** bei Herzinsuffizienz Stadium I-II (NYHA), Druck- u. Beklemmungsgefühl in der Herzgegend, noch nicht digitalisbedürftigem sog. Altersherz, leichten bradykarden Herzrhythmusstörungen.

Craurosis (gr. κραῦρος trocken; -osis*) f: Kraurose; atroph.-sklerosierender Schrumpfungsprozeß der Übergangsschleimhäute; gilt als fakultative Präkanzerose*. **C. penis** (↑; ↑) f: syn. Lichen* sclerosus et atrophicus penis. **C. vulvae** (↑; ↑) f: s. Vulvadystrophie.

Credé-Hand|griff (Karl S. C., Gyn., Leipzig, 1819-1892): (engl.) Credé's manœuvre; Handgriff

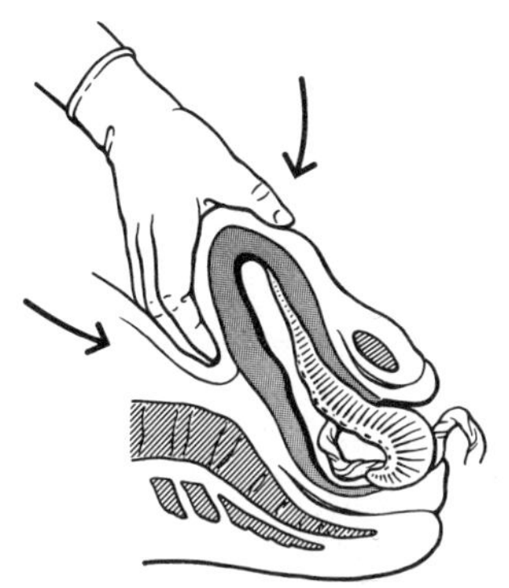

Credé-Handgriff [385]

zur Plazentalösung bei Plazentalösungsstörungen*.

Credé-Pro|phylaxe (↑; Prophylaxe*) f: (engl.) Credé's prophylaxis; vorbeugende Behandlung gegen Gonoblennorrhoe* durch Eintropfen 1%iger $AgNO_3$-Lösung in den Bindehautsack; vgl. Argentumkatarrh.

Creeping eruption (engl. schleichender Hautausschlag) n: s. Larva migrans; vgl. Myiasis.

Cremaster (gr. κρεμαστός hängend, schwebend) m: Kurzbez. f. Musculus* cremaster.

Cremaster|re|flex (↑; Reflekt-*) m: s. Reflexe.

Creme f: (engl.) cream; halbfeste Arzneiform zur lokalen Anw. mit hohem Wassergehalt u. hydrophoben Bestandteilen in versch. Emulsionsformen (meist Öl-in-Wasser-, aber auch Wasser-in-Öl- u. Mischemulsionen) als Trägersubstanz für gelöste od. emulgierte Wirkstoffe.

Crepitatio (lat. crepitare rasseln, knirschen) f: Krepitation; **1.** palpator. knisterndes Gefühl (inf. Aneinanderreiben rauher Flächen) als Zeichen für eine Fraktur*; **2.** auskultator. Knistern od. feines krepitierendes Rasseln (Knisterrasseln), das bei Bildung (C. indux) u. Lösung (C. redux) der Entz. bei Pneumonie* durch die bei der Atmung erfolgende Trennung von Bronchiolenverklebungen entsteht; auch hörbar bei Asbestose u. Lungenemphysem. Vgl. Entfaltungsknistern.

Crescendo (ital.-lat. crescere wachsen): s. Kreszendogeräusch.

CREST-Syn|drom n: spez. Verlaufsform der progressiven systemischen Sklerose* mit **C**alcinosis cutis, **R**aynaud-Phänomen, ösophagealer (engl. **e**sophagus) Dysfunktion, **S**klerodaktylie u. **T**eleangiektasien im Gesicht; Nachw. von Antizentromer-Antikörpern in 40-90% der Fälle; **Progn.:** günstiger als bei progressiver systemischer Sklerose mit diffuser Sklerodermie, da viszerale Manifestationen im Krankheitsverlauf erst spät auftreten.

Creutzfeldt-Jakob-Krankheit (Hans-Gerhard C., Neurol., Kiel, 1885-1964; Alfons J., Neurol., Hamburg, 1884-1931): (engl.) Creutzfeldt-Jakob disease; subakute spongiforme Enzephalopathie, wahrscheinlich durch Prionen* verursacht u. durch Blut- bzw. Gewebeinokulation übertragbar; Verbreitung weltweit; sporadisch 1-2 Fälle pro 1 Mill. Einwohner; Altersgipfel im 6. Lebensjahrzehnt; fam. Häufung; **Pathol./Anat.:** Status spongiosus der grauen Substanz, neuronale Vakuolisierung, Untergang von Neuronen; Hypertrophie der Astroglia u. senile Plaques im zerebralen Kortex, Striatum u. Thalamus; gelegentlich Kleinhirndegeneration; **Klin.:** Inkubationszeit 6 Mon. bis 3 Jahre; Gedächtnis-, Konzentrations- u. Merkfähigkeitsstörungen; erhöhte Reizbarkeit, Kopfschmerz, Schlaflosigkeit, Schwindelgefühl; dann progrediente Demenz, Tetraparesen mit Spastik u. Rigor, Ataxie, Myoklonien, Muskelatrophien u. generalisierte Krampfanfälle; Dezerebrationsstarre; Koma; Exitus letalis nach wenigen Wo. bis zu 2 Jahren; **Diagn.:** im EEG slow waves, triphasische Komplexe; **DD:** Alzheimer-Krankheit, Parkinson-Syndrom, zerebrale Sarkoidose. Vgl. Kuru.

Creveld-Syn|drom (Simon van C., Päd., Amsterdam, 1894-1971) n: syn. Ellis*-Creveld-Syndrom.

CRH: Abk. f. (engl.) **c**orticotropin **r**eleasing **h**ormone; im Hypothalamus gebildetes Polypeptidhormon bekannter Struktur, das die Synthese von ACTH* in der Hypophyse u. dessen Freisetzung reguliert. Vgl. Releasing-Hormone.

cribri|formis (lat. cribrum Sieb; -formis*): auch cribrosus; siebförmig, z. B. Lamina cribriformis.

cricoideus (gr. κρίκος Ring; -id*): ringförmig; z. B. Cartilago cricoidea.

Cri-du-chat-Syn|drom (frz. cri du chat Katzengeschrei) n: syn. Katzenschrei*-Syndrom.

Crigler-Najjar-Syn|drom (John F. C. jun., Päd., Boston, geb. 1919; Victor A. N., Päd., Boston, geb. 1914) n: wahrscheinlich autosomal-rezessiv vererbtes Hyperbilirubinämiesyndrom inf. vollständigen Fehlens (Typ I) od. einer Aktivitätsverminderung (Typ II) der Glukuronyltransferase; **Sympt.:** schwerer, in der Neonatalphase sich manifestierender Ikterus, der lebenslang persistiert; zentralnervöse Störungen als Ausdruck einer Bilirubinenzephalopathie (s. Kernikterus); bei dem leichter verlaufenden Typ II motorische u. Sprachstörungen, Choreoathetose, Taubheit; **Diagn.:** ausgeprägte Hyperbilirubinämie mit vorwiegender Erhöhung des freien Bilirubins (>25 mg/dl) bei sonst normalen Leberfunktionswerten; Heterozygotentest möglich; **Ther.:** symptomatische Phototherapie*, ggf. Austauschtransfusion; bei Typ II Versuch einer Enzyminduktion mit Phenobarbital; **Progn.:** bei Typ I sehr schlecht (Überlebenszeit <1½ Jahre), bei Typ II relativ gut (>50 Jahre).

Crinis (lat.) m: Haar.

Crista (lat.) f (pl Cristae): Leiste, Kamm. **C. ampullaris** (↑) f: das Sinnesepithel des Gleichgewichtsorgans tragende Leiste in der Ampulle der häutigen Bogengänge; vgl. Bogengangapparat. **C. conchalis** (↑) f: Leiste am Oberkiefer u. am Gaumenbein; Ansatz der unteren Nasenmuschel. **Cristae cutis** (↑) f pl: s. Hautleisten. **C. ethmoidalis** (↑) f: Leiste am Oberkiefer u. am Gaumenbein; Kontakt z. mittl. Nasenmuschel. **C. fenestrae cochleae** (↑) f: knöcherne Randleiste des Schneckenfensters; Ansatz der Membrana tympani secundaria. **C. galli** (↑) f: Hahnenkamm; in d. Schädelhöhle vorspringender Knochenkamm des Siebbeins; Ansatz der Falx cerebri. **C. iliaca** (↑) f: Darmbeinkamm. **C. infra|temporalis** (↑) f: Leiste an d. unteren Fläche des großen Keilbeinflügels. **C. inter|trochanterica** (↑) f: Knochenleiste dorsal zw. Trochanter major u. minor des Femur. **Cristae lacrimales** (↑) f pl: Tränenleisten; vordere (Crista lacrimalis anterior) u. hintere (Crista lacrimalis posterior) knöcherne Begrenzung des Eingangs in d. Tränen-

Nasen-Kanal. **C. marginalis** (↑) f: seitl. Randleiste an d. lingualen Fläche der Schneide- u. Eckzähne. **Cristae matricis unguis** (↑) f pl: längsverlaufende Leisten des Nagelbetts. **Cristae mito|chondriales** (↑) f pl: Einstülpungen der Innenmembran in die Matrix der Mitochondrien*; erscheinen im Schnitt als Leisten. **C. nasalis** (↑) f: medianer Knochenkamm am Oberkiefer u. am Gaumenstein; Ansatz der Nasenscheidewand. **C. pubica** (↑) f: vom Tuberculum pubicum des Schambeins nach medial zur Symphyse ziehende Leiste; Ansatz des M. rectus abdominis. **Cristae sacrales** (↑) f pl: Knochenleisten (Crista sacralis intermedia, lat. bzw. mediana) an d. Dorsalfläche des Kreuzbeins; Rudimente der verschmolzenen Gelenk-, Quer- u. Dornfortsätze. **C. supra|ventricularis** (↑) f: Muskelleiste in d. rechten Herzkammer, die die Atrioventrikularöffnung vom oberen Teil der Ausströmungsbahn trennt. **C. terminalis** (↑) f: Muskelleiste im Innern des rechten Herzvorhofs, die den eigentl. Vorhof vom entwicklungsgeschichtl. Sinusteil abgrenzt. **C. transversa** (↑) f: quere Leiste, die den Grund des inneren Gehörgangs in ein oberes u. unteres Feld unterteilt. **C. tuberculi majoris humeri** (↑) f: vom gr. Höcker des Oberarmknochens nach distal verlaufende Knochenleiste. **C. tuberculi minoris humeri** (↑) f: vom kl. Höcker des Oberarmknochens nach distal verlaufende Knochenleiste. **C. urethralis** (↑) f: Schleimhautlängsfalte an d. hinteren Harnröhrenwand. **C. vestibuli** (↑) f: Leiste an der medialen Wand des knöchernen Labyrinths*, die Recessus sphaericus u. Recessus ellipticus trennt.

Crohn-Krankheit (Burrill B. C., Arzt, New York, geb. 1884): s. Enteritis regionalis Crohn.

Cromo|glicin|säure (INN): 5,5'-(2-Hydroxytrimethylendioxy)-bis(4-oxo-chromen-2-carbonsäure) (IUPAC); syn. Cromolyn; Antiallergikum, das über eine Hemmung der Mediatorfreisetzung (Stabilisierung der Mastzellmembran) wirkt u. eine antagonist. Wirkung gegen den plättchenaktivierenden Faktor (PAF*) hat; **Verw.:** zur lokalen Behandlung der Rhinitis allergica u. Conjunctivitis vernalis, bei Nahrungsmittelallergie, Angioödem, Urtikaria, Pruritus, allerg. Asthma; **NW:** vereinzelt Übelkeit, Exantheme, Gelenkschmerzen; bei der Anw. am Auge selten Augenbrennen, Chemosis, Fremdkörpergefühl, Überempfindlichkeitsreaktionen.

Cromolyn n: syn. Cromoglicinsäure*.

Cronkhite-Canada-Syn|drom (Leonard W. C., Int., Boston, geb. 1919; Wilma J. C., Radiol., New Bedford) n: diffuse gastrointestinale Polyposis mit Malabsorption*; **Klin.:** Manifestation meist im 5.-6. Lebensjahrzehnt mit Hyperpigmentierung der Haut, nicht vernarbender Alopezie, dystroph. Nagelveränderungen u. Hypoproteinämie; **Ätiol.** ungeklärt; **Progn.:** ca. 50% Letalität innerhalb 18 Mon. Vgl. Polyposis intestinalis (Tab.), Polyadenomatose-Syndrome.

Crooke-Zellen (Arthur C. C., Pathol., London, geb. 1903; Zelle*): (engl.) Crooke's hyaline cells; hyalinisierte basophile Zellen im HVL, die bei Cushing-Syndrom, aber auch b. exogener Cortisolzufuhr gefunden werden; möglicherweise degenerative Sekundärveränderungen.

Crosby-Test (William H. C., amerikan. Arzt, geb. 1914) m: s. Thrombinhämolysetest.

Crossen (frz. crosse Bischofskrummstab) f pl: erweiterte Einmündungsstellen der V. saphena magna in die V. femoralis u. der V. saphena parva in die V. poplitea. Vgl. Varizen.

Crossing over (engl. überkreuzend) n: syn. Chiasmabildung; Mechanismus, der zum Austausch von Chromosomenabschnitten zw. homologen Chromosomen führt, tritt in der Prophase der ersten Reifeteilung ein. Am C. o. ist die eine Hälfte (Chromatide) der beiden im Tetradenstadium gepaarten, längsgespaltenen homologen Chromosomen beteiligt. Die morphol. Grundlage des C. o. sind die Chiasmata. C. o. führt dazu, daß in einem Chromosom liegende Allele gekoppelter Gene nicht immer gemeinsam an die Nachkommenschaft weitergegeben, sondern neu gruppiert (rekombiniert) werden. Vgl. Chromosomen, Meiose, Rekombination.

Cross-leg-Bypass (engl. cross Kreuz; leg Bein; bypass Umgehung) m: syn. femoro-femoraler Crossover-Bypass; Verbindung der A. femoralis der erkrankten Seite distal der Stenose mit d. kontralateralen, gesunden Femoralarterie durch e. allogene Gefäßprothese; **Ind.:** Risikopatienten mit arteriellen Verschlußkrankheiten* vom Becken- od. Oberschenkeltyp, Inf. nach vorausgegangenen Gefäßoperationen; vgl. Palma-Operation.

Cross-match (engl. ↑; match Probe) n: sog. Kreuzprobe im HLA*-System; Test auf das Vorhandensein von zytotoxischen Antikörpern, wobei Serum des Empfängers gegen Lymphozyten des Spenders getestet wird; Durchführung vor jeder allogenen Organtransplantation.

Cross|over (engl. Überkreuzen) n: Vertauschung v. Kontroll- u. Versuchsgruppen, insbes. beim Blindversuch* im Rahmen der klin. Arzneimittelprüfung.

Cross|over-Bypass (↑; Bypass*) m: extraanatomisch gelegter, alloplastischer Bypass* als femoro-femoraler (Cross*-leg-Bypass), axillo-bifemoraler od. subklavio-subklavialer (bei Subclavian* steal syndrome) C.-B. mit subkutanem Verlauf.

Cross|over-Plastik (↑; -plastik*) f: s. Palma-Operation.

Crot|amiton (INN) n: N-Ethyl-N-(2-tolyl)-crotonamid (IUPAC); Substanz mit akariziden u. schwach bakteriziden Eigenschaften; **Verw.:** bei Skabies; **NW:** in Einzelfällen Überempfindlichkeitsreaktionen, vorübergehende Rötung u. Wärmegefühl; **Kontraind.:** exsudative Dermatitis.

Croton|öl: (engl.) croton oil; Krotonöl; Oleum crotonis; Öl aus Samen der tropischen Pflanze Croton tiglium; vgl. Kokarzinogene.

Crouzon-Syn|drom (Octave C., Neurol., Paris, 1874-1938) n: syn. Dysostosis* craniofacialis.

CRP: Abk. f. **1.** cAMP-**R**ezeptor**p**rotein; positiv regulierender Faktor in d. Transkription* b. Bakterien. Durch cAMP-Bindung wird d. Faktor aktiviert u. stimuliert d. Aktivität der RNA*-Polymerase. **2.** **C**-**r**eaktives **P**rotein*.

CRST-Syn|drom n: Sonderform der progressiven systemischen Sklerose* mit **C**alcinosis cutis, **R**aynaud-Syndrom, **S**klerodaktylie u. **T**eleangiektasien; vgl. CREST-Syndrom.

Cruor sanguinis (lat.) m: s. Blutgerinnsel.

cruralis (Crus*): zum Unterschenkel gehörig.

Crus (lat.) n (pl Crura): Schenkel, Unterschenkel. **C. ampullare** (↑) n: s. Bogengangapparat. **C. anterius capsulae internae** (↑) n: vorderer Schenkel der Capsula* interna. **C. cerebri** (↑) n: s. Pedunculus cerebri. **C. clitoridis** (↑) n: Schenkel des Kitzlers (paarig).

Crus curvatum (↑) n: Unterschenkelverbiegung in Frontal-, Sagittal- bzw. Längsachse; **Formen:** **1.** Crus recurvatum: kongenitale od. im

1. Lj. sich entwickelnde Verkrümmung in der Sagittalebene (Tibia recurvata); **2.** Crus valgum: X-förmige Verbiegung; angeborene (sehr selten, meist einseitig, häufig im Zus. mit Systemerkrankung des Skeletts) od. erworben i. R. einer Rachitis*, inf. Störung der normalen Wachstumsrichtung durch epiphysennahe od. epiphysäre Prozesse (z. B. Osteomyelitis, Tumoren, Verletzungen) sowie nach in Fehlstellung verheilten Knochenbrüchen; **3.** Crus varum: O-förmige Verbiegung; angeboren (meist im unteren Drittel u. einseitig) od. erworben zus. mit Antekurvation* u. Torsion (sog. Korkenzieherbeine); **Ther.:** Apparateversorgung bis zum 4. Lj.; bei ausbleibender Spontankorrektur Versuch der op. Korrektur, oft Mehrfacheingriffe erforderlich.

Crus dextrum fasciculi atrio|ventricularis (↑) **n:** rechter Schenkel des Erregungsleitungssystems*.

Crus fornicis (↑) **n:** Schenkel des Fornix* cerebri.

Crushed chest (engl. to crush quetschen; chest Brustkorb) **n:** schwere Brustkorbquetschung* mit Rippenserienfraktur* u. meist weiteren Begleitverletzungen.

Crush fracture (↑; engl. Fraktur*) **n:** s. Wirbelkörperfraktur.

Crush-Syn|drom (↑) **n:** ausgedehnte Nekrosen, v. a. Parenchymschäden in Leber u. Nieren inf. von Verschüttungen, ausgedehnten Muskelquetschungen der Extremitäten u. kritischer Minderperfusion best. Körperregionen (z. B. bei art. Verschluß); **Klin.:** art. Hypotonie durch Flüssigkeitssequestration in die traumatisierten Bezirke, Rhabdomyolyse* mit Anstieg von CK, SGOT, K^+ u. Freisetzung großer Mengen von Myoglobin u. a. Eiweißen ins Blut, die in der Niere zu akutem Nierenversagen* führen; **Ther.:** Volumenersatz, Dopamin, Dialyse.

Crus inter|medium (Crus*) **n:** s. Zwerchfell. **C. laterale** (↑) **n: 1.** s. Zwerchfell; **2.** s. Leistenring. **C. mediale** (↑) **n: 1.** s. Zwerchfell; **2.** s. Leistenring. **C. penis** (↑) **n:** paariger Schwellkörperschenkel des Penis. **C. posterius capsulae internae** (↑) **n:** hinterer Schenkel der Capsula* interna; zw. Linsenkern u. Thalamus. **C. sinistrum fasciculi atrio|ventricularis** (↑) **n:** linker Schenkel des Erregungsleitungssystems*.

Crusta (lat.) **f:** Kruste, Borke; Auflagerung auf der Haut aus eingetrocknetem Sekret; gehört zu den sekundären Effloreszenzen*.

Crutchfield-Klammer (William G. C., Chir., Richmond, geb. 1900)**:** (engl.) Crutchfield tongs; Extensionsklammer zur Behandlung von Halswirbelfrakturen durch Zugsystem über zwei in die Schädelkalotte eingebrachte Haltestifte (s. Abb.); vgl. Extensionsmethoden.

Cruveilhier-Baumgarten-Geräusch (Jean C., Pathol., Paris, 1791-1874; Paul C. von B., Pathol., Tübingen, 1848-1928)**:** (engl.) abdominal venous hum with liver cirrhosis; auskultator. wahrnehmbare Geräusche in d. venösen Kollateralen der Bauchwand bei Leberzirrhose*.

Cruveilhier-Baumgarten-Krankheit (↑; ↑)**:** (engl.) Cruveilhier-Baumgarten syndrome; persistierende offene Nabelvene m. direkter Mündung in die Pfortader bei angeb. Hypoplasie od. erworbener Thrombose der intrahepat. Pfortaderverzweigungen; Leberzirrhose fehlt primär. **Ther.:** splenorenaler od. portokavaler Shunt.

Cruzin n: Antigen aus Trypanosomenkulturen zur spezif. Intrakutanreaktion auf Chagas-Krankheit; vgl. Trypanosoma cruzi.

Crying-face-Syn|drom (engl. crying face schreiendes Gesicht) **n:** syn. (engl.) asymmetric crying facies; sog. schiefes Schreigesicht; angeb., meist isolierte Anomalie, die auf einer Hypoplasie od. Aplasie des M. depressor anguli oris beruht; selten fam. Häufung u. Komb. mit weiteren Fehlbildungen; Inzidenz: ca. 6 : 1000 Neugeborenen; **Klin.:** in Ruhe unauffällige Gesichtszüge; beim Schreien wird d. Mund m. aufgeworfenen Lippen zur gesunden Seite nach außen unten verzogen, währen d. betroffene Mundwinkel unbewegt bleibt u. das Lippenrot auf dieser Seite etwas schmaler wird. **DD:** partielle Fazialislähmung, Moebius-Kernaplasie; zur dd Abklärung evtl. Elektroneurographie, EMG u. Prüfung der Reflexantwort des M. orbicularis oculi.

Crypta (Krypt-*) **f:** s. Krypten.

Crypto|coccose (↑; Kokken*; -osis*) **f:** syn. Cryptococcus*-Mykose.

Crypto|coccus (↑; ↑) **m:** Gattungsbegriff f. ubiquitäre Hefen aus der Gruppe der Fungi imperfecti; perfekte Stadien sind Filobasidiella-Arten (Basidiomyzeten*); morphol. grampositive, rundliche u. ovale 3-6 μm große Sproßzellen mit Polysaccharid-Kapsel. Err. der tiefen Cryptococcus*-Mykose ist C. neoformans u. C. bacillisporus.

Crypto|coccus-Meningitis (↑; ↑; Mening-*; -itis*) **f:** s. Cryptococcus-Mykose.

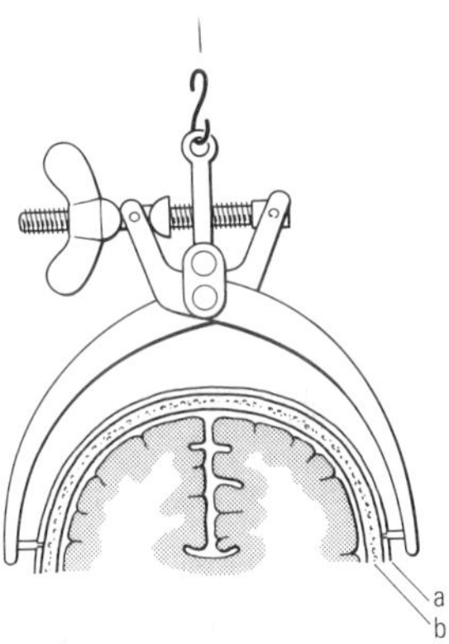

Crutchfield-Klammer:
in der Tabula externa der Schädelkalotte verankerte Extensionsklammer; a: Tabula externa; b: Tabula interna [155]

Crypto|coccus-Mykose (↑; ↑; Myk*; -osis*) **f:** (engl.) cryptococcus mycosis; Pilzinfektion durch Cryptococcus neoformans od. Cryptococcus bacillisporus; primäre Manifestation in den Lungen mit Granulombildung durch Inhalation sporenhaltiger Stäube (meist symptomfreies Stadium); Dissemination in die Stammganglien u. a. Gehirnareale (Cryptococcus-Meningitis bzw. -Meningoenzephalitis), bes. i. R. von Tumorerkrankungen u. Immundefekten, z. B. bei HIV*-Erkrankung; Befall weiterer Organe (z. B. Nieren, Knochenmark, Augen, Haut); **Ther.:** (chir.) Entfernung der Granulome, (chemother.) Komb. von Amphotericin B u. Flucytosin, Fluconazol zur intermittierenden Behandlung (nicht zur Initialtherapie). Vgl. Systemmykosen.

Crypto|coccus neo|formans (↑; ↑) m: syn. Torula neoformans; ubiquitärer opportunistischer Err. der Cryptococcus*-Mykose mit Polysaccharidkapsel; kultureller Nachweis im primären Stadium, der i. a. symptomfreien Inf. der Lunge, auf Guizotia-Kreatininagar nach Staib (Braunfärbung) zur frühen Ther. wichtig. Antigennachweis in Serum u. Zerebrospinalflüssigkeit mit Hilfe des Latex-Agglutinationstests sowie mikroskop. (Tuschepräparat) erst nach Dissemination erfolgreich.

Crypto|sporidium (↑; Spora*) n: Gattung ubiquitärer, menschen- u. tierpathogener Protozoen (Sporozoa), die das Krankheitsbild der Kryptosporidiose* verursachen; Größe 2-6 μm,

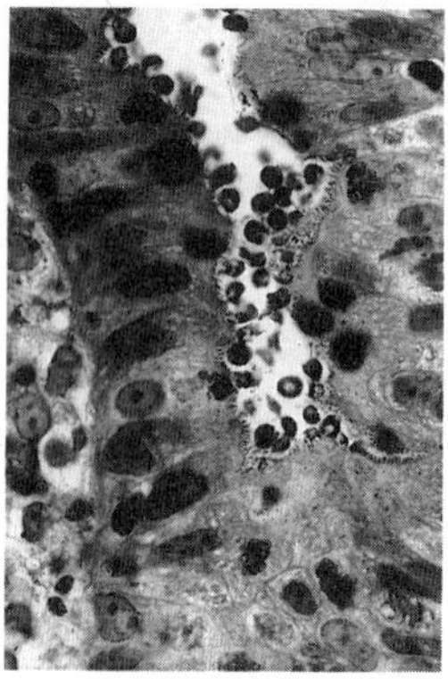

Cryptosporidium: Darmbiopsie eines AIDS-Patienten (PAS-Färbung) [455]

Taxonomie umstritten; **Nachw.:** Oozysten im Stuhl, ggf. Dünndarmbiopsie.

CS: Abk. f. (engl.) **c**ompleted **s**troke; Stadium IV der zerebralen Durchblutungsstörung*.

Cs: chem. Symbol f. Caesium*.

CSE-Hemmer: Kurzbez. f. **C**holesterin-**S**ynthese-(„**E**nzym")-Hemmer; syn. HMG-CoA-Reduktasehemmer; s. Lipidsenker.

CSF: Abk. f. (engl.) **c**olony **s**timulating **f**actor, koloniestimulierender Faktor; Bez. f. versch., von Monozyten, Makrophagen u. T-Lymphozyten gebildete Glykoproteine, die Wachstum u. Reifung von Zellen des Monozyten-Makrophagen-Systems (M-CSF), von Granulo- u. Monozyten (GM-CSF) od. ausschließl. von Granulozyten fördern (G-CSF) bzw. die Bildung gemischter Zellkolonien stimulieren (multi-CSF, auch Interleukin 3); **Verw.:** als rekombinante humane CSF v. a. in der Onkologie (z. B. bei verminderter Leukozytenzahl unter Chemotherapie; vgl. Filgrastim). Vgl. Interleukine.

CT: Abk. f. **1.** **C**omputer**t**omographie*; **2.** **C**alci**t**onin*.

CTG: Abk. f. K(**C**)ardio**t**oko**g**ramm; s. Kardiotokographie.

CTG-Score (engl. score Bewertung) n: Schema zur systematischen Analyse u. semiquantitativen Beurteilung eines Kardiotokogramms.

CTP: Abk. f. **C**ytidin**t**ri**p**hosphat; s. Cytidin.

Cu: chem. Symbol f. Kupfer*.

cubitalis (lat.): zum Ellenbogen gehörig.

Cubitus (lat.) m: Ellenbogen.

Cubitus valgus (↑) m: verstärkte Supination, v. a. Radialabweichung des Unterarms gegenüber dem Oberarm; **Vork.:** physiol. beim weibl. Geschlecht (in geringerem Grad u. mit gleichzeitiger Überstreckbarkeit), als Verletzungsfolge (Ellenbogengelenkfraktur, suprakondyläre Humerusfraktur) i. S. posttraumatischer Wachstumsstörung od. Achsenfehlstellung.

Cubitus varus (↑) m: posttraumat. verstärkte Ulnarabweichung des Unterarms gegenüber dem Oberarm.

Cucurbita pepo (lat.) f: Ölkürbis; Samen enthalten die Aminosäure Cucurbitin, Phytosterine, Beta- u. Gammatocopherol sowie Mineralstoffe (z. B. Selen). **Verw.:** bei Reizblase sowie Miktionsbeschwerden bei benigner Prostatahyperplasie Stadium I u. II.

Cuff (engl. Manschette) n: aufblasbare Manschette am distalen Ende eines Endotrachealtubus* zum Abdichten des Raumes zw. Tubus u. Trachealwand; bei Langzeitbeatmung großvolumige Manschette m. dünner Wand (sog. Niederdruck-C.) zur Vermeidung von Trachealwandschäden.

Cuff-and-collar-Verband (↑; engl. collar Kragen, Halsband): (engl.) cuff and collar bandage; syn. Blount-Verband, Halsschlinge nach Blount-Charnley; Behandlungsmethode zur Ruhigstellung einer reponierten suprakondylären Humerusfraktur im Kindesalter durch maximale spitzwinklige Flexion im Ellenbogengelenk u. Fixation des Handgelenks an einer Halsschlinge.

Culex (lat. Mücke) m: Stechmückengattung; blutsaugende Krankheitsüberträger (Wuchereria bancrofti, Rift-Tal-Fieber-Virus, versch. Enzephalitis-Viren); s. Mücken.

Culicoides (↑; -id*) f: Bartmücken; Gattung der Gnitzen (s. Mücken); Überträger der Filarien* Dipetalonema perstans u. streptocerca sowie Mansonella ozzardi.

Cullen-Phänomen (Thomas St. C., Chir., Baltimore, 1868-1953) n: (engl.) Cullen's phenomenon; periumbilikale Zyanose u. Gitterzyanose der übrigen Bauchhaut als Spätsymptom einer Blutung in die Bauchhöhle u. (seltener) bei akuter Pankreasnekrose.

Culmen (lat. Gipfel) n: s. Kleinhirn.

Cumarin n: Riechstoff zahlreicher Pflanzen (z. B. Waldmeister); wirkt (auch nach oraler Aufnahme) gerinnungshemmend, antiphlogistisch u. antiödematös; kann zu Kopfschmerz, Übelkeit, Schwindel, Bewußtlosigkeit u. Atemlähmung führen sowie Leber- u. Nierenschäden auslösen;

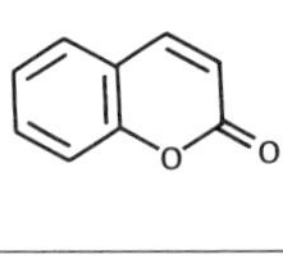

Cumarin

karzinogene Eigenschaften im Tierexperiment nachgewiesen; vgl. Heparin.

Cumarin|derivate n pl: vom Cumarin abgeleitete, oral verabreichbare gerinnungshemmende Substanzen (Dicumarol, Phenprocoumon, Warfarin); Vitamin-K-Antagonisten, die die Synthese des Prothrombinkomplexes in der Leber hemmen; Latenzzeit bis zum Wirkungseintritt 36-48 Std.; Laborkontrolltest: Bestimmung der Thromboplastinzeit*; Antidot bei Überdosierung: Vitamin K; **Verw.:** s. Antikoagulanzien; **NW:** gastrointestinale Störungen, Haarausfall, Hautnekrosen, evtl. Urtikaria; **Kontraind.:** Schwangerschaft (vgl. Warfarin-Embryopathie). Vgl. Blutgerinnung, Thrombose.

Cumarin-Embryo|pathie (Embryo-*; -pathie*) f: s. Warfarin-Embryopathie.

Cumulus oo|phorus (lat. Hügel; Oo-*; -phor*) m: syn. Cumulus oviger, Colliculus oophorus; Anhäufung v. Follikelzellen des Ovars, die d. Eizelle im Stadium des Tertiärfollikels umschließen; vgl. Follikelreifung.

Cuneus (lat.) m: Keil; Feld an d. medialen Fläche der Großhirnhemisphären zw. Sulcus calcarinus u. parietooccipitalis.

Cunni|lingus (lat. cunnus weibliche Scham; lingere lecken) m: auch Cunnilinctus; orogenitaler Geschlechtsverkehr* m. oraler Stimulation der Vulva.

Cunnus (↑) m: äußeres weibl. Genitale*, Vulva.

Cuprum (lat.) n: Kupfer*. **C. aluminatum** (↑) n: Kupferalaun; Kaustikum. **C. sulfuricum** (↑) n: Kupfersulfat; blaue, durchscheinende Kristalle; Verw.: Adstringens, Kaustikum, Reagens (Fehling-Lösung).

Cupula (lat. kleine Tonne) f: Kuppel. **C. ampullaris** (↑) f: auf d. Sinnesepithel (Gleichgewicht) der Ampulle der Bogengänge aufliegende gallertartige Schicht. **C. pleurae** (↑) f: s. Pleurakuppel.

curabilis (lat. curare pflegen, sorgen): heilbar.

Curare n: Sammelbez. f. Pfeilgifte, die aus wäßrigen eingedickten Extrakten von Rinden (evtl. auch Blättern) südamerikan. Lianen bestehen; **Einteilung: 1.** Tubocurare aus Chondodendron tomentosum u. a. Menispermaceenarten; enthält als Hauptkomponente (+)-Tubocurarin, das als Chlorid zur Muskelrelaxation* bei chir. Eingriffen, bei Elektroschock u. Tetanus verwendet wird; **2.** Calebassencurare aus Strychnosarten; enthält Strychnosalkaloide (z. B. Alloferin, Toxiferin); Alcuroniumchlorid ist ein partialsynthetisches Derivat von C-Toxiferin I. Das Fleisch der Beutetiere, die durch C. bewegungsunfähig werden, ist genießbar, da C. beim Menschen oral keine Wirkung zeigt. Vgl. Muskelrelaxanzien, periphere.

Curare|ant|agonisten (Antagonismus*) m pl: (engl.) curare antagonists; Stoffe, die antagonistisch auf Curare u. ä. periphere Muskelrelaxanzien* wirken; klin. Verw. finden v. a. Cholinesterasehemmer*.

Curcuma xanthorriza f: Javanische Gelbwurz; Wurzelstöcke enthalten ätherisches Öl u. gelbe Farbstoffe; choleretische Wirkung; Verw. bei dyspeptischen Beschwerden.

Curettage (frz.) f: s. Kürettage.

Curie (Marie C., Phys., Paris, 1867-1934; Pierre C., Phys., Paris, 1859-1906) n: Kurzzeichen Ci; nicht mehr zugelassene Einheit der Aktivität*. 1 Ci entspricht der Aktivität von 1 g Ra-226 (Radium*), in dem sich $3{,}7 \times 10^{10}$ Kerne pro Sekunde radioaktiv umwandeln. Gültige SI-Einheit der Aktivität einer radioaktiven Substanz ist das Becquerel* (Bq). Vgl. Einheiten.

Curium (↑) n: Symbol Cm, OZ 96, rel. Atommasse 247; zur Gruppe der Actinoide* gehörendes chem. Element.

Curschmann-Spiralen (Heinrich C., Int., Leipzig, 1846-1910): (engl.) Curschmann's spirals; im Sputum b. Asthma* bronchiale u. Bronchiolitis (s. Bronchitis) vorkommende Schleimspiralen.

Curschmann-Steinert-Batten-Syn|drom (Hans C., Int., Rostock, 1875-1950; Hans St., Arzt, Leipzig; Frederic E. B., Neurol., Päd., London, 1865-1918) n: syn. myotonische Dystrophie*.

Curtius-Syn|drom I (Friedrich C., Int., Lübeck, 1896-1975) n: nicht mehr gebräuchl. Bez. f. eine isoliert auftretende Hemihypertrophie; vgl. Proteus-Syndrom.

Curtius-Syn|drom II (↑) n: syn. vegetativendokrines Syndrom der Frau; Erkr. unklarer Ätiol., evtl. inf. dienzephal-hypophysärer Regulationsstörungen; **Sympt.:** Vasolabilität (periphere Durchblutungsstörungen, Kreislaufregulationsstörungen m. Kollapsneigung), Ovarialinsuffizienz (Menstruationsstörungen) u. habituelle Obstipation.

Curvatura (lat. curvatus gekrümmt) f: Krümmung; **C. major:** untere, vordere, konvexe Krümmung des Magens; **C. minor:** obere, hintere, konkave Krümmung des Magens.

Cushing-Syn|drom I (Harvey W. C., Chir., Philadelphia, 1869-1939) n: durch vorwiegende Erhöhung von Cortisol* im Plasma gekennzeichnetes Krankheitsbild; **Urs.: 1.** hypophysär-hypothalamisch bedingt: **a)** Störung der Regulation des Hypothalamus-Hypophysen-Systems mit Erhöhung der ACTH-Sekretion; führt zu einer Hyperplasie der Nebennierenrinde (NNR) u. Erhöhung des Cortisols im Plasma; **b)** ACTH-produzierender Tumor des Hypophysenvorderlappens (basophiles Adenom), führt zu einer NNR-Hyperplasie mit Erhöhung von Cortisol im Plasma (Morbus Cushing); **2.** adrenal bedingt durch ein primäres NNR-Adenom od. -Karzinom („autonome" Tumoren der NNR); **3.** paraneoplastisch bedingt durch ACTH- bzw. cortisolbildende Tu. (z. B. Bronchialkarzinom); s. Syndrom, paraneoplastisches (Tab.); **cave:** exogene (iatrogene) Urs. wie Überdosierung von Glukokortikoiden u. ACTH sind die häufigste Urs. für ein C.-S. Das hypophysär-hypothalamisch bedingte C.-S. (ca. zwei Drittel aller Fälle des endogen bedingten C.S.) kommt bei Frauen etwa 4-5 mal häufiger als bei Männern vor; Häufigkeitsmaximum zw. dem 30. u. 40 Lj.; **Klin.:** Vollmondgesicht, Stammfettsucht, sog. Büffelhöcker des Nackens, Hirsutismus, Hypertonie (in 90% der Fälle), Eosinopenie, blaurote Striae, Osteoporose, Muskelschwäche, herabgesetzte Glukosetoleranz, bei Kindern Wachstumshemmung; bei Frauen häufig Amenorrhoe, b. Männern Potenzstörungen; **Diagn.:** (laborchem.) Cortisol im Plasma erhöht, Cortisolmetaboliten im Harn; Dexamethason*-Kurzzeittest, Dexamethason*-Langzeittest (Screening-Verfahren), Funktionstests wie Metyrapontest*, Lysinvasopressintest*, ACTH*-Test, Hemmtests mit geringer od. hoher Dexamethason-Dosierung, ACTH-RIA, Tumorsuche (Computertomographie, Rö-Thorax); **Ther.:** in der Mehrzahl der Fälle chir. Entfernung des hypophysären, adrenalen bzw. des Primärherdes anderer Lokalisation, bei Inoperabilität Hemmstoffe der Cortisolsynthese (z. B. Metyrapon) unter gleichzeitiger Dexamethason-Substitution; **Progn.:** Das C.-S. führt unbehandelt in relativ kurzer Zeit (Monate bis wenige Jahre) zum Tod. Vgl. Polyadenomatose-Syndrome.

Cushing-Syn|drom II (↑) n: syn. Kleinhirnbrückenwinkel-Syndrom; bei Kleinhirnbrückenwinkel-Tumoren (Hirntumoren* im Bereich von Pons u. Kleinhirn, auch Akustikusneurinom*) auftretende gleichseitige Hirnnervenausfälle, zerebellare Symptome* u. Zeichen einer Hirndrucksteigerung*, evtl. auch vaskulär od. entzündl. bedingt.

Cuspis (lat.) f: Spitze, Herzklappenzipfel; C. ant. u. post. an d. Mitralklappe, C. ant., septalis u. post. an d. Trikuspidalklappe.

Cut-: auch Kut-, Kutan-; Wortteil mit der Bedeutung Haut; von lat. cutis.

cutaneus (↑): zur Haut gehörig, kutan.

Cuticula (Dim. ↑) f: Häutchen; homogen erscheinende Abscheidungen v. Epithelzellen, die mit deren Oberflächen verhaftet bleiben; z. B. Schmelzprismen des Zahnes (C. dentis), Linsenkapsel, Zona pellucida der Eizelle.

Cutis (↑) f: Haut*, bestehend aus Epidermis* u. Korium*. **C. anserina** (↑) f: sog. Gänsehaut; Bildung von Pseudopapeln u. Aufrichten der Vellushaare inf. Kontraktion der glatten Muskulatur der Haarfollikel durch Kältereize u. psych. Einflüsse. **C. hyper|elastica** (↑) f: angeb., abnorme Dehnbarkeit der Haut durch Verminderung der kollagenen Fasern, z. B. bei Ehlers*-Danlos-Syndrom.

Cutis laxa (↑) f: syn. Dermatochalasis; abnorme Faltenbildung der Haut durch Verminderung u. strukturelle Veränderung der elast. Fasern im Korium; **Ätiol.:** autosomal-dominant, autosomal-rezessiv od. X-chromosomal-rezessiv vererbbar bzw. erworben; bei der autosomal-rezessiven Form kommt es zu system. Manifestationen (Lungenemphysem, Aortendilatation, Pulmonalarterienstenose u. Cor pulmonale, Divertikel, Hernien); vgl. Pseudoxanthoma elasticum, Ehlers-Danlos-Syndrom, Altershaut.

Cutis linearis punctata colli (↑) f: syn. (engl.) stippled skin; Hervortreten der Talgdrüsen bes. am Hals als kleine weiße Papeln; **Urs.:** Hautatrophie inf. langdauernder Kortikoideinnahme od. Anwendung halogenierter Kortikoidexterna. **C. marmorata** (↑) f: Kältemarmorierung, Livedo reticularis; Netzwerk blauroter Streifen durch spastische Dysregulation der Endstrombahn, meist b. Abkühlung der Haut. **C. marmorata pigmentosa** (↑) f: s. Hitzemelanose. **C. marmorata tele|angi|ectatica con|genita** (↑) f: syn. kongenitale Phlebektasie; angeb., netzförmige, bläul. Hautzeichnung inf. Hyperplasie der tiefen Hautgefäße; häufig bereits in den ersten Lebensmonaten bis -jahren Rückbildungsneigung. **C. rhomboidalis nuchae** (↑) f: s. Altershaut. **C. vagantium** (↑) f: Vagabundenhaut; schmutzigbraune Verfärbung der Haut mit hellen Närbchen, Kratzspuren, Ekzematisation durch mangelnde Hautpflege u. evtl. Läusebefall. **C. verticis gyrata** (↑) f: androtrope Hautveränderung mit abnormer Furchen- u. Faltenbildung bes. am Kopf, die kongenital od. bis zum Erwachsenenalter auftreten kann; Vork.: idiopathisch od. i. R. anderer Syndrome (z. B. Pachydermoperiostose*).

Cuvier-Gang (Baron Georges L. de C., Naturforscher, Paris, 1769-1832): (engl.) Cuvier's duct; Ductus Cuvieri; die durch Zusammenfluß der oberen u. unteren Kardinalvene gebildete Vene des embryonalen Körpers, die in das Herz mündet.

Cyan (Zyan-*) n: (engl.) cyanogen; eigentl. Dicyan (N≡C—C≡N); hochgiftiges Gas, Dinitril der Oxalsäure, bildet m. Wasserstoff Blausäure*.

Cyan-: s. a. Zyan-.

Cyan|hämi|globin|methode (Zyan-*; Häm-*; Globin*) f: s. Hämoglobinbestimmung.

Cyanide (↑; -id*) n pl: (engl.) cyanides; Salze der Blausäure*.

Cyanid|vergiftung (↑; ↑): s. Blausäurevergiftung.

Cyan|kalium (↑) n: (engl.) potassium cyanide; Kaliumcyanid (KCN); Kaliumsalz der Blausäure*, das durch Säuren leicht zersetzt wird u. durch die freie Blausäure stark giftig wirkt.

Cyano|cobal|amin (INN) n: α-(5,6-Dimethylbenzimidazol-1-yl)-cobamidcyanid (IUPAC); s. Cobalamin.

Cyan|wasser|stoff|säure (Zyan-*): s. Blausäure.

Cycl-: s. a. Zykl-; Cicl-.

Cyclamate n pl: Natrium- u. Calciumsalze der N-Cyclohexylsulfaminsäure; kalorienfreie Süßstoffe, werden als Ersatz für Kohlenhydrate, z. T. in Komb. mit Saccharin (10 : 1), bei Diabetes mellitus verwendet. Der Verdacht einer karzinogenen Wirkung hat sich nicht bestätigt.

Cycl|andelat (INN) n: 3,3,5-Trimethylcyclohexylmandelat (IUPAC); Vasodilatator, der in der Ther. zerebraler u. peripherer Durchblutungsstörungen, zur Intervallbehandlung der Migräne u. bei Labyrintherkrankung eingesetzt wird; NW: bei hoher Dosierung Parästhesien in den Extremitäten, Erröten u. leichte Übelkeit.

Cyclite n pl: ringförmige (carbocyclische) Alkohole mit mind. drei Hydroxylgruppen; wichtigstes Cyclit ist Inositol*.

Cyclo|barbital (INN) n: 5-(1-Cyclohexenyl)-5-ethylbarbitursäure (IUPAC); mittellang wirkendes Barbiturat; Verw.: Hypnotikum; Anw. wird wegen der hohen Risiken (Toxizität, Abhängigkeitspotential) als obsolet angesehen. Vgl. Barbiturate.

Cyclo|fenil (INN) n: 4,4'-(Cyclohexylidenmethylen)-diphenoldiacetat (IUPAC); Antiöstrogen mit gleichzeitiger schwach östrogener Wirkung; Verw.: in der Ther. der funkt. Sterilität bei anovulatorischen Zyklen u. sekundärer Amenorrhoe zur Auslösung der Ovulation.

Cyclo|heximid n: Hemmstoff der eukaryontischen Proteinbiosynthese*.

Cyclo|oxy|genase f: Enzym, das die Umwandlung von Arachidonsäure* in das Cycloendoperioxid PGG_2 katalysiert; wird durch Acetylsalicylsäure gehemmt; vgl. Prostaglandine.

Cyclo|pentano|per|hydro|phen|anthren n: Steran; s. Steroide.

Cyclo|pentolat (INN) n: (2-Dimethylaminoethyl)-[2-(1-hydroxy-cyclopentyl)-2-phenyl]-acetat (IUPAC); Parasympatholytikum mit antimuscarinartiger Wirkung; bewirkt am Auge eine Pupillenerweiterung; **Verw.:** zur Zykloplegie vor Refraktionsbestimmung, Mydriasis vor Fundoskopie; bei Iridozyklitis, Keratitis, Chorioiditis; **NW:** Akkommodationsstörungen, Glaukomauslösung u. a.; **Kontraind.:** Engwinkelglaukom

Cyclo|phosph|amid (INN) n: 2-[Bis-(2-chlorethyl)-amino]-1-oxa-3-aza-2-phospha-cyclohexan-2-on (IUPAC); Zytostatikum (Alkylans); s. Zytostatika, Alkylanzien.

Cyclo|propan n: farbloses Gas mit süßl. Geruch; starkes Narkotikum, wird wegen seiner NW (Bronchospasmus, Herzrhythmusstörung, Einschränkung der Urinausscheidung) u. Explosivität nicht mehr angewendet.

Cyclo|serin n: (nicht im Handel befindl.) Antituberkulotikum der Reserve; vgl. Antituberkulotika.

Cyclo|sporin n: s. Ciclosporin.

Cymba conchae (gr. κύμβη Nachen; κόγχη Muschel) f: der obere Teil der Ohrmuschel; s. Ohr, äußeres (Abb.).

Cypro|heptadin (INN) n: 4-(5H-Dibenzo[a,d]-cyclohepten-5-yliden)-1-methylpiperidin (IUPAC); Histamin-H_1-Rezeptorenblocker; Verw.: s. Antihistaminika.

Cypro|teron (INN) n: 6-Chlor-17α-hydroxy-1α,2α-methylen-pregna-4,6-dien-3,20-dion (IUPAC); Antiandrogen, hebt d. Effekte des männl. Sexualhormons an seinen Erfolgsorganen vollständig auf; wird therap. in Form v. Cyproteronacetat genutzt; **Verw.:** beim Mann zur Dämpfung des Sexualtriebs, bei inoperablem Prostatakarzinom; bei der Frau bei schwerer Androgenisierung; **NW:** u. a. Spermatogenesehemmung, Gynäkomastie, Müdigkeit, Antriebshemmung, depressive Verstimmungen, Leberfunktionsstörungen; **Kontraind.:** u. a. Lebererkrankungen, Dubin-Johnson-Syndrom, bei Jugendlichen u. Kindern.

Cyst-: s. a. Zyst-, Kyst-.

Cysta|thionin n: S(β-Amino-β-carboxyäthyl)-homocystein; bei der Biosynthese von Cystein u. beim Abbau v. Methionin entstehendes Stoffwechselzwischenprodukt; **Vork.:** bes. in d. weißen Hirnsubstanz; Funktion unbekannt. Vgl. Homocystinurie.

Cysta|thionin|urie (Ur-*) f: (engl.) cystathioninuria; autosomal-rezessiv vererbte Störung im Stoffwechsel der schwefelhaltigen Aminosäuren (Mangel an Cystathioninase); **Klin.:** meist psychomotor. Retardierung, u. U. Mikrozephalie u. Krampfanfälle, Thrombozytopenie, vermehrte Ausscheidung von Cystathionin im Urin; **Vork.** auch bei Neu- u. Frühgeborenen inf. allgemeiner Leberunreife, anderer Leberstoffwechselstörungen (z. B. bei Neuroblastomen, Hepatom, Wilms-Tumor, Galaktosämie) sowie Pyridoxinmangels; **Ther.:** Pyridoxin. Vgl. Stoffwechselstörung, pyridoxinabhängige.

Cyste|amin n: Decarboxylierungsprodukt des Cysteins*, biogenes Amin, Bestandteil des Coenzym A (CoA*); Acetyl-CoA entsteht durch Bindung des Essigsäurerests an die freie SH-Gruppe des Cysteamin.

Cystein (INN) n: α-Amino-β-mercaptopropionsäure (IUPAC); Aminosäure; s. Cystin.

Cysti|cercus m: s. Zystizerkus, Finne. **C. bovis** m: Finne des Rinderfinnenbandwurms; s. Taenia saginata. **C. cellulosae** m: Finne des Schweinefinnenbandwurms; s. Taenia solium.

cysticus (Kyst-*): zur Blase gehörend.

Cystin n: syn. Zystin; Aminosäure; schwefelhaltige Diaminodicarbonsäure, Disulfid des Cysteins*; Hauptträger des Schwefels im Eiweißmolekül, wirkt zusammen mit Cystein als Zwischenkatalysator (wichtiges Redoxsystem; Biosynthese), ist gemeinsam mit Cystein am Aufbau des Taurins* beteiligt. Vgl. Cystinose, Brand-Probe.

Cystin|amino|peptidase f: s. Oxytocinase.

Cystin|brücken: s. Disulfidbrücken.

Cystinose (-osis*) f: (engl.) cystinosis; syn. Abderhalden-Kaufmann-Lignac-Krankheit, Lignac-Fanconi-Syndrom; autosomal-rezessiv erbl. Störung mit Speicherung von Cystin in den Lysosomen aller Organe, insbes. in Niere, Knochenmark, Lymphozyten, Konjunktiven u. Cornea; **klin. Formen: Typ I:** infantile nephropathische Form (sog. Fanconi-Abderhalden-Syndrom) mit Retinopathie, Hypokaliämie, Azidose, renal bedingter Vitamin-D-resistenter Rachitis*, Minderwuchs u. Aminoazidurie; **Typ II:** blande adulte Form mit Nachw. von Cystinkristallen; **Typ III:** langsam verlaufende juvenile Form mit spät auftretender Rachitis; **Ther.:** Cysteamin, evtl. Nierentransplantation. Vgl. Debré-Toni-Fanconi-Syndrom.

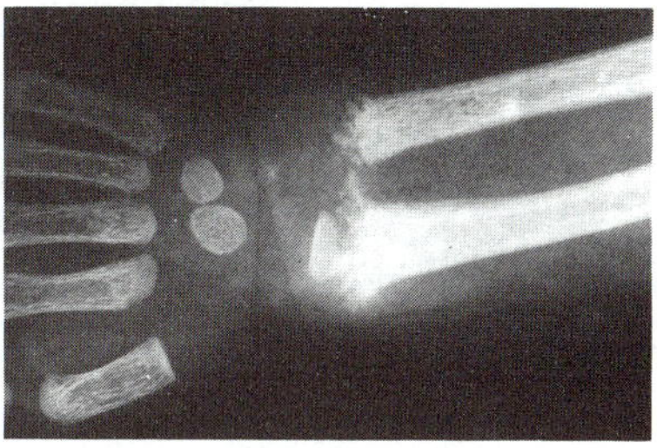

Cystinose:
Faserknochen durch Cystinspeicherung [540]

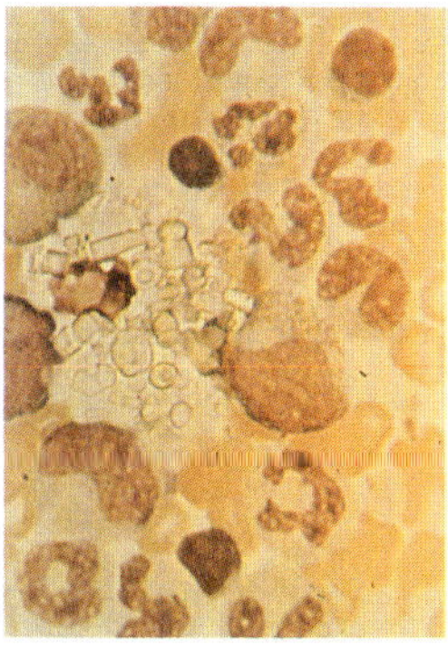

Cystinose:
Cystinkristalle im Knochenmark (Lichtmikroskopie) [321]

Cystin|urie (Ur-*) f: autosomal-rezessiv erbl. Stoffwechselerkrankung mit Transportstörung dibasischer Aminosäuren im Darmepithel u. proximalen Nierentubulus; Häufigkeit 1 : 15 000; **Sympt.:** vermehrte Ausscheidung von Cystin, Lysin, Arginin u. Ornithin im Urin, Nephrolithiasis* (Cystinsteine); **Ther.:** Steinprophylaxe* durch Alkalisierung des Harns, Flüssigkeits- u. Vitamin-C-Zufuhr, methionin- u. cystinarme Diät, Penicillamin.

Cystis (Kyst-*) f: Blase, Harnblase; vgl. Zyste.

Cystitis (↑; -itis*) f: Harnblasenentzündung, Zystitis*. **C. de|squamativa** (↑; ↑) f: Zystitis mit Abstoßung großer Teile der Schleimhaut u. Blasenwandschichten inf. Nekrose od. Gangrän. **C. fibrinosa** (↑; ↑) f: fibrinöse Zystitis mit Fibrinfetzen u. Krümeln, evtl. membranähnl. Fibrinhäutchen. **C. gangraenescens** (↑; ↑) f: Zerstörung der Blasenwand durch Gangrän*. **C. granularis** (↑; ↑) f: chron.-proliferative Zystitis mit stecknadelkopfgroßen Knötchen (Granulationsgewebe). **C. gravidarum** (↑; ↑) f: Zystitis in der Schwangerschaft. **C. haemor|rhagica** (↑; ↑) f: Zystitis mit blutiger Harnausscheidung; verdächtig auf Virusgrippe. **C. necroticans** (↑; ↑) f: weitgehende Zerstörung der Blasenwand durch Nekrose. **C. tuberculosa** (↑; ↑) f: tuberkulöse Harnblasenentzündung i. R. einer Nierentuberkulose* mit weißl. Knötchen bes. in d. Umgebung des Ostiums der erkrankten Seite.

Cysto|cele (↑; -kele*) f: s. Zystozele.

Cysto|sarcoma phylloides (↑; Sark-*; -om*) f: von einem intrakanalikulären Fibroadenom* ausgehende seltene Sonderform des Mammasarkoms m. langem Verlauf u. rel. guter Progn.; histol. typisch sind keulenförmige Wucherungen des Tumorstromas.

C

Cyt-: auch Zyt-; Wortteil mit der Bedeutung Höhlung, Zelle; von gr. κύτος.

Cyt|arabin (INN) n: 4-Amino-1-(β-D-arabinofuranosyl)-1H-pyrimidin-2-on (IUPAC); Zytostatikum aus der Gruppe der Antimetabolite; hemmt insbes. selektiv die DNA-Synthese v. a. in der S-Phase; **Verw.:** v. a. bei der Ther. der Leukämien u. Non-Hodgkin-Lymphome; **NW:** s. Zytostatika.

Cytidin n: (engl.) cytidine; 4-Amino-1-β-D-ribofuranosyl-2(1H)-pyrimidinon (IUPAC); Nukleosid aus d. Pyrimidinbase Cytosin* u. Ribose; Baustein der Ribonukleinsäuren. Desoxyribonukleinsäuren enthalten als Baustein das Desoxycytidin (dC), ein Nukleosid aus Cytosin u. Desoxyribose. In vielen DNAs kommt ein hoher Prozentsatz an 5-Hydroxymethylcytidin vor. Die Cytosinnukleoside bilden m. Phosphorsäure die entsprechenden Nukleotide: **CMP** (Cytidinmonophosphat), **CDP** (Cytidindiphosphat), **CTP** (Cytidintriphosphat); die analogen Desoxyribonukleotide sind dCMP, dCDP u. dCTP. CTP spielt e. entscheidende Rolle in d. Biosynthese der Phosphatide*. Therap. Anw. des C. als Ophthalmikum.

Cyto|megalia infantum (Cyt-*; Mega-*; lat. infans, infantis Kind) f: syn. Zytomegalie*.

Cytosin n: (engl.) cytosine; 2-Hydroxy-4-amino-pyrimidin; Pyrimidinbase; vgl. Cytidin, Nukleinsäuren.

Czapek-Dox-Nähr|lösung (Friedrich C., tschechischer Botaniker, 1868-1921): (engl.) Czapek-Dox nutrient solution; halbsynthet. Nährmedium z. Züchtung von Pilzen, bes. Schimmelpilzen; vgl. Penizilline.

C-Zellen (Zelle*): (engl.) C-cells; **1.** s. Langerhans-Inseln; **2.** auch wasserhelle Zellen genannt, verstreut in Schilddrüse, Nebenschilddrüse u. Thymus liegende Zellen, die Calcitonin produzieren. Maligne Tu., die von den C-Z. ausgehen (sog. medulläre Schilddrüsenkarzinome), produzieren vermehrt Calcitonin; klin. Symptome nicht typ., Calcitoninspiegel erhöht; vgl. APUD-System.

Czermak-Spiegel|probe (Johann N. C., Physiol., Leipzig, 1828-1873): (engl.) Czermak's speculum biopsy; diagn. Probe bei Rhinolalia aperta; ein unter die Nasenlöcher gehaltener Spiegel beschlägt, wenn z. B. Vokale ausgesprochen werden; s. Rhinolalie.

Czermak-Versuch (↑): s. Karotissinus-Druckversuch.

Czerny-Pfeiler|naht (Vincenz von C., Chir., Heidelberg, 1842-1916): s. Pfeilernaht.

D

D: Symbol f. **1.** (chem.) **D**euterium*; **2.** (serol.) ein Hauptantigen der Rhesus*-Blutgruppen; **3.** (ophth.) Formelzeichen f. Brechkraft*; Abk. f. **4.** (homöopath.) **D**ezimalpotenz einer Verdünnung; **5.** (physik.-pharmak.) **D**osis*; **6.** (chem.) **D**alton; s. Masseneinheit, atomare; **7.** D-Form; s. Isomerie.

D.: Abk. f. (anat.) **D**uctus*.

D^u: s. Rhesus-Blutgruppen.

d: Dezimalvorsatz Dezi-, Faktor 10^{-1} einer Einheit; Beispiel: dm = Dezimeter = 10^{-1} m; s. Einheiten.

da: Abk. f. Dezimalvorsatz Deka-, Faktor 10 einer Einheit; Beispiel: dam = Dekameter = 10 m; s. Einheiten.

DAB: Abk. f. **1.** (anat.) **D**uctus **a**rteriosus **B**otalli; s. Ductus arteriosus; **2.** (pharmaz.) **D**eutsches* **A**rznei**b**uch.

Da|carbazin (INN) **n:** 5-(3,3-Dimethyltriazeno)-4-imidazolcarboxamid (IUPAC); Zytostatikum mit zellzyklusphasenunspezif. hemmender Wirkung auf Zellwachstum u. DNA-Synthese; **Verw.:** z. B. bei metastasierendem malignem Melanom, Lymphogranulomatose, Weichteilsarkomen; **NW:** gastrointestinale Störungen, Blutbildveränderungen u. a.; vgl. Zytostatika.

Dach|ziegel|verband: (engl.) imbricated bandage; **1.** Verband aus sich überkreuzenden, von distal nach proximal angelegten Heftpflasterstreifen zur Behandlung einer Zehenfraktur bzw. -luxation; **2.** veraltetes Verf. zur Ther. der unkomplizierten Rippenfraktur mit 5-6 langen, sich dachziegelartig überlagernden Pflasterstreifen, die das Sternum u. die Wirbelsäule einbeziehen; vgl. Verbände.

DaCosta-Syn|drom (Jacob M. DaC., Int., Philadelphia, 1833-1900) **n: 1.** syn. Effort-Syndrom, kardiorespirator. Syndrom; psychosomat. Symptomenkomplex mit belastungsunabhängiger Hyperventilation, Tachykardie, Herzschmerzen; DD: Angina pectoris, Herzinfarkt; vgl. Herzneurose; **2.** syn. Erythrokeratodermia* figurata variabilis.

d'Acosta-Syn|drom (José d'A., span. Missionar, 1539-1600) **n:** syn. Bergkrankheit*.

Dactino|mycin (INN) **n:** syn. Actinomycin D; Peptid-Antibiotikum aus Streptomyces, das über eine Hemmung der RNA-Polymerase das Wachstum proliferierender Zellen beeinträchtigt; **Verw.:** als Zytostatikum z. B. bei Wilms-Tumor, Rhabdomyosarkom, Hoden- u. Uteruskarzinomen; **NW:** s. Zytostatika; **Kontraind.:** akute Infektionen, schwere Knochenmarkdepression, Alter unter 12 Monaten.

DADPS: Abk. f. **Dia**mino**di**phenyl**s**ulfon; s. Dapson.

Dämmer|attacken f pl: nicht mehr gebräuchl. Bez. f. komplex-partielle Anfälle; s. Epilepsie.

Dämmerungs|sehen: (engl.) scotopic vision; mesopisches Sehen; Sehen b. niederen Lichtintensitäten mit Hilfe der Netzhautstäbchen; vgl. Adaptation des Auges, Hemeralopie, Nyktalopie.

Dämmer|zustand: (engl.) semiconsciousness; Form der akuten org. Psychose* mit Bewußtseins- u. Wahrnehmungsstörungen, teilweiser Desorientiertheit u. nachfolgender totaler od. partieller Amnesie*; **Vork.:** als postparoxysmaler od. anteparoxysmaler D. ohne Störung der Orientierung bei Epilepsie*, posttraumatisch nach Schädelhirntrauma*, bei Intoxikationen.

Dämpfung: (engl.) dullness; verkürzter, hoher Perkussionsschall über luftleeren Körperteilen; vgl. Perkussion.

Dämpfung, ab|solute: 1. s. Schenkelschall; **2.** absolute Herzdämpfung*.

Dakry-: Wortteil mit der Bedeutung Träne; von gr. δάκρυον.

Dakryo|adenitis (↑; Aden-*; -itis*) **f:** (engl.) dacryoadenitis; Tränendrüsenentzündung; **Formen: 1.** akute D.: meist einseitig mit schmerzhafter Schwellung bei Infektionen mit Viren, Bakterien od. Pilzen; **2.** chronische D.: bei granulomatösen Entz. (z. B. Tuberkulose, Syphilis, Lepra, Sarkoidose) od. Mikulicz*-Krankheit I.

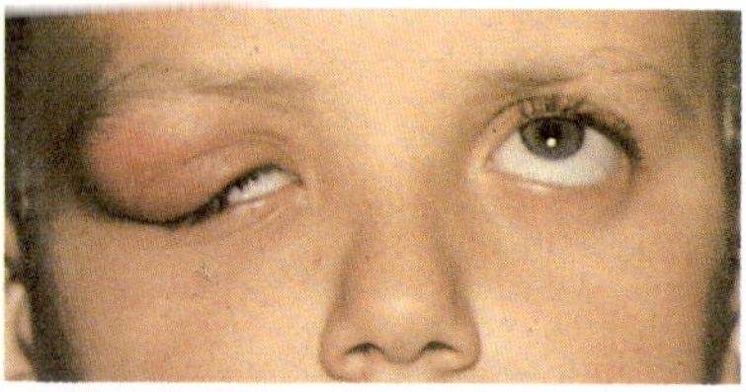

Dakryoadenitis:
typischer Befund: sog. Paragraphenform der Lidspalte [362]

Dakryo|cystitis con|genita (↑; Kyst-*; -itis*) **f:** angeb. Dakryozystitis* meist durch häutigen Verschluß im Bereich des Ausgangs des Tränen-Nasen-Ganges (Hasner-Klappe).

Dakryo|graphie (↑; -graphie*) **f:** (engl.) dacryography; Röntgenkontrastdarstellung der ableitenden Tränenwege.

Dakryo|lith (↑; Lith-*) **m:** (engl.) dacryolith; steinartige Masse in den ableitenden Tränenwegen bei chron. Dakryozystitis*.

Dakry|ops (↑; Op-*) **m:** (engl.) dacryops; Retentionszyste der Tränendrüse am Schläfenwinkel unter dem oberen Augenlid inf. Verwachsung od. Verlegung (Konkrement) des Ausführungsganges.

Dakryo|rhino|stomie (↑; Rhin-*; -stomie*) **f:** (engl.) dacryorhinostomy; auch Dakryozystorhinostomie; op. Wiederherstellung eines Tränenwegs bei verstopftem Ductus nasolacrimalis als Toti*-Operation (von außen) od. West-Operation (von nasal). Vgl. Kanalikulorhinostomie.

Dakryor|rhoe (↑; -rhoe*) **f:** Tränenfluß; s. Epiphora.

Dakryo|stenose (↑; Steno-*; -osis*) f: (engl.) dacryostenosis; angeb. od. erworbene Verengung des Tränen-Nasen-Gangs (Canalis nasolacrimalis); führt zu Stauung der Tränenflüssigkeit (Epiphora*) u. Dakryozystitis*.

Dakryo|zystitis (↑; Kyst-*; -itis*) f: (engl.) dacryocystitis; Entz. des Tränensacks; **Formen: 1.** akute D. (Dakryocystitis phlegmonosa) mit ausgedehnter entzündl. Schwellung der Umgebung;

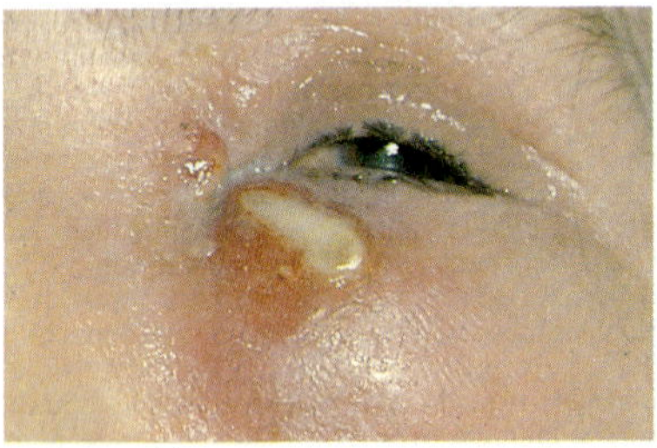
Dakryozystitis:
akute eitrige Entzündung des Tränensacks (Dakryocystitis phlegmonosa) [362]

2. chronische D. (Dakryocystitis catarrhalis sive purulenta): schleimiger od. schleimig-eitriger Katarrh (Dakryozystoblennorrhoe) bei Verlegung des Tränensackausgangs od. des Tränen-Nasen-Kanals; **Ther.:** Antibiotika, Wärmeapplikation; u. U. Inzision od. Dakryorhinostomie.

Dakryo|zysto|tomie (↑; ↑; -tom*) f: (engl.) dacryocystotomy; Eröffnung des Tränensacks; b. Dakryocystitis phlegmonosa od. z. Entfernung eines Dakryolithen.

Daktyl-: Wortteil mit der Bedeutung Finger, Zehe; von gr. δάκτυλος.

Dalrymple-Zeichen (John D., Ophth., London, 1804-1852): (engl.) Dalrymple's sign; das Weiß der Sklera ist bei 12 h am Hornhautrand beim Blick geradeaus sichtbar; b. Thyreotoxikose (Graefe*-Zeichen). Vgl. Hyperthyreose.

Dalton (John D., engl. Phys., 1766-1844) n: s. Masseneinheit, atomare.

Damm: (anat.) Perineum; die Gegend zw. After u. äußeren Geschlechtsteilen (Vorderdamm) bzw. zw. Steißbein u. After (Hinterdamm).

Damm|riß: (engl.) perineal laceration; Scheidendammriß, Weichteilverletzung unter der Geburt m. Einriß der Scheidenhaut; **Einteilung: 1. Grad:** D. maximal bis z. Mitte des Damms; **2. Grad:** Riß durch d. Dammuskulatur bis in die Nähe des Sphincter ani ext.; **3. Grad:** totaler D., Sphincter ani ext. mitbeteiligt, evtl. mit Mastdarmriß; **zentraler D.:** D. in Sphinkternähe mit od. ohne Verletzung desselben b. gleichzeitigem Erhaltenbleiben einer Gewebelücke an der hinteren Kommissur. Vgl. Damm.

Damm|schnitt: besser Scheidendammschnitt; s. Episiotomie.

Damm|schutz: (engl.) perineal support; (gebh.) Bez. f. Handgriffe z. Verhinderung des Dammrisses* b. Durchschneiden des Kopfes (s. Abb.). Vgl. Episiotomie.

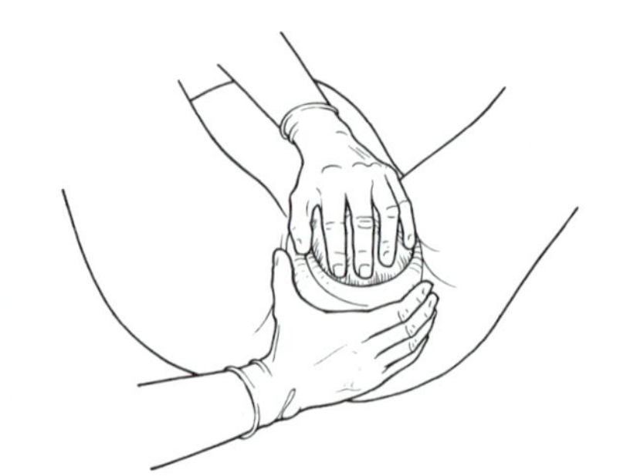
Dammschutz [385]

Damoiseau-Linie (Louis-H. D., Arzt, Paris, 1815-1890): s. Ellis-Damoiseau-Linie.

Dampf|bad: (engl.) steambath; Bad in Heißluft mit hohem Feuchtigkeitsgehalt; als **Vollbad** (russisch-römisches Bad) meist in Dreierkombination (drei Räume) mit Warmluft (40-50°C), Heißluft (60-70°C) u. Dampf (40-50°C); Wirkung: Hyperthermie, Hyperämie, starkes Schwitzen; **Teilbäder:** als Kopfdampfbad zur Inhalation ätherischer Öle bei entzündl. Erkrankungen der oberen Atemwege; Dampfstrahler (Dampfdusche) richten Dampf auf best. Körperregionen. **Wirkungen:** Hyperämie, Lockerung verspannter Muskeln. Vgl. Heißluftbad, Hydrotherapie, Sauna.

Dampf||des|infektion (De-*; Infekt-*) f: s. Desinfektion. **D.resistenz** (Resistenz*) f: (engl.) steam resistance; Widerstandsfähigkeit von Bakt. od. Erdsporen gegen Wasserdampf b. Sterilisation. **D.sterilisation** (Sterilisation*) f: s. Sterilisation; vgl. Autoklav.

Dana-Lichtheim-Krankheit (Charles L. D., Neurol., New York, 1852-1935; Ludwig L., Int., Königsberg, 1845-1928): syn. funikuläre Myelose*.

Danazol (INN) n: 17α-Pregna-2,4-dien-20-ino[2,3-d]isoxazol-17-ol (IUPAC); Isoxazolderivat des 17α-Ethinyltestosterons mit schwach androgen-anabolen, aber rel. starken antigonadotropen Eigenschaften; **Verw.:** bei Endometriose, Sterilität, Gynäkomastie, Mastopathie, Pubertas praecox u. a.; **NW:** Akne, Gewichtszunahme, depressive Verstimmungen, irreguläre Menstruationsblutungen, Ödeme, Virilisierung u. a.; **Kontraind.:** Schwangerschaft, schwere Leberschäden, Pruritus gravidarum, Rotor- u. Dubin-Johnson-Syndrom.

Dandy fever (engl. dandy Stutzer; fever Fieber) n: syn. Dengue*-Fieber.

Dandy-Operation (Walter E. D., Neurochir., Baltimore, 1886-1946) f: retroganglionäre Neurotomie* zur chir. Schmerztherapie bei Trigeminusneuralgie*.

Dandy-Walker-Krankheit (↑; Arthur E. W., amerikan. Chir., geb. 1907): (engl.) Dandy-Walker disease; Variante des Arnold*-Chiari-Syndroms mit angeb. progredientem Hydrozephalus* u. zystischer Erweiterung des 4. Ventrikels inf. Atresie der Apertura mediana et lateralis ventriculi quarti, oft mit Dysplasie od. zystischen Veränderungen des Kleinhirnwurms, Agenesie des Corpus callosum u. fakultativ weiteren Fehlbildungen des Rückenmarks (Hydro- u. Syringomyelie, Doppelbildungen u. a.); **Ätiol.:** unklar; **Sympt.:** Hirndrucksteigerung mit Sprengung der Schädelnähte, evtl. Tetraplegie u. Ausfälle kaudaler Hirnnerven.

Dane-Partikel n pl: veraltete Bez. f. Hepatitis-B-Viren; s. Hepatitis-Viren.

Daniels-Bi|opsie (Bio-*; Op-*) f: (engl.) Daniels' biopsy; präskalenische Biopsie; op. Entnahme der vor dem M. scalenus ant. im Fettgewebe liegenden (nicht tastbaren) Lymphknoten zur histol. Untersuchung (Verdacht auf Lymphknotenmetastasen bei Bronchialkarzinom bzw. lymphatischen Systemerkrankungen); vgl. Biopsie, Mediastinoskopie.

Danlos-Syn|drom (Henri-A. D., Dermat., Paris, 1844-1912) n: s. Ehlers-Danlos-Syndrom.

Dantrolen (INN) n: 1-[5-(4-Nitrophenyl)furfurylindenamino]-2,4-imidazolidindion (IUPAC); zentrales Muskelrelaxans; **Verw.:** bei Skelettmuskelspastik nach Schädigungen des ZNS, neurogenen Blasenentleerungsstörungen, maligner Hyperthermie; **NW:** s. Muskelrelaxanzien, zentrale; **Kontraind.:** eingeschränkte Leber-, Lungen- u. Herzfunktion; Alter unter fünf Jahren.

Danysz-Phänomen (Jean D., Pathol., Paris, 1860-1928) n: (engl.) Danysz phenomenon; (immun.) Abhängigkeit des Antigenverbrauchs bei Präzipitation im Antigen-Antikörper-Äquivalenzbereich von der Geschwindigkeit der Antigenzugabe zum Antiserum* (bei schrittweiser Zugabe geringerer Verbrauch).

Dapson (INN) n: 4,4-Sulfonyldianilin (IUPAC); Antibiotikum mit bakteriostat. u. antiphlogist. Eigenschaften sowie bes. Wirkung gegen Mycobacterium leprae; **Verw.:** bei Lepra, Dermatitis herpetiformis Duhring, Pemphigus, zur Basisbehandlung der chron. rheumatoiden Arthritis; **NW:** dosisabhängige Hämolyse, Methämoglobinämie.

Darier-Krankheit (Ferdinand J. D., Dermat., Paris, 1856-1938): syn. Dyskeratosis follicularis vegetans; autosomal-dominant erbl. Erkr. mit

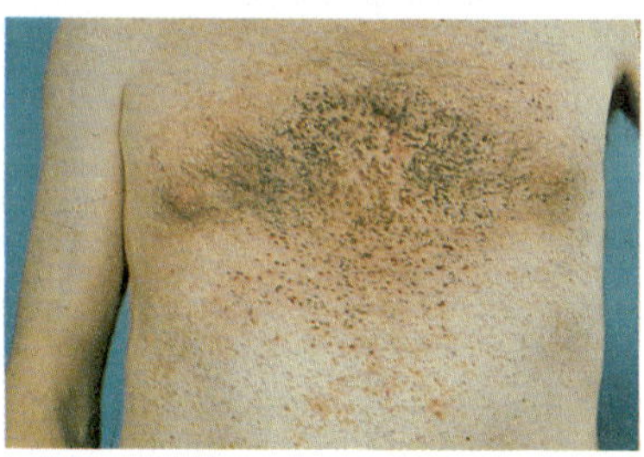

Darier-Krankheit [3]

Haut- u. Schleimhautveränderungen (Dyskeratose, Akantholyse), vermehrtem Auftreten von Herpes-simplex- u. bakt. Infektionen sowie in einigen Fällen geistiger Behinderung; **Klin.:** Beginn meist zw. dem 12. u. 18. Lj.; bräunliche, einige Millimeter große, konfluierende Papeln bes. am behaarten Kopf, im Bereich von vorderer u. hinterer Schweißrinne, Axillen, Leistenbeugen, an Handflächen u. Fußsohlen; Unterbrechung der Papillarleisten; warzenähnl. Papeln an Hand- u. Fußrücken (Akrokeratosis verruciformis Hopf); weißliche Papeln an der Schleimhaut von Gaumen, Genitale u. Rektum; weißliche Längsriffelung der Nägel; **Ther.:** Versuch mit Etretinat; **DD:** Pemphigus* chronicus benignus familiaris, Akanthosis* nigricans.

Darm: (engl.) intestine; (anat.) Intestinum; der schlauchförmige Teil des Verdauungskanals zw. Magenausgang u. After; man unterscheidet den 4-5 m langen Dünndarm (Intestinum tenue), den ca. 1½ m langen Dickdarm (Intestinum crassum) u. den ca. 20 cm langen Mastdarm (Rectum).

Der **Dünndarm** gliedert sich in: **1.** den 30 cm langen, bogenförmig verlaufenden Zwölffingerdarm (Duodenum) mit den Einmündungsstellen des Ductus choledochus u. pancreaticus (Wirsungi) auf der Papilla duodeni major sowie d. Ductus pancreaticus accessorius (Santorini) auf der Papilla duodeni minor; die Drüsen des oberen Duodenums sind alveolotubulär (Gll. duodenales Brunneri); **2.** den Gekrösedarm (Intestinum mensenteriale), der durch eine Peritonealfalte, Mesenterium, an der hinteren Bauchwand festgehalten wird u. sich gliedert in den Leerdarm (Jejunum) u. den Krummdarm (Ileum); das Jejunum weist die typ. Plicae circulares (Kerckringi) auf, die bereits im unteren Duodenum beginnen u. sich im Ileum wieder verlieren; das Ileum ist charakterisiert durch die Folliculi lymphatici aggregati (Peyer-Plaques). Das Ileum mündet an der Valva ileocoecalis (Bauhin) in den Dickdarm. Die gesamte Dünndarmschleimhaut weist eine große Zahl v. Schleimhauterhebungen (Darmzotten, Villi intestinales) auf, die der Resorption der Nahrungsstoffe dienen.

Der **Dickdarm** (Intestinum crassum) besteht aus: **1.** dem unterh. der Einmündungsstelle des Dünndarms gelegenen, 6-8 cm langen Blinddarm (Caecum, Typhlon) mit dem 5-8 cm langen Wurmfortsatz (Appendix vermiformis); **2.** dem Grimmdarm (**Colon**), mit den Unterteilen Colon ascendens, transversum, descendens u. sigmoideum. An seiner Außenseite hat der Dickdarm drei Bänder aus glatten Muskelfasern (Tänien) u. Appendices epiploicae (lappenförmige, fetthaltige Duplikaturen der Tunica serosa).

Die Drüsen des Dünn- u. Dickdarms sind von tubulärem Bau (Glandulae intestinales Lieberkuehni), daneben finden sich Becherzellen u. solitäre Lymphfollikel (Folliculi lymphatici solitarii). Vgl. Magen-Darm-Trakt (Abb.).

Der ca. 20 cm lange **Mastdarm** (Rektum) besteht aus dem eigentl. Kotbehälter, Pars ampullaris (Ampulla recti), u. dem unteren Abschnitt des Canalis analis.

Darm|amöben (Amöben*) f pl: s. Entamoeba histolytica, Entamoeba coli, Endolimax nana, Iodamoeba bütschlii, Dientamoeba fragilis.

Darm|a|tonie (Atonie*) f: (engl.) intestinal atonia; fehlender od. stark herabgesetzter Tonus der glatten Muskulatur bzw. Fehlen der peristaltischen Bewegungen des Darms mit Weitstellung der betroffenen Darmabschnitte, Stagnation der Ingesta, Malabsorption sowie mit Elektrolytverlusten in den Darm; führt bei längerem Fortbestehen zum paralytischen Ileus; **Urs.: 1.** angeboren, z. B. bei kongenitalem Megakolon*; **2.** häufiger erworben, z. B. durch Traumen (u. a. reflektor. bedingt bei Wirbelkörperfrakturen), Mesenterialgefäßverschluß, Bauchoperation, peritonealer Reizung u. Peritonitis, Intoxikationen (z. B. endogen bei Urämie), Koliken im Bereich der Gallen- u. Harnwege od. medikamentös bedingt (z. B. durch Anticholinergika).

Darm|a|tresie (Atresie*) f: (engl.) intestinal atresia; angeborener Verschluß des Darmlumens, bes. im Bereich des Duodenums (Duodenalatresie*) u. des Rektums (s. Fehlbildung, anorektale); führt in Abhängigkeit von der Lok. zu einem hohen od. tiefen Ileus* mit Erbrechen u. fehlendem Abgang von Mekonium; **Diagn.:**

Röntgenuntersuchung; **Ther.:** Resektion des betr. Darmanteils u. Wiederherstellung der Darmpassage durch End-zu-End-Anastomose.

Darm‖bad: Bez. f. intensive Einlaufbehandlung mit Spülung auch höherer Darmabschnitte; s. Therapie, ausleitende. **D.bakterien** (Bakt-*) f pl: (engl.) intestinal bacteria; Sammelbez. f. alle aeroben u. anaeroben intestinalen Bakterienspecies; nicht identisch mit dem taxonomischen Begriff Enterobacteriaceae; vgl. Darmflora. **D.bauch:** der durch das Mesocolon transversum vom Drüsenbauch* getrennte untere Bauchraum; enthält Dick- u. Dünndarm. **D.bein:** Os* ilii. **D.bein|kamm:** Crista iliaca. **D.blutung:** s. Blutung, gastrointestinale.

Darm|egel: (engl.) intestinal flukes; im Darm parasitierende Saugwürmer (Trematodes*) in den Gattungen Fasciolopsis, Gastrodiscoides, Metagonimus, Echinostoma, Heterophyes; klin. Erscheinungen nur bei Massenbefall (s. Fasziolopsiasis, Echinostomiasis); Diagn.: Wurmeiernachweis* im Stuhl.

Darm‖einklemmung: s. Inkarzeration. **D.einlauf:** s. Darmreinigung. **D.entzündung:** s. Enteritis.

Darm|fistel (Fistel*) f: (engl.) intestinal fistula; Verbindung zw. dem Darmlumen u. der Körperoberfläche (**äußere** D.) bzw. anderen Hohlorganen (insbes. des Urogenitaltrakts) od. zw. zwei od. mehreren Darmschlingen (**innere** D.); **Urs.:** selten angeboren, v. a. durch Perforation, Trauma, entzündl. u. tumoröse Prozesse bzw. postoperativ erworben (z. B. inf. Nahtinsuffizienz) od. operativ angelegt (Enterostomie*, Anus* praeternaturalis, Enteroanastomose* u. a.); vgl. Analfistel, Urogenitalfistel.

Darm|flagellaten (Flagellata*) m pl: s. Trichomonas hominis, Giardia* lamblia, Chilomastix mesnili.

Darm|flora (lat. Flora römische Blumengöttin) f: (engl.) intestinal flora; bakterielle Besiedlung des unteren Ileums sowie des gesamten Kolons u. Rektums, bestehend aus 100-400 intestinalen Bakterienspecies; ca. 99% der in Konz. von 10^{11} pro g züchtbaren Darmbakterien gehören zu strikt anaeroben Arten (Bacteroides vulgatus, Bifidobacterium longum, Eubacterium aerofaciens, Coprococcus eutactus u. a.). Escherichia coli u. Enterokokken repräsentieren weniger als 1% der züchtbaren Darmflora.

Darm‖geräusche: s. Borborygmus. **D.grippe:** s. Grippe. **D.hormone** (Horm-*) n pl: s. Hormone, gastrointestinale. **D.infektion** (Infekt-*) f: s. Enteritis, Enterokolitis; vgl. Gastroenteritis, infektiöse; Pneumatosis cystoides intestini. **D.infusion** (Infusion*) f: s. Darmreinigung.

Darm|in|kon|tinenz (Inkontinenz*) f: (engl.) faecal incontinence; Incontinentia alvi, anorektale Inkontinenz; Unvermögen, den Stuhl willkürl. zurückzuhalten; **Stadien: 1.** Teilinkontinenz 1. Grades (Inkontinenz für Winde u. dünnen Stuhl bei Belastung); **2.** Teilinkontinenz 2. Grades (Stuhlschmieren bei Belastung); **3.** Totalinkontinenz (Abgang festen Stuhls); **Formen: 1.** primäre D. (sog. Neuralinkontinenz); Urs.: Fehlbildungen des ZNS, Querschnittslähmung u. a.; Ther.: evtl. Anus* praeternaturalis; **2.** sensorische D. mit fehlendem Stuhldrang; Urs.: Hämorrhoidektomie (z. B. Whitehead-Operation), Mukosaprolaps u. a.; Ther.: Verschiebeplastik mit sensibler Haut; **3.** motorische D.; Urs.: Schädigung des Sphinkters, Rektumprolaps, Sphinkterschwäche im Alter u. a.; Ther.: Rekonstruktion der Sphinktermuskulatur (z. B. nach Verletzungen), Sphinkterplastik (vgl. Grotte-Operation). Vgl. Enkopresis.

Darm‖karzinom (Karz-*; -om*) n: (engl.) intestinal carcinoma; häufigster maligner Darmtumor; Vork. v. a. als kolorektales Karzinom*, seltener als Analkarzinom* od. maligner Dünndarmtumor*. **D.klemme:** (engl.) intestinal clamp; federnde Klemmzange z. Abklemmen von Darmteilen. **D.lähmung:** s. Darmatonie, Ileus. **D.naht:** s. Nahtmethoden. **D.parasiten** (Parasiten*) m pl: s. Helminthes, Entamoeba, Trichomonas. **D.polyp** (Polyp*) m: s. Polyp.

Darm|reinigung: (engl.) colonic irrigation; Darmspülung zur Entleerung des Colons bzw. Rektums; **Formen: 1.** retrograde Instillation v. Flüssigkeit in d. Rektum (sog. Darmeinlauf) mit Darmrohr u. Irrigator od. durch gebrauchsfertige Instillationsflüssigkeiten (Klistiere bzw. Klysmen), z. B. vor Röntgenuntersuchungen, Endoskopie, Entbindung, bei Obstipation; **2.** Darmspülung: **a)** retrograd (sog. hoher Schwenkeinlauf) unter Verwendung von viel Spülflüssigkeit zur Reinigung größerer Darmabschnitte vor Operationen; **b)** orthograd p. o. oder über eine Duodenalsonde als Kolonlavage*.

Darm|re|sektion (Resektion*) f: (engl.) intestinal resection; op. Entfernung von verletzten od. erkrankten Darmabschnitten, z. B. bei Darmtumoren, Ileus, Invagination, Perforation, Darmfistel, Gangrän; als Dünndarmresektion*, Appendektomie*, Kolektomie* od. Rektumresektion*.

Darm‖rohr: (engl.) intestinal tube; weiches Gummirohr z. Einführung in d. Mastdarm für hohe Einläufe u. zur Ableitung von Darmgasen, z. B. nach Operationen. **D.spülung:** s. Darmreinigung. **D.steifung:** (engl.) spastic intestinal convolution; durch spastische Kontraktionen bedingte Verhärtung einzelner Darmschlingen oberh. einer Darmstenose (als sichtbare u. tastbare Wulst); z. B. bei mechan. bedingtem Ileus*. **D.stein:** s. Kotstein. **D.stenose** (Steno-*; -osis*) f: (engl.) intestinal stenosis; angeb. od. erworbene Einengung des Darmlumens durch Obstruktion von innen od. Kompression von außen, z. B. inf. von Tumoren, Zysten, Briden. Eine D. kann zum Ileus* führen. Vgl. Duodenalstenose. **D.trägheit:** s. Obstipation. **D.trichine** (gr. τρίχινος haarig) f: s. Trichinella spiralis.

Darm|tuberkulose (Tuberkel*; -osis*) f: (engl.) intestinal tuberculosis; tuberkulöse Erkr. des Darms durch Inf. mit Mycobacterium* tuberculosis; als **primäre** D. bei Kindern inf. Verabreichung von Milch infizierter Kühe, **sekundär** bei Erwachsenen als Folge einer Tuberkulose* der Lunge (kanalikuläre Ausbreitung durch Verschlucken von Sputum bzw. hämatogene Aussaat von Mykobakterien); **Lok.:** v. a. in den Peyer*-Plaques der Ileozökalgegend Bildung von tuberkulösen Infiltraten u. (nach Verkäsung) Geschwüren, die zirkulär od. gürtelförmig konfluieren können; stenosierende, hyperplastische Formen können Karzinome vortäuschen. **Sympt.:** außer Allgemeinsymptomen der Tbc charakterist. Durchfälle, u. U. Meteorismus, Fieber, Aszites, ileozökaler Konglomerattumor, evtl. Entwicklung einer chron. Darmstenose; **Ther.:** s. Tuberkulose.

Darm‖tumor (Tumor*) m: s. Dünndarmtumor, Polyp, Karzinom, kolorektales. **D.verschlingung:** s. Volvulus. **D.verschluß:** s. Ileus. **D.wand|bruch:** s. Littré-Hernie.

Darm|wand|nerven|system n: (engl.) intestinal wall nervous system; neben Parasympathikus* u. Sympathikus* dritter relativ unabhängiger Anteil des vegetativen Nervensystems*, der die Leistungen des Magen*-Darm-Trakts (Sekretion, Motorik, Durchblutung) steuert u. strukturelle u. funkt. Analogien zum ZNS* aufweist; **Anat.:** Satellitenstrukturen (z. B. Schwann-Zellen) u. Ganglienzellen mit deren Fortsätzen, die Nervengeflechte (Plexus*) innerh. des Eingeweideschlauches, der Gallenwege u. des Pankreas bilden u. in Beziehung zu autonomen Ganglien u. dem ZNS stehen. Man unterscheidet: **1.** aganglionäre Plexus: Plexus muscularis superficialis, den Längsmuskelfasern zugehörig; Plexus muscularis profundus, gemeinsam mit den Ringmuskelfasern eine zirkuläre Bahn beschreibend; Plexus mucosus, Schleimhautnervengeflecht mit sub- u. interglandulären Plexus sowie Zottenplexus; **2.** ganglionäre Plexus: Plexus myentericus Auerbach (Auerbach*-Plexus); Plexus submucosus, der sich in den (nicht allg. anerkannten) äußeren Plexus submucosus externus Schabadasch u. den inneren, schleimhautnahen Plexus submucosus internus Meissner (Meissner*-Plexus) gliedert. Das D. umfaßt mehr als 100 Mill. Ganglienzellen (4-5mal mehr als das Rückenmark). Neurotransmitter: fast alle bekannten gastrointestinalen Hormone sind Neurotransmitter im D.; z. B. finden sich zahlreiche Serotonin-positive Neurone im Auerbach-Plexus, VIP-positive Nervenzellen im Meissner-Plexus. **Pathol.:** Fehlen von Ganglienzellen in einzelnen Abschnitten des Darmwandplexus verursacht das sog. enge Segment bei Ösophagusachalasie* u. Megakolon*; bestimmte funktionelle gastrointestinale Störungen werden auf Störungen des D. zurückgeführt (z. B. Pseudoobstruktion, Reizkolon*).

Darm|würmer: s. Helminthes.

Darm|zotten: s. Villi intestinales.

Darwin-Höckerchen (Charles R. D., engl. Naturforscher, 1809-1882): angeb. Anomalie der Ohrmuschel mit spitzhöckrig auslaufendem Helixrand ohne pathol. Bedeutung; vgl. Aurikularanhänge.

Darwinismus (†) m: s. Evolutionslehre.

D-Arzt: Abk. f. **D**urchgangsarzt*.

Dash board injury (engl.) n: durch Auffahrunfall entstehende sog. Armaturenbrettverletzung (Knieanpralltrauma), häufig in Form einer Kettenfraktur (s. Fraktur, vollständige) od. einer Hüftgelenkluxation* mit dorsalem Hüftpfannenrandbruch durch indirekte Gewalteinwirkung.

Dassel|fliegen: (engl.) botflies; Sammelbez. f. Err. der Myiasis* bei Tieren, seltener beim Menschen; s. Fliegen.

DAT: Abk. f. **1. d**irekter **A**ntiglobulin**t**est*; **2. D**ifferential**a**gglutinations**t**est; s. Waaler-Rose-Test.

Daten, personen|bezogene: (engl.) personal data; Daten, die d. Identität der datenbezüglichen Person direkt erkennen lassen bzw. aus denen d. Person bestimmbar ist; p. D. i. S. der Datenschutzgesetze* liegen meist auch dann noch vor, wenn d. administrativen Identifikationsdaten nicht miterfaßt bzw. unkenntlich gemacht wurden, d. h. wenn die Daten im sozialwissenschaftl. Sinn anonymisiert wurden. Vgl. Anonymisierung.

Daten|schutz: (engl.) privacy of information; aus den Grundrechten auf Menschenwürde u. Freiheit der Person (Art. 1,2 GG) abgeleitetes Recht auf Persönlichkeitsschutz bei der Datenverarbeitung; als Datenschutz werden ferner bezeichnet alle rechtl., organisator. u. techn. Maßnahmen zur Sicherung der informationellen Selbstbestimmung, insbes. zum Schutz der persönl., d. h. personenbezogenen Daten vor Indiskretion u. Mißbrauch (Geheimnisschutz). Vgl. Datenschutzgesetze, Schweigepflicht, Datenschutz, medizinischer.

Daten|schutz|gesetze: der Sicherung des Datenschutzes dienende Gesetze des Bundes u. der Länder, in denen festgeschrieben wird, wer welche personenbezogenen Daten zu welchem Zweck u. unter welchen Bedingungen verarbeiten darf. Die D. regeln insbes. die Rechte des Betroffenen auf Auskunft über die zu seiner Person gespeicherten Daten u. auf Berichtigung, Löschung u. Sperrung von Daten, ferner den Schutz des Datengeheimnisses sowie die Überwachung der Einhaltung des Datenschutzes durch Datenschutzbeauftragte des Bundes u. der Länder sowie durch betriebliche Datenschutzbeauftragte. Sie enthalten darüber hinaus Sonderbestimmungen f. die Datenverarbeitung zu wissenschaftl. Zwecken (sog. Forschungsklauseln). Die D. gelten für **automatisierte** u. beim Vorliegen best. Voraussetzungen auch für **manuelle Datenverarbeitung**. Das Bundesdatenschutzgesetz (Abk. BDSG) vom 20.12.1990 (BGBl. I S. 2954) regelt in versch. Abschnitten die Datenverarbeitung im öffentl. Bereich (Behörden u. andere Stellen des Bundes u. der Länder), die Datenverarbeitung nichtöffentl. Stellen für eigene Zwecke (z. B. Datenverarbeitung in der ärztl. Privatpraxis, § 8 BDSG) u. die geschäftsmäßige Datenverarbeitung nichtöffentl. Stellen zum Zweck der Übermittlung (z. B. Datenverarbeitung durch Service-Rechenzentren). Sofern es sich nicht um öffentl. Stellen des Bundes handelt, gelten **Landesdatenschutzgesetze** (Abk. LDSG), die die Datenverarbeitung der Landesbehörden u. sonstiger öffentl. Stellen des Landes (z. B. der Landesversicherungsanstalten u. gesetzl. Krankenkassen) regeln. Vgl. Krebsregistergesetz, Datenschutz, medizinischer.

Daten|schutz, medizinischer: der Wahrung der Persönlichkeitsrechte bei d. Verarbeitung von patienten- od. probandenbezogenen Daten insbes. aus dem Therapie- u. Forschungsbereich dienende Maßnahmen rechtl., organisator. u. techn. (Datensicherung) Art; neben den Datenschutzgesetzen des Bundes u. der Länder sind für den m. D. insbes. die Vorschriften zur ärztl. Schweigepflicht sowie die Bestimmungen zum Sozialdatenschutz relevant. Vgl. Einwilligung, Krankheitsregister.

Datura stramonium f: Weißer Stechapfel; Blätter u. Samen enthalten Tropanalkaloide (L-Hyoscyamin, L-Scopolamin). Verw.: insbes. zur Gewinnung der Reinalkaloide; als Spasmolytikum bei Asthma bronchiale, Keuchhusten, evtl. als Expektorans bei Bronchitis (Mißbrauchs- u. Abhängigkeitspotential).

Dauer|ausscheider: (engl.) carrier; Person, die 10 Wochen nach überstandener Krankheit noch Err. ausscheidet; d. Begriff bezieht sich in erster Linie auf Ausscheider* v. Salmonella typhi, Salmonella paratyphi u. Shigellen; s. Keimträger, Meldepflicht.

Dauer|beatmung: (engl.) protracted artificial respiration; auch Langzeitbeatmung; länger als 48 Std. (bis zu Wochen) durchgeführte Beatmung* bei anhaltend insuffizienter Atemmecha-

D

nik (z. B. Lähmung der Atemmuskulatur) u. respirator. Globalinsuffizienz.

Dauer|blutungen: s. Metrorrhagie.

Dauer|dia|lyse (Dialyse*) **f:** s. Dialyse-Behandlung.

Dauer|drainage (Drainage*) **f:** s. Bülau-Drainage, Redon-Saugdrainage, Ventrikeldrainage.

Dauer|katheter (Katheter*) **m:** (engl.) indwelling catheter; syn. Verweilkatheter; über längere Zeit (Std. od. Tage) eingelegter Blasenkatheter*.

Dauer|katheter, trans|urethraler (↑) **m:** (engl.) transurethral indwelling catheter; durch d. Harnröhre in d. Blase eingeführter, dort verbleibender Blasenkatheter* zur künstlichen Harnableitung* bei Harnverhaltung od. Harninkontinenz u. zur kontinuierl. Überwachung der Urinausscheidung; **Ind.: 1.** während u. nach größeren Op.; **2.** bei Polytraumen, Schädelhirntraumen u. Traumen, insbes. mit Verletzungen im Urogenitalbereich; **3.** bei größeren Flüssigkeitsverschiebungen (z. B. inf. Ileus, Verbrennungen) u. zur Kontrolle massiver Infusionstherapien; **Kompl.:** Harnröhrenreizung, Keimaszension m. Katheterfieber, Zystopyelitis u. a. Vgl. Blasenpunktion, suprapubische.

Dauer|kulturen (lat. cultura Züchtung) **f pl:** (engl.) long-term cultures; Fortzüchtung von Reinkulturen* über längere Zeitspannen unter Vermeidung von Verunreinigung (Verwendung der Stichkultur* bzw. des Schrägröhrchens*) u. Vertrocknung.

Dauer|larven|filarie (Filarien*) **f:** syn. Mansonella* perstans.

Dauer|leistungs|grenze: Bez. f. den Punkt während andauernder körperl. Anstrengung, bei dessen Überschreiten Stoffwechsel, Herz/Kreislauf u. Atmung nicht mehr den Anforderungen der Muskulatur zur Energieproduktion nachkommen können (sog. toter Punkt); Wechsel von aerober zu anaerober Glykolyse; je nach Trainingsstand unterschiedlich.

Daumen|ballen: (anat.) Thenar.

Daumen|ballen|a|trophie (Atrophie*) **f:** s. Abductor-opponens-Atrophie, Karpaltunnelsyndrom.

Daumen|grund|gelenk|luxation (Luxation*) **f:** (engl.) luxation of the first metacarpal phalangeal joint; Verrenkung des Daumens im Metacarpo-Phalangealgelenk, meist mit Ruptur des ulnaren Seitenbandes; häufigste Skistockverletzung; **Formen: 1.** Subluxation; **2.** Luxation* mit senkrechter Stellung der Grundphalanx auf dem ersten Mittelhandknochen; **3.** Bajonettstellung durch Stoß od. Schlag auf den gestreckten Daumen (selten); **Sympt.:** Schwellung, Hämatom, Druckschmerz, Funktionsverlust, Gelenkinstabilität, Fehlstellung; **Diagn.:** Rö., ggf. gehaltene Aufnahme; **Ther.:** Reposition, Prüfung der Kollateralbandstabilität, bei Bandriß Naht; bei älteren Verletzungen Bandplastik, Ruhigstellung durch volare Gipsschiene für drei, nach Bandnaht für sechs Wochen.

Daumen, schnappender: s. Pollex flexus.

Daumen|zeichen: syn. Wartenberg-Zeichen; s. Pyramidenbahnzeichen (Tab.).

Dauno|rubicin (INN) **n:** Glykosid-Antibiotikum aus Kulturen von Streptomyces peuceticus u. coeruleorubidus mit hemmender Wirkung auf die DNA- u. RNA-Synthese; Verw.: als Zytostatikum, z. B. bei Leukämien; s. Zytostatika.

Dawson-Einschluß|körperchen|en|zephalitis (James W. D., Pathol., Edinburgh, 1870-1927; Enkephal-*; -itis*) **f:** syn. subakute sklerosierende Panenzephalitis*.

dB: Abk. f. Dezibel*.

dB(A): s. Dezibel.

DD: Abk. f. **D**ifferential**d**iagnostik; s. Diagnostik.

DDC: auch ddC; Abk. f. **Did**eoxy**c**ytidin; s. Zalcitabin.

DDI: auch ddI; Abk. f. **Did**eoxy**i**nosin; s. Didanosin.

DDS: Abk. f. 4,4-**D**iamino**d**iphenyl**s**ulfon; Lepramittel.

DDT: Abk. f. **D**ichlor-**d**iphenyl-**t**richloräthan (Chlorphenotan); Kontaktinsektizid; wegen seiner außergewöhnl. hohen Persistenz in d. Umwelt u. der Bioakkumulation* in d. Nahrungskette nach d. Gesetz über den Verkehr mit DDT vom 7.8.1972 (BGBl. I S. 1385), zuletzt geändert 2.3.1974 (BGBl. I S. 469), in der Bundesrepublik Deutschland verboten.

De-: auch Des-; Wortteil mit der Bedeutung von - weg, ab, herab; von lat. de.

Dead fetus syndrome (engl. dead tot; fetus Fötus) **n:** Koagulopathie inf. Retention eines abgestorbenen Fetus (länger als 5 Wochen).

Deanol (INN) **n:** 2-Dimethylaminoethanol (IUPAC); psychotrope Substanz, die u. a. in der Ther. des hyperkinet. Syndroms u. bei Dyskinesien angewendet wird.

Dean-Webb-Titration f: auch Alphaverfahren; Methode zum semiquant. Nachweis präzipitierender Antikörper*; **Prinzip:** Einem konstanten Volumen von Antiserum werden steigende Mengen eines Antigens zugesetzt bis zur max. Präzipitationsreaktion*. Vgl. Ramon-Titration.

Debilität (lat. debilitas Schwäche) **f:** (engl.) debility; veraltete Bez. f. leichteren Grad der geistigen Behinderung*.

Debranching enzyme (engl. to debranch zerteilen) **n:** Amylo-1,6-Glukosidase; neben der Phosphorylase wichtiges Enzym f. den Glykogenabbau; löst die Verzweigungen des Glykogenmoleküls unter Bildung freier Glukose. D. e. fehlt bei der Glykogenose Typ III. Vgl. Branching enzyme, Glykogenosen.

Debré-Fibiger-Syn|drom (Robert D., Päd., Paris, 1882-1978; Johannes A. F., Pathol., Kopenhagen, 1867-1928) **n:** syn. adrenogenitales Salzverlustsyndrom; s. Syndrom, adrenogenitales.

Debré-Toni-Fanconi-Syn|drom (↑; Giovanni de T., Päd., Genua, 1896-1973; Guido F., Päd., Zürich, 1892-1979) **n:** syn. renotubuläres Syndrom Fanconi; angeb. od. erworbene (proximale) Tubulopathie* mit generalisierter Hyperaminoazidurie, Glukosurie u. Phosphaturie (sog. Glukose-Phosphat-Aminosäure-Diabetes); häufig mit chron. Azidose u. Hypokaliämie; sek. Form u. a. bei Cystinose, Lowe-Syndrom, Galaktosämie, Tyrosinose, Schwermetallvergiftung, interstitieller Nephritis, Hyperparathyreoidismus u. Vitamin-D-Mangel-Rachitis; **Kompl.:** Rachitis* renalis mit Entmineralisierung des Skeletts, ggf. Spontanfrakturen.

Débridement (frz. débrider abzäumen, einschneiden) **m:** Wundtoilette; s. Wundexzision.

De|carb|oxy|lasen f pl: (engl.) decarboxylases; zu den Lyasen gehörende Enzyme*, die Kohlendioxid von Substraten abspalten (Decarboxylierung*); Substrate sind Alphaketosäuren, Aminosäuren; Beispiel: Pyruvatdecarboxylase (kurz Carboxylase) der Hefe, spaltet Brenztraubensäure in Acetaldehyd* u. CO_2; Coenzym: Codecarboxylase (kurz Cocarboxylase), Thiaminpyrophosphat (TPP; s. Thiamin). Bei der Aminosäuredecarboxylierung wirkt Pyridoxalphosphat als Coenzym (s. Pyridoxin).

De|carboxylierung: (engl.) decarboxylation; Kohlendioxidabspaltung von einem Substrat u. damit Überführung in eine Verbindung mit nächst niederer C-Zahl; die D. wird von den Decarboxylasen* katalysiert. Beispiel: Cystein* → Cysteamin + CO_2. D. der Alphaketosäuren ist mit einer Dehydrierung* verbunden (oxidative D.); Beispiel: Pyruvat → Acetyl-CoA; s. Thiamin.

De|cidua (lat. deciduus abfallend) f: s. Dezidua.

Deck|biß: (engl.) overbite; meist erbgebundene Kieferanomalie mit Steilstellung u. Inversion

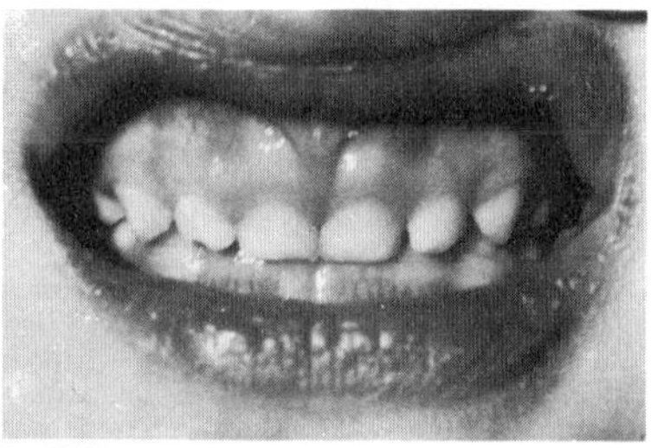

Deckbiß [540]

der oberen Schneidezähne mit sagittalen u. vertikalen Abweichungen.

Deckel|schuppe: s. Pityriasis lichenoides.

Deck|glas: (engl.) coverglass; dünnes quadrat. Glasplättchen; bes. z. Mikroskopieren nicht fixierter Präp. auf einem Objektträger* gebraucht.

Deck|glas|kultur (lat. cultura Züchtung) f: (engl.) coverglass culture; Züchtung von Bakt., Pilzen, pflanzl. od. tier. Geweben in Hohlräumen zw. einem muldenförmig angeschliffenen Objektträger u. einem Deckglas; vgl. Gewebekultur.

Deck|knochen: s. Belegknochen.

Deck|zellen (Zelle*): (engl.) cover cells; epitheliale Zellen an d. Oberfläche v. serösen Häuten; Umwandlung in Fibrozyten möglich, z. B. bei entzündl. Verklebungen u. folgender Verwachsung; vgl. Mesothel, Makrophagen.

De|clamping (engl.) n: Wiedereröffnen großer art. Gefäße, z. B. Äste der Aorta; provoziert akuten Blutdruckabfall u. Einströmen v. sauren Stoffwechselprodukten; vgl. Tourniquet-Syndrom.

De|clive (lat. declivis abwärts geneigt, abschüssig) n: Abhang; s. Kleinhirn.

Dé|collement (frz.) m: Abscherung; flächenhafte Ablederung der Haut; vgl. Wunde.

De|crementum (lat.) n: (engl.) decrement; Abnahme; **Stadium decrementi:** Stadium der Abnahme einer Krankheit; vgl. Fieber.

de|crepitus (lat.): dekrepide, schwach, heruntergekommen.

De|curarisierung: (engl.) decurarization; Bez. f. die Antagonisierung der Wirkung nichtdepolarisierender, peripherer Muskelrelaxanzien* durch Cholinesterasehemmer*, z. B. am Ende einer Narkose.

De|cussatio (lat.) f (pl Decussiationes): Kreuzung. **D. lemniscorum medialium** (↑) f: Schleifenkreuzung; Kreuzung der von den Hinterstrangkernen der Medulla oblongata ausgehenden Tractus bulbothalamici auf d. Gegenseite. **D. pedunculorum cerebellarium rostralium** (↑) f: Kreuzung der oberen Kleinhirnstiele vor ihrer Endigung am Nucleus ruber. **D. pyramidum** (↑) f: Pyramidenkreuzung; Kreuzung des Hauptteils der Pyramidenbahnen auf d. Gegenseite im kaudalen Abschnitt der Medulla oblongata. **De|cussationes tegmenti** (↑) f pl: zusammenfassende Bez. f. Forel*-Haubenkreuzung (Decussatio tegmenti ventralis) u. Meynert*-Haubenkreuzung (Decussatio tegmenti dorsalis).

De|fäkation (lat. defaecare von der Hefe befreien, reinigen) f: (engl.) defaecation; Stuhlentleerung, reflektorisch über Dehnungsrezeptoren im Rektum, N. splanchnicus pelvinus u. Sakralmark u. willkürlich über kortikale Strukturen kontrolliert; vgl. Reflex, anorektaler.

De|fatigatio (lat.) f: Ermüdung, Erschöpfung.

Defekt (lat. deficere, defectum fehlen) m: (engl.) defect; **1.** allg. Bez. f. Fehlen od. Verlust, z. B. eines Organs od. einer Funktion; **2.** (genet.) numerische Chromosomenaberration mit Verlust eines Chromosoms; s. a. Krankheiten, genetische; **3.** (psychiatr.) Bez. f. Minderung od. Verlust psych. od. kognitiver Funktionen über einen längeren Zeitraum; wird häufig durch Kompensationsvorgänge anderer Funktionen begleitet, daher bessere Bez. Defizit.

Defekt, aorto|pulmonaler (↑) m: (engl.) aorto-pulmonary window; auch aortopulmonales Fenster; sehr seltener angeborener Herzfehler mit einem Defekt zw. Aorta u. A. pulmonalis etwas distal der Semilunarklappen, klin. u. hämodynam. ähnlich einem Ductus arteriosus apertus mit großem Links-Rechts-Shunt.

De|fekt|fraktur (↑; Fraktur*) f: s. Fraktur, vollständige. **D.protein|ämie** (↑; Prot-*; -ämie*) f: (engl.) defective proteinaemia; meist angeborene pathol. Zusammensetzung der Bluteiweißkörper m. fehlender bzw. zu geringer Bildung best. Komponenten (z. B. Agammaglobulinämie, Analbuminämie). **D.pseud|arthrose** (↑; Pseud-*; Arthr-*; -osis*) f: s. Pseudarthrose. **D.syn|drom, ir|reversibles psychisches** (↑) n: (engl.) irreversible psychic defect syndrome; Bez. f. nicht mehr rückbildungsfähigen Ausfall psych. Funktionen.

De|feminisierung (De-*; lat. femina Frau): (engl.) defeminization; Form der Androgenisierung* der Frau mit Uterus- u. Mammaatrophie, Amenorrhoe*, Sterilität u. anovulatorischem Zyklus; vgl. Virilisierung.

Défense musculaire (frz. muskuläre Verteidigung) f: Abwehrspannung*.

de|ferens (lat.): hinabführend.

De|ferentitis (lat. deferre hinabführen; -itis*) f: Entz. des Samenleiters (Ductus deferens).

De|ferento|graphie (↑; -graphie*) f: (engl.) deferentography; Röntgenkontrastdarstellung des Ductus deferens, der Bläschendrüse u. des Ductus ejaculatorius zur Diagn. u. Lok. von Samenwegverschlüssen.

De|fer|ox|amin (INNv) n: 30-Amino-3,14,25-trihydroxy-3,9,14,20,25-pentaazatriacontan-2,10,13,21,24-pentaon (IUPAC); syn. Desferrioxamin; aus Kulturen von Streptomyces pilosus gewonnener Komplexbildner (Chelatbildner*) f. trivalente Kationen; **Verw.:** bei akuter Eisenintoxikation, chron. Eisenüberladung des Organismus; **NW:** gelegentl. Retinopathien mit Visusstörungen, selten ototox. Sympt., Lungenveränderungen mit akuter respirator. Insuff., allergische Reaktionen, akute Nierenfunktionsstörungen,

Thrombozytopenie u. Knochenmarkaplasie.

De|fer|ox|amin-Test m: Verf. zur Diagn. von Eisenspeicherkrankheiten; erhöhte renale Eisenausscheidung nach einmaliger i. m. Injektion von 500 mg Deferoxamin; Referenzbereich: 0,4-1,0 mg Eisen in 6 Std., bei Hämochromatose* >2,5 mg, bei Hämosiderose* >10 mg.

De|ferveszenz (lat. defervescere verbrausen, sich abklären) f: Nachlaß, Entfieberung; **kritische** D.: plötzl. Entfieberung, **lytische** D.: allmähliche Entfieberung.

D

De|fibrillation (De-*; Fibrilla*) f: Verfahren zur Durchbrechung eines Herz-Kreislauf-Stillstands; **Formen: 1.** elektrische D. mittels Defibrillator als Notfallmaßnahme bei Kammerflimmern*; **Prinzip:** bei externer D. wird über zwei auf dem Brustkorb plazierte Plattenelektroden Gleichstrom mit Energie von 50 bis max.

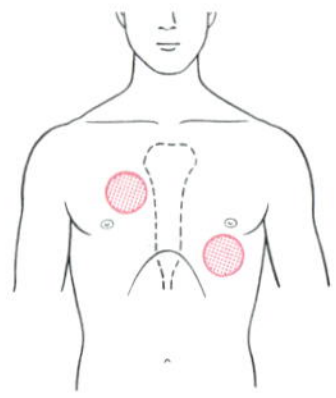

Defibrillation:
Plazierung der Elektroden

400 Joule (ggf. auch wiederholt mit steigender Energie) aus Kondensatoren entladen, der eine simultane Entladung aller zu diesem Zeitpunkt nicht refraktären Herzmuskelfasern induzieren u. damit eine rhythmische Herzaktion (angeführt vom Schrittmacherzentrum) wieder ermöglichen soll; während der D. ist eine Berührung des Pat. zu vermeiden, Basismaßnahmen der Reanimation* sind kurzfristig zu unterbrechen. Voraussetzung: gute Oxygenierung, Azidosebekämpfung; nach erfolgreicher D. Stabilisierung des Herzrhythmus durch geeignete Antiarrhythmika* (z. B. Lidocain); **2.** medikamentöse D. durch Antiarrhythmika; vgl. Kardioversion.

De|fibrillator (↑; ↑) m: elektrisches Gerät zur Defibrillation*; verfügt i. d. R. auch über einen EKG-Monitor zur therap. wichtigen DD von Kammerflimmern u. Asystolie.

De|fibrinations|syn|drome (↑; Fibr-*) n pl: (engl.) defibrination syndromes; Begriff f. Blutungen durch Hyperfibrinolyse* bzw. Fibrinogenopenie; orientierende Untersuchung ist der Clot*-observation-Test. Vgl. Verbrauchskoagulopathie.

De|fizienz (lat. deficere abnehmen, fehlen) f: (engl.) deficiency; Mangelhaftigkeit; (genet.) Ausfall des terminalen Teils eines Chromosoms u. damit einer Anzahl von Genen; vgl. Chromosomenanomalien, Deletion.

De|fizit (↑) n: Ausfall, Ausfallerscheinung; z. B. neurologisches Defizit.

De|flexions|lagen (lat. deflectere, deflexum zur Seite biegen, ablenken): (engl.) deflexed positions; regelwidrige Geburtshaltungen (Haltungsanomalien), die durch Entfernung des kindlichen Kinns von der Brust (Deflexions- od. Streckhaltung) entstehen; **1.** Vorderhauptlage*; **2.** Stirnlage*; **3.** Gesichtslage*; Benennung nach dem führenden kindlichen Kopfteil; vgl. Kindslage.

De|floration (lat. deflorare entjungfern) f: (engl.) deflowering; sog. Entjungferung; Zerreißen des intakten Hymen*, meist beim ersten Koitus, sehr selten inf. Trauma od. Masturbation; med. meist komplikationslos, je nach soziokulturellem Zusammenhang v. erheblicher psychosozialer Relevanz; vgl. Virginität.

De|generatio (lat. degenerare entarten) f: Degeneration*.

De|generation (↑) f: sog. Entartung zellulärer Strukturen od. Funktionen inf. Schädigung der Zelle; **Formen: 1.** hydropische Degeneration*; **2.** fettige D.: Ansammlung von Fetten in Zellen, die normalerweise keine Lipide enthalten; **3.** hyaline D.: s. Zenker-Muskeldegeneration; **4.** amyloide D.: s. Amyloidose; **5.** D. von Nervenzellen: als retrograde D., die von distal nach zentral in Richtung Perikaryon* fortschreitende D. des Axons (sog. dying back) od. als neuronale D. nach Neurotmesis* (s. Waller-Gesetz). Vgl. Leukodystrophie, Poliodystrophie, Schwellung, trübe.

De|generation, di|en|zephalo|retinale (↑) f: syn. Bardet*-Biedl-Syndrom.

De|generation, hepato|lentikuläre (↑) f: (engl.) hepatolenticular degeneration; syn. Wilson-Krankheit; autosomal-rezessiv erbl. Erkrankung mit Kupferstoffwechselstörung u. Störung der Zäruloplasminsynthese; **Pathol.:** Degeneration von Ganglienzellen, reaktive Vermehrung abnormer Gliazellen in den Stammganglien (v. a. Corpus striatum) u. im Cortex (v. a. Frontal- u. Okzipitallappen), multilobuläre Leberzirrhose*; **Formen: 1.** rasch progrediente juvenile Form mit Manifestation zw. dem 7. u. 15. Lj.; **2.** Erwachsenenform (sog. Pseudosklerose Westphal-Strümpell) mit Manifestation zw. dem 20. u. 30. Lj. u. meist langsamerer Progredienz; **Sympt.:** extrapyramidales Syndrom mit Hyperkinesen, Flapping-Tremor u. Myoklonien, Störungen der Affektivität, Gedächtnisstörungen, Psychose, in späteren Stadien evtl. Demenz; Hepatosplenomegalie. Pathognomonisch ist der Kayser*-Fleischer-Kornealring. **Diagn.:** Zäruloplasmin im Serum erniedrigt, Kupferausscheidung im Urin erhöht; in der kranialen Computertomographie evtl. hypodense Areale; **Ther.:** Kaliumsulfid (hemmt die Kupferaufnahme) u. D-Penicillamin (fördert die Kupferausscheidung) zur Verhinderung der Progredienz.

De|generation, hydropische (↑) f: (engl.) hydropic degeneration; syn. vakuoläre Degeneration; reversible, insbes. im Zus. mit Ödemen vorkommende pathol. Veränderung des Wasserhaushalts der Zelle; wenn durch Anoxie od. chem. Mittel die Permeabilität der Zelle erhöht od. die die Zelle umgebende Flüssigkeit osmotisch-hypotonisch wird, kommt es zu intrazellulärer Zunahme an Wasser mit einer Schwellung der Zelle. Das Wasser bildet im Zytoplasma Vakuolen.

De|generation, para|neo|plastische zerebellare (↑) f: bes. i. R. eines Bronchial- od. Ovarialkarzinoms auftretende Kleinhirnrindendegeneration; vgl. Syndrom, paraneoplastisches.

De|generation, retro|grade (↑) f: Form der Degeneration* von Nervenfasern.

De|generation, striato|nigrale (↑) f: syn. Parkinson-plus-Syndrom; Multisystemdegeneration mit atypischem Parkinson-Syndrom, Spastik, Ataxie u. evtl. autonomer Dysregulation (orthostatische Synkopen) wie bei Shy*-Drager-Syndrom; z. T. Übergang zur olivopontozerebellaren Atrophie*.

De|generati̲on, tapeto|retina̲le (↑) **f:** syn. tapetoretinale Dystrophie; Sammelbez. f. erbl. progressive Netzhautdystrophien, die bis zur Erblindung führen können; **Vork.:** isoliert od. i. R. von Thesaurismosen*; **Formen: 1.** periphere retinale Dystrophie (Retinopathia* pigmentosa); **2.** zentrale retinale Dystrophie (Makuladystrophie*); **3.** chorioretinale Dystrophie (Chorioideremie*); **4.** vitreoretinale Dystrophie (Goldmann*-Favre-Syndrom); **5.** diffuse retinale Dystrophie (Leber*-Optikusatrophie).

Degos-Syn|dro̲m (Robert D., Dermat., Paris, geb. 1904) **n:** syn. Papulosis* atrophicans maligna.

De|hisze̲nz (lat. dehi̲scere aufklaffen, sich spalten) **f:** Klaffen, Auseinanderweichen.

Dehnungs|lähmung: (engl.) hyperextension paralysis; Lähmung durch Dehnung peripherer Nerven od. Nervengeflechte, z. B. Armplexuslähmung*; vgl. Geburtslähmung, Lagerungsschäden.

De|hydratati̲on (De-*; Hydr-*) **f:** (engl.) dehydration; Hypohydratation; Abnahme des Körperwassers* durch gesteigerte renale, gastrointestinale, pulmonale bzw. perkutane Wasserabgabe ohne entspr. Zufuhr od. iatrogen verursacht (falsche Infusionstherapie); gleichzeitig auftretende Na-Verluste beeinflussen, je nach ihrer Größe im Verhältnis zum Wasserverlust, die osmolare Konz. des Extrazellulärraums, so daß drei **Formen** der D. unterschieden werden können: **1.** isotone D.: Verlust von Wasser u. Na in e. Verhältnis, das der osmolaren Zusammensetzung des Extrazellulärraums entspricht; Vork. bei Erbrechen, forcierter Diurese, Durchfall, Flüssigkeitssequestration (s. Third space), Blutverlusten u. unzureichender Wasser- u. Na-Zufuhr; **2.** hypertone D. (Exsikkose): Verlust v. a. von freiem Wasser. Der Na-Bestand kann unverändert sein, deswegen Anstieg der Plasma-Na-Konzentration; Vork. bei Fieber, Diabetes mellitus, Diabetes insipidus, hyperosmolarem Koma, Verdursten; **3.** hypotone D.: Verlust von (v. a.) Na u. Wasser; Vork. bei gestörter Osmoregulation, ungenügender Na-Zufuhr bzw. alleiniger Zufuhr von freiem Wasser, Nebenniereninsuffizienz, zentralem zerebralem Salzverlustsyndrom, Verbrennungen, Schwitzen, Laxanzienabusus. Allen Formen gemeinsam sind Zeichen des Volumenmangels (Abnahme von HZV u. Blutdruck, u. U. hypovolämischer Schock), bei 1. u. 2. bestehen trockene Schleimhäute, Oligurie u. Durst, der jedoch inf. häufig gleichzeitig bestehender zentralnervöser Störungen u. Bewußtseinstrübungen nicht erkannt wird. Die bei der D. auftretenden Änderungen des Wasser- u. Na-Bestands erfolgen zunächst extrazellulär; zum Ausgleich der intra- u. extrazellulären osmolaren Konz. treten dann Wasserverschiebungen auf, die zu Änderungen der entspr. Volumina führen. Vgl. Wasserhaushalt.

De|hydratati̲ons|hyper|thermie (↑; ↑; Hyper-*; Therm-*) **f:** s. Durstfieber.

De|hydri̲erung (↑; ↑)**:** (engl.) 1. dehydration, 2. dehydrogenation; **1.** (allg.) Wasserentzug; **2.** Wasserstoffabspaltung; dieser Prozeß setzt Energie frei; vgl. Dehydrogenasen; **3.** therap. Maßnahme zur Entwässerung, insbes. zur Ödembehandlung.

De|hy̲dro-: bezeichnet das Fehlen v. Wasserstoffatomen, entw. in der C—C-Bindung einer chem. Formel od. an Oxygruppen.

7-De|hydro|choleste̲rin n: Provitamin D_3; in hoher Konzentration in d. Haut, wird durch UV-Licht in Vitamin D_3 umgewandelt; kann im Organismus aus Cholesterin synthetisiert werden (s. Vitamin D).

De|hydro|cho̲l|säure (INN)**:** 3,7,12-Trioxo-5β-cholan-24-säure (IUPAC); semisynthet. Oxidationsprodukt der Cholsäure, das durch Einwirkung auf die kanalikuläre Membran der Leberzelle den Gallenfluß steigert; ferner laxierende Eigenschaft.

De|hydro|epi|andro|stero̲n n: Abk. DHEA; 3β-Hydroxy-5-androsten-17-on ($C_{19}H_{28}O_2$); **Biosynthese:** Cholesterin → Pregnenolon → 17α-Hydroxypregnenolon → DHEA; für die Östrogensynthese der fetoplazentaren Einheit* wichtiges Steroidhormon, wird von der fetalen Nebennierenrinde als **Dehydroepiandrosteronsulfat** (DHEAS) produziert u. kann zur Prüfung der fetoplazentaren Funktion (DHEAS-Belastungstest) verwendet werden. Vorstufe der Androgene*; DHEA-Serumspiegel von >7 µg/l bei Erwachsenen machen eine spezielle Tumordiagnostik (Nebennierenrinde) erforderlich. **Referenzbereiche** (in µg/l Serum): DHEA: 4-7; DHEAS: 1000-3000.

De|hydro|gena̲sen f pl: (engl.) dehydrogenases; zu den Oxidoreduktasen gehörende Enzy-

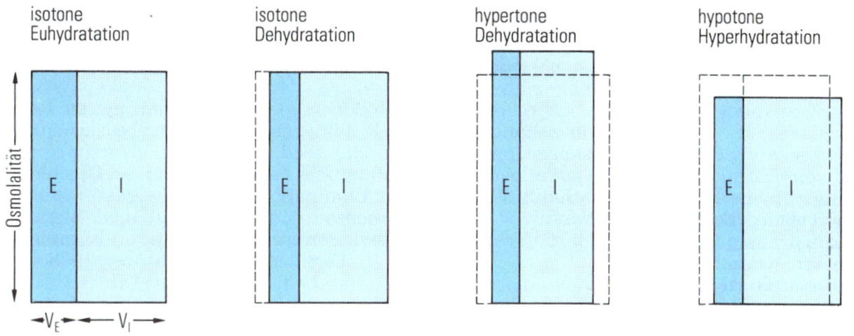

Dehydratation:
Veränderung von Serum-Osmolalität (v. a. Na^+-Konzentration) und Volumen der extrazellulären (V_E) und intrazellulären Flüssigkeit (V_I) bei verschiedenen Formen der Dehydratation im Vergleich zur physiologischen isotonen Euhydratation

me*; spalten Wasserstoff von Substraten (z. B. Bernsteinsäure, Äpfelsäure); der durch die D. aktivierte Wasserstoff wird von den Coenzymen der Zelloxidation aufgenommen (vgl. Atmungskette) od. bei der Biosynthese verwendet. Coenzym der D. sind NAD* u. NADP.

Deiters-Kern (Otto F. D., Anat., Bonn, 1834-1863): (engl.) Deiters' nucleus; Nucleus vestibularis lat., einer der vier Endkerne der Pars vestibularis des VIII. Hirnnerven am Boden der Rautengrube; Ursprung des Tractus* vestibulospinalis.

Deiters-Typ (↑): (engl.) Deiters' type; Typus von Ganglienzellen mit langem unverzweigtem, lediglich Kollateralen abgebendem Neuriten.

Deiters-Zellen (↑; Zelle*): (engl.) Deiters' cells; äußere Phalangenzellen; Stützzellen des Corti*-Organs, denen die äußeren Haarzellen aufsitzen. Ihre Kopfplatten bilden mit d. Pfeilerzellen die von den Haarzellen durchbrochene Membrana reticularis.

Déjà-vu-Erlebnis (frz. déjà vu schon gesehen): (engl.) déjà-vu-experience; Erinnerungsverfälschung*, bei der man glaubt, etwas gerade Erlebtes schon früher in gleicher Weise gesehen od. erlebt zu haben; Vork. z. B. bei Müdigkeit, i. R. von Psychosen od. in d. epilept. Aura (s. Epilepsie).

Dek-: s. a. Dez-.

De|kalzifizierungs|syn|drom (De-*; Calc-*) n: syn. Milkman*-Syndrom.

De|kapsulation (↑; Capsula*) f: (engl.) decapsulation; op. Spalten u. Abziehen einer Organkapsel.

De|klaration von Helsinki f: (engl.) Helsinki Declaration; arztethische Leitsätze u. Empfehlungen des Weltärztebundes aus dem Jahr 1964 z. Wahrung der Rechte des Individuums bei d. Durchführung von wissenschaftl. Versuchen am Menschen, z. B. i. R. von Therapiestudien; die D. v. H. wurde 1975 in Tokio neu gefaßt u. ist als revidierte D. v. H. Bestandteil der Deklaration* von Tokio.

De|klaration von Tokio f: (engl.) Tokyo Declaration; arztethische Leitsätze, Empfehlungen u. Richtlinien des Weltärztebundes aus dem Jahr 1975 über das Verhalten von Ärzten b. Folterungen u. Mißhandlungen v. Gefangenen sowie über d. Gebrauch u. Mißbrauch psychotroper Medikamente; enthält außerdem d. revidierte Deklaration* von Helsinki. Vgl. Ethik-Kommissionen, Aufklärungspflicht.

De|kom|pensation (De-*; Kompensation*) f: (engl.) decompensation; der nicht mehr ausreichende Ausgleich (Kompensation*) einer verminderten Funktion od. Leistung bzw. dessen Folgezustände; z. B. beim Schock*.

De|kom|pression (↑; Kompression*) f: (engl.) decompression; **1.** (physik.) Druckabfall; vgl. Caisson-Krankheit; **2.** (therap.) Druckentlastung von Organen, z. B. Dekompressionsbehandlung zur Drucksenkung bei Hirndrucksteigerung, Ableitung von Darminhalt als konservativer Behandlungsversuch bei Ileus*, op. Stabilisierung einer Wirbelkörperkompressionsfraktur.

De|kom|pressions|unfall (↑; ↑): s. Barotrauma, Caisson-Krankheit.

De|kon|tamination (↑; Kontamination*) f: (engl.) decontamination; Entseuchung, Beseitigung einer Kontamination*; **1.** (nuklearmed.) Behebung einer oberflächl. radioaktiven Kontamination von Räumen, Gegenständen, Lebensmitteln od. Personen; bei Gegenständen i. d. R. mit Wasser u. milden reinigungsaktiven Tensiden, u. U. auch mit Komplexbildnern od. schwachen Säuren, in schwierigen Fällen durch mechan. Abtragung der Oberflächen od. Beschichtung mit Farben, die Alphastrahlung od. weiche Betastrahlung absorbieren; bei kontaminierten Personen erfolgt die D. nach Messung u. Lok. der Kontamination u. Entfernen u. Entsorgen kontaminierter Kleidung durch warmes Wasser u. Seife, wobei Schädigungen der Haut vermieden werden müssen, um eine Inkorporation* von Radionukliden auszuschließen. Kontaminierte Personen sind auf eine evtl. Inkorporation von Radionukliden zu überprüfen (z. B. Messung der Aktivität in Nasensekret u. Sputum); ggf. sind entspr. Maßnahmen einzuleiten; **2.** (hyg.-mikrobiol.) weitgehende Beseitigung der körpereigenen mikrobiellen Flora bei infektgefährdeten Personen od. vor best. op. Eingriffen durch Desinfektionsmittel od. Behandlung mit nichtresorbierbaren Antibiotika; vgl. Desinfektion, Nosokomialinfektionen, Behandlung, gnotobiotische; **3.** (toxikol.) Entfernung einer Kontamination mit chem. (Schad-)Stoffen (Detoxikation, Entgiftung).

De|kon|taminations|anlage (↑; ↑): (engl.) decontamination unit; Einrichtung zur Dekontamination von radioaktiv belasteten Abwässern, Gegenständen od. Personen; z. B. Abwasser-Abklinganlage zur Dekontamination radioaktiver Abwässer mit langlebigen Radionukliden (Halbwertzeit >100 Tage).

De|korporation (↑; lat. corpus Körper) f: Entfernung von Radionukliden* aus dem Körper mit dem Ziel der Verhinderung od. Verminderung von Strahlenschäden* durch: **1.** mechan. Methoden zur unspezif. Verhinderung der Resorption (z. B. Lungenspülung, Gewebeexzision); **2.** physik.-chem. od. chem. Methoden zur spezif. Verminderung der Resorption u. Beschleunigung der Elimination*; hierbei werden u. a. Darmadsorbenzien (z. B. Bariumsulfat od. Alginsäure* b. Radiostrontium-Ingestion), Komplexbildner (z. B. Ferrihexacyanoferrat bei Radiocaesium-Ingestion) od. Chelatbildner* (z. B. Ca-DTPA u. Deferoxamin bei Plutonium-Inkorporation) eingesetzt. Daneben ist u. U. durch die Bereitstellung eines Überangebots inaktiver Isotope die Exkretion der Radionuklide zu beschleunigen (vgl. Iodidblockade der Schilddrüse). **3.** biol. Methoden zur Verhinderung der Akkumulation in einzelnen Organen (z. B. thyreostat. Behandlung

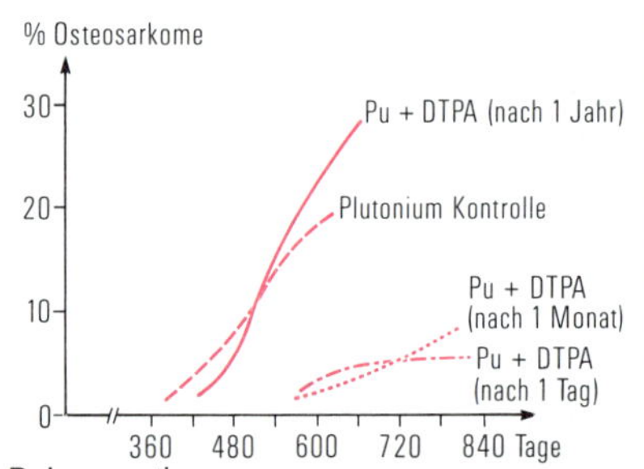

Dekorporation:
Herabsetzung der Häufigkeit von Osteosarkomen nach Inkorporation von Plutonium-239 bei Ratten durch Ca-DTPA in Abhängigkeit vom Zeitpunkt der Dekorporationstherapie
[38]

zur Verhinderung der Akkumulation von Radioiod). Entscheidend für den Erfolg der D. ist der Zeitpunkt des Therapiebeginns (s. Abb.).

De|kortikation (lat. decorticare abschälen) **f:** (engl.) decortication; op. Behandlung von die Lungenfunktion behindernden Pleuraschwarten, Empyemresthöhlen od. eines älteren, organisierten Hämatothorax durch Ausschälen der pathol. Strukturen unter Mitnahme des viszeralen u. parietalen Pleurablattes; vgl. Thorakoplastik.

De|krement (lat. decrementum Abnahme, Verlust) **n:** (engl.) decrement; Amplitudenverlust bei elektrodiagnostischen Verfahren.

De|kubitus (lat. decumbere, decubitum sich niederlegen) **m:** durch äußere (längerfristige) Druckeinwirkung mit Kompression von Gefäßen u. lokaler Ischämie hervorgerufene trophische Störung von Geweben (v. a. Haut u. Unterhautgewebe) mit Nekrose, Mazeration, evtl. Infektion; **Vork.:** v. a. bei Bettlägerigkeit, insbes. an Körperstellen, an denen die Haut dem Knochen unmittelbar anliegt (s. Abb.), auch unter schlecht sitzenden Prothesen u. zu engen Gipsverbänden; **Einteilung: 1. Grad:** umschriebene Rötung, intakte Haut; **2. Grad:** Hautdefekt; **3. Grad:** tiefer Hautdefekt; Muskeln, Sehnen u. Bänder sind sichtbar; **4. Grad:** Haut- u. Gewebedefekt mit Knochenbeteiligung; **Proph.:** s. Dekubitusprophylaxe; **Ther.:** bei D. 1. Grades Hautpflege, bei D. 2.-4. Grades sorgfältiges Säubern der Wunde, Wundtaschen u. -ränder, Auftragen od. Einbringen von entzündungshemmenden u. granulationsfördernden Substanzen, Schutz der Wundränder u. Umgebung vor Wundsekret mit entspr. Salben u. Tinkturen; Wechsel der Medikamente bzw. Verbandsstoffe erst, wenn nach 3-4 Tagen kontinuierl. Behandlung keine Verbesserung eingetreten ist. Evtl. chirurgische Abtragung von Nekrosen, Deckung großer Hautdefekte mit Transplantat, Verschluß tiefer Wunden.

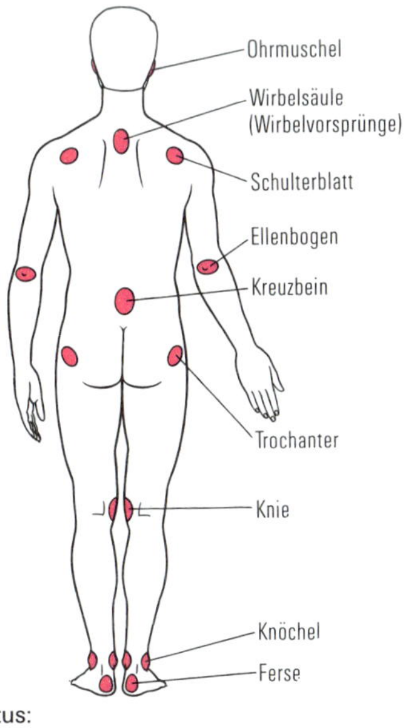

Dekubitus:
typische Druckstellen

De|kubitus|pro|phylaxe (↑; Prophylaxe*) **f:** (engl.) decubitus prophylaxis; Maßnahmen zur Vorbeugung eines Dekubitus durch: **1.** Hautpflege u. Hautschutz; **2.** Durchblutungsförderung durch Wärme-Kälte-Reiz (umstrittene prophylakt. Bedeutung), Einreibung mit hyperämisierenden Mitteln u. Massage der gefährdeten Stellen; **3.** Weichlagerung, evtl. Spezialmatratzen; **4.** zweistündliche Umlagerung nach Lagerungsplan (Rückenlage, Seitenlage 30° re., evtl. Bauchlage, Seitenlage 30° li., Rückenlage usw.). Vgl. Prophylaxe.

Delayed-blanch-Phänomen (engl. delay Verzögerung; blanch Abblassung) **n:** Entw. einer porzellanweißen Quaddel mit schmalem erythematösem Saum nach intrakutaner Applikation von 0,05-0,5%iger Acetylcholinlösung; Hinweis auf cholinerge Hyperreaktivität der Haut bei Verdacht auf atopisches Ekzem*.

De|letion (lat. delere, deletus auslöschen, vernichten) **f:** Verlust eines interstitiellen Chromosomenstückes od. eines DNA-Abschnittes inf. einer Mutation*; vgl. Defizienz, Katzenschrei-Syndrom.

Delir (lat. delirare verrückt sein) **n:** syn. Delirium, delirantes Syndrom; Form der akuten organischen Psychose* mit Bewußtseins- u. Orientierungsstörungen, (v. a. opt.) Halluzinationen, vegetativen Störungen (Tachykardie, Schwitzen), Tremor u. motorischer Unruhe; **Urs.:** z. B. Intoxikationen, Infektionen. Vgl. Entzugsdelir, Entzugssyndrom.

Delirium acutum (↑) **n:** plötzlich einsetzendes Delir*; Vork. z. B. bei (hohem) Fieber, Infektionskrankheiten, Hyperthyreose, Intoxikationen u. nach Operationen.

Delirium tremens (↑; lat. tremere zittern) **n:** sog. Alkoholdelir; Delir*, das bei chron. Intoxikationen, insbes. durch Alkohol, meist innerh. von Tagen nach Exzeß od. Entzug auftritt; Prodromalerscheinungen: gereizte Stimmung, Unruhe, Schlafstörungen, Schwitzen, evtl. Schwindel; **Sympt.:** optische u. akustische Halluzinationen, Illusionen, Denkstörungen, Orientierungsstörungen, Bewußtseinsstörungen, Tremor, Tachykardie, Temperaturanstieg; in ca. 10% der Fälle (generalisierte) epileptische Anfälle; **Ther.:** Überwachung u. evtl. Sedierung (z. B. mit Clomethiazol*); **Kompl.:** Übergang in Koma u. Tod inf. Kreislaufversagens; Letalität bei rascher Intensivbehandlung nur noch gering (ca. 1%). Vgl. Prädelir, Entzugssyndrom.

Dell|warze: syn. Molluscum* contagiosum.

Delpech-Licht|blau-Quotient **m:** s. Eiweißquotient.

Delta|amino|lävulin|säure: physiol. Harnbestandteil; $H_2N—CH_2—CO—(CH_2)_2—COOH$; wird bei Porphyrie u. Bleivergiftung vermehrt ausgeschieden.

Delta|strahlen: (engl.) delta rays; Bez. f. Elektronen*, die durch Ionisationsprozesse (Wechselwirkungsprozesse von ionisierender Strahlung* mit Materie) entstehen (Deltaelektronen) u. dabei soviel Energie übertragen bekommen, daß sie ihrerseits ionisieren u. in der Nebelkammer eine eigene sog. Bahnspur von Ionisationsvorgängen erzeugen können.

Delta|wellen: 1. s. Elektroenzephalographie; **2.** s. WPW-Syndrom (Abb.).

Delta|zellen (Zelle*)**:** (engl.) delta cells; Zellen des Hypophysenvorderlappens mit feiner basophiler, jedoch aldehydfuchsinophober Granulierung; bilden wahrscheinl. FSH u. LH (ICSH).

D

deltoideus: Δ-förmig; z. B. Musculus deltoideus.

Demand-Schritt|macher (engl. demand Abruf): (engl.) demand pacemaker; sog. Bedarfsschrittmacher; Herzschrittmacher*, der nur dann Impulse abgibt, wenn innerh. einer wählbaren Zeitspanne am Herzen kein eigenes Aktionspotential entstanden ist (im Ggs. zum Festfrequenz-Schrittmacher mit einstellbarer fester Frequenz).

De|markation (De-*; frz. marquer kennzeichnen) f: (engl.) demarcation; Abgrenzung; z. B. entzündl. Trennung des krankhaften vom gesunden Gewebe.

De|mentia infantilis (lat. dementia Wahnsinn) f: syn. Heller-Syndrom; im 3.-4. Lj. beginnende Demenz* nach zunächst normaler Entwicklung; **Ätiol.:** unklar; möglicherweise Zus. mit Alkoholembryopathie; **Sympt.:** Sprachstörungen, Agitiertheit, Stereotypien bis zur völligen Kontakt- u. Beziehungslosigkeit; **DD:** genet. bedingte Stoffwechselanomalien. Vgl. Behinderung, geistige.

De|mentia prae|cox (↑) f: veraltete Bez. f. Schizophrenie*. **D. pugilistica** (↑) f: syn. Boxerenzephalopathie*. **D. senilis** (↑) f: s. Demenz. **D. simplex** (↑) f: veraltete Bez. f. hebephrene Verlaufsform der Schizophrenie* mit Persönlichkeitsumbau ohne weitere Symptomatik.

De|menz (↑) f: (engl.) dementia; Oberbegriff f. die Veränderung u. Neuanpassung auf früherem Entwicklungsniveau von erworbenen intellektuellen Fähigkeiten als Folge einer Hirnschädigung mit kognitiven Störungen, Störungen der Wahrnehmung, Gedächtnisstörungen, Konfabulation, Denkstörungen, Orientierungsstörungen, Apraxie, Stereotypien u. Veränderungen der Persönlichkeit; **Vork.:** im Kindesalter als Dementia* infantilis, bei der infantilen Verlaufsform der Gaucher*-Krankheit, bei unbehandelter Phenylketonurie*, metachromatischer Leukodystrophie*, Gangliosidose G_{M1}, Hallervorden*-Spatz-Erkrankung, myoklon. Epilepsie*, progressiver Rötelnpanenzephalitis, org. Psychose*, psychosozialer Deprivation*; im Erwachsenenalter v. a. bei vaskulären Hirnerkrankungen u. Alzheimer*-Krankheit (häufigste Urs.), bei Pick*-Krankheit, Chorea Huntington (s. Chorea), Marchiafava*-Bignami-Krankheit, Steele*-Richardson-Olszewski-Syndrom, Binswanger*-Krankheit, Systemerkrankungen des ZNS (z. B. Friedreich*-Ataxie) u. a.; auch als Sympt. einer HIV-Infektion beschrieben (vgl. HIV-Erkrankung). Vgl. Intelligenz, Behinderung, geistige.

De|mineralisation f: (engl.) demineralization; Verarmung des Körpers an Mineralien; z. B. Phosphat- u. Calciumverlust b. Rachitis, Kochsalzverlust b. Pylorusstenose, Erbrechen; ferner b. mineralienarmer Ernährung.

Demming-Tubus (Tubus*) m: (engl.) Demming's tube; Endotrachealtubus* ohne Blockermanschette für Säuglinge u. Kleinkinder.

Demodex folliculorum f: Haarbalgmilbe; s. Milben.

Demodicidosis (-osis*) f: syn. Demodikose; durch Haarbalgmilben (s. Milben) hervorgerufene Erytheme u. follikuläre Schuppung im Gesicht bes. bei Frauen; evtl. identisch mit Rosacea*.

Demo|graphie (gr. δῆμος Volk; -graphie*) f: (engl.) demography; Beschreibung u. statist. Aufbereitung von Daten über natürl. Bevölkerungsbewegungen (Geburten, Sterbefälle, Mobilitäts- u. Wanderungsprozesse, Alters- u. Geschlechtsverteilung, Eheschließungshäufigkeit u. a.); als Datenquellen dienen meist amtl. Routinedatensammlungen, mit deren Hilfe strukturelle Veränderungen v. Gesellschaften beobachtet u. aufgezeigt werden können. Vgl. Statistik, Todesursachenstatistik, Sterbetafel, allgemeine.

De|myelinisation (De-*; Myel-*) f: Entmarkung; s. Entmarkungskrankheiten.

De|naturieren (↑; lat. natura natürliche Beschaffenheit): (engl.) to denaturate; **1.** vergällen, d. h. Genußmittel durch schwer zu entfernende Zusätze ungenießbar machen; z. B. Alkohol durch Pyridin, Holzgeist; Kochsalz durch Eisensalze; **2.** reversible od. irreversible Auflösung einer nativen Struktur (b. Proteinen u. Nukleinsäuren); Veränderung der Hydrathülle, Aufhebung v. ionischen od. hydrophoben Wechselwirkungen, v. Wasserstoffbrückenbindungen od. von Disulfidbrücken; kann **a)** durch versch. chem. Einwirkungen (z. B. Alkali, Säuren, Schwermetalle, org. Lösungsmittel, Formaldehyd, Harnstoff, Guanidinhydrochlorid, Entfernung v. essentiellen Kationen durch chelatisierende Agenzien) od. **b)** physik. durch Erhitzen (vgl. Kochprobe), Spreiten, UV-Licht, Ultraschall erfolgen.

Dendrit (gr. δένδρον Baum) m: (engl.) dendrite; kurzer Fortsatz einer Nervenzelle; ein Neuron (Nervenzelle) hat etwa 1-12 Dendriten. Dem Aufbau nach stehen die D. dem Zellkörper (Soma) näher als der Neurit.

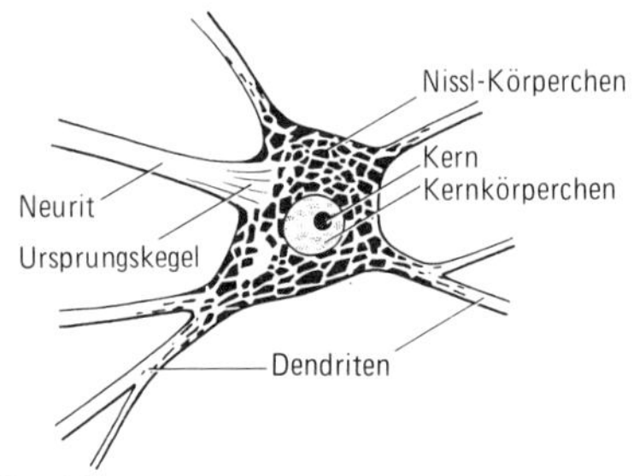

Dendrit:
motorische Vorderwurzelzelle [24]

Denecke-Zeichen (Kurt D., Chir., Erlangen, geb. 1903): s. Thrombose (Abb.).

De|nervations|syn|drom (De-*; Nervus*) n: syn. Postvagotomiesyndrom*.

De|nervierung (↑; ↑): (engl.) denervation; partieller od. kompletter Funktionsausfall eines Organs bzw. Organsystems inf. Degeneration, Trauma od. nach op. Durchtrennung der nervalen Verbindungen (z. B. bei Vagotomie, Sympathektomie, Chordotomie). Vgl. Entartungsreaktion, Nervenblockade.

De|nervierungs|potentiale (↑; ↑) n pl: (engl.) denervation potentials; Fibrillationspotentiale u. pos. scharfe Wellen bei neurogener Schädigung eines Muskels; s. Elektromyographie.

Dengue-Fieber (span. dengue Ziererei): (engl.) Dengue fever; syn. Dengue, Sieben-Tage-Fieber, Pokalfieber; zu den Arbovirosen* gehörende, akute, fieberhafte Infektionskrankheit der Tropen u. Subtropen, die durch das Dengue*-Virus (Typ 1-4) verursacht u. durch Mücken (v. a.

Aedes aegypti) übertragen wird; **Klin.:** biphas. Verlauf: nach 5-8tägiger Inkubationszeit plötzl. Fieberanstieg auf 39-40°C, Erbrechen, Myalgien, Gelenkschmerzen, am 3. Tag Remission, erneutes Fieber am 7. Tag; typisch sind morbilli- od. skarlatiniforme Exantheme, die am 3.-5. Tag auftreten können; Beteiligung des ZNS ist möglich. **Kompl.:** selten Kreislaufversagen, Bronchopneumonie; **Progn.:** relativ günstig; **Ther.:** symptomat., parenteraler Flüssigkeitsausgleich; **Proph.:** Mückenbekämpfung. Vgl. Fieber, Dengue-hämorrhagisches.

Dengue-Virus (↑; Virus*) n: Flavivirus* der Togaviridae*; vier Serotypen; Err. des Dengue*-Fiebers u. des Dengue-hämorrhagischen Fiebers*; **Übertragung:** v. a. durch Mücken (Aedes aegypti u. andere Culicinae); **Nachw.:** Err. im Patientenblut (erste 24-48 Std. der Erkr.), Tierversuch (junge Mäuse, Affen); Antikörpernachweis, Neutralisationstest*.

De|nitro|genisierung: (engl.) denitrogenation; Erniedrigung des Stickstoffpartialdrucks durch reine Sauerstoffatmung über mehrere Min., z. B. vor Einleitung einer Inhalationsnarkose*.

Denken, autistisches: (engl.) autistic thinking; syn. selbstbezogenes, alogisches Denken, bei dem eigene Wünsche u. Befürchtungen im Vordergrund stehen, ohne Wahrnehmung von Widersprüchen zur Realität; Vork. z. B. bei Schizophrenie, frühkindl. Autismus.

Denken, in|ko|härentes: s. Denkstörung.

Denker-Operation (Alfred D., Otol., München, 1863-1941) f: **1.** heute nicht mehr durchgeführte Modifikation der Caldwell*-Luc-Operation mit zusätzl. Resektion der Basis des Processus frontalis des Oberkiefers im Bereich der Crista piriformis bei Kieferhöhlenempyem und malignen Nasentumoren; **2.** Fein-Denker-Operation; transmaxillo-ethmoido-sphenoidale Hypophysektomie.

Denk|störung: (engl.) thought disorder; **1.** formale D.: Störung des Denkens in bezug auf Geschwindigkeit (beschleunigtes, verlangsamtes od. gehemmtes Denken), Ablauf (umständliches, perseverierendes od. eingeengtes Denken) od. logische Struktur (Lockerung der Assoziation, Paralogie, inkohärentes od. zerfahrenes Denken). Bei beschleunigtem Denken können sich Assoziationen u. Ideenflucht so weit steigern, daß d. Denkziel nicht mehr festgehalten wird u. dem Untersuchenden d. Denken als inkohärent (mit noch erkennbarem Zus.) od. zerfahren (ohne erkennbaren Zus.) erscheint. Umständliches Denken entsteht, wenn alle bei e. Thema entstehenden Assoziationen als gleichwertig berücksichtigt werden; perseverierendes Denken ist durch sog. Haften an e. Wort od. Denkinhalt charakterisiert. Gedankeneingebung, -entzug, -ausbreitung od. -stop u. Sperrung sind D. i. R. von Ich-Störungen. Die formale D. stellt in voller Ausgestaltung ein Sympt. der Schizophrenie dar, kann aber auch bei anderen Erkr. (z. B. org. Psychose, Bewußtseinsstörungen, Intoxikationen, Depression) auftreten. **2.** Inhaltliche D.: Störung des Denkens i. S. einer Urteilsstörung über d. Realität, die bis zum Wahn* ausgebaut sein kann.

Denman-Selbst|entwicklung (Thomas D., Gyn., London, 1733-1815): (engl.) Denman's spontaneous development; (gebh.) Selbstentwicklung* b. Querlage* m. Abknickung im unteren Teil der Wirbelsäule.

Dens (lat.) m (pl Dentes): Zahn*; Zahnfortsatz.

Dens angularis (↑) m: Dens caninus, Eckzahn.

Dens|a|plasie (↑; Aplasie*) f: angeb. Fehlbildung der Axis*; Fehlen des Dens axis führt zu abnormer Beweglichkeit im Atlas-Axisgelenk u. dadurch häufig zu Beschwerden i. S. einer Migraine* cervicale.

Dens axis (↑) m: Zahnfortsatz der Axis (2. HW). **D. bi|cuspidatus** (↑) m: Prämolar. **Dentes canini** (↑) m pl: Eckzähne. **Dentes de|cidui** (↑) m pl: Milchzähne. **D. emboliformis** (↑) m: Zapfenzahn. **D. epistrophei** (↑) m: syn. Dens* axis. **Dentes in|cisivi** (↑) m pl: Schneidezähne. **Dentes molares** (↑) m pl: Molaren, Mahlzähne. **Dentes natales** (↑) m pl: zum Zeitpunkt der Geburt vorhandene (oft hypoplast.) Zähne; meist untere mittl. Schneidezähne als Folge einer Zahnkeimverlagerung. **Dentes neo|natales** (↑) m pl: Zähne, die verfrüht beim Neugeborenen durchbrechen. **Dentes per|manentes** (↑) m pl: bleibende Zähne. **Dentes prae|molares** (↑) m pl: Backenzähne, Prämolaren*. **D. serotinus** (↑) m: Weisheitszahn. **Dentes sup|plementarii** (↑) m pl: normal ausgebildete überzählige Zähne.

Densito|meter (lat. densus dicht; Metr-*) n: Gerät zur Durchführung der (radiol.) Densitometrie*, v. a. zur gesetzl. vorgeschriebenen Qualitätskontrolle. Vgl. Dichte, optische.

Densito|metrie (↑; ↑) f: (engl.) densitometry; **1.** (physik.) Bestimmung der Dichte* eines Stoffes; **2.** (kardiol.) Bestimmung von Kreislaufparametern durch Indikatorverdünnungsmethoden*; **3.** (radiol.) Messung der Schwärzung von Röntgenfilmen durch Bestimmung der Lichtdurchlässigkeit.

densus (lat.): dicht.

Dent-: s. a. Odont-, Odonto-.

dental (Dens*): die Zähne betreffend.

Dentale (↑) n: der embryonale Unterkiefer; Bindegewebsknochen, der sich um den Meckel*-Knorpel herum bildet.

Dental|fluorose (↑; Fluor*; -osis*) f: (engl.) dental fluorosis; Farb- u. Strukturveränderungen des Zahnschmelzes; **Urs.:** chron. Fluorzuführung von Dosen über 2 mg/d während der Mineralisation, v. a. vom 2. bis zum 9. Lebensjahr. Das Gebiß weist meist generell eine kalkig-weiße Grundfarbe auf (im Ggs. zur üblichen gelblichen). Die befallenen Zähne sind weiß gesprenkelt; in schweren Fällen kann sek. Braunfärbung der Schmelzporositäten u. Defektbildung auftreten. Schwere Fluorose ist i. a. auf vulkanische Gebiete in (sub)tropischen Breiten beschränkt, wo zudem das Trinkwasser mehr als 5 mg F^-/l enthält. **DD:** Schmelzflecken unspezifischer Genese (vorübergehende trophische Störungen).

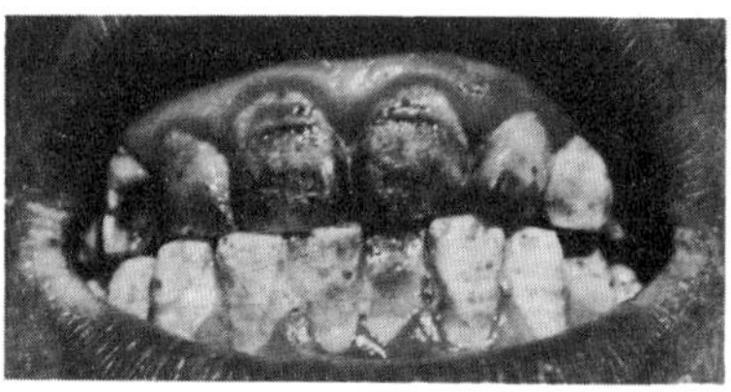

Dentalfluorose: ausgeprägter, in Europa nicht mehr zu beobachtender Befund [540]

Dent|algie (↑; -algie*) f: (engl.) odontalgia, toothache; Zahnschmerz.

dentatus (lat.): gezähnt.

denticulatus (lat.): feinzähnig.

Dentikel (Dim. von Dens*) m pl: (engl.) denticle; rundliche bis ovale Hartgewebekörper versch. Größe, die isoliert im Pulpagewebe (freie D.), mit der pulpalen Dentinwand verwachsen (adhärente D.) od. in diese eingebettet (interstitielle D.) auftreten können; **Urs.:** altersbedingt, traumatisch, Folge von Heilungsvorgängen od. therap. Eingriffen (z. B. Kavitätenpräparation); Häufigkeit: bei bis zu 90% aller Zähne bei über 50jährigen Individuen; können neuralgiforme Beschwerden hervorrufen u. bilden ein Hindernis bei der Wurzelbehandlung (s. Wurzelfüllung).

Dentin (lat.) n: Zahnbein, Dentinum; Kernsubstanz des Zahns; im Ggs. zum (ektodermalen) Zahnschmelz mesodermaler Genese aus Odontoblasten; auch elastischer als dieser aufgrund des höheren Gehalts an org. Substanz (kollagene Fibrillen). Das D. wird von annähernd parallelen Kanälen durchzogen, die von der Pulpa zur Schmelz-Dentingrenze reichen u. Fortsätze der Odontoblasten sowie Nervenfasern enthalten.

Dentino|genesis im|perfecta (↑; -genese*) f: s. Capdepont-Syndrom.

Dentitio dif|ficilis (lat. dentitio das Zahnen) f: erschwerter Durchbruch der Zähne, beim Milchgebiß u. U. mit Störungen des Allgemeinbefindens; im bleibenden Gebiß wird die D. d. am häufigsten an den Weisheitszähnen angetroffen, wenn diese wegen falscher Lage od. Raummangels am regelrechten Durchbruch gehindert sind. **Sympt.:** perikoronare Entz., Schluckbeschwerden, reflektorische, einseitige Kieferklemme; seltener Abszeß, Stomatitis, Osteomyelitis.

Dentition (↑) f: Durchbruch der Zähne; die **erste** D. (Durchbruch der Milchzähne*) erfolgt regulär vom 6. bis zum 30. Monat, die **zweite** D. (bleibendes Gebiß*) vom 6. bis 12. Lj., mit Ausnahme der 3. Molaren (Weisheitszähne*), die vom

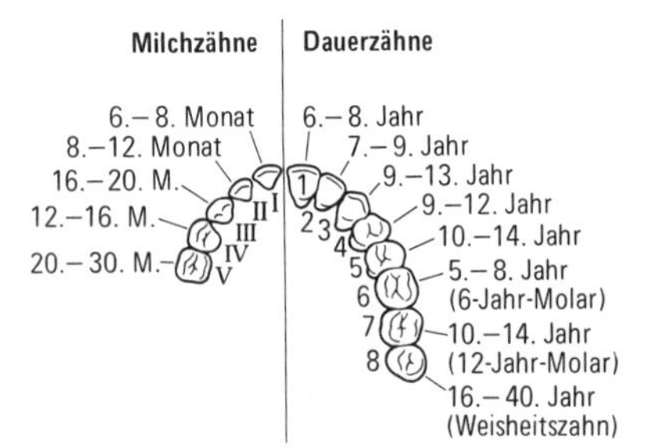

Dentition, zeitliche Abfolge [99]

16. Lj. an durchbrechen können u. durch Retention u. falsche Lage häufig die Sympt. der Dentitio* difficilis auslösen. Nach zahlreichen Beobachtungen ist die D. in den letzten 50 Jahren um 1-2 Jahre vorverlegt (Akzeleration).

Dentitions|geschwür (↑): (engl.) dental ulcer; während der Dentition auftretendes Geschwür an d. Mundschleimhaut.

Dentitions|zyste (↑; Kyst-*) f: Zahndurchbruchzyste; entsteht durch Abhebung des Zahnsäckchens von der Krone des im Durchbruch begriffenen (meist Milch-)Zahns.

Dentitio senilis (↑) f: Zahndurchbruch in höherem Alter.

Dentitio tarda (↑) f: verzögerter Zahndurchbruch; z. B. bei Incontinentia* pigmenti, Chondrodystrophie, Dysostosis acrofacialis, Kretinismus, Lipoidproteinose, Rachitis, Rothmund-Thomson-Syndrom, Thymuspersistenz.

dento|gen (Dens*; -gen*): durch Zähne verursacht; besser odontogen.

De|nudierung (lat. denudare entblößen): (engl.) denudation; (chir.) schonendes Freipräparieren anat. Strukturen während einer Operation.

Denver-Klassifikation f: (engl.) Denver classification; Systematik der menschl. Chromosomen*; wichtig für die Analyse von Chromosomenaberrationen. Nach Größe u. Zentromerposition werden folgende Gruppen unterschieden (Nummern der Autosomenpaare u. Gonosomen in Klammern): A (1-3), B (4, 5), C (X, 6-12), D (13-15), E (16-18), F (19, 20), G (21, 22, Y). Vgl. Karyogramm (Abb.).

Denver-Ventil n: implantierbares Ventilsystem (mit Ballonpumpe) zur Ableitung von Flüssigkeit aus der Bauchhöhle (Aszites*) in die V. cava superior bei portaler Hypertension*.

De|pendenz (lat. dependere herabhängen) f: (engl.) dependency; Abhängigkeit; **1.** (psych.) körperl. bzw. psych. Abhängigkeit* von pharmak. wirksamen Stoffen; **2.** (mikrobiol.) Wachstum von Bakt., bei denen Antibiotika best. Stoffwechselveränderungen verursacht haben, nur noch b. Anwesenheit dieses Antibiotikums.

De|personalisation (De-*; lat. persona Charakter, Person) f: (engl.) depersonalization; Ich-Erlebensstörung, bei der das Gefühl besteht, der eigenen Person bzw. dem eigenen Körper fremd gegenüber zu stehen; **Vork.:** z. B. bei Übermüdung, Neurose, Depression, Intoxikationen od. schizophrenen Störungen. Vgl. Derealisation.

De|phosphorylierung: (engl.) dephosphorylation; chem. od. enzymat. Abspaltung eines Phosphatrests aus einer zuvor phosphorylierten Verbindung; als Umkehrung der Phosphorylierung* im Stoffwechsel wichtiges Regulativ.

De|pigmentierung (De-*; Pigmente*): (engl.) depigmentation; lokal begrenzte od. generalisierte Verminderung od. Fehlen der normalen Hautfarbe; **Vork.:** als Albinismus, Vitiligo, Naevus achromicus, Leukoderm bei Syphilis, Psoriasis od. Pityriasis versicolor sowie bei erbl. Stoffwechselstörungen (z. B. Ahornsirupkrankheit, Phenylketonurie), Medikamenteneinnahme (z. B. Chloroquin) u. a. Vgl. Hyperpigmentierung.

De|pilation (lat. depilare enthaaren) f: Enthaarung.

De|pilatoria (↑) n pl: wenig gebräuchl. Bez. f. Epilatoria (Enthaarungsmittel).

de|plethorisch (De-*; gr. πλῆθος Fülle, Masse): flüssigkeitsverschiebend; z. B. Massage auf Blut- u. Lymphbahnen.

De|pletion (↑) f: **1.** Verminderung körpereigener Stoffe; **2.** Zustand nach Wasser- od. Blutverlust.

De|polarisation f: (engl.) depolarization; **1.** (physiol.) Abnahme des (negativen) Ruhemembranpotentials; s. Membranpotential; **2.** (neurol.) grundlegendes elektrophysiol. Phänomen fokaler Entladungen während eines epilept. Anfalls; im Oberflächen-EEG werden die Summenpotentiale der einzelnen zellulären D. als sog. spikes erfaßt; s. Elektroenzephalographie, Epilepsie.

De|polarisations|block: s. Muskelrelaxation.

Depot (frz.) n: Ablagerung. **D.arznei|formen** (↑): s. Depotpräparate. **D.fett** (↑): (engl.) depot fat; gespeichertes Neutralfett, hauptsächl. in Unterhautfettgewebe u. Bauchhöhle; Wärmeisolator, Energie- u. Wasserreserve. Vgl. Fettstoffwechsel. **D.insulin** (↑) n: Insulin* als Depotpräparat. **D.penizilline** (↑) n pl: Penizilline* als Depotpräparate.

Depot|prä|parate (↑) n pl: (engl.) sustained release medications, depot preparations; syn. Retardpräparate; Arzneiformen*, deren gesteuerte (verzögerte) Arzneistofffreisetzung* über einen längeren Zeitabschnitt möglichst konstant sowie in therap. brauchbarer Menge geschieht; z. B. Depotinjektion, Depottablette od. -kapsel, Schwimmkapsel; häufig mit Initialdosis* u. Erhaltungsdosis*.

De|pravation (lat. depravare verdrehen, verunstalten) f: **1.** i. w. S. Bez. f. Verschlechterung einer Krankheit; **2.** (psychiatr.) aufgrund des moralischen Werturteils veralteter Begriff, der eine Störung der moralischen Urteilsfähigkeit u. Veränderung des Verhaltens bezeichnet, die bei Abhängigkeit* vorkommen u. nicht durch e. Intelligenzdefekt bedingt sind.

De|pression (lat. deprimere, depressus niederdrücken, herabziehen) f: **1.** (anat.) Knochenvertiefung, -eindruck, häufiger als Impressio bezeichnet; **2.** (psychiatr.) diagn. unspezifische Bez. f. eine Störung der Affektivität, b. der ein depressives Syndrom* im Vordergrund steht. Die depressive Stimmungsänderung ist in Abhängigkeit v. Dauer, Intensität od. Periodik des Auftretens u. U. pathologisch. In Abhängigkeit von der Schwere des depressiven Syndroms, vom Vorliegen adäquater äußerer Auslöser u. org. Erkrankungen sowie aufgrund des Verlaufs wird die **nosolog. Zuordnung** getroffen: D. als Teil einer org. Erkrankung (s. Depression, somatogene), als körperlich nicht begründbare D. (s. Depression, endogene) od. als psychoreaktive Erkr. (s. Depression, psychogene). In neuer Literatur wird die Unterscheidung in endogene u. psychoreaktive D. zugunsten einer deskriptiven Zuordnung zu typischer D. (major depression) u. spezifischer D. aufgegeben. **Cave:** Bei jeder Form von D. besteht e. Suizidrisiko! Vgl. Trauerreaktion.

De|pression, agitierte (↑; lat. agitare treiben, hetzen) f: (engl.) agitated depression; Form der Depression, bei der Angst u. Unruhe im Vordergrund stehen; geht einher m. rastlosen Bewegungen, lautem Jammern, ständigem Wiederholen der gleichen Fragen, Sichanklammern.

De|pression, ana|klitische (↑; gr. ἀνακλίνειν anlehnen) f: (engl.) anaclitic depression; syn. Anlehnungsdepression, Affektentzugssyndrom, Säuglingsdepression; depressives Syndrom, das bei Säuglingen inf. Trennung von der Bezugsperson auftritt (R. Spitz); **Sympt.:** Anklammerungstendenz, Weinerlichkeit, anhaltendes Schreien; später Kontaktstörungen, Schlaflosigkeit, Gewichtsverlust u. psychomotor. Retardierung. Bei Aufhebung der Trennung ist die Symptomatik reversibel; sonst evtl. Übergang in psychischen Hospitalismus*. Vgl. Deprivation.

De|pression, endo|gene (↑; End-*; -gen*) f: (engl.) endogenous depression; syn. körperlich nicht begründbare Depression, Melancholie, Schwermut u. a.; typische Form der Depression, gelegentl. familiär gehäuft auftretend bei unbekannter Ätiol., aber mit erkennbaren Auslösern, auch als depressive Episode i. R. einer manisch-depressiven Erkrankung*; **Sympt.:** depressives Syndrom*; **Ther.:** Thymoleptika (s. Antidepressiva) od. Neuroleptika* sowie Psycho- u. Soziotherapie.

De|pression, hypo|chondrische (↑; Hyp-*; Chondr-*) f: (engl.) hypochondric depression; Depression*, bei der die Sympt. der Hypochondrie* im Vordergrund stehen; oft schwer zu erkennen, da körperl. Beschwerden das Bild bestimmen (vgl. Depression, larvierte). Bei wahnhafter Überzeugung, krank zu sein, spricht man auch auch vom hypochondrischen Wahn*.

De|pression, larvierte (↑; lat. larva Maske, Larve, Hülle) f: (engl.) masked depression; Depression b. gleichzeitiger Unfähigkeit der Pat., ihre depressive Verstimmung als solche zu beschreiben; statt dessen werden Beschwerden verlagert u. als körperl. Symptome dargestellt: Herzbeschwerden, Kopfschmerzen, Rückenschmerzen, Verdauungsbeschwerden, Appetit- u. Schlafstörungen, gyn. Beschwerden, Störungen der Sexualfunktion. Wahrscheinlich tritt etwa d. Hälfte aller auf Depression verdächtigen Beschwerdebilder anfangs larviert auf. Die l. D. ist kein eigenständiges Krankheitsbild, sondern bezeichnet einen auf Depression verdächtigen Zustand, der nosolog. eingeordnet werden muß (vgl. Syndrom, depressives). Die Pat. sind häufig b. mehreren Ärzten in Behandlung; dd Problem insbes. für Allgemeinmediziner, Internisten, Gynäkologen u. Chirurgen.

De|pression, neurotische (↑; Neur-*; -osis*) f: (engl.) neurotic depression; syn. depressive Neurose; **Bez.** f. Form der Neurose*, bei der eine ausgeprägte Depression im Vordergrund steht u. die als Reaktion auf kritische Lebensereignisse* od. in einer Persönlichkeitskrise* auftreten kann.

De|pression, pharmako|gene (↑; gr. φάρμακον Heilmittel, Gift; -gen*) f: (engl.) drug-induced depression; medikamentös (z. B. durch Neuroleptika) hervorgerufene somatogene Depression*; vgl. Erschöpfung, postremissive.

De|pression, psycho|gene (↑; Psych-*; -gen*) f: (engl.) psychogenic depression; Sammelbez. f. reaktive Depressionen (b. schwerwiegenden lebensgeschichtl. Veränderungen, z. B. als Schwangerschaftsdepression*), neurot. Depressionen (Störungen der seel. Erlebnisverarbeitung, ausgelöst durch ganz od. teilweise verdrängte Konflikte) od. depressive Entw. (z. B. Erschöpfungsdepression); Frauen sind häufiger betroffen. **Ther.:** Psycho- u. Soziotherapie, ggf. vorsichtig dosiert u. zeitlich begrenzt Psychopharmaka (Antidepressiva, niederpotente Neuroleptika, kurzfristig Tranquilizer) sowie Hypnotika.

De|pression, re|aktive (↑) f: (engl.) reactive depression; auf äußere Auslöser (Verluste, Kränkungen od. belastende Lebensumstände) beziehbares depressives Syndrom*; der äußere Auslöser muß in seiner subjektiven Schwere der Intensität u. Dauer der r. D. adäquat sein, sonst DD zur endogenen Depression*, bei der ebenfalls f. die akute Phase äußere Belastungsfaktoren erhebbar sind. Verlaufsbeobachtungen sowie spez. Umwelt- u. biograph. Merkmale (s. Lebensereignisse, kritische) spielen bei der DD oft eine entscheidende Rolle; häufig ist bei der r. D. das Phänomen der sog. gelernten Hilflosigkeit mit negativer Einstellung gegenüber sich selbst, der Welt u. der Zukunft zu beobachten. **Ther.:** Psychotherapie, ggf. Psychopharmaka. Vgl. Entwurzelungsdepression.

De|pression, somato|gene (↑; Soma*; -gen*) f: (engl.) somatogenic depression; syn. körperl.

D

D

begründbare, exogene od. symptomat. Depression; Depression inf. einer direkten od. indirekten Schädigung der Gehirnfunktion; **Formen: 1.** symptomat. Depression: Begleitdepression bei körperl. (v. a. extrazerebralen) Erkr.: postinfektiös, postoperativ, hämodynamisch, toxisch, endokrin (biol. Krisenzeiten: Pubertät, Prämenstruum, Schwangerschaft, Wochenbett, Klimakterium od. bei endokrinen Erkr.), medikamentös (pharmakogene Depression) u. a.; **2.** org. Depression: altersbedingte Veränderungen (vgl. Involutionspsychose) mit od. ohne Demenz, posttraumat., bei Hirntumoren, geistiger Behinderung, Epilepsie, Meningitis, Enzephalitis u. a.; **Ther.:** Ausschaltung evtl. einwirkender Noxen od. depressionsauslösender Medikamente, Behandlung der Grundkrankheit, ggf. vorsichtig dosiert Antidepressiva, Neuroleptika; vgl. Syndrom, depressives.

De|pressions|zustand des Neu|geborenen (↑): Abk. DZ; allg. Bez. f. den Zustand eines Neugeborenen*, das unmittelbar post partum od. nach etwa 10 Min. (sekundärer D. d. N.) eine herabgesetzte od. fehlende Atmung, Beeinträchtigung des Kreislaufs od. Störungen des zentralen Nervensystems aufweist. Die Diagn. u. die Schweregradeinteilung werden m. Hilfe der Zustandsdiagnostik* des Neugeborenen durchgeführt. Vgl. APGAR-Schema.

De|pression, zyklo|thyme (↑; Zykl-*; gr. θυμός Gefühl) **f: 1.** Bez. f. depressive Stimmungslage i. R. einer Zyklothymie*; **2.** syn. endogene Depression* (als depressive Episode i. R. einer manisch-depressiven Erkrankung*).

de|pressiv (↑): mit Verstimmung verbunden, traurig, niedergeschlagen gestimmt.

De|pressoren (↑) m pl: syn. Pressorezeptoren*.

De|pressor|reflex (↑; Reflekt-*) **m:** s. Bezold-Jarisch-Reflex.

De|privation (De-*; lat. privare berauben) **f: 1.** allg. Bez. f. Entbehrung od. Mangel; **2.** (psychol.) Bez. f. unzureichende od. fehlende körperliche bzw. affektive Zuwendung, die v. a. in den ersten Lebensjahren zu anaklitischer Depression*, psychomotorischer Retardierung*, insbes. Abweichung der Sprachentwicklung u. des psychosozialen Verhaltens i. S. einer sog. Deprivationstrias aus Angst, Agrressivität u. Kontaktschwäche, od. zu psychischem Hospitalismus* führen kann; **Urs.:** Isolation von der Bezugsperson, mangelnde Pflege od. Vernachlässigung (sog. passive Kindesmißhandlung*).

De|privation, sensorische (↑; ↑) **f:** (engl.) sensory deprivation; Ausschaltung aller Sinneseindrücke durch extreme Isolation bei einem Menschen; **Folgen:** Denkstörungen, Konzentrationsstörungen, depressives Syndrom, evtl. Halluzinationen.

De|privations|syn|drom (↑; ↑) **n:** (engl.) deprivation syndrome; Bez. f. Sympt., die inf. Deprivation* auftreten können.

De|puranzien (lat. depurare reinigen) **n pl:** (engl.) laxatives; Reinigungsmittel, Abführmittel.

Dercum-Krankheit (Francis X. D., Neurol., Philadelphia, 1856-1931)**:** (engl.) Dercum's disease; syn. Lipomatosis dolorosa; Auftreten schmerzhafter Lipome an Stamm u. Extremitäten, bes. bei Frauen nach der Menopause.

De|realisation f: (engl.) derealization; (psychol.) Gefühl, die Umwelt (Personen u. Gegenstände) habe sich verändert u. sei fremd u. unwirklich; Vork. meist m. Depersonalisation*, z. B. bei starker Müdigkeit, depressivem Syndrom od. schizophrenen Störungen.

De|rivate (lat. derivare ableiten) **n pl:** (engl.) derivatives; Abkömmlinge chem. Grundsubstanzen.

Derm-: auch Derma-, Dermat-, -dermia; Wortteil mit der Bedeutung Haut, Fell; von gr. δέρμα, δέρματος.

Derma (↑) **n:** Haut*.

Derm|ab|rasion (↑; Abrasio*) **f:** Abschleifen der Haut, meist mit hochtourigen Schleifgeräten od. manuell mit Glas- od. Sandpapier; **Ind.:** Narben nach Acne, Variola, Varizellen, Zoster; epidermaler Nävus, Rhinophym, oberflächl. Tätowierungen.

Derma|centor (↑; Kent-*) **m:** Gattung der Schildzecken; s. Zecken.

Derma|nyssidae (↑; gr. νύσσειν stoßen, stechen; Idio-*) **f pl:** Raubmilben; ca. 1 mm große, ektoparasitische Milben* der Unterordnung Gamasida; Err. stark juckender Exantheme am Stamm u. den Extremitäten (sog. Vogelmilbenkrätze) durch Kleintierhaltung od. massenhaftes Auftreten bei Vogelnestern in Gebäuden; Überträger von Viren u. Rickettsia akari.

Dermatan|sulfat n: syn. Chondroitinsulfat C; Polysaccharid-Proteinkomplex (polyanion. Proteoglykan); die Disaccharideinheit besteht aus Iduronsäure u. N-Acetyl-galaktosamin-4-sulfat. Vork. in Sehnen, Haut u. Wand der Aorta; vgl. Mukopolysaccharide.

Dermatitis (Derm-*; -itis*) **f:** Bez. f. eine entzündl. Hautreaktion auf chem., physik., mikrobielle od. parasitäre Noxen sowie i. R. anderer Hauterkrankungen (z. B. atopisches Ekzem, Psoriasis); vgl. Ekzem. **D. ammoniacalis** (↑; ↑) **f:** s. Windeldermatitis. **D. a|trophicans maculosa** (↑; ↑) **f:** syn. Anetodermie*. **D. chronica a|trophicans** (↑; ↑) **f:** s. Akrodermatitis chronica atrophicans. **D. contusi|formis** (↑; ↑) **f:** syn. Erythema* nodosum. **D. ex|foliativa generalisata** (↑; ↑) **f:** sog. Schälrötelsucht (Wilson-Brocq); subakute bis chron. Erythrodermie mit großblättriger Schuppung, oft Verlust der Haare u. Nägel; idiopath. od. symptomat., z. B. bei Retikulose, Leukämie. **D. ex|foliativa neo|natorum** (↑; ↑) **f:** s. SSSS.

Dermatitis herpeti|formis Duhring (↑; ↑; Louis A. D., Dermat., Philadelphia, 1845-1913) **f:** chron.-rezidiv. Hauterkrankung m. subepidermaler Blasenbildung; **Ätiol.:** Autoimmunerkrankung, assoziiert mit Zöliakie*; Ablagerung von Antigen-Antikörper-Komplexen an der Basalmembran, Komplementaktivierung u. Spaltbildung mit eosinophilen Infiltraten (Mikroabszes-

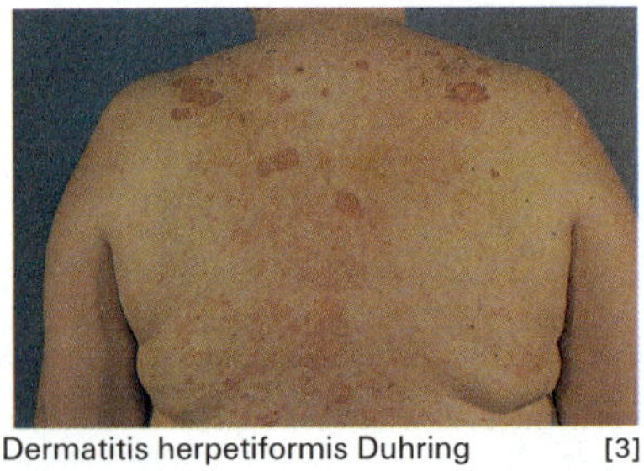

Dermatitis herpetiformis Duhring [3]

se); **Klin.:** polymorphes Bild mit herpesähnlich gruppierten Bläschen, erythematösen, ekzematösen, urtikariellen u. pruriginösen Veränderungen; starker brennender Juckreiz; **Ther.:** glutenfreie Diät, Dapson.

Dermatitis inter|triginosa (↑; ↑) **f:** s. Intertrigo.

Dermatitis, peri|orale (↑; ↑; Peri-*; Or-*) **f:** syn. Rosazea-artige Dermatitis; bes. bei Frauen auftretende Entz. der Haut im Gesichtsbereich unter Aussparung eines Saums am Lippenrot;

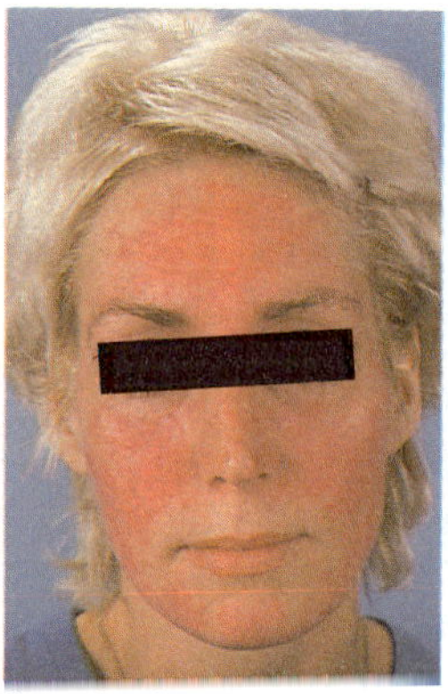

Dermatitis, periorale [3]

Klin.: 1-3 mm große, blaßrote, gruppierte Papeln auf gerötetem, leicht schuppendem Grund mit oft gelbl. Spitze (Pseudopustel); **Ätiol.:** vermutlich langzeitige Anw. von halogenierten Kortikoidexterna bzw. austrocknenden Kosmetika; **DD:** Rosacea, Kontaktekzem.

Dermatitis pigmentosa reticularis (↑; ↑) **f:** syn. Naegeli*-Syndrom. **D. plantaris sicca** (↑; ↑) **f:** sog. Winterfüße; chron., trockene, rhagadiforme, symmetrisch auftretende Dermatitis an der Plantarfläche der Zehen u. des Vorfußes bei Kindern mit atopischem Ekzem*; Verschlimmerung im Winter. **D. pratensis** (↑; ↑) **f:** syn. Wiesengräserdermatitis; s. Lichtdermatosen.

Dermatitis, Rosazea-artige (↑; ↑) **f:** syn. periorale Dermatitis*.

Dermatitis, sebor|rhoische (↑; ↑; lat. sebum Talg; -rhoe*) **f:** s. Ekzem, seborrhoisches.

Dermatitis solaris (↑; ↑; lat. solaris sonnenartig) **f:** s. Lichtdermatosen.

Dermatitis ulcerosa (↑; ↑) **f:** s. Pyoderma gangraenosum.

Dermato|chalasis (↑; Chalasie*) **f:** syn. Cutis* laxa.

Dermato|fibrom (↑; Fibr-*; -om*) **n:** (engl.) dermatofibroma; syn. Histiozytom, Fibroma durum, Nodulus cutaneus; derber, hautfarbener bis tiefbrauner, halbkugeliger, benigner Hauttumor (Ø ca. 1 cm), v. a. an den Beinen bei jüngeren Erwachsenen; entsteht möglicherweise als Reaktion auf Insektenstiche; histol. fibrohistiozytäre Zellen mit Hämosiderin- u. Lipidspeicherung im Korium; **Ther.:** evtl. chir. Exzision.

Dermato|fibro|sarcoma pro|tuberans (↑; ↑; Sark-*; -om*; lat. protuberare hervorschwellen) **n:** seltener, sehr langsam wachsender, harter, knolliger, von einer plattenartigen Infiltration

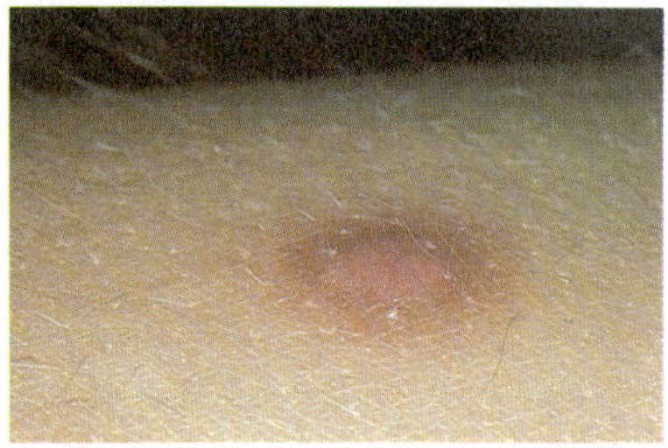

Dermatofibrom [3]

ausgehender, fibrohistiozytärer Tumor; metastasiert selten, rezidiviert aber b. ungenügender Exstirpation. **Lok.:** bes. Stamm.

Dermato|glyphen (↑; gr. γλυφή das Eingraben) **f pl:** Hautleisten.

Dermato|lipo|sklerose (↑; Lip-*; Skler-*; -osis*) **f:** im Stadium II der chronisch-venösen Insuffizienz* auftretende Hautverhärtung.

Dermato|logie (↑; -log*) **f:** (engl.) dermatology; Fachgebiet der Medizin, das sich mit den Erkr. der Haut u. Schleimhäute u. deren Anhangsgebilden sowie mit der Ther. dieser Veränderungen befaßt. Ein bes. Teilgebiet der D. ist traditionell die Venerologie*.

Derma|tom (↑; -tom*) **n:** (engl.) dermatoma; **1.** (neurol.) Innervationsbezirk der einzelnen Rükkenmarkwurzeln auf der Haut, Hautsegment; vgl. Sherrington-Gesetz; **2.** (chir.) Instrument z. Bildung von Epidermis- u. Epidermis-Kutis-Lappen in einstellbarer Dicke als Hauttransplantat*.

Dermato|mykose (↑; Myk-*; -osis*) **f:** (engl.) dermatomycosis; Inf. der Haut, Haare u. Nägel durch Pilze, v. a. Dermatophyten*, aber auch durch Hefen* u. Schimmelpilze, z. B. als Favus, Microsporie, Trichophytie, Tinea mit Angabe der Lok.; **Ther.:** Azolderivate (s. Antimykotika) sowie Griseofulvin, Naftifin, Terbinafin, Tolnaftat u. Tolciclat (kulturelle Erregerdifferenzierung bes. wichtig, da diese nur bei Dermatophyten wirksam sind). Vgl. Fungi, Mykosen.

Dermato|myositis (↑; My-*; -itis*) **f:** (engl.) dermatomyositis; Autoimmunkrankheit mit Beteiligung der Haut u. der Muskulatur; steht in enger Beziehung zur Polymyositis*, deshalb auch zusammenfassende Klassifikation als Dermatomyositis-Polymyositis-Komplex (s. ums. Tab.); **Urs.:** unbekannt; bei kindlicher D. z. T. Nachweis von Coxsackie-B-Virus; **Sympt.:** variable Hautveränderungen; typisch sind weinrote bzw. lila ödematöse Erytheme (frz. œdème lilacé périor-

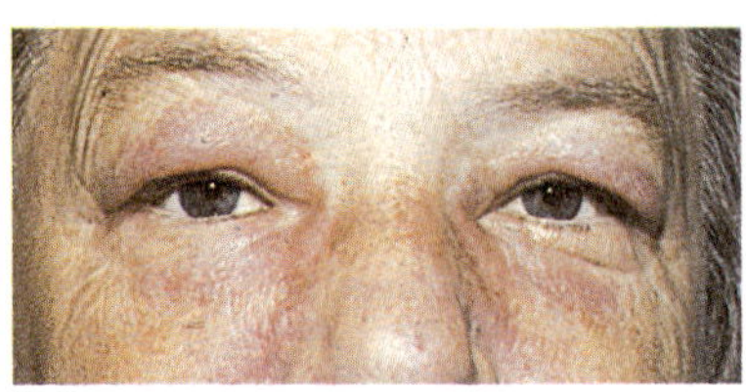

Dermatomyositis:
typisches periorbitales Ödem [89]

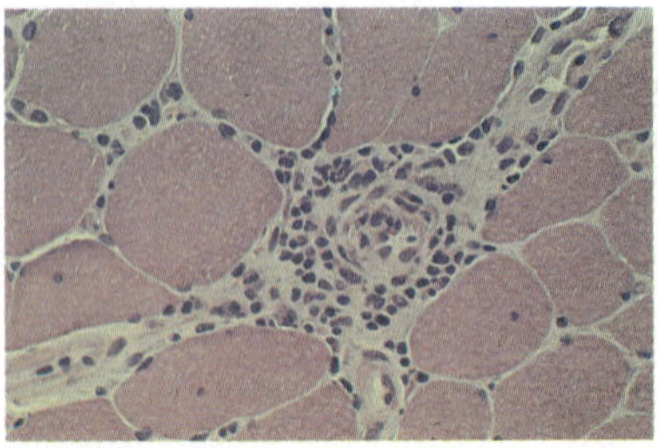
Dermatomyositis:
entzündliche Infiltrate in der Muskelbiopsie [89]

bitaire,) mit Hautatrophie, Teleangiektasien, Hyper- u. Depigmentierungen (Poikilodermie), im Spätstadium evtl. Sklerose u. Calcinosis cutis (v. a. bei kindlicher D.); **Prädilektionsstellen:** periorbital, Wangen, Nasenrücken, obere Rumpfpartien, Fußinnenknöchel u. Dorsalseiten von Ellenbogen u. Knien sowie Fingergelenken (Gottron*-Zeichen), Nagelfalz-Hyperämie u. -Riesenkapillaren (Keinig-Zeichen); **Muskelbeteiligung:** Schwäche, Schmerzhaftigkeit u. später evtl. Atrophie u. Kontrakturen der Muskulatur des Schulter- u. Beckengürtels, des Halses u. der proximalen Extremitäten, seltener der Schluck-, Augen-, Atem- u. Herzmuskulatur; als weitere Sympt. Raynaud-Syndrom u. Arthralgien bzw. Arthritiden; **Kompl.:** selten hochakute Fälle mit Rhabdomyolyse u. akutem Nierenversagen; Beteiligung der Nieren bei kindlicher D., sonst von Nieren, Lunge sowie Sympt. wie bei Sjögren-Syndrom I (sog. Sicca-Symptomatik) bei Überlappungssyndromen; **Diagn.:** klin. Bild, erhöhte Kreatininkinase im Serum, Elektromyographie (in ca. 90% der Fälle myopathische Veränderungen mit Fibrillationspotentialen) u. Muskelbiopsie (in 80-90% der Fälle myositisches Gewebesyndrom mit entzündl. Zellinfiltraten u. degenerati-

Dermatomyositis-Polymyositis-Komplex
Klassifikation der verschiedenen Formen

1. primäre (sog. idiopathische) Polymyositis
2. primäre (sog. idiopathische) Dermatomyositis
3. neoplasieassoziierte Dermatomyositis oder Polymyositis
4. kindliche Dermatomyositis oder Polymyositis, assoziiert mit Vaskulitis
5. Dermatomyositis oder Polymyositis, assoziiert mit Kollagenose (Überlappungssyndrome)

ven Muskelfaserveränderungen; s. Abb.); **Ther.:** Kortikosteroide; bei ungenügendem Ansprechen Immunsuppressiva (Azathioprin, Methotrexat); **DD:** Kollagenosen, virale, bakterielle u. parasitäre Myositiden.

Dermato|pathia cyanotica (↑; -pathie*) **f:** inf. mangelnder Gewebeernährung auftretende scharf begrenzte, blaurote Verfärbung, Schuppung u. Infiltration der Haut im unteren Drittel der Unterschenkel; häufig Grundlage eines Ulcus* cruris.

Dermato|phagoides (↑; Phag-*) **m:** s. Milben.

Dermato|phyten (↑; Phyt-*) **m pl:** (engl.) dermatophytes; Sammelbez. f. keratinophile, Hyphen-bildende Fungi imperfecti, die sich in den äußeren Schichten der Epidermis, in Haaren u. Nägeln ansiedeln können: Trichophyton-, Microsporum-Arten u. Epidermophyton floccosum. Trichophyton-Arten mit sexueller Hauptfruchtform werden der Gattung Arthroderma zugeordnet, die entspr. Microsporum-Arten gehören zu der Gattung Nannizzia. Einteilung der D. auf-

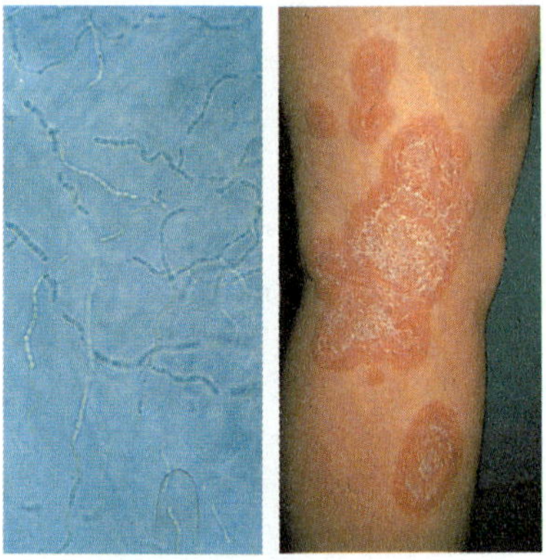
Dermatophyten:
mikroskopische Darstellung von Trichophyton rubrum (links) und Tinea corporis durch diesen Erreger (rechts) [12]

grund morphol. Unterschiede der Makro- u. Mikrokonidien, Chlamydosporen u. Myzelformen u. Abgrenzung gegen Hefen od. Schimmelpilze ist nur kulturell möglich. Mikroskop. Nachweis der Pilzhyphen in Hautschuppen, Haaren u. Nagelproben nach Einwirkung von Kalilauge (15%) als Nativpräparat.

Dermato|phytose (↑; ↑; -osis*) **f:** (engl.) dermatophytosis; Sammelbez. f. Infektionen der Haut, Nägel u. Haare durch Dermatophyten*; s. Favus, Mikrosporie, Trichophytie, Tinea.

Dermatose (↑; -osis*) **f:** (engl.) dermatosis; allg. Bez. f. Hautkrankheit.

Dermatose, akute febrile neutro|phile (↑; ↑) **f:** s. Sweet-Syndrom.

Dermatose, transitorische akantholytische (↑; ↑) **f:** (engl.) transitory acantholytic dermatosis; syn. Grover-Krankheit; Hauterkrankung mit meist papulösen (auch vesikulären), stark juckenden Effloreszenzen, v. a. am Stamm, die histol. Zeichen der Akantholyse* u. Dyskeratose* zeigen, u. U. nach starker Sonnenexposition, meist aber spontan auftreten u. nach längerer Persistenz (2 Mon. u. länger) wieder abheilen. Die **Urs.** ist unbekannt, es bestehen keine Hinweise auf eine hereditäre, infektiöse od. immunol. Genese. **DD:** Darier-Krankheit, Prurigo simplex subacuta, Dermatitis herpetiformis Duhring, Scabies, Miliaria (rubra).

Dermato|stomatitis Baader (↑; Stoma*; -itis*; Ernst B., zeitgen. Int., Hannover) **f:** syn. Stevens*-Johnson-Syndrom.

Dermato|zoen (↑; gr. ζῷον Tier) **n pl:** (engl.) dermatozoa; Hautschmarotzer; vgl. Parasiten.

Dermato|zoen|wahn (↑; ↑): (engl.) dermatozoon phobia; syn. taktile Halluzinose, Parasitophobie; Wahn*, an einer Dermatozoonose zu leiden; Vork.: z. B. bei org. Psychose.

Dermato|zoonosen (↑; ↑; -osis*) f pl: (engl.) dermatozoonoses; durch Dermatozoen verursachte Hautkrankheit.

Dermite ocre Favre et Chaix (frz. ↑; -itis*; frz. ocre ocker; Maurice F., Dermat., Lyon, 1876-1954; A. Ch., frz. Dermat.) f: Hyperpigmentierung im Stadium II der chronisch-venösen Insuffizienz*.

Dermo|graphismus (↑; -graphie*) m: (engl.) dermatographism; Hautschrift; nach mechan. Reizung der Haut (z. B. durch Bestreichen mit einem Stift od. Spatel) auftretende sichtbare Hautreaktion; normalerweise als **D. ruber** (Rötung inf. Vasodilatation), bei atopischem Ekzem aufgrund einer neurovegetativen Dysregulation als **D. albus** (Abblassen inf. Vasokonstriktion).

Dermo|graphismus niger (↑; ↑) m: (engl.) black dermatographism; durch feinste Metallteilchen von Ringen, Armbändern usw. verursachte Dunkelfärbung der Haut.

Dermo|graphismus, urti|karieller (↑; ↑) m: Bildung einer Quaddelleiste wenige Min. nach mechan. Reizung der Haut; s. Urticaria factitia.

Dermoid (↑; -id*) n: benignes, reifes Teratom*, das Abkömmlinge aller drei (häufiger nur eines od. zweier) Keimblätter enthalten kann; Vork. meist als **Dermoidzyste**, die von Epidermis ausgekleidet ist u. eine mit Haaren vermengte talgartige Masse u. einen sog. Kopfhöcker mit Zähnen, Knorpel-, Knochen- u. Nervengewebe enthält; Lok. v. a. im Ovar (s. Ovarialtumoren) u. im Bereich der Haut. Eine maligne Entartung ist möglich.

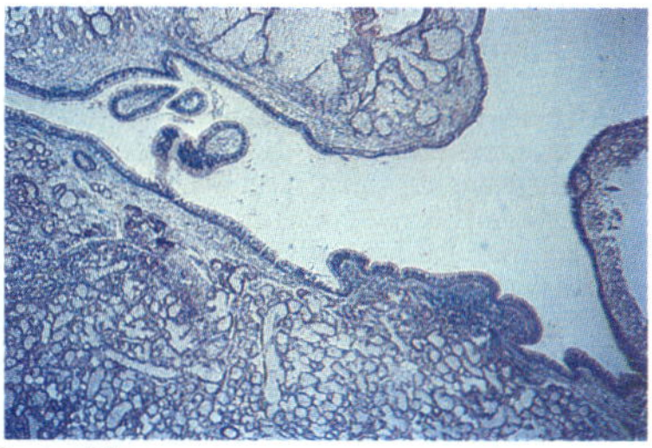

Dermoid:
Dermoidzyste des Ovars mit verschiedenen Organstrukturen [65]

dermo|trop (↑; -trop*): (engl.) dermatotropic; auf die Haut gerichtet, wirkend; z. B. best. Viren.

De|rotation (De-*; Rotation*) f: op. Beseitigung der Drehfehlstellung, z. B. eines Röhrenknochens mittels Derotationsosteotomie (s. Drehosteotomie); vgl. Orthese.

De|rotations|varisierungs|osteo|tomie (↑; ↑; lat. varus auseinandergebogen; Ost-*; -tom*) f: (engl.) derotational varization osteotomy; Abk. DVO; Osteotomie, durch die gleichzeitig z. B. eine Valgusstellung des Schenkelhalses (ausgeprägte Coxa* valga) u. die Antetorsion des Femurs korrigiert wird.

DES: Abk. f. **D**iä(**e**)thyl**s**tilböstrol.

Des|amidierung: (engl.) deamidation; Abspaltung von Ammoniak aus Amiden.

Des|aminasen f pl: (engl.) deaminases; auch Desamidasen; zu den Hydrolasen gehörende Enzyme, die die Abspaltung von Aminen aus Aminosäuren katalysieren, z. B. Adenosindesaminase; vgl. Transaminasen.

Des|aminierung: (engl.) deamination; Abspaltung der Aminogruppe NH_2 aus Verbindungen durch Oxidation, Dehydrierung od. Hydrolyse; biol. wichtig ist v. a. die oxidative D. von Aminosäuren* (zu Alphaketosäuren* u. Ammoniak) u. von Medikamenten (z. B. Amphetamin, Histamin), die v. a. in Leber u. Niere stattfindet. Vgl. Eiweißstoffwechsel.

Des|aminierung, oxidative: s. Eiweißstoffwechsel.

Des|anti|genisierung (De-*; Antigen*): (engl.) deantigenation; Abschwächung bzw. Beseitigung der antigenen Wirksamkeit von Eiweißen durch Denaturieren*; vgl. Antigen.

Desault-Verband (Pierre J. D., Chir., Paris, 1744-1795): (engl.) Desault's bandage; Verband zur Ruhigstellung des Schultergelenks u. Oberarms mit elastischen Binden od. Körperschlauchverband.

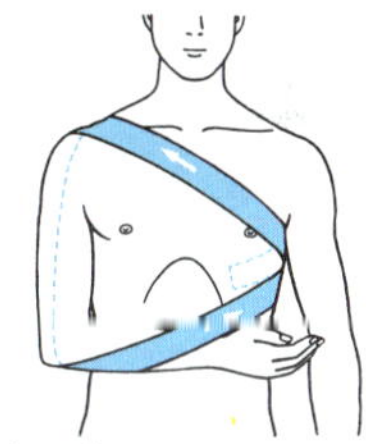

Desault-Verband

Desbuquois-Syn|drom (G. D., zeitgen. Päd., Tours) n: autosomal-rezessiv erbl. Erkr. mit skoliotischem Minderwuchs, überstreckbaren Gelenken, Muskelhypotonie, rundl. Gesicht mit Mikrostomie u. langem Philtrum; röntg. epi- bzw. metaphysäre Dysplasie sowie variable Verformungen der Metacarpalia u. Phalangen.

Desc-: s. a. Desz-.

Descemet-Membran (Jean D., Anat., Paris, 1732-1810) f: s. Cornea.

Descemeto|zele (-kele*) f: (engl.) descemetocele; durch den intraokulären Druck bedingte Vorwölbung bzw. Herniation der Descemet-Membran in einen entzündl., traumat. u. trophisch entstandenen Substanzdefekt des Hornhautstromas; bei Ruptur Abfließen der Vorderkammer mit chron. Fistelbildung od. Tamponade des Defekts durch Einlagerung von Iris (Leucoma adhaerens).

de|scendens (lat. descendere, descensum herabsteigen): absteigend, abstammend; z. B. Colon descendens.

De|scensus (↑) m: Herabsteigen, Senkung, Vorfall, Deszensus.

De|scensus testis (↑; lat. testis Hoden) m: physiol. Verlagerung der Hoden aus der Bauchhöhle (Lendengegend) durch den Inguinalring in den Hodensack während der Fetalperiode (beginnt im 3. u. endet im 9. Fetalmonat); vgl. Maldescensus testis.

De|scensus uteri et vaginae (↑; Uter-*; Vagina*) m: Tiefertreten des Uterus u. der Vagina, ohne daß Teile davon aus der Vulva heraustreten;

durch Tiefertreten des Uterus kommt es zur Aussackung der vorderen Scheidenwand, meist mit Ausbildung einer Zystozele*, bzw. der hinteren Scheidenwand mit Ausbildung einer oft weniger ausgeprägten Rektozele*; häufige Begleiterscheinung ist d. Elongatio colli (Ausziehung des Halsteils der Gebärmutter); **Urs.:** Beckenbodeninsuffizienz (z. B. nach Geburten), Erschlaffung des Band- u. Halteapparats; **Sympt.:** Druck- u. Fremdkörpergefühl, Blasenbeschwerden (v. a. als sog. Streßinkontinenz*), Pollakisurie, b. schwerem Deszensus häufig obstruktiv bedingte Miktionsbeschwerden bis z. Harnverhaltung, Defäkationsbeschwerden. Eine stärkere Senkung führt z. Prolapsus* uteri et vaginae. **Ther.:** Beckenbodengymnastik, ggf. op. Scheidenplastik*.

Deschamps-Nadel (Joseph F. D., Chir., Paris, 1740-1824): (engl.) Deschamps' needle; Instrument mit einem Öhr an der Spitze zum Unterbinden von Gefäßen in der Tiefe; vgl. Nadel.

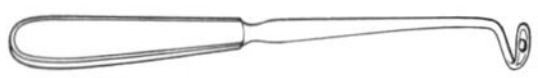
Deschamps-Nadel

De|sensibilisierung (De-*; lat. sensus Empfindung, Gefühl): (engl.) desensitization; **1.** (psychol.) therap. Verfahren zur Reduktion einer Angst od. Phobie durch Verhaltenstherapie*. Nach d. Prinzip der reziproken Hemmung werden in aufsteigender Folge (Angsthierarchie) Angstsituationen in kleinen Schritten durch Entspannung vermieden. **2.** (allergolog.) s. Hyposensibilisierung.

Des|ferri|ox|amin n: syn. Deferoxamin*.

Desiderium (lat.) n: Wunsch.

De|sikkation (De-*; siccus*) f: (engl.) desiccation; Entwässerung u. Konservierung von histol. Präparaten od. Transplantationsmaterial (z. B. Cornea) durch 80%igen Wasserentzug.

Des|infektion (↑; Infekt-*) f: (engl.) disinfection; Maßnahme, die durch Abtötung, Reduzierung, Inaktivierung bzw. Entfernung von pathogenen Mikroorganismen (Bakterien, Viren, Pilze, Protozoen) ein Material in einen nichtinfektiösen Zustand versetzt; **Formen: 1.** chemische D. durch Desinfektionsmittel*; **2.** physik. D.: **a)** Strahlendesinfektion, z. B. zur Verminderung der Keimzahl in der Raumluft von Operationssälen u. Labors durch UV-Strahlung; **b)** Dampfdesinfektion (strömender Wasserdampf von 100°C für 30 Min.); **c)** Heißluftdesinfektion (trockene Hitze um 100°C); **d)** Auskochen (siedendes Wasser für 20 Min., evtl. Zugabe von 2% Soda zur Siedepunkterhöhung); **e)** Pasteurisieren*; **3.** mechanische D., z. B. durch Filtrierung, Waschen u. Spülen. Vgl. Schlußdesinfektion, Sterilisation.

Des|infektion, laufende (↑; ↑) f: (engl.) constant disinfection; Desinfektion aller Ausscheidungen des Pat. sowie aller Personen u. Gegenstände, die mit ihm in Berührung kommen.

Des|infektions|mittel (↑; ↑): (engl.) disinfectants; Desinfizienzien; zur Desinfektion* geeignete Substanzen; v. a. chemische Substanzen wie Äthyl- u. Isopropylalkohol, Phenolderivate (z. B. Thymol*, Kresol*), Formaldehyd*, Halogene (Chlor, Iod u. deren Verbindungen, z. B. Polyvidon*-Iod), Oxidationsmittel (z. B. Wasserstoffperoxid*), Säuren (z. B. Benzoesäure*), Schwermetallsalze (z. B. Silbernitrat, Merbromin*), best. Detergenzien* (Invertseifen). Nach der Verwendungsart unterscheidet man Grobdesinfektionsmittel (z. B. für Gegenstände), Raumdesinfektionsmittel u. Feindesinfektionsmittel (z. B. zur Händedesinfektion*).

Des|in|festation (↑; lat. infestare angreifen) f: (engl.) disinfestation, defaunation; Entwesung; Vernichtung schädl. Kleinlebewesen, z. B. v. Läusen, Flöhen, Ratten u. Mäusen.

Des|in|vagination (↑; In-; Vagina*) f: (engl.) disinvagination; spontane od. therap. Reposition (Devagination*) einer Invagination des Darms.

Desipr|amin (INN) n: 3-(10,11-Dihydro-5H-dibenz[b,f]azepin-5-yl)-N-methylpropylamin (IUPAC); tricyclisches Antidepressivum mit geringer sedierender Komponente; s. Antidepressiva.

Des|lanosid (INN) n: Desacetyl-lanatosid C (IUPAC); Derivat des Lanatosid C mit dem Digoxin vergleichbaren Eigenschaften; vgl. Digitalisglykoside.

desmal (gr. δεσμός Band): bandartig, ein Band betreffend; z. B. desmale Ossifikation*.

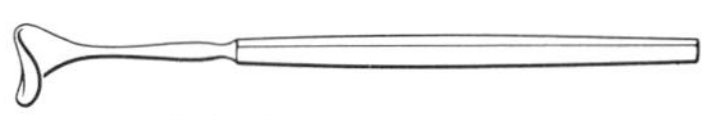
Desmarres-Lidhalter

Desmarres-Lid|halter (Louis A. D., Ophth., Paris, 1810-1882): (engl.) Desmarres' blepharostat; stark gebogene Lidklemme (s. Abb.) mit langem Stiel.

Desmo|cranium (desmal*; Krani-*) n: Bindegewebsschädel; die Teile des Schädels (Cranium*), die entwicklungsgeschichtl. als Belegknochen entstehen: Stirn- u. Scheitelbein, Schuppe u. Pars tympanica des Schläfenbeins, oberer Teil der Schuppe des Hinterhauptbeins, Oberkiefer, Joch-, Nasen-, Tränen-, Gaumen-, Pflugscharbein, Teile des Keil- u. Siebbeins, größter Teil des Unterkiefers, Processus ant. des Hammers.

Desmo|dont (↑; Odont-*) n: syn. Wurzelhaut*.

Desmoid (↑; -id*) n: benigner, rasch wachsender Bindegewebetumor, ausgehend von Muskelaponeurosen; unterschieden werden extraabdominelle, abdominelle (Bauchdeckendesmoid*) u. intraabdominelle Formen. Vgl. Fibromatose.

Desmo|lasen f pl: (engl.) desmolases; Enzyme*, die d. Abbau des Kohlenstoffgerüsts der org. Verbindungen katalysieren; Klassifizierung der D. ist nicht einheitl.; z. T. werden damit alle Oxidations- u. Gärungsenzyme (energieliefernde Reaktion) einbezogen, z. T. nur d. Enzyme, welche C—C-Bindungen spalten.

Desmo|pressin (INN) n: 1-Desamino-8-D-arginin-vasopressin (IUPAC, Abk. DDAVP); Derivat des Vasopressins (s. ADH) mit gesteigerter u. verlängerter antidiuretischer Wirkung.

Desmo|somen (desmal*; Soma*) n pl: (engl.) desmosomes; Haftplatten; dienen dem Zusammenhalt von Epithelzellen.

Des|ob|literation (De-*; obliterans*) f: Verf. der Gefäßchirurgie* zur Rekanalisierung verschlossener Gefäßabschnitte durch operativ-instrumentelle Gefäßausräumung; **Formen: 1.** intraluminale D.: Embolektomie*, Thrombektomie*; **2.** intramurale D.: Thrombendarteriektomie*.

Deso|gestrel (INN) n: 13-Ethyl-11-methylen-18,19-dinor-17α-pregn-4-en-20-in-17-ol (IU-

PAC); synthet. Progestagen, das in Komb. mit einem Östrogen zur hormonalen Kontrazeption* verwendet wird.

Desonid (INN) n: 16α-Hydroxyprednisolon-16α,17-acetonid (IUPAC); nichthalogeniertes Glukokortikoid zur top. Anw. bei Ekzemen, Psoriasis u. leichten allerg. Hautreaktionen; s. Glukokortikoide.

des|orientiert: (engl.) disorientated; unorientiert, verwirrt; z. B. in bezug auf Ort, Zeit u. Person.

Des|oxi|metason (INN) n: 9-Fluor-11β,21-dihydroxy-16α-methyl-1,4-pregnadien-3,20-dion (IUPAC); halogeniertes Glukokortikoid zur top. Anw. bei Ekzemen, Neurodermitis, Psoriasis u. bei Verbrennungen 1. Grades; s. Glukokortikoide.

Des|oxy- (De-*; Ox-*): Wortteil, der das Fehlen v. Sauerstoffatomen od. Hydroxygruppen in chem. Verbindungen bezeichnet.

Des|oxy|chol|säure: s. Gallensäuren.

Des|oxy|corton (INN) n: 21-Hydroxy-pregn-4-en-3,20-dion (IUPAC); natürl. Nebennierenrindenhormon (Mineralokortikoid); vgl. Mineralokortikoide.

Des|oxy|cortico|steron n: (engl.) deoxycorticosterone; Abk. DOC; syn. Cortexon; Mineralokortikoid, Vorstufe in der Biosynthese v. Aldosteron, bewirkt Retention v. Na, Cl u. Wasser, fördert Ausscheidung von K, steigert Blutdruck, vermehrt Plasmavolumen u. extrazelluläre Flüssigkeit; vgl. Mineralokortikoide.

Des|oxy|ribo|nukleasen f pl: (engl.) deoxyribonucleases; kurz DNasen; Phosphodiesterasen*, die Poly-Desoxyribonukleotide spalten; s. Nukleasen.

Des|oxy|ribo|nuklein|säure: Abk. DNS; s. DNA.

Des|oxy|ribo|nukleoside n pl: (engl.) deoxyribonucleosides; Nukleoside* aus Purin- (s. Purine) u. Pyrimidinbasen* u. D-2-Desoxyribose (in N-glykosidischer Bindung), entstehen biosynthet. aus Ribonukleotiden unter Einwirkung spez. Reduktasen; vgl. Nukleotide, DNA.

Des|oxy|ribo|nukleotide n pl: (engl.) deoxyribonucleotides; mit Phosphorsäure veresterte Desoxyribonukleoside*.

Des|oxy|ribose f: (engl.) deoxyribose; Pentose*, Zuckerbestandteil der DNA*; die freie Aldehydform der D. reagiert mit fuchsinschwefliger Säure (Grundlage der Feulgen*-Plasmalfärbung).

De|squamatio (De-*; lat. squama Schuppe) f: s. Desquamation. **D. furfuracea** (↑; ↑) f: s. Schuppung, pityriasiforme. **D. membranacea** (↑; ↑) f: membranöse Schuppung*.

De|squamation (↑; ↑) f: Abschuppung; Abstoßung der obersten Hornschicht der Haut in größeren Schuppen.

De|squamations|phase (↑; ↑) f: s. Menstruationszyklus.

De|squamativ|katarrh (↑; ↑; Katarrh*) m: (engl.) desquamation discharge; auch Halban-Reaktion; physiol. Abstoßung des intrauterin unter dem Einfluß plazentarer Östrogene* aufgebauten Scheidenepithels bei weibl. Neugeborenen in den ersten Lebenstagen (Hormonentzug), meist als milchig-schleimiger Ausfluß (sog. Fluor neonatalis).

De|stillation (lat. destillare herabtropfen) f: Verdampfen einer Flüssigkeit u. Kondensieren des Dampfes durch Abkühlen zur Reinigung od. Trennung v. festen od. höher bzw. tiefer siedenden Stoffen; **trockene** D.: Erhitzen unter Luftabschluß (z. B. Steinkohle bei Leuchtgasgewinnung).

De|stillation, fraktionierte (↑; lat. fractio das Entzweibrechen) f: (engl.) fractional distillation; Verfahren, bei dem die bei versch. Temperaturen siedenden Bestandteile eines Stoffes voneinander getrennt aufgefangen werden.

De|struktions|luxation (lat. destruere, destructus vernichten; Luxation*) f: nichttraumatische Luxation* inf. pathol. Veränderung der Gelenkanteile, meist bei Arthritis*.

Desz-: s. a. Desc-.

De|szendenz (lat. descendere herabsteigen) f: Nachkommenschaft.

De|szendenz|theorie (↑) f: s. Evolutionslehre.

De|tektor (lat. detegere, detectus entdecken) m: (engl.) detector; Nachweisgerät, z. B. für Licht (Photozelle*) od. für ionisierende Strahlung*; s. Strahlungsdetektoren.

De|tergenzien (lat. detergere reinigen) n pl: (engl.) detergents; syn. Netzmittel; Stoffe, deren Moleküle sowohl hydrophile wie hydrophobe (lipophile) Gruppen besitzen, die d. Oberflächenspannung des Wassers herabsetzen u. damit die Wasserbenetzbarkeit von Oberflächen erhöhen od. erst ermöglichen. Durch Mizellenbildung wird außerdem eine Solubilisierung fester Partikel, von Flüssigkeiten od. Gasen erreicht (Waschwirkung). **Einteilung** der D. entspr. ihrer elektr. Ladung: **1.** Anion-D., vorwiegend in Waschmitteln verwendet (Seifen, Schwefelsäureester der Fettalkohole, Sulfonatseifen); **2.** Kation-D. (sog. Invertseifen), Anw. als Desinfektionsmittel; **3.** nichtionogene D., z. B. als Stabilisatoren für d. Insulinlösung in Insulinpumpen.

Determann-Syn|drom (Hermann D., Arzt, Freiburg, 1865-1937) n: syn. Dyskinesia intermittens angiosclerotica; intermittierendes Versagen von Muskelgruppen versch. Körperteile inf. von Durchblutungsstörungen durch org. (Arteriosklerose) od. funkt. Gefäßerkrankungen (Vasospasmus); vgl. Dysbasie.

De|terminanten (lat. determinare bestimmen) f pl: (engl.) determinants; **1.** (zytol.) kleinste Teilchen des Keimplasmas, welche die spez. Ausbildung der Körperorgane bedingen; **2.** (immun.) Antikörperbindungsstellen des Antigens (Epitope), die die Spezifität der gegen dieses Antigen gerichteten Antikörper* bedingen.

De|terminations|periode, teratogene (↑) f: (engl.) teratogenic determination time; krit. Zeit für die Organ- u. Extremitätenentwicklung in der Embryonalzeit; s. Phase, sensible.

De|toxikation (De-*; Tox-*) f: (engl.) detoxification; auch Desintoxikation, Entgiftung*; vgl. Dekontamination.

De|tritus (lat. deterere, detritus abreiben, abnutzen) m: Gewebetrümmer; zerfallene Zellen.

De|tritus|zysten (↑; Kyst-*) f pl: s. Geröllzysten.

De|trusor vesicae (lat. detrudere fortdrängen; vesica Blase) m: zusammenfassende Bez. f. die Muskulatur, die die Entleerung der Harnblase bewirkt.

De|tumeszenz (lat. detumescere abschwellen) f: (engl.) detumescence; Abschwellen; z. B. Zurückgehen einer Schwellung, Erschlaffen des erigierten Penis.

Deuter|an|omalie (gr. δεύτερος zweiter; Anomalie*) f: s. Farbenfehlsichtigkeit.

Deuter|an|opie (↑; An-*; Op-*) f: s. Farbenfehlsichtigkeit.

Deut|erium (↑) n: chem. Element, Symbol D bzw. ^2H (Nuklidsymbol), OZ 1, rel. Atommasse 2,0147; schwerer Wasserstoff; stabiles, natürlich vorkommendes Wasserstoffisotop (zu ca. 0,02% in normalem Wasserstoff* enthalten), das als Atomkern anstelle eines Protons ein Deuteron* besitzt; reagiert mit Sauerstoff zu D_2O (schweres Wasser); Anw. u. a. zur Markierung chem. Verbindungen, (kernphysik.) als Moderator in Atomreaktoren; vgl. Tritium.

Deutero|mycetes (↑; Myk-*): s. Fungi imperfecti.

Deuteron (↑) n: aus einem Proton u. einem Neutron bestehender stabiler Atomkern des natürlich vorkommenden schweren Wasserstoffisotops Deuterium*; Anw. u. a. zur Erzeugung von Neutronen* durch Beschuß von z. B. Tritium* mit Deuteron.

Deutero|porphyrin (↑) n: Porphyrin, das als Abbauprodukt des Hämoglobins* im Darm unter dem Einfluß von Fäulnisbakterien* auftritt.

Deutsche Forschungs|gemeinschaft: Abk. DFG; zentrale Forschungsförderungsinstitution; erhält ihre Mittel u. a. von Bund u. Ländern sowie v. Stifterverband für d. Deutsche Wissenschaft.

Deutsche Horizontale f: s. Krönlein-Linienschema.

Deutscher Ärzte|tag: s. Ärztekammer.

Deutsches Arznei|buch: Abk. DAB (i. d. R. ergänzt um die Angabe der jeweiligen Auflage); enthält die amtl. Vorschriften über d. Zubereitung der u. den Umgang mit den wichtigsten offizinellen Arzneimitteln; z. Z. gilt die 10. Auflage von 1992 (DAB10).

Deutschländer-Fraktur (Carl E. D., Orthop., Hamburg, 1872-1942; Fraktur*) f: syn. Marschfraktur.

De|vagination (De-*; Vagina*) f: therap. Reposition einer Invagination* des Darms; **Formen: 1.** hydrostatische D. mittels Röntgenkontrasteinlauf (unter Durchleuchtungskontrolle), sollte nur in Frühfällen ohne Peritonitiszeichen in Operationsbereitschaft erfolgen; **2.** chirurgische D.: **a)** manuelle D. unter Laparotomie; **b)** bei infarziertem Darm Darmresektion mit End-zu-End-Anastomose; **Progn.:** Rezidivhäufigkeit ca. 10%.

De|viabilität (Devianz*) f: (engl.) deviability; Bindungskraft des Komplements*.

Devianz (lat. deviare abweichen) f: (engl.) deviance; Bez. f. best. Verhaltensweisen, die im Widerspruch zu geltenden Normen u. Werten des umgebenden sozialen Systems stehen; dabei wird unter D. nicht nur Kriminalität, sondern auch Krankheit, Alkoholismus, Drogenmißbrauch u. a. verstanden. In jüngster Zeit hat d. Etikettierungsansatz (Labeling-Theorie) d. Aufmerksamkeit vom sog. Abweichler weg auf d. gesellschaftl. Reaktion gerichtet: Abweichler sind jene, die durch d. Umwelt als solche definiert werden u. dann informellen bzw. formellen Sanktionen ausgesetzt sind. Vgl. Verhaltensstörung.

De|viation (↑) f: Abweichung; Abknickung im Verlauf, z. B. Ulnardeviation der Fingergelenke, Bajonettstellung des Karpoantebrachialgelenks (D. arthritischer Gelenke), D. des Nasenseptums.

Déviation conjuguée (frz. ↑; conjuguer verbinden) f: konjugierte Bulbusabweichung nach einer Seite; bei Großhirnprozessen nach der Herdseite (Pat. „sieht den Herd an"), bei kortikalen epilept. Herdanfällen vom Herd weg zur Gegenseite; im Ggs. zur Blicklähmung* bleibt das Fixationsvermögen erhalten.

Devic-Krankheit (Eugène D., Arzt, Lyon, 1869-1930): (engl.) Devic's disease; syn. Neuromyelitis optica; akut bis subakut verlaufende Erkr. mit aszendierender Myelitis*, beidseitiger Neuritis* Nervi optici u. nachfolgender Atrophie; wahrscheinlich besondere Verlaufsform der Multiplen* Sklerose.

de|vital (De-*; lat. vita Leben): leblos.

De|vitalisierung (↑; ↑): (engl.) devitalization; Abtöten der erkrankten Zahnpulpa als Notfallbehandlung durch örtlich applizierte Medikamente, die zur Eiweißgerinnung führen (z. B. Paraformaldehyd); wegen gleichzeitig möglicher Schädigung des parodontalen od. periapikalen Gewebes besser Vitalexstirpation (instrumentelle Entfernung der lebenden Pulpa unter Lokalanästhesie). In beiden Fällen ist anschließend eine endodontische Behandlung (s. Wurzelfüllung) erforderlich.

Dewar-Gefäß: (engl.) Dewar's flask; doppelwandiges offenes Gefäß (Prinzip: Thermosflasche) zum Transport v. Flüssiggasen (z. B. Stickstoff), auch von (gefrorenen) Gewebeproben.

Dexa|methason (INN) n: 9-Fluor-16α-methylprednisolon (IUPAC); halogeniertes Glukokortikoid ohne relevante mineralokortikoide Wirkung; gehört zu den langwirksamen Substanzen mit den typ. antiinflammatorischen u. immunsuppressiven Eigenschaften der Glukokortikoide*.

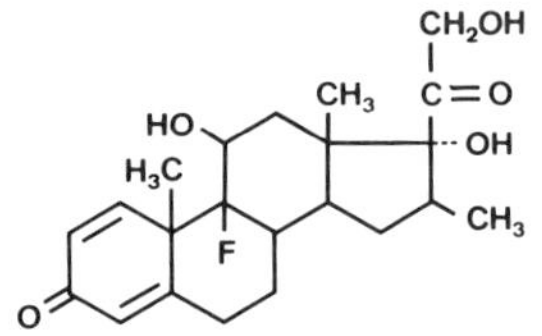

Dexamethason

Dexa|methason-Kurz|zeit|test m: (engl.) dexamethasone short-term test; Test zur dd Abklärung einer erhöhten Serumkonzentration von Cortisol; **Durchführung:** orale Verabreichung von 1 mg Dexamethason um 24 Uhr u. Cortisolbestimmung am nächsten Morgen um 8 Uhr; **Auswertung:** beim Gesunden fallen die Plasmacortisolwerte (normal zw. 195 u. 560 nmol/l) nach Gabe von 1 mg Dexamethason auf Werte <140 nmol/l ab; erhöhte Werte bei Nebennierentumoren, Cushing-Syndrom od. Überproduktion von ACTH können nicht durch kleine Dosen von Dexamethason supprimiert werden.

Dexa|methason-Lang|zeit|test m: (engl.) dexamethasone long-term test; Test zur dd Abklärung einer erhöhten Serumkonzentration von Cortisol*; **Durchführung:** am 1. u. 2. Tag Cortisolbestimmung, am 3. u. 4. Tag orale Verabreichung von 4 × 0,5 mg Dexamethason* (ab 6 Uhr in sechsstündigem Abstand) u. Cortisolbestimmung, am 5. u. 6. Tag 4 × 2 mg Dexamethason p. o. u. Cortisolbestimmung; **Auswertung:** beim Gesunden tritt nach Verabreichung von 2 mg Dexamethason eine starke, von 8 mg Dexamethason eine fast vollständige Suppression der Cortisolsekretion auf. Bei Cushing-Syndrom ist der Tagesrhythmus der Cortisolsekretion meist aufgehoben, bei hypophysär bedingtem Cushing-Syndrom wird sie durch hohe Dosen von Dexamethason supprimiert; erhöhte Cortisolwerte bei Nebennierenrindentumoren od. paraneoplastischem Syndrom mit ACTH-Produktion können durch Dexamethason nicht supprimiert werden.

Dex|chlor|phenir|amin (INN) n: (+)-3-(4-Chlorphenyl)-N,N-dimethyl-3-(2-pyridil)-propylamin (IUPAC); D-Isomer des Chlorphenir-amins, Alkylaminderivat; Histamin-H_1-Rezeptorenblocker; Verw.: s. Antihistaminika.

Dex|panthenol (INN) n: D(+)2,4-Dihydroxy-3,3-dimethyl-N-(3-hydroxypropyl)-butyramid (IUPAC); Alkohol der Pantothensäure* mit gleicher Vitaminwirksamkeit; Verw. insbes. bei Haut- u. Schleimhautläsionen.

dexter (lat.): rechts, rechter.

Dextran (INN) n: hochmolekulares Polysaccharid, hergestellt durch Einwirkung von Leuconostoc mesenteroides auf Saccharose; Verw.: s. Plasmaersatzstoffe.

Dextrane n pl: (engl.) dextrans; verzweigte Polysaccharide* aus D-Glukose in 2-, 3-, 4- u. 6α-glykosidischer Verknüpfung; werden von Bakt. (z. B. Leuconostoc mesenteroides u. Karies verursachenden Streptokokken) als Reservestoff u. Membranbestandteil synthetisiert; MG bis zu 4 Mill., werden durch saure Hydrolyse in Bruchstücke (MG 30 000-150 000) gespalten; **Verw.:** in 6-10%iger Lösung als Plasmaersatzstoffe*, Verw. von Dextrangelpartikeln in der Molekularsiebchromatographie. **Niedermolekulare D.** (NMD, MG um 27 000) fördern die Mikrozirkulation, sind antithrombot. wirksam u. haben (kurzfristig) den stärksten Expandereffekt. **NW.** allergische Reaktionen; bei Überdosierung Gerinnungsstörungen, Nierenfunktionsstörungen.

Dextranomer (INN) n: Dextranreaktionsprodukt mit Epichlorhydrin; Verw. als Wundbehandlungsmittel.

Dextrine n pl: (engl.) dextrins; bei Hydrolyse der Stärke auftretende, chem. nicht definierte, rechtsdrehende, reduzierte Polysaccharide; Verw.: u. a. als pharmaz. Hilfsstoff.

Dextro|kardie (dexter*; Kard-*) f: (engl.) dextrocardia; Verlagerung des Herzens nach rechts; **1.** als Bestandteil eines Situs* inversus viscerum, meist ohne pathol. Bedeutung; **2.** als Folge einer Rechtsdrehung des Herzens, im Zug einer Entwicklungsstörung meist mit anderen Herzfehlbildungen kombiniert (Dextroversio cordis); **3.** als Folge einer Verdrängung od. Verziehung des Mediastinums nach rechts inf. extrakardialer Erkr. (Dextropositio cordis).

Dextro|kardio|graphie (↑; ↑; -graphie*) f: s. Angiokardiographie.

Dextro|mor|amid (INN) n: (+)-3-Methyl-4-morpholino-2,2-diphenyl-1-(1-pyrrolidinyl)butanon (IUPAC); syn. D-Moramid; Diphenylpropylamin mit opiatantagonist. Eigenschaften u. starker analgetischer, antitussiver, sedierender, atemdepressiver sowie blutdruck- u. herzfrequenzsenkender Wirkung; Verw.: für kurze Zeit bei starken u. stärksten Schmerzen (cave: Mißbrauchs- u. Abhängigkeitspotential).

Dextro|positio (dexter*; lat. positio Stellung, Stand) f: s. Positio uteri.

Dextro|prop|oxy|phen (INNv) n: (1S,2R)-(1-Benzyl-3-dimethylamino-2-methyl-1-phenyl-propyl)propionat (IUPAC); zentral wirksames Analgetikum (beeinflußt die Opiatrezeptoren) mit geringer therap. Breite u. erhebl. Risiken (bis zur Vergiftung); Verw: bei akuten u. chron. Schmerzzuständen, entzündl. u. degenerativen Erkrankungen.

Dextrose f: syn. Glukose*.

Dextrose-Pepton|agar m: s. Pilznährböden.

Dextro|thyroxin-Natrium (INN) n: D-3-[4-(4-Hydroxy-3,5-diiodphenoxy)-3,5-diiodphenyl]-alanin, Na-Salz (IUPAC); Natriumsalz des Stereoisomers des Schilddrüsenhormons L-Thyroxin; Verw.: s. Lipidsenker.

Dextro|versio (dexter*; lat. vertere, versum drehen) f: s. Versio uteri.

Dez-: s. a. Dek-.

De|zeleration (De-*; lat. celer schnell) f: (engl.) deceleration; Verlangsamung; s. Wehenreaktionstypen.

De|zerebration (↑; Cerebr-*) f: (engl.) decerebration; Enthirnung; Ausfall des Großhirns; s. Enthirnungsstarre, Syndrom, apallisches.

Dezi-: Abk. d; Dezimalvorsatz zur Kennzeichnung des Faktors 10^{-1} einer Einheit; Beispiel: 1 Dezimeter = 1 dm = 10^{-1} m; vgl. Einheiten.

Dezi|bel n: (engl.) decibel; Abk. dB; sog. Pegelmaß; dekadischer Logarithmus des Verhältnisses zweier Schallintensitäten (gemessener Schalldruck* u. untere Hörschwelle* von 0 dB bei 1 kHz als Bezugsgröße) als objektives Maß für den Schallintensitätspegel. Eine Erhöhung des Schallpegels um 3 dB entspricht einer Verdopplung, eine um 10 dB einer Verzehnfachung der Schallintensität. Die obere Hörschwelle (u. Schmerzgrenze) liegt bei 120 dB (dem 10^{12}fachen). Die Frequenzabhängigkeit der akust. Empfindlichkeit des menschl. Ohrs wird bei Hörprüfungen* durch sog. Bewertungskurven nachgebildet (s. Abb.) u. darauf bezogene Meßwerte in der dimensionslosen Größe dB(A) angegeben. Vgl. Phon.

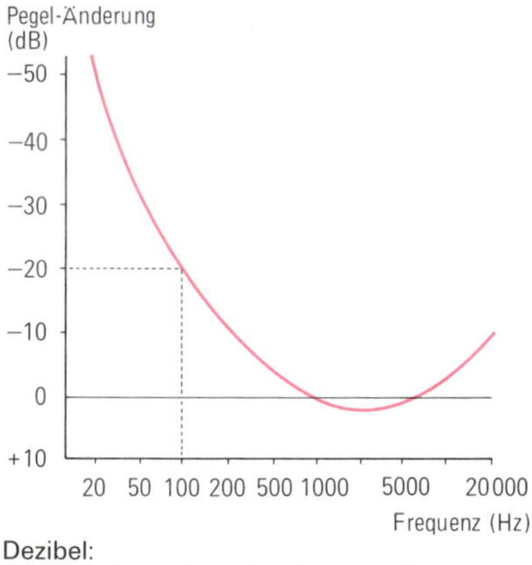

Dezibel:
Frequenzbewertung durch das A-Filter; z.B. wird ein Ton von 100 Hz durch das A-Filter um 20 dB reduziert. [43]

De|zidua (lat. deciduus abfallend) f: (engl.) decidua; eigentl. Decidua membrana; d. nach Eintreten einer Schwangerschaft weiterentwikkelte Funktionalis des Endometriums. Histol. unterscheidet man ein oberflächl. Stratum compactum u. ein darunter gelegenes Stratum spongiosum mit typ. sägeförmigen Drüsenquerschnitten. Nach Nidation* des Eis unterscheidet man an der D. drei Abschnitte: **1. Decidua capsularis** (sive reflexa), überzieht das eingebettete Ei an der Implantationsstelle; **2. Decidua basalis** (sive serotina), zw. Uterusmuskulatur u. Eibasis; **3. Decidua parietalis** (sive vera), die d. übrige Uterushöhle auskleidende Schleimhaut. Vom Ende der 16. SSW ab verschmelzen Decidua capsularis u. Decidua parietalis miteinander. Vgl. Eihäute, Chorion.

Dezimal|vorsätze: s. Einheiten (Tab.).

Dezi|meter|welle: s. Hochfrequenzwärmetherapie.

D

DFG: Abk. f. Deutsche* Forschungsgemeinschaft.

DFMO: Abk. f. **D**i**f**luor**m**ethyl**o**rnithin; s. Eflornithin-Hydrochlorid.

D-Form: s. Isomerie.

DHE: Abk. f. **D**i**h**ydro**e**rgotamin*.

DHEAS-Test m: Abk. f. **D**e**h**ydro**e**pi**a**ndrosteronsulfat-Test; s. Dehydroepiandrosteron.

Di-: Wortteil mit der Bedeutung zweimal, doppelt; von gr. δίς.

Dia-: auch Di-; Wortteil mit der Bedeutung hindurch, zwischen; von gr. διά.

Diabet-: Wortteil mit der Bedeutung hindurchgehen; von gr. διαβαίνειν.

Dia|betes, in|fantiler (↑) m: Insulinmangeldiabetes, Diabetes* mellitus (Typ I).

Dia|betes in|sipidus (↑; lat. insapere nicht süß schmecken) m: Störung der Diurese mit Verminderung der Wasserreabsorption in den Sammelrohren der Niere; **Sympt.:** Polyurie*, starker Durst u. Polydipsie*, evtl. Dehydratation, bei Kleinkindern evtl. Diarrhoe; **Formen: 1.** D. i. centralis bzw. D. i. neurohormonalis; Urs.: ungenügende od. fehlende Produktion bzw. Sekretion von ADH*, selten als angeb. autosomal-dominant erbl. Störung, symptomat. bei Hirntumoren (insbes. Kraniopharyngeom, Hypophysentumoren), Schädelhirntrauma, Meningitis, Enzephalitis u. a. Erkr. mit Schädigung der Osmorezeptoren im Hypothalamus, auch nach op. Hypophysenausschaltung; Ther.: ADH-Substitution bzw. Behandlung des Grundleidens; **2.** D. i. renalis; Urs.: fehlendes Ansprechen der Rezeptoren des distalen Nierentubulus auf ADH, meist als angeb. X-chromosomal-rezessiv erbl. Störung od. z. B. bei akutem Nierenversagen* bzw. Destruktion der ADH-Rezeptoren, v. a. bei chron. Nierenerkrankungen od. medikamentös-toxisch bedingt, z. B. durch Methoxyfluran, Lithium; Ther.: Flüssigkeitszufuhr, Kontrolle u. Ausgleich der Elektrolytbilanz, evtl. Saluretika; **Diagn.:** Urinosmolarität unter 300 mosm/l, Osmolalität u. spezif. Gewicht des Urins herabgesetzt; ggf. ADH*-Test; **DD:** Tubulopathie, psychogene Polydipsie, Diabetes mellitus, Hyperkalzämie, Polyurie bei chron. Niereninsuffizienz. Vgl. DIDMOAD-Syndrom.

Dia|betes, juveniler (↑) m: s. Diabetes mellitus.

Dia|betes mellitus (↑; lat. mellitus mit Honig versüßt) m: Zuckerkrankheit, Zuckerharnruhr; häufigste endokrine Störung. Krankheitsbegriff für versch. Formen der Glukose-Stoffwechselstörung mit unterschiedl. Ätiol. u. Symptomatik. Gemeinsames Kennzeichen: relativer od. absoluter Mangel an Insulin*. Von einem (klinisch manifesten) D. m. spricht man bei Vorliegen von Nüchtern-Blutzucker-Werten über 6,7 mmol/l (>120 mg%) bzw. 2-Stunden-Blutzuckerwerten von über 10 mmol/l (>180 mg%) venös bzw. über 11,1 mmol/l (>200 mg%) kapillär im oralen Glukose*-Toleranztest (oGTT).

Klin.: 1. Frühsyndrom (metabolisches Syndrom): Blutzuckererhöhung (Hyperglykämie), Zuckerausscheidung im Harn (Glykosurie), Durst (Polydipsie), große Harnmengen (Polyurie), Gewichtsabnahme trotz gesteigerter Nahrungsaufnahme (Polyphagie), Mattigkeit u. Kraftlosigkeit (Adynamie), Neigung z. Dermatosen (Pruritus*, Ekzem*), Furunkulosen*, Parodontopathien*, Wundheilungsstörungen, chron. Harnweginfektionen, Potenz- u. Menstruationsstörungen. Die Symptomatik kann von leichteren, z. T. uncharakterist. Formen bis zum diabet. Koma* reichen. **2. Spätsyndrom:** Retinopathia* diabetica, diabet. Glomerulosklerose*, diabet. Gangrän als Folgen der generalisierten diabet. Mikroangiopathie*; **weitere Kompl.:** Arteriosklerose* als insgesamt häufigste Kompl. (beginnt früh u. verläuft schwer) v. a. der peripheren, der Koronar-, Becken- u. Zerebralarterien; (diabet.) Neuropathie (Befall des peripheren, autonomen u. zentralen Nervensystems) mit Parästhesien*, nächtl. Wadenkrämpfen, Hypo- bzw. Areflexie, Arthropathie, Blasenstörungen, Impotenz; wahrscheinl. Mikroangiopathie der Vasa nervorum; charakterist. **Hautveränderungen:** diabet. Dermopathie, Necrobiosis lipoidica diabeticorum.

Ätiol.: heterogen; wahrscheinlich genet. Prädisposition bzw. Erblichkeit (mit unterschiedl. Gen-Expressivität); toxische u. infektiöse Einflüsse (vgl. Prionen), Autoimmunprozesse (in einzelnen Fällen belegt) werden in ihrer Wertigkeit diskutiert (z. T. multifaktorielle Genese?). Manifestationsfördernde Faktoren (z. B. Fettsucht, Schwangerschaft) sind bekannt.

Insulinmangel bewirkt: 1. Herabsetzung der Glukoseaufnahme in d. Körperzellen; **2.** Minderung der Glukoseoxidation; **3.** Drosselung der Glykogenbildung in Leber u. extrahepat. Organen; **4.** Steigerung der Zuckerabgabe aus d. Leber; **5.** Verminderung der Lipogenese u. Steigerung der Cholesterinproduktion; **6.** Verminderung der Peptid- u. Proteinsynthese; **7.** Herabsetzung der Brenztraubensäureverwertung u. der Verwertung des „aktiven" Acetats; **8.** Herabsetzung der Bildung von energiereichen Verbindungen. Blockierung des Glukoseeintritts in d. Zellen führt zu Zunahme des extrazellulären Glukose-Pools u. bedingt eine allg. Verminderung der Zuckeroxidation (sog. Minderverwertung). Zugleich aber ist d. Stoffwechsel i. S. der Steigerung der Glukosebildung (Glukogenese) verändert. Koppelung beider Vorgänge führt zur Symptomatik des D. m. Das im Blut kreisende Insulin läßt sich in zwei Fraktionen differenzieren: Gesamtinsulin (insulinähnl. Aktivität, engl. insulin-like-activity: Abk. ILA) u. sog. freies Insulin (engl. immune reaction insulin: Abk. IRI). Im Blut des Gesunden findet man ca. 200 µE/ml Gesamtaktivität u. 20 µE/ml freies Insulin.

Definition der Stadien des D. m. (nach WHO): **A. potentieller D. m.:** bei Personen mit nicht pathol. oGTT, denen mit hoher Wahrscheinlichkeit ein D. m. vorausgesagt werden kann durch fam. Belastung; **1.** als eineiige Zwillingspartner, deren anderer Partner Diabetiker ist; **2.** als Kind zweier diabet. Eltern; **3.** als Kind eines diabet. Elternteils, dessen anderer nicht diabet. Partner einen diabet. Elternteil, Geschwister od. Nachkommen mit D. m. hat od. hatte; **4.** b. Frauen mit einem lebenden od. toten Kind eines Geburtsgewichts v. 4,5 kg u. mehr od. mit einem totgeborenen Kind m. Inselzellenhyperplasie des Pankreas (ohne Rh-Inkompatibilität). Die retrospektive Diagn.

Prädiabetes bezieht sich auf d. Zeitspanne zw. Konzeption u. Erkennung des D. m. **B. latenter D. m.:** bei Personen: **1.** mit normalen Werten beim oGTT, die unter Belastungssituationen wie Schwangerschaft, Infektion, Streß od. nach Gewichtszunahme (Adipositas) pathol. Werte aufweisen; **2.** die b. Provokationstests pathol. Blutzuckerkurven zeigen. **C. verminderte Glukosetoleranz, Glukosetoleranzstörung** (früher asymptomat., subklin., chem. D. m.): bei Personen: **1.** mit pathol. Werten im oGTT, b. denen der Nüchternblutzucker (sog. wahre Glukose) venös u. kapillär unter 6,7 mmol/l (<120 mg%) liegt; **2.** die pathol. Werte im oGTT zeigen u. bei denen auch die Nüchternblutzuckerwerte über d. oben genannten Werten liegen; **3.** deren 2-Stunden-Blutzuckerwert nach oraler Glukosebelastung venös 6,7-10,0 mmol/l (120-180 mg%), kapillär 6,7-11,1 mmol/l (120-200 mg%) beträgt. **D. klinisch-manifester D. m.:** Diese Diagn. läßt sich bei Pat. mit pathol. Blutzuckerwerten u. Harnzuckerausscheidung sowie b. Vorliegen typ. Symptome u. evtl. Komplikationen des D. m. stellen.

Klassifikation des D. m. (WHO 1980): **Typ I (IDDM**, Abk. f. engl. insulin-dependent diabetes mellitus, insulinabhängiger D. m.): auch juveniler Diabetes, Insulinmangeldiabetes; genet. prädisponierte Diabetesform mit allmähl. Erschöpfung der körpereigenen Insulinsekretion bis zum **absoluten Insulinmangel**. Es bestehen Beziehungen zum HLA-System. Oft recht akut einsetzende Symptomatik, nicht selten ketoazidotische Entgleisungen (s. Koma). Beim **Typ Ia**, der prakt. nur im Kindesalter auftritt, wirken vermutl. virale Infekte manifestationsfördernd. Beim **Typ Ib** des Erwachsenen (bis zum 35. Lj.) finden sich oft Inselzell-Antikörper im Serum. Dieser Typ tritt auch gehäuft mit anderen Autoimmunerkrankungen auf. Ther.: Diät, Insulinsubstitution, Bewegung. Die Bez. **brittle diabetes** für eine bes. labile Typ-I-Form sollte nur gewählt werden, wenn es trotz aller therap. Bemühungen nicht gelingt, ein extremes Schwanken zw. Hypoglykämien u. Ketoazidosen einerseits u. Hyperglykämien andererseits zu vermeiden. **Typ II (NIDDM**, Abk. f. engl. non-insulin-dependent diabetes mellitus, insulinunabhängiger D. m.): meist in höherem Lebensalter (sog. Erwachsenendiabetes), gehäuft fam. auftretend, wahrscheinl. genetisch bedingt; virale od. autoimmune Faktoren nicht nachweisbar, keine Beziehung zum HLA-System. Normalgewichtige sind in der Minderheit (**Typ IIa**), die meisten Pat. sind übergewichtig (**Typ IIb**). Bei eingeschränkter, erhaltener od. z. T. sogar erhöhter Insulinsekretion, oft verzögert einsetzend (sog. Sekretionsstarre), u. verminderter Insulinempfindlichkeit der Gewebe (periphere Insulinresistenz) sowie u. U. Mitbeteiligung kontrainsulärer Faktoren (z. B. kontrainsuläre bzw. diabetogene Hormone wie Somatotropin, Glucagon) liegt ein **relativer Insulinmangel** vor. Die vorhandene Insulinsekretion verhindert meist eine ketoazidotische Stoffwechsellage. Ther.: Gewichtsreduktion, Diät, evtl. orale Antidiabetika (ggf. auch Insulin). **MODY** (Abk. f. engl. maturity onset diabetes of the young, sich während der Pubertät manifestierender D. m.): autosomal vererbter D. m. des Jugendalters mit unterschiedlichem, i. d. R. klin. mildem Verlauf ohne Spätkomplikationen (jedoch nicht ausgeschlossen!); eigenständige Diabetesform, die typischerweise vor d. 25. Lj. auftritt u. mit erhöhter Insulinsekretion, peripherer Insulinresistenz u. Fettsucht einhergeht; nicht zu verwechseln mit. d. Insulinmangeldiabetes (Typ I). Ther.: Gewichtsreduktion. Eine Therapie mit Insulin od. oralen Antidiabetika ist nicht erforderlich, jedoch lebenslang Stoffwechselkontrollen.

Sekundäre D.-m.-Formen: b. Pankreaserkrankungen (z. B. bei Hämochromatose*), Endokrinopathien* (z. B. Akromegalie*), medikamentös bedingt (z. B. Steroiddiabetes*) u. a. Verminderte Glukosetoleranz (s. o.). Schwangerschaftsdiabetes: Die Schwangerschaft wirkt i. S. einer Manifestationsförderung od. verschlechtert u. U. die Stoffwechsellage bei schon manifestem D. m.; insulinpflichtige Diabetesform (orale Antidiabetika kontraindiziert!); nach der Geburt sinkt d. Insulinbedarf deutlich. Vgl. Pankreastransplantation, Alphaglukosidaseinhibitoren, Insulininfusionssysteme, DIDMOAD-Syndrom.

Dia|betes, renaler (↑) m: s. Glukosurie, renale.

Dia|betes salinus renalis (↑) m: syn. renales Salzverlustsyndrom*.

dia|beto|gen (↑; -gen*): (engl.) diabetogenic; eine diabetische Stoffwechsellage auslösend; diabetogene Substanzen sind u. a. Glucagon, STH, Adrenalin, Cortisol.

Dia|brosis (gr. διάβρωσις das Durchfressen) f: Durchnagen; z. B. Arrosionsblutung (Haemorrhagia per diabrosin) inf. Arrosion eines Blutgefäßes durch einen pathol. Prozeß (Ulkus, Aneurysma, Tuberkulose u. a.). Vgl. Rhexis.

Di|acetyl|morphin n: syn. Heroin*

Diadem|gips|verband (gr. διάδημα Stirnbinde): s. Thorax-Diademgipsverband.

Dia|docho|kinese (gr. διάδοχος nachfolgend; Kin-*) f: (engl.) diadochokinesia; Fähigkeit, antagonist. Bewegungen (z. B. Pronation u. Supination) in schneller Folge auszuführen; vgl. Adiadochokinese.

Diät (gr. δίαιτα Lebensweise) f: s. Krankenkost.

Diät|assistent (↑) m: (engl.) dietician; geschützte Berufsbezeichnung, die nach zweijähriger Ausbildung an einer staatl. anerkannten Fachschule verliehen wird; Ausbildung u. Prüfung sind geregelt im „Gesetz über den Beruf des Diätassistenten" vom 17.7.1973 (BGBl. I S. 853); in der ehemaligen Deutschen Demokratischen Republik erworbene Qualifikationen sind übergeleitet (§ 9 a). Aufgaben des D. sind die Leitung v. Diätküchen u. die Beratung von Ärzten u. Pat. in Ernährungsfragen. Vgl. Krankenkost.

Di|äthyl|äther m: (engl.) diethyl ether; auch Narkoseäther (Aether pro narcosi); klare, farblose, flüchtige u. brennbare Flüssigkeit, die früher als Inhalationsnarkotikum verwendet wurde; wegen der Explosionsgefahr im Gemisch mit Luft keine Anw. mehr.

Di|äthylen|glykol n: (engl.) diethyl glycol; syn. Diglykol, Digol; 2,2'-oxi-bis-äthanol; farblose, glyzerinähnl.-visköse, hygroskop., süßlich schmeckende wasserlösl. Flüssigkeit, wird synthetisch aus Äthylenoxid u. Äthylenglykol (Glykol) hergestellt (Äthoxylierung); **techn. Verw.:** Ausgangsverbindung einer Reihe v. Verätherungs- (Polyäthylenglykole) u. Veresterungsprodukten, früher auch (med.) Verw. als Lösungsmittel f. Sulfonamid (Todesfälle!); **Toxikologie:** LD_{50} beim Menschen (oral) ca. 1 g/kg KG; D. wird zum größten Teil unverändert ausgeschieden, z. T. über die Alkoholdehydrogenase metabolisiert, im Organismus aber auch zu Oxalsäure abgebaut; sehr niedrige Kanzerogenität:

TD_{Lo} (lowest toxic dose) bei d. Ratte (oral) 890 g/kg (Gesamtdosis). In den USA traten vor ca. 50 Jahren häufiger Vergiftungen mit D. auf. Im Sommer 1985 wurden z. T. erhebl. Konzentrationen von D. in gepanschten (österreichischen u. deutschen) Weinen nachgewiesen. **Klin. Bild der akuten Intoxikation:** mit einer Latenz v. 24 Std. neben allg. Sympt. wie Übelkeit, Erbrechen (Hämatemesis), Durchfällen (Melaena) zunehmend Abdominalschmerzen, Kopfschmerzen, ggf. Ikterus, in Abhängigkeit von d. aufgenommenen Dosis Schläfrigkeit bis zum Koma, u. U. Hyporeflexie, meningeales Syndrom*, Schocksymptome, Kußmaul-Atmung, Nierenschädigung, ophth. Makulaschwellung, Papillitis. **Ther.:** symptomatisch, bei schweren Intoxikationen u. bei Nierenversagen Versuch mit Hämodialyse*.

Di|äthyl|stilb|östrol n: 4,4′-(1,2-Diethyl-1,2-ethenediyl)bisphenol; synthet. Stilbenderivat m. östrogener Wirkung, das als Substitut für steroidale Östrogene u. als postkoitales Kontrazeptivum in Gebrauch war (v. a. in den USA); wirkt karzinogen bei den weibl. Nachkommen der behandelten Frauen (vgl. Stilböstrol-Syndrom); bei den männl. Nachkommen wurden Gonadenanomalien nachgewiesen.

Dia|gnose (gr. διάγνωσις Entscheidung) f: (engl.) diagnosis; zweifelsfreie Zuordnung einer gesundheitl. Störung zu einem Krankheitsbegriff; i. w. S. Bez. f. ein Symptom (z. B. Akutes Abdomen) bzw. eine Vermutung (sog. Verdachtsdiagnose); vgl. Klassifizierung.

Dia|gnosen|schlüssel, klinischer (↑): Abk. KDS; für klin. Dokumentationszwecke entwickeltes, aus fünfstelligen numerischen Diagnoseschlüsseln bestehendes, zweidimensionales (Topographie, Nosologie) Klassifikationssystem für Krankheiten; vgl. Internationale Klassifikation der Krankheiten.

Dia|gnostik (gr. διαγνωστικός fähig zu unterscheiden) f: (engl.) diagnostic investigation; Sammelbez. f. Verfahren, die zur Abklärung einer Krankheitsursache bzw. Beratungsursache* angewandt werden, z. B. Befragung (Anamnese*), körperliche Untersuchung, ggf. apparative u. Laboruntersuchungen. Bei häufig auftretenden, typischen u. meist gutartigen Erkr. wird in der Basisversorgung i. d. R. ein sog. abwartendes Offenlassen (Klassifizierung mit Verzicht auf exakte Diagnose) praktiziert.

Di|aldehyd n: Oxidationsprodukt diprimärer Alkohole; z. B. Glyoxal (OHC—CHO).

Dialister pneumo|sintes: s. Bacteroides pneumosintes.

Dia|lysance (Dialyse*) f: Abk. D; Bez. f. dasjenige Blutvolumen, das pro Zeiteinheit bei Durchfluß durch den Dialysator bei der Hämodialyse* von der untersuchten Substanz gereinigt wird; vgl. Clearance.

$$D = Q_B \cdot \frac{A - V}{A - W}$$

Q_B = Blutdurchfluß in ml/min; A = Konzentration im arteriellen Blut; V = Konzentration im venösen Blut; W = Konzentration im Dialysat.

Dia|lysat (↑) n: Waschlösung für die Hämodialyse* od. Peritonealdialyse*; enthält D-Glukose, Elektrolyte (Na, K, Ca, Mg, Cl) u. steriles, chem. reines Wasser; Pufferung mit Acetat- od. Bicarbonat (30-38 mmol/l); vgl. Hartwassersyndrom.

Dia|lysator (↑) m: der Teil des Dialysegeräts (der sog. künstlichen Niere), durch den das Blut u. das Dialysat* in zwei durch eine dünne (ca. 10-15 µm) semipermeable Membran* getrennten Kompartimenten fließt u. der Stoff- u. Flüssigkeitsaustausch (Dialyse* u. Ultrafiltration*) bei der Hämodialyse* stattfindet; die Eigenschaften des D. (insbes. die Ultrafiltrationsleistung u. die Permeabilität für sog. Mittelmoleküle mit einer Molmasse von 500-5000 D) hängen u. a. von seinem Aufbau, vom Membranmaterial (z. B. regenerierte Zellulose, Zelluloseacetat, Polyacrylnitril, Polysulfon), der Membranoberfläche (0,7-1,3 m^2) u. den Strömungs- u. Druckverhältnissen im D. ab. Blut u. Dialysat fließen meist im Gegenstromprinzip durch den D. **Formen: 1.** Kapillar- od. Hohlfaserdialysator, bei dem das Blutkompartiment aus 10 000-15 000 Einzelkapillaren (⌀ ca. 200 µm) besteht, die vom Dialysat umspült werden; gebräuchlichste Form des D.; **2.** Plattendialysator, bei dem das Blutkompartiment aus flächenhaft angeordneten, geschichteten Membranfolien gebildet wird. Die meisten D. sind zum Einmalgebrauch vorgesehen, können jedoch nach Spülung für denselben Pat. wiederverwendet werden.

Dia|lyse (gr. διάλυσις Auflösung) f: (engl.) dialysis; physik. Verfahren zur Auftrennung gelöster Teilchen in Abhängigkeit von ihrer Molekülgröße u. elektrischen Ladung mit Hilfe einer semipermeablen Membran*, die nur für Moleküle bis zu einer best. Größe durch freie Diffusion* selektiv permeabel ist; die treibende Kraft des Stofftransports ist ein Konzentrationsgefälle zw. den durch die Membran getrennten Flüssigkeitskompartimenten. Weitere, neben dem Stoff- auch einen Lösungsmitteltransport durch die Membran verursachende Kräfte können Unterschiede des hydrostatischen (Ultrafiltration*) u. des (kolloid-)osmotischen Drucks (Osmose*) sein. **Verw.:** v. a. in der Nephrologie als Prinzip versch. Blutreinigungsverfahren*.

Dia|lyse-Arthro|pathie (↑; Arthr-*; -pathie*) f: (engl.) dialysis-related arthropathy; syn. Dialyse-assoziierte Amyloidose, Dialyse-Arthritis; unter Langzeit-Hämodialyse auftretendes Krankheitsbild mit Gelenkschmerzen, rezidiv. arthritischen Schüben u. (bei einem Teil der Pat.) fortschreitenden Gelenkdestruktionen; **Urs.:** Proteolyse von Beta-2-Mikroglobulin, dessen Bruchstücke in Form der Betafaltblattstruktur in bradytrophem Gewebe (Gelenkkapsel, subchondral) zu Amyloid* (Typ B) präzipitieren. Bei der Sonderform der destruierenden Dialyse-Spondylopathie sind evtl. Kristallablagerungen (Hydroxylapatit) von zusätzl. pathogenet. Bedeutung. Vgl. Hydroxylapatitkristall-Ablagerungskrankheit, Dialyse-Osteopathie.

Dia|lyse-Behandlung (↑): (engl.) dialysis treatment; Behandlungsmethode zur Elimination von harnpflichtigen Substanzen*, anderen Stoffwechsel(end)produkten u. Wasser aus dem Organismus unter Anw. bestimmter Blutreinigungsverfahren*, insbes. der Hämodialyse* u. Peritonealdialyse*; trotz Flüssigkeits- u. Elektrolytbilanzierung kann die D.-B. nur eine Annäherung an die normale Homöostase* erreichen u. die Niere nicht vollständig ersetzen. **Ind.:** akutes Nierenversagen, Entgiftung bei Intoxikation mit dialysierbaren Substanzen; bei der terminalen Niereninsuffizienz* als Überbrückung bis zu einer Nierentransplantation od. als chron., lebenslange Organersatztherapie; übliches Therapieintervall bei Dauer-Dialyse dreimal pro Woche, bei akutem Nierenversagen u. Entgiftung alle 12-24 Std.; Durchsatz von ca. 50 l Blut während einer D.-B. von 3-4 Std. Dauer. **Kompl.:** Obwohl bei adäquater D.-B. eine weitgehende Rehabilitation niereninsuffizienter Pat. erreicht werden kann, kommt es nach längerfristiger D.-B. zunehmend häufiger zum Auftreten typ. Stoffwechselstörungen (v. a. des Knochen-, Eisen-, Kohlenhydrat- u. Fettstoffwechsels u. des Elektrolyt-, Wasser- u. Säure-Basen-Haushalts) u. Folgeerkrankungen (z. B. sog. Dialyse-Arthropathie u. -Osteopathie, Hypertonie, Anämie, Neuropathie); mögliche Urs. sind u. a. der Verlust der endokrinen Funktionen der Niere, die behandlungsbedingte diskontinuierliche bzw. ungenügende Elimination von Stoffwechselprodukten (v. a. der sog. Mittelmoleküle mit einem MG von 500-5000) u. evtl. im Dialysat* vorhandene schädliche Substanzen (z. B. Aluminium). **Proph.:** techn. Optimierung der individuellen D.-B. hinsichtl. Verfahren, Dialysedauer u. -terminen, Dialysatzusammensetzung u. a., diätetische Maßnahmen (insbes. Einschränkung der Wasser-, Natrium- u. Kaliumzufuhr), evtl. Substitutions- (z. B. Eisen, Vitamine) u. medikamentöse Zusatztherapie (z. B. mit phosphatbindenden Substanzen, Antihypertensiva). Als Indikatoren für eine adäquate D.-B. werden heute neben best. Laborparametern (z. B. Harnstoff unter 33 mmol/l bzw. 200 mg/dl u. Kreatinin unter 130 µmol/l bzw. 15 mg/dl vor Hämodialyse) v. a. klin. Parameter wie Allgemeinzustand, Blutgerinnung u. ggf. die Ausprägung bestehender Folgeerkrankungen herangezogen. Vgl. Hämofiltration, Hämodiafiltration.

Dia|lyse-Osteo|pathie (↑; Ost-*; -pathie*) **f:** (engl.) dialysis-related osteopathy; bei Pat. unter Dauerdialyse auftretende Knochenveränderungen i. S. einer renalen Osteopathie*, insbes. als Folge einer chron. Niereninsuffizienz u. der dadurch gestörten Synthese von Vitamin D_3 in der Niere, verstärkt durch die bei der Dialyse notwendige Heparinisierung u. die Akkumulation von Aluminium im Knochengewebe (s. Aluminiumosteopathie); **Diagn.:** Hyperphosphatämie, Hypokalzämie, Anstieg von alkalischer Phosphatase u. Parathormon (sek. Hyperparathyreoidismus*). Vgl. Dialyse-Arthropathie.

Dia|meter (gr. διάμετρος) **m:** Durchmesser; s. Beckenmaße, Kopfmaße.

Di|amine n pl**:** (engl.) diamines; Kohlenwasserstoffe mit zwei Aminogruppen, entstehen u. a. bei Decarboxylierung von Diaminosäuren; z. B. Putreszin (aus Ornithin), Kadaverin (aus Lysin). Vgl. Eiweißfäulnis.

Di|amino|di|phenyl|sulfon **n:** Kurzbez. Dapson*.

Di|amino|oxidase **f:** (engl.) diamine oxidase; syn. Histaminase; bewirkt Abspaltung v. NH_3 aus Diaminen (z. B. aus Histamin), wobei Aldehyde entstehen; Vork. bes. in der Leber.

Di|amino|säuren: (engl.) diaminoacids; basische Aminosäuren* mit zwei NH_2-Gruppen; z. B. Ornithin.

Di|amin|urie (Ur-*) **f:** (engl.) diaminuria; Ausscheidung von Diaminen* im Harn; z. B. bei Aminurie, gelegentl. bei Cystinurie*.

Dia|pedese (Dia-*; gr. πηδᾶν springen) **f:** (engl.) diapedesis; Austritt; Migration weißer Blutkörperchen durch d. unverletzte Wand der Kapillaren bei Entz. u. Austritt roter Blutkörperchen bei starker Blutstauung (Haemorrhagia per diapedesin).

Dia|phano|skopie (gr. διαφανής durchscheinend; -skopie*) **f:** (engl.) transillumination, diaphanoscopy; sog. Transillumination; Durchleuchtung eines Körperteils mit einer Lichtquelle; **Formen: 1.** D. der Sklera; diasklerale Augendurchleuchtung, bei der e. Lichtquelle auf die Sklera aufgesetzt wird. Normalerweise leuchtet die Pupille rot auf; Verschattung bzw. Verdunklung z. B. bei Blutung od. Melanoblastom; **2.** D. der Kieferhöhle; Durchleuchtung der Sinus maxillaris vom Mund aus. Schleimhautschwellungen, Sinusitis od. unterschiedliche Pneumatisation können e. seitendifferenten Befund ergeben; **3.** D. des Schädels bei Säuglingen; Durchleuchtung der Schädeldecken. Über Hohlräumen leuchten die Schädeldecken rötlich auf; über Arealen mit Hirngewebe fehlt d. Aufleuchten; orientierende Untersuchung zur Diagn. eines Hydrozephalus od. einer Hydranenzephalie; **4.** D. des Skrotums; Durchleuchtung des Skrotums, die bei Hydrozele im Ggs. zu Hodentumoren möglich ist.

Dia|phorase (gr. διάφορος verschieden) **f:** Enzym, das bei d. oxidativen Decarboxylierung des Alphaketoglutarats zu Succinyl-CoA im Zitronensäurezyklus d. Wasserstoff aufnimmt u. an NAD weitergibt; $NADH_2$ wird über d. Atmungskette wieder oxidiert. Die D. gehört zu d. Flavoproteiden*, Wirkgruppe FAD; s. Flavinnukleotide.

Dia|phorase|mangel (↑)**:** s. Methämoglobinämie.

Dia|phorese (gr. διαφορεῖν verbreiten) **f:** Schweißsekretion*.

Dia|phoretika (↑) n pl**:** syn. Sudorifera; schweißtreibende Mittel, z. B. bestimmte Parasympathomimetika.

Dia|phragma (gr. διάφραγμα Scheidewand) **n:** **1.** (anat.) Zwerchfell*; **2.** (gyn.) syn. Scheidendiaphragma*. **D. oris** (↑) **n:** Mundboden; gebildet von den Mm. mylohyoidei. **D. pelvis** (↑) **n:** M. levator ani mit d. Fascia pelvis sup. u. inf.; vgl. Beckenboden. **D. sellae** (↑) **n:** horizontale Duraplatte, die sich am Türkensattel über d. Hypophyse ausspannt u. eine Öffnung für d. Hypophysenstiel besitzt. **D. uro|genitale** (↑) **n:** muskuläre Platte u. Fascia diaphragmatis urogenitalis sup. u. inf.; vgl. Beckenboden.

Dia|physe (gr. διαφύεσθαι dazwischenwachsen) **f:** Mittelstück der Röhrenknochen; abzugrenzen von Metaphyse* u. Epiphyse*.

dia|plazentar (Dia-*; Plazenta*)**:** (engl.) transplacental; durch d. Plazentaschranke* hindurch, auf dem Weg über d. Plazenta*.

Diar|rhoe (gr. διάρροια das Durchfließen) **f:** (engl.) diarrhoea; auch Diarrhoea, Diarrhö(e); dünnflüssiger reichl. Stuhl (sog. Durchfall); Vork. z. B. akut bei Enterokolitis* od. infektiöser Gastroenteritis* od. als chronische D. u. a. bei Achylia gastrica, Pfortaderstauung, Darmtuberkulose. Vgl. Dyspepsie, Reisediarrhoe.

Diar|rhoea (↑) **f:** s. Diarrhoe. **D. chylosa** (↑) **f:** Diarrhoe mit Entleerung von Schleim u. Eiter. **D. nocturna** (↑) **f:** nächtl. Durchfall bei Darmtuberkulose. **D. prae|monitoria** (↑) **f:** leichter Durchfall bei Beginn einer Cholera. **D. stercoralis** (↑) **f:** auch Diarrhoea paradoxa; Verstopfungsdurchfall; Entleerung eines Gemischs v. festem Kot u. dünnflüssigen Massen.

Diar|rhoe, para|doxe (↑; gr. παράδοξος unerwartet) **f:** s. Diarrhoea stercoralis.

Di|arthrosis (Di-*; Arthr-*; -osis*) **f:** **1.** (anat.) Gelenk*; **2.** (orthop.) syn. Arthrose*; auch D. interspinalis (s. Baastrup-Zeichen).

Dia|schisis (gr. διασχίζειν zerschneiden, zerreißen) f: **1.** s. Schock, spinaler; **2.** Funktionsminderung funkt. zusammenhängender Hirnregionen nach Schädigung eines Anteils, z. B. Beeinträchtigung der linken Kleinhirnhemisphäre bei Schädigung der rechten Zentralregion.

Dia|stase (gr. διάστασις Auseinanderstehen) f: **1.** Auseinanderweichen, z. B. der Beckenknochen, der geraden Bauchmuskeln als Dauerzustand; **2.** syn. Amylase*.

D

Dia|stema (gr. διάστημα) n: Zwischenraum; bes. zw. oberen mittleren Schneidezähnen.

Di|aster (Di-*; gr. ἀστήρ Stern) m: sternförmige Konfiguration der Chromosomenpaare in der Anaphase der Meiose* u. Mitose*.

Dia|stereo|merie (↑; Stereo-*, gr. μέρος Teil) f: s. Isomerie.

Dia|stole (gr. διαστολή Ausdehnen) f: die zw. zwei Systolen (Kontraktion u. Blutauswurf) erfolgende Erschlaffung des Herzens mit Blutfüllung der Herzkammern; nach Schluß der Semilunarklappen u. kurzer isovolumetrischer Erschlaffung Öffnung der Atrioventrikularklappen mit plötzl. Bluteinstrom in die Herzkammern (frühdiastol. schnelle Füllung, evtl. mit 3. Herzton verbunden), dann nach langsamer Füllung in der Mitte der D. nochmals rasche Füllungsphase durch Vorhofkontraktion (spätdiastolische Füllung, hierbei evtl. 4. Herzton). Vgl. Systole, Herzperiode, Herztöne.

Diasto|myelie (↑; Myel-*) f: angeb. Spaltbildung des Rückenmarks in zwei ungleiche Teile mit eigenen Rückenmarkshäuten; häufig im Bereich der unteren Brust- u. oberen Lendenwirbelsäule, oft mit Blockwirbelbildung; neuromuskuläre Funktionsstörungen im betr. Bereich möglich.

Dia|thermie (Dia-*; Therm-*) f: s. Hochfrequenzwärmetherapie, Elektrokoagulation.

Dia|these (gr. διάθεσις Neigung) f: (engl.) diathesis; Neigung bzw. Bereitschaft des Körpers zu best. Krankheiten; z. B. hämorrhagische D. (Blutungsneigung).

Dia|these, all|ergische (↑; Allergie*) f: s. Allergie.

Dia|these, angio|spastische (↑; Angio-*; Spas-*) f: (engl.) angiospastic diathesis; die b. vegetativer Labilität häufig vorhandene Anlage zu Vasomotorenhyperaktivität mit Blutdruckschwankungen, schnellem Erröten, Ohnmacht, Migräne u. a.

Dia|these, a|topische (↑) f: s. Atopie.

Dia|these, ex|sudative (↑; Exsudat-*) f: (engl.) exudative diathesis; Bez. f. die Disposition zu einer Anzahl v. Haut- u. Schleimhautkrankheiten, die sich häufig schon im Kindesalter manifestieren; z. B. Lingua geographica, Milchschorf, Ekzeme, Prurigo simplex acuta, wiederkehrende Katarrhe des Rachens u. der Luftwege. Vgl. Skrofulose.

Dia|these, hämor|rhagische (↑; gr. αἱμορραγής Blutsturz, Bluterguß erleidend) f: (engl.) haemorrhagic diathesis; Neigung zu Blutungen; Sammelbez. für Krankheitszustände, die durch eine Blutungsneigung bzw. das Auftreten spontaner, schwer stillbarer Blutungen gekennzeichnet sind; man unterscheidet neben einer angeb. (primären) u. erworbenen (sekundären) h. D. in Abhängigkeit von der zugrundeliegenden Störung der Blutgerinnung* folgende **Formen: 1.** plasmatisch bedingte h. D. bei Koagulopathien* sowie therap. Anw. von Antikoagulanzien* u. Fibrinolytika*; **2.** thrombozytär bedingte h. D. bei Thrombopenie* u. Thrombopathie*; **3.** vaskulär bedingte h. D. bei Vasopathie*. Vgl. Blutung, Hautblutungen, Morbus haemorrhagicus neonatorum.

Dia|these, uratische (↑) f: s. Gicht.

Di|azepam (INN) n: 7-Chlor-1,3-dihydro-1-methyl-5-phenyl-2H-1,4-benzodiazepin-2-on

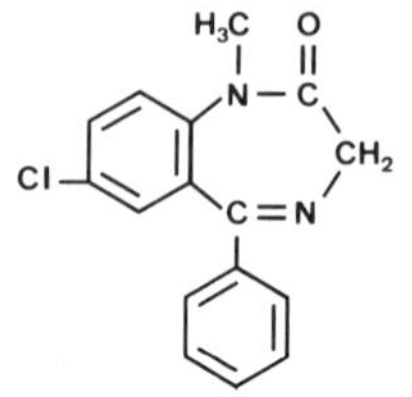

Diazepam

(IUPAC); Benzodiazepinderivat; Verw.: Tranquilizer*; vgl. Benzodiazepinderivate.

Di|azo|re|aktion f: (engl.) diazo reaction; auf der Kupplung eines Diazoniumsalzes mit best. Substanzen unter Bildung eines gefärbten Produkts beruhende Reaktion; **Verw.:** zum Nachweis **1.** von Bilirubin*; **2.** von sog. Diazokörpern im Harn, bestehen wahrscheinl. aus Urochromen u. treten bei Infektionskrankheiten auf.

Di|azo|verbindungen: (engl.) diazo compounds; Verbindungen, in denen die Azo-Gruppe —N=N— nur einseitig mit Kohlenstoff verbunden ist.

Diaz|oxid (INN) n: 7-Chlor-3-methyl-2H-1,2,4-benzothiadiazin-1,1-dioxid (IUPAC); Kalium*-Kanalöffner, Strukturanalog des Chlorothiazids mit starken vasodilatorischen u. antidiuretischen sowie hyperglykämischen Eigenschaften; **Verw.:** bei hypertensiven Blutdruckkrisen (i. v. Gabe); sympt. Behandlung von Hypoglykämien; **NW:** Tachykardie, gastrointestinale Störungen, Hyperglykämie, Verschlechterung einer diabet. bzw. prädiabet. Stoffwechsellage, unerwünschte Blutdrucksenkung; **Kontraind.:** kompensatorische Hypertonie bei Aortenisthmusstenose od. arteriovenösem Shunt, funktionelle Hypoglykämie, Gicht.

Di|benzepin (INN) n: 10-[2-(Dimethylamino)-ethyl]-10,11-dihydro-5-methyl-5H-dibenzo[b,e][1,4]-diazepin-11-on (IUPAC); tricyclisches Antidepressivum mit geringer bis fehlender sedierender Wirkkomponente; Verw.: s. Antidepressiva.

DIC: Abk. f. (engl.) **d**isseminated **i**ntravasal **c**oagulation; disseminierte intravasale Gerinnung; s. Verbrauchskoagulopathie.

Di|carbon|säuren: (engl.) dicarboxylic acids; Carbonsäuren* mit zwei Carboxylgruppen in Alpha- u. Omegaposition; Entstehung als normale Stoffwechselprodukte (z. B. Fumarsäure), aber auch bei Behinderung der mitochondrialen Betaoxidation; med. wichtige D. sind Adipinsäure (C_6), Suberinsäure (C_8) u. Sebacinsäure (C_{10}); vermehrte Ausscheidung im Harn bei reichlicher Gabe von mittelkettigen Triglyzeriden od. bei angeborenen Störungen der Betaoxidation; vgl. Mittelketten-Acyl-CoA-Dehydrogenase-Defekt.

Di|chlor|methan n: Methylenchlorid*.

Dicho|tomie (gr. δίχα getrennt; -tom*) f: (engl.) dichotomy; Teilung, bei d. zwei gleiche Teile aus einem Teil hervorgehen; z. B. die Verzweigung bei Pflanzen od. Drüsengängen.

Di|chroismus (Di-*; Chrom-*) m: (engl.) dichroism; im auffallenden Licht andersfarbig als im durchfallenden (dichroitisch).

Di|chromasie (↑; ↑) f: s. Dichromatopsie.

Di|chromat|opsie (↑; ↑; Op-*) f: (engl.) dichromatopsia; auch Dichromasie; Farbsinnstörung, b. der eine der drei Grundfarben nicht erkannt wird (Zweifarbensehen); s. Farbenfehlsichtigkeit.

Dichte: (engl.) density; (physik.) **1.** Massendichte: Formelzeichen ρ, auch spezif. Gewicht; Masse* (m) eines homogenen Stoffes pro Volumen (V): $\rho = m/V$; Angabe in der SI-Einheit kg/m^3, gebräuchlich ist auch g/cm^3; **2.** Stoffmengendichte: Formelzeichen c; Stoffmenge (n) pro Volumen (V): $c = n/V$; Angabe in mol/m^3; **3.** Teilchenanzahldichte: Formelzeichen n_v; Teilchenzahl (N) pro Volumen (V): $n_v = N/V$; Angaben in m^{-3}. Vgl. Einheiten.

Dichte|gradient m: s. Ultrazentrifuge.

Dichte, optische: (engl.) optical density; Formelzeichen D_{opt}; syn. Schwärzung; dekadischer Logarithmus des Verhältnisses von einfallender Lichtintensität I_0 zur durchgelassenen Lichtintensität I einer photographischen Schicht (z. B. Röntgenfilm): $D_{opt} = \lg I_0/I$. Das Verhältnis I_0/I wird als Opazität* bezeichnet. Vgl. Densitometrie.

Dick|darm: (engl.) large intestine; (anat.) Intestinum crassum; s. Darm. **D.entzündung:** s. Kolitis, Proktitis. **D.karzinom** (Karz-*; -om*) n: s. Karzinom, kolorektales. **D.polypose** (Polyp*; -osis*) f: s. Polyposis intestinalis. **D.tumor** (Tumor*) m: s. Polyp, Karzinom, kolorektales.

Dicker Tropfen: (engl.) thick blood smear; Verf. zur Konz. von Blutbestandteilen im mikroskop. Präparat, insbes. zur Diagn. von Blutparasiten (Plasmodien, Trypanosomen, Borrelien usw.); **Technik:** ein kleiner Tropfen Blut wird auf einem Objektträger verrührt; nach Lufttrocknung unfixiert Giemsa*-Färbung. Parasiten sind

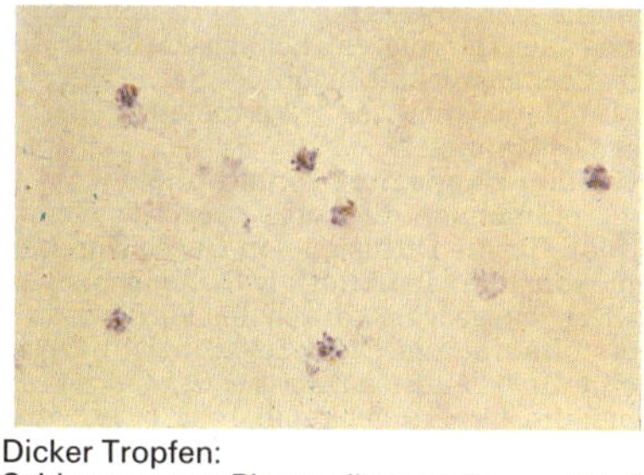

Dicker Tropfen:
Schizonten von Plasmodium ovale [547]

im D. T. im Vergleich zum Blutausstrich etwa 15-60fach angereichert. Das Auffinden der Err. wird dadurch wesentlich erleichtert; die DD, z. B. versch. Plasmodienarten, ist für den Unerfahrenen im Blutausstrich jedoch einfacher.

Di|clo|fenac (INN) n: 2-(2,6-Dichloranilino)-phenylessigsäure (IUPAC); nichtsteroidales Antiphlogistikum; s. Antiphlogistika, nichtsteroidale.

Di|clo|fen|amid (INN) n: 4,5-Dichlorbenzol-1,3-Disulfonamid (IUPAC); Carboanhydrasehemmer*; **Verw.:** bei Glaukom, zur präop. Senkung des Augeninnendrucks; **NW:** vermehrte Wasser- u. Elektrolytausscheidung, Photosensibilisierung, Wadenkrämpfe, Muskelverspannungen, Kopfschmerz, Sehstörungen, Mundtrockenheit u. a.; **Kontraind.:** Niereninsuffizienz, akute Glomerulopathie, schwere Leberfunktionsstörungen, therapieresistente Hypokaliämie u. a.

Di|cloxa|cillin (INN) n: [3-(2,6-Dichlorphenyl)-5-methyl-4-isoxazolyl]-penicillin (IUPAC); penizillinasefestes Isoxazolyl-Penizillin; s. Penizilline.

D

Dicro|coeliasis (gr. δίκροος zweiteilig; κοιλία Bauchhöhle; -iasis*) f: Infektion von Tieren (insbes. Schafen), selten auch d. Menschen mit Dicrocoelium* dendriticum; nur bei starkem Befall von klin. Bedeutung.

Dicro|coelium dendriticum (↑; ↑) n: syn. Dicrocoelium lanceolatum, kleiner Leberegel, Lanzettegel; blutsaugender Saugwurm (Trematodes*) in Gallen-, manchmal auch Pankreasgängen v. Schaf u. a. Pflanzenfressern, selten des Menschen; 1,5-2,5 mm × 5-12 mm groß, lanzettförmig; **Entw.:** Mirazidium innerh. der Eihülle wird v. Landschnecken (Helicella, Zebrina u. a.) mit Nahrung aufgenommen, Sporozyste* (zwei Generationen), Zerkarien* werden in Schleimballen ausgeschieden u. von Ameisen gefressen; Entwicklung zu Metazerkarien; Inf. des Hauptwirts* durch metazerkarienhaltige Ameisen bei oraler Aufnahme mit der Nahrung; **Vork.:** kosmopolit.; **Nachw.:** Wurmeiernachweis* im Stuhl.

Di|cumarol n: Cumarinderivat, das als Rattengift verwendet wird; s. Cumarinderivate.

Di|cyclo|verin (INN) n: 1-Cyclohexylcyclohexan-1-carbonsäure-(2-diethylaminoethyl)-ester (IUPAC); Spasmolytikum mit antimuscarinartiger Wirkung; **Verw.:** bei Spasmen der Harnblase u. der ableitenden Harnwege; **NW:** Abnahme der Schweißdrüsensekretion, Hautrötung, zentralnervöse Störungen u. a.; **Kontraind.:** Engwinkelglaukom, Blasenentleerungsstörungen mit Restharnbildung u. a.

Di|danosin n: syn. Dideoxyinosin (Abk. DDI, ddI); Nukleosidanalogon, hemmt kompetitiv das f. die Replikation von Retroviren erforderliche Enzym reverse Transkriptase u. ist wirksam gegen HIV-1 u. HIV-2; **Verw.:** bei HIV-Infektion in Komb. mit Zidovudin*, wenn mit einer Zidovudin-Monotherapie keine ausreichende immun. Stabilisierung erreicht werden kann, nach dem Auftreten opportunist. Infektionen (AIDS) od. bei schweren Allgemeinsymptomen der HIV-Infektion wie Gewichtsverlust, Nachtschweiß, Fieber od. Diarrhoe in primärer Komb. mit Zidovudin od. als Monotherapie-Reservemittel bei Unverträglichkeit gegenüber Zidovudin od. Therapieversagen; **NW:** dosisabhängige Pankreatitis (insbes. bei Pat. mit einer Anzahl von Helferzellen unter 100/μl), periphere Polyneuropathie, gastrointestinale Störungen, Exanthem, Verwirrtheit; **Kontraind.:** anamnest. Pankreatitis, chron. Alkoholabusus, vorbestehende chem. verursachte Polyneuropathie.

Di|de|oxy|cytidin n: Abk. DDC, ddC; syn. Zalcitabin*.

Di|de|oxy|inosin n: Abk. DDI, ddI; syn. Didanosin*.

DIDMOAD-Syn|drom n: Abk. f. (engl.) **Di**abetes* **i**nsipidus, **D**iabetes* **m**ellitus, **O**ptic **a**trophy (Optikusatrophie*), **D**eafness (Taubheit*); autosomal-rezessives Erbleiden mit Manifestation im Schulalter u. progredientem Verlauf. Beginn meist mit Diabetes mellitus, die anderen Sympt. können Jahre später folgen. Fakultative Begleitsymptome: Katarakt, gestörter Farbsinn, Polyneuropathie.

Didymitis (Didymus*; -itis*) f: syn. Orchitis*.

Didymus (gr. δίδυμος doppelt, pl δίδυμοι Zwillinge, Hoden) m: **1.** Zwilling; **2.** Hoden.

Dieffenbach-Plastik (Johann F. D., Chir., Berlin, 1792-1847) f: (engl.) Dieffenbach's operation; Verschiebelappenplastik zur Deckung von Defekten an Lippe, Nasenflügel u. Ohrläppchen; s. Hautplastik.

D

Diego-Blut|gruppen: (engl.) Diego blood groups; Symbol Di; Blutgruppensystem, dessen Allele Di^a u. Di^b autosomal-kodominant vererbt werden; **Vork.** von Di^a v. a. bei Indianern, Japanern u. Chinesen; Auftreten spezif. Antikörper nach Bluttransfusion u. während Schwangerschaften, in Einzelfällen als Urs. von Transfusionszwischenfällen* bzw. eines Morbus haemolyticus neonatorum. Vgl. Blutgruppen.

Di|en|cephalon (Di-*; Enkephal-*) n: Zwischenhirn*.

Dienst|unfähigkeit: i. S. der Beamtengesetze dauernde Unfähigkeit zur Erfüllung der Amtspflichten inf. eines körperl. Gebrechens od. wegen Schwäche der körperl. od. geistigen Kräfte. Vgl. Erwerbsunfähigkeit.

Di|ent|amoeba fragilis (Di-*; Ent-*; Amöben*) f: apathogenes, 4-12 µm großes, meist zweikerniges amöbenartiges Darmprotozoon des Menschen; taxonomisch früher zu den Amöben, heute zu den Flagellaten gestellt; vgl. Entamoeba, Protozoen.

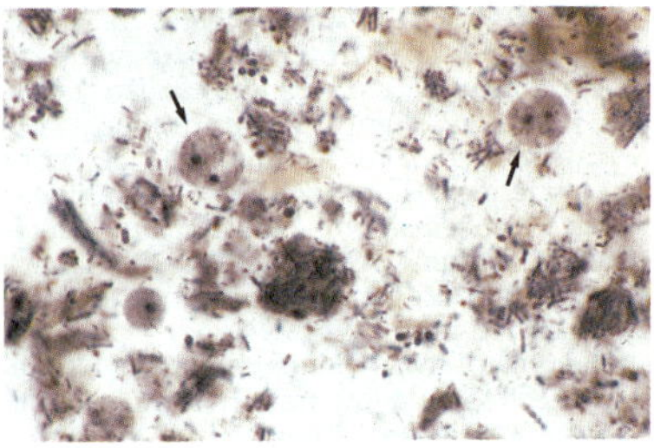

Dientamoeba fragilis: Trophozoiten im Stuhlausstrich (Heidenhain-Färbung) [455]

Dies (lat.) f: Tag; **pro die:** täglich.

Di|esterasen f pl: s. Phosphatasen.

Di|ethyl|carb|amazin (INN) n: 4-Methylpiperazin-1-(N,N-diethyl)-carboxamid (IUPAC); Anthelmintikum, das v. a. bei Filariosen angewendet wird; **NW:** gelegentl. Kopfschmerz, Müdigkeit, Seh- u. Gleichgewichtsstörungen, gastrointestinale Störungen; **Kontraind.:** Epilepsie u. Krampfbereitschaft, Leber- u. Nierenfunktionsstörungen.

Dietrich-Krankheit (Hans D., deutscher Chir., 1891-1956): (engl.) Dietrich's disease; bei meist nur geringen klin. Symptomen röntg. deutliche Deformierung der Metakarpalköpfchen in der Wachstumszeit; vgl. Knochennekrosen, aseptische.

Dieuaide-Versuch: (engl.) Dieuaide's procedure; linke u. rechte Seitenlagerung des Pat. unter EKG-Kontrolle; führt durch Achsenabweichungen des Herzens zu Veränderungen im EKG (nicht bei mediastinaler Perikardschwiele).

Dieudonné-Nähr|boden (Adolf D., Hyg., München, 1864-1945): s. Blut-Alkaliagar.

Dieulafoy-Ulkus (Georges D., Arzt, Paris, 1839-1911; Ulc-*) n: s. Exulceratio simplex.

Dif|ferential|blut|bild (lat. differentia Verschiedenheit): (engl.) differential haemogram, differential blood count; syn. Blutbilddifferenzierung; Ergebnis der Auszählung von hundert kernhaltigen Zellen im Blutausstrich; gezählt werden Granulozyten, Monozyten u. Lymphozyten sowie pathol. Zellformen (unreife Vorstufen, auffällig geformte u. kernhaltige Erythrozyten, Riesenthrombozyten u. Thrombozytenaggregate); Referenzbereiche: s. Blutbild (Tab.). Vgl. Linksverschiebung.

Dif|ferential|dia|gnostik (↑) f: s. Diagnostik.

Dif|ferential|zentri|fugation (↑; zentrifugal*) f: (engl.) differential centrifugation; Verfahren zur Trennung u. präparativen Isolierung der versch. Strukturbestandteile der Zelle.

Dif|ferenzierungs|marker (↑): s. Tumormarker.

Dif|ferenzierungs|schwäche, auditive (↑): syn. partielle Lautagnosie, partielle akustische Agnosie*.

Dif|fraktion (Dis-*; lat. fractio das Entzweibrechen) f: s. Beugung.

dif|fus (lat. diffundere, diffusus ausgießen, verbreiten): ausgebreitet, ohne bestimmte Grenze.

Dif|fusion (↑) f: **1.** (physik.) Ausbreitung eines Stoffes bei Vorhandensein eines räuml. Konzentrationsgefälles bis zum Konzentrationsausgleich im Raum, verursacht durch die Brown-Molekularbewegung; z. B. Vermischung von Gasen, Lösungsvorgänge in Flüssigkeiten; **2.** (physiol.) Stofftransport durch eine Membran; z. B. der über die Membran der Lungenalveolen erfolgende Gasaustausch zw. Atemluft u. dem in den Lungenkapillaren fließenden Blut; vgl. Osmose.

Dif|fusion, erleichterte (↑) f: s. Transport. **D.s|dia|lyse** (↑; Dialyse*) f: s. Osmose. **D.s|hypoxie** (↑; Hyp-*; Ox-*) f: (engl.) diffusion hypoxia; Abnahme der alveolären O_2-Konzentration u. Anstieg der alveolären Lachgaskonzentration durch Lachgasrückdiffusion bei Beendigung einer Inhalationsnarkose*; Vermeidung der D. durch O_2-Atmung.

Dif|fusions|kapazität, pulmonale (↑) f: (engl.) pulmonary diffusion capacity; Symbol DL; Maß für die Diffusion von Gasen durch die alveolokapilläre Membran*; **1.** Diffusionskapazität für O_2, ausgedrückt durch das Verhältnis von Sauerstoffaufnahme in der Zeiteinheit ($\dot{V}\,O_2$) zur Sauerstoffpartialdruckdifferenz ($\Delta\, pO_2$) zw. Alveolarraum u. Lungenkapillaren; orientierede Bestimmung durch Messung der (beim Gesunden analogen) CO-Diffusionskapazität (DLCO); **Referenzwerte:** in Ruhe 20 ml O_2/min × mmHg (6-7 mmol O_2/min × kPa), bei Arbeit 65 ml O_2/min × mmHg (22 mmol O_2/min × kPa); bei Fibrose der Alveolen pulmonale Diffusionsstörung* mit verminderter DL für O_2; **2.** Diffusionskapazität für CO_2; inf. der (im Vergleich zu O_2) 23mal höheren Diffusionsleitfähigkeit für CO_2 besteht i. d. R. keine Beeinträchtigung der CO_2-Abgabe trotz kleiner Partialdruckunterschiede: pCO_2 venös 6 kPa (46 mmHg) gegenüber pCO_2 alveolär 5,3 kPa (40 mmHg).

Dif|fusions|störung, pulmonale (↑): (engl.) pulmonary diffusing disorder; Abnahme des Verhältnisses von pulmonaler Diffusionskapazität* (DL) zur Lungenperfusion (QL); das Verhältnis von DL zu QL ist die entscheidende Größe zur Erfassung der Effektivität des Gasaustausches in den Lungen; vgl. Lungenfunktionsprüfung, Block, alveolokapillärer.

Dif|fusions|tests (↑) m pl: (engl.) agar diffusion tests; qualitative u. halbquant. Prüfung der bakteriziden bzw. bakteriostat. Wirkung unbekannter Chemotherapeutika gegenüber bekannten Testkeimen od. Untersuchung unbekannter Err. mit bekannten Antibiotika*; vgl. Antibiogramm.

Di|florason (INN) n: 6α,9-Difluor-11β,17,21-trihydroxy-16β-methyl-1,4-pregnadien-3,20-dion (IUPAC); halogeniertes Glukokortikoid zur top. Anw. v. a. bei Psoriasis im Kopfhautbereich sowie bei Ekzemen u. a. Hauterkrankungen; s. Glukokortikoide.

Di|flu|cortolon (INN) n: 6α,9-Difluor-11β,21-dihydroxy-16α-methyl-1,4-pregnadien-3,20-dion (IUPAC); halogeniertes Glukokortikoid zur top. Anw.; s. Glukokortikoide.

Di|flunisal (INN) n: 5-(2,4-Difluorphenyl)salicylsäure (IUPAC); nichtsteroidales Antiphlogistikum; s. Antiphlogistika, nichtsteroidale.

DiGeorge-Syn|drom (Angelo DiG., Päd., Philadelphia, geb. 1921) n: syn. Syndrom der 3. u. 4. Schlundtasche; seltenes androtropes Fehlbildungssyndrom; **Path.:** embryopath. Hemmungsfehlbildung der 3. u. 4. Schlundtasche (etwa in der 12. Schwangerschaftswoche) mit Entwicklungsstörungen der Thymusanlage (Ausfall der zellulären Immunität), der Nebenschilddrüsen (primärer Hypoparathyreoidismus) u. des Aortenbogens; ätiol. ist bei einem Drittel der Pat. ein chromosomaler Verlust am proximalen Abschnitt des langen Arms von Chromosom 22 nachweisbar. **Sympt.:** perinatal meist hypokalzämische Tetanie u. Sympt. eines Herzfehlers, im weiteren Verlauf Gedeihstörungen u. rezidiv. Infektionen; charakteristische Gesichtsdysmorphie mit Hypertelorismus, Mikrogenie u. dysplastischen Ohren; **Diagn.:** Hypokalzämie, Hyperphosphatämie, Parathormon deutlich erniedrigt od. nicht nachweisbar, immun. Befunde entspr. einem kombinierten Immundefekt; (röntg.) fehlender Thymusschatten; **Ther.:** Calcium- u. Vitamin-D-Gabe, op. Herzfehlerkorrektur, u. U. Thymustransplantation; **Progn.:** hohe Letalität im frühen Kindesalter.

Di|gestion (lat. digerere, digestus trennen, teilen) f: syn. Verdauung*.

digital (lat. digitus Finger): **1.** (allg.) mit d. Finger; **2.** (mathemat.) diskret, durch Ziffern dargestellt. Ein Signal ist d., wenn es nur ganzzahlige Werte annehmen kann.

Digitalis|glykoside (Digitalis Fingerhut; Glyk-*) n pl: (engl.) digitalis glycosides; sog. Herzglykoside, herzwirksame Glykoside*; Substanzen, die die Kontraktionskraft der Herzmuskulatur fördern (wirken positiv inotrop); **Vork.:** in versch. Pflanzen, z. B. Fingerhut, Meerzwiebel, Maiglöckchen. Insgesamt sind ca. 200 D. bekannt, die sich in ihrer grundsätzl. Wirkung (Pharmakodynamik) nicht unterscheiden. D. im Fingerhut: **1.** in Digitalis lanata (wolliger Fingerhut) v. a. die genuinen Lanataglykoside Lanatosid A, B, C, D u. E (am gebräuchlichsten ist Lanatosid C), aus denen durch hydrolytische Abspaltung von Zucker (Glukose u. Digitoxose) Aglykone od. Genine (z. B. Digitoxigenin, Gitoxigenin, Digoxigenin) entstehen; **2.** in Digitalis purpurea (roter Fingerhut) v. a. die genuinen Purpureaglykoside A u. B, aus denen durch hydrolytische Abspaltung von Glukose u. Digitoxose die Aglykone Digitoxigenin u. Gitoxigenin entstehen. Die Abspaltung der Glukose aus dem genuinen Glykosid kann bereits beim Trocknen enzymat. durch eine enthaltene Glykosidase (Digipurpidase) geschehen. Chem. leiten sich die Genine aller herzwirksamen Glykoside vom Cyclopentanoperhydrophenanthren (s. Steroide, Abb.) ab. In der Ther. werden v. a. isolierte **Reinglykoside** verwendet; Vorteile: exakte Dosierung nach Substanzgewicht, definierte Wirkung, bekannte u. gleichmäßige Resorption u. Elimination, gute Stabilität. **Wirkungsweise:** Hemmung der Membran-ATPase des Herzens. Die fast ausschl. Wirkung auf das Herz wird damit erklärt, daß sich D. an best. Rezeptorproteine der Herzmuskelzellmembran binden. Mit den D. konkurriert Kalium um dieselben Rezeptoren, d. h., es besteht geringe Digitalisempfindlichkeit bei hohem Kaliumspiegel u. erhöhte Empfindlichkeit bei niedrigem Kaliumspiegel. Neben der Hauptwirkung (pos. Inotropie) reduzieren die D. die AV-Überleitung u. wirken direkt auf die Sinusknotenfrequenz hemmend (negativ dromotrop u. chronotrop). Als Folge der verstärkten Kontraktion u. damit Senkung des enddiastol. Drucks u. der Vorhofdrücke kommt es auch sek. zu einer Abnahme der Herzfrequenz. **Pharmakokinetik:** Die versch. D. unterscheiden sich hinsichtlich ihrer Resorption, Serumeiweißbindung u. Ausscheidung erheblich; allen gemeinsam ist ihre geringe therap. Breite u. die individuell zu ermittelnde Höhe der therap. wirksamen Konzentration. **Anwendungsgebiete** sind alle Formen der Herzinsuffizienz* (ab NYHA Stadium II), tachykarde Arrhythmieformen, Vorhofextrasystolen. **Bestimmungsmethoden von D. im Serum:** Doppelisotopenverdünnung, Hochdruckflüssigkeitschromatographie (HPLC), Na-K-ATPase-Hemmung, kompetitive Proteinbindung, Radio-Immunassay, enzymat. ATPase-Isotopenverdrängung.

Digitalis|intoxikation (↑; Intoxikation*) f: (engl.) digitalis poisoning; Digitalisvergiftung; toxische Digitaliswirkung inf. Überdosierung von Digitalisglykosiden (bei ca. 10-15% aller Behandlungen); z. B. aufgrund v. Dosierungsfehlern, unterschiedl. individueller Empfindlichkeit (gesteigert bei chron. Hypoxie*, Myokarditis*, Hypokaliämie*), verminderte Ausscheidung der Glykoside bei Niereninsuffizienz*; **Sympt.: 1.** kardial (90%): Herzrhythmusstörungen (Bigeminie*, Bradykardie*, AV-Blockierungen (s. Herzblock), paroxysmale Vorhoftachykardien*, Vorhofflimmern*, Vorhofflattern*, Kammerflimmern*); **2.** gastrointestinal (70%): Übelkeit, Erbrechen, Durchfälle; **3.** neurozerebral (15%): Reizbarkeit, Kopfschmerz, Verwirrtheit, Neuralgien, Augenflimmern, Wolkensehen, Rot-Gelb-Grün-Sehen.

Digitaloide (↑; -id*) n pl: (engl.) digitaloids, digitalis-like substances; veraltete Bez. f. die in best. Pflanzen (Adonis vernalis, Convallaria majalis, Nerium oleander) enthaltenen herzwirksamen Glykoside der sog. II. Ordnung.

Digitonin (↑) n: hauptsächlich in den Samen von Digitalispflanzen enthaltenes Saponin, das die intestinale Resorption der herzwirksamen Glykoside erhöht u. außerdem gewebereizend u. hämolytisch wirkt.

Digitoxi|genin (↑) n: s. Digitalisglykoside.

Digitoxin (INN) n: 3β,14β-Dihydroxy-5β,14β-card-20(22)-enolid-3-tridigitoxosid (IUPAC); Verw.: eines der drei wichtigsten herzwirksamen

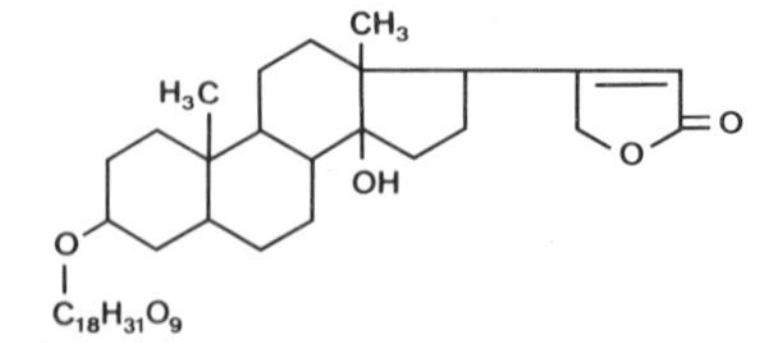

Digitoxin

Glykoside (neben Digoxin u. Strophanthin), kann oral u. i. v. angewendet werden; sehr konstanter Wirkspiegel, geringe Abklingquote, sehr gute Resorption (>90%). Die Wirkungsdauer ist weitgehend von der Nierenfunktion unabhängig. Vgl. Digitalisglykoside.

Digitus (lat.) m (pl Digiti): Finger bzw. Zehe. **Digiti hippo|cratici** (†) m pl: s. Trommelschlegelfinger. **D. malleus** (†) m: s. Hammerzehe. **D. mortuus** (†) m: toter Finger; Ischämie eines od. mehrerer Finger (außer Daumen) nach Kälteeinwirkung, bes. bei jungen Mädchen; **Urs.**: Fingerarterienspasmen; s. Raynaud-Syndrom.

Digitus quintus varus (†) m: angeborene od. erworbene Fehlstellung des Kleinzehenstrahls mit Divergenz der Phalangenachse nach medial u. Hervortreten des Metatarsaleköpfchens lateral; beim D. qu. v. superductus liegt der Kleinzeh dem vierten Zeh auf. **Ther.**: Nachtschiene, Pflasterverband; evtl. op. Resektion der Grundphalanxbasis u. Verlängerung der Strecksehne od. Osteotomie des Metatarsales u. Korrektur der Fehlstellung.

Digitus valgus (†) m: Verbiegung eines Fingers od. einer Zehe vom Körper weg inf. Klinodaktylie*, Wachstumsstörung od. fehlverheilter Fraktur.

Digitus varus (†) m: Verbiegung eines Fingers od. einer Zehe zum Körper hin; Urs.: s. Digitus valgus.

Di|glyzerid n: (engl.) diglyceride; Diester des dreiwertigen Alkohols Glyzerin; D. ist in aktivierter Form als **Diglyzeridphosphat** (syn. Phosphatidsäure) ein Zwischenprodukt der Fettsynthese. Vgl. Triglyzeride.

Dignität (lat. dignitas Würde) f: biol. Wertigkeit; z. B. eines Tumors* i. S. von benigne od. maligne (gut- od. bösartig).

Dig|oxi|genin n: s. Digitalisglykoside.

Digoxin (INN) n: 12β-Hydroxy-Digitoxin (IUPAC); Verw.: eines der drei wichtigsten herzwirksamen Glykoside (neben Digitoxin, Strophanthin); kann oral u. i. v. angewendet werden, orale u. i. v. Erhaltungsdosis sind gleich; genügend rascher Wirkungseintritt; Wirkungsverlust mittelschnell, daher gut steuerbar. Vgl. Digitalisglykoside.

Di|hydr|alazin (INN) n: 1,4-Dihydrazinophthalazin (IUPAC); Vasodilatator, der den Tonus der

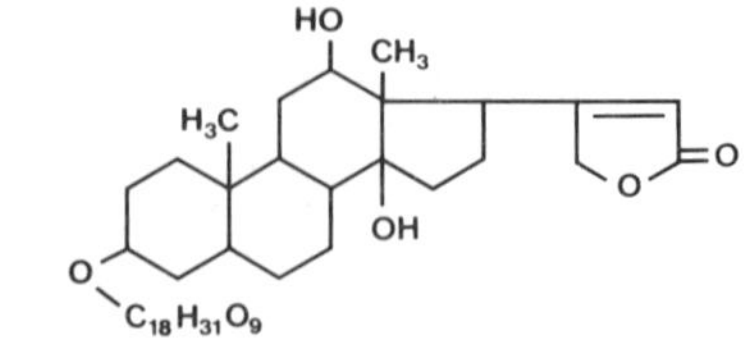

Digoxin

glatten Gefäßmuskulatur u. damit den Blutdruck senkt; **Verw.**: Antihypertensivum bei (mittel-) schwerer u. maligner Hypertonie, bei hypertonen Krisen u. Gestosen; **NW**: Lupus-erythematodes-ähnl. Sympt., Kopfschmerz, Schwindel, orthostat. Regulationsstörungen, Lymphknotenschwellungen, Störungen der Leukopoese, gastrointestinale Störungen, Tachykardie u. a.; **Kontraind.**: hochgradige Koronarsklerose, Lupus erythematodes, Aortenaneurysma, Herzklappenstenose, hypertrophe Kardiomyopathie, isolierte Rechtsherzinsuffizienz, hochgradige Tachykardie.

Di|hydro|cholesterin n: (engl.) dihydrocholesterol; Isomer des Cholesterins; Vork. v. a. in d. Galle (3,0% des Gesamtcholesterins), ferner im Serum (0,5-2,5% des Gesamtcholesterins). Der Gehalt im Serum scheint bei mechan. Ikterus höher, bei parenchymatösem Ikterus niedriger zu sein.

Di|hydro|codein (INN) n: 7,8-Dihydrocodein (IUPAC); schwaches Analgetikum aus der Gruppe der Opioide mit hustendämpfenden Eigenschaften; s. Codein.

Di|hydro|ergo|cristin n: (5′α)-9,10-Dihydro-12′-hydroxy-2′-(1-methylethyl)-5′-(phenylmethyl)-3′,6′,18-ergotamantrion (IUPAC); Mutterkornalkaloid mit vasodilator. Eigenschaften; Verw.: z. B. bei peripheren u. zerebralen Durchblutungsstörungen. Vgl. Ergotamine.

Di|hydro|ergo|tamin (INN) n: (5′α)-9,10-Dihydro-12′-hydroxy-2′methyl-5′-(phenylmethyl)-3′,6′,18-ergotamantrion (IUPAC); partial synthetisch verändertes Mutterkornalkaloid der Peptidyl-Ergolin-Gruppe; Verw.: bei orthostat. Beschwerden zur Erhöhung des Venentonus, bei Migräne; s. Ergotamine.

Di|hydro|ergo|toxin n: hydriertes Gemisch aus den Mutterkornalkaloiden Ergocristin, Ergocryptin u. Ergocornin; Verw. als Sympatholytikum u. Vasokonstriktor.

Di|hydro|folat|reduktase f: Enzym des Folsäurestoffwechsels, das die Umwandlung von Dihydrofolsäure zu Tetrahydrofolsäure (s. Folsäure) in den Mukosazellen des Jejunums katalysiert; kompetitive Hemmung durch Folsäureantagonisten*.

Di|hydro|strepto|mycin (INN) n: N-methyl-1-glucosamido-dihydrostreptosidostreptidin (IUPAC); Aminoglykosid-Antibiotikum mit schmalem Wirkungsspektrum.

Di|hydro|tachy|sterol (INN) n: 9,10-Secoergosta-5,7,22-trien-3β-ol (IUPAC); 5,6-trans-Analogon des Vitamin* D.

5α-Di|hydro|testo|steron n: 17β-Hydroxy-5α-androstan-3-on; entsteht aus Testosteron* durch

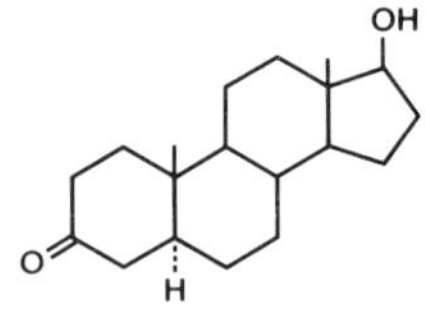

5α-Dihydrotestosteron

Reduktion (5α-Reduktase) u. stellt die biol. wirksame Form des Testosterons auf zellulärer Ebene dar (b. oraler Anw. nicht wirksam).

Di|hydro|thymin n: 2,4-Dihydroxy-5-methyl-5,6-dihydropyrimidin; Zwischenprodukt beim Abbau von Thymin*.

Di|hydro|uracil n: 2,4-Dihydroxy-5,6-dihydropyrimidin; Zwischenprodukt beim Abbau von Cytosin* u. Uracil*, kommt als seltene Base v. a. in tRNA* vor. Mit Ribose bildet D. das Nukleosid Dihydrouridin.

Di|hydr|oxy|aceton n: mit Milchsäure u. Glyzerinaldehyd isomere Triose, entsteht beim enzymat. Abbau von Kohlenhydraten.

Di|hydr|oxy|cholan|säure: s. Gallensäuren.

1,25-Di|hydr|oxy|cole|calciferol n: s. Calcitriol, Vitamin D.

3,4-Di|hydr|oxy|phenyl|alanin n: Abk. DOPA; Aminosäure, Zwischenprodukt der Adrenalin- u. Melaninbildung; durch Oxidation von Tyrosin entsteht 3,4-D., aus dem durch Decarboxylierung, Hydroxylierung u. Methylierung Adrenalin, durch weitere Oxidation u. Ringschluß Indol gebildet wird. Eine Polymerisation von 3,4-D. erfolgt i. R. der Melaninsynthese.

Di|iod|thyronin n: Zwischenprodukt bei der Thyroxinsynthese in der Schilddrüse, hat 1/10 000 der Thyroxinwirkung; Iodgehalt des Thyreoglobulins entfällt v. a. auf D. u. Thyroxin.

Di|iod|thyrosin n: Abk. DIT; in der Schilddrüse vorhandenes Iodthyrosin, Vorstufe von Thyroxin (T_4) u. Triiodthyronin (T_3).

Di|kalium|clor|azepat (INN) n: 7-Chlor-2,3-dihydro-2,2-dihydroxy-5-phenyl-1H-1,4-benzodiazepin-3-carbonsäure, Dikaliumsalz (IUPAC); Benzodiazepinderivat; Verw.: Tranquilizer*; s. Benzodiazepinderivate.

Diketone n pl: Oxidationsprodukte disekundärer Alkohole; z. B. $H_3C—CO—CO—CH_3$ (Diacetyl); man unterscheidet nach der Stellung der CO-Gruppen Alpha- od. 1,2-Diketone m. der Gruppe —CO—CO—CO, Beta- od. 1,3-Diketone m. der Gruppe —CO—CH_2—CO, Gamma- od. 1,4-Diketone m. der Gruppe —CO—CH_2—CH_2—CO—.

Di|krotie (Di-*; gr. κροτεῖν klopfen, schlagen) f: (engl.) dicrotism; Doppelschlägigkeit des Pulses durch eine von der Aortenklappe reflektierte 2. Pulswelle, die bei peripherer Pulsmessung tastbar sein kann; physiol. bei elast. Gefäßwänden, Leistungssportlern, nicht nachweisbar bei starren Gefäßen u. Tachykardie.

Diktyo|som (gr. δίκτυον Netz; Soma*) n: s. Golgi-Apparat.

Di|latation (lat. dilatare erweitern) f: (engl.) dilation; Erweiterung; z. B. der Pupille (Mydriasis), eines Hohlorgans, pathol. z. B. als Dilatatio cordis (Herzdilatation), therap. zur Erweiterung verengter Hohlorgane, z. B. durch Bougierung, Angioplastie.

Di|latation, post|stenotische (↑; Post-*; Steno-*; -osis*) f: (engl.) post-stenotic dilation; umschriebene Gefäßerweiterung direkt hinter Stenosen; z. B. bei angeb. od. erworbenen Herzklappenstenosen.

Di|latations|methode (↑) f: s. Angioplastie.

Di|latator (↑) m: (engl.) dilator; **1.** (anat.) erweiternder Muskel; z. B. M. dilatator pupillae, vom Sympathikus innerviert; s. Horner-Symptomenkomplex; **2.** Instrument zur Erweiterung von Kanälen, z. B. Hegar*-Stifte.

Dila|zep (INN) n: 3,3'-(Perhydro-1,4-diazepin-1,4-diyl)bis(propyl-3,4,5-trimethoxy-benzoat) (IUPAC); Vasodilatator; **Verw.:** bei koronaren Durchblutungsstörungen, Angina pectoris; **NW:** Kopfschmerz u. Übelkeit; **Kontraind.:** frischer Herzinfarkt, gesteigerter Liquordruck.

Dil|oxanid-Furoat (INNv) n: Chemotherapeutikum; wirksam bei Darmlumenbefall durch Entamoeba histolytica, z. B. bei asymptomatischen Zystenausscheidern bzw. in Komb. mit Metronidazol* bei Gewebebefall.

Dil|tiazem (INN) n: cis-(+)-5-(2-Dimethylaminoethyl)-2,3,4,5-tetrahydro-2-(4-methoxyphenyl)-4-oxo-1,5-benzothiazepin-3-ylacetat (IUPAC); Benzothiazepinderivat; s. Calciumantagonisten.

Di|lution (↑) f: Abk. D.; Verdünnung.

DIMDI: Abk. f. Deutsches Institut für medizinische Dokumentation u. Information (Sitz: Köln).

Di|men|hydrinat (INN) n: Salz aus Diphenhydramin (INN) u. 8-Chlortheophyllin, 2-(Benzhydryloxy)-N,N-dimethyl-ethylamin-8-chlortheophyllinat (IUPAC); Histamin-H_1-Rezeptorenblocker mit antiemetischen Eigenschaften; Verw.: Antiemetikum; s. Antihistaminika.

Di|mer (Di-*; gr. μέρος Teil) n: **1.** (chem.) Verbindung von zwei gleichartigen Molekülen; **2.** (genet.) zwei Allelenpaare, die zusammen ein Merkmal bestimmen; vgl. Polymere.

Di|mercapto|propan|sulfon|säure: Abk. DMPS; Komplexbildner (Chelatbildner*) mit hoher Affinität zu vielen Schwermetallen; **Verw.:** bei akuten u. chron. Vergiftungen mit Quecksilber u. Blei; **NW:** gelegentl. Schüttelfrost, Fieber od. Hautreaktionen, in Einzelfällen schwere allerg. Hautreaktionen wie Erythema exsudativum multiforme.

Di|methyl|amino|azo|benzol n: auch Dimethylgelb; wichtiger Indikator für anorg. Säuren (pH 2,9–4, Umschlag von rot nach gelb); zur Salzsäurebestimmung im Magensaft, z. B. als Töpfer-Reagens (0,5%ige D.-Lösung in 90%igem Alkohol); frühere Verw. als Butterfärbemittel (Handelsbez. Buttergelb), wegen karzinogener Wirkung (Leberkarzinom) verboten.

Di|methyl|sulf|oxid (INN) n: Dimethylsulfoxyd (IUPAC); Abk. DMSO; Antiphlogistikum; **Verw.:** lokale Anw. bei rheumat. Beschwerden der Muskeln, Sehnen u. Gelenke u. bei stumpfen Traumen; **NW:** allerg. Hautreaktionen, in Einzelfällen allerg. Sofortreaktion mit Urtikaria u. Angioödem; **Kontraind.:** Allergie, schwere Leberfunktionsstörungen, Niereninsuffizienz, Kreislauflabilität, Alter unter fünf Jahren.

Di|meticon (INN) n: Polydimethylsiloxan (IUPAC); syn. Dimethylpolysiloxan; Mittel gegen Blähungen; Verw. vor endoskop. Untersuchungen u. bei Meterorismus.

Di|metinden (INN) n: N,N-Dimethyl-3-[1-(2-pyridyl)-ethyl]-inden-2-ethylamin (IUPAC); Histamin-H_1-Rezeptorenblocker; Verw.: s. Antihistaminika.

Di|minazen-Aceturat (INNv) n: Antiprotozoenmittel der Veterinärmedizin (gegen Trypanosomen- u. Babesienbefall); auch in der Humanmedizin als Alternative zu Sumarinnatrium im 1. Stadium der afrikanischen Trypanosomiasis* gebraucht.

Di|morphismus (Di-*; -morph*) m: (engl.) dimorphism; Zweigestaltigkeit; z. B. Geschlechtsdimorphismus: die ursprünglich zweigeschlechtl. Anlage des Embryos. Vgl. Polymorphismus.

Di|nitro|chloro|benzol: (engl.) dinitrochlorobenzene; Abk. DNCB; u. a. in Photochemikalien enthaltene Substanz, die bei Kontakt zu toxischen u. allergischen Reaktionen der Haut führen kann.

Dino|bdella ferox (gr. δῖνος Wirbel; βδέλλα Blutegel; lat. ferox wild) f: Blutegel (Hirudinea*);

D

Err. interner Hirudiniasis*; Länge bis 2 cm; **Vork.:** Regenwälder Ost- u. Südostasiens von Indien bis China.

Dino|prost (INN) n: 7-[3,5-Dihydroxy-2-(3-hydroxy-1-octenyl)-cyclopentyl]-5-heptensäure (IUPAC); syn. Prostaglandin $F_{2\alpha}$; s. Prostaglandine.

Dino|proston (INN) n: 5-Oxo-Dinoprost (IUPAC); syn. Prostaglandin E_2; s. Prostaglandine.

D

Di|optrie (gr. δίοπτρον Mittel zum Durchsehen) f: (engl.) diopter; Abk. dpt; Maßeinheit der Brechkraft* von opt. Linsen (Brechkrafteinheit, BKE). Die Brechkraft (D, in Dioptrien) ist der Kehrwert der Brennweite einer Linse (f, in Metern): dpt = m^{-1}. Sammellinsen besitzen eine positive, Zerstreuungslinsen eine negative Brechkraft.

Di|osmin (INN) n: 3′,5,7-Trihydroxy-4′-methoxyflavon-7-rhamnoglucosid (IUPAC); Biflavonoid, das bei Erkr. der Beinvenen angewendet wird.

Di|oxine n pl: (engl.) dioxins; toxikol. Bezeichnung für eine Gruppe v. Substanzen, die bei d. industriellen Herstellung v. Trichlorphenol u. -benzol (Ausgangsstoffe best. Herbizide u. Desinfektionsmittel, Hauptvertreter 2,4,5-T*) entstehen können; D. sind hochgiftige Substanzen (ca. 1000mal giftiger als Zyankali!), sie verursachen v. a. Leberschäden, schwere Hautschäden (z. B. Chlorakne), wirken stark embryotoxisch u. vermutl. auch kanzerogen (Tierversuch). Das als das sog. **Seveso-Gift** bekanntgewordene, bei einem Störfall im Juli 1976 in einer Menge v. mehr als 2 kg aus den Produktionsanlagen eines Chemiewerks der norditalienischen Stadt Seveso freigesetzte **2,3,7,8-Tetrachlordibenzdioxin** (TCDD*) verursachte eine schwere Verseuchung des umgebenden Gebiets, in deren Folge ca. 50 000 Tiere getötet u. mehr als 7000 Menschen umgesiedelt werden mußten. Viele Personen, insbes. Kinder, erlitten schwere Gesundheitsschäden; ein Anstieg v. Fehl- u. Totgeburten, der perinatalen Mortalität sowie eine Zunahme v. grobstrukturellen Anomalien b. Neugeborenen konnte epidemiol. nicht gesichert werden, vietnamesische Studien weisen jedoch in diese Richtung. Vgl. Störfallverordnung.

Dip (engl. to dip eintauchen) m: **1.** (gebh.) s. Wehenreaktionstypen; **2.** (kardiol.) s. Dip, frühdiastolischer.

Di|peptidasen f pl: Enzyme*, die Dipeptide in freie Aminosäuren spalten; spezif. D. für jeweils best. Dipeptide, z. B. Glycyl-glycin-Dipeptidase, Prolinase*, Prolidase*. D. benötigen zweiwertige Cobalt- od. Manganionen als Cofaktor. Vork. z. B. in d. Membran der Dünndarmmukosazellen (vgl. Verdauung).

Di|peptide n pl: s. Eiweiße, Aminosäuren.

Di|petalo|nema perstans (Di-*; gr. πέταλον Blatt; νῆμα Faden) f: s. Mansonella perstans.

Di|petalo|nema strepto|cerca (↑; ↑; ↑) f: s. Mansonella streptocerca.

Dip, früh|diastolischer (Dip*) m: (engl.) early diastolic dip; (kardiol.) kurzzeitig abfallender protodiastolischer Druck im re. Ventrikel.

Di|phen|hydr|amin (INN) n: 2-Benzhydryloxy-N,N-dimethylethylamin (IUPAC); Histamin-H_1-Rezeptorenblocker mit sedierenden u. antiemetischen Eigenschaften; s. Antihistaminika.

Di|phenyl|hydantoin n: syn. Phenytoin*.

Di|phenyl|pyralin (INN) n: 4-(Benzhydryloxy)-1-methylpiperidin (IUPAC); Histamin-H_1-Rezeptorenblocker; s. Antihistaminika.

2,3-Di|phospho|glyzerat n: (engl.) 2,3-diphosphoglycerate; anorganische Phosphatverbindung, deren intraerythrozytäre Konz. die Sauerstoffbindung an das Hämoglobin umgekehrt proportional beeinflußt.

Diphtherie (gr. διφθέρα Haut, Membran) f: (engl.) diphtheria; akute Infektionskrankheit, verursacht durch Corynebacterium* diphteriae; **Übertragung:** meist Tröpfchen-, selten Schmierinfektion; **Epidemiol.:** durch aktive Schutzimpfung nur noch selten kleine Epidemien in den Industrienationen, leichte Zunahme in den tropischen Ländern; Manifestationsindex bei Nichtgeimpften ca. 15-20%; die Erkr. hinterläßt eine relative antitoxische Immunität (vgl. Schick-Test); Meldepflicht bei Erkr. u. Tod; **Inkubationszeit:** 1-7 Tage; **Pathogenese:** Entz. der oberen Atemwege mit Nekrose u. Bildung einer Pseudomembran aus Bakt., nekrot. Gewebe u. Fibrin; Schädigung von Herz, Nerven, Nieren u. Gefäßen durch das im Blut zirkulierende bakt. Exotoxin; **Klin.:** uncharakteristische Prodromalerscheinungen (Fieber, Abgeschlagenheit, Kopfschmerz u. Schluckbeschwerden); nach der Lok. unterscheidet man Nasen-, Rachen- u. Kehlkopfdiphtherie, nach dem Verlauf eher gutartige u. primärtoxische, bösartige Verläufe. Die **Nasendiphtherie** geht mit blutig-serösem Schnupfen u. krustigen Belägen einher u. tritt v. a. bei Säuglingen bzw. Kleinkindern auf. Die **Rachendiphtherie** führt zu starker Rachenrötung mit flächenhafter, grau-weißlicher Pseudomembran, die von den Tonsillen auf die Umgebung übergreift; kloßige Sprache, typischer süßlicher Mundgeruch u. zervikale Lymphknotenschwellung; Blutungen in die membranösen Beläge aufgrund toxischer Gefäßschäden (sog. Halsbräune). Bei **Kehlkopfdiphtherie** (echter Krupp) Heiserkeit, bellender Husten, Dyspnoe u. schwerste Erstickungsanfälle; Ausdehnung der Pseudomembranen auf Trachea u. Bronchien möglich; Intubation* oder u. U. Tracheotomie* können lebensrettend sein. Seltene Lok. sind Konjunktiven, Vulva, Wunden u. bei Neugeborenen die Nabelschnur. Die **Diagn.** wird klinisch gestellt; Abstriche dienen ihrer Bestätigung durch direkte mikroskop. Untersuchung od. Bakterienkultur; im Blutbild Leukozytose mit Linksverschiebung u. Lymphopenie; **Ther.:** Diphtherieantitoxin (aus Pferdeserum, Sensibilisierung testen); Penizillin, Erythromycin (nicht vor dem 2. Tag der Serumgabe!); **Kompl.: 1.** Myokarditis* mit Herzvergrößerung, Kreislaufversagen u. Reizleitungsstörungen; kann zum plötzlichen Herztod führen (Frühtod in der ersten Woche od. Spättod nach ca. 6 Wo. in der Rekonvaleszenz); **2.** Polyneuritis mit Lähmungen des Gaumensegels, der Augenmuskeln, des N. facialis u. N. recurrens; **3.** Nephritis; **4.** Gefäßschäden mit diffuser Blutungsneigung; **Proph.:** Isolierung der Erkrankten; aktive Schutzimpfung (vgl. Impfkalender).

Diphtherie|bakterium (↑; Bakt-*) n: s. Corynebacterium diphtheriae. **D.serum** (↑; Sero-*) n: s. Serumprophylaxe, Serumtherapie. **D.toxin** (↑; Tox-*) n: s. Corynebacterium diphtheriae.

diphtheroid (↑; -id*): Bez. f. Krankheiten od. Symptome, die Ähnlichkeit mit einer Diphtherie* haben, d. h. mit Bildung von Pseudomembranen einhergehen; z. B. best. Scharlachverläufe.

Diphtheroide (↑; ↑) n pl: (engl.) diphtheroids; Sammelbez. f. Corynebakterien, die den Diphtherie-Erregern ähneln u. zu mikrobiol.-diagn.

Verwechslungen führen können. Die meisten Bakt. dieser Gruppe wurden bisher als apathogen betrachtet; einige Species (bes. Corynebacterium* pseudodiphthericum u. Corynebacterium* xerosis) gelten heute jedoch als opportunistische Erreger*. S. Corynebacterium.

Di|phyllo|bothriose (Di-*; gr. φύλλον Blatt; βοθρίον kl. Grube) f: syn. Fischbandwurm-Infektion, Bothriozephalose, Diphyllobothriasis; Befall des Menschen durch den Fischbandwurm Diphyllobothrium* latum; **Inf.**: durch Genuß ungekochten Fischfleisches, das die Larve (Plerozerkoid) des Wurms enthält; **Sympt.**: Leibschmerzen (nicht obligat), Durchfall, Appetitlosigkeit, Vitamin-B_{12}-Mangelerscheinungen; **Diagn.**: Wurmeier im Stuhl; **Ther.**: Niclosamid, ggf. Vitamin B_{12}; **Proph.**: Vermeidung nicht ausreichend gekochter Fischgerichte.

Di|phyllo|bothrium latum (↑; ↑; ↑) n: syn. Bothriocephalus latus, Breiter Bandwurm, Fischbandwurm (besser Fischfinnenbandwurm), Grubenkopfbandwurm; spatelförmiger, lateral abgeplatteter Kopf, 1-5 mm lang, mit dorsaler u. ventraler Sauggrube, kein Hakenkranz; reife Proglottiden, breiter als lang; rosettenförmiger Uterus, ventral gelegene Geschlechtsöffnungen u. zusätzliche Uterusöffnung; Gesamtlänge des Wurms 2-8 m, max. 10-12 m; Entwicklung: vgl. Cestodes; **Inf.** des Menschen (gelegentl. auch von Hund u. Katze): durch Genuß plerozerkoidhaltigen, rohen Fisches; **Vork.**: Seengebiete Mitteleuropas, Donaudelta, Ostseeländer, Sibirien u. Wolgabecken, Japan, Nordamerika; **Diphyllobothrium pacificum** (zweiter Zwischenwirt Meeresfische) an der Westküste Südamerikas, v. a. in Peru; **Nachw.**: Wurmeiernachweis* im Stuhl.

Di|phy|odontie (↑; gr. φύειν hervorbringen; Odont-*) f: doppelte Zahnung; die Bildung von Milch- u. Dauergebiß, wie sie dem Menschen u. allen höheren Säugern eigen ist; Ggs. Monophyodontie.

Dipiv|efrin (INN) n: Epinephrin-dipivalat (IUPAC); Ester u. Prodrug des Adrenalins; **Verw.**: topisch bei Weitwinkelglaukom; **NW:** reaktive Hyperämie, lokale Reaktionen; **Kontraind.**: Engwinkelglaukom.

Dipl-: Wortteil mit der Bedeutung zweifach, doppelt; von gr. διπλόος.

Dipl|akusis (↑; gr. ἀκούειν hören) f: (engl.) diplacusic; Doppelthören; Form der Parakusis*, bei der ein Ton auf einem Ohr normal, auf dem anderen, erkrankten Ohr höher od. tiefer gehört wird; **Vork.**: z. B. bei Menière*-Krankheit.

Di|plegia facialis (Di-*; -plegie*) f: Lähmung beider Gesichtshälften; z. B. inf. beidseitiger Fazialislähmung*. **D. masticatoria** (↑; ↑) f: beidseitige Lähmung der Kaumuskulatur durch Schädigung des motor. Anteils des N. trigeminus; **Urs.**: meist Schädelfrakturen. **D. spastica infantilis** (↑; ↑) f: s. Zerebralparese, infantile. **D. spinalis pro|gressiva** (↑; ↑) f: syn. spastische Spinalparalyse*.

Di|plegie (↑; ↑) f: Diplegia; beidseitige Lähmung.

Diplo|bakterien|kon|junktivitis (Dipl-*; Bakt-*; Conjunctiva*; -itis*) f: (engl.) diplobacterial conjunctivitis; chron. infektiöse Bindehautentzündung; **Err.**: Diplobakterien (gramneg. plumpe Doppelstäbchen), z. B. Moraxella lacunata; **Sympt.**: im Lidwinkel weißl., zähes Sekret; nässendes Ekzem der Lidhaut, das auf die mazerierten Lidwinkel beschränkt ist (Blepharitis angularis). Vgl. Konjunktivitis.

Diplo|bakterium Morax-Axenfeld (↑; ↑; Victor M., Ophth., Paris, 1866-1935; Karl Theodor A., Ophth., Freiburg, 1867-1930) n: s. Moraxella.

Diplo|bazillus (↑; Bacill-*) m: s. Moraxella.

Diplo|coccus (↑; Kokken*) m: Bez. f. paarweise auftretende Kugelbakterien; heute v. a. den Gattungen Moraxella*, Neisseria*, Veillonella*, Streptococcus*, Peptostreptococcus*, Mikrococcus* u. Peptococcus* zugeordnet.

Diplo|coccus gonor|rhoeae (↑; ↑) m: s. Neisseria gonorrhoeae. **D. intra|cellularis meningitidis** (↑; ↑) m: s. Neisseria meningitidis. **D. lanceo|latus** (↑; ↑) m: s. Streptococcus pneumoniae. **D. pneumoniae** (↑; ↑) m: s. Streptococcus pneumoniae.

Di|ploe (gr. διπλόη poröse Substanz zw. den zwei Knochenplatten des Schädels, Falz) f: ursprüngl. das aus zwei Knochentafeln bestehende Schädeldach, dann das dazwischenliegende Knochenschwammwerk (Substantia spongiosa).

Di|ploidie (Dipl-*; -id*) f: s. Euploidie, Ploidiegrad.

Diplo|kokken (↑; Kokken*) m pl: s. Diplococcus.

Diplo|myelie (↑; Myel-*) f: (engl.) diplomyelia; angeb. Verdoppelung des Rückenmarks.

Diplo|phonie (↑; Phono-*) f: (engl.) diplophonia; Doppeltönigkeit der Stimme, z. B. während des Stimmbruchs od. bei Reinke*-Ödem.

Dipl|opie (↑; Op-*) f: (engl.) diplopia; Doppeltsehen, Auftreten von Doppelbildern; **Formen: 1.** monokuläre D. durch unregelmäßige Brechung im Auge (z. B. Linsenluxation od. -trübung); **2.** binokuläre D. durch Abweichung der Sehachse eines Auges vom Fixationspunkt, v. a. bei Augenmuskellähmung*; vgl. Strabismus, Amblyopie.

Diplorna|viren (Viren*) n pl: s. Reoviridae.

Diplo|som (Dipl-*; Soma*) n: s. Zentriol.

Di|pol (Di-*; gr. πόλος Pol) m: (engl.) dipole; aus zwei in definiertem Abstand voneinander entfernt stehenden elektr. Ladungen mit gleichem Betrag, jedoch entgegengesetztem Vorzeichen bestehendes System (z. B. Wassermoleküle); das Produkt aus Ladung Q u. Abstand l wird als **elektrisches Dipolmoment** m bezeichnet: $m = Q \times l$; SI-Einheit: Coulomb* pro Meter (C/m).

Di|pro|phyllin (INN) n: 7-(2,3-Dihydroxypropyl)-theophyllin (IUPAC); Methylxanthin mit schwach hemmender Wirkung auf die Phosphodiesterase (genauer Wirkmechanismus ungeklärt); Wirkprofil hinsichtl. des bronchospasmolyt. Effekts ähnlich dem Theophyllin*.

Di|propyl|essig|säure: Valproinsäure*.

Di|prosopus (Di-*; gr. πρόσωπον Gesicht) m: Doppelfehlbildung* von Teilen des Gesichts (s. umseitige Abb.).

Dipso|manie (gr. δίψα Durst; -manie*) f: sog. Quartalssaufen, periodische Trunksucht; Bez. f. wiederholt auftretenden exzessiven Alkoholkonsum bei zwischenzeitl. Abstinenz; **Urs.**: periodische psychische Verstimmung od. äußere Anlässe. Vgl. Alkoholkrankheit.

Di|ptera (Di-*; gr. πτερόν Flügel) n: Zweiflügler; Ordnung der Insekten (vgl. Arthropoden) mit nur einem Flügelpaar (Hinterflügel reduziert); s. Mücken, Fliegen.

Di|pylidiasis (gr. δίπυλος zweitorig; Idio-*; -iasis*) f: seltene Infektion durch Dipylidium* caninum (Gurkenkernbandwurm); Kinder häufiger als Erwachsene betroffen; klin. ähnlich einer Inf. mit Hymenolepis* nana.

D

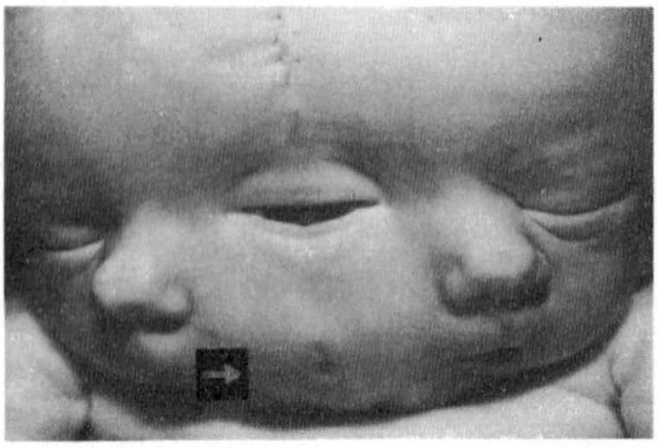

Diprosopus:
Doppelfehlbildung mit drei Augenanlagen (Diprosopus trioculatus) und einer rudimentären zusätzlichen Mundöffnung (Pfeil) [540]

Di|pylidium caninum (↑; lat. caninus zum Hund gehörig) n: Gurkenkernbandwurm (vgl. Cestodes); 15-40 cm langer, 2-3 mm breiter Darmparasit von Hund u. Katze, gelegentl. des Menschen; Skolex ⌀ 0,5 mm, vier ovale Saugnäpfe, Rostellum* mit vier Hakenkränzen; reife Proglottiden* gurkenkernförmig u. mit paarigen Gonaden; Eier zu mehreren verklebt (sog. Eipaket); Entwicklung der Finnen (Zystizerkoid*) in Flöhen u. Haarlingen (Malophagen) als Zwischenwirt; **Inf.** des Menschen durch zufälliges Verschlucken der Zwischenwirte; **Vork.:** kosmopolitisch. **Nachw.:** Proglottiden im Stuhl.

Di|pyrid|amol (INN) n: N,N′-(4,8-Dipiperidinopyrimido[5,4-d]pyrimidin-2,6-diyl)-bis(2,2′-iminodiethanol) (IUPAC); Thrombozytenaggregationshemmer mit vasodilatatorischen Eigenschaften; **Verw.:** bei chron. Angina pectoris, Proph. u. Ther. des Herzinfarkts, in Komb. zur Thrombose- u. Embolieprophylaxe; **NW:** gelegentl. gastrointestinale Störungen, selten Überempfindlichkeitsreaktionen; **Kontraind.:** frischer Herzinfarkt, dekompensierte Herzinsuffizienz, Hypotonie.

Diro|filaria (lat. dirus gräßlich; Filarien*) n: Filarien-Gattung (Nematodes*); **D. immitis:** Gefäßparasit bei Hund u. anderen Caniden, v. a. im re. Herzen u. der A. pulmonalis; beim Menschen (Fehlwirt) subkutan in Knoten, manchmal in d. Konjunktiva des Auges od. abgestorben in Thromben der Pulmonalarterie. Als Zwischenwirte fungieren Stechmücken (Culex, Anopheles). **Vork.:** in warmen Ländern.

Dis-: auch Dif-; Wortteil mit der Bedeutung auseinander, zwischen, hinweg; von lat. dis-.

Di|saccharidasen f pl: (engl.) disaccharidases; syn. Glykosidasen; in den Mukosazellen des Dünndarms lokalisierte Enzyme, die Disaccharide spalten. Die Resorption der entstehenden Monosaccharide erfolgt gleichzeitig. **1.** Maltasen (syn. Alphaglukosidasen); Substrate: Maltose, Isomaltose bzw. Saccharose; **2.** Oligoalphaglukosidase; Substrat: verzweigte Dextrine; **3.** Laktase (syn. Betagalaktosidase); Substrat: Laktose; **4.** Betaglukuronidase; Substrat: Betaglukuronide. Ein (angeb.) Disaccharidasenmangel kann zur Disaccharidmalabsorption (s. Kohlenhydratmalabsorption) führen. Vgl. Verdauung.

Di|saccharide n pl: (engl.) disaccharides; Doppelzucker; Zucker aus zwei Monosacchariden (Glykosidbindung); Unterscheidung nach: **1.** der Art der beiden Monosaccharide; **2.** Ringtyp (Furanose, Pyranose); **3.** Stellung der beiden miteinander reagierenden OH-Gruppen, bevorzugt reagieren C1 u. C4 od. C1 u. C6 miteinander; **4.** Konfiguration der Glykosidbindung (Alpha- od. Betastellung der OH-Gruppe an C1); **wichtige D.:** Saccharose*, Maltose*, Laktose*. Vgl. Kohlenhydrate, Kohlenhydratmalabsorption.

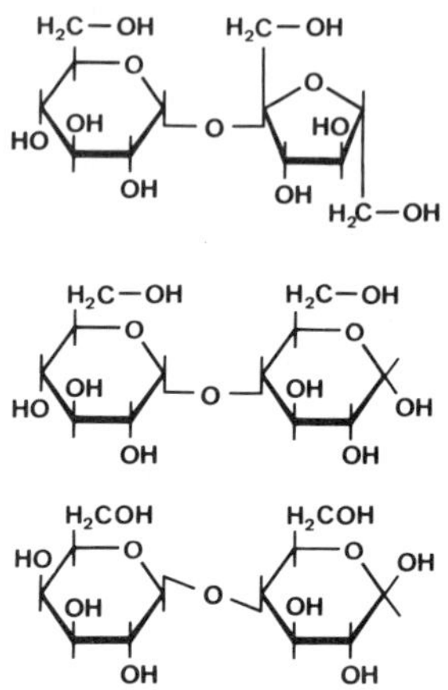

Disaccharide:
Strukturformeln von Saccharose (oben), Maltose (Mitte) und Laktose (unten)

Di|saccharid|urie (Di-*; gr. σάκχαρ Zucker; -id*; Ur-*) f: (engl.) disacchariduria; sehr seltene Ausscheidung von Disacchariden im Harn bei Nichtdiabetikern durch enterale Resorption von Disacchariden; vgl. Melliturie.

Dis|azo|farb|stoffe: (engl.) diazo dyes; Azofarbstoffe* mit zwei Azogruppen.

disci|formis (lat.): diskoidal, scheibenförmig.

Dis|cisio f: s. Diszision.

Discitis (Diskus*; -itis*) f: s. Diszitis.

Disconnection syndromes (Dis-*; engl. connection Verbindung) n pl: auf Unterbrechung der Verbindungen zw. kortikalen Assoziationszentren (Assoziations- u. Kommissurenfasern) beruhende neurol. Störungen; z. B. Alexie* bei Schädigung im Bereich des Corpus callosum bzw. nach Split*-brain-Operation.

Discus (Diskus*) m: Scheibe. **D. articularis** (↑) m: in die Gelenkhöhle hineinragende Scheibe aus Faserknorpel (Akromio- u. Sternoklavikulargelenk, Kiefer-, Radiokarpalgelenk). **D. intercalaris** (↑) m: Glanzstreifen der Herzmuskulatur. **D. inter|pubicus** (↑) m: Faserknorpelscheibe in d. Schambeinfuge (Symphyse); enthält meist einen Hohlraum. **D. inter|vertebralis** (↑) m: Bandscheibe*. **D. nervi optici** (JNA; ↑) m: Austrittstelle der Sehnervenfasern aus d. Netzhaut u. dem Bulbus (blinder Fleck), Papille des Sehnervs. Vgl. Stauungspapille. **D. oo|phorus** (↑) m: syn. Cumulus* oophorus.

Disease (engl.) n: Krankheit.

Dis|germinom (Dis-*; lat. germen, germinis Keim, Sproß; -om*) n: Dysgerminom*.

Disk-Elektro|phorese (Diskus*; Elektro-*; -phor*) f: (engl.) disk electrophoresis; Elektrophorese* in diskontinuierlichem Polyacrylamidgel zur Trennung von Proteinen, Proteiden u. Nukleinsäuren (MG von 10^4 bis $>10^6$) im Mikro-

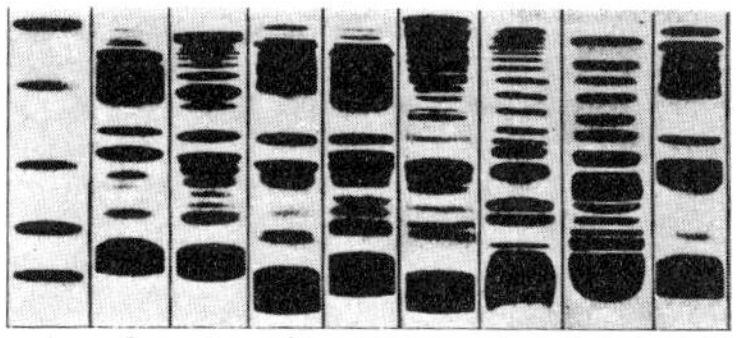

Disk-Elektrophorese:
1-6: normale und pathologische Serumproteine: 1: LDH-Isoenzyme (Leber-Typ); 2: Plasmozytom; 3: Makroglobulinämie; 4: Nephritis; 5: Sarkoid; 6: normale Serumproteine;
7-9: pathologische Serummukoide: 7: Tuberkulose; 8: Lungenkarzinom; 9: rheumatisches Fieber [383]

bis Nanogrammbereich mit hohem Auflösungsvermögen, das auf der Konzentrierung der Substanzen in einem bes. Sammelgel u. dem sog. Molekülsiebeffekt in einem dichteren Trenngel beruht; Ausführung meist in Glasröhrchen; **Anw.:** in der klin. Chemie insbes. zur Analyse von Paraproteinen.

Disko|graphie (↑; -graphie*) f: (engl.) discography; (röntg.) syn. Nukleographie; Darstellung des Nucleus* pulposus durch direkte Injektion eines Röntgenkontrastmittels; veraltetes Verf. bei Verdacht auf Bandscheibenvorfall*; durch die Kernspintomographie ersetzt.

diskoid (↑; -id*): scheibenförmig.

dis|kon|tinuierlich (Dis-*; lat. continuus zusammenhängend): unterbrochen.

Dis|kon|tinuitäts|zonen (↑; ↑): (engl.) zones of discontinuity; optische Grenzflächen der durch schubweises Wachstum entstandenen Schichten der Linse (Embryonalkern, Fetalkern, kindlicher Kern, Erwachsenenkern, Rinde).

Disko|pathie (Diskus*; -pathie*) f: Bandscheibenschaden*.

Dis|kordanz (lat. discors uneinig) f: **1.** (kardiol.) entgegengesetzte Ausschlagrichtung im EKG; **2.** (genet.) Begriff der Zwillingsforschung f. die fehlende Übereinstimmung in Einzelmerkmalen; Ggs. Konkordanz.

Dis|krimination (lat. discriminare trennen) f: (engl.) discrimination; **1.** (neurol., sinnesphysiol.) Fähigkeit, gleichzeitig an versch. Punkten gesetzte Reize zu erkennen u. zu unterscheiden; aufgehoben bei pathol. sensiblem Funktionswandel* (vgl. Sensibilitätsstörungen); **2.** (psychol.) Unterscheidung zw. best. Reizen od. Signalen, führt zu einem spezif. Verhalten in unterschiedl. Situationen; z. B. lernt ein Kind mittels der D., daß ein best. Verhalten nur in einer spez. Situation erfolgreich ist; s. Konditionierung, Lernen, Generalisierung; **3.** Unterscheidung von Wörtern in der Sprachaudiometrie; vgl. Hörprüfungen.

Diskus (gr. δίσκος Scheibe) m: Discus, i. e. S. Bandscheibe*. **D.hernie** (↑; Hernie*) f: s. Bandscheibenvorfall. **D.niere** (↑): s. Verschmelzungsniere. **D.pro|laps** (↑; Prolaps*) m: s. Bandscheibenvorfall.

Dis|lokation (Dis-*; lat. locare stellen, setzen, legen) f: (engl.) dislocation; Lageveränderung; i. e. S. Verschiebung der Bruchenden gegeneinander bei Knochenbrüchen (s. Fraktur), auch i. S. einer Luxation*; maßgeblich für die Benennung ist die Lageveränderung des peripheren Fragments; **Formen: 1.** Dislocatio ad axim: Abknikkung in vertikaler Achse; **2.** Dislocatio ad latus: seitl. Verschiebung; **3.** Dislocatio ad longitudinem: Längsverschiebung mit Verkürzung (cum contractione) od. Verlängerung (cum distractione); **4.** Dislocatio ad peripheriam: Verdrehung der Fragmente um die Längsachse.

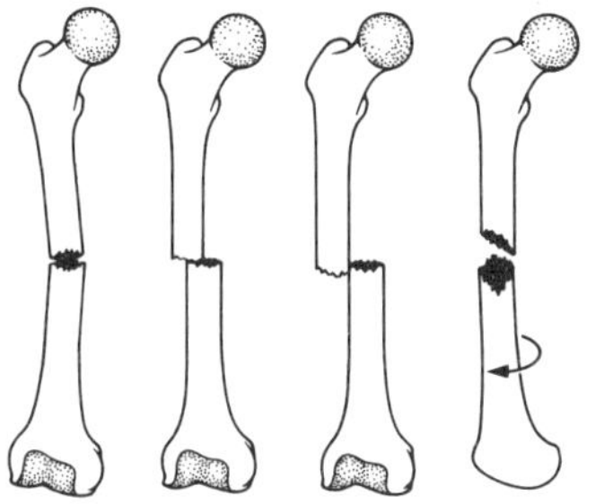

Dislokation:
1: Dislocatio ad axim; 2: Dislocatio ad latus;
3: Dislocatio ad longitudinem cum contractione; 4: Dislocatio ad peripheriam [154]

Dis|mutation (↑, Mutation*) f: Oxidoreduktion; s. Aldehydmutase.

Di|somie (Di-*; Soma*) f: (engl.) disomy; **1.** (genet.) **a)** Zustand von Zellen mit einem diploiden Chromosomensatz, der aus Paaren jeweils homologer Chromosomen besteht; vgl. Monosomie, Trisomie; **b)** Chromosomenaberration, bei der in Zellen mit einem haploiden Chromosomensatz (meist Keimzellen) ein best. Chromosom doppelt vorhanden ist; vgl. Aneuploidie; **c)** uniparentale D.: Chromosomenaberration, bei der in einer Zelle od. einem Individuum ein homologes Chromosomenpaar od. Chromosomenteile von nur einem Elternteil stammen; Urs. für versch. genetische Krankheiten (z. B. Angelman*-Syndrom, Prader*-Labhart-Willi-Syndrom) mit zusätzl. genomischem Imprinting*; **2.** (morphol.) Doppelfehlbildung*.

Diso|pyr|amid (INN) n: 4-Diisopropylamino-2-phenyl-2-(2-pyridyl)-butyramid (IUPAC); Antiarrhythmikum mit vergleichbaren Eigenschaften wie Chinidin*, ferner antimuscarinartige u. negativ chronotrope Wirkung; **Verw.:** Proph. u. Ther. von Herzrhythmusstörungen (auch nach Herzinfarkt); **NW:** Überempfindlichkeitsreaktionen, Sedierung, Kopfschmerz, Schwindel, Akkommodationsstörungen, Mundtrockenheit, gastrointestinale Störungen, Repolarisationsstörungen, Blutdrucksenkung u. a.; **Kontraind.:** Herzinsuffizienz (NYHA III u. IV), schwere Leberfunktionsstörungen, Sinusknotensyndrom, schwere Bradykardie, Engwinkelglaukom, Harnverhaltung, Schock, Myasthenia gravis pseudoparalytica, Schenkelblock u. a.

Dis|paration (lat. disparare absondern, trennen) f: (engl.) disparity; Ungleichheit eines gesehenen Bildes in beiden Augen; durch Reizung korrespondierender Netzhautpunkte werden Objekte binokular einfach gesehen (s. Fusion). Ab einem best. Grad der D. werden Doppelbilder vermittelt, die innerh. der sog. Panum-Areale physiol. Grundlage für stereoskopisches Sehen* sind (Querdisparation). Längsdisparation ist für nebeneinander stehende Augen beim Menschen bedeutungslos, soweit sie nicht bei Abweichung eines Auges nach oben od. unten vertikaldistante Doppelbilder vermittelt (s. Diplopie).

Dispenser (engl. Verteiler) m: mechanisierte Pipette* zur automatischen Dosierung.

Dis|persion (lat. dispersus Zerstreuung) f: **1.** (allg.) Zerstreuung, Verteilung; **2.** (physik.) versch. starke Brechung v. Licht unterschiedl. Wellenlänge (von versch. Farbe) in Abhängigkeit von der Frequenz; z. B. durch ein Prisma*; **3.** (pharmaz.) feinste Verteilung eines Stoffes in einem anderen (Teilchen „schweben").

Dis|persions|theorie (↑) f: s. Békésy-Hörtheorie.

Di|spirem (Di-*; gr. σπείρημα Gewundenes, Windung) n: Doppelknäuel der Chromosomen am Ende der Anaphase; vgl. Mitose.

Dis|position (lat. dispositio planmäßige Anordnung) f: Krankheitsbereitschaft; die angeb. od. erworbene Anfälligkeit eines Organismus für Erkrankungen.

dis|secans (lat. dissecare, dissectum zerschneiden): trennend, spaltend.

Dis|sektion (↑) f: Spaltung, Zerschneidung; z. B. (chir.) die Entfernung von Weichteilgewebe od. Lymphknoten; (pathol.) arterielle D.: Aufspaltung zw. Media u. Intima, z. B. inf. von Arteriosklerose (als Aneurysma dissecans).

Dis|semination (lat. disseminare aussäen) f: Ausbreitung; z. B. von Krankheitserregern.

Disse-Raum (Joseph D., Anat., Göttingen, Marburg, 1852-1912): (engl.) Disse's space; kapillarer Spaltraum zw. den Wänden der intralobulären Leberkapillaren u. denen der Leberzellen (zirkumvaskulärer Lymphraum); vgl. Leber.

Dis|similation (lat. dissimilis unähnlich) f: Abbau der durch die Assimilation* zu körpereigenen Stoffen in das Gewebe eingebauten Stoffwechselsubstanzen unter Freisetzung der in ihnen enthaltenen Energie. Vgl. Stoffwechsel, intermediärer.

Dis|simulation (lat. dissimulare verheimlichen) f: absichtliches Verbergen vorhandener körperl. od. psych. Krankheitssympt. bei Pat., die für gesund erklärt werden wollen; z. B. bei Depression (cave: Suizidgefahr!).

Dissociation albumino-cytologique (frz.-lat. dissociatio Spaltung, Trennung; Album-*; Zyt-*; -log*) f: albumino-zytologische Dissoziation*.

Dis|solutio (lat. dissolvere, dissolutus auflösen) f: Auflösung.

Dis|solvenzien (↑) n pl: (engl.) dissolvents; auflösende Mittel (Lösungsmittel).

Dis|sonanz, kognitive f: (engl.) cognitive dissonance; (psychol.) Bez. f. Widerspruch zw. kognitiven Elementen bzw. Konflikt zw. Wahrnehmungen, Meinungen od. Überzeugungen u. Handlungen (L. Festinger); eine k. D. kann z. B. zw. eigenem Verhalten u. eigenem Wissen (z. B. über eine evtl. Schädlichkeit des Verhaltens) bestehen; i. d. R. erfolgt eher eine Veränderung der Einstellung* als des Verhaltens*. Vgl. Kognition, Verhaltensänderung.

Dis|soziation (lat. dissociatio Trennung) f: Aufspaltung.

Dis|soziation, albumino-kolloidale (↑; Album-*; Kolla*; -id*) f: (engl.) albumino-colloidal dissociation; sog. Paralysekurve; Erhöhung von IgG im Liquor cerebrospinalis bei normalem od. gering erhöhtem Gesamteiweiß; **Vork.** z. B. bei subakuter sklerosierender Panenzephalitis, Multipler Sklerose. Vgl. Liquordiagnostik, Eiweißquotient.

Dis|soziation, albumino-zyto|logische (↑; ↑; Zyt-*; -log*) f: (engl.) albumino-cellular dissociation; starke Eiweißerhöhung bei geringgradiger od. fehlender Zellvermehrung im Liquor cerebrospinalis; **Vork.:** z. B. bei Hirn- u. Rückenmarktumoren, Guillain-Barré-Syndrom. Vgl. Nonne-Froin-Syndrom, Liquordiagnostik.

Dis|soziation, atrio|ventrikuläre (↑; lat. atrium Vorhof, Vorkammer; Ventrikulus*) f: s. AV-Dissoziation. **D. der Augen|muskel|bewegungen** (↑) f: (engl.) dissociation of ocular muscle movements; Störung der normalen Assoziation beider Augen beim Sehen; z. B. bei zentralen Störungen (Enzephalitis, Commotio cerebri). **D.sgrad** (↑): (engl.) dissociation rate; Verhältnis d. dissoziierten Moleküle z. Molekülgesamtzahl.

Dis|soziations|konstante (↑) f: (engl.) dissociation constant; Formelzeichen k; Quotient aus dem Produkt der Konzentrationen der Ionen u. der Konzentration der undissoziierten Moleküle nach Einstellung des Dissoziationsgleichgewichts; charakterist. Größe einer Säure, Base od. eines Salzes; der Wert von k wird meist durch seinen negativen dekadischen Logarithmus (pk) ausgedrückt (s. Henderson-Hasselbalch-Gleichung). Die pk-Werte schwacher Elektrolyte können konzentrationsabhängig sein; bei exakten Messungen ist die Konzentrationsangabe erforderlich.

dis|soziiert (↑): **1.** (allg.) getrennt, zerlegt; **2.** (chem.) in Ionen gespalten.

di|stal (lat. distare getrennt sein, abstehen): distalis; weiter vom Rumpf entfernte Teile der Extremitäten; Ggs. proximal; in der Zahnmed.: die der Mittellinie abgewandte Seite des Zahns; Ggs.: mesial.

Di|stal|biß (↑): (engl.) mandibular retrusion; Bißanomalie, bei der der Unterkiefer bei der Interkuspidation weiter retral liegt; Ausmaß des Distalbisses: ½, ¼, 1 Prämolarenbreite (Pb).

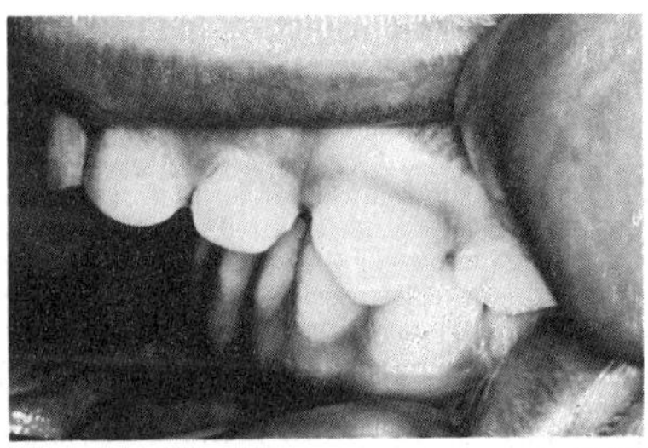

Distalbiß [540]

Di|stanz|geräusch (↑): (engl.) distant cardiac murmur; bes. lautes, ohne aufgesetztes Stethoskop hörbares Herzgeräusch*, Lautstärkegrad 6 nach Lewis.

Dis|tensions|luxation (lat. distendere, distensum ausdehnen; Luxation*) f: Luxation* durch Erweiterung der Gelenkhöhle inf. Kapselüberdehnung bei Gelenkerguß od. Empyem, bes. häufig bei Säuglingskoxitis; vgl. Koxitis.

Di|stichiasis (Di-*; gr. στίχος Reihe; -iasis*) f: angeb. od. erworbene Umwandlung einzelner

Meibom-Drüsen in Haarbalgdrüsen u. Ausbildung einer zweiten Reihe feiner Härchen hinter der eigentl. Wimpernreihe.

Di|stigmin|bromid (INN) n: Diester der N,N′-Hexamethylen-bis-(N-methyl-carbaminsäure) mit 3-Hydroxy-1-methyl-pyridiniumbromid (IUPAC); Cholinesterasehemmer*, der die Acetylcholinwirkung verstärkt; Verw.: s. Parasympathomimetika.

Dis|torsion (lat. distorsio Verdrehung, Verrenkung) f: (engl.) distortion; Verstauchung, Zerrung; häufig durch indirekte Gewalteinwirkung (Umknicken des Fußes, Verdrehung des Kniegelenks, Stauchung der Hand) entstehende Fasereinrisse im Bandapparat; **Sympt.:** Schwellung, Hämatom, Funktionseinschränkung, Druckschmerz; **Diagn.:** Röntgen (Frakturausschluß), gehaltene Aufnahmen (Ausschluß einer Bandruptur*); **Ther.:** bei ausgeprägtem Befund vorübergehende Ruhigstellung; **Kompl.:** traumatische Synovitis mit rezidiv. Gelenkergüssen. Vgl. Fraktur, Luxation.

Dis|traktion (lat. distrahere, distractum auseinanderziehen) f: (engl.) distraction; (chir.) manuelles od. instrumentelles (Distraktor, Fixateur externe) Auseinanderziehen von dislozierten, ineinander verschobenen od. verkeilten Knochenfragmenten bei Fraktur* zur offenen od. geschlossenen Reposition, evtl. mit anschl. Osteosynthese od. als Verlängerungsosteotomie.

Di|sulfid|brücken: (engl.) disulfide bridges; Disulfidbindungen (— S — S —) zw. schwefelhaltigen Aminosäuren*, die u. a. die räuml. Struktur von Proteinen stabilisieren.

Di|sulfiram n: Tetraethylthiuramdisulfid (IUPAC); Alkoholentwöhnungsmittel, führt zum sog. Antabussyndrom; s. Acetaldehydsyndrom.

Dis|zision (lat. discidere, discisus in Stücke schneiden) f: (engl.) discission; Spaltung; z. B. (chir.) einer Gelenkkapsel; (ophth.) Eröffnung der Vorderkammer zur Spülung, Kammerwassergewinnung bzw. Medikamenteninstillation od. Eröffnung der Linsenkapsel zur Quellung der Linse zwecks anschließender Absaugung.

Diszitis (Diskus*; -itis*) f: (engl.) discitis; isolierte Destruktion der Bandscheibe ohne Veränderung des Wirbels durch entzündl. Infiltration u. Einwachsen von Bindegewebe in die Bandscheibe; **Urs.:** nach Bandscheibenoperation, Nukleographie, paravertebralen Injektionen, Periduralanästhesie od. Lumbalpunktion; **Diagn.:** (röntg.) stärkere Erniedrigung des Zwischenwirbelraums.

Di|thranol (INN) n: 1,8,9-Anthratriol (IUPAC); Derivat des Anthrachinons*, hemmt das Zellwachstum u. den Thymidin-Einbau, ferner die DNA-Replikation v. a. der Mitochondrien; **Verw.:** zur lokalen Behandlung der Psoriasis; **NW:** Hautreaktionen, allerg. Kontaktdermatitis, Hautverfärbungen.

Di|urese (Dia-*; Ur-*) f: (engl.) diuresis; physiol. Ausscheidung von Harn*.

Di|urese, forcierte (↑; ↑) f: therap. Verfahren zur beschleunigten renalen Elimination von nierengängigen tox. Substanzen (vgl. Vergiftung) mittels Gabe stark wirksamer Diuretika (z. B. Furosemid); die dabei notwendige Infusionstherapie zur Volumen- u. Elektrolytsubstitution erfolgt unter intensivmed. Kontrolle.

Di|urese, osmotische (↑; ↑) f: (engl.) osmotic diuresis; Vermehrung des Harnvolumens durch schwer zu resorbierende, glomerulär filtrierte u. im proximalen u. distalen Tubulus der Niere osmotisch wirksame Substanzen (Mannitol, Sorbit, D-Glukose u. a.); dabei werden Wasser u. rel. wenig Salze ausgeschieden. S. Diuretika.

Di|urese|störungen (↑; ↑): (engl.) diuresis impairments; Störungen der Harnausscheidung, die auf Veränderungen im Bereich der Nieren od. ableitenden Harnwege beruhen können; s. Polyurie, Oligurie, Anurie, Dysurie, Pollakisurie, Strangurie.

Di|uretika (↑; ↑) n pl: (engl.) diuretics; syn. Saluretika; Arzneimittel, die durch direkte Wirkung an der Niere die Ausscheidung von Natriumchlorid od. Natriumbicarbonat u. Wasser steigern sowie gleichzeitig zu einer Abschwächung der pressor. Wirkung von Noradrenalin u. Angiotensin II führen; **Einteilung** nach Wirkungmechanismus u. -ort: **1.** proximal-tubuläre D.: Carboanhydrasehemmer*; **2.** sog. Schleifendiuretika: z. B. Furosemid, Piretanid, Etacrynsäure; **3.** distal-tubuläre D.: Thiazide* (z. B. Hydrochlorothiazid), Mefrusid, Chlortalidon; **4.** kaliumsparende D.: Aldosteronantagonisten (z. B. Spironolacton*), Natrium-Kanalblocker (Amilorid, Triamteren); **Ind.:** Ausschwemmung von Ödemen bei Herzinsuffizienz, Leberzirrhose, Eiweißmangel u. Hirnödem; (primäre) art. Hypertonie; Niereninsuffizienz u. drohendes Nierenversagen; Ther. von Vergiftungen; **NW:** bei proximal- u. distal-tubulären sowie Schleifendiuretika Hypokaliämie, Hypomagnesiämie, Hyperurikämie, Hyper- bzw. Hypokalzämie, Hypercholesterinämie, Hypertriglyzeridämie (Erhöhung der VLDL- u. LDL-Lipoproteine), Beeinträchtigung des Hörvermögens (v. a. durch Schleifendiuretika); bei Aldosteronantagonisten Hyperkaliämie, Gynäkomastie, Impotenz, Libidoverlust, Menstruationsstörungen; bei Natriumkanalblockern v. a. Hyperkaliämie u. Hyponatriämie. D. aktivieren durch den schnellen Natriumentzug das Renin*-Angiotensin-Aldosteron-System u. führen bei Daueranwendung zum sek. Hyperaldosteronismus*. Therapieüberwachung durch Elektrolytbestimmung u. tägliche Gewichtskontrolle notwendig. Absetzen von D. kann zu einer Überwässerung mit Herzinsuffizienz führen.

diurnus (lat.): am Tage.

di|vergens (Dis-*; lat. vergere sich erstrecken, sich nähern): auseinandergehend; z. B. Strabismus divergens.

Di|vergenz|lähmung (↑; ↑): (engl.) divergence paralysis; seltene Form der disjugierten Blicklähmung*; bei normaler Innervation der Mm. recti externi auftretende nebeneinanderstehende Doppelbilder, die mit zunehmender Entfernung des Objekts weiter auseinanderrücken; **Vork.:** bei Hirnstammsyndromen.

Di|vergenz|zange (↑; ↑): (engl.) divergence forceps; Geburtszange*, die Druckschädigungen des kindl. Kopfes b. der Zangenextraktion* vermeiden soll.

Di|vertikel (lat. diverticulum Abweg, Abweichung) n: (engl.) diverticulum; angeb. od. erworbene, pilz-, birnen- od. sackförmige Ausstülpung umschriebener Wandteile eines Hohlorgans, die sich eindeutig vom Lumen absetzen; **Vork.:** überwiegend im Verdauungstrakt vom Ösophagus bis zum distalen Kolon; **Formen: 1.** echtes D. mit Ausstülpung aller Wandschichten, z. B. als Traktionsdivertikel (s. Ösophagusdivertikel) od. Mekkel*-Divertikel; **2.** falsches D. (auch Pseudodivertikel) mit Ausstülpung ausschl. von Mukosa bzw. Submukosa durch Lücken der Muskularis (z. B. an Gefäßdurchtrittsstellen); Vork. v. a. an Ösophagus, Magen, Dünndarm (s. Duodenaldivertikel) u. Dickdarm (sog. Graser-Divertikel bei Divertikulose*) sowie in der Harnblase (s. Blasendivertikel).

Di|vertikel, juxta|papilläres (↑) n: (engl.) juxtapapillary diverticulum; auch peripapilläres Divertikel; Divertikel in unmittelbarer Nachbarschaft der Papilla* duodeni major, führt gehäuft zu aszendierender Infektion u. Gallensteinbildung.

Di|vertikulitis (↑; -itis*) f: (engl.) diverticulitis; Entz. der Wand eines Divertikels*, meist auch von dessen Umgebung (Peridivertikulitis); **Vork.**: v. a. als Kompl. einer Divertikulose* des Dickdarms inf. Retention von Kot in den Divertikeln;

Häufigste Symptome der Divertikulitis:
- Schmerzen (Spontan- und Loslaßschmerz) links suprapubisch oder iliakal (häufig einige Tage anhaltend)
- Änderung der Stuhlgewohnheiten (Diarrhoe, Obstipation)
- Völlegefühl, Übelkeit und Erbrechen
- Subileus – Ileus
- Tenesmen
- tastbarer walzenförmiger Tumor
- Blutungen aus dem After
- Leukozytose, Fieber
- Blasenentleerungsstörungen

Klin.: sog. Linksappendizitis (s. Kasten); **Diagn.**: Kontrasteinlauf* (cave: Perforationsgefahr bei Anw. der Doppelkontrastmethode* im akuten Schub!); **Ther.**: zunächst konservativ (Stuhlregulierung, ballaststoffreiche, nicht blähende Kost), bei starker Entz. Nahrungskarenz u. parenterale Ernährung, Bettruhe, Eisblase, ggf. Antibiotika; bei akut auftretenden Kompl. mit Peritonitis Notoperation; bei Blutung konservativ (Schockprophylaxe), bei Perforation, ausgedehnten Abszessen u. Fisteln sowie Stenosen mit mechan. Ileus möglichst einzeitige Darmresektion mit

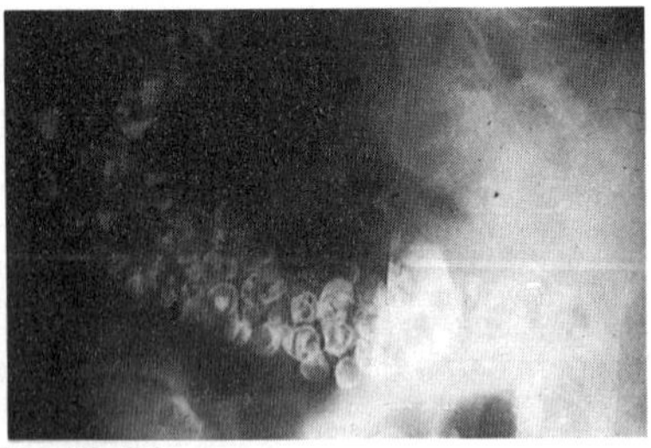

Divertikulitis:
bei ausgeprägter Divertikulose
(Röntgenbefund) [153]

End-zu-End-Anastomose, evtl. Inkontinenzresektion (Hartmann*-Operation) od. Schloffer*-Operation.

Di|vertikulose (↑; -osis*) f: (engl.) diverticulosis; Auftreten zahlreicher Divertikel*; i. e. S. Kolondivertikulose, die im Bereich von Dickdarmabschnitten mit hohem Innendruck (v. a. Colon descendens u. Colon sigmoideum), insbes. an Durchtrittsstellen von Gefäßen, zur Ausbildung falscher Divertikel führt; die Entstehung wird durch ballaststoffarme Ernährung, Bewegungsarmut u. Obstipation begünstigt. **Vork.**: v. a. im höheren Lebensalter (bei ca. 20% der 60jährigen u. ca. 60% der 80jährigen); **Sympt.**: bei komplikationsfreiem Verlauf meist symptomlos, selten

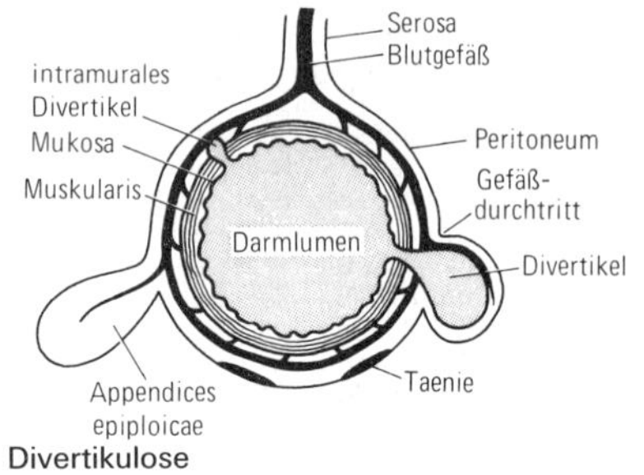

Divertikulose

Krämpfe im linken Unterbauch, Flatulenz, Diarrhoe u. Obstipation im Wechsel; **Diagn.**: Kontrasteinlauf, Koloskopie; **Kompl.**: in 10-25% der Fälle Divertikulitis*.

Dixon-Operation f: kontinenzerhaltende anteriore Rektumresektion* bei Rektumkarzinom (s. Karzinom, kolorektales); Entfernung von Sigma u. Rektum u. anschließende Anastomosierung zw. beginnendem Colon sigmoideum u. verbliebenem, distalem Rektum (Sigmoideorektostomie), häufig unter Zuhilfenahme von spez. Nähapparaten*.

Di|xyrazin n: 2{2-(4-[3-(10-Phenothiazinyl)-2-methyl-propyl]-1-piperazinyl)-ethoxy}-ethanol (IUPAC); Phenothiazinderivat; Verw.: s. Neuroleptika.

di|zygot (Di-*; gr. ζυγόν Joch): (engl.) dizygote; zweieiig; s. Zwillinge.

DLCO: Abk. f. **D**iffusionskapazität der **L**unge f. **CO**; s. Diffusionskapazität, pulmonale.

DMPS: Abk. f. **D**i**m**ercapto**p**ropan**s**ulfonsäure*.

DMSO: Abk. f. **D**i**m**ethyl**s**ulf**o**xid*.

DNA: Abk. f. (engl.) **d**esoxyribo**n**ucleid **a**cid; Desoxyribonukleinsäure (DNS); Polynukleotid,

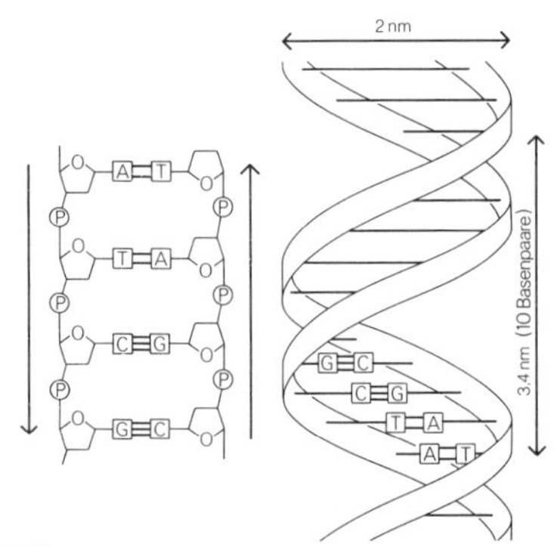

DNA:
Modell der DNA-Doppelhelix [106]

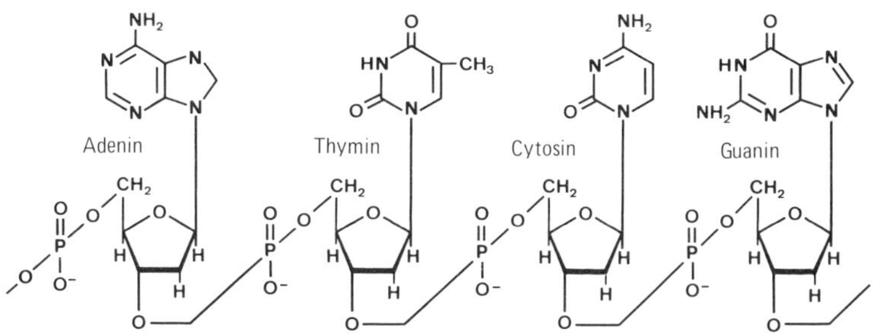

DNA:
Einzelstrang

bestehend aus Mononukleotiden, die 2-Desoxy-D-Ribose enthalten u. über 3′,5′-Phosphodiesterbindungen verknüpft sind; hauptsächl. Basen: Adenin*, Guanin* (Purinbasen), Cytosin*, Thymin* (Pyrimidinbasen). Die Reihenfolge der Basen (genetischer Code*) kodiert d. Information für das spätere Genprodukt*, meist ein Protein (Strukturprotein od. Enzym). DNA bildet b. den meisten Lebewesen (m. Ausnahme der sog. RNA-Viren) das genetische Material* (Träger der Erbanlagen). Die DNA liegt meist als Doppelstrang vor (Ausnahme: Genom einzelsträngiger DNA-Viren), bestehend aus zwei Polynukleotidketten entgegengesetzter Polarität, die durch Basenpaarung* zw. komplementären Basen (A═T; G≡C) d. Konformation einer Doppelhelix annehmen. Die Basenfolge in e. Strang determiniert damit vollständig die des komplementären Strangs. Die DNA ist vorwiegend im Zellkern (Nukleus) u. dort in den Chromosomen* lokalisiert, Träger der genetischen Information* u. besitzt die Fähigkeit zur Reduplikation*. Reparatursysteme der DNA: s. UV-Schäden. Vgl. Nukleinsäuren.

DNA-Finger|print-Methode f: gentechnolog. Methode zum Nachw. von spezif., unveränderbaren, individuellen DNA-Mustern nach Spaltung der DNA mit Restriktionsenzymen*, elektrophoret. Auftrennung u. Hybridisierung mit geeigneten Gensonden, die repetitive DNA-Sequenzen erkennen; Anw. zur Vaterschaftsfeststellung, in der Zwillingsforschung u. vor Knochenmarktransplantationen; i. R. der Rechtsmedizin u. Kriminalistik kann auch aus Spuren (getrocknetes Blut, Sperma u. a.) DNA isoliert u. ein DNA-Fingerprint angefertigt werden.

DNA-Klonierung (Klon*): (engl.) DNA-cloning; Verfahren der Gentechnologie* z. Selektion u. Züchtung v. Zellen, die alle ein ident. fremdes DNA-Fragment enthalten. Die Einschleusung v. fremder DNA* in eine bakteriol. Wirtszelle ist z. B. mittels Plasmiden mögl., die zuvor mit den entspr. Bruchstücken einer durch Restriktionsenzyme* enzymatisch zerlegten chromosomalen DNA, einer in vitro an mRNA synthetisierten bzw. sehr aufwendig chem. synthetisierten DNA (z. B. Insulin-, Interferongene) gekoppelt wurde. Ziel ist d. selektive Vermehrung eines DNA-Fragments (Transformation). **Med. Anw.:** zur Herstellung therap. wichtiger Proteine (Humaninsulin, Interferon u. a.), Gewinnung v. Impfstoffen (insbes. gegen virale Krankheitserreger) u. für diagn. Zwecke (genetische Beratung*, Pränataldiagnostik*).

DNA-Poly|merase (Poly-*; gr. μέρος Teil) f: Enzym, das aus den Desoxyribonukleotiden als Bausteine an einer (DNA-)Matrize DNA* synthetisiert; Beteiligung an der Reduplikation* u. der Reparatur von DNA (s. UV-Schäden).

DNA-Re|plikation, identische (Replikation*) f: s. Reduplikation, Mitose.

DNasen f pl: Kurzbez. f. **D**esoxyribo**n**uklea**sen***.

DNA-Syn|these|phase f: s. Zellzyklus.

DNA-Viren (Viren*) n pl: s. Viren, Virusklassifikation.

DNA-Zyto|photo|metrie (Cyt-*; Phot-*; Metr-*) f: (engl.) DNA-cytophotometry; Verf. der Zytophotometrie* zur quant. Bestimmung von

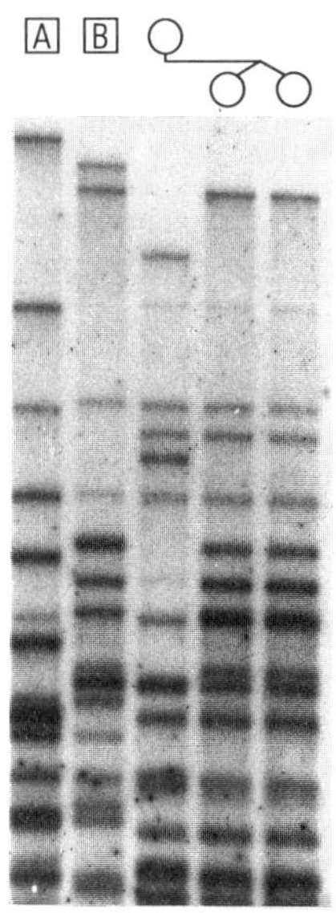

DNA-Fingerprint-Methode:
Untersuchung der DNA von zwei Männern (A und B), die für die Vaterschaft der Zwillinge (rechts) in Frage kommen, und die der Mutter (Mitte); die Zwillinge sind eineiig (identisches Bandenmuster), die nicht maternalen Banden stammen vom biologischen Vater (nicht A).
[401]

Zellkern-DNA; z. B. alsEinzelzell-Zytophotometrie, automatisierte Impulszytophotometrie* oder (nach Fluochromisierung) mit Hilfe der Zytofluorometrie*.

DNCG: Abk. f. **D**i**n**atrium**c**romo**g**lycat; Natriumsalz der Cromoglicinsäure*; Verw.: Antiallergikum.

DNS-: s. DNA-.

Do: (serol.) Symbol der Dombrock*-Blutgruppen.

D

Dobut|amin (INN) n**:** (±)-4-(2-[3-(p-Hydroxyphenyl)-1-methylpropylamino]ethyl)-brenzcatechin (IUPAC); Sympathomimetikum mit direkter Wirkung auf die Beta-1-Rezeptoren ohne dopaminartige Eigenschaften; **Verw.:** Herz- u. Kreislaufversagen bei akuter (dekompensierter) Herzinsuffizienz; **NW:** Anstieg der Herzfrequenz u. des systol. Blutdrucks, gelegentl. starker Blutdruckabfall, Extrasystolen, selten Tachykardien, Kammerflimmern, Übelkeit, Kopfschmerz u. a.; **Kontraind.:** mechan. Behinderung der ventrikulären Füllung bzw. des ventrikulären Ausflusses.

DOC: Abk. f. **D**es**o**xy**c**orticosteron*.

DOCA: Abk. f. **D**es**o**xy**c**orticosteron**a**cetat; s. Desoxycorticosteron.

Docusat-Natrium (INN) n**:** Bis-(2-Ethylhexyl)-succinat-2-sulfonsäure, Natriumsalz (Natriumdioctylsulfosuccinat) (IUPAC); anionisches Detergens, steigert die Sekretion von Wasser u. Elektrolyten im Darm; Verw.: Laxans.

Döderlein-Bakterien (Albert S. D., Gyn., München, 1860-1941; Bakt-*) f pl**:** s. Lactobacillus.

Doehle-Körperchen (Karl G. D., Pathol., Kiel, 1855-1928)**:** (engl.) Doehle's inclusion bodies; ovale, 1-3 μm große basophile, blasenartige Gebilde im Zytoplasma der neutrophilen Granulozyten; Vork. bei schweren Infekten (bes. Scharlach) u. May-Hegglin-Anomalie; Urs. unbekannt, evtl. Reifungsstörung des Zellplasmas.

Dokumentations|as|sistent, medizinischer m**:** Abk. MDA; Bez. f. einen Assistenzberuf im Bereich Information, Dokumentation u. Statistik in d. Medizin, insbes. in Zus. mit d. EDV; d. Ausbildung erfolgt entw. in einer staatl. (m. staatl. Anerkennung als MDA) od. privaten Lehranstalt (geprüfter MDA); Tätigkeit in Krankenhäusern, Gesundheitsämtern, med. Instituten u. Bibliotheken, med. Forschungseinrichtungen, im Sozialversicherungsbereich sowie in d. pharmaz. Industrie. Vgl. Informatik, medizinische.

Dokumentations|pflicht: die rechtl. Pflicht des behandelnden Arztes zu ordnungsgemäßer Dokumentation aller wesentlichen diagn. u. therap. Bewandtnisse, insbes. des Behandlungsverlaufs, z. B. durch Führen einer Krankenakte (eines Krankenblattes, einer Krankenkartei). Die Dokumentation muß vollständig spätestens zum Ende des einzelnen Behandlungsabschnitts vorliegen. Krankenakten sind i. d. R. mindestens für die Dauer von 10 Jahren nach Abschluß der Behandlung aufzubewahren, soweit nicht eine längere Aufbewahrung nach ärztl. Erfahrung od. durch bes. gesetzliche Vorschriften (z. B. Strahlenschutzverordnung) geboten ist; die Dokumentation unterliegt der ärztl. Schweigepflicht* sowie ggf. den Datenschutzgesetzen. Unzulänglichkeiten der Dokumentation können im Arztfehlerprozeß zu Beweiserleichterungen zugunsten des Pat. führen. Vgl. Einsichtsrecht, Aufbewahrungsfrist.

dolent (lat. dolere schmerzen)**:** schmerzhaft.

Dolicho|kolie (gr. δολιχός lang; Kol-*) f**:** abnorme Länge d. Kolons bzw. seiner Abschnitte.

Dolicho|ösophagus (↑; Ösophagus*) m**:** (engl.) dolicho-oesophagus; verlängerte u. geschlängelte Speiseröhre; s. Ösophagusachalasie.

Dolicho|steno|melie (↑; Steno-*; -melie*) f**:** (engl.) dolichostenomelia; auffallend lange u. grazile Extremitätenknochen; Teil des Marfan*-Syndroms.

Dolicho|zephalie (↑; Keph-*) f**:** (engl.) dolichocephaly; Langschädel; Vergrößerung des Längendurchmessers des Schädels; morphol. Variante einer Normozephalie. Vgl. Dyszephalie (Abb.).

Dolor (lat.) m (pl Dolores)**:** Schmerz.

Dolores osteo|copi (↑; Ost-*; gr. κόπτειν schlagen) m pl**:** nächtl. bohrende Knochenschmerzen im Sekundärstadium der Syphilis*.

Dombrock-Blut|gruppen: (engl.) Dombrock's blood groups; Symbol Do; seit 1965 bekanntes Blutgruppensystem (v. a. in der Abstammungsbegutachtung wichtig). Die Vererbung der auf Chromosom 1 lokalisierten Allele Do^a u. Do^b erfolgt autosomal-kodominant (drei Phänotypen). Die Bildung spezif. Antikörper nach Bluttransfusion ist beschrieben. Vgl. Blutgruppen.

dominant (lat. dominari herrschen)**:** s. Erbgang, dominanter.

Dom|peridon (INN) n**:** 5-Chlor-1-[1-[3-(2-oxo-1-benzimidazolinyl)propyl]-4-piperidyl]-2-benzimidazolinon (IUPAC); Benzimidazolderivat mit antiemetischen Eigenschaften; Verw.: Antiemetikum.

Donath-Landsteiner-Anti|körper (Julius D., Int., Wien, 1870-1950; Karl L., Pathol., Serol., Wien, New York, 1868-1943; Anti-*)**:** (engl.) Donath-Landsteiner antibodies; gegen P-Blutgruppenantigene (v. a. P_1 u. P_2) auf Erythrozyten gerichtete Antikörper* der Klasse IgG (biphasische Kältehämolysine); treten v. a. bei akuten viralen Infektionen u. i. R. der tertiären Syphilis auf u. führen bei Kälteexposition zur paroxysmalen Kältehämoglobinurie*; **Nachw.** durch **Donath-Landsteiner-Reaktion**: Zugabe gewaschener Testerythrozyten zu einer Serumprobe u. einstündige Inkubation bei 4°C (Antikörperbindung, erfolgt in vivo v. a. im Bereich der Akren), nachfolgend Zusatz von Komplement* u. ein- bis zweistündige Inkubation bei 37°C (pos. bei Hämolyse*).

Donati-Rück|stich|naht (Mario D., Chir., Turin, 1879-1946)**:** s. Nahtmethoden.

Donders-Druck (Frans C. D., Physiol., Ophth., Utrecht, 1818-1889)**:** s. Druck, intrapleuraler.

Donders-Raum (↑)**:** (engl.) Donders' space; **1.** (päd.) Raum zw. Zunge u. hartem Gaumen, in welchem die Saugwirkung erzielt wird; **2.** (pulmol.) Pleurahöhle.

Donnan-Verteilung (Frederick G. D., Chem., London, 1870-1956)**:** (engl.) Donnan's distribution; die sich zw. verschiedenen, durch eine semi-

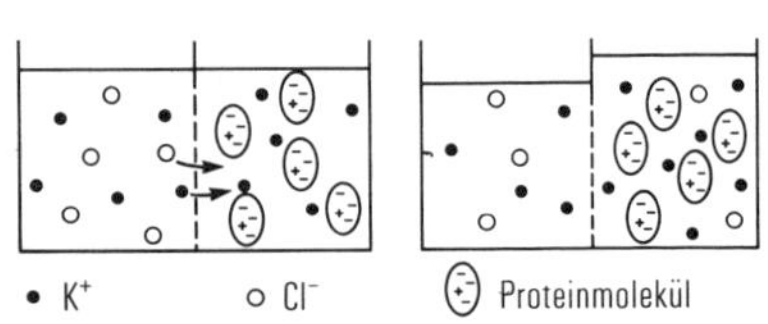

Donnan-Verteilung:
links: Ionenbewegung
rechts: Donnan-Gleichgewicht

permeable Membran* getrennten Elektrolytlösungen einstellende Ionenverteilung, wenn eine der Lösungen nicht diffusible Teilchen enthält; befinden sich z. B. in einer membranumschlossenen Zelle K^+- u. Protein$^-$-Ionen u. im Außenraum K^+- u. Cl^--Ionen, so diffundieren Cl^--Ionen wegen des Konzentrationsgefälles in die Zelle u. nehmen aus Gründen der Elektroneutralität K^+-Ionen gegen ein Konzentrationsgefälle mit. Bei dem sich einstellenden **Donnan-Gleichgewicht** ist im Außenraum die Konz. der K^+- u. Cl^--Ionen gleich, in der Zelle dagegen die Konz. der K^+-Ionen gleich der Summe der Konz. der Cl^-- u. Protein$^-$-Ionen. Durch die Verschiebung der Ladungen kommt es zur Ausbildung eines **Donnan-Potentials**. Vgl. Membranpotential.

Donné-Körperchen (Alfred D., Arzt, Paris, 1801-1878): s. Kolostrum.

Donor (lat. donare geben) m: Spender.

Donovania granulomatis (Charles Donovan, Tropenarzt, Madras, 1863-1951; Granulum*; -om*) f: veraltete Bez. f. Calymmatobacterium* granulomatis.

Donovanosis (↑; -osis*) f: syn. Granuloma* inguinale.

DOPA: Abk. f. 3,4-**Di**hydr**o**xy**p**henyl**a**lanin*.

DOPA-De|carb|oxylase f: Enzym der Melanogenese u. des Adrenalinumbaus.

Dopamin n: (engl.) dopamine; syn. Hydroxytyramin; im Organismus vorkommendes Katecholamin (s. Katecholamine); biochem. Vorstufe

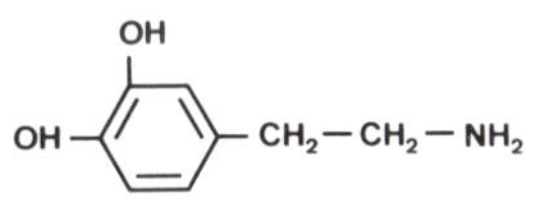

Dopamin

von Noradrenalin u. Adrenalin; Zwischenprodukt u. Überträgersubstanz, die an d. adrenergen Nerven freigesetzt wird; s. Parkinson-Syndrom.

dop|amin|erg: die Wirkung des Dopamins betreffend; s. Neurotransmitter.

DOPA-Oxidase f: syn. Brenzkatechinase; Enzym der Bildung von Melanin aus DOPA bzw. Brenzkatechinderivaten.

Doping (engl. to dope hinters Licht führen) n: nach der Definition des Deutschen Sportbundes der Versuch einer unphysiol. Steigerung der Leistungsfähigkeit des Sportlers durch Anwendung (z. B. Einnahme, Injektion) einer Doping-Substanz durch den Sportler od. eine Hilfsperson (z. B. Trainer) vor u. während eines Wettkampfs bzw. im Training (bei Anabolika); zu den Doping-Substanzen gehören: **1.** Stimulanzien, z. B. Amphetamin*, Cocain*, Coffein* (in best. hohen Dosen), Ephedrin*, Fenetyllin; **2.** Narkotika, z. B. Codein*, Dihydrocodein, Morphin*; **3.** Anabolika*, z. B. Stanozolol, u. Beta-2-Sympathomimetika wie Clenbuterol*, **4.** Betarezeptorenblocker*, z. B. Atenolol, Propranolol; **5.** Diuretika*, z. B. Amilorid, Spironolacton; **6.** best. Peptidhormone, z. B. STH* u. ACTH* u. Erythropoetin*; zu den nur mit best. Einschränkungen zugelassenen Substanzen gehören Alkohol, Lokalanästhetika u. Kortikoide, als Verfahren verboten ist das Blutdoping (autologe od. heterologe Bluttransfusion). Die med. Gefahr jedes D. besteht im Risiko der z. T. erheblichen NW der einzelnen Substanzen, die nicht selten in exorbitant hohen Dosen genommen werden. Durch die Überwindung physiol. Leistungsgrenzen wird der Sportler zudem über den phys. Zustand seines Körpers getäuscht: Schutzbarrieren, z. B. Erschöpfungsgefühl, werden abgebaut mit der Folge einer Gefährdung vitaler Funktionen (Todesfälle sind vorgekommen).

Doppel|albumin|ämie (Album-*; -ämie*) f: s. Albumine.

Doppel|ballon|sonde f: s. Ballonsonde.

Doppel|bild: s. Diplopie.

Doppel|bindung: (engl.) double-bond; (chem.) durch zwei (Valenz-)Elektronenpaare gebildete ungesättigte Bindung von Atomen innerh. eines Moleküls; ungesättigte D. zwischen C-Atomen (>C=C<); **kumulierte D.** befinden sich in unmittelbarer Nachbarschaft, **konjugierte** (alternierende) **D.** sind durch eine Einfachbindung getrennt u. aktivieren sich gegenseitig, die Verbindungen sind meist farbig (z. B. Karotinoide) u. zeigen charakterist. Absorption im ultravioletten Licht. **Isolierte D.** sind durch mehr als eine Einfachbindung getrennt u. beeinflussen sich gegenseitig nicht.

Doppel|blind|versuch: s. Blindversuch.

Doppel|fehl|bildung: (engl.) duplication malformation; Ergebnis der unvollständigen Durchschnürung des Embryoblasten im späten Entwicklungsstadium der Blastozyste* (b. vollständiger Durchschnürung entstehen eineiige Zwillinge*); die Embryonen bleiben miteinander verbunden (sog. siamesische Zwillinge) u. haben u. U. gemeinsame Organanlagen. Nach Art u. Ausmaß der Verwachsung werden sie als Thorakopagus, Omphalopagus (s. Abb.), Pygopagus (Steißbein), Kraniopagus usw. bezeichnet. Die Kinder sind z. T. lebensfähig u. können, falls nicht lebenswichtige Organe nur einfach angelegt sind, beide eine op. Trennung überleben. Vgl. Autosit, Parasiten.

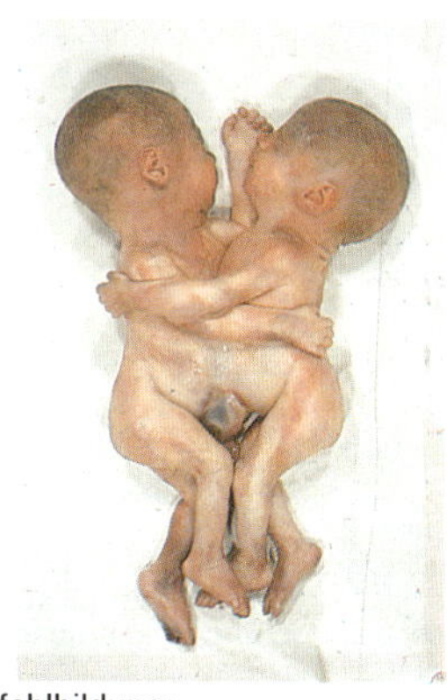

Doppelfehlbildung:
an Thorax und Bauch miteinander verbundene „siamesische Zwillinge"; in diesem Fall fanden sich getrennte Anlagen von Herz, Lunge, Magen und Kolon, aber nur eine gemeinsame Leber- und Dünndarmanlage.
[471]

Doppel|helix (Helix*) f: s. DNA.

Doppel|kontrast|methode f: syn. Bikontrastmethode; wichtiges Verf. bei der röntg. Untersuchung v. Hohlorganen (v. a. Magen u. Dickdarm, ferner Ösophagus, Harnblase, Bronchialbaum, Salpingen) mit gleichzeitiger Anw. eines pos. u. neg. Kontrastmittels (d. h. spez. Röntgenkontrastmittel* u. Luft); durch den dünnen Kontrastmittelbelag auf der Innenwand des zu untersuchenden Organs werden feinste Veränderungen erfaßbar.

Doppel|lippe: (engl.) double lip; syn. Labium duplex; Schleimhautfalte im Lippenrot der Oberlippe, die ihr den Anschein einer Verdoppelung verleiht; tritt als Symptom des Ascher*-Syndroms auf; ggf. chir. Beseitigung.

Doppel|lumen|tubus (Lumen*; Tubus*) m: (engl.) double lumen tube; Abk. DLT; doppelläufiger Tubus* (Komb. aus Endotrachealtubus* u. Endobronchialtubus*) zur seitengetrennten (einseitigen) Beatmung* (u. Absaugung) bei lungenchir. Eingriffen unter Narkose (sog. Eine-Lunge-Anästhesie, z. B. bei Lungenabszeß, Bronchiektasen, bronchopulmonaler Fistel) sowie zur Ruhigstellung des Operationsgebiets u. um eine Verschleppung infektiösen Materials zu vermeiden; **Formen: 1.** mit Carina-Sporn (Vermeidung einer Dislokation): Carlens-Tubus für linksseitige, White-Tubus für rechtsseitige endobronchiale Lage; **2.** ohne Carina-Sporn: Robertshaw-D., Bryce-Smith-Salt-Tubus, beide für links- bzw. rechtsseitige Lage; **Kompl.:** bes. Hypoxämie (bei rechtsseitiger Intubation durch Verlegung des rechten Oberlappenbronchus), Fehlplazierung, Verletzung von Kehlkopf, Trachea, Bronchus.

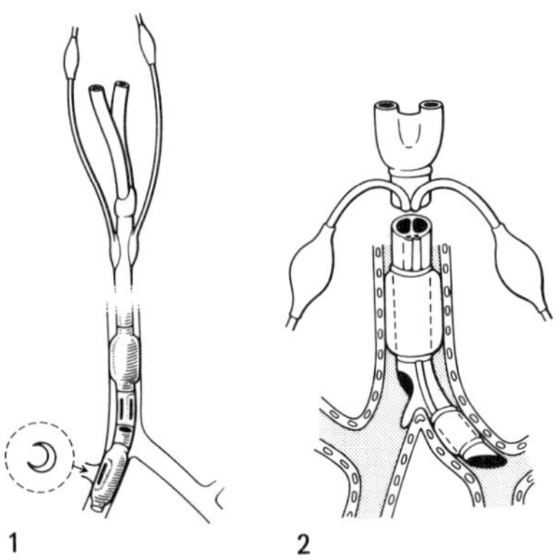

1 2
Doppellumentubus:
1: rechtsseitige endobronchiale Intubation mit Tubus nach Bryce-Smith und Salt;
2: linksseitige endobronchiale Intubation mit Tubus nach Carlens [184]

Doppel|niere: s. Nierenfehlbildungen.

Doppel|para|protein|ämie (Par-*; Prot-*; -ämie*) f: (engl.) biclonal gammopathy; syn. biklonale Gammopathie; Vorhandensein von zwei Paraproteinen im Serum bei Plasmozytom*.

Doppelt|hören: s. Diplakusis.

Doppel|ton: (engl.) 1. Traube's sign, 2. double bruit; **1.** Traube-D.: auskultator. Befund über d. Aorta b. Aorteninsuffizienz; **2.** an der A. femoralis, z. B. bei Hyperthyreose, Mitralstenose, Fieber, Chlorose. Vgl. Spaltung der Herztöne.

Doppelt|sehen: s. Diplopie.

Doppler-Ef|fekt (Christian J. D., Phys., Math., Wien, Prag, 1803-1853) m: (engl.) Doppler effect; Bez. f. die Änderung der Frequenz einer Schallwelle durch Bewegung des Empfängers; bewegt sich der Empfänger auf die Schallquelle zu, steigt die Frequenz, bewegt er sich von der Schallquelle weg, sinkt sie; bewegen sich Empfänger u. Schallwelle gleich schnell (relativ), so wird der Schall nicht wahrgenommen. Der D.-E. ist Grundlage der Doppler-Sonographie (s. Ultraschalldiagnostik).

Doppler-Sono|graphie (↑; lat. sonus Laut, Ton; -graphie*) f: Verf. der Ultraschalldiagnostik*; vgl. Doppler-Effekt.

Dormant cells (engl. schlafende Zellen) f pl: Zellen eines therap. (meist chir.) nicht vollständig beseitigten malignen Tumors, die zu lokalen Spätrezidiven führen können. Vgl. Metastase.

Dormia-Schlinge (Enrico D., zeitgen. Urol., Mailand): (engl.) Dormia sling; Modifikation der Zeiss*-Schlinge in Form einer körbchenartigen Drahtschlinge, mit der Harnleitersteine direkt eingefangen u. extrahiert werden können; vgl. Nephrolithiasis.

Dorn|fortsatz: Processus spinalis vertebrae.

Dorno-Strahlung (Carl W. D., Phys., Davos, 1865-1942): s. Ultraviolettstrahlung.

dorsal (lat. dorsum Rückseite, Rücken): dorsalis, z. Rücken gehörig, nach d. Rücken hin liegend, rückseitig; Ggs. ventral.

Dorsal|dis|lokation (↑; Dis-*; lat. locatio das Plazieren, Aufstellung) f: (engl.) posterior dislocation; Verschiebung nach dorsal, z. B. eines Wirbels b. Bandscheibenschaden*.

Dorsal|flexion (↑; lat. flexio Biegung, Krümmung) f: (engl.) dorsiflexion; Beugung der Hand, des Fußes, des Kopfs, der Halswirbelsäule in Richtung ihrer Rückseite bzw. nach rückwärts; funktionell handelt es sich um eine Hyperextension.

Dorsal|ganglien (↑; Gangl-*) n pl: Ganglia thoracica.

Dors|algie (↑; -algie*) f: Rückenschmerzen; s. Kreuzschmerz, Lumbago, Ischiassyndrom, Zervikobrachialsyndrom.

Dorsal|luxation, peri|lunäre (↑; Luxation*) f: (engl.) dorsal perilunar dislocation; Verschiebung der distalen Karpalreihe zus. mit Os triquetrum u. Os naviculare gegen Os lunatum u. Radius nach dorsal; häufig mit Frakturen od. knöchernen Ausrissen der anderen Handwurzelknochen; **Urs.:** Sturz auf das überstreckte Handgelenk; **Sympt.:** schmerzhafte Prominenz an der Volarseite des Handgelenks, Aufhebung der Volarflexion, Kompressionserscheinungen des N. medianus; **Diagn.:** Rö. seitlich: Os lunatum steht palmarseitig der Handwurzelknochen, seine Exkavation ist leer; Rö. a.-p.: Os lunatum erscheint dreieckig im Gegensatz zur normalen Trapezform; **Ther.:** kons. durch Reposition mit Ruhigstellung; op. bei veralteter irreponibler od. offener Luxation bzw. bei Komb. mit Frakturen (z. B. Quervain-Luxationsfraktur). Vgl. Lunatumluxation.

Dorsal|zysten (↑; Kyst-*) f pl: (engl.) digital mucous pseudocysts; mit gallertiger Substanz gefüllte, oft transparente, bis haselnußgroße, derbe Vorwölbungen (Pseudozysten; s. Abb.); **Lok.:** Finger- u. Zehenstreckseiten, paraartikulär; **Urs.:** offenbar schleimige Bindegewebsdegeneration inf. mechanischer Dauerreize; **DD:** Fibrome, traumat. Epidermiszysten, Fingerknöchelpolster.

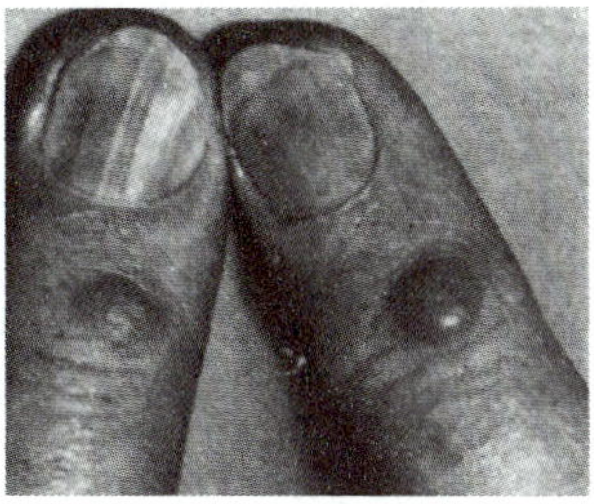
Dorsalzysten [549]

Dorsum (lat.) n: (anat.) Rücken.

Dosier|aerosol (Aer-*; lat. solvere lösen) n: s. Aerosoltherapie.

Dosi|metrie (Dosis*; Metr-*) f: (engl.) dosimetry; Strahlendosismeßverfahren; (radiol.) die Messung der Dosis* bzw. der Dosisleistung* in Luft od. in bestrahlten Objekten unter Anw. von Strahlendosismeßgeräten (**Dosimeter**) mit dem Ziel, die durch ionisierende Strahlung* auf Materie übertragene Energie zu bestimmen, wobei physik., chem. u. biol. Verfahren angewendet werden. In der med. Radiologie werden v. a. Dosimeter nach dem Prinzip der luftgefüllten Ionisationskammer* verwendet, im Strahlenschutz v. a. sog. Individualdosimeter wie Filmdosimeter*, Füllhalterdosimeter*, Thermolumineszenzdosimeter (z. B. Fingerringdosimeter zur Ermittlung von Teilkörperdosen an den Händen) u. a.; vgl. Fricke-Dosimeter, Strahlungsmeßgeräte.

Dosis (gr. δόσις Gabe) f: (engl.) dose; **1.** (pharmak.) verabreichte Menge eines Arzneimittels, i. d. R. in Gewichtseinheiten od. Internationalen Einheiten der Wirksubstanz; die **Wirkdosis** (Abk. WD, auch Effektivdosis, Abk. ED bzw. DE, Dosis effectiva) hängt ab von der Konz. des Pharmakons am Wirkort, d. h. von der verabreichten D., bezogen auf das Körpergewicht (unter Berücksichtigung der Biokinetik des Wirkstoffs) u. von individuell unterschiedl. (in Bevölkerungen meist einer Normalverteilung entspr.) Empfindlichkeit gegenüber dem Wirkstoff; als WD_{50} (ED_{50}) wird z. B. diejenige D. bezeichnet, bei der innerh. eines best. Zeitraums bei 50% der Individuen eine Wirkung eintritt (s. Abb.). Die (im Tierversuch ermittelte) **Letaldosis** (Abk. LD) ist diejenige D., bei der innerh. eines best. Zeitraums der Tod eintritt; meist spezif. als LD_{100}, LD_{50} usw. angegeben. **2.** (radiol.) Meßgröße zur Charakterisierung ionisierender Strahlung* hinsichtlich der mit ihr verbundenen physik. bzw. biol. Strahlenwirkung*, z. B. Energiedosis*, Ionendosis* bzw. Kerma*, im Strahlenschutz die Äquivalentdosis*.

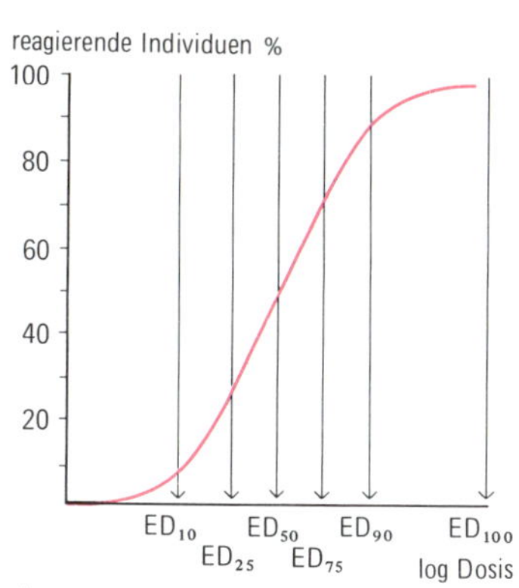

Dosis:
Summenkurve einer Empfindlichkeitsverteilung [112]

Dosis|ef|fekt (↑) m: (engl.) dose effect; Bez. f. die Dosis/Wirkungsbeziehung nach Einnahme embryotox. Substanzen.

Dosis ef|ficax (↑; lat. efficax wirksam) f: syn. Dosis effectiva; Wirkdosis.

Dosis|faktoren (↑) m pl: (engl.) dose factors; nuklidspezif. Umrechnungsfaktoren, mit deren Hilfe aus der während einer best. Zeit auf Menschen von außen einwirkenden od. von ihnen aufgenommenen (bekannten) Aktivität* eines best. Radionuklids die Berechnung der daraus für ein (kritisches) Organ od. den Ganzkörper zu erwartenden Äquivalentdosisleistung* möglich ist.

Dosis|grenz|werte (↑): (engl.) dose limit values; für Zwecke des Strahlenschutzes* definierte Grenzwerte der Strahlenexposition durch ionisierende Strahlung* in einem best. Zeitraum; werden als Äquivalentdosis* definiert u. beziehen sich meist auf den Zeitraum eines Jahres; ihre Einhaltung muß durch die Betreiber von Anlagen u. Einrichtungen, in denen mit radioaktiven Substanzen umgegangen wird, überwacht werden. Vgl. Strahlenrisiko.

Dosis, kumulierte (↑; lat. cumulatus angesammelt, angewachsen) f: (engl.) cumulative dose; (radiol.) die in Teilen zu versch. Zeitpunkten applizierte Gesamtdosis*.

Dosis|leistung (↑): (engl.) dose rate; (radiol.) Bez. f. Dosis pro Zeiteinheit; als Kurzzeichen der jeweiligen D. wird das Symbol der entspr. Dosisgröße mit einem darüberstehenden Punkt verwendet. Beispiele: Energiedosisleistung $\dot{D}$ (z. B. in Gy/min), Ionendosisleistung $\dot{I}$ (z. B. in R/h), Äquivalentdosisleistung $\dot{H}$ (z. B. in µSv/s).

Dosis|leistungs|konstante (↑) f: (engl.) constant dose rate; Kurzzeichen Γ_H; nuklidspezif. Konstante, mit deren Hilfe für Strahlenschutzzwecke die durch Photonenstrahlung bedingte Äquivalentdosisleistung* H_x in der Umgebung eines (annähernd) punktförmigen radioaktiven Präparats (ohne Absorption) berechnet werden kann. Die Photonen-Äquivalentdosisleistung H_x in Sv/h hängt ab von der Aktivität* A des Präparats (in Becquerel), dem Abstand r vom Präparat (in m) sowie der Dosisleistungskonstante Γ_H [in (Sv/h) × (m²/Bq)] u. läßt sich wie folgt errechnen:

$$\dot{H}_X = \Gamma_H \cdot \frac{A}{r^2}$$

Dosis letalis (↑; lat. letalis tödlich) f: Letaldosis; s. Dosis. **D. letalis minima** (↑; ↑) f: kleinste tödl. Dosis. **D. maximalis** (↑) f: maximale Dosis.

Dosis|meß|verfahren (↑): s. Dosimetrie.

Dosis/Wirkungs|beziehung (↑): (engl.) dose-effect relationship; Abhängigkeit eines durch chem. od. physik. Agenzien ausgelösten (therap. od. tox.) Effekts von der applizierten Dosis; Grundprinzip der pharmak. od. tox. Wirkung.

Dost-Prinzip (Hartmut D., Päd., Leipzig, Gießen, geb. 1910) **n:** (engl.) Dost's principle; Flächen unter Blutspiegel/Zeitkurven sind proportional den resorbierten Arzneistoffmengen; damit ergibt ein Flächenvergleich Aussagen über das Ausmaß der Bioverfügbarkeit*; nur unter best. Voraussetzungen gültig (wenn z. B. kein First pass effect vorhanden ist).

Dosulepin (INN) **n:** 3-(6-Dihydrodibenzo[b,e] thiepin-11-yliden)-N,N-dimethylpropylamin (IUPAC); tricyclisches Antidepressivum mit ähnl. Eigenschaften wie Amitriptylin u. cholinerger Wirkung; s. Antidepressiva.

Dotter: (engl.) yolk; Vitellus, Eigelb; die Plasmamasse der Eizelle*, die in d. Umgebung der Keimbläschen liegt; sie besteht aus d. Deutoplasma (Nährmaterial) u. dem Protoplasma (Aufbaumaterial).

Dotter|gang: s. Ductus omphaloentericus; vgl. Meckel-Divertikel.

Dotter|sack: (engl.) yolk sac; (embryol.) durch Zellen des Entoderms der Blastozyste* entlang der Heuser-Membran gebildeter flüssigkeitshaltiger Raum (primärer D.; 8. Tag), der sich etwa am 13. Tag vom Zytotrophoblasten* ablöst u. als sekundärer D. in der dadurch entstandenen Chorionhöhle liegt; s. Chorion, Ductus omphaloentericus.

Dotter|sack|kultur (lat. cultura Züchtung) **f:** s. Eikultur.

Dotter|sack|tumor (Tumor*) **m:** s. Sinustumor, endodermaler.

Dotter-Technik (Charles D., Röntg., Boston) **f:** s. Angioplastie.

Double outlet ventricle (engl.) **n:** s. Transposition der großen Arterien (inkomplette Form).

Douglas-Ab|szeß (James D., Anat., London, 1675-1742; Abszeß*) **m:** (engl.) Douglas' abscess; Eiteransammlung im Douglas*-Raum, v. a. bei Appendizitis, Adnexitis, postop. Nahtinsuffizienz, als Restzustand einer diffusen Peritonitis; **Sympt.:** Miktionsbeschwerden, Tenesmen, ständiger Stuhldrang, Schleimabgang, Stuhlinkontinenz; **Diagn.:** digitale, rektale Austastung mit schmerzhafter, fluktuierender Vorwölbung; **Ther.:** Douglas-Punktion u. evtl. Drainage.

Douglas-Punktion (↑; Punktion*) **f:** (engl.) culdocentesis; diagn. od. therap. transvaginale od. transrektale Punktion des Douglas-Raumes nach leichtem Spannen des hinteren Scheidengewölbes bzw. der ventralen Rektumwand; **Ind.:** **1.** b. Verdacht auf Extrauteringravidität*; **2.** b. schweren Verläufen einer Adnexitis* und entzündl. Resistenzen im Douglas-Raum (z. B. Douglas*-Abszeß); **Kompl.:** Blutung, Perforation von Harnblase od. Darmschlingen.

Douglas-Raum (↑)**:** (engl.) Douglas' pouch; Excavatio rectouterina; der zw. Uterus u. Rektum gelegene tiefste Punkt der Bauchhöhle b. der Frau (beim Mann: Excavatio rectovesicalis zw. Harnblase u. Rektum). Vgl. Krukenberg-Tumor.

Douglas-Selbst|entwicklung (John D., Gyn., Dublin, 1777-1850)**:** (engl.) Douglas' spontaneous evolution; Selbstentwicklung* b. Querlage* m. Abknickung im oberen Teil der Wirbelsäule.

Douglas|skopie (James D., Anat., London, 1675-1742; -skopie*) **f:** (engl.) culdoscopy; Kuldoskopie; endoskop. Betrachtung der Organe im Bereich des Douglas*-Raumes v. der Vagina her; weitgehend durch Pelviskopie* ersetzt.

Downey-Zellen (Hal D., Hämat., Minneapolis, 1877-1959; Zelle*)**:** (engl.) Downey's cells; auch McKinley-Zellen; im peripheren Blut bei Mononucleosis* infectiosa auftretende mononukleäre Lymphoidzellen*, die einen polymorph geformten Kern mit aufgelockerter Chromatinstruktur u. ein basophiles Protoplasma m. zahlreichen Vakuolen aufweisen.

Downhill|varizen (engl. downhill bergab; Varix*) **f pl:** Ösophagusvarizen* im oberen Drittel der Speiseröhre; **Urs.:** Behinderung des Blutabflusses über die Ösophagusvenen im Mediastinum. **Vork.:** i. d. R. (endoskop.) Nebenbefund ohne eigenen Krankheitswert, auch symptomatisch, z. B. bei mediastinalen Tumoren u. Befall der mediastinalen Lymphknoten, retrosternaler Struma u. Bronchialkarzinom; im Ggs. zu den distalen Ösophagusvarizen bei portaler Hypertension* treten bei D. keine Blutungen auf.

Down-Syn|drom (John L. D., Arzt, London, 1828-1896) **n:** syn. Morbus Langdon-Down, Trisomie 21, Mongolismus; numerische autosomale Chromosomenaberration: **1.** meist klass. Trisomie, d. h. dreifaches Chromosom 21 inf. Non*-disjunction; **2.** Translokation: in wenigen, fam. auftretenden Fällen ist das zusätzl. Chromosom 21 od. ein wesentl. Stück davon an e. anderes Autosom (meist Chromosom 14, 21 od. 22) angeheftet. Beides führt zu einer intra- u. extrauterinen Fehlentwicklung fast sämtl. Gewebe u. Organe, die langsam wachsen, unreif bleiben, schneller altern u. Fehlbildungen aufweisen können. **Klin.:** meist erhebl., aber individuell versch. entwicklungsfähige geistige Behinderung; unterschiedl. ausgeprägte, typ. Dysmorphie: rundl. Minderwuchs, Brachyzephalie, Mikrozephalie, schräge Augenstellung, Epikanthus, Hypertelorismus, breite Nasenwurzel, tiefsitzende Ohren, meist offener Mund m. vermehrter Speichelsekretion u. großer, gefurchter Zunge; Muskelhypotonie, Cutis laxa, tiefstehender Nabel, oft m. Hernie, Vierfingerfurche an der Handfläche, Fußdeformitäten (sog. Sandalenlücke), Einwärtskrümmung (Klinodaktylie) der Endglieder des 5. Fingers, Unterentwicklung der Kiefer u. Zähne sowie verspäteter knöcherner Schluß der Schädelnähte u. der Fontanelle, ohne Verzögerung der Knochenkernentwicklung; Herzfehler in 40-60% der Fälle; Leukämien treten mit zunehmendem Alter über-

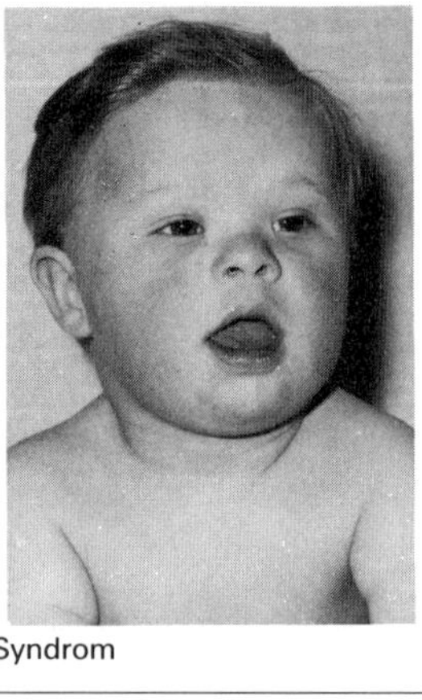

Down-Syndrom [540]

durchschnittl. häufig auf. **Diagn.:** charakterist. Phänotyp bereits bei Geburt, Brushfield*-Flekken in der hellen Iris junger Säuglinge, die sich mit zunehmendem Lebensalter u. Pigmenteinlagerungen verlieren; **Häufigkeit:** Die Inzidenz ist mit dem Alter der Mutter korreliert u. scheint in den letzten Jahren (auch bei jüngeren Müttern) zuzunehmen; bezogen auf alle Altersklassen beträgt sie 1 auf 700 Lebendgeborene (35-40jährige Mütter 0,5-1,3%, 40-45jährige Mütter 1,3-4,4%); evtl. pränatale Diagnosestellung durch Amniozentese od. Chorionzottenbiopsie; **Progn.:** früher starben 75% der Pat. vor der Pubertät v. a. inf. erhöhter Infektanfälligkeit; heute werden die Pat. meist älter, 80% erreichen das 30. Lebensjahr. Bei gezielter, frühzeitig begonnener u. individuell angepaßter Förderung sind Kinder mit D.-S. lernfähig u. sozial gut integrierbar; sie können e. gewisse Selbständigkeit erwerben, die u. U. auch den Besuch von Regelschulen erlaubt.

Doxapram (INN) **n:** Doxapramum (INN-L), Doxapram (INN-E), 1-Ethyl-4-(2-morpholinoethyl)-3,3-diphenyl-2-pyrrolidinon (IUPAC); Atemstimulans (Analeptikum) mit umstrittener therap. Wirksamkeit.

Doxepin (INN) **n:** 3-(6H-Dibenz[b,e]oxepin-11-yliden)-N,N-dimethylpropylamin (IUPAC); tricyclisches Antidepressivum; Verw.: s. Antidepressiva.

Doxo|rubicin (INN) **n:** [(1S,3S)-3-Glycoloyl-1,2,3,4,6,11-hexa-hydro-3,5,12-trihydroxy-10-methoxy-6,11-dioxo-naphthacen-1-yl]-(3-amino-2,3,6-tridesoxy-α-L-lyxo-hexopyranosid) (IUPAC); syn. Adriamycin; Fermentationsprodukt von Streptomyces penceticus var. mit antineoplast. (zytostat.) Eigenschaften; **Verw.:** z. B. bei Mamma- u. Endometriumkarzinomen, Lymphomen, akuter lymphat. Leukämie; **NW:** Kardiotoxizität, Fertilitätshemmung, reversible Alopezie, Fieber u. Schleimhautulzerationen. Vgl. Zytostatika.

Doxy|cyclin (INN) **n:** α-6-Desoxy-5-hydroxytetracyclin (IUPAC); Antibiotikum der Tetrazyklin-Gruppe; Verw.: s. Tetrazykline.

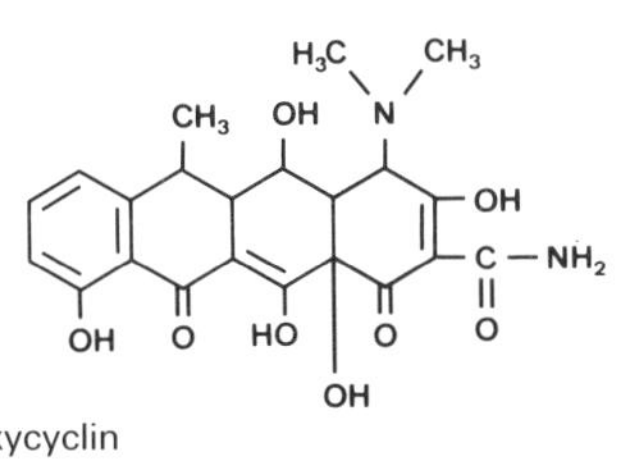

Doxycyclin

Doxy|lamin (INN) **n:** N,N-Dimethyl-2-[(α-methyl)-α-(2-pyridyl)-benzyloxy]-ethylamin (IUPAC); Histamin-H_1-Rezeptorenblocker mit sedativ-hypnot. Eigenschaften u. einer parasympatholyt. Wirkung; Verw.: bei Ein- u. Durchschlafstörungen, allerg. Reaktionen; s. Antihistaminika.

Doyne-Chorioidose (Robert W. D., Ophth., Oxford, 1857-1916; Chorio-*; -id*; -osis*) **f:** (engl.) Doyne's choroiditis; syn. Doyne-Chorioiditis; hereditäre Makuladegeneration mit Ausbildung von Drusen* am hinteren Augenpol.

DPT: Kombinationsimpfstoff gegen **D**iphtherie, **P**ertussis u. **T**etanus; s. Schutzimpfung.

dpt: Abk. f. **D**io**pt**rie*.

Dracunculus medinensis (lat. dracunculus kleine Schlange; medinensis nach der arab. Stadt Medina) **m:** syn. Filaria medinensis, Medinawurm, Guineawurm; Fadenwurm (♂ 3-4 cm, ♀ 50-100 cm lang, ca. 1 mm dick) der Nematodes* im Unterhautbindegewebe des Menschen (Säugetiere als Parasitenreservoir); Err. der Drakunkulose*; **Entwicklung:** ♀ erscheint ca. ein Jahr nach Infektion unter der Haut, angefüllt mit fertig entwickelten Larven; im Bereich des Kopfendes des Wurms örtl. entzündl. Gewebereaktion der Haut, die bei Kontakt mit Wasser aufreißt; durch Ruptur des nun freiliegenden Vorderendes des Wurms wird ein Teil der Larven ins Wasser entleert; Vorgang wiederholt sich, bis Larvenvorrat erschöpft ist; danach Absterben des Parasiten. Entw. der Larven in Hüpferlingen* als Zwischenwirte. **Übertragung:** orale Aufnahme infizierter Hüpferlinge mit Trinkwasser; Entwicklungs- u. Lebensdauer ca. ein Jahr; **Vork.:** Afrika, Vorder- u. Mittelasien, Indien; **Diagn.:** Vorderende des Wurms in der Durchbruchstelle der Haut makroskop. erkennbar; mikroskop. Nachweis der Larven.

Dragée (frz.) **n:** (engl.) coated tablet; Arzneiform mit zusätzl. Überzugsstoffen (Zukker, Fette, Glasur).

Dragstedt-Operation (Lester R. D., Chir., Chicago, 1893-1975) **f:** transthorakale supradiaphragmale (trunkuläre) Vagotomie*.

Draht|ex|tension (Extension*) **f:** (engl.) skeletal traction; Form der Extension* mit Zugwirkung über einen transossär eingebrachten u. fixierten Draht od. Nagel (Kirschner-Draht, Steinmann-Nagel) mit Aufhängung der Extremität über einen Doppelbügel; **Ind.:** Frakturen der unteren od. oberen Extremität u. des Acetabulums vor Osteosynthese bzw. als kons. Frakturbehandlung; vgl. Extensionsmethoden, Weber-Bock.

Draht|naht: (engl.) stainless steel wire suture; Naht mit rostfreiem Stahldraht; z. B. bei Osteosynthese* u. Sehnennaht*.

Draht|puls (Puls*): (engl.) wiry pulse; sehr harter Puls durch gleichzeitigen Anstieg der systol. u. diastol. Blutdruckwerte; z. B. b. fixiertem nephrogenem Hochdruck od. b. Eklampsie; zu unterscheiden vom Druckpuls*.

Drainage (frz. Entwässerung) **f:** auch Dränage; Ableitung von Flüssigkeitsansammlungen wie Wundsekret, Blut od. Eiter aus Operationswunden, Körper- od. Wundhöhlen durch einen Drain (Gummi-, Kunststoffröhre, Klapp-Halbrinne, Gazestreifen usw.) zur Verhütung od. Behandlung einer Infektion. Vgl. Redon-Saugdrainage, Bülau-Drainage.

Drainage|operation (↑) **f: 1.** s. Pyloroplastik; **2.** s. Ventrikeldrainage.

Drakunkulose (lat. dracunculus kleine Schlange; -osis*) **f:** (engl.) dracunculiasis; syn. Drakontiase, Dracunculosis, Medinawurm-Infektion, Guineawurm-Infektion; durch den Nematoden Dracunculus* medinensis verursachte Krankheit; **Klin.:** lokal u. entlang der Wanderung des weibl. Wurms allerg. Erscheinungen v. a. im subkutanen Bindegewebe der Unterschenkel, seltener der Unterarme; Entzündungen; Abszeßbildung bei sek. Infektion od. unvollständiger Extraktion des Wurms, Tetanusgefahr; Verkalkung des Wurms nach seinem Absterben; **Diagn.:** klinisch, u. U. Röntgenaufnahme; **Ther.:** Extraktion des adulten Wurms, Niridazol, Tiabend-

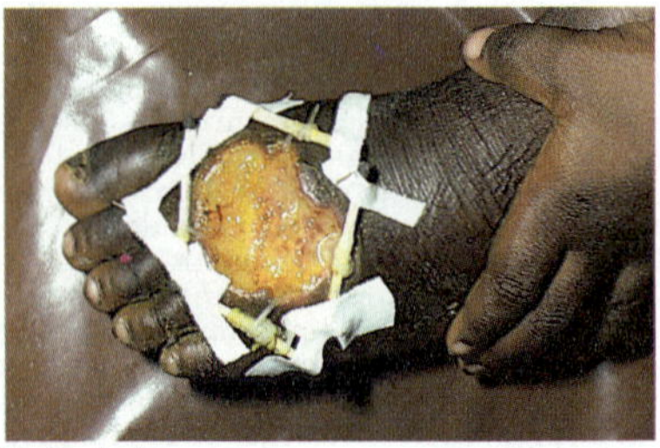

Drakunkulose:
traditionelle Extraktionsmethode: Das freiliegende Ende des Nematoden wird im Laufe mehrerer Tage auf ein Holzstäbchen aufgewickelt. [194]

azol; **Proph.:** Filtrieren des Trinkwassers, geschützte Brunnen.

Drang: (engl.) urge, instinct, desire; nicht (voll) vom Bewußtsein gesteuerte, zielgerichtete Handlungstendenz od. Motivation; vgl. Trieb.

Drang|in|kontinenz (Inkontinenz*) f: (engl.) urge incontinence; syn. imperative Miktion; zwanghafter, willkürlich nicht unterdrückbarer Harndrang, dem sofort nachgegeben werden muß; häufig kombiniert mit Pollakisurie* u. Nykturie*; **Urs.:** Harnweginfektionen, Obstruktionen (Steine, Tumoren), Östrogenmangel im Klimakterium der Frau, Störungen der Innervation od. Sensorik, häufig psychosomatisch bedingt; **Diagn.:** Urethrozystoskopie, urodynamische Messungen, Urinkultur; **Ther.:** bei org. Formen Beseitigung der Urs.; symptomat. mit Sedativa, Blasentraining, Alpharezeptorenblockern. Vgl. Harninkontinenz.

Draw-over-Verdampfer (engl. to draw over über etwas ziehen): s. Verdampfer.

Dreamy state (engl. träumerischer Zustand) n: Bez. f. kurzdauernde traumähnl. Bewußtseinsveränderung mit Illusionen od. Halluzinationen, während der d. Gegenstände der Umgebung weit entrückt scheinen (Mikroteleopsie) u. oft das Gefühl einer Vertrautheit mit e. sonst fremden Umgebung (vgl. Déjà-vu-Erlebnis) besteht; Vork. z. B. im Beginn eines fokalen Anfalls; s. Epilepsie.

Dreh|krampf: s. Halsmuskelkrämpfe.

Dreh|nystagmus (Nystagmus*) m: s. Nystagmus.

Dreh|osteo|tomie (Ost-*; -tom*) f: (engl.) rotation osteotomy; Methode zur Beseitigung einer Torsion innerh. eines Röhrenknochens, bes. zur Korrektur einer Schenkelhalsfehlstellung (durch Schräglegung der Osteotomieebene, Verkleinerung des CCD*-Winkels u. Beseitigung der pathol. Antetorsion*); vgl. Derotationsvarisierungsosteotomie.

Dreh|prüfung: s. Gleichgewichtsprüfungen.

Dreh|schwindel: s. Schwindel.

Drehung, spezifische: (engl.) specific rotation; Drehungswinkel [α] in Grad (°) einer optisch aktiven Substanz bei einer Konz. von 1 g aktiver Substanz pro ml Lösung, 10 cm Schichtdicke, best. Temperatur u. Wellenlänge des polarisierten Lichts. Die Drehung ist proportional der Konz. (daher auch zur Konzentrationsbestimmung einer reinen Lösung). Messung mittels Polarimeter*. Schreibweise: z. B. $[\alpha]_{20}^{589\ \mathrm{nm}}$ = sp. D. bei 20°C u. Wellenlänge λ=589 nm; vgl. Polarisation.

Drei|eck|läppchen|plastik (-plastik*) f: (engl.) triangular valve plasty; bilioenterale Anastomose bei Gallengangstrikturen; dabei wird ein Dreiecklappen von mind. 2,5 cm Seitenlänge aus der Darmwand in den längsgespaltenen Gallengang eingepflanzt, um die Anastomose zu erweitern.

Drei|eck|strom: s. Exponentialstrom.

Drei|fuß|zeichen: (engl.) tripod sign, Amoss' sign; syn. Amoss-Zeichen; Unmöglichkeit zu sitzen, ohne daß die Arme hinter dem Gesäß dreifußartig aufgestützt werden; Hinweis auf Meningitis*.

Drei|gläser|probe: (engl.) three-glass urine test; fraktionierte Harngewinnung* zur orientierenden Lokalisation pathol. Prozesse (Harnröhre, obere Harnwege, Prostata); **Meth.:** Auffangen einer ersten kleinen Harnportion (15 ml), die der Urethra zuzuordnende Zellen enthält; im zweiten Glas Sammeln des Blasenharns; dann nach Prostatamassage Gewinnung der dritten Harnprobe (sog. Exprimaturin); **Ind.:** Harnweginfektion*, Hämaturie*, Prostatitis*.

Drei|monats|spritze: s. Kontrazeption, hormonale.

Drei|punkt|korsett n: abnehmbares Stützkorsett zur Ruhigstellung einer stabilen Wirbelkörperfraktur im Bereich des unteren BWS-Drittels bzw. der LWS mit Abstützungspunkten über dem Sternum, der Symphyse u. der mittleren LWS zur Lordosierung* der Wirbelsäule; vgl. Gipskorsett.

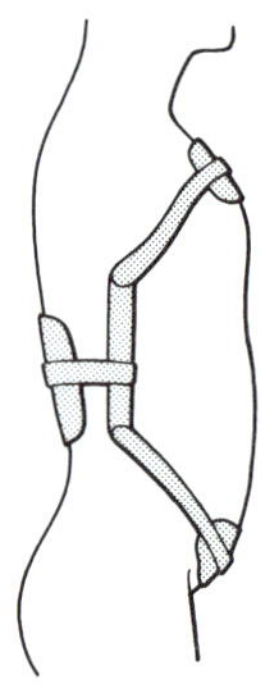

Dreipunktkorsett (nach Camp) [560]

Drei|stufen|pille: s. Kontrazeption, hormonale.

Drei|tage|fieber: **1.** Malaria* tertiana; **2.** Pappatacifieber*; **3.** Exanthema* subitum.

Drei|zack|hand: (engl.) trident hand; typisches Sympt. der Achondroplasie* u. ähnl. Erkrankungen; die Finger stehen in Streckstellung gespreizt mit vergrößertem Abstand zw. 3. u. 4. Finger.

Drepano|zytose (gr. δρέπανον Sichel; Zyt-*; -osis*) f: s. Sichelzellenanämie.

Drescher|krankheit: s. Farmerlunge.

Dressler-Syn|drom (William D., Kardiol., New York, 1900-1969) n: **1.** Postmyokardinfarktsyndrom*; **2.** paroxysmale Kältehämoglobinurie*.

Dreyfus-Syn|drom (Jules R. D., zeitgen. Chir., Bern) n: seltenes Minderwuchssyndrom aus dem

Formenkreis der Osteochondrodysplasie-Syndrome mit generalisierter Platyspondylie (Plattwirbelbildung); **Urs.**: ungeklärt, sporadische u. familiär gehäufte Fälle; **Sympt.**: Manifestation im Kleinkindesalter z. Z. des Laufenlernens mit Verstärkung der physiol. Sagittalkrümmungen der Wirbelsäule (Kyphose, Hyperlordose) u. Rükkenschmerzen; Verkürzung der Wirbelsäule bei normaler Extremitätenlänge (sog. Sitzzwerg); **Diagn.**: röntg. starke Abplattung u. Verbreiterung der Wirbelkörper bei erhöhten Zwischenwirbelräumen; daneben Patella bi- od. multipartita u. verzögerte Knochenkernentwicklung sowie Epiphysenverformung als Ausdruck der Epiphysendysplasie.

Drift, genetische (Gen*) f: (engl.) genetic drift; Veränderung der Genhäufigkeiten in einer Bevölkerung von Generation zu Generation inf. v. Zufallsabweichungen; bes. b. kleiner Populationsgröße bemerkbar. Vgl. Antigendrift, Influenza-Virus.

Drillinge: s. Mehrlinge.

Driscoll-Syn|drom n: s. Lucey-Driscoll-Syndrom.

Drittel|zellen (Zelle*): übl. Angabe der Zellzahl des Liquor* cerebrospinalis in Dritteln (Zellen/3) pro mm^3, da d. Rauminhalt der z. Zellzählung verwendeten Fuchs-Rosenthal-Kammer über d. Zählkammernetz ca. 3 mm^3 beträgt; **Referenzbereich:** $^0/_3$–$^{12}/_3$ Zellen. Vgl. Liquordiagnostik, Zählkammer.

Dritter Raum: s. Third space.

Dritter-Ton-Galopp: (engl.) S3 gallop; syn. protodiastol. Galopprhythmus; kräftiges Hervortreten des 3. Herztons im Anfang der Diastole, ca. 0,12–0,16 Sek. nach dem Aortenanteil des 2. Tons; wird wahrscheinl. durch muskuläre Vibrationen der Ventrikelwand beim raschen Einströmen des Bluts aus den Vorhöfen in die Ventrikel verursacht u. ist bes. bei Myokarditis, aber auch bei Mitralklappenfehlern u. beim Vorhofseptumdefekt festzustellen. Vgl. Herztöne.

Droge (frz. drogue) f: (engl.) drug; ursprünglich Bez. f. getrocknete Arzneipflanzen od. deren Teile, die direkt od. in versch. Zubereitungen als Heilmittel verwendet od. aus denen die Wirkstoffe isoliert werden; es werden darunter auch zu Abhängigkeit* führende Pharmaka, die (meist illegalen) sog. Rauschdrogen u. Alkohol verstanden.

Drogen||abhängigkeit (↑): (engl.) drug dependency; von der WHO verwendete allg. Bez. f. Abhängigkeit* von Suchtmitteln m. zentralnervöser Wirkung (z. B. Opiate, Cocain od. Psychodysleptika). **D.ikterus** (↑; Ikterus*) m: (engl.) drug icterus; durch Arzneimittel induzierter Ikterus*. **D.mißbrauch** (↑): s. Abhängigkeit.

Dromedar|typus m: (engl.) double-peaked fever curve; zweigipfliger Verlauf einer Fieberkurve; charakterist. f. Virusinfektionen, z. B. Poliomyelitis, Masern, Variola; einer ersten Fieberphase (mit unspezif. Infektsymptomen) folgt nach kurzem Intervall eine zweite Fieberphase (Relaps), begleitet von spezif. Organmanifestationen (Exanthem, Parese, Pneumonie, Enzephalitis); vgl. Poliomyelitis epidemica anterior acuta (Abb.).

dromo|trop (gr. δρόμος Lauf; -trop*): (engl.) dromotropic; die Leitungsgeschwindigkeit des Herzmuskels beeinflussend; positiv bzw. negativ dromotroper Effekt: die Reizleitungsfähigkeit des Herzens steigernd bzw. senkend. Vgl. Digitalisglykoside.

Drop attack (engl.) n: plötzliches Einknicken bzw. Hinfallen ohne Bewußtlosigkeit; s. Durchblutungsstörung, vertebrobasiläre.

Dro|peridol (INN) n: 4′-Fluor-4-[4-(2-oxo-1-benzimidazolinyl)-1,2,3,6-tetrahydro-1-pyridyl]-butyrophenon (IUPAC); auch Dehydrobenzperidol (Abk. DHB, DHBP); Butyrophenonderivat mit antiemetischen Eigenschaften u. einer alpharezeptorenblockierenden Wirkung; **Verw.**: als Neuroleptikum (z. B. bei akuten Erregungszuständen), in der Anästhesie zur Neuroleptanalgesie* u. Neuroleptanästhesie*; **NW:** Blutdrucksenkung, Sedierung, Unruhe, bei Überdosierung extrapyramidale Sympt.; **Kontraind.**: akute Vergiftung mit zentral dämpfenden Pharmaka od. Alkohol; cave bei Parkinson-Syndrom.

Dro|propizin (INN) n: 3-(4-Phenyl-1-piperazinyl)-1,2-propandiol (IUPAC); Antitussivum mit peripherer Wirkung; NW: bei Überdosierung u. U. kurzfristiger Blutdruckabfall.

Droso|phila melano|gaster (gr. δρόσος Tau; -phil*; Melan-*; Gastr-*) f: Taufliege; das von dem amerikan. Zoologen T. H. Morgan eingeführte klassische Versuchstier der Genetik.

Drossel|marke: (engl.) strangulation marks; (gerichtsmed.) zirkuläre Strangulationsstreifen am Hals.

Drosselungs|hoch|druck: s. Goldblatt-Mechanismus.

Drossel|vene (Vena*) f: Vena* jugularis anterior, Vena* jugularis externa, Vena* jugularis interna.

Drowned lung (engl. überschwemmte Lunge) n: retrostenotische Pneumonie; Sekundärinfektion eines atelektat. Lungenanteils; z. B. nach Fremdkörperaspiration, Verlegung eines Bronchus durch Tumor.

Druck: (engl.) pressure; (physik.) Kraft durch die Fläche, auf der die Kraft angreift; SI-Einheit Pascal (Pa), zugelassene Einheit Bar* (bar); außer für Blutdruckmessungen seit Ende 1985 nicht mehr zugelassen: Millimeter-Quecksilbersäule (mmHg). 1 Pa = 1 Newton (N)/m^2 = 10^{-5} bar = $7{,}5 \times 10^{-3}$ mmHg.

Druck||arthro|dese (Arthr-*; gr. δέσις Binden) f: s. Arthrodese. **D.aufnehmer:** syn. Druckwandler, Meßaufnehmer zur trägheitslosen, schnellen Registrierung v. Drücken, z. B. bei direkter Blutdruckmessung*; **Prinzip:** Widerstandsänderung von Halbleitermaterialien bei Zug od. Druck. **D.differenz|verfahren:** (engl.) Sauerbruch's method; historisches Verfahren z. Verhinderung eines Lungenkollapses u. von Atem- u. Kreislaufstörungen bei Eröffnung des Pleuraraums; ersetzt durch Intubation*. Vgl. Beatmung, Respirator. **D.dolenz** (dolent*) f: (engl.) tenderness to palpation; Druckschmerzhaftigkeit. **D.fall|krankheit:** s. Caisson-Krankheit, Barotrauma. **D.filtration** f: (engl.) pressure filtration; Filtration v. Lösungen durch spezielle Filter m. geringer Porengröße in geeigneten Vorrichtungen; u. a. zur Sterilisierung v. Nährmedien (Sterilfiltration).

Druck, hydro|statischer: (engl.) hydrostatic pressure; (physik.) der in einer Flüssigkeit an einem definierten Punkt herrschende, in allen Richtungen gleiche Druck; nimmt proportional mit der Tiefe zu u. setzt sich aus dem von der Dichte der Flüssigkeit abhängigen Schweredruck u. dem von außen einwirkenden Stempeldruck zusammen.

Druck, intra|okulärer (Intra-*; lat. oculus Auge): s. Augeninnendruck.

Druck, intra|pleuraler (↑; Pleur-*): (engl.) intrapleural pressure; syn. Donders-Druck; atemphasenabhängiger Unterdruck in der Pleurahöhle; Differenz zw. Pleuradruck* u. Atmosphärendruck; in Mittelstellung ca. -0,6 kPa (-6 cm H_2O), bei ruhiger Inspiration ca. -0,8 kPa, bei ruhiger Exspiration ca. -0,4 kPa; Messung mit einem Ballonkatheter im Ösophagus (Ösophagusdruck); vgl. Druck, intrapulmonaler.

Druck, intra|pulmonaler (↑; Pulmo*): (engl.) intrapulmonary pressure; atemphasenabhängiger Druck in den Atemwegen; Differenz zw. Alveolardruck* u. Atmosphärendruck; liegt bei ruhiger Inspiration ca. 0,2 kPa unter dem Atmosphärendruck, bei Exspiration ca. 0,2 kPa darüber; vgl. Ventilationsstörungen, Druck, intrapleuraler.

Druck, kolloid|osmotischer (Kolla*; -id*; Osmose*): (engl.) colloid osmotic pressure; syn. onkodynamischer Druck, onkotischer Druck; osmotischer Druck einer kolloidalen Lösung, beträgt für das Blutplasma bei einem Eiweißgehalt von 75 g/l ca. 3,2 kPa (1/30 Atmosphäre, 24 mmHg), im Interstitium ca. 0,7 kPa (5 mmHg); wesentlich durch Albuminkonzentration bestimmt; von Bedeutung für d. Gewebewasserbindung u. die Wasserausscheidung in d. Niere. Die Größe der Differenz aus k. D. und Blutdruck bestimmt den Flüssigkeitsaustausch zw. Gefäßen (Kapillaren) u. Gewebe; je größer d. Blutdruck (z. B. durch Stauung), desto mehr Übertritt ins Gewebe (Lymphe, Ödem), je größer der k. D., desto mehr Flüssigkeitsrückstrom in d. Kapillaren.

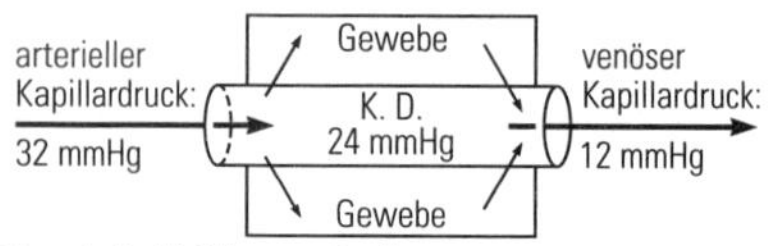

Druck, kolloidosmotischer:
Schema des hydrostatischen und des onkotischen Drucks in den arteriellen und venösen Schenkeln der Kapillaren. K. D.: Kolloidosmotischer Druck

Druck|konus (Konus*) m: (engl.) pressure cone; Veränderung der Kleinhirnform (zerebellarer D.) nach oben mit Einklemmung* des Mittelhirns im Tentoriumschlitz bei infratentorieller Raumforderung od. nach unten mit Einklemmung der Kleinhirntonsillen in d. Foramen magnum; Gefahr der zentralen Atemlähmung.

Druck|lähmung: (engl.) pressure paralysis; Lähmung, die durch Druck auf einen peripheren Nerven verursacht wird; z. B. Peronäuslähmung*, Serratuslähmung*, Ulnarislähmung*, Rucksacklähmung*; vgl. Lagerungsschäden, Schlafdrucklähmung.

Druck|luft|krankheit: s. Caisson-Krankheit.

Druck|luft|verordnung: Abk. DruckluftV; vom 4.10.1972 (BGBl. I S. 1909), geändert durch Gesetz vom 12.4.1976 (BGBl. I S. 965); Arbeitsschutzvorschrift f. Arbeiten unter Überdruck von mehr als 0,1 kp/cm^2, schreibt arbeitsmed. Untersuchungen vor. Vgl. Arbeitsstättenverordnung, Berufskrankheitenverordnung.

Druck||nekrose (Nekr-*; -osis*) f: (engl.) pressure necrosis; durch Druck abgestorbener Gewebebezirk; s. Dekubitus. **D., onkotischer** (Onk-*): kolloidosmotischer Druck*. **D., osmotischer** (Osmose*): s. Osmose. **D.osteo|synthese** (Ost-*) f: s. Osteosynthese. **D.phosphen** n: s. Phosphen. **D.puls** (Puls*): (engl.) pressure pulse; Pulsverlangsamung bis zu 20 Schlägen/Minute, z. B. inf. Reizung des N. vagus bei Hirndrucksteigerung. **D.punkte:** typische, bei best. Erkrankungen druckempfindl. Körperstellen; z. B. Valleix-Punkte, McBurney-Punkt.

Druck|re|zeptoren (Rezeptoren*) m pl: Mechanorezeptoren der Haut, die auf Druckstärke (Merkel-Zellen, Tastscheiben), Druckveränderung bei Berührung (Meissner-Tastkörperchen, Rezeptoren in der Haarwurzel) u. Vibrationen (Vater-Pacini-Lamellenkörperchen) reagieren; vgl. Pressorezeptoren.

Druck, sinusoidaler (Sinus*; -id*): s. Lebervenenverschlußdruck.

Druck|steigerung, intra|kranielle (Intra-*; Krani-*): s. Hirndrucksteigerung.

Druck/Strömungs|dia|gramm n: (engl.) pressure-flow diagram; syn. Resistancekurve; graphische Darstellung der Atemstromstärke u. Alveolardruckänderung in der Ganzkörperplethysmographie* zur Beurteilung des Atemwegwiderstandes bei obstruktiven Ventilationsstörungen*.

Druck|urtikaria (Urtika*) f: (engl.) pressure urticaria; 4-8 Std. nach Druck auf die Haut auftretende physikalische Urtikaria*; assoziierte Symptome sind erhöhte BKS, Leukozytose, Arthralgien; **Vork.** häufig i. R. einer chron. rezidivierenden Urtikaria; Antihistaminika beeinflussen den Verlauf der D. nicht. **Urs.:** evtl. verzögerte Reaktion auf Allergene, z. B. in Nahrungsmitteln. Vgl. Urticaria factitia.

Druck|verband: (engl.) pressure bandage; festsitzender Verband zur Blutstillung* durch Kompression; **Anw.:** bei venöser Blutung lokal, bei art. Blutung evtl. unter Kompression der zuführenden Arterie. Vgl. Kompressionsverband.

Druck/Volumen-Dia|gramm n: (engl.) pressure-volume diagram; graphische Darstellung: **1.** des Blutdrucks in Abhängigkeit vom Blutvolumen in einzelnen Abschnitten des Herz-Kreislaufsystems (vgl. Volumenelastizitätskoeffizient) bzw. **2.** der Veränderung von Ösophagusdruck u. Atemzugvolumen während eines Atemzuges; Berechnung der pulmonalen Compliance* aus

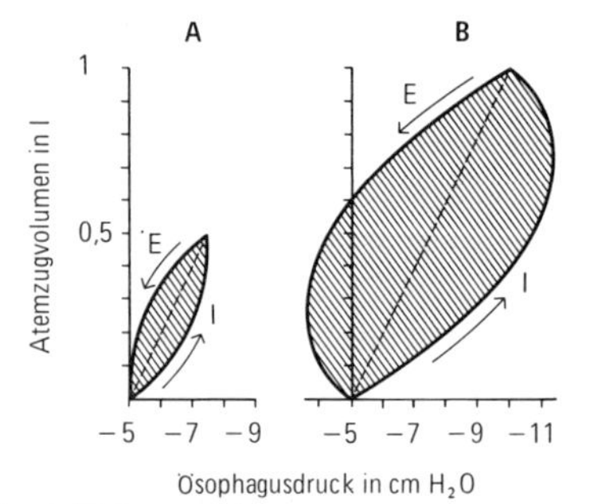

Druck/Volumen-Diagramm:
A: Ruheatmung; B: forcierte Atmung;
I: Inspiration; E: Exspiration [437]

dem Neigungswinkel u. der Atemarbeit aus der Fläche der Atemschleife (s. Abb.).

Druck, zentral|venöser (zentral*; Vena*): s. Venendruck, zentraler.

Drüsen: (engl.) glands; Glandulae; parenchymatöse Organe aus epithelialen Zellen, die Wirkstoffe (Sekrete) best. chem. Zusammensetzung u. physiol. Bedeutung bilden u. diese nach außen (Haut, Schleimhaut) absondern (D. mit äußerer Sekretion, exokrine D.) od. als Inkrete (Hormone)

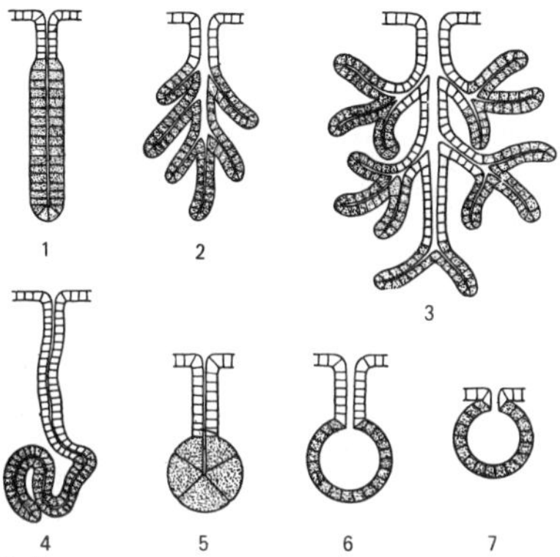

Drüsen:
1: einfache D.; 2: verzweigte D.; 3: zusammengesetzte tubulöse D.; 4: tubulöse Knäueldrüse; 5: tubuloazinöse D.; 6: tubuloalveoläre D.; 7: alveoläre D.
Die sezernierenden Abschnitte sind punktiert.
[532]

direkt an das Gefäßsystem abgeben (D. mit innerer Sekretion, endokrine D.); **Einteilung: I.** nach der Lage z. epithelialen Oberfläche: **1.** endo(intra-)epitheliale D.: **a)** einzellig, z. B. Becherzellen (Darm, Respirationstrakt); **b)** mehrzellig, z. B. Nasenschleimhaut, Urethra; **2.** exoepitheliale D.: die meisten D. mit innerer (kein Ausführungsgang) u. äußerer (mit Ausführungsgang) Sekretion; **II.** nach der Form des sezernierenden Endstücks: **1.** tubulöse D.: schlauchförmig; unverzweigt: Darmkrypten, Korpusdrüsen u. Uterus, Schweißdrüsen; verzweigt: Zervixdrüsen des Uterus; **2.** tubulo-alveolär bzw. -azinös: bläschen- bzw. beerenförmiges Endstück an schlauchförmigem Ausführungsgang, z. B. Speicheldrüsen, Mamma lactans, Pankreas; **III.** nach der Art des Sekrets: **1.** seröse D.: flüssiges, eiweißreiches Sekret (Parotis); **2.** muköse D.: schleimiges Sekret (Ösophagusdrüsen); **3.** gemischte D.: bilden beide Sekretarten (Glandula submandibularis, sublingualis); **4.** mukoide Drüsen*, z. B. Glandulae duodenales; **IV.** nach der Art des Absonderungsvorgangs: **1.** merokrine (auch ekkrine) Sekretion (ein Teil der Zelle wird sezerniert ohne wesentl. Änderung ihres Aussehens), z. B. Speicheldrüsen, kleine Schweißdrüsen; **2.** apokrine Sekretion (apikale Plasmaabschnürung an d. Zelle), z. B. Milchdrüse, große Schweißdrüsen; **3.** holokrine Sekretion (gesamte Drüsenzelle wird Sekret), z. B. Talgdrüsen.

Drüsen|bauch: der durch das Mesocolon transversum vom Darmbauch getrennte obere Bauchraum.

Drüsen|fieber: syn. Mononucleosis* infectiosa.

Drüsen|körper|zysten (Kyst-*) f pl: (engl.) cysts of the gland body; harmlose, zystische Ausweitungen von Hauptdrüsen bzw. Foveolae garstricae im Korpus-Fundus-Bereich des Magens, wahrscheinl. inf. einer funktionell-sekretorischen Störung; vgl. Polyp.

Drüsen, mono|ptyche (Mon-*; gr. πτυχή Falte, Verschlingung): Drüsenendstücke mit einschichtigem Epithel.

Drüsen, mukoide (Muc-*; -id*): (engl.) mucous glands; Drüsen* mit Struktureigenschaften der Schleimdrüsen, bilden jedoch ein wäßriges Sekret, das sich färberisch u. histochem. von dem der mukösen Drüsen unterscheidet; **Vork.:** Brunner-Drüsen des Duodenums, Drüsen der Kardia u. des Pylorus.

Drüsen, para|pro|statische (Par-*; Prostata*): (engl.) periprostatic glands; histol. unterscheidbare, periurethral gelegene Anteile der Prostata oberh. des Colliculus seminalis; Ausgangspunkt der benignen Prostatahyperplasie*.

Drüsen, peri|urethrale (Peri-*; Urethra*): s. Drüsen, paraprostatische.

Drüsen, poly|ptyche (Poly-*; gr. πτυχή Falte, Verschlingung): Drüsenendstücke mit mehrschichtigem Epithel; z. B. Talgdrüsen.

Drumstick (engl. Trommelschlegel) n: s. Kerngeschlecht.

Drusen f pl: **1.** Vegetationsform von Actinomyces*; stecknadelkopfgroße, gelblich-rötliche Gebilde, die aus einem Konglomerat von Myzelien bestehen u. pathognomonisch für eine Aktinomykose* sind; **2.** Sphärotrichie, senile Plaques, Amyloidplaques; morphol. an Actinomycesdrusen erinnernde interstitielle Ablagerungen neuronaler Filamentproteine im ZNS; Vork.: bei Alzheimer*-Krankheit v. a. im Nucleus basalis Meynert u. Corpus amygdaloideum, in den Gyri temporales, Hippokampus u. im limbischen System; auch bei Down-Syndrom, Boxerenzephalopathie; **3.** D. des retinalen Pigmentepithels; hyaline Ablagerungen in der Bruch-Membran zw. retinalem Pigmentepithel u. Choriocapillaris vorwiegend am hinteren Augenpol (ophthalmoskop. kleine weißlich-gelbe Flecken); können zur Makuladegeneration* mit Sehschärfenverlust führen.

Drusen|papille (Papilla*) f: erbl., meist bilaterale, extrazelluläre Ablagerung von Mukoproteinen u. -polysacchariden im Bereich der Sehnervenpapille; Manifestation im Kindesalter, evtl. mit kleinen Papillen bzw. Retinopathia* pigmentosa assoziiert; **Klin.:** oft symptomlos; Einschränkung des Gesichtsfelds, Blutungen u. plötzliche Sehminderung möglich.

DSA: Abk. f. **d**igitale **S**ubtraktions**a**ngiographie*.

DSM: Abk. f. **D**iagnostisches u. **s**tatistisches **M**anual psychischer Störungen; von der Amerikan. Psychiatrischen Assoziation herausgegebenes Handbuch zur Klassifikation u. Vereinheitlichung der Nomenklatur in der Psychiatrie, das in der dritten Version (DSM III) von 1980 vorliegt. Das DSM geht beschreibend von Sympt. des Pat. aus, die in mehreren, voneinander unabhängigen Achsen abgebildet werden. Vgl. AMP, Internationale Klassifikation der Krankheiten.

DST-Agar m: Kurzbez. f. (engl.) **d**iagnostic **s**ensitivity **t**est Agar; Fertignährboden zur Sensibilitätstestung v. Bakterien gegen Antibiotika u. Sulfonamide.

DTH: Abk. f. (engl.) **d**elayed **t**ype **h**ypersensitivity, Überempfindlichkeitsreaktion vom verzögerten Typ (Typ IV); s. Allergie.

D-Thyroxin n: syn. D-Tetraiodthyronin; D-Isomer des Schilddrüsenhormons Thyroxin*; s. Dextrothyroxin-Natrium.

Dual|block (lat. dualis zwei enthaltend): s. Muskelrelaxation.

Duane-Syn|drom (Alexander D., Ophth., New York, 1858-1926) n: s. Stilling-Türk-Duane-Syndrom.

Dubin-Johnson-Syn|drom (Isidore D., Pathol., Washington, geb. 1913; Frank B. J., Pathol., Washington, geb. 1919) n: seltene, meist bei Jugendlichen u. jungen Erwachsenen auftretende, autosomal-rezessiv erbl. Exkretionsstörung von Bilirubin in die Gallengänge (bei ungestörter Bilirubinkonjugation) mit Hyperbilirubinämie* u. Ablagerung eines braun-schwarzen Pigments in der häufig vergrößerten Leber; Verlauf asymptomatisch od. mit uncharakterist. Oberbauchbeschwerden. Bei Frauen tritt häufig in der Schwangerschaft u. bei hormonaler Kontrazeption* (Kontraindikation!) ein Ikterus auf. **Diagn.:** pathol. Bromsulfaleintest*; die übrigen Leberfunktionsproben sind normal. Bei der oralen Cholezystographie stellt sich die Gallenblase nicht dar. Keine Ther. erforderlich, die Progn. ist gut. Vgl. Rotor-Syndrom.

> Das Dubin-Johnson-Syndrom ist eine strenge Kontraindikation bei der Einnahme von Östrogenen (hormonale Kontrazeption)!

dubiosus (lat.): zweifelhaft, dubiös.

Dubois-Formel (Delafield D., Naturwissenschaftler, New York, 1882-1959): (engl.) Dubois' formula; Formel zur Berechnung der Körperoberfläche:

$$O = \sqrt{P \cdot L} \cdot 167{,}2$$

(O = Körperoberfläche in cm^2, P = Körpergewicht in kg, L = Körpergröße in cm).

Dubowitz-Syn|drom (Victor D., Päd., Sheffield, London, geb. 1931) n: seltenes, autosomal-rezessiv vererbtes Fehlbildungssyndrom; **Sympt.:** Mangelgeburt u. primordialer Minderwuchs; Mikrozephalie u. charakterist. Gesichtsdysmorphie mit spärlicher Ausprägung des Haarwuchses u. der lateralen Augenbrauen, Hypertelorismus, niedrigem Nasenrücken, Hypoplasie der Jochbeine, Mikrogenie u. tief ansetzenden großen Ohren; ekzematöse Hautveränderungen, insbes. während der ersten Lj. (Photosensibilität); Kryptorchismus; verzögerte Knochenkernentwicklung; normale od. nur leicht verminderte Intelligenz.

Dubreuilh-Krankheit (William D., Dermat., Bordeaux, 1857-1935): s. Lentigo maligna.

Duchenne-Aran-Krankheit (Guillaume B. D., Neurol., Paris, 1806-1875; François A. A., Arzt, Paris, 1817-1861): Form der spinalen Muskelatrophie*.

Duchenne-Erb-Lähmung (↑; Wilhelm H. E., Neurol., Heidelberg, 1840-1921): syn. obere Armplexuslähmung*.

Duchenne-Krankheit (↑): s. Bulbärparalyse.

Duchenne-Muskel|dys|trophie (↑; Musculus*; Dys-*; Troph-*) f: s. Dystrophia musculorum progressiva (Tab.).

Ducrey-Strepto|bakterien (Agosto D., Dermat., Rom, 1860-1940; Strept-*; Bakt-*) f pl: s. Haemophilus ducreyi.

Ducroquet-Extensions|korsett (Charles D., Orthop., Paris, 1872-1929; Extension*) n: (engl.) Ducroquet's extension brace; orthop. Hilfsmittel bei der Behandlung einer Skoliose* (als Vorbereitung einer Spondylodese*); der Pat. führt selbsttätig die Extensionsbehandlung u. Ausgradung der Skoliose mittels Glisson*-Schlinge aus, die auf einem Gipsbeckenkorb mit Metallbügeln befestigt ist; vgl. Extensionsmethoden.

Ductulus (Dim. von lat. ductus Gang) m (pl Ductuli): kleiner Gang. **Ductuli ab|errantes** (↑) m pl: vom Nebenhodengang u. den Ductuli efferentes des Nebenhodenkopfs abgehende blinde Gänge; Reste des Wolff*-Gangs. **Ductuli alveolares** (↑) m pl: durch dichotomische Aufzweigung der Bronchioli respiratorii entstehende Gänge, deren Rand nur aus Alveolen besteht. Vgl. Bronchiolen. **Ductuli bili|feri** (↑) m pl: Verbindungen zw. den interlobulären Gallengängen u. den Ductus hepatici. **Ductuli ef|ferentes testis** (↑) m pl: 10-20 Kanälchen zw. Rete testis u. Nebenhodengang; bilden den Nebenhodenkopf. **Ductuli ex|cretorii glandulae lacrimalis** (↑) m pl: Ausführungsgänge der Tränendrüse; münden in den Fornix conjunctivae superior. **Ductuli inter|lobulares** (↑) m pl: die im Bindegewebe zw. den Leberläppchen gelegenen Gallengänge. **Ductuli prostatici** (↑) m pl: die 15-20 in die Pars prostatica der Harnröhre mündenden Ausführungsgänge der Vorsteherdrüse. **Ductuli transversi ep|oo|phori** (↑) m pl: s. Parovarium.

Ductus (lat.) m (pl Ductus): (anat.) Gang.

Ductus arteriosus (↑) m: auch Ductus aorticus, Ductus arteriosus Botalli (Abk. DAB); Verbindung zw. Aortenbogen u. Teilungsstelle des Truncus pulmonalis als physiol. Kurzschluß zur Umgehung der bei Embryo u. Fetus noch funktionsunfähigen Lunge; funktioneller Verschluß nach der Geburt mit Einsetzen der Atmung (innerh. von 10-15 Std.) u. Rückbildung zum Lig. arteriosum (2-3 Wo.). Vgl. Ductus arteriosus apertus.

Ductus arteriosus apertus (↑; Arteri-*; lat. apertus offen) m: offener Ductus Botalli, persistierender Ductus arteriosus (Abk. PDA); häufige Form der Angiokardiopathie (ca. 10% aller angeborenen Herzfehler*) mit Offenbleiben der fetalen Verbindung zw. Aorta u. Pulmonalarterie von unterschiedl. Weite (s. Abb.); Vork. v. a. bei Mädchen (w : m = 3 : 1); **Hämodynamik:** Rück-

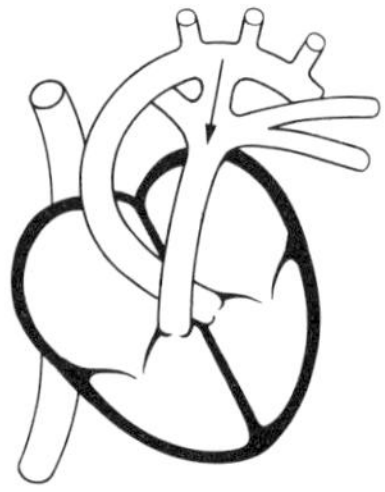

Ductus arteriosus apertus

fluß des Bluts aus der Aorta über die Pulmonalarterie in den Lungenkreislauf (Links-Rechts-Shunt ohne Zyanose) mit starker Volumenbelastung des kleinen Kreislaufs, evtl. Widerstandserhöhung u. Eisenmenger*-Reaktion mit Shuntumkehr (Rechts-Links-Shunt mit Mischungszyanose); **Klin.:** oft keine Beschwerden u. normale Entw., bei weit offenem Ductus arteriosus mäßige Entwicklungsverzögerung; **Diagn.:** auskultator. lautes kontinuierl. systolisches Crescendo- u. diastolisches Decrescendogeräusch (sog. Maschinen- od. Lokomotivgeräusch), häufig palpator. Schwirren*, Pulsus celer et altus u. große Blutdruckamplitude wegen des plötzl. Abströmens des aus dem li. Ventrikel ausgeworfenen Bluts durch den PDA; im Rö.-Thorax abhängig von der Größe des Links-Rechts-Shunts Kardiomegalie mit Betonung des Pulmonalbogens sowie verstärkte Hilus- u. Lungengefäßzeichnung; nach Entw. einer Eisenmenger-Reaktion helle periphere Lungenfelder mit Kalibersprung zw. den erweiterten zentralen u. den verengten peripheren Gefäßen; im EKG Zeichen einer Links-, später einer Rechtsherzüberlastung; präop. Herzkatheterisierung*, evtl. Angiokardiographie*; **Ther.:** doppelte Ligatur (Methode der Wahl) bzw. Durchtrennung mit beidseitigem Vernähen (bei weitem Ductus) bereits im Säuglings- od. Kindesalter zur Vermeidung von Kompl.; bei älteren Kindern evtl. intravasaler prothetischer Verschluß; **Kompl.:** pulmonale Hypertonie, Aneurysmabildung, Auftreten sekundärer Erkr. (v. a. Bronchitis, Endokarditis). Vgl. Herzchirurgie.

Ductus Botalli (↑) m: syn. Ductus* arteriosus. **Ductus branchiales** (↑) m pl: Kiemenfurchen; Einstülpungen des Ektoderms; vgl. Kiemenspalten. **D. chole|dochus** (↑) m: s. Choledochus. **D. cochlearis** (↑) m: häutiger Schneckengang; vgl. Labyrinth. **D. Cuvieri** (↑) m: Cuvier*-Gang. **D. cysticus** (↑) m: Gallenblasengang; vereinigt sich mit dem Ductus hepaticus communis zum Ductus choledochus.

Ductus de|ferens (↑) m: Samenleiter; Fortsetzung des Nebenhodengangs, 50-60 cm lang; zieht im Samenstrang durch den Leistenkanal u. den inneren Leistenring, verläuft nach Überkreuzung des kl. Beckens zur Dorsalfläche der Harnblase, steigt, den Ureter überkreuzend, zum Blasengrund ab, erweitert sich dort zur Ampulla u. mündet unter Aufnahme des Ductus excretorius der Bläschendrüsen als Ductus ejaculatorius innerh. der Prostata auf d. Colliculus seminalis in d. Harnröhre.

Ductus e|jaculatorius (↑) m: s. Ductus deferens. **D. endo|lymphaticus** (↑) m: vom Sacculus des Vestibularapparats* ausgehender, Endolymphe enthaltender Gang im knöchernen Aquaeductus vestibuli; endet blind an d. Hinterwand der Felsenbeinpyramide. **D. epi|didymidis** (↑) m: Nebenhodengang; aufgeknäuelter, 5-6 m langer Gang, nimmt d. Ductuli efferentes des Hodens auf u. setzt sich am Ende des Nebenhodenschwanzes in d. Ductus deferens fort; Samenspeicher. **D. ep|oo|phori longitudinalis** (↑) m: Längsgang des Epoophorons; s. Parovarium. **D. ex|cretorius** (↑) m: s. Bläschendrüsen. **D. glandulae bulbo|urethralis** (↑) m: s. Glandula bulbourethralis. **D. hepaticus** (↑) m: Vereinigung des re. u. li. Gallengangs (D. h. dext. u. sin.) an der Leberpforte; vgl. Choledochus. **Ductus lacti|feri** (↑) m pl: Milchgänge; Ausführungsgänge (15-20) der Brustdrüse; münden auf d. Papilla mammae.

D. lymphaticus dexter (↑) m: kurzer Lymphstamm, der durch Vereinigung der re. Trunci jugularis, subclavius u. bronchomediastinalis entsteht u. in d. Angulus* venosus re. mündet. Vgl. Ductus thoracicus. **D. meso|nephricus** (↑) m: Urnierengang; s. Wolff-Gang. **D. naso|lacrimalis** (↑) m: Tränen-Nasen-Gang.

Ductus omphalo|entericus (↑) m: Ductus vitellinus, Dottergang; Verbindung zw. Ileum u. Nabel, verläuft in d. Nabelschnur; entsteht b. der

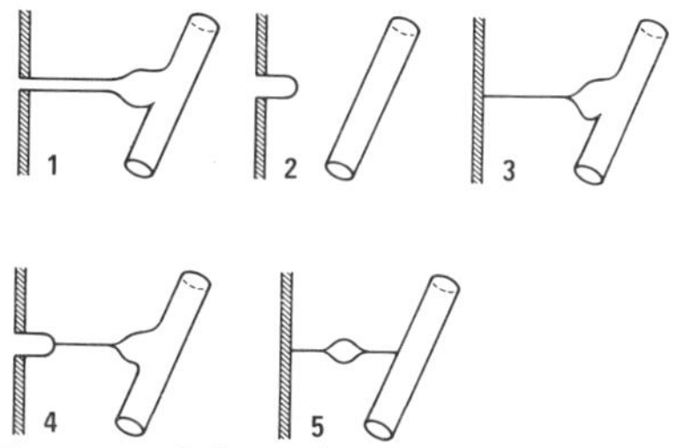

Ductus omphaloentericus: Rückbildungsstörungen: 1: vollständige Nabelfistel; 2: unvollständige Nabelfistel; 3: Meckel-Divertikel; 4: Nabelzyste; 5: Ligamentum terminale

Abschnurung des Darmrohrs vom Dottersack aus der ursprüngl. weiten Öffnung zw. beiden. Störungen der normalen Rückbildung nach d. Embryonalleben können zu folgenden Fehlbildungen führen: vollständige od. unvollständige Nabelfistel; Meckel*-Divertikel, Nabelzyste u. Lig. terminale.

Ductus pan|creaticus (↑) m: auch D. p. Wirsungi; Hauptausführungsgang des Pankreas*. **D. pan|creaticus ac|cessorius** (↑) m: evtl. zusätzlicher Ausführungsgang des Pankreas*. **D. para|meso|nephricus** (↑) m: Müller*-Gang. **Ductus para|urethrales** (↑) m pl: Skene*-Gänge. **D. par|otideus** (↑) m: syn. Stensen-Gang; Ausführungsgang der Ohrspeicheldrüse; verläuft um d. Vorderrand des M. masseter, durchbohrt den M. buccinator u. mündet neben den 2. oberen Molaren in d. Vestibulum oris. **D. perilymphaticus** (↑) m: Perilymphgang im Felsenbein. **D. pleuro|peri|cardiacus** (↑) m: entwicklungsgeschichtl. paarige Verbindung zwischen Perikardial- u. Leibeshöhle. **D. pleuro|peri|tonealis** (↑) m: entwicklungsgeschichtl. paarige Verbindung zw. Pleurahöhlen u. Bauchhöhle. **D. re|uniens** (↑) m: Verbindungsgang zw. Sacculus u. Ductus cochlearis des häutigen Labyrinths. **Ductus semi|circulares** (↑) m pl: vgl. Bogengangapparat. **Ductus sub|linguales minores** (↑) m pl: kleine Ausführungsgänge der Unterzungenspeicheldrüse mit Mündung auf d. Plica u. Caruncula sublingualis; vgl. Glandula sublingualis. **D. sub|lingualis major** (↑) m: Hauptausführungsgang der Unterzungenspeicheldrüse; Mündung auf d. Caruncula sublingualis; vgl. Glandula sublingualis. **D. sub|mandibularis** (↑) m: Ausführungsgang der Unterkieferspeicheldrüse; Mündung auf d. Caruncula sublingualis; vgl. Glandula submandibularis. **D. sudori|ferus** (↑) m: Schweißdrüsenausführungsgang.

Ductus thoracicus (↑) m: Milchbrustgang; entsteht vor dem 2. Lendenwirbelkörper aus d.

Zusammenfluß dreier Lymphstämme zur Cisterna* chyli; verläuft durch d. Hiatus aorticus des Zwerchfells ins hintere Mediastinum u. auf d. Brustwirbelkörpern zw. Aorta thoracica u. V. azygos nach kranial; Mündung in d. Angulus venosus sin.; sammelt d. Lymphe der gesamten unteren u. der linken oberen Körperhälfte.

Ductus thyro|glossalis (†) m: Schilddrüsenzungengang; epithelialer Gang zw. der entwicklungsgeschichtl. Ursprungsstelle der Schilddrüse in d. Mittellinie des Zungengrunds u. der nach kaudal gewachsenen Schilddrüsenanlage; obliteriert später. Ein Teil kann als Lobus pyramidalis erhalten bleiben. Im kranialen Abschnitt können Nebenschilddrüsen entstehen.

D

Ductus utriculo|saccularis (†) m: Verbindungsgang zw. Utriculus u. Sacculus des häutigen Labyrinths*. **D. venosus Arantii** (†; Giulio Cesare Aranzio, Anat., Bologna, 1530-1589) m: in d. Fetalzeit bestehende Verbindung zw. Nabelvene u. unterer Hohlvene; obliteriert nach d. Geburt zum Lig. venosum der Leber. **D. vitellinus** (†) m: syn. Ductus* omphaloentericus.

Dünn|darm: (engl.) small intestine; (anat.) Intestinum tenue; s. Darm. **D.blase:** s. Ileum-Conduit. **D.karzinoid, malignes** (Karz-*; -id*) n: s. Karzinoid.

Dünn|darm|re|sektion (Resektion*) f: (engl.) resection of the small intestine; op. Entfernung von Dünndarmabschnitten i. d. R. mit Wiederherstellung der Darmpassage durch End-zu-End-Anastomose; **Ind.:** v. a. Ileus, Peritonitis, intestinaler Blutverlust u. Malassimilationssyndrom (als Kompl.) bei Enteritis regionalis Crohn, Enteritis necroticans, Peutz-Jeghers-Syndrom, Typhus, Darmtuberkulose, Syndrom der blinden Schlinge, bei Dünndarmerkrankungen (z. B. Duodenaldivertikel, Meckel-Divertikel, Ulcus duodeni, Dünndarmtumoren, Endometriose, intestinale Fisteln od. Durchblutungsstörungen, traumat. Schädigung durch stumpfes Bauchtrauma), selten bei ausgeprägter Adipositas (als Jejuno-Ileostomie); **Folgen:** nach kurzstreckiger (30-40 cm) D. keine Sympt., bei ausgedehnter proximaler D. Durchfälle, bei ausgedehnter distaler D. (substitutionsbedürftiges) Malassimilationssyndrom. Vgl. Darmresektion.

Dünn|darm|trans|plantation (Transplantation*) f: (engl.) transplantation of the small intestine; Transplantation* des Dünndarms; **1.** orthotop (Jejunostomie u. Kolostomie); **2.** partiell heterotop (Enterostomien) nach totaler Dünndarmresektion bei Pat., die auf eine parenterale Ernährung angewiesen sind; der Eingriff ist noch mit technischen u. immun. Problemen verbunden; seit 1988 erste erfolgreiche Eingriffe.

Dünn|darm|tumor (Tumor*) m: (engl.) tumour of the small intestine; Neubildung im Bereich des Dünndarms (5% der Tumoren im Verdauungstrakt); **Formen: 1.** benigner D.: meist Adenom od. Leiomyom; **2.** maligner D.: ca. 1-3% aller malignen Tumoren des Verdauungstrakts; Adenokarzinom (am häufigsten), Lymphoretikulosarkom, Leiomyosarkom, Karzinoid; **Sympt.:** Anämie, Meteorismus, kolikartige Schmerzen, Erbrechen, tastbarer Tumor, mechan. Ileus durch Obstruktion od. Invagination; **Diagn.:** anterograder Kontrasteinlauf nach Sellink, Angiographie, Probelaparotomie; **Ther.:** Resektion des tumorösen Darmabschnitts (bei Malignität mit Lymphknotendissektion) u. Wiederherstellung der Darmpassage durch End-zu-End-Anastomose. Vgl. Duodenaltumor.

Dünn|darm|ulkus (Ulc-*) n: s. Ulcus duodeni.

Dünn|schicht|chromato|graphie (Chrom-*; -graphie*) f: (engl.) thin-layer chromatography; Verf. der Chromatographie*, bei dem die feste stationäre Phase als dünne Schicht auf Glas- od. Kunststoffplatten aufgetragen ist; das Analysegemisch (flüssige mobile Phase) wird am Rand der Platte punkt- od. strichförmig aufgetragen u. die Platte in geeignete Lösungsmittel gestellt; die aufgetrennten Substanzen können mittels aufgesprühter Reagenzien od. unter UV-Licht sichtbar gemacht werden.

Düsen|vernebler: s. Aerosoltherapie.

Duffy-Blut|gruppen: (engl.) Duffy's blood groups; Symbol Fy; Blutgruppensystem, dessen antithetische Hauptantigene Fy^a bzw. Fy 1 u. Fy^b bzw. Fy 2 durch kodominante Allele determiniert werden; bei Homozygotie tragen die Erythrozyten weder Fy^a- noch Fy^b-Antigen. Diese Erythrozyten werden von Plasmodium* vivax nicht befallen, was das häufige Vork. des homozygoten Phänotyps $Fy^{(a-b-)}$ bei Schwarzen (ca. 68%) erklären könnte (Selektionsvorteil). Drei weitere Duffy-Antigene (Fy 3, Fy 4, Fy 5) werden möglicherweise durch Allele eines zweiten sog. Duffy-Sublocus determiniert (klin. ohne Bedeutung). Antikörper (Anti-Fy^a häufiger als Anti-Fy^b) werden selten gefunden, können aber schwere Transfusionszwischenfälle* u. einen Morbus* haemolyticus neonatorum verursachen. Vgl. Blutgruppen.

Duft|drüsen: (engl.) apocrine sweat glands; große apokrine Schweißdrüsen (Glandulae sudoriferae) in der Achselhöhle, Mons pubis, Labia majora u. perianal mit Exkretion von Pheromonen*.

Duhring-Krankheit (Louis A. D., Dermat., Philadelphia, 1845-1913): s. Dermatitis herpetiformis Duhring.

Duke-Methode (William W. D., Pathol., Kansas City, 1883-1949) f: s. Blutungszeit.

Dukes-Klassifikation (Cuthbert E. D., Pathol., London, 1890-1977) f: (engl.) Dukes' classification; Einteilung des kolorektalen Karzinoms*; maßgebl. sind Infiltrationstiefe in der Darmwand u. die regionale lymphogene Metastasierung. **Dukes A:** Tumor ist auf Submukosa u. Muscularis propria beschränkt. **Dukes B:** Tumor perforiert die Organgrenzen (Dukes B1) od. infiltriert direkt in andere Organe bzw. Strukturen (Dukes B2). **Dukes C:** Metastasen in 1-3 perikolischen bzw. perirektalen (Dukes C1) od. in mehr als drei Lymphknoten bzw. Lymphknotenbefall entlang größerer Gefäßstämme (Dukes C2).

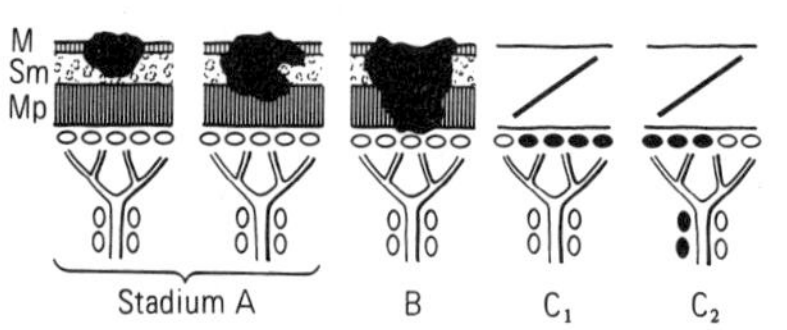

Dukes-Klassifikation:
M: Tunica mucosa; Sm: Tela submucosa;
Mp: Tunica muscularis und Tunica serosa (Peritoneum)

duktal (Ductus*): innerh. eines Ganges, von e. Gang ausgehend; z. B. duktales Mammakarzinom*.

Duktu|graphie (↑; -graphie*) f: syn. Galaktographie*.

Duktus|zyste (↑; Kyst-*) f: syn. nasopalatinale Zyste; s. Kieferzysten.

Duldungs|pflicht: Ein Versicherter od. Anspruchsteller soll sich sozialversicherungs-, fürsorge-, versorgungs- od. schadensrechtlich indizierten ärztl. Maßnahmen unterziehen, will er nicht seine Ansprüche gegenüber dem Leistungspflichtigen verlieren. Eine derartige Obliegenheit kann sich ergeben aus Regelungen des Sozialgesetzbuchs I (§ 62 f.), des Beamtenversorgungs-, Soldaten- u. des Zivildienstgesetzes, des Bundesseuchengesetzes (§ 18) sowie i. R. der allg. Schadensminderungspflicht nach § 254 BGB u. bei Privatversicherungen. Vgl. Zwangsbehandlung.

Dumping-Syn|drom (engl. to dump hineinplumpsen) n: Komb. verschiedener intestinaler Beschwerden mit Störung der Kreislauffunktion u. Hauterscheinungen; **Vork.:** nach allen Formen der Magenoperation (Gastrojejunostomie, B I, B II), insgesamt in 5-10%; **Klin.:** Sympt. treten v. a. in Zus. mit den Mahlzeiten (insbes. Milch u. Kohlenhydrate) auf. **1. Frühsyndrom:** sofort bis 15 Min. danach Auftreten von Blässe, Schweiß, Druckgefühl im Oberbauch, Singultus, Übelkeit, Emesis, evtl. Kreislaufkollaps; Urs.: zu schnelle Füllung des proximalen Dünndarms mit hyperosmolarem Darminhalt u. Auslösung eines Flüssigkeitseinstroms aus dem Plasma ins Darmlumen; dadurch Abnahme des Plasmavolumens bis zu 30% (Hypovolämie) mit Tachykardie, Schweißausbruch, Schwindel, Brechreiz; **2. Spätsyndrom:** 1-4 Std. nach den Mahlzeiten auftretende Sympt. wie Frühsyndrom, zusätzl. Sympt. einer Hypoglykämie*; Urs.: durch rasche Resorption großer Mengen von Kohlenhydraten zunächst Hyperglykämie mit nachfolgender (gegenregulatorischer) Hypoglykämie; **Diagn.:** sog. Dumping-Provokationstest (orale Gaben von 250 ml 50%iger Glukose); **Ther.:** konservativ

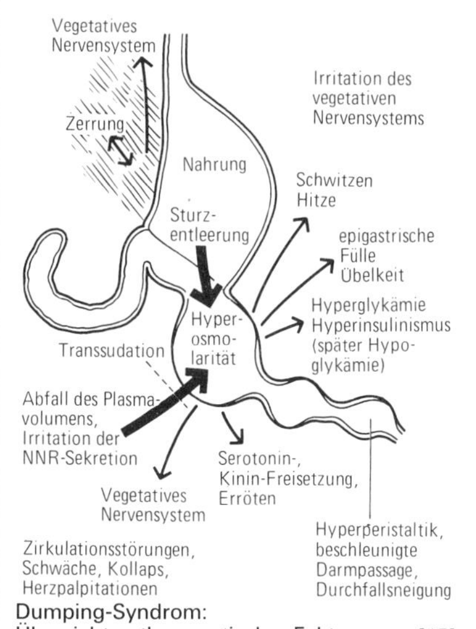

Dumping-Syndrom:
Übersicht pathogenetischer Faktoren [17]

durch häufige kleine Mahlzeiten, Vermeidung von Nahrungsmitteln hoher osmolarer Aktivität (führt meist zur Beschwerdefreiheit); Verzögerung der Magenpassage durch chir. Verkleinerung einer zu weiten Anastomose od. Wiederherstellung der Duodenalpassage u. der Speicherfunktion des Magens durch Umwandlung der Magenresektion* (B II zu B I). Vgl. Magenoperationsfolgen.

Dunbar-Syn|drom n: intestinale Mangeldurchblutung inf. Kompression des Truncus coeliacus durch das mediane Bogenband (Ligamentum arcuatum) des Zwerchfells.

Duncan-Modus (James M. D., Gyn., Edinburgh, London, 1826-1890) m: (engl.) Duncan mechanism; Form der Plazentalösung*; d. unteren Teile der Plazenta lösen sich zuerst, bes. dann, wenn d. Plazenta über Eck (Tubenecke) inserierte.

Dunkel|ad|aptation (Adaptation*) f: (engl.) dark adaptation; Übergang zum Nachtsehen od. skotopischen Sehen; Adaptation* des Auges an Dunkelheit; verläuft in zwei **Phasen: 1.** primäre od. Zapfenadaptation mit dem sog. Kohlrausch*-Knick; **2.** Dauer- od. Stäbchenadaptation unter Regeneration des Rhodopsins; optimale D. frühestens nach 25 Min.; geht einher mit Verlust des Farbensehens, Verminderung der Sehschärfe u. physiol. Zentralskotom; vgl. Helladaptation.

Dunkel|feld|untersuchung: (engl.) dark-field examination; mikroskop. Untersuchung b. vollständiger Abblendung des von unten eintretenden Lichtkegels (nur b. schwächster Vergrößerung möglich) od. bei nur zentraler Abblendung u. kräftiger seitl. Beleuchtung durch Spiegelkondensor; bes. zum Nachweis v. Treponema* pallidum.

Duo|denal|a|tresie (lat. duodeni je zwölf; Atresie*) f: (engl.) duodenal atresia; Form der Darmatresie* mit Sympt. eines hohen Ileus* (galliges Erbrechen) ab dem ersten Lebenstag; Inzidenz 1 : 6000; Mekoniumabgang häufig vorhanden; **Diagn.:** Ultraschalldiagnostik (häufig schon pränatal übermäßig viel Magensekret, postnatal >10 ml), Röntgenuntersuchung (Double-bubble-Phänomen); **Ther.:** Duodenoduodenostomie, evtl. Duodenojejunostomie nach Resektion des betroffenen Darmabschnitts. Vgl. Duodenalstenose.

Duo|denal|di|vertikel (↑; Divertikel*) n: (engl.) duodenal diverticulum; meist am Duodenum descendens gelegene Blindsackbildung mit möglichen Stenoseerscheinungen, Duodenitis, Ulzeration, Pankreatitis; Operationsindikation nur bei ausgeprägter Symptomatik (Blutung u. Perforation); vgl. Divertikel.

Duo|denal|karzinom (↑; Karz-*; -om*) n: (engl.) duodenal carcinoma; sehr seltenes Karzinom* des Duodenums (ca. 0,3% aller gastrointestinalen Karzinome); **Histol.:** meist supra-, peri- od. infrapapillär lokalisiertes Adenokarzinom* mit geringer Metastasierungstendenz; **Sympt.:** galliges Erbrechen inf. Duodenalstenose, (massive) Blutung, Verschlußikterus bei Lok. im Bereich der Papilla duodeni major; **Diagn.:** Duodenoskopie* mit Biopsie*, röntg. Magen*-Darm-Passage; **Ther.:** (chir.) Resektion od. partielle Duodenopankreatektomie*; **Progn.:** Fünf-Jahres-Überlebensrate zw. 20 u. 30%. Vgl. Duodenaltumor.

Duo|denal|kompression, arterio|mes|enteriale (↑) f: (engl.) mesenteric artery compression syndrome; syn. Wilkie-Syndrom, oberes Mesenterialarterien-Syndrom; zeitweilige Behinderung der Darmpassage im Bereich der Pars inferior duodeni, die von den über ihr verlaufenden Mesenterialgefäßen gegen die Aorta gepreßt wird; **Sympt.:** v. a. Druck- u. Völlegefühl nach Nahrungsaufnahme, dabei Besserung in Knie-Ellenbogen-Lage; bei starken Beschwerden ggf. operative Behandlung.

Duo|denal|saft (↑): (engl.) duodenal juice; wird mittels Duodenalsonde* gewonnen u. auf Erreger (Bakt., Lamblien usw.) sowie auf Gallenbestandteile (z. B. Bilirubin, Cholesterin) u. Produkte des Pankreas (Trypsin, Diastase, Lipase) geprüft; **Bewertung:** Diagnose einer entzündl. Gallenwegerkrankung aufgrund eines Leukozytenbefundes ist umstritten; wichtig ist der Nachweis v. rechteckigen farblosen Cholesterintafeln od. gelbbraunen gekörnten Bilirubinkalkkristallen; dieser Nachweis läßt mit hoher Wahrscheinlichkeit auf Gallensteine, v. a. in den abführenden Gallenwegen, schließen (wichtiger Befund bei Beschwerden nach Cholezystektomie). Bakteriol. Befunde sind im D. klin. kaum verwertbar, mit Ausnahme von Giardia* lamblia.

Duo|denal|sonde (↑) f: (engl.) duodenal tube; durch Nase od. Mund bis zum Duodenum einzuführende Sonde* aus Kunststoff zur Ableitung von Duodenalinhalt od. zur enteralen Ernährung (Sondenernährung*); vgl. Miller-Abbott-Sonde, Magensonde.

Duo|denal|stenose (↑; Steno-*; -osis*) f: (engl.) duodenal stenosis; partielle Verlegung des Duodenallumens; **Urs.:** **1.** Duodenaltumor*; **2.** angeb. Fehlbildung (1 : 7000 Geburten), häufig in Komb. mit anderen Fehlbildungen im Neugeborenen- od. Säuglingsalter auftretend durch: **a)** innere Obstruktion inf. membranösen Septums od. Duodenalwandhypoplasie mit geringem Restlumen; **b)** Kompression durch Volvulus od. kongenitale Briden, z. B . bei Non- u. Malrotation* od. Mesenterium* ileocolicum commune; **Klin.:** häufig galliges Erbrechen als Frühsymptom; **Diagn.:** Abdomenübersicht; **Ther.:** chir. Resektion. Vgl. Darmatresie, Duodenalatresie, Pancreas annulare.

Duo|denal|tumor (↑; Tumor*) m: (engl.) duodenal tumour; seltener, im Duodenum lokalisierter Tumor; **Formen: 1.** benigner D., z. B. (villöser) Darmpolyp, Brunneriom od. Leiomyom; **2.** maligner D., z. B. Duodenalkarzinom*, Karzinoid* od. Metastase v. a. eines Choledochus- od. Pankreaskarzinoms. Vgl. Dünndarmtumor.

Duo|denal|ulkus (↑; Ulc-*) n: Zwölffingerdarmgeschwür; s. Ulcus duodeni.

Duo|denitis (↑; -itis*) f: Entz. des Zwölffingerdarms; kommt nach Magenresektion nahe der Anastomose in mehr als der Hälfte der Fälle vor. Die distalen Dünndarmabschnitte sind selten betroffen.

Duo|deno|graphie, hypo|tone (↑; -graphie*) f: (engl.) hypotonic duodenography; röntg. Untersuchungsmethode des künstl. weitgestellten Duodenums; die Weitstellung erfolgt durch ein Spasmolytikum (i. v.), anschl. Gabe von Brausepulver u. Kontrastmittel; **Ind.: 1.** Verdacht auf einen Tumor im Oberbauch (v. a. Pankreaskopfkarzinom); **2.** bei unklarem Verschlußikterus zum Nachw. od. Ausschluß von tumorbedingten Veränderungen od. glattwandigen Duodenalimpressionen inf. Steinverschluß od. benigner Papillenstenose. Vgl. Magen-Darm-Passage.

Duo|deno|jejuno|skopie (↑; jejunalis*; -skopie*) f: (engl.) duodenojejunoscopy; endoskop. Untersuchung des oberen Dünndarms (gesamtes Duodenum u. oberes Jejunum); vgl. Duodenoskopie, Endoskopie.

Duo|deno|jejuno|stomie (↑; ↑; -stomie*) f: (engl.) duodenojejunostomy; Enteroanastomose* zw. Duodenum u. Jejunum.

Duo|deno|pankreat|ektomie (↑; Pankreas*; Ektomie*) f: (engl.) duodenopancreatectomy; auch Pankreatoduodenektomie; Form der Pankreatektomie* v. a. als Radikaloperation bei Papillen- u. Pankreaskopfkarzinom; man unterscheidet die partielle (sog. Kopfduodenopankreatektomie, Whipple*-Operation) u. totale Duodenopankreatektomie (ein- od. mehrzeitig), die einen postop. Diabetes mellitus zur Folge hat. Vgl. Pankreaskarzinom.

Duo|deno|skopie (↑; -skopie*) f: (engl.) duodenoscopy; endoskop. Untersuchung des Duodenums u. des oberen Jejunums mit einem flexiblen Spezialendoskop (Duodenoskop); **Ind.:** Abklärung von Erkr. im Bereich des Duodenums, z. B. Ulcus duodeni, Polypen, Divertikel, Tu., pathol. Veränderungen der Papilla duodeni major (s. Abb.); Anw. auch i. R. der endoskop. retrograden Cholangiographie (ERC*) bzw. Cholangiopankreatographie (ERCP*).

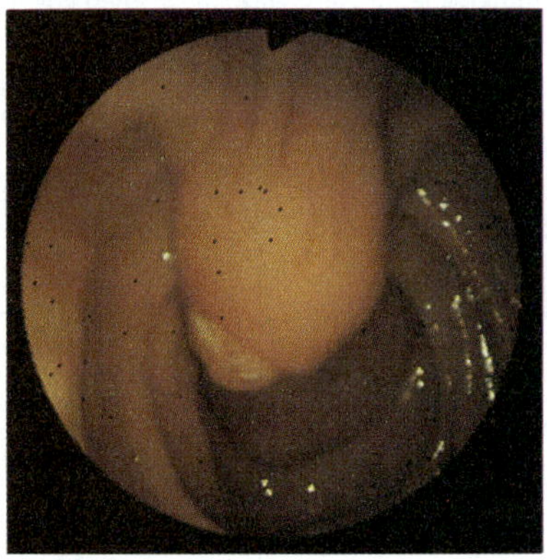

Duodenoskopie:
endoskopischer Befund bei Tumor der Papilla duodeni major [62]

Duo|deno|stomie (↑; -stomie*) f: s. Enterostomie.

Duo|denum (lat. duodeni je zwölf) n: Intestinum duodenum, Zwölffingerdarm (Länge entspricht ungefähr der Breite von 12 Fingern: 25-30 cm); oberster, an den Pylorus anschl. Dünndarmabschnitt in Form eines C, in dessen Konkavität sich d. Kopf der Bauchspeicheldrüse einschmiegt. Lage im rechten Oberbauch; mit Ausnahme der Pars superior an d. hinteren Leibeswand angeheftet (sekundär-retroperitoneal); Abschnitte: s. Abb. Auf d. Papilla* duodeni major des D. münden gemeinsam Ductus choledochus u. Ductus pancreaticus; kranial davon auf d. Papilla duodeni minor der Ductus pancreaticus accessorius. Das D. weist die Oberfläche vergrößernde zirkuläre Falten (Kerckring-Falten), Zotten u. Krypten (Lieberkühn-Drüsen) auf.

Duo|virus (lat. duo zwei; Virus*) n: frühere Bez. f. Rotavirus*.

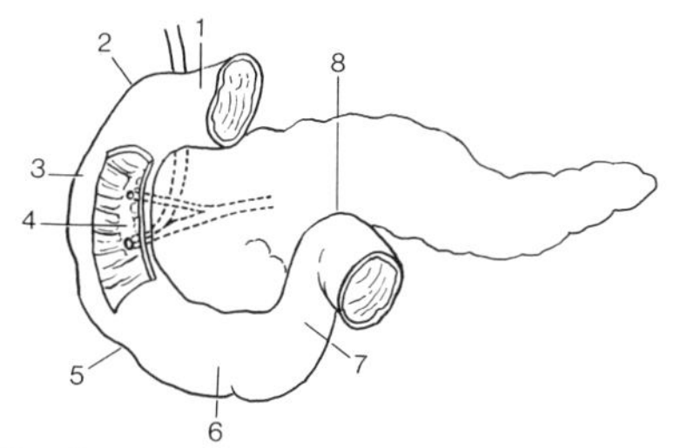

Duodenum:
1: Pars superior; 2: Flexura duodeni superior; 3: Pars descendens; 4: Plica longitudinalis duodeni mit Papilla duodeni major und minor; 5: Flexura duodeni inferior; 6: Pars horizontalis; 7: Pars ascendens; 8: Flexura duodenojejunalis [172]

Duplay-Schulter|steife (Emanuel S. D., Chir., Paris, 1836-1924): veraltete Bez. f. Periarthropathia* humeroscapularis.

duplex (lat.): doppelt.

Duplex|sono|graphie (↑; lat. sonare tönen; -graphie*) f: Komb. aus B-Bild-Verfahren u. Sonographie der Ultraschalldiagnostik* zur gleichzeitigen Untersuchung der Weichteilstrukturen u. des Blutstroms; Anw. v. a. zur Darstellung einer Nierenarterienstenose*; bei der farbkodierten D. können die Richtungen der Blutbewegungen in Bezug zum Schallkopf sichtbar gemacht werden.

Duplikation (lat. duplicare verdoppeln) f: (engl.) duplication; strukturelle Chromosomenaberration; ein Chromosomenabschnitt ist doppelt vorhanden, der nach Deletion des homologen Chromosoms übertragen wurde.

Duplikatur (↑) f: Verdoppelung.

Duplizitäts|theorie des Sehens (↑) f: (engl.) theory of retinal rods and cones; das Tages- u. Farbensehen (photopisches Sehen) ist eine Funktion des Zapfenapparats der Netzhaut. Das Dämmerungs- u. Nachtsehen (skotopisches Sehen) wird im schwellennahen Bereich vom Stäbchenapparat geleistet. Vgl. Adaptation des Auges.

Dupuytren-Kon|traktur (Baron Guillaume D., Chir., Paris, 1777-1835; Kontrakt-*) f: (engl.) Dupuytren's contracture; Beugekontraktur der Finger (bes. 4 u. 5) inf. bindegewebig-derber Verhärtung u. Schrumpfung der Palmaraponeurose mit Ausbildung derber Stränge u. Knoten, in 70-80% Beteiligung beider Hände; **Vork.** vorwiegend bei Männern (5 : 1) jenseits des 5. Lebensjahrzehnts; **Urs.:** unklar, wahrscheinl. Komb. von erbl. Disposition u. äußeren Faktoren (Mikrotraumen), z. T. auch Zus. mit rheumatischen, Autoimmun- u. fibroblastischen Erkrankungen (Induratio* penis plastica, Fingerknöchelpolster*). Pat. mit Lebererkrankungen, Diabetes mellitus, Epilepsie u. Alkoholkranke haben häufiger (ca. 30%) eine D.-K. als die Gesamtbevölkerung (ca. 2%). **Gradeinteilung** entspr. dem Streckdefizit: **N:** Strang od. Knoten in d. Hohlhand ohne Streckdefizit; **1:** Streckdefizit: 0-45°; **2:** 45-90°; **3:** 90-135°; **4:** über 135°; **Ther.:** einfache Fasziotomie mit Durchtrennung des Kontrakturstrangs b. schlechtem AZ u. hohem Alter (hohe Rezidivquote); partielle Fasziektomie mit Resektion der befallenen Bezirke (hohe Rezidivquote); Totalentfernung der Palmaraponeurose mit Resektion von Bindegewebesträngen (geringe Rezidivquote, jedoch aufwendige Operation u. lange Nachbehandlung).

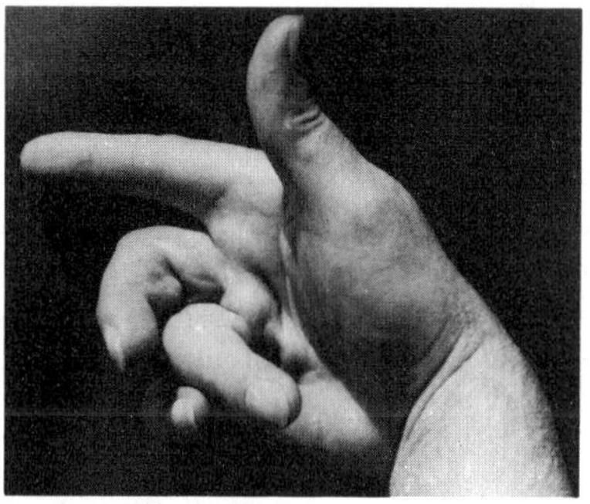

Dupuytren-Kontraktur [540]

Dura, lyo|philisierte (lat. durus hart; Lys-*; -phil*) f: (engl.) lyophilized dura; gefriergetrocknete, allogene Dura mater zur Anw. bei plast. Operationen.

Dura mater (↑; mater Mutter) f: kurz Dura; **1. D. m. encephali:** Pachymeninx, harte Hirnhaut; bildet fibröse Schutzkapsel des Gehirns u. Periost der Schädelinnenfläche; **2. D. m. spinalis:** harte Rückenmarkhaut; besteht aus einem äußeren (Endorhachis) u. inneren Blatt (Duralsack), die durch das Cavum epidurale getrennt sind. Der Duralsack umhüllt das Rückenmark, die Cauda equina u. mit seitl. Aussackungen die Spinalganglien; reicht über das Rückenmark hinaus bis zum 2.-3. Sakralwirbel.

Dura|plastik (↑; -plastik*) f: (engl.) duraplasty; (neurochir.) liquordichter Verschluß einer Duralücke durch gestieltes (z. B. Faszien- od. Galealappen) od. freies Transplantat (z. B. lyophilisierte Dura).

Durch|blutungs|störung: (engl.) vascular disorder; mangelnde Durchblutung eines best. Gefäßbezirks mit Ischämie*. Vgl. Verschlußkrankheiten.

Durch|blutungs|störung, in|testinale (Intestinum*): s. Angina abdominalis, Mesenterialgefäßverschluß, Dunbar-Syndrom.

Durch|blutungs|störung, vertebro|basiläre (Vertebra*; Bas-*): (engl.) vertebrobasilar circulatory disorder; Durchblutungsstörung im Versorgungsgebiet der A. vertebralis; **Urs.:** Arteriosklerose*, Stenose am Abgang der A. vertebralis, Embolie, seltener Vaskulitis, Subclavian* steal syndrome, Wirbelsäulenaffektionen mit Einengung der Foramina transversaria; **Klin.:** flüchtige, evtl. durch Kopfbewegung auslösbare Sympt. wie Schwindel, Doppelbilder, Sensibilitätsstörungen im Gesicht, okzipitaler Kopfschmerz, Hirnstammsyndrome* (v. a. Wallenberg-Syndrom). Vgl. Durchblutungsstörung, zerebrale.

Durch|blutungs|störung, zerebrale (Cerebr-*): syn. zerebrovaskuläre Insuffizienz; Durchblutungsstörung des Gehirns; **Urs.:** v. a. Arteriosklerose* hirnversorgender Gefäße, Stenosen intra- od. extrakranieller Gefäße (Lokalisationen: s. ums. Abb. u. Tab. 1), am häufigsten

D

Arteria*-carotis-interna-Stenose mit Gefahr der arterio-arteriellen Embolie, ferner kardiale Embolien, entzündl. Gefäßerkrankungen (Vaskulitis*), rheologische Störungen* des Bluts, arterielle Hypotonie u. Karotisdissekate. Als **Risikofaktoren** gelten arterielle Hypertonie, Hyperlipidämie, Diabetes mellitus. Das **klin. Bild** wird in Abhängigkeit vom Schweregrad der Ischämie in vier Stadien eingeteilt (s. Tab. 2). **Manifestation** meist nach dem 50. Lj.; Männer sind häufiger betroffen als Frauen. Die schwerstwiegende Kompl. ist die Apoplexie* (Enzephalomalazie). **Diagn.:** s. Tab. 3; **Ther.:** (allg.) Ausschaltung von Risikofaktoren bzw. Behandlung der Grundkrankheit, ggf. medikamentös Thrombozytenaggregationshemmung (z. B. durch Acetylsalicylsäure), Pro-

Durchblutungsstörung, zerebrale Tab. 1
Lokalisation arterieller Einengungen bei 400 Patienten (Viergefäßangiographie)

Arterie	%
Truncus brachiocephalicus	0,75[1]
A. subclavia	2,75[1]
A. carotis communis	1,50[1]
A. carotis interna (Halsabschnitt)	44,75[1]
A. carotis interna (Siphon)	7,25[2]
A. cerebri media	26,00[2]
A. cerebri anterior	2,25[3]
A. vertebralis	11,00[1]
A. basilaris	1,25[3]
A. cerebri posterior	2,50[3]

[1] chir. zugänglich: 60,75%
[2] chir. bedingt zugänglich: 33,25%
[3] chir. nicht zugänglich: 6,00%

phylaxe eines Hirnödems, Antihypertensiva; Ind. zur operativen Ther. (Thrombendarteriektomie*) v. a. bei Stenosen der A. carotis interna im Stadium IIa u. IIb; Abgangsstenosen der A. vertebralis können durch Ballonkatheterdilatation (PTA; s. Angioplastie) geweitet werden; Op. im Akutstadium der Ischämie sind bei kompletter Apoplexie kontraindiziert. Vgl. Aortenbogensyndrom; Arteria-basilaris-Thrombose; Durchblutungsstörung, vertebrobasiläre; Verschlußkrankheiten, arterielle; Knickungssyndrom der Arteria carotis interna.

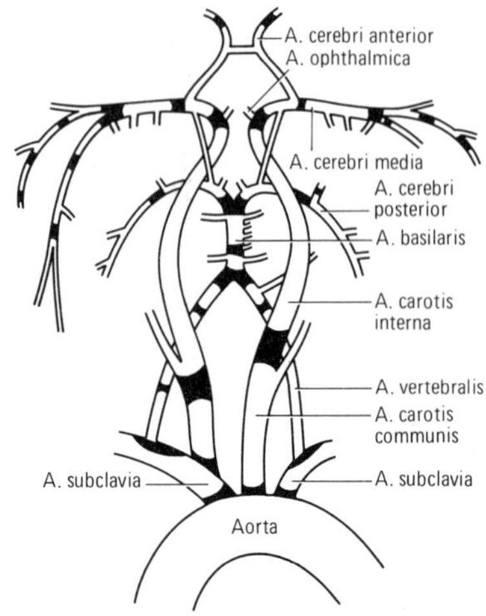

Durchblutungsstörung, zerebrale: Lokalisation häufiger supraaortaler und intrakranieller Gefäßverschlüsse [160]

Durch|bruch|blutung: (engl.) breakthrough bleeding; uterine Blutung v. Menstruationsstärke b. gleichbleibendem, aber f. die Erhaltung einer intakten Uterusschleimhaut nicht ausreichendem Spiegel endogener od. exogener Sexualhormone* (z. B. bei Einnahme hormonaler Kontrazeptiva); schwächere Blutungen werden als Spotting (s. Schmierblutung) bezeichnet. Vgl. Abbruchblutung, Follikelpersistenz.

Durch|fall: Diarrhoe*. **D., cholo|gener:** s. Fistel, biliodigestive. **D.krankheit:** s. Enterokolitis, Enteritis.

Durch|fluß|zyto|metrie (Zyt-*; Metr-*) **f:** (engl.) flowcytometry; syn. FACS-Analyse, Immunzytometrie; Verf. zur Zellanalyse (Mem-

Durchblutungsstörung, zerebrale Tab. 2
Schweregrade der zerebralen Ischämie

Schweregrad	Klinische Symptomatik
Stadium I	keine klinische Symptomatik
Stadium II a (TIA; transitorische ischämische Attacken)	Amaurosis fugax, Aphasie, Hemiparese der Gesichts- und Armmuskulatur; vollständige Rückbildung der Symptome innerhalb von 24 Std.
Stadium II b (PRIND; prolonged ischaemic neurological deficit)	neurologische Symptome wie bei Stadium II a über mehr als 24 Std. und (vollständige) Rückbildung der Symptome
Stadium III (PS; progressive stroke)	innerhalb von 4 Wochen allmählich progrediente neurologische Symptomatik oder ischämischer Insult; teilweise reversible Symptome
Stadium IV (CS; completed stroke)	Apoplexie mit chronischen neurologischen Defiziten

Durchblutungsstörung, zerebrale Tab. 3

Diagnostische Maßnahmen	Fragestellung
1. Anamnese	Risikofaktoren; Amaurosis fugax
2. neurologische und kardiovaskuläre Untersuchung	Gefäßstatus, periphere Durchblutung, Blutdruck, Gefäßveränderungen, Stenosen
3. EKG	Arrhythmie, Herzinfarkt
4. EEG	Allgemeinveränderungen, Herdbefund
5. Ultraschalldiagnostik (Doppler-Sonographie, Echokardiographie)	Gefäßstenosen, Emboliequelle
6. kraniale Computertomographie	Blutung, Infarkt, Lokalisation
7. Angiographie (präoperativ)	Lokalisation der Gefäßläsion, Kollateralkreislauf

branantigene, Aktivitätszustand) bzw. Zellsortierung v. a. von Leukozyten mit Hilfe monoklonaler, fluoreszenzfarbstoffmarkierter Antikörper gegen Leukozytendifferenzierungsantigene od. Propidiumiodid zur Messung des DNA-Gehalts; **Verw.:** Leukämiediagnostik, HLA-Bestimmung, DNA-Analyse, Differenzierung von Lymphozytensubpopulationen, Diagn. von Defektimmunopathien (z. B. bei ARC, HIV-Erkrankung, Virusinfektionen, Autoimmunkrankheiten, malignen Tumoren), Überwachung nach Transplantation, Nachw. von Autoantikörpern*. Vgl. CD-Nomenklatur, Zytometrie, Zytophotometrie, Zytofluorometrie.

Durch|fluß|zyto|photo|metrie (↑; Phot-*; Metr-*) f: s. Impulszytophotometrie.

Durch|gangs|arzt: Abk. D-Arzt; von den gesetzl. Unfallversicherungsträgern (Berufsgenossenschaften) beauftragter Arzt, der zu entscheiden hat, ob nach e. Arbeitsunfall kassenärztl. Krankenbehandlung ausreicht od. eine berufsgenossenschaftl. Heilbehandlung einzuleiten ist. Vgl. Unfallversicherung.

Durch|gangs|syn|drom n: (engl.) symptomatic transitory psychotic syndrome; Form der akuten org. Psychose*, die reversibel ist u. ohne Bewußtseins- od. Orientierungsstörung auftritt; **Formen: 1.** leichtes D. mit Störung der normalen Tätigkeit, Antriebsstörung u. evtl. Gefühlsverarmung; **2.** mittelschweres D. mit Verlangsamung aller psych. Funktionen, Gedächtnisstörung u. Störung der Affektivität; **3.** schweres D. mit ausgeprägter Gedächtnisstörung, Denkstörung, evtl. Konfabulationen (vgl. Korsakow-Syndrom) u. Halluzinationen.

Durch|leuchtung: (engl.) fluoroscopy, radioscopy; Kurzbez. f. Röntgendurchleuchtung*.

Durch|messer, bi|parietaler: (engl.) biparietal diameter; Abk. BIP; Abstand der beiden Scheitelbeine; größter querer Schädeldurchmesser, beim Neugeborenen ca. 9,5 cm; vgl. Kephalometrie, intrauterine.

Durch|messer, bi|temporaler: (engl.) bitemporal diameter; Abstand der äußersten Punkte der beiden Schläfenbeine; kl. querer Durchmesser des Schädels, beim Neugeborenen ca. 8 cm.

Durch|tritts|ebene: s. Planum.

Durch|wanderungs|peri|tonitis (Peritoneum*; -itis*) f: (engl.) acute spreading peritonitis; auch Permigrationsperitonitis; Peritonitis* durch Übergreifen einer Entz. von abdominellen Organen auf das Peritoneum inf. einer Durchwanderung der Organwand od. lymphogener Ausbreitung; **Vork.:** v. a. bei Appendizitis, Cholezystitis, Strangulationsileus, Mesenterialgefäßverschluß (Infarkt).

Durch|zug|verfahren: s. Hochenegg-Durchzugverfahren, Rehbein-Operation.

Duret-Berner-Blutungen (Henri D., Chir., Lille, 1849-1921): (engl.) Duret's lesions; kleinste, punktförmige Blutungen in d. Wand des 3. u. 4. Hirnventrikels sowie des Aquaeductus cerebri als Folge kapillärer Durchblutungsstörung bei Schädelhirntrauma*; vgl. Ventrikelblutung.

Duroziez-Doppel|geräusch (Paul L. D., Arzt, Paris, 1826-1897): (engl.) Duroziez' double murmur; das auskultator. bei stärkerem Stethoskopdruck über den großen Extremitätenarterien hörbare Gefäßgeräusch, in das der Traube*-Doppelton übergeht; Entstehung hängt mit d. starken, schnellen Druckabfall in d. Diastole proximal der Kompressionsstelle zusammen; Vork. u. a. bei Aortenklappeninsuffizienz, Ductus arteriosus apertus. Vgl. Herztöne.

Durst: (engl.) thirst; appetitiver Mechanismus zur Flüssigkeitsaufnahme u. Regulation des Wasserbedarfs des Organismus, ausgelöst durch Reizung von Osmorezeptoren im Hypothalamus*; das Durstgefühl ist u. a. bei Schädigung des Hypothalamus u. häufig im Alter vermindert od. aufgehoben (Adipsie), gesteigert (Polydipsie) v. a. bei endokrinol. Erkrankungen, z. B. Diabetes mellitus, Diabetes insipidus, Hyperthyreose, Hyperparathyreoidismus, Hyperkalzämie, Hyperaldosteronismus u. bei extrarenalem Wasserverlust, z. B. Erbrechen, Diarrhoe, Hyperhidrose, nach starkem Blutverlust, Verbrennungen.

Durst|fieber: (engl.) dehydration fever; Hyperthermie* inf. von Wassermangel bzw. Salzüberschuß im Körper (s. Kochsalzhyperthermie); Vork. vorwiegend im Säuglingsalter, bei Neugeborenen als transitorische Hyperthermie um den 3./4. Lebenstag inf. ungenügender Aufnahme von Flüssigkeitsmengen (mit höherer Temp. morgens als abends wegen längerer nächtl. Trinkpause); **Klin.:** Zeichen der Dehydratation* (z. B. eingesunkene Fontanelle, verringerter Hautturgor, evtl. Bewußtseinseintrübung); **DD:** Fieber anderer Ursache.

Durst|versuch: (engl.) concentration test; Testverfahren zum Nachweis eines Diabetes* insipidus; Messung von Körpergewicht, Urinvolumen u. Urinosmolarität im während 24 Std. fraktioniert gesammelten Urin; **Bewertung:** Gewichtsabnahme (2-4 kg/24 h) bei gleichbleibendem Urinvolumen u. gleichbleibend niedriger Urinosmolarität spricht f. Diabetes insipidus.

durus (lat.): hart.

DVO: Abk. f. **D**erotations**v**arisierungs**o**steotomie*.

Dwyer-Operation f: Form der Spondylodese*.

Dy: chem. Symbol f. Dysprosium*.

Dydro|gesteron (INN) n: 9β,10α-Pregna-4,6-dien-3,20-dion (IUPAC); Progestagen ohne östrogene od. androgene Eigenschaften; **Verw.:** bei drohendem od. habituellem Abort; **NW:** selten Durchbruchsblutungen, u. U. Schwindel, Diarrhoe od. Obstipation; **Kontraind.:** cholestat. Ikterus, Lebertumore; cave bei Schwangerschaftsikterus od. -pruritus.

Dyggve-Melchior-Clausen-Syn|drom (Holger V. D., dän. Päd., Psychiater, 1913-1984; Johannes C. M., dän. Päd., geb. 1923; Jørgen C., Biochem., Kopenhagen, geb. 1931) n: autosomal-rezessiv erbl. Erkr. mit möglicher Störung im Glykoproteinstoffwechsel; **Klin.:** geistige Behinderung, Minderwuchs (Endgröße unter 130 cm), Kyphoskoliose sowie röntg. Skelettveränderungen (z. B. Platyspondylie, verkürzte Röhrenknochen, irreguläre Crista iliaca).

Dyke-Young-An|ämie (Anämie*) f: s. Anämie Typ Dyke-Young.

-dymus: Wortteil mit der Bedeutung der Doppelte, Zwillinge, Hoden; von gr. δίδυμος.

Dyn: nicht mehr zugelassene Einheit der Kraft*; 1 dyn = 10^{-5} Newton* (N).

Dynamo|metrie (gr. δύναμις Kraft; Metr-*) f: s. Ophthalmodynamographie.

Dys-: Wortteil mit der Bedeutung Miß-, Un-; von gr. δυσ-.

Dys|äqui|librium (↑; lat. aequilibrium Gleichgewicht) n: Störung des Gleichgewichts, unstabiler Zustand.

Dys|äqui|librium|syn|drom (↑; ↑) n: (engl.) disequilibrium syndrome; während od. nach Hämodialyse*, v. a. bei Pat. mit Hypertonie u. starker Azotämie* auftretende Symptomatik aus Müdigkeit, Bewußtseinsstörung, Kopfschmerz, Übelkeit, Erbrechen, Pulsbeschleunigung, Blutdruckanstieg u. evtl. zerebralen Krampfanfällen; **Pathogenese:** unklar, wahrscheinl. Hyperosmolarität der Gehirnzellen mit osmotisch bedingtem Hirnödem*; **Proph.:** ausreichend häufige, aber kurze Dialyse*-Behandlung zur langsamen Senkung der Plasmaosmolalität, Blutdruckkontrollen in den behandlungsfreien Intervallen (Kochsalzreduktion, ggf. schnell wirkende Antihypertensiva), evtl. Verwendung eines bicarbonathaltigen Dialysats*. Vgl. Hartwassersyndrom.

Dys|ästhesie (↑; -ästhesie*) f: (engl.) dysaesthesia; Form der Sensibilitätsstörungen*, bei der Reize qualitativ anders u. unangenehm empfunden werden (z. B. Berührung als Schmerz).

Dys|akusis (↑; gr. ἀκούειν hören) f: (engl.) disacusis; Hörstörung; Vork. als Verminderung des Hörvermögens (Hypakusis) i. S. von Schwerhörigkeit*, Altersschwerhörigkeit* od. Taubheit*, als pathol. gesteigertes Hörempfinden (Hyperakusis*), falsche akustische Wahrnehmung (z. B. Diplakusis* od. Parakusis*), als akustische Halluzination* od. akustische Aura* bei Epilepsie.

Dys|arthrie (↑; gr. ἀρθροῦν artikulieren) f: (engl.) dysarthria; Sprechstörung inf. Störung der an der Sprechmotorik beteiligten nervalen Strukturen, die sich durch Störungen der Artikulation, vermehrte Sprechanstrengung sowie Veränderungen der Lautstärke u. Sprechgeschwindigkeit äußert; bei Anarthrie ist keine lautliche Äußerung möglich. **Einteilung** nach der Lok. der Schädigung: **1.** kortikale D. bei Schädigung zentraler Projektionsbahnen (z. B. bei zerebraler Durchblutungsstörung, Apoplexie, Hirntumoren) mit verwaschener Artikulation u. Bradyarthrie*, Hypertonie u. evtl. Spastik der Sprechmuskulatur u. Heiserkeit; Vork. häufig in Komb. mit (motorischer) Aphasie*; **2.** pyramidale (spastische) D. bei Schädigung der Pyramidenbahn (z. B. Pseudobulbärparalyse) mit Störung mimischer Bewegungen, häufig Stimmstörungen u. Rhinolalie*; **3.** extrapyramidale D. mit monotoner Sprache u. Störung der Prosodie*; Vork. meist in Zus. mit Erkrankungen des extrapyramidalen Systems (z. B. Parkinson-Syndrom); **4.** zerebellare D. bei Kleinhirnschädigung (z. B. bei Multipler Sklerose, Intoxikation od. Atrophie cérébelleuse tardive) mit verwaschener Artikulation, skandierender Sprache* und gestörtem Sprechtempo, meist in Komb. mit anderen zerebellaren Sympt.; **5.** bulbäre od. pseudobulbäre D. bei Schädigung der Hirnnervenkerne IX-XII (z. B. bei Bulbärparalyse, Amyotrophischer Lateralsklerose, Myasthenia gravis pseudoparalytica) mit Heiserkeit bis zur Aphonie*, offenem Näseln inf. Gaumensegellähmung* u. verwaschener Artikulation; **Ther.** der Sprechstörungen durch logopäd. Übungsbehandlung (als Atem-, Stimm-, Artikulations- u. Sprechtherapie).

Dys|auto|nomie, familiäre (↑; gr. αὐτόνομος selbständig) f: (engl.) familial dysautonomia; syn. Riley-Day-Syndrom, sensible hereditäre Neuropathie Typ III; autosomal-rezessiv erbl., angeb. Störung des vegetativen Nervensystems; Vork. fast ausschließl. bei Aschkenasim-Juden; **Sympt.:** fehlende Tränensekretion, Schluckstörungen, Kreislauflabilität (orthostatische Hypotension u. hypertone Krisen), fleckförmige Erytheme, Hyperhidrosis, anfallsweises Erbrechen, Verminderung der Schmerz- u. Temperaturempfindung; **Progn.:** langsame Progredienz, herabgesetzte Lebenserwartung.

Dys|bakterie (↑; Bakt-*) f: (engl.) dysbacteria; durch abnorme Darmbakterienflora hervorgerufener Krankheitsprozeß; Bildung reichlicher Fäulnis- bzw. Gärungsprodukte. Krankheitsbegriff u. Bez. sind unspezifisch u. daher aus der Sicht der Mikrobiol. ungünstig.

Dys|basie (↑; Bas-*) f: (engl.) dysbasia, gait disturbance; Gehstörung, i. w. S. auch gestörte Organfunktion; **1.** (neurol.) s. Gangstörungen; **2.** Dysbasia bzw. Claudicatio* intermittens; **3.** Dysbasia lordotica progressiva, s. Torsionsdystonie; **4.** Dysbasia intestinalis, s. Angina abdominalis. Vgl. Abasie.

Dys|chezie (↑; gr. χέζειν Stuhlgang absetzen) f: (engl.) dyschezia; gestörte Defäkation; Form der chron. Obstipation* mit isolierter Stuhlverhaltung im Enddarm.

Dys|cholie (↑; Chol-*) f: (engl.) dyscholia; pathol. Veränderung der Gallenzusammensetzung; Überschuß ausfällbarer Elemente, Fehlen gallensaurer Salze, mangelnde Cholerese; vgl. Gallensteine.

Dys|chondr|osteosis Léri-Weill (↑; Chondr-*; Ost-*; -osis*; André L., Neurol., Paris, 1875-1930; J. A. W., Neurol., Paris) f: syn. Léri-Weill-Syndrom; autosomal-dominant vererbte Erkr. mit Manifestation im Kleinkindesalter; **Sympt.:** symmetrische Mikromelie, Rumpfdeformitäten (Endgröße 135 cm), Madelung*-Deformität des Handgelenks; vgl. Dysostosis.

Dys|chromie (↑; Chrom-*) f: (engl.) dyschromia; Veränderung der normalen Hautfarbe i. S. einer Hypopigmentierung (s. Leukoderm, Vitiligo) od. Hyperpigmentierung*.

Dys|chylie (↑; Chyl-*) f: (engl.) dyschylia; Störung der Sekretion u. Veränderung der Zusammensetzung u. Menge des Sekrets von Speichel- u. Schleimdrüsen; z. B. bei zystischer Fibrose*.

Dys|dia|docho|kinese (↑; διάδοχος nachfolgend; Kin-*) f: Störung der Diadochokinese*; s. Adiadochokinese.

Dys|enterie (↑; Enter-*) f: (engl.) dysentery; syn. Ruhr; **1.** Bakterienruhr* (anzeigepflichtige Erkr.); **2.** Amöbiasis*. **D., bakterielle** (↑; ↑) f: syn. Bakterienruhr*. **D.bakterien** (↑; ↑; Bakt-*) f pl: s. Shigella.

Dys|fibrinogen|ämie (↑; Fibr-*; -gen*; -ämie*) f: (engl.) dysfibrinogenaemia; **1.** seltene, autosomal-dominant erbliche Gerinnungsstörung mit einem Strukturdefekt des Fibrinogenmoleküls; versch. Varianten werden, analog den Hämoglobinopathien*, mit Städtenamen belegt (z. B. Zürich, Paris, Baltimore); Klin.: Beschwerdefreiheit in 50% der Fälle; Blutungsneigung, Thromboembolien u. Wundheilungsstörungen; **2.** erworbene D. i. R. von Lebererkrankungen (Hepatom, Virushepatitis, Leberzirrhose, Intoxikationen); **Diagn.:** verlängerte Thrombinzeit* u. Thromboplastinzeit*.

Dys|funktion (↑) f: Funktionsstörung.

Dys|funktion, minimale zerebrale (↑; lat. minimus Kleinster; Zerebr-*) f: (engl.) minimal cerebral dysfunction (Abk. MCD); Bez. f. geringfügige Funktionsstörungen des Nervensystems im Kleinkindes- u. Kindesalter mit Störungen der Feinmotorik, Teilleistungsschwächen (Sprachentwicklungsverzögerung, Rechenschwäche) u. Sympt. des Aufmerksamkeitsdefizitsyndroms*; vgl. Hirnschaden, frühkindlicher.

Dys|genesie (↑; -genese*) f: (engl.) dysgenesis; anlagebedingte Fehlentwicklung eines Organs od. Organteils.

Dys|genesie, retikuläre (↑; ↑; Reticulum*) f: (engl.) reticular dysgenesis; syn. Vaal-Seynhaeve-Syndrom; autosomal-rezessiv erbl. schwerer kombinierter Immundefekt*.

Dys|germinom (↑; lat. germen Keim; -om*) n: (engl.) dysgerminoma; auch Disgerminom; häufigste Form der malignen Ovarialtumoren* im Jugendalter (ca. 50% der Pat. unter 20 Jahren), später selten; makroskop. solider, mäßig weicher, bis kopfgroßer, von den Urkeimzellen abstammender Tu. (daher doppelter DNA-Gehalt der Tumorzellen) mit hoher Strahlensensibilität. Vgl. Seminom.

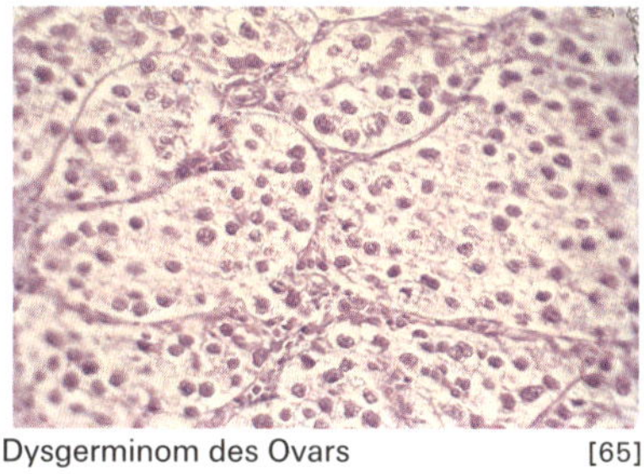
Dysgerminom des Ovars [65]

Dys|geusie (↑; gr. γεῦσις Geschmack) f: Störung des Geschmackempfindens; vgl. Hypogeusie, Parageusie.

Dys|glossie (↑; Gloss-*) f: (engl.) dysglossia; Artikulationsstörung inf. einer peripheren Schädigung der Sprechorgane od. deren Innervation; **Formen: 1.** labiale D. mit Beeinträchtigung der Bildung von Lippenlauten u. evtl. gestörter Vokalbildung; z. B. bei Gesichtsspalten u. Fazialislähmung; **2.** dentale D. (syn. Interdentalität) mit interdentaler Bildung von Lauten (bei der Lautbildung befindet sich die Zunge zw. den Zähnen); z. B. bei Anomalien der Zahnstellung; **3.** linguale D. mit gestörter Bildung von Lauten, die mit Beteiligung der Zunge gebildet werden (z. B. des R-Lautes); z. B. bei Makroglossie od. Ankyloglosson. Vgl. Dysarthrie.

Dys|gnathie (↑; gr. γνάθος Kinnbacke) f: (engl.) dysgnathia; Sammelbez. f. Kieferfehlentwicklungen mit fehlerhafter Okklusion, Artikulation u. anomaler Lage des Gebisses.

Dys|grammatismus (↑; gr. γραμματική Grammatik) m: (engl.) dysgrammatism; Störung der Fähigkeit, Sprache den Regeln der Grammatik entspr. zu produzieren; im Ggs. zum Agrammatismus* überwiegend zur Bez. f. Grammatikstörungen im Kindesalter verwendet. Fehler können im Satzbau, bei der Bildung grammatisch korrekter Wortendungen u. im Gebrauch grammatischer Funktionswörter auftreten. **Vork.:** bei verzögerter Sprachentwicklung*, zentraler Sprachstörung*, Hörstörungen, fam. Sprachschwäche, geistiger Behinderung.

Dys|hidrose (↑; Hidr-*; -osis*) f: (engl.) dyshidrosis; **1.** Störung der Schweißsekretion* (Hyper-, Hypo- od. Anhidrose); **2.** (dermat.) syn. dyshidrotisches Ekzem; akute Bildung juckender, sagokornartiger, praller Bläschen an den Handflächen (Cheiropompholyx), seltener an den Fußsohlen (Podopompholyx), ohne Beteiligung der Schweißdrüsen; **Ätiol.:** unklar, häufiges Auftreten bei akuter Exazerbation einer Trichophytie (Mykid*), allergischem Kontaktekzem, Nahrungsmittelallergie, Arzneimittelexanthemen, atopischem Ekzem, toxischer Dermatose (durch Arbeit im nassen Milieu u. mit Detergenzien) u. als Manifestation eines psychovegetativen Syndroms; **Ther.:** Ausschaltung von Noxen, Schüttelmixtur, evtl. Glukokortikoide; **Kompl.:** Sekundärinfektion.

Dys|hidrosis lamellosa sicca (↑; ↑; ↑) f: syn. Exfoliatio areata manuum; subakut-chron. Form der Dyshidrose* mit halskrausenartiger, konfluierender Schuppung nach Abklingen der Bläschen.

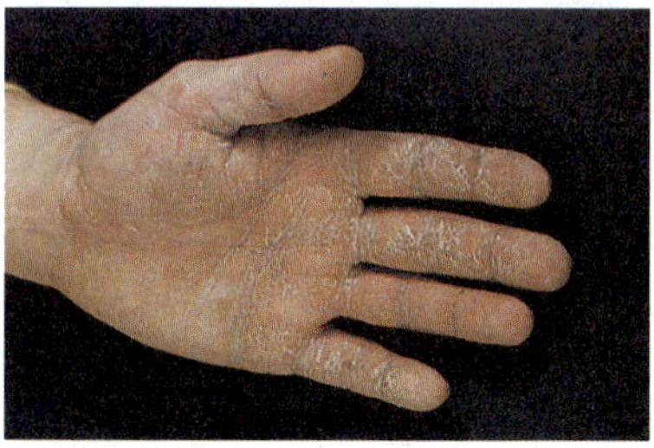
Dyshidrosis lamellosa sicca [3]

Dys|horose (↑; gr. ὅρος Grenze) f: s. Dysorie.

Dys|karyose (↑; Karyo-*; -osis*) f: syn. Kernatypie*.

Dys|keratose (↑; Kerat-*; -osis*) f: (engl.) dyskeratosis; Verhornungsstörung der Haut mit frühzeitiger Verhornung einzelner Keratinozyten unterh. des Stratum corneum; Umwandlung in von einer lichtbrechenden Membran umgebene Mantelzellen (corps ronds) u. runde, membranlose Gebilde (grains); **Vork.:** bei Darier-Krankheit, Paget-Krankheit, Bowen-Krankheit, aber auch b. Molluscum contagiosum, Warzen, Epitheliomen.

Dys|keratosis con|genita (↑; ↑; ↑) **f:** (engl.) congenital dyskeratosis; syn. Zinsser-Cole-Engman-Syndrom; seltene, X-chromosomal gebundene, androtrope Erkr. mit Leukoplakien der Schleimhäute, aus denen sich Plattenepithelkarzinome entwickeln können, netzartiger Poikilodermie bes. an Hals, Brust, Hautfalten, Hyperhidrosis an Händen u. Füßen, Haarwachstumsstörungen, Zahnanomalien; Symptomatik erst nach dem 10. Lj. voll ausgeprägt; Panmyelopathie kann hinzutreten (Fanconi-Zinsser-Syndrom).

Dys|keratosis follicularis vegetans (↑; ↑; ↑) **f:** s. Darier-Krankheit.

Dys|kinesia tarda (↑; Kin-*) **f:** (engl.) tardive dyskinesia; syn. (frz.) dyskinésie tardive, Spätdyskinesie; extrapyramidales Syndrom mit choreatischen, ballistischen u. athetoiden Hyperkinesen v. a. im Gesichtsbereich (Schmatz- u. Kaubewegungen); kann bei längerfristiger Ther. mit bzw. Dosisreduktion nach langjähriger Anw. von Neuroleptika* auftreten u. ist evtl. irreversibel.

Dys|kinesie (↑; ↑) **f:** motorische Fehlfunktion; vgl. Dysbasie.

Dys|kinesie des Gallen|systems (↑; ↑) **f:** (engl.) dyskinesia of the bile system; Gallenwegdyskinesie, biliäre Dyskinesie od. Dystonie; funkt. Störung ohne org. Ursache, die echten Gallenkoliken gleichen kann; Vork. meist i. R. der vegetativen Dystonie. Vgl. Postcholezystektomiesyndrom, Cholezystatonie.

Dys|korie (↑; gr. κόρη Pupille) **f:** (engl.) dyscoria; Bez. f. **1.** Verlagerung u. Entrundung der Pupille; **2.** pathol. Pupillenreaktionen*.

Dys|kranie (↑; Krani-*) **f:** (engl.) dyscrania; pathol. Schädelform; s. Dyszephalie.

Dys|kranio-Dys|opie-Syn|drom (↑; ↑; Op-*) **n:** s. Hallermann-Streiff-Syndrom.

Dys|krasie (↑; gr. κρᾶσις Mischung) **f:** s. Humoralpathologie.

Dys|krinie (↑; Krin-*) **f:** (engl.) dyscrinism; Störung im endokrinen System; Bildung eines v. der Norm abweichenden Drüsensekrets, z. B. eines zu zähflüssigen Sekrets.

Dys|lalie (↑; gr. λαλεῖν reden) **f:** (engl.) dyslalia; sog. Stammeln; Artikulationsstörung, die v. a. im Kindesalter inf. Störung des Lauterwerbs od. Lautgebrauchs auftritt u. bei der Laute u. Lautverbindungen durch andere Phoneme ersetzt od. verändert werden; **Urs.:** psychische Faktoren, Hörstörungen, zentrale Sprachstörung*, verzögerte Sprachentwicklung* u. a. Vgl. Schetismus, Sigmatismus.

Dys|lexie (↑; gr. λέξις das Sprechen) **f:** veraltete Bez. f. Leseleistungsschwäche; s. Legasthenie.

Dys|maturität (↑; Maturitas*) **f:** syn. pränatale Dystrophie; s. Mangelentwicklung, intrauterine.

Dys|megal|opsie (↑; Mega-*; Op-*) **f:** optische Wahrnehmungsstörung; s. Metamorphopsie.

Dys|melie (↑; -melie*) **f:** (engl.) dysmelia; Störung der Extremitätenentwicklung; die sensible Phase* für d. Extremitäten liegt zw. dem 29. u. 46. Tag der Schwangerschaft; exogene Noxen (Sauerstoffmangel, Pharmaka u. a.) können je nach Zeitpunkt u. Dauer des Einwirkens verschiedenartige Störungen (s. Abb.) verursachen: **1. Amelie:** Fehlen einer ganzen Extremität (Arm od. Bein), wobei meist auch der angrenzende Schulter- od. (seltener) Beckenteil hypoplast. ist; manchmal sind bürzelförmige Weichteilknospen am Schulter- bzw. Hüftgelenk angelegt. Determinationszeit: 29. bis 38. Tag; **2. Phokomelie:** Fehlbildung, bei der die Hände bzw. Füße unmittelbar an den Schultern bzw. Hüften ansetzen; Determinationszeit: 29. bis 32. Tag; **3. Ektromelie:** größte Gruppe der Extremitätenfehlbildungen; Hypo- u. Aplasien v. einzelnen od. mehreren

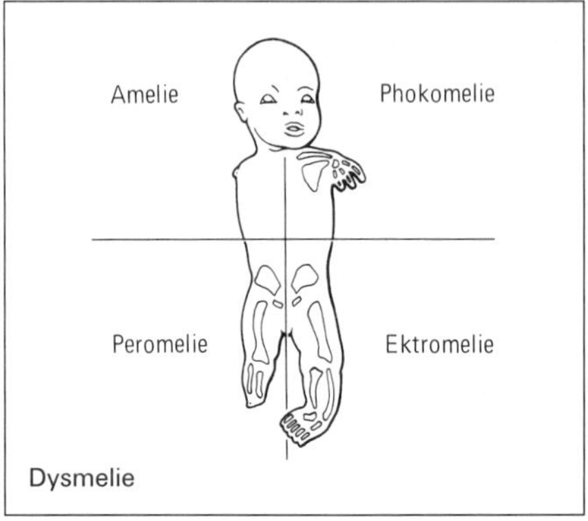

Dysmelie

Röhrenknochen m. konsekutiver Fehlstellung der Gliedmaßen. Wenn zw. dem Schultergelenk u. der Handwurzel nur e. Schaltknochen ausgebildet ist, spricht man auch v. phokomeler Ektomelie. Vgl. Strahldefekte; **4. Peromelie:** intrauterine Stumpfbildung einer Gliedmaße; **5. Rhizomelie:** die rumpfnahen Extremitätenanteile betreffende Fehlbildung.

Dys|melie, atrio|digitale (↑; ↑) **f:** syn. Holt*-Oram-Syndrom.

Dys|menor|rhoe (↑; gr. μήν, μηνός Monat; -rhoe*) **f:** (engl.) dysmenorrhoea; primär (seit der Menarche) od. sekundär schmerzhafte Menstruation* (i. d. R. nur bei ovulator. Zyklen); **Urs.: 1.** organisch: z. B. Endometriose, Tumoren, Entz., Zervixstenose, Uterusfehlbildungen, genitale Hypoplasie, Intrauterinpessare; **2.** funktionell: v. a. hormonale u. vegetative Störungen, Parametropathia* spastica.

Dys|menor|rhoea membranacea (↑; ↑; ↑) **f:** schmerzhafter Abgang v. Gebärmutterschleimhaut (als zusammenhängende Schleimhaut od. in größeren Gewebsstücken) während der Menstruation*; vgl. Dysmenorrhoe.

Dys|metrie (↑; Metr-*) **f:** (engl.) dysmetria; falsche Abmessung von Zielbewegungen; überschießende (Hypermetrie) od. schon vor Erreichen ihres Ziels im Tempo verlangsamte, insgesamt zu kurz bemessene Bewegungen (Hypometrie); klin. Untersuchung einer D. im Finger-Nase-, Finger-Finger- bzw. Knie-Hacke-Versuch; vgl. Symptome, zerebellare.

Dys|morphie (↑; -morph*) **f:** (engl.) dysmorphism; Sammelbez. f. kleine u. große Strukturauffälligkeiten (Fehlbildungen) des Menschen.

Dys|onto|genie (↑; gr. ὄν, ὄντος Wesen; -genese*) **f:** (engl.) dysontogeny; Störung der Ontogenese, die zu einer Embryopathie od. Fetopathie führen kann.

Dys|orie (↑; gr. ὅρος Grenze) **f:** (engl.) dysoria; syn. Dyshorose; Permeabilitätsstörung des Gefäßendothels mit Durchtritt von Blutbestandteilen ins Gewebe, z. B. der Endothelien der Nierenarteriolen bei maligner Nephrosklerose; Permeabilitätsstörungen spielen wahrscheinl. eine Rolle bei der Entstehung der Atherosklerose.

Dys|osmie (↑; gr. ὀσμή Geruch) **f:** gestörtes Geruchsvermögen; vgl. Anosmie, Hyperosmie, Parosmie.

Dys|ostosis (↑; Ost-*; -osis*) **f:** Störung der Knochenbildung bzw. des Knochenwachstums (s. Ossifikationsstörungen) inf. einer pränatal bedingten Entwicklungsstörung; **Einteilung: 1.** nach ihrer Lok. an best. Knochenbildungszentren sowie in Abhängigkeit vom Stadium der Ossifikation*, in dem es zur Entwicklungsstörung kommt: desmale Dysostose bei d. Dysplasia* cleidocranialis (Fehlen der Knochenbildung) od. bei d. Dysostosis* craniofacialis (verfrühte Nahtsynostose der Schädelknochen); enchondrale D., die vorwiegend epiphysär (multiple epiphysäre Dysplasie*) od. metaphysär (Chondrodysplasia* metaphysaria) auftritt, jedoch wie bei der Dysostosis* multiplex auch m. periostaler Ossifikationsstörung kombiniert sein kann; **2.** nach ihrer hauptsächl. Lok. im Skelett, z. B. überwiegend am Schädel lokalisierte D. bei Akrozephalopolysyndaktylie*-Syndromen, als Dysostosis* acrofacialis, Dysostosis craniofacialis, Dysostosis* mandibulofacialis, Gesichtsspalten*.

Dys|ostosis acro|facialis (↑; ↑; ↑; Akr-*; Facies*) **f:** syn. Weyers-Syndrom II; autosomal-dominant erbliches Fehlbildungssyndrom m. Entwicklungsstörung im Bereich des Unterkiefers u. der ulnaren Extremitätenenden; **Klin.:** Unterkieferspaltbildung mit Hypoplasie der mittleren Schneidezähne; Hexadaktylie mit Synostose der ulnaren Mittelhandknochen.

Dys|ostosis cleido|cranialis (↑; ↑; ↑; Kleido-*; Krani-*) **f:** syn. Dysplasia* cleidocranialis.

Dys|ostosis cranio|facialis (↑; ↑; ↑; Krani-*; Facies*) **f:** syn. Crouzon-Syndrom; Fehlbildungssyndrom mit charakterist. Kopfform u. Gesichtsdysmorphie inf. vorzeitiger Verknöcherung der Schädelnähte (insbes. der Koronar- u. Sagittalnaht); **Urs.:** autosomal-dominant vererbte Erkr. mit hoher Penetranz u. variabler Expressivität; in ca. 25% der Fälle Neumutation; **Sympt.:** Turmschädel (vgl. Dyszephalie, Abb.) mit Ausbildung einer medialen Kochenleiste von der Nasenwurzel zur vorderen Fontanelle, Hypoplasie des Oberkiefers, Zahnstellungsanomalien, Progenie, Exophthalmus, Hypertelorismus, Gefahr der Optikusatrophie inf. knöcherner Verengung des Canalis nervi optici, progrediente klin. Symptome der intrakraniellen Drucksteigerung (Kopfschmerz, Erbrechen, epileptische Anfälle), psychomotor. Retardierung möglich; **Diagn.:** röntg. neben Zeichen der prämaturen Nahtsynostose knöcherne Veränderungen an der Schädelkalotte durch gesteigerten Schädelinnendruck (Usurierung der Schädelkalotte, sog. Wolkenschädel); **Ther.:** frühzeitig druckentlastende, ggf. wiederholte Kraniotomie; **Progn.:** Gefahr der Erblindung.

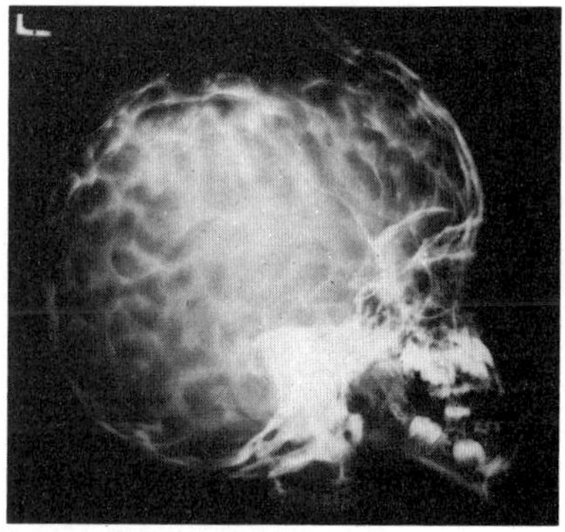

Dysostosis craniofacialis: typisches Bild des Wolkenschädels [540]

Dys|ostosis mandibularis (↑; ↑; ↑; Mandibula*) **f:** syn. Nager*-Syndrom.

Dys|ostosis mandibulo|facialis (↑; ↑; ↑; ↑; Facies*) **f:** syn. Treacher-Collins-Syndrom, Franceschetti-Zwahlen-Syndrom; autosomal-dominant erbl. Fehlbildungssyndrom von hoher Penetranz u. variabler Expressivität, ca. 60% der Fälle sind Neumutationen; embryopathogenetische Fehlentwicklung im Bereich des 1. Kiemenbogens u. der 1. Kiemenfurche; **Sympt.:** charakterist. Physiognomie mit Hypoplasie des Ober- u. Unterkiefers u. Makrostomie sowie Hypoplasie des Jochbeins (sog. Fischmaul-Aspekt); ferner nach lateral abfallende Lidachsen, Unterlidkolobom, unterschiedlich ausgeprägte Ohrmuscheldysplasie in Kombination mit Anomalien des Mittel- und Innenohrs (Schalleitungsschwerhörigkeit).

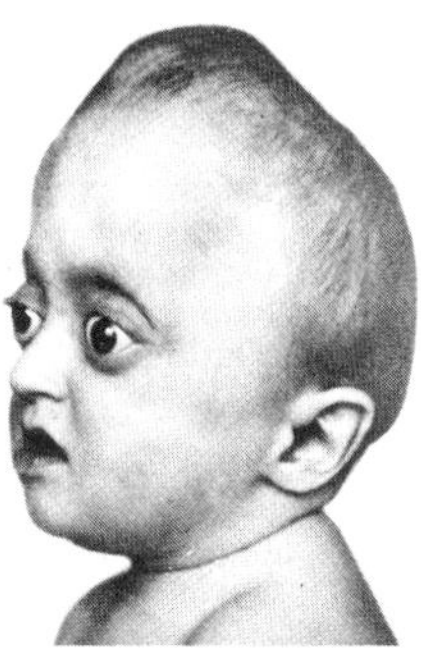

Dysostosis craniofacialis [543]

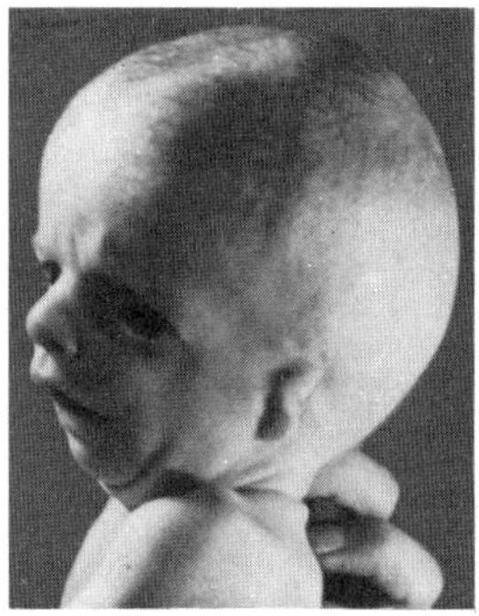

Dysostosis mandibulofacialis [540]

D

Dys|ostosis multi|plex (Dys-*; ↑; ↑; lat. vielfältig) f: syn. Pfaundler-Hurler-Krankheit; zu den Mukopolysaccharid*-Speicherkrankheiten gehörendes, autosomal-rezessiv erbl. Fehlbildungssyndrom m. schwerer Störung der enchondralen u. periostalen Ossifikation* als Folge eines lysosomalen Alpha-L-Iduronidasemangels; **Klin.**: Knochenwachstumsstörungen (Minderwuchs, Dyskranie, Kyphose der LWS), erhebl. Deformitäten des Gesichts (sog. Wasserspeiergesicht); Ablagerungen von Mukopolysacchariden in Leber u. Milz (mit entspr. Organvergrößerungen) sowie in Kornea u. Gehirn, wodurch die geistige Entw. u. U. erheblich gestört sein kann; **Diagn:** Rö., vermehrte Ausscheidung von Dermatan- u. Heparansulfat, Enzymmangel z. B. in Leukozyten u. Fibroblasten; pränatale Diagn. möglich. Die allele Mutation des gleichen Enzyms führt zur klin. unterschiedl. Scheie-Krankheit.

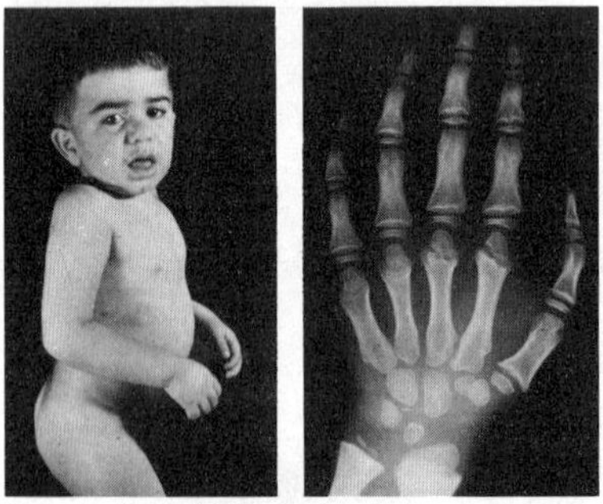

Dysostosis multiplex:
rechts: Ossifikationsstörungen des Handskeletts [540]

Dys|pareunie (↑; gr. πάρευνος Lagergenosse) f: (engl.) dyspareunia; ursprünglich das Nichtzusammenpassen in der Ehe; nicht präzise Sammelbez. f. Schmerzen, bes. der Frau, beim Koitus*; uneinheitl. als psych. bedingte Abneigung od. syn. mit Algopareunie* definiert.

Dys|pepsie (↑; -pepsie*) f:. (engl.) 1. acute infantile diarrhoea, 2. dyspepsia; **I.** (päd.) leichte Verlaufsform einer akuten, nicht org. bedingten Ernährungsstörung im Kindesalter (vgl. Ernährungsstörung des Säuglings) mit fließendem Übergang in die schwere Verlaufsform (sog. Säuglingstoxikose*); **Urs.**: am häufigsten infektiöse Gastroenteritis* durch folgende Err.: versch. Virustypen (v. a. Rotaviren u. Adenoviren), Staphylokokken, Escherichia coli (bes. einige serol. definierbare Dyspepsiekolibakterien bei Kolidyspepsie*), Pseudomonas aeruginosa, Proteus, seltener Salmonella bzw. Shigella; Auftreten häufig nach Infekten der oberen Atemwege, aber auch bei anderen Erkr. (z. B. Otitis, Mastoiditis, Pyelitis; schwere Herzfehler); **Klin.**: Prodromalzeichen wie Appetitlosigkeit, Nahrungsverweigerung, allg. Unruhe, Gewichtsstillstand, Spucken od. Erbrechen; **Sympt.** u. **Verlauf: 1.** Durchfall: häufiger (öfter als fünfmal täglich), dünner (bis wäßrig-spritzend), stinkender (Gärungsstühle sauer, Fäulnisstühle sind seltener) Stuhlgang mit veränderter Farbe (grünlich) u. pathol. Beimengungen (Schleim, seltener Blut); **2.** Erbrechen* kann frühzeitig beginnen, nimmt allmählich an Häufigkeit u. Schwere zu, so daß es zu Reizblutbeimengungen (Hämatinerbrechen) kommen kann; **3.** Zeichen des Wasserverlusts: heisere Stimme beim Schreien (häufig das erste Zeichen der Dehydratation*), Abnahme des Hautturgors (stehende Hautfalten), Einsinken der großen Fontanelle, hochgestellter Urin, Eindicken des Bluts; **4.** Elektrolytstörungen mit Verschiebungen im Säure-Basen-Haushalt; Entw. einer Azidose* inf. des Bicarbonatverlusts im Stuhl und des katabolen Stoffwechselzustandes; Fieber tritt meist nicht auf. **Diagn.**: Erregerdiagnostik meist nur bei fieberhaften od. längerdauernden Verläufen (über eine Woche) sowie blutigen Durchfällen; **Ther.**: je nach Schweregrad Substitution von Wasser, ggf. mit Glukose (Kalorienzufuhr), Elektrolyttherapie* (bes. Kalium und Bicarbonat), kurzzeitige Nahrungskarenz (Teepause*) od. Reduktion der Säuglingsnahrung, Nahrungskorrektur (bei alimentär bedingter D. häufig allein ausreichend), bei schwerer Verlaufsform (Enzephaloenteritis, Ketonurie, ausgeprägter metabolische Azidose) Infusionstherapie; bei Nachw. bakterieller Erreger u. U. Antibiotika; **II.** (gastroenterolog.) Bez. f. Beschwerden (Schmerzen, Sodbrennen, Völlegefühl) unterschiedl. Genese (z. B. bei Ulcus* ventriculi, Ulcus* duodeni, Reizmagen*) im Bereich des Oberbauchs bei Erwachsenen.

Dys|pepsie-Koli|bakterien (↑; ↑; Kol-*; Bakt-*) f pl: s. Escherichia coli.

Dys|phagia (↑; Phag-*) f: Dysphagie*. **D. a|myo|tactica** (↑; ↑) f: Dysphagie* bei Schlucklähmung*. **D. in|flammatoria** (↑; ↑) f: Dysphagie b. Entzündungen.

Dys|phagia lusoria (↑; ↑) f: durch eine Arteria* lusoria, evtl. auch einen Arcus aortae circumflexus, selten durch eine links von der A. subclavia sinistra entspringende A. subclavia dextra hervorgerufene Dysphagie* inf. Ösophagusstenose*. Vgl. Aortenbogenanomalien (Abb.).

Dys|phagia sidero|penica (↑; ↑) f: Dysphagie* bei Plummer*-Vinson-Syndrom.

Dys|phagie (↑; ↑) f: (engl.) dysphagia; Schluckstörung; nach der Lok. werden unterschieden: **1.** oropharyngeale D. mit Schluckbeschwerden zu Beginn des Schluckakts (z. B. bei Angina tonsillaris) od. als sog. Verschlucken mit Hustenanfällen beim Essen, nasaler Regurgitation, evtl. Aspiration; **2.** ösophageale D.: Passagebehinderung für feste u. flüssige Nahrung, häufig mit Würgereiz u. Erbrechen; **Urs.**: Ösophagusstenose (cave: Ösophaguskarzinom), Plummer-Vinson-Syndrom, Hiatushernie, Ösophagusdivertikel, verschluckte Fremdkörper, Ösophagusachalasie, Schlucklähmung, selten auch i. R. einer generalisierten Sklerodermie, des Taylor-Syndroms, bei diffusem Ösophagospasmus, Myasthenia gravis pseudoparalytica, myotonischer Dystrophie; **DD:** s. Abb.; abzugrenzen sind psychogen bedingte Schluckstörungen (z. B. idiopathisches Globussymptom, Aerophagie, psychogenes Erbrechen).

> Eine Dysphagie, auch in der leichtesten Form einer eben wahrnehmbaren Behinderung, ist ein alarmierendes Symptom, das Abklärung verlangt.

Dys|phagie, a|tonisch-hyper|tonische (↑; ↑) f: (engl.) atonic-hypertonic dysphagia; Säug-

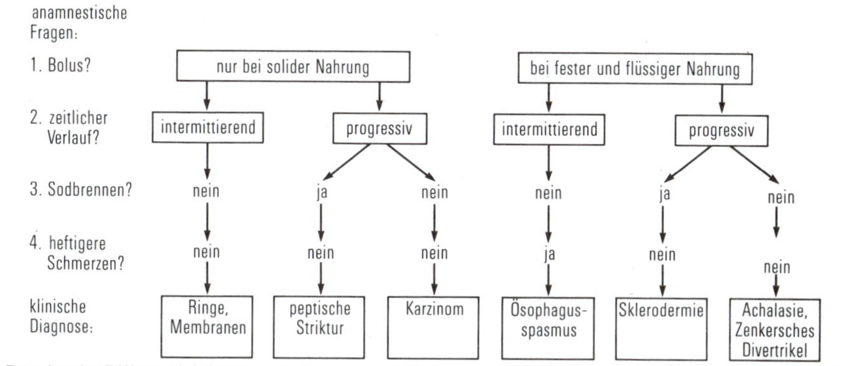

Dysphagie: Differentialdiagnose aufgrund der Klinik [461]

lingserkrankung durch Störung vegetativer Funktionen mit Erbrechen.

Dys|phasie (↑; gr. φάσις Sprechen) f: (engl.) dysphasia; Bez. f. **1.** eine Sprachstörung bei hirnlokalem Syndrom*; **2.** verzögerte Sprachentwicklung*.

Dys|phonie (↑; Phon-*) f: (engl.) dysphonia; Stimmstörung inf. Störung der Phoniation m. Veränderung des Stimmklangs u. Einschränkung der Stimmleistung; **Formen: 1.** funktionelle D. ohne primäre pathol. Veränderung des Stimmapparats, als hypo- od. hyperfunktionelle D. unterschiedl. Ursache (s. Aphonie, funktionelle); **2.** dysplastische D. bei Formanomalien des Larynx, z. B. Hypoplasie des Kehlkopfs od. Stimmlippenfurche (Sulcus glottidis); **3.** D. bei Erkr. des Kehlkopfs, z. B. bei Laryngitis, Stimmlippenpolypen, Reinke-Ödem, Kehlkopflähmungen od. Kehlkopfkarzinom; **4.** endokrin bedingte D., z. B. bei Hypothyreose, Hypogonadismus, Hormontherapie u. a.; **5.** traumatische D. nach Gewalteinwirkung auf den Larynx od. endotrachealer Intubation (Intubationsgranulom); **Sympt.:** Heiserkeit, belegte, klanglose od. rauhe Stimme, evtl. Aphonie; **Diagn.:** Anamnese, Laryngoskopie, Stroboskopie, Erhebung eines Stimmstatus; **Ther.:** ggf. Behandlung der Grundkrankheit u. logopädische Therapie. Vgl. Phonasthenie.

Dys|phorie (↑; -phor*) f: (engl.) dysphoria; Störung der Affektivität mit bedrückter, gereizter Stimmung; **Vork.:** z. B. als Alltagsverstimmung ohne pathol. Bedeutung, bei Intoxikation od. organischem Psychosyndrom. Vgl. Dysthymie.

Dys|plasia (↑; -plasie*) f: Dysplasie*.

Dys|plasia cleido|cranialis (↑; ↑; Kleido-*; Krani-*) f: syn. Dysostosis cleidocranialis, Scheuthauer-Marie-Sainton-Syndrom; dominant erbl. Fehlbildungssyndrom m. Störung fast sämtl. knochenbildender Zentren m. der Folge einer Hypoplasie vornehmlich der bindegewebig angelegten Anteile des Skeletts; **Klin.:** ein- od. beidseitige Defekte der Schlüsselbeine, so daß die Schultern auf der Brust zusammengeklappt werden können; verspätete Ossifikation der Knochenkerne, jahrelang offene Fontanelle, Hypoplasie des Gesichtsschädels, kleiner Oberkiefer, Progenie des Unterkiefers, Störungen der Zahnentwicklung, schmaler Brustkorb, Verzögerung der Beckenverknöcherung. Vgl. Dysostosis.

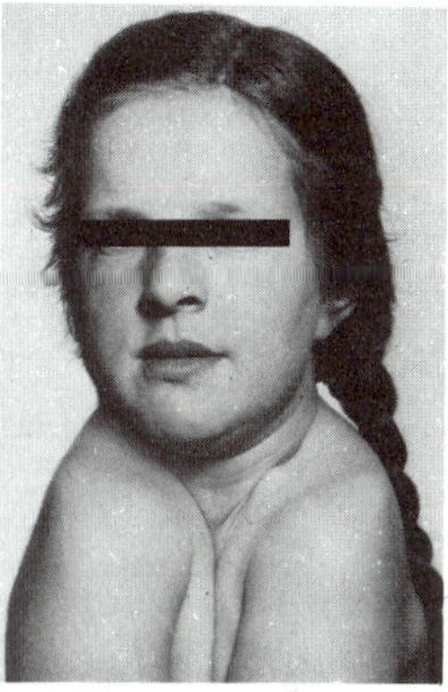
Dysplasia cleidocranialis [540]

Dys|plasia coxae con|genita (↑; ↑; Coxa*; Co-*; lat. genitus geboren) f: angeb. Hüftdysplasie*.

Dys|plasia cranio-carpo-tarsalis (↑; ↑; Krani-*; Karp-*; tarsal*) f: (engl.) whistling face syndrome (Syndrom des pfeifenden Gesichts); syn. Freeman-Sheldon-Syndrom; seltenes, autosomal-dominant erbl. Fehlbildungssyndrom mit

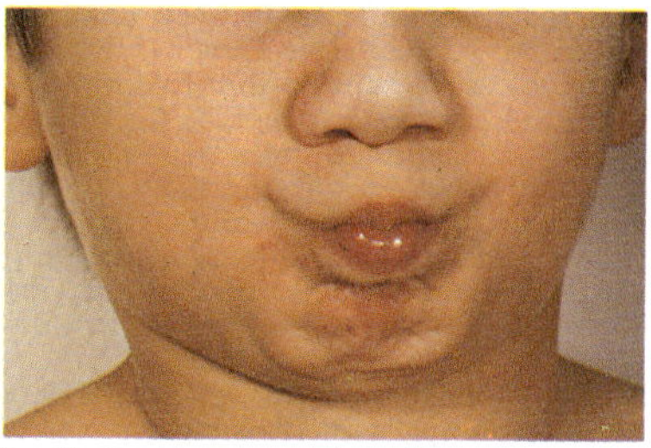
Dysplasia cranio-carpo-tarsalis: typische Fazies (sog. pfeifendes Gesicht) [4]

charakterist. Gesichtsdysmorphie u. Fehlstellungskontrakturen der Hände u. Füße; **Sympt.:** charakterist. Physiognomie (wie zum Pfeifen gespitzter kleiner Mund, kleine Nase, Hypertelorismus), Spitzklumpfuß, Ulnardeviation der Hände u. Fingerbeugekontrakturen, Minderwuchs, normale psychomotor. Entwicklung.

Dys|plasia epi|physealis capitis femoris (↑; ↑; epiphysär*; Caput*; Femur*) **f:** ein- oder beidseitige Dysplasie der proximalen Epiphysen des Femurs, meist ohne klinische Sympt.; spontane Heilung innerhalb weniger Jahre; Auftreten evtl. zusammen mit Perthes*-Calvé-Legg-Krankheit.

D

Dys|plasia epi|physealis hemi|melica (↑; ↑; ↑; Hemi-*; -melie*) **f:** syn. Trevor-Syndrom; meist einseitige osteochondromatöse Wucherungen m. Deformierung u. Behinderung, Schmerzen an einer od. mehreren Gelenkregionen (oft Tarsomegalie); **Urs.:** unbekannt; Knaben sind häufiger betroffen als Mädchen (3 : 1); op. Korrekturen möglich.

Dys|plasia spondylo|epi|physaria congenita (↑; ↑; Spondyl-*; epiphysär*; Co-*; lat. genitus geboren) **f:** syn. Wiedemann-Spranger-Syndrom; autosomal-dominant erbl. Fehlbildungssyndrom mit disproportioniertem Minderwuchs, hochgradiger Verkürzung der Wirbelsäule, faßförmigem Thorax, tiefer Lendenlordose u. schweren Fehlbildungen der rumpfnahen Epiphysen (Endgröße ca. 140 cm); häufig kombiniert m. Myopie u. Netzhautablösung, gelegentl. auch Innenohrschwerhörigkeit; meist keine Beteiligung von Hirnschädel, Händen u. Füßen; verzögerte motor., normale geistige Entwicklung.

Dys|plasia spondylo|epi|physaria tarda (↑; ↑; ↑; ↑; tardus*) **f:** X-chromosomal-dominant erbl. Sonderform der Dysplasia spondyloepiphysaria congenita mit Manifestation zw. dem 6. u. 12. Lj.; Veränderungen an Wirbelsäule (Platyspondylie) u. proximalen Femur- u. Humerusepiphysen.

Dys|plasie (↑; ↑) **f:** (engl.) dysplasia; **1.** Fehlbildung od. Fehlentwicklung eines Gewebes od. Organs mit unzureichender Differenzierung, z. B. Hüftdysplasie*; **2.** unterschiedlich schwere, präneoplastische Zellatypien in Verbindung mit einem gestörten Epithelaufbau; **a)** leichte D.: verzögerte Zellreifung bei erhaltener Schichtung u. Polarität der Epithelzellen; **b)** mittelschwere D.: vermehrt Mitosen im basalen Epitheldrittel, polymorphe u. hyperchromatische Zellkerne; **c)** schwere D.: nur in den oberen Epithelschichten ausdifferenzierte, sonst atypische Zellen mit deutlicher Kernpolymorphie; fließender Übergang zum Carcinoma* in situ .

Dys|plasie, chondrale (↑; ↑; Chondr-*) **f:** auch chondromatöse Dysplasie; s. Knochenchondromatose. **D., chondro-ekto|dermale** (↑; ↑; ↑; Ekto-*; Derm-*) **f:** s. Ellis-Creveld-Syndrom. **D., chorioido|retinale** (↑; ↑; Chorio-*; -id*; Retina*) **f:** s. Aicardi-Syndrom.

Dys|plasie, dia|strophische (↑; ↑; gr. διαστροφή Verdrehung) **f:** (engl.) diastrophic dysplasia; syn. Lamy-Maroteaux-Syndrom; seltenes, autosomal-rezessiv vererbtes Fehlbildungssyndrom m. disproportioniertem Minderwuchs u. Extremitätendeformitäten; **Sympt.:** bei Geburt manifeste disproportionierte Nanosomie m. proximal betonter Verkürzung der Gliedmaßen u. des Rumpfs; Gelenkkontrakturen (Klumpfüße), Stellungsanomalien der Daumen u. Großzehen (sog. hitch-hiker thumb), Ohrmuschelanomalien, Kyphoskoliose der Wirbelsäule, häufig Gaumenspalte, normale geistige Entwicklung; **Ther.:** intensive korrigierende orthopäd. Maßnahmen. Die erreichte Körperlänge variiert von <1 m bis 1,40 m.

Dys|plasie, ekto|dermale (↑; ↑; Ekto-*; Derm-*) **f:** syn. Christ*-Siemens-Touraine-Syndrom; vgl. Ektodermaldysplasie-Syndrome.

Dys|plasie, epi|theliale (↑; ↑; Epithel*) **f:** reversible Atypie* der Epithelzellen mit Differenzierungsstörungen des Epithelgewebes (v. a. Plattenepithel); man unterscheidet drei Schweregrade (gesteigerte Regeneration, irreversible Reifungsstörung u. Entdifferenzierung) sowie koilozytäre (durch Inf. mit humanen Papillomaviren ausgelöste) u. nicht koilozytäre Formen. Eine e. D. gilt als fakultative Präkanzerose*. Vgl. Carcinoma in situ (Abb.).

Dys|plasie, ex|ostotische (↑; ↑; Ex-*; Ost-*) **f:** s. Exostosen, multiple kartilaginäre. **D., fibröse** (↑; ↑; Fibr-*) **f:** s. Jaffé-Lichtenstein-Syndrom. **D., kampo|mele** (↑; ↑; gr. κάμπτειν beugen, krümmen; -melie*) **f:** syn. Kampomelie*-Syndrom. **D., kaudale** (↑; ↑; Cauda*) **f:** s. Regression, kaudale.

Dys|plasie, kranio|metaphysäre (↑; ↑; Krani-*; Metaphyse*) **f:** (engl.) craniometaphyseal dysplasia; wahrscheinl. autosomal-dominant vererbte, sehr seltene Erkr. mit Hyper- u. Dysplasie der Schädelknochen u. Metaphysen der Röhrenknochen wie bei Pyle*-Syndrom; daneben häufig Schwerhörigkeit, evtl. Optikusatrophie, Fazialislähmung, Intelligenzminderung.

Dys|plasie, meta|tropische (↑; ↑; Met-*; -trop*) **f:** syn. metatropischer Minderwuchs; Fehlbildungssyndrom m. bisher ungeklärtem Erbgang; **Sympt.:** hochgradiger Minderwuchs m. allmähl. Proportionsumkehr (anfangs Gliedmaßenkürze, später Stammverkürzung) im Laufe des Wachstumsalters; zusätzl. Beweglichkeitseinschränkungen großer Gelenke, Wirbelsäulenverkrümmungen sowie schwanzähnl. Anhanggebilde über d. Sakralbereich.

Dys|plasie, multiple epi|physäre (↑; ↑; multipel*; epiphysär*) **f:** (engl.) multiple epiphyseal dysplasia; syn. Ribbing-Krankheit; heterogenes, autosomal-dominant erbl. Krankheitsbild m. Störung der epiphysären enchondralen Ossifikation; **Sympt.:** Gelenk- u. Rückenschmerzen, Watschelgang, Thoraxkyphose; meist normale, proportionierte Körpergröße; **DD:** Perthes*-Calvé-Legg-Krankheit.

Dys|plasie, okulo-aurikulo-vertebrale (↑; ↑; Ocularis*; Auricula*; Vertebra*) **f:** s. Goldenhar-Symptomenkomplex. **D., oto-spondylo-mega|epi|physäre** (↑; ↑) **f:** syn. Weissenbacher*-Zweymüller-Phänotyp. **D., pro|gressive dia|physäre** (↑; ↑; lat. progredi, progressus voranschreiten; Diaphyse*) **f:** s. Camurati-Engelmann-Syndrom.

Dys|plasie, pseudo|dia|strophische (↑; ↑; Pseud-*; gr. διαστροφή Verdrehung) **f:** syn. Burgio-Syndrom; seltenes, vermutlich autosomal-rezessiv vererbtes Fehlbildungssyndrom m. disproportioniertem Minderwuchs u. multiplen Extremitätendysplasien, das äußerlich der diastrophischen Dysplasie* stark ähnelt, sich von dieser aber eindeutig röntg. unterscheiden läßt (Verkürzung u. Dysplasie aller Extremitätenknochen).

Dystrophia musculorum progressiva

Typ	Häufigkeit	Manifestationsalter	Klinik	Prognose
X-chromosomal-rezessiv				
Typ Duchenne, syn. bösartige Beckengürtelform	1:3000 – 1:6000 männliche Geburten	2. – 5. Lebensjahr	Beginn im Beckengürtel, Schwierigkeiten beim Aufrichten des Körpers (Gowers-Manöver), Pseudohypertrophie bes. der Wadenmuskulatur („Gnomenwaden"), Lendenlordose, Übergang auf andere Muskelgruppen, Herzmuskelbeteiligung, geistige Retardierung bei ca. 30%	rasch progredient, Gehunfähigkeit zwischen dem 8. u. 15. Lebensjahr, Lebenserwartung 15 – 30 Jahre
Typ Becker-Kiener, syn. gutartige Beckengürtelform	1:20 000 männliche Geburten	5. – 25. Lebensjahr	Symptome ähnlich denen des Typ Duchenne	langsam progredient, Gehunfähigkeit zwischen dem 30. u. 50. Lebensjahr, Lebenserwartung über 40 Jahre
Typ Emery-Dreifuss, syn. humeroperoneale Form	bisher über 140 Merkmalsträger beschrieben	1. Lebensjahrzehnt	Gelenkkontrakturen, Schwäche der Oberarm- u. Beinmuskulatur, Herzmuskelbeteiligung, geistige Retardierung	langsam progredient, verkürzte Lebenserwartung
autosomal-rezessiv				
Gliedergürteldystrophie	regional unterschiedl., ca. 1:30 000	sehr variabel, 1. – 4. Lebensjahrzehnt	Beginn entw. im Becken- od. Schultergürtel, Symptome ähnlich denen des Typ Duchenne ohne Herzmuskelbeteiligung	langsam progredient, verkürzte Lebenserwartung
distaler juveniler Typ, syn. Myopathia distalis juvenilis hereditaria	sehr selten	1. – 2. Lebensjahrzehnt	Befall zuerst der distalen Extremitätenmuskeln	langsam progredient
autosomal-dominant				
fazio-skapulohumeraler Typ, syn. Landouzy-Déjerine-Syndrom	ca. 1:250 000	meist 2. Lebensjahrzehnt	Beginn im Gesichtsbereich (Facies myopathica, „Tapirlippe"), Übergang auf Schulter- u. Beckengürtel	langsam progredient, kaum verkürzte Lebenserwartung
distaler Typ Welander, syn. Myopathia distalis tarda hereditaria	sehr selten	5. – 6. Lebensjahrzehnt	Befall zuerst der distalen Extremitätenmuskeln	langsam progredient
okulärer Typ, syn. okuläre Myopathie	sehr selten	meist im 2. – 3. Lebensjahrzehnt	Ptose, Befall der äußeren Augenmuskulatur, später Übergang auf die Gesichts- u. Schultergürtelmuskulatur	langsam progredient

D

Dystrophia musculorum progressiva (Fortsetzung)

Typ	Häufigkeit	Manifestationsalter	Klinik	Prognose
okulo-pharyngealer Typ, syn. Taylor-Syndrom	sehr selten	5. – 6. Lebensjahrzehnt	Ptose u. Dysphagie, später Befall der übrigen Augenmuskeln u. a. Muskelgruppen	langsam progredient

Dys|plasie Reese-Blodi, retinale (Dys-*; -plasie*; Algernon B. R., Ophth., New York; Frederick C. B., Ophth., New York) f: syn. Krause*-Reese-Syndrom.

Dys|pnoe (↑; -pnoe*) f: (engl.) dyspnoea; mit subjektiver Atemnot einhergehende Erschwerung der Atemtätigkeit, i. d. R. mit sichtbar verstärkter Atemarbeit (Tachypnoe, Hyperpnoe; s. Atmungstypen) als Ausdruck einer Atmungsinsuffizienz* unterschiedl. Genese; **Urs.: 1.** mechanisch, z. B. Einengung der oberen Atemwege mit in- bzw. exspiratorischem Stridor*; **2.** pulmonal inf. Ventilationsstörungen*; **3.** kardial, v. a. inf. Herzinsuffizienz*; **4.** metabolisch, z. B. als Kussmaul*-Atmung; **5.** zerebral, z. B. bei Beeinträchtigung des Atemzentrums*.

Dys|ponderosis (↑; lat. ponderosus gewichtig) f: Störung des Körpergewichts*; vgl. Eßstörungen, psychogene.

Dys|praxie (gr. δυσπραξία Mißgeschick) f: Störung der sequentiellen Anordnung von Einzelbewegungen.

Dys|praxie, glosso|labiale (↑; Gloss-*; Labi-*) f: eingeschränkte (od. fehlende) Fähigkeit, trotz intakter Innervation der Artikulationsorgane genaue Willkürbewegungen von Zunge u. Lippen auszuführen; Vork. bei Sprachstörung*.

Dys|prosium (gr. δυσπρόσοδος schwer zugänglich) n: Symbol Dy, OZ 66, rel. Atommasse 162,50; zur Gruppe der Lanthanoide* gehörendes chem. Element.

Dys|prosodie (Dys-*; Prosodie*) f: (engl.) dysprosodia; Störung der Prosodie*.

Dys|protein|ämie (↑; Prot-*; -ämie*) f: (engl.) dysproteinaemia; quantitative Verschiebung in der Zusammensetzung der normalen Serum-Eiweißkörper; z. B. bei akuter Entzündung Vermehrung der Alpha-2-Globuline, bei Leberzirrhose der Gammaglobuline. Vgl. Paraproteinämie.

Dys|pro|thrombin|ämie (↑; -ämie*) f: autosomal-rezessiv vererbte, fehlerhafte Synthese von Prothrombin*; **Sympt.:** abhängig von der Molekularstruktur unterschiedl. Ausprägung einer hämorrhagischen Diathese*, v. a. posttraumatische Blutungen; vgl. Hypoprothrombinämie.

Dys|rhaphie|syn|drome (↑; gr. ῥαφή Naht) n pl: (engl.) dysrhaphic syndromes; auch dysrhaphische Störungen; angeb. Entwicklungsstörungen der Neuralanlage mit unvollständigem Verschluß des Neuralrohrs; **Einteilung: 1.** Schädelweichteildefekte mit Lückenbildung in der vorderen Mittellinie des Gesichts; s. Gesichtsspalten; **2.** Schädeldachdefekte mit sog. Lückenschädel od. Wolkenschädel; **3.** Verschlußstörung des Schädels bzw. der Wirbelsäule mit sehr unterschiedl. Schweregraden (Akranie, Anenzephalie, Kranioschisis, Kephalozele, Spina bifida, Meningomyelozele); **4.** Fistel- od. Zystenbildung mit versch. klin. Sympt. in den abhängigen Bereichen (Haarwuchs- u. Pigmentanomalien, Gefäßveränderungen, chron.-rezidiv. Entzündungen); vgl. Syringomyelie.

Dys|rhythmie (↑; gr. ῥυθμός Takt) f: (engl.) dysrhythmia; **1.** (neurol.) diffuse bzw. paroxysmale D.: s. Elektroenzephalographie; **2.** (biol.) Störung des zirkadianen Rhythmus* v. Körperfunktionen (Schlaf-Wach-Rhythmus) insbes. durch Flugreisen über mehrere Zeitzonen hinweg (engl. Jet lag); Zyklusstörungen bei Frauen; **3.** kardiale D.: s. Herzrhythmusstörungen.

Dys|syn|ergia cerebellaris myo|clonica (↑; Syn-*; Erg-*; Cerebellum*; My-*; Klonus*) f: syn. Ramsay-Hunt-Syndrom; autosomal-dominant od. -rezessiv erbl., im Kindes- od. Jugendalter auftretende Erkr. mit Degeneration des dentatorubralen u. spinozerebellaren Systems; **Sympt.:** Myoklonien, zerebellare Symptome* u. epileptische Anfälle, i. d. R. ohne psych. Veränderungen; Verlauf langsam progredient; **DD:** Myoklonusepilepsie (s. Epilepsie).

Dys|syn|ergie (↑; ↑; ↑) f: (engl.) dyssynergia; mangelndes od. fehlendes Zusammenspiel, z. B. einzelner Muskeln; vgl. Asynergie.

Dys|tel|ek|tase (↑; gr. τέλος Ende; -ektasie*) f: (engl.) dystelectasis; ungenügend belüfteter Lungenabschnitt durch partielle Verlegung eines Bronchus; röntg. Zone verminderter Transparenz; Entw. einer Atelektase* häufig.

Dys|thermie (↑; Therm-*) f: (engl.) dysthermia; Fehlregulation der Körpertemperatur mit anhaltender Über- od. Untertemperatur; z. B. bei zentralen Störungen im Hypothalamus.

Dys|thymie (↑; gr. θυμός Gemüt) f: (engl.) dysthymia; Verstimmung; **1.** veraltete Bez. für ein depressives Syndrom* mit Denkstörung, Verstimmtheit, Angst u. Hypochondrie; **2.** (H. J. Weitbrecht) sog. endoreaktive D.: Bez. für eine Depression, die z. B. durch Streß bedingt auftritt u. mit subjektivem Krankheitsgefühl einhergeht; **3.** (H. J. Eysenck) Form der Neurose, bei der Persönlichkeitsstörungen im Vordergrund stehen.

Dys|tokie (↑; Toko-*) f: (engl.) dystocia; gestörter Geburtsverlauf aus mechan. (z. B. Bekkendystokie), org. oder funkt. Gründen (Wehendystokie*, Zervixdystokie*); **Häufigkeit:** b. ca. 6% aller Entbindungen; vgl. Schulterdystokie, Risikogeburt.

Dys|tonie (↑; Ton-*) f: (engl.) dystonia; fehlerhafter Spannungszustand (Tonus) von Muskeln, Gefäßen od. vom vegetativen Nervensystem; vgl. Syndrom, psychovegetatives; Syndrom, dystones. **D., neuro|zirkulatorische** (↑; ↑; Neur-*; lat. circulus Kreis) f: s. Syndrom, psychovegetatives. **D., vegetative** (↑; ↑) f: s. Syndrom, psychovegetatives.

Dys|topie (↑; gr. τόπος Ort) f: Verlagerung; s. Heterotopie.

Dys|trophia adiposo|genitalis (↑; Troph-*; lat. adeps Fett; Genitale*) f: syn. Fröhlich*-Syndrom. **D. brevi|co̱llis con|ge̱nita** (↑; ↑; lat. bre̜vis kurz; Collum*; Co-*; lat. ge̜nitus geboren) **f:** Kombination eines Pterygium* colli m. Wirbelsäulenfehlbildungen (z. B. Klippel*-Feil-Syndrom). **D. muscula̱ris con|ge̱nita** (↑; ↑; Musculus*; Co-*; lat. ge̜nitus geboren) **f:** nicht mehr gebräuchl. Bez. f. Amyoplasia congenita; s. Arthrogryposis-multiplex-congenita-Syndrome.

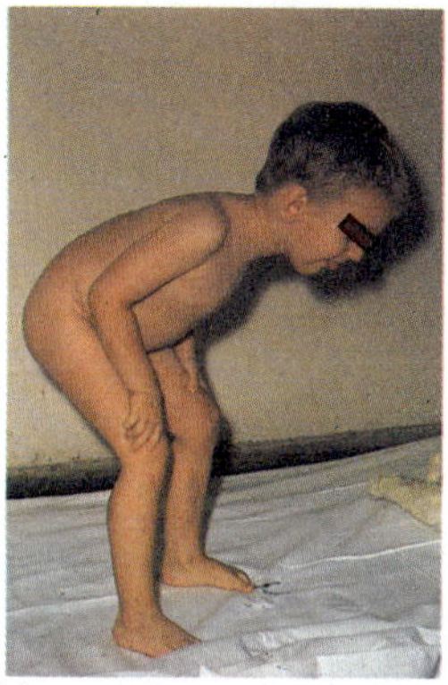

Dystrophia musculorum progressiva: Gowers-Manöver („An-sich-selbst-emporklettern") [170]

Dys|trophi̱a musculo̱rum pro|gressiva (↑; ↑; ↑; lat. progre̱di, progre̜ssus voranschreiten) **f:** progressive Muskeldystrophie; erbl. Muskelerkrankung, die auf einem genet. Defekt beruht; **Pathogenese:** unklar; evtl. metabol. Störung; **Klin.:** oft schleichender Beginn m. Progredienz u. i. d. R. symmetrischem Befall der Muskulatur; Muskelatrophie u. kompensator. Zunahme von Fett- u. Bindegewebe (Pseudohypertrophie), evtl. Kontrakturen, häufig Beteiligung des Herzmuskels m. Herzinsuffizienz; **Diagn.:** Bestimmung der Kreatinkinase, Elektromyographie, Muskelbiopsie, Molekulargenetik; **Formen:** s. Tab. S. 363/364. Vgl. Myopathie.

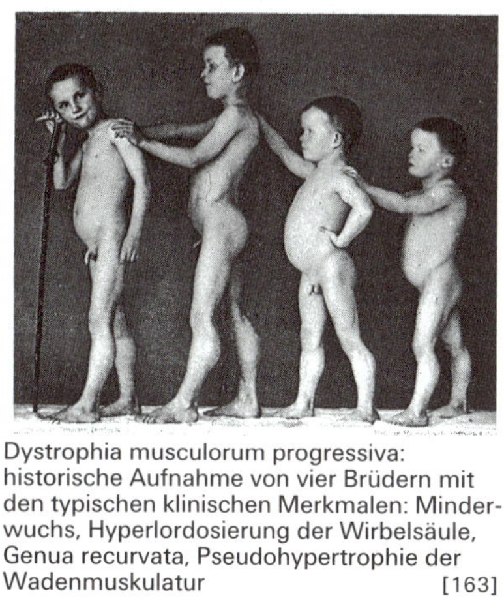

Dystrophia musculorum progressiva: historische Aufnahme von vier Brüdern mit den typischen klinischen Merkmalen: Minderwuchs, Hyperlordosierung der Wirbelsäule, Genua recurvata, Pseudohypertrophie der Wadenmuskulatur [163]

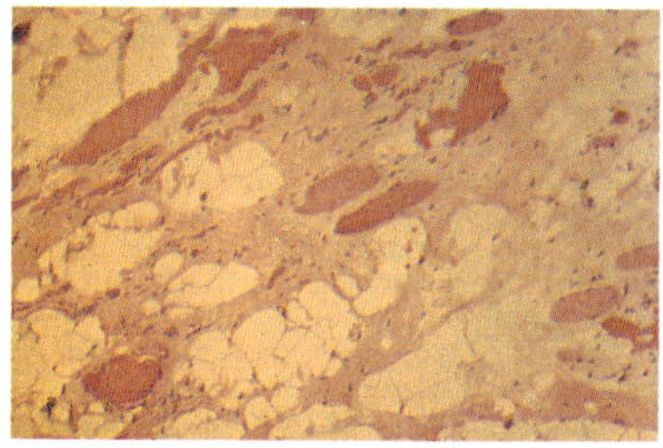

Dystrophia musculorum progressiva: muskelbioptischer Befund; diffuser dystrophischer Prozeß mit Ersatz untergegangenen Muskelgewebes durch interstitielles Bindegewebe und Fettgewebe [163]

Dys|trophi̱a u̱nguium media̱na cana|li|fo̱rmis (↑; ↑; lat. u̱nguis Nagel; Medi-*; -formis*) **f:** vom Nagelhäutchen bis zum freien Nagelrand reichende Spaltung od. Kanalbildung (meist) in der Mitte des Nagels, bes. am Daumen; **Urs.:** meist traumatisch bedingte, vorübergehende Wachstumsstörung in der Nagelmatrix.

Dys|trophi̱e (↑; ↑) **f:** (engl.) dystrophy, dystrophia; **I.** (päd.) leichte Verlaufsform chron. Ernährungsstörungen* der Säuglinge mit fließendem Übergang zur Atrophie*; **Urs.: 1.** Nahrungsmangel (Unterernährung, Erkr. mit häufigem Erbrechen, z. B. hypertrophische Pylorusstenose*); **2.** fehlerhafte Ernährung (Milchnährschaden*, Eiweißmangeldystrophie*); **3.** Störungen der Nahrungsverwertung (z. B. bei zystischer Fibrose* u. Zöliakie*). Auch eine chron. rezidivierende Dyspepsie* kann in eine D. übergehen. **Klin.:** fehlende Gewichtszunahme, später Gewichtsabnahme mit zunehmender Abmagerung u. Reduktion des Unterhautfettgewebes; es bilden sich längsstehende Hautfalten (sog. Tabakbeutelgesäß). Dystrophe Säuglinge haben eine ausgeprägte Neigung zur Hydrolabilität (Gewichtsschwankungen) u. Infekten, die ihrerseits zu einer weiteren Verschlechterung der Stoffwechselleistungen führen.

II. (int.) **Hungerdystrophie**; (engl.) nutritional edema, (frz.) œdème par carence; syn. Hungerödem; Folge langdauernder energet. Unterernährung, oft zus. mit Eiweiß-, Fett-, Vitamin- u. Mineralmangel; **Formen: 1.** feuchte D. mit Ödemen: vorwiegend bei plötzlich einsetzender Unterernährung bisher ausreichend Ernährter; Ödeme sind also kein Zeichen bes. langanhaltender Unterernährung. **2.** trockene D.: bei langanhaltender Unterernährung; **3.** lipophile D.: Hunger-, Mangel- od. paradoxe Fettsucht, oft nach Überwindung der feuchten od. trockenen D. in d. Erholungsphase; Ähnlichkeit m. Fröhlich-Syndrom (bei jungen Frauen u. U. erste u. einzige Form des Hungerschadens); **Klin.:** Gewichtsabnahme, Erlöschen der Libido, Menstruationsanomalien, Haarausfall, gealtertes Aussehen: „Ähnlichkeit aller Dystrophiker", oft hochgradig entstellende Ödeme, die die Gewichtsabnahme verdecken können. Vgl. Protein-Energie-Mangelsyndrome.

Dys|trophi̱e, feta̱le (↑; ↑; Fet-*) **f:** s. Mangelentwicklung, intrauterine. **D., glio|neura̱le juve-**

D

nile (↑; ↑; Glia*; Neur-*; juvenil*) f: syn. Alpers*-Krankheit. **D., myo|pathische** (↑; ↑; My-*; -pathie*) f: s. Dystrophia musculorum progressiva.

Dys|trophie, myo|tonische (↑; ↑; ↑; Ton-*) f: (engl.) myotonic dystrophy; syn. Curschmann-Steinert-Batten-Syndrom; häufigste (1 : 10 000) autosomal-dominant vererbte degen. Muskelerkrankung, durch Mutation eines Gens auf dem Chromosom 19; unterschieden werden eine kongenitale, kindliche, juvenile u. Erwachsenenform. **Sympt.:** Myotonie u. von distal her fortschreitende Muskelschwäche; Atrophie best. Muskelgruppen, bes. des Gesichts (Facies myopathica), der Unterarme u. Hände, des M. sternocleidomastoideus; Mitbeteiligung der glatten Muskulatur (Schluckstörungen, verminderte Peristaltik im Magen-Darm-Trakt, Herzrhythmusstörungen); endokrine Störungen (Hodenatrophie, Amenorrhoe, Haarausfall, Stirnglatze, Katarakt) u. psychische Veränderungen (geistige Behinderung, Initiativverlust, Libidoverlust, Reizbarkeit); zunehmende Ausprägung der Sympt. bei aufeinanderfolgenden Generationen durch Ausdehnung der gestörten Gentranskription möglich (genetische Antizipation*); **Diagn.:** pränatal Hydramnion; Genanalyse bei betroffenen Familien möglich; Elektromyographie, Muskelbiopsie (Typ-1-Faseratrophie).

Dys|trophie, prä|natale (↑; ↑; Prä-*; lat. natalis zur Geburt gehörig) f: syn. intrauterine Mangelentwicklung*.

Dys|uria psychica (↑; Ur-*) f: (engl.) psychic dysuria; Unvermögen, in Gegenwart anderer Harn zu lassen.

Dys|urie (↑; ↑) f: (engl.) dysuria; erschwerte (schmerzhafte) Harnentleerung, oft in Komb. mit Pollakisurie*; **Urs.:** v. a. Harnabflußbehinderungen*, Harnweginfektion*, seltener neurol. funktionell od. psychogen bedingt.

Dys|zephalie (↑; Keph-*) f: (engl.) dyscephaly; Bez. f. **1.** pathol. Konfiguration des Hirnschädels (Schädeldysostose, Dyskranie; s. Abb.); vgl. Makrozephalie, Mikrozephalie, Stenozephalie; **2.** zerebrale Funktionsstörungen bei dyskranialen Kindern.

D-Zellen (Zelle*): Zelltyp der Langerhans*-Inseln des Pankreas, produzieren Somatostatin.

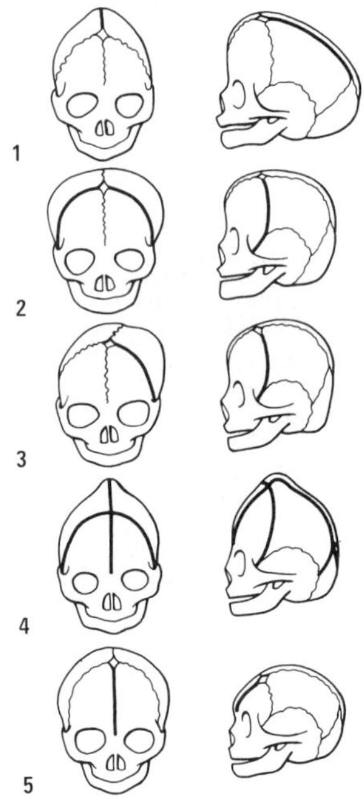

Dyszephalie:
Die Lage der Synostosen bestimmt die entstehende Dyszephalie:
1: Langschädel (Skaphozephalus) bei Synostose der Sagittalnaht
2: Breitschädel (Brachyzephalus) bei symmetrischen Synostosen der Koronarnähte
3: Schiefschädel (Plagiozephalus) bei einseitiger Synostose der Koronarnähte
4: Spitzschädel (Oxyzephalus) bei Synostosen der Koronar- und Sagittalnähte sowie der Lambdanaht
5: Kiel- oder Kahnschädel (Sphenozephalus) bei Synostose der Frontalnaht [540]

E

E: 1. (physik.) Abk. f. Energie*, Extinktion*; **2.** (serol.) Hauptantigen E der Rhesus*-Blutgruppen; **3.** (ophth.) Emmetropie*.

E 605: Parathion (Diäthylparanitrophenylthiophosphat); Insektizid; LD 5-30 mg/kg; s. Phosphorsäureester.

e^+: s. Positronen.

e^-: s. Elektronen.

EA: Abk. f. **E**ntero**a**nastomose*.

EAA: Abk. f. **e**xogen-**a**llergische **A**lveolitis*.

EACA: Abk. f. (engl.) **e**psilon-**a**mino**c**aproni**c** **a**cid; s. Epsilonaminocapronsäure.

Eales-Krankheit (Henry E., Ophth., Birmingham, 1852-1913)**:** (engl.) Eales' disease; syn. Periphlebitis retinae; bes. bei jungen Männern vorkommende Obliteration retinaler Venen v. a. in der Peripherie; führt zu retinalen Gefäßneubildungen mit rezidiv. Glaskörperblutungen; **Ther.:** Photokoagulation.

EaR: Abk. f. **E**nt**a**rtungs**r**eaktion*.

Eaton agent n**:** s. Mycoplasma pneumoniae.

Ebbecke-Re|aktion (Ulrich E., Physiol., Bonn, 1883-1960) f**:** verstärkter Dermographismus ruber aufgrund vasomotorischer Dysregulation.

Ebbinghaus-Test (Hermann E., Psychol., Halle, 1850-1909) m**:** (engl.) Ebbinghaus test; Intelligenztest*, bei dem der Proband Wort- u. Silbenlücken eines Satzes ergänzen muß (z. B. ich gehe ... Wald).

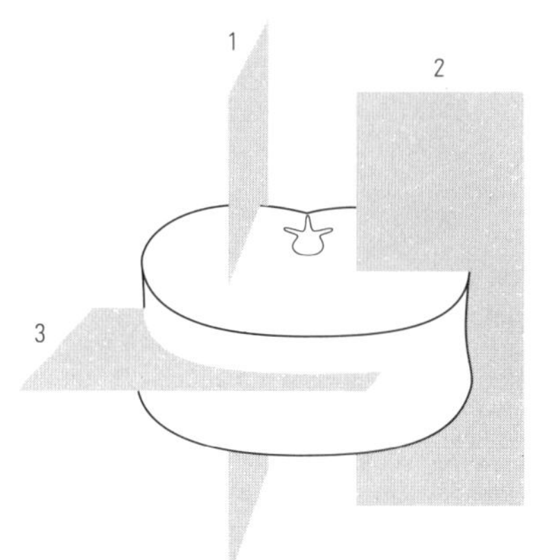

Ebenen des Körpers :
1: Sagittalebene; 2: Frontalebene; 3: Transversalebene

Ebenen des Körpers: (engl.) planes of the body; definierte Lage- u. Richtungsbezeichnungen am menschl. Körper f. alle Fachgebiete (s. Abb.); vgl. Achsen des Körpers.

EBK: Abk. f. **E**isen**b**indungs**k**apazität*.

Ebner-Drüsen (Victor von E., Ritter von Rofenstein, Anat., Histol., Wien, Graz, 1842-1925)**:** (engl.) Ebner's glands; in die Gräben der Papillae vallatae der Zunge mündende seröse Spüldrüsen.

Ebner-Halb|monde (↑)**:** (engl.) Ebner's demilunes; seröse Endstücke, die dem mukösen Tubulus der gemischten Speicheldrüsen (Glandula submandibularis u. sublingualis) kappenförmig aufsitzen.

Ebola-Viruskrankheit (Virus*)**:** (engl.) Ebola virus disease; Infektionskrankheit in Zentralafrika; **Err.:** Ebola-Virus, RNA-Virus (⌀ 55-70 nm) der Fam. Filoviridae*; verursachte im Herbst 1976 im Südsudan u. Nordzaire eine große Epidemie mit über 500 Todesopfern; Übertragung durch Schmierinfektion; betroffen sind v. a. Erwachsene. **Klin.:** Inkubationszeit 4-16 Tage; plötzl. hohes Fieber, Myalgien, Durchfall, Erbrechen, Pharyngitis, Kopf-, Hals- u. Brustschmerz; Exanthem am 5. Krankheitstag; Hämorrhagien (v. a. intestinal, Schleimhautulzerationen); Leberzellnekrose ohne Ikterus; erhöhter Muskeltonus, Tremor; Neigung zu Exsikkose, Kachexie, Pneumonie; Bewußtseinseintrübung, Koma; lange Rekonvaleszenz; Letalität 50-90%. **Diagn.:** Virusnachweis in Blut, Urin, Rachensekret; Virusanzüchtung auf permanenten Affennierenzellen; Antikörpernachweis; **Ther.:** symptomat., gewisse Erfolge bei frühzeitigem Einsatz von Rekonvaleszentenserum; **Proph.:** Isolierung der Erkrankten, bisher keine Schutzimpfung; **DD:** Malaria*, Typhus* abdominalis, Kala-Azar (viszerale Form der Leishmaniasen*), Gelbfieber*, Marburg*-Viruskrankheit, Lassa*-Fieber.

Ebrietas (lat.) f**:** Trunkenheit.

Ebstein-An|omalie (Wilhelm E., Int., Göttingen, 1836-1912; Anomalie*) f**:** (engl.) Ebstein's anomaly; syn. Ebstein-Syndrom; seltene Form der Angiokardiopathie (weniger als 1% der angeborenen Herzfehler*) mit Verlagerung eines od. mehrerer fehlgebildeter (hypoplastischer) Trikuspidalklappensegel in die (häufig dünnwandige u. vermindert kontraktible) re. Herzkammer, wodurch deren oberer Anteil funktionell zum re. Vorhof gehört (sog. Atrialisation); hämodynam. Folgen: durch die insuffiziente Trikuspidalklappe kommt es zu Pendelblut zw. rechtem Vorhof u. Ventrikel, evtl. zusätzl. Rechts-Links-Shunt auf Vorhofebene mit Mischungszyanose bei aufgedehntem Foramen ovale (in ca. 75% der Fälle) bzw. Vorhofseptumdefekt (in ca. 5%). **Diagn.:** auskultator. uncharakterist. Herzgeräusche, Galopprhythmus durch Extratöne pathognomonisch, evtl. paroxysmale Tachykardie, Herzinsuffizienz; im EKG ausgeprägte Schenkelblockbilder, röntg. Kardiomegalie; Nachweis durch Echokardiographie*, Herzkatheterisierung* (cave: Herzrhythmusstörungen); **Ther.:** symptomat. bei Herzinsuffizienz u. Auftreten von Tachykardien; u. U. op. Klappenersatz- bzw. -plastik möglich; **Progn.:** mittlere Lebenserwartung etwa 20 Jahre.

Ebstein-Fieber (↑): s. Pel-Ebstein-Fieber.

Ebullismus (lat. ebullire hervorsprudeln) m: (engl.) ebullism; syn. Aeroembolismus; Freisetzung von in den Körperflüssigkeiten gelösten Gasen (v. a. Stickstoff) in Blut u. Gewebe durch schnellen Abfall des auf den Organismus einwirkenden Druckes (Dekompression); s. Caisson-Krankheit.

Eburneation (lat. ebur Elfenbein) f: (engl.) eburnation; Eburnisierung; Form der Hyperostose* mit elfenbeinartiger, lokaler, übermäßiger Knochenbildung.

EBV: Abk. f. **E**pstein*-**B**arr-**V**irus; vgl. Herpesviridae.

Ec-: s. a. Ek-.

Ec|cema n: Ekzem*.

ECCO₂R: Abk. f. (engl.) **e**xtra**c**orporal **CO₂ r**emoval; extrakorporale CO_2-Elimination; s. ECMO, LFPPV.

-echie: Wortteil mit der Bedeutung -haltung, -zurückhaltung; von gr. ἔχειν.

Echino|coccus (gr. ἐχῖνος Igel, Stachel; Kokken*) m: Hundebandwurm (Cestodes*); Adultwürmer im Dünndarm von Karnivoren (Hund, Fuchs); Skolex mit Rostellum*, doppeltem Hakenkranz, vier Saugnäpfen; Genitalporen lateral, unregelmäßig alternierend; Finne in herbi- u. omnivoren Säugetieren; **Infektion** durch Verschlucken von Bandwurmeiern (enger Kontakt mit Hunden, Verstäubung v. Hundekot, Verschleppung durch Fliegen); Hakenlarven gelangen mit d. Portalkreislauf über Leber (1. Filter) u. Lunge (2. Filter) in den Körperkreislauf; dann Entwicklung z. Finne. Vgl. Echinokokkose.

Echino|coccus granulosus (↑; ↑) m: syn. Taenia echinococcus; 3-6 mm lang, mit 3-4 Proglottiden; 40-50 Testes, Uterus mit seitl. Aussakkungen; Endwirt: Hund u. andere Caniden; Zwischenwirt: Wiederkäuer, Schweine (seltener Pferde u. a. Pflanzenfresser); Mensch ist Fehlzwischenwirt. Finne (Echinococcus cysticus, Echinococcus hydatidosus, Echinococcus unilocularis, Blasenwurm, Hülsenwurm, Hydatide) besteht aus d. bindegewebigen Zystenmembran (Finnenbalg) des Wirts, an die sich innen Cuticula u. Keimschicht des Parasiten anschließen. Keimschicht bildet durch endogene Sprossung Tochterblasen, in diesen Enkelblasen; daneben erzeugt d. Keimschicht von Mutter-, Tochter- u. Enkelblasen Kopfanlagen (Protoscolices); im Blaseninnern wasserklare Hydatidenflüssigkeit. **Vork.:** weltweit, in Mitteleuropa heute selten (Fleischbeschau).

Echino|coccus multi|locularis (↑; ↑) m: 1,2-2,7 mm lang, mit 4-5 Proglottiden; 16-30 Testes, Uterus ohne Aussackung; Endwirt: Fuchs, Hund, Hauskatze; Zwischenwirt: Feldmäuse (u. verwandte Nagetiere); Mensch ist Fehlzwischenwirt; Finne ist der **Echinococcus alveolaris**; meist auf Leber beschränkt; infiltrierendes Wachstum durch exogene Sprossung; aus zahlreichen kl. Bläschen bestehend; **Vork.:** Schwäbische Alb, Baden, Oberbayern, Alpenländer, Sibirien, Alaska, Kanada; **Nachw.:** Finneninfektion des Menschen: IFT, PHA, KBR (nach Weinberg-Ghedini), Casoni-Intrakutantest.

Echino|kokkose (↑; ↑; -osis*) f: (engl.) echinococciasis, echinococcosis; syn. Echinokokkenkrankheit, Echinokokkeninfektion; perorale Inf. des Menschen durch Eier des Hundebandwurms Echinococcus* granulosus od. Echinococcus* multilocularis mit Entw. bis zum Larven-(Finnen-)Stadium. Der adulte Hundebandwurm ist Parasit von Hund, Fuchs u. a. Carnivoren; der Mensch ist Fehlzwischenwirt. **Formen: 1.** zystische E. (Echinococcus granulosus), führt meist zu solitären, bis zu kindskopfgroßen Zysten (Hydatiden) in Leber (60-70%) u. Lunge (ca. 30%); selten Ausschwemmung in den großen Kreislauf; Sympt.: i. d. R. keine Frühsymptome, Spätsymptome durch Verdrängungserscheinungen wie Druckgefühl im Oberbauch, Inappetenz, evtl. Ikterus, Gallenkolik, Cholangitis, portale Hypertension; Diagn.: Abdomenübersichtsaufnahme (schalige Verkalkungen), Ultraschalldiagnostik, Computertomographie (s. Abb. S. 369), serol. (u. a. KBR, IFT), im Blutbild Eosinophilie, Casoni-Intrakutantest; DD: Leberkarzinom, -metastasen; Kompl.: Ruptur der Hydatide, häufig mit Perforation in die freie Bauchhöhle (Gefahr des anaphylaktischen Schocks, Superinfektion) od. auch in die Gallenwege (Verlegung der Gallengänge); Ther.: Zystektomie od. Perizystektomie (Entfernung einschl. der Wirtskapsel) nach vorheriger Abtötung der Echinokokken durch intrazystische Instillation hypertoner Kochsalzlösung; evtl. Hemihepatektomie (s. Leberresektion); Progn.: Rezidivquote 8%; **2.** alveoläre E. (Echinococcus multilocularis), führt zu multiplen, traubenartigen Zysten ohne Ausbildung einer Bindegewebekapsel mit infiltrativ destruierender Ausbreitung; Sympt. u. Diagn.: s. 1.; Kompl.: Einwachsen in angrenzende Organe (z. B. Lunge u. Milz), Destruktion der Leber; Ther.: Hemihepatektomie, bei Befall beider Leberlappen Absaugen, Ausbrennen u. Drainage einzelner Zysten, adjuvante Chemotherapie mit Mebendazol; Progn.: hohe Rezidivquote.

Echino|kokkus|zyste (↑; ↑; Kyst-*) f: (engl.) hydatid cyst, echinococcus cyst; syn. Hydatidenzyste; v. a. in der Leber lokalisierte Zyste von Echinococcus* granulosus; s. Echinokokkose.

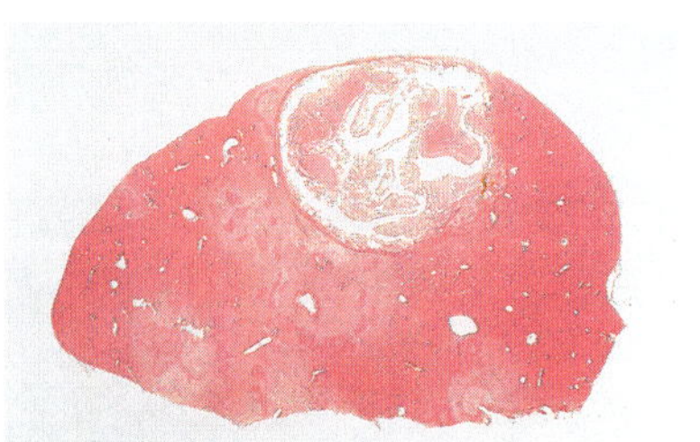

Echinokokkuszyste:
histologischer Großflächenschnitt der Leber; Hydatidenzyste mit äußerer Bindegewebekapsel (meist verkalkt), innerer parallelfaseriger Chitinmembran, im Innenraum Teile der gefalteten Wandung sowie Skolizes und Tochterblasen [471]

Echino|stoma (↑; Stoma*) n: bis 15 mm lange Darmegel* (Trematodes*), Mundsaugnapf von Stachelkragen umgeben; Larvenentwicklung in Süßwasserschnecken (1. Zwischenwirt); Weiterentwicklung zu Metazerkarien* ebenfalls in Schnecken, z. T. auch in Muscheln (2. Zwischenwirt); Infektion des Menschen durch Verzehr roher infizierter Muscheln (vgl. Echinostomiasis);

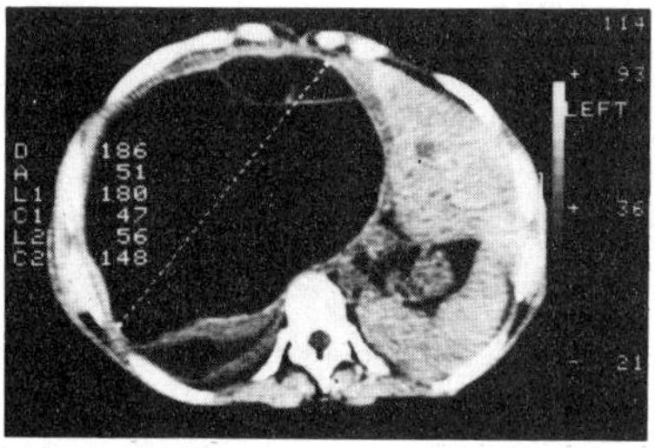

Echinokokkuszyste:
riesige Hydatidenzyste im rechten Leberlappen; computertomographische Aufnahme mit Darstellung und Berechnung des Zystendurchmessers (rechts unten im Bild Anteile von Milz und Magen) [15]

Reservewirte: Schweine, Ratten, Hunde; wichtigste Arten: E. ilocanum, E. malayanum, E. lindoense; Vork. beim Menschen: Süd- u. Südostasien.

Echino|stom̱iasis (↑; ↑; -iasis*) **f:** Befall des Dünndarms mit Trematoden der Gattung Echinostoma; **Sympt.:** bei massivem Befall Übelkeit, Erbrechen, Bauchschmerzen, Blähungen, Eosinophilie; **Ther.:** Niclosamid, Praziquantel.

Echo|en|zephalo|graphi̱e (gr. ἠχώ Ton, Schall; Enkephal-*; -graphie*) **f:** (engl.) echoencephalography; Anw. des Impulsechoverfahrens der Ultraschalldiagnostik* zum Nachweis raumfordernder intrakranieller Prozesse mit Hilfe von zwei über der re. u. li. Parietotemporalregion aufgesetzten Schallköpfen; normalerweise decken sich dabei die sog. Mittelechos (Reflexionen von Mittellinienstrukturen, v. a. des 3. Ventrikels). Bei einseitigen raumfordernden Prozessen im Bereich der vorderen u. hinteren Schädelgrube (z. B. Blutungen, Hirntumoren, lokales Hirnödem) kommt es zu einer Verschiebung des Mittelechos zur Gegenseite; bei Blutungen ist evtl. die direkte Registrierung eines sog. Hämatomechos möglich. Die E. hat seit Einführung der Computertomographie* erheblich an Bedeutung verloren u. wird v. a. zur Schnelldiagnostik bei Verdacht auf ein epi- od. subdurales Hämatom u. evtl. zur Verlaufskontrolle angewendet.

Echo|kardio|graphi̱e (↑; Kard-*; -graphie*) **f:** (engl.) echocardiography; syn. Ultraschall-Kardiographie (Abk. UKG); nichtinvasive Methode der Herzdiagnostik mit Anw. des Impuls-Echo-Verfahrens (als Time-motion- od. Real-time-Verfahren) od. des Dauerschall-(Doppler-)Verfahrens; der Schallkopf wird auf d. Thoraxvorderwand gesetzt. Ein spez. Verfahren ist d. transösophageale E., mit der intraatriale Strukturen bes. gut dargestellt werden können; sie wird mit Hilfe eines in die Speiseröhre eingeführten Gastroskops ausgeführt, an dessen Spitze sich der Schallkopf befindet. Die Nähe zw. Ösophagus u. den Vorhöfen ermöglicht ein leichtes kontinuierl. u. vollständiges Abtasten sämtl. Vorhofbereiche; von bes. Vorteil ist, daß sich verstärkte Atemexkursionen unter Belastung nicht auf d. Speiseröhre übertragen u. so d. Schallkopfposition stabil bleibt. **Ind.:** Mitralstenose, Mitralinsuffizienz, Aortenklappeninsuffizienz, hypertrophisch-obstruktive Kardiomyopathie, Mitralklappenprolapssyndrom, Perikarderguß, Aneurysma dissecans der Aorta ascendens, Diagn. kongenitaler Herzfehler u. Kontrolle von Pat. nach Herzklappenersatz, Bestimmung des Herzschlagvolumens u. Gewebetexturanalyse (z. B. bei Myokarditis). Vgl. Ultraschalldiagnostik.

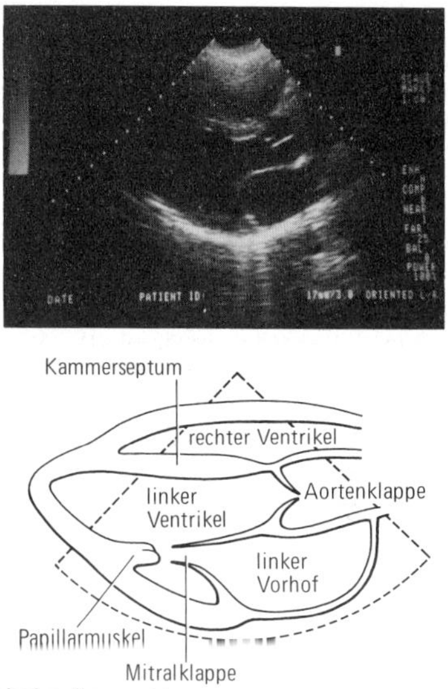

Echokardiographie:
im 2-D-Verfahren erzieltes Schallbild (Längsachse: linker Ventrikel) [531]

Echo|lali̱e (↑; gr. λαλεῖν reden) **f:** (engl.) echolalia; wörtliche od. leicht abgewandelte Wiedergabe gesprochener od. gehörter Wörter u. Sätze ohne Rücksicht auf Inhalt u. Situation; **Vork.:** physiol. in der kindl. Sprachentwicklung zw. dem 1. u. 2. Lj.; pathol. z. B. bei Aphasie*, Schizophrenie od. geistiger Behinderung.

Echo|ophthalmo|graphi̱e (↑; Ophthalm-*; -graphie*) **f:** (engl.) echoophthalmography; Anw. der Ultraschalldiagnostik* in der Ophthalmologie; **1.** A-Bild-Methode: eindimensionaler Ultraschallstrahl insbes. für Längenmessungen am Auge; **2.** B-Bild-Methode zur zweidimensionalen Darstellung von Netzhaut, Glaskörper, Tumoren, Augenmuskeln u. Sehnerven; **3.** Doppler-Verfahren zur Darstellung von Blutströmung u. Augenmuskelkontraktionen.

Echo|praxi̱e (↑; gr. πρᾶξις Tun) **f:** (engl.) echopraxia; syn. Echokinesie, Echomimie; Nachahmen von Bewegungen anderer Personen; vgl. Befehlsautomatie, Gilles-de-la-Tourette-Syndrom.

Echo|verfahren (↑)**:** Sammelbez. f. versch. Verfahren der Ultraschalldiagnostik*.

ECHO-Vi̱ren (Viren*) **n pl:** (engl.) ECHO viruses; Abk. f. (engl.) **e**nteric **c**ytopathogenic **h**uman **o**rphan viruses; kleine (⌀ 24-40 nm), v. a. darmzellschädigende RNA-Viren des Genus Enterovirus* aus der Fam. der Picornaviridae*, die man anfangs nicht klassifizieren konnte (deswegen orphan: engl. Waise); bisher sind 32 Serotypen isoliert: ECHO 1-9, 11-27, 29-34; **Vork.:** Darm, Blut, Rachensekret; **Klin.:** unspezif. grippale Infekte, Erkr. des Respirationstrakts, Diarrhoen, fieberhafte meningit. od. exanthemat. Prozesse;

u. U. meningoenzephalit. oder enzephalomyelit. Syndrome; **Diagn.:** elektronenmikroskop. Erregernachweis, serol. Neutralisationstest, KBR, Hämagglutination.

Eck|zahn: (engl.) canine tooth, canine; syn. Dens caninus, Dens angularis, Augenzahn, Hundszahn; Zahn, der auf den lateralen Schneidezahn folgt.

Ec|lampsia (gr. ἐκλάμπειν hervorleuchten) f: s. Eklampsie, Gestose.

ECMO: Abk. f. (engl.) extracorporal membrane oxygenation; maschinelle extrakorporale Sauerstoffbeladung des Bluts u. CO_2-Elimination im Membranoxygenator*; Anw. bei lebensbedrohl. respiratorischer Insuffizienz*, insbes. im Neugeborenenalter bei Mekoniumaspiration, PFC-Syndrom u. Lungenhypoplasie bei Zwerchfellhernie.

E. coli: s. Escherichia coli.

Econazol (INN) n: 1-{2,4-Dichlor-β-[(p-chlorbenzyl)-oxy]-phenethyl}-imidazol (IUPAC); lokales Antimykotikum (Azolderivat) mit breitem Wirkungsspektrum; s. Antimykotika.

Economo-En|zephalitis (Constantin von E., Neurol., Wien, 1876-1931; Enkephal-*; -itis*) f: s. Encephalitis lethargica sive epidemica.

Eco|thio|pat|iodid (INN) n: S-(Diethoxyphosphinyl)thiocholiniodid (IUPAC); Cholinesterasehemmer*, Parasympathomimetikum; Verw.: Miotikum, zur Glaukombehandlung; vgl. Parasympathomimetika.

Ec|thyma (gr. ἐκθύειν hervorbrechen) n: ulzerierende Inf. der Haut durch betahämolysierende Streptokokken mit einzelnen od. multiplen, bis 3 cm großen, scharfrandigen, langsam heilenden Läsionen; meist bei Kindern im Bereich der Unterschenkel; **Ther.:** Antiseptika lokal, Penizilline.

Ec|thyma con|tagiosum (†) n: syn. Orf, Schafpocken; bei Schafen u. Ziegen endemisch vorkommende Viruserkrankung, die auf den Menschen (Schafzüchter, Melker) übertragen werden kann; **Err.:** Orf*-Virus (Parapoxvirus*); **Inkubationszeit:** 4-8 Tage; **Sympt.:** papulopustulöse, den Melkerknoten* ähnl., rötliche, nässende Knoten, die nach ca. vier Wochen narbenlos abheilen.

Ec|thyma gangraenosum terebrans (†) n: hämorrhagische, nekrotisierende Vaskulitis mit über den ganzen Körper verteilten Blasen u. Ulzerationen i. R. einer Pseudomonas-aeruginosa-Sepsis, bes. bei Pat. mit Immundefekten od. Tumorleiden.

Ectrodactyly-ectodermal dysplasia-clefting syndrome (engl.) n: s. EEC-Syndrom.

Eczéma craquelé (frz. Ekzem-*; craquelé geplatzt, rissig) m: syn. Eczéma canalé, Austrocknungsekzem; tox. bedingtes Kontaktekzem mit einem Netz feiner, geröteter Hornhauteinrisse u. pityriasiformer Schuppung; **Urs.:** ständige Entfettung u. mangelnde Rückfettung der Haut durch übermäßig betriebene Körperreinigung od. berufsbedingten Umgang mit Lösungsmitteln; **Ther.:** Einschränkung der Körperreinigung, Tragen von Schutzkleidung; Fettsalben, rückfettende Badezusätze.

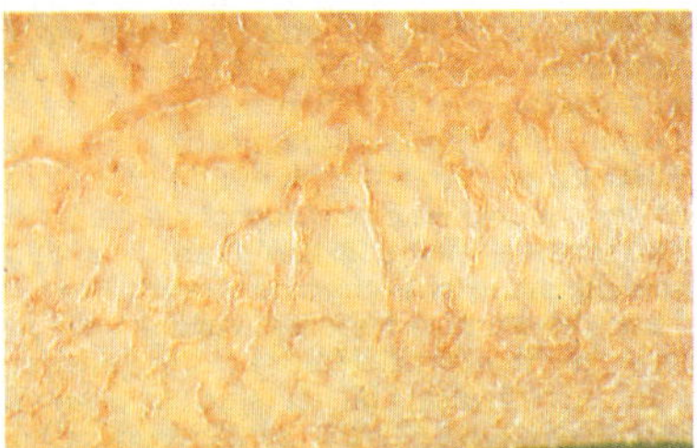

Eczéma craquelé [60]

EC-Zellen (Zelle*): Abk. f. enterochromaffine Zellen*.

ED: Abk. f. **1.** (radiol.) Einzeldosis*, Einfalldosis*; **2.** (pharmak.) Effektivdosis; vgl. Dosis.

ED_{50}: Abk. f. Dosis effectiva 50; pharmak. Dosis, bei der 50% der maximalen Wirkung auftritt od. 50% der Probanden od. Versuchstiere eine best. Wirkung zeigt.

Edel|gase: (engl.) noble gases, inert gases; Gruppenbez. f. die Elemente Helium, Neon, Argon, Krypton, Xenon u. Radon (VIII. Hauptgruppe des Periodensystems* der Elemente) mit auffälliger Reaktionsträgheit, verursacht durch die mit Elektronen vollständig gefüllte äußere Elektronenschale (Edelgaskonfiguration).

Edetin|säure (INN): syn. Äthylendiamintetraessigsäure*.

Edinger-Bahn (Ludwig E., Neurol., Frankfurt a. M., 1855-1918): Tractus spinothalamicus; zum Vorderseitenstrangsystem des Rückenmarks gehörende Leitungsbahn für elementare Schmerz-, Temperatur-, Druck- u. Berührungsempfindungen; s. Sensibilität.

EDTA: Abk. f. **1.** (engl.) ethylene diamine tetraacetic acid (Äthylendiamintetraessigsäure*); **2.** (engl.) European Dialysis and Transplant Association (Europäische Gesellschaft für Dialyse u. Transplantation).

Edwardsiella f: Gattung gramnegativer, peritrich begeißelter, schmaler Stäbchenbakterien der Fam. Enterobacteriaceae* (vgl. Bakterienklassifikation); drei Species: E. tarda, E. hoshinae, E. ictaluri; große Ähnlichkeit mit Escherichia coli; fraglich pathogen.

Edwards-Syn|drom (John H. E., Humangenet., Oxford, geb. 1928) n: syn. Trisomie* 18.

EEA-stapler (engl.) n: Kurzbez. f. (engl.) entero-enteric-anastomosis-stapler; s. Nähapparate.

EEC-Syn|drom n: Abk. f. (engl.) ectrodactyly-ectodermal dysplasia-clefting syndrome; seltenes erbl. Syndrom aus dem Formenkreis der Ektodermaldysplasie*-Syndrome vom an-/hypohidrotischen Typ m. Spalthand u. Lippenkiefergaumenspalte; autosomal-dominanter Erbmodus m. vollständiger Penetranz; **Sympt.:** an-/hypohidrotische Ektodermaldysplasie (Dyshidrose, Dysplasie der Nägel, Haare u. Zähne), variable, meist symmetrische Anomalie der mittl. Abschnitte der Hände u. Füße (von Syndaktylie bis zur Spalthand od. Spaltfuß reichend, m. Fehlen einzelner Finger od. Zehen u. Mittelhand- od. -fußknochen), Lippenkiefergaumenspalte, fakultativ unterschiedl. Formen einer Nierendysplasie sowie Innenohrschwerhörigkeit, normale Intelligenz.

EEE-Virus (Virus*) n: s. Pferdeenzephalitis, vgl. Arbovirosen (Tab.).

EE-Formen: Abk. f. exoerythrozytäre Vermehrungsstadien (Gewebeformen) der Malariaerreger; s. Plasmodien.

EEG: Abk. f. Elektroenzephalogramm; s. Elektroenzephalographie.

EEV: Abk. f. (engl.) encircling endocardial ventriculotomy; chir. Methode zur Behandlung ventrikulärer Arrhythmien bei erfolgloser medikamentöser Therapie; **Prinzip:** elektrische Isolation der die Arrhythmie auslösenden Myokardbezirke (mit den dort sub- u. endokardial gelegenen Purkinje-Zellen) durch einen tiefen zirkulären Schnitt durch Endo- u. Myokard (Ventrikulotomie).

E-Faktor m: syn. LE-Faktor; s. Erythematodes-Faktor.

Efeu|blätter: Hedera helicis folium; die getrockneten Laubblätter von Hedera helix (Efeu) enthalten Saponine, die expektorierend, spasmolytisch, haut- u. schleimhautreizend wirken. Verw.: zur symptomatischen Behandlung chronisch-entzündl. Erkr. des Bronchialsystems.

Ef|fektiv|dosis (lat. efficere, effectus hervorbringen; Dosis*) f: Abk. ED; syn. Wirkdosis; s. Dosis.

Ef|fektivität (↑) f: (engl.) effectiveness; Zielerreichungsgrad; Begriff, der beschreibt, in welchem Umfang eine Maßnahme od. ein Verfahren das angestrebte Ziel zu erreichen in der Lage ist; vgl. Effizienz.

Ef|fektor (↑) m: (engl.) effector; **1.** (neurophysiol.) Erfolgsorgan; z. B. im (peripheren) vegetativen Nervensystem die glatte Muskulatur u. die Drüsen, die aufgrund von Impulsen der zugehörigen efferenten Nerven in ihrer Tätigkeit (motor. bzw. sekretor.) erregt od. gehemmt werden können; **2.** (biochem.) Substanz, die Enzymaktivität reguliert. Vgl. Allosterie.

Ef|fekt, piezo|elektrischer (↑) m: (engl.) piezo-electric effect; Auftreten einer elektr. Spannung an der Oberfläche best. Kristalle (z. B. Quarz, Tumalin, best. Keramikarten) bei Einwirkung von Druck od. Zug. Bei Anlegen einer Spannung deformieren sich die Kristalle (umgekehrter p. E.). Beide Effekte werden u. a. zur Erzeugung u. Aufnahme von Ultraschall* genutzt.

ef|ferent (lat. efferre heraustragen): syn. efferens, herausführend, herausleitend; z. B. efferente Nerven, die Erregungen vom ZNS zur Peripherie (z. B. Muskeln) leiten, od. Gefäße (Vas efferens); vgl. afferent.

Ef|fizienz (lat. efficere bewirken) f: (engl.) efficiency, efficacy; erbrachte Leistung im Verhältnis z. Aufwand; vgl. Effektivität.

Ef|flation (lat. efflare herausblasen) f: Eruktion, Aufstoßen; s. Ruktus.

Ef|floreszenzen (lat. efflorescere erblühen) f pl: (engl.) skin lesions; sog. Hautblüten; Formen pathol. Hautveränderungen (s. Abb.); man unterscheidet: **1. primäre E.** (unmittelbar durch d. Erkrankung verursacht): Macula (Fleck), Papula (Knötchen), Tuber (mehr oberflächl. Knoten v. Haselnußgröße u. darüber), Nodus (tieferer Knoten v. Haselnußgröße u. darüber), Phyma (Knolle, Tumor, Geschwulst), Urtica (Quaddel), Vesicula (Bläschen), Bulla (Blase), Pustula (Eiterbläschen), Cystis (Zyste); **2. sekundäre E.** (entwickeln sich im Anschluß an primäre E.): Squama (Schuppe), Crusta (Kruste), Erosio (Erosion), Excoriatio (Abschürfung), Rhagade, Fissura (Schrunde), Ulcus (Geschwür), Cicatrix (Narbe), Atrophia (Hautschwund).

Ef|fluvium (lat.) n: Erguß, Ausfall. **E. capillorum** (↑) n: Haarausfall. **E. seminis** (↑) n: syn. Ejakulation*.

Ef|fluvium, telogenes (↑) n: (engl.) telogen effluvium; diffuser, nicht vernarbender Haarausfall durch gleichzeitigen Übergang mehrerer Haare von der Anagenphase in die Telogenphase; physiol. bei Neugeborenen, als Alopecia postpar-

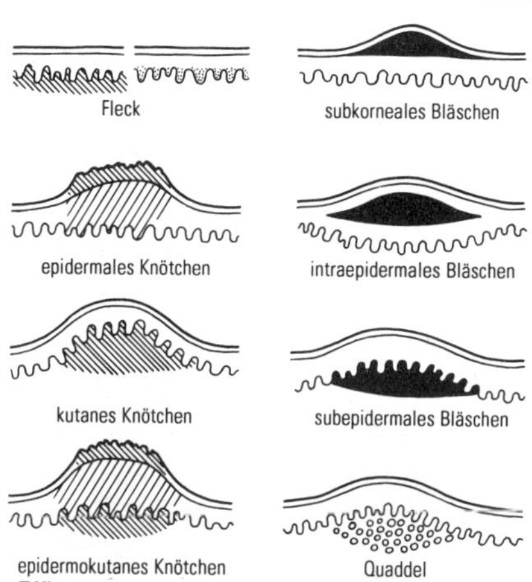

Effloreszenzen [347]

tualis u. climacteria bei Frauen, als Alopecia androgenetica bei Männern u. im Alter; pathol. **Urs.:** akute Streßsituationen, Fehl- u. Unterernährung (v. a. Proteine, Vitamine, Zink), fieberhafte Infektionskrankheiten (z. B. Grippe, Typhus), chron. Krankheiten (z. B. Neoplasien, Hepatopathien, Kollagenosen, Leukämien, Eisenmangelanämie, Erythrodermie), hormonelle Störungen (Hyper- u. Hypothyreose, Hypopituitarismus), versch. Medikamente (s. Alopecia medicamentosa), Intoxikation mit Schwermetallen (s. Abb.) u. ionisierende Strahlung; Haarausfall beginnt ca. 2-4 Mon. nach dem Ereignis; bei bes. schwerer Schädigung kommt es zum sog.

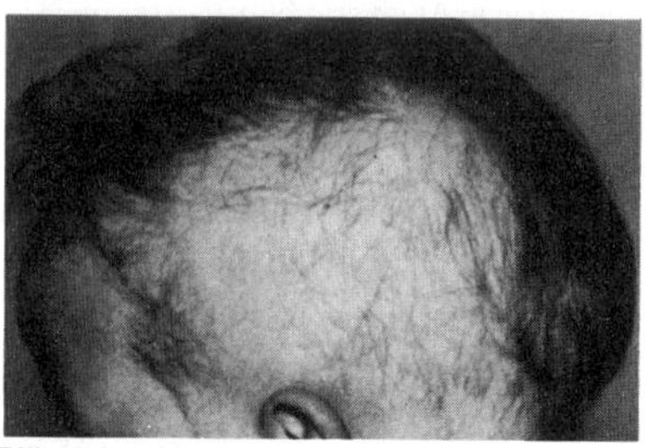
Effluvium, telogenes: Befund nach Thalliumvergiftung [540]

anagen-dystrophen Effluvium mit Haarausfall nach 1-3 Wochen. Das Haarwachstum kann nach Beseitigung der Urs. wieder einsetzen. Vgl. Haarwurzelstatus.

Effort-Syn|drom n: syn. DaCosta*-Syndrom.

Eflor|nithin-Hydro|chlorid (INNv) n: Alpha-Difluormethylornithin-Hydrochlorid (Abk. DFMO); Ornithindecarboxylasehemmer, wirksam bei Protozoeninfektionen, v. a. mit Trypanosoma* brucei gambiense.

Egel: (engl.) 1. leech, 2. parasitic fluke; **1.** Hirudinea* (Blutegel); **2.** Gattungen der Trematodes*, je nach Ansiedlungsort z. B. Darmegel*, Leberegel*, Lungenegel (Paragonimus*).

EGF: Abk. f. (engl.) epidermal growth factor, epidermaler Wachstumsfaktor; Polypeptid, MG 6045; EGF wirkt auf ektodermale, entodermale u. einige mesodermale Zellen mitogen; Vork. in den meisten Körperflüssigkeiten (1-800 ng/ml).

Ehlers-Danlos-Syn|drom (Edvard E., Dermat., Kopenhagen, 1863-1937; Henri A. D., Dermat., Paris, 1844-1912) **n:** Bez. f. eine Gruppe erbl. Krankheitsbilder m. Kollagendysplasie, die sich nach biochem., genetischen u. klin. Kriterien in zehn versch. Typen aufgliedert; **Urs.:** je nach Typ autosomal-dominanter od. -rezessiver od. X-chromosomaler Erbmodus; entspr. unterschiedliche pathochem. Mechanismen der gestörten Kollagensynthese; **Sympt.:** je nach Typ unterschiedl. Symptomenkonstellation u. -schwere: Hyperelastizität (Abb.) u. erhöhte Vulnerabilität sowie Wundheilungsstörungen der Haut, Überstreckbarkeit der Gelenke mit Luxationsneigung, Augenanomalien (u. a. Myopie, Linsenektopie, blaue Skleren, Neigung zu Netzhautblutungen), vasogene Hämorrhagiedisposition jeglicher Lok., Disposition zu Aneurysma dissecans u. Arterienrupturen (cave: Angiographie), verstärkte Nachblutungen bei op. Eingriffen (je nach Typ strenge Indikationsstellung), erhöhte Frühgeborenenrate; **Diagn.:** biochem. Nachweis spezif. Enzymdefekte, pränatal bei einigen Typen durch Chorionzottenbiopsie od. Amniozentese möglich.

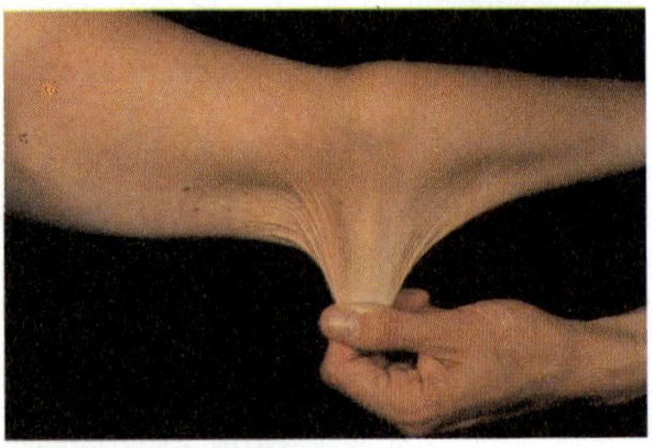

Ehlers-Danlos-Syndrom: Hyperelastizität der Haut [244]

Ehrlich-Finger|versuch (Paul E., Arzt, Biol., Frankfurt a. M., 1854-1915): In-vivo-Test zum Nachweis einer durch biphasische Kältehämolysine (Donath*-Landsteiner-Antikörper) verursachten Hämolyse*; hierzu werden die venös gestauten Finger des Pat. jeweils 10 Min. zunächst in Eiswasser u. anschließend in ca. 40°C warmes Wasser getaucht. Im positiven Fall ist im Serum des aus der Fingerbeere entnommenen Kapillarbluts eine Hämolyse, im Blutausstrich häufig eine Erythrozytenphagozytose nachweisbar.

Ehrlich-Innen|körper (†): s. Heinz-Innenkörperchen.

Ehrlich-Mast|zellen (†): Gewebemastzellen; s. Mastzellen.

Ehrlich-Probe (†): (engl.) Ehrlich's test; Probe zum Nachweis von Urobilin* sowie von Bilirubin*.

Ehrlich-Re|agens (†) **n:** (engl.) Ehrlich's reagent; 2 g% Dimethylaminobenzaldehyd in 20%iger HCl zum Nachweis von Urobilin*; vgl. Hoesch-Test.

EIA: Abk. f. Enzym*-Immunassay.

Eichel: (anat.) Glans*.

Eichen|rinde: Cortex* Quercus.

Eich|gesetz: Abk. EichG; „Gesetz über Eich- u. Meßwesen“ vom 11.7.1969 (BGBl. I S. 759) in der Fassung der Bekanntmachung vom 22.2.1985 (BGBl. I S. 410); regelt die Eichpflicht f. Meßgeräte auch im Bereich der Heilkunde u. der Herstellung u. Prüfung von Arzneimittel in Verbindung mit der entspr. Verordnung. Für die vorschriftsmäßige u. regelmäßige Eichung von Meßeinrichtungen f. Masse (Waagen), Druck, Dichte u. Strahlendosis ist der Benutzer bzw. die bereitstellende Person, für die Eichung von Volumen- u. Temperaturmeßgeräten der Hersteller verantwortlich; durchgeführt wird die Eichung von den öffentl. Eichämtern.

Eicosa|trien|säure: s. Linolsäure.

Ei|dotter: syn. Vitellus; s. Dotter.

Eier|nähr|böden: (engl.) Dorset's egg culture media; Nährböden mit Zusatz von Eiern z. Züchtung bes. von Tuberkelbakterien.

Eier|stock: (anat.) Ovarium*.

Eier|stock|entzündung: Oophoritis*.

Ei|gelenk: Ellipsoidgelenk; s. Gelenkformen.

Eigen|ana|mnese f: s. Anamnese.

Eigen|blut|behandlung: s. Umstimmungstherapie.

Eigen|blut|trans|fusion (Transfusion*) **f:** s. Transfusion, autologe.

Eigen|hemmung: die bei Komplementbindungsreaktion vom Patientenserum ausgelöste Hemmung der Hämolyse von Testerythrozyten inf. Inaktivierung von Komplement; **Urs.:** z. B. bakterielle Kontamination.

Eigen|re|flex (Reflekt-*) **m:** s. Reflexe.

Ei|häute: (engl.) foetal membranes; sek. Eihüllen, die am Rand der Plazenta* ansetzen, bestehend aus drei Schichten (s. Abb.); zwei fetalen: Amnion* (Schafshaut) u. Chorion* (Zottenhaut) u. einer mütterlichen: Dezidua* (Siebhaut).

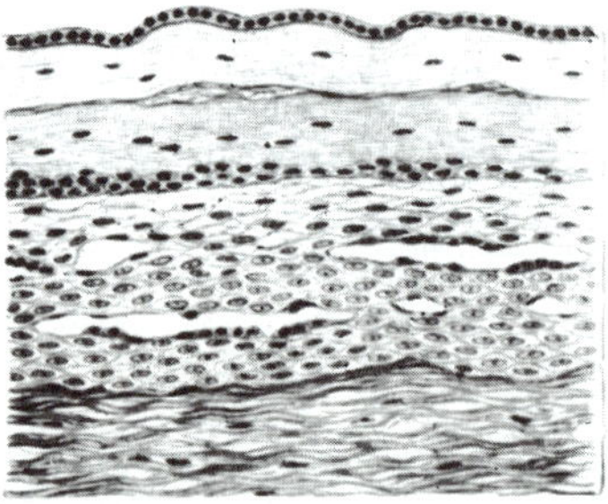

Eihäute:
1: Amnion; 2: Chorion u. Decidua capsularis;
3: Stratum compactum der Decidua vera;
4: Stratum spongiosum der Decidua vera;
5: Muscularis uteri

Eikenella corrodens f: frühere Bez. Bacteroides corrodens; gramnegative, unbewegl., fakultativ anaerobe Stäbchenbakterien (noch keiner Fam. zugeordnet; vgl. Bakterienklassifikation); Oxidase positiv; **Verbreitung:** im menschl. Oral- u. Intestinaltrakt; opportunistische Erreger* von Meningitiden, Endokarditiden, Hirnabszessen, Wundinfektionen u. Osteomyelitiden; Penizillin-G-empfindlich.

Eiko|sanoide (gr. εἰκοσάκις zwanzigmal; -id*) **n pl:** (engl.) eicosanoids; Gruppe von Gewebehormonen (Derivate mehrfach ungesättigter C_{20}-

Fettsäuren) mit vielfältigen Wirkungen auf Blut u. Kreislauf; gemeinsame Vorstufe ist Arachidonsäure* (Eikosatetraensäure); s. Leukotriene, Prostaglandine, Thromboxane.

Ei|kultur (lat. cultura Züchtung) f: (engl.) chicken embryo culture; Verfahren zur Züchtung von Viren u. Rickettsien durch Injektion des Untersuchungsmaterials in befruchtete u. künstl. bebrütete Hühnereier.

Ei|leiter: (engl.) fallopian tube, oviduct; Tuba uterina Fallopii, Tube; vom Fundus der Gebärmutter in d. unmittelbare Nähe der Ovarien führende, ca. 15 cm lange Röhre, die dem Eitransport dient; Unterteilung in Pars uterina (in d. Uteruswand), Isthmus, Ampulla, Infundibulum mit Fimbrien; vgl. Uterus (Abb.).

Ei|leiter-: s. a. Tuben-, Tubar-.

Ei|leiter|durchblasung: Pertubation*. **E.entzündung:** Salpingitis*. **E.schwangerschaft:** Tubargravidität*.

Eimeria (Gustav H. Eimer, Zool., Tübingen, 1843-1898) f: Gattungsbegriff f. weitverbreitete Epithelparasiten der Tiere (Klasse Sporozoen; vgl. Protozoen); Err. der Kokzidiose*.

Einfach|sehen: s. Fusion.

Einfall|dosis (Dosis*) f: Abk. ED; (radiol.) die durch die Primärstrahlung hervorgerufene Dosis am Ort des Eintritts der ionisierenden Strahlung* in den Pat. bzw. das Phantom, z. B. die auf der Achse des Nutzstrahlenbündels (Zentralstrahl) im Fokus-Objekt-Abstand frei in Luft gemessene Luftkerma; sie ist kleiner als die Oberflächendosis*, da die im bestrahlten Objekt entstehende und zurückgestrahlte Streustrahlung nicht berücksichtigt wird.

Einfluß|stauung: (engl.) 1. venous congestion, 2. urinary obstruction; **1. E. des Bluts:** behinderter Bluteinstrom ins Herz m. Rückstauung in d. Venen, bes. des Halses mit deutl. Anschwellen der Halsvenen; Vork. z. B. bei Herzinsuffizienz, Kompression od. Obturation der V. cava sup. durch Mediastinaltumoren, relativ häufig b. fortgeschrittenen Bronchialkarzinomen m. massivem Einbruch ins Mediastinum; **obere E.:** s. Vena-cava-superior-Syndrom; **2. E. des Harns:** Behinderung des Harnabflusses aus einer od. beiden Nieren in d. Harnblase, z. B. durch Harnleiterkonkremente od. Tumoren der Harnblase bzw. von Nachbarorganen mit Einbeziehung des unteren Harnleiters; vgl. Harnabflußbehinderungen.

Eingeweide|würmer: s. Endoparasit, Helminthes.

Einheiten: (engl.) units; Bezugsgrößen; gesetzl. vorgeschrieben ist die Verwendung der Basiseinheiten des Système International d'Unités (SI-Einheiten) bzw. hiervon abgeleiteter Einheiten sowie deren dezimale Vielfache u. Teile, die durch die der jeweiligen Zehnerpotenz entsprechenden Vorsatzzeichen gebildet werden (Eichgesetz vom 11.7.1969, BGBl I, S. 759 in der Fassung vom 22.2.1985, BGBl I, S. 410). Neben diesen E. sind aus historischen od. praktischen Gründen weitere nicht zum SI gehörige E. in best. Anwendungszusammenhängen zugelassen.

Einheiten
SI-Basiseinheiten

Meßgröße	Einheit	Zeichen
Länge	Meter	m
Zeit	Sekunde	s
Masse	Kilogramm	kg
Stoffmenge	Mol	mol
elektrische Stromstärke	Ampere	A
thermodynamische Temperatur	Kelvin	K
Lichtstärke	Candela	cd

Einheiten
Abgeleitete SI-Einheiten (Auswahl)

Meßgröße	Einheit (Zeichen)
Fläche	Quadratmeter (m^2)
Volumen	Kubikmeter (m^3)
ebener Winkel	Radiant (rad)
räumlicher Winkel	Steradiant (sr)
Masse	Gramm (g)
Dichte	Kilogramm/Kubikmeter (kg/m^3)
Frequenz	Hertz (Hz, s^{-1})
Geschwindigkeit	Meter/Sekunde (m/s)
Kraft	Newton (N)
Druck, mechanische Spannung	Pascal (Pa)
Energie, Arbeit	Joule (J)
Leistung, Wärmestrom	Watt (W)
elektrische Spannung (Potentialdifferenz)	Volt (V)
elektr. Widerstand	Ohm (Ω)
elektr. Stromstärke	Ampere (A)
elektrischer Leitwert	Siemens (S)
elektrische Ladung	Coulomb (C)
elektrische Kapazität	Farad (F)
elektrische Feldstärke	Volt/Meter (V/m)
magnetische Feldstärke	Ampere/Meter (A/m)
Leuchtdichte	Candela/Quadratmeter (cd/m^2)
Lichtstrom	Lumen (lm)
Beleuchtungsstärke	Lux (lx)
Aktivität einer radioaktiven Substanz	Becquerel (Bq, s^{-1})
Energiedosis	Gray (Gy)
Energiedosisleistung	Gray/Sekunde (Gy/s)
Äquivalentdosis	Sievert (Sv)
Ionendosis	Coulomb/Kilogramm (C/kg)
Stoffmenge	Mol (mol)
stoffmengenbezogene (molare) Masse	Kilogramm/Mol (kg/mol)
Stoffmengenkonzentration, Molarität	Mol/Kubikmeter (mol/m^3)
Brechkraft opt. Systeme (reziproke Länge)	Dioptrie (dpt)
katalytische Aktivität	Katal (kat)

Einheit, feto|plazentare: (engl.) foetoplacental unit; funktionelle endokrine Einheit von Fetus u. Plazenta, eigentlich feto-plazento-maternale Einheit, da es sich b. der Plazenta hinsichtl. der Synthese v. Steroidhormonen (Östrogenen, Progesteron) um e. unvollkommen hormonbildende Drüse handelt, die auf Anlieferung höhermolekularer Vorstufen von seiten des Feten u. der Mutter angewiesen ist; s. Plazentahormone, Östrogenausscheidung in der Schwangerschaft.

Einheit, inter|nationale: Abk. I.E.*; s. IU.

Einheiten
Umrechnung der SI-Einheit Meter in dezimale Vielfache und Teile

Name	Symbol	nm	µm	mm	cm	dm	**m**	km
Nanometer	nm	1	10^{-3}	10^{-6}	10^{-7}	10^{-8}	**10^{-9}**	10^{-12}
Mikrometer	µm	10^{3}	1	10^{-3}	10^{-4}	10^{-5}	**10^{-6}**	10^{-9}
Millimeter	mm	10^{6}	10^{3}	1	10^{-1}	10^{-2}	**10^{-3}**	10^{-6}
Zentimeter	cm	10^{7}	10^{4}	10	1	10^{-1}	**10^{-2}**	10^{-5}
Dezimeter	dm	10^{8}	10^{5}	10^{2}	10	1	**10^{-1}**	10^{-4}
Meter	**m**	**10^{9}**	**10^{6}**	**10^{3}**	**10^{2}**	**10**	**1**	**10^{-3}**
Dekameter	dam	10^{10}	10^{7}	10^{4}	10^{3}	10^{2}	**10**	10^{-2}
Hektometer	hm	10^{11}	10^{8}	10^{5}	10^{4}	10^{3}	**10^{2}**	10^{-1}
Kilometer	km	10^{12}	10^{9}	10^{6}	10^{5}	10^{4}	**10^{3}**	1

Einheiten
Neben den SI- und abgeleiteten Einheiten zugelassene Einheiten (Auswahl)

Meßgröße	Einheit (Zeichen)	Beziehung zu SI-Einheiten
Volumen	Liter (l)	10^{-3} m^3
Masse	Gramm (g)	10^{-3} kg
	Tonne (t)	10^{3} kg
Zeit	Minute (min)	60 s
	Stunde (h)	60 × 60 s
	Tag (d)	24 × 60 × 60 s
Geschwindigkeit	Kilometer/Stunde (km/h)	$3{,}6^{-1}$ ms^{-1}
Druck[1]	Bar (bar)	10^{5} Pa
Arbeit, Energie	Kilowattstunde (kWh)	3,6 MJ
	Elektronenvolt (eV)	1,602 × 10^{-19} J
Temperatur	Grad Celsius (°C)	t (°C) = T (K) − 273,15

[1] Der Blutdruck kann weiterhin in mmHg angegeben werden.

Einheiten
Vorsätze und Vorsatzzeichen für dezimale Vielfache und Teile von Einheiten

Zehnerpotenz	Vorsatz-Wortteil	Vorsatz-Zeichen
10^{21}	Heta-	H
10^{18}	Exa-	E
10^{15}	Peta-	P
10^{12}	Tera-	T
10^{9}	Giga-	G
10^{6}	Mega-	M
10^{3}	Kilo-	k
10^{2}	Hekto-	h
10	**Deka-**	**da**
10^{-1}	Dezi-	d
10^{-2}	Zenti-	c
10^{-3}	Milli-	m
10^{-6}	Mikro-	µ
10^{-9}	Nano-	n
10^{-12}	Piko-	p
10^{-15}	Femto-	f
10^{-18}	Atto-	a

Einheit, motorische: (engl.) motor unit; motorisches Neuron* u. die von ihm innervierten Muskelfasern; die Anzahl der Muskelfasern pro m. E. variiert u. ist am geringsten bei m. E. für feinabgestufte Bewegungen.

Einhorn-Sonde f: Typ der Duodenalsonde*.

Einklemmung: (engl.) incarceration; **1.** (neurol.) E. von Hirngewebe; E. des Temporallappens in die Cisterna ambiens, des Mittelhirns in den Tentoriumschlitz, der Medulla oblongata u. Kleinhirntonsillen in das Foramen magnum mit Ausbildung eines Druckkonus*; Urs.: intrakranielle Massenverschiebung inf. Hirndrucksteigerung* insbes. bei Hirnödem, Hirntumoren, intrakraniellem Hämatom, Hirnabszeß; Sympt.: Kopfschmerz, Erbrechen, Schwindel, Bewußtseinsstörungen, Stauungspapille, Pupillenstörungen (z. B. Klivuskantensyndrom*), Lähmungserscheinungen durch Pyramidenbahnschädigung, Hirnnervenausfälle, Parästhesien; Kompl.: zentrale Atemlähmung*; **2.** (chir.) s. Inkarzeration; **3.** (gyn.) s. Retroflexio uteri gravidi.

Ein|kompartiment|modell (ital. compartimento Abteilung, Abschnitt) n: (pharmakokinet.) offenes Modell, demzufolge sich der Arzneistoff nach i. v. Injektion bzw. Resorption nur in ein zentrales Kompartiment* (z. B. extrazelluläre Flüssigkeit) verteilt u. aus diesem eliminiert wird.

Einlage: s. Schuheinlagen, orthopädische.

Einlauf: Darmeinlauf; s. Darmreinigung.

Ein|monats|pille: Bez. f. einen einmal im Monat zu nehmenden oralen Ovulationshemmer; s. Kontrazeption, hormonale.

Ein|nässen: s. Enuresis.

Einrichtung: s. Reposition.

Einschluß|blennor|rhoe (Blenn-*; -rhoe*) f: s. Einschlußkonjunktivitis.

Einschluß|körperchen: (engl.) inclusion bodies; **1.** (hämat.) Oberbegriff für Heinz*-Innenkörperchen u. Jolly*-Körperchen; **2.** (virol.) im Rahmen best. Virusinfektionen intrazellulär (in Kern od. Zytoplasma) lichtmikroskopisch nachweisbare Partikel.

Einschluß|körperchen|enzephalitis Dawson (Enkephal-*; -itis*) f: s. Panenzephalitis, subakute sklerosierende.

Einschluß|kon|junktivitis (Conjunctiva*; -itis*) f: (engl.) inclusion conjunctivitis of the newborn; Konjunktivitis* b. Neugeborenen m. Nachweis v. Einschlußkörperchen*, die denjenigen des Trachoms* gleichen (sog. Paratrachom); keine Hornhautbeteiligung; **Err.:** Chlamydia* trachomatis (Serotyp D-E-K), resistent gegen i. R. der Credé*-Prophylaxe verabreichtes Silbernitrat; Übertragung b. bestehender Inf. der Mutter unter der Geburt (Inkubationszeit 6-10 Tage); **Ther.:** lokal u. systemisch Erythromycin (Pneumonieprophylaxe); **DD:** Gonoblennorrhoe* (Inkubationszeit 1-3 Tage).

Einschneiden: s. Geburt.

Einschwemm|katheter (Katheter*) m: (engl.) flow-directed catheter; Mikrokatheter; Kleinstkatheter (äußerer Ø 0,8 mm) aus flexiblem, röntgenpos. Kunststoff für die temporäre, intrakardiale elektr. Stimulation. Der Katheter schwimmt nach Einbringen in die punktierte V. basilica bis in die re. Herzkammer; Lagekontrolle durch intrakardiale Druckmessung od. Ableitung des intrakardialen EKG. Der E. dient ferner zur permanenten Rechtskatheterisierung. Vorteil: einfache Technik, geringe Belastung für den Pat.

Einsichts|fähigkeit: von vollem Wachbewußtsein u. geistiger Gesundheit abhängige Möglichkeit, beeinflußt durch die Affektivität, gegebene Sinnzusammenhänge richtig zu erfassen (u. logisch nach dieser Einsicht zu handeln); forensisch wichtig (§ 205, 21 StGB).

Einsichts|recht: nach geltender Rechtsprechung dem Pat. zugesprochenes Recht (aus Vertrag, § 810 BGB), grundsätzl. (auch außerh. eines Rechtsstreits) Einsicht in die ihn betreffenden Krankenunterlagen zu nehmen, soweit es sich b. den Aufzeichnungen um objektivierbare, naturwissenschaftl. Befunde u. Behandlungsfakten handelt; dies gilt grundsätzl. auch f. den psychiatr. Patienten. In best. Fällen besteht neben dem E. entspr. der Datenschutzgesetzgebung e. Auskunftsverpflichtung der speichernden Stelle dem Pat. gegenüber; s. Auskunftsanspruch; vgl. Dokumentationspflicht.

Einsteinium (nach Albert Einstein, Phys., Berlin, Princeton, 1879-1955) n: Symbol Es, OZ 99, rel. Atommasse 252; zur Gruppe der Actinoide* gehörendes chem. Element.

Einstell|nystagmus (Nystagmus*) m: s. Nystagmus.

Einstellung: (engl.) 1. presentation, 2. attitude; **1.** (gebh.) s. Kindslage; **2.** (psychol.) Bez. f. u. U. handlungsbeeinflussende Meinungen, Anschauungen, Haltungen, Standpunkte, Urteile u. Vorstellungen mit unbewußten, emotionalen u. kognitiven Anteilen.

Einstellungs|anomalien (Anomalie*) f pl: (engl.) anomalies of presentation; (gebh.) von der vorderen Hinterhauptlage abweichende, regelwidrige Kindslagen (ca. 8%); z. B. hoher Geradstand*, Scheitelbeineinstellung (s. Asynklitismus), tiefer Querstand*, hintere Hinterhauptlage*, Schulterdystokie*.

Ein|stufen|test m: methodische Variante des blutgruppenserol. Enzymtests*, bei der die enzymatische Behandlung der Erythrozyten u. Inkubation mit dem Test- od. Probandenserum gleichzeitig in einem Ansatz erfolgt; **Anw.:** v. a. zum Nachw. von Blutgruppenantigenen (bzw. korrespondierenden inkompletten Hämagglutininen) der Rhesus-Blutgruppen, meist unter Verw. von Papain*.

Eintauch|verfahren: (engl.) immersion test; (bakteriol.) Verf. zur Diagn. von Harnweginfektionen durch mit Nährmedien beschichtete Objektträger, die kurz in den frischen Urin getaucht u. anschließend bei 37°C bebrütet werden; nach 24 Std. Beurteilung des Bakterienwachstums (Koloniendichte) anhand v. Schemata (Keimzahlbestimmung ohne Auszählen). Beurteilungsmaßstab ist die Kass*-Zahl.

Einthoven-Ableitungen (Willem E., Physiol., Leiden, 1860-1927): s. Elektrokardiographie.

Einthoven-Dreieck (↑): (engl.) Einthoven's triangle; die Punkte des Körpers, an denen Extremitätenableitungen im EKG klassisch abgeleitet werden (re. Arm, li. Arm, li. Fuß), werden als Spitzen eines gleichseitigen Dreiecks interpretiert, in dessen Mitte das Herz liegt. Die Seiten

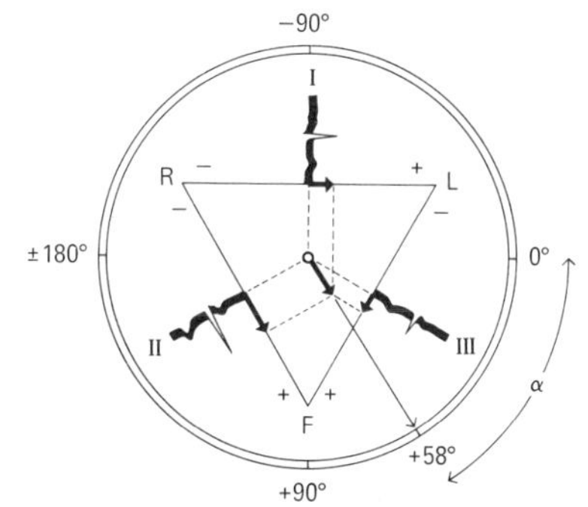

Einthoven-Dreieck:
Der Vektor der Erregungsausbreitung projiziert sich unterschiedlich auf jede der drei Extremitätenableitungen.
Im vorliegenden Beispiel verläuft er fast parallel zu Ableitung II, in der folglich die R-Zacke die größte Amplitude hat.

dieses Dreiecks entsprechen den Ableitungen I, II, III im EKG; vgl. Elektrokardiographie.

Einwärts|schielen: s. Strabismus.

Einwilligung: (engl.) consent; prinzipiell erforderliche Zustimmung des Pat. zu einer geplanten diagn. od. therap. Maßnahme; die E. des Pat. allein berechtigt den Arzt noch nicht z. Eingriff, die Befugnis dazu hat ihren Grund vielmehr in der med. Notwendigkeit. Sie bildet den Rechtfertigungsgrund, die E. die Rechtfertigungsschranke. Nur wenn eine Ind. vorliegt, darf der Arzt e. Eingriff ausführen, aber ausschließl. in den Grenzen, die ihm die E. des Pat. setzt. Die E. in einen nicht indizierten Eingriff rechtfertigt den Arzt grundsätzl. ebensowenig wie die Ind. ohne Einwilligung. Die rechtswirksame E. erfordert die Entschlußfähigkeit des Pat. u. dessen Kenntnis aller erhebl. Umstände (sog. Informed consent), die ihm d. Aufklärung (vgl. Aufklärungspflicht) zu vermitteln hat. Bei Einwilligungsunfähigen bedarf es der Einwilligung des gesetzl. Vertreters (Eltern, Vormund, Ergänzungspfleger; bei Volljährigen: Betreuer; s. Betreuungsgesetz), wobei d. Frage nach der Einwilligungsfähigkeit Schwierigkeiten bereiten kann. Sie beinhaltet die durch den Arzt in jedem Fall zu prüfende Reife u. Fähigkeit des Pat., die Tragweite des ärztl. Eingriffs f. Körper, Beruf u. Lebensglück zu ermessen u. danach selbstverantwortl. Entschlüsse zu fassen. Fehlt sie, hat der Arzt, wenn Zeit dafür bleibt u. kein gesetzl. Vertreter vorhanden ist, einen Ergänzungspfleger od. Betreuer beim Vormundschaftsgericht bestellen zu lassen, der dann f. den Pat. einwilligen kann. Bei Minderjährigen (s. Geschäftsfähigkeit) wird die Einwilligungsfähigkeit im Hinblick auf Op. die Ausnahme bilden. Bei schwerwiegenden Eingriffen u. in Zweifelsfällen sollten daher immer auch d. Eltern um ihre E. gefragt werden. Verweigern die Eltern mißbräuchlich einen erforderl. Eingriff, so muß sich der Arzt an das Vormundschaftsgericht wenden (§ 1666 BGB); bleibt dafür keine Zeit, steht ihm der Rechtfertigungsgrund des § 34 StGB (Notstand) zur Seite. Bei bewußtlosen Pat. kommt in Notfällen (bei unaufschiebbaren Eingriffen od. bei unvorhergesehen notwendig gewordener Operationserweiterung) die mutmaßl. Einwilligung in Betracht. Vgl. Körperverletzung.

E

Einzel|dosis (Dosis*) f: (engl.) single dose; Abk. ED; **1.** (pharmak.) die empirisch ermittelte Dosis einer einzelnen Gabe; **2.** (radiol.) in der Strahlentherapie* gebräuchl. Bez. f. die pro Bestrahlungssitzung eingestrahlte Herddosis; s. a. Gesamtdosis, Fraktionierung.

Einzel|faser|elektro|myo|graphie (Elektro-*; My-*; -graphie*) f: Elektromyographie* unter Verw. einer Nadelelektrode, mit der bei Untersuchung eines normalen Muskels die elektr. Aktivität von bis zu drei Muskelfasern als Einzelspikes abgeleitet werden kann; bei pathol. erhöhter Faserdichte werden komplexere Potentiale registriert; **Anw.:** v. a. zum Nachweis von Störungen der neuromuskulären Überleitung; vgl. Jitter.

Einzel|knopf|naht: s. Nahtmethoden.

Ein|zell|kultur (lat. cultura Züchtung) f: (engl.) single cell culture; Züchtung aus einer einzigen Bakterienzelle; wissenschaftl. Methode z. Darstellung von Reinkulturen*.

Einzel|maximal|dosis (Dosis*) f: Abk. EMD; (pharmak.) die im DAB gesetzlich festgelegte maximale Einzeldosis.

Einzel|strang|bruch: (engl.) single strand break; Läsion einer Phosphodiesterbindung in einem der Stränge eines sonst intakten DNA- od. RNA-Doppelstrangs. Vgl. Reparatursysteme.

Einziehungen: (engl.) retractions; deutliches Einsinken best. Körperpartien während der Inspiration als Zeichen einer Dyspnoe*, insbes. im Säuglings- u. Kleinkindesalter; je nach Lok. epigastrische, sternale, jugulare, interkostale E., z. B. bei Pneumonie.

Eisen: (engl.) iron, ferrum; chem. Element, Symbol Fe (Ferrum), OZ 26, rel. Atommasse 55,85; in Verbindungen zweiwertiges (Ferroverbindungen, Reduktionsmittel) u. dreiwertiges (Ferriverbindungen, Oxidationsmittel), als Fe^{2+} im Gastrointestinaltrakt resorbierbares Metall der Eisengruppe; essentielles Spurenelement, kommt im Organismus in Enzymen (z. B. Cytochromen, Peroxidasen, Katalase), im Hämoglobin* u. Myoglobin*, im Monozyten*-Makrophagen-System insbes. von Leber, Milz u. Knochenmark als Ferritin* u. Hämosiderin* vor. Der Eisengesamtbestand beträgt beim Erwachsenen ca. 4000-5000 mg; im Hämoglobin sind davon ca. 2500 mg (67%), in den Eisendepots (Reserveeisen) ca. 1000 mg (27%), im Myoglobin ca. 130 mg (3,5%), im sog. labilen Eisenpool (Serumeisen) ca. 80 mg (2,2%) u. in eisenhaltigen Enzymen ca. 8 mg (0,2%) enthalten. Im Serum werden Fe u. seine Verbindungen an Transferrin* gebunden transportiert. Die biol. Halbwertzeit* beträgt bezogen auf die Lunge 3200, auf Knochengewebe 1680 u. auf den gesamten Organismus durchschnittl. ca. 800 Tage. **Bestimmung:** Serumeisen wird durch HCl od. Detergenzien von Transferrin abgespalten u. nach Reduktion zu Fe^{2+}, Eiweißfällung u. Zugabe von Bathophenanthrolin (Chelatbildung) photometrisch bei 546 nm bestimmt; s. Referenzbereiche (Tab.). Vgl. Eisenbindungskapazität, Ferrokinetik, Eisenreaktion.

Eisen|bindungs|kapazität f: (engl.) iron binding capacity; Abk. EBK; **1.** freie E. (Abk. FEBK): sog. latente EBK; normalerweise ist Transferrin* zu einem Drittel mit Eisen* (als Fe^{3+}) gesättigt. Die Eisenmenge, die zusätzl. gebunden werden kann, wird als freie E. bezeichnet; Referenzbereich: 26,8-44,7 µmol/l (150-250 µg/dl); erhöht bei Eisenmangel, erniedrigt bei Eisenüberschuß (z. B. bei Hämochromatose); **2.** totale E. (Abk. TEBK): Summe von Serumeisen u. der FEBK, gesamte Bindungskapazität des Transferrins für Eisen; Referenzbereich: 45-73 µmol/l (250-410 µg/dl); erhöht bei erhöhter Konz. von Transferrin (z. B. bei Eisenmangel), erniedrigt bei Atransferrinämie od. herabgesetzter Transferrinkonzentration (z. B. bei Infektanämie od. Tumoranämie); **Bestimmung:** meist durch Bestimmung der Transferrinkonzentration mit immun. Methoden (z. B. radiale Immundiffusion), die TEBK ist der Transferrinkonz. im Serum direkt proportional. Vgl. Ferrokinetik.

Eisen|färbung: (engl.) iron stain; Färbung zytol. u. histol. Präparate; s. Berliner-Blau-Reaktion.

Eisen-Hämato|xylin-Färbung: (engl.) iron haematoxylin method; Meth. zum Nachw. von Amöben* u. Balantidium* coli; Färbung bedingt hellgraues Protoplasma mit schwarzem Kernchromatin.

Eisenhut: s. Aconitum napellus.

Eisen|mangel|an|ämie (Anämie*) f: (engl.) iron-deficiency anaemia; häufigste Form der Anämie*, bei der v. a. die Synthese von Häm* u. damit von Hämoglobin* inf. Eisenmangels behindert ist; Folge: verminderter Hämoglobingehalt der aufgrund einer zusätzl. gestörten Erythropoese mikrozytären Erythrozyten (hypochrome mikrozytäre Anämie); **Urs.: 1.** akute od. chron. Blutverluste; **a)** physiol. (Menstruation*); **b)** pathol., am häufigsten gastrointestinale Blutungen (z. B. bei Ulcus* duodeni, erosiver Gastritis, evtl. auch bei Ther. mit Antiphlogistika, Antirheumatika u. Antikoagulanzien); Zahnfleisch- u. Nasenbluten; regelmäßiges Blutspenden; **2.** ungenügende Nahrungseisenzufuhr (bei Vegetariern); **3.** erhöhter Eisenbedarf (v. a. im Wachstum, während der Schwangerschaft u. Stillperiode); **4.** Eisenresorptionsstörungen (bei Magenerkrankungen, Malabsorptionssyndrom, Diarrhoe, nach Magen- u. Darmresektionen u. a.); **5.** Eisenverteilungsstörungen (bei chron. Infekten, Tumoren, rheumatoider Arthritis); **6.** Eisentransport- (Atransferrinämie*) u. -verwertungsstörungen (sideroachrestische Anämie). Ein Eisendefizit manifestiert sich klinisch i. d. R. erst mit einer gewissen Latenz nach Verbrauch des in Form von Hämosiderin* u. Ferritin* im Körper gespeicherten Eisens (ca. 20% des Gesamteisens); daher sind viele Pat. an diesen Zustand adaptiert u. oft ohne wesentliche Beschwerden. **Klin.:** Neben allg. Symptomen einer Anämie u. ggf. des Grundleidens können Kopfschmerzen, Appetitlosigkeit, Diarrhoe, Obstipation u. Flatulenz sowie als Zeichen gestörter zellulärer Funktionen trockene u. spröde Haut, brüchige Haare u. Nägel (selten Koilonychie*), eine Atrophie der Nasenschleimhaut, Mundwinkelrhagaden, Zungenbrennen, eine Glossitis mit Papillenatrophie, Schluckbeschwerden (selten Plummer*-Vinson-Syndrom), eine atrophische Gastritis u. leichte Vitiligo auftreten. **Diagn:** (hämat.) im peripheren

Blutbild Aniso-, Poikilo- u. Anulozytose, MCH <30 pg, MCV <80 µm³ (fl), Retikulozytenzahl normal od. gering erhöht; Hämoglobin, Eisen u. Ferritin im Plasma vermindert, Transferrin (EBK) erhöht; im Knochenmark Zeichen einer gesteigerten Erythropoese (Normoblasten*) u. Verminderung der Sideroblasten*; **DD:** v. a. Thalassämie*, sideroachrestische Anämie*; **Ther.:** **1.** Ausschaltung der Urs. des Eisenmangels (Grundleiden!); **2.** Ausgleich des Eisendefizits, möglichst oral (zweiwertige Eisenverbindungen); parenterale Eisenzufuhr (dreiwertige Eisenverbindungen i. v. od. i. m.) nur in Ausnahmefällen (NW!). Bluttransfusionen sind nur selten erforderlich. Vgl. Faber-Anämie.

Eisenmenger-Komplex (Victor E., Arzt, Wien, 1864-1932) m: (engl.) Eisenmenger's complex; auch Eisenmenger-Syndrom; Herzfehlbildungssyndrom aus Ventrikelseptumdefekt* mit reitender Aorta, pulmonaler Hypertonie sowie Rechts-Links-Shunt u. Hypertrophie des re. Ventrikels; **Klin.:** Zyanose mit Polyglobulie, Trommelschlegelfinger u. Uhrglasnägel; **Diagn.:** auskultator. leise Herzgeräusche, stark betonter Pulmonalklappenschlußton (P2), oft Steell*-Geräusch; im Rö.-Thorax geringe Kardiomegalie mit starker Dilatation des Pulmonalarterienhauptstammes bei reduzierter peripherer Lungendurchblutung; **Ther.:** evtl. Herz-Lungen-Transplantation; palliativ Versuch der Senkung der pulmonalen Hypertension mit Tolazolin.

Eisenmenger-Re|aktion (†) f: (engl.) Eisenmenger's reaction, Bez. f. die Erhöhung des Lungengefäßwiderstandes bei angeborenen Herzfehlern* mit primärem Links-Rechts-Shunt; großes Shuntvolumen u. pulmonale Hypertension verursachen Wandveränderungen der kleinen Arterien u. Arteriolen im Lungenkreislauf, durch die zunächst ein gekreuzter Shunt (s. Pendel-Shunt) u. dann ein reiner Rechts-Links-Shunt entstehen können.

Eisen|oxid-Lungen|siderose (Ox-*; gr. σίδηρος Eisen; -osis*) f: s. Lungensiderose.

Eisen|re|aktion f: histochem. Nachweis von Eisen in Zellen, z. B. Berliner*-Blau-Reaktion.

Eisen|re|sorptions|test (lat. resorbere wieder-einschlürfen, verzehren) m: (engl.) iron resorption test; Messung der Konz. von Eisen* im Blutplasma innerh. drei Stunden nach oraler Gabe von zweiwertigem Eisen (100 mg); bei normaler Resorption Anstieg der Fe-Konzentration um mind. 50-100 µg/dl, bei Eisenmangel liegt der Anstieg darüber. **Ind.:** Diagnostik der Anämie*.

Eisen|speicher|krankheiten: s. Hämochromatose, Hämosiderose.

Eiserne Lunge: (engl.) iron lung; Tankrespirator; Metallkammer, die den Körper des Pat. mit Ausnahme des Kopfes u. Halses luftdicht umschließt; atemsynchrone Druckschwankungen unterstützen die insuffiziente Spontanatmung; histor. Verfahren, durch maschinelle Beatmung* abgelöst. Vgl. Respirator.

Eis|essig: (engl.) glacial acetic acid; Acidum aceticum glaciale; hochkonzentrierte (>95%), stechend riechende, stark ätzende u. brennbare Essigsäure*, die als Reagens sowie als Lösungs- u. Färbemittel eingesetzt wird.

Ei|sprung: syn. Ovulation*.

Eiter: (engl.) pus; die bei der eitrigen Entzündung* abgesonderte, neutrophile polymorphkernige Leukozyten (Eiterkörperchen) u. eingeschmolzenes Gewebe enthaltende Flüssigkeit; die Einschmelzung erfolgt durch Einwirkung von proteolyt. wirkenden Enzymen der Leukozyten u. Mikroorganismen.

Eiter||ausschläge: s. Pyodermien. **E.kokken** (Kokken*) f pl: s. Erreger, pyogene. **E.sack|niere:** s. Pyonephrose.

Eiweiß|abbau: s. Verdauung.

Eiweiß|bestimmungs|verfahren: (engl.) protein assays; Verf. zum qual. od. quant. Nachweis von Eiweißen; **1.** im Serum: Biuretreaktion*, Elektrophorese*; **2.** im Urin: Teststreifenverfahren als semiquantitative E., Sodiumdodecylsulfat*-Polyacrylamidgel-Elektrophorese, Kochprobe* u. Sulfosalicylsäureprobe*; **3.** im Liquor cerebrospinalis: Pandy*-Reaktion, Biuretreaktion u. Liquorelektrophorese (vgl. Liquordiagnostik); **4.** in Pleuraflüssigkeit bei Pleuraerguß: Biuretreaktion.

Eiweiße: (engl.) proteins; sog. Eiweißkörper; zu den wichtigsten Bestandteilen lebender Organismen gehörende, ausschließl. od. vorwiegend aus Aminosäuren* aufgebaute Naturstoffe (durch Peptidbindung kovalent gebundene linksdrehende Alphaaminosäuren) mit charakterist. Aminosäurensequenz u. räuml. Struktur (Primär-, Sekundär-, Tertiär- u. Quartärstruktur); in Abhängigkeit von der Anzahl der beteiligten Aminosäuren (AS) unterscheidet man Oligopeptide (weniger als 10 AS), Polypeptide (10-100 AS) u. Proteine (Makromoleküle aus mehr als 100 AS mit einem MG von bis zu mehreren Mill.). E. sind amphotere Stoffe mit meist hydrophilen Eigenschaften, die bei Einwirkung von Hitze u. extremem pH denaturieren. Die sog. einfachen E. bestehen ausschließl. aus Aminosäuren (Proteine); nach ihrer Form werden **globuläre** bzw. sphärische (meist wasserlösl.) Proteine (Globuline*, Albumine*) u. langgestreckte **fibrilläre** Proteine (wasserunlösl. Strukturproteine mit hoher Beständigkeit gegenüber Säuren, Alkalien u. proteolyt. Enzymen) unterschieden. E., die bei Hydrolyse neben Aminosäuren auch einen Nichtproteinanteil ergeben, werden als Proteide* od. zusammengesetzte E. bezeichnet. **Bedeutung** von E. im Organismus v. a. als **1.** Enzyme; **2.** Hormone (Peptid- u. Proteohormone); **3.** Stütz- bzw. Gerüsteiweiße (z. B. Kollagen, Elastin, Keratin); **4.** Strukturproteine (z. B. Aktin, Myosin); **5.** Plasmaproteine (z. B. Albumin); **6.** Transportproteine (z. B. Hämoglobin, Myoglobin, Zytochrome, best. Plasmaproteine); **7.** Antikörper; **8.** Faktoren der Blutgerinnung; **9.** Alloantigene (z. B. Blutgruppenantigene); **10.** Reservesubstanzen für die Energieversorgung beim Hungern (stammen v. a. aus Leber, Milz u. Muskulatur u. werden zur Glukoneogenese verwendet). Die Wertigkeit der Nahrungseiweiße hängt von ihrem Gehalt an essentiellen Aminosäuren ab. **Eiweißsynthese:** s. Proteinbiosynthese. Vgl. Referenzbereiche (Tab.).

Eiweiß|fäulnis: (engl.) protein putrification; v. a. im Dickdarm stattfindender bakteriell-enzymatischer Abbauprozeß von nicht resorbierten Aminosäuren* (s. Eiweißstoffwechsel); durch Decarboxylierung* entstehen biogene Amine*, aus aromat. Aminosäuren Indol, Kresol, Phenol u. Skatol, durch reduktive Desaminierung* Fettsäuren u. Ammoniak. Die bei der E. entstehenden tox. Abbauprodukte werden im Organismus entgiftet; z. B. Histamin durch Histaminmethyltransferase im Darm, Veresterung von Phenolen durch Bildung von Esterschwefelsäuren in der Leber, enzymat. Abbau in Niere u. Blut, z. B. durch Indolasen u. Phenolasen. Bei schwerer Leber- bzw. Nieren- od. Nebenniereninsuffizienz kommt es durch unvollständige Entgiftung zur intestinalen Autointoxikation; vermehrtes Auftreten der Abbauprodukte im Harn bei gesteigerter E., z. B. bei Ileus, Peritonitis (Nachw. durch Indikanprobe*).

Eiweiß|gärung: s. Gärung.

Eiweiß|körper: s. Eiweiße.

Eiweiß|mangel|an|ämie (Anämie*) **f:** (engl.) protein deficiency anaemia; Anämie* durch Störung der Hämoglobinbildung bei schwerem Eiweißmangel (z. B. bei allg. Unterernährung, nach Gastrektomie); häufig besteht gleichzeitig auch ein Mangel an Vitamin B_{12}, Folsäure bzw. Eisen, daher uneinheitliche hämat. Befunde.

Eiweiß|mangel|dys|trophie (Dys-*; Troph-*) **f:** Ernährungsstörung inf. Eiweißmangels; Vork. insbes. bei Säuglingen u. Kleinkindern (sog. Mehlnährschaden) sowie älteren Kindern u. Jugendlichen bei (kalorisch u. U. ausreichender) Ernährung ausschließl. durch Kohlenhydrate; **Sympt.:** durch Fehlen essentieller Aminosäuren u. Vitamine Wachstumsstörungen, Muskelschwäche, Apathie, Hypoproteinämie* (bes. Hypalbuminämie), Fettleber, pellagraähnl. Hautveränderung, Anämie u. a.; häufig Gärungsdiarrhoe u. Abnahme der Aktivität der Verdauungsenzyme (s. Kohlenhydratmalabsorption); bei Salzzufuhr entstehen Ödeme, begünstigt durch die Hypoproteinämie; erhöhte Neigung zur Entwicklung einer Säuglingstoxikose*; tropische Form der E.: Kwashiorkor; **Ther.:** laktosearme Eiweißmilch mit langsam steigender Nährzuckerbeimengung. Durch anfängl. starke Wassereinlagerung kann ein zufriedenstellender Gewichtsverlauf vorgetäuscht werden. Die Kinder sehen jedoch pastös u. schwammig-gedunsen aus u. neigen inf. ihrer Hydrolabilität zu Gewichtsschwankungen u. inf. ihrer Resistenzschwäche zu Infekten. Übergang in Atrophie* möglich. Vgl. Protein-Energie-Mangelsyndrome (Tab.).

Eiweiß|minimum, funktionelles n: (engl.) functional protein minimum; diejenige Eiweißmenge, die eine normale Leistungsfähigkeit des Körpers ermöglicht (ca. 1 g/kg Körpergewicht pro Tag); stets höher als d. physiologische Eiweißminimum*.

Eiweiß|minimum, physio|logisches n: (engl.) physiological protein minimum; absolut geringste Eiweißmenge, die zugeführt werden muß, um d. N-Verlust durch Ausscheidung zu decken; je nach Art des zugeführten Eiweißes (tierisch, pflanzlich) ca. 0,5 g/kg Körpergewicht pro Tag; vgl. Abnutzungsquote, Wertigkeit, biologische.

Eiweiß|proben: s. Eiweißbestimmungsverfahren.

Eiweiß|quotient m: (engl.) 1. CSF globulin albumin ratio, 2. serum CSF protein ratio, 3. serum albumin globulin ratio; **1.** Globulin/Albumin-Quotient: Verhältnis von Globulinen zu Albumin im Liquor* cerebrospinalis (normal 0,1-0,4); ein erhöhter E. weist auf eine Störung der Blut*-Liquor-Schranke hin. **2.** E. nach Delpech u. Lichtblau: Verhältnis der Serum/Liquor-Quotienten von IgG u. Albumin zur Beurteilung von Antikörperbefunden im Liquor u. der Funktion der Blut-Liquor-Schranke; ein E. von >0,7 gilt als Hinweis auf lokale Bildung von IgG im ZNS. Anw.: in der Diagn. entzündl. Erkr. des Nervensystems; häufig graph. Darstellung als Reiber-Diagramm; **3.** i. w. S. der Albumin/Globulin-Quotient im Blutserum (normal 1-2).

Eiweiß|stoff|wechsel: (engl.) proteometabolism; Gesamtheit der biochem. Abläufe der Resorption, Verdauung u. Biosynthese der Eiweiße sowie deren Auf- u. Abbau im intermediären Stoffwechsel; die mit der Nahrung aufgenommenen Eiweiße werden in Magen u. Dünndarm durch proteolytische Enzyme hydrolytisch zu Aminosäuren gespalten (s. Verdauung), zum

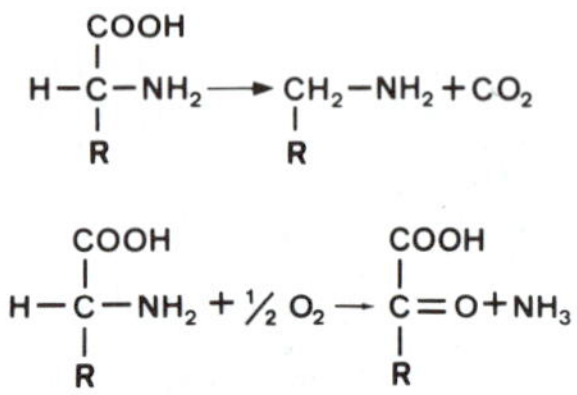

Eiweißstoffwechsel:
Decarboxylierung (oben) und oxidative Desaminierung (unten)

größten Teil resorbiert u. zum Aufbau körpereigener Eiweiße verwendet od. abgebaut. Die wichtigsten Reaktionen beim Eiweißabbau sind: **1. Transaminierung:** Austausch von Amino- u. Ketogruppe bei Amino- u. Alphaketosäuren. Bes. wirksame NH_2-Akzeptoren sind Alphaketoglutarsäure u. Oxalessigsäure, es entstehen Glutaminsäure* bzw. Asparaginsäure*, wobei der Stickstoff dieser Verbindungen in Harnstoff überführt werden kann. Die durch Abspaltung der NH_2-Gruppe entstandenen Ketosäuren werden z. T. zur Glukoneogenese* genutzt (glukoplastische Aminosäuren); die ketoplastischen Aminosäuren bilden Acetessigsäure*. **2. Decarboxylierung***; **3. oxidative Desaminierung***. Neben diesen Abbaumöglichkeiten gibt es viele andere, v. a. für die cyclischen u. schwefelhaltigen Aminosäuren. Vgl. Proteinbiosynthese, Eiweißfäulnis.

Eiweiß|verlust|syn|drom n: s. Enteropathie, exsudative; Ménétrier-Syndrom.

Ei|zelle (Zelle*)**:** (engl.) ovum; weibl. Keimzelle; entwickelt sich aus diploiden Urkeimzellen im Ovarium durch Oogenese* u. Follikelreifung* z. befruchtungsfähigen Gamete m. einfachem Chromosomensatz. Die nach Ovulation vom Infundibulum des Eileiters aufgenommene E. ist v.

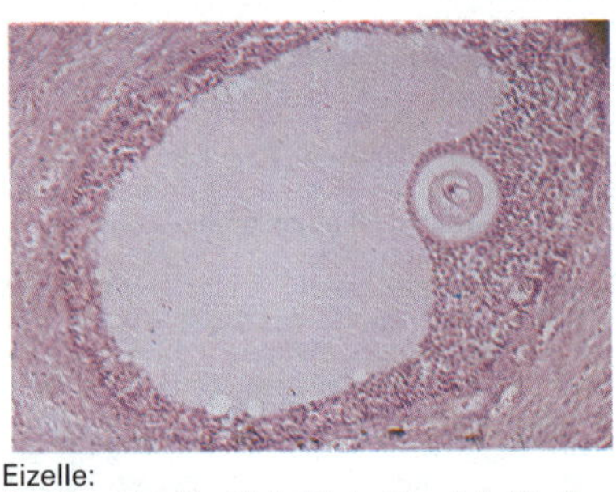

Eizelle:
Stadium des Tertiärfollikels (Graaf-Follikel) mit Colliculus oophorus und in diesem gelegener Eizelle [471]

einer Membran (Oolemma*) u. einer Zellschicht (Corona radiata) umgeben. Falls e. Befruchtung stattfindet, beendet die E. ihre zweite Reifungsteilung u. wird als Zygote in d. Uteruslumen transportiert (sog. Eiwanderung); falls keine Befruchtung erfolgt, geht die E. etwa 24 Std. nach Ovulation zugrunde.

E|jaculatio (lat. eiaculari hinausschleudern) f: Ejakulation*. **E. prae|cox** (↑) f: (engl.) premature ejaculation; Bez. f. die unbefriedigende Kontrolle des Mannes über d. Zeitpunkt seines Orgasmus*; durch geeignete Therapie (Squeeze*-Technik) kann die E. p. verhindert werden. **E. re|tardata** (↑) f: (engl.) delayed ejaculation; sexuelle Funktionsstörung*, bei der Ejakulation u. Orgasmus subjektiv als zu spät eintretend empfunden werden.

E|jakulat (↑) n: Samenflüssigkeit; s. Sperma, Sperma-Untersuchung.

E|jakulation (↑) f: (engl.) ejaculation; Samenerguß beim Orgasmus* des Mannes; fehlt beim Orgasmus vor der Pubertät u. bei retrograder E. Bei einigen Frauen kommt es beim Orgasmus ebenfalls zu einer E. aus Paraurethraldrüsen; s. Gräfenberg-Zone.

E|jakulation, retro|grade (↑) f: sog. trockener Orgasmus; Samenerguß in die Harnblase durch fehlenden Verschluß des Blasenausgangs beim Orgasmus; **Urs.: 1.** neurogen: Multiple Sklerose, diabetische Neuropathie, lumbale Sympathektomie, Querschnittsläsion, op. Eingriffe im Retroperitoneum mit Läsion der den Sphinkter internus versorgenden sympathischen Fasern; **2.** mechan.: Fehlbildungen der Urethra, Urethrastriktur, Op. am Blasenhals mit Zerstörung des Sphinkter internus, Trauma; **Diagn.:** Nachw. von Sperma im Urin nach Masturbation; **Ther.** nur bei Kinderwunsch mit Alpharezeptorenstimulanzien od. Imipramin, da i. d. R. das Orgasmusgefühl nicht beeinträchtigt ist; Insemination von aus der Harnblase über Katheter entnommenen Spermien.

E|jakulations|re|flex (↑; Reflekt-*) m: (engl.) ejaculatory reflex; durch mechan. Reizung der Glans penis ausgelöster Reflex, der zur Bereitstellung (Kontraktion der glatten Muskulatur des Ductus deferens, der Bläschendrüsen u. der Prostata sowie des Blasenhalses zur Verhinderung einer retrograden Ejakulation) u. Ausstoßung (rhythmische Kontraktion der Beckenbodenmuskulatur) von Sperma führt. Reflexbogen über N. dorsalis penis u. N. pudendus zum Ejakulationszentrum, die lumbalen präganglionären Grenzstrangfasern zu d. Beckengeflechten; dort Umschaltung auf die postganglionären, überwiegend sympath. Fasern zu den Geschlechtsorganen. Vgl. Reaktionszyklus, sexueller.

E|jakulations|störung (↑): s. Funktionsstörung, sexuelle.

E|jakulations|zentrum (↑) n: (engl.) centre of ejaculation; sympathisches Zentrum in d. Rükkenmarksegmenten Th$_{12}$-S$_2$; vgl. Genitalzentren.

E|jektions|fraktion (lat. eiicere auswerfen; fractio Bruch, Bruchstück) f: (engl.) ejection fraction; (kardiol.) die Blutmenge, die die li. Herzkammer in der Systole auswirft.

E|jektions|klick (↑): (engl.) ejection click; Öffnungston, der unter abnormen Bedingungen in der Austreibungsphase der Systole entsteht; s. Klick, systolischer.

Ek-: auch Ec-, E-; Wortteil mit der Bedeutung aus, heraus, von etwas weg; von gr. ἐκ.

Ekbom-Syn|drom (Karl E., zeitgen. Neurol., Stockholm) n: s. Restless legs.

Ek|chondrom (Ek-*; Chondr-*; -om*) n: (engl.) ecchondroma; versprengte Knorpelinsel an Periost, Perichondrium od. Epiphysenfuge; während das Enchondrom* auf den Spongiosaraum des Knochens begrenzt bleibt, drängt das E. das Periost in das Weichteilgewebe vor.

Ek|chondrosis ossi|ficans (↑; ↑; -osis*) f: Knorpelwucherung wie bei Exostose; s. Exostosen, multiple kartilaginäre.

Ek|chymosen (↑; gr. χυμός Saft; -osis*) f pl: s. Hautblutungen.

EKG: Abk. f. **E**lektro**k**ardio**g**ramm; s. Elektrokardiographie.

ek|krin (Ek-*; -krin*): s. Drüsen.

Ek|lampsie (gr. ἐκλάμπειν hervorleuchten) f: (engl.) eclampsia; Auftreten von charakterist. tonisch-klonischen Krämpfen mit u. ohne Bewußtseinsverlust im Verlauf einer schweren Präeklampsie (s. Gestose); die Anfälle (Eclampsia convulsiva) treten zwar oft blitzartig, meist jedoch nicht ohne Prodromalsymptome (drohende E., Eclampsia imminens) auf: rascher Anstieg des Blutdrucks m. starkem Kopfschmerz (meist frontal), Flimmern vor den Augen, Doppelt- u. Nebligsehen, ferner Magendruck u. Brechreiz; betroffen sind zu 80% Erstgebärende (b. Mehrlingsschwangerschaften sechsmal häufiger als b. Einlingsschwangerschaften); **Urs.:** wahrscheinl. lokale Gefäßkonstriktionen (Stase, Ödem, Fibrinablagerungen); **Pathol./Anat.:** Schädigung v. a. von Gehirn, Niere, Leber (Blutungen unter der Leberkapsel, Leberzellnekrosen) u. Plazenta (hämorrhag. Plazentainfarkte); **Klin.:** akutes Nierenversagen, Hirnödem, Thrombosen u. Blutungen; **cave:** Plazentainsuffizienz* m. Gefährdung des Kindes; **Ther.:** Anfallbehandlung, ggf. Entbindung unter Mißachtung einer evtl. kindl. Unreife (hohes mütterl. Risiko!); **Proph.:** regelmäßig durchzuführende Schwangerenvorsorge*. Vgl. Risikoschwangerschaft.

Ek|mnesie (Ek-*; -mnese*) f: (engl.) ecmnesia; Störung des Zeiterlebens in seiner Einordnung (sog. Zeitgitter), wobei z. B. die Vergangenheit als Gegenwart erlebt wird; u. a. bei seniler Demenz, im Delirium, in Ausnahmezuständen (Hypnose).

Ek|phorie (gr. ἐκφέρειν hervorbringen) f: s. Gedächtnis.

Ek|stase (gr. ἔκστασις Verzückung) f: (engl.) ecstasy; Entrücktheit; Bewußtseinsveränderung mit Aufhebung der Grenzen des Ich, Störung von Ich- u. Fremdwahrnehmung u. Selbstkontrolle inf. eines gesteigerten Affekts; **Vork.:** psychogen od. exogen, z. B. inf. Alkohol-, Medikamenten- od. Drogenabusus (LSD, Psilocybin, Mescalin u. a. Halluzinogene) u. bei Psychose. Vgl. Dämmerzustand.

Ek|strophie (gr. ἐκστρέφειν herausdrehen) f: (engl.) exstrophy; Verlagerung des Wandteils eines Organs nach außen bei angeb. Defekt, z. B. Blasenekstrophie*; vgl. Ektopie.

EKT: Abk. f. **E**lektro**k**rampf**t**herapie*.

Ek|tasie (-ektasie*) f: (engl.) ectasia; Erweiterung von Hohlorganen; Kalibervergrößerung eines Gefäßes (Angiektasie), z. B. bei Arterien inf. prä- u. poststenotischer Dilatation od. nach Elongation sowie bei Varikose*.

-ektasie: auch -ektase; Wortteil mit der Bedeutung Ausdehnung, Erweiterung; von gr. ἔκτασις.

Ek|thym (gr. ἔκθυμα Hautausschlag) n: s. Ecthyma.

E

Ekto-: Wortteil mit der Bedeutung außen, außerhalb; von gr. ἐκτός.

Ekto|blast (↑; Blast-*)n: syn. Ektoderm*.

Ekto|blast|tumoren (↑; ↑; Tumor*) m pl: (engl.) ectoderm tumours, ectodermal tumours; Tumoren des Ektoderms; z. B. Epitheliom.

Ekto|derm (↑; Derm-*) n: (engl.) ectoderm; (embryol.) äußeres der drei embryonalen Keimblätter*, aus dem sich Oberflächenstrukturen u. Sinnesorgane (Oberflächenektoderm) sowie Zentralnervensystem (als Neuralplatte, Neuralrinne, Neuralrohr) entwickeln; vgl. Keimscheibe.

Ekto|dermal|dys|plasie-Syn|drome (↑; ↑; Dys-*; -plasie*) n pl: (engl.) ectodermal dysplasia; Oberbegriff für versch. erbliche Syndrome m. den Kernsymptomen Dyshidrose sowie Dysplasie der Haare, Nägel u. Zähne als Ausdruck einer systemhaften Entwicklungsstörung der Abkömmlinge des Ektoderms. Zur Systematisierung dieser Syndrome, deren Ausprägung sehr variabel ist u. die auch mesodermale Dysplasien umfassen können, dient die Veränderung der Schweißsekretion, so daß an-/hypohidrotische (z. B. Christ*-Siemens-Touraine-Syndrom, EEC*-Syndrom), hyperhidrotische (z. B. Papillon*-Lefèvre-Syndrom, Pachyonychia* congenita) u. normhidrotische (z. B. Ellis*-Creveld-Syndrom, Waardenburg*-Syndrom) Formen unterschieden werden. Der Vererbungsmodus ist uneinheitlich u. umfaßt autosomal- sowie X-chromosomal-dominante u. -rezessive Erbgänge. Embryonalpathogenetisch ist entspr. der Determinationsperiode der ektodermalen Abkömmlinge eine Entwicklungsstörung in der 12. Embryonalwoche anzunehmen.

Ek|tomie (gr. ἐκ aus, heraus; τομή Schnitt) f: (engl.) ectomy; Herausschneiden, totale op. Entfernung eines Organs; meist als **-ektomie** in Zusammensetzungen gebraucht (z. B. Cholezystektomie).

Ekto|para|sit (Ekto-*; Parasiten*) m: (engl.) ectoparasite, ectosite; Außenparasit; temporär od. stationär auf einer anderen Species lebender tierischer Schmarotzer; bes. blutsaugende Arthropoden*; Ggs. Endoparasit; vgl. Parasiten.

ekto|phytisch (↑; Phyt-*): herauswachsend.

Ek|topia cervicis (Ek-*; gr. τόπος Ort; Cerv-*) f: auch Ektopie, Erosio falsa (nicht korrekt auch als Erosio bez.); glanduläre Pseudoerosion der Portio mit Vork. von Zervixschleimhaut auf der Portiooberfläche inf. Ektropionierung*; vgl. Epithelgrenze, Umwandlungszone.

Ek|topia cordis (↑; ↑) f: auch Ectopia cordis, Hernia cordis; sehr seltene Verlagerung des Herzens aus dem Brustkorb bei Thorakoschisis*.

Ek|topia lentis con|genita (↑; ↑) f: s. Linsenektopie. **E. pupillae** (↑; ↑) f: syn. Korektopie*. **E. renis** (↑; ↑) f: Nierendystopie; s. Nierenfehlbildungen. **E. testis** (↑; ↑) f: Verlagerung des Hodens; s. Maldescensus testis, Kryptorchismus. **E. vesicae** (↑; ↑) f: s. Blasenektopie.

Ek|topie (↑; ↑) f: (engl.) ectopia, ectopy; syn. Eversion, Extroversion; angeb. Gewebe- od. Organverlagerung, meist nach außen, aber auch innerh. des Körpers an eine ungewöhnl. Stelle. Vgl. Ekstrophie, Heterotopie.

Ekto|plasma (Ekto-*, -plasma*) n: äußere Protoplasmaschicht; bei Protozoen teilweise deutliche Unterteilung des Protoplasmas in E. u. Entoplasma; s. Entamoeba.

Ekto|sporen (↑; Spora*) f pl: s. Sporen.

Ekto|toxine (↑; Tox-*) n pl: s. Toxine.

Ekto|zervix (↑; Cerv-*) f: s. Cervix uteri.

Ektro|daktylie (gr. ἔκτρωμα zu früh geborene Leibesfrucht; Daktyl-*) f: (engl.) ectrodactyly; auch Adaktylie, Oligodaktylie; unvollständige Entw. od. angeb. Fehlen v. Fingern od. Zehen; meist nicht genetisch bedingt; vgl. Spalthand, Oligodaktyliesyndrom.

Ektro|melie (↑; -melie*) f: s. Dysmelie.

Ek|tropionierung (gr. ἐκτρέπειν nach außen wenden): (engl.) ectropionization; **1.** (gyn.) Verlagerung von Zervixschleimhaut aus dem Zervikalkanal auf die Oberfläche der Portio; s. Ektopia cervicis; vgl. Epithelgrenze; **2.** (ophth.) Umstülpung der Augenlider zur Fremdkörperentfernung od. Beurteilung der Conjunctiva palpebrarum (einfache E.) u. der oberen Übergangsfalte (doppelte E. in Lokalanästhesie).

Ek|tropium (↑) n: (engl.) ectropion; syn. Ektropion; **1.** (gyn.) Ektopia* cervicis; **2.** (ophth.) Umstülpung des Lids nach außen, z. B. inf. Narbenzugs (E. cicatriceum), Fazialislähmung (E. paralyticum), Gewebeerschlaffung im Alter (E. senile), Spasmus des M. orbicularis oculi bei Blepharitis (E. spasticum) od. traumatisch; Umstülpung des Pupillarsaums nach außen (E. uveae) inf. Narbenzugs od. atopischen Endothels.

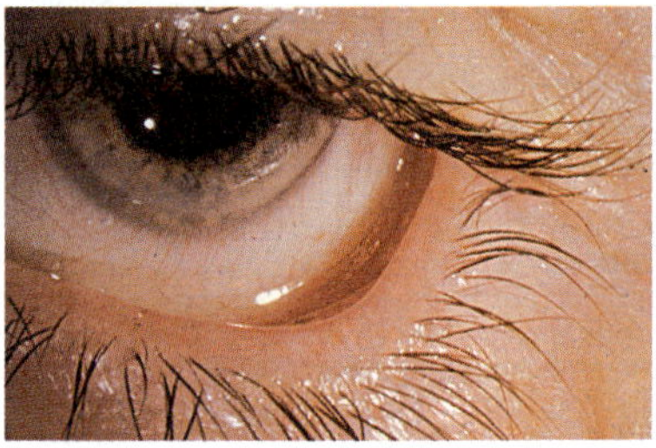

Ektropium:
Narbenektropium des Unterlids [362]

Ek|zem (Ekzem-*) n: (engl.) eczema; syn. Ekzema vulgare; Juckflechte; Bez. f. eine flächenhafte, entzündl. Hautveränderung mit Juckreiz; meist symmetrische Verteilung unter Freilassung der Schleimhäute; allg. **Einteilung: 1.** nach dem Verlauf: **a)** akutes E. mit Rötung, Ödem, Bläschen, Blasen, Erosionen u. Krusten; **b)** chronisches E. mit Schuppung, Lichenifikation, Hyperkeratosen, Rhagaden; **2.** nach den auslösenden Faktoren: **a)** exogenes E.: Kontaktekzem* (allergisch od. toxisch bedingt); **b)** endogenes E.: atopisches, dyshidrotisches, mikrobielles, nummuläres, seborrhoisches Ekzem u. Lichen* simplex chronicus circumscriptus.

Ekzem-: Wortteil mit der Bedeutung aufschwellen, aufkochen; von gr. ἔκζεμα.

Ek|zema infantum (↑; lat. infans, infantis Kind) n: atopisches, mikrobielles od. seborrhoisches Ekzem bei Kleinkindern.

Ek|zem, a|topisches (↑; gr. ἀτοπία Ungewöhnlichkeit, Seltsamkeit) n: (engl.) atopic eczema; syn. endogenes Ekzem, Neurodermitis atopica, Prurigo Besnier; chron. od. chron.-rezidiv. Ekzem, bedingt durch eine IgE-vermittelte Überempfindlichkeitsreaktion vom Soforttyp zus. mit anderen immun. u. nichtimmun. Faktoren (v. a. psycho- u. neurovegetative Störungen); tritt bei einem Teil der Pat. in Komb. mit versch. Formen der Atopie* auf. Die Disposition wird wahrscheinl. polygen vererbt. **Klin.:** Beginn meist im frühen Kleinkindesalter mit Juckreiz, Rötung, Schuppung, Nässen u. Krustenbildung v. a. an den Wangen u. dem behaarten Kopf (sog. Milchschorf); immer häufiger Beginn auch im Erwachsenenalter; nach dem 2. Lj. entspricht das klin. Bild dem beim Erwachsenen, im Kindesalter sind jedoch meist die Gelenkbeugen (Eczema flexurarum) u. häufig das Gesäß, beim Erwachsenen neben den Gelenkbeugen v. a. Gesicht, Hals, Nacken, Schulter u. Brust die häufigsten Lok. der Hautveränderungen. Im Bereich der Erytheme läßt sich ein weißer Dermographismus

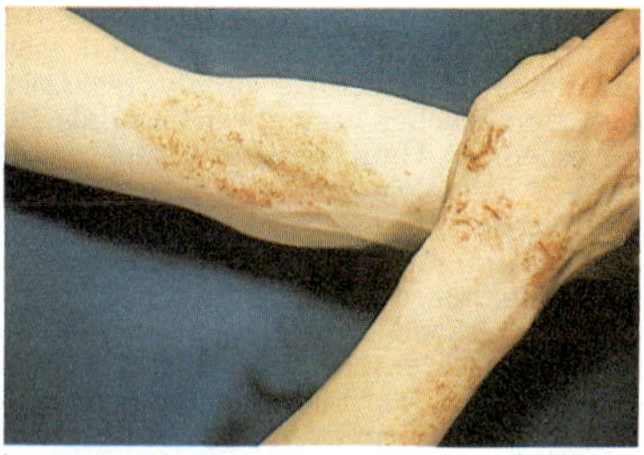

Ekzem, atopisches [3]

auslösen. Die Haut ist insgesamt durch eine Unterfunktion der Talg- (Sebostase) u. Schweißdrüsen (Hypohidrose) glanzlos u. trocken, ihr Oberflächenrelief vergröbert (Lichenifikation); Ichthyosis* vulgaris bei ca. 50% der Pat. Die Nägel sind meist durch ständiges Kratzen abgenutzt u. glänzend, die Augenbrauen abgerieben; selten Katarakt (Cataracta syndermatotica). Im Blut häufig starke Erhöhung der IgE-Konzentration u. Eosinophilie. Beeinflussung des Krankheitsbildes durch psychische (z. B. Streß) u. Umweltfaktoren (Allergene, Verschlechterung im Winter u. Frühjahr). Mit zunehmendem Alter nimmt die Intensität des a. E. ab, u. es verschwindet oft um das 30. Lebensjahr. **Kompl.:** bakterielle (Pyodermien) u. virale Sekundärinfektionen (Ekzema herpeticum, Ekzema molluscatum, Ekzema verrucatum, früher auch Ekzema vaccinatum). Bei akuter Verschlechterung ist eine Kontaktallergie auszuschließen (Hauttestung). **Ther.:** symptomatisch mit Antihistaminika, Glukokortikoiden, evtl. Benzodiazepinen, halbfetten od. fetten, glukokortikoid- u. teerhaltigen Externa; Hydrotherapie (Öl- u. Teerbäder), Klimatherapie (Gebirgs- od. Meeresklima), bei Überempfindlichkeit gegen best. Nahrungsmittel entspr. Diät. Vgl. Allergie.

Ek|zema vaccinatum (↑; Vacci-*) **n:** Ekzem als Komplikation nach Pockenimpfung mit Vacciniavirus* bei Pat. mit atopischem Ekzem*; hämatogen disseminierte Aussaat bei immunpathol. erhöhtem IgE-Spiegel; hinterläßt sog. Pockennarben; Letalität bis 30%; **DD:** Variola. Vgl. Vakzinationsschäden.

Ek|zem, disko|ides (↑) **n:** syn. nummuläres Ekzem*.

Ek|zem, endo|genes (↑) **n:** s. Ekzem, atopisches.

Ek|zem, mikrobi|elles (↑; Mikr-*; Bio-*) **n:** chron., meist nässendes Ekzem* in Hautarealen ohne ausreichende Belüftung (s. Windeldermatitis); **Urs.:** unklar, wahrscheinl. Sensibilisierung gegenüber Bakterien; sek. Besiedlung mit Bacil-

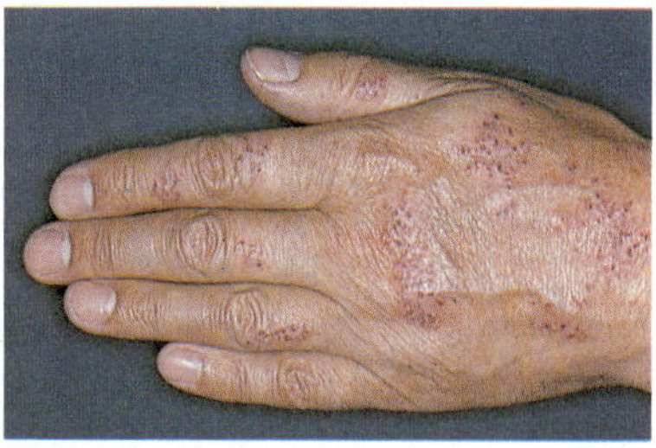

Mikrobielles Ekzem der Hand [3]

lus ammoniagenes u. Candida albicans u. Entw. von Streuherden; **Ther.:** trocknende Hautpflege, evtl. lokal Antibiotika, Glukokortikoide, Antimykotika; vgl. Ekzem, nummuläres.

Ek|zem, nummu|läres (↑) **n:** (engl.) nummular eczema; syn. diskoides Ekzem; münzförmige, scharf begrenzte, rote, schuppende, juckende Plaques, die oft Bläschen, Pusteln u. Krusten

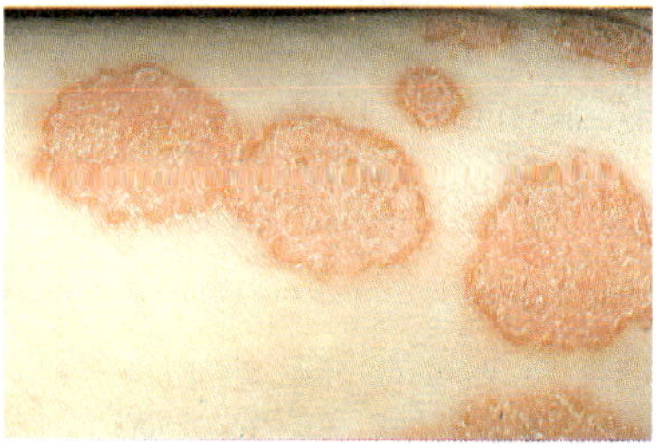

Ekzem, nummuläres [3]

aufweisen; Vork. i. R. eines atopischen od. mikrobiellen Ekzems bzw. Kontaktekzems.

Ek|zem, sebor|rhoisches (↑) **n:** chron. od. subakut-rezidiv. Ekzem in talgdrüsenreichen Arealen (Gesicht, behaarte Kopfhaut, vordere u. hintere Schweißrinne, Genitalbereich); **Vork.:**

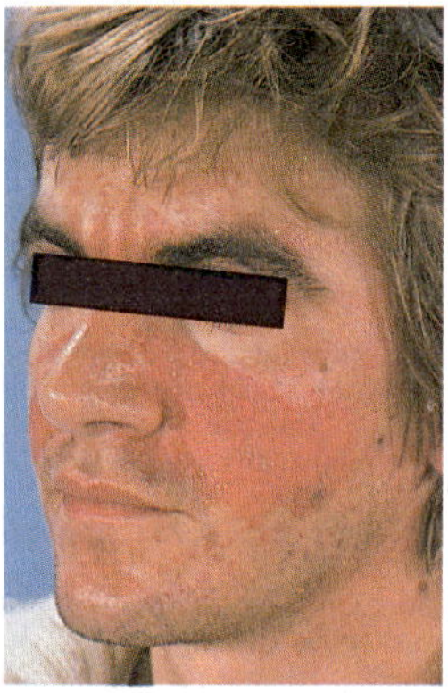

Ekzem, seborrhoisches [3]

bes. im Säuglingsalter (vgl. Erythrodermia desquamativa Leiner) u. im 3.-4. Lebensjahrzehnt, häufiger bei Männern; **Pathogenese:** unklar; evtl. erhöhte Talgdrüsenaktivität, Inf. der Haarfollikel mit Malassezia furfur od. hormonelle Faktoren; **Klin.:** scharf begrenzte, symmetrische, gelblich-rote Herde mit fettiger, pityriasiformer Schuppung; **Ther.:** lokal Teerpräparate, Selensulfid, Salicylate, Glukokortikoide, Antimykotika (Azolderivate).

Elaidin|säure: (engl.) elaidic acid; trans-isomere Form der Ölsäure*.

Elastance f: Reziprokwert der pulmonalen Compliance*.

Elastase (gr. ἐλαστός dehnbar, nachgiebig) f: aktivierte Form des Pankreasenzyms Proelastase 1 (Pankreatopeptidase E) u. 2; Endopeptidase des Pankreassekrets, spaltet Faserproteine (Elastin*); pathophysiol. relevant bei akuter nekrotisierender Pankreatitis*.

Elastase-Alpha-1-Proteinase|inhibitor (↑; Prot-*; Inhibition*) m: Substanz, die die aus neutrophilen Granulozyten während der Phagozytose von Mikroorganismen freigesetzte Elastase bindet u. inaktiviert; als empfindlicher Indikator u. Verlaufsparameter bakt. Infektionen (v. a. Sepsis, Meningitis) geeignet. Nachweis mittels ELISA, RIA.

Elastica (↑) f: Kurzbez. f. Membrana elastica; s. Arterien.

Elastin (↑) n: Eiweißstoff des elast. Bindegewebes, besteht überwiegend aus Monoaminosäuren u. enthält viel Glykokoll.

Elastoidosis cutanea nodularis (↑; -id*; -osis*; Cut-*; Noduli*) f: syn. (frz.) Elastoïdose cutanée à kystes et comédons (Favre-Racouchot);

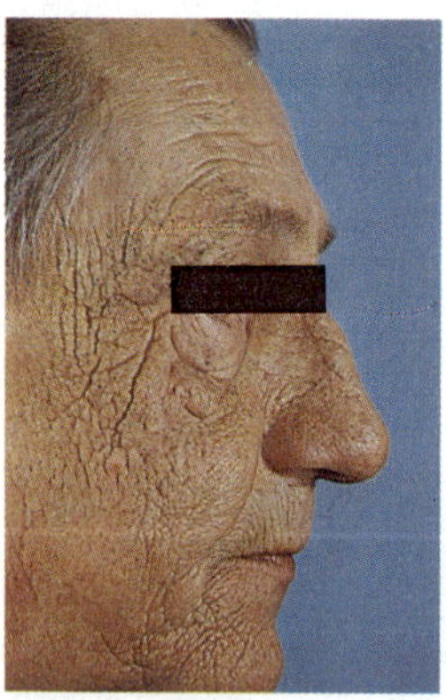

Elastoidosis cutanea nodularis [3]

lichtinduzierte Komedonen u. gelbl. Follikelzysten auf Altershaut; **Lok.** bes. Periorbitalbereich u. Schläfen.

Elasto|lysis generalisata (↑; Lys-*) f: s. Cutis laxa.

Elastoma intra|papillare per|forans verruci|forme Miescher (↑; -om*) n: s. Keratosis follicularis serpiginosa Lutz.

Elastor|rhexis generalisata (↑; Rhexis*) f: s. Pseudoxanthoma elasticum.

Elastose, aktinische (↑; -osis*; gr. ἀκτίς, ἀκτῖνος Strahl) f: s. Altershaut.

Electuarium n: s. Latwerge.

Eleidin n: s. Keratohyalin.

Elek-Ouchterlony-Test (Örjan O., Bakteriol., Göteborg, geb. 1914) m: quant. Nachweis von bakt. Ektotoxinen (v. a. von Corynebacterium diphtheriae) durch Präzipitation mit Antitoxin im Kulturverfahren.

e|lektiv (lat. eligere, electus auswählen): (engl.) elective; auswählend, nur best. Teile ergreifend od. hervorhebend; z. B. durch Färbung.

E|lektiv|nähr|böden (↑): (engl.) selective culture media; bakt. Nährböden* zur selektiven Herauszüchtung pathogener Bakt. aus Begleitflora; **Prinzip:** durch hemmende Zusätze zum Nährboden (z. B. Farbstoffe, Chloralhydrat) wird das Wachstum der unerwünschten Keime unterdrückt. Die gesuchten Err. sind gegen d. jeweils angewandten Hemmstoffe relativ resistent u. können sich rascher vermehren bzw. als Reinkultur wachsen. Hauptanwendungsgebiet: Salmonella-Shigella-Diagnostik.

E|lektiv|operation (↑) f: s. Operation.

Elektra-Kom|plex (gr. ᾿Ηλέκτρα mytholog. Figur, plant den Mord an der Mutter, um den getöteten Vater zu rächen) m: (engl.) Electra complex; (psychoanalyt.) Komplex* inf. überstarker Bindung u. unterdrückter Liebe der Tochter zum Vater; vgl. Ödipus-Komplex, Entwicklungsphasen.

Elektro-: Wortteil mit der Bedeutung auf Elektrizität beruhend; von gr. ἤλεκτρον (Bernstein, an dem man zuerst elektrostatische Kräfte beobachtet hat).

Elektro|aku|punktur (↑; lat. acus Nadel; pungere, punctus stechen) f: der Akupunktur* ähnliches Behandlungsverfahren, bei dem über in die Haut eingestochene Nadeln od. aufgeklebte Elektroden niederfrequente Wechselströme geleitet werden; in der E. nach Voll soll aus Stromstärkendifferenzen im µA-Bereich auf den Funktionszustand des Körpers geschlossen werden können. Vgl. Elektrostimulationsanalgesie.

Elektro|atrio|gramm (↑; lat. atrium Vorraum; -gramm*) n: (engl.) electroatriogram; Abk. EAG; Ausdruck der Erregungsausbreitung in den Vorhöfen des Herzens (Vorhofteil); umfaßt im EKG den Abschnitt zw. P-Beginn u. Q- bzw. R-Anfang.

Elektro|chirurgie (↑; Chirurgie*) f: (engl.) electrosurgery; Sammelbez. f. chir. Eingriffe mit Hochfrequenzstrom, z. B. Elektrokoagulation*, Elektroresektion*.

Elektro|dia|gnostik (↑) f: (engl.) electrodiagnosis; Methode insbes. zur Prüfung (Beobachtung) der Muskelantwort (Kontraktion) auf einen elektr. Reiz, der als Gleichstromstoß (galvanischer Strom) od. in Form von Einzelstromstößen (faradischer Strom) direkt am Muskel od. indirekt am versorgenden Nerven appliziert wird; am nur partiell denervierten Muskel ist die faradische Erregbarkeit bei direkter Reizung erhalten, am vollständig denervierten Muskel aufgehoben (s. Entartungsreaktion). Weitere Verf. der E. (u. a. die Bestimmung der Reizzeit-Spannungskurve mit Chronaxie* u. Rheobase) haben keine praktische Bedeutung mehr u. sind v. a. durch die Elektromyographie* u. Elektroneurographie* ersetzt. Vgl. Elektrotonus.

Elektro|enzephalo|graphie (↑; Enkephal-*; -graphie*) f: (engl.) electroencephalography; Abk. EEG; Methode zur Registrierung von Potentialschwankungen des Gehirns (Summenpotentiale von Neuronenverbänden), die von auf der Kopfhaut angebrachten Elektroden erfaßt, ver-

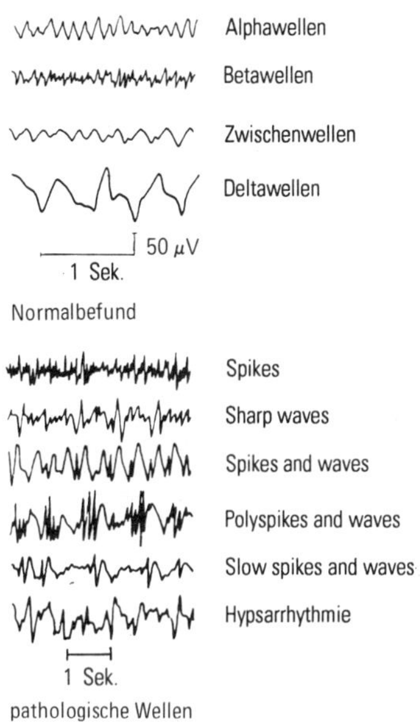

Elektroenzephalographie: Normalbefund und pathologische Wellen des Elektroenzephalogramms [351]

stärkt u. kontinuierlich aufgezeichnet werden. Die Ableitung erfolgt in unipolarer (gegen eine indifferente Elektrode) od. bipolarer Schaltung (Messung der Potentialdifferenz zw. zwei Elektroden) od. als sog. Quellenableitung (gegen das „Summenpotential" der die differente Elektrode umgebenden Elektroden als Referenzpotential). Durch Hyperventilation, Photostimulation u. Schlafentzug können pathol. EEG-Veränderungen provoziert werden. Neben nichtinvasiven Ableitungen können Potentiale invasiv durch auf der Gehirnoberfläche plazierte (Elektrokortikographie) od. stereotaktisch in das Gehirn implantierte Elektroden abgeleitet werden. Bei den regelmäßigen Potentialschwankungen (sog. Hirnstromwellen) werden in Abhängigkeit von der Frequenz **Alphawellen** (8-12 Hz), **Betawellen** (13-30 Hz), **Thetawellen** (4-7 Hz) u. **Deltawellen** (1-2-3 Hz) unterschieden. **Beurteilungskriterien:** Frequenz, Amplitude, Steilheit u. Lok. der Potentialschwankungen, vorherrschende Wellenform, Homogenität des Wellenverlaufs über sich entspr. Arealen der Großhirnhemisphären; **Normalbefunde:** im Neugeborenenalter v. a. extrem langsame unregelmäßige Wellen, im 6.-7. Lj. Stabilisierung eines okzipitalen Alpharhythmus, ab dem 18.-20. Lj. regelmäßiger Alphagrundrhythmus, der bei psychosensor. Reizen (z. B. Augenöffnen) blockiert wird (sog. On-off-Effekt); als hereditäre Normvarianten: Beta-EEG, sog. flaches EEG, 4-5 Hz-Grundrhythmusvariante; im Schlaf vorübergehende Abflachung, mit zunehmender Schlaftiefe (Stadium I-IV, orthodoxer Schlaf) fortschreitende Verlangsamung, im Tiefschlaf Deltarhythmus, in mittleren Schlafstadien kurze Betawellenzüge (sog. Schlafspindeln), im Traumstadium unregelmäßige schnelle Wellen (REM-Schlaf, paradoxer Schlaf, Stadium V). **Pathol. EEG-Befunde: 1.** Allgemeinveränderungen (kontinuierl. Verlangsamung), diffuse (unregelmäßiges Auftreten langsamer Wellen) u. paroxysmale Dysrhythmie (aus d. Hintergrundaktivität plötzl. hervortretende Gruppen von Wellen anderer Frequenz); v. a. bei diffusen zerebralen Funktionsstörungen (z. B. bei entzündl. u. atrophischen Erkr., erhöhtem Hirndruck, endokrinen u. metabolischen Störungen); **2.** Herdbefunde: **a)** als unspezif. Verlangsamungsherde v. a. bei lokalen Hirnerkrankungen (z. B. Apoplexie, Hämatom, Tu., lokale Entz., nach Schädelhirntrauma); **b)** mit epilepsiespezif. Potentialen, die auf eine zerebrale Krampfbereitschaft hinweisen (sog. Krampffokus); **3.** epilepsietypische Potentiale: Spikes (spitze Potentiale mit steil ansteigender u. abfallender erhöhter Amplitude von ca. 80 ms Dauer), Sharp waves (steil ansteigende u. langsam abfallende Wellen von 80-200 ms Dauer), Spikes and waves (Spikes in Komb. mit einer langsamen Welle in einer Frequenz von 3 Hz, v. a. bei idiopath. Epilepsie, insbes. bei Absencen), Slow spikes and waves (Spikes in Komb. mit einer langsamen Welle in einer Frequenz von 2 Hz, typisch für das myoklonisch-astatische Petit mal) u. die sog. Hypsarrhythmie (in unregelmäßige hohe Wellen eingestreute Spikes u./od. Sharp waves mit wechselnder Lok., typisch für BNS-Krämpfe). **4.** Bei Hirntod* sind keine Potentialschwankungen nachweisbar (sog. Nulllinie, isoelektrisches EEG). Vgl. Epilepsie, latente.

Elektro|fokussi͟erung (↑; Fokus*)**:** (engl.) electrofocussing; Verf. zur Trennung v. geladenen Makromolekülen (insbes. Proteinen) ähnl. der Elektrophorese*; **Prinzip:** in einem Gel mit linearem pH-Gradient wandern die geladenen Substanzen nach Anlegen einer elektr. Spannung an eine ihrem isoelektrischen Punkt* entsprechende Position.

Elektro|gastro|graphi͟e (↑; Gastr-*, -graphie*) **f:** (engl.) electrogastrography; endoskop. od. externe Ableitung der Aktionsströme des Magens nach dem Prinzip des EKG.

Elektro|gusto|metri͟e (↑; lat. gustus Geschmack; Metr-*) **f:** (engl.) electrogustometry; elektr. Untersuchung des Geschmackssinns durch Gleichstromreizung der Zungenoberfläche mit der Anode; die Untersuchung wird auf beiden Zungenhälften durchgeführt u. dabei die Schwellenstromstärke bestimmt, die beim Pat. zu einer sauren od. metallähnl. Geschmacksempfindung führt. Referenzwert: ca. 30 μA.

Elektro|gymnạstik (↑) **f:** (engl.) electrogymnastics; Erzeugung rhythm. Kontraktionen bei peripheren Lähmungen quergestreifter Muskulatur mit Rechteckstrom-Impulsen niederer Frequenz als Atrophieprophylaxe.

Elektro|hy͟dro|thermo|sonde (↑; Hydr-*; Therm-*) **f:** Elektrokoagulationssonde zur endoskop. Blutstillung im Magen-Darm-Trakt, bei der gleichzeitig ein Wasserstrahl z. Freispülung der Blutungsquelle u. zur Kühlung der Koagulationstemperatur auf 100°C zum Einsatz kommt.

Elektro|im|mu͟n|diffusion (↑; immun*; diffus*) **f:** (engl.) electroimmunodiffusion; Verf. zur quantitativen, elektrophoretischen Antigen- u. Antikörperanalyse; **Formen: 1.** Überwanderungselektrophorese: durch Elektrofokussierung beschleunigte Präzipitation von Antigen in antikörperhaltigem Agargel; Auswertung durch Vergleich mit einer Eichkurve; **2.** Raketenimmunelektrophorese nach Laurell: Auftrennen von

Proteingemischen in antikörperhaltigem Gel durch Anlegen von Gleichspannung; die Länge der entstehenden raketenförmigen Präzipitate ist der Antigenkonzentration proportional. Vgl. Elektrophorese, Immundiffusion.

Elektro|kardio|gramm (↑; Kard-*; -gramm*) n: Abk. EKG; s. Elektrokardiographie.

Elektro|kardio|graphie (↑; ↑; -graphie*) f: (engl.) electrocardiography; Verfahren zur Registrierung der Aktionspotentiale* des Herzens, die von der Körperoberfläche od. intrakardial (sog. intrakardiale E.) abgeleitet u. als Kurven aufgezeichnet werden (Elektrokardiogramm); dabei entsprechen den Schwankungen der Kurven einzelne Phasen der Herzperiode* (s. Tab.). Die Kurven entstehen als Summation der Stärken u. Richtungen der Erregungsleitung in den einzelnen Myokard- u. Nervenfasern, sie werden durch dem Herzen räumlich unterschiedlich zugeordnete Ableitungen registriert. Man unterscheidet sog. bipolare Ableitungen, die Potentialdifferenzen zw. zwei vom Herzen entfernten Punkten (Elektroden) abbilden u. sog. unipolare Ableitungen, durch die Potentialschwankungen zw. einer einzelnen Elektrode u. einem neutralen Pol (erzeugt durch Zusammenschluß der übrigen Elektroden) gemessen werden. Zur räumlichen Darstellung des Erregungsablaufs werden Ableitungen in frontaler, sagittaler u. horizontaler Richtung vorgenommen (s. Abb.; vgl. Einthoven-Dreieck, Brustwandableitungen, Nehb-Ableitungen, Mapping). Die E. gestattet Aussagen über Herzrhythmus u. -frequenz, Lagetyp* des Herzens im Thorax, Störungen der Erregungsbildung, -ausbreitung u. -rückbildung im Erregungsleitungssystem* u. im Myokard. Vgl. Vektorkardiographie, Frank-Ableitungen.

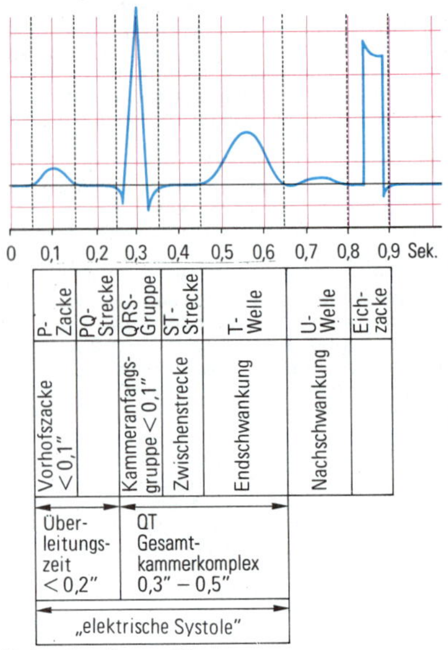

Elektrokardiographie

Elektrokardiographie
Übersicht über die Elemente des Elektrokardiogramms

EKG-Merkmal	Physiologischer Vorgang
P-Welle	Vorhoferregung
PQ-Strecke	vollständige Erregung der Vorhöfe
PQ-Zeit	Zeit zwischen dem Erregungsbeginn der Vorhöfe u. der Kammern
Q-Zacke	Erregung des Kammerseptums
QRS-Komplex	Erregungsausbreitung in den Kammern
ST-Strecke	vollständige Erregung der Kammern
T-Welle	Erregungsrückbildung der Kammern
QT-Zeit	gesamte elektrische Kammeraktion
U-Welle	Bedeutung nicht vollständig geklärt; akzentuiert bei Hypokaliämie

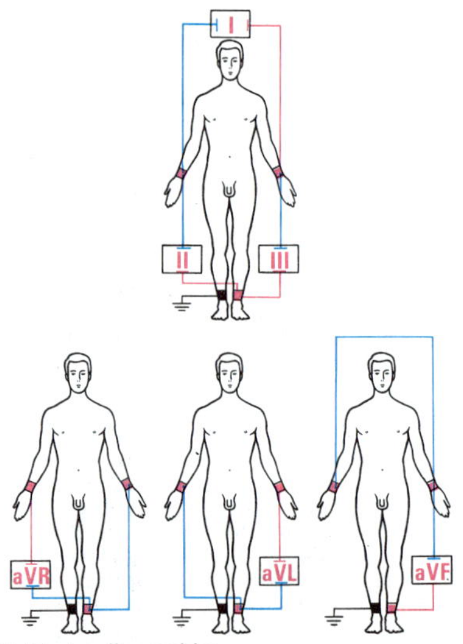

Elektrokardiographie:
Ableitungen der Frontalebene; bipolare Extremitätenableitungen nach Einthoven (oben) und unipolare Extremitätenableitungen nach Goldberger (unten); rot: positive Pole, blau: negative Pole

Elektro|kardio|graphie, fetale (↑; ↑; ↑; Fet-*) f: (engl.) foetal electrocardiography; pränatale Elektrokardiographie; über die Bauchdecken od. das Rektum einer Schwangeren abgeleitetes EKG zum Nachweis u. zur Analyse der kindl. Herzaktionen.

Elektro|kardio|graphie, intra|kardiale (↑; ↑; ↑; Intra-*; Kard-*) f: (engl.) intracordial electrocardiography; Aufzeichnung der Aktionspotentiale des Herzens über einen transvenös in das rechte Herz geschobenen Elektrodenkatheter; je nach Lage der Katheterspitze können Ventrikel-

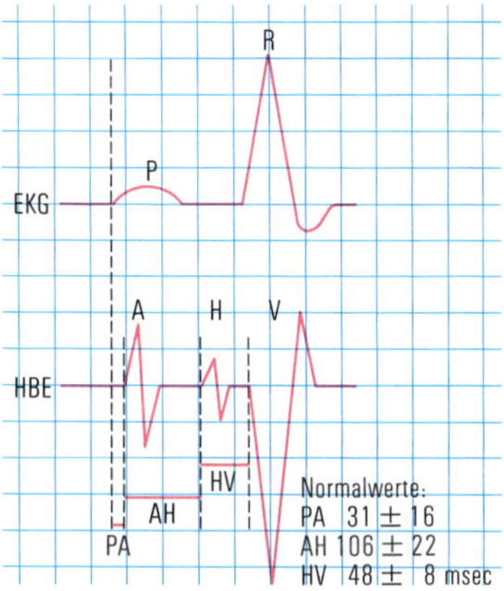

Elektrokardiographie, intrakardiale: schematische Darstellung eines His-Bündel-EKG (HBE) im Vergleich zur konventionellen Ableitung (EKG)

EKG, His-Bündel-EKG (s. Abb.) od. Vorhof-EKG aufgezeichnet werden. **Ind.:** Differenzierung komplexer Blockbilder u. anderer Herzrhythmusstörungen, Diagn. vor Implantation eines Herzschrittmachers*, Kontrolle bei Antiarrhythmikatherapie; auch als intrakardiales Mapping* angewendet.

Elektro|kauterisation (↑; Kauterisation*) **f:** s. Elektrokoagulation.

Elektro|ko|agulation (↑; Koagul-*) **f:** (engl.) electrocoagulation; sog. Kaltkaustik; op. Zerstörung von Gewebebezirken durch mono- od. bipolaren Diathermiestrom; **Anw.:** zur Blutstillung, zur Abtragung u. Koagulation von Tumoren, als Tiefenkoagulation zur Organzerstörung, z. B. der Hypophyse, bei endoskop. Op., z. B. zur Abtragung eines Blasenpapilloms, zur Fixierung der Netzhaut bei Netzhautablösung u. vor der Magnetextraktion intrabulbärer Fremdkörper.

Elektro|kochleo|graphie (↑; Cochlea*; -graphie*) **f:** (engl.) electrocochleography; elektron. Meßverfahren z. objektiven Funktionsprüfung des Innenohres, wobei elektr. Impulse (Biosignale) aus den dem Mittelohr* unmittelbar nachgeschalteten Gehörgangabschnitten abgeleitet werden, die durch akust. Reize induziert werden.

Elektro|kortiko|graphie (↑; Cort-*; -graphie*) **f:** (engl.) electrocorticography; direkte Ableitung der Hirnstromwellen von der Oberfläche des Gehirns; z. B. bei neurochir. Eingriffen zur genaueren Lok. umschriebener Störungen; vgl. Elektroenzephalographie.

Elektro|krampf|therapie (↑) **f:** (engl.) electroconvulsive therapy; Abk. EKT; Elektroschocktherapie; umstrittene Behandlungsmethode mit sehr engem Indikationsbereich, bei der durch Anw. von elektr. Strom generalisierte Krampfanfälle erzeugt werden; früher b. Psychose, insbes. Depression u. katatoner Schizophrenie, heute nur noch selten angewendet.

Elektro|kymo|graphie (↑; gr. κῦμα Welle; -graphie*) **f:** (engl.) electrokymography; ungebräuchl. Methode zur Registrierung v. Organpulsationen (Herz, große Gefäße, Aktinokardiographie). Vgl. Flächenkymographie.

Elektro|lunge (↑): (engl.) electrophrenic respirator; nicht mehr gebräuchl. Gerät zur elektr. Reizung von Phrenikus od. Zwerchfell zur Aufrechterhaltung der Atmung bei zentraler Atemlähmung; durch maschinelle Beatmung* ersetzt; vgl. Respirator.

Elektro|lyse (↑; Lys-*) **f:** (engl.) electrolysis; **1.** (physik.) Trennung gelöster, dissoziierter Substanzen (Ionen) durch eine elektr. Gleichspannung mit der Folge, daß die elektr. positiv geladenen Ionen (Kationen) zum Minuspol (Kathode) u. die negativ geladenen Ionen (Anionen) zum Pluspol (Anode) wandern; **2.** (therap.) elektr. Verkochung der Haarpapillen zur Epilation od. der Wimpern bei Trichiasis*.

Elektro|lyte (↑; gr. λυτός gelöst) **m pl:** (engl.) electrolytes; Verbindungen (Säuren, Basen, Salze), die in wäßriger Lösung in Ionen* zerfallen; **starke E.** (z. B. Salzsäure u. Salpetersäure) sind in höheren Konz. wenig, in schwächeren praktisch ganz dissoziiert, **schwache E.** (z. B. die meisten org. Säuren) zerfallen auch in kleinsten Konz. nie ganz. Der Dissoziationsgrad* ist konzentrationsabhängig u. um so größer, je verdünnter die Lösung ist. Vgl. Elektrolythaushalt.

Elektro|lyt|haushalt (↑; ↑): (engl.) electrolyte metabolism; Bez. f. den durch Aufnahme u. Ausscheidung geregelten Bestand an Elektrolyten im Organismus sowie dessen Regulation, die in engem Zus. steht mit dem Wasserhaushalt*; für die Untersuchung der Säuren-Basen-Verhältnisse dient die chem. Maßeinheit Grammäquivalent* (val), die neben dem Molekulargewicht die Wertigkeit des Elektrolyten berücksichtigt. Im Serum sind die Summen der Kationen u. der Anionen gleich groß (Elektroneutralität). Ändert sich die Elektrolytzusammensetzung, verschieben sich die anderen Elektrolyte so, daß Gesamtkationen- u. Gesamtanionenkonzentration gleich bleiben; z. B. zieht die Konzentrationsänderung der org. Säuren eine gegenseitige Verschiebung des Bicarbonatgehalts nach sich. Solche Änderungen rufen stets eine pH-Änderung hervor, die innerh. gewisser Grenzen durch Pufferung* aufgefangen wird. Normalerweise ist das Elektrolytgleichgewicht so eingestellt, daß ein pH von 7,41 herrscht. Vgl. Säure-Basen-Haushalt. Zwischen Gesamtanionen- u. Gesamtkationenkonzentration im Organismus besteht eine Differenz, da die Anionen der org. Verbindungen nur schwierig zu bestimmen sind. In der Praxis mißt man daher die Gesamtkationenkonzentration, Chlorid u. Bicarbonat. Die bei den Anionen verbleibende Differenz zw. Gesamtkationen einerseits und Cl^- u. HCO_3^- andererseits bezeichnet man als Säurerest, der aus Sulfat, Phosphat, Protein, org. Säuren u. a. besteht (Gesamtäquivalenz nach Gamble 155 mval/l). **Elektrolytverluste** (z. B. durch Diarrhoe, Punktionsflüssigkeit) müssen nach Elektrolytbestimmung u. U. durch Elektrolyttherapie* ausgeglichen werden. Vgl. Hyponatriämie, Hypokaliämie.

Elektro|lyt|koma (↑; ↑; Koma*) **n:** sog. Pseudokoma; komatöse Bewußtseinslage inf. Störungen des Elektrolythaushalts* (z. B. als sog. falsches Leberkoma; vgl. Koma, hepatisches).

Elektro|lyt|therapie (↑; ↑) **f:** (engl.) electrolyte therapy; Form des Volumenersatzes* zum Ausgleich von Wasser- u. Elektrolytverlusten des Organismus; bei stärkeren Verlusten meist Korrektur durch Infusion*; bei überwiegendem Wasserverlust od. -mangel v. a. Substitution von freiem Wasser, meist durch isoton. Kohlenhydratlösungen od. physiol. Kochsalzlösung, bei Elektrolyt- u. Wasserverlusten (Schwitzen, Erbrechen, Durchfall) Substitution durch entspr. Basislösungen unter engmaschigen Laborkontrollen (Elektrolyte, Hämatokrit) sowie unter Berücksichtigung evtl. gleichzeitig vorliegender Störungen des Säure*-Basen-Haushalts. Vgl. Elektrolythaushalt.

Elektro|mano|metrie (↑; gr. μανός gasförmig; Metr-*) f: (engl.) electromanometry; Druckmeßmethode für die direkte Blutdruckmessung*.

Elektro|medizin (↑) f: (engl.) electromedicine; Teilgebiet der med. Technik, das sich v. a. mit elektr. Geräten u. deren diagnost. u. therap. Einsatz am Pat. beschäftigt.

Elektro|myo|graphie (↑; My-*; -graphie*) f: (engl.) electromyography; Abk. EMG; Methode zur Registrierung der spontan bzw. bei Willkürinnervation auftretenden od. durch elektr. Stimulation provozierbaren Aktionsströme im Muskelgewebe u. von Muskelaktionspotentialen (MAP) durch Ableitung mit Hilfe von in den Muskel eingestochenen Nadelelektroden od. über dem Muskel plazierten Oberflächenelektroden; die Potentiale werden verstärkt, optisch u. akustisch wiedergegeben u. aufgezeichnet. **Normalbefunde: 1.** Einstichaktivität: Sekundenbruchteile andauernde Salven von Potentialen, die durch mechan. Erregung von Muskelfasern beim Einstechen od. Verschieben der Nadelelektrode hervorgerufen werden. **2.** Spontanaktivität: Im entspannten Muskel besteht meist keine elektr. Aktivität; zur physiol. Spontanaktivität gehören Endplattenpotentiale (negative spikes im Bereich der motorischen Endplatten, sog. Endplattenrauschen), unregelmäßige benigne Fibrillationen (zwei- bis dreiphasige Wellen mit initial positivem Abgang als fortgeleitete Endplattenpotentiale) u. benigne Faszikulationen (trotz Muskelentspannung ableitbare MAP). **3.** Willküraktivität: bei leichter Muskelanspannung ableitbare, mono- bis triphasische MAP, die Summenpotentialen von synchron entladenden, zu einer motorischen Einheit gehörenden Muskelfasern in unmittelbarer Nähe der Nadelelektrodenspitze entsprechen. **4.** Aktivitätsmuster bei maximaler Muskelkontraktion: mit zunehmender Innervationsstärke ansteigende Anzahl entladender motor. Einheiten u. Entladungsfrequenz, bis bei max. Innervation ein sog. Interferenzmuster entsteht. **Pathol. EMG-Befunde: 1.** fehlende Einstichaktivität, z. B. bei ischämischer Muskelnekrose; **2.** pathol. Spontanaktivität: Fibrillationspotentiale u. positive scharfe Wellen (monophasische positive Wellen, z. T. mit geringer negativer Nachschwankung u. regelmäßiger Entladungsfolge), treten als Hinweis auf eine neurogene Schädigung (Denervierung) des Muskels ca. 10-14 Tage nach Läsion sowie bei Myopathien (insbes. Polymyositis) auf; Faszikulationspotentiale (den willkürlich aktivierbaren MAP entsprechende, unregelmäßig entladende Potentiale) deuten v. a. auf eine Schädigung im Bereich der Vorderhörner des Rückenmarks hin; hoch- u. niederfrequente bizarre Entladungen treten bei Myopathien u. Neuropathien auf; myotone Entladungen (ein- bis dreiphasige Potentiale, deren Amplitude u. oft hohe Frequenz sich kontinuierlich ändern, akustisch als charakteristisches Geräusch) sind pathognomonisch für Myotonia congenita, myotonische Dystrophie, Paramyotonia congenita; **3.** Veränderungen der Entladungsmuster bei Willkürinnervation: **a)** bei neurogener Schädigung (v. a. periphere Nerven, Nervenwurzeln u. Vorderhornzellen) verlängerte Dauer der polyphasischen MAP u., insbes. bei Vorderhornschädigung, Amplitudenerhöhung (sog. Riesenpotentiale); bei max. Innervation gelichtetes Aktivitätsmuster wegen des Ausfalls motor. Einheiten. Als Zeichen von Regenerationsvorgängen treten niedrige, stark aufgesplitterte polyphasische MAP (sog. Reinnervationspotentiale) auf; **b)** bei myopathischen Veränderungen (z. B. Muskeldystrophien, symptomat. Myopathien u. Myositis) verkürzte Dauer u. erniedrigte Amplitude der polyphasischen MAP; bei zunehmender Innervation tritt im Verhältnis zur erzielten Kraft vorzeitig ein abnorm dichtes Aktivitätsmuster (häufig Interferenzmuster) auf, da wegen der verminderten Anzahl der von einer

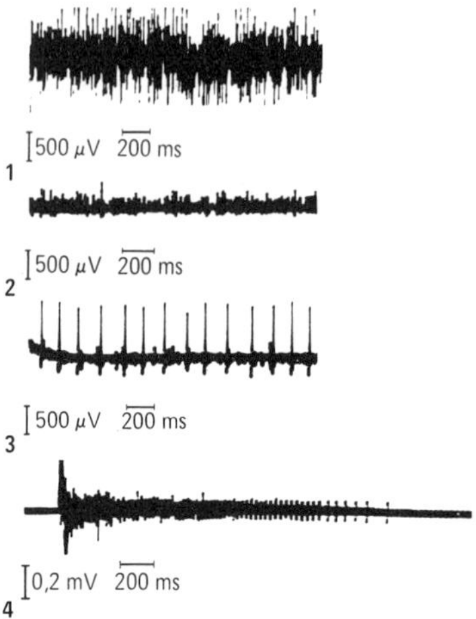

Elektromyographie:
1: normales Innervationsmuster bei maximaler Willküraktivität (Interferenzmuster); 2: Innervationsmuster bei myogener Schädigung; 3: Innervationsmuster bei neurogener Schädigung; 4: myotone Reaktion [483]

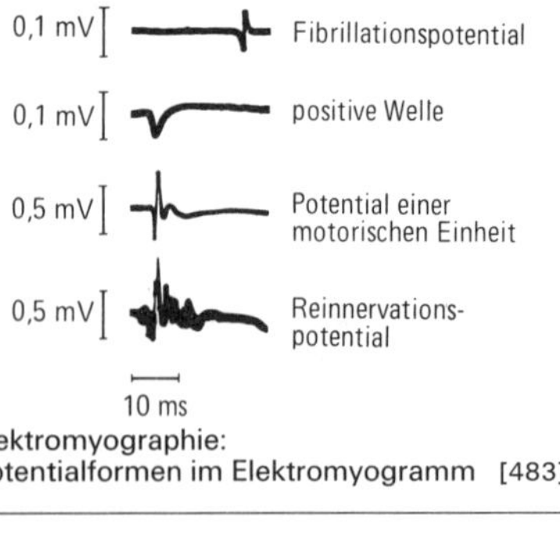

Elektromyographie:
Potentialformen im Elektromyogramm [483]

motor. Einheit aktivierten Muskelfasern mehr u. mit einer höheren Frequenz entladende motorische Einheiten als im gesunden Muskel aktiviert werden. Vgl. Stimulationselektromyographie, Einzelfaserelektromyographie, Makro-Elektromyographie.

Elektronen (↑) n pl: (engl.) electrons; Bez. e^-; stabile Elementarteilchen* mit einer negativen Elementarladung*, gehören zu den Leptonen*, bilden die Elektronenhülle des Atoms*. Die Ruhemasse eines Elektrons beträgt $9{,}11 \times 10^{-31}$ kg, die entspr. Ruheenergie 511 keV, die Spinquantenzahl ½. Med. Bedeutung: Erzeugung von Röntgenstrahlung* mit Hilfe beschleunigter E.; therap. Anw. energiereicher E. aus Teilchenbeschleunigern u. der Beta-minus-Strahlung von Radionukliden*; vgl. Strahlentherapie.

Elektronen|beschleuniger (↑): s. Teilchenbeschleuniger, Linearbeschleuniger, Betatron.

Elektronen|einfang (↑): (engl.) electron capture (Abk. EC); Vorgang bei instabilen (zu wenig Neutronen im Kern enthaltenden) Radionukliden*, bei dem ein Proton ein Elektron (meist) aus der K-Schale der Atomhülle einfängt u. sich in ein Neutron umwandelt. Das Tochternuklid* besitzt bei gleicher Massenzahl eine um eine Einheit niedrigere Ordnungszahl. Bei E. wird keine meßbare Korpuskularstrahlung (lediglich ein Neutrino) emittiert, die Anregungsenergie des Tochternuklids wird als Gammastrahlung abgegeben. Konkurrenzprozeß zum E. ist der Beta-plus-Zerfall (s. Betazerfall).

Elektronen|hülle (↑): s. Atom.

Elektronen|linsen (↑): (engl.) electronic lenses; Bez. f. elektromagnetisch od. elektrostatisch induzierte magnet. od. elektr. Felder, die eine definierte Ablenkung eines Elektronenstrahls bewirken; **Anw.**: z. B. im Elektronenmikroskop, Röntgenbildverstärker, in Fernsehröhren.

Elektronen|mikro|skop (↑; Mikr-*; Skop-*) n: (engl.) electron microscope; mit einer Elektronenquelle ausgestattetes Mikroskop, das unter Ausnutzung der sehr kleinen Wellenlänge beschleunigter Elektronen ein bes. hohes Auflösungsvermögen besitzt. Die zu untersuchenden Präparate müssen eine Dicke von unter 1 µm haben, wasserfrei sein u. evtl. spez. präpariert werden (z. B. Aufdampfen von Metallen, engl. freeze etching). **Prinzip:** Im Vakuum werden freie Elektronen durch Glühemission erzeugt, beschleunigt u. in einem Kondensator zu einem Elektronenstrahl gebündelt. Die Strukturen des in das Vakuum eingebrachten Präparats führen (im Durchstrahlungs- od. Transmissionselektronenmikroskop) zu Beugung u. Streuung bzw. (bei der Reflektionselektronenmikroskopie) zur Reflektion des Elektronenstrahls; durch Abfangen dieser Strahlen mit einer Blende entsteht ein Bildkontrast, der durch Elektronenlinsen* vergrößert wird u. anschl. auf einem Fluoreszenzschirm sichtbar wird. Das Auflösungsvermögen des E. liegt bei ca. 0,1 nm. Beim **Rasterelektronenmikroskop** (Abk. REM) wird das Objekt durch einen feinen Elektronenstrahl zeilenweise abgetastet; wegen des geringen Öffnungswinkels des Elektronenstrahls im REM haben die Bilder große Tiefenschärfe (Plastizität), das Auflösungsvermögen liegt bei ca. 10 nm. Bes. hohe (atomare) Auflösung ermöglicht das **Rastertunnelelektronenmikroskop** durch Anlegen einer geringen konstanten Spannung, es ist auch in Luft u. in Flüssigkeiten anwendbar. Verw. v. a. in der Zytologie, Mikrobiologie u. Virologie.

Elektronen|strahlung (↑): s. Teilchenbeschleuniger.

Elektronen|therapie (↑) f: s. Strahlentherapie.

Elektronen|volt (↑) n: (engl.) electron volt; Kurzzeichen eV; atomphysik. Energieeinheit. Ein Teilchen der Ladung e (Elementarladung*) besitzt nach Durchlaufen einer Potentialdifferenz (Spannung) von 1 Volt (V) eine Energie von 1 eV; es gilt: $1\,eV = 1{,}602 \times 10^{-19}$ Joule (J). Die Energien von Korpuskeln* od. Photonen* bei ionisierender Strahlung* sowie die Lage der Energieniveaus in Atomhülle u. Atomkern (s. Atom) werden in eV bzw. keV ($= 10^3$ eV) od. MeV ($= 10^6$ eV) angegeben.

Elektro|neuro|graphie (↑; Neur-*; -graphie*) f: (engl.) electroneurography; Abk. ENG; Methode zur Bestimmung der Nervenleitungsgeschwindigkeit (Abk. NLG) peripherer Nerven nach elektr. Stimulation durch Ableitung u. Registrierung des Nerven- bzw. Muskelantwortpotentials. Zur Bestimmung der **motorischen NLG** wird der Nerv an mind. zwei Stellen gereizt u. das Muskelantwortpotential mit Oberflächen- od. Nadelelektroden abgeleitet. Die NLG läßt sich aus der Differenz der Latenzzeiten u. dem Abstand zw. proximalem u. distalem Reizpunkt berechnen u. beträgt bei den langen Nerven der oberen Extremitäten ca. 50-65 m/sec, an den unteren Extremitäten 40-60 m/sec. Die Bestimmung der **sensiblen NLG** erfolgt durch elektr. Stimulation des sensiblen (od. gemischten) Nerven bei der **orthodromen Methode** peripher mit bipolaren Oberflächen-, an Fingern u. Zehen mit Ringelektroden, bei der **antidromen Methode** im Bereich des Nervenstamms; die Ableitung des sensiblen Nervenaktionspotentials (Abk. SNAP), das bei Anw. der antidromen Methode meist eine höhere Amplitude aufweist, erfolgt mit proximal bzw. distal der Reizpunkte über dem Nerv plazierten Oberflächen- od. Ringelektroden, ggf. mit Nadelelektroden. **Bedeutung:** als diagn. Methode zur genauen Lok. umschriebener Nervenläsionen durch Nachweis einer lokalen Verzögerung der NLG bzw. einer Verlängerung der distalen Latenzzeit (Überleitungszeit vom distalen Reizpunkt auf den Muskel), zur Unterscheidung zw. supra- u. infraganglionärer Nervenschädigung (z. B. DD zw. Nervenwurzel- u. Plexusläsion)

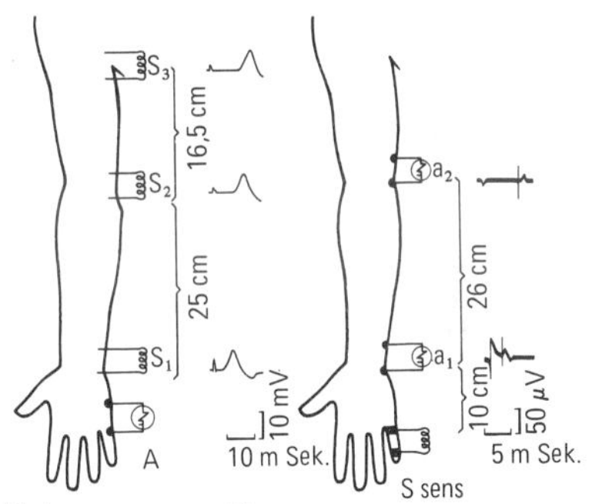

Elektroneurographie:
Messung der motorischen (li.) und der sensiblen (re.) Nervenleitgeschwindigkeit;
A: Ableitelektrode; S: Stimulationselektrode

durch Anw. der sensiblen ENG, unter Berücksichtigung von Amplitude, Dauer u. Form des Antwortpotentials zur Beurteilung des Schädigungsgrades eines Nerven bzw. zum Nachweis einer Reinnervation, wobei die Amplitude des mit Oberflächenelektroden abgeleiteten evozierten Muskelaktionspotentials (Abk. EMAP) u. a. von Anzahl u. Dichte der aktivierten Muskelfasern, die des SNAP neben der Reizintensität u. a. von der Anzahl der aktivierten Nervenfasern abhängig ist; bei generalisierten primär axonalen Neuropathien (v. a. Polyneuropathie*) erniedrigte Amplitude des EMAP bzw. SNAP bei normaler od. nur gering verlangsamter NLG, bei primär die Markscheiden schädigenden Neuropathien deutlich verlangsamte NLG.

Elektro|nystagmo|graphie (Elektro-*; Nystagmus*; -graphie*) f: (engl.) electronystagmography; Abk. ENG; Methode zur elektr. Aufzeichnung von spontanem u. experimentell ausgelöstem Nystagmus*; da d. Retina gegenüber d. Kornea negativ geladen ist, bilden d. Augen einen rotierenden elektr. Dipol mit entspr. den Augenbewegungen sich ändernden elektr. Feldern, die (als positive od. neg. Ausschläge) mit bitemporal u. oberh. sowie unterh. der Orbitae angebrachten Elektroden abgeleitet u. über Verstärker auf Schreibern aufgezeichnet werden können. Das Routineprogramm umfaßt d. Untersuchung auf Spontannystagmus bei offenen u. geschlossenen Augen u. bei geführten Augenbewegungen (Blickrichtungsnystagmus), auf optokinet., Dreh- u. kalorischen Nystagmus. Vgl. Elektrookulographie.

Elektro|okulo|graphie (↑; lat. oculus Auge; -graphie*) f: (engl.) electro-oculography; Abk. EOG; Ableitung der Spannungsdifferenz zw. vorderem u. hinterem Augenpol zur Registrierung von Augenbewegungen od. Diagn. von Erkr. des retinalen Pigmentepithels. Vgl. Elektronystagmographie.

Elektro|phorese (↑; -phor*) f: (engl.) electrophoresis; Transport geladener Partikel durch elektr. Strom (Gleichstrom) als Verf. zur analyt. u. präparativen Trennung versch. Substanzgemische im elektr. Feld, z. B. zur biochem. Analyse von Proteinen u. Nukleinsäuren; mit der Hochspannungselektrophorese ist auch d. Trennung von Gemischen kleinerer Moleküle (u. a. Aminosäuren, Purine, Pyrimidine, Lipoide) möglich. **Formen: 1.** Trägerelektrophorese: als Träger dienen meist Filterpapier, Zelluloseacetatfolie, Stärke- od. Polyacrylamidgel. Das Substanzgemisch wird in Mikromengen (0,005 ml) auf einen mit Puffer getränkten Folienstreifen aufgetragen. Dieser Streifen wird waagerecht über e. Brücke so aufgespannt, daß seine Enden in Puffervorratsgefäße tauchen, in denen die Elektroden angebracht sind. Je nach Klemmenspannung (100/200/400 Volt) wird die Trennung so rechtzeitig unterbrochen, daß nach Färbung u. Entfärbung der Streifen alle Fraktionen gut erkennbar sind (Pherogramm). Die Auswertung erfolgt i. d. R. durch Photometrie. Die Extinktionswerte der ausgewerteten Banden ergeben eine Extinktionskurve (Kalibrierkurve). Die Flächenwerte f. die einzelnen Fraktionen entspr. der Menge der

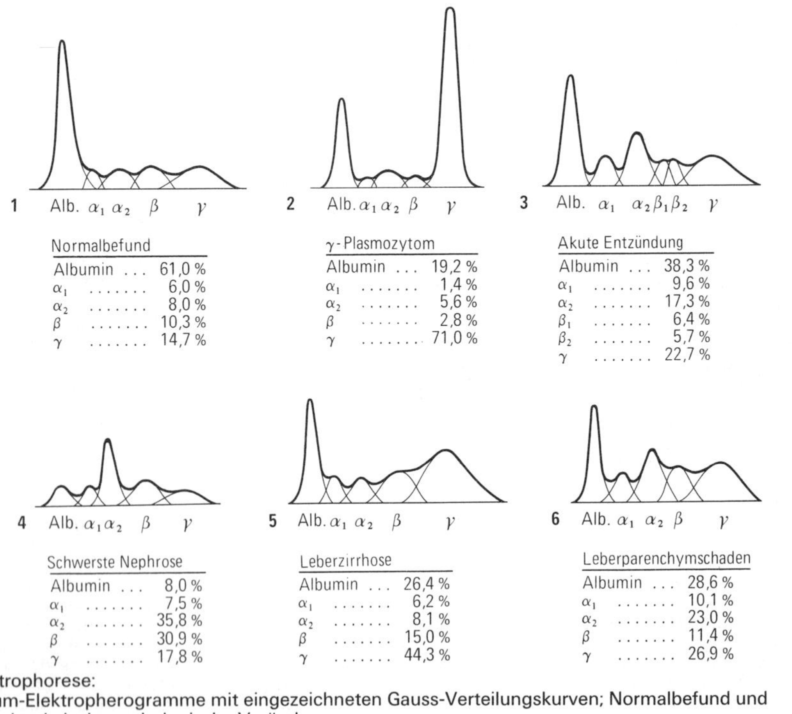

Elektrophorese:
Serum-Elektropherogramme mit eingezeichneten Gauss-Verteilungskurven; Normalbefund und charakteristische pathologische Veränderungen

in d. einzelnen Fraktionen enthaltenen Teilchen. Pathol. Veränderungen zeigen sich durch Verschiebung der Relativwerte. Eine Auftrennung in zahlreiche Fraktionen wird bei der E. in Stärke- u. Polyacrylamidgel u. a. durch einen in diesen Trägern auftretenden Molekularsiebeffekt erreicht. Die Wanderungsgeschwindigkeit der Moleküle wird nicht nur durch ihre Ladung, sondern auch durch ihre Größe bestimmt. Durch Zugabe anionischer Detergenzien (z. B. Natrium-Dodecylsulfat, SDS) tragen alle zu trennenden Proteinmoleküle ähnliche Ladungen. Die Wanderungsgeschwindigkeit dieser Moleküle wird dann fast ausschließl. durch ihre Größe bestimmt; dadurch können mit Hilfe der E. Molekulargewichtsbestimmungen durchgeführt werden. **2.** trägerfreie E. durch Trennung von Substanzgemischen im freien Pufferfilm, der zw. zwei Glasplatten abwärts fließt. Das Substanzgemisch fließt mit dem Puffer nach unten. Senkrecht zu dieser Strömungsrichtung legt man ein über d. ganzen Bereich gleichbleibendes elektr. Feld an, wodurch die Teilchen entspr. ihrer Ladung mehr od. weniger in Richtung der Elektroden abgelenkt werden. Bei diesem Verf. können auch Zellgemische, Zellorganellen, Bakterien usw. getrennt werden. Vgl. Disk-Elektrophorese, Elektroimmundiffusion, Immunelektrophorese, Radioimmunelektrophorese, Lipoproteinelektrophorese.

Elektro|re|sektion (↑; Resektion*) **f:** (engl.) electroresection; Abtragung von Gewebe unter Einsatz von Hochfrequenzstrom; v. a. als transurethrale Resektion* der Prostata.

Elektro|retino|graphie (↑; Retina*; -graphie*) **f:** (engl.) electroretinography; Abk. ERG; Ableitung u. Registrierung der v. Auge nach Belichtung abgeleiteten Potentialdifferenzen; die zw. Hornhaut u. indifferenter Schläfenelektrode registrierten Potentialschwankungen zeigen nach Lichtreiz einen typ. mehrphasigen Kurvenverlauf; pathol. bei tapetoretinaler Degeneration, Makuladystrophien, Chloroquin-Makulopathie, Siderosis bulbi u. a. Metallosen; wichtig zur DD v. Sehnerven- u. Netzhauterkrankungen u. zur Prognosestellung von Op. an Augen, in die kein Einblick mögl. ist.

Elektro|stimulation des Herzens (↑; Stimulation*) **f:** (engl.) electrostimulation of the heart; elektr. Reizung des Myokards zur Erzielung einer regelmäßigen Herzaktion, z. B. bei komplettem AV-Block; **Formen: 1.** permanente Stimulation durch künstl. Herzschrittmacher*; **2.** temporäre Stimulation, z. B. zur Verhütung od. Überbrückung lebensbedrohl. Arrhythmien; s. Defibrillation. Die Applikation der Reize kann transvenös-intrakardial mit steifen, halbsteifen od. flexiblen Einschwemmkathetern (s. Herzkatheterisierung) od. transkutan erfolgen.

Elektro|stimulations|an|algesie (↑; ↑; An-*; -algie*) **f:** Abk. ESA; auch Neurostimulation; Hemmung der Schmerzleitung* i. R. der Schmerztherapie* durch Nervenstimulation mittels elektr. Stroms; **Formen: 1.** Elektroakupunktur*; **2.** transkutane elektr. Nervenstimulation (Abk. TENS) mit Plazierung der Kathode im Schmerzgebiet bzw. in Head*-Zonen; **3.** bei schwersten therapieresistenten Schmerzzuständen ggf. elektrische Rückenmark- od. Hirnstimulation.

Elektro|therapie (↑) **f:** (engl.) electrotherapy; therap. Anw. des elektr. Stroms, z. B. Behandlung mit Wechselströmen hoher Frequenz (Hochfrequenzwärmetherapie*), konstant fließendem frequenzlosem Gleichstrom (Galvanisation*), niederfrequenten Gleichstromimpulsen (Niederfrequenztherapie*).

Elektro|tonus (↑; Ton-*) **m:** (engl.) electrotonus; der bei Durchströmung mit Gleichstrom sich verändernde Zustand erregbarer Strukturen (Nerven, Muskeln); als **physik.** E. (der zw. den Polen fließende Strom breitet sich auch in der Umgebung der Pole aus) u. als **physiol.** E., wobei die Erregbarkeit u. Erregungsausbreitung unter der Kathode gesteigert bzw. beschleunigt (Katelektrotonus), unter der Anode dagegen vermindert bzw. verzögert ist (Anelektrotonus). Vgl. Pflüger-Gesetz.

Elektro|unfall (↑)**:** (engl.) electrical accident; Unfall, bei dem der menschl. Körper den Stromkreis, meist zw. einem (isolationsdefekten) Elektrogerät u. der Erde, schließt (sog. Körperschluß). Das Ausmaß der Schädigung durch den elektr. Strom ist abhängig v. Stromspannung, -stärke, -art, Leitfähigkeit bzw. Widerstand der Haut, Ausbreitung des Stroms im Körper, Stromweg u. Stromeinwirkungsdauer. Es kann zu Bewußtlosigkeit, Herz-, Kreislauf- od. Atemstillstand, zu örtl. Gewebeschädigungen od. zum Tod (Hauptursache: Kammerflimmern) kommen. An d. Ein- u. Austrittsstellen des Stroms finden sich charakterist. Strommarken. **Maßnahmen:** Unterbrechung des Stromkontakts (cave: Eigenschutz), kardiopulmonale Reanimation bei Kammerflimmern, Versorgung der Brandwunden. Vgl. Starkstromverletzungen, Strommarke, Blitzschlag.

Elektro|ventrikulo|gramm (↑; Ventriculus*; -gramm*) **n:** (engl.) electroventriculogram; Abk. EVG; Ausdruck der Erregungsausbreitung in bd. Herzkammern (Kammerteil); Abschnitt zw. Q- bzw. R-Anfang u. U-Ende im EKG.

Element (lat. elementum Grundstoff) **n:** (chem., physik.) „Grundstoff" der Materie, der im Unterschied zu einer chem. Verbindung* mit chem. Methoden nicht weiter zerlegt werden kann u. nur durch kernphysik. Reaktionen in ein anderes E. umwandelbar ist. Die chemischen E. (z. Z. sind 108 bekannt) sind charakterisiert durch ihre Kernladungszahl* u. die Elektronenkonfiguration ihrer Atomhülle. Atomkerne mit gleicher Protonenzahl gehören zum gleichen Element; gleichzeitig gibt es von fast allen chemischen E. Kerne mit unterschiedl. Neutronenzahl (Isotope*) mit i. a. gleichen chem. Eigenschaften. Vgl. Atom, Nuklid, Periodensystem der Elemente.

Elementar|halluzination (↑; lat. hallucinatio Verwirrung) **f:** s. Halluzination.

Elementar|ladung (↑)**:** (engl.) electrical charge; Symbol e; kleinste, mit derzeitigen physik. Methoden nicht weiter teilbare elektr. Ladung: $e = 1{,}602 \times 10^{-19}$ Coulomb (C). Elektronen* tragen eine negative, Protonen* eine positive Elementarladung.

Elementar|teilchen (↑)**:** (engl.) elementary particles; ursprünglich als nicht mehr weiter teilbare Bausteine der Materie definiert; aus ihnen baut sich z. B. der Atomkern (Protonen* u. Neutronen*) u. die Atomhülle (Elektronen*) auf. Inzwischen sind mit den Methoden der Hochenergiephysik zahlreiche weitere E. entdeckt worden, die sich ineinander umwandeln können u. z. T. eine extrem kurze Lebensdauer haben. Die wichtigsten Kenngrößen für E. sind Masse (Ruhemasse), elektrische Ladung, Spin (Eigendrehimpuls) u. mittlere Lebensdauer bzw. Halbwertzeit

E

Elementarteilchen

Gruppe	Name	Symbol	Ruhemasse[1]	Ruheenergie in MeV	Elektrische Ladung[2]	Spinquantenzahl	Halbwertzeit in s
	Photon	γ	0	0	0	1	–
Leptonen	Neutrino	v	0	0	0	1/2	–
	Elektron	$e^-(\beta^-)$	1	0,511	−1	1/2	–
	Myon	μ^-	207	106	−1	1/2	$1{,}5 \times 10^{-6}$
Mesonen	Pi-Meson	π^0	264	135	0	0	6×10^{-17}
	(Pion)	π^+	273	140	+1	0	$1{,}8 \times 10^{-8}$
	K-Meson	K^0	974	498	0	0	6×10^{-11}
		K^+	967	494	+1	0	$8{,}5 \times 10^{-9}$
Baryonen	Proton	p^+	1836	938	+1	1/2	–
	Neutron	n	1839	940	0	1/2	700

[1] in Einheiten der Elektronenmasse [2] in Einheiten der Elementarladung

(s. Tab.). Einige E. haben als Bestandteile der versch. Strahlungsarten wesentliche Bedeutung für die Nuklearmedizin.

Elemente, knochen|af|fine (↑; lat. affinis benachbart) n pl: (engl.) bone-seeking elements; sog. Knochensucher; (physiol.) Elemente, die wegen ihrer chem. Ähnlichkeiten mit Calcium* u. damit ähnl. biochem. Eigenschaften bzw. aufgrund von osteogenen Stoffwechselvorgängen nach Inkorporation* insbes. od. selektiv v. a. im wachsenden (jugendlichen) Knochengewebe* u. in der Zahnsubstanz angereichert od. abgelagert werden; es handelt sich dabei um: Fluor*, Blei*, Strontium* (u. seine Radioisotope) sowie die radioaktiven Elemente Radium* u. Plutonium*, das zusätzlich im Knochenmark angereichert wird. Durch rasche Aufnahme in den Knochen wird zwar der Plasmaspiegel dieser Elemente schnell gesenkt (toxikol. relevant bei Blei), sie werden jedoch bei allen calciummobilisierenden Stoffwechselprozessen (z. B. Azidose*) vermehrt aus dem Knochengewebe freigesetzt. Die radioaktiven k. E. bzw. Isotope können im Knochengewebe radiobiol. wirksam werden.

Elephantiasis (gr. ἐλέφας, ἐλέφαντος Elefant; -iasis*) f: unförmige Anschwellung v. Körperteilen (bes. Extremitäten) inf. chronischer Lymphstauung; anfangs eindrückbare, später inf. zunehmender Kollagenfaserbildung derbe

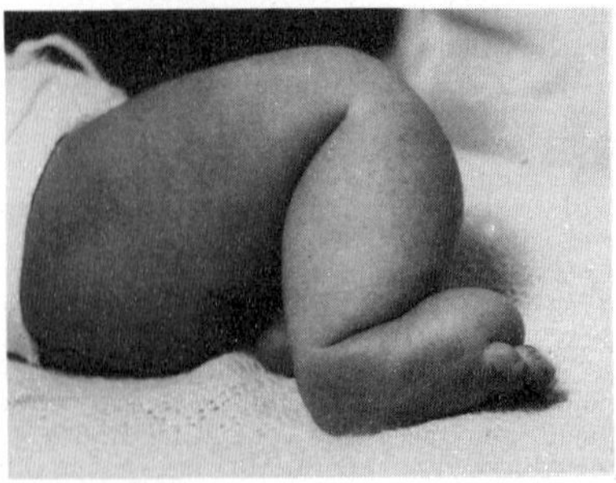

Elephantiasis: angeborenes Lymphödem des Beines [540]

Hautschwellung mit Schuppung u. Hyperkeratosen mit grau-gelblicher Hautverfärbung sowie papillomatöse warzige Wucherungen (Pachydermia vegetans); **Urs.: 1.** angeb. Lymphbahndefekt (E. congenita hereditaria); **2.** Lymphgefäßverschluß durch rezidiv. Erysipel, z. B. Thrombophlebitis mit Periphlebitis, durch rezidiv. Herpes simplex der Lippen (Makrocheilie), Lymphogranuloma inguinale (E. der Genitalien), Lepra od. Filariasis (Elephantiasis* tropica); **3.** Ausschaltung der Lymphknoten durch Tumoren, Operation od. ionisierende Strahlung; **Kompl.:** Stewart*-Treves-Syndrom.

Elephantiasis genito|ano|rectalis (↑; ↑) f: Anschwellen von Teilen des Genitales od. der Anus- u. Rektumschleimhaut bei Lymphogranuloma* venereum durch Obstruktion des Lymphabflusses.

Elephantiasis tropica (↑; ↑) f: Elephantiasis* der Extremitäten, des Skrotums, der Vulva u. Mammae als Folge langdauernder Infektion mit Filarien*.

E|levation (lat. elevare emporheben) f: Anhebung, Hebung; z. B. des Armes im Schultergelenk über die Horizontale hinaus; vgl. Neutral-Null-Methode.

E|levatio uteri (↑; Uter-*) f: s. Positio uteri.

E|levatorium (↑) n: (engl.) elevator, levator; Hebel; (chir.) stumpfrandiges Instrument z. Aufrichtung eingedrückter Knochenteile.

Elfenbein|wirbel: (engl.) ivory vertebra; sklerosierter Wirbel; z. B. inf. osteoplastischer Tumormetastasierung, Osteodystrophia* deformans, Marmorknochenkrankheit*.

E|limination (lat. eliminare entfernen) f: Ausscheidung, Aussonderung; **1.** (pharmak.) pharmakokinet. Größe; Summe aus Ausscheidung u. Metabolisierung* von Arzneistoffen, die zum Verschwinden des unveränderten Stoffes führt; **2.** (nuklearmed.) Ausscheidung (Exkretion u. Exhalation) von Radionukliden*; erfolgt entspr. den biokinet. Eigenschaften des jeweiligen Radionuklids über Darm, Niere, Schweiß- u. Talgdrüsen, als Bestandteil des Keratins* u. mit der Muttermilch*. Die Kontrolle der E. von Radiopharmaka ist ein wichtiger funktionsdiagn. Parameter (vgl. Zeit/Aktivitätskurve, Abb.); Maß f. die Geschwindigkeit der E. ist die **Eliminationshalbwertzeit** (s. Halbwertzeit).

ELISA: Abk. f. (engl.) enzyme-linked immuno sorbent assay; sog. heterogener Enzym*-Immunassay, bei dem die gegen das zu bestimmende Antigen gerichteten spezif. Antikörper (bzw. bei Antikörperbestimmung homologes Testantigen) an eine Trägersubstanz (z. B. Zellulose, Polystyrol) gebunden vorliegen. An die nach Inkubation mit der Probe gebildeten Immunkomplexe lagern sich in einem nachfolgenden Schritt zugefügte Enzym-markierte Anti-Antikörper an (sog. Sandwichmethode). Durch Zugabe eines chromogenen Substrats zum Reaktionsansatz können die Immunkomplex-gebundenen Enzym-Substrat-Komplexe sichtbar gemacht bzw. die Antigenkonzentration in der Probe über eine photometr. Bestimmung der Immunkomplex-gebundenen Markerenzyme durch Vergleich mit Standards bekannter Enzymaktivität ermittelt werden.

Elle: (anat.) Ulna*.

Elle, federnde: pathol. Schlaffheit des distalen Radioulnargelenks, bes. bei jungen Mädchen (evtl. von Schmerzzuständen begleitet); Ulna neigt zur Verschiebung nach dorsal gegenüber dem Radius, läßt sich leicht herunterdrücken u. „federt" dann zurück. **Urs.:** konstitutionell (Bindegewebeschwäche).

Ellen|bogen: (anat.) Cubitus. **E.fraktur** (Fraktur*) f: s. Olekranonfraktur. **E.gelenk:** Articulatio* cubiti.

Ellen|bogen|verrenkung: (engl.) elbow dislocation; Luxatio antebrachii; durch Sturz auf den gestreckten Arm entstehende Luxation* der Unterarmknochen gegenüber dem Condylus humeri; häufig in Komb. mit Begleitverletzungen wie Seitenbandruptur, u. U. knöchernem Bandausriß, zusätzlicher Fraktur (z. B. Abbruch des Processus coronoideus ulnae), Gefäß- u. Nervenverletzungen (N. ulnaris); **Formen: 1.** hintere Luxation (Olekranon steht dorsal der Trochlea), häufigste E.; **2.** seitliche Luxation; **3.** vordere Luxation (selten) nur in Komb. mit Olekranonfraktur; **4.** Radiusköpfchenluxation mit Ruptur des Ligamentum anulare radii bzw. quadratum, häufig in Komb. mit Ulnaschaftfraktur (Monteggia*-Luxationsfraktur), selten isoliert auftretend (s. Chassaignac-Lähmung); **Sympt.:** Fehlstellung, federnde Fixation, schmerzhafte Bewegungseinschränkung; **Diagn.:** Aufhebung von Hueter*-Linie u. -Dreieck, Röntgen; **Ther.:** Reposition in Narkose (mit anschließender Prüfung der Kollateralbandstabilität unter Bildwandler), bei Fraktur od. Bandruptur bzw. -instabilität op. Versorgung mittels Osteosynthese od. Bandnaht, Ruhigstellung im Oberarmgipsverband. Vgl. Olekranonfraktur.

Elliot-Trepanation (Robert H. E., Ophth., London, Madras, 1864-1936) **f:** (engl.) Elliot's operation; fistulierende Op. bei Glaukom* z. Druckentlastung; durchgehende Trepanation der Aug-

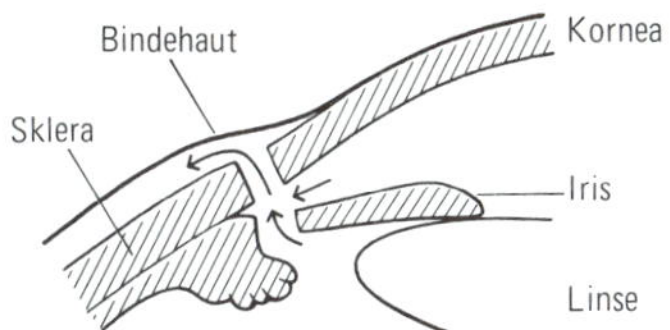

Elliot-Trepanation [14]

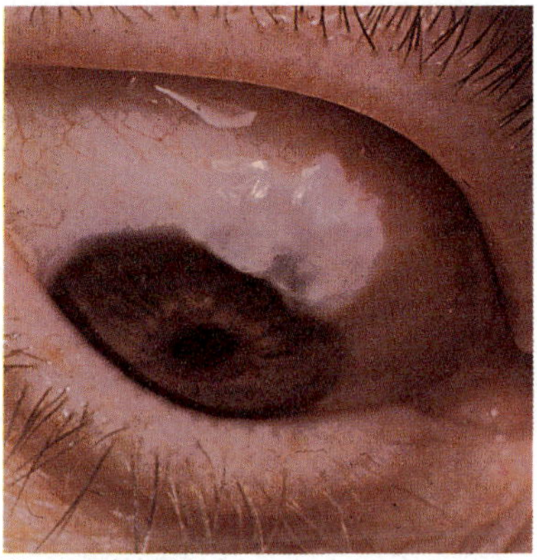
Elliot-Trepanation: Filterkissen nach der Operation [362]

apfelwand an der Sklera-Hornhaut-Grenze u. anschließende Deckung mit e. vorher zurückgeschlagenen Bindehautlappen; Abfluß des Kammerwassers unter die Bindehaut.

Ellipsoid|gelenk (gr. ἔλλειψις Ellipse; -id*)**:** s. Gelenkformen.

Ellipto|zyten|an|ämie (↑; Zyt-*; Anämie*) **f:** syn. hereditäre Elliptozytose*.

Ellipto|zytose, hereditäre (↑; ↑; -osis*) **f:** (engl.) hereditary elliptocytosis; syn. Ovalozytose, Kamelozytose, Elliptozytenanämie; autosomal-dominant vererbte, durch ovale od. elliptische Verformung (Ovalo-, Elliptozyten) gekennzeichnete Erythrozytenanomalie mit noch runden, kernhaltigen Erythrozytenvorstufen; drei **Schweregrade: 1.** leichte Form ohne pathol. Bedeutung; **2.** mittelschwere Form mit geringer Vermehrung der Retikulozyten u. des Bilirubins im Serum bei normaler Erythrozytenzahl (kom-

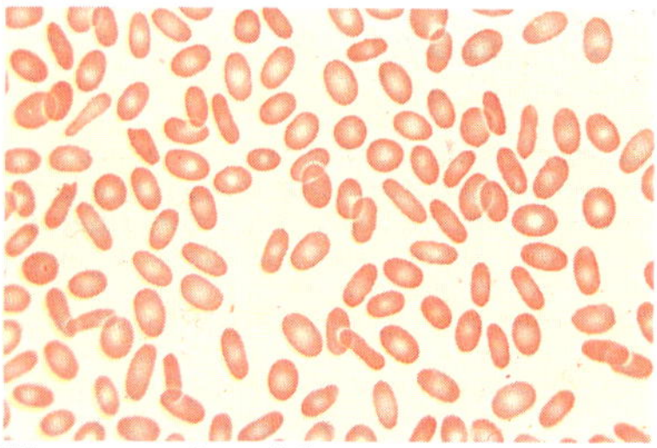
Elliptozytose, hereditäre: ovale Verformung der Erythrozyten im Blutausstrich (Nativpräparat) [179]

pensierte Hämolyse); **3.** schwere Form (selten) mit hämolyt. Anämie u. meist Vergrößerung der Milz; Splenektomie dabei meist therap. wirksam. Vgl. Sphärozytose, hereditäre.

Ellis-Creveld-Syn|drom (Richard W. E., Päd., Edinburgh, 1902-1966) **n:** syn. Chondroektodermaldysplasie; seltenes, autosomal-rezessiv mit variabler Expressivität vererbtes Dysplasiesyndrom aus dem Formenkreis der Ektodermaldysplasie*-Syndrome mit Anomalien ektodermaler u. mesodermaler Gewebe; **Sympt.:** chondrodystropher disproportionierter Minderwuchs mit normaler Rumpflänge u. distal zunehmender Extremitätenverkürzung (Mikromelie*), doppelseitige postaxiale Hexadaktylie der Hände u. Füße, Nagelhypoplasie, Dysodontie, häufig Verschmelzung der Oberlippe mit der Zahnleiste, häufig Herzfehler (50% der Fälle), verzögerte geistige Entw., Infantilismus; **Progn.:** insbes. bei Vorliegen eines Herzfehlers erhöhte Letalität im ersten Lebensjahr.

E

Ellis-Damoiseau-Linie (Calvin E., Arzt, Boston, 1826-1883; Louis-H. D., Arzt, Paris, 1815-1890): obere Begrenzung von Pleuraergüssen in Form einer nach oben konvexen, parabelförmigen Linie; der höchste Punkt der Kurve liegt in d. mittleren Axillarlinie.

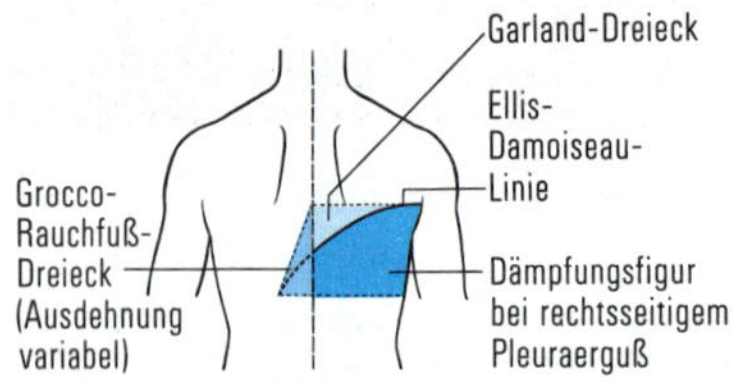

Ellis-Damoiseau-Linie [204]

Ellison-Syn|drom (Edwin H. E., Chir., Ohio, 1918-1970) n: s. Zollinger-Ellison-Syndrom.

Ellsworth-Howard-Test (Read E., Biochem., Baltimore) m: Phosphaturietest; quant. Bestimmung der Phosphatausscheidung im Urin vor u. nach i. v. Injektion von Parathormon*; normalerweise Steigerung der Phosphaturie um das 5-6fache des Ausgangswerts; bei Hypoparathyreoidismus* stärkere, bei Pseudohypoparathyreoidismus* keine od. nur sehr geringe Zunahme der Phosphatausscheidung.

E|longatio (Ex-*; lat. longus lang) f: Verlängerung, z. B. als E. colli bei Descensus* uteri et vaginae.

El-Tor-Cholera (Cholera*) f: Form der Cholera*, verursacht durch Vibrio cholerae (Biovar eltor).

Eluat (lat. eluere, elutus auswaschen, tilgen) n: (engl.) eluate; durch Elution gewonnene Lösung.

E|lution (↑) f: Auswaschung, Eluierung; Trennung einer adsorbierten Substanz v. Adsorptionsmittel; s. a. Absorption.

EM: Abk. f. **1. E**rwerbs**m**inderung*; **2. E**lektronen**m**ikroskop*.

E|manation (lat. emanare ausfließen) f: i. w. S. Freisetzung gasförmiger Materie, i. e. S. Austreten eines gasförmigen radioaktiven Isotops durch Zerfall von Nukliden einer natürlichen Zerfallsreihe*; auch frühere Bez. f. das radioaktive Edelgas Radon* (**Rad**ium-Emanati**on**).

Embden-Meyerhof-Weg (Gustav E., Physiol., Franfurt a. M., 1874-1933; Otto F. M., Physiol., Heidelberg, Philadelphia, 1884-1951): syn. Glykolyse*.

Embol-: Wortteil mit der Bedeutung hineinwerfen, -legen; von gr. ἐμβάλλειν.

Em|bol|ek|tomie (↑; Ektomie*) f: (engl.) embolectomy; intraluminale Desobliteration* zur op. Entfernung eines art. Embolus, als **direkte** (offene) E. unter Sicht nach Arteriotomie od. **indirekte** E. mit Spezialinstrumenten (z. B. Ringstripper*, Fogarty*-Ballonkatheter), durch Absaugen od. retrogrades Ausspülen nach Gefäßeröffnung zentral od. distal des Verschlusses.

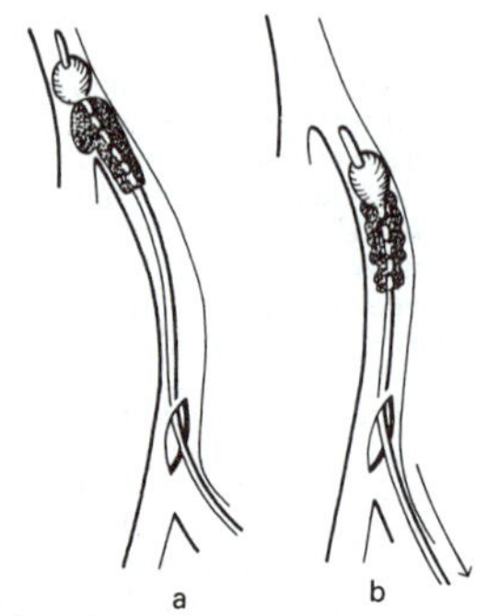

Embolektomie:
indirektes Verfahren mit Ballonkatheter;
a: nach Einführen des Katheters über die Verschlußstrecke hinaus (zentral- u. peripherwärts) wird der Ballon aufgeblasen.
b: Extraktion der Gerinnsel durch Zurückziehen des Ballons [522]

Em|bolia cutis medicamentosa (↑; Cut-*; lat. medicamentum Heilmittel) f: syn. Nicolau-Syndrom; durch Übertritt von Medikamenten (z. B. Wismut, Phenylbutazon, Penizillin, Chloramphenicol u. kolloidale Substanzen) in art. Gefäße bei fehlerhafter intramuskulärer Injektion* verursachte Medikamentenembolie mit lokalen livedoartigen Veränderungen, Ischämie, evtl. infarktähnl. Nekrosen im Bereich der Injektionsstelle, u. U. Schock u. Verbrauchskoagulopathie; **Proph.:** Aspiration vor i. m. Injektion, die außerdem unter möglichst geringem Druck erfolgen sollte.

Em|bolie (↑) f: (engl.) embolism; Verlegung eines Gefäßlumens durch einen Embolus*; **Pathophysiol.: 1.** venöse E.: Ursprungsort in einer Vene des großen Blutkreislaufs, v. a. im Bereich der

Embolie
Lokalisation und Häufigkeitsverteilung arterieller Embolien

Kopf insgesamt (extra- u. intrakranielle Gefäße)	ca. 60%
obere Extremität insgesamt	ca. 6%
davon: A. axillaris	ca. 3%
A. brachialis	ca. 2,5%
Aa. radialis et ulnaris	ca. 0,5%
viszerale Gefäße insgesamt (Nieren-, Milz- u. mesenteriale Gefäße)	ca. 6%
untere Extremität insgesamt	ca. 28%
davon: (Aorta	ca. 2,5%)
A. iliaca	ca. 5%
A. femoralis	ca. 15,5%
A. poplitea	ca. 4%
Aa. tibiales	ca. 1%

unteren Extremität. Der Embolus gelangt über das rechte Herz in Truncus pulmonalis u. A. pulmonalis u. führt zu einer Lungenembolie*. **2.** arterielle E.: Ursprungsort ist v. a. das linke Herz (Vorhofthrombus*), seltener Aorta od. große Arterien; häufigste Lok. sind extra- u. intrakranielle Gefäße des Kopfes, Gefäße der unteren Extremität u. viszerale Gefäße (s. Tab.); klin. Folgen: Apoplexie*, akuter Arterienverschluß*, Mesenterialgefäßverschluß*, Nierenembolie*; **3.** paradoxe E.: Ursprungsort in einer Vene des großen Blutkreislaufs; der Embolus gelangt im Ggs. zur venösen E. durch ein offenes Foramen ovale (z. B. bei Vorhofseptumdefekt) in Arterien des großen Blutkreislaufs u. führt zu Sympt. der arteriellen Embolie. **4.** retrograde E.: Ursprungsort ist eine große Vene; der Embolus führt zu einer E. in einer kleinen (retrograden) Vene. Urs. ist wahrscheinlich eine partielle Strömungsumkehr des Bluts (z. B. bei intraabdomineller Druckerhöhung). **Formen: 1.** Thromboembolie*; **2.** Parenchymembolie*; **3.** Bakterienembolie mit Verschleppung von Bakterien bei Sepsis*; **4.** Gasembolie: meist Luftembolie* od. Stickstoffembolie (s. Caisson-Krankheit); **5.** Fettembolie*; **6.** Fruchtwasserembolie*; **7.** Fremdkörperembolie*; **8.** Parasitenembolie*. Vgl. Störungen, rheologische.

Em|bolie|prophylaxe (↑; Prophylaxe*) f: (engl.) emboloprophylaxis; Maßnahmen zur Verhinderung einer Embolie*, insbes. einer Thromboembolie*, nach Op., Geburt od. bei bettlägerigen Pat. v. a. mit Varizen, Herzinsuffizienz od. Thrombophlebitis; **1.** mechan./physikal. E. u. Thromboseprophylaxe; **2.** medikamentöse E. durch subkutane Applikation von Heparin in niedriger Dosierung (sog. Low*-dose-Heparinisierung), bei chron.-rezidiv. Embolie mit Antikoagulanzien, z. B. Cumarinderivaten*; **3.** operative E.: bei rezidivierender Lungenembolie* evtl. Vena*-cava-Blockade.

Em|bolie|syn|drom, pseudo|arteriẹlles (↑) n: Pseudoembolie; klin. Bild der arteriellen Embolie* nach chem., mechanischer od. entzündlicher Reizung einer Venenwand, die inf. eines sympathisch-vegetativen Reflexes zu einer reaktiven Kontraktion der Arterie u. den Sympt. der Embolie führt.

em|boli|fọrmis (↑; -formis*): pfropfenförmig.

Em|bolisatio̱n, therapeu̱tische (↑) f: (engl.) therapeutic embolization; syn. Katheterembolisation; künstl. Verschluß von Blutgefäßen (meist Arterien) durch intraluminale Applikation von flüssigen (polymerisierenden) Kunststoffen, Kunststoffkügelchen od. -spiralen od. einem Fibrinschwamm über einen Gefäßkatheter; **Ind.:** schwer stillbare, lebensbedrohliche Blutung (z. B. aus Nieren- u. Blasengefäßen, Arrosionsblutungen bei sept. Amputationen), Gefäßfehlbildungen, zur Tumorbehandlung (z. B. Lebertumoren, Metastasen).

Ẹm|bolus (↑) m: in die Blutbahn verschlepptes, nicht im Blutplasma lösliches Gebilde, das eine Embolie* verursacht; ein auf der Bifurkation eines Gefäßes aufgelagerter E. wird als reitender E., ein (bakteriell) infizierter E. als septischer E. bezeichnet.

Ẹm|bryo (Embryo*) m od. n: Frucht in der Gebärmutter während der Zeit der Organentwicklung (Organogenese), also der ersten zwei Schwangerschaftsmonate (s. Abb.); vgl. Eizelle, Fetus.

Embryo-: Wortteil mit der Bedeutung ungeborene Leibesfrucht; von gr. ἔμβρυον.

Em|bryo|blạst (↑; Blast-*) m: (embryol.) sog. Embryonalknoten; Teil der Blastozyste*, aus dem sich über d. Stadium der Keimscheibe* der Embryo* entwickelt.

Embryo|feto|pathịa alcoho̱lica (↑; Fet-*; -pathie*) f: s. Alkoholembryopathie.

Em|bryo|feto|pathịa dia|be̱tica (↑; ↑; ↑) f: pränatale Entwicklungsstörung inf. eines schlecht eingestellten od. dekompensierten Diabetes* mellitus der Mutter während der Schwangerschaft; **Urs.:** verstärkte Wirkung der Steroidhormone der mütterl. Nebennierenrinde (sog. Riesenkinder, Makrosomie) u. sog. diaplazentare Glukosedauerinfusion (Hydramnion, Plazentaveränderungen m. Permeabilitätsstörungen u. dadurch bedingtem Sauerstoffmangel; versch. Fehlbildungen); **Folgen:** signifikant höhere Abort- (× 2) bzw. Totgeburthäufigkeit (× 10) u. Neugeborenensterblichkeit (× 2) im Vergleich zu nichtdiabet. Müttern; in ca. 80% der Fälle haben d. Neugeborenen e. Geburtsgewicht von über 4000 g. Bei den beobachteten Fehlbildungen (in 10% der Fälle) handelt es sich v. a. um angeborene Herzfehler*; u. U. Kardio-, Hepato-, Splenomegalien inf. Glykogenspeicherung. Der Kohlenhydrat- u. Mineralstoffwechsel auch der gesunden Neugeborenen von diabet. Müttern ist labiler u. muß deshalb bes. in den ersten Lebenstagen überwacht werden. Die **Progn.** verbessert sich durch rechtzeitige, optimale Stoffwechseleinstellung der Mutter. Vgl. Regression, kaudale.

Em|bryo|gene̱se (↑; -genese*) f: (engl.) embryogenesis; Bez. der Entwicklungsstufen des Embryos vom Embryoblasten* (i. w. S. von der Zygote*) bis z. Ende der Organogenese*.

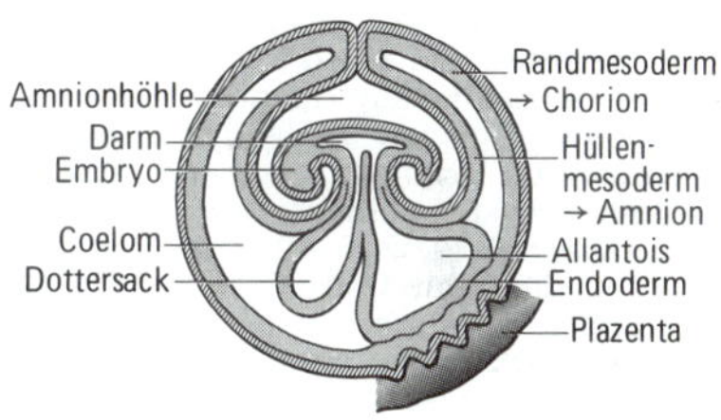

Embryo:
Schema der anatomischen Verhältnisse drei Wochen nach Konzeption [385]

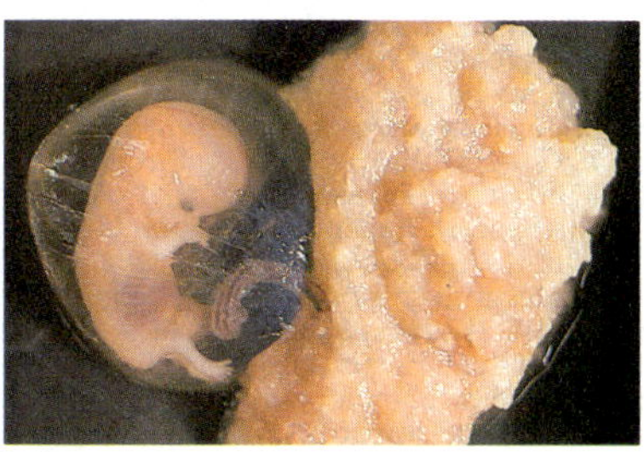

Embryo:
Plazenta mit anhängender Fruchtblase, in dieser sichtbar ein 4 cm langer menschlicher Embryo in der 8. Schwangerschaftswoche [471]

E

Em|bryo|kardie (↑; Kard-*) f: (engl.) embryocardia; fetaler Herzrhythmus mit gleicher Akzentuierung sowie Dauer der Herztöne u. der Pausen ohne Auftreten atembedingter Schwankungen; Vork. als sog. Pendelrhythmus v. a. bei Infektionskrankheiten mit Myokarditis (bes. Typhus) sowie bei paroxysmaler Tachykardie als Folge der Blutdrucksenkung.

Em|bryo|logie (↑; -log*) f: Lehre v. der Entw. des Embryos*.

Em|bryom (↑; -om*) n: (engl.) embryoma; Tumor, der aus dem noch nicht differenzierten embryonalen Gewebe einer Organanlage hervorgeht; z. B. Wilms*-Tumor der Niere.

E

Em|bryonal|entwicklung (↑): s. Embryogenese.

Em|bryonal|karzinom (↑; Karz-*; -om*) n: (engl.) embryonal carcinoma; extrem seltener Keimzelltumor des Ovars, vorwiegend b. Kindern u. jungen Frauen; s. Ovarialtumoren.

Em|bryonal|kern (↑): s. Diskontinuitätszonen.

Em|bryonal|mole (↑; Mole*) f: (engl.) embryonal mole; Abortivei* m. meist fehlgebildetem Fetus bis 22 cm Länge.

Em|bryonal|peri|ode (↑) f: (engl.) embryogenesis; Zeitraum der pränatalen Entw., von der Befruchtung (v. manchen Wissenschaftlern erst v. der Implantation) bis z. Ende der Organogenese* (beim Menschen bis z. Ende der 8. Woche nach der Konzeption); der Keim wird in dieser Periode als Embryo* bezeichnet. Vgl. Fetalperiode, Pränatalperiode.

Em|bryonen|transfer (↑; Transfer*) m: (engl.) embryo transfer; Abk. ET; syn. Embryonenübertragung, Embryonenimplantation; die Übertragung einer nach In*-vitro-Fertilisation für ca. zwei Tage in einer spez. Kultur gehaltenen Zygote (meist im 4- bis 8-Zellenstadium) in den hormonell beeinflußten, für die Nidation bereiten Uterus bzw. laparaskop. in den Eileiter (engl. gamete intrafallopian (tube) transfer, Abk. GIFT); **Ind.:** bei primärer u. sekundärer Sterilität*, jedoch funktionsfähigen Ovarien u. Uterus; techn. aufwendiges Verf. mit einer Erfolgsrate um 20% (bedingt durch Probleme der Kapazitation u. Synchronisation).

Em|bryo|pathia rubeolosa (↑; -pathie*) f: syn. Rötelnembryopathie, Gregg-Syndrom; embryopath. Fehlbildungssyndrom inf. intrauteriner Rötelninfektion bei Erkr. der Mutter an Röteln* während der ersten drei Schwangerschaftsmonate; die Symptomenkonstellation u. -schwere richtet sich nach dem Zeitpunkt der mütterl. Rötelninfektion (im 1. Schwangerschaftsmonat v. a. Augenanomalien, im 2. Schwangerschaftsmonat v. a. Herzfehler u. ZNS-Anomalien, im 3. Schwangerschaftsmonat v. a. Innenohrschädigung). Nach neueren Erkenntnissen besteht auch e. Gefährdung des Feten während der späteren Schwangerschaftsphase (Fetopathia rubeolosa). **Sympt.:** Augen: v. a. Cataracta congenita, fakultativ m. Glaukom, Mikrophthalmie, Augenhintergrundveränderungen (Pseudoretinitis pigmentosa); Herz: v. a. Herzscheidewanddefekte u. Ductus arteriosus apertus, Pulmonalstenose; ZNS: Mikrozephalie, psychomotor. Retardierung u. a. Sympt. einer ZNS-Schädigung (Bewegungsstörungen, epilept. Anfälle); Ohren: v. a. Innenohrschwerhörigkeit; als Ausdruck einer noch floriden Inf. bei Geburt Hepatosplenomegalie, thrombozytopenische Purpura, Anämie u. a.; persistierende Infektiosität des Säuglings noch nach Mon. post partum möglich; **Diagn.:** Nachweis spezif. IgM-Rötelnvirusantikörper im kindl. (sowie mütterl.) Serum, Liquoruntersuchung (fakultativ Enzephalomyelitis m. Pleozytose u. Eiweißerhöhung, Virusnachweis); Rötelnprophylaxe: s. Röteln, Impfkalender (Tab.).

Em|bryo|pathie (↑; ↑) f: (engl.) embryopathy; pränatale Erkrankung mit der Folge einer intrauterinen Entwicklungsstörung des Embryos* während der Embryonalperiode* (Organogenese); **Urs.: 1.** Pränatalinfektion* (z. B. Embryopathia* rubeolosa); **2.** Stoffwechselerkrankungen (z. B. Schwangerschaftsdiabetes, Embryofetopathia* diabetica); **3.** chron. Sauerstoffmangel (z. B. Plazentainsuffizienz*); **4.** chem. u. physik. Noxen (u. a. Medikamente, z. B. Thalidomid, Morphium, Zytostatika, Chinin, Trimethadion, ionisierende Strahlen, Genußmittel u. Drogen, sog. Umweltgifte u. -chemikalien). Vgl. Fehlbildung, kongenitale; Gametopathie; Fetopathie.

Em|bryo|tomie (↑; -tom*) f: (engl.) embryotomy; op. Entleerung der Brust- u. Baucheingeweide (Eviszeration) eines intrauterin abgestorbenen Fetus zur Erleichterung der vaginalen Geburtsbeendigung; wird nur noch sehr selten ausgeführt.

Em|bryo|toxizität (↑; Tox-*) f: (engl.) embryotoxicity; Fähigkeit eines Agens zu einer tox. Wirkung während der Embryonalperiode m. der mögl. Folge letaler od. teratogener Effekte, Wachstumsretardierung usw. (s. Fehlbildung, kongenitale); embryotoxisch wirken: **1.** chem. Substanzen, z. B. Thalidomid, Methotrexat, Androgene, Retinoide u. Alkohol; **2.** physik. Faktoren, z. B. ionisierende Strahlung; **3.** biol. Faktoren, z. B. Röteln-Viren. Vgl. Embryopathie, Pränataltoxikologie, Teratogenität.

Em|bryo|toxon (↑; ↑) n: **1.** E. anterius (syn. Arcus lipoides juvenilis): im Kindes- u. Jugendalter vorkommende ringförmige Trübung am Rand der Kornea inf. paralimbärer Fettablagerungen bes. i. R. von Fettstoffwechselstörungen u. blauen Skleren; vgl. Arcus lipoides corneae; **2.** E. posterius: bei ca. 15% aller Augen (häufiger bei Glaukom) vorkommende prominente Schwalbe-Linie (Verdickung von Descemet-Membran u. Hornhautendothel).

EMC-Syn|drom n: syn. Enzephalomyokarditis*.

EMD: Abk. f. **E**inzel**m**aximal**d**osis*.

Eme|pronium|bromid (INN) n: N-Ethyl-N,N-dimethyl-(1-methyl-3,3-diphenyl-propyl)-ammoniumbromid (IUPAC); Parasympatholytikum.

Emesis (gr. ἐμεῖν sich erbrechen) f: auch Vomitus; Erbrechen*.

Emesis gravidarum (↑; lat. gravida schwanger) f: Schwangerschaftserbrechen; bei 20-35% aller Schwangeren auftretendes Erbrechen, nahezu typisch in der Frühschwangerschaft, meist 2-4 Wo. nach Empfängnis beginnend u. abklingend i. d. R. zw. 12. u. 16. SSW, auch nach Absterben der Frucht; überwiegend als morgendliches Nüchtern-Erbrechen (Vomitus matutinus) nach Übelkeit; **Urs.:** unklar; Deutung als Anpassungsstörung bei schwangerschaftsbedingter Änderung von hormoneller, metabol. u. immun. Situation, deren Intensität psychoreaktiv individuell verstärkt werden kann; Übergang in Hyperemesis* gravidarum möglich.

Emetika (↑) n pl: (engl.) emetics; Pharmaka, die Erbrechen* bewirken, ohne gleichzeitig wesentliche allg. Vergiftungssymptome od. Stoffwechselveränderungen auszulösen; alle E. wirken reflektor. auf das Brechzentrum, die früher als periphere od. Reflexemetika bezeichneten (Ipecacuanha-Alkaloide, Kupfersulfat, Brechweinstein) über afferente, in der Magenschleimhaut liegende Fasern des N. vagus, die früher als zentrale E. bezeichneten (Apomorphin, Digitalisglykoside in tox. Dosis) über die chemorezeptive sog. Trigger-Zone der Medulla oblongata; **Verw.:** weitgehend eingeschränkt; selten bei Vergiftungen zur schnellen Entleerung des Magens (wenn nicht anders erreichbar), sehr selten zur Beendigung eines Anfalls v. essentieller paroxysmaler Tachykardie.

Emetin n: (engl.) emetine; Cephaelin-3-methyläther; Alkaloid aus Radix Ipecacuanhae; Protoplasma- u. Kapillargift mit emetischer u. expektorativer Wirkung; früher gebräuchl. bei Inf. mit Entamoeba histolytica; hohe Toxizität.

EMG: Abk. f. **E**lektro**m**yo**g**raphie*.

EMG-Syn|drom n: Abk. f. **E**xomphalos*-**M**akroglossie-**G**igantismus-Syndrom.

E|migration (lat. emigrare auswandern) f: s. Diapedese, Migration.

E|minentia (lat. eminere herausragen) f: (anat.) Vorsprung, Erhöhung; z. B. bei Knochen. **E. arcuata** (↑) f: durch d. vorderen Bogengang hervorgerufene Vorwölbung an d. Vorderseite der Felsenbeinpyramide. **E. ilio|pubica** (↑) f: s. Beckenmaße. **E. medialis** (↑) f: beidseits neben d. medianen Längsfurche der Rautengrube liegende Erhebung durch d. Kern des N. abducens u. das innere Fazialisknie. **E. pyramidalis** (↑) f: kegelförmiger Knochenvorsprung an d. hinteren Wand der Paukenhöhle; enthält den M. stapedius.

E|miosis (Ex-*; gr. μείωσις Verkleinerung) f: auch Emiozytose; elektronenmikroskopisch zu beobachtender Sekretionsvorgang best., in Granulaform gespeicherter Hormone, z. B. bei Insulin, Proinsulin u. Glucagon; die in den B-Zellen entstehenden, membranumhüllten B-Granula (wirksames Insulin) wandern zur Zellmembran, beide Membranen verschmelzen, die Nahtstelle reißt auf, u. die Granula werden in den Extrazellulärraum sezerniert.

E|missarien (lat. emissarium kleiner Abzugskanal) n pl: (engl.) emissaries; venöse Anastomosen zw. den Blutleitern der Dura mater, Diploevenen u. oberflächl. Schädelvenen.

E|mission (lat. emittere, emissus aussenden, ausstoßen) f: **1.** (physik.) Aussendung von elektromagnetischen Wellen* oder von Elementarteilchen*; **2.** (ökolog.) Abgabe von festen, flüssigen oder gasförmigen Stoffen, von Strahlen, Wärme, Geräuschen, Lärm, Erschütterungen usw. an die Umgebung; vgl. Umwelttoxikologie, Immission.

E|missionen, oto|akustische (↑) f pl: Abk. OAE; Schallwellen, die in der Cochlea aufgrund aktiver Prozesse spontan od. durch akustische Reize evoziert entstehen u. über das Mittelohr in den Gehörgang abgestrahlt werden; Messung der OAE kann als Screening-Methode zur Früherkennung einer Hörstörung bei Säuglingen dienen.

E|missions|computer|tomo|graphie (↑; -tom*; -graphie*) f: (engl.) emission-computer-assisted tomography; Abk. ECT; syn. Schichtszintigraphie; rechnergestütztes Schichtaufnahmeverfahren der Szintigraphie*; die von dem inkorporierten Radionuklid ausgehende Strahlung kann mit Hilfe von Ringdetektoren bzw. einer rotierenden Gammakamera* gemessen werden u. dient zur Berechnung von Schnittbildern der untersuchten Organe; bei Verwendung von Gammastrahlern spricht man von Single-Photon-Emissionscomputertomographie (Abk. SPECT); bei Einsatz von Positronenstrahlern von Positronenemissionstomographie (Abk. PET); Anw. v a. in d. Myokardszintigraphie* u. Hirnszintigraphie*.

E|missions|spektrum (↑) n: (engl.) emission spectrum; Bereich elektromagnetischer Wellen*, der nach Anregung von Atomen od. Molekülen in Gasen, Flüssigkeiten od. Festkörpern ausgesandt wird; als Anregungsmechanismen kommen in Frage: thermische Anregung (Glühlampe, Flammenphotometrie), Elektronenstoß (Leuchtstoffröhre) u. opt. Anregung (Fluoreszenz). Je nach gegenseitiger Beeinflussung der Atome bzw. Moleküle erhält man ein Linienspektrum (einzelne Atome in Gasen u. Dämpfen), ein Bandenspektrum (Moleküle in Gasen u. Dämpfen) od. ein kontinuierliches Spektrum (Flüssigkeiten u. Festkörper).

E

EMIT: Abk. f. (engl.) **e**nzyme **m**ultiplied **i**mmuno**t**echnique; sog. homogener Enzym*-Immunassay; Prinzip: das zu untersuchende Antigen verdrängt enzymmarkiertes Testantigen gleichen Typs aus einer Immunkomplexbindung mit spezif. Antikörpern; das Markerenzym wird dadurch aktiviert u. photometrisch meßbar; seine Konz. ist proportional dem gesuchten Antigen. Vgl. ELISA.

Emmert-Nagel|plastik (Carl E., Chir., Bern; -plastik*) f: s. Nagelkeilexzision.

Emmet-Riß (Thomas A. E., Gyn., New York, 1828-1919): (engl.) Emmet's tear; narbig abgeheilter (geburtsbedingter) Zervixriß*.

Em|metr|opie (gr. ἔμμετρος im Maß; Op-*) f: (engl.) emmetropia; Abk. E; Normalsichtigkeit; Achsenlänge u. Brechkraft des Auges stehen zueinander im richtigen Verhältnis; die aus dem Unendlichen parallel ins Auge einfallenden Strahlen werden in einem auf der Netzhaut liegenden Brennpunkt vereinigt. Vgl. Ametropie.

Emmonsiella capsulata f: perfektes Stadium des Pilzes Histoplasma* capsulatum; s. Mykosen (Tab. 3).

Emodine n pl: (engl.) emodins; Hydroxymethylanthrachinon-Derivate, die Bestandteil vieler pflanzl. Abführmittel (Senna, Frangula, Aloe, Rheum u. a.) sind u. nach erfolgter Spaltung der Glykosidbindung die eigentl. abführende Wirkung der Anthrachinone durch Verstärkung der Dickdarmperistaltik verursachen.

E|mollientia (lat. emollire weich machen) n pl: (engl.) emollients; erweichende Mittel; bei Entzündungen z. B. warme Umschläge.

EMO-Syn|drom n: s. Myxödem, prätibiales.

E|motion (lat. emovere, emotus herausbringen, erschüttern) f: Gefühl, Gemütsbewegung; vgl. Affektivität.

E|motions|stupor (↑; Stupor*) m: (engl.) emotional stupor; syn. Schreckstarre; sog. Affektschock; Form der u. U. abnormen Erlebnisreaktion*, die bei extremer Angst (z. B. bei Unfällen, Katastrophen) auftreten kann u. evtl. zu neurotischen Entw. u. psychotischen Episoden führt. Vgl. Angst.

Em|pathie (En-*; -pathie*) f: (engl.) empathy; emotionale Einfühlung in die Erlebensweise einer fremden Person; therap. wichtig in der klientenzentrierten Psychotherapie; s. Gesprächspsychotherapie.

Em|peri|polesis (↑; gr. περιπολεῖν herumwandeln) f: Fähigkeit best. Zellen (z. B. Lymphozyten, Plasmazellen) in andere Zellen (z. B. Epithel- od. Endothelzellen) einzudringen, sie zu durchwandern u. wieder zu verlassen; z. B. bei Emigration aus dem Blutstrom durch die Gefäßwand hindurch in das Gewebe.

Empfängnis: (engl.) conception; Konzeption, z. Befruchtung* führender Koitus*.

Empfängnis|verhütung: s. Kontrazeption.

Empfängnis|zeit, gesetzliche: nach § 1592 Abs. 1 BGB (Ehelichkeitsvoraussetzungen, Vaterschaftsvermutungen) die Zeit vom 181. bis zum 302. Tag vor dem Tag der Geburt des Kindes jeweils einschließl.; die Zeitbestimmung ist wichtig als Ehelichkeitsvoraussetzung (nach § 1591 BGB) u. bei Vaterschaftsvermutungen (§§ 1591, 1600 m, 1600 o BGB); s. Tragzeitgutachten.

E

Empfindung: (engl.) feeling, sensation; subjektive Wahrnehmung eines Sinnesreizes; vgl. Sensibilität, Sinneszentren.

Empfindungs|dis|soziation (Dissoziation*) f: s. Sensibilitätsstörungen.

Em|physem (gr. ἐμφυσᾶν hineinblasen) n: (engl.) emphysema; Aufblähung; Ansammlung von Gasen (z. B. als Fäulnisemphysem durch gasbildende Bakterien) od. Luft in ungewöhnl. Maß in bereits lufthaltigen Geweben u. Organen (z. B. Lungenemphysem*) od. in Geweben ohne Luftgehalt (z. B. Hautemphysem*).

Em|physema mediastinale (↑; Mediastinum*) n: syn. Mediastinalemphysem*. **E. pulmonum** (↑; Pulmo*) n: syn. Lungenemphysem*. **E. sub|cutaneum** (↑; Sub-*; Cut-*) n: syn. Hautemphysem*.

Em|physem, kon|genitales lobäres (↑; Co-*; lat. genitus geboren; lobär*) n: (engl.) congenital lobar emphysema; seltene Fehlbildung der Lunge beim Säugling, meist im Bereich des linken Oberlappens; **Sympt.:** zunehmende Dyspnoe u. Zyanose, exspirator. Keuchen, später rezidiv. Pneumonien; **Pathol.:** Knorpelhypoplasie des afferenten Bronchus; **Diagn.:** röntg.; **Ther.:** notfallmäßige Thorakotomie u. Resektion des emphysemat. Lungenteils.

Em|physem, uni|lobäres (↑; lat. unus ein; lobär*) n: s. Swyer-James-Syndrom.

Em|plastrum (gr. ἐμπλάσσειν beschmieren, einhüllen) n: (engl.) plaster; Pflaster; (pharmaz.) nur noch selten verwendete Arzneimittelzubereitung zur äußerlichen Anw., deren Grundmasse überwiegend Bleisalze der in Fetten, Öl, Wachs od. Harz vorkommenden Fettsäuren enthält.

Em|pyem (gr. ἐμπύημα Eiterherd) n: (engl.) empyema; Eiteransammlung in einer präformierten Körperhöhle durch direkte od. fortgeleitete Infektion, z. B. als Gallenblasenempyem, Gelenkempyem; **Ther.:** op. Eröffnung, Drainage, Spülungen, Antibiotika. Vgl. Abszeß.

Em|pyema necessitatis (↑; lat. necessitas Notwendigkeit) n: Pleuraempyem*, das über einen Brustwandabszeß nach außen durchbricht.

Em|pyem der Gallen|blase (↑) n: s. Cholezystitis. **E. der Gelenke** (↑) n: eitrige Arthritis*. **E.rest|höhle** (↑): (engl.) empyemic residual cavity; nach Entfernung des Eiters nicht ausheilende Höhle.

Em|pyem, sub|durales (↑) n: (engl.) subdural empyema; Eiteransammlung zw. Dura mater u. Arachnoidea; seltene Erkrankung mit insgesamt hoher Letalität, v. a. als Kompl. eitriger Inf. der Nasennebenhöhlen, seltener des Ohrs, u. U. inf. von Schädeltraumen u. hämatogener Inf. eines subduralen Hämatoms*; **Sympt.:** akuter Verlauf mit Fieber, Kopfschmerz, Bewußtseinsstörung; **Diagn.:** Pleozytose u. Eiweißvermehrung im Liquor cerebrospinalis; CT; **Ther.:** neurochir., Antibiotika; **DD:** diffuse Meningitis.

EMS: Abk. f. **E**osinophilie*-**M**yalgie-**S**yndrom.

Emser Salz: natürlich vorkommendes Salz; befeuchtet (bei Inhalation von isoosmot. Lösungen) die Atemwege u. fördert die Ziliarmotorik der Nasen- u. Trachealschleimhaut; **Verw.:** zur begleitenden Ther. bei Bronchitis; **Kontraind.:** Asthma bronchiale.

EM-Test m: s. Makrophagen-Elektrophorese-Mobilitätstest.

E|mulgatoren (lat. emulgere, emulsus ausschöpfen) m pl: (engl.) emulsifiers; Stoffe, die die Bildung einer Emulsion* bewirken u. deren Stabilität erhöhen; oberflächenaktive Stoffe, deren Moleküle aus einem hydrophoben u. einem hydrophilen Anteil bestehen u. die daher die Oberflächenspannung in den kleinen Partikeln der dispersen Phase herabsetzen. Bei Überwiegen des hydrophoben Molekülanteils entsteht eine Wasser-in-Öl-Emulsion, bei Überwiegen des hydrophilen Anteils eine Öl-in-Wasser-Emulsion. Die zusätzl. verwendeten Stabilisatoren (hochmolekulare Verbindungen) wirken durch Erhöhung der Viskosität der homogenen Emulsionsphase u. sind entweder hydrophob od. hydrophil. Die Emulgierung von Nahrungsfetten durch Gallensäuren (als E.) ist die Voraussetzung für ihre Resorbierbarkeit im wäßrigen Milieu der Darmmukosa (s. Fettstoffwechsel).

E|mulgierung der Fette (↑): Verbesserung der Wasserlöslichkeit von Monoglyzeriden u. Fettsäuren im Dünndarm durch Gallensäuren, Fettsäuren u. Glyzeriden mit Bildung von Mizellen* als erster Schritt der Fettverdauung. Die E. d. F. ist Voraussetzung für den weiteren Abbau durch Enzyme (z. B. Pankreaslipase) u. die Resorption von Monoglyzeriden u. Fettsäuren.

E|mulsi|fikation (↑; lat. facere tun) f: (ophth.) Zertrümmerung des Augenlinsenkerns bei Staroperation*.

E|mulsin (↑) n: Glykosidasen-Gemisch, das in Kernen von Steinobst vorkommt u. natürl. (z. B. Amygdalin*, Zellobiose*) u. synthet. Glykoside* spaltet.

E|mulsion (↑) f: Dispersion (instabile physik. Mischung) von zwei od. mehr ineinander nicht lösl. Flüssigkeiten, von denen eine i. a. wäßrig ist; unterschieden werden Öl-in-Wasser-E., deren innere, disperse Phase von hydrophoben Substanzen gebildet wird (v. a. Fette) u. deren äußere Phase (das Dispersionsmittel) eine wäßrige Lösung bildet, u. Wasser-in-Öl-E. mit umgekehrten Verhältnissen; vgl. Kolloide, Emulgatoren.

E|mulsions|kolloide (↑; Kolla*; -id*) n pl: s. Kolloide.

En-: Wortteil mit der Bedeutung in - hinein, innerhalb; von gr. ἐν.

-en: Endung, die in der systemat. Nomenklatur der org. Chemie das Vorhandensein einer Doppelbindung anzeigt. Dien: zwei Doppelbindungen, Trien: drei Doppelbindungen im Molekül. Beispiel: Buten: $CH_3{-}CH{=}CH{-}CH_3$ u. Butadien: $CH_2{=}CH{-}CH{=}CH_2$. Vgl. -an, -in.

Enalapril (INN) n: N-(1-Ethoxycarbonyl-3-phenylpropyl)-L-alanyl-L-prolin (IUPAC); ACE*-Hemmer.

Enamelum (engl. enamel Emaille) n: Substantia adamantina; Zahnschmelz; vgl. Zahn.

En|anthem (En-*; gr. ἀνθεῖν hervorsprießen, blühen) n: (engl.) enanthema; entzündl. Veränderungen im Bereich der Schleimhäute.

En|arthron (↑; Arthr-*) n: Fremdkörper im Gelenk.

En|arthrosis (BNA, JNA; ↑; ↑; -osis*) f: Nußgelenk; vgl. Gelenkformen.

En-bloc-Re|sektion (frz. im ganzen; Resektion*) f: (engl.) en bloc resection; erweiterte Radikaloperation eines malignen Tumors, wobei neben dem Primärtumor gleichzeitig auch in den Tumor einbezogene Nachbarorgane u. -strukturen exstirpiert werden.

En|cephal-: s. a. Enzephal-.

En|cephalitis japonica (Enkephal-*; -itis*) f: s. B-Enzephalitis, japanische.

En|cephalitis leth|argica sive epi|demica (↑; ↑) f: syn. Economo-Krankheit; von 1916-1919 in Mitteleuropa epidemische, danach äußerst seltene (vermutlich viral bedingte) Enzephalitis* mit Entw. eines postenzephalitischen Parkinson*-Syndroms in ca. 60% der Fälle.

En|cephalo|myelitis dis|seminata (↑; Myel-*; -itis*) f: syn. Multiple* Sklerose.

En|cephalon (↑) n: (anat.) Gehirn*.

En|cephalo|pathia myo|clonica infantilis (↑; -pathie*) f: syn. Kinsbourne*-Syndrom.

En|cephalo|pathia saturnina (↑; ↑) f: s. Bleivergiftung.

En|cheiresis (En-*; Cheir-*) f: Handgriff, Operation.

en|chondral (↑; Chondr-*): im Knorpel liegend; vgl. Knochenwachstum.

En|chondrom (↑; ↑; -om*) n: (engl.) enchondroma; Chondrom* innerh. eines Knochens; häufigster Tumor der kleinen Röhrenknochen an Hand u. Fuß; Vork. auch an großen Röhrenknochen u. am Becken, meist in der Diaphyse, selten in der Metaphyse; multiples Auftreten mit maligner Entartung (20%) möglich; **Urs.:** versprengte

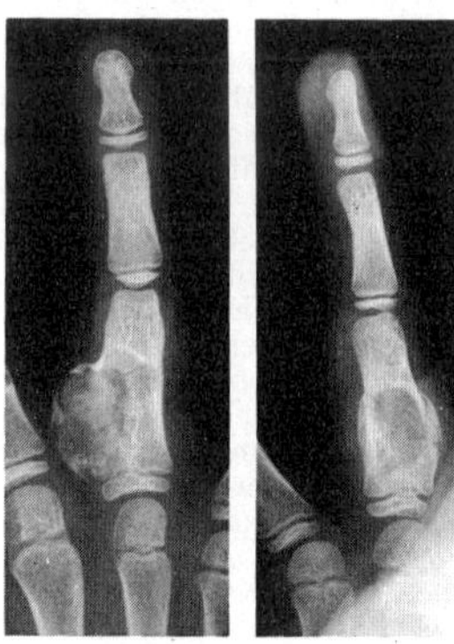

Enchondrome der Fingerknochen [540]

Knorpelzellen; **Sympt.:** Schwellung der Phalangen, oft Spontanfraktur als Erstsymptom; **Ther.:** Kürettage u. Auffüllen mit Spongiosa, ggf. Resektion od. Amputation; **DD:** Knochentumoren. Vgl. Enchondromatose Ollier, Maffucci-Syndrom.

En|chondro|matose, generalisierte (↑; ↑; ↑; -osis*) f: (engl.) generalized enchondromatosis; im 1. Lj. einsetzende Extremitätendeformierung unbekannter Ätiol. mit Ausbildung multipler Enchrondrome (v. a. im Handbereich); (röntg.) ausgedehnter Befall aller Röhrenknochen (z. T. mit Verkalkungen) sowie Platyspondylie.

En|chondro|matose Ollier (↑; ↑; ↑; ↑; Louis X. O., Chir., Lyon, 1830-1900) f: (engl.) Ollier's disease; halbseitig auftretende Dysplasie der Röhrenknochen; **Sympt.:** verkürzte u. verformte Extremitäten, häufig multiple Enchondrome u. Hämangiome; röntg. tumorartige Aufhellungen im Bereich der Epiphyse, die in die Diaphyse einwandern.

-enchym: Wortteil mit der Bedeutung eingießen, füllen; von gr. ἐγχεῖν.

Encircling endocardial ventriculotomy (engl.) n: Abk. EEV*.

End-: auch Endo-; Wortteil mit der Bedeutung innen; von gr. ἔνδον.

End|angiitis ob|literans (↑; Angio-*; -itis*) f: syn. Thrombangiitis* obliterans.

End|aortitis (↑; Aorta*; -itis*) f: Entz. der Intima der Aorta (Endarteriitis*), meist im Gefolge rheumatischer Erkrankungen*.

End|arteri|ek|tomie (↑; Arteri-*; Ektomie*) f: s. Thrombendarteriektomie.

End|arterien (Arteri-*) f pl: (engl.) end arteries, terminal arteries; Arterienzweige, die das Ende einer größeren Arterie bilden u. nicht unter sich od. mit anderen Arterien anastomosieren; wichtig für die Folgen von Embolie u. Thrombose. Die Äste der A. cerebri media (cerebralis med., fossae Sylvii) im Großhirn sind sämtl. E., ebenso die A. centralis retinae. Die Kranzgefäße des Herzens sind funktionelle E., da d. Anastomosen nicht genügend ausgebildet sind.

End|arteriitis (End-*; ↑; -itis*) f: (engl.) endarteriitis; Entz. der innersten Arterienwand; z. B. Endaortitis*.

End|arteriitis ob|literans (↑; ↑; ↑) f: s. Thrombangiitis obliterans.

End|darm: (engl.) rectum; Bez. f. Colon u. Rektum.

En|demie (gr. ἔνδημος einheimisch, im Volk) f: (engl.) endemic infection; ständiges Vork. einer Erkr. in einem begrenzten Gebiet; vgl. Epidemie, Pandemie.

end|ergon (End-*; Erg-*): (engl.) endergonic; Vorgänge, die mit e. Aufnahme von freier Energie einhergehen.

en|dermal (En-*; Derm-*): intrakutan, in der Haut, in die Haut; z. B. Injektion.

Ender-Nagelung (Joseph E., Chir., Wien, geb. 1915): (engl.) Ender's operation; Verf. der Osteosynthese* bei proximalen u. pertrochantären Oberschenkelfrakturen, das eine baldige Belastung erlaubt; 3-4 gebogene elast. Rundnägel werden am Femurkondylus medial eingeschlagen, verlaufen durch die Markhöhle u. den Schenkelhals u. fassen die Spongiosa des Hüftkopfs (wenig belastender Eingriff für alte Menschen). Vgl. Marknagelung.

End|gruppen: (engl.) end groups; (chem.) freie Carboxyl- u. Aminogruppen an den Enden der Aminosäureketten der Eiweißkörper (Proteine u. Peptide); wichtig zur Analyse der Eiweißkörper.

End|hirn: Telencephalon*; vgl. Gehirn.

Endo-Agar m: (engl.) Endo agar; Nährmedium zur Differenzierung von Enterobacteriaceae*.

Endo|amylase (End-*) f: s. Amylasen.

Endo|blast|tumor (↑; Blast-*; Tumor*) m: s. Endotheliom.

Endo|brachy|ösophagus (↑; Brachy-*; Ösophagus*) m: (engl.) Barrett's oesophagus; syn. Barrett-Ösophagus, endogener Brachyösophagus; vollständige zirkuläre Auskleidung des distalen Ösophagus* mit Zylinderepithel versch.

Differenzierungsgrade (sog. Barret-Epithel, entspricht histol. Magenschleimhaut) anstelle der regelrechten Auskleidung mit Plattenepithel; die tieferen muskulären Wandschichten zeigen morphol. u. funktionell die Charakteristika der Speiseröhre mit typ. ösophagealer Blutversorgung; hiervon abzugrenzen sind ektope Magenschleimhautinseln*. **Urs.:** wahrscheinl. Fehlregeneration entzündeter Ösophagusschleimhaut (v. a. als späte Kompl. bei Refluxösophagitis*) od. Entwicklungshemmung; Entw. eines Adenokarzinoms in 10% der Fälle (jährliche endoskop. Kontrolle mit Biopsie). Vgl. Barrett-Syndrom, Brachyösophagus.

E

Endo|bronchial|tubus (↑; Bronchi-*; Tubus*) m: (engl.) endobronchial tube; Tubus* zur selektiven Intubation* des rechten od. linken Hauptbronchus für die Beatmung* eines Lungenflügels bei lungenchir. Eingriffen; Einführen erfolgt i. d. R. bronchoskopisch. **Formen:** Gordon-Green-E. (Intubation des rechten Hauptbronchus), Brompton-E., Macintosh-Leatherdale-E., Machray-E., Thompson-E. (Intubation des linken Hauptbronchus); in ihrer Anw. weitgehend durch den Doppellumentubus* abgelöst.

Endo|carditis lenta (↑; Kard-*; -itis*) f: s. Endokarditis.

endo|chondral (↑; Chondr-*): enchondral; im Knorpel liegend; vgl. Knochenwachstum.

endo|gen (↑; -gen*): (engl.) endogenous; **1.** im Körper selbst entstanden, nicht v. außen zugeführt; **2.** aus der bes. Anlage des Körpers hervorgegangen, nicht durch äußere Einflüsse entstanden; Ggs. exogen.

Endo|kard (↑; Kard-*) n: Endocardium; die innerste Herzwandschicht, e. seröse Haut; besteht aus e. Endothelschicht, die einem an elast. Fasern reichen Bindegewebe aufliegt; ihre Duplikatur bildet die Herzklappen.

Endo|kard|erkrankungen (↑; ↑): (engl.) endocardial diseases; v. a. Endocarditis verrucosa rheumatica, bakterielle Endokarditis* u. Endomyokardfibrose*.

Endo|kard|fibro|elastose (↑; ↑; Fibr-*; gr. ἐλαστός dehnbar; -osis*) f: (engl.) endocardial fibroelastosis; syn. Fibroelastosis endocardica; restriktive Kardiomyopathie* mit angeb. od. erworbener Verdickung des Endokards mit Vermehrung der elastischen u. kollagenen Fasern, führt zu einer progressiven Einengung v. a. des li. Ventrikels durch die Myokardhypertrophie; häufig Mitbeteiligung von Mitral- bzw. Aortenklappen; **Formen: 1.** primäre E. unklarer Ätiol., tritt z. T. familiär gehäuft auf u. wird oft nach intrauteriner Virusmyokarditis (Coxsackie B, Paramyxoviren) beobachtet; **2.** sekundäre E. bei Herzfehlern mit erhöhter Druckbelastung, Myokarditis, Myokardosen sowie bei degen. neuromuskulären Erkr.; **Klin.:** meist akuter (bzw. fulminanter) Verlauf mit irreversibler kardialer Dekompensation mit Dyspnoe, Zyanose, Hepatomegalie innerh. der ersten Lebensmonate od. -wochen; nur bei 25% der Kinder chron. Verlauf mit Herzinsuffizienz u. Dystrophie; **Diagn.:** Echokardiographie*, Herzkatheterisierung* (bei intrakardialer Druckmessung sog. diastol. Dip-Plateau typisch), Endokardbiopsie zur histol. Abgrenzung von anderen Formen der Kardiomyopathie, röntg. Kardiomegalie; im EKG Linksherzhypertrophie mit schwerer Repolarisationsstörung; **Ther.:** symptomat. (Digitalis, Diuretika), evtl. Herztransplantation. Vgl. Endomyokardfibrose.

Endo|kard|fibrosen (↑; ↑; ↑; -osis*) f pl: s. Endomyokardfibrose, Endokardfibroelastose.

Endo|karditis (↑; ↑; -itis*) f: (engl.) endocarditis; Entz. des Endokards* (Herzinnenhaut), die durch entzündl. Veränderungen der Klappensegel zu Herzklappenfehlern* führt; **Urs.:** früher häufig rheumatisches Fieber*, heute Herzklappenfehler u. Zustände nach op. Klappenersatz durch künstliche Herzklappen*; **Formen: 1.**

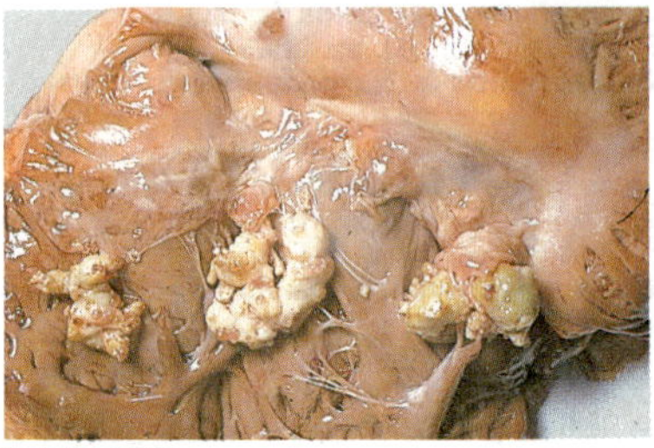

Endokarditis:
globuläre Thromben bei Endokarditis der Trikuspidalklappe des Herzens [471]

Endocarditis verrucosa rheumatica: rheumatische E. als infektallerg. Mitbeteiligung der Herzklappen nach Inf. mit betahämolysierenden Streptokokken der Gruppe A, z. B. nach Angina tonsillaris; **2.** bakterielle E. durch direkte Besiedlung der schlecht mit Blut versorgten, wahrscheinl. vorgeschädigten Herzklappen mit mehr (akute E.) od. weniger (subakute E.) virulenten Bakt., die ins Blut eingedrungen sind (Endocarditis septica); **a)** akute bakterielle E.: häufig nach schweren Op. u. allg. Abwehrschwäche; Err.: z. B. Staphylokokken u. Enterokokken; Sympt.: Temperaturen meist über 39°C, Bewußtseinstrübung, Kompl. durch art. Embolien in Gehirn, Niere u. Milz; Herzgeräusche können bei schnellem Krankheitsverlauf fehlen. **b)** Endocarditis lenta (subakute bakterielle E.): protrahierte, relativ blande Verlaufsform, häufig nach Zahnextraktionen auftretend; Err.: meist alphahämolysierende Streptokokken (Streptococcus viridans); schlechte Abwehrlage (z. B. schlechte Ernährung) prädisponierend; Sympt.: Temperaturen weniger hoch (um 38°C), Allgemeinsymptome wie Appetitmangel, Gewichtsverlust, Herz- u. Gelenkbeschwerden, Auftreten art. Embolien (in der Haut etwa linsengroße, rote, druckschmerzhafte Knötchen, Osler*-Knötchen), petechiale Blutungen an Stamm, Extremitäten u. Augenhintergrund, Herzklappenfehler frühzeitig nachweisbar, Zeichen der Herzinsuffizienz, außerdem Anämie, Zyanose, Ikterus, Milztumor; **Diagn.:** Erregernachweis durch wiederholte Blutkulturen (entscheidend), BKS beschleunigt, Leukozytose (gering bei subakuter E.) mit Linksverschiebung, Anämie, Abnahme der Albumine bei Zunahme der Alpha-2-, später Gammaglobuline; **3.** seltene Endokarditisformen: **a)** E. Libmann-Sacks als E. bei Erythematodes visceralis; **b)** Endomyokardfibrosen*, Endocarditis fibroplastica (Löffler): ätiol. ungeklärte Verdickung des Endokards, die auf die Klappen übergreift; **c)** Endokardbeteiligung bei Karzinoid*, Spondylitis* ankylosans, rheumatoider Arthritis*; **Ther.:** Behandlung der Grunderkrankung, Antibiotikagabe nach Erregernachweis; **Proph.:** bei Pat. mit angeb. od. erworbenen Herzfehlern Antibiotikabehandlung bei diagn. od. therap. Eingriffen (z. B. Zahnbehandlung, Tonsillektomie, instrumentelle Untersuchungen des Verdauungs- od. Urogenitaltrakts, Inzision von Hautabszessen); **Kompl.:** kardiogene art. Embolie*.

Endo|kard|kissen (↑; ↑): (engl.) endocardial cushions; (embryol.) Wucherung des Endokards an den (intermetameren) Engen des Herzschlauchs, aus denen im Lauf der Embryonalentwicklung d. Herzklappen hervorgehen.

Endo|koa|gulation (↑; Koagul-*) f: (engl.) endoscopic coagulation; Blutstillung durch Erhitzen von Körpergewebe auf ca. 100°C zur Eiweißgerinnung mit optimaler Hämostase, z. B. i. R. einer Laparoskopie*, Pelviskopie*.

Endo|kranium (↑; Krani-*) n: inneres Periost der Schädelknochen, gebildet von d. Dura* mater.

endo|krin (↑; Krin-*): (engl.) endocrine; in das Blut absondernd; s. Drüsen.

Endo|krino|logie (↑; ↑; -log*) f: (engl.) endocrinology; Lehre v. der Funktion endokriner Drüsen u. der Hormone.

Endo|krino|pathien (↑; ↑; -pathie*) f pl: (engl.) endocrinopathies; Bez. f. Krankheiten, bei denen hormonelle Störungen ursächlich u. krankheitsbestimmend im Vordergrund stehen; **Urs.: 1.** Erkr. endokriner Drüsen mit: **a)** vermehrter Hormonproduktion, z. B. bei Hyperplasie des Drüsengewebes, reifen Adenokarzinomen; **b)** Hormonmangel od. fehlender Hormonproduktion bei Zerstörung endokrin aktiven Drüsengewebes, z. B. inf. von Entz., Fibrose, Autoimmunkrankheiten, durch Tumorinfiltration od. metastatisch bedingt, bei gestörter Durchblutung, nach Traumen u. op. Entfernung der Drüse; **2.** Störung regulator. Vorgänge; **3.** Hormonbildungsstörungen inf. pathol. Enzymsysteme (z. B. bei adrenogenitalen Syndromen); **4.** veränderte Ansprechbarkeit der peripheren Erfolgsorgane auf Hormone (z. B. bei testikulärer Feminisierung); **5.** paraneoplastisches Syndrom*.

endo|laryngeal (↑; Laryng-*): innerh. des Kehlkopfes.

Endo|limax nana (↑; gr. λεῖμαξ Nacktschnekke) f: apathogene Darmamöbe des Menschen; ⌀ ca. 10 µm; reife Zysten eiförmig mit vier Kernen, ⌀ 8-10 µm; vgl. Entamoeba, Protozoen.

Endo|lymph|angiitis pro|liferans (↑; Lymph-*; Angi-*; -itis*) f: s. Lymphangiopathia obliterans.

Endo|lymphe (↑; ↑) f: (engl.) endolymph; die Flüssigkeit im häutigen Labyrinth*.

Endo|lysine (↑; Lys-*) n pl: in Zellen vorkommende Lysine, meist Bakteriolysine.

Endo|metriose (↑; gr. μήτρα Gebärmutter; -osis*) f: (engl.) endometriosis; Vork. von endometriumähnlichem Gewebe außerh. der physiol. Schleimhautauskleidung der Uterushöhle, das ähnlichen zykl. Veränderungen unterworfen ist wie das Endometrium*; **Ätiol.:** nicht genau bekannt; vermutlich Folge eines kontinuierl. pathol. Tiefenwachstums od. Verschleppung u. Implantation von menstruell abgestoßenem Endometrium, evtl. auch Metaplasie von embryonalem Zölomepithel; **Vork.:** im geschlechtsreifen Alter, nach der Menopause Rückbildung; **Einteilung** nach der Lok.: **1.** Endometriosis genitalis interna (primäre E.) mit Lok. in Uterusmuskulatur (Endometriosis uteri interna, neuere Bez. Adenomyose*) u. Tube (Endometriosis tubae) u. direkter Verbindung mit der Gebärmutterschleimhaut (ca. 40%); **2.** Endometriosis genitalis externa, v. a. in Ovarien u. Douglas-Raum, auch Tuben, Lig. sacrouterina; **3.** Endometriosis extragenitalis, z. B. in Bauchdecken, Harnblase, Lunge (ca. 55%); **Sympt.:** v. a. mit dem Menstruationszyklus assoziierte Schmerzen (Dysmenorrhoe) von zunehmender Intensität, bei Verwachsungen u. fibrösen Gewebeorganisationen evtl. Dauerschmerzen, bei retrozervikaler E. Kreuz- u. Kohabitationsschmerzen; **Diagn.:** bimanuelle Palpation, Laparoskopie, evtl. Zysto- u. Rektoskopie; **Ther.:** bei isolierten Herden (Teerzyste*) laparoskop. od. konventionelle op. Entfernung, bei diffuser Aussaat od. Inoperabilität Hormonbehandlung mit Gestagenen (direkte Hemmung der Proliferation des Endometriums), Danazol (Hemmung der FSH- u. LH-Sekretion der Hypophyse) od. GnRH-Analoga (zentrale Hemmung der Gonadotropinsekretion).

Leitsymptome der Endometriosis uteri interna sind:
1. Dysmenorrhoe mit auffallend starken Schmerzen bei der Menstruation
2. verstärkte und verlängerte Menstruationsblutung
3. Uterus leicht vergrößert, sehr derb

Endo|metritis (↑; ↑; -itis*) f: Entz. der Gebärmutterschleimhaut (Endometrium*); **Formen** (differenziert nach Lok. bzw. Zeitpunkt des Auftretens): **1.** E. corporis; **2.** E. cervicis, klin. meist als Zervizitis* bezeichnet; **3.** E. puerperalis (E. nach einer Geburt); **4.** E. post abortum. Eine aszendierende Infektion* m. Ausbildung einer E. wird u. a. durch intrauterine Manipulationen (z. B. Einlage eines Intrauterinpessars) od. organische Urs. (submuköse Myome, Korpuspolyp od. Korpuskarzinom) begünstigt. **Sonderformen:** E. gonorrhoica (s. Gonorrhoe), Endometritis* tuberculosa (i. d. R. von den Eileitern deszendierend), E. senilis (meist aszendierende Koliinfektion, begünstigt durch Östrogenmangel in der Postmenopause); **Verlauf:** bei Übergreifen vom Endometrium auf die Muskularis Ausbildung einer **Endomyometritis**, b. Übergreifen auf d. Lymphbahnen des Parametriums einer **Parametritis***; evtl. weitere Aszension m. nachfolgender Salpingitis, Adnexitis u. u. U. Pelviperitonitis.

Endo|metritis tuberculosa (↑; ↑; ↑) f: Endometritis* durch Inf. der Funktionalis (Abstoßung in der Menstruation) od. der Basalis (fortschreitende Inf. mit Tuberkelbildung in der Muskularis möglich) mit Mycobacterium* tuberculosis. Vgl. Genitaltuberkulose.

Endo|metrium (↑; ↑) n: Schleimhaut des Corpus uteri; besteht aus einschichtigem hohem Epithel sowie der gefäß- u. zellreichen Lamina propria aus retikulärem Bindegewebe mit tubulären Drüsen (s. ums. Abb.); Unterteilung in die der Muskulatur benachbarte **Basalis** (Regenerationsschicht) u. die den zyklischen hormonalen Veränderungen unterworfene **Funktionalis**. Bei Eintritt einer Schwangerschaft entwickelt sich die Funktionalis zur Dezidua*. Vgl. Menstruationszyklus.

Endo|metrium||bi|opsie (↑; ↑; Bio-*; Op-*) f: s. Strichkürettage. **E.hyper|plasie** (↑; ↑; Hyper-*; -plasie*) f: s. Hyperplasie, glandulär-zystische; Hyperplasie, adenomatöse; Stromahyperplasie.

E

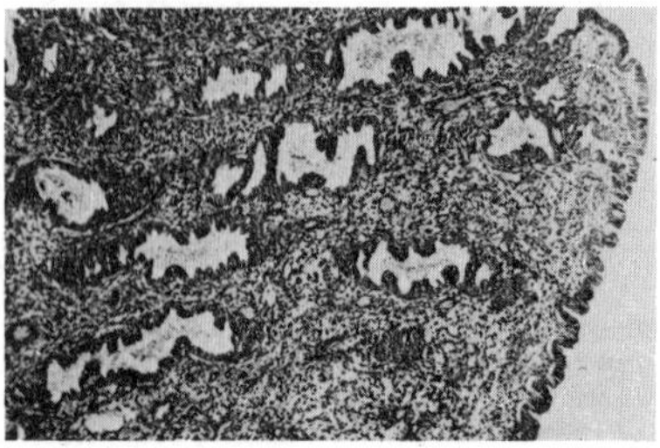

Endometrium:
normales Bild in mittlerer Sekretionsphase [65]

E.karzinom (End-*; ↑; Karz-*; -om*) n: s. Korpuskarzinom. **E.sarkom** (↑; ↑; Sark-*; -om*) n: s. Uterussarkome.

Endo|mitose (↑; gr. μίτος Faden, Kette; -osis*) f: (engl.) endomitosis; Verdoppelung der DNA u. Spaltung der Chromosomen ohne Auflösung der Kernmembran u. ohne Ausbildung einer Teilungsspindel; Entstehung polyploider Kerne mit vielfachen Chromosomensätzen. Vgl. Mitose.

Endo|myces dermatitidis (↑; Myk-*; Derm-*) m: syn. Blastomyces* dermatitidis.

Endo|myo|kard|fibrose (↑; My-*; Kard-*; Fibr-*; -osis*) f: (engl.) endomyocardial fibrosis; Abk. EMF; autoimmun. bedingte, v. a. in Afrika u. Indien auftretende Kollagenose m. Verdickung des Endokards u. Fibrosierung des Myokards (restriktive Kardiomyopathie*); führt zur Herzinsuffizienz*. Vgl. Endokardfibroelastose.

Endo|myo|karditis (↑; ↑; ↑; -itis*) f: (engl.) endomyocarditis; kombiniertes Auftreten von Endokarditis* u. Myokarditis*; Vork. v. a. bei rheumatischem Fieber*.

Endo|myo|metritis (↑; ↑; gr. μήτρα Gebärmutter; -itis*) f: s. Endometritis.

Endo|mysium (↑; ↑) n: s. Muskelgewebe.

endo|nasal (↑; Nasus*): innerh. der Nase.

Endo|neural|scheide (↑; Neur-*): (engl.) endoneural sheath; der Schwann*-Scheide der peripheren Nervenfaser aufliegende feine Hülle, bestehend aus Basalmembran u. Gitterfaserhäutchen; steht mit dem Endoneurium in Verbindung.

Endo|neurium (↑; ↑) n: s. Nervengewebe.

Endo|nukleasen (↑; Nucl-*) f pl: s. Nukleasen.

Endo|parasit (↑; Parasiten*) m: (engl.) endoparasite, endosite; innerh. des Organismus einer anderen Species lebender tierischer Schmarotzer; E. des Menschen sind z. B. Protozoen* u. Eingeweidewürmer (Helminthes*). Vgl. Ektoparasit.

Endo|peptidase (↑) f: s. Proteasen.

Endo|phlebitis (↑; Phleb-*; -itis*) f: Entzündung der Innenhaut einer Vene. **E. ob|literans** (↑; ↑; ↑) f: Endophlebitis mit nachfolgender Thrombose*; s. Thrombangiitis obliterans. **E. portalis** (↑; ↑; ↑) f: syn. Pylephlebitis*.

End|ophthalmitis (↑; Ophthalm-*; -itis*) f: Entz. der Augeninnenräume; **Formen: 1.** bakterielle od. mykotische E. nach perforierender Verletzung, Hornhautulzeration od. intraokulärer Op.; kann innerh. von Std. zur Erblindung führen; Ther.: Antibiotika, Vitrektomie; vgl. Panophthalmie; **2.** phakogene E.: einseitige anteriore u. posteriore Uveitis* inf. Autoimmunisierung* gegen Linsenproteine; Auftreten u. U. nach extrakapsulärer Kataraktextraktion mit Verbleib größerer Linsenreste; vgl. Ophthalmia sympathica.

endo|phytisch (↑; Phyt-*): (engl.) endophytic; nach innen wachsend; z. B. in das Lumen v. Hohlorganen wachsende Tumoren.

Endo|prothese (↑; Prothese*) f: (engl.) endoprosthesis; (orthop.) Ersatzstück aus Fremdmaterial, das einem erkrankten od. zerstörten Gewebe- bzw. Organteil (z. B. Hüft-, Knie-, Ellenbogengelenk) nachgebildet ist u. in das Innere des Körpers eingebracht wird; z. B. Totalendoprothese* der Hüfte mit alloplast. Ersatz von Kopf u. Pfanne bei Koxarthrose. Vgl. Implantate, Osteosynthese.

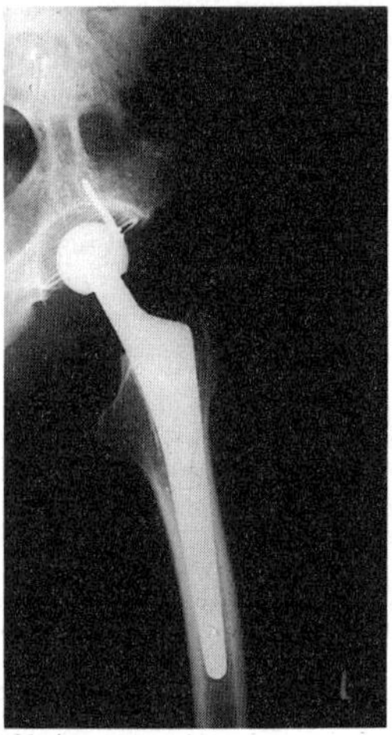

Endoprothese:
röntg. Darstellung einer Totalendoprothese des linken Hüftgelenks [396]

Endo|rhachis (↑; Rhachi-*) f: äußeres Blatt der Dura mater spinalis; Periost des Wirbelkanals.

End|orphine n pl: (engl.) endorphins; sog. **endo**gene **Morphine**, endogene Opiatanaloga; Sammelbezeichnung für versch. Peptide, die aus der Hypophyse u. dem Nervensystem isoliert werden können (Alpha-, Beta- u. Gammaendorphin u. Enkephaline) u. eine starke analgetische Wirksamkeit vergleichbar der des Morphins besitzen; **Struktur:** allen E. gemeinsam ist die Sequenz G1-G4 des Betalipotropins; sie unterscheiden sich in der Länge ihres C-terminalen Peptidanteils. **Funktion:** Beteiligung an der Steuerung vegetativer Funktionen über die Aktivierung endorphinerger Neurone, wobei E. als Neurotransmitter, Neuromodulatoren od. Hormone wirken können; z. B. an der Verarbeitung sensor. Afferenzen, Regulation der Körpertemperatur, Kontrolle der hypophysären Inkretion, Steuerung von Antrieb u. Verhalten u. Hemmung der Darmmotilität.

Endo|salpinx (End-*; Salpinx*) f: s. Eileiter.

Endo|skop (↑; Skop-*) n: (engl.) endoscope; für die Endoskopie verwendetes röhren- od. schlauchförmiges Instrument, das mit einem opt. System, bestehend aus Objektiv u. Okular (als prograde od. Seitenblickoptik), einer Beleuchtungseinrichtung (v. a. Einspiegelung von Kaltlicht*) u. meist mit Spül- u. Absaugvorrichtungen sowie Kanälen zum Einführen von spez. Instrumenten (z. B. Biopsiezangen, Metallschlingen) ausgestattet ist; als starres E. (Metallhohlzylinder) od. flexibles E. (sog. Fiberendoskop mit Glasfaseroptik*), bei dem u. U. eine Abwinkelung der Instrumentenspitze um bis zu 180° in zwei Ebenen möglich ist (v. a. bei endoskop. Untersuchungen im Bereich des Gastrointestinaltrakts wichtig). In Abhängigkeit vom Verwendungszweck werden E. von versch. Länge u. mit unterschiedl. Durchmesser verwendet.

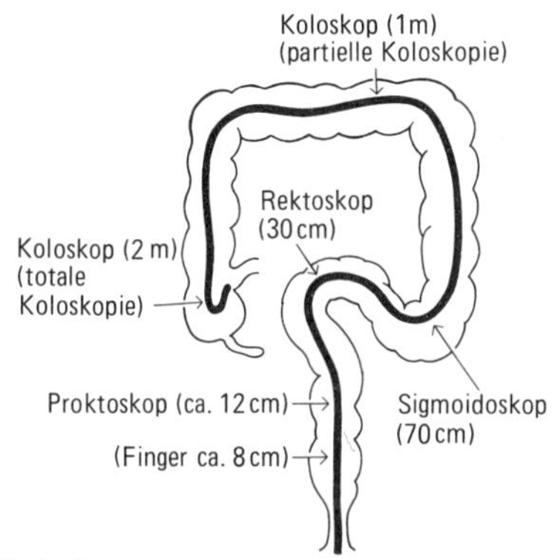

Endoskop:
Reichweite verschiedener Endoskope

Endo|skopie (↑; -skopie*) f: (engl.) endoscopy; Ausleuchtung u. Inspektion von Körperhohlräumen u. Hohlorganen mit Hilfe eines Endoskops; als diagnostische E. mit der Möglichkeit zur Entnahme einer Gewebeprobe (Biopsie*) zur histol. Untersuchung, evtl. in Komb. mit Röntgendiagnostik (z. B. als ERC, ERCP) od. Ultraschalldiagnostik (sog. Endosonographie*), sowie zur Durchführung kleinerer op. Eingriffe unter visueller Kontrolle (z. B. Elektro- od. Laserkoagulation, endoskop. Polypektomie, Papillotomie, Fremdkörperentfernung, Sklerosierung von Ösophagusvarizen).

End|osmose (↑; Osmose*) f: (engl.) endosmosis; Osmose* in einen von einer semipermeablen Membran umschlossenen Bereich hinein.

Endo|sono|graphie (↑; lat. sonare tönen; -graphie*) f: (engl.) endosonography; intraluminale sonograph. Darstellung von Hohlorganen u. angrenzenden Strukturen zur Diagn. pathol. Veränderungen sowie zum Staging bösartiger Prozesse; kann z. B. transrektal (Prostatasonographie), transvaginal od. i. R. einer Endoskopie* durchgeführt werden; s. Ultraschalldiagnostik.

Endo|sporen (↑; Spora*): s. Sporen.

End|ost (↑; Ost-*) n: (engl.) endosteum, medullary membrane; die d. Knochenbinnenräume auskleidende Gewebetapete aus faserigem argyrophilem Bindegewebe u. Retikulumzellen.

End|ostose (↑; ↑; -osis*) f: nach innen (in Richtung Markraum) gerichtete, überschießende Knochenneubildung; vgl. Hyperostose.

Endo|thel (gr. ἔνδον innen; θηλεῖν aufsprossen, erblühen) n: einschichtige zellige Auskleidung der Gefäße u. serösen Höhlen; vgl. Epithelgewebe.

Endo|thelin n: Abk. ET; vasoaktives Polypeptid, das im Organismus in mind. drei Isoformen (ET-1, ET-2, ET-3) vorkommt u. u. a. von Arterienendothelzellen gebildet wird; Primärprodukt der E. ist das prepro-E., aus dem durch Proteolyse das sog. big-E. abgespalten wird (unmittelbare Vorstufe des aktiven E., das durch eine als E. converting enzyme bez. Metallopeptidase abgetrennt wird); Produktion u. Freisetzung wird durch Hypoxie, mechan. Scherkräfte sowie physiol. Substanzen wie Thrombin, Angiotensin II, Interleukin I u. a. stimuliert; **Wirkung:** starke Vasokonstriktion (10-100mal stärker als Angiotensin II, Serotonin u. Noradrenalin); **Bedeutung:** nicht völlig geklärt, wahrscheinl. lokal wirkendes, autokrines Hormon. Erhöhte Plasmaspiegel von E. wurden bei Pat. mit Hämangioendotheliom, fortgeschrittener Arteriosklerose u. schwerer Hypertonie gemessen.

Endo|theliom (gr. ἔνδον innen; θηλεῖν aufsprossen, erblühen; -om*) n: (engl.) endothelioma; Endoblasttumor; Neubildung aus Endothelzellen; s. Epitheliom, Mesotheliom, Meningeom.

Endo|theliose (↑; ↑; -osis*) f: syn. Retikulose*.

endo|therm (↑; Therm-*): (engl.) endothermal, endothermic; wärmebenötigend; Eigenschaft einer chem. Reaktion, bei deren Ablauf Energie benötigt wird; d. Reaktion verläuft mit sog. negativer Wärmetönung. Vgl. exotherm.

endo|thorakal (↑; Thorax*): innerh. des Brustkorbs.

Endo|tox|ämie (↑; Tox-*; -ämie*) f: (engl.) endotoxaemia; bei extremer Dauerbelastung untrainierter Pers. vorkommender Einstrom von Membranbestandteilen gramnegativer Bakterien aus dem Darm ins Blut inf. minderperfusionsbedingter Permeabilitätserhöhung; kann vereinzelt zu Rhabdomyolyse u. Nekrosenbildung (z. B. am Herzmuskel) führen.

Endo|toxine (↑; ↑) n pl: s. Toxine.

Endo|toxin|schock (↑; ↑): s. Schock, septisch-toxischer.

endo|tracheal (↑; Trachea*): innerh. der Luftröhre.

Endo|tracheal|tubus (↑; ↑; Tubus*) m: (engl.) endotracheal tube; Beatmungstubus für die orale od. nasale endotracheale Intubation*; eine Tubusmanschette (sog. Cuff) am trachealen Ende dient zur Abdichtung der Trachea. Beispiele für klinisch eingesetzte **Tubustypen** (s. ums. Abb.): **1.** Magill-Tubus: leicht gekrümmter Standardtyp; **2.** Woodbridge-Tubus: flexibler E. (durch eingebettete Metallspirale weitgehend gegen Abknikkung od. Kompression gesichert); **3.** Kuhn-Tubus: S-förmig gebogener orotrachealer E.; **4.** Oxford-non-kinking-Tubus (Abk. ONK): starrer, rechtwinklig gebogener orotrachealer E.; für Säuglinge u. Kleinkinder werden E. verwendet, die den besonderen anat. Verhältnissen Rechnung tragen u. keinen Cuff haben.

End|oxidase (↑; Ox-*) f: s. Zytochrome.

Endo|zervix (↑; Cerv-*) f: s. Cervix uteri.

Endo|zytose (↑; Zyt-*; -osis*) f: Aufnahme von Makromolekülen u. Partikeln durch aktiven Transport in die Zelle; vgl. Exozytose, Pinozytose, Phagozytose.

End|platte, motorische: s. Bahn, motorische.

End|platten|potentiale n pl: s. Elektromyographie.

End|stellungs|nystagmus (Nystagmus*) m: s. Nystagmus.

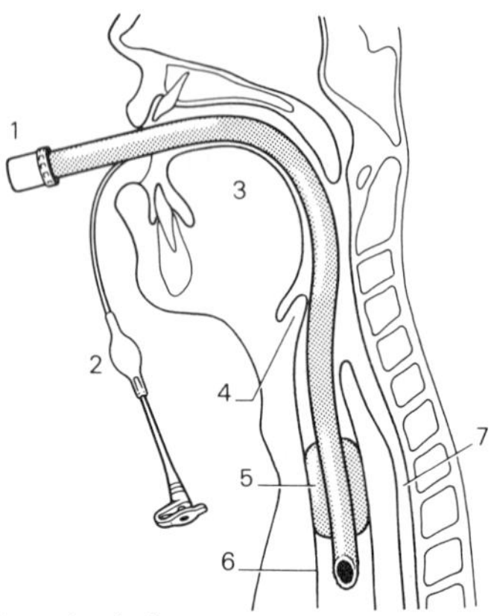

Endotrachealtubus:
Tubus nach Magill in situ; 1: Ansatzstück für Respirator; 2: Kontrollballon; 3: Zunge; 4: Epiglottis; 5: Cuff; 6: Trachealwand; 7: Ösophagus [233]

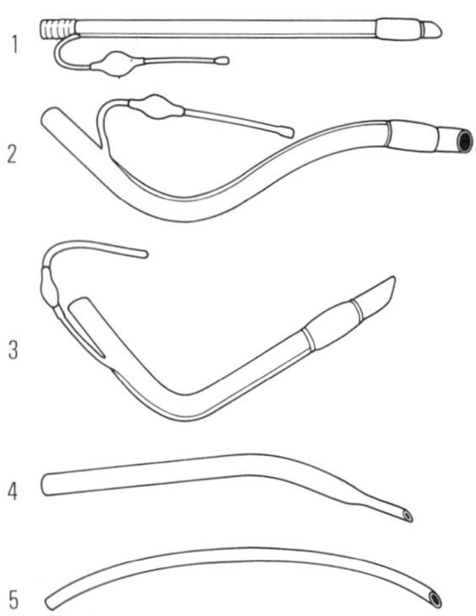

Endotrachealtubus:
Tubus nach Woodbridge (1), Kuhn (2), Aslop (ONK-Tubus, 3), Cole (4), Säuglingstubus (5)

End|strom|bahn: (engl.) terminal vessels; syn. terminale Strombahn; der aus Arteriolen, Kapillaren u. postkapillaren Venen (Venolen) bestehende Abschnitt des Gefäßsystems, wichtig für die Mikrozirkulation*; nach hämodynam. Definition handelt es sich um den neutralen Bereich des terminalen Kapillarbetts zw. arteriellem Influx u. venösem Efflux (Wendepunkt des Kreislaufs). In diesem submakroskopischen Gefäßabschnitt spielt sich die gesamte nutritive Blutversorgung ab, d. h., nur hier findet d. Stoff- u. Gasaustausch zw. Blut u. Gewebe statt. Funktion: Versorgung aller peripheren u. zentralen Zellen mit Sauerstoff u. Nährstoffen, Aufrechterhaltung des richtigen thermalen u. Ionenmilieus. Vgl. Schock, Sludge-Phänomen.

End|wirt: (engl.) definitive host; Lebewesen (Tier, Mensch), welche die geschlechtsreifen Formen von Parasiten* mit Wirtswechsel* beherbergen; vgl. Zwischenwirt, Reservewirt.

End-zu-End-Ana|stomose (Anastomose*) f: s. Anastomose.

End-zu-Seit-Ana|stomose (↑) f: s. Anastomose.

En|ergie (gr. ἐνέργεια Tätigkeit, Wirksamkeit) f: (engl.) energy; Abk. E; bezeichnet die Fähigkeit eines Systems, Arbeit zu verrichten; SI-Einheit Joule* (J):

$$\begin{aligned} 1\ \text{Joule (J)} &= 1\ \text{Newton} \cdot \text{Meter (Nm)} \\ &= 1\ \text{Wattsekunde (Ws)} \\ &= 1\ \text{Volt} \cdot \text{Ampere} \cdot \text{Sekunde } (\text{V} \cdot \text{A} \cdot \text{s}) \end{aligned}$$

Atomphysikalische Energieeinheit: Elektronenvolt* (eV):

$$1\ \text{eV} = 1{,}602 \cdot 10^{-19}\ \text{Joule (J)}$$

E. kann als mechan. (kinet. od. potentielle), elektrische, magnet., chem., als Wärmeenergie od. Kernenergie auftreten. Die einzelnen Energieformen können ineinander umgewandelt werden; für ein abgeschlossenes System gilt jedoch, daß die Summe aller E. konstant ist (Energieerhaltungssatz). Aus der spez. Relativitätstheorie ergibt sich über die Einstein-Gleichung die Äquivalenz von Masse m u. Energie E:

$$E = m \cdot c^2$$

Dabei ist c die Lichtgeschwindigkeit im Vakuum. Diese Umwandlung von Masse in E. (u. umgekehrt) tritt im Bereich ionisierender Strahlung* u. Paarvernichtung* bes. deutlich auf.

En|ergie|abgabe, basale (↑): s. Harris-Benedict-Gleichung.

En|ergie|äqui|valent (↑; Äquivalent*) n: s. Äquivalent, energetisches.

En|ergie|dosis (↑; Dosis*) f: (engl.) absorbed energy; Symbol D; gibt die durch ionisierende Strahlung* auf Materie übertragene u. dort absorbierte Energie an. In Körpergeweben kann diese Energie biol. Wirkungen auslösen. SI-Einheit: Gray (Gy) bzw. Joule pro Kilogramm (J/kg), frühere Einheit Rad (1 Gy = 1 J/kg = 100 Rad); s. Dosis.

En|ergie|erhaltungs|satz (↑): Innerh. eines geschlossenen Systems bleibt die Energie* stets konstant, lediglich die Umwandlung versch. Energieformen ineinander ist möglich.

En|ergie|quotient (↑) m: (engl.) energy quotient; Abk. EQ; Quotient aus der Zufuhr von Kalorien bzw. Joule u. Körpergewicht.

En|ergie|umsatz (↑): (engl.) metabolic rate; Abk. EU; Energieproduktion pro Zeiteinheit bei best. Arbeitsleistung; setzt sich zus. aus Arbeit u. Wärmeproduktion. Der durchschnittliche sog. Nutzeffekt körperl. Arbeit (Kraft × Weg) bei isotonischer Muskelkontraktion entspricht ca. 20% des EU, der Rest erscheint als Wärme, bei isometr. Muskelkontraktion entsteht nur Wärme.

Auch Verdauung ist energieverbrauchende Tätigkeit (spezifisch-dynamische Wirkung* der Nahrungsstoffe). Der EU bei Ruhe wird durch den Grundumsatz* erfaßt. Messung des EU

Energieumsatz pro Tag: bei leichter Betätigung: 10 000 – 11 000 kJ (2 300 – 2 500 kcal) bei schwerer körperlicher Arbeit: 15 000 – 17 000 kJ (3 500 – 4 000 kcal)

durch Bestimmung der Arbeitsleistung (mittels Ergometer*) u. der Wärmeproduktion (mittels Kalorimetrie) od. indirekt mittels Spirometrie*.

E|nervierung: (chir.) Denervierung*.

En-face-Nische (frz. en face gegenüber): eindeutiges röntg. Symptom eines Wanddefekts des Ösophagus, des Magens, des Duodenums sowie des Jejunums, meist auf ulzeröser Grundlage; in der Aufsicht („en face") findet sich ein rundl. Kontrastmitteldepot, umgeben von einem kontrastarmen Randwall: das Schleimhautfaltenrelief ist konzentrisch zur Nische verzogen. Zur Sicherung des Befundes Darstellung im Profil (Kragenknopfulkus). Vgl. Ulcus ventriculi, Ulcus duodeni, Doppelkontrastmethode, Magen-Darm-Passage.

Enfluran (INN) n: 2-Chlor-1,1,2-trifluor-ethyl-(difluor-methyl)-ether (IUPAC); halogenierter Äther; Verw.: s. Inhalationsanästhetika.

ENG: Abk. f. Elektronystagmographie*, Elektroneurographie*.

Engel|flügel|stellung: s. Scapulae alatae.

Engelmann-Krankheit (Guido E., Orthop., Chir., Berlin, Wien, 1876-1934): s. Camurati-Engelmann-Syndrom.

Enghoff-Gleichung: Gleichung zur Berechnung der Totraumventilation*.

Englische Krankheit: s. Rachitis.

En|gramm (En-*; -gramm*) n: s. Gedächtnis.

Eng|winkel|glaukom (Glaukom*) n: s. Glaukom.

Enhancement (engl.) n: Erhöhung, Steigerung, Beschleunigung, z. B. eines pharmak. Effekts od. (röntg.) Kontrastverstärkung nach Gabe eines Kontrastmittels*.

Enhancement, im|muno|logisches (↑) n: Verhinderung bzw. Verzögerung der Abstoßungsreaktion* nach allogener Transplantation* durch aktive od. passive Immunisierung gegen das Spendergewebe; die spezif. Antikörper blokkieren die Transplantatantigene u. verhindern so die Sensibilisierung von T-Lymphozyten od. die Erkennung antigener Strukturen durch zytotoxische T-Lymphozyten.

Enkephal-: auch Enzephal-, Encephal-; Wortteil mit der Bedeutung „im Kopf befindlich", Gehirn; von gr. ἐγκέφαλος.

En|kephaline n pl: s. Endorphine.

En|kopresis (En-*; Kopr-*) f: (engl.) encopresis; sog. Einkoten; Verschmieren von Stuhl durch Kinder nach dem 4. Lj.; **Einteilung: 1.** primäre E.: vor abgeschlossener Sauberkeitserziehung; **2.** sekundäre E.: nach abgeschlossener Sauberkeitserziehung; **Urs.:** allgemeine Enwicklungsverzögerung, evtl. Reaktion auf Konfliktsituation als (v. a. bei sekundärer E.) Form der Regression; **Ther.:** Spieltherapie, Übungsbehandlung; **DD:** sog. Überlaufinkontinenz mit unwillkürlicher Kotentleerung bei hochgradiger Obstipation. Vgl. Enuresis.

Enolase f: Abk. ENO; Enzym der Glykolyse* (u. Glukoneogenese*), katalysiert die Wasserabspaltung (Wasseranlagerung) am 2-Phosphoglyzerat (Phosphoenolpyruvat).

Enol|form: gemeinsame Zwischenform des Zuckers, in die d. drei Zucker Glukose, Mannose u. Fruktose übergehen, wenn man sie zusammen in e. schwach alkal. Lösung bringt.

En|ophthalmus (En-*; Ophthalm-*) m: (engl.) enophthalmos; Zurücksinken des Augapfels in die Orbita; **Urs.:** Schwund des orbitalen Fettgewebes durch Abmagerung, Alter od. narbige Schrumpfung, nach Verletzung u. Dislokation der knöchernen Wand (E. traumaticus), z. B. bei Blow*-out-Fraktur, durch Sympathikuslähmung des glatten Orbitalmuskels (Horner*-Symptomenkomplex).

En|ostose (↑; Ost-*; -osis*) f: s. Hyperostose.

En|oxacin (INN) n: 1-Ethyl-6-fluor-1,4-dihydro-4-oxo-7-(1-piperazinyl)-1,8-naphthyridin-3-carbonsäure (IUPAC); Antibiotikum; Verw.: s. Gyrasehemmer.

Enoxi|mon (INN) n: 4-Methyl-5-[4-(methylthio)benzoyl]-2(3H)-imidazolon (IUPAC); Imidazolderivat mit langdauernder positiv inotroper Wirkung (durch Hemmung der Phosphodiesterase, führt zur Erhöhung von cAMP); **Verw.:** zur Kurzzeitbehandlung der schweren Herzinsuffizienz; **NW:** ventrikuläre Tachyarrhythmien; **Kontraind.:** schwere Niereninsuffizienz, schwere Hypovolämie u. a.

ensi|formis (lat. ensis Schwert; -formis*): schwertförmig.

Ent-: auch Ento-; Wortteil mit der Bedeutung innen; von gr. ἐντός.

Ent|amoeba (↑; Amöben*) f: Gattung kommensal od. parasitär lebender Rhizopoden; Fortbewegung durch Pseudopodien; Ektoplasma hyalin, Endoplasma gekörnt u. vakuolisiert;

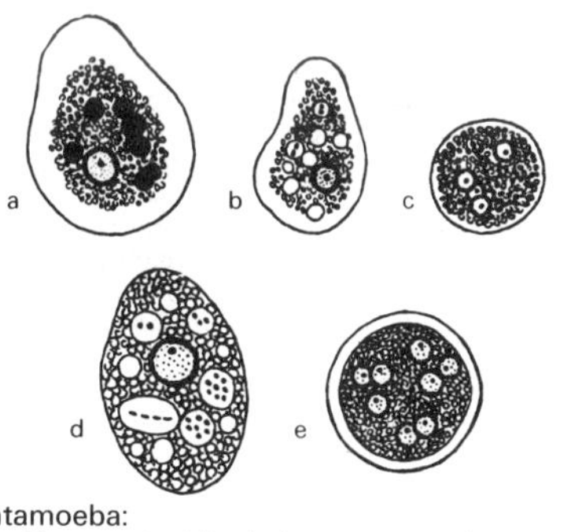

Entamoeba:
a-c: Entamoeba histolytica; a: vegetative pathogene Gewebeform; b: vegetative apathogene Darmlumenform; c: Dauerform od. Zyste
d-e: Entamoeba coli; d: apathogen; e: reife Zyste

Kern mit kleinem, zentral gelegenem Karyosom u. peripherem Chromatin. Vgl. Protozoen.

Ent|amoeba coli (↑; ↑) f: apathogene Dickdarmamöbe; ⌀ 20-30 µm, reife Zysten ⌀ 15-20 µm, achtkernig. **E. gingivalis** (↑; ↑) f: Kommensale in der Mundhöhle (Zahnbelag), 10-20 µm ⌀; bildet keine Zysten. **E. hartmanni**

(↑; ↑) f: morphol. mit Minutaform v. Entamoeba histolytica identische, jedoch kleinere u. apathogene Darmamöbe; Zyste ⌀ 5-10 µm.

Ent|amoeba histo|lytica (↑; ↑) f: syn. Entamoeba dysenteriae, Ruhramöbe; Err. der Amöbiasis*; die Unterscheidung zw. pathogenen u. apathogenen Stämmen erfolgt durch spezif. Isoenzymmuster. Die Gewebeinvasion wird u. a. durch von E. h. gebildete Proteasen ermöglicht. Normaler Kolonschleim wirkt protektiv; eine gestörte Schleimsekretion begünstigt die Parasiteninvasion ins Gewebe. Drei **Erscheinungsformen: 1.** vegetative apathogene Darmlumenform (Minutaform; ⌀ 10-20 µm) mit sog. Bruchsackpseudopodien, die Zysten bilden kann; **2.** Dauerform od. Zyste (⌀ 10-15 µm), im reifen Zustand vierkernig, im Stuhl nachweisbar; entsteht nur aus Minutaform, Übertragung durch orale Aufnahme von Zysten; **3.** vegetative, aus Minutaform hervorgegangene pathogene Gewebeform (Magnaform; ⌀ 20-30 µm) mit phagozytierten Erythrozyten; nachweisbar im Stuhl Erkrankter sowie in Geschwüren der Darmwand u. selten in Abszessen versch. Organe; **Nachw.: 1.** Magnaform in blutigen Schleimflöckchen frischen Stuhls (evtl. rektoskop. entnehmen), im Nativpräparat od. Ausstrich nach Eisen*-Hämatoxylin-Färbung; **2.** Zystenanreicherung mittels MIFC*; **3.** serol. Antikörpernachweis mittels KBR, ELISA, IFT; **4.** Biopsiematerial, z. B. aus Darmulkus, nativ od. histol.; **5.** Sektionsmaterial, v. a. aus dem Wandbereich von Abszessen u. Darmgeschwüren.

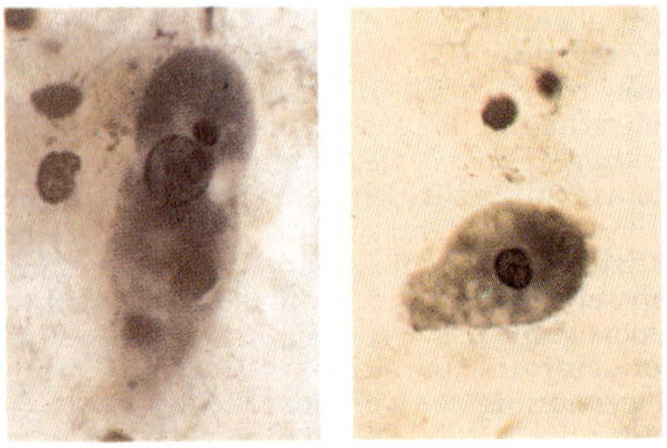

Entamoeba histolytica:
hämatophage Magna-Form (links) und Minuta-Form (Trophozoit) (rechts) (Heidenhain-Färbung) [547]

Entartungs|re|aktion f: (engl.) degeneration reaction; Abk. EaR; Veränderung der normalen elektr. Erregbarkeit von Nerven u. Muskeln als Zeichen einer Schädigung des zweiten motor. Neurons; vgl. Elektrodiagnostik.

Entartung, wachsige: (engl.) 1. waxy (amyloid) degeneration, 2. Zenker's (hyaline) necrosis; **1.** amyloide Degeneration; s. Amyloidose; **2.** Zenker*-Muskeldegeneration; **3.** Fettwachsbildung; s. Adipocire.

Entbindung: (engl.) delivery; **1.** Geburtsleitung (z. B. operative Entbindung*), auch syn. für Geburt* gebraucht; eine E. i. S. des Rechts der GKV liegt vor, wenn ein Kind entw. lebend geboren wird, d. h. wenn die natürl. Lungenatmung eingesetzt hat (Lebendgeburt*), od. wenn eine Totgeburt* ein Körpergewicht von mehr als 1000 g hat. Totgeborene Früchte, die weniger als 1000 g wiegen, sind Fehlgeburten (s. Abort). **2.** (ausdrückl. od. stillschweigende) E. des Arztes v. der Schweigepflicht*.

Entbindung, operative: (engl.) operative delivery; operative Geburtsbeendigung, umfaßt neben dem Einsatz versch. Hilfsmittel zur Entw. des Kindes (Geburtszange*, Saugglocke zur Vakuumextraktion*) auch Wendungsmanöver (s. Wendung) m. nachfolgender Extraktion u. chir. Eingriffe (Episiotomie*, Schnittentbindung*).

Entbindungs|lähmung, kindliche: s. Geburtslähmung.

Entbindungs|lähmung, mütterliche: Lähmung durch Druck des kindl. Kopfes auf den Plexus lumbosacralis; meist ist nur der N. ischiadicus, oft unter Aussparung des N. tibialis, betroffen.

Entbindungs|pfleger: offizielle Bez. f. männl. Hebamme*.

Entdifferenzierung: (engl.) anaplasia, dedifferentiation; Umwandlung normal differenzierter Zellen in atypische Zellen, als vollständige E. (s. Anaplasie) od. partielle E. (s. Dysplasie, epitheliale). Vgl. Tumorzellen.

Enten|gang: s. Gangstörungen.

Enten|schnabel|bruch: s. Fersenbeinfraktur.

Enter-: auch Entero-; Wortteil mit der Bedeutung Darm, Eingeweide; von gr. ἔντερον.

enteral (↑): in bezug auf d. Darm.

Enteritis (↑; -itis*) f: akute bis subakute Darmentzündung, Darmkatarrh; entzündl. Erkr. des Dünndarms; bei Mitbeteiligung des Magens: **Gastroenteritis**, des Dickdarms: **Enterokolitis**; **Ätiol.:** Inf. mit Darmbakterien, Kokken, Clostridien, Toxinen u. Viren (Enteroviren sind die Erreger der in den Sommermonaten häufigen Sommerdiarrhoe), bei Ruhr, Typhus, Paratyphus, Tuberkulose, Cholera; **Sympt.:** Durchfälle, krampfartige Bauchschmerzen, bei Gastroenteritis auch Übelkeit, Erbrechen, Magenschmerzen; ferner Kopf- u. Muskelschmerzen, Fieber; **Diagn.:** (röntg.) Beschleunigung der Dünndarmpassage (Kontrastbrei innerhalb von 2 Std. schon im Dickdarm), Spiegelbildung bei abnorm starker Dünndarmsekretion u. pathol. Gasbildung, Fiederung, Schummerung an d. Schleimhaut. Vgl. Diarrhoe.

Enteritis all|ergica (↑; ↑) f: allerg. Darmreaktion auf best. Nahrungsmittel, z. B. Milch, Fisch; vgl. Nahrungsmittelallergie.

Enteritis necroticans (↑; ↑) f: sog. Darmbrand; akute nekrotisierende Entz. des oberen u. mittl. Dünndarms, gelegentl. sind auch Ileum u. Kolon beteiligt; **Urs.:** Überlastung des Darms mit schwer verdaulichen (zellulosereichen) Vegetabilien (bei unterernährten Personen); diskutiert werden auch durch Clostridium perfringens verursachte Gefäßstörungen im Bereich des Kapillargebiets von Mesenterialgefäßabschnitten. **Sympt.:** akuter Beginn mit kolikartigen Schmerzen in d. Nabelgegend od. im re. Unterbauch, Blutstühle, Austrocknung, aufgetriebener Leib, mäßige Temperaturerhöhung, Kreislaufkollaps, u. U. Tod.

Enteritis regionalis Crohn (↑; ↑; lat. regio Gegend, Grenze) f: (engl.) Crohn's disease; syn. sklerosierende chron. Enteritis; frühere Bez. Morbus Crohn, Ileitis terminalis, Ileitis regionalis Crohn, narbenbildende Enteritis; **Pathol./Anat.:** unspezif. granulomatöse Entz., die alle Abschnitte des Verdauungstrakts vom Ösophagus bis zum After befallen kann, jedoch v. a. im Bereich des unteren Ileums u. des Kolons vorkommt. In etwa 40% der Fälle ist ausschließl. das terminale Ileum

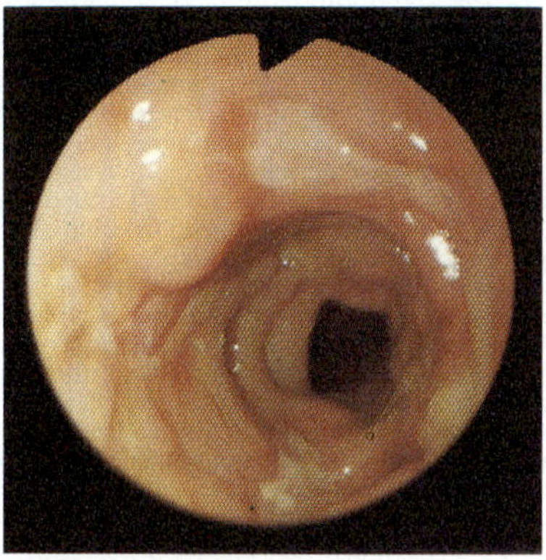

Enteritis regionalis Crohn: koloskopischer Befund [62]

(Ileitis terminalis) betroffen, selten Ösophagus u. Magen. **Vork.:** gleich häufig bei beiden Geschlechtern, meist zw. dem 20. u. 40. Lj.; **Ätiol.:** multifaktoriell; neben immun., genet. (polygene Vererbung), diätet. (z. B. Süßigkeiten) sowie infektiösen (Rotaviren, kapsellose Mykobakterien, Pseudomonasstämme) Faktoren wird dem psychosozialen Umfeld (Elternbeziehung) u. der prämorbiden Persönlichkeitsstruktur (depressiv, zwanghaft) Bedeutung beigemessen. **Sympt.:** Schmerzen häufig im re. Unterbauch, Durchfälle, Fieber, Gewichtsverlust, extraintestinale Sympt. (Arthritis, Erythema nodosum, Iridozyklitis); **Diagn.:** Kolonkontrasteinlauf (segmentärer diskontinuierl. Befall, aphthöse Ulzera, Pseudodivertikel, sog. Pflastersteinrelief, Fisteln), Koloskopie* mit Biopsie, Ultraschalldiagnostik (Sonographie) nach vorheriger retrograder Flüssigkeitsinstillation (verdickte Darmwand bei aufgehobener Wandschichtung); **Ther.:** Diät (u. U. parenterale Ernährung), Antidiarrhoika, bei Kolonbefall Salazosulfapyridin, ggf. Kortikosteroide, Antibiotika; evtl. stützende od. analytische Psychotherapie; bei Versagen der kons. Therapie Resektion des betroffenen Darmabschnitts; **Kompl.: 1.** akut: mechan. Ileus, Darmperforation, intestinale Blutung, tox. Megakolon; **2.** chron.: Fistelbildung, intra- u. retroperitoneale Abszesse, Konglomerattumoren mit Passagestörungen; bei Kolonbefall erhöhtes Karzinomrisiko; **DD:** Tuberkulose, Colitis ulcerosa, Appendizitis, Yersiniose, Aktinomykose.

Enteritis terminalis (↑; ↑; lat. terminus Ende, Grenze) **f:** s. Enteritis regionalis Crohn.

Entero|ana|stomose (↑; Anastomose*) **f:** (engl.) enteroanastomosis; op. End-zu-End- od. End-zu-Seit-Verbindung zweier Darmabschnitte nach Resektion; z. B. zur Umgehung eines auszuschaltenden Darmstückes; vgl. Braun-Enteroanastomose.

Entero|bacter (↑; Bakt-*) **m:** syn. Aerobacter; Gattung gramnegativer, peritrich begeißelter Stäbchenbakterien der Fam. Enterobacteriaceae* (vgl. Bakterienklassifikation), Voges*-Proskauer-Reaktion positiv; **Vork.:** ubiquitärer Boden-, Wasser- u. Pflanzenkeim; Bewohner des Intestinaltrakts von Mensch u. Tier; fünf Species. E. aerogenes (DD: Klebsiella* pneumoniae) u. E. cloacae sind selten opportunistische Erreger* von Harnweginfekten, Pneumonie, Meningitis u. Sepsis.

Entero|bacteriaceae (↑; ↑) **f pl:** Fam. gramnegativer, fakultativ anaerober Stäbchenbakterien (vgl. Bakterienklassifikation); **Vork.:** ubiquitär, v. a. Intestinaltrakt v. Mensch u. Tier; biochem. **Unterteilung** in 23 Gattungen; z. B. Escherichia, Shigella, Salmonella, Citrobacter, Klebsiella, Enterobacter (Aerobacter), Erwinia, Serratia, Hafnia, Edwardsiella, Proteus, Providencia, Morganella u. Yersinia.

Entero|biasis (↑; Bio-*; -iasis*) **f:** Darminfektion mit Enterobius* (Oxyuris) vermicularis; bei Kindern häufiger als bei Erwachsenen; **Sympt.:** Analpruritus, Stuhldrang, Proktitis, Analekzem, nervöse Störungen, gelegentl. Enterobius-Appendizitis. Die Weibchen legen ihre Eier nachts auf der perianalen Haut ab, daher keine Wurmeier im Stuhl. **Diagn.: 1.** Wurmeiernachweis*: **a)** Analabstriche (in 50% der Fälle positiv), bei Reihenuntersuchungen Zellophan-Klebestreifen-Methode (längs der Rima ani aufkleben u. über Nacht liegen lassen; auf Objektträger kleben u. b. schwacher Vergrößerung mikroskopieren; **b)** Stuhluntersuchung, nur in 5% der Fälle positiv; **c)** bei Kindern: mikroskop. Untersuchung des Fingernagelschmutzes; **2.** mittels Stuhlsieb nach Abführmitteln u. Wurmkur. **Ther.:** Piperazinpräparate; vgl. Nematodeninfektion.

Entero|bius vermicularis (↑; ↑) **m:** syn. Oxyuris vermicularis, Madenwurm; Darmparasit (Nematodes*) im untersten Dünndarm, Dick- u. Blinddarm (Wurmfortsatz); ♂ 2-5 mm lang, mit eingerolltem Hinterende, ♀ 9-12 mm mit nadeldünnem Schwanz; **Entw.:** Eiablage (s. umseitige Abb.) in d. Analfalten durch auskriechende ♀♀; innerh. weniger Stunden liegen infektiöse Larven vor. **Inf.** oral durch Autoinfektion (Juckreiz, After-Finger-Mund-Weg) od. verunreinigte Wäsche, Nahrungsmittel usw. oder Retrofektion (Rückwanderung im After ausschlüpfender Larven in den Dickdarm); nach oraler Aufnahme larvenhaltiger Eier schlüpfen Larven im Dünndarm u. entwickeln sich nach drei Häutungen zu Adultwürmern; Lebensdauer ca. drei Monate; starker Befall führt zu Enterobiasis*. **Vork.:** weltweit.

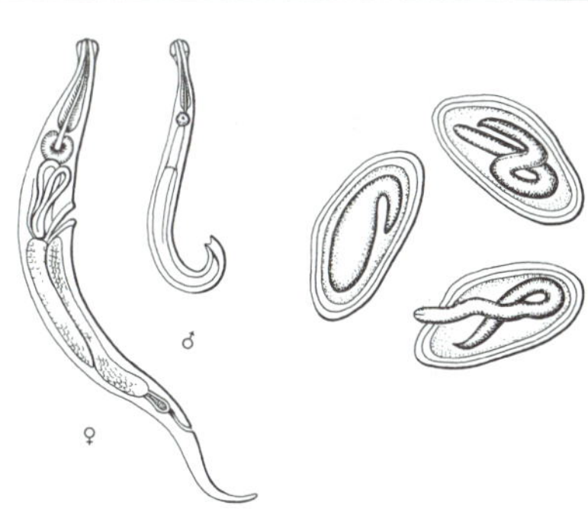

Enterobius vermicularis: männlicher und weiblicher Madenwurm (links), Eier mit ausgebildeten Embryonen (rechts)

Entero|gastron (↑; Gastr-*) **n:** s. GIP.

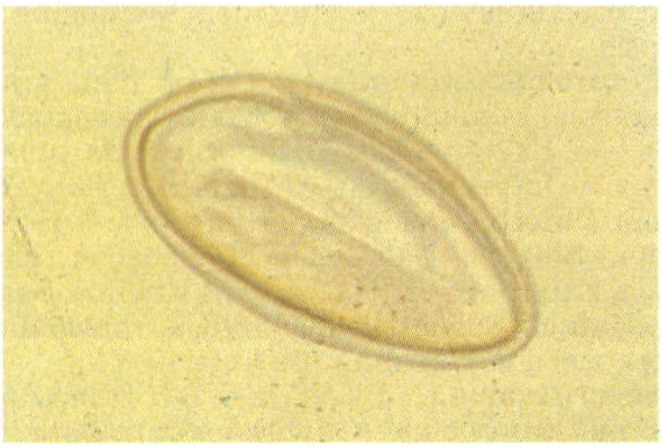

Enterobius vermicularis: infektiöses Ei (mit ausgebildetem Embryo) [442]

entero|gen (↑; -gen*): im Darm entstanden, v. Darm ausgehend.

Entero|gluc|agon (↑; Glyk-*; gr. ἄγων treibend, führend) n: gastrointestinales Peptidhormon m. glucagonähnlicher Immunantwort; in Ileum u. Colon nachgewiesen; hemmende Wirkung auf die Magensäuresekretion.

Entero|hormone (↑; Horm-*) n pl: s. APUD-System, Hormone, gastrointestinale.

Entero|kinase (↑; Kin-*) f: s. Enteropeptidase, Hormone, gastrointestinale.

Entero|klysma (↑; Klysma*) n: (engl.) enteroclysis, enema; **1.** i. e. S. Verfahren z. Verabreichung v. Pharmaka, Kontrastmitteln od. Nährlösungen in d. Dünndarm; **2.** i. w. S. Klistier*.

Entero|kokken (↑; Kokken*) n pl: Gattung grampos. Kokken der Fam. Streptococcaceae; s. Streptococcus.

Entero|kokken|pneumonie (↑; ↑; Pneum-*) f: (engl.) enterococcal pneumonia; (meist) lobäre Pneumonie* mit (überwiegend) subakutem Verlauf; Vork. relativ selten; **Err.:** Streptococcus faecalis u. faecium (sog. Enterokokken); **Ther.:** Ampicillin in Komb. m. Aminoglykosid-Antibiotika.

Entero|kolitis (↑; Kol-*; -itis*) f: (engl.) enterocolitis; Entzündung des Dünn- u. Dickdarms (Enteritis*); meist Bez. f. akute Diarrhoe*, am häufigsten verursacht durch bakterielle od. Virusinfektionen; vgl. Kolitis.

Entero|kolitis, isch|ämische (↑; ↑; ↑) f: s. Kolitis, ischämische.

Entero|kolitis, post|anti|biotische (↑; ↑; ↑) f: syn. Antibiotika-assoziierte Kolitis*.

Entero|kystom (↑; Kyst-*; -om*) n: s. Enterozyste.

Entero|myiasis (↑; gr. μυῖα Fliege; -iasis*) f: Madenkrankheit d. Darmes; s. Myiasis.

Enteron (↑) n: Darm, insbes. Dünndarm.

Entero|pathia lymph|angi|ec|tatica (↑; -pathie*) f: s. Enteropathie, exsudative.

Entero|pathie (↑; ↑) f: (engl.) enteropathy; allg. Bezeichnung f. Darmerkrankung.

Entero|pathie, ex|sudative (↑; ↑) f: (engl.) protein-losing enteropathy; syn. Eiweißverlustsyndrom, Gordon-Syndrom, eiweißverlierende Gastroenteropathie; erworbener od. angeb. massiver Eiweißverlust (Serumproteine) in den Magen-Darm-Kanal durch Übertreten von Plasmaproteinen in das Darmlumen (v. a. Exsudation von Albumin, aber auch Globulinen u. anderen großmolekularen Serumbestandteilen); Mechanismus unbekannt, evtl. gestörter Lymphabfluß od. vermehrte Lymphbildung; keine nosolog. Einheit, sondern Komplikation vieler Erkrankungen verschiedener Ätiol. u. Lokalisation; s. Ménétrier-Syndrom; **Sympt.:** Ödembildung (Eiweißmangelödem, Folge der Hypoproteinämie), Hypalbuminämie, Hypo- od. Achlorhydrie; exsudative Enteropathie i. e. S.: intestinale Lymphangiektasie durch angeb. od. erworbene Fehlbildung od. Verschluß des Lymphsystems (Enteropathia lymphangiectatica); Nachweis der Eiweißausscheidung durch mehrere Methoden mit radioaktiv markierten Makromolekülen (Proteine od. synthetische Stoffe); vgl. Gordon-Test.

Entero|pathie, hämor|rhagische (↑; ↑) f: (engl.) haemorrhagic enteropathy; Krankheitsbild, das durchweg bei alten Pat. auftritt u. morphol. das Bild des hämorrhag. Darminfarkts bei Fehlen eines Gefäßverschlusses zeigt; **Urs.:** Mangelversorgung des Darms durch Kreislaufumstellung bei meist kardialem Schock; **Letalität** nahezu 100%.

Entero|pathie, isch|ämische (↑; ↑) f: (engl.) ischaemic enteropathy; Hypoxämie* od. Anoxie* der Darmwand aufgrund einer arteriellen Minderdurchblutung; vgl. Angina abdominalis.

Entero|peptidase f: syn. Enterokinase; spezif. Protease, die die Umwandlung von Trypsinogen zu Trypsin* katalysiert; wird in der Duodenalschleimhaut gebildet u. in das Lumen sezerniert.

Entero|pexie (Enter-*; -pexie*) f: (engl.) enteropexy; Annähen des Darms od. anderer (gesenkter) Eingeweideorgane an fixe Stellen, z. B. die Bauchwand; vgl. Gastropexie, Kolopexie.

Entero|ptose (↑; -ptose*) f: (engl.) enteroptosis; Darmsenkung; Eingeweidesenkung als Folge verminderter Spannung der Gewebe, z. B. nach Abmagerung, Entbindung, Aszites.

Entero|skopie (↑; -skopie*) f: (engl.) enteroscopy; Endoskopie* von Jejunum u. Ileum.

Entero|spasmus (↑; Spas-*) m: (engl.) enterospasm; Darmkrampf; Spasmus der Darmmuskulatur; vgl. Tenesmus.

Entero|stenose (↑; Steno-*; -osis*) f: (engl.) enterostenosis; Darmverengung; vgl. Darmstenose.

Entero|stomie (↑; -stomie*) f: (engl.) enterostomy; **1.** op. Anlage einer äußeren Darmfistel*; z. B. als Ernährungsfistel in Form einer Duodeno- od. Jejunostomie bei inoperablem Magenkarzinom (Gastrostomie, Witzel*-Fistel) od. eines protektiven bzw. permanenten Anus* praeternaturalis (Kolostomie, Ileostomie); **2.** s. Enteroanastomose.

Entero|tom (↑; -tom*) n: (engl.) enterotome; Einflußgebiet des Spinalnerven im Bereich der Eingeweide.

Entero|toxine (↑; Tox-*) n pl: (engl.) enterotoxins; auf den Verdauungskanal wirkende Toxine von Bakterien versch. Gattungen (z. B. Staphylococcus, Vibrio, Clostridium, Pseudomonas, Escherichia); die E. (A-E) der Stämme von Staphylococcus* aureus sind relativ thermostabil, so daß sie bei der übl. küchentechn. Zubereitung der Speisen nicht zerstört werden. **Nachw.:** serologisch; vgl. Lebensmittelvergiftung, Toxine, Aflatoxine.

Entero|virus (↑; Virus*) n: (engl.) enterovirus; zu den Picornaviridae* gehörendes Genus säurestabiler, enteropathogener RNA-Viren; **Verbreitung:** weltweit bei Mensch, Nagern, Schwein, Rind u. versch. Affenarten; Infektionen verlaufen häufig inapparent od. mit v. a. gastrointestinaler Symptomatik. **Unterteilung:** Poliomyelitis*-Viren (Typ 1-3), Coxsackie*-Viren (ca. 30

Serotypen), ECHO*-Viren (ca. 30 Serotypen); neuere Enterovirusisolate wurden als humane Enteroviren klassifiziert (Serotyp 68-72), deren epidemiol. wichtigster Vertreter das Hepatitis-A-Virus (Serotyp 72) ist. **Übertragung:** v. a. durch oral-fäkale Schmierinfektion u. Tröpfcheninfektion; **Proph.:** bisher nur gegen Poliomyelitis (orale Vakzine).

Entero|zele (↑; -kele*) f: (engl.) enterocele; Darmbruch; Hernie* mit Darm als Bruchinhalt.

Entero|zyste (↑; Kyst-*) f: (engl.) enterocyst; syn. Enterokystom; Dottergangzyste, die von einem persistierenden, intermediären Anteil des Ductus* omphaloentericus ausgeht u. mit Magen- od. Darmschleimhaut ausgekleidet ist.

Entfaltungs|knistern: inspirator. Rasselgeräusch über den bei bettlägerigen Pat. zusammengedrückten unteren Lungenteilen; hörbar b. den ersten tiefen Atemzügen nach dem Aufrichten; vgl. Crepitatio.

Entgiftung: (engl.) detoxification; **1.** (physiol.) das Unschädlichmachen endogen entstandener tox. Substanzen; meist durch Umwandlung in leichter ausscheidbare Stoffe, v. a. in der Leber durch Abbau, Umbau (Oxidation, Reduktion, Hydrolyse) od. Koppelung an andere Substanzen (Glukuronsäure, Sulfat u. a.); bei unzureichender Funktion von Leber od. Niere werden tox. Substanzen zurückgehalten; mögliche Folge: Coma hepaticum od. Urämie; **2.** (toxikol.) Verfahren zur mechan. Entfernung exogen zugeführter Gifte (primäre E. z. B. durch Blutreinigungsverfahren*), zur Inaktivierung v. Giften (s. Antidot) od. zur Verminderung der Giftresorption (sekundäre E.) sowie zur beschleunigten Giftelimination (tertiäre E., z. B. forcierte Diurese*); vgl. Vergiftung, Dialyse-Behandlung.

Enthaarung: Depilation, Epilation; vgl. Alopezie.

Enthemmung: (engl.) exaltation, disinhibition; **1.** (neurophysiol.) Steigerung der neuronalen Erregbarkeit inf. Ausfalls des hemmenden Einflusses von Nervenzentren od. Interneuronen; **2.** (psychol.) Bez. f. Freisetzung von Affekten bei Wegfall von Hemmungsmechanismen; Vork.: z. B. bei Intoxikationen (Alkohol u. a.), Psychose, Manie od. Schädelhirntrauma.

En|thesio|pathie (gr. ἔνθεσις das Hineinlegen; -pathie*) f: syn. Tendopathie*.

Enthirnungs|starre: (engl.) decerebrate rigidity; Dezerebrationssyndrom; nach Dezerebration auftretende **Sympt.:** Bewußtlosigkeit, erhöhter Muskeltonus, Streckhaltung des Rumpfs, Beugestellung der Arme, enge Pupillen, träge Lichtreaktion; lebhafte Reflexe, Stellreflexe u. pathol. Reflexe auslösbar; evtl. beschleunigte Atmung od. Cheyne-Stokes-Atmung, Steigerung von Pulsfrequenz, Blutdruck u. Körpertemperatur; **Urs.:** v. a. Hirndrucksteigerung, Einklemmung des Hirnstamms, Ventrikelblutung. Vgl. Syndrom, apallisches.

Entlastungs|naht: s. Nahtmethoden.

Entlastungs|syn|drom n: Bez. f. Kreislaufstörungen, die durch plötzl. Entlastung (Trainingsabbruch von Hochleistungssportlern, aber auch Urlaub od. Pensionierung zuvor stark belasteter Personen) entstehen.

Entlausung: (engl.) delousing; **1.** chem. durch Gammexane, Einstäuben des Körpers u. der Wäsche, Imprägnierung der Stoffe; ferner durch Phenol* sowie Kresolseifenlösung; **2.** durch gasförmige Mittel (Raumdurchgasung); **3.** physik. durch Wasserdampf bzw. trockene Hitze für 90 Min., Kombination der Entlausung (Desinsektion) mit der Entseuchung (Desinfektion*), z. B. bei Fleckfieber u. Rückfallfieber; **4.** durch Aushungern (verlauste Kleider 40 Tage in dicht schließenden Kästen belassen), dazu regelmäßiger Wäschewechsel (Hemmung der Vermehrung der Läuse, da 90% des Geleges dabei zugrunde gehen).

Entmarkungs|krankheiten: (engl.) demyelinating diseases; Sammelbez. f. Erkr. des ZNS mit herdförmiger Zerstörung der Marksubstanz, z. B. Multiple* Sklerose, Baló*-Krankheit, Creutzfeldt*-Jakob-Krankheit, diffuse Hirnsklerose*, Leukodystrophie*, subakute sklerosierende Panenzephalitis*.

Entmündigung: (engl.) interdiction; nach bisherigem Recht (§ 6 BGB a. F.) ein auf Antrag auszusprechender, rechtgestaltender Beschluß des Amtsgerichts, der die Geschäftsfähigkeit* inf. von Geisteskrankheit, Geistesschwäche, Verschwendung, Trunk- od. Rauschgiftsucht entzog od. beschränkte; das am 1.1.1992 in Kraft getretene „Gesetz zur Reform der Rechts der Vormundschaft u. Pflegschaft für Volljährige" (Betreuungsgesetz*) vom 12.9.1990 (BGBl. I S. 2002) hat die E. gänzlich abgeschafft u. durch die Betreuung* ersetzt.

Ento|derm (Ent-*; Derm-*) n: (embryol.) inneres der drei embryonalen Keimblätter*, aus dem sich Epithelien des primitiven Darms, der Allantois u. des Dottersacks bilden (primäres E.) u. das in der weiteren Entw. als sekundäres (intraembryonales) E. die Epithelien des Respirationstrakts, das Parenchym v. Tonsillen, Schilddrüse, Nebenschilddrüse, Thymus, Leber u. Pankreas, die Epithelien v. Harnblase u. Urethra, Paukenhöhle u. Tuba auditiva Eustachii bildet.

En|tomo|logie (gr. ἔντομος eingeschnitten; -log*) f: (engl.) entomology; Insektenkunde; vgl. Arthropoden.

Entomo|phthoro-Mykosen (Myk-*; -osis*) f pl: chron. Schimmelpilzinfektionen, die auf die Arten Basidiobolus haptosporus, Entomophthora coronata u. Conidiobolus incongruus zurückzuführen sind; nach Eindringen der Err. durch Wunden od. den Respirationstrakt bei vorher gesunden Pat. kommt es zur Ausbildung von subkutanen, nasalen od. pulmonalen Granulomen; **Ther.:** Cotrimoxazol, Amphotericin B; vgl. Mukor-Mykosen.

Ento|plasma (Ent-*; -plasma*) n: Endoplasma; innerer Protoplasmaanteil, umgeben von Ektoplasma*.

ent|otisch (↑; Ot-*): im Innern des Ohrs.

Ento|zoon (↑; gr. ζῷον Tier) n: s. Endoparasit.

Ent-Plasmide n pl: s. Plasmide.

En|tropium (gr. ἐντρέπειν umwenden) n: (engl.) entropion; Einwärtskehrung der Lidränder, meist des Unterlids (s. ums. Abb.); **Formen:** **1.** E. spasticum durch Krampf des M. orbicularis oculi bei Entz. des Auges; **2.** E. cicatriceum durch Narbenzug nach Verbrennung, Verätzung od. Entz. (z. B. Trachom, Pemphigus, Diphtherie); **3.** E. congenitum durch Hypertrophie der Randzone des M. orbicularis oculi; **4.** E. senile durch Erschlaffung der Lidretraktoren im Alter; **Kompl.:** Trichiasis, Entz., Ulkus.

Entrundung der Pupille: s. Pupillenentrundung.

Entseuchung: s. Dekontamination.

Entspannungs|zeit des Herzens: (engl.) cardiac isovolumic relaxation interval; Zeit vom Schluß der Semilunarklappen bis zur Öffnung

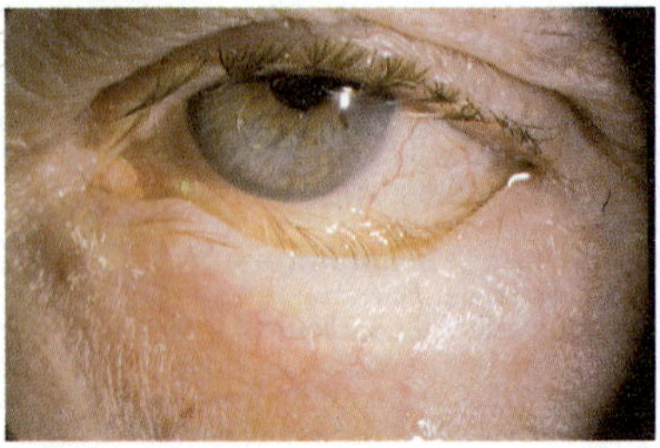
Entropium des Unterlids [362]

der Atrioventrikularklappen; s. Herzperiode (Abb.).

Entwesung: s. Desinfestation.

Entwicklung, ab|norme: (engl.) abnormal development; vorübergehende od. dauerhafte Persönlichkeitsveränderung mit evtl. Krankheitswert inf. anhaltender psych. Belastung, Frustration od. Disposition; nach dem Entwicklungskonzept Kretschmers kann jede Neurose u. jede körperlich nicht begründbare Psychose als a. E. (nicht als Krankheit) aufgefaßt werden. Vgl. Erlebnisreaktion, abnorme.

Entwicklungs|phasen f pl: (engl.) developmental phases; Zeitabschnitte der menschl. Entwicklung u. Reifung, die nach versch. Kriterien definiert werden können; **1.** Einteilung nach vorwiegend somatischen Kriterien; s. Lebensabschnitte; **2.** (psychoanalyt.) Einteilung hinsichtl. einer angenommenen psychosexuellen Entwicklung in **orale Phase** (bis 18. Lebensmonat, Befriedigung findet primär beim Saugen an der Mutterbrust statt), **anale Phase** (18.-36. Lebensmonat, Lust am Ausscheiden u. Zurückhalten der Exkremente), **phallische Phase** (ab 4. Lj., sexuelles Interesse am gegengeschlechtlichen Elternteil, u. U. Entstehung von Ödipus*-Komplex bzw. Elektra*-Komplex), **Latenzphase**, in der es bis zur Pubertät zur generellen Verdrängung sexueller Wünsche kommt, u. **genitale Phase** (Erwachsenenalter) mit dominierendem genitalem Lustgewinn; **3.** (psychol.) Einteilung in kognitive E. hinsichtl. der Entwicklung der kognitiven Funktionen u. des Denkens (J. Piaget) in **sensumotorische Phase** (Säuglingsalter, Erwerb praktischer Intelligenz u. sog. Objektpermanenz mit Vorstellungsvermögen eines nicht präsenten Objekts), **präoperationale Phase** (3.-6. Lj., Erwerb von Symbolfunktionen, z. B. Sprache; vgl. Sprachentwicklung), **konkret-operationale Phase** (6.-10. Lj., Erlernen reversibler mentaler Operationen), **formal-operationale Phase** (12.-18. Lj., Erwerb der Fähigkeit zu hypothetischem u. deduktivem Denken).

Entwicklungs|psycho|logie (Psych-*; -log*) f: (engl.) developmental psychology; Teilgebiet der Psychologie*, das sich mit der seelischen Entw. beschäftigt; im Vordergrund stehen: **1.** die Ontogenese (seelische Entfaltung des Individuums in den versch. Lebensabschnitten); **2.** die Phylogenese, d. h. die Entw. des menschl. Geschlechts auf den unterschiedl. geistig-kulturellen Stufen.

Entwöhnung: (engl.) withdrawal; **1.** (psychiatr./psychol.) Therapie bei Abhängigkeit* mit dem Ziel, durch psychol., soziale u. med. Unterstützung die Bindung an das Suchtmittel zu lösen u. durch biographisch sinnvolle Ziele u. Bindungen zu ersetzen; erfolgt je nach Suchtmittel durch Dosisreduzierung od. sofortige Abstinenz, evtl. als stationäre Therapie (s. Entziehung, Entzugssyndrom), danach langfristig ambulant od. in therap. Einrichtungen, möglichst wohnortnah u. unter Einbeziehung von Freunden od. Angehörigen, Selbsthilfegruppen bzw. einer Beratungsstelle. Chron. Suchtkranke benötigen zudem spez. Übergangseinrichtungen, betreutes Wohnen u. geschützte Arbeitsplätze, um den Therapieerfolg zu stabilisieren. **2.** (anästh.) Übergang zur Spontanatmung; s. Beatmung.

Entwurzelungs|de|pression (Depression*) f: (engl.) uprooting depression; durch einschneidende Veränderungen der psychosozialen Situation u. Verlust gewohnter sozialer u. kultureller Bezugs- u. Wertesysteme ausgelöste reaktive Depression* inf. freiwilliger od. erzwungener Ortswechsel. Häufiges Krankheitsbild bei Arbeitsmigranten u. Flüchtlingen.

Entziehung: meist stationär als Entziehungskur bei Abhängigkeit* erfolgende kontrollierte Vorenthaltung von Suchtmitteln, die zumeist schleichend (cave: epileptoide Anfälle u. Psychosen bei zu raschem Entzug z. B. von Barbituraten) abgesetzt werden; während der E. kann es zum Entzugssyndrom* kommen. Auf die E. folgt eine längere Phase der Entwöhnung*.

Entziehungs|erscheinungen: s. Entzugssyndrom.

Entziehungs|kur: s. Entwöhnung.

Entzügelungs|hoch|druck: (engl.) neurogenous hypertension; syn. neurogener Hochdruck; Hochdruck mit Tachykardie inf. Versagens der Blutdruckregulation (insbes. der sog. depressorischen Regulationsmechanismen) v. a. bei Schädigung der Pressorezeptoren od. von deren Leitungsbahnen durch Schädelbasisfrakturen*, Polyneuritis* u. a.

Entzündung: (engl.) inflammation; (Abwehr-) Reaktion des Organismus u. seiner Gewebe gegen verschiedenartige (schädigende) Reize; Ziel der E. ist es i. d. R., das schädigende Agens u. seine Folgen zu beseitigen. **Urs.:** hauptsächl. mechan. Einflüsse (Reibung, Druck, Fremdkörper), chem. Substanzen (Säuren, Basen), physik. Faktoren (Temperatur, Strahlen), Mikroorganismen (Viren, Bakt., Pilze, Parasiten) sowie vom Körper ausgehende (autogene) Reize wie Urämie, Zerfall von Zellen z. B. bei malignen Tumoren. Die Kenntnis der Urs. ermöglicht eine kausal begründete Therapie. **Pathogenese:** Eine E. kann ohne od. mit Beteiligung von immunpathol. Mechanismen ablaufen. Letztere bestimmen bisweilen die Verlaufsform u. Schwere der E. Der Entzündungsreiz wirkt dabei als Antigen* u. löst zelluläre u. humorale Immunreaktionen aus, meist unter Aktivierung von Komplement* (vgl. Allergie, Schock). **I. Ablauf der lokalen Entzündungsreaktion:** Die direkte Schädigung (Alteration) der Zellen u. Gewebe kann im Vordergrund des Erscheinungsbildes einer E. stehen (alterative E.). Die örtl. Reaktion des Gefäßbindegewebes führt: **1.** zu einer lokalen Durchblutungsstörung mit Steigerung der Gefäßpermeabilität für Blutplasma (Transsudation) u. für Blutzellen (Transmigration, Exsudation); **2.** zu einer Vermehrung stark wachsender ortsständiger Zellen (Proliferation). Die **lokale Durchblutungsstörung** läuft in drei Phasen ab: Die **1. Phase** führt unter Adrenalinausschüttung zu einer Verengung der Arteriolen mit einer (nur wenige Sek. bis Min. dauernden) Minderdurchblutung (Blässe). In der **2. Phase** löst sich der Arteriolenspasmus unter dem Einfluß des vegetativen Nervensystems, wodurch eine lokale Blutfülle, Hyperämie (Rötung) resultiert. Die **3. Phase** ist durch sog. Mediatoren* bedingt u. führt zu Verengung der Venolen mit Blutstau (Stase) u. den entsprechenden Folgen (Sludge*-Phänomen, Thrombozytenaggregation, Thrombose*, Permeabilitätsstörung, Exsudation: Schwellung). Die **Permeabilitätsstörung** läuft in zwei Phasen ab: Die **1. Phase** wird von Histamin u. Serotonin (Mediatoren aus Mastzellen u. Thrombozyten) eingeleitet u. dauert nur wenige Minuten; für die **2. Phase** sind andere, biol. aktive Mediatoren verantwortl. (Kinine*, Anaphylatoxin*, Slow* reacting substance, Prostaglandi-

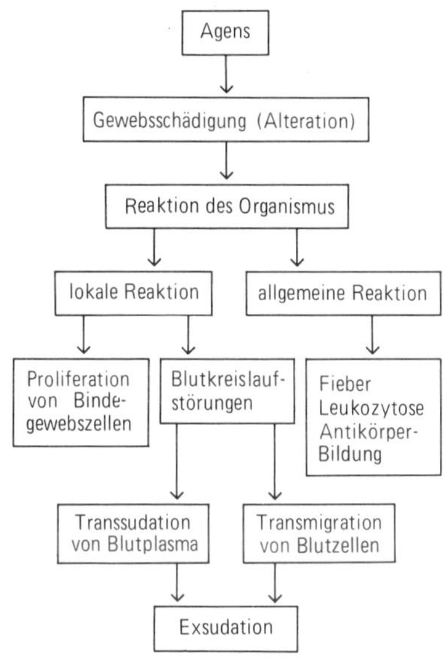

Entzündung:
Ablauf einer Entzündungsreaktion

ne* u. a.). Die **Blutplasmaexsudation** erfolgt durch die Lücken zw. den Gefäßendothelzellen (exsudative E.). An der Zellmigration beteiligen sich v. a. neutrophile, eosinophile u. basophile Granulozyten* (Mastzellen*), Makrophagen* (als Blutmonozyten od. als Gewebehistiozyten), Lymphozyten*. Von ihrer Migrations- u. **Phagozytoseleistung** hängen Verlauf u. Überwindung einer E. wesentl. ab; hierbei sind pathophysiol. chemotaktisch wirkende Substanzen wie Komplementfaktoren sowie phagozytosefördernde Substanzen wie Opsonine* beteiligt. **Lokale Entzündungszeichen** (sog. klassische Entzündungszeichen nach Celsus): **Rubor** (Rötung), **Calor** (Hitze), **Tumor** (Schwellung), **Dolor** (Schmerz), **Functio laesa** (gestörte Funktion). **II. Allgemeine Entzündungsreaktionen: 1.** beschleunigte Bildung v. Granulozyten (Granulozytose, Linksverschiebung); **2.** Zunahme der Synthese best. Plasmaeiweiße (Entzündungskonstellation); **3.** Steigerung des Stoffwechsels (Fieber); **4.** Auslösung von Immunreaktionen; **5.** subjektive Beschwerden wie Krankheitsgefühl, Abgeschlagenheit.

Einteilung der E. kann nach versch. Gesichtspunkten erfolgen: nach zeitlichem Ablauf: perakute E., akute E., subakute E., chronische E., rezidivierende E.; nach Ausbreitung u. Lokalisation: lokalisierte E., generalisierte E., metastasierende E. (mit Absiedelung entzündl. Herde); nach der Verlaufsform: **1.** exsudative E.: Exsudat steht im Vordergrund; entspr. dem Exsudatcharakter sind zu unterscheiden: **a)** seröse E. (eiweißreiches Ödem, spezif. Gewicht >1,015); **b)** serös-schleimige E. (erhöhte Schleimproduktion); **c)** fibrinöse E. (fibrinogenreiches Exsudat, wobei das Fibrinogen zu Fibrin polymerisiert); pseudomembranöse E.: flaches Fibringerinnsel auf der Schleimhaut; membranöse E.: flächenhaftes fibrinöses Exsudat verbindet sich mit e. Nekrose der darunterliegenden Schleimhaut; **d)** eitrige E. (reichl. Granulozyten u. Mikroorganismen, ferner reichl. andere Zellen u. Fibrin), Sonderformen der eitrigen E. sind Abszeß*, Empyem*, Phlegmone*; **e)** hämorrhagische E. (reichl. Erythrozyten im Exsudat); **f)** nekrotisierende E. (Zelluntergang steht im Vordergrund); **2.** granulomatöse E.: herdförmige Ansammlung v. Zellen (Granulom*) ohne od. mit Nekrosen steht im Vordergrund; entspr. dem Zellcharakter sind zu unterscheiden: **a)** Sarkoidosetyp (Epitheloidzellen*, Langhans*-Zellen); **b)** Tuberkulosetyp (wie a, jedoch mit zentraler Nekrose); **c)** Pseudotuberkulosetyp, retikulär-abszedierender Typ (neutrophile Granulozyten, die v. Retikulumzellen* umgeben sind); **d)** rheumatischer Typ (Histiozyten, Lymphozyten, Plasmazellen, wenig Granulozyten mit zentraler, fibrinoider Nekrose als Aschoff*-Geipel-Knötchen); **e)** rheumatoider Typ (Histiozyten, Bindegewebefasern mit großem Nekrosezentrum, sog. Bang-Granulom); **f)** Fremdkörpertyp (Makrophagen, mehrkernige Riesenzellen); **3.** proliferative (granulierende) E.: Proliferation ortsständiger u. eingewanderter Zellen; Entwicklung von Granulationsgewebe (lockeres, gefäßreiches Bindegewebe mit Granulozyten, Lymphozyten, Makrophagen), Abgrenzung von Abszessen od. Nekrosen; Vermehrung von faserbildenden Zellen mit späterer Bildung von Zwischenzellsubstanz; entspr. ihrer Entstehung sind zu unterscheiden: **a)** reparative Form (engl. repair-phase) nahezu jeder serös-exsudativen E. führt zur (nicht aggressiven) Vernarbung; **b)** reparativ-organisatorische Form bei fibrinöser E. führt ebenfalls zur (nicht aggressiven) Vernarbung; **c)** proliferative Form als entzündungsbeherrschende Reaktion bei immunpathol. Genese (fibrinoide Nekrose, Umwandlung v. Bindegewebezellen zu faserbildenden Fibroblasten, Vermehrung von Zwischenzellsubstanz), meist progredient-aggressiver Verlauf. **Progn.** des Entzündungsvorgangs hängt von Art, Stärke u. Dauer des Entzündungsreizes, vom Ort der E. sowie von der örtlichen u. allg. Reaktion des Organismus ab; entweder **1.** völlige Wiederherstellung von Gestalt u. Funktion (restitutio ad integrum) od. **2.** chronische E. mit möglicher Streuung bzw. **3.** Narbenbildung.

Entzündung, inter|stitielle: (engl.) interstitial inflammation; Entzündung, die v. a. im Binde- od. Stützgewebe verläuft u. die Parenchymzellen freiläßt.

Entzündung, re|parative: Entzündung mit nachfolgendem Ausgleich des Schadens inf. Granulationsgewebebildung.

Entzündungs|bestrahlung, röntgeno|logische: (engl.) antiphlogistic irradiation; Röntgenstrahlenbehandlung entzündl. Erkr.; selten angewendete Meth. nach den Regeln der Oberflächentherapie*, Halbtiefentherapie* u. Tiefentherapie* (abhängig von der Tiefe des entzündl. Prozesses). Bei Verwendung kleiner Einzeldosen kann der Verlauf entzündl. Erkr. wesentlich abgekürzt werden.

Entzugs|blutung: s. Abbruchblutung.

Entzugs|delir (lat. delirare verrückt sein) n: (engl.) withdrawal delirium; i. R. eines Entzugssyndroms* auftretendes Delir*; z. B. Delirium* tremens.

Entzugs|status m: Status epilepticus nach abruptem Absetzen antiepilept. Medikamente; s. Epilepsie.

Entzugs|syn|drom n: (engl.) withdrawal syndrome; bei Entziehung* in Abhängigkeit von den entzogenen Suchtmitteln, der Dosis u. persönl. Faktoren auftretende Sympt. mit Kopfschmerz, Blutdruckabfall, Hitzegefühl, Schweißausbruch, Tremor, Schlafstörungen, Unruhe, Halluzinationen, apath.-depressiven Verstimmungen, evtl. Suizidneigung (bei Entzug von Amphetaminen), Delir (bei Entzug von Alkohol u. Barbituraten) u. akuter Psychose; vgl. Abhängigkeit, Delirium tremens, Entwöhnung.

E|nukleation (lat. enucleare entkernen) f: (engl.) enucleation; (chir.) Ausschälung; z. B. des Augapfels aus der Tenon-Kapsel (Exenteratio* bulbi), des Prostataadenoms aus der prostatischen Kapsel (Prostataadenomektomie*), Myomenukleation*.

En|ulis (En-*; gr. οὖλον Zahnfleisch) f: der Epulis* entspr., aber innerh. des Kieferkörpers wachsende pathol. Granulationsgeschwulst.

En|uresis (↑; Ur-*) f: Bettnässen; überwiegend nachts (E. nocturna), nicht nur sporadisch auftretende unwillkürl. Blasenentleerung nach dem vollendeten 4. Lj. (nur in 20% Einnässen am Tag als E. diurna); Vork. bei ca. 15% aller Kinder; fam. Häufung; **Einteilung: 1.** primäre E., bei der das Kind nie trocken war; **2.** sekundäre E., mindestens 6 Mon. nach gelungener Reinlichkeitserziehung; **Urs.:** bei sekundärer E. oft psychische (Überforderungs-)Reaktion, z. B. nach Geburt von Geschwistern, Ehescheidung der Eltern, Milieuwechsel; bei primärer E. auch org. Erkr. (z. B. Spina bifida, Zystitis); **Ther.:** evtl. Familientherapie, in begründeten Einzelfällen Versuch mit Imipramin; **Progn.:** meist Spontanheilung. Vgl. Enkopresis.

Envelope (engl. Umschlag) n: äußere Hülle (Lipoproteinmembran) eines Virion; vgl. Viren.

En|zephal-: s. a. Encephal-.

En|zephalie (Enkephal-*) f: Austritt von Hirngewebe bei angeb. Fehlbildungen; vgl. Inienzephalie.

En|zephalitis (↑; -itis*) f: (engl.) encephalitis; Entz. des Gehirns, **pathol.-anat.** als Entz. der grauen Substanz (Polioenzephalitis), der weißen Substanz (Leukoenzephalitis) od. des gesamten Gehirns (Panenzephalitis), evtl. mit Beteiligung der Meningen (Meningoenzephalitis*); erregerbedingte E. sind meldepflichtige Erkr.; **ätiol. Einteilung: 1.** E. durch Viren: häufigste Form, verursacht v. a. durch neurotrope Viren, z. B. Arboviren, ECHO-Viren, Coxsackie-Viren, Herpes-Viren, Rhabdoviren. Virale Inf. sind Urs. der Encephalitis* lethargica sive epidemica, Zeckenenzephalitis*, Pferdeenzephalitis*, der subakuten sklerosierenden Panenzephalitis*, Meningoencephalitis* herpetica u. des Reye*-Syndroms. Eine klin. oft asymptomatisch verlaufende Inf. des Gehirns wird v. a. durch HIV* verursacht. **2.** E. durch Bakterien: häufig als embolische Herdenzephalitis bei Endokarditis mit Verschleppung septischer Partikel u. Embolie insbes. der kleinen Hirngefäße (s. Abb.), verursacht v. a. durch Staphylococcus aureus u. Streptokokken. Bei Pat. unter immunsuppressiver Ther. od. Erkr. des Immunsystems können v. a. Enterobacteriaceae, Listeria, Nocardia u. a. Err. eine E. od. einen Hirnabszeß verursachen. **3.** E. i. R. von Mykosen (z. B. Kryptokokkose), Protozoen-Infektionen (z. B. Toxoplasmose) u. Wurmerkrankungen; **4.** reaktive E.: allergisch od. immun. bedingt; als parainfektiöse E., z. B. bei Masern, Röteln, Parotitis epidemica, Windpocken sowie als postvakzinale Enzephalitis od. perivenöse Enzephalomyelitis*; **5.** E. unklarer Ätiol.: in Zus. mit versch. Erkrankungen, z. B. Vogt-Koyanagie-Syndrom, Whipple-Krankheit, Sarkoidose, Behçet-Krankheit, Encephalomyelitis disseminata (s. Multiple Sklerose) auftretend od. als retikulohistiozytäre E. bei Retikulosen; **Klin.:** trotz unterschiedl. Ätiol. sehr ähnliche Sympt., v. a. plötzlich einsetzendes hohes Fieber, Kopfschmerzen, Nackenschmerzen, evtl. meningeales Syndrom*, Bewußtseinsstörungen u. psych. Störungen i. S. einer Psychose, u. U. zerebrale Herdstörungen mit Mono- od. Hemiparesen, epileptischen Anfällen u. Hirnnervenausfällen, im weiteren Verlauf evtl. Zeichen der Hirndrucksteigerung; mögliches Folgestadium: postenzephalitisches Syndrom*; **Diagn.:** Lumbalpunktion zur Liquordiagnostik (Pleozytose u. Erhöhung des Eiweißes, evtl. Erregernachweis mögl.), im Blut Neutrophilie u. Leukozytose; Elektroenzephalographie (Allgemeinveränderungen), Kernspintomographie (evtl. frühzeitiger Nachweis eines Hirnödems); **DD:** Apoplexie, Enzephalopathie, Hirntumoren, Intoxikationen. Vgl. Meningitis.

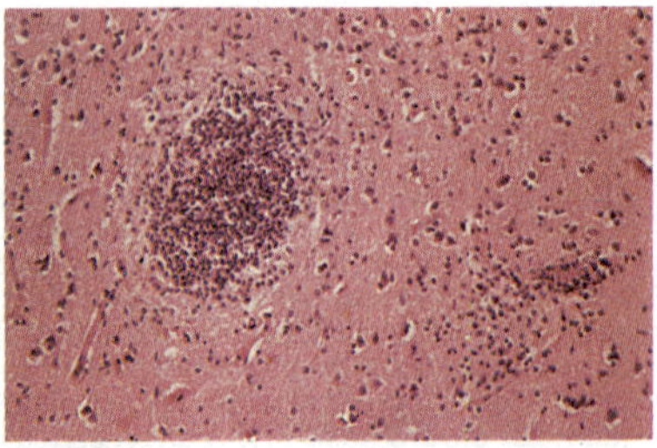

Enzephalitis:
embolische Herdenzephalitis; histologischer Befund mit Eiterabsiedlung im Gehirn bei bakterieller Endokarditis [89]

En|zephalitis, epi|demische (↑; ↑) f: s. Encephalitis lethargica sive epidemica. **E., equine** (↑; ↑) f: s. Pferdeenzephalitis. **E., post|in|fektiöse** (↑; ↑) f: syn. parainfektiöse Enzephalitis; s. Enzephalitis.

En|zephalitis, post|vakzinale (↑; ↑) f: (engl.) post-vaccinal encephalitis; Enzephalitis, die als rel. seltene Kompl. nach einer Schutzimpfung* auftritt; Vork. bei Schutzimpfung gegen Variola, Masern (Häufigkeit ca. 1 : 1-2 Million Impfungen), Keuchhusten (ca. 1 : 300 000). Vgl. Enzephalomyelitis, perivenöse; Vakzinationsschäden.

En|zephalitis, zentral|europäische (↑; ↑) f: s. Zeckenenzephalitis, FSME.

En|zephalo|enteritis (↑; Enter-*; -itis*) **f:** syn. Säuglingstoxikose*.

En|zephalo|graphie (↑; -graphie*) **f:** s. Elektroenzephalographie, Echoenzephalographie, Pneumenzephalographie.

En|zephalo|malazie (↑; -malazie*) **f:** (engl.) encephalomalacia; Gehirnerweichung; meist als ischämischer Infarkt (Encephalomalacia alba) ohne Blutaustritt, seltener als hämorrhagischer Infarkt (Encephalomalacia rubra) mit intrazerebraler Blutung durch Anoxie eines Gehirnareals (Apoplexie*); Auftreten einer Kolliquationsnekrose nach 1-3 Wochen.

En|zephalo|meningitis (↑; Mening-*; -itis*) **f:** s. Meningoenzephalitis.

En|zephalo|meningo|zele (↑; ↑; -kele*) **f:** s. Enzephalozele.

En|zephalo|myelitis (↑; Myel-*; -itis*) **f:** Entzündung von Gehirn u. Rückenmark.

En|zephalo|myelitis, peri|venöse (↑; ↑; ↑) **f:** (engl.) perivenous encephalomyelitis; diffuse perivenöse Herdenzephalitis; Ausbreitungstyp der Enzephalitis* mit entzündl. Infiltraten u. Demyelinisation in d. Umgebung der venösen Gefäße des Gehirns u. Rückenmarks; **Vork.:** nach Pokkenschutzimpfung (postvakzinale p. E.) od. bei exanthematischen Infektionskrankheiten (parainfektiöse p. E.); vgl. Vakzinationsschäden.

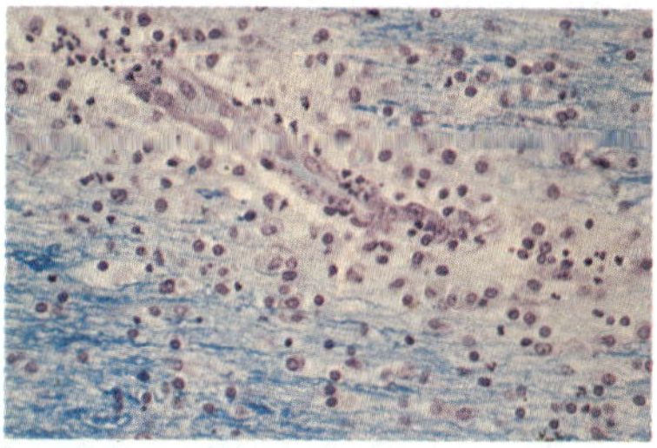

Enzephalomyelitis, perivenöse: histologischer Befund mit Lymphozyten, Gliaproliferaten und Entmarkung um eine kleine Hirnvene [89]

En|zephalo|myelitis, sub|akute chronische (↑; ↑; ↑) **f:** s. Slow virus infection (Tab.).

En|zephalo|myelo|pathie, nekrotisierende (↑; ↑; -pathie*) **f:** syn. Leigh*-Syndrom.

En|zephalo|myo|karditis (↑; My-*; Kard-*; -itis*) **f:** (engl.) encephalomyocarditis; syn. EMC-Syndrom; akute fieberhafte Enzephalomyelitis mit Bewußtseinsstörungen u. motor. Lähmungen; gleichzeitig Myokarditis*; **Urs.:** sog. EMC-Virus, ein Cardiovirus* der Picornaviridae*. Vgl. Enzephalitis.

En|zephalo|myo|pathie, mito|chondriale (↑; ↑; -pathie*; gr. μίτος Faden; Chondr-*) **f:** klin. u. morphol. heterogene Gruppe von Erkr. mit Störungen der mitochondrialen Atmungskette; gemeinsame Sympt. sind Myopathie (sog. ragged red fibres myopathy), Minderwuchs, Demenz, Innenohrschwerhörigkeit, fakultativ Ophthalmoplegie, Retinitis pigmentosa, epileptische Anfälle, Myoklonien, Ataxie u. neurol. Herdstörungen; **Formen: 1.** Kearns*-Sayre-Syndrom; **2.** Myoklonusepilepsie mit ragged red fibres (Abk. MERRF); **3.** Myopathie, Enzephalopathie, Laktatazidose, Schlaganfälle (Abk. MELAS).

En|zephalon (↑) **n:** (anat.) Gehirn.

En|zephalo|pathie (↑; -pathie*) **f:** (engl.) encephalopathy; Sammelbez. f. nichtentzündl. Erkrankungen od. Schädigungen des Gehirns unterschiedlicher Ätiol.; **Vork.:** bei zerebrovaskulärer Insuffizienz, Binswanger-Krankheit, Hypertonie, Urämie, chron. Dialyse, Diabetes mellitus, hepatolentikulärer Degeneration, als portokavale Enzephalopathie, toxische E. (z. B. bei Bleivergiftung), Wernicke-E., posttraumatische E. nach Schädelhirntrauma, Boxerenzephalopathie u. a.; **Klin.:** sehr wechselnde, von der zugrundeliegenden Erkr. abhängige Symptomatik; Allgemeinsymptome wie Kopfschmerz, Erbrechen, Bewußtseinsstörungen, psychische Veränderungen (z. B. symptomatische Psychose, org. Psychosyndrom) u. zerebrale Herdstörungen. Vgl. Enzephalitis.

En|zephalo|pathie, hepato|portale (↑; ↑) **f:** s. Enzephalopathie, portokavale.

En|zephalo|pathie, porto|kavale (↑; ↑) **f:** (engl.) portocaval encephalopathy; syn. hepatoportale Enzephalopathie; Sammelbez. f. die bei chron. verlaufenden Lebererkrankungen (v. a. bei Leberzirrhose*) auftretenden neurol. u. psychopathol. **Sympt.:** Depressionen, Müdigkeit, Antriebsschwäche, extrapyramidale Bewegungsstörungen (Flapping tremor), u. U. Bewußtseinsverlust u. hepatisches Koma*; **Urs.:** Ausschaltung der Leber aus dem Pfortaderkreislauf mit Ausbildung eines Kollateralkreislaufs bzw. nach op. Anlage eines portosystemischen Shunts* bei portaler Hypertension*; dadurch werden toxische, im Darm gebildete Substanzen, v. a. Ammoniak* (sog. Ammoniakintoxikation) u. a. Eiweißabbauprodukte (z. B. Phenole), von der Leber nicht aus dem Blutkreislauf eliminiert. **Ther.:** v. a. Beschränkung der Eiweißaufnahme, Gabe von Lactulose.

En|zephalo|pathie, sub|akute spongi|forme (↑; ↑) **f:** s. Slow virus infection (Tab.). **E., sub|kortikale arterio|sklerotische** (↑; ↑) **f:** syn. Binswanger*-Krankheit. **E., ur|ämische** (↑; ↑) **f:** Enzephalopathie* i. R. einer Urämie*.

En|zephalor|rhagie (↑; gr. ῥαγή Riß) **f:** Hirnblutung; s. Apoplexie.

En|zephalo|zele (↑; -kele*) **f:** (engl.) encephalocele; syn. Hernia cerebri; sog. äußerer Hirnprolaps, Hirnbruch; angeb. od. erworbener bruchartiger Vorfall von Hirnsubstanz durch einen Defekt des knöchernen Schädels, bes. der Hinterhauptschuppe; **Formen: 1.** Enzephalozystozele: E. mit Beteiligung der Hirnventrikel; **2.** Hydroenzephalozele: E. mit Flüssigkeitsansammlung; **3.** Meningoenzephalozele, Enzephalomeningozele: E. mit Vorfall der Meningen u. Beteiligung der Hirnventrikel; **Ther.:** bei kleiner E. Abtragung an der Basis u. Verschluß durch Faszienplastik; bei großer E. Rückverlagerung u. plast. Verschluß. Vgl. Meningozele.

En|zephalo|zysto|zele (↑; Kyst-*; -kele*) **f:** s. Enzephalozele.

En|zym|aktivität (Enzyme*) **f:** s. Enzyme.

En|zym|de|fekt (↑) **m:** (engl.) enzyme defect, enzymatic defect; herabgesetzte od. fehlende Aktivität eines Enzyms; s. Enzymopathien.

En|zym|diagnostik (↑) **f:** (engl.) enzyme diagnostics; Bestimmung von Enzymaktivitäten in biol. Proben (z. B. Serum, Verdauungssekrete); der Nachweis von organspezif. Enzymen*, Isoenzymen* sowie die Relation best. Enzyme zueinander (sog. Enzymmuster*) gibt Hinweise auf eine Schädigung best. Organe bzw. Gewebe. Eine

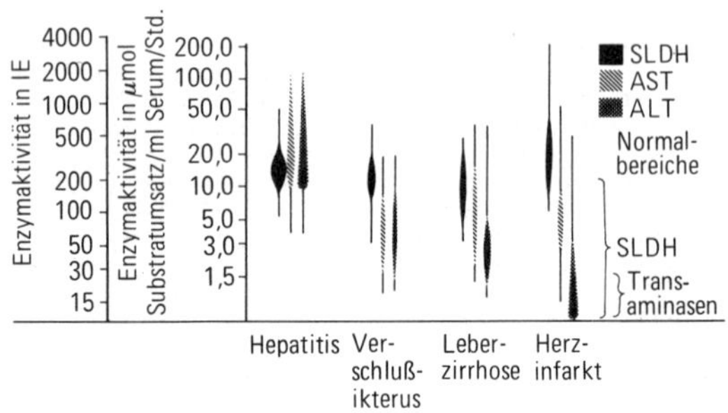

Enzymdiagnostik:
Enzymaktivität bei verschiedenen Krankheiten [6]

Zellschädigung od. Störung der Membranfunktion führt häufig zu einer Freisetzung intrazellulär lokalisierter Enzyme u. zum Anstieg der Enzymaktivität im Serum (z. B. bei Herzinfarkt, akuter u. chron. Hepatitis, Pankreatitis, Muskelerkrankungen). Für die E. wichtig sind v. a. Laktatdehydrogenase* u. Kreatinkinase* sowie deren Isoenzyme, alkalische u. saure Phosphatasen*, Transaminasen*, Amylasen*.

En|zyme (gr. ἐν hinein, innerhalb; ζύμη Sauerteig) n pl: (engl.) enzymes; ältere Bez. Fermente; Proteine, die als Katalysatoren chem. Reaktionen in lebenden Organismen ohne Beeinflussung ihres Gleichgewichts beschleunigen; bei mehreren nacheinander ablaufenden enzymat. Reaktionsschritten kommt es jedoch durch die ständige Entfernung eines Reaktionspartners zu einem vom chem. Gleichgewichtszustand abweichenden sog. Fließgleichgewicht (steady state). Die **Funktion** eines Enzyms ist an die Intaktheit seines räuml. Aufbaus (native Raumstruktur, Kettenkonfiguration) gebunden, wobei durch die Anordnung mehrerer benachbarter Aminosäurereste das sog. Aktivitätszentrum gebildet wird, an das sich die an der Reaktion beteiligten Substanzen (Substrate) anlagern. Ein Enzym kann jeweils nur eine der für ein Substrat möglichen Reaktionen katalysieren (Wirkungsspezifität, s. Abb.). Wenn bei enzymat. Reaktionen Elektronen, Ionen od. Molekülgruppen vom Substrat abgespalten od. daran angelagert werden, benötigt ein Enzym sog. Coenzyme*, die diese Bestandteile aufnehmen bzw. abgeben; einige E. benötigen außerdem Metallionen als Cofaktor*. Bei stöchiometrischer Bindung eines Metallions an ein Enzym spricht man von Metall-Enzym (z. B. Kupfer in Oxidasen, Eisen in elektronenübertragenden E.). E. sind auch außerh. der intakten Zelle funktionsfähig, wenn die notwendigen Reaktionsbedingungen gegeben sind. Maß einer Enzymmenge ist die enzymat. Aktivität, d. h. die Substratmenge, die pro Zeiteinheit umgesetzt wird; Maßeinheit: SI-Einheit ist das Katal* (1 Mol Substratumsatz pro Sekunde im Liter), ersetzt die Internationale Einheit (IE) = Unit (U). Enzymaktivitätsmessungen werden unter optimalen Bedingungen (optimaler pH-Bereich, Substratsättigung) bei Standardtemperatur meist mit Hilfe photometrischer Methoden (z. B. als optischer Test*) durchgeführt. Die **Affinität** von Enzym zu Substrat wird durch die Michaelis-Menten-Konstante (Km) beschrieben, die **Umsatzgeschwindigkeit** eines Enzyms durch die spezif. Aktivität (U/mg Protein) od. die Wechselzahl (turnover number, Zahl der Mole Substrat, die von einem Mole E. pro Min. umgesetzt werden); weitere wichtige Charakteristika von E. sind das Molekulargewicht (meist zw. 10^4 u. 10^6) u. pH-Optimum. Die E. einer Stoffwechselkette sind meistens in best. Zellräumen (Kompartimenten) zusammengefaßt (z. B. die E. der Atmungskette* in den Mitochondrien*, der Glykolyse* im Zytoplasma*, der Proteinbiosynthese* an den Ribosomen*). Die Regulation der Enzymaktivität erfolgt u. a. durch Enzyminduktion od. -repression, allosterische Regulation u. Rückkopplung; sie kann durch Hemmstoffe (Inhibitoren) od. Aktivatoren beeinflußt werden. **Enzymhemmung: 1.** kompetitive Hemmung* (eine dem Substrat ähnliche Verbindung kann zwar angelagert, aber nicht umgesetzt werden); **2.** durch Veränderung der Raumstruktur (nicht kompetitive od. allosterische Hemmung); **3.** durch Überangebot an Substrat (Substrathemmung). Bei der Steuerung des Stoffwechsels spielen Hemmung u. Aktivierung best. Schlüsselenzyme (z. B. Phosphofruktokinase*) eine wesentl. Rolle; häufig erfolgt eine Regulation durch Rückkopplung mit Stoffwechselprodukten. Die Benennung der E. erfolgt meist nach ihrem spezif. Substrat od. ihrer Wirkungsweise plus der Endung -ase; neben den systemat. Namen u. Nummern (festgelegt im „Enzyme Code", EC) werden häufig kürzere Trivialnamen verwendet. **Einteilung: 1.** Oxidoreduktasen: **a)** auf =CH—O wirkend; z. B. Laktatdehydrogenase; **b)** auf —CH=O wirkend; z. B. Glyzerin-Aldehyd-3-Phosphat-Dehydrogenase; **c)** auf =CH—CH= wirkend; z. B. Dehydrouracildehydrogenase; **d)** auf =CH—NH wir-

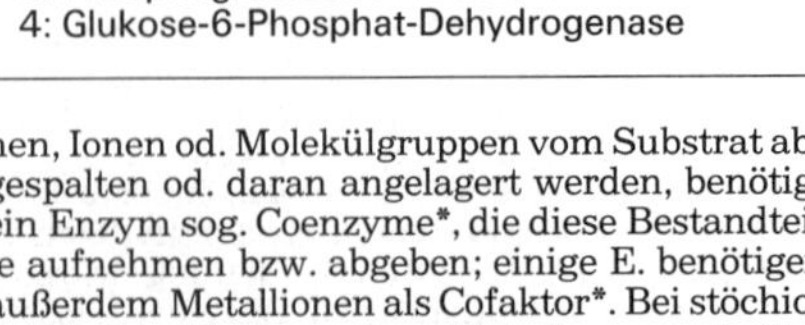

Enzyme:
Beispiele für ihre Wirkungsspezifität:
1: Phosphatase; 2: Phosphoglukomutase;
3: Phosphoglukoseisomerase;
4: Glukose-6-Phosphat-Dehydrogenase

kend; z. B. Aminosäureoxidasen; **2.** Transferasen, übertragen best. Gruppen von einer Substanz auf eine andere; z. B. Transaminasen, Kinasen; **3.** Hydrolasen, spalten Verbindungen unter Anlagerung von Wasser; z. B. Esterasen, Phosphatasen, Glykosidasen, Proteasen; **4.** Lyasen, lösen C—C-, C—O-, C—N-Bindungen; z. B. Decarboxylasen, Aldolase, Fumarase; **5.** Isomerasen*, katalysieren die Umwandlung isomerer Verbindungen; z. B. Triosephosphatisomerase; **6.** Ligasen, knüpfen C—C-, C—O-, C—N-Bindungen unter Verbrauch von energiereichem Phosphat (z. B. ATP); z. B. Peptid-Synthetase, Acetyl-CoA-Carboxylase. Vgl. Tumormarker.

En|zym|einheit (↑; ↑): s. Katal.

En|zym|gruppen (↑; ↑): (engl.) enzyme groups; die auf Grundlage eines genetischen Polymorphismus* beim Menschen vorkommenden erblichen strukturellen Varianten (Allotypen) von Enzymen, die sich bei gleicher Substratspezifität v. a. in Molekülgröße u. -form, elektr. Ladung u. antigenen Eigenschaften unterscheiden u. in gruppenspezif. Systemen vergleichbar den Blutgruppen* zusammengefaßt werden können; Nachweis v. a. mit immun. u. elektrophoretischen Methoden häufig in Komb. mit enzymspezif. Nachweisverfahren (als sog. Enzymmuster od. Zymogramm); **Übersicht** über wichtige E.: s. Tab.; **Bedeutung:** v. a. für die Abstammungsbegutachtung* u. a. forensische, genet. u. anthrop. Untersuchungen. Vgl. Isoenzyme.

Enzymgruppen
Auswahl einiger Enzyme mit genetischem Polymorphismus

Adenosindesaminase (ADA)
Adenylatkinase (AK)
Esterase D (EsD)
Glutamat-Pyruvat-Transaminase (GPT)
Glyoxalase I (GIO I)
Phosphoglukomutase (GluM)
6-Phosphoglukonatdehydrogenase (6-PGD)
Phosphoglykolatphosphatase (PGP)
Phosphoglyzeratmutase (PGM)
saure Erythrozytenphosphatase (SEP)

En|zym-Im|mun|assay (↑; ↑; immun*; engl. Prüfung) m: (engl.) enzyme immunoassay; Abk. EIA; empfindl. u. spezif. immun. Methode zur Bestimmung antigener Substanzen (z. B. Proteine, Hormone, Antikörper, Viren, Pharmaka) in Flüssigkeiten (z. B. Serum) unter Verw. von enzymmarkierten spezif. Antikörpern od. Antigenen gleichen Typs wie das zu bestimmende Antigen; **Prinzip:** Komb. von Immunassay* (Antigen-Antikörper-Reaktion) u. spezif. Enzymreaktionen, z. B. als ELISA* od. EMIT*. Vgl. Radio-Immunassay.

En|zym|in|duktion (↑; ↑; Induktion*) f: (engl.) enzyme induction; allmählich einsetzende Verstärkung der Metabolisierung v. endogenen od. exogenen Substraten (z. B. Stoffwechselprodukte, Arzneistoffe, Genußmittel), ausgelöst durch die betr. Substanz selbst od. eine andere (Eigen- bzw. Fremdinduktion); starke Induktoren sind z. B. Phenobarbital u. polycyclische Chlorkohlenwasserstoffe. Vgl. Hyperbilirubinämie des Neugeborenen.

En|zym|in|farkt (↑; ↑; Infarkt*) m: klin. Bez. f. einen Herzinfarkt*, bei dem typische EKG-Veränderungen bzw. Sympt. fehlen u. die Diagn. durch Nachweis von Enzymveränderungen gestellt wird. Vgl. Enzymdiagnostik.

En|zym|in|hibition (↑; ↑; Inhibition*) f: (engl.) enzyme inhibition; **1.** (pharmak.) kompetitive Hemmung der Metabolisierung eines Arzneistoffes durch einen anderen Stoff; **2.** (biochem.) s. Enzyme.

En|zym|muster (↑; ↑): (engl.) enzyme pattern; sog. Enzymprofil; die für best. Zellen (Organe) typische Komb. von Enzymen od. quantitativ (z. B. hohe Enzymaktivität) bzw. qualitativ charakterist. Enzymausstattung (z. B. mit best. Isoenzymen*); in best. Fällen erlauben die nach Zellschädigung in Körperflüssigkeiten nachweisbaren Enzyme Aussagen über das Ausmaß einer Organschädigung (Enzymdiagnostik*). Der Nachweis allotypischer Enzymvarianten (Enzymgruppen*) ist in der Abstammungsbegutachtung* u. bei genetischen u. anthrop. Untersuchungen von Bedeutung.

En|zymo|pathien (↑; ↑; -pathie*) f pl: (engl.) enzymopathies, inborn errors of metabolism; Erkrankungen, die durch Störung der Aktivität von Enzymen* od. Coenzymen* verursacht sind; **Formen: 1.** primäre E.: angeb., genetisch bedingte Erkr. mit einem sog. Enzymdefekt inf. von Strukturveränderungen eines Enzyms od. Enzymmangel durch verminderte od. fehlende Synthese, erhöhte Abbaurate u. a.; **2.** sekundäre E.: exogene Störungen der Enzymsynthese od. -aktivität durch Entz., Intoxikationen od. chem. Einflüsse (z. B. Pharmaka), die zu einer Hemmung od. Aktivierung von Enzymen führen können. E. können zu unzureichender Synthese biol. wichtiger Substanzen, Substratstau, Zellvergiftung, verstärktem Anfall von Produkten aus einem Stoffwechselnebenweg u. evtl. zur Intoxikation führen. Vgl. Erythrozytenenzymopathien, Stoffwechselanomalien, Krankheiten, genetische.

En|zym|poly|morphismen (↑; ↑; Poly-*; -morph*) m pl: s. Enzymgruppen, Isoenzyme.

En|zym|test (↑; ↑) m: (engl.) enzyme assay; **1.** blutgruppenserol. Methode zum Nachweis von best. Blutgruppenantigenen auf Erythrozyten bzw. korrespondierenden inkompletten Antikörpern*, bes. irregulären Rh-Antikörpern; Prinzip: Freilegung der sog. Kryptantigene* auf der Erythrozytenoberfläche durch enzymat. Abspaltung von neuraminsäurehaltigen Glykoproteinen mit Hilfe versch. tierischer (z. B. Trypsin), pflanzlicher (z. B. Papain, Ficin, Agavain, Bromelin, Bromelain) od. bakterieller (z. B. Subtilisin, Pronase) proteolytischer Enzyme, wodurch die entspr. inkompletten Hämagglutinine wirksam werden können; Durchführung in einem (Einstufentest*) od. zwei getrennten Arbeitsgängen (Zweistufentest*); **2.** klin.-chem. Bestimmung von Enzymen od. von Substraten mit Hilfe von Enzymen in Körperflüssigkeiten.

EOG: Abk. f. Elektrookulographie*.

Eosin (gr. ἕως Morgenröte) n: Tetrabromfluoreszein-Natrium; Farbstoff zur Kontrastfärbung in d. Bakteriologie u. Histologie; Plasma u. Interzellulärsubstanzen werden rot-orange gefärbt.

Eosin-Methylen|blau-Lösung (↑): s. May-Grünwald-Färbung.

Eosin-Nigrosin-Färbung (↑): s. Spermienfärbung.

Eosino|penie (↑; -penie*) f: (engl.) eosinopenia; starke Verminderung od. Fehlen von eosinophilen Granulozyten* im Blut; **Vork.:** inf. vermehrter Ausschüttung von Steroidhormonen aus der Nebenniere bei Streß, schwerer körperl. Belastung, Cushing-Syndrom, Hyperkortizismus, Akromegalie u. a., bei therap. Anw. von ACTH u. Kortikoiden, in der Anfangsphase von Infektionskrankheiten (sog. akute Kampfphase), bei Typhus abdominalis, Bakterienruhr, Sepsis, auch im Coma diabeticum.

eosino|phil (↑; -phil*): (engl.) eosinophilic, eosinophil; mit Affinität zu (sauren) Eosinfarbstoffen.

Eosino|phile (↑; ↑) m pl: eosinophile Granulozyten*.

Eosino|philen|leuk|ämie (↑; ↑; Leuk-*; -ämie*) f: (engl.) eosinophilic leukaemia; seltene Form der akuten myeloischen od. chronisch-myeloischen Leukämie* mit Vermehrung der eosinophilen Leukozyten* (Nachweis durch zytochem. Methoden, insbes. Naphthol-ASD-Chloracetat-Esterase-Nachweis). Vgl. Leukämoid, eosinophiles.

Eosino|philie (↑; ↑) f: (engl.) eosinophilia; Vermehrung der Eosinophilen im Blut, oft bei parasitären Erkrankungen insbes. b. Trichinose, aber auch bei anderen Wurmerkrankungen (durch Askariden, Echinokokken, Ankylostoma duodenale u. a.) u. allergischen Reaktionen (Urtikaria, Asthma bronchiale, Arzneimittelexanthem usw.); auch bei beginnender Heilung von Infekten (eosinophil-lymphozytäre Heilphase), bei den sog. flüchtigen eosinophilen Lungeninfiltraten (Löffler-Syndrom), die durch Askariden-Larven in der Lunge od. durch Inhalation von pflanzl. od. bakteriellen Allergenen ausgelöst werden können, nach Insektenstichen u. -bissen, bei best. Hauterkrankungen, z. B. Pemphigus vulgaris, Ekzem, oft auch bei Lymphogranulomatose, Kollagenkrankheit u. bei Mangel an Nebennierenhormonen (Addison-Krankheit u. a.), manchmal bei chron.-myeloischer Leukämie, Erythrämie, Polycythaemia rubra vera sowie bei metastasierenden Karzinomen; vgl. Leukämoid, eosinophiles.

Eosino|philie-My|algie-Syn|drom (↑; ↑) n: (engl.) eosinophilia myalgia syndrome; Abk. EMS; in Zus. mit der Einnahme von L*-Tryptophan auftretende **Sympt.:** Eosinophilie, Muskel- u. Gelenkschmerzen, Krämpfe, Hautveränderungen u. a.; **Urs.:** evtl. Verunreinigung der Substanz bei der gentechn. Herstellung; es bestehen Ähnlichkeiten zw. dem EMS u. dem toxisch-epidemischen Syndrom*.

Eosino|philie, tropische (↑; ↑) f: (engl.) tropical pulmonary eosinophilia; hochgradige Eosinophilie (über 3000 Zellen/mm^3), die in Endemiegebieten der Filariosen* beobachtet wird; **Urs.:** wahrscheinlich überschießende Wirtsreaktion auf Filarien-Antigene; **Sympt.:** Husten, Dyspnoe. Ähnl. Symptome treten während der Lungenwanderung von Askariden, Hakenwürmern u. Schistosomen auf. **Ther.:** Diäthylcarbamazin, Ivermectin, Antihistaminika.

EP: Abk. f. **e**vozierte **P**otentiale; s. Potentiale, akustisch evozierte; Potentiale, somatosensibel evozierte; Potentiale, visuell evozierte.

Ep-: auch Eph-; Epi-; Wortteil mit der Bedeutung auf, darauf, darüber; von gr. ἐπί.

Ep|ana|lepsie (gr. ἐπανα- immer wieder; -lepsie*) f: s. Mittelmeerfieber.

Ep|en|dym (gr. ἐπένδυμα Oberkleid) n: (engl.) ependyma; ektodermale, einschichtige Zellauskleidung (Gliazellen) der Hirnhöhlen u. des Zentralkanals des Rückenmarks. Vgl. Plexus chorioidei.

Ep|en|dymitis (↑; -itis*) f: Entz. des Ependyms; **Formen: 1.** E. callosa: diffuse chronische E. bei Hydrozephalus; **2.** E. granularis: E. der inneren Liquorräume, u. a. bei Toxoplasmose, Syphilis; **Kompl.:** Aquäduktstenose.

Ep|en|dym|knötchen (↑): (engl.) ependymal nodules; Bez. f. knötchenförmige Gliawucherungen nach Ependymitis granularis; s. Ependymitis.

Ep|en|dymom (↑; -om*) n: s. Hirntumoren (Tab.).

Ep|en|dym|zyste (↑; Kyst-*) f: (engl.) ependymal cyst; Zyste m. Wandauskleidung aus Ependym*; Lok.: an den Ventrikelspitzen (meist Abschnürungen ohne klin. Bedeutung), im Vierhügel- od. Brückenwinkelgebiet (oft mehrkammerige E. mit Wachstumstendenz, klinisch u. U. als raumfordernder Prozeß) u. an den Foramina Monroi (meist Kolloidzyste); s. Monro-Zyste.

EPF: Abk. f. **E**xophthalmus* **p**roducing **f**actor.

Eph|apse (Ep-*; gr. ἁψίς Verknüpfung) f: unphysiol. Kontaktstelle zw. zwei Nervenfasern am Ort einer Nervenläsion, an der es zu abnormer Erregungsübertragung (sog. cross talk) kommt; z. B. beim tonischen Fazialiskrampf*.

Eph|edra sinica f: Meerträubchen; liefert Herba Ephedrae (junge Rutenzweige) mit dem Hauptwirkstoff Ephedrin*.

Ephedrin (INN) n: (1R,2S)-2-Methylamino-1-phenyl-1-propanol (IUPAC); Sympathomimetikum aus d. Phenylpropylamingruppe mit langdauernder Kreislaufwirkung u. zentral-erregendem Effekt; i. Ggs. zum Adrenalin* steht beim E. die Gefäßwirkung im Vordergrund, während die Herzwirkung u. die Blutdrucksteigerung wesentlich schwächer sind, aber viel länger anhalten. **Verw.** (zumeist von Ephedrinhydrochlorid): z. B. bei peripherem Gefäßkollaps, Rhinitis, Asthma bronchiale (Bronchospasmolytikum); **Kontraind.:** Hypertonie, Hyperthyreose, Phäochromozytom, Engwinkelglaukom, benigne Prostatahyperplasie mit Restharnbildung; **NW:** Herzklopfen, Blutdruckerhöhung, Schlaflosigkeit, Miktionsstörungen; Gefahr der Tachyphylaxie u. Gewöhnung.

Eph|elides (gr. ἐφηλίδες) f pl: Sommersprossen; hyperpigmentierte Flecken auf lichtexponierter Haut, bes. bei Rotblonden, durch verstärkte Melaninsynthese ohne erhöhte Melanozytenzahl; vgl. Lentigo.

Eph|emera (gr. ἐφήμερος für einen Tag) f: (engl.) ephemeral fever; Febricula, Febris herpetica, Eintagsfieber; infektiöses, epidem. Erkältungsfieber im Winter u. Herbst v. kurzer Dauer ohne nachweisbare örtl. Erkrankung, oft mit Herpes-simplex-Infektion.

EPH-Gestose (Gestose*) f: (engl.) EPH gestosis; (gebh.) Bez. f. eine Gestose* m. folgenden Leitsymptomen: Ödem (engl. **e**dema), **P**roteinurie, **H**ypertonie.

Epi|blepharon (Ep-*; Blephar-*) n: angeb. dikke Hautfalte, die d. Unterlidrand parallel u. unmittelbar vorgelagert ist; **Urs.: 1.** Fehlbildung; **2.** Fehlinsertion od. Überfunktion des M. orbicularis oculi; **Kompl.:** Entropium*; vgl. Epikanthus.

Epi|chlor|hydrin n: s. Colestipol.

Epi|cillin (INN) n: α-Amino-3,6-dihydrobenzylpenicillin (IUPAC); penizillinasefestes Penizillin mit Wirkungsspektrum wie Ampicillin*; vgl. Penizilline.

Epi|demie (gr. ἐπίδημος im Volk verbreitet) f: (engl.) epidemic; stark gehäuftes, örtl. u. zeitl. begrenztes Vork. einer Erkr. (v. a. Infektionskrankheiten); Explosivepidemien zeigen steilen Anstieg u. Abfall der Zahl der Erkrankten (Wasser- u. Milchepidemien), Tardivepidemien langsames Ansteigen u. Abfallen (Kontaktepidemien). Vgl. Endemie, Pandemie.

Epi|demio|logie (↑; -log*) f: (engl.) epidemiology; Wissenschaftszweig, der sich mit d. Verteilung v. übertragbaren u. nichtübertragbaren Krkh. u. deren physik., chem., psych. u. sozialen Determinanten u. Folgen in d. Bevölkerung befaßt; die deskriptive E. beschreibt Krankheitsentstehung, -verlauf od. -modifikation; die analytische E. intendiert quant. Aussagen über pathogenet. u. verlaufsbeeinflussende Faktoren; die experimentielle E. greift kontrollierend in d. Untersuchungsgeschehen ein u. beobachtet d. Folgen der Stimuli. Vgl. Studie, epidemiologische.

Epidermal growth factor (engl.) m: Abk. EGF*.

Epi|dermal|zyste (Ep-*; Derm-*; Kyst-*) f: (engl.) epidermal cyst; vom Akroinfundibulum des Haarfollikels ausgehende, oft mehrere Zentimeter große Zyste, bes. im Gesicht an Rücken u. Leiste; epidermaler Aufbau der Wand mit Stratum granulosum; der Inhalt besteht aus zwiebelschalenartig angeordneten Hornlamellen. **Ther.:** Exzision. Vgl. Trichilemmalzyste.

Epi|dermis (↑; ↑) f: Oberhaut; gefäßlose, äußerste Schicht der Haut (Cutis) ektodermaler Herkunft; besteht aus mehrschichtigem verhorntem Plattenepithel; Dicke je nach Körperregion zw. 30 µm u. 4 mm; **Schichten** (s. Abb.): **1. Stratum basale** (cylindricum): Basalzellschicht; prismat. Zellen, die mit Protoplasmafüßchen in der subepidermalen Basalmembran verankert sind, enthalten Melaninpigment (vgl. Melanozyten); **2. Stratum spinosum:** Stachelzellenschicht; 4-8 Lagen polygonaler, durch Zytoplasmafortsätze (sog. Stacheln) verbundener Zellen. Stratum basale u. Stratum spinosum werden auch als Stratum germinativum (Keimschicht) bezeichnet, da hier durch Zellteilung (hauptsächl. im Stratum basale) der Ersatz der an der Epidermisoberfläche abgeschilferten verhornten Zellen erfolgt. **3. Stratum granulosum:** Körnerzellenschicht; 1-5 Lagen abgeplatteter Zellen mit stark lichtbrechenden basophilen Keratohyalinkörnchen; **4. Stratum lucidum:** Glanzschicht; nur an dicken Epidermisstellen (Hohlhand, Fußsohle) ausgebildet; kernlose, kaum abgrenzbare Zellen mit stark lichtbrechendem azidophilem Eleidin; **5. Stratum corneum:** Hornschicht; platte, kernlose, verhornte Zellen (Stratum conjunctum), die an d. Oberfläche in feinen Schüppchen abschilfern (Stratum disjunctum). Die Unterfläche der E. weist ein Netzwerk von Leisten (Haftkämme) auf. Dazwischen liegen Vertiefungen zur Aufnahme der Papillen der Lederhaut. Die Ernährung der selbst gefäßlosen E. erfolgt über die Blutkapillaren der Papillen.

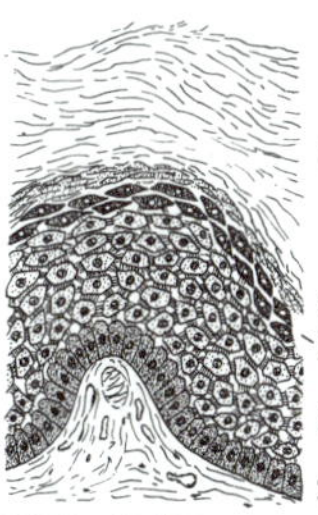

Epidermis, Aufbau

Epi|dermis|zysten, traumatische (↑; ↑; Kyst-*) f pl: s. Epithelzysten.

Epi|dermo|dys|plasia verruci|formis (↑; ↑; Dys-*; -plasie*) f: syn. Verrucosis generalisata; angeborene od. in früher Jugend entstehende, seltene, vermutl. autosomal-rezessiv erbl., durch Viren (s. Papillomavirus) induzierte Hauterkrankung mit ausgedehnter Warzenbildung, v. a. an chron. lichtexponierten Körperpartien u. den Streckseiten der großen Gelenke; kein Schleimhautbefall; bösartige Entartung einzelner Effloreszenzen möglich (Bowen*-Krankheit, Bowen*-Karzinom, Plattenepithelkarzinom), insbes. bei Inf. durch HPV 5 od. HPV 8; **Ther.:** ständige Überwachung der Pat. u. Exzision bösartiger Herde, evtl. Versuch mit oraler Retinoidtherapie.

Epi|dermoid (↑; ↑; -id*) n: ins Körperinnere verlagerte Epidermisteile mit Zystenbildung, angeb. od. traumatisch bedingt; Lok. v. a. im Bereich des Spinalkanals u. Gehirns; vgl. Cholesteatom, Dermoid.

Epi|dermo|lysis (↑; ↑; Lys-*) f: Spalt- u. Blasenbildung im Bereich der dermo-epidermalen Grenzzone (z. B. bei E. bullosa acquisita u. hereditaria) od. intraepidermal (z. B. bei Lyell-Syndrom).

Epi|dermo|lysis acuta toxica (↑; ↑; ↑) f: s. Lyell-Syndrom.

Epi|dermo|lysis bullosa acquisita (↑; ↑; ↑) f: chron., blasenbildende Erkr. der Haut u. Schleimhaut, bes. in mechan. belasteten Arealen; Abheilung mit atroph. Narben, Strikturen der Schleimhäute, narbiger Alopezie, Nageldystrophie; **Ätiol.:** Autoimmunkrankheit (IgG-Antikörper gegen Typ VII-Kollagen entlang der Basalmembran); **Ther.:** Versuch mit Glukokortikoiden, Ciclosporin A, Plasmapherese.

Epi|dermo|lysis bullosa hereditaria (↑; ↑; ↑) f: Pemphigus traumaticus, sog. Stoßblasensucht; Bez. f. eine Gruppe blasenbildender Hauterkrankungen mit autosomal-dominantem od. -rezessivem Erbgang; **Formen: 1.** Epidermolysis bullosa simplex: epidermale Blasenbildung durch Zytolyse basaler Keratinozyten; **2.** Epidermolysis bullosa junctionalis: Blasenbildung in der Lamina

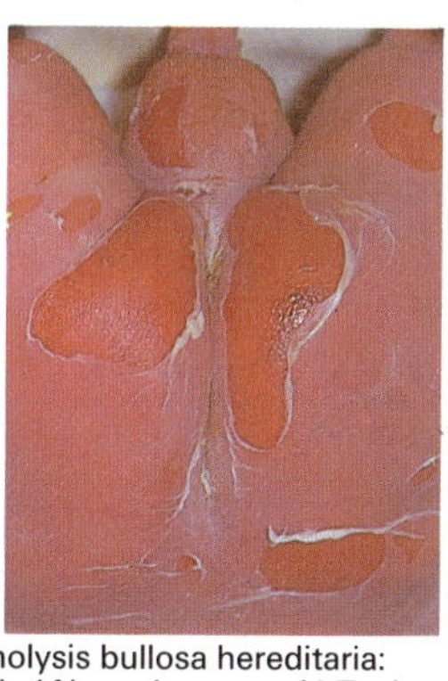
Epidermolysis bullosa hereditaria: Befund bei Neugeborenem (1.Tag) [179]

Epidermolysis bullosa hereditaria

Formen	Erbgang	Blasenbildung	Krankheitsbeginn	Klinik
Epidermolysis bullosa simplex (EBS)				
a) generalisierte EBS Typ Koebner	autosomal-dominant	epidermal, durch Zytolyse basaler Keratinozyten	Geburt, frühe Kindheit	generalisierte Blasenbildung, evtl. Nagelverlust u. Mundschleimhautbefall
b) lokalisierte EBS Typ Weber-Cockayne			frühe Kindheit, Erwachsenenalter	Blasen an Handtellern u. Fußsohlen bei erhöhter Umgebungstemperatur, Hyperhidrose
c) Epidermolysis bullosa herpetiformis Typ Dowling-Meara			kurz nach der Geburt	herpetiform angeordnete, teils hämorrhagische Bläschen an Stamm u. Extremitäten, Palmoplantarkeratosen, Nagelverlust
d) EBS Typ Ogna				Blasen an d. Extremitäten; Vork. bei einigen norweg. Familien
Epidermolysis bullosa atrophicans (EBA)				
a) EBA generalisata gravis Typ Herlitz	autosomal-rezessiv	junktional, in der Lamina lucida der Basalmembran	Geburt	starke Blasenbildung unter Aussparung von Händen u. Füßen, nicht heilende Ulzerationen, Mundschleimhautbefall, Zahnanomalien, Nageldystrophie, Paronychie; Wachstumsverzögerung, Lebenserwartung meist unter 2 Jahren
b) EBA generalisata benigna Typ Hintner-Wolff			Geburt	generalisierte Blasenbildung, Nageldystrophie u. -verlust, atrophisierende Alopezie
Epidermolysis bullosa dystrophicans (EBD)				
a) hyperplastische EBD Typ Cockayne-Touraine	autosomal-dominant	dermal, unterhalb der Lamina densa im oberen Korium	Geburt, frühe Kindheit	Blasenbildung bes. an den Extremitäten, hypertrophe Narben, Nageldystrophie u. -verlust, Mundschleimhautbefall
b) albopapuloide EBD Typ Pasini	autosomal-dominant		Geburt	Blasenbildung bes. an Händen, Füßen, Ellenbogen u. Knien, weißl. Papeln am Stamm, atrophische Narben, Nageldystrophie u. -verlust
c) rezessive EBD Typ Hallopeau-Siemens	autosomal-rezessiv		Geburt, Säuglingsalter	starke Blasenbildung an Händen u. Füßen, Beugekontrakturen u. Mutilationen, Nageldystrophie u. -verlust, Schleimhautbefall, Ösophagusstrikturen, Zahnanomalien, sek. Anämien u. Infektionen

lucida der Basalmembran; **3.** Epidermolysis bullosa dystrophicans: Blasenbildung unterh. der Lamina densa im oberen Korium; **Klin.:** Beginn der Erkr. je nach Form mit der Geburt, in der frühen Kindheit od. im Erwachsenenalter; unterschiedl. stark ausgeprägte, generalisierte od. lokalisierte Blasenbildung inf. leichtester mechan. Traumen, evtl. Nageldystrophie u. -verlust, Schleimhautbefall, Zahnanomalien u. atrophisierende Alopezie; bei der schwersten Form (Epidermolysis bullosa atrophicans generalisata gravis Typ Herlitz) Wachstumsverzögerung u. Lebenserwartung unter zwei Jahren.

Epi|dermo|phytie (↑; ↑; Phyt-*) **f:** frühere Bez. f. Dermatophytose*; s. Dermatophyten.

Epi|dermo|phyton floccosum (↑; ↑; ↑) **n:** imperfekter, hyphenbildender Pilz mit keulenförmigen Makrokonidien (Mikrokonidien fehlen

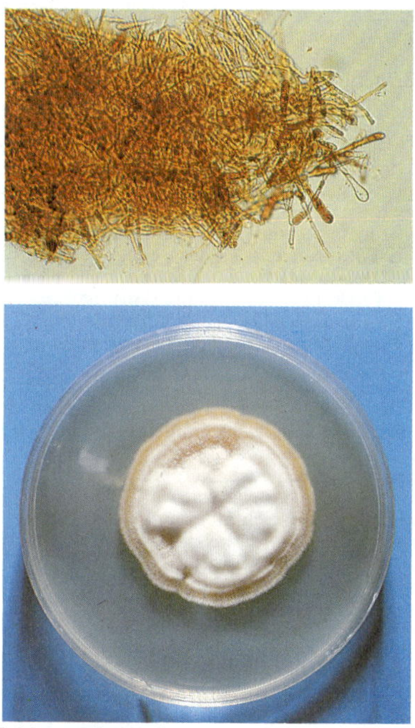

Epidermophyton floccosum: Makrokonidien (oben) und Kultur [12]

stets); wächst in Kultur rascher als die übrigen Dermatophyten*; neben Trichophyton- u. Microsporum-Arten Err. der Dermatophytose (Tinea*) des Menschen; befallen werden die oberen Epithelschichten der Haut u. die Nägel; bes. betroffen sind feuchte Hautpartien mit Lücken im Säuremantel, insbes. der Inguinal- u. Zehenbereich. Vgl. Mykosen.

Epi|didym|ek|tomie (↑; -dymus*; Ektomie*) **f:** (engl.) epididymectomy; op. Entfernung des Nebenhodens* durch Eröffnung der Tunica vaginalis communis, Darstellung von Samenstrang u. Nebenhoden, stumpfe bzw. scharfe Ablösung des Nebenhodens vom Hoden; **Ind.:** chron.-rezidiv. Entzündungen.

Epi|didymis (↑; ↑) **f:** Nebenhoden*.

Epi|didymitis (↑; ↑; -itis*) **f:** Entz. des Nebenhodens; meist fortgeleitet von einer Prostatitis* od. Urethritis* (bei Dauerkatheter, Gonorrhoe), selten hämatogen; **Formen: 1.** akute E. mit starken Schmerzen im betr. Skrotalfach mit Ausstrahlung in Leistenregion u. Unterbauch, Fieber, Schwellung u. Rötung des druckschmerzhaften Hodens, pos. Prehn*-Zeichen; Kompl.: Abszedierung, Fistelbildung; Ther.: Antibiotika, Hochlagerung, Kühlung; **2.** chronische E.: meist Folge- u. Endzustand einer akuten E. mit bindegewebiger Induration des Nebenhodens mit leichter Druckempfindlichkeit; Ther.: Suspensorium, u. U. Epididymektomie*. Vgl. Orchitis.

Epi|didymitis re|cidivans (↑; ↑; ↑) **f:** Epididymitis meist bei chron. Urethritis posterior od. Spermatozystitis*. **E. traumatica** (↑; ↑; ↑) **f:** Epididymitis als Folge einer Kontusion mit Hämatombildung. **E. tuberculosa** (↑; ↑; ↑) **f:** Sekundärerkrankung bei Prostata- u. Bläschendrüsentuberkulose; vgl. Genitaltuberkulose.

epi|dural (↑; lat. durus hart)**:** auf der Dura (harte Hirnhaut) gelegen.

Epi|dural|ab|szeß (↑; ↑; Abszeß*) **m:** (engl.) epidural abscess; Abszeß zw. äußerem Blatt der Dura mater u. Knochen; meist fortgeleitete Inf. mit Streptokokken od. Staphylococcus aureus; **Formen: 1.** kranieller E. inf. Osteomyelitis, Nasennebenhöhlenentzündung, als Kompl. nach Schädelhirntrauma u. a.; Sympt.: Bewußtseinsstörung, Hirnnervenausfälle, Fieber; DD: epidurales Hämatom; **2.** spinaler E. inf. Osteomyelitis der Wirbelkörper, offener Verletzungen u. a.; Sympt.: akut einsetzendes Querschnittssyndrom, Fieber, Schmerzen; Ther.: Antibiotika, op. Entlastung; DD: Rückenmarktumoren, spinales Hämatom.

Epi|dural|an|ästhesie (↑; ↑; Anästhesie*) **f:** syn. Periduralanästhesie*.

Epi|dural|raum (↑; ↑)**:** (engl.) epidural space; zusammenhängender, auf der gesamten Länge der Wirbelsäule* (vom Foramen magnum bis zum 2. od. 3. Sakralwirbel reichender) zw. dem Periost der Innenflächen der Wirbelbogen bzw. den sie verbindenden Ligamenta u. der Dura mater spinalis gelegener Raum mit epiduralen Venen, Fettgewebe u. Lymphspalten; theoretisches Fassungsvermögen beim Erwachsenen 120 ml. Der zervikale, thorakale u. lumbale epidurale Raum wird auch Periduralraum* genannt. Vgl. Periduralanästhesie.

Epi|gastrium (↑; Gastr-*) **n:** Magengrube; Oberbauchgegend, zw. Rippenbögen u. Schwertfortsatz des Brustbeins; vgl. Bauchregionen, Region (Abb.).

Epi|glottis (↑; Gloss-*) **f:** Kehldeckel.

Epi|glottitis (↑; ↑; -itis*) **f:** meist akut auftretende bakterielle (z. B. durch Haemophilus* influenzae) Entz. von Epiglottis u. Larynx; **Vork.** v. a. bei Kindern vor dem 5. Lj.; **Sympt.:** inspirator. Stridor, starke Schluckschmerzen, kloßige Sprache, Hypersalivation, evtl. Fieber; **Diagn.:** rötliche Auftreibung der Epiglottis in der Laryngoskopie*; **Ther.:** Antibiotika, i. d. R. rasche Intubation erforderlich (Krankenhauseinweisung); **DD:** s. Pseudokrupp.

Epi|gnathus (↑; gr. γνάθος Kinnbacken) **m:** asymmetr. parasitäre Doppelfehlbildung* i. S. eines pharyngealen Teratoms*, das die Mundhöhle ausfüllt bzw. aus dieser herausragt.

Epi|kanthus (↑; gr. κανθός Augenwinkel) **m:** (engl.) epicanthus; angeb. sichelförmige Hautfalte am inneren Rand des oberen Augenlids;

spannt sich v. oberen zum unteren Lid u. verdeckt d. nasale Lidkommissur; oft verbunden mit Lidspaltenschrägstellung u. Ptosis; **Vork.:** physiol. bei vielen gesunden Neugeborenen, verschwindet meist mit d. Aufrichtung des Nasen-

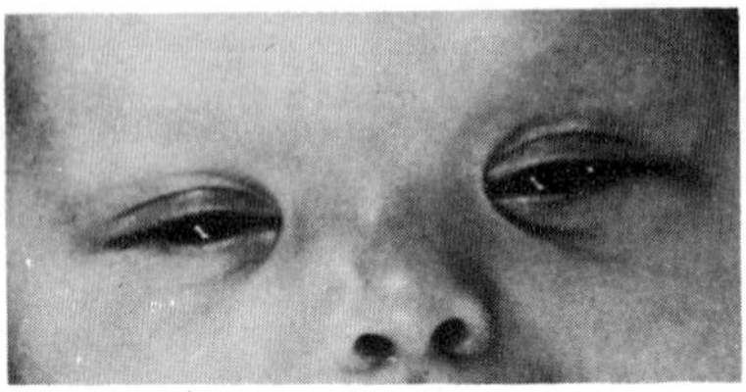

Epikanthus [264]

skeletts bis zum 6. Lj.; als anthrop. Merkmal bei asiat. Völkern (sog. Mongolenfalte), verstreicht b. Lidschluß; pathol. z. B. bei Down*-Syndrom u. Zellweger*-Syndrom, bleibt b. Lidschluß bestehen.

Epi|kard (Ep-*; Kard-*) n: Epicardium; viszerales (dem Myokard anliegendes) Blatt des Perikards.

Epi|kerato|phakie (↑; Kerat-*; Phako-*) f: s. Chirurgie, refraktive.

Epi|kondylen|fraktur (↑; Kondyl-*; Fraktur*) f: (engl.) epicondylar fracture; Abrißfraktur meist des Epikondylus medialis humeri, evtl. in Komb. mit Ellenbogenverrenkung, Ulnarislähmung u. Ausbildung eines Kompartment-Syndroms; **Ther.:** bei Fissuren od. Frakturen ohne Verschiebung dorsale Oberarmgipsschiene u. frühfunktionelle Behandlung, bei Frakturen mit Dislokation Osteosynthese (Verschraubung bzw. Kirschner-Drahtfixation). Vgl. Humerusfraktur.

Epi|kondylitis (↑; ↑; -itis*) f: (engl.) epicondylitis; entzündl. od. degenerative (i. S. einer Tendopathie*) Veränderungen an einem Epikondylus bei funkt. Überbeanspruchung in Beruf u. Sport; meist als Epicondylitis humeri radialis (sog. Tennisellenbogen) mit oft heftigem Druckschmerz an der gemeinsamen Ursprungszone des M. extensor digitorum communis u. des M. extensor carpi radialis brevis od. seltener als Epicondylitis humeri ulnaris (sog. Werfer- od. Golfspielerellenbogen) mit Druckschmerz an der Ursprungszone der Finger- u. Handflexoren; **Urs.:** ständige Überbelastung u. Mikrotraumen, die zu Einrissen an d. Sehnen führen; **Sympt.:** lokaler Druckschmerz, bei Anspannung der betroffenen Muskeln nach proximal u. distal ausstrahlende Schmerzen; **Diagn.:** Thomsen*-Zeichen, (röntg.) Aufrauhung der Knochenkontur bis zu knöchernen Spornbildungen; **Ther.:** Wärme, Ruhigstellung, Infiltrationen mit Mepivacain-Kortikoid-Gemisch, u. U. Hohmann*-Operation.

Epi|kondylus (↑; ↑) m: Knochenfortsatz des Kondylus.

Epi|krise (gr. ἐπίκρισις Nachprüfung, Beurteilung) f: (engl.) epicrisis; zusammenfassender, kritischer Abschlußbericht über den Verlauf eines Krankenhausaufenthalts, evtl. mit Angabe u. Begründung einer Diagnosestellung sowie Empfehlungen zu weiter durchzuführender Therapie.

Epi|kutan|test (Ep-*; Cut-*) m: (engl.) patch test; syn. Epidermaltest, Kutantest, Läppchenprobe; Hauttestung* zum Nachweis einer allergischen Kontaktsensibilisierung; die potentiell allergene (atoxische) Substanz wird verdünnt in geeigneter Trägersubstanz (z. B. Vaseline, Paraffin, Wasser) unter Okklusion für 48 Std. auf gesunder Haut (des Rückens od. Oberarms) fixiert. Die lokale Hautreaktion wird sofort (48 Std. nach Applikation) u. 24 (72 Std.), ggf. auch 48 Std. (96 Std.) nach Abnahme des Testpflasters beurteilt. Toxische Reaktionen haben das Maximum nach 48 Std. meist überschritten, die Typ-IV-Reaktion der Allergie* hat einen Gipfel bei 72 Std. Bei positivem Ergebnis tritt je nach Sensibilisierungsgrad ein Erythem mit Schwellung (+), einzelnen Papeln bzw. Papulovesikeln (++) bzw. Blasen (+++) auf. **Cave:** Induzierung einer Kontaktallergie bei wiederholtem E. möglich; Nachtestung nach frühestens einem Jahr.

E|pilation (Ex-*; lat. pilus Haar) f: Haarentfernung; z. B. durch Elektrolyse.

Epi|lepsie (gr. ἐπιληψία Fallsucht) f: (engl.) epilepsy; paroxysmale Funktionsstörungen des Gehirns inf. exzessiver Entladungen von Neuronen; insgesamt erleiden ca. 5% aller Menschen in ihrem Leben einen epileptischen Anfall. **Ätiol.** u. **Pathogenese:** Die Manifestation epilept. Anfälle resultiert i. d. R. aus d. Zusammenwirken exogener Schadensmechanismen u. endogener Faktoren. Die Unterscheidung symptomatischer (in Zus. mit Hirnläsion auftretend) u. idiopathischer (genet. Disposition u. Altersbindung der Erstmanifestation) E. bezeichnet nicht scharf abgrenzbare Formen, sondern unterschiedl. Anteile einzelner Faktoren an d. Genese; **exogene Faktoren:** verschiedenste Erkr. des Gehirns selbst (Fehlbildung, Phakomatose, Trauma, Blutung, Entz., Tumor) u. Erkr. des Gesamtorganismus, die m. einer Funktionsstörung des Gehirns einhergehen (z. B. metabolische Störungen wie Hypoglykämie, Intoxikationen); **endogene Faktoren:** polygen determinierte Faktoren mit komplexen Erbgängen; Stoffwechselkrankheiten u. Mitochondropathien; **klin. Manifestationen:** nosologisch können unterschieden werden: **1.** Gelegenheitskrämpfe (okkasionelle Anfälle) als Reaktion auf einen Reiz (z. B. Schlafentzug) od. als unmittelbares Sympt. einer Erkr. des Gesamtorganismus od. des Gehirns selbst, z. B. Fieberkrämpfe*, posttraumat. Anfälle, Anfälle toxisch-metabolischer Genese (chron. Alkoholkrankheit*); **2.** chron. rezidivierende Anfälle (E. i. e. S.) ohne auslösenden akuten Reiz; **Klassifikation** der epileptischen Anfälle: s. Tab. 1 u. 2; Anfälle werden in fokale (partielle) u. generalisierte eingeteilt. Bei den E. werden ergänzend je nach Ätiol., fam. Disposition u. dem Erstmanifestationsalter idiopathische, kryptogenetische u. symptomatische E. unterschieden, die eine Vielzahl versch. epileptischer Syndrome mit unterschiedl. Progn. beinhalten. **Sonderformen** epilept. Anfälle: **1.** Status epilepticus: andauernder epileptischer Zustand od. Wiederholung von Anfällen, bei denen für mehr als 20 Min. keine Unterbrechung der iktualen Sympt. eintritt; grundsätzlich bei allen Anfallstypen möglich; **2.** Epilepsia partialis Koževnikow: Anhalten des Status epilepticus über Mon. bis Jahre; **3.** Anfallserie: Folge von Anfällen ohne andauernde Funktionsstörung zw. den einzelnen Anfällen; **Diagn.:** sorgfältige Anamnese, Elektroenzephalographie, Computertomographie, Kernspintomographie; Befunde können b. den einzelnen Epilepsieformen unterschiedl. häufig auch im anfallsfreien Intervall nachgewiesen werden; **Ther.:** **1.** Beseitigung der Urs. bei faßbaren Hirnerkrankungen (z. B. Hirntumoren*); **2.** Langzeittherapie m. antikonvulsiven Medikamenten (Antiepileptika*), durch die 60-70% der Pat. anfallsfrei werden; **3.** bei fokaler E. u. unzureichender Wirksamkeit der Antiepileptika op. Behandlung (s. Epilepsiechirurgie); dadurch Anfallsfreiheit bei ca. 50-70% der pharmakoresistenten Pat.; **Kompl.:** psychopathol. Syndrome bei best. Formen der E., teilweise psych. Veränderungen als Folge häufig rezidiv. Anfälle; anfallsbedingte hirnorg. Schäden heterogener Natur (z. B. Atrophie der Großhirnrinde, lobuläre Kleinhirnatrophie u. Ammonshornsklerose inf. gehäufter generalisierter großer Anfälle), die den Verlauf einer E. prägen können, wobei der früher als entscheidender pathogenet. Faktor angesehene Sauerstoffmangel nur teilweise der verantwortl. Schädigungsmechanismus ist. **DD:** kardiovaskulär bedingte Bewußtseinsstörungen, z. B. Synkope anderer Genese, Karotissinus-Syndrom, Adams-Stokes-Syndrom, Narkolepsie, Kataplexie, Pickwick-Syndrom, Tetanie, Hysterie, Hypoglykämie.

Epi|lepsie|chirurgie (↑; Chirurgie*) f: op. Eingriff zur Entfernung eines epileptogenen Herdes od. Unterbindung der Ausbreitung fokaler epileptischer Aktivität bei pharmakoresistenter Epilepsie; **Verf.:** kortikale Resektion, Resektion limbischer Strukturen des medialen Temporallappens (z. B. selektive Amygdalohippokampektomie), partielle Kallosotomie (sog. Split-brain-Operation).

Epi|lepsie, latente (↑) f: (engl.) latent epilepsy; sog. bioelektrische Epilepsie, Präepilepsie; für Epilepsie typische Veränderungen in der Elektroenzephalographie*, ohne daß bisher ein epileptischer Anfall aufgetreten ist od. eine Aussage über klin. Anfallsmanifestationen getroffen werden kann (reine EEG-Diagnose).

E

Epilepsie Tab. 1

Einteilung nach Anfallsformen (Vorschlag der Internationalen Liga gegen Epilepsie)

1. Lokalisationsbezogene Anfälle
1.1. einfach-partielle Anfälle mit erhaltenem Bewußtsein
1.1.1. mit motorischen Symptomen
  fokal motorisch ohne March
  fokal motorisch mit March (Jackson-Anfälle)
  Versiv-Anfälle
  Haltungsanfälle
  phonatorisch (Vokalisation oder Sprechhemmung)
1.1.2. mit sensiblen oder sensorischen Symptomen (einfache Halluzinationen wie Kribbeln, Lichtblitze, Summen)
  sensibel
  visuell
  olfaktorisch
  gustatorisch
  vertiginös
1.1.3. mit vegetativen Symptomen (z. B. epigastrisches Gefühl, Blässe, Schweißausbruch, Erröten, Piloarrektion, Mydriasis)
1.1.4. mit psychischen Symptomen (Störungen höherer kortikaler Funktionen); selten ohne Bewußtseinsstörung, häufiger in komplex-partiellen Anfällen
  aphasisch
  dysmnestisch (z. B. déjà vu)
  kognitiv (z. B. Dreamy state, Zeitsinnstörung)
  affektiv (Angst, Ärger usw.)
  Illusionen (z. B. Makropsie)
  strukturierte Halluzinationen (z. B. Musik, Szenen)
Iktuale EEG-Charakteristik
lokale kontralaterale Entladung; Beginn über dem korrespondierenden Areal der kortikalen Repräsentation (vom Skalp nicht immer abzuleiten)
Interiktuale EEG-Charakteristik
lokale kontralaterale Entladung
1.2. komplex-partielle Anfälle mit Bewußtseinsstörung; Beginn manchmal mit einfach fokaler Symptomatik
1.2.1. einfach fokaler Beginn mit nachfolgender Bewußtseinsstörung
  mit einfach fokalen Merkmalen
  mit Automatismen
1.2.2. mit Bewußtseinsstörung von Anfang an
  nur mit Bewußtseinsstörung
  mit Automatismen
Iktuale EEG-Charakteristik
einseitige oder häufig beidseitige Entladung, diffus oder fokal in den temporalen oder frontotemporalen Regionen
Interiktuale EEG-Charakteristik
einseitiger oder beidseitiger, gewöhnlich asynchroner Fokus; üblicherweise in den temporalen oder frontalen Regionen
1.3. partielle Anfälle mit Entwicklung zu sekundär generalisierten Anfällen (generalisiert tonisch-klonisch, tonisch oder klonisch)

(Fortsetzung nächste Seite)

Epilepsie (Fortsetzung) Tab. 1

Einteilung nach Anfallsformen (Vorschlag der Internationalen Liga gegen Epilepsie)

1.3.1. einfach-partielle Anfälle mit Entwicklung zu generalisierten Anfällen
1.3.2. komplex-partielle Anfälle mit Entwicklung zu generalisierten Anfällen
1.3.3. einfach-partielle Anfälle, die sich über komplex-partielle zu generalisierten Anfällen entwickeln
Iktuale EEG-Charakteristik
Die oben genannten Entladungen werden sekundär rasch generalisiert.

E

2. Generalisierte Anfälle (konvulsiv oder nichtkonvulsiv)
2.1. Absencen (Auftreten der Symptome allein oder in Kombination)
nur Bewußtseinsstörung
mit milden klonischen Komponenten
mit atonischen Komponenten
mit tonischen Komponenten
mit Automatismen
mit vegetativen Komponenten
Iktuale EEG-Charakteristik
bilaterale reguläre und symmetrische 2-4 Spike-and-slow-wave-Komplexe/s, evtl. Polyspike-and-slow-wave-Komplexe
Interiktuale EEG-Charakteristik
normale regelmäßige und symmetrische Hintergrundaktivität, wobei paroxysmale Aktivität auftreten kann (Spikes oder Spike-and-slow-wave-Komplexe)
2.2. atypische Absencen
ausgeprägte Tonusveränderungen
kein abrupter Anfang und Schluß
Iktuale EEG-Charakteristik
stark heterogenes EEG mit beidseitigen oft irregulären und asymmetrischen Veränderungen (irreguläre Spike-and-slow-wave-Komplexe, schnelle oder andere paroxysmale Aktivität)
Interiktuale EEG-Charakteristik
abnorme Hintergrundaktivität mit häufig irregulärer und asymmetrischer paroxysmaler Aktivität (z. B. Spike-and-slow-wave-Komplexe)
2.3. myoklonische Anfälle, myoklonische Zuckungen (einzeln oder multipel)
Iktuale EEG-Charakteristik
Poly-spikes-and-waves, Spike-and-waves oder Sharp-and-slow-waves
Interiktuale EEG-Charakteristik
wie iktual
2.4. klonische Anfälle
Iktuale EEG-Charakteristik
schnelle Aktivität (10/s oder schneller) und langsame Wellen; gelegentlich Spike-and-wave-Muster
Interiktuale EEG-Charakteristik
Spike-and-wave- oder Poly-spikes-and-wave-Entladungen
2.5. tonische Anfälle
Iktuale EEG-Charakteristik
schnelle Aktivität mit kleiner Amplitude oder schneller Rhythmus von 9-10/s oder darüber, der in der Frequenz abnimmt und in der Amplitude zunimmt
Interiktuale EEG-Charakteristik
mehr oder weniger rhythmische Entladungen von Sharp-and-slow-waves, manchmal asymmetrisch; Hintergrundaktivität oft nicht altersentsprechend
2.6. tonisch-klonische Anfälle
Iktuale EEG-Charakteristik
Beginn mit Polyspikeaktivität gefolgt von rhythmischen langsamen Wellen und eingelagerten Spikes

3. Nicht klassfizierte epileptische Anfälle
Alle Anfälle, die aufgrund unzureichender oder unvollständiger Daten nicht klassifiziert werden können sowie einige, deren Klassifikation in den bisher beschriebenen Kategorien nicht möglich ist (manche Anfälle bei Neugeborenen mit rhythmischen Augenbewegungen, Kauen und Schwimmbewegungen).

Anhang: wiederholte epileptische Anfälle kommen unter mehreren Bedingungen vor:
1. als zufällige Anfälle, unerwartet und ohne ersichtliche Provokation
2. als zyklische Anfälle in mehr oder weniger regelmäßigen Intervallen (z. B. mit Beziehung zum Menstruationszyklus oder zum Schlaf-Wach-Zyklus)
3. als ausgelöste Anfälle durch:
nichtsensorische Faktoren (Übermüdung, Alkohol, Emotionen usw.)
sensorische Faktoren (sog. Reflexanfälle)

Epilepsie Tab. 2

Internationale Klassifikation

1. Lokalisationsbezogene (fokale, lokale, partielle) Epilepsien und Syndrome

1.1. idiopathisch (mit altersbezogenem Beginn)
- benigne Epilepsie im Kindesalter mit zentrotemporalem Spike
- Epilepsie im Kindesalter mit okzipitalen Paroxysmen
- primäre Leseepilepsie

1.2. symptomatisch
- chronisch progressive Epilepsia partialis continua in der Kindheit (Koževnikow-Syndrom)
- Syndrome gekennzeichnet durch Anfälle mit bestimmter Auslösung (s. Anhang)

1.3. kryptogenetisch
- wahrscheinlich symptomatische Epilepsien mit unbekannter Ätiologie

2. Generalisierte Epilepsien und Syndrome

2.1. idiopathisch (mit altersbezogenem Beginn)
- benigne familiäre Neugeborenenkrämpfe
- benigne Neugeborenenkrämpfe
- benigne myoklonische Epilepsie des Kleinkindesalters
- Absence-Epilepsie des Schulkindesalters (Pyknolepsie)
- juvenile Absence-Epilepsie
- juvenile myoklonische Epilepsie (Impulsiv-petit-mal)
- Aufwach-Grand-mal-Epilepsien
- andere generalisierte idiopathische Epilepsien
- Epilepsien mit ausgelösten Anfällen (s. Anhang)

2.2 kryptogenetisch oder symptomatisch (altersentsprechend)
- West-Syndrom
- Lennox-Gastaut-Syndrom
- Epilepsie mit myoklonisch-astatischen Anfällen
- Epilepsien mit myoklonischen Absencen

2.3. symptomatisch

2.3.1. unspezifische Ätiologie
- myoklonische Frühenzephalopathie
- frühe infantile epileptische Enzephalopathie mit „suppression burst“
- andere symptomatische generalisierte Epilepsien

2.3.2. spezifische Syndrome
- angeborene Erkrankungen, bei denen Anfälle eine herausragende Rolle spielen (z. B. Fehlbildungen, Stoffwechseldefekte)

3. Epilepsien und Syndrome mit unklarer Zuordnung (fokal oder generalisiert)

3.1. mit generalisierten und fokalen Anfällen
- Neugeborenenkrämpfe
- schwere myoklonische Epilepsien des Kleinkindesalters
- Epilepsien mit kontinuierlichen Spike-waves während des Slow-wave-Schlafs
- erworbene epileptische Aphasie (Landau-Kleffner-Syndrom)
- andere unbestimmte Epilepsien

3.2. ohne eindeutig generalisierte oder fokale Zeichen
- alle Fälle mit generalisierten tonisch-klonischen Anfällen, bei denen klinische und EEG-Befunde eine Klassifikation als eindeutig generalisiert oder lokalisationsbezogen nicht erlaubt (z. B. Schlaf-Grand-mal, das in vielen Fällen keine eindeutigen generalisierten oder fokalen Merkmale aufweist)

4. Spezielle Syndrome

4.1. situationsbezogene Anfälle (Gelegenheitsanfälle)
- Fieberkrämpfe
- isolierte Anfälle oder isolierter Status epilepticus
- Anfälle, die bei identifizierbaren Situationen (akute metabolisch oder toxisch bedingte Erkrankungen, Streß, Schlafmangel) auftreten

---

Anhang: spezifische Syndrome

1. Epilepsie bei Fehlbildungen
   - Aicardi-Syndrom
   - Lissenzephalie-Pachygyrie usw.
   - Phakomatosen
2. Epilepsie bei nachgewiesenen oder vermuteten angeborenen Stoffwechseldefekten
   - Manifestation beim Neugeborenen: nichtketotische Hyperglykämie und D-Glyzeroazidämie
   - Manifestation beim Kleinkind: Phenylketonurie, Phenylketonurie mit Biopterinmangel,

(Fortsetzung nächste Seite)

Epilepsie (Fortsetzung) Tab. 2

Internationale Klassifikation

Anhang: spezifische Syndrome
Tay-Sachs-Krankheit, Sandhoff-Krankheit, Zeroidlipofuszinose (frühinfantiler Typ), Pyridoxonabhängigkeit
Manifestation beim Kind: Zeroidlipofuszinose (spätinfantiler Typ), Huntington-Krankheit (infantiler Typ)
Manifestation in Kindheit und Jugendalter: Gaucher-Krankheit (juvenile Form), Zeroidlipofuszinose (juveniler Typ), Myoklonusepilepsie (Lafora-Typ), Myoklonusepilepsie (Typ Lundborg), Dyssynergia cerebellaris myoclonica (Ramsay-Hunt-Syndrom), Cherry-red-spot- und Myoklonussyndrom
Manifestation beim Erwachsenen: Kufs-Syndrom

Epi|lepsie, traumatische (↑) f: (engl.) traumatic epilepsy; nach Schädelhirntrauma* auftretende epileptische Anfälle, häufig als fokale Anfälle i. S. von Jackson-Anfällen. Das Intervall zw. Schädelhirntrauma u. erstem Auftreten einer t. E. kann Mon. bis Jahre betragen (sog. traumatische Spätepilepsie). Vgl. Epilepsie.

Epi|merase (↑; gr. μέρος Teil) f: zu den Isomerasen* gehörendes Enzym, das eine Epimerisierung katalysiert, z. B. UDP-Glukose-Epimerase (wandelt Galaktose in Glukose um).

Epi|merie (Ep-*; gr. μέρος Teil) f: s. Isomerie.

Epi|mestrol (INN) n: (16α,17α)-3-Methoxyestra-1,3,5(10)-trien-16α,17α-diol (IUPAC); 3-Methylether des natürl. 17-Epiestriols; Verw.: bei weibl. Infertilität, sofern sie auf dem Ausbleiben der Ovulation beruht; s. Östrogene.

Epi|mysium (Ep-*; My-*) n: s. Muskelgewebe.

Epi|nephrin (INN) n: (R)-(-)-4-(1-Hydroxy-2-methylaminoethyl)brenzcatechin (IUPAC); syn. Adrenalin*.

Epi|nephritis (Ep-*; Nephr-*; -itis*) f: s. Paranephritis.

Epi|nephron (↑; ↑) n: Nebenniere*.

Epi|neurium (↑; Neur-*) n: s. Nervengewebe.

Epi|orchium (↑; Orch-*) n: Lamina visceralis tunicae vaginalis testis; das Hoden u. Nebenhoden bedeckende viszerale Blatt des Processus* vaginalis peritonaei.

Epi|pharyngitis (↑; Pharyng-*; -itis*) f: Entz. des Epipharynx; vgl. Pharyngitis.

Epi|pharynx (↑; ↑) m: der nasale Anteil des Pharynx.

Epi|pharynx|tumoren (↑; ↑; Tumor*) m pl: (engl.) nasopharynx tumours; Tumoren des Nasen-Rachen-Raums; **1.** benigne E.: adenoide Vegetationen*, Nasenrachen*-Angiofibrom, Chordom*; **2.** maligne E.: über 90% Karzinome (verhornende u. nichtverhornende Plattenepithelkarzinome, undifferenzierte Karzinome); **Sympt.:** rezidivierendes Nasenbluten, behinderte Nasenatmung, einseitiger Tubenkatarrh, Kopfschmerz; maligne E. metastasieren häufig lymphogen u. können durch lokal infiltrierendes Wachstum zu einem Garcin*-Syndrom, Jacod*-Syndrom, Behr*- Syndrom II o. a. Hirnnervenausfällen führen.

Epi|phora (gr. ἐπιφέρεσθαι andringen, heranwogen) f: (engl.) epiphora, illacrimation; Dakryorrhoe, Tränenträufeln; spontanes Überlaufen der Tränen über den Lidrand; **Urs.:** vermehrte Tränenbildung (Fremdkörper, psychisch bedingt) od. Abflußbehinderung der Tränenflüssigkeit (Abstehen des unteren Tränenpünktchens, Stenose der Tränenröhrchen od. des Nasengangs, entzündl. Veränderungen).

epi|physär (gr. ἐπιφύεσθαι daraufwachsen, entstehen): zur Epiphyse* gehörig, die Epiphyse betreffend.

Epi|physe (↑) f: (engl.) 1. pineal gland, 2. epiphysis; **1.** syn. Glandula pinealis, Corpus pineale, Zirbeldrüse; an d. Gehirnbasis gelegen; s. Pineozyten; **2.** Gelenkende; proximal u. distal gelegene Endstücke der langen Röhrenknochen. Vgl. Diaphyse, Metaphyse.

Epi|physen|dreieck (↑): s. Ludloff-Fleck.

Epi|physen|fraktur (↑; Fraktur*) f: s. Aitken-Frakturformen, Epiphyseolyse.

Epi|physen|fuge (↑): (engl.) epiphysial growth plate; hyalinknorpelige Gewebeschicht zw. Epi- u. Metaphyse* eines Röhrenknochens, von der (vorwiegend) das enchondrale Knochenwachstum ausgeht (Wachstumszone); vgl. Ossifikation.

Epi|physen|kern (↑): (engl.) epiphysial nucleus; verknöchertes Zentrum der Epiphyse; s. Ossifikation.

Epi|physen|lockerung (↑): Vorstufe der Epiphyseolyse*.

Epi|physen|schädigung (↑): meist Epiphyseonekrosen inf. Osteomyelitis, Tu., Trauma; Folge: oft schwere Wachstumsstörungen u. Verformungen der Knochen. Vgl. Knochennekrosen, aseptische.

Epi|physen|schluß (↑): (engl.) closure of the epiphysial growth plate; (physiol.) Ersatz der Epiphysenfuge* durch Knochensubstanz (Spongiosa); führt zur Beendigung des Skelettwachstums; vorzeitiger E.: s. Minderwuchs.

Epi|physen|tumor (↑; Tumor*) m: Pinealom; s. Hirntumoren.

Epi|physeo|dese (↑; gr. δέσις das Binden) f: (engl.) epiphysiodesis; Blockierung der Epiphysenfuge an Extremitäten (bes. Femur u. Tibia) zur Bremsung des Längenwachstums (op. Längenausgleich am wachsenden Skelett) od. Korrektur einer Achsenfehlform der Beine; **Formen: 1.** temporäre E.: Überbrückung u. Blockierung durch krampenähnl. Klammern, die so lange belassen werden, bis die erwünschte Korrektur erreicht ist; **2.** permanente E.: partielle Resektion u. knöcherne Verspanung der Epiphysenfuge.

Epi|physeo|lyse (↑; Lys-*) f: (engl.) epiphysiolysis; Epiphysenlösung; Ablösung einer Epiphyse* in der Epiphysenfuge*, u. U. mit Verschiebung gegenüber dem übrigen Knochen; **Urs.:** Osteochondritis*, Osteomyelitis*, aseptische Knochennekrosen*, Trauma. Vgl. Aitken-Frakturformen.

Epi|physeo|lysis capitis femoris (↑; ↑) f: syn. Coxa vara adolescentium; eigenes Krankheitsbild des Adoleszentenalters, etwa zw. 12. u. 16. Lj., v. a. bei männl. Jugendlichen auftretend;

Verschiebung des Schenkelhalses nach ventral-kranial gegenüber der im Verhältnis dazu nur wenig ihre Position verändernden Kopfepiphyse (Fixierung durch das Lig. capitis femoris); scheinbare Verkleinerung des CCD*-Winkels (Coxa vara epiphysaria); **Vork.:** ein- od. beidseitig, meist schleichend (E. c. f. lenta), seltener akut; gehäuft bei hormonellen Regulationsstörungen (Fröhlich*-Syndrom, absoluter od. relativer Androgenmangel) u. bei fam. Disposition sowie in Komb. mit aseptischen Knochennekrosen* (bes. Scheuermann*-Krankheit); Auslösung inf. eines Mißverhältnisses zw. mechan. Beanspruchung u. geweblicher Qualität der Schenkelhalsepiphysenfuge bzw. ihrer Knorpelknochengrenze zur Metaphyse; **Sympt.:** initial Knieschmerzen, rasche Ermüdung, zunehmendes Hinken, schmerzhafte Bewegungseinschränkung, Außendrehstellung des Beins, Beinverkürzung, bei akuter Form wie bei Schenkelhalsfraktur; **Diagn.:** (röntg.) Beckenübersicht u. Lauenstein*-Technik (Bestimmung des Abkippwinkels); **Ther.:** bei minimaler Verschiebung langdauernde Entlastung; bei akuter E. c. f. Reposition u. Fixation mit Kirschner-Drähten; bei schleichender Verlaufsform Kirschner-Drähte ohne Reposition bis zum Abkippwinkel von 30°, bei größerem Winkel Osteotomie*.

Epi|physeo|nekrosen, a|septische (↑; Nekr-*; -osis*) f pl**:** s. Knochennekrosen, aseptische.

Epi|physeosen (↑; -osis*) f pl**:** (engl.) epiphysoses; unregelmäßige Verkalkungen der Epiphysen im Pubertätsalter (selten); **Urs.:** hormonelle Störung, Traumen (?); **Sympt.:** Schmerzen an d. Diaphysenenden der langen Röhrenknochen, z. B. Apophyseosis calcanei. Vgl. Apophyseosen.

Epi|physe, per|sistierende (↑) f**:** verknöcherte Epiphyse, deren physiol. Verschmelzung mit der Metaphyse ausbleibt; **DD:** traumatische Knochenabsprengung.

Epi|phyten (↑) m pl**:** (engl.) epiphytes; (bot.) Schmarotzerpflanzen; auch ungenaue Kurzform f. Epidermophyten.

epi|ploicus (Epiploon*)**:** zum großen Netz gehörig.

Epi|ploon (gr. ἐπίπλοος Darmnetz) n**:** Omentum*.

Epi|rubicin (INN) n**:** Anthracyclin mit antineoplast. (zytostat.) Wirkung; ähnelt in seinen Eigenschaften dem Doxorubicin*.

Episio|tomie (gr. ἐπίσιον Schamgegend; -tom*) f**:** (engl.) episiotomy; Scheidendammschnitt; häufigste erweiternde Op. am weichen Geburtskanal, u. a. zur Vermeidung eines Dammrisses*, Erleichterung der operativen Entbindung* u. Geburtsbeendigung, wenn Kopf im Beckenausgang; **Formen: 1.** mediane E.: genau in der Mittellinie; **2.** laterale E.: re. od. li., 1-2 cm v. der Mittellinie entfernt in Richtung auf das Tuber ossis ischii; **3.** mediolaterale E.: direkt v. der hinteren Kommissur in Richtung auf das Tuber ossis ischii.

Epi|sklera (Ep-*; Skler-*) f**:** lockeres Bindegewebe zw. Sklera u. Bindehaut.

Epi|skleritis (↑; ↑; -itis*) f**:** (engl.) episcleritis; umschriebene Entz. der Episklera*; **Urs.:** rheumatische Erkr., Gicht, Syphilis, Tuberkulose; häufig keine erkennbare Grunderkrankung; **Sympt.:** Druck- od. Berührungsschmerz, Rötung mit leichter livider Verfärbung der Umgebung. Vgl. Konjunktivitis, Skleritis.

Epi|sode (gr. ἐπείσοδος Dazwischenkommen) f**:** (psych.) Bez. f. vorübergehende, rückbildungsfähige psychische Störung, z. B. psychotische E.; vgl. Psychose, Durchgangssyndrom.

Epi|sode, a|mnestische (↑) f**:** (engl.) amnesic episode; Syndrom uneinheitl. u. oft ätiol. unklarer, flüchtiger, stunden- bis tagelanger Amnesie; Symptom zerebraler Affektionen, z. B. bei Gefäßprozessen; vgl. Amnesie, transitorisch-globale.

Epi|somen (Ep-*; Soma*) n pl**:** s. Plasmide.

Epi|spadie (↑; gr. σπαδών Riß, Spalte) f**:** (engl.) epispadia; obere Harnröhrenspalte b. Mann (Fissura urethrae superior) inf. Hemmungsfehlbildung; die Harnröhre bildet e. nach oben offene

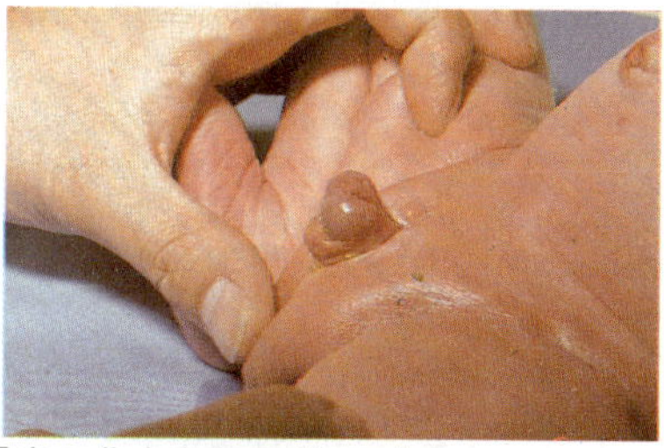

Epispadie bei einem Neugeborenen [179]

Rinne an d. Oberseite des dorsal gekrümmten Penis; vgl. Hypospadie.

Epi|spastika (gr. ἐπισπᾶν anziehen, heranziehen) n pl**:** (engl.) epispastics; sog. heranziehende Mittel, Hautreizmittel; vgl. Rubefacienzien.

Epi|stase (Ep-*; -stase*) f**:** (engl.) epistasis; Überdecken der phänotyp. Manifestation eines Gens durch e. anderes, das nicht zum gleichen Genpaar gehört; Ggs. Hypostase.

Epi|staxis (gr. ἐπιστάζειν darauftröpfeln) f**:** (engl.) epistaxis, nose bleed; Nasenbluten; **1.** sog. habituelles Nasenbluten v. a. bei Kindern durch lokale Urs. wie Gefäßverletzung im Bereich des Locus Kiesselbachi, physik. od. chem. Schädigung der Nasenschleimhaut, Trauma (z. B. Schädelbasisfrakturen od. Nasenseptumfrakturen), Nasenfremdkörper, Rhinolithen, Nasen- u. Nasennebenhöhlentumoren, Nasenpolypen, Basalfibroid; **2.** E. als Sympt. einer Allgemeinerkrankung bei akuten Infektionskrankheiten (z. B. Typhus), Gefäß- u. Kreislauferkrankungen (z. B. Arteriosklerose, Hypertonie), hämorrhagischer Diathese, Thrombopathie, Vasopathie (Osler-Rendu-Weber-Krankheit), Vitamin-K-Mangel, Skorbut u. a.; **Ther.:** Hochlagerung des Oberkörpers, Beruhigung des Pat., ggf. medikamentöse Senkung des Blutdrucks; bei starker E. elektro- od. laserchir. Verschluß der Blutungsquelle, Nasentamponade* od. chir. Ligatur der Gefäße.

Epi|stropheus (gr. ἐπιστροφή das Herumdrehen) m**:** veraltete Bez. f. Axis*.

Epi|taxie (gr. ἐπιτάττειν aufstellen) f**:** (engl.) epitaxia; Wachstum einer neuen Kristallart auf der Oberfläche einer bereits vorhandenen; einer von mehreren steinbildenden Faktoren in der Genese der Nephrolithiasis*.

Epi|thalamus (Ep-*; gr. θάλαμος Kammer) m**:** auf dem Thalamus liegender Gehirnabschnitt; besteht aus Epiphyse, Habenula u. Trigonum habenulae, Striae medullares.

Epi|thel (gr. ἐπί darauf, daran, dazu; θηλεῖν wachsen, blühen) n**:** s. Epithelgewebe.

Epi|thel, a|typisches (↑; ↑) n: s. Atypie.

Epi|thel|gewebe (↑; ↑): (engl.) epithelial tissue; geschlossener ein- od. mehrschichtiger Zellverband, der innere od. äußere Körperoberflächen bedeckt; **Funktionen:** Schutz, Stoffaustausch, Reizaufnahme; **Einteilung** (s. Abb.): **1.** Plattenepithel: **a)** einschichtig, z. B. Peritoneum; **b)** mehrschichtig, unverhornt, z. B. Mundhöhle, Ösophagus, Vagina; verhornt, z. B. Epidermis*; **2.** kubisches (mittelhohes, isodiametrisches) Epithel, z. B. Pigmentepithel der Retina, kleinere Drüsenausführungsgänge, Plexus choroidei; **3.** hochprismatisches (Zylinder-)Epithel: **a)** einschichtig, z. B. Magen, Gallenblase, Darmkanal (mit Mikrovilli), Eileiter u. Uterus (Sekretionsphase) mit Flimmerbesatz; **b)** mehrschichtig, selten, z. B. Fornix conjunctivae; **4.** mehrreihiges (mehrstufiges, -zelliges) hohes Epithel, z. B. Respirationstrakt (mit Flimmerbesatz u. Becherzellen), Nebenhodengang (zweireihig mit Stereozilien), Samenleiter (zweireihig); **5.** Übergangsepithel: bes. Form des mehrreihigen Epithels; Auskleidung von Hohlorganen mit veränderl. Ausdehnung: Nierenbecken, Harnblase, Anfangsteil der Harnröhre; Deckzellen (harnsichere Zellen) oft mehrkernig, mit oberflächl. Zytoplasmaverdichtung.

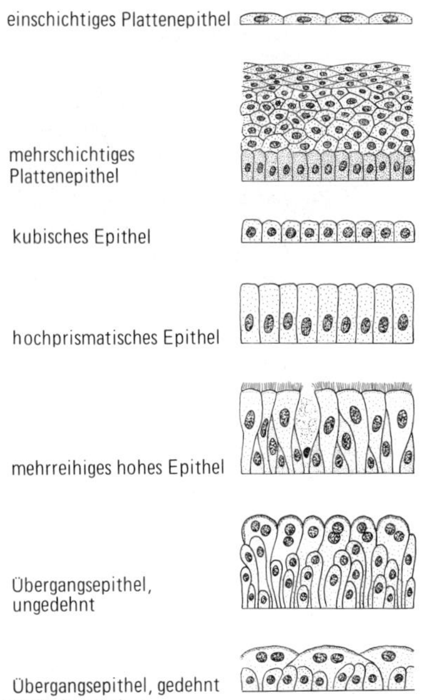

Epithelgewebe:
Schema wichtiger histologischer Typen

Epi|thel|grenze (↑; ↑): (engl.) epithelial border; **1.** (gastroenterol.) Grenze zw. dem Plattenepithel des Ösophagus u. der Magenschleimhaut im Bereich des gastroösophagealen Übergangs; vgl. Barrett-Syndrom; **2.** (gyn.) Grenze zw. dem geschichteten Plattenepithel der Portio u. Zylinderepithel der Zervixschleimhaut, verschiebt sich in den versch. Lebensabschnitten der Frau unter Einfluß der Sexualhormone* aus dem Zervikalkanal auf die Portiooberfläche (Ektopia* cervicis) u. wieder zurück (aufgrund ständiger dynamischer Umbauvorgänge in diesem Bereich häufig epitheliale Atypien). Vgl. Kolpozytologie, Kolposkopie, Umwandlungszone.

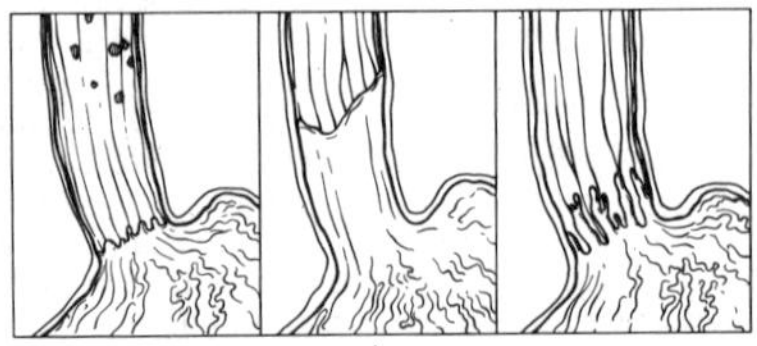

Epithelgrenze zwischen Ösophagus u. Magen, kongenitale Anomalien:
a: Ektopie: Inseln von Magenschleimhaut im unteren Ösophagus; b: Endobrachyösophagus: innere Auskleidung des distalen Speiseröhrensegments durch Magenschleimhaut; c: Heterotopie: fingerförmige Fortsetzungen der Magenschleimhaut (Ora serrata)

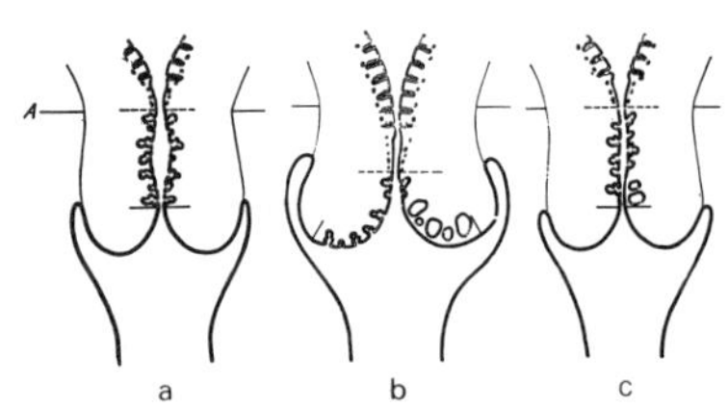

Epithelgrenze an der Portio:
a: beim jungen Mädchen; b: bei der geschlechtsreifen Frau; c: bei der Frau im Klimakterium;
A: anatomischer innerer Muttermund; gestrichelte Linie: histologischer innerer Muttermund

> An der zerviko-portalen Epithelgrenze beginnt in über 90% der Fälle das Plattenepithelkarzinom der Zervix.

Epi|theli̲om (↑; ↑; -om*) n: (engl.) epithelioma; benigner od. maligner Tumor aus Epithelzellen; zur Gruppe der E. gehören: Papillom*, Adenom*, Epithelzysten*, Karzinom*.

Epi|theli̲oma adeno̲ides cy̲sticum Brooke (↑; ↑; ↑; Aden-*; -id*; Kyst-*) n: syn. Brooke-Spiegler-Syndrom, Trichoepithelioma papulosum multiplex Jarisch; autosomal-dominant erbl. Fehlbildungssyndrom mit symmetrisch angeordneten, halbkugeligen, blaßgelblichen Trichoepitheliomen*, bes. im Bereich der Nasen-Wangen-Falten (s. Abb.) u. gehäuftem Vork. von Zylindromen*; Manifestation meist in der Pubertät; leichte Gynäkotropie.

Epi|theli̲oma baso|cellula̲re (↑; ↑; ↑) n: veraltete Bez. f. Basaliom*.

Epi|theli̲oma calci|ficans (↑; ↑; ↑) n: auch verkalkendes Epitheliom Malherbe, Pilomatrikom; harter, in der Cutis gelegener, bis 5 cm gro-

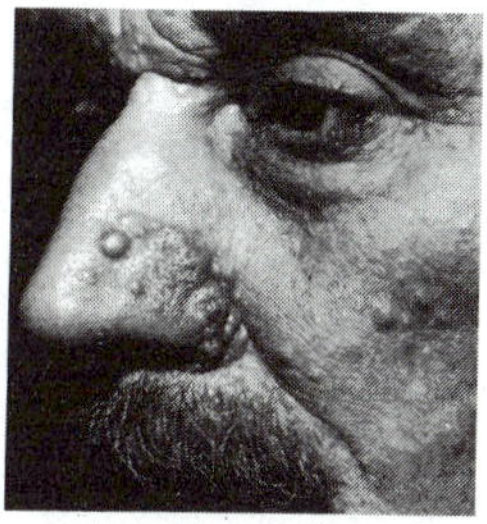

Epithelioma adenoides cysticum Brooke [549]

ßer, zuweilen pigmentierter, benigner Tumor der Haarmatrix; tritt meist in der Kindheit bes. an Kopf u. oberen Extremitäten auf.

Epi|thelioma con|tagiosum (↑; ↑; ↑) n: syn. Molluscum* contagiosum.

Epi|thelioma cuniculatum (↑; ↑; ↑) n: sehr seltenes, langsam wachsendes Plattenepithelkarzinom* v. sehr geringem Malignitätsgrad m. Lo-

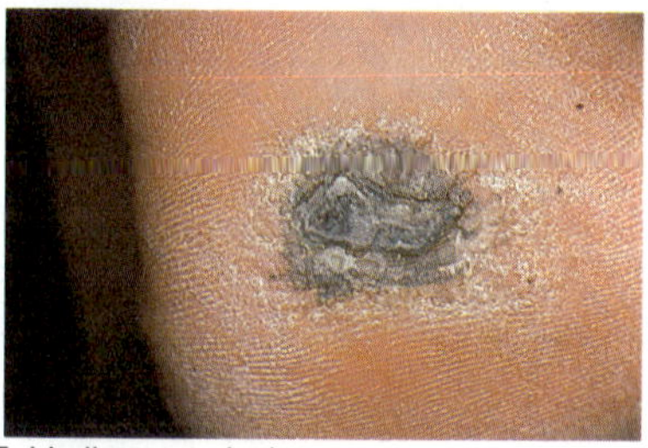

Epithelioma cuniculatum [3]

kalisation an d. Fußsohle u. Fistelbildung; metastasiert fast nie.

Epi|thelioma intra|epi|dermale (↑; ↑; ↑) n: flache, etwas hyperkeratotische Geschwulst, die klin. von einem oberflächlichen Basaliom, der Bowen-Krankheit u. einer Verruca senilis nicht sicher unterschieden werden kann; kann nach langem Bestehen in ein Basaliom od. Plattenepithelkarzinom übergehen.

Epi|thelioma spino|cellulare (↑; ↑; ↑) n: syn. Plattenepithelkarzinom*.

Epi|thelisierung (↑; ↑): (engl.) epithelization; Überwachsen einer Wunde* mit Epithelzellen, ausgehend von intaktem Epithelgewebe* im Bereich der Wundränder; vgl. Wundheilung.

Epi|thel|körperchen (↑; ↑): s. Nebenschilddrüsen.

Epi|theloid|zellen (↑; ↑; -id*; Zelle*): (engl.) epithelioid cells; (histol.) Epithelzellen-ähnl. Histiozyten bzw. Retikulumzellen mit großem Zellkern u. spindelförmig plumper Gestalt, z. B. in Tuberkeln; s. Tuberkulose.

Epi|thel|perlen (↑; ↑): s. Hornperlen.

Epi|thel|zysten (↑; ↑; Kyst-*) f pl: (engl.) epithelial cysts; durch traumat. Epidermisversenkung (z. B. Nadelstich) entstehende schmerzlose Zysten an d. Beugeseiten der Finger u. der Hohlhand; **DD:** (histol.) kongenitales Dermoid bzw. Dermoidzyste.

Epi|these (gr. ἐπίθεσις Herauflegen) f: (engl.) epithesis; individuell modelliertes Ersatzstück aus Kunststoff zur Deckung von Oberflächendefekten, insbes. im Gesicht (Auge, Nase, Ohr); wird i. d. R. nur an den Körper angelegt od. aufgeklebt. Vgl. Prothese.

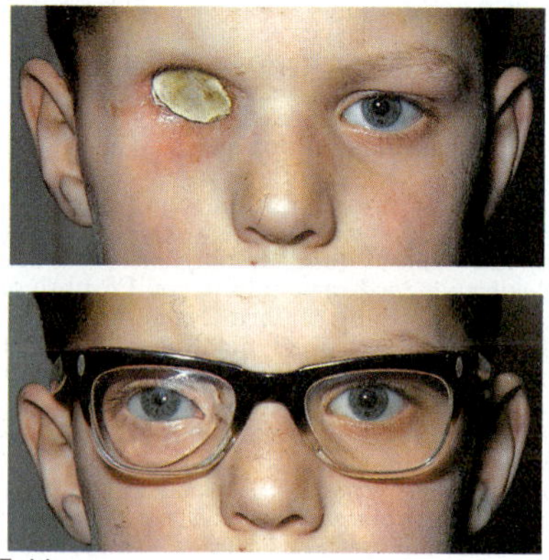

Epithese:
Zustand nach Exenteratio orbitae (oben); unten mit am Brillengestell befestigter Vorhängeprothese [362]

Epi|top (Ep-*; gr. τόπος Ort) n: (engl.) epitope; syn. antigene Determinante; der spezif. antigene Ort auf einer Moleküloberfläche, der durch das Paratop* des entspr. Antikörpers* spezif. gebunden wird. Vgl. Antigen.

Epi|tympanicum (↑; Tympanum*) n: auch Epitympanum, Recessus epitympanicus, Attikus, Kuppelraum; Teil des Mittelohrs, enthält die Gehörknöchelchen Hammer, Amboß u. Steigbügel. Vgl. Paukenhöhle, Hypotympanicum, Mesotympanicum.

Epi|zoen (↑; gr. ζῷον Lebewesen) n pl: (engl.) epizoa; Bez. f. Tiere, die als Kommensalen od. Parasiten auf anderen Tieren leben.

Epi|zoonosen (↑; ↑; Noso-*) f pl: (engl.) epizoonoses; **1.** durch Ektoparasiten (z. B. Milben, Läuse, Flöhe, Wanzen, Zecken) verursachte Dermatosen; **2.** (veterin.) der Epidemie entspr. Krankheitsausbreitung in Tierbeständen.

epi|zootisch (↑; ↑): an (auf) der Körperoberfläche lebend.

Ep|onychium (↑; Onych-*) n: Nageloberhäutchen.

Ep|oo|phoron (↑; gr. ᾠοφόρος Eier tragend) n: syn. Rosenmüller-Organ, sog. Nebeneierstock; Rest des kranialen Abschnitts der Urniere mit Resten des Urnierengangs, der als Gartner*-Gang streckenweise erhalten bleiben kann; liegt unterh. der Tube zw. den beiden Blättern der Mesosalpinx (Teile des Ligamentum* latum uteri) u. bildet den kranialen Anteil des Parovarium*; entspricht entwicklungsgeschichtlich beim Mann dem Nebenhoden.

Ep|oxide (↑; Ox-*) n pl: (engl.) epoxides; äußerst reaktionsfreudige, z. B. von d. Monoxygenasen der Leber aus Äthylengruppen u. Benzen gebildete Substanzen, die m. Zellbestandteilen reagieren u. das Leberparenchym schädigen. E. mit mehreren Epoxigruppen wirken zytostat. u.

mikrobiozid; eine karzinogene Wirkung (Knochenmark, Haut, Lunge) gilt als sicher. E. sind zu den physik.-chem. sehr beständigen, z. B. als Einbettungsmittel f. Gewebeproben verwendeten **Epoxidharzen** polymerisierbar. Die tox. Wirkung vieler org. Lösungsmittel beruht auf Epoxidbildung.

Eprazinon (INN) n: 3-[4-(β-Ethoxyphenethyl)-1-piperazinyl]-2-methylpropiophenon (IUPAC); zentral u. peripher wirkendes Antitussivum.

EPS: Abk. f. **1.** **e**xtra**p**yramidales **S**ystem*; **2.** **E**xophthalmus **p**roduzierende **S**ubstanz; s. Exophthalmus producing factor.

Epsilon|amino|capron|säure: Abk. EACA; syn. ε-Aminocapronsäure; synthet. Aminosäure, die aufgrund ihrer Verwandtschaft zum Lysin die Aktivierung von Plasminogen u. die Plasminaktivität hemmt (antifibrinolytische Wirkung, Blockierung der Umwandlung von Profibrinolysin in Fibrinolysin); s. Fibrinolyseinhibitoren.

Epsilon|zellen der Hypo|physe (Zelle*; Hypophyse*)**:** Zellen im HVL mit goldgelben Granula im Azanpräparat.

Epstein-Barr-Virus (Michael A. E., Pathol., Virol., Bristol, geb. 1921; Murray L. B., Anat., Ontario, geb. 1908; Virus*) n**:** Abk. EBV; DNA-Virus der Gammasubfamilie der Herpesviridae*; erstmals in Zellkulturen des Burkitt*-Tumors nachgewiesen; gilt als Err. der Mononucleosis* infectiosa u. ist vermutlich an der Entstehung der Haarleukoplakie* bei HIV-Infektion beteiligt; **Übertragung:** Ausscheidung über Speichel, direkte Kontaktinfektion; nach serol. Untersuchungen sind 90% aller Erwachsenen Träger spezif. Antikörper gegen EBV. **Onkogenität:** EBV kann in vitro B-Lymphozyten zu fast unbegrenztem Wachstum anregen; Korrelation zw. EBV-Infektion u. Burkitt-Tumoren bzw. Nasopharyngealkarzinomen in Asien u. Afrika.

EPT: Abk. f. **e**ndoskopische **P**apillo**t**omie*.

Ep|ulis (Ep-*; gr. οὖλον Zahnfleisch) f**:** dem Alveolarfortsatz halbkugelig od. pilzförmig aufsitzende, umschriebene, periphere Granulationsgewebsbildung mit unterschiedl. klin. Bild; kein echter, autonom wachsender Tumor, sondern entzündlich-reaktives (resorptives), meist in Beziehung zum gingivo-parodontalen Gewebe stehendes Granulom*; entspr. dem histol. Aufbau werden drei **Formen** unterschieden: **1.** E. granulomatosa: unspezif., gefäßreiches Granulationsgewebe, hohe Stoffwechselaktivität, schwammig-weiche Konsistenz, Blutungsneigung; **2.** E. gigantocellularis (besser: peripheres Riesenzellgranulom): enthält mehrkernige Riesenzellen, Spindelzellen u. mit Hämoglobin beladene Makrophagen; variierende Konsistenz, Oberflächenbeschaffenheit u. Farbe (blaurot bis pflaumenblau od. rostbraun); Neigung zu Rezidiven u. resorptiver Zerstörung des angrenzenden Knochens. Die E. gigantocellularis kann auch in unbezahnten Alveolarfortsatzabschnitten vorkommen; ihr enossales Pendant ist das zentrale Riesenzellgranulom (Enulis). **3.** E. fibromatosa: zell- u. faserreiches Bindegewebe mit einem relativ gleichmäßigen Geflecht kollagenreicher Faserzüge; derbe Konsistenz, blasse Farbe; **Urs.:** v. a. chron. lokal-entzündl. u. mechan.-irritative Reizeinflüsse; **Ther.:** Exzision im Gesunden, die i. d. R. eine op. Revision des darunterliegenden Knochens u. (bei erhebl. parodontaler Vorschädigung) die Entfernung des od. der in die Veränderung einbezogenen Zähne voraussetzt. Bei einer röntg. nachweisbaren Knochenbeteiligung ist die chir. Abtragung des angrenzenden Knochens in genügender Schichtdicke zur Vermeidung eines Rezidivs erforderlich.

Ep|ulis con|nata (↑; ↑) f**:** seltene, v. a. bei Mädchen am Oberkiefer vorkommende Granulationsgeschwulst, wird heute meist als Myoblastenmyom* aufgefaßt.

EQ: Abk. f. **1.** **E**iweiß**q**uotient*; **2.** **E**nergie**q**uotient*; **3.** (engl.) **e**quivalent, Äquivalent.

ER: Abk. f. **e**ndoplasmatisches **R**etikulum*.

Er: chem. Symbol f. Erbium*.

ERA: Abk. f. (engl.) **e**lectric **r**esponse **a**udiometry; objektive Hörprüfung mit Ermittlung akustisch evozierter Potentiale durch Elektroenzephalographie. Vgl. Audiometrie.

Erb|anlage: s. Gen.

Erb-Charcot-Krankheit (Wilhelm H. E., Neurol., Heidelberg, 1840-1921; Jean M. Ch., Neurol., Paris, 1825-1893)**:** syn. spastische Spinalparalyse*.

Erb-Duchenne-Lähmung (↑; Guillaume B. D., Neurol., Paris, 1806-1875)**:** syn. obere Armplexuslähmung*.

Erb|faktor m**:** syn. Erbanlage; s. Gen.

Erb|gang, dominanter: (engl.) dominant heredity; im ursprüngl. strengen Sprachgebrauch wird als dominant bezeichnet, wenn bei Heterozygoten neben der Wirkung des für das Merkmal verantwortlichen Allels die Wirkung des anderen Allels nicht erkennbar ist. So entspricht b. Menschen der Phänotyp der Blutgruppe A den Genotypen AA u. A0, während dem Phänotyp 0 der Genotyp 00 entspricht. Das Gen A ist hier dominant, 0 ist rezessiv. Ein Gen ist nicht an sich dominant, sondern nur im Hinblick auf sein Verhalten zu einem best. Allel. So entspricht die Blutgruppe AB dem Genotyp AB. Die Wirkungen der Gene A u. B sind hier nebeneinander nachweisbar (kombinantes Verhalten). Diesem ursprüngl. strengen Sprachgebrauch steht in d. Humangenetik ein loserer gegenüber. Der homozygote Zustand seltener dominanter Anomalien ist meist unbekannt. Es ist üblich, von Dominanz zu sprechen, wenn ein Gen bereits

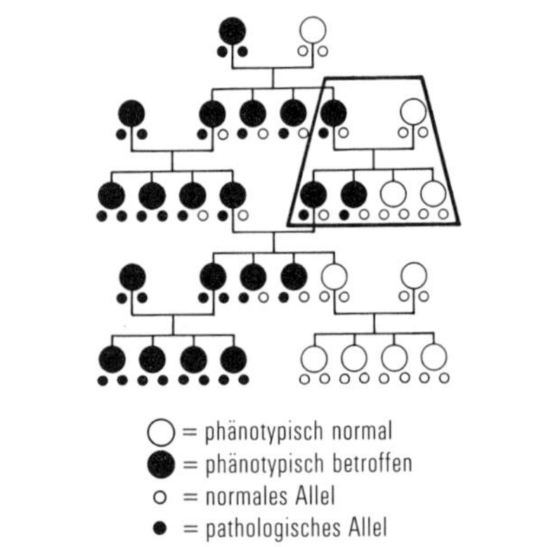

Erbgang, dominanter:
Kreuzungstypen bei dominantem Erbgang; die größeren Kreise symbolisieren den Phänotyp, die kleineren die beiden allelen Gene des betreffenden Genlokus. Der am häufigsten vorkommende Vererbungsmodus ist eingerahmt. [478]

in heterozygotem Zustand eine deutlich erkennbare pathol. Wirkung hat, ohne Rücksicht darauf, ob diese Wirkung mit der des homozygoten Zustandes gleich ist. Wo man selten den homozygoten Zustand in diesem Sinne dominanter Gene beobachtet, ist die Wirkung i. d. R. noch wesentlich ausgeprägter. Unregelmäßig dominant nennt man ein Gen, dessen heterozygoter Zustand nicht immer erkennbar ist. In derartigen Stammbäumen kann das Erbleiden eine Generation überspringen. **Beispiele** für d. E.: Aniridie, Achondroplasie, Zystennieren, Marfan-Syndrom, Neurofibromatose generalisata, Osteopsathyrose, Pringle-Bourneville-Syndrom. Eine **Faustregel** besagt, daß sich Strukturanomalien meist dominant, Stoffwechselanomalien meist rezessiv vererben.

Erb|gang, re|zessiver: (engl.) recessive heredity; Vererbung eines Merkmals, das im heterozygoten Zustand keine Änderung des Phänotyps bewirkt. Ein rezessives Allel macht sich phänotypisch nur bemerkbar, wenn es homozygot vorhanden ist. Dieser strengen Definition entspricht in der Humangenetik nur ein Teil der gewöhnl. als rezessiv bezeichneten Gene, da durch Anw. spez. Untersuchungsmethoden (bei Enzymopathien Messung der Enzymaktivität, Guthrie-Test) od. Belastungstests auch in heterozygotem Zustand Teilmanifestationen sichtbar werden.

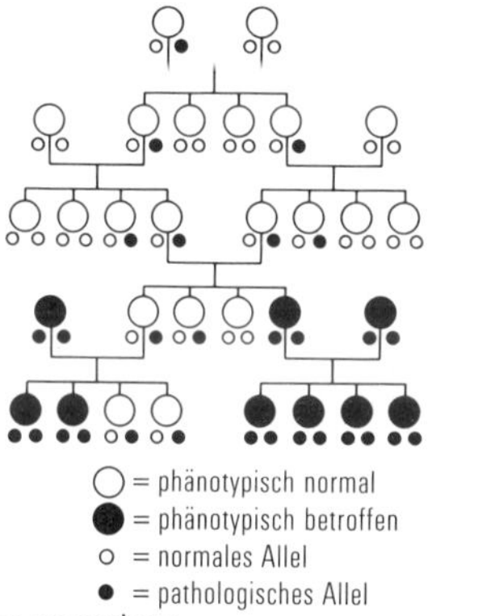

Erbgang, rezessiver: Modellstammbaum mit den möglichen Kreuzungstypen bei einfach autosomal-rezessivem Erbgang [478]

Erb|gang, X-chromo|somaler (Chrom-*; Soma*)**:** (engl.) X-linked heredity; Erbgang von Genen, die auf dem X-Chromosom gelegen sind; **1.** X-chromosomal-rezessiver E.: s. Konduktor; **2.** X-chromosomal-dominanter E.: Mütter übertragen ein Merkmal auf 50% der Töchter u. Söhne, Väter auf alle Töchter u. keinen Sohn (z. B. bei Phosphatdiabetes); **3.** X-chromosomal-dominanter E. mit letalem Merkmal für das männl. Geschlecht: die erkrankten Mütter haben 50% erkrankte Töchter; die männl. Nachkommen sind nicht lebensfähig u. werden spontan abortiert (z. B. Incontinentia* pigmenti). Vgl. Vererbung, geschlechtsgebundene; Wilson-Erbgang.

Erb|gang, Y-chromo|somaler (↑; ↑)**:** (engl.) Y-linked heredity; Bez. f. die Vererbung der durch die Gene des Y-Chromosoms codierten Merkmale vom Vater auf die männl. Nachkommen; das Vorkommen abnormer Gene mit Y-ch. E. wird vermutet, ist aber nicht mit Sicherheit nachgewiesen; vgl. Vererbung, geschlechtsgebundene.

Erb-Goldflam-Krankheit (Wilhelm H. E., Neurol., Heidelberg, 1840-1921; Samuel V. G., Neurol., Warschau, 1852-1932)**:** syn. Myasthenia* gravis pseudoparalytica.

Erb|grind: s. Favus.

Erbium n: Symbol Er, OZ 68, rel. Atommasse 167,26; zur Gruppe der Lanthanoide* gehörendes chem. Element.

Erb|krankheit: s. Krankheiten, genetische.

Erblichkeit: Heredität*.

Erblindung: s. Blindheit.

Erb|prognose, em|pirische f: (engl.) empirical hereditary prognosis; Verfahren zur Voraussage der Wahrscheinlichkeit des Auftretens angeborener Krankheiten u. erbl. Fehlbildungen in individuellen Fällen aus empirisch gewonnenen Daten, klin. u. Laborbefunden sowie Familiendaten; s. Beratung, genetische.

Erb-Punkt (Wilhelm H. E., Neurol., Heidelberg, 1840-1921)**:** (engl.) Erb's point; **1.** (elektrodiagn.) Reizpunkt ca. 3 cm oberh. der Klavikula u. 2 cm lateral des M. sternocleidomastoideus zur Reizung des Plexus brachialis mit Auslösung einer Kontraktion des M. deltoideus, brachioradialis, biceps brachii u. supinator; **2.** (auskultator.) Punctum quintum; Projektionsstelle des Klappenschlußtons der Aortenklappe am li. Sternalrand im 3. ICR; s. Herztöne.

Erbrechen: (engl.) vomiting, emesis; syn. Emesis, Vomitus; retrograde Entleerung des Magen- (evtl. auch Ösophagus-)Inhalts, inf. unwillkürlicher Kontraktion von Magen-, Zwerchfellmuskulatur u. Bauchpresse; **Urs.:** auslösend wirken reflektor. Mechanismen bei gastrointestinalen Erkr., Peritonitis, Meningitis, erhöhtem Schädelinnendruck (Hirntumor), Infekt; sog. Überlauferbrechen durch Stenosen im (oberen) Gastrointestinaltrakt od. bei Insuff. des Magenverschlusses (Chalasie* der Kardia, gastroösophagealer Reflux); induziertes E. bei psychogenen Eßstörungen* od. als therap. Maßnahme (Emetika*); **Pathophysiol.:** protrahiertes E. führt durch Verlust von Nahrung, Flüssigkeit u. Elektrolyten (Magensaft, Salzsäure) zu Hunger (Katabolismus, Ketonkörperbildung), Exsikkose (Hypovolämie), hypochlorämischer metabolischer Alkalose u. Hypokaliämie. Der Kaliumverlust ist renaler Genese: Die elektroneutrale Rückresorption von Natrium u. Chlorid aus dem Primärharn läßt bei Hypochlorämie einen Natriumrest zurück, der tubulär durch Austausch gegen Kalium (bei bedrohl. Kaliumverarmung letztlich gegen H^+, sog. paradoxe Azidurie) aktiv rückresorbiert wird. Ein sekundärer Hyperaldosteronismus* inf. Hypovolämie ist am Kaliumverlust ursächlich beteiligt.

Erbrechen, aceton|ämisches: (engl.) acetonaemic vomiting; syn. ketonämische Krise; krisenhaftes, meist wiederholt auftretendes Erbrechen mit Acetonämie u. Acetonurie (s. Ketonurie); **Pathogenese:** konstitutionelle Faktoren (sensible, neuropathische Kinder) u. eine im Kleinkindes- bis Schulalter verstärkte Neigung zur Bildung von Ketonkörpern bei Kohlenhydratmangel im Hunger (z. B. inf. Inappetenz bei Infekt) führen meist nach äußeren Anlässen (Infekt, Diätfehler, Emotionen) zum a. E. In einem Circulus vitiosus begünstigen Ketonkörper das Erbrechen u. eine überwiegende Azidose, ver-

E

stärken den Kohlenhydratmangel u. eine Lipolyse. Fettsäurenabbau über Betaoxidation führt zur Bildung von Acetyl-Coenzym A. Dieses mündet bei Überschreiten der Kapazität des Zitronensäurezyklus* in die Acetonkörperbildung. Bei anhaltendem Erbrechen auch kleinster Nahrungs- u. Flüssigkeitsmengen treten Elektrolytverschiebungen (Hypochlorämie, Hypokaliämie) u. Azotämie* hinzu. **Klin.**: Die Kinder sind anfangs übererregt, später apathisch bzw. benommen (Muskel- u. Herzschwäche mit EKG-Veränderungen); starke Exsikkose von Haut u. Schleimhäuten; der Bauch ist stark eingezogen u. diffus schmerzhaft (ggf. paralyt. Ileus); Kussmaul-Atmung mit Acetonfötor (Obstgeruch); **Diagn.**: durch Ausschluß anderer Urs.; **DD**: Akutes* Abdomen (Peritonitis, mechan. Ileus, Appendizitis), Meningitis, ketoazidotisches Koma; Hirntumor, Stoffwechselkrise bei angeborenen Enzymdefekten (aber intaktem Fettsäurenabbau), Urämie; **Ther.**: Rehydratation, Zufuhr von Monosacchariden als antiketogene Substanzen, evtl. parenterale Zufuhr von Wasser, Glukose, Elektrolyten; u. U. Sedativa, Antiemetika; Milieuwechsel.

Erbrechen, a|tonisches: (engl.) atonic vomiting; sog. schlaffes Erbrechen; meist Überlauferbrechen, auch bei Bewußtseinstrübung.

Erbrechen, habituelles: (engl.) habitual vomiting; Erbrechen bei Säuglingen, für das sich org. Ursachen nicht finden lassen u. welches das Gedeihen offensichtlich nicht stört; Ausschlußdiagnose (gastroösophagealer Reflux, Stoffwechselanomalie). **E., kaffee|satz|artiges:** s. Hämatemesis. **E., spastisches:** (engl.) spastic vomiting; meist Symptom einer hypertrophischen Pylorusstenose der Säuglinge; „explosionsartiges" Erbrechen im Intervall nach einer Fütterung.

Erbsen|bein: Os* pisiforme; s. Handwurzel.

Erb-Trias (Wilhelm H. E., Neurol., Heidelberg, 1840-1921; Trias*) f: Syndrom aus motorischer Schwäche, Muskelspannungen u. gesteigerten Reflexen mit pos. Pyramidenbahnzeichen bei Schädigung der Pyramidenbahn.

Erb-Westphal-Zeichen (↑; Alexander K. W., Neurol., Psychiater, Bonn, Greifswald, 1863-1941): (engl.) Erb's sign; Fehlen od. Abschwächung des Patellarsehnenreflexes, v. a. bei Tabes* dorsalis.

ERC: Abk. f. **e**ndoskopische **r**etrograde **C**holangiographie; Röntgenkontrastdarstellung der Gallenblase bzw. -gänge i. R. einer Duodenoskopie* unter Katheterisierung der Papilla duodeni major mit Hilfe eines Spezialendoskops u. retrograder Auffüllung des Gallengangsystems einschl. Gallenblase unter Röntgenkontrolle mit Kontrastmittel; gleichzeitig Biopsie*, Papillotomie* sowie endoskop. Extraktion papillennaher Gallensteine möglich; **Ind.**: Abklärung einer (extrahepatischen) Cholestase (s. Cholestasesyndrom), seltener negative intravenöse Cholegraphie*, postop. Veränderungen nach Cholezystektomie* (Gallengangstenose, langer Zystikusstumpf); **Kontraind.**: akute Pankreatitis (Gefahr der Exazerbation), floride Cholangitis (Sepsis), akute Hepatitis; **Kompl.**: reversibler Anstieg der Pankreasenzyme, klin. manifeste Pankreatitis oder Sepsis (in weniger als 1% der Fälle); **Letalität:** ca. 0,05%. Vgl. ERP, ERCP.

ERCP: Abk. f. **e**ndoskopische **r**etrograde **C**holangio**p**ankreatographie; Röntgenkontrastdarstellung der Gallenblase bzw. -gänge u. des Pankreasgangsystems, bei der das Kontrastmittel unter Röntgenkontrolle retrograd i. R. einer Duodenoskopie* eingebracht wird (Komb. von ERC* u. ERP*).

ERC-Viren (Viren*) n pl: s. Rhinovirus.

Erd|alkali|metalle n pl: (engl.) earth-alkaline metals; alkalische Erden; Gruppenbez. f. die Elemente Beryllium, Magnesium, Calcium, Strontium, Barium u. Radium (II. Hauptgruppe des Periodensystems* der Elemente).

Erdbeer|gallen|blase: syn. Stippchengallenblase*.

Erdbeer|zunge: s. Zunge.

Erden, seltene: (engl.) rare earths; frühere Bez. f. die Lanthanoide*; vgl. Periodensystem der Elemente.

Erdheim-Chester-Krankheit (Jakob E., Pathol., Wien, 1874-1937; William Ch., amerikan. Pathol.): syn. Lipogranulomatosis* Erdheim-Chester.

Erdheim-Tumor (↑; Tumor*) m: (engl.) craniopharyngioma; langsam wachsendes Kraniopharyngeom; s. Hirntumoren (Tab.).

Erd|sporen (Spora*): s. Sporen; vgl. Testkeime.

E|rectio de|ficiens (lat. mangelnde Aufrichtung) f: durch organische od. psychische Störung bedingtes Fehlen der Erektion*; vgl. Erektionsstörung.

e|rektil (lat. erectio Aufrichtung): schwellfähig, erektionsfähig.

E|rektion (↑) f: (engl.) erection; parasympathisch gesteuerte Reaktion des Schwellkörpers von Penis bzw. Klitoris auf einen mechan. od. psych. ausgelösten Reiz; Verlauf in vier Phasen: **1.** Tumeszenz: Anschwellen durch Relaxation der Schwellkörpermuskulatur u. Steigerung des Blutflusses; **2.** Erektion: Aufrichten durch Anstieg des intrakavernösen Druckes bis auf systol. Blutdruckwerte u. Drosselung des Blutabflusses; **3.** Rigidität: Steifwerden durch zusätzliche Kontraktion des M. ischiocavernosus (Druckwerte im Corpus cavernosum bis 1000 mmHg); **4.** Detumeszenz: Erschlaffung durch erhöhten Sympathikotonus, der zur Kontraktion der glatten Muskulatur der Sinusoide u. Arteriolen u. zum Blutabfluß nach Öffnung der venösen Gefäße führt. Vgl. Reaktionszyklus, sexueller.

E|rektions|re|flex (↑; Reflekt-*) m: (engl.) erection reflex; zur Erektion* führender Reflex; Reflexbogen über d. N. pudendus zum Erektionszentrum, efferent über d. parasympathischen Nn. splanchnici pelvini zum Ganglion pelvinum; dort Umschaltung auf die postganglionären Fasern zur Schwellkörpermuskulatur u. zu den Gefäßen (Nn. cavernosi); vgl. Ejakulationsreflex.

E|rektions|störung (↑): (engl.) disturbance of erection; syn. erektile Dysfunktion, erektile Impotenz; fehlendes Aufrichten des Penis bei sexueller Erregung; unterschieden werden **primäre** (immer schon vorhandene) u. **sekundäre** (spontan u. situativ auftretende) E.; während vorübergehende E. i. d. R. psychisch bedingt sind, ist die Mehrzahl der längerfristig bestehenden E. organisch bedingt. **Risikofaktoren** sind Diabetes mellitus, Hyperlipidämie, Hypertonie, Nicotinabusus. **Urs.**: arteriell (60-80%, Gefäßverschlüsse, diabetische Mikroangiopathie), venös (20-40%, mangelnde Abdichtung des Schwellkörpers), neurogen (10%, Multiple Sklerose, Verletzung der kavernösen Nerven bei Tumorchirurgie im kleinen Becken, Diabetes mellitus), hormonell (1-5%, Testosteronmangel, Prolaktinerhöhung); häufig multifaktoriell; **Diagn.**: Sexualanamnese u.

psych. Exploration, Untersuchung der Serumwerte f. Glukose, Lipide, Testosteron, Prolaktin, Leberwerte, nächtl. Tumeszenzmessung, Ableitung evozierter Potentiale, intrakavernöse Pharmakotestung, Penisarteriographie, Kavernosometrie u. -graphie; **Ther.:** Beseitigung der Risikofaktoren, Psychotherapie nach Ausschluß einer org. Urs., Schwellkörper*-Autoinjektionstherapie, arterielle Revaskularisation (mit A. epicastrica), Penisvenenligatur, Vakuumpumpe, Penisprothesen.

E|rektionslzentrum (↑; Centr-*) n: (engl.) erection centre; parasympathisches Zentrum in d. Rückenmarksegmenten S_2-S_5; vgl. Genitalzentren.

Erethismus (gr. ἐρεθίζειν reizen, anfachen) m: (engl.) erethism; Antriebsstörung* mit Bewegungsunruhe u. gesteigerter Erregbarkeit; vgl. Kramer-Pollnow-Syndrom.

Erfahrungs|heilkunde: Teilgebiet der praktizierten Medizin, dessen Inhalte u. Aussagen mehr auf Erfahrung als auf naturwissenschaftlich anerkannter klin. Evaluation u. Grundlagenforschung beruhen; die theoretischen Grundlagen stützen sich auf tradierte Modelle (z. B. Ethnomedizin*, Humoralpathologie*), Geisteswissenschaft (z. B. anthroposophische Medizin*) u. Spekulation (z. B. ausleitende Therapie*, Umstimmungstherapie*, Reizkörpertherapie*). Vgl. Heilverfahren, alternative.

Erfrierung: (engl.) congelation, frost bite; syn. Congelatio; schwerste (lokale) Kälteschädigung bes. an den Akren (Nase, Ohren, Finger, Zehen); die Entstehung von Erfrierungsschäden wird gefördert durch Disposition (abnorme Reaktionsbereitschaft des Gefäßnervensystems), Nicotinabusus, Einwirkung von Feuchtigkeit (Naßerfrierung) u. Wind sowie nasse, eng anliegende Kleidung. **Einteilung:** E. **1. Grades** (Congelatio erythematosa): Blässe, Abkühlung, Gefühllosigkeit, nach Wiedererwärmung Hyperämie, leichte Schmerzen, Juckreiz; E. **2. Grades** (Congelatio bullosa): sofort od. nach einigen Std. entstehende Blasen, die ohne Narbenbildung abheilen können; E. **3. Grades** (Congelatio escharotica): trockene Nekrosen (Mumifikation) od. blaurote Blutblasen, nach deren Platzen nasse Nekrosen versch. Tiefe sichtbar werden; Abheilung unter Narbenbildung; **Ther.:** langsames Erwärmen (ggf. im Wasserbad); bei hochgradigen E. an Händen u. Füßen Sympathikusblockade, evtl. intraarterielle Infusion von Vasodilatanzien; bei Demarkation von Nekrosen u. U. Grenzzonenamputation. Massage od. Einreibung mit z. B. Schnee sind kontraindiziert! **Progn.:** evtl. Kälteempfindlichkeit u. Parästhesien als Dauerschäden. Vgl. Pernio.

ERG: Abk. f. **E**lektro**r**etino**g**raphie*.

Erg n: nicht mehr zugelassene Einheit f. Arbeit*, Energie*; 1 Erg = 10^{-7} Joule* (J).

Erg-: auch Ergo-, -ergie; Wortteil mit der Bedeutung Tat, Arbeit; von gr. ἔργον.

Ergasto|plasma (gr. ἐργαστικός tätig; -plasma*) n: (engl.) ergastoplasm, archiplasm; lichtmikroskop. sichtbare basophile Zytoplasmabereiche in Zellen mit erhöhtem Eiweißstoffwechsel; elektronenmikroskop. besteht das E. aus freien Ribosomen* od. aus Zisternenstapeln des granulären endoplasmatischen Retikulums*.

Ergo|calci|ferol (INN) n: syn. Vitamin D_2; s. Vitamin D.

Ergo|cryptin (Erg-*; Krypt-*) n: Mutterkornalkaloid; s. Ergotamine.

Ergo|meter (↑; Metr-*) n: Arbeitsmeßgerät, mit dem eine dosierbare Belastung vorgenommen werden kann; z. B. Fahrradergometer, Ergostat (Handgerät mit drehbarer Kurbel).

Ergo|metrie (↑; ↑) f: (engl.) ergometry; Messung von Arbeitsleistung u. der dabei auftretenden Veränderungen von versch. Parametern der Herz- u. Kreislauffunktion u. Atmung unter dosierbarer Belastung; häufig als Belastungselektrokardiographie* auf dem stationären Fahrrad (Fahrradergometer) od. als Ergospirometrie*.

Ergo|metrin (INN) n: N-(2-Hydroxy-1-methylethyl)-D(+)-lysergamid (IUPAC); Mutterkornalkaloid; s. Ergotamine.

Ergo|spiro|metrie (Erg-*; lat. spirare blasen, atmen; Metr-*) f: (engl.) ergospirometry; Messung von Herz-Kreislauf-Parametern (EKG, Herzfrequenz, Blutdruck), Atemvolumina u. Atemgasen (Sauerstoffaufnahme, Kohlendioxidabgabe) während einer dosierten Arbeitsbelastung (vgl. Ergometrie); durch gleichzeitige Messung der art. Blutgase kann eine belastungsabhängige respirator. Insuffizienz objektiviert werden. **Ind.:** sportmed. Leistungskontrolle, (präoperative) kardiopulmonale Funktionsdiagnostik, Verlaufs- u. Therapiekontrolle interstitieller Lungenerkrankungen u. a. Vgl. Lungenfunktionsprüfung.

Ergo|sterin n: (engl.) ergosterol; Provitamin D_2, wird durch Ultraviolettstrahlung im Organismus in Vitamin D_2 umgewandelt.

Ergot|amin (INN) n: Lysergsäurederivat (IUPAC); Mutterkornalkaloid; s. Ergotamine.

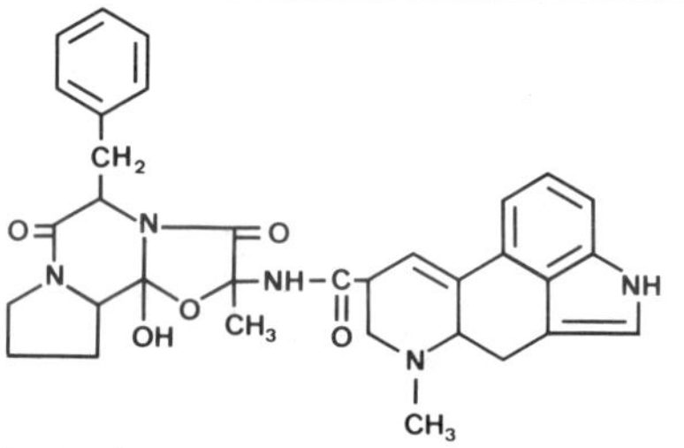

Ergotamin

Ergot|amine n pl: (engl.) ergotamines; syn. Ergopeptine, Mutterkornalkaloide, Secalealkaloide; aus Secale* cornutum (Mutterkorn) gewonnene Fraktion v. Indolalkaloiden (u. Derivaten), die sich v. der Grundstruktur der Lysergsäure ableiten; zu den E. gehören natürl. (z. B. Ergotamin) u. hydrierte Aminoalkaloide (z. B. Dihydroergotoxin, Dihydroergotamin), Lysergsäureamide (z. B. Methylergometrin) u. synthetische Derivate (z. B. Bromocriptin). **Wirkungen** (an glatt-muskulären Organen): **1.** direkt vasokonstriktor. Wirkung (betrifft v. a. d. venösen Kapazitätsgefäße u. dilatierte Arteriolen), überwiegend b. natürlichen E.; **2.** Alpharezeptorenblockade (führt v. a. bei gesteigertem Sympathikotonus indirekt z. Erweiterung kontrahierter Gefäße), überwiegend durch hydrierte E.; **3.** kontrahierende Wirkung auf d. Uterusmuskulatur; **4.** zentral Erregung v. Dopaminrezeptoren, Hemmung der Ausschüttung v. Prolaktin u. STH; **5.** serotoninantagonist. Wirkung; therap. **Verw.:** u. a. bei orthostat. Dysregulation, Migräne, Hyperprolaktinämie, Akromegalie, Parkinson-Syndrom, z. postpartalen (uterinen) Blutstillung, Hemmung der Laktation; **NW:** Gefäßspasmen, Ergotismus*, inf. dopaminerger Partialwirkung Übelkeit u. Erbrechen; **Kontraind.:** ischäm. Gefäßerkrankungen, Hypertonie, Leber- u. Nierenschäden, Schwangerschaft.

Ergot|amin|gangrän (Gangrän*) f: s. Ergotismus.

Ergo|therapie (Erg-*) f: (engl.) ergotherapy, occupational therapy; zusammenfassende Bez. f. Beschäftigungs- u. Arbeitstherapie; findet Anw. zur Ther. von Störungen der Motorik, der Sinnesorgane u. der geistigen u. psych. Fähigkeiten bei Pat. u. Behinderten jeden Alters. Der Ergotherapeut übt (je nach Defiziten, Fähigkeiten u. Motivation der Pat.) mit ihnen Essen, Waschen, Ankleiden, Schreiben, den Umgang mit anderen Menschen, die Belastbarkeit am Arbeitsplatz u. a. Ziel ist die weitestmögl. Selbständigkeit im tägl. Leben u. im Beruf (vgl. Rehabilitation). Die **Arbeitstherapie** setzt Arbeit selbst als therap. Verfahren ein od. trainiert Einzelleistungen, die zur Arbeitsfähigkeit führen können. Ziele sind hier die weitestmögl. Wiederherstellung u. Erhaltung geistiger, psych. u. körperl. Fähigkeiten u. die Vorbereitung auf selbständiges Leben u. Arbeiten. Der Schwerpunkt liegt in der Verbesserung bzw. Wiedergewinnung gestörter od. verlorengegangener Fähigkeiten wie Ausdauer, Konzentration, Kommunikation, Kooperation, Selbsteinschätzung, Zeiteinteilung, Grob- u. Feinmotorik. Vgl. Beschäftigungstherapeut.

Ergotismus m: (engl.) ergotism; Vergiftung mit Secalealkaloiden (Ergotamine*); **Sympt.:** Zyanose, Taubheitsgefühl u. Parästhesien der Akren (Gefäßspasmen), evtl. Gangrän; Paresen od. Kontrakturen der Muskulatur, vegetative

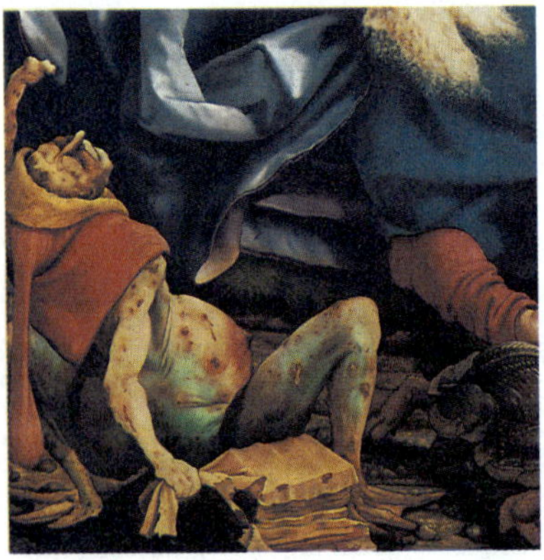

Ergotismus:
Der Isenheimer Altar von Matthias Grünewald (Museum Unterlinden, Colmar) zeigt auf der Tafel „Die Versuchung des Hl. Antonius" diese Gestalt mit den für Mutterkornvergiftungen früher typischen Hautveränderungen. [523]

(Magen-Darm-Störungen) u. zentralnervöse Symptome (Kopfschmerz, Schwindel, Bewußtseinsstörungen, Krämpfe); s. Abb.

Ergo|toxin n: Mutterkornalkaloid; s. Ergotamine.

ergo|trop (Erg-*; -trop*): (engl.) ergotropic; physisch wirksam i. S. einer Leistungssteigerung; i. e. S. wirksam i. S. einer Mobilisierung von Energien, die zur Selbsterhaltung in der Auseinandersetzung mit der Umwelt notwendig sind.

Erguß: (engl.) effusion; entzündl. (Exsudat*) od. durch Störungen der Blutzusammensetzung, Blutdruckverhältnisse, Gefäßpermeabilität bedingte Flüssigkeitsansammlung (Transsudat*) in Körperhöhlen u. Gewebe; vgl. Empyem, Hämatom, Ödem.

Erhaltungs|dosis (Dosis*) f: (engl.) maintenance dose; die Menge eines Pharmakons, insbes. eines herzwirksamen Glykosids, die tägl. neu zugeführt werden muß, um den eliminierten Anteil zu ersetzen u. die Sättigungsdosis zu erhalten (s. Abklingquote).

Erhaltungs|umsatz: s. Grundumsatz.

Erinnerungs|feld, akustisches: s. Hörzentrum.

Erinnerungs|feld, optisches: s. Sehbahn, Sehrinde.

Erinnerungs|lücke: s. Amnesie.

Erinnerungs|verfälschung: (engl.) memory falsification; auch Erinnerungstäuschung; qualitative Gedächtnisstörung* mit Verfälschung von Gedächtnisinhalten; z. B. als Gedächtnistäuschung (s. Déjà-vu-Erlebnis, Jamais vu), Pseudomnesie*, Paramnesie*, evtl. in Zus. mit Konfabulation*, Pseudologia* phantastica od. i. R. eines Korsakow*-Syndroms.

Erkältungs|krankheiten: (engl.) catarrhal fevers, common colds; oft nach Kälteeinwirkung akut auftretende Entz. der Atemwege, der Mittelohren u. des Harntrakts; **Urs.:** meist Virusinfektion; Herabsetzung der lokalen Durchblutung u. Immunabwehr; vgl. Kälteschäden, Hypothermie.

Erkrankung: s. Krankheit.

Erkrankungen, mediastinale: (engl.) mediastinal diseases; Sammelbez. f. Erkr. des Mediastinums wie Mediastinaltumoren*, Mediastinitis*, Mediastinalemphysem*, Hämomediastinum*.

Erkrankungen, prä|natale: (engl.) prenatal diseases; früher Kyematopathie; Bez. f. Erkr. des ungeborenen Kindes inf. von Schädigungen des Keimlings u. seiner Anhangsgebilde; führen zu Störungen der normalen intrauterinen Entw. bis zum intrauterinen Fruchttod*; die Art der Schädigung ist v. a. von Zeitpunkt u. Intensität, weniger v. der auslösenden Urs. abhängig. Nach dem Zeitpunkt des Beginns der intrauterinen Entwicklungsstörung unterscheidet man (bezogen auf den Keimling): Blastopathie*, Gametopathie*, Embryopathie*, Fetopathie* sowie (bezogen auf d. Plazenta*) Choriopathie (bis z. Sekundärzottenstadium) u. Plakopathie (ab dem Tertiärzottenstadium). Eine Abgrenzung der durch exogene Schädigung (Phänokopie*) verursachten p. E. von ausschließlich genet. bedingten Fehlbildungen ist nicht immer möglich. Vgl. Pränatalinfektion, Perinatalinfektion, Plazentationsstörungen, Fehlbildung, kongenitale.

Erkrankungen, prokto|logische: s. Symptomenkomplex, analer.

Erkrankungen, rheumatische: (engl.) rheumatic diseases; Oberbegriff für eine Vielzahl verschiedener Erkr. unterschiedl. Ätiologie; gemeinsames Merkmal: Manifestation am Stütz- u. Bindegewebe des Bewegungsapparats u. häufige systemische Beteiligung des Bindegewebes innerer Organe (z. B. Herz, Gefäße, Lunge, Leber, Darm, Zentralnervensystem). Wegen der vielfältigen u. wenig spezif. klinischen Symptomatik (Schmerz, Funktionsbehinderung, Steifigkeit, Deformie-

Erkrankungen, rheumatische
Systematik nach der Internationalen Klassifikation der muskuloskelettalen Erkrankungen

I. Primäre Gelenkerkrankungen
1. Gelenkerkrankung in Zusammenhang mit Infektionen (z. B. rheumatisches Fieber, virale Arthritis, reaktive Arthritis)
2. entzündliche Polyarthritis (chronische Polyarthritis/rheumatoide Arthritis, juvenile Arthritis, Arthritis psoriatica, Spondylitis ankylosans)
3. Kristallarthropathie (Gichtarthritis, Chondrokalzinose)
4. andere spezifische Arthropathien (z. B. bei Sarkoidose, Morbus Whipple)
5. Arthrosen der peripheren Gelenke

II. Systemische Erkrankungen des muskuloskelettalen Systems
1. angeborene Erkrankungen (z. B. Marfan-Syndrom, Osteogenesis imperfecta, Mukopolysaccharidosen, Hämochromatose, Hypogammaglobulinämie, familiäres Mittelmeerfieber)
2. diffuse Bindegewebeerkrankungen (systemischer Lupus erythematodes, systemische Sklerodermie, Sjögren-Syndrom, Dermatopolymyositis, Panarteriitis nodosa u. a.)

III. Erkrankungen der Wirbelsäule
1. Spondylopathien durch Infektionen
2. degenerative Erkrankungen (Spondylose, Osteochondrose u. a.)

IV. Erkrankungen der Weichteile
1. verschiedene Formen der Myositis
2. primäre Myopathien
3. Neuromyopathien
4. Erkrankungen der Schleimbeutel
5. Erkrankungen der Sehnen und Sehnenscheiden
6. fibroblastische Veränderungen (z. B. Dupuytren-Kontraktur)
7. Kompressionssyndrome (z. B. Karpaltunnel-Syndrom)
8. Enthesiopathien, Periarthropathien (z. B. Epicondylopathia humeroradialis, Periarthropathia humeroscapularis, Periarthropathia coxae)

V. Erkrankungen des Knochens und des Knorpels

rung, systemische Organmanifestation) erfolgt die Einteilung nach ätiol. (infektiös, metabolisch, autoimmun), pathologisch-anatomischen (entzündlich, degenerativ, funktionell) u. topographischen Gesichtspunkten (rh. E. der Gelenke, Bänder, Sehnen, Muskeln, Faszien, Wirbelsäule, Knochen).

Rh. E. i. e. S. umfassen systemische Bindegewebeerkrankungen (Kollagenosen) u. entzündliche Manifestationen an Gelenken u. Wirbelsäule (z. B. chronische Polyarthritis, Spondylitis ankylosans, rheumatisches Fieber, Arthritis psoriatica, systemischer Lupus erythematodes, progressive systemische Sklerose, Panarteriitis nodosa, Dermatomyositis-Polymyositis-Komplex). Den **entzündlich-rheumatischen Erkr.** gemeinsam sind entzündliche Immunreaktionen der mesenchymalen Gewebe, z. T. mit Autoimmunphänomenen. I. w. S. werden den rh. E. auch degenerative Erkr. der Gelenke u. Wirbelsäule zugerechnet (Arthrose, Spondylose, Spondylarthrose, Osteochondrose). Die **degenerativ-rheumatischen Erkr.** sind gekennzeichnet durch primär regressive Veränderungen des Knorpels bzw. der Zwischenwirbelscheiben sowie durch reparative Prozesse des Knochens. Als **extraartikuläre rheumatische Erkr.** (sog. Weichteilrheumatismus) werden die verschiedensten Sympt. des periartikulären Bewegungsapparates zusammengefaßt, denen vorwiegend degenerative u. funktionelle (teilweise auch entzündliche) Prozesse zugrunde liegen. Hierzu zählen Tendinosen, Tendomyosen, Fibromyalgien, Bursopathien, Periarthropathien, Insertionstendinosen. Auch einige metabolische Gelenkerkrankungen (Gichtarthritis, Chondrokalzinose, Hydroxylapatitkristall-Ablagerungskrankheit) werden den rh. E. zugerechnet.

Rh. E. sind Gegenstand des Fachgebietes Rheumatologie. Zum Zweck der Integration der rheumatologischen Nomenklatur in die WHO-Klassifikation der Krankheiten (ICD) hat die internationale Rheumaliga anstelle älterer Einteilungen der rh. E. eine „Internationale Klassifikation der muskuloskelettalen Erkrankungen" festgelegt (s. Tab.).

Erkrankung, manisch-de|pressive: syn. bipolare affektive Störung; Form der affektiven Psychose* mit Wechsel zw. depressiven (s. Depression, endogene) u. manischen (s. Manie) Phasen, die Wo. bis Mon. anhalten können u. oft durch Traumen od. best. Lebensereignisse ausgelöst werden; **Ther.:** Komb. von Neuroleptika* u. Thymoleptika (s. Antidepressiva), Psychotherapie, Soziotherapie; **Proph.:** durch Lithium-Prophylaxe z. T. erhebl. Abschwächung der Phasen.

Erlebnis|re|aktion, ab|norme f: (engl.) abnormal perceptional reaction; Bez. f. Reaktion auf e. akute psychische Belastung od. e. Konflikt, die durch Intensität u. Zeitdauer von e. normalen Reaktion abgrenzbar ist; nach Abklingen der a. E. werden frühere Verhaltensweisen u. Affektbeherrschung i. d. R. bald wiedererlangt; e. dauerhafte Abweichung besteht im Ggs. zur abnormen Entwicklung* nicht.

Ermüdung: (engl.) fatigue, tiredness, defatigation; Defatigatio, Fatigatio; **1.** Zustand der Herabsetzung des Leistungs- u. Funktionsvermögens inf. vorhergehender Tätigkeit; psychische u. physische E. sind dabei nicht scharf zu trennen. **Sympt.** einer psychischen E. sind Nachlassen der Konzentrations- u. Denkfähigkeit sowie der Aufmerksamkeit. Die physische E. wird verursacht durch Anhäufung von Stoffwechselprodukten, z. B. von Milchsäure in der Muskulatur, u. ATP-Mangel. **2.** E. eines Knochens od. Implantats inf. von Überlastung.

Ermüdungs|bruch: auch Ermüdungsfraktur, schleichende Fraktur; unvollständige Kontinuitätstrennung des Knochengewebes durch Mikrotraumen inf. ungewohnter Überbeanspruchung bei gleichzeitigen Reparationsvorgängen; **Formen** (nach Schinz): **1.** als sog. Dauerfraktur am gesunden Skelett, meist solitär, evtl. bilateral symmetr., z. B. Marschfraktur*, Schipperkrankheit*, Hustenfraktur*; **2.** mit Ausbildung sog. Umbauzonen am kranken Skelett, meist multipel, z. B. Looser*-Umbauzonen; Vork. z. B. bei Milkman*-Syndrom; **Lok.** im Bereich der jeweils maximalen mechan. Gewebebelastungen (sog. Spannungsspitzen); **Sympt.:** plötzlicher Schmerz (häufig als Rheuma fehlgedeutet), mangelnde Belastbarkeit, evtl. lokale Rötung, Hyperthermie, Schwellung; bei Umbauzonen schleichend beginnende, chron. Schmerzzustände; **Diagn.:** Fissur- bzw. Frakturspalte röntg. oft nicht zu erkennen; erst bei Umbauvorgängen Aufhellungslinien sichtbar, sonst lokalisierte Kallusbildung (bandförmige Osteosklerose*, spindelartige Periostose*).

Ermüdungs|nystagmus (Nystagmus*) m: s. Nystagmus.

Ermüdungs|syn|drom, chronisches n: syn. chronisches Müdigkeitssyndrom*.

Ernährung, künstliche: (engl.) artificial feeding; therap. Maßnahmen zur Zufuhr adäquater Nahrungsmengen bei Unfähigkeit des Pat. zu physiol. Nahrungsaufnahme (vgl. Zwangsernährung); **Formen: 1.** enterale Ernährung: s. Sondenernährung; **2.** parenterale Ernährung mit intravenöser (Kavakatheter*) Zufuhr von Kohlenhydraten, Aminosäurengemischen, (essentiellen) Fettsäuren sowie Elektrolyten, Vitaminen u. Spurenelementen (v. a. bei parenteraler Langzeiternährung), angepaßt an die aktuelle Stoffwechselsituation (ggf. Hyperalimentation*) u. unter enger Kontrolle der Stoffwechsellage (Blutzucker, Elektrolyte, Harnstoff-N, Kreatinin, Triglyzeride, Albumin u. a.); vgl. Bilanzierung; **3.** Säuglingsernährung* ohne Muttermilch.

Ernährungs|störung des Säuglings: Störung der Ernährungsfunktionen (Nahrungsaufnahme, Nahrungsverwertung, intermediärer Stoffwechsel, Gewichtzunahme u. Wachstum) des kindl. Organismus; **Einteilung** (nach Finkelstein): **1.** akute Ernährungsstörung: **a)** leichte Verlaufsform (Dyspepsie*); **b)** schwere Verlaufsform (Säuglingstoxikose*); **2.** chron. Ernährungsstörung: **a)** leichte Verlaufsform (Dystrophie*); **b)** schwere Verlaufsform (Atrophie*); **Urs.: 1.** alimentäre Ernährungsstörung: quantitative (Unterernährung, Überfütterung) od. qualitative Ernährungsfehler (s. Malnutrition); vgl. Säuglingsernährung; **2.** infektiös bedingte Ernährungsstörung: enterale Infektion (durch Bakterien, z. B. Escherichia coli, Shigella u. a.; durch Viren, z. B. ECHO-Viren, Rota- od. Adenoviren) od. im Gefolge anderer Inf. (bakteriell, z. B. bei Otitis media; viral, u. a. bei Nasen-Rachen-Inf., Grippe); **3.** konstitutionell bedingte Ernährungsstörung: Altersdisposition (Frühgeborene, Neugeborene od. junge Säuglinge mit funkt. Unreife des Darms u. erhöhter Neigung z. B. zur Nahrungsmittelallergie*) od. angeborene Fehlbildungen; **4.** umgebungsbedingte Ernährungsstörung: Pflegeschäden, Temperatureinflüsse u. a.; **Ther.:** entspr. der zugrundeliegenden Ursache.

Ernährungs|störungen: (engl.) nutritional disturbances; Krankheiten, die durch quant. (Unterernährung) bzw. qual. falsche Ernährung (z. B. Eiweißmangel, Hypovitaminosen) hervorgerufen werden; vgl. Malnutrition.

Ernährungs|therapie f: Behandlung definierter organischer Erkr. u. Stoffwechselstörungen durch Veränderung der enteralen Ernährung; z. B. Nahrungskarenz bei Verdauungsinsuffizienz, angepaßte Kohlenhydratzufuhr bei Diabetes mellitus, Vermeidung best. Nahrungsmittel bei Unverträglichkeiten (s. Nahrungsmittelallergie) od. ausreichende Zufuhr bei Malnutrition*; i. R. von Naturheilverfahren, die einen Zus. zw. Nahrungsmittelaufnahme u. Erkr. postulieren, Versuch der Beeinflussung von Organsystemen durch therapeutisches Fasten* u. diätetische Programme (z. B. Mayr*-Kur, Schroth*-Kur, Molkekur*, makrobiotische Ernährungsweise).

Ernte||fieber: s. Feldfieber. **E.krätze:** s. Trombikulose. **E.milbe:** Neotrombicula autumnalis; s. Milben.

Eröffnungs|peri|ode f: (engl.) dilatation period, first stage; (gebh.) Zeitraum vom Wehenbeginn bis z. vollständigen Eröffnung des Muttermundes; d. Eröffnung geschieht durch Eröffnungswehen. Vgl. Geburt, Geburtsdauer.

Eröffnungs|wehen: s. Wehen (Abb.).

Erosio corneae (Erosion*; Cornea*) f: syn. Hornhauterosion*.

E|rosion (lat. erodere, erosus abnagen) f: oberflächl., nässende, bis an d. Stratum germinativum der Epidermis* reichende sek. Effloreszenz mit Gewebeverlust, heilt ohne Narbe ab; vgl. Effloreszenzen.

E|rosio portionis (↑; Portio*) f: Portioerosion*.

Eroto|manie (gr. ἔρως, ἔρωτος Liebe, Lust; -manie*) f: (engl.) erotomania; sog. Liebeswahn als Form der Psychasthenie; unwiderstehl. Liebe zu einer unerreichbaren Person bzw. der Glaube, von einer solchen geliebt zu werden, u. U. wahnhaft.

ERP: Abk. f. **e**ndoskopische **r**etrograde **P**ankreatographie; Röntgenkontrastdarstellung des Pankreasgangsystems mit der ERC* entspr. Technik; bei normalen anat. Verhältnissen läßt sich der Pankreasgang vollständig darstellen, bei verstärkter Kontrastmittelinjektion meist zusätzl. Darstellung der Seitenäste 1. Ordnung (Anfärbung des Parenchyms sollte vermieden werden). **Ind.:** Verdacht auf chron. Pankreatitis, Pankreaskarzinom od. Pankreaszysten; **Kontraind.:** akute Pankreatitis (Gefahr der Exazerbation); **Kompl.:** transitorischer Anstieg der Pankreasenzyme (Amylase, Lipase) in ca. 50% der Fälle, klin. manifeste Pankreatitis v. a. bei Pat. mit vorgeschädigtem Pankreas u. Vorliegen von Pankreaszysten (Ind. zur Op.). Vgl. Cholegraphie.

ERPT: Abk. f. **e**ndoskopisch **r**etrograd ausgeführte **P**apillo**t**omie*.

erraticus (lat. errare, erratus irren): herumirrend, unregelmäßig.

Erreger, op|portunistische (lat. opportunus gelegentlich, passend): (engl.) opportunistic infectious agents; fakultativ pathogene Keime, die nur bei Pat. in reduziertem Allgemeinzustand pathogen wirken; besonders betroffen sind Pat. mit Diabetes mellitus, Tbc, Verbrennungen, Frühgeborene, Frischoperierte, Rauschmittel- bzw. Alkoholabhängige, Malignompatienten,

Pat. unter Kortikosteroidtherapie od. immunsuppressiver Therapie, Pat. mit Immundefekten (z. B. HIV-Erkrankung). Klin. wichtige o. E. sind u. a. Escherichia coli, Mykobakterien, Toxoplasma gondii, Kryptosporidium, Cryptococcus neoformans, Candida albicans, Zytomegalie-Virus, Herpes-simplex-Virus. Vgl. Nosokomialinfektionen.

Erreger, putride (lat. putridus faulig)**:** aerobe u. anaerobe Fäulnisbakterien*.

Erreger, pyo|gene (Py-*; -gen*)**:** bakterielle Err. eitriger Inf.; v. a. Species der Gattungen Staphylococcus, Streptococcus, Neisseria, Pseudomonas, Proteus, Escherichia, Klebsiella, Serratia, Actinomyces.

Erreger|wechsel: das Auftreten anderer als der ursprüngl. isolierten Mikroorganismen im Verlauf eines Infektionsprozesses; abzugrenzen gegen Mischinfekt*, Reinfektion*, Superinfektion* u. Infektionswechsel*; vgl. Sekundärinfektion.

Erregung, ek|tope (Ek-*; gr. τόπος Ort)**:** Erregungsbildung außerh. des Sinusknotens des Herzens; AV-Knoten, Purkinje-Fasern u. Myokard sind dazu in der Lage. Vgl. Erregungsleitungssystem, Ersatzrhythmus.

Erregung, saltatorische (lat. saltare springen)**:** (engl.) saltatory conduction; bes. schnelle (bis zu 120 m/s) Fortleitung der Erregung in durch Ranvier*-Schnürringe segmentierten markhaltigen Nervenfasern; durch d. elektr. isolierende Markscheidenumhüllung ist d. Erregbarkeit der Membran auf d. Schnürringoberfläche beschränkt. Die Aktionsströme „springen" v. jedem Ranvier-Schnürring z. nächsten u. bilden zw. zwei Schnürringen e. Längsstrom durch d. Achsenzylinder u. um d. Markscheide (höhere Leitungsgeschwindigkeit u. Einsparung v. Stoffwechselenergie durch Verringerung der Membranoberfläche).

Erregungs|leitungs|störungen: (engl.) cardiac conduction disorders; pathol. Veränderungen im Erregungsleitungssystem* des Herzens, die zu Herzrhythmusstörungen* führen; **Formen: 1.** partieller Herzblock: unvollständiger Block mit Verlangsamung od. gelegentlich ausfallender Erregung; **2.** totaler Block: vollständiger Block, bei dem die Überleitung vollständig unterbrochen ist. Vgl. Herzblock.

Erregungs|leitungs|system n**:** (engl.) cardiac conduction system; syn. Reizleitungssystem; spezif., aus bes. glykogenreichen Fasern bestehendes Muskelsystem des Herzens, in dem rhythmisch Erregungen entstehen u. weitergeleitet werden; besteht aus d. **Sinusknoten*** (Keith-Flack-Knoten, primäres Erregungsbildungszentrum, Schrittmacher der Erregung) mit Lok. in d. Vorderwandverdickung des re. Herzohrs, dicht beim Sinus coronarius, dem **AV-Knoten** (Atrioventrikularknoten, Aschoff-Tawara-Knoten, sek. Erregungsbildungszentrum) an der re. Vorhofwand (Vorhofkammergrenze, z. T. in d. Kammer hineinragend) u. dem **His-Bündel** (His-Stamm), das sich in der Kammerscheidewand in zwei Schenkel (**Tawara-Schenkel**), den re. Schenkel (auch als re. Faszikel bez.) u. den li. Schenkel teilt; der li. Schenkel teilt sich weiter in einen vorderen (ant.) u. einen hinteren (post.) Faszikel auf. Die Ausläufer des His-Bündels unter dem Endokard heißen **Purkinje-Fasern** (s. Abb.). Bei diesem spezif. Leitungssystem geht die Erregung vom Sinusknoten über die Arbeitsmuskulatur zum AV-Knoten u. über das His-Bündel mit seinen Schenkeln zum Kammermyokard. Zum E. gehören ferner akzessorische Leitungsbahnen (Bachmann-Bündel, James-Bündel, Kent-Bündel, Mahaim-Bündel). Vgl. Herzblock, Schenkelblock, WPW-Syndrom.

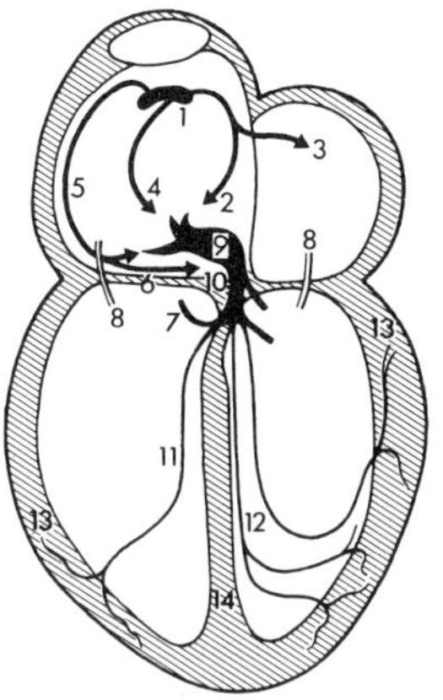

Erregungsleitungssystem:
1: Sinusknoten; 2: vorderes Internodalbündel; 3: Bachmann-Bündel; 4: mittleres Internodalbündel (Wenckebach); 5: hinteres Internodalbündel (Thorel); 6: James-Bündel; 7: Mahaim-Bündel; 8: Kent-Bündel; 9: AV-Knoten; 10: His-Bündel; 11: rechter Tawara-Schenkel; 12: linker Tawara-Schenkel; 13: Purkinje-Fasern; 14: Septum interventriculare

Erregungs|phase f**:** s. Reaktionszyklus, sexueller (Tab.).

Errötungs|furcht: syn. Erythrophobie*.

Ersatz|knochen: Knochen, die knorpelig vorgebildete Stützelemente ablösen (peri- u. enchondrale Ossifikation*); vgl. Belegknochen.

Ersatz|magen|bildung: (engl.) stomach replacement; op. Bildung eines Ersatzreservoirs nach Gastrektomie* zur Verlangsamung der Nahrungspassage (Einnahme größerer Mahlzeiten möglich) möglichst unter Vermeidung eines ösophagealen Refluxes (Ösophagitisgefahr); **Formen** (s. ums. Abb.): **1.** direkte Ösophagojejunostomie als technisch sicherstes u. einfacheres Verf. (verdauungsphysiol. ungünstiger inf. Verlust der Duodenalpassage); **2.** aniso- od. isoperistaltisch angelegte Interposition von Darmabschnitten (meist einer Jejunumschlinge als sog. Dünndarmersatzmagen, selten Kolonzwischenschaltung) unter Erhalt der Duodenalpassage.

Ersatz|mutter: s. Leihmutter.

Ersatz|rhythmus m**:** (engl.) escape rhythm; passive Heterotopie; Herzrhythmusstörung; **Urs.:** Störung der Erregungsleitung bzw. der Reizbildung. Dabei übernimmt ein niederes (sekundäres od. tertiäres) Reizbildungszentrum die Führung, weil entweder d. Eigenfrequenz des Sinusknotens abnorm abgesunken ist od. weil d. Erregungsleitung v. Sinusknoten auf den Ventrikel innerh. des Vorhofs od. im AV-Knoten blokkiert ist; s. Atrioventrikularrhythmus, Kammerautomatie.

Ersatz|stimme: (engl.) artificial voice; Ausbildung einer verbalen Kommunikationsmöglich-

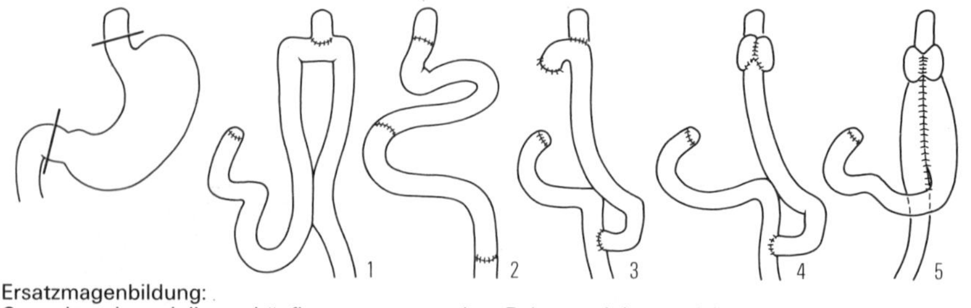

Ersatzmagenbildung:
Gastrektomie und die am häufigsten angewandten Rekonstruktionsverfahren;
1: Jejunumhochzug mit breiter Braun-Enteroanastomose nach Hoffmann;
2: Jejunuminterposition nach Longmire-Gütgemann;
3: Rekonstruktion des Digestionsweges mit ausgeschalteter Roux-Schlinge, termino-laterale Ösophago-Jejunostomie;
4: Rekonstruktion mit Roux-Schlinge und Jejunoplicatio (nach Schreiber u. Eichfuß);
5: Ersatzmagenbildung und Jejunoplicatio (nach Siewert u. Peiper) [154]

keit nach vollständiger Laryngektomie durch Ösophagusstimme* od. Anw. von Sprechhilfen*.

Ersatz|sy|stole (Systole*) f: (engl.) escape systole; einzelne, heterotop ausgelöste Herzerregung; dabei ist d. Abstand v. letzten Normalschlag länger (bei Extrasystolen kürzer) als das normale Intervall.

Erschöpfung, post|re|missive (Post-*; lat. remissus abgespannt): (engl.) post-remissive exhaustion; depressives Syndrom*, das nach Abklingen einer akuten Psychose mit Sympt. einer Erschöpfung auftritt; **DD:** pharmakogene Depression*, insbes. nach Ther. mit Neuroleptika.

Erschöpfungs|de|pression f: s. Depression, psychogene.

Erschöpfungs|stadium n: s. Anpassungssyndrom, allgemeines.

Erst|abstoßungs|re|aktion f: s. Abstoßungsreaktion.

Erste Hilfe: (engl.) first aid; Erstmaßnahmen durch med. Geschulte od. Laien bei medizinischem Notfall*.

Erstickung: (engl.) suffocation; syn. Suffocatio; Tod inf. Sauerstoffmangels; **Einteilung: 1.** äußere E. durch: **a)** Sauerstoffmangel in der Atemluft (z. B. in extremer Höhe); **b)** Verlegung od. Stenose der Luftwege durch Fremdkörper, Tumor, Entz. (z. B. Epiglottitis, Krupp); **c)** Lähmung der Thoraxmuskulatur u. des Zwerchfells (z. B. bei Poliomyelitis); **d)** Verhinderung der Atemmuskelbewegungen (z. B. durch Verschüttung); **2.** innere E. durch: **a)** verminderte O_2-Aufnahme der Erythrozyten (z. B. bei Vergiftungen mit Kohlenmonoxid); **b)** Blockade der intrazellulären Atmungskette (z. B. nach Blausäurevergiftung). Vgl. Asphyxie.

Ertaubung, akute: s. Hörsturz.

Ertrinken: (engl.) drowning; Tod inf. Sauerstoffmangels durch Einströmen v. Wasser in d. Lungen; **1. Süßwasser:** inf. des niedrigeren osmot. Drucks gelangt Wasser in den Lungenkreislauf mit nachfolgender Hypervolämie, Hämolyse, Hämodilution u. verminderter Elektrolytkonzentration (K^+ steigt jedoch an!). Todesursache: Kammerflimmern durch Elektrolytverminderung bei Anoxie; **2. Salzwasser:** inf. des höheren osmot. Drucks des Meerwassers kommt es zum Lungenödem m. nachfolgender Hypovolämie, Hämokonzentration u. Hypotension; Herzstillstand inf. Anoxie. **3.** sog. **trockenes E.:** reflektor. Atemlähmung, evtl. kombiniert mit Stimmritzenkrampf bei Eindringen v. Wasser in d. Nasenrachenraum; keine Flüssigkeit in d. Lunge. Vgl. Wasserleiche.

E|ruktation (lat. eructare ausspeien) f: syn. Ruktation, Ruktus*.

E|ruption (lat. eruptio) f: Ausbruch; z. B. Hervortreten eines Hautausschlags bzw. der Ausschlag selbst.

Erwartungs|angst: (engl.) expectation anxiety; nach neg. Erfahrungen auftretende ängstl. Erwartung, daß ein Erlebnis sich wiederholen könnte; akut auch gelegentl. bei psychisch Gesunden; chron. u. auf ein bestimmtes Erlebnis fixiert (**Erwartungsneurose**): z. B. Stottern, Impotenz inf. Ejaculatio praecox.

Erwartungs|potential n: (engl.) contingent negative variation (Abk. CNV); (neurophysiol.) über dem Schädel elektroenzephalographisch ableitbares neg. Potential von ca. 1 Sek. Dauer bei Einwirkung eines vom Probanden erwarteten Signalreizes, auf den hin eine Handlung erfolgen bzw. eine Entscheidung getroffen werden soll. Vgl. Bereitschaftspotential.

Erweichung: Konsistenzminderung (evtl. Verflüssigung) von Geweben; z. B. Enzephalomalazie, Myelomalazie.

Erwerbs|fähigkeit: Bez. f. **1.** die Fähigkeit, seine Arbeitskraft wirtschaftl. zu verwerten; **2.** die Fähigkeit, eine Erwerbstätigkeit in gewisser Regelmäßigkeit auszuüben. Vgl. Erwerbsunfähigkeit.

Erwerbs|minderung: eigentl. Minderung der Erwerbsfähigkeit (Abk. MdE); vorwiegend in der gesetzl. Unfallversicherung angewandter Begriff (vgl. § 581 RVO), der sich auf den allg. Arbeitsmarkt bezieht u. nicht auf einen spez. Beruf. Vgl. Berufsunfähigkeit.

Erwerbs|unfähigkeit: liegt nach § 44 SGB VI bei Versicherten der GRV vor, die wegen Krkh. od. anderer körperlicher, seelischer od. geistiger Gesundheitsstörungen (Behinderung) auf nicht absehbare Zeit eine Erwerbstätigkeit nicht mehr regelmäßig ausüben od. nur noch geringe Einkünfte erzielen können. Bei Vorliegen von E. u. Erfüllung der Wartezeit besteht ein Anspruch auf Erwerbsunfähigkeitsrente. Bei eingeschränkter (erhebl. gefährdeter od. geminderter), aber noch vorhandener Erwerbsfähigkeit eines GRV-Versicherten wegen Krankheit od. Behinderung kann eine Maßnahme der med. od. berufsfördernden Rehabilitation genehmigt werden. Vgl. Berufsunfähigkeit, Arbeitsunfähigkeit.

Erwinia f: Gattung gramnegativer, peritrich begeißelter Stäbchenbakterien der Fam. Enterobacteriaceae* (vgl. Bakterienklassifikation), Oxidase-negativ, Katalase-positiv; 15 Species, Pflanzensaprophyten bzw. pflanzenpathogen; einige Species wurden bei menschl. u. tierischen Wirten isoliert; fraglich humanpathogen.

Ery: Kurzbezeichnung f. Erythrozyt.

Erysipel (gr. ἐρυσίπελας Wundrose): (engl.) erysipelas; syn. Wundrose; akute Entz. des Koriums, meist durch betahämolysierende Streptokokken der Gruppe A; Auftreten bes. bei Erwachsenen u. im Winter; Eindringen der Err. über eine Hautverletzung (Mazeration, Rhagaden in den Zwischenzehenräumen od. im Gesicht) u. Ausbreitung über die Lymphspalten;

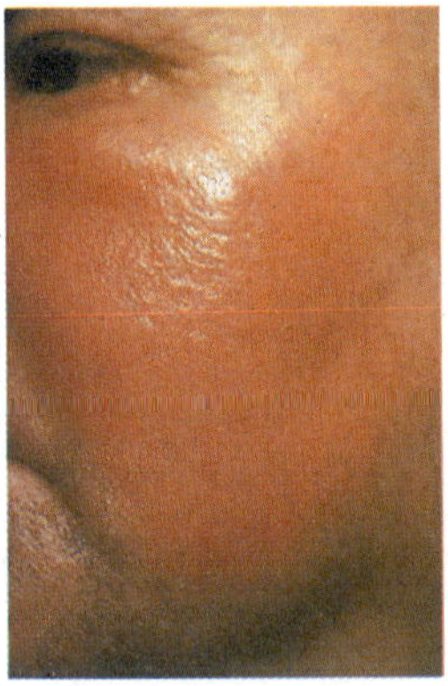

Erysipel [156]

Sympt.: hohes Fieber, Schüttelfrost, Leukozytose, erhöhte BKS; schmerzhafte, scharf begrenzte, ödematöse Rötung mit flammenförmigen Ausläufern u. zentraler Rückbildungstendenz, teils mit Blasen (bullöses E.), Einblutungen (hämorrhagisches E.), Nekrose (nekrotisierendes E.) od. Vordringen in die Subkutis (phlegmonöses E.); Schwellung der regionalen Lymphknoten; **Kompl.:** Rezidivneigung mit geringeren Allgemeinerscheinungen, Obliteration der Lymphbahnen mit Schwellung (Elephantiasis nostras) u. Hautverdickung (Pachydermie) bes. an den Beinen, Lippen u. im Genitalbereich, Glottisödem, Sinusthrombose, Sepsis, Glomerulonephritis; **Ther.:** lokal desinfizierend (Clioquinol), systemisch Penizilline od. Erythromycin.

Erysipelas gangraenosum genitalium (↑) n: s. Fournier-Gangrän.

Erysipeloid (↑; -id*) n: Schweinerotlauf; s. Rotlauf.

Erysipelo|thrix (↑; gr. θρίξ Haar) f: Gattung grampositiver, unbewegl., pleomorpher Stäbchenbakterien (noch keiner Fam. zugeordnet, vgl. Bakterienklassifikation); schlanke Stäbchen unterschiedl. Länge, gelegentlich mit Verdickungen; keine Sporen od. Kapseln; einzige Species: **E. rhusiopathiae** (syn. E. insidiosa, E. murisepticus): Err. des Rotlaufs*; **Diagn.:** Kultur auf Blutagar.

Erythem (gr. ἐρύθημα Röte, Errötung) n: (engl.) erythema; entzündl. Rötung der Haut, bedingt durch Hyperämie.

Erythema (↑) n: Erythem*.

Erythema anulare centrifugum (↑) n: Ringelflecke; ring-, bogenförmige od. polyzyklische Herde mit ca. 1 cm breitem, hellrotem, leicht erhabenem Rand; gleichzeitiges Abblassen älterer u. Auftreten neuer Herde; **Ätiol.:** meist Medika-

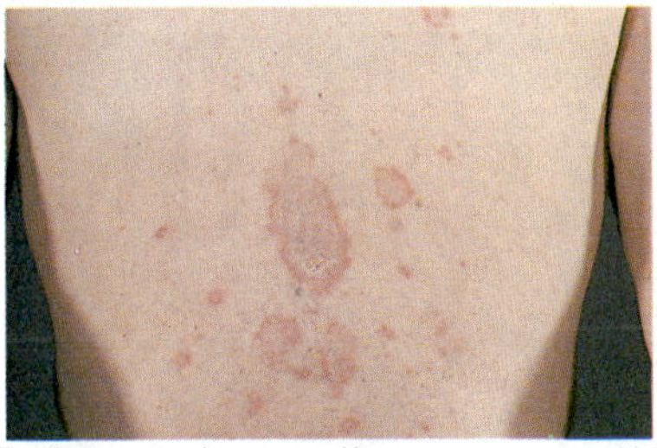

Erythema anulare centrifugum [3]

menten- od. Infektallergie, selten paraneoplast. Syndrom.

Erythema anulare rheumaticum (↑) n: rheumat. Ringelflecke; bläulichrote Ringe bes. am Rumpf b. Kindern m. Gelenkrheuma u. Endokarditis. **E. autumnale** (↑) n: s. Trombikulose. **E. caloricum** (↑) n: Wärmeerythem; s. Hitzedermatosen. **E. chronicum migrans** (↑) n: s. Erythema migrans. **E. contusi|forme** (↑) n: syn. Erythema* nodosum.

Erythema dys|chromicum per|stans (↑) n: syn. (engl.) ashy gray dermatitis; länglich-ovale, rötliche, später blaugraue Pigmentierungen (Ø bis 3 cm) mit leichter Infiltration, bes. an Stamm u. Armen, verursacht durch Inkorporation versch. Noxen (z. B. Ammoniumnitrat).

Erythema e|levatum et diutinum (↑) n: Entz. der Venolen mit unbekannter Urs.; **Klin.:** runde bis polygonale, scheiben- od. knotenförmige, hell- bis lividrote, oft zentral gedellte Effloreszenzen, die jahrelang bestehenbleiben, spontan ver-

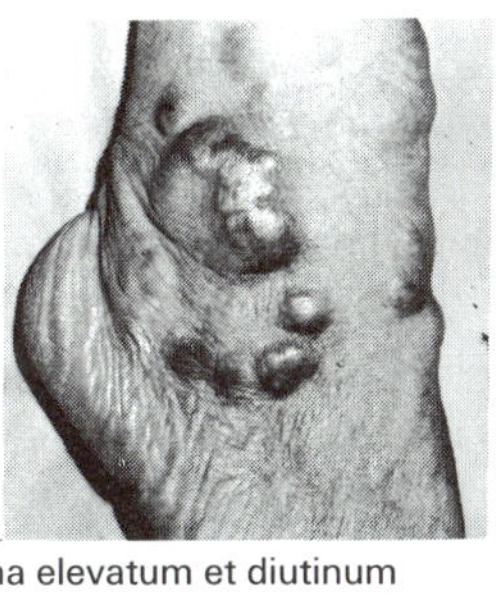

Erythema elevatum et diutinum [549]

schwinden, aber auch rezidivieren können; **Lok.:** bes. Extremitätenstreckseiten.

Erythema ex|sudativum multi|forme (↑) n: syn. akute Vaskulitis des Koriums mit typ. Hautveränderungen; **Ätiol.:** allergische Reaktion bei Herpes-simplex- od. Mycoplasma-pneumoniae-

Infektion sowie auf Medikamente (häufig Pyrazolonderivate, Sulfonamide); **Klin.:** nach Prodromalsymptomen (rheumatoide Beschwerden, leichtes Fieber, Abgeschlagenheit) Entw. runder, scheibenförmiger, im Zentrum bläulicher, am Rand hellroter, kokardenartiger Herde, z. T. mit zentralen Blasen, bes. an Unterarmstreckseiten, Handtellern u. Fußsohlen; durch Zusammenfließen entstehen girlandenförmige Herde. Abheilung nach 1-3 Wo.; s. Stevens-Johnson-Syndrom.

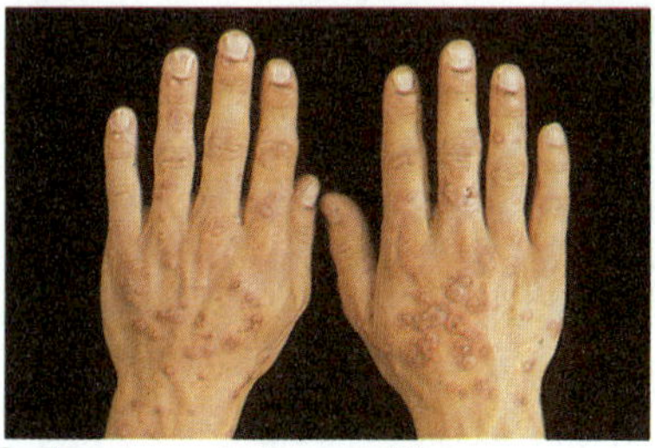

Erythema exsudativum multiforme: typischer Befund auf den Handrücken [3]

Erythema ex|sudativum multi|forme majus (↑) n: syn. Stevens*-Johnson-Syndrom.

Erythema gyratum repens (↑) n: paraneoplastisches Syndrom der Haut in Zus. mit Karzinomen; bräunlichrote, unregelmäßige, serpiginöse, makulöse, stark juckende Bänder mit schuppenden Rändern; die Gestalt dieser an Holzmaserung erinnernden Veränderungen wechselt täglich. In den abgeheilten Bezirken treten kleinfleckige Rezidive auf, welche die gleiche Entwicklung durchlaufen. **Lok.:** bes. Stamm, proximale Extremitätenpartien.

Erythema in|duratum (↑) n: syn. Bazin-Krankheit; Form der Pannikulitis*; schubweise, bes. im Winter auftretende, plattenartige u. strangförmige, oft ulzerierende Indurationen meist an den Waden, bes. bei jungen Frauen.

Erythema in|fectiosum acutum (↑) n: syn. Exanthema variegatum, Megalerythema epidemicum s. infectiosum, Fünfte Krankheit, Ringelröteln; meist bei Kindern zw. dem 6. u. 15. Lj. auftretende Virusinfektion mit Parvoviridae* (Parvovirus B19); **Klin.:** Inkubationszeit 7-14 Tage mit allg. Krankheitsgefühl u. Fieber; zunächst schmetterlingsförmiges Erythem im Gesicht mit perioraler Blässe, dann ring- u. girlandenförmige, z. T. urtikarielle, juckende, rote Flecken an den Extremitätenstreckseiten, später auch an den Beugeseiten u. am Stamm; bei Erwachsenen häufig Arthralgien bzw. Arthritiden; Spontanheilung nach 10-14 Tagen, ggf. wiederkehrend bei Sonnenlichtexposition; **Kompl.:** aplastische Krise bei Pat. mit chron. hämolytischer Anämie; bei Inf. in der Schwangerschaft Gefahr eines Morbus* haemolyticus fetalis (bis zum Hydrops fetalis).

Erythema migrans (↑) n: sog. Wanderröte; durch Zeckenbiß u. Infektion mit Borrelia burgdorferi hervorgerufenes, von der Bißstelle zentrifugal fortschreitendes Erythem (hellroter, langsam wachsender Ring mit zentraler Abblassung; s. Abb.), das enorme Ausmaße annehmen u. gelegentlich in eine Lymphadenosis* cutis benigna übergehen kann; **Diagn.** u. **Ther.:** s.

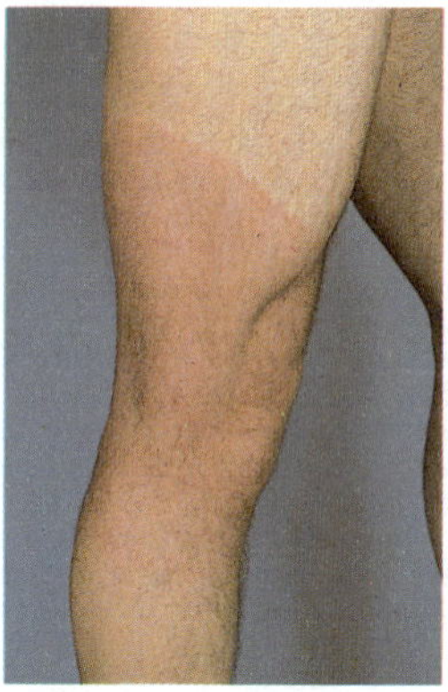

Erythema migrans [3]

Lyme-Borreliose. Vgl. Akrodermatitis chronica atrophicans.

Erythema nodosum (↑) n: syn. Dermatitis contusiformis, Erythema contusiforme, sog. Knotenrose; akut-entzündl. Hauterkrankung der Subkutis mit perivaskulärer Infiltration u. sek. Granulombildung; **Klin.:** symmetr. an Unterschenkelstreckseiten, Knie- u. Fußgelenk, seltener Unterarmen u. Gesäß über mehrere Tage neu auftretende rote, bis 5 cm große, unscharf begrenzte u. nur gering erhabene druckschmerzhafte Knoten von teigig-derber Konsistenz; Verfärbung der Knoten von livid-rötl. nach gelbl.-grün durch Hämoglobinabbau; häufig allg. Krankheitsgefühl, Kopf- u. Gelenkschmerzen,

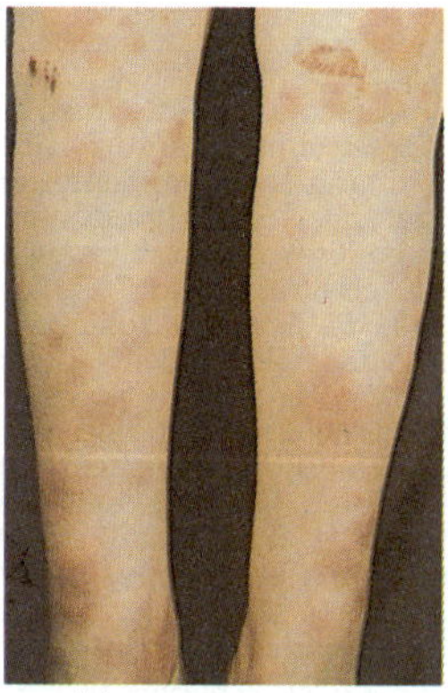

Erythema nodosum [3]

mäßiges Fieber sowie hohe BKS; Rückbildung in 3-6 Wo., selten Rezidive; **Vork.:** gehäuft im Frühjahr u. Herbst, häufiger bei Frauen; **Ätiol./Path.:** allergische Reaktion der Haut, wahrscheinl. Immunkomplexvaskulitis u. zellvermittelte Überempfindlichkeitsreaktion vom verzögerten Typ (Typ IV der Allergie*) in Zus. mit Inf. (v. a. Tuberkulose, Streptokokkeninfektion, Lymphogranuloma inguinale, Katzenkratzkrankheit, Ornithose, Yersiniosen, selten Toxoplasmose) u. best. Erkr. (z. B. Sarkoidose, Enteritis regionalis Crohn); **Ther.:** Bettruhe, Salicylate, lokal Glukokortikoide; **DD:** neben nodösen Erythemen bei tiefen Mykosen, Enteropathien, bösartigen Erkr. u. nodösen Arzneimittelexanthemen* v. a. Erythema induratum, kutane Periarteriitis nodosa, Pernio.

Erythema palmare et plantare hereditarium sym|metricum (↑) n: autosomal-dominant erbliche Erytheme beider Handflächen (bes. Thenar u. Hypothenar) u. seltener der Fußsohlen durch vermehrte Kapillarbildung.

Erythema palmare et plantare sym|ptomaticum (↑) n: Erythem der Handflächen u. Fußsohlen ungeklärter Ätiol., v. a. beobachtet in Zus. mit Leberzirrhose, rheumatoider Arthritis, chron. Lungenkrankheiten, infektiöser Mononukleose, akutem Lupus erythematodes, Colitis ulcerosa u. a., auch Auftreten während der Schwangerschaft mit Rückbildung nach der Entbindung.

Erythema per|stans faciei (↑) n: kongestives, oft schmetterlingförmig angeordnetes, wochenlang bestehendes Gesichtserythem; Vork. z. B. im Frühstadium eines chronischen diskoiden Lupus* erythematodes.

Erythemat|odes chronicus dis|seminatus (↑; -id*) m: ältere Bez. f. chronischen diskoiden Lupus* erythematodes.

Erythematodes-Faktor (↑; ↑) m: Autoantikörper* gegen Kernbestandteile von polymorphkernigen Leukozyten im Serum von Pat. mit systemischem Lupus* erythematodes (u. a. Kollagenosen).

Erythemat|odes integumentalis (↑; ↑) m: heute als chronischer diskoider Lupus* erythematodes bez. Verlaufsform des systemischen Lupus* erythematodes.

Erythemat|odes-Phänomen (↑; ↑) n: Bez. f. den Nachweis von LE*-Zellen im Blut von Patienten mit systemischem Lupus* erythematodes.

Erythemat|odes visceralis (↑; ↑) m: frühere Bez. f. systemischen Lupus* erythematodes.

Erythr-: auch Erythro-; Wortteil mit der Bedeutung rot, rötlich; von gr. ἐρυθρός.

Erythr|ämie (↑; -ämie*) f: (engl.) erythroleukaemia; syn. DiGuglielmo-Krankheit, akute Erythroleukämie; Form der akuten myeloischen Leukämie* (Typ M6 der FAB*-Klassifikation); neoplast. Erkr. der Erythropoese mit starker Vermehrung erythropoetischer Zellen im Knochenmark (s. Abb.), Ausschwemmung von Erythroblasten in das Blut u. Proliferation in zahlreichen Organen; hämat. oft abnorme Erythroblastenformen, die eine grobschollige bzw. diffuse PAS-Reaktion aufweisen. Im Verlauf der Erkr. kommt es zu einer progredienten Anämie, rezidivierenden Inf. u. Blutungen. **Ther.:** evtl. Bluttransfusionen, Zytostatika.

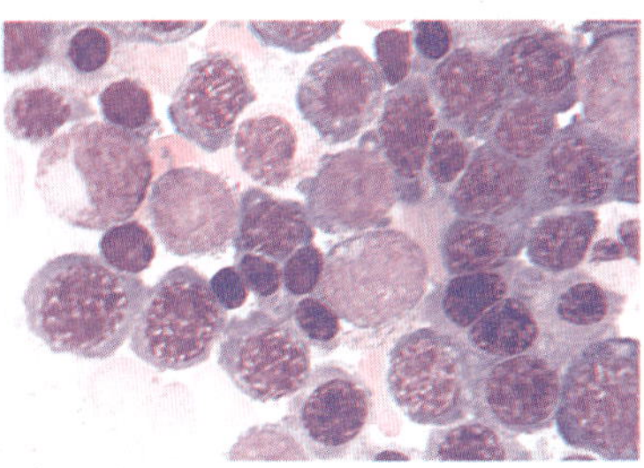

Erythrämie:
Knochenmarkausstrich (Pappenheim-Färbung); starke Hyperplasie der Erythropoese und Vermehrung von unreifen granulopoetischen Zellen [181]

Erythr|algien (↑; -algie*) f pl: (engl.) erythralgias; Gruppe v. Hautkrankheiten m. Neigung zu gesteigerten Erweiterungsreaktionen der Strombahn (örtl. Temperatursteigerung) u. Schmerzen b. Wärme u. Herabhängen der Glieder; **Vork.** in jedem Lebensalter, z. B. bei Angioorganopathien u. Angiolopathie, Kausalgie, Polyzythämie, Sonnenbrand u. umschrieben bei Pernio.

Erythrasma (↑) n: kaum ansteckende Infektionskrankheit der Haut mit Corynebacterium minutissimum, bes. bei Männern; **Klin.:** im Bereich von Leiste, Oberschenkelinnenseite (Anliegeseiten des Skrotums), Axillen, Zwischenzehenfalten, perianal u submammär scharf begrenzte polyzyklische, rötlich-braune, leicht schuppende Flecken, die im Wood*-Licht rot fluoreszieren; **Ther.:** lokal Miconazol, systemisch Erythromycin.

Erythro|blasten (↑; Blast-*) m pl: (engl.) erythroblasts; kernhaltige Vorstufen der Erythrozyten*; während ihrer Entwicklung durch Reifung u. Teilung (Erythropoese*) wird der Kern pyknotisch u. schließl. aus der Zelle ausgestoßen; im Zytoplasma findet gleichzeitig die Hämoglobinbildung statt. **Formen: 1.** Proerythroblasten: große Zellen mit rundem Kern (⌀ ca. 13 μm), der ein lockeres Chromatingerüst u. einige Nukleolen aufweist, u. schmalem, in der Pappenheim-Färbung dunkelblauem Plasma, das oft eine perinukleäre Aufhellung zeigt; jüngste erkennbare Zelle der Erythropoese; **2.** Makroblasten: zwei Zelltypen (auch als E. I u. II bez.): kleinere Zellen als die Proerythroblasten mit dichter Kernstruktur u. breiterem basophilem (I) bzw. polychromatischem (II) Plasma; **3.** Normoblasten: kleine Zellen mit pyknotischem Kern u. (durch weitere Hämoglobinbildung) entw. polychromatophilem od. oxyphilem Plasma (polychromat. u. orthochromat. Normoblast). Aus den oxyphilen Normoblasten entwickeln sich durch Ausstoßung des Zellkerns die Retikulozyten*. **Reifungsdauer:** Proerythroblasten ca. 12 Std., basophiler Erythroblast I u. II ca. 20 Std., polychromatophiler Erythroblast ca. 10 Std., oxyphiler Erythroblast ca. 15 Std.; **Vork.:** im postfetalen Leben normalerweise nur im Knochenmark; unter pathol. Bedingungen (z. B. extramedulläre Blutbildung, Zerstörung der Knochenmarkstruktur durch Metastasen, bei stark gesteigerter Erythrozytenneubildung z. B. nach Blutungen, bei akuten hämolyt. Anämien) auch (peripher) im Blut.

Erythro|blasto|penie (↑; ↑; -penie*) f: syn. Pure* red cell aplasia.

Erythro|blasto|phthise (↑; ↑; Phthisis*) f: s. Pure red cell aplasia.

Erythro|blastose (↑; ↑; -osis*) f: (engl.) erythroblastosis; veraltete Bez. f. Krankheiten, b. denen unreife (kernhaltige) rote Blutkörperchen im Blut vorkommen; wird heute nur noch benutzt für die fetale E. (s. Morbus haemolyticus fetalis); vgl. Erythrämie.

Erythro|blastose, fetale (↑; ↑; ↑) f: s. Morbus haemolyticus fetalis.

Erythro|cyanosis crurum puellarum (↑; Zyan-*; -osis*; Crus*; lat. puella Mädchen) f: livides Erythem m. teigigen Infiltraten, u. U. begleitet v. follikulären Hyperkeratosen (Lichen pilaris); meist b. adipösen Mädchen im Pubertätsalter, begünstigt durch hormonelle Störungen u. Kälteeinwirkung; **Lok.:** bes. unteres Unterschenkeldrittel (lateral), Innenfläche der Knie u. Oberschenkel; vgl. Pernio, Akrozyanose.

Erythro|dermia con|genitalis ichthyosi|formis bullosa Brocq (↑; Derm-*; Louis B., Dermat., Paris, 1856-1928) f: seltene (1 : 100 000), zu jeweils 50% autosomal-dominant vererbte bzw. durch Neumutation entstandene Erkr. mit bereits bei der Geburt vorhandenen großflächigen Epidermisabhebungen auf geröteter Haut (sog. Bild des verbrühten Kindes); Verlauf in Schüben, später Auftreten von stacheligen Hyperkeratosen, bes. in Gelenkbeugen sowie Hand- u. Fußinnenflächen (Ichthyosis hystrix); vgl. Epidermolysis bullosa hereditaria, Ichthyosis congenita.

Erythro|dermia de|squamativa Leiner (↑; ↑) f: syn. Säuglingsschälflechte; schwere Form des seborrhoischen Ekzems; meist im 2. Lebensmonat auftretende Rötung u. Schuppung der ganzen Haut, oft mit Erbrechen u. Diarrhoe;

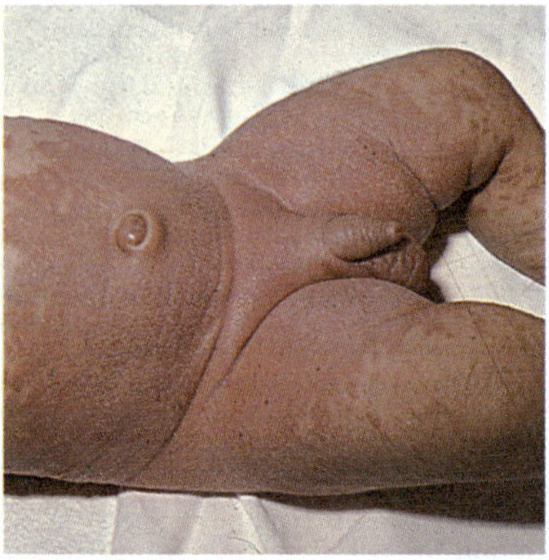

Erythrodermia desquamativa Leiner [179]

DD: SSSS, Erythrodermia congenitalis ichthyosiformis bullosa Brocq, atopisches Ekzem, generalisierte Candida-Mykose.

Erythro|dermie (↑; ↑) f: (engl.) erythrodermia, erythroderma; ausgedehnte od. generalisierte entzündl. Rötung, Schuppung u. ödematöse Schwellung der gesamten Haut (s. Abb.) mit Juckreiz, Spannungsgefühl u. Frösteln; tritt entw. primär z. B. als Arzneimittelexanthem, i. R. von Lymphogranulomatose, Lymphomen (Mycosis fungoides), Leukämie auf od. entwikkelt sich sekundär aus einer zunächst umschriebenen Hauterkrankung (z. B. Ekzem, Psoriasis).

Erythr|odontie (↑; Odont-*) f: (engl.) erythrodontia; Zahnveränderungen bei Porphyrie*; bei Tageslicht braune, braunrote od. gelbliche Färbung, im UV-Licht Rotfluoreszenz.

Erythro|kerato|dermia figurata variabilis (↑; Kerat-*; Derm-*) f: syn. Mendes-DaCosta-Syndrom; autosomal-dominant vererbte Verhornungsstörung, die sich konnatal od. in früher

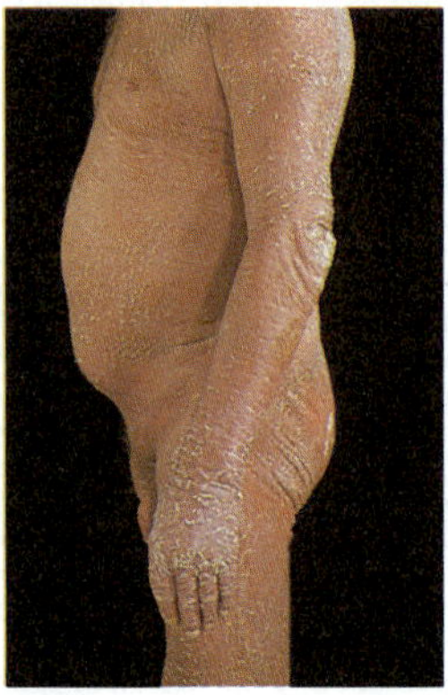

Erythrodermie [3]

Kindheit manifestiert; **Sympt.:** erythematöse, kleieförmig schuppende, zirzinär begrenzte, symmetrische Herde von oft sich ändernder Gestalt; Verlauf lebenslang mit Remissionen; spontane Involution mögl.; **Ther.:** Versuch mit Etretinat.

Erythro|kinetik (↑; Kin-*) f: (engl.) erythrokinetics; quant. Erfassung des Erythrozytenumsatzes durch Markierung mit Radioisotopen (^{51}Cr, ^{59}Fe). Vgl. Erythrozytenlebensdauer, Ferrokinetik.

Erythro|klasie (↑; gr. κλάσις das Brechen) f: (engl.) erythroclasis; gesteigerter Abbau von normalen od. pathol. Erythrozyten*; vgl. Hämolyse.

Erythro|leuk|ämie (↑; Leuk-*; -ämie*) f: s. Erythrämie.

Erythro|lyse (↑; Lys-*) f: (engl.) erythrolysis; Auflösung der Erythrozyten* durch mechan. od. hypoton. Einflüsse bzw. Hämolysine*; vgl. Hämolyse.

Erythro|mel|algie (↑; -melie*; -algie*) f: (engl.) erythromelalgia; syn. Akromelalgie, Weir-Mitchell-Krankheit; seltenes Krankheitsbild mit anfallsweise auftretender schmerzhafter Hyperämie u. Schwellung der Haut bes. an den Beinen; Ätiol. unklar; vgl. Erythralgien.

Erythro|melie (↑; ↑) f: blau-schwarze Zyanose der Akren bei Akrodermatitis* chronica atrophicans.

Erythro|mycin (INN) n: Makrolid-Antibiotikum aus Kulturen von Streptomyces erythreus

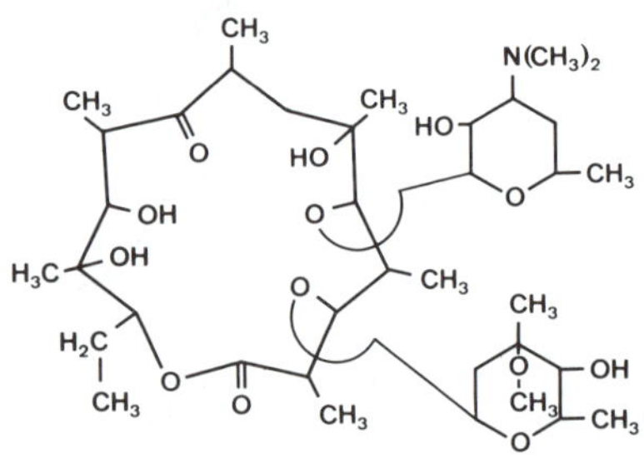

Erythromycin

od. gleiche, auf anderem Weg hergestellte Verbindung; Makrolid-Antibiotikum mit rel. begrenztem Wirkspektrum; s. Makrolid-Antibiotika.

Erythro|phagen (Erythr-*; Phag-*) m pl: (engl.) erythrophages; Makrophagen*, die in Knochenmark, Milz, Leber, Lunge u. a. Organen Erythrozyten abbauen; manchmal auch im Blut nachweisbar; Vork.: bei immun. bedingten hämolyt. Anämien. Vgl. Ehrlich-Fingerversuch.

Erythro|phobie (↑; Phob-*) f: (engl.) erythrophobia; syn. Errötungsfurcht; übertriebene Furcht zu erröten, die oft das Erröten erst auslöst; vgl. Phobie.

Erythro|plakie (↑; gr. πλάξ, πλακός Fläche) f: (engl.) erythroplakia; syn. Erythroplakia portionis; Bez. f. einen unklaren kolposkop. Befund: sog. roter Fleck auf der Portiooberfläche; bedarf der dd Abklärung (Portioerosion*, Ektopia* cervicis, Umwandlungszone*, beginnendes Zervixkarzinom*?). Vgl. Kolposkopie.

Erythro|plasie Queyrat (↑; -plasie*; Louis A. Qu., Dermat., Paris, 1856-1933) f: (engl.) erythroplasia of Queyrat; Carcinoma* in situ des Übergangepithels u. der Schleimhaut; rundl. od. ovale, feucht glänzende, scharf begrenzte, düsterrote, samtartig weiche, wenig erhabene bis münzengroße Herde; entspricht histol. der Bowen*-Krankheit, geht nicht selten in ein Plattenepithelkarzinom* über u. metastasiert früh; **Lok.:** Eichel, inneres Vorhautblatt, Klitoris, Vulva, seltene Mundschleimhaut u. hintere Kommissur; **DD:** Balanitis bzw. Vulvitis chronica plasmacellularis; **Ther.:** Exzision, evtl. Strahlentherapie; sorgfältige Kontrollen erforderlich.

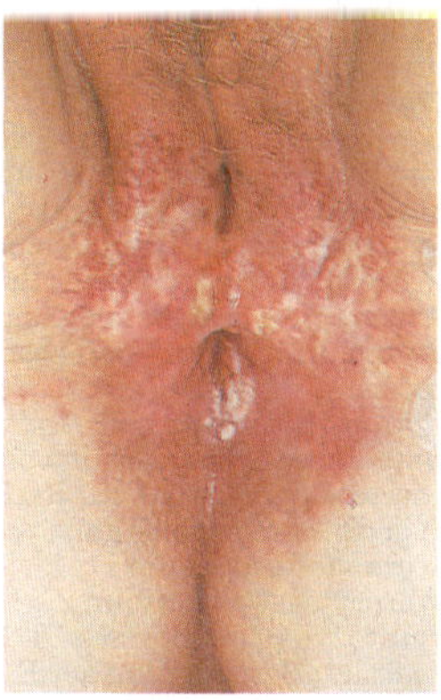

Erythroplasie Queyrat: perianale Lokalisation [3]

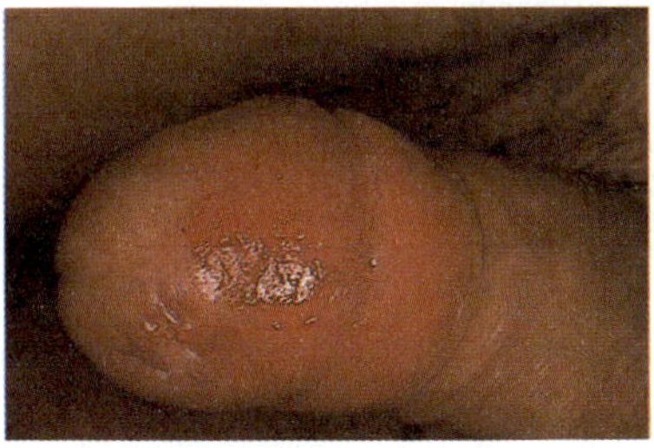

Erythroplasie Queyrat: Lokalisation an der Glans penis [3]

Erythro|poese (↑; -poese*) f: (engl.) erythropoiesis; syn. Erythrozytopoese; Bildung u. Entwicklung der Erythrozyten* i. R. der Blutbildung*; stimuliert durch Erythropoetin*, Anämie od. Hypoxie erfolgt im Knochenmark die Differenzierung von der pluripotenten Stammzelle über kernhaltige Erythroblasten* zu den Erythrozyten.

Erythro|poese, patho|logische (↑; ↑) f: (engl.) pathological erythropoiesis; unter best. pathol. Bedingungen veränderte Erythropoese; als **1.** gesteigerte Erythropoese (z. B. nach Blutverlust u. bei hämolyt. Anämien); **2.** verminderte Erythropoese (z. B. bei aplastischen Anämien u. aplastischem Syndrom); **3.** megaloblastische Erythropoese (bei Vitamin-B_{12}- od. Folsäuremangel); **4.** ineffektive Erythropoese (z. B. bei Thalassaemia major, sideroachrest. Anämie); **5.** erythrämische Erythropoese (z. B. bei Erythrämie); **6.** extramedulläre Erythropoese (z. B. bei Osteomyelofibrose).

Erythro|poetin (↑; ↑) n: syn. (engl.) erythropoiesis stimulating factor (Abk. ESF), auch Erythropoietin; die Erythropoese* im Knochenmark stimulierendes, nicht artspezif. Glykoprotein (MG ca. 30 000); wird zu 90% in der Niere gebildet; Gewebehypoxie, Hypernephrome u. Zystennieren führen zur Stimulierung der Synthese (Polyglobulie oft erstes klin. Zeichen eines Nierenkarzinoms!), Niereninsuffizienz zur Verminderung von E. (nephrogene Anämie); therap. Einsatz von rekombinantem E. zur Substitution bei Anämie niereninsuffizienter Pat. z. B. i. R. einer Hämodialyse; evtl. auch bei nicht renal bedingten Anämien (z. B. durch chron. Infektionen, Zytostatikatherapie).

Erythro|prosop|algie (↑; gr. πρόσωπον Gesicht; -algie*) f: s. Horton-Syndrom.

Erythr|opsie (↑; Op-*) f: (engl.) erythropsia; Rotsehen; meist verursacht durch Blendung; Form der Chromopsie*.

Erythropsin (↑; ↑) n: s. Rhodopsin.

Erythrose-4-phosphat n: phosphorylierte Tetrose (s. Tetrosen); Zwischenprodukt des Pentosephosphatzyklus.

Erythrose pigmentée péribuccale (frz. Erythr-*; -osis*; Pigmente*; Peri-*; lat. bucca Backe, Mund) f: bei Seborrhoe* vorkommende geringe periorale Pigmentierung u. Rötung.

Erythrosin n: 2′,4′,5′,7′-Tetraiodfluorescein, Dinatriumsalz (IUPAC); Verw.: Diagnostikum (Einfärb-Plaque-Indikator).

Erythrosis inter|follicularis colli (Erythr-*; -osis*; Inter-*; Follicul-*; Collum-*) f: Atrophie u. Rötung der Haut mit Teleangiektasien u. Hervortreten der Talgdrüsen an lichtexponierten Bereichen von Hals u. Brust.

Erythro|zyten (↑; Zyt-*) m pl: (engl.) erythrocytes, red blood cells; sog. rote Blutkörperchen; im ungefärbten Blutausstrich bei mikroskop. Untersuchung als etwa gleich große, runde, blasse, scheibenförmige, kernlose Zellen, die eine zentrale Aufhellung (Delle) aufweisen; nach Pappenheim*-Färbung haben die E. eine rötliche Farbe. Durchmesser der nicht fixierten ungefärbten E. ca. 8,4 µm, Dicke am Rand ca. 2,4 µm, in der Mitte ca. 1 µm; Durchmesser der gefärbten E. ca. 7,1-7,2 µm. Die normalerweise geringe, unter pathol. Bedingungen aber u. U. beträchtl. Variationsbreite des Erythrozytendurchmessers kann durch eine Price*-Jones-Kurve dargestellt werden. Der **Hämoglobingehalt** der E. wird aus Hämoglobinwert u. Erythrozytenzahl errechnet u. als Hb_E (Hb des Einzelerythrozyten in ng) angegeben (s. Färbekoeffizient); auch das mittlere Volumen des einzelnen E. (MCV*) u. die mittlere Hämoglobinkonzentration (MCHC*) kann errechnet werden. Die E. entwickeln sich

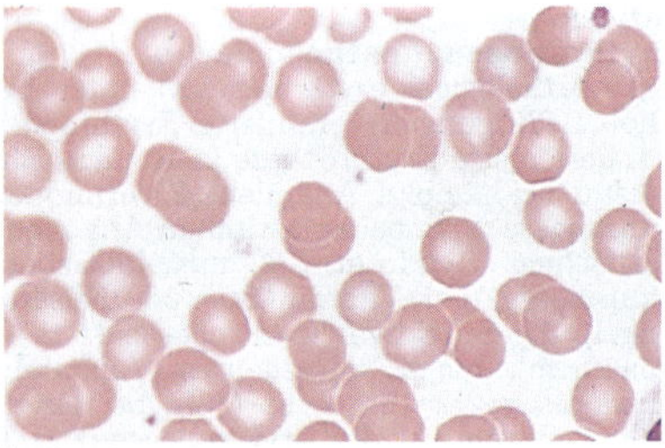

Erythrozyten:
normale Erythrozyten im Blutausstrich (Normozyten) [179]

i. R. der Erythropoese* aus den Erythroblasten*. Der gesunde Erwachsene besitzt ca. 25 000 Milliarden E. mit ca. 650 g Hämoglobin. Die Erythrozytenlebensdauer* beträgt ca. 120 Tage. Die E. gehen nach Verbrauch ihrer Energiereserven durch Alterung zugrunde (s. Hämolyse). Produktion u. Destruktion der E. sind normalerweise im Gleichgewicht. Die **Erythrozytenzahl** wird üblicherweise in einem best. Blutvolumen durch Zählung (Zählkammer* od. Zählautomat) ermittelt (es wird also die Erythrozytenkonzentration bestimmt). **Referenzwerte:** s. Blutbild (Tab.); **pathol. Veränderungen** der E. betreffen u. a. ihre Zahl (Anämie, Polyglobulie) bzw. die Konz. im Blut (Pseudopolyglobulie), Größe (Anisozytose, Makrozytose, Mikrozytose), Form (Elliptozytose, Drepanozytose, Target-Zellen, Poikilozytose usw.), ihren Hämoglobingehalt (Hypochromie, Hyperchromie) u. die Färbbarkeit (Basophilie, basophile Tüpfelung, Achromozyten). Auch die Hämoglobinbildung kann quantitativ od. qualitativ verändert (z. B. bei Thalassämien, Hämoglobinopathien) od. durch Eisenverwertungsstörungen (z. B. bei sideroblastischer Anämie, Bleivergiftung) gestört sein. Defekte der Erythrozytenmembran kommen vor (z. B. bei hereditärer Sphärozytose). Die Transportfunktion des Hämoglobins kann bei best. Krankheiten (u. a. bei Methämoglobinämie, einigen Hämoglobinopathien*, auch bei Kohlenmonoxidvergiftung) verändert sein, ebenso die Ausstattung mit Enzymen (Erythrozytenenzymopathien*); Antikörper (z. B. reguläre u. irreguläre Blutgruppenantikörper) sowie physik. Einflüsse (z. B. bei künstl. Herzklappenersatz, nach Verbrennungen) können zu einer Schädigung der E. führen u. ihren beschleunigten Abbau bewirken. Vgl. Anämie, Polyglobulie.

Erythro|zyten||abbau (↑; ↑): s. Erythrozytenlebensdauer, Hämolyse. **E.agglutination** (↑; ↑; Agglutination*) f: s. Hämagglutination. **E.aggregation** (↑; ↑; Aggregation*) f: s. Sludge-Phänomen; Störungen, rheologische. **E.anti|gene, familiäre** (↑; ↑; Antigen*) n pl: s. Antigene, familiäre. **E.anti|gene, ubiquitäre** (↑; ↑; ↑) n pl: s. Antigene, ubiquitäre. **E.bildung** (↑; ↑): s. Erythropoese. **E.einzel|volumen** (↑; ↑) n: s. MCV.

Erythro|zyten|en|zyme (↑; ↑; Enzyme*) n pl: (engl.) erythrocyte enzymes; neben Carboanhydrase v. a. Enzyme des aktiven Elektrolyttransports, der Glykolyse, des Pentosephosphatzyklus u. der Glutathionsynthese sowie zum Abbau des Wasserstoffperoxid Katalase, außerdem Peroxidasen, Polypeptidasen u. a. Vgl. Enzymgruppen.

Erythro|zyten|enzymo|pathien (↑; ↑; ↑; -pathie*) f pl: (engl.) erythrocytic enzymopathies; syn. enzymopenische Erythropathien od. Anämien; erbl. Störungen des Erythrozytenstoffwechsels durch Verminderung od. Fehlen best. Erythrozytenenzyme, v. a. von Enzymen der Glykolyse, des Pentosephosphatzyklus u. der Glutathionsynthese; **Formen: 1.** Glukose-6-Phosphat-Dehydrogenase-Mangel; **2.** Hexokinase-Mangel; **3.** Glukosephosphatisomerase-Mangel; **4.** Phosphofruktokinase-Mangel; **5.** Triosephosphatisomerase-Mangel; **6.** Phosphoglyzeratkinase-Mangel; **7.** 2,3-Diphosphoglyzeromutase-Mangel; **8.** Pyruvatkinase-Mangel; **9.** Glutathionperoxidase-Mangel; **10.** 6-Phosphoglukonatdehydrogenase-Mangel; **11.** Adenosintriphosphatase-Mangel; **12.** Glutathion-Reduktase-Mangel; **13.** Katalase-Mangel; **14.** Glutathion-Synthetase-Mangel; **15.** NADH-Methämoglobinreduktase-Mangel; **16.** NADPH-Methämoglobinreduktase-Mangel; **17.** Galaktose-1-Phosphat-Uridyltransferase-Mangel; **Klin.:** ausgeprägte Anämie; bei schweren Verlaufsformen aplastische Krise u. Splenomegalie; **Ther.:** evtl. Erythrozytentransfusion, Folsäure; selten Splenektomie.

Erythro|zyten|konzentrat (↑; ↑) n: (engl.) red blood cell concentrate; erythrozytenreiches Plasma, hergestellt z. B. durch Zentrifugieren od. Spontansedimentation von Vollblutkonserven u. Absaugen des Plasmas; die überstehende Leukozyten- u. Thrombozytenschicht (Buffy coat) kann entfernt werden, um die mögliche Bildung von Leukozytenantikörpern* u. Thrombozytenantikörpern beim Empfänger zu verhindern. **Anw.:** bei chron. Blutverlust u. Anämie durch Erythrozytenbildungsstörung, zum volumensparenden Blutersatz bei Nieren- od. Rechtsherzinsuffizienz; vgl. Blutkonserve (Tab.).

Erythro|zyten|lebens|dauer (↑; ↑): (engl.) lifespan of erythrocytes; Zeit bis zum Zerfall od. Abbau der Erythrozyten*; verkürzt z. B. bei hämolytischer Anämie*; Bestimmung der E. nach parenteraler Applikation von in vitro radioaktiv markierten Erythrozyten (^{51}Cr, ^{59}Fe) u. späterer Aktivitätsmessung in Blut od. Harn. Vgl. Ferrokinetik, Haptoglobin.

Erythro|zyten, pan|agglutinierende (↑; ↑) m pl: s. Panagglutination.

Erythro|zyten|phosphatase, saure (↑; ↑) f: Abk. SEP; intraerythrozytäre Phosphohydrolase u. Phosphotransferase (s. Phosphatasen); es existieren aufgrund eines genet. Polymorphismus* sechs Enzymvarianten (für die Abstammungsbegutachtung von großer Bedeutung). Vgl. Enzymgruppen.

Erythro|zyten||re|sistenz (↑; ↑; Resistenz*) f: s. Resistenzbestimmung der Erythrozyten. **E.schatten** (↑; ↑): s. Blutschatten. **E.sediment** (↑; ↑; lat. sedimentum Bodensatz) n: s. Erythrozytenkonzentrat. **E.verteilungs|kurve** (↑; ↑): s. Price-Jones-Kurve.

Erythro|zyten|volumen (↑; ↑) n: Gesamtvolumen der im Blut zirkulierenden Erythrozyten;

Bestimmung durch i. v. Injektion radioaktiv (^{51}Cr, ^{32}P) markierter autologer Erythrozyten; Referenzbereich: ♀ 20-22 ml/kg KG, ♂ 25-27 ml/kg KG; vgl. Blutvolumen.

Erythro|zyto|lyse (↑; ↑; Lys-*) **f:** syn. Erythrolyse*.

Erythro|zyto|poese (↑; ↑; -poese*) **f:** syn. Erythropoese*.

Erythro|zytose (↑; ↑; -osis*) **f:** s. Polyglobulie.

Erythro|zyt|urie (↑; ↑; Ur-*) **f:** s. Addis-Count, Hämaturie.

Erziehungs|geld: Leistung nach dem Gesetz über die Gewährung von E. u. Erziehungsurlaub (Bundeserziehungsgeldgesetz, BErzGG) vom 6.12.1985 (BGBl. I S. 2154) in der Fassung vom 21.1.1992 (BGBl. I S. 68) vom Tag der Geburt eines Kindes bis zur Vollendung des 18. Lebensmonats, bei Geburt ab Januar 1993 des 24. Monats, an den Personensorgeberechtigten, der das Kind selbst betreut u. erzieht u. keine od. keine volle Erwerbstätigkeit ausübt, in Höhe von monatl. DM 600; nach dem 6. Lebensmonat wird das E. einkommensabhängig gemindert; gleichzeitig gezahltes Mutterschaftsgeld* wird auf das E. grundsätzl. angerechnet. Vgl. Erziehungsurlaub.

Erziehungs|urlaub: Arbeitnehmern, die ein Kind bis zur Vollendung des 3. Lj. selbst betreuen od. erziehen, nach dem Gesetz über die Gewährung von Erziehungsgeld u. E. (Bundeserziehungsgeldgesetz, BErzGG) vom 6.12.1985 (BGBl. I S. 2154) in der Fassung vom 21.1.1992 (BGBl. I S. 68) für diese Zeit gewährter Urlaub mit Kündigungsschutz; für die Dauer des Beschäftigungsverbots nach dem Mutterschutzgesetz* kann E. nicht verlangt werden.

ES: Abk. f. **E**xtra**s**ystole.

Es: 1. (psychoanalyt.) psych. Instanz, die den unbewußten Anteil der Psyche repräsentiert u. Triebregungen u. Wünsche umfaßt, deren Inhalte z. B. in Traum od. Fehlleistung zum Ausdruck kommen. Das Es existiert bereits bei der Geburt u. ist d. primäre Quelle psych. Energie. Vgl. Ich, Psychodynamik; **2.** (chem.) Symbol f. Einsteinium*.

ESA: Abk. f. **E**lektro**s**timulations**a**nalgesie*.

Esbach-Probe (Georges H. E., Arzt, Paris, 1843-1890)**:** (engl.) Esbach's method; veraltete semiquant. Methode zum Eiweißnachweis im Harn mittels Pikrinsäure; vgl. Eiweißbestimmungsverfahren.

Escape-Phänomen (engl. to escape entweichen) **n:** das nach wiederholter (längerfristiger) Einwirkung physik. od. (bio-)chem. Reize auf den Organismus auftretende Nachlassen od. Verschwinden damit anfänglich verbundener physiol. Effekte bzw. Wirkungen; z. B. der Natrium-retinierenden Wirkung von Aldosteron bei primärem Hyperaldosteronismus od. langdauernder therap. Anwendung von Mineralokortikoiden.

Escherichia (Theodor Escherich, Päd., Graz, Wien, 1857-1911) **f:** Gattung gramnegativer, bewegl. (peritrich begeißelter) od. unbeweglicher Stäbchenbakterien der Fam. Enterobacteriaceae* (vgl. Bakterienklassifikation), Oxidase-negativ, Voges*-Proskauer-Reaktion negativ; zwei Species: E. coli, E. blattae; Vork. im unteren Intestinaltrakt von Warmblütern.

Escherichia coli (↑; Kol-*) **f:** syn. Bact. coli; **Morphol.**, **Kultur** u. **Biochemie:** plumpe, kokkoide Stäbchen, peritrich begeißelt; geringe Nährbodenansprüche; Voges*-Proskauer-Reaktion negativ; spaltet Laktose, Maltose, Mannit u. Saccharose; Zuckerspaltung geht mit Säure- u. Gasbildung einher; Indol-positiv; keine Gelatineverflüssigung, Harnstoff-negativ (s. Bunte Reihe); **Serol.:** durch Körper- (O 1-O 158), Kapsel- (K 1-K 93; L-, A- u. B-Antigene) u. Geißelantigene (H 1-H 52) in mehr als 200 Gruppen u. mehrere tausend Serovarianten trennbar (s. a. Kauffmann-Koli-Antigentabelle); für die Praxis genügt i. a. die Angabe des O-Antigens. **Klin.: 1. extraintestinale Symptomatik:** E. c. ist häufigster bakterieller Err. von Harnweginfektionen (v. a. durch O 1, O 2, O 4, O 6 u. O 8), ferner von Gallenweg- u. Gallenblasenentzündungen, Appendizitis, Peritonitis, Wundinfektionen u. Sepsis; bei Säuglingen (v. a. durch K 1-Stämme) auch von Meningitis u. Sepsis. **2. intestinale Symptomatik: a)** enteropathogene E.-c.-Stämme (O 55, O 111, O 127 u. a. sog. Dyspepsiekolibakterien) verursachen die Säuglingsenteritis (akute Enteritis u. Dyspepsie). **b)** Enterotoxische E.-c.-Stämme (größte Gruppe, O 25, O 78 u. a.) verursachen durch Toxinbildung (hitzestabil u. hitzelabil, choleratoxinähnlich) bei Säuglingen, Kindern u. Erwachsenen eine choleraähnliche Durchfallerkrankung (s. Reisediarrhoe); Übertragung v. a. über fäkal-orale Kontaktinfektion. **c)** Invasive E.-c.-Stämme (O 28, O 124 u. a.) verursachen über einen dysenterieähnlichen Mechanismus eine shigelloide Durchfallerkrankung (s. a. Bakterienruhr) v. a. bei Kindern u. Erwachsenen. **Diagn.:** Erregernachweis aus Stuhlproben (Abgrenzung gegen Salmonella- u. Shigellaspecies), Serovariantenanalyse; Serodiagnostik ohne Bedeutung.

Escudero-Nemenow-Zeichen (Pedro E., Int., Buenos Aires, 1877-1963; M. N., Röntg., Leningrad)**:** (röntg.) runde Lungenzysten werden im Inspirium oval (z. B. bei Echinokokkose).

EsD: Abk. für **Es**terase* **D**.

Eserin n: syn. Physostigmin*.

Esmarch-Blut|leere (Johann F. von E., Chir., Kiel, 1823-1908)**:** Verfahren zur Herbeiführung einer präoperativen Blutleere in Extremitäten durch Anheben u. Ausstreichen der Extremität, Auswickeln mit Gummibinden (Esmarch-Binden) von distal nach proximal u. Anlegen eines Gummischlauchs od. einer Druckluftmanschette zur Reduzierung des art. Blutflusses; **cave:** Gangrängefahr bei Blutleere von länger als 1-2 Std., Druckschäden, Blutung nach Beendigung der Blutleere.

Esmarch-Heiberg-Hand|griff (↑; Jacob H., Chir., Oslo, 1843-1888)**:** Vorschieben des Unterkiefers bei rekliniertem Kopf, so daß die untere Zahnreihe vor die obere kommt (s. Abb.); dient dem Freimachen der Atemwege (Verhindern einer Glossoptose*) u. dem Öffnen des Mundes bei Bewußtlosen.

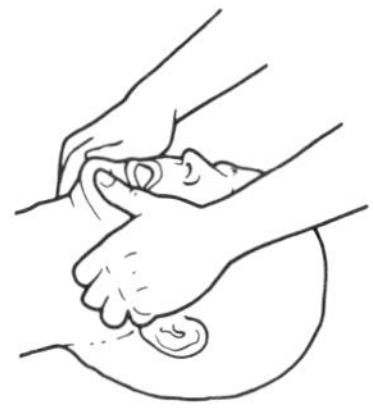

Esmarch-Heiberg-Handgriff

Eso|hyper|phorie (gr. ἔσω hinein, nach innen; Hyper-*; -phor*) f: (engl.) esohyperphoria; Form der Heterophorie*; latentes Schielen mit Abweichung des beim Abdecktest* verdeckten Auges nach innen u. oben.

Eso|phorie (↑; -phor*) f: s. Heterophorie.

Eso|tropie (↑; -trop*) f: manifestes Einwärtsschielen; s. Strabismus.

Espundia (span. Geschwür) f: südamerikan. mukokutane Leishmaniase; s. Leishmaniasen.

essentiell (lat. essentia Wesen): (engl.) essential; **1.** idiopathisch, wirklich, selbständig; z. B. Krankheitsbild ohne erkennbare Urs.; **2.** (biochem.) lebensnotwendige Nahrungsstoffe, die zugeführt werden müssen, da sie im Organismus nicht synthetisiert werden; z. B. best. Vitamine, Aminosäuren* u. Fettsäuren*, Mineralstoffe (v. a. Natrium, Kalium, Calcium, Chloride u. Phosphate) sowie Spurenelemente.

Essig: Acetum.

Essig|säure: (engl.) acetic acid; Acidum aceticum (CH_3COOH); org. Säure, stechend riechende, farblose Flüssigkeit; erstarrt in konzentrierter Form (Eisessig*), kristallinisiert bei niedriger Temperatur; Schmelzpunkt: +16,7°C, Siedepunkt: 118°C; Gewinnung durch Alkoholvergärung, Holzdestillation (Holzessig) od. Synthese aus Acetylen od. Calciumcarbid; Salze: Acetate (z. B. Aluminiumacetat in wäßriger Lösung: essigsaure Tonerde). Die E. ist wichtiges Zwischenprodukt des intermediären Kohlenhydrat- u. Fettstoffwechsels u. dient als Lösungsmittel u. Ausgangsmaterial für zahlreiche Stoffe. Verw. zu Speisezwecken als Essig ca. 5%ige Lösung) od. als Essigessenz (60-80%ige Lösung).

Essig|säure, aktive: s. CoA.

Eß|störungen, psycho|gene: Störungen der Nahrungsaufnahme (Dysorexie) bzw. des Körpergewichts (Dysponderosis) ohne org. Ursachen, die sich in versch. klin. Bildern manifestieren u. ineinander übergehen können (Dysorexie-Dysponderosis-Kontinuum, s. Abb.); **Einteilung** nach den Folgen: **1.** extreme Magerkeit durch Fasten (Anorexia* nervosa); **2.** Magersucht m. Erbrechen u. Laxanzien/Diuretika-Abusus (bulim. Magersucht); **3.** Bulimia* nervosa b. Normalgewicht; **4.** latente Adipositas; **5.** Adipositas mit vermehrter Nahrungsaufnahme.

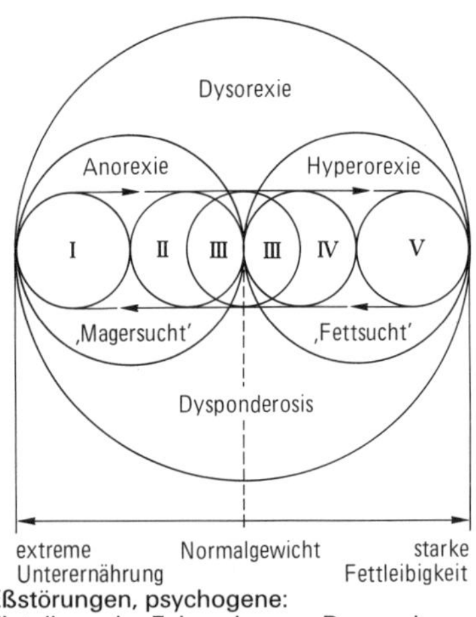

Eßstörungen, psychogene: Einteilung der Folgen im sog. Dysorexie-Dysponderosis-Kontinuum [521]

Eß|sucht: syn. Bulimie*.

Ester m: farblose, neutrale Verbindung, gebildet aus anorg. od. org. Säuren u. Alkoholen (unter Wasseraustritt); viele E. haben e. fruchtartigen Geruch u. dienen als künstl. Fruchtessenzen. Aus Fettsäuren* u. dem dreiwertigen Alkohol Glyzerin* sind die Fette* u. Öle gebildet. Die Spaltung der E. unter Wasseraufnahme wird als Verseifung* bezeichnet.

Esterase|aktivität f: s. Pankreolauryltest.

Esterase D f: Abk. EsD; intraerythrozytäres Enzym, das 4-Methyl-Umbelliferylacetat u. -butyrat hydrolysiert; aufgrund eines genet. Polymorphismus* lassen sich mind. sechs Enzymmuster mit den drei häufigsten Phänotypen EsD 1, EsD 2 u. EsD 2-1 differenzieren (für die Abstammungsbegutachtung* bedeutsam). Vgl. Enzymgruppen.

Esterase|in|hibitoren (Inhibition*) m pl: (engl.) esterase inhibitors; Hemmstoffe versch. im Körper vorkommender Esterasen; **1.** (pharmak.) Cholinesterasehemmer*; **2.** (pathol.) Mangel an z. B. C1-E. kann eine durch Infekte provozierbare Aktivierung des Komplementsystems m. Angioödem, Glottisödem u. ä. zur Folge haben.

Esterasen f pl: (engl.) esterases; Enzyme*, die Esterbindungen hydrolytisch spalten (Gruppe der Hydrolasen): Lipasen* (für Esterbindungen in Fetten), Phosphatasen* (für Phosphatester) u. a. In den Lysosomen* sind versch. E. lokalisiert u. bis zur Freisetzung beim Zellzerfall durch Bindung an Strukturproteine inaktiviert.

Ester|sturz: Absinken des Anteils des veresterten Cholesterins im Serum (60-70%) zugunsten des freien Anteils durch Lezithin-Cholesterinacyltransferase-Mangel (s. LCAT); Vork. primär bei der Norum*-Krankheit, sekundär bei Leberfunktionsstörungen.

Estlander-Lippen|plastik (Jakob A. E., Chir., Helsinki, 1831-1881; -plastik*) f: Vergrößerung der Unterlippe durch ein der Oberlippe entnommenes, am Lippenrot gestieltes Dreieck.

Estlander-Operation (↑) f: s. Thorakoplastik.

Estr-: s. a. Östr-.

Estra|diol (INN) n: syn. Östradiol*.

Estra|diol|benzoat (INN) n: Estradiol-3-benzoat (IUPAC); semisynthet. Ester des Östradiols*; Verw. in Komb. mit anderen Substanzen (z. B. Progesteron) zur Behandlung menopausaler bzw. postmenopausaler Symptome. Vgl. Östrogene.

Estra|diol|undecylat (INN) n: Estradiol-17-undecanoat (IUPAC); Derivat des Östradiols*; **Verw.:** bei inoperablem Prostatakarzinom; **NW:** Hemmung der Spermatogenese, Gynäkomastie, Libido- u. Potenzstörungen; **Kontraind.:** Lebertumoren, thrombembol. Erkrankungen.

Estra|diol|valerat (INN) n: Estradiol-17-valerat (IUPAC); semisynthet. Ester des Östradiols*; Verw. als Monosubstanz od. in Komb. zur Behandlung menopausaler bzw. postmenopausaler Symptome. Vgl. Östrogene.

Estra|mustin (INN) n: 1,3,5(10)-Estratrien-3,17β-diol-3-O-[N,N-bis(2-chlorethyl)-carbamat] (IUPAC); Derivat des Östradiols* ohne Affinität zum Östrogenrezeptor mit zytostat. (antimitot. u. antimikrotubuläre) Eigenschaften; **Verw.:** sekundäre Behandlung des fortgeschrittenen od. metastasierenden Prostatakarzinoms;

NW: häufig gastrointestinale Störungen, Ödeme, Herzinsuffizienz, Thromboembolien, Ischämien, Gynäkomastie, Libido- u. Potenzverlust, Blutbildveränderungen, Leberschädigungen u. a.; **Kontraind.:** schwere kardiovaskuläre Erkr., Leberschäden, Magenulkus, Herpes, thrombembolische Erkrankungen u. a.

Estriol|succinat (INN) n: Estriol-16,17-bishydrogensuccinat (IUPAC); hormonell inaktiver Dibernsteinsäureester des Östriols*, der nach Hydrolyse in der Leber als Östriol wirksam wird; vgl. Östrogene

ESWL: Abk. f. extrakorporale Stoßwellenlithotripsie; s. Lithotripsie.

ET: Abk. f. Epikutantest*.

ETA: Abk. f. Ethionamid*.

Etacryn|säure (INN): 4-(2-Ethyl-acryloyl)-2,3-dichlor-phenoxyessigsäure (IUPAC); stark wirkendes Schleifendiuretikum, auch bei erhebl. eingeschränkter glomerulärer Filtration anwendbar; hemmt im Bereich des aufsteigenden Teils der Henle-Schleife die Na- u. Chlorid-Resorption; bei längerer Anw. hypochloräm. Alkalose u. Hypokaliämie. Vgl. Diuretika.

Etagen|wechsel: Bez. f. das Übergreifen IgE-vermittelter Allergiesymptome von den Konjunktiven auf die Nasen- u. Bronchialschleimhaut; Vork. bei 30-40% der Allergien durch Inhalationsallergene.

Etam|sylat (INN) n: 2,5-Dihydroxybenzolsulfonsäure, Diethylamin-Salz (1 : 1) (IUPAC); Hämostyptikum, das auf die Kapillarwände wirken soll u. in der Proph. u. Ther. hämorrhagischer Blutungen der kleinen Gefäße eingesetzt wird.

Etappen|lavage (frz. lavage Spülung) f: kurzfristig aufeinanderfolgende Laparotomien (im Abstand von 24-48 Std.) bei Peritonitis* zur Spülung u. op. Sanierung des Abdomens mit intermittierendem Bauchdeckenverschluß durch Gleitschienenverband.

ETH: Abk. f. Ethionamid*.

Eth-: s. a. Äth-.

Etha|cridin (INN) n: 6,9-Diamino-2-ethoxyacridin (IUPAC); Acridinderivat mit desinfizierenden Eigenschaften, das zur lokalen Desinfektion von Wunden eingesetzt wird.

Eth|ambutol (INN) n: (+)-N,N′-Ethylen-bis(2-aminobutan-1-ol) (IUPAC); Abk. EMB; Antituberkulotikum der ersten Wahl, das v. a. in der Kombinationstherapie mit Isoniazid u. Rifampicin eingesetzt wird; **Wirkungsspektrum:** Tuberkelbakterien u. z. T. auch atypische Mykobakterien, langsame Resistenzentwicklung; **NW:** retrobulbäre Neuritis Nervi optici (meist reversibel, augenärztl. Kontrollen vor u. während der Ther. erforderlich), Hyperurikämie, selten Hautreaktionen, Leber- u. Nierenfunktionsstörungen; **Kontraind.:** Sehstörungen, Niereninsuffizienz, Gicht. Vgl. Antituberkulotika.

Etha|verin (INN) n: 6,7-Diethoxy-1-(3,4-diethoxybenzyl)-isochinolin (IUPAC); Spasmolytikum, z. B. bei Angina pectoris.

Ethenz|amid (INN) n: O-Ethylsalicylamid (IUPAC); mit der Salicylsäure* verwandtes Analgetikum u. Antipyretikum.

Ether m: nach neuerer Nomenklatur Bez. f. Äther*.

Ethik-Kommissionen f pl: unabhängige interdisziplinäre (Medizin, Philosophie, Theologie, Rechtswissenschaft, Biologie, Biostatistik usw.) Gremien, die z. B. an Ärztekammern, med. Fakultäten u. anderen Einrichtungen der med. Forschung arbeiten u. die ethischen u. rechtl. Implikationen z. B. von Versuchen am Menschen u. sensiblen Bereichen wie der Gentechnologie* u. Transplantationstechnologie u. der Intensivmedizin, der Sterbehilfe* u. des Schwangerschaftsabbruchs*, der epidemiol. Forschung u. der med. Datenverarbeitung diskutieren u. Empfehlungen u. allg. Leitsätze z. Unterstützung der ärztl. Entscheidungsfindung erarbeiten. Vgl. Deklaration von Tokio.

Ethinyl|estradiol (INN) n: 19-Nor-17α-pregna-1,3,5(10)-trien-20-in-3,17-diol (IUPAC); Abk. EE; syn. Äthinylöstradiol; hochwirksames, synthet. Östrogen, unterscheidet sich vom Östradiol* durch eine Äthinylgruppe am C17-Atom; **Verw.:** (diagn.) zur Beurteilung der Reaktionsfähigkeit des Endometriums; (therap.) bei Amenorrhoe, Menstruationsstörungen, dysfunktionellen Blutungen, Endometritis u. a.; **NW** u. **Kontraind.:** s. Östrogene.

E

Ethinyl-19-nor|testo|steron n: syn. Äthinyl-19-nortestosteron, Norethisteron*.

Ethion|amid n: (nicht im Handel befindl.) Antituberkulotikum der Reserve; vgl. Antituberkulotika.

ethmoideus (gr. ἠθμός Sieb; -id*): siebähnlich.

Ethmoiditis (↑; ↑; -itis*) f: Siebbeinhöhlenentzündung; s. Sinusitis.

Ethno|medizin (gr. ἔθνος Volk) f: (engl.) ethnomedicine; anthrop. Disziplin, die in Anlehnung an ethnolog. Methoden Konzepte von Gesundheit, Krankheit u. Heilung in Ethnien u. Populationen jeglicher Provenienz beschreibt; i. w. S. vergleicht E. versch. Heilweisen u. untersucht deren Interaktion durch ihre Träger in Kontaktsituationen. Eine bes. Aufgabe bildet neben dem sammelnden Beschreiben der Heilmittel, -techniken u. -konzepte die Konfliktanalyse in med. Transfersituationen u. die wissenschaftl. fundierte Neubewertung der Heilkunden u. Volksmedizinen, die nicht mit den Begriffen der akadem. naturwissenschaftl. Schulmedizin erfaßt werden können. Vgl. Ayurveda, Schamanismus, Medizin, traditionelle chinesische.

Etho|logie (gr. ἔθος Sitte, Brauch; -log*) f: (engl.) ethology; syn. Verhaltensforschung; z. B. durch Beobachtung angeb. Artverhaltens in der natürl. Umgebung, dem ökolog. Umfeld des Mitglieds einer Art; Ablehnung des Laborexperiments im Ggs. zum Behaviorismus*. Vgl. Aggression, Prägung.

Etho|suximid (INN) n: 3-Ethyl-3-methyl-2,5-pyrrolidindion (IUPAC); Antiepileptikum (Succinimidderivat) mit nicht bekanntem Wirkungsmechanismus; **Verw.:** bei best. Formen der Epilepsie* (z. B. partielle Anfälle, Myoklonien, Absencen); **NW:** Überempfindlichkeitsreaktionen, Exantheme, Kopfschmerz, Schlafstörungen, Benommenheit, Dyskinesien, gastrointestinale Störungen, psychische Veränderungen u. a.; **Kontraind.:** cave bei Pat. mit psychiatr. Anamnese.

Ethylen|di|amin|tetra|essig|säure: syn. Äthylendiamintetraessigsäure*.

Ethylen|imine n pl: syn. Äthylenimine*.

Ethyl|urethan n: syn. Äthylurethan; Zytostatikum; s. Zytostatika.

Ethyno|diol|di|acetat n: 3β,17β-Diacetoxy-17α-ethinyl-4-estren; Verw.: Gestagen (leitet sich vom 19-Nortestosteron ab).

Etido|cain (INN) n: D,L-2-(N-ethylpropylamino)-2′,6′-dimethyl-butyranilid (IUPAC); Lokalanästhetikum vom Amidtyp; Verw.: s. Lokalanästhetika.

Etidron|säure (INN) n: (1-Hydroxyethyliden)-diphosphonsäure (IUPAC); Bisphosphonat (s. Bisphosphonate), das bei Osteodystrophia deformans eingesetzt wird; **NW:** Überempfindlichkeitsreaktionen, gastrointestinale Störungen, Hypokalzämie u. a.; **Kontraind.**: Niereninsuffizienz, schwere Entz. des Magen-Darm-Trakts, Wachstumsalter, Frakturen.

Etil|efrin (INN) n: DL-1-(3-Hydroxyphenyl)-2-ethylaminoethanol (IUPAC); Sympathomimetikum mit alpha- u. betasympathomimet. Eigenschaften (N-Ethyl-Analog des Phenylephrins); **Verw.**: v. a. oral bei orthostat. Regulationsstörungen; parenteral bei Herzkreislaufversagen u. Schock; **NW:** Herzklopfen, Herzrhythmusstörungen, pektanginöse Beschwerden; **Kontraind.**: Thyreotoxikose, Phäochromozytom, Engwinkelglaukom, Blasenentleerungsstörungen mit Restharnbildung; cave bei schweren org. Herz- u. Gefäßveränderungen u. Herzrhythmusstörungen.

Eto|fenamat (INN) n: 2-(2-Hydroxyethoxy)-ethyl-N-(3-trifluormethyl-phenyl)-anthranilat (IUPAC); nichtsteroidales Antiphlogistikum; Verw.: s. Antiphlogistika, nichtsteroidale.

Eto|fibrat (INN) n: 2-(4-Chlorphenoxy)-2-methylpropionsäure-[2-(nicotinoyloxy)ethyl]ester (IUPAC); Diester aus Clofibrin- u. Nicotinsäure, verknüpft über Äthylenglykol; Verw.: s. Lipidsenker.

Eto|fyllin (INN) n: 7-(2-Hydroxyethyl)-theophyllin (IUPAC); Derivat des Theophyllins*, das in Komb. in versch. Arzneimitteln eingesetzt wird.

Eto|fyllin|clo|fibrat (INN) n: [2-(7-Theophyllinyl)-ethyl]-2-(4-chlorphenoxy)-2-methylpropionat (IUPAC); Derivat des Clofibrats; Verw.: s. Lipidsenker.

Eto|midat (INN) n: (+)-Ethyl-[1-α-methylbenzyl)-imidazol-5-carboxylat] (IUPAC); Kurzzeithypnotikum ohne analgetische Wirkung zur i. v. Anwendung (Imidazolderivat); **Verw.**: zur Narkoseeinleitung (v. a. bei Risikopatienten, keine Atem- u. Kardiodepression); **NW:** häufig Schmerzen bei der Injektion, Thrombophlebitis, gelegentl. gastrointestinale Störungen u. a.

Eto|posid (INN) n: 4'Desmethylepipodophyllotoxinethylidenglucosid (IUPAC); semisynthet. Derivat des Podophyllotoxins* mit antimitot. u. antineoplast. Eigenschaften; **Verw.**: bei Bronchialkarzinom, Lymphogranulomatose, Non-Hodgkin-Lymphomen u. a.; **NW:** s. Zytostatika; **Kontraind.**: akute Infektionen, akute Knochenmarkdepression u. a.

Eto|zolin (INN) n: [3-Methyl-4-oxo-5-(1-piperidyl)-2-thiazolidinylidin]-essigsäureethylester (IUPAC); Schleifendiuretikum; Verw.: s. Diuretika.

Etre|tinat (INN) n: Ethyl(all-E)-9-(4-methoxy-2,3,6-trimethylphenyl)-3,7-dimethyl-2,4,6,8-nonatetraenoat (IUPAC); Derivat des Tretinoins (Vitamin-A-Säure); Verw.: s. Retinoide.

EU: Abk. f. **1.** **E**xtra**u**teringravidität*; **2.** **E**nergie**u**msatz*; **3.** **E**rwerbs**u**nfähigkeit*.

Eu: chem. Symbol f. Europium*.

Eu-: Wortteil mit der Bedeutung gut, normal; von gr. εὖ.

Eu|calyptus globulus (↑; gr. καλυπτός verborgen; Dim. von Globus*) m: Baum, der Eucalypti folium (getrocknete Laubblätter älterer Bäume) u. Eucalyptusöl (Eucalypti aetheroleum, aus frischen Blättern od. Zweigspitzen) mit mind. 70% Cineol (Eucalyptol) liefert; sekretomotorische, expektorisierende, schwach spasmolyt. Wirkung; Öl lokal auch schwach hyperämisierend; **Verw.**: bei Erkältungskrankheiten, rheumat. Beschwerden; **Kontraind.** bei innerer Anw.: entzündl. Erkr. im Magen-Darm-Trakt u. im Bereich der Gallenwege, schwere Lebererkrankungen; **NW:** selten Übelkeit, Erbrechen, Durchfall. Eucalyptusöl bewirkt eine Induktion des Enzymsystems der Leber; die Wirkung anderer Arzneimittel kann deshalb abgeschwächt bzw. verkürzt werden.

Eu|chromatin (↑; Chrom-*) n: der Teil des Chromatins, der im Ggs. zum Heterochromatin* im Ruhekern seine Färbbarkeit verliert; liegt in entspiralisierter Form vor u. kann transkribiert werden.

Eu|genik (gr. εὐγενής wohlgeboren) f: (engl.) eugenics; historische Bez. f. die Anw. der Erkenntnisse der Humangenetik auf Bevölkerungen; durch d. Begünstigung der Fortpflanzung „Gesunder" (Frühehe, hohe Kinderzahl) u. die Verhinderung der Fortpflanzung „Kranker" (Empfängnisverhütung, Sterilisation) sollten d. Erbanlagen in der Gesamtbevölkerung langfristig verbessert u. erblich bedingte Krankheiten vermindert werden. Das eugenische Konzept, das einseitig d. frühen humangenet. Entdeckungen überbetonte u. z. B. soziale Faktoren vernachlässigte, wurde in d. nationalsozialist. Ideologie übernommen u. führte in Deutschland zu Zwangsmaßnahmen gegen Bevölkerungsgruppen, denen erbliche Minderwertigkeit zugeschrieben wurde, zu Zwangssterilisationen u. diente schließl. auch als Rechtfertigung für d. Vernichtung „lebensunwerten" Lebens.

Eu|globulin (Eu-*; Globuline*) n: in saurem Milieu (pH 5-5,5) unlösl. Plasmaproteine, hauptsächl. Alpha- u. Betaglobuline; s. Globuline.

Eu|gnathie (↑; gr. γνάθος Kinnbacken) f: s. Neutralbiß.

Eu|gonie (↑; gr. γονή Sproß) f: typische Wuchsform v. Mycobacterium* tuberculosis auf festen Spezialnährböden (sog. üppiges, streuselähnl., trockenes Wachstum; meist schwach gelbl. Kolonien), die durch Zusatz v. Glyzerin z. Nährboden gefördert wird (eugonisches Bakterienwachstum). Vgl. Bakterienwachstum, dysgonisches.

Eu|karyont (↑; Karyo-*) m: (engl.) eukaryote; Organismus, in welchem das genet. Material (Chromosomen) in e. Kern zusammengefaßt ist; dieser wird durch e. Kernmembran als subzelluläre Struktur v. Zytoplasma* getrennt; s. a. Zelle; vgl. Prokaryonten, Gentechnologie.

Eu|kinesie (↑; Kin-*) f: (engl.) eukinesia; normaler Bewegungsablauf.

Eulen|augen|zellen (Zelle*): s. Zytomegalie.

Eulenburg-Syn|drom (Albert E., Neurol., Berlin, 1840-1917) n: syn. Paramyotonia* congenita.

Euler-Liljestrand-Re|flex (Hans von E.-Chelpin, Biochem., Stockholm, 1873-1964; Göran L., Pharmak., Physiol., Stockholm, 1886-1968; Reflekt-*) m: (engl.) hypoxic pulmonary vasoconstriction; auch alveolovaskulärer Reflex; Druckanstieg in der A. pulmonalis um 5-8 mmHg als Folge einer Minderung des alveolären pO_2; **Urs.:** Vasokonstriktion in der minderbelüfteten Lungenregion (dadurch Umleitung der Perfusion auf gut ventilierte Areale) u. hypoxiebedingte Erhöhung des Herzminutenvolumens.

Eu|menor|rhoe (Eu-*; gr. μήν, μηνός Monat; -rhoe*) f: (engl.) eumenorrhoea; normale Menstruation*, Regelblutung ohne wesentl. Beschwerden von drei- bis viertägiger Dauer u. Intervall v. 25-35 Tagen.

Eu|mycota (↑; Myk-*) n pl: veraltete Bez. f. die Abteilung der sog. echten Pilze; s. Fungi.

Eu|myzetom (↑; ↑; -om*) n: (engl.) eumycetoma; chron. Granulationsgeschwulst, die nach Hautverletzung u. subkutaner Inf. durch unterschiedl. Pilze entsteht; Muskeln u. Knochen werden selten od. erst nach langer Krankheitsdauer befallen. Es bilden sich fistelnde Abszesse, die später zu unförmigen Wucherungen (Pseudotumoren) führen. **Vork.:** v. a. in den Tropen bei barfuß gehenden Menschen (sog. Madurafuß); **Err.:** Pilze der Gattungen Madurella, Cephalosporium, Leptosphaeria, Petriellidium, Phialophora u. a.; **Ther.:** chir. Entfernung; Miconazol, Griseofulvin, Penizillin. Vgl. Aktinomyzetom.

Eu|nuchismus (gr. εὐνοῦχος Kastrierter) m: (engl.) eunuchism; Folge von angeb. od. erworbenem vollständigem Mangel an testikulärem Androgen inf. Agonadismus od. Kastration bzw. bei präpubertärer Hodenschädigung od. Gonadendysgenesie; **Merkmale:** Fehlen des Gestaltwandels vom Jüngling zum Mann, Hochwuchs, Minderentwicklung der Muskulatur, Ausbleiben des Stimmbruchs (Fistelstimme), Fettsucht, unentwickelte sek. Geschlechtsmerkmale.

Eunuchoidismus (↑; -id*) m: Veränderung des Körperbaus mit dem Eunuchismus* ähnl. Merkmalen inf. Androgenmangels od. postpuberaler Hodenschädigung.

Eunuchoidismus, fertiler (↑; ↑) m: s. Pasqualini-Syndrom.

Eu|phorie (gr. εὔφορος leicht zu tragen, geduldig) f: (engl.) euphoria; Bez. f. gesteigertes Lebens- u. Glücksgefühl mit Sorglosigkeit, Optimismus u. subjektivem Wohlbefinden; **Vork.:** z. B. als situationsabhängige Veränderung des Affekts ohne pathol. Bedeutung; bei Medikamenten- od. Drogenabusus (Weckamine, Cocain, Alkohol, Morphin) od. bei org. Psychosyndrom.

Eu|ploidie (Eu-*; -ploid*) f: (engl.) euploidy; Bez. f. einen physiol., vollständigen Chromosomensatz mit 22 autosomalen Paaren u. den Geschlechtschromosomen XX bzw. XY; ein abweichender Satz wird als aneuploid bezeichnet. Vgl. Ploidiegrad.

Europium n: Symbol Eu, OZ 63, rel. Atommasse 151,96; zur Gruppe der Lanthanoide* gehörendes chem. Element.

euryök (gr. εὖρος Weite; οἶκος Haus): Bez. f. Organismen, die aufgrund hoher Anpassungsfähigkeit unter versch. Umweltbedingungen leben können (z. B. der Mensch); Ggs. stenök*.

Eu|rythmie (Eu-*; Rhythmus*) f: auch Eurhythmie; s. Medizin, anthroposophische.

Eustachio-Klappe (Bartolomeo E., Anat., Rom, 1520-1574): veraltete Bez. f. Valvula venae cavae inferioris.

Eustachio-Röhre (↑): syn. Tuba* auditiva.

Eu|thanasie (gr. εὐθανασία schöner Tod) f: s. Sterbehilfe.

Eu|thyreose (Eu-*; Thyreo-*; -osis*) f: (engl.) euthyroidism; normale Schilddrüsenfunktion.

Euthy|skopie (gr. εὐθύς gerade; -skopie*) f: (engl.) euthyscopy; Schielbehandlung mit lichtstarkem Augenspiegel zum Training zentralen Fixationsvermögens schielamblyoper Augen.

Eu|tokie (Eu-*; Toko-*) f: (engl.) eutocia; normale, leichte Entbindung; vgl. Dystokie.

Eu|topie (↑; gr. τόπος Ort) f: (engl.) eutopia; normale Lage von Organen; vgl. Heterotopie.

Eu|trophie (↑; Troph-*) f: (engl.) eutrophy; (päd.) guter Ernährungszustand des Säuglings; vgl. Dystrophie.

EV: Abk. f. Erythrozytenvolumen; s. Blutvolumen.

eV: Kurzzeichen f. Elektronenvolt*.

E|vagination (lat. evaginare aus der Scheide ziehen) f: **1.** (chir.) op. Devagination*; **2.** (embryol.) Aus- od. Einstülpung eines Organs od. von Zellanteilen.

E|vakuations|zysto|skop (lat. evacuare ausleeren; Kyst-*; -skopie*) n: (engl.) evacuation cystoscope; Operationszystoskop mit rüsselförmig gebogenem Schnabel, in dem ein 3-4 mm dicker Spül- u. Absaugkanal verläuft; ermöglicht das Absaugen von Steinkrümeln, weichen Blasenpapillomen od. Blutkoagula. Vgl. Zystoskopie, Blasentamponade.

Evans-Blau (Herbert E., amerikan. Anat., 1882-1971): (engl.) Evans' blue; zur Vitalfärbung* verwendeter Diazofarbstoff; nach i. v. Applikation geeignet z. B. zur Blutvolumenbestimmung (durch Albuminbindung von E.-B. im Plasma) od. zur Markierung von Neoplasien (durch Anreicherung im Bindegewebe); zeigt im Tierversuch karzinogene Wirkung.

Evans-Regel (Curtis A. E., amerikan. Päd., 1879-1947): (engl.) Evans' rule; Faustregel zur Orientierung der Flüssigkeitstherapie bei akuter Verbrennung*; in den ersten 24 Std. werden gegeben: jeweils 1 ml Ringer-Laktat- u. 1 ml kolloidale Infusionslösung je kg Körpergewicht u. je Prozent verbrannter Körperoberfläche (bis zu max. 50%, bei höhergradigen Verbrennungen nicht mehr); Zufuhr von 50% dieser Menge in den ersten 8 Std., wobei beim Erwachsenen eine Urinausscheidung von 30-50 ml/h anzustreben ist; in den nachfolgenden 24 Std.: jeweils 0,5 ml Ringer-Laktat- u. 0,5 ml kolloidale Infusionslösung je kg Körpergewicht u. je Prozent verbrannter Körperoberfläche; auch eine reine Elektrolyttherapie nach der Parkland*-Formel ist möglich.

Evans-Syn|drom (Robert S. E., amerikan. Arzt, geb. 1912) n: autoimmun. bedingte hämolytische Anämie* mit Thrombopenie* durch Autoantikörper gegen Erythrozyten u. Thrombozyten; **Vork.:** v. a. bei Lymphomen, auch bei Kollagenosen*.

E|venteration (Ex-*; Venter*) f: (engl.) eventration; auch Eventration; Vorfall von Baucheingeweiden vor die Bauchdecken od. in die Brusthöhle bei angeb. od. erworbenen Bauchwand- bzw. Zwerchfelldefekten; vgl. Platzbauch, Gastroschisis, Nabelschnurbruch.

E|version (lat. evertere, eversum herauswenden) f: Auswärtsdrehung, Ausstülpung; auch syn. Ektopie*.

E|versions|fraktur (↑; Fraktur*) f: (engl.) eversion fracture; Knöchelfraktur durch Fußauswärtsdrehung; vgl. Knöchelfrakturen.

EVG: Abk. f. Elektroventrikulogramm*.

Evidement (frz. évider aushöhlen, ausbohren) n: (chir.) Auskratzung, Ausräumung, Exkochleation, Kürettage*.

E|viszeration (lat. eviscerare ausweiden) f: (engl.) evisceration; s. Exenteration.

E|volution (lat. evolvere, evolutus entwickeln) f: (biol.) Entwicklung von neuen Pflanzen- u. Tierarten durch **Mutation** der genet. Information, **Selektion** nach Eignung u. **Isolation** von Mitgliedern der Ursprungsart.

E|volutions|lehre (↑): (engl.) theory of evolution; die v. Darwin u. Wallace 1859 begründete u. seitdem durch zahlreiche Arbeiten belegte Theorie, wonach sich alle Lebewesen einschließlich des Menschen unter dem Einfluß der natürlichen Auslese aus einer ursprünglichen Form des Lebens entwickelt haben.

EW: Abk. f. **Eiweiß**.

Ewart-Zeichen (William E., Arzt, London, 1848-1929): (engl.) Ewart sign; syn. Pins-Zeichen; bei größeren Perikardergüssen auftretende Dämpfung u. Bronchialatmen od. aufgehobenes Atemgeräusch am unteren li. Schulterblattwinkel.

Ewing-Knochen|sarkom (James E., Pathol., New York, 1866-1943; Sark-*; -om*) n: (engl.) Ewing's sarcoma; vom Knochenmark ausgehendes hochmalignes Sarkom*, das v. a. zw. dem 10. u. 30. Lj. auftritt u. häufig im Bereich der Diaphysen von Femur u. Tibia, sehr selten in Humerus, Rippen od. knöchernem Becken lokalisiert ist; frühe hämatogene Metastasierung* v. a. in die Lungen; **Sympt.:** Schmerzen, Schwellung, Fieber u. mäßige Leukozytose; **Diagn.:** röntg. unscharf begrenzter Knochendefekt mit Periostreaktion (zwiebelschalenartige Abhebung); in der Angiographie Darstellung eines gefäßreichen Tumors mit arteriovenösen Anastomosen, Gefäßabbrüchen; **Ther.:** Strahlentherapie*, Zytostatika*, evtl. chirurgisch; **DD:** Osteomyelitis. Vgl. Knochentumoren.

Ex-: Wortteil mit der Bedeutung aus, heraus, Ent-, Vor-; von lat. ex.

Ex|ag|geratio (lat. exaggerare vergrößern, steigern) f: Steigerung, Erhebung, auch Übertreibung, Simulation.

Ex|altation (Ex-*; lat. saltare springen, tanzen) f: Bez. f. gesteigerte Stimmung i. S. einer Euphorie, die mit einer Steigerung des Selbstbewußtseins einhergeht; Vork. z. B. bei Manie.

Ex|anthem (gr. ἐξανθεῖν aufblühen) n: (engl.) exanthema; entzündl. Hautveränderung auf großen Bereichen der äußeren Haut mit einem best. zeitl. Ablauf (Beginn, Höhepunkt, Ende), währenddessen versch. Effloreszenzen* hervortreten können; die klass. Exantheme der Kindheit sind Masern, Röteln, Scharlach, Exanthema subitum u. Erythema infectiosum acutum; vgl. Enanthem, Erythem, Arzneimittelexantheme.

Ex|anthema subitum (↑) n: syn. Dreitagefieber, Roseola infantum; Virusinfektion mit flüchtigem Exanthem bei Säuglingen u. Kleinkindern, bes. im Frühjahr u. Herbst; **Err.:** humanes Herpesvirus Typ 6 (HHV-6); **Klin.:** nach einer Inkubationszeit von 3-15 Tagen plötzl. hohes, drei Tage anhaltendes Fieber bis 40°C mit nachfolgendem rubeoliformem Exanthem, das hauptsächl. am Rumpf u. den Extremitäten, nicht im Gesicht, auftritt u. nach 1-3 Tagen verschwindet; **Diagn.:** durch klin. Verlauf; im Blutbild rötelnähnliche Veränderungen (Leukopenie mit rel. Lymphozytose v. 80-90%); 2 Wo. nach Erkr. spezif. Antikörper gegen HHV-6 im Serum.

Ex|anthema-subitum-Virus (↑; Virus*) n: (engl.) roseola infantum virus; wahrscheinl. Erreger des Exanthema* subitum; neuro-dermatotropes Virus; keine immun. Wechselbeziehungen zu Masern, Scharlach, Röteln u. Ringelröteln.

Ex|anthema variegatum (↑) n: syn. Erythema* infectiosum acutum.

Ex|anthem, post|vakzinales (↑) n: s. Vakzinationsschäden.

Ex|artikulation (Ex-*; Articul-*) f: (engl.) exarticulation; Absetzen einer Gliedmaße in einem Gelenk, z. B. Fußexartikulation*; vgl. Amputation.

Ex|azerbation (lat. exacerbare aufbringen, aufstacheln) f: (engl.) exacerbation; syn. Exacerbatio; Verschlimmerung, Steigerung, Wiederaufbrechen; z. B. bei Tuberkulose.

Ex|cavatio (lat. excavare aushöhlen) f: Exkavation, Aushöhlung.

Ex|cavatio papillae nervi optici (↑) f: physiol. Ausbuchtung im Bereich des Sehnerveneintritts (Discus opticus) in d. Netzhaut, die dadurch entsteht, daß Nervenfasern u. Stützgewebe die Durchtrittsöffnung in der Sklera nicht vollständig ausfüllen; eine vergrößerte E. p. n. o. ist ein wichtiges u. relativ frühes Krankheitszeichen beim Glaukom*.

Ex|cavatio recto|uterina (↑) f: Douglas*-Raum. **E. recto|vesicalis** (↑) f: dem Douglas*-Raum der Frau entspr. Bauchfelleinsenkung zw. Rektum u. Blase beim Mann. **E. vesico|uterina** (↑) f: Einsenkung des Bauchfells zw. Uterus u. Blase.

Excimer-Laser m: s. Laser.

Ex|enteratio bulbi (Ex-*; Enter-*; gr. βολβός Zwiebel, Knolle) f: op. Entfernung des Inhalts des Augapfels unter Belassen von Lederhaut u. Sehnerven; vgl. Enukleation.

Ex|enteration (↑; ↑) f: Exenteratio, sog. Ausweidung; **1.** (chir.) passagere Verlagerung von Eingeweiden nach außen bei Op.; **2.** (gyn.) ausgedehnte bis totale Entfernung der Organe des kl. Beckens (Eviszeration) als erweiterte Radikaloperation bei hochsitzendem Vaginalkarzinom od. bei Zervixkarzinom; **3.** (ophth.) Exenteratio* bulbi, Exenteratio* orbitae.

Ex|enteratio orbitae (↑; ↑; mlat. orbita Augenhöhle) f: op. Entfernung des gesamten Inhalts der Augenhöhle; vgl. Epithese.

Ex|foliatio areata linguae (↑; lat. folium Blatt) f: s. Lingua geographica.

Ex|foliatio areata manuum (↑; ↑) f: syn. Dyshidrosis* lamellosa sicca.

Ex|foliation (↑; ↑) f: Abblätterung, Abschälung, allmähliche Abstoßung abgestorbener Teile der Haut od. Schleimhaut.

Ex|foliativ|zyto|logie (↑; ↑; Zyt-*; -log*) f: (engl.) exfoliative cytology; zytol. Untersuchung abgelöster od. abgestoßener (abgeschilferter) Einzelzellen (z. B. nach Abstrich der Portiooberfläche u. des Zervikalkanals, in Sputum, Harn). Vgl. Zytodiagnostik.

Ex|hairese (↑; gr. αἱρεῖν nehmen) f: (engl.) exeresis; wenig gebräuchl. Ausdruck f. Resektion; auch i. S. von Fremdkörperentfernung.

Ex|halatio (lat. exhalare aushauchen) f: Ausatmung, Ausdünstung.

Ex|hibitionismus (lat. exhibere, exhibitus hinhalten, darbieten) m: (engl.) exhibitionism; das meist zwanghafte Zurschaustellen der Geschlechtsorgane mit od. ohne Selbstbefriedigung vor fremden Personen ohne deren Einverständnis, mit dem Ziel sexueller Befriedigung, die nicht selten vom Schock od. der Überraschung des unfreiwilligen Beobachters abhängt; Vork. bei Männern häufiger als b. Frauen. Der § 183 StGB schützt die psychische u. körperliche Integrität v. Personen beiderlei Geschlechts gegen die spezifischen Auswirkungen exhibitionistischer Handlungen.

Ex|humierung (Ex-*; lat. humus Erde): (engl.) exhumation; (forens.) Wiederausgrabung einer Leiche.

Ex|itus (lat.) m: Ausgang, Tod.

Ex|itus letalis (↑) m: tödlicher Ausgang einer Krankheit.

ex juvantibus (Ex-*; lat. iuvans, iuvantis helfend)**:** eigentl. e. j. remediis; Ableiten einer Diagnose* aus d. therap. Effekt angewandter Heilmittel.

Ex|kavation (lat. excavare aushöhlen) **f:** Excavatio, Aushöhlung.

Ex|kavator (↑) **m:** (engl.) excavator; (zahnmed.) löffelartiges Handinstrument zum Auskratzen kariösen Dentins, wenn Bohren vermieden werden soll. I. d. R. ist damit keine vollständige Entfernung kariösen Dentins möglich.

Ex|kochleation (Ex-*; Cochlea*) **f:** (engl.) excochleation; syn. Evidement; Auskratzung mit einem scharfen Löffel; vgl. Kürettage.

Ex|koriation (↑; Corium*) **f:** syn. Excoriatio; Hautabschürfung bis in das Korium*. Vgl. Effloreszenzen.

Ex|krement (lat. excrementum Ausscheidung, Auswurf) **n:** (engl.) excrement; Ausscheidung i. S. von Kot, Harn.

Ex|kret (lat. excernere, excretum ausscheiden, aussondern) **n:** s. Sekret.

Ex|kretion (↑) **f:** Ausscheidung.

Exo-: Wortteil mit der Bedeutung (nach, von) außen, außerhalb; von gr. ἔξω.

Exo|coel (↑; gr. κοιλία Bauchhöhle) **n:** primärer Dottersack; s. Eizelle.

exo|gen (↑; -gen*)**:** (engl.) exogenous; **1.** außerh. des Organismus entstanden, von außen in den Körper eindringend; **2.** (psychiatr.) Bez. f. somatogene (insbes. hirnorg.) Schädigungen, die in den psych. Bereich hineinwirken; vgl. endogen.

Exo|karenz (↑; lat. carentia Mangel, Verzicht) **f:** verminderte Nahrungsaufnahme.

exo|krin (↑; Krin-*)**:** nach außen absondernd; z. B. exokrine Drüsen* mit Absonderung an die Körperoberfläche.

Ex|omphalos-Makro|glossie-Gigantismus-Syn|drom (Ex-*; Omphal-*; Makro-*; Gloss-*; Gigantismus*) **n:** Abk. EMG-Syndrom; syn. Wiedemann-Beckwith-Syndrom; Fehlbildungssyndrom, das auf eine Deletion am Chormosom 11 zurückzuführen ist (Häufigkeit ca. 1 : 15 000); pathogenetisch ist eine dienzephale Regulationsstörung anzunehmen. **Sympt.:** konnatale od. postnatale Makrosomie bei ausgeprägter Wachstums-, Knochenreifungs- u. Dentitionsbeschleunigung sowie Splanchnomegalie (Nieren, Leber, Pankreas); beide bilden sich im weiteren Verlauf zurück (normale Endlänge); Nabelschnurbruch, ggf. mit Herniation der Baucheingeweide; Makroglossie; Ohrmuscheldysplasie mit auffälliger Y-förmiger Kerbung der Ohrmuscheln; Disposition zu Kohlenhydratstoffwechselstörungen mit Hypoglykämie im Neugeborenen- u. Säuglingsalter u. später prädiabetischer Stoffwechsellage; erhöhte Malignomdisposition (insbes. Wilms-Tumor, Nebennierenrindenkarzinom); **Diagn.:** häufige sonographische Verlaufsuntersuchungen im Kindesalter wegen des erhöhten Malignomrisikos erforderlich; **DD:** Fetopathia diabetica, konnatale Hypothyreose, zerebrales Gigantismussyndrom (Sotos-Syndrom).

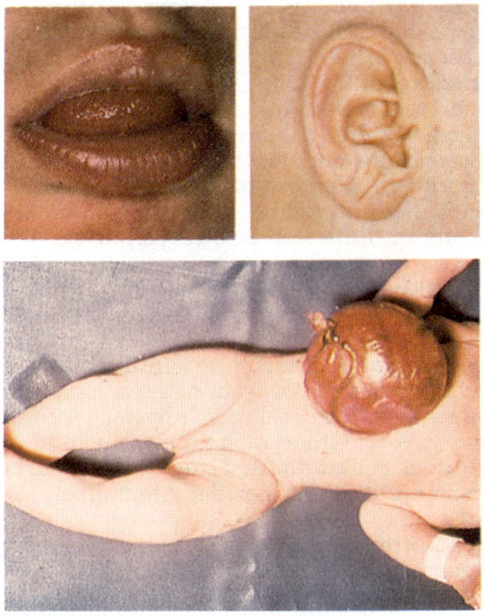

Exomphalos-Makroglossie-Gigantismus-Syndrom:
Makroglossie (li.) und typische Furchenbildung an der Ohrmuschel (re.) sowie Exomphalos (unten) [264]

Exon n: Bez. f. den Bereich der DNA* eines Eukaryonten, der in Messenger*-RNA transkribiert wird; versch. E. sind durch sog. Introns* unterbrochen u. werden erst während der Transkription miteinander verbunden.

Exo|nukleasen f pl**:** s. Nukleasen.

Exo|peptidasen f pl**:** s. Proteasen.

Exophilia werneckii (Exo-*; -phil*) **f:** früher der Gattung Cladosporium zugeordneter, zu den Fungi* imperfecti zählender Err. der trop. Tinea nigra (s. Mykosen); steht morphol. u. pathophysiol. Pityrosporum nahe; auch bei E. w. bleibt der Epidermisbefall auf die oberen Schichten begrenzt.

Exo|phorie (↑; -phor*) **f:** s. Heterophorie.

Ex|ophthalmo|meter (Ex-*; Ophthalm-*; Metr-*) **n:** Apparat zur Bestimmung des Grades eines Exophthalmus* (nach Hertel); **Prinzip:** das E. besteht aus je zwei unter e. Winkel v. 45° gekreuzten Spiegeln, die an beiden äußeren Orbitarändern auf d. Haut gesetzt werden. Im unteren Spiegel sieht man das Bild des Hornhautscheitels, im oberen das eines Maßstabs, in dem man den Grad der extraorbitalen Prominenz in mm ablesen kann.

Ex|ophthalmus (↑; ↑) **m:** (engl.) exophthalmos; Protrusio bulbi; ein- od. beidseitiges Hervortreten des Augapfels aus der Orbita mit Bewegungseinschränkung; **Formen: 1.** intermittierender E. inf. Varizenbildung; **2.** pulsierender E. durch arteriovenöses Aneurysma od. Läsion der A. carotis int.; **3.** tumorbedingter E.; **4.** Teilsymptomatik der endokrinen Ophthalmopathie*; **5.** E. bei Verletzungen der Orbita u. des vorderen Schädels; **6.** E. bei retrobulbären Entz. (Tenonitis, Zellgewebeentzündung); **7.** E. bei Schädelfehlbildungen (z. B. Dysostosis craniofacialis); **8.** Scheinexophthalmus bei hochgradiger Myopie od. Hydrophthalmus; **9.** E. paralyticus durch äußere Augenmuskellähmung.

Ex|ophthalmus, maligner (↑; ↑) **m:** (engl.) malignant exophthalmos; progrediente, schwer verlaufende u. schmerzhafte Form des Exophthalmus mit Konjunktivitis*, Ulcus* corneae inf. akuter Entz. (u. U. mit Panophthalmie*) bei Dysostosis* craniofacialis od. endokrinem Exophthalmus; auch ältere Bez. f. endokrine Ophthalmopathie*.

Exophthalmus producing factor (engl. ↑; ↑) **m:** Abk. EPF; Exophthalmus-produzierende Substanz (Abk. EPS), ein aus Tierhypophysen isolierter, tierexperimentell Exophthalmus-induzierender Wirkstoff, der in Struktur u. Wirkungsweise dem TSH* ähnlich ist. Beim Menschen ist die Bedeutung des EPF für die Genese des endokrinen Exophthalmus* unklar, nach neueren Erkenntnissen wird seine Existenz bestritten.

exo|phytisch (Exo-*; gr. φυτόν Gewächs): (engl.) exophytic; nach außen herauswachsend.

Ex|ostose (↑; Ost-*; -osis*) f: s. Hyperostose.

Ex|ostosen, multiple kartilaginäre (↑; ↑; ↑) f pl: (engl.) diaphyseal ecclasia; syn. Ekchondrosis ossificans; autosomal-dominant erbliche Erkr. mit z. T. bereits kongenital vorgebildeten Knorpelwucherungen (Ekchondrosen), die später verknöchern; erste klin. Manifestation meist in der Pubertät; **Lok.**: v. a. an langen Röhrenknochen im Metaphysenbereich; **Sympt.**: Nervenirritationen durch Druck, Störung der Muskelfunktion, evtl. Knochenwachstumsstörung u. Knochendeformierung; selten maligne Entartung.

Ex|ostosen, sub|unguale (↑; ↑; ↑) f pl: harte, dicht am freien Rand des Knochens liegende Verdickung unter d. Nagelplatte; **Lok.**: bes. Großzehe.

exo|therm (↑; Therm-*): (engl.) exothermic; energie-, wärmefreisetzend; Eigenschaft einer chem. Reaktion, bei deren Ablauf Energie freigesetzt wird; vgl. endotherm.

Exo|toxine (↑; Tox-*) n pl: s. Toxine.

Exo|tropie (↑; -trop*) f: manifestes Auswärtsschielen; s. Strabismus.

Exo|zytose (↑; Zyt-*) f: (engl.) exocytosis; Form der Sekretion, bei der sekretgefüllte Golgivesikel od. Phagosomen zur Zellmembran* wandern u. nach außen abgeschnürt werden; Vork. z. B. bei d. Freisetzung von Neurotransmittern; Ggs.: Endozytose.

ex|pansiv (lat. expandere ausbreiten): ausdehnend, verdrängend.

Ex|pektoranzien (Ex-*; Pectus*) n pl: syn. Expectorantia; auswurffördernde Mittel, verstärken u. beschleunigen die physiol. Expektoration, wobei entweder die sekretolyt. (Verflüssigung des Bronchialsekrets) od. die sekretomotor. (verstärkter Abtransport des Bronchialschleims) Wirkungen überwiegen; verwendete **Substanzen** (u. **NW**): z. B. Ammoniumchlorid (Gefahr einer metabol. Azidose), Kaliumiodatum (Iodismus), ätherische Öle. Ein anderes Wirkungsprinzip besteht in d. Inhalation oberflächenaktiver Stoffe (als Aerosole), die zähes, fest haftendes Sekret auflösen.

Ex|pektoration (↑; ↑) f: Aushusten von Sekreten od. Fremdkörpern aus dem Bronchialsystem; vgl. Sputum.

Ex|pektoration, maul|volle (↑; ↑) f: Aushusten großer Sputummengen bei Bronchiektasen*.

Ex|periment, sozial|wissenschaftliches n: (engl.) sociological experiment; experimentelles Verfahren, bei dem eine Kausalhypothese in kontrastierenden sozialen Situationen überprüft wird, wobei diese Situationen einer Kontrolle durch den Versuchsleiter unterliegen; Anw. v. a. in der Erforschung v. Gruppenprozessen.

Ex|plantation (Ex-*; lat. plantare pflanzen) f: Entnahme von Körpergeweben od. Körperorganen: **1.** zur Gewebekultur*; **2.** zur Transplantation*; zur Zulässigkeit der E. eines Organs bei Verstorbenen u. Lebenden: s. Organspender, Transplantationsgesetz; **3.** bei Transplantatversagen; bei E. eines transplantierten Herzens od. einer Leber ist eine unmittelbare Retransplantation erforderlich; bei Versagen eines Nierentransplantats kann nach E. die Dialyse-Behandlung wieder aufgenommen werden.

Ex|ploration (lat. explorare erproben) f: Erkundung, Untersuchung; i. S. von Anamnese* od. physik. Untersuchung (z. B. rektale, vaginale E.) gebraucht.

Ex|plorativ|laparo|tomie (↑; gr. λαπάρη Weichen, Bauch; -tom*) f: s. Probelaparotomie.

Ex|ponential|strom: syn. Dreieckstrom; Impulsstrom mit langsam (exponential-dreieckförmig) ansteigender Intensität; Anw. mit wählbarer Intensität, Dauer u. Pausendauer der Impulsfolgen bei der Reizstromtherapie; stimuliert selektiv die geschädigten Fasern motorischer Einheiten. Vgl. Schwellstrom, Elektrotherapie.

Ex|position (lat. expositio Aussetzung, Darstellung) f: (engl.) exposure; **1.** Gesamtheit der äußeren Bedingungen, denen ein Organismus ausgesetzt ist, für die Entstehung einer Krankheit; vgl. Disposition; **2.** (röntg.) Einwirkung ionisierender Strahlung; s. Strahlenbelastung.

Ex|positions|prophylaxe (↑; Prophylaxe*) f: (engl.) exposure prophylaxis; seuchenhygienische Maßnahmen, die die Verbreitung v. Krankheitserregern verhindern; **Beispiel:** Isolierung Erkrankter bzw. Quarantäne*, Desinfektion*, Desinsektion; vgl. Infektkette.

ex|pressiv (lat. exprimere, expressus ausdrücken): ausdrückend, darstellend.

Ex|pressivität (↑) f: (engl.) expressivity; Grad der Ausprägung eines erbl. Merkmals, dem ein einzelnes Gen zugrunde liegt. E. kann von anderen modifizierenden Genen wie auch von Umwelteinflüssen beeinflußt sein. Vgl. Genexpression, Penetranz, Krankheiten, genetische.

Ex|primat (↑) n: (engl.) exprimate; das aus e. Organ (Tonsille, Prostata, Mammille) manuell od. instrumentell herausgedrückte Sekret.

Ex|pulsion (lat. expellere, expulsus heraustreiben) f: Austreibung; (zahnmed.) Vorgang des Zahnens; s. Dentition.

Ex|sikkanzien (lat. exsiccare austrocknen) n pl: (engl.) exsiccants; syn. Exsiccantia; austrocknende Mittel.

Ex|sikkator (↑) m: (engl.) exsiccator; luftdicht geschlossener Behälter m. Bodeneinsatz f. hygroskop. Stoffe (Chlorcalcium, konzentrierte Schwefelsäure od. Phosphorpentoxid), dient z. Eintrocknen, Austrocknen u. Trockenhalten v. Chemikalien u. Bakterienkulturen; verstärkte Wirkung im luftleeren Raum (Vakuumexsikkator).

Ex|sikkose (↑; -osis*) f: (engl.) exsiccosis; Austrocknung; Abnahme des Gesamtkörperwassers; s. Dehydratation.

Ex|spiration (lat. exspirare herausblasen, aushauchen) f: (engl.) expiration; auch Exspirium; Ausatmen, erfolgt bei der physiol. Atmung* i. d. R. passiv (ohne Energieverbrauch) durch elast. Rückstellkräfte der Lunge, bei verstärkter Atemarbeit unter Einsatz der Atemhilfsmuskulatur*.

Ex|spiration, forcierte (↑) f: (engl.) forced expiration; aktive Ausatmung unter Beteiligung der Atemhilfsmuskulatur*.

Ex|stirpation (lat. exstirpare ausrotten) f: (engl.) extirpation; Exstirpatio; op. Entfernung eines (erkrankten) Organs, Organteils od. eines gut abgegrenzten Tumors.

Ex|sudat (lat. exsudare ausschwitzen) n: (engl.) exudate; durch Entz. bedingter Austritt v.

Flüssigkeit u. Zellen aus d. Blut- u. Lymphgefäßen; je nach Zusammensetzung serös, serös-eitrig, fibrinös, hämorrhagisch (blutig) od. jauchig. E. hat ein höheres **spezif. Gewicht** (über 1,015) als Transsudat*.

Ex|sudation (↑) f: syn. Exsudatio; Ausschwitzung eines Exsudats*.

ext.: Abk. f. externus.

Ex|tension (lat. extendere, extensum ausdehnen) f: Streckung; **1.** aktive (mit Hilfe der Streckmuskulatur durchgeführte) od. passive Streckung einer Extremität in einem Gelenk; **2.** therap. E., z. B. kurzfristig während Reposition* einer frakturierten Gliedmaße od. eines luxierten Gelenks bzw. als Dauerextension zwecks Retention; auch zur Entlastung best. Körperregionen bzw. Gelenke (z. B. bei zervikalen od. lumbalen Kompressionssyndromen); s. Extensionsmethoden.

Ex|tensions|methoden (↑) f pl: Verfahren der konservativen Frakturbehandlung mit Einwirkungen axialer Zugkräfte am distalen Frakturfragment zur Neutralisierung gegensinniger Muskelkräfte; **Formen: 1.** Drahtextension*; **2.** Extensionsklammer (Crutchfield*-Klammer, Haloextension*); **3.** Extensionsverband (Streckverband), z. B. als Heftpflasterzugverband bei kindl. Frakturen (Overhead* extension), Hoke*-Gipsverband, Hanging cast, Rucksackverband*, Glisson*-Schlinge, Rauchfuß*-Schwebe; **4.** Extensionskorsett als orthop. Hilfsmittel zur redressierenden Korrektur einer Skoliose durch passiven Zug (z. B. Milwaukee-Korsett) od. aktive Mithilfe des Pat. (z. B. Ducroquet-Extensionskorsett). Maximale Zuglasten u. Behandlungsdauer sind zur Vermeidung einer Distraktion bzw. Pseudarthrose zu beachten. Vgl. Orthese, Redressement.

Ex|tensor (↑) m: Strecker; z. B. Musculus extensor digitorum.

exterior (lat.): der äußere; äußerlich.

Externa (lat.) n pl: (engl.) external agents; äußerl. anzuwendende Arzneimittel.

ex|ternus (lat.): außen liegend.

Ex|tinktion (lat. extinguere, extinctus auslöschen) f: (engl.) extinction; **1.** (physik.) logarithmisches Maß für die Absorption* von Licht* bei Durchgang durch Lösungen (s. Lambert-Beer-Gesetz); Bestimmung z. B. mit Hilfe der Photometrie*; **2.** (physiol.) Erlöschen bedingter Reflexe* inf. Fehlens des unkonditionierten Stimulus; **3.** (psychol.) Rückbildung erlernten Verhaltens bei nicht wiederholter Reiz/Reaktionsverknüpfung od. Nachlassen belohnender Verstärkerwirkung; vgl. Konditionierung, operante; Konditionierung, klassische; Lernen; **4.** (neurol.) Nichtbeachten eines Reizes bei doppelt simultaner Stimulation; vgl. Neglect.

Ex|tinktions|ko|effizient (↑) m: (engl.) extinction coefficient; syn. Absorptionskoeffizient; Kurzzeichen ε; der molare E. ($M^{-1} \times cm^{-1}$) ist eine Stoffkonstante; er entspricht der opt. Dichte einer einmolaren Lösung bei 1 cm Lichtweg u. einer best. Wellenlänge. Ist ε bekannt, läßt sich die Konz. einer Substanz in Lösung im Photometer* bestimmen; vgl. Test, optischer.

Extra-: Wortteil mit der Bedeutung außerhalb, außen; von lat. extra.

Ex|tractum (lat. extrahere, extractum herausziehen) n: s. Extrakt. **E. bella|donnae** (↑) n: Tollkirschenextrakt; braune, hygroskopische pulverförmige Masse von charakterist. Geruch u. bitterem Geschmack; Einstellung auf den vorgeschriebenen Extraktgehalt (1 g E. b. enthält zw. 13 u. 14 mg Tropanalkaloide, berechnet als Hyoscyamin); **Verw.:** in Kombinationspräparaten v. a. gegen krampfartige Magenbeschwerden; s. Atropa belladonna. **E. faecis** (↑) n: Bierhefeextrakt; s. Faex medicinalis. **E. filicis** (↑) n: Farnextrakt; Extrakt aus Aspidium filix mas, enthält Filixsäure u. Aspidinofilicin; früher Verw. als Bandwurmmittel. **E. opii** (↑) n: Extrakt aus Rohopium; eingestellt auf ein Morphingehalt zw. 19,6 u. 20,4%; vgl. Opium.

extra|dural (Extra-*; lat. durus hart): außerh. der Dura* mater liegend; i. e. S. epidural*.

Ex|trakt (Extractum*) m: (engl.) extract; Pflanzenauszug; **Formen: 1.** Fluidextrakt (Extractum fluidum): durch Perkolation hergestellter, gießbarer Drogenauszug, bei dem in einem bis max. zwei Teilen Extrakt die Extraktivstoffe aus einem Teil Droge enthalten sind; **2.** dünner Extrakt (Extractum tenuum): mikrobiol. instabiler, nicht mehr offizineller E. von dickerer, noch fließfähiger Konsistenz; **3.** Dickextrakt (Extractum spissum): mikrobiol. instabile, zähflüssige, plastische Masse, deren Wirkstoffgehalt durch Zusatz indifferenter Hilfsstoffe eingestellt werden kann; **4.** Trockenextrakt (Extractum siccum): durch weiteres Einengen u. Trocknen gewonnener E. der i. d. R. mit einem indifferenten Hilfsstoff auf einen best. Wirkstoffgehalt eingestellt wird. Die Zusammensetzung der Extraktivstoffe ist von der Art des Lösungsmittels (Äthanol-Wasser-Gemische) abhängig.

Ex|traktion (↑) f: (engl.) extraction; Herausziehen; **1.** (gebh.) Herausziehen des Kindes; b. Kopflage durch Vakuumextraktion* od. unter Anw. einer Geburtszange*, b. Beckenendlage durch Hand, Vakuumextraktor od. Zange; halbe E.: s. Manualhilfe; ganze E.: s. Extraktion, manuelle; **2.** (pharmak.) Ausziehen v. Stoffen aus tierischer od. pflanzlicher Substanz durch geeignete Lösungsmittel; s. Extrakt; **3.** (ophth.) s. Staroperation; **4.** (urol.) s. Schlingenextraktion.

Ex|traktion, manuelle (↑) f: (engl.) total breech extraction; ganze Extraktion; gebh. Handgriffe zur Entw. aus Beckenendlage*, wenn der Rumpf noch nicht (bis z. Schultergürtel) geboren ist; heute nur noch in Notfällen od. nach innerer Wendung b. Querlage angewendet, da sie die gefährlichste Operation f. das Kind ist. Vgl. Manualhilfe.

extra|medullär (Extra-*; Medulla*): außerh. des Marks; z. B. extramedulläre Blutbildung*.

extra|mural (↑; lat. murus Mauer): außerh. der Wand eines Hohlraums gelegen; z. B. ein Myom.

extra|peri|toneal (↑; Peritoneum*): außerh. des Bauchfells, jedoch im Bauch gelegen; auch präperitoneal (vor-) u. retroperitoneal*.

extra|pyramidal (↑; gr. πυραμίς Pyramide): (neurophysiol.) außerh. der Pyramidenbahn gelegen, d. h. zum extrapyramidalen System gehörend.

Extra|systolen (↑; Systole*) f pl: (engl.) extrasystoles, premature ventricular contractions; Abk. ES; außerh. des regulären Grundrhythmus vorzeitig (od. verspätet) einzeln od. gehäuft auftretende Herzschläge; **Einteilung: 1.** nach dem Ort der Erregungsbildung: **a)** supraventrikuläre ES (Vorhof-ES), ausgehend von Zentren oberh. des His-Bündels (Sinus-, Vorhof-, AV-ES); EKG-Zeichen: vorzeitig einfallende P-Zacke, QRS-Gruppe normal, kompensator. Pausen nur selten; **b)** ventrikuläre ES (Abk. VES, Kammer-ES): können von allen Teilen der Herzkammer-

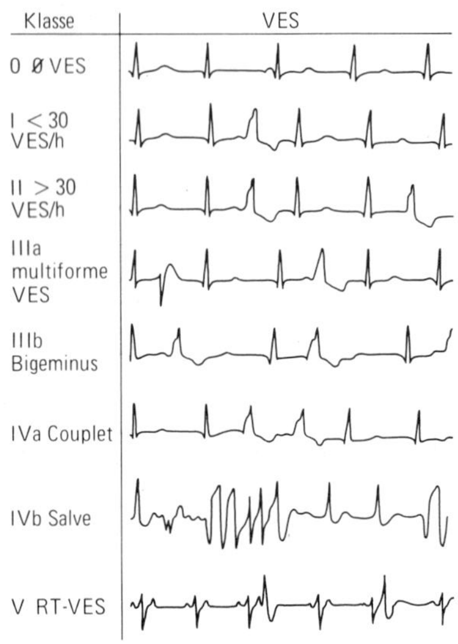

Extrasystolen:
Beispiele entsprechend der Klassifizierung ventrikulärer Rhythmusstörungen nach Lown und Wolf;
VES: ventrikuläre Extrasystole;
RT-VES: VES als R-auf-T-Phänomen [531]

muskulatur ausgehen, ferner von einem Teil des His-Bündels (oberh. der Teilungsstelle: Vorhofkammergrenze); führen zu vorzeitiger Kontraktion nur der Kammern; EKG-Zeichen: keine vorausgehende P-Zacke, verbreiterte u. deformierte Kammergruppe. Einer Kammer-ES folgt i. d. R. eine kompensator. Pause. Bei Bradykardie finden sich interponierte ES. Vom rechten Ventrikel ausgehende ES zeigen im EKG das Bild des Linksschenkelblocks, vom li. Ventrikel ausgehende das Bild des Rechtsschenkelblocks. Klassifizierung nach Lown: s. Abb.; **2.** nach ihrem Auftreten: vereinzelte, gehäufte u. Salven-ES; folgen dem Normalschlag in konstantem Abstand mehrere E., besteht eine fixe Koppelung (vgl. Bigeminie, Trigeminie, Polygeminie); gehen einer Extrasystole regelmäßig zwei Normalschläge voraus, spricht man von 2 : 1-Extrasystolie, bei drei Normalschlägen von 3 : 1-Extrasystolie usw. Bei interponierten E. wird die Extrasystole zw. zwei in normalem Abstand folgende Systolen eingeschoben ohne folgende kompensatorische Pause, da die Refraktärzeit der Extrasystole bei der nächsten Erregung vom Sinusknoten abgelaufen ist.

Extra|systolie (↑; ↑) **f:** (engl.) extrasystoly; gehäuftes Auftreten v. Extrasystolen*; führt zu Arrhythmie; vgl. Herzrhythmusstörungen.

Extra|töne (↑)**:** s. Herztöne.

Extra|uterin|gravidität (↑; Uter-*; Gravidität*) **f:** (engl.) ectopic pregnancy; Abk. EU; Schwangerschaft außerh. der Gebärmutter (sog. Bauchhöhlen- od. ektopische Schwangerschaft); **Lok.:** Tube (Tubargravidität*, häufigste Form), Eierstock (Ovarialgravidität*), Bauchhöhle (Abdominalgravidität im Peritoneum); **Diagn.:** in den ersten SSW oft schwierig; Verdacht bei Ausbleiben der Menstruation od. bei Blutung nach verlängertem Intervall, einseitigen, wehenartigen Schmerzen im Unterleib, nicht wesentlich vergrößertem Uterus bei positiven (nicht obligat!) Schwangerschaftstests, Blutungen mit Ausstoßung von Dezidua. Ein diffuser Tumor im hinteren Scheidengewölbe weist auf Hämatozelenbildung hin. Gestuftes Vorgehen bei der Sicherung der Diagn.: Ultraschalldiagnostik, Douglas-Punktion in Narkose u. Operationsbereitschaft, Laparoskopie*, ggf. Laparotomie.

Extra|vasat (↑; lat. vas, vasis Gefäß) **n:** (engl.) extravasation; aus einem Gefäß in das umliegende Gewebe ausgetretene Blut-, Plasma- od. Lymphflüssigkeit.

Extra|version (↑; lat. vertere wenden) **f:** Bez. f. Tendenz zu offenem, entgegenkommendem Verhalten; i. e. S. Bez. f. eine Dimension der Persönlichkeit (C. G. Jung, H. J. Eysenck). Vgl. Introversion, Psychologie, analytische.

Extra|zellulär|flüssigkeit (↑; Zelle*)**:** (engl.) extracellular fluid; Abk. ECF; die außerh. der Zelle befindl. Flüssigkeit; enthält Nähr- u. Schlackenstoffe (Plasma, Lymphe, interstitielles u. transzelluläres Wasser); vgl. Wasserhaushalt.

Extra|zellulär|raum (↑; ↑)**:** (engl.) extracellular space; Raum, in dem sich die Extrazellulärflüssigkeit befindet; vgl. Wasserhaushalt, Flüssigkeitskompartimente.

Extremitäten (lat. extremitas das Äußerste) **f pl:** Gliedmaßen; Arme u. Beine.

Extremitäten|ableitungen (↑)**:** s. Elektrokardiographie .

extremus (lat.)**:** äußerst.

Extrinsic factor (engl. extrinsic äußerlich, von außen) **m:** Bez. f. Cobalamin*.

Extrinsic system (↑) **n:** s. Blutgerinnung.

Ex|trusion (lat. extrudere, extrusus heraustreiben) **f: 1.** (physiol.) Austreibung eines Sekrets aus Drüsenzellen; **2.** syn. Expulsion*.

Ex|tubation (Ex-*; Tubus*) **f:** Herausziehen des (Endotracheal-)Tubus aus der Luftröhre nach Beendigung einer Intubationsnarkose od. nach Wegfall der Indikation zur Intubation* u. Beatmung.

ex|uberans (lat.)**:** wuchernd.

Ex|ulceratio simplex (Ex-*; Ulc-*; lat. einfach) **f:** auch Dieulafoy-Ulkus; akutes, solitäres Schleimhautulkus des oberen Magendrittels als seltene Unterform des Ulcus* ventriculi; entsteht auf dem Boden einer Gefäßanomalie (abnorm großkalibrige, unmittelbar unterh. der Muscularis mucosae verlaufende Arterie); **Sympt.:** lebensbedrohliche art. Blutung bei Arrosion der Gefäßwand; **Ther.:** i. d. R. operative Ulkusumstechung, evtl. endoskop. Sklerosierung möglich.

Ex|ulzeration (↑; ↑) **f:** syn. Exulceratio; Ulzeration; Geschwürbildung, geschwüriger Zerfall.

Ex|zision (lat. excidere, excisus ausschneiden) **f:** Ausschneidung von Gewebeteilen ohne Rücksicht auf Organgrenzen od. Gewebestrukturen; vgl. Wundexzision.

Ex|zitation (lat. excitare anregen, erregen) **f:** Erregung.

EZ: Abk. f. **1.** Ernährungszustand; **2.** eineiige Zwillinge.

E-Zellen (Zelle*)**:** (engl.) 1. atypical acidophils, epsilon cells, 2. LE cells; Abk. f. **1.** Zellen im HVL mit goldfarbenen Granula im azangefärbten Schnitt; **2.** Erythematodeszellen.

EZR: Abk. f. Extrazellulärraum*.

F

F: 1. (physik.) Abk. f. Farad; 2. (chem.) Symbol f. Fluor*.

Fabella (Dim. von lat. faba Bohne) f: mögliches Sesambein im M. gastrocnemius oberh. des fibularen Oberschenkelkondylus.

Faber-An|ämie (Knud H. F., Int., Kopenhagen, 1862-1956; Anämie*) f: (engl.) Faber's anaemia; syn. Faber-Syndrom, Kaznelson-Syndrom; Form der Eisenmangelanämie* inf. verminderter Eisenresorption bei Achylia* gastrica u. beschleunigter Magen-Darm-Passage; **Sympt.:** hypochrome Anämie, Hautblässe, Nagelveränderungen, Heiserkeit, Dysphagie.

Fab-Fragment n: Abk. f. (engl.) fragment antigen binding, antigenbindendes Fragment; s. Immunglobuline.

FAB-Klassifikation f: (engl.) FAB classification; Kurzbez. f. French-American-British-Klassifikation; Einteilung der akuten Leukämien u. der myelodysplastischen Syndrome nach morphol. Kriterien; vgl. Leukämie (Tab.), Syndrom, myelodysplastisches.

Fabry-Syn|drom (Johannes F., Dermat., Dortmund, 1860-1930) n: syn. Angiokeratoma* corporis diffusum.

Face lifting (engl.) n: (chir.) Straffung der Gesichtshaut durch Exzision v. Hautstreifen in d. Randpartien des Gesichts (am Haaransatz, vor u. hinter dem Ohr, unter d. Kinn) sowie Mobilisierung u. Raffung der Gesichtshaut innerh. der Subkutis zur Beseitigung von Falten, Hängebakken, Doppelkinn.

Facette f: (engl.) facet; 1. (ophth.) Bez. f. einen Pfropf proliferienden Epithels zur Ausfüllung eines oberflächlichen Hornhautdefekts u. Wiederherstellung einer glatten, optisch korrekten Oberfläche; 2. (zahnmed.) Kunststoff- od. Porzellanverkleidung eines Ersatzzahns.

Facett|ek|tomie (Ektomie*) f: (engl.) facetectomy; chir. Abtragung des Processus articularis eines Wirbelkörpers einschl. der Gelenkfacette; z. B. bei Bandscheibenvorfall* im HWS-Bereich.

facialis (lat. facies Gesicht): fazial; zum Gesicht gehörend, Gesichts-.

Facies (lat.) f: Gesicht; (anat.) Flächen von Organen, Regionen nach ihrer Lage zu angrenzenden Teilen u. Richtungen. **F. ab|dominalis** (†) f: ängstlicher, verfallener Gesichtsausdruck b. akuter Peritonitis. **F. adenoidea** (†) f: charakterist. Gesichtsausdruck m. offenem Mund u. evtl. Fehlstellung der Schneidezähne bei adenoiden Vegetationen*. **F. antonina** (†) f: auf Muskelatrophien des Gesichts beruhendes Aussehen der Leprakranken; Ausdruckslosigkeit, Ektropium, Herabhängen der Unterlippe. **F. articularis** (†) f: Gelenkfläche (der Knochen). **F. gastrica** (†) f: tiefe Nasolabialfalte b. Magenkrankheiten. **F. hippo|cratica** (†) f: der Gesichtsausdruck des Sterbenden mit blasser, spitzer Nase, eingesunkenen Augen u. Wangen, graublasser Haut u. kaltem Schweiß auf der Stirn. **F. leontina** (†) f: s. Lepra. **F. lunata** (†) f: Mondgesicht; z. B. bei Cushing-Syndrom. **F. mitralis** (†) f: s. Mitralstenose. **F. myopathica** (†) f: sog. Sphinxgesicht; typ. für best. Formen der Myopathie*. **F. para|lytica** (†) f: fehlende bzw. ausdruckslose Mimik bei bds. Fazialislähmung*. **F. per|tussica** (†) f: charakterist. Gesichtsausdruck b. Kindern m. Keuchhusten*; gedunsenes, müdes Aussehen, geschwollene Augenlider, feuchte, glänzende Augen. **F. scarlatinosa** (†) f: gleichmäßige Rötung der Wangen m. scharf abgegrenzter Blässe des Kinn-Mund-Dreiecks (zirkumorale Blässe); charakterist. für Scharlach*. **F. tetanica** (†) f: s. Risus sardonicus.

FACS: Abk. f. (engl.) fluorescence-activated cell sorter; s. Durchflußzytometrie.

factitius (lat. factus gemacht): künstlich.

FAD: Abk. f. Flavin-Adenin-Dinucleotid; Coenzym* der Oxidasen* (prosthetische Gruppe), enthält Riboflavin (Vit. B_2).

Faden||eiterung: (engl.) stitch abscess; Eiterung, Fistelbildung u. Fadenabstoßung als Folge einer Wundinfektion* im Bereich der Stichkanäle einer chir. Naht*. **F.fänger:** (engl.) suture hook; Instrument z. Entfernen versenkter Fäden bei Fadeneiterung*. **F.granulom** (Granulum*; -om*) n: (engl.) suture granuloma; Fremdkörpergranulom* als Gewebereaktion auf chir. Nahtmaterial. **F.pilze:** (engl.) Hyphomycetes; Hyphomyzeten, Fungi imperfecti; ungenaue u. veraltete Bez. f. fädige hyphenbildende Pilze; cave: auch Hefen können Hyphen bilden. **F.würmer:** s. Nematodes.

Faeces (Faex*) f pl: Fäkalien, Kot*.

fäkulent (†): kotig, kotartig.

Färbe|in|dex m: (engl.) colour index; aus Hämoglobin u. Erythrozytenzahl ermittelter Quotient zur Angabe des Hämoglobingehalts der Erythrozyten; heute ersetzt durch Färbekoeffizient*.

Färbe|ko|effizient m: (engl.) mean corpuscular haemoglobin (Abk. MCH); syn. Hb_E; Hämoglobingehalt des einzelnen Erythrozyten:

$$\frac{\text{Hämoglobin (g/l)}}{\text{Erythrozytenzahl } (10^{12}/\text{l})}$$

Referenzbereich: 1,68-2,11 fmol Hb (Fe) (28-32 pg). Werte unter 1,68 fmol Hb (Fe): hypochrom; Werte über 2,11 fmol Hb (Fe): hyperchrom; Erniedrigung bei hypochromen (z. B. Eisenmangel-, Vitamin-B_6-Mangel-, sideroachrestische Anämie u. Thalassämie), Erhöhung bei hyperchromen (z. B. perniziöse Anämie, Folsäuremangelanämie) Anämien.

Färbe|methode, pan|optische f: syn. Pappenheim*-Färbung.

Färbung: (engl.) staining, stain; Durchtränkung hämat., histol. u. bakteriol. Präparate mit Farbstoffen, z. B. mit neutralen (Sudan III), sauren (Eosin, Orange, Pikrinsäure, Säurefuchsin) od. basischen (Fuchsin, Gentianaviolett, Hämatoxylin, Methylenblau, Toluidinblau) Farbstoffen; als **progressive** F. bis zur gewünschten Intensität, als **regressive** F. mit Anfärbung des Präp. u. sog. Differenzierung, d. h. Beseitigung der überschüssigen Farbe durch Auswaschen sowie als **Einfach-** (s. Fettfärbung, Methylenblau-Färbung) od. **Mehrfachfärbung** (s. Kontrastfärbung).

Fäulnis: (engl.) putrefaction; enzymatischer Abbau stickstoffhaltiger Substanzen durch bakt. Enzyme; bes. von Eiweißen (Eiweißfäulnis*) unter Entwicklung von z. T. stinkenden Gasen u. Verbindungen (Indol, Skatol, NH_3, CO_2, H_2, H_2S u. a.), von denen einzelne ausgesprochene Giftwirkung besitzen (s. Ptomaine); Endstufe der F. ist die **Mineralisierung**: Abbau org. Stoffe zu anorg. Verbindungen (Mineralien) unter Mitwirkung von Bakt. u. Pilzen.

F

Fäulnis|alkaloide n pl: s. Ptomaine.

Fäulnis|bakterien (Bakt-*) f pl: (engl.) putrefactive bacteria; Bakt., die den Abbau von Eiweißen in d. Natur bewirken (s. Eiweißfäulnis); es besteht e. gewisser Antagonismus zu d. Säurebakterien (vergären Kohlenhydrate) u. zur Verpilzung durch Schimmelpilz-Arten (aerobe Vermehrung bei genügender Luftfeuchtigkeit); **Hauptvertreter** der F. sind aerobe Species von Proteus u. Pseudomonas, aerobe Sporenbildner (Bacillus subtilis, Bacillus mesentericus, Bacillus mycoides u. a.) sowie anaerobe Sporenbildner (Clostridium botulinum, Clostridium histolyticum, Clostridium putrificum, Clostridium sporogenes u. a.).

Fäulnis|dys|pepsie (Dys-*; -pepsie*) f: (engl.) dyspepsia secondary to non digested proteins; auf mangelhafter Spaltung u. Resorption von Eiweißen im Darm beruhendes Krankheitsbild mit Steigerung der Eiweißfäulnis* im Dünndarm u. im Dickdarm durch Fäulnisbakterien*; **Urs.**: Sekretionsanomalien (Achylia gastrica, Pankreasinsuffizienz), überreichl. Eiweißangebot in d. Nahrung (z. B. auch b. Behandlung v. Gärungsdyspepsie*), vermehrte Entstehung v. Eiweiß im Darm (Schleim, Eiter bei Entz.; Blut, Zelldetritus b. Geschwülsten usw.); **Klin.**: zahlreiche, faulig stinkende, alkal., dünne Stühle, die mikroskop. reichl. unverdaute Muskelfasern enthalten. Das Krankheitsbild entwickelt sich häufig aus einer Gärungsdyspepsie od. ist mit dieser kombiniert (Gärungsprobe). Bei längerem Verlauf u. U. Kachexie.

Faex (lat. faex, faecis) f: Hefe.

Faex medicinalis (↑) f: entbitterte Back- od. Bierhefe von Saccharomyces cerevisiae bzw. carlsbergensis; enthält v. a. Vitamine der B-Gruppe (Vitamin B_1 u. B_2, Pantothensäure); **Verw.**: getrocknet bei Akne, Furunkulose; als Lyophilisat mit lebenden Zellen zur Behandlung akuter Diarrhoen (Wachstumshemmung fakultativ pathogener Mikroorganismen, Regenerationsförderung der natürl. Darmflora).

Fäzes (↑) f: s. Kot.

Fahey-Technik: s. Immundiffusion, radiale.

Fåhraeus-Lindqvist-Ef|fekt (Robin F., Pathol., Hämat., Uppsala, geb. 1888) m: (engl.) Fåhraeus' phenomenon; Abnahme der Viskosität* des Blutes in engen Blutgefäßen inf. einer Aneinanderlagerung der Erythrozyten u. einer gleitenden Plasmaumhüllung.

Fahr-Krankheit (Theodor F., Pathol., Hamburg, 1877-1945): (engl.) Fahr's disease; idiopath., nicht arteriosklerotisch verursachte intrazerebrale Gefäßverkalkung bes. im Bereich der Stammganglien; **Sympt.**: Kopfschmerz, Sprachstörungen, langsam progrediente Demenz, extrapyramidale Symptome, u. U. tetanische u. epilept. Anfälle, Pyramidenbahnzeichen.

Fahrrad|ergo|metrie (Erg-*; Metr-*) f: s. Ergometrie, Belastungselektrokardiographie.

Fahr|tüchtigkeit: s. Verkehrsmedizin.

Faktor, anti|hämo|philer m: Abk. AHF; syn. antihämophiles Globulin*.

Faktoren, anti|nukleäre m pl: s. Antikörper, antinukleäre. **F., bio|trope** m pl: (engl.) biotropic factors; auf d. Lebewesen einwirkende Umweltfaktoren wie Luftdruckschwankungen, Sonnenstrahlung usw. **F., kolizino|gene** m pl: s. Col-Faktoren. **F.seren** (Sero-*) n pl: mittels Castellani*-Agglutininabsättigung dargestellte, monospezif. agglutinierende Seren, die zur Typendiagnose versch. Bakterienarten dienen; vgl. Salmonella, Kauffmann-White-Schema.

Faktor, fibrin|stabilisierender m: (engl.) fibrin stabilizing factor; Abk. FSF; syn. Faktor XIII der Blutgerinnung, Laki-Lorand-Faktor, Fibrinoligase; vernetzt lösliche Fibrinpolymere zu Fibrin* u. stabilisiert damit das Blutgerinnsel*; wirkt ferner als Wachstumsfaktor für die in das Fibrinnetz hineinsprossenden Fibroblasten (Kollagenbildung im Narbenbereich). Vgl. Faktor-XIII-Mangel, Blutgerinnung.

Faktor-XI-Mangel: s. PTA-Mangelsyndrom.

Faktor-XIII-Mangel: autosomal-rezessiv vererbter Mangel an fibrinstabilisierendem Faktor*; **Sympt.**: bei Neugeborenen schwere Nabelschnurblutungen; bei Erwachsenen große Hämatome, Wundheilungsstörungen, zeitversetzte Nachblutungen 2-5 Tage posttraumatisch, habituelle Aborte, Hirnblutungen; **Ther.**: Substitution mit Faktor-XIII-Konzentrat.

fakultativ (lat. facultas Möglichkeit): (engl.) facultative; freiwillig, gelegentlich; nach Belieben; Ggs. obligat.

falci|formis (lat. falx, falcis Sichel; -formis*): sichelförmig.

Falci|parum-Malaria (↑; ital. malaria schlechte Luft) f: syn. Malaria* tropica.

Falk-Operation (Paul F., Otol., Homburg, 1906-1985) f: extranasale Dakryorhinostomie* durch Anlage eines großen Knochenfensters zur Nase u. Bildung eines septumnah basierenden Nasenschleimhautlappens, der mit der vorderen Tränensackbegrenzung des aufgeklappten Tränensacks vernäht wird.

Fall|hand: s. Radialislähmung.

Fall|kontroll|studie f: (engl.) case control study; retrospektive, einzeitige, nicht bevölkerungsbezogene epidemiol. Studie; z. B. als vergleichende Untersuchung von Pat. mit arteriosklerot. Gefäßerkrankungen u. gesunden Kollektiven (gibt indirekt Aufschluß über d. Bedeutung versch. Risikofaktoren).

Fall|neigung: s. Gleichgewichtsstörungen, Schwindel.

Fallot-Penta|logie (Etienne L. F., Arzt, Marseille, 1850-1911; gr. πέντε fünf; -log*) f: (engl.) pentalogy of Fallot; syn. Fallot V; Fallot*-Tetralogie in Komb. mit Vorhofseptumdefekt od. offenem Foramen ovale.

Fallot-Tetra|logie (↑; Tetra-*; -log*) f: (engl.) tetralogy of Fallot; syn. Fallot IV; angeb. Herzfehlbildung: **1.** Pulmonalstenose*, meist infundibulär (Infundibulumstenose*) od. kombiniert infundibulär-valvulär, in ca. 10% rein valvulär, im Extremfall als Pulmonalatresie* bzw. (bei Komb.

mit Ventrikelseptumdefekt) als sog. Pseudotruncus* aortalis; **2.** Ventrikelseptumdefekt* (Abk. VSD); **3.** nach rechts verlagerte (über dem Ventrikelseptumdefekt reitende) Aorta, in ca. 25% der Fälle Arcus aortae dexter (s. Aortenbogenanomalien); **4.** Hypertrophie des re. Ventrikels; als zusätzl. Anomalie häufig offenes Foramen ovale od.

Fallot-Tetralogie:
1. Pulmonalstenose
2. Ventrikelseptumdefekt
3. nach rechts verlagerte, über dem VSD reitende Aorta
4. Rechtsherzhypertrophie

(in ca. 15%) Vorhofseptumdefekt (annähernd symptomgleiche sog. Fallot-Pentalogie); **Häufigkeit:** etwa 10% aller angeborenen Herzfehler*, häufigster zyanot. Herzfehler jenseits des Säuglingsalters (75%). **Hämodynamik:** Der Grad der rechtsventrikulären Ausflußbahnverengung ist maßgebend für den Shunt* durch den großen subaortal gelegenen VSD mit intraventrikulärem Druckausgleich: Links-Rechts-Shunt in Ruhe bei relativ geringer Pulmonalstenose als sog. azyanotischer Fallot IV od. (engl.) pink Fallot; hieraus Entw. der klassischen zyanot. Form mit Zunahme der Infundibulumstenose u. des Rechts-Links-Shunts; **Klin.:** z. T. frühzeitig ausgeprägte starke Zyanose* (v. a. an Lippen u. Akren, auch generalisiert), verstärkt bei Anstrengung, kompensator. Polyglobulie* mit Erhöhung des Hämatokrits u. damit u. U. kritischer Zunahme der Blutviskosität (Gefahr von Hirngefäßthrombosen bzw. -embolien), allg. körperliche Entwicklungsstörung, ab dem 2. Lj. Ausbildung von Trommelschlegelfingern* u. Uhrglasnägeln* inf. Hypoxämie, häufig sog. Herzbuckel*; Gefahr des Auftretens lebensbedrohl. hypoxischer Krisen v. a. bei azyanotischem Fallot IV (als mögl. Ursache spast. Verengung der Infundibulumstenose); **Diagn.:** lautes systol. Austreibungsgeräusch im 2.-4. ICR linkssternal (je kürzer umso hochgradiger die Pulmonalstenose); im Rö.-Thorax sog. Holzschuhherz*, helle periphere Lungenfelder inf. Minderdurchblutung, im EKG Zeichen der

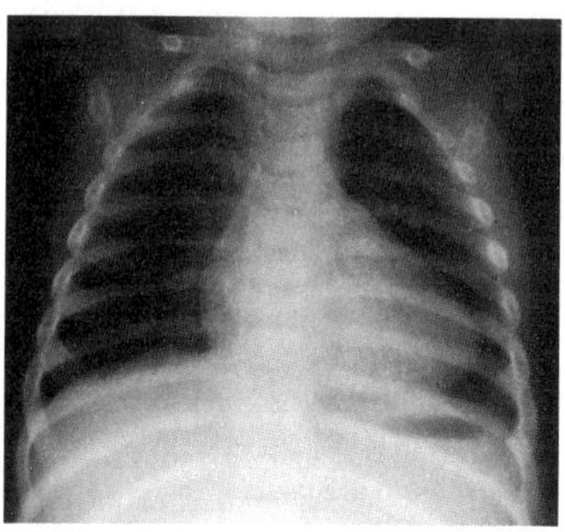

Fallot-Tetralogie:
Röntgenaufnahme des Thorax:
querliegendes Herz mit angehobener Spitze, helle Lungenfelder [79]

Rechtshypertrophie; Sicherung der Diagn. durch Echokardiographie*, präop. Herzkatheterisierung* u. Angiokardiographie*; **Ther.:** medikamentös zur Vermeidung hypoxischer Anfälle Propranolol; im Anfall Hockerstellung in Seitenlage im Bett, Morphin u. Sauerstoffzufuhr; Offenhalten des Ductus* arteriosus durch Prostaglandine bei Neugeborenen mit extremer Pulmonalstenose; als Palliativoperation Blalock*-Taussig-Operation od. Waterston*-Operation, op. Korrektur als Primäreingriff ab dem 2. Lebenshalbjahr, nach vorangegangener Palliativoperation auch später (s. Herzchirurgie). Vgl. Fallot-Trilogie.

Fallot-Tri|logie (↑; Tri-*; -log*) f: (engl.) trilogy of Fallot; kombinierte angeb. Herzfehlbildung mit Pulmonalstenose, Vorhofseptumdefekt u. Rechtsherzhypertrophie; Sympt. ähnlich der bei Pulmonalstenose* mit intaktem Ventrikelseptum; Zyanose inf. des Rechts-Links-Shunts auf Vorhofebene. Vgl. Fallot-Tetralogie.

Fall|sucht: s. Epilepsie.

Fall|tür|schnitt: syn. Kulissenschnitt*.

Falsch|gelenk: s. Pseudarthrose.

falsch|negativ: (engl.) false negative; Beschreibung v. Testergebnissen v. Personen, bei denen trotz Vorhandensein einer best. Erkr. der entsprechende Testbefund negativ ist; vgl. Sensitivität.

falsch|positiv: (engl.) false positive; Beschreibung v. Testergebnissen v. Personen, bei denen ein Testbefund positiv ist, obwohl sie nicht an der fragl. Krankheit leiden; vgl. Sensitivität.

Falsett (ital. falsetto) n: s. Stimme.

Falsifikation f: (engl.) falsification; wissenschaftsmethodisches Vorgehen zur Überprüfung von Hypothesen u. Gegebenheiten der Realität mit logischem u. empirischem Beleg- u. Beweischarakter; eine einmal gelungene F. kann ein wissenschaftl. Gesetz od. eine Theorie schlüssig widerlegen; demgegenüber kann mit einer Verifikation* nicht auf alle vergleichbaren, aber nicht untersuchten Situationen geschlossen werden.

Falten||hals: Pterygium colli; s. Pterygium. **F.haut:** Cutis* laxa. **F.zunge:** Symptom des Melkersson*-Rosenthal-Syndroms.

Falx (lat. falx, falcis) f: Sichel. **F. cerebelli** (↑) f: Kleinhirnsichel; Duraduplikatur zw. den Kleinhirnhemisphären. **F. cerebri** (↑) f: Großhirnsichel; von d. Crista galli bis zur Protuberantia occipitalis int. reichende Duraduplikatur zw. den Großhirnhemisphären. **F. inguinalis** (↑) f: Leistensichel; sehnige Platte am lateralen Rand des M. rectus abdominis; mediale Begrenzung des inneren Leistenrings.

Falx|meningeom (↑; Mening-*; -om*) n: von der Falx cerebri ausgehendes Meningeom*; vgl. Hirntumoren.

Familien|anti|gene (Antigen*) n pl: s. Antigene, familiäre.

Familien|auslese: Methode der humangenet. Familienforschung, bei der zur Untersuchung von Erbgängen alle Familien mit mind. einem Merkmalträger in einer best. Population erfaßt werden.

Familien|planung: (engl.) family planning; Geburtenregelung durch den selbstbestimmten Einsatz von Meth. der Kontrazeption*, die eine den individuellen Wünschen eines Elternpaares bzw. der Mutter angepaßte Kinderzahl u. Regelung der Schwangerschaften entspr. den jeweiligen Lebensumständen ermöglichen soll; vgl. Geburtenkontrolle.

F

Familien|therapie f: (engl.) family therapy; Form der Psychotherapie*, bei der die Familie des psychisch erkrankten Pat. in die Behandlung einbezogen wird in der Annahme, daß die Sympt. des Pat. durch pathol. familiäre Verhaltensmuster mitbedingt bzw. stabilisiert werden; Ziel ist die Veränderung familiärer Verhaltensmuster; Anw. z. B. in der Psychotherapie bei Kindern u. Jugendlichen.

Familien|versicherung: Leistungen der GKV nach § 10 SGB V u. analogen Gesetzen an den Ehegatten u. die Kinder von versicherten Mitgliedern unter best. einkommensmäßigen Beschränkungen; umfaßt Früherkennungsuntersuchungen*, Krankenhilfe, Mutterschaftshilfe*, Mutterschaftsgeld*, Leistungen bei Schwerpflegebedürftigkeit sowie Familiensterbegeld u. hat die gleichen Voraussetzungen u. meist den gleichen Umfang wie Leistungen f. Versicherte. Krankengeld wird nicht gewährt. Das sozialrechtl. Konstrukt der F. ist Ausdruck des Solidarprinzips*.

FAMMM-Syn|drom n: Abk. f. (engl.) **f**amilial **a**typical **m**ultiple **m**ole **m**elanome syndrome; s. Nävusdysplasie-Syndrom.

Famo|tidin (INN) n: 3-{[2-(Diaminomethylenamino)-4-thiazolyl]methylthio}-N^2-sulfamoylpropamidin (IUPAC); Histamin*-H_2-Rezeptorenblocker.

Famulus (lat. Knecht) m: Bez. f. Medizinstudenten, die in der unterrichtsfreien Zeit ihres Medizinstudiums die nach §§ 1 u. 7 der Approbationsordnung für Ärzte vorgeschriebene viermonatige **Famulatur** an außeruniversitären Krankenhäusern od. in Arztpraxen ableisten. Für die Frage, welche Tätigkeiten dem F. übertragen werden dürfen, gelten die allg. Grundsätze für die rechtl. Zulässigkeit der Übertragung ärztlicher Verrichtungen auf nichtärztliches Personal; auch in haftungsrechtlicher Hinsicht ist der F. nichtärztlichem Personal gleichgestellt.

Fanconi-Abderhalden-Syn|drom (Guido F., Päd., Zürich, 1892-1979; Emil A., Physiol., Biochem., Zürich, 1877-1950) n: s. Cystinose.

Fanconi-An|ämie (↑; Anämie*) f: (engl.) Fanconi's anaemia; syn. Panmyelopathie Fanconi, konstitutionelle infantile Panmyelopathie; Komb. aus angeb. aplastischem Syndrom* u. multiplen Fehlbildungen; autosomal-rezessiver Erbmodus; **Sympt.:** (hämat.) chron. normochrome makrozytäre Anämie, Leukozytopenie u. Thrombozytopenie, hypoplast., fetthaltiges Knochenmark; Konstitutionsanomalien, v. a. Minderwuchs, Hypogenitalismus, Mikrozephalie, Hypo- od. Aplasie des Daumens u. Radius, Nierenfehlbildungen, fleckförmige Pigmentanomalien der Haut; erhöhte Chromosomenbrüchigkeit; **Ther.:** wie beim aplastischen Syndrom; **Progn.:** mit zunehmendem Alter starke Zunahme bösartiger Erkr., insbes. von Leukämie*.

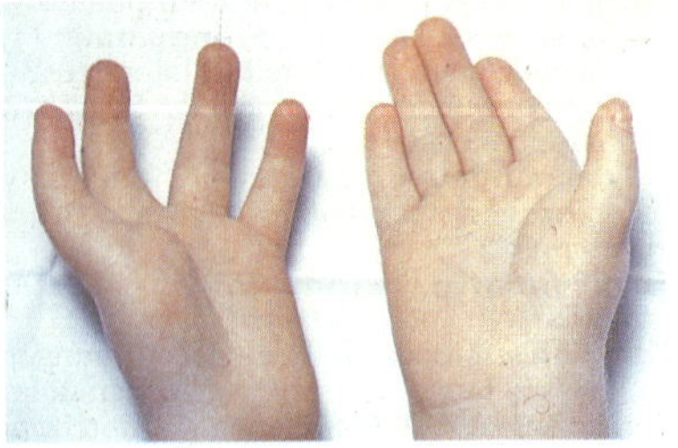

Fanconi-Anämie: Skelettanomalien der Hände [179]

Fanconi-Debré-Toni-Syn|drom (↑) n: s. Debré-Toni-Fanconi-Syndrom.

Fanconi-Hegglin-Syn|drom (↑; Robert M. H., Int., Zürich, 1907-1970) n: sog. Wassermann-positive bzw. pseudoluische Bronchopneumonie; Inf. des Respirationstrakts mit vorübergehend positiver unspezif. Syphilisserologie (Wassermann-Reaktion, Flockungsreaktionen); **Err.:** wahrscheinl. Chlamydien; **Klin.:** Krankheitsverlauf schleichend, afebril bis subfebril, Husten, Heiserkeit, BKS mäßig beschleunigt, oft nur geringer Auskultationsbefund; **Diagn.:** (röntg.) deutliche fleckig-streifige Herde ohne Prädilektionsstellen, z. T. sehr diskret; Hilusbeteiligung bes. bei Jugendl. häufig; **Progn.:** günstig.

Fanconi-Schlesinger-Syn|drom (↑; Bernard Sch., Päd., London, geb. 1896) n: chron. idiopath. Hyperkalzämie* inf. zentraler Regulationsstörung des Calcium- u. Phosphatstoffwechsels; **Sympt.:** bereits im 1. Lj. Osteosklerose, Nephrokalzinose, Weichteilverkalkungen, kraniofaziale Dysmorphien (Epikanthus, Elfengesicht), kardiovaskuläre Veränderungen (supravalvuläre Aortenstenose, periphere Pulmonalstenose) entspricht dem Williams*-Beuren-Syndrom; **Ther.:** Senkung der Calciumkonzentration im Blut, Vitamin-D-arme Ernährung.

Fango (ital. Schmutz, Schlamm) m: Mineralschlamm aus heißen Quellen vulkan. Ursprungs (z. B. Eifelfango); bindet als feinpulverisierte Masse Wasser u. Wärme u. wird kalt, körperwarm od. heiß zu Packungen od. Bädern verwandt; äußerl. **Anw.** als Antineuralgikum, Antirheumatikum, Antiphlogistikum. Vgl. Schlammbad.

Farad (Michael Faraday, Phys., London, 1791-1867) n: Abk. F; abgeleitete SI-Einheit der elektrischen Kapazität* eines Kondensators; 1 F = 1 Coulomb* (C) pro 1 Volt* (V).

Faradisation (↑) f: (engl.) faradization; Impulsstrombehandlung zur Dauerkontraktion bei inkompletter Denervation; vgl. Elektrodiagnostik, Elektrotherapie.

Farben|ambly|opie (Ambly-*; Op-*) f: (engl.) colour amblyopia; herabgesetztes Differenzierungsvermögen in best. Farbengebieten bei Prüfung des Farbsinns (mittels Anomaloskop); keine eigentliche Farbenfehlsichtigkeit*; vgl. Amblyopie.

Farben|an|omalie (Anomalie*) f: s. Farbenfehlsichtigkeit.

Farben|a|sthen|opie (Asthenie*; Op-*) f: (engl.) colour asthenopia; Farbenschwäche, die sich in rascher Ermüdung des normalen Farbensinns äußert; schnelle Umstimmbarkeit, Farbunterscheidungsvermögen läßt rasch nach; Farbunterschiedsschwelle nach Anstrengung vergrößert; im ausgeruhten Zustand normales Farbensehen (Nachw. mittels Anomaloskop); vgl. Asthenopie.

Farben|blindheit: (engl.) colour blindness; syn. Achromatopsie; keine Wahrnehmung von Farben, nur Unterscheidung von Helligkeitswerten; **Urs.:** Zapfenaplasie bzw. -dystrophie, Netzhauterkrankungen, Albinismus, Schädigung der opt. Bahnen zw. Retina u. Hirnrinde, Erkr. der Hirnrinde; vgl. Farbenfehlsichtigkeit.

Farben|fehlsichtigkeit: (engl.) defective colour vision; Störung des normalen Farbensehens; **Formen: I. angeborene F.:** rezessiv geschlechtsgebunden vererbt; Vork. gehäuft bei Männern (8% gegenüber <1% bei Frauen), beide Augen gleichsinnig betroffen, Sehschärfe normal; **1.** anomale Trichromasie (Farbschwäche): herabgesetzte Empfindlichkeit für Rot (Protanomalie, Rotschwäche), grün (Deuteranomalie, Grünschwäche; 50% der Fälle von angeborener F.) od. Blau (Tritanomalie, Blauschwäche; selten); **2.** Dichromasie (partielle Farbenblindheit): Fehlen eines der drei Zapfensysteme, die für eine Farbunterscheidung notwendig sind: **a)** Protanopie (sog. Rotblindheit, Rotgrünblindheit 1. Form), Fehlfarbe ist Rot. **b)** Deuteranopie (sog. Grünblindheit, Rotgrünblindheit 2. Form), Fehlfarbe ist Grün. **c)** Tritanopie (sog. Blaublindheit, Blaugelbblindheit; selten), Fehlfarbe ist Blau. Dichromasie führt zu typischen Farbverwechslungen; spez. bei der Protanopie wird außerdem ein Teil des normalerweise sichtbaren Spektrums nicht wahrgenommen. **3.** Monochromasie: Fehlen von zwei Farbempfindungen; **4.** Achromasie: s. Farbenblindheit. **II. erworbene F.:** sek. Störung des Farbensehens z. B. bei Erkr. der zentralen Netzhaut od. des Nervus opticus (Neuritis Nervi optici bzw. Intoxikationen), Erkr. der Hirnrinde (z. B. Atrophie des Sehnerven, zentrale Skotome, einseitig bei Ablatio retinae); betroffen sind oft nur Teile des Gesichtsfelds bei gleichzeitiger Störung anderer Sehfunktionen (Visus, Gesichtsfeld); typisch ist ein relatives Farbenskotom. **Diagn.:** Prüfung der F. u. a. mit Hilfe pseudoisochromat. Tafeln (Stilling*-Tafeln, Ishihara*-Tafeln) od. des Anomaloskops*. Farbenfehlsichtige sind für best. Berufe nicht geeignet.

Farben|misch|apparat m: opt. Apparat z. Prüfung des Farbensinns durch Mischung von Spektralfarben; s. Anomaloskop.

Farben|schwäche: s. Farbenasthenopie, Farbenfehlsichtigkeit.

Farben|sehen: (engl.) colour vision; Farbwahrnehmung im Auge; über die Entstehung des F. existieren zwei Theorien: **1. Dreifarbentheorie** nach Young-Helmholtz (Dreirezeptorenhypothese), geht von den Gesetzen der additiven Farbmischung (Graßmann-Gesetze, Farbgleichung) aus u. verknüpft sie mit den Tatsachen der Dichromasie (s. Farbenfehlsichtigkeit); Vorhandensein von drei versch. Arten von Rezeptoren in der Netzhaut, von denen die eine auf das Licht des blauen, eine zweite auf das des grünen u. die dritte auf Licht des roten Wellenlängenbereichs anspricht (trichromatisches System, normale Trichromasie). Sind alle drei Rezeptoren im gleichen Ausmaß am Zustandekommen der Erregung beteiligt, so entsteht die Empfindung „Unbunt" (Weiß). **2. Gegenfarbentheorie** (Hering-Theorie), geht von den psychol. Tatbeständen aus; als Grundempfindungen werden vier sog. Urfarben (Gegenfarbpaare) angenommen, zu denen noch eine Weiß- u. eine Schwarzempfindung kommen; eine entspr. Rot-Grün-Substanz (Rezeptorenarten od. Sehstoffe) bzw. Gelb-Blau-Substanz u. Weiß-Schwarz-Substanz wird angeregt u. entweder auf- od. abgebaut (Assimilation-Dissimilation). Bei Gleichgewicht der beiden Buntprozesse ergibt sich die Empfindung „Unbunt"; gleichstarke Einwirkung aller Farbenpaare ruft nicht Weiß hervor; die Gegenfarben heben sich gegenseitig auf; die schwarz-weiße Sehsubstanz vermittelt eine Helligkeitsempfindung.

Farber-Krankheit (Sidney F., Päd., Boston, 1903-1973): syn. Zeramidasemangel*.

Farb|sinn|störung: s. Farbenfehlsichtigkeit.

Farb|stoff|verdünnungs|methode f: (engl.) dye dilution method; Methode zur Bestimmung von Blutvolumina (z. B. Herzminutenvolumen*, Shuntvolumen* bei Herzfehlern) mittels eines Farbstoffs (z. B. Methylenblau*). An einer Stelle des Körperkreislaufs wird der Farbstoff injiziert u. nach einer best. Zeit an anderer Stelle seine Konz. photometrisch gemessen. Aus der so ermittelten Farbstoffverdünnungskurve lassen sich die Volumina berechnen. Vgl. Indikatorverdünnungsmethoden.

Farmer|lunge: (engl.) farmer's disease; auch Dreschfieber, Drescherkrankheit; durch Inhalation von Pilzsporen (meist Thermoaktinomyzeten) hervorgerufene exogen-allergische Alveolitis* (BK nach Nr. 4201 der BeKV).

Farn|kraut|phänomen n: (engl.) ferning; syn. Arborisationsphänomen; unter Östrogeneinwirkung auftretende, sehr charakterist. Bildung v. farnkrautähnlichen Kristallen im getrockneten Zervixschleim*, bes. deutlich kurz vor der Ovulation (Farntest); verschwindet unter Progesteroneinfluß.

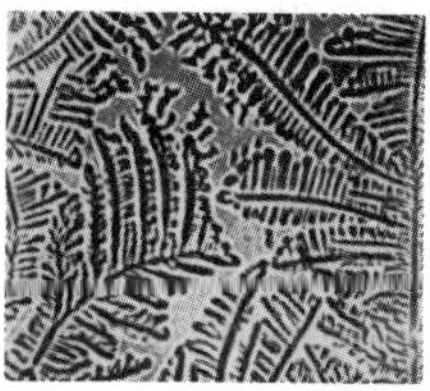

Farnkrautphänomen (Objektträgerausstrich)

Farn|wurzel: (engl.) fern root; Wurzel v. Aspidium filix mas zur Herstellung v. Extractum* filicis.

Farr-Index m: Index zur quant. Erfassung des Reifegrades eines Neugeborenen* u. zur Abschätzung des Gestationsalters; vgl. Reifezeichen des Neugeborenen.

Fasc-: auch Fasz-; Wortteil mit der Bedeutung Binde, Band; von lat. fascia.

Fascia (†) f: s. Faszie.

Fascia axillaris (†) f: unterer Abschluß der Achselgrube.

Fascia cervicalis (†) f: Halsfaszie; gliedert sich in: **1.** die oberflächl. **Lamina superficialis** (Fascia colli superficialis), die sich allseits in d. allgemeine Körperfaszie fortsetzt; **2.** die **Lamina praetrachealis** (Fascia colli media) zw. Mm. omohyoidei, Zungenbein u. hinterem Sternal- u. Klavikularrand; **3.** die **Lamina praevertebralis** (Fascia colli profunda), die die prävertebrale u. seitliche Halsmuskulatur umscheidet u. sich in dem Bindegewebe des hinteren Mediastinums u. der Gefäßnervenscheide der Achselhöhle fortsetzt.

Fascia cribrosa (†) f: siebartig durch Venen u. Lymphgefäße durchlöchertes oberflächl. Blatt der Fascia lata über d. Hiatus* saphenus. **F. diaphragmatis pelvis** (†) f: s. Diaphragma pelvis. **F. dia|phragmatis uro|genitalis** (†) f: s. Diaphragma urogenitale. **F. endo|thoracica** (†) f: bindegewebige Verschiebeschicht zw. Pleura parietalis u. Brustwand. **F. lata** (†) f: Oberschenkelfaszie.

Fascia pectoralis (↑) f: oberflächliches Blatt der Brustfaszie, d. h. der Teil der oberflächlichen Körperfaszie, der auf dem M. pectoralis major liegt; mit diesem fest verhaftet, nicht jedoch mit dem über ihr liegenden Fettgewebe; dadurch leichte Verschieblichkeit der Brustdrüse auf der Faszie. Diese ist aufgehoben, wenn ein Mammakarzinom die Faszie erreicht hat.

Fascia pelvis (↑) f: Beckenfaszie; ihr parietaler Anteil, Fascia pelvis parietalis, haftet ventral, lateral u. dorsal an der Wand des kleinen Bekkens; ihr die Innenseite des M. obturatorius int. überziehender Abschnitt, Fascia obturatoria, bildet einen Teil der Ursprungslinie des M. levator ani. Dieser wird kaudal von der Fascia diaphragmatis pelvis inferior, kranial von der Fascia diaphragmatis pelvis superior bedeckt, die sich als Fascia pelvis visceralis (Fascia endopelvina) auf die benachbarten Eingeweide, v. a. Mastdarm, Harnblase u. Vagina bzw. Prostata, umschlägt.

Fascia renalis (↑) f: bindegewebige Umhüllung der Capsula adiposa der Niere. **F. spermatica ex|terna** (↑) f: Fortsetzung der Aponeurose des M. obliquus externus abdominis u. der allg. äußeren Körperfaszie um Samenstrang, Hoden u. Nebenhoden. **F. spermatica in|terna** (↑) f: Ausstülpung der Fascia transversalis; umfaßt Samenleiter, Hoden u. Nebenhoden.

Fascia thoraco|lumbalis (↑) f: oberflächl. Blatt, bedeckt d. M. erector spinae; dient im Lendenbereich den Mm. latissimus dorsi u. serratus post. inf. als Aponeurose; tiefes Blatt zw. M. erector spinae u. Mm. psoas major u. quadratus lumborum, angeheftet an d. Querfortsätzen der LWK, am Darmbeinkamm u. d. untersten Rippen; dient den Mm. transversus u. obliquus int. abdominis zum Ursprung.

Fascia trans|versalis (↑) f: Faszie zw. d. Innenfläche der Bauchwand u. dem Peritoneum.

Fas|ciculus (lat.) m (pl Fasciculi): Bündel; Nerven- od. Muskelbündel; s. a. Tractus. **F. atrioventricularis** (↑) m: s. Erregungsleitungssystem. **Fasciculi cortico|thalamici** (↑) m pl: Projektionsbahnen zw. Großhirnrindengebieten u. d. einzelnen Thalamuskernen. **F. cuneatus** (↑) m: s. Burdach-Strang. **F. dorso|lateralis** (↑) m: s. Lissauer-Randbündel. **F. gracilis** (↑) m: s. Goll-Strang. **F. inter|fascicularis** (↑) m: s. Schultze-Komma. **Fasciculi inter|segmentales** (↑) m pl: s. Fasciculi proprii medullae spinalis. **F. lateralis** (↑) m: s. Plexus brachialis. **F. medialis** (↑) m: s. Plexus brachialis. **F. opticus** (JNA; ↑) m: s. Nervus opticus. **F. posterior** (↑) m: s. Plexus brachialis. **Fas|ciculi proprii medullae spinalis** (↑) m pl: Grundbündel des Rückenmarks; verbinden einzelne Rückenmarksegmente untereinander. **F. retro|flexus** (↑) m: s. Meynert-Bündel. **Fasciculi rubro|reticulares** (↑) m pl: Faserzüge zw. Nucleus ruber u. Formatio reticularis. **F. semi|lunaris** (↑) m: auch Fasciculus interfascicularis; s. Schultze-Komma. **Fasciculi thalamo|corticales** (↑) m pl: Bahnen zw. Thalamus u. Großhirnrinde.

Fasciitis, eosinophile (↑; -itis*; Eosin*; -phil*) f: Shulman-Syndrom; seltene Sonderform der Sclerodermia* circumscripta mit akuter Entz. u. nachfolgender Sklerose tiefer Faszien u. der Subkutis, meist an den Extremitäten; **Diagn.:** charakterist. Biopsiebefund (Haut, Faszie, Muskel) mit eosinophilem u. histiozytärem Infiltrat; in der Frühphase Eosinophilie (bis 30%) im Blut, beschleunigte BKS; **Ther.:** Glukokortikoide; **Progn.:** günstig; spontane Besserung möglich.

Fasciitis nodularis pseudo|sarcomatosa (↑; ↑; Noduli*; Pseud-*; Sark-*; -om*; -osis*) f: plötzlich auftretender, rasch wachsender, meist solitärer, evtl. schmerzhafter subkutaner Knoten, über dem die Haut verschiebl. ist, bes. an den Unterarmen; nach Wo. bis Mon. spontane Rückbildung; reaktive vaskuläre u. fibroblastische Proliferation unklarer Ätiol.; **DD:** Fibrosarkom.

Fasciola (Dim. ↑) f: **1.** (anat.) Bändchen; **2.** Gattung endoparasitischer Egel (Trematodes*).

Fasciola hepatica (↑) f: großer Leberegel; blutsaugender Parasit (Trematodes*) in den Gallengängen der Wiederkäuer, selten beim Menschen, Größe ca. 13 mm × 20-30 mm; **Infektion** durch orale Aufnahme v. metazerkarienhaltigem Gemüse führt zur Fasziolíasis*, von F. h. durchseuchte Schaf- od. Ziegenleber führt zu Halzoun*. **Vork.:** weltweit (Schaf- u. Rinderzuchtgebiete); beim Menschen bes. in Mittel- u. Südamerika, Südfrankreich, England, Nordafrika; in der Bundesrepublik Deutschland selten; **Diagn.:** **1.** Wurmeiernachweis* im Stuhl, Duodenalinhalt u. Gallensaft; **2.** (serol.) KBR (Schistosoma-Antigen), IFT (Mirazidien-Antigen).

Fasciol|opsis buski (↑; Op-*) f: Riesendarmegel (vgl. Darmegel; Trematodes); Größe ca. 10-20 mm × 30-80 mm; Infektion durch orale Aufnahme von Metazerkarien* an eßbaren Wasserpflanzen u. deren Früchten (Wassernuß, -kastanie); gefährl. Darmparasit des Menschen; Err. der Fasziolopsiasis*; **Vork.:** Süd-, Südost- u. Ostasien; **Nachw.:** Wurmeiernachweis*.

Fasciolosis (↑; -osis*) f: Leberegelkrankheit; s. Faszioliasis.

Faser|knorpel: (engl.) fibrous cartilage; zellarmer Knorpel*, dessen Grundsubstanz aus kollagenen Faserbündeln besteht, die nur in unmittelbarer Nähe der Zellen durch Kittsubstanz maskiert sind; **Vork.:** Symphysenknorpel, Disci, Menisci, Gelenklippen.

Fasern: (engl.) fibres; **1.** Bestandteile der Interzellulärsubstanz des Bindegewebes*; **a)** kollagene F. (s. Kollagen); **b)** elastische Fasern*; **c)** argyrophile Fasern (Gitterfasern*); **2.** F. von Muskeln (s. Muskelgewebe) u. Nerven*.

Fasern, agyro|phile: Gitterfasern*.

Fasern, cholin|erge: (engl.) cholinergic fibres; alle Nervenfasern, bei denen d. Erregungsübertragung durch Acetylcholin erfolgt (fast alle Fasern des Parasympathikus*, präganglionäre u. einige postganglionäre Fasern des Sympathikus*, markhaltige motor. Fasern).

Fasern, elastische: (engl.) elastic fibres; aus Elastin* bestehende, dehnbare Netze u. Membranen bildende Fasern (keine Fibrillen), i. d. R. zusammen mit kollagenen Fasern, z. B. in Ligg. flava, Lig. nuchae, Stimmband, elastischem Knorpel, herznahen Arterien (dort Bildung der Membranae fenestratae); finden sich bei allen mit Zerstörung v. Lungengewebe einhergehenden Erkrankungen im Auswurf. S. Bindegewebe.

Fasern, prä|kollagene: s. Gitterfasern.

Faß|thorax (Thorax*) m: (engl.) barrel-shaped chest; faßförmiger Thorax, typ. für Lungenemphysem*; starrer Brustkorb ohne Atemexkursionen, untere Thoraxapertur erweitert (epigastr. Winkel größer als 90°), vergrößerter Tiefendurchmesser.

Fasten, therapeutisches: Form der naturheilkundl. Ernährungstherapie* zur allg. Umstimmung u. zum Abbau ungesunder Körpersubstanz; Nahrungskarenz, meist zus. mit ausleitender Therapie*, bei erhöhter Flüssigkeitszufuhr (Wasser, evtl. Obst- u. Gemüsesäfte, Molke).

Fastidium (lat.) n**:** Ekel.

Fastigium (lat.) n**:** Gipfel, Höhepunkt.

Fasz-: s. a. Fasc-.

Faszie (Fasc-*) f**:** (engl.) fascia; wenig dehnbare, aus gekreuzt verlaufenden kollagenen Fasern u. elastischen Netzen aufgebaute Hülle einzelner Organe, Muskeln od. Muskelgruppen; allg. Körperfaszien umhüllen d. Gesamtmuskulatur des Rumpfs od. der Extremitäten. Die Bez. richten sich nach dem Organ od. der Umgebung.

Faszien‖naht (↑)**:** s. Nahtmethoden. **F.querschnitt** (↑)**:** s. Pfannenstielquerschnitt. **F.ruptur** (↑; Ruptur*) f**:** s. Muskelhernie. **F.trans|plantation** (↑; Transplantation*) f**:** (engl.) fascia graft; Entnahme autologer Faszie (meist aus der Fascia lata) zur Deckung gr. Bruchpforten, als Material zur Band- od. Sehnenplastik sowie zur Duraplastik* (anstelle von lyophilisierter Dura).

Faszikel (Dim. ↑) m**:** Fasciculus; kleine Bündel von Muskel- od. Nervenfasern; seltener auch Bez. f. Sehnenzüge.

Faszikulation (↑) f**:** sichtbare, regellose, blitzartige Kontraktion von Muskelbündeln ohne Bewegungseffekt; Vork. als sog. benigne F. ohne pathol. Bedeutung od. bei Schädigung des 2. motorischen Neurons, bes. bei Vorderhornsyndrom*; vgl. Fibrillation.

Faszikulations|potentiale (↑) n pl**:** s. Elektromyographie.

Faszioliasis (↑; -iasis*) f**:** (engl.) fascioliasis; syn. Fasciolosis, Fasziolose, Leberegelkrankheit; Befall der Gallengänge durch Fasciola* hepatica; Infektion v. a. durch Genuß von Wasserkresse; **Sympt.:** Fieber, Müdigkeit, epigastrische Schmerzen, evtl. Durchfall, Gallengangverschluß möglich; **Diagn.: 1.** Wurmeiernachweis* im Stuhl (gelegentlich werden allerdings Eier von Fasciola hepatica u. a. Egeln mit Schafinnereien verzehrt u. erscheinen im Stuhl, ohne daß eine eigentliche Infektion vorliegt); **2.** (serol.) IHA, KBR, Intradermaltest; **Ther.:** Dehydroemetin, Bithionol, Triclabendazol. Vgl. Halzoun.

Fasziolopsiasis (↑; Op-*; -iasis*) f**:** (engl.) fasciolopsiasis; syn. Darmegelkrankheit; Befall des Darms mit dem Riesendarmegel Fasciolopsis* buski durch perorale Aufnahme von ungekochten Wasserpflanzen (z. B. Wassernuß); **Sympt.:** Diarrhoe, Bauchschmerzen, Abmagerung, Aszites; **Diagn.:** Wurmeiernachweis* im Stuhl; **Ther.:** Niclosamid, Praziquantel.

Fauces (lat.) f**:** Schlund; s. Isthmus faucium.

Faul|baum: Rhamnus frangula; s. Cortex Frangulae.

Faul|brand: s. Gangrän.

Faul|ecke: s. Angulus infectiosus oris.

Faust|schluß|probe: Funktionsprüfung zum Nachweis von Durchblutungsstörungen im Bereich der oberen Extremitäten inf. arterieller Verschlußkrankheiten*; wird bei erhobenem Arm die Hand innerh. von 2 Min. 60mal zur Faust geschlossen u. geöffnet, kommt es bei Vorliegen einer Durchblutungsinsuffizienz zu einer diffusen od. fleckförmigen Abblassung der Handinnenflächen u. Finger u. zum verzögerten Auftreten der reaktiven Hyperämie u. Wiederauffüllung der Venen am herabhängenden Arm. Vgl. Thoracic outlet syndrome, Allen-Test.

Faust|zeichen: s. Tetanie.

Favismus (lat. faba Bohne) m**:** (engl.) favism; Bohnenkrankheit; bes. Form des erbl. (X-chromosomal-rezessiv) Glukose*-6-Phosphatdehydrogenase-Mangels; verbreitet bei der Bevölkerung des Mittelmeergebietes. Nach dem Genuß von Favabohnen kommt es innerh. von Stunden od. wenigen Tagen zu einer schweren, u. U. lebensbedrohl. hämolyt. Anämie mit Hämoglobinurie. Die anschließende Regenerationsphase mit Steigerung der Erythrozytenproduktion dauert ca. 20-25 Tage. In dieser Zeit sind die Pat. inf. des größeren G-6-PDH-Gehaltes junger Erythrozyten gegen weitere Exposition der auslösenden Noxe refraktär. Vgl. Erythrozytenenzymopathien.

Favus (lat. Honigwabe) m**:** syn. Tinea capitis favosa, sog. Kopfgrind; ansteckende, chron. Pilzinfektion (Dermatophytose), bes. bei Kindern; **Err.:** Trichophyton schönleinii; **Vork.:** früher oft fam. gehäuft (sog. Erbgrind), heute v. a. in Ländern des östl. Mittelmeerraums, Vorderasien u. Afrika; **Sympt.:** schwefelgelbe, bröckelige, schüsselförmig gedellte Schildchen (Skutula) auf dem behaarten Kopf, penetranter Geruch, narbige Alopezie; **Diagn.:** mikroskop. u. kultureller Pilznachweis in Hautschuppen, Skutula u. Haarstümpfen; in Kultur typische sog. Kronleuchterhyphen; **Ther.:** Griseofulvin.

Fawcett-Plaques (Edward F., Anat., Bristol, 1867-1942; frz. plaque Platte, Schildchen) f pl**:** (engl.) Fawcett's plaques; kleinste Teleangiektasien an d. Fingerbeeren b. Osler*-Rendu-Weber-Krankheit.

Fazialis|de|kom|pression (Facies*; De-*; Kompression*) f**:** (engl.) facial nerve decompression; chir. Freilegung des N. facialis im Canalis facialis; **Ind.:** ischämisch bedingte Fazialislähmung*, Melkersson*-Rosenthal-Syndrom, Fazialislähmung nach Schädelbasisfrakturen*.

Fazialis|kon|traktur (↑; Kontrakt-*) f**:** (engl.) contracture of facial muscles; Dauerkontraktion der vom N. facialis versorgten Muskeln, v. a. nach Fazialislähmung*.

Fazialis|krampf, tonischer (↑; Ton-*)**:** (engl.) tonic facial nerve spasm; tonische Kontraktion der mimischen Muskulatur bei Tetanus* (sog. Risus sardonicus).

Fazialis|lähmung (↑)**:** (engl.) facial palsy; auch Fazialisparese; **Formen: 1.** periphere F.: schlaffe Lähmung aller vom N. facialis (VII. Hirnnerv) innervierten Muskeln; Urs.: meist idiopathische Störung im Bereich des Nucleus nervus facialis (nukleäre F.) bzw. im Verlauf des Hirnnerven (infranukleäre F.), auch inf. Neuritis u. als Manifestation einer Lyme*-Borreliose; Sympt.: meist einseitig unvollständiger Augenschluß (Bell*-Phänomen), Herabhängen des Unterlids, verstrichene Nasolabialfalte; Lidspaltendifferenz, Stirnrunzeln nicht möglich. Je nach Lok. der Schädigung können zusätzl. Sensibilitätsstörungen (in Wange u. Ohr - N. intermedius), Hyperakusis (Parese des M. stapedius), Geschmacksstörungen im Bereich der vorderen zwei Drittel der Zunge u. Störungen der Tränen- u. Speichelsekretion auftreten. Sicherung der Diagn. durch Elektromyographie*; Ther.: bei idiopathischer F. evtl. Glukokortikoide; Progn.: gute Rückbildungstendenz; bei unvollständiger Restitution evtl. pathol. Mitinnervation anderer Gesichtsmuskeln, Fazialiskontraktur*, selten Krokodilstränenphänomen*; **2.** zentrale F.: Störung der mimischen Muskulatur v. a. im Mundbereich; Stirnrunzeln (meist) möglich; Urs.: Schädigung im Bereich des Gyrus praecentralis (zentrale F.) bzw. des Tractus corticonuclearis (supranukleäre F.) v. a. durch Hirntumoren od. vaskuläre Prozesse.

Fazialis|lähmung, angeborene (†): (engl.) congenital facial palsy; ein- od. beidseitige Lähmung des N. facialis; häufig zus. mit anderen Hirnnervenlähmungen, Augen- u. Ohrfehlbildungen; vgl. Moebius-Kernaplasie.

Fazialis|zeichen (†): s. Chvostek-Zeichen.

FBA: Abk. f. Fetalblutanalyse; s. Mikroblutuntersuchung am Feten.

Fc-Fragment n: Abk. f. (frz.) fragment crystalline; s. Immunglobuline.

FDA: Abk. f. (amerikan.) Food* and Drug Administration.

FDP: Abk. f. Fruktose-1,6-Diphosphat.

Fe: chem. Symbol f. Eisen* (Ferrum).

FEBK: Abk. f. freie Eisenbindungskapazität*.

febril (Febris*): fieberhaft.

Febris (lat.) f: Fieber*. **F. biliosa** (†) f: mit Ikterus* verbundenes Fieber, z. B. bei Rückfallfieber (s. Borreliosen) od. als sog. Schwarzwasser-Fieber bei Malaria* tropica. **F. gastrica** (†) f: auch Febris enterica; sog. gastrisches Fieber, leicht verlaufender Typhus* abdominalis. **F. herpetica** (†) f: s. Ephemera. **F. inter|mittens** (†) f: intermittierendes Fieber; s. Fieber. **F. medi|terranea** (†) f: Mittelmeerfieber* u. Maltafieber (s. Brucellosen). **F. miliaris** (†) f: s. Miliaria. **F. nervosa** (†) f: sog. Nervenfieber bei Typhus* abdominalis; als F. n. stupida mit Somnolenz, F. n. versatilis mit Erregungszuständen. **F. palustris larvata** (†) f: Malaria*, die keine typischen Fieberschübe aufweist. **F. puerperalis** (†) f: Puerperalfieber*. **F. quartana** (†) f: s. Malaria quartana. **F. quintana** (†) f: syn. wolhynisches Fieber*. **F. quoti|diana** (†) f: tägliche Fieberschübe bei Malaria* m. gleichzeitiger Inf. durch mehrere Plasmodien-Generationen mit versch. Entwicklungsrhythmus. **F. re|currens** (†) f: Rückfallfieber; s. Borreliosen. **F. rheumatica** (†) f: rheumatisches Fieber*. **F. tertiana** (†) f: s. Malaria tertiana. **F. traumatica** (†) f: Wundfieber; s. Resorptionsfieber, Sepsis. **F. typhoides** (†) f: s. Typhus abdominalis. **F. undulans** (†) f: wechselndes Fieber mit langer Periodizität, z. B. als Pel*-Ebstein-Fieber od. bei Bang-Krankheit (s. Brucellosen). **F. urethralis** (†) f: s. Katheterfieber. **F. uveo-parotidea Heerfordt** (†) f: syn. Heerfordt*-Syndrom.

Febu|prol (INN) n: 1-Butoxy-3-phenoxy-2-propanol (IUPAC); Choleretikum, das bei Störungen des Gallenflusses u. der Gallenproduktion eingesetzt wird.

Fechner-Gesetz (Gustav T. F., Arzt, Leipzig, 1801-1887): (engl.) Fechner's law; neurophysiol. Regel, nach der die Stärke der Empfindung proportional dem Logarithmus der Reizstärke wächst.

Fechter|stellung: **1.** (röntg.) Bez. f. den Strahlengang im 1. schrägen Durchmesser (von links hinten nach rechts vorn); **2.** (päd.) Haltung des Säuglings bei Säuglingstoxikose*; **3.** (neurol.) F. im Adversivanfall; s. Epilepsie.

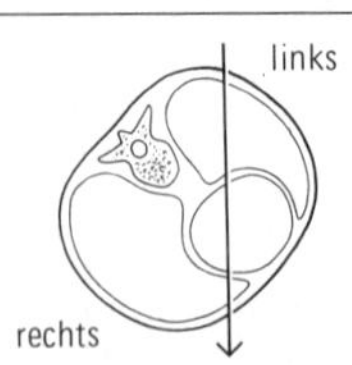

Fechterstellung

Fecundatio (lat. fecundus fruchtbar) f: Befruchtung*; vgl. Superfecundatio.

Fede-Riga-Geschwür (Francesco F., Päd., Neapel, 1832-1913; Antonio R., Arzt, Neapel, 1832-1919): (engl.) Fede's disease, Riga's ulcer; syn. Riga-Geschwür, sog. Keuchhustengeschwür; v. a. bei Kindern mit Keuchhusten* vorkommende Ulzeration am Zungenbändchen, die durch Reibung an den unteren Schneidezähnen bei häufigem Husten mit herausgestreckter Zunge entsteht.

Fedrilat (INN) n: (1-Methyl-3-morpholinopropyl)-4-phenyl-perhydro-1-pyrancarboxylat (IUPAC); Antitussivum.

Feedback-Mechanismus (engl. feedback Rückkopplung) m: s. Rückkopplung, Regelkreis.

Feeder cells (engl. Fütterzellen) f pl: Stammzellen der Blutbildung*, die nur in Richtung einer Blutzellinie entwicklungsfähig sind u. die nachgeordneten Proliferationsspeicher auffüllen.

Feeding on demand (engl.) n: Stillen* nach Bedarf, Füttern auf Verlangen; Brusternährung des Säuglings nach dessen Bedürfnissen, d. h. ohne Bindung an feste Anlegezeiten; aus psychosomat. Sicht günstig z. Vermeidung diffuser Ängste beim Neugeborenen durch schnelle Befriedigung v. Triebbedürfnissen (Hunger).

Feer-Re|aktion (Emil F., Päd., Zürich, 1864-1955) f: (engl.) systemic reaction with tuberculin testing; die Allgemeinreaktion i. R. der Tuberkulinreaktion*.

Feer-Selter-Swift-Krankheit (†; Paul Se., Päd., Solingen, 1866-1941; H. Sw., Arzt, Adelaide): syn. Akrodynie*.

Fegeler-Syn|drom (Ferdinand F., Dermat., Hamburg, geb. 1920) n: Auftreten von Naevus* flammeus u. Teleangiektasien mit Hyperästhesie nach Verletzungen insbes. im Versorgungsgebiet des N. trigeminus.

Fehl|bildung: (engl.) malformation; krankhafter Zustand einzelner od. mehrerer Organe, der auf eine Störung der intrauterinen Entw. zurückzuführen ist.

Fehl|bildungen, ano|rektale: (engl.) anorectal malformations; angeb. Fehlen der Analöffnung (hohe od. tiefe Analatresie) od. des Rektums (Rektumatresie) inf. Fehlbildung des Enddarms während der Differenzierung der primitiven Kloake; häufig in Komb. mit Fistelbildungen u. Dystopie der Analöffnung (Anus vestibularis im Vestibulum vaginae, Anus perinealis am Damm) sowie Fehlbildungen anderer Organe (bes. des Urogenitaltrakts); sympt. Vork. auch i. R. des VATER-Syndroms, des Katzenaugensyndroms u. bei Sirenomelie; **Klin.:** fehlende Mekoniumentleerung (DD: Mekoniumpfropf) u. Unmöglichkeit, ein Darmrohr einzuführen; **Diagn.:** Röntgendiagnostik in Kopftieflage, Ultraschalldiagnostik; **Ther.:** operativ, bei hoher (supralevatorischer) Rektumatresie Durchzugoperation (Rehbein*-Operation); **Sonderform:** Analstenose (Einengung des Anus), i. d. R. durch Bougieren therapierbar.

Fehl|bildung, kon|genitale: (engl.) congenital malformation; kongenitale, grobstrukturelle Abnormität; persistente Abnormität einzelner od. mehrerer Organe, die auf eine Störung der intrauterinen Entw. (während der Organogenese) zurückzuführen ist; ein Teil (möglicherweise die überwiegende Zahl) solcher Fehlentwicklungen hat offenbar endogene Urs. (spontane Entgleisungen der Entw., spontane Mutation* in den beteiligten Keimzellen od. Keimzellmutation in vorhergehenden Generationen), ein weiterer

Fehlbildung, kongenitale
Häufigkeit (Daten aus versch. Ländern)

Art der Fehlbildung	Häufigkeit
insgesamt	1,0 – 4,0 %
Anenzephalie	0,6 – 4,6 ‰
Spina bifida	0,2 – 4,1 ‰
Hydrozephalus	0,5 – 1,8 ‰
Herzfehler	1,0 – 9,0 ‰
Klumpfuß	0,6 – 3,95 ‰
Polydaktylie	0,6 – 2,4 ‰
Hüftgelenkluxation	0,7 – 3,4 ‰
Spaltbildung (Lippe, Gaumen)	0,8 – 3,0 ‰

Die angegebenen Raten weisen erhebliche Streuungen auf, die z.T auf ethnische und andere Unterschiede der tatsächlichen Inzidenz zurückgeführt werden können. Zum Teil spiegeln sie aber auch Mängel der Dokumentation wider, die die Notwendigkeit einer systematischen Basisdokumentation verdeutlichen.

(wahrscheinlich geringer) Teil ist auf exogene Urs. (Medikamente, chem. Substanzen, Virusinfektionen, ionisierende Strahlung) zurückzuführen. Die genet. bedingten Fehlbildungen sind von den exogen verursachten (s. Phänokopie) oft nicht zu unterscheiden. Defekte an inneren Organen (angeb. Herzfehler, Nierenfehlbildungen usw.) sind nur bei ausgeprägter funkt. Konsequenz bereits bei der Geburt zu erkennen. Häufig treten k. F. in charakterist. Komb. an versch. Organsystemen auf (sog. Fehlbildungssyndrome). Vgl. Embryotoxizität, Spontanrate.

Fehl|bildungs|kom|plex, oro|akraler m: (engl.) glosso-palatine-ankylosis syndrome; syn. Hanhart-Syndrom, Aglossie-Adaktylie-Syndrom, Akroteriasis congenita, Ankyloglossum-superius-Syndrom; meist sporadisch heterogen auftretende Fehlbildungskombination mit A- bzw. Mikroglossie, Syngnathie, Mikrogenie, Peromelie u. Symbrachydaktylie; normale Intelligenz.

Fehl|bildungs|syn|drome n pl: (engl.) malformation syndromes; syn. Polyphänie; häufig bereits im frühen Säuglingsalter erkennbare, charakterist. Komb. kongenitaler Fehlbildungen an versch. Organsystemen; s. Fehlbildung, kongenitale; vgl. Krankheiten, genetische.

Fehl|bildungs- und Re|tardierungs|syn|drome n pl: (engl.) malformation and retardation syndromes; zusammenfassende Bez. f. Kombination v. zwei od. mehr klin. Symptomgruppen mit obligater geistiger Entwicklungsstörung; Versuch der Zuordnung zu einer jeweiligen einheitl. ätiol. **Einteilung** in Genommutationen*, Chromosomenaberrationen*, exogen bedingte bzw. idiopathische Syndrome. Vgl. Mutation.

Fehl|bildung, vaginale: (engl.) vaginal malformation; isoliert od. kombiniert m. Anomalien des Uterus (s. Uterusfehlbildung) bzw. des Harntrakts vorkommende Hemmungsfehlbildung der Vagina*; **Formen: 1.** Aplasia vaginae: Agenesie* der Vaginalplatte; s. Rokitansky-Küster-Syndrom; **2.** Atresia vaginae: Ausbleiben der Kanalisierung, betrifft meist den oberen Abschnitt der Vagina; **3.** Vagina septa: vollständige bzw. unvollständige (subsepta) Septierung b. unvollkommener Verschmelzung der Müller-Gänge; Längs- od. Querseptierungen sind möglich. Ein median verlaufendes Septum kann e. Kohabitationshindernis sein, lateral verlaufende können unbemerkt bleiben (evtl. Geburtshindernis); b. einer Vagina subsepta sind Koitus, Schwangerschaft u. vaginale Geburt i. d. R. möglich.

Fehl|formen|rate: prozentualer Anteil fehlgebildeter Spermien im Ejakulat m. Veränderungen der Morphologie im Kopf-, Mittelstück- u. Schwanzbereich; s. Sperma-Untersuchung.

Fehl|geburt: s. Abort.

Fehling-Lösung (Hermann v. F., Chem., Stuttgart, 1812-1883): (engl.) Fehling's solution; Reagens zum qual. Nachweis von reduzierenden Verbindungen, sog. schwaches Oxidationsmittel; besteht zu gleichen Teilen aus einer wäßrigen Kupfersulfatlösung u. Weinsäurelösung; Weinsäure bildet mit Cu^{2+} rote Komplexe in Anwesenheit von Aldehyd- u. Alphahydroxyketongruppen. **Verw.:** u. a. zum Nachweis von Glukose im Harn.

Fehl|leistung: (engl.) dysfunction; (psychoanalyt.) Bez. f. fehlerhaft ausgeführte Handlungen (z. B. Versprechen, Verschreiben), die als Ausdruck unbewußter Wünsche interpretiert werden.

Fehl|sichtigkeit: s. Ametropie.

Fehl|wirt: (engl.) accidential host; Bez. f. eine Wirtsspecies, in der **1.** eingedrungene Larvenstadien von Helminthen sich nicht weiterentwickeln können u. nach einiger Zeit absterben (z. B. Larven von Raubtierhakenwürmern als Err. des Hautmaulwurfs, Zerkarien von Vogelschistosomen als Err. der Badedermatitis), **2.** Helminthenlarven sich weiterentwickeln, eine Übertragung auf den Endwirt jedoch nicht möglich ist (z. B. Befall des Menschen mit Finnen von Echinococcus u. mit Trichinella* spiralis) bzw. Protozoen nicht auf einen nächsten Wirt übertragen werden können (z. B. Toxoplasma).

Fehr-Syn|drom (Oskar F., Ophth., Berlin, 1871-1959) n: (engl.) Fehr's dystrophy; syn. makuläre Hornhautdystrophie; autosomal-rezessiv erbl. Form der Hornhautdystrophie* mit Mukopolysaccharidablagerungen; **Sympt.:** von Kindheit an zunehmende Sehbeeinträchtigung bis hin zur rudimentären Hell-Dunkel-Wahrnehmung im 40.-50. Lebensjahr.

FEIBA: Abk. f. (engl.) **f**actor **e**ight **i**nhibitory **b**ypassing **a**ctivity; nicht genau charakterisierter Bestandteil des Prothrombin-Komplex-Konzentrats; wird in angereicherter Form zur Ther. der Hemmkörperhämophilie* eingesetzt.

Feig|warzen: syn. Condylomata* acuminata.

Feil-Krankheit (André F., Neurol., Paris, geb. 1889): s. Klippel-Feil-Syndrom.

Fein-Denker-Operation (B. F., Chir., Wien) f: s. Denker-Operation.

Fein|nadel|bi|opsie (Bio-*; Op-*) f: (engl.) fine needle biopsy; einfaches u. risikoarmes Verf. der Biopsie* (gezielt unter Ultraschallkontrolle) zur Gewinnung von Zellmaterial durch Aspiration mittels dünner Hohlnadeln (z. B. Menghini*-Nadel) für die zytol. Untersuchung (Punktionszytologie*); vgl. Leberbiopsie, Prostatabiopsie.

Feiung, stille: (engl.) occult immunization; Immunität* nach inapparent verlaufener Infektion.

Fel (lat.) n: Galle.

Feld|block: (engl.) field block; Infiltrationsanästhesie* im Bereich des Operationsgebiets.

Feldenkrais-Methode (Moshe F., Physiker, Tel Aviv, 1904-1984) f: Form der Körpertherapie* zur Verbesserung der Körperwahrnehmung u.

indirekt der gesamten Selbstwahrnehmung durch Ausführung kleinster Bewegungen.

Felderung: (engl.) mosaic pattern; (gyn.) verdächtiger Befund i. R. einer Kolposkopie*: iodnegative, unregelmäßig mosaikartig angeordnete, kl. weißlich-gelbe Felder (Hyperkeratosen), die durch rötl. Linien (Kapillarsprossen) voneinander getrennt sind; vgl. Leukoplakie.

Feld|fieber: (engl.) field fever; Wasser-, Schlamm- u. Erntefieber; epidem. Infektionskrankheit in überschwemmten Gebieten; **Err.:** versch. Bakt. der Gattung Leptospira*; **F. A:** Leptospirosis grippotyphosa u. Leptospirosis australis; **F. B:** Leptospirosis sejroe, Leptospirosis saxkoebing, Leptospirosis ballum; **Klin.:** grippeähnl. Verlauf, häufig m. Zeichen eines Meningismus, evtl. Exanthem; **Progn.:** gut.

Feld|studie f: (engl.) field study; sozialwissenschaftl. Untersuchung, die nicht unter klin. od. experimentellen Bedingungen, sondern in der unbeeinflußten Umwelt der untersuchten Personen durchgeführt wird. Vgl. Studie, epidemiologische.

Felinosis (lat. feles Katzen; -osis*) f: syn. Katzenkratzkrankheit*.

Fellatio (lat. fellare saugen) f: orogenitaler Geschlechtsverkehr* m. oraler Stimulation des Penis.

Fellchen: abnorme Behaarung der Haut über Spaltbildungen im Bereich der Wirbelsäule, insbes. der LWS; vgl. Spina bifida.

felleus (lat. fel Galle): die Galle betreffend; z. B. Vesica fellea (Gallenblase).

Felsen|bein: (engl.) petrous bone; Pars petrosa des Schläfenbeins; enthält d. Innenohr. **F.aufnahme:** s. Stenvers-Aufnahme. **F.frakturen** (Fraktur*) f pl: s. Schädelbasisfrakturen.

Felsen|gebirgs|fieber: (engl.) Rocky Mountain spotted fever; syn. Amerikanisches Zeckenbißfieber, Neuweltliches Zeckenbißfieber; schwere, dem klass. (epidemischen) Fleckfieber vergleichbare Inf. mit Rickettsia*, die v. a. im Nordwesten der USA, aber auch in Kanada, Brasilien u. Kolumbien verbreitet ist; **Err.:** Rickettsia rikkettsii; Erregerreservoir sind v. a. Mäuse, Hörnchen, Kaninchen, Meerschweinchen, außerdem wahrscheinlich Vögel und Hunde; **Übertragung:** durch Biß infizierter Schildzeckenarten (s. Zecken); **Diagn.:** (mikrobiol.) Erreger-Nachweis durch Tierversuch (Meerschweinchen) od. Eikultur*; (serol.) Weil*-Felix-Reaktion, auch KBR u. Neutralisationstest* mögl.; **Ther.:** Chloramphenicol, Tetrazykline; **Proph.:** zweckmäßige Kleidung in Gebieten mit starkem Zeckenbefall; jährlich zu wiederholende Schutzimpfung möglich.

Felty-Syn|drom (Augustus R. F., Int., Hartford, 1895-1963) n: Variante der rheumatoiden Arthritis* mit schwerem Verlauf; bei Frauen häufiger als bei Männern; **Sympt.:** Trias aus **1.** Polyarthritis, **2.** Splenomegalie, **3.** Leukozytopenie (Granulozytopenie, <2000/ml); erhöhte Neigung zu Infektionen, vermehrt andere extraartikuläre Organbeteiligungen der rheumatoiden Arthritis (Rheumaknoten, Gewichtsverlust, Sjögren-Syndrom I, Lymphadenopathie, vaskulitische Ulzera v. a. der unteren Extremität, Pleuritis, Episkleritis); **Ther.:** Splenektomie*; **DD:** Ausschluß von myeloproliferativen u. retikuloendothelialen Neoplasien, Leberzirrhose, Sarkoidose, Amyloidose, Tuberkulose u. a. chron. Infektionen. Vgl. Still-Syndrom.

femininus (lat.): weiblich.

Feminisierung, testikuläre (↑): (engl.) testicular feminization; Form der Intersexualität* mit normalem XY-Karyotyp; **Ätiol.:** Mutation eines X-chromosomal-rezessiven Gens; **Formen: 1.** komplette t. F. (syn. Hairless woman syndrome): vollständige Resistenz der Androgenrezeptoren in den Endorganen bei normalem Testosteron-Serumspiegel; Klin.: weibl. Habitus mit normaler Brustentwicklung, weibl. äußerem Genitale (blind endende Vagina, Fehlen von Uterus, Tuben u. Ovar) u. fehlender Sekundärbehaarung; Abdominal- od. Inguinalhoden ohne Spermatogenese; psych. Geschlecht weiblich; **2.** partielle t. F. (syn. Reifenstein-Syndrom): Entw. eines intersexuellen Genitale mit Hypospadie, kleinen Hoden u. Hodenatrophie durch inkomplette Resistenz der Androgenrezeptoren; in der Pubertät Ausbildung einer Gynäkomastie, spärliche Sekundärbehaarung. Je nach Ausprägung der äußeren Geschlechtsmerkmale u. der psychosexuellen Entw. kann eine op. Geschlechtskorrektur entspr. der eingenommenen Rolle vorgenommen werden.

femoral (Femur*): femoralis; zum Oberschenkel gehörend.

Femoral|hernie (↑; Hernie*) f: Hernia femoralis; s. Hernie.

Femoralis|lähmung (↑): (engl.) femoral palsy; Lähmung inf. Schädigung des N. femoralis (L_2-L_4); **Urs.:** Trauma, Op., Psoashämatom u. a.; **Sympt.:** Behinderung b. Treppensteigen durch Lähmung des M. quadriceps femoris, Patellatiefstand, Abschwächung des Quadrizepssehnenreflexes, Sensibilitätsstörungen an der Vorderseite des Oberschenkels u. der medialen Seite des Unterschenkels, Atrophie der Streckermuskulatur, Genu recurvatum; **DD:** Bandscheibenvorfall, proximale diabetische Polyneuropathie.

Femoralis|puls (↑; Puls*): (engl.) femoral pulse; Puls der A. femoralis; bei palpator. Abschwächung od. Fehlen Verdacht auf arterielle Verschlußkrankheiten*.

Femur (lat.) n: (engl.) femoral bone; Oberschenkelknochen. **F.fraktur** (↑; Fraktur*) f: s. Oberschenkelfraktur. **F.kopf** (↑): (engl.) head of the femoral bone; Caput femoris.

Fen|bufen (INN) n: 3-(4-Biphenylylcarbonyl)-propionsäure (IUPAC); nichtsteroidales Antiphlogistikum; Verw.: s. Antiphlogistika, nichtsteroidale.

Fen|camf|amin (INN) n: N-Ethyl-3-phenyl-8,9,10-trinorbonan-2-amin (IUPAC); Psychotonikum.

Fenchel: s. Fructus Foeniculi.

Fen|dilin (INN) n: N-(3,3-Diphenylpropyl)-α-methylbenzylamin (IUPAC); Calciumantagonist; Verw.: s. Calciumantagonisten.

Fenestra (lat.) f: Fenster.

Fenestra cochleae (↑) f: rundes od. Schneckenfenster; an d. medialen Wand der Paukenhöhle, durch d. bindegewebige Membrana tympani secundaria verschlossen; s. Labyrinth.

Fenestration (↑) f: s. Fensterungsoperation.

Fenestra vestibuli (↑) f: ovales od. Vorhoffenster; an d. medialen Wand der Paukenhöhle, führt in d. Vorhof des Labyrinths*, verschlossen durch d. Fußplatte des Steigbügels.

Fene|tyllin (INN) n: N-[β-(7-Theophyllinyl)-ethyl]-amphetamin (IUPAC); Phenyläthylaminderivat mit zentral stimulierenden Eigenschaften (v. a. durch Hemmung der Wiederaufnahme von Katecholaminen); **Verw.:** evtl. beim Aufmerksamkeitsdefizitsyndrom; **NW:** Schwindel,

Schlafstörungen, Herzklopfen, gastrointestinale Störungen, Unruhe, Erregung u. a.; **Kontraind.:** best. psych. Erkrankungen, Hypertonie, Hyperthyreose, Angina pectoris u. a.; **cave:** Abhängigkeitspotential!

Fen|flur|amin (INN) n: N-Ethyl-α-methyl-3-(trifluormethyl)-phenethylamin (IUPAC); Phenyläthylaminderivat mit geringer zentral stimulierender Wirkung, anorektischen Eigenschaften (Wirkung als Serotoninantagonist); **Verw.:** über kurze Zeit (4-6 Wochen) als Appetitzügler*; **NW:** anfänglich Sedierung, Kopfschmerz, Schlafstörungen, depressive Verstimmungen u. a.; **Kontraind.:** psych. Erkrankungen, Alkohol- u. Medikamentenabhängigkeit u. a.

Fenger-Plastik (Christian F., Chir., Chicago, 1840-1902; -plastik*) f: (engl.) Fenger's plasty; op. Erweiterung einer umschriebenen Ureterstenose* durch Längsspaltung u. Quervernähung meist in Höhe der Ureterinsertion in das Nierenbecken. Vgl. Foley-Plastik, Ureterotomie.

Feno|fibrat (INN) n: Isopropyl{2-[4-(4-chlorbenzoyl)phenoxy]-2-methylpropionat} (IUPAC); Derivat der Clofibrinsäure; Verw.: s. Lipidsenker.

Feno|terol (INN) n: 1-(3,5-Dihydroxyphenyl)-2-{[1-(4-hydroxybenzyl)ethyl]-amino}-ethanol (IUPAC); CAS-Nr. 13392-18-2; direkt wirkendes Sympathomimetikum mit überwiegend betaadrenerger Wirkung; verursacht eine Erschlaffung der glatten Muskulatur in Bronchien u. Blutgefäßen durch Stimulation der Beta-2-Rezeptoren; ferner antiallerg. Wirkung durch Hemmung der Freisetzung von Mastzellmediatoren; **Verw.:** als Bronchospasmolytikum, zur Anfallsprophylaxe bei obstruktiven Atemwegerkrankungen, zur Hemmung vorzeitiger od. pathol. Wehentätigkeit; **NW:** Kopfschmerz, Unruhe, Herzklopfen, Schwindel, Übelkeit, Tremor, anfängliche Hypokaliämie, Tachykardie u. a.; **Kontraind.:** Tachykardie, Herzrhythmusstörungen, koronare Herzkrankheit, frischer Herzinfarkt, Hyperthyreose u. a.

Fen|pro|porex (INN) n: (±)-3-(α-Methyl-phenethylamino)-propionitril (IUPAC); Sympathomimetikum; **Verw.:** als Appetitzügler*; **NW:** Tremor, psychomotor. Erregungszustände, Herzklopfen u. a.; **Kontraind.:** Thyreotoxikose, Phäochromozytom, Tachykardie, Engwinkelglaukom u. a.; **cave:** Abhängigkeitspotential!

Fenster, aorto|pulmonales (Aorta*; Pulmo*): s. Defekt, aortopulmonaler.

Fenster|gips: Gipsverband* mit einer Aussparung über Wunden.

Fensterung, inter|laminäre (Inter-*; Lamina*): (engl.) interlaminar fenestration; syn. Flavektomie; chir. Resektion des Lig. flavum u. evtl. partielle Resektion der Wirbelbögen (erweiterte i. F., Laminotomie), als op. Zugang v. a. bei Bandscheibenoperation*. Vgl. Laminektomie.

Fensterungs|operation f: (engl.) fenestration; op. Freilegung bzw. Schaffung eines neuen Zugangs; z. B. (HNO) Herstellung eines neuen Schallwegs zum Labyrinth unter Umgehung des ovalen Fensters i. R. der Tympanoplastik*.

Fen|tanyl (INN) n: N-(1-Phenethyl-4-piperidyl)-propionanilid (IUPAC); synthet. Morphinderivat mit analget. u. atemdepressiver Wirkung u. kurzer Wirkdauer; **Verw.:** v. a. in Komb. mit einem Neuroleptikum zur Neuroleptanästhesie* u. balancierten Anästhesie*; **NW:** Übelkeit, Sedierung, Atemdepression, Miosis, Obstipation, Bradykardie, Bronchospasmen, Blasenentleerungsstörungen u. a.; **Kontraind.:** Opiatabhängigkeit, Bewußtseinsstörungen, Störungen des Atemzentrums u. der Atemfunktion, erhöhter Hirndruck, Hypotension bei Hypovolämie u. a.; **cave:** Toleranzentwicklung, Abhängigkeitspotential, Entzugssyndrom!

Fenyr|amidol (INN) n: α-(2-Pyridylaminomethyl)-benzylalkohol (IUPAC); zentrales Muskelrelaxans mit analget. Eigenschaften; Verw.: s. Muskelrelaxanzien, zentrale.

Fermente (lat. fermentum Gärungsmittel) n pl: ältere Bez. für Enzyme*.

Fermium (nach E. Fermi, ital. Phys., 1901-1954) n: Symbol Fm, OZ 100, rel. Atommasse 257; zur Gruppe der Actinoide* gehörendes chem. Element.

Fermo|serum (Fermente*; Sero-*) n: Immunserum, das zur Verringerung der antigenen Eigenschaften enzymatisch angedaut wird, wodurch die Gefahr der Sensibilisierung od. einer anaphylaktischen Reaktion herabgesetzt wird; vgl. Hyperimmunglobulin.

Fernandez-Re|aktion f: s. Lepromintest.

Fern|aufnahme: (engl.) teleroentgenogram; Röntgenaufnahme m. großem Fokus*-Film-Abstand z. möglichst größenrichtigen Abbildung; z. B. Herzfernaufnahme mit 2 m Fokus-Film-Abstand.

Fern|bestrahlung: (engl.) teleradiotherapy; Bestrahlung m. großem Fokus-Haut-Abstand; z. B. bei Ganzkörperbestrahlungen. Vgl. Strahlentherapie.

Fern|hämatom (Häm-*; -om*) n: bei Schädelbasisfrakturen vorkommendes Hämatom fernab von der Bruchstelle; z. B. als Brillenhämatom* od. Hämatotympanon*.

Fern|punkt: (engl.) far point; Punctum remotum; Punkt, auf den d. Auge bei voller Erschlaffung der Akkommodation eingestellt ist; b. emmetropem Auge liegt der F. im Unendlichen.

Fern|rohr|brille: s. Brille.

Ferrein-Fortsätze (Antoine F., Chir., Paris, 1693-1769): (engl.) Ferrein's tubules; Striae medullares corticis renis; Markfortsätze in d. Nierenrinde.

Ferri|chlorid|probe: s. Fölling-Probe.

Ferritin n: Eisen-Eiweiß-Verbindung, wichtige Speicher- u. Transportform des Eisens* im Organismus neben Hämosiderin*; Eisenanteil ca. 20% (im Hämosiderin 30-37%). Der Eiweißanteil des F. wird als Apoferritin bezeichnet; aus F. ist Eisen leicht mobilisierbar. **Vork.:** z. B. in Dünndarmschleimhaut, Monozyten-Makrophagen-System u. (in geringer Konz.) im Serum; **Bestimmungsmethoden:** Radio-Immunassay, elektronenmikroskopischer Nachweis; erhöhte Werte z. B. bei Tumoranämie, Infektanämie u. Hämochromatose, erniedrigte Werte bei Eisenmangel. Vgl. Referenzbereiche (Tab.), Transferrin, Tumormarker.

Ferro|chelatase (Ferrum*) f: mitochondriales Enzym, das in der Biosynthese des Häm* den Einbau von Fe^{2+} in Protoporphyrin katalysiert. Die Aktivität der F. ist bei erythropoetischer Protoporphyrie* vermindert. Vgl. Porphyrine.

Ferro|kinetik (↑; Kin-*) f: (engl.) ferrokinetic study; Bez. f. klinisch nur noch selten angewendete Untersuchung der Eisenresorption, Eisen-Plasmaclearance u. Eisenutilisation mit radioaktiv markiertem Eisen (meist Eisen-59); **Ind.:** Diagnostik der Anämie*, Nachweis einer pathologischen Erythropoese*. Vgl. Eisenbindungskapazität, Eisenresorptionstest.

F

Ferro-Luzzi-Krankheit: epidem. maligne Sepsis; **Sympt.:** Fieber mit Glieder- u. Rückenschmerzen, selten Ikterus u. hämorrhag. Diathese; **Err.:** unbekannt; **Überträger:** Kleiderlaus.

Ferro|zyten (Ferrum*; Zyt-*) m pl: s. Siderozyten.

Ferrum (lat.) n: Eisen*.

Fersen|bein: (engl.) heel bone; Kalkaneus.

Fersen|bein|fraktur (Fraktur*) f: (engl.) calcaneal fracture; Kalkaneusfraktur; **Formen: 1.** axialer Stauchungsbruch durch Sturz aus großer Höhe od. Auffahrunfall (häufig Stück- od. Trümmerfraktur); **2.** knöcherne Abrißfraktur des Achillessehnenansatzes vom Tuber ossis cal-

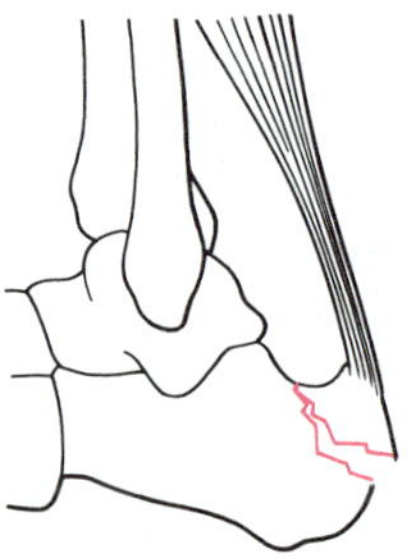

Fersenbeinfraktur: sog. Entenschnabelbruch [448]

canei (sog. Entenschnabelbruch) durch indirekte Gewalteinwirkung; **Einteilung** (nach Vidal): **Vidal I:** Fraktur ohne Beteiligung des unteren Sprunggelenks (Tuber ossis calcanei, Sustentaculum usw.); **Vidal II:** Fraktur mit Beteiligung des unteren Sprunggelenks ohne wesentliche Dislokation; **Vidal III:** Fraktur mit Destruktion des unteren Sprunggelenks u. abgeflachtem bzw. negativem Tubergelenkwinkel* (zwei Drittel aller F.); **Diagn.:** Rö. (Tubergelenkwinkel abgeflacht od. negativ), CT; **Ther.:** Versorgung von Abrißfrakturen durch Zugschraubenosteosynthese, von Vidal-II-Frakturen v. a. konservativ-funkt. (Gipsschiene), von Vidal-III-Frakturen durch osteosynthet. Wiederherstellung der Gelenkkongruenz mit postop. Übungsbehandlung; **Kompl.:** posttraumat. Arthrose od. Fußfehlstellungen, Sehnen-Impingement.

Fersen|schmerz: (engl.) heel pain; syn. Tarsalgie; Symptom bei traumatisch bedingten Veränderungen, Kalkaneussporn* im Bereich der Fußsohle od. Spondylitis* ankylosans am Achillessehnenansatz; vgl. Achillodynie.

Fersen|sporn: s. Kalkaneussporn.

Fertig|arznei|mittel: im voraus hergestellte, abgepackte Arzneimittel (Spezialitäten* u. Generika*) mit charakterist. Aufmachung u. beigelegter Gebrauchsinformation (sog. Waschzettel mit Angaben über enthaltene Arzneistoffe, Indikation, Kontraindikation, Dosierung, Hinweise); F. müssen seit 1978 vom Bundesgesundheitsamt zugelassen sein.

Fertig|nähr|böden: vorgefertigte Nährmedien zur In-vitro-Züchtung von Mikroorganismen; **Vorteile:** konstante Qualität durch gleichbleibende Zusammensetzung, Arbeits- bzw. Zeitersparnis; inf. Standardisierung Vergleichbarkeit mikrobiol. Untersuchungsergebnisse b. gemeinsamen Studien mehrerer Institute. Vgl. Nähragar, Nährböden, Nährbouillon, Elektivnährböden, DST-Agar, Mueller-Hinton-Agar.

Fertilität (lat. fertilis fruchtbar) f: (engl.) fertility; Fruchtbarkeit, geschlechtl. Vermehrungsfähigkeit; s. Fruchtbarkeitsziffer. Vgl. Infertilität.

Fertilitäts|faktor (↑) m: s. F-Faktor.

Fertilitäts|gutachten (↑): syn. andrologisches Gutachten; i. R. einer Vaterschaftsfeststellung* erhobener Befund über die Potentia generandi (Zeugungsfähigkeit) des vermuteten Vaters zum Zeitpunkt der Konzeption. Bei vollständiger Verlegung beider Samenwege ist die Vaterschaft ausgeschlossen (gesicherte Nichtvaterschaft), bei wiederholt pathol. Spermiogramm (verminderte Zahl u. Motilität der Spermien, morphol. Veränderungen), verändertem äußerem Hodenbefund sowie bei endokrinen Störungen (Hodeninsuffizienz) ist die Nichtvaterschaft weniger gesichert. Vgl. Abstammungsbegutachtung.

Fertilitäts|störung (↑): (engl.) disorder of fertility; Beeinträchtigung der Fortpflanzungsfähigkeit bei Mann u. Frau; **Urs.:** endokrin, genetisch, immun., nach Entz. mit Verlegung der Samenwege od. Eileiter, Varikozele. Vgl. Sterilität.

Fest|frequenz|schritt|macher: s. Herzschrittmacher.

Fet-: auch Feto-, Föt-; Wortteil mit der Bedeutung das Gezeugte, Leibesfrucht; von lat. fetus.

Fetal|blut|ana|lyse (↑) f: Abk. FBA; s. Mikroblutuntersuchung am Feten.

Fetal distress (engl. ↑; Not, Sorge, Leiden) n: fetaler Gefahrenzustand, fetale Notsituation, früher auch intrauterine Asphyxie; Oberbegriff f. alle Gefahren, die dem Kind vor, unter u. kurz nach der Geburt drohen; vier **Stadien: 1.** chronic fetal distress: ca. 5 Wo. vor der Geburt; **2.** subacute fetal distress: einige Tage vor der Geburt; **3.** acute perinatal distress: während der Geburt; **4.** permanent damage: bleibende (meist zerebrale) Schädigung. Während der Schwangerschaft können folgende **Zeichen** i. S. eines F. d. gewertet werden: **1.** fehlendes Uteruswachstum, Abnahme der Fruchtwassermenge; **2.** Stehenbleiben od. Rückgang der Östriolausscheidung im Urin; **3.** Auffälligkeiten der fetalen Herztöne (Brady- od. Tachykardie); vgl. Kardiotokographie; **4.** Mekoniumbeimengungen z. Fruchtwasser, die z. B. durch Amnioskopie* festgestellt werden kann; **5.** nach Blasensprung Feststellung einer perinatalen Azidose mittels Mikroblutuntersuchung* am Feten. Vgl. Risikoschwangerschaft, Depressionszustand des Neugeborenen.

Fetal|größe (↑): (engl.) foetal size; Körpermaße des ungeborenen Kindes, die anhand v. Indexmessungen b. der Ultraschalldiagnostik* erfaßt werden u. mit Hilfe v. auf die Schwangerschaftsdauer bezogenen Perzentilen interpretiert werden.

fetalis (↑): zum Fetus* gehörig, fetal.

Fetal|naht|katarakt (↑; Katarakt*) f: (engl.) embryonal cataract; feine bilaterale, stationäre Trübungen der ypsilonförmigen Nähte des Fetalkerns; Vork.: z. B. bei Down-Syndrom.

Fetal|peri|ode (↑) f: (engl.) foetal period; Zeitraum der pränatalen Entw. (s. Pränatalperiode) vom Ende der Embryonalperiode* (beim Menschen vom Anfang der 9. SSW) bis zur Geburt; der Keim wird in dieser Periode als Fetus* (Foetus) bezeichnet; die F. ist durch Wachstum des gesamten Organismus, Differenzierung der Organfunktionen u. Beginn der Tätigkeit einzelner Organe gekennzeichnet; vgl. Fetotoxizität, Blutkreislauf, Lungenreifung, fetale.

Fetischismus (frz. fétiche Fetisch) m: (engl.) fetishism; spezialisiertes, u. U. abweichendes Sexualverhalten*, b. dem ausschließlich od. überwiegend best. Objekte, z. B. Körperpartien außerh. der Genitalsphäre (Fuß, Haar), Gegenstände (Kleidungsstücke) od. Materialien (Leder, Gummi), die m. dem Liebesobjekt zusammenhängen bzw. dieses ersetzen, zur geschlechtl. Erregung führen. Vgl. Perversion.

Feto|pathia (Fet-*; -pathie*) f: Fetopathie*. **F. diabetica** (↑; ↑) f: s. Embryofetopathia diabetica. **F. rubeolosa** (↑; ↑) f: s. Embryopathia rubeolosa. **F. toxo|plasmotica** (↑; ↑) f: s. Toxoplasmose.

Feto|pathie (↑; ↑) f: (engl.) foetopathy; pränatale Erkr. mit der Folge einer intrauterinen Entwicklungsstörung des ungeborenen Kindes nach abgeschlossener Organogenese (Embryonalperiode*); als Urs. spielen u. a. intrauterine Inf. (s. Pränatalinfektion, Perinatalinfektion) sowie Blutgruppenunverträglichkeiten zw. Mutter u. Kind (Morbus* haemolyticus fetalis bzw. neonatorum) eine Rolle; vgl. Erkrankungen, pränatale.

Feto|skopie (↑; -skopie*) f: (engl.) foetoscopy; direkte intrauterine Betrachtung des Feten m. dem Fetoskop (Spezialendoskop); Abortrisiko 3-5%, daher weitgehend durch d. Ultraschalldiagnostik* ersetzt.

Feto|toxizität (↑; Tox-*) f: (engl.) foetotoxicity; Fähigkeit eines Agens zu einer tox. Wirkung während der Fetalperiode*; i. d. R. können in dieser Phase keine grobstrukturellen Fehlbildungen mehr ausgelöst werden, der Keim kann jedoch auch in dieser Periode geschädigt werden mit u. U. letaler Wirkung, Wachstumsretardierungen, transplazentarer Karzinogenese* u. funkt. Defekten, die sich erst postnatal manifestieren. Vgl. Embryotoxizität, Fehlbildung, kongenitale.

Fett-: s. a. Lip-, Lipo-.

Fett|durchfall: s. Steatorrhoe.

Fette: (engl.) neutral fats; Verbindungen aus der Gruppe der Lipide*, Ester von Glyzerin mit Fettsäuren*; enthalten verschiedene, v. a. langkettige, sog. höhere Fettsäuren. Die Hydrolyse (Verseifung*) von F. führt v. a. zu Palmitinsäure, Stearinsäure, Ölsäure, Linolsäure u. Linolensäure. F. sind Strukturbestandteil von Zellmembranen, Neutralfette dienen als Fettdepot, braunes Fett dient der Wärmeregulation. F. sind in Lipoproteinen* enthalten u. dienen als Energielieferant. Vgl. Fettstoffwechsel, Triglyzeride.

Fett|em|bolie (Embol-*) f: (engl.) fat embolism; Form der Embolie* mit Einschwemmung feinverteilter Fetttropfen in die Blutbahn, z. B. inf. Fettgewebezerstörung bei Frakturen od. Weichteilschäden mit Kapillarverstopfung durch Lipidglobuli, bei Schock* v. a. in Komb. mit Mikrozirkulationsstörung, verändertem Fettstoffwechsel, Hypoxie u. Verbrauchskoagulopathie (sog. Fettemboliesyndrom) vorkommend; **Klin.:** motor. Unruhe, Beklemmungsgefühl, Tachykardie, Blutdruckabfall, zunehmende Dyspnoe, Zyanose, Husten (Lungenfettembolie), Bewußtseinsstörungen (Verletzung von Hirngefäßen), Sehstörungen (Retinablutungen); röntg. diffuse Verschattung der Lunge, im EKG Rechtsherzbelastung, ZVD erhöht, art. Hypoxie; **Ther.:** evtl. Fibrinolytika (umstritten); Prophylaxe durch frühzeitige optimale Schockbehandlung, bei Frakturen Stabilisierung v. a. von Röhrenknochen.

Fett|färbung: (engl.) fat stain; (histol.) Färbung v. Neutralfetten u. Fettsäureschollen in alkohol. Lösung v. Sudan III orangegelb, durch Scharlachrot orangerot u. durch Osmiumsäure (1%ige Überosmiumsäure) gelbbraun bis schwarz gefärbt; Fettsäurenadeln bleiben unverändert.

Fett|geschwulst: s. Lipom.

Fett|gewebe: (engl.) fatty tissue; Form des Bindegewebes, das aus Fettzellen* besteht, die von Gitterfasern* umsponnen sind u. durch kollagene u. elastische Fasern zu Fettgewebeläppchen zusammengefaßt werden; das weiße F. dient v. a. als Energiereservoir u. sog. („hungerfestes") Baufett, braunes F. zur Wärmeregulation. Vgl. Fette, Fettstoffwechsel.

Fett||gewebe|nekrose (Nekr-*; -osis*) f: (engl.) fat necrosis; syn. Steatonekrose; Nekrose* des Fettgewebes inf. einer Pannikulitis*; vgl. Necrobiosis lipoidica, Adiponecrosis subcutanea neonatorum. **F.hals:** s. Madelung-Fetthals. **F.herz:** (engl.) fatty heart; nicht korrekte Bez. f. **1.** Fettauflagerung am Herzen; **2.** Fettentartung der Muskulatur des Herzens; z. B. bei chron. Myokarditis, Myodegeneratio cordis.

Fett|leber: (engl.) fatty liver; häufigste Lebererkrankung mit vermehrter Neutralfettablagerung in die Leberzellen (mäßiggradig 10% bis maximal 50% Neutralfett des Leberfeuchtgewichts); **Pathogenese: 1.** vermehrte Fettsynthese; **2.** verminderter Fettabbau; **3.** vermehrter Fettanbau; **4.** verminderter Fettabtransport; **Urs.** (nach Häufigkeit): Alkoholabusus, Diabetes mellitus (latent od. manifest), Fehlernährung in Form v. Über- u. Unterernährung, toxisch wirkende Substanzen (Medikamente, z. B. Tetrazykline, Cortison, Pilzgifte, Tetrachlorkohlenstoff),

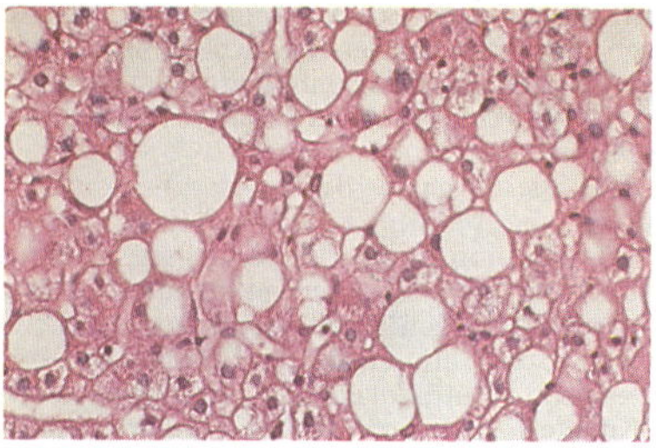

Fettleber, histologisches Bild [62]

Klin.: Oberbauchdruck möglich, Leber vergrößert, prall elastisch bis derb; **Diagn.:** Enzymdiagnostik (GGT), Sonographie, evtl. Leberbiopsie; **Progn.:** bei Ausschaltung der Urs. voll rückbildungsfähig, sonst Übergang in Fettzirrhose*.

Fett|leber|hepatitis (Hepat-*; -itis*) f: (engl.) fatty liver hepatitis; degenerativ-nekrotische Lebererkrankung; **Urs.:** chron. Alkoholkrankheit (über 25% der Fälle), Diabetes mellitus (15-20% der Fälle), Proteinunterernährung (v. a. bei Kwashiorkor), konsumierende Krankheiten, Gicht, Fettstoffwechselstörungen; **Diagn.:** bei zwei Drittel der Pat. sind die Transaminasen mäßig, bei einem Drittel nicht erhöht, Bromsulfaleintest oft pathol.; bei Alkoholkranken u. Diabetikern mit F. sind Triglyzeride u. Cholesterin im Serum erhöht.

Fett|mark: (engl.) yellow bone marrow; fetthaltiges Knochenmark, nicht hämatopoetisch aktiv; die ersten Fettmarkinseln entwickeln sich im 4. Lebensjahr. Beim Erwachsenen enthalten Röhrenknochen überwiegend F.; die Blutzellbildung erfolgt fast nur noch in den flachen Knochen. Das F. behält aber eine hämatopoet. Potenz, d. h., unter bes. Umständen kann es in hämatopoet. Mark umgewandelt werden, z. B. nach großen Blutverlusten, bei Osteomyelofibrose, Leukämien, Polycythaemia vera. Andererseits kann sich F. bei verminderter Hämatopoese (aplastisches Syndrom) auch in flachen Knochen ausbilden. Vgl. Erythropoese.

Fett|nekrose, zystische der Mamma (Nekr-*; -osis*; Kyst-*; Mamma*) f: (engl.) cystic fatty necrosis of the mamma; meist bei adipösen Frauen nach einem Trauma auftretende gerötete Knoten, die im Inneren als Folge einer aseptischen Steatonekrose dünnflüssiges Fett enthalten; **DD:** insbes. Mammakarzinom*; **Ther.:** Exzision.

Fett|pneumonie (Pneum-*) f: s. Lipidpneumonie.

Fett|polster: Unterhautfettgewebe; s. Panniculus adiposus.

Fett|säuren: (engl.) fatty acids; aliphatische Monokarbonsäuren; obligater Bestandteil von Neutralfetten, Glyzerinphosphatiden u. Sphingolipiden, die im Organismus überwiegend mit e. geraden Anzahl von C-Atomen vorkommen; **Einteilung: 1.** gesättigte F. (Summenformel: $C_nH_{2n}O_2$, z. B. Caprylsäure, Essigsäure, Palmitinsäure, Stearinsäure); **2.** einfach od. mehrfach ungesättigte F. ($C_nH_{2(n-x)}O_2$) mit einer (z. B. Ölsäure) od. mehreren Doppelbindungen (x), die stets durch eine C—C-Bindung getrennt sind (z. B. Linolsäure, Linolensäure, Arachidonsäure); **Synthese:** durch enzymatische Hydrolyse von Nahrungslipiden od. endogenen Lipiden, wenn die F. durch CoA* aktiviert sind; Synthese durch Kettenverlängerung erfolgt in d. Mitochondrien, Neusynthese im Zytoplasma; **Abbau:** durch Betaoxidation. Vgl. Lipide, Referenzbereiche, Omegafettsäuren.

Fett|säuren, essentielle: (engl.) essential fatty acids; sog. Vitamin F; Fettsäuren mit zwei od. drei Doppelbindungen, die im Organismus nicht synthetisiert werden können u. daher mit der Nahrung aufgenommen werden müssen: Arachidonsäure, Linolensäure, Linolsäure; höher ungesättigte Fettsäuren (Polyensäuren) können im Körper durch Umwandlung gebildet werden. **Vork.:** v. a. in Gonaden, in Strukturlipiden von Zellen u. in der Membran von Mitochondrien. Mangel an e. F. tritt v. a. auf inf. fettfreier Diät od. fettfreier parenteraler Ernährung u. kann zu Hautveränderungen (Hyperkeratose, Alopezie, Thrombozytopenie) u. zu Wachstumsstörungen führen.

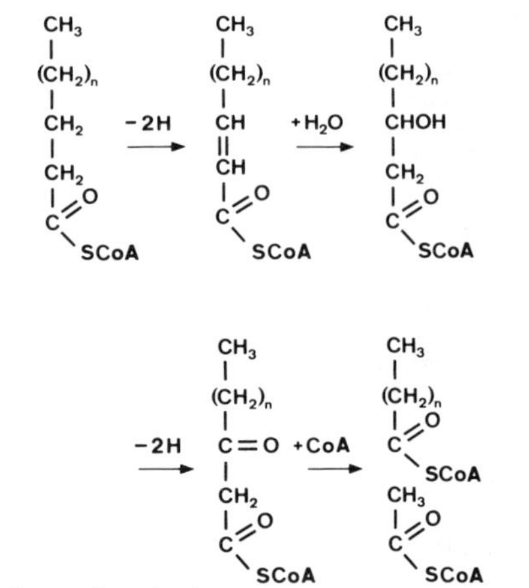

Fettstoffwechsel: Prinzip der Betaoxidation von freien Fettsäuren unter Bildung von Acetyl-CoA

Fett|säuren, freie: (engl.) free fatty acids; Abk. FFS; nicht veresterte Fettsäuren, die im Serum an Albumin gebunden sind u. durch Hydrolyse aus Triglyzeriden* freigesetzt werden; sind Bestandteil der Lipoproteine*, v. a. des VLDL*, u. können in fast allen Organen oxidiert werden (Energielieferant). Vermehrte Freisetzung von FFS (Hyperlipazidämie) z. B. durch Adrenalin (bei Streß) u. bei gesteigerter Lipolyse, z. B. inf. verminderter Glukoseutilisation bei Diabetes mellitus od. bei Hyperthyreose, Phäochromozytom u. Hunger. Vgl. Randle-Zyklus.

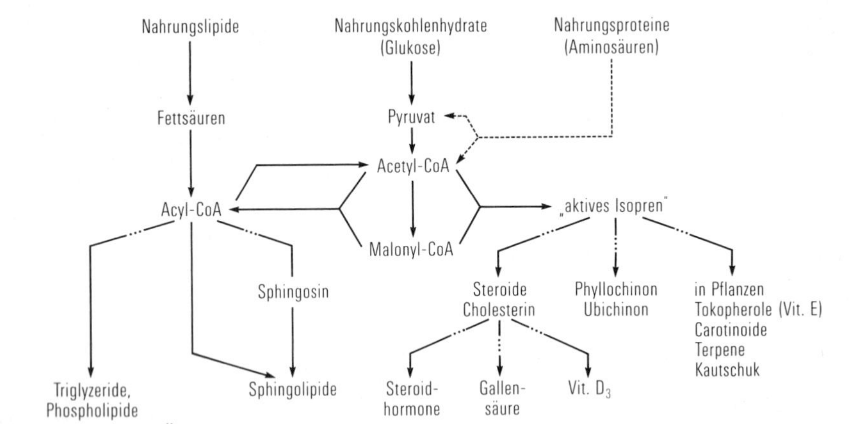

Fettstoffwechsel: Übersicht [40]

Fett|sklerem (Skler-*) n: s. Sklerema adiposum neonatorum.

Fett|speicher|krankheiten: s. Lipidosen.

Fett|stoff|wechsel: (engl.) lipometabolism; syn. Lipidmetabolismus; die Aufnahme der Fette* erfolgt nach Emulgierung* der Fette u. Spaltung durch Triglyzeridlipasen* aus Magen, Dünndarm u. Pankreas durch Resorption im Dünndarm. Fette, die weniger als 12 C-Atome enthalten, werden als freie Fettsäuren* an Albumin gebunden transportiert; Fette mit mehr als 12 C-Atomen werden in der Darmschleimhaut zu Triglyzeriden* resynthetisiert u. im Serum an Lipoproteine* gebunden od. als Chylomikronen* über die Lymphgefäße transportiert. Im Fettgewebe* werden Fette nach Veresterung* gespeichert. Die intrakorporale Synthese von Fetten erfolgt aus Acetyl-CoA in den Mikrosomen, in der Leber erfolgt die Synthese von Lipoproteinen u. die Bildung von Ketonkörpern. V. a. in der Leber u. im Fettgewebe findet als Hauptweg des Kohlenhydratstoffwechsels* die Umwandlung von Glukose in Fettsäuren statt. Der Abbau von Neutralfetten im Fettgewebe erfolgt durch Lipolyse*; der Abbau von freien Fettsäuren in fast allen Geweben durch Betaoxidation*, die zu Acetyl-CoA führt, das im Zitronensäurezyklus* weiterverwendet werden kann. Cholesterin* wird in der Leber zu Gallensäuren* abgebaut, die im Duodenum u. Jejunum durch Lipasen hydrolysiert werden. **Fettstoffwechselstörungen:** s. Hyperlipoproteinämien, Hypolipoproteinämien, Lipidosen.

Fett|stuhl: s. Steatorrhoe.

Fett|sucht: (engl.) obesity; Adipositas, Obesitas, Fettleibigkeit; übermäßige Vermehrung od. Bildung v. Fettgewebe; **Ätiol.:** multifaktoriell. Die F. ist ein Risikofaktor für eine Reihe von Erkr. wie Hypertonie, Diabetes mellitus, Hyperlipidämie, Gicht u. die damit verbundenen Gefäßerkrankungen (v. a. Arteriosklerose). Vgl. Magersucht, Pubertätsfettsucht.

Fett|wachs: syn. Adipocire*.

Fett|zellen (Zelle*): (engl.) fat cells; syn. Adipozyten; große runde Zellen im Fettgewebe* mit randständigem Kern u. deutlicher Zellmembran, die aus Retikulumzellen* hervorgehen; Vork. als univakuoläre F. des weißen Fettgewebes, die nur ein Fetttröpfchen enthalten, u. als plurivakuoläre F. des braunen Fettgewebes mit mehreren Fetttröpfchen.

Fett|zirrhose (Zirrhose*) f: (engl.) steatocirrhosis; über eine Fettleber* entstandene Leberzirrhose*; Entwicklungszeit mehrere Jahre; im **Stadium I** (Anfangsstadium) keine entzündliche Reaktion am Mesenchym; im **Stadium II** Rundzelleninfiltration, vorwiegend in den Glisson-Dreiecken; im **Stadium III** Bindegewebeentwicklung, vorwiegend periportal, aber auch in die Leberläppchen einstrahlend (Fibrose). Bei Zunahme der entzündl. Reaktion u. der Bindegewebeentwicklung spricht man von einer Fettzirrhose. **Diagn.:** Laparoskopie, Leberbiopsie.

Fetus (Fet-*) m: Bez. f. die Frucht im Mutterleib nach Abschluß der Organogenese*, d. h. im Anschluß an d. Embryonalperiode* bis z. Ende der Schwangerschaft; s. Fetalperiode. **F. compressus** (↑) m: abgeflachter, mumifizierter Fetus; nach intrauterinem Fruchttod* inf. Dystrophie, Vork. bes. bei Zwillingen. **F. papyraceus** (↑) m: intrauterin mumifizierter Fetus ohne Zeichen der Mazeration, durch Zwillingsfrucht plattgedrückt u. in der Eihaut des zweiten Fetus liegend; evtl. sog. Steinkind (Lithopädion).

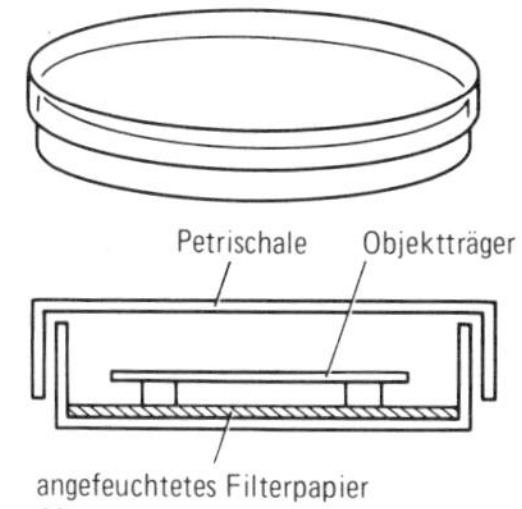

Feuchte Kammer

Feuchte Kammer: (engl.) wet chamber; **1.** Vorrichtung zur Aufbewahrung von Präparaten b. maximaler Luftfeuchtigkeit (s. Abb.); **2.** luftdichter Raum mit dadurch hoher Luftfeuchtigkeit, z. B. als Uhrglasverband*.

Feuer|mal: s. Naevus flammeus.

Feuer|star: (engl.) heat-ray cataract, glassblowers' cataract; Infrarot-, Schmiede- od. Wärmestar, Glasbläserstar; inf. langdauernder intensiver Einwirkung langwelliger Strahlung (ca. 2000 nm) z. B. bei Glasbläsern, Eisenarbeitern u. Schmelzern auftretende Katarakt*; zunächst spinnennetzartige, dann scharf begrenzte scheibenförmige hintere subkapsuläre Trübung mit Entw. eines Totalstars; häufig Abblättern von Lamellen der vorderen Rindenkapsel, **Prophyl.:** Tragen einer Schutzbrille, die Wärmestrahlen absorbiert; BK nach Nr. 2401 der BeKV. Vgl. Strahlenkatarakt.

Feuer|stein|leber: (engl.) brimstone liver; (pathol.-anat.) bräunlich-graue Leber mit derber Konsistenz u. glatter Schnittfläche bei konnataler Syphilis*; interstitielle Bindegewebewucherung, oft Reste fetaler Blutbildungsherde.

Feulgen-Nukleal|re|aktion (Robert F., Chem., Physiol., Gießen, 1884-1955; Nucl-*) f: (engl.) Feulgen reaction; histochem. Verfahren zum Nachweis von Aldehyden u. Desoxyribonukleinsäure in tier. u. pflanzl. Geweben, ferner von Nukleoiden (Kernäquivalenten) in Bakt. u. anderen Mikroorganismen mit Hilfe der Feulgen*-Plasmalfärbung.

Feulgen-Plasmal|färbung (↑; -plasma*): (engl.) Feulgen's plasmal staining; Färbung, die Gewebe aufgrund ihres Gehalts an Aldehyden m. fuchsinschwefliger Säure annehmen. Diese Aldehyde kommen als ein als Plasmal bezeichnetes Gemisch in d. Acetalphosphatiden vor.

Fèvre-Languepin-Syn|drom (Marcel F., Orthop., Paris; Ann L., Kinderärztin, Paris) n: syn. popliteales Pterygiumsyndrom*.

Feyrter-Organ (Friedrich F., Pathol., Göttingen, 1895-1973) n: s. Gangorgan.

FFA: Abk. f. **1.** **F**okus*-**F**ilm-**A**bstand; **2.** (engl.) **f**ree **f**atty **a**cids, freie Fettsäuren*.

F-Faktor m: (engl.) F-factor; sog. Fertilitätsfaktor best. Bakterien; episomale DNA (s. Plasmide), die in den Trägerbakterien zur Ausbildung eines Sexualpilus* (für die Konjugation* mit anderen Bakterien u. den Austausch genetischen Materials) führt.

FFS: syn. FFA (Abk. f. engl. free fatty acids); Abk. f. **f**reie **F**ettsäuren* im **S**erum.

F_1-Generation f: erste Generation von Nachkommen, die aus einer Kreuzung von in sich reinerbigen Eltern mit unterschiedl. Allelen (Parentalgeneration) hervorgegangen ist; **F_2-Generation:** deren Nachkommen usw.

FGF: Abk. f. (engl.) **f**ibroblast **g**rowth **f**actor, Fibroblastenwachstumsfaktor; aus Hypophyse u. Gehirn isoliertes Polypeptid mit mitogener Wirkung auf Fibroblasten, Gliazellen u. einige Endothelzellen.

FG-Syn|drom n: Benennung nach den Initialen der erstbeschriebenen Familie; syn. Opitz-Kaveggia-Syndrom; X-chromosomal-rezessiv erbl. Erkr. mit Megalenzephalie, Corpus-callosum-Defekt (geistige Retardierung, muskuläre Hypotonie), fazialer Dysmorphie (z. B. Blepharophimose), verbreiterten Daumen u. Großzehen sowie Analstenose.

FHA: Abk. f. **F**okus-**H**aut-**A**bstand.

FHF: Abk. f. **f**etale **H**erzschlag**f**requenz; s. Kardiotokographie.

F. I.: Abk. f. **F**ärbe**i**ndex*.

Fiber|endo|skop (Fibr-*; End-*; Skop-*) n: (engl.) fibrescope, fibre endoscope; syn. Fiberskop; Endoskop* mit Glasfaseroptik*.

Fibr-: Wortteil mit der Bedeutung Faser; von lat. fibra.

Fibra (↑) f: Faser, insbes. Bündel von Nervenfasern im ZNS, glatte Muskelfaserbündel, gerichtete kollagene Fasern des Auges.

Fibrae zonulares (↑) f pl: auch Zona ciliaris Zinni; Aufhängeapparat der Augenlinse; vom Ziliarkörper ausgehende Bindegewebefasern, die am Linsenäquator u. an Vorder- u. Rückfläche der Linse enden.

Fibrate n pl: Sammelbez. f. Clofibrinsäure u. verwandte Substanzen, die als Lipidsenker* eingesetzt werden; z. B. Clofibrinsäurederivate (Clofibrat, Etofibrat u. a.), Clofibrinsäureanaloga (Bezafibrat, Fenofibrat) u. andere strukturverwandte Substanzen (Gemfibrozil).

Fibrilla (Dim. Fibr-*): Fäserchen, Fibrille; man unterscheidet kollagene Fibrillen im Knochengewebe, Myofibrillen im Muskelgewebe, Neurofibrillen im Nervengewebe, Tonofibrillen im Epithelgewebe.

fibrillär (↑): aus Fibrillen bestehend.

Fibrillation (↑) f: schnell aufeinanderfolgende Kontraktionen einzelner Fasern des Muskelgewebes; vgl. Faszikulation.

Fibrillations|potentiale (↑) n pl: s. Elektromyographie.

Fibrille (↑) f: s. Fibrilla.

Fibrin (↑) n: hochmolekulares, nicht wasserlösliches Protein, das durch enzymat. Einwirkung von Thrombin* aus Fibrinogen* entsteht (s. Abb.); Endprodukt der Blutgerinnung*.

Fibrin|gerinnsel (↑): (engl.) fibrin clot; bei der Blutgerinnung* gebildetes netzartiges Gebilde aus Fibrin; auch Bez. f. die membranartigen Auflagerungen bei fibrinösen Entzündungen; s. Pseudomembran.

Fibrin|kleber (↑): (engl.) fibrin glue; Gewebekleber; hochkonzentriertes Human-Fibrinogen-Kryopräzipitat, das nach Durchmischung mit Thrombin (Phase 3 der Blutgerinnung*) zur Fibrinklebung* eingesetzt wird.

Fibrin|klebung (↑): intraop. Verwendung eines Fibrinklebers z. B. zur Blutstillung*, u. a. bei diffuser Gewebeblutung bzw. Blutung aus parenchymatösen Organen (z. B. Milzkapselverletzung, Leberruptur), zur Fixation von kleinsten Knochenfragmenten in der Traumatologie od. zur Pleurodese*.

fibrinös (↑): durch Fibrinbeimischung gerinnend; z. B. fibrinöses Exsudat.

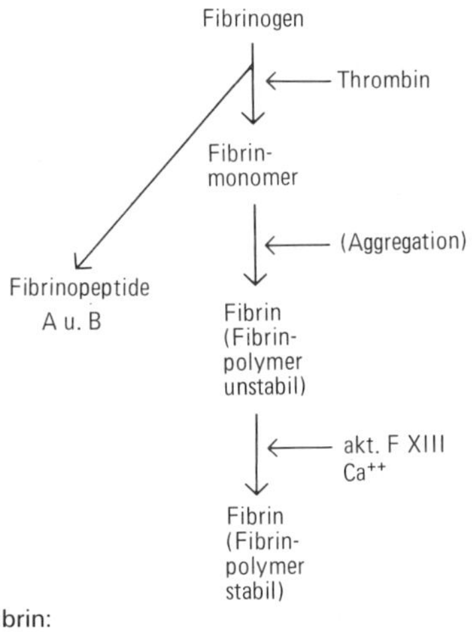

Fibrin:
Entstehung

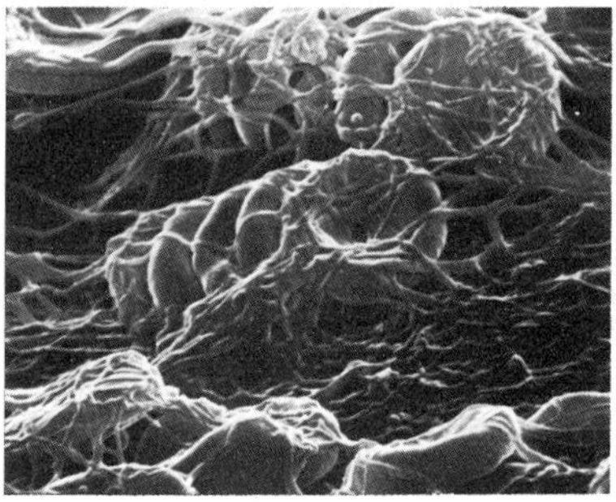

Fibrin:
Erythrozyten im Netzwerk aus Fibrin (rasterelektronenmikroskopische Vergrößerung ca. 5000fach) [117]

Fibrino|gen (↑; -gen*) n: Faktor I der Blutgerinnung, i. w. S. Antithrombin I; v. a. in der Leber gebildetes großes Glykoprotein (MG 341 000); Vorstufe von Fibrin*; Referenzbereich: s. Blutgerinnung (Tab.). Vgl. Hypofibrinogenämie, Hyperfibrinogenämie.

Fibrino|gen|bestimmung (↑; ↑): (engl.) fibrinogen determination; Messung von Fibrinogen* im Blut bei Verdacht auf eine Störung der Blutgerinnung*, zur Verlaufskontrolle der Verbrauchskoagulopathie* u. von Lebererkrankungen; **Methoden: 1.** F. nach Clauss: Messung der Gerinnungszeit von verdünntem Zitratplasma nach Zugabe von Thrombin; **2.** kinetischer Trübungstest: photometrische Messung der Plasmatrübung nach Zugabe von Batroxobin*; **3.** F. nach Schulz: Messung des präzipitierten Fibrinogens nach Erhitzen von Zitratplasma auf 37°C; **4.** immunologische F.: z. B. radiale Immundiffusion*, Nephelometrie*, ELISA*.

Fibrino|gen|mangel|blutung (↑; ↑): s. Afibrinogenämie, Hypofibrinogenämie.

Fibrino|geno|penie (↑; ↑; -penie*) f: (engl.) fibrinogenopenia; Mangel an Fibrinogen; s. Afibrinogenämie.

Fibrinoid (↑; -id*) n: bei Gewebezerfall frei werdende, extrazellulär lokalisierte homogene Substanz, die sich mit dem sauren Farbstoff Eosin färbt u. Färbeeigenschaften des Fibrins* besitzt. In der zellfreien Substanz finden sich Bestandteile von zerfallenen Zellen. Vgl. Nitabuch-Fibrinstreifen, Rohr-Fibrinoid.

Fibrino|lyse (↑; Lys-*) f: (engl.) fibrinolysis; proteolyt. Abbau von Fibrin*; **physiol. Bedeutung: 1.** Aufrechterhaltung des hämostat. Gleichgewichts durch Neutralisierung der kontinuierlich ablaufenden Blutgerinnung*; **2.** Entfernung des Fibrins aus dem zur Blutstillung gebildeten Thrombus (Thrombolyse*). Unter dem Einfluß intrinsischer, extrinsischer od. therap. Plasminogenaktivatoren* entsteht aus dem inaktiven Plasminogen* fibrinolytisch wirksames Plasmin*, das neben Fibrin auch Fibrinogen u. die Blutgerinnungsfaktoren V u. VIII spaltet (vgl. Fibrinopeptide). Die normale F. unterliegt einer gegenläufigen Regelung durch Fibrinolyseinhibitoren*; eine (pathol.) gesteigerte F. führt zur Afibrinogenämie*.

Fibrino|lyse|in|hibitoren (↑; ↑; Inhibition*) m pl: (engl.) inhibitors of fibrinolysis; Antifibrinolytika, Hemmstoffe der Fibrinolyse*; **1.** die physiol. im Plasma vorhandenen Antiplasmine*; **Bedeutung:** Begrenzung der fibrinolyt. Wirkung v. Plasmin; **2.** therap. wirksame F. wie Aprotinin (Plasminhemmstoff) u. die Plasminogenaktivatorinhibitoren Epsilonaminocapronsäure (Abk. EACA), p-Aminomethylbenzoesäure (Abk. PAMBA) u. Tranexamsäure (Abk. AMCHA); **klin. Anwendung:** v. a. als Antidote bei therap. induzierter Fibrinolyse, b. primärer od. sekundärer Hyperfibrinolyse*.

Fibrino|lyse|test (↑; ↑) m: s. Streptokinaseresistenztest.

Fibrino|lysin (↑; ↑) n: frühere Bez. f. Plasmin*.

Fibrino|lytika (↑; gr. λυτικός fähig zu lösen) n pl: (engl.) fibrinolytics; syn. Thrombolytika; therap. genutzte Substanzen, die über eine Aktivierung der Fibrinolyse* intravasale Thromben auflösen können; verwendet werden Streptokinase*, Urokinase*, Prourokinase, t*-PA u. seltener Humanplasmin; **Antidote** (bei Überdosierung bzw. Nebenwirkungen): Fibrinolyseinhibitoren*. Vgl. Thrombolyse.

Fibrino|penie (↑; -penie*) f: (engl.) fibrinopenia; Mangel an Fibrin*; Urs.: s. Hypofibrinogenämie.

Fibrino|peptide (↑) n pl: (engl.) fibrinopeptides; Fibrinogenspaltprodukte (Abk. FSP), Antithrombin VI (s. Antithrombine); unter d. Einfluß von Plasmin werden aus Fibrinogen u. Fibrin asymmetrisch das großmolekulare Peptid Fragment X u. die kleinmolekularen Fragmente A, B u. C abgespalten. Aus Fragment X entstehen das noch großmolekulare Fragment Y u. das kleiner molekulare Fragment D. Bei anhaltender Plasminwirkung kann das Fragment Y in ein zweites Fragment D sowie in ein Fragment E gespalten werden. Von einer best. Konzentration an wirken die FSP, unter ihnen bes. die Fragmente Y u. D, hemmend auf die Polymerisation des Fibrins (Antithrombin-Wirkung) u. die Adhäsivität der Thrombozyten. Eine Erhöhung der FSP im Serum findet man u. a. bei Hyperfibrinolyse*, septischem Schock, Missed abortion, chron. Thrombosen, Leberzirrhose, Urämie, Ovarialkarzinomen, Schwangerschaftstoxikose; **Nachw.** der FSP durch Staphylokokkenklumpungstest, Reptilasezeit* u. immun. durch Agargelelektrophorese mit anschl. Immundiffusion (Agardiffusionstest).

Fibrin|pleuro|dese (↑; Pleur-*; gr. δέσις das Binden) f: s. Pleurodese.

Fibrin|spalt|produkte (↑) n pl: s. Fibrinopeptide.

Fibro|adenom (↑; Aden-*; -om*) n: (engl.) fibroadenoma; Adenom* mit reichlich entwickeltem Bindegewebe, makroskopisch als relativ scharf begrenzter Knoten v. derb-elastischer Konsistenz mit grau-weißer Schnittfläche; **Vork.:** z. B. in der weibl. Brust, im Ovar, Uterus, in der Prostata. Vgl. Adenofibrom, Cystosarcoma phylloides.

Fibro|adenoma (↑; ↑; ↑) n: s. Fibroadenom. **F. intra|canaliculare** (↑; ↑; ↑) n: Fibroadenom* der Mamma; das Bindegewebe wächst polsterartig gegen d. Drüsenlichtungen vor u. engt diese ein. **F. peri|canaliculare** (↑; ↑; ↑) n: Fibroadenom* der Mamma; d. Bindegewebe ist konzentr. um die Drüsen herum angeordnet.

Fibro|blasten (↑; Blast-*) m pl: (engl.) fibroblasts; Vorstufen der Fibrozyten*. Vgl. Fibronektin.

Fibro|blastom, peri|neurales (↑; ↑; -om*) n: s. Neurinom.

Fibro|cartilago (↑; Cartilago*) f: syn. Faserknorpel*.

Fibro|cartilago inter|vertebralis (↑; ↑) f: s. Bandscheibe.

Fibro|dys|plasia elastica generalisata congenita (↑; Dys-*; -plasie*) f: s. Ehlers-Danlos-Syndrom.

Fibr|ödem, idio|pathisches (↑; Ödem*) n: Fibrosierungen im Gesicht beim Melkersson*-Rosenthal-Syndrom.

Fibro|elastosis endo|cardiaca (↑; gr. ἐλαστός dehnbar; -osis*) f: s. Endokardfibroelastose.

Fibro|epitheliom (↑; Epithel*; -om*) n: (engl.) fibroepithelioma; benigner differenzierter Tumor aus Binde- u. Epithelgewebe; Vork. z. B. als Papillom*.

Fibro|epithelioma Pinkus (↑; ↑; ↑) n: syn. Pinkus*-Tumor.

fibrös (↑): (engl.) fibrous; bindegewebig, aus faserigem Bindegewebe bestehend.

Fibro|keratom, erworbenes digitales (↑; Kerat-*; -om*) n: (engl.) digital fibrokeratoma; halbkugeliger benigner Tumor; **Lok.:** Finger, Handkante od. Handinnenfläche; **DD:** Fingerrudiment.

Fibro|lipom (↑; Lip-*; -om*) n: (engl.) fibrolipoma; Lipom* mit reichl. Bindegewebeanteil.

Fibrom (↑; -om*) n: (engl.) fibroma; Bindegewebegeschwulst; gutartige Geschwulst, die aus gefäßreichem Bindegewebe besteht.

Fibroma (↑; ↑) n: s. Fibrom. **F. cavernosum** (↑; ↑) n: auch Fibroma teleangiectaticum, Fibroma lymphangiectaticum; gefäßreiches, oft polypöses Fibrom. **F. cysticum** (↑; ↑) n: Fibrom m. Höhlenbildung. **F. durum** (↑; ↑) n: syn. Dermatofibrom*.

Fibroma molle (↑; ↑) n: syn. Akrochordon, Fibroma pendulans; weiches Fibrom durch Ausstülpung von Korium u. Epidermis; Vork. als multiple, gestielte, 12 mm große Papeln im Bereich von Achseln, Hals u. Leistenbeuge, bes. bei adipösen Personen, od. als bis zu einigen Zentimetern großer, meist solitärer Tumor; **Ther.:** Abtragung durch Scherenschlag.

Fibroma molluscum multiplex (↑; ↑) n: s. Neurofibromatosis generalisata. **F. myxomatodes** (↑; ↑) n: Fibrom mit Verflüssigung der Grundsubstanz. **F. pendulum** (↑; ↑) n: syn. Fibroma* molle.

Fibro|matose (↑; ↑; -osis*) f: (engl.) fibromatosis; diffuse od. umschriebene, i. a. gutartige Bindegewebevermehrung b. gleichzeitiger Parenchymatrophie, z. B. in der Mamma, Prostata; i. e. S. Bez. f. das multiple Auftreten v. Fibromen.

Fibro|matose, juvenile hyaline (↑; ↑; ↑) f: (engl.) Murray-Puretić-syndrome; syn. Murray-Puretić-Syndrom; im Säuglingsalter beginnende autosomal-rezessiv erbl. Erkr. mit fibröser Gingivahyperplasie* u. hyalinen Fibromen (histol. PAS-positive, amorphe Substanz), die zuerst im Kopfbereich, später generalisiert auftreten; ab dem 2. Lj. schmerzhafte Kontrakturen der großen Gelenke inf. Osteolysen u. zystischer Prozesse.

Fibro|matosis gingivae (↑; ↑; ↑) f: s. Gingivahyperplasie, fibröse.

Fibro|my|algie (↑; My-*; -algie*) f: (engl.) fibromyalgia; syn. fibromyalgisches Syndrom, Fibrositissyndrom, generalisierte Tendomyopathie; durch chron., generalisierte Schmerzen im Bereich der Muskulatur, des Bindegewebes u. der Knochen gekennzeichnete Erkr. mit typischen extraartikulären Schmerzpunkten; **Formen: 1.** primäre F. mit unklarer Ätiol.; **Klin.:** Häufigkeit unter rheumatolog. Pat. 4-20%; 80% der Pat. sind Frauen; typisches Manifestationsalter 20-50 Jahre; Schmerzverstärkung durch Kälte, Streß, körperl. Überlastung u. Ruhe, Besserung durch Wärme u. mäßige Aktivität; Begleitsymptome: Morgensteifigkeit, periphere Parästhesien u. subjektive Schwellungen der Hände ohne objektiven Befund, gute (passive) Beweglichkeit, keine Muskelatrophie, allg. Abgeschlagenheit u. Müdigkeit, Schlafstörungen, Spannungskopfschmerz, Reizkolon; **diagn. Kriterien:** Schmerzen an mind. drei Regionen seit wenigstens drei Monaten; mind. 7 von 14 typischen Punkten druckschmerzhaft (s. Abb.); kein Druckschmerz an folgenden Kontrollpunkten: laterales Drittel des Schlüsselbeins, Mitte des dorsalen Unterarms, volares Radiokarpalgelenk, Daumenballen, Daumennagel, dorsales Zeigefingergrundglied, Tuber calcanei; normale Blutwerte (BKS, Leukozyten, Rheumafaktor, antinukleäre Antikörper, CPK) u. Röntgenbefunde; **Ther.:** Verhaltensänderung (Entspannung, Schlaf, Bewegung), Haltungsschule, Muskel- u. Kreislauftraining, Wärme- u. Elektrotherapie; Antidepressiva (z. B. Amitriptylin, Maprotilin); **Progn.:** häufig spontane Besserung im Alter; **DD:** sekundäre F., generalisierte od. regionale (psychogene) Schmerzsyndrome mit dramatischen, diffusen, wechselnden Beschwerden, Verhaltensauffälligkeiten, druckschmerzhaften Kontrollpunkten, regional begrenzte extraartikuläre rheumatische Erkr., z. B. myofasziales Schmerzsyndrom*, Tendopathie, Periarthropathia humeroscapularis; **2.** sekundäre F. in Zus. mit einer anderen Erkr. (v. a. Trauma, entzündliche u. degenerative rheumatische Krankheit, endokrin., infektiöse, bösartige Erkr.); kommt etwa dreimal häufiger als die primäre Form vor. Schmerzen u. klin. Befunde wie bei primärer F.; die Sympt. der F. können im Vordergrund stehen u. die Beurteilung der Grundkrankheit erschweren. **Ther.:** Behandlung der Grundkrankheit, sonst wie bei primärer F. Vgl. Myalgie, Myogelose.

Fibro|myom (↑; My-*; -om*) n: s. Myom.

Fibro|myo|pathie, ossi|fizierende (↑; ↑; -pathie*) f: s. Paraosteoarthropathie.

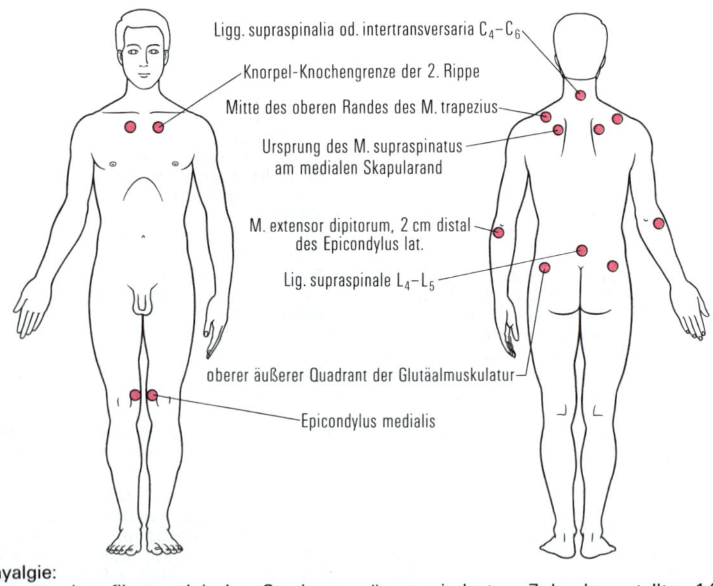

Fibromyalgie:
Zur Diagnose eines fibromyalgischen Syndroms müssen mindestens 7 der dargestellten 14 Punkte druckschmerzhaft sein. [460]

Fibro|nektin n: (engl.) fibronectin; aus zwei durch Disulfidbrücken miteinander verbundenen Polypeptidketten bestehendes proteaseempfindl. Glykoprotein (MG ca. 2 225 000); Oberflächenbestandteil normaler Bindegewebezellen; wird von d. Fibroblasten* ständig erzeugt u. auch an d. Umgebung abgegeben; ist ident. mit einem in d. Leber gebildeten Plasmaprotein, dem sog. kälteunlöslichen Globulin; **Funktion:** Fähigkeit z. Bindung an zahlreiche andere Makromoleküle wie Kollagen, Glykosaminoglykane, Fibrinogen bzw. Fibrin, Aktin (sog. Molekülkleber) sowie einige Bakt. (als Opsonin). In unlösl. Form an d. Oberfläche v. Zellmembranen lokalisiertes F. bewirkt die Anheftung u. Fixierung v. Zellen an Nachbarzellen od. an extrazelluläre Strukturen (Kittsubstanz bzw. Gerüstprotein). In Faktor-XIII-vermittelter kovalenter Bindung an Fibrin gebundenes F. begünstigt die Anlagerung v. Zellen an Blutgerinnsel u. fördert dadurch d. Ansiedlung v. Zellen (inbes. Fibroblasten) im Wundgebiet u. ihre reparativen Funktionen. **Referenzwert** im Blutplasma: ca. 330 mg/l.

Fibro|osteo|klasie (Fibr-*; Ost-*; gr. κλάσις das Brechen, Bruch) f: Vermehrung von Osteoklasten u. Bindegewebe im Knochen i. R. eines primären od. sek. Hyperparathyreoidismus*; vgl. Osteoklasie, Osteopathie, renale.

Fibro|plasie, retro|lentale (↑; -plasie*) f: (engl.) retrolental fibroplasia, retinopathy of prematurity; Endstadium der Retinopathia* praematurorum mit hinter der Linse liegender abgehobener, vernarbter Netzhaut.

Fibro|sarkom (↑; Sark-*; -om*) n: (engl.) fibrosarcoma; hartes, kollagenfaserreiches Sarkom*; vgl. Weichteiltumoren.

Fibrose (↑; -osis*) f: (engl.) fibrosis; häufig auch als Sklerose bezeichnete Vermehrung des Bindegewebes. **F. der Lunge** (↑; ↑) f: s. Lungenfibrose. **F. des Pankreas** (↑; ↑; Pankreas*) f: s. Fibrose, zystische.

Fibrose, kon|genitale hepatische (↑; ↑) f: wahrscheinl. infantile Verlaufsform des Caroli*-Syndroms mit zusätzl. Anomalien (Situs inversus, Transposition der großen Arterien); meist letaler Verlauf in der Neugeborenenperiode inf. Leber- u. Nierenversagens.

Fibrose, pro|gressive peri|tubuläre (↑; ↑) f: (engl.) progressive peritubular fibrosis; primärer Hodenschaden; Vermehrung kollagener Fasern an der Außenwand der Tunica propria der Hodenkanälchen; führt zur Störung der Spermatogenese*.

Fibrose, retro|peri|toneale (↑; ↑) f: (engl.) retroperitoneal fibrosis; langsam zunehmende Fibrosierung im Retroperitonealraum zw. Beckenwand u. Nierenhilus, wodurch die Ureteren sowie benachbarte Nerven u. Gefäße ummauert, komprimiert u. stenosiert werden; führt zur Hydronephrose*; **Formen: 1.** idiopathische r. F. (Ormond-Syndrom); **2.** symptomatische r. F.; Urs.: unspezifische Entz., Tumoren, lokale Inj. sklerosierender Lösung.

Fibrose, zystische (↑; ↑; Kyst-*) f: (engl.) cystic fibrosis (Abk. CF); syn. Mukoviszidose; autosomal-rezessiv erbl. Stoffwechselstörung mit einem genet. Defekt am Chromosom 7 u. generalisierter Dysfunktion exokriner Drüsen (heterozygote Merkmalträger erkranken nicht); durch vermehrte Produktion u. erhöhte Viskosität des Sekrets der mukösen Drüsen (Bronchien, Verdauungstrakt) kann es zu schweren Kompl. im Bereich der Atemwege, zu intestinaler Maldigestion

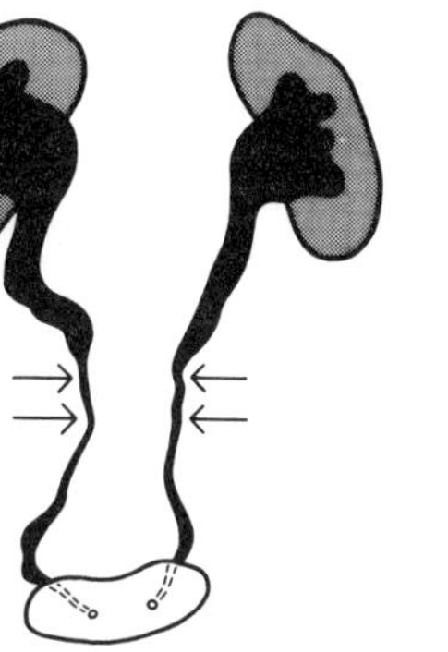

Fibrose, retroperitoneale:
schematisierter Röntgenbefund

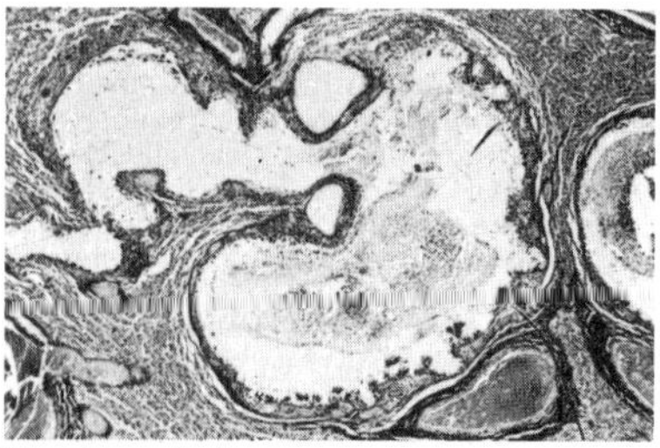

Fibrose, zystische:
zystische Lungenfibrose mit starken (angeborenen) zystischen Bronchiektasien bei hochgradiger Viskositätserhöhung des bronchialen Schleims. Die Zysten sind also sekundär, ebenso wie bei der gleichzeitigen zystischen Pankreasfibrose. Die entstehenden sog. Zystenlungen bilden einen Grund für eine erhebliche Verkürzung der Lebenserwartung. [471]

u. Malabsorptionssyndrom sowie durch einen erhöhten Elektrolytgehalt des Sekrets von (Schweiß-)Drüsen zu Flüssigkeits- u. Elektrolytverlusten kommen. **Häufigkeit:** regional unterschiedl.; in Europa ca. 1 : 2000 Neugeborene; **pathol.-anat.:** Hypertrophie u. Vermehrung der Becherzellen in Dünn- u. Dickdarm sowie der schleimproduzierenden Zellen des Bronchialepithels mit intrazellulärer Ablagerung von Sekreten; zystisch-fibrotische Veränderung des Pankreas (zystische Pankreasfibrose); in der Lunge sek. Veränderungen inf. von Entzündungen. Die **Pathogenese** ist noch nicht eindeutig geklärt. Das mutierte Gen kodiert für einen in der Membran vorwiegend epithelialer Zellen lokalisierten Cl^--Kanal, der aktiv Cl^--Ionen aus der Zelle transportiert. Eine Vielzahl unterschiedl. Mutationen (mehr als 150 beschrieben, in 60-80% Deletion des Phenylalanin auf Position 508) kann die Genfunktion stören u. zu vermehrter Sekretion, erhöhter Viskosität u. veränderter Zusammensetzung der Sekrete führen. **Klin.:** Manifestation als subklin., sehr leichte od. schwerste, protrahierte Verlaufsform; **Sympt.:** meist bereits in der frühen

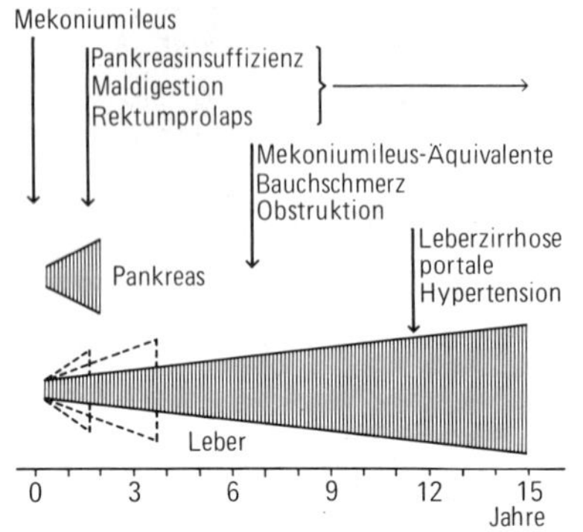

Fibrose, zystische:
Hauptsymptome und Alter des Auftretens

Kindheit keuchhustenähnl. Reizhusten, Tachypnoe, Tachykardie u. Bronchospasmus; gastrointestinale Manifestation häufig mit einem Anal- od. Rektumprolaps, bei Neugeborenen evtl. Mekoniumileus*. Die erhöhte Viskosität der Galle kann zur Cholestase mit Gallepfropfsyndrom* (bei Neugeborenen evtl. mit Icterus prolongatus) u. im weiteren Verlauf zu einer cholestatischen Leberzirrhose* führen. Als Folge der zystischen Pankreasfibrose kommt es zur Pankreasinsuffizienz* mit schwerer Steatorrhoe u. häufigen, voluminösen, übelriechenden Stühlen; Maldigestion u. Malabsorption können v. a. im Säuglingsalter zu einer schweren Dystrophie mit Hypoproteinämie, Ödemen u. Vitaminmangel führen. Das von den mukösen Drüsen im Bereich der Atemwege verstärkt sezernierte visköse, eiweißreiche Sekret kann durch Verlegung der Lumina der (kleinen) Bronchien Atelektasen verursachen. Eine bakt. Besiedelung des Sekrets ist häufig Urs. für rezidivierende od. chron. Bronchitis, Peribronchitis, Pneumonie u. Bronchiektasen; häufigste Err. pulmonaler Inf. sind Pseudomonas aeruginosa, Staphylococcus aureus u. Haemophilus influenzae. Bei der z. F. kommt es inf. einer Obliteration u. Atresie des Ductus deferens beim männl. Geschlecht zur Sterilität. **Diagn.**: Schweißuntersuchung mit Nachweis einer erhöhten Elektrolytkonzentration; Werte für Natrium u. Chlorid im Schweiß bis 60 mmol/l bzw. 50 mmol/l gelten als normal, der Mittelwert bei z. F. beträgt ca. 90 mmol/l. Wichtig ist die Früherkennung im Neugeborenenalter u. a. durch Nachw. einer Erhöhung des Albumingehalts im Mekonium u. der Trypsinkonzentration im Blut; Untersuchung des Speicheldrüsensekrets; direkte Genanalyse* mit Nachw. der Mutation möglich; **Ther.**: im Vordergrund steht die Behandlung der pulmonalen Kompl. durch Physiotherapie (Klopfdrainage der betroffenen Lungenabschnitte), Inhalationstherapie mit Beta-2-Sympathomimetika, Mukolytika, rechtzeitige u. gezielte Antibiotikatherapie.

> Zystische Fibrose gehört zu den häufigsten angeborenen Stoffwechselkrankheiten.

Die Pankreasinsuffizienz kann durch orale Substitution von Pankreasenzymen u. Diät (hochkalorische Kost mit 40% Fettanteil) ausgeglichen werden; eine Substitution von Elektrolyten ist evtl. erforderlich. **Progn.**: ca. 80% der Pat. erreichen mind. das 19. Lebensjahr.

Fibrositis|syn|drom (↑; ↑; -itis*) n: syn. Fibromyalgie*.

fibrosus (↑): fibrös.

Fibro|thorax (↑; Thorax*) m: **1.** ausgedehnte Pleuraschwarte*, die den Lungenflügel mantelartig umgreift u. damit die normale Atemexkursion behindert; führt zu Skoliose* u. restriktiven Ventilationsstörungen*; **2.** Fibrosierung der großen Thoraxresthöhle nach Pneumektomie* als langsam ablaufender einseitiger Schrumpfungsprozeß; **Folge:** Zwerchfellhochstand, Mediastinalverziehung, Überblähung der restl. Lunge, Verlagerung des Herzens u. der großen Gefäße. Vgl. Serothorax.

Fibro|zyten (↑; Zyt-*) m pl: (engl.) fibrocytes; spindelförmige Zellen des Bindegewebes* mit ovalen Kernen u. langen Fortsätzen, die z. T. mit anderen in Verbindung stehen; entwickeln sich aus d. Fibroblasten.

Fibula (lat. Heftnadel, Spange) f: Wadenbein; der äußere Unterschenkelknochen.

Fibularis|lähmung (↑): s. Peronäuslähmung.

Fibularis|phänomen (↑) n: (engl.) Lust's phenomenon; syn. Lust-Zeichen, Peronäusphänomen; Dorsalflexion u. Pronation des Fußes bei Beklopfen des N. fibularis superficialis über dem Fibulaköpfchen; Zeichen einer latenten Tetanie*.

Fick-Formel (Adolf E. F., Physiol., Zürich, Würzburg, 1829-1901): (engl.) Fick formula; zur Bestimmung des Herzminutenvolumens (Abk. HMV):

$$HMV = \frac{S \cdot 100}{D}$$

S: innerh. einer Minute vom Organismus verbrauchte O_2-Menge; D: Differenz zw. dem Sauerstoffwert des art. u. venösen (re. Ventrikel) Blutes in Vol.%.

Fick-Zeichen (Rudolf A. F., Anat., Berlin, 1866-1939): syn. Vakuumphänomen*.

Fieber: (engl.) fever; (lat.) Febris; Erhöhung der Körpertemperatur als Folge einer gestörten (hypothalam.) Wärmeregulation; im Unterschied zur Hyperthermie* ist bei F. die Regelgröße der Temp. auf ein höheres Niveau verschoben (sog. Sollwertverstellung); **Einteilung:** bis 38°C subfebrile Temp., bis 38,5°C mäßiges F., über 39°C hohes F.; F. steigt selten über 41°C. **Pathogenese:** Sympt. einer Akute*-Phase-Reaktion; Urs. sind Pyrogene* (endogene Pyrogene; z. B. Interleukin-1) aus aktivierten Phagozyten, insbes. aus Makrophagen, aber auch aus Tumorzellen; auslösend wirken Infektionen (exogene Pyrogene: Endotoxine; s. Toxine), Zerstörung von Körperzellen (Zerfalls- od. Stoffwechselprodukte z. B. aus Hämatomen, Extravasat, Frakturen, Tumornekrosen, Hirngewebenekrose; vgl. Resorptionsfieber), Injektion von körperfremdem od. -verfremdetem Eiweiß (z. B. bei Eigenblutbehandlung), wobei endogene Pyrogene über eine Kaskade von Prozessen (z. B. Steigerung der Prostaglandinsynthese) zur sog. Sollwertverstellung der Körpertemperatur im Hypothalamus führen. F. kann Abwehrvorgänge des Körpers unterstützen, z. T. über eine Beschleunigung biochem. Reaktionen (Van't*-Hoff-Regel); vorteilhaften Effekten von mäßigem F. stehen subjektive Beschwerden (Krankheitsgefühl, Inappetenz, Kopfschmerz) u. objektive Nachteile (Katabolismus, Proteolyse von Muskeleiweiß) gegenüber. **Klin.:** Unter Fieberanstieg (Stadium incrementi) bei Inf. können Säuglinge u. Kleinkinder mit zerebralen Krampfanfällen (Fieberkrämpfe*) reagieren; bei älteren Kindern wird Fieberanstieg begleitet von Frösteln, kühlen Gliedern, Kreislaufzentralisation; bei Erwachsenen Schüttelfrost. Nach Erreichen der sog. Fieberhöhe (Fastigium) gelegentlich Bewußtseins- u. Sinnestrübung (Fieberdelir); Fieberabfall (Stadium decrementi, Deferveszenz): langsam (Lysis) im

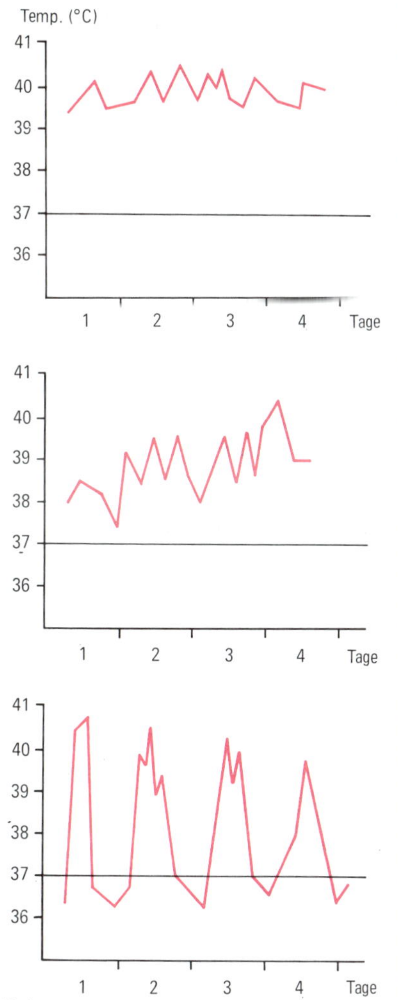

Fieber:
sog. Continua-Fieber (oben), remittierendes (Mitte) u. intermittierendes Fieber (unten)
[188]

Verlauf von Tagen; schnell (Krisis) im Verlauf von Std., evtl. von Kreislaufdysregulation begleitet. **Fiebertypen** (s. Abb.): Febris continua (Continua): meist über 39°C u. nicht um mehr als 1°C schwankend während Tagen; z. B. bei Typhus abdominalis, Fleckfieber, Brucellose, infektiöser Endokarditis, Virusinfektionen; Febris remittens (remittierendes F.): stärker schwankend, aber stets über Normaltemperatur; Hinweis auf Lokal- od. Hohlrauminfektionen; z. B. Sinusitis, Harnweginfektion, Segmentpneumonie; Febris intermittens (intermittierendes F.): Fieberspitzen wechselnd mit Unter- od. Normaltemperatur; Hinweis auf pyogene Infektionen, evtl. schubweise Toxin- od. Erregereinschwemmung in das Blut (septisches F., Abszeßfieber); Relapsfieber: kurze Fieberperioden, unterbrochen von einem bis mehreren fieberfreien Tagen; z. B. Malaria, Rückfallfieber; **Ther.** unter Erwägung von Nach- u. Vorteilen; kausal (Infektionstherapie, Nekrosenentfernung); symptomatisch (physik. durch Verbesserung von Wärmeabgabe, medikamentös durch Gabe von Antipyretika*).

Fieber, alimentäres: (engl.) nutritional hyperthermia; bei Säuglingen durch Nahrungseiweiß hervorgerufenes Fieber, das auf einer Störung des Wasserhaushalts (Wassermangel) beruht; **Ther.:** Flüssigkeitzufuhr; vgl. Kochsalzhyperthermie.

Fieber, argentinisches hämor|rhagisches: durch das Junin-Virus ausgelöste Inf. in ländl. Gebieten Argentiniens; **Klin.:** nach einer Inkubationszeit von 8–14 Tagen kommt es zu Fieber, Hämorrhagien, Erbrechen, Leukopenie u. Proteinurie; Letalität ca. 10%. **Ther.:** symptomatisch, Flüssigkeitsersatz, Transfusionen, Rekonvaleszentenserum.

Fieber, a|septisches: syn. Resorptionsfieber*. **F.behandlung:** (engl.) fever therapy; Heilfieber; künstl. zu Heilzwecken erzeugtes Fieber; unspezif. Umstimmungstherapie*, früher bes. bei chron. verlaufenden Krankheiten; vgl. Hyperthermie, künstliche. **F.bläschen:** s. Herpes simplex. **F., bolivianisches hämor|rhagisches:** durch das Machupo-Virus ausgelöste Inf. mit Sympt. u. Verlauf, die dem argentinischen hämorrhagischen Fieber* ähnlich sind.

Fieber, Dengue-hämor|rhagisches: (engl.) Dengue-haemorrhagic fever; syn. Dengue-Schocksyndrom; durch das Dengue*-Virus hervorgerufenes akutes hämorrhagisches Fieber; vorwiegend b. Kindern in Südostasien sowie im pazif. u. karib. Raum; **Urs.:** unklar, evtl. sequentielle Inf. mit versch. Dengue-Virustypen in mehrmonatigem Abstand (Immunkomplexkrankheit* nach vorausgegangener Sensibilisierung); **Klin.:** Unruhe, Schweißausbruch, Hypotonie, Schock, spontane Hämorrhagien, disseminierte intravaskuläre Gerinnung; Letalität unbehandelt 50%, sonst ca. 5%; **Ther:** Sauerstoff, Flüssigkeits- u. Elektrolytersatz, Plasma-, Blut- od. Thrombozytentransfusion, Prednison.

Fieber, hämor|rhagisches mit renalem Syn|drom: (engl.) epidemic haemorrhagic fever with nephropathy; Abk. HFRS; syn. Nephropathia epidemica, Korea-hämorrhagisches Fieber, Tula-Fieber; **Err.:** Hantaan-Virus u. Puumula-Virus aus der Fam. der Bunyaviridae*; Virusreservoir sind Mäuse u. Ratten; Virusausscheidung über Urin, Fäzes, Speichel; Übertragung auf den Menschen durch Schmierinfektion, Tröpfcheninfektion (?), gelegentlich Biß; keine Übertragung von Mensch zu Mensch; **Vork.:** weltweit, bes. Ko-

F

rea, China, Japan, GUS, Balkan, Skandinavien; **Inkubationszeit:** 2-3 Wo.; **Klin.:** plötzl. hohes Fieber, Kopf-, Augen-, Bauch- u. Gliederschmerzen, Erbrechen, Durchfall, erythematöser Hautausschlag mit Petechien (Gesicht, Hals, Schultern); am 5.-8. Tag Proteinurie, Hämaturie, Schock, dann Oligurie, Azotämie, evtl. Hämatemesis, Meläna; bei günstigem Verlauf am 12.-14. Tag Polyurie, Rekonvaleszenz; Letalität in Ostasien (Hantaan-Virus) 10-30%, in Europa (Puumula-Virus) 0,5%; oft leichter Verlauf; **Diagn.:** IgM-Antikörpernachweis; **Ther.:** symptomatisch, evtl. Dialyse.

Fieber|krämpfe: (engl.) febrile seizures; zerebrale Krampfanfälle (tonisch-klonische Krämpfe, überwiegend vom Grand-mal-Typ; Gelegenheitskrämpfe*) von meist wenigen Min. Dauer mit Bewußtseinsverlust zu Beginn od. während fieberhafter Inf. (z. B. Exanthema subitum, Salmonellose, Shigellose); **Urs.:** plötzlicher Fieberanstieg bei Kindern mit (evtl. familiärer) Disposition während einer Phase mit altersabhängig erniedrigter Krampfschwelle; Auftreten v. a. bei Kindern vom 6. Mon. bis zum 5. Lj.; 3-4% der Kinder dieser Altersgruppe werden betroffen, Progn. meist günstig. Bei ca. 4% der Kinder mit F. entwickelt sich später eine Epilepsie*. Ungünstigere Progn. haben komplizierte F. mit einem od. mehreren der Merkmale: **1.** Epilepsie in der Familie; **2.** Zeichen zerebraler Vorschädigung; **3.** Auftreten der F. bereits im 1. od. erst im 5. Lj. u. später; **4.** Herdsymptome während des Krampfanfalls; **5.** mehrmalige u. langdauernde (über 15 Min.) Krampfanfälle; **6.** bleibende EEG-Veränderungen; **Ther.:** Antiepileptika*, Antipyretika*; **cave:** bei anhaltenden F. drohende Parese! **DD:** Meningoenzephalitis, Hypoglykämie, rachitogene Tetanie.

Fieber|mücke: s. Anopheles, Mücken.

Fieber, rheumatisches: (engl.) rheumatic fever; syn. Febris rheumatica, sog. Streptokokkenrheumatismus; seltene entzündlich-rheumatische Systemerkrankung, die als Zweitkrankheit nach einer Inf. mit betahämolysierenden Streptokokken der Gruppe A (am häufigsten vom Lancefield-Typ 3, 10, 18, 30, 37 u. 40) auf dem Boden einer abnormen Sensibilisierung mit nachfolgender Antikörperbildung auftritt (reaktive Arthritis*); Vork. hauptsächlich bei Kindern u. Jugendlichen, bei älteren Erwachsenen extrem selten u. aufgrund atypischer Verläufe schwierig zu diagnostizieren; **Klin.:** 1-3 Wo. nach dem initialen Streptokokkeninfekt Entw. charakteristischer Sympt. (sog. Major-Kriterien nach Jones): **1.** Karditis: v. a. subakute abakt. Endokarditis (Endocarditis verrucosa rheumatica), auch Perikarditis, Myokarditis mit Bildung histiozytärer Granulome (Aschoff*-Geipel-Knötchen); **2.** Polyarthritis: akute Entz. insbes. großer Gelenke mit charakterist. Wandern der oft flüchtigen Sympt.; **3.** Chorea minor: Befall des Corpus striatum, fast nur bei Kindern; **4.** Erythema anulare rheumaticum (Erythema marginatum, rosarote anuläre Flecken); **5.** subkutane Knoten; ferner unspezif. Symptome (sog. Minor-Symptome nach Jones): Fieber, Arthralgien, Erhöhung von BKS, Leukozyten, C-reaktivem Protein; im EKG verlängerte PQ-Zeit; anamnestisch rh. F. od. rheumatischer Herzklappenfehler; **Beurteilung** der Jones-Kriterien: zur Diagn. eines rh. F. sind mind. zwei Major-Kriterien od. ein Major- u. zwei Minor-Symptome notwendig; zusätzlich Nachw. des vorangegangenen Streptokokkeninfekts (Rachenabstrich, erhöhter bzw. ansteigender Antistreptolysin- bzw. Antistreptokinasetiter); **Ther.:** Penizillin G 3-5 Mill. E/d; **Progn.:** wird v. a. durch Karditis (Letalität 2-5%) u. deren Folgen (Rezidivneigung, rheumatischer Herzklappenfehler) bestimmt; übrige Sympt. heilen folgenlos ab. Vgl. Scharlach, Glomerulopathie.

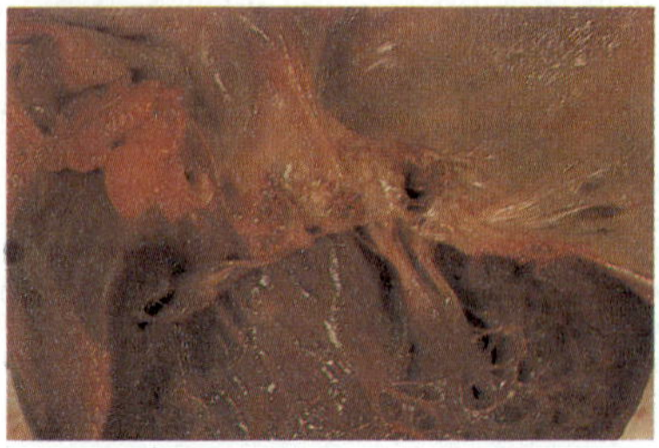

Fieber, rheumatisches: Endokarditis verrucosa rheumatica; alte, rezidivierte, rheumatische Mitralklappenendokarditis mit Klappenfibrose und -verkalkung (dadurch Mitralstenose); kleine verruköse Rezidivplättchenthromben auf den Klappenrändern; Fibrose und Schrumpfung der Sehnenfäden der Klappensegel [471]

Fieber, wolhynisches: (engl.) trench fever; syn. Fünftagefieber, Febris quintana; durch Rikkettsia quintana verursachte u. durch Kleiderläuse übertragene akute Infektionskrankheit; **Inkubationszeit:** 10-30 Tage. Die Erkr. ist charakterisiert durch mehrere, 4-5 Tage andauernde Fieberschübe mit fieberfreiem Intervall. **Vork.:** früher Ost-, Südost- u. Westeuropa; heute selten; **Progn.:** gut. Vgl. Rickettsiosen.

Fiedler-Myo|karditis (Carl L. F., Arzt, Dresden, 1835-1921; My-*; Kard-*; -itis*) **f:** (engl.) Fiedler's myocarditis; ältere Bez. f. eine akute interstitielle Myokarditis* unklarer Ätiologie.

Fiessinger-Leroy-Syn|drom (Noël F., Anat., Paris, 1881-1946) **n:** s. Reiter-Krankheit.

Fiessinger-Rendu-Syn|drom (↑; Henri J. R., Int., Paris, 1844-1902) **n:** syn. Stevens*-Johnson-Syndrom.

Fièvre boutonneuse (frz. fièvre Fieber; boutonneux pickelig) **f:** syn. Boutonneuse*-Fieber.

FIGLU-Test **m:** Abk. f. **F**orm**i**mino**glu**taminsäure-Test; s. Histidinbelastungstest.

FIGO: Abk. f. (frz.) **F**édération **I**nternationale de **G**ynécologie et d'**O**bstétrique. Gyn. Tumoren werden durch die z. T. seit 50 Jahren angewendeten sog. FIGO-Stadien beschrieben; die entspr. TNM*-Klassifikation wurde daher so definiert, daß sie m. den FIGO-Stadien übereinstimmt.

Filamentum (lat. filum Faden) **n:** Filament, Mikrofilament; fadenförmige Proteinmoleküle im Zytoplasma fast aller Körperzellen (vgl. Zelle); F. sind Bestandteile des Zytoskeletts u. gruppieren sich zu Fibrillen, diese zu Fasern. **Formen:** Myosinfilamente (Myofibrillen) in Muskelzellen, Tonofilamente (Tonofibrillen) in Epithelzellen, Neurofilamente (Neurofibrillen) in Nervenzellen u. a.; i. w. S. Bezeichnung f. einen fadenförmigen Fortsatz.

Filaria bancrofti (↑) **f:** Wuchereria* bancrofti. **F. loa** (↑) **f:** Loa* loa. **F. malayi** (↑) **f:** Brugia* malayi. **F. medinensis** (↑) **f:** Dracunculus* medinensis. **F. perstans** (↑) **f:** Mansonella* perstans.

Filarien (↑) f pl: (engl.) filariae; hochspezialisierte Vertreter der Nemathelminthes* mit den Familien Filariidae u. Onchocercidae u. fadenartig dünnem Körper; Gattungen: Wuchereria, Brugia, Loa, Mansonella, Onchocerca; die im Menschen vorkommenden Arten sind auf Tropen u. Subtropen beschränkt. Entwicklung über Wirtswechsel: **1.** Adultwürmer im Lymphsystem od. im subkutanen bzw. peritonealen Bindegewebe; **2.** ♀♀ lebendgebärend; Larven (Mikrofilarien*, gescheidet od. ungescheidet) gelangen ins Blut od. wandern ins Corium. **3.** Weiterentwicklung in blutsaugenden Insekten (Dipteren), die als Zwischenwirte u. Überträger dienen; **4.** infektionsfähige Larven (3. Stadium) dringen durch den entstandenen Stichkanal des Insekts aktiv in den Endwirt ein. **5.** Entw. zu adulten Filarien in den spezif. Organsystemen innerh. von Monaten od. Jahren. Vgl. Filariosen.

Filariosen (↑; -osis*) f pl: (engl.) filariases; Sammelbez. f. Inf. mit Filarien*, die das Lymphgefäßsystem u. das oberflächl. od. tiefe Bindegewebe des Menschen besiedeln u. deren Larven (Mikrofilarien, Abk. Mf) durch Insekten übertragen werden; die Mf von Wuchereria* brancrofti, Brugia* malayi, Brugia timori u. Loa* loa lassen sich zu bestimmten, für jede Art charakterist. Tageszeiten im peripheren Blut nachweisen (zirkadiane Periodizität); bei anderen Arten, wie Mansonella perstans u. Mansonella ozzardi, besteht keine Periodizität der Mf. Die Mf von Onchocerca* volvulus u. Mansonella streptocerca treten in d. Haut auf. Als Filariose bzw. Filariasis i. e. S. werden Inf. mit Wuchereria bancrofti (Wuchereria-bancrofti-Filariasis), Brugia malayi (Brugia-malayi-Filariasis) u. Brugia timori bezeichnet.

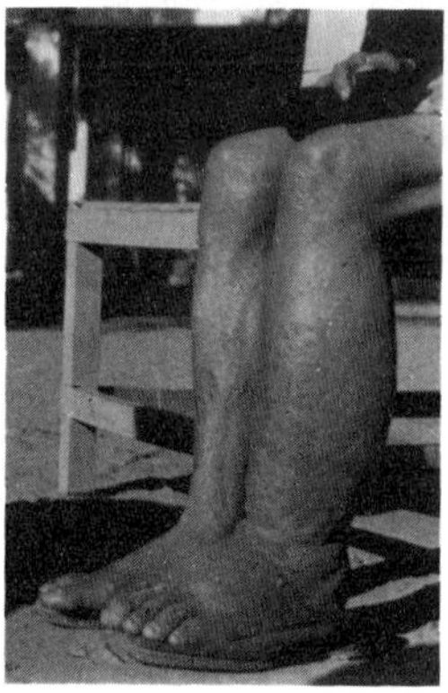

Filariosen:
Elephantiasis bei Filariose (Südchina) [547]

Beide verursachen ähnl. klin. Erscheinungen: in Endemiegebieten frühkindl. Infektion, langsamer Aufbau einer Abwehr, rel. blande frühe Infektionsstadien m. Eosinophilie, Fieber, intermittierender Lymphangitis, zunehmende Mikrofilariämie m. zirkadianer Periodizität, später Funikulitis, Orchitis, Epididymitis, Hydrozele, sog. Lymphskrotum (Lymphödem des Hodensacks); nach mehrjährigem Verlauf unter weiterer Exposition Obstruktion u. Verödung der Lymphgefäße durch absterbende Filarien m. Lymphvarikose, Elephantiasis*, Chylurie*, Chylothorax*. Bei akzidenteller Exposition für kurze Zeit steht ein rel. heftiges Frühstadium im Vordergrund, Spätstadien werden kaum beobachtet. **Diagn.:** Mf im Blut (zw. 22 u. 24 Uhr), Serodiagnostik (IFT, KBR, EIA); **Progn.:** quoad vitam gut, langjähriger Verlauf; **Ther.:** Diethylcarbamazin; chir. Vorgehen bei Elephantiasis unbefriedigend. Die Filarienarten Mansonella perstans, Mansonella streptocerca u. Mansonella ozzardi verursachen außer einer Eosinophilie keine Sympt., es besteht serol. Kreuzreaktion m. pathogenen Filarien; vgl. Loiasis, Onchozerkose.

Fil|grastim n: rekombinanter humaner Granulozyten-Kolonien stimulierender Faktor (G-CSF; vgl. CSF); **Verw.:** zur Verkürzung der Dauer von Neutropenien, insbes. bei myelosuppressiver Chemotherapie; **NW:** u. U. Knochenschmerzen u. a.; **Kontraind.:** eingeschränkte Knochenmarkfunktion ohne myelotox. Chemotherapie; Leber- u. Niereninsuffizienz, bei Kindern.

Filial|generation (lat. filia Tochter) f: s. F_1-Generation.

Filialisierung (↑): syn. Metastasierung*.

fili|formis (lat. filum Faden; -formis*): fadenförmig.

Film|dosi|meter (Dosis*; Metr-*) n: (engl.) badge dosimeter; sog. Strahlenschutzplakette; in der Bundesrepublik Deutschland vorgeschriebenes Meßgerät zur Bestimmung der Personendosis*; muß sichtbar auf der Kleidung in Brusthöhe unter der Strahlenschutzkleidung getragen werden. Das Verfahren beruht auf der Schwärzung eines lichtdicht verpackten Films, der sich in einem mit Blei- u. Kupferfiltern versehenen Kunststoffgehäuse befindet, durch ionisierende Strahlung* (Gamma-, Beta- u. Elektronenstrahlen). Der **Meßbereich** der F. liegt für Gammastrahlen zw. etwa 0,2 mSv u. 10 Sv. Mit spez. Filmanordnungen kann auch die Äquivalentdosis* von Neutronen gemessen werden. Vgl. Dosimetrie, Strahlenschutz.

Filo|viridae (lat. filum Faden; Virus*; Idio-*) f pl: noch nicht offiziell anerkannte Fam. umhüllter, fadenförmiger RNA-Viren (Ø 50-80 nm, Länge 700 nm - 10 μm; helikales Nukleokapsid, fünf Proteine, einsträngige RNA); Marburg-Virus (s. Marburg-Viruskrankheit) u. Ebola-Virus (s. Ebola-Viruskrankheit) sind zwei serol. kaum verwandte, morphol. jedoch sehr ähnl. Viren dieser Fam.; beide rufen b. Menschen schwere (z. T. hämorrhag.) Fieberzustände mit hoher Letalität hervor; die Err. wurden in Natur bisher nur in Afrika nachgewiesen.

Filter n: **1.** (chem.) poröses Material, das in Flüssigkeiten od. Gasen befindl. feste Teilchen aufgrund seiner Sieb- bzw. Absorptionswirkung zurückhält u. der keimfreien Filtration*, der Reinigung von Luft, Gasen u. von Trinkwasser (Koksfilter, Sandfilter, Jewel-F. u. a.) dient; nach Material u. Funktion werden unterschieden: Hartfilter (feinporig, aus Kieselgur, Porzellan, Glas), Weichfilter (grobporig, aus Asbest, Watte od. Papier), Membranfilter (Ultrafilter, aus Nitrozellulose, Kollodium-Eisessig, Gradokoll); Luftfilter (bei indifferenten Stäuben, aus Schwammgummi u. Gaze), Kolloidfilter (bei gesundheitsschädl. Stäuben), Absorptionsfilter (bei Gasen) u. Hochleistungsschwebstoff-F. zum Filtrieren der Raumluft i. R. der Krankenhaushygiene (Operationstrakt, Kreißsäle, Intensivpflegestationen); **2.** (physik.) Filterstoffe, die e. Teil der Strahlen absorbieren (z. B. absorbiert farbloses Glas der

Dunkelkammerlampen einen Teil des Lichtspektrums); **3.** (radiol.) fokusnah im Strahlengang angebrachte Schicht aus Leicht- od. Schwermetall; durch die bevorzugte Absorption energiearmer (langwelliger) Anteile des Röntgenstrahlenspektrums wird in der Röntgendiagnostik die Strahlenexposition des Pat. verringert. In der Strahlentherapie kann die Strahlenqualität (Durchdringungsfähigkeit) der Röntgenstrahlung durch geeignete Filter verändert werden.

Filtration, keim|freie f: (engl.) germ-free filtration; schonende Methode z. Entkeimung von hitzeempfindl. Flüssigkeiten, Lösungen usw.; je nach der Porenweite der verwendeten Filter* werden entw. Bakterien, Sporen, Chlamydien od. Viren zurückgehalten. Die Filter müssen vor Gebrauch sterilisiert werden; nachteilig ist d. Gefahr der Verstopfung bzw. des „Durchwachsens" von Bakt., daher stets Sterilitätsprüfung des Filtrats im Anschluß an die Filtration. Vgl. Sterilisation.

Filtrations|fraktion (lat. fractio Bruch, Bruchstück) f: (engl.) filtration fraction; Abk. FF; (physiol.) der Anteil des effektiven renalen Plasmaflusses*, der im Glomerulus filtriert wird; Be-

$$FF = \frac{\text{glomeruläre Filtrationsrate}}{\text{renaler Plasmafluß} \cdot (1\text{–Hämatokrit})}$$

stimmung mit Hilfe der PAH- u. Inulin-Clearance; vgl. Clearance.

Filum (lat.) n (pl Fila): Faden. **F. durae matris spinalis** (↑) n: fadenförmiges, mit d. unteren Drittel des Filum terminale verwachsenes Ende des Duralsacks des Rückenmarks; befestigt am Periost des 2. Steißwirbelrests. **Fila ol|factoria** (↑) n pl: s. Nervi olfactorii. **Fila radicularia** (↑) n pl: Wurzelfasern der Rückenmarknerven. **F. terminale** (↑) n: Ausläufer des Conus medullaris des Rückenmarks, liegt mit 16 cm innerh., mit 8 cm außerh. des Duralsacks.

Filz|laus: syn. Schamlaus; Phthirus pubis; s. Läuse.

Fimbria (lat.) f: Franse; s. Eileiter, Infundibulum tubae uterinae.

Fimbria hippo|campi (↑) f: aus d. Alveus hippocampi hervorgehendes Markbündel, das sich in d. Fornix* cerebri fortsetzt.

Fimbri|ektomie (↑; Ektomie*) f: (engl.) fimbriectomy; Sterilisierungsoperation mit op. Entfernung der Fimbrien der Eileiter u. Verschluß der freien Tubenenden; sicherstes Verf. der Tubensterilisation*.

Fimbrio|lyse (↑; Lys-*) f: (engl.) fimbriolysis; Beseitigung v. Fimbrienverklebungen u. Verwachsungen im Bereich der Fimbrien des Eileiters (häufige Urs. weiblicher Sterilität*), ggf. mit Salpingostomatoplastik*.

Finger|a|gnosie (A-*; -gnos*) f: (engl.) finger agnosia; Unfähigkeit, die Finger der Hand zu benennen, zu unterscheiden u. vorzuzeigen; Form der Autotopagnosie (s. Agnosie); Vork. z. B. bei Gerstmann*-Syndrom.

Finger|apo|plexie (gr. ἀποπληξία Schlagfluß) f: (engl.) Achenbach's syndrome; syn. Achenbach-Syndrom; spontan od. nach Belastung (Verschnüren von Paketen, Tragen von Einkaufstaschen u. a.) auftretende Hämatome an der Volarseite der Finger od. Hände, bes. in Gelenknähe; der Hämatombildung geht ein heftiger Schmerz voraus; Rückbildung innerh. weniger Tage, häufig Rezidive. Im Intervall sind im betroffenen Bereich oft durch die Haut schimmernde, leicht erhabene Venektasien bes. bei herabhängendem Arm zu sehen; Vork. v. a. bei Frauen im mittl. Alter; **Urs.:** unklar; Gerinnungswerte normal, evtl. erhöhte Gefäßfragilität.

Finger||arthrosen (Arthr-*; -osis*) f pl: s. Bouchard-Arthrose, Heberden-Knoten, Rhizarthrose. **F.beuge|re|flex** (Reflekt-*) m: s. Reflexe (Tab.). **F.-Finger-Per|kussion** (Perkussion*) f: (engl.) indirect percussion; Perkussion* mit d. Finger auf dem aufgelegten Finger der anderen Hand; im Ggs. zur Plessimeter- u. Hammerperkussion.

Finger|fraktur (Fraktur*) f: (engl.) finger fracture; häufig durch direkte Gewalteinwirkung entstehende Fraktur der Fingerphalangen;

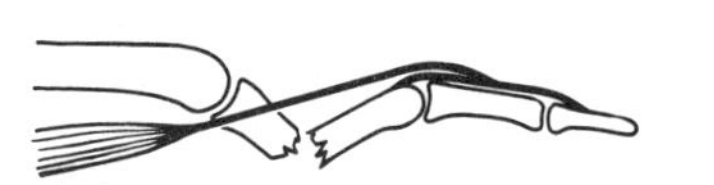

Fingerfraktur:
dorsal offener Winkel durch Zug der Mm. interossei u. lumbricales [223]

Ther.: meist kons. durch Ruhigstellung in Funktionsstellung* der Hand auf einer volaren Zweifinger(gips)schiene, wobei die Schiene proximal in einem zirkulären Gips- od. Kunststoffverband verankert wird; bei Instabilität od. Gelenkbeteiligung Osteosynthese*.

Finger|grund|gelenk|re|flex (Reflekt-*) m: s. Mayer-Fingergrundreflex.

Finger|hut: Digitalis; s. Folia Digitalis, Digitalisglykoside.

Finger|knöchel|polster: (engl.) knuckle pads, (frz.) coussinets des phalanges; digitale Fibromatose mit ovalären, polsterartigen Verdickungen über den Streckseiten der ersten Interphalangealgelenke (s. Abb.); gelegentl. gleichzeitiges

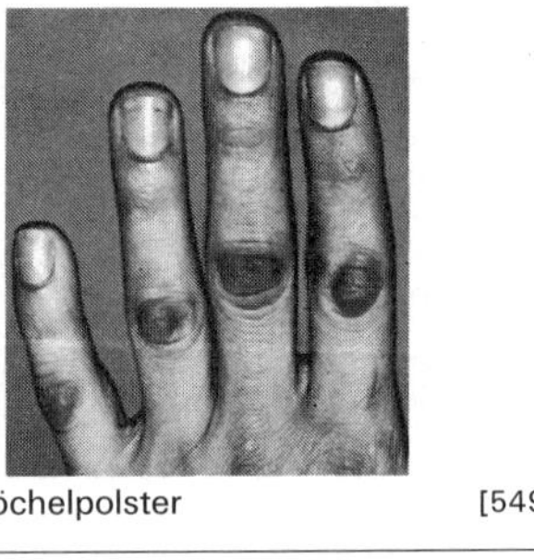

Fingerknöchelpolster [549]

Auftreten mit Induratio penis plastica u. Dupuytren-Kontraktur; vgl. Heberden-Knoten.

Finger|nagel: s. Nagel.

Finger-Nase-Versuch: (engl.) finger nose test; Abk. FNV; Test z. Prüfung der Koordination*; Pat. muß mit dem Zeigefinger die Nasenspitze zuerst mit offenen, dann mit geschlossenen Augen berühren.

Finger|poly|arthrose (Poly-*; Arthr-*; -osis*) f: s. Heberden-Knoten.

Finger|ring|dosi|meter (Dosis*; Metr-*) n: s. Dosimetrie.

Finger, schnellender: (engl.) trigger finger; auch schnappender od. federnder Finger; durch Verengung des Lig. annulare od. knötchenartige Verdickung der Beugesehnen über den Fingergrundgelenken verursachte Einschränkung der Gleitfähigkeit der Beugesehnen mit typ. Schnapp-Phänomen bei Beugung bzw. Streckung der Finger in den Mittel- u. Endgelenken; **Ther.:** op. Spaltung der Beugesehnenscheide.

Finger|streck|sehnen|abriß: (engl.) rupture of the extensor tendon, Mallet finger; Verletzung durch Bagatelltrauma bei Ballsport, Bettenmachen od. nach degen. Vorschädigung; **Formen 1.** F. der Endphalanx bei aktiver Streckunfähigkeit;

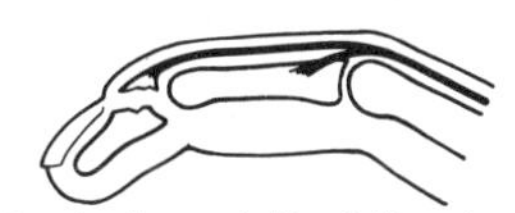

Fingerstrecksehnenabriß mit Knochenbeteiligung [223]

Ther.: Ruhigstellung in Hyperextension durch Stack*-Schiene; bei dislozierter Abrißfraktur od. Subluxation temporäre Arthrodese des Endgelenks durch Kirschner-Draht evtl. mit transossärer Drahtausziehnaht; **2.** F. über Mittel- od. Grundphalanx mit sog. Knopflochdeformität*; Ther.: Sehnennaht u. Ruhigstellung im Gips.

Finger|versuch: (engl.) finger test; **1.** (neurol.) auch Finger-Finger-Versuch; Zusammenführen beider Zeigefingerkuppen aus größerem Abstand b. geschlossenen Augen zur Prüfung der Koordination*; **2.** s. Ehrlich-Fingerversuch.

Finne f: (engl.) cysticercus; Larvenstadium von Bandwürmern (Cestodes*); je nach Bau folgende Bez. (s. Abb.): **a)** Zystizerkoid; **b)** Zystizerkus, F. i. e. S., Blasenwurm; **c)** Echinokokkus, Hydatide, Hülsenwurm; **d)** Prozerkoid, Vorfinne (erstes Larvenstadium); **e)** Plerozerkoid, Vollfinne (zweites Larvenstadium) von Diphyllobothrium* latum (Zerkoid); **f)** Zoenurus, Quese.

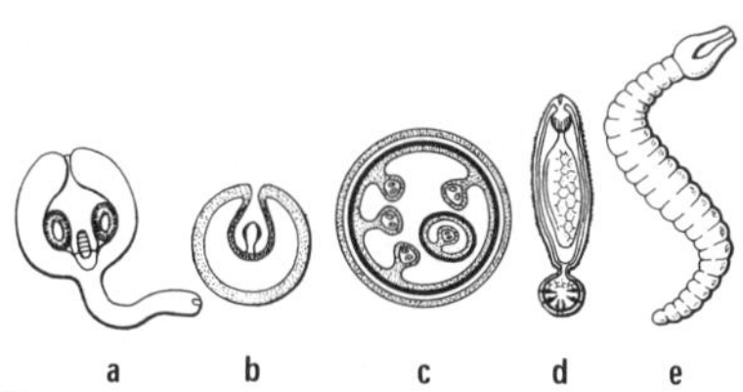

Finne:
a: Zystizerkoid; b: Zystizerkus; c: Echinokokkus; d: Prozerkoid; e: Plerozerkoid

Finsen-Methode (Niels R. F., Arzt, Kopenhagen, 1860-1904) f: (engl.) Finsen's method; Form der Lichttherapie* zur Behandlung von Hautkrankheiten mit Licht einer Kohlebogenlampe, sog. Finsenlicht (kurzwellige Ultraviolettstrahlung), in Komb. mit Rotlichtbestrahlung.

First pass effect (engl. erster Durchgang) m: Bez. f. den bei oraler Gabe verstärkten metabol. Abbau v. Arzneistoffen bei Passage durch d. Leber, bevor sie an ihren Wirkort gelangen.

First set reaction (engl. erster Satz, erste Reihe) f: Erstabstoßungsreaktion; s. Abstoßungsreaktion.

Fisch|auge, gekochtes: beschreibende Bez. f. das Aussehen der Hornhaut bei Kalkverätzung* 3. Grades am Auge; Stadium der Nekrose.

Fisch|augen|zelle (Zelle*): Nervenzelle m. peripher gelegenem Zellkern u. Auflösung der zentral gelegenen Nissl-Schollen; histol. Degenerationszeichen nach Neuritendurchtrennung.

Fisch|band|wurm: Diphyllobothrium* latum.

Fisch|maul|schnitt: (engl.) fishmouth incision; wenig gebräuchliche Schnittvariante bei Panaritium*, horizontal u. bogenförmig über die Fingerbeere verlaufend; mögliche postop. Störung od. Aufhebung von Sensibilität u. Tastsinn.

Fisch|vergiftung: (engl.) fish poisoning; Vergiftung durch Fischgenuß; **1.** durch bakteriell zersetzte Fische (auch geräucherte od. marinierte) mit gastroenteritischen Symptomen; s. a. Lebensmittelvergiftung; **2.** durch spezif. Eigengifte best. Fische; s. Ciguatera, Tetrodotoxin. Vgl. Skombrotoxismus.

Fisch|wirbel|bildung: (engl.) fish vertebrae formation; bikonkave Verformung eines Lendenwirbelkörpers; in Kombination mit einer röntg. vermehrten Strahlendurchlässigkeit klassisches Zeichen einer postmenopausalen od. senilen Osteoporose*. Vgl. Wirbelsäulenaffektionen (Abb.).

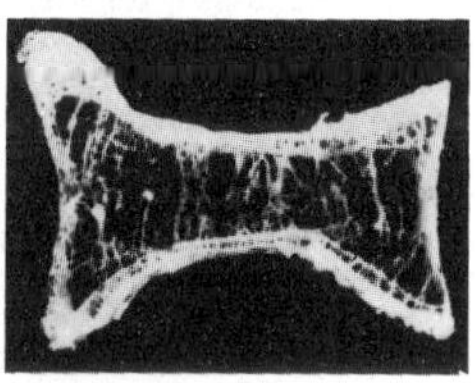

Fischwirbelbildung:
fortgeschrittener Befund bei Osteoporose der Wirbelsäule

Fisher-Syn|drom (Miller F., zeitgen. Neurol., USA) n: idiopath. Polyneuritis* mit zerebellarer Ataxie, Areflexie u. Ophthalmoplegie; evtl. Sonderform des Guillain*-Barré-Syndroms mit Hirnnervenbeteiligung.

Fissur (lat. fissum Spalt, Einschnitt) f: (engl.) cleft, fissure; Einriß in Haut bzw. Schleimhaut (vgl. Analfissur, Kutisfissur, Rhagade) od. Knochen (s. Fraktur, unvollständige).

Fissura (↑) f: Fissur*.

Fissura ani (↑) f: s. Analfissur.

Fissura-orbitalis-superior-Syn|drom (↑; Orbita*; Super-*) n: (engl.) superior orbital fissure syndrome; Lähmung des N. oculomotorius (III), N. trochlearis (IV) u. N. abducens (VI) sowie Sensibilitätsstörungen im 1. Trigeminusast (V_1); **Urs.:** pathol. Prozesse (meist Tumoren der mittleren Schädelgrube, Trauma od. Aneurysma) im Bereich der Fissura orbitalis sup. der Orbita oculi; **DD:** Kavernosussyndrom*.

Fissura ossium (↑) f: unvollständige Fraktur* eines Knochens in Form eines Haarrisses.

Fissura Sylvii (↑) f: Sulcus* lateralis.

Fistel (lat. fistula Röhre) f: (engl.) fistula; **1.** röhrenförmige, mit Granulationsgewebe (Röhrenfistel) od. Epithelgewebe (Lippenfistel) ausgekleidete Verbindung zw. Körperhöhlen bzw. Hohlorganen untereinander (innere F.) od. der Körperoberfläche (äußere F.); als angeb. F. meist inf. Persistenz embryonal angelegter Organverbindungen (z. B. Vesikoumbilikalfistel*, Ösophagotrachealfistel*) od. als erworbene F. durch Entz., Tumoren, Traumen bzw. Op. verursacht sowie nach Strahlentherapie auftretend; z. B. Analfistel*, Blasenfistel*, Darmfistel*, Urogenitalfistel*; **2.** therap. angelegte Kurzschlußverbindung; z. B. Shunt* zur Hämodialyse.

Fistel, ano|rektale (↑) **f:** s. Analfistel, Darmfistel.

Fistel, arterio|portale (↑) **f:** (engl.) arterioportal fistula; erworbene od. angeb. Kurzschlußverbindung zw. einer Arterie (meist A. lienalis) u. einem Pfortaderast (V. lienalis); Folge: volumenbedingte portale Hypertension*, Ausbildung v. Ösophagusvarizen, Gefahr rezidiv. Blutungen; **Leitsympt.:** lokal lautes Maschinengeräusch über dem Abdomen; (röntg.) gelegentl. Kalkschatten, bes. bei arteriovenösem Aneurysma.

Fistel, arterio|venöse (↑) **f:** (engl.) arteriovenous fistula; pathol. Kurzschlußverbindung zw. dem art. u. venösen Blutgefäßsystem, die im Ggs. zu einer arteriovenösen Anastomose* nicht der Steuerbarkeit durch den Organismus unterliegt; **Ätiol.: 1.** kongenitale a. F. inf. Differenzierungsstörungen des frühembryonalen Kapillarsystems bzw. Persistenz embryonaler arteriovenöser Gefäßkurzschlüsse; **Formen: Typ I:** direkter Querachsenkurzschluß zw. Hauptgefäßen; **Typ II:** multiple Querachsenkurzschlüsse kleinerer Gefäße in Weichteilen u. Knochen (Angioma racemosum), v. a. im Bereich der Extremitäten (Weber*-Syndrom II); **Typ III:** Längsachsenkurzschluß ohne zwischengeschaltetes Kapillarnetz, v. a. in Gehirn u. Lunge (arteriovenöse Lungenfistel*); **2.** erworbene a. F.: **a)** traumat. bedingt, meist als Folge einer penetrierenden Verletzung von Arterie u. Begleitvene; **b)** als Folge von (art.) Gefäßerkrankungen (Syphilis, Aneurysma* u. a.); **c)** als gefäßchir. angelegter Shunt* zur Hämodialyse.

Fistel, biliäre (↑) **f:** s. Fistel, biliodigestive.

Fistel, bilio|digestive (↑) **f:** (engl.) biliary fistula; Gallenfistel, biliäre Fistel; pathol. Verbindung zw. Gallenblase bzw. Gallengängen u. einem Nachbarorgan (Dünndarm, Magen, Kolon) od. (selten) nach außen (z. B. nach Legen eines Galledrains); **Urs.:** Durchbruch eines Gallensteins als Kompl. einer Cholelithiasis* (meist als gedeckte Perforation) od. traumat. bedingt nach Verletzung des Ductus choledochus, auch postop. nach Cholezystotomie; **Klin.:** gasgefüllte Gallengänge (Aerobilie), bei der selteneren Gallenblasen-Kolon-Fistel chologener Durchfall (durch Umgehung der Rückresorption im Ileum u. laxanzienartiger Wirkung der Galle im Kolon), ggf. Gallensteinileus*; **Ther.:** Cholezystektomie mit Auflösung der Fistel.

Fistel, broncho|pleurale (↑) **f:** (engl.) bronchopleural fistula; in die Pleurahöhle einmündende Bronchusfistel*; **Urs.:** v. a. Ruptur einer Lungenzyste, Emphysemblase od. tbk. Kaverne, Durchbruch eines Lungenabszesses, Thoraxtrauma od. Bronchusstumpfinsuffizienz nach Lungenresektion; **Kompl.:** Spannungspneumothorax, Pleuraempyem.

Fistel||karzinom (↑; Karz-*; -om*) **n:** von der epithelialen Wandauskleidung einer Fistel ausgehendes Karzinom*. **F., öso|phago|tracheale** (↑) **f:** s. Ösophagotrachealfistel. **F., pelvi|rektale** (↑) **f:** s. Analfistel. **F.sym|ptom** (↑) **n:** s. Gleichgewichtsprüfungen.

Fistula (↑) **f:** Fistel*. **F. ani** (↑) **f:** Analfistel*. **F. auris con|genita** (↑) **f:** Kiemengangfistel; s. Halszyste. **F. colli con|genita** (↑) **f:** angeborene Halsfistel; s. Halszyste. **F. com|pleta** (↑) **f:** vollkommene, doppelt mündende Fistel*, die zwei Organe od. Organsysteme miteinander verbindet. **F. in|completa** (↑) **f:** unvollkommene, nur mit einer Öffnung versehene u. blind endende Fistel*. **F. omphalo|enterica** (↑) **f:** Nabelfistel* m. zum Nabel offener Mündung bei nicht obliteriertem Ductus* omphaloentericus; **Klin.:** bei inkompletter Fistel sog. nässender Nabel, bei kompletter Fistel Absonderung von Schleim u. Dünndarmexkrement. Vgl. Meckel-Divertikel. **F. recto|vaginalis** (↑) **f:** syn. Mastdarm-Scheidenfistel; vgl. Darmfistel, Garrulitas vulvae. **F. vesico|vaginalis** (↑) **f:** Blasen-Scheidenfistel; s. Urogenitalfistel.

Fistulo|graphie (↑; -graphie*) **f:** (engl.) fistulography; Röntgenkontrastdarstellung einer Fistel*.

FITC: Abk. f. **F**luoreszein**i**so**t**hio**c**yanat*.

Fi-Test **m:** auch Hyland-Test; immun. Verf. zur halbquantitativen Bestimmung von Fibrinogen im Plasma mit Hilfe spezif. Antikörper, die an einen Träger (z. B. Polystyrolpartikel) gebunden sind (Objektträgertest); **Anw.:** v. a. zum Nachweis eines Fibrinogenmangels, z. B. bei Hyperfibrinolyse*, Verbrauchskoagulopathie*.

Fitzgerald-Faktor **m:** hochmolekulares Kininogen* (MG 120 000), am Ablauf der plasmatischen Blutgerinnung* beteiligt; vgl. Kallikrein.

Fitz-Hugh-Curtis-Syn|drom **n:** syn. Stajano-Syndrom, Perihepatitis* acuta gonorrhoica.

Fixateur externe (frz.) **m:** (engl.) external fixator; von außen zugängliches Festhalte- u. Spannsystem zur op. Behandlung von Erkrankungen des Skelettsystems; **Ind.: 1.** offene Reposition (Distraktion*), Stabilisation u. Fixation u. a. von Extremitäten- u. Beckenringfrakturen; **2.** schlechte Weichteilverhältnisse über dem frakturierten Knochen (offene od. infizierte Frakturen); **3.** Korrekturosteotomie; **4.** Arthrodese*; **5.** Haloextension*; **Prinzip:** Einbringen von Schanz-Schrauben in die Knochenfragmente fernab der Fraktur od. Osteotomie, danach Fixation od. Verspannung mit einem Rohrsystem; meist als ein- (Klammer- od. Monofixateur), seltener als zwei- (V- od. Rahmenfixateur) od. dreidimensionale (Zelt-)Konstruktion; die Montage kann statisch zur Ausschaltung äußerer Kräfte od. dynamisch mit Zulassung axialer Kräfte im Frakturbereich erfolgen. Vgl. Osteosynthese.

Fixateur interne (frz.) **m:** implantierbares Festhalte- u. Spannsystem aus Fixationsstäben, Pedikelschrauben u. Backen zur Verbindung der beiden Elemente zur Behandlung von Frakturen u. Fehlstellungen im unteren BWS- sowie im LWS-Bereich.

Fixation (lat. figere, fixus befestigen) **f:** Befestigung; vgl. Fixierung.

Fixations|nystagmus (↑; Nystagmus*) **m:** s. Nystagmus.

Fixierung (↑): (engl.) fixation; allg. (mechan.) Befestigung, Fixation; **1.** (mikrobiol.) Befestigung luftgetrockneten Materials auf d. Objektträger zum Schutz bei Färbung* sowie zur Vorbereitung der Eiweiße zur besseren Aufnahme der Farbstoffe u. zur Homogenisierung (dabei werden die Eiweißkörper denaturiert, wodurch z. B. die Quellfähigkeit verringert wird); am gebräuchlichsten sind Hitze- u. Methylalkoholfixierung (95%), außerdem F. mittels Pikrin- od. Osmiumsäure, gesättigter Sublimatlösung u. best. Fixierungsgemische; **2.** (histol.) versch. Methoden zur Konservierung u. Strukturverfestigung von Geweben u. Organen in möglichst natürl. Zustand (z. B. mittels Formaldehyd, Gefriertrocknung, Paraffineinbettung); **3.** (ophth.) Ausrichten u. Festhalten des Blicks auf ein best. Objekt; **4.** (psychoanalyt.) Festlegung auf best. Personen od. (Trieb-)Objekte (z. B. Libidofixierung*).

FK: Abk. f. **F**ructo**k**inase*.

Flach|rücken: s. Haltungsstörungen.

Flächen|dosis|produkt (Dosis*) n: (radiol.) in der Röntgendiagnostik verwendete dosimetrische Größe zur Ermittlung der Strahlenbelastung* des Pat.; Produkt aus der Dosis innerh. des Nutzstrahlbündels einer Röntgenstrahlung u. dessen Querschnittfläche an derselben Stelle. Das F. wird in den Einheiten Röntgen (R) × cm^2 bzw. Gray (Gy) × cm^2 angegeben; vgl. Dosimetrie.

Flächen|kymo|graphie (gr. κῦμα Welle; -graphie*) f: (engl.) area kymography; (röntg.) Aufzeichnung v. Organbewegungen auf einer Röntgenaufnahme; **Prinzip:** der Film wird durch ein zw. Objekt u. Röntgenfilm od. bei der sog. Distanzkymographie (mit geringerer Strahlenbelastung) durch ein zw. Röhre u. Objekt angebrachtes Vielschlitzraster belichtet, das während der Exposition um eine dem Schlitzabstand entspr. Distanz verschoben wird; dadurch werden die einzelnen Abschnitte des Herz- u. Gefäßrandes nur in dem Augenblick abgebildet, in dem sich e. Schlitz vorbeibewegt. Es kommt zu einer scharfen Darstellung aller unbewegten Objektanteile, während die bewegten Anteile kurz nacheinander als Randzacken der Herzkontur erscheinen. **Bedeutung:** in der Diagn. von Myo- u. Perikarderkrankungen (Darstellung von Herzwand- u. Gefäßpulsationen); durch die Echokardiographie* weitgehend ersetzt.

Flagellata (lat. flagellum Geißel) n pl: sog. Geißeltierchen; s. Protozoen.

Flagellation (lat. flagellare schlagen) f: körperliche Züchtigung als Mittel zur sexuellen Erregung; vgl. Sadomasochismus.

Flake fracture (engl. Splitterbruch) f: Absprengung eines osteochondralen Fragments im Gelenkbereich; vgl. Fraktur.

Flammen|e|missions|photo|metrie (lat. emissio Aussendung; Phot-*; Metr-*) f: (engl.) flame photometry; Spektrophotometrie* zur quant. Bestimmung von Substanzen in Lösungen unter Verw. eines speziellen (Flammen-)Photometers, in dem die Lösung zerstäubt, die gelösten Substanzen in einer Flamme angeregt u. die Wellenlängen der emittierten Strahlung (Emissionsspektrum*) gemessen wird; **Anw.:** u. a. zur Konzentrationsbestimmung von Elektrolyten (z. B. Kalium, Natrium, Calcium). Vgl. Atomabsorptionsspektroskopie.

Flanken|atmung: inspirator. Einziehung der unteren u. seitl. Interkostalräume b. Stenosen im Bereich der oberen Luftwege; vgl. Atmung, inverse.

Flapping tremor (engl. to flap flattern; Tremor*) m: sog. Flattertremor; s. Tremor.

Flatulenz (lat. flatus Wind, Blähung) f: (engl.) flatulence; Aufblähung des Magens bzw. des Darms (Blähungen) mit reichl. Abgang von Darmgasen (nervös, org. od. nahrungsbedingt).

Flatus (↑) m: Wind, Blähung.

Flatus vaginalis (↑) m: s. Garrulitas vulvae.

Flav|ek|tomie (lat. flavus gelb; Ektomie*) f: s. Fensterung, interlaminäre.

Flavine (↑) n pl: (engl.) flavins; Lyochrome; Coenzyme der Flavinenzyme, je nach Herkunft als Lacto-, Ovo- u. Hepatoflavin bezeichnet; vgl. Flavinnukleotide, Riboflavin.

Flavin|ikterus (↑; Ikterus*) m: Ikterus bedingt durch Bilirubin, das nur d. indirekte Gallenfarbstoffreaktion gibt; bei Anaemia gravis u. bei hämolyt. Ikterus. Vgl. Verdinikterus, Rubinikterus.

Flavin|nukleotide n pl: prosthetische Gruppe der Flavoproteide (Flavinenzyme) mit der Fähigkeit zur Aufnahme od. Abgabe von Wasserstoff bzw. von Elektronen bei der biol. Oxidation; **1.** Flavinmononukleotid (Abk. FMN), s. Riboflavin; **2.** Flavinadenindinukleotid (Abk. FAD), entsteht aus FMN u. ATP. Vgl. Atmungskette, Coenzyme.

Flavi|virus (lat. flavus gelb; Virus*) n: frühere Bez. Arbo B; Genus von ca. 50 RNA-Viren (∅ 50 nm) aus der Fam. der Togaviridae*; mind. 26 humanpathogene Vertreter; **Übertragung:** v. a. durch Mücken u. Zecken als Vektoren, selten nosokomial od. Mensch-zu-Mensch-Kontaktinfektion; **Verbreitung:** F. verursachen weltweit regional vektorengebunden endem., epidem. u. sporad. Infektionen, die häufig inapparent od. mit grippeähnl. Symptomen, aber auch mit Kompl. (Enzephalitiden, Hämorrhagien) u. hoher Letalität verlaufen können. **Klin.: 1.** gutartiges Fieber, z. T. mit Arthralgien u. Exanthem, sehr selten ZNS-Beteiligung od. Hämorrhagien v. a. bei Inf. durch Dengue- (Typ 1 u. 2), Kunjin-, Ilheus-, Spondweni-, Uganda-S-, Wesselsbron-, West-Nil-Fieber-, Zika-, Banzi-, Bussuquara-, Koutango- u. Rio-Bravo-Virus (alle durch Mücken übertragen); **2.** Inf. mit häufiger Beteiligung des ZNS durch Murray-Valley-, St. Louis-Enzephalitis-, Rocio- u. das japanische B-Enzephalitis-Virus (durch Mücken übertragen); ferner durch FSME-, RSSE-, Louping-ill- u. Powassan-Virus (übertragen durch Zecken); **3.** hämorrhag. Fieber v. a. bei Inf. durch Dengue- (Typ 2-4), Gelbfiebervirus, Kyasanur-Forest- u. Omsk-hämorrhag. Fiebervirus. Vgl. Arbovirosen (Tab).

Flavo|bacterium (↑; Bakt-*) n: Gattung gramnegativer, unbewegl., sporenloser, aerober Stäbchenbakterien (sog. Gelbkeime; noch keiner Fam. zugeordnet; vgl. Bakterienklassifikation); bilden gelben Farbstoff; **Vork.:** weitverbreiteter Wasser- u. Bodenkeim; isoliert aus rohem Fleisch, Milch u. gelegentlich aus Untersuchungsmaterial; sieben Species; med. relevant: F. meningosepticum, sehr seltener Err. von Sepsis u. Meningitis bei Früh- u. Neugeborenen.

Flavonoide n pl: Bez. f. eine Gruppe von meist gelb gefärbten, stickstofffreien phenolischen Pflanzenstoffen mit Phenylchroman-Grundgerüst; je nach Oxidationsgrad werden Flavone, Flavonole, Flavanone u. Isoflavonoide (stilbenähnliche Struktur, sog. Phytoöstrogene) unterschieden; Vork. im Pflanzenzellsaft in gelöster, glykosidischer Form, in meist methoxylierter Form als nichtflüchtige Komponenten in ätherischen Ölen, Holzparenchym od. Blättern; **Verw.:** bei Venenerkrankungen (Rutosid), koronaren u. peripheren Durchblutungsstörungen (Crataegus- u. Ginkgo-F.), Lebererkrankungen (Flavonoidkomplex aus Mariendistel); diuretische (F. aus Birkenblättern u. Schachtelhalmkraut) u. spasmolytische (F. aus Kamillenblüten u. Passionsblume) Wirkung. Wegen der positiven Beeinflussung der Permeabilität der Kapillaren durch versch. F. (z. B. Rutin, Hesperidin) wurden F. auch als Vitamin P bezeichnet.

Flavo|proteide n pl: auch **Flavinenzyme**; Proteide, die Flavinnukleotide* als prosthetische Gruppe enthalten (sog. gelbe Enzyme); bisher sind ca. 60 verschiedene F. (Oxidoreduktasen) bekannt.

Flavoxat (INN) n: 3-Methylflavon-8-carbonsäure-(2-piperidinoethyl)-ester (IUPAC); Spasmolytikum, das zur symptomat. Behandlung von Spasmen des Urogenitaltrakts u. bei diagn. Maßnahmen (z. B. Zystoskopie) eingesetzt wird; **NW:** Harndrang, Akkommodationsstörungen, Glaukomauslösung u. a.; **Kontraind.:** Engwinkelglaukom, Stenosen im Magen-Darm-Trakt, Tachyarrhythmie, gastrointestinale Blutungen u. a.

Fle|cainid (INN) n: N-(2-Piperidinylmethyl)-2,5-bis(2,2,2-trifluorethoxy)benzamid (IUPAC); Antiarrhythmikum; **Verw.:** bei schweren (lebensbedrohl.) tachykarden (supra-)ventrikulären Herzrhythmusstörungen; **NW:** Schwindel, Übelkeit, Sehstörungen, Kopfschmerz, selten Unruhe, Müdigkeit, Flush, Mundtrockenheit, Bradykardie u. a.; **Kontraind.:** Zustand nach Herzinfarkt, eingeschränkte Herzleistung bei supraventrikulären Herzrhythmusstörungen, dekompensierte Herzinsuffizienz, Bradykardie u. a.

Flechsig-Bahn (Paul E. F., Neurol., Leipzig, 1847-1929): (engl.) Flechsig's fasciculus; Tractus spinocerebellaris dorsalis; wird gebildet von d. Neuriten der Clarke*-Säule, die im Vorderseitenstrang des Rückenmarks u. über die unteren Kleinhirnstiele zur Rinde des Kleinhirnwurms gelangen. Vgl. Kleinhirnseitenstrangbahn.

Flechte: (engl.) lichen; **1.** (botan.) Symbiose aus Algen u. Pilzen; **2.** (dermat.) umgangssprachl. Bez. f. versch. Dermatosen, z. B. Schuppenflechte (Psoriasis*), Schmetterlingsflechte (chronischer diskoider Lupus* erythematodes), Knötchenflechte (Lichen* ruber planus), Dermatomykose*.

Fleck, blinder: (engl.) blind spot; ca. 12° temporal u. 1,5° unterh. des Fixationspunktes (der Gesichtsfeldmitte) gelegenes physiol. Skotom* von 5-6° Breite u. 7-8° Höhe, das normalerweise subjektiv nicht bemerkt wird; bedingt durch d. Austritt des N. opticus aus der Retina u. Fehlen der Neuroepithelien. Vergrößerung des b. F. z. B. bei Neuritis Nervi optici, Stauungspapille, Bjerrum-Zeichen.

Fleck|fieber, brasilianisches: s. Felsengebirgsfieber.

Fleck|fieber, epi|demisches: (engl.) epidemic louse-borne typhus; syn. Typhus exanthematicus, Läusefleckfieber, klassisches Fleckfieber, Flecktyphus; **Err.:** Rickettsia* prowazekii, Übertragung durch Kleiderläuse; **Verbreitung:** früher bes. Ost- u. Südosteuropa, heute noch in kühlen Höhenlagen der Tropen unter schlechten hyg. Bedingungen; **Inkubationszeit:** 10-14 Tage (5-23 Tage); **Klin.:** sehr schweres Krankheitsbild, hohes Fieber, Kopf- u. Gliederschmerzen, Milzschwellung, am 4.-6. Tag petechiales Exanthem (Roseolen); nicht selten Tod in der zweiten Woche (Kreislaufkollaps, Enzephalitis); Status typhosus führt oft zur Verwechslung mit Typhus abdominalis; in der 4.-5. Woche kann eine typ. Polyneuritis auftreten. **Pathol./Anat.:** entzündliche Reaktion der Gefäßendothelien inf. intrazellulärer Vermehrung der Err. mit Bildung von perivaskulären Knötchen (Fraenkel-Knötchen); **Progn.:** Letalität ca. 10-20%; 3-40 Jahre nach überstandenem e. F. kann inf. persistierender u. nach langer Latenz reaktivierter Rickettsien ein Spätrezidiv auftreten, das als Brill-Zinsser-Krankheit bezeichnet wird. **Proph.:** Bekämpfung der Kleiderlaus; Impfung ist möglich (nach Überstehen der Krankheit besteht lebenslange Immunität), Verbesserung des Lebensstandards. **Diagn.** u. **Ther.:** s. Rickettsiosen, Schutzimpfung.

Fleck|fieber, murines: (engl.) murine typhus; syn. endemisches Fleckfieber, Rattenfleckfieber, Flohfleckfieber; **Err.:** Rickettsia* typhi (Rickettsia mooseri); Übertragung durch den Rattenfloh (Xenopsylla cheopis); **Verbreitung:** Tropen u. Subtropen; **Klin.:** das Bild entspricht dem des epidem. Fleckfiebers, der Verlauf ist milder, Spätrezidive sind nicht bekannt. Vgl. Rickettsiosen.

Fleck|fieber|spät|rezidiv (Rezidiv*) n: syn. Brill-Zinsser-Krankheit; s. Fleckfieber, epidemisches.

Fleck, gelber: s. Macula lutea. **F., roter:** s. Erythroplakie. **F.typhus** (Typhus*) m: syn. epidemisches Fleckfieber*.

Fleischer-Kayser-Ring (Bruno F., Ophth., Erlangen, 1874-1965): s. Kayser-Fleischer-Kornealring.

Fleischer-Ring (↑): s. Keratokonus.

Fleisch||mole (Mole*) f: s. Blutmole. **F.vergiftung:** s. Lebensmittelvergiftung. **F., wildes:** umgangssprachl. Bez. f. überschießendes Granulationsgewebe*.

Fletcher-Faktor (Sir William F., Arzt, London, Malaya, 1872-1938) m: syn. Präkallikrein; in der Leber ohne Mitwirkung von Vitamin K gebildeter plasmat. Gerinnungsfaktor, steht in enger Beziehung zu den Aktivierungsvorgängen der Faktoren XI u. XII, fehlt bei Neugeborenen; Mangel an F.-F. verursacht keine manifeste hämorrhag. Diathese. Vgl. Kallikrein, Blutgerinnung.

Flexibilitas cerea (lat. flexibilis biegsam; cereus wächsern) f: wachsartige Biegsamkeit der Extremitäten; vom Untersucher gegebene Stellungen werden beibehalten (sog. Haltungsstereotypie); Vork. z. B. beim katatonen Typ schizophrener Störungen, bei org. Hirnerkrankungen, Hypnose; vgl. Katalepsie.

Flexions|lagen (lat. flexio Biegung): (engl.) attitude; Geburtshaltung des Kindes m. Beugung des Kopfes auf d. Brust; normale Einstellung; vgl. Deflexionslagen.

Flexio uteri (↑; Uter-*) f: Haltung der Gebär-

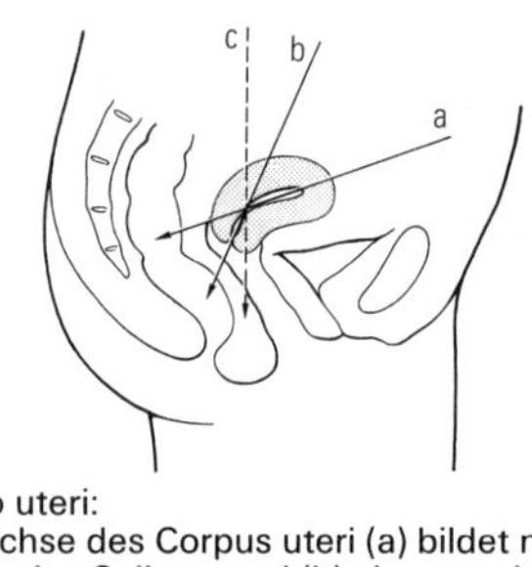

Flexio uteri:
Die Achse des Corpus uteri (a) bildet mit der Achse des Collum uteri (b) einen nach vorn offenen stumpfen Winkel (Anteflexio uteri). Daneben besteht physiologisch Anteversio: Die Achse des Collum uteri fällt vor die senkrechte Körperachse (c).

mutter, definiert durch den Winkel zw. Zervix- u. Korpusachse des Uterus; physiol. besteht ein nach vorn geöffneter stumpfer Winkel (Anteflexio, s. Abb.); pathol. Beugungsverhältnisse: **1.** Retroflexio* uteri; **2.** Hyperanteflexio* uteri. Vgl. Uteruslagen.

Flexner-Bakterien (Simon F., Bakteriol., New York, Baltimore, 1863-1946; Bakt-*) f pl: s. Shigella.

Flexor (lat. flectere, flexus biegen) m: Beuger, Beugemuskel, z. B. Musculus flexor digitorum longus.

Flexura (↑) f: Biegung. **F. coli** (↑) f: s. Colon. **F. duodeni** (↑) f: s. Duodenum. **F. duodeno|jejunalis** (↑) f: s. Duodenum. **F. perinealis** (↑) f: s. Rektum. **F. sacralis** (↑) f: s. Rektum.

Flicken|trans|plantat (Transplantat*) n: s. Patch-Plastik.

Fliegen: (engl.) flies; Brachycera (sog. Kurzfühler); Insekten (Ordnung Diptera) mit meist dreigliedrigen Fühlern u. gedrungenem Körperbau; **Entw.:** Ei - Larve (Made) - Tönnchenpuppe - Imago; Dauer ca. 3-4 Wochen; **I. blutsaugende Parasiten**: ♂♂ u. ♀♀ saugen tagsüber Blut; **1.** Tabanidae (Bremsen): 5-25 mm große aggressive F., deren Larven sich in feuchten Böden u. Schlamm entwickeln; z. B. Pferdebremse (Tabanus bovinus), Regenbremse (Haematopota pluvialis), Chrysops-Arten (sog. Blindbremse); **2.** Muscidae (Fliegen i. e. S.): gemeine Stechfliege (Stomoxys calcitrans), Hornfliege (Haematobia irritans); Entw. der Larven in Stallmist; **3.** Glossinidae (Tsetsefliegen): lebendgebärende F., die jeweils eine Larve intrauterin mit Milchsekret ernähren; mehrere Glossina-Arten übertragen Trypanosoma*. **II. Keimverschlepper** (Seuchenverbreiter): z. B. große (Musca domestica) u. kleine (Fannia canicularis) Stubenfliege, Latrinenfliege (Fannia scalaris); Larven entwickeln sich in Kot u. Fäkalien; Imagines leben von Lebensmitteln, Eiter, Wundsekret, Sputum u. a., wodurch Krankheitserreger (Viren, Bakterien, Protozoenzysten, Wurmeier) verschleppt werden können. **III. Err. der Myiasis*:** Calliphoridae (Aasfliegen, Schmeißfliegen, Fleischfliegen); Maden leben in Exkrementen, Kadavern od. Wunden; z. B. blaue Brummer (Calliphora erythrocephala), Goldfliegen (Lucilia sericata), Phormia regina u. Sarcophaga-Arten; obligatorische Entw. einer Myiasis bei Tumbufliegen (Cordylobia anthropophaga), Schraubenwurmfliegen (Cochliomyia hominivorax bzw. bezziana) u. Wohlfahrtia magnifica. Vgl. Arthropoden, Mükken.

Fliegen|maden|krankheit: syn. Myiasis*.

Fliegen|pilz: Amanita muscaria; s. Giftpilze.

Fließ|gleich|gewicht: (engl.) steady state; syn. dynamisches Gleichgewicht; Gleichgewichtszustand, bei dem sich die betreffende physik. Größe (z. B. eine Konzentration) mit der Zeit nicht ändert. Eine notwendige Voraussetzung für ein F. ist kontinuierl. Energiezufuhr; bei fehlendem Energiedurchsatz stellt sich ein ruhendes (thermodynamisches) Gleichgewicht ein. Die Differenz zw. beiden Gleichgewichten wächst mit steigender Energiezufuhr zugunsten des F. Vgl. Enzyme.

Flimmer|epithel (Epithel*) n: (engl.) ciliated epithelium; Epithelgewebe*, das an seiner freien Oberfläche mit Kinozilien* ausgestattet ist; **Vork.:** z. B. in Uterus, Tube, Atemwegen.

Flimmer|haare: s. Kinozilien.

Flimmer|larve: s. Korazidium.

Flimmer|skotom (Skotom*) n: (engl.) scintillating scotoma; syn. Amaurosis partialis fugax; peripher beginnender, homonymer Gesichtsfeldausfall m. visuellen Sensationen (Flimmern, Funken, Blitze), meist zickzackförmige Begrenzung des sich rasch ausbreitenden Skotoms* (sog. Fortifikationsillusion, Teichopsie), evtl. Hemianopsie; **Vork.:** als Prodrom od. Begleitsymptom der Migräne* (Migraine ophtalmique), bei zerebrovaskulärer Durchblutungsstörung*.

Flimmer|test m: spez. Untersuchungsverfahren zum Nachweis einer akuten Neuritis* Nervi optici; Vergleich der subjektiven Helligkeitsempfindung eines stationären u. eines flimmernden (5-25 Hz) Reizes; das Flimmern wird von erkrankten Probanden dunkler empfunden als von gesunden.

Flint-Geräusch (Austin F., Int., New York, 1812-1886): auskultator. bzw. phonokardiographisches präsystolisches Crescendogeräusch ohne Mitralöffnungston, das b. Aortenklappeninsuffizienz ohne org. Mitralstenose vorkommt; **Urs.:** funkt. Mitralstenose (inf. Strömungsdruck des aortalen Pendelbluts auf ein Mitralsegel bzw. weil die normal weite Mitralklappe im Verhältnis zu dem stark erweiterten li. Ventrikel relativ eng ist). Vgl. Herzgeräusche.

Floating line (engl. to float fluten, gleiten; line Linie) n: Begriff der Kardiotokographie*; fiktive Linie, die d. Oszillationsmittellinie darstellt.

Flocculus (Dim. von lat. floccus Flocke) m: Flöckchen; Teil der Hemisphärenunterfläche des Kleinhirns.

Floccus (lat.) m: Flocke.

Flockungs|re|aktionen f pl: (engl.) flocculation tests; auch Ballungs-, Trübungs- od. Klärungsreaktionen; Oberbegriff für serol. Reaktionen, die zur Ausflockung von makro- u. mikroskopisch erkennbaren Aggregaten bzw. Präzipitaten führen; z. B. als Serumlabilitätsreaktionen*, unspezif. Seroreaktionen bei Syphilis* (VRDL-Test, Meinicke-Klärungsreaktion); sind weitgehend durch spezifische serol. Reaktionen ersetzt.

Flöhe: (engl.) fleas; Siphonaptera, Aphaniptera; max. 1-7 mm große, seitl. stark abgeplattete Insekten; blutsaugende Arthropoden*, z. T. wichtige Krankheitsüberträger; **Entw.:** Ei - Larve - Puppe (in Kokon bes. in Fußbodenritzen) - Imago*; Dauer im Sommer ca. 4 Wo.; **Formen: 1.** Menschenfloh (Pulex irritans): pathogene Bedeutung gering (gelegentl. Überträger der Pest); **2.** Hunde- u. Katzenfloh (Ctenocephalides canis bzw. felis): gehen auch auf den Menschen über, gelegentl. Überträger v. Rickettsia typhi, Zwischenwirt v. Bandwürmern (Dipylidium, Hymenolepis); **3.** tropischer (oriental.) Rattenfloh (Xenopsylla cheopis): häufigster Floh v. Haus- u. Wanderratte in warmen Ländern; wichtigster Pestfloh; Überträger von Yersinia pestis auf d. Menschen beim Stich sowie von Rickettsia typhi u. Hymenolepis; **4.** nordischer (europäischer)

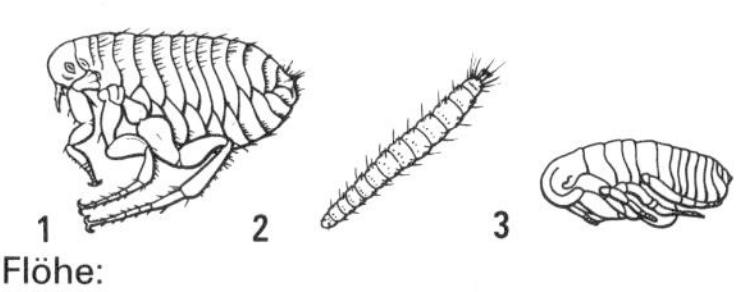

Flöhe:
Pulex irritans (Menschenfloh), 1: Imago; 2: Larve; 3: Puppe

Rattenfloh (Nosopsyllus fasciatus): seltener Pestfloh, außerdem Überträger von Rickettsia typhi u. Zwischenwirt v. Hymenolepis. Tierflöhe befallen bei fehlendem Hauptwirt auch den Menschen; bei Flohplage ist die Artbestimmung wichtig, um Brutplätze (z. B. Katzenkörbe, Vogelnester) zu ermitteln. Proph.: regelmäßiges Staubsaugen der Wohnung; **5.** Sandfloh (Tunga penetrans): syn. Sarcopsylla penetrans, Dermatophilus penetrans; Blutsauger bei Mensch u. Schwein; Lebensweise u. Habitus der ♂♂ wie andere F.; ♀♀ wachsen langsam in die Haut v. a. der Füße ein; nach Begattung sind die ♀♀ nur noch durch die Abdomenspitze mit der Außenwelt verbunden (stationärer Endoparasitismus), schwellen beim Reifen der Eier bis zu Erbsengröße an u. führen zu Entz., Phlegmone, Nekrose, auch Begünstigung von Tetanus u. Gasödemerkrankung; Autoamputation von Zehen möglich; Vork.: ursprüngl. trop. Amerika, von dort nach Afrika, Madagaskar, Indien u. China eingeschleppt; Ther.: Entfernung der Weibchen unter streng asept. Bedingungen, Wundversorgung.

F

Flöten|schnabel|bruch: (engl.) V-shaped fracture; vollständige (evtl. offene) Fraktur* beider Unterschenkelknochen mit sehr schräg verlaufender Frakturlinie (wie Mundansatz einer Flöte), dadurch Dislokation* des oberen Fragments nach vorn.

Floh|fleck|fieber: s. Fleckfieber, murines; s. a. Rickettsiosen (Tab.).

Floh|samen: Psyllii semen; Samen von Plantago psyllium bzw. indica od. als indischer Flohsamen von Plantago ovata; **Verw.** der ganzen Samen od. der Samenschalen als mildes Laxans; reichlich Flüssigkeitszufuhr wichtig, da F. auf ein Vielfaches ihres ursprünglichen Volumens aufquellen (Dehnungsreiz auf die Darmwand); unterstützende Ther. bei Durchfall durch Wasserbindung; **Kontraind.:** Ileus, Diabetes mellitus.

Flooding (engl. Überschwemmung) n: s. Angstüberflutung.

Floppy infant (engl. floppy schlaff; infant Kind) n: Bez. f. ein Neugeborenes od. Kleinkind m. einer Verminderung des kontraktilen u. insbes. des reflektor. Muskeltonus (Myatonia congenita); typ. ist eine Überstreckbarkeit der Gelenke; **Urs.:** mesenchymale Anomalien (Gelenke, Sehnen, Muskeln), (kongenitale) Myopathien, Marfan-Syndrom, Ehlers-Danlos-Syndrom, Zellweger-Syndrom u. a.

Floppy valve syndrome (engl. ↑; valve Klappe) n: s. Mitralklappenprolapssyndrom.

Flora in|testinalis (lat. Flora römische Blumengöttin; Intestin-*) f: syn. Darmflora*.

Flores (lat. flos, floris Pflanze) f pl: Blüten, Blütenstände.

Flores Arnicae (↑) f pl: Arnikablüten von Arnica montana bzw. chamissonis; enthält Sesquiterpene vom Helenanolidtyp, Flavonoide, ätherisches Öl, Phenolcarbonsäuren u. Cumarine; antiphlogistische, antiseptische Wirkung; **Verw.:** äußerlich bei Entz. der Haut sowie Mund- u. Rachenschleimhaut, Prellungen, Quetschungen, rheumatischen Muskel- u. Gelenkbeschwerden, oberflächl. Phlebitis; **NW:** bei längerer Anw. od. hoher Dosierung ödematöse Dermatitis mit Bläschenbildung, evtl. Nekrosen, od. Ekzem; **Kontraind.:** Arnikaallergie.

Flores Calendulae (↑) f pl: Zungenblüten von Calendula officinalis (Ringelblume) mit Triterpenglykosiden u. -aglyka, Carotinoiden u. ätherischem Öl; Verw.: lokal zur Förderung der Wundheilung (entzündungshemmend, granulationsfördernd), bei Entz. im Mund-Rachen-Raum.

Flores Caryo|phylli (↑) f pl: Gewürznelken; Blütenknospen von Syzygium aromaticum; enthält ätherisches Öl mit Eugenol (Phenylpropanderivat) als Hauptinhaltsstoff; Nelkenöl hat eine antiseptische Wirkung, bei äußerlicher Anw. erzeugt es eine lokale Hautreizung u. Anästhesie. Verw.: als Repellent, in der Zahnmedizin zus. mit Zinkoxid als provisorische Zahnfüllung.

Flores Chamomillae (↑) f pl: Blütenköpfe von Matricaria recutita (syn. Chamomilla recutita, Kamille); **Inhaltsstoffe:** nach DAB 10 mindestens 0,4% ätherisches Öl; (-)-α-Bisabolol (INN: Levomenol*), Matricin u. Chamazulen, Flavonderivate (z. B. Apigenin, Apigenin-7-glukosid); antiphlogistische, spasmolytische, wundheilungsfördernde, desodorierende u. antibakterielle Wirkung; **Verw.:** äußerlich bei Entz. der Haut u. Schleimhaut, Erkr. der Atemwege (Inhalation) u. im Anal- u. Genitalbereich (Bäder, Spülungen); innerlich bei Spasmen u. Entz. im Bereich des Magen-Darm-Trakts.

Flores Cinae (↑) f pl: Zitwerblüten; früher Verw. als Wurmmittel gegen Ascaris lumbricoides. **F. Graminis** (↑) f pl: Blüten, Früchte u. a. oberirdische Teile von Poaceen (Gräser, Heublumen); Verw.: zur lokalen Wärmetherapie bei degenerativen Erkr. des rheumatischen Formenkreises als feuchtheiße (42°C) Kompresse (Heublumensack). **F. Koso** (↑) f pl: Kosoblüten; früher Verw. als Wurmmittel gegen Cestodes.

Flores Lavandulae (↑) f pl: Blüten von Lavandula angustifolia (Lavendel); enthalten ätherisches Öl mit Linalylacetat, Linalool, Campher, Betaocimen u. 1,8-Cineol sowie Gerbstoffe; **Verw.:** in der Balneotherapie zur Behandlung funktioneller Kreislaufstörungen; innerlich bei Unruhezuständen, Einschlafstörungen, funktionellen Oberbauchbeschwerden.

Flores Malvae (↑) f pl: Blüten von Malva silvestris mit Schleimstoffen; Verw.: als Mucilaginosum bei Schleimhautreizungen im Mund- u. Rachenraum. **F. Sambuci** (↑) f pl: Blütenstände von Sambucus nigra (Holunder); enthalten Flavonoide, Hydroxyphenylcarbonsäuren u. -ester, Steroide u. Triterpene; Verw.: bei Erkältungskrankheiten als Diaphoretikum (sog. Fliedertee). **F. Spiraeae** (↑) f pl: Blüten von Filipendula ulmaria (Mädesüß) mit Flavonoiden, Phenolglykosiden u. ätherischem Öl; Verw.: bei Erkältungskrankheiten; Kontraind.: Salicylatüberempfindlichkeit. **F. Tanaceti** (↑) f pl: Rainfarnblüten; früher Verw. als Wurmmittel. **F. Tiliae** (↑) f pl: Blütenstände von Tilia cordata bzw. platyphyllos (Winter- bzw. Sommerlinde) mit Flavonoiden, Gerb- u. Schleimstoffen; Verw.: als Diaphoretikum u. Antispastikum bei Erkältungskrankheiten mit Reizhusten. **F. Verbasci** (↑) f pl: Wollblumen; Blumenkronen von Verbascum densiflorum bzw. phlomoides; enthalten Saponine u. Schleimstoffe; reizlindernde u. expektorierende Wirkung bei Erkältungskrankheiten.

florid (lat. floridus): (engl.) floride; blühend, stark entwickelt; z. B. florides Stadium einer Krankheit.

flottieren: sich hin- u. herbewegen.

Flow (engl.) m: Fluß, Strömung; gebräuchliche Bez. f. die Strömungsgeschwindigkeit (l/min) von Gasen od. Flüssigkeiten, z. B. im Narkosesystem* od. in einem Respirator*.

Flow|meter (↑; Metr-*) n: Durchflußströmungsmesser für Gase od. Flüssigkeiten.

Flow resistance (engl.) f: Gefäßwiderstand, (bronchialer) Strömungswiderstand; s. Atemwegwiderstand, Widerstand, peripherer.

Flucht: (engl.) escape, flight; stereotype Reaktion bei Einengung, Bedrohung od. Angst* i. S. eines räumlichen Distanzbestrebens von z. B. einem angstauslösenden Objekt; über die ursprüngliche Schutzfunktion hinaus kann unangepaßte F. eine phobische Reaktion sein; vgl. Phobie.

Flucht|re|flex (Reflekt-*) m: (engl.) flight reflex; polysynaptischer Reflex als Antwort auf einen schmerzhaften, (potentiell) schädigenden Reiz; führt im Bereich der Extremitäten zu Beugung u. Zurückziehen der betroffenen sowie Streckung der gegenseitigen Extremität. Vgl. Reflexe, Nozizeption.

Flu|cloxa|cillin (INN) n: 3-(2-Chlor-6-fluorphenyl)-5-methyl-4-isoxazolylpenicillin (IUPAC); halbsynthet. penizillinasefestes Isoxazolyl-Penizillin; s. Penizilline.

Flu|conazol (INN) n: 2-(2,4-Difluorophenyl)-1,3-bis(1H-1,2,4,triazol-1-yl)-2-propanol (IUPAC); Antimykotikum zur oralen u. parenteralen Anw. bei durch Candida u. Cryptococcus neoformans verursachten Systemmykosen*; vgl. Antimykotika.

Fluctuatio (lat. unruhige Bewegung) f: s. Fluktuation.

Flu|cytosin (INN) n: 4-Amino-5-fluor-2(1H)-pyrimidinon (IUPAC); syn. 5-Fluorcytosin (Abk. 5-FC); Pyrimidinderivat mit fungistat. u. fungiziden Eigenschaften, häufig in Komb. mit Amphotericin B systemisch angewendetes Antimykotikum; **Wirkungsspektrum:** Candida, Cryptococcus neoformans, Geotrichum candidum, die meisten Aspergillus-Arten u. die Err. der Chromomykose*; primär resistente Pilzstämme kommen vor, sek. Resistenzentwicklung unter Behandlung mögl., Empfindlichkeitsprüfung vor Therapiebeginn ratsam; **Verw.:** bei generalisierten Infektionen u. schweren Organmykosen durch flucytosinempfindliche Err.; **NW:** gastrointestinale Störungen, Blutbildveränderungen, Anstieg der Transaminasen, Hautreaktionen, selten Schwindel, Kopfschmerz u. Müdigkeit; s. Antimykotika.

Flu|dro|cortison (INN) n: 9-Fluor-11β,17,21-trihydroxy-4-pregnen-3,20-dion (IUPAC); halogeniertes Glukokortikoid mit zusätzl. mineralokortikoiden Eigenschaften; **Verw.:** bei essentieller Hypotonie, orthostat. Syndrom, Addison-Krankheit, adrenogenitalem Syndrom; **NW:** Kopfschmerz, Ödeme, Kaliumverlust, Hypertonie; **Kontraind.:** Hypertonie, Ödeme, zerebrale Arteriosklerose.

Flu|droxy|cortid (INN) n: 6α-Fluor-11β,21-dihydroxy-16α,17-isopropylidendioxy-4-pregnen-3,20-dion (IUPAC); halogeniertes Glukokortikoid zur lokalen Anwendung; s. Glukokortikoide.

Flügel||fell: Pterygium*. **F.gaumen|grube:** syn. Fossa* pterygopalatina. **F.schlagen:** (engl.) asterixis; Flattertremor (Flapping tremor) der Hände im hepatischen Koma*; s. Tremor. **F.zellen** (Zelle*): (engl.) tendon cells; Sehnenzellen (Fibrozyten).

Flüssigkeit, extra|zelluläre: s. Extrazellulärflüssigkeit. **F., inter|stitielle:** s. Wasserhaushalt. **F., intra|zelluläre:** s. Flüssigkeitskompartimente. **F.s|chromato|graphie** (Chrom-*; -graphie*) f: (engl.) fluid chromatography; Verfahren der Chromatographie* m. flüssiger mobiler u. beliebiger stationärer Phase z. Analyse v. Flüssigkeitsgemischen.

Flüssigkeits|kompartimente (ital. compartimento Abteilung, Abschnitt) n pl: (engl.) fluid compartments; hypothetische Volumenbereiche des Organismus, die in ihrer Summe das Gesamtkörperwasser beinhalten u. deren anat., biochem. u. physiol. Besonderheiten v. elementarer Bedeutung sind. Die einfachste Unterteilung ist die in den **Intrazellulärraum** (Abk. IZR, engl. intracellular volume: ICV, intracellular fluid: ICF) u. **Extrazellulärraum** (Abk. EZR, engl. extracellular volume: ECV, extracellular fluid: ECF); dieser kann in weitere Kompartimente unterteilt werden. Vgl. Dehydratation, Kompartiment, Wasserhaushalt.

Flüssigkeit, trans|zelluläre: s. Third space.

Flüster|probe: s. Hörprüfungen.

Flu|fen|amin|säure (INN): N-(3-Trifluormethylphenyl)-anthranilsäure (IUPAC); Anthranilsäurederivat; Verw.: s. Antiphlogistika, nichtsteroidale.

Flug|medizin f: Spezialgebiet, das sich mit med. Belangen bei Flugreisen befaßt; umfaßt v. a. flugphysiologische Forschung (z. B. des sog. Jet lags; s. Dysrhythmie) sowie Flugtauglichkeitsuntersuchung bzw. -beurteilung von Piloten u. von (u. U. kranken) Passagieren.

Fluidität (lat. fluidus fließend, flüssig) f: (engl.) fluidity; Fließeigenschaften einer Flüssigkeit; die F. des Blutes (Kehrwert der Viskosität) ist u. a. abhängig von Anzahl u. Form der Erythrozyten u. der Funktion des Herzens. Vgl. Störungen, rheologische.

Fluid lung (engl.) n: Flüssigkeitslunge; (radiol.) Bez. f. ein Lungenödem* mit bes. starkem interstitiellem Ödem in den hilusnahen Abschnitten, gekennzeichnet durch typische schmetterlingsförmige, annähernd symmetr., zentral betonte Verschattungen der Lunge, umgeben von einer mantelförmigen Zone mit normalem Luftgehalt; geht oft einem manifesten Lungenödem voraus; **Ther.:** Diuresesteigerung, Flüssigkeitsrestriktion; bei F. l. i. R. einer Urämie* sofortige Dialyse*-Behandlung notwendig. Vgl. ARDS.

Fluidum (lat. fluidus fließend, flüssig) n: Flüssigkeit.

Fluktuation (lat. fluctuatio unruhige Bewegung) f: (engl.) fluctuation; **1.** (klin.) palpable wellenförmige Flüssigkeitsbewegungen bei lokalen Flüssigkeitsansammlungen (z. B. Abszeß, Aszites); **2.** (gebh.) s. Oszillationen.

Fluma|zenil (INN) n: Ethyl(8-fluor-5,6-dihydro-5-methyl-6-oxo-4H-imidazo[1,5-a][1,4]benzodiazepin-3-carboreylat); **Verw.:** Antagonist von Benzodiazepinderivaten* zur sofortigen Aufhebung von deren zentral dämpfender Wirkung, z. B. bei Vergiftungen; **NW:** Übelkeit, Erbrechen u. a., Entzugserscheinungen; **Kontraind.:** z. B. therap. erforderliche Gabe von Benzodiazepinderivaten.

Flu|metason (INN) n: 6α, 9α-Difluor11β, 17,21-trihydroxy-16α-methyl-1,4-pregnadien-3,20-dion (IUPAC); halogeniertes Glukokortikoid zur lokalen Anwendung; s. Glukokortikoide.

Flu|narizin (INN) n: 1-Cinnamyl-4-(4,4′-difluorbenzhydryl)-piperazin (IUPAC); Derivat des Cinnarizins* mit calciumantagonist. Eigenschaften sowie antihistaminartiger Wirkung; Verw.: bei Gleichgewichtsstörungen inf. anhaltender Störungen des Vestibularapparats.

Flun|isolid (INN) n: 6α-Fluor-11β,21-dihydroxy-16α,17α-isopropylidendioxy-1,4-pregnadien-3,20-dion (IUPAC); halogeniertes Glukokortikoid; **Verw.:** zur Langzeittherapie des Asthma bronchiale (Inhalation) u. bei Rhinitis allergica; **NW:** Heiserkeit, Candidabefall der Mund- u. Rachenschleimhaut, lokale Reizungen u. a.; **Kontraind.:** Lungentuberkulose, Mykosen u. bakt. Infektionen im Bereich der Atemwege, Kinder unter sechs Jahren. Vgl. Glukokortikoide.

Flu|nitr|azepam (INN) n: 5-(2-Fluorphenyl)-1-methyl-7-nitro-1H-1,4-benzodiazepin-2(3H)-on (IUPAC); Benzodiazepinderivat; Verw.: Hypnotikum, Injektionsnarkotikum zur Narkoseeinleitung; vgl. Benzodiazepinderivate.

F

Fluo|cinolon|acetonid (INN) n: 6α,9α-Difluor-11β,21-dihydroxy-16α,17α-isopropylidendioxy-1,4-pregnadien-3,20-dion (IUPAC); halogeniertes Glukokortikoid zur lokalen Anwendung; s. Glukokortikoide.

Fluo|cinonid (INN) n: 6α,9α-Difluor-11β,21-dihydroxy-16α,17α-isopropylidendioxy-1,4-pregnadien-3,20-dion-21-acetat (IUPAC); halogeniertes Glukokortikoid zur lokalen Anwendung; s. Glukokortikoide.

Fluo|cortin|butyl (INN) n: 6α-Fluor-11β-hydroxy-16α-methyl-3,20-dioxo-1,4-pregnadien-21-säure-butylester (IUPAC); syn. Fluocortinbutylester; halogeniertes Glukokortikoid zur lokalen Anwendung; s. Glukokortikoide.

Fluo|cortolon (INN) n: 6α-Fluor-11β,21-dihydroxy-16α-methyl-1,4-pregnadien-3,20-dion (IUPAC); halogeniertes Glukokortikoid zur lokalen Anwendung; s. Glukokortikoide.

Fluor (lat. fluere fließen, ausströmen) m: (engl.) fluorine; **1.** chem. Element, Symbol F, gasförmiges Halogen, OZ 9, rel. Atommasse 18,998; hemmt glykolyt. Prozesse; bei akuter Intoxikation Erbrechen u. Krämpfe, bei chron. Intoxikation idiopathischer Hypoparathyreoidismus (Ausfällung von Calcium) u. Dentalfluorose*; Anw. von Fluorsalzen zur Kariesprophylaxe*; **2.** (gyn.) Ausfluß; s. Fluor genitalis.

Fluor albus (↑) m: auch Weißfluß, Leukorrhoe; frühere Bez. f. das v. a. bei jungen Mädchen (meist inf. Östrogenmangels) vermehrt gebildete, nicht entzündl., weißliche Scheidensekret; vgl. Fluor genitalis.

5-Fluor|cytosin n: Abk. 5-FC; syn. Flucytosin*.

Fluores|cein (engl. fluorescence das Schillern) n: 2-(6-Hydroxy-3-oxo-3H-xanthen-9-yl)benzoesäure (IUPAC); Xanthenfarbstoff; Verw.: als Natriumsalz od. Fluoresceindilaurat zur Fluoreszeinfärbung* u. zum Fluoreszeinversuch*.

Fluoreszein (↑) n: (engl.) fluorescein; von Pseudomonas* aeruginosa gebildeter, wasserlösl., gelb-grün fluoreszierender Farbstoff. Vgl. Fluorescein. **F.färbung** (↑): (engl.) fluorescein staining; Vitalfärbung mit Fluorescein* zum Nachw. von Hornhautepitheldefekten des Auges, z. B. bei Erosio, Ulcus od. Herpes corneae (Grünfärbung). **F.iso|thiocyanat** (↑) n: Abk. FITC; Fluoreszeinderivat; Farbstoff; Verw. zur Markierung von Antikörpern, z. B. für den Immunfluoreszenztest*, die Zytofluorometrie* od. Durchflußzytometrie*. **F.versuch** (↑): (engl.) fluorescein test; Untersuchung des Tränenabflusses; in den Bindehautsack eingeträufelte Fluoresceinlösung färbt beim Schneuzversuch die abfließende Tränenflüssigkeit gelb-grün.

Fluoreszenz (↑) f: s. Lumineszenz.

Fluoreszenz|angio|graphie (↑; Angio-*; -graphie*) f: (engl.) fluorescence angiography; Methode zur Darstellung des retinalen u. uvealen Gefäßsystems bzw. Blutflusses am Augenhintergrund* nach Gabe von Na-Fluorescein; **Anw.:** Diagn. u. Verlaufsbeobachtung von Netzhaut- u. Aderhauterkrankungen (z. B. Retinopathia diabetica, Makuladegeneration).

Fluoreszenz-Anti|körper-Technik (↑; Anti-*) f: s. Immunfluoreszenztest.

Fluoreszenz|färbung (↑): (engl.) fluorescence staining; Fluorochromisierung; Anfärbung von (lebenden) Zellen od. von Gewebe- bzw. Zellstrukturen mit Fluorochromen*, z. B. Hagemann-Fluoreszenzfärbung. Vgl. Fluoreszenzmikroskopie, Immunfluoreszenztest.

Fluoreszenz|mikro|skopie (↑; Mikr-*; -skopie*) f: (engl.) fluorescence microscopy; mikroskop. Verfahren (Auflichtmikroskopie) zur Sichtbarmachung fluoreszierender bzw. fluochromisierter Objekte, die bei Bestrahlung mit kurzwelligem od. ultraviolettem Licht inf. Anregung der Fluorochrome* Licht einer längeren Wellenlänge abstrahlen u. (nach Abfilterung des anregenden Lichts) auf dunklem Hintergrund aufleuchten; **Anw.:** u. a. beim Immunfluoreszenztest*.

Fluoreszenz|photo|metrie (↑; Phot-*; Metr-*) f: (engl.) fluorescence photometry; syn. Fluorometrie; Methode der Spektrophotometrie* u. Photometrie* zur Messung der Intensität des von fluoreszierenden Substanzen bei Bestrahlung mit kurzwelligem od. ultraviolettem (monochromatischem) Licht inf. Anregung der Fluoreszenz abgestrahlten (u. herausgefilterten) Lichts; **Anw.:** u. a. zur Konzentrationsbestimmung fluoreszierender bzw. fluorochromisierter Substanzen (z. B. Proteine), i. R. der Zytofluorometrie*.

Fluoreszenz-Trepo|nemen-Anti|körper|test (↑; gr. τρέπειν drehen; νῆμα Faden) m: Abk. FTA-Test; s. Syphilis.

Fluores|zyten (↑; Zyt-*) m pl: s. Porphyrozyten.

Fluor genitalis (Fluor*; Genitale*) m: (engl.) discharge; meist unblutiger Ausfluß aus dem Bereich der äußeren weibl. Geschlechtsteile; vieldeutiges, häufiges Symptom, dem sehr versch. Ursachen zugrunde liegen können; **Einteilung** (nach der Ätiol.): **1.** physiol. (vaginales Transsudat, abgeschilferte Epithelzellen u. Zervixschleim* m. zyklusabhängigen Veränderungen); **2.** psychoreaktiv (vegetativ) bedingt; **3.** pathol.; **Einteilung** (nach dem Entstehungsort): **a)** vestibulärer Fluor (vgl. Lubrikation); **b)** vaginaler Fluor (bei Inf. mit Candida albicans, Trichomonaden, Haemophilus vaginalis, durch Oxyuren, Fremdkörper od. endogen bedingt bei Diabetes mellitus); **c)** zervikaler Fluor (v. a. bei Zervizitis); **d)** korporaler Fluor (v. a. bei Korpuskarzinom, Korpuspolyp, Pyometra u. Endometritis); **e)** tubarer Fluor (sehr selten); **Beurteilung:** eitriger, gelb- bis grüngrauer, stinkender F. g. spricht f. eine Inf., blutig-eitriger od. blutig-seröser F. g. spricht mit Beschwerden f. eine Inf., ohne Beschwerden f. Polypen od. Neoplasien. Vgl. Scheidenflora, Fluor albus, Gonorrhoe.

> Fluor genitalis ist ein Symptom, keine Diagnose.

Fluoride n pl: Salze des chem. Elements Fluor; finden Verw. bei der Kariesprophylaxe* u. zur Ther. der Osteoporose*.

Fluor|kortikoide (Cort-*; -id*) n pl: synthetische Kortikoide (meist Glukokortikoide*) mit antiphlogist. u. antiallerg. Eigenschaften, die sich strukturell vom 1,4-Pregnadien-3,20-dion od. vom 4-Pregnen-3,20-dion ableiten.

Fluor neo|natalis (Fluor*; Neo-*; lat. natus geboren) m: s. Desquamativkatarrh.

Fluoro|chrome n pl: für die Fluoreszenzfärbung* (Fluorochromisierung) verwendete fluoreszierende Farbstoffe; z. B. Akridinorange*, Auramin (Tuberkelbakterien, Geißeldarstellung), Berberinsulfat (Spirochaeta recurrentis), Thioflavin u. Primulin (Thrombozyten, Protozoen, Viren).

Fluoro|chromisierung: s. Fluoreszenzfärbung.

Fluoro|metholon (INN) n: 21-Desoxy-6α-methyl-9α-fluorprednisolon (IUPAC); halogeniertes Glukokortikoid; **Verw.:** zur lokalen Ther. allerg. u. entzündl. Erkrankungen des Auges; **NW:** Glaukom, Katarakt, lokale Reaktionen; **Kontraind.:** bakt. u. virale Infektionen, Glaukom u. a.

Fluoro|metrie (Metr-*) f: s. Fluoreszenzphotometrie.

Fluorose (-osis*) f: s. Dentalfluorose.

Fluoro|uracil (INN) n: 5-Fluor-2,4(1H,3H)-pyrimidindion (IUPAC); Zytostatikum (Antimetabolit, Pyrimidinanalogon); s. Zytostatika.

Fluor vaginalis (Fluor*; Vagina*) m: s. Fluor genitalis.

Flu|pentixol (INN) n: 9-[3-(N′-β-Hydroxyethylpiperazino)-propyliden]-2-trifluormethylthioxanthen (IUPAC); Thioxanthenderivat; Verw.: s. Neuroleptika.

Flu|phenazin (INN) n: 10-{3-[4-(2-Hydroxyethyl)-1-piperazinyl]-propyl}-2-trifluormethylphenothiazin (IUPAC); Phenothiazinderivat; Verw.: s. Neuroleptika.

Flu|pred|niden (INN) n: 9-α-Fluor-11β,17,21-trihydroxy-16-methylen-1,4-pregnadien-3,20-dion (IUPAC); halogeniertes Glukokortikoid zur lokalen Anwendung; s. Glukokortikoide.

Flur|azepam (INN) n: 7-Chlor-1-[2-(diethylamino)ethyl]-5-(2-fluor-phenyl)1H-1,4-benzodiazepin-2(3H)-on (IUPAC); Benzodiazepinderivat; Verw.: Hypnotikum; vgl. Benzodiazepinderivate.

Flurbi|profen (INN) n: 2-(2-Fluorbiphenyl-4-yl)-propionsäure (IUPAC); nichtsteroidales Antiphlogistikum; Verw.: s. Antiphlogistika, nichtsteroidale.

Flush (engl. Erröten) m: Hautrötung mit Hitzegefühl.

Flush-Syn|drom (↑) n: syn. Karzinoidsyndrom*.

Flu|spirilen (INN) n: 8-[4,4-Bis-(4-fluorphenyl)-butyl]-1-phenyl-1,3,8-triaza-spiro[4,5]-decan-4-on (IUPAC); Diphenylbutylpiperidinderivat (Dopaminantagonist); Verw.: s. Neuroleptika.

Fluß|blindheit: s. Onchozerkose.

Fluß/Volumen-Kurve: (engl.) flow-volume diagram; graph. Darstellung der gleichzeitigen Aufzeichnung von Atemstromstärke (Fluß) u. -volumen während ruhiger u. forcierter Atmung bei der Lungenfunktionsprüfung*; direkt ablesbar aus der F./V.-K. sind der Peak* flow (PEF), der maximale exspiratorische Flow bei 25, 50 u. 75% der forcierten Vitalkapazität (MEF_{25}, MEF_{50}, MEF_{75}) sowie der inspiratorische Spitzenfluß (PIF, Abk. f. engl. peak inspiratory flow). **Ind.:** obstruktive Atemwegerkrankungen* (Verminderung aller exspiratorischen Flußwerte), small airways disease (niedrige MEF_{50}- u. MEF_{25}-Werte), extrathorakale Trachealstenosen (inspiratorischer Atemfluß verlangsamt).

Flut|amid (INN) n: 4′-Nitro-3′-trifluormethylisobutyranilid (IUPAC); nichtsteroidales Antiandrogen (Toluidinderivat); Verw.: zur palliativen Behandlung des Prostatakarzinoms; vgl. Zytostatika.

Flu|vox|amin (INN) n: (E)-5-Methoxy-4′-(trifluormethyl)valerophenon-O-(2-aminoethyl)-oxim (IUPAC); Antidepressivum, das über eine selektive Hemmung der Wiederaufnahme von Serotonin wirkt; **Verw.:** s. Antidepressiva; **NW:** gastrointestinale Störungen, Kopfschmerz, Schlaflosigkeit, Erregungszustände u. a.; **Kontraind.:** Alter unter 18 Jahren, gleichzeitige Gabe von MAO-Hemmern.

FLV: Abk. f. (engl.) **f**eline **l**eukemia **v**irus; Oncornaviren; s. Retroviridae.

Flynn-Aird-Syn|drom (P. F., zeitgen. Neurol., San Francisco; R. B. A., zeitgen. Neurol., San Francisco) n: im späten Schulalter manifest werdende, autosomal-dominant erbl. Erkr. mit Innenohrschwerhörigkeit, Gesichtsfeldausfällen, Ataxie, Muskelschwäche, Parästhesien, progredienter Myopie u. Kataraktbildung sowie sklerodermieähnlichen Hautatrophien.

Fm: chem. Symbol f. Fermium*.

FMN: Abk. f. **F**lavin**m**ono**n**ucleotid; Coenzym der Oxidasen*, gebunden als prosthetische Gruppe; Derivat des Riboflavins (Vit. B_2).

FM-Test m: Kurzbez. f. **F**ibrin-**M**onomer-Test; Nachweis von Fibrin-Monomer-Komplexen im Plasma durch Zugabe von Äthanol (Äthanoltest*) od. Protaminsulfat sowie als Hämagglutination*-Hemmtest; Anw. bei Verbrauchskoagulopathie*.

FNV: Abk. f. **F**inger*-**N**ase-**V**ersuch.

FOA: Abk. f. **F**okus-**O**bjekt-**A**bstand.

Focal-: auch Fokal-; Wortteil mit der Bedeutung Herd, Brennpunkt; von lat. focus.

Focus (↑) m: Fokus*.

Föhn: trocken-warme Fallwinde der Gebirge (jedoch auch im Flachland als sog. freier F.), die in ihrer Stärke von d. Gebirgshöhe abhängig sind u. durch Luftstauung vor d. Gebirgsgrat sowie Absinken u. Erwärmung (Feuchtigkeitsverlust) hinter d. Gebirgsgrat zustande kommen.

Föhn|kopf|schmerz: Kopfschmerz* unter Föhneinwirkung; möglicherweise bedingt durch Störung der Vasoregulation.

Föhn|krankheit: bei (wahrscheinl. disponierten) Personen unter Einfluß des Föhns auftretende Erscheinungen wie Reizbarkeit, Übelkeit, Kopfschmerz, rasche Ermüdung, allg. Unlust; **Urs.:** u. U. Druckunterschiede der Luftfronten; nach Durchbruch des Föhns rasche Besserung der Symptomatik.

Fölling-Probe (Ivar A. F., Physiol., Oslo, 1888-1964): (engl.) Fölling's test; syn. Ferrichlorid-Probe; Probe zum Nachweis von Phenylalanin u. Phenylbrenztraubensäure im Harn, insbes. bei Phenylketonurie*; **Prinzip:** im angesäuerten Harn entsteht durch Zugabe von Eisenchlorid ein instabiler grüner Farbstoff. Vgl. Guthrie-Test.

Foeniculum vulgare n: Fenchel; s. Fructus Foeniculi.

Foerster-Operation (Otfried F., Neurol., Breslau, 1873-1941) f: Radikotomie, Rhizotomia posterior; op. Durchtrennung der hinteren Wurzeln der Rückenmarknerven als Palliativoperation zur Schmerztherapie*. Vgl. Chordotomie.

fötid (lat. foetidus): übelriechend, stinkend.

Foetor (lat. Gestank) m: übler Geruch.

Foetor ex ore (↑) m: syn. Halitosis, Kakostomie; übler Mundgeruch bzw. Atemgeruch; **Urs.:**

bakt. Abbau v. Nahrungsresten, abgeschilferten Epithelien und Gewebeteilen bei schlecht gereinigten od. kariösen Zähnen, auch bei Schleimhautentzündung (Gingivitis, Stomatitis, Parodontitis, chron. Anginen u. a.) u. langem Nüchternbleiben.

Foetor hepaticus (↑) m: charakterist. Mundgeruch nach frischer Leber od. Lehmerde bei schweren Lebererkrankungen mit Parenchymuntergang.

Foetor uraemicus (↑) m: urinöser Geruch der Atemluft u. der Haut b. terminaler Niereninsuffizienz*.

Fötus (Fet-*) m: Fetus*.

F

Fogarty-Ballon|katheter (Thomas J. F., zeitgen. Chir., Bethesda; Katheter*) m: (engl.) Fogarty's catheter; zur Desobliteration* von Gefäßen verwendeter Ballonkatheter*; wird intravasal am Thrombus od. Embolus vorbeigeführt, der dann mit Hilfe des aufgeblasenen Ballonsegments beim Zurückziehen aus dem Gefäß entfernt werden kann.

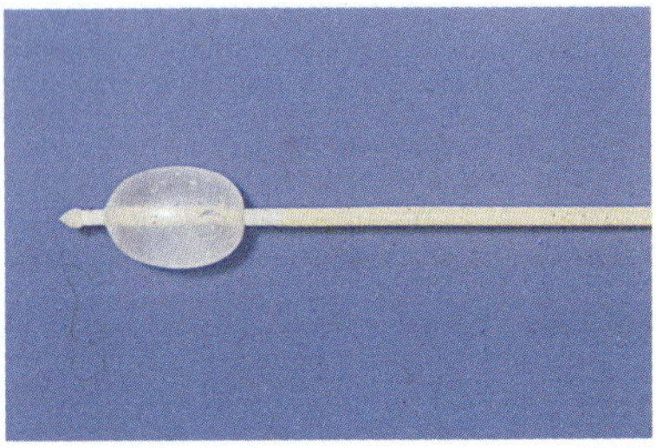

Fogarty-Ballonkatheter [192]

Foix-Alajouanine-Syn|drom (Charles F., Neurol., Int., Paris, 1882-1927; Th. A., zeitgen. Neurol., Frankreich) n: sog. subakute nekrotisierende Myelitis, spinale Varikosis; progrediente angiodysgenetische Myelomalazie* inf. eines extra- od. intramedullär gelegenen venösen Angioma racemosum des Rückenmarks, am häufigsten im Bereich des thorakolumbalen Übergangs der Wirbelsäule; **Sympt.:** wie bei Rückenmarktumoren*, treten bes. bei Männern zw. dem 20. u. 40. Lj. auf; **Diagn.:** Myelographie, evtl. Angiographie; **Progn.:** trotz chir. Therapie schlecht.

fokal (Focal-*): von einem Herd ausgehend; s. Fokus.

Fokal|block (↑): (engl.) focal block; syn. Astblock, Arborisationsblock, Verzweigungsblock; s. Herzblock.

Fokal|in|fektion (↑; Infekt-*) f: (engl.) focal infection; Herdinfektion; durch Bakterien, insbes. Streptokokken u. deren Toxine, verursachte sekundäre Erkr., die mit zeitl. Latenz nach einer lokalen Inf. (häufig im HNO-Bereich u. im Bereich der Zähne, seltener des Urogenitaltrakts) auftritt; die Err. u. Toxine gelangen durch septische Metastasierung bzw. (schubweise) Ausschüttung aus dem Ausgangsherd (primärer Fokus, sog. Streuherd) über den Blutkreislauf zu entfernten Organen u. verursachen dort entzündliche bzw. allergische Krankheitsprozesse (z. B. embolische Herdenzephalitis, Hirnabszeß, Glomerulopathie).

Fokal|toxikose (↑; Toxikose*) f: veraltete Bez. f. eine von einem Fokus* ausgehende Sepsis*.

Fokus (lat. focus Herd) m: (engl.) focus; **1.** Herd, Sitz eines lokalen Krankheitsprozesses, der über die direkte Umgebung hinaus pathol. Fernwirkungen auslösen kann; vgl. Fokalinfektion, Epilepsie, Herdstörungen, zerebrale; **2.** (neurol.) Herdbefund; s. Elektroenzephalographie; **3.** (röntg.) Mittelpunkt des Brennflecks einer Röntgenröhre.

Fokus-Film-Abstand (↑): (engl.) focus-film distance; Abk. FFA; (röntg.) Entfernung zw. Brennfleck u. Filmebene im Zentralstrahl. Das Verhältnis FFA : FOA bestimmt das Maß der Vergrößerung des abgebildeten Objekts (Fokus-Objekt-Abstand).

Fokus-Objekt-Abstand (↑): Abk. FOA; s. Fokus-Film-Abstand.

Fokussierung, iso|elektrische (↑): s. Elektrofokussierung.

Fol.: (Rez.) Abk. f. Folium (Blatt) od. Folia (Blätter).

Foley-Katheter (Frederic E. F., Urol., St. Paul, 1891-1966; Katheter*) m: (engl.) Foley catheter; Ballonkatheter*; Anw. v. a. im Urogenitalbereich (z. B. zur Darstellung von Fisteln, für Blasenspülungen). Vgl. Blasenkatheter.

Foley-Plastik (↑; -plastik*) f: (engl.) Foley plasty; (urol.) Y-V-Plastik* zur op. Erweiterung einer umschriebenen Ureterstenose*; vgl. Fenger-Plastik.

Folia (lat.) n pl (sing Folium): Blätter. **F. Althaeae** (↑) n pl: Laubblätter von Althaea officinalis (Eibisch) mit Schleimstoffen; Verw.: bei Schleimhautreizungen im Mund- u. Rachenraum, Reizhusten. **F. Betulae** (↑) n pl: Birkenblätter; Laubblätter von Betula pendula bzw. pubescens; enthalten Flavonoide, Saponine, Gerbstoffe u. ätherisches Öl; aquaretische Wirkung; Verw.: bei bakt. u. entzündlichen Erkr. der ableitenden Harnwege, Nierengrieß, rheumatischen Beschwerden.

Folia cerebelli (↑) n pl: (anat.) Windungen des Kleinhirns.

Folia Cocae (↑) n pl: Cocablätter; Blätter von Erythroxylon coca; enthalten Alkaloide wechselnder Zusammensetzung (bis zu 1% (2R, 3S)-(-)-Cocain, auch Cinnamoylcocain, Alpha- u. Betatruxillin); **Verw.:** zur Herstellung von Cocain*; bei den Eingeborenen als Genußmittel zum Kauen (mit Kalk od. alkalischer Pflanzenasche gemischt) zur Aktivitätssteigerung u. Unterdrückung des Hunger- u. Durstgefühls; im Gegensatz zur parenteralen Anw. nur selten Suchtentwicklung.

Folia Digitalis (↑) n pl: Blätter von Digitalis lanata bzw. purpurea (Wolliger bzw. Roter Fingerhut); **Verw.:** zur Gewinnung von Cardenolidglykosiden (Lanatosid* C aus Digitalis lanata, Digitoxin* aus Digitalis purpurea) u. Herstellung des eingestellten Pulvers (Digitalis lanatae pulvis normatus); s. Digitalisglykoside.

Folia Eu|calypti globuli (↑) n pl: Eucalyptusblätter; s. Eucalyptus globulus. **F. Farfarae** (↑) n pl: Laubblätter von Tussilago farfara (Huflattich); enthalten Schleim- u. Gerbstoffe sowie Pyrrolizidinalkaloide; Verw.: bei akuter Bronchitis u. leichten Entz. im Mund- u. Rachenraum; Anwendungsdauer nicht länger als sechs Wochen/Jahr; Kontraind.: Schwangerschaft, Stillzeit. **F. Jaborandi** (↑) n pl: Fiederblättchen von Pilocarpus-Arten, z. B. Pilocarpus jaborandi; Verw. zur Gewinnung von Pilocarpin*. **F. Juglandis** (↑) n pl: Laubblätter von Juglans regia (Walnuß); enthalten Gerbstoffe mit adstringierender Wirkung; Verw.: äußerlich bei leichten Entz. der Haut u. Hyperhidrose. **F. Malvae** (↑) n pl: Laubblätter von Malva silvestris bzw. neglecta; enthalten Schleimstoffe mit lindernder Wirkung bei Schleimhautreizungen im Mund- u. Rachenraum mit Reizhusten.

Folia Melissae (↑) n pl: Laubblätter von Melissa officinalis (Melisse, Zitronenmelisse); enthalten ätherisches Öl (Citronellal, Citral a u. b, Caryophyllen u. a. Mono- u. Sesquiterpene), Gerbstoffe, Bitterstoffe u. Flavonoide; spasmolytische, karminative u. sedierende Wirkung; **Verw.**: bei Einschlafstörungen u. funktionellen Magen-Darm-Beschwerden.

Folia Menthae piperitae (↑) n pl: Blätter von Mentha piperita (Pfefferminze); enthalten ätherisches Öl mit (-)-Menthol u. Gerbstoffe; Verw.: krampfartige Beschwerden im Magen-Darm-Trakt u. in den Gallenwegen. Vgl. Oleum Menthae piperitae.

Folia Rosmarini (↑) n pl: Laubblätter von Rosmarinus officinalis (Rosmarin) mit ätherischem Öl (1,8-Cineol, Borneol, Bornylacetat, Campher, Alphapinen); **Wirkung:** spasmolytisch, positiv inotrop, Steigerung des Koronardurchflusses, äußerlich hautreizend u. durchblutungsfördernd; **Verw.**: äußerlich bei rheumatischen Erkr., innerlich bei dyspeptischen u. Kreislaufbeschwerden.

Folia Salviae (↑) n pl: Laubblätter von Salvia officinalis (Salbei); enthalten ätherisches Öl (Thujon, Cineol, Campher), Gerb- u. Bitterstoffe, Triterpene, Steroide, Flavone u. Flavonglykoside; antibakterielle, fungistatische, virustatische, adstringierende, sekretionsfördernde u. schweißhemmende Wirkung; **Verw.**: Entz. des Mund- u. Rachenraums, dyspeptische Beschwerden, vermehrte Schweißsekretion; **NW:** Auftreten epileptiformer Krämpfe bei längerdauernder Anw. von alkoholischem Extrakt od. reinem ätherischem Öl; **Kontraind.**: Schwangerschaft.

Folia Sennae (↑) n pl: Fiederblättchen von Cassia senna (Alexandriner- od. Khartum-Senna) bzw. angustifolia (Tinnevelly-Senna); enthalten 1,8-Dihydroxyanthracenderivate (sog. Sennoside), die im Colon zu Anthronen umgewandelt werden; diese induzieren die aktive Sekretion von Elektrolyten u. Wasser in das Darmlumen u. hemmen die Resorption von Elektrolyten u. Wasser durch Blockade der Na^+-K^+-ATPase. Durch die Volumenzunahme wird der Füllungsdruck im Darm verstärkt u. die Darmperistaltik angeregt. **Verw.**: bei Obstipation, Erkr., bei denen ein erleichterter Stuhlgang erwünscht ist (z. B. Analfissuren, Hämorrhoiden), zur Darmreinigung vor Röntgenuntersuchungen, vor u. nach rektal-analen u. Bauchoperationen; **Kontraind.**: Ileus, evtl. Schwangerschaft u. Stillzeit; bei chron. Gebrauch Elektrolytverlust, Albuminurie, Hämaturie, Melanosis coli.

Folia Tri|folii fibrini (↑) n pl: Laubblätter aus Menyanthes trifoliata (Bitterklee) mit Bitterstoffen, die die Magen- u. Speichelsekretion fördern; Verw.: bei Appetitlosigkeit u. dyspeptischen Beschwerden.

Folia Uvae ursi (↑) n pl: Bärentraubenblätter; Laubblätter von Arctostaphylos uva ursi; enthalten Hydrochinonderivate (Arbutin), die nach Umwandlung zu Hydrochinon-Glukuroniden u. -Schwefelsäureestern in alkalischem Harn bakteriostatisch wirken; **Verw.**: bei entzündl. Erkr. der ableitenden Harnwege; **NW:** gelegentl. Übelkeit u. Erbrechen.

Folie à deux (frz. Irresein zu zweit) f: s. Irresein, induziertes.

Follicul-: auch Follikel-, Follikul-; Wortteil mit der Bedeutung Schlauch, Beutel; von lat. folliculus.

follicularis (↑): den Follikel betreffend.

Folliculi lymphatici ag|gregati (↑) m pl (sing Folliculus): s. Peyer-Plaques. **F. lymphatici lienales** (↑) m pl: auch Folliculi lymphatici splenici; Malpighi*-Körperchen der Milz. **F. lymphatici solitarii** (↑) m pl: vereinzelte Lymphknötchen in d. Lamina propria der Darmwand.

Folliculitis (↑; -itis*) f: Follikulitis*. **F. barbae** (↑; ↑; lat. barba Bart) f: syn. Sycosis non parasitaria; Entz. der Barthaarfollikel, bes. durch Staphylococcus aureus; begünstigende Faktoren sind chron. Rhinitis, Diabetes mellitus od. Immundefekte. **Ther.**: lokal antiseptisch, Desinfektion des Rasiergeräts. **F. barbae candida|mycetica** (↑; ↑; ↑) f: Entz. der Barthaarfollikel durch Candida* albicans mit follikulären Pusteln u. gelben Krusten an Lippe u. Kinn; vgl. Impetigo contagiosa. **F. ec|zematosa barbae** (↑; ↑) f: mit einem chron. Ekzem der Bartgegend einhergehende Folliculitis barbae.

Folliculitis sclerotisans nuchae (↑; ↑) f: syn. Aknekeloid, Dermatitis papillaris capillitii; bei

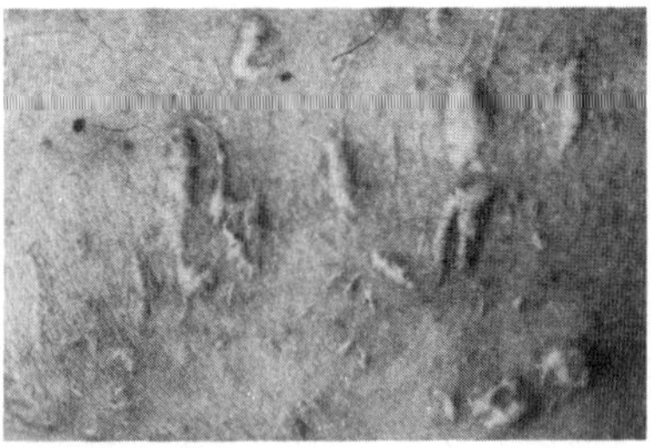
Folliculitis sclerotisans nuchae [540]

Männern an der Nackenhaargrenze entstehende follikuläre Papeln u. Pusteln, die zu keloidartigen Wülsten u. narbiger Alopezie führen.

Folliculitis simplex dis|seminata (↑; ↑) f: über größere od. kleinere Hautbezirke ausgestreute Follikulitiden; Entstehung wird gefördert durch Verschmutzung, Schwitzen, Reibung, Diabetes mellitus. **F. staphylo|genes super|ficialis** (↑; ↑) f: syn. Impetigo Bockhart; oberflächliche Entz. der Haarfollikel mit im Infundibulum lokalisierten Pusteln (Ostiofolliculitis), meist durch koagulasepositive Stämme von Staphylococcus* aureus; Vork. bes. bei Kindern an der behaarten Kopfhaut. **F. suf|fodiens et abs|cedens** (↑; ↑) f: Abszeßbildung mit Unterminierung der Haut auf dem Kopf u. im Nacken bei Männern durch Inf. der Haarfollikel mit Staphylococcus aureus; vgl. Furunkel. **F. sycosi|formis a|trophicans** (↑; ↑) f: syn. Ulerythema sycosiforme, lupoide Sykose; chron. verlaufende, follikuläre Pyodermie im Bart- u. Augenbrauenbereich mit narbiger Abheilung. **F. vulvae** (↑; ↑; Vulva*) f: s. Furunculosis vulvae.

Folliculus ovaricus primarius (↑; Ov-*; lat. primarius einer der ersten) m: Primärfollikel; s. Follikelreifung.

Folliculus ovaricus tertiarius (↑; ↑; lat. tertius der dritte) m: auch Folliculus ovaricus vesiculosus, Bläschenfollikel, Graaf-Follikel; Tertiärfollikel, enthält einen von Granulosazellen gebildeten Liquor, die Eizelle liegt randständig umgeben von Zona pellucida, Corona radiata u. Cumulus oophorus (s. Eizelle, Abb.). Die Follikelwand besteht aus dem Epithelium folliculare sowie der Theca interna u. externa. **Folliculus ovaricus maturus:** sprungreifer Tertiärfollikel. Vgl. Follikelreifung.

Folliculus ovaricus vesiculosus (↑; ↑; lat. vesica Blase) **m:** syn. Tertiärfollikel; s. Follicus ovaricus tertiarius.

Follikel (↑) **m:** (engl.) follicle; kleiner Schlauch, Bläschen; **1.** Haarbalg; s. Haare; **2.** Lymphknötchen (z. B. in d. Darmwand); **3.** F. im Eierstock; s. Eizelle; **4.** kolloidhaltige F. der Schilddrüse u. Nebenschilddrüse; **5.** sekrethaltige F. des Hypophysenmittellappens.

Follikel|epi|thel (↑; Epithel*) **n:** s. Follikelreifung.

Follikel|hormon (↑; Horm-*) **n:** veraltete Bez. f. Östrogene*.

Follikel|per|sistenz (↑; Persistenz*) **f:** (engl.) follicle persistence; Bestehenbleiben des reifen Eifollikels üb. den Ovulationstermin hinaus, d. h. Ausbleiben des Follikelsprungs (anovulatorischer Zyklus*); während der Zeit der F. werden ununterbrochen weiter Östrogene gebildet; dadurch bleibt d. Menstruation aus, u. am Endometrium entwickelt sich bei der langdauernden Östrogenstimulierung eine Hyperproliferation (glandulär-zystische Hyperplasie*). Es entsteht b. gleichmäßiger Östrogenzufuhr ein rel. Östrogenmangel, der zu einer Durchbruchblutung* führt. Wochenlange Dauerblutungen b. langdauernder F. können vorkommen.

Follikel|reifung (↑)**:** (engl.) follicle maturation; Entw. eines kleinen Teils der pränatal angelegten Primärfollikel im Ovarium i. R. des Ovarialzyklus*; **Stadien: 1.** Primärfollikel (⌀ ca. 45 µm), bestehen aus primärer Oozyte (s. Oogenese), umgeben v. einer Schicht flacher Epithelzellen (s. Ovarium, Abb.); mit jedem Ovarialzyklus entwickeln sich mehrere Primärfollikel zu **2.** Sekundärfollikeln: Die Oozyte nimmt an Größe zu, das umgebende Epithel wird zunächst kubisch, dann mehrschichtig u. bildet e. Glykoproteinmembran um d. Oozyte (Zona pellucida, Oolemma*). In der Schicht der Follikelzellen entsteht e. flüssigkeitsgefüllter Hohlraum (Follikelhöhle), im so gereiften **3.** Tertiärfollikel (Graaf-Follikel, ⌀ 6 mm) liegt d. Oozyte exzentr. in einer Zellansammlung (Cumulus oophorus) des umgebenden Follikelepithels (Granulosazellen), die v. zwei bindegewebigen Schichten umgeben sind, einer inneren (Theca interna) u. einer äußeren Schicht (Theca externa), die in das Ovarialstroma übergeht (s. a. Eizelle, Abb.). In den Tagen vor der Ovulation* wächst der Tertiärfollikel bis zu einem Durchmesser von ca. 15 mm (Folliculus ovaricus maturus). Nach der Ovulation entsteht aus den Resten des Follikelepithels das Corpus* luteum. In jedem Ovarialzyklus erreicht gewöhnl. nur ein Follikel das Tertiärstadium, die übrigen entstandenen Sekundärfollikel gehen zugrunde u. bilden sog. atretische Follikel. Vgl. Menstruationszyklus (Abb.).

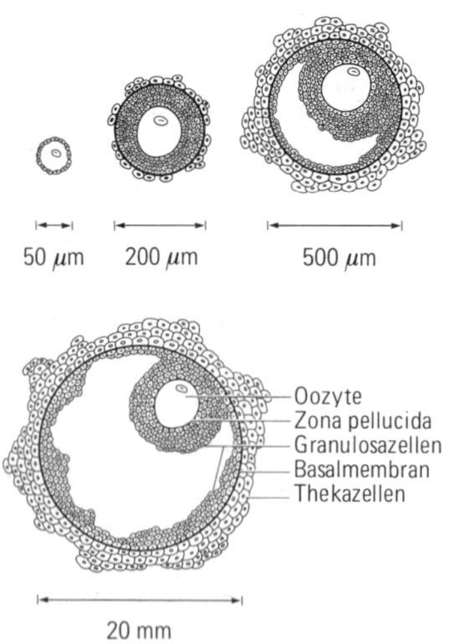

Follikelreifung:
Follikelentwicklung im Ovar im Verlauf des Zyklus [388]

Follikel|reifungs|phase (↑) **f:** (engl.) follicular maturation phase; erste Phase des zweiphasigen Menstruationszyklus*.

Follikel|sprung (↑)**:** s. Ovulation.

Follikel|zyste (↑; Kyst-*) **f:** (engl.) follicle cyst; zyst. Auftreibung eines Eifollikels im Ovarium b. ausbleibender Ovulation (Follikelpersistenz*) bis zu Tennisballgröße inf. Vermehrung v. Follikelflüssigkeit (Retentionszyste); Rückbildung i. a. innerh. 1-2 Mon.; vgl. Ovarialzysten.

Follikular|katarrh (↑; Katarrh*) **m:** s. Conjunctivitis follicularis.

Follikular|zyste (↑; Kyst-*) **f:** Zahnkeimzyste; s. Kieferzysten.

Follikulitis (↑; -itis*) **f:** (engl.) folliculitis; meist durch Staphylococcus* aureus verursachte Entz. des Haarfollikels* als gerötetes, schmerzhaftes Knötchen mit zentraler, von einem Haar durchbohrter Pustel; evtl. Entw. einer Perifollikulitis* u. eines Furunkels*.

Follikulitis, gram|negative (↑; ↑) **f:** (engl.) gram-negative folliculitis; Entz. der Haarfollikel im Gesichtsbereich durch gramnegative Bakterien (z. B. Klebsiella, Salmonella) bei Pat. mit Acne vulgaris, Seborrhoe od. langandauernder Antibiotikabehandlung.

Folli|tropin (INN) **n:** syn. FSH*.

Fol|säure: (engl.) folic acid; syn. Pteroylglutaminsäure; Sammelbez. f. Verbindungen aus einem Pteridinring, einer p-Aminobenzoesäure u. einem od. mehreren Glutaminsäureresten; hitze- u. lichtempfindliches, wasserlösliches Vitamin; die biol. aktive Form der F. ist die Tetrahydrofolsäure, die als Coenzym an der Übertragung von C_1-Bruchstücken (Methyl-, Formyl-, Formiatreste) sowie an der Nukleinsäuresynthese (Purin, Thymin) beteiligt ist. F. wird v. a. mit der Nahrung aufgenommen (Blattgemüse, Leber, Hefe, Milch) sowie im Dünndarm durch Darmbakterien synthetisiert; Tagesbedarf 150-250 µg/dl; gesteigert während Schwangerschaft, Stillzeit sowie bei Anwendung versch. Medikamente (Antituberkulotika, Kontrazeptiva). Folsäuremangel durch Malabsorption, Alkoholkrankheit, ungenügende Zufuhr od. Folsäureantagonisten* führt zu Folsäuremangelanämie* u. Störungen des Phospholipid- u. Aminosäurestoffwechsels (verringerte Antikörperbildung, Glossitis, Resorptionsstörungen durch Veränderung der Darmschleimhaut).

Fol|säure|ant|agonisten (Antagonismus*) m pl: (engl.) folic acid antagonists; Analoga der Folsäure*, die durch ihre hohe Affinität zur Dihydrofolatreduktase die enzymat. Bildung von Tetrahydrofolsäure verhindern (sog. Antimetabolite*), z. B. Methotrexat*; klin. **Verw.** zur Chemotherapie von malignen Tumoren, v. a. bei Karzinomen, akuter Leukämie, malignem Chorionepitheliom u. Sarkomen. Vgl. Chemotherapeutika, Zytostatika.

Fol|säure|mangel|an|ämie (Anämie*) f: (engl.) folic acid deficiency anaemia; makrozytäre (megaloblastäre) hyperchrome Anämie* mit Leukopenie* u. Thrombopenie* bei Folsäuremangel (Serumkonzentration unter 11,3 nmol/l bzw. 0,5 µg/dl); **Urs.: 1.** unzureichende Zufuhr, z. B. bei allg. Unterernährung, Alkoholkrankheit, Ernährungsfehlern; **2.** gestörte Resorption, z. B. bei Zöliakie u. Sprue, Whipple-Krankheit, nach Jejunumresektion u. evtl. Magenresektion, evtl. medikamentös bedingt (z. B. durch Ovulationshemmer); **3.** gesteigerter Bedarf, z. B. in der Schwangerschaft, bei Hyperthyreose, u. U. auch bei hämolytischer Anämie; **4.** Hemmung der Folsäurebiosynthese, z. B. durch Folsäureantagonisten*, Alkohol; **Diagn.:** hämat. Veränderungen ähnlich denen bei perniziöser Anämie* (**dd** Abgrenzung durch Bestimmung der Serumkonzentration von Vitamin B_{12}, klin. Verlauf der F. ohne neurol.-psychiatr. Sympt.); **Ther.:** Beseitigung der Urs., folsäurehaltige Nahrungsmittel, orale od. parenterale Zufuhr von Folsäure.

Fontaine-Stadien (René F., zeitgen. Chir., Paris) n pl: (engl.) Fontaine's classification; Stadieneinteilung der Durchblutungsinsuffizienz bei arteriellen Verschlußkrankheiten* im Bereich der Extremitäten zur Beurteilung des Schweregrads; **Stadium I:** Beschwerdefreiheit (ausreichender Kollateralkreislauf*), meist Zufallsbefund (fehlende periphere Arterienpulse); **Stadium II:** Belastungsschmerz, Claudicatio* intermittens (Stadium **II a**: beschwerdefreie Gehstrecke > 200 m; **II b**: < 200 m); **Stadium III:** Ruheschmerz in der betr. Extremität bei horizontaler Lage inf. Mangeldurchblutung der Muskulatur, oft vorübergehendes Nachlassen bei Tieflagerung; **Stadium IV:** trophische Störungen in Form von Nekrosen (trockene od. feuchte Gangrän). Vgl. Gehtest.

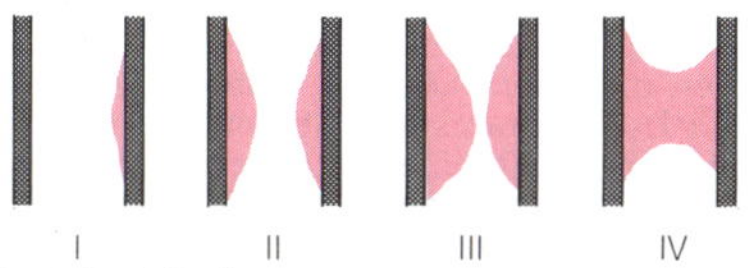

Fontaine-Stadien: Gefäßveränderungen

Fontana-Räume (Felice F., Naturforscher, Physiol., Florenz, 1720-1805): (engl.) spaces of Fontana; mit Kammerwasser gefüllte Räume zw. den Bälkchen der schwammigen Gerüstsubstanz im Angulus iridocornealis; kommunizieren mit d. vorderen Augenkammer.

Fontanelle (frz. kleine Quelle) f: Knochenlükke am kindl. Schädel; **große F.** (Fonticulus ant.): zw. Stirn u. Scheitelbein (wo Kranz- u. Pfeilnaht zusammenstoßen), viereckig; schließt sich bei 50% der Kinder zw. dem 9. u. 18. (spätestens zw. dem 24. u. 27.) Lebensmonat; **kleine F.** (Fonticulus post.): zw. Scheitelbeinen u. Hinterhauptbein gelegen, dreieckig; stellt b. der regelrechten Geburt d. Leitstelle* dar; schließt sich im ersten Vierteljahr p. p.; **hintere Seitenfontanelle** (Fonticulus mastoideus): zw. Schläfen-, Scheitel- u. Hinterhauptbein; schließt sich bis z. 18. Lebensmonat; **vordere Seitenfontanelle** (Fonticulus sphenoidalis): zw. Stirn-, Scheitelbein u. großem Keilbeinflügel; schließt sich im 1. Lj.; sog. **dritte F.:** s. Mongolenlücke.

Fontanellen|punktion (↑; Punktion*) f: (engl.) fontanel puncture; Punktion der großen Fontanelle b. Säugling; therap. bei Hydrozephalus, diagn. u. a. zur Feststellung u. Entleerung v. subduralen Ergüssen.

Fonticulus (lat. kleine Quelle) m: s. Fontanelle.

Food and Drug Administration (amerikan.) n: Abk. FDA; u. a. für das Arzneimittelwesen zuständige US-Bundesbehörde mit Sitz in Washington.

For.: Abk. f. **For**amen.

Foramen (lat.) n (pl Foramina): Loch. **Foramina alveolaria** (↑) n pl: Öffnungen im Tuber maxillae für d. Durchtritt der Aa. u. Nn. alveolares postt. supp. **F. apicis dentis** (↑) n: Wurzelkanalöffnung des Zahns. **F. Bochdaleki** (↑) n: s. Bochdalek-Dreieck; vgl. Zwerchfellhernie. **F. caecum linguae** (↑) n: Grube hinter d. Sulcus terminalis der Zunge; entwicklungsgeschichtl. Rest des Ductus* thyroglossalis. **F. epi|ploicum** (↑) n: syn. Foramen* omentale. **F. ethmoidale anterius et posterius** (↑) n: in d. medialen Augenhöhlenwand zw. Sieb- u. Stirnbein für d. Durchtritt der gleichnamigen Nerven u. Gefäße. **F. incisivum** (↑) n: Mündung des Canalis* incisivus am harten Gaumen. **F. infra|orbitale** (↑) n: vordere Mündung des gleichnamigen Kanals unterh. des unteren Augenhöhlenrands für d. Durchtritt der A. u. N. infraorbitalis. Trigeminusdruckpunkt (V_2). **F. infra|piriforme** (↑) n: durch den M. piriformis abgetrennte untere Abteilung des Foramen ischiadicum majus; Durchtritt des N. ischiadicus, der Aa., Vv. u. Nn. glutaei inff., des N. pudendus, der A. u. V. pudenda interna. **F. interventriculare Monroi** (↑; Alexander Monro, Anat., Edinburgh, 1733-1817) n: Verbindung zw. 3. Hirnventrikel u. den Seitenventrikeln. **F. inter|vertebrale** (↑) n: Zwischenwirbelloch für d. Durchtritt der Rückenmarknerven. **F. ischiadicum majus** (↑) n: begrenzt durch d. Incisura ischiadica major des Hüftbeins, des Lig. sacrospinale u. sacrotuberale. **F. ischiadicum minus** (↑) n: begrenzt durch d. Incisura ischiadica minor, das Lig. sacrospinale u. sacrotuberale; Eintritt der A. u. V. pudenda int. u. des N. pudendus ins Becken. **F. jugulare** (↑) n: an der Schädelbasis zw. Hinterhaupt- u. Felsenbein; Durchtritt der V. jugularis int., des IX., X. u. XI. Hirnnerven. **F. lacerum** (↑) n: unregelmäßige Öffnung in der mittl. Schädelgrube zw. Felsenbeinspitze u. großem Keilbeinflügel, verschlossen von Faserknorpel. **F. Luschkae** (↑; Hubert von Luschka, Anat., Tübingen, 1820-1875) n: s. Apertura lateralis ventriculi quarti. **F. Magendii** (↑; François Magendie, Physiol., Paris, 1783-1855) n: s. Apertura mediana ventriculi quarti. **F. magnum** (↑) n: großes Hinterhauptloch; Durchtritt der Medulla oblongata. **F. mandibulae** (↑) n: Beginn des gleichnamigen Kanals an d. Innenseite des Unterkiefers; Eintritt der A. u. des N. alveolaris inf., Austritt der V. alveolaris inf. **F. mentale** (↑) n: Ende des

Canalis mandibulae an d. Außenseite des Unterkiefers unterh. des 2. Prämolaren; Durchtritt der A., V. u. des N. mentalis. Trigeminusdruckpunkt (V_3). **F. Monroi** (↑) n: s. Foramen interventriculare Monroi. **F. nutricium** (↑) n: Öffnung in Knochen f. ernährende Gefäße. **F. ob|turatum** (↑) n: von Scham- u. Sitzbein gebildete, durch d. Membrana obturatoria verschlossene Öffnung. **F. omentale** (↑) n: syn. Foramen epiploicum, Foramen Winslowi; Eingang der Bursa* omentalis hinter d. Lig. hepatoduodenale. **F. ovale** (↑) n: **1.** am Herzen ovale Öffnung der Vorhofscheidewand, die sich normalerweise durch Verklebung der kulissenartigen Ränder nach der Geburt schließt; Persistenz (Bestehenbleiben des offenen F. o.) durch unvollkommene Verklebung in 20-25% der Fälle; **2.** an der Schädelbasis Öffnung für den Durchtritt des 3. Trigeminusastes. **F. rotundum** (↑) n: in d. Fossa pterygopalatina mündende Öffnung im gr. Keilbeinflügel für den N. maxillaris.

F

Foramen-secundum-Defekt (↑; lat. secundus der zweite) m: wenig gebräuchliche Bez. f. Ostium-secundum-Defekt (ASD II); s. Vorhofseptumdefekt.

Foramen spheno|palatinum (↑) n: zw. Gaumen- u. Keilbein; führt oben aus d. Flügelgaumengrube in d. Nasenhöhle. **F. spinosum** (↑) n: im großen Keilbeinflügel; Durchtritt der A. meningea media in die mittl. Schädelgrube. **F. stylo|mastoideum** (↑) n: äußere Öffnung des Canalis facialis. **F. supra|orbitale** (↑) n: am oberen Augenhöhlenrand; Durchtritt der A., V. u. des N. supraorbitalis; Trigeminusdruckpunkt (V_1). **F. supra|piriforme** (↑) n: durch den M. piriformis abgetrennte obere Abteilung des Foramen ischiadicum majus. Durchtritt der A., V. u. des N. glut. sup. **Foramina Thebesii** (↑) n pl: syn. Foramina venarum minimarum; kleine Löcher an d. Innenfläche des re. Herzvorhofs; Mündungsstellen kleinster Venen der Herzwand. **F. trans|versarium** (↑) n: auch Foramen processus transversi; Loch in d. Querfortsätzen der Halswirbel für d. Durchtritt der A. u. V. vertebralis. **F. venae cavae** (↑) n: für d. Durchtritt der unteren Hohlvene durch d. Zwerchfell. **F. vertebrale** (↑) n: Wirbelloch, umgrenzt von Wirbelbogen u. -körper; enthält d. Rückenmark mit seinen Häuten. **F. Winslowi** (↑; Jacob B. Winslow, Anat., Paris, 1669-1760) n: syn. Foramen* omentale.

Forbes-Albright-Syn|drom (Alexander F., zeitgen. Arzt, USA; Fuller A., Arzt, Boston, geb. 1900) n: s. Galaktorrhoe-Amenorrhoe-Syndrom.

Forbes-Syn|drom (↑) n: Typ III der Glykogenosen*.

Forceps (lat. Zange) m: **1.** (anat.) s. Corpus callosum; **2.** Zange; s. Geburtszange.

Fordyce-Drüsen (John A. F., Dermat., New York, 1858-1925): (engl.) Fordyce granules, Fordyce spots; ektope Talgdrüsen, v. a. an der Mundschleimhaut in Verlängerung der Mundspalte (Interdentallinie), seltener an der Schleimhaut der Lippen, des Penis u. der Vulva; schimmern als gelbe, stecknadelgroße Knötchen durch die Mukosa.

Forel-Hauben|kreuzung (Auguste H. F., Psychiater, Zürich, 1848-1931): (engl.) Forel's tegmental decussation; die ventral in der Mittellinie des Tegmentum mesencephali (Mittelhirnhaube) kreuzenden Fasern der Tractus rubroreticulospinales.

forensisch (lat. forensis): (engl.) forensic; gerichtlich, gerichtsmedizinisch.

Forestier-Krankheit (Jacques F., Int., Aix-les-Bains, geb. 1890): s. Hyperostosis ankylosans vertebralis senilis.

Form|aldehyd m: (engl.) formaldehyde; farbloses, stechend riechendes Gas, MG 30,06, natürl. vorkommende Substanz, entsteht insbes. bei unvollständigen Verbrennungsprozessen u. kommt z. B. in Kraftfahrzeugabgasen u. im Zigarettenrauch vor; chem. Gewinnung durch Oxidation v. Methanol. Die Handelsform ist eine mehr als 30%ige wäßrige Lösung (Formalin). Aufgrund seiner Reaktivität ist F. ein vielfach verwendetes Zwischen- u. Endprodukt. Technische u. med. **Anw.:** bei d. Herstellung v. Spanplatten, zur Textil- u. Papierveredelung, in Isolierschäumen, als Ausgangsstoff zahlreicher anderer chem. Substanzen u. Kunststoffe, als Desinfektions- u. Konservierungsmittel in vielen Arzneimitteln, Kosmetika u. sonstigen Produkten des tägl. Bedarfs. Zur chem. Desinfektion* (z. B. Raumgasdesinfektion) bzw. Sterilisation ist F. weitgehend unverzichtbar; wirksam gegen Bakt., bakt. Sporen, Mykobakterien, Pilze u. Viren, wird z. B. durch Eiweiße (in Blut, Eiter, Gewebe usw.) od. pH-Änderungen in seiner Wirksamkeit prakt. nicht beeinträchtigt. Die nötige Formaldehydkonzentration (bis zu ca. 6%) u. erforderliche Einwirkungsdauer (bis zu mehreren Std.) ist von d. abzutötenden Keimen u. dem Material abhängig. Die biol. Reaktivität von F. führt insbes. beim Einatmen u. beim Hautkontakt zu unerwünschten Wirkungen wie Schleimhautreizungen, allerg. Reaktionen sowie zu Augenreizungen. F. steht unter dem Verdacht, ein karzinogenes Potential zu besitzen. **Grenzwerte:** Für Innenräume hat das BGA einen Grenzwert v. 0,12 mg/m^3 (0,1 ppm) festgelegt. Die maximale Arbeitsplatzkonzentration (MAK-Wert) beträgt 1 ppm. Hohe Formaldehydkonzentrationen in Innenräumen kommen z. B. durch Ausdünstungen v. Spanplatten u. Isolierschäumen zustande, außerdem durch Desinfektionsmaßnahmen, v. a. in Krankenhäusern (Pathol., Krankenzimmer, Inkubatoren f. Früh- u. Neugeborene). Vgl. Formalinverdampfungsapparat, Schlußdesinfektion.

Formalin n: s. Formaldehyd.

Formalin|in|stillation, intra|vesikale (Instillation*) f: (engl.) intravesicle formalin installation; Instillation 3-5%igen Formalins für 10-15 Min. in die Harnblase (Instillationsmenge je nach Blasenkapazität) zur Behandlung unstillbarer Blasenblutungen, bes. inf. radiogener od. chem. Zystitis* (z. B. sog. Endoxanzystitis), seltener bei diffus nekrotisierendem Blasentumor*.

Formalin|verdampfungs|apparat m: (engl.) formalin evaporation device; Gerät zur Raumentkeimung i. R. der Schlußdesinfektion*; **Prinzip:** Verdampfen v. Formalin u. Wasser od. als Aerosol. Da Formalin als eiweißfällende Substanz wirkt, ist die Eindringtiefe (Sputum, Blut, Eiter) gering.

Formatio (lat. Gestaltung) f: Bildung, Gebilde.

Formatio reticularis (↑) f: von d. Medulla oblongata bis ins Zwischenhirn reichendes System longitudinal u. transversal verlaufender markhaltiger Fasern u. diffus verteilter Ganglienzellen, die z. T. zu unscharf umschriebenen Kernen (in ihrer Gesamtheit als motor. Haubenkern bezeichnet) zusammentreten. Durch direkte Reizübertragung von d. sensiblen, auf d. somato- u. viszeromotorischen Kerne der Hirnnerven u. indirekte Übertragung durch mehrgliedrige Neuronenketten bis hinauf ins Mittel- u. Zwischenhirn u. abwärts bis zu den motor. Vorderhornzellen des Rückenmarks ermöglicht d. System der F. r. die Vermittlung lebenswichtiger reflektor. Erregungen, die Steuerung vegetativer Funktionen, die Koordination von Reflexen zu Bewegungsabläufen u. die Verarbeitung afferenter Erregungen i. S. unspezif. Informationen für d. Großhirnrinde.

Formen|wechsel der Bakterien (Bakt-*): s. Antigenwechsel.

Formiat n: Salz der Ameisensäure*.

Formica (lat. Ameise) f: Ameisengattung; Zwischenwirt v. Dicrocoelium* dendriticum sind F. fusca, rufibaris u. gagates.

Formicatio (↑) f: Ameisenlaufen, Kribbeln; vgl. Parästhesie.

-formis: Wortteil mit der Bedeutung -förmig; von lat. forma.

Formol|toxoid n: syn. Anatoxin; vgl. Toxoide.

Fornix (lat.) m: Gewölbe.

Fornix cerebri (↑) m: Hirngewölbe; bogenförmiges Markbündel, das als Crus fornicis aus d. Fimbria hippocampi hervorgeht; die Schenkel beider Seiten vereinigen sich zum Corpus fornicis, das mit der Unterseite des Balkens verschmolzen ist u. den 3. Hirnventrikel bedeckt. Am vorderen Ende des Ventrikels ziehen beide Schenkel wieder isoliert als Columnae fornicis abwärts zum jeweiligen Corpus mamillare. Teil des limbischen Systems*.

Fornix con|junctivae inferior (↑) m: Umschlagstelle der Conjunctiva bulbi auf d. Bindehaut des unteren Augenlids. **F. con|junctivae superior** (↑) m: Umschlagstelle der Conjuctiva bulbi auf d. Bindehaut des oberen Augenlids. **F. pharyngis** (↑) m: Dach des Schlundkopfs. **F. renalis** (↑) m: der kleine gewölbeartige Raum, der dadurch zustande kommt, daß die Nierenpapillen in die Calices renales minores hineinragen.

Fornix|ruptur (↑; Ruptur*) f: spontaner Einriß im Bereich des Fornix des Nierenbeckens mit peripelviner od. auch ausgedehnterer Urinextravasation bei massiver Harnabflußstörung; auch durch plötzliche Druckerhöhung im Nierenbekkenkelchsystem i. R. einer retrograden Urographie.

Fornix vaginae (↑) m: Scheidengewölbe, oberes Ende der Vagina, in das die Portio vaginalis der Zervix ragt.

Fornix ventriculi (↑) m: syn. Fundus ventriculi; vgl. Magen.

Forrester-Brown-Schiene: (engl.) Forrester-Brown splint; Orthese* zur Behandlung von Hüftgelenkdysplasien (Normalisierung der Hüftpfannenform); Gestell aus Flachstahl, mit dem die Oberschenkel rechtwinklig abduziert gehalten werden; vgl. Spreizapparate.

Forrest-Klassifikation f: (engl.) Forrest classification; Einteilung der Aktivität einer (oberen) Magen-Darm-Blutung nach dem endoskop. (gastroskop.) Befund; **Typ I:** aktive Blutung, als spritzende art. Blutung (Typ Ia) od. Sickerblutung (Typ Ib); **Typ II:** sistierende Blutung (sichtbarer Gefäßstumpf mit Koagel- bzw. Hämatinauflagerung); **Typ III:** Gewebeschädigung ohne sichtbare Blutung.

Forsius-Eriksson-Syn|drom (Henrik F., zeitgen. Ophth., Oulu; Aldur W. E., zeitgen. Humangenet., Helsinki) n: auch Aland-Augenkrankheit; seltene X-chromosomal vererbte Augenanomalie bei Männern mit Fundusalbinismus, Hypoplasie der Macula lutea, Nystagmus u. Refraktionsanomalien.

Forssel-Syn|drom (Jarl F., Int., Helsinki, 1912-1964) n: nephrogene Polyzythämie* mit Polyglobulie u. Hämaturie; Vork. bei Zystenniere, Nierentumor, Hydronephrose u. a.

Forssman-Anti|gen (John F., Pathol., Lund, 1868-1947; Antigen*) n: bei vielen Tierspecies u. best. Bakterien vorkommendes Antigen* (in Zellmembranen als Glykolipid, in Körperflüssigkeiten als Glykoprotein); fehlt u. a. beim Menschen u. den Primaten; vgl. Antigene, heterophile.

Fort-Bragg-Fieber: (engl.) Fort-Bragg fever, bushy creek fever; syn. prätibiales Fieber, japanisches Herbstfieber; durch Bakt. der Gattung Leptospira* (Leptospira autumnalis) verursachte fieberhafte Erkrankung (Australien, Japan, USA) mit Sympt. wie bei Leptospirosen*.

Forzeps (lat. forceps Zange) m: Forceps*.

Foscarnet-Natrium (INN) n: Trinatriumphosphonoformiat (IUPAC); Virustatikum mit breitem antiviralen Spektrum, hemmt virale DNA-Polymerasen u. reverse Transkriptase; **Verw.:** bei symptomat. Infektionen mit dem Zytomegalie*-Virus (Zytomegalie-Retinitis u. -Colitis) bei immunsupprimierten Pat. (insbes. bei AIDS), bei Kontraind. gegen Ganciclovir od. Versagen von Ganciclovir, bei Aciclovir-resistenten Herpes-simplex-Infektionen immunsupprimierter Personen; **NW:** Nephrotoxizität, Hypokaliämie, Hypokalzämie, Herzstillstand, Tetanien, Krampfanfälle, Erbrechen, Thrombophlebitis bei ungenügender Verdünnung, Penisulzera, wenn F.-N.-haltiger Urin auf dem Penis verbleibt; **Kontraind.:** Einschränkung der Nierenfunktion, Krampfanfälle.

Fos|festrol (INN) n: α,α'-Diethylstilben-4,4'-diol-bis(dihydrogenphosphat) (IUPAC); Diphosphat des Diäthylstilböstrols*; **Verw.:** bei metastasierendem Prostatakarzinom; **NW:** selten thrombembolische Erscheinungen, Feminisierung; **Kontraind.:** thrombembolische Erkrankungen.

Fosfo|mycin (INN) n: (-)(1R,2S)-1,2-Epoxypropylphosphonsäure (IUPAC); bakterizid wirkendes Antibiotikum (Phosphonsäurepropylepoxid); **Wirkungsspektrum:** grampositive Kokken, Enterokokken, Enterobacteriaceae, Haemophilus influenzae, Pseudomonas; **Verw.:** bei Atem- u. Harnweginfektionen, Lungenabszeß, Osteomyelitis, postop. Infektionen u. a.; **NW:** selten Exantheme, gastrointestinale Störungen, Phlebitis, Transaminasenanstieg u. a.

Fossa (lat. Graben) f: (Dim. Fossula) Grube (Grübchen). **F. acetabuli** (↑) f: nicht überknorpelte Grube am Grund der Hüftgelenkpfanne. **F. axillaris** (↑) f: Achselgrube. **F. coronoidea** (↑) f: oberh. der Trochlea humeri; zur Aufnahme des Processus coronoideus der Ulna bei Beugestellung des Arms. **F. cranii anterior, media, posterior** (↑) f: vordere, mittlere, hintere Schädelgrube; Abteilungen der inneren Schädelbasis; die vordere nimmt d. Stirnlappen des Gehirns auf, die mittlere d. Schläfenlappen, Hypophyse u. Chiasma opticum, die hintere d. Hinterhauptlappen, Kleinhirn, Brücke u. verlängertes Mark. **F. cubitalis** (↑) f: Ellenbogengrube, an d. Beugeseite des Ellenbogengelenks. **F. glandulae lacrimalis** (↑) f: an der seitl. Wand der Augenhöhle zur Aufnahme der Tränendrüse. **F. hyaloidea** (↑) f: Mulde in d. Glaskörpervorderseite zur Aufnahme der Hinterfläche der Augenlinse. **F. hypophysialis** (↑) f: im Grund des Türkensattels zur Aufnahme der Hypophyse. **F. iliaca** (↑) f: flache Mulde an der Innenseite der Darmbeinschaufel.

F. infra|spinata (↑) f: Untergrätengrube des Schulterblatts. **F. infra|temporalis** (↑) f: unterh. der Crista infratemporalis des großen Keilbeinflügels, nach außen durch d. Unterkieferast von der oberflächl. Gesichtsregion abgegrenzt; enthält Mm. pterygoidei, N. mandibularis u. A. maxillaris mit ihren Ästen u. den venösen Plexus pterygoideus. **F. inguinalis lateralis** (↑) f: seitl. Leistengrube; Stelle des inneren Leistenrings seitl. der Plica umbilicalis lateralis. **F. inguinalis medialis** (↑) f: innere Leistengrube; zw. Plica umbilicalis medialis u. lateralis; liegt dem äußeren Leistenring gegenüber. **F. inter|condylaris** (↑) f: Einschnitt zw. den Femurkondylen. **F. inter|peduncularis** (↑) f: Vertiefung zw. den Hirnschenkeln. **F. ischio|rectalis** (↑) f: auch Fossa ischioanalis; Raum zw. M. obturatorius int. u. levator ani, nach unten durch die Haut des Damms u. das Diaphragma urogenitale begrenzt; enthält Baufett u. A., V., N. pudendus im Alcock-Kanal. **F. jugularis** (↑) f: an d. Unterfläche des Felsenbeins; nimmt d. Bulbus sup. der V. jugularis int. auf. **F. lateralis cerebri** (↑) f: in d. Tiefe des Sulcus lat. des Gehirns. **F. mandibularis** (↑) f: Gelenkgrube des Schläfenbeins für d. Unterkieferkopf. **F. navicularis urethrae** (↑) f: kahnförmige Erweiterung der männl. Harnröhre kurz vor der äußeren Öffnung. **F. olecrani** (↑) f: Grube an d. Hinterfläche des Humerus zur Aufnahme des Olecranon in Streckstellung. **F. ovalis** (↑) f: **1.** Vertiefung im Vorhofseptum des re. Herzens, Rest des fetalen Foramen ovale; **2.** s. Hiatus saphenus. **F. ovarica** (↑) f: paarig seichte Vertiefung in der Seitenwand des kleinen Beckens, begrenzt von Vasa iliaca externa, interna u. Ureter; Vasa obturatoria u. N. obturatorius verlaufen in ihrem Grund; nimmt meist das intraperitoneal gelegene Ovarium auf. **F. poplitea** (↑) f: Kniekehle. **F. pterygoidea** (↑) f: zw. Lamina lat. u. med. des Flügelfortsatzes des Keilbeins. **F. pterygo|palatina** (↑) f: Flügelgaumengrube; zw. Keilbeinflügelfortsatz, Gaumenbein u. Oberkiefer; kommuniziert mit Schädel-, Augen-, Nasen-, Mundhöhle u. Fossa infratemporalis. **F. radialis** (↑) f: an d. Vorderseite des Oberarmknochens; nimmt in Beugestellung d. Radiuskopf auf. **F. retro|mandibularis** (↑) f: zw. Unterkieferast, M. sternocleidomastoideus u. den am Griffelfortsatz entspringenden Muskeln; Inhalt: Parotis, A. carotis ext., V. retromandibularis, N. auriculotemporalis, Stamm des N. facialis, Lymphknoten. **F. rhomboidea** (↑) f: Rautengrube; Boden des 4. Hirnventrikels. **F. supra|clavicularis major, minor** (↑) f: zw. Schlüsselbein, unterem Bauch des M. omohyoideus u. M. sternocleidomastoideus (Trigonum omoclaviculare), bzw. zw. den Köpfen des M. sternocleidomastoideus. **F. supra|spinata** (↑) f: Obergrätengrube des Schulterblatts. **F. supra|tonsillaris** (↑) f: Bucht oberh. der Gaumenmandel. **F. supra|vesicalis** (↑) f: flache Mulde zw. Plica umbilicalis mediana u. medialis. **F. temporalis** (↑) f: Schläfengrube. **F. tonsillaris** (↑) f: Gaumenmandelnische zw. Arcus palatoglossus u. palatopharyngeus. **F. trochanterica** (↑) f: Vertiefung an d. medialen Fläche des Trochanter major des Oberschenkelknochens. **F. vestibuli vaginae** (↑) f: sog. Fossa navicularis; vor dem Frenulum labiorum pudendi, zw. diesem u. den kleinen Schamlippen bzw. dem Hymen od. seinen Resten gelegene tiefste Stelle des Vestibulum* vaginae.

Fossula petrosa (Dim. von lat. fossa Graben) f (pl Fossulae): flache Grube an der äußeren Schädelbasis zw. Fossa jugularis u. äußerer Öffnung des Canalis caroticus; enthält d. Ganglion inferius des N. glossopharyngeus.

Fossulae tonsillares (↑) f pl: flache Einsenkungen an d. Tonsillenoberfläche; Mündungen der Mandelkrypten.

Foster-Kennedy-Syn|drom (Foster K., Neurol., New York, 1884-1952) n: homolaterale Optikusatrophie u. kontralaterale Stauungspapille bei Tumoren an d. Basis des Stirnhirns.

foudroyant (frz. foudroyer durch den Blitz erschlagen): syn. fulminant; plötzlich einsetzend; z. B. foudroyante Sepsis.

Fourchette-Stellung (frz. fourchette Gabel): in Seitenansicht gabelähnliche Stellung der Hand bei typischer Radiusfraktur*.

Fournier-Gangrän (Jean A. F., Dermat., Paris, 1832-1915; Gangrän*) f: syn. Gangraena acuta genitalium, Gangrène foudroyante; fieberhafte Gangrän* der männl. Geschlechtsteile mit rascher u. massiver Nekrose; Vork. sehr selten, nach Trauma, perinealer Inf., bei Harnphlegmone, aber auch ohne vorangegangene Schädigung; **Err.:** oft Streptokokken (Erysipelas gangraenosum genitalium), Pseudomonas, Fusobacterium, Candida albicans.

Fournier-Zeichen (↑): (engl.) Fournier's sign; Narbenbildung am Mund nach Abheilung syphilit. Rhagaden b. konnataler Syphilis*.

Fovea (lat.) f: (Dim. Foveola) Grube; z. B. Fovea articularis.

Fovea centralis (↑) f: die vertiefte zentrale Stelle des gelben Flecks, Macula* lutea; Ort des schärfsten Sehens (des Auftreffens der gedachten, geometrischen Konstruktionslinie der opt. Achse), enthält nur Zapfen*, keine Stäbchen*.

Foveolae gastricae (Dim. von lat. fovea Grube) f pl: Vorräume, in welche d. Magendrüsen münden.

Foveolae granulares (↑) f pl: durch d. Arachnoidealzotten (Pacchioni-Granulationen) bedingte Grübchen an d. Innenfläche des Schädeldachs; am häufigsten in d. Nähe der Medianlinie (Sinus sagittalis sup.).

Foville-Syn|drom (Achille L. F., Psychiater, Toulouse, Rouen, 1799-1878) n: s. Hirnstammsyndrome (Tab.).

Fowler-Lagerung (George R. F., Chir., New York, 1848-1906): (engl.) Fowler's position; halbsitzende Stellung eines Kranken mit Rückenlehne, Knierolle u. Fußstütze; z. B. bei Peritonitis. Vgl. Lagerung.

Fowler-Test m: s. Audiometrie.

Fox-Fordyce-Krankheit (George H. Fox, Dermat., New York, 1846-1937; John A. F., Dermat., New York, 1858-1925): Bez. f. gynäkotrope Hautveränderungen unklarer Ätiol. in Bereichen mit apokrinen Schweißdrüsen (Axillen, Brustwarze, Nabel, Genitale); **Klin.:** juckende, bräunliche, dichtstehende, flache Papeln; Manifestation in der Pubertät.

Fp.: (chem.) Abk. f. **F**lamm**p**unkt, **F**usions**p**unkt; Schmelzpunkt einer Substanz; wichtiges Substanzcharakteristikum.

FPI: Abk. f. **F**reiburger **P**ersönlichkeits**i**nventar; s. Testverfahren, psychologische.

F-Plasmid (-plasma*; -id*) n: syn. F*-Faktor.

Fr: chem. Symbol f. Francium*.

Fraenkel-Gas|bazillus (Eugen F., Pathol., Hamburg, 1853-1925; Bacill-*) m: s. Clostridium perfringens.

Fraenkel-Knötchen (↑): s. Fleckfieber, epidemisches.

Fränkel-Weichselbaum-Diplo|kokkus (Albert F., Int., Berlin, 1848-1916; Anton W., Pathol., Wien, 1845-1920; Dipl-*; Kokken*) m: s. Streptococcus pneumoniae.

Fragiles-X-Syn|drom (lat. fragilis zerbrechlich) n: s. Syndrom des fragilen X-Chromosoms.

Fragilitas (↑) f: Brüchigkeit; z. B. von Knochen (F. ossium).

Fragment (lat. fragmentum Bruchstück) n: Bruchstück; z. B. Knochenfragment, Chromosomenbruchstück; auch Bez. f. Fibrinogenspaltprodukte (s. Fibrinopeptide).

Fragmento|zyten (↑; Zyt-*) m pl: (engl.) helmet cells, schistocytes; syn. Schistozyten, Schizozyten; kleine, unregelmäßig geformte Erythrozyten od. Erythrozytenbruchstücke; **Vork.:** z. B. bei Thalassämie u. mechanisch bedingten Anämien.

Fraktionier|kolben (lat. fractio Bruch, Bruchstück): (engl.) fractioning flask; Glasgerät zur fraktionierten Destillation.

fraktioniert (↑): aufgeteilt, unterteilt.

Fraktionierung (↑): (engl.) fractionization; **1.** Unterteilung der Gesamtdosis in mehrere in Abständen verabfolgte Teildosen bei der Strahlentherapie*; **2.** (physik., chem.) Trennung von Substanzgemischen durch Destillation, Zentrifugation od. Chromatographie; **3.** (psychol.) sog. chunking; Aufteilung u. Gruppierung von Informationen in Einheiten zur besseren Aufnahme in das Gedächtnis*; s. a. Lernen.

Fraktionierungs|faktor (↑) m: (engl.) fractionization factor; Verhältnis der biol. Wirksamkeit einer Einzeldosis (Abk. ED) im Vergleich zu ihrer Wirksamkeit bei zeitl. aufgeteilter Applikation; vgl. Dosis.

Fraktur (lat. frangere, fractum brechen, zerbrechen) f: (engl.) fracture; Knochenbruch, Kontinuitätsunterbrechung eines Knochens unter Bildung von Fragmenten (Bruchstücken); **Urs.:** **1.** direkte Gewalteinwirkung (z. B. Schlag od. Stoß) mit unmittelbar am Ort erfolgender F.; **2.** indirekte, frakturferne Gewalteinwirkung (Hebelwirkung); **3.** wiederholte Einwirkung von Mikrotraumen (Ermüdungsbruch*); **4.** inadäquates Trauma bei vorgeschädigtem Knochengewebe (sog. pathologische Fraktur*); **klin. Einteilung:** **1.** geschlossene F. ohne Verletzung der Haut od. Weichteile; **2.** offene F. mit Haut- u. ggf. ausgeprägter Weichteilverletzung unterschiedlicher Schweregrade: **Grad 1:** Durchspießung der Haut von innen nach außen durch ein Knochenfragment; **Grad 2:** Zerreißung der Haut von außen nach innen mit größerer Hautwunde, jedoch ohne wesentliche Weichteilschädigung; **Grad 3:** breitflächige Zerstörung der Haut mit Schädigung von Muskeln, Sehnen, Nerven od. Blutgefäßen; **Diagn.:** **1.** sichere Frakturzeichen: Fehlstellung, abnorme Beweglichkeit, Crepitatio, sichtbare Knochenfragmente; **2.** unsichere Frakturzeichen: Schwellung, Hämatom, Schmerz, aufgehobene od. eingeschränkte Funktionsfähigkeit; **3.** Nachweis durch Rö.; **4.** Begleitverletzungen (v. a. Nervenschädigungen), allgemeine Auswirkungen (z. B. Schock); **Ther.:** Reposition, Retention u. Ruhigstellung durch kons. od. chir. Behandlungsmethoden (Gipsverband*, Extensionsmethoden*, Osteosynthese*) bis zum Erreichen der Frakturheilung*, ggf. in Komb. mit funkt. Behandlung; **Kompl.:** Fettembolie, hämatogene Osteomyelitis, posttraumat. Osteitis, Gelenkinfektionen, Sudeck*-Syndrom, Kompartmentsyndrom*, Pseudarthrosenbildung.

Frakturen, fronto|basale (↑) f pl: s. Schädelbasisfrakturen.

Frakturen, latero|basale (↑) f pl: Felsenbeinfrakturen; s. Schädelbasisfrakturen.

Fraktur|heilung (↑): (engl.) fracture healing; syn. Knochenbruchheilung; Ausheilung eines Knochens nach Fraktur od. Osteotomie; **Formen:** **1.** Primärheilung ohne Kallusbildung bei stabilen Druckosteosynthesen: **a)** sog. Kontaktheilung: Ausheilung des Knochens wie beim physiol. Knochenumbau nach perfekter Adaptation der Fragmente in der Abfolge: Aktivierung (Latenzphase), Resorption von Knochensubstanz u. Schaffung breiter Kanäle durch Osteoklasten sowie Formation i. S. einer Auffüllung mit Lamellenknochen durch Osteoblasten (ARF-Regel nach Frost); **b)** sog. Spaltheilung: Einsprossen meist endostaler Gefäße, Bildung von Geflechtknochen u. sek. Umbau in Lamellenknochen bei Bestehenbleiben kleinster Spalten (<0,4 mm) nach Reposition; **2.** Sekundärheilung: bei geringer Instabilität (z. B. bei kons. Therapie mit Gipsverband) erfolgt vermehrte Resorption am Frakturspalt mit Kallusbildung; Differenzierung erfolgt über Bindegewebskallus, Geflechtknochen (Fixationskallus) zu Lamellenknochen. Vgl. Ossifikation, Callus luxurians, Brückenkallus.

Fraktur, pathologische (↑, Patho-*; -log*) f: (engl.) pathologic fracture; sog. Spontanfraktur; ohne Einwirkung eines adäquaten Traumas auftretende Fraktur* bei vorgeschädigtem Knochengewebe (erhöhte Knochenbrüchigkeit), z. B. bei Osteoporose, Osteomyelitis, Knochenzysten, Knochentumoren, Enchondromen. Vgl. Spontanverformung.

Fraktur, schleichende (↑) f: syn. Ermüdungsbruch*.

Fraktur, un|vollständige (↑) f: (engl.) incomplete fracture; syn. inkomplette Fraktur; traumatisch bedingte, einseitige od. teilweise Kontinuitätsunterbrechung der Knochenstruktur; **Formen:** **1.** Fissur, Diskontinuität in Form eines Haarrisses od. einer Knochenstufe; **2.** Infraktion, Diskontinuität in Form einer Spalt- od. Stufenbildung; **3.** Grünholzfraktur (vollständiger od. teilweiser Kortikalisbruch) u. Wulstbruch (Einstauchung der noch weichen Kortikalis) als Sonderformen kindlicher u. F. mit erhaltenem intaktem Periostschlauch.

Fraktur, vollständige (↑) f: (engl.) complete fracture; syn. komplette Fraktur; vollständige Kontinuitätsunterbrechung des Knochens; **Formen:** **1.** Schub- od. Abscherfraktur: durch Einwirkung direkter Gewalt mit hoher kinetischer Energie entstehender glatter Querbruch (z. B. von medialem Schenkelhals od. Kalkaneus); **2.** Abrißfraktur: durch Zugkräfte der Sehnen od. Bänder auf den Knochen entstehende Fraktur mit senkrecht zur einwirkenden Kraft verlaufender Frakturlinie (z. B. von Patella, Tuber calcanei, Fingerendglied); **3.** Biegungsfraktur: Bruch unter Aussparung eines Biegungskeils durch das Biegemoment des Knochens überschreitende direkte od. indirekte Gewalteinwirkung auf einen langen Röhrenknochen; **4.** Torsionsfraktur: sog. Dreh-, Rotations- od. Schraubenbruch; durch gegensinnige rotator. indirekte Gewalt auf einen Röhrenknochen entstehender Bruch mit spiraligem Frakturverlauf (z. B. als sog. Schuhrandbruch bei Skifahrern); **5.** Kompressionsfraktur: Stauchungsbruch v. a. an spongiösen Knochen (Wirbelkörper, Kalkaneus) durch axiale Druckkraft (z. B. Sturz aus großer

Höhe); **6.** Komminutiv- od. Trümmerfraktur: aus mehr als sechs Fragmenten bestehende, durch schwere, meist breitflächige Gewalteinwirkung entstehende v. F.; **7.** Etagen- od. Stückfraktur: durch breitflächig einwirkende Kraft (z. B. Stoßstangenverletzung) entstehende v. F. mit zw. den Hauptfragmenten liegendem intaktem Knochenzylinder; **8.** Ketten- od. Serienfraktur: mehrere an einer Extremität auftretende Frakturen (z. B. durch Dash* board injury); **9.** Defektfraktur: v. F. mit ausgedehntem Knochensubstanzverlust (z. B. durch Schußverletzung od. Motorradunfall); vgl. Aitken-Frakturformen.

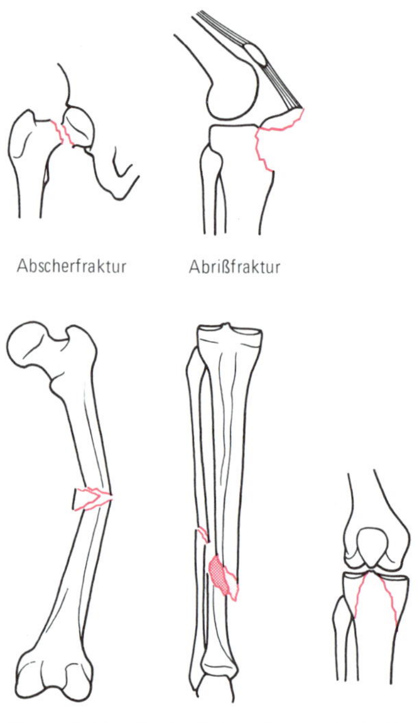

Fraktur, vollständige:
Beispiele verschiedener Pathomechanismen

Frambösie (frz. framboise Himbeere) **f:** (engl.) yaws; Framboesia tropica, Pian, Yaws; **Err.:** Treponema* pertenue; chron. Infektionskrankheit, meist in früher Kindheit unter schlechten hyg. Bedingungen erworben; **Verbreitung:** feuchtwarme Regionen Afrikas, Lateinamerikas u. Asiens; **Übertragung:** durch direkten Kontakt (Schmierinfektion); **Klin.:** himbeerartige Primärläsion im Gesicht u. an Extremitäten; Sekundärläsionen: Hyperkeratosen, Ulzera, Osteitis, Periostitis; Tertiärläsion (meist erst Jahre später): Hyperkeratosen, Nodositas juxtaarticularis, gummöse Knochen- und Knorpelzerstörungen (u. a. Rhinopharyngitis mutilans, Gangosa); **Diagn.:** klin. u. serologisch nicht von Syphilis zu unterscheiden; **Ther.:** Penizillin; **Proph.:** individuelle Hygiene, Verbesserung der Wasserversorgung, Vermeidung von Schmierinfektionen.

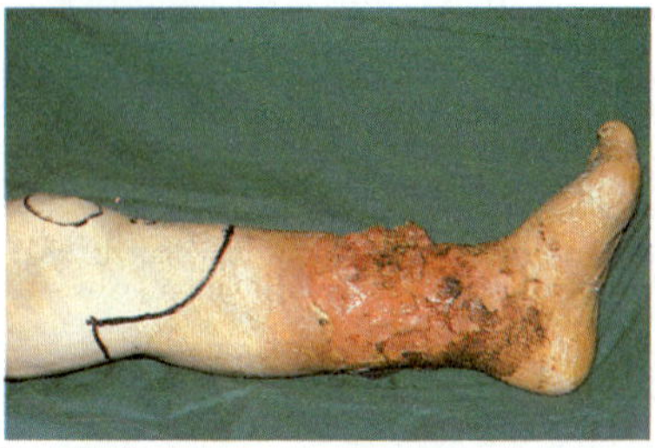
Frambösie:
Befund nach jahrelangem Bestand der Läsion [244]

Durch weltweite Bekämpfungsmaßnahmen (WHO) ist die F., insbes. das zur Invalidität führende Tertiärstadium, heute selten geworden. **DD:** Leishmaniasen, Lepra, Tuberkulose, Lues III. Vgl. Treponematosen, tropische.

Fra|mycetin (INN) **n:** Antibiotikum aus Streptomyces decaris bzw. Streptomyces lavandulae (entspr. Neomycin B); Aminoglykosid-Antibiotikum mit dem Neomycin* ähnl. Wirkungsspektrum u. Eigenschaften; **Verw.:** v. a. zur lokalen Ther. von Hautinfektionen; **NW:** Überempfindlichkeitsreaktionen u. a.

Franceschetti-Erosion (Adolphe F., Ophth., Genf, 1896-1968; Erosion*) **f:** syn. Franceschetti-Syndrom II; autosomal-dominant vererbte Erkr. mit rezidiv. Erosionen der Hornhaut; s. Hornhautdystrophie.

Franceschetti-Jadassohn-Syn|drom (↑; Josef J., Dermat., Bern, 1863-1936) **n:** syn. Naegeli*-Syndrom.

Franceschetti-Zwahlen-Syn|drom (↑) **n:** syn. Dysostosis* mandibulofacialis.

Francisella f: Gattung gramnegativer, unbewegl., aerober kokkoider od. stäbchenförmiger Bakterien (noch keiner Fam. zugeordnet; vgl. Bakterienklassifikation); **Verbreitung:** Bewohner von Oberflächenwasser; Parasiten von Arthropoden, Säugetieren u. Vögeln; zwei Species; humanpathogen ist F. tularensis (syn. Pasteurella tularensis) als Err. der Tularämie*. **Übertragung** durch Arthropoden (v. a. Zecken*), Inhalation, Ingestion u. (selten) Mensch-zu-Mensch-Kontakt. Vgl. Tularinreaktion.

Francium n: chem. Element, Symbol Fr, OZ 87, rel. Atommasse 223; Alkalimetall.

François-Syn|drom (Jules F., Ophth., Gent, 1907-1984) **n:** **1.** syn. hereditäre idiopathische Osteolyse Typ V, dermatochondrokorneale Dystrophie; autosomal-rezessiv erbl. Lipoidose (Cholesterinose) mit Dystrophie der Hornhaut, symmetr. osteochondraler Atrophie u. Hautatrophie mit Xanthombildung; **2.** mit dem Hallermann*-Streiff-Syndrom identisches Dyszephaliesyndrom.

Frank-Ableitungen (Ernest F., Kardiol., Philadelphia)**:** (engl.) Frank's leads; korrigierte, sog. orthogonale EKG-Ableitungen; die Projektion der Herzvektoren auf die Ableitungen ist bei der üblichen Elektrokardiographie* wegen der Inhomogenität des menschl. Körpers stark verzerrt. Die der Vektorkardiographie* zugrunde liegenden F.-A. (fünf transversale Brustwandelektroden, je eine Elektrode im Nacken u. am linken Bein) sind so gewählt, daß das Herz im Zentrum dreier zueinander rechtwinklig (orthogonal) stehender Ableitungen (V_x, V_y, V_z) steht.

Frankenhäuser-Ganglion (Ferdinand F., Gyn., Jena, 1832-1894; Gangl-*) n: in den Plexus uterovaginalis eingestreute sympathische u. parasympathische Ganglien am seitl. Umfang der Cervix uteri im Parametrium (Beeinflussung der Uteruskontraktionen unter der Geburt).

Franklin-Syn|drom (Edward C. F., zeitgen. Arzt, New York) n: s. H-Ketten-Krankheit.

Frank-Starling-Gesetz (Otto F., Physiol., München, 1865-1944; Ernest H. St., Physiol., London, 1866-1927): (engl.) Starling's law; Abhängigkeit der Auswurfleistung des Herzens vom enddiastol. Ventrikelvolumen, wobei die Kontraktionskraft zunächst proportional der Herzmuskelfaserlänge zunimmt, um nach Überschreiten einer kritischen Länge (Überdehnung) wieder abzufallen; wesentlicher physiol. Mechanismus zur Aufrechterhaltung der Strömungskontinuität in Lungen- u. Körperkreislauf; vgl. Preload.

Franz|brannt|wein: s. Spiritus Vini gallici.

Fraser-Syn|drom (George R. F., Humangenet., Montreal, geb. 1932) n: syn. Kryptophthalmie-Syndaktylie-Syndrom; autosomal-rezessiv erbl. Fehlbildungskomplex m. verdeckten, verkleinerten Bulbi, Nierenagenesie, Genitalhypoplasien, kutanen Syndaktylien u. geistiger Behinderung.

Frauen|jahr: vgl. Pearl-Index.

Frauen|milch: s. Muttermilch.

Freeman-Sheldon-Syn|drom (Ernest A. F., Orthop., Wolverhampton, 1900-1975; Joseph H. Sh., Arzt, Wolverhampton) n: s. Dysplasia craniocarpo-tarsalis.

Freeze etching (engl. to freeze einfrieren; to etch einritzen) n: elektronenmikroskop. Technik, b. der d. Präparat tiefgefroren wird u. dann an Phasengrenzen v. Zellbestandteilen in charakterist. Weise aufspringt.

Freezing arthritis (↑; Arthr-*; -itis*) f: s. Periarthropathia humeroscapularis.

Freiberg-Köhler-Epi|physen|nekrose (Albert H. F., Chir., Cincinnati, 1868-1940; gr. ἐπίφυεσθαι daraufwachsen, entstehen; Nekr-*; -osis*) f: s. Köhler-Freiberg-Krankheit.

Freie Radikale n pl: (engl.) free radicals; Moleküle bzw. ihre Bruchstücke u. Atome, die durch ein einzelnes (ungepaartes) Elektron charakterisiert i. a. äußerst reaktionsfähig u. daher nicht in größeren Mengen zu isolieren sind; Reaktionen unter Einbeziehung F. R. laufen i. a. augenblicklich, vollständig u. irreversibel ab. F. R. entstehen durch Zufuhr von mind. derjenigen Energie, die zur Spaltung der schwächsten Bindung aufzuwenden wäre, insbes. durch ionisierende Strahlung*; vgl. Strahlenwirkung.

Frei-Haut|test (Wilhelm S. F., Dermat., Berlin, 1885-1943) m: Testverfahren bei Lymphogranuloma inguinale; heute ersetzt durch Komplementbindungsreaktion u. elektronenmikroskop. Nachweis des Erregers.

Fremd|ana|mnese (Anamnese*) f: s. Anamnese.

Fremdeln: Reaktion von Säuglingen auf fremde Personen, die v. a. zw. dem 6. u. 10. Lebensmonat auftritt u. sich durch Abwenden u. Angst äußert. Vgl. Entwicklungsphasen.

Fremd|gas|misch|methode f: auch Einwaschmethode; Verf. zur Bestimmung des Residualvolumens* od. der funktionellen Residualkapazität (s. Lungenvolumina); der Proband atmet aus einer Spirometerglocke im geschlossenen System eine nicht am Gasaustausch teilnehmende vorgegebene Fremdgasmenge (meist Helium) so lange, bis zw. Spirometerglocke u. Lungen eine gleichmäßige Verteilung des Fremdgases besteht. Aus der Massenbilanz läßt sich das gesuchte Volumen bestimmen. Hinweis auf Air* trapping, wenn das Residualvolumen mit der F. deutlich niedriger bestimmt wird als mit der Ganzkörperplethysmographie*. Vgl. Lungenfunktionsprüfung.

Fremd|körper: (engl.) foreign bodies; (lat.) corpora aliena; durch Körperöffnungen od. transkutan, z. B. durch Verschlucken, Fremdkörperaspiration*, Perforation sowie bei diagn. od. therap. Eingriffen, in den Körper eingedrungene unphysiol. Gegenstände; bei längerem Verbleib kann es zu Fremdkörperreaktionen im umgebenden Gewebe kommen (Entz., Fremdkörpergranulom*); Eindringen der F. in die Blutbahn kann zur Fremdkörperembolie* führen. Vgl. Implantate, Harnröhrenfremdkörper.

Fremd|körper|a|spiration (Aspiration*) f: (engl.) aspiration of a foreign body; Eindringen eines Fremdkörpers in die oberen od. tiefen Atemwege (v. a. rechter Hauptbronchus u. Zwischenbronchus), das zu einer Verlegung des Lumens führen kann; **Sympt.:** obere Atemwege: akute Dyspnoe, inverse Atmung; tiefe Atemwege: plötzl. beginnender Reizhusten, Atemnot; **Ther.:** Freimachen der oberen Atemwege, Heimlich-Handgriff; Koniotomie bzw. Tracheotomie; evtl. bronchoskop. Entfernung des Fremdkörpers.

Fremd|körper|em|bolie (Embol-*) f: (engl.) foreign body embolism; durch in den Blutkreislauf eingedrungene Fremdkörper (z. B. Holzsplitter, Projektile, abgebrochene Kanülen od. Katheterteile) verursachte Embolie*; die Fremdkörper können u. U. mittels eines Spezialkatheters mit Dormia-Schlinge chir. entfernt werden.

Fremd|körper|granulom (Granulum*; -om*) n: (engl.) foreign body granuloma; als Folge der Gewebereaktion auf einen Fremdkörperreiz (granulomatöse Entzündung*) durch körperfremdes (z. B. Holz-, Glas-, Metallsplitter, Stäube, Talkum, Nahtmaterial) od. körpereigenes Material (z. B. Cholesterin-, Uratkristalle, Haarschäfte, Amyloid) entstehendes Granulom*; z. B. Fadengranulom*, Talkumgranulom*, lipophages Granulom*.

Fremd|körper, intra|vesikale: (engl.) intravesical foreign bodies; **1.** inf. diagn./therap. Eingriffe in die Harnblase gelangte Fremdkörper (abgebrochene Katheter, Sonden usw.); **2.** zum Zweck der Masturbation* durch die Harnröhre in die Blase eingeführte Gegenstände; **3.** durch die Blasenwand eingewanderte Fremdkörper wie Metallsplitter, Geschosse, Nadeln; verursachen meist eine schwere Zystitis*. **Diagn.:** Röntgen(kontrast)untersuchung, Zystoskopie; **Ther.:** op. Entfernung (transvesikal bzw. transurethral).

Fremd|körper|meningitis (Mening-*; -itis*) f: (engl.) foreign-body induced meningitis; durch Subarachnoidalblutung* ausgelöste Meningitis*.

Fremd|körper|riesen|zellen (Zelle*): (engl.) foreign-body giant cells; große, aus Histiozyten entstehende vielkernige Zellen; meist bei Fremdkörperreiz im Organismus, z. B. durch Nahtmaterial, auch bei Hand*-Schüller-Christian-Krankheit.

Fremd|re|flexe (Reflekt-*) m pl: s. Reflexe.

Fremitus (lat. dumpfes Getöse, Brausen, Rauschen) m: auch Frémissement; Schwirren, Vibra-

F

tion; bes. das Erzittern der Brustwand, das beim Sprechen des Pat. über verdichteten Lungenteilen verstärkt fühlbar ist. Bei der klin. Untersuchung läßt man „33" od. „99" mit tiefer Stimme sagen: **Stimm-(Pektoral-)fremitus**. F. ist auch b. Pneumoperitoneum über dem Abdomen prüfbar: **abdominaler Stimmfremitus**; sind mind. 100 ml Luft im Abdomen vorhanden, spürt die palpierende Hand über der Luftansammlung beim Sprechen ein deutl. Schwirren. Vgl. Bronchialfremitus, Bronchophonie.

Frenulo|tomie (Frenulum*; -tom*) f: (engl.) frenotomy; op. Durchtrennung eines Frenulums, z. B. des Zungen- od. Lippenbändchens.

Frenulum (Dim. von lat. frenum Band, Zügel) n: Bändchen; z. B. Frenulum linguae (Zungenbändchen), Frenulum praeputii (Frenulum des Penis).

Frenulum, verkürztes (↑) n: (engl.) shortened frenulum; **1.** angeb. od. nach einer Balanoposthitis auftretende Verkürzung des Frenulums des Penis; beim Koitus kommt es leicht zu schmerzhaften Einrissen, deren narbige Abheilung eine weitere Verkürzung verursachen kann; **2.** verkürztes Zungenbändchen b. progressiver systemischer Sklerose*.

Frenzel-Brille (Hermann F., Otol., Göttingen, 1895-1967): (engl.) Frenzel lenses; Leuchtbrille zur Beobachtung des Nystagmus*; Vergrößerungsgläser u. Lämpchen z. Beleuchtung der Augen schalten d. Fixation im dunklen Zimmer völlig aus u. ermöglichen d. Beurteilung der Augenbewegungen bei Lupenvergrößerung. Vgl. Bartels-Brille.

frequent (lat. frequens): häufig.

Frequenz (lat. frequentia Häufigkeit) f: (engl.) frequency; Formelzeichen f od. ν; die F. gibt die Häufigkeit eines periodischen Vorgangs (z. B. einer Schwingung) pro Zeiteinheit an; SI-Einheit ist das Hertz*.

Freß|re|flex (Reflekt-*) m: (engl.) oral feeding reflex; (neurol.) primitiver Hirnstammreflex mit Kau-, Saug- u. Schluckbewegungen b. Bestreichen der Lippen u. Zunge; Vork. z. B. bei apallischem Syndrom*.

Freß|sucht: Bulimie*.

Freß|zellen (Zelle*): z. B. Phagozyten*, Osteoklasten*, Makrophagen*.

Fretum Halleri (lat. fretum Meerenge) n: Enge zw. embryonaler Herzkammer u. Bulbus arteriosus, an der sich später d. Semilunarklappen bilden.

Frey-Reiz|haare (Max von F., Physiol., Würzburg, 1852-1932): (engl.) Frey's hairs; kleine Haare zur Prüfung der Hornhautsensibilität.

Frey-Syn|drom (Lucie F., frz. Ärztin, 1852-1932) n: syn. Frey-Baillarger-Syndrom, aurikulotemporales Syndrom*.

Fricke-Dosi|meter (Dosis*; Metr-*) n: auch Eisensulfat-Dosimeter; (radiol.) Strahlendosismeßgerät, das aufgrund einer strahleninduzierten chem. Reaktion die Bestimmung der Energiedosis* in Wasser erlaubt (chem. Dosimetrie*); der Anwendungsbereich liegt zw. 10 u. 10^3 Gy (10^3-10^5 rd). **Prinzip:** Durch ionisierende Strahlung werden in einer Lösung Fe^{2+}-Ionen zu Fe^{3+}-Ionen oxidiert; die resultierende Änderung der optischen Dichte kann photometrisch erfaßt werden. **Anw.** u. a. zur Überprüfung strahlenerzeugender Anlagen in der Strahlentherapie* (Dosimetrievergleiche).

Frictio (lat. fricare reiben) f: (engl.) friction; Reibung, Einreibung.

Friderichsen-Waterhouse-Syn|drom (Carl F., Päd., Kopenhagen, 1886-1961) n: s. Waterhouse-Friderichsen-Syndrom.

Friedenreich-Anti|gen (V. F., Serol., Kopenhagen; Antigen*) n: s. Kryptantigene.

Friedenreich-Phänomen (↑) n: s. T-Antigen.

Friedländer-Pneumonie (Carl F., Pathol., Berlin, 1847-1887; Pneum-*) f: (engl.) Friedländer's pneumonia; abszedierende Pneumonie, verursacht durch Klebsiella* pneumoniae; **Vork.:** 1-5% aller bakt. Lungenentzündungen; primär (meist mit lobärem Befall des rechten Lungenoberlappens), häufiger jedoch sek. bei abwehrgeschwächten Personen (v. a. mit Befall der Unterlappen); **Klin.:** plötzlicher Beginn mit Fieber, Dyspnoe, Thoraxschmerzen, Husten u. typischem ziegelrotem Auswurf; **Ther.:** Aminoglykosid-Antibiotika, Cephalosporine; bei verzögerter Diagn. u. Ther. letaler Verlauf möglich.

Friedländer-Pneumonie|bakterien (↑; ↑; Bakt-*) f pl: s. Klebsiella pneumoniae.

Friedreich-A|taxie (Nicolaus F., Int., Heidelberg, Würzburg, 1825-1882; Ataxie*) f: (engl.) Friedreich's ataxia; syn. spinozerebellare Heredoataxie; autosomal-rezessiv erbl. Erkr., meist in der späten Kindheit od. im frühen Erwachsenenalter auftretend; **Pathol.:** primär spinale Degeneration, meist nur geringe Kleinhirnatrophie, Muskelatrophie, primär axonale Polyneuropathie; **Sympt.:** Gang-, Stand- u. Extremitätenataxie, Dysarthrie, schwere Störung des Lagesinns u. des Vibrationsempfindens, Muskelschwäche, Areflexie, pathol. Reflexe (Babinski-Zeichen), ggf. Paraspastik der Beine; häufig Skelettdeformitäten, v. a. Friedreich-Fuß u. Kyphoskoliose, Herzbeteiligung i. S. einer Kardiomyopathie* u. Diabetes mellitus; später Sprachstörung u. progrediente Demenz; **Progn.:** progredienter Verlauf ohne Zwischenremissionen; über Jahre stabile Sympt. ohne Progredienz möglich.

Friedreich-Fuß (↑): (engl.) Friedreich's foot; Hohl- u. Spitzfußbildung m. Dorsalflexion der Zehen im Grundgelenk bei Friedreich*-Ataxie; s. Pes cavus.

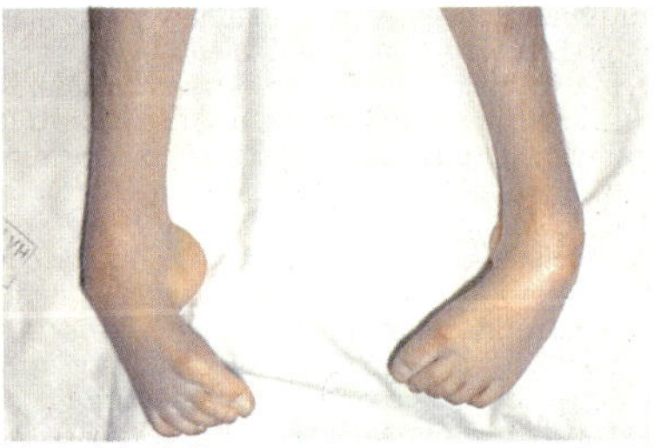

Friedreich-Fuß [179]

Friedreich-Hand (↑): Überstreckung der Fingergrund- u. Handgelenke sowie Beugestellung der distalen Fingergelenke bei Friedreich*-Ataxie.

Friedreich-Krankheit (↑): **1.** s. Friedreich-Ataxie; **2.** Mediastinopericarditis adhaesiva; s. Perikarditis.

Friedreich-Schall|wechsel (↑): Änderung der Tonlage des tympanit. od. metallischen Perkussionsschalls; über Lungenhöhlen wird er bei Einatmung höher, bei Ausatmung tiefer.

Friedreich-Zeichen (↑): (engl.) Friedreich sign; kurzzeitiger steiler Abfall des Jugularvenenpulses bei Rechtsherzinsuffizienz u. bei Panzerherz.

Friedrich-Syn|drom (Heinrich F., Chir., Erlangen, 1893-1954) **n:** seltene aseptische Epiphyseonekrose des sternalen Klavikulaendes; **DD:** Tbc, Osteomyelitis, Tietze-Syndrom. Vgl. Knochennekrosen, aseptische.

Friedrich-Wund|ausschneidung (Paul L. F., Chir., Greifswald, Marburg, 1864-1916)**:** s. Wundexzision.

Friesel: s. Miliaria.

Frigidität (lat. frigidus kühl, kalt) **f:** (engl.) frigidity; veraltete Bez. f. eine (abwertend) als „Geschlechtskälte" beschriebene sexuelle Funktionsstörung der Frau; heute neutraler u. präziser bezeichnet als Orgasmusstörungen (s. Anorgasmie) od. (psychogen) reduzierte Libido* (s. Alibidinie).

Frisch|blut|kon|serve f: s. Blutkonserve.

Frisch|zell|therapie (Zelle*) **f:** s. Organotherapie.

Fristen|lösung: Bez. f. die in den neuen Bundesländern als Übergangslösung bis zum Inkrafttreten einer einheitlichen Regelung weiterhin geltende Freigabe des Schwangerschaftsabbruchs* bis zur 12. SSW; auch in anderen europäischen Ländern (z. B. Österreich, Schweden) gültig. Vgl. Indikationslösung.

Fritsch-Bauch|decken|haken (Heinrich F., Gyn., Breslau, Bonn, 1844-1915)**:** (engl.) Fritsch's retractor, stumpfer Haken zum Auseinanderzie-

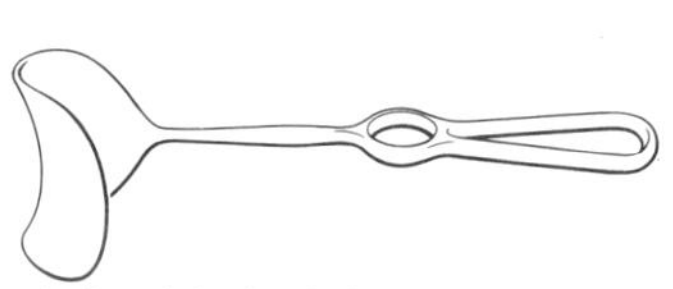

Fritsch-Bauchdeckenhaken

hen der Bauchdecke; vgl. Instrumente, chirurgische.

Fritsch-Hand|griff (↑)**:** (engl.) Fritsch's manœuvre; (gebh.) Handgriff z. Stillung einer atonischen Nachblutung*; eine Hand umfaßt den Uterus wie beim Credé*-Handgriff, die andere drückt d. Schamlippen in d. Vulva hinein.

Fritsch-Lagerung (↑)**:** (engl.) Fritsch's position; Herunterstreichen der Gesäßbacken u. Übereinanderlegen der gestreckten Beine in der Nachgeburtsperiode; s. Abb.

Fritsch-Syn|drom (↑) **n:** s. Asherman-Fritsch-Syndrom.

Fröhlich-Syn|drom (Alfred F., Neurol., Pharmak., Wien, 1871-1953) **n:** syn. hypothalamisches Syndrom, Dystrophia adiposogenitalis; **Sympt.:** Adipositas mit weibl. Fettverteilungstyp, verzögerte Sexualreife, Minderwuchs, Sehstörungen u. variable endokrine Störungen inf. destruierender hypothalamischer Prozesse; **DD:** einfache Pubertätsfettsucht*.

Froin-Syn|drom (Georges F., Arzt, Paris, 1874-1926) **n:** s. Nonne-Froin-Syndrom.

Froment-Zeichen (Jules F., Int., Lyon, 1878-1946)**:** s. Ulnarislähmung.

Frommel-Syn|drom (Richard J. F., Gyn., Erlangen, 1854-1912) **n:** s. Chiari-Frommel-Syndrom.

frondosus (lat. belaubt)**:** zottenreich.

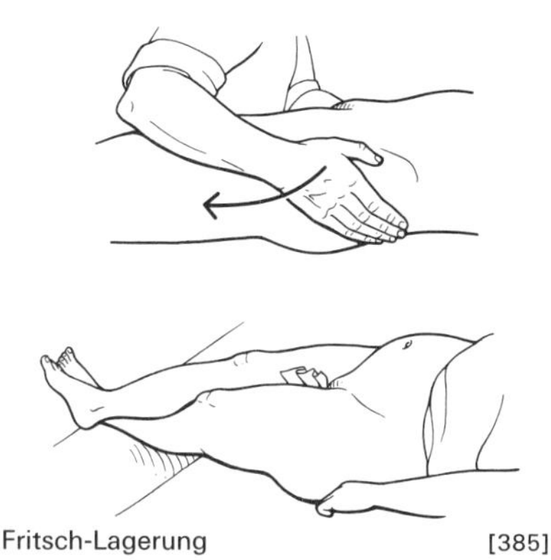

Fritsch-Lagerung [385]

Frons (lat.) **f:** (anat.) Stirn.

frontal (↑)**:** frontalis; stirnwärts, stirnseitig.

Frontal|ebene (↑) **f:** (engl.) frontal plane; parallel zur Stirn verlaufende Ebene; senkrecht zur Sagittalebene.

Frontal|hirn|epi|lepsie (↑; Epilepsie*) **f:** Form der Epilepsie* mit meist komplex-partiellen Anfällen, die auf Herde im Frontalhirn zurückzuführen sind; **Sympt.:** komplexe motorische Automatismen der Extremitäten u. des Rumpfes (z. B. Lauf-, Radfahr-, Schwimmbewegungen), vegetative Sympt. (Tachykardie, Miosis, Apnoe) u. Affektänderungen.

Frontal|hirn|syn|drom (↑) **n:** s. Syndrom, hirnlokales.

fronto|okzipital (↑; lat. occipitium Hinterhaupt)**:** (engl.) frontooccipital; Richtung Stirn-Hinterhaupt.

Front|zähne (↑)**:** (engl.) anterior teeth; die Schneide- u. Eckzähne des Ober- u. Unterkiefers.

Frosch||bauch: (engl.) frog belly; breites, etwas aufgetriebenes Abdomen (durch Schlaffheit der Bauchmuskulatur u. Meteorismus) bei Kindern als Zeichen einer Rachitis*. **F.geschwulst:** s. Ranula. **F.gesicht:** (engl.) subcutaneous emphysema of the face; Auftreibung des Gesichts u. der Halsregion bei Mediastinalemphysem*.

Frostberg-Zeichen (Nils F., Röntg., Stockholm)**:** (engl.) Frostberg's sign; (röntg.) Deformität des absteigenden Duodenums in Form einer bikonkaven Impression der inneren Zirkumferenz; darstellbar durch hypotone Duodenographie* als sog. umgekehrte Drei bzw. das ε-Zeichen; Sympt. bei Pankreaskopfkarzinom u. Pankreatitis. Vgl. Gutmann-Zeichen.

Frost|beule: s. Pernio.

Frost|brand: s. Erfrierung.

Frozen shoulder (engl.) **n:** starre Schulter; s. Periarthropathia humeroscapularis.

Frucht: 1. Leibesfrucht; s. Embryo, Fetus; **2.** Fructus*.

Fruchtbarkeits|ziffer: 1. allgemeine F.: Zahl der Lebendgeborenen je 1000 Frauen im Alter v. 15 bis unter 45 Jahren; Maß f. die biol. Reproduktion, das d. Geburtlichkeit einer Bevölkerung unabhängig von ihrem Altersaufbau wiedergibt; vgl. Natalität; **2.** altersspezifische F.: Zahl der v. Frauen einer best. Altersgruppe Lebendgeborenen je 1000 Frauen desselben Alters; dient z. Darstellung altersabhängiger Differenzen der Fruchtbarkeit (die F. für 20jährige wird m. 50-

60%, f. 30jährige m. 30%, f. 40jährige m. 3% Konzeptionserwartung angegeben).

Frucht|blase: (engl.) amniotic sac; der von den Eihäuten*, die Frucht u. Fruchtwasser umschließen, gebildete Sack.

Frucht|schmiere: Vernix* caseosa.

Frucht|tod, intra|uteriner: (engl.) intrauterine foetal death; Absterben des Feten vor Geburtsbeginn (in der 2. Hälfte der Schwangerschaft); **Häufigkeit:** etwa 1% aller Schwangerschaften; wichtigste **Urs.: 1.** Plazentainsuffizienz b. Gestose, Übertragung, Prädiabetes, Diabetes mellitus u. vorzeitiger Plazentalösung; **2.** Morbus haemolyticus fetalis; **3.** Infektionen u. Fehlbildungen; **4.** Nabelschnurkomplikationen; **Sympt.: 1.** fehlende kindl. Herztöne; **2.** fehlende Kindsbewegungen; **3.** fehlendes Uteruswachstum; **4.** Fundusstand sinkt (etwa 14 Tage nach dem Absterben); **5.** Leibesumfang nimmt ab inf. einer Abnahme der Fruchtwassermenge. **Diagn.: 1.** Ultraschalldiagnostik; **2.** fetale Elektrokardiographie; **3.** Fruchtwasserdiagnostik*; **4.** Amnioskopie; **5.** Röntgendiagnostik; **6.** Hormonbestimmungen (Östriolausscheidung: fallende Östrogenkonzentration); **Kompl.:** bei länger als 5 Wochen anhaltender Retention der Frucht in 18-25% Gerinnungsstörungen durch Freisetzung proteolyt. Fermente u. fibrinolyt. Aktivatoren, die in den Organismus der Mutter übergehen (Dead fetus syndrome), u. U. Verbrauchskoagulopathie*.

Frucht|wasser: (engl.) amniotic fluid; Liquor amnii; anfangs gelbl., später weißl., klare (bei Übertragung getrübte) Flüssigkeit; pH 7, spezif. Gewicht 1,007; Eiweiß 500 mg%, Glukose 22 mg%, Harnstoff 23 mg%; wird als Produkt des Amnions* (sezernierende Amnionepithelien der plazentaren Nabelschnurseite) aufgefaßt; das Sediment enthält Wollhaare, Epidermisschüppchen, Talgdrüsenreste u. a.; normales Volumen am Ende der Schwangerschaft: 200-1500 ml; Funktion: Schutz des Feten, Transport- u. Austauschmedium; wird direkt über d. Eihäute resorbiert sowie indirekt über den Respirations- u. Magen-Darm-Trakt des Feten u. den Plazentarkreislauf. Vermehrung des Fruchtwasservolumens über 2000 ml (**Hydramnion**) häufig bei mütterl. Diabetes mellitus, Blutgruppenunverträglichkeit, konnataler Syphilis, best. angeborenen Fehlbildungen (Anenzephalie, Meningomyelozele) u. bei fetalen Schluckstörungen od. Passagebehinderung im Bereich des Magen-Darm-Trakts; Verminderungen des Fruchtwasservolumens unter 100 ml (**Oligohydramnie**) meist Folge fehlender od. zu geringer fetaler Urinausscheidung od. Folge eines vorzeitigen Blasensprungs. Vgl. Mekonium, Amniozentese, Amnioskopie.

Frucht|wasser|a|spiration (Aspiration*) **f:** (engl.) amniotic fluid aspiration; Aspiration v. Fruchtwasser vor od. unter der Geburt durch den Feten, meist inf. fetaler Hypoxie, bes. gefährlich bei zusätzl. Mekoniumaspiration.

Frucht|wasser|dia|gnostik f: (engl.) amniotic fluid tests; Untersuchung des Fruchtwassers z. Kontrolle der Reife u. des Gesundheitszustands des Feten; **1.** optische F.: Amnioskopie*, Amniozentese*, Fruchtwasser*-Spektrophotometrie; **2.** klinisch-chemische F.: Konzentrationsbestimmung versch. Stoffe (O_2, CO_2, pH, Glukose, Kreatinin, Phospholipide, Östriol); vgl. Lungenreifediagnostik, pränatale; **3.** Zelldiagnostik: **a)** pränatale Chromosomenanalyse (Gewebekulturen fetaler Zellen, zytogenet. und biochem. Untersuchung); **b)** Zellfärbung z. Reifebestimmung des Feten; **4.** immunologische F.: Untersuchung des Fruchtwassers auf irreguläre Antikörper vom Typ Anti-D mit Hilfe des Antiglobulintests*.

Frucht|wasser|em|bolie (Embol-*) **f:** (engl.) amniotic fluid embolism; syn. Amnioninfusionssyndrom; Eindringen v. Fruchtwasser in d. Blutbahn der Mutter während od. kurz nach der Geburt, wodurch es b. großen Infusionsmengen plötzl. zu einem schweren Schockzustand kommt; kann nur zustande kommen, wenn ein mütterl. Gefäß im Bereich des uterinen Venensystems (Venen im Bereich der Plazentahaftstelle, des Plazentarandes, des Myometriums od. der Zervix) eröffnet wird, z. B. bei Operationen (Schnittentbindung, intrauterine Eingriffe), Traumen (vorzeitige Plazentalösung, Uterusruptur, Placenta praevia, Zervixriß, verstärkte Wehentätigkeit b. Oxytocinüberdosierung, Tetanus uteri). **Sympt.:** Schocksymptomatik; in 30 bis 40% der Fälle kommt es zu Blutgerinnungsstörungen (Afibrinogenämie m. erhöhter fibrinolyt. Aktivität u. erniedrigter Thrombozytenzahl im peripheren Blut), u. U. Verbrauchskoagulopathie*.

Frucht|wasser|in|fektion (Infekt-*) **f:** s. Amnioninfektionssyndrom.

Frucht|wasser|punktion (Punktion*) **f:** Amniozentese*.

Frucht|wasser-Spektro|photo|metrie (Phot*; Metr-*) **f:** (engl.) amniotic fluid spectrophotometry; optische Untersuchung einer durch Amniozentese* gewonnenen Fruchtwasserprobe m. Hilfe der Spektrophotometrie bei Morbus* haemolyticus fetalis; ein (kleiner) Teil der entstehenden Hämolyseprodukte wird ins Fruchtwasser ausgeschieden, wodurch dieses gelb verfärbt wird (charakterist. Absorptionsmaximum im Bereich v. 410-460 nm). Bestimmung der Bilirubinkonzentration im Fruchtwasser durch Messung der Extinktion bei 450 nm (semiquant. Methode nach Liley).

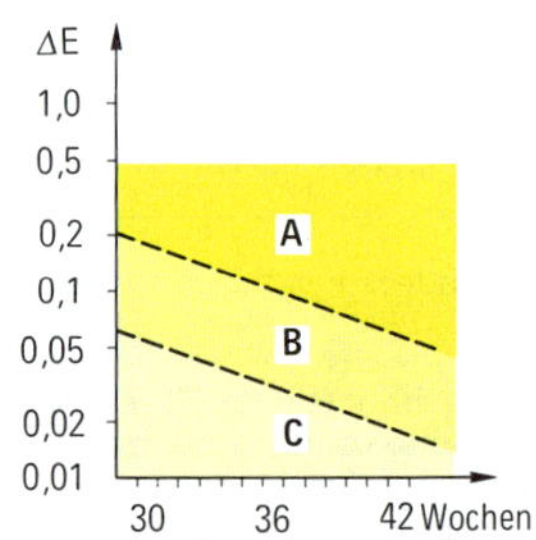

Fruchtwasser-Spektrophotometrie: kritische Grenzwerte nach Liley für die Gipfelhöhe bei 450 nm; A: schwere Fetalerkrankung; B: mittelschwere Fetalerkrankung; C: leichte Fetalerkrankung oder gesundes bzw. rhesus-negatives Kind [263]

Frucht|zucker: s. Fruktose.

Fruct-: s. a. Frukt-.

Fructose: s. Fruktose.

Fructus (lat.) m (pl Fructus)**:** Frucht, Früchte.

Fructus Agni casti (↑) **m pl:** Früchte von Vitex agnus-castus (Keuschlamm, Mönchspfeffer); enthalten Iridoide (Aucubin, Agnusid), ätherisches Öl, Flavonoide, Bitterstoff u. fettes Öl; Corpus-luteum-ähnliche Wirkung; **Verw.:** bei Menstruationsstörungen inf. primärer od. sek. Corpus-luteum-Insuffizienz, bei prämenstruellem Syndrom, Mastodynie, klimakterischen Beschwerden u. mangelhafter Milchproduktion; **NW:** selten juckende, urtikarielle Exantheme, frühes Einsetzen der Menstruation nach der Geburt.

Fructus Ammi visnagae (↑) m pl: Khellafrüchte; Früchte von Ammi visnaga; enthalten Furanochrome u. Pyranocumarine; **Wirkung:** Steigerung der Koronar- u. Myokarddurchblutung, leicht positiv inotrop, spasmolytisch; **Verw.:** bei leichten Formen koronarer Durchblutungsstörungen u. obstruktiven Atemwegerkrankungen, zur postoperativen Behandlung einer Nephrolithiasis.

Fructus Anisi (↑) m: Spaltfrüchte von Pimpinella anisum (Anis) mit expektorierend, spasmolytisch u. antibakteriell wirkendem ätherischem Öl (Anethol); **Verw.:** dyspeptische Beschwerden, Bronchitis; **NW:** allergische Reaktionen der Haut, der Atemwege u. des Magen-Darm-Trakts.

Fructus Aurantii im|maturi (↑) m: Pomeranzenschale; äußere Schicht der Fruchtwand von Citrus aurantium (Pomeranzenbaum, Bitterorange); enthält ätherisches Öl mit (+)-Limonen u. Bitterstoffe; **Verw.:** bei Appetitlosigkeit u. dyspeptischen Beschwerden; **NW:** Photosensibilisierung, insbes. bei hellhäutigen Personen.

Fructus Capsici (↑) m: Früchte versch. Capsicum-Arten, z. B. Paprika od. Cayennepfeffer (Capsicum frutescens); enthalten unterschiedl. große Mengen an Capsaicinoiden mit lokal hyperämisierender Wirkung; **Verw.:** äußerlich bei Muskelverspannungen im Schulter-Arm- u. Wirbelsäulenbereich; **NW:** selten Überempfindlichkeitsreaktionen (urtikarielles Exanthem); Anwendungsdauer max. zwei Tage.

Fructus Carvi (↑) m: Kümmel; Spaltfrüchte von Carum Carvi mit ätherischem Öl (D-Carvon); Verw.: bei dyspeptischen Beschwerden (leichte Spasmen, Blähungen, Völlegefühl). **F. Cocculi** (↑) m: Steinfrüchte des Schlingstrauches Anamirta cocculus; Samen enthalten Pikrotoxin*; Verw.: zur Kupierung eines Schwindels (Anfall- u. Dauerschwindel), bei leichter peripher-vestibulärer Dystonie mit gerichtetem Dauerschwindel. **F. Foeniculi** (↑) m: Spaltfrüchte von Foeniculum vulgare (Bitterfenchel); enthalten ätherisches Öl (Anethol); sekretolytische, spasmolytische, karminative u. antibakterielle Wirkung; Verw. als Expektorans, Stomachikum, Karminativum.

Fructus Juniperi (↑) m: Beerenzapfen von Juniperus communis (Wacholder); enthalten ätherisches Öl (Alpha- u. Betapinen, Myrcen, Sabinen, Thujen, Limonen, Caryophyllen, Cadinen, Elemen, Terpinen-4-ol), Flavonglykoside, Gerbstoffe, Zucker, harz- u. wachsartige Bestandteile; **Verw.:** als Diuretikum bei Entz. der ableitenden Harnwege, als Karminativum bei dyspept. Beschwerden; **NW:** Nierenschäden bei langdauernder Anw. od. Überdosierung; **Kontraind.:** Schwangerschaft, entzündl. Nierenerkrankungen.

Fructus Myrtilli (↑) m: Früchte von Vaccinium myrtillus (Heidelbeere); enthalten Catechingerbstoffe, Anthocyane u. Flavonglykoside; Verw.: als Adstringens bei unspezif., akuten Durchfallerkrankungen sowie leichten Entz. der Mund- u. Rachenschleimhaut. **F. Piperis nigri** (↑) m: Früchte von Piper nigrum (schwarzer Pfeffer); enthalten ätherisches Öl u. scharf schmeckende Säureamide; reflektorische Anregung der Speichel- u. Magensaftsekretion, Steigerung der Amylaseaktivität in Speichel u. Pankreas. **F. Rhamni cathartici** (↑) m: Kreisdornbeeren; Früchte von Rhamnus catharticus; enthalten 1,8-Didydroxyanthracenderivate mit laxierender Wirkung; Verw. u. NW: s. Laxanzien. **F. Tamarindi** (↑) m: Früchte von Tamarindus indica; Verw. von Tamarindenmus (Pulpa Tamarindorum) mit freien org. Säuren, Invertzucker u. Pektin als mildes Laxans.

Früh|ab|ort (Abort*) m: (engl.) early abortion; Abort* bis z. 16. SSW.

Früh|ab|szeß, traumatischer (Abszeß*) m: (engl.) traumatic short-latency brain abscess; nach offener Hirnverletzung sich (im Ggs. zum Spätabszeß) rasch entwickelnder Hirnabszeß; s. Enzephalitis.

Früh|epi|lepsie, traumatische (Epilepsie*) f: (engl.) early life-onset traumatic epilepsy; Bez. f. zerebrale Anfälle in unmittelbarem zeitlichem Zus. mit einem Trauma; s. Epilepsie.

Früh|erkennungs|untersuchungen: Untersuchungen zur möglichst frühzeitigen Erkennung vorhandener Krankheiten od. Entwicklungsstörungen; nach §§ 25, 26 SGB V haben Versicherte Anspruch auf Maßnahmen z. Früherkennung von Krkh. in folgenden Fällen: **1.** Kinder bis z. Vollendung des 6. Lj. auf Erkr., die ihre normale körperl. od. geistige Entw. in nicht geringfügigem Maß gefährden (Kinderfrüherkennungsuntersuchungen*); **2.** Frauen über 20 Jahren u. **3.** Männer über 45 Jahren einmal jährlich auf (best.) bösartige Erkr. (s. Krebsfrüherkennungsuntersuchungen); **4.** über 35 Jahre alte Personen jedes zweite Jahr auf Herz-, Kreislauf- u. Nierenerkrankungen sowie auf Diabetes mellitus. Die Ausgestaltung dieser Vorsorgemaßnahmen regeln Richtlinien (Kinderrichtlinien, Krebsfrüherkennungsrichtlinien, Gesundheitsuntersuchungsrichtlinien) des Bundesausschusses der Ärzte u. (Gesetzlichen) Krankenkassen; vgl. Vorsorgeuntersuchungen.

Früh|geborenes: (engl.) preterm infant; lebendes Neugeborenes* m. einem Schwangerschaftsalter v. weniger als 37 abgeschlossenen Wochen p. m.; nach dem **Geburtsgewicht** werden weiter unterschieden: **1.** eutrophes F. (intrauterine Normalentwicklung, Abk. IUN), Geburtsgewicht oberh. der 10. Perzentile; **2.** hypotrophes F. (intrauterine Mangelentwicklung, Abk. IUM), Geburtsgewicht unterh. der 10. Perzentile des entspr. Gestationsalters.

Früh|geburt: (engl.) preterm delivery; Partus praematurus; Geburt nach der 28. u. vor Beendigung der 37. SSW; Häufigkeit in der Bundesrepublik Deutschland etwa 4-8%; **Urs.:** vorausgegangene Aborte u. Schwangerschaftsabbrüche, Uterusfehlbildungen u. -myome, endokrine Störungen, körperl. u. psych. Überforderung der Schwangeren, Anämie, Inf., Gestose, Hydramnion, Zervixinsuffizienz, Mehrlingsschwangerschaft, Lageanomalien des Kindes; **Diagn.:** vorzeitige Wehentätigkeit bei pathol. Zervixstatus; **cave:** gehäuftes Vork. von regelwidrigen Kopfhaltungen u. -einstellungen, Kindslagen sowie Nabelschnurkomplikationen. Vgl. Säuglingssterblichkeit.

Früh|gestosen (Gestose*) f pl: (engl.) preeclampsia; früher übliche Bez. f. versch. Erkr. im ersten Drittel bis z. Hälfte der Schwangerschaft (z. B. Hyperemesis* gravidarum, Ptyalismus* gravidarum); vgl. Gestose.

Früh|in|filtrat (Infiltration*) n: (radiol.) Bez. f. kleine weiche Fleckschatten, v. a. in den Lungenoberlappen, od. f. eine größere, unscharf begrenzte Trübung (infraklavikuläres F., **Assmann-Herd**) im Rö.-Thorax; entsteht durch hämatogene Streuung ca. ein Jahr nach der Erstinfektion bei Tuberkulose* der Lunge; häufig Zufallsbefund; vgl. Frühkaverne.

Früh|jahrs|katarrh der Augen (Katarrh*) m: syn. Conjunctivitis* vernalis.

Früh|karzinom (Karz-*; -om*) n: (engl.) early cancer; invasives, über die Basalmembran* hinaus in die Submukosa eingewachsenes Karzinom*; z. B. Magenfrühkarzinom. Vgl. Carcinoma in situ.

Früh|kaverne (Caverna*) f: (engl.) early caverne; dünnwandiger Hohlraum, entstanden durch Einschmelzung eines Assmann-Herdes (s. Frühinfiltrat), umgeben von intaktem Lungengewebe; leitet häufig eine ungünstige Verlaufsform der Tuberkulose* inf. bronchogener Streuung ein.

Früh|nephro|graphie (Nephr-*; -graphie*) f: nicht mehr gebräuchliche Technik der Urographie* zur kontrastreicheren röntg. Darstellung des aktiven Nierenparenchyms; sog. Frühaufnahmen nach Bolusinjektion* v. Röntgenkontrastmittel* (Aufnahmen innerh. der darauffolgenden 20 Sek.); durch Nierenszintigraphie, Kontrastmittel-CT u. Sonographie ersetzt.

Früh|reife: s. Pubertas praecox.

Früh|sommer-Meningo|en|zephalitis (Mening-*; Enkephal-*; -itis*) f: Abk. FSME*.

Früh|sterblichkeit: s. Säuglingssterblichkeit (Tab.).

Früh|syn|ov|ek|tomie (Syn-*; Ov-*; Ektomie*) f: s. Synovektomie.

Früh|tief: s. Wehenreaktionstypen.

Fruktane f: Polysaccharide* aus Fruktose*; z. B. Inulin*.

Frukto|kinase f: Enzym, das mit Hilfe von ATP in Gegenwart von Mg^{2+}-Ionen Fruktose zu Fruktose-6-Phosphat phosphoryliert; dadurch Einschleusung der Fruktose in Glykolyse* u. Glykogenese*.

Frukto|lyse|test (lat. fructus Frucht; Lys-*) m: Fertilitätsuntersuchung zur Beurteilung der Stoffwechseltätigkeit der Spermien; Fruktose dient im Spermaplasma als Energiespender für die Spermien u. wird durch sie selektiv abgebaut. Im Sperma sind normalerweise >1,2 mg/ml Fruktose enthalten (erniedrigt z. B. bei postpuberaler Leydig-Zellinsuffizienz, Entz. od. anlagebedingter Anomalie im Bereich der Prostata od. Bläschendrüsen); die Fruktolyse beträgt ca. 1,1-4,4 mmol/l (0,2-0,8 mg/ml) in 2 Stunden. Der **Fruktolyseindex** (verbrauchte Fruktosemenge in Beziehung zur Spermiendichte, normal 100) ist herabgesetzt bei fehlenden od. toten Spermien.

Fruktos|ämie (↑; -ämie*) f: syn. Fruktoseintoleranz*.

Fruktose (↑) f: (engl.) fructose; D-Fruktose, syn. Lävulose, Fructose, sog. Fruchtzucker; optisch aktive Ketohexose*, die polarisiertes Licht nach links dreht (s. Isomerie); der süßeste aller natürlichen Zucker, kommt als Monosaccharid selten (z. B. im Honig), dagegen häufig in Oligo- u. Polysacchariden vor (z. B. in Saccharose, Inulin); wird in der Zelle durch Fruktokinase* zu Fruktose-1-Phosphat phosphoryliert u. durch Fruktose-1-Phosphat-Aldolase in Dihydroxyacetonphosphat u. Glyzerinaldehyd umgewandelt. Durch Hexokinase kann F. auch in Fruktose-6-

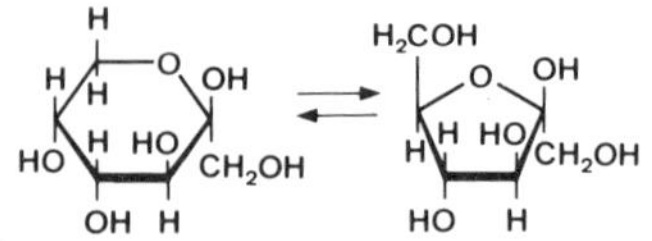

Fruktose

Phosphat überführt u. in die Glykolyse* eingeschleust werden. Die Fruktoseverwertung über die Fruktokinasereaktion hat beim Diabetes mellitus bes. Bedeutung, da hierdurch die Glukokinasereaktion umgangen u. Dihydroxyacetonphosphat über die Glykolyse unter Gewinn von 2 ATP zu Pyruvat abgebaut werden kann; da die Fruktoseaufnahme in die Zelle nicht insulinabhängig ist, können auch bei schwerem Diabetes mellitus bis zu 30 g F. pro Tag zugeführt u. metabolisiert werden. F. kommt beim Menschen physiol. außer im fetalen Blut im Spermaplasma vor (s. Fruktolysetest). Störungen der Fruktoseverwertung: s. Fruktoseintoleranz, Fruktosurie.

Fruktose-1,6-Di|phosphat-Aldolase f: s. Aldolase.

Fruktose|in|toleranz (lat. fructus Frucht; Intoleranz*) f: (engl.) aldolase B deficiency; autosomal-rezessiv vererbte Stoffwechselstörung mit Mangel an Fruktose*-1-Phosphat-Aldolase u. dadurch Hemmung der Glykolyse u. Glukoneogenese; Häufigkeit 1 : 10 000-20 000; **Klin.:** hypoglykämischer Schock* nach Aufnahme fruktosehaltiger Nahrungsmittel (Früchte, saccharosehaltige Milchpräparate, Süßigkeiten usw.); im Säuglingsalter häufig rezidiv. Ernährungsstörungen mit Erbrechen, Fieber u. Dystrophie, Hepatomegalie, Funktionsstörungen der Leber; später besteht eine Abneigung gegen Obst u. Süßigkeit; kariesfreie Zähne; **Diagn.:** Nachweis des Enzymmangels in der Leber (evtl. in der Dünndarmschleimhaut); sek. Hypophosphatämie u. Hypermagnesiämie; **Ther.:** Reduktion der Fruktoseaufnahme; **DD:** benigne Fruktosurie. Vgl. Galaktosämie.

Fruktose-1-Phosphat-Aldolase f: syn. 1-Phosphofruktaldolase; Enzym des Fruktosestoffwechsels; katalysiert d. Spaltung von Fruktose-1-Phosphat zu Dihydroxyacetonphosphat u. Glyzerinaldehyd; verminderte Aktivität in Serum u. Leber b. Fruktoseintoleranz*.

Fruktos|urie (lat. fructus Frucht; Ur-*) f: (engl.) fructosuria; nichtdiabetische Melliturie*; **Formen: 1.** benigne autosomal-rezessiv erbl. Stoffwechselanomalie mit Mangel an Fruktokinase*; **2.** symptomatische F. bei schweren Lebererkrankungen.

Frustration (lat. frustratio Täuschung) f: (psychol.) Erlebnis einer enttäuschten Erwartung, das durch äußere Faktoren (äußere F.) od. innere Faktoren (innere F.; vgl. Über-Ich) bedingt sein kann; in Abhängigkeit von Intensität, Häufigkeit u. individueller Frustrationstoleranz kann F. zu aggressivem Verhalten od. Sublimierung führen; vgl. Aggression, Konflikt.

FSF: Abk. f. **f**ibrin**s**tabilisierender **F**aktor*.

FSH: Abk. f. **f**ollikel**s**timulierendes **H**ormon; syn. Follitropin; im Hypophysenvorderlappen (Abk. HVL), vermutl. in basophilen Zellen gebildetes, zu den Gonadotropinen* gehörendes Glykoprotein (MG 34 000); chem. Struktur bisher noch nicht geklärt, wichtigster Bestandteil sind Sialinsäuren; Steuerung der Freisetzung aus dem HVL durch GnRH*; zyklische Ausschüttung von FSH fördert b. der Frau das Granulosazellwachstum im Graaf*-Follikel sowie die Glykolyse u. Aminosäurenaufnahme im Ovar; es spielt e. zentrale Rolle in der Regulation des Menstruationszyklus*. Beim Mann wird d. Spermiogenese positiv beeinflußt; daneben kommt es zu einer Vergrößerung der Samenkanälchen im Hoden u. zur Bildung v. Androgenbindungsprotein in den Sertoli-Zellen. Die Ausscheidung v. FSH erfolgt über d. Nieren. Vgl. Serumgonadotrophin.

FSH-RH: Abk. f. follikelstimulierendes **H**ormon-**R**eleasing-**H**ormon; ist identisch mit GnRH*.

FSME: Abk. f. **F**rüh**s**ommer-**M**eningo**e**nzephalitis; syn. CEE (Abk. f. engl. Central European Encephalitis), zentraleuropäische Enzephalitis; v. a. in Mitteleuropa (Österreich, CSFR) im Frühsommer auftretende infektiöse Enzephalitis; **Err.:** FSME-Virus (syn. CEE-Virus), ein Flavivirus* der Togaviridae*; **Übertragung:** versch. Zekkenarten, v. a. Ixodes ricinus (Holzbock) u. Ixodes persulcatus; **Klin.:** Inkubationszeit 7-10 Tage; biphas. Verlauf: nach grippeähnl. Symptomen u. 4-5 tägigem fieberfreiem Intervall erneuter Fieberanstieg u. ZNS-Beteiligung; Meningoenzephalitis (mit günstiger Progn.) bzw. Myelomeningitis (Paresen; Letalität 1%); **Proph.:** seit 1976 wirksamer Impfstoff verfügbar; vgl. Schutzimpfung (Tab.).

FSP: Abk. f. **F**ibrin**sp**alt**p**rodukte; s. Fibrinopeptide.

FT_4: direkt bestimmtes freies Thyroxin*; s. Schilddrüsendiagnostik.

FTA-ABS-Test m: Abk. f. **F**luoreszenz-**T**reponema-**A**ntikörper-**Abs**orptionstest; s. Syphilis.

FTA-Test m: Abk. f. **F**luoreszenz-**T**reponemen-**A**ntikörper-Test; Verf. der spezif. Syphilisserologie mit versch. Modifikationen, v. a. als FTA-ABS-Test, IgM-FTA-Test; s. Syphilis.

FT_4-Index m: Abk. f. freier T_4-Index; s. T_3/T_4-Index.

Fuchs-Fleck (Ernst F., Ophth., Lüttich, 1851-1930): (engl.) Fuchs coloboma, Fuchs spot; schwarzer Fleck in d. Makula durch Wucherung des Pigmentepithels b. schwerer Myopie inf. von Dehnungsvorgängen mit Blutungen; führt zu Sehschärfenverlust, häufig mit subretinalen Neovaskularisationen; vgl. Makuladegeneration.

Fuchs-Horn|haut|dys|trophie (↑; Dys-*; Troph-*) f: (engl.) Fuchs corneal dystrophy; wahrscheinlich autosomal-dominant erbl., meist bei Frauen zw. dem 30. u. 50. Lj. auftretende, primäre Dystrophie des Hornhautendothels mit Zusammenbruch der Endothelschranke zunächst im Zentrum; Verlauf über Jahrzehnte mit fortschreitendem Stromaödem u. bläschenförmiger Abhebung des Epithels, zunehmender Sehverschlechterung u. Schmerzattacken beim Platzen der Epithelbläschen (sog. Keratitis bullosa); **Ther.:** Keratoplastik.

Fuchsin n: Anilinfarbstoff; vgl. Karbolfuchsinlösung, Feulgen-Plasmalfärbung.

Fuchs-Rosenthal-Kammer (Alfred F., Neurol., Wien, 1870-1927; S. M. R., amerikan. Arzt, geb. 1897): (engl.) Fuchs-Rosenthal counting chamber; Zählkammer zur Zellzählung in der Liquordiagnostik*; vgl. Drittelzellen.

Fuchs-Zyklitis, hetero|chrome (Ernst F., Ophth., Wien, 1851-1930; Zykl-*; -itis*) f: (engl.) heterochromic cyclitis syndrome; syn. Heterochromiezyklitis; unilaterale Iridozyklitis bei Heterochromia complicata; s. Heterochromie.

Fucose f: Monosaccharid, Aldose, eine 6-Desoxy-L-Galaktose; häufiger Bestandteil einiger Oligosaccharide der Milch sowie der ABNull-Substanzen u. a. Glykoproteine*.

Führungs|linie des Beckens: (engl.) axis of the pelvis; Axis pelvis; Verbindung der Mittelpunkte der Beckenebenen; s. Beckenebenen (Abb.).

Fülle: nicht mehr gebräuchl., bildliche Bez. f. Wachstumsperioden*, in denen das Körpergewicht* rascher als die Körpergröße zunimmt.

Fülleborn-Anreicherung (Friedrich F., Hyg., Tropenarzt, Hamburg, 1866-1933): (engl.) Fülleborn's method; Anreicherung v. Wurmeiern u. Protozoen in Stuhlproben; geeignet zur Erfassung von Nematodeneiern u. Eiern der Bandwurmgattungen Taenia u. Hymenolepis; ungeeignet b. Trematodeneiern, b. Eiern v. Diphyllobothrium u. unbefruchteten Askarideneiern.

Füll|halter|dosi|meter (Dosis*; Metr-*) n: auch Stabdosimeter, Taschendosimeter; (radiol.) nach dem Prinzip der Ionisationskammer* aufgebautes Dosimeter zur Überwachung der Personendosis*; mit Hilfe des eingebauten Elektrometers jederzeit ablesbar; Meßbereich zw. 0 u. 200 mR. Vgl. Dosimetrie, Filmdosimeter.

Füllungs|zeit des Herzens: (engl.) filling period; Zeitabschnitt der Diastole, in der die Atrioventrikularklappen geöffnet sind u. Blut von den Vorhöfen in die Kammern fließt; s. Herzperiode (Abb.).

Fünf|tage|fieber: syn. wolhynisches Fieber*; s. a. Rickettsiosen.

Fünfte Krankheit: syn. Erythema* infectiosum acutum.

fugax (lat.): flüchtig; z. B. Amaurosis* fugax.

Fujiwara-Re|aktion f: Pyridinalkalireaktion zur Bestimmung von Trichloressigsäure im Harn als Abbauprodukt von Trichloräthylen u. Perchloräthylen (bei Intoxikation).

Fukose f: s. Fucose.

Fukosidose (-osis*) f: (engl.) fucosidosis; syn. Pseudo-Hurler-Krankheit; autosomal-rezessiv vererbter Mangel an Alpha-L-Fukosidase; aufgrund des Abbaustops von Oligosacchariden kommt es zu deren Speicherung in Lysosomen. **Klin.:** im 1.-3. Lj. psychomotor. Retardierung u. rezidiv. Infekte, Störung des Muskeltonus, Ataxie, Skelett- u. Gesichtsveränderungen wie bei Dysostosis* multiplex, Hautveränderungen (Angioceratoma corporis diffusum), Hepatomegalie, Verlauf progredient unter zunehmender Entw. von Spastik u. Krampfanfällen, finale Dezerebration; **Diagn.:** im Serum Enzymnachweis, im peripheren Blut u. Knochenmark vakuolisierte Zellen; pränatale Diagn. möglich. Vgl. Mukopolysaccharid-Speicherkrankheiten.

Fulguration (lat. fulgur Blitz) f: Blitzeinwirkung; vgl. Blitzschlag.

fulminant (lat. fulminare blitzen): syn. foudroyant; plötzlich.

Fumar|säure: (engl.) fumaric acid; syn. Trans-1,2-Ethylendicarbonsäure, (Cisform heißt Maleinsäure); Trans-Butendisäure (IUPAC); intermediäres Oxidationsprodukt des pflanzl. u. tier. Stoffwechsels; **Vork.:** v. a. in Pflanzen der Gattung Fumaria u. Fumarioideae; **Verw.:** Dermatikum, Balneotherapeutikum. Vgl. Zitronensäurezyklus.

Functio (lat.) f: Verrichtung, Funktion.

Functio laesa (↑) f: gestörte Funktion; z. B. als Kardinalsymptom einer Entzündung* od. Fraktur*.

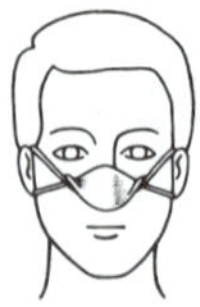

Funda:
Funda nasi

Funda (lat. Schleuder) f: schleuderförmiger Verband, z. B. für Kinn (F. maxillae) od. Nase (F. nasi); vgl. Verbände.

Fund|ek|tomie (Fundus*; Ektomie*) f: proximale Magenresektion*.

Fundo|plicatio (↑; lat. plicare zusammenfalten) f: (engl.) fundoplication; op. manschettenförmige Faltung u. Fixierung des Magenfundus um den distalen Ösophagus zur Steigerung der

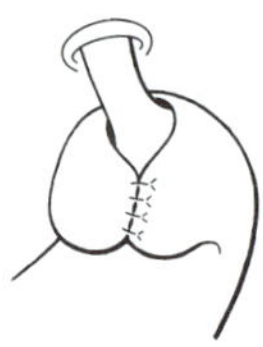

Fundoplicatio:
Endzustand der Manschettenbildung

Kontraktilität des unteren Ösophagussphinkters bei Refluxösophagitis* u. Hiatushernie*. Vgl. Gastroplikation.

Fundus (lat.) m: Grund, Boden; (ophth.) Kurzbez. für F. oculi; s. Augenhintergrund.

Fundus arterio|scleroticus (↑; Arteri-*; Skler-*) m: i. R. einer Arteriosklerose* veränderter Augenhintergund; blasse, reflexarme Netzhaut, Gefäße mit starken Reflexen durch geringere Wandtransparenz (sog. Kupferdraht-, Silberdrahtarterien), Gunn-Zeichen (Venenverschmälerung unter Arterien), Salus-Zeichen (bogenförmige Ausbiegungen der Venen), Aderhautgefäße mit weißen Randkonturen, später grau-weiße Bänder.

Fundus hyper|tonicus (↑; Hyper-*; Ton-*) m: Veränderungen des Augenhintergrunds bei gutartigen Verlaufsformen der (essentiellen) Hypertonie* in Abhängigkeit von Blutdruckhöhe, Erkrankungsdauer u. Ausmaß der Gefäßsklerose; generalisierte Gefäßverengung, fokale Konstriktionen u. arteriosklerot. Veränderungen (s. Fundus arterioscleroticus); **Frühstadium:** Verhältnis der Gefäßdurchmesser Arteriole : Venole 3 : 4 bis 1 : 2, vermehrte Schlängelung der Gefäße (omegaförmige Gefäßaufteilung, peitschenschnurartige perimakuläre Arteriolen), unterschiedlich ausgeprägte Kreuzungszeichen (Gunn-Zeichen, Salus-Zeichen); **Spätstadium** bei länger bestehender Hypertonie: verengte u. wechselnde Arteriolenkaliber (Verhältnis der Gefäßdurchmesser Arteriole : Venole 1 : 3 bis 1 : 4), verstärkte Venenschlängelung, Hyperämie der Papille, Netzhautblutungen, Venenastthrombosen; **DD:** schwere Veränderungen der Retinopathia* hypertensiva.

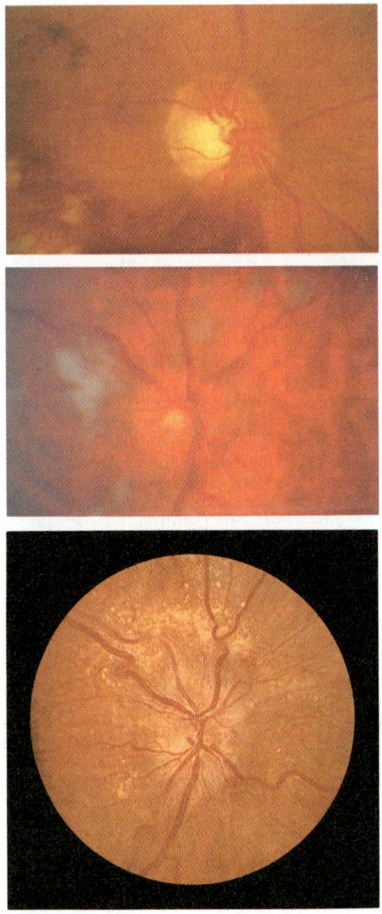

Fundus hypertonicus:
oben: Spätstadium mit multiplen Extravasaten
Mitte: Spätstadium mit zusätzlichen Komplikationen (Präthrombose der Vena centralis retinae, Papillenödem, flauschige Exsudatherde)
unten: Übergang vom „roten" zum „blassen" Hochdruck („Übergangshochdruck"); Arterien enggestellt und gestreckt verlaufend („Silberdrahtarterien"), Papillenödem (ähnlich einer Stauungspapille), Degenerationsherde und Extravasate [362]

Fundu|skopie (↑; -skopie*) f: auch Fundoskopie; s. Ophthalmoskopie.

Fundus meatus acustici in|terni (↑) m: Boden des inneren Gehörgangs. **F. oculi** (↑) m: Augenhintergrund*. **F. poly|cyt|haemicus** (↑) m: s. Polycythaemia rubra vera.

Fundus|stand (↑): (engl.) fundus height; Stand des Fundus uteri am Ende der einzelnen Schwangerschaftswochen u. in der Rückbildungsphase* (s. Abb.); vgl. Leopold-Handgriffe.

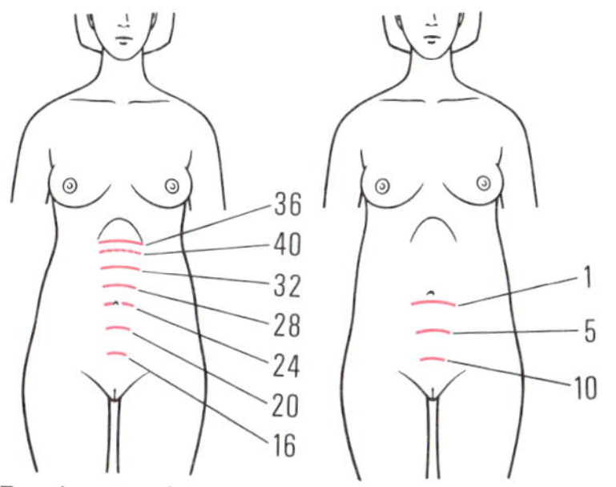

Fundusstand:
oberer Rand des Corpus uteri im Verlauf der Schwangerschaft (links, Angabe der Schwangerschaftswochen) und des Wochenbetts (rechts, Tage post partum)

Fundus uteri (↑) m: gewölbter Grund der Gebärmutter, der den Tubenansatz überragt. **F. ventriculi** (↑) m: Magengrund, Magenblindsack; s. Magen. **F. vesicae** (↑) m: dem Damm zugekehrter Harnblasengrund. **F. vesicae biliaris** (↑) m: auch Fundus vesicae felleae; nach kaudal gerichtete, den vorderen Leberrand überragende Gallenblasenkuppe.

Fung|ämie (Fungus*, -ämie*) f: (engl.) fungaemia; Pilzsepsis; wiederholte, schubweise od. fortlaufende Einschwemmung v. Pilzen in die Blutbahn mit nachfolgender Krankheitssymptomatik; in europäischen Ländern v. a. durch opportunistische Hefen (Candida, Cryptococcus) u. Schimmelpilze (Aspergillus) bei schwerer Grunderkrankung (z. B. Leukämie, Immunsuppression nach Organtransplantation); **Ther.:** Amphotericin B, evtl. in Komb. mit Flucytosin; vgl. Blutkultur, Sepsis, Systemmykosen.

Fungi (↑) m pl: sog. echte Pilze (im Ggs. zu früher verwendeten Begriffen wie höhere u. niedere Pilze); werden wie die Pflanzen u. Tiere in einem eigenen Reich mit über 100 000 Arten zusammengefaßt (Whittaker 1969); aufgrund physiol. u. biochem. Unterschiede lassen sie sich gegenüber pilzähnl. Protisten abgrenzen. Pilze sind eukaryontische, wenig differenzierte, i. d. R. myzelbildende, kohlenstoffheterotrophe Lebewesen mit charakterist. Zellwänden, die Chitin enthalten; bilden Sporen als Verbreitungsformen. Aufgrund von Merkmalen ihrer geschlechtlichen Entw. werden die F. (nach Müller u. Loeffler) in folgende Abteilungen u. Klassen gegliedert: **1.** Zygomycota (jochpilzartige): **a)** Zygomycetes; **b)** Trichomycetes; **2.** Ascomycota (schlauchpilzartige); **a)** Endomycetes; **b)** Ascomycetes; **3.** Basidiomycota (ständerpilzartige): **a)** Ustomycetes; **b)** Basidiomycetes. Asco- u. Basidiomycota nahestehende Pilze, von denen kein sexuelles Stadium bekannt ist, werden den Fungi* imperfecti zugeordnet.

Fungi im|perfecti (↑) m pl: syn. Deuteromycetes; den Asco- u. Basidiomycota nahestehende Pilze, von denen keine sexuellen Hauptfruchtformen, aber unterschiedl. asexuelle Nebenfruchtformen bekannt sind; bilden vegetative Sporen (Arthrosporen*, Konidiosporen*); ihre Einteilung erfolgt nach morphol. Merkmalen der Nebenfruchtformen (Makro- u. Mikrokonidien), Chlamydosporen, Myzel- u. Sproßzellformen, Ultrastruktur der Septen usw. Ursprünglich wurden fast alle opportunistischen od. obligat humanpathogenen Err. von Mykosen den F. i. zugeordnet. Inzwischen wurden in vielen Fällen entspr. Hauptfruchtformen gefunden. Dies hat z. T. zu Umbenennungen geführt, die sich aber nicht durchsetzen konnten. Wo Zuordnungen mögl. sind, können die meisten Hefen den Endomycetes innerh. der Ascomycota zugeordnet werden, vereinzelt aber auch den Basidiomycota (Cryptococcus* neoformans). Dermatophyten* sind, wenn entspr. Hauptfruchtformen gefunden werden, als Ascomycetes (Askomyzeten*) anzusehen. Humanpathogene Schimmelpilze sind entweder mit Zygomycetes (Mucorales u. a.) od. mit Ascomycetes verwandt (Aspergillus u. a.; s. Mykosen). Bez. wie Fadenpilze* od. Hyphomyzeten* sind ungenau, da auch einige Sproßpilze Hyphen bilden können; s. Pilzdiagnostik, Mykosen.

Fungi|statika (↑; statisch*) n pl: s. Antimykotika.

Fungi|zide (↑; -zid*) n pl: s. Antimykotika.

Fungus (lat.) m: **1.** Pilz; s. Fungi; **2.** Schwamm; breit aufsitzende, flache Geschwulst. **F. articuli** (↑) m: syn. Tumor albus; Auftreibung der Gelenke inf. Gelenktuberkulose. **F. durae matris** (↑) m: Fibrosarkom der Dura mater. **F. manus** (↑) m: tbk. Handgelenkentzündung; meist am re. Handwurzelgelenk. **F. medullaris** (↑) m: Markschwamm, medulläres Karzinom*. **F. testis benignus** (↑) m: perforierte Granulationsgeschwulst als Kompl. der Hodentuberkulose; vgl. Genitaltuberkulose. **F. testis malignus** (↑) m: perforiertes Hodenkarzinom; vgl. Hodentumoren. **F. umbilicalis** (↑) m: s. Nabelgranulom.

Funiculus (lat. dünnes Seil) m (pl Funiculi): kleiner Strang; z. B. im Rückenmark. **Funiculi medullae spinalis** (↑) m pl: Markstränge des Rückenmarks; durch die Hinter- u. Vorderhörner der grauen Substanz u. ihre Wurzelfasern gegliedert in Funiculus ventralis, lateralis, dorsalis: Vorder-, Seiten- u. Hinterstrang. **F. posterior** (↑) m: s. Hinterstrang. **F. spermaticus** (↑) m: Samenstrang. **F. umbilicalis** (↑) m: Nabelstrang; s. Nabelschnur.

Funikulitis (↑; -itis*) f: (engl.) funiculitis; Entz. des Samenstrangs (Funiculus spermaticus) mit schmerzhafter Schwellung i. R. einer Orchitis* od. Epididymitis*.

Funikulo|lyse (↑; Lys-*) f: (engl.) funiculolysis; op. Mobilisation des retinierten Hodens u. des Samenstrangs mit nachfolgender Orchidopexie bei Maldescensus* testis.

Funikulo|zele (↑; -kele*) f: syn. Hydrocele funiculi spermatici; s. Hydrozele.

Funktion (Functio*) f: Verrichtung, Leistung, Fähigkeit.

Funktionalis (↑) f: s. Endometrium.

Funktions|kreis (↑): s. Regelkreis.

Funktions|pflege (↑): (engl.) functional care; Prinzip der stationären Krankenpflege*, bei dem die Tätigkeiten auf versch. Krankenpflegepersonen nach ihrer Funktion verteilt werden; Nachteil: Aufteilung der gesamten pflegerischen Betreuung auf versch. Personen, ausgeprägte Hierarchisierung des Personals. Vgl. Gruppenpflege, Zimmerpflege.

Funktions|prüfung (↑): (engl.) functional testing; Prüfung der spezifischen Leistungen eines Organs; z. B. Hörprüfungen.

Funktions|psychose (↑; Psych-*; -osis*) f: (engl.) functional psychosis; syn. organische Psychose; s. Psychose.

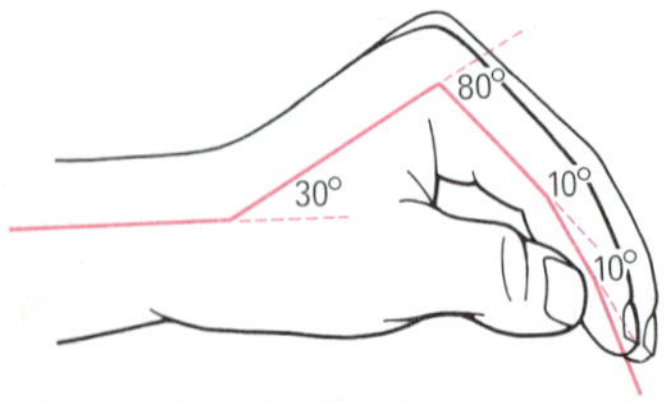

Funktionsstellung der Hand [448]

Funktions|stellung der Hand (↑): (engl.) functional position of the hand; Position der Hand- u. Fingergelenke bei Ruhigstellung z. B. durch Schiene od. Gipsverband; Dorsalflexion von 30° im Handgelenk, Flexion von 80° in den Metakarpophalangealgelenken sowie von jeweils 10° in den proximalen u. distalen Interphalangealgelenken.

Funktions|störung, sexuelle (↑): (engl.) sexual dysfunction; syn. sexuelle Dysfunktion; Störung im Ablauf des sexuellen Reaktionszyklus*, die v. den Betroffenen (bzw. von den jeweiligen Partnern) als nachteilig empfunden wird; **Urs.:** i. d. R. keine eindeutige somat. Ursache; u. U. (reversible) NW von best. Medikamenten (Neuroleptika, Antidepressiva, Lithium, Tranquilizer); **Formen** (identische Systematik f. beide Geschlechter): **1.** Störung der Erregungsphase: fehlende Erektion beim Mann (erektile Impotenz); fehlende Lubrikation der Vagina b. der Frau; **2.** Störung der Kontrolle über den Zeitpunkt des Orgasmus: subjektiv zu frühe od. zu späte Ejakulation beim Mann (Ejaculatio praecox bzw. retardata); subjektiv zu später Orgasmus b. der Frau (früher dem Begriff der Frigidität subsumiert); **3.** Fehlen des Orgasmus: beim Mann auch als fehlende Ejakulation (Ejaculatio deficiens) bezeichnet; b. der Frau als Anorgasmie*. Eine andere Form der Störung sexueller Interaktion stellt der Vaginismus* dar. **Ther.:** Aufklärung u. Beratung, u. U. verbunden mit Sexualtherapie*.

Funktions|wandel (↑): Begriff aus der Sinnesphysiologie, der die Senkung der Wahrnehmungsschwelle eines Sinnesorgans bei kontinuierlicher (v. a. opt., akust., taktiler, aber auch olfaktor. u. gustator.) Reizung beschreibt. Diese Beobachtung widerspricht der klassischen sinnesphysiol. Lehre von der Konstanz der Schwelle der Sinnesorgane. Vgl. Sensibilität, Sensibilitätsstörungen.

Furan n: auch Furfuran, C_4H_4O; flüssige heterocycl. Verbindung (Fünferring), Ausgangssubstanz zahlreicher Arzneimittel.

Furano|cumarine n pl: photosensibilisierende bzw. phototoxische Substanzen, die in Doldengewächsen, Rautengewächsen u. a. Pflanzen vorkommen u. bei Hautkontakt Rötung, Schwellung, Blasenbildung u. Nekrosen verursachen; Verw. von Psoralenen* als Photosensibilisatoren bei PUVA*.

Furanosen f pl: (engl.) furanoses; cyclische Formen v. Monosacchariden*, die durch Halbacetalbildung* entstehen.

Furcht: (engl.) fear; sog. Realangst; Reaktion bei tatsächl. vorhandener Bedrohung; s. Angst.

Furchung: (engl.) cleavage; (embryol.) mitot. Teilungen der Zygote* in jeweils kleinere Zellen (Blastomeren*) bis z. Stadium der Morula*.

furfuraceus (lat. furfur Kleie): kleienförmig.

furibundus (lat.): rasend.

Furor (lat.) m: Wut, Raserei.

Furo|semid (INN) n: 4-Chlor-N-furfuryl-5-sulfamoylanthranilsäure (IUPAC); stark wirken-

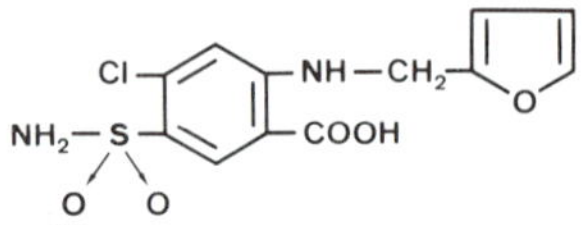

Furosemid

des Schleifendiuretikum (Sulfonamid); Verw.: s. Diuretika.

Fur|sul|tiamin (INN) n: Thiamintetrahydrofurfuryldisulfid (IUPAC); Vitamin-B_1-Derivat; s. Thiamin.

Furunculosis vulvae (Furunkel*; -osis*; Vulva*) f: durch Staphylococcus aureus bedingte Folliculitis bzw. Perifolliculitis profunda, die im behaarten Teil der Vulva zu Abszessen führen kann.

Furunkel (lat. furunculus kleiner Dieb, eitrige Entzündung) m: (engl.) furuncle; meist aus einer Follikulitis* hervorgehende akute eitrige Entz. eines Haarfollikels u. seiner Talgdrüse (Perifollikulitis) als schmerzhafter, bis zu einigen Zentimetern großer, geröteter Knoten mit zentralem Eiterpfropf u. starkem Ödem der Umgebung; **Err.:** meist Staphylococcus aureus; **Lok.:** v. a. an Nacken, Gesäß, Oberschenkelinnenseiten u. im äußeren Gehörgang; **Disposition:** geschwächte Abwehrlage (z. B. bei Diabetes mellitus, chron. Infektions- u. Stoffwechselkrankheiten, Immundefekte), Ekzeme; **Ther.:** Ruhigstellung; nach Demarkierung chir. Exzision u. ggf. Nekroseausräumung; lokal Antiseptika; **Kompl.:** Ausbildung eines Karbunkels*, regionäre Lymphangitis u. Lymphadenitis, bei Lok. im Gesicht (Nase, Oberlippe) Gefahr der Sinusthrombose, Meningitis u. Sepsis (keine Manipulation!).

Furunkulose (↑; -osis*) f: (engl.) furunculosis; rezidiv. od. kontinuierliches Auftreten einzelner od. mehrerer Furunkel* an versch. Körperteilen, v. a. bei abwehrgeschwächten Personen.

Fusel|öle: unangenehm riechende Nebenprodukte der alkohol. Gärung*; Substanzgemische, die hauptsächl. aus Propyl- bis Amylalkoholen sowie aus Estern u. Carbonylverbindungen bestehen; Anw.: z. B. zur Vergällung v. Alkohol.

Fusidin|säure (INN): bakteriostatisch u. bakterizid wirkendes Steroid-Antibiotikum mit ausgeprägter Wirkung gegen Staphylokokken; **NW:** gelegentl. gastrointestinale Störungen, selten allerg. Reaktionen, Blutbildveränderungen, Schwindel u. a.; **Kontraind.:** Schwangerschaft; cave bei Früh- u. Neugeborenen u. schweren Leberfunktionsstörungen.

Fusion (lat. fusio Ausguß, -fluß, Verbreitung) f: **1.** (orthop.) angeb., auf eine frühembryonale Entwicklungsstörung zurückzuführende Wirbelverschmelzung (Blockwirbel*); die Tendenz zur Wirbelverschmelzung ist im Bereich der Halswirbelsäule am stärksten ausgeprägt zw. den Halswirbelkörpern 2 u. 3; **2.** (ophth.) zentrale Verschmelzung der Bildeindrücke beim binokularen Sehen*; sensomotorische Leistung, die inf. zentralnervöser tonischer Impulse eine (schnell erfolgende u. meist unbewußte) muskuläre Feineinstellung u. Justierung beider Augen erzielt;

bei Fixierung eines Gegenstandes auf dem Horopter* entstehen zwei Bilder auf jeweils korrespondierenden Netzhautpunkten*, die durch F. in der Sehrinde zu einem einzigen aufrechten Bild verschmolzen werden. Innerh. der sog. Panum*-Areale führt die F. querdisparater Netzhautbilder (vgl. Disparation) zum stereoskopischen Sehen*; Querdisparation außerh. der Panum-Areale führt bei beidäugigem Sehen zu Doppelbildern (Diplopie*). Bestimmung von Fusionskraft u. -breite durch haploskopische Geräte (Synoptophor*) u. Prismenbelastungen; vgl. Sehbahn.

Fusions|gen (↑; Gen*) n: neu zusammengesetztes Gen, das meist durch eine chromosomale Translokation* an den Bruchstellen entsteht; Veränderungen der Genregulation durch Verschiebung der Kontrollsequenzen können zu maligner Entartung u. klonaler Expansion der betr. Zelle führen; z. B. Philadelphia*-Chromosom.

Fusions|niere (↑): s. Verschmelzungsniere.

Fusions|zwang (↑): (engl.) ocular fusion reflex; Zusammenführen von Doppelbildern zur Verhinderung des Doppeltsehens b. geringgradiger Heterophorie* in einer individuell schwankenden Breite.

Fuso|bacterium (lat. fusus Spindel; Bakt-*) n: Gattung gramnegativer, unbewegl., spindelförmiger, nicht sporenbildender Stäbchenbakterien der Fam. Bacteroidaceae* (vgl. Bakterienklassifikation); wachsen streng anaerob auf blut- u. serumhaltigen Nährböden; 13 Species, Bewohner des Oral- u. Intestinaltrakts von Mensch u. Tier; einige Species sind Err. eitriger u. gangränöser Inf. beim Menschen: **F. nucleatum** (syn. F. fusiforme, F. Plauti-Vincenti): in Symbiose mit Treponema vincentii Err. von Plaut*-Vincent-Angina, Stomatitis ulcerosa, Noma* u. a. zu Gewebezerfall führenden Erkr.; **F. necrophorum** (syn. Sphaerophorus funduliformis, trivial Buday-Stäbchen): Nachw. in Blutkulturen bei lokalisierten Weichteilinfektionen. F.-Species sind empfindlich gegenüber Penicillin.

Fuß: (engl.) foot; (anat.) Pes*.

Fuß|de|formitäten (lat. deformare verunstalten) f pl: angeborene od. erworbene Verformungen des Fußes, z. B. Pes* equinovarus, Hallux valgus.

Fuß|ex|artikulation (Ex-*; Articul-*) f: (engl.) foot exarticulation; op. Absetzen eines Fußes in der Gelenklinie; vgl. Lisfranc-Gelenklinie, Chopart-Gelenklinie.

Fuß|geschwulst: schmerzhafte Anschwellung des Fußrückens nach starker Belastung, Knickbruch (Infraktion) des 2., seltener 3. Metatarsalknochens (Marschfraktur*), bei traumatischer Periostitis der Mittelfuß- u. Fußwurzelknochen, Entzündung der Sehnenscheiden u. Bänder, Syndesmitis tarsea od. als dorsaler Fußrückenhöcker* (bisweilen mit Schleimbeutelbildung über der Exostose).

Fuß||greif|re|flex (Reflekt-*) m: (engl.) plantar reflex; plantarer Greifreflex*; Druck gegen den Fußballen löst tonische Plantarflexion aller Zehen aus; vgl. Reflexe, frühkindliche. **F.klonus** (Klonus*) m: s. Reflexe. **F.lage:** s. Beckenendlage. **F.pilz:** syn. Tinea pedum; s. Dermatophytose, Tinea.

Fuß|re|flex|zonen|massage (Reflekt-*; Zona*) f: Massage an den Fußsohlen mit der Vorstellung reflektor. Beeinflussung zugeordneter Organsysteme (schulmed. nicht nachweisbar); günstige Wirkung auf die allg. Befindlichkeit unbestritten; vgl. Erfahrungsheilkunde.

Fuß|rücken|höcker, dorsaler: Exostose od. osteophytäre Wucherung in Höhe des Gelenks zw. Mittelfußknochen I u. Os cuneiforme mediale, häufig mit Schleimbeutelbildung; **Urs.:** idiopathisch, arthrotische Randzacken bei Hohl- od. Plattfuß.

Fuß|skelett (Skelett*) n: (engl.) pedal skeleton; die das F. bildenden Knochen.

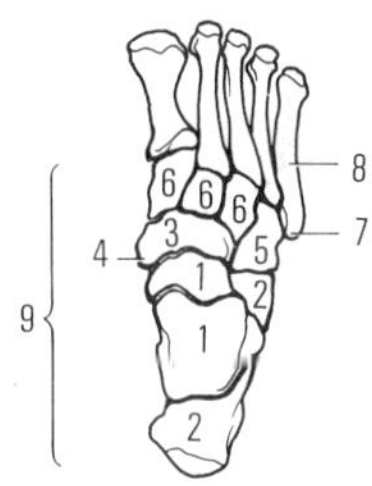

Fußskelett:
1: Talus; 2: Kalkaneus; 3: Os naviculare; 4: Tuberositas ossis navicularis; 5: Os cuboideum; 6: Ossa cuneiformia I-III; 7: Tuberositas ossis metatarsalis V; 8: Ossa metatarsi; 9: Tarsus

Fuß|wurzel: Tarsus; s. Fußskelett.

Fuß|zellen (Zelle*): s. Sertoli-Zellen.

Fuszin (lat. fuscus dunkelbraun, schwarzgelb) n: (engl.) fuscin; **1.** gelbbrauner Farbstoff des Pigmentepithels der Choroidea; **2.** braunes Pigment als Abbauprodukt der Blutfarbstoffe, physiol. u. pathol. vorkommend in Galle, Harn u. Stuhl; Pyrrolderivat ohne Pentdyopent-Reaktion. Vgl. Lipofuszin.

F-Welle: (engl.) F-wave; bei elektrischer Stimulation eines peripheren Nerven gelegentl. auftretendes Muskelantwortpotential inf. antidromer (rückläufiger) Erregung der Alphamotoneuronen mit nachfolgender Impulsaussendung; kann mittels Elektroneurographie* nachgewiesen werden; hat verlängerte Latenz od. fehlt z. B. bei proximaler Schädigung eines peripheren Nerven.

Fy: (serol.) Symbol der Duffy*-Blutgruppen.

Hebammenkunde

Lehrbuch für Schwangerschaft, Geburt, Wochenbett und Beruf

Herausgegeben von Christine Geist, Ulrike Harder, Gisela Kriegerowski-Schröteler und Andrea Stiefel

24 x 17 cm. XX, 556 Seiten. Mit 341 Abbildungen. 1995. Gebunden.
ISBN 3-11-013764-X

Dieses von Hebammen verfaßte Lehrbuch vermittelt umfassendes geburtshilfliches Wissen. Für die zukünftigen Hebammen stellt es eine unverzichtbare, prüfungsrelevante Arbeitsgrundlage dar, in der Praxis tätige Hebammen werden es als qualifiziertes Nachschlagewerk schätzen.

Gute Lesbarkeit und anschauliche Abbildungen vermitteln vertiefende Kenntnisse der Physiologie von Schwangerschaft, Geburt und Wochenbett sowie einen kurzgefaßten Überblick zur Pathologie. Dies macht das Buch auch für alle geburtshilflich interessierten Leser anderer Medizinalberufe (z.B. Kranken- und Kinderkrankenschwestern, Ärzte und Medizinstudenten) besonders wertvoll.

In 11 Kapiteln werden u.a. behandelt:

- Sexualität und Familienplanung
- Anatomie der Frau mit vielen Abbildungen
- Schwangerschaftsberatung und -betreuung durch Hebammen
- Physiologie der Geburt und praktische Geburtshilfe mit verschiedenen Gebärpositionen
- Wochenbettbetreuung in der Klinik und zu Hause
- Stillberatung und Behandlung von Stillproblemen
- Neugeborenphysiologie und -pflege
- Arzneimittel in der Geburtshilfe
- Hebammengeschichte und berufsrelevante Gesetze

G

G: Abk. f. **G**uanosin-Rest.

g: (physik.) **1.** Abk. f. Gramm; **2.** Formelzeichen f. die Erdbeschleunigung ($g = 9{,}81\ m/sec^2$).

Ga: chem. Symbol f. Gallium*.

GABA: Abk. f. **G**amma**a**mino**b**uttersäure (-**a**cid); wichtigster inhibitorischer Neurotransmitter* im ZNS; soll an über 30% aller Synapsen* im Gehirn als Transmitter fungieren; vermittelt im Rückenmark d. präsynaptische Hemmung.

Gabel‖mücke: Anopheles; s. Mücken. **G.rippen:** (engl.) bifid ribs; angeborene Spaltung von Rippen am vorderen Ende. **G.stellung:** s. Fourchette-Stellung.

Gadolinium (nach Johann Gadolin, finn. Chem., 1760-1852) n: Symbol Gd, OZ 64, rel. Atommasse 157,25; zur Gruppe der Lanthanoide* gehörendes chem. Element; Verw.: als Gd-DTPA Kontrastmittel in d. Kernspintomographie*.

Gänse|gurgel|arterie (Arteri-*) f: s. Mönckeberg-Sklerose.

Gänse|haut: s. Cutis anserina.

Gaenslen-Hand|griff (Frederick J. G., Chir., Milwaukee, 1877-1937): (engl.) Gaenslen's manœuvre; queres Zusammendrücken der Finger- u. Zehengrundgelenke; schmerzt schon bei leichtem Druck im Frühstadium der rheumatoiden Arthritis*, wenn noch keine anderen klin. Zeichen vorhanden sind.

Gärung: (engl.) fermentation; anaerober Abbau org. Substanz im Ggs. zum oxidativen Abbau (Atmung) unter Energiegewinn; **1. alkoholische G.:** Glukoseabbau in Hefezellen bis zu Äthanol u. CO_2 (aerob entsteht kaum Äthanol durch den Pasteur*-Effekt). Hefe kann in zuckerhaltigen Fruchtsäften eine Alkoholkonzentration von max. 12-14% erzeugen, dann sterben d. Hefezellen ab. G. verläuft bis zum Pyruvat wie die Glykolyse*. **2. Milchsäuregärung** (syn. Glykolyse, Laktatgärung): aus Glukose entsteht Laktat in pflanzl. u. tierischen Zellen u. Milchsäurebakterien (Laktobazillen), die z. B. in der Herstellung von Sauerkraut, Salzgurken, Sauermilch, Joghurt verwendet werden. **3. Buttersäuregärung:** Aufspaltung v. Hexosen in die Endprodukte Buttersäure u. CO_2 durch Buttersäurebakterien (z. B. in der Darmflora, bei der Verrottung von Laub); **4. Butylalkoholgärung:** Endprodukt Butylalkohol; **5. Ameisensäuregärung:** Aufspaltung v. Ameisensäure durch z. B. Escherichia coli in $CO_2 + H_2$; **6. Eiweißgärung:** bakterieller Abbau v. Eiweiß; wird bei anaerobem Verlauf als Fäulnis*, bei aerobem Verlauf als Verwesung* bezeichnet; vgl. Eiweißfäulnis.

Gärung, ammoniakalische: s. Harngärung.

Gärungs|dys|pepsie (Dys-*; -pepsie*) f: (engl.) fermentative dyspepsy; Störung der Kohlenhydratverdauung; nach Aufnahme kohlenhydratreicher Nahrungsmittel auftretendes akutes Krankheitsbild mit Magenbeschwerden, Blähungen, Erbrechen, Durchfall (dünnflüssige bis breiige, hellgelbe, schaumige Stühle von saurer Reaktion, mikroskop. bei Zusatz v. Lugol-Lösung zahlreiche Stärkekörner); **Urs.:** pathol. Kohlenhydratgärung, entweder durch beschleunigte Dünndarmperistaltik (Amylase kommt im oberen Dünndarm nicht ausreichend z. Wirkung) od. inf. zu großer Zufuhr von Kohlenhydraten.

Gaffkya tetra|gena (nach Georg Gaffky, Hyg., Berlin, 1850-1918) f: syn. Micrococcus roseus; s. Micrococcus.

Gaffky-Skala (↑) f: (engl.) Gaffky's scale; Skala zur Beurteilung des Schweregrads einer Tuberkulose* anhand der im Sputumpräparat nachweisbaren Anzahl von Tuberkelbakterien (z. B. Gaffky 5 bei Nachweis von 4-6 Bakt. pro Gesichtsfeld).

Gaisböck-Syn|drom (Felix G., Int., Innsbruck, 1868-1955) n: s. Polycythaemia rubra hypertonica.

Galakt-: Wortteil mit der Bedeutung Milch; von gr. γάλα, γάλακτος.

Galakt|agoga (↑; -agoga*) n pl: (engl.) galactagogues; syn. Laktagoga; die Laktation* stimulierende Substanzen, z. B. Oxytocin*.

Galaktan (↑) n: (engl.) galactane; Polymer aus Galaktose*; in Hemizellulosen* (z. B. Pektin).

Galakto|graphie (↑; -graphie*) f: (engl.) galactography; syn. Duktugraphie, auch Galaktophorographie; röntg. (retrograde) Darstellung der einzelnen Milchgänge der (weibl.) Brustdrüse in zwei Ebenen m. wäßrigem Röntgenkontrastmittel nach Sondierung der Milchporen m. einer Knopfkanüle, v. a. bei sezernierender bzw. blutender Mamille; vgl. Mammographie.

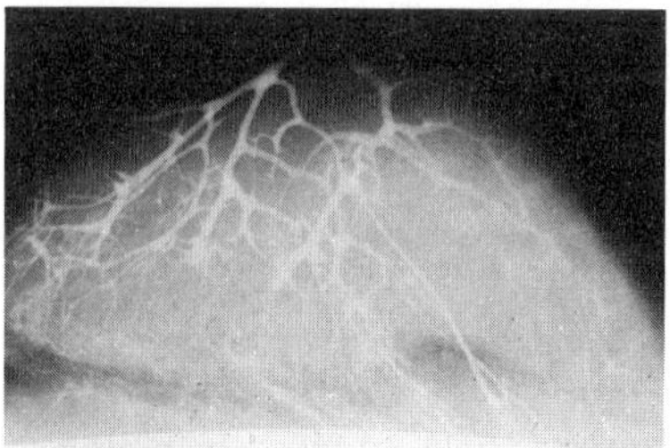

Galaktographie:
Normalbefund, rechte Mamma, kraniokaudaler Strahlengang [551]

Galakto|kinase (↑; Kin-*) f: (engl.) galactokinase; Enzym, das im Galaktosestoffwechsel unter Mitwirkung v. ATP exogene Galaktose in d. Leber in Galaktose-1-Phosphat umwandelt.

Galaktor|rhoe (↑; -rhoe*) f: (engl.) galactorrhoea; spontane milchige Absonderungen aus der Brustdrüse außerh. der Laktationsperiode*, meist inf. Hyperprolaktinämie* unterschiedlicher Urs.; physiol. als geringe G. während der

Schwangerschaft u. bei Wöchnerinnen in den Stillpausen; insbes. bei einseitiger Sekretion sorgfältige Abklärung der Urs., ggf. mittels Galaktographie* zum Ausschluß eines Komedokarzinoms*.

Galaktor|rhoe-A|menor|rhoe-Syn|drom (↑; ↑; A-*; gr. μήν, μηνός Monat) n: (engl.) galactorrhoea-amenorrhoea syndrome; Sammelbez. f. endokrin bedingte Erkr. mit Hyperprolaktinämie*, die i. d. R. inf. Überstimulierung der (weibl.) Brustdrüsen z. Galaktorrhoe* u. inf. Hemmung der generativen Ovarialfunktion zu Amenorrhoe* führt; **klin. Formen: 1.** Forbes-Albright-Syndrom bei benignem Prolaktinom*; **2.** Chiari-Frommel-Syndrom* nach Gravidität; **3.** Argonz-Ahumada-Castillo-Syndrom als idiopathische Form bei Nulliparae; **weitere Urs.:** u. a. (hochdosierte) Langzeitbehandlung m. östrogenhaltigen Kontrazeptiva, einigen Psychopharmaka u. Antihypertensiva, suprasellär wachsende Hirntumoren, primäre Hyperthyreose, Akromegalie.

G

Galaktos|ämie (↑; -ämie*) f: (engl.) galactosaemia; syn. Galaktoseintoleranz; Sammelbez. f. mehrere angeborene, autosomal-rezessiv vererbte Störungen des Galaktosestoffwechsels; **Formen: Typ I** (klassiche G.): Mangel an Galaktose-1-Phosphaturidyltransferase; Häufigkeit ca. 1 : 50 000; Klin.: inf. der Verwertungsstörung der mit der Muttermilch zugeführten Galaktose kommt es bereits in den ersten Lebenstagen zu schweren Hypoglykämien, Krampfanfällen, länger anhaltendem Icterus neonatorum, Hepatomegalie, Katarakten, leichtem Hirnödem mit klin. Zeichen einer Meningitis (Pseudomeningitis); später Ausbildung einer renalen tubulären Insuffizienz mit generalisierter Hyperaminoazidurie, Glukosurie, Phosphaturie u. frühzeitig auftretender Galaktosurie, gelegentlich Durchfälle; Progn.: im späteren Verlauf trotz Früherkennung (Neugeborenen-Screening) u. -behandlung ungeklärtes Auftreten von Intelligenzverlusten im Pubertätsalter, bei Mädchen zusätzlich Ovarialinsuffizienz; **Typ II:** Mangel an Galaktokinase u. teilweiser Abbau der Galaktose zu Galaktit; Klin.: Galaktosurie (Galaktosediabetes), häufig Katarakte (auch bei Heterozygoten), keine Hypoglykämie; **Typ III:** Defekt der Galaktoseepimerase (Umwandlung von Galaktose in Glukose nicht möglich); sehr selten; Schwere des Krankheitsbildes ist abhängig von der Lok. des Enzymdefekts. **Diagn.:** Bestimmung der Galaktosekonzentration im Blut sowie der Enzymaktivität z. B. in den Erythrozyten; **Ther.:** lebenslang galaktosefreie Diät.

Galaktos|amin (↑) n: (engl.) galactosamine; Amin der Galaktose*; als N-Acetyl-G. in Mukopolysacchariden* u. Glykoproteinen*.

Galaktose (↑) f: (engl.) galactose; $C_6H_{12}O_6$, eine Aldohexose; Monosaccharid, Stereoisomer der Glukose*; **Vork:** meist in gebundener Form, z. B. in Laktose u. Zerebrosiden; **Nachw.: 1.** Rechtsdrehung im Polarimeter (spezif. Drehung: + 80,8°); **2.** spezif. Probe: Tollens-Probe (Farbreaktion).

Galaktose|dia|betes (↑; Diabet-*) m: s. Galaktosämie.

Galaktose|toleranz|test (↑) m: (engl.) galactose tolerance test; v. a. zur Verlaufskontrolle von Lebererkrankungen durchgeführte Leberfunktionsprobe; die Leber kann normalerweise eine zugeführte Menge von 40 g Galaktose vollständig verwerten, bei Leberfunktionsstörungen kommt es zur Ausscheidung von Galaktose im Urin. **Durchführung:** 40 g Galaktose werden in einem halben Liter Tee aufgelöst u. getrunken; anschließend wird der Urin in Abständen von 4 Std. gesammelt u. Galaktose bestimmt. Eine renale Galaktoseausscheidung von mehr als 3 g in 24 Std. ist pathologisch; falschnegative Ergebnisse treten v. a. bei Resorptionsstörungen od. Nierenerkrankungen auf.

Galaktosidasen (↑) f pl: (engl.) galactosidases; zu den Glykosidasen* gehörende Enzyme*; Alphagalaktosidase spaltet die Raffinose; Betagalaktosidase (eine Laktase) katalysiert Hydrolyse der Laktose in Galaktose u. Glukose; vgl. Mukosulfatidose.

Galakto|stase (↑; -stase*) f: s. Milchstau.

Galaktos|urie (↑; Ur-*) f: (engl.) galactosuria; Vork. von Galaktose im Harn, z. B. bei Magen- u. Darmerkrankungen der Säuglinge; s. Galaktosämie, Melliturie.

Galaktosyl|ceramid n: s. Zerebroside.

Galaktosyl|glukosyl|ceramid n: s. Zerebroside.

Galakto|zele (Galakt-*; -kele*) f: (engl.) galactocele; **1.** Milchzyste in der Brustdrüse; Retentionszyste bei Milchstau* in einem verschlossenen Milchgang; **2.** syn. Lipozele; Hydrozele m. milchigem Inhalt (u. a. Fett u. Lymphozyten).

Galakto|zerebrosid|lipidose (↑; Zerebr-*; Lip-*; -osis*) f: syn. Globoidzellen*-Leukodystrophie.

Galakt|uron|säure: (engl.) galacturonic acid; Bestandteil der Pektine*; s. Uronsäuren.

Galant-Re|flex (Johann S. G., Neurol., Moskau; Reflekt-*) m: s. Reflexe, frühkindliche.

Galea (lat.) f: Helm, Haube.

Galea apo|neurotica (↑) f: haubenartig dem Schädeldach aufsitzende Sehne der drei Anteile des M. epicranius; gegen d. Periost des Schädeldachs verschieblich, mit d. Kopfhaut fest zur Kopfschwarte verbunden.

Galeazzi-Luxations|fraktur (Riccardo G., Chir., Orthop., Mailand, 1866-1952; Luxation*; Fraktur*) f: (engl.) Galeazzi's fracture; Radiusschaftfraktur u. Luxation der distalen Ulna aus dem Radioulnargelenk; **Ther.:** Osteosynthese* mittels Platte, Bandnaht, Ruhigstellung im Oberarmgipsverband. Vgl. Unterarmfraktur.

Galenik (nach Galenos, griech. Arzt, 129-199) f: auch pharmazeutische Technologie; Wissenschaft von der Zubereitung von Arzneimitteln aus Arznei- u. Hilfsstoffen.

Galen-Vene (↑; Vena*) f: s. Vena magna cerebri.

Gallamin n: nichtdepolarisierendes, peripheres Muskelrelaxans, selten angewendet; vgl. Muskelrelaxanzien, periphere.

Galle: (engl.) gall, bile; Sekret der Leber (sog. **A-G.**, gelb, 0,5-1 l/d), das beim Menschen u. einigen Tieren in d. Gallenblase gesammelt u. durch Wasserrückresorption eingedickt wird (sog. **B-G.**, grün-braun, pH 5,6-8,0); neben 75% (B-G.) - 99% (A-G.) Wasser sind die wichtigsten Bestandteile die Gallensäuren*, die die Fette im Speisebrei emulgieren u. damit verdaubar machen. Außerdem enthält die G. eine Reihe körpereigener u. -fremder Substanzen, meist als Glukuronide*, wie z. B. Gallenfarbstoffe*, Hormone (Steroidhormone, Insulin) u. Medikamente, sowie einen geringen Anteil Cholesterin*. Bei erhöhter Konz. bzw. Entz. kann es zur Bildung v. Gallensteinen unterschiedl. Zusammensetzung kommen (s. Cholelithiasis). Kontraktion der Gallenblase u.

Abgabe der G. in das Duodenum wird durch das Gewebehormon Cholecystokinin* bewirkt.

Galle, akute: s. Akute Galle. **G.bouillon** f: (engl.) bile broth; Nährmedium z. Anreicherung von Salmonellen. **G., eingedickte:** s. Gallepfropfsyndrom.

Gallen|blase: (engl.) gallbladder; Vesica fellea, auch Vesica biliaris; dünnwandiger, birnenförmiger, mit glatten Muskelfasern durchsetzter Schleimhautsack; Fassungsvermögen 50 ml; Funktion: Reservoir für d. Galle, Konzentration der Galle u. Ausgleich v. Druckschwankungen in d. äußeren Gallenwegen; Teile: Fundus, Corpus u. Collum mit Heister-Klappe; das Collum setzt sich fort in d. Ductus cysticus, der sich mit dem von d. Leber kommenden Ductus hepaticus comm. zum Ductus choledochus vereinigt. Mündung in d. Papilla duodeni major des Zwölffingerdarms; s. Cholangitis, Cholezystitis, Cholelithiasis.

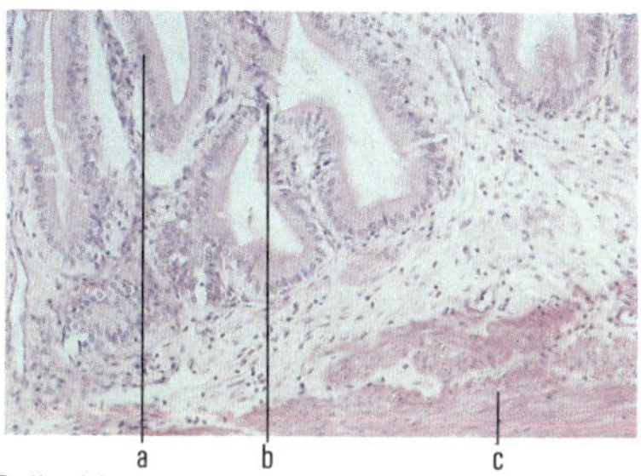

Gallenblase:
a: Tunica mucosa mit einschichtigem hochprismatischem Epithel; b: Schleimhautbrükke; c: Tunica muscularis [470]

Gallen|blasen|dys|kinesie (Dys-*; Kin-*) f: s. Dyskinesie des Gallensystems.

Gallen|blasen|em|pyem (Empyem*) n: (engl.) empyema of the gallbladder; Eiteransammlung in d. Gallenblase; s. Cholezystitis.

Gallen|blasen|hydrops (Hydrops*) m: (engl.) gallbladder hydrops; syn. Stauungsgallenblase; Vergrößerung der Gallenblase durch Verschluß des Gallengangsystems; **Urs.:** Konkrement, narbige Stenose, Tumor, Dyskinesie des Gallensystems u. a.; **Folgen:** zunehmende Ausweitung der Blase, Verdünnung der Wand, später Atrophie u. narbiger Umbau oft mit Kalkablagerung (Porzellangallenblase) durch steigenden intraluminalen Sekretionsdruck; sog. weiße Galle (weißlich muköses Sekret) durch Rückresorption von Gallensäuren u. -pigmenten; **Klin.:** palpator. gut abgrenzbarer, bewegl., oft druckunempfindl. Tumor (Courvoisier-Zeichen); **Ther.:** Cholezystektomie*; **Kompl.:** Gallenblasenempyem. Vgl. Cholestasesyndrom.

Gallen|blasen|karzinom (Karz-*; -om*) n: (engl.) gallbladder carcinoma; vom Epithel der Gallenblase ausgehendes, am häufigsten im Gallenblasenhals lokalisiertes Karzinom, das sich meist um das 60. Lj. manifestiert u. v. a. bei Frauen auftritt (w : m = 4 : 1); histol. meist szirrhöses Adenokarzinom*. Die Metastasierung erfolgt häufig per continuitatem in Leber u. Peritoneum. Als Urs. wird eine Cholelithiasis* mit chron. Cholezystitis* diskutiert. **Klin.:** Sympt. treten meist spät auf; evtl. palpable, häufig schmerzlose Resistenz im Oberbauch (Courvoisier-Zeichen), Ikterus, Gewichtsabnahme, bei Lebermetastasen Hepatomegalie; **Diagn.:** Laparoskopie*; Nachweis mittels Cholegraphie, ERC od. Szintigraphie schwierig; evtl. Ultraschalldiagnostik u. CT; **Ther.:** im Frühstadium radikale Cholezystektomie*, evtl. mit Leberteilresektion; **Progn.:** insgesamt schlecht, da meist nur ein palliativer Eingriff möglich ist. Vgl. Gallengangkarzinom.

Gallen|blasen|ruptur (Ruptur*) f: (engl.) gallbladder perforation; Perforation der Gallenblase inf. Entz. u. mechan. Beanspruchung, selten traumatisch bedingt; **Vork.:** v. a. bei akuter Cholezystitis, Gallenblasenhydrops u. -empyem mit Gefahr einer galligen Peritonitis.

Gallen|blasen|tumoren (Tumor*) m pl: (engl.) tumours of the gallbladder; **1.** benigne G.: Adenome, Adenomyome, Papillome; **2.** maligner G.: Gallenblasenkarzinom*.

Gallen|farb|stoffe: (engl.) bile pigments; Abbauprodukte des Häm*; 80% der Tagesmenge (250-300 mg) stammen aus dem Hämoglobin* von Erythrozyten, die im retikuloendothelialen System abgebaut wurden. Aufspaltung des Tetrapyrrolringes des Hämoglobins führt zum Verdoglobin, Abspaltung des Globins* u. weitere Oxidoreduktion zu **Biliverdin** u. **Bilirubin***, das in der Leber an Glukuronsäure gekoppelt (konjugiert) u. mit der Galle ausgeschieden wird. Im Kolon erfolgt durch Darmbakterien Dekonjugierung u. Abbau zu **Urobilinogen** (syn. Mesobilirubinogen), Sterkobilinogen, Urobilin u. Sterkobilin, z. T. auch Spaltung in Dipyrrole (Bilileukan u. Bilifuszin*). Ausscheidung mit den Fäzes. Ein kleiner Teil der G. wird rückresorbiert u. gelangt erneut in d. Galle (enterohepatischer Kreislauf*) od. wird über die Niere ausgeschieden (Bestimmung als Urobilinogen).

Gallen|fistel (Fistel*) f: s. Fistel, biliodigestive.

Gallen|gänge: (engl.) bile ducts; intralobuläre Gallenkapillaren (interzelluläre Kapillaren, deren Wand von Leberzellen gebildet wird), münden über kurze Schaltstücke in d. interlobulären G. (Ductuli interlobulares in d. Bindegewebezwickeln zw. den Leberläppchen begleitet von A. u. V. interlobularis); vereinigen sich über d. Ductuli biliferi zu d. extrahepatischen Ductus hepaticus dexter et sinister (Lebergänge) u. danach zum Ductus hepaticus communis. S. Gallenblase.

Gallen|gang|adenom (Aden-*; -om*) n: (engl.) bile duct adenoma; syn. benignes Cholangiom; in der Leber vorkommender, bis kirschgroßer benigner Tumor, der aus verzweigten, mit hohem Zylinderepithel ausgekleideten Gängen aufgebaut ist (benignes Cholangiom*).

Gallen|gang|a|tresie (Atresie*) f: (engl.) bile duct atresia; angeb. Fehlen intra- bzw. extrahepatischer Gallengänge mit intrahepatischem Rückstau der Galle; **Sympt.:** länger andauernder Ikterus* (inf. direkter Hyperbilirubinämie) im Neugeborenenalter; ohne op. Behandlung frühzeitige Ausbildung einer biliären Zirrhose*; daher ist e. Diagnosestellung innerh. der ersten sechs Lebenswochen notwendig. **Ther.:** chir. (z. B. Op. nach Kasai mit Anastomosierung von Leberhilum u. Jejunum); **Progn.:** trotz Op. ungünstig; evtl. Lebertransplantation*.

Gallen|gang|endo|skopie (End-*; -skopie*) f: s. ERC, ERCP.

Gallen|gang|karzinom (Karz-*; -om*) n: (engl.) carcinoma of the bile duct; syn. malignes

G

Cholangiom; seltenes, vom Gallengangepithel ausgehendes Karzinom, das am häufigsten nach dem 60. Lj. v. a. bei Männern auftritt; histol. meist Adenokarzinom* mit Lok. v. a. papillennah im Ductus choledochus (Choledochuskarzinom) u. im Bereich der Gabelung des Ductus hepaticus (sog. Klatskin-Tumor); relativ späte lympho- u. hämatogene Metastasierung; **Klin.:** progredienter Ikterus*, häufig palpable, schmerzlose Resistenz im re. Oberbauch (Courvoisier-Zeichen), evtl. epigastrische Schmerzen u. Gewichtsverlust; **Ther.:** chir.; Radikaloperation nur in ca. 10% der Fälle möglich; **Progn.:** durchschnittl. Überlebenszeit nach Radikaloperation ca. 12 Mon., nach palliativen Eingriffen ca. 2-6 Monate.

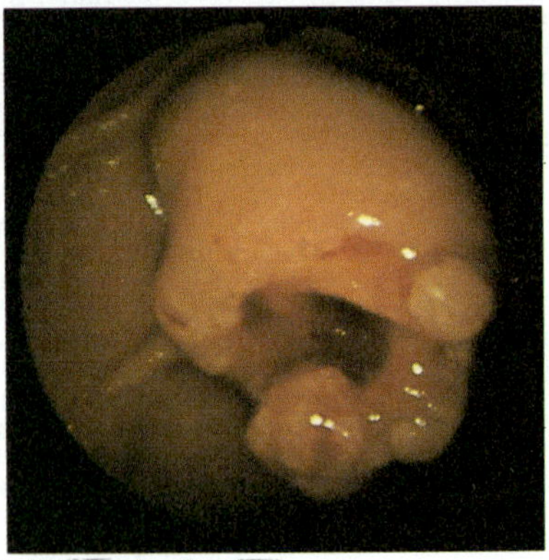

Gallengangkarzinom: duodenoskopischer Befund der Papilla duodeni major; mögliche Ursache für einen extrahepatischen Gallenwegverschluß [62]

Gallen|grieß: grießartige kleine Gallensteine*.

Gallen|kapillare (kapillar*) f: s. Leber.

Gallen|kolik (Kolik*) f: s. Kolik; vgl. Cholelithiasis.

Gallen|säuren: (engl.) bile acids; von d. Leberzellen gebildete, biol. wichtigste Bestandteile der Galle*; werden als gepaarte G. bezeichnet, da sie sich aus zwei **Bestandteilen** zusammensetzen: **1.** als „spezif." Bestandteil eine hochmolekulare Säure, die sich von der Cholansäure durch Einführung von OH-Gruppen ableitet: **Cholsäure** (3,7,12-Trihydroxycholansäure), **Desoxycholsäure** (3,12-Dihydroxycholansäure), **Chenodesoxycholsäure** (3,7-Dihydroxycholansäure) u. **Lithocholsäure** (3-Monohydroxycholansäure); eine große Zahl weiterer G. ist in tierischen Gallenflüssigkeiten gefunden worden; **2.** niedermolekulare Substanz (entw. Glycin od. Taurin). Durch Vereinigung von 1. u. 2. entstehen (unter Wasseraustritt) d. gepaarten G. Glykocholsäure, Glykodesoxycholsäure, Taurocholsäure, Taurodesoxycholsäure usw. **Bedeutung: 1.** Beteiligung bei d. Emulgierung der Fette (Beschleunigung der Fettspaltung; s. Fettstoffwechsel). **2.** Durch d. Einwirkung der G. wird der pH-Wert des Darminhalts so verschoben, daß die Wirksamkeit des Trypsins optimal wird. **3.** Es wird angenommen, daß die G. die Peristaltik des Dickdarms anregen, die des Dünndarms hemmen. Bei mechan. Ikterus gelangen die G. zusammen mit Bilirubin ins Blut (verursacht möglicherweise dann auftretende Bradykardie, Juckreiz). Nach Entleerung in d. Darm werden sie z. T. wieder resorbiert (enterohepatischer Kreislauf*) u. regen in d. Leber durch ihre choleretische Wirkung die Gallenproduktion an.

Gallen|säuren|bestimmung: (engl.) bile acid assay; Meth. zum Nachweis u. zur Bestimmung von Gallensäuren* im Serum; **1.** photometrische Best. nach Farbreaktionen (z. B. mit Phosphorsäuren, Aceton, Furfurol, Iodlösung); **2.** Dünnschichtchromatographie.

Gallen|säure|verlust|syn|drom, enterales n: (engl.) intestinal bile acids losing syndrome; Auftreten von Diarrhoe* u. evtl. Steatorrhoe* insbes. nach Ileumausschaltung, -resektion, Cholezystektomie, trunkulärer Vagotomie, bei Enteritis regionalis Crohn, Zöliakie, auch medikamentös- od. strahlenbedingt; typ. ist das Auftreten von Dickdarmtenesmen. **Urs.:** starker Verlust von Gallensäuren* durch fehlende Rückresorption, hierdurch Störung der Fettspaltung u. -absorption; vgl. Kreislauf, enterohepatischer.

Gallen|stein|auflösung: s. Cholelitholyse.

Gallen|steine: (engl.) gallstones; Konkrementbildung der (übersättigten) Galle* um einen Kristallisationskern in Gallengängen bzw. Gallenblase; als sog. Solitärstein od. multipel bzw. als Gallengrieß (kleinste G.); führt zur Cholelithiasis*; **Formen:** nach den möglichen Bestandteilen (Cholesterin, Calciumcarbonat, Bilirubin od. Eiweiß) werden unterschieden: **1.** Cholesterinsteine: v. a. Cholesterinpigmentkalksteine, in ca. 10% reine Cholesterinsteine (häufig solitär); **2.** Pigmentsteine: v. a. Bilirubinsteine, oft mit Kalkeinlagerungen; **3.** Calciumbilirubinatsteine (s. Tab.); **Urs.: 1.** Produktion von lithogener (chole-

Gallensteine
Klassifikation der häufigsten Gallensteine

Steintyp	Häufigkeit	Lage	Charakterisierung
Cholesterinstein	über 90% aller Steine	Gallenblase, selten Gallengänge	hart, rund, mit zunehmendem Alter polygonal
Pigmentstein			
Schwarzer Stein	ca. 6% aller Steine	Gallenblase, selten Gallengänge	sehr hart, klein, zackig oder maulbeerförmig
Calciumbilirubinatstein	nach Op., 40–50% aller Gallengangsteine	Gallengänge, selten Gallenblase	erdig, groß, tonnenförmig, in bis zu 40% Nahtmaterial enthaltend

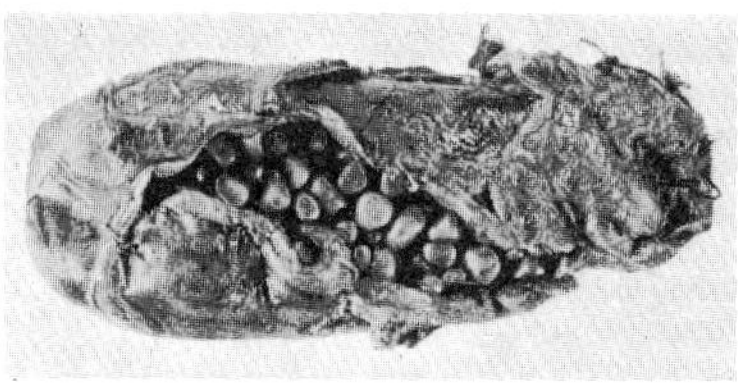

Gallensteine in operativ entfernter Gallenblase

sterinreicher) Lebergalle mit vermindertem Lezithin- u. Gallensäuregehalt (z. B. bei cholesterinreicher Ernährung, hormonaler Kontrazeption, Adipositas); **2.** Entz. im Gallensystem; die in der Galle auftretenden Eiweiße wirken als Kondensationskerne; **3.** Gallestauung, z. B. nach totaler Vagotomie mit verminderter Motilität der Gallenblase; **4.** vermehrter Anfall von Bilirubin, z. B. bei hämolytischen Anämien.

Gallen|steine, stumme: als Zufallsbefund (z. B. bei abdomineller Ultraschall- od. Röntgendiagnostik) entdeckte Gallensteine, die keine Beschwerden verursachen; relative Ind. zur op. Behandlung od. evtl. Cholelithotripsie* bes. bei Diabetikern u. Pat. unter 60 Jahren, da im weiteren Verlauf in ca. 30-50% der Fälle klin. Sympt. od. Kompl. auftreten u. dann das Operationsrisiko einer Cholezystektomie deutlich ansteigt.

Gallen|stein||ileus (Ileus*) m: (engl.) gallstone ileus; (inkompletter) Ileus* inf. Übertritts von Gallensteinen* in den Darm, meist nach Perforation der Gallenblase mit Bildung einer biliodigestiven Fistel*. **G.kolik** (Kolik*) f: s. Cholelithiasis. **G.krankheit:** syn. Cholelithiasis*. **G.zertrümmerung:** s. Cholelithotripsie.

Gallen|weg|dys|kinesie (Dys-*; Kin-*) f: s. Dyskinesie des Gallensystems.

Gallen|wege: s. Gallenblase, Gallengänge.

Galle|pfropf|syn|drom n: (engl.) inspissated bile syndrome; syn. Syndrom der eingedickten Galle; Abflußbehinderung durch zähflüssige Galle im Säuglingsalter; kann einen Icterus prolongatus (m. erhöhtem direktem Serumbilirubin) hervorrufen u. eine Gallengangatresie* vortäuschen; tritt gelegentl. im Gefolge eines Morbus* haemolyticus neonatorum auf. **DD:** zystische Fibrose*.

Galle, pleio|chrome: sehr dunkle, schwarzbraune Galle inf. hohen Bilirubingehalts (über 400 mg%) bei erhöhter Bilirubinbildung (erhöhter Anfall von Blutabbauprodukten z. B. bei hämolyt. u. perniziöser Anämie).

Gallert|bauch: s. Pseudomyxoma peritonei.

Gallert|karzinom (Karz-*; -om*) n: (engl.) mucinous carcinoma; syn. Kolloidkarzinom; muzinöses, schleimproduzierendes Adenokarzinom* mit Siegelringzellen*; **Vork.:** z. B. als muzinöses Mammakarzinom, Magenkarzinom od. Kolonkarzinom.

Galle|stauung: s. Cholestasesyndrom.

Galle, weiße: (engl.) white bile; Inhalt der Gallenblase nach Verschluß (Stein) u. Resorption des Bilirubins; s. Gallenblasenhydrops.

Gallium n: chem. Element, Symbol Ga, OZ 31, rel. Atommasse 69,72; zur Borgruppe gehörendes ein-, zwei- u. dreiwertiges Metall; Verw.: als Radionuklid (Ga-67) zur G.-Szintigraphie bei Sarkoidose od. Pneumocystis-carinii-Pneumonie.

Gallopamil (INN) n: 5-[3,4-Dimethoxyphenethyl)methylamino]-2-isopropyl-2-(3,4,5-trimethoxyphenyl)valeronitril (IUPAC); Calciumantagonist (Phenylalkylaminderivat), der in der Ther. der Herzinsuffizienz (Intervalltherapie u. Anfallsprophylaxe bei Angina pectoris) eingesetzt wird. Vgl. Calciumantagonisten.

Galopp, proto|dia|stolischer: s. Dritter-Ton-Galopp.

Galopp|rhythmus m: (engl.) gallop rhythm; Auftreten eines zusätzlichen auskultator. Phänomens zum normalen 1. u. 2. Herzton (meist Extraton, seltener Geräusch); beim sog. **präsystol. Galopp** handelt es sich meist um ein Stärkerwerden des Vorhoftons (sog. 4. Herzton), beim sog. **protodiastol. Galopp** um ein Wiederauftreten des im Kindesalter physiol. 3. Herztons. Durch Phonokardiographie ist die exakte Differenzierung eines Dreierrhythmus möglich. Vgl. Dritter-Ton-Galopp.

GALT: Abk. f. (engl.) **g**ut **a**ssociated **l**ymphoid **t**issue; Bez. f. das Immunsystem* des Darms.

Galvanisation (Luigi Galvani, Anat., Phys., Bologna, 1737-1798) f: Form der Elektrotherapie*; Behandlung mit konstant fließendem Gleichstrom; **Wirkungen:** Analgesie, Hyperämie, tonisierend bzw. detonisierend (je nach Stromrichtung); vgl. Elektrotonus.

Gamasidiosis (-osis*) f: Vogelmilbenkrätze; auf Menschen übertragbare Erkr. durch Dermanyssidae*; vgl. Milben.

Gameten (gr. γαμέτης Gatte) m pl: (engl.) gametes; zusammenfassende Bez. f. männl. u. weibl. Keimzellen (Eizellen u. Spermien); entstehen durch Oogenese* bzw. Spermatogenese* u. haben nach der meiotischen Reifungsteilung nur einen einfachen Chromosomensatz. Bei der Befruchtung entsteht aus der männl. u. weibl. Gamete die Zygote*.

Gameto|genese (↑; -genese*) f: (engl.) gametogenesis; Oberbegriff f. die Entstehung von haploiden Gameten aus diploiden Urkeimzellen durch Reifeteilungen (Meiose); **Urkeimzellen** entstehen beim menschl. Embryo in der Wand des Dottersacks* gegen Ende der 3. Woche u. wandern bis Ende der 4. Woche in d. Gonadenanlagen ein. Vgl. Oogenese, Spermatogenese.

Gameto|pathie (↑; -pathie*) f: Oberbegriff f. pränatale Erkrankungen* inf. Schädigung der Gameten (Ei- u. Samenzelle).

Gamma: gr. Symbol γ; bislang verwendete Gewichtseinheit für 10^{-6} Gramm. Mit d. Einführung der SI-Einheiten u. ihrer Dezimalvorsätze darf nur noch die Bez. Mikrogramm (µg) verwendet werden.

Gamma-FP: Abk. f. Gamma**f**eto**p**rotein; fetales Tumorantigen; s. Tumorantigene.

Gamma|globuline (Globuline*) n pl: (engl.) gamma globulins; heterogene, überwiegend Antikörper enthaltende Fraktion der Globuline* des Plasmas, die (bei basischem pH) in der Elektrophorese* die geringste Wanderungsgeschwindigkeit besitzen u. daher am weitesten kathodenwärts lokalisiert sind. Vgl. Immunglobuline.

Gamma|globulin-Mangel|krankheit (↑): syn. Agammaglobulinämie*.

Gamma|glutamyl|trans|ferase f: Abk. GGT bzw. γ-GT, auch Gammaglutamyltranspeptidase (Abk. GGTP); Enzym, das Glutamylreste von Glutathion* auf Aminosäuren u. Peptide überträgt; **Vork.:** v. a. in Niere, Leber (insbes. in den intrahepatischen Gallenwegepithelien), Pankreas, Milz, Dünndarm; **Bestimmung:** enzymat.

G

Spaltung von Gammaglutamyl-p-Nitranilid mit Freisetzung von gelb gefärbtem p-Nitranilin u. kontinuierl. photometr. Messung der Extinktion bei 405 nm (Extinktionszunahme pro Zeit ist der Enzymaktivität direkt proportional); erhöhte Werte v. a. bei Erkr. der Leber u. Gallenwege (z. B. Cholestase). Vgl. Referenzbereiche (Tab.), Leberfunktionsproben.

Gamma|hämo|lyse (Häm-*; Lys-*) f: s. Hämolysereaktionen.

Gamma|hydr|oxy|butyrat n: barbitursäurefreies Narkotikum mit hypnot. u. narkot. Eigenschaften; keine analget. Wirkung.

Gamma|kamera f: (engl.) gamma camera; syn. Szintillationskamera; bildgebende Apparatur der nuklearmed. Diagnostik (Szintigraphie*), wobei i. Ggs. zum Scanner* keine punktweise zeitl. aufeinanderfolgende, sondern mit stationären Detektoren eine simultane Messung des gesamten Untersuchungsfeldes u. eine ebenso simultane Bilddarstellung der Aktivitätsverteilung erfolgt; mit bis zu 100 Bildern pro Sek. können Funktionsvorgänge dargestellt werden (Serienszintigraphie, Funktionsszintigraphie).

Gamma|ketten|marker: s. Gm-System.

Gamma|neurone (Neur-*) n pl: Agammafasern; Gammazellen in den Vorderhörnern* des Rückenmarks, die eine Zunahme der Empfindlichkeit der Muskelspindeln bewirken, jedoch keine Verkürzung des Muskels; für den Muskeltonus u. die Reflexaktivität verantwortlich.

Gamma|spektro|metrie (Metr-*) f: (engl.) gamma spectrometry; elektron. Verfahren zur Messung der in einem Gammastrahlengemisch od. -spektrum enthaltenen Strahlenenergie in Elektronenvolt* (bzw. in keV od. MeV); Anw. v. a. in der Nuklearmedizin.

Gamma|strahlen|konstante, spezifische f: nuklidspezif. Konstante, mit deren Hilfe die durch Gammastrahlung* bedingte Ionendosisleistung berechnet werden kann; durch die Dosisleistungskonstante* ersetzt.

Gamma|strahler: (engl.) gamma radiators; Radionuklide*, die Gammastrahlen emittieren; als reine G. werden isomere Nuklide bezeichnet, diese führen wegen der fehlenden Korpuskularstrahlung zu bes. niedriger Strahlenexposition der Pat. in der nuklearmed. Anwendung (z. B. Tc-99m mit einer Halbwertzeit von 6 Std.).

Gamma|strahlung: (engl.) gamma radiation; γ-Strahlung; energiereiche elektromagnet. Wellenstrahlung, die als Folge radioaktiver Kernumwandlung (Abgabe der Anregungsenergie des Tochternuklids) bzw. bei der Paarvernichtung* entsteht; indirekt u. locker ionisierende Strahlung* mit diskreten Energien von ca. 50 keV bis 3 MeV u. sehr kurzer charakterist. Wellenlänge von ca. 10^{-9}-10^{-14} cm; G. besitzt eine hohe Durchdringungsfähigkeit u. wird daher in der nuklearmed. Meßtechnik u. in der Strahlentherapie* eingesetzt. Vgl. Wellen, elektromagnetische (Tab.).

Gamma|typ: s. H-Ketten-Krankheit.

Gamma|zellen der Hypo|physe (Zelle*; Hypophyse*): chromophobe Zellen des Hypophysenvorderlappens, Hauptanteil (ca. 50%) des Zellbestandes; s. Hypophyse.

Gammen f pl: syn. Chlamydosporen*.

Gammexan n: syn. Lindan*.

Gammo|pathie (-pathie*) f: (engl.) gammopathy; Oberbegriff für Erkr. mit (exzessiv) gesteigerter Synthese von Immunglobulinen*; als **monoklonale** G. bei Proliferation eines Klons von B*-Lymphozyten (wahrscheinl. von einer bösartig transformierten Zelle ausgehend; vgl. Paraproteinämie) od. **polyklonale** G. bei Proliferation versch. B-Lymphozytenklone (Hyperimmunglobulinämie), z. B. als Begleitphänomen chron. entzündlicher Erkr. (Leberzirrhose, Inf. u. a.) u. maligner Neoplasien.

Gamo|gonie (gr. γαμεῖν heiraten; γονή Erzeugung) f: s. Plasmodien.

Gamstorp-Syn|drom (Ingrid G., zeitgen. Päd., Lund) n: (engl.) Gamstorp's disease; syn. Adynamia episodica hereditaria, fam. periodische hyperkaliämische Lähmung; autosomal-dominant erbl. Erkr. mit ausgeprägter Expressivität beim männl. Geschlecht; **Sympt.**: anfallsweise auftretende schlaffe (aufsteigende) Lähmung der Extremitäten- u. Stammuskulatur (auch bulbärer Muskeln u. der Gesichtsmuskulatur) u. Hyperkaliämie* im Anfall; Provokation durch Hunger, Kälte od. Kaliumzufuhr möglich; Manifestation meist in der frühen Kindheit mit Frequenzabnahme im Alter. Vgl. Lähmung, myoplegische.

Gan|ciclo|vir (INN) n: 2-Amino-9-[2-hydroxy-1-(hydroxymethyl)ethoxymethyl]-9H-purin-6(1H)-on (IUPAC); gegen Zytomegalie-Virus wirksames Virustatikum; **Verw.**: bei symptomat. Infektionen mit dem Zytomegalie*-Virus (Zytomegalie-Retinitis u. -Colitis) bei immunsupprimierten Pat. (insbes. bei AIDS); **NW:** Neutropenie, selten Thrombopenie, Erbrechen, Fieber, Verwirrtheit. Die insbes. bei Komb. mit Zidovudin* auftretende therapielimitierende Neutropenie kann mit G-CSF (s. CSF) behandelt werden. **Kontraind.**: Neutropenie, zytotoxische Behandlung mit anderen Substanzen. Vgl. Virostatika.

Gandy-Gamna-Knötchen (Charles Gan., Chir., Mesilla Park, New Mexico, 1872-1943; Carlo Gam., 1866-1950): (engl.) Gandy-Gamna's nodules; Knötchen bestehend aus Eisenablagerung mit Kalkinkrustationen in Infarktherden der Milz.

Gang|abweichung: s. Gleichgewichtsstörungen.

Gangl-: auch Ganglio-; Wortteil mit der Bedeutung Überbein, Nervenknoten; von gr. γαγγλίον.

Ganglien|blockade (↑) f: (engl.) ganglionic block; Blockade der Reizübertragung in den Synapsen des vegetativen Nervensystems durch best. Pharmaka; vgl. Ganglienblocker.

Ganglien|blocker (↑): (engl.) ganglionic blockers; syn. Ganglioplegika; Substanzen mit hemmender Wirkung auf die Erregungsübertragung an sympath. u. parasympath. Ganglien; Wirkung: **1.** durch Stabilisierung der postsynapt. Membran (z. B. Tetraäthylammonium) od. **2.** nach initial gesteigerter Erregung durch länger anhaltende Depolarisation der postsynapt. Membran (z. B. Nicotin). G. werden therap. nicht mehr angewendet; Verw. von Pentamethonium u. Hexamethonium nur noch zu experimentellen Zwecken u. als Standard bei der Prüfung anderer ganglionär wirkender Substanzen (zahlreiche NW, da mit den sympath. gleichzeitig auch die parasympath. Ganglien blockiert werden).

Ganglien||leiste (↑): Neuralleiste; s. Neuralplatte. **G.zelle** (↑; Zelle*): s. Nervenzelle. **G.zellen, bi|polare** (↑; ↑): (engl.) bipolar ganglion cells; Nervenzellen mit zwei Neuriten; z. B. im Ganglion retinae (Netzhaut), Ganglien des N. vestibulocochlearis.

Ganglion (↑) n (pl Ganglia): **1.** (chir.) Überbein; einzeln od. multipel vorkommende Geschwulstbildung im Bereich der Gelenkkapsel

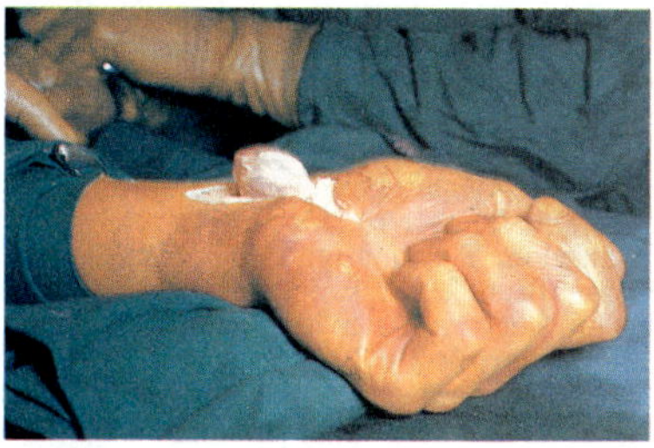

Ganglion:
intraoperative Darstellung [244]

od. des Sehnengleitgewebes; mukoide Zystenbildung bei schleimiger Degeneration des Bindegewebes; Lok.: v. a. Streckseite des Handgelenks u. Fußrücken; Sympt.: langsames Wachstum mit Hervortreten bei best. Gelenkstellungen, verbunden mit Schmerzen; Ther.: Exstirpation; Rezidivquote ca. 25%; DD: benigne u. maligne Tumoren des Sehnengleitgewebes (Fibroblastom, Hämangiom, Synovialiom, Lipom, Fibrosarkom); **2.** (anat.) Nervenknoten; in d. Verlauf peripherer

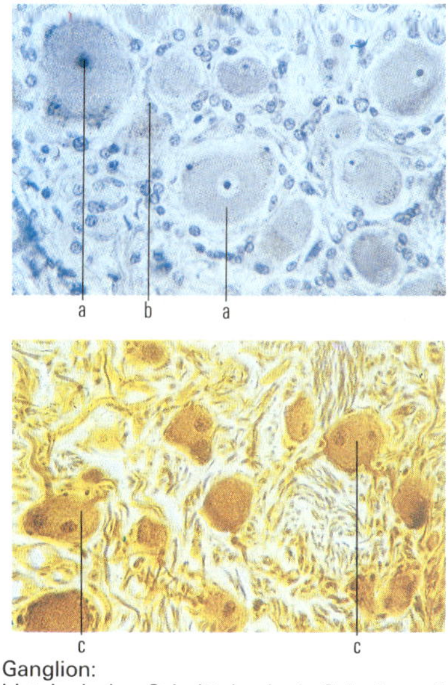

Ganglion:
histologischer Schnitt durch ein Spinalganglion (oben; Held-Färbung) und durch ein vegetatives Ganglion (unten; Silberimprägnation); a: pseudounipolare Nervenzellen; b: Mantelzelle (Glia); c: multipolare Nervenzellen [470]

Nerven eingeschaltete Anhäufung von Ganglienzellen, die zu einer Verdickung des Nerven führt; von einer Bindegewebskapsel (Capsula ganglii) umgeben.

Ganglion aorto|renale (↑) **n:** zum Plexus aorticus abdominalis gehörende vegetative Ganglienzellanhäufungen beidseits der Aorta am Abgang der A. renalis; oft mit den Ganglia* coeliaca verschmolzen, nehmen den N. splanchnicus thoracicus minor auf. **Ganglia auto|nomica** (↑) **n pl:** eigentl. Ganglia plexuum autonomicorum, syn. Ganglia* visceralia. **Ganglia cardiaca** (↑) **n pl:** kleine Ansammlungen von Ganglienzellen des vegetativen Plexus* cardiacus, v. a. an der aufsteigenden Aorta. **G. cervicale medium** (↑) **n:** mittleres Halsganglion des Grenzstrangs; oft sehr klein, liegt in Höhe des 6. Halswirbels vor od. hinter der A. thyroidea inferior --→ N. cardiacus cervicalis medius. **G. cervicale superius** (↑) **n:** oberes Halsganglion des Grenzstrangs; liegt 2 cm unter der Schädelbasis hinter der A. carotis interna zw. M. longus capitis u. hinterem Digastrikusbauch; --→ N. jugularis, N. caroticus internus (zum Plexus caroticus internus), Nn. carotici externi (zum Plexus caroticus externus), Rami laryngopharyngei des N. cardiacus cervicalis superior. **G. cervico|thoracicum** (↑) **n:** syn. Ganglion stellatum; Verschmelzung des unteren Halsganglions (Ganglion cervicale inferius) mit dem ersten u. manchmal auch zweiten Thorakalganglion des Grenzstrangs; versorgt Hals, Arm, Herz u. Lunge mit sympath. Fasern; --→ Ansa subclavia, N. cardiacus cervicalis inf.; N. vertebralis. **G. ciliare** (↑) **n:** knapp hinter dem Augapfel gelegenes parasympathisches Ganglion. Präganglionäre Fasern aus dem N. oculomotorius (Radix oculomotoria) werden auf das postganglionäre Neuron umgeschaltet. Postganglionäre Sympathikusfasern aus dem Plexus caroticus internus u. afferente Fasern der Radix nasociliaris aus dem N. ophthalmicus durchziehen das Ganglion ohne Umschaltung. --→ Nn. ciliares breves. **G. cochleare** (↑) **n:** syn. Ganglion spirale cochleae; entlang der Basis der Lamina spiralis ossea an der Schneckenachse gelegener, wendelförmiger Strang von Ganglienzellen; enthält die Zelleiber der afferenten Nervenfasern der Pars cochlearis des N. vestibulocochlearis (VIII). **Ganglia coeliaca** (↑) **n pl:** mit dem Plexus coeliacus zusammenhängende Ganglienzellen beiderseits der Aorta neben dem Truncus* coeliacus. **Ganglia cranio|spinalia** (↑) **n pl:** syn. Ganglia encephalospinalia; die Ganglien der sensorischen Wurzeln der Hirn- u. Rückenmarknerven: G. sensoralia, Nn. cranialium, G. spinalia; enthalten die Zelleiber der pseudounipolaren Nervenzellen der afferenten Fasern. **Ganglia en|cephalo|spinalia** (↑) **n pl:** syn. Ganglia* craniospinalia.

Ganglio|neurom (↑; Neur-*; -om*) **n:** syn. Gangliozytom; seltener, aus differenzierten, regellos angeordneten Ganglienzellen bestehender benigner Tumor mit Tendenz zu infiltrierendem Wachstum, der v. a. bei Frauen zw. 20. u. 30. Lj. auftritt u. meist an Strukturen des Sympathikus od. in der Nebenniere, seltener intrazerebral, lokalisiert ist; **Sympt.:** klin. Zeichen einer Raumforderung; **Ther.:** chir., evtl. Strahlentherapie. Vgl. Hirntumoren.

Ganglion Gasseri (↑) **n:** syn. Ganglion* trigeminale. **G. geniculatum** (↑) **n:** syn. Ganglion geniculi; sensorisches Ganglion des N. facialis; liegt im Felsenbein am Fazialisknie, erhält über die Chorda tympani Fasern von den Geschmacksknospen der Zunge. **G. geniculi** (↑) **n:** syn. Ganglion* geniculatum. **G. im|par** (↑) **n:** das unterste unpaarige Ganglion des Grenzstrangs, liegt vor dem Os coccygis. **G. inferius nervi glossopharyngei** (↑) **n:** das untere, größere Ganglion für afferente Fasern des N. glossopharyngeus, liegt unmittelbar unterh. des Foramen jugulare.

Vgl. Ganglion superius nervi glossopharyngei. **G. inferius nervi vagi** (†) n: das untere, größere Ganglion für afferente Fasern des N. vagus; liegt unterh. des Foramen jugulare. Vgl. Ganglion superius nervi vagi. **Ganglia inter|media** (†) n pl: s. Grenzstrang. **Ganglia lumbalia** (†) n pl: die (oft vier) Sympathikusganglien im Lendengebiet; - → Nn. splanchnici lumbales. **G. mes|entericum inferius** (†) n: Gesamtheit der Ganglienzellen um d. A. mesenterica inferior. **G. mesentericum superius** (†) n: vegetative Ganglienzellengruppe bds. der Aorta am Abgang der A. mesenterica sup.; oft mit den benachbarten Ganglien verbunden. **G. oticum** (†) n: unter dem Foramen* ovale medial des N. mandibularis gelegenes parasympathisches Ganglion; präganglionäre Fasern aus dem N. glossopharyngeus (über N. petrosus minor) werden umgeschaltet in postganglionäre sekretorische Fasern für die Ohrspeicheldrüse; außerdem durchzogen von sensiblen Fasern aus dem N. mandibularis, sympathischen Fasern aus dem Geflecht der A. meningea media u. Geschmacksfasern der Chorda tympani für hinteres Zungendrittel. **G. para|sympathicum** (†) n: in der Nähe des Erfolgsorgans liegendes parasympathisches Ganglion; vgl. Parasympathikus. **Ganglia pelvica** (†) n pl: parasympathische Ganglienzellanhäufungen im Plexus* hypogastricus inferior. **Ganglia phrenica** (†) n pl: kleine Ganglienzellanhäufungen an dem die A. phrenica inferior begleitenden Nervengeflecht. **Ganglia plexuum auto|nomicorum** (†) n pl: syn. Ganglia plexuum visceralium, Ganglia* visceralia. **G. pterygo|palatinum** (†) n: in der Fossa* pterygopalatina gelegenes parasympathisches Ganglion; präganglionäre Fasern aus dem N. facialis über den N. petrosus major, postganglionäre Fasern für Tränen-, Nasen- u. Gaumendrüsen; außerdem sympathische Fasern aus dem Plexus caroticus int. über den N. petrosus prof. u. sensible Fasern aus dem N. maxillaris, die ohne Umschaltung das Ganglion durchziehen; - → Rami orbitales, nasales posteriores superiores laterales et mediales, N. nasopalatinus, Ramus pharyngeus; **V:** Orbita, Nasen-, Gaumen- und Rachenschleimhaut. **Ganglia renalia** (†) n pl: kleine Ganglienzellgruppen im Plexus renalis. **Ganglia sacralia** (†) n pl: beidseits vier kleine Ganglien des Grenzstrangs medial von den jeweiligen Foramina sacralia pelvina; - → Nn. splanchnici sacrales. **G. semi|lunare** (†) n: syn. Ganglion* trigeminale. **Ganglia sensoria nervorum cranialium** (†) n pl: die sensorischen Ganglien der Hirnnerven, Äquivalente der Spinalganglien; s. a. Ganglia craniospinalia. **Ganglia spinalia** (†) n pl: s. Ganglia craniospinalia, Rückenmark. **G. spirale cochleae** (†) n: syn. Ganglion* cochleare. **G. splanchnicum** (†) n: in den N. splanchnicus major in Höhe des 12. Brustwirbels eingeschaltetes zusätzliches Ganglion. **G. stellatum** (†) n: syn. Ganglion* cervicothoracicum. **G. sub|linguale** (†) n: gelegentliche Zellansammlungen in den Rami glandulares des Ganglion* submandibulare. **G. sub|mandibulare** (†) n: parasympathisches Ganglion an der Glandula submandibularis; präganglionäre Fasern über die Chorda tympani aus dem N. facialis, postganglionäre Rami glandulares für die Glandula submandibularis, die Glandulae linguales und Glandula sublingualis über den N. lingualis; außerdem sympathische Fasern aus dem Geflecht der A. facialis und sensible aus dem N. lingualis ohne Umschaltung. Vgl. Ganglion sublinguale. **G. superius nervi glossopharyngei** (†) n: das kleinere obere, im Foramen jugulare gelegene sensible Ganglion des N. glossopharyngeus. Vgl. Ganglion inferius nervi glossopharyngei. **G. superius nervi vagi** (†) n: das kleinere obere, im Foramen jugulare gelegene sensible Vagusganglion. Vgl. Ganglion inferius nervi vagi. **G. sym|pathicum** (†) n: Sympathikusganglion; Einzelganglion des Sympathikus*; mit den Rami communicantes albi bzw. grisei mit den Nervi spinales verbunden; vgl. Grenzstrang. **G. terminale** (†) n: Gesamtheit der in den N. terminalis eingestreuten parasympathischen Ganglienzellen. **Ganglia thoracica** (†) n pl: Ganglien im thorakalen Grenzstrangbereich; - → Nn. cardiaci thoracici aus dem 2.-4. Ganglion, N. splanchnicus major aus dem 5.-9. u. N. splanchnicus minor aus dem 9.-11. Ganglion. **G. tri|geminale** (†) n: syn. Ganglion semilunare, Ganglion Gasseri; halbmondförmiges, sensibles Ganglion des N. trigeminus; liegt über dem Foramen lacerum an der medialen Felsenbeinvorderfläche in einer Aussackung des Subarachnoidalraums (Cavum trigeminale). **Ganglia trunci sym|pathici** (†) n pl: vgl. Grenzstrang. **G. tympanicum** (†) n: syn. Intumescentia tympanica; mögliche unregelmäßig verstreute Ganglienzellen im Verlauf des N. tympanicus. **G. vertebrale** (†) n: kleines sympathisches Ganglion im Nervengeflecht der A. vertebralis kurz vor deren Eintritt in das Foramen* transversarium. **G. vestibulare** (†) n: aus bipolaren Nervenzellen bestehendes Ganglion der Pars vestibularis des N. vestibulocochlearis; liegt am Boden des Meatus acusticus internus. **Ganglia visceralia** (†) n pl: Ganglia autonomica; die sympathischen u. parasympathischen Ganglien der Eingeweidenerven.

Ganglionitis (†; -itis*) f: Entzündung eines (meist sympath.) Ganglions*.

Ganglionitis ciliaris acuta (†; †) f: seltenes Krankheitsbild mit Mydriasis u. Akkommodationslähmung inf. Lähmung des M. sphincter pupillae u. des M. ciliaris; Pupillotonie* bei Defektheilung.

Ganglio|side (†; -id*) n pl: Sphingolipide* aus der Gruppe der Glykolipide* (enthalten u. a. N-Acetyl-Neuraminsäure); **Vork.:** v. a. in der grauen Substanz des Gehirns u. in Zellmembranen; pathol. Speicherung in ZNS u. a. Organen bei Gangliosidosen*.

Ganglio|sidosen (†; †) f pl: (engl.) gangliosidoses; autosomal-rezessiv erbl. Fettspeicherkrankheiten aus der Gruppe der Sphingolipidosen* mit Speicherung der Monosialoganglioside G_{M1}, G_{M2} od. G_{M3} im ZNS u. z. T. auch in anderen Organen (s. Tab.).

Ganglio|zytom (†; Zyt-*; -om*) n: s. Ganglioneurom.

Gang|organ n: sog. 2. Inselorgan; „helle Zellen" innerh. des Epithels der Pankreasausführungsgänge, aus denen sich kleine knotige Hyperplasien u. selten die sog. Inselzellenadenome entwickeln können.

Gangosa f: syn. Rhinopharyngitis mutilans; s. Frambösie.

Gangrän (gr. γάγγραινα fressendes Geschwür) f: (engl.) gangrene; Form der ischämischen Nekrose* mit Autolyse des Gewebes u. Verfärbung durch Hämoglobinabbau; **Formen: 1.** trockene G. (v. a. an der Körperoberfläche): Nekrose mit Eintrocknung u. Schrumpfung des Gewebes (schwärzl., lederartige Mumifikation) inf. Wasserverlusts; **2.** feuchte G. (Sphakelus, sog. Faul-

Gangliosidosen

Typ	Klinische Merkmale	Enzymdefekt
G_{M1}-Gangliosidosen		Betagalaktosidase-Mangel
infantiler Typ I (Norman-Landing-Krankheit, Landing-OBrien-Syndrom)	psychomotorische Retardierung, Hyperreflexie, Krampfanfälle, später Dezerebration; Hyperplasie bes. der Röhrenknochen u. Wirbelkörper, kirschroter Fleck in der Retina, Hepatosplenomegalie; bei Geburt manifest, Tod vor Ende des 2. Lebensjahres	
spätinfantiler Typ II (Derry-Krankheit)	Sympt. ähnlich Typ I ohne kirschroten Fleck u. Hepatosplenomegalie; Beginn im 1. Lebensjahr, Tod zw. dem 7. – 10. Lebensjahr	
adulter Typ III	normale Entwicklung bis zum 8. Lebensjahr möglich, Dystonie mit Gangunsicherheit, Störungen der Augenbewegungen, der Sprache, beim Schlucken u. Atmen, protrahierter Verlauf mit leicht eingeschränkter Lebenserwartung	
G_{M2}-Gangliosidosen		Betahexosaminidase-Mangel
Typ I (Tay-Sachs-Syndrom, klassische Form der amaurotischen Idiotie)	psychomotorische Retardierung, hypotone Lähmungen, später Spastizität, Krampfanfälle u. Dezerebration; Sehverschlechterung bis zur Erblindung, kirschroter Fleck in der Makula, Optikusatrophie; Beginn im 1. Lebensjahr, Tod innerhalb von 2 – 3 Jahren	Hexosaminidase-A-Mangel
Typ II (Sandhoff-Krankheit)	Sympt. ähnlich Typ I mit Hepatomegalie u. Kardiomyopathie	Hexosaminidase-A- u. -B-Mangel
Typ III (Typ Bernheimer-Seitelberger)	Beginn im 2. Lebensjahr mit ataktischen Störungen, Sympt. ähnlich Typ I ohne kirschroten Fleck; Tod zw. 5. u. 10. Lebensjahr	
Typ IV u. V	seltene Varianten mit unterschiedlichem Manifestationsalter u. versch. phänotypischen Ausprägungen	
G_{M3}-Gangliosidose	sehr seltene Form; Manifestation in den ersten Lebenstagen mit psychomotorischer Retardierung, Makroglossie, Gingivahypertrophie, schlaffer Haut u. Hepatosplenomegalie; Tod vor Ende des 1. Lebensjahres	Galaktosaminyl-transferase-Mangel

brand): Nekrose mit Verflüssigung des Gewebes inf. bakterieller Inf. (v. a. Anaerobier u. Fäulnisbakterien) u. livider Verfärbung, evtl. Bakteriennachweis möglich; **Vork.:** an den Extremitäten inf. von art. Verschlußkrankheiten, diabet. Mikro- u. Makroangiopathie, nach Erfrierung, als Lungengangrän meist in Zus. mit einem Lungenabszeß*, als sog. Gasgangrän bei Gasödemerkrankung*, im Bereich der Mundschleimhaut bei Noma*, als Darmgangrän, Uterusgangrän, Fourier-Gangrän; **Ther.:** Ruhigstellung des betr. Körperteils, Grenzzonenamputation*, Antiseptika; evtl. Amputation. Vgl. Entzündung.

Gangraena (↑) f: Gangrän*. **G. acuta genitalium** (↑) f: syn. Fournier*-Gangrän. **G. con|gelationis** (↑) f: Kältebrand; s. Erfrierung. **G. emphysematosa** (↑) f: sog. Gasgangrän; s. Gasödemerkrankung.

Gangrän, dia|betische (↑) f: (engl.) diabetic gangrene; erst trockene, dann feuchte Gangrän der Zehen als Folge der bei Diabetes* mellitus häufigen u. schweren arteriosklerot. Veränderungen der Fußarterien (A. dorsalis pedis) bzw. einer diabet. Mikroangiopathie*; s. ums. Abb.

Gang|störungen: (engl.) gait disturbances; Störungen des Gehens (Dysbasien); klin. **For-**

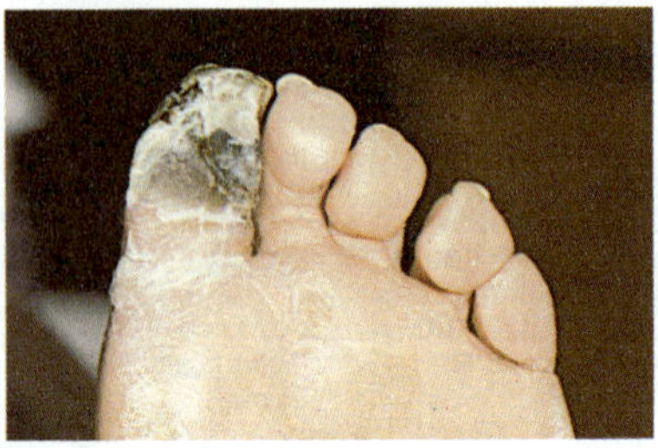

Gangrän, diabetische: schmerzloser Befund, Großzehe [26]

men: **1.** Hinken: Vork. bei Lähmungen (z. B. spastische Hemiparese od. Peronäuslähmung), Fußdeformitäten, Beinverkürzung, Ischiassyndrom, Wurzelirritationssyndrom, Perthes-Calvé-Legg-Krankheit, nach Trauma od. Fraktur, als intermittierendes Hinken bei Claudicatio intermittens; **2.** kleinschrittiger Gang: Vork. bei Parkinson-Syndrom, zerebrovaskulärer Insuffizienz; **3.** sog. Watschel- od. Entengang: Vork. bei Hüftgelenkluxation, Lähmung der Mm. glutaei (Trendelenburg-Zeichen), Dystrophia musculorum progressiva, Symphysensprengung, Rachitis, Osteodystrophia deformans, Coxa vara; **4.** schiebender Gang: Vork. bei Arthrose, Spondylitis ankylosans, Arthropathie; **5.** spastischer Gang: Vork. bei Amyotrophischer Lateralsklerose, Little-Krankheit, Spinalparalyse, Wernicke-Mann-Prädilektionsparese; **6.** ataktischer Gang mit Gleichgewichtsstörungen: Vork. bei zerebellaren Syndromen, Friedreich-Ataxie, Tabes dorsalis, funikulärer Myelose; **7.** Gangstörungen mit plötzlich einschießenden unwillkürlichen Bewegungen: Vork. bei Hemiballismus, Chorea, extrapyramidalen Syndromen, Hyperkinesen; **8.** Innen- bzw. Außenrotationsgang, meist als gewohnheitsmäßige Normvariante.

Ganser-Syn|drom (Sigbert G., Psychiater, Dresden, 1853-1931) **n:** sog. Scheinblödsinn; Verhalten, das als Reaktion auf eine unerträgl. Situation bei eigener Hilflosigkeit entsteht u. durch Vorbeireden, falsches Handeln u. scheinbares Nichtwissen (Pseudodemenz) wie eine psych. Störung wirkt.

Ganzheits|medizin f: s. Medizin, holistische.

Ganz|körper|dosis (Dosis*) **f:** (engl.) total body dose; v. a. im Strahlenschutz verwendeter Dosisbegriff, der den Mittelwert der Äquivalentdosis* über Kopf, Rumpf, Oberarmen u. Oberschenkeln bei einer als homogen angenommenen Strahlenexposition bezeichnet; vgl. Körperdosis.

Ganz|körper|hyper|thermie, extra|korporale (Hyper-*; Therm-*) **f:** (engl.) exogenous total body hyperthermia; onkolog. Therapieverfahren zur Abtötung von Tumorzellen in der S-Phase des Zellzyklus aufgrund ihrer im Vergleich mit normalen Zellen höheren Temperaturempfindlichkeit, wird meist in Komb. mit einer Chemotherapie od. Strahlentherapie durchgeführt; **Technik:** über einen extrakorporalen Kreislauf u. Wärmeaustauscher wird eine künstliche Hyperthermie* mit einer Körpertemperatur von mehr als 41°C erzeugt.

Ganz|körper|plethysmo|graphie (gr. πληθύς Fülle, Menge; -graphie*) **f:** (engl.) total body plethysmography; syn. Body-Plethysmographie; Verf. zur Bestimmung des Atemwegwiderstandes u. intrathorakalen Gasvolumens durch Messung u. Aufzeichnung des Atemstroms sowie der atemabhängigen Luftdruckschwankungen am Mund des Probanden u. in einer luftdicht verschlossenen Kammer, in der der Proband sitzt u. durch einen Pneumotachographen atmet; vgl. Druck/Strömungsdiagramm, Lungenfunktionsprüfung, Lungenvolumina.

Ganz|körper|tomo|graphie (-tom*; -graphie*) **f:** s. Computertomographie.

Ganz|körper|zähler: (engl.) body-counter; Meßgerät zum Nachw. von Gammastrahlung* inkorporierter Radionuklide*; als Strahlungsdetektoren werden i. d. R. Szintillationsdetektoren verwendet (s. Szintillationszähler), die so angeordnet sind, daß eine möglichst günstige Meßgeometrie (u. damit eine hohe Zählausbeute) entsteht. Voraussetzung für genaue Messungen der oft niedrigen Aktivitäten ist eine aufwendige Abschirmung der G. gegenüber der terrestrischen u. kosmischen Strahlung (Blei/Stahl/Sand). Verw. v. a. im Strahlenschutz*, z. T. auch in der nuklearmed. Diagnostik.

GAPDH: Abk. f. **G**lyzerin**a**ldehyd**p**hosphat*-**D**e**h**ydrogenase.

Gap junction (engl. Lücke, Verbindung) **n:** interzelluläre Verbindungsstelle ohne Membranverschmelzung, die dem Stoffaustausch u. der Erregungsleitung dient; vgl. Tight junction.

Garcin-Syn|drom (Raymond G., Neurol., Paris, 1875-1971) **n:** einseitiger Ausfall sämtlicher Hirnnerven* bei pathol. Prozessen (v. a. Epipharynxtumoren, Ewing-Knochensarkom, basale Meningitis, nach Trauma) in einer Hälfte der Schädelbasis.

Garden-Klassifikation f: s. Schenkelhalsfraktur.

Gardnerella vaginalis f: zartes, fast kokkoides gramnegatives (bis gramlabiles) Kurzstäbchen, früher als Haemophilus vaginalis bezeichnet; vgl. Bakterienklassifikation; **Nachw.:** Kultur auf Selektivnährböden; **Klin.:** G. v. findet sich gehäuft bei unspezif. Vaginitis u. Urethritis u.

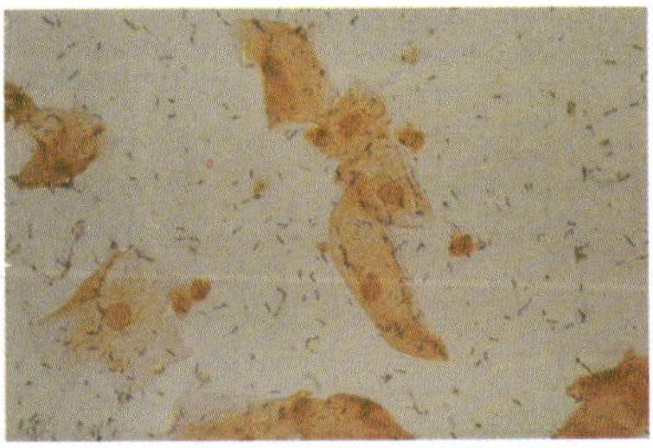

Gardnerella vaginalis [156]

spielt hierbei sehr wahrscheinl. eine ätiopathogenet. Rolle, wurde aber auch schon im Urogenitaltrakt b. gesunden Frauen nachgewiesen. Eine Reihe kultureller u. biochem. Kriterien erlaubt m. hinreichender Sicherheit d. Abgrenzung gegenüber nicht näher klassifizierbaren korynefornen Bakt. der Scheidenflora*. **Ther.:** Metronidazol. Vgl. Vaginose, bakterielle.

Gardner-Syn|drom I (Eldon J. G., Humangenet., Logan, Utah, geb. 1909) **n:** syn. Polyposis intestinalis III; hereditäre mesenchymale Dysplasie mit multiplen Adenomen (bes. im Kolon u. Magen), Osteomen u. Osteofibromen (bes. am Schädel) sowie Hauttumoren (Atherome, Dermoidzysten, kutane Fibrome, Leiomyome); **Ätiol.:** autosomal-dominanter Erbmodus mit variabler Penetranz; **Sympt.:** Manifestation im 3. bis 4. Lebensjahrzehnt mit unspezif. abdominellen Beschwerden u. Blutungen; **Ther.:** Entfernung der Polypen, evtl. Kolektomie; **Progn.:** obligate Präkanzerose (in bis zu 85% maligne Entartung). Vgl. Polyposis intestinalis.

Gardner-Syn|drom II (Hermann L. G., Gyn., Houston) n: pseudomembranöse Kolpitis* unklarer Ätiol. (Colpitis ulcerosa); **Sympt.:** desquamierende Schleimhautentzündung der Vagina (Abstoßung von Pseudomembranen) mit bes. Ausprägung in Zervixnähe, die spontan nicht ausheilt u. i. d. R. primär-chronisch zu einer narbigen Scheidenschrumpfung führt; **Diagn.:** verminderte Azidität des Vaginalsekrets bei Fehlen von Lactobacillus acidophilus, Sekundärbesiedlung der Vagina mit versch. pathogenen Keimen; zytol. Nachweis von unreifen Parabasal- u. Eiterzellen.

Gargoylismus (frz. gargouille Wasserspeier, Fratzengesicht) m: (engl.) gargoylism; historische Bez. f. die morphol. Veränderungen des Gesichts u. des Skeletts insbes. beim Typ I-H der Mukopolysaccharid*-Speicherkrankheiten; vgl. Alder- Reilly-Anomalie.

Garland-Dreieck (George M. G., Int., Boston, London, 1848-1926): (engl.) Garland's triangle; perkutor. etwa dreieckiges Feld mit tympanitischem Beiklang wechselnder Intensität zw. Wirbelsäule u. Ellis*-Damoiseau-Linie bei Pleuraergüssen.

Garlicin (engl. garlic Knoblauch) n: antibiot. wirksamer Inhaltsstoff aus Allium* sativum mit bislang ungeklärter Struktur; schwefelfrei u. im Unterschied zu d. schwefelhaltigen Wirkstoffen des Knoblauchs sehr stabil.

Garré-Krankheit (Carl G., Chir., Breslau, Bonn, 1857-1928): syn. Osteomyelitis sicca Garré; s. Osteomyelitis.

Garrulitas vulvae (lat. garrulitas Geschwätzigkeit; Vulva*) f: syn. Flatus vaginalis; geräuschvolles Entweichen v. eingedrungener Luft aus der Scheide, z. B. bei Descensus* uteri et vaginae, Mastdarm*-Scheidenfistel.

Gartner-Gänge (Hermann T. G., Anat., Chir., Kopenhagen, 1785-1827): (engl.) Gartner's ducts;

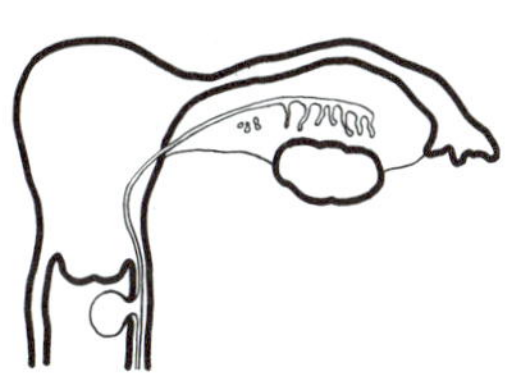

Gartner-Gänge:
Gartner-Gangzyste in der lateralen Scheidenwand [162]

Ductus epoophori longitudinales; erhaltene Endabschnitte der Wolff-Gänge, liegen seitl. im Bindegewebe der Gebärmutter bzw. Scheidenwand, bisweilen auch im Hymen. S. Epoophoron.

Gartner-Gang-Adenose (Aden-*; -osis*) f: (engl.) Gartner's duct adenosis; adenomatöse, meist gutartige Wucherung v. Gartner-Gang-Resten; **Vork.:** v. a. im Bereich der Vagina, auch in der Zervixwand, maligne Entartung möglich (Adenokarzinom). Vgl. Stilböstrol-Syndrom.

Gas||ana|lyse f: s. Blutgasanalyse, Spektralanalyse. **G.austausch:** (engl.) gaseous interchange; der Übertritt v. Sauerstoff aus der Gasphase ins Blut u. v. Kohlendioxid aus dem Blut in die Gasphase in den Lungenalveolen; künstlicher Gasaustausch: s. Herz-Lungen-Maschine. **G.brand:** s. Gasödemerkrankung. **G.brand|bazillen** (Bacill-*) f pl: s. Clostridium perfringens. **G.chromato|graphie** (Chrom-*; -graphie*) f: (engl.) gas chromatography; Verf. zur Chromatographie* von Gasen u. verdampfbaren Flüssigkeiten; z. B. Adsorptionschromatographie*.

Gase, nitrose: (engl.) nitrous gases; syn. Stickoxide; Bez. f. das gelblich-rotbraune, stechend riechende Gasgemisch versch. Oxide des Stickstoffs (NO, NO_2, N_2O_4); entstehen durch Einwirkung von Salpetersäure auf Metalle (z. B. in Kupferstechereien), Holz, Stroh od. durch Verbrennen von Schießbaumwolle. Reizgasvergiftung mit Hustenreiz, Schwindel, Kopfschmerzen, Methämoglobinämie; nach freiem Intervall von mehreren Std. Lungenödem, Bronchopneumonie u. Herzmuskelschädigung; MAK-Wert f. Stickstoffdioxid 5 ppm = 9 mg/m^3.

Gase, radio|aktive: gasförmige Radionuklide, z. B. Radon*.

Gas|misch|methode f: s. Fremdgasmischmethode.

Gas|ödem|erkrankung (Ödem*): (engl.) gas gangrene; syn. Gasbrand, malignes Ödem; meldepflichtige Erkr.; schwere Wundinfektion, die durch hochgradige Toxämie u. ausgedehntes lokales Ödem mit unterschiedl. ausgeprägter Gasbildung charakterisiert ist; **Err.:** Clostridium*

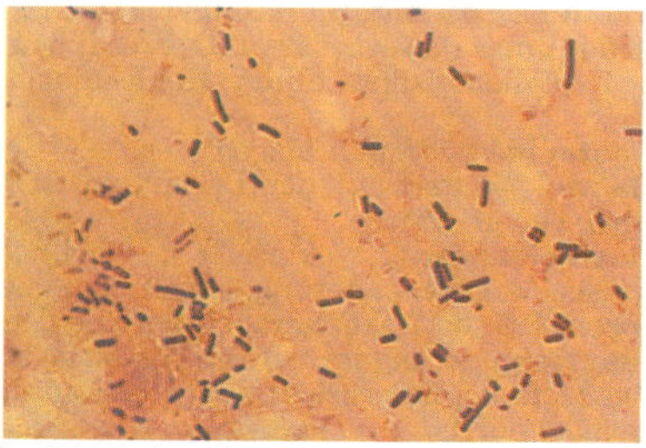

Gasödemerkrankung:
Clostridium perfringens, Ausstrich [156]

perfringens; **Inkubationszeit:** wenige Std. bis 5 Tage; **Klin.:** unter plötzl. sich verstärkendem Wundschmerz auftretendes Ödem, gelbbraune bis blauschwarze Verfärbung, trübbraune bis blutige Absonderung u. Gasentwicklung; auf Druck entweichende Gasblasen, dabei Krepitationen (Knistern) hörbar; wenig Eiter, Rötung u. Hitze, kaum Temperaturerhöhung, jedoch beschleunigter Puls, meist fad-süßlicher Wundgeruch (Mischinfektion mit Fäulniserregern). Die Gangrän* als meistgefürchtete Kompl. betrifft zuerst die benachbarte Muskulatur des Wundgebietes, dann Ausbreitung; als schwere Allgemeinsymptome Tachykardie, Blutdruckabfall, Zyanose, mitunter tiefe Atmung (Kussmaul-Atmung), Ikterus; u. U. Tod im tox. Herz-Kreislauf-

Versagen. Die lokalisierte Gasödeminfektion (sog. **Gasabszeß**) u. eine langsamer fortschreitende Form (sog. **Gasphlegmone**) werden aufgrund des klin. Verlaufs als gutartige Formen der G. bezeichnet. **Sonderformen:** Darmbrand (vgl. Enteritis necroticans), Lebensmittelvergiftung* durch Clostridium perfringens u. traumatisches Uterusgasödem; **Diagn.:** klin. Bild, schon bei Verdacht Therapie (s. u.) einleiten; Abwarten der mikrobiol. Ergebnisse nicht zulässig, da biochem. u. tierexperimentelle Differenzierung verdächtiger Err. mehrere Tage dauert! Als typ. Röntgenbefund sog. gefiederte Muskulatur. **Ther.:** chir. Intervention (Herbeiführung aerober Wundverhältnisse), Sauerstoffüberdrucktherapie (frühzeitiger Beginn), Chemotherapie (Penizillin G, hochdosiert; evtl. Tetrazykline od. Chloramphenicol), Antitoxingaben (polyvalente Gasödemseren; therap. Effekt der Serumtherapie wird unterschiedl. beurteilt) u. Allgemeinbehandlung (v. a. Schockbehandlung, Transfusionen, Hämodialyse* bei Nierenversagen); **Progn.:** früher sehr hohe Letalität* (50%); bei rechtzeitiger Sauerstoffüberdruckbehandlung u. chir. Intervention besser (ca. 30%). **DD:** atmosphärische Luft in Wunden (Hautemphysem), Phlegmonen u. Abszesse mit Gasbildung inf. von Mischinfektionen (reichlich Eiter, Fieber bei relativ gutem Allgemeinzustand), Verletzung durch Preßlufteinwirkung.

Gasperini-Syn|drom n: syn. Brückenhaubensyndrom; s. Hirnstammsyndrome (Tab.).

Gasser-Ganglion (Johann L. G., Anat., Wien, 1723-1765; Gangl-*) n: Ganglion semilunare, Ganglion* trigeminale; Ganglion der Radix sensoria des N. trigeminus; an d. Vorderfläche der Felsenbeinpyramide.

Gasser-Syn|drom (Conrad G., Päd., Zürich, geb. 1912) n: s. Mikroangiopathie, thrombotische.

Gas|sterilisation (Sterilisation*) f: (engl.) gas sterilization; sog. kalte Sterilisation mittels Äthylenoxid* unter Druck bei 50-80°C; Verminderung des Explosionsrisikos durch Kohlendioxidzusatz.

Gaster (gr. γαστήρ) f: Magen*.

Gastr-: Wortteil mit der Bedeutung Bauch, Magen; von gr. γαστήρ.

Gastr|ek|tasie (↑; -ektasie*) f: (engl.) gastrectasis; Magenerweiterung; als primäre, akute (idiopath.) G. od. sekundäre, chronische G. inf. Passagebehinderung im Bereich des Magenausgangs (z. B. bei Pylorusstenose*) od. bei postop. Magenatonie.

Gastr|ektomie (↑; Ektomie*) f: (engl.) gastrectomy; Magenexstirpation; totale operative Magenentfernung unter Mitnahme von regionalen Lymphknoten u. Omentum majus (En-bloc-Resektion), ggf. auch benachbarter Organe bzw. Organteile wie Milz, Pankreas, Querkolon, linker Leberlappen (sog. erweiterte G.) bei Tumorinfiltration; anschl. erfolgt die Rekonstruktion des Verdauungsweges durch Ersatzmagenbildung*. **Ind.:** v. a. ausgedehntes Magenkarzinom*, selten malignes Lymphom od. Leiomyosarkom des Magens; **Kompl.:** Blutung, Nahtinsuffizienz; Spätkomplikation: s. Magenoperationsfolgen; **Letalität:** 1-10%, meist bedingt durch Nahtinsuffizienz der Ösophagoenteroanastomose; vgl. Magenresektion.

Gastric inhibitory polypeptide (engl.) n: s. GIP.

Gastricisin n: dem Labferment* entsprechendes Enzym beim Menschen.

Gastrin n: Gewebehormon (Oligopeptid aus 17 Aminosäuren), das die Salzsäuresekretion des Magens reguliert; wird in der Antrumschleimhaut gebildet u. bei Vagusreiz, Dehnung im Bereich des Antrums, pH-Anstieg des Magensafts über 2,5 (Chemorezeptoren) sowie bei Einwirkung von Alkohol u. Coffein an das Blut abgegeben u. regt im Magenfundus die Salzsäureproduktion in den Belegzellen an; pharmak. Effekte: Tonisierung des unteren Ösophagussphinkters, Anregung der Antrumperistaltik, Pankreas- u. Gallensekretion. Die Gastrinproduktion wird gehemmt durch Secretin*, Übersäuerung des Magens (Autoregulation) sowie Überdehnung; GIP* wirkt antagonistisch (hemmt Salzsäureproduktion). **Pathol.:** Hypergastrinämie bei autonomer Produktion von G. (bzw. gastrinähnl. Substanzen) in Inselzelltumoren des Pankreas (Zollinger*-Ellison-Syndrom) sowie inf. antraler G-Zellüberfunktion bzw. -hyperplasie, führt zu einer dauernden Erhöhung der Salzsäureproduktion (Hyperchlorhydrie*) mit Entstehung peptischer Ulzera. Vgl. Ulkuskrankheit.

Gastrinom (Gastr-*; -om*) n: (engl.) gastrinoma; endokriner Tumor (Apudom*) des Verdauungstrakts; vgl. Zollinger-Ellison-Syndrom.

Gastritis (↑; -itis*) f: Entzündung der Magenschleimhaut; **Formen: 1. akute G.: a)** akute diffuse Schleimhautentzündung, verursacht durch alimentär-toxische (z. B. exzessive Alkoholzufuhr), medikamentöse (z. B. Salicylate, Phenylbutazon, Kortikosteroide), thermische (zu kalte od. zu heiße Speisen), chem. (z. B. durch Verätzung) od. aktinische (diagn. od. therap. Strahlenanwendung) Noxen; **b)** akute erosive G. mit Schleimhautdefekten, die im Ggs. zum Ulcus* ventriculi die Muscularis mucosae nicht durchbrechen u. ohne Narben abheilen; Vork. v. a. bei Pat. in schweren Streßsituationen, z. B. nach schweren Verbrennungen, Polytrauma, Mehrorganinsuffizienz u. a., auch durch alimentär-toxische u. medikamentöse Noxen bedingt; **c)** phlegmonöse G.: bakt. Kontamination (Staphylokokken, Streptokokken, Escherichia coli u. a.) von Schleimhautdefekten mit eitriger Entz. der Submukosa u. Ausbreitung in andere Wandschichten (cave: Durchwanderungsperitonitis, Perforation); **d)** postoperative Refluxgastritis nach Magenresektion od. Pyloroplastik u. Vagotomie inf. Reflux von alkalischem Duodenalsaft; **Klin.:** Völlegefühl, Magenschmerzen (bes. nach Nahrungsaufnahme), Übelkeit, Inappetenz, Erbrechen, bei erosiver G. zusätzlich chron. od. akute Magenblutung; **Diagn.:** Gastroskopie* mit Biopsie; **Ther.:** Nahrungskarenz od. Diät, Ausschaltung von Noxen, evtl. Antazida; bei erosiver G. Behandlung wie bei Ulcus ventriculi, bei phlegmonöser G. hochdosierte Antibiotikagabe; **2. chronische G.** (i d. R. primär chron. G.): **histol.** dichte Zellinfiltrate aus Plasmazellen, Lymphozyten u. vereinzelt eosinophile Granulozyten in der Lamina propria; das Auftreten von neutrophilen Granulozyten zeigt einen akut entzündlichen Schub an. In biopt. Magenschleimhautpräparaten kann als mögliche Urs. häufig Helico-

> Von einer chronischen Gastritis sollte nur gesprochen werden, wenn die Diagnose durch histologische Untersuchung der Magenschleimhaut gesichert ist.

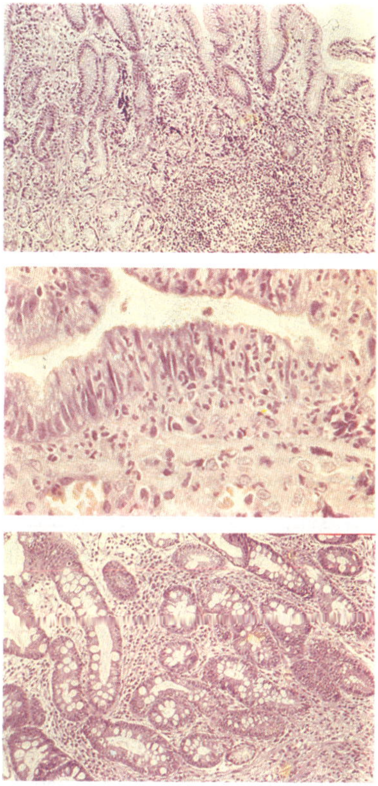

Gastritis:
oben: chronische Oberflächengastritis
Mitte: akut entzündlicher Schub einer chronischen Gastritis (aktive chronische Gastritis); Infiltration der Lamina propria und des Epithels mit neutrophilen Granulozyten
unten: intestinale Metaplasie (Hämatoxylin-Eosin-Färbungen) [62]

bacter* pylori mikroskop. bzw. nach Anfärbung histol. nachgewiesen werden. **Sonderformen: 1.** Ménétrier*-Syndrom (Riesenfalten im Magenkorpus); **2.** hypersekretorische Gastropathie (häufigste Form der hyperplastischen G. mit Riesenfalten im Antrum); **3.** Zollinger*-Ellison-Syndrom (Hyperplasie der Fundusdrüsen bei Gastrin-produzierendem Tumor); **4.** granulomatöse G. bei Tuberkulose, Sarkoidose, Syphilis, Histoplasmose sowie Enteritis regionalis Crohn; **Einteilung:** nach der Topographie: s. Tab. 1; nach histol. Kriterien: s. Tab. 2; **Vork.:** v. a. im höheren Alter, häufig als chron. atrophische G.; **Klin.:** häufig symptomlos, evtl. Schmerzen, Brechreiz, Übelkeit; bei chron. atrophischer G. Hypo- bzw. Achlorhydrie, als **Kompl.** Ausbildung einer perniziösen Anämie* inf. verminderter Produktion von Intrinsic-Factor u. gehäuftes Auftreten eines Ulcus ventriculi (bes. bei Typ B), wahrscheinl. erhöhtes Karzinomrisiko; **Diagn.:** Gastroskopie mit Biopsie; **Ther.:** oft symptomatisch (kleine Mahlzeiten, Diät, HCl-Präparate), ggf. Wismut-Salze

Gastritis Tab. 1
Einteilung der chronischen Gastritis nach dem Ausbreitungsmuster

Typ A	Korpusgastritis; Antrum entzündungsfrei (sog. Perniziosa-Konstellation)
Typ B	primäre Antrumgastritis; pylorokardiale Ausbreitung
Typ AB	Intermediärtyp; Korpus und Antrum entzündlich verändert
Typ C	Oberflächengastritis im Fundus bei Hiatushernie; Antrum entzündungsfrei

zur Ther. der Inf. mit Helicobacter pylori; **DD:** v. a. Reizmagen, Refluxösophagitis, Achalasie, Cholelithiasis, Pankreaserkrankungen, Reizkolon, koronare Herzkrankheit; sekundäre Formen der G. kommen v. a. bei chron. Urämie, als Stauungsgastritis, bei Herzinsuffizienz od. portaler Hypertension u. bei Nahrungsmittelallergie vor.

Gastritis Tab. 2
Histol. Einteilung der chronischen Gastritis

Oberflächengastritis
entzündliches Infiltrat auf das oberflächennahe interfoveoläre Propriabindegewebe beschränkt

Oberflächengastritis mit beginnender Schleimhautatrophie
entzündliches Infiltrat greift auf spezifischen Drüsenkörper über; Drüsen auseinandergedrängt

Oberflächengastritis mit partieller Schleimhautatrophie
entzündliches Infiltrat hat Muscularis mucosae erreicht; spezifischer Drüsenkörper reduziert; mukoide Drüsen im Drüsenkörper der Korpusschleimhaut

Chronische atrophische Gastritis
zunehmende Reduktion des spezifischen Drüsenkörpers bis zu dessen völligem Schwund; Hauptdrüsen der Korpusschleimhaut vollständig mukoid umgewandelt

Magenschleimhautatrophie
völliger Schwund des spezifischen Drüsenkörpers; meist ausgeprägte intestinale Metaplasie (Auftreten von Enterozyten, Becherzellen und Paneth-Zellen); entzündliches Infiltrat in diesem Stadium häufig nur spärlich

Gastro|coel (↑; gr. κοῖλος hohl, tiefliegend) **n:** s. Urdarm.

Gastro|discoides hominis (↑; gr. δίσκος Scheibe; -id*; lat. homo, hominis Mensch) **f:** Darmegel* (Trematodes*); Endwirt: Schwein, Mensch; **Vork.:** Süd- u. Ostasien. Infektion durch Metazerkarien an Wasserpflanzen u. Früchten, führt zu einem d. Fasziolopsiasis* ähnl. Krankheitsbild.

Gastro|duodeno|stomie (↑; Duodenum*; -stomie*) **f:** (engl.) gastroduodenostomy; op. Seit-zu-Seit-Anastomosierung von Magen u. Duodenum zur Umgehung eines narbig verengten Pylorus; vgl. Magenresektion, Pyloroplastik.

Gastro|enteritis, in|fektiöse (↑; Enter-*; -itis*) **f:** (engl.) infectious gastroenteritis; sog. infektiöse Lebensmittelvergiftung; Schleimhautentzündung von Magen (Gastritis) u. Dünndarm (Enteritis), die durch infizierte Lebensmittel verursacht wird u. klin. unter dem Bild eines akuten Brechdurchfalls verläuft; **Err.: 1.** Salmonella paratyphi B (s. Paratyphus); **2.** Enteritis-Salmonellen (s. Salmonellosen); **3.** Shigellen der Gruppe B, C oder D (s. Bakterienruhr); **4.** selten auch andere Keime wie Staphylokokken, Dyspepsie-Kolibakterien bei Säuglingen u. a.; **Übertragung** alimentär am häufigsten durch Butter, Fleisch, Eier (Enteneier), Konserven, Milch u. Wasser; **Inkubationszeit:** 4-48 Stunden; **Pathogenese:** durch die Wirkung der bakt. Toxine kommt es zu katarrhalischen Magen-Darm-Erscheinungen; die resorbierten Toxine können in Verbindung mit dem Flüssigkeitsverlust zum Kreislaufkollaps führen. **Klin.:** plötzlicher Beginn mit hohem Fieber, starkem Erbrechen sowie Bauchschmerzen u. Durchfall mit häufigen dünnen (bis wäßrigen) Stühlen, z. T. mit Schleim- u. Blutbeimengungen; durch den Wasser- u. Mineralverlust entsteht oft eine ausgeprägte Exsikkose* (Wadenschmerz), die in Komb. mit einer Toxinämie in kurzer Zeit einen Kollaps herbeiführen kann (Cholera* nostras). Der klin. Verdacht muß durch **bakteriol. Diagnose** möglichst mit Nachweis der Infektionsquelle gesichert werden. **Ther.:** v. a. symptomatisch; **Progn.:** abhängig vom Toxingehalt der Lebensmittel; meist gut; **Proph.:** Vernichtung der infizierten Lebensmittel u. gründliche Nahrungsmittelkontrolle. Vgl. Dyspepsie.

Gastro|entero|ana|stomose (↑; ↑; Anastomose*) **f:** s. Gastroenterostomie.

Gastro|entero|kolitis (↑; ↑; Kol-*; -itis*) **f:** (engl.) gastroenterocolitis; Entz. der Schleimhaut des Gastrointestinaltrakts; vgl. Gastritis, Enterokolitis.

Gastro|entero|logie (↑; ↑; -log*) **f:** (engl.) gastroenterology; Spezialgebiet der Inneren Medizin, das sich mit den Erkrankungen des Magen-Darm-Trakts u. angrenzender Organe befaßt.

Gastro|entero|pathie (↑; ↑; -pathie*) **f:** Erkr. des Magen-Darm-Trakts; vgl. Enteropathie, exsudative; Ménétrier-Syndrom.

Gastro|entero|stomie (↑; ↑; -stomie*) **f:** (engl.) gastro-enterostomy; Abk. GE; syn. Gastroenteroanastomose; op. Anastomose zw. Magen u. Dünndarm (meist Jejunum) zur Wiederherstellung der Magen-Darm-Passage; als **1.** Palliativoperation*, z. B. bei ausgedehntem Antrumkarzinom mit hochgradiger Stenose (s. Abb.); **2.** Anastomosenoperation, z. B. nach Magenresektion*. Vgl. Roux-Operation.

gastro|in|testinal (↑; Intestin-*): Magen u. Darm betreffend.

Gastro|in|testinal|trakt (↑; ↑; lat. tractus Zug, Richtung, Gegend) **m:** (engl.) gastrointestinal tract; Magen-Darm-Trakt.

Gastro|kolon|fistel (↑; Kol-*; Fistel*) **f:** (engl.) gastrocolic fistula; innere Darmfistel* inf. Durchbruchs zw. Magen u. benachbartem Colon transversum v. a. bei Ulcus ventriculi od. Magenkarzinom.

Gastro|lith (↑; Lith-*) **m:** syn. Bezoar, Magenstein; im Magen liegendes Konvolut von verschluckten Haaren (Trichobezoar) od. Pflanzenfasern, häufig ohne Krankheitswert; Entstehung evtl. begünstigt durch verzögerte gastrale Passage (z. B. postop. nach Vagotomie*).

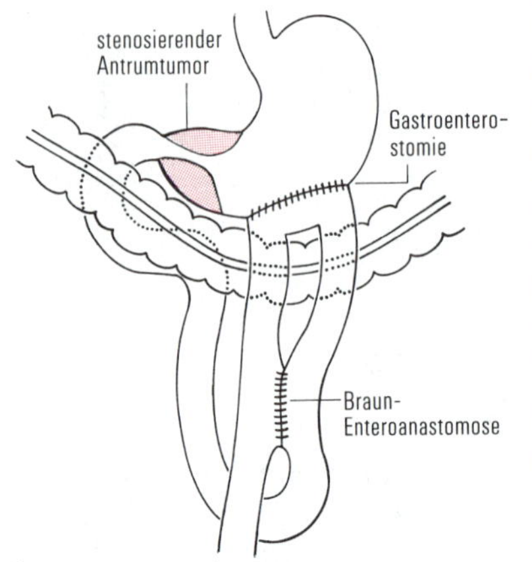

Gastroenterostomie: antekolische Gastroenterostomie mit Braun-Enteroanastomose bei inoperablem stenosierendem Antrumkarzinom [154]

Gastro|malazie (↑; -malazie*) **f:** (engl.) gastromalacia; sog. saure Magenerweichung; postmortale Selbstverdauung des Magens.

Gastro|parese (↑; Parese*) **f:** (engl.) gastroparesis; Magenlähmung; s. Magenatonie.

Gastro|pathia hyper|trophicans gigantea (↑; -pathie*) **f:** syn. Ménétrier*-Syndrom.

Gastro|pathia nervosa (↑; ↑) **f:** funktionell bedingte Magenbeschwerden ohne pathol. Befund; vgl. Reizmagen, Psychosomatik.

Gastro|pexie (↑; -pexie*) **f:** (engl.) gastropexy; Anheftung des Magens an das vordere Bauchwandperitoneum u. die hintere Rektusscheide bei paraösophagealer Hiatushernie*; vgl. Fundoplicatio.

Gastro|plikation (↑; lat. plicare zusammenfalten) **f:** (engl.) gastroplication; Verschmälerung des Magenquerschnitts durch op. Anlage von sog. Raffnähten im Bereich der Vorder- u. Hinterwand; vgl. Fundoplicatio.

Gastro|poda (↑; gr. πούς, ποδός Fuß) **n pl:** s. Schnecken.

Gastro|ptose (↑; -ptose*) **f:** (engl.) gastroptosis; Magensenkung, v. a. bei leptosomen Personen; meist ohne Krankheitswert.

Gastror|rhagie (↑; gr. ῥαγῆναι reißen, brechen) **f:** Magenblutung; s. Blutung, gastrointestinale.

Gastro|schisis (↑; gr. σχίσις Spaltung, Trennung) **f:** syn. Bauchspalte; angeb. paraumbilikaler, meist rechtsseitiger kleiner Bauchwanddefekt unklarer Genese mit prolabierten, strangulierten u. ödematösen Darmschlingen, häufig in Komb. mit Vorfall von Magen, Harnblase u. innerem (weibl.) Genitale; **Vork.:** gynäkotrop, bei ca. 1 : 9000 Geburten (häufig Frühgeburten); **Diagn.:** pränatale Ultraschalldiagnostik (Sonographie) ab der 32. SSW; **Ther.:** evtl. Schnittentbindung, Erstversorgung (steriles Abdecken, Seitenlagerung, Magensonde, Erweiterung der

Bruchpforte, Bauchdeckenerweiterungsplastik); **Progn.:** Letalitätsrate ca. 30% aufgrund der Strangulationsfolgen u. begleitender Darmfehlbildungen (Fehlrotation, Stenosen, Atresien).

Gastro|skopie (↑; -skopie*) f: (engl.) gastroscopy; sog. Magenspiegelung; endoskop. Untersuchung des Magens unter Verw. eines flexiblen Spezialendoskops (Gastroskop) mit der Möglichkeit zur Biopsie* u. zur Durchführung kleiner op. Eingriffe (z. B. Elektro- od. Laserkoagulation blutender Gefäße, endoskopische Polypektomie*); **Ind.:** wichtige Untersuchungsmethode bei rezidivierenden Oberbauchbeschwerden u. Verdacht auf Magenschleimhauterosionen, Gastritis, Ulcus ventriculi, Magenpolypen od. Magenkarzinom, als Kontrollgastroskopie (s. Tab.) u. sog. Notfallendoskopie zur Lokalisierung der Blutungsquelle bei gastrointestinaler Blutung im Bereich des oberen Gastrointestinaltrakts (ggf. als Ösophago-Gastro-Duodenoskopie). Die Inspektion von Antrum u. Kardia des Magens ist nach starker Flexion der Instrumentenspitze möglich (sog. Inversionsgastroskopie, wichtig v. a. bei Verdacht auf Kardiakarzinom). Vgl. Endoskopie.

Gastro|spasmus (↑; Spas-*) m: Magenkrampf*.

Gastro|stomie (↑; -stomie*) f: (engl.) gastrostomy; op. Eröffnung des Magens zur Anlage einer äußeren Magenfistel (v. a. Witzel*-Fistel), insbes. zur künstl. Ernährung bei inoperablem stenosierendem Ösophaguskarzinom.

Gastro|tomie (↑; -tom*) f: (engl.) gastrotomy; Magenschnitt; op. Eröffnung des Magens.

Gastrulation (↑) f: Bildung der Keimblätter* durch Einstülpung der Blastula; vgl. Blastozyste.

Gas|vergiftung: i. e. S. Kohlenmonoxidvergiftung*.

Gas|volumen, intra|thorakales n: (engl.) intrathoracic gas volume; Abk. IGV; Gasvolumen, das am Ende einer normalen Exspiration in der Lunge verbleibt; wird während der Ganzkörperplethysmographie* bestimmt u. entspricht beim Gesunden der funktionellen Residualkapazität; vgl. Fremdgasmischmethode, Lungenvolumina.

Gattung: s. Genus.

GAU: Abk. f. **g**rößter **a**nzunehmender **U**nfall; sog. Auslegestörfall, maximal auszulegender Störfall; größter, in einem Atomreaktor unter Einsatz aller Sicherheitssysteme so beherrschbarer Störfall, daß keine die höchstzulässigen Abgabegrenzwerte überschreitende Strahlenbelastung der Umwelt resultiert; ein nicht mehr beherrschbarer Störfall wird als Super-GAU bezeichnet.

Gaucher-Krankheit (Philippe C. G., Dermat., Paris, 1854-1918): (engl.) Gaucher's disease; syn. Zerebrosidlipidose; autosomal-rezessiv vererbter Mangel an Betaglukosidase, der inf. einer Abbaustörung zur Speicherung von Glukozerebrosiden v. a. in Retikulumzellen (Gaucher-Zellen) mit entspr. Organvergrößerung führt; **Formen: 1.** adulte chron. Form, stark progredient; Manifestationalter 5-20 Jahre; **2.** infantile Form, Manifestation zw. dem 3. u. 18. Lebensmonat, schlechte Progn.; **3.** in jedem Lebensalter auftretende juvenile Form mit langsamer Progredienz; **Sympt.:** Hepatosplenomegalie, Knochen- u. Gelenkschmerzen, progrediente neurodegenerative Sympt. wie abnehmender Muskeltonus, Spastik, geistige Retardierung, Krampfanfälle, häufig Augenhintergrundveränderungen (weiße Flek-

Gastroskopie
Zeitintervalle für vorsorgliche Gastroskopien bei Präkanzerosen in Abhängigkeit vom letzten Biopsiebefund

Art der Präkanzerose	Letzter Biopsiebefund: Keine oder geringgradige Dysplasie	Letzter Biopsiebefund: Mittelgradige Dysplasie
Präkanzeröse Bedingung		
Ménétrier-Krankheit	halbjährlich	halbjährlich
Zustand nach Entfernung von regenerativen Polypen[1] od. Adenomen[2]	jährlich	jährlich
chronische atrophische Gastritis Typ A[3]/Perniziosa	alle 3 Jahre	jährlich
chronische atrophische Gastritis Typ B[4]		
mit duodenogastralem Reflux	alle 3 Jahre	jährlich
ohne duodenogastralen Reflux	alle 5 Jahre	jährlich
Zustand nach aboraler Magenresektion, sofern Patient 50 Jahre oder älter	alle 3 Jahre	jährlich
Präkanzeröse Läsion		
multizentrische, schwere Dysplasie außerhalb eines Adenoms (bei präkanzerösen Bedingungen)	halbjährlich	halbjährlich
Adenome (mit oder ohne schwere Dysplasien) werden grundsätzlich komplett entfernt, danach jährliche Kontrollgastroskopien!		

[1] Synonyme: hyperplasiogene Polypen, hyperplastische Polypen.
[2] In Adenomen können schwere Dysplasien vorhanden sein. Derartige Adenome werden zum Teil auch als „borderline lesion" bezeichnet.
[3] Bei diesem Typ entwickelt sich die Gastritis in erster Linie im Korpus und ist daher hier stärker ausgeprägt.
[4] Bei diesem Typ ist die Gastritis im Antrum stärker ausgeprägt und breitet sich vom Antrum allmählich nach oral aus.

ken); **Diagn.:** Zerebroside in Knochenmarkzellen, Enzymaktivitätsbestimmungen in Leukozyten od. Fibroblasten, Erhöhung der sauren Phosphatase im Serum; Heterozygotentests u. pränatale Diagn. möglich; **Ther.:** evtl. Enzymtherapie mit Ceredase erfolgreich. Vgl. Lipidosen, Xanthomzellen.

Gauer-Henry-Re|flex (Otto G., Physiol., Berlin, 1909-1979; James H., amerikan. Arzt; Reflekt-*) m: syn. Diuresereflex; Regelung der Sekretion von ADH* u. der renalen Flüssigkeitsausscheidung über Dehnungsrezeptoren im linken Herzvorhof; Volumenmangel führt zu ADH-Anstieg u. Einschränkung der Diurese, Vorhofdehnung zu ADH-Abfall u. vermehrter Diurese; vgl. ANP, Polyurie, Diabetes insipidus.

Gauge (frz.) n: Eichmaß, Einheit G; z. B. für Kanülen; vgl. Charrière-Skala.

Gaumen: (engl.) palate; (anat.) Palatum. **G.bein:** Os* palatinum. **G.bögen:** (engl.) palatal arch; Arcus palatoglossus u. Arcus palatopharyngeus. **G.mandel:** (engl.) palatal tonsil; Tonsilla palatina; paariges Organ aus lymphat. Gewebe; die G. bilden zus. mit d. Rachenmandel u. d. Zungenmandeln d. lymphatischen Rachenring*. **G.re|flex** (Reflekt-*) m: Würgreflex; s. Reflexe (Tab.). **G.segel:** (engl.) palatal velum; Velum palatinum. **G.segel|krampf:** (engl.) spasm of the palatal velum; Spasmus palatinus; Krampf des Velum palatinum, z. B. bei Tetanus, Tollwut.

Gaumen|segel|lähmung: (engl.) palatoplegia; Lähmung des Gaumensegels inf. Schädigung des N. vagus u. N. glossopharyngeus; **Urs.:** Hirntumoren, Enzephalitis, Bulbärparalyse, Diphtherie u. a.; **Sympt.:** Näseln (Rhinolalia aperta), Schluckstörung; **DD:** Myasthenia* gravis pseudoparalytica.

Gaumen|segel|nystagmus (Nystagmus*) m: (engl.) palatal nystagmus; syn. Nystagmus veli palatini; Myoklonien* des Gaumensegels; **Urs.:** Schädigung des Tractus tegmentalis centralis, Hirnstammsyndrome*.

Gaumen|spalte: (engl.) palatine cleft, cleft palate; syn. Palatoschisis, Uranoschisis, Palatum fissum, Uranokoloboma; Gesichtsspalte mit angeb. Spaltbildung des Gaumens, die entweder nur den weichen Gaumen (sog. Velumspalte) od. zusätzl. auch den harten Gaumen (typische G.) betreffen kann, evtl. in Komb. mit Lippen- u. Kieferspalte (Lippenkiefergaumenspalte, sog. Wolfsrachen); **Sympt.:** u. U. erhebliche Ernährungsprobleme beim Säugling, rezidivierende Inf. im Bereich der Atemwege, Sprechstörungen; **Ther.:** evtl. sofortige Einlage einer Kunststoffplatte (Obturator), möglichst frühzeitig op. Verschluß durch Uranoplastik* (meist im 2. bis 3. Lj.); im Jugendalter kieferorthopäd. Korrektur der stets vorhandenen Kieferanomalien; logopäd. Übungsbehandlung. Vgl. Gesichtsspalten, Robin-Syndrom.

Gauss-Eintritts|ef|fekt (Carl J. G., Gyn., Würzburg, 1875-1957) m: (engl.) Gauss' engagement effect; Bradykardie der kindl. Herztöne unter der Geburt beim Eintritt des Kopfes ins Becken durch plötzl. Schädeldruck.

Gauss-Verteilung (Carl F. G., Mathematiker, Astronom, Göttingen, 1777-1855): (engl.) Gauss' distribution; syn. Normalverteilung; graph. Darstellung als sog. Glockenkurve; stetige Wahrscheinlichkeitsverteilung, der z. B. die durch zufällige Meßfehler entstandenen Abweichungen der Meßwerte von ihrem arithmetischen Mittel gehorchen. Je größer d. Standardabweichung ist, desto flacher u. breiter wird d. mittlere Teil der Glockenkurve.

Gauss-Zeichen (Carl J. G., Gyn., Würzburg, 1875-1957): (engl.) Gauss' sign; ein Schwangerschaftszeichen*; durch d. Auflockerung des unteren Uterinsegments läßt sich b. der bimanuellen Untersuchung d. Portio auffallend weit nach allen Seiten bewegen, ohne daß der Korpus d. Bewegungen mitmacht (sog. Wackelportio).

Gauthier-Kallmann-Syn|drom (Franz J. K., Psychiater, Genetiker, New York, 1897-1965) n: s. Syndrom, olfaktogenitales.

Gaze f: (engl.) gauze; weitmaschiges Baumwollgewebe, z. B. für Verbände.

GBG: Abk. f. **G**esetz* zur **B**ekämpfung der **G**eschlechtskrankheiten.

GBM: Abk. f. **g**lomeruläre **B**asal**m**embran.

Gc-System n: abgeleitet von (engl.) **g**roup specific **c**omponent, gruppenspezifische Komponente; autosomal-kodominant erbl. Serumgruppe eines Alpha-2-Globulins (Vitamin-D-bindendes Protein, Abk. VDBP) inf. eines genet. Polymorphismus* (Hauptallele Gc^1 u. Gc^2); durch Immunelektrophorese mit heterologen präzipitierenden Antiseren lassen sich drei Standardphänotypen (Gc 1-1, Gc 2-1, Gc 2-2), mittels Elektrofokussierung bisher über 80 Gc-Varianten (Subtypen) unterscheiden. **Bedeutung:** v. a. für die Abstammungsbegutachtung*. Vgl. Serumgruppen.

GD: Abk. f. (radiol.) **G**esamt**d**osis*.

Gd: chem. Symbol f. Gadolinium*.

GdB: Abk. f. **G**rad **d**er **B**ehinderung; s. Behinderung.

GDP: Abk. f. **G**uanosin**d**i**p**hosphat.

GE: Abk. f. **G**astro**e**nterostomie*.

Ge: Symbol f. **1.** (chem.) Germanium*; **2.** (serol.) Gerbich*-Blutgruppe.

Gebär|mutter: (anat.) Uterus*. **G.entzündung:** (engl.) infection of the uterus; Bez. f. entzündl. Prozesse des Uterus wie Endometritis*, Myometritis*, Perimetritis*. **G.krebs:** s. Korpuskarzinom, Zervixkarzinom. **G.polyp** (Polyp*) m: s. Korpuspolyp, Zervixpolyp. **G.senkung:** s. Descensus uteri et vaginae.

Gebiß: (engl.) dentition, set of teeth; die Zahnreihen des Ober- u. Unterkiefers; vgl. Gebißschema, Dentition, Zahn.

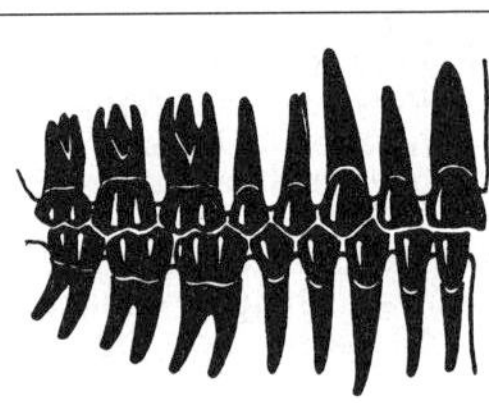

21 Jahre

Gebiß:
vollständige Zahnreihe des rechten Ober- und Unterkiefers

Gebiß|an|omalien (Anomalie*) f pl: (engl.) dental anomalies; Abweichungen der Gebißform von der Norm (dysgnathes Gebiß im Ggs. zum eugnathen Gebiß); **Formen:** skelettale Anomalien, Zahnfehlstellungsanomalien; **Urs.: 1.** endogene Faktoren wie Vererbung u. endokrine Störungen (z. B. thyreoidale Störungen, Rachitis); **2.** exogene Faktoren wie vorzeitiger Zahnverlust,

bleibende Zähne

oben rechts																oben links
	18	17	16	15	14	13	12	11	21	22	23	24	25	26	27	28
	48	47	46	45	44	43	42	41	31	32	33	34	35	36	37	38
unten rechts																unten links

Milchzähne

oben rechts										oben links
	55	54	53	52	51	61	62	63	64	65
	85	84	83	82	81	71	72	73	74	75
unten rechts										unten links

Gebißschema (nach FDI)

Durchbruchstörungen der Zähne, Mundatmung, Gewohnheiten (Lutschen), Zungendysfunktionen.

Gebiß|formel: (engl.) dental formula; syn. Zahnformel; schemat. Darstellung der artspezif. Anatomie des Gebisses, d. h. der Zahnarten u. ihrer Anordnung bei Mensch u. Tier; die Zahnarten werden abgekürzt als I (Incisivi), C (Canini), P (Praemolares) u. M (Molares); f. Milchzähne* werden kleine Buchstaben verwendet. Vgl. Gebißschema, Zahn.

Gebiß|schema n: syn. Zahnschema; formelhafte Darstellung eines individuellen, aktuellen Gebißzustandes; das heute meist verwendete G. ist das FDI-System (auch Two-Digit-System) der Fédération Dentaire Internationale nach DIN 13920 (s. Abb.). Jeder Zahn wird durch die Komb. zweier Ziffern gekennzeichnet. Die erste Ziffer bezeichnet den Kieferquadranten, die zweite den Zahn innerh. des Quadranten. Die Quadranten erhalten die Ziffern 1-4 im bleibenden u. 5-8 im Milchgebiß (im Uhrzeigersinn, beginnend mit der oberen rechten Seite). Die Zähne eines Quadranten werden von der Mittellinie aus nach distal (dorsal) durch die Ziffern 1-8 (Milchzähne 1-5) gekennzeichnet. Die Ziffern werden einzeln ausgesprochen; so heißt z. B. der Eckzahn im rechten Oberkiefer eins-drei.

Gebühren|ordnung für Ärzte: Abk. GOÄ; vom 12.11.1982 (BGBl. I S. 1522) mit anschl. Neufassung vom 10.6.1988 (BGBl. I S. 818) sowie der Berichtigung vom 5.8.1988 (BGBl. I S. 1590); die GOÄ ist die Grundlage f. die Berechnung u. Abrechnung der Vergütung f. die nicht durch die Sozialversicherung abgedeckten berufl. Leistungen der Ärzte; sie enthält teilweise erhebl. Strukturveränderungen gegenüber der vorher gültigen GOÄ. Vgl. Bewertungsmaßstab, einheitlicher.

Geburt: (engl.) birth, labour, delivery, parturition; Vorgang der Ausstoßung der Frucht aus dem Mutterleib unter Wehentätigkeit; i. d. R. gehen dem eigentl. Geburtsbeginn (regelmäßige Wehen* alle 10 Min., Fruchtblase gesprungen, sog. Zeichnen, d. h. Ausstoßung des Zervixschleimpfropfs) Geburtsanzeichen (Stellwehen*, die sog. Zervixreifung) voraus. Verlauf einer normalen G. bei vorderer Hinterhauptlage: Beginn der **Eröffnungsperiode*** m. beginnender Entfal-

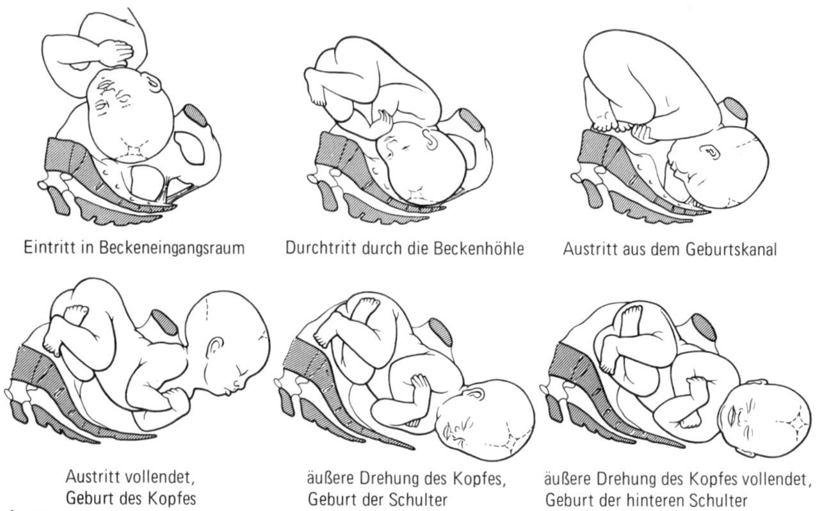

Geburt:
Verlauf der normalen Entbindung bei Hinterhauptlage [385]

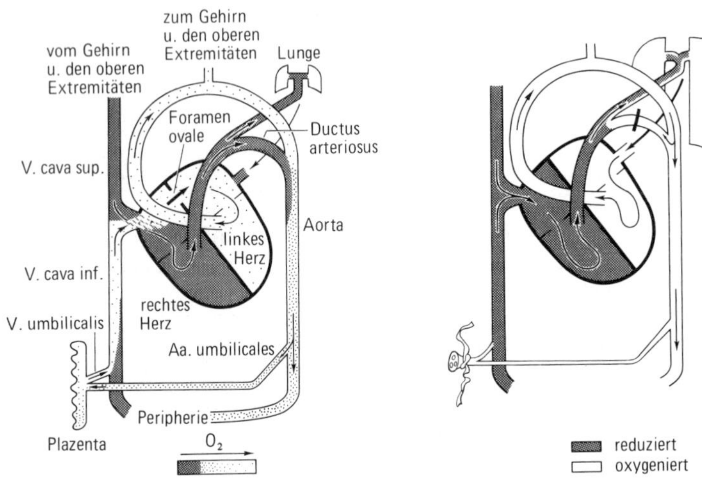

Geburt:
Umstellung des fetalen Blutkreislaufs mit Beginn der Lungenatmung

tung der Zervix (Distraktion) u. Vorwölbung der Fruchtblase, bis sich der Muttermund vollständig erweitert (Blase wölbt sich stark vor; Ende der Eröffnungsperiode). Nach Blasensprung beginnt die **Austreibungsperiode** (Auswalzung des sog. Vaginalrohrs, s. Abb.): **1.** Eintrittsmechanismus: beim Eintritt in den Beckeneingang verläuft die Pfeilnaht quer. **2.** Durchtrittsmechanismus: Beugung (Flexion, Hinterhaupt mit kleiner Fontanelle als Leitstelle*), Tiefertreten u. Drehung (Rotation) des Kopfes stellen den Weg des kleinsten Widerstandes dar; **3.** Austrittsmechanismus: beginnende Deflexion des Kopfes (Pfeilnaht schräg, kleine Fontanelle links vorn), ausgesprochene Deflexion (kleine Fontanelle vorn, Pfeilnaht im geraden Durchmesser); Einschneiden (Durchtreten durch den Damm, Dammschutz!) u. G. des Kopfes (Pfeilnaht quer); die G. des Kindskörpers erfolgt nach Rückdrehung b. einer der nächsten Wehen. Anschließend folgt die **Nachgeburtsperiode*** (währenddessen Abnabelung* des Kindes), nach deren Beendigung d. Entbundene als Wöchnerin bezeichnet wird. Vgl. Schwangerengymnastik, Kindslage, Risikogeburt, Rooming in, Säuglingssterblichkeit, Entbindung, operative.

Geburten|kontrolle f: (engl.) contraception, birth control; gezielte (z. T. massive, z. B. in China) staatl. Einflußnahme auf Kinderwunsch bzw. Gebärverhalten best. Bevölkerungsgruppen z. Kontrolle des Bevölkerungswachstums durch entspr. Propaganda, materielle Anreize, kostenlose Verteilung v. Verhütungsmitteln, Androhung von Strafe u. a. Maßnahmen; vgl. Kontrazeption, Familienplanung.

Geburten|regelung: s. Familienplanung.

Geburten|ziffer: s. Natalität.

Geburt, programmierte: (engl.) induced delivery; geplante Geburt; umstrittene Form der Entbindung z. festgesetzten Termin ohne Gefährdung von Mutter od. Kind; Einleitung durch Blaseneröffnung u. medikamentöse Steuerung durch intravenöse Dauertropfinfusion von Wehenmitteln.

Geburts|dauer: (engl.) duration of labour; Zeit zw. Beginn der Eröffnungswehen bis zur Geburt des Kindes; Durchschnittszeiten: Erstgebärende 15-24 Stunden, Mehrgebärende 10-12 Stunden; Eröffnungsperiode Erstgebärender 12-18 Stunden, Mehrgebärender 6-9 Stunden; Austreibungsperiode Erstgebärender 2-3 Stunden, Mehrgebärender ½-1 Stunde.

Geburts|einleitung: (engl.) induction of labour; Einleitung der Geburt vor Wehenbeginn durch Blasensprengung* (Amniotomie) bzw. durch intravenöse Applikation v. Oxytocin- od. Prostaglandininfusionen; **Ind.:** jede ernste Gefährdung der Mutter od. des Kindes vor Wehenbeginn.

Geburts|geschwulst: (engl.) cephalhaematoma; blutig-seröse Durchtränkung der Haut u. des

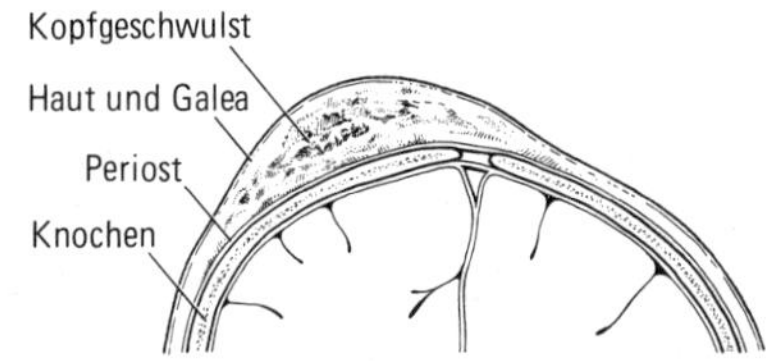

Geburtsgeschwulst [385]

lockeren Zellgewebes des unter der Geburt vorangehenden kindl. Teils (Leitstelle*); vgl. Kephalhämatom.

Geburts|gewicht: (engl.) birth weight; bei Knaben durchschnittl. 3400 g, b. Mädchen 3200 g, große physiol. Schwankungsbreite; s. Neugeborenes, Gewichtsentwicklung des Säuglings.

Geburts|hindernis: (engl.) obstructed labour; ein den regelrechten Geburtsverlauf verhindernder Umstand bzw. Zustand, z. B. gebärunfähige Kindslagen, Tumoren im kl. Becken, Hydrozephalus; **cave:** Geburtsstillstand, Uterusruptur*.

Geburts|kanal (Kanal*)**:** (engl.) birth canal; **1.** knöcherner G.: das kl. Becken (s. Beckenebenen); **2.** weicher G.: **a)** unteres Uterinsegment u. Zervix; **b)** Weichteilansatzrohr (Scheide, Vulva u. Beckenbodenmuskulatur).

Geburts|lähmung: (engl.) birth palsy; kindliche Entbindungslähmung; meist **1.** Fazialislähmung*, entsteht fast immer durch Druck des

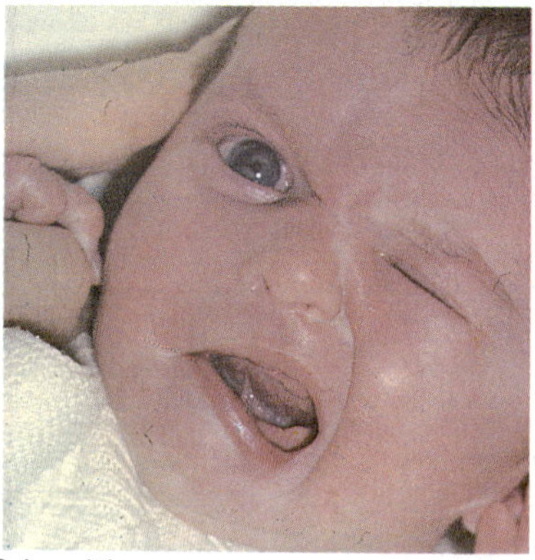

Geburtslähmung: Fazialislähmung rechts; im Gegensatz zum Crying-face-Syndrom asymmetrische Nasolabialfalten [179]

Zangenlöffels b. Zangenextraktion* meist auf den unteren Ast des N. facialis; Prognose gut; **2.** Armplexuslähmung* durch Druck od. Zerrung. Vgl. Entbindungslähmung, mütterliche.

Geburts|schäden: (engl.) birth traumas; syn. Geburtstraumen; gesundheitl. Schäden des Neugeborenen*, die ursächl. mit dem Geburtsvorgang zusammenhängen; v. a. **1.** Blutungen, z. B. Hirnblutung, Blutungen im Bauchraum, Nebennierenblutungen; **2.** Haut- u. Weichteilverletzungen, z. B. Adiponecrosis* subcutanea neonatorum, Geburtslähmung*; **3.** Knochenverletzungen, z. B. Frakturen v. Klavikula, Humerus, Femur; progn. ungünstig sind d. seltenen Wirbel- u. Schädelfrakturen.

Geburts|termin m**:** s. Naegele-Regel, Schwangerschaftsdauer.

Geburts|trauma (Trauma*) n**:** s. Geburtsschäden.

Geburts|zange: (engl.) delivery forceps; Forzeps; i. d. R. aus zwei zusammensetzbaren Löffeln bestehendes gebh. Zuginstrument z. Zangenextraktion*; s. Naegele-Zange, Kielland-Zange, Bamberger-Zange, Shute-Zange, Laufe-Zange.

Geburt, überstürzte: (engl.) precipitate labour; Partus praecipitatus; sehr schnelle Geburt; vgl. Sturzgeburt.

Gedächtnis: (engl.) memory; Einheit von Merkfähigkeit u. Erinnerung; als Merkfähigkeit wird die Bildung von Engrammen („Gedächtnisspuren") zur Speicherung von Wahrnehmungen u. Erfahrungen bezeichnet; Engramme ermöglichen den Vorgang der Erinnerung (Ekphorie). Als **Langzeitgedächtnis** wird das G. für langfristige Speicherung von Wahrnehmungen mit Konsolidierung von Engrammen bezeichnet. Das **Kurzzeitgedächtnis** speichert Informationen für wenige Sekunden. Das **Altgedächtnis** speichert lange zurückliegende, das **Neugedächtnis** unmittelbare Erfahrungen u. Wahrnehmungen. Bei einer Gedächtnisstörung* ist v. a. das Neugedächtnis betroffen. G. ist eine kortikale Funktion. An der Bildung von Engrammen ist wahrscheinlich das limbische System* beteiligt, die Ekphorie ist wahrscheinlich nicht an eine best. Gehirnstruktur gebunden. Vgl. Erinnerungsverfälschung, Lernen.

Gedächtnis||lücke: s. Amnesie. **G.störung:** (engl.) memory disorder; Veränderung in der Funktion des Gedächtnisses; qualitative G. als Erinnerungsverfälschung*, quantitative G. z. B. als Hypermnesie*, Amnesie*, Hypomnesie*, Kryptomnesie*. **G.zellen** (Zelle*)**:** (immun.) s. Memory cells.

Gedanken||eingebung: (engl.) thought insertion; formale Denkstörung*, bei der eigene Gedanken als fremde, von außen eingegebene Gedanken erlebt werden; **Vork.:** i. R. von Ich-Erlebensstörungen bei Schizophrenie*. **G.entzug:** (engl.) thought withdrawal; formale Denkstörung*, bei der das Gefühl besteht, die eigenen Gedanken würden entzogen; **Vork.:** i. R. von Ich-Erlebensstörungen bei Schizophrenie*. **G.stop:** (psychol.) Technik in der Verhaltenstherapie* zur Unterbrechung von unerwünschten persistierenden Gedanken durch lautes „Stop"-Rufen, nachdem die Gedanken herbeigeführt wurden.

Gefäß|chirurgie (Chirurgie*) f**:** (engl.) vascular surgery; Spezialgebiet der Chirurgie mit Anw. operativ-instrumenteller (z. T. mikrochir.) Verf. zur Wiederherstellung v. a. erkrankter od. verletzter Blutgefäße, selten von Lymphgefäßen; **Methoden:** direkte Gefäßnaht* od. Ligatur, Patch*-Plastik, Angioplastie*, Desobliteration*, Venenstripping*, Gefäßtransplantation* u. Bypass*-Operation; **Ind.:** v. a. Beseitigung od. Umgehung von Strömungshindernissen bei Verschlußkrankheiten, Beseitigung pathol. Strömungsverhältnisse (z. B. bei Varikosis, Aneurysma, Angiom, arteriovenöser Fistel), Änderung der Strömungsrichtung (z. B. durch Anlage eines gefäßchir. Shunts*). Vgl. Sympathektomie.

Gefäße, ab|errierende: im Verlauf von der Norm abweichende Gefäße.

Gefäße, extra|kranielle: (engl.) extracranial vessels; die vier großen arteriellen Zuflußbahnen des Gehirns: A. carotis communis dextra u. sinistra, A. vertebralis dextra u. sinistra.

Gefäß|geräusch: (engl.) vascular murmur; bei der Auskultation* von Blutgefäßen inf. besonderer Strömungsverhältnisse hörbares, pulssynchrones Geräusch; **Urs.:** v. a. Gefäßstenosen*, Aneurysma*, arteriovenöse Fistel*, Hyperämie von Organen (z. B. der Schilddrüse bei Hyperthyreose), hochgradige Anämie (sog. Nonnensausen*), Fieber; vgl. Ultraschalldiagnostik, Blutdruckmessung, indirekte.

Gefäß||geschwulst: s. Angiom, Hämangiom. **G.in|jektion** (Injektion*) f**:** s. Injektion. **G.klemmen:** (engl.) artery forceps; (chir.) Klemmen zum Fassen blutender Gefäße; z. B. Kocher-Klemme. **G.krankheit:** Angiopathie; vgl. Vaskulitis.

Gefäß|naht: (engl.) vascular suture; gefäßchir. Naht zur Behandlung von offenen od. geschlossenen Gefäßverletzungen (s. ums. Abb.); direkt als fortlaufende G., Einzelknopf- od. Matratzennaht (s. Nahtmethoden) mit dünnem atraumat. (nicht resorbierbarem) chirurgischem Nahtmaterial* unter Erfassung aller Wandschichten des Gefä-

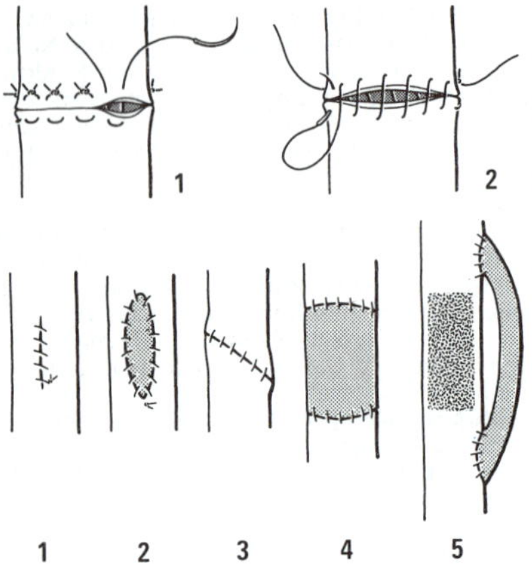

Gefäßnaht:
oben: 1: evertierende U- oder Matratzennaht; 2: evertierende fortlaufende überwendliche Naht;
unten: operative Behandlung von Gefäßverletzungen:
1: direkte Naht bei tangentialer Gefäßeröffnung; 2: Versorgung einer tangentialen Gefäßeröffnung unter plastischer Erweiterung mit Hilfe eines Venenstreifens; 3: direkte Naht einer vollständigen Gefäßdurchtrennung nach schräger Anfrischung der Gefäßstümpfe; 4: Behandlung einer geschlossenen Gefäßverletzung durch Resektion des Adventitiazylinders und Wiederherstellung der Strombahn durch Interposition eines autologen Venentransplantats; 5: Behandlung eines traumatischen Gefäßverschlusses durch Umleitung mit Hilfe eines Venentransplantats [256, 170]

ßes, bei kompletter Durchtrennung evertierende G. od. Verschluß des Gefäßes unter plast. Erweiterung (Patch*-Plastik). Vgl. Gefäßchirurgie.

Gefäß|neurosen (Neur-*; -osis*) f pl: Angioneuropathien*. **G.pro|these** (Prothese*) f: (engl.) prosthetic bypass graft; künstlicher Gefäßersatz; s. Gefäßtransplantation. **G.spinne:** s. Naevus araneus. **G.stenosen** (Steno-*; -osis*) f pl: (engl.) angiostenoses; Verengungen v. Gefäßen, i. e. S. von Blutgefäßen, z. B. inf. Arteriosklerose od. Kompression von außen; vgl. Verschlußkrankheiten, Thoracic outlet syndrome, Gefäßgeräusch.

Gefäß|transplantation (Transplantation*) f: (engl.) vascular bypass grafting; Verf. der Gefäßchirurgie* zur Wiederherstellung ausreichender Durchblutungsverhältnisse durch Umgehung bzw. Überbrückung stenosierter od. verschlossener Gefäßabschnitte (Bypass*-Operation) od. Erweiterungsplastik (Patch*-Plastik); als Gefäßersatz für klein- bis mittelkalibrige Blutgefäße werden autogene (z. B. Vena saphena magna), allogene (z. B. Nabelschnurgefäße, Leichenvenen) od. xenogene Gefäße (z. B. von Kälbern od. Rindern), für große Gefäße i. d. R. Ersatzgefäße aus alloplastischem Material (Gefäßprothesen aus Kunststoffen) verwendet. **Ind.:** v. a. bei fehlender Möglichkeit einer Gefäßrekonstruktion durch direkte Gefäßnaht, Desobliteration* od. Angioplastie*. Vgl. Transplantation.

Geflecht: (anat.) Plexus.

Geflecht, intra|murales: s. Plexus entericus, Nervensystem, vegetatives.

Gefrier|punkt|erniedrigung: (engl.) freezing point depression; Herabsetzung des Gefrierpunkts eines Lösungsmittels durch Zugabe von in ihm gelösten Substanzen; proportional der Zahl der gelösten Teilchen in der Volumeneinheit (eine einmolare wäßrige Lösung besitzt eine G. von 1,85°C).

Gefrier|schnitt: (engl.) frozen section; histol. Schnitt von gefrorenem Gewebe zur Schnellschnittdiagnostik*.

Gefrier|trocknung: (engl.) freeze-drying, lyophilization; syn. lyophile Trocknung, Kryodesikkation; dient zur Konservierung* labiler biol. Substanzen, z. B. von Seren, Impfstoffen, Antibiotika, Bakterienkulturen; die zu trocknenden Substanzen werden unter sterilen Bedingungen schnell u. schonend eingefroren u. anschließend das Wasser (Eis) durch Sublimation unter Hochvakuum so schnell entfernt, daß inf. der Verdunstungskälte die zu trocknende Substanz im gefrorenen Zustand bleibt; Aufbewahrung bei Raumtemperatur u. Schutz vor Feuchtigkeit.

Gegen|gift: syn. Antidot*.

Gegen|regulations|dia|betes (Diabet-*) m: frühere Bez. f. Altersdiabetes; s. Diabetes mellitus.

Geheimnis|schutz: s. Schweigepflicht, Sozialdatenschutz, Datenschutz.

Geh|gips: s. Gehverband.

Gehirn: (engl.) brain; syn. Encephalon, Enzephalon, Cerebrum, Hirn; kranial-rostraler Teil des ZNS; man unterscheidet Großhirnhemisphären, Hirnstamm* (der von d. Hemisphären fast

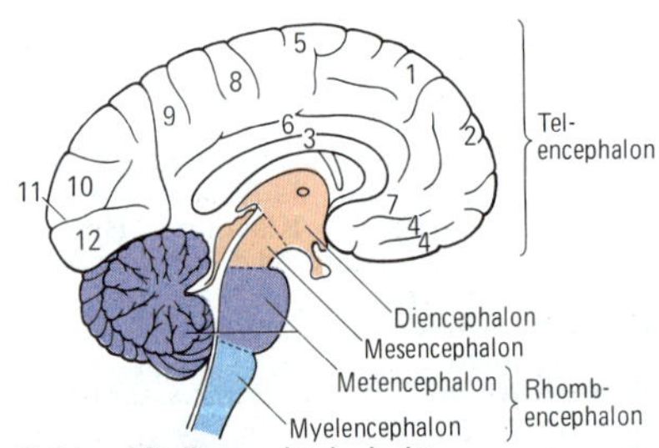

Gehirn, Mediansagittalschnitt:
1: Gyrus (G.) frontalis sup.; 2: G. frontalis med.; 3: Corpus callosum; 4: Gyri orbitales; 5: G. praecentralis; 6: G. cinguli; 7: G. rectus; 8: Lobulus praecentralis; 9: Praecuneus; 10: Cuneus; 11: Sulcus calcarinus; 12: Lobus occipitalis [470]

vollständig umschlossene Truncus cerebri) u. Kleinhirn* (Cerebellum); **anat.** gliedert sich das G. des erwachsenen Menschen in das **Telencephalon** (Endhirn) mit d. beiden Großhirnhemisphären, das **Diencephalon** (Zwischenhirn), zu dem auch Hypophyse u. Hypothalamus gehören, das **Mesencephalon** (Mittelhirn) mit Vierhügelplatte, Haube u. den Hirnschenkeln u. das **Rhombencephalon** (Rautenhirn), zu dem das

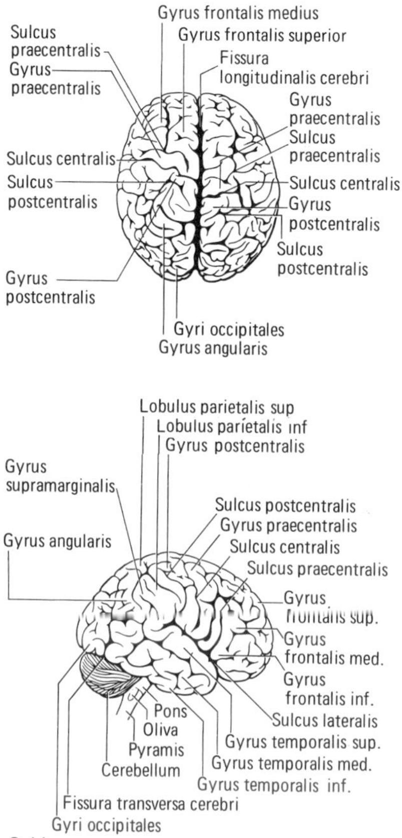

Gehirn:
Ansicht von oben und von rechts (unten)
[470]

Metencephalon (Hinterhirn) m. Cerebellum u. Pons Varolii sowie das **Myelencephalon** (Nachhirn) mit d. Medulla oblongata gehören. Die gewölbte Oberfläche des G. heißt Facies convexa, d. abgeplattete Grundfläche Facies basalis od. Basis cerebri (Hirnbasis), an der d. Hirnnerven* aus- bzw. eintreten. Im G. liegen ferner d. Hirnventrikel*. Das G. ist wie das Rückenmark*, in das es am Foramen magnum übergeht, von drei Hüllen, den Meningen, umgeben: der Pia mater, der Arachnoidea u. der Dura mater. Der Raum zw. den weichen Hirnhäuten ist mit d. Liquor* cerebrospinalis gefüllt. **Funktionell** werden Hirnrinde m. Iso- u. Allocortex, Kerne (Nuclei) sowie Assoziationsbahnen (Verbindungsfasern versch. Teile einer Hemisphäre), Kommissurenbahnen (Verbindungsfasern zw. Hemisphären) u. Projektionsbahnen (z. T. doppelläufige Fasersysteme zw. der Großhirnrinde u. kaudalen Teilen des G. sowie dem Rückenmark; über Kerngebiete auf die Großhirnrinde projizierend als kortikopetale Fasern od. von der Großhirnrinde nach Umschaltungen in Kernen in die Peripherie übertragen als kortikofugale Fasern) unterschieden.

Gehirn-: s. a. Hirn-, Zerebral-, Cerebr-, Encephal-, Enzephal-.

Gehirn‖ab|szeß (Abszeß*) m: s. Hirnabszeß. **G.anhangs|drüse:** s. Hypophyse. **G.basis** (Bas-*) f: (engl.) base of the brain; Facies basalis cerebri (Basis cerebri); s. Gehirn. **G.bi|opsie** (Bio-*; Op-*) f: (engl.) brain biopsy; Biopsie* des Gehirns, z. B. im Rahmen einer stereotaktischen Operation zur DD von Hirntumoren, evtl. bei Verdacht auf Meningoencephalitis herpetica. **G.blutung:** s. Apoplexie. **G.druck:** s. Hirndrucksteigerung. **G.entzündung:** Enzephalitis*. **G.erschütterung:** s. Commotio cerebri, Schädelhirntrauma. **G.erweichung:** s. Enzephalomalazie. **G.häute:** s. Meningen. **G.haut|entzündung:** Meningitis*. **G.in|farkt** (Infarkt*) m: s. Enzephalomalazie, Apoplexie. **G.kom|pression** (Kompression*) f: s. Compressio cerebri. **G.kon|tusion** (Kontusion*) f: s. Contusio cerebri. **G.schlag:** s. Apoplexie.

Gehör: s. Hörvermögen, Hörbereich. **G.gang:** (engl.) auditory canal; Meatus acusticus. **G.gangekzem** (Ekzem-*) n: s. Otitis externa diffusa. **G.gang|entzündung:** s. Otitis externa diffusa. **G.knöchelchen:** (engl.) auditory ossicles; Hammer (Malleus), Amboß (Incus) u. Steigbügel (Stapes). **G.organ** n: (engl.) hearing organ; der dem Hören dienende Anteil des Hör- u. Gleichgewichtsorgans, bestehend aus dem äußeren Ohr*, Mittelohr*, der Cochlea m. Corti*-Organ im Innenohr, der Hörbahn* u. dem Hörzentrum*. **G.prüfung:** s. Hörprüfungen.

Geh|störung: s. Gangstörungen.

Geh|test m: (engl.) claudication test; Funktionsprüfung zur orientierenden Beurteilung einer Durchblutungsinsuffizienz der Beine bei arteriellen Verschlußkrankheiten*; bei vorgegebener Geschwindigkeit (120 Schritte/min) wird die bis zum Auftreten von Belastungsschmerzen (Claudicatio* intermittens) zurückgelegte (horizontale) Wegstrecke (ggf. auf einem Laufband) ermittelt. Vgl. Fontaine-Stadien.

Geh|verband: Gehgipsverband od. Kunststoffverband* im Bereich von Unter- bzw. Oberschenkel mit Fensterabsatz im Fußteil (Gips, Gummibügel od. Gehbügel) zur kons. Fraktur-, Luxations- od. Kontrakturbehandlung durch Ruhigstellung bei mögl. voller Belastung des Beines; Anw. auch nach Osteosynthese, wenn Belastungsstabilität gegeben ist. Vgl. Gipsverband.

Geiger-Müller-Zähl|rohr (Hans G., Phys., Kiel, Tübingen, Berlin, 1882-1945; Walther M., zeitgen. deutscher Phys.): s. Zählrohr.

Geipel-Knötchen: s. Aschoff-Geipel-Knötchen.

Geißel|anti|gen (Antigen*) n: s. H-Antigen.

Geißeln: (engl.) flagellates; fadenförmige, ektoplasmat. Organellen; dienen der Fortbewegung best. Bakterien* u. Protozoen* (Flagellaten); Benennung der Bakt. je nach Zahl u. Anordnung der G.: Monotricha*, Amphitricha*, Lophotricha*, Peritricha*, Atricha; Feststellung der Eigenbewegungen im Hängenden* Tropfen od. Winkle-Agar; Anfärbung mittels spez. Färbemethoden.

Geißel|tierchen: s. Protozoen.

Geistes|krankheit: (engl.) mental illness; **1.** (psychiatr.) veraltete Bez. f. eine pathol. Störung der psych. Funktion, i. e. S. für Psychose*; **2.** (jurist.) Bez. f. jede psych. Störung von erheblichem Ausmaß, z. B. für geistige Behinderung* od. Psychopathie. Als Geistesschwäche wird jede psych. Störung leichteren Ausmaßes bezeichnet.

Gekröse: (engl.) mesentery; Bauchfellduplikaturen an Darm, Magen, Leber, Hoden usw.; z. B. Mesogastrium, Mesocolon, Mesenterium, Mesometrium, Mesorchium, Mesosalpinx, Mesovarium.

Gel n: (pharmaz.) halbfeste Arzneizubereitung zur lokalen Anw., meist als Mischung aus Wasser, Glyzerin od. Propylenglykol mit Quellstoffen (z. B. Stärke, Agar), in denen die Wirkstoffe gelöst sind.

Gelasma (gr. γελᾶν lachen) n: zwanghaftes, verkrampftes Lachen.

Gelatine (lat. gelare erstarren machen, verdichten) f: farb- u. geruchlose, gallertartige Substanz, die beim Verkochen v. Bindegewebe (Häute, Knochen, Sehnen) durch Auflösung des Glutins* entsteht; quillt in Wasser, löst sich beim Erwärmen (oberh. 40-50°C) u. erstarrt beim Abkühlen zu einem Gel; **Verw.:** (mikrobiol.) zur Herstellung fester Bakteriennährböden (0,1%ige Lösung in Nährbouillon), (med.) zur Blutstillung (Gelatineschwamm). Gelatinederivate (kleinere quervernetzte Bruchstücke, deren Lösungen bis 4°C flüssig bleiben) werden als Plasmaersatzstoffe* (sog. Plasmaexpander) verwendet. G. ist biol. abbaubar, jedoch durch relativ einseitige Aminosäurenzusammensetzung kein hochwertiges Protein.

Gelbe-Finger|nägel-Syn|drom n: s. Sklerонychiesyndrom.

Gelb|fieber: (engl.) yellow fever; syn. Ochropyra; akute, fieberhafte, zu den Arbovirosen* zählende Infektionskrankheit, die durch das Gelbfieber*-Virus verursacht wird; **Vork.:** tropisches Mittel- u. Südamerika sowie in Afrika südlich der Sahara; **Hauptreservoir:** Affen (sylvatisches G.); beim urbanen G. wird das Virus durch Mücken von Mensch zu Mensch übertragen. **Inkubationszeit:** 3-6 Tage; **Sympt.:** der klin. Verlauf variiert von leichtem Fieber u. Kopfschmerz für

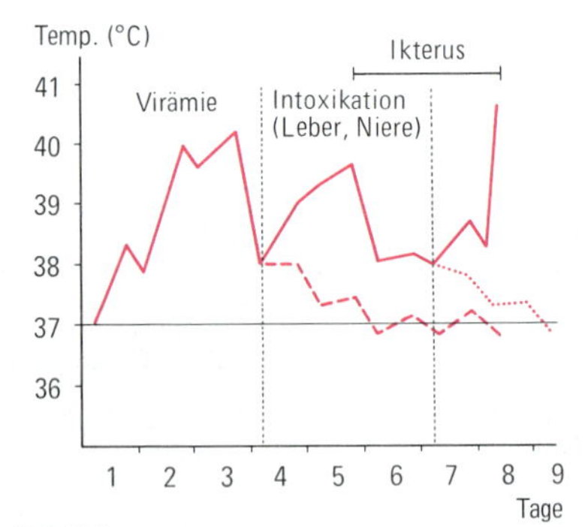

Gelbfieber: Varianten des Fieberverlaufs [359]

1-2 Tage bis zu plötzl. Fieberanstieg auf 39-40° u. Entw. eines schweren Krankheitsbildes mit Allgemeinsymptomen wie Kopf- u. Gliederschmerzen, Übelkeit u. Erbrechen; nach kurzer Remission am 4. Tag erneuter Fieberanstieg mit Leberschwellung, Ikterus u. Nierenbeteiligung, Kreislaufkollaps u. toxische Gefäßschädigung, die zu Bluterbrechen (Vomito negro) od. Darmblutungen, seltener zur Hämaturie führt; **Ther.:** symptomatisch; **Progn.:** bei ungünstigem Verlauf Tod in der zweiten Wo.; bei günstigem Verlauf meist völliges Ausheilen nach kurzer Rekonvaleszenz; **Letalität:** um 10%, in Ausnahmefällen über 80%; **Proph.:** Impfung mit attenuiertem Gelbfieber-Virus; s. Schutzimpfung.

Gelb|fieber-Virus (Virus*) n: (engl.) yellow fever virus; syn. Charon evagatus; Ø ca. 60 nm, ein Alphavirus* der Togaviridae*; Err. des trop. Gelbfiebers*, ferner des Buschgelbfiebers (einer endem. Zoonose b. Urwaldtieren, bes. Brüllaffen), auch als Dschungelfieber bezeichnet; **Übertragung:** durch Mücken (Aedes aegypti, Hämagogus); Möglichkeit der Weiterverbreitung auf dem See- u. Luftweg (sog. Krankheit der Verkehrswege); vgl. Arboviren, Arbovirosen (Tab.).

Gelb|keime: s. Flavobacterium.

Gelb|knoten: s. Xanthom.

Gelb|körper: Corpus* luteum.

Gelb|körper|hormon (Horm-*) n: s. Progesteron.

Gelb|kreuz: s. Lost.

Gelb|sehen: syn. Xanthopsie*.

Gelb|sucht: umgangssprachliche Bez. f. Ikterus* u. akute Hepatitis*.

Geld|rollen|bildung: (engl.) rouleau formation; syn. Rouleau-Bildung; geldrollenähnl. Lagerung benachbarter Erythrozyten im Blutausstrich; Vork. häufig bei Paraproteinämien (Plasmozytom, Makroglobulinämie) od. als Artefakt. Vgl. Sludge-Phänomen.

Gelegenheits|krämpfe: (engl.) event-induced seizures; einmalig auftretende, nicht rezidiv. Krämpfe; z. B. als Fieberkrämpfe*, bei Stoffwechselstörungen (Hypoglykämie, Hydratation), Medikamenteneinnahme (Penizillin, Antidepressiva u. a.), Alkoholentzug; vgl. Epilepsie.

Gel|elektro|phorese (Elektro-*; -phor*) f: s. Elektrophorese.

Gelenk: (engl.) joint; (anat.) Articulatio, Junctura synovialis, Diarthrosis; bewegl. Verbindung zw. zwei od. mehreren Knochen; an jedem G. unterscheidet man: **1.** die artikulierenden Gelenkflächen (Facies articulares), die meist mit hyalinem (selten Faser-)Knorpel überzogen sind; **2.** die Gelenkkapsel (Capsula articularis), bestehend aus einer äußeren fibrösen Schicht aus straffem kollagenem Bindegewebe (Membrana fibrosa), die sich am Rand der überknorpelten Flächen in d. Periost fortsetzt u. aus d. Gelenkinnenhaut (Membrana synovialis), die die Gelenkschmiere (Synovia) absondert; **3.** die Gelenkhöhle (Cavitas articularis), ein spaltförmiger kapillärer Raum; **4.** eine große Zahl von bes. Einrichtungen: Verstärkungsbänder zur Verstärkung der bindegewebigen Kapsel, zur Führung u. Hemmung v. Bewegungen; Binnenbänder im Innern des G.; Zwischenscheiben (Disci u. Menisci articulares, verschiebbare Gelenkflächen, die als Puffer wirken u. inkongruente Gelenkflächen ausgleichen), Schleimbeutel (Bursae synoviales), faserknorpelige Pfannenlippen dienen der Vergrößerung mancher Gelenkpfannen.

Gelenk|chondromatose (Chondr-*; -om*; -osis*) f: (engl.) synovial chondromatosis; hyaline Knorpelknoten in der Synovialis u. multiple freie Gelenkkörperbildung bei epi- bzw. metaphysärer Dysostose; **Lok.:** v. a. Knie-, Hüft- u. Ellenbogengelenk (s. Abb.); bei der G. ist im Ggs. zur Osteochondrosis* dissecans im Röntgenbild kein Mausbett nachweisbar, sie führt ebenfalls zu Einklemmungserscheinungen u. frühzeitigen degenerativen Gelenkveränderungen. Vgl. Reichel-Syndrom.

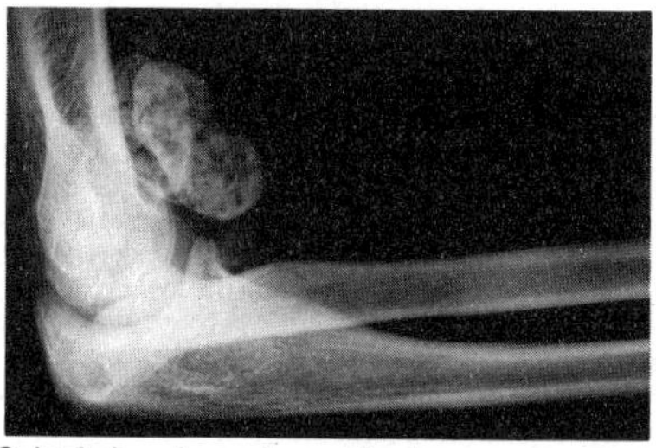

Gelenkchondromatose, Ellenbogen [540]

Gelenk|dis|torsion (Distorsion*) f: s. Distorsion.

Gelenk|em|pyem (Empyem*) n: (engl.) intraarticular empyema; auf dem Boden einer bakteriellen Arthritis* entstehende, von der Synovialis ausgehende, eitrige Exsudatansammlung in einer Gelenkhöhle; **Urs.:** direkte Kontamination durch offene Verletzung, gelenknahe infizierte Osteosynthese, intraartikuläre Inj., selten hämatogen; **Diagn.:** lokale u. systemische Entzündungsreaktion, eitriges Gelenkpunktat, Keimnachweis im Punktat; **Ther.:** Ruhigstellung, Antibiotika, Spülsaugdrainage, evtl. Synovektomie; **Progn.:** bei chron. Verlauf Zerstörung des Gelenkknorpels mit Ind. zur Arthrodese. Vgl. Panarthritis, Kapselphlegmone.

Gelenk|entzündung: s. Arthritis.

Gelenk|erguß: (engl.) joint effusion; syn. Hydarthros, Hydrops articularis; seröses, serofibrinöses, fibrinöses, blutiges od. eitriges, von der Synovialmembran abgesondertes Exsudat im Gelenkinneren; **Urs.:** traumatisch, reaktiv als Reizerguß bei vorbestehenden, v. a. degenerativen Gelenkerkrankungen, entzündlich (infektiös u. nichtinfektiös), selten neoplastisch bedingt; **Sympt.:** Gelenkschwellung, Fluktuation (tanzende Patella*), Verstreichen der äußeren Gelenkkonturen; **Diagn.:** Gelenkpunktion mit Synovia-Analyse (s. Tab.), Arthrosonographie (bes. bei schwer zugänglichen Gelenken, z. B. Hüftgelenk); **Ther.:** Druckentlastung durch Punktion, lokale Eisanwendungen, u. U. Bandage; bei entzündlicher Symptomatik ggf. nichtsteroidale Antiphlogistika, intraartikuläre Steroidinjektion unter strenger Indikationsstellung u. erst nach Ausschluß einer infektiösen Genese; s. Gelenkempyem, Hämarthros; vgl. Synovitis, Arthrose, Arthritis, Arthropathie.

Gelenk|erkrankung: s. Arthropathie.

Gelenk|formen: nach der Form der artikulierenden Gelenkkörper werden unterschieden: **1. Kugelgelenk** (Articulatio sphaeroidea), kugelschalenähnl. Gelenkflächen, die Bewegungen in jede Richtung gestatten, z. B. Schultergelenk; **2. Nußgelenk** (Articulatio cotylica, Enarthrosis), dessen Pfanne d. Gelenkkopf mehr als halb umfaßt, z. B. Hüftgelenk; **3. Walzengelenk** (Articulatio cylindrica, Articulatio bicondylaris): **a)** Scharniergelenk (Ginglymus), ein Gelenkstück besteht aus einer Walze (Trochlea) mit Führungsrinne, d. Gegenstück besitzt eine der Rinne ent-

Gelenkerguß
Differentialdiagnose der Synoviapunktats

Diagnose	Farbe	Trübung	Viskosität	Zellzahl ca.	Leukozytenanteil	Sonstiges
Normalbefund	strohgelb	klar	↑	100	10%	–
Arthrose	strohgelb	klar	↑	bis 1000	10–20%	–
Traumafolge	rosa bis blutig	klar bis trüb	↑	2000	20%	Erythrozyten
rheumatoide Arthritis	gelb/grün	trüb, flockig	↓	5000–50 000 (bei Schub)	50–75%	Rhagozyten
systemischer Lupus erythromatodes	gelb	trüb	(↓)	bis 10 000	25%	Rhagozyten
Spondylitis ankylosans	gelb	klar bis leicht trüb	(↓)	>2000	50%	Rhagozyten
Gicht	milchig	trüb	↑	10 000	90%	Harnsäurenadeln intrazellulär
Chondrokalzinose-Arthropathie	gelb bis milchig	trüb	↑	20 000	90%	Calciumpyrophosphat-Kristalle
Tuberkulose	graugelb	trüb, flockig	↓	20 000–50 000	50%	Tuberkelbazillen
eitrige Arthritis	purulent	rahmig, flockig	↓↓	(>)50 000	95%	Eitererreger

sprechende Führungsleiste; gestattet nur Bewegungen in einer Ebene, z. B. Articulatio humeroulnaris, Articulationes interphalangeae; **b)** Radgelenk (Articulatio trochoidea), scheibenförmiger Gelenkkopf, dessen überknorpelter Umfang sich in entspr. ausgehöhlter Pfanne dreht, z. B. Articulatio radioulnaris proximalis u. distalis; **4. Ellipsoid- od. Eigelenk** (Articulatio ellipsoidea) mit ellipsoiden Gelenkflächen, Bewegung um zwei Hauptachsen, z. B. Articulatio radiocarpea; **5. Sattelgelenk** (Articulatio sellaris): zwei sattelförmige Gelenkflächen, die Konkavität der einen entspricht der Konvexität der anderen; Bewegungen um zwei Achsen, z. B. Articulatio carpometacarpea des Daumens; **6. Gleitgelenk** (Articulatio plana): ebenes Gelenk, bei dem nahezu ebene Gelenkflächen artikulieren, z. B. Zwischenwirbelgelenke der HWS; **7. Wackelgelenk** (Amphiarthrosis): straffes Gelenk, das aufgrund straffer Bänder nur federnde Bewegungen zuläßt, z. B. Kreuzbeingelenk.

G

Gelenk|körper, freier: sog. Arthrolith, Gelenkmaus; intraartikulärer, vollständig freier od. gestielter Körper aus Knochen, Knorpel od. Synovialis; **Vork.:** am häufigsten im Kniegelenk evtl. mit Einklemmungssymptomatik (plötzl. Gelenkblockade u. anschl. Reizergußbildung); **Urs.:** Osteochondrosis* dissecans, traumat. Läsion, Gelenkchondromatose*, Corpora* oryzoidea (Reiskörper) bei Tuberkulose; **Ther.:** Behandlung d. Grunderkrankung, evtl. Entfernung des f. G.

Gelenk|kon|tusion (Kontusion*) **f:** (engl.) joint contusion; durch direkte stumpfe Gewalteinwirkung verursachte Quetschung eines Gelenkes; **Sympt.:** Schwellung, schmerzhafte Bewegungseinschränkung, evtl. Hämarthros*; **Ther.:** symptomatisch, u. U. diagn. u. therap. Gelenkpunktion.

Gelenk|maus: freier Gelenkkörper*.

Gelenk|pro|these (Prothese*) **f:** s. Endoprothese, Hemiendoprothese, Totalendoprothese.

Gelenk|punktion (Punktion*) **f:** Punktion eines Gelenkinnenraums (unter streng aseptischen Kautelen); **Ind.:** Entlastungspunktion, intraartikuläre Inj. von Medikamenten, diagn. Gewinnung von Synovialflüssigkeit; vgl. Gelenkerguß, Arthroskopie.

Gelenk||re|sektion (Resektion*) **f:** s. Arthrektomie. **G.rheumatismus** (Rheumatismus*) **m:** s. Arthritis, Erkrankungen, rheumatische. **G.schwamm:** s. Fungus articuli. **G.steife:** s. Kontraktur. **G.tuberkulose** (Tuberkel*; -osis*) **f:** s. Arthritis tuberculosa. **G.verletzung:** s. Bandruptur, Distorsion, Gelenkkontusion, Luxation, Luxationsfraktur.

Gel|filtration f: (engl.) gel filtration chromatography; säulenchromatograph. Trennverfahren z. Auftrennung v. Makromolekülen. Die Gele werden mit versch. Porengrößen hergestellt; bei d. Filtration werden kleinere Moleküle stärker zurückgehalten als große. Vgl. Säulenchromatographie.

Gélineau-Syn|drom (Jean-Baptiste G., Psychiater, Paris, 1859-1906) **n:** genuine Form der Narkolepsie*.

Gellé-Hör|versuch (Marie Ernest G., Otol., Paris, 1834-1923): s. Hörprüfungen.

Gelo|lepsie (gr. γελᾶν lachen; -lepsie*) **f:** Lachanfall; s. Kataplexie.

Gel|prä|zipitation (lat. praecipitatio Herabstürzen) **f:** (engl.) immunoprecipitation; in einem Gel (z. B. Agarosegel) ablaufende Antigen*-Antikörper-Reaktion, die zur Präzipitation unlöslicher Immunkomplexe führt; Prinzip zahlreicher immun. Untersuchungsmethoden, z. B. der Immundiffusion*.

Gemeinde|psych|iatrie (Psych-*; -iatr*) **f:** (engl.) community psychiatry; syn. kommunale Psychiatrie; psychiatr. Richtung, die sich gegen die Ausgrenzung u. institutionelle Unterbringung von psych. Kranken wendet u. statt dessen eine Betreuung in den Gemeinden (sog. gemeindepsychiatr. Pflichtversorgung) fordert.

Gemelli (lat. gemellus doppelt, zugleich geboren) **m pl:** Zwillinge*.

Gem|fibro|zil (INN) **n:** 2,2-Dimethyl-5-(2,5-xylyloxy)-valeriansäure (IUPAC); Verw.: s. Lipidsenker.

Gemini (lat. geminus doppelt, zwillingsgeboren) **m pl:** Zwillinge*.

Gemmae (lat. gemma Knospe) **f pl:** Caliculi gustatorii; s. Geschmacksknospen.

Gemmen f pl: syn. Chlamydosporen*, v. a. bei Zygomyceten; vgl. Fungi.

Gemüt: (engl.) affect, emotionality; Summe versch. psychischer Grundfunktionen, die eine wertempfindende Resonanz- u. Bindungsfähigkeit in mitmenschl. Beziehungen ermöglicht. Vgl. Affektivität. **G.s|armut:** (engl.) hypoaffectivity; umgangssprachl. Bez. f. fehlende bzw. gering ausgebildete emotionale Bindungsfähigkeit, bei der dauerhafte od. tiefere affektive Bindungen nicht möglich sind. **G.s|krankheit:** (engl.) affective illness; veraltete Bez. f. affektive Psychose.

Gen (gr. -γενής hervorbringend, zeugend) **n:** (engl.) gene; syn. Erbfaktor, Erbeinheit, Erbanlage; funkt. Einheit des Genoms* (Strukturgen, Operatorgen, Regulatorgen), die die genetische Information* f. ein Genprodukt* enthält. Gene sind in den Chromosomen linear aneinandergereiht. Mehrere G. können gemeinsam an der Ausbildung eines Merkmals beteiligt sein (Polygenie). G. wird syn. zu dem molekulargenet. Begriff Cistron* gebraucht. Vgl. Operon, Proteinbiosynthese.

-gen: Wortteil mit der Bedeutung **1.** etwas hervorbringend, verursachen; **2.** durch etwas hervorgebracht, aus etwas entstanden; aus dem gr. Wortbestandteil γενής.

Gena (lat.) **f:** (anat.) Wange, Backe.

Gen|ampli|fikation (Gen*; lat. amplificare vergrößern, vermehren) **f:** (engl.) gene amplification; Vervielfachung einzelner Gene od. Genomteile zur vermehrten Produktion von ribosomaler RNA, bes. während der Embryonalentwicklung u. in stoffwechselaktiven Zellen; vgl. Reduplikation, Genredundanz.

Gen|ana|lyse (↑) **f:** Nachw. einer Genommutation* zur DD von Erbkrankheiten u. genetischen Beratung*; **Formen: 1.** direkte G.: Untersuchung eines bekannten Gens auf Punktmutation, Deletion, Insertion u. a. mit Hilfe von Southern*-Blotting-Methode, Polymerase*-Kettenreaktion od. DNA-Sequenzanalyse; **2.** indirekte G.: Untersuchung von Erbkrankheiten, bei denen die chromosomale Lok. des mutanten Gens bekannt ist, die molekulare Struktur jedoch nicht; Identifizierung hetero- u. homozygoter Anlageträger in einer Familie durch Vergleich der Vererbung der Allele mutanter Gene mit denen bekannter Genloci, die mit dem Krankheitsgen eng gekoppelt sind.

Gene, entwicklungs|labile (↑) **n pl:** Gene, deren phänotypische Manifestation durch endo- u. exogene Einflüsse stärker modifiziert werden kann; vgl. Penetranz, Expressivität.

Gene, onko|gene (↑) n pl: (engl.) oncogenes; geschwulsterzeugende Gene; Gene m. onkogener Potenz, gehören zum Bestand der normalen somat. Zellen u. spielen wahrscheinl. eine entscheidende Rolle b. der normalen Wachstumskontrolle; haben frühembryonal bes. Aufgaben, z. B. im Trophoblasten der Plazenta* f. die Nidation* des Eis, die Ernährung des Feten, für die endokrine u. immun. Umstimmung des mütterl. Organismus während der Schwangerschaft; postnatal werden diese Funktionen durch Repression* der entspr. Gene aufgegeben, treten in Tumorzellen* aber nach der **onkolog. Genregulationstheorie** aufgrund v. veränderten Regulationsmechanismen zw. Operator- u. Regulatorgenen bzw. nach der **Mutationstheorie** durch direkte Veränderungen am Operatorgen* wieder auf. Die **Onkogenhypothese** besagt, daß diese in den Zellen vorhandene Information, die deren maligne Entartung bewirken kann, durch onkogene Viren* u. andere exogene (chem. oder physik.) Karzinogene, aber auch durch versch. endogene Faktoren (z. B. Altern, Hormone) reaktiviert werden kann.

generalis (lat.): generell, allgemein.

Generalisierung (↑): (engl.) generalization; **1.** Ausbreitung auf d. ganzen Körper od. ein ganzes Organsystem (z. B. Haut); **2.** (psych.) Bez. f. das Auftreten einer f. eine best. Situation konditionierte Verhaltensweise in ähnlichen Situationen, ohne daß erneute Konditionierung erfolgt; vgl. Konditionierung, Diskrimination.

General|lamellen (↑; Lamella*) f pl: die lamellär angeordnete Zwischensubstanz an d. äußeren u. inneren Oberfläche der Kompakta der Knochen.

Generations|wechsel (generativ*): (engl.) alternation of generations; Entwicklung eines Lebewesens über mehrere Generationen m. meist unterschiedl. Morphologie, häufig verbunden m. Organwechsel* bzw. Wirtswechsel*; vgl. Heterogonie, Metagenese.

Generations|zeit (↑): Dauer eines Zellzyklus*.

Generations|zyklus (↑; Zykl-*) m: s. Zellzyklus.

generativ (lat. generare erzeugen): mit der Fortpflanzung zusammenhängend.

Generator (↑) m: s. Röntgengenerator.

Generic name (engl. allgemeingültige Bezeichnung) n: international gebräuchl., warenrechtlich nicht geschützte Bez. von Arzneistoffen, die i. d. R. als Fertigarzneimittel im Handel sind.

Generika (↑) n pl: (engl.) generics; Fertigarzneimittel*, die unter einem (nicht geschützten) Freinamen (sog. Generic name) im Handel sind.

-genese: auch -genesie; Wortteil mit der Bedeutung Erzeugung, Entstehung; von gr. γένεσις.

Genesung: Rekonvaleszenz*.

Genetik (Gen*) f: (engl.) genetics; Wissenschaft von den Grundlagen u. Gesetzmäßigkeiten der Vererbung; 1865 durch das Aufstellen der Mendel*-Gesetze begründet; umfaßt i. w. S. auch Ontogenese* u. Phylogenese*.

Genetik, psych|iatrische (↑) f: (engl.) psychiatric genetics; Arbeitsrichtung der Psychiatrie, die den Einfluß genet. Faktoren auf psych. Störungen untersucht; im Vordergrund steht die Erforschung von angeb. Stoffwechselanomalien u. Chromosomenanomalien. Bei versch. psychischen Erkr., bei denen e. familiär gehäuftes Auftreten beobachtet wird (z. B. endogene Depression, Psychose, Schizophrenie), werden genet. Risikofaktoren diskutiert, die bisher über Zwillings- u. Adoptionsforschung nicht bewiesen werden konnten.

Gen|ex|pression (↑; lat. exprimere, expressus herausdrücken) f: (engl.) gene expression; Biosynthese eines spezif. Genprodukts* (RNA od. Protein), unterliegt einer Kontrolle (Genregulation*); in Zus. mit der Synthese spezif. Proteine als Genprodukte erfolgt sie in zwei Teilschritten: Transkription* u. Translation (Proteinbiosynthese*). Vgl. Information, genetische.

Gen|frequenz (↑; lat. frequentia Häufigkeit) f: (engl.) gene frequency; syn. Genhäufigkeit; in d. Populationsgenetik wird die Häufigkeit eines Gens als Wahrscheinlichkeit seines Auftretens im Verhältnis zu seinen außerdem vorkommenden Allelen in Bruchteilen von 1 (Summe der Häufigkeiten der einzelnen Allele*) angegeben. Zur Bez. bedient man sich bei zwei Allelen der Buchstaben p und q, zusätzlich r bei drei Allelen (z. B. im ABNull-System): $p = A$, $q = B$, $r = 0$; $p + q + r = 1$. Nach Hardy (1908) u. Weinberg (1909) errechnet sich die Phänotypenhäufigkeit mit den G. p u. q für die Allelen A u. B bei Panmixie nach den Formeln $f\,(AA) = p^2$, $f\,(BB) = q^2$; wichtig in der humangenet. Familienberatung zur Abschätzung des Auftretens von Erbkrankheiten; vgl. Abstammungsbegutachtung, Genzählung.

Genick|starre: s. Nackensteifigkeit, Opisthotonus.

geniculatus (lat.): mit Knoten versehen.

Geniculum (Dim. von lat. genu Knie) n: z. B. die Biegung im Canalis nervi facialis.

Genikulatum|neur|algie (↑; Neur-*; -algie*) f: (engl.) geniculate neuralgy; syn. Genikulatumotalgie; Gesichtsneuralgie*, die durch Irritationen des Ganglion geniculatum od. des N. intermedius ausgelöst wird; **Ätiol.:** idiopathisch od. symptomatisch bei Zoster* oticus (Hunt-Syndrom); **Sympt.:** Schmerzen vom äußeren Gehörgang zum Mastoid, in Oberkiefer u. Gaumen; evtl. Geschmacksempfindungen u. Speichelfluß.

Genin n: syn. Aglycon; zuckerfreier Rest eines Glykosids; s. Digitalisglykoside, Glykoside.

genio|glossus (gr. γένειον Kinn; Gloss-*): vom Kinn zur Zunge reichend.

genio|hyoideus (↑; gr. ὑοειδής dem Rüssel einer Sau ähnlich): vom Kinn zum Zungenbein reichend.

Genitale (lat. genitalis zur Zeugung gehörig) n: (engl.) genital organs; Gesamtheit der dem Geschlechtsverkehr u. der Arterhaltung (Bildung, Aufbewahrung u. Weiterleitung der Keimzellen, Fruchtpflege bis z. Geburt) dienenden (männl. u. weibl.) Geschlechtsorgane; von den inneren weibl. Geschlechtsorganen sind Eierstock (Ovarium) u. Eileiter (Tuba uterina) paarig, Gebärmutter (Uterus) u. Scheide (Vagina) unpaarig angelegt. Das äußere weibliche G., die sog. weibliche Scham (Pudendum femininum), besteht aus dem Schamhügel (Mons pubis), den die Schamspalte (Rima pudendi) u. den Kitzler (Klitoris) umschließenden großen Schamlippen (Labia majora pudendi), den den Scheidenvorhof (Vestibulum vaginae) umgebenden kl. Schamlippen (Labia minora pudendi) u. den auf deren Innenseite mündenden Bartholin-Drüsen (Glandulae vestibulares majores).

Zu den paarigen inneren Geschlechtsorganen des Mannes werden Hoden (Testis) u. Nebenhoden (Epididymis), Samenleiter (Ductus deferens) u. Ausspritzungsgang (Ductus ejaculatorius) sowie Bläschendrüse (Vesicula seminalis) u. Cowper-Drüse (Glandula bulbourethralis) gezählt;

G

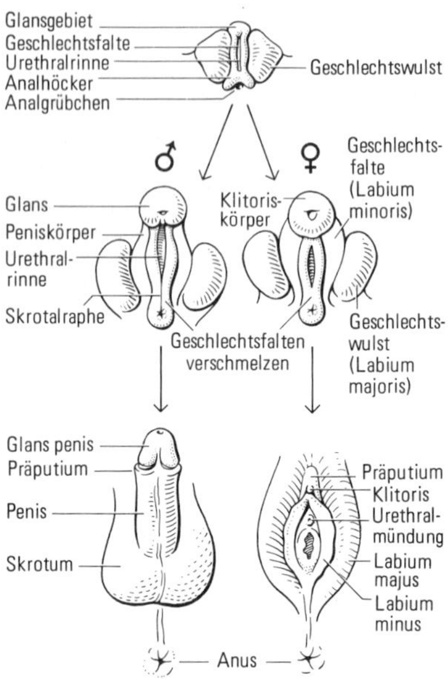

Genitale:
Entwicklung des äußeren Genitales beim Mann (li.) und bei der Frau (re.) [5]

unpaarig sind Vorsteherdrüse (Prostata) u. Harnsamenröhre; Hodensack (Skrotum) u. männliches Glied (Penis) bilden das äußere männl. Genitale.

Genitale, inneres (↑) n: (engl.) internal genital organs; der äußerl. nicht sichtbare Anteil des Genitals.

Genital|fluor (↑; lat. fluere fließen) m: s. Fluor genitalis.

Genital|höcker (↑): (engl.) genital tubercle; Geschlechtshöcker, Tuberculum genitale; vgl. Genitale (Abb.).

Genital|leiste (↑): (engl.) groin; auch Keimleiste; beidseits des dorsalen Mesenteriums, medial der Urnieren in der 4. Woche entstehende (sexuell indifferente) embryonale Struktur, aus der sich d. Gonaden* entwickeln. Die embryonalen Urkeimzellen (s. Gametogenese) wandern gegen Ende der 6. Woche in die G. ein.

Genital|phase (↑) f: s. Entwicklungsphasen.

Genital|tuberkulose (↑; Tuberkel*; -osis*) f: (engl.) genital tuberculosis; subakut od. chron. verlaufende Tuberkulose* der Genitalorgane, meist bei Nierentuberkulose* od. Peritonealtuberkulose; **Formen: 1.** bei der Frau Salpingitis* tuberculosa (sog. Adnextuberkulose) od. Endometritis* tuberculosa, seltener als G. der Zervix od. Portio; Diagn.: v. a. durch Erregernachweis im Menstrualblut; **2.** beim Mann Prostatatuberkulose*, tuberkulöse Orchitis, Epidydimitis od. Vesikulitis.

Genital|verkehr (↑): (engl.) genital sex; Geschlechtsverkehr durch Vereinigung der Genitalien, überwiegend als Koitus*.

Genital|zentren (↑) n pl: (engl.) genital centres; Sammelbez. f. die im Rückenmark lokalisierten Nervenzellstrukturen zur Steuerung genitaler Funktionen, v. a. Erektionszentrum* u. Ejakulationszentrum*. Vgl. Sexualzentrum.

Gen|karto|graphie (Gen*; -graphie*) f: (engl.) genetic map; Lokalisierung v. Genen auf einem Chromosom; durch gezielte Abwandlung des Genoms (Rekombination) od. Beobachtung der Veränderung od. des Ausfalls eines Genprodukts bei zufälligen Chromosomenaberrationen kann die absolute od. rel. Position eines Gens (Genort) bestimmt werden. Vgl. Zellhybride, Chromosomenmarker, Gentechnologie.

Gen|koppelung (↑): s. Koppelung, genetische. **G.lokus** (↑; Lokus*) m: s. Genort, Chromosomenmarker. **G.mani|pulation** (↑; lat. manipulus eine Handvoll) f: s. Gentechnologie. **G.mutation** (↑; Mutation*) f: s. Mutation.

Geno|kopie (↑) f: syn. Heterogenie*.

Genom (↑) n: (engl.) genome; der haploide Chromosomensatz u. die in ihm lokalisierten Gene; i. w. S. auch die Gesamtheit der Gene eines Individuums.

Genom|mutation (↑; Mutation*) f: (engl.) genome mutation; Mutation*, die die Gesamtanlage genet. Information in der Keimzelle treffen kann, meist als Veränderung einzelner Gene.

Gen|ort (↑): (engl.) gene locus; Genlokus; die Lage eines Gens bzw. einer Gengruppe in einem best. Chromosom bzw. in einem best. funktionellen Chromosomenabschnitt.

Geno|typus (↑) m: (engl.) genotype; **1.** die Gesamtheit aller Erbanlagen eines Organismus (dominante u. rezessive Gene* bzw. Allele*), die den Phänotypus* bestimmen; **2.** die genet. Ursache einer speziellen Eigenschaft, z. B. der Blutgruppen.

Gen|produkt (↑) n: (engl.) gene product; Molekül, dessen Bildung von einem best. Gen bzw. Cistron codiert ist; G. sind entweder durch Transkription* der DNA erhaltene u. nicht-translatierte RNAs (z. B. ribosomale RNA, Transfer*-RNA) od. die durch Translation* von mRNAs entstehenden Polypeptide.

Gen|red|undanz (↑; Redundanz*) f: (engl.) gene redundancy; mehrfaches Vorhandensein von gleichen Genen, deren Genprodukte in größeren Mengen v. einer Zelle benötigt werden.

Gen|regulation (↑) f: (engl.) gene regulation; Kontrolle der Aktivität eines Struktur- bzw. Operatorgens durch einen vom Regulatorgen synthetisierten Repressor, der seinerseits durch einen spezif. Effektor beeinflußt wird; neben einer direkten Aktivierung durch cAMP kann die Enzymsynthese entw. durch ein vorliegendes Substrat induziert od. ein gebildetes Endprodukt gehemmt werden.

Gen|sonde (↑) f: (engl.) DNA-probe; DNA-Fragment, das gentechnolog. isoliert u. kloniert od. chem. synthetisiert wurde u. Gene, Genteile od. anonyme Sequenzabschnitte enthält, die DNA-Polymorphismen erkennen; Anw. bei der Genanalyse*, oft zus. mit der Southern*-Blotting-Methode, u. bei der Genkartierung.

Genta|micin (INNv) n: bakterizid wirkendes Aminoglykosid-Antibiotikum aus den Kulturen von Micromonospora purpurea, Gemisch von G. C1, C1a, C2; **Wirkungsspektrum:** insbes. gegen Staphylokokken u. gramnegative Enterobacteriaceae; **Verw.:** bei schweren Infektionen mit gramnegativen Erregern; **NW:** Otoxizität, Nierenfunktionsstörungen, in Einzelfällen periphere Parästhesien, Störungen der neuromuskulären Übertragung, Überempfindlichkeitsreaktionen, Blutbildveränderungen; **Kontraind.:** cave bei

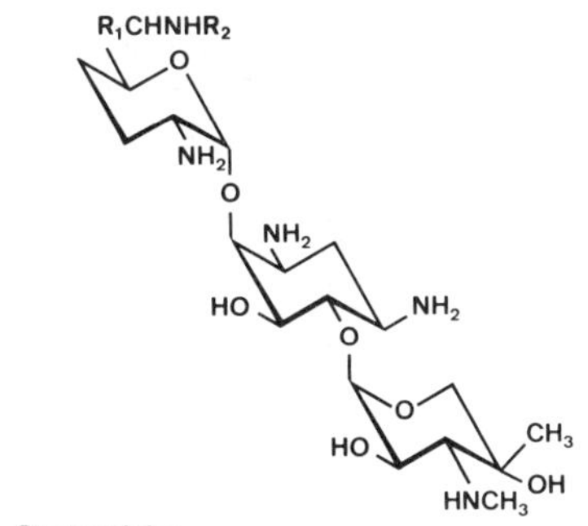

Gentamicin:
R_1, R_2: $-CH_3$ bzw. $-H$

Myasthenia gravis pseudoparalytica, Parkinson-Syndrom, Schwangerschaft. Vgl. Antibiotika.

Gen|techno|logie (Gen*; -log*) f: (engl.) genetic engineering; sog. genetische Manipulation; wissenschaftl. Teilgebiet der Genetik, das sich mit d. Entwicklung sowie der diagn., therap. u. technolog. Nutzung von Verfahren z. Übertragung definierter DNA-Fragmente mit bekannter genetischer Information* aus Zellen eines Organismus in Zellen eines anderen befaßt (sog. Gentransfer). Diese Möglichkeit ist prinzipiell dadurch gegeben, daß die DNA* aller biol. Organismen aus den gleichen Bausteinen aufgebaut ist. Voraussetzung für einen gezielten Gentransfer ist d. Isolierung der gewünschten Gene. Außerhalb der lebenden Zelle ist ein isoliertes Gen* funktionsunfähig u. kann auch nach Einschleusung in eine lebende Zelle nur unter best. Voraussetzungen biol. aktiv werden (Genexpression*). Es muß mittels geeigneter Verfahren so verändert werden, daß die Enzyme der Wirtszelle die fremdartige DNA-Sequenz ablesen können. Als Vehikel bzw. Vektoren f. den Gentransfer können u. a. (defiziente) Viren*, Bakteriophagen* (v. a. bei E. coli als Wirtsbakterium) od. geeignete Plasmide* (z. B. Resistenzfaktoren, kolizinogene Faktoren) dienen, die mit den isolierten DNA-Fragmenten zuvor in vitro rekombiniert wurden (Rekombination*). Dazu werden z. B. Vektor-DNA u. die „fremde" DNA gleicherweise mit sequenzspezif. Endonukleasen (s. Nukleasen) bzw. Restriktionsenzymen* geschnitten, wobei kohärente Enden entstehen, die enzymat. miteinander verknüpft werden können. Nach Einbringen einer so rekombinierten DNA in geeignete Wirtszellen (Transformation) werden diese kultiviert (DNA*-Klonierung). Med. praktische, z. T. noch experimentelle u. theoretisch mögl. **Anwendungsgebiete der G.** sind: **1.** Herstellung v. therap. wichtigen Substanzen (Genprodukten) wie z. B. Humaninsulin, Interleukine, Interferone, Impfstoffe (z. B. Hepatitis-B-Vakzine) u. Plasmafaktoren (z. B. spezielle Enzyme, Hormone) sowie DNA-Sequenzen; **2.** diagn. Feinstrukturanalyse der DNA zur Abklärung (z. B. Pränataldiagnostik*) u. genetischen Beratung* bei (vermuteten) Erbkrankheiten nach Isolierung der verantwortlichen Gene sowie ihrer Allele* (z. B. prakt. möglich bei der Sichelzellenanämie); **3.** die prinzipielle Möglichkeit der somatischen Behandlung von (rezessiven) Erbkrankheiten, die auf dem Fehlen eines funktionsfähigen Gens u. damit auf dem Mangel an dem für einen normalen Stoffwechsel unentbehrl. Genprodukt* beruhen, durch Implantation eines funktionsfähigen Gens in Körperzellen.

Gentechnolog. Experimente u. Verfahren dürfen nur unter Einhaltung best. Sicherheitsvorschriften durchgeführt werden (Richtlinien zum Schutz vor Gefahren durch in vitro neukombinierte Nukleinsäuren). In der Bundesrepublik Deutschland überwacht die „Zentrale Kommission für die biologische Sicherheit" dieses Forschungsgebiet.

Gen|therapie (↑) f: experimentelle Therapieform von genetischen Krankheiten zur Korrektur des molekularen Defekts in der DNA; **Formen: 1.** somatische G.: Korrektur nur in den Zellen, die den Defekt exprimieren; Kompensation der Wirkung des mutanten Allels durch Einbringen nichtmutanter Gene über Expressionsvektoren in die Zellen; Therapiemöglichkeit z. B. bei Pat. mit Adenosindesaminasemangel*, denen periphere Blutzellen, die in vitro verändert wurden u. dann auch in vivo Adenosindesaminase-effizient sind, reinfundiert werden; **2.** Keimbahntherapie: Korrektur in allen Zellen (somatische u. Keimzellen); in der Bundesrepublik Deutschland verboten.

Gentiana|violett: (engl.) gentian violet; syn. Methylrosaliniumchlorid (INN), Methylviolett, Kristallviolett; Anilinfarbstoff mit bakteriostat. u. fungistat. Eigenschaften; **Verw.:** Desinfiziens (0,5%-Lösung), zu histol. (Zellkern) u. mikrobiol. (Pilze, Bakt.) Färbungen; vgl. Gram-Färbung.

Gentisin|säure: (engl.) gentisic acid, Dihydroxybenzoesäure, Salicylsäurederivat mit analget., antipyret. u. antiphlogist. Wirkung; Verw.: (als Na-Salz) als Analgetikum u. Antirheumatikum.

Genu (lat.) n: Knie*.

genuin (lat. genus Geburt, Abstammung): angeboren, selbständig, eigentlich, ursprünglich.

Genu re|curvatum (Genu*) n: abnorme Überstreckbarkeit des Unterschenkels im Kniegelenk durch Bänderschlaffheit; **Urs.:** angeboren (bei angeborener Knieluxation), nach Wachstumsstörungen, kompensatorisch bei Pes* equinus, posttraumatisch nach in Fehlstellung verheilten Frakturen, nach Femoralislähmung*; **Ther.:** Behandlung der Grunderkrankung, bei Ventralneigung der Tibiagelenkfläche Korrekturosteotomie.

Genus (lat.) n: Geschlecht; Gattungsbegriff in der Botanik u. Zoologie; vgl. Species.

Genu valgum (Genu*) n: sog. X-Bein; **Urs.:** angeboren (einseitig als Hinweis auf eine angeborene Hüftgelenkluxation), bei Rachitis, Hypogonadismus, Knochendysplasien, Myopathien, nach Hüftadduktionskontraktur, Paralysen,

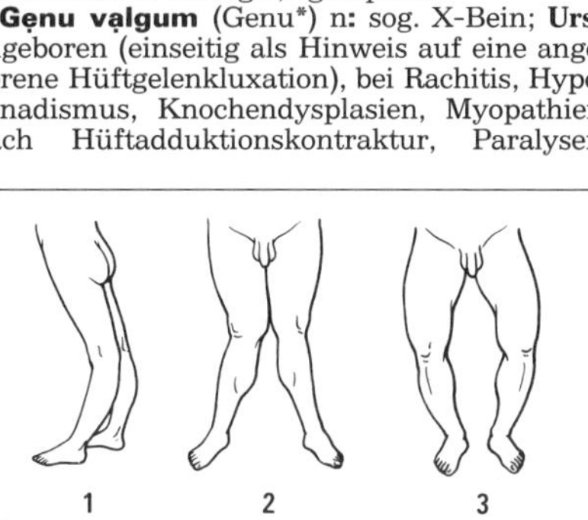

Genu:
1: Genu recurvatum; 2: Genu valgum; 3: Genu varum

kompensatorisch bei Knick-Senk-Fuß; auch einseitig nach Traumen, langandauernder Fehlbelastung u. inf. Fehlwachstums bei epiphysären Störungen; **Ther.**: Behandlung der Grunderkrankung; im Kindesalter supinierende Einlagen (gute Tendenz zur Spontankorrektur); im Erwachsenenalter korrigierende Osteotomie*.

Genu varum (↑) n: sog. O-Bein; in leichter Form im Säuglingsalter physiologisch; **Urs.**: angeboren, posttraumatisch, bei Rachitis, entzündliche od. neoplastische Störung im Epiphysenbereich, Knochendysplasie, Lähmung; **Ther.**: im Kindesalter Einlagen mit Außenranderhöhung, bei Jugendlichen u. Erwachsenen u. U. Korrekturosteotomie.

Gen|wirk|kette (Gen*): best. Abfolge von genabhängigen biochem. Reaktionen für das Zustandekommen eines erbl. Merkmals, wobei das nachfolgende Gen jeweils das unter dem Einfluß des vorher wirksam gewordenen Gens entstandene Produkt modifiziert. Der Ausfall eines Gens innerh. einer G. führt zum Abbruch der Synthese u. zur Anhäufung des nicht weiter verarbeiteten Stoffwechselprodukts bzw. zum Fehlen des betreffenden Merkmals. Die am besten analysierte G. des Menschen betrifft den Stoffwechsel der Aminosäuren Phenylalanin u. Tyrosin; eine genet. bedingte Blockierung kann zu Phenylketonurie, Tyrosinämie, Albinismus u. Alkaptonurie führen.

Gen|zählung (↑): (engl.) gene count; empirische Ermittlung einer Genfrequenz* in einer best. Anzahl v. Personen, die von der rechnerischen Ermittlung abweichen kann.

Geo|medizin (gr. γῆ Erde, Boden, Gebiet) f: (engl.) geomedicine; Zweig der Medizin, der die Krankheiten u. ihre Ausbreitungsmöglichkeit zu geograph. Bedingungen in Beziehung setzt.

Geo|pathie (↑; pathie-*) f: Bez. f. ein umfangreiches, schulmed. nicht nachweisbares System von Hypothesen zur Wirksamkeit geolog. Formationen (z. B. sog. Wasseradern, Erdstrahlen) auf biol. Systeme u. die Gesundheit des Menschen; vgl. Erfahrungsheilkunde.

Geo|trichose (↑; Trich-*; -osis*) f: (engl.) geotrichosis; syn. Geotrichum-Mykose; chron. Entz. der Mundschleimhaut u. der absteigenden Schleimhäute, insbes. Bronchien, bei verminderter Infektionsabwehr; **Err.**: Geotrichum* candidum.

Geo|trichum candidum (↑; ↑) n: syn. Milchschimmel; hefeähnlicher, zu den Fungi* imperfecti gehörender Pilz; **Morphol.**: septierte Hyphen mit dichotomer Verzweigung u. Zerfall in zylindrische Arthrosporen*; Saprophyt auf sauren Lebensmitteln (Sauermilch, Butter, Käse, Sauerkraut; jedoch nicht Urs. der Säuerung), ferner gelegentl. auf der Mundschleimhaut u. im Stuhl nachweisbar; selten humanpathogen; vgl. Geotrichose.

Gepe|frin (INN) n: (+)-(S)-3-(2-Aminopropyl)-phenol (IUPAC); Sympathomimetikum; Verw.: Antihypotensivum.

Gerad|lage: s. Kindslage.

Gerad|stand, hoher: (engl.) high longitudinal position; regelwidrige Stellung (Einstellungsanomalie) des Kopfes im Beginn der Geburt, wobei d. Pfeilnaht annähernd im geraden Durchmesser des Beckeneingangs steht; **1. Positio occipitalis pubica** (vorderer h. G.) m. nach vorn gerichtetem Hinterhaupt; **2. Positio occipitalis sacralis** (hinterer h. G.) m. nach hinten gerichtetem Hinterhaupt; **Urs.**: Beckenanomalien; charakterist. Geburtsverlauf m. Verharren des Kopfes in der regelwidrigen Stellung während des ganzen weiteren Verlaufs der Geburt. Vgl. Kindslage.

Geräusch: (engl.) murmur, sound; Schallereignis, das sich aus Tönen mit versch. Frequenzen zusammensetzt; vgl. Schall, Lärm, Auskultation.

Geräusch des fallenden Tropfens: (engl.) falling-drop sound; syn. Gutta cadens; seltener Auskultationsbefund beim frischen Seropneumothorax*; das von der apikalen Pleura ausgeschwitzte Exsudat tropft klatschend in den Flüssigkeitsspiegel am Boden der Pleurahöhle.

Geräusch, dia|stolisches: (engl.) diastolic murmur; Herzgeräusch in d. Diastole zw. dem 2. u. 1. Ton; s. Herzgeräusche, Herztöne.

Geräusche, para|kardiale: (engl.) paracardial murmurs; (auskultator.) durch die Herztätigkeit, aber außerh. der Herzhöhlen entstehende Herzgeräusche* wie perikardit. Reiben u. Plätschern, pleuroperikardiales Reiben, präkordiales Emphysemgeräusch.

Geräusche, pseudo|peri|kardiale: s. Reiben, extraperikardiales.

Geräusch, in|spiratorisches: (engl.) inspiratory breath sound; bei der Einatmung hörbares Auskultationsgeräusch. **G., prä|sy|stolisches:** (engl.) presystolic murmur; Herzgeräusch unmittelbar vor dem 1. Ton (Systole). **G., proto|diastolisches:** (engl.) protodiastolic murmur; Herzgeräusch unmittelbar nach dem 2. Herzton. **G., sy|stolisches:** (engl.) systolic murmur; Herzgeräusch während der Systole zw. 1. u. 2. Ton; s. Herzgeräusche.

Gerbasi-An|ämie (Michele G., zeitgen. Päd., Palermo; Anämie*) f: (engl.) megaloblastic anaemia of infancy; wenig gebräuchl. Bez. f. megaloblastäre (Perniziosa-ähnliche) reversible Anämie* bei unterernährten Säuglingen u. Kleinkindern bzw. bei Kindern schlecht ernährter Mütter; **Ther.**: ausreichende Ernährung u. orale Zufuhr von Vitamin B_{12}, B_2 u. Folsäure sowie von Vitamin C. Vgl. Ziegenmilchanämie.

Gerbich-Blut|gruppe: (engl.) Gerbich blood group; Symbol Ge; seit 1960 bekannte Blutgruppe; das Blutgruppenmerkmal Ge^a ist an Erythrozyten (auch an Leukozyten) praktisch aller Populationen nachweisbar (s. Antigene, ubiquitäre); fehlt in best. Populationen von Papua-Neuguinea (ca. 50% Ge^{a-}).

Gerb|säure: s. Tannin.

Gerb|stoffe: (engl.) tannins; Oligo- u. Polyphenole pflanzlicher Herkunft (z. B. in Cortex Quercus, Radix Ratanhiae, Rhizoma Tormentillae) mit der Eigenschaft, Kollagen zu binden (Gerben von Haut zu Leder); Einteilung med. verwendeter G. in Catechin-, Tannin- u. Lamiaceen-G.; **Wirkung:** Bildung einer Koagulationsmembran auf Schleimhäuten, reizmildernd, antiphlogistisch, antimikrobiell, sekretionshemmend; **Verw.:** äußerlich zur Wundbehandlung, bei Entz., Hämorrhoiden; innerlich bei dyspeptischen Beschwerden, Diarrhoe sowie als Antidot bei Alkaloid- u. Schwermetallvergiftungen. S. Tannin.

Gerhardt-Schall|wechsel (Carl A. G., Int., Berlin, 1833-1902): (engl.) Biermer's sign; syn. Biermer-Schallwechsel; Veränderung des Perkussionsschalls über sehr langgestreckten, z. T. mit Sekret gefüllten Kavernen b. Lagewechsel des Kranken (Sekretspiegel immer horizontal).

Ger|iatrie (gr. γέρων Alter, Greis; -iatr*) f: (engl.) geriatrics; syn. Presbyatrie; Lehre von den

Krankheiten des alten Menschen, Altersheilkunde; betrifft v. a. die innere Medizin, aber auch die Psychiatrie (Gerontopsychiatrie). Vgl. Gerontologie.

Ger|iatrika (↑; ↑) n pl: (engl.) geriatric agents; Arzneimittel, denen eine substituierende, roborierende u. stimulierende Wirkung zur Steigerung der körperl. u. geistigen Leistungsfähigkeit im Alter zugeschrieben wird.

Gerinnsel: s. Blutgerinnsel.

Gerinnung: s. Koagulation. **G., dis|seminierte intra|vasale:** s. Verbrauchskoagulopathie. **G.s|faktoren** m pl: s. Blutgerinnung. **G.s|störungen:** s. Diathese, hämorrhagische. **G.s|zeit:** s. Blutgerinnungszeit.

Gerlach-Klappe (Joseph von G., Anat., Erlangen, 1820-1896): (engl.) Gerlach's valve; zwischen Blinddarm u. Wurmfortsatz.

Germanium n: chem. Element, Symbol Ge, OZ 32, rel. Atommasse 72,59; zur Kohlenstoffgruppe gehörendes sehr sprödes Metall mit Halbleitereigenschaft.

German-Syn|drom n: autosomal-rezessiv erbl. (v. a. bei Aschkenasim-Juden beobachteter) Fehlbildungskomplex; **Sympt.:** Flexionskontrakturen großer Gelenke, Klumpfüße, kraniofaziale Dysmorphie, Muskelhypotonie, Lymphödeme von Hand- u. Fußrücken.

Germen (lat. Erzeugtes, Leibesfrucht) n: Keim(bahn); s. Idioplasma.

germinal (↑): auch germinativ; den Keim betreffend, von den Keimblättern ausgehend.

Germinal|zell|a|plasie (↑; Zelle*; A-*; -plasie*) f: syn. Castillo*-Syndrom.

Germino|blastom (↑; Blast-*; -om*) n: s. Lymphoblastom, großfollikuläres.

Germinom (↑; -om*) n: (engl.) germinoma; maligner Tumor des Keimgewebes; vgl. Hodentumoren, Seminom.

Germino|zyten (↑; Zyt-*) m pl: Keimzellen.

Gero|derma (gr. γέρων Alter, Greis; Derm-*) n: (engl.) geroderma, ageing skin; sog. Greisenhaut; schlaffe, welke Haut bei hormonalen Störungen, z. B. bei hypophysärem Zwergwuchs; s. Minderwuchs.

Gero|derma osteo|dys|plastica (↑; ↑) n: autosomal-rezessiv erbl. Entwicklungsstörung des Bindegewebes; **Sympt.:** vorzeitige Alterung der Haut, Cutis laxa, faziale Dysmorphien, überstreckbare Gelenke, Osteopenie. Vgl. Progeroid.

Geröll|zysten (Kyst-*) f pl: (engl.) subchondral cysts; je nach Inhalt auch als Blutungs- od. Detrituszysten bezeichnet; zyst. Osteolysen in d. subchondralen Knochenzone, v. a. in d. Druckbelastungszone als Sympt. einer Arthrose*.

Gero|genito|dys|trophie (gr. γέρων Alter, Greis; Genitale*; Dys-*; Troph-*) f: s. Hutchinson-Gilford-Syndrom.

Geronto|logie (↑; -log*) f: (engl.) gerontology; Alternsforschung; Wissenschaft, die sich mit den somatischen, psychischen u. sozialen Vorgängen des Alterns* beschäftigt. Vgl. Geriatrie.

Geron|toxon (↑; gr. τόξον Bogen) n: syn. Arcus senilis; s. Arcus lipoides corneae.

Gerota-Faszie (Dimitrie G., Anat., Bukarest, 1867-1939; Fasc-*) f: Fascia* renalis.

Gersten|korn: syn. Hordeolum*.

Gerstmann-Sträussler-Syn|drom (Josef G., Neurol., Wien, New York, 1887-1969; Ernst St., Neurol., Prag, Wien, 1872-1959) n: s. Ataxie, spinozerebellare.

Gerstmann-Syn|drom (↑) n: Bez. f. ein klin. nicht einheitliches Syndrom mit Fingeragnosie*, Rechts*-Links-Störung, Agraphie* bzw. Akalkulie*; **Urs.:** Läsion im Bereich des Gyrus angularis der dominanten Hemisphäre, meist durch Verschluß der A. gyri angularis; vgl. Angularissyndrom.

Geruchs|aura (Aura*) f: (engl.) olfactory aura; syn. olfaktorische Aura; Riechstörung (Hyperosmie, Parosmie), die e. epileptischen, insbes. e. komplex-partiellen Anfall* einleitet; s. Epilepsie.

Geruchs|kor|rigenzien (Korrigenzien*) n pl: (engl.) olfactory corrigents; zur Verbesserung des Geruchs (u. des Geschmacks) manchen Arzneimitteln zugesetzte Stoffe; z. B. Aqua Rosea, Oleum Lavandulae.

Geruchs|störung: s. Riechstörungen.

Gerüst|eiweiße: (engl.) scleroproteins; Skleroproteine; Proteine, die aufgrund ihrer Tertiärstruktur Fibrillen mit mechan. Funktionen bilden: Keratin*, Kollagen* u. Elastin*.

Gesäß: (engl.) buttocks; (anat.) Clunes, Nates, Ischium.

Gesäß|gegend: (engl.) gluteal area; Regio glutaea; s. Abb.

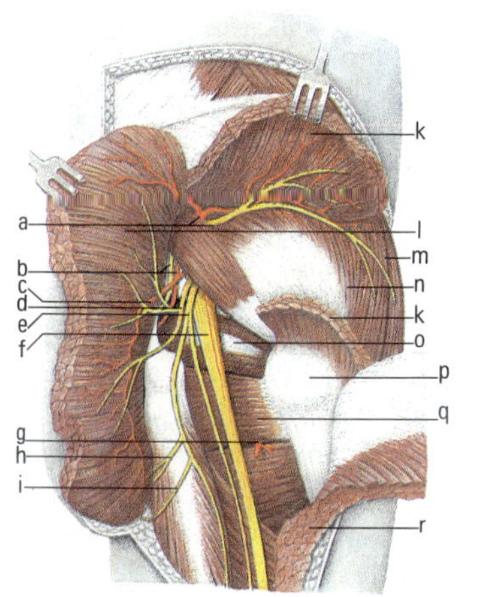

Gesäßgegend:
a: A. glutaea superior u. N. glutaeus superior; b: Ligamentum sacrospinale; c: A. glutaea inferior; d: N. glutaeus inferior; e: N. cutaneus femoris posterior (Sonderfall); f: N. ischiadicus et A. comitans; g: A. perforans I; h, i: Nn. clunium inferiores; k: M. glutaeus medius; l: M. glutaeus maximus; m: M. tensor fasciae latae; n: M. glutaeus minimus; o: M. obturatorius internus; p: Trochanter major; q: M. quadratus femoris [532]

Gesamt|azidität (Azid-*) f: (engl.) total acidity; Gesamtsäure; Sammelbez. f. die sauer reagierenden Substanzen im Magensaft*: freie Salzsäure, an Eiweiß locker gebundene Salzsäure, saure Salze u. (pathol.) die durch Gärung entstandenen org. Säuren (Milchsäure, Buttersäure usw.); s. Magensaftuntersuchung, Salzsäure.

Gesamt|dosis (Dosis*) f: (engl.) total dose; Abk. GD, auch Gesamtherddosis (Abk. GHD); in der Strahlentherapie* gebräuchl. Begriff f. die am Ende einer Bestrahlungsserie (Fraktionierung*) insgesamt eingestrahlte Referenzdosis*.

G

Gesamt|körper|wasser: s. Körperwasser.

Gesamt|lipide (Lip-*) n pl: (engl.) total lipids; Bez. f. alle im Serum vorliegenden Lipide* u. Lipoide. S. Lipoproteine.

Gesamt|serum|iod (Sero-*) n: (engl.) total serum iodine; Abk. GSI; (nuklearmed.) beim Radioiodtest* 48 Std. nach Einnahme von Iod-131 gemessener Iodgehalt im Serum.

Gesamt|stickstoff: (engl.) total nitrogen; Gesamt-N; Summe aus Reststickstoff* u. Stickstoffgehalt des Gesamteiweißes.

Geschäfts|fähigkeit: (engl.) legal competence; die Fähigkeit einer Person, selbständig Rechtsgeschäfte mit voller Wirksamkeit abzuschließen, d. h. Handlungen vorzunehmen, die auf die Herbeiführung von Rechtsfolgen abzielen. **Geschäftsunfähig** ist nach § 104 BGB, wer das 7. Lj. nicht vollendet hat od. sich in einem die freie Willensbestimmung ausschließenden Zustand krankhafter Störung der Geistestätigkeit befindet, sofern nicht dieser Zustand seiner Natur nach ein vorübergehender ist. **Beschränkt geschäftsfähig** ist nach § 106 BGB, wer das 7. Lj. vollendet hat, aber noch nicht volljährig, d. h. 18 Jahre alt ist (§ 2 BGB). Eine beschränkt geschäftsfähige Person bedarf zur Abgabe einer Willenserklärung, durch die sie nicht lediglich einen rechtlichen Vorteil erlangt, der Einwilligung des gesetzlichen Vertreters (Eltern, Vormund; § 107 BGB). Die Wirksamkeit eines ohne die erforderliche Einwilligung abgeschlossenen Vertrages hängt von der Genehmigung durch den gesetzlichen Vertreter ab (§ 108 BGB); ein ohne die Einwilligung vorgenommenes einseitiges Rechtsgeschäft ist unwirksam (§ 109 BGB).

Die Einwilligung in einen ärztlichen Eingriff ist keine rechtsgeschäftliche Willenserklärung, sondern eine Gestattung zur Vornahme tatsächlicher Handlungen; für sie ist natürliche Einsichtsfähigkeit erforderlich u. ausreichend. Ein Minderjähriger kann deshalb wirksam in den Eingriff einwilligen, wenn er nach seiner geistigen u. sittl. Reife die Bedeutung u. Tragweite des Eingriffs u. der Gestattung richtig einzuschätzen vermag. Dies wird aus jurist. Sicht bei Personen unter 18 Jahren aber selten der Fall sein, so daß der Arzt zur Vermeidung eigenen Risikos in Zweifelsfällen darauf bedacht sein sollte, die Einwilligung des personensorgeberechtigten gesetzlichen Vertreters einzuholen. Vgl. Einwilligung, Betreuung, Zwangsbehandlung.

Geschlecht: (engl.) sex; Zuordnung von Individuen zweigeschlechtl. Species zum männlichen od. weiblichen G. nach unterschiedl. Kriterien; beim Menschen werden unterschieden: **1.** chromosomales G. (auch genetisches G.; s. Kerngeschlecht): Zellen m. Y-Chromosom gelten als männl., ohne Y-Chromosom als weibl. (vgl. Geschlechtsdeterminierung, chromosomale). **2.** gonadales G.: Individuen gelten m. Ovarien als gonadal weibl., mit Testes als gonadal männl., mit gemischten Keimdrüsen als intersexuell. **3.** genitales G.: Zuordnung nach dem Aspekt des äußeren Genitale u. der sek. Geschlechtsmerkmale (phänotypisches G.). Neben diesen das somatische G. eines Individuums determinierenden Kriterien wird das psychosoziale G. bestimmt durch: **4.** psychisches G., d. h. die sexuelle Selbstidentifikation als weiblich od. männlich; vgl. Geschlechtsidentifikation; **5.** soziales Geschlecht, d. h. die sexuelle Einordnung u. Rollenzuweisung durch die Umwelt (u. a. als jurist. Geschlecht). Widersprüche zw. genitalem, psychischem u. sozialem G. können u. U. zu erheblicher psych. Beeinträchtigung der Betroffenen führen.

Geschlecht, chromo|somales: s. Geschlechtsdeterminierung, chromosomale.

Geschlecht, genitales: durch die äußeren Geschlechtsmerkmale* definiertes Geschlecht*, u. U. vom chromosomalen u. gonadalen Geschlecht abweichend.

Geschlecht, gonadales: s. Geschlecht.

Geschlechts|bestimmung, chromo|somale: s. Geschlechtsdiagnostik, pränatale; Geschlechtsdeterminierung, chromosomale.

Geschlechts|chromatin (Chrom-*) n: (engl.) sex chromatin; syn. Barr-Körper; zahlreiche somat. Zellkerne enthalten im Ruhezustand Chromatinverdichtungen, die meist als scharf umschriebene Körperchen der Kernmembran anliegen. G. besteht aus dem einen X-Chromosom, welches funkt. inaktiv ist u. wird nur b. Individuen gefunden, die mind. zwei X-Chromosomen haben, normalerweise also nur beim weibl. Geschlecht. Doppeltes G. in einer Zelle weist auf das abnorme Vorhandensein v. drei X-Chromosomen hin. Vgl. Y-Chromatin, Kerngeschlecht.

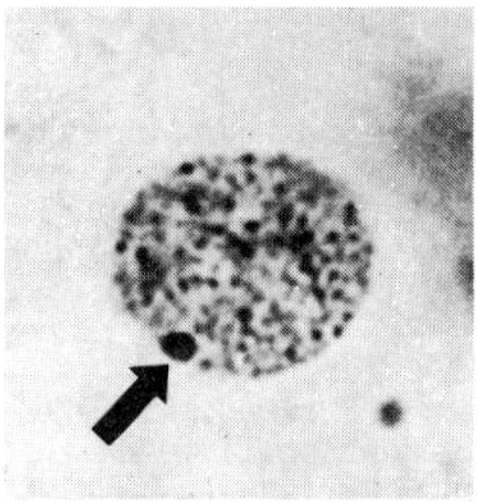

Geschlechtschromatin: Mundepithelzellkern mit X-Chromatin [478]

Geschlechts|chromo|somen (↑; Soma*) n pl: syn. Heterochromosomen, Gonosomen*.

Geschlechts|de|terminierung, chromo|somale: (engl.) chromosomal sex determination; Festlegung des somat. Geschlechts durch die auf den Gonosomen* lokalisierten geschlechtsdeterminierenden Gene. Beim (homogameten) weibl. Geschlecht entstehen im Verlauf der Meiose* ausschließl. einheitliche Gameten* (Eizellen) m. jeweils 22 Autosomen* u. einem X-Chromosom,

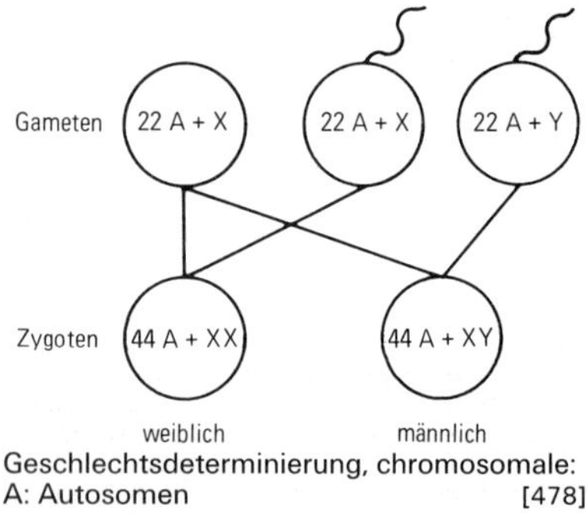

Geschlechtsdeterminierung, chromosomale: A: Autosomen [478]

beim (heterogameten) männl. Geschlecht dagegen zwei Typen v. Gameten (Spermien*), die alle ebenfalls 22 Autosomen, jedoch z. Hälfte entw. ein X- od. ein Y-Chromosom enthalten. Bei Befruchtung der Eizelle* m. einem ein X-Chromosom tragenden Spermium entsteht eine weibl. determinierte, b. Vereinigung m. einem ein Y-Chromosom tragenden Spermium eine männl. determinierte Zygote*.

Geschlechts|dia|gnostik, prä|natale f: (engl.) prenatal sex determination; Bestimmung des Kerngeschlechts* durch Nachw. von Geschlechtschromatin* bzw. Y*-Chromatin mittels Amniozentese* (schon im 1. Trimenon möglich).

Geschlechts|hormone (Horm-*) n pl: Sexualhormone*.

Geschlechts|identifikation f: (engl.) sex identification; Selbstidentifikation eines Menschen als männl. od. weiblich; findet meist in den ersten 3 Lj. statt u. ist zum Zeitpunkt feststellbarer sexueller Orientierung (zunächst bes. an den Reaktionen zum gegengeschlechtl. Elternteil beobachtbar) i. d. R. nicht mehr korrigierbar (vgl. Transsexualität).

Geschlechts|krankheiten: (engl.) venereal diseases; durch Geschlechtsverkehr übertragene Krkh.; bei den sog. klassischen meldepflichtigen G. handelt es sich laut „Gesetz* zur Bekämpfung der Geschlechtskrankheiten" vom 23.7.1953 (BGBl. I, S. 700) um Syphilis* (Lues), Tripper (Gonorrhoe*), Weichen Schanker (Ulcus* molle) u. venerische Lymphknotenentzündung (Lymphogranuloma* venereum). Daneben werden unter dem Begriff STD* (engl. sexually transmitted diseases) andere sexuell übertragbare Erkr. zusammengefaßt.

Geschlechts|merkmale: (engl.) sexual characteristics; charakterist., das weibl. u. männl. Geschlecht* (somat.) unterscheidende Kennzeichen; **1.** primäre G.: direkt der Fortpflanzung dienende, b. der Geburt vorhandene G. (Genitale): Hoden, Nebenhoden, Samenwege, Penis bzw. Ovarien, Tuben, Uterus, Vagina, Vulva; **2.** sekundäre G.: in der Pubertät* sich entwickelnde G. (beim Mann: Bart, Körperbehaarung, tiefe Stimme; b. der Frau: Brüste, weibl. Behaarungstyp, charakterist. Fettverteilung); **3.** tertiäre G.: Körpergröße, Knochenbau u. a.

Geschlechts|organe n pl: s. Genitale.

Geschlechts|reife: (engl.) sexual maturity; Lebensabschnitt nach völliger morphol. u. funkt. Ausreifung der sekundären u. tertiären Geschlechtsmerkmale; geht normalerweise m. voller Fertilität einher. Das Klimakterium beendet die G. der Frau. Vgl. Lebensabschnitte.

Geschlechts|trieb: s. Sexualtrieb.

Geschlechts|umwandlung: (engl.) sex transformation; sprachlich nicht ganz zutreffende Bez. f. hormonelle u. plastisch-chir. Eingriffe z. Korrektur des gonadalen u. genitalen Geschlechts* in Fällen v. echter Transsexualität*; **Ind.:** i. d. R. psychosoziale Belastungen des Pat. u. erheblicher Leidensdruck; die G. wird meist in **zwei Phasen** vollzogen: **1.** hormonelle Vorbehandlung m. Sexualhormonen* des angestrebten Geschlechts; **2.** plastisch-chir. Eingriff m. Entfernung der Gonaden (Kastration*) u. Bildung v. Vulva u. Vagina (s. Kolpopoese) sowie Mammaplastik* (Mann-zu-Frau-G.) bzw. vaginale Kolpohysterektomie m. Ovarektomie u. Verschluß des Introitus vaginae, Bildung eines Skrotums m. Hodenprothese u. eines Klitorispenoids m. verlängerter Urethra sowie subkutane Mastektomie* u. Mamillenreduktion (Frau-zu-Mann-G.). Funktionelle Ergebnisse der Mann-zu-Frau-G. sind generell besser als im umgekehrten Fall; die Bildung eines (durch Silikoneinlage versteiften) Penoids mittels Rollappenplastik führt i. d. R. nicht zu befriedigenden Ergebnissen u. wird daher nur selten ausgeführt. Restriktive Indikationsstellung u. intensive psych. Betreuung der Pat. sind unabdingbar. Zur personenstandsrechtl. Seite der G.: s. Transsexuellengesetz.

Geschlechts|verhältnis: (engl.) sexual relationship; Verhältnis der Knaben- zu den Mädchengeburten, meist in Form der Knabengeburten auf 100 Mädchengeburten angegeben; beträgt in der weißen Bevölkerung meist ca. 106, nimmt in Kriegen u. Notzeiten zu u. zeigt auch ethn. Unterschiede. Von dem sekundären G. (bei Geburt) unterscheidet man das primäre G. (bei der Befruchtung).

Geschlechts|verkehr: (engl.) sexual intercourse; **1.** i. w. S. jede Kommunikation od. Interaktion zw. Menschen, die zu einer sexuellen Reaktion ermuntert bzw. diese einschließt, insbes. Genital-, Oral-, Analverkehr u. gegenseitige Masturbation, aber auch sadomasochistische od. fetischistische Handlungen; **2.** i. e. S. Koitus, d. h. Vereinigung der weibl. u. männl. Genitalien; vgl. Reaktionszyklus, sexueller.

Geschmacks|aura (Aura*) f: (engl.) gustatory aura; syn. gustatorische Aura; meist als unangenehm empfundene Geschmackswahrnehmungen unmittelbar vor einem epileptischen Anfall; s. Epilepsie.

Geschmacks|knospen: (engl.) taste buds; knospenähnlich aussehende Chemorezeptoren im Epithel der Papillae vallatae u. foliatae der Zunge, vereinzelt auch in d. Papillae fungiformes, am Gaumen, Kehldeckel u. in d. Pharynxschleimhaut; bestehen aus zylindr. Sinneszellen, deren Geschmacksstiftchen (Mikrovilli) in d. Geschmacksporus an d. Epitheloberfläche hineinragen.

Geschmacks|nerven (Nervus*): (engl.) gustatory nerves; Geschmacksfasern von d. vorderen zwei Dritteln der Zunge verlaufen über N. lingualis, Chorda tympani, N. facialis (N. intermedius), von d. Papillae vallatae (hinteres Drittel) u. foliatae über d. N. glossopharyngeus.

Geschmacks|prüfung: (engl.) gustometry; Prüfung der vier Geschmacksqualitäten auf der Zunge*; **1. sauer** mit verdünntem Essig od. Zitronensäure; **2. süß** mit Zuckerlösung; **3. salzig** mit Kochsalzlösung; **4. bitter** (zuletzt) mit Chininlösung; vgl. Geschmacksknospen.

Geschmacks|störung: Dysgeusie; s. Hypogeusie, Parageusie.

Geschwindigkeit: (engl.) velocity; Quotient aus zurückgelegtem Weg u. dazu benötigter Zeit; SI-Einheit: Meter pro Sekunde (m/s); zulässig auch Kilometer pro Stunde (km/h); vgl. Einheiten.

Geschwür: s. Ulkus.

Geschwulst: s. Tumor.

Gesetz zur Bekämpfung der Geschlechtskrankheiten: (vom 23.7.1953) umfaßt Richtlinien z. Verhütung, Feststellung, Erkennung u. Heilung sowie z. vorbeugenden u. nachgehenden Gesundheitsfürsorge b. Syphilis*, Gonorrhoe*, Ulcus* molle u. Lymphogranuloma* venereum. Das Änderungsgesetz vom 25.8.1969 führte e. anonyme Meldepflicht jedes Falles einer ansteckungsfähigen Geschlechtskrankheit sowie d. Führung einer Bundesstatistik ein.

G

Gesicht: (engl.) face; Facies*, der Gesichtsteil des Schädels; pathol. Veränderungen des G.: **1. viereckige Stirn:** Frons quadrata; annähernd rechtwinklig u. vorspringend b. Rachitis, meist verbunden mit e. Caput quadratum; **rachitisches G.:** Vertiefung der Fossa canina, als ob man m. Daumen u. Zeigefinger stark in d. Gegend gedrückt u. dadurch d. Schneidezähne herausgepreßt hätte, mit Atrophie des Oberkieferknochens; **2. olympische Stirn:** stark ausgebildete Stirn b. konnataler Syphilis; durch gleichzeitige Vorwölbung der seitl. Schädelteile u. Kleinheit des Unterkiefers entsteht Birnenform des Gesichts; **3. Progenie***; **4. Prognathie***; **5. adenoides G.:** s. Vegetationen, adenoide; **6. zygomatische Falte:** doppelte od. dreifache Falte auf d. Mitte der Wange über d. Jochbein, von da nach d. Mundwinkel verlaufend, 3-5 cm lang, nach unten in d. Kinnfurchen übergehend, b. starker Ausbildung narbenähnlich; **7. Faltengesicht:** greisenartiges G. durch unphysiol. Faltenbildung b. Jugendlichen; ähnl. bei Dysgenitalismus, Hypophysen- u. Schilddrüsenstörungen; **8. abdominelles G.:** s. Facies abdominalis; **9. Choleragesicht:** „spitzes", verfallenes Aussehen der Cholerakranken im algiden Stadium; **10. Hippokrates-G.:** s. Facies hippocratica; **11. Greisengesicht:** b. Kleinkindern m. schweren Darmstörungen u. Progeroid-Syndromen; **12. Eskimogesicht:** b. Myxödem*; **13. Löwengesicht:** Facies leontina bei Lepra*; **14. Hutchinson-G.:** Anspannung der Stirnmuskeln z. Ausgleich der Ptosis b. Ophthalmoplegia* chronica progressiva; **15. Maskengesicht***; **16. choreatisches G.:** b. Chorea*; b. Ausstrecken der Zunge wird d. Mund weit geöffnet, Lider u. Augen werden gehoben; **17. Salbengesicht***; **18. Corvisart-G.:** G. des Kranken mit Herzinsuffizienz: Zyanose der Lippen, langsame, abgesetzte Atmung, rotfleckige Wangen usw.; **19. Krötengesicht:** s. Anenzephalie.

Gesichts|a|trophie (Atrophie*) **f:** s. Hemiatrophia faciei progressiva.

Gesichts|feld: (engl.) visual field; der mit unbewegtem Auge gleichzeitig sichtbare Teil des Raumes; unterschieden werden monokulares u. binokulares G. bzw. zentrales u. peripheres G.; die Grenze des G. ist abhängig v. der Adaptation sowie Größe, Helligkeit u. Farbe des Objekts; ophth. Bestimmung mittels (meist statischer) Perimetrie*; i. d. R. oben bis 60°, unten bis 70°, nasal bis 60°, temporal bis 90°; vgl. Blickfeld.

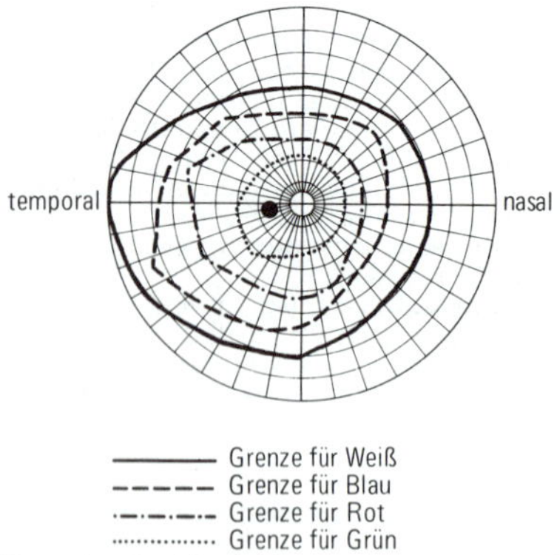

Normales Gesichtsfeld [125]

Gesichts|feld|ausfall: (engl.) scotoma; Fehlen eines Teiles des normalen Gesichtsfeldes; umschriebener G.: s. Skotom; halbseitiger G.: s. Hemianopsie; diffuser G.: s. Gesichtsfeldeinengung.

Gesichts|feld|einengung: (engl.) visual field constriction; zeitweilige od. dauernde Verkleinerung des Gesichtsfeldes in eine best. Richtung od. nach allen Seiten; Sympt. versch. Augenerkrankungen, z. B. Hornhaut- od. Linsentrübung, Glaukom, Ablatio retinae, Retinopathia pigmentosa.

Gesichts|krampf, mastikatorischer: Kaumuskelkrampf; s. Trismus.

Gesichts|krampf, mimischer: s. Tic convulsif.

Gesichts|lähmung: s. Fazialislähmung.

Gesichts|lage: (engl.) face presentation; stärkster Grad der Deflexionslagen* unter der Geburt m. dem Gesicht als vorliegendem Teil; Leitstelle: Kinn; **Einteilung: 1.** mentoposteriore G. (Kinn nach hinten gerichtet, Geburt unmögl., falls der Fet nicht noch rotiert); **2.** mentoanteriore G. (Kinn nach vorn gerichtet). Vgl. Kindslage.

Gesichts|nävus (Nävus*) **m:** (engl.) facial naevus; im Bereich der Gesichtshaut auftretender Nävus*; z. B. bei Sturge*-Weber-Krabbe-Krankheit.

Gesichts|nerv (Nervus*)**:** s. Nervus facialis, Nervus trigeminus.

Gesichts|neur|algie (Neur-*; -algie*) **f:** (engl.) facial neuralgia; Schmerzen im Bereich des Gesichts; **Formen: 1.** Neuralgie im Versorgungsgebiet eines kranialen Nerven: Genikulatumneuralgie*, Glossopharyngeusneuralgie*, Nasoziliarneuralgie*, Okzipitalneuralgie*, Sluder*-Neuralgie, Trigeminusneuralgie*; **2.** atypische G.: bes. bei Frauen auftretender, oft diffuser, lange andauernder Schmerz in einer Gesichtshälfte ohne anat. Zuordnung; wahrscheinlich psychosomatisch bedingt; vgl. Horton-Syndrom, Hunt-Syndrom.

Gesichts|rose: s. Erysipel, Zoster.

Gesichts|skoliose (gr. σκολιός krumm; -osis*) **f:** (engl.) craniofacial asymmetry; Scoliosis capitis et faciei; asymmetrische Kopf- u. Gesichtsform bei kindl. Schiefhals; s. Torticollis, Skoliose.

Gesichts|spalten: (engl.) facial clefts, proso-

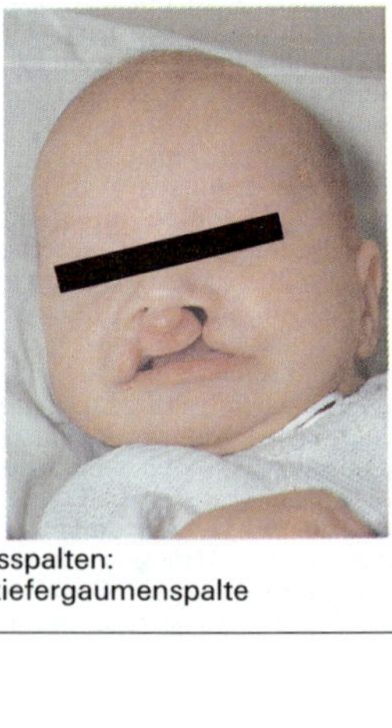
Gesichtsspalten:
Lippenkiefergaumenspalte [179]

Gestagene
Übersicht über die physiologischen Wirkungen

Funktion, Organ	Wirkung
Zentralnervensystem	dosisabhängige Wirkung auf Hypothalamus und Hypophyse: Steigerung der LH-Sekretion, Hemmung der Sekretion von Gonadotropin-releasing-Hormon
Vagina	Massenabschilferung von Oberflächen- und Intermediärzellen, Herabsetzung des Karyopyknose-Index
Zervix	Engerstellung von Muttermund und Zervikalkanal (Schleim: spärlich, zähflüssig)
Endometrium	sekretorische Transformation, Glykogeneinlagerung
Myometrium	Ruhigstellung (sog. Progesteronblock), Herabsetzung der Ansprechbarkeit auf Oxytocin
Tuben	Herabsetzung von Motilität und Sekretion
Ovarien	Verminderung der Ansprechbarkeit auf Gonadotropine
Mammae	Stimulation des tubulo-alveolären Wachstums (synergistisch mit Östrogen und Prolactin)
Stoffwechsel	allgemein: gesteigerter Energiestoffwechsel; vorübergehend vermehrte Natrium- und Wasserausscheidung; Differenzierung bestimmter Gewebe; Erhöhung der Körpertemperatur Kohlenhydrate: Verschlechterung des Stoffwechsels Fette: Abfall von Triglyzeriden (vermehrter VLDL-Katabolismus), Cholesterin, Highdensity- und Lowdensitylipoproteins
Blutgerinnung	Anstieg von Antithrombin III

poschises; ein- od. doppelseitige Hemmungsfehlbildungen inf. ausbleibender od. gestörter Verschmelzung der Gesichtsfortsätze im 1.-2. Embryonalmonat; **Formen: 1.** Lippenspalte* (Cheiloschisis), Kieferspalte (Gnathoschisis) u. Gaumenspalte* (Palatoschisis) können isoliert od. in Kombination miteinander auftreten (Häufigkeit 1 : 1000); **2.** seltene Formen der Lippenspalte: mediane Oberlippenspalte, Unterlippenspalte; **3.** mediane u. laterale Nasenspalte; **4.** Gesichtsspalten i. e. S.: schräge G. (Wangenspalte, Meloschisis), zw. Oberkiefer- u. lateralem Stirnfortsatz von der Oberlippe zum Auge verlaufend; quere G. (Stomatoschisis), Vergrößerung der Mundöffnung zw. Ober- u. Unterkieferfortsatz; **Ätiol.:** unterschiedliche Erbgänge u. sporadisches, multifaktorielles Auftreten; häufig Teilsymptom anderer Fehlbildungssyndrome; **Ther.:** chirurgische Schließung der Defekte ab dem 1. Lebensmonat mit späteren Revisionen, logopädische Betreuung der Sprechstörungen.

Gesprächs|psycho|therapie (Psych-*) f: **1.** i. w. S. jede Form der Psychotherapie* auf der Grundlage eines Gesprächs; **2.** (engl.) client-centered therapy; syn. klientenzentrierte Psychotherapie; Form der Beratung bzw. Psychotherapie, bei der das Verhalten des Beraters bzw. Therapeuten durch Echtheit, nicht an Bedingungen gebundene Akzeptanz des Klienten u. Empathie gekennzeichnet ist u. dem Klienten in nichtdirektiver Weise durch Verbalisierung von (emotionalen) Erlebnissen od. Konfrontation mit eigenen Widersprüchen die Fähigkeit zur Aussprache u. eigenverantwortl. Lösung von Problemen sowie wachsendes Selbstgefühl vermittelt werden soll.

Gestagene (lat. gestare tragen; -gen*) n pl: (engl.) gestagens; Stoffklasse von synthet. Hormonen, die nur z. T. ähnliche Eigenschaften wie das physiol. Gelbkörperhormon **Progesteron*** haben; leiten sich vom Testosteron* od. 17α-Hydroxyprogesteron* ab. Nahezu alle biol. Effekte werden nicht durch G. allein, sondern im Zusammenwirken m. Östrogenen ausgelöst u. hängen dabei v. dem Östrogen/Gestagen-Verhältnis sowie v. der zeitl. Abfolge des Zusammenwirkens ab; dabei tritt die Wirkung nur in Organen auf, deren Zellen spezif. Hormonrezeptoren* aufweisen. **Bedeutung** der G. für die Regulation v. Reproduktionsvorgängen der weibl. Genitalorgane: Endometriumtransformation, schwangerschaftserhaltende Wirkung (Beeinflussung des Zervikalsekrets, der Spermienkapazitation u. des Eitransports, Einwirkung auf d. Beschaffenheit des tubalen u. uterinen Milieus). Jedes Gestagen besitzt **Partialwirkungen:** u. a. antiöstrogene, östrogene, androgene, antiandrogene Eigenschaften, das Fehlen od. Vorhandensein zentraler Hemmwirkungen (Gonadotropinhemmung), eine negative od. positive Beeinflussung der Nebennierenrindenfunktion; therap. **Verw.:** bei versch. gyn. Störungen, als Bestandteil od. Hauptkomponente v. oralen Kontrazeptiva (hormonale Kontrazeption*). G. mit antiandrogenen Eigenschaften wie Chlormadinon u. Cyproteron werden in Komb. mit einem Östrogen zur Ther. der Akne, des Hirsutismus u. der Alopecia androgenetica eingesetzt. **NW** u. **Kontraind.:** s. Östrogene.

Gestagen|test (↑; ↑) m: (engl.) progesterone withdrawal test; auch Progesterontest; Verf. zur hormonellen Diagnostik bei Amenorrhoe*; **Prinzip:** nach oraler Gabe von Gestagenen läßt sich nur dann eine Transformation des Endometriums u. eine Hormonentzugsblutung erzielen, wenn durch (vorherige) endogene Östrogenstimulation eine Endometriumproliferation stattgefunden hat. **Beurteilung:** Bei positivem Ergebnis ist eine Ovarialhypoplasie (u. Gynatresie) ausgeschlossen; meist Dysregulation im Hypothalamus-Hypophysen-System (Klärung mit dem Clomiphentest*), bei gleichzeitig erhöhtem Serumspiegel von LH* wahrscheinl. polyzystische Ovarien*; bei negativem G. erfolgt eine weitere Differenzierung i. d. R. mit dem Östrogen-Gestagen-Test. Vgl. Östrogentest.

Gestalt|therapie f: (engl.) gestalt therapy; Form der Psychotherapie*, die durch Deutung u. Verstärkung der sinnl. Wahrnehmung zur Ganz-

Gestose
EPH-Gestose-Index zur Bewertung der Schwere einer Spätgestose

		Bewertung 0 Pkt.	1 Pkt.	2 Pkt.	3 Pkt.
E: **Ödeme** nach Bettruhe		keine	tibiale	generalisierte	–
P: **Proteinurie** (g/dl n. Esbach)		<0,5	>0,5–2	>2–5	>5
H: **Blutdruck**	systolisch	<140	>140–160	>160–180	>180
	diastolisch	< 90	> 90–100	>100–110	>110

Der Gestose-Index (Summe der Befundbewertung) kann max. 11 Punkte betragen.

heit der leib-seelischen Selbstwahrnehmung u. Herstellung einer Beziehung Ich - Umwelt führen soll; Anwendung z. B. bei Neurose.

Gestaltungs|therapie f: (engl.) art therapy; sog. Kunsttherapie; Bearbeiten von Konflikten über gestalterische Tätigkeiten (z. B. Malen, Plastizieren); Anw. in der Ergotherapie* und i. d. R. im Zus. mit Psychotherapie*.

Gestatio (lat. gestare tragen) f: Schwangerschaft*.

Gestations|alter (↑): s. Schwangerschaftsdauer, Reifezeichen des Neugeborenen.

Gestoden n: synthet. Gestagen.

Gesto|noron|caproat (INN) n: 17α-Hydroxy-19-nor-4-pregnen-3,20-dion-17-hexanoat (IUPAC); synthet. Gestagen, das u. a. zur Behandlung des metastasierenden Mamma- u. Endometriumkarzinoms eingesetzt wird. Vgl. Gestagene.

Gestose (lat. gestare tragen; -osis*) f pl: (engl.) gestosis; auch Präeklampsie, Toxikose; früher übliche Bez. f. alle durch e. Schwangerschaft bedingten Krankheitszustände (Frühgestose in der Frühschwangerschaft, z. B. Hyperemesis* gravidarum, Ptyalismus* gravidarum; Spätgestose); wird heute als **schwangerschaftsinduzierter Hochdruck** bez. u. ist eine der häufigsten gebh. Kompl. (bei ca. 10% aller Schwangeren); die Bez. EPH*-Gestose ist umstritten, da Ödeme (E) relativ häufig auch b. gesunden Schwangeren auftreten. **Formen: 1.** schwangerschaftsinduzierter Bluthochdruck, charakterisiert durch Hypertonie* u. Proteinurie*, häufig kombiniert m. exzessiven Ödemen (sog. Präeklampsie), u. U. in Komb. mit Krampfanfällen (Eklampsie*); Vork. sehr selten vor der 20. SSW (z. B. bei Blasenmole), meist erst im letzten Trimenon. Das Auftreten v. Krämpfen ist nicht notwendigerweise m. der Schwere der Präeklampsie assoziiert. **2.** schwangerschaftsunabhängige Hochdruckformen: chron. Hypertonie unterschiedl. Genese, meist schon vor der 20. SSW nachweisbar; **3.** chron. Hypertonie m. aufgepfropfter Präeklampsie (sog. Pfropfgestose): vorwiegend b. Mehrgebärenden m. einer chron. Hypertonie treten häufig im 3. Trimenon zusätzl. zu der präexistenten Hypertonie eine Proteinurie u. Ödeme auf. **4.** späte u. transitor. Hypertonie: Bei einer rel. kleinen Gruppe von Pat. ist immer nur während wiederholter Schwangerschaft (bzw. unter Einnahme hormonaler Kontrazeptiva) ein Hochdruck nachweisbar, außerh. der Schwangerschaft sind d. Blutdruckwerte normal. **Ätiol./Path.:** multifaktorielles Geschehen m. bekannten prädisponierenden Faktoren (Erstgebärende, höheres Lebensalter, fam. Hochdruckdisposition, ethnische u. sozioökonom. Faktoren, Mehrlingsschwangerschaften, Blasenmole, Hydramnion, präexistente Gefäßveränderungen bei essentieller Hypertonie, chron. Nephropathie od. Diabetes mellitus); pathophysiol. uteroplazentare Durchblutungsstörung mit immun. bzw. morphol. nachweisbaren Veränderungen im Bereich des Plazentabettes u. Änderungen der Gefäßreagibilität. Die plazentare Minderperfusion (entw. vaskulär bedingt als sog. vaskuläre G. od. durch übermäßige Spannung der Uteruswand bedingt als sog. Spannungsgestose) wird auch als ein auslösender Faktor f. den Hochdruck angesehen, in ihrer Folge kommt es zu Wachstumsretardierung des Kindes, auch zu vorzeitiger Plazentalösung sowie Gerinnungsstörungen. Häufigste mütterl. Todesursache in Zus. mit einer G. ist die Gehirnblutung. **Ther.:** insbes. Blutdrucksenkung, Ödemausschwemmung, b. Proteinurie eiweißreiche Ernährung, b. drohender Eklampsie antikonvulsive Ther., Überwachung des Feten u. Feststellung des kindl. Reifegrades (s. Pränataldiagnostik) z. Beurteilung einer kindl. Gefährdung u. Abwägung einer vorzeitigen Beendigung der Schwangerschaft. Vgl. Risikoschwangerschaft, HELLP-Syndrom.

Gesundheit: (engl.) health; **1.** i w. S. nach der Definition der WHO der Zustand völligen körperl., geistigen, seel. u. sozialen Wohlbefindens; **2.** i. e. S. das subjektive Empfinden des Fehlens körperl., geistiger u. seel. Störungen od. Veränderungen bzw. ein Zustand, in dem Erkr. u. pathol. Veränderungen nicht nachgewiesen werden können; **3.** im sozialversicherungsrechtl. Sinn der Zustand, aus dem Arbeits- bzw. Erwerbsfähigkeit resultiert. Vgl. Gesundheitsrecht, Krankheit.

Gesundheits|bericht|erstattung: Abk. GBE; auf Bundes-, Länder- u. Gemeindeebene stattfindende kontinuierl. Dokumentation des Gesundheitszustands der Bevölkerung; über die Mortalitätsstatistik hinausgehendes flexibles Erfassungsinstrument, das den Krkh. vorgelagertes Risikogeschehen erfaßt u. somit eine Maßnahme zur präventionsorientierten Gesundheitsförderung darstellt, die das Wissen um verhältnis- u. verhaltensbezogene Risikofaktoren* in die Planung gesundheitsfördernder Maßnahmen integriert.

Gesundheits|indikatoren m pl: (engl.) health indicators; Parameter zur Beschreibung des Gesundheitszustands von Bevölkerungen; als. G. werden Merkmale gewählt, die einfach meßbar sind (z. B. durch Reihenuntersuchungen od. Auswertung vorhandener Datenbestände), eindeutig definiert sind (z. B. Mortalität, Arbeitsunfähigkeit) u. denen hohe Repräsentativität für das zu untersuchende Problem zugemessen wird

(z. B. Häufigkeit des Arztbesuchs, Säuglingssterblichkeit, Frühberentung); vgl. Risikoindikatoren.

Gesundheits|öko|nomie f: (engl.) health economy; an volkswirtschaftl. Theorien u. Methoden orientierte Forschungsrichtung, die d. System der gesundheitl. Versorgung hinsichtl. seiner ökonom. Struktur u. Funktion untersucht u. Modelle entwickelt, die Vorhersagen über den künftigen Bedarf an Gesundheitsgütern u. den für ihre Bereitstellung notwendigen finanziellen Aufwand erlauben.

Gesundheits|recht: **1.** (allg.) das „Recht auf Leben u. körperliche Unversehrtheit" nach Art. 2 Abs. 2 GG; vgl. Gesundheit; **2.** gesetzl. Grundlagen z. B. zur Regelung des Arztwahlrechts des Pat., zum ärztl. Berufsrecht (z. B. Beratungs- u. Aufklärungspflicht*), zur Arzthaftung, zur Regelung von Zwangseinweisungen u. -behandlungen; **3.** als Kernbereich das SGB V im Gesundheits-Reformgesetz von 1988 (BGBl. I S. 224), geändert durch das Gesundheitstrukturgesetz (Abk. GSG; BGBl 1992 I S. 2266) in Verbindung mit Bestimmungen der RVO bzw. gesetzl. Kranken-, Unfall- u. Rentenversicherungen, Kriegsopferversorgung u. weiteren Sonderbereichen (Einbezug versicherungsrechtl. Ansprüche in den ostdeutschen Bundesländern ist durch den Einigungsvertrag 1990 erfolgt). Das Gesundheitsstrukturgesetz von 1993 greift erstmals in die strukturellen histor. Eigenheiten des deutschen G. ein: Erhaltung des Krankenscheinsystems unter Verzicht auf marktwirtschaftl. Sparanreize bei staatl. Intervention u. a. durch Belastungen der Kassenärztlichen Vereinigungen u. der Pharmaindustrie, mit Budget-Vorgaben, degressiver Gestaltung der med. Leistungsentgelte, kassenübergreifendem Risikostrukturausgleich mit erweitertem Wahlrecht der Versicherten, Änderung der Struktur der Laborleistungen zugunsten ambulanter Betreuung, Berufslenkung durch bedarfsgeregelte Kassenarztzulassungen (§ 101 GSG; Vereinbarkeit mit Art. 12 GG - Berufsfreiheit - strittig) u. a. **4.** dem präventiven u. repressiven Gesundheitsschutz dienende gesetzl. Vorschriften, z. B. Seuchen- u. Betäubungsmittelgesetze, Laborverordnungen usw.; **5.** das stark von EG-rechtlichen Bestimmungen geprägte Arzneimittel- (einheitl. Zulassungssystem f. Arzneimittel ab 1995), Lebensmittel- u. Diätrecht; **6.** das nur wenig von EG-Recht geprägte Arbeits- u. Sozialrecht; **7.** gesundheitsrechtl. Bedeutung aufweisende Bestimmungen des Verkehrs- u. Strafrechts sowie des Umweltschutzrechts (Immissions- u. Schadstoffrecht, Abfallbeseitigungs- u. Umwelthaftungsrecht); **8.** das Recht der Heilberufe (weitgehend EG-weit kompatibel); **9.** ein „Beitragserbringungsgesetz" in Ergänzung zum GSG, das 1995 vorliegen soll.

Gesundheits|struktur|gesetz: Abk. GSG; s. Gesundheitsrecht.

Gesundheits|verhalten: (engl.) health behaviour; (soziol.) Verhalten im Hinblick auf die Erhaltung der Gesundheit*; bestimmt von individuellen u. kollektiven Normen, vom Informationsgrad (s. Laientheorien), von individuellen Erfahrungen m. eigener od. fremder Krankheit (Krankheitskonzept*) u. von psychosozialen Rahmenbedingungen; vgl. Krankheitsverhalten.

Gesundheits|wissenschaften: s. Public Health.

Getreide|korn: (engl.) grain; Frucht von Getreidepflanzen (Zerealien*), z. B. Weizen, Gerste, Hafer, Reis; **Aufbau** des G. mit folgenden Schichten (von außen nach innen): Schale, (sog. Kleie, chem. Zellulose), Aleuronschicht (hochwertiges Eiweiß u. Mineralien), Mehlkern (Stärke u. Klebereiweiß: Gluten*) sowie Keimling mit hohem Vitamin- u. Lipoidgehalt. Vgl. Schleim, Säuglingsnahrung.

Getzowa-Struma (Struma*) f: s. Hürthle-Tumor.

Gewebe: (engl.) tissue; die einzelnen Arten der Zellverbände, die gemeinsame Funktion besitzen u. die den Körper aufbauen; Binde-, Knorpel-, Knochen-, Epithel-, Muskel-, Nervengewebe, auch Blut.

Gewebe|atmung: (engl.) tissue respiration; innere Atmung* der Gewebezellen (Zellatmung), denen die Substrate, die sie zur Oxidation benötigen, zugeführt werden, während nicht weiter verwertbare Oxidationsprodukte (z. B. CO_2) abgeführt werden, wodurch ein Austausch von Sauerstoff u. Kohlendioxid zw. Blutkapillaren u. Gewebe stattfindet. Vgl. Atmungskette.

Gewebe|baso|phile (Bas-*; -phil*) f: syn. Gewebemastzellen; s. Mastzellen.

Gewebe, brady|trophes: (engl.) bradytrophic tissue; kapillarfreies Gewebe mit verlangsamtem Stoffwechsel, Stoffaustausch findet durch Diffusion statt; z. B. Hornhaut, Linse, Knorpel.

Gewebe, chrom|affines: (engl.) chromaffin tissue; chromaffines System; Gesamtheit der wegen ihrer Färbbarkeit mit best. oxidierenden Agenzien so benannten chromaffinen Zellen, die sich vom Sympathikus ableiten u. Katecholamine* bilden: Nebennierenmark, Glomus coccygeum, (chromaffine) Paraganglien.

Gewebe-Eindring|tiefe: Bez. f. das unterschiedl. Eindringvermögen ionisierender Strahlung* in Körpergewebe; während Gammastrahlung Gewebe durchdringen kann, dringt Betastrahlung nur wenige Millimeter ein; Alphastrahlung entfaltet nahezu ausschl. eine lokale Strahlenwirkung. Vgl. Radiopharmaka, Gewebe-Halbwerttiefe.

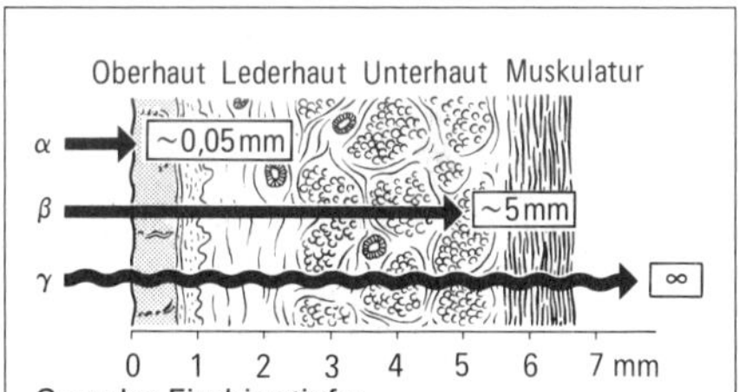

Gewebe-Eindringtiefe: Werte für verschiedene Strahlenarten (Energie jeweils 1 MeV)

Gewebe-Halbwert|tiefe: (engl.) tissue halfvalue layer; Abk. GHW; (radiol.) die Dicke einer Gewebeschicht, die die Dosisleistung* im Nutzstrahlenbündel (Zentralstrahl) durch Absorption* u. Streuung* auf den halben Wert reduziert.

Gewebe|hormone (Horm-*) n pl: (engl.) tissue hormones; veraltete Bez. f. Hormone*, die nicht in einer best. endokrinen Drüse, sondern in Körpergeweben gebildet werden; z. B. Erythropoetin, Prostaglandine, Serotonin, Histamin, Bradykinin, Kallikrein. Vgl. APUD-System, Hormone, gastrointestinale.

Gewebe|kleber: s. Fibrinkleber.

Gewebe|kultur (lat. cultura Züchtung) f: (engl.) tissue culture; Verfahren **1.** zur Züchtung von gesunden od. kranken Gewebezellen in Nährmedien; z. B. von menschl. Tumorzellen (z. B. He*-La-Zellen) zur Sensibilitätsprüfung gegen Zytostatika; **2.** zur Züchtung von Viren u. a. Kleinlebewesen auf lebendem, in einem bes. Medium (Heparinplasma, Blutplasma) befindl.

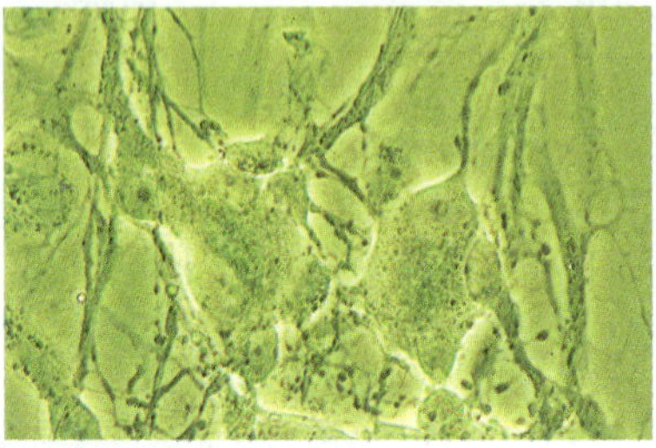
Gewebekultur:
vier Tage alte Ganglienzellkultur aus der Gallenblase [395]

Gewebe; **3.** zur Gewinnung von Stoffwechselprodukten best. Zellen (z. B. Interferon* aus Fibroblastenkulturen); **4.** zur Anzüchtung von transplantationsfähigen Zellen in vitro, z. B. von Epidermiszellen zur Behandlung ausgedehnter Verbrennungen (experimentell).

Gewebe||lehre: Histologie. **G.mast|zellen** (Zelle*): s. Mastzellen. **G., osteoides:** (engl.) osteoid tissue; die unverkalkte Interzellulärsubstanz im Knochengewebe*; besteht aus kollagenen Fasern u. glykoproteinhaltiger Kittsubstanz. **G.spiegel:** (engl.) tissue level; (pharmak.) Konzentration eines Wirkstoffes im Gewebe od. in der Gewebeflüssigkeit. **G.thrombo|kinase** (Thromb-*; Kin-*) f: (engl.) tissue thromboplastin; syn. Gewebethromboplastin; die G. wird bei Gewebsschäden frei u. bildet nach Reaktion mit Plasmaproteinen den Prothrombinaktivator*; s. Blutgerinnung. **G.tropismus** (-trop*) m: (bakteriol.) s. Adhäsine.

Gewebe|typisierung: (engl.) tissue typing; Identifizierung von Histokompatibilitätsantigenen* zur Auswahl einer geeigneten Spender-Empfänger-Kombination vor Transplantation* von Organen u. Geweben; untersucht wird das Antigenmuster des HLA*-Systems bei Spender u. Empfänger, dessen weitgehende Übereinstimmung für die Gewebeverträglichkeit u. damit das Anwachsen des Transplantats von großer Bedeutung ist; Nachweis v. a. mit Hilfe heterologer Immunseren, die z. B. von mehrgebärenden Frauen (immunisiert durch Übertritt von fetalen Zellen durch die Plazenta) u. von Pat., die mehrfach Bluttransfusionen erhalten od. ein Transplantat abgestoßen haben, gewonnen werden; **Testverfahren: 1.** Leukozytenagglutination: Blutlymphozyten werden mit hitzeinaktivierten Antiseren inkubiert u. das Ausmaß der Agglutination lichtmikroskopisch bestimmt; **2.** Thrombozyten-Komplementfixationstest: Thrombozyten werden mit Antiserum u. einer best. Menge Komplement inkubiert; wird durch eine ablaufende Ag/Ak-Reaktion Komplement verbraucht, tritt in einem dann hinzugegebenen hämolyt. System keine od. abgeschwächte Hämolyse auf (positiver Test); vgl. Komplementbindungsreaktion. **3.** Lymphozytotoxizitätstest: Inkubation vitaler Lymphozyten mit Antiseren, die zytotoxische Antikörper enthalten; Zugabe von Komplement führt zum Zelltod. **4.** Lymphozytenmischkultur*.

Gewerbe|arzt: arbeitsmed. Sachverständiger der staatl. Arbeitsschutzbehörden.

Gewerbe|toxiko|logie (Tox-*; -log*) f: Zweig der Arbeitsmedizin u. Toxikologie, der sich mit akuten u. chron. Vergiftungen durch schädl. Stoffe am Arbeitsplatz befaßt; Prävention durch Beachtung v. Schutzmaßnahmen u. durch Beachtung der vorgeschriebenen maximalen Arbeitsplatzkonzentration (MAK*).

Gewicht: s. Masse.

Gewichts|alter: (päd.) Lebensalter, bei dem das aktuelle Körpergewicht* der 50. Perzentile (d. h. dem Durchschnittgewicht) der Normalpopulation entspricht; vgl. Längenalter.

Gewichts|einheiten: s. Einheiten.

Gewichts|entwicklung des Säuglings: (engl.) infant growth; stetige Zunahme des Körpergewichts*, nachdem zunächst durch physiol. Gewichtsabnahme d. Geburtsgewicht* unterschritten wurde.

Gewichtsentwicklung des Säuglings

in den ersten 3–5 Tagen physiologische Gewichtsabnahme um ca. 10% des Geburtsgewichts
nach 10–20 Tagen Wiedererreichen des Geburtsgewichts
im 1. Viertelj. ca. 25 g/d Gewichtszunahme
im 2. Viertelj. ca. 20 g/d Gewichtszunahme
im 3. Viertelj. ca. 15 g/d Gewichtszunahme
im 4. Viertelj. ca. 10 g/d Gewichtszunahme
in 5 Mon. Verdoppelung des Geburtsgewichts
in 10 Mon. Verdreifachung des Geburtsgewichts

Gewichts|kraft: Symbol G; die Kraft, mit der ein Körper der Masse m von der Erde angezogen wird: $G = m \times g$, (g = Erdbeschleunigung); Einheit der G. ist das Newton. Vgl. Kraft.

Gewicht, spezifisches: s. Dichte.

Gewichts|zunahme in der Schwangerschaft: (engl.) weight gain during pregnancy; Gesamtgewichtszuwachs während der Schwangerschaft ca. 11-12 kg; in der Frühschwangerschaft gelegentl. Gewichtsabnahme durch Hyperemesis* gravidarum; kurz vor der Entbindung physiol. Gewichtssturz durch vermehrte Ausschwemmung.

Gewöhnung: (engl.) habituation; **1.** (pharmak.) Toleranz gegenüber einem Pharmakon, die e. Dosissteigerung erforderlich macht, um die gleiche Wirkung zu erzielen; Urs.: gesteigerter Abbau (z. B. durch Enzyminduktion*), herabgesetzte Ansprechbarkeit des Erfolgsorgans, langfristige G. (s. Tachyphylaxie) od. Entw. einer Resistenz; **2.** (psychiatr.) Entw. einer Abhängigkeit*; **3.** (psychol.) Habituation*.

Gewohnheits|lähmung: psychisch bedingte Unfähigkeit, Muskeln nach Rückbildung einer org. bedingten Lähmung zu bewegen.

GFR: Abk. f. **g**lomeruläre **F**iltrations**r**ate; s. Nierendiagnostik.

GFV: Abk. f. **G**elb**f**ieber*-**V**irus.

Ggl.: (anat.) Abk. f. **G**ang**l**ion.

GGT: Abk. f. **G**amma**g**lutamyl**t**ransferase*.

GGTP: Abk. f. **G**amma**g**lutamyl**t**rans**p**eptidase; s. Gammaglutamyltransferase.

GH: Abk. f. (engl.) **g**rowth **h**ormone (Wachstumshormon); s. STH.

Ghon-Herd (Anton G., Anat., Pathol., Prag, 1866-1936)**:** (engl.) Ghon's focus; verkäster bzw. verkalkter Primärherd bei Tuberkulose*.

GH-RH: Abk. f. (engl.) **g**rowth **h**ormone **r**eleasing **h**ormone; s. SRH.

GH-RIH: Abk. f. (engl.) **g**rowth **h**ormone **r**elease **i**nhibiting **h**ormone; syn. SIH, Somatostatin*.

Gianotti-Crosti-Syn|drom (F. G., zeitgen. Dermat., Italien; A. C., zeitgen. Dermat., Italien) **n:** syn. Akrodermatitis papulosa infantum; bei Kindern auftretende Hauterkrankung mit lichenoid-papulösen Exanthemen an den oberen Extremitäten, Gesicht u. Gesäß, evtl. zus. mit Lymphadenitis u. anikterischer Hepatitis; **Urs.:** unklar; möglicherweise Hautinfektion mit Hepatitis-B-Virus (HBsAg positiv).

Gianuzzi-Halb|monde (Giuseppe G., Physiol., Anat., Siena, 1839-1876)**:** (engl.) Gianuzzi's demilunes; halbmondförmige, seröse Endteile (Acini) gemischter Drüsen; vgl. Ebner-Halbmonde.

Giardia lamblia (Alfred Giard, Biol., Paris, 1846-1908) **f:** frühere Bez. Lamblia intestinalis;

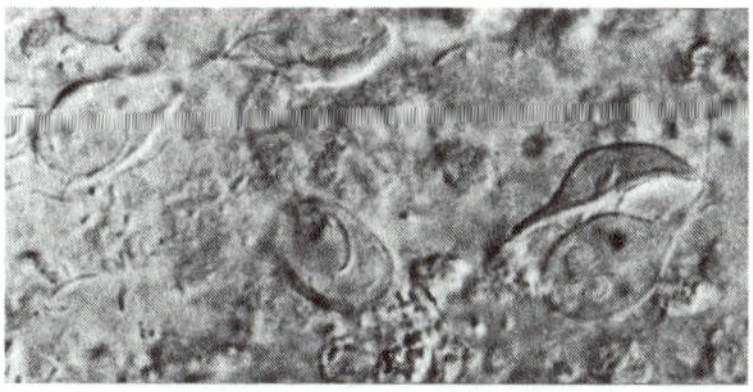

Giardia lamblia:
Trophozoiten und eine Zyste (Bildmitte), Interferenzkontrast-Mikrophotographie [455]

birnenförmiger, flacher Darmflagellat mit zwei Kernen (Doppelindividuum), Sauggrube u. vier Geißelpaaren; Größe 5-10 × 10-20 µm; Bildung von zwei- bis vierkernigen ovalen Zysten 8 × 12 µm; vgl. Protozoen; **Vork.:** im Dünndarm des Menschen (Giardienträger in 2-20% der untersuchten Fälle) u. von Haustieren (Übertragung auf d. Menschen durch Zysten ist mögl.).

Giardiasis (-iasis*) **f:** frühere Bez. Lambliasis; Besiedlung des Dünndarms (v. a. Duodenum u. oberes Jejunum) m. Giardia* lamblia; begünstigt durch Anazidität od. Hypazidität des Magensafts; **Sympt.:** asymptomatisch od. Diarrhoe, auch Steatorrhoe, Malabsorption; **Diagn.:** parasitol. im Stuhl od. Duodenalsaft; **Ther.:** 5-Nitroimidazole (Metronidazol, Ornidazol, Tinidazol).

GIA-stapler (engl.) **n:** Kurzbez. f. (engl.) **g**astro**i**ntestinal **a**nastomosis stapler; s. Nähapparate.

Gibbus (lat.) **m:** Buckel; s. Kyphose.

Gicht: (engl.) gout; Urikopathie; in akuten Schüben od. primär chron. verlaufende Purinstoffwechselstörung, die durch Abscheidung v. harnsauren Salzen an versch. Körperstellen, bes. in d. Gelenken (Arthritis urica) u. deren Umgebung, charakterisiert ist; **Formen: 1.** primäre G.: angeb. Stoffwechseldefekt, der überwiegend durch eine renale Ausscheidungsstörung, seltener durch vermehrte Harnsäurebildung als Aus-

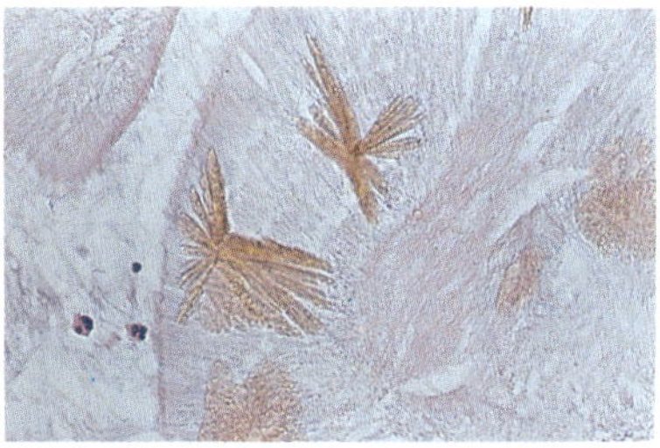

Gicht:
Mikrophotographie von Harnsäurekristallen in einem Gichtknoten [471]

druck einer hereditären Konstitutionsanomalie (Enzymopathie) verursacht wird; zu 95% sind Männer betroffen. 12-25% der Verwandten v. Gichtkranken sind hyperurikämisch, aber nur 0,1-0,8% der Gesamtbevölkerung. Exogene Faktoren haben eine manifestationsfördernde u. anfallauslösende Wirkung (purin- u. aminosäurereiche Nahrung, Alkoholgenuß, körperl. Anstrengung, Unterkühlung); **2.** sekundäre G.: **a)** bei Erkr. des hämopoetischen Systems (gesteigerter Zelluntergang), bes. bei Polycythaemia rubra vera u. myeloischer Leukämie; **b)** bei Nierenfunktionsstörungen (z. B. nach Saluretikatherapie od. Tuberkulosebehandlung mit Pyrazinamid, selten bei primären Nierenkrankheiten); **klin. Stadien: 1.** asymptomatische Hyperurikämie*; **2.** akuter Gichtanfall (primäre Gelenkgicht) mit uncharakterist. Symptomen; Beginn meist nachts od. frühmorgens mit heftigen Schmerzen, in zwei Drittel der Fälle im Großzehengrundgelenk (Podagra), seltener im Sprung-

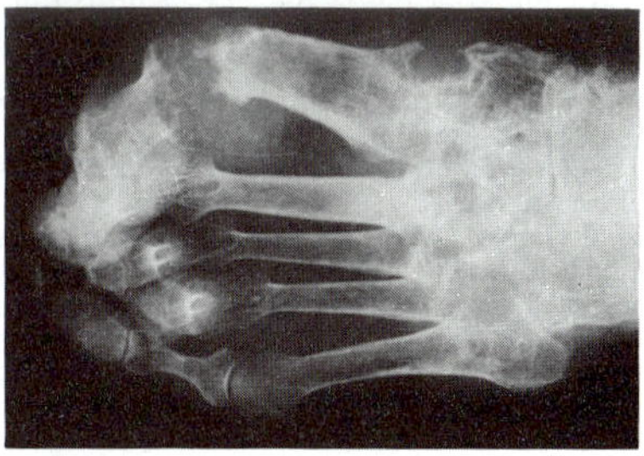

Gicht:
Manifestation im Großzehengrundgelenk (Podagra) mit weiteren umfangreichen Gelenkdestruktionen im Fußskelett [540]

od. Fußwurzelgelenk, Knie (Gonagra), Finger- od. Handgelenk (Chiragra), Schulter- u. Sternoklavikulargelenk. Das betroffene Gelenk (meist Monarthritis) ist hochrot, oft teigig geschwollen, heiß u. sehr druckschmerzhaft; u. U. Übergreifen der Entzündungserscheinungen auf d. Umgebung (cave: Verwechslung mit Phlegmone), ggf. auch auf Sehnenscheiden u. Faszien; Dauer des Anfalls meist bis zum Morgen, evtl. auch einige Tage; Frösteln u. mäßiges Fieber (38,5-39°C); in d. nächsten Nächten meist Rezidive, wobei u. U.

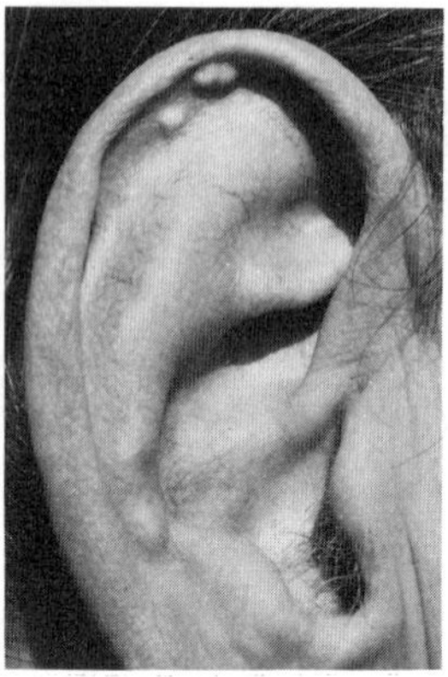

Gicht:
Gichttophi in der Ohrmuschel [540]

mehrere Gelenke nacheinander befallen werden; **3.** interkritische Phase: klinisch symptomlos bei persistierender Hyperurikämie (Rezidivwahrscheinlichkeit 60% innerhalb 10 Jahren); **4.** chronisch-tophöse G.: massive extraartikuläre Uratablagerungen; Prädilektionsstellen der Gichttophi sind Ohrknorpel (Helix u. Anthelix), Augenlider, Nasenflügel, Schleimbeutel, Streckseiten der Ellenbogengelenke; Gelenktophi mit irreversiblen Gelenkdestruktionen; **Kompl.:** sog. Gichtnephropathie* (stadienunabhäng); u. U. Erstmanifestation bei jungen Pat.; Nephrolithiasis bei 10-20% aller Gichtpatienten (Harnsäurekristalle sind nicht schattengebend im Rö.); arterielle Hypertonie* (50% der Pat. mit Hyperurikämie); Iridopathia* urica; Auftreten weiterer Begleiterkrankungen, z. B. Fettstoffwechselstörungen (40-100% der Pat.), Diabetes mellitus (manifest bei 10-25%, latent bei 25-35% der Pat.), Adipositas, Leberschädigung; **Diagn.:** klin. Beschwerdebild, (labordiagn.) Nachweis der Hyperurikämie, insbes. im Anfall; Sicherung durch Nachweis von Natrium-Urat-Kristallen (spitz, schlank, nadelartig; negativ doppelbrechend im Polarisationsmikroskop) im Gelenkpunktat od. Aspirat, z. B. aus Tophi; röntg. Nachweis von Knochentophi (ausgestanzte Defekte); **Ther.:** im Anfall nichtsteroidale Antiphlogistika (Indometazin u. a.), Colchicinum als Differentialtherapeutikum (Phagozytosehemmstoff f. Leukozyten), in schweren Fällen ACTH u. Kortikoide; physikalisch Ruhigstellung, feuchte kalte Umschläge usw.; Dauertherapie der Hyperurikämie als Rezidivprophylaxe mit Urikostatika od. Urikosurika sowie diätetisch; **DD:** Chondrokalzinose-Arthropathie (sog. Pseudogicht), Hydroxylapatitkristall-Ablagerungskrankheit, versch. Formen der Arthritis (z. B. bakt. Monarthritis, in Zus. mit Sarkoidose, Psoriasis, Kollagenosen).

Gicht|nephro|pathie (Nephr-*; -pathie*) f: syn. Uratnephropathie; Ablagerung von Uratkristallen im Nierenmark als Kompl. einer Gicht*, bei jungen Pat. häufig Erstmanifestation; evtl. Vork. in Zus. mit aszendierender Pyelonephritis u. vaskulären Veränderungen i. S. einer Arterio-Arteriolosklerose.

Giebel-Rohr: Kunststoffrohr aus ineinander steckbaren Segmenten (100 ccm Rauminhalt) zur stufenweisen Vergrößerung des Totraumes; **Anw.:** bei Atemgymnastik. Die Mundatmung durch das Rohr führt zur Erhöhung des alveolären CO_2*-Partialdrucks; dadurch Atemantrieb u. Steigerung der Ventilation.

Giemen n: s. Rasselgeräusche.

Giemsa-Färbung (Gustav G., Chem., Bakteriol., Hamburg, 1867-1948): (engl.) Giemsa stain; histol. Kontrastfärbung; nach dreiminütiger Fixierung des Präparats mit Methylalkohol Übergießen mit Giemsa-Lösung (Azur-Eosin-Lösung, 1-2 Tropfen der Lösung auf 1 ml gepuffertes Wasser, pH 6,8-7,2); 20-25 Min. färben, dann kräftig mit Aqua dest. abspülen u. trocknen lassen. Vgl. Romanowsky-Giemsa-Färbung, Pappenheim-Färbung.

Gierke-Krankheit (Edgar O. von G., Pathol., Karlsruhe, 1877-1945): s. Glykogenosen.

Gieson-Färbung (Ira T. van G., Neuropathol., New York, 1866-1913): (engl.) van Gieson's stain; typische Bindegewebefärbung; Alaun-Hämatoxylin-Vorfärbung u. nachträgl. Entfärben bzw. Nachfärben in Säurefuchsin (Rubin-Syndrom) u. Pikrinsäuregemisch (Dreifachfärbung); Kerne grau bis dunkelbraun, Zytoplasma u. Muskelplasma gelb, Kollagenfasern rot. Vgl. Färbung.

Gieß|becken|knorpel: Cartilago* arytaenoidea.

Gieß|kannen|phänomen n: Überlaufen des Röntgenkontrastmittels vom Bulbus duodeni in die weitgestellte Pars descendens bei Magen*-Darm-Passage; Urs.: Tonusverminderung des Duodenums inf. Erkr. der Nachbarorgane (Pankreas, Gallengangsystem). Vgl. Gutmann-Zeichen.

Gieß|kannen|schimmel: s. Aspergillus.

Gifford-Zeichen (Harold G., Ophth., Omaha, 1858-1929): (engl.) Gifford's sign; Schwierigkeit bzw. Unmöglichkeit, das verdickte, spastisch retrahierte Oberlid zu ektropionieren; Sympt. einer progressiven systemischen Sklerose; bei Basedow-Krankheit, Myxödem.

GIFT: Abk. f. (engl.) **g**amete **i**ntra**f**allopian (tube) **t**ransfer; s. Embryonentransfer.

Gifte: (engl.) poisons, toxins; Stoffe, die in einer best. Dosis durch ihre chem. od. physik. Eigenschaften tox. Wirkungen, u. U. den Tod, herbeiführen können. Viele typische Giftwirkungen manifestieren sich zunächst an einzelnen Organsystemen (Organotropie*). Vgl. Antidot, Dosis/Wirkungsbeziehung, Toxizität.

„Alle Dinge sind Gift und nichts ohne Gift, allein die Dosis macht, daß ein Ding kein Gift ist." Paracelsus (1538)

Gift|köder: feste, flüssige, pasten- od. pulverförmige Präparate, die aus Ködergiften u. -mitteln bestehen; sie werden ausgelegt, ausgespritzt, ausgestrichen od. ausgestreut u. dienen der Vergiftung von Nagetieren, Insekten, Schnecken u. a.; i. d. R. auch für Menschen u. Haustiere giftig; Anw. nur mit großer Sorgfalt u. i. R. der gesetzlichen Bestimmungen; vgl. Pestizide.

Gift|pilze: (engl.) poison mushrooms; wichtige europäische G. sind u. a.: **1.** Knollenblätterpilz (Amanita* phalloides u. a.), wird häufig mit d. Champignon verwechselt; häufigste u. gefährlichste Vergiftung; Vergiftungserscheinungen (Erbrechen, Durchfälle, Wadenschmerz, Verfall, Herzschwäche, Leberschädigung) treten erst nach ca. 10 Std. auf! **2.** Fliegenpilz (Amanita muscaria), Vergiftung (Muscimol, Ibotensäure) selten, da Verwechslungen kaum möglich; **3.** Lorchel* (u. a. Helvellaarten), Vergiftung selten u. weniger gefährlich. Vgl. Pilzvergiftung.

Giftung: Metabolisierungsschritt, der eine Substanz erst im Organismus zu Gift umwandelt (z. B. Methanol zu Formaldehyd).

Giga-: Abk. G; Dezimalvorsatz für Faktor 10^9 einer Einheit. Beispiel: Gigaelektronenvolt = GeV = 10^9 eV. S. Einheiten (Tab.).

Gigantismus (gr. γίγας, γίγαντος Riese) m: Riesenwuchs; Bez. f. einen ausgeprägten proportionierten Hochwuchs*; **Formen: 1.** hypophysärer G. inf. vermehrter Bildung v. STH* vor Abschluß des Wachstums (meist Hypophysenadenom); vgl. Akromegalie; **2.** primordiale Form z. B. bei Sotos*-Syndrom; **3.** Adiposogigantismus* bei Fettsucht.

Giganto|blast (↑; Blast-*) m: bes. großer Megaloblast; s. Megaloblasten.

Gigant|ophthalmus (↑; Ophthalm-*) m: allgemeine Vergrößerung des Augapfels.

Giganto|zyt (↑; Zyt-*) m: (engl.) gigantocyte; bes. großer Erythrozyt; z. B. großer Megalozyt bei Vitamin-B_{12}-Mangel.

Gilbert-Meulengracht-Syn|drom (Nicolas A. G., Int., Paris, 1858-1927) n: s. Meulengracht-Krankheit.

Gilbert-Syn|drom (↑) n: chron. pyämische Kolibazillose durch körpereigene (entero-renales od. entero-hepatisches Syndrom) od. körperfremde Kolibakterien.

Gilchrist-Krankheit (Thomas C. G., Dermat., Baltimore, 1862-1927): Form der nordamerikanischen Blastomykosen*.

Gilchrist-Verband: (engl.) Gilchrist's bandage; Schulter-Arm-Verband zur Ruhigstellung bei subkapitaler Humerusfraktur u. Verletzungen im Bereich des Schultergürtels.

Gilford-Syn|drom (Hastings G., Chir., London, 1861-1941) n: s. Hutchinson-Gilford-Syndrom.

Gilles-de-la-Tourette-Syn|drom (Georges Gilles de la T., Neurol., Paris, 1857-1904) n: syn. Brissaud-Syndrom, (frz.) maladie des tics, tic impulsif; meist in der Kindheit od. Jugend sich manifestierende Erkr. mit unklarer Ätiol.; familiäre Häufung, Androtropie; **Sympt.:** plötzliche ticartige Zuckungen v. a. im Gesichtsbereich (Augenzwinkern, Mundverzerren, Zungenschnalzen) sowie im Bereich des Halses (ruckartige Kopfdrehungen) u. der Schultern, Zwangshandlungen wie Echopraxie*, Klazomanie* od. Koprolalie*. Vgl. Chorea, Tic.

Gingiva (lat.) f: Zahnfleisch; Teil der Mundauskleidung, der die Alveolarfortsätze bedeckt, blasser als die eigentl. Mundschleimhaut u. nicht verschieblich ist; Periostverankerung.

Gingiva|hyper|plasie, fibröse (↑; Hyper-*; -plasie*) f: (engl.) fibrotic gingiva hyperplasia; generalisierte od. auf Zahngruppen begrenzte, derbe, fibröse Verdickung der Gingiva, häufig im Tuber- u. Gaumenbereich der Molaren symmetrisch lokalisiert. Die fibrös verdickte Gingiva ist primär entzündungsfrei, durch Ausbildung von Pseudotaschen u. damit Erschwerung der Mundhygiene kommt es häufig sekundär auch zu entzündl. Veränderungen der Gingiva. **Formen: 1.** idiopathische f. G.: Vork. in jedem Lebensalter; generalisiert od. begrenzt auf den Molaren- u. Tuberbereich des Oberkiefers; unbekannte Genese, möglicherweise hereditär; **2.** medikamentös bedingte f. G.: mögliche Begleiterscheinung bei Einnahme best. Medikamente, z. B. Diphenylhydantoin-, Ciclosporin- u. Nifedipin-Präparate. Die fibrösen Gingivawucherungen beginnen i. d. R. interdental u. erfassen erst später auch die übrige Gingiva. Sie können solche Ausmaße annehmen, daß die gesamten Zahnkronen bedeckt sind. Die Gingiva anteriorer Zähne ist häufiger u. oft stärker betroffen. **Ther.:** s. Gingivektomie; **DD:** Gingivawucherungen bei akuter Leukämie.

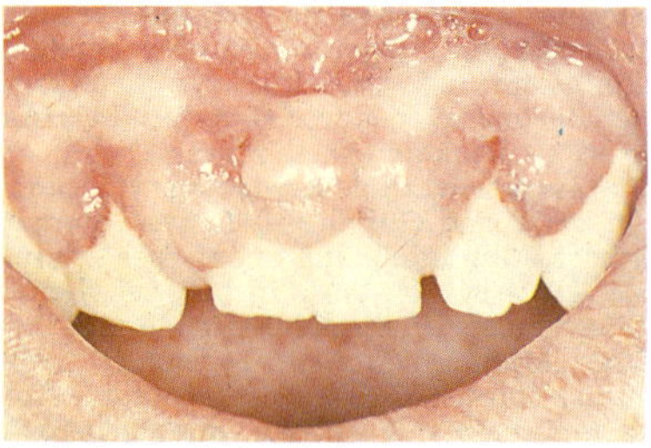

Gingivahyperplasie, fibröse: Befund nach Phenytoinmedikation [59]

Gingiv|ek|tomie (↑; Ektomie*) f: (engl.) gingivectomy; chirurgische Abtragung gingivalen Gewebes zur Beseitigung von Zahnfleischtaschen bei Parodontitis* marginalis od. als Ther. bei fibröser Gingivahyperplasie*, wird immer begleitet von der Behandlung der erkrankten Wurzeloberflächen (Scaling) u. der physiol. Formung der verbleibenden Gingiva (Gingivoplastik). Bei Parodontitis marginalis ist die Indikation zur G. wegen großen Gewebeverlustes u. nachfolgend freiliegender Zahnhälse eingeschränkt. Die Kombination der G. mit einer Lappenoperation ist möglich.

Gingivitis (↑; -itis*) f: akute od. chron. Entzündung der Gingiva; **Formen: 1.** akute G.: Urs.: mechan. od. therm. Verletzungen bzw. bakt. Beläge (bei längerfristigem Bestehenbleiben Übergang der akuten G. innerhalb weniger Tage in eine chron. G.); **2.** akute nekrotisierende ulzeröse G. (Abk. ANUG): meist plötzlich beginnende, sehr schmerzhafte Entz. der interdentalen, später auch der übrigen Gingiva, häufig verbunden mit Mundgeruch, fauligem Geschmack, Vergrößerung der regionären Lymphknoten, erhöhter Körpertemperatur. Die ANUG entsteht meist auf dem Boden einer aktuen od. chron. G. u. verläuft schubweise, der Übergang in eine Stomatitis* od. ulzeröse Gingivo-Parodontitis ist möglich. Nach Abheilung der Ulzera verbleiben i. d. R. interdentale Krater u. Nischen sowie eine wulstige Gingiva mit umgekehrt girlandenförmigem Verlauf. **3.** chron. G.: langfristiger Verlauf mit unterschiedl. Sympt. (variable Entzündungszeichen, hyperplastische Wucherungen). Die chron. G. bleibt auf die Gingiva beschränkt u. löst keinen Knochenabbau aus; durch anat. prädisponierende Faktoren, z. B. Engstand der Zähne, u. Umstellungen u. Dysregulationen im Hormonhaushalt kann die Sympt. verstärkt werden (z. B. Pubertätsgingivitis, Schwangerschaftsgingivitis). **Sympt.:** Rötung, Schwellung, Blutung nach Sulkussondierung, Exsudation (erhöhte Fließrate der Sulkusflüssigkeit), Ulzerationen, erhöhte Sondierungstiefen ohne Attachmentverlust (Pseudotaschen).

Gingivitis gravidarum (↑; ↑; lat. gravida schwanger) f: Schwangerschaftsgingivitis; s. Gingivitis.

Gingivitis hyper|plastica (↑; ↑) f: syn. Gingivitis hypertrophicans; Hyperplasie* der Gingiva mit Schwellung, Rötung u. Blutungsneigung des Zahnfleischs; **Urs.:** häufig unbekannt; evtl. langfristige Einnahme von Hydantoinen, z. B. Phenytoin; s. Gingivahyperplasie, fibröse.

Gingivitis toxica (↑; ↑) f: s. Gingivitis ulcerosa.

Gingivitis ulcerosa (↑; ↑) f: mit geschwürigem Zerfall der Randpartien einhergehende Gingivitis*; kann u. a. toxisch (Arsen, Quecksilber, Gingivitis toxica) od. durch Blutkrankheit (Agranulozytose, Leukämie) bedingt sein.

Gingivo|stomatitis herpetica (↑; Stoma*; -itis*; gr. ἕρπης Gürtelrose) f: syn. Stomatitis aphthosa, Mundfäule; Inf. mit Herpes*-simplex-Virus (HSV Typ 1); Vork. insbes. bei Kleinkindern mit Fieber, multiplen Bläschen u. Aphthen auf der Mundschleimhaut, regionaler Lymphadenitis, starken Schmerzen; spontane Abheilung innerhalb 2-3 Wochen; die schwere Verlaufsform wird als Aphthoid* Pospischill-Feyrter bezeichnet; Ther.: symptomatisch.

Ginglymus (gr. γίγγλυμος Türangel) m: Scharniergelenk; s. Gelenk.

Ginkgo-biloba-Extrakt n: Extrakt aus Ginkgo biloba (Fächerblattbaum); enthält Flavonolglykoside, Ginkgoliden u. Bilobaliden; Verw. als durchblutungsförderndes Mittel durch Verminderung der Plasmaviskosität sowie Hemmung der Erythrozyten- u. Thrombozytenaggregation.

Ginseng|wurzel: s. Radix Ginseng.

GIP: Abk. f. (engl.) **g**astric **i**nhibitory **p**olypeptide, auch Enterogastron; gastrointestinales Hormon (aus 43 Aminosäuren bestehendes Polypeptid), das die Magensaft- u. HCl-Sekretion hemmt u. die Insulinfreisetzung fördert. Vgl. Verner-Morrsion-Syndrom.

Gips: (engl.) cast, plaster of Paris; Calciumsulfat ($CaSO_4$), bildet nach Zusatz von ca. 50 Vol.% Wasser einen Brei, der unter Wärmeabgabe rasch zu einer festen Masse ($CaSO_4 \cdot 2H_2O$) erstarrt; med. Anw.: Gipsverband*.

Gips|bett: (engl.) plaster bed; in Bauchlage dem Körper anmodellierte Liegeschale zur Ruhigstellung von Wirbelkörpern u. Wirbelsäulensegmenten.

Gips|korsett n: (engl.) body cast; auch Böhler-Mieder; Gipsverband am Rumpf zur Ruhigstellung einer stabilen Wirbelkörperfraktur im Bereich des unteren BWS-Drittels u. der LWS; auch als Korrektur- bzw. Reklinationskorsett mit Abstützung über Sternum, Symphyse u. der LWS zur Lordosierung* der Wirbelsäule nach dem Prinzip des Dreipunktkorsetts. Vgl. Orthese, Thoraxhals-Gipsverband.

Gips|krawatte f: (engl.) Doll's collar; Gipsverband zur Ruhigstellung u. Streckung der HWS u. a. bei stabiler Wirbelkörperfraktur u. Bandscheibenläsion unter Einbeziehung des Unterkiefers, der Hinterhauptschuppe u. des Schultergürtels. Vgl. Glisson-Schlinge, Thorax-Diademgipsverband, Schanz-Verband.

Gips|verband: (engl.) plaster bandage; aus gewässerten Gipsbinden hergestellter u. individuell anmodellierter zirkulärer Fixationsverband zur Ruhigstellung von Gliedmaßen u. Gelenken; **Formen: 1.** gepolsterter G.: Polsterung der Gliedmaße vor Gipsanlage mittels Trikotschlauch, Watteverband u. Kreppbinden; **2.** ungepolsterter G.: unmittelbar der Haut anmodellierter G. unter alleiniger Polsterung der prominenten Knochenvorsprünge (s. Abb.); **Sonderformen: 1.** Gipstutor od. -hülse: zirkulärer G. zur Ruhigstellung v. a. des Kniegelenks in Form eines vom oberen Sprunggelenk bis zur Hüfte reichenden G.; **2.** Gipsschale, -schiene od. -longuette: aufgrund posttraumat. od. postop. Schwellung anmodellierter halbzirkulärer G., der nach Wundheilung u. Abschwellung durch einen zirkulären G. ersetzt wird; **3.** Spaltgipsverband: posttraumatisch angelegter, zunächst zirkulärer G. der nach Anlage durch sofortige komplette längsgerichtete Spaltung einer Weichteilschwellung nachgeben kann. Vgl. Gehverband.

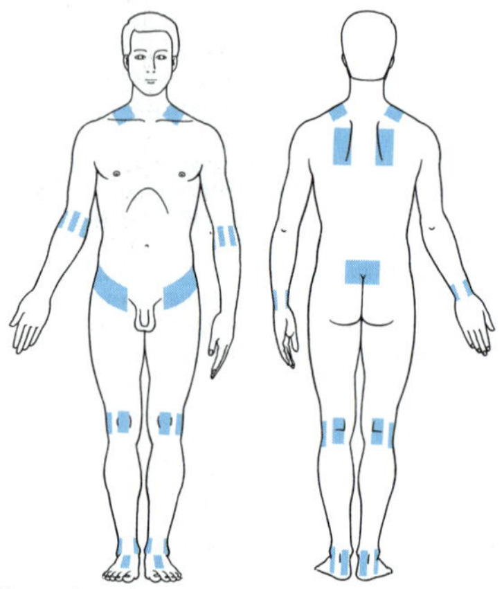

Gipsverband:
zu polsternde Körperstellen beim Anlegen ungepolsterter Gipsverbände

Girard-Methode (Charles G., Chir., Genf, 1855-1916) f: s. Bassini-Operation.

Girdlestone-Hüfte (Gathorne R. G., Orthop., Oxford, 1881-1950): (engl.) Girdlestone's pseudarthrosis; Bez. f. den Zustand nach Entfernung einer infizierten Hüftendoprothese bei nicht möglichem Prothesenwechsel, wobei sich der Trochanter minor in der Hüftpfanne u. der Trochanter major an der Beckenschaufel abstützt; **Folge:** instabile Hüfte (pos. Trendelenburg*-Zeichen), Beinverkürzung; **Ther.:** Ausgleich der Längendifferenz (ca. 6 cm) durch orthop. Hilfsmittel. Vgl. Totalendoprothese.

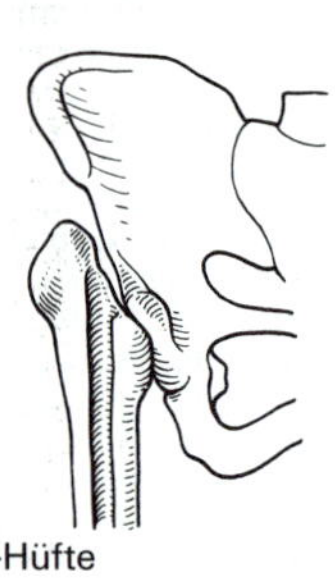

Girdlestone-Hüfte

Girdlestone-Plastik (↑; -plastik*) f: intraartikuläre Hüftgelenkarthrodese.

Gitoxi|genin n: s. Digitalisglykoside.

Gitter|fasern: (engl.) reticular fibres, lattice fibres; argyrophile Fasern; **Vork.:** an Grenzflächen der Gewebe (Basalmembranen, Grundhäutchen der Kapillaren) u. als Netz, z. B. um Muskelfasern, periphere Nervenfasern, Leberläppchen, in lymphat. Organen. G. können in kollagene Fasern ausreifen u. werden daher auch als präkollagene Fasern bezeichnet. Vgl. Retikulinfasern.

Gitter||lunge: Bez. f. gitterartige, gefäßführende Stränge u. Septen in einer Lungenabszeßhöhle. **G.netz:** Amsler-Netz; kleiner Testschirm m. Raster zur Prüfung des zentralen Sehens; zur Diagn. von Zentralskotomen, Metamorphopsien. **G.spektrum** n: Spektrum, das durch die Zerlegung eines Wellenlängengemischs (z. B. weißes Licht) mit Hilfe eines Strich- od. Beugungsgitters entsteht. **G.zellen** (Zelle*): (engl.) gitter cells; Bindegewebezellen mit gitterartigem Protoplasma, stammen aus dem Endoneurium; nehmen d. zerfallene Myelin nach sek. Nervendegeneration auf.

GK: Abk. f. **1.** Glukokinase*; **2.** Gegenstandskatalog; Prüfungsstoffkataloge 1 bis 4 für die ärztliche Vorprüfung bzw. ärztliche Prüfung, inhaltlich geregelt nach den in der Anlage zur Ärztlichen Approbationsordnung aufgeführten Stoffgebieten.

GKV: Abk. f. gesetzliche Krankenversicherung; s. Krankenversicherung.

Gl.: (anat.) Abk. f. Glandula; (Plural: Glandulae, Abk. Gll.).

Glabella (lat. glaber kahl) f: Glätzchen; die unbehaarte Stelle zw. d. Augenbrauen.

Glabella|re|flex (↑; Reflekt-*) m: syn. Orbicularis*-oculi-Reflex.

glando|trop (lat. glandula Drüse, Halsdrüse; -trop*): (engl.) glandotropic; auf eine (periphere) Drüse gerichtet od. einwirkend; z. B. einige Hormone des Hypophysenvorderlappens (neben somatotropen HVL-Hormonen), Sexualhormone.

Glandula (↑) f (pl Glandulae): Drüse. **Glandulae areolares** (↑) f pl: s. Areola mammae. **Glandulae bronchiales** (↑) f pl: unter der Bronchialschleimhaut gelegene gemischte (seromuköse) Drüsen. **Glandulae buccales** (↑) f pl: kleine gemischte (seromuköse) Speicheldrüsen an der Innenseite der Wangen. **G. bulbo|urethralis** (↑) f: Cowper-Drüse; in das Diaphragma urogenitale eingebettete paarige Schleimdrüsen, münden im Bereich des Bulbus penis in d. männl. Harnröhre. **Glandulae ceruminosae** (↑) f pl: sog. Ohrenschmalzdrüsen; apokrine Schweißdrüsen im äußeren Gehörgang, die an der Bildung von Zerumen* beteiligt sind. **Glandulae cervicales uteri** (↑) f pl: tubulöse Drüsen des Gebärmutterhalskanals. **Glandulae ciliares** (↑) f pl: syn. Moll*-Drüsen. **Glandulae circum|anales** (↑) f pl: um den Anus gelegene tubulöse apokrine Schweiß- u. Duftdrüsen. **Glandulae con|junctivales** (↑) f pl: Drüsen der Bindehaut des Auges; s. Krause-Drüsen. **Glandulae cutis** (↑) f pl: zusammenfassende Bez. f. Drüsen der Haut ektodermaler Herkunft wie z. B. Duft-, Milch-, Schweiß-, Talg- u. Wimperndrüsen. **Glandulae duo|denales** (↑) f pl: syn. Brunner*-Drüsen. **Glandulae endocrinae** (↑) f pl: syn. Glandulae sine ductibus; hormonbildende Drüsen ohne Ausführungsgang. **Glandulae gastricae propriae** (↑) f pl: Drüsen in Corpus u. Fundus des Magens* mit Beleg-, endokrinen u. Hauptzellen am Drüsengrund bzw. im Mittelstück der Drüsen, mit Nebenzellen im Drüsenhals sowie mit Schleimzellen auf Höhe der Magengrübchen (Foveolae* gastricae). **Glandulae glomi|formes** (↑) f pl: Knäueldrüsen; kleine ekkrine Schweiß- u. große apokrine Schweiß- bzw. Duftdrüsen. Vgl. Drüsen. **Glandulae intestinales** (↑) f pl: tubulöse Drüsen des Dünn- u. Dickdarms (Lieberkühn*-Drüsen); neben Zylinderepithelien u. schleimproduzierenden Becherzellen*, deren Anzahl zum Ileum hin zunimmt, finden sich im Dünndarm am Fundus der Drüsenschläuche besonders basalgekörnte enterochromaffine Zellen* u. Paneth*-Körnerzellen. Letztere fehlen im Dickdarm, erstere sind dort zahlreich vorhanden. **Glandulae labiales** (↑) f pl: kleine gemischte (seromuköse) Speicheldrüsen an der Innenseite der Lippen. **G. lacrimalis** (↑) f: oberhalb des seitlichen Augenwinkels, in der Orbita im oberen Bindehautsack gelegene Tränendrüse mit ca. 10 Ausführungsgängen; wird durch die Sehne des Musculus levator palpebrae superioris in zwei Anteile, die Pars orbitalis u. die Pars palpebralis, untergliedert. **Glandulae lacrimales ac|cessoriae** (↑) f pl: kleine, zusätzliche Tränendrüsen mit 7-15 Ausführungsgängen in den seitlichen oberen Konjunktivalsäcken. **Glandulae linguales** (↑) f pl: zahlreiche kleine muköse, seröse u. seromuköse (gemischte) Drüsen am Zungenrand u. Zungengrund. **G. lingualis anterior** (↑) f: gemischte (seromuköse) Drüse unter der Zungenspitze. **G. mammaria** (↑) f: syn. Glandula lactifera, Brustdrüse (Milchdrüse); s. Mamma. **Glandulae molares** (↑) f pl: kleine gemischte (seromuköse) unter der Mundschleimhaut gelegene Speicheldrüsen auf Höhe der Molaren. **G. mucosa** (↑) f: Schleimdrüse; vgl. Drüsen. **Glandulae mucosae biliosae** (↑) f pl: schleimproduzierende Drüsen in der Wand der größeren Gallengänge. **Glandulae oesophageae** (↑) f pl: gemischte (seromuköse) Drüsen in der Submukosa der Speiseröhre. **Glandulae ol|factoriae** (↑) f pl: Bowman-Drüsen; unter der Riechschleimhaut gelegene seröse (seromuköse) Drüsen. **Glandulae palatinae** (↑) f pl: unter der Schleimhaut des harten u. weichen Gaumens gelegene kleine Speicheldrüsen. **G. para|thyroidea** (↑) f: s. Nebenschilddrüsen. **G. par|otidea** (↑) f: Ohrspeicheldrüse; vor der Ohrmuschel u. dem äußeren Gehörgang sowie hinter dem Unterkieferast gelegene seröse Speicheldrüse; ihr Ausführungsgang (Ductus parotideus) verläuft auf dem Musculus masseter nach vorn, durchsetzt den Wangenmuskel (M. buccinator) u. mündet auf der Papilla parotidea in Höhe des zweiten oberen Molaren. **G. par|otidea ac|cessoria** (↑) f: im Verlauf des Ausführungsgangs der Glandula* parotidea vorkommender zusätzl. Drüsenlappen. **G. parotis** (JNA; ↑) f: Glandula* parotidea. **Glandulae pharyngeae** (↑) f pl: kleine gemischte (seromuköse) Speicheldrüsen des Schlunds. **G. pinealis** (↑) f: s. Epiphyse. **G. pituitaria** (↑) f: s. Hypophyse. **Glandulae prae|putiales** (↑) f pl: Talgdrüsen der Vorhaut im Bereich des Eichelkranzes, Penishalses u. des Vorhautinnenblattes. Vgl. Smegma. **Glandulae pyloricae** (↑) f pl: Drüsen im Antrum* pyloricum u. im Canalis pyloricus mit schleimproduzierenden Zellen u. enterohormonalen G-Zellen; s. Gastrin. **Glandulae salivariae majores** (↑) f pl: die großen Speicheldrüsen der Mundhöhle (Glandula sublingualis, submandibularis u. parotidea). **Glandulae salivariae minores** (↑) f pl: die kleinen Speicheldrüsen der Mundhöhle (Glandulae buccales, labiales, linguales, lingualis anterior, molares u. palatinae). **Glandulae sebaceae** (↑) f pl: Talgdrüsen; holokrine Drüsen*, die in die Haarfollikel bzw. im speziellen Fall in die Haarbälge der Augenwimpern (Zeis*-Drüsen) münden. **G. seminalis** (↑) f: Glandula vesicula, Vesicula seminalis (PNA); s. Bläschendrüsen. **G. sero|mucosa** (↑) f: gemischte Drüse; vgl. Drüsen. **G. serosa** (↑) f: s. Drüsen. **Glandulae sine ductibus** (↑) f pl: syn. Glandulae endocrinae; s. Drüsen.

Glandula sub|lingualis (↑) f: Unterzungendrüse (s. Abb.); zw. Zunge u. Mundboden (Diaphragma* oris) gelegene, überwiegend muköse Speicheldrüse; der vordere Drüsenanteil mündet mit einem Hauptausführungsgang (Ductus sublingualis major) auf der Caruncula sublingualis (gemeinsam mit dem Ausführungsgang der

G

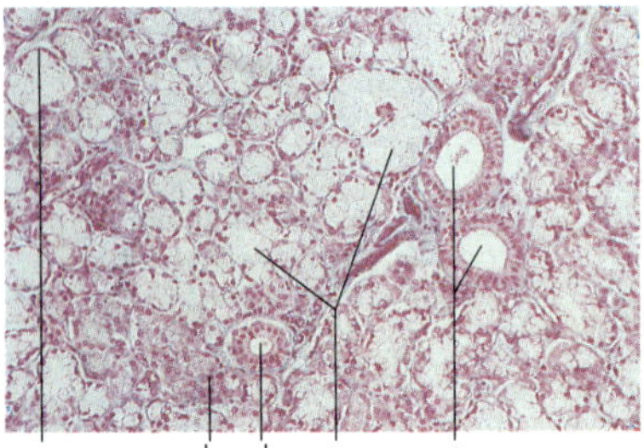

Glandula sublingualis:
histologischer Schnitt (Azan-Färbung); a: muköse Endstücke (Tubuli); b: seröses Endstück (Acinus); c: seröser Halbmond; d: Sekretrohr (Streifenstück); e: Ausführungsgänge [470]

Glandula* submandibularis), während die hinteren u. seitl. Abschnitte ihr Sekret über zahlreiche kleine Ausführungsgänge (Ductus sublinguales minores) im Bereich einer Schleimhautfalte über der Drüse (Plica sublingualis) abgeben.

Glandula sub|mandibularis (↑) f: syn. Glandula submaxillaris; die überwiegend seröse Unterkieferspeicheldrüse; liegt nahezu vollständig unter dem Mundboden (Diaphragma* oris) im Trigonum submandibulare; ihr Ausführungsgang (Ductus submandibularis) zieht, umgeben von Drüsengewebe, von dorsal her um den Hinterrand des Mundbodens, verläuft dann medial der Glandula* sublingualis u. mündet gemeinsam mit dem Hauptausführungsgang der Glandula sublingualis auf der Caruncula sublingualis.

Glandula sub|maxillaris (↑) f: syn. Glandula* submandibularis. **Glandulae sudori|ferae ec|crinae** (↑) f pl: s. Drüsen. **Glandulae suprarenales ac|cessoriae** (↑) f pl: gelegentlich in Eierstöcken bzw. Hoden sowie retroperitoneal od. im Lig. latum vorhandenes zusätzl. Nebennierenrindengewebe; s. Nebenniere. **G. suprarenalis** (↑) f: s. Nebenniere. **Glandulae tarsales** (↑) f pl: s. Meibom-Drüsen. **G. thyroidea** (↑) f: Schilddrüse*. **Glandulae thyroideae ac|cessoriae** (↑) f pl: selten vorkommendes, versprengtes Schilddrüsengewebe; am häufigsten am Zungengrund hinter dem Foramen caecum linguae; s. Schilddrüse; vgl. Zungengrundstruma. **Glandulae tracheales** (↑) f pl: unter der Schleimhaut der Luftröhre gelegene gemischte (seromuköse) Drüsen. **Glandulae tubariae** (↑) f pl: Schleimdrüsen der Ohrtrompete, bes. zahlreich in deren knorpeligem Anteil. **Glandulae urethrales** (↑) f pl: kleine, in die Harnröhre mündende Schleimdrüsen. **Glandulae uterinae** (↑) f pl: in Corpus u. Fundus der Gebärmutter gelegene, verzweigte Drüsen; s. Endometrium. **Glandulae vestibulares minores** (↑) f pl: Schleimdrüsen am Grund des Scheidenvorhofs. **G. vestibularis major** (↑) f: in das Diaphragma urogenitale eingebettete Schleimdrüse seitlich der Scheide; s. Bartholin-Drüsen.

Glandulo|graphie (↑; -graphie*) f: Röntgenkontrastdarstellung von Drüsen, z. B. Sialographie*, Galaktographie*.

Glans (lat.) f: (anat.) Eichel; das etwas verdickte Ende des Penis u. der Klitoris.

Glanz|auge: (engl.) glossy eye; weites, stark befeuchtetes Auge, Sympt. bei Hyperthyreose*.

Glanz|haut: (engl.) atrophoderma, leiodermia; syn. Lioderma, Atrophoderma neuroticum; troph. Störung der Haut, die zu e. glatten, glänzenden Aussehen führt; z. B. nach Op. mit größerem Hautdefekt, b. Sklerodermie.

Glanzmann-Naegeli-Syn|drom (Eduard G., Päd., Bern, 1887-1959; Otto N., Hämat., Zürich, 1871-1938) n: syn. Thrombasthenie*.

Glanz|streifen: (engl.) intercalated disks; Disci intercalares; die Herzmuskelfasern quer od. treppenförmig gestuft durchsetzende, stark lichtbrechende u. gut anfärbbare Scheiben; elektronenmikroskopisch darstellbare Zellgrenzen der Herzmuskelfasern, in deren Bereich die Faserenden eng verzahnt sind; liegen stets in Höhe der Z-Streifen. Die Myofibrillen enden in einer Zytoplasmazone nahe d. Plasmalemm im Bereich des Glanzstreifens.

Glas|bläser|star: s. Feuerstar.

Glas|faser|optik f: (engl.) glass fibre optics; optisches System für die Licht- u. Bildübertragung im Endoskop*; in gebündelten hauchdünnen (7-20 µm starken) Glasfasern (Lichtleitern) werden die Lichtstrahlen durch vielfache Totalreflexion (an der Grenze zw. Glasfaser u. dem sie umgebenden Isoliermantel) im Innern der einzelnen Glasfaser weitergespiegelt.

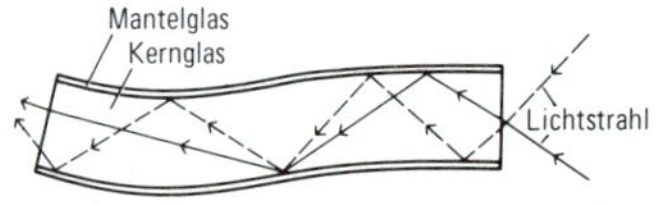

Glasfaseroptik:
Strahlengang in einer Glasfaser [457]

Glasgow-Koma|skala f: s. Bewußtseinsstörung (Tab.).

Glas||haut: (engl.) basement membrane; Bez. f. die Basalmembran* wegen ihrer lichtmikroskop. homogenen Beschaffenheit u. starken Lichtbrechung. **G.knochen:** s. Osteogenesis imperfecta. **G.körper:** s. Corpus vitreum.

Glas|körper|abhebung: (engl.) vitreous body detachment; altersabhängige Lösung des oberen u. hinteren Glaskörpers von der Netzhautinnenfläche bei Glaskörperdestruktion, gehäuft nach Trauma, Blutung, Op., Entz. (z. B. Chorioiditis) od. bei Myopie; **Sympt.:** Blitze, Flusen (sog. Mouches volantes); **Kompl.:** Ablatio* retinae.

Glas|körper|blutung: (engl.) intravitreal haemorrhage; Blutung in das Corpus* vitreum; z. B. nach Trauma, bei Glaskörperabhebung, Gefäßneubildungen durch Retinopathia diabetica, Eales-Krankheit, Retinopathia praematurorum, senile Makuladegeneration.

Glas|körper|de|struktion (lat. destruere, destructus vernichten) **f:** (engl.) vitreous body destruction, syneresis; altersabhängige kolloidchemische Veränderung des Glaskörpers (vom Gel- zum Solzustand); **Kompl.:** Glaskörperabhebung*, Verflüssigung, sog. Mouches* volantes.

Glas||körper|glitzern: s. Synchisis scintillans. **G.körper|trübungen:** (engl.) vitreous body opacities; verminderte Durchsichtigkeit des Corpus* vitreum; Urs.: u. a. Uveitis, Retinitis, Glaskörperblutungen, Traumen, mykotische Inf., okulozerebrales Retikulumzellsarkom. **G.zähne:** s. Capdepont-Syndrom.

Glatt|formen der Bakterien (Bakt-*)**:** s. Antigenwechsel.

Glatze: s. Alopecia androgenetica.

Glauber|salz (Johann R. Glauber, Chem., Arzt, Amsterdam, 1604-1668)**:** (engl.) Glauber's salt; Natriumsulfat (abführende Wirkung).

Glaukom (gr. γλαυκός grau-blau; -om*) **n:** (engl.) Glaucoma; sog. grüner Star; Sammelbez. f. verschiedene Erkr. des Auges, die zu einer vergrößerten Excavatio* papillae nervi optici mit entspr. Gesichtsfeldausfall* (s. Abb.) führen; meist einhergehend mit einer Erhöhung des Augeninnendrucks*; eine der häufigsten Erblindungsursachen in Industrieländern; **Formen: 1.** primäres G. mit offenem Kammerwinkel (Glaucoma chronicum simplex); meist in höherem Lebensalter manifest werdende chron. Erkr., die unbehandelt zum allmählichen Funktionsverlust des Auges führt; Klin.: im Anfangsstadium keine Beschwerden, erst im Spätstadium Gesichtsfeldausfälle (Bjerrum*-Zeichen, nasaler Sprung*); meist mäßig erhöhter Augeninnendruck (25-35 mmHg), seltener auch bei Werten unter 20 mmHg (s. Normaldruckglaukom); die Vorderkammer ist normal tief; sog. Weitwinkelglaukom bei weitem Kammerwinkel; Ther.: medikamentöse Drucksenkung (Betarezeptorenblocker, Miotika, Carboanhydrasehemmer), Laserbehandlung (Laseriridotomie) od. fistulierende Op. (z. B. Trabekulektomie*, Elliot*-Trepanation, Iridenkleisis*); ein bereits eingetretener Glaukomschaden (Papillenexkavation, Gesichtsfeldausfall) ist irreversibel; Proph.: regelmäßige Kontrolle des Augeninnendrucks ab dem 40. Lj.; **2.** primäres G. mit verschlossenem Kammerwinkel (Winkelblockglaukom); i. d. R. akute Form mit anfallartiger starker Erhöhung des Augeninnendrucks auf 50-80 mmHg inf. eines Winkelblocks (sog. Glaukomanfall); Klin.: im Frühstadium Sehen von Nebeln u. Regenbogenfarben; sehr starke Kopfschmerzen mit Übelkeit bis zum Erbrechen (Vagusreiz); enge Vorderkammer, Kammerwinkel durch Regenbogenhaut verlegt; Bulbus palpatorisch steinhart, oft Bindehauthyperämie, Hornhautödem, lichtstarre Pupille; Ther.: initial medikamentöse Drucksenkung mit Carboanhydrasehemmern, dann Iridektomie*; Proph.: bei entspr. Disposition, d. h. sehr engem Kammerwinkel od. vorausgegangenem Glaukomanfall am anderen Auge Iridektomie; **3.** sekundäres G.; Augeninnendruckerhöhung inf. einer anderen Augenerkrankung od. einer Systemerkrankung; Urs.: Neubildung pathol. Blutgefäße (Neovaskularisation) inf. Minderdurchblutung bei Diabetes mellitus, Zentralarterien- bzw. Zentralvenenverschluß, Rubeosis iridis, Verletzung des Kammerwinkelgewebes nach stumpfem od. perforierendem Bulbustrauma, sekundäre Verlegung der Abflußwege durch Stoffwechselprodukte (z. B. bei längerdauernder Cortisoneinnahme), intraokuläre Entz. (z. B. Uveitis), intraokuläre Tumoren (Melanoblastom der Uvea, Retinoblastom); Ther.: Beseitigung der Urs., sonst wie bei Glaucoma chronicum simplex; **4.** angeborenes G. (Buphthalmus congenitus); s. Hydrophthalmus.

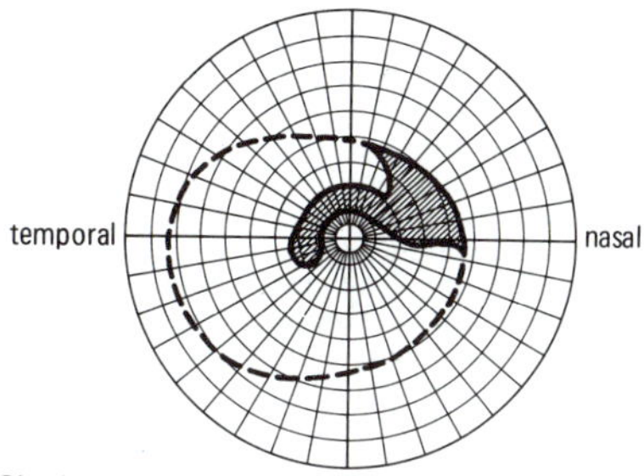

Glaukom:
Gesichtsfeld bei Glaucoma simplex [206]

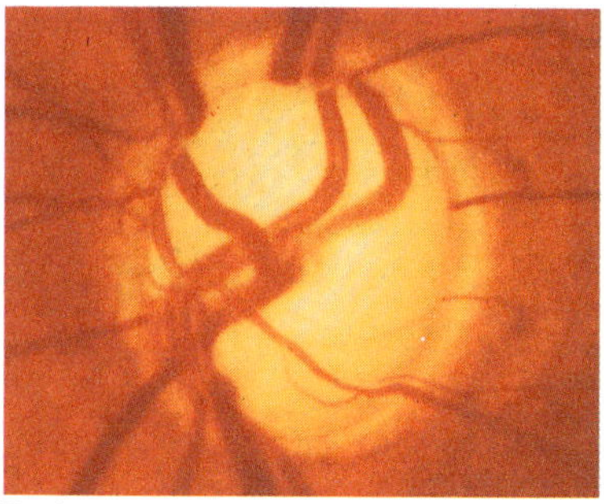
Glaukom:
glaukomatöse Optikusatrophie [550]

GLDH: Abk. f. **Gl**utamat-**D**e**h**ydrogenase; Enzym, das die Bildung von L-Glutamat u. NAD aus NH_4^+, Alphaketoglutarat u. NADH katalysiert; **Vork.:** in allen Organen, v. a. in den Mitochondrien der Leberzellen; **Bestimmung** durch photometrische Messung der Abnahme von NADH; erhöhte Werte im Serum bei Schädigung der Leberzellen, deren Schweregrad mit Hilfe des Schmidt-Quotienten [(AST + ALD)/GLDH] abgeschätzt werden kann. Ein Wert <20 spricht für eine schwere Leberzellschädigung. Vgl. Enzymmuster, Leberfunktionsproben.

Gleich|gewichts|organ **n:** s. Vestibularapparat.

Gleich|gewichts|prüfungen: (engl.) balance test; Untersuchungen der Funktion des Vestibularapparats* im abgedunkelten Raum m. der Frenzel*-Brille; evtl. Elektronystagmographie* zur Registrierung der Augenbewegungen; **1. Drehprüfung** (rotatorische Prüfung): gleichzeitige Reizung beider horizontaler Bogengänge, ermöglicht Aussage über zentrale Koordinations- u. Kompensationsvorgänge; bei Drehbeschleunigung Nystagmus* in die Drehrichtung, beim plötzl. Abbremsen für ca. 20-50 Sek. in die entgegengesetzte Richtung; **2. thermische Prüfung** (kalorische Prüfung, Bárány-Versuch): Untersuchung der peripheren Erregbarkeit eines einzelnen Labyrinths; beim Spülen eines äußeren Gehörgangs m. kaltem (30°C) od. warmem Wasser (44°C) schlägt der Nystagmus physiol. zur jeweils wärmeren Seite. **3. galvanische Prüfung:** Auslösung eines Nystagmus durch einen Reizstrom zw. Processus mastoideus u. Unterarm bei gestörter Rezeptorfunktion u. intaktem N. vestibulocochlearis; **4. mechanische Prüfung:** Prüfung des sog. Fistelsymptoms; bei Trommelfellperforation u. Defekt in der knöchernen Labyrinthkapsel (z. B. beim Cholesteatom*) wird durch Druckluft ein Nystagmus zur kranken Seite, bei Aspiration zur gesunden Seite ausgelöst. **5. optokinetische Prüfung:** Untersuchung der Pendelblickfolge u. des optokinetischen Nystagmus zur Diagn. zentraler okulomotorischer u. vestibulärer Störungen; Auftreten von Dysrhythmien sind pathologisch. Vgl. Schwindel.

Gleich|gewichts|störungen: (engl.) disequilibria; Störungen der Kontrolle der Körperstellung im Raum inf. Ausfall des Labyrinths*, gestörter Funktion des Vestibularapparats* od. Erkr. des Kleinhirns* mit Übelkeit, Erbrechen, Gangabweichungen, Fallneigung, Vorbeizeigen im Bárány*-Zeigeversuch, Schwindel* u. Nystagmus*, ggf. zerebellaren Symptomen*.

Gleich|strom: (engl.) direct current; auch galvanischer Strom; elektr. Strom mit konstanter Flußrichtung der Ladungsträger (Elektronen od. Ionen); Ggs.: Wechselstrom*.

Gleit|hernie (Hernie*) **f:** (engl.) slipped hernia, sliding hernia; Gleitbruch; Hernie* (v. a. große Leistenhernie) mit ganz od. teilweise fehlendem peritonealem Bruchsack, bei der partiell mit Peritoneum überzogene Organe (z. B. Caecum, Harnblase) auf dem lockeren retroperitonealen Bindegewebe durch die Bruchpforte „gleiten" u. als Bruchinhalt gleichzeitig auch einen Teil des inkompletten Bruchsacks bilden; **cave:** Gefahr der Eröffnung bei op. Eingriffen! Vgl. Hiatushernie.

Gleit|hoden: (engl.) sliding testicle; Form des Maldescensus* testis; Sonderform der Retentio* testis inguinalis; beim G. läßt sich der Hoden durch sanften Schub bis an den Skrotalansatz verlagern, wobei oft Schmerzen im Bereich des inneren Leistenrings auftreten. Da die Samenstranggebilde zu kurz sind, wird d. Hoden jedoch sofort nach dem Loslassen wieder hochgezogen. Vgl. Pendelhoden.

Gleit|mittel: Lubrikanzien*.

Gleit|rippe: (engl.) sliding rib; auch gleitende Rippe; (traumatische) Luxation der Costae spuriae, die nach Lockerung der interkostalen Synchondrosen am Rippenbogen entsteht u. zur Irritation der Nn. intercostales führen kann.

Gleit|wirbel: s. Spondylolisthesis.

Glenn-Operation f: kavopulmonale Anastomose; Verbindung der oberen Hohlvene mit der rechten A. pulmonalis. Palliativoperation bei Trikuspidalatresie*. Vgl. Herzfehler, angeborene.

glenoides (gr. γλήνη Auge; -id*)**:** s. Cavitas glenoidalis.

GLI: Abk. f. (engl.) glucagon like immunoreactivity; s. Enteroglucagon.

Glia (gr. γλία Leim) **f:** s. Neuroglia.

Glia|archi|tektonik (↑) **f:** Aufbau u. Verteilung der Neuroglia* in der Großhirnrinde; Anordnung, Größe u. Aussehen der versch. Gliaelemente zeigen sowohl in d. einzelnen Rindenschichten als auch in d. einzelnen Rindenfeldern charakterist. Unterschiede, die zus. mit der Angio-, Myelo- u. Zytoarchitektonik eine Differenzierung ermöglicht.

Gliadin n: (engl.) gliadine; Prolamin aus Weizen u. Roggen; enthält kein Lysin; s. Prolamine.

Gliadin|unverträglichkeit: s. Zöliakie.

Glia||grenz|membran (Glia*) **f:** s. Membrana limitans gliae perivascularis, Membrana limitans gliae superficialis. **G.knötchen** (↑)**:** (engl.) glial node; knötchenförmige Ansammlung von kleinen Gliazellen in d. grauen Substanz des ZNS, bes. in Pons u. Medulla oblongata; bei Enzephalitis; **Vork.:** bei Fleckfieberenzephalitis. **G.zellen** (↑; Zelle*)**:** s. Neuroglia.

Glibencl|amid (INN) **n:** N-4-[2-(5-Chlor-2-methoxybenzamido)-ethyl]-phenylsulfonyl-N'-cyclohexylharnstoff (IUPAC); Sulfonylharnstoffderivat; Verw.: orales Antidiabetikum; vgl. Sulfonylharnstoffe, Antidiabetika.

Gliborn|urid (INN) **n:** 1-(2-endo-Hydroxy-3-endo-bornyl)-3-(4-tolylsulfonyl)-harnstoff (IUPAC); Sulfonylharnstoffderivat; Verw.: orales Antidiabetikum; vgl. Sulfonylharnstoffe, Antidiabetika.

Glicla|zid (INN) **n:** 1-(3-Azabicyclo[3.3.0]oct-3-yl)-3-(4-tolylsulfonyl)-harnstoff (IUPAC); Sulfonylharnstoffderivat; Verw.: orales Antidiabetikum; vgl. Sulfonylharnstoffe, Antidiabetika.

Glieder|füßer: s. Arthropoden.

Glieder|gürtel|dys|trophie (Dys-*; Troph-*) **f:** Unterform der Dystrophia* musculorum progressiva.

Glied|ersatz: s. Prothese.

Glieder|sporen (Spora*) **f pl:** s. Arthrosporen.

Glieder|taxe (Taxis*) **f:** Begriff aus der allg. (privaten) Unfallversicherung; Bemessungsgrundlage für Dauerschäden durch Unfall, die anhand eines Leistungsschemas errechnet werden.

Glied, männliches: (anat.) Penis*.

Glied|maßen: (engl.) limbs, extremities; Extremitäten; Arme u. Beine.

Glio|blasten (Glia*; Blast-*) **m pl:** (engl.) glioblasts; aus d. Neuralleiste hervorgehende Zellen, aus denen d. Astrozyten u. Oligodendrozyten der Neuroglia* hervorgehen.

Glio|blastom (↑; ↑; -om*) **n:** (engl.) glioblastoma; malignes Gliom*; histol. globuliform (rundzellig), fusiform (spindelzellig) od. polymorph

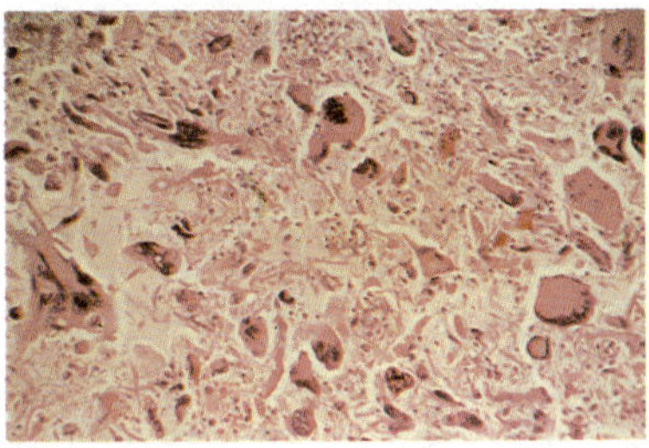

Glioblastom:
Glioblastoma multiforme mit bizarren Riesenzellen [89]

(Glioblastoma multiforme); schnelles Wachstum, Neigung zu Blutungen; s. Hirntumoren.

Gliom (↑; -om*) n: (engl.) glioma; Sammelbez. f. alle von der Neuroglia* ausgehenden, v. a. im Gehirn lokalisierten, echten Tumoren des ZNS unterschiedlicher Differenzierung; Unterarten: Spongioblastom, Oligodendrogliom, Astrozytom*, Glioblastom* (malignes G.), Retinoblastom* (malignes G. des Auges); s. Hirntumoren.

Glio|sarkom (↑; Sark-*; -om*) n: s. Hirntumoren (Tab.).

Gliosis spinalis (↑; -osis*; Spina*) f: seltene Form der Syringomyelie*.

Glipi|zid (INN) n: 1-Cyclohexyl-3-({p-[2-(5-methyl-pyrazin-2-carboxamido)-ethyl]-phenyl}-sulfonyl)harnstoff (IUPAC); Sulfonylharnstoffderivat; Verw.: orales Antidiabetikum; vgl. Sulfonylharnstoffe, Antidiabetika.

Gliqui|don (INN) n: 1-Cyclohexyl-3-{4-[2-(3,4-dihydro-7-methoxy-4,4-dimethyl-1,3-dioxo-2(1H)-isoquinolyl)-ethyl]-phenylsulfonyl}-harnstoff (IUPAC); Sulfonylharnstoffderivat; Verw.: orales Antidiabetikum; vgl. Sulfonylharnstoffe, Antidiabetika.

Glis|oxepid (INN) n: 1-(Hexahxdro-1H-azepin-1-yl)-3-{p-[2-(5-methylisoxazol-3-carboxamido)-ethyl]-phenylsulfonyl}-harnstoff (IUPAC); Sulfonylharnstoffderivat; Verw.: orales Antidiabetikum; vgl. Sulfonylharnstoffe, Antidiabetika.

Glisson-Dreiecke (Francis G., Arzt, Anat., London, Cambridge, 1597-1677): Periportalfelder* der Leber.

Glisson-Kapsel (↑): (engl.) Glisson's capsule; Bindegewebskapsel der Leber, Tunica fibrosa.

Glisson-Krankheit (↑): s. Rachitis.

Glisson-Schlinge (↑): (engl.) Glisson's sling; Vorrichtung zur Entlastung eines erkrankten

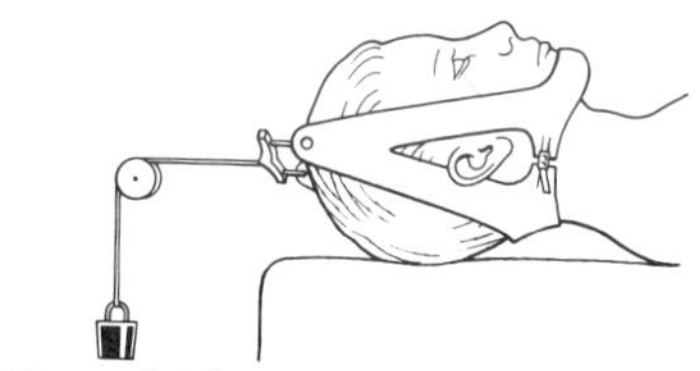
Glisson-Schlinge

Wirbelsäulenabschnitts bei Kyphose, Skoliose od. Bandscheibenschaden; besteht aus Kopf- u. Schultergurten, die an e. Flaschenzug befestigt sind u. eine Extension der Wirbelsäule erlauben, z. B. vorübergehend zum Anlegen eines Gipsverbandes od. Stützkorsetts b. vertikaler Haltung des Körpers od. für längere Zeit im Sitzen u. bei Bettlage mit Gegenzug; vgl. Extensionsmethoden.

Glisson-Trias (↑; Trias*) f: s. Leber.

GLO I: Abk. f. **Glyoxalase* I.**

Global|in|suffizienz, re|spiratorische (Globus*; Insuffizienz*) f: (engl.) global respiratory insufficiency; schwere Form der respiratorischen Insuffizienz* mit Hypoxie* u. zusätzlich auftretender Hyperkapnie*; häufigste Urs.: schwere obstruktive Atemwegerkrankung*, ARDS*.

Globin (↑) n: farblose Eiweißkomponente des Hämoglobins*; Bildung in den Ribosomen der Erythroblasten aus Aminosäuren; im G. des Erwachsenen kommen vier Peptidketten vor: Alpha-, Beta-, Gamma-, Deltaketten. Die Alphaketten bestehen aus 141, die Beta-, Gamma- u. Deltaketten aus je 146 Aminosäuren. Das normale Hämoglobin setzt sich aus drei Komponenten zusammen: Hb A: zwei Alpha- u. zwei Betaketten, Hb F: zwei Alpha- u. zwei Gammaketten, Hb A_2: zwei Alpha- u. zwei Deltaketten. Die Polypeptidketten sind im Hämoglobinmolekül knäuelförmig angeordnet; jedes Globinmolekül bindet vier Häm-Gruppen. Bei den Hämoglobinopathien* ist die Aminosäurensequenz einer Peptidkette verändert (qualitativer Defekt), bei den Thalassämien* wird eine Peptidkette in unzureichender Menge gebildet (quantitativer Defekt).

Globoid|zellen-Leuko|dys|trophie (↑; -id*; Zelle*; Leuk-*; Dys-*; Troph-*) f: (engl.) globoid cell leukodystrophy; syn. Krabbe-Syndrom, Galaktozerebrosidlipidose; autosomal-rezessiv erbl. Form der Leukodystrophie*; **Ätiol.:** Mangel an Galaktozerebrosid-Betagalaktosidase mit Ablagerung v. Zerebrosiden* im ZNS, v. a. in mehrkernigen Riesenzellen (Globoidzellen) dysmyelinisierter Bereiche; **Klin.:** Beginn im 4.-6. Lebensmonat (frühkindl. Form) bzw. nach dem 2. Lj. bis frühen Erwachsenenalter (juvenile Form), rasche Progredienz mit Optikusatrophie, Spastik, zerebellaren Symptomen, Demenz u. schließl. Enthirnungsstarre.

Globulin/Albumin-Quotient (Globuline*) m: s. Eiweißquotient.

Globulin, anti|hämo|philes (↑) n: Abk. AHG; syn. Antihämophiliefaktor (Abk. AHF); Faktor VIII der Blutgerinnung*; Mangel od. Fehlen führt z. Hämophilie A; vgl. Hämophilie.

Globuline (lat. globulus Kügelchen) n pl: (engl.) globulins; in den meisten tierischen u. pflanzl. Zellen u. in Körperflüssigkeiten vorkommende Gruppe von Proteinen (neben den Albuminen 2. Hauptgruppe der Proteine) mit unterschiedl. Molekulargewicht; mit Hilfe der Elektrophorese lassen sich die globulären Plasmaproteine in Alpha-, Beta- u. Gammagruppen und weitere Untergruppen auftrennen. Zu den Anteilen

Globuline Tab. 1
Untergruppen

	g/dl	Anteil (rel. %)
Albumine	3,5 – 5	55 – 64
Alpha-1-Globulin	0,16 – 0,34	2,5 – 4
Alpha-2-Globulin	0,45 – 0,85	7,0 – 10
Betaglobulin	0,53 – 1,0	8,3 – 12,5
Fibrinogen	0,2 – 0,4	
Gammaglobulin	0,91 – 1,7	14,0 – 20

Globuline Tab. 2
Plasmaeiweißveränderungen bei ausgewählten Krankheitsbildern

	Albumin	α-G.	β-G.	γ-G.
Nephrose	– –	+	+ +	–
Leberzirrhose	– –			+ +
Entzündungen	–	+		+

–: vermindert; +: vermehrt; G.: Globulin

der einzelnen Plasmaproteinfraktionen am Gesamteiweiß (6,5-8 g%): s. Tab. 1; quantitative Plasmaeiweißveränderungen geben Hinweise auf Erkr. (s. Tab. 2). **Funktion der G.:** Transport von wasserunlösl. Stoffen (z. B. Lipiden u. Lipochromen), spezif. (Antikörper) u. unspezif. Immunität, Gerinnung, Hormon- u. Enzymtransport. Vgl. Fibrinogen, Immunglobuline, Zäruloplasmin, Haptoglobin, Transferrin, Hämopexin, Myosin, Elektrophorese (Abb.).

Globulin|re|aktionen (↑) f pl: s. Liquordiagnostik, Nonne-Apelt-Schumm-Reaktion, Pandy-Reaktion.

Globulin, thyroxin|bindendes (↑) n: Abk. TBG; s. Schilddrüse, Schilddrüsendiagnostik.

Globus (lat.) m: Kugel, Klumpen.

Globus|gefühl (↑): s. Globussymptom.

Globus pallidus (↑) m: syn. Pallidum; medialer, dem Zwischenhirn angehörender Teil des Linsenkerns, Teil des extrapyramidalen Systems*; gilt als Zentrum der Trieb- u. primitiven Reaktionsbewegungen u. des unmittelbaren motor. Ausdrucks u. untersteht der hemmenden Kontrolle des Corpus striatum.

Globus|symptom (↑) n: intermittierend od. kontinuierl. auftretendes Gefühl eines im Rachen steckenden Kloßes, evtl. mit Druckgefühl bzw. Schluckzwang; **Vork.:** meist psychogen bedingt (Streß*), seltener i. R. organischer Erkr. (z. B. Struma, Seitenstrangangina, Ösophagusdivertikel, proximal gelegenes Ösophaguskarzinom, Wirbelsäulenaffektionen im HWS-Bereich); vgl. Dysphagie.

Glocken|thorax (Thorax*) m: glockenartige Form des Brustkorbes, bes. bei Rachitis*.

Glom|angiose (Glomus*; Angio-*; -osis*) f: vermutl. kongenitale Gefäßfehlbildung der kleinen Lungenarterien, führt z. Cor* pulmonale; pathol.-anat. Einengung od. Verschluß des Gefäßlumens durch Polster von großzelligen Myoepithelien, v. a. im Übergangsbereich zw. elastikahaltigen u. rein muskulären kleinen Lungenarterien.

glomeri|form (↑; -formis*): knäuelförmig.

Glomerula digitalia (Glomerulus*) n pl: Hoyer-Grosser-Organe; s. Glomusorgan.

Glomerulo|nephritis (↑; Nephr-*; -itis*) f: Unterformen der Glomerulopathie* mit Entzündungszellen (neutrophile Granulozyten, Makrophagen) u. Endothelproliferaten im Glomerulus.

Glomerulo|nephrose (↑; ↑; -osis*) f: veraltete Bez. f. Glomerulonephritis od. nephrotisches Syndrom*.

Glomerulo|pathie (↑; -pathie*) f: Abk. GP; Sammelbez. f. eine Vielzahl von Nierenerkrankungen unterschiedl. Urs. mit pathomorphol. Veränderungen in den Nierenkörperchen (Malpighi*-Körperchen, Glomerulus* u. Bowman*-Kapsel) u. sekundär in anderen Teilen des Nephrons* u. des Interstitiums; **Pathogenese:** die GP wird als Folge einer Autoimmunreaktion gesehen, bei der entw. im Glomerulus fixierte bzw. abgefangene Immunkomplexe od. gegen die Basalmembran gerichtete Antikörper über eine Aktivierung des Komplementsystems, von Makrophagen, Neutrophilen, T-Lymphozyten u. die Freisetzung von Mediatoren* die Schädigung der ihnen benachbarten Zellstrukturen bewirken. Betroffen sind v. a. die Basalmembran, das Mesangium u. der Kapselraum. **Einteilung** nach **1.** Ätiol. (s. Tab. 1): entzündlich (Glomerulonephritis, Abk. GN)/nichtentzündlich, primär-idiopathisch/sekundär-systemisch; **2.** klin. Manifestation (s. Tab. 2); **3.** Morphologie (licht- u. elektronenmikroskop. sowie immunhistol. Veränderungen an d. Glomeruli); **4.** Lok.: **a)** diffuse GP (alle Glomeruli); **b)** fokale GP (einige Glomeruli); **c)** segmentale GP (Schlingensegmente in den Glomeruli); **d)** subendotheliale GP (Blutseite der Basalmembran); **e)** subepitheliale/perimembranöse GP (Primärharnseite der Basalmembran); **f)** extrakapilläre GP (im Raum der Bowman-Kapsel); **Formen: 1.** akute postinfektiöse Glomerulonephritis: insbes. akute Poststreptokokken-Glomerulonephritis mit Beginn 7-20 Tage nach Streptokokkeninfekt (Angina, Zahnabszeß, Sinusitis, Otitis, Erysipel, Scharlach), hauptsächl. mit hämolysierenden Streptokokken der Gruppe A; Sympt.: Oligurie mit Proteinurie u. Mikrohämaturie, arterielle Hypertonie, Ödeme (bes. Augenlider, Gesicht); ähnliche Krankheitsbilder nach anderen Infektionskrankheiten wie z. B. Weil-Krankheit, Endocarditis lenta (häufig als Herdnephritis*), Fleckfieber, infektiöse Mo-

Glomerulopathie Tab. 1
Vierfelderschema

	primär-idiopathisch	sekundär-systemisch
entzündlich	endokapilläre proliferative GN, minimal-proliferative GN, intra-extrakapilläre GN, mesangioproliferative GN mit u. ohne Halbmondbildung, minimal-proliferative interkapilläre GN, fokal-segmental sklerosierende GN, membranoproliferative GN	Lupusnephritis, mesangioproliferative GN mit Halbmondbildung, minimal-proliferative GN, fokal-segmental sklerosierende GN, IgA-Nephropathie, nekrotisierende GN bei Wegener-Klinger-Granulomatose, GN bei Periarteriitis nodosa, mikroskopischer Polyarteriitis, Hypersensitivitätsangiitis, Dermatomyositis, Sklerodermie, Sharp-Syndrom, Churg-Strauss-Syndrom, Schönlein-Henoch-Syndrom, Alport-Syndrom
nicht-entzündlich	Minimal-changes-GP, membranöse GP	diabetische Glomerulosklerose, Glomerulosklerose bei Paraproteinämien, GP bei Nierenamyloidose

GN = Glomerulonephritis, GP = Glomerulopathie

nonukleose, Diphtherie, Typhus abdominalis, Bazillenruhr, Cholera, Brucellosen, Lepra, wolhynisches Fieber, Malaria, Masern, Staphylokokkeninfekte; Histopathol.: endotheliale u. mesangiale Proliferation mit Neutrophileninfiltration; subendotheliale, granuläre IgG-Ablagerungen mit C3-Komplement u. Fibrin entlang der Basalmembran; Ther.: symptomatisch; bei Hinweis auf persisitierenden Infekt gezielte antimikrobielle Ther.; Progn.: 60-70% Ausheilung (auch mit Defekt) b. Erwachsenen, 90% b. Kindern, in 18-30% der Fälle nach symptomarmem, oft jahrelangem Latenzstadium Übergang in chron. Glomerulonephritis; **2.** rapid-progressive Glomerulonephritis (Abk. RPGN): schneller, häufig in Wo. od. Mon. zur terminalen Niereninsuffizienz* führender Verlauf; Ätiol.: unbekannt, häufig nach grippalem Infekt; Pathogenese: charakterist. sind zirkulierende Antibasalmembran-Antikörper (bei Kreuzreaktion mit der alveolären Basalmembran Auftreten des Goodpasture*-Syndroms); immun. Unterteilung in drei Typen: **a)** Goodpasture-Typ; **b)** Immunkomplex-Typ (rapid-progressiv verlaufende Immunkomplexnephritis bei systemischem Lupus* erythematodes, Periarteriitis* nodosa); **c)** pauciimmuner Typ (bei Wegener*-Klinger-Granulomatose); Sympt.: schwere Hypertonie, Mikro-/Makrohämaturie, Proteinurie (<3,5 g/24 Std.), frühzeitig einsetzende Oligo-Anurie mit rasch fortschreitender Niereninsuffizienz bis zur Urämie*; Ther.: Dialyse, Plasmapherese, Immunsuppression; Progn.: bei frühzeitiger Ther. relativ günstig; **3.** fokal-segmental sklerosierende Glomerulonephritis (Abk. FSSGN): syn. IgM-Nephropathie; Ablagerung IgM-haltiger Immunkomplexe; Klin.: nephrotisches Syndrom*; Progn.: ungünstig, nur zeitweilig steroidsensibel, progrediente Niereninsuffizienz; **4.** membranöse Glomerulopathie (Abk. MGP): Ätiol.: häufig medikamenteninduziert, z. B. durch Gold, D-Penicillamin, ACE-Hemmer; Klin.: nephrotisches Syndrom, erst nach Jahren progrediente Niereninsuffizienz; Ther.: Kortikosteroide, Azathioprin, Cyclophosphamid, Ciclosporin A; **5.** mesangioproliferative Glomerulonephritis (Abk. MESGN): häufigste GP; Ätiol.: meist idiopathisch, auch postinfektiös u. i. R. von Systemerkrankungen; Histopathol.: Ablagerung von IgA- od. IgG-Komplexen u. Fibrin, Proliferation von Endothel- u. Mesangiumzellen; Klin.: Verlauf meist als nephrotisches Syndrom od. chron. Nephritis (s. Tab.); Ther.: Kortikosteroide; Progn.: ungünstig; **6.** Minimal-changes-G. (syn. Lipoidnephrose; Abk. MC): bei Kindern häufigste Urs. eines nephrotischen Syndroms; Ätiol.: unbekannt; histol. keine od. nur sehr diskrete Veränderungen; Ther.: Kortikosteroide; Progn.: spontane Ausheilung bei Kindern in 90%, bei Erwachsenen in 50% der Fälle; **7.** membranoproliferative Glomerulonephritis (Abk. MPGN): chron. Nephritis, oft mit nephrotischem Syndrom; häufig mit Erniedrigung der Komplementfaktoren C3 u. C4 im Blut; Auftreten auch bei Kryoglobulinämie* mit Immunthromben in den Glomerulusschlingen; Ther.: Immunsuppression, geringes Ansprechen

G

Glomerulopathie
Klinische Einteilung in fünf Hauptsyndrome — Tab. 2

Klinische Syndrome	Symptome	Renale Pathologie
akute Nephritis	akute Ödeme, arterielle Hypertonie, Proteinurie, Mikrohämaturie, Oligurie	endokapilläre GN
rapid-progressive Nephritis	arterielle Hypertonie, rasch (Wochen) fortschreitende Niereninsuffizienz, Proteinurie, Mikrohämaturie	rapid-progressive GN, mesangioproliferative GN mit diffuser Halbmondbildung, membranoproliferative GN Typ II, Wegener-Klinger-Granulomatose, IgA-Nephropathie, Lupusnephritis, GN bei Kryoglobulinämie
chronische Nephritis	langsam (Jahre), stetig fortschreitende Niereninsuffizienz, arterielle Hypertonie, Mikrohämaturie, Proteinurie	sklerosierende chronische GN, fokal-segmental sklerosierende GN, Lupusnephritis, IgA-Nephropathie
minimale, persistierende Urinabnormalität	Mikrohämaturie, Proteinurie	endokapilläre GN, mesangioproliferative GN, IgA-Nephropathie
nephrotisches Syndrom	große Proteinurie (>3,5 g/24 Std.), Ödeme, Hypalbuminämie, polyklonale Immunglobulinvermehrung (IgG), Hyperproteinämie, Hyperkoagulabilität	minimal-proliferierende GN, mesangioproliferative GN, membranöse GP, fokal-segmental sklerosierende GN, Nierenamyloidose, Plasmozytomniere, diabetische Glomerulosklerose, Nierenvenenthrombose

GN = Glomerulonephritis, GP = Glomerulopathie

auf Kortikosteroide; Progn.: Übergang in progrediente Niereninsuffizienz; **8.** IgA-Nephropathie (syn. Berger-Nephritis): evtl. auf die Niere beschränkte Sonderform des Schoenlein*-Henoch-Syndroms mit erhöhtem Plasmaspiegel von polyklonalem IgA; histol. MESGN mit Ablagerung von IgA-Komplexen; Klin.: chron. Nephritis mit Mikrohämaturie; langjähriger Verlauf mit Übergang in progrediente Niereninsuffizienz; Ther.: Immunsuppressiva bei Auftreten eines nephrotischen Syndroms; **9.** GP bei Vaskulitis: Nierenbeteiligung bei Autoimmunkrankheiten mit Vaskulitis; z. B. Sharp-Syndrom, progressive Sklerodermie, systemischer Lupus erythematodes, Goodpasture-Syndrom, Periarteriitis nodosa, Churg-Strauss-Syndrom, Wegener-Klinger-Granulomatose; **10.** diabetische Glomerulosklerose*; **11.** paraproteinämische Nephropathie: Auftreten bei monoklonalen Gammopathien mit Leichtkettenproteinurie (Bence*-Jones-Proteinurie); **12.** Nierenamyloidose: Ablagerung von Präkursorproteinen od. Bruchstücken in Betafaltblattstruktur; Vork. häufig bei Mittelmeerfieber*; **13.** Alport*-Syndrom.

Glomerulo|sklerose, dia|betische (↑; Skler-*; -osis*) f: (engl.) diabetic glomerulosclerosis; syn. Glomerusklerose Kimmelstiel-Wilson, diabetische Nephropathie; Schädigung der glomerulären Kapillaren der Niere bei langjährigem, meist mehr als 10 Jahre bestehendem Diabetes* mellitus, v. a. bei schlechter Blutzuckereinstellung; Vork. in unterschiedl. starker Ausprägung bei ca. 20% aller Diabetiker; **Klin.:** Proteinurie (häufig nephrotisches Syndrom*), Hypertonie, Ödeme; meist in Komb. mit Retinopathia* diabetica; (histol.) diffuse Verbreiterung der Basalmembran u. Zunahme des Mesangiums (diffuse Glomerulosklerose), später knötchenartige Verdickungen in d. Glomerulusschlingen (Mukopolysaccharide) mit Einengung des Gefäßlumens, fibrinoiden Ablagerungen in d. Kapillarwand, Mikroaneurysmen (noduläre Glomerulosklerose); **Proph.:** gute Einstellung des Diabetes mit Diät u. Insulin, Vermeidung von Hypoglykämien; **Progn.:** bei Pat. unter 50 Jahren häufig zunehmende Niereninsuffizienz* (v. a. bei nephrotischem Syndrom), bei terminaler Niereninsuffizienz Dialyse-Behandlung erforderlich.

glomerulosus (↑): reich an Gefäßknäueln.

Glomerulus (Dim. von lat. glomus Knäuel) m: auch Glomerulum; Kapillarknäuel der Malpighi*-Körperchen der Nierenrinde; die einzelnen Kapillarschlingen sind vom inneren Blatt der Bowman-Kapsel (Deckzellen, die den Grundhäutchen der Kapillaren direkt anliegen; vgl. Podozyten) überzogen; zuführendes u. abführendes Gefäß werden als Vas afferens u. efferens bezeichnet. Vgl. Nephron, Niere.

Glomerulus|filtrat (↑) n: (engl.) glomerular ultrafiltrate; der in den Glomeruli der Niere aus dem Blut abfiltrierte Primärharn* (ca. 120 ml/min); Bestimmung: s. Clearance.

Glomset-Enzym (Enzyme*) n: Lecithin-Cholesterinacyltransferase; s. LCAT.

Glomus (lat.) n: Knäuel. **G. caroticum** (↑) n: s. Paraganglien. **G. jugulare** (↑) n: s. Paraganglien.

Glomus|organ (↑) n: (engl.) glomus body; syn. Glomus neuromyoarteriale, Anastomosis arteriovenosa glomeriformis, Masson-Glomus, Hoyer-Grosser-Organ; knäuelartiges Gefäßgebilde mit arteriovenösen Anastomosen in d. Unterhaut, insbes. im Bereich der Endarterien v. Hand u. Fuß lokalisiert; wichtig für d. periphere Wärmeregulation u. Hautdurchblutung.

Glomus|tumoren (↑; Tumor*) m pl: (engl.) glomus tumours; von einem Glomus ausgehende Tumoren; **Formen: 1.** nicht chromaffines Paragangliom: **Chemodektom**, Karotisgabeltumor; von den nicht chromaffinen Paraganglien* des Glomus caroticum ausgehender benigner Tumor; Sympt.: meist schmerzlose, umschriebene Schwellung im Trigonum caroticum, selten Globusgefühl, Dysphagie od. Horner-Symptomenkomplex; Diagn.: evtl. Strömungsgeräusch bei Auskultation; in der digitalen Subtraktionsangiographie der A. carotis Darstellung eines gefäßreichen Tumors; Ther.: op. Entfernung; DD: Aneurysma, Halszyste, Lymphadenopathie; **2.** nicht chromaffines **Paragangliom des Mittelohrs**; vom Glomus jugulare od. Glomus tympanicum ausgehender benigner Tumor, der evtl. in Felsenbein u. Schläfenbein einwächst; Sympt.: pulsierende Ohrgeräusche, Druckgefühl im Ohr, Schwerhörigkeit, Gleichgewichtsstörungen, evtl. Hirnnervenausfälle; Diagn.: Otoskopie*; Rö.-Schläfenbein, evtl. Tomographie; Ther.: op. Entfernung; b. Destruktion des Felsenbeins evtl. Strahlentherapie; **3. periphere G.:** Masson-Tumoren, Glomangiome, Angiomyoneurome; vom Glomusorgan* ausgehender, aus azidophilen Epitheloidzellen bestehender benigner Tumor, der v. a. an Fingern u. Zehen lokalisiert ist; Sympt.: blaurot durch die Haut scheinender, druckschmerzhafter Tumor; Ther.: op. Entfernung; DD: Hämangiom, malignes Melanom; **4. multiple G.:** autosomal-dominant erbl., generalisiertes Auftreten nicht schmerzhafter G. an Haut u. inneren Organen.

Glomus tympanicum (↑; Tympanum*) n: s. Paraganglien.

Gloss-: auch Glott-; Wortteil mit der Bedeutung Zunge, Sprache, Mundstück der Flöte; von gr. γλῶσσα, γλῶττα.

Glossa (↑) f: (engl.) tongue; Zunge.

Gloss|algie (↑; -algie*) f: (engl.) glossalgia; Zungenbrennen; s. Glossodynie.

Gloss|anthrax (↑; gr. ἄνθραξ Kohle) m: akute, parenchymatöse Glossitis bei Milzbrand*.

Glossina (↑) f: Zungenfliege; s. Fliegen.

Glossitis (↑; -itis*) f: Zungenentzündung; entzündl. Veränderung der Zungenschleimhaut, häufig in Verbindung mit Stomatitis bei Infektionskrankheiten. **G. a|trophicans** (↑; ↑) f: Zungenatrophie, v. a. als Hunter*-Glossitis; auch bei Pellagra, Syphilis, Tuberkulose. **G. dissecans** (↑; ↑) f : s. Lingua plicata. **G. ex|foliativa marginata** (↑; ↑) f : s. Lingua geographica. **G. granulomatosa** (↑; ↑) f : Makroglossie; diffuse Zungenvergrößerung; Symptom des Melkersson*-Rosenthal-Syndroms.

Glossitis mediana rhombica (↑; ↑) f: rhombischer od. ovaler, 1,5-4 cm langer, 0,5-1 cm breiter rötl. od. weißl. Herd in der Mitte des hinteren Zungenrückens mit eingesunkener od. erhabener Oberfläche u. Papillenverlust; **Ätiol.: 1.** Entwicklungsanomalie mit Fortbestehen des Tuberculum impar; **2.** Inf. mit Candida albicans.

Glossitis phlegmonosa (↑; ↑) f: phlegmonöse Zungenentzündung, z. B. nach Verletzung u. Infektion.

Gloss|odynie (↑; -odynie*) f: (engl.) glossodynia; syn. Glossalgie; Zungenbrennen, schmerzhafte Erscheinungen an der Zungenoberfläche, u. a. als Sympt. der perniziösen Anämie (Möller-Hunter-Glossitis), des Costen-, Plummer-Vinson-, Sjögren-Syndroms u. des Diabetes mellitus; häufig auch psychisch bedingt.

Glosso|pharyngeus (↑; Pharyng-*) m: s. Nervus glossopharyngeus.

glosso|pharyngeus (↑; ↑): zu Zunge und Schlund gehörend.

Glosso|pharyngeus|krampf (↑; ↑): (engl.) glossopharyngeal spasm; Schlundkrampf, Pharyngismus; Krampf der vom N. glossopharyngeus versorgten Pharynxmuskulatur; **Urs.:** Tetanus, Tollwut, Reizung durch Fremdkörper u. a. Vgl. Dysphagie.

Glosso|pharyngeus|lähmung (↑; ↑): (engl.) glossopharyngeal palsy; Lähmung inf. Läsion des N. glossopharyngeus; selten isoliert, meist ist der N. vagus mitbeteiligt; **Sympt.:** Gaumensegellähmung*, Aufhebung des Würgreflexes u. der Geschmacksempfindung im hintersten Zungendrittel u. am Gaumen; **Urs.:** u. a. Diphtherie, Tumoren, Neurolues, Bulbärparalyse, Schädelbasisfrakturen, Polyneuritis cranialis.

Glosso|pharyngeus|neur|algie (↑; ↑; Neur-*; -algie*) f: (engl.) glossopharyngeal neuralgia; seltene Form der Gesichtsneuralgie*; Schmerzen ähnl. der Trigeminusneuralgie* m. Lok. im Bereich v. Zungenbasis, Tonsillen, Hypopharynx u. in der Ohrregion; gelegentl. Komb. von Schmerzattacken u. synkopalen Anfällen m. Asystolie od. Bradykardie.

Glosso|plegie (↑; -plegie*) f: Zungenlähmung bei Hypoglossuslähmung*.

Glosso|ptose (↑; -ptose*) f: (engl.) glossoptosis; Zurücksinken der Zunge bei tiefer Bewußtlosigkeit (z. B. Narkose) inf. Muskelerschlaffung; **cave:** Verlegung der Atemwege, Erstickungsgefahr; vgl. Robin-Syndrom, Esmarch-Heiberg-Handgriff.

Glosso|schisis (↑; gr. σχίσις Spaltung, Trennung) f: s. Spaltzunge.

Glosso|spasmus (↑; Spas-*) m: (engl.) glossospasm; tonischer od. klon. Krampf der Zungenmuskulatur; Vork. bei Erkr. des extrapyramidalen Systems, Epilepsie. Vgl. Züngelkrampf.

glotticus (↑): zur Zunge gehörig.

Glottis (↑) f: eigentlich G. vocalis im Ggs. zu G. intercartilaginea; der aus bd. Stimmbändern bestehende Stimmapparat od. auch nur die v. ihnen gebildete Stimmritze.

Glottis|krampf (↑): s. Stimmritzenkrampf.

Glottis|ödem (↑; Ödem*) n: (engl.) glottal oedema; ungenaue klin. Bez. f. das akute Kehlkopfödem* im Bereich der Epiglottis u. der Plica aryepiglottica; **Urs.:** Allergie (z. B. Insektenstiche), Virusinfektionen, Angina u. a.; **Sympt.:** Stridor, Heiserkeit, evtl. Schluckschmerzen, Fieber; **Ther.:** Kortikoide, Calcium; bei starker Dyspnoe evtl. Tracheotomie od. Intubation.

Gluc-: s. a. Gluk-, Glyk-.

Gluc|agon (INN) n: syn. Glukagon; in den A-Zellen der Langerhans*-Inseln des Pankreas gebildetes Polypeptidhormon aus 29 Aminosäuren, dessen Sekretion v. a. bei Hypoglykämie*, durch Gastrin*, die erhöhte Konz. best. Aminosäuren im Blut, außerdem durch Katecholamine, Acetylcholin u. versch. Hormone (TRH, Neurotensin, VIP) gefördert, durch SIH (Somatostatin*) u. Anstieg des Blutzuckers gehemmt wird; **Wirkungen:** Steigerung des Blutzuckerspiegels durch Glykogenolyse in der Leber, Förderung der Glukoneogenese u. Verminderung der Glukoseoxidation (insulinantagonistische Wirkung), Förderung der Lipolyse durch Aktivierung der Fettgewebelipase, gesteigerter Proteinkatabolismus; G. fördert die Sekretion von Insulin, Calcitonin, STH u. einigen gastrointestinalen Hormonen, vermindert in pharmak. Dosen die Motilität des Magen-Darm-Trakts, die Salzsäureproduktion (Gastrinhemmung) u. Pankreassekretion, wirkt positiv inotrop u. hebt die Wirkung von Betarezeptorenblockern auf. **Verw.:** diagn. bei röntg. u. endoskop. Untersuchungen u. im Glucagontest*, therap. evtl. bei Hypoglykämie u. Hyperinsulinismus*. Vgl. Enteroglucagon, Kohlenhydratstoffwechsel.

Gluc|agonom (Glyk-*; gr. ἄγων treibend, führend; -om*) n: (engl.) glucagonoma; extrem seltener endokriner Tumor des Verdauungstraktes, der Glucagon bildet (Apudom*); **Sympt.:** Erythema migrans, herabgesetzte Glukosetoleranz bis Diabetes mellitus, häufig auch asymptomatisch.

Glucagon|test (↑; ↑) m: i. v. Injektion von Glucagon* als Provokationstest bei Verdacht auf Insulinom* (pathol. verstärkte Ausschüttung von Insulin) u. Phäochromozytom* (von Katecholaminen).

Gluck-Soerensen-Operation (Themistokles G., Chir., Berlin, 1853-1942) f: s. Kehlkopfoperationen.

Glücks|haube: s. Caput galeatum.

Gluk-: s. a. Gluc-, Glyk-.

Gluk|agon (Glyk-*; gr. ἄγων treibend, führend) n: syn. Glucagon*.

Gluko|kinase (↑) f: (engl.) glucokinase; Enzym, das streng spezif. nur Glukose (im Ggs. zur Hexokinase*) mit ATP als Coenzym zu Glukose-6-Phosphat phosphoryliert; Vork. hauptsächl. in der Leber; wird durch Insulin induziert, dadurch Steigerung der Glykolyse-Rate.

Gluko|kortikoide (↑; Cort-*; -id*) n pl: (engl.) glucocorticoids; auch Glucocorticoide, Glukosteroide; eine der drei Gruppen von Steroidhormonen, die in der Nebennierenrinde gebildet werden; die wichtigsten natürl. G. sind Cortisol (Hydrocortison, das physiol. wichtigste Glukokortikoid), Cortison u. Corticosteron. **Wirkungen: 1.** durch Induktion entspr. Leberenzyme Stimulation der Glukoneogenese* (Bildung von Kohlenhydraten aus Aminosäuren), Erhaltung von Blutzucker (diabetogene Wirkung) u. Leberglykogen z. B. während des Hungerns unter Abbau von Körpereiweißen (neg. Stickstoffbilanz) im physiol. Bereich; **2.** Suppression der zellvermittelten Immunität durch Hemmeffekt auf die Eiweißsynthese der Lymphozyten u. hypotrophierende Wirkung auf Lymphknoten u. Thymus; **3.** antiphlogist. Wirkung durch Hemmung der Proliferation v. Fibroblasten u. entzündl. Granulationsgewebe sowie der Ablagerung von Kollagengrundsubstanzen; **4.** Wirkungen auf Hämatopoese, Muskel-, Wasser-, Elektrolyt- u. Eiweißstoffwechsel; G. haben einen begünstigenden Effekt auf die Wirkung der Katecholamine an der glatten Gefäßmuskulatur u. werden auch als **Streßhormone** bez., weil das Auftreten v. Streßfaktoren* einen raschen Anstieg des ACTH u. damit der G. zur Folge hat. Bei den **synthetischen G.** sind inf. chem. Veränderungen des Cortisolmoleküls die unerwünschten mineralokortikoiden Nebenwirkungen der G. vermindert, die erwünschte glukokortikoide Aktivität erhöht (z. B. beim Dehydrocortison u. Dehydrohydrocortison); außerdem wurden synthet. G. entwickelt, bei denen die entzündungshemmenden Eigenschaften bes. ausgeprägt sind; vgl. Kortikoide (Tab.). **Indikationsgebiete** für die therap. Verw. von G.: **1.** rheumatische Erkr. u. Kollagenosen wie akutes rheumatisches Fieber, primär rheumatoide Arthritis, systemischer u. chronischer

Glukokortikoide Tab. 1
Wirkungen von Glukokortikoiden

Funktion, Organ	Wirkung
zentrale Wirkung	Einfluß auf das Gehirn unter Veränderung des Verhaltensmusters
Hypothalamus	Rückkopplung auf die ACTH-Sekretion
Differenzierung	Einfluß auf die Organentwicklung in der Fetalperiode (z. B. Lungendifferenzierung) sowie auf die allgemeine Embryonalentwicklung nach Metabolisierung zu fetalen Östrogenen
Stoffwechsel	spezifische Stimulation von Enzymsystemen in der Leber und anderen Organen mit erhöhter Synthese an Nukleinsäuren und Proteinen, hauptsächlich im Rahmen der Glukoneogenese
periphere Gewebe	Hemmung der Synthese von Nukleinsäuren und Proteinen; diese katabolen Wirkungen sind in der Muskulatur, in der Haut sowie dem gesamten lymphatischen System zu erkennen; neben verminderter Glukoseverwertung wird eine erhöhte Lipolyse provoziert.
Membranen	Stabilisierung von Membranen und Lysosomen

G

diskoider Lupus erythematodes, Periarteriitis nodosa, Dermatomyositis, Wegener-Klinger-Granulomatose; **2.** allerg. Erkrankungen wie anaphylakt. Schock, Status asthmaticus, Serumkrankheit, Urtikaria, Angioödem, Heufieber, Dermatosen; **3.** Gastrointestinalerkrankungen wie Colitis ulcerosa, Sprue, Enteritis regionalis Crohn; **4.** Lungenerkrankungen wie chron. Lungenfibrose, Sarkoidose; **5.** Blutkrankheiten wie erworbene hämolyt. Anämie, idiopathische Thrombopenie, Leukämien, allerg. Purpura; **6.** bei Haut- u. Augenerkrankungen (z. B. Ekzem, Psoriasis) zur lokalen (topischen) Applikation; **7.** zur Behandlung toxischer Sympt. sowie einer Verhinderung v. narbigen Verklebungen bei best. Infektionen (Meningitis, tuberkulöse Pleuritis, tuberkulöse Pneumonie) Anw. nur in Komb. mit Antibiotika- bzw. Tuberkulostatikatherapie; **8.** zur Immunsuppression, z. B. bei Organtransplantationen; **9.** bei Hyperkalzämiesyndrom (v. a. bei Malignomen); **10.** zur Behandlung des Hirnödems; **NW:** bei hochdosierter Langzeittherapie Ulcus duodeni od. Ulcus ventriculi, Perfo-

Glukokortikoide Tab. 2
Serumspiegel für Cortisol (μg%)

vormittags	5–25
nachmittags	2–12
bei Einnahme oraler Kontrazeptiva	21–46

ration bereits bestehender Ulzera, Exazerbation v. Infektionskrankheiten, Entw. von Sympt. des Cushing-Syndroms, Osteoporose, Glaukom, Steroidkatarakt*, Steroiddiabetes*, Ödeme, Hypertonie u. a.; bei top. Anw. selten allerg. Hautreaktionen, bei längerer Anw. Hautatrophien, Teleangiektasien, Striae, Steroidakne u. a.; **Kontraind.:** system. Anw.: z. B. Ulcus duodeni od. Ulcus ventriculi, schwere Osteoporose, Herpesinfektionen, Varizellen, Systemmykosen, psychiatr. Anamnese, Lymphadenitis nach BCG-Impfung; cave bei Tbc in der Anamnese, Eng- u. Weitwinkelglaukom; lokale Anw.: spezif. Hautprozesse (Tbc), Mykosen, bakt. Infektionen u. a.; Funktionsprüfung der NNR-Sekretion: s. ACTH-Test, Lysinvasopressintest, Insulinhypoglykämietest.

Gluko|neo|genese (↑; Neo-*; -genese*) f: (engl.) gluconeogenesis; Glukosebildung aus Nicht-Kohlenhydratvorstufen, z. B. aus Laktat, Glyzerin, Di- u. Tricarbonsäuren, findet hauptsächl. in der Leber u. Niere statt; wichtig v. a. bei starkem Laktatanfall durch Muskelarbeit (s. Cori-Zyklus) u. bei Hunger zur Aufrechterhaltung des Blutglukosespiegels (dabei werden in verstärktem Maße glukoplastische Aminosäuren* herangezogen). Die G. ist prinzipiell eine Umkehrung der Glykolyse*, wobei aber drei energetisch ungünstige Schritte (drei Kinasenreaktionen) durch spezif. glukoneogenetische Enzyme umgangen werden (s. Abb.). Diese **drei Umwandlungen** sind: **1.** Pyruvat zu Phosphoenolpyruvat (PEP); beginnt mit Oxalacetat, aus dem durch Decarboxylierung u. Phosphorylierung (mit GTP) PEP gebildet wird. Laktat muß daher zunächst in Pyruvat (Laktatdehydrogenase-Reaktion) u. dieses unter ATP-Spaltung u. CO_2-Anlagerung in Oxalacetat umgewandelt werden (Pyruvat-Carboxylase-Reaktion, benötigt Biotin). **2.** Fruktose-1,6-Diphosphat zu Fruktose-6-Phosphat; die Abspaltung des Phosphatrestes wird durch die Fruktose-1,6-Diphosphatase katalysiert. **3.** Glukose-6-Phosphat zu Glukose-1-Phosphat; Glukose-6-Phosphat wird durch eine in der Mikrosomen-Fraktion lokalisierte Glukose-6-Phosphat-Phosphatase in Glukose u. anorg. Phosphat gespalten. Diese freie Glukose kann an das Blut abgegeben werden. Zum Aufbau von Glykogen wird Glukose-6-Phosphat in Glukose-1-Phosphat umgewandelt.

Glukon|säure: (engl.) gluconic acid; eine Polyhydroxycarbonsäure; entsteht aus Glukose durch Oxidation an C1, chem. durch milde Oxidationsmittel, enzymat. durch Dehydrierung mit Hilfe der Glukoseoxidase* (GOD); analog entsteht aus der phosphorylierten Glukose (Glukose-6-Phosphat) durch die Glukose-6-Phosphat-Dehydrogenase das Glukonsäure-6-Phosphat, ein Intermediärprodukt des Pentosephosphatzyklus*.

Gluko|pyranose f: s. Monosaccharide.

Glukos|amin n: (engl.) glucosamine; Amin der Glukose (meist an C-Atom 2); s. Kohlenhydrate.

Glukose (Glyk-*) f: (engl.) glucose; syn. Traubenzucker, Dextrose, Glucose, Glykose, α-D-Glucopyranose (IUPAC); MG 180,16; Monosaccharid (eine Aldohexose*), dreht polarisiertes Licht nach rechts u. reduziert Fehling-Lösung; kommt in zwei isomeren Formen (α u. β) vor, die ineinander umgewandelt werden können (Mutarota-

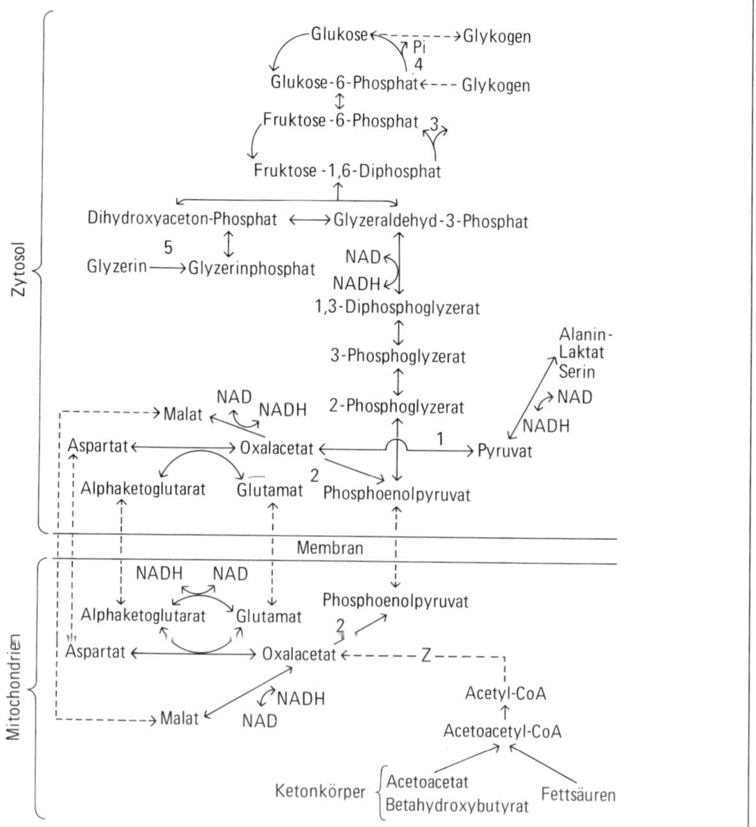

Glukoneogenese:
Schlüsselenzyme: 1: 5-Pyruvatcarboxylase; 2: Phosphoenolpyruvat-Carboxykinase; 3: Fruktose-1,6-Diphosphatase; 4: Glukose-6-Phosphatase; 5: Glyzerinkinase; Pi: anorganisches Phosphat [165]

tion); **Vork.:** in freier Form in süßen Früchten u. a. Pflanzenteilen, im Honig, im tier. u. menschlichen Gewebe u. Blut (sog. Blutzucker); als Bestandteil v. Oligo- u. Polysacchariden z. B. enthalten in den Disacchariden Saccharose, Maltose u. Zellobiose u. in den Polysacchariden Stärke, Glykogen, Zellulose, Chitin sowie in vielen Glykoproteinen* u. Glykolipiden*. G. ist das

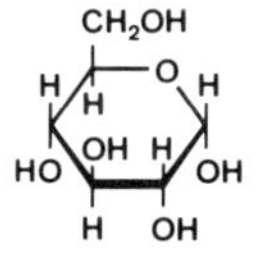

Glukose

wichtigste Monosaccharid im Kohlenhydratstoffwechsel*. Der Glukosespiegel im Blut wird v. a. durch die Hormone Insulin, Adrenalin u. Glucagon reguliert. **Verw.** in der Medizin z. B. zur parenteralen Ernährung, Behandlung u. Prophylaxe der Dehydratation, Therapie des hypoglykämischen Schocks. **Nachweis** im Blut: s. Blutzucker-Bestimmungsmethoden. Vgl. Referenzbereiche (Tab.).

Glukose||belastung (↑): s. Glukose-Toleranztest. **G.bestimmung** (↑): s. Blutzucker-Bestimmungsmethoden. **G.-Fett|säure-Zyklus** (↑; Zykl-*) m: s. Randle-Zyklus.

Glukose-Galaktose-Mal|ab|sorption (↑; Galakt-*; Mal-*; Absorption*) f: (engl.) glucose-galactose malabsorption; autosomal-rezessiv erbl. Transportdefekt für Glukose u. Galaktose in d. Darmschleimhaut; **Sympt.:** im Säuglingsalter beginnende, osmotisch bedingte Diarrhoe, Glukosurie, Hypoglykämie; **Ther.:** glukose- bzw. galaktosearme Ernährung (ersatzweise v. a. Fruktose). Vgl. Kohlenhydratmalabsorption.

Glukose-Insulin-Toleranz|test (↑) m: s. Insulin-Glukose-Toleranztest.

Glukose|oxidase (↑) f: (engl.) glucose oxidase; Enzym, das die Oxidation (Dehydrierung) der freien Glukose an C-Atom 1 katalysiert, mit FAD als Coenzym; es entsteht (nach H_2O-Anlagerung) Glukonsäure u. durch Übertragung des Wasserstoffs auf $O_2 \rightarrow H_2O_2$; s. Blutzucker-Bestimmungsmethoden.

Glukose|oxidase-Per|oxidase-Methode (↑) f: s. Blutzucker-Bestimmungsmethoden.

Glukose-6-Phosphat (↑) n: s. Glykolyse, Kohlenhydratstoffwechsel.

Glukose-Phosphat-Amino|säure-Dia|betes (↑; Diabet-*) m: s. Debré-Toni-Fanconi-Syndrom.

Glukose-6-Phosphat-De|hydro|genase (↑) f: Abk. G-6-PDH; Enzym des Pentosephosphatzyklus*, dehydriert Glukose-6-Phosphat unter Reduktion von NADP zu 6-Phosphoglukonolacton, aus dem durch spontane H_2O-Anlagerung Glukonsäure entsteht.

Glukose-6-Phosphat-De|hydro|genase-Mangel (↑): (engl.) glucose-6-phosphate dehydrogenase deficiency; Abk. G-6-PDH-Mangel; X-chromosomal vererbte Form der Erythrozytenenzymopathien*, bei der die Bildung von $NADPH_2$ u. die Reduktion von oxidiertem Glutathion in den Erythrozyten vermindert ist; oxidiertes Glutathion kann zur Schädigung der Erythrozyten (Hämolyse*) u. zur Bildung von Methämoglobin (Methämoglobinämie*) mit Heinz*-Innenkörperchen führen. Durch best., die Oxidation von Glutathion steigernde Medikamente (z. B. Primaquin) od. Nahrungsmittel (z. B. Favabohnen, sog. Favismus*) kann eine akute Hämolyse ausgelöst werden. **Vork.:** v. a. in Gebieten, in denen Malaria endemisch ist; vermutlich besteht bei G-6-PDH-Mangel eine erhöhte Resistenz gegenüber Malaria.

Glukose-6-Phosphat-Phosphatase (↑) f: Enzym, das Glukose-6-Phosphat dephosphoryliert, so daß freie Glukose an d. Blut abgegeben werden kann; in der Mikrosomenfraktion lokalisiert, kommt in d. Leber u. einigen anderen Organen vor, fehlt im Muskel; s. a. Glukoneogenese, Cori-Zyklus.

Glukose-Toleranz|faktor (↑) m: (engl.) glucose tolerance factor; Abk. GTF; wasserlösl. organischer Chrom(3)-Komplex, biol. aktive Form des Chroms. MG ca. 500, enthält neben Nicotinsäure vermutl. Glutathion u. mehrere Aminosäuren. GTF-Mangel führt zu einer Einschränkung der Glukosetoleranz. Bes. reich an GTF sind Bierhefe, Leber, Käse, Vollkornbrot.

Glukose-Toleranz|test (↑) m: (engl.) glucose tolerance test; Abk. GTT; Testverfahren zur Erkennung u. Differenzierung präklin. Formen des Diabetes* mellitus; Bestimmung des Blutzuckers nüchtern u. nach Belastung mit Glukose od. Oligosacchariden nach 60, 120 u. evtl. 180 Minuten; **Formen: 1.** oraler GTT (oGTT): Nüchternbestimmung nach drei Tagen kohlenhydratreicher Ernährung (ca. 200 g KH/d) u. nach oraler Gabe von 75 g bzw. 100 g Glukose od. Glukoseäquivalenten (z. B. Dextrosemonohydrat) als 10-25%ige Lösung (Kinder u. untergewichtige Erwachsene erhalten zw. 45 g u. 60 g Glukose/m^2 Körperoberfläche) im Blut u. Urin. Bewertung des oGTT: s. Tab.; **2.** intravenöser GTT bei Verdacht auf Störungen der enteralen Glukoseresorption (z. B. nach Magenresektion, bei Enteritis). Vgl. Insulin-Glukose-Toleranztest.

Glukosidasen f pl: s. Disaccharidasen, Amylasen.

Glukos|urie (Glyk-*; Ur-*) f: (engl.) glucosuria; erhöhte Ausscheidung von Glukose* im Harn (physiol. Ausscheidung ca. 70 mg/24 Std.); **Vork.:** v. a. bei Diabetes* mellitus, nach glukosereicher Mahlzeit (sog. prärenale G. bei Überschreiten von 10 mmol/l bzw. 180 mg/dl Glukose im Blutplasma bzw. Primärharn), bei renaler Glukosurie* od. medikamentös bedingt; **Nachw.:** semiquantitativ durch Schnelltestverfahren mit Teststreifen u. Glukose-Peroxidase-Reaktion od. Glukose-Oxidase-Methode, quantitativ mit spez. Reaktionsproben; falschnegative Ergebnisse bei längerem Stehenlassen des Urins u. bakt. Glukoseabbau.

Glukos|urie, renale (↑; ↑) f: (engl.) renal glucosuria; erhöhte Glukoseausscheidung im Harn b. normalem Blutzuckergehalt u. ohne diabet. Stoffwechsellage; **Urs.: 1.** Verminderung der tubulären Rückresorption in den Nierentubuli: **a)** angeboren bei Diabetes renalis (Glomerulusfiltrat u. Blutzuckergehalt normal); **b)** erworben v. a. bei org. Nierenschädigungen, z. B. bei Glomerulonephritis, Pyelonephritis, Schockniere od. Intoxikationen; **2.** Zunahme der filtrierten Glukosemenge durch Erhöhung des Glomerulusfiltrats u. Minderung der Resorption in der Schwangerschaft (Schwangerschaftsglukosurie). Vgl. Schwangerschaftsdiabetes, Diabetes mellitus, Debré-Toni-Fanconi-Syndrom.

Glukosyl|zeramid n: s. Zerebroside.

Gluk|uronide n pl: (engl.) glucuronides; Verbindungen der Glukuronsäure* mit endo- od. exogenen Substanzen (Glykoside*); wichtige Entgiftungsreaktion in d. Leber; neben Medikamenten werden auch körpereigene Stoffe wie z. B. Hormone u. Bilirubin auf diese Weise in eine physiol. inaktive u. wasserlösl. Form gebracht u. können über Urin od. Galle ausgeschieden wer-

Glukose-Toleranztest
Blutzuckerwert[1] vor und nach 75 g Glukose per os

	nüchtern	nach 1 Std.	nach 2 Std.
normale Glukosetoleranz	<5,5 mmol/l (<100)[2]	<11,1 mmol/l (<200)	<7,8 mmol/l (<140)
pathologische Glukosetoleranz	<6,7 mmol/l (<120)	>11,1 mmol/l (>200)	7,8–11,1 mmol/l (140–200)
Diabetes mellitus	>6,7 mmol/l (>120)	>11,1 mmol/l (>200)	>11,1 mmol/l (>200)

[1] im kapillären Vollblut; im venösen Vollblut sind die Nüchtern-Werte gleich, die 1- und 2-Stunden-Werte liegen jedoch tiefer, so daß die angegebenen Werte um 1,1 mmol/l (20 mg/dl) reduziert werden müssen. Die im Plasma gemessenen Werte sind 15% höher als die im Vollblut gemessenen Werte.
[2] Angaben in Klammern: entsprechende Werte in mg/dl

den (sog. direktes Bilirubin, das Diglukuronid des Bilirubins). Die Koppelung (Konjugation) mit der auszuscheidenden Substanz erfolgt über die sog. aktive Glukuronsäure, die UDP-Glukuronsäure, katalysiert durch die UDP-Glukuronyltransferase.

Gluk|uron|säure: (engl.) glucuronic acid; syn. Glykuronsäure, Aldehydhexosäure; entsteht durch enzymatische Oxidation v. Glukose am C-Atom 6 in Form der UDP-Glukose (sog. aktive Glukose) zu UDP-Glukuronsäure (sog. aktive G.); **Bedeutung: 1.** Entgiftungsfunktion: Bildung v. Glukuroniden*; **2.** Ausgangspunkt für die Ascorbinsäure-Biosynthese (nicht beim Menschen); **3.** Bestandteil von Hyaluronsäure*, Chondroitinschwefelsäure u. Chondroitinsulfaten* (im Bindegewebe), Hemizellulose B.

Glukuronyl|trans|ferase f: s. UDP-Glukuronyltransferase.

Glutae-: Wortteil mit der Bedeutung Gesäß, Hinterbacke; von gr. γλουτός.

Glutäal|re|flex (↑; Reflekt-*) m: (engl.) gluteal reflex; Hautreflex; bei Bestreichen der Gesäßbacken kommt es zur Kontraktion der Gesäßmuskulatur (Mm. glutaei); Reflexzentrum in Höhe des Segments L_4-L_5. Vgl. Reflexe.

Glut|amat n: Salz der Glutaminsäure*; vgl. China-Restaurant-Syndrom.

Glut|amat-De|hydro|genase f: Abk. GLDH*.

Glut|amat-Oxal|acetat-Trans|aminase f: Abk. GOT; neue Bez. Aspartataminotransferase* (AST).

Glut|amat-Pyruvat-Trans|aminase f: intrazelluläres Enzym, das im Aminosäurenstoffwechsel eine wichtige Rolle spielt; aufgrund eines genet. Polymorphismus* lassen sich mind. zehn Enzymmuster mit drei häufig vorkommenden autosomal-kodominant erbl. Enzymvarianten (GPT 1, GPT 2, GPT 2-1) differenzieren (für die Abstammungsbegutachtung* wichtig). Die in der Enzymdiagnostik* von Lebererkr. wichtige Serum-GPT wird heute als Alaninaminotransferase* (ALT) bezeichnet. Vgl. Enzymgruppen.

Glutaminase f: Enzym aus der Gruppe der Hydrolasen, das die Umwandlung von Glutamin u. H_2O zu Glutaminsäure u. NH_3 katalysiert; **Vork.:** v. a. in den Tubuluszellen der Niere.

Glut|amin|säure: (engl.) glutamic acid; Monoaminopropandicarbonsäure, HOOC—CH(NH_2)—CH_2—CH_2—COOH; nichtessentielle Aminosäure, die aus Alphaketoglutarsäure, Ammoniak u. $NADPH_2$ unter Einfluß von Glutamatdehydrogenase (s. GLDH) gebildet wird; die Synthese erfolgt v. a. in Leber, Niere, Gehirn u. Lunge. Bedeutung: Vorstufe in der Biosynthese von Ornithin, Prolin, Hydroxyprolin u. Folsäure; Abbau im Zitronensäurezyklus od. durch Transaminierung; **Vork.:** in Peptiden (z. B. Glutathion) u. Proteinen (z. B. des ZNS). Vgl. Aminosäuren.

Glut|amin|säure-5-Semi|aldehyd m: Zwischenprodukt beim Abbau von Prolin*.

Glut|amyl|trans|ferase f: s. Gammaglutamyltransferase.

Glutaral (INN) n: Pentandial (IUPAC); Desinfektionsmittel mit bakterizider, fungizider u. viruzider Wirkung; Verw.: zur Instrumentendesinfektion (z. B. Endoskope).

Glutar|azid|urie (Ur-*) f: (engl.) glutaric aciduria; autosomal-rezessiv erbl. Erkr. mit Ausscheidung von Glutarsäure im Urin; **Formen: Typ I:** Defekt der Glutaryl-CoA-Dehydrogenase mit progressiver choreoathetotischer Hyperkinese, Dysarthrie, geistiger Retardierung u. Makrozephalie; **Typ II:** syn. multipler Acyl-CoA-Dehydrogenasemangel; Abbaustörung von Lysin, Tryptophan u. Hydroxylysin mit massiver Ausscheidung von Milchsäure u. Glutarsäure im Urin; Vork. als milde u. schwere (evtl. auch X-chromosomal vererbte), meist im Neugeborenenalter bereits letal verlaufende Form; Sympt.: postpartal Hypotonie, Apnoe, schwere metabolische Azidose, Hypoglykämie, Hyperammoniämie, große zystische Nieren, Gesichtsdysmorphien, Genitalanomalien; pränatale **Diagn.** ist möglich; **Ther.:** proteinreduzierte Diät, Gabe von Riboflavin u. Carnitin. Vgl. Enzymopathien.

Glutar|säure: (engl.) glutaric acid; gesättigte Dicarbonsäure (HOOC—$(CH_2)_3$—COOH); Abbauprodukt des Lysins*.

Gluta|thion n: (engl.) glutathione; zum Redoxsystem* gehörendes wichtiges Tripeptid aus Cystein, Glutaminsäure u. Glykokoll, das reduziert in d. Sulfhydrilform (Glutathionsulfhydryl, Abk. GSH) oxidiert (durch molekularen Sauerstoff u. aktiviert durch Schwermetalle) in d. Disulfidform vorliegt; bd. Formen gehen leicht ineinander über. **Physiol. Bedeutung:** beruht wahrscheinlich auf seiner Funktion als Coenzym, z. B. der Glyoxalase.

Gluta|thion|per|oxidase f: (engl.) glutathione peroxidase; in den Erythrozyten lokalisiertes Enzym, das reduziertes Glutathion oxidiert; ein angeb. Mangel kann evtl. zu einer Hyperbilirubinämie* des Neugeborenen führen. Vgl. Erythrozytenenzymopathien.

Gluta|thion|re|duktase f: (engl.) glutathione reductase; in den Erythrozyten lokalisiertes Enzym, das in einer $NADPH_2$-abhängigen Reaktion oxidiertes Glutathion* reduziert; ein angeb. Mangel kann zu einer korpuskulär bedingten hämolytischen Anämie* führen. Vgl. Erythrozytenenzymopathien.

Gluta|thion|syn|thetase f: (engl.) glutathione synthetase; in den Erythrozyten lokalisiertes Enzym, das in einer ATP-abhängigen Reaktion die Bildung von Glutathion* aus Cystein u. Glycin katalysiert. Vgl. Erythrozytenenzymopathien.

Gluteline n pl: (engl.) glutelins; Getreideproteine; enthalten bis zu 45% Glutaminsäure*; s. Gluten.

Gluten n: syn. Klebereiweiß; Getreideproteine, bestehen etwa zu gleichen Teilen aus Prolaminen* u. Glutelinen*; bewirken (durch Prolamingehalt) Backfähigkeit des Mehls. Vgl. Zöliakie.

Glutenin n: Glutelin des Weizens.

Glutin n: Eiweißgemisch, das beim Kochen als Denaturierungsprodukt des Kollagens* entsteht; vgl. Gelatine.

glutinosus (lat.): klebrig, zäh.

Glyc-: s. a. Glyz-, Glyk-, Gluc-, Gluk-.

Glycerol (INN) n: 1,2,3-Propantriol (IUPAC); syn. Trihydroxypropan, Glyzerin*.

Glycerol|tri|nitrat n: 1,2,3-Propantrioltrinitrat (IUPAC); syn. Nitroglyzerin*; vgl. Nitrate, organische.

Glycin n: (engl.) glycine; Abk. Gly, syn. Glykokoll; NH_2—CH_2—COOH, einfachste Aminosäure, Alphaaminoessigsäure, Baustein vieler Eiweiße; kristallin, leicht wasserlösl., süßer Geschmack. Während alle anderen Aminosäuren* stereochemisch der e-Reihe angehören, ist G. als einzige opt. inaktiv. Versch. Abkömmlinge in der Natur, z. B. Benzoylglykokoll (Hippursäure, C_6H_5—CO—NH—CH_2—COOH).

Glycinose (Glyk-*; -osis*) f: isolierte nichtketotische Form der Hyperglycinämie*.

Glyco|pyrronium|bromid (INN) n: 3-(α-Cyclopentylmandeloyloxy)-1,1-dimethyl-pyrrolidiniumbromid (IUPAC); Anticholinergikum mit v. a. peripherer Wirkung; reduziert den Speichelfluß, bewirkt eine Sekretions- u. Motilitätshemmung im Bereich des Magen-Darm-Trakts u. hemmt die Sekretion im pharyngealen u. tracheobronchialen Bereich; **Verw:** z. B. vor u. während einer Narkose; **NW:** Miktionsstörungen, Akkommodationsstörung, Steigerung der Herzfrequenz; **Kontraind.:** mechan. Stenosen im Magen-Darm-Trakt, Engwinkelglaukom, Myasthenia gravis pseudoparalytica u. a.

Glycy|phagus domesticus (Glyk-*; Phag-*) m: Hausmilbe; vgl. Milben.

Glyk-: auch Glyc-, Gluc-, Gluk-; Wortteil mit der Bedeutung süß; von gr. γλυκύς.

G

Glyk|ämie (↑; -ämie*) f: (engl.) glycaemia; Bez. f. den Zuckergehalt des Bluts; s. Hyperglykämie, Hypoglykämie.

Glykan (↑) n: Oligosaccharidkomponente der Glykoproteine* mit verzweigter Struktur u. Zusammensetzung aus Zuckern, Aminozuckern u. Zuckersäuren (Neuraminsäure*); Bindung an das Protein über N-Atome (N-G.) od. O-Atome von Serin bzw. Hydroxylysin (O-G.).

Glyko|chol|säure (↑; Chol-*): s. Gallensäuren.

Glyko|gen (↑; -gen*) n: (engl.) glycogen; tierische Stärke; Polysaccharid aus D-Glukose (Homoglykan) in α-1,4-Verknüpfung, alle 3-5 Moleküle zusätzl. eine α-1,6-Verknüpfung, wodurch ein stark verzweigtes Molekül entsteht; ist wasserlöslich, MG 5-20 Millionen; **Nachweis:** qualitativ durch Braunfärbung mit Iod; quantitativ mit Methoden der enzymatischen Analyse; **Bedeutung:** Speicherung der Glukose in osmotisch inaktiver Form bei Überangebot in der Nahrung; Hauptspeicherorgane sind Leber u. Muskel. **Aufbau:** Glykogenese*; **Abbau:** Glykogenolyse*.

Glyko|genese (↑; -genese*) f: (engl.) glycogenesis; Glykogensynthese; Aufbau der Speicherform Glykogen aus Glukose im tier. Organismus; freie Glukose wird mit ATP (Enzym Hexokinase od. Glukokinase) zu Glukose-6-Phosphat phosphoryliert, das durch Phosphoglukomutase in Glukose-1-Phosphat umgewandelt wird. Daraus entsteht mit UTP, katalysiert durch UDP-Glukose-Pyrophosphorylase, UDP-Glukose (sog. aktive Glukose). Diese wird durch Glykogen-Synthetase auf ein Starter-Glykogen (Grenzdextrin) übertragen. Verzweigung entsteht durch die Transglykosidase (branching enzyme, Q-Enzym), die ein Kettenstück aus der 1,4-Verknüpfung löst u. in 1,6-Stellung ansetzt. Die Regulation der Glykogenese erfolgt wie die der Glykogenolyse* durch cyclisches AMP*.

Glyko|geno|lyse (↑; -gen*; Lys-*) f: (engl.) glycogenolysis; intrazellulärer Abbau von Glykogen* (hauptsächl. in Leber u. Muskel) zu Glukose; stimuliert durch Adrenalin (Leber u. Muskel) u. Glucagon* (Leber). Spaltung des Glykogens an den alpha-1,4-glykosidischen Verknüpfungen durch aktive Phosphorylase* (hormonelle Regulation). Die phosphorolyt. Spaltung stoppt vier Glukosereste vor einer alpha-1,6-Verzweigungsstelle. Durch das Enzym alpha-1,4-alpha-1,6-Glukantransferase wird eine Trisaccharideinheit auf e. andere Kette übertragen. An der freigelegten alpha-1,6-glykosidischen Bindung kann die Amylo-1,6-Glukosidase (engl. debranching enzyme) hydrolytisch Glukose abspalten. Das neben dieser geringen Menge an freier Glukose (ca. 10%) entstehende Glukose-1-Phosphat wird durch Phosphoglukomutase in Glukose-6-Phosphat (G-6-P) umgewandelt. G-6-P kann zur Energiegewinnung über Glykolyse* u./od. Pentosephosphatzyklus* abgebaut bzw. durch Glukose-6-Phosphat-Phosphatase dephosphoryliert u. als freie Glukose an d. Blut abgegeben werden. Vgl. Glykogenosen.

Glyko|genose, hepato|renale (↑; ↑; -osis*) f: s. Glykogenosen.

Glyko|genosen (↑; ↑; ↑) f pl: (engl.) glycogenoses; syn. Glykogenspeicherkrankheiten; Krankheiten durch hereditäre Enzymdefekte des Glykogenabbaus bzw. der Glykogensynthese m. pathol. gesteigerter Glykogenspeicherung in vielen Organen, bes. in Leber, Nieren, Herz, Muskulatur u. ZNS; **Formen:** sechs Typen (s. Tab.). Mit Ausnahme des Typ IV kommt es bei den G. durch Enzymmangel zur Störung von versch. Schritten der Glykogenolyse*.

Glyko|hämo|globine (↑; Häm-*; Globin*) n pl: (engl.) glycohaemoglobins; Gruppe glykolysierter Hämoglobine; säulenchromatographisch drei Fraktionen (HbA_{1a}, HbA_{1b}, HbA_{1c}) der Hauptkomponente HbA_1 von Hämoglobin* (neben der langsamer wandernden sog. Minorkomponente HbA_2); **Bildung:** in Abhängigkeit von d. Höhe des Blutzuckers* verbindet sich ein kleiner Teil der von den Erythrozyten aufgenommenen u. nicht durch Enzyme der Glykolyse* bzw. des Pentosephosphatzyklus* verwerteten Glukose in einer nichtenzymatischen Reaktion mit d. termi-

Glykogenosen

Bezeichnung	Enzymdefekt	Symptome
Typ I (von Gierke)	Glukose-6-Phosphatase	Hepatomegalie, Minderwuchs, hämorrhagische Diathese, Hypoglykämie
Typ II (Pompe)	lysosomale Alphaglukosidase	Kardiomegalie, Makroglossie, Muskelhypotonie
Typ III (Forbes, Cori)	Amylo-1,6-Glukosidase	Hepatomegalie, Minderwuchs, z. T. Muskelhypotonie
Typ IV (Anderson)	Amylo-1,4-1,6-Transglukosidase	Leberzirrhose, Splenomegalie, Minderwuchs
Typ V (McArdle)	Muskelphosphorylase	Muskelschwäche u. -krämpfe
Typ VI (Hers)	Leberphosphorylase	Hepatomegalie
Typ VII (Tarui)	Phosphofruktokinase	Muskelschwäche

nalen Aminogruppe der Betakette des Globins. Die Reaktion zu dem stabilen Glykohämoglobin HbA_{1c} (Ketoaminform) verläuft über eine schnelle, reversible Anlagerung der Glukose an das Hämoglobin unter Bildung der labilen G. HbA_{1a} u. HbA_{1b} (Schiff*-Base). **Referenzbereich:** Anteil des HbA_{1c} am Gesamthämoglobin bei Stoffwechselgesunden 4-6% (-8%); **Bedeutung:** bei Pat. mit Diabetes* mellitus kann der Anteil des HbA_{1c} proportional zur Höhe der Blutglukosekonzentration während der vorausgegangenen 4-6 Wo. bis auf Werte von 12% (bis über 20%) ansteigen. Die Bestimmung des HbA_{1c} bietet sich somit als integraler Parameter zur Verlaufskontrolle der Blutzuckereinstellung an (sog. Blutzuckergedächtnis). Bei Verbesserung der Einstellung fallen die erhöhten Werte wieder ab u. bleiben bei Normoglykämie unterh. von 8%. **Bestimmungsmethoden:** Das HbA_{1c} kann durch Elektrophorese*, isoelektrische Fokussierung (vgl. Punkt, isoelektrischer), radioimmun., kolorimetrisch sowie mit Hilfe von Methoden der Chromatographie* (Hochdruckflüssigkeitschromatographie, Ionenaustauschchromatographie, z. B. in Einwegmikrosäulen bewährt als klin. Routinemethode) bestimmt werden.

Glyko|kalyx (↑; gr. κάλυξ Kelch, Hülse, Kapsel) f: Kohlenhydratsaum an der Außenfläche der Zellmembran bei höheren Vertebraten; besteht aus den Kohlenhydratketten von Glykolipiden* (bes. Zerebrosiden* u. Gangliosiden*), Glykoproteinen* u. Mukopolysacchariden*. In der G. befinden sich spezif. Haftstellen für Antikörper u. Hormone, außerdem ist sie für den Zus. der Zellen im Zellverband verantwortlich.

Glyko|koll (↑; gr. κόλλα Leim) n: s. Glycin.

Glykol (↑) n: (engl.) glycol; $CH_2OH—CH_2OH$ (1,2-Dihydroxyäthan); einfachster zweiwertiger Alkohol; vgl. Diäthylenglykol.

Glykol|aldehyd (↑) m: (engl.) glycolaldehyde; $CH_2OH—CHO$, Aldehyd des Glykols; ein Aldehydalkohol*, einfachste Aldose; nur in wäßriger Lösung stabiles, starkes Reduktionsmittel.

Glyko|lipide (↑; Lip-*) n pl: (engl.) glycolipids; Lipide*, die einen Kohlenhydratanteil enthalten, der glykosidisch am Aminoalkohol Sphingosin* gebunden ist (Sphingoglykolipide); wichtige Membranbestandteile v. a. im Nervengewebe, sie bilden dort Bestandteile von Membranrezeptoren. **Zerebroside** enthalten Galaktose od. Glukose, die bei den **Sulfatiden** mit einem Sulfatrest verestert ist. Der KH-Anteil der **Ganglioside** ist sehr komplex u. enthält u. a. auch Neuraminsäure*. S. Glykokalyx.

Glyko|lyse (↑; Lys-*) f: (engl.) glycolysis; syn. Emden-Meyerhof-Weg; Abbau der Glukose bis zum Laktat (Milchsäure); dabei wird chem. Energie in Form von ATP gewonnen. Die G. kommt in allen Zellen vor; hauptsächl. Energieversorgung in Zellen u. Geweben, die zeitweise unter anaeroben Bedingungen viel Energie benötigen (Skelettmuskulatur) od. die schlecht mit Sauerstoff versorgt u. daher nahezu anaerob sind (Retina, Knorpel, Dünndarmschleimhautzellen); einziger Energielieferant reifer Erythrozyten, die keine Mitochondrien* u. damit keine Möglichkeit zur Energiegewinnung aus der Atmungskette* besitzen. **Enzyme** u. **Schritte der G.:** **1.** Glukose kann nur in freier (unphosphorylierter) Form die Zellmembran passieren; erster Schritt daher die Phosphorylierung der Glukose unter ATP-Verbrauch durch die Enzyme Hexokinase od. Glukokinase zum Glukose-6-Phosphat. **2.** Es folgt eine Isomerisierung (Phosphoglukoisomerase) zum Fruktose-6-Phosphat u. eine zweite Phosphorylierung zum Fruktose-1,6-Diphosphat (Phosphofruktokinase, das sog. Schrittmacherenzym der G.). **3.** Bei der folgenden Spaltung des Fruktose-1,6-Diphosphats durch die Aldolase entstehen zwei phosphorylierte Triosen, Dihydroxyacetonphosphat u. Glyzerinaldehydphosphat. Beide Formen können durch Triosephosphatisomerase ineinander umgewandelt werden. **4.** Der weitere Weg geht vom Glyzerinaldehydphosphat aus, das mit Hilfe der Glyzerinaldehydphosphat-Dehydrogenase oxidiert (dehydriert, NAD^+ als Coenzym) u. durch Anlagerung eines anorg. Phosphats zur Glyzerin-1,3-Diphosphorsäure wird. **5.** Das Phosphat wird schon im nächsten Schritt (Phosphoglyzeratkinase) auf ADP übertragen (erster energieliefernder Schritt), dabei entsteht 3-Phosphoglyzerat, das durch die Phosphoglyzeratmutase in 2-Phosphoglyzerat umgewandelt wird. **6.** Durch die H_2O-Abspaltung mit Hilfe der Enolase entsteht Phosphoenolpyruvat, dessen Phosphatrest durch die Pyruvatkinase auf ADP übertragen wird (zweiter energieliefernder Schritt), wobei Pyruvat entsteht. **7.** Durch Laktatdehydrogenase wird Wasserstoff (von NADH) auf Pyruvat übertragen, wodurch Laktat entsteht. Dadurch steht wieder NAD^+ für die Dehydrierung zur Verfügung. Laktat kann die Zelle verlassen u. wird über die Blutbahn in d. Leber transportiert, wo es entw. zu CO_2 u. H_2O abgebaut od. bei Energieüberschuß wieder zu Glukose u. weiter zu Glykogen aufgebaut wird (s. Glykoneogenese, Glykogenese, Cori-Zyklus). Unter aeroben Bedingungen erfolgt der Glukoseabbau auf dem gleichen Weg nur bis zum Pyruvat (Brenztraubensäure), das über weitere Schritte (Acetyl-CoA od. Malat) in den Zitronensäurezyklus* eingeschleust wird. Die Energieausbeute aus Zitronensäurezyklus u. angeschlossener Atmungskette ist wesentl. höher (38 Mol ATP/Mol Glukose) als allein durch G. (2 Mol ATP/Mol Glukose); daher wird in Zellen unter O_2-Zufuhr kein Laktat gebildet (Pasteur*-Effekt). Ausnahme: Tumorzellen, bei denen diese Regulation versagt. **Regulation** der G.: s. Kohlenhydratstoffwechsel.

Analog zur G. verläuft d. **Gärung*** in Hefezellen bis zum Pyruvat, anstelle v. Laktat entsteht jedoch Äthylalkohol als Endprodukt.

Glyko|proteide (↑; Prot-*) n pl: s. Glykoproteine.

Glyko|proteine (↑; ↑) n pl: (engl.) glycoproteins; Eiweiße (Proteide u. Proteine), die einen Kohlenhydratanteil (über 5%) kovalent gebunden enthalten, meist ein verzweigtes Heterooligosaccharid od. Heteropolysaccharid, am häufigsten aus Glukose, N-Acetyl-Hexosamin, Galaktose, Mannose, Fucose u. Sialinsäure (s. Neuraminsäure); zu den G. zählen u. a. zahlreiche Serumproteine (z. B. Alpha-1-Antitrypsin, Zäruloplasmin, Gammaglobuline, Haptoglobin), Hormone, Membranproteine (z. B. Blutgruppensubstanzen) u. Kollagen.

Glyko|protein|syn|drom, kohlen|hydrat|defizientes (↑; ↑) n: s. CDG-Syndrom.

Glykos|amino|glykane (↑) n pl: s. Mukopolysaccharide.

Glyko|sidasen (↑) f pl: (engl.) glycosidases; Enzyme*, die die Hydrolyse der Oligosaccharide u. Glykoside katalysieren; Untergruppe der Hydrolasen. Die Spezifität der G. unterscheidet sich hinsichtl. der glykosidischen Bindung der Zukker, die abgespalten werden; z. B. Alpha- u. Betagalaktosidasen, Alpha- u. Betaglukosidasen.

Glyko|sid|bindung (↑): s. Glykoside.

Glyko|side (↑) n pl: (engl.) glycosides; Verbindungen, bei denen die halbacetalische Hydroxylgruppe am C-Atom 1 von Monosacchariden mit Hydroxyl- bzw. Aminogruppen glykosidisch (d. h. unter Wasserabspaltung) verknüpft ist; **1.** mit der OH-Gruppe eines anderen Monosaccharids unter Bildung eines Disaccharids (z. B. Saccharose*); **2.** mit der OH-Gruppe eines Nicht-Kohlenhydrats unter Bildung eines O-Glykosids (z. B. Strophanthin); **3.** mit einer NH_2-Gruppe unter Bildung eines N-Glykosids (z. B. Nukleotide, RNA, DNA). Der Nicht-Kohlenhydratanteil in glykosidischen Naturstoffen wird Aglykon od. Genin genannt u. ist die für das Glykosid spezif. wirksame Gruppe. Weitere wichtige G.: NAD, NADP, FAD, Streptomycin, Digitalis.

G

Glyko|sphingo|lipide n pl: (engl.) glycosphingolipids; Kohlenhydrate enthaltende Sphingolipide*; vgl. Glykolipide.

Glykos|urie (Glyk-*; Ur-*) f: syn. Glukosurie*.

Glymidin-Natrium (INN) n: 2-Benzolsulfonamido-5-(β-methoxyethoxy)-pyrimidin-Natrium (IUPAC); Sulfonylharnstoffderivat; Verw.: orales Antidiabetikum; vgl. Sulfonylharnstoffe, Antidiabetika.

Gly|oxalase I f: Abk. GLO I; intraerythrozytäres Enzym, das die irreversible Umsetzung von Glutathion u. Methylglyoxal zu S-Lactosyl-Glutathion katalysiert; aufgrund eines genet. Polymorphismus* lassen sich mind. drei häufige Enzymmuster (GLO 1, GLO 2, GLO 2-1) differenzieren (für die Abstammungsbegutachtung* wichtig). Vgl. Enzymgruppen.

Gly|oxalin n: s. Imidazol.

Glyzeride n pl: (engl.) glycerides; einfache Lipide*; Ester aus Glyzerin u. Fettsäuren; nach der Zahl der veresterten alkohol. Gruppen des Glyzerins unterscheidet man Mono-, Di- u. Triglyzeride; letztere werden auch als Neutralfette* bezeichnet.

Glyzerin n: syn. Glycerol; CH_2OH—CHOH—CH_2OH; Glycerinum; dreiwertiger, den Fetten zugrundeliegender Alkohol, der mit Fettsäuren Glyzeride* bildet; dicke, farblose Flüssigkeit von süßem Geschmack, Nebenprodukt bei d. alkohol. Gärung; regt die Motilität des Rektums an (Steigerung des Defäkationsreizes); therap. **Verw.:** bei Obstipation; **NW:** Irritationen der Rektalschleimhaut.

Glyzerin|agar m: Nährboden mit Glyzerin z. Züchtung v. Tuberkel-, Bang- u. Rotzbakterien.

Glyzerin|aldehyd n: (engl.) glyceraldehyde; Kohlenhydrat mit drei C-Atomen (Triose) u. reduzierender Aldehydgruppe (Aldose; s. Monosaccharide); als D-G. Grundkörper der Zucker der D-Reihe (OH-Gruppe zeigt in d. Projektionsformel nach rechts); phosphoryliertes D-G. ist ein Zwischenprodukt bei der Glykolyse* u. beim Abbau von Fruktose*.

Glyzerin|aldehyd|phosphat-De|hydro|genase f: (engl.) glyceraldehyde phosphate dehydrogenase; Abk. GAPDH; katalysiert die Oxidierung (bzw. Dehydrierung) mit Übertragung des Wasserstoffs auf $NAD^+ \rightarrow NADH + H^+$ u. gleichzeitiger Phosphorylierung des Glyzerinaldehydphosphats zu 1,3-Disphosphoglyzerat; Schritt der Glykolyse*.

Glyzerin|phosphatide n pl: auch Glyzerophospholipide; Lipide*, die als Bestandteil L-α-Glyzerophosphorsäure enthalten, z. B. Phosphatidsäure, Lezithin, Kephaline, Inositphosphatide, Plasmalogene, Kardiolipin; vgl. Phosphatide, Glyzeride.

GMP: Abk. f. **1.** (chem.) **G**uanosin**m**ono**p**hosphat; das unter Einwirkung einer Guanylcyclase aus GTP gebildete **Cyclo-GMP** (3′,5′-Guanylmonophosphat) spielt als sog. Second messenger eine Rolle bei der intrazellulären Vermittlung von Hormonwirkungen; s. Hormonrezeptoren. **2.** (engl.) **g**ood **m**anufacturing **p**ractices; WHO-Richtlinien über die Anforderungen, die an d. Qualität von Arzneimitteln gestellt werden.

Gm-System n: abgeleitet von **G**ammaketten**m**arker; genetischer Polymorphismus* der schweren (H-)Ketten von Immunglobulinen* der Klasse IgG (Serumgruppe), vorwiegend im Fc-Fragment lokalisiert; die versch. phänotypischen Varianten werden autosomal-dominant u. -kodominant vererbt; die Gm-Marker sind subklassenspezif. (G1m für IgG_1, G2m für IgG_2, G3m für IgG_3); **Bedeutung:** bei der Abstammungsbegutachtung*. Vgl. Serumgruppen.

gnatho|gen (gr. γνάθος Kinnbacke; -gen*): vom Kiefer ausgehend.

Gnatho|schisis (↑; gr. σχίσις Spaltung, Trennung) f: Kieferspalte; s. Gesichtsspalten.

Gnatho|stoma hispidum (↑; Stoma*) n: Magenparasit (Nematodes*) des Schweins; Larven gelegentl. Erreger des Hautmaulwurfs (Larva* migrans) beim Menschen.

Gnatho|stoma spinigerum (↑; ↑) n: Magenwurm (Nematodes*) von Hunden u. Katzen; s. Gnathostomiasis.

Gnatho|stomiasis (↑; ↑; -iasis*) f: durch Larvenstadium des Nematoden Gnathostoma* spinigerum verursachte Infektion (Larva* migrans) des Menschen als Fehlendwirt (Endwirt: Karnivoren); **Übertragung:** durch Genuß von infizierten Fischen u. Hühnern; **Sympt.:** epigastrische Beschwerden, Übelkeit, sehr hohe Eosinophilie, toxische Erscheinungen, Leberfunktionsstörungen, sehr selten eosinophile Enzephalomyelitis; **Vork.:** Ost- u. Südostasien; **Ther.:** keine Chemotherapie bekannt.

Gnitzen: (engl.) gnats; behaarte Kleinmücken d. Familie Ceratopogonidae; s. Mücken.

Gnomen|waden: Bez. f. Pseudohypertrophie* der Wadenmuskulatur b. Dystrophia* musculorum progressiva.

-gnos: auch -gnose, -gnosis, -gnosie; Wortteil mit der Bedeutung Kenntnis; von gr. γνῶσις.

Gnoto|biotik (gr. γνωτός bekannt; Bio-*) f: Wissenschaft von keimfrei zur Welt gebrachten u. aufgezogenen Versuchstieren (Gnotobionten). Vgl. Behandlung, gnotobiotische.

GnRH: Abk. f. (engl.) **G**onadotropi**n**-**r**eleasing-**h**ormone; syn. luteinisierendes Hormon-Releasing-Hormon (Abk. LH-RH), Gonadoliberin, Triptorelin, Gonadorelin; im Hypothalamus* gebildetes Dekapeptid m. einer Pyroglutaminsäure am N-terminalen Ende der Peptidkette (MG 1181), dessen Produktion durch das Hypothalamus*-Hypophysen-System gesteuert wird; die Sekretion in die Pfortadergefäße der Hypophyse erfolgt pulsatil, biol. Halbwertzeit 2-10 Min., renale Ausscheidung; stimuliert die Synthese u. Freisetzung v. LH* u. FSH* aus dem Hypophysenvorderlappen; therap. **Verw.:** bei Maldescensus testis u. a.

GnRH-A|gonisten (Agonist*) m pl: (engl.) GnRH-agonists; syn. LH-RH-Agonisten; Substanzen, die durch hemmende Beeinflussung der hypophysären Gonadotropinrezeptoren indirekt

d. Produktion v. Sexualhormonen* in den Gonaden reduzieren; z. B. Buserelin, Goserelin, Leuprorelin, Triptorelin; **Verw.:** bei Mammakarzinom vor der Menopause, Endometriose, Prostatakarzinom.

GnRH-Test m: syn. LH-RH-Test; Test zur Beurteilung der gonadotropen Partialfunktion des Hypophysenvorderlappens mit Bestimmung der Serumspiegel von LH* u. FSH* nach Stimulation der Gonadotropinausschüttung durch i. v. injiziertes GnRH*.

Go: Abk. f. **Go**norrhoe*.

GOÄ: Abk. f. **G**ebühren**o**rdnung* für **Ä**rzte.

GOD: Abk. f. Glukose**o**xi**d**ase*.

Goethe-Knochen (Johann W. von G., Dichter, Naturwissenschaftler, Weimar, 1749-1832)**:** syn. Os* incisivum.

Gold: chem. Element, Symbol Au (Aurum), OZ 79, rel. Atommasse 196,97; zur Kupfergruppe gehörendes gelblich glänzendes Edelmetall; **Verw.:** in der Zahnmedizin f. Füllungen, Kronen, Klammern u. Brücken; ferner (z. B. Natriumaurothiamalat) bei chron. rheumatoider Arthritis; **NW** (system.): allergische u. toxische Haut- u. Schleimhautreaktionen, Störungen der Hämatopoese, Nieren- u. Leberschäden.

Gold-198: Au-198 od. ^{198}Au; radioaktives Goldisotop; Massenzahl 198; Beta-minus- u. Gammastrahler; HWZ: 2,7 Tage; Gammaenergie: 0,41 MeV; Anw. in der Nuklearmedizin; vgl. Goldseeds.

Gold|ausschläge: s. Chrysosis.

Goldberger-Ableitungen (Emanuel G., Kardiol., New York, geb. 1913)**:** (engl.) Goldberger's limb leads; unipolare verstärkte Extremitätenableitungen des EKG; s. Elektrokardiographie.

Goldblatt-Mechanismus (Harry G., Physiol., Cleveland, 1891-1977) m**:** (engl.) Goldblatt's mechanism; tierexperimentelle Auslösung einer renalen Hypertonie (sog. Drosselungshochdruck) inf. reflektor. Reninausschüttung nach ein- od. beidseitiger Beeinträchtigung der Nierendurchblutung, z. B. bei Nierenarterienstenose*; vgl. Renin-Angiotensin-Aldosteron-System.

Golden disease (engl. goldene Krankheit) n**:** Ileitis* follicularis.

Goldenhar-Sym|ptomen|kom|plex (Maurice G., Arzt, Oceanside, geb. 1924) m**:** (engl.) oculo-auriculo-vertebral dysplasia; syn. okulo-aurikulo-vertebrale Dysplasie; Fehlbildungskomplex inf. Entwicklungsstörungen im Bereich des 1. u. 2. embryonalen Kiemenbogens u. der 1. Schlundtasche; **Ätiol.:** intrauterin vaskulärbedingte Disruption; **Sympt.:** meist einseitige Hypoplasie od. Spaltbildung des Gesichts, der Augen u. Ohren, Defekte der Halswirbelsäule, Herzfehler (z. B. Fallot*-Tetralogie, Ductus* arteriosus apertus, Ventrikelseptumdefekt*), Hypoplasie od. Agenesie von Uterus u. Niere. Vgl. Klippel-Feil-Syndrom, Poland-Symptomenkomplex.

Goldflam-Krankheit (Samuel V. G., Neurol., Warschau, 1852-1932)**:** Erb-Goldflam-Krankheit; s. Myasthenia gravis pseudoparalytica.

Goldmann-Ap|planations|tono|meter (Hans G., Ophth., Bern, geb. 1899; Ad-*; lat. planus eben, flach; Ton-*; Metr-*) n**:** s. Applanationstonometer.

Goldmann-Favre-Syn|drom (↑) n**:** syn. vitreoretinale Degeneration; autosomal-rezessiv erbl. progressive Netzhautdystrophie mit atypischer Retinopathia pigmentosa sowie peripherer u. zentraler Retinoschisis; vgl. Degeneration, tapetoretinale.

Goldmann-Kontakt|glas (↑)**:** s. Gonioskopie.

Goldregen-Vergiftung: s. Zytisismus.

Goldscheider-Perkussion (Alfred G., Int., Berlin, 1858-1935; Perkussion*) f**:** Schwellenwertperkussion* der Lungenspitzen.

Gold|seeds (engl. seeds Samenkörner) n pl**:** radioaktives, metallisches Gold*-198 in Form kleinerer Stücke von dünnem Golddraht; zur interstitiellen Tumortherapie (Zunge, Lippe, nicht radikal zu operierendes Bronchialkarzinom*, Pancoast*-Tumor) od. zur Erzeugung einer Strahlennekrose (Hypophyse).

Goldstein-Reichmann-Syn|drom (Kurt G., Neurol., Psychiater, Frankfurt a. M., New York, 1878-1954) n**:** nicht mehr gebräuchl. Bez. f. die erworbene Form des Kleinhirnsyndroms*.

Golf|loch|ostium (Ostium*) n**:** (engl.) golf hole ureteral orifice; pathol. Ostienkonfiguration*; golflochartig deformiertes, schlaff erweitertes Harnleiterostium; Urs. für d. vesikorenalen Reflux*, v. a. im Kindes- u. Jugendalter; **Ther.:** u. U. Neuimplantation des Harnleiters in d. Blase. Vgl. Megaureter-Megazystis-Syndrom.

Golgi-Ap|parat (Camillo G., Pathol., Pavia, 1843-1926) m**:** (engl.) Golgi's apparatus; syn. Golgi-Komplex, sog. Binnennetz; Zellorganelle (meist nahe dem Zellkern), bestehend aus mehreren hintereinander gelagerten konvex-konkav zusammengefalteten Doppelmembransäckchen (sog. Diktyosomen), die z. T. zu Vesikeln od. Vakuolen erweitert sind (s. Abb.); auf der konvexen (cis-) Seite des G.-A. werden Vesikel aus dem endoplasmatischen Retikulum* aufgenommen, auf der konkaven (trans-) Seite werden sog. Golgi-Vesikel abgegeben, die dann mit anderen Zellorganellen od. der Zellmembran verschmelzen können. **Funktion:** Kondensation u. Umhüllung von Sekreten, die als Granula abgegeben werden; Regeneration von Zellmembran* u. Glykokalix* (sog. zentrales Membrandepot).

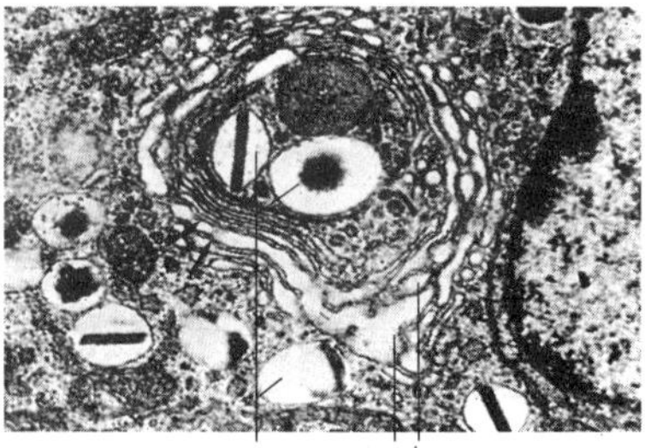

Golgi-Apparat: elektronenmikroskopische Aufnahme eines Golgi-Apparats einer B-Zelle des Pankreas; a: Vakuolen; b: Bläschen; c: Doppelmembranen mit eingeschlossenen Sacculi [395]

Golgi-Bergmann-Epithelial|zellen (↑; Gottlieb H. B., Psychiater, Hildesheim, 1781-1861; Epithel*; Zelle*)**:** (engl.) Bergmann cells; Gliazellen in d. zerebellaren Purkinje-Zellschicht, deren kurze radiär verlaufenden Fortsätze sich in e. feines Maschenwerk auflösen.

Golgi-Mazzoni-Körperchen (↑; Vittorio M., ital. Arzt)**:** (engl.) Golgi-Mazzoni corpuscles; sensible Druckrezeptoren bes. in Fingerhaut u. Genitallappen; den Vater*-Pacini-Lamellenkörperchen ähnl., jedoch kleiner.

Golgi-Sehnen|organ (↑) n: (engl.) Golgi's corpuscles; Muskelspannungsmesser z. Kontrolle der normalen Körperhaltung, in der Übergangszone von Muskel u. Sehne gelegen; Reizung b. Auslösung eines Muskeleigenreflexes durch abrupte Dehnung der Sehne; s. Reflexe.

Golgi-Typ (↑): Typus v. Ganglienzellen mit kurzem, stark verzweigtem Neuriten, der bereits in d. grauen Substanz endet; Schaltzellen.

Golgi-Zellen (↑; Zelle*): (engl.) Golgi's cells; große Körnerzellen in d. Kleinhirnrinde.

Goll-Strang (Friedrich G., Anat., Zürich, 1829-1903): (engl.) Goll's column; Fasciculus gracilis; medialer Teil des Hinterstrangsystems des Rükkenmarks, besteht aus d. Hinterwurzelfasern aus d. unteren Körperhälfte (bis Th_4). Vgl. Hinterstrang.

Goltz-Gorlin-Syn|drom (Robert W. Goltz, Dermat., Minneapolis, geb. 1923; Robert J. Gorlin, Stomatologe, Minneapolis, geb. 1923) n: (engl.) focal dermal hypoplasia syndrome; syn. fokale dermale Hypoplasie; seltenes X-chromosomal erbl. Syndrom ekto- u. mesodermaler Anomalien mit typischen atrophischen Hautveränderungen in variabler Komb. mit Skelett-, Zahn- u. Augenfehlbildungen; Letalfaktor für männl. Merkmalträger; **Sympt.:** meist schon bei Geburt manifeste, überwiegend streifenförmige atrophische Hautveränderungen mit Pigmentverschiebungen u. Teleangiektasien sowie sog. Fettgewebehernien, multiple Papillome der Mundschleimhaut, häufig schwere psychomotorische Retardierung; vgl. Basalzellnävussyndrom.

Gomco-Klemme: zur Zirkumzision* verwendetes chir. Instrument.

Gonad|arche (Gonaden*; gr. ἀρχή Anfang) f: Reifung der Gonaden* (Keimdrüsen) unter dem Einfluß der Gonadotropine* des Hypophysenvorderlappens i. R. der Pubertät*; führt zur Steigerung der Östrogensekretion der Ovarien bzw. Testosteronsekretion der Hoden. Vgl. Adrenarche.

Gonaden (gr. γονή Zeugung, Geschlecht; ἀδήν Drüse) f pl: (engl.) gonads; **1.** (physiol.) Geschlechtsdrüsen (Keimdrüsen); Eierstöcke (Ovarien) u. Hoden (Testes); s. Abb.; **2.** (embryol.) Keimzellen; die Zellen der Keimdrüsen vor der somat. Geschlechtsdifferenzierung.

Gonaden|a|genesie (↑; ↑; A-*; -genese*) f: (engl.) gonadal aplasia; Fehlen der Gonadenanlage; vgl. Gonadendysgenesie.

Gonaden|a|plasie (↑; ↑; ↑; -plasie*) f: (engl.) gonadal aplasia; fehlende od. unvollständige Entw. (bei vorhandener Anlage) der Gonaden.

Gonaden|dosis (↑; ↑; Dosis*) f: (engl.) gonadal dose; die von den Keimdrüsen (Hoden, Eierstökke) absorbierte Strahlendosis; eine der zur Risikoabschätzung wichtigsten Dosen für Kinder od. Erwachsene im fortpflanzungsfähigen Alter; **Wirkungsarten: 1.** somatische Wirkung: Fertilitätsstörungen; **2.** genetische Wirkung: Schädigung des Erbguts (Mutationen). Die G. durch die natürliche Strahlenexposition* beträgt ca. 1,1 mSv/a (110 mrem/a). Eine Schwellendosis*, unterh. der keine zusätzl. genet. Wirkungen zu erwarten sind, kann nicht angegeben werden. Die Verdoppelungsdosis*, d. h. die Dosis bei künstl. Strahlenbelastung, die zu einer Verdoppelung der natürl. Mutationsrate führt, beträgt unterschiedl. Angaben zufolge zw. 0,2-2 Sv (20-200 rem).

Gonaden|dys|genesie (↑; ↑; Dys-*; -genese*) f: (engl.) gonadal dysgenesis; Fehlen funktionstüchtiger Keimzellen; **Ätiol.:** Bei einigen Formen liegt eine numer. Chromosomenaberration vor: genotyp.-chromosomal intersexuell (X0), Kerngeschlecht meist männlich (Chromatin-negativ), phänotypisch weiblich; es sind aber auch Gonadendysgenesie-Syndrome m. normalem Karyotypus bekannt. Der Zeitpunkt des Keimdrüsenuntergangs liegt meist in der frühen Embryonalperiode. **Sympt.:** Auffälligkeiten der Sexualentwicklung zus. mit variablen Anomalien; nach dem Chromosomenbefund lassen sich verschiedene Gonadendysgenesie-Syndrome differenzieren (s. Tab.).

Gonaden|schutz (↑; ↑): (engl.) gonadal shield; (radiol.) Gonadenabdeckung aus Blei od. anderem strahlenabsorbierendem Material zur Minimierung der Gonadendosis* bei der Anw. ionisierender Strahlung* (inbes. Röntgenstrahlung), meist als Bleigummiabdeckung (Ovarschablone, Hodenkapsel); eine weitere Schutzmaßnahme ist die enge u. objektnahe Einblendung des Strahlenbündels.

Gonado|blastom (↑; Blast-*; -om*) n: (engl.) gonadoblastoma; seltener, von Keimzellen u. Abkömmlingen der Keimleiste abstammender hormonproduzierender Tumor, der bisher nur in den fehlgebildeten Keimdrüsenanlagen von Pat. mit Intersexualität* unterh. des 30. Lj. beobachtet wurde; in ca. 95% der Fälle liegt ein männl. Genotyp vor, dennoch sind die Pat. phänotypisch überwiegend (zu etwa 80%) weiblich, meist besteht Gonadendysgenesie*, z. T. Virilisierung*. Die Prognose ist bei vollständiger op. Entfernung gut. Vgl. Ovarialtumoren.

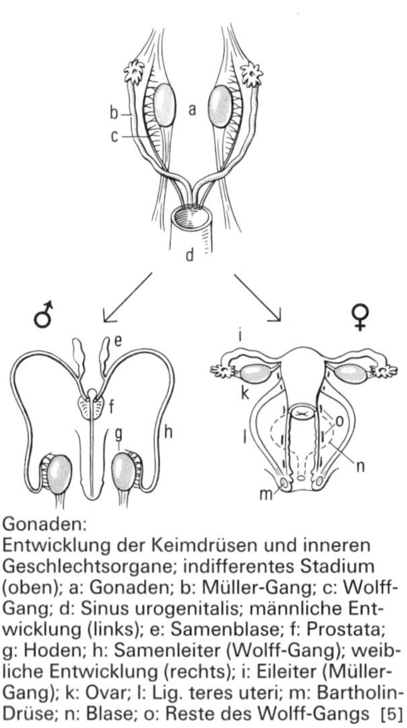

Gonaden:
Entwicklung der Keimdrüsen und inneren Geschlechtsorgane; indifferentes Stadium (oben); a: Gonaden; b: Müller-Gang; c: Wolff-Gang; d: Sinus urogenitalis; männliche Entwicklung (links); e: Samenblase; f: Prostata; g: Hoden; h: Samenleiter (Wolff-Gang); weibliche Entwicklung (rechts); i: Eileiter (Müller-Gang); k: Ovar; l: Lig. teres uteri; m: Bartholin-Drüse; n: Blase; o: Reste des Wolff-Gangs [5]

Gonadendysgenesie
Übersicht über die Gonadendysgenesie-Syndrome

	Gonaden	Karyotyp	Phänotyp	Mamma	Klitoris	Labien	Vagina	Penis	Skrotum
XO-Gonadendysgenesie-Syndrome									
Ullrich-Turner-Syndrom	undiff.	45,XO	w	nv	n/↓	(↓)	inf.	nv	nv
Gordan-Overstreet-Syndrom	undiff.	45,XO	m	nv	inf.	inf.	n	nv	nv
XX-Gonadendysgenesie-Syndrome									
Ullrich-Turner-Syndrom	undiff.	46,XX/45,XO	w	nv	n	(↓)/n	↓/(n)	nv	nv
polyzystisches Ovarialsyndrom	Ovarien	46,XX/46,XY 47,XXX	w[1] inf.	(↑)/n (↑)/n	↓/n n/↓	↓/n n/↓	↓/n n/↓	nv nv	nv nv
Syndrom der „präpubertalen Menopause“[2]	Ovarien	46,XX	w	n	n	n	n	nv	nv
XY-Gonadendysgenesie-Syndrome									
Swyer-Syndrom	undiff.	46,XY	w/(eun.)	nv	n/(↑)	inf.	nv	nv	nv
Ullrich-Turner-Syndrom[3]	undiff.	46,XY/45,XO	m	nv	nv	nv	nv	n/(↓)	n
Klinefelter-Syndrom	Testes	47,XXY 48,XXXY	m (eun.)	(↑)/↑↑	nv	nv	nv	n/(↓)	n
polyzystisches Ovarialsyndrom	Ovarien	46,XX/46,XY	w[4]	(↑)/n	↓/n/↑	n	nv	nv	nv
testikuläre Feminisierung (Hairless woman syndrome)	Testes	46,XY	w/(eun.)	↑/n	n	inf.	kurz, blind endend	nv	nv

nv: nicht vorhanden; n: normal ausgeprägt; ↑: hyperplastisch; ↓: hypoplastisch; undiff.: undifferenziert; w: weiblich; m: männlich; inf.: infantil; eun.: eunuchoid
[1] z. T. Virilisierung; [2] Spätform der Ovarialhypogenesie; [3] sog. männl. Turner-Syndrom; [4] Virilisierung

Gonado|liberin n: syn. GnRH*.

Gonado|relin (INN) n: 5-oxo-L-prolyl-L-histidyl-L-tryptophyl-L-seryl-L-tyrosylglycyl-L-leucyl-L-arginyl-L-prolyl-glycinamid (IUPAC); synthet. GnRH*.

gonado|trop (Gonaden*; -trop*): (engl.) gonadotrope; auf die Gonaden wirkend.

Gonado|trophinum hypo|physicum n: s. HMG.

Gonado|trophinum sericum n: syn. Serumgonadotrophin*.

Gonado|tropine (Gonaden*; -trop*) n pl: (engl.) gonadotrop(h)ins; Hormone, deren Wirkung auf die Keimdrüsen gerichtet ist; **1.** die im Hypophysenvorderlappen gebildeten hochmolekularen Proteohormone FSH*, LH* bzw. ICSH*; die Ausschüttung der G. wird durch das Hypothalamus-Hypophysen-System u. die Rückkopplung m. den peripheren Sexualhormonen sowie durch zentrale Impulse über Releasing-Hormone gesteuert. G. werden z. T. in aktiver Form m. dem Urin ausgeschieden; Frauen im Klimakterium scheiden vermehrt hypophysäre G. aus. **2.** das in der Plazenta während einer Schwangerschaft gebildete Proteohormon HCG* m. den hypophysären G. (v. a. LH) ähnlichen biol. u. immun. Eigenschaften; vgl. HPL.

Gonado|tropin, humanes hypo|physäres (↑; ↑) n: s. HHG.

Gonado|tropin-releasing-hormone (↑; ↑; engl. to release freisetzen; Horm-*) n: Abk. GnRH*.

Gonado|tropin|test (↑; ↑) m: Verf. zur Differentialdiagnostik zw. einer ovariellen u. zentral bedingten Amenorrhoe*; **Prinzip:** Stimulationstest mit humanen Gonadotropinen (HCG*, HMG*) zur Prüfung der Ansprechbarkeit der Ovarien; beurteilt wird v. a. die (bei intakten Ovarien erfolgende) reaktive Östrogenproduktion od. indirekt der Östrogeneffekt am Vaginalepithel u. Zervixschleim. Bei neg. Ergebnis (fehlende Hormonproduktion) liegt eine vegetative Ovarialinsuffizienz vor. Vgl. Clomiphentest, GnRH-Test.

Gon|agra (gr. γόνυ Knie; gr. ἄγρα Falle, in Zusammensetzungen: Gicht) n: Schmerzen im Knie bei Gicht*.

Gon|arthritis (↑; Arthr-*; -itis*) f: Gonitis, Kniegelenkentzündung; **Urs.:** meist Trauma u. aktivierte Arthrose, selten Infektionen u. entzündlich-rheumatische Erkr. (v. a. bei reaktivierter Arthritis* u. seronegativer Spondylarthritis*), bei Jugendlichen u. jungen Erwachsenen auch i. R. einer Chondropathia* patellae vorkommend; vgl. Gelenkerguß.

Gon|arthrose (↑; ↑; -osis*) f: (engl.) gonarthrosis; Arthrose* des Kniegelenks; **Urs.:** Gelenkdysplasien u. Dysostosen, konstitutionelle u. stoffwechselbedingte Achsenfehler des Beines sowie primäre Qualitätsstörungen des Gelenkknorpels, auch durch traumat. u. entzündl. Schädigung bedingt.

Gonda-Zeichen: syn. Marie-Foix-Zeichen; s. Pyramidenbahnzeichen.

Gongylo|nema pulchrum (gr. γογγύλος rund; νῆμα Faden; lat. pulcher schön) n: Fadenwurm (Nematodes*) in d. Mundschleimhaut der Wiederkäuer, selten des Menschen.

Gonidien n pl: syn. Akrosporen; s. Konidiosporen.

Gonin-Operation (Jules G., Ophth., Lausanne, 1870-1935) f: nicht mehr gebräuchl. Op. zur Behandlung der Ablatio* retinae mit Eröffnung der Bindehaut u. transskleraler Elektrokaustik.

Gonio|skopie (gr. γωνία Winkel, Ecke; -skopie*) f: (engl.) gonioscopy; Ausleuchtung u. Betrachtung des Augenkammerwinkels mit einer Spaltlampe* unter Zuhilfenahme eines Kontaktglases m. Spiegel (Gonioskop); dient z. B. der DD von Glaukomformen.

Gonio|tomie (↑; -tom*) f: (engl.) goniotomy; Op. zur Behandlung des kongenitalen u. juvenilen Glaukoms (s. Hydrophthalmus); Einschneiden des unreifen Gewebes im fehlgebildeten Kammerwinkel von der Vorderkammer aus unter gonioskop. Kontrolle u. Eröffnung des Schlemm-Kanals.

Gonitis (gr. γόνυ Knie; -itis*) f: syn. Gonarthritis*.

Gono|blennor|rhoe (gr. γονή Abstammung, Samen, Geschlecht; Blenn-*; -rhoe*) f: (engl.) gonococcal conjunctivitis; syn. Blennorrhoea neonatorum; durch Neisseria* gonorrhoeae verursachte eitrige Bindehautentzündung; Vork. häufig b. Neugeborenen, die unter der Geburt b. gonorrhoischer Zervizitis der Mutter infiziert werden; **Klin.:** starke Entz. mit Gefährdung der Hornhaut durch Einschmelzung u. Perforation innerh. weniger Std.; **Ther.:** Penizillin od. Cephalosporine i. v.; Vorbeugung durch Credé*-Prophylaxe; vgl. Gonorrhoe, Einschlußkonjunktivitis.

Gono|kokken (↑; Kokken*) f pl: s. Neisseria gonorrhoeae.

Gono|kokken|sepsis, benigne (↑; ↑; Sepsis*) f: syn. disseminierte Gonokokkeninfektion (Abk. DGI); **Sympt.:** Trias aus Fieber, Arthralgien u. Hauterscheinungen (hämorrhag. Pusteln akral od. in Gelenknähe); **Urs.:** hämatogene Aussaat v. Neisseria* gonorrhoeae, z. B. bei Adnexitis od. Prostatitis gonorrhoica, m. lokaler Vaskulitis. Prädisponierend sind sowohl mikrobiol. Eigenschaften des verursachenden Gonokokkenstammes als auch immun. Abwehrlage des Patienten.

Gono|nephro|tom (↑; Nephr-*; -tom*) n: s. Ursegmentstiele.

Gonor|rhoe (↑; -rhoe*) f: (engl.) gonorrhoea; sog. Tripper; häufigste der meldepflichtigen Geschlechtskrankheiten*; Kontakt- od. Schmierinfektion der Schleimhäute von Urethra, Zervix, Rektum, Pharynx od. Konjunktiven sowie evtl. der Vagina mit Neisseria* gonorrhoeae; **Inkubationszeit:** meist 3 (2-7) Tage; **Klin.: 1.** genitale G. der Frau: in ca. 60% der Fälle symptomarm; zunächst als untere G. (Zervizitis, Urethritis, evtl. anorektale Inf.) mit Fluor* genitalis, Brennen beim Wasserlassen u. Bartholinitis; vaginaler Befall b. Frauen mittl. Alters inf. der Schutzfunktion der Scheidenflora selten (vgl. Vulvovaginitis gonorrhoica); Weiterentwicklung in obere G. (aszendierende G.) m. Endometritis corporis gonorrhoica u. Salpingitis gonorrhoica; kolikartige Schmerzen, peritonitische Zeichen, hohes Fieber; Kompl.: Perioophoritis, Tuboovarialabszeß, chron. Adnexitis mit Spätfolgen (Sterilität, Tubargravidität), Peritonitis, Perihepatitis* acuta gonorrhoica; DD der oberen G.: Tubargravidität, stielgedrehter Ovarialtumor, perforierte Appendizitis; **2.** genitale G. des Mannes: in ca. 30% der Fälle symptomarm; schmerzhaftes Wasserlassen, eitriger Ausfluß (morgens als typ. Symptom sog. Bonjour-Tropfen); Kompl.: Epididymitis, Prostatitis, Spermatozystitis; **extragenitale Manifestationen bzw. Kompl.:** anorektale u. pharyngeale G. mit nur geringen, uncharakteristischen Sympt.; rel. selten Gonoblennorrhoe*, benigne Gonokokkensepsis*, Meningitis, Arthritis (meist Monarthritis), Endokarditis, Hautläsionen; **Diagn.:** Nachweis von intra- od. extrazellulären gramnegativen Diplokokken im Ausstrich nach Gram-Färbung; sicher nur durch Kultur der Err. auf Selektivnährböden; vgl. Zweigläserprobe; **Ther.:** Ceftriaxon, Spectinomycin i. m. (wegen der zunehmenden Resistenz der Err. kein Penizillin); Therapiekontrolle sieben Tage nach Behandlungsende durch Abstrich u. ggf. Kultur; zum Ausschluß einer gleichzeitig bestehenden Syphilis nach 6-8 Wo. serol. Kontrolle (TPHA-Test).

Gono|somen (↑; Soma*) n pl: (engl.) gonosomes; Geschlechts- od. Heterochromosomen; die Chromosomen*, v. deren Genen die somat. Geschlechtsentwicklung bestimmt wird (beim weibl. Geschlecht zwei X-, beim männl. ein X- u. ein Y-Chromosom). Auf dem menschl. Y-Chromosom sind m. Sicherheit bisher nur geschlechtsdeterminierende Gene nachgewiesen; das rel. große X-Chromosom trägt daneben auch zahlreiche andere Gene. Vgl. Kerngeschlecht, H-Y-Antigen.

Gono|zyten (↑; Zyt-*) m pl: (engl.) gonocytes; Ursprungszellen der Spermatogenese*; primordiale Keimzellen, die in der Embryonalzeit u. frühen Fetalzeit in die Gonadenanlage einwandern; durch Maldescensus* testis, insbes. nach dem 2. Lj., kann es zu postnatalem Gonozytenverlust kommen.

Good clinical practice (engl.) n: Abk. GCP; Richtlinien f. die ordnungsgemäße klinische Prüfung von Arzneimitteln; vgl. Arzneimittelprüfung.

Goodpasture-Syn|drom (Ernest W. G., amerikan. Pathol., 1886-1960) n: rapid-progressive Glomerulonephritis mit Lungenblutung; meist bei Männern zw. dem 20. u. 40. Lj. vorkommende Autoimmunkrankheit; **Pathogenese:** ätiol. ungeklärte Bildung von komplementbindenden Autoantikörpern* (IgG), die gegen ein Glykoprotein der glomerulären Basalmembran u. (wahrscheinlich inf. Kreuzreaktion*) gegen die Basalmembran von Lungenkapillaren gerichtet sind (fluoreszenzmikroskop. als lineare Immunglobulinablagerung in biopt. Präparaten); **Sympt.:** rezidivierende, u. U. massive lebensbedrohliche Lungenblutungen (häufig erstes Sympt.), Dyspnoe, Proteinurie, Hämaturie u. rasch fortschreitendes Nierenversagen, hochgradige hypochrome Anämie sowie Hyposiderinämie; **Diagn.:** Nierenbiopsie; im Rö.-Thorax beidseitige, konfluierende, hämorrhagische Infiltrate; funktionell restriktive Ventilationsstörung; **Ther.:** Immunsuppressiva (Kortikosteroide, Azathioprin, Cyclophosphamid); Plasmapherese zur Entfernung zirkulierender Anti-Basalmembran-Antikörper; Behandlung der Hypertonie, ggfs. Dialyse; **Progn.:** unbehandelt meist nach ca. 6 Mon. tödlicher Verlauf; bei frühzeitiger Ther. in mehr als 60% Erhaltung der Nierenfunktion.

Goodsall-Regel (David H. G., Chir., London, 1843-1906): (engl.) Goodsall's rule; Regel über Lage u. Verlauf perianaler Fisteln; Analfisteln*, deren äußere Öffnung in Steinschnittlage oberh. der Horizontalen liegt, verlaufen gewöhnl. geradlinig; unterhalb der Horizontalen liegende Fisteln verlaufen bogenförmig u. münden zw. 5.30 h u. 6.30 h im Analkanal.

Goormaghtigh-Zellen (Norbert G., Pathol., Gent, 1890-1960; Zelle*): (engl.) Goormaghtigh's cells; Interstitialzellen des juxtaglomerulären Apparats*.

Gordan-Overstreet-Syn|drom (Gilbert S. G., Int., San Francisco, geb. 1916; Ernest W. O., zeitgen. amerikan. Arzt) n: Gonadendysgenesie-Syndrom, das einem Turner*-Syndrom m. partieller Virilisierung entspricht; **Diagn.:** X0-Genotypus; vermehrte Androgensekretion; vgl. Gonadendysgenesie (Tab.).

Gordon-Green-Tubus (Horace Gr., Arzt, New York, 1802-1866; Tubus*) m: s. Endobronchialtubus.

Gordon-Syn|drom (Harold G., Pathol., Louisville, geb. 1894) n: exsudative Enteropathie*.

Gordon-Test (†) m: syn. Polyvinylpyrrolidon (PVP)-Test; Test zum Nachweis einer exsudativen Enteropathie* u. einer pathol. Eiweißexsudation in den Intestinaltrakt, z. B. bei Sprue, Zöliakie, Colitis ulcerosa; **Prinzip:** nach i. v. Injektion von Polyvinylpyrrolidon-Iod-131 wird die Aktivität im Stuhl bestimmt. Vgl. Stuhluntersuchungen.

Gordon-Zeichen I (Alfred G., Neurol., Philadelphia, 1874-1953): s. Pyramidenbahnzeichen (Tab.).

Gordon-Zeichen II (†): (engl.) Gordon's sign II; Plateauinnervation (kurzzeitig bestehenbleibende Unterschenkelstreckung) nach Auslösung des Quadrizepssehnenreflexes b. Chorea*.

Gorham-Osteo|lyse (Lemuel G., 1885-1965, Int., New York; Ost-*; Lys-*) f: (engl.) disappearing bone; meist posttraumat. auftretende, umschriebene Osteolyse, die sich nach anfänglicher Progression langsam spontan zurückbildet; **Sympt.:** Extremitätenschmerzen, u. U. pathologische Fraktur.

Gorlin-Goltz-Syn|drom (Robert J. Gorlin, Stomatologe, Minneapolis, geb. 1923; Robert W. Goltz, Dermat., Minneapolis, geb. 1923) n: syn. Basalzellnävussyndrom*.

Gossypol n: aldehydisches Polyphenol aus zwei gleichen Sesquiterpeneinheiten; enthalten im fetten Öl aus den Samen v. Gossypium-Arten (Baumwolle); fertilitätshemmende Eigenschaften beim Mann (hemmt reversibel Beweglichkeit u. Neubildung v. Spermien); NW: Appetitlosigkeit, Müdigkeit, Hypokaliämie.

GOT: Abk. f. **G**lutamat-**O**xalacetat-**T**ransaminase; neue Bez. Aspartataminotransferase* (AST).

Gottron-Zeichen (Heinrich A. G., Dermat., Tübingen, 1890-1974): (engl.) Gottron's sign; Sympt. der Dermatomyositis*; zunächst lila-rote Papeln, später eher atrophische Plaques mit Teleangiektasien u. Pigmentveränderungen v. a. an der Dorsalseite der Fingergelenke.

Gottstein-Heller-Operation (Georg G., Chir., Breslau, geb. 1868; Ernst H., Chir., Leipzig, 1877-1964) f: s. Kardiomyotomie.

Gougerot-Krankheit (Henri G., Dermat., Paris, 1881-1955): (engl.) Gougerot's disease; syn. Bez. f. Pemphigus* chronicus benignus familiaris (Gougerot, Hailey u. Hailey) u. zwei andere seltene Hauterkrankungen unklarer Ätiol.: Dermatitis lichenoides purpurica et pigmentosa (Gougerot u. Blum), Papillomatosis confluens et reticularis (Gougerot u. Carteaud).

Gowers-Bündel (Sir William R. G., Int., Neurol., London, 1845-1915): (engl.) Gowers tract; Tractus spinocerebellaris ventralis; vordere Kleinhirnseitenstrangbahn*; Neuriten entspringen in großen Hinterhornzellen, kreuzen zum größten Teil in d. vorderen Kommissur auf d. Gegenseite, steigen im Vorderseitenstrang bis ins Mesencephalon, biegen um d. Pedunculi cerebellares rostralis um u. verlaufen über d. Velum medullare rostralis zum Kleinhirn.

Gowers-Manöver (†) n: (engl.) Gowers' sign; Zeichen f. versch. Formen der Dystrophia* musculorum progressiva; aufgrund der Muskelschwäche des M. iliopsoas u. der Bauchmuskulatur richten sich die Pat. auf, indem sie sich auf den Bauch rollen u. in der Vierfüßlerstellung mit den Händen an den Beinen hochdrücken.

G-Phasen (von engl. gap Lücke) f pl: Zeit zw. S-Phase u. Mitose; s. Zellzyklus.

GPT: Abk. f. **G**lutamat-**P**yruvat-**T**ransaminase; neue Bez. Alaninaminotransferase*.

Graaf-Follikel (Regnier de G., Anat., Delft, 1641-1673; Follicul-*) m: (engl.) Graaf's follicle; sprungreifer Tertiärfollikel; s. Folliculus ovaricus tertiarius, Follikelreifung.

gracilis (lat.): schlank, zart, dünn; z. B. Musculus gracilis (Schlankmuskel).

Gradenigo-Syn|drom (Giuseppe G., Otol., Neapel, Turin, 1859-1926) n: heftiger Kopfschmerz in d. Schläfen- u. Scheitelgegend, Abduzenslähmung u. gleichseitige Reizerscheinungen im Bereich des N. trigeminus (N. ophthalmicus); **Urs.:** Mitbeteiligung der Pyramidenspitzenzellen im Verlauf einer Mastoiditis*; **Kompl.:** Meningitis, Sinusthrombose; **DD:** s. Gesichtsneuralgie.

Gradient (lat. gradi schreiten, Schritte machen) m: Maß für die Veränderung einer Größe in Abhängigkeit von einer anderen, z. B. Temperatur-, Druck-, Dichte-, Konzentrations-, Helligkeitsgradient; als alveolokapillärer G. (Endgradient) wird die Änderung des Sauerstoffdrucks während der Diffusion aus den Lungenalveolen in die Lungenkapillaren bezeichnet.

Grading (engl. to grad einteilen) n: Abk. G; Bez. f. histopathol. Differenzierung maligner Tumoren nach den Richtlinien der UICC; **Einteilung: GX:** Differenzierungsgrad kann nicht bestimmt werden; **G1:** gut differenziert; **G2:** mäßig differenziert; **G3:** schlecht differenziert; **G4:** undifferenziert; je höher die Gradzahl, d. h., je weniger differenziert der Tumor, umso höher der Malignitätsgrad. Vgl. Staging, Tumoreinteilung.

Gräfenberg-Zone (Ernst G., amerikan. Gyn., 1881-1957): (engl.) Gräfenberg's spot; syn. G-Spot, G-Zone; Bez. für eine anat. nicht endgültig definierte Zone in der Scheidenvorderwand der Frau, die wohl z. T. mit den Skene*-Gängen ident. ist; Stimulation der G.-Z. beim Geschlechtsverkehr führt b. den meisten Frauen zu einer Schwellung des umgebenden Gewebes, b. einigen Frauen kommt es gleichzeitig m. dem Orgasmus z. Erguß eines Sekrets paraurethraler, der männl. Prostata homologer Drüsen aus der Urethra (sog. weibliche Ejakulation).

Graefe-Zeichen (Albrecht von G., Ophth., Berlin, 1828-1870): (engl.) lid lag; Zurückbleiben des oberen Lides b. Bewegung des Auges nach unten, so daß die Sklera sichtbar bleibt; Vork. z. B. bei Hyperthyreose, retrobulbären Tumoren.

Graft versus host reaction (engl. graft Pfropf; versus gegen; host Wirt) f: Abk. GVH;

Transplantat-gegen-Wirt-Reaktion; nach Übertragung nichtautologer, immunkompetenter Zellen aus Knochenmark, Lymphknoten od. Milz vermitteln diese Zellen im Organismus des Empfängers zelluläre Immunreaktionen u. bilden spezif., gegen den Wirt gerichtete zytotoxische T-Zellen u. Antikörper*. Im gesunden Empfängerorganismus werden d. übertragenen Zellen rasch abgebaut. Bei Empfängern, bei denen d. Immunabwehr* durch Bestrahlung od. immunsuppressive Behandlung unterdrückt ist, kann die GVH zur sog. Sekundärreaktion führen, einer schweren, akuten od. chron. Erkrankung mit Leber- u. Milzvergrößerung, Atrophie der lymphatischen Organe, Durchfall, Hautveränderungen u. Kachexie. Vgl. Runt disease, Immunsuppression, Abstoßungsreaktion.

Graham-Färbung: (engl.) Graham's stain; Nachweis von Peroxidasen* in Blutzellen durch Überschichten des fixierten Ausstrichs mit Peroxidasereagens (1% Alphanaphthol in 40% Alkohol + H_2O_2), Abspülung nach 5 Min., Färbung mit Pyronin-Lösung (0,1 Pyronin + 96,0 ml 40% Alkohol + 4,0 Anilinöl), Abspülung, Nachfärbung mit Methylenblaulösung od. Azur-II-Lösung; Peroxidasezellen rötlich, Kerne blau.

Graham-Little-Syn|drom (Sir Ernest G. L., britischer Dermat., 1867-1950) n: Form des Lichen* ruber planus mit atrophisierender Alopezie, follikulären Papeln u. Nageldystrophie.

Graham-Steell-Geräusch: s. Steell-Geräusch.

Graham-Tumor (Allen G., Arzt, Melrose, geb. 1886; Tumor*) m: kleines inselförmiges Adenokarzinom von geringer Malignität mit fibrösem Stroma (Mikrokarzinom) in einer hyperplastischen Struma*; vgl. Schilddrüsentumoren.

Gram-Färbung (Hans C. G., Pharmak., Arzt, Kopenhagen, 1853-1938): (engl.) Gram's method, gram stain; Präp. lufttrocknen, fixieren (dreimal durch d. Flamme ziehen), färben; 2 Min. Karbolgentianaviolett-Lösung, abgießen, 2 Min. Lugol*-Lösung, abgießen; m. 96%igem Alkohol differenzieren, bis keine Farbe mehr sichtbar ausgewaschen wird, m. Wasser abspülen; Gegenfärbung mit verdünnter Karbolfuchsinlösung* (30-60 Sek.), m. Wasser abspülen, trocknen; zur Prüfung auf richtig durchgeführte G.-F. empfiehlt es sich, eine grampos. (Staphylokokken) u. eine gramneg. (E. coli) Kontrolle mitzufärben. Grampos. Bakt.: dunkelblau; gramneg. Bakt.: rot. Vgl. Gramsubstanz, Gramverhalten.

Grami|cidin (INN) n: Polypeptid-Antibiotikum aus Kulturen von Bacillus brevis, Bestandteil des Tyrothricins; system. stark toxische Substanz, die v. a. in Komb. mit anderen Antibiotika zur lokalen Ther. bei Infektionen des Auges eingesetzt wird.

Gramm (gr. γράμμα Buchstabe) n: Abk. g; 1/1000 eines Kilogramms*.

-gramm: Wortteil mit der Bedeutung Geschriebenes, bildliche Darstellung; von gr. γράμμα.

Gramm|äqui|valent (Gramm*; Aequi-*; lat. valere bedeuten) n: (engl.) gram-equivalent; Abk. Val, val; diejenige Menge eines einheitlichen Stoffes (Element od. Verbindung) in Gramm, die einem Grammatom (1,0078 g) Wasserstoff in bezug auf d. chem. Reaktionsmöglichkeit äquivalent ist; ersetzt durch die mengenbezogene SI-Einheit Mol*.

$$\text{val} = \frac{\text{Molekulargewicht (bzw. Atomgewicht)}}{\text{Wertigkeit}}$$

Gram|sub|stanz (Substantia*) f: die durch Gram*-Färbung darstellbare Substanz (wahrscheinl. Magnesiumribonukleat) in grampos. Bakterien.

Gram|verhalten: (mikrobiol.) zur Differenzierung von Bakt. mit Hilfe der Gram*-Färbung geeignete Eigenschaft von Bakterien; **gramnegativ** sind u. a. Neisseriaceae, Enterobacteriaceae, Pseudomonadaceae, Achromobacteriaceae, Bacteroidaceae, Brucellaceae u. Spirochaetales; **grampositiv** sind u. a. Micrococcaceae, Lactobacillaceae, Corynebacterium, Bacillaceae u. Actinomycetales. Ältere Kulturen (bes. v. Anaerobiern) u. durch Chemotherapie geschädigte Erreger können sich **gramlabil** verhalten! Vgl. Bakterienklassifikation.

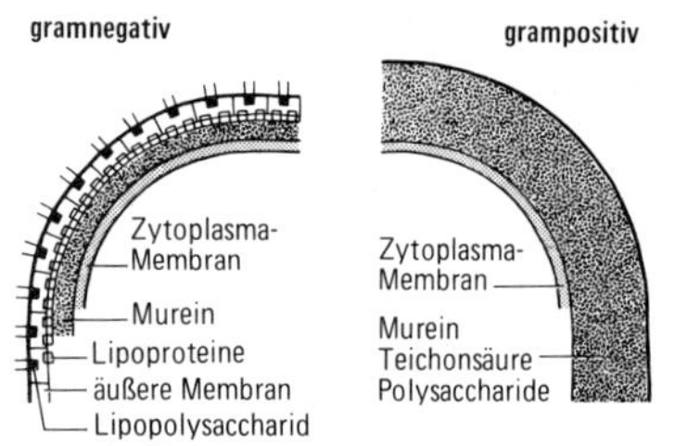

Gramverhalten:
Aufbau von Zellwand und Kapsel gramnegativer und grampositiver Bakterien

Grand mal (frz. großes Übel) n: generalisierter Anfall b. Epilepsie*.

Granula (Dim. von lat. granum Kern) n pl: (engl.) grains, granules; **1.** (pharmaz.) Arzneikörner, kleinste Arzneikugeln; alte Bez. f. Semen; **2.** (mikroskop.) Körnchen in Zellen, z. B. in Leukozyten (Granulozyten); **3.** (ophth.) Trachomkörner.

Granular|a|trophie (↑; Atrophie*) f: (engl.) granular atrophy; körnige Atrophie der Niere als rote G. bei arteriosklerot., blasse G. bei glomerulonephritischer Schrumpfniere*.

Granulation (↑) f: Körnelung; **1.** körnige Fleischwärzchen des jungen Granulationsgewebes*; **2.** toxische Granulation*; **3.** intrazelluläre Granula*.

Granulationes arachnoideales (↑; gr. ἀράχνη Spinne; -id*) f pl: Pacchioni-Granulationen; s. Foveolae granulares.

Granulations|an|omalie (↑; Anomalie*) f: konstitutionelle Veränderung der Leukozytengranulierung; **1.** Alder*-Reilly-Anomalie; **2.** Chediak*-Higashi-Syndrom.

Granulations|geschwulst (↑): s. Granulom.

Granulations|gewebe (↑): (engl.) granulation tissue; zell- u. gefäßreiches, durch oberflächl. Gefäßgranula tiefrot gefärbtes, feucht glänzendes, körniges u. leicht verletzliches faserarmes Bindegewebe; **pathol.-anat.** Gewebeneubildung i. R. einer chron.-proliferativen Entzündung*; Ausgangsgewebe ist das Gefäßbindegewebe. Bei den zellulären Elementen des G. handelt es sich v. a. um Lymphozyten, Plasmazellen, Monozyten, Makrophagen, Fibroblasten u. Fibrozyten. **Funktion:** Schutz oberflächl. Wunden vor dem Eindringen pathogener Mikroorganismen, Demarkation u. Organisation von Nekrosen, Thromben u. Hämatomen, Wiederauffüllung von Gewebedefekten i. R. der Wundheilung*. Durch Umwandlung des G. (Kollagensynthese, Verminderung der Vaskularisation) entsteht die endgültige Narbe*. Vgl. Fibronektin, Granulom.

Granulation, toxische (↑; Tox-*) **f:** reversible Veränderung der Granulozyten bei schweren Infekten, Stoffwechselstörungen od. Intoxikationen; Auftreten violett gefärbter Granula im Zytoplasma.

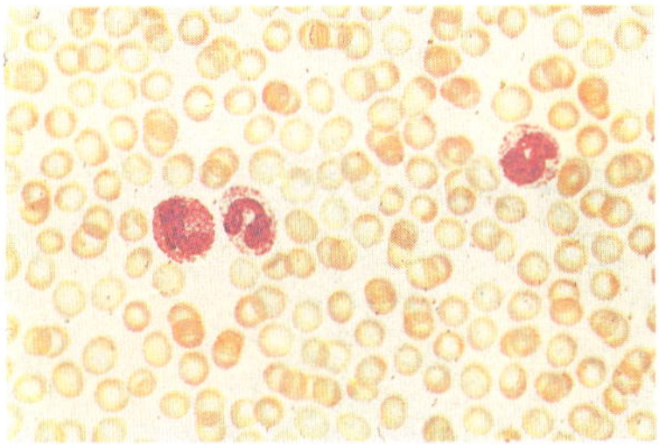
Granulation, toxische [179]

Granulom (↑; -om*) **n:** knötchenförmige Neubildung aus Granulationsgewebe* als Gewebereaktion auf allergisch-infektiöse od. chron. entzündliche (resorptive) Prozesse, die einen für best. Erkrankungen rel. charakteristischen histol. Aufbau haben kann („spezifisches“ G.); **Vork.:** als sog. infektiöses G., z. B. als Aschoff-Geipel-Knötchen bei rheumatischem Fieber, Tuberkulom, Leprom, Rhinosklerom, Aktinomyzetom, syphilitisches Gumma, auch bei Leishmaniasen, Listeriose, tiefen Mykosen (z. B. Blastomykosen) u. Wurminfektionen (z. B. Schistosomiasis), ohne bekannte Urs. z. B. bei Sarkoidose, Lymphogranulomatose u. Wegener-Klinger-Granulomatose, als Epulis, Zahngranulom, lipophages Granulom, Fremdkörpergranulom. Eine immunpathol. granulomatöse Gewebereaktion tritt unter best. Umständen (v. a. bei Erreger- bzw. Antigenpersistenz od. Persistenz von Immunkomplexen in Makrophagen) als Form der zellvermittelten Überempfindlichkeitsreaktion vom verzögerten Typ (Typ IV der Allergie*) auf u. ist histol. durch ein lymphozytär-mononukleäres Infiltrat typischerweise mit einer zentralen Ansammlung von Makrophagen u. Epitheloidzellen* sowie u. U. mehrkernige Riesenzellen* charakterisiert; evtl. zentrale Nekrose od. Verkalkung u. Fibrose durch Proliferation von Fibroblasten; durch nichtimmunogene Substanzen (z. B. Talkum, Zirkonium, chir. Nahtmaterial u. a. anorg. Substanzen) induzierte Fremdkörpergranulome enthalten i. d. R. keine Lymphozyten. Vgl. Entzündung.

Granuloma anulare (↑; ↑) **n:** derbe, meist ringförmige od. serpiginöse, dicht aneinandergereihte, alabasterfarbene bis rötliche, häufig zentral eingedellte Knötchen mit peripherer Ausbreitung, bes. an Hand- u. Fußrücken bei Kindern u. jungen Erwachsenen (s. Abb.); meist spontane Abheilung nach Mon. bis Jahren; Urs. unklar; der generalisierten Form im höheren Lebensalter liegt evtl. ein Diabetes mellitus zugrunde. **Ther.:** evtl. Glukokortikoide (intrafokal od. systemisch).

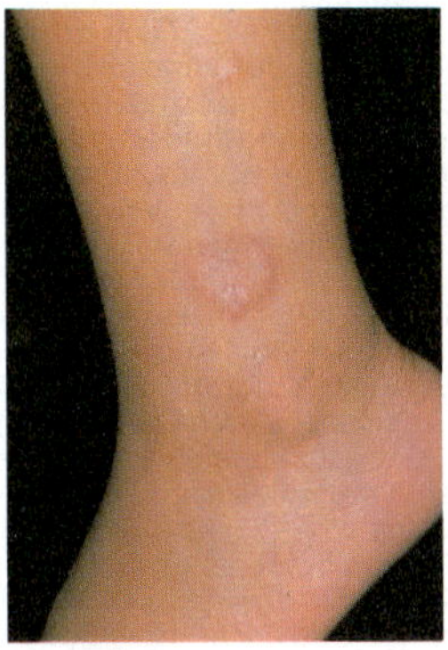
Granuloma anulare:
Befund an typischer Lokalisation [3]

Granuloma brasiliense (↑; ↑) **n:** syn. südamerikanische Blastomykose; s. Blastomykosen.

Granuloma eosino|philicum faciei (↑; ↑) **n:** braunrote, rundliche od. polyzyklische, flach erhabene, scharf begrenzte, oft multipel auftretende Herde mit erweiterten Follikeln (daher orangenschalenartiges Aussehen); Entstehung meist im 4.-5. Lebensjahrzehnt im Gesicht, bes. an Schläfen u. Wangen; Urs. unklar, Vaskulitis in der oberen Dermis; **Ther.:** Dapson.

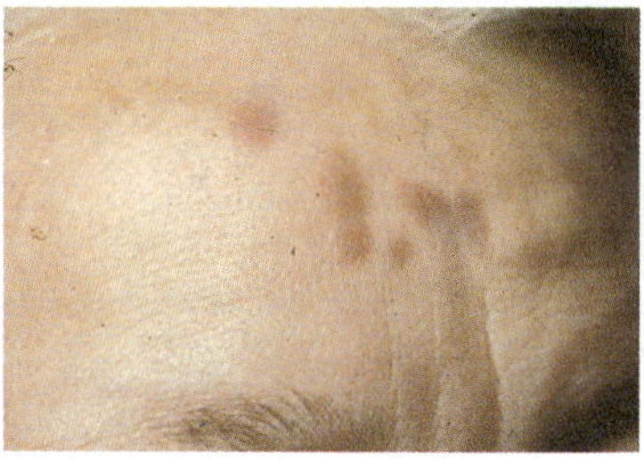
Granuloma eosinophilicum faciei [3]

Granuloma fissuratum auris seu nasi (↑; ↑) **n:** am Rand erhabene, in der Mitte eingesunkene od. ulzerierte, einem Basaliom sehr ähnl. Hautveränderung; **Lok.:** retroaurikuläre Falte bzw. Nasenwurzel neben d. Augenwinkel; **Urs.:** benigne, reaktive, epidermale u. dermale Hyperplasie inf. Drucks durch Brillen.

Granuloma gangraenescens nasi (↑; ↑) **n:** malignes Granulom* im Bereich des Mittelgesichts m. wenig schmerzhaften Ulzerationen, Nekrosen u. Destruktion des Gesichtsschädels; Beginn m. einer uncharakterist. chron.-rezidivierenden Rhinitis; **Ätiol.:** unklar, möglicherweise Autoimmunkrankheit; wird als lokale Form der Wegener*-Klinger-Granulomatose angesehen; **Ther.:** Immunsuppression m. Kortikoiden u. Zytostatika, evtl. chirurgisch; **Progn.:** meist infaust; **DD:** Blastomykosen*, Histoplasma*-Mykose, maligne Retikulose, Sarkom*.

G

G

Granuloma glutaeale infantum (↑; ↑) n: i. R. einer mit Glukokortikoiden behandelten Candidose* der Säuglingshaut auftretende runde od. ovale, bis pflaumengroße, flach erhabene, blaurote, derbe Knoten mit vergrößerter Hautfelderung an Gesäß u. Oberschenkelbeugeseiten.

Granuloma inguinale (↑; ↑) n: syn. Donovanosis, Granuloma venereum; chron. verlaufende Geschlechtskrankheit mit geringer Kontagiosität; **Vork.**: insbes. in tropischen u. subtropischen Ländern; **Err.**: Calymmatobacterium* granulomatis; **Klin.**: nach einer Inkubationszeit von 7-90 Tagen Auftreten eines Knötchens an der Eintrittspforte, Ausbildung von einzelnen od. multiplen, meist schmerzlosen Granulationen im Bereich von Genitale, Leistenbeuge, Damm, Rektum ohne Lymphknotenschwellung; destruktives Wachstum mit Verstümmelungen u. Verlegung der Lymphgefäße bei chron. Verläufen; **Diagn.**: Nachweis intrazytoplasmatischer, bipolar gefärbter Stäbchen im Quetschpräparat (Giemsa-Färbung); **Ther.**: Cotrimoxazol, Tetrazykline. Vgl. Lymphogranuloma venereum.

Granuloma pediculatum (↑; ↑) n: syn. Granuloma teleangiectaticum, Botryomykom; gestielt auf der Haut sitzendes, pilzförmiges, leicht blutendes Hämangiom mit Ø bis zu 1 cm; **Vork.**: bes. an den Akren (s. Abb.), meist nach Verletzungen; **DD:** malignes Melanom, Kaposi-Sarkom.

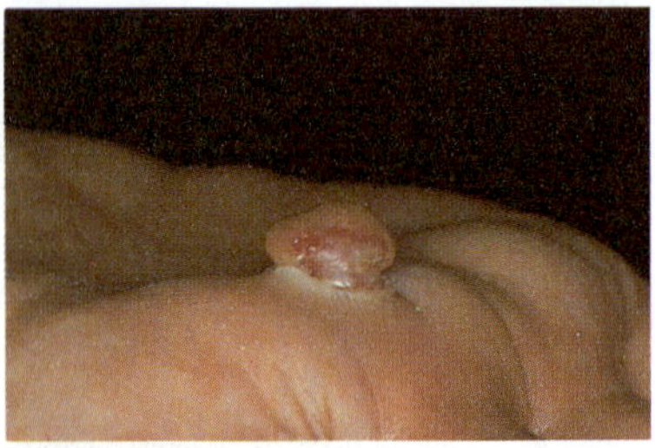

Granuloma pediculatum:
gestieltes Granulom an der Hand [3]

Granuloma tele|angiectaticum (↑; ↑) n: s. Granuloma pediculatum.

Granulomatose, benigne (↑; ↑; -osis*) f: s. Sarkoidose.

Granulomatose, septische (↑; ↑; ↑) f: (engl.) chronic granulomatous disease; angeb. Defekt des oxidativen Metabolismus* der Granulozyten (fehlende Bildung von tox. Sauerstoffmetaboliten) u. daraus resultierende Störung der intrazellulären Keimabtötung (Mikrobizidie*); **Klin.**: schwere rezidivierende Inf. (v. a. mit Staphylokokken, Enterobacteriaceae u. Pilzen), z. B. als Lymphadenitis, Pneumonie, Leberabszeß, Osteomyelitis; **Ther.**: Dauerbehandlung mit intrazellulär wirksamen Antibiotika (z. B. Cotrimoxazol), gezielte antibiot. Behandlung akuter Inf., ggf. chirurgische Ther. (z. B. Abszeßausräumung).

Granulomatosis disci|formis et pro|gressiva Miescher (↑; ↑; ↑; disciformis*; lat. progredi, progressus voranschreiten) f: Sonderform der Necrobiosis* lipoidica mit disseminierten Sklerodermie-ähnlichen Hautveränderungen. **G. infanti|septica** (↑; ↑; ↑; lat. infans, infantis Kind; Sepsis*) f: s. Listeriose. **G. tuberculoides pseudo|sclero|dermi|formis sym|metrica chronica Gottron** (↑; ↑; ↑) f: syn. Granulomatosis disciformis chronica et progressiva Miescher; s. Necrobiosis lipoidica.

Granuloma venereum (↑; ↑) n: syn. Granuloma* inguinale.

Granulom, eosino|philes (↑; ↑; Eosin*; -phil*) n: (engl.) eosinophilic granuloma; syn. eosinophiles Knochengranulom; lokalisierte Verlaufsform der Langerhans*-Zellhistiozytose mit meist solitären, selten multiplen osteolyt. Knochenherden, die histol. v. a. durch Histiozyten* u. eosinophile Granulozyten* charakterisiert sind;

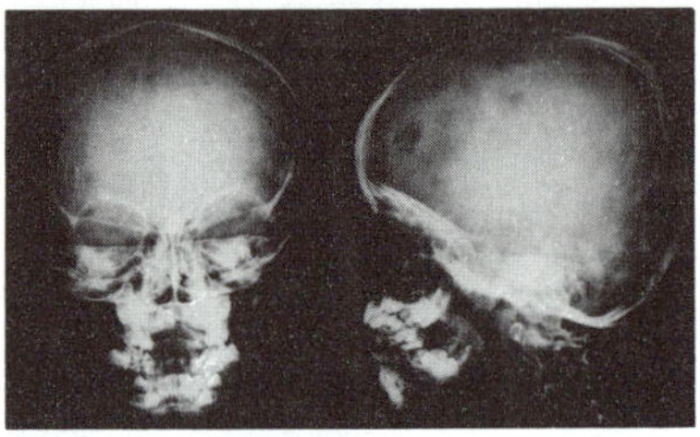

Granulom, eosinophiles:
Schädelherde im Röntgenbild [540]

Lok.: bes. Schädel, proximaler Femur, Becken, Wirbelsäule; **Klin.**: Auftreten v. a. im Kindes- u. jungen Erwachsenenalter; häufig lokaler Nachtschmerz, evtl. mit Schwellung u. Überwärmung, u. U. pathol. Fraktur; **Diagn.**: (röntg.) osteolytische, fleckige Destruktion; **Ther.**: bei solitärem Herd chir. Ausräumung, evtl. Strahlentherapie.

Granulo|mer (↑; gr. μέρος Teil) n: (engl.) granulomere; zentral in Thrombozyten* liegendes Gebilde; besteht aus Granula, Mitochondrien, endoplasmat. Retikulum u. Ribosomen; vgl. Hyalomer.

Granulom, lipo|phages (↑; -om*) n: (engl.) lipophagic granuloma; Fremdkörpergranulom* als Folge einer durch endogene (z. B. nach traumat. Schädigung von Fettgewebe od. inf. Fettgewebenekrose freiwerdende) od. exogene Fettstoffe (z. B. nach Injektion öliger Lösungen) verursachten resorptiven Entzündung*.

Granulom, malignes (↑; ↑) n: s. Lymphogranulomatose.

Granulo|poese (↑; -poese*) f: s. Granulozytopoese.

Granulo|poetin (↑; gr. ποιητής Hervorbringer) n: koloniestimulierender Faktor (CSF*), der in Zellkulturen die Bildung von Granulozytenkolonien fördert (G-CSF).

Granulosa|lutein|zellen (↑; lat. luteus gelb; Zelle*): (engl.) granulosa-lutein cells; Zellen des Follikelepithels, die sich b. Bildung des Corpus* luteum m. lipochromhaltigen feinen Lipoidtröpfchen beladen.

Granulosa|zellen (↑; Zelle*): Zellen des Follikelepithels des Graaf-Follikels.

Granulosa|zell|tumor (↑; ↑; Tumor*) m: (engl.) granulosa cell tumour; seltener östrogenbildender Sex-cord-Tumor, der vorwiegend im Ovar (1-3% aller Ovarialtumoren), selten im Hoden vorkommt u. histol. aus Granulosazellen besteht, die in versch., meist gleichmäßigen Mu-

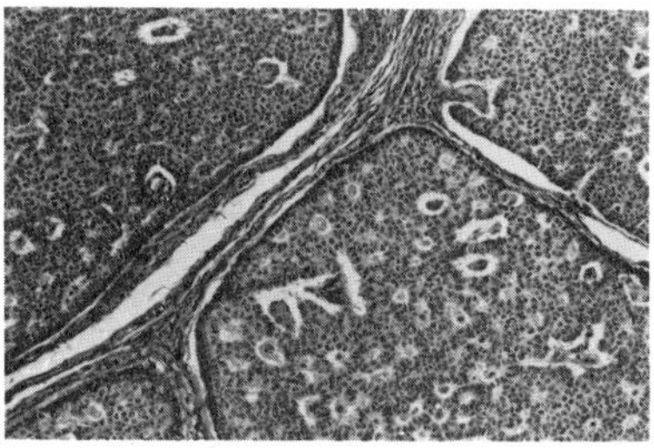
Granulosazelltumor: histologischer Schnitt eines Ovars [65]

stern wachsen; in ca. 30% der Fälle maligner Tu. mit niedrigem Malignitätsgrad (meist nur lokale Ausbreitung u. selten Metastasierung); **Vork.:** in jedem Lebensalter mit einem Maximum im 6. Dezennium, selten im Kindesalter. Als Folge der gesteigerten Östrogenbildung kommt es bei Frauen im geschlechtsreifen Alter v. a. zur glandulär-zystischen bzw. adenomatösen Hyperplasie* des Endometriums mit Durchbruchblutungen, bei Mädchen zur Pseudopubertas* praecox. Vgl. Call-Exner-Körperchen, Luteom.

Bei jeder genitalen Blutung nach der Menopause kommt als Ursache in erster Linie außer dem Karzinom ein Granulosazelltumor in Frage.

Granulose (↑; -osis*) **f:** sog. Körnerkrankheit; s. Trachom.

Granulosis rubra nasi (↑; ↑; lat. ruber rot; Nasus*) **f:** syn. Jadassohn-Krankheit, sog. rote Schweißnase; bei Kindern auftretende bläul. Verfärbung der Haut im Bereich der knorpeligen Nase mit bis zu 3 mm großen rötl. Knötchen, Pusteln, Bläschen u. Hyperhidrose; meist Spontanheilung in d. Pubertät.

Granulo|zyten (↑; Zyt-*) **m pl:** (engl.) granulocytes; zu den Leukozyten* gehörende, polymorphkernige Zellen (ca. 60-70% der Blutleukozyten), werden entspr. der Anfärbbarkeit ihrer spezif. Granula mit panoptischen Färbemethoden in neutrophile (über 90%), eosinophile (2-4%) u. basophile G. (bis 1%) unterteilt; alle G. enthalten Myeloperoxidase u. a. Leukozytenenzyme*, besitzen die Fähigkeit zur Phagozytose*, zur Adhärenz an das vaskuläre Endothel (bilden dort den sog. marginalen Granulozytenpool im Randstrom des Bluts) u. zur, v. a. durch Chemotaxis* vermittelten, Migration* bzw. Diapedese* in das Gewebe. Die Lebensdauer der G. beträgt 2-3 Tage, die Halbwertzeit der im Blut zirkulierenden G. 6-7 Std. **Bedeutung: 1.** neutrophile G.: Phagozytose von (opsonisierten) Mikroorganismen u. a. körperfremden Antigenen, wahrscheinl. auch virusinfizierten Körper- u. Tumorzellen u. Abtötung bzw. Inaktivierung v. a. mit Hilfe des oxidativen Metabolismus*; spielen eine entscheidende Rolle bei der akuten nichtinfektiösen u. bakt. Entzündung u. nehmen eine zentrale Stellung im Immunsystem* bei der Abwehr von Mikroorganismen ein; **2.** eosinophile G.: wichtig bei der immun. Abwehr von Inf. mit Würmern u. a. Parasiten; Beteiligung an IgE-vermittelten Überempfindlichkeitsreaktionen vom Soforttyp (Typ I der Allergie*) u. zellvermittelten Überempfindlichkeitsreaktionen vom verzögerten Typ (Typ IV); **3.** basophile G. (sog. Blutmastzellen): Beteiligung an IgE-vermittelten Überempfindlichkeitsreaktionen vom Soforttyp (Typ I) durch Freisetzung biol. wirksamer Mediatoren* bei Degranulation, wahrscheinl. auch von Bedeutung bei der immun. Abwehr parasitärer Infektionen.

Granulo|zyten|konzentrat (↑; ↑) **n:** s. Leukozytenkonzentrat.

Granulo|zyto|penie (↑; ↑; -penie*) **f:** (engl.) granulocytopenia; Verminderung der Granulozyten im Blut, meist bei Leukopenie. Vgl. Agranulozytose.

Granulo|zyto|poese (↑; ↑; -poese*) **f:** (engl.) granulocytopoiesis; auch Granulopoese; Bildung u. Entwicklung der Granulozyten*, ausgehend von myeloisch determinierten unipotenten Stammzellen im Knochenmark, aus denen unter Einfluß humoraler (koloniestimulierender) Faktoren (z. B. Granulopoetin*) die Myeloblasten* (bzw. Eosino- u. Basophiloblasten) u. durch Teilung (mitotische Phase, etwa 7,5 Tage) neutro-, eosino- u. basophile Promyelozyten*, Myelozyten* u. Metamyelozyten* (jugendliche Granulozyten) hervorgehen, die sich in einer Reifungsphase (etwa 6,5 Tage) zu den sog. Stabkernigen* u. Segmentkernigen* weiterentwikkeln. Nach der Reifung werden pro Tag mehr als 100 Milliarden Granulozyten aus dem Knochenmark in das Blut freigesetzt.

Granulum (Dim. von lat. granum Korn) **n:** Körnchen; s. Granula.

Grape cell (engl.) **f:** s. Traubenzelle.

Graph|ästhesie (-graphie*; -ästhesie*) **f:** physiol. Fähigkeit, auf der Haut geschriebene Formen (Buchstaben o. ä.) zu erkennen; vgl. Sensibilität.

-graphie: Wortteil mit der Bedeutung Aufzeichnungs-, Darstellungsverfahren; von gr. γράφειν.

Gras|bakterien (Bakt-*) **f pl:** Mycobacterium phlei; s. Mykobakterien, atypische.

Graser-Divertikel (Ernst G., Chir., Erlangen, 1860-1929; Divertikel*) **n:** (engl.) Graser's diverticulum; Darmdivertikel; multiple Ausstülpung der Mukosa durch Gefäßlücken der Lamina muscularis mucosae, meist in Dickdarm u. Mastdarm, v. a. im Sigmoid; vgl. Divertikulose.

Grasping (engl. grasp gezielter Griff) **n:** pathol. Greifreflex*.

Gratiolet-Seh|strahlung (Louis-P. G., Anat., Paris, 1815-1865)**:** (engl.) Gratiolet's radiating fibres; Marklamelle zw. dem subkortikalen Sehzentrum (Corpus geniculatum lat.) u. dem kortikalen Sehzentrum in d. Umgebung des Sulcus calcarinus des Hinterhauptlappens des Gehirns; innerh. der G.-S. verlaufen auch kortikofugale Projektionsfasern (sek. Sehstrahlung) zu Corpus geniculatum lat., Pulvinar thalami, vorderes Paar der Vierhügel u. Brückenkernen.

Grau|syn|drom **n:** syn. Grey*-Syndrom.

Graves disease (Robert J. G., Int., Dublin, 1796-1853; engl. disease Krankheit) **n:** syn. Basedow*-Krankheit.

Gravi-: Wortteil mit der Bedeutung schwer, gewichtig; von lat. gravis.

Gravida (lat. gravida schwanger) **f:** die Schwangere.

Gravidität (Graviditas*) **f:** Schwangerschaft*.

Gravidität, hetero|spezifische (↑) **f:** Bez. f. eine Schwangerschaft, bei der im Blut der Mutter

Antikörper nachgewiesen werden können, die aufgrund einer ABNull*-Inkompatibilität gegen die Blutgruppeneigenschaft A od. B des Kindes gerichtet sind.

Graviditas (lat.) f: Schwangerschaft*. **G. extra|uterina** (↑) f: s. Extrauteringravidität. **G. inter|stitialis** (↑) f: interstitielle Schwangerschaft; s. Tubargravidität. **G. nervosa** (↑) f: s. Scheinschwangerschaft.

Grawitz-Tumor (Paul A. G., Pathol., Greifswald, 1850-1932; Tumor*) m: s. Nierenkarzinom.

Gray (Louis G., Phys., London, 1905-1965) n: Kurzzeichen Gy; seit 1975 gültige SI-Einheit der Energiedosis* bzw. des Kerma*; ersetzt die alte Einheit Rad*. Vgl. Einheiten, Äquivalentdosis.

Grazilis|syn|drom (lat. gracilis schlank) n: syn. Ostitis necroticans pubis, Osteonecrosis pubica posttraumatica, Pierson-Krankheit; Sportverletzung mit Überdehnung der Sehnen des M. gracilis u. Auseinanderziehung der Symphyse; lokaler Druckschmerz u. röntg. nachweisbare Osteonekrose am Ansatz der Adduktorenmuskeln am Ramus inferior des Os pubis.

Grebe-Weyers-Syn|drom (Hans G., Humangenetiker, Int., geb. 1913) n: syn. Oligodaktyliesyndrom*.

Greenfield-Syn|drom (Joseph G. G., Neuropathol., London, 1884-1958) n: spätinfantile Form der metachromatischen Leukodystrophie*.

Gregg-Syn|drom (Sir Norman G., Ophth., Sidney, 1892-1966) n: syn. Embryopathia* rubeolosa.

Greif|fuß: s. Oligodaktylia peronealis.

Greif|re|flex (Reflekt-*) m: (engl.) grasp reflex; Zwangsgreifen; reflexartiges Fingerschließen b. Berührung der Handfläche; **physiol.** bei Neugeborenen (s. Reflexe, frühkindliche); **pathol.** (als sog. Grasping) v. a. bei Stirnhirnsyndrom (s. Syndrom, hirnlokales), auch bei Bewußtseinsstörung u. apallischem Syndrom; evtl. kombiniert mit dem sog. Nachgreifen od. der sog. Magnetreaktion (die Hand folgt mit od. ohne Greifbewegungen dem reizauslösenden Gegenstand).

Greig-Syn|drom I (David M. G., Arzt, Edinburgh, 1864-1936) n: (engl.) Greig cephalopolysyndactyly; syn. Zephalopolysyndaktylie; autosomal-dominant erbl. Fehlbildungssyndrom mit Schädeldysmorphie, Polydaktylie u. kutaner Syndaktylie der Finger u. Zehen bei normaler Intelligenz.

Greig-Syn|drom II (↑) n: syn. hereditärer Hypertelorismus; autosomal-dominant erbl. Hypertelorismus, meist isoliert auftretend; selten weitere Sympt. (Kleinwuchs, Hernien, geistige Behinderung, Assoziation mit d. Sprengel*-Deformität).

Greisen|bogen: s. Arcus lipoides corneae.

Grenz|dextrin n: entsteht aus Amylopektin* bzw. Glykogen*, wenn der Abbau durch Amylasen* (Verdauung) od. Phosphorylase* (intrazellulär) an den Verzweigungsstellen (α-1,6-Verknüpfungen) zum Stillstand kommt; mit Hilfe v. spezifisch 1,6-Bindungen spaltenden Enzymen werden auch die G. abgebaut. Vgl. Glykogenolyse.

Grenz|di|vertikel (Divertikel*) n: Zenker-Divertikel; s. Ösophagusdivertikel.

Grenz|dosis (Dosis*) f: (röntg.) Toleranzdosis*.

Grenz|kontrast m: syn. Simultankontrast*.

Grenz|strahlen: (engl.) grenz rays; syn. Bucky-Strahlen; sehr weiche (sog. ultraweiche), wenig durchdringungsfähige Röntgenstrahlung* (Gewebe*-Halbwerttiefe ca. 0,5 mm).

Grenz|strang: (engl.) sympathetic trunk; Truncus sympathicus; beidseits der Wirbelsäule liegende sympathische Ganglienkette; steht durch die markreichen präganglionären Rami communicantes albi, die vom letzten Halssegment bis zum 2. od. 3. Lendensegment reichen, mit dem Seitenhorn des Rückenmarks in Verbindung. Aus d. Grenzstrangganglien entspringen die postganglionären markarmen Rami communicantes grisei (verlaufen über d. Spinalnerven zur Peripherie); Rami vasculares u. viscerales (unter Geflechtbildung zu Gefäßen u. Eingeweiden); die Nn. splanchnici sind größtenteils präganglionäre Fasern für d. Eingeweide, Umschaltung in d. prävertebralen Ganglien. Alle Grenzstrangäste enthalten auch afferente (viszerosensible) Fasern. Vgl. Sympathikus.

Grenz|strang|blockade f: (engl.) sympathetic blockage; Form der Sympathikusblockade* mit medikamentöser Blockierung des sympathischen Grenzstrangs*; **Formen: 1.** zervikale G.: s. Stellatumblockade; **2.** thorakale G.; **3.** lumbale G.; vgl. Paravertebralanästhesie (Abb.).

Grenz|strang-Quadranten|syn|drom n: (engl.) sympathetic trunk quadrants syndrome; Krankheitserscheinungen bei Läsion des Grenzstrangs; **Formen: 1.** oberes Quadrantensyndrom (syn. Claude-Bernard-Symptomenkomplex): einseitige Ausbildung eines peripheren Horner*-Symptomenkomplexes, Versiegen der Tränensekretion, Hyperämie sowie Störungen der Schweißsekretion einer Gesichtshälfte u. des gleichseitigen Arms inf. einer gleichseitigen Schädigung des Ganglion cervicale superius, medius u. stellatum (zervikaler Grenzstrang) unterschiedlicher Ätiol. (Op. im Halsbereich, Tumor, Zoster); **2.** unteres Quadrantensyndrom: Schädigung des lumbalen Grenzstrangs durch Tumoren mit Anhidrose des Beins.

Grenz|strang|re|sektion (Resektion*) f: s. Sympathektomie.

Grenz|wert|hyper|tonie (Hyper-*; Ton-*) f: (engl.) borderline hypertension; syn. Borderline-Hypertonie; klin. Bez. f. einen leicht erhöhten Blutdruck* (systolisch 140-159 mmHg, diastolisch 90-94 mmHg). Vgl. Hypertonie.

Grenz|zonen|amputation (lat. amputatio das Abschneiden) f: Abtragung von nekrot. Material bis zur Demarkationszone, d. h. der scharfen Abgrenzung vom kranken zum gesunden Gewebe. Vgl. Amputation, Gangrän.

Grey-platelet-Syn|drom (engl. grey grau; platelet Plättchen) n: autosomal-rezessiv erbl. Thrombopenie* mit Haut- u. Schleimhautblutungen sowie Osteomyelofibrose; die Thrombozyten weisen einen Mangel an Alphagranula auf und erscheinen im Ausstrich grau.

Grey-Syn|drom (↑) n: syn. Grausyndrom; Krankheitsbild, das durch die tox. Wirkungen von hohen Dosen an Chloramphenicol* bei Früh- u. Neugeborenen verursacht wird, die aufgrund der physiol. Unreife ihrer Enzymsysteme noch nicht zur Entgiftung mittels Glukuronsäurekonjugation in der Lage sind; die Ausscheidung erfolgt nur sehr langsam über die Nieren, wodurch es zur Kumulation von Chloramphenicol im Organismus kommt. **Sympt.:** grau-blasse Zyanose, aufgetriebener Leib, Hyperammonämie; u. U. tödlich verlaufendes Herz-Kreislauf-Versagen.

GRF: Abk. f. (engl.) **g**rowth hormone **r**eleasing **f**actor; s. SRH.

GRH: Abk. f. (engl.) **g**rowth hormone **r**eleasing **h**ormone; s. SRH.

Griesinger-Krankheit (Wilhelm G., Neurol., Berlin, Kairo, 1817-1868): **1.** syn. Duchenne-Griesinger-Krankheit; s. Dystrophia musculorum progressiva; **2.** sog. ägypt. Krankheit; s. Ankylostomiasis.

Griesinger-Zeichen (↑): (engl.) Griesinger sign; druckschmerzhaftes Ödem mit erweiterten Venen hinter dem Processus mastoideus bei Thrombose des Sinus transversus cerebri.

Grieß: s. Gallensteine, Blasenstein, Breikost.

Griess-Ilosvay-Probe (Johann P. G., deutscher Chem., 1829-1888; Lajos de I., Chem., Budapest, 1851-1936): (engl.) Griess test; Probe zum Nachweis von Nitriten im Harn (Azoreaktion) als indirekter Nachweis einer bakt. Kontamination, da die wichtigsten Err. von Harnweginfektionen Nitrate zu Nitriten reduzieren können; wird heute in modifizierter Form als Schnelltestverfahren* durchgeführt.

Griffel|fortsatz: (engl.) styloid process; Processus styloideus; z. B. der Speiche: Processus styloideus radii.

Grimm|darm: Colon; s. Darm.

Grind: (engl.) scab; volkstüml. Bez. f. Hauterkrankung, bes. im Bereich der behaarten Kopfhaut, mit Schuppen- u. Krustenbildung; vgl. Favus, Impetigo contagiosa, Ekzem, atopisches.

Grippe: (engl.) influenza, flu; syn. Influenza; akute, endemisch, epidemisch od. pandemisch auftretende Infektionskrankheit des Respirationstrakts; **Err.:** Influenza*-Virus; **Übertragung:** Tröpfcheninfektion; **Verbreitung:** betroffen sind alle Altersgruppen; selten sporadisches, häufiger epidemisches Auftreten (alle 1-3 Jahre) mit Häufung in Wintermonaten; pandemisch in Abständen von Jahrzehnten: 1889-1892 als „russischer Schnupfen"; 1918-1920 als „spanische Grippe" (500 Mill. Erkrankungen, 22 Mill. Tote); 1957-1958 als „asiatische Grippe"; 1968-1969 als „Hongkong-Grippe"; Kontagionsindex* in Epidemiezentren um 30%, bei Pandemien höher; Immunität nur für wenige Monate, immer nur gegen die typenspezif. Virusvariante; **Path.:** Influenza-Viren zerstören die Epithelien der respirator. Schleimhaut (Nase bis Bronchien): Invasionsmöglichkeit für Virustoxine u. für sekundäre Inf. (v. a. Haemophilus influenzae, Staphylokokken u. Streptokokken). **Klin.:** plötzl. Beginn mit hohem Fieber, Frösteln, Rachenbeschwerden (Pharyngitis), Kopf-, Glieder-, Muskel- u. Kreuzschmerzen, Heiserkeit u. trockener Husten, evtl. Erbrechen, Leibschmerzen u. Durchfälle (Darmgrippe); jedes Organ(system) kann toxisch geschädigt werden, was zum Auftreten unterschiedl. Symptome führen kann: u. a. Hypotonie, Bradykardie (mit EKG-Veränderungen), Leberschwellung, hämorrhagische Diathese (Nasenbluten, Bluthusten), Albuminurie bzw. Erythrozyturie, Exanthem u. Enanthem (vgl. Grippeexantheme). Bei unkompliziertem Verlauf bilden sich die Erscheinungen nach wenigen (4-8) Tagen zurück; lange Rekonvaleszenz. **Kompl.:** v. a. bei älteren Pat. u. durch Sekundärinfektionen; **1.** Bronchitis, Bronchopneumonie, Pneumonie (Urs. von 80-100% der Grippetodesfälle); Sekundärinfektion mit Staphylokokken führt u. U. zu Abszeßbildung mit Pleuraempyem. **2.** Entz. von Nasennebenhöhlen (Sinusitis) u. Mittelohr (Otitis* media, vgl. Grippeotitis); **3.** Kreislaufinsuffizienz durch infektiös-toxische Myokarditis od. toxische Schädigung der Kapillaren; **4.** Beteiligung des Nervensystems (Neuritis, Neuralgien, Meningitis); **Diagn.:** klin. Bild; Blutbild (Leukopenie m. Linksverschiebung u. relative Lymphozytose; Eosinopenie); Virusnachweis in Rachensekret u. Stuhl; serol. Antikörpernachweis (Titeranstieg nach 10-14 Tagen); **DD:** andere Virusinfektionen (v. a. durch Adeno- od. Coxsackie-Viren), Ornithose, Sepsis, Typhus abdominalis, Miliartuberkulose; **Ther.:** symptomatisch (antipyretisch, antiphlogistisch); bei toxischem Verlauf Rekonvaleszentenserum; Humanhyperimmunglobulin gegen Grippe; bei Sekundärinfektion Antibiotika; **Progn.:** bei unkompliziertem Verlauf günstig; **Proph.:** s. Schutzimpfung (Influenza).

Grippe|ex|antheme (Exanthem*) n pl: (engl.) influenza exanthemas; bei Kindern häufiger als bei Erwachsenen in Zus. mit einer Grippe auftretende skarlatiniforme bzw. morbilliforme Exantheme; entstehen am 1. Krankheitstag, bleiben 1-2 Tage bestehen; **Grippeenantheme:** stecknadelkopfgroße Bläschen am vorderen Gaumenbogen u. am weichen Gaumen, flohstichartige Petechien bes. an der Wangenschleimhaut, kleine gelblich-weiße Flecken (Grippepünktchen) an der Wangenschleimhaut, am Übergang v. Lippenrot zur Lippenschleimhaut.

Grippe|otitis (Ot-*; -itis*) f: (engl.) influenza otitis; beim Grippeinfekt auftretende Otitis* media.

Grippe-Virus (Virus*) n: s. Influenza-Virus.

Grisel-Syn|drom (P. G., Arzt, Frankreich) n: (engl.) Watson-Jones disease; syn. Torticollis atlantoepistrophealis; Zervikalsyndrom mit schmerzhafter Schiefhaltung des Kopfs; Vork. bes. bei Kindern u. Jugendlichen in Zus. mit einem Racheninfekt (z. B. Tonsillitis*); **Urs.:** lymphogen fortgeleitete Entz. i. S. einer Spondylarthritis* der HWK; **DD:** Torticollis*.

Griseo|fulvin (INN) n: 7-Chlor-2′,4,6-dimethoxy-2,3-dihydro-benzofuran-3-on-2-spiro-1′-(2′-methoxy-6′-methyl-cyclohex-2′-en-4′-on) (IUPAC); Benzofuranderivat; oral wirksames Antimykotikum (s. Antimykotika); **Wirkungsspektrum:** durch Trichophyton-, Microsporum-Arten u. Epidermophyton floccosum verursachte Dermatophytosen, extensive Tinea* (Tinea corporis, capitis, barbae u. inguinalis, wenn Skrotum u. Penis mitbeteiligt sind), tiefe Dermatophytosen u. Tinea unguium (Onychomykosen); vor jeder Behandlung mit G. ist eine Erregerdifferenzierung vorzunehmen, da G. gegenüber Hefen u. Schimmelpilzen unwirksam ist. **NW:** selten Photosensibilisierung, schwere Hautveränderungen, Kopfschmerz, Parästhesien, gastrointestinale Störungen u. a.; **Kontraind.:** akute hepatische Porphyrien, schwere Leberfunktionsstörungen, Kollagenosen, Neugeborenenalter.

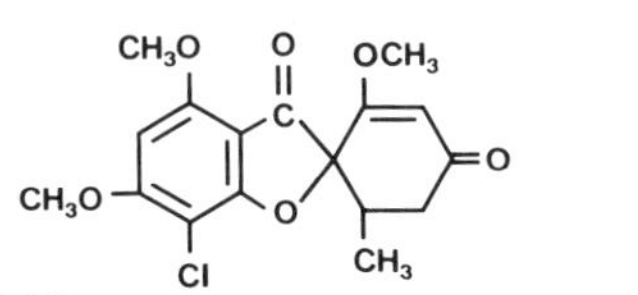

Griseofulvin

griseus (mlat.): grau.

Grocco-Rauchfuß-Dreieck (Pietro G., Int., Florenz, 1856-1916): (engl.) Grocco's triangle; Bez. f. bei Pleuraerguß* paravertebral auf der gesunden Seite vorkommendes dreieckiges Gebiet mit leichter Dämpfung, auskultator. Abschwächung des Vesikuläratmens u. Aufhebung des Stimmfremitus; vgl. Ellis-Damoiseau-Linie.

Grönblad-Strandberg-Syn|drom (Ester E. G., Ophth., Stockholm, geb. 1898; James V. St., Dermat., Stockholm, 1883-1942) **n:** syn. Pseudoxanthoma* elasticum.

Größen|wahn: (engl.) megalomania; syn. Megalomanie, expansiver Wahn; Wahn* mit pathol. Ich-Überschätzung, der auch als geschlossenes Wahnsystem auftritt u. oft als Überkompensation eigenen Selbstwertmangels zu verstehen ist; Vork. z. B. bei Schizophrenie, Manie u. progressiver Paralyse.

Groping (engl. to grope wahllos tasten) **n:** Zwangstasten u. Nachgreifen als pathol. Greifreflex*.

Grosser-Organ (Otto G., Anat., Wien, Prag, 1873-1951) **n:** s. Glomusorgan.

G

Groß|hirn: die bd. Halbkugeln des Gehirns*. **G.brücken|bahn:** Tractus corticospinalis, syn. Pyramidenbahn*. **G.hemi|sphären** (Hemi-*; Sphäre*) **f pl:** s. Gehirn.

Groß|hirn|rinde: (engl.) cerebral cortex; Schicht grauer Substanz an d. Großhirnhemisphären; 2-3 mm dick, den einzelnen Windungen (Gyrus) folgend; meist Sechs-Zellschichten-Aufbau (z. B. Gyrus postcentralis); Abweichungen davon sind z. B. Fünf-Schichten-Aufbau (Gyrus praecentralis) od. Zellformveränderungen (Area striata). Vgl. Isocortex, Allocortex, Gehirn.

Groß|wuchs: s. Hochwuchs, Wachstumsstörungen.

Groß|zehe: s. Hallux.

Grotte-Operation (Gunnar G., Chir., Uppsala) **f:** op. Methode zur Behebung einer Darminkontinenz* bzw. Harninkontinenz* durch Autotransplantation des M. palmaris longus bzw. M. sartorius mit hufeisenförmiger Verpflanzung um den Anus herum; bei Harninkontinenz freie Autotransplantation des M. extensor digitorum (Op. nach Grotte u. Hakelius) in den Bereich der Urethra.

Grouchy-Syn|drom I (Jean de G., zeitgen. frz. Humangenetiker) **n:** syn. Chromosom*-18p⁻-Syndrom.

Grouchy-Syn|drom II (†) **n:** syn. Chromosom*-18q⁻-Syndrom.

Grover-Krankheit: syn. transitorische akantholytische Dermatose*.

Growing skull fracture (engl.) **f:** Fraktur des wachsenden Schädels; Form der Schädelfrakturen*, die v. a. im Kleinkindesalter auftritt. Ein Einriß der Dura bei Schädelfraktur führt zur Interposition von Hirnsubstanz, Liquor od. Granulationsgewebe. Der Verschluß des Frakturspalts bleibt aus, der Spalt verbreitert sich mit dem Schädelwachstum. **Ther.:** plastische Deckung des Duradefekts. Vgl. Schädelhirntrauma.

Growth hormone (engl.) **n:** Abk. GH; Wachstumshormon; s. STH.

Gruben|krankheit: s. Ankylostomiasis.

Gruben|wurm: veraltete Bez. f. Ankylostoma* duodenale.

Gruber-Syn|drom (G. G., Pathol., Göttingen, 1884-1977) **n:** syn. Meckel*-Syndrom.

Gruber-Widal-Re|aktion (Max von G., Bakteriol., Wien, München, 1853-1927) **f:** s. Widal-Reaktion.

Grübchen|nägel: syn. Tüpfelnägel*.

Grün|blindheit: s. Farbenfehlsichtigkeit.

Grün|holz|fraktur (Fraktur*) **f:** s. Fraktur, unvollständige.

Grüntzig-Katheter (Andreas G., Kardiol., Zürich, geb. 1939; Katheter*) **m:** flexibler doppelluminger Ballonkatheter*; **Anw.:** v. a. zur Angioplastie*, auch zur intravasalen Druckmessung.

Grütz|beutel: Bez. f. Atherom*.

Grund: (engl.) punctation; (gyn.) auch Punktierung; Bez. f. auf versch. Niveau in der Portiooberfläche liegende, iodnegative Areale m. feinhöckeriger Oberfläche, in denen zahlreiche Kapillaren als rötl. Pünktchen zu sehen sind (verdächtiger Befund bei Kolposkopie*); als sog. Leukoplakiegrund (bindegewebige Grundlage nach Entfernung der Hornschicht), aber auch unabhängig v. einer Leukoplakie* vorkommend.

Grund||bündel des Rücken|marks: s. Fasciculi proprii medullae spinalis. **G.gesetz, bio|logisches:** s. Arndt-Schulz-Gesetz. **G.substanz** (Substantia*) **f:** s. Interzellulärsubstanz.

Grund|sym|ptome **n pl:** (engl.) basic symptoms; veraltete Bez. (E. Bleuler) f. Sympt., die für Schizophrenie* charakteristisch sind: Störungen der Affektivität als affektive Ambivalenz*, Autismus* u. Denkstörungen (Zerfahrenheit, Lockerung der Assoziation). Vgl. Symptome, akzessorische.

Grund|umsatz: (engl.) basic metabolic rate; Abk. GU, syn. Basal-, Erhaltungs-, Ruheumsatz; Energieproduktion, die zur Erhaltung der Organfunktionen notwendig ist; ist abhängig v. Alter, Geschlecht, Körperoberfläche, Hormonfunktion (bes. Schilddrüsenhormone), Art der Ernährung (s. Quotient, respiratorischer); zusätzl. Faktoren wie körperl. Tätigkeit, Verdauung, Wärmeregulation führen zu Steigerung, daher Bestimmung 12-14 Std. nach d. letzten Mahlzeit bei Indifferenztemperatur* u. völliger körperl. Ruhe; **Prinzip:** Messung der in Ruhe als Wärme freiwerdenden Energie; **Verfahren: 1.** direkte Bestimmung des GU mittels Kalorimetrie (nur in Speziallabors); **2.** in der Praxis indirekte Bestimmung mittels Spirometrie* u. Gasanalyse der Atemluft; **Auswertung:** Da vereinfachend betrachtet der hauptsächl. energieliefernde Schritt die Reaktion des O_2 aus d. Atemluft mit dem aus d. Nährstoffen stammenden H_2 in d. Atmungskette* ist, kann d. Sauerstoffverbrauch in die entspr. Wärmemenge umgerechnet werden; energetisches Äquivalent* des O_2 bei gemischter Diät: 20 kJ/l O_2 (4,8 kcal/l O_2). Mit Hilfe dieses Wertes wird der meist 15 Min. lang gemessene O_2-Verbrauch in kJ (kcal) umgerechnet u. auf 24 Std. bezogen. Fehlerbreite der Methode: ± 15%. Mittelwert: 5800-7500 kJ/d (1400-1800 kcal/d). Erhöhung des GU bei Schwangerschaft, Fieber, Tumoren, Schilddrüsenüberfunktion, Hunger u. a. Vgl. Energieumsatz, Harris-Benedict-Gleichung.

Gruppen|dynamik (gr. δύναμις Kraft, Macht) **f:** (engl.) group dynamics; innerh. der Sozialpsychologie entwickelter Forschungsansatz, der sich mit den versch. Formen v. Gruppenbildung sowie deren Entstehungsbedingungen u. -ursachen beschäftigt; ferner richten sich die Untersuchungen auf das Kräftespiel innerh. eines Gruppenverbandes (vgl. Soziometrie), auf das Verhalten einer Gruppe selbst u. d. Wechselbeziehungen zw. einzelnen Gruppen (Interaktionen). Vgl. Gruppenpsychotherapie.

Gruppen, hapto|phore: s. Seitenkettentheorie.

Gruppen|pflege: Prinzip der stationären Krankenpflege*, bei dem eine Pflegegruppe eine best. Anzahl von Pat. betreut u. die Tätigkeiten selbständig (bzw. unter der Koordination einer leitenden Gruppenschwester) verteilt u. ausführt. Vgl. Funktionspflege, Zimmerpflege.

Gruppen|psycho|therapie (Psych-*) f: (engl.) group psychotherapy; Form der Psychotherapie* in einer Gruppe, bei der die Gruppendynamik* therap. eingesetzt wird; es gibt geschlossene (feste Mitglieder) u. offene (wechselnde Mitglieder) Gruppen; als G. werden z. B. Gesprächstherapie, Gestalttherapie, Psychodrama u. psychoanalyt. orientierte Methoden durchgeführt. Vgl. Selbsterfahrungsgruppe.

Gruppe, pros|thetische: s. Coenzyme.

Gruppe, toxo|phore: s. Toxine.

GRV: Abk. f. gesetzliche **R**enten**v**ersicherung; s. Rentenversicherung.

Gryposis (gr. γρυπός gekrümmt; -osis*) f: s. Onychogryposis, Arthrogryposis.

GSG: Abk. f. **G**esundheits**s**truktur**g**esetz; s. Gesundheitsrecht.

GSH: Abk. f. **G**lutathion**s**ulf**h**ydryl; s. Glutathion.

G-Spot (engl. Fleck, Punkt) m: s. Gräfenberg-Zone.

G-Syn|drom n: syn. Opitz-Frias-Syndrom; nach dem Anfangsbuchstaben des ersten Pat. benannte charakterist. multiple Fehlbildungen mit autosomal-dominantem Vererbungsmodus; **Sympt.:** Hypertelorismus, kraniofaziale Dysmorphie, schwere Dysphagie (Brechreiz, Aspiration); bei Knaben Hypospadie, Scrotum bipartitum; wahrscheinlich identisch mit dem Hypertelorismus*-Hypospadie-Syndrom.

GT: Abk. f **g**ereinigtes **T**uberkulin; Diagnostikum bei Tuberkulose; vgl. Tuberkuline.

GTP: Abk. f. **G**uanosin-**T**ri**p**hosphat.

GTT: Abk. f. **G**lukose*-**T**oleranz**t**est.

Gtt: Abk. f. Guttae (Tropfen).

GU: Abk. f. **G**rund**u**msatz*.

Guai|fenesin (INN) n: 3-(2-Methoxyphenoxy)-1,2-propandiol (IUPAC); syn. Guajacolglyzerinäther; Verw.: v. a. als Expektorans u. Bronchospasmolytikum (Substanz soll spasmolytische, sedative u. mukolytische Eigenschaften haben).

Guajacol n: 2-Methoxyphenol (IUPAC); Monomethyläther des Brenzkatechins, soll desinfizierende Eigenschaften haben; Verw.: als Expektorans u. Bronchosekretolytikum.

Guajak|harz: Naturprodukt aus dem Kernholz der Zygophyllaceen Guajacum officinalis L. u. Guajacum sanctum L.; Verw.: als Reagens bei der Guajakprobe*.

Guajak|probe: (engl.) guaiac test; Test zum qual. Blutnachweis; **Prinzip:** Farbreaktion durch Umwandlung von Guajakharz inf. der peroxidatischen Wirkung des Hämoglobins (ergibt mit Wasserstoffperoxid in Anwesenheit von Hämoglobin blaue Farbstoffe u. Wasser); **Anw.:** v. a. zum Nachweis von okkultem Blut* im Stuhl, z. B. als Suchtest mittels Testbriefchen. Vgl. Stuhluntersuchungen.

Guaja|zulen n: 7-Isopropyl-1,4-dimethylazulen (IUPAC); blaue Flüssigkeit mit antiphlogist. u. antiallerg. Eigenschaften zur äußeren Anwendung.

Guana|benz (INN) n: (2,6-Dichlorbenzylidenamino)guanidin (IUPAC); Substanz mit ähnl. Eigenschaften wie Clonidin*; Verw.: Antihypertensivum.

Guan|facin (INN) n: N-Amidino-2-(2,6-dichlorphenyl)acetamid (IUPAC); Alphasympathomimetikum (Phenylacetylguanidinderivat); Verw.: Antihypertensivum. Vgl. Clonidin.

Guanidin n: (engl.) guanidine; Iminoharnstoff; Diamid der Iminokohlensäure (starke Base), kommt im Saft der Zuckerrübe vor, zuerst als Oxidationsprodukt des Guanins (aus Guano) isoliert; **wichtige Derivate:** Methylguanidinoessigsäure (Kreatin*), Guanidino-Alphaaminovaleriansäure (Arginin*); G. u. bestimmte Guanidinderivate wirken blutzuckersenkend (Biguanide*).

Guanin n: (engl.) guanine; 2-Amino-6-hydroxypurin, Purin-Base; bildet m. Ribose bzw. Desoxyribose Nukleoside*; vgl. Guanosin, Nukleinsäuren.

Guanosin n: (engl.) guanosine; aus Guanin* u. Ribose* bestehendes Nukleosid, Baustein der RNA; die DNA enthält das aus Guanin u. Desoxyribose gebildete Desoxyguanosin (dG); die Guaninnukleoside bilden mit Phosphorsäure die Nukleotide **GMP** (Guanosinmonophosphat), **GDP** (Guanosindiphosphat) u. **GTP** (Guanosintriphosphat) bzw. dGMP, dGDP u. dGTP. Cyclisches GMP* wirkt als sog. second messenger, GTP ist als energiereiche Verbindung u. a. an der Proteinbiosynthese* u. der Glukoneogenese* beteiligt.

Guanylat|cyclase f: auch Guanylcyclase; Enzym, das die Umwandlung von GTP in (Cyclo-) GMP* katalysiert.

Guar|kern|mehl: aus den Samen der indischen Guarbohne gewonnenes Mehl, das durch Inhalation u. Ingestion zu allerg. Reaktionen führen kann; Anw. in der Nahrungsmittelindustrie als Stabilisator, Verdickungs-, Gelier-, Binde- u. Backmittel. Vgl. Nahrungsmittelallergie.

Guarnieri-Körperchen (Giuseppe G., Pathol., Pisa, 1856-1918): (engl.) Guarnieri bodies; extranukleär gelegene, rundl., in d. Giemsa*-Färbung intensiv rot färbbare Zelleinschlüsse in den von Poxviridae* befallenen Epithelzellen; vgl. Einschlußkörperchen.

Gubaroff-Klappe (Alexander P. G., Anat., Gyn., Moskau, 1855-1931): Schleimhautfalte am ösophago-gastralen Übergang (innere Spitze des His-Winkels); dichtet den Magen ab, indem sie sich vor die Einmündung des Ösophagus legt (Ventilmechanismus verhindert den Reflux).

Gubernaculum testis Hunteri (lat. gubernaculum Steuerruder; testis Hoden) n: Leitband des Hodens od. kaudales Keimdrüsenband, Leistenband der Urniere; Verbindung des in der Höhe der Niere in d. Leibeshöhle angelegten Hodens mit d. Hodensack; seine Verkürzung leitet d. Descensus testis ein.

Gubler-Hemi|plegie (Adolphe M. G., Arzt, Paris, 1821-1879; Hemi-*; -plegie*) f: syn. Millard-Gubler-Syndrom; s. Hirnstammsyndrome (Tab.).

Gudden-Wanner-Zeichen (Bernhard A. von G., Psychiater, München, 1824-1886; Friedrich W., Otol., München, 1870-1944): (engl.) Gudden-Wanner sign; Verkürzung der Knochenleitung des Stimmgabeltons über knöchernen Schädelnarben.

Guedel-Schema (Arthur E. G., Anästh., Los Angeles, geb. 1883) n: s. Narkosestadien.

Guedel-Tubus (↑; Tubus*) m: s. Pharyngealtubus.

Günther-Krankheit (Hans G., Int., Bonn, Leipzig, 1884-1956): syn. erythropoetische Porphyrie*.

Guérin-Falte (Alphonse F. G., Chir., Paris, 1816-1895): Plica (Valvula) fossae ovalis.

Guérin-Fraktur (↑; Fraktur*) f: (engl.) Guérin's fracture; Oberkieferfraktur m. Absprengung des Alveolarkamms (Typ I nach Le-

G

Fort) u. typ. Druckschmerz am inneren Flügel des Processus pterygoideus; vgl. LeFort-Oberkieferfrakturlinien, Kieferfrakturen.

Guérin-Stern-Syn|drom (Jules R. G., Orthop., Paris, 1801-1886) **n:** s. Arthrogryposis-multiplex-congenita-Syndrome.

Gürtel|gefühl: (engl.) girdle anaesthesia; Zonästhesie; Gefühl, als ob ein fester Gürtel den Körper umgibt; **Vork.:** bei intraspinaler Raumforderung, entzündl. Erkrankungen des Rückenmarks; gürtelförmige Schmerzen auch bei Tabes dorsalis, Multipler Sklerose u. Spondylitis tuberculosa. Vgl. Hitzig-Gürtel.

Gürtel|rose: s. Zoster.

Guglielmo-Krankheit (Giovanni di G., Hämat., Rom, 1886-1961)**:** s. Erythrämie.

Guillain-Barré-Syn|drom (Georges G., Neurol., Paris, 1876-1961; Jean A. B., Neurol., Strasbourg, 1880-1967) **n:** idiopathische Polyradikuloneuropathie; **Ätiol.:** unklar, wahrscheinlich Inf. mit Viren (Zytomegalie-, Varizella-Zoster-, Masern-, Mumps-, Hepatitis-, HI-Virus) od. Bakterien (Salmonella, Brucella, Shigella, Spirochäten) bzw. Störung des Immunsystems; **Pathol./Anat.:** multifokale Entz. mit Infiltration von Rundzellen u. Makrophagen in den Markscheiden peripherer Nerven (Polyneuritis*) u. der Spinalganglien; **Formen: 1.** akutes G.-B.-S. mit einem Höhepunkt nach 2-4 Wo.; **2.** chronisches G.-B.-S. mit langsamerem, z. T. remittierendem u. rezidiv. Verlauf; **3.** Sonderformen: Fisher*-Syndrom, Landry*-Paralyse, Pandysautonomie*; **Klin.:** meist symmetrisch angeordnete schlaffe Lähmung zunächst der Beine mit Parästhesien, Reflexabschwächung od. Areflexie, evtl. Sensibilitätsstörungen u. Muskelatrophie, die (meist innerh. weniger Tage) bis zur Tetraplegie fortschreiten kann; **Diagn.:** Liquordiagnostik (albumino-zytologische Dissoziation*, Elektroneurographie (Herabsetzung der Nervenleitgeschwindigkeit od. Leitungsblock), Biopsie (Demyelinisation peripherer Nerven); **Kompl.:** bei Mitbeteiligung der Spinalwurzel C_4 Gefahr der Atemlähmung, autonome Neuropathie des Herzens mit Rhythmusstörungen, Thrombose in den gelähmten Beinen mit Lungenembolie; **Progn.:** i. d. R. günstig; **DD:** atypische Enzephalitis, Nonne-Froin-Syndrom, Myelitis, Polyneuropathie, Poliomyelitis epidemica anterior acuta.

Guinea|pocken: syn. Frambösie*.

Guinea|wurm: s. Dracunculus medinensis.

Guinea|wurm-In|fektion (Infekt-*) **f:** s. Drakunkulose.

Gumann-Flecke: (engl.) Gumann's spots; im Prodromalstadium der Masern* auftretende bis 3 mm große Effloreszenzen auf d. Tonsillen.

Gumma (lat. cummi Gummi) **n:** Gummigeschwulst, -knoten, Syphilom; im Tertiärstadium der Syphilis* auftretendes derb-elastisches, kaum schmerzhaftes Granulom.

Gummi arabicum n: getrocknetes Sekret, das durch Anritzen des Stammes von Acacia senegal u. a. Acaciaarten gewonnen wird; enthält Ca-, Mg- u. K-Salze der Arabinsäure, saures Polysaccharid aus Arabinose, Rhamnose, Galaktose, Glukuronsäure; löst sich in doppelter Menge Wasser zu hochvisköser Flüssigkeit; **Verw.:** als Mucilaginosum, Emulgator, Stabilisator, Klebemittel u. Rezepturhilfsmittel.

Gummi|haut: s. Cutis hyperelastica.

Gummi|strumpf: (engl.) elastic stocking; Strumpf aus elastischem Gewebe z. Kompressionsbehandlung*.

Gumprecht-Schatten (Ferdinand G., Int., Weimar, 1864-1947)**:** (engl.) smear cells; syn. Gumprecht-Schollen, Gumprecht-Kernschatten; Reste zerstörter kernhaltiger Zellen im Blutausstrich, bes. zahlreich bei chronisch-lymphatischer, aber auch bei akuter Leukämie (s. Abb.), in geringer Zahl in jedem Ausstrich. Vgl. Blutschatten.

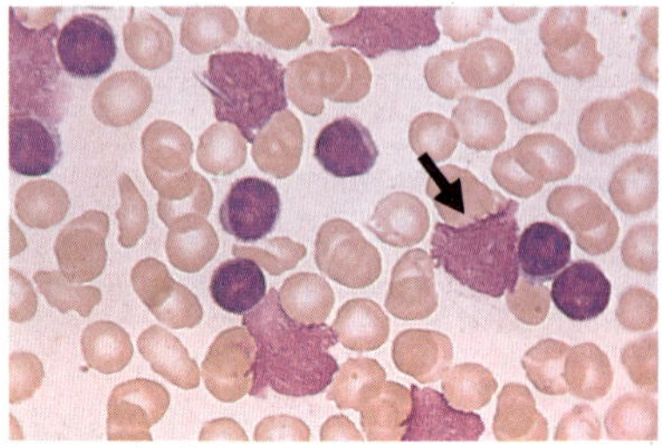

Gumprecht-Schatten: Blutausstrich (Pappenheim-Färbung) bei chronisch-lymphatischer Leukämie; neben kleinen monomorphen Lymphozyten zahlreiche amorphe Gebilde, sog. Gumprecht-Kernschatten (Pfeil) [181]

Gunn-Zeichen (Robert M. G., Ophth., London, Moorfields, 1850-1909)**:** (engl.) Gunn sign; **1.** s. Fundus arterioscleroticus; **2.** abnorme Mitbewegungen des gelähmten Oberlids beim Kauen od. seitl. Verschieben des Unterkiefers; Urs.: angeb. od. erworbene Anomalie der Augenmuskelinnervation.

Gurken|kern|band|wurm: Dipylidium* caninum.

Guß|platten: mit bakterienhaltigem Material vermischte flüssige Nährböden (Nährgelatine, Nähragar), die zu Platten gegossen werden; d. einzeln liegenden Bakt. können zu getrennten Kolonien auswachsen. Vgl. Reinkultur.

gustatorisch (lat. gustus Geschmack)**:** geschmacklich, den Geschmack (Geschmackssinn) betreffend.

Gusto|metrie (↑; Metr-*) **f:** s. Elektrogustometrie, Geschmacksprüfung.

Gutachten, anthropo|logisches (gr. ἄνθρωπος Mensch)**:** auch morphol. Ähnlichkeitsgutachten; von einem Sachverständigen i. R. einer Abstammungsbegutachtung* erfolgende Beurteilung anthrop.-morphol. Merkmale bei den beteiligten Personen im Hinblick auf eine phänotypische Übereinstimmung; dabei werden v. a. Schädelform u. physiognom. Verhältnisse, Hautleisten an Händen u. Füßen, die Pigmentierung von Haut, Haaren u. Augen (Irisstruktur), Art der Behaarung u. Ausbildung der Extremitäten berücksichtigt. Kinder müssen mind. 3 Jahre alt sein. Die Dokumentation erfolgt u. a. durch Photographie, Messung, Abdrucknahme, Zeichnung u. Beschreibung, die Bilanzierung der phänotyp. Befunde durch subjektive Bewertung u. Abschätzung. Ein a. G. wird i. d. R. erst nach einem Blutgruppengutachten* erstellt u. heute zunehmend durch das HLA*-Gutachten ersetzt.

Gutachten, geburts|hilflich-gynäko|logisches: syn. Tragzeitgutachten*.

Guthrie-Test (Robert G., Bakteriol., New York, Buffalo) **m:** auch Guthrie-Hemmtest; Untersuchungsverfahren zum Nachw. einer Phenylalaninerhöhung im Blut; wichtiger Test z. Ausschluß einer Phenylketonurie*; wird als Screening-Verfahren am 4.-5. Lebenstag durchgeführt; **Prinzip:** Aufbringen eines blutgetränkten Filterpapierblättchens auf eine mit Bakteriensporen (Bacillus subtilis) beimpfte Agarplatte, deren Wachstum durch Zusatz von Betathienylalanin zum Nährboden gehemmt ist u. nur bei entspr. Phenylalaningehalt der Blutprobe erfolgen kann; falschnegative Ergebnisse z. B. bei Antibiotikatherapie.

Gutmann-Zeichen: (engl.) Gutmann's sign; (röntg.) auffällige Ausbuchtung des oberen Anteils der 2. Duodenalportion, häufig kombiniert m. Hypotonie des Bulbus duodeni (Megabulbus); bei Pankreaskarzinom*. Vgl. Gießkannenphänomen, Magen-Darm-Passage, Duodenographie, hypotone.

GUV: Abk. f. **g**esetzliche **U**nfall**v**ersicherung; s. Unfallversicherung.

Guyon-Sym|ptom (Jean C. G., Chir., Urol., Paris, 1831-1920) **n:** ballotierende Niere; s. Hydronephrose.

Guyon-Tunnel|syn|drom (↑) **n:** syn. Ulnartunnelsyndrom; Kompression des N. ulnaris im Canalis nervi ulnaris (Guyon-Loge, Ulnarisloge); **Sympt.:** Parästhesien im Bereich des 4. u. 5. Fingers, später Handgelenkschmerzen, v. a. nachts; bei Läsion des motor. Astes Atrophie der Handmuskeln; Tinel*-Hoffmann-Zeichen häufig positiv.

GVH: Abk. f. **G**raft* **v**ersus **h**ost reaction.

Gy: Kurzzeichen f. Gray*.

Gyn-: auch Gynäko-; Wortteil mit der Bedeutung Frau; von gr. γυνή, γυναικός.

Gynäko|logie (↑; -log*) **f:** (engl.) gynaecology; Frauenheilkunde.

Gynäko|mastie (↑; Mast-*) **f:** (engl.) gynaecomastia; ein- od. beidseitige Vergrößerung der männl. Brustdrüse; **Formen: 1.** echte G. durch Vermehrung des Brustdrüsengewebes; **2.** unechte G. durch Fettansammlung b. Adipositas; **Urs.** der echten G.: Überwiegen v. Östrogenen gegenüber der Testosteronkonzentration, gesteigerte Ansprechbarkeit der Hormonrezeptoren der Brustdrüse auf weibl. Geschlechtshormone bzw. deren Stimulation durch glandotrope bzw. gonadotrope Substanzen (vgl. Gonadotropine); **Vork.:** häufig als Pubertätsgynäkomastie* u. i. R. einer Östrogentherapie b. Prostatakarzinom*, wenn zuvor keine Mamillenbestrahlung vorgenommen wurde, bei Akromegalie, Basedow-Krankheit, myoton. Dystrophie, Hodenatrophie u. Hodenteratom (vgl. Hodentumoren), primärem Hypergonadismus, Hypophysenadenomen (s. Hirntumoren), Hypothalamusschäden, primärer Hypothyreose, Klinefelter-Syndrom, Leberzirrhose, konsumierenden Prozessen, feminisierenden östrogenproduzierenden Tumoren sowie inf. Anwendung v. Antiandrogenen, Hunger u. chron. Hämodialyse; **cave:** bei einseitiger G. handelt es sich meist um ein Fibroadenom* (bes. im 3. u. 4. Lebensjahrzehnt), es muß jedoch ein Mammakarzinom ausgeschlossen werden. Bei der G. des jungen Mannes besteht immer Verdacht auf einen malignen Hodentumor (v. a. Chorionepitheliom).

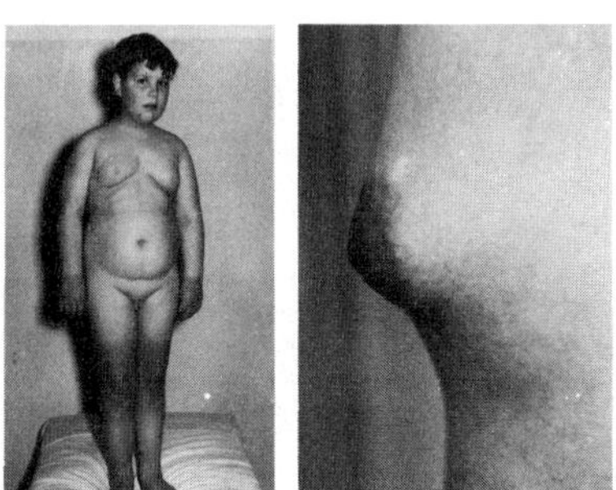

Gynäkomastie:
echte (rechts) und falsche Gynäkomastie (links) [540]

Gynäko|tropie (↑; -trop*) **f:** (engl.) gynaecotropism; syn. Gynäkotropismus; gehäuftes Vork. bestimmter Krankheiten u. (erbl.) Syndrome beim weibl. Geschlecht; vgl. Androtropie.

Gyn|andrie (↑; Andro-*) **f:** (engl.) gynandria; feminine Form des Pseudohermaphroditismus*.

Gyn|andro|blastom (↑; ↑; Blast-*; -om*) **n:** (engl.) gynandroblastoma; gemischtzelliger Sex-cord-Tumor des Ovars (s. Ovarialtumoren) aus weibl. angelegten (follikulären) u. männl. determinierten (testikulären) Abkömmlingen der Keimleiste; sehr selten.

Gyn|a|tresie (↑; Atresie*) **f:** (engl.) gynatresia; angeb. Verschluß (Atresie) des weibl. Genitale; vollständiges Fehlen der weibl. Geschlechtsöffnung bzw. Verschluß einzelner Mündungen od. Kanäle der Geschlechtsorgane, z. B. des Zervikalkanals, bei hymenaler Atresie*; vgl. Uterusfehlbildung, Kryptomenorrhoe, Fehlbildung, vaginale.

Gyrase|hemmer: (engl.) gyrase inhibitors; syn. Chinolone; bakterizid wirkende Antibiotika*, deren Wirkung auf einer Hemmung der bakteriellen DNA-Gyrase beruht; z. B. Cinoxacin, Ciprofloxacin, Enoxacin, Nalidixinsäure, Norfloxacin, Ofloxacin, Pefloxazin, Pipemidsäure, Rosoxacin; **Wirkungsspektrum:** v. a. gegen Enterobacteriaceae* u. gramnegative Kokken; **Verw.:** v. a. bei Infektionen der Niere, des Urogenitaltrakts, der Atemwege, Typhus u. Durchfallerkrankungen; **NW:** gastrointestinale Störungen, Neurotoxizität, Überempfindlichkeitsreaktionen, Photosensibilisierung, Blutbildveränderungen u. a.; **Kontraind.:** Schwangerschaft u. Stillzeit, Alter bis 16 Jahre, Erkrankungen des ZNS. Vgl. Gyrasen.

Gyrasen **f pl:** (engl.) gyrases; Bez. f. eine bei der Reduplikation* v. DNA* die Tertiärstruktur der DNA-Helix steuernde Gruppe von Enzymen; von bes. med. Bedeutung ist die Hemmung der bakteriellen DNA-Gyrase durch sog. Gyrasehemmer*.

gyratus (gr. γῦρος Kreis): kreisförmig, gewunden.

Gyrus (gr. γῦρος) **m** (pl Gyri)**:** Kreis, Windung, v. a. Hirnwindung. **G. angularis** (↑) **m:** das hintere Ende des Sulcus temporalis sup. bogenförmig umgreifende Windung. **Gyri breves insulae** (↑) **m pl:** kurze vordere Windungen der Insel. **Gyri cerebri** (↑) **m pl:** Windungen des Großhirns. **G. cinguli** (↑) **m:** Windung parallel zum Balken; zw. Sulcus cinguli u. Sulcus corporis callosi. **G. dentatus** (↑) **m:** s. Hippokampus. **G. fasciolaris** (↑) **m:** untere Windung an d. Konvexität des Stirnlappens. **G. frontalis medialis** (↑) **m:** Windung des Stirnhirns an der Seitenfläche vorn zw.

dem Sulcus frontalis sup. u. inf. **Gyri insulae** (↑) m pl: Windungen der Insel mit Gyrus longus insulae. **G. oc|cipito|temporalis lateralis** (↑) m: Windung an d. Basalfläche des Schläfen- u. Hinterhauptlappens zw. Sulcus occipitotemporalis u. collateralis; anschl. zw. Sulcus collateralis u. calcarinus. **G. occipito|temporalis medialis** (↑) m: Windung an der Unterfläche lateral vom Gyrus hippocampalis. **G. para|hippo|campalis** (↑) m: Windung an d. Basalfläche des Schläfenlappens, entlang des Sulcus hippocampi, am vorderen Ende hakenförmig umgebogen (Uncus Gyri parahippocampalis). **G. para|terminalis** (↑) m: Windung an d. medialen Fläche des Stirnlappens unter d. Rostrum des Balkens. **G. post|centralis** (↑) m: hintere Zentralwindung, getrennt durch d. Sulcus centralis. **G. rectus** (↑) m: Windung medial an d. Basalfläche des Stirnlappens. **G. supra|marginalis** (↑) m: umgreift bogenförmig d. hintere Ende des R. posterior des Sulcus lat. **Gyri temporales trans|versi** (↑) m pl: 2-4 Querwindungen an d. Innenfläche des Gyrus temporalis sup.; d. vorderste wird als Heschl*-Querwindung bezeichnet. **G. temporalis inferior, medius, superior** (↑) m: untere, mittl., vordere Windung an d. Konvexität des Schläfenlappens.

G-Zellen (Zelle*): **1.** Gammazellen* der Hypophyse; **2.** Gastrin-bildende Zellen; s. Magen.

G

H

H: **1.** (chem.) Symbol f. Wasserstoff* (**H**ydrogenium), in Ionengleichungen H^+ (Wasserstoffion); **2.** (immun.) Kurzzeichen f. **H***-Substanz; Abk. f. (biochem.) **3.** **H**istamin*; **4.** (ophth.) **H**ypermetropie*; **5.** (chem.) **H**istidin*.

h: **1.** (physik.) Symbol f. Planck*-Wirkungsquantum; **2.** (physik.) Abk. f. **h**ora (Stunde); s. Einheiten.

HA: Abk. f. **H**ämagglutination*.

Haar||ausfall: (engl.) hair loss; Effluvium capillorum; kann zur Alopezie* führen. **H.ausreißen:** syn. Trichotillomanie; sog. Haarrupf-Tic; Ausreißen von Haaren an umschriebenen Stellen; Vork. v. a. bei Kindern. **H.balg:** (engl.) hair follicle; bindegewebige Haarwurzelscheide; s. Haare (Abb.); vgl. Haarfollikel. **H.balg|milbe:** Demodex folliculorum u. Demodex brevis; s. Milben.

Haare: (engl.) hair(s); Pili, Crines; Hautanhangsgebilde; aus Lanugohaaren der Fetalzeit werden nach der Geburt etwas dickere Vellus-

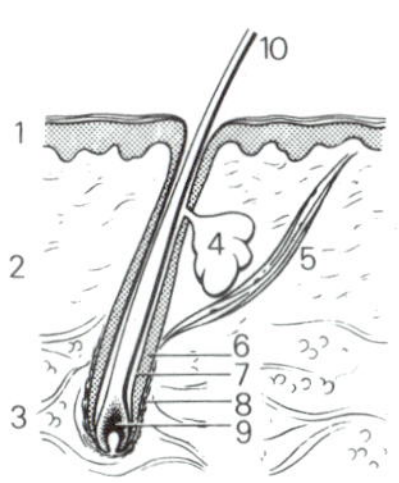

Haare:
1: Oberhaut; 2: Lederhaut mit Unterhaut; 3: Unterhaut; 4: Talgdrüse; 5: M. arrector pili; 6: äußerer Teil der Wurzelscheide; 7: innerer Teil der Wurzelscheide; 8: bindegewebiger Haarbalg; 9: Haarzwiebel; 10: Haar mit Schaft

haare am ganzen Körper u. Terminalhaare im Bereich von Capillitium (Capilli), Augenbrauen (Supercilia), Wimpern (Cilia) sowie sexualhormonabhängig im Bart- (Barba), Achsel- (Hirci), Brust-, Schambereich (Pubes), im äußeren Gehörgang (Tragi) u. am Naseneingang (Vibrissae); vgl. Haarveränderungen.

Haar|follikel (Follicul-*) m: (engl.) hair follicle; Haarbalg i. w. S.; besteht aus d. inneren u. äußeren epithelialen Wurzelscheide u. der bindegewebigen Haarwurzelscheide (Haarbalg).

Haar|gefäße: Kapillaren; vgl. Blutkapillaren.

Haar|granulome (Granulum*; -om*) n pl: (engl.) hair granulomas; insbes. bei Friseuren vorkomende interdigitale Granulome (u. U. mit Fistelbildung) durch Eindringen von Haaren beim Waschen, Massieren usw. in die (mazerierte) Haut mit Lok. bes. im 2. u. 3. Interdigitalraum.

Haar||knötchen|krankheit: syn. Piedra*. **H.kopf:** Trichocephalus; s. Trichuris trichiura. **H.kutikula** (Dim. von lat. cụtis Haut) f: (engl.) hair cuticle; äußerste Schicht der Haare; aufgebaut aus dachziegelartig angeordneten kernlosen Zellen, welche d. Rindenoberfläche des Haars bedecken.

Haar|leuko|plakie (Leuk-*; gr. πλάξ, πλακός Platte, Fläche) f: (engl.) hair leukoplakia; orale haarförmige Leukoplakie; erstmals in Zus. mit

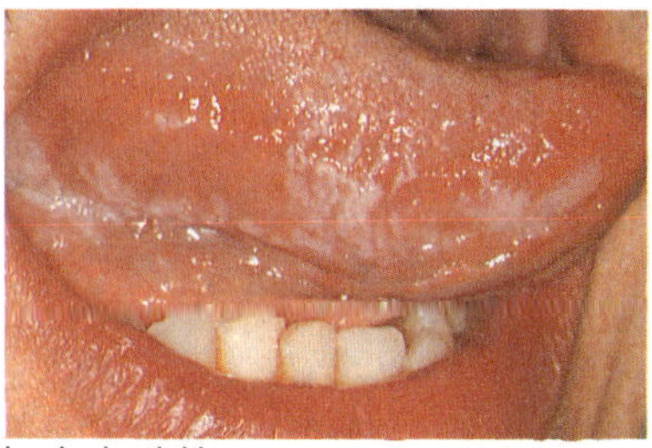

Haarleukoplakie [3]

der HIV*-Erkrankung beobachtete, leukoplakieartige Effloreszenzen an Rand od. Unterseite der Zunge, vermutlich als Manifestation einer (inf. zunehmenden Immundefekts reaktivierten) Infektion mit Epstein*-Barr-Virus; **Klin.:** unscharf begrenzte, leicht erhabene, weißliche Beläge (s. Abb.), die sich (im Ggs. zu den Belägen bei Candida*-Mykose der Mundschleimhaut) nicht abstreifen lassen; **Progn.:** die Herde heilen z. T. spontan ab (innerh. von Mon.; Rezidive sind möglich); sie bessern sich unter antiviraler Therapie (Aciclovir, Zidovudin u. Lokaltherapie mit Podophyllin). Die H. ist ein Hinweis auf Vorliegen einer HIV-Infektion; sie tritt i. d. R. einige Monate bis Jahre vor der Erkr. am Vollbild AIDS* auf.

Haar||milbe: Demodex; s. Milben. **H.pilze:** s. Dermatophyten. **H.seil|schuß:** Tangentialschuß; s. Schußwunden.

Haar|veränderungen: (engl.) hair changes; Änderungen von Farbe u. Struktur des Haarschafts (s. ums. Abb.); **Formen:** **1.** Canities: syn. Leukotrichosis; diffuses Ergrauen im Alter durch Pigmentschwund od. Lufteinlagerung in den Haaren; kann vorzeitig auftreten z. B. bei perniziöser Anämie, Basedow-Krankheit, Cushing-Syndrom; **2.** Monilethrix: syn. Aplasia pilorum intermittens, Spindelhaare; unregelmäßig dominant erbl., beginnt meist im 1. Lj.; Haare zeigen in Abständen von 0,5-1 mm abwechselnd Anschwellungen u. Einschnürungen u. brechen ab, der Kopf ist fast kahl u. mit follikulären Hornkegeln bedeckt; evtl. gleichzeitig Nagel- u. Zahnanomalien sowie Debilität. **3.** Pili anulati:

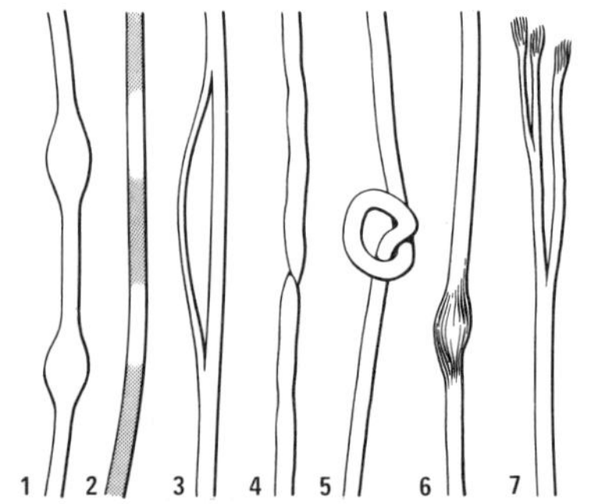

Haarveränderungen:
1: Monilethrix; 2: Pili anulati; 3: Pili bifurcati; 4: Trichokinesis; 5: Trichonodosis; 6: Trichorrhexis nodosa; 7: Trichoschisis

Ringelhaare; längs angeordnete, ca. 2 mm lange, dunkle u., offenbar inf. abnormen Luftgehalts im Markkanal, helle Zonen wechseln miteinander ab. **4.** Pili bifurcati: Gabelung des Haarschafts in unregelmäßigen Abständen; **5.** Pili planati: Haare zeigen durch einseitige Abplattung bedingte, hellere u. darauf folgende dunklere Stellen. **6.** Pili recurvati: Barthaare treten in ganz flachem Winkel aus d. Follikel, so daß ihre Spitzen wieder in die Hornschicht eindringen; dadurch bilden sich kl. Papeln, die b. Rasieren angeschnitten werden. **7.** Trichokinesis: Pili torti; bandartige Abflachung u. Drehung in Abständen von 5-12 mm; **8.** Trichomalazie: erhöhte Weichheit der Haare, bes. bei Kindern; bis handtellergroße, unscharf begrenzte Stellen mit schütterem Haarwuchs auf dem behaarten Kopf; Urs.: wahrscheinl. mechan. durch häufiges Zupfen; **9.** Trichonodosis: Bildung v. Schlingen u. Doppelschlingen an den Haaren, meist in Komb. mit Trichoschisis u. Trichorrhexis nodosa; Lok.: bes. Kopf- u. Schamhaare; Urs.: Zerren, Kratzen (z. B. bei juckenden Dermatosen), Massieren, längere starke Windexposition; **10.** Trichorrhexis invaginata: sog. Bambushaare; Knotenbildung durch Invagination des distalen in den proximalen Haarschaft bei Netherton*-Syndrom; **11.** Trichorrhexis nodosa: erhöhte Brüchigkeit der Haare; an Kopf- u. Barthaaren entstehen pinselartige Aufsplitterungen, die aussehen wie hellgraue Knötchen (an Nissen erinnernd). Urs.: zu häufiges Waschen u. Bürsten bei Trichosporen-Infektionen u. Argininbernsteinsäure*-Krankheit, evtl. auch idiopathisch; **12.** Trichoschisis: syn. Trichoptilosis; pinselförmige Auffaserung u. Längsspaltung des Haars; Urs.: mechan. u. chem. Traumatisierung; **13.** Trichostasis spinulosa: syn. Pinselhaare, Thysanothrix; follikuläre, komedoartige Bildungen, die (nach Expression) mikroskop. bis zu 60 dicht nebeneinanderliegende, dünne Kolbenhaare enthalten; Lok.: bes. Nase u. Stirn, meist bei älteren Menschen; Urs.: überschießende Papillenaktivität u. Retention der abgestorbenen Haare im hyperkeratotischen Follikel.

Haar|wurm: Bez. f. Wuchereria* bancrofti od. Brugia* malayi.

Haar|wurzel|status m: (engl.) hair root status; Trichogramm; Ergebnis der lichtmikroskop. Untersuchung von Haarwurzeln zur dd Abklärung einer Alopezie*; Normalbefund: ca. 77% Anagenhaare (Haare in der Wachstumsphase), ca. 1% Katagenhaare (Haare in der Übergangsphase), bis zu 20% Telogenhaare (Haare in der Ruhephase), bis zu 2% dystrophische Haare.

Haar|zellen (Zelle*): (engl.) hair cells; in einer inneren u. 3-5 äußeren Reihen angeordnete, von Stützzellen getragene sek. Sinneszellen im Corti*-Organ (Hörzellen), deren feine Fortsätze (sog. Stereozilien) die Tektorialmembran berühren.

Haar|zell-Leuk|ämie (↑; Leuk-*; -ämie*) f: (engl.) hairy-cell leukaemia; syn. lymphozytisches Lymphom; malignes Lymphom* niedriger Malignität (Kieler Klassifikation), das klin. durch Splenomegalie, Panzytopenie u. Vork. mononukleärer Zellen (wahrscheinl. B-Lymphozyten) mit schlanken „haarförmigen" Zytoplasmafortsätzen im peripheren Blut gekennzeichnet ist; **Diagn.:** zytochem. Nachweis von Tartrat-resistenter saurer Phosphatase in den Haarzellen; **Ther.:** Splenektomie, evtl. Interferone (IFN-α); **Progn.:** oft langfristiger symptomarmer Verlauf; evtl. Infektionen (v. a. Pneumonie); **DD:** Osteomyelofibrose*.

Haar|zunge, schwarze: s. Lingua villosa nigra.

Haase-Formel (Karl F. H., Gyn., Dresden, 1788-1865): (engl.) Haase's rule; Formel z. Berechnung des Alters des Aborts* bzw. des Kindes b. Geburt aus der Fruchtlänge (in cm), die vom 3. bis 5. Monat dem Quadrat, danach dem fünffachen des Schwangerschaftsmonats entspricht.

Habenula (Dim. von lat. habena Zügel) f: Zirbelstiel; zwei dünne Markbündel, welche d. Zirbeldrüse mit d. Striae medullares thalami verbinden.

Habilitation (lat. habilitare fähig machen) f: Verfahren zur Erlangung des akadem. Grades eines Privatdozenten mit Lehrberechtigung an Hochschulen u. Universitäten als Voraussetzung zur Einnahme einer Professur; vgl. Promotion.

Habituation (lat. habitare an etwas gewohnt sein) f: **1.** (pharmak.) syn. Gewöhnung*; **2.** (psychol.) allmähliches Verschwinden einer Reaktion nach wiederholter Exposition gegenüber dem auslösenden Reiz.

habituell (↑): gewohnheitsmäßig, öfter auftretend.

Habitus (lat. äußere Erscheinung) m: (engl.) constitution, habitus; Besonderheiten der äußeren Erscheinung, die u. U. einen Schluß auf Krankheiten u. Krankheitsanlagen zulassen. Vgl. Konstitution.

Hackenbruch-Methode (Peter T. H., Chir., Wiesbaden, 1865-1924) f: s. Bassini-Operation.

Hacken|fuß: Pes* calcaneus.

Hacken|sporn: Kalkaneussporn*.

Haeckel-Gesetz (Ernst H. H., Zool., Jena, 1834-1919): (engl.) Haeckel's law; biogenetische Regel, wonach während der Ontogenese phylogenetische Entwicklungsstadien durchlaufen werden.

Häm (Häm-*) n: (engl.) haeme; nach Abtrennung des Globins verbleibender Farbstoffanteil des Hämoglobins (u. Myoglobins); ein Protoporphyrin mit zentralen zweiwertigen Eisenatomen, die entscheidend für den Sauerstoff- u. Kohlendioxidtransport sind. Vgl. Hämoglobin, Hämin, Hämsynthese.

Häm-: auch Hämato-, Hämo-; Wortteil mit der Bedeutung Blut; von gr. αἷμα, αἵματος.

Haema|dipsa (↑; gr. δίψα Durst) n: Blutegel (Hirudinea*) mit terrestrischer Lebensweise (Landegel); Err. externer Hirudiniasis*; Egel suchen aktiv den Wirt auf od. lassen sich von Bäumen o. ä. fallen; Länge bis 3 cm. **Vork.:** trop. Regenwälder in Asien, Madagaskar, Ost-Australien; bekannteste Art: **H. ceylanica** (massenhaftes Vork. in Sri Lanka).

Häm|ag|glutination (↑; Agglutination*) f: (engl.) haemagglutination; durch Hämagglutinine* verursachte sichtbare Verklumpung von Erythrozyten; als **direkte** (aktive) H. durch spezif., gegen Oberflächenantigene der Erythrozyten gerichtete Antikörper od. als **indirekte** (passive) H. nach Beladung von Erythrozyten mit einem Antigen (z. B. Vi-Antigen bei der Typhus-Vi-Hämagglutination, Globulin im Antiglobulintest) durch spezif., gegen das entspr. Antigen gerichtete Antikörper. Die Stärke einer H. wird (z. B. bei serol. Titration eines hämagglutinierenden Antiserums) mit einem Zahlenwert (Verdünnungsstufe des getesteten Serums, bei der gerade noch eine H. ablesbar ist) angegeben. Vgl. Agglutination, Boyden-Technik.

Häm|ag|glutination-Hemm|test (↑; ↑) m: (engl.) haemagglutination-inhibition test; Abk. HAH, HHT; auf der Hemmung einer Hämagglutination* beruhender serol. Test zum Nachweis von Antikörpern od. Antigenen; **1.** direkter (aktiver) HAH, z. B. als Hirst-Test zum Nachweis von neutralisierenden Antikörpern im Serum, die gegen virale Hämagglutinine* gerichtet sind (indirekter Nachweis viraler Inf.); **2.** indirekter (passiver) HAH, z. B. zum Nachweis von Antigenen im Serum durch Mischung einer Serumprobe mit einem spezif. Antiserum u. **Inkubation** mit Testerythrozyten, die mit dem gesuchten Antigen beladen sind; enthält das Serum die Antigene, so werden sie von den im Antiserum enthaltenen spezif. Antikörpern gebunden, u. die Agglutination der Testerythrozyten bleibt aus.

Häm|ag|glutinine (↑; ↑) n pl: (engl.) haemagglutinins; Bez. f. Substanzen, die eine Hämagglutination* herbeiführen; v. a. (agglutinierende) Antikörper*, Phythämagglutinine*, i. R. von Virusinfektionen (z. B. bei Masern, Mumps, Röteln, Influenza, Arbovirosen) gebildete H. u. Oberflächenantigene best. Virusarten.

Häm|alaun n: (engl.) haemalum; Gemisch aus Hämatoxylin* u. Alaun; 1,0 g Hämatoxylin, 0,2 g Natriumiodat u. 50,0 g Kaliumalaun, Aqua bidest. ad. 1000,0 g.

Häm|alaun-Eosin|färbung: (engl.) haemalum-eosin stain; Hämalaun färbt Chromatin blau, Eosin Zytoplasma u. Interzellulärsubstanz rosa; vgl. Färbung.

Haem|angi|ek|tasia hyper|trophicans (Häm-*; Angio-*; -ektasie*) f: s. Klippel-Trénaunay-Syndrom.

Häm|angio|endo|theliom (↑; ↑; Endothel*; -om*) n: s. Hämangiosarkom .

Häm|angiom (↑; ↑; -om*) n: (engl.) haemangioma; sog. Blutschwamm; gutartige Neubildung von Blutgefäßen, die bereits bei der Geburt vorhanden sind od. sich in den ersten Mon. entwickeln (s. Abb.); klin. **Formen: 1.** kutanes H.: scharf begrenzter, flacher od. erhabener, rötlichblauer Knoten (plano-tuberöses H.); meist spontane Rückbildung innerh. 2-5 Jahren; **2.** subkutanes H.: unscharf begrenzter, weicher, bläulich durch die Haut schimmernder, wenig prominenter Tumor mit venösen Hohlräumen (kavernöses H.); mäßige Tendenz zur Spontanremission. Vgl. Kasabach-Merritt-Syndrom, Naevus flammeus.

Haem|angioma racemosum (↑; ↑; ↑) n: s. Angioma racemosum.

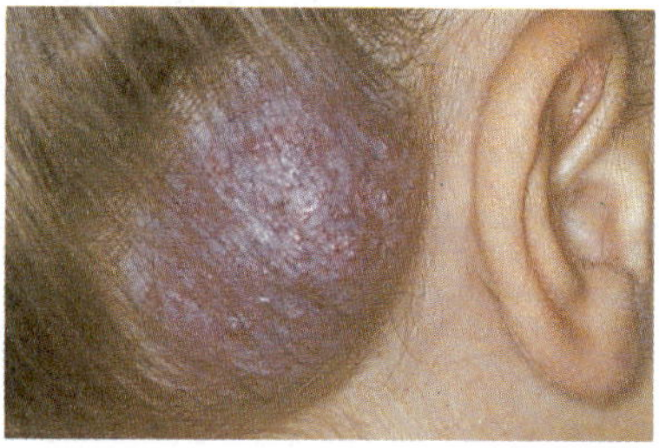
Hämangiom [3]

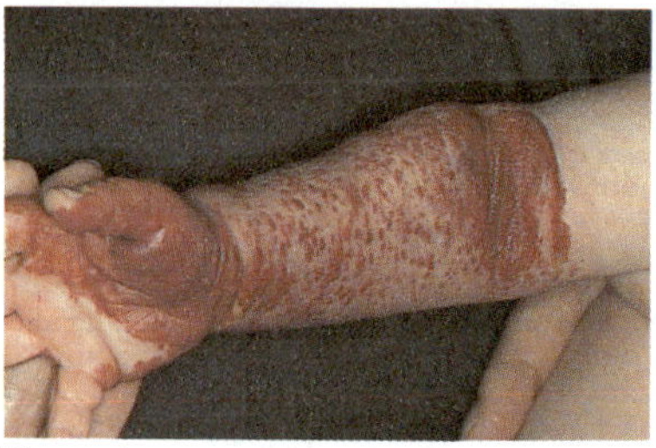
Hämangiom [3]

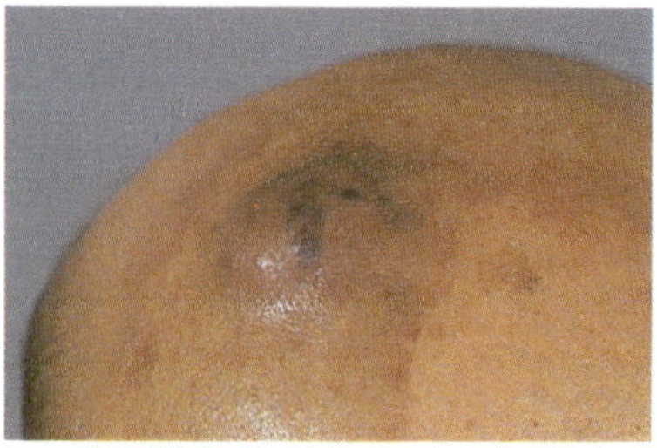
Hämangiosarkom der Kopfhaut [3]

Häm|angio|matose (↑; ↑; ↑; -osis*) f: (engl.) haemangiomatosis; Auftreten zahlreicher Hämangiome i. R. von versch. Erbkrankheiten, z. B. bei Blue* rubber bleb naevus syndrome, Hippel*-Lindau-Syndrom, Klippel*-Trénaunay-Syndrom, Maffucci*-Syndrom, Osler*-Rendu-Weber-Krankheit, Sturge*-Weber-Krabbe-Krankheit.

Häm|angiom-Thrombo|penie-Syn|drom (↑; ↑; ↑; Thromb-*; -penie*) n: syn. Kasabach*-Merritt-Syndrom.

Häm|angio|sarkom (↑; ↑; Sark-*; -om*) n: (engl.) haemangiosarcoma; maligner, von den Blutgefäßen ausgehender Tumor; man unterscheidet: **1.** Hämangiofibrosarkom (von den Perithelzellen der Kapillaren); **2.** Hämangioendotheliom (von den Endothelzellen der Kapillaren ausgehend).

Haema|physalis f: Gattung der Schildzecken; s. Zecken.

Häm|arthros (Häm-*; Arthr-*; -osis*) m: (engl.) haemarthrosis; blutiger Gelenkerguß*;

Urs.: Kapselbandruptur, Gelenkkontusion, -distorsion, -luxation od. -fraktur; Fettaugen im Gelenkpunktat sprechen für knöcherne Mitbeteiligung; häufig bei Hämophilie* (sog. Blutergelenk*).

Häm|askos (↑; gr. ἀσκός Schlauch) m: blutiger Aszites*.

Hämat|emesis (↑; Emesis*) f: (engl.) haematemesis; bei einer frischen Blutung im Bereich des oberen Gastrointestinaltrakts hellrotes, bei Einwirkung von Magensäure durch Bildung von Hämatin* kaffeesatzartiges Bluterbrechen; **Vork.:** z. B. bei Ulcus ventriculi, Ösophagusvarizenblutung; **DD:** Hämoptyse. Vgl. Blutung, gastrointestinale.

Hämatin (↑) n: (engl.) haematin; syn. Chlorhämin; neutrales Hämin*, entsteht durch Einwirkung v. Salzsäure auf Hämoglobin; kann nach Magen-Darm-Blutungen im Erbrochenen nachgewiesen werden; vgl. Hämatemesis.

Hämatin|säure (↑): (engl.) haematin acid; Pyrrolderivat; Spaltstück v. Porphyrin in vitro.

Hämato-: s. a. Hämo-, Blut-.

Hämato|bilie (Häm-*; Bili-*) f: s. Hämobilie.

Haemato|cele retro|uterina (↑; -kele*) f: Ansammlung v. geronnenem Blut im Douglas*-Raum; Vork. meist bei Extrauteringravidität*.

Hämato|chezie (↑; gr. χέζειν Stuhlgang absetzen) f: (engl.) haematochezia; Beimengung von rotem Blut im Stuhl; s. Blutstuhl.

Hämato|chylie (↑; Chyl-*) f: Auftreten von Erythrozyten im Chylus; gelegentl. bei Leberzirrhose.

Hämato|chyl|urie (↑; ↑; Ur-*) f: Blut- u. Fettbeimengung zum Urin, z. B. bei Filariosen*; vgl. Hämaturie, Chylurie.

Hämatoidin (↑) n: (engl.) haematoidin; eisenfreier Farbstoff, entsteht als extrazelluläres Abbauprodukt von Hämoglobin* beim Austritt von Blut aus den Blutgefäßen; im Gewebe mikroskop. in Form kleiner, rotbrauner rhombischer Kristalle, chem. identisch mit Bilirubin*.

Hämato|kolpos (↑; Kolp-*) m: (engl.) haematokolpos; Ansammlung v. Menstruationsblut in der Scheide bei Gynatresie*.

Hämato|krit (↑; gr. κριτής Beurteiler) m: (engl.) haematocrit; Abk. HK (HKT); Anteil der zellulären Bestandteile am gesamten Blutvolumen, ausgedrückt als Hämatokritwert in der SI-Einheit Teile von „eins", d. h. Vol.% × 0,01 od. als Vol.%; **Bestimmungsmethoden:** meist wird das Volumen der Erythrozyten nach Zentrifugieren einer ungerinnbar gemachten Blutprobe in einem graduierten Röhrchen ermittelt (auch als Mikromethode). Es dürfen nur Antikoagulanzien verwendet werden, die das Erythrozytenvolumen nicht ändern (z. B. EDTA). Der nach d. Zentrifugieren zw. den Erythrozyten verbleibende Anteil des Plasmas beträgt ca. 1-4%. Eine Bestimmung des H. ist auch durch Messung der elektr. Leitfähigkeit des Plasmas in einer Vollblutprobe möglich. Der H. kann außerdem aus MCV u. Erythrozytenzahl berechnet werden. **Referenzwerte:** s. Blutbild (Tab.).

Hämato|logie (↑; -log*) f: Spezialgebiet der Inneren Medizin, das sich mit Diagnostik u. Therapie von Bluterkrankungen u. der Erforschung der zugehörigen (patho-)physiologischen Grundlagen befaßt.

Hämatom (↑; -om*) n: (engl.) haematoma; sog. Bluterguß; durch Trauma entstandene Blutansammlung im Weichteilgewebe od. in einer vorgebildeten Körperhöhle (z. B. Hämarthros, Hämatothorax); bei längerem Bestehen erfolgt eine bindegewebige Umbildung (sog. organisiertes H.).

Hämatom|echo (↑; ↑) n: s. Echoenzephalographie.

Hämatom, epi|durales (↑; ↑) n: (engl.) epidural haematoma; intrakranielle Blutung zw. Dura mater u. Schädelknochen inf. Ruptur der A. meningea media; **Urs.:** Schädelhirntrauma* (häufig Kalottenfraktur); **Sympt.:** anfänglich Bewußtseinsstörung, nach freiem Intervall (Minuten bis Tage) erneute Eintrübung bis zum tiefen Koma, Zeichen der Hirndrucksteigerung*, kontralaterale Halbseitenlähmung sowie ipsilateral Mydriasis u. Stauungspapille; **Diagn.** u. **Ther.:** s. Hämatom, intrakranielles; **Kompl.:** häufig Compressio* cerebri; sofortige neurochir. Therapie mit Trepanation u. Blutstillung erforderlich; e. H. des Spinalkanals: s. Hämatomyelie. Vgl. Hämatom, subdurales.

Hämato|metra (↑; gr. μήτρα Gebärmutter) f: (engl.) haematometra; Ansammlung von Menstruationsblut im Uterus b. Gynatresie*.

Hämatom, intra|kranielles (↑; -om*) n: (engl.) intracranial haematoma; ein nach Schädelhirntrauma* auftretendes epidurales, subdurales od. intrazerebrales Hämatom; **Diagn.:** CCT (nativ od. in Kontrastmitteltechnik, mit Darstellung von Lok. u. Größe der Raumforderung), evtl. Echoenzephalographie (Nachw. einer Mittelhirnverlagerung od. eines Hämatomechos) od. Angiographie (Nachw. von Gefäßverlagerungen u. -aussparungen); **Ther.:** bei Raumforderung besteht dringl. Ind. zur neurochir. Versorgung: Trepanation, Hämatomausräumung, Blutstillung, ggf. Drainage.

Hämatom, intra|zerebrales (↑; ↑) n: (engl.) intracerebral haematoma; nach Schädelhirntrauma* auftretende Einblutung in gequetschtes Hirngewebe, evtl. mit Raumforderung bei meist ungünstiger Progn.; **Diagn.** u. **Ther.:** s. Hämatom, intrakranielles.

Hämatom, retro|plazentares (↑; ↑) n: (engl.) retro-placental haematoma; bei Plazentalösung* entstehendes Hämatom.

Hämatom, sub|durales (↑; ↑) n: (engl.) subdural haematoma; intrakranielle Blutung zw. Dura mater u. Arachnoidea; Vork. als traumat. Hirnblutung, beim Neugeborenen als Geburtsschaden nach Tentoriumriß*; **Formen: 1.** akutes s. H.: Urs.: venöse Blutung bei Kontusion od. abgerissener Hirnvene nach Schädelhirntrauma*; ein freies Intervall fehlt häufig. **2.** chronisches s. H.: Urs.: meist leichtes Schädelhirntrauma; zw. einer initialen Bewußtseinsstörung u. dem Auftreten von klin. Sympt. besteht ein sog. freies Intervall ohne Sympt., das Tage bis Mon. dauern kann. Klin.: Kopfschmerz, Bewußtseinsstörung bis zum Koma, Zeichen der Hirndrucksteigerung*; Diagn. u. Ther.: s. Hämatom, intrakranielles. Vgl. Pachymeningitis haemorrhagica interna, Subarachnoidalblutung.

Hämato|myelie (↑; Myel-*) f: (engl.) haematomyelia; Blutung ins Rückenmark; meist im Rückenmarkgrau lokalisiert, daher Sympt. ähnlich der Syringomyelie*; **Urs.:** häufig traumat. bedingt (z. B. Kontusion, Starkstromunfall), selten spontan, u. a. bei hämorrhagischer Diathese, Arteriosklerose, perniziöser Anämie, Syphilis.

Hämato|pneumo|thorax (↑; Pneum-*; Thorax*) m: (engl.) haemopneumothorax; Blut- u. Luftansammlung im Pleuraraum; vgl. Hämatothorax, Pneumothorax.

Hämato|poese (↑; -poese*) f: Blutbildung*, i. e. S. Bildung der Blutkörperchen (s. Erythropoese, Lymphozytopoese, Granulozytopoese, Thrombozytopoese).

Hämato|porphyrie (↑; gr. πορφύρα Purpurschnecke, Purpur) f: veraltete Bez. f. erythropoetische Porphyrie*.

Hämato|porphyrin (↑; ↑) n: (engl.) haematoporphyrin; ältestes bekanntes Porphyrin; Abbauprodukt des Hämoglobins* nach Abspaltung von Globin u. Eisen; entsteht auch bei Einwirkung von konzentrierter Schwefelsäure od. Eisessig-Bromwasserstoff auf Blut od. Chlorhämin.

Hämator|rhachis (↑; Rhachi-*) f: (engl.) haematorrhachis; Blutung in die Rückenmarkhäute; **Sympt.:** ausstrahlende radikuläre Schmerzen, Hyperästhesie der Haut, Steifheit der Wirbelsäule, evtl. Paresen; **Urs.:** Trauma, spinales Angiom, Rückenmarktumoren; **DD:** Abszeß, Myelitis, Bandscheibenvorfall. Vgl. Hämatomyelie.

Hämator|rhoe (↑; -rhoe*) f: starke Blutung; vgl. Hämoptoe, Hämatemesis.

Hämato|salpinx (↑; Salpinx*) f: (engl.) haematosalpinx; Ansammlung v. Blut in einem od. beiden Eileitern; Vork. bei Extrauteringravidität*, Salpingitis* u. Gynatresie*.

Hämato|sero|thorax (↑; Sero-*; Thorax*) m: hämorrhag. Pleuraerguß (>1% Erythrozyten im Sediment), meist inf. einer Pleurakarzinose*.

Hämato|statika (↑; statisch*) n pl: syn. Hämostyptika*.

Hämato|thorax (↑; Thorax*) m: (engl.) haemothorax; Ansammlung von Blut im Pleuraraum, häufig in Komb. mit Pneumothorax*; **Urs.:** stumpfes od. penetrierendes Thoraxtrauma* mit Verletzung von Gefäßen der Brustwand (Interkostalarterien), des Lungenparenchyms od. des Mediastinums; **Sympt.:** bei starker Blutung evtl. Schock; **Diagn.:** Rö.-Thorax, Pleurapunktion; **Ther.:** Pleuradrainage*; bei Bildung von Koagula u. beginnender Verschwartung Operation.

hämato|toxisch (↑; Tox-*): (engl.) haematotoxic; Bez. f. Stoffe, die die blutbildenden Organe schädigen können.

Hämato|tympanon (↑; Tympanum*) n: (engl.) haematotympanon; Blutansammlung in der Paukenhöhle* bei intaktem, otoskop. bläulich gefärbtem Trommelfell; z. B. nach Felsenbeinfraktur.

Hämato|xylin (↑; gr. ξύλον Holz) n: (engl.) haematoxylin; Farbstoff ($C_{17}H_{14}O_6$); im Holz des südamerikanischen Hämatoxylinum campechianum vorkommend, in Alkohol u. Wasser lösl.; vgl. Hämalaun, Heidenhain-Färbung.

Hämato|zele (↑; -kele*) f: (engl.) haematocele; sog. Blutbruch; Blutansammlung in natürl. Organhohlräumen; meist als Blutung in die Tunica vaginalis propria des Hodens nach Trauma, Op., bei älteren Männern auch nach Entz. des Urogenitalsystems; wird, bei identischen Sympt., von der Hydrozele* durch negative Diaphanoskopie* unterschieden.

Hämato|zele, peri|tubare (↑; ↑) f: s. Tubargravidität.

Hämato|zoen (↑; gr. ζῷον Tier) n pl: veraltete Bez. f. sog. Blutschmarotzer; z. B. Filarien*, Trypanosoma*, Leishmania*, Plasmodium* malariae.

Hämat|urie (↑; Ur-*) f: (engl.) haematuria, haematuresis; syn. Erythrozyturie; pathol. Ausscheidung von Erythrozyten im Urin, als schmerzlose od. schmerzhafte Hämaturie; **Formen: 1.** Makrohämaturie: sichtbare Blutbeimengung zum Urin (Rotfärbung); erfordert noch während der Blutung Zystoskopie zur Lok. der Blutungsquelle; **2.** Mikrohämaturie: nur mikroskop. nachweisbare, über das normale Maß von 2 Ery/µl hinausgehende H.; Nachw. durch Teststreifen od. im Harnsediment* nach dem Stansfeld*-Webb-Verfahren; **Urs.** u. **Schweregrad:** s. Tab.; Vork. auch bei bakt. (z. B. Urogenitaltuberkulose) u. parasitären Erkr. (z. B. Schistosomiasis). Vgl. Harnuntersuchung, klinische.

Hämaturie

Erkrankung	Grad der Hämaturie
Nierentumoren	+ + +
Blasentumoren	+ + +
Zystennieren	+ + +
Nephrolithiasis	+ + +
Blasensteine	+ + +
hämorrhagische Zystitis	+ + +
hämorrhagische Diathese	+ + +
Glomerulopathie	+ +
Nierenpapillennekrosen	+ +
Niereninfarkt	+

Haem|enteria officinalis f: syn. Placobdella officinalis, Blutegel (vgl. Hirudinea); 5-8 cm lang; **Vork.:** Mittelamerika; wird in Mexiko zum Blutschröpfen benutzt, Haementeria ghilianii (größte Art, bis 30 cm) im Amazonasgebiet.

Hämi|globin (Häm-*; Globin*) n: syn. Methämoglobin; s. Hämoglobin.

Hämin n: (engl.) haemine; Verbindung aus Protoporphyrin mit dreiwertigem Eisen (Fe^{3+}); **Vork.: 1.** im Methämoglobin; **2.** als prosthetische Gruppe (Coenzyme*) der Katalase* u. Peroxidasen*, überträgt Elektronen; neutrales H.: Hämatin; salzsaures H.: Chlorhämatin, Teichmann*-Kristalle.

Hämo-: s. a. Hämato-, Blut-.

Hämo|bilie (Häm-*; Bili-*) f: (engl.) haemobilia; Blutung aus d. Gallenwegen über die Papilla duodeni major in den Darmtrakt; seltene Sonderform der gastrointestinalen Blutung*, die meist nach op. Eingriffen od. Traumen (v. a. Leberruptur*) auftritt.

Hämo|blastosen (↑; Blast-*; -osis*) f pl: (engl.) haemoblastoses; Oberbegriff für bösartige Erkr. des blutbildenden Systems ohne Bildung solider Tumoren; v. a. Leukämie, i. w. S. auch Plasmozytom, Makroglobulinämie, H-Ketten-Krankheit u. Bence-Jones-Plasmozytom, malignes Lymphom u. Lymphogranulomatose. Vgl. Syndrom, myeloproliferatives.

Hämo|chromatose (↑; Chrom-*; -osis*) f: (engl.) haemochromatosis; Siderophilie; durch erhöhte Eisenresorption, Eisenablagerung in Geweben u. Organen u. zirrhotischen Umbau von Leber u. Pankreas charakterisierte chronische Eisenspeicherungskrankheit unbekannter Ätiol. (hereditärer Stoffwechseldefekt?); Manifestation meist erst im höheren Lebensalter (über 50 Jahre), Vork. bei Frauen sehr selten; **Sympt.:** braungraue Hautpigmentierung (Melanin), Splenomegalie, Myokardschädigung, Hodenatrophie (inf. Hypophysenschädigung), später Leberzirrhose, Diabetes mellitus (Bronzediabetes*); **Diagn.:** stark erhöhtes Serumeisen, keine freie Eisenbindungskapazität, bioptischer Nachweis der Eisenablagerung in den Geweben (Leber, Magenschleimhaut, Knochenmark), evtl. Deferoxamin*-Test; **Ther.:** Entfernung von Eisen aus dem Organismus durch häufige Aderlässe bis zum Absinken des Serumeisens od. Auftreten von Zeichen einer Anämie; als Dauertherapie weitere Aderlässe in längeren Abständen; evtl. zusätzlich Versuch mit Deferoxamin; **Progn.:** ohne Ther. ungünstig; Diabetes meist schwer einstellbar, oft diabet. Komplikationen; kardiale Insuffizienz, Coma hepaticum. Vgl. Ferritin, Hämosiderose.

Hämo|chromo|gene (↑; ↑; -gen*) n pl: (engl.) haemochromogens; durch Nebenvalenzbindungen über Eisen entstehende Verbindungen von Häm mit Basen u. Eiweißen; Abbauprodukte des Hämoglobins.

Hämo|dia|filtration (↑; Dia-*) f: (engl.) haemodiafiltration; Abk. HDF; extrakorporales Blutreinigungsverfahren* mit Komb. von Hämodialyse* u. Hämofiltration*, das v. a. bei chron. Niereninsuffizienz angewendet wird; Elimination sowohl klein- als auch mittelmolekularer Substanzen bei gut steuerbarem Flüssigkeitsentzug (kontrollierter Ersatz des Ultrafiltrats durch physiol. Elektrolytlösungen); im Vergleich zur Hämodialyse sind kürzere Behandlungszeiten möglich. Vgl. Dialyse-Behandlung.

Hämo|dia|lyse (↑; Dialyse*) f: (engl.) haemodialysis; sog. Blutwäsche; extrakorporales Blutreinigungsverfahren* zur Dialyse*-Behandlung; das dem Pat. über einen zentralen Gefäßzugang bzw. Shunt* zur Hämodialyse entnommene u. zur Verhinderung der Blutgerinnung heparinisierte Blut wird mit Hilfe von Blutpumpen in das „arterielle" Schlauchsystem des Dialysegeräts gepumpt, durchströmt den Dialysator* u. wird über das „venöse" Schlauchsystem des extrakorporalen Kreislaufs in den Blutkreislauf des Pat. zurückgeleitet. Bes. Meßeinrichtungen u. Detektoren ermöglichen u. a. die Überwachung des Blutflusses (ca. 200-300 ml/min), der Zusammensetzung, Temperatur u. Durchflußmenge (ca. 500 ml/min) des Dialysats*, der Druckverhältnisse im Blut- u. Dialysatkompartiment sowie die Erkennung von Membrandefekten u. Luftbeimengungen im blutführenden „venösen" Teil des Systems. Durch Erzeugung eines Überdrucks im Blut- bzw. eines Unterdrucks im Dialysatkompartiment ist eine Ultrafiltration* u. damit ein Flüssigkeitsentzug aus dem Patientenblut möglich. Die H. wird als Langzeitbehandlung (Dauerdialyse) im Krankenhaus od. nach entspr. Ausbildung des Pat. relativ selbständig unter Assistenz in sog. Limited-care-Zentren bzw. mit Unterstützung eines Partners als sog. Heimdialyse zu Hause durchgeführt. **Kompl.** während der H.: Hypo- u. Hypertonie, Schock, akute Blutungen (Heparinisierung), pyrogene Reaktionen, Elektrolytstörungen mit Wadenkrämpfen, Herzrhythmusstörungen, Dysäquilibriumsyndrom*, Hartwassersyndrom*; Langzeitkomplikationen: sek. Hyperparathyreoidismus, Dialyse-Arthropathie, Kachexie.

Hämo|di|lution (↑; lat. diluere verdünnen) f: (engl.) haemodilution; sog. Blutverdünnung; Senkung der Blutviskosität durch Erhöhung des Plasmavolumens (Erniedrigung des Hämatokrits*) mittels Infusion von Plasmaersatzstoffen* (v. a. langwirksame Kolloidlösungen) mit u. ohne gleichzeitigen Aderlaß; **Ind.:** Förderung von Hirndurchblutung u. Mikrozirkulation (verbesserter Sauerstofftransport, Zunahme des Herzzeitvolumens), z. B. nach Hörsturz, als Thromboseprophylaxe (Hemmung der Thrombozytenaggregation, Unterstützung der körpereigenen Fibrinolyse), auch i. R. einer präoperativen autologen Blutspende zwecks (späterer) Eigenbluttransfusion.

Hämo|dynamik (↑; gr. δύναμις Kraft) f: (engl.) haemodynamics; Lehre von den Faktoren, die auf den intravasalen Blutfluß einwirken (Blutdruck, -volumen, -viskosität, Strömungswiderstand, Gefäßarchitektur u. -elastizität); vgl. Hämorheologie.

Hämo|filtration (↑) f: (engl.) haemofiltration; extrakorporales Blutreinigungsverfahren*, das v. a. bei chron. Niereninsuffizienz* u. akutem Nierenversagen* zur Elimination harnpflichtiger Substanzen* u. a. Stoffwechsel(end)produkte u. zum Flüssigkeitsentzug (insbes. bei Hyperhydratation) sowie bei Vergiftungen zur Elimination tox. Substanzen aus dem Blut alternativ zur Dialyse*-Behandlung angewendet wird; **Formen: 1.** kontinuierl. venovenöse H. (Abk. CVVH): Abscheidung eines Ultrafiltrats ähnlich dem Glomerulusfiltrat* aus dem Blut durch reine Druck- bzw. Ultrafiltration* über hochpermeable Membranen (sog. Hämofilter) bei gleichzeitigem Flüssigkeits- u. Elektrolytersatz durch Infusion von Elektrolytlösungen; **2.** kontinuierl. arteriovenöse H. (Abk. CAVH) unter Zwischenschaltung des Hämofilters zw. eine große Körperarterie u. -vene; treibende Kraft ist der art. Blutdruck, eine externe Blutpumpe entfällt. Vgl. Hämodialyse.

Hämo|fuszin (↑; Fuszin*) n: (engl.) haemofuscin; gelblich-bräunliches eisenfreies Pigment, entsteht durch Abbau des Hämosiderins* im Gewebe; b. Kachexie Ablagerung in d. glatten Muskelfasern bes. der Magen- u. Darmwand mit bräunl. Verfärbung; vgl. Pigmente.

Hämo|globin (↑; Globin*) n: (engl.) haemoglobin; Abk. Hb, sog. roter Blutfarbstoff; in den Erythrozyten* enthaltenes Chromoprotein mit einem MG von 64 458, besteht aus Globin* (94%) u. der Eisen(II)-haltigen prosthetischen Gruppe Häm* (6%); die gesamte Hb-Menge im Organismus eines Erwachsenen beträgt ca. 650 g; täglich werden ca. 57 g Hb in den Erythroblasten* produziert. Das Hämoglobinmolekül ist aus vier

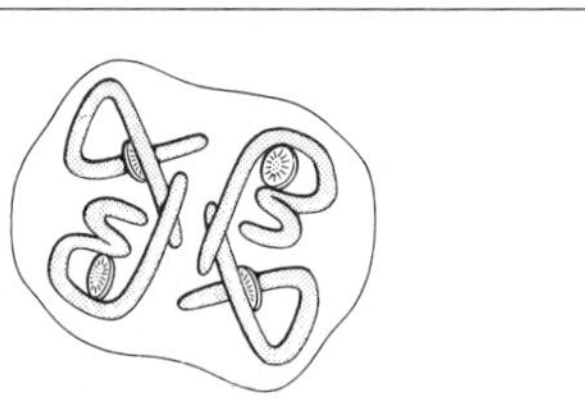

Hämoglobin:
schematische Darstellung eines Hämoglobinmoleküls mit je zwei identischen Peptidketten (Alpha- und Betaketten); jede Kette enthält ein Häm. [222]

Peptidketten mit je einem Häm aufgebaut; bei den Peptidketten werden vier Typen unterschieden (Alpha-, Beta-, Gamma- u. Deltaketten). Im normalen Hämoglobinmolekül sind jeweils zwei Peptidketten identisch (Primärstruktur): **Hb-A$_1$** = $\alpha_2\beta_2$ (ca. 96-98%), **Hb-A$_2$** = $\alpha_2\delta_2$ (ca. 1-3%) u. das fehlende **Hb-F** = $\alpha_2\gamma_2$ (Anteil bei Neugeborenen am gesamten Hb ca. 60-80%, beim Erwachsenen nur in Spuren vorhanden). Neben der Primärstruktur ist auch die Sekundär-, Tertiär- u. Quartiärstruktur der versch. Hb bekannt. **Funktionen: 1.** Transport bzw. Bindung von Sauerstoff (O_2); Aufnahme in der Lunge unter Bildung von Oxy-Hb (s. u.), Abgabe in den Kapillaren der Gewebe durch Dissoziation (s. Sauerstoff-Dissoziationskurve); **2.** Beteiligung an der pH-Regulation des Blutplasmas, wobei Oxy-Hb ein größeres Basenbindungsvermögen als reduziertes Hb hat (vgl. Pufferung). Der **Abbau** des Hb erfolgt nach dem Untergang der Erythrozyten in den Zellen des Monozyten-Makrophagen-Systems; dabei frei werdendes Eisen wird weitgehend zur Neubildung von Hb verwendet. Der Protoporphyrinring des Häms wird aufgespalten u. über versch. Abbaustufen zu Bilirubin* umgewandelt. Referenzbereiche: s. Blutbild (Tab.); **Bestimmungsmethoden:** s. Hämoglobinbestimmung; **Hämoglobinderivate: 1.** Oxy-Hb: Anlagerung von je einem Molekül O_2 an das Eisenatom des Häms (Oxygenierung des Hb); das Eisen bleibt dabei zweiwertig. **2.** Carboxy-Hb (CO-Hb): entsteht schon bei Vorhandensein kleiner CO-Mengen in der Atemluft, da Kohlenmonoxid* eine ca. 300mal größere Affinität zum Hb hat als Sauerstoff; **3.** Methämoglobin: entsteht durch Substanzen (Anilin, Phenacetin, Sulfonamide, Nitrite u. a.), die das im H. enthaltene Eisen zur dreiwertigen Form oxidieren (vgl. Methämoglobinämie); **4.** Sulfhämoglobin: entsteht nach (längerfristiger) Einnahme von Phenacetin u. von Sulfonamiden bzw. bei Schwefelwasserstoffvergiftung; Schwefel wird dabei im Hb gebunden. **5.** Methämoglobincyanid: entsteht aus Methämoglobin in Gegenwart von Blausäure od. Cyaniden; dabei ist anstelle der Hydroxylgruppe des Methämoglobins eine Cyanidgruppe am dreiwertigen Eisenatom vorhanden. Alle Hb-Derivate außer Oxy-Hb können keinen Sauerstoff mehr transportieren. Die versch. Formen u. Derivate des Hb können durch photometr. Methoden (z. B. Spektrophotometrie) unterschieden werden. **Pathol. Hämoglobine** kommen bei angeb. (s. Hämoglobinopathien) sowie bei erworbenen Störungen der Hb-Bildung vor (z. B. bei sideroblastischer Anämie inf. gestörter Bildung des Protoporphyrins od. bei Mangel an Eisen, Vit. B_6, Eiweiß). Vgl. Glykohämoglobine.

Hämo|globin|ämie (↑; ↑; -ämie*) **f:** (engl.) haemoglobinaemia; Auftreten von freiem, d. h. nicht an Haptoglobin* gebundenem Hämoglobin* im Blutserum, wird renal ausgeschieden; **Urs.:** akute schwere Hämolyse*.

Hämo|globin|bestimmung (↑; ↑)**:** (engl.) haemoglobinometry; Hämoglobinometrie; Methoden zur Bestimmung des Gehalts von Hämoglobin (Hb) im Blut; **1.** Cyanhämiglobinmethode; nach Hämolyse freigesetztes Hb wird durch Kaliumhexacyanoferrat III zu Hämiglobin oxidiert, das mit Kaliumcyanid in Hämiglobincyanid überführt u. photometrisch bei 546 nm gemessen wird; der Hb-Gehalt wird in g/l Blut angegeben. **2.** Methode nach Sahli: veraltetes Verf., bei dem das Hb einer best. Blutmenge in salzsaures Hämatin umgewandelt wird u. die Farbe der Lösung mit einer Standardlösung od. einem gefärbten Glaskeil verglichen wird; **3.** Methode nach Tallquist: veraltetes Verf., bei dem die Farbe des auf Filterpapier aufgetragenen Bluts mit einer Farbskala verglichen wird; **Referenzwerte:** s. Blutbild (Tab.); erhöhte Werte z. B. bei Polyglobulie, erniedrigte Werte z. B. bei Anämie.

Hämo|globin-C-Krankheit (↑; ↑)**:** (engl.) haemoglobin C disease; leichte chron. hämolytische Anämie* (mit Splenomegalie) inf. einer erbl. Hämoglobinopathie mit Bildung eines abnormen Hämoglobins (Hb-C), die sich nur bei Homozygotie klin. manifestiert (Anteil des Hb-C nahezu 100%); im Blutausstrich neben normalen u. mikrozytären Erythrozyten Targetzellen u. Normoblasten. Die heterozygoten Träger der Erbanlage sind klin. symptomfrei (Anteil des Hb-C ca. 28-44%). **Vork.:** v. a. in Westafrika (Ghana).

Hämo|globine, ab|norme (↑; ↑) n pl**:** s. Hämoglobinopathien.

Hämo|globin-E-Krankheit (↑; ↑)**:** (engl.) haemoglobin E disease; bei Homozygotie sich klin. als milde hypochrome mikrozytäre Anämie* manifestierende Hämoglobinopathie mit Bildung eines abnormen Hämoglobins (Hb-E); im Blutausstrich viele Targetzellen; **Vork.:** v. a. in Südostasien u. bei Schwarzen.

Hämo|globin|elektro|phorese (↑; ↑; Elektro-*; -phor*) **f:** (engl.) haemoglobin electrophoresis; elektrophoret. Auftrennung einer Hämoglobinlösung (z. B. als Stärkegelelektrophorese) zur Differenzierung von abnormen Hämoglobinen, die sich in ihrer Wanderungsgeschwindigkeit von den normalen Hämoglobinen (A, A_2, F) unterscheiden; **Anw.:** v. a. zur Analyse von Hämoglobinopathien*.

Hämo|globin, fetales (↑; ↑) n**:** (engl.) foetal haemoglobin; Abk. HbF, Globinformel $\alpha_2\gamma_2$; HbF hat gegenüber HbA eine höhere Sauerstoffaffinität (nimmt b. niedrigerem pO_2 leichter Sauerstoff auf); nach der Geburt enthält das Blut 60-80% HbF, ca. 5 Mon. nach der Geburt noch 3-15%, im Erwachsenenalter nur noch in Spuren vorhanden. Vgl. Thalassämie.

Hämo|globin|gehalt (↑; ↑)**:** s. Färbekoeffizient.

Hämo|globin-M-Krankheit (↑; ↑)**:** angeb. Methämoglobinämie*.

Hämo|globino|pathien (↑; ↑; -pathie*) f pl**:** (engl.) haemoglobinopathies; Erkr. inf. pathol. Hämoglobinbildung aufgrund unterschiedl. genet. Defekte, von denen v. a. die Alpha- u. Betaketten betroffen sind; beim pathol. Hb ist meist eine Aminosäure in einer Peptidkette ausgetauscht, es können auch Aminosäuren fehlen od. Hb aus nur einer Kettenart gebildet werden (Hb-H = β 4; Hb-Bart's = γ 4); **Nachweis** durch Hämoglobinelektrophorese, Chromatographie u. a. Zahlreiche H. sind bekannt, zuerst entdeckt wurde Hb-S (Sichelzellhämoglobin) durch Pauling (1949). Die Bez. der pathol. Hämoglobine erfolgte zunächst mit großen Buchstaben (S, E, C usw.), dann nach dem Entdeckungsort (Hb-Memphis, Hb-Zürich, Hb-Köln usw.) u. der chem. Abweichung (z. B. Hb-Köln = $\alpha_2\beta_2$ 98 Val → Met). **Klin. Bedeutung:** sehr unterschiedl., abhängig von der Lok. des Defekts in der Peptidkette u. dem Erbmodus; es gibt H., die bei homozygoten u. heterozygoten Trägern der Anlage keine Sympt. verursachen (z. B. Hb-G Accra), andere führen bei homozygoten Trägern zu einer hämolyt. Anämie, während die heterozygoten Träger erscheinungsfrei sind (z. B. Hb-S, Hb-C, Hb-D, Hb-E), bei einigen Formen tritt bereits bei den heterozygoten Anlageträgern eine gesteigerte Hämolyse auf (z. B. Hb-Köln). Pat. mit Hb-M haben eine auffallende Zyanose. Die Thalassämien, bei denen die Bildung chem. normaler Peptidketten quant. verändert ist, werden i. a. als eigene Krankheitsgruppe angesehen; i. w. S. werden sie auch den

H. zugeordnet. Eine Komb. von Thalassämie mit einer H. kommt z. B. als Hämoglobin-S-Betathalassämie in Mittelmeerländern u. Asien vor. Vgl. Sichelzellenanämie, Methämoglobinämie.

Hämo|globin-S-Beta|thalass|ämie (Häm-*; ↑; gr. θάλασσα Meer; -ämie*) **f:** (engl.) haemoglobin S-Beta thalassaemia; syn. Sichelzellen-Betathalassämie; durch gleichzeitiges Vork. der Erbanlagen für das abnorme Sichelzellenhämoglobin (Hb-S) u. die Betathalassämie verursachte leichte Anämie*, ähnlich der Sichelzellenanämie*, jedoch mit milderem klin. Verlauf; im Blutausstrich einige Sichelzellen u. Retikulozytose.

Hämo|globin-S-C-Krankheit (↑; ↑): (engl.) haemoglobin SC disease; syn. Sichelzellen-Hb-C-Krankheit; durch heterozygote Komb. der Erbanlagen für das Sichelzellenhämoglobin (Hb-S) u. das abnorme Hämoglobin C (Hb-C) verursachte Anämie*, die klin. weniger schwer verläuft als die Sichelzellenanämie*; im Blutausstrich Targetzellen u. einige Sichelzellen.

Hämo|globin|urie (↑; ↑; Ur-*) f: (engl.) haemoglobinuria; Ausscheidung von Hämoglobin* im Urin nach Überschreiten der Bindungskapazität von Haptoglobin*; **Urs.:** akute, schwere Hämolyse*, z. B. bei Transfusionszwischenfällen u. hämolytischen Anämien.

Hämo|globin|urie, nächtliche (↑; ↑; ↑) **f:** s. Hämoglobinurie, paroxysmale nächtliche.

Hämo|globin|urie, par|oxysmale nächtliche (↑; ↑; ↑) **f:** (engl.) paroxysmal nocturnal haemoglobinuria; Abk. PNH; syn. Marchiafava-Micheli-Anämie; erworbene, erythrozytär bedingte hämolytische Anämie* mit während des Schlafs verstärkter, z. T. intravasaler Hämolyse* u. (v. a. im tiefdunkel gefärbten Morgenurin nachweisbarer) Hämoglobinurie*; **Urs.:** Aktivierung von Komplement* durch best. Oberflächenstrukturen der Erythrozyten über den alternativen Weg u. Hämolyse durch die terminalen Komplementproteine; außerdem ist die Aktivität der Acetylcholinesterase in der Zellmembran vermindert. Die PNH kann in jedem Lebensalter auftreten. **Klin.:** oft chron., über viele Jahre konstanter od. schubweiser Verlauf mit hämolytischen od. aplastischen Krisen, die u. a. durch Op., Bluttransfusionen, Medikamente, Inf. u. Streß ausgelöst werden können; neben der unterschiedl. schweren Anämie besteht häufig auch eine Leuko- u. Thrombopenie. **Diagn.:** normochrome makrozytäre od. (bei Eisenmangel) hypochrome mikrozytäre Anämie mit Hämolysezeichen; Hämosiderin im Harnsediment; verminderte Erythrozytenresistenz im Säure-Hämolyse-Test, Thrombin-Hämolyse-Test und Zuckerwasser-Test (vgl. Resistenzbestimmung der Erythrozyten); **Ther.:** Bluttransfusionen mit gewaschenen Erythrozyten, zur Thromboseprophylaxe evtl. Dicumarole, ggf. Eisenpräparate; eine Splenektomie ist unwirksam; in schweren Fällen Knochenmarktransplantation. **Kompl.:** Thrombosen u. Thromboembolien (v. a. Lebervenen, Pfortader, mesenteriale u. zerebrale Venen), Niereninsuffizienz, schwere Allgemeininfektionen. Die PNH kann in eine akute myeloische Leukämie übergehen. **Progn.:** bei ca. der Hälfte der Pat. annähernd normale Lebenserwartung u. Abnahme der Hämolyse mit zunehmendem Lebensalter.

Hämo|gramm (↑; -gramm*) **n:** Blutbild*, i. e. S. Differentialblutbild*.

Hämo|lyse (↑; Lys-*) **f:** (engl.) haemolysis; Auflösung bzw. Abbau der Erythrozyten; **1. physiol. H.:** intravasale H. nach ca. 120 Tagen; die gealterten Erythrozyten werden durch die mechan. Beanspruchung zerstört, die Erythrozytenbruchstücke von Zellen des Monozyten-Makrophagen-Systems phagozytiert. Das frei werdende Hb wird an Haptoglobin gebunden, zur Leber transportiert u. abgebaut. Beim Gesunden werden tägl. 1/120 der Erythrozyten neu gebildet; dem entspricht eine Retikulozytenzahl von 10 ‰ od. 50 000/mm^3; **2. gesteigerte H.:** beschleunigter Abbau von Erythrozyten, d. h. verkürzte Erythrozytenlebensdauer (bei schwerer H. u. U. nur wenige Tage); **Hämolysetypen: a)** gesteigerte intravasale H.; **b)** lienale H.; **c)** hepatische H.; **d)** hepatolienale H. Eine leichte Steigerung der H. kann durch eine adäquate Produktionssteigerung von Erythrozyten voll kompensiert werden (keine Anämie; kompensierte H.). Eine gesteigerte H. führt erst dann zu hämolyt. Anämien, wenn die Kompensationsmöglichkeit des Knochenmarks überschritten wird od. wenn dessen Produktionskapazität nicht ausreichend aktiviert wird. Urs.: z. B. Defekte der Erythrozyten, Antikörper, toxische Substanzen; Sympt.: leichter Ikterus mit Vermehrung des indirekt reagierenden Bilirubins im Serum, vermehrte Ausscheidung von Urobilinogen- u. Urobilin-Produkten in Stuhl u. Urin (dunkle Farbe!), gesteigerte Retikulozytenzahl, Vermehrung der erythropoet. Zellen im Knochenmark, erhöhte LDH-Werte, Verminderung des Haptoglobins im Serum, Fehlen von Bilirubin im Urin; Diagn.: Bestimmung der Erythrozytenlebensdauer, meist mit Chrom-51; dabei läßt sich auch, durch Messung der Radioaktivität an der Körperoberfläche, der Ort des Erythrozytenabbaus bestimmen. **3. H. in vitro:** Austritt von Hämoglobin (zus. mit anderen hoch- u. niedermolekularen Bestandteilen des Zellinnern) aufgrund einer erhöhten Durchlässigkeit der Zellmembran; Urs.: Einwirkung oberflächenaktiver Stoffe (z. B. Saponin), bakterieller Hämolysine (z. B. Betalysine von Streptokokken), Hämolysine aus tierischen Giften (v. Schlangen, Insekten usw.), bei Hypo- od. Hypertonie des Mediums, in stark saurem od. alkal. Milieu. Als **Immunhämolyse** wird eine durch hämolysierende Antikörper* unter Mitwirkung v. Komplement verursachte H. bezeichnet. Ther.: Immunsuppression, z. B. Kortikosteroide; bei rezidiv. Immunhämolyse auch Splenektomie.

Hämo|lyse, akute familiäre (↑; ↑) **f:** s. Sphärozytose, hereditäre.

Hämo|lyse, hepatische (↑; ↑) **f:** s. Hämolyse.

Hämo|lyse|re|aktionen (↑; ↑) f pl: (engl.) haemolysis reactions; Reaktionen bestimmter Bakterienspecies auf bluthaltigen Kulturmedien; **1.** Alphahämolyse: grünl. schmale Höfe um die Bakterienkolonien durch Verfärbung des Hb im Inneren der ansonsten intakten Erythrozyten, v. a. bewirkt durch H_2O_2, sichtbar auch auf Hämatin (Kochblutagar); sog. Vergrünung, z. B. bei vergrünenden Streptokokken, Pneumokokken; **2.** Betahämolyse: meist relativ große durchsichtige Höfe um die Bakterienkolonien; durch Betahämolysin werden Erythrozytenwände geschädigt, Hb tritt aus u. diffundiert in die Umgebung (dadurch Aufhellung); z. B. bei betahämolyt. Streptokokken, Staphylokokken. **3.** sog. Gammahämolyse: keine sichtbare Wirkung auf die Erythrozyten des Blutagars; z. B. bei best. Streptokokken.

Hämo|lysine (↑; ↑) n pl: (engl.) haemolysines; Bez. f. Substanzen, die eine Hämolyse* verursachen; **1.** Antikörper*, die bei Bindung an Erythrozytenantigene Komplement* aktivieren (sog. Immunhämolysine); **2.** Substanzen, die meist direkt die Erythrozytenmembran schädigen; u. a. bakt. (z. B. Streptolysine), pflanzl. (z. B. Saponin) u. tierische H. (z. B. best. Schlangengifte).

Hämo|lysin|test (↑; ↑) m: (engl.) haemolysin test; **1.** (bakteriol.) Nachweis einer Bildung von bakt. Hämolysinen* durch Anzüchtung der Bakt. auf Blutnährböden (z. B. Agar mit Schaferythrozyten); **2.** (blutgruppenserol.) Nachweis hämolysierender (durch direkte Immunisierung gebildeter) Antikörper, die menschl. Testerythrozyten* unter Aktivierung von Komplement hämolysieren; **Verw.:** v. a. zum Nachweis einer Anti-A- od. Anti-B-Sensibilisierung (z. B. bei Müttern od. Blutspendern); reguläre Antikörper* führen im H. zu keiner od. nur zu einer geringen Hämolyse von Testerythrozyten; vgl. Antiglobulintest.

Hämo|mediastinum (↑; Mediastinum*) n: (engl.) haemomediastinum; Einblutung in das Mediastinum, meist nach stumpfem Thoraxtrauma*.

Hämo|per|fusion (↑; Perfusion*) f: (engl.) haemoperfusion; extrakorporales Blutreinigungsverfahren* insbes. zur Elimination toxischer Substanzen aus dem Blut unter Verw. von Adsorbenzien (beschichtete Aktivkohle od. Neutralharze) mit einem hohen Adsorptionsvermögen für lipophile u. eiweißgebundene Substanzen, die sich als Granula in einer vom Blut perfundierten sog. Hämoperfusionssäule befinden; die techn. Durchführung ähnelt der Hämodialyse*. **Ind.:** Methode der Wahl bei schweren exogenen Intoxikationen (z. B. mit Hypnotika, Psychopharmaka, Insektiziden); **cave:** Thrombozytopenie u. hämorrhagische Diathese inf. Adsorption von Thrombozyten.

Hämo|peri|kard (↑; Peri-*; Kard-*) n: Blutung in das Perikard; s. Herzbeuteltamponade.

Hämo|peri|toneum (↑; Peritoneum*) n: (engl.) haemoperitoneum; Blutansammlung in der freien Bauchhöhle, z. B. bei inneren Verletzungen, Extrauteringravidität.

Hämo|pexin n: (engl.) haemopexin; bei elektrophoret. Auftrennung des Serums in der Betaglobulinfraktion lokalisiertes Eiweiß (MG 80 000) mit hohem Kohlenhydratanteil und der Fähigkeit, Hämin zu binden; **Referenzwert:** 1,25 µmol/l bzw. 100 mg/dl Serum.

Hämo|philie (Häm-*; -phil*) f: (engl.) haemophilia; syn. Bluterkrankheit; erbl. Blutgerinnungsstörung; **Formen: 1.** echte H.: X-chromosomal-rezessiv erbl. Blutgerinnungsdefekt: **a)** H. A (klassische H.), entsteht durch Mangel an Faktor VIII (antihämophiles Globulin); **b)** H. B (Christmas disease), entsteht durch Mangel an Faktor IX (Christmas-Faktor); kombinierte Formen kommen vor; ca. 25-40% der H. entstehen durch Neumutationen ohne Familienanamnese; weibliche Merkmalsträger erkranken i. d. R. nicht (Konduktorinnen), haben jedoch in ca. 30% der Fälle Gerinnungsstörungen unterschiedl. Ausprägung; selten tritt eine echte H. auch bei Frauen mit hämophilen Vätern u. einer Konduktorin als Mutter, mit einem X0-Genotyp od. durch extreme Lyonisierung auf. **2.** H. als autosomal erbl. Erkr., kann grundsätzl. bei beiden Geschlechtern auftreten; z. B. Stuart-Prower-Defekt (Gerinnungsfaktor-X-Defekt) mit autosomal-rezessivem Erbgang, bisher weniger als hundertmal beschrieben; **3.** Parahämophilie, syn. Hypoproakzelerinämie*; **4.** Angiohämophilie, syn. Willebrand*-Jürgens-Syndrom; **5.** H. C: syn. PTA*-

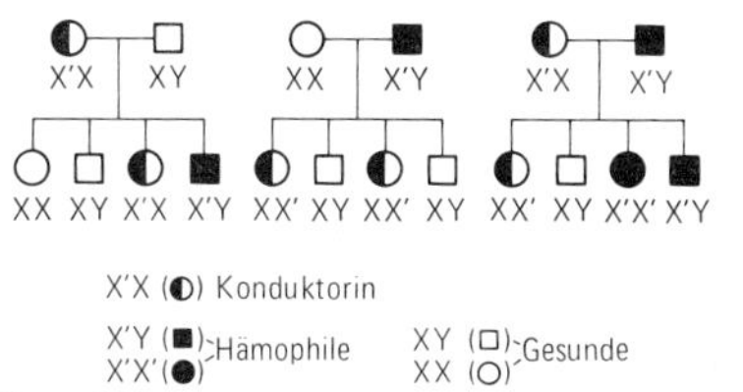

Hämophilie:
Formen der Vererbung [469]

Mangelsyndrom; **Klin.:** Manifestation meist erst nach der Säuglingszeit, nur ganz selten bei schweren Verlaufsformen früher; die Blutungstendenz ist Schwankungen unterworfen u. i. a. im Kindesalter ausgeprägter als im Erwachsenenalter. Blutungen entstehen fast immer traumatisch, häufig nach banalen Mikrotraumen durch Stoßen, Zahnextraktionen u. ä. Mit zunehmender motor. Aktivität der Kinder treten Gelenkblutungen in den Vordergrund u. führen

Hämophilie
Klinische Blutungsmanifestation in Abhängigkeit von der Restaktivität der Gerinnungsfaktoren

Schweregrad	Faktor VIII/IX	Blutungserscheinungen
schwer	0– 1%	typisches Bild
mittelschwer	1– 5%	bei über 2% keine Spontanblutungen, Gelenk- und Muskelblutungen seltener, weniger ausgeprägt
leicht	5–15%	Gelenk- und Muskelblutungen nur nach schwereren Verletzungen
Subhämophilie	15–35%	Blutungsneigung nur bei schweren Verletzungen und Operationen

zum sog. Blutergelenk* mit erhebl. Bewegungseinschränkungen u. Deformierungen. **Kompl.:** Spätblutungen (nach Std. bis Tagen erneut einsetzende Blutungen, nachdem es bereits zur Blutstillung gekommen war); **Diagn.:** da die meisten zur DD von hämorrhagischen Diathesen angewandten Globaltests (Blutungs-, Gerinnungszeit mit Kapillarblut, Quick-Test usw.) normal ausfallen, empfiehlt es sich, bei anamnestisch od. klin. verdächtigen Pat. durch Gerinnungsfaktorenbestimmung den Defekt gezielt zu ermitteln. Die molekulargenet. Bestimmung heterozygoter Mütter u. kranker männl. Feten ist möglich. **Ther.: 1.** Notversorgung akuter Blutungen; **2.** langfristige Betreuung von Hämophiliepatienten; zur aktuellen Blutstillung eignet sich die Substitution mit gerinnungsaktiven Plasmakonzentraten; bei der H. A Faktor-VIII-Konzentrate, bei der H. B PPSB. Die Wirkdauer dieser Plasmaseparationen wird von der biol. Halbwertzeit der antihämophilen Globuline bestimmt (A 6-12 Std., B 12-24 Std.). Die Ind. zur Substitutionstherapie muß sehr streng gestellt werden, da mit der parenteralen Anw. von Plasmakonzentraten stets Risiken verbunden sind: Übertragung von infektiösen Krankheitserregern (u. a. Hepatitis-Viren, HIV), Bildung von Antikörpern mit der Folge einer Hemmkörperhämophilie* u. andere Transfusionszwischenfälle*. Vgl. Koagulopathien.

Haemo|philus (↑; gr. φίλος Freund) **m:** Gattung gramnegativer, aerober od. fakultativ anaerober, sehr kleiner, unbeweglicher Stäbchenbakterien der Fam. Pasteurellaceae (vgl. Bakterienklassifikation); 16 Species, obligate Parasiten der Schleimhäute von Mensch u. Tier; Wachstum auf Nährböden mit Blut- bzw. Hämoglobinzusatz; med. wichtig: Haemophilus influenzae, Haemophilus ducreyi, Haemophilus haemolyticus, Haemophilus aegypticus, Haemophilus parainfluenzae.

Haemo|philus aegypticus (↑; ↑) **m:** syn. Haemophilus conjunctivitidis, Koch-Weeks-Bazillus; morphol. u. kulturell von Haemophilus* influenzae nicht zu unterscheidendes Stäbchen; (DD: Indol-negativ, Xylosespaltung-negativ; Hämagglutination mit menschl. Erythrozyten); ist in tropischen u. subtropischen Ländern (v. a. Nordafrika) Err. einer häufig epidemisch auftretenden purulenten Konjunktivitis.

Haemo|philus ducreyi (↑; ↑; Augusto Ducrey, Dermat., Rom, 1860-1940) **m:** syn. Streptobacillus des weichen Schankers, Coccobacillus ducreyi; Err. des Ulcus* molle; morphol. von anderen hämophilen Bakt. durch Kettenbildung der Stäbchen zu unterscheiden (fischzugartige Anordnung).

Haemo|philus haemo|lyticus (↑; ↑) **m:** wächst im Ggs. zu Haemophilus* influenzae m. Hämolyse; Humanpathogenität nicht bekannt.

Haemo|philus in|fluenzae (↑; ↑) **m:** syn. Bact. influenzae, Pfeiffer-Influenzabakterium; **Morphol.** u. **Kultur:** kokkoide, unbewegliche, gramnegative, pleomorphe Stäbchen; fakultativ anaerobes Wachstum; unterschiedl. Aufbau der Kapselpolysaccharide ermöglicht Unterteilung in sechs Serovarianten (a-f); pathol. Material weist v. a. Kapseltyp b auf; **Verbreitung:** Vork. nur beim Menschen, bes. Affinität zu serösen Häuten u. Schleimhäuten (v. a. des oberen Respirationstrakts); geht außerh. des Organismus schnell zugrunde; **Übertragung:** Tröpfchen- u. Kontaktinfektion; **Klin.:** H. i. wurde vor Etablierung der Virusgenese für den Err. der Grippe gehalten, gilt heute als Sekundärerreger respiratorischer Erkr. im Gefolge einer Influenza bzw. als opportunistischer Erreger. Als Primärerreger verursacht H. i. i. d. R. nur bei Kleinkindern v. a. Meningitis u. akute Larynxstenose (Epiglottitis), seltener Osteomyelitis, Pneumonie, Septikämie, akute Laryngotracheitis, Pharyngitis, Sinusitis od. Otitis media (mit Erguß), sehr selten septische Arthritis od. akute Endokarditis. **Ther.:** Ampicillin, Tetrazykline, Erythromycin, Cephalosporine, Sulfonamide u. Cotrimoxazol; bei Meningitis u. Sepsis evtl. Chloramphenicol; **Proph.:** Schutzimpfung* gegen H. i. Typ b (HIB) im Kleinkindesalter, ab 2. Lebensmonat zweimalige, bei Impfbeginn nach dem 1. Lj. einmalige Impfung. Vgl. Impfkalender.

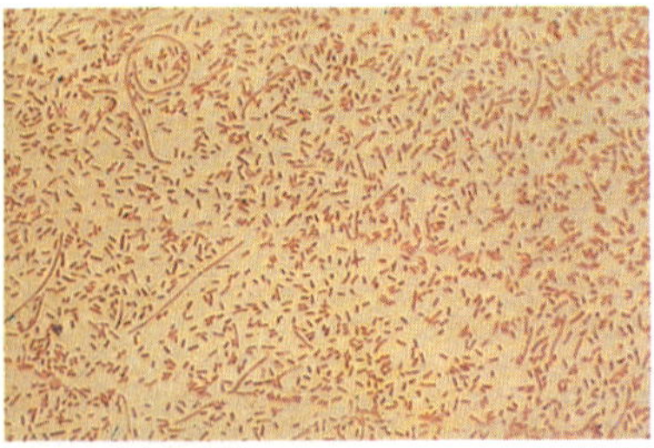

Haemophilus influenzae [156]

Haemo|philus para|in|fluenzae (↑; ↑) **m:** fakultativ pathogenes, schmales, filamentöses Stäbchen; selten Krankheitserreger beim Menschen (Endokarditis).

Haemo|philus vaginalis (↑; ↑) **m:** s. Gardnerella vaginalis.

Häm|ophthalmus (↑; Ophthalm-*) **m:** (engl.) haemophthalmos; Bluterguß ins Auge, d. h. in Glaskörper, Vorderkammer usw.; **Urs.:** Trauma, hämorrhag. Diathese, hämorrhag. Glaukom.

Hämo|poese (↑; -poese*) **f:** Blutbildung*.

Hämo|poetin (↑; ↑) **n:** s. Erythropoetin.

Hämo|proteide (↑) **n pl:** (engl.) haemoproteids; Proteide, die als prosthetische Gruppe einen Eisen-Porphyrin-Komplex besitzen; z. B. Hämoglobin, Myoglobin, Katalase, Peroxidase, Zytochrome.

Hämo|ptoe (↑; -ptoe*) **f:** Aushusten größerer Blutmengen (>50 ml) bei Gefäßarrosion od. -ruptur; **Urs.:** Tumor, Lungenkaverne, Aspergillom; vgl. Blutsturz, Hämatemesis, Hämoptyse.

Hämo|ptyse (↑; ↑) **f:** (engl.) haemoptysis; Aushusten od. Ausspucken von blutig tingiertem Sputum od. geringen Blutmengen (<50 ml), die aus dem Rachen, den Bronchien od. Lungen stammen; **Urs.:** v. a. Tumoren u. Herz-Gefäß-Krankheiten (Lungenstauung, Lungenembolie, Lungeninfarkt), bei Infektionen (Bronchitis, Pneumonie, Lungenabszeß, Tuberkulose), System- u. Autoimmunkrankheiten (z. B. Goodpasture-Syndrom, Wegener-Klinger-Granulomatose), Lungenhämosiderose, Bronchiektasen; **Diagn.:** Anamnese, Rö.-Thorax, Bronchoskopie*, evtl. bronchiale Arteriographie*; vgl. Hämoptoe.

Hämo|rheo|logie (↑; Rheo-*; -log*) **f:** (engl.) haemorrheology; Wissenschaft von d. Fließeigenschaften des Bluts; vgl. Mikrozirkulationstörungen, Störungen, rheologische.

Hämor|rhagie (↑; gr. ῥαγῆναι reißen, brechen) **f:** Blutung*.

Hämor|rhoiden (gr. αἱμορροΐδες Blutfluß) **f pl:** (engl.) haemorrhoids; knotenförmige Erweiterungen der Äste der A. bzw. V. rectalis sup. im Bereich der arteriell u. venös durchbluteten Corpora cavernosa recti; wurden früher als innere H. bezeichnet (im Ggs. zu den sog. äußeren H., bei denen es sich jedoch um subkutane perianale Hämatome nach Venenruptur handelt); klin. **Stadieneinteilung: Grad 1:** leichte, äußerlich nicht sicht- u. tastbare Vorwölbung; **Grad 2:** beim Pressen prolabierende H. mit spontaner Reposition; **Grad 3:** Bestehenbleiben des Prolapses, der jedoch digital reponiert werden kann; **Grad 4:** digital nicht reponible (permanente) große Hämorrhoidalknoten; **Sympt.:** v. a. Darmblutungen (helles Blut) u. Juckreiz (Pruritus ani), evtl. schleimige Sekretion (ab Grad 3), dumpfes

Druckgefühl, Brennen u. Schmerzen im Rektum; u. U. zusätzlich Analprolaps, Anitis bzw. Proktitis, Analekzem u. lokale Ulzerationen; **Kompl.:** starke Blutung, evtl. chron. Blutungsanämie, Inkarzeration prolabierter H., Störungen der Stuhlkontinenz; **Diagn.:** rektale Untersuchung, bei Anoskopie typische Lok. der H. in Steinschnittlage* bei 3, 7 u. 11 Uhr; Proktorektosigmoidoskopie

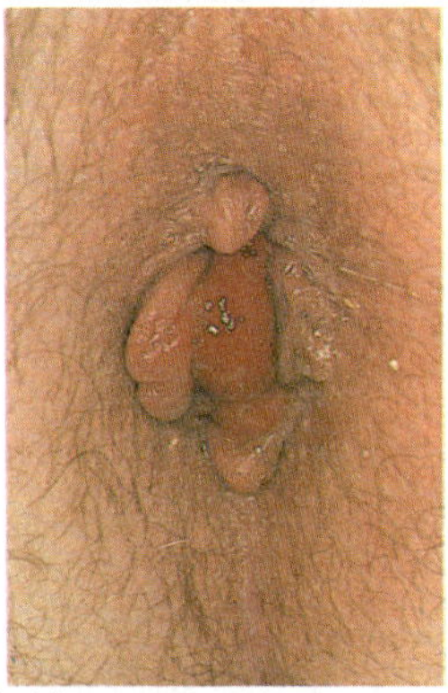

Hämorrhoiden: Hämorrhoidalprolaps [3]

u. evtl. Röntgenkontrasteinlauf zum Ausschluß anderer Blutungsquellen; **DD:** perianale Thrombose, Analfissur, Analfistel, Analabszeß, Anal- od. Rektumkarzinom; **Ther.:** konservativ Stuhlregulierung, Analhygiene, lokal entzündungshemmende Salben u. Suppositorien, ggf. Gewichtsreduktion; bei H. 1. u. 2. Grades Sklerosierungsbehandlung (entspr. der Venenverödung),

Rektale Tastuntersuchung zum Ausschluß eines Rektumkarzinoms.

Infrarotkoagulation od. Kryohämorrhoidektomie*; bei Grad 2-4 ggf. op. submuköse Hämorrhoidektomie (segmentäre Exzision) mit versch. Modifikationen (nach Milligan-Morgan, Parks); u. U. zusätzl. Sphinkterotomie. Vgl. Symptomenkomplex, analer.

Hämo|siderin (Häm-*; gr. σίδηρος Eisen) n: (engl.) haemosiderin; wasserunlösl. Eisen-Eiweiß-Verbindung mit etwa 37% Eisenanteil; neben Ferritin* Speicherform des Eisens im Organismus, goldgelbe Farbe (z. B. in ungefärbten Knochenmarkausstrichen sichtbar), darstellbar mit Berliner*-Blau-Reaktion.

Hämo|siderin|urie (↑; ↑; Ur-*) f: (engl.) haemosiderinuria; Hämosiderin im Urinsediment in Form von Kristallen od. in den vorhandenen Epithelzellen; **Vork.:** bei paroxysmaler nächtlicher Hämoglobinurie*.

Hämo|siderose (↑; ↑; -osis*) f: (engl.) haemosiderosis; vermehrte Eisenablagerung im Organismus, insbes. inf. erhöhter Eisenzufuhr, chron. intravasaler Hämolyse u. bei Leberparenchymschäden; vgl. Hämochromatose.

Hämo|spermie (↑; Sperm-*) f: (engl.) haemospermia; Hämatospermie; Beimengung von Blut zur Samenflüssigkeit; **Vork.:** bei Trauma, Genitaltumoren, akuter u. chron. Prostatitis u. Spermatozystitis, Prostatasteinen, Genitaltuberkulose. Vgl. Sperma.

Hämo|stase (↑; -stase*) f: (engl.) haemostasis; Blutgerinnung* u. physiol. Blutstillung; beteiligt sind die Gefäßwand, die Thrombozyten u. die im Plasma u. in der interstitiellen Flüssigkeit vorkommenden gerinnungsfördernden u. -hemmenden Stoffe; s. a. Hämostyptika, Diathese, hämorrhagische.

Hämo|stilette (↑) f: (engl.) haemostilet, haemolancette; steriles, 3-4 cm langes, spitzes Einmalgerät z. Blutentnahme aus Fingerbeere od. Ohrläppchen.

Hämo|styptika (↑; gr. στυπτικός verstopfend, verdickend) n pl: (engl.) haemostatic agents; syn. Hämostatika, blutstillende Mittel; zur lokalen Blutstillung angewendete Substanzen (z. B. Thrombinpräparate, Kollagen) bzw. vasoaktive Substanzen wie Adrenergika u. Somatostatin.

Hämo|therapie (↑) f: (engl.) haemotherapy; therap. Übertragung (Transfusion) von Vollblut, best. korpuskulären Blutbestandteilen (Erythrozyten, Granulozyten, Thrombozyten) od. spez. Blutpräparationen (z. B. Gerinnungsfaktoren), i. w. S. auch von Plasma (z. B. Humanalbumin, PPL) od. Plasmaersatzstoffen* (sog. Plasmaexpander); **Ind.:** v. a. bei akutem Blutverlust od. Mangel an Blutbestandteilen; s. Bluttransfusion, Blutkonserve.

Hämo|thermo|bakterien (↑; Therm-*; Bakt-*) f pl: sog. Blutwärmebakterien; sind als Krankheitserreger od. Kommensalen an d. Körperwärme von Säugetieren (33-39°C) od. Vögeln (39-43°C) angepaßt.

Hämo|zyten (↑; Zyt-*) m pl: (engl.) haemocytes; Blutzellen; zusammenfassende Bez. f. die zellulären Bestandteile des Bluts*.

Hämo|zyto|blast (↑; ↑; Blast-*) m: (engl.) haemocytoblast; undeterminierte Stammzelle der Blutkörperchen; vgl. Blutbildung.

Häm|syn|these (↑; Synthese*) f: (engl.) haeme synthesis; Bildung des Häms* aus Glycin u. Succinyl über Porphobilinogen; aus vier Molekülen Porphobilinogen entsteht über zwei Zwischenprodukte das Protoporphyrin III; daraus nach Komplexbildung mit zweiwertigem Eisen Häm (Ferroprotoporphyrin).

Hände|des|in|fektion (De-*; Infekt-*) f: (engl.) hand disinfection; Maßnahme i. R. der Asepsis* zur Vermeidung der manuellen Übertragung von Krankheitserregern; **Formen: 1.** hygienische H. durch Einreiben der Hände mit einem alkohol. Desinfektionsmittel (30-60 Sek.) zur möglichst vollständigen Abtötung der auf die Haut gelangten Anflugkeime (sog. transiente Hautflora*) vor u. nach Außenkontakten (z. B. Patientenuntersuchung, Verbandwechsel, Blutentnahme); **2.** chirurgische H. zur zusätzl. Beseitigung der residenten Flora (physiol. Haftkeime) insbes. vor op. Eingriffen; Prinzip: (wegen Verletzungsgefahr nicht extremes) Bürsten mit desinfizierenden Seifen, Nagelreinigung, dann wiederholtes Einreiben der Hände mit einem Desinfektionsmittel über fünf Minuten.

Hänge|brust: s. Mastoptose.

Hänge|hüfte: s. Myotomie.

Hängender Tropfen: 1. (mikrobiol.) mikroskop. Methode zur Prüfung der Beweglichkeit u. Lagerung von Mikroorganismen im Lebendpräparat unter Verw. eines Objektträgers mit Hohlschliff, so daß das Untersuchungsmaterial am

H

Deckglas hängend betrachtet werden kann; vgl. Mikrokultur; **2.** (anästh.) spez. Punktionstechnik bei Periduralanästhesie* mit Aufbringen eines Kochsalztropfens auf das Ende der Punktionsnadel; bei Erreichen des Epiduralraums wird der H. T. durch den dort i. d. R. herrschenden Unterdruck angesaugt (Orientierungskriterium).

Häring-Tubus (Rudolf H., Chir., Berlin, geb. 1928; Tubus*) **m:** (engl.) Häring's tube; nicht komprimierbarer, drahtarmierter Latexgummitubus von unterschiedl. Länge; dient zur Wiederherstellung der Nahrungspassage als palliative Maßnahme bei inoperablem stenosierendem Ösophaguskarzinom* im mittleren u. distalen Teil bzw. Kardiakarzinom*; Einführung i. d. R. ösophagoskop. mit dem Nottingham-Stab.

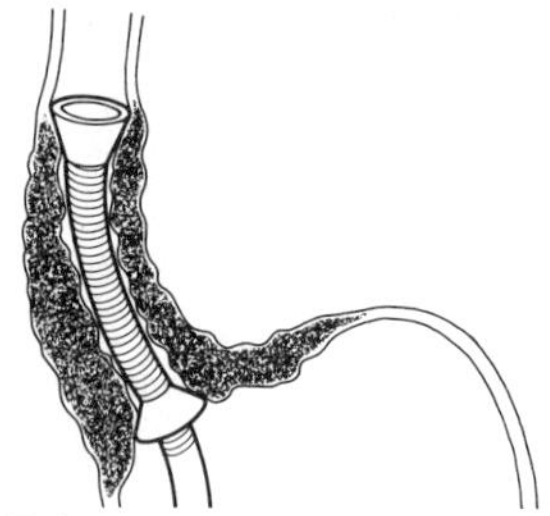
Häring-Tubus

Härte: (engl.) hardness; **1.** Pulsqualität; **2.** beim Wasser Maß f. den Gehalt an Calcium- u. Magnesiumsalzen; vorübergehende H.: bedingt durch Bicarbonate u. Carbonate (können durch Kochen beseitigt werden), bleibende H.: bedingt durch Sulfate (bleiben beim Kochen in Lösung, ebenso Nitrate, Phosphate, Chloride); **3.** Strahlenqualität.

Härte|grade des Wassers: (engl.) hardness degrees of the water; Messung der Gesamthärte v. Wasser in deutschen Härtegraden (°d); hierbei entsprechen sich 1°d u. 10 mg CaO od. 7,14 mg MgO/l Wasser (1°d = 1,25 engl. Härtegrade); jeweils sieben Härtegrade bilden einen **Härtebereich**: 0-7°d = 1., 7-14°d = 2., 14-21°d = 3. u. über 21°d = 4. Härtebereich; Wasser mit 8°d u. darunter ist weich u. schmeckt fade, Wasser mit 18°d u. darüber ist hart u. verbraucht große Waschmittelmengen; Trinkwasser* sollte ca. 8-12°d haben .

Hafer|zellen|karzinom (Zelle*; Karz-*; -om*) **n:** (engl.) oat-cell carcinoma; kleinzelliges Bronchialkarzinom*.

Hafnia f: Gattung gramnegativer, peritrich begeißelter Stäbchenbakterien der Fam. Enterobacteriaceae* (vgl. Bakterienklassifikation); Oxidase-, Laktose- u. Indol-negativ, Katalase-positiv; **Kultur:** aerob; normale Nährböden; einzige Species: H. alvei (syn. Enterobacter hafniae); **Verbreitung:** Boden- u. Wasserkeim; Intestinaltrakt von Mensch u. Tier; gelegentlich isoliert als opportunistische Erreger* in Mischkultur aus Blut, Sputum, Urin u. Wundsekret.

Hafnium n: chem. Element, Symbol Hf, OZ 72, rel. Atommasse 178,49; zur Titangruppe gehörendes Metall.

Haft|fähigkeit: (engl.) adhesive power; (mikrobiol.) syn. Tenazität; Fähigkeit von Keimen, an einer Zellmembran eines Makroorganismus zu binden; vgl. Adhäsine.

Haft|gläser: s. Kontaktlinsen.

Haft|platten: s. Desmosomen.

Haft|schalen: s. Kontaktlinsen.

Haft|zecken: Ixodidae; s. Zecken.

Hagel|korn: syn. Chalazion*.

Hageman-Faktor m: (engl.) Hageman factor; Faktor XII der Blutgerinnung*.

Hageman-Fluoreszenz|färbung (engl. fluorescence Schillern): (engl.) Hageman's fluorescent stain; (mikrobiol.) auf luftgetrocknetem, unfixiertem Ausstrich 1-2 Min. verdünnte Fluorchromlösung einwirken lassen, trocknen; Fluoreszenzmikroskopie*.

Hagen-Poiseuille-Gesetz (Gotthilf H., Phys., 1797-1884; Jean L. P., Physiol., Paris, 1799-1869): (engl.) Poiseuille's law; beschreibt die laminare Strömung eines Gases od. einer Flüssigkeit

$$V = \frac{\pi \cdot r^4}{8 \eta l} (p_1 - p_2) \cdot t$$

durch eine Röhre (z. B. Kapillare) unter dem Einfluß einer zw. Ein- u. Ausgang wirkenden Druckdifferenz; das in der Zeit durchströmende Volumen hängt ab von Druckdifferenz, dynamischer Viskosität, Länge u. Radius der Röhre.

H-Ag|glutination (Agglutination*) **f:** (engl.) H agglutination; flockige Agglutination* von Bakt. mit H*-Antigen unter der Einwirkung von spezifischen H-Agglutininen; vgl. Salmonella, Widal-Reaktion.

Haglund-Ex|ostose (Patrik S. H., Orthop., Stockholm, 1870-1937; Ex-*; Ost-*; -osis*) **f:** (engl.) Haglund's deformity; syn. Haglund-Ferse; starke, meist spitzwinklige Ausbildung der oberen hinteren Ecke des Tuber calcanei, häufig mit Schleimbeutelbildung u. schmerzhafter Weichteilschwellung (Achillodynie) inf. Schuhdrucks; Auftreten bes. in der Jugend (Apophysitis calcanei); **Ther.:** anderes Schuhwerk, lokale balneophysikalische Maßnahmen, u. U. Resektion der Exostose.

HAH: Abk. f. **H**ämagglutination*-**H**emmtest.

Hahnen|tritt: Steppergang; s. Peronäuslähmung.

Hahn-Spalten (Eugen H., Chir., Berlin, 1841-1902): (engl.) Hahn's canals; horizontal verlaufende Gefäßkanäle in d. Wirbelkörpern; vgl. Volkmann-Kanäle.

Hailey-Hailey-Krankheit (William H. H., Dermat., Atlanta, geb. 1898; Hugh H., Dermat., Atlanta, geb. 1909): s. Pemphigus chronicus benignus familiaris.

Hairless woman syndrome (engl. hairless haarlos; woman Frau) **n:** s. Feminisierung, testikuläre.

Hairy-cell-Leuk|ämie (engl. Haarzell-; Leuk-*; -ämie*) **f:** syn. Haarzell*-Leukämie.

Haken||bein: (anat.) Os* hamatum. **H.larve:** s. Onkosphäre; vgl. Cestodes. **H.magen:** s. Angelhakenform. **H.nagel:** s. Onychogryposis. **H.wurm:** s. Ankylostoma duodenale, Necator americanus; s. a. Nematodes. **H.wurm|krankheit:** s. Ankylostomiasis.

Haken|zange: (engl.) clamp forceps; chir. Instrument zur intraop. Fixierung von Gewebe, Geräten u. a. (s. Abb.).

Halb|acetal|bildung: (engl.) hemiacetal formation; (chem.) Reaktion v. Alkoholen (OH-Gruppe) mit Aldehyd- od. Ketogruppe; s. Pyranosen, Kohlenhydrate.

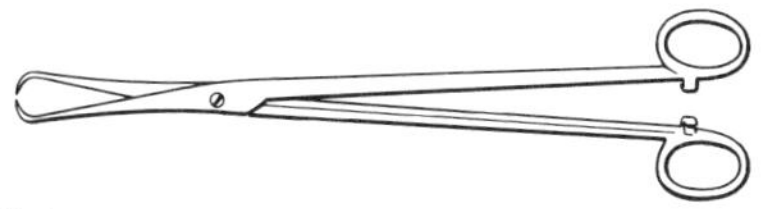

Hakenzange

Halb|elektro|lyt|lösung: (engl.) half normal saline in dextrose; aus Elektrolyten u. Kohlenhydraten bestehende Substitutionslösung zur Infusion*; die Konzentration an Elektrolyten entspricht der Hälfte der Elektrolytkonzentration des Extrazellulärraums*. Durch ihren Kohlenhydratgehalt ist die H. hyperton; durch die Metabolisierung der Kohlenhydrate entsteht jedoch freies Wasser, das sich auf das Gesamtkörperwasser verteilt.

Halberstädter-Prowazek-Körperchen (Ludwig von H., Röntg., Berlin, 1876-1949; Stanislaus J. von P., Bakteriol., Hamburg, 1875-1915)**:** (engl.) trachoma bodies; basophile intraplasmatische (aber auch extrazelluläre) Einschlußkörperchen*, gekennzeichnet durch Ansammlungen v. Chlamydia* trachomatis neben Reaktionsprodukten der Zellen; meist durch Giemsa*-Färbung dargestellt.

Halb|milch: (engl.) halfstrength milk; Säuglingsnahrung; Verdünnung der Vollmilch mit der Hälfte Schleim u. 5% Zuckersatz zur Gesamtmenge.

Halb|mond|körper: **1.** seröse H.: s. Gianuzzi-Halbmonde, Ebner-Halbmonde; **2.** s. Achromozyten.

Halb|seiten|lähmung: s. Hemiparese, Hemiplegie.

Halb|seiten|syn|drom des Rücken|marks n: s. Brown-Séquard-Syndrom.

Halb|tiefen|therapie f**:** (engl.) semi-deep therapy; Strahlentherapie* eines Herdes bis zu einer maximalen Gewebetiefenausdehnung von ca. 5 cm unter der Haut; Verw. von Elektronenstrahlung mit einer Energie von 10 MeV.

Halb|wert|schicht|dicke: (engl.) half-value layer; Abk. HWS, Kurzzeichen s; (radiol.) diejenige Schichtdicke eines Stoffes, durch die die Dosisleistung* eines Strahlenbündels auf die Hälfte herabgesetzt wird; dient zur Charakterisierung der Durchdringungsfähigkeit von Photonenstrahlung.

Halb|wert|zeit: (engl.) half-life; Abk. HWZ; **1.** (physik.) **physikalische** HWZ (T_{phys}): gibt an, nach welcher Zeit eine vorgegebene Anzahl von Kernen eines Radionuklids (bzw. deren ursprüngliche Aktivität*) durch die spontan ablaufenden radioaktiven Kernumwandlungen auf die Hälfte abgenommen hat; **2.** (biol.) **biologische** HWZ (T_{biol}): gibt an, nach welcher Zeit eine vorgegebene Menge einer inkorporierten Substanz auf natürlichem Weg (Stuhl, Harn, Schweiß, Atmung) zur Hälfte aus einem Organismus ausgeschieden worden ist (Eliminationshalbwertzeit) bzw. ist diejenige Zeit, in der die Hälfte einer physiol. Substanz im Organismus neu gebildet wird (z. B. für Serum- u. in der Leber synthetisierte Proteine 7-10 Tage); **3.** (physiol.) **effektive** HWZ (T_{eff}): gibt an, nach welcher Zeit die Aktivität einer radioaktiven Substanz in einem Organismus durch radioaktiven Zerfall u. Ausscheidung auf die Hälfte abgenommen hat; es gilt der Zusammenhang:

$$T_{eff} = \frac{T_{phys} \cdot T_{biol}}{T_{phys} + T_{biol}}$$

4. (pharmak.) **pharmakologische** HWZ: gibt an, nach welcher Zeit die Plasmakonzentration eines Arzneimittels auf die Hälfte des anfänglichen Maximalwerts abgefallen ist; Maß für die Gesamtelimination eines Arzneimittels, das das erforderliche Dosierungsintervall bestimmt; vgl. Pharmakokinetik.

Halb|wirbel: (engl.) hemivertebra; Störungen des Zusammenschlusses der mesenchymalen Wirbelanlagen; s. Schaltwirbel, Blockwirbel, Klippel-Feil-Syndrom, Skoliose.

Halcin|onid (INN) n**:** 21-Chlor-9α-fluor-11β-hydroxy-16α,17α-isopropylidendioxy-4-pregnen-3,20-dion (IUPAC); halogeniertes Glukokortikoid zur lokalen Anw.; vgl. Glukokortikoide.

Haldane-Ef|fekt (John Scott H., Physiol., Oxford, 1860-1936) m**:** (engl.) Haldane effect; Abhängigkeit der CO_2-Transportkapazität des Blutes von der Sauerstoffsättigung des Hämoglobins; nimmt bei abnehmender Oxygenierung zu.

Haldane-Lösung (John B. H., Biochem., London, Orissa, 1892-1964)**:** (engl.) Haldane's oral rehydration solution; Elektrolytlösung z. oralen Flüssigkeitsersatz b. Verbrennungen.

Halfter|verband: syn. Capistrum*.

Halidase f**:** Leberenzym, das Halogene v. Kohlenstoffbindungen abspaltet.

Hali|sterese (gr. ἅλς, ἁλός Salz; στέρησις Beraubung) f**:** (engl.) halisteresis; Verminderung der Knochensalze, Entkalkung der Knochen; b. Osteomalazie*.

Halitose (lat. halitus Hauch, Atem; -osis*) f**:** syn. Foetor* ex ore.

Haller-Bogen (Albrecht von H., Physiol., Anat., Botaniker, Bern, 1708-1777)**:** s. Arcus lumbocostalis medialis et lateralis.

Haller-Gefäß|ring (†)**:** (engl.) Haller's circle; syn. Zinn-Gefäßring; Circulus vasculosus nervi optici; von d. Aa. ciliares posteriores breves gebildeter Gefäßkranz rings um d. Austrittstelle der Sehnerven aus d. Bulbus; Äste treten durch d. Sklera zum hinteren Teil der Choroidea.

Hallermann-Streiff-Syn|drom (Wilhelm H., Ophth., Göttingen, Freiburg, 1901-1975; Bernard St., Ophth., Genf, Lausanne, geb. 1908) n**:** syn. Dyscephalia mandibulooculofacialis; seltene, autosomal-rezessiv erbl. Erkr.; identisch mit dem Dyskranio-Dysopie-Syndrom; **Sympt.:** Dyszephalie (Brachy- od. Skaphozephalus, Aspekt eines Vogelgesichts), kongenitale Katarakt, Mikrogenie u. Zahnstellungsanomalien, Hypotrichose des Kopfhaars, vorzeitige Hautatrophie im Gesichtsbereich, proportionierter Minderwuchs.

Hallervorden-Spatz-Erkrankung (Julius H., Neurol., Gießen, 1882-1965; Hugo Sp., Neuropathol., Berlin, 1888-1969)**:** (engl.) Hallervorden-Spatz syndrome; seltene, wahrscheinl. autosomal-rezessiv erbl. Erk. mit Manifestation meist zw. dem 7. u. 12. Lj., selten im Erwachsenenalter; **Pathol./Anat.:** neuroaxonale Dystrophie u. Pigmentansammlungen v. a. im Globus pallidus u. in der Substantia nigra; **Klin.:** extrapyramidales Syndrom mit Hyperkinesen, Rigor, Choreoathetose u. Spastik, Sehnervenatrophie, langsam progrediente Demenz; fakultativ Retinopathia pigmentosa u. Hyperpigmentierungen der Haut; Krankheitsverläufe bis zu 30 Jahren.

H

Hallux (lat. große Zehe) m: Großzehe.

Hallux malleus (↑) m: s. Hammerzehe.

Hallux rigidus (↑) m: Teilversteifung des Großzehengrundgelenks inf. Arthrose bei Überlastung; **Sympt.:** schmerzhafte Einschränkung od. Aufhebung der Dorsalflexion im Großzehengrundgelenk, Behinderung der Abrollbewegung des Fußes beim Gehen; **Ther.:** Resektion der Grundphalanxbasis (Operation nach Brandes) mit anschließender Einlagenversorgung od. Arthrodese des Großzehengrundgelenks.

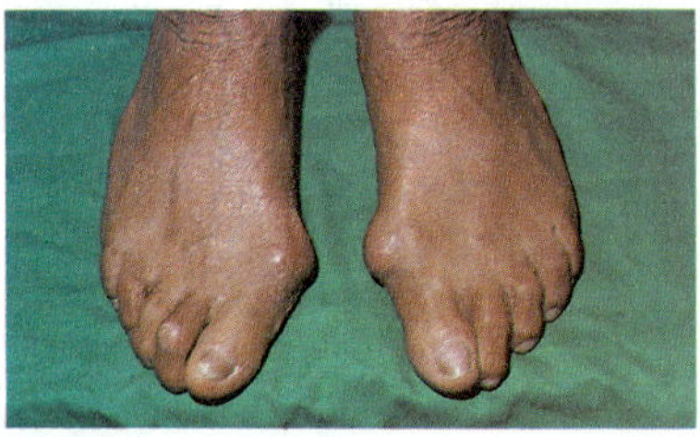

Hallux valgus mit Hammerzehen [364]

Hallux valgus (↑) m: Belastungsdeformität, begünstigt durch enge, spitze Schuhe, immer bei Spreizfuß (Pes* transversus); Abknickung der Großzehe im Großzehengrundgelenk nach der Kleinzehenseite hin; Abspreizung des Metatarsale I (Pes transverso-planus) täuscht Exostose vor; die Haut über dem Ballen ist häufig verhornt u. entzündet. **Ther.:** in Frühfällen mit Hallux*-valgus-Nachtschiene; operative Verf. (s. Abb.): **1.** (nach Brandes) Zweidrittelresektion des Grundglieds, Abmeißelung der Exostose, Interposition eines distal gestielten Kapselperiostlappens; **2.** (nach Hueter-Mayo) Resektion des Metatarsalköpfchens I, plastische Deckung mit Faszienlappen; **3.** (nach Hohmann) subkapitale Osteotomie des Metatarsale I, Verlagerung des M. abductor hallucis longus.

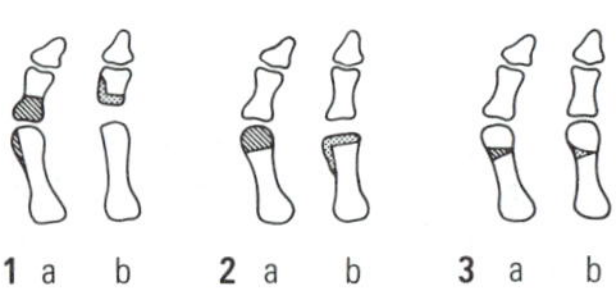

Hallux valgus:
Operationsverfahren: 1: nach Brandes; 2: nach Hueter-Mayo; 3: nach Hohmann

Hallux-valgus-Nacht|schiene (↑): (engl.) hallux valgus night splint; Hebelschiene aus gepolstertem Metallbügel mit Lederlasche zur nächtlichen Stellungskorrektur bei Hallux valgus.

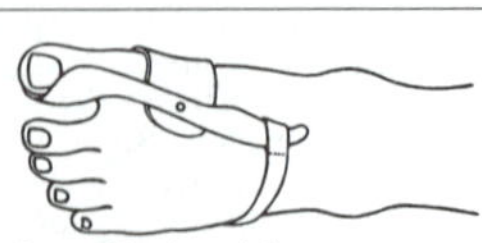

Hallux-valgus-Nachtschiene

Hallux varus (↑; lat. nach außen gekrümmt) m: Abknickung der Großzehe im Grundgelenk zum anderen Fuß hin (selten).

Halluzination (lat. alucinatio Verwirrung) f: (engl.) hallucination; Trugwahrnehmung; Sinnestäuschung, bei der die Wahrnehmung kein reales Objekt hat u. ein adäquater Sinnesreiz fehlt; **Formen: 1.** elementare H. mit ungestaltetem Inhalt; **2.** komplexe H. mit ausgestaltetem Inhalt; **3.** Pseudohalluzination, deren Trugcharakter erkannt wird. H. sind auf allen Sinnesgebieten möglich: akustisch (häufigste Form; s. Akoasma), optisch (Photopsie*), olfaktorisch, gustatorisch, haptisch od. kinästhetisch; **Vork.:** z. B. bei Delir, org. Psychose, Schizophrenie, inf. der Wirkung von Halluzinogenen* od. als hirnorg. bedingte H. in der Aura eines epilept. Anfalls bzw. Migräneanfalls sowie im hemianopen Gesichtsfeld nach Okzipitalhirnschädigugng.

Halluzino|gene (↑; -gen*) n pl: (engl.) hallucinogens; Substanzen, die Sinnestäuschungen verursachen od. Sinneseindrücke verändern; z. B. LSD* u. Mescalin*.

Halluzino|gen|typ (↑; ↑): s. Abhängigkeit.

Halluzinose (↑; -osis*) f: (engl.) hallucinosis; Bez. f. psychopathol. Veränderung, bei der anhaltende od. sich wiederholende (insbes. optische) Halluzinationen im Vordergrund stehen u. meist keine Bewußtseinsstörung besteht; Vork. z. B. bei org. Psychose* u. Alkoholpsychose*.

Halluzinose, taktile (↑; ↑) f: syn. Dermatozoenwahn*.

Halo (gr. ἅλως Rundung, Hof) m: **1.** geröteter Pustelhof während des makulopapulösen Eruptionsstadiums der Variola vera; **2.** Ring um die Augen; **3.** Lichthof, Farbenkreis; **4.** Warzenhof.

Halo|ex|tension (↑; Extension*) f: Verfahren zur Extensionsbehandlung von Halswirbelfrakturen u. zur präop. Skoliosebehandlung mit einem Zugsystem über einen an der Schädelkalotte befestigten Ring; vgl. Extensionsmethoden.

Halo|fantrin (INN) n: (RS)-3-(Dibutylamino)-1-[1,3-dichlor-6-(trifluormethyl)-9-phenanthryl]propanol (IUPAC); Phenanthrenderivat, das zu den blutschizontoid wirkenden Malariamitteln gehört; wirksam gegen Plasmodium falciparum, ferner gegen P. vivax, P. ovale u. P. malariae; **Verw.:** bei Malaria; **NW:** gastrointestinale Störungen, Kopfschmerz, Hautreaktionen, reversibler Anstieg von Leberenzymen; **Kontraind.:** Schwangerschaft u. Stillzeit.

Halo|gene (gr. ἅλς, ἁλός Salz; -gen*) n pl: (engl.) halogens; sog. Salzbildner; Gruppenbez. f. die Elemente Fluor, Chlor, Brom, Iod u. Astat (VII. Hauptgruppe des Periodensystems* der Elemente).

Halo|genide (↑; ↑; -id*) n pl: Halogenmetallsalze; vgl. Halogenkohlenwasserstoffe.

Halo|gen|kohlen|wasser|stoffe (↑; ↑): (engl.) halogenated hydrocarbons; gesättigte od. ungesättigte org. Kohlenwasserstoffverbindungen mit Halogenen; Anw.: als Löse-, Reinigungs- u. Feuerlöschmittel, Treibmittel für Spraydosen u. a., als Narkosemittel; toxische Wirkung u. a. auf Leber, Nieren u. ZNS, verursachen z. T. Chlorakne*. Erkr. werden entschädigt nach Nr. 1302 u. 1310/11 der BeKV. Wichtigste H.: Chloroform*, Chloräthyl*, Tetrachlorkohlenstoff*, Methylenchlorid*, Trichloräthylen*, Perchloräthylen*, DDT*, Chlornaphthaline (Perna).

Halo glaucomatosus (Halo*; Glaukom*) m: gelbl.-rötlicher Hof um die Papilla nervi optici durch zirkumpapilläre Aderhautatrophie; häufiges, allerdings nicht eindeutiges Zeichen für e. Glaukom*.

Halo|metason (INN) n: 2-Chlor-6α,9-difluor-16α-methylprednisolon (IUPAC); halogeniertes Glukokortikoid zur lokalen Anwendung; s. Glukokortikoide.

Halo|metrie (Halo*; Metr-*) f: (engl.) halometry; mikroskop. Methode zur Bestimmung des Erythrozytendurchmessers mit einem spez. Meßokular (sog. Erythrozytometer); vgl. Price-Jones-Kurve.

Halo|nävus (↑; Nävus*) m: (engl.) halonaevus; syn. Sutton-Nävus, Leukoderma acquisitum centrifugum; bes. bei Jugendlichen vorkommender, von einem depigmentierten Hof umgebener Nävuszellnävus mit lymphohistiozytärem Infiltrat.

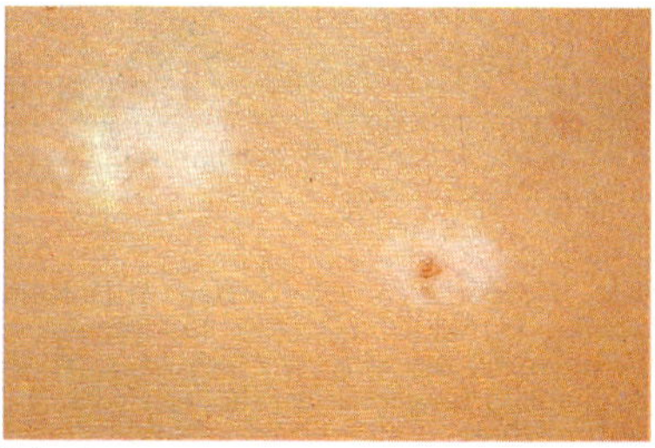

Halonävus [3]

Halo|peridol (INN) n: 4-[4-(4-Chlorphenyl)-4-hydroxypiperidino]-4'-fluor-butyrophenon (IUPAC); Butyrophenonderivat; spezif. Dopaminantagonist mit bes. Wirkung auf die D_2-Rezeptoren u. antipsychot. sowie sedierenden u. antiemet. Eigenschaften; Verw.: s. Neuroleptika.

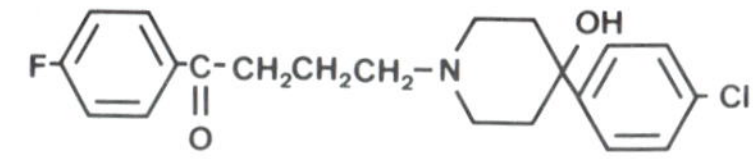

Haloperidol

Halo saturninus senilis (Halo*) m: Hof um d. Discus nervi optici im Senium, bedingt durch Atrophie der Choroidea u. Sklerose des Circulus vasculosus Halleri-Zinni.

Halothan (INN) n: 2-Brom-2-Chlor-1,1,1-trifluorethan (IUPAC); halogenierter Kohlenwasserstoff, der über im einzelnen noch ungeklärte Mechanismen eine dosisabhängige reversible Ausschaltung des Bewußtseins, eine Beseitigung der Schmerzempfindung, eine Dämpfung vegetativer Reflexe, eine Unterdrückung der Willkürmotorik sowie eine Dämpfung von Atmung u. Kreislauf verursacht; Verw.: s. Inhalationsanästhetika.

Hals||druck|zeichen: s. Karotissinus-Druckversuch. **H.fistel** (Fistel*) f: s. Halszyste. **H.grenz|strang|blockade** f: s. Stellatumblockade.

Hals||lymph|knoten (Lymph-*): (engl.) cervical lymph nodes; Lymphknoten* im Halsbereich (s. Abb.).

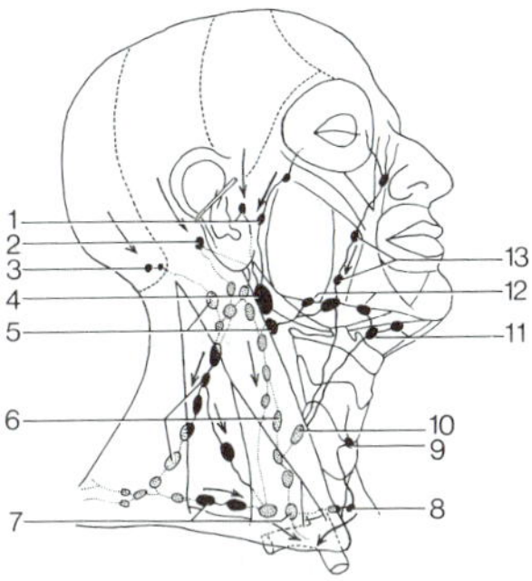

Halslymphknoten:
1: Nll. parotidei; 2: Nl. retroauricularis; 3: Nll. occipitales; 4: Nl. jugulodigastricus; 5: Nll. cervicales superficiales et profundi superiores; 6: Nll. cervicales superficiales et profundi inferiores; 7: Nll. supraclaviculares; 8: Nll. tracheales; 9: Nl. praelaryngeus; 10: Nl. juguloomohyoideus; 11: Nll. submentales; 12: Nll. submandibulares; 13: Nll. buccales [532]

Hals|lymph|knoten|schwellung (↑): (engl.) cervical lymph node swelling; Sympt. bei: **1.** unspezifischer u. spezif. Entzündung des lymphatischen Rachenringes*; **2.** regionären Metastasen einer bösartigen Neubildung im Kehlkopf, Rachen, Nasenrachenraum od. Mund; **3.** Lymphom; **4.** Lymphogranulomatose u. lymphatischer Leukämie; **5.** bakt. Inf., u. a. Tularämie u. Katzenkratzkrankheit; **6.** parasitäre Inf., v. a. Toxoplasmose; **7.** virale Inf., z. B. mit HIV.

Hals|lymph|knoten|tuberkulose (↑; Tuberkel*; -osis*) f: (engl.) tuberculosis of the cervical lymph nodes; Manifestation der Tuberkulose* in den Halslymphknoten*; meist bei Jugendlichen.

Hals|muskel|krämpfe (Musculus*): (engl.) neck muscle spasms; **1.** Krämpfe u. Hyperkinesen v. a. im Bereich der vom N. accessorius versorgten Muskulatur mit rotatorischen Bewegungen (Spasmus rotatorius) bei Torticollis* spasmodicus; **2.** als Nickkrampf (Spasmus nutans) bei Blitz-Nick-Salaam-Anfall; s. Epilepsie, West-Syndrom.

Hals|re|flex, tonischer (Reflekt-*) m: s. Reflexe, frühkindliche.

Hals|rippen: (engl.) cervical ribs; Assimilationsstörung am Übergang der Hals- zur Brustwirbelsäule in Form von rippentragenden Halswirbelkörpern; betroffen ist meist der 7. Halswirbelkörper, wobei häufig nur dorsal stummelähnliche Rippen mit knorpeliger od. bindegewebiger Verbindung zum Sternum ausgebildet sind; Vork. bei ca. 1% aller Menschen; **Ther.:** Resektion der Halsrippe bei Plexusirritation od. Gefäßkompression; vgl. Zervikobrachialsyndrom.

Hals|rippen|syn|drom n: (engl.) cervical rib syndrome; syn. Naffziger-Syndrom; Thoracic* outlet syndrome mit Sympt. des Scalenus*-anterior-Syndroms inf. Kompression der A. subclavia u. des Armplexus durch Halsrippen; **Ther.:** evtl. Resektion der Halsrippen.

Hals|sym|pathikus (Sympathikus*) m: (engl.) cervical sympathetic chain; der in d. Halsgegend liegende Abschnitt des Truncus sympathicus; besteht aus drei sympath. Halsganglien (Ganglion cervicale superius, medium u. inferius bzw. cervicothoracicum stellatum).

H

Halsted-Naht (William S. H., Chir., Baltimore, 1852-1922): Form der Hautnaht; s. Nahtmethoden.

Halsted-Operation (†) f: (engl.) Halsted's operation; auch Rotter-Halsted-Operation; Bez. f. die klassische Radikaloperation des Mammakarzinoms mit Entfernung beider Brustmuskeln; heute weitgehend ersetzt durch modifizerte Verf. der Mastektomie*.

Hals|wirbel|säulen-Schleuder|trauma (Trauma*) n: s. Schleudertrauma.

Hals|wirbel|säulen-Syn|drom n: s. Zervikobrachialsyndrom.

Hals|zyste (Kyst-*) f: (engl.) cervical cyst; im Halsbereich lokalisierte kongenitale Zyste; **Formen: 1.** mediane H. zw. Foramen caecum linguae u. Isthmus der Schilddrüse, durch unvollständige Obliteration des Ductus thyroglossus entstanden; von Epithelzellen ausgekleidet, evtl. mit fistelnder Öffnung zur Mundhöhle (blind endende

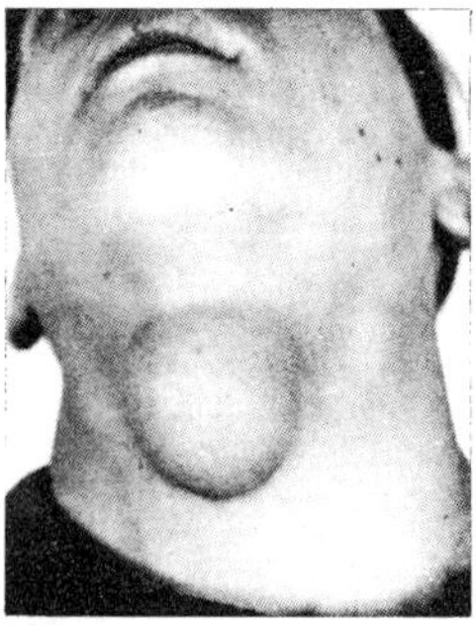
mediane Halszyste

innere Halsfistel); meist symptomlos; Tumor häufig im 4.-6. Lj. tastbar; Kompl.: v. a. bei Infektion der Zyste Spontanperforation mit Ausbildung einer äußeren Halsfistel, Kompression der Trachea, maligne Entartung; DD: Schilddrüsendystopie; **2.** laterale H. (syn. branchiogene od. Kiemengangzyste): meist einseitige Zyste am vorderen Rand des M. sternocleidomastoideus, nach unvollständiger Rückbildung der 2. Schlundtasche entstanden; u. U. kompletter Fistelgang vom Pharynx bis zum Vorderrand des M. sternocleidomastoideus (laterale Halsfistel); als derber Strang subkutan tastbar; Kompl.: Entz., Abszeß, sehr selten maligne Entartung (branchiogenes Karzinom*); DD: Lymphom, Lymphangioma circumscriptum superficiale, Hygrom; **Diagn.:** Ultraschalldiagnostik (Sonographie), Punktion, Blauinjektion bzw. Röntgenkontrastdarstellung; **Ther.:** vollständige chir. Exstirpation.

Haltung: (gebh.) s. Kindslage.

Haltungs|an|omalien (Anomalie*) f pl: (engl.) postural anomalies; **1.** (gebh.) regelwidrige Geburtshaltungen; s. Kindslage; **2.** (orthop.) s. Haltungsstörungen.

Haltungs|re|flexe (Reflekt-) m pl: (engl.) postural reflexes; auf versch. Ebenen des ZNS integrierte u. stark vom extrapyramidalen System* beeinflußte Reflexe* zur Sicherstellung einer aufrechten balancierten Körperhaltung bzw. Haltungsanpassung bei Willkürbewegungen (u. a. über die Beeinflussung der Erregbarkeitsschwelle spinaler Muskeleigenreflexe); als statische H. mit Dauerkontraktion der Muskulatur u. als phasische H., d. h. reflektor. Bewegungen. Vgl. Stellreflexe.

Haltungs|störungen: (engl.) postural abnormalities; Sammelbez. f. Abweichungen von der

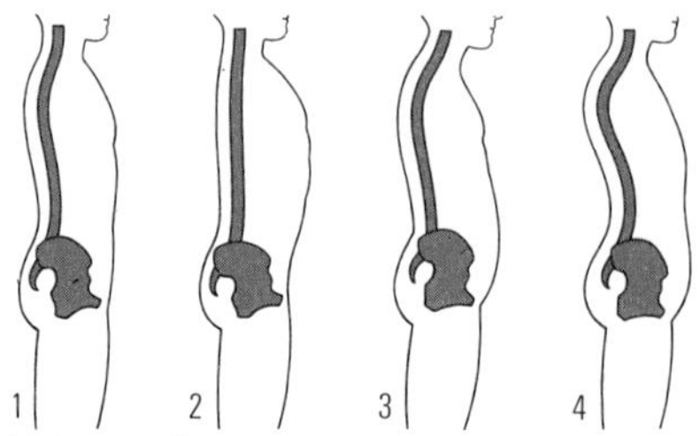

Haltungsstörungen:
1: normaler, 2: flacher, 3: runder und 4: hohlrunder Rücken [379]

physiol. Körperhaltung*; **Formen: 1.** Haltungsschwäche (funkt. muskuläre Insuffizienz des Halteapparats) bei normaler aktiver u. passiver Beweglichkeit (sog. Haltungsfehler); Vork. meist als Rundrücken (Schultervorstand, Beckenkippung nach vorn, Vorwölbung des Bauchs, vermehrte Lendenlordose), Hohlrundrücken, Hohlkreuz u. Flachrücken; durch aktives Muskeltraining (ggf. Krankengymnastik) voll ausgleichbar; **2.** erworbene Haltungsfehlformen (sog. Haltungsschäden) inf. funktioneller Fehlhaltung od. erworbener Wirbelsäulendeformitäten, die in einen strukturell fixierten (nicht mehr ausgleichbaren) Skelettzustand übergegangen sind; Vork. bei Beinlängendifferenz*, Skoliose*, Kyphose*, spastischer u. schlaffer Lähmung, als ischiat. Fehlhaltung bei Bandscheibenprotrusion (Schonhaltung), Schiefhals bei Zervikalsyndrom sowie i. R. der Scheuermann*-Krankheit; **3.** angeborene H., z. B. bei Morquio-Brailsford-Syndrom, Pfaundler-Hurler-Krankheit, Chondrodystrophie. Es besteht keine eindeutige Beziehung zw. dem Ausmaß von Rückenbeschwerden u. der Art der H. Vgl. Lordose.

Halzoun (arab.): syn. parasitäre Pharyngitis; **Err.:** Fasciola* hepatica od. Linguatula* serrata, die durch den Genuß von infizierter Schafs- od. Ziegenleber übertragen werden u. sich an die Pharynxmukosa anheften; **Klin.:** nach einigen Std. Heiserkeit, Halsschmerzen, Dysphagie, Erbrechen, Glottisödem m. Erstickungsgefahr; spontane Rückbildung innerh. von ca. zehn Tagen; **Ther.:** mechan. Entfernung der Parasiten.

Hamartom (gr. ἁμαρτάνειν verfehlen; -om*) n: (engl.) hamartoma; während der Embryonalentwicklung entstehende tumorartige Fehlbildung; **Urs.:** atypische Differenzierung von Keimgewebe (Hamartie); **Lok.:** v. a. Haut, Lunge u. Leber; selten maligne Entartung (**Hamartoblastom**), multiples Vork. (**Hamartose**) z. B. bei Peutz*-Jeghers-Syndrom. Vgl. Dysontogenie.

hamatus (lat.): mit einem Haken versehen; z. B. Os hamatum (Hakenbein).

Hamburger-Phänomen (Hartog J. H., Physiol., Groningen, 1859-1924) n: (engl.) Hamburger interchange; in Erythrozyten werden die meisten H-Ionen v. Hämoglobin gepuffert; die freiwerdenden Bicarbonationen diffundieren ins Plasma, u. Cl-Ionen wandern dafür in die Erythrozyten zurück.

Hamilton-Hand|griff (Alexander H., Gebh., Edinburgh, 1739-1802): (engl.) Hamilton's manœuvre; auch Punchingball-Handgriff; gebh. Handgriff zur Stillung einer atonischen Nachblutung* mit einer inneren u. einer äußeren Hand.

Hamman-Rich-Syn|drom (Louis V. H., Int., Baltimore, 1877-1946; Rice R., Pathol., Baltimore, 1893-1968) n: s. Alveolitis, diffuse fibrosierende.

Hamman-Zeichen (↑): (engl.) Hamman's sign; Auskultationsbefund bei Mediastinalemphysem* od. kleinem linksseitigem Pneumothorax; pulssynchrones, plätscherndes bzw. knisterndes Geräusch präkardial.

Hammer: (anat.) s. Malleus.

Hammer|zehe: (engl.) hammer toe; Digitus malleus, Krallenzehe; angeborene od. (viel häufi-

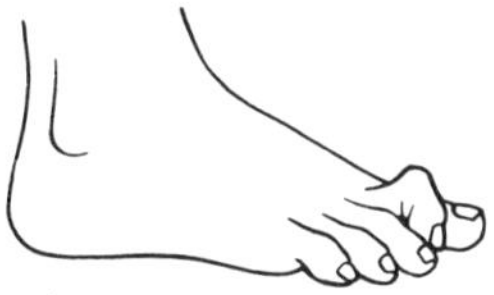

Hammerzehe

ger) erworbene Beugekontraktur der Zehenmittel- bzw. -endgelenke evtl. mit Überstreckung im Grundgelenk (Luxation od. Subluxation); **Ther.:** **1.** Hohmann*-Operation; **2.** Op. nach Gocht: Basisresektion des Grundgliedes von plantar.

Hammond-Syn|drom (William A. H., Neurol., New York, 1828-1900) n: syn. Athétose* double.

Hamolsky-Test m: veraltete Bez. f. T_3U*-Test.

Hampton hump (engl. hump Buckel, Höcker) n: (röntg.) Verschattung in Form eines stumpfen Kegels b. Lungeninfarkt*; Spitze zeigt nach zentral zum Hilus, Basis liegt an d. Pleura.

Hampton-Linie: (engl.) Hampton line; (röntg.) Aufhellungslinie, die bei der im Profil dargestellten Magenwandnische die entzündl. Schleimhautwulst wiedergibt; Hinweis auf Gutartigkeit eines Ulcus* ventriculi.

H. A. M.-Syn|drom n: Abk. f. **H**ypoparathyreoidismus-**A**ddison-**M**oniliasis-Syndrom.

Hanausek-Apparat m: (engl.) Hanausek's device; Apparat zur Behandlung der Hüftgelenkdysplasie der Säuglinge; vgl. Spreizapparate.

Hand: (anat.) Manus*; pathol. Veränderungen der H. (s. Abb.): **1.** Fallhand bei Radialislähmung*; **2.** Krallenhand bzw. Klauenhand bei Ulnarislähmung*; **3.** Schwurhand u. Affenhand bei Medianuslähmung*; **4.** Flaggenhand bei spinaler Kinderlähmung; durch Ausfall der Mm. flexor et extensor carpi radialis stehen die Finger waagerecht ab, d. Daumen senkrecht. **5.** Flossenhand: flossenartige Stellung der H. bei rheumatoider Arthritis*; **6.** Dreizackhand: dreizackähnliche H. bei Achondroplasie*; **7.** Faustzeichen bei Tetanie*: H. schließt sich unter Druck auf den Sulcus bicipitalis am Oberarm zur Faust. **8.** Klumphand (Manus vara): angeb. Radius- od. Ulnaaplasie bzw. -hypoplasie (Hand steht wie der Fuß beim Klumpfuß); auch inf. traumat. erworbener postnataler Wachstumshemmung (z. B. Epiphysenlösung); **9.** Kolbenfinger, Trommelschlegelfinger*; **10.** Predigerhand: Handgelenk in Hyperex-

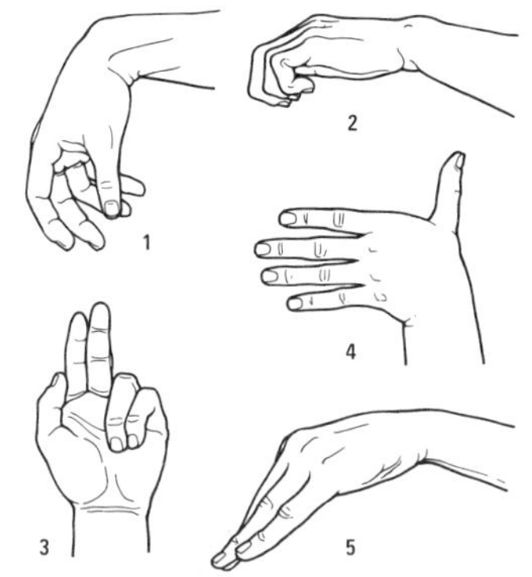

Hand, pathol. Veränderungen:
1: Fallhand; 2: Krallenhand; 3: Schwurhand;
4: Flaggenhand; 5: Flossenhand

tensionsstellung, der Daumen liegt in einer Ebene mit den anderen Fingern, die sich in Krallenstellung befinden; bei komb. Ulnaris- u. Medianuslähmung sowie Syringomyelie*. **11.** Schlegelhand (frz. main en battoir): Vergrößerung u. Verdickung der Finger b. Akromegalie*; **12.** Tatzenhand: Schwellung der H. u. der Finger (Chiromegalie) bei Syringomyelie. Vgl. Thalamushand, Schreibhandstellung.

Hand|beatmungs|beutel: (engl.) manual respiratory bag; Gerät zur manuellen (Notfall-)Beatmung; besteht aus einem Kunststoffbeutel, der sich nach Kompression wieder selbständig ausdehnt, einem Rückschlagventil m. Ansatzstück für Atemmaske* od. Tubus* u. einem Luft- sowie Sauerstoffeinlaßstutzen; vgl. Reanimation.

Hand|ersatz, myo|elektrischer: (engl.) myoelectrical hand prosthesis; bioelektr. gesteuerte Armprothese; **Funktionsweise:** Muskelaktionspotentiale werden über Kontaktelektroden abgeleitet, verstärkt u. zur Motorisierung genutzt. Mit dem m. H. können fein abgestufte Greifbewegungen der Langfinger u. ein Oppositionsgriff des Daumens ausgeführt werden. Vgl. Orthese.

Hand-Fuß-Genital-Syn|drom (lat. genitalis zur Zeugung gehörig) n: komplexes hereditäres Fehlbildungssyndrom mit Daumen- u. Großzehendysplasie in Komb. mit Duplikationen des weibl. Genitaltrakts od. Hypospadie bei Knaben; **Ätiol.:** autosomal-dominanter od. -rezessiver Erbmodus m. voller Penetranz u. variabler Expressivität; **Diagn.:** charakteristische röntg. Befunde an Hand u. Fuß.

Hand-Fuß-Mund-Krankheit: (engl.) hand, foot and mouth disease; epidemische Erkr. mit Bläschenbildung u. Ulzerationen; **Err.:** Coxsackie-Virus Typ A 16 (auch A 5 u. A 10); **Inkubationszeit:** 4-8 Tage; meist erkranken Kinder unter 10 Jahren. **Sympt.:** ovale od. eckige, 1-3 mm große, flache, weiße od. graue, von einem schmalen, roten Rand umgebene Bläschen an Händen (bes. Volae, Fingerseiten) u. Füßen (bes. Fersen, Großzehen); zuweilen papulöser Ausschlag an Nates u. Oberschenkeln, im Mund Aphthen-ähnliche Ausschläge; evtl. leichtes Fieber, Dyspepsie; Abheilung nach einer Woche; eine Ther. ist meist nicht erforderlich. **DD:** Maul*- und Klauenseuche, Varizellen*.

H

Hand-Fuß-Syn|drom n: bei Sichelzellenanämie* auftretende schmerzhafte Schwellung der Hände u. Füße in den ersten beiden Lj. inf. Gefäßverschluß durch Sichelzellen.

Hand-Herz-Syn|drom n: s. Holt-Oram-Syndrom.

Hand|klonus (Klonus*) m: (engl.) wrist clonus; klonische Zuckungen der Hand- u. Fingerbeuger nach deren plötzl. passiver Streckung als Zeichen gesteigerter Reflexerregbarkeit bei spastischer Lähmung; vgl. Reflexe.

Handlungen, auto|matische: (engl.) automatic actions; unbewußte, vom Willen nicht beeinflußte Handlungen, die nicht als subjektives Geschehen bemerkt werden; normalpsychol. auch ehemals willentl. erzeugte u. durch Wiederholung in d. Gewohnheit abgeglittene Handlungsabläufe (Radfahren usw.); Vork. bei psychogenen Ausnahmezuständen, in Hypnose, v. a. bei Schizophrenen als Automatismen*. Die Mehrzahl der Stereotypien* erscheint als a. H., einschließl. mancher Zwangsphänomene.

Hand-Mund-Re|flex (Reflekt-*) m: (engl.) hand and mouth reflex; syn. Babkin-Reflex; beim Druck auf beide Handflächen kommt es reflektorisch zum Öffnen des Mundes, Vorwärtsneigen des Kopfes u. Schließen der Augen. Der Reflex gehört zum oralen System der frühkindlichen Reflexe*.

Hand-Schüller-Christian-Krankheit (Alfred H., Päd., Philadelphia, 1868-1949; Arthur Sch., Neurol., Wien, 1874-1958; Henry Ch., Arzt, Boston, 1876-1951): meist im Kindesalter auftretende, disseminierte Verlaufsform der Langerhans*-Zellhistiozytose; Cholesterinlipidose (Lipoidgranulomatose) mit Speicherung von Cholesterin im Monozyten-Makrophagen-System u. Proliferation von Histiozyten*; **Klin.**: in ausgeprägten Fällen Trias aus Exophthalmus, Diabetes insipidus u. Skelettveränderungen v. a. des Schädels m. unregelmäßigen Knochendefekten,

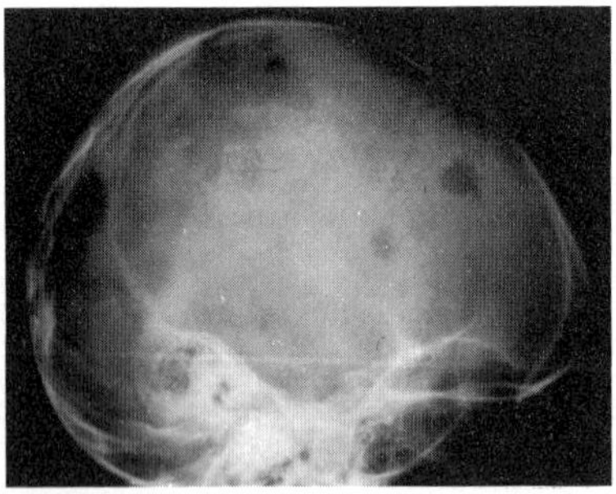

Hand-Schüller-Christian-Krankheit: sog. Landkartenschädel [179]

röntg. als Aufhellungen, die ein größtenteils aus Cholesterinspeicherzellen bestehendes Granulationsgewebe enthalten (sog. Landkartenschädel); daneben häufig Stomatitis, Splenomegalie, Lebervergrößerung, Hypercholesterinämie; **Ther.**: Zytostatikatherapie, evtl. Strahlentherapie; **Progn.**: Spontanheilung bzw. Übergang in die Letterer*-Siwe-Krankheit möglich.

Hand-Vorder|arm-Zeichen: syn. Léri-Vorderarmzeichen; s. Pyramidenbahnzeichen. **H.wurzel:** (engl.) wrist; Carpus, Karpus; vgl. Handwurzelknochen. **H.wurzel|kanal** (Kanal*): (engl.) carpal canal; Canalis* carpi.

Hand|wurzel|knochen: (engl.) carpal bones; die die Handwurzel bildenden Knochen.

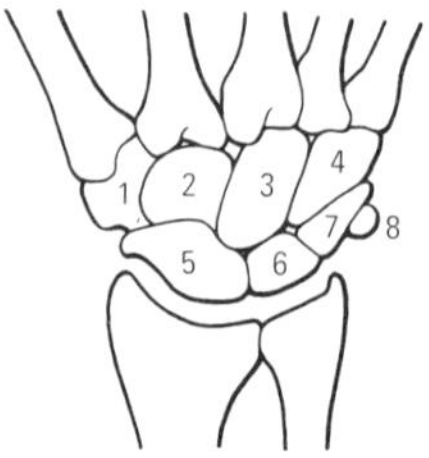

Handwurzelknochen:
Ossa carpi der rechten Hand mit angrenzenden Unterarm- und Mittelhandknochen, Dorsalansicht; 1: Os trapezium; 2: Os trapezoideum; 3: Os capitatum; 4: Os hamatum; 5: Os scaphoideum; 6: Os lunatum; 7: Os triquetrum; 8: Os pisiforme

Hanf, indischer: s. Cannabis sativa.

Hanganutziu-Deicher-Re|aktion (Marius H., Immunbiol., Bukarest; Hans D., Arzt, Berlin) f: (engl.) Hanganutziu-Deicher reaction; Agglutination von Schaferythrozyten durch heterophile Antikörper*, die nach Serumtherapie* mit Pferdeserum auftreten u. zu einem falschpositiven Ergebnis der Paul*-Bunnell-Reaktion führen können.

Hanging cast (engl. hängender Gipsverband) n: Extensionsbehandlung von Humerusschaftfrakturen mittels eines Oberarmgipsverbandes in Beugung von 100-110° im Ellenbogengelenk u. Extension (Zug von 0,5-1 kg); Gefahr einer Pseudarthrosenbildung; vgl. Extensionsmethoden.

Hanging groin (engl. hängende Leiste) n: typ. Hautveränderung b. Onchozerkose*.

Hangover (engl. „Kater") m: allg. gebräuchliche Bez. f. unangenehme Nachwirkungen von Arzneimitteln (insbes. von Schlafmitteln), ionisierender Strahlung (sog. Röntgen- od. Strahlenkater*) sowie f. den Zustand nach exzessivem Alkoholgenuß.

Hanhart-Syn|drom (Ernst H., Int., Humangenet., Ascona, Zürich, 1891-1973) n: syn. oroakraler Fehlbildungskomplex*.

Hanken-Büngner-Bänder (Otto von B., Chir., Hanau, 1858-1905): (engl.) Hanken-Büngner cell cordons; Büngner-Bänder; nach Durchtrennung peripherer Nerven von proximal her aus der Schwann-Scheide auswachsende Zellbänder; führen den wachsenden Achsenzylinder zum distalen Nervenstumpf.

Hanot-Krankheit (Victor C. H., Int., Paris, 1844-1896): (engl.) Hanot's cirrhosis; hypertrophische Leberzirrhose, entspricht der primären biliären Zirrhose*.

H-Anti|gen (Antigen*) n: (engl.) H antigen; **1.** Abk. f. **H**auch-Antigen; syn. Geißelantigen; in den Geißeln von Salmonellen u. a. Bakterien lokalisiertes Antigen, das aus einem thermolabilen Protein besteht u. mit spezif. Antikörpern (Agglutininen) flockig agglutiniert; vgl. O-Antigen, R-Antigen, M-Antigen, Kauffmann-White-Schema; **2.** Oberflächenantigen an Erythrozyten; s. ABNull-Blutgruppen.

Haplo|dont (gr. ἁπλόος einfach; Odont-*) m: kegelförmiger Zahn; Urform aller Zähne.

haploid (↑; -id*): Bez. f. einen Chromosomensatz, in dem jedes Chromosom nur einmal vorhanden ist; die Gameten besitzen nach Abschluß der Meiose einen h. Chromosomensatz. Vgl. Ploidiegrad.

Haplo|typ (↑): (engl.) haplotype; der von der mütterl. u. väterl. Seite geerbte Komplex gekoppelter Allele; etwa als Dublette im MNSs-System (z. B. MS/Ns) od. als Tripel im Rh-System (z. B. CDe/cde).

Hapten (gr. ἅπτειν haften) n: meist niedermolekulare Substanz, die in einem zuvor mit ihr nicht in Kontakt gekommenen Organismus nur unter best. Bedingungen (insbes., wenn sie an einen höhermolekularen sog. Carrier, z. B. ein Protein, gekoppelt ist) eine Immunantwort* induziert, jedoch aufgrund ihrer Struktur (als antigene Determinante) mit spezif. Antikörpern (bzw. spezif. sensibilisierten Lymphozyten) reagiert.

Hapto|globin (↑; Globin*) n: Abk. Hp; in der Leber gebildetes Glykoprotein, das elektrophoretisch in der Fraktion der Alpha-2-Globuline lokalisiert ist u. freies (extraerythrozytäres) Hämoglobin* im Serum bindet; die dabei entstehenden Komplexe (MG ca. 310 000) sind nicht nierengängig, wodurch ein ständiger renaler Eisenverlust verhindert wird u. das gebundene Eisen für die Hämoglobinsynthese erneut zur Verfügung steht. **Referenzbereich** (Bestimmung mit radialer Immundiffusion): 1-3 g/l (12-35 µmol/l); beim Erwachsenen können max. 5 g Hämoglobin durch das Gesamthaptoglobin gebunden werden. **Verminderung:** v. a. (sekundär) bei Hämolyse, auch bei Neugeborenenikterus, Malaria, Leberparenchymschäden, selten als genet. bedingte (primäre) Ahaptoglobinämie*; **Erhöhung:** u. a. bei Inf. (insbes. Tbc) u. neoplastischen Erkr., nekrotischen Prozessen, Cholestase, Nierenerkrankungen. Für Hp ist ein genet. Polymorphismus* nachgewiesen. Vgl. Hp-System.

Harada-Syn|drom (E. H., japan. Arzt) n: syn. Vogt*-Koyanagi-Harada-Syndrom.

Harden-Young-Ester (Sir Arthur H., Biochem., London, 1865-1940) m: Fruktose-1,6-Diphosphat; Zwischenprodukt der Glykolyse*.

Hardy-Weinberg-Gesetz: s. Genfrequenz.

Hargraves-Zellen (Zelle*): syn. LE*-Zellen.

Harlekin|farb|wechsel: (engl.) harlequin phenomenon; seltenes, harmloses u. vorübergehendes Phänomen b. (unreifen) Neugeborenen; dunkelrote Verfärbung der Haut der aufliegenden Körperhälfte in Seitenlage; **Urs.:** ungeklärt (vegetative Kreislaufdysregulation?).

Harlekin-Fetus (Fet-*) m: s. Ichthyosis congenita.

Harn: (engl.) urine; Urin; die bei Mensch u. Säugetier von den Nieren durch die Harnwege abgesonderte Flüssigkeit, über die harnpflichtige Substanzen* ausgeschieden werden u. die bei der Regulation des Flüssigkeits- u. Elektrolythaushalts u. des Säure-Basen-Gleichgewichts eine wichtige Rolle spielt; beim gesunden Menschen klar, bernsteingelb (vgl. Harnfarbe); frischer H. reagiert sauer, wird durch Bakteriengärung mit Umwandlung des Harnstoffs zu kohlensaurem Ammoniak stechend riechend u. alkalisch; spezif. Gewicht 1,001-1,035; tägl. Menge 1000-1500 ml, b. vielem Trinken mehr, nach starkem Schwitzen weniger. Bestandteile: s. Tab.; vgl. Harngewinnung, Harnuntersuchung, klinische.

Harn-: s. a. Urin-.

Harn
Wichtige Bestandteile des 24-Std.-Urins gesunder Erwachsener

Harnstoff	200 – 600 mmol
Kreatinin	12 mmol
Gesamteiweiß	< 150 mg
Albumin	< 15 mg
Aminosäuren	260 mg
Harnsäure	1,8 – 4,5 mmol
D-Glukose	2 mmol
Natrium	60 – 200 mmol
Kalium	30 – 100 mmol
Chlorid	120 – 240 mmol
Wasserstoffionen (freie)	< 0,001 mmol
Bicarbonat	0 – 50
Ammonium	35 mmol
Calcium	2,5 – 5 mmol
Magnesium	1 – 10 mmol
Phosphat	20 – 45 mmol
Sulfat	20 mmol

Harn|abfluß|behinderungen: (engl.) urinary obstructions; durch Verlegung der Hohlräume des Urogenitaltrakts bedingte Abflußstörungen unterschiedl. Ätiologie (s. Abb.); vgl. Hydronephrose, Harnableitung, künstliche.

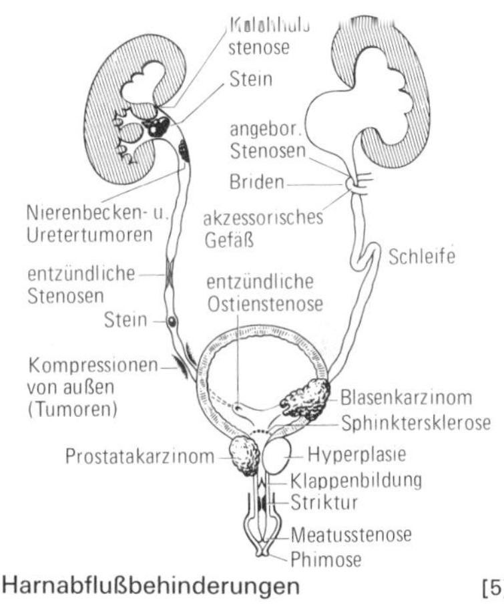

Harnabflußbehinderungen [5]

Harn|abfluß|messung: s. Uroflowmetrie.

Harn|ableitung, künstliche: (engl.) artificial urinary diversion; Meth. der lebensnotwendigen Harnableitung, wenn vorübergehend od. endgültig der Harnabfluß im Bereich der ableitenden Harnwege (Niere bis Harnröhre) gestört ist (s. Harnabflußbehinderungen; **Meth.:** vorübergehend durch Blasenkatheter*, Ureterkatheter* (s. ums. Abb.), suprapubische Blasenpunktion*; permanent u. a. durch Ileum*-Conduit, Kolon*-Conduit, Sigma*-Conduit, Rektumblase*, Nephrostomie*, Zystostomie*.

Harn||ab|szeß (Abszeß*) m: (engl.) urinary abscess; periurethrale od. perivesikale eitrige Entz. inf. Harninfiltration*; vgl. Harnphlegmone.

H.ausscheidung: Diurese; vgl. Diuresestörungen. **H.bestand|teile:** s. Harn, Harnsediment.

H

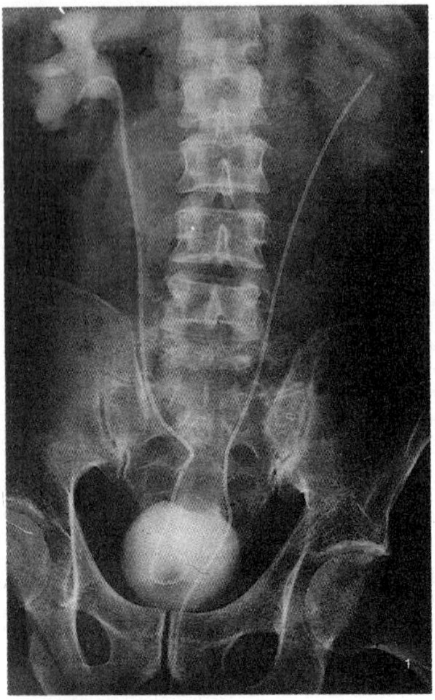

Harnableitung, künstliche: sog. Doppel-J-Katheter, der sich infolge seiner gekrümmten Enden im rechten Nierenbecken und in der Blase fixiert; links ein Ureterkatheter mit Ableitung durch die Harnröhre nach außen [27]

Harn|blase: (engl.) urinary bladder; (anat.) Vesica urinaria; muskulöses Hohlorgan, von Schleimhaut mit Übergangsepithel ausgekleidet; z. T. extraperitoneal im kl. Becken hinter d. Symphyse gelegen, v. Bauchfell nur im oberen u. hinteren Bereich überzogen; Harnreservoir (physiol. Fassungsvermögen 300-500 ml); Teile: Corpus: Blasenkörper; Apex: Blasenscheitel, nach vorn oben gerichtet; Fundus: Blasengrund mit d. Trigonum vesicae (Lieutaudi), zw. den Einmündungen des Harnleiters u. d. Abgang der Harnröhre; Cervix: Blasenhals, aus d. die Harnröhre hervorgeht.

Harn||blasen|bruch: s. Blasenhernie. **H.blasen|di|vertikel** (Divertikel*) n: s. Blasendivertikel. **H.blasen|endo|metriose** (End-*; gr. μήτρα Gebärmutter; -osis*) f: (engl.) endometriosis of the bladder; Form der extragenitalen Endometriose*; Sympt.: zykl. Hämaturie, Dysurie. **H.blasen|entzündung:** s. Zystitis. **H.blasen|fehl|bildungen:** s. Blasenfehlbildungen. **H.blasen|karzinom** (Karz-*; -om*) n: s. Blasenkarzinom. **H.blasen|papillom** (Papilla*; -om*) n: s. Blasenpapillom. **H.blasen|stein:** s. Blasenstein. **H.drang:** s. Miktion, imperative.

Harn|farbe: (engl.) colour of urine; normalerweise hell- bis dunkelgelb, bedingt durch im Harn gelöste Farbstoffe wie Urochrome*, Uroerythrin, Urobilinogen, Koproporphyrin; bei Diabetes insipidus u. nach reichl. Trinken heller, nach starkem Wasserverlust durch Schwitzen und geringere Flüssigkeitszufuhr dunkler; vgl. Chromurie, Harn, hochgestellter.

Harn|farb|wert: Abk. F; Farbstoffkonzentration des Harns, wird bestimmt durch Messung der Extinktion bei 435 nm mit einem Spektralphotometer; vgl. Urochrome.

Harn|farb|wert, re|duzierter: der auf ein spezif. Harngewicht von 1020 bezogene Harnfarbwert (F_0), berechnet nach der Formel $F_0 = F \times 20 : S$, wobei S den beiden letzten Stellen des tatsächl. spezif. Gewichts entspricht.

Harn||fieber: s. Katheterfieber. **H.gärung:** (engl.) urinary fermentation; durch bakt. Enzyme verursachte Alkalisierung des infizierten od. länger stehenden Harns mit typisch ammoniakal. Geruch. **H.gang:** s. Urachus.

Harn|gewinnung: (engl.) urine collection; Gewinnung v. Harn zur bakteriol. u. klin. Harnuntersuchung*; **Meth.:** Gewinnung v. Mittelstrahlurin*, fraktionierte H. (Zweigläserprobe*, Dreigläserprobe*, Viergläserprobe*), Katheterisierung mit einem Blasenkatheter* od. durch suprapubische Blasenpunktion*; bei Säuglingen u. Kleinkindern erfolgt die H. mittels steriler Plastikbeutel. Zur Vermeidung einer sek. Vermehrung von Mikroorganismen ist die sofortige mikrobiol. Aufarbeitung des Harns od. Aufbewahrung u. Transport bei 4°C erforderlich.

Harn||glukose f: s. Glukosurie. **H.grieß:** (engl.) urinary gravel; kleinere Harnkonkremente; vgl. Blasenstein, Nephrolithiasis, Ureterstein. **H., hoch|gestellter:** klin. Bez. f. einen stark konzentrierten, meist in geringer Menge ausgeschiedenen Harn* von dunkelgelber bis brauner Farbe; z. B. bei Fieber.

Harn|in|filtration f: (engl.) infiltration of urine; Eindringen von Harn in das perivesikale u. periurethrale Gewebe inf. Trauma, Fremdkörper, Entz., Striktur; **Formen: 1.** extrapelvine H., distal des Diaphragma urogenitale; **2.** intrapelvine H., proximal davon. Vgl. Blasenruptur, Harnabszeß, Harnphlegmone.

Harn|in|kon|tinenz (Inkontinenz*) f: (engl.) urinary incontinence; Störung der Reservoirfunktion der Blase u. unwillkürl. Harnabgang; **Formen: 1.** Streßinkontinenz* (auch Belastungsinkontinenz); **2.** Dranginkontinenz* (auch Urge-Inkontinenz); **3.** Reflexinkontinenz*; **4.** Überlaufinkontinenz*; **5.** extraurethrale Inkontinenz: Urinverlust aus anderen Öffnungen als der Urethra, z. B. bei Blasenfistel*, Urogenitalfistel*; dd Abklärung durch urodynam. Meßmethoden. Vgl. Enuresis.

Harn|in|kontinenz, absolute (†) f: (engl.) absolute urinary incontinence; ständiger Harnabgang aus d. Harnröhre, auch im Liegen; **Urs.:** meist schwere, mechan. od. neurogene Schädigung des Blasenverschlußapparats od. Blasenverletzung.

Harn|in|kontinenz, relative (†) f: (engl.) relative urinary incontinence; Harninkontinenz inf. posttraumat. od. konstitutioneller Schwächung des Stütz- u. Blasenverschlußapparats.

Harn||kon|kremente (Konkrement*) n pl: s. Nephrolithiasis, Blasenstein, Ureterstein. **H.leiter:** s. Ureter. **H.leiter|im|plantation** (In-*; lat. plantare pflanzen) f: s. Ureterimplantation. **H.leiter|stein:** s. Ureterstein. **H.leiter|stenose** (Steno-*; -osis*) f: s. Ureterstenose. **H.organe** n pl: (engl.) urinary organs; Nieren, Nierenbecken, Harnleiter, Harnblase u. Harnröhre.

Harn|phlegmone (Phlegmone*) f: (engl.) urinary phlegmon; syn. Urinphlegmone; schwere phlegmonöse Entz. im Bereich der ableitenden Harnwege; Entw. z. B. nach Harninfiltration* in einem lokalisierten Harnabszeß od. bei Blasenruptur*.

Harn||pufferung: s. Azidogenese. **H.re|tention** (Retentio*) f: s. Harnverhaltung. **H.röhre:** Urethra*.

Harn|röhren|di|vertikel (Divertikel*) n: (engl.) urethral diverticulum; angeb. od. erworbene Ausstülpung der Harnröhrenwand; an allen Abschnitten möglich, i. d. R. an der Unterseite; Vork. als echtes od. falsches Divertikel*, letzteres

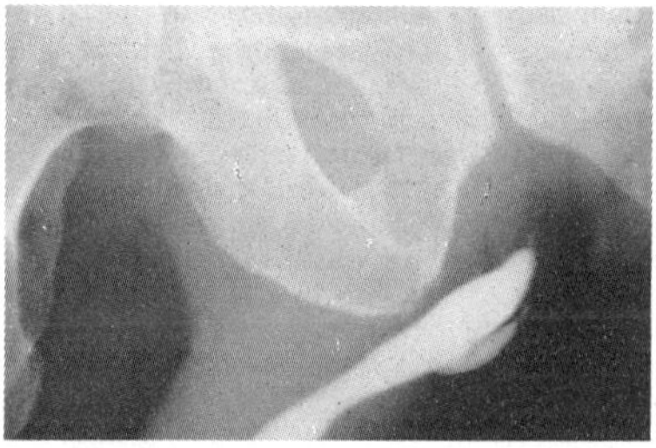

Harnröhrendivertikel: Darstellung eines Divertikels der hinteren männlichen Harnröhre im Urethrozystogramm [27]

proximal von meist entzündl. bedingten Strikturen lokalisiert mit variabel breiter, bei Frauen meist schmaler Verbindung zur Harnröhre, selten dorsal gelegen; führt zu chron. Urethritis mit Dysurie, Hämaturie u. Harninkontinenz.

Harn|röhren|entzündung: s. Urethritis.

Harn|röhren|fehl|bildungen: (engl.) urethral malformations; **1.** Aplasie: Hemmungsfehlbildung unter Persistenz des Sinus urogenitalis; **2.** partielle Obliteration mit variabler Lok. an allen Abschnitten der Harnröhre; **3.** totale Obliteration; **4.** Stenose od. Klappenbildung im Bereich der äußeren Harnröhrenmündung, der Fossa navicularis od. der Pars prostatica inf. Persistenz der Kloakenmembran; **5.** Verdoppelung der Harnröhre od. zweite rudimentäre Harnröhre als akzessorischer Ductus paraurethralis; **6.** Harnröhrenspalte (Fissura urethrae inferior): angeb., unterschiedl. ausgedehnte Aplasie der vorderen Harnröhre mit ektopischer äußerer Harnröhrenmündung, als Hypospadia glandis, penis, penoscrotalis, perinealis (s. Hypospadie). Bei gleichzeitigem Kryptorchismus ist wegen einer mögl. Verwechslung mit Pseudohermaphroditismus femininus eine Geschlechtsbestimmung erforderlich. **Ther.:** operativ. Vgl. Epispadie.

Harn|röhren|fistel (Fistel*) f: s. Urogenitalfistel.

Harn|röhren|fremd|körper: (engl.) urethral foreign bodies; von außen eingeführte Fremdkörper bzw. aus der Blase ausgewanderte od. in der Harnröhre entstandene Konkremente (inf. Divertikels, Striktur); mögliche Folgen: Dekubitalgeschwür, Abszeß, Fistelbildung; **Diagn.:** Sondierung, Palpation, Urethroskopie, Urethrographie.

Harn|röhren|karunkel (Caruncula*) f: gutartige, vaskularisierte, schleimhautüberzogene Geschwulst aus mit Entzündungszellen durchsetztem Bindegewebe; entsteht im Bereich der äußeren Harnröhrenmündung u. kann sich als livider Tumor nach außen vorwölben; **Vork.** meist bei Frauen postmenopausal; **Sympt.:** Dysurie, Blutflecken in der Unterwäsche; **Ther.:** op. Entfernung; **DD:** Harnröhrenpolyp*, Harnröhrenschleimhautprolaps*.

Harn|röhren|polyp (Polyp*) m: (engl.) urethral polyp; von der Harnröhrenschleimhaut ausgehender fibroepithelialer Polyp*; Vork. v. a. bei Frauen postmenopausal; kann zu Harnabflußbehinderungen* führen; vgl. Harnröhrenkarunkel, Harnröhrenschleimhautprolaps.

Harn|röhren|schleim|haut|pro|laps (Prolaps*) m: (engl.) urethral prolapse; vorwiegend bei Kindern, Paraplegikern od. bei Frauen im Senium auftretender Vorfall von Harnröhrenschleimhaut u. submukösem Bindegewebe aus dem Meatus urethrae; **Ther.:** operativ. Vgl. Harnröhrenpolyp.

Harn|röhren|striktur (Striktur*) f: s. Harnröhrenverengung.

Harn|röhren|verengung: (engl.) urethral stricture; Strictura urethrae; **Urs.: 1.** angeb.: beim Mann Urethralklappen (am Übergang Pars membranacea/Pars prostatica); bei der Frau Meatusstenose; **2.** erworben: **a)** infektiös (Urethritis); **b)** posttraumat. (langdauernde Katheter-

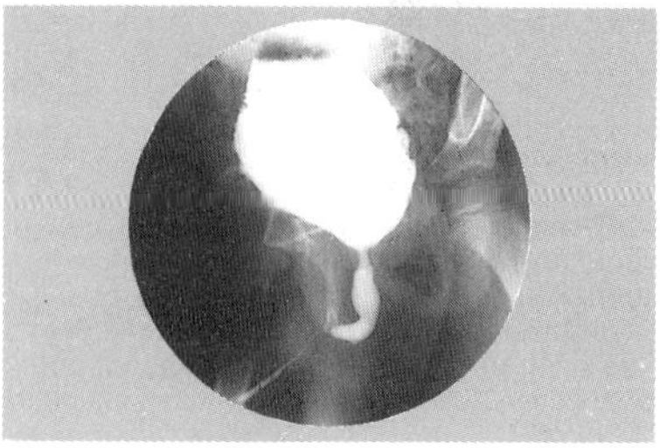

Harnröhrenverengung: Miktionszystourethrogramm bei proximaler Harnröhrenverengung der Frau [27]

behandlung, transurethrale Eingriffe); **c)** postop. (Entfernung von Fremdkörpern, Tumoren, nach Harnröhrenverletzungen); **d)** mechan. (Urethralkarzinom*, Harnröhrenpolyp*, Harnröhrendivertikel*); **e)** hormonell (Schrumpfung des weibl. Meatus urethrae durch Östrogenmangel; s. Craurosis); **Sympt.:** Dysurie; Drehung, Fächerung, Abnahme, u. U. Sistieren des Harnstrahls, terminales Nachträufeln; **Diagn.:** Miktionszystourethrogramm (s. Abb.), Uroflowmetrie; **Ther.:** operativ.

Harn|röhren|verletzung: (engl.) urethral injury; offene od. geschlossene Verletzung der Urethra inf. Gewalteinwirkung im Bereich von Bekken od. Damm, durch transurethral eingeführte Instrumente od. Harnröhrenfremdkörper* (s. ums. Abb.); **Klin.:** Harnverhaltung, Blutung u. Harnfluß aus der Wunde; **Diagn.:** Palpation, Urethrographie; vgl. Blasenruptur.

Harn|säure: (engl.) uric acid; Acidum uricum; 2,6,8-Trihydroxypurin; in Wasser schwer lösliche org. Säure, kristallisiert wie ihre Salze (Urate) in kleinen Schuppen; saure Urate sind bes. schwer wasserlöslich. H. ist beim Menschen das Endprodukt des Purinstoffwechsels; erhöhte Harnsäurewerte im Serum kommen v. a. bei Gicht*, verstärktem Zellabbau (z. B. bei Leukämie, nach zytostatischer od. Strahlentherapie) u. Laktatazi-

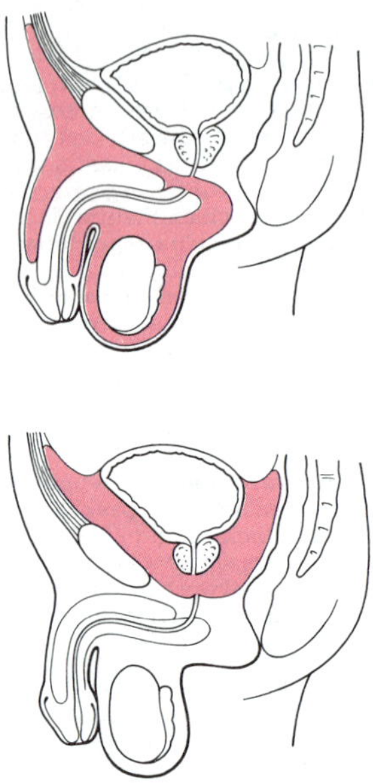

Harnröhrenverletzung:
Die Ausdehnung des Hämatoms wird durch die Fascia diaphragmatis urogenitalis begrenzt und erlaubt die Abgrenzung infra- (obere Abb.) und supradiaphragmatischer Harnröhrenabrisse; bei letzteren ist die Prostata nach oben disloziert und schlecht palpabel. [27]

dose* vor; Ablagerungen im Gewebe v.a. bei Gicht u. Harnsäureinfarkt*. Vgl. Referenzbereiche (Tab.), Purine.

Harn|säure|in|farkt (Infarkt*) m: (engl.) uric acid infarction; Niederschläge von Ammoniumurat in Nierentubuli (u. ableitenden Harnwegen) durch Überangebot von Purinen bei vermehrtem Abbau kernhaltigen Zellmaterials; **Vork.:** bei prädisponierten Neugeborenen inf. (physiol.) vermehrten Abbaus kernhaltiger Erythrozyten; bei Kindern u. Erwachsenen z. B. bei Gicht (sog. Gichtniere) od. inf. von Leukämien, schnellwachsenden Tumoren (u. deren Chemotherapie); Entw. einer Urämie* möglich; **Ther.:** Allopurinol, Urikosurika, Natriumzitrat.

Harn|sand: (engl.) urethral sand; kleinste Harnkonkremente; vgl. Nephrolithiasis.

Harn|sediment (Sediment*) n: (engl.) urinary sediment; aus 10 ml frischem Mittelstrahlurin gewonnenes Sediment; Untersuchung im Addis*-Count sowie mikroskop. als Nativpräparat od. nach Färbung zum Nachweis von Bakt. bei Bakteriurie. Zur **mikroskop. Untersuchung** wird nach Zentrifugation der Harnprobe ein Tropfen des H. auf einen Objektträger aufgetragen zur Beurteilung von zehn Gesichtsfeldern; größte Bedeutung hat der Nachw. von zellulären Bestandteilen u. Zylindern (s. Tab.); polygonale Epithelien als Hinweis auf entzündl. Veränderungen im Bereich der Harnwege; Nachw. v. Zellen eines Urothelkarzinoms mögl.; Plattenepithelien u. geschwänzte Epithelien haben keine spezif. Bedeutung. Kristalline Harnbestandteile (z B. Urate, Calciumoxalat u. -phosphat), die in Abhängigkeit vom pH-Wert des Urins auftreten, sind nur von geringer diagn. Bedeutung. Vgl. Harnuntersuchung, klinische.

Harn||sepsis (Sepsis*) f: s. Urosepsis. **H.starre:** s. Isosthenurie. **H.stauung:** s. Harnabflußbehinderungen, Restharn, Harnverhaltung. **H.stauungs|niere:** s. Hydronephrose. **H.stein:** s. Blasenstein, Nephrolithiasis. **H.stein|auflösung:** s. Urolitholyse.

Harn|stoff: (engl.) urea; syn. Carbamidum, Karbamid, Urea; Kohlensäurediamid (IUPAC); im Harn vorkommende stickstoffhaltige Verbindung; wichtigstes Endprodukt des Eiweißstoffwechsels, wird im Harnstoffzyklus* in der Leber gebildet u. renal ausgeschieden (200-600 mmol in 24 Std.). H. kristallisiert in langen Prismen, ist in H_2O leicht lösl. u. bildet mit Mineralsäuren u.

Harnsediment
Synopsis der diagnostisch wichtigsten Befunde

Bestandteile	Referenzwert	Bewertung pathologischer Befunde
Zelluläre Bestandteile		
Erythrozyten	2–4 pro Gesichtsfeld bzw. <2 Millionen/24 h (Addis-Count)	Hämaturie; evtl. auch Beimischung von Menstruationsblut
Leukozyten	1–2 pro Gesichtsfeld bzw. <4 Millionen/24 h (Addis-Count)	Infektion od. Tumoren der Harnwege
Zylinder		
hyaline Zylinder	<15 000/24 h (Addis-Count)	Proteinurie
Epithelzylinder	0	Nephropathie, abgeschilfertes Tubulusepithel
Wachszylinder	0	chron. Nephritis, selten
granulierte Zylinder	0	akute u. chron. Nephritis
Fettzylinder	0	nephrotisches Syndrom, diabetische Nephropathie
Erythrozytenzylinder	0	vaskuläre u. parenchymatöse Nierenerkrankung
Leukozytenzylinder	0	interstitielle Nephritis

Metallen Salze; durch Ersatz eines H-Atoms einer od. beider NH_2-Gruppen durch Karbonsäurerest entstehen Ureide*. Therap. **Anw.** von H. als Dermatikum in 10-40%igen Zubereitungen zur Keratolyse. Vgl. Referenzbereiche (Tab.).

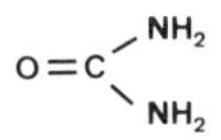

Harnstoff

Harn|stoff|bestimmung: Methoden zur Bestimmung von Harnstoff* im Serum u. im Harn; **1.** quant. Bestimmung: Harnstoffspaltung in einer durch Urease katalysierten Reaktion unter Bildung von Ammoniumcarbonat: $CO(NH_2)_2 + 2\ H_2O \rightarrow (NH_4)_2CO_3$. NH_4^+-Ionen reagieren in Anwesenheit von Nitroprussidnatrium mit Phenol u. Hypochlorit unter Bildung eines blauen Indophenolfarbstoffs, der bei 530-570 nm photometrisch gemessen wird. **2.** Halbquant. Bestimmung im Schnelltestverfahren: Harnstoffspaltung durch Urease auf Teststreifen u. Bestimmung der entstehenden Ammoniakmenge im optischen Test*. Vgl. Referenzbereiche (Tab.).

Harn|stoff|bouillon f: Nährmedium zum Nachw. der Harnstoffspaltung von Bakterien; heute weitgehend durch Fertignährböden ersetzt.

Harn|stoff|spaltung: (engl.) urea degradation; Fähigkeit best. Bakterien, Harnstoff durch Urease zu Ammoniak u. CO_2 abzubauen; ermöglicht die Unterscheidung verwandter Bakterienarten in ureasepositive u. -negative Keime (Vorhandensein od. Fehlen von harnstoffspaltendem Ferment); s. Bunte Reihe.

Harn|stoff|zyklus (Zykl-*) m: (engl.) urea cycle; syn. Ornithinzyklus, Zyklus der Harnstoffsynthese; Entgiftung des im Eiweißstoffwechsel entstehenden Ammoniaks (NH_3) in den Mitochondrien der Leberzellen, indem dieses mit CO_2 in Harnstoff* überführt wird; **Reaktionszyklus:** s. Abb.

Harn|stottern: (engl.) intermittent urination; Unfähigkeit, den Harn kontinuierlich zu entleeren; **Urs.: 1.** organisch bedingt, z. B. bei Blasensteinen; **2.** psychisch bedingt; s. Dysuria psychica.

Harn|träufeln: (engl.) urinary dribbling; unwillkürlicher (oft unbemerkter) tropfenweiser Urinabgang bei Harninkontinenz* od. Ischuria* paradoxa.

Harn|untersuchung, klinische: (engl.) clinical urinalysis; Bestimmung von Farbe, pH* u. spezif. Gewicht des Harns, Untersuchung des Harnsediments* (mikroskop. od. Kammerzählung) u. Durchführung der gebräuchlichsten klin.-chem. Harnuntersuchungen (Eiweißproben, Bestimmung der Harnglukose, Urobilinogen-, Urobilin-, Bilirubin-Nachweise u. a.); orientierende Harnuntersuchung des frischen Mittelstrahlurins* m. Teststreifen für Eiweiß, Hämoglobin, Glukose u. a. Substanzen mögl.; Zusammenfassung des Ergebnisses der Harnuntersuchung im sog. Urinstatus. Vgl. Nierendiagnostik.

Harn|vergiftung: syn. Urämie*.

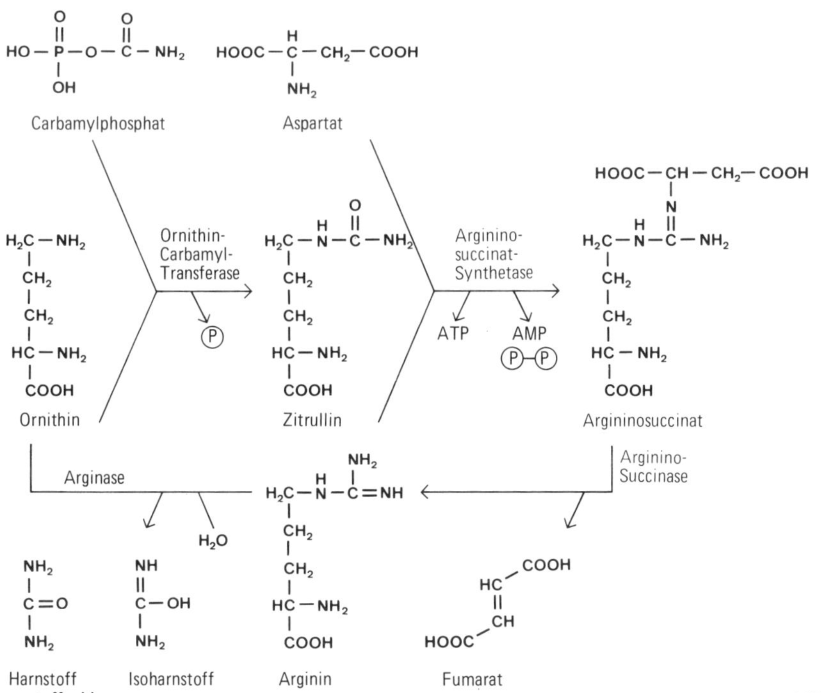

Harnstoffzyklus [40]

Harn|verhaltung: (engl.) retention of urine; syn. Ischurie; das Unvermögen, die gefüllte Harnblase spontan zu entleeren; **Urs.: 1.** mechanisch: Trauma, Op., Tumor, Sphinktersklerose, Harnröhrenverschluß, benigne Prostatahyperplasie, Prostatitis, protrahierte Geburtsverläufe; **2.** neurogen: Bandscheibenvorfall, Multiple Sklerose u. a.; **Sympt.:** Schmerzen durch Erhöhung des Blaseninnendrucks, Harnstauung, evtl. Anurie*. Vgl. Ischuria paradoxa.

Harn|weg|infektion (Infekt-*) f: (engl.) infection of the urinary tract; entzündliche Erkr. der Harnwege; Unterteilung in untere H. (Zystitis*, Urethritis*) u. obere H. (Pyelonephritis*, Glomerulopathie*); **Sympt.:** signifikante Bakteriurie*, schmerzhafte Miktion, u. U. Schmerzen im Nierenlager, Fieber, Krankheitsgefühl; **Diagn.:** klin. Harnuntersuchung, Urinkultur, Ausscheidungsurographie zum Nachw. einer Harnwegobstruktion; **Ther.:** Einmal- od. Kurzzeittherapie mit einem harnwegsspezif. Antibiotikum bei unkompliziertem Harnweginfekt; bei fehlendem Therapieerfolg weitere Abklärung bzw. Langzeittherapie.

H

Harn|zucker: s. Melliturie, Glukosurie.

Harn|zwang: s. Strangurie.

Harn|zylinder m: s. Harnsediment.

Harn|zyto|logie (Zyt-*; -log*) f: (engl.) urine cytology; zytol. Untersuchung des Harnsediments* (Exfoliativzytologie*) als Suchmethode i. R. der Primärdiagnostik von Urotheltumoren insbes. der Harnblase (z. B. Blasenpapillom, papilläre Urothelkarzinome) sowie zur Verlaufs- u. Therapiekontrolle; bei Verdacht auf Urotheltumoren im Bereich der Ureteren u. des Nierenbekkens wird zur Erhöhung der diagn. Treffsicherheit die Lavagezytologie* u. Bürstenbiopsie* angewendet.

Harrington-Operation (S. W. H., amerikan. Chir.) f: orthop. Operationsmethode (dorsal distrahierende Spondylodese*) zur Behandlung von Skoliosen.

Harris-Benedict-Gleichung (Francis G. B., Physiol., Boston, 1870-1957): (engl.) Harris-Benedict equation; Formel z. Berechnung der Energie, die auf d. niedrigsten Aktivitätsstufe eines Individuums täglich benötigt wird (sog. basale Energieabgabe, Abk. BEE).

Für **Männer:** BEE = 66,5 + (13,8 × kg KG) + (5 × cm Körpergröße) - (6,7 × Lebensalter).

Für **Frauen:** BEE = 655,1 + (9,6 × kg KG) + (1,9 × cm Körpergröße) - (4,7 × Lebensalter).

Die Maßeinheit ist kcal/d; für d. Umrechnung in kJ/d ist Multiplikation mit 4,187 erforderlich. Vgl. Grundumsatz.

Harrison-Furche (Edward H., Arzt, Horncastle, 1766-1838): (engl.) Harrison's groove; rachitische Thoraxdeformierung mit Abflachung u. horizontaler Einbuchtung der seitl. Thoraxpartien. Vgl. Herzbuckel.

Harris-Osborne-Syn|drom (Leonhard H., zeitgen. Päd., Galvestone; William O., zeitgen. Päd., Galvestone) n: nicht mehr gebräuchl. Synonym für Holt*-Oram-Syndrom.

Hartmanella f: Gattung freilebender, fakultativ parasitischer Amöben; Erreger der Amöben*-Meningoenzephalitis.

Hartmann-Operation (Henri H., Chir., Paris, 1860-1952) f: (engl.) Hartmann's operation; Resektion des Rektumsigmoids mit Blindverschluß des Rektums u. endständiger Kolostomie mit Anlage eines Anus* praeternaturalis (spätere Rückverlagerung möglich); **Ind.:** Notfalleingriff v. a. bei Ileus, Peritonitis, stenosierendem od. perforiertem Rektosigmoidkarzinom, Divertikulitis im Bereich des Colon sigmoideum mit Perforation od. Abszeßbildung. Vgl. Rektumresektion.

Hart|metall|lunge: (engl.) heavy metal dust pulmonary fibrosis; Lungenfibrose* durch Einatmung von Hartmetallstäuben (Sinter- u. Gußkarbide aus Wolfram, Cobalt, Titan, Tantal u. Molybdän); **Sympt.:** Husten, Auswurf, Atemnot, im Rö.-Thorax Befunde wie bei Sarkoidose, aber ohne Drüsenschwellungen. BK nach Nr. 4107 der BeKV.

Hartnup-Krankheit: (engl.) Hartnup disease; seltene, autosomal-rezessiv erbl. Stoffwechselstörung mit Defekt der intestinalen u. tubulären Resorption von neutralen Aminosäuren; benannt nach der erstbeschriebenen Familie; Häufigkeit ca. 1 : 100 000; **Sympt.:** meist klin. inapparent, u. U. pellagraähnliche Lichtdermatose inf. Tryptophanmangels (Verminderung der Nicotinamidsynthese), selten zerebellare Sympt.; **Ther.:** ggf. Nicotinamid. Vgl. Cystinurie.

Hart|schaum|verband: (engl.) plastozote; Stützverband auf Polyurethanbasis; das Kunststoffmaterial wird in verformbarem Zustand angelegt u. härtet am Körper aus. Vgl. Kunststoffverband.

Hart|spann: (engl.) myogelosis; umschriebene druckschmerzhafte Muskelverhärtung parallel des Faserlaufs des betroffenen Muskels; oft syn. verwendet mit Myogelose*.

Hart|strahl|technik f: (engl.) high kilovoltage technique; spez. Röntgenaufnahmetechnik mit Röhrenspannungen von 100 kV bis 150 kV; Anw. in d. Diagn. von Lunge, Larynx, Pharynx, Trachea, Magen-Darm-Trakt u. in d. Geburtshilfe. Mit Erhöhung der Röhrenspannung verringert sich der Kontrast zw. unterschiedl. Gewebearten; dadurch läßt sich z. B. bei einer Thoraxaufnahme Lungen-, Weichteil- u. Knochengewebe gleichzeitig beurteilbar auf dem Röntgenfilm darstellen. Wegen der höheren Durchdringungsfähigkeit der Röntgenstrahlung ergibt sich eine Verringerung der Strahlenexposition des Patienten im Nutzstrahlenfeld, wegen der Verkürzung der Belichtungszeit eine geringere Bewegungsunschärfe.

Hart|strahl|therapie f: Strahlentherapie* mit Hochenergiestrahlung; vgl. Betatron, Linearbeschleuniger.

Hart-Tasche (Carl H., Pathol., Berlin, 1876-1922): (röntg.) durch Narbenzug bei chron. Ulcus* duodeni bedingte taschenförmige Ausstülpung bzw. Ausziehung des Bulbus duodeni.

Hart|wasser|syn|drom n: während od. direkt nach Hämodialyse* auftretende, meist durch eine nicht ausreichende Wasserenthärtung (Calciumbestimmung) bei der Zubereitung des Dialysats* verursachte akute Hyperkalzämie* mit Blutdruckanstieg, Wärmegefühl, Übelkeit, Erbrechen, Kopfschmerz u. Krämpfen; u. U. letaler Verlauf.

Harzer-Zeichen (Friedrich A. H., Arzt, Leipzig): (engl.) Harzer's sign; spürbare Pulsationen des Herzens im epigastrischen Winkel; Hinweis auf vermehrte Rechtsherzbelastung (Cor* pulmonale).

Haschisch (arab. Kraut) n: (engl.) hashish; Extrakt aus d. Harz von Cannabis* sativa mit d. wirksamen Tetrahydrocannabinolen; wird als Rauschmittel traditionell im Orient u. Afrika geraucht u. entspricht im Hinblick auf Inhaltsstoffe u. Wirkung den getrockneten Pflanzenbestandteilen von Cannabis sativa, die in Lateinamerika als Marihuana bez. werden; H. führt individuell unterschiedlich zu Dämmerzuständen, Euphorie, Unruhe, veränderter Wahrnehmung bis zu kurzzeitigen Halluzinationen u. erhöhter sexueller Erregbarkeit. **Nachweismethode:** Cannabinole u. -derivate können durch Dünnschichtchromatographie od. Hochdruckflüssigkeitschromatographie in Blut, Urin u. Speichel nachgewiesen werden. Vgl. Psychodysleptika, Abhängigkeit.

Hasen||auge: s. Lagophthalmus. **H.pest:** s. Tularämie. **H.scharte:** s. Lippenspalte.

Hashimoto-Thyreo|iditis (Hakaru H., japan. Pathol., 1881-1934; Thyreo-*; -id*; -itis*) **f:** Struma lymphomatosa; s. Thyreoiditis.

Hasner-Falte (Joseph H., Ritter von Artha, Ophth., Prag, 1819-1892)**:** (engl.) Hasner's fold; Plica lacrimalis; Schleimhautfalte an d. Mündung des Tränen-Nasen-Gangs im unteren Nasengang.

Hassall-Körperchen (Arthur H. H., Arzt, Chem., London, 1817-1894)**:** (engl.) Hassall's corpuscles; konzentr. geschichtete Gebilde im Mark des Thymus, bestehend aus Retikulumzellen mit Degenerationserscheinungen (Verkalkung usw.); wahrscheinl. Reste der ursprüngl. epithelialen Anlage des Organs; Zunahme der Anzahl von H.-K. bis zur Pubertät, dann Abnahme.

Hass-Krankheit (Julius H., Orthop., Wien, New York, 1884-1976)**:** (engl.) Hass disease; aseptische Knochennekrose der proximalen Humerusepiphyse (selten); s. Knochennekrosen, aseptische.

Hauben|bahn, zentrale: s. Tractus tegmentalis centralis.

Hauben|meningitis (Mening-*; -itis*) **f:** s. Meningitis.

Hauben|region f: (engl.) tegmental region; **1.** Tegmentum mesencephali; s. Mesencephalon; **2.** dorsales Gebiet der Brücke (Tegmentum pontis).

Haudek-Nische (Martin H., Röntg., Wien, 1880-1931)**:** (engl.) Haudek's niche; röntg. Nachweis eines Ulcus ventriculi durch Füllung des Ulkuskraters mit Kontrastmittel; vgl. En-face-Nische.

Hauffe-Schweninger-Arm|bad (Georg H., Arzt, Berlin, geb. 1872; Ernst Sch., Arzt, Berlin, 1850-1924)**:** (engl.) Hauffe-Schweninger arm bath; ansteigendes Armbad, dessen Temp. von ca. 32°C in 15-20 Min. auf 39°C ansteigt; soll reflektorisch zu einer Erweiterung der Koronargefäße führen. Vgl. Hydrotherapie.

Haupt|histo|kompatibilitäts|komplex (Hist-*; Kompatibilität*) **m:** s. HLA-System.

Haupt|wirt: (engl.) host of predilection; Species (Tiere, Mensch), die von einer best. Parasitenart bevorzugt befallen wird; häufig nicht korrekt f. Endwirt. Vgl. Zwischenwirt, Wirtswechsel.

Haupt|zellen (Zelle*)**:** s. Magen.

Haus||fliege: Fannia; s. Fliegen. **H.mücke:** Culex; s. Mücken. **H.staub|milben:** s. Milben.

Haustra coli (lat. haustrum Schöpfrad; Kol-*) **n pl:** Ausbuchtungen zw. den Tänien der Wand des Kolon; wandern mit der Peristaltik (sog. Fließen der Haustren).

Haut: (engl.) skin; Integumentum commune; das den Körper bedeckende oberflächengrößte (ca. 1,5-2 m^2) Organ; dient dem physik., chem. u. immun. Schutz, der Wärmeregulation u. zur Aufnahme von Sinnesreizen; Aufbau: s. Abb.; vgl. Epidermis.

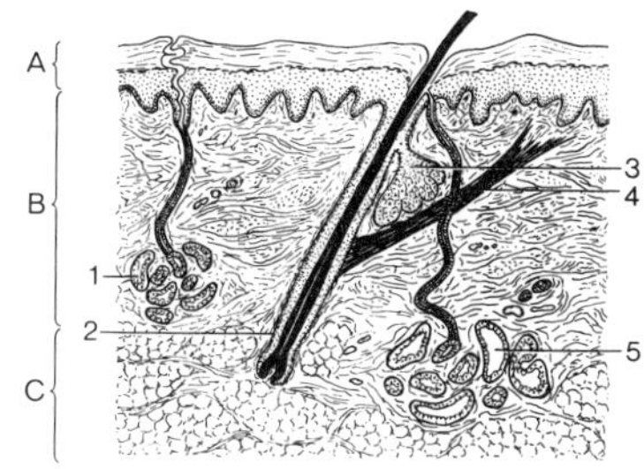

Haut:
A: Epidermis; B: Korium; A u. B: Kutis; C: Subkutis;
1: ekkrine Schweißdrüsen (Knäueldrüsen);
2: Haartasche mit Haar; 3: Talgdrüse; 4: M. arrector pili; 5: apokrine Schweißdrüsen (Duftdrüsen) [172]

Haut|ausschlag: s. Effloreszenzen, Exanthem, Ekzem.

Haut|blutungen: Austritt von Blut aus den Gefäßen in Haut od. Schleimhaut inf. Trauma od. hämorrhagischer Diathese; **Formen: 1.** Petechien: kleinste punktförmige Kapillarblutungen; **2.** Purpura: multiple, exanthematische, meist symmetrische H.; **3.** Vibices: streifenförmig angeordnete Purpura; **4.** Sugillation: flächenhafte, bis 3 cm große H.; **5.** Suffusion: syn. Ekchymose; große flächenhafte H.; **6.** Hämatom: tiefgehende, massive, meist die Haut vorwölbende Blutung. Im Ggs. zu einem Erythem* verblassen H. unter Glasspateldruck nicht. Vgl. Blutung.

Haut|em|physem (Emphysem*) **n:** (engl.) surgical emphysema; Emphysema subcutaneum; Luft- od. Gasansammlung im Unterhautzellgewebe; **Urs.:** meist traumat. od. spontane Eröffnung lufthaltiger Organe, als Kompl. einer Luftfüllung (z. B. Pneumoperitoneum*) od. Eröffnung von Körperhöhlen (z. B. Laparoskopie*), auch durch gasbildende Erreger verursacht (s. Gasödemerkrankung) sowie im Bereich des Kopfes nach Schädelbasisfrakturen mit Beteiligung der Nasennebenhöhlen (kraniales H., z. B. im Bereich der Augenlider nach Fraktur des Os ethmoidale); **Sympt.:** unter sog. Schneeballknirschen wegdrückbare subkutane Schwellungen. Vgl. Mediastinalemphysem.

Haut|ersatz: s. Hautplastik, Hauttransplantat.

Haut|fisteln, odonto|gene (Fistel*) **f pl:** (engl.) odontogenous cutaneous fistulas; Fisteln mit kraterförmiger Hauteinziehung im Bereich von Kinn, Wangen, Hals; **Vork.:** z. B. bei Parodontitis, Osteomyelitis, infizierter Kieferzyste.

Haut|flora (lat. Flora röm. Blumengöttin) **f:** die auf der Haut zu findende Bakterienflora*; **Einteilung: 1.** residente H. (Standortflora), bestehend v. a. aus Vertretern der Gattungen Staphylococcus (z. B. Staphylococcus epidermidis, Staphylococcus aureus), Micrococcus, Corynebacterium sowie Propionibacterium (in tieferen Hautschichten); **2.** transiente H. (Anflugsflora) mit großer Variabilität, u. a. der Gattungen Bacillus, Pseudomonas, Enterobacteriaceae. Vgl. Händedesinfektion.

Haut||grieß: syn. Milien*. **H.horn:** s. Cornu cutaneum. **H.jucken:** s. Pruritus.

Haut|karzinom (Karz-*; -om*) **n:** (engl.) cutaneous carcinoma; von der Epidermis ausgehende

H

bösartige epitheliale Neubildung od. Hautmetastase anderer Karzinome; s. Basaliom, Basalzellkarzinom, Basalzellnävussyndrom, Plattenepithelkarzinom.

Haut‖klammer|naht: s. Nahtmethoden. **H.krebs:** s. Hautkarzinom. **H.leishmaniase** (-iasis*) f: syn. kutane Leishmaniase; s. Leishmaniasen.

Haut|leisten: (engl.) dermal ridges; Tastleisten, Papillarleisten, Dermatoglyphen; Leistenmuster an Hautpartien (Fingerbeeren, Handflächen, Fußsohlen), die dem Druck ausgesetzt sind; bestehen aus feinen Rillen, an deren Kämmen die Schweißporen liegen. Die Form der H. ist erblich determiniert.

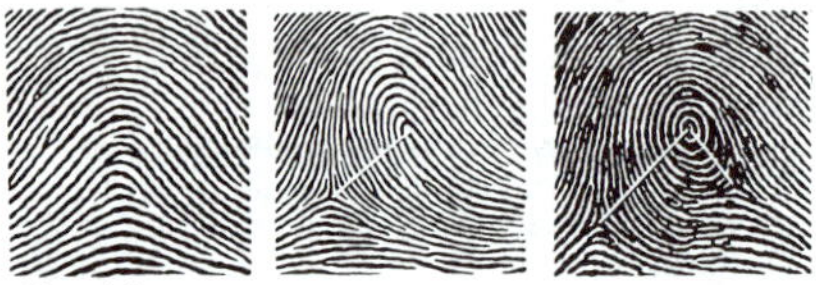

Hautleisten:
die drei Grundtypen der Fingermuster: Bogen, Schleife, Wirbel. Entlang der eingezeichneten Linien, vom Triradius zur Mustermitte, wird die Leistenzahl bestimmt. Der Bogen hat keinen Triradius und daher keinen Leistenwert. [193]

Haut‖maulwurf: s. Larva migrans. **H.metastasen** (Metastase*) f pl: s. Metastase. **H.milzbrand:** s. Milzbrand. **H.nabel:** s. Nabelanomalien. **H.naht:** s. Nahtmethoden. **H.ödem** (Ödem*) n: Anasarka*. **H.pest:** (engl.) cellulo-cutaneous plague; primäre od. überwiegende Manifestation der Pest* an Haut od. Schleimhaut. **H.pilze:** s. Dermatophyten, Hefen, Schimmelpilze. **H.pilzerkrankung:** s. Dermatomykose.

Haut|plastik (-plastik*) f: (engl.) dermatoplasty; op. Deckung eines Hautdefekts durch Umsetzung von Hautlappen mit Unterhautfettgewebe (im Ggs. zum Hauttransplantat*); **Formen: 1.** Nahplastik als lokaler Verschiebelappen (Dehnungs-, Rotations- od. Transpositionslappen) zum Verschließen kleiner, tiefer Defekte, bei geringer Verschieblichkeit ggf. unter Exzision eines sog. Burrow-Dreiecks; häufigste Formen (z. B. zur Narbenkorrektur) sind die ein- od. mehrfache Z- bzw. W-Plastik u. die fortlaufende Y-V-Plastik; zur Deckung von Extremitätenstümpfen werden V*-Y-Plastik u. Visierlappenplastik* angewendet. **2.** Fernplastik od. Fernlappen zur Dekkung größerer Defekte; die Spenderregion befindet sich fernab vom zu verschließenden Hautdefekt; fehlt eine zentrale Arterie, muß die Basis des Stiels mind. ein Breiten-Längen-Verhältnis von 1 : 2 haben. Einseitig gestielte Fernlappen werden z. B. als sog. Cross-leg- od. Cross-arm-Lappen, doppelseitig gestielte Fernlappen als Brückenlappen verwendet; bei großen Defekten Deckung durch Bauchhaut- (z. B. als sog. Muff-Plastik) od. Leistenlappen. Nach ca. 3 Wo. ist eine ausreichende Gefäßeinsprossung zu erwarten, u. der Lappenstiel kann durchtrennt werden; die Entnahmestelle wird i. d. R. durch ein Spalthauttransplantat gedeckt. **Sonderformen:** Insel- od. Arterienlappen (mit Verpflanzung einer Hautinsel unter Erhaltung des Gefäßnervenbündels zur Erhaltung der Sensibilität) u. freie Lappen mit mikrochir. Übertragung (wegen langer Operationszeit und erhöhtem Thromboserisiko v. a. für Sekundäreingriffe geeignet). Vgl. Dieffenbach-Plastik.

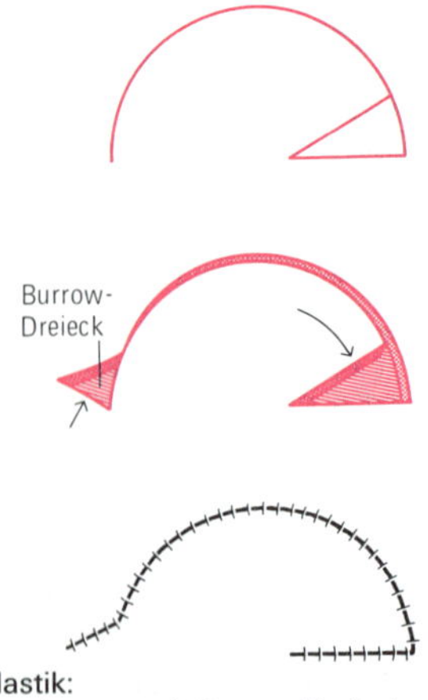

Hautplastik:
Rotationslappen mit Burrow-Dreieck zur Erleichterung der Rotation [155]

Haut|re|flexe (Reflekt-*) m pl: durch Hautreizung verursachte polysynaptische Reflexe*.

Haut|rotz: s. Malleus.

Haut|sarkom (Sark-*; -om*) n: (engl.) cutaneous sarcoma; von kutanem od. subkutanem Gewebe ausgehende bösartige Neubildung od. intrakutane Metastase eines anderen Primärtumors; entspr. dem histol. Aufbau Vork. als Angiosarkom (Kaposi*-Sarkom), Dermatofibrosarcoma protuberans, Fibrosarkom, Leiomyosarkom, Liposarkom od. Neurofibrosarkom; vgl. Weichteiltumoren.

Haut-Schleim|haut-Leishmaniase, südamerikanische (-iasis*) f: syn. mukokutane Leishmaniase; s. Leishmaniasen. **H.schnitt:** s. Schnittführung. **H., seröse:** (engl.) serous coat; syn. Serosa, Tunica serosa; aus einer bindegewebigen Lamina propria u. einschichtigem Plattenepithel (Mesothel) bestehende Struktur: Peritoneum, Perikard, Pleura. **H.sklerem** (Skler-*) n: s. Sclerodermia circumscripta. **H.spalt|linien:** s. Langer-Linien. **H.testung:** (engl.) skin test; Prüfung der spezif. Sensibilisierung eines Organismus durch Applikation von Antigenen auf (Epikutantest*) od. in die Haut (Intrakutantest*).

Haut|trans|plantat (Transplantat*) n: vollständig aus der Spenderstelle gelöstes Hautareal ohne Unterhautfettgewebe zur op. Deckung eines oberflächl. Hautdefekts mit gut durchblutetem Wundgrund (z. B. Verbrennungen); **Formen: 1.** Spalthauttransplantat aus Epidermis u. versch. dicken Schichten des Koriums von 200-500 µm Dicke; Entnahme mit einem Hand- od. Elektrodermatom bzw. Skalpell an ebenen Hautarealen (z. B. Außenseite des Oberschenkels); Fixierung durch Nähte u. leichte Kompression; die Anheilung erfolgt durch kapilläre Einsprossung; **2.** Mesh graft: auch Maschen- od. Netztransplantat; die gewonnenen Spalthautlappen werden über eine Messerwalze geführt u. durch Auseinanderziehen in ein rautenförmiges Hautgitter verwandelt; damit lassen sich Defekte decken, die bis zu dreimal größer sind als die Entnahmestelle; aus den Zwischenräumen kann Wundsekret abfließen, die Zwischenräume epithelisieren sekundär; ungünstiges kosmet. Ergebnis durch schachbrettartiges Muster; **3.** Vollhautlappen zur Dekkung frischer aseptischer Hautwunden (v. a. von Narben u. stark beanspruchten Hautflächen); **4.** Reverdin-Plastik: Übertragung kleinster Epidermisinseln auf granulierende Wundfläche; Anw. nur bei infizierten Wunden, die anders nicht gedeckt werden können. Vgl. Hautplastik.

Haut|tuberkulose (Tuberkel*; -osis*) f: s. Tuberculosis cutis.

Haut|tumoren (Tumor*) m pl: allg. Bez. f. benigne, prämaligne u. maligne Neubildungen, ausgehend von allen Strukturen der Haut u. den Hautanhangsgebilden; vgl. Nävus.

HAV: Abk. f. **H**epatitis-**A**-**V**irus; s. Hepatitis-Viren.

Haverhill-Fieber: s. Rattenbißkrankheit; s. a. Streptobacillus.

Havers-Kanäle (Clopton H., Anat., London, 1650-1702; Kanal*): (engl.) haversian canals; den Knochen in Längsrichtung durchlaufende Gefäßkanälchen, die von konzentrischen Knochenlamellen umgeben sind; vgl. Volkmann-Kanäle.

Hayashi-Mitsuda-Re|aktion (Harvo H., Pharmak., Fukuoka, Tokio, geb. 1874; Kensuke M., Arzt, Japan, geb. 1876) f: Spätreaktion beim Lepromintest*.

Hb: Abk. f. Hämoglobin*.

Hb-A: s. Hämoglobin.

Hb-A_1: s. Hämoglobin, Glykohämoglobine.

Hb-A_2: s. Hämoglobin.

Hb-C: s. Hämoglobin, Hämoglobinopathien.

HBcAg: Abk. f. **H**epatitis-**B**-**c**ore-**A**nti**g**en; s. Hepatitis-Viren.

Hb-D: s. Hämoglobinopathien.

Hb_E: syn. MCH, sog. Färbekoeffizient*.

Hb-E: s. Hämoglobinopathien.

HBeAg: Abk. f. **H**epatitis-**B**-**e**-**A**nti**g**en; s. Hepatitis-Viren.

Hb-F: s. Hämoglobin, fetales.

Hb-G Accra: s. Hämoglobinopathien.

H.-B.-G.-Syn|drom n: Abk. f. **H**ypoparathyreoid*-**B**iermer-**G**onadendysgenesie-Syndrom.

Hb-H: s. Hämoglobinopathien.

Hb-Köln: s. Hämoglobinopathien.

Hb-Memphis: s. Hämoglobinopathien.

HbO_2: Oxyhämoglobin; s. Hämoglobin.

Hb-S: Kurzbez. f. Sichelzellenhämoglobin; s. Hämoglobinopathien, Sichelzellenanämie.

HBsAg: Abk. f. **H**epatitis-**B**-**s**urface-**A**nti**g**en; frühere Bez. Australia-Antigen; s. Hepatitis-Viren.

HbS-HbC-Krankheit: s. Hämoglobin-S-C-Krankheit.

HBV: Abk. f. **H**epatitis-**B**-**V**irus; s. Hepatitis-Viren.

Hb-Zürich: s. Hämoglobinopathien.

HCG: Abk. f. (engl.) **h**uman **c**horionic **g**onadotropine; menschl. Choriongonadotropin; Proteohormon m. einem MG von 39 000, wird in den Langhans-Zellen der Plazenta gebildet (Maximum im 2.-3. Schwangerschaftsmonat); biol. Halbwertzeit 8 Stunden; Mischung aus Wirkstoffen, die nahezu ident. sind m. den hypophysären Gonadotropinen* FSH*, LH* u. Prolaktin*; **physiol. Bedeutung:** HCG unterhält das Corpus* luteum in der Schwangerschaft u. regt d. Steroidhormonproduktion an, bis diese v. der fetoplazentaren Einheit* übernommen wird. Der qualitative immun. **Nachweis** im Harn u. im Blutserum (RIA) dient als Schwangerschaftstest; abfallende od. verminderte HCG-Werte deuten auf Abortus imminens, drohende Frühgeburt, Missed abortion, intrauterinen Fruchttod od. eine Gestose, erhöhte HCG-Werte auf Blasenmole u. Chorionepitheliom (neben den klinischen Sympt. der wichtigste diagn. Hinweis), aber auch auf e. Mehrlingsschwangerschaft hin. **Therap. Anw.:** HCG aus Schwangerenharn wird als LH-wirksames Präparat bei primärer u. sekundärer hypophysärer Amenorrhoe*, beim Mann bei hypogonadotropem Hypogonadismus, Kryptorchismus u. Infertilität angewendet. Vgl. Plazentahormone, Tumormarker, Schwangerschaftstests.

H-chain disease (engl.) n: s. H-Ketten-Krankheit.

HCl: chem. Formel f. Salzsäure*.

H_2CO_3: chem. Formel f. Kohlensäure*.

HCS: Abk. f. (engl.) **h**uman **c**horionic **s**omatotropine; syn. HPL*.

HCT: Abk. f. (engl.) **h**uman **c**horionic **t**hyreotropin; in der Plazenta gebildetes Proteohormon (Glykoprotein) m. thyreotroper Wirkung u. noch unklarer physiol. Bedeutung (Förderung der embryonalen Entw. der Schilddrüse?).

HD: Abk. f. (radiol.) **H**erd**d**osis; s. Referenzdosis.

HDC: Abk. f. (engl.) **h**uman **d**iploid **c**ells; Vermehrungssubstrat für ein Tollwut-Impfvirus (Pitman-Moore-Stamm).

HDL: Abk. f. (engl.) **h**igh **d**ensity **l**ipoproteins; Lipoproteine* m. hoher Dichte (d = 1,063-1,21 g/dl); werden in Leber u. Darmmukosa gebildet (HDL_1), im Blut in HDL_2 umgewandelt, das freies Cholesterin* aus den Zellen aufnehmen kann u. in Cholesterinester umwandelt (HDL_3); entsprechen den Alphalipoproteinen* u. bestehen zu ca. 50% aus Proteinen u. zu ca. 50% aus Lipiden. Vgl. Hyperlipidämie.

He: **1.** chem. Symbol f. Helium*; **2.** Abk. f. **He**parin*.

Head-Zonen (Sir Henry H., Neurol., London, 1861-1940): (engl.) Head zones; Hautareale, in denen bei Erkr. innerer Organe Hyperästhesie u. Hyperalgesie (als viszerokutane Reflexe*) auftre-

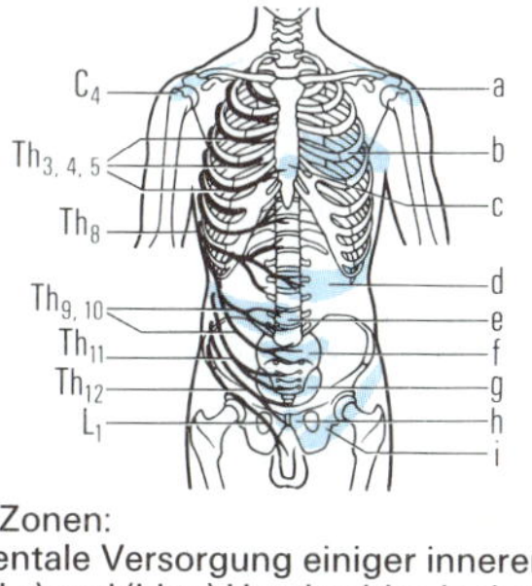

Head-Zonen:
segmentale Versorgung einiger innerer Organe (links) und (blau) Hautbezirke, in denen bei Erkrankung dieser Organe durch viszerokutane Reflexe Hyperästhesie und Hyperalgesie auftreten können; a: Zwerchfell (C_4); b: Herz (C_8, Th_1); c: Speiseröhre (Th_4, Th_5); d: Magen (Th_8); e: Leber und Gallenblase (Th_8-Th_{11}); f: Dünndarm (Th_{10}); g: Dickdarm (Th_{11}-L_1); h: Harnblase (Th_{11}-L_1); i: Niere und Hoden (Th_{10}-L_1) [508]

ten können u. die in ihrer Ausdehnung dem Dermatom* entsprechen, das aus demselben spinalen Segment* innerviert wird wie das erkrankte Organ; z. B. in die Innenseite des Oberarms (C_8, Th_1) ausstrahlende Schmerzen bei koronarer Herzkrankheit*.

Heavy chain disease (engl. Schwere-Ketten-Krankheit) n: s. H-Ketten-Krankheit.

Heavy chains (engl.) n pl: schwere Ketten; s. Immunglobuline.

Hebamme: (engl.) midwife; nichtärztliche Geburtshelferin; männl. nichtärztliche Geburtshelfer werden als **Entbindungspfleger** bezeichnet. Berufsausbildung u. Prüfung, Zulassung u. Ausübung werden vornehmlich nach Bundes-, z. T. auch nach Landesrecht durch sog. Hebammendienstordnungen geregelt; wichtigste Rechtsgrundlagen sind das „Gesetz über den Beruf der Hebamme u. des Entbindungspflegers" (Hebammengesetz, HebG) vom 4.6.1985 (BGBl. I S. 902) sowie die Ausbildungs- u. Prüfungsordnung f. H. u. Entbindungspfleger (HebAPrV) in der Fassung vom 16.3.1987 (BGBl. I S. 929). Die Ausbildung erfolgt an staatl. Lehrstätten u. dauert drei Jahre; H./Entbindungspfleger sind freiberufl., angestellt od. als Beleghebammen/Belegentbindungspfleger tätig, sie beraten u. betreuen die Schwangere u. leisten Hebammenhilfe*. Nach dem HebG ist der Arzt z. Hinzuziehung einer H./eines Entbindungspflegers b. der Entbindung verpflichtet (§ 4 Abs. 1 Satz 2 HebG); die von ihnen zu leistende Geburtshilfe umfaßt die Überwachung des Geburtsvorgangs von Beginn der Wehen an, Hilfe bei der Geburt u. Überwachung des Wochenbettverlaufs.

Hebammen|hilfe: die durch eigene Rechtsvorschrift geregelte H. als Bestandteil der Mutterschaftshilfe*; umfaßt Schwangerenbetreuung, Geburtsvorbereitung u. -hilfe sowie d. Versorgung der Wöchnerin u. des Neugeborenen durch e. Hebamme* bzw. einen Entbindungspfleger.

Hebe|phrenie (gr. ἥβη Jugend; φρήν, φρενός Geist) f: (engl.) hebephrenia; von Hecker u. Kahlbaum 1871 geprägte Bez. f. eine Form der Schizophrenie*, die im Jugendalter beginnt; **Sympt.:** Inkohärenz, flach u. unangemessen wirkende Gefühle, Fehlen eines systematisierten Wahns; DD zur Pubertätskrise (s. Persönlichkeitskrise) nur durch Verlauf möglich.

Heberden-Knoten (William H., Arzt, London, 1710-1801): (engl.) Heberden's nodes; für die Heberden*-Polyarthrose typische Verdickungen an den Fingerendgelenken.

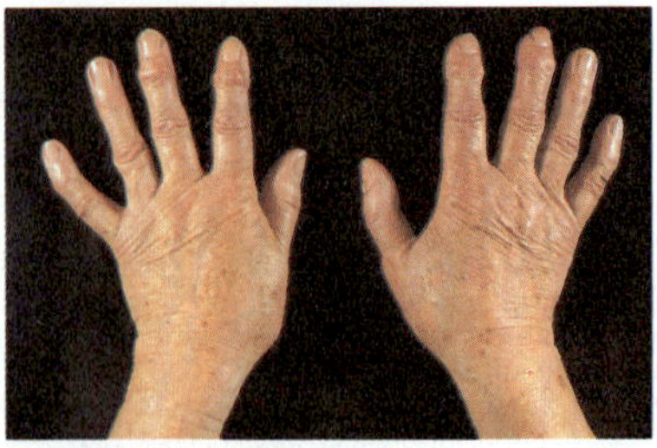

Heberden-Knoten:
Verdickung der distalen Interphalangealgelenke bei Heberden-Polyarthrose [244]

Heberden-Poly|arthrose (↑; Poly-*; Arthr-*; -osis*) f: (engl.) Heberden's polyarthrosis; primäre Osteoarthrose m. bevorzugtem Befall der distalen Interphalangealgelenke der dreigliedrigen Finger; charakterist. sind Heberden-Knoten, erbsengroße, knorpelig-knöcherne Verdickungen (zystenähnliche mit Hyaluronsäure gefüllte Gebilde) an d. Dorsalseite dieser Gelenke. Die Erkr. ist genetisch bedingt (bei Frauen evtl. geschlechtsgebunden dominant); Vorkommen bei Frauen ca. 10mal häufiger als bei Männern.

Heber|drainage (Drainage*) f: (engl.) siphon drainage; Drainage von Sekreten aus Körperhöhlen (z. B. Pleuradrainage) durch Ableitung der Flüssigkeit unter Ausnutzung eines hydrostatischen Druckgefälles; effektiver ist die Saugdrainage*.

Hebetudo auris (lat. hebes, hebetis stumpfsinnig) f: Schwerhörigkeit*.

Hebetudo visus (↑) f: s. Asthenopie.

Heck-Krankheit: syn. fokale epitheliale Hyperplasie*.

Hederae helicis folium f pl: Efeublätter*.

Hedinger-Syn|drom n: s. Karzinoidsyndrom.

Heerfordt-Syn|drom (Christian F. H., Ophth., Kopenhagen, 1871-1953) n: (engl.) Heerfordt's disease; syn. Febris uveoparotidea; chronische Entz. der Parotis u. der Tränendrüse m. Iridozyklitis, evtl. Hirnnervenausfälle (insbes. N. facialis u. N. oculomotorius) b. länger anhaltenden subfebrilen Temperaturen; fakultativ Entz. der Mamma u. der Gonaden; **Ätiol.:** ungeklärt, wahrscheinl. Manifestationsform der Sarkoidose*.

HE-Färbung: Abk. f. **H**ämalaun*-**E**osin-Färbung.

Hefe|mykosen (Myk-*; -osis*) f pl: s. Mykosen, Hefen.

Hefen: (engl.) yeasts; **1.** (pharmaz.) Faex; s. Faex medicinalis; **2.** (mykolog.) Pilze, die sich vegetativ durch Sprossung od. Spaltung vermehren; gehören taxonomisch unterschiedl. Klassen an (s. Fungi, Fungi imperfecti). Viele H. vergären unter anaeroben Bedingungen Zucker zu Alkoholen, z. B. Saccharomyces cerevisiae. In der Industrie werden H. zur Herstellung von Bier, Wein, als Backhefe u. Futterhefe eingesetzt. In der Klasse der Endomycetes werden perfekte, askogene H. zusammengefaßt, die zur sexuellen Vermehrung mit Bildung von Asken* u. Askosporen* befähigt sind u. von den anaskogenen, imperfekten H. unterschieden, die in den Familien Cryptococcaceae u. Sporobolomycetaceae zusammengefaßt sind. Unter diesen sind humanpathogene Arten von Candida*, Trichosporon* sowie Cryptococcus* neoformans zu finden. Vgl. Mykosen.

Hegar-Stifte (Alfred H., Gyn., Freiburg, 1830-1914): (engl.) Hegar's dilators; Metallstifte versch. Stärke m. stark konisierter Spitze z. Erweiterung des Zervikalkanals.

Hegar-Zeichen (↑): (engl.) Hegar's sign; Schwangerschaftszeichen; bei Betastung des Gebärmutterhalses ist der Isthmusbereich im 2.-3. Mon. besonders weich u. leicht zusammendrückbar.

Hegemann-Syn|drom (Gerd H., Chir., Erlangen, geb. 1912) n: aseptische Epiphyseonekrose im Bereich des Ellenbogengelenks (Capitulum humeri, Capitulum radii, Trochlea humeri) mit Spongiosaverdichtung u. Verschmälerung der Epiphyse; vgl. Panner-Krankheit, Knochennekrosen, aseptische.

Hegglin-An|omalie (Robert M. H., Int., Zürich, 1907-1970; Anomalie*) **f:** s. May-Hegglin-Anomalie.

Hegglin-Fanconi-Syn|drom (↑) **n:** s. Fanconi-Hegglin-Syndrom.

Hegglin-Syn|drom (↑) **n:** (kardiol.) Syndrom, das dadurch gekennzeichnet ist, daß der 2. Herzton (setzt normalerweise mit T-Ende ein) mind. 0,02 Sek. vor T-Ende beginnt, d. h. die mechan. Kammersystole (1. bis 2. HT) vor der durch das Auftreten v. elektr. Potentialdifferenzen gekennzeichneten Erregung (RT-Dauer) endet; führt zu einer unökonom. Verkürzung der Austreibungszeit; **Urs.:** allg. Stoffwechsel- od. Elektrolytstörungen; **Diagn.:** synchrone Aufzeichnung von Elektrokardiographie u. Phonokardiographie. Vgl. Herzinsuffizienz.

Heiberg-Esmarch-Hand|griff (Jacob H., Chir., Oslo, 1843-1888)**:** s. Esmarch-Heiberg-Handgriff.

Heidelberger Kapsel: (engl.) Heidelberg capsule, endoradiosonde; Endoradiosonde; verschluckbarer Hochfrequenzkleinstsender zur elektron. Säurewert-(pH-)Messung im Magen-Darm-Trakt.

Heidenhain-Färbung (Martin H., Anat., Tübingen, Würzburg, 1864-1949)**:** (engl.) Heidenhain's stain; zwei Verfahren: **1. Hämatoxylin-Färbung:** Chromatin, Mitochondrien u. Zentrosom tiefschwarz; Zytoplasma gelblich; vgl. Eisen-Hämatoxylin-Färbung; **2. Azan-Färbung** (Azokarmin - Anilinblau - Orange): Chromatin rot, Zytoplasma rosa, Bindegewebefasern u. Schleim blau.

Heidenhain-Syn|drom (Adolf H., zeitgen. Neurol., Tübingen) **n:** Sonderform der Creutzfeldt*-Jakob-Krankheit mit zentral-visuellen Störungen inf. Veränderungen bes. im hinteren Hirnanteil.

Heil|erde: terrestrisches Peloid* in wechselnder Zusammensetzung mit adsorbierender u. lokal reizender Wirkung zur innerlichen u. äußerlichen Anw., z. B. bei Durchfallerkrankungen, nässenden u. entzündl. Hautveränderungen; vgl. Adsorbenzien.

Heil|gymnastik f: s. Krankengymnastik.

Heil|mittel: (engl.) drugs, medicine, remedies; **1.** syn. Arzneimittel*; **2.** (Definition der gesetzl. Krankenversicherung) Mittel zur Behandlung von Krankheiten, die (im Ggs. zu Arzneimitteln) v. a. äußerlich angewendet werden (z. B. physik. Therapie); vgl. Hilfsmittel.

Heil|nahrung: (engl.) therapeutic diet; bei der Behandlung von Enteritiden eingesetzte Säuglingsnahrung*, die sich v. a. durch Laktosearmut u. Anreicherung mit mittelkettigen Triglyzeriden auszeichnet.

Heil|phase, lympho|zytär-eosino|phile f: s. Leukozyten.

Heil|praktiker: geschützte Bez. f. Personen, die die Heilkunde ohne ärztl. Approbation berufsmäßig mit staatl. Erlaubnis ausüben; Rechtsgrundlage ist das Heilpraktikergesetz (Abk. HPG) vom 17.2.1939 in der Fassung vom 2.3.1974 (BGBl. I S. 469, 550) u. der entspr. Durchführungsverordnung. Ärztl. Approbation u. Heilpraktikererlaubnis gelten als unvereinbar; die Berufsordnungen verbieten darüber hinaus das Zusammenwirken von Arzt u. H. Grundsätzlich darf der H. alle Behandlungs- u. Untersuchungsmethoden ausführen; ausgenommen sind die Behandlung meldepflichtiger Krankheiten (Bundesseuchengesetz, Geschlechtskrankheitengesetz), Geburtshilfe (Hebammengesetz), Leichenschau, die Verordnung von verschreibungspflichtigen Medikamenten u. Betäubungsmitteln u. die eigenverantwortl. Anw. von Röntgenstrahlen (Röntgenverordnung). Der H. hat bei Anwendung ärztl. (insbes. invasiver) Methoden grundsätzl. dieselben Sorgfaltsanforderungen zu erfüllen wie ein Arzt; die Aufklärungspflicht* besteht auch für ihn.

Heil|verfahren, alternative: (engl.) alternative medical treatments; Sammelbez. f. Therapieformen, die alternativ zur Pharmakotherapie in der Schulmedizin als naturwissenschaftl. anerkannte Behandlungsmethoden gelten u. sich v. a. durch folgende Aspekte auszeichnen: **1.** Behandlung des gesamten Organismus vor der Behandlung einzelner gestörter Organfunktionen (s. Medizin, holistische); **2.** Förderung von Selbstheilungstendenzen vor exogen (z. B. medikamentös) induzierter Sanierung erkrankter Systeme; **3.** Unschädlichkeit der Ther.; **4.** Maß f. den Therapieerfolg ist ganz wesentlich die subjektive Befindlichkeit des Patienten. Zu den a. H. können u. a. die Naturheilkunde* u. Formen der (Auto-)Suggestionsbehandlung (z. B. Hypnose*, Autogenes* Training) gezählt werden; i. w. S. auch Methoden, deren zugrundeliegende Konzepte naturwissenschaftl. nicht od. nur in Ansätzen erklärt werden können (s. Erfahrungsheilkunde).

Heimlich-Hand|griff (Henry H., amerikan. Arzt)**:** (engl.) Heimlich manœuvre; Erste-Hilfe-Maßnahme bei Erstickungsgefahr durch Fremdkörper (Bolusobstruktion*) in den Luftwegen; **Formen: 1.** bei stehendem od. sitzendem Pat. umfaßt der Helfer von hinten den Betroffenen; die Hände liegen zu Fäusten geballt im Epigastrium (s. Abb.), hier erfolgen ein od. mehrere kräftige

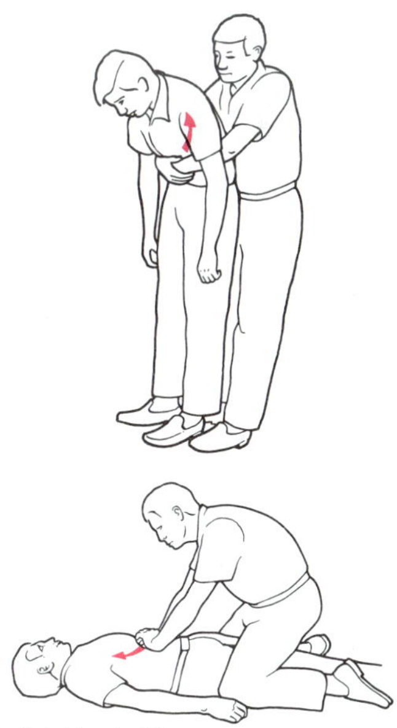

Heimlich-Handgriff:
Durchführung beim stehenden und beim liegenden Patienten [2]

Druckstöße in Richtung Zwerchfell. **2.** Bei liegendem (bewußtlosem) Pat. kniet der Helfer mit gespreizten Beinen über dem Betroffenen, setzt die übereinandergelegten Hände im Epigastrium auf u. drückt kräftig in Richtung Zwerchfell (s. Abb.). **Wirkung:** durch Hochdrücken des Zwerchfells kommt es zu einer Druckerhöhung im Tracheobronchialsystem, wodurch ein Entfernen des Bolus möglich wird; **Gefahren:** innere Verletzungen (Magen-, Leber-, Milzruptur), Regurgitation; deshalb immer klin. Nachuntersuchung erforderlich.

Heimlich-Ventil (↑) n: sog. Einwegflatterventil zur Entlastung eines Pneumothorax*; ermöglicht das Entweichen von Luft od. Sekreten aus der Pleurahöhle auch ohne zusätzliche Anwendung einer Saug- od. Heberdrainage; vgl. Tiegel-Ventil.

Heine-Medin-Krankheit (Jacob von H., Orthop., Bad Cannstadt, 1800-1879; Karl O. M., Päd., Stockholm, 1847-1928): syn. Poliomyelitis* epidemica anterior acuta.

Heinz-Innen|körperchen (Robert H., Pharmak., Erlangen, München, 1865-1924): (engl.) Heinz inclusion bodies; syn. Heinz-Körper, Heinz-Ehrlich-Körper, Heinz-Blaukörper, Innenkörper; in Erythrozyten vorhandenes, oxidativ denaturiertes Hämoglobin, kann als dunkelblaue, exzentrisch liegende, 0,3-2,0 µm große Farbkugeln durch Spezialfärbung sichtbar gemacht werden; **Bedeutung:** H.-I. kommen bei einigen Erythrozytenenzymopathien (z. B. bei Glukose-6-Phosphatdehydrogenase- u. Glutathionsynthetase-Mangel), bei Hämoglobinopathien mit instabilem Hämoglobin (in >50% der Erythrozyten, z. B. Hämoglobin-Köln-Krankheit bes. nach Splenektomie), bestimmten zu Methämoglobinämie führenden Intoxikationen (durch

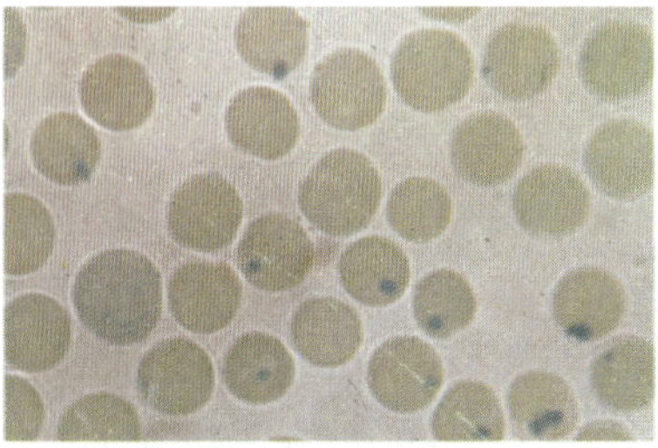

Heinz-Innenkörperchen: Blutausstrich (Brillantkresylblau-Färbung) [181]

Phenylhydracin, Anilin, aromat. Nitroverbindungen), bei der hereditären Heinz-Körper-Anämie u. nach Splenektomie vor.

Heiserkeit: Raucedo, Rausitas; s. Dysphonie.

Heiß|hunger: syn. Bulimie*.

Heiß|luft|bad: (engl.) hot-air bath; trockene Heißluftbehandlung als Vollbad (finnisches Bad, Sauna*) od. als Teilbad mit Heißluftduschen od. -kästen mit Glühlampen bzw. Heizwiderständen (Lufttemperatur 70-90°C); anschl. Massagen; **Ind.:** Gelenkkontrakturen, Arthrose, Muskelverspannungen.

Heiß|luft|dampf|bad: vgl. Dampfbad.

Heiß|luft|sterilisator (lat. sterilis unfruchtbar) m: s. Sterilisation.

Heister-Klappe (Lorenz H., Anat., Chir., Altdorf, Helmstedt, 1683-1758): (engl.) Heister's valve; Plica (valvula) spiralis; Schleimhautfalte am Gallenblasenhals.

Hekto-: Abk. h; Dezimalvorsatz für d. Faktor 10^2 einer Einheit: Beispiel: 1 Hektoliter = 1 hl = 10^2 l; s. Einheiten.

He-La-Zellen (Zelle*): (engl.) HeLa cells; Zellen v. einem bes. stark wachsenden Zervixkarzinom, die zu experimentellen Zwecken weiter gezüchtet werden; Verw. zur Prüfung v. Zytostatika u. für Stoffwechseluntersuchungen v. Karzinomgewebe sowie in der Virusdiagnostik.

Held-Syn|apsen (Hans H., Anat., Leipzig, 1866-1942; Synapse*) f pl: (engl.) end-feet of Held; runde bis dreieckige neurofibrilläre Endfüßchen an d. Oberfläche von Ganglienzellen des ZNS (Synapsen, Nervenendapparate).

Heleidae (gr. ἕλιξ Windung; -id*) f pl: Mükken* der Gattung Ceratopogonidae.

Helenin n: Alantolakton, Sesquiterpenlakton; Inhaltsstoff im ätherischen Öl des Rhizoms von Inula helenium; Verw. als Antiseptikum u. Expektorans.

Helfer|zellen (Zelle*): (engl.) helper cells; auch $CD4^+$-Zellen, T-Helfer-Lymphozyten, Subklasse der T*-Lymphozyten, die zytol. durch das spezif. Oberflächenantigen CD4 (ein 59-KD-Glykoprotein, Rezeptor für MHC-Glykoproteine der Klasse II auf Antigen-präsentierenden Zellen*) charakterisiert sind; **Funktion:** H. aktivieren Makrophagen* u. Killerzellen* u. fördern durch klonale Vermehrung u. Reifung von spezif. sensibilisierten B*-Lymphozyten zu Plasmazellen die Bildung spezif. Antikörper*. Die stimulierenden Effekte werden u. a. durch antigenspezif. od. unspezif. humorale Faktoren (Lymphokine u. Interferone), z. T. durch direkten Zellkontakt vermittelt. Für die Regulation bzw. Modulation der Immunantwort sind neben den H. die Suppressorzellen* wichtig. Verringerungen der Anzahl von H. können i. R. von Immundefekterkrankungen (z. B. HIV*-Erkrankung) auftreten. **Referenzwert:** ca. 500-1200/µl; unterhalb von 250/µl gehäuftes Auftreten von Erkrankungen an opportunistischen Erregern (z. B. Pneumocystis-carinii-Pneumonie).

Helicellae (Dim. von gr. ἕλιξ Windung) f pl: Gattung v. Landschnecken; 1. Zwischenwirt v. Dicrocoelium* dendriticum.

Helico|bacter pylori (↑; Bakt-*) m: frühere Bez. Campylobacter pylori; dem Genus Campylobacter* morphol. sehr ähnliches, aber mit diesem nur entfernt verwandtes Bakt.; begünstigender Risikofaktor für die Entstehung insbes. chronischer Formen der Gastritis* u. des peptischen Ulcus duodeni; **Nachw.:** mittels Biopsie-Urease-Schnelltest od. histol. im Biopsiematerial.

Helico|trema (↑; gr. τρῆμα Loch, Öffnung) n: Schneckenloch; Verbindung zw. Scala tympani u. Scala vestibuli an d. Schneckenspitze; s. Labyrinth.

Helio|therapie (gr. ἥλιος Sonne) f: (engl.) heliotherapy; Behandlung m. Sonnenlicht; s. Lichttherapie.

Helium (↑) n: chem. Element, Symbol He, OZ 2, rel. Atommasse 4,003; nicht brennbares Edelgas, nach dem Wasserstoff leichtestes Gas; Anw.: wegen seiner sehr geringen Löslichkeit im Blutserum in Mischung m. 21 Vol.% Sauerstoff (sog. Taucherluft) zur Verhinderung von Luftembolien; in d. Spirometrie zur Ermittlung des Residualvolumens.

Helix (gr. ἕλιξ Windung) f: Ohrleiste, äußerer Rand der Ohrmuschel; s. Ohr, äußeres (Abb.).

helko|gen (gr. ἕλκος Geschwür; -gen*): aus einem Geschwür entstanden; z. B. Ulkuskarzinom.

Hell|a|daptation (Adaptation*) f: (engl.) light adaptation; Übergang zum Tag- od. photoptischen Sehen; Adaptation* des Auges an Helligkeit; erfolgt sehr schnell (Alphaadaptation: ca. 0,05 Sek., folgende Betaadaptation: 6-7 Min.); beruht auf Pupillenverengung u. Übergang vom Stäbchen- zum Zapfensehen mit Abbau (Dissimilation) des Rhodopsins. Vgl. Dunkeladaptation.

Heller-Nelson-Syn|drom (Carl G. H., zeitgen. Endokrinol., Portland; Warren O. N., zeitgen. Anat., Iowa City) n: Bez. f. hypergonadotropen Hypogonadismus beim Mann; **Ätiol.**: ungeklärt; **Sympt.**: Hodenhypoplasie, Azoospermie, große Variabilität in der Entw. der sekundären Geschlechtsmerkmale u. des Wachstumsverhaltens; fakultativ-präpubertaler Behaarungstyp, eunuchoide Stimme, Gynäkomastie, Hochwuchs; **Diagn.**: erhöhte Gonadotropinausscheidung im Urin; normale od. erniedrigte 17-Ketosteroid- u. Östrogenausscheidung im Urin; keine Chromosomenanomalie (wichtiges dd Kriterium zur Unterscheidung von dem klin. sehr ähnlichen Klinefelter*-Syndrom); vgl. Gonadendysgenesie.

Heller-Operation (Ernst H., Chir., Leipzig, 1877-1964) f: s. Thorakoplastik.

Heller-Syn|drom (Theodor H., Heilpädagoge, Wien, 1869-1938) n: syn. Dementia* infantilis.

Helligkeits|scan (engl. to scan abtasten, absuchen) m: syn. B-Scan; s. Ultraschalldiagnostik.

Hellin-Regel
Häufigkeit von Mehrlingsgeburten

Zwillinge	1 : 85	=	1,18 %
Drillinge	1 : 85^2	=	0,013 %
Vierlinge	1 : 85^3	=	1 : 614 125
Fünflinge	1 : 85^4	=	1 : 52 200 625

Hellin-Regel: (engl.) Hellin's rule; gibt die Häufigkeit v. Mehrlingsgeburten an (s. Tab.); vgl. Mehrlinge.

HELLP-Syn|drom n: seltene, von L. Weinstein 1982 definierte, sehr gefährl. Variante der EPH-Gestose (s. Gestose) m. Hämolyse (**h**aemolysis), pathol. erhöhten Transaminasen u. Bilirubinwerten (**el**evated **l**iver function test) u. niedrigen Thrombozytenzahlen (**l**ow **p**latelet counts). Die **Ätiol.** ist bisher noch völlig unklar; möglicherweise spielt e. Störung im Verhältnis der vasodilatator. zu den vasokonstriktor. Prostaglandinen* eine ursächl. Rolle. Die mütterl. Mortalität beträgt ca. 3,5%, die perinatale kindl. Mortalität liegt nach Angaben in der Literatur zw. 9,5 u. 60%; wegen der nach Schnittentbindung häufig beobachteten postoperativen Kompl. (insbes. massive unstillbare Uterusblutungen) ist e. rechtzeitige vaginale Entbindung anzustreben. **DD:** thrombotisch-thrombozytopenische Purpura, Werlhof-Krankheit, akute Hepatitis, Medikamentenintoxikation.

Hell|zellen|akanthom (Zelle*; Akanth-*; -om*) n: syn. Klarzellakanthom*.

Helmholtz-Re|sonanz|theorie (Hermann H., Phys., Physiol., Königsberg, Bonn, 1821-1894) f: (engl.) Helmholtz theory; Hörtheorie, wonach jeder Ton das Corti-Organ an einer umschriebenen Stelle erregt; die Fasern der Basilarmembran sind wie Klaviersaiten in den knöchernen Rahmen der Schnecke eingespannt u. jeweils einem Ton zugeordnet. In d. Spitze werden die tiefen Töne wahrgenommen (lange Fasern), in d. Basis die hohen Töne (kurze Fasern); die H.-R. ist heute durch andere Hörtheorien ersetzt; vgl. Békésy-Hörtheorie.

Helminthes (gr. ἕλμινς, ἕλμινθος Wurm) f pl: ursprüngliche Bez. von Hippokrates für die damals bekannten Würmer des Verdauungstrakts; heute Sammelbez. f. mehrzellige, endoparasitische Organismen, die zwei völlig versch. Tierstämmen angehören, soweit es sich um menschenpathogene Formen handelt: **1.** Plathelminthes* (Plattwürmer) mit den Klassen Trematodes* (Saugwürmer) u. Cestodes* (Bandwürmer); **2.** Nemathelminthes* (Fadenwürmer) mit den Klassen Nematodes* u. evtl. Acanthocephala* (Kratzer). Auch die zu den Articulata gehörenden Pentastomida* (Zungenwürmer) können als Endoparasiten zu den Helminthen gezählt werden.

Helminthiase (↑; -iasis*) f: (engl.) helminthiasis; durch Wurmbefall verursachte Krankheit; vgl. Plathelminthes, Nemathelminthes, Pentastomida, Wurmerkrankungen, Wurmmittel.

Helo|pyra (gr. ἕλος Sumpf; πῦρ Feuer) f: Sumpffieber, Malaria*.

Hemer|al|opie (gr. ἡμέρα Tag; ἀλαός blind; Op-*) f: (engl.) hemeralopia; Tagblindheit (im Deutschen etymologisch nicht korrekt auch für Nachtblindheit gebraucht); eingeschränkte Sehfähigkeit mit Lichtscheu* im Hellen bei gutem Sehvermögen im Dämmerlicht od. bei Dunkelheit; Leitsymptom bei Farbenblindheit*; **Urs.**: Ausfall od. Minderfunktion des Zapfenapparats (Zapfendystrophie) der Netzhaut; vgl. Nyktalopie.

Hemi-: Wortteil mit der Bedeutung halb, einseitig; von gr. ἥμισυς.

Hemi|a|chromat|opsie (↑; A-*; Chrom-*; Op-*) f: (engl.) hemiachromatopsia; syn. Hemichromatopsie; unvollständige Hemianopsie*, wobei der Farbensinn halbseitig fehlt (s. Farbenblindheit); fast immer in Komb. mit homonymem Gesichtsfeldausfall im oberen Quadranten; **Urs.**: Läsion im Gyrus occipitotemporalis medialis.

Hemi|an|ästhesie (↑; Anästhesie*) f: (engl.) hemianaesthesia; halbseitige Aufhebung der Berührungsempfindung; **Urs.**: Schädigung von kontralateralem Gyrus postcentralis, Thalamus, Lemniscus medialis od. ipsilateralem Hinterstrang. Vgl. Sensibilitätsstörungen.

Hemi|an|opsie (↑; An-*; Op-*) f: (engl.) hemianopsia; Halbseitenblindheit mit Ausfall einer Hälfte des Gesichtsfelds; **Formen: 1.** homonyme, gleichseitige H. (auf beiden Augen die linke od. die rechte Hälfte betreffend), z. B. als homonyme, bilaterale H. bei Schädigung im Tractus opticus, in der zentralen Sehbahn u. im Sehzentrum, wobei der Gesichtsfeldausfall auf der Gegenseite der zerebralen Schädigung auftritt; **2.** heteronyme, gekreuzte H. (die beiden Schläfen- od. Nasenhälften des Gesichtsfeldes betreffend), z. B. als bitemporale H. bei Herden am Chiasma opticum (vgl. Chiasmasyndrom); eine binasale H. ist extrem selten (vgl. Arachnoiditis optico-chiasmatica). **3.** beidseitige H. inf. Ausfalls beider Sehzentren im Okzipitallappen (Apoplexie u. a.); bedingt nicht immer völlige Erblindung; das zentrale, makuläre Sehen kann bei röhrenförmiger Gesichtsfeldeinengung* erhalten sein. Vgl. Hemiachromatopsie, Sehbahn (Abb.).

Hemi|a|taxie (↑; Ataxie*) f: einseitige Ataxie*; Vork.: kontralateral bei einigen Hirnstammsyndromen*.

Hemi|a|trophia faciei pro|gressiva (↑; Atrophie*; Facies*; lat. progredi, progressus fortschreiten) f: syn. Romberg-Syndrom; halbseitig fortschreitende Gesichtsatrophie; Atrophie von Haut, Fettgewebe, evtl. auch Muskeln u. Knochen, im Trigeminusbereich einer Gesichtshälfte, selten auf den gleichseitigen Schultergürtel, die ganze Körperhälfte od. die andere Körperseite übergreifend; **Urs.:** ungeklärt; Vork. in Verbindung mit Sclerodermia* circumscripta möglich.

Hemi|a|trophia linguae (↑; ↑; lat. lingua Zunge) f: Muskelschwund einer Zungenhälfte durch zentrale od. periphere Schädigung des N. hypoglossus; **Urs.:** Trauma, Tumoren im Halsbereich, Aneurysma der A. carotis ext., Syringobulbie u. a. Vgl. Hypoglossuslähmung.

Hemi|a|zygos (↑; A-*; Zyg-*) f: (engl.) hemiazygos vein; Kurzbez. f. Vena* hemiazygos.

Hemi|ballismus (↑; Ballismus*) m: einseitiger Ballismus*.

Hemi|block (↑): Leitungsunterbrechung nur in einem Faszikel der Tawara-Schenkel, entw. als Rechtsschenkelblock od. linksanteriorer bzw. linksposteriorer H.; **1. linksanteriorer H.:** Leitungsunterbrechung im anterioren Faszikel; im EKG überdrehter Linkstyp, QRS normal od. leicht verbreitert; **2. linksposteriorer H.:** durch Blockierung der Erregungsleitung im linksposterioren Faszikel im EKG Rechts- bis überdrehter Rechtstyp; bei Blockierung von zwei Faszikeln (linksanteriorem u. rechtem od. linksanteriorem u. linksposteriorem), d. h. komplettem Linksschenkelblock, liegt ein **bifaszikulärer Block** vor; kommt ein AV-Block I hinzu, ein **inkompletter trifaszikulärer Block,** Vorstufen zum totalen AV-Block, möglicherweise mit Adams*-Stokes-Syndrom. Bei einem totalen AV-Block kann es sich sowohl um eine Unterbrechung der Überleitung im His-Bündel als auch um einen trifaszikulären Block handeln (Unterscheidung nur aus dokumentiertem Verlauf u. His*-Bündel-Elektrokardiographie möglich).

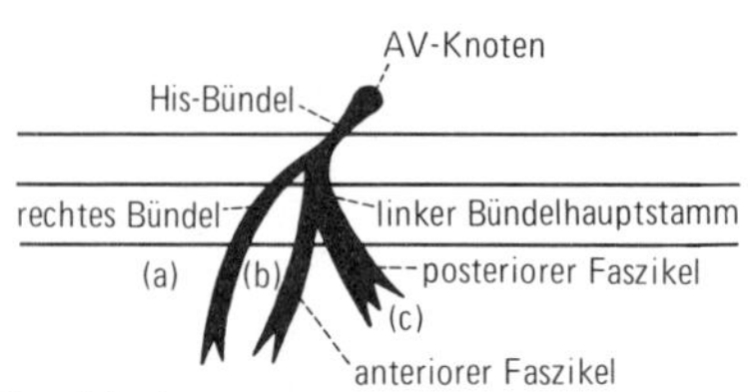

Hemiblock:
a: Rechtsschenkelblock; b: linker vorderer Hemiblock; c: linker hinterer Hemiblock; die Linien entsprechen den verschiedenen Unterbrechungsebenen. [289]

Hemi|chorea (↑; Chorea*) f: Form der Chorea*, bei der die Sympt. der Bewegungsstörung nur in einer Körperhälfte auftreten; **Vork.:** bei Schädigung des kontralateralen Corpus striatum (z. B. nach frühkindlichem Hirnschaden, seltener nach Apoplexie) od. als progrediente H. bei Hirntumoren, insbes. Plexuspapillom.

Hemi|chromat|opsie (↑; Chrom-*; Op-*) f: syn. Hemiachromatopsie*.

Hemi|crania ophthalmo|plegica (↑; ↑) f: s. Migraine ophtalmoplégique.

Hemi|endo|prothese (↑; End-*; Prothese*) f: Abk. HEP; künstl. Hüftkopfersatz ohne künstl. Pfanne; vgl. Totalendoprothese.

Hemi|en|zephalie (↑; Enkephal-*) f: (engl.) hemiencephalus; syn. Hemizephalie, Hemikephalie; Hemmungsfehlbildung mit teilweisem Defekt des Schädeldachs u. Gehirns. Vgl. Hirnfehlbildungen.

hemi|fazial (↑; Facies*): halbseitig auf d. Gesicht bezogen.

Hemi|hepat|ek|tomie (↑; Hepat-*; Ektomie*) f: s. Leberresektion.

Hemi|hyper|hidrosis (↑; Hyper-*; Hidr-*; -osis*) f: syn. Hyperhidrosis unilateralis; einseitige Steigerung der Schweißsekretion*; **Vork.:** v. a. bei Querschnittsläsion od. partieller Läsion peripherer Nerven; **Sonderformen: 1.** H. cruciata: H. einer Gesichtshälfte u. der kontralateralen Körperhälfte; **2.** H. paradoxa: H. als ungewöhnliche Reaktion auf einen Reiz, z. B. Kältereiz.

Hemi|kephalie (↑; Keph-*) f: syn. Hemienzephalie*.

Hemi|kol|ek|tomie (↑; Kol-*; Ektomie*) f: s. Kolektomie.

Hemi|korpor|ek|tomie (↑; Corpus*; Ektomie*) f: (engl.) hemicorporectomy; selten ausgeführte Ultraradikaloperation bei sehr weit fortgeschrittenen Unterleibtumoren bzw. schwersten Traumen; Entfernung der gesamten unteren Körperhälfte, u. U. Teilerhaltung von Organen des kleinen Beckens unter Anlage eines Anus praeternaturalis, einer Blasen- od. beidseitigen Harnleiterfistel.

Hemi|kranie (↑; Krani-*) f: halbseitiger Kopfschmerz; s. Bárány-Syndrom, Migräne.

Hemi|kraniose (↑; ↑; -osis*) f: (engl.) hemicraniosis; einseitige Schädelhypertrophie; bei therapieresistenten Krampfanfällen im frühen Kindesalter dd abzugrenzen von einer Hemimegalenzepahlie; vgl. Dyszephalie, Megalenzephalie.

Hemi|lamin|ek|tomie (↑; Lamina*; Ektomie*) f: (engl.) hemilaminectomy; Teilresektion eines Wirbelbogens; s. Laminektomie.

Hemi|melie (↑; -melie*) f: (engl.) hemimelia; Form der Peromelie mit Fehlbildung an nur einem Gliedmaßenstrahl; vgl. Dysmelie.

Hemi|parese (↑; Parese*) f: (engl.) hemiparesis; inkomplette Lähmung* einer Körperhälfte inf. einer zentralen Läsion; Lagerung: s. Abb.

Hemi|parkinsonismus (↑) m: (engl.) hemiparkinsonism; parkinsonähnliche Sympt., die ausschließl. od. vorwiegend im Bereich einer Körperhälfte auftreten; **Vork.:** v. a. bei zerebrovaskulärer Insuffizienz, selten inf. raumfordernder intrakranieller Prozesse od. zu Beginn eines Parkinson*-Syndroms.

Hemi|pelv|ek|tomie (↑; Pelv-*; Ektomie*) f: (engl.) hemipelvectomy; op. Abtrennung eines Beines zus. mit der zugehörigen Beckenhälfte bei Tumoren des proximalen Oberschenkels.

Hemi|plegia alternans (↑; -plegie*) f: s. Hirnstammsyndrome (Tab.).

Hemi|plegie (↑; ↑) f: (engl.) hemiplegia; vollständige Lähmung* einer Körperhälfte.

Hemi|rhachi|schisis (↑; Rachi-*; gr. σχίσις Spaltung) f: s. Spina bifida.

Hemi|sphär|ek|tomie (↑; Sphäre*; Ektomie*) f: (engl.) hemispherectomy; op. Enfernung einer Großhirnhemisphäre; **Ind.:** nur ausnahmsweise gegeben, z. B. bei ausgedehnten Hirntumoren der nicht dominanten Großhirnhemisphäre.

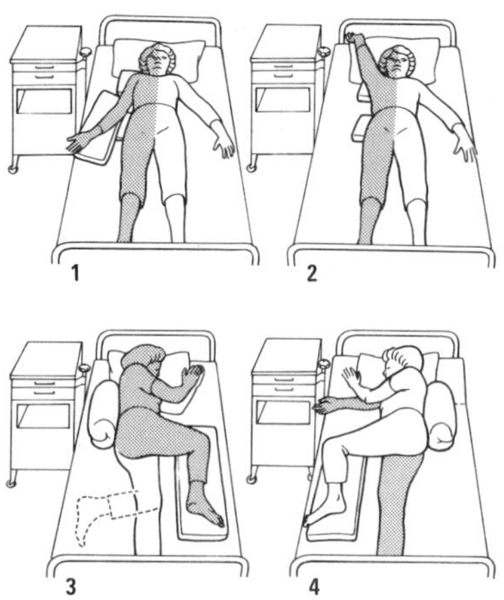

Hemiparese:
Die gelähmte Körperhälfte (grau) wird durch Lagerungskissen unterstützt; der Tisch steht auf der gelähmten Seite. [370]

Hemi|sphären (↑; ↑) f pl: (engl.) hemispheres; Halbkugeln, z. B. des Gehirns.

Hemi|spinal|an|ästhesie (↑; Spina*; Anästhesie*) f: (engl.) hemi-spinal anaesthesia; syn. Halbseitenspinalanästhesie; Sonderform der Spinalanästhesie*; durch Verw. hyperbarer Lösungen u. Seitenlagerung des Pat. wird inf. einseitiger Ausbreitung des Lokalanästhetikums meist eine seitenselektive Nervenblockade erreicht.

Hemi|sy|stolie (↑; Systole*) f: (engl.) hemisystole; (kardiol.) sog. Halbseitenkontraktion; Ausbleiben der Kontraktion des li. Ventrikels u. damit des Radialispulses, während der rechte Ventrikel sich normal kontrahiert u. einen deutlichen systol. Venenpuls hervorruft.

Hemi|zellulosen (↑) f pl: (engl.) hemicelluloses; syn. Xylane; Gemisch versch. Polysaccharide*; **Hemizellulose A:** Xylane (versch. Typen), verzweigt od. unverzweigt, die einen od. mehrere L-Arabinose- od. D-Glukuronsäure-Reste zusätzl. enthalten können; **Hemizellulose B:** Gruppe niedermolekularer Polysaccharide aus D-Xylose u. D-Glukuronsäure; Vork. von H. zusammen mit Zellulose* v. a. in pflanzl. Zellwänden.

Hemi|zephalie (↑; Keph-*) f: syn. Hemienzephalie*.

hemi|zygot (↑; Zyg-*): (engl.) hemizygote; Bez. f. ein einzelnes Gen, das nicht in Form eines Allelenpaares auftritt; z. B. sind Männer bezüglich aller X-chromosomalen Gene h., da sie nur ein X-Chromosom besitzen.

Hemm|hof|test m: s. Antibiogramm.

Hemm|körper|hämo|philie (Häm-*; -phil*) f: (engl.) inhibitor haemophilia; immun. bedingte, hämophilieähnliche, erworbene Koagulopathie (sog. Immunkoagulopathie), die durch spezif. Antikörper gegen den Faktor VIII der Blutgerinnung verursacht wird; **Vork.:** v. a. nach wiederholten Bluttransfusionen bei Hämophilie A; selten ohne vorbestehende Hämophilie auftretend, z. B. nach Entbindung, bei Pat. mit immun. Erkr. (u. a. rheumatoide Arthritis, Lupus erythematodes, Enteritis regionalis Crohn, Colitis ulcerosa), auch in Zus. mit Penizillinallergie; **Ther.:** Faktor-VIII-Konzentrat, FEIBA, Plasmapherese.

Hemm|kon|zentration, minimale f: (engl.) minimal inhibitory concentration; Abk. MHK; kleinste Konzentration eines antimikrobiellen Wirkstoffs, die die Keimvermehrung im Kulturansatz noch verhindert. Vgl. Antibiotika, Antibiogramm.

Hemmung, kom|petitive: (engl.) competitive inhibition; Blockade von Rezeptoren* durch Substanzen, die eine hohe Affinität zum Rezeptor haben, jedoch keine zelluläre Reaktion auslösen können (kompetitive Antagonisten); führt je nach Typ des Rezeptors zur Steigerung od. Hemmung der rezeptorspezif. Aktivität der Effektorzelle; Beispiel: Blockade von Betarezeptoren durch Propranolol; durch Konzentrationserhöhung des (physiol.) Agonisten können kompetitive Antagonisten wieder vom Rezeptor verdrängt werden (Konkurrenz um den gemeinsamen Rezeptor).

Hemmung, psychische: (engl.) psychic inhibition; allgemeine Bez. f. Verlangsamung von psychischen Abläufen, des Denkens (s. Denkstörung), des Antriebs (s. Antriebsstörung) u. der Auffassung. Vgl. Stupor.

Hemmungs|fehl|bildung: (engl.) reduction malformation; Fehlbildung, die auf vorzeitigem Stillstand der normalen Entw. eines Organs beruht (z. B. Spina bifida); **Urs.:** mechan. Hindernisse, exogene bzw. genetische Faktoren (multifaktoriell).

Hemmungs|gymnastik f: krankengymnast. Übungsbehandlung zur Hemmung ataktischer Zwangsbewegungen (z. B. bei Chorea), überschießender Abwehr- od. Affektbewegungen, stereotyper Muskelzuckungen (Tic*).

Hemmungs|phänomen n: s. Prozonenphänomen.

Hemmungs|re|aktion f: (engl.) inhibition test; Bez. für eine serol. Reaktion zum indirekten Nachweis antigener Substanzen, bei der die (primäre) Antigen-Antikörper-Reaktion den Ablauf einer nachgeschalteten Indikatorreaktion (v. a. Agglutination, Präzipitation, Hämolyse, i. w. S. auch Komplementbindungsreaktion) hemmt; z. B. Hämagglutination*-Hemmtest.

Hemmungs|test m: s. Guthrie-Test, Hemmungsreaktion, Neutralisationstest, Antibiogramm, Hämagglutination-Hemmtest.

Hempt-Impf|stoff (H., deutscher Mikrobiol.): s. Schutzimpfung (Tollwut).

Henderson-Hasselbalch-Gleichung (Lawrence J. He., Biochem., Boston, 1878-1942; Karl A. Ha., Biochem., Kopenhagen, 1874-1962): (engl.) Henderson-Hasselbalch equation; Formel zur Berechnung des pH-Wertes eines Puffers aus der Konz. an nicht dissoziierter schwacher Säure [HA], der Konz. an zugehörigem Anion $[A^-]$ u. dem pK-Wert.

$$pH = pK + \log \frac{[A^-]}{[HA]}$$

Hiernach können Pufferlösungen hergestellt u. ihre Pufferwirkung berechnet werden. Grundlage für d. Berechnung des Blut-pH aus den Meßgrößen. Vgl. pH.

Henderson-Jones-Syn|drom (Melvin St. H., orthop. Chir., Rochester, 1883-1954; Hugh T. J., orthop. Chir., USA, geb. 1892) **n:** s. Reichel-Syndrom.

Henkel|korb|schnitt: (engl.) basket handle incision; (gerichtsmed.) Knochensägeschnittführung bei der Kopfsektion Neugeborener, die e. Henkelkorb ähnelt; zur Begutachtung v. Falx u. Tentorium, um evtl. Risse mit Blutung (Geburtstraumen) als natürl. Todesursache zu erkennen.

Henle-Koch-Postulate (Friedrich G. H., Anat., Zürich, Göttingen, 1809-1885; Robert K., Bakteriol., Berlin, 1843-1910) **n pl:** (engl.) Henle-Koch postulates; zur Ermittlung eines Err. als Krankheitsursache müssen folgende Forderungen erfüllt sein: **1.** Der Err. muß sich regelmäßig in d. Körperflüssigkeiten bzw. Ausscheidungen des infizierten Organismus mikroskop. nachweisen lassen. **2.** Der Err. muß sich aus d. Organismus isolieren u. in Reinkultur züchten lassen. **3.** Mit d. Reinkultur muß sich das gleiche Krankheitsbild wieder erzeugen lassen (Tierversuch).

H

Henle-Scheide (†): (engl.) Henle's sheath; der Schwann*-Scheide peripherer Nervenfasern aufliegendes Gitterfaserhäutchen; vgl. Endoneuralscheide.

Henle-Schicht (†): s. Haare.

Henle-Schleife (†): s. Niere.

Henoch-Syn|drom (Eduard H. H., Päd., Berlin, 1820-1910) **n:** **1.** s. Schoenlein-Henoch-Syndrom; **2.** Henoch-Bergeron-Syndrom; Form der Encephalitis* lethargica sive epidemica mit synchronen Myoklonien* v. a. der Nacken- u. Schultergürtelmuskulatur.

Hensen-Zellen (Victor H., Anat., Physiol., Kiel, 1835-1924; Zelle*): (engl.) Hensen's cells; Stützzellen des Corti*-Organs auf d. Lamina basilaris; nicht von Haarzellen unterbrochen.

HEP: Abk. f. **Hem**iendo**p**rothese*.

Hepadna|viridae f pl: s. Hepatitis-Viren.

Hepar (gr. ἧπαρ) **n:** Leber*. **H. adiposum** (†) **n:** Fettleber*. **H. crocatum** (†) **n:** Safranleber*.

Heparin (INN) **n:** Glucosamin-N-sulfat-, Glucosamin-O-sulfat-, Glucuronsäure-O-sulfatmucopolysaccharid (IUPAC); gerinnungshemmender Stoff (Polymer aus D-Glukuronsäure u. D-Glukosamin), der pro Struktureinheit mehrere Moleküle Schwefelsäure enthält; **Vork.:** in Lunge, Leber, Thymus, Milz u. basophilen Mastzellen; **Wirkungen:** **1.** Hemmung der Wirkung von Thrombin auf Fibrinogen (Antithrombin) durch Bindung an Antithrombin III; **2.** hemmt die Wirkung von Thrombokinase u. dadurch die Umwandlung von Prothrombin in Thrombin; **3.** Hemmung der Agglomeration der Thrombozyten u. der Gerinnselretraktion (Heparinklärfaktor*); **4.** inhibierende Wirkung auf die Blutgerinnungsfaktoren XII, Xa, IX u. V; **5.** Aktivierung der Lipoproteinlipase (klärfaktoraktivierende Wirkung bei Arteriosklerose); **Verw.:** als rasch wirkendes Antikoagulans zur Proph. u. Ther. von Thrombosen u. Embolien (i. v. Gabe), zur Low*-dose-Heparinisierung (s. c. Gabe), labormed. zur Ungerinnbarmachung von Blutproben; 1 mg H. entspricht ca. 100-300 I.E.; als Richtwert gilt, daß ca. 200 I.E. die Gerinnung von ca. 100 ml Blut in vitro verhindern. Kontrolltests bei der Heparintherapie sind Bestimmungen von Thrombinzeit u. partieller Thromboplastinzeit. **NW:** Thrombopenie, Alopecia medicamentosa, Osteoporose; **Antidot:** Protaminsulfat u. Protaminchlorid; vgl. Antikoagulanzien, Heparinisierung.

Heparin-Co|faktor **m:** (engl.) heparin cofactor; Plasma-Cofaktor, unter dessen Beteiligung Heparin* seinen hemmenden Effekt als potentes Antithrombin entfaltet; s. Antithrombine.

Hepar in|duratum (Hepar*; lat. indurare verhärten) **n:** durch Bindegewebewucherung verhärtete Leber.

Heparin|in|hibitor (Inhibition*) **m:** s. Heparin, Plättchenfaktoren (Tab.).

Heparinisierung: (engl.) heparinization; **1.** parenterale Zufuhr von Heparin* zur Hemmung der Blutgerinnung; z. B. bei Herzinfarkt, Thrombose, Lungenembolie, zur Hämodialyse u. zur periop. Thromboseprophylaxe (oft als Low*-dose-Heparinisierung); **2.** (labormed.) Beschichtung von Reaktionsgefäßinnenwänden mit Heparin zur Vermeidung einer Blutgerinnung (Heparinblut).

Heparin|klär|faktor **m:** syn. post-Heparin-lipolytische Aktivität (Abk. PHLA); triglyzeridspaltende Lipoproteinlipase, die durch Heparin aus Gefäßendothelzellen freigesetzt wird; bei Arteriosklerose ist der H. vermindert.

Heparin|lipase **f:** s. Lipasen.

Heparinoide **n pl:** (engl.) heparinoids; Sammelbez. f. natürlich vorkommende, halbsynthet. u. synthet. Mukopolysaccharide mit heparinähnl. Wirkung; im Vergleich zu Heparin* geringere therap. Breite u. stärkere Toxizität; Verw. als Salbenbestandteil zur perkutanen Applikation.

Heparino|zyten (Zyt-*) **m pl:** syn. Gewebemastzellen; s. Mastzellen.

Heparin|re|kalzi|fizierungs|zeit (Re-*; Calc-*): s. Heparintoleranztest.

Heparin|toleranz|test **m:** (engl.) heparin tolerance test; Testverfahren z. Feststellung der Heparinrekalzifizierungszeit; Globaltest zur Erkennung von Störungen des endogenen Gerinnungssystems u. der Thrombozytenfunktion ohne genauere Charakterisierung des Defekts im Gerinnungssystem; **Prinzip:** Mischung von Zitratblut m. einer Lösung von Calcium u. Heparin; Bestimmung der Gerinnungszeit; **Referenzbereich:** 135-165 Sekunden.

Hepar lobatum (Hepar*; Lobus*) **n:** Lappenleber inf. tiefer narbiger Einziehungen; bes. nach Hepatitis gummosa (tertiäre Syphilis). **H. mobile** (†) **n:** auch Hepar migrans, Wanderleber; z. B. bei Enteroptose*. **H. moschatum** (†) **n:** Muskatnußleber*.

Hepat-: auch Hepato-; Wortteil mit der Bedeutung Leber; von gr. ἧπαρ, ἥπατος.

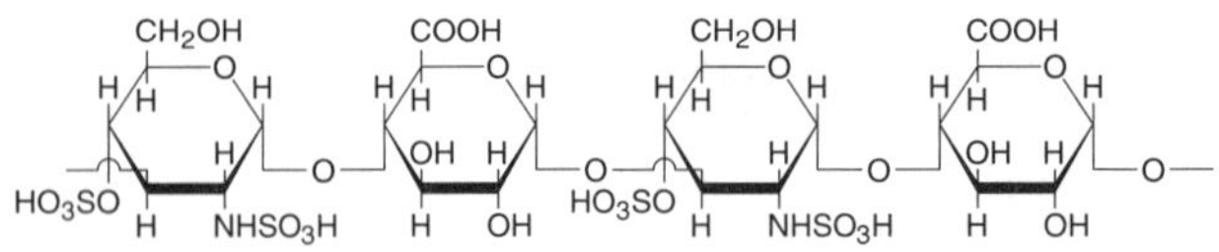

Heparin

Hepaticus (↑) m: Kurzbez. f. Ductus* hepaticus.

Hepatisation (↑) f: (engl.) hepatization; (pathol.) Bez. f. leberähnl. Beschaffenheit der Lunge durch intraalveoläre Fibrinexsudation bei Pneumonie*.

Hepatitis, akute (↑; -itis*) f: (engl.) acute hepatitis; syn. akute Virus-Hepatitis; Entz. des Leberparenchyms, verursacht v. a. durch Hepatitis-A-Virus (HAV), Hepatitis-B-Virus (HBV) u. zwei Err. der früheren Non-A-Non-B-Hepatitis (NANB), die heute als Hepatitis-C-Virus (HCV) u. Hepatitis-E-Virus (HEV) bezeichnet werden; s. Hepatitis-Viren; einheitliches pathol.-anat. u. klin. Bild; **Pathol./Anat.:** große, rote Leber; verstreute Einzelzellnekrosen des Leberparenchyms; vermehrte Leberzellmitosen; Infiltration der Portalfelder mit Plasmazellen, Lymphozyten u. Histiozyten; Proliferation von Kupffer-Sternzellen; **Klin.:** schleichender Beginn mit ausgesprochenem Krankheitsgefühl (Prodromalstadium 2-9 Tage); gastrointestinale, grippale bzw. rheumatoide Symptomatik; Nausea, Inappetenz (individuelle Abneigung gegen best. Speisen u. Getränke); häufig mäßiges Fieber; dann Auftreten des Ikterus (fehlt häufig: anikterische a. H.), in den ersten Tagen gelegentlich begleitet von Juckreiz; Leberschwellung, evtl. Milzschwellung; flüchtiges Exanthem od. Bradykardie; Krankheitsdauer i. a. 12 Wo. (starke Schwankungen); allg. **Diagn.:** stark erhöhte Serumtransaminasen (AST, ALT), Serumbilirubin direkt u. indirekt erhöht; kein od. nur geringer Anstieg der alkalischen Phosphatase; Serumeisen erhöht; Gerinnungsfaktoren (Faktoren VII, V, X u. Prothrombin) können vermindert sein; Blutbild: häufig Leukopenie mit relativer Lymphozytose; Urin: Bilirubinausscheidung; Urobilinogen erhöht bei Beginn des Ikterus, verschwindet auf Krankheitsgipfel, bei Besserung wieder nachweisbar; **Formen: 1. Hepatitis A:** syn. Hepatitis epidemica; Err.: HAV; in Mitteleuropa v. a. als Reisekrankheit (Mittelmeergebiet, Orient, Südamerika); Inkubationszeit 10-40 Tage; verläuft häufig anikterisch; selten schwer ikterisch, cholestatisch od. protrahiert, niemals chronisch;

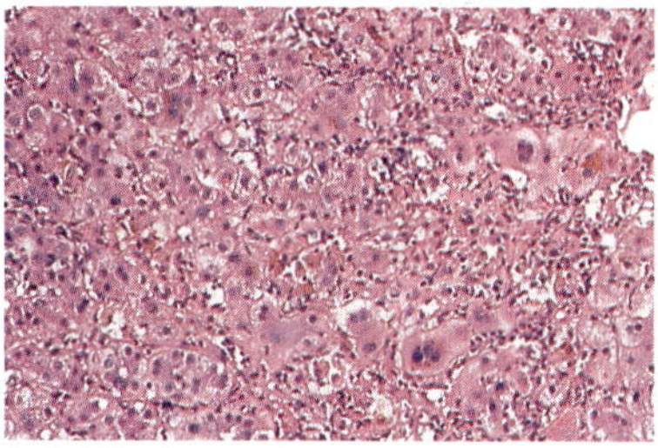
Hepatitis, akute:
Virushepatitis (Leberhistologie) [62]

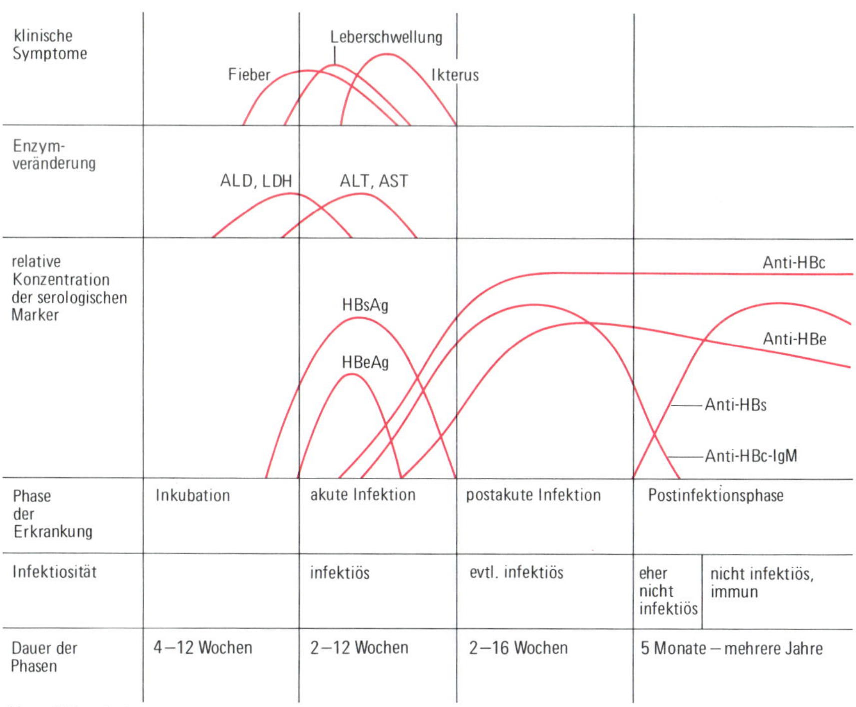

Hepatitis, akute:
typischer Verlauf einer akuten Virus-B-Hepatitis [45]

Ausheilung in 4-8 Wo. (selten bis zu 18 Mon.); mitunter zweigipfliger Verlauf mit ikterischem Rezidiv innerh. von 6-11 Wo.; keine Exantheme od. Gelenkbeteiligung; Nachweis von HAV im Stuhl (Gipfel der Ausscheidung am Ende der Inkubationszeit, rasches Absinken bei Beginn der klin. Symptomatik, kein chron. Virusträgertum); Nachweis von Antikörpern im Serum (Anti-HAV-IgM, nach 6 Mon. abgelöst von Anti-HAV-IgG); selbstlimitierende Krankheit, keine spezifische Therapie; passive u. neuerdings auch aktive Immunisierung möglich (v. a. bei Reisen in Gebiete mit hohem Durchseuchungsgrad); **2. Hepatitis B:** syn. Serumhepatitis, Transfusionshepatitis, Inokulationshepatitis; Err.: HBV; Inkubationszeit 40-160 Tage; Vork. endemisch in Südostasien u. tropischem Afrika (bis zu 20% chron. Virusträger); in Industrieländern (0,1% chron. Virusträger) bilden med. Personal, Hämodialyse- u. Transfusionspatienten, Personen mit häufig wechselnden Sexualpartnern, Drogenabhängige u. Familienangehörige von akut od. chron. infizierten Pat. die Hauptrisikogruppen. Der Verlauf wird v. a. von der Immunantwort des menschl. Organismus bestimmt. Immunkomplexphänomene in der Frühphase (Gelenkschmerzen, selten Gelenkschwellungen; urtikarielle Eruptionen, selten membranöse Glomerulonephritis, Aszites od. Pleuraerguß) u. rasch sich vertiefender Ikterus sind charakteristisch für die akute Hepatitis B; chron. Verläufe in 5-10% der Fälle (s. Hepatitis, chronische); Serum-Marker: HBsAg, HBeAg u. Anti-HBc-IgM sind positiv; virusneutralisierendes Anti-HBs erscheint einige Mon. nach der Erkrankung (s. Abb. S. 611). Seit 1982 gibt es einen Impfstoff (s. Hepatitis-B-Vakzine). **3. Hepatitis C:** häufigste Form (80-90%) der Posttransfusionshepatitis; Err.: parenteral übertragenes Hepatitis-C-Virus; Inkubationszeit 20-60 Tage; häufig anikterischer Verlauf, in 50% chron. (klin. milde) Verlaufsform; Antikörpernachweis (Anti-HCV-IgG) erst nach Abklingen der akuten Phase möglich; **4. Hepatitis D:** Satellitenvirusinfektion; Auftreten nur möglich bei gleichzeitiger HBV-Infektion (fulminanter Verlauf) bzw. als Superinfektion bei HBs-Ag-Trägern (z. B. als akuter Schub einer chron. aktiven Hepatitis); **5. Hepatitis E:** klin. der Hepatitis A ähnliche, meist anikterische Form; jedoch schwerer Verlauf bei Infektion während der Schwangerschaft (Letalität im letzten Trimenon ca. 20%); Err.: Hepatitis-E-Virus, Inkubationszeit 30-40 Tage; nur Ausschlußdiagn. (einer Hepatitis A, B od. C bzw. anderer hepatotroper Viren sowie toxisch-medikamentöser Urs.) möglich; **Kompl.:** subakut nekrotisierende Hepatitis (kann nach 2-8 Wo. zum Leberkoma od. zur Defektheilung in Form einer postnekrotischen Zirrhose führen; vgl. Lebernekrose, akute), protrahiert verlaufende Hepatitis (s. Hepatitis, persistierende), fulminante Hepatitis (führt in wenigen Tagen zum Leberzerfallskoma; Mortalität 80-100%); chron. Verlaufsformen (s. Hepatitis, chronische); extrahepatische Manifestationen: aplastische Panzytopenie, akute Hämolyse.

> Bis zu 50% der Hepatitisfälle verlaufen anikterisch.

Hepatitis, anikterische (↑; ↑) f: (engl.) anicteric hepatitis; Verlauf der akuten Hepatitis ohne Ikterus*; oft b. Kindern.

Hepatitis-B-Vakzine (↑; ↑; Vacci-*) f: (engl.) hepatitis B vaccine; seit Juli 1982 in d. Bundesrepublik Deutschland zugelassene, zunächst aus dem Plasma chron. HBsAg-Träger, inzwischen gentechnologisch gewonnener Impfstoff z. aktiven Immunisierung gefährdeter Personengruppen gegen das Hepatitis-B-Virus, insbes. zur Schutzimpfung* von med. Personal, Dialysepatienten u. Pat., denen häufig Blut bzw. Blutprodukte transfundiert werden sowie v. Personen m. häufig wechselnden Sexualpartnern u. Drogenabhängigen. Die **Grundimmunisierung** besteht aus zwei bzw. drei Impfungen u. einer Boosterung (wichtig!) nach 6 bzw. 12 Mon.; eine **Auffrischung** sollte nach ca. 5 Jahren erfolgen. Da die Immunantwort relativ langsam erfolgt, wird Personen, die plötzlich einem hohen Infektrisiko ausgesetzt sind, zusätzl. die passive Immunisierung m. Hepatitis-B-Immunglobulin empfohlen. Mehr als 95% der vor Impfung Seronegativen zeigen nach einem Jahr eine Immunreaktion. Alle verwendeten Hepatitis-B-Impfstoffe enthalten in hoher Konz. das gereinigte, der nicht infektiösen Hülle des Hepatitis-B-Virus entspr. HBsAg-Protein u. sind frei v. Virus-DNA bzw. formalininaktiviert, also sog. Totimpfstoffe. Eine Reduplikation innerh. des Körpers wie b. Impfstoffen m. attenuierten Krankheitserregern findet somit nicht statt. Vgl. Hepatitis-Viren, Hepatitis, akute.

Hepatitis, chronische (↑; ↑) f: (engl.) chronic hepatitis; progredient verlaufende Leberentzündung, potentielles Vorstadium der Leberzirrhose*; **Formen: 1.** chron.-persistierende Hepatitis (Abk. CPH): pathol.-anat. chronisch-entzündl., auf d. verbreiterten Portalfelder der Leber beschränkte Infiltrationen m. zunehmender Fibrosierung; klin. bestehen jahrelang (bis zu 10 Jahren) Zeichen der persistierenden Hepatitis*, ca. 80% der Fälle sind HBsAg-positiv; Pathogenese: wahrscheinlich inf. Insuffizienz des zellulären Immunsystems* persistierender Virusinfekt; Progn: gute Ausheilungstendenz, nur relativ selten Übergang in chron.-aggressive Hepatitis (max. 10%); **2.** chron.-aggressive Hepatitis (Abk. CAH): pathol.-anat. von d. portalen Feldern auf angrenzende Leberläppchen übergreifende chron.-infiltrative, z. T. auch nekrotisierende Entz. (Mottenfraßnekrosen) der Leber m. zunehmender Einschränkung der Leberfunktion; Urs.: als Folge einer akuten Hepatitis (Virus-B-Hepatitis, Non-A-Non-B-Hepatitis) sowie i. S. einer Autoimmunkrankheit m. positiven Immunphänomenen (Gammaglobulinerhöhung, insbes. von

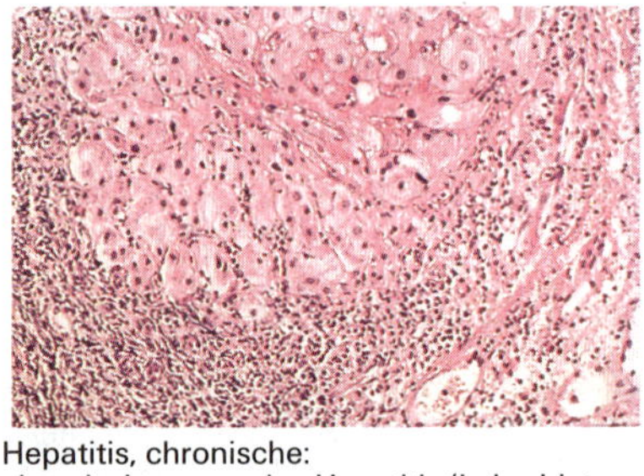

Hepatitis, chronische: chronisch-aggressive Hepatitis (Leberhistologie) [62]

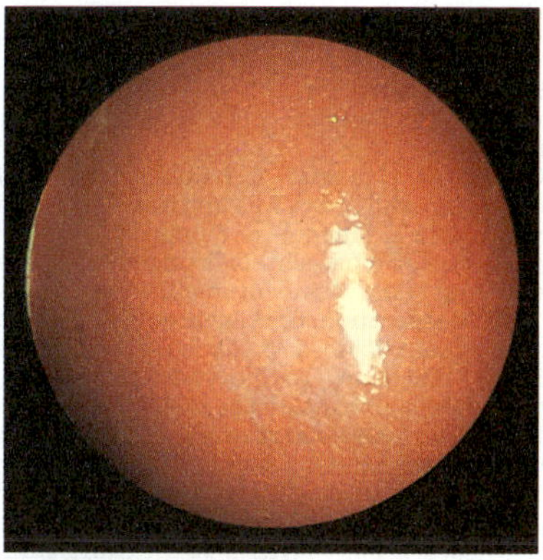

Hepatitis, chronische: chronisch-aggressive Hepatitis, Laparoskopiebefund [62]

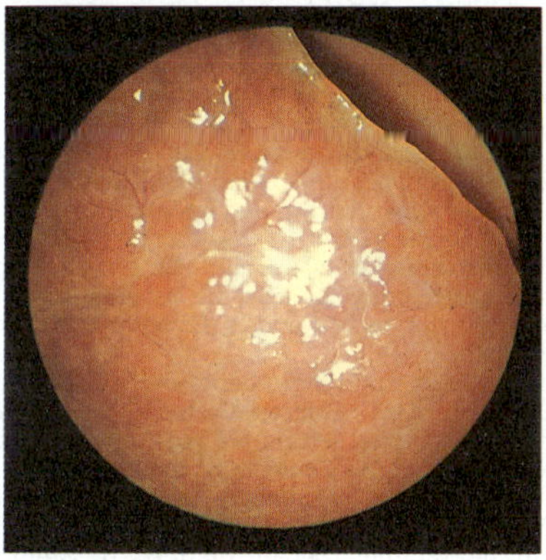

Hepatitis, chronische: chronisch-persistierende Hepatitis, Laparoskopiebefund [62]

IgG u. IgM, positives Erythematodes-Phänomen, Nachweis v. Muskelantikörpern, antinukleären Antikörpern* u. a.) meist b. jüngeren Frauen, möglicherweise auch durch genet. Faktoren od. medikamentös bzw. allerg. bedingt; Pathogenese: möglicherweise Fortdauer gestörter Immunmechanismen (z. B. überschießende Produktion virus- bzw. organspezif. Antikörper b. gleichzeitiger Verminderung der T-Lymphozyten); Klin.: meist anikterische Pat. mit beeinträchtigtem Allgemeinbefinden u. palpatorisch vergrößerter, indurierter Leber; (labordiagn.) andauernd leichte bis mäßige, häufig rezidiv. Erhöhung v. Bilirubin u. Transaminasen, elektrophoret. Hypalbuminämie b. Hypergammaglobulinämie; Diagn.: Klin. u. Histol. (Leberbiopsie*); histol. charakteristisch sind sog. Piecemeal*-Nekrosen; Progn.: Ausheilung nach jahrelangem Verlauf möglich, bei sich häufig wiederholenden nekrotisierenden Schüben jedoch häufig Entw. einer Leberzirrhose*. Vgl. Hepatitis, lupoide.

Hepatitis gummosa (↑; ↑) f: s. Hepar lobatum.

Hepatitis, lupoide (↑; ↑) f: (engl.) lupoid hepatitis; chronische Hepatitis* mit begleitenden Symptomen wie bei systemischem Lupus* erythematodes (z. B. Exanthem, Arthralgie, Fieber, häufig Nachweis von antinukleären Faktoren, Autoantikörpern gegen glatte Muskulatur u. Mitochondrien), wird als bes. schwer verlaufende Form der chron.-aggressiven Hepatitis aufgefaßt.

Hepatitis, per|sistierende (↑; ↑) f: (engl.) persistent hepatitis; mäßige, über mehrere Monate bestehende, klin. (Lebervergrößerung) u. laborchem. (Transaminasen- u. Bilirubinerhöhung) Zeichen einer akuten Hepatitis ohne histol. nachweisbaren Übergang in eine chron. Hepatitis; **Progn.:** i. a. günstig (körperl. Schonung).

Hepatitis-Viren (↑; ↑; Viren*) n pl: (engl.) hepatitis viruses; Erreger einer b. Menschen auftretenden, ansteckenden Allgemeininfektion mit dem Hauptsymptom der Leberparenchymschädigung (akute Hepatitis*); **Einteilung: 1. Hepatitis-A-Virus** (HAV): Erreger der Hepatitis A; 1973 erstmals im Stuhl nachgewiesenes kubisches RNA-Virion (Ø 27 nm), ein Enterovirus* (Typ 72) der Picornaviridae*; Nachweis beim Menschen u. einigen Primaten; Übertragung durch fäkal-orale Schmierinfektion, kontaminierte Lebensmittel (z. B. rohe Muscheln) u. Gegenstände, nur ausnahmsweise parenteral; kein Hinweis auf chron. Viruspersistenz; **2. Hepatitis-B-Virus** (HBV), früher Dane-Partikel; Erreger der Hepatitis B; kubisches Virus (Ø 42-45 nm) mit ringförmig doppelsträngiger DNA der neuen Familie Hepadnaviridae; Struktur: Die äußere Hülle des HBV wird vom Hepatitis-B-Oberflächen(surface)-Antigen (HBsAg; früher: Australia-Antigen, SH-Antigen, Hepatitis-associated-Antigen) gebildet. Im Serum infizierter Personen ist das HBsAg als sphärisches od. tubuläres Partikel mit einem Durchmesser von 22 nm nachweisbar. Der Innenkörper (core) enthält das Kernantigen HBcAg (Ø 27 nm), dessen kryptische Form (HBeAg), eine DNA-Polymerase sowie eine

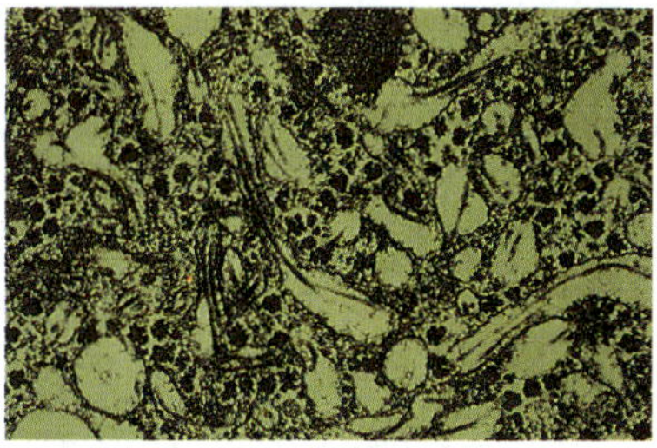

Hepatitis-Viren: HBsAg in dilatierten Zisternen des glatten endoplasmatischen Retikulums eines Hepatozyten (elektronenmikroskopisch) [62]

Phosphokinase. Freies HBcAg kann im Blut nicht nachgewiesen werden; HBeAg ist während der akuten Erkrankungsphase u. bei einem Teil der chron. Virusträger im Blut nachweisbar u. gilt neben dem HBsAg als wichtiger Hinweis auf Infektiosität. Es wird vermutet, daß nur komplettes HBV (nicht HBsAg allein) infektiös ist. Übertragung: Blut-zu-Blut-Kontakt (Transfusion infizierten Bluts, kontaminierte Injektionsnadeln, kontaminierte Blutprodukte bzw. Organtransplantate); sexueller Kontakt (infizierter Speichel, Sperma, Vaginalsekret, virushaltiges Blut über Schleimhäute); perinatal. Es gibt Hinweise (gehäuftes Vorkommen von HBsAg bei Pat. mit hepatozellulären Karzinomen, Integration von HBV-Genom in Wirtszellgenom) auf eine kausale Verknüpfung von HBV mit dem primären Leberzellkarzinom*. Proph.: s. Hepatitis-B-Vakzine. **3.** Erreger der bisherigen Non-A-Non-B-Hepatitis (NANB); **a) Hepatitis-C-Virus**: den Togaviridae* bzw. Flaviviridae verwandtes Virus (Ø 50-60 nm); Übertragung parenteral; Verbreitung weltweit, chron. Trägerstatus wahrscheinlich; Antikörpernachweis (Anti-HCV) nach Abklingen der Infektion möglich; **b) Hepatitis-E-Virus:** den Caliciviridae* nahestehendes Virus mit Ähnlichkeit zum HAV; Übertragung wahrscheinlich fäkal-oral; starke Verbreitung in Nordafrika, Mittlerem Osten, Indien, Süd- u. Zentralasien; **4. Hepatitis-Delta-Virus** (HDV); sog. defektes RNA-Virus (Ø 35-37 nm), umgeben von Hülle aus HBsAg; der Innenkörper (mit Deltaantigen u. niedermolekularer RNA) tritt sozusagen an die Stelle von HBc u. benötigt zu seiner Replikation die Helferfunktion von HBV. Verbreitung: weltweit, endemisch in Süditalien, Golfregion, Westafrika, Südamerika; **5. andere Erreger** (von Virushepatitiden des Menschen): Zytomegalie-, Epstein-Barr-, Herpes-simplex-, Coxsackie-Viren u. (im tropischen Bereich) Gelbfieber- u. andere Arboviren.

Hepato-: s. a. Leber-.

Hepato|blastom (Hepat-*; Blast-*; -om*) n: (engl.) hepatoblastoma; selten auftretender maligner embryonaler Mischtumor im Lebergewebe, bestehend aus unreifem Lebergewebe, Osteoid u. Knochen; **Vork.:** Kleinkindesalter; **DD:** echtes Teratom*; **Progn.:** inf. unspezifischer Sympt. bzw. später Diagnosestellung ungünstig; bei früher Diagn. u. Resektion gut.

hepato|cellularis (↑; Cellula*): hepatozellulär*.

Hepato|entero|stomie (↑; Enter-*; -stomie*) f: (engl.) hepatico-enterostomy; Form der biliodigestiven Anastomose*; häufig als Hepatikojejunostomie (Anastomose zw. Ductus hepaticus u. Jejunum).

Hepato|lieno|graphie (↑; Lien*; -graphie*) f: (engl.) hepatosplenography; Röntgenkontrastdarstellung v. Leber u. Milz durch Angiographie* (transfemoral nach Sondierung des Truncus coeliacus); vgl. Splenoportographie.

Hepato|lith (↑; Lith-*) m: Leberstein, in einem intrahepatisch gelegenen Gallengang befindlicher Gallenstein; vgl. Cholelithiasis.

Hepatom (↑; -om*) n: (engl.) hepatoma; jede Art von Primärtumor der Leber; i. e. S. das Leberzelladenom* (benignes H.) u. das primäre Leberzellkarzinom* (hepatozelluläres Karzinom). Vgl. Cholangiom.

Hepato|megalie (↑; Mega-*) f: Lebervergrößerung.

Hepaton (↑) n: funktionelle (nicht anat.) Einheit des Lebergewebes (Leberzelle, Gallenkapillare, Sinusoid).

Hepato|pathie (↑; -pathie*) f: (engl.) hepatopathy; allg. Bez. f. Erkrankungen der Leber u. der Gallenwege; **Formen: 1.** primäre H. (infektiöse, z. B. akute Hepatitis*, toxische, z. B. Hepatose*, allergische H.); **2.** sekundäre H. (v. den Gallenwegen bzw. Blutgefäßen ausgehend). Vgl. Hepatom.

Hepato|phosphorylase|mangel: s. Glykogenosen (Typ VI).

Hepato|ptose (Hepat-*, -ptose*) f: (engl.) hepatoptosis; Wanderleber, Lebersenkung, z. B. bei Enteroptose.

Hepatose (↑; -osis*) f: (engl.) hepatosis; toxisch-degenerative Schädigung des Leberparenchyms; **Urs.: 1.** Mangel- u. Fehlernährung (z. B. Fettleber); **2.** Stoffwechselstörungen, z. B. Speicherkrankheiten, Hämochromatose, hepatolentikuläre Degeneration, Glykogenose Typ I, Lipidosen, Leberamyloidose; **3.** toxische Substanzen: Alkohol, Phosphor, Toxine von Giftpilzen u. a. Vgl. Hepatose, cholestatische.

Hepatose, chole|statische (↑; ↑) f: (engl.) cholestatic hepatosis; Krankheitsbild, das durch die tox. Wirkung versch. Pharmaka, bes. Phenothiazine (Chlorpromazinikterus), aber auch durch Methyltestosteron, Hydantoine, Sulfonamide, Gold, Iproniazid hervorgerufen wird; geht mit Gallestauung in den Gallenkapillaren einher (intrahepatische Cholestase, Verschlußsyndrom bei nicht mechan. Urs.); **DD** zur extrahepatischen Cholestase (Verschlußsyndrom) oft schwierig, jedoch im Hinblick auf eine op. Behandlung wichtig; für ch. H. spricht ein Medikamentenabusus in der Anamnese, geringe Leververgrößerung, Bluteosinophilie; Unterscheidung meist durch Laparoskopie (evtl. mit Leberbiopsie) möglich.

Hepato|spleno|megalie (↑; Splen*; Mega-*) f: (engl.) hepatosplenomegaly; Leber- u. Milzvergrößerung bei hepatolienalen Krankheiten*.

Hepato|spleno|megalie, lipoid|zellige (↑; ↑; ↑) f: s. Niemann-Pick-Krankheit.

hepato|zellulär (↑; Cellula*): (engl.) hepatocellular; hepatocellularis; die Leberzelle betreffend, von ihr ausgehend, z. B. hepatozellulärer Ikterus*.

Heptosen f pl: (engl.) heptoses; Monosaccharide mit sieben C-Atomen ($C_7H_{14}O_7$); Sedoheptulose (eine Ketose) ist, an C7 phosphoryliert, ein Zwischenglied des Pentosephosphatzyklus*.

Herba (lat.) f: Kraut; Bez. f. getrocknete oberirdische Teile meist krautiger Pflanzen; je nach Erntezeit können neben Blättern u. Stengeln auch Blüten od. Früchte enthalten sein. **H. Chelidonii** (↑) f: oberirdische Teile von Chelidonium majus (Schöllkraut); enthalten Alkaloide mit papaverinartiger, leicht spasmolytischer Wirkung; Verw.: bei Spasmen im Bereich der Gallenwege u. des oberen Magen-Darm-Trakts. **H. Con|vallariae** (↑) f: s. Convallaria majalis. **H. Droserae** (↑) f: ober- u. unterirdische Teile von versch. Droseraarten (Sonnentau) mit bronchospasmolyt. u. antitussiver Wirkung.

Herba Hyperici (↑) f: Johanniskraut; Pflanzenteile von Hypericum perforatum; enthalten Naphtobianthrone (z. B. Hypericin), ätherisches Öl, Flavonoide u. Gerbstoffe; **Verw.:** äußerlich bei Verletzungen, Verbrennungen 1. Grades, Myalgien; innerlich bei psychovegetativen Störungen, depressiven Verstimmungszuständen, Angst u. innerer Unruhe, auch bei dyspeptischen Beschwerden; **NW:** Photosensibilisierung.

Herba Passiflorae (↑) f: oberirdische Teile von Passiflora incarnata (Passionsblume) mit Flavonoiden, Maltol, Cumarinderivaten, Harmaalkaloiden u. ätherischem Öl; Verw. als Beruhigungs- u. Einschlafmittel. **H. Solidaginis** (↑) f: Goldrutenkraut; oberirdische Teile von versch. Solidagoarten; enthalten Flavonoide, Saponine u.

Phenylglykoside; diuretische, schwach spasmolytische u. antiphlogistische Wirkung; Verw.: zur Durchspülungstherapie bei Entz. der ableitenden Harnwege u. bei Nierengrieß. **H. Thymi** (↑) **f:** Thymiankraut; Laubblätter u. Blüten von Thymus vulgaris bzw. zygis; enthalten äther. Öl (z. B. Thymol, Carvacrol); Verw.: äußerlich u. innerlich bei chron. Bronchitis u. Keuchhusten.

Herbi|voren (↑; lat. vorare verschlingen, fressen) **m pl:** Pflanzenfresser; Konsumenten 1. Ordnung in der Nahrungskette*.

Herbi|zide (↑; -zid*) **n pl:** (engl.) herbicides; chem. heterogene Substanzgruppen z. Unkrautbekämpfung bzw. (militär.) Anw. als sog. Entlaubungsmittel; med. relevant sind insbes. chlorierte Phenoxycarbonsäuren (Hauptvertreter 2,4,5-T*) u. Bispyridium-Verbindungen (Paraquat* als ein Hauptvertreter). Schwere akute u. chron. Vergiftungen sind beschrieben, eine spezif. Therapie bzw. Antidote sind nicht bekannt.

Herbst-Ef|fekt (Ernst F. H., Int., Göttingen, 1803-1893) **m:** syn. Persorption*.

Herbst||fieber, japanisches: syn. Fort*-Bragg-Fieber. **H.gras|milbe:** Trombicula autumnalis; s. Milben. **H.zeitlose:** Colchicum autumnale; s. Colchicinum.

Herd: 1. umschriebener Krankheitsprozeß, Fokus*; **2.** Fokalinfektion*.

Herd|befund: s. Elektroenzephalographie.

Herd|dosis (Dosis*) **f:** s. Referenzdosis.

Herd||en|zephalitis, em|bolische (Enkephal-*; -itis*) **f:** s. Enzephalitis. **H.in|fektion** (Infekt-*) **f:** s. Fokalinfektion. **H.nephritis** (Nephr-*; -itis*) **f:** herdförmige Glomerulopathie* mit entzündl. Läsionen in der Nierenrinde; Urs.: bakteriell-metastatisch, v. a. bei Endocarditis lenta od. Staphylokokkensepsis; vgl. Pyelonephritis.

Herd|re|aktion f: (engl.) focal reaction; **1.** lokale Reaktion im Ggs. zur Allgemeinreaktion; **2.** Aufflammen od. Verstärkung einer lokalen (entzündl.) Reaktion, z. B. als Tuberkulinreaktion* eines tbk. Lungenherds, i. R. einer Jarisch*-Herxheimer-Reaktion.

Herd|störungen, zerebrale: (engl.) cerebral focal disorders; Sympt., die durch umschriebene pathol. Veränderungen des Gehirns verursacht werden; z. B. Hemiplegie, Jackson-Epilepsie, Aphasie, Apraxie, Agnosie; s. Syndrom, hirnlokales.

Heredität (lat. hereditas Erbschaft) **f:** Erblichkeit, Weitergabe von (Krankheits-)Anlagen an die nächste Generation; s. Krankheiten, genetische; Beratung, genetische.

Heredo|a|taxia spinalis (lat. heres, heredis Erbe, Erbin; Ataxie*) **f:** syn. Friedreich*-Ataxie.

Heredo|de|generation (↑; Degeneratio*) **f:** erbliche Erkr. mit Degeneration*, z. B. Makuladegeneration*.

Heredo|pathia a|tactica poly|neuriti|formis (↑; -pathie*) **f:** syn. Refsum*-Syndrom.

Hering-Breuer-Reflex (Heinrich E. H., Physiol., Wien, Köln, 1866-1949; Josef B., Int., Wien, 1842-1925; Reflekt-*) **m:** (engl.) Hering-Breuer reflex; syn. Lungendehnungsreflex; Dehnung der Lunge b. Inspiration führt zur reflektor. Hemmung der Inspiration.

Herings|wurm: s. Anisakis.

Herings|wurm|krankheit: s. Anisakiasis.

Hering-Theorie (Carl E. H., Physiol., Wien, Leipzig, 1834-1918) **f:** Gegenfarbentheorie; s. Farbensehen.

Herlitz-Syn|drom (Gillis H., zeitgen. Päd., Schweden) **n:** Form der Epidermolysis* bullosa hereditaria.

Hermansky-Pudlak-Syn|drom (F. H., Int., Prag; P. P., Int., Prag) **n:** autosomal-rezessiv erbl. Erkr. mit tyrosinasepositivem okulärem u. kutanem Albinismus, hämorrhagischer Diathese (Thrombozytendefekt) u. später auftretender restriktiver Ventilationsstörung.

Herm|aphroditismus (gr. Ἑρμαφρόδιτος Zwitter, eigentl. Sohn des Hermes u. der Aphrodite) **m:** (engl.) hermaphroditism; Intersexus, Zwitterbildung; Bez. f. die Komb. eines normalen männl. od. weibl. Karyotyps mit versch. Anomalien des gonadalen u. genitalen Geschlechts*.

Herm|aphroditismus spurius (↑) **m:** Pseudohermaphroditismus*.

Herm|aphroditismus verus (↑) **m:** (engl.) true hermaphroditism; sog. gonadaler, echter Hermaphroditismus; gleichzeitiges Vorhandensein v. Ovar- u. Testisgewebe (entw. als Ovarium u. Testis od. als Ovotestis*, beidseits od. gemischt) b. normalem männl. (zwei Drittel der Fälle) od. weibl. Karyotyp bzw. Mosaik (sehr selten); das äußere Genitale u. die sekundären Geschlechtsmerkmale* variieren zw. rein männl. u. rein weibl. Ausprägungen. **Ther.:** Hormonsubstitution u. plastische Chirurgie mit dem Ziel, die Individuen in ihrem gewohnten u. durch die Erziehung festgelegten Selbstverständnis zu stabilisieren. Vgl. Intersexualität.

Hernia (lat. Bruch) **f:** s. Hernie. **H. cerebri** (↑) **f:** sog. Hirnbruch; s. Enzephalozele. **H. diaphragmatica** (↑) **f:** Zwerchfellhernie*. **H. scrotalis** (↑) **f:** sog. Hodenbruch, Form der Hernia inguinalis; s. Hernie. **H. spuria** (↑) **f:** falsche Hernie, Eingeweidevorfall (Prolaps) ohne Bruchsack (Peritoneum); z. B. falsche Zwerchfellhernie*, Gleithernie*.

Herniation, zerebrale (↑) **f:** Einklemmung* v. Teilen des Gehirns.

Hernie (lat. hernia Bruch, Nabel-, Leistenbruch) **f:** (engl.) hernia; Bruch; i. e. S. Eingeweidebruch mit sackartiger Ausstülpung des parietalen Bauchfells (Bruchsack) durch anat. präformierte Bauchwandlücken od. -schwachstellen (Bruchpforte) u. Hervortreten von Eingeweiden od. Organteilen (Bruchinhalt) aus der Bauchhöhle (äußere H.); **Vork.:** kongenital bei unvollständigem Bauchwandschluß bzw. (partiell) offenem Processus vaginalis peritonei, erworben bei (konstitutioneller od. degenerativer) Bindegewebeschwäche, begünstigt durch starke intraabdominelle Drucksteigerung (z. B. bei Husten, Obstipation, Schwangerschaft, Heben schwerer Lasten). In Abhängigkeit von der **Lok.** werden folgende **Formen** unterschieden: **1.** Hernia inguinalis (sog. Leistenbruch): häufigste, v. a. bei Männern auftretende Form der H. (ca. 80%) mit Bruchpforte oberh. des Leistenbandes im Bereich der Fossa inguinalis lateralis bzw. medialis; **a)** Hernia inguinalis indirecta lateralis (sive externa sive obliqua): angeb. (bei offenem Processus vaginalis peritonei) od. erworbene, indirekte seitl. (äußere, schräge) Leistenhernie, verläuft lateral der epigastrischen Gefäße mit dem Samenstrang bzw. Lig. rotundum durch den Leistenkanal u. tritt evtl. im Hodensack (Hernia scrotalis) bzw. der großen Schamlippe (Hernia labialis) aus; **b)** Hernia inguinalis directa (sive interna sive medialis): i. d. R. erworbene, v. a. im höheren Lebensalter auftretende direkte (innere, gerade) Leistenhernie, verläuft medial der epigastrischen Gefäße u. des Samenstrangs senkrecht durch die Bauchwand zum Annulus inguinalis superficialis (äußerer Leistenring); **2.** Hernia femoralis sive cru-

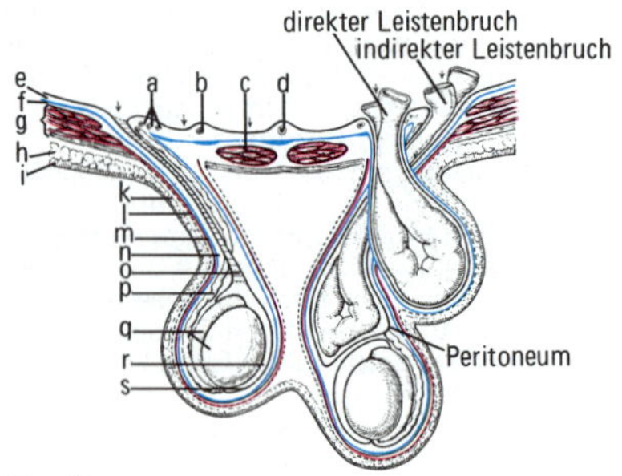

Hernie:
normaler Leistenkanal (li.) und Leistenbruch (re.);
a: Vasa epigastrica inferiora (Plica umbilicalis lateralis); b: Plica umbilicalis medialis (Chorda arteriae umbilicalis); c: M. rectus abdominis; d: Plica umbilicalis mediana (Chorda urachi); e: Peritoneum; f: Fascia transversalis; g: Muskelschicht; h: subkutanes Fett; i: Haut; k: Tunica dartos; l: Fascia spermatica externa (cremasterica); m: M. cremaster; n: Fascia transversalis; o: Processus vaginalis peritonei (verödet); p: Ductus deferens; q: Nebenhoden und Hoden; r: Lamina visceralis (Epiorchium); s: Lamina parietalis (Periorchium) [532]

ralis (sog. Merozele): erworbene, v. a. bei adipösen pyknischen Männern u. bei Frauen auftretende Schenkelhernie (ca. 10%), tritt durch die Lacuna vasorum (Bruchpforte) u. verläuft zw. Leistenband (oben), horizontalem Schambeinast (unten), den Femoralgefäßen (außen) u. dem Lig. lacunare Gimbernati (innen); Unterformen: **a)** Cloquet-Hernie: durch die Lacuna lymphatica

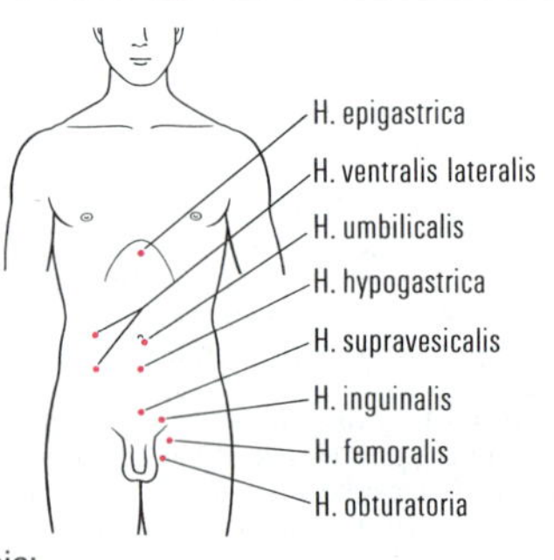

Hernie:
typische Bruchstellen an der vorderen Bauchwand

hindurchtretende u. unter dem M. pectineus verlaufende Schenkelhernie; **b)** Hesselbach-Hernie (syn. Cooper-Hernie): durch die Lacuna musculorum hindurchtretende H.; **c)** Laugier-Hernie (syn. Hernia ligamenti Gimbernati): durch eine Lücke im Lig. lacunare hindurchtretende H.; **d)** Narath-Hernie (syn. Hernia femoralis retrovascularis): durch die Lacuna vasorum direkt hinter den Femoralgefäßen austretende H.; **3.** Hernia umbilicalis: sog. Nabelbruch* (ca. 5% aller H. im Erwachsenenalter); **4.** Hernia ventralis (sog. Bauchbruch): **a)** Hernia lineae albae: mittlere Bauchwandhernie im Bereich der Linea alba meist über (Hernia epigastrica) od. um den Nabel (Hernia paraumbilicalis), seltener darunter (Hernia hypogastrica, Hernia supravesicalis); **b)** Hernia ventralis lateralis (auch Spieghel-H.): seitl. Bauchwandhernie, tritt durch eine Lücke der Bauchwandaponeurosen zw. Linea semilunaris Spiegheli u. dem lateralen Rand der Rektusscheide; **c)** Hernia traumatica sive postoperativa sive cicatricea: nach abdominalen Verletzungen od. postoperativ entstandener sog. Narbenbruch; **5.** Hernia obturatoria: durch das Foramen obturatorium tretende (meist rechtsseitige) H., v. a. bei Frauen nach dem 60. Lj. auftretend; selten; **6.** Hernia lumbalis (syn. Petit-Hernie): Lendenhernie, tritt durch das Trigonum lumbale Petiti; selten; **7.** Hernia ischiadica: ober- u. unterh. des M. piriformis durch das Foramen ischiadicum tretende H.; selten; **8.** Hernia perinealis sive ischiorectalis: durch die Excavatio rectouterina (Douglas*-Raum) bzw. rectovesicalis des Beckenbodens hindurchtretende H. (als Hernia vaginalis, Hernia rectalis, Hernia sacralis); sehr selten; **9.** Hernia diaphragmatica: Zwerchfellhernie*. Als **innere** H. wird die Verlagerung (u. Einklemmung) von Baucheingeweiden in abnorm weite Bauchfelltaschen innerh. des Abdomens (z. B. Treitz*-Hernie) bezeichnet. **Sympt.:** Hervortreten der Bruchgeschwulst (v. a. bei Bauchpresse), Schmerzsymptomatik bei nicht inkarzerierten H. meist gering; **Diagn.:** Inspektion u. Palpation der sog. Bruchgeschwulst u. Bruchpforte (insbes. bei intraabdominaler Druckerhöhung, z. B. durch Husten, Bauchpresse); palpator. wird zw. reponiblen (zurückdrückbaren) u. irreponiblen Hernien unterschieden; **Kompl.:** Inflammatio* herniae (Bruchentzündung), Inkarzeration* (Brucheinklemmung); **Ther.:** vorzugsweise operativ (s. Herniotomie); evtl. symptomat. (temporär) mittels Bandage (sog. Bruchband); **DD:** Hernia* spuria, Tumoren u. Zysten, Rektusdiastase*, Hydrozele*. Vgl. Littré-Hernie, Gleithernie, Lungenhernie, Mediastinalhernie.

Hernie, inter|stitielle (↑) **f:** (engl.) interstitial hernia; innerh. des Leistenkanals lokalisierte Hernie.

Hernie, para|öso|phageale (↑) **f:** Form der Hiatushernie*.

Hernio|tomie (↑; -tomie*) **f:** (engl.) herniotomy; Bruchschnitt, Bruchoperation, op. Beseitigung einer Hernie*; vgl. Bassini-Operation, McVay-Lotheissen-Operation, Shouldice-Operation, Pfeilernaht.

Heroin **n:** Diacetylmorphin, Diamorphin; Acetylderivat des Morphins mit mind. dreifacher Wirkungsstärke u. v. a. analgetischer Wirkung, führt zu starker Atemdepression! H. ist gut lipidlöslich u. passiert die Blut-Hirn-Schranke sehr leicht. Wegen der sehr starken Suchtgefahr erfolgt keine therap. Anwendung.

Heroin|abhängigkeit: (engl.) heroin addiction; physische u. psychische Abhängigkeit* von Heroin*, das geschnupft od. (überwiegend) intravenös injiziert wird u. zu Euphorie, Schwindel u. Sedierung führt. Bei bestehender H. führt Abstinenz zu einem Entzugssyndrom* mit Schwindel, Durchfall, Erbrechen, Schweißausbrüchen, Blutdruckanstieg, Schlaflosigkeit u. Schmerzen, das ca. 36-72 Std. nach der letzten Injektion seinen Höhepunkt erreicht u. 5-8 Tage anhalten kann. **Ther.:** Prinzipiell wird als Ziel Drogenfreiheit angestrebt, d. h. (evtl. klinischer) Entzug u. langfristige intensive psychische u. soziale Betreuung. Falls dies nicht möglich ist, wird zunehmend eine dauernde Substitutionsbehandlung mit Levomethadon* als therap. Alternative angesehen (sorgfältige, enge Indikation).

Herp|angina (gr. ἕρπειν schleichen; Angina*) **f:** syn. Zahorsky-Syndrom; meist bei Kleinkindern in d. Sommermonaten auftretende Enterovirusinfektion; **Err.:** Coxsackie-Virus Typ A; **Klin.:** Inkubationszeit 2-6 Tage; rasch ansteigendes Fieber, samtartig aufgelockerter Rachen u. kleine Bläschen bzw. Ulzerationen am weichen Gaumen mit Schluckbeschwerden, manchmal Erbrechen; Kopfschmerz, u. U. Meningismus; **Progn.:** gut.

Herpes corneae (gr. ἕρπης Gürtelrose; Cornea*) **m:** Herpes corneae: syn. Keratoconjunctivitis herpetica; oft rezidiv. Inf. der Hornhaut durch Herpes-simplex-Viren (Typ I, perinatal selten Typ II); Vork. meist i. R. einer endogenen Reinfektion durch Latenz der Viren im Ganglion trigeminale Gasseri, selten als Primärinfektion; **Formen: 1.** oberfächl. (epithelialer) H. c.; syn. Keratitis punctata superficialis, Keratitis dendritica, Keratitis geographica; **2.** tiefer H. c.; syn. Keratitis stromalis, Keratitis disciformis; Endothelbefall mit scheibenförmiger Hornhautrübung; **Klin.:** Bildung von Hornhautgeschwüren u. Narben, Verlust der Hornhautsensibilität mit schweren trophischen Störungen (sog. Metaherpes); **Ther.:** Virostatika systemisch u. lokal (z. B. Aciclovir, Trifluorthymidin).

Herpes|en|zephalitis (↑; Enkephal-*; -itis*) **f:** s. Meningoencephalitis herpetica.

Herpes genitalis (↑) **m:** s. Herpes simplex.

Herpes gestationis (↑) **m:** syn. Pemphigus gravidarum; seltene Schwangerschaftsdermatose, die meist in der 2. Hälfte der Schwangerschaft auftritt u. sich i. d. R. innerh. eines Monats nach der Entbindung zurückbildet; **Klin.:** v. a. periumbilikal u. an Extremitäten lokalisierte, intensiv juckende, leicht erhabene Erytheme, subepidermale Blasen u. Immunkomplexablagerungen in der Basalmembranzone; Schädigung des Fetus (Früh- od. Totgeburt) mögl.; **Urs.:** Autoimmunkrankheit mit Bildung von Antikörpern gegen ein in der Lamina lucida der Basalmembranzone u. im Amnionepithel vorhandenes Antigen; **Ther.:** evtl. Glukokortikoide am Ende der Schwangerschaft.

Herpes labialis (↑) **m:** s. Herpes simplex.

Herpes menstrualis (↑) **m:** s. Herpes simplex.

Herpes|sepsis des Neugeborenen (↑; Sepsis*) **f:** (engl.) herpes sepsis of the newborn; schwere Verlaufsform eines Herpes* simplex (Primärinfektion); Virusübertragung erfolgt durch d. Mutter, Ärzte, Pflegepersonal u. a.; **Sympt.:** generalisierte Bläscheneruption, Aphthen, Konjunktivitis, Fieber, oft Ikterus; häufig tödl. Verlauf; **Ther.:** bereits im Verdachtsfall Aciclovir i. v.; **Proph.:** Schnittentbindung* bei Erstmanifestation eines genitalen Herpes simplex der Mutter während der Schwangerschaft.

Herpes simplex (↑; simplex*) **m:** pantrope, fakultativ neurotrope Viruserkrankung durch Primärinfektion m. Herpes*-simplex-Virus (HSV 1 bzw. 2) od. durch Reaktivierung v. in Ganglien persistierenden Viren; **Primärinfektion:** Inkubationszeit 2-7 Tage; **Übertragung:** nach Abklingen des mütterl. Antikörperschutzes Erstinfektion meist im Kleinkindesalter durch Schmier- u. Tröpfcheninfektion aus Herpesläsionen od. von gesunden Dauerausscheidern; hinterläßt keine lebenslange Immunität; **Klin.:** nur 1% aller Inf. verlaufen (vorwiegend b. Kindern) klin. apparent, meist unter dem Bild der Gingivostomatitis* herpetica, seltener als Aphthoid* Pospischill-Feyrter, Vulvovaginitis* herpetica, Herpes* corneae; schwere Verlaufsformen mit z. T. hoher Mortalität sind d. Herpessepsis* des Neugeborenen, Ekzema herpeticatum u. Meningoencephalitis* herpetica; **Rezidive** durch Irritation latent infizierter Neurone nach fiebrigen Infekten (Herpes febrilis), Insolation (Herpes solaris), Menstruation (Herpes menstrualis), Traumata (Herpes traumaticus), Magen-Darm-Störungen, aber auch durch Immunsuppression, hormonelle od. psychische Faktoren; **Sympt.:** Juckreiz u. Spannungsgefühl, dann gruppierte Bläschen auf gerötetem Grund, die zu Krusten eintrocknen u. nach 8-10 Tagen narbenlos abheilen, häufig sind regionale Lymphknoten gering geschwollen u. schmerzhaft; H. s. kann in regelmäßigen Abständen wieder auftreten (H. s. recidivans), evtl. auch immer am gleichen Ort (H. s.

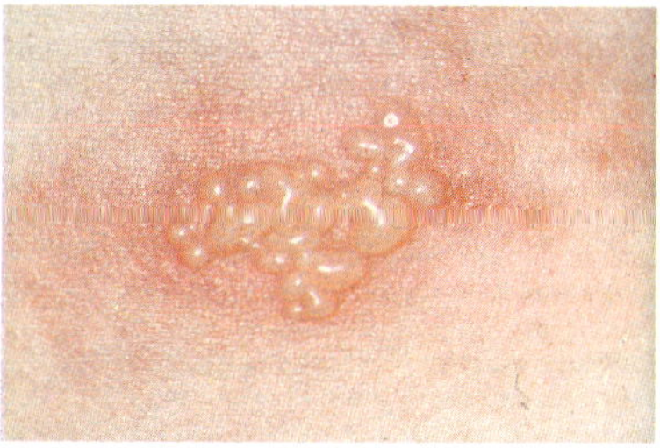
Herpes simplex [3]

recidivans in loco). **Lok.:** meist Lippen (Herpes labialis) od. Vulva bzw. Penis (Herpes genitalis), aber auch im Gesicht (v. a. Naseneingang), an Wangen, Ohrläppchen, Augenlidern, Conjunctiva, Hornhaut (H. s. cornea); nicht selten an den Glutäen (H. s. glutaealis); **Diagn.:** klin., Virusnachweis; **Ther.:** symptomatisch; ggf. Gammaglobuline, Virostatika, Immunstimulanzien.

Herpes-simplex-Virus (↑; ↑; Virus*) **n:** (engl.) herpes simplex virus; Abk. HSV; 90-150 nm großes DNA-Virus aus der Alphasubfamilie der Herpetoviridae*; zwei Typen: HSV 1 (sog. oraler Stamm), HSV 2 (sog. genitaler Stamm); ihre Zuordnung zu den jeweils typ. klinischen Lok. ist nicht obligat. **Verbreitung:** Viren aus Speichel, Urin u. Stuhl; Inf. durch Mikroläsionen in Haut u. Schleimhaut (Urogenitaltrakt, Magen-Darm-Kanal, Konjunktiven); Erstinfektion meist bis zum 5. Lj., verläuft in 99% der Fälle inapparent; 85% der jungen u. über 90% der älteren Erwachsenen haben Antikörper gegen HSV. **Path.:** HSV penetriert als Nukleokapsid in die Nervenendigungen u. gelangt m. dem axonalen Strom in die zugehörigen Ganglien; nach 1-2 Tagen beginnt die aktive produktive Inf., die am 4. Tag ihren Höhepunkt erreicht u. ab dem 6. Tag (wahrscheinl. durch die zelluläre Abwehr) auf ein Minimum begrenzt wird (latent persistierende Inf.); Sympt. treten erst ab dem 6. Tag nach Inf. auf, Virusausscheidung hält bis zum 10. Tag an; eine Reaktivierung der Viren (symptomatisch od.

asymptomatisch) hängt ab v. a. von einer Irritation latent infizierter Neurone (durch Fieber, Traumata, Strahlung), aber auch von der Abwehrlage des Organismus. **Onkogenität:** HSV können Zellen in Tieren u. Zellkulturen neoplast. transformieren; diskutiert wird ein Zus. von HSV Typ 2 u. der Genese von Zervixkarzinomen; gegenüber dem humanen Papillomavirus (Typ 16 u. 18) allerdings wohl von untergeordneter Bedeutung; **Diagn.:** Elektronenmikroskop, Immunfluoreszenz, ELISA.

Herpes tonsurans (↑; lat. tondere, tonsus scheren) m: mißverständliche Bez. f. eine enthaarende Pilzinfektion (Trichophytie*) des Kopfes, Bartes u. der lanugobehaarten Haut. Vgl. Dermatophytose, Mykosen.

Herpes-Viren (↑; Viren*) n pl: syn. Herpesviridae*.

Herpes|viridae (↑; Virus*; Idio-*) f pl: (engl.) herpes viruses; Fam. umhüllter, kub. DNA-Viren mit einem Durchmesser von 180-200 nm, 162 Kapsomeren u. linear-doppelsträngiger DNA mit ca. 180 Genen; **Verbreitung:** weltweit bei Vertebraten u. Evertebraten; sehr enges Wirtsspektrum; **Übertragung:** direkte u. indirekte Kontaktinfektion; diaplazentar; einige H. sind in ihren natürlichen Wirten od. in Versuchstieren onkogen. **Unterteilung** in drei Subfamilien: **Alphavirinae** (Replikationszyklus < 24 Std.): Herpes*-simplex-Virus (HSV 1, HSV 2); Varicella*-Zoster-Virus; Herpesvirus simiae (Herpes-B-Virus); Herpesvirus suis (Pseudowut*-Virus); **Betavirinae** (Replikationszyklus > 24 Std.): Zytomegalie*-Virus bei Mensch, Nagern u. Schwein; **Gammavirinae** (lymphoproliferativ): Epstein*-Barr-Virus.

Herpes zoster (↑; Zoster*) m: s. Zoster.

Herpes-zoster-Virus (↑; ↑; Virus*) n: s. Varicella-Zoster-Virus.

herpeti|formis (↑; -formis*): herpesartig, auch herpeticus; vgl. Dermatitis herpetiformis Duhring, Impetigo herpetiformis.

Herpin-Janz-Syn|drom (Dieter J., Neurol., Berlin, Heidelberg, geb. 1920) n: syn. Impulsiv*-petit-mal.

Herring-Körper (Percy T. H., engl. Physiol., 1872-1967): (engl.) Herring bodies; tropfenförmige körnige od. homogene Gebilde in d. Nervenfasern des Hypophysenhinterlappens; werden als Sekretionsprodukt der Ganglienzellen des Nucleus supraopticus u. paraventricularis des Hypothalamus gedeutet, das entlang der Achsenzylinder der Nervenfaser in d. Neurohypophyse wandert. Vgl. Neurosekretion.

Hers-Krankheit (Henry G. H., Biochem., Brüssel): Typ VI der Glykogenosen*.

Hertoghe-Zeichen (Eugène H., Chir., Löwen, 1860-1928): Ausfall der seitl. Partien der Augenbrauen; b. atopischem Ekzem, Hypothyreose u. a.

Hertwig-Magendie-Syn|drom (Richard H., Zool., München, 1850-1937; François M., Physiol., Paris, 1783-1855) n: syn. (engl.) Skew deviation; supranukleär bedingte Fehlstellung der Augen mit vertikaler Höhendivergenz der Bulbi; **Urs.:** Schädigung gravizeptiver Bahnen zur Blickstabilisation zw. Diencephalon u. Medulla oblongata durch Hirnstamminfarkte (z. B. bei Wallenberg-Syndrom) u. a. Hirnstammläsionen (Blutung, Entz., Tumor); auch Otolithenstörung.

Hertwig-Weyers-Syn|drom (Paula H., zeitgen. Biol., Halle; Helmut W., Päd., Stade, 1920-1986) n: syn. Oligodaktyliesyndrom*.

Hertz (Heinrich R. H., Phys., Berlin, Bonn, 1857-1894) n: Abk. Hz; abgeleitete SI-Einheit der Frequenz*, Anzahl period. Vorgänge (Schwingungen) pro Sekunde: $1 \times s^{-1} = 1$ Hz; s. a. Einheiten.

Herxheimer-Jarisch-Reaktion (Karl H., Dermat., Frankfurt a. M., 1861-1944) f: s. Jarisch-Herxheimer-Reaktion.

Herz: (engl.) heart; (anat.) Cor, Cardia; muskuläres Hohlorgan mit d. Aufgabe, durch wechselnde Kontraktion (Systole) u. Erschlaffung (Diastole) v. Vorhöfen u. Kammern den Blutstrom in d. Gefäßen in Bewegung zu halten; liegt umgeben vom Herzbeutel im Mediastinum auf d. Zwerchfell u. zw. den Lungen. Durch e. Scheidewand (Septum) wird das H. in eine linke (linkes H.) u. eine rechte Hälfte (rechtes H.) geteilt, jede Hälfte wieder in eine obere, muskelschwächere Abteilung, **Vorhof** (Atrium), u. eine untere, muskelstärkere Abteilung, **Kammer** (Ventriculus; dabei ist die linke Kammer muskelstärker als die rechte). Die Grenze zw. Vorhof u. Kammer ist außerdem gekennzeichnet durch den Sulcus coronarius, die Grenze zw. den Kammern durch die Längsfurche (Sulcus interventricularis ant. u. post.); in den Furchen verlaufen die ernährenden Gefäße des Herzens, die **Koronararterien** bzw. **-venen.** Drei **Schichten der Herzwand:** Herzinnenwand (**Endokard**), Mittelschicht (**Myokard**) u. Außenschicht (**Perikard**). In die Vorhöfe münden rechts die V. cava sup. u. inf. sowie der Sinus coronarius, links die Vv. pulmonales. Aus den Kammern treten rechts der Truncus pulmonalis, links die Aorta aus. Das H. besitzt **vier Klappen** (Valvae cordis), Endokardduplikaturen, die am Herzskelett angeheftet sind. Die **Segelklappen** (Valva atrioventricularis dextra u. sinistra) sind

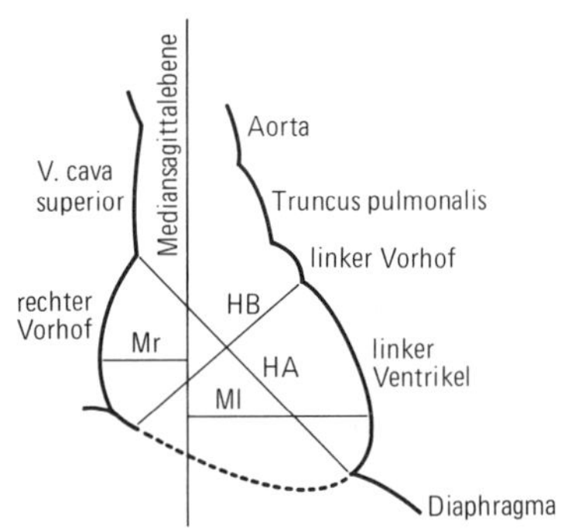

Herz:
Schema der Herzsilhouette im a.-p.-Strahlengang; HA: Herzachse; HB: Herzbreite; Mr: rechter Medianabstand; Ml: linker Medianabstand [532]

Verschlußeinrichtungen zw. Vorhöfen u. Kammern; rechts dreizipflig: (Valva) Tricuspidalis, links zweizipflig: (Valva) Mitralis. Die freien Ränder der Klappensegel sind durch die sehnigen Chordae tendineae mit den Papillarmuskeln verbunden, deren Kontraktion ein Rückschlagen der Klappen in die Vorhöfe während der Systole verhindert. Die **Taschenklappen** (aus je drei halbmondförmigen Semilunarklappen bestehend) sitzen am Beginn des Truncus pulmonalis

u. der Aorta: Valva trunci pulmonalis u. Valva aortae (Pulmonalis-, Aortenklappe). Sie verhindern während der Diastole den Rückstrom des Bluts in d. Kammern. Vgl. Herztöne, Erregungsleitungssystem, Muskelgewebe, Herzohren, Blutkreislauf.

Herz|aktion f: Herztätigkeit; s. Herzperiode.

Herz|aktion, kindliche f: (engl.) foetal cardiac activity; (gebh.) Nachw. ab der 8. SSW mittels Ultraschalldiagnostik* möglich.

Herz|akzeleration (Akzeleration*) f: (engl.) heart rate acceleration; Erhöhung der Herzfrequenz* bei Fieber, je 1°C Temperaturanstieg ca. 8 Schläge/min; führt zu einer Verkürzung der Diastolendauer mit Herabsetzung der Auswurfleistung des Herzens.

Herz|an|eurysma (Aneurysma*) n: s. Herzwandaneurysma.

Herz|asthma (Asthma*) n: Asthma* cardiale.

Herz|auskultation (Auskultation*) f: (engl.) heart auscultation; Auskultation* des Herzens mittels Stethoskop zur Beurteilung der während der Herzaktion auftretenden Herztöne* u. evtl. (pathol.) Herzgeräusche*; topograph. Lage der sieben Abhörstellen des Herzens: s. Abb.

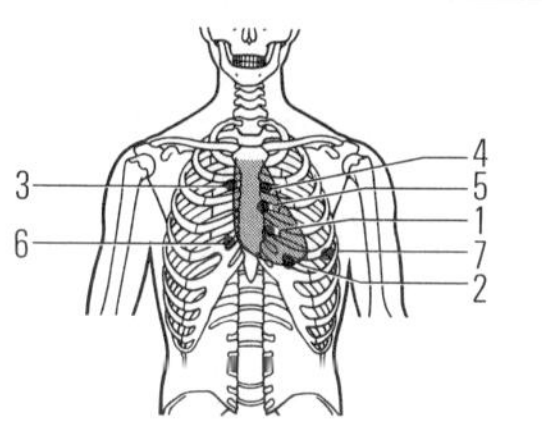

Herzauskultation, Standardpunkte:
S 1: Gegend der absoluten Herzdämpfung im linken 4. ICR (= Interkostalraum) parasternal (Mitralklappen); S 2: über der Herzspitze in der Medioklavikulargegend des linken 5. ICR (Mitralklappen); S 3: über dem Sternalende des rechten 2. ICR (Aortenklappen); S 4: über dem Sternalende des linken 2. ICR (Aorten- bzw. Pulmonalklappen); S 5: zusätzliche Auskultationsstelle (5. Punkt nach Erb) über dem Sternalende des linken 3. ICR (Aortenklappen); S 6: über dem Sternalende des rechten 5. ICR (Trikuspidalklappen); S 7: vordere Axillarlinie links (Mitralklappen)

Herz|automatismus (Automatismen*) m: (engl.) automatic cardiac activity; die v. Herzen selbst (Ganglien od. Muskeln) ausgehende Regulierung der Herztätigkeit; z. B. Kammerautomatismus; vgl. Erregungsleitungssystem.

Herz|beschwerden, funktionelle: (engl.) functional heart trouble; gehäuft im 4. Lebensjahrzehnt anfallartig auftretende Beschwerden ohne org. Urs. mit thorakalen Schmerzen, Tachykardie u. Angst, die sich bei selbstunsicheren, angstneurot. u. depressiven Persönlichkeiten bis zur Herzneurose* verstärken können.

Herz|beutel: Perikard*.

Herz|beutel|entzündung: Perikarditis*.

Herz|beutel|tamponade (frz. tampon Stöpsel) f: (engl.) pericardial tamponade; Ausfüllung des Herzbeutels mit Blut (Hämoperikard) nach Ruptur der Herzwand (s. Herzruptur) od. mit einem Perikarderguß, führt b. zunehmender Druckerhöhung u. Abquetschung der Vv. cavae u. U. zu Herzstillstand; **Sympt.:** Beck*-Trias; **Diagn.:** Rö.-Thorax, Echokardiographie; **Ther.:** Perikardpunktion, evtl. Drainage od. Fensterung des Herzbeutels in die li. Pleurahöhle.

Herz|beutel|wasser|sucht: s. Hydroperikard.

Herz|binnen|raum|szinti|graphie (Szinti-*; -graphie*) f: s. Radionuklidventrikulographie.

Herz|block: (engl.) heart block; Unterbrechung des Erregungsleitungssystems im Herzen mit d. Folge der unkoordinierten Ventrikel/Vorhofkontraktion (Dissoziation der Herzbewegung); nach der Lok. werden unterschieden: **1. atrioventrikulärer H.:** AV-Block, Blockierung der Erregungsleitung zw. Vorhof u. Kammer; **a)** kompletter bzw. totaler AV-Block, völlige Leitungsunterbrechung (atrioventrikuläre Dissoziation) m. einsetzendem AV-Rhythmus bzw. Kammerautomatismus; **b)** partieller AV-Block, unvollständige Unterbrechung der Erregungsleitung, Überleitungen einzelner Vorhoferregungen. Beim partiellen AV-Block wird unterschieden zw. einfacher Leitungsverzögerung ohne Kammersystolenausfall, zunehmender Leitungsverzögerung m. period. Kammersystolenausfällen (Wenckebach-Perioden) u. Kammersystolenausfall ohne Leitungsverzögerung (sog. Typ II). **2. intraventrikulärer H.:** **a)** rechts- od. linksseitiger Schenkelblock* b. Lok. der Störung in e. Schenkel des His-Bündels; **b)** Ast- u. Verzweigungsblock (Arborisationsblock): Leitungsunterbrechung in einzelnen Ästen des intraventrikulären Erregungsleitungssystems (Purkinje-Fasern), **3. seltene Formen: a)** sinuaurikulärer H.: Sinusvorhofblock Typ I mit zunehmender, Typ II ohne Leitungsverzögerung; **b)** intraaurikulärer Herzblock. Vgl. Hemisystolie, Sick-Sinus-Syndrom, Block, sinuatrialer.

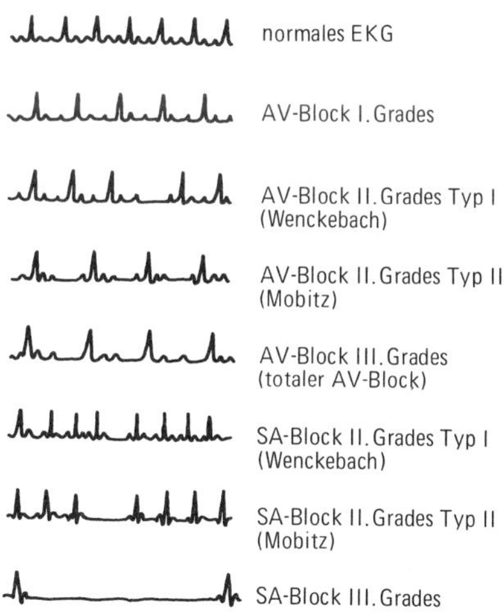

Herzblock:
verschiedene Formen von AV- und SA-Blocks
[531]

Herz|bräune: **1.** s. Angina pectoris; **2.** braune Atrophie des Herzens; s. Myodegeneratio cordis.

Herz|buckel: (frz.) voussure cardiaque; meist asymmetr. Vorwölbung des Brustkorbs durch ein vergrößertes Herz mit verstärkten Pulsationen bei schweren angeborenen od. erworbenen Herzfehlern*, häufig in Komb. mit einer nicht rachitischen Harrison*-Furche als Folge einer chron. Dyspnoe.

Herz|chirurgie (Chirurgie*) f: (engl.) heart surgery, cardiac surgery; Spezialgebiet der Chirurgie mit Durchführung op. Eingriffe am Herzen u. an herznahen Gefäßen; **Operationsmethoden: 1.** geschlossene Herzoperationen in Intubationsnarkose bei Korrektureingriffen außerh. des Herzens bzw. bei digital od. instrumentell durchgeführten intrakardialen Eingriffen; **2.** offene Herzoperationen zur Durchführung komplizierter Korrekturen am eröffneten, blutleeren Herzen in Kardioplegie*, ggf. Hypothermie* od. unter Einsatz der Herz*-Lungen-Maschine (Abk. HLM) zur Überbrückung des Herz-Kreislauf-Stillstandes; **Ind.** u. **Verf.: 1.** erworbene Herzfehler (s. Tab.): **a)** Pericarditis constrictiva: Perikardektomie* nach linksseitiger transpleuraler Thorakotomie (u. U. auch transsternal); **b)** Mitralstenose*: digitale Kommissurotomie* der verkalkten, vernarbten od. verklebten Klappenkommissuren, bei stärkerer Vernarbung od. Verkalkung ggf. instrumentelle Kommissurotomie mittels Dilatator od. Spezialmesser; op. Zugang zur Mitralklappe i. a. bei geschlossener Op. durch den li. Vorhof nach linksseitiger anterolateraler Thorakotomie, Eröffnung des Herzbeutels, Sicherung der Basis des li. Herzohrs durch Tabakbeutelnaht mit Abtragung der li. Herzohrspitze; bei Anw. der HLM Eröffnung des re. Vorhofs u. Inzision des Vorhofseptums; **c)** Mitralinsuffizienz*: op. Korrektur, kann in best. Fällen (bei angeb. Formen u. beim sog. Dilatationstyp) die Klappenschlußfähigkeit durch Einengung des Klappenbasisrings u. restaurative Maßnahmen an den Klappensegeln wiederherstellen; Exzision u. Ersatz durch eine künstl. Mitralklappe bei weitgehender Zerstörung (sog. Schrumpftyp) u. Verkalkung der Klappe; **d)** Aortenklappenstenose (s. Aortenstenose): Freilegung der meist verkalkten Aortenwurzel durch Inzision der Aortenklappe, Perfusion der Koronararterien mit arterialisiertem Blut zum Schutz des Myokards, Durchtrennung der verbackenen Kommissuren u. Entfernung von Kalkinkrustationen aus den Aortensegeln; in vielen Fällen ist nur die Exzision der Klappe u. ihr Ersatz durch eine künstl. Aortenklappe möglich. **e)** Aortenklappeninsuffizienz*: Implantation künstlicher Herzklappen* in der Mehrzahl der Fälle wegen der meist weitgehenden Klappendestruktion; **f)** multivalvuläre Vitien: ggf. Korrektur in einem Operationsgang; gute Erfolge wurden bei der gleichzeitigen Korrektur von Stenosen an Mitral- u. Aortenklappen sowie an Mitral- u. Trikuspidalklappen erreicht; problematischer sind multivalvuläre Korrekturen bei Insuffizienzen u. Eingriffe an drei od. vier Herzklappen. **g)** Herzwandaneurysma* bzw. Sinus*-Valsalvae-Aneurysma: Abtragung des Aneurysmas (ggf. Thrombenentfernung) u. Verschluß der Lücke; **h)** Aneurysma der Brustaorta: Beseitigung im Hypothermieverfahren od. unter Einsatz der HLM; sackförmiges Aneurysma: tangentiale Abklemmung u. Abtragung, anschl. Nahtverschluß der Aortenöffnung; spindelförmige u. sakkuläre Aneurysmen: Resektion u. Überbrückung des entstandenen Defekts durch ein Homoio- od. Kunststoffimplantat (ggf. für den ganzen Aortenbogen); **i)** Aneurysmen der Koronararterien: evtl. Einnähung eines Venen- od. Kunststoffimplantats in die Resektionsstelle, um die Durchgängigkeit der Arterie zu gewährleisten; **j)** koronare Herzkrankheit*: Einsatz von Methoden der Angioplastie* u. des aortokoronaren Bypass*; **k)** therapierefraktäre ventrikuläre Herzrhythmusstörungen*: ggf. EEV*; bei WPW*-Syndrom u. U. chir. Durchtrennung der akzessorischen Bahn (alternativ Katheterablation) nach Lok. durch intraoperatives Mapping*; bei komplettem AV-Block Implantation eines künstlichen Herzschrittmachers*; **2.** angeborene Herzfehler*: in den meisten Fällen op. Korrektur möglich, ggf. nach vorangehenden Palliativeingriffen im Säuglingsalter, um den definitiven Eingriff risikoärmer im Kleinkindesalter durchführen zu können. Vgl. Gefäßchirurgie.

Herzchirurgie
Einteilung der wichtigsten operablen **erworbenen** Herzfehler

Perikarderkrankungen
- Perikardverletzungen
- Tumoren und Pseudotumoren
- Pericarditis constrictiva (Panzerherz)

Herzerkrankungen
- Verletzungen
- intramurale und intrakavitäre Fremdkörper
- Ventrikelaneurysma
- Koronararterienaneurysma
- Tumoren und geschwulstartige Bildungen
- Klappenfehler
  - Mitralvitien (Stenose, Insuffizienz)
  - Trikuspidalvitien (Stenose, Insuffizienz)
  - Aortenvitien (Stenose, Insuffizienz)
  - multivalvuläre Vitien
  - Aneurysma des Sinus aortae
- Herzblock (totaler AV-Block)

Erkrankungen der großen Herzgefäße
- Verletzungen
- Aortenaneurysma

Herz|dämpfung: (engl.) cardiac dullness; Bez. f. den dumpfen Perkussionsschall über dem Herzen; bei leiser Perkussion* völlig dumpf in einem Bereich der Brustwand, dem das Herz unmittelbar anliegt (**absolute** H.); halbdumpf, bes. bei stärkerer Perkussion, in dem Bereich, in dem das Herz von der Lunge überlagert ist (**relative** od. **große** H.).

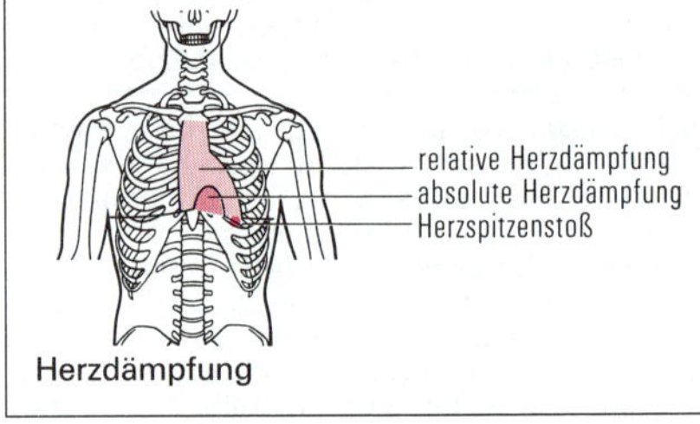

Herzdämpfung

Herz|de|kompensation (De-*; Kompensation*) f: s. Herzinsuffizienz.

Herz|di|latation (Dilatation*) f: (engl.) heart dilatation; Erweiterung der Herzinnenräume bzw. Vergrößerung des gesamten Herzens; **Vork.:** physiol. beim sog. Leistungsherz* als Adaptation (Erhöhung der Restblutmenge) an Dauerbelastung, pathol. v. a. bei akuter od. chron. Volumen- od. Drucküberlastung, z. B. bei Herzklappeninsuffizienz, angeb. Herzfehlern mit Shunt, best. Formen der Kardiomyopathie. Vgl. Herzhypertrophie.

Herz|druck|massage f: (engl.) cardiac massage; auch extrathorakale (externe) Herzmassage*; Notfallmaßnahme i. R. der Reanimation* zur Gewährleistung eines Minimalkreislaufs (Gehirn- u. Koronardurchblutung) trotz Herzstillstand; **Technik:** rhythmische Thoraxkompressionen (beim Erwachsenen von 4-5 cm Tiefe u. einer Frequenz von 80-100/min) durch Verlagerung des Körpergewichts über die gestreckten Arme u. übereinandergelegten Handballen auf das untere Sternumdrittel (s. Abb.); nur auf harter Unterlage wirksam (Kontrolle: Femoralispuls muß palpabel sein) u. nur in Verbindung mit Atemspende* od. Beatmung* sinnvoll; Kompression u. Entlastung im Verhältnis 1 : 1; bei Reanimation mit zwei Helfern keine Unterbrechung während Beatmung; bei Säuglingen u. Kleinkindern Kompressionen von ca. 2 cm Tiefe u. einer Frequenz von 100-120/min in der Mitte des Brustbeins mit Daumen od. Zeige- u. Mittelfinger (evtl. Umfassen des Brustkorbs); **Kompl.:** Rippenfrakturen, Milz- u. Leberverletzung.

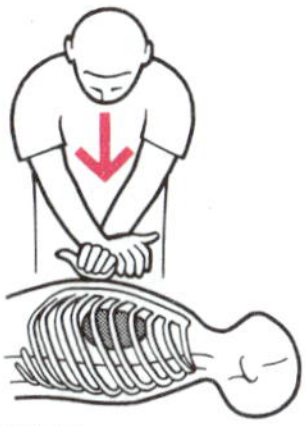

Herzdruckmassage

Herz|enge: s. Angina pectoris.

Herz|entzündung: s. Endokarditis, Myokarditis, Pankarditis.

Herz|fehler: (engl.) cardiac defect; syn. Vitium cordis, Herzvitium; Oberbegriff für angeb. Fehlbildungen des Herzens (angeborene Herzfehler*) u. angeb. od. erworbene Herzklappenfehler*, i. w. S. auch für angeb. Fehlbildungen der Herzgefäße wie Aortenisthmusstenose*, aortopulmonaler Defekt*, Arteriopathia* calcificans infantum, Bland*-White-Garland-Syndrom, Cor* triatriatum, Ductus* arteriosus apertus, Ebstein*-Anomalie, Eisenmenger*-Komplex, Embryokardie*, Lungenvenenfehlmündung*, Pseudotruncus* arteriosus communis, Taussig*-Bing-Syndrom, Transposition* der großen Arterien, Truncus* arteriosus communis, sog. singulärer Ventrikel*.

Herz|fehler, angeborene: (engl.) congenital heart defects; syn. konnatale Angiokardiopathien, Vitia cordis congenita; Fehlbildungen des Herzens u./od. des Gefäßsystems; **Ätiol.:** meist multifaktoriell, wahrscheinl. durch Komb. von genet. u. Umweltfaktoren bzw. exogenen Noxen bedingt; Häufigkeit: 6-10 auf 1000 Lebendgeborene (ohne Berücksichtigung der häufigen bikuspidalen Aortenklappe u. des Mitralklappenprolapssyndroms); **Vork.:** häufig in Zus. mit Chromosomenaberrationen*; in einem Drittel der Fälle in Komb. mit Fehlbildungen anderer Organsysteme (v. a. des Urogenitaltrakts); **Einteilung** (vorwiegend nach hämodynam. Kriterien): s. Tab.; **Diagn.:** klin. Bild, Elektrokardiographie* u. Echokardiographie* (M- u. B-Mode sowie Doppler- u. Farbdopplerverfahren); präop. Herzkatheterisierung* u. Angiokardiographie*; **Progn.:** Gesamtletalität im 1. Lj. unter 20%; antibiot. Endokarditisprophylaxe bei bakt. Infektionen u. op. Eingriffen, die zu einer Bakteriämie führen können (z. B. Zahnbehandlung), unabhängig vom Schweregrad der a. H. erforderlich! Vgl. Herzklappenfehler, Herzchirurgie.

Herzfehler, angeborene
Einteilung wichtiger angeborener Herzfehler nach hämodynamischen Gesichtspunkten und ihre relative Häufigkeit

Azyanotische Herzfehler ohne Shunt mit Behinderungen des Blutkreislaufs	
Pulmonalstenose	ca. 10%
Aortenstenose	>5%
Aortenisthmusstenose	ca. 5%
Aortenbogenanomalien	ca. 1%
Primär azyanotische Herzfehler mit überwiegendem arteriovenösem (Links-Rechts-) Shunt u. vermehrter Lungendurchblutung	
Ventrikelseptumdefekt	ca. 25%
Vorhofseptumdefekt	ca. 15%
Ductus arteriosus apertus	ca. 10%
aortopulmonaler Defekt	ca. 1%
Lungenvenenfehlmündung	ca. 1%
Zyanotische Herzfehler mit überwiegendem venoarteriellem (Rechts-Links-)Shunt	
Fallot-Tetralogie	ca. 10%
Transposition der großen Arterien	5–10%
Trikuspidalatresie	>1%
Linksherzhypoplasie-Syndrom	ca. 1%

Herz|fehler|zellen (Zelle*)**:** (engl.) heart-failure cells; pigmentierte Alveolarmakrophagen (phagozytiertes Hämosiderin*); Vork. im Sputum nach Blutaustritt in die Alveolen bei chron. Lungenstauung, v. a. bei Mitralklappenfehlern; **Nachw.** im Sputumausstrich mittels Berliner*-Blau-Reaktion.

Herz|flimmern: s. Kammerflimmern, Vorhofflimmern.

Herz|formen: (engl.) cardiac silhouette; (röntg.) Formen der Herzsilhouette; **pathol. H.:** **1.** Aortenkonfiguration*; **2.** Mitralkonfiguration*; **3.** Holzschuhherz*; **4.** Cor* pulmonale; **5.** myopathische H.: alle Herzhöhlen u. Herzmaße sind vergrößert, der Herz*/Lungen-Quotient steigt in schweren Fällen auf über 2 : 3 (sog. Cor bovinum). Urs.: postinfektiöse bzw. degenerative Myokarderkrankung im Stadium der Insuffizienz.

Herz|frequenz f: (engl.) heart rate; Herzschlagfrequenz, Abk. HF; Zahl der Herzschläge/min, abhängig u. a. von Lebensalter, Geschlecht, sportl. Trainingszustand, Körpertemperatur, Vigilanz u. vegetativen Faktoren. S. Pulsfrequenz, Bradykardie, Tachykardie.

Herz|funktions|prüfung: s. Kreislauffunktionsprüfungen, Elektrokardiographie.

Herz|geräusche: (engl.) heart murmurs; inf. Turbulenzen des Blutstroms zw. den Herztönen* auftretende Schallphänomene; **Charakterisierung des Auskultationsbefunds** durch Angabe von: **1.** Lokalisation (Punctum maximum, Abk. p. m., Fortleitung); **2.** zeitlicher Beziehung zur Herzaktion: kontinuierlich, systolisch, diastolisch; weitere Unterscheidung in holo-(pan-), proto-(früh-), meso-(mittel-), tele-(spät-)systolisch bzw. -diastolisch möglich; **3.** Lautstärke (nach Levine): s. Tab.; **4.** Klangcharakter (Frequenz): hoch-, mittel-, niederfrequent; **5.** Qualität (z. B. blasend, schabend, rauh, weich, crescendo- od. decrescendoförmig); **Einteilung** entspr. der Ätiol.: **1.** org. bedingte H. bei angeborenen Herzfehlern* od. erworbenen Herzklappenfehlern*; **2.** funkt. bedingte (i. d. R. niederfrequentere u. leisere) H. ohne org. Veränderungen des Herzens (z. B. bei relativer Mitralstenose als Coombs*-Geräusch od. Flint*-Geräusch, bei funkt. Pulmonalinsuffizienz als Steell*-Geräusch) sowie bei nicht kardialen Erkr. (Fieber, Anämie, Hyperthyreose u. a.); **3.** akzidentelle H. bei Herzgesunden ohne strukturelle od. hämodynamische Veränderungen, Lautstärke meist bis Grad 2/6; systol. H. im 2./3. ICR links parasternal werden im Stehen leiser, das sog. Still*-Geräusch ist kaum lageabhängig; Vork. bei 80-90% aller Kinder im Vorschulalter, bei Kindern häufig auch Nonnensausen* im Sitzen über dem Angulus venosus auskultierbar. Vgl. Phonokardiographie.

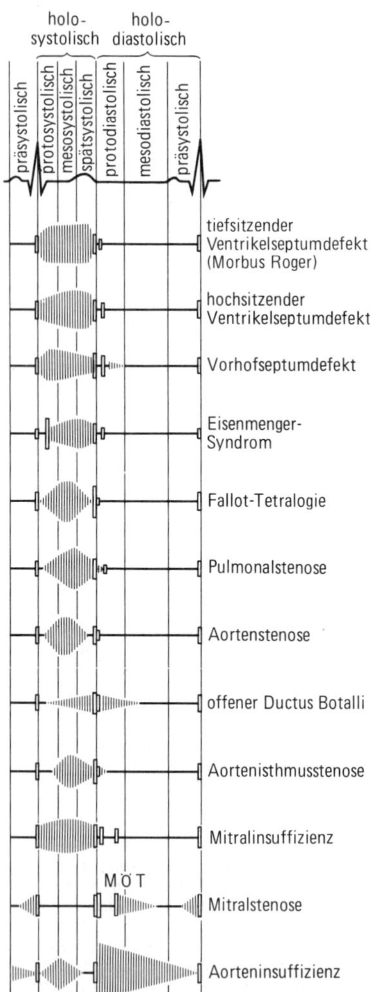

Herzgeräusche: Schallbilder der wichtigsten Herz- und Gefäßanomalien; MÖT: Mitralöffnungston [555]

Herzgeräusche
Lautstärkegrade nach Levine

Grad 1	sehr leise; nur während Apnoe in geräuschloser Umgebung zu hören
Grad 2	leise, gleich zu hören, auch während der Atmung
Grad 3	mittellautes Geräusch, immer ohne Schwirren
Grad 4	lautes Geräusch, häufig mit Schwirren
Grad 5	sehr lautes Geräusch, aber nur mit aufgesetztem Stethoskop zu hören; Schwirren
Grad 6	Distanzgeräusch, sehr laut zu hören bis auf 1 cm von der Thoraxwand entfernt; Schwirren

Herz|gewicht, kritisches: (engl.) critical heart weight; Gewicht, bis zu dem das Herz bei Belastung m. Hypertrophie reagiert, ca. 500 g (normales Herzgewicht ca. 300 g b. Erwachsenen); danach kommt es zu einer Hyperplasie m. der Gefahr der Sauerstoffunterversorgung inf. absoluter Koronarinsuffizienz u. Dilatation.

Herz|glykoside (Glyk-*) n pl: Bez. f. herzwirksame Glykoside*, die z. B. in Digitalis-, Strophantus-, Scilla- u. Convallariaarten vorkommen; s. Digitalisglykoside.

Herz|größen|bestimmung: (engl.) determination of heart size; mit Hilfe der Echokardiographie*; früher auch röntg. durch Fernaufnahme*.

Herz|hyper|trophie (Hyper-*; Troph-*) f: (engl.) cardiac hypertrophy; Herzvergrößerung inf. Dickenzunahme der Herzmuskelfasern eines od. aller Herzabschnitte; **Formen: 1.** konzentrische H. mit gleichbleibendem bzw. verkleinertem Kammervolumen; **2.** exzentrische H. verbunden mit Herzdilatation; **Urs.:** neben einer idiopath. H. pathol. Dauerbelastungen mit anfängl. tonogener Herzdilatation* bei angeb. Herzfehlern, erhöhtem peripherem Widerstand (Arteriosklerose), pulmonaler Hypertonie, Dauererhöhung des Schlagvolumens (Hyperthyreose); vgl. Kardiomyopathie, Sokolow-Index.

Herz|in|dex m: (engl.) cardiac index; Herzminutenvolumen bezogen auf die Körperoberfläche, als Parameter für die Herzleistung; physiol. 3,5 ± 0,5 l/min/m².

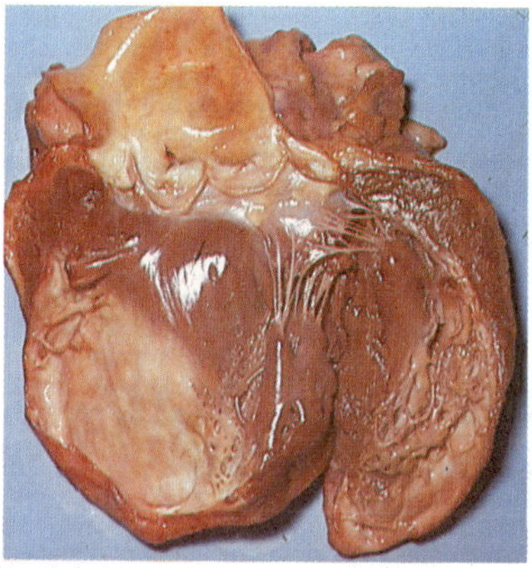

Herzinfarkt:
ausgedehnter, bereits jahrealter, völlig verschwielter Vorderwand-Septuminfarkt des linken Ventrikels; membranartig dünne, aneurysmatisch ausgeweitete, nicht mehr kontraktionsfähige Kammerwand im Infarktbereich [471]

Herz|in|farkt (Infarkt*) m; (engl.) myocardial infarction; syn. Myokardinfarkt, Herzmuskelinfarkt; Nekrose eines umschriebenen Herzmuskelbezirks meist als akut auftretende Kompl. bei chron. koronarer Herzkrankheit*; **Urs.:** anhaltende kritische Mangeldurchblutung bei Koronarinsuffizienz od. länger andauernden Koronargefäßspasmen insbes. im Bereich einer vorbestehenden exzentr. Koronarstenose, manifestiert sich häufig bei körperl. od. psych. Belastung inf. Steigerung des Sauerstoffbedarfs des Herzmuskels, od. akute Unterbrechung der Blutversorgung v. a. bei Koronarsklerose mit thrombot. Verschluß eines Koronargefäßes; **pathol.-anat.** unterscheidet man einen **transmuralen** u. einen **nichttransmuralen H.** (subendokardialer, subepikardialer od. Teilschichtinfarkt); **Klin.:** als Leitsymptom schweres Druckgefühl hinter dem Brustbein mit Brustschmerzen u. ausstrahlenden Schmerzen ähnl. der Angina* pectoris (i. d. R. intensiver u. länger als 15-30 Min. andauernd) meist in Komb. mit Angst u. Vernichtungsgefühl (selten sog. stummer H. ohne Beschwerden), dabei häufig niedriger Blutdruck, kleiner frequenter Puls, Blässe u. kalter Schweiß; evtl. nach 1-2 Tagen Anstieg der Körpertemperatur (sog. Resorptionsfieber), am 2. u. 3. Tag Pericarditis epistenocardica; **Kompl.:** häufig Herzrhythmusstörungen im Frühstadium (v. a. ventrikuläre Extrasystolen, Bradykardie mit AV-Blockierungen, Kammertachykardie, Kammerflimmern), Herzinsuffizienz, kardiogener Schock, Herzwandaneurysma, Wandruptur mit Herzbeuteltamponade, Septumperforation, Papillarmuskelabriß, kardiogene Embolien, plötzlicher Herztod; **Diagn.: 1.** klin. Bild; **2.** Elektrokardiographie*: im EKG anfangs hochpositives T (sog. Erstickungs-T, Stadium 0) gefolgt von hohen ST-Streckenhebungen bei positivem T (Stadium I) mit Übergang in terminal negative T-Wellen, R-Potentialverlust u. Ausbildung einer pathol. Q-Zacke bei Rückbildung der ST-Streckenhebungen (Stadium II), später Auftreten von tiefen plumpen Q-Zacken bei isoelektr. ST-Strecke u. spitznegativen symmetr. T-Wellen (Stadium III); mit Hilfe des EKG ist auch eine Infarktlokalisierung möglich. **3.** Enzymdiagnostik* zum Nachw. einer erhöhten Serumkonzentration herzmuskelspezif. Isoenzyme v. a. der Kreatinkinase* (CK-MB) und Laktatdehydrogenase* (Alpha-HBDH), weniger spezif. Erhöhung der AST (SGOT); labordiagn. beschleunigte BKS, Leukozytose, Hyperglykämie u. a.; **DD:** v. a. Status anginosus, Lungenembolie, Perikarditis, dissezierendes Aortenaneurysma, Spontanpneumothorax und (insbes. bei epigastr. Schmerzlokalisation inf. Hinterwandinfarkt) Ulkusperforation, Cholelithiasis, Pankreatitis; **Ther.:** als Erstmaßnahmen Schmerzbekämpfung mit Nitroglyzerin* (wirkt antianginös, senkt den Druck im Pulmonalkreislauf) u. Analgetika (z. B. Tilidin, Pentazocin), evtl. Sedierung (Benzodiazepinderivate); **cave:** intramuskuläre Injektionen sind zu vermeiden (Enzymdiagnostik!); sofortige Klinikeinweisung u. intensivmed. Überwachung (Sauerstoff, zentralvenöser Zugang, EKG, Kontrolle von Blutdruck, ZVD, evtl. des Pulmonalarteriendrucks als Maß für den enddiastol. Druck im li. Ventrikel mittels Pulmonaliskatheter); medikamentös bei bradykardhypotonen Zuständen evtl. Atropin; Nitropräparate (z. B. Isosorbiddinitrat), Calciumantagonisten, ggf. Antihypertensiva (z. B. Nifedipin od. Ebrantil) u. Antiarrhythmika,

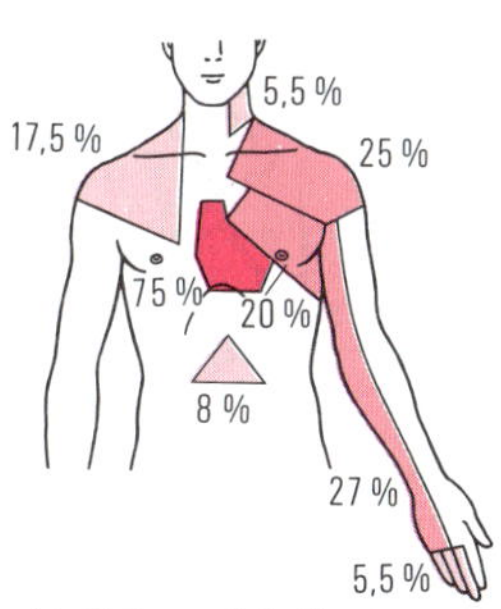

Herzinfarkt, Schmerzlokalisation [131]

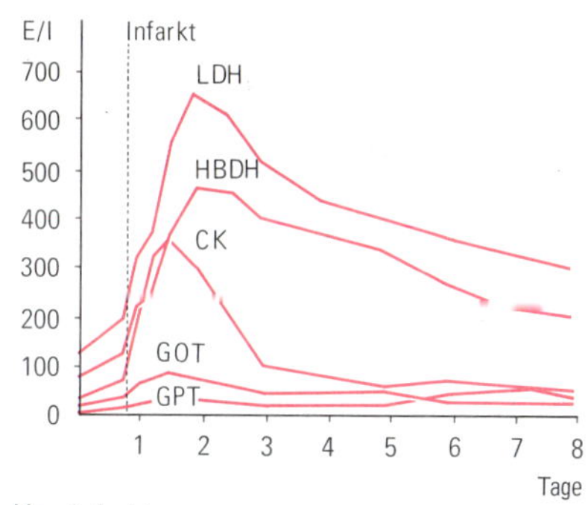

Herzinfarkt:
typische Enzymveränderungen im Verlauf

evtl. antiarrhythmische Prophylaxe (z. B. mit Lidocain), positiv inotrope Substanzen (Dopamin/Dobutamin-Infusion), zur Thromboseprophylaxe Antikoagulanzien; evtl. frühzeitig koronare Thrombolyse* (z. B. mit Streptokinase); ggf. transvenöser temporärer Herzschrittmacher (bei

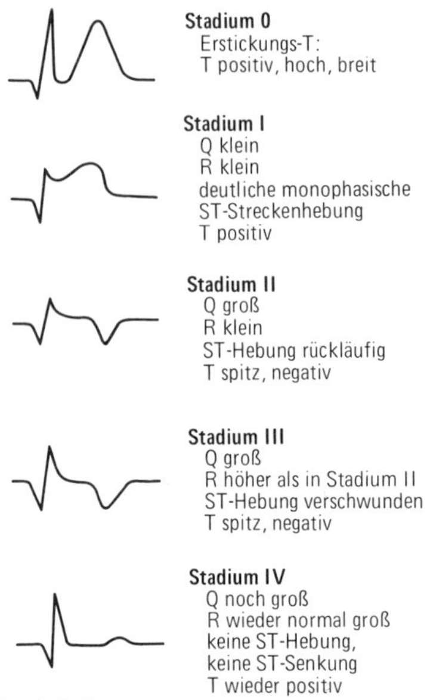

Herzinfarkt:
Entwicklungsstadien des EKG-Befundes bei transmuralem Herzinfarkt [531]

Bradykardie, Herzblock), assistierte Zirkulation (aortale Ballonpulsation). Vgl. Lateralinfarkt.

Herz|in|suffizienz (Insuffizienz*) f: (engl.) heart failure, cardiac insufficiency; syn. Myokardinsuffizienz, Herzmuskelschwäche, Insufficientia cordis; unzureichende Funktion des Herzens, bei der das Herz nicht mehr imstande ist, eine den Anforderungen entspr. Förderleistung zu erbringen; **Einteilung:** nach dem betroffenen Herzabschnitt in Rechtsherzinsuffizienz*, Linksherzinsuffizienz* u. bds. Insuff. (Globalinsuffizienz), nach dem Schweregrad in Ruhe- bzw. Belastungsinsuffizienz od. nach der New York Heart Association (Abk. NYHA) in vier Gruppen, nach dem Verlauf in akute bzw. chron. H.; **Urs.:** u. a. Herzinfarkt, Kardiomyopathie, angeb. od. erworbene Herzfehler, arterielle od. pulmonale Hypertonie, Herzrhythmusstörungen, koronare Herzkrankheit, Myokarditis; **Sympt.:** Stauungszeichen im großen u. kleinen Kreislauf (Lungenödem, periphere Ödeme, Stauungen aller Organe), Verminderung der Blutversorgung der Kreislaufperipherie, Herzvergrößerung, Tachykardie, Zyanose; **Diagn.:** klin. Bild, Elektrokardiographie, Echokardiographie, evtl. Rö.-Thorax; **Ther.:** ACE-Hemmer, Diuretika, Digitalis, positiv inotrope Substanzen, Isosorbiddinitrat u. a. Vgl. Herzkrankheiten, Schweregrade der.

Herz|jagen: s. Tachykardie.

Herz|katheterisierung (Katheter*): (engl.) heart catheterization; (W. Forssmann, 1929, Selbstversuch) Methode zur Untersuchung des Herz-Kreislauf-Systems mit Hilfe von vorgeformten, röntgenkontrastgebenden, dreh- u. formstabilen Kathetern kleinen Durchmessers, die durch Punktion od. chir. Eröffnung eines art. od. venösen Gefäßes (z. B. Femoralis- od. Kubitalregion) eingeführt werden, wodurch eine Sondierung aller zentralen Herz- u. Gefäßabschnitte mögl. wird. Verwendet werden ein- u. mehrlumige, flüssigkeitsgefüllte, mit einer antithrombogenen Spezialkunststoffschicht versehene Katheter, die über einen externen Druckwandler mit einem Registriergerät verbunden sind, u. geschlossene Kathetersysteme, bei denen die Katheterspitze einen Mikrodruckwandler besitzt, wodurch störungsfreie Druckkurven gewonnen werden können. Außerdem werden eine Reihe von Spezialkathetern zur Messung versch. Herz-Kreislauf-Parameter verwendet, z. B. Kathetersysteme zur Messung des Herzminutenvolumens mit der Kälteverdünnungsmethode. **Methoden** u. **Ind.** in der kardiol. Diagnostik: **1.** Druckmessung: Sondierung der Herzhöhlen u. herznahen Gefäßabschnitte unter Röntgenkontrolle, Registrierung von Druckkurvenverläufen in Ruhe u. unter versch. Belastungsbedingungen (körperl. Arbeit, pharmak. Interventionen, Vorhofstimulation usw.) zur Beurteilung der Herzfunktion; **2.** Röntgenkontrastdarstellung der Herzhöhlen u. der herznahen Gefäße (Angiokardiographie*) sowie des Koronargefäßsystems (bei angeb. u. erworbenen Herzklappenfehlern,

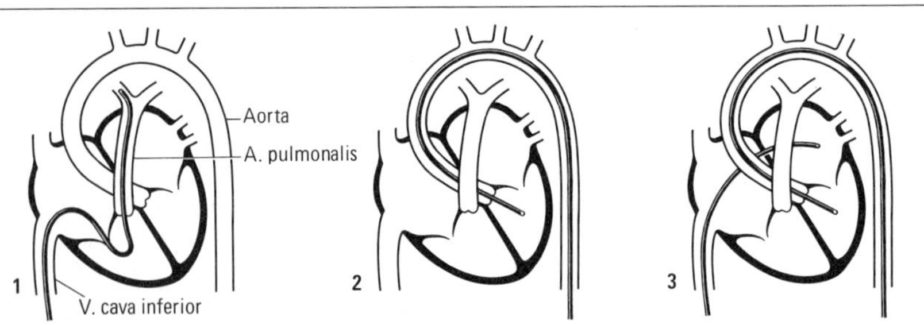

Herzkatheterisierung:
1: Führung des venösen Herzkatheters; 2: Führung des retrograd-arteriellen Herzkatheters; 3: Führung der Herzkatheter bei transseptaler Untersuchung (simultane Druckmessung bei Mitralklappenfehler) [531]

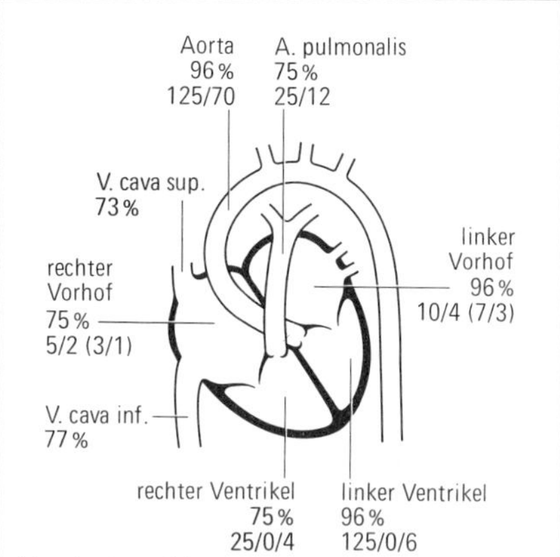

Herzkatheterisierung:
Normwerte für O_2-Sättigung und intrakardiale Drucke (in mmHg); für die großen Gefäße sind systolischer und diastolischer Druck angegeben; für die Ventrikel der maximale systolische sowie der früh- u. spätdiastolische Druck; für die Vorhöfe der systolische u. diastolische Druck bei Exspiration u. (in Klammern) bei Inspiration. [531]

Fehlbildungen des Herzens u. der herznahen Gefäße, Aortenisthmusstenose u. a.) u. bei koronarer Herzkrankheit; **3.** linksventrikuläre Kinekardiographie* zur Funktionsanalyse; mit Hilfe versch. mathemat. Modelle können Ventrikelvolumina, Schlagvolumen u. Herzminutenvolumen, die Auswurffraktion (SV/EDV) u. die zirkumferentielle Faserverkürzungsgeschwindigkeit V_{CF} errechnet werden, außerdem Beurteilung der linksventrikulären Wandbewegung zur Beschreibung von segmentalen Myokarddefekten, z. B. nach Herzinfarkt. **4.** Messung des Herzminutenvolumens unter Anw. der Farbstoffverdünnungsmethode od. Kälteverdünnungsmethode; Injektion von Farbstoff od. kalten Lösungen in den rechten Vorhof unter gleichzeitiger Messung des Konzentrationsabfalls von Farbstoff od. des Temperaturanstiegs in der A. pulmonalis nach Blut-Indikator-Vermischung im rechten Ventrikel, dabei Verw. von Spezialkathetern, z. B. Swan*-Ganz-Katheter; **5.** Messung von Shuntvolumina bei Rezirkulationsvitien wie Vorhof- od. Ventrikelseptumdefekt nach peripher-venöser Farbstoffinjektion mit Registrierung des Indikatordurchlaufs am Ohrläppchen od. durch Messung der Sauerstoffsättigung nach Blutentnahme aus versch. Herzabschnitten; **6.** Berechnung versch. hämodynamischer Größen, z. B. Kreislaufwiderstände, Klappenöffnungsflächen, Parameter der linksventrikulären Kontraktilität, Herzarbeit, Schlagarbeit, Schlagleistung, Regurgitationsvolumina; **therap. Anw.** z. B. zur Koronardilatation (Angioplastie), selektiven, intrakoronaren Medikamentenapplikation od. Thrombolyse bei akutem Herzinfarkt. Vgl. Venendruck, zentraler.

Herz|klappen: (engl.) heart valves; Valvae cordis; s. Herz.

Herz|klappen|an|eurysma (Aneurysma*) n: (engl.) heart valve aneurysm; Aneurysma* einer Herzklappe inf. Entz. (Endocarditis ulcerosa) od. Degeneration sowie bei angeb. Herzfehlern; führt meist zu einer Herzklappeninsuffizienz.

Herz|klappen|fehler: (engl.) heart valve defect; angeb. od. erworbene Schlußunfähigkeit (Insuffizienz) od. Verengung (Stenose) von Herzklappen, auch kombiniertes Auftreten von Klappeninsuffizienz u. -stenose möglich; bei **angeborenen H.** handelt es sich überwiegend um Stenosen (v. a. Aortenstenose*, Pulmonalstenose*), isoliert od. in Komb. mit weiteren angeborenen Herzfehlern*; bei **erworbenen H.** (inf. rheumatischer od. seltener bakt. Endokarditis*) ist am häufigsten die Mitralklappe isoliert betroffen (Mitralstenose*, Mitralinsuffizienz*), gefolgt von der kombinierten Beteiligung der Mitral- u. Aortenklappe (Aortenklappeninsuffizienz* od. -stenose). Bei normalen Herzklappenstrukturen kann es i. R. einer Erhöhung der Durchflußvolumina zum Auftreten von funktionellen Herzgeräuschen* kommen (sog. **relative** od. **funktionelle H.** durch relative Klappenstenose bzw. -insuffizienz). Vgl. Ventrikelseptumdefekt, Vorhofseptumdefekt.

Herz|klappen|fensterung: (engl.) heart valve fenestration; angeb. od. erworbene Substanzdefekte zw. freiem Klappenrand u. Schließungsrand von Herzklappen, insbes. an den Taschenklappen; vgl. Herzklappenfehler.

Herz|klappen|in|suffizienz (Insuffizienz*) **f:** s. Herzklappenfehler.

Herz|klappen, künstliche: (engl.) artificial heart valves; Prothesen zum Ersatz von defekten Herzklappen; **Formen: 1.** Alloprothesen aus Kunststoffmaterial, meist als Kippscheibenprothese (z. B. Björk-Shiley-Klappe, Abk. BSK), als Doppelflügelklappe (z. B. St.-Jude-Medical-Klappe, Abk. SJM), auch als Kugelklappe (z. B. Starr-Edwards-Klappe); lange haltbar (20-30 Jahre), langzeitige Antikoagulation erforderlich; **2.** Bioprothesen: homologe (von Leichen) od. xenologe (von Schweinen od. Rindern, z. B. als Ionescu-Shiley-Klappe) Herzklappen mit kürzerer Lebensdauer (10 -15 Jahre); Antikoagulation nur kurzfristig notwendig; **Kompl.:** Prothesendysfunktion, sog. Randleck inf. Nahtausriß. Vgl. Gefäßtransplantation, Herzchirurgie.

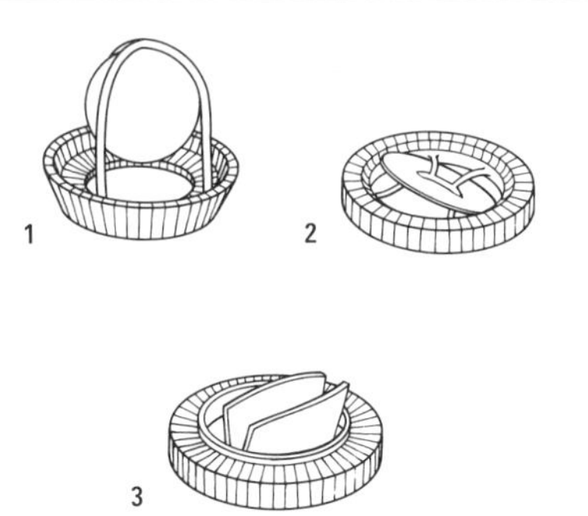

Herzklappen, künstliche:
häufig verwendete Modelle: 1: Starr-Edwards-Klappe; 2: Björk-Shiley-Klappe; 3: St.-Jude-Medical-Klappe [81]

Herz||klappen|vorfall: s. Mitralklappenprolapssyndrom. **H.klopfen:** (engl.) palpitation; Hyperkinesis cordis, Kardiopalmus, Palpitatio* cordis; (Miß-)Empfindung von (beschleunigten) Herzaktionen. **H.kon|figuration** (Konfiguration*) f: s. Herzformen.

Herz|kon|traktion, frustrane (Kontrakt-*) f: (engl.) haemodynamic inefficient cardiac contraction; hämodynamisch wirkungslose Kontraktion des Herzmuskels; bei sehr kurzer diastol. Füllungszeit der Kammern erzeugt die nachfolgende Systole inf. des verminderten Auswurfvolumens keine in der Peripherie palpable Pulswelle. **Urs.:** v. a. frühzeitig einfallende Extrasystolen, absolute Arrhythmie. Die Differenz zw. auskultator. Herz- u. palpabler Pulsfrequenz wird als peripheres Pulsdefizit* bezeichnet. Vgl. Vorhofflimmern.

Herz|kon|tusion (Kontusion*) f: (engl.) heart contusion; syn. Contusio cordis; Quetschung des Herzens meist durch stumpfes Thoraxtrauma; **Folgen:** Herzrhythmusstörungen (Arrhythmien, Herzblock), EKG-Veränderungen, Störung der Ventrikelfunktion, evtl. Herzklappenabriß.

Herz|krankheiten, Schwere|grade der: (engl.) severity degrees of the heart diseases; allg. maßgebliche Einteilung von Herzkrankheiten in klinische Schweregrade nach der New York Heart Association (Abk. NYHA); s. Tab.

Herzkrankheiten, Schweregrade der
Einteilung nach den Richtlinien der New York Heart Association

Grad I	Herzkranke, die in Ruhe und unter Belastung ohne Beschwerden sind
Grad II	Herzkranke, deren Leistungsfähigkeit ab einer mittelschweren körperlichen Belastung eingeschränkt ist
Grad III	Herzkranke, die schon bei geringen Belastungen deutlich eingeschränkt sind, in Ruhe jedoch keine Beschwerden haben
Grad IV	Herzkranke, die schon unter Ruhebedingungen Beschwerden haben

Herz|krankheit, koronare: (engl.) coronary heart disease, coronary artery disease, ischaemic heart disease; Abk. KHK; syn. stenosierende Koronarsklerose, degen. Koronarerkrankung, ischäm. Herzerkrankung; klin. Manifestation einer primären Koronarinsuffizienz*; **Pathophysiol.:** durch Einengung od. Verschluß von Herzkranzgefäßen verursachte Verminderung der Durchblutung u. damit der Zufuhr von energieliefernden Substraten u. Sauerstoff zum Herzmuskel; führt zu einem Mißverhältnis zw. Angebot u. Bedarf, das sich meist unter Belastung manifestiert (herabgesetzte Koronarreserve*); häufigste Urs. ist meist eine Arteriosklerose* der Herzkranzgefäße, seltener zusätzl. Koronarspasmen (Prinzmetal*-Angina). **Krankheitsbilder:** Angina* pectoris, Herzinfarkt*, Linksherzinsuffizienz*. Eine KHK kann auch lange symptomlos verlaufen, während im Belastungs-EKG u. U. bereits Zeichen einer Durchblutungsstörung nachweisbar sind. **Diagn.:** Belastungs-EKG (Fahrradergometrie), Koronarographie; **DD:** s. Tab. S. 627. Vgl. Herzkatheterisierung, Koronardilatation, Bypass, aortokoronarer.

Risikofaktoren (Rangfolge):
1. Hypercholesterinämie (signifikant)
2. Nicotinabusus
3. arterielle Hypertonie

weiter werden diskutiert: Diabetes mellitus, Hyperurikämie, Übergewicht, psychosozialer Streß

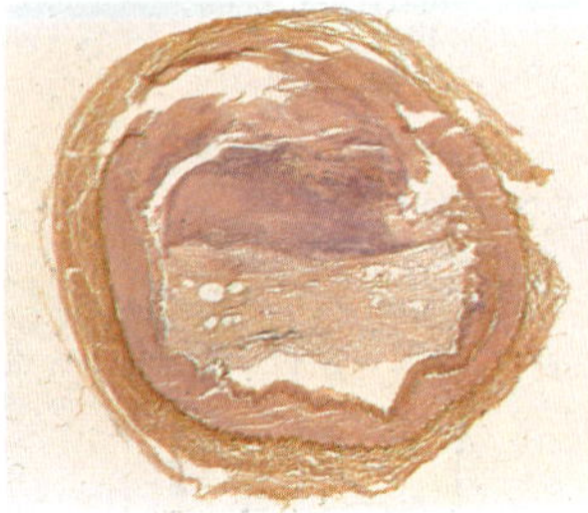

Herzkrankheit, koronare:
Querschnitt einer Herzkranzschlagader mit hyalin-kalkiger Einengung und zusätzlicher alter, bereits bindegewebig organisierter und rekanalisierter Thrombose; nur an den inneren Rändern spaltförmige Restlumina [471]

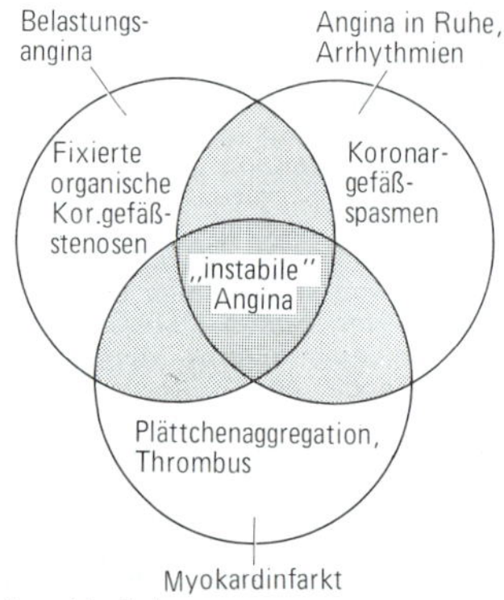

Herzkrankheit, koronare:
Die verschiedenen Ausprägungen der koronaren Herzkrankheit können sich überlappen. [531]

Herz|kranz|gefäße: s. Koronararterien.

Herz-Kreis|lauf-Still|stand: (engl.) cardiac arrest; Sistieren einer effizienten Herzfunktion u. Blutzirkulation; **Formen:** Asystolie*, Kammerflimmern*, elektromechan. Entkoppelung, Hyposystolie (sog. weak action); **Urs.:** primär kardial (Herzinfarkt, best. Herzrhythmusstörungen, auch inf. Glykosidüberdosierung od. Elektrolytstörungen, inf. Perikardtamponade, Elektrounfall u. a.), auch hämodynam. (z. B. hypovolämischer Schock, Embolie, anaphylaktische Reakti-

Herzkrankheit, koronare
Differentialdiagnose Koronarinsuffizienz, Herzinfarkt und psychovegetatives Herzsyndrom

	Schmerzlokalisation	Auslösbar durch	Dauer	Ansprechbarkeit auf Nitrite
Koronarinsuffizienz	meist retrosternal mit vielen Ausstrahlungsmöglichkeiten	körperliche und psychische Belastung	3–15 Min.	prompt
Herzinfarkt	retrosternal, interskapulär	körperliche und psychische Belastung	>30 Min.	gering
psychovegetatives Herzsyndrom	punktförmig über dem Herzen	meist psychische Belastung; während und nach körperlicher Belastung eher besser	Sekunden bis Stunden	keine

on, Medikamentenüberdosierung) od. respiratorisch (Atemwegobstruktion, Aspiration, Atemlähmung bzw. Atemdepression) bedingt; **Folgen:** Gewebehypoxie mit Gefahr des Hirntods; **Sympt.:** plötzliche Bewußtlosigkeit, fehlender Karotispuls, Atemstillstand, blasse, graue od. zyanotische Hautverfärbung, bds. weite, reaktionslose Pupillen; **Ther.:** sofortige Reanimation*. Vgl. Synkope.

Herz, künstliches: sog. Kunstherz*.

Herz-Lungen-Maschine: (engl.) heart-lung machine; Abk. HLM; Gerät zur künstl. Durchströmung des Körpers bei Ausschaltung von Herz- u. Lungendurchblutung unter Aufrechterhaltung der Kreislauf-, Atmungs- u. Stoffwechselfunktionen (erste Anw. durch Gibbon 1954); **Prinzip:** das venöse Blut des Pat. wird durch in die Hohlvenen eingelegte Schläuche in die HLM geleitet (s. Abb.) u. im sog. Oxygenator* mit Sauerstoff gesättigt, in welchem auch die Kohlensäure eliminiert wird u. Narkosegase zugeführt werden. Das arterialisierte Blut wird durch eine Pumpe (Roller-Pumpe, Finger-Pumpe, Ventil-Pumpe) in ein arterielles Gefäß des Pat. (meist A. iliaca, A. subclavia od. Aorta) zurückgeleitet. Bei rel. kleinem Maschinenfüllvolumen (priming volume) können zur Auffüllung Blutersatzmittel verwendet werden. Das Blut wird durch Heparin ungerinnbar gemacht u. automatisch auf Körpertemperatur gehalten. Die künstl. Durchströmung des Körpers mit der HLM kann bis zu 2 Std. u. länger aufrechterhalten werden. Die Anw. der HLM ermöglicht die op. Korrektur angeb. u. erworbener Herzfehler am eröffneten, blutleeren Herzen. Vgl. Herzchirurgie, Kardioplegie, Kreislauf, extrakorporaler.

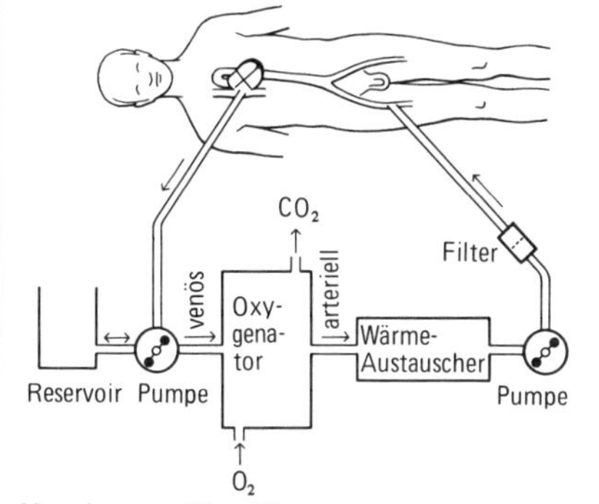

Herz-Lungen-Maschine:
Schema eines extrakorporalen Kreislaufs
[429]

Herz/Lungen-Quotient m: (engl.) cardiothoracic ratio; (röntg.) Quotient aus transversalem Herz- u. basalem Thoraxdurchmesser; normal 1 : 2.

Herz-Lungen-Trans|plantation (Transplantation*) f: (engl.) heart and lung transplantation; orthotope, gemeinsame Transplantation* von Herz u. Lunge; **Ind.: 1.** irreversibles Endstadium einer chron. Lungenerkrankung (zugunsten der isolierten Lungentransplantation* zunehmend seltener durchgeführt); **2.** Indikation zur Herztransplantation* bei bestehender pulmonaler Hypertonie (rechtsventrikuläre Auswurffraktion unter 30%) inf. primär pulmonaler Hypertension, Eisenmenger-Syndrom od. rezidivierender Lungenembolien.

Herz-Lungen-Wieder|belebung: Abk. HLW; s. Reanimation.

Herz|massage f: (engl.) cardiac massage; i. e. S. thorakale (blutige, intraoperative) H.: rhythm. Ausdrücken des Herzens mit der Hand bei eröffnetem Brustraum; i. w. S. extrathorakale (externe, unblutige) H.: s. Herzdruckmassage.

Herz|minuten|volumen n: (engl.) cardiac output (per minute); Abk. HMV; syn. Herzzeitvolumen (HZV), Minutenvolumen; die in 1 Min. aus d. Herzen ausgetriebene Blutmenge (HMV = Schlagvolumen × Herzschläge/min); beim gesunden, ruhenden Menschen 4,5-5 l/min; **Bestimmung** mittels Indikatorverdünnungsmethoden*. Vgl. Fick-Formel, Herzkatheterisierung.

Herz||muskel|entartung (Musculus*): s. Myodegeneratio cordis. **H.muskel|entzündung** (↑): Myokarditis*. **H.muskel|in|farkt** (↑; Infarkt*) m: s. Herzinfarkt. **H.muskel|schwäche** (↑): s. Herzinsuffizienz.

Herz|neurose (Neur-*; -osis*) f: (engl.) heart neurosis; Form der psychogenen Organneurose* mit innerer Unruhe, Herzschmerz u. der Furcht, herzkrank zu sein, gedrückter Stimmung, Selbstunsicherheit u. Ängstlichkeit bis hin zur

Vernichtungsangst; Vork. v. a. zw. dem 18. u. 40. Lj.; auslösende Faktoren sind oft Trennungssituationen (z. B. Todesfall). **DD:** Herzinfarkt, akute Psychose, larvierte Depression. Vgl. Neurose, Psychosomatik, Syndrom, psychovegetatives.

Herzog-Naht: (engl.) Herzog's suture; Darmnaht; s. Nahtmethoden.

Herz‖ohren: (engl.) cardiac auricles; Auriculae cordis (dextra u. sinistra); normale Ausbuchtung der Vorhöfe. **H.palpitation** (lat. palpitatio Zukken) f: s. Herzklopfen. **H.peri|ode** f: (engl.) cardiac cycle; Dauer einer vollständigen Herzaktion, bestehend aus Systole u. Diastole (s. Abb.); vgl.

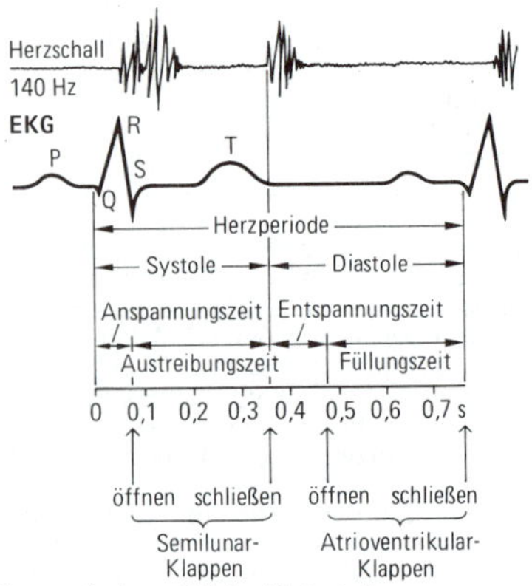

Herzperiode, zeitliche Unterteilung

Elektrokardiographie, Phonokardiographie. **H.phobie** (Phob-*) f: s. Herzneurose. **H.polyp** (Polyp*) m: (engl.) heart polyp; organisierter, am Endokard fixierter Thrombus; s. Herzthrombose. **H.rhythmus, fetaler** (Rhythmus*) m: s. Embryokardie.

Herz|rhythmus|störungen (↑): (engl.) cardiac arrhythmias; Abweichungen der zeitl. Folge bzw. Regelmäßigkeit der Herzaktionen von der normalen Herzfrequenz*, meist verursacht durch Erregungsbildungs- (normo- od. heterotop) sowie Erregungsleitungsstörungen* des Herzens (s. Tab.), auch vegetativ bedingt; s. a. Adams-Stokes-Syndrom, Atrioventrikularrhythmus, Bigeminie, Hemiblock, Kammerflattern, LGL-Syndrom, Linksschenkelblock, Polygeminie, R-auf-T-Phänomen, Re-entry-Tachykardie, Sick-Sinus-Syndrom, Sympathikotonie, Tachyarrhythmie, Tachykardie, Trigeminie, Umkehrextrasystole, Vagotonie, Vorhofpfropfung, WPW-Syndrom, Extrasystolen, interponierte; Pause, kompensatorische; Tachykardie, paroxysmale; Block, sinuatrialer.

Herz|ruptur (Ruptur*) f: (engl.) myocardial rupture; Zerreißen der Herzwand inf. starken Traumas, als Folge einer Myomalazie (Herzmuskelerweichung) od. eines Herzwandaneurysmas nach ausgedehntem Herzinfarkt*; führt zur Herzbeuteltamponade.

Herz|schlag: s. Herztod.

Herz|schlag|registrierung, in|stantane: (engl.) instantaneous foetal heart-rate recording; Form der elektron. Frequenzermittlung b. der apparativen Herzfrequenzregistrierung des Feten; die Herzschlagfrequenz wird aus dem Abstand

Herzrhythmusstörungen

Störungen der Reizbildung
orthotope (rechtortige) Störungen
- Sinustachykardie
- Sinusbradykardie
- Sinusarrhythmie

heterotope (fehlortige) Störungen
- Ersatzrhythmus
- Ersatzsystole
- Extrasystolen
- Vorhoftachykardie
- Vorhofflattern
- Vorhofflimmern
- Kammertachykardie
- Kammerflimmern

Störungen der Erregungsleitung
sinuaurikulärer Block
atrioventrikuläre Überleitungsstörungen
Fokalblock

Interferenzdissoziation
AV-Dissoziation
Parasystolie

von zwei Herzaktionen (eine Herzperiode) ermittelt (sog. Schlag-zu-Schlag- od. Beat-to-beat-Methode). Vgl. Oszillationen.

Herz|schlag|volumen n: s. Schlagvolumen.

Herz|schritt|macher: (engl.) heart pacemaker; **1.** (physiol.) der Sinusknoten* des Erregungsleitungssystems*; **2.** künstlicher H. (syn. Pacemaker, oft nur Schrittmacher): elektron. Impulsgenerator, dessen Impulse bei der Elektrotherapie des Herzens z. Elektrostimulation des Myokards verwendet werden, v. a. bei Adams*-Stokes-Syndrom, höhergradigen AV- u. SA-Blocks (insbes. totalem AV-Block), Herzinsuffizienz mit konstant niedriger Herzfrequenz (etwa unter 40 Schlägen/min, Karotissinus*-Syndrom, Sick*-Sinus-Syndrom); unterschieden werden: **1.** externe H. mit Übertragung der Impulse mit äußerl. Elektroden f. kurzzeitigen, vorübergehenden Einsatz u. **2.** interne implantierte H. mit Übertragung der Impulse mit i. v. verlegten Elektroden f. bleibenden Einsatz. In bezug auf d. Impulssteuerung unterscheidet man vorhofgesteuerte u. kammergesteuerte H.; bei den kammergesteuerten den QRS-synchronisierten u. den QRS-inhibierten H. (od. auch Demand*-Schritt-

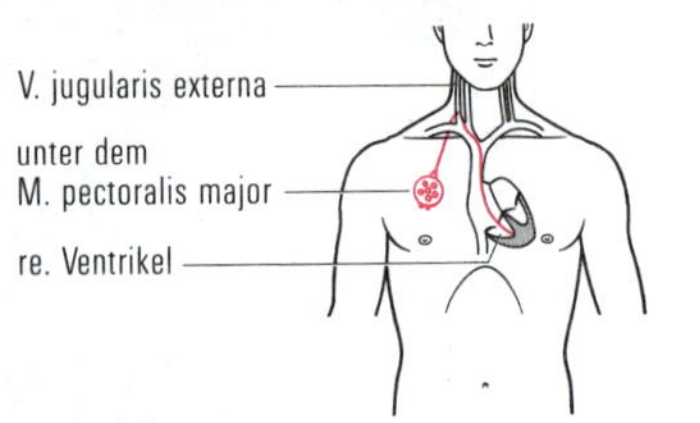

Herzschrittmacher:
schematische Darstellung eines implantierten transvenösen künstlichen Schrittmachers; Position der bipolaren Elektrode in der Spitze des rechten Ventrikels; Impulsgeber im Pektoralisbereich submuskulär implantiert
[427]

macher). Bei den kammergesteuerten H. erfolgt d. Impulssteuerung durch d. interne Kammer-EKG, das über d. intrakardiale Reizelektrode während der Reizpause in den H. zurückgeführt wird. Beim QRS-synchronisierten H. wartet d. elektron. Schaltung das Erscheinen eines natürl. Kammerimpulses ab, dem sie sofort „synchronisiert" mit dem eigenen Impuls folgt. Der QRS-inhibierte H. gibt keinen Impuls ab, wenn ein natürl. Impuls erscheint, u. gibt einen Impuls ab, wenn kein natürlicher kommt, aber d. „Wartezeit" abgelaufen ist (Stand-by-Technik) u. der künstl. Reizimpuls verlangt wird (Demand-H.). Der vorhofgesteuerte H. steuert die Impulsfolge mit einer eigens u. zusätzl. im Vorhof deponierten sog. Detektorelektrode. Des weiteren finden sog. DDD-Schrittmacher (Zwei-Kammer-Schrittmacher) Verwendung, bei denen nach Bedarf im Vorhof u. in der Kammer detektiert u./od. stimuliert werden kann. Schließlich werden sog. Rate-response-Schrittmacher verwendet, die ihre Impulse nach Parametern richten, die i. d. R. herzunabhängig sind (z. B. Muskelbewegung, Lungenfunktionsparameter, O_2-Sättigung).

Die Erregungsübertragung auf d. Myokard erfolgt unipolar od. bipolar, wobei bei d. unipolaren Anordnung der 2. Leitungsweg ein „unspezif." Weg zurück über das Körpergewebe u. auf eine „neutrale" Flächenelektrode am H. selbst ist. Die Endokardelektrode wird z. B. über die V. jugularis durch den re. Vorhof u. die Trikuspidalklappe in das Trabekelgeflecht d. re. unteren Herzspitze vorgeführt. Der H. wird i. d. R. unter dem Schlüsselbein oberh. der Pektoralismuskulatur subkutan verlegt. **Kompl.:** Elektrodendislokation, Inf. der Implantationsstelle, techn. Fehler u. Elektrodenbruch; selten Ventrikelperforation, Lungenarterienembolie.

Herz|schwiele: (engl.) cardiac scar; Narbenbildung im Myokard nach Herzinfarkt*.

Herz|septum (Septum*) n: (engl.) cardiac septum; Trennwand zw. den beiden Herzkammern (Ventrikelseptum) bzw. den beiden Herzvorhöfen (Atriumseptum); angeborene Herzfehler* sind oft auf Störungen in der Entwicklung der Septen zurückzuführen (Ventrikelseptumdefekt* bzw. Vorhofseptumdefekt*).

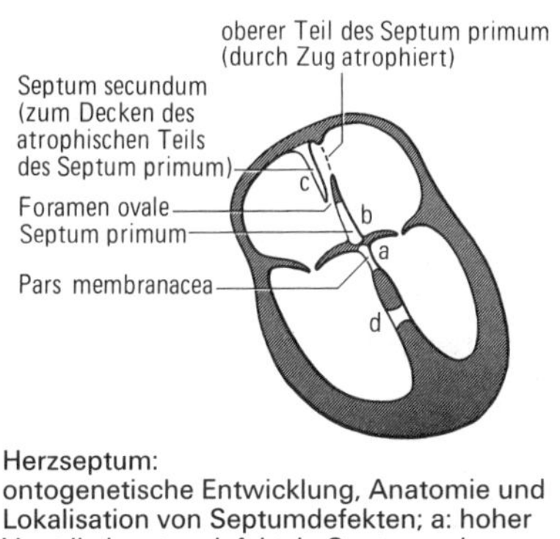

Herzseptum: ontogenetische Entwicklung, Anatomie und Lokalisation von Septumdefekten; a: hoher Ventrikelseptumdefekt; b: Septum-primum-Defekt; c: Septum-secundum-Defekt; d: tiefer Ventrikelseptumdefekt; a und b kombiniert: Ostium atrioventriculare commune

Herz|skelett (Skelett*) n: Bindegewebegerüst, das d. Kammerbasis von d. Vorhöfen trennt; besteht aus d. Annuli fibrosi, aus denen d. Herzklappen entspringen, den dazwischenliegenden Bindegewebezwickeln (Trigonum fibrosum dextrum u. sinistrum) u. dem membranösen Teil der Scheidewand.

Herz|sono|graphie (lat. sonus Laut, Ton; -graphie*) f: s. Echokardiographie.

Herz|spitzen|stoß: (engl.) apical impulse; während Systole fühlbares (evtl. auch sichtbares) Anstoßen des Herzens an die Brustwand; ist normalerweise im 5. ICR innerh. der MCL kleinflächig lokalisiert; bei Rechtsherzhypertrophie oft Verlagerung nach li. außen, b. Linksherzhypertrophie u. -dilatation nach li. außen unten u. lateral der MCL, großflächig, hebend. Als negativer H. wird eine systol. Einziehung bei entzündl. Verwachsung der Perikardblätter bezeichnet. Vgl. Spitzenstoß, hebender.

Herz||still|stand: s. Herz-Kreislauf-Stillstand.

H.still|stand, in|duzierter: s. Kardioplegie.

H.stolpern: Allodromie, meist Extrasystolie*; s. Herzrhythmusstörungen. **H.stoß:** (engl.) apical impulse; Ictus cordis; die sichtbare u. fühlbare Erschütterung der Brustwand durch d. Herztätigkeit, i. e. S. der Herzspitzenstoß*.

Herz|syn|drom, hyper|kinetisches n: (engl.) hyperkinetic heart syndrome; funkt. bedingtes Krankheitsbild mit charakterist. **Sympt.:** Neigung zu (Dauer-)Tachykardie, vergrößerte Blutdruckamplitude u. vegetative Begleitsymptome; Vork. v. a. bei jugendl. Personen mit meist psych. Veränderungen. Das h. H. entspricht klin. weitgehend dem pharmak. Effekt der vorwiegend auf die Betarezeptoren einwirkenden Katecholamine (z. B. Adrenalin). Vgl. Kreislaufstörungen, funktionelle.

Herz|szinti|graphie (Szinti-*; -graphie*) f: (engl.) heart scintigraphy; Sammelbez. f. spezielle Verf. der Szintigraphie*, die zur Untersuchung des Herzens angewendet werden; v. a. Radionuklidventrikulographie* u. Myokardszintigraphie*.

Herz|thrombose (Thromb-*; -osis*) f: (engl.) cardiac thrombosis; Thrombenbildung im Herzen; bes. in d. Herzohren zw. den Trabekeln u. auf d. Herzklappen b. Endokarditis*; **cave:** Ausbildung v. Kugelthrombus*, Gefahr v. Embolie u. Herztod. Vgl. Herzpolyp.

Herz|tod: (engl.) sudden cardiac death; plötzl. Herzversagen u. Tod innerh. weniger Min.; häufigste **Urs.:** Kammerflimmern*, plötzliche Asystolie*, intermittierender od. plötzlicher totaler Herzblock* (vgl. Adams-Stokes-Syndrom); wirksame Maßnahmen (Reanimation*) müssen sofort eingeleitet werden.

Herz|töne: (engl.) heart sounds; Abk. HT; im Ggs. zu den (längeren) Herzgeräuschen* kurze Schallerscheinungen am Herzen, die bei der normalen Herzfunktion durch Bewegungen des Klappenapparats u. durch Muskelanspannungen entstehen (physik. Geräusche); man unterscheidet: **1. Herzton** (S_1), entsteht im wesentl. als Klappenschluß- bzw. Anspannungston der Herzklappen zw. Vorhof u. Herzkammer (bes. der Mitralklappe) sowie durch Anspannung der Herzmuskulatur um das inkompressible Blut, Punctum maximum (p. m.) über der Herzspitze; **2. Herzton** (S_2), entsteht durch den Klappenschluß der Aortenklappe (A_2) u. Pulmonalklappe (P_2); normalerweise lauter als der 1. Herzton mit p. m. über der Herzbasis, evtl. atemabhängiger

Spaltung in A_2 u. P_2 durch inspirator. Verspätung des Pulmonalklappenschlusses; **3. Herzton** (S_3), wird durch d. frühdiastol. Bluteinstrom hervorgerufen; Vork.: physiol. bei Kindern u. Jugendlichen, bei Erwachsenen i. R. einer Herzinsuffizienz od. Mitralinsuffizienz, führt zum protodiastol. Galopprhythmus*; **4. Herzton** (S_4), wird durch die Vorhofkontraktion ausgelöst (sog. Vorhofton) u. führt zum präsystol. Galopprhythmus; Vork.: physiol. bei Jugendlichen, bei Erwachsenen inf. einer bes. Belastung des Vorhofs, v. a. bei Druckbelastung der zugehörigen Herzkammer; **Extratöne:** frühsystolische H. in der Austreibungsphase als Gefäßdehnungston in Form eines aortalen od. pulmonalen Ejektions-Klicks, z. B. bei organischen Herz u. Gefäßkrankheiten; mittel- bis spätsystolische Extratöne v. a. bei Mitralklappenprolapssyndrom*, auch z. B. bei pleuroperikardialen Verwachsungen; Klappenöffnungstöne in der Diastole v. a. bei Mitralstenose (Mitralöffnungston*) u. bei Trikuspidalstenose (Trikuspidalöffnungston*). Vgl. Phonokardiographie.

Herz|töne, kindliche: (engl.) foetal heart tones; ab 6.-7. Monat mit einem bes. Stethoskop an best. Stellen des Abdomens auskultierbare kindl. Herzaktionen mit einer Frequenz von 120-160/min.

Herz|töne|rohr: (engl.) heart tone stethoscope; trichterförmiges Stethoskop zum Abhören der kindl. Herztöne.

Herz|trans|plantation (Transplantation*) f: (engl.) heart transplantation; meist orthotope Transplantation* des Herzens bei terminaler Herzinsuffizienz (Kardiomyopathie, koronare Herzkrankheit u. a.), bei pulmonaler Hypertonie u. U. als Herz*-Lungen-Transplantation; weniger häufig wird die auxiliäre H. als Linksherztransplantation od. als heterotope H. durchgeführt (sog. Huckepack-Herz). Chir. **Vorgehen:** kardiopulmonaler Bypass; Anastomose des linken u. rechten Vorhofs des Spenderherzens mit der bei der Kardektomie in situ belassenen Hinterwand der Vorhöfe des Empfängers, in die die Lungen- bzw. die Hohlvenen einmünden, End-zu-End-Anastomose der Aorta ascendens u. der Pulmonalarterie; postoperative Immunsuppression: initial Kortikosteroide, Cyclosporin, Antilymphozytenserum, Azathioprin; langfristig Kortikosteroide, Cyclosporin (evtl. Azathioprin); Überwachung: Routine-Myokardbiopsie (transvenös über die rechte V. jugularis interna), EKG (Voltage, Arrhythmien), Kontrolle von T-Lymphozyten-Subpopulationen (sog. CD4/CD8-Quotient), Bestimmung des Cyclosporinspiegels im Blut; **Progn.:** Ein-Jahres-Überlebensrate ca. 80%. Vgl. Kunstherz.

Herz|tumoren (Tumor*) m pl: (engl.) heart tumours; in Myokard od. Perikard lokalisierte Tumoren; **Formen: 1.** primäre H., selten; Einteilung: s. Tab.; **2.** sekundäre H.: Metastasen* nahezu aller maligner Tumoren (v. a. Mammakarzinom u. maligne Lungentumoren); **Klin.:** Herzrhythmusstörungen*; bei Verlegung von Herzklappen Sympt. einer Herzklappenstenose; **Diagn.:** Phonokardiographie, Echokardiographie, Angiokardiographie; **Ther.:** s. Herzchirurgie.

Herz|vektor (Vektor*) m: gerichtete Spannungsgröße zw. erregten u. nicht erregten Herzmuskelfasern; s. Vektorkardiographie.

Herz|vitium (Vitium*) n: syn. Herzfehler*.

Herz|wand|an|eurysma (Aneurysma*) n: (engl.) myocardial aneurysm; umschriebene Aussackung der Herzwand, fast ausschließlich über dem Spitzenbereich des li. Ventrikels, v. a. nach Herzinfarkt; behindert d. Herzfunktion durch Akinesie u. paradoxe Beweglichkeit der Ventrikelwand; **Diagn.:** (röntg.) umschriebene Aussackung der Herzkontur; **Kompl.:** Perforation in den re. Vorhof od. Ventrikel, Herzthrombose*; **Ther.:** s. Herzchirurgie.

Herztumoren
Art und Häufigkeit (in %) bei einem Untersuchungskollektiv von 425 Herztumorpatienten

Benigne Herztumoren	
Myxome	30,5
Lipome	10,5
Fibroelastome	9,9
Rhabdomyome	8,5
Fibrome	4,1
Hämangiome	3,5
Teratome	3,3
Mesotheliome	2,9
andere	1,9
gesamt	75,1
Maligne Herztumoren	
Angiosarkome	9,2
Rhabdomyosarkome	6,1
Fibrosarkome	3,3
maligne Lymphome	1,6
andere	4,7
gesamt	24,9

Herz|zeit|volumen n: Abk. HZV; s. Herzminutenvolumen.

Heschl-Quer|windung (Richard L. H., Pathol., Wien, 1824-1881): (engl.) Heschl's convolution; vorderste Querwindung des Gyrus temporalis superior; vgl. Hörbahn.

Hesperidin n: Hesperetin-7-rutinosid; Glykosid z. B. in Zitrusfrüchten; wirkt kapillarabdichtend u. hemmt Hyaluronidase; vgl. Flavonoide.

Hesselbach-Band (Franz K. H., Chir., Würzburg, 1759-1816): syn. Ligamentum* interfoveolare Hesselbachi.

Hesselbach-Hernie (↑; Hernie*) f: (engl.) Hesselbach's hernia; Form der Hernia femoralis; s. Hernie.

Hessing-Korsett (Friedrich von H., orthop. Mechaniker, Göggingen, 1838-1918) n: (engl.) Hessing's corset; Beckenkorb m. aufgebauten Stahlstäben (mit od. ohne Armstützen) als Stütz- u. Entlastungsvorrichtung bei Wirbelkörperprozessen (z. B. Spondylitis).

Hetero-: Wortteil mit der Bedeutung anders beschaffen, verschieden, entgegengesetzt; von gr. ἕτερος.

Hetero|anti|körper (↑; Anti-*): s. Antikörper, heterologe.

Hetero|chromatin (↑; Chrom-*) n: Chromatin*, das gegenüber Euchromatin* stärker kondensiert u. besser färbbar ist; konstitutives H. ist z. B. das Zentromer, fakultatives H. ist das sog. Geschlechtschromatin. Die Unterschiede zeigen sich besonders deutlich in versch. Phasen der Mitose (Zentromerregion, Satelliten).

Hetero|chromie (↑; ↑) f: (engl.) heterochromia; **1.** (allg.) Auftreten von Farbunterschieden in normalerweise gleichfarbigen Strukturen,

z. B. einzelne weiße Haarbüschel (Poliose); **2.** (ophth.) unterschiedl. Färbung der re. u. li. Iris (Heterochromia simplex) ohne pathol. Bedeutung; bei der sog. Heterochromia complicata (Fuchs) ist das hypochrome Auge äußerlich häufig reiz- u. schmerzfrei; Descemet-Beschläge u. Glaskörpertrübungen als Zeichen einer Iridozyklitis, oft Entw. von Sekundärglaukom u. Linsentrübung (Cataracta complicata); Vork. auch als okuläres Merkmal des Passow*-Symptomenkomplexes; in Zus. mit Horner*-Symptomenkomplex als Heterochromia sympathica (v. Herrenschwand) bezeichnet.

Hetero|chromo|somen (↑; ↑; Soma*) n pl**:** syn. Geschlechtschromosomen, Gonosomen*.

Hetero|chronie (↑; gr. χρόνος Zeit) f**:** (engl.) heterochronia; die zeitl. Verschiebung eines (physiol.) Geschehens im Vergleich zur Norm, z. B. frühzeitiger Beginn endokriner Funktionen (b. Pubertas* praecox); vgl. Heterogenese.

Hetero|didymus (↑; -dymus*) m**:** syn. Heteropagus*.

Heter|odontie (↑; Odont-*) f**:** (engl.) heterodontia; syn. Anisodontie; Gebiß mit verschiedenartig gestalteten Zähnen, z. B. beim Menschen; Ggs. Homodontie*.

Hetero|dys|trophie (↑; Dys-*; Troph-*) f**:** (engl.) heterodystrophy; Bez. f. eine Dystrophie* des Säuglings als Folge des Übergangs von Muttermilch zu künstl. Säuglingsernährung*.

hetero|gametisch (↑; Gameten*)**:** (engl.) heterogametic; Bez. f. das Geschlecht, das zwei versch. Geschlechtschromosomen hat; beim Menschen wie bei den meisten Wirbeltieren ist es das männliche, bei den Vögeln das weibliche.

hetero|gen (↑; -gen*)**:** (engl.) heterogenic; **1.** verschiedenartig; Ggs. homogen; **2.** (chem.-physik.) Bez. f. ein über einen betrachteten Bereich unterschiedliche Eigenschaften aufweisendes Substanzgemisch; heterogene Substanzen bestehen aus mehr als einer Phase. Bei Vorliegen **einer** Substanz genauere Bez. inhomogen.

Hetero|genese (↑; -genese*) f**:** (engl.) heterogenesis; zeitliche (Heterochronie), örtliche (Heterotopie) od. quantitative Störung (Heterometrie) der Differenzierung eines Gewebes.

Hetero|genie (↑; ↑) f**:** (engl.) heterogeneity; Entstehung gleichartiger od. wenigstens nicht sicher unterscheidbarer erblicher Merkmale (identischer Phänotyp) durch versch., nicht allele Gene; so sind z. B. Taubstummheit, Ichthyosis congenita od. Elliptozytose Erkrankungen, die auf Veränderungen unterschiedl. Gene beruhen können.

Hetero|glykane (↑; Glyk-*) f**:** (engl.) heteroglycans; Polysaccharide aus verschiedenen Monosaccharidtypen; z. B. Hyaluronsäure*, Heparin*.

Hetero|glykanose (↑; ↑; -osis*) f**:** (engl.) heteroglycanosis; Störung im Abbau komplexer Kohlenhydrate (Heteroglykane*); eine klin. wichtige Untergruppe sind die Mukopolysaccharid*-Speicherkrankheiten.

Hetero|gonie (↑; gr. γονή Abstammung, Erzeugung, Geschlecht) f**:** (engl.) heterogony; Entwicklung eines Lebewesens durch Generationswechsel mit geschlechtl. u. parthenogenet. Fortpflanzung; vgl. Parthenogenese, Metagenese.

hetero|log (↑; -log*)**:** s. Transplantation (Tab.).

Hetero|lyse (↑; Lys-*) f**:** (engl.) heterolysis; Zellauflösung durch Enzyme; s. Heterolysine.

Hetero|lysine (↑; ↑) n pl**:** (engl.) heterolysins; Bez. f. **1.** (immun.) heterologe Hämolysine*; **2.** in best. Geweben (z. B. von malignen Tu.) gebildete (proteolytische) Enzyme, die andere Gewebearten auflösen.

Hetero|metrie (↑; Metr-*) f**:** s. Heterogenese.

hetero|morph (↑; -morph*)**:** von anderer (andersartiger) Gestalt.

Hetero|pagus (↑; -pagus*) m**:** syn. Heterodidymus; Doppelfehlbildung*, wobei der eine Zwilling deutlich kleiner u. mit d. Vorderseite am anderen angewachsen ist.

Hetero|phorie (↑; -phor*) f**:** (engl.) heterophoria; latentes Schielen; Neigung z. Schielen mit vorübergehender Abweichung von der Normalstellung der Augen; wird in den meisten Situationen durch die Fusionskraft (s. Fusionszwang) bei binokularem Sehen* kompensiert, jedoch bei stärkerer Ermüdung, fieberhafter Erkr., Nervosität, Alkoholeinfluß als manifestes Schielen mit Doppelbildwahrnehmung deutlich; **Formen: 1.** Esophorie: latente Neigung zur Konvergenz (z. B. bei Hypermetropie, meist b. Kindern u. Jugendlichen); **2.** Exophorie: latente Neigung zur Divergenz (z. B. bei Konvergenzschwäche, Myopie); **3.** Hyperphorie: positive Vertikaldivergenz; Neigung zum Höherstand des re. Auges gegenüber dem linken; **4.** Hypophorie: negative Vertikaldivergenz; Abweichung des rechten Auges nach unten; **5.** Zyklophorie: latente Neigung zur Verdrehung um die Sagittalachse; **Diagn.:** Abdecktest*; **Ther.:** bei Beschwerden Brillenkorrektur, evtl. Prismenbrille od. Schieloperation.

Hetero|phyes hetero|phyes (↑; gr. φυή Wuchs, Gestalt) f**:** Zwergdarmegel des Menschen u. fischfressender Säugetiere; 1-2,5 mm lang; Infektion durch Verzehr metazerkarienhaltiger roher Fische (2. Zwischenwirt); **Vork.:** u. a. Ägypten, Ostasien; vgl. Trematodes.

Hetero|phyiasis (↑; ↑; -iasis*) f**:** Befall durch den kleinen Darmegel Heterophyes heterophyes; **Sympt.:** epigastr. Schmerzen, Durchfall, ZNS- u. kardiale Symptome durch Verschleppung der Eier; **Ther.:** Praziquantel.

Hetero|plasie (↑; -plasie*) f**:** (engl.) heteroplasia; Entwicklung einer histol. differenzierten aus einer anderen, verwandten Gewebeart.

Hetero|plastik (↑; -plastik*) f**:** syn. Xenoplastik; s. Plastik.

Hetero|protein|ämie (↑; Prot-*; -ämie*) f**:** (engl.) heteroproteinaemia; Auftreten v. Heteroproteinen* im Blut.

Hetero|proteine (↑; ↑) n pl**:** (engl.) heteroproteins; Eiweißkörper, die qualitativ andersartig als die physiol. im Serum vorkommenden sind (z. B. Paraproteine* u. Alloproteine); vgl. Dysproteinämie.

Heteroptera (↑; gr. πτερόν Flügel) n pl**:** Wanzen*.

Hetero|serum (↑; Sero-*) n**:** Serum einer anderen (Tier-)Species; heterologes Immunserum*, das reguläre (z. B. Anti-P in Normalseren von Rindern u. Pferden) od. durch künstl. Immunisierung induzierte heterologe Antikörper (z. B. Anti-M- u. Anti-N-haltige H. von Kaninchen) enthält; wird als Testserum* zur Blutgruppenbestimmung verwendet.

Hetero|sexualität (↑; Sexual-*) f**:** (engl.) heterosexuality; Bez. f. sexuelle Orientierung, Erregbarkeit u. Aktivität gegenüber Partnerinnen od. Partnern des jeweils anderen Geschlechts; häufigste Form des Sexualverhaltens*; vgl. Bisexualität, Homosexualität.

Hetero|som (↑; Soma*) n**:** syn. Heterochromosom, Allosom; s. Gonosomen.

H

Hetero|stereo|typ (↑; Stereo-*) n: s. Stereotyp.

Hetero|tonie (↑; Ton-*) f: (engl.) labile hypertension; häufige Schwankung des Blutdrucks zw. normalen u. erhöhten Werten; bei nicht fixierter Hypertonie*, Periarteriitis nodosa usw.

hetero|top (↑; gr. τόπος Ort): s. Transplantation (Tab.).

Hetero|topie (↑; ↑) f: (engl.) heterotopia; syn. Dystopie; **1.** Form der Heterogenese*, bei der Gewebe an einer Stelle lokalisiert ist, an der es normalerweise nicht vorkommt; z. B. Magenschleimhaut in einem Meckel*-Divertikel; **2.** Erregungsbildung im Herz außerh. des Sinusknotens; aktive H.: zusätzliche Erregung, die zu Tachykardie, Extrasystolie, Flattern u. Flimmern führt; passive H.: Übernahme der Erregungsbildung durch ein untergeordnetes Erregungszentrum bei Ausfall des Sinusknotens od. Herzblock*; s. Herzrhythmusstörungen. Vgl. Ektopie.

Hetero|trans|plantation (↑; Transplantation*) f: syn. Xenotransplantation; s. Transplantation (Tab.).

Hetero|tropie (↑; -trop*) f: manifestes Schielen; s. Strabismus.

Hetero|vakzine (↑; Vacci-*) n pl: s. Vakzinetherapie.

hetero|zygot (↑; Zyg-*): (engl.) heterozygous; mischerbig; Bez. f. Individuen, bei denen derselbe Genlokus auf den homologen Chromosomen durch zwei verschiedene Allele* besetzt ist; die Ausprägung der Merkmale erfolgt je nach Vererbungsmodus (Dominanz-Rezessivität, Co-Dominanz, unvollständige Dominanz) unterschiedlich. Ggs. homozygot.

Heu|blumen|sack: s. Flores Graminis.

Heubner-Energie|quotient (Otto H., Päd., Berlin, Leipzig, 1843-1926) m: (engl.) Heubner's energy quotient; empirisch ermittelter Energiequotient*, der die notwendige Kalorienzufuhr pro Kilogramm Körpergewicht u. Tag für d. Säugling angibt; durchschnittl. 418 Joule (100 Kilokalorien); vgl. Budin-Zahl.

Heubner-Herter-Krankheit (↑; Christian A. Herter, Pathol., Pharmak., New York, 1865-1910): s. Zöliakie.

Heubner-Krankheit (↑): Endarteriitis obliterans der Hirngefäße bei Syphilis; vgl. Lues cerebrospinalis.

Heu|fieber: (engl.) hay fever; syn. Pollinosis; durch Proteinbestandteile in pflanzl. Pollen verursachte spezif. Überempfindlichkeitsreaktion vom Soforttyp (Typ I der Allergie*); **Sympt.:** Rhinitis allergica (sog. Heuschnupfen) mit Niesattacken, Muschelödem u. wäßriger Hypersekretion, meist zus. mit Konjunktivitis, in ca. 30% der Fälle mit exogen-allergischem Asthma bronchiale, gelegentl. mit Kontakturtikaria, generalisierter Urtikaria u. fieberhafter Allgemeinreaktion; **Vork.:** insbes. während der Baum- (Februar-Mai), Gräser- (Mai-August) und Kräuterblüte (Juli-Oktober); **Ther.:** prophylaktisch mit lokal wirkenden Mastzellstabilisatoren (z. B. Cromoglicinsäure, Nedocromil, Ketotifen), im Anfall mit abschwellenden Nasentropfen, Antihistaminika, evtl. Dauertherapie mit Glukokortikoiden (topisch od. Depotinjektion); **Proph.:** Karenz, Atemschutz, Hyposensibilisierung* nach Bestätigung der Spezifität u. Aktualität der Pollenallergie durch Hauttestung, IgE-Nachweis u. Provokationstest. Vgl. Burkard-Pollenfalle.

Heu|schnupfen: s. Heufieber.

Heuser-Membran (Chester H., amerikan. Embryol., geb. 1885) f: s. Zytotrophoblast.

Hex-: Wortteil mit der Bedeutung sechs; von gr. ἕξ.

Hexa|chlor|benzol n: als Fungizid verwendetes peripheres Benzolderivat; mit H. gebeiztes Getreide kann inf. Störung des Porphyrinstoffwechsels (Porphyrie*) zu phototox. Reaktionen führen (Krankheitsbilder werden in Anatolien Kara Yara u. Pembe Yara genannt).

Hexa|chlor|cyclo|hexan: syn. Lindan*.

Hexa|chloro|phen (INN) n: 2,2'-Methylenbis(3,4,6-trichlorphenol) (IUPAC); fast wasserunlösliches Phenolderivat mit weitaus stärkerer bakterizider Wirkung als Phenol; **Verw.:** Desinfektionsmittel, auch in Seifen, Desodoranzien u. Kosmetika enthalten; **cave:** kann bei nicht vorschriftsmäßiger Anwendung (ohne nachheriges Abwaschen) zur Vergiftung mit zentralnervösen Störungen, Reizung des Magen-Darm-Kanals, Oligurie u. peripherem Gefäßkollaps führen.

Hexa|methonium n: Bis-trimethylammonium-hexamethylen-Diiodid; Ganglienblocker* mit selektiv depolarisierendem Effekt auf d. Synapsen aller vegetativen Ganglien.

Hexa|midin (INN) n: 4,4'-(Hexamethylendioxy)-dibenzamidin (IUPAC); Verw.: Antiseptikum, Desinfektionsmittel.

Hexa|poda (Hex-*; gr. πούς, ποδός Fuß) n pl: (engl.) hexapodes, insects; Insekten; vgl. Arthropoden.

Hexen|milch: (engl.) witch's milk; Lac neonatorum; milchähnl. Flüssigkeit, die sich aus den Brustdrüsen Neugeborener auf Druck entleert; **Urs.:** Wirkung mütterl. Hormone (LSH); vgl. Mastitis neonatorum.

Hexen|schuß: s. Lumbago.

Hexetidin (INN) n: 1,3-Bis(2-ethyl-hexyl)-5-aminohexahydro-5-methylpyrimidin (IUPAC); Substanz mit bakteriziden u. fungiziden Eigenschaften; **Verw.:** als Antiseptikum bei entzündl. Erkrankungen des Mund- u. Rachenraums sowie zur Mundhygiene; **NW:** bei längerer Anw. u. U. Geschmacksirritationen.

Hexite n pl: (engl.) hexitols; sechswertige Alkohole ($C_6H_{14}O_6$); können techn. durch Reduktion aus d. entspr. Hexosen* gebildet werden (z. B. Sorbit* aus Fruktose, Mannitol* aus Mannose).

Hexo|kinase (Hex*; Kin-*) f: Abk. HK; Enzym der Glykolyse*; phosphoryliert mit ATP als Coenzym Glukose, Fruktose, Mannose, Glukosamin u. 2-Desoxyglukose; benötigt Mg^{2+} als Cofaktor. **H.mangel** (↑; ↑): (engl.) hexokinase deficiency; seltener Enzymdefekt, der alle Zellen des Bluts betrifft u. bei Pat. mit Fanconi*-Anämie gefunden wurde; vgl. Erythrozytenenzymopathien. **H.methode** (↑; ↑) f: s. Blutzucker-Bestimmungsmethoden.

Hexo|prenalin (INN) n: 1,12-Bis(3,4-dihydroxy-phenyl)-3,10-diaza-dodecan-1,12-diol (IUPAC); Betasympathomimetikum, wirkt selektiv auf die Beta-2-Rezeptoren mit einer langdauernden Aufhebung eines acetylcholinbedingten Bronchialspasmus sowie einer relaxierenden Wirkung auf den Uterus u. einer ca. 20fach schwächeren Wirksamkeit als das Isoprenalin* auf den Herzmuskel; **Verw.:** als Bronchospasmolytikum bei Asthma bronchiale, als Tokolytikum bei drohendem Abort, zur Ruhigstellung des Uterus vor Schnittentbindung u. a.; **NW:** Muskeltremor, Unruhe, Herzklopfen, Herzrhythmusstörungen, u. U. Flush, Schweißausbrüche, Kopfschmerz u. a.; **Kontraind.:** Thyreotoxikose, Tachykardie, Kardiomyopathie u. a.

Hexos|amin n: s. Aminozucker.

Hexosane n pl: (engl.) hexosanes; aus Hexosen* aufgebaute Polysaccharide*.

Hexose|mono|phosphat|zyklus (Zykl-*) m: syn. Pentosephosphatzyklus*.

Hexosen f pl: (engl.) hexoses; Monosaccharide* mit sechs C-Atomen; wichtige H.: die Aldosen Glukose, Mannose, Galaktose, die Ketose Fruktose.

Hf: chem. Symbol f. Hafnium*.

HFPPV: Abk. f. (engl.) **h**igh **f**requency **p**ositive **p**ressure **v**entilation; Hochfrequenzbeatmung; Beatmungsverfahren mit hoher Frequenz (60-100/min) u. hoher inspirator. Sauerstoffkonzentration, bei der die einzelnen Beatmungshübe kleiner als das Totraumvolumen sind; verbesserte Diffusion der Atemgase, geringer Atemwegdruck u. verminderte Verletzungsgefahr. Vgl. Beatmung.

Hg: chem. Symbol f. Quecksilber*.

HGH: Abk. f. (engl.) **h**uman **g**rowth **h**ormone (Wachstumshormon); s. STH.

HHG: Abk. f. **h**umanes **h**ypophysäres **G**onadotropin; aus menschl. Hypophysen extrahiertes Gonadotropin. Vgl. Gonadotropine.

HHH-Syn|drom n: Kurzbez. f. **H**yperornithinämie-**H**yperammonämie-**H**omozitrullinurie-Syndrom; seltene autosomal-rezessiv erbl. Stoffwechselerkrankung, bedingt durch einen Mangel an Ornithin-Deltaaminotransferase; vgl. Hyperammonämie.

HHL: Abk. f. **1.** **H**ypophysen**h**interl**a**ppen; s. Hypophyse, **2.** (gebh.) **Hinterhauptlage***

HHT: Abk. f. **H**ämagglutination*-**H**emm**t**est.

Hiat|odontie (Hiatus*; Odont-*) f: syn. offener Biß*.

Hiatus (lat.) m: Spalt. **H. aorticus** (↑) m: Aortenschlitz des Zwerchfells für d. Durchtritt von Aorta u. Ductus thoracicus. **H. genitalis** (↑) m: Levatorspalt.

Hiatus|hernie (↑; Hernie*) f: (engl.) hiatus hernia; häufigste Form der Zwerchfellhernie* mit Verlagerung von Magen(anteilen) u. ggf. weiteren Baucheingeweiden bzw. -organen durch den Hiatus* oesophagus des Zwerchfells* in den Brustraum; **Formen: 1.** Hiatusgleithernie (auch gastroösophageale od. axiale Hernie) mit Verlagerung von Kardia u. Magenfundus in das hintere Mediastinum, wobei der Peritonealüberzug der Kardia einen inkompletten Bruchsack bildet; Vork.: v. a. im höheren Lebensalter; Sympt.: häufig asymptomatisch; evtl. Refluxösophagitis*, hypochrome Anämie inf. Blutung (Zufallsbefund); Ther.: bei auftretenden Kompl. Fundoplicatio*; **2.** paraösophageale Hernie mit Verlagerung eines Teils des Magenfundus (selten auch der Milz, des Omentum majus u. eines Teils des

Wichtigstes Symptom ist die Refluxösophagitis; sie stellt die Indikation zur Operation dar.

Colon transversum) innerh. eines von Peritoneum gebildeten Bruchsacks an der an normaler Stelle fixierten Kardia u. dem distalen Ösophagus vorbei in den Thorax, im Extremfall mit supradiaphragmaler Verlagerung des ganzen Magens in Komb. mit einem Magenvolvulus* (sog. Thoraxmagen, upside-down stomach); Sympt.: Verdrängungserscheinungen, u. a. Völlegefühl, Aufstoßen, Tachykardie inf. Herzverlagerung, Dyspnoe; wegen der meist erhaltenen

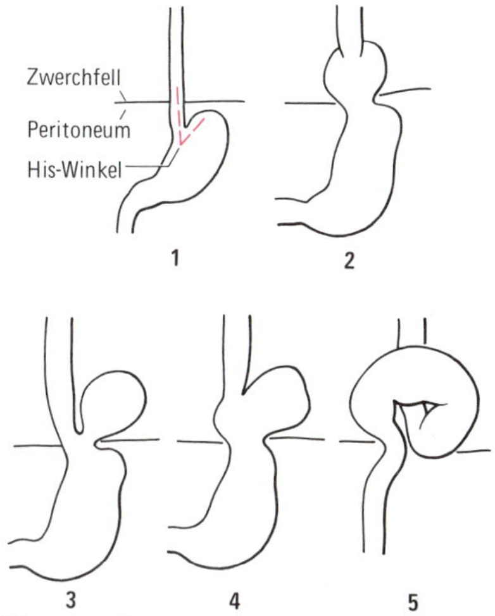

Hiatushernie:
1: normale Situation mit spitzem His-Winkel;
2: Hiatusgleithernie, der spitze His-Winkel ist aufgehoben, da die Kardia in den Thorax prolabiert; 3: paraösophageale Hernie;
4: gemischte Hernienform (Gleithernie und parakardiale Hernie); 5: der Magen ist in den Thorax prolabiert (sog. Upside-down stomach). [154]

Sphinkterfunktion tritt i. d. R. keine Refluxsymptomatik auf. Kompl.: Ulzeration mit Blutung (Anämie) od. Perforation, Inkarzeration*; Ther.: Gastropexie*; **3.** Misch- bzw. Übergangsformen; **DD:** angeb. Brachyösophagus, Endobrachyösophagus, Mediastinaltumoren (insbes. Zysten), distales Ösophaguskarzinom*, Kardiakarzinom*.

Hiatus leuc|aemicus (↑) m: Bez. f. eine im Blutbild* nachweisbare „Lücke" der Granulopoese mit Auftreten v. a. von Blasten u. segmentkernigen Granulozyten bei Fehlen der dazwischen liegenden Reifungsstufen; **Vork.:** bei akuter Leukämie* u. in der Myeloblastenkrise* bei chronisch-myeloischer Leukämie; **DD:** Hyperleukozytose*, starke Linksverschiebung*. Vgl. Differentialblutbild. **H. maxillaris** (↑) m: Öffnung der Kieferhöhle an d. Innenseite des Oberkieferknochens in den mittleren Nasengang. **H. oeso|phageus** (↑) m: Öffnung im Zwerchfell für d. Durchtritt der Speiseröhre. **H. sacralis** (↑) m: untere Öffnung des Kreuzbeinkanals. **H. saphenus** (↑) m: ovale Öffnung in d. Fascia lata des Oberschenkels direkt unterh. des Leistenbandes; verschlossen von einer durch den Durchtritt von Blut- (V. saphena magna) u. Lymphgefäßen siebartig durchlöcherten Faszienplatte (Fascia cribrosa). **H. semi|lunaris** (↑) m: halbmondförmiger Spalt im mittl. Nasengang zw. Bulla ethmoidalis u. Proc. uncinatus des Siebbeins; setzt sich durch d. Infundibulum ethmoidale in d. Kieferhöhle fort. **H. tendineus** (↑) m: auch Hiatus adductorius; Adduktorenschlitz.

HIB: Abk. für **H**aemophilus* **i**nfluenzae (Serotyp **b**).

Hibernation, arti|fizielle (lat. hibernare überwintern) f: (engl.) artificial hypothermia; sog.

künstlicher Winterschlaf; künstliche Herabsetzung der Körpertemperatur des (narkotisierten) Menschen durch äußere (Kühldecken, Eisbeutel) od. innere (Kühlung des Bluts) Abkühlung nach Verabreichung eines lytischen Cocktails* zur Verlängerung der Hypoxietoleranz von Organen bei operativ notwendiger Reduktion der Durchblutung. Vgl. Hypothermie.

Hibernom (↑; -om*) n: (engl.) hibernoma; braunes Lipom; bis apfelgroßer benigner Tumor, der aus maulbeerähnlichen, vieltropfigen Fettzellen besteht; **Lok.:** v. a. Nacken, Schulter, Axillen; **Ther.:** Exzision.

Hidr-: Wortteil mit der Bedeutung Schweiß; von gr. ἱδρώς.

Hidr|adenitis (↑; Aden-*; -itis*) f: Schweißdrüsenentzündung; s. Schweißdrüsenabszeß.

Hidr|adenom (↑; ↑; -om*) n: (engl.) hidradenoma; benignes Adenom* der Schweißdrüsen mit Vermehrung der sekretor. Drüsenendstücke; bis 2 cm große Papeln ohne bevorzugte Lok.; vgl. Syringom.

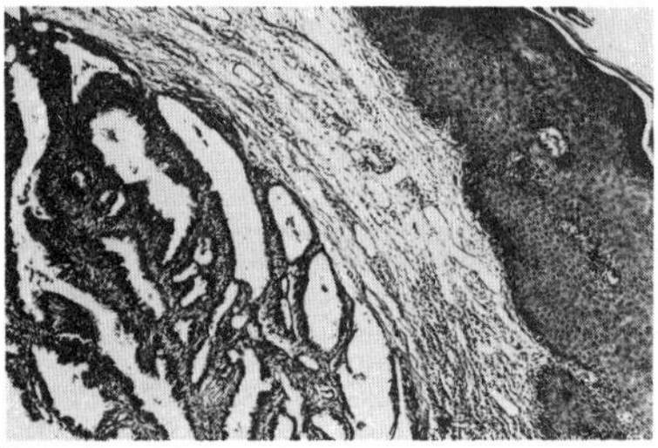

Hidradenom:
papillärer Typ, Präparat der Vulva [65]

Hidrotika (↑) n pl: (engl.) hidrotics; schweißtreibende Mittel mit Einwirkung auf d. Parasympathikus (Pilocarpin, Muscarin u. a.).

Hidro|zystome (↑; Kyst-*; -om*) n pl: (engl.) hidrocystomas; bläschenförmige Erweiterungen von Schweißdrüsenausführungsgängen; bis 3 cm große, durchsichtige Zysten, bes. im Gesicht, aus denen sich nach Inzision Schweiß entleert; vgl. Syringom.

HIG: Abk. f. **H**yperimmun**g**lobulin*.

Higashi-An|omalie (O. H., zeitgen. Arzt, Japan; Anomalie*) f: syn. Chediak*-Higashi-Syndrom.

High cardiac output (engl.) m: hohes Herzzeitvolumen; Vork. z. B. bei hyperdynamischem septischem Schock. Vgl. Herzminutenvolumen.

High density lipoproteins (engl. niedrige Dichte; Lip-*; Prot-*) n pl: Abk. HDL*.

Highmore-Höhle (Nathaniel H., Chir., Sherborne, 1613-1685): (engl.) Highmore's antrum; Antrum Highmori; Sinus* maxillaris.

Highoumenakis-Zeichen: (engl.) Highoumenakis' sign; Verdickung der medialen Enden der Schlüsselbeine bei Erwachsenen als Spätsymptom einer angeb. Syphilis* (Syphilis connata).

High risk families (engl. high risk hohes Risiko) f pl: genetische Risikofamilien*.

Hikojima-Variante f: (engl.) Hikojima's variant; serol. Variante von Vibrio* cholerae.

Hilfe|leistung, unterlassene: liegt nach § 323 c StGB vor, wenn jemand, also auch ein Arzt, bei Unglücks- od. Notfällen keine Hilfe leistet, obwohl diese **erforderlich** u. **zumutbar** ist. (Unter einem Unglücksfall ist ein plötzlich eintretendes Ereignis zu verstehen, das eine erhebliche Gefahr für Personen mit sich bringt. Hierunter fallen auch schwere Krankheiten, die sich plötzlich bedrohlich verschlimmern, u. der Suizidversuch.) **Erforderlich** ist die Hilfeleistung, wenn der Verunglückte sich selbst nicht zu helfen vermag u. kein anderer ausreichende Hilfe leistet. Die Hilfeleistung muß sofort u. auf die wirksamste Weise erfolgen. Auf die Erfolgsaussichten kommt es nicht an. (Bei Schwerverletzten ist sie selbst dann noch erforderlich, wenn zwar keine Rettung mehr möglich ist, sich aber zumindest eine Schmerzlinderung erreichen läßt.) Als **zumutbar** gilt die Hilfeleistung, wenn sie ohne erhebliche eigene Gefahr u. ohne Verletzung anderer wichtiger Pflichten möglich ist. Maßgebend für den Umfang u. die Art der Hilfeleistung sind die persönlichen Fähigkeiten u. Möglichkeiten des zur Hilfe Verpflichteten. Für den Arzt bedeutet dies, daß er aufgrund seiner Sachkunde bei Unglücksfällen mit Verletzten regelmäßig geeignet ist, die erforderliche Hilfe zu leisten. Er hat seine beruflichen Fähigkeiten u. Hilfsmittel, i. R. des Erforderlichen u. Zumutbaren, voll einzusetzen. Verpflichtet ist auch der zu Hilfe gerufene Arzt, soweit ihm die Hilfeleistung unter Berücksichtigung aller Umstände möglich u. zumutbar ist; dies gilt insbes. für den Bereitschafts- u. Notfallarzt. Allerdings führt § 323 c nicht zu einer Erweiterung der ärztlichen Berufspflichten.

Der Arzt sollte nicht verkennen, daß § 323 c StGB lediglich die **von Anfang an** nicht geleistete Hilfe unter Strafe stellt. Sobald er die Behandlung aufgenommen hat, trägt er eine (auch im strafrechtlichen Sinne) **höhere** Verantwortung. Er kann dann u. U. einen Straftatbestand durch Unterlassen verwirklichen. Voraussetzung hierfür ist eine **Garantenstellung:** Diese besteht für den Arzt nicht schon aufgrund seiner Arzteigenschaft; vielmehr ergibt sie sich erst aus der tatsächlichen Übernahme der Behandlung u. der daraus (für den Verunglückten) geschaffenen Vertrauenslage.

Hilfe|suchen: (soziol.) auf Unterstützung gerichtetes Verhalten v. Menschen in Situationen, die subjektiv als nicht allein bewältigbar erscheinen; wird beeinflußt u. a. von Symptomwahrnehmung, Krankheitsverhalten*, Gesundheitsverhalten* u. den sie bestimmenden sozialen u. psych. Bedingungen u. kann sich richten auf professionelle Hilfe od. z. B. Selbsthilfegruppen; vgl. Krankenrolle.

Hilfs|mittel: in der Definition der gesetzl. Krankenversicherung (§ 33 SGB V) Körperersatzstücke, orthop. od. andere Geräte (einschl. Brillen u. a. Sehhilfen) zum Ausgleich od. zur Vorbeugung einer Behinderung od. zur Sicherung einer Heilbehandlung; vgl. Heilmittel.

Hilfs|stoffe, pharmazeutische: Stoffe, die der Herstellung von Arzneiformen* dienen, wobei sie die Arzneistoffwirkung der pharmaz. Wirkstoffe steuern bzw. unterstützen können (z. B. Verzögerung der Arzneistofffreisetzung durch Tablettenhilfsstoffe, Resorptionsverbesserer), ohne selbst eine pharmak. Wirkung zu besitzen; ph. H. in Fertigarzneimitteln müssen nicht deklariert werden.

Hilgenreiner-Linie (Heinrich H., Chir., Orthop., Prag, geb. 1870): s. Hüftgelenkluxation.

Hill-Sachs-Läsion (lat. laesio Verletzung) f: Impression am dorsolateralen Rand des Humeruskopfes bei habitueller Schultergelenkluxation*.

Hilum (lat. kl. Ding) n: (engl.) hilus; auch **Hilus**; (anat.) Vertiefung an d. Oberfläche eines Organs, wo strangförmig Gefäße, Nerven, Ausführungsgänge ein- bzw. austreten.

Hilum pulmonis (↑; Pulmo*) n: (engl.) hilus of the lung; auch Lungenhilus; Eintrittstelle der Hauptbronchien u. der A. und V. pulmonalis in die Lunge an der Facies medialis.

Hilus|zell|tumor (↑; Zelle*; Tumor*) m: (engl.) hilus cell tumour; aus den Leydig*-Zwischenzellen entsprechenden Zellen im Bereich des Ovarialhilums hervorgehende kleine rundl. Tumoren; klin. meist ohne Bedeutung, werden jedoch mit einer Androgenproduktion in Zus. gebracht u. gelegentlich bei Endometriumkarzinom gefunden.

Himasthla muehlensi: Darmegel (Trematodes*) der Vögel; gelegentl. bei Menschen.

Himbeer|zunge: s. Zunge.

Hinken: s. Gangstörungen.

Hinken, inter|mittierendes (lat. intermittere unterbrechen): s. Claudicatio intermittens.

Hinter|damm|griff: s. Ritgen-Handgriff.

Hinter|haupt|bein: (engl.) occipital bone; Os occipitale.

Hinter|haupt|lage: (engl.) occiput presentation, Abk. HHL; gebh. Lage, b. der der Kopf des Kindes tief gebeugt ist, so daß das Hinterhaupt d. Führung übernimmt; dabei liegt es meist vorn (vordere od. regelrechte HHL) od. ist nach hinten gerichtet (hintere HHL). Vgl. Kindslage (Abb.).

Hinter|hirn: Metencephalon*, Teil des Rautenhirns; s. Gehirn.

Hinter|horn|syn|drom n: (engl.) posterior horn syndrome; Symptomenkomplex mit homolateralen, segmental begrenzten dissoziierten Sensibilitätsstörungen* u. trophischen Störungen bei Abschwächung v. Muskeltonus u. Muskeleigenreflexen inf. lokaler Schädigung der Columna posterior des Rückenmarks; s. Dysrhaphiesyndrome, Syringomyelie.

Hinter|kammer|linsen: s. Linsenimplantation.

Hinter|scheitel|bein|einstellung: (engl.) occiput posterior position; (gebh.) syn. verstärkte Litzmann-Obliquität, Form des Asynklitismus*; b. hochgradig verengtem Becken stellt sich u. U. das hintere Scheitelbein als Leitstelle* ein; bedingte Geburtsunmöglichkeit, da Scheitelbein, Schulter usw. hinter der Symphyse festhaken können.

Hinter|strang: (engl.) posterior funiculus of spinal cord; Funiculus dorsalis; der zw. Sulcus medianus dorsalis u. der Hintersäule (Columna dorsalis) liegende Teil der weißen Substanz des Rückenmarks; im oberen Brust- u. im Halsmark wird er durch ein Septum intermedium in d. kleineren Fasciculus gracilis (Goll*-Strang mit Fasern aus d. unteren Körperhälfte) u. den größeren lateralen Fascilulus cuneatus (Burdach-Strang mit Fasern aus d. oberen Körperhälfte) unterteilt. Das Hinterstrangsystem dient der Vermittlung der epikritischen u. der Tiefensensibilität. Vgl. Tabes dorsalis.

Hinter|strang|sym|ptome n pl: neurol. Symptome, die bei Schädigung der Hinterstränge des Rückenmarks auftreten: Störung von epikritischer Sensibilität, Lageempfinden u. Vibrationsempfinden, Stereoagnosie, spinale Ataxie mit Gangstörungen inf. Störung der Tiefensensibilität; Romberg-Versuch u. Fingerversuch positiv; **Vork.:** u. a. bei Tabes dorsalis, funikulärer Myelose, Rückenmarktumoren, Friedreich-Ataxie.

Hinter|wand|in|farkt (Infarkt*) m: (engl.) inferior/posterior myocardial infarction; Herzinfarkt* im Bereich der Herzhinterwand (linke u. rechte Kammer) durch Verschluß der A. coronaria dextra.

Hiob-Syn|drom n: syn. Hyper*-IgE-Syndrom.

H-Ionen|kon|zentration f: s. Wasserstoffionenkonzentration.

Hippel-Lindau-Syn|drom (Eugen von H., Ophth., Göttingen, 1867-1939) n: syn. Angiomatosis retinae cystica, Netzhautangiomatose; zu den Phakomatosen* gehörende, wahrscheinl. dominant erbl. Erkr. mit multiplen kapillären Angiomen der Netzhaut (s. Abb.) u. des Kleinhirns, evtl. des Rückenmarks sowie Zystenbildung in Pankreas, Nieren u. Leber (Leberkavernome); **Sympt.:** je nach Lok. der Angiome u. a. Sehstörungen, Hinterkopfschmerz, Schwindel, Erbrechen, Gangstörungen; **Kompl.:** Blutungen, Erblindung durch Netzhautablösung; **Ther.:** evtl. Laserchirurgie. Vgl. Polyadenomatose-Syndrome.

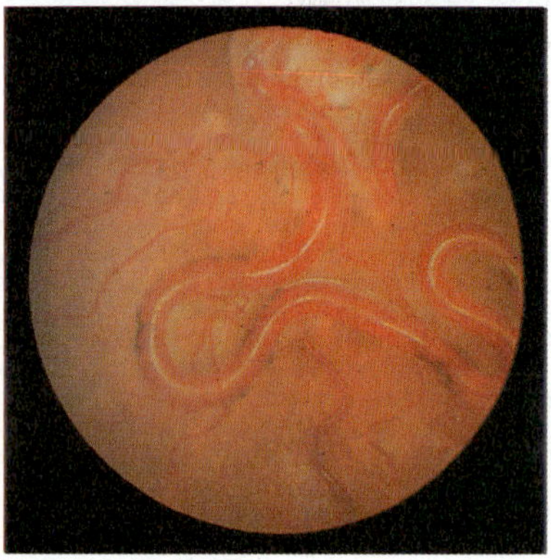

Hippel-Lindau-Syndrom: zystischer Gefäßtumor bei 12-1 Uhr am Bildrand mit extrem erweiterten Gefäßen, daneben normale Gefäßkaliber [362]

Hippo|kampus (gr. ἱππόκαμπος Seepferdchen) m: durch d. Sulcus hippocampi verursachte Vorwölbung im Unterhorn des Seitenventrikels des Gehirns; Archicortex*, Teil des limbischen Systems.

Hippokrates-Re|position (Hippokrates, griech. Arzt u. Begründer der wiss. Medizin, Insel Kos, ca. 460 v. Chr. - ca. 370 v. Chr.; lat. reponere, repositus zurückstellen) f: s. Schultergelenkluxation.

Hippokratischer Eid (↑): (engl.) hippocratic oath; Schwurformel nach Hippokrates, die in Abwandlungen auch heute noch für Ärzte gültig ist:

„Ich schwöre, Apollon den Arzt und Asklepios und Hygieia und Panakeia und alle Götter und Göttinnen zu Zeugen anrufend, daß ich nach bestem Vermögen und Urteil diesen Eid und diese Verpflichtung erfüllen werde: den, der mich diese Kunst lehrte, meinen Eltern gleich zu achten,

H

mit ihm den Lebensunterhalt zu teilen und ihn, wenn er Not leidet, mitzuversorgen; seine Nachkommen meinen Brüdern gleichzustellen und, wenn sie es wünschen, sie diese Kunst zu lehren ohne Entgelt und ohne Vertrag; Ratschlag und Vorlesung und alle übrige Belehrung meinen und meines Lehrers Söhnen mitzuteilen, wie auch den Schülern, die nach ärztlichem Brauch durch den Vertrag gebunden und durch den Eid verpflichtet sind, sonst aber niemandem.

Meine Verordnungen werde ich treffen zu Nutz und Frommen der Kranken, nach bestem Vermögen und Urteil; ich werde sie bewahren vor Schaden und willkürlichem Unrecht.

Ich werde niemandem, auch nicht auf seine Bitte hin, ein tödliches Gift verabreichen oder auch nur dazu raten. Auch werde ich nie einer Frau ein Abtreibungsmittel geben. Heilig und rein werde ich mein Leben und meine Kunst bewahren. Auch werde ich den Blasenstein nicht operieren, sondern es denen überlassen, deren Gewerbe dies ist.

Welche Häuser ich betreten werde, ich will zu Nutz und Frommen der Kranken eintreten, mich enthalten jedes willkürlichen Unrechtes und jeder anderen Schädigung, auch aller Werke der Wollust an den Leibern von Frauen und Männern, Freien und Sklaven.

Was ich bei der Behandlung sehe oder höre oder auch außerhalb der Behandlung im Leben der Menschen, werde ich, soweit man es nicht ausplaudern darf, verschweigen und solches als ein Geheimnis betrachten.

Wenn ich nun diesen Eid erfülle und nicht verletze, möge mir im Leben und in der Kunst Erfolg zuteil werden und Ruhm bei allen Menschen bis in ewige Zeiten; wenn ich ihn übertrete und meineidig werde, das Gegenteil."

Hippo|therapie (gr. ἵππος Pferd) f: (engl.) hippotherapy; Reiten als physiotherap. Behandlungsmethode von bewegungsgestörten Kindern u. Erwachsenen; z. B. Sitz-, Halte- u. Bewegungsübungen unter Anleitung. Vgl. Krankengymnastik.

Hipp|uricase f: veraltete Bez. Histozym; Enzym, das hydrolytisch Hippursäure in Benzoesäure u. Glycin spaltet; vgl. Desaminasen.

Hippur|säure: (engl.) hippuric acid; Benzolglykokoll; entsteht aus Glycin u. Benzoesäure; im menschl. Harn normalerweise nur in Spuren vorhanden; vermehrt nach Genuß v. Stoffen, die im Organismus zur Bildung von Benzoesäure führen (in Pflaumen, Birnen, Preiselbeeren u. a.), auch bei Eiweißfäulnis.

Hirci (lat. hircus Ziegenbock) m pl: Achselhaare; vgl. Haare.

Hirn: (engl.) brain; (anat.) Enzephalon, Cerebrum; s. Gehirn.

Hirn-: s. a. Gehirn-, Cerebr-, Zerebr-, Encephal-, Enzephal-.

Hirn|ab|szeß (Abszeß*) m: (engl.) brain abscess; intrazerebraler Abszeß; **Urs.:** meist fortgeleitete Inf., v. a. bei Sinusitis, Otitis, Endokarditis, Pneumonie u. Bronchiektasen, seltener inf. Schädelhirntrauma* od. Liquorfistel. Ein H. kann die primäre Manifestation einer HIV-Infektion sein. **Err.:** häufig Staphylococcus aureus od. Streptokokken; **Lok.:** v. a. im Großhirn, seltener Kleinhirn od. Hirnstamm; **Klin.:** hirnlokales Syndrom* bzw. Hirnstammsyndrome*, Zeichen der intrakraniellen Raumforderung, Hirndrucksteigerung* u. a.; Verlauf häufig afebril; **Diagn.:** kranielle Computertomographie. **Ther.:** hochdosiert Antibiotika, neurochir. Drainage; **DD:** v. a. Hirntumoren*, Toxoplasmose. Vgl. Epiduralabszeß.

Hirn|an|eurysma (Aneurysma*) n: s. Aneurysma, intrakranielles.

Hirn|anhang|drüse: Hypophyse*.

Hirn|a|trophie (Atrophie*) f: (engl.) cerebral atrophy; generalisierte od. umschriebene Atrophie* des zerebralen Nervengewebes, evtl. mit Degeneration, pathol. Ablagerung von Pigmenten, Vork. von Drusen u. a. Eine Hirnrindenatrophie führt zur Erweiterung der äußeren Liquorräume u. Hydrocephalus e vacuo, die Erweiterung des Ventrikelsystems zu einem Hydrocephalus internus. Nach der klin. Manifestation können **senile** u. **präsenile** H. unterschieden werden. **Urs.:** metabolische od. genetische Störungen, Intoxikationen, Slow virus infections, immun. Erkrankungen u. a. werden diskutiert. **Vork.:** z. B. bei AIDS, Alkoholkrankheit, Alzheimer-Krankheit, Binswanger-Krankheit, Creutzfeldt-Jakob-Krankheit, organischem Psychosyndrom, als NW langdauernder Steroidmedikation.

Hirn|basis (Bas-*) f: Basis cerebri; vgl. Gehirn.

Hirn|blutung: s. Apoplexie, Hämatom, intrakranielles.

Hirn|blutung, geburts|traumatische: Blutung im Schädelinnern v. Neugeborenen (epidural, subdural, in den Leptomeningen od. an der Schädelbasis) als Geburtsschaden; prädisponiert sind insbes. Frühgeborene. **Sympt:** v. a. Atemrhythmusstörungen m. Asphyxie, Schnappatmung, u. U. Atemstillstand; daneben Zeichen erhöhten Hirndrucks (Erbrechen, Krampfneigung, Opisthotonus). Vgl. Depressionszustand des Neugeborenen.

Hirn|bruch: (engl.) encephalocele; Hernia cerebri; s. Enzephalozele.

Hirn|druck|messung: (engl.) intracranial pressure monitoring; Messung des intrakraniellen Drucks mit Hilfe eines spez. Katheters bzw. Druckabnehmers, der durch ein Bohrloch im Schädel in Hirnventrikel, Epiduralraum od. Subarachnoidalraum eingeführt wird.

Hirn|druck|steigerung: (engl.) increase of intracranial pressure; pathol. gesteigerter intrakranieller Druck, z. B. bei Hydrozephalus, Hirnödem, traumatischen, entzündlichen u. raumfordernden intrakraniellen Prozessen (v. a. Hirntumoren); **Sympt.:** Kopfschmerz, Hirnnervenstörungen (v. a. N. abducens u. N. oculomotorius), Nüchternerbrechen, Bradykardie, Atemstörungen, Bewußtseinsstörung, evtl. Zeichen der Einklemmung*; (röntg.) stärkeres Hervortreten der Impressiones digitatae, Atrophie des Dorsum sellae.

Hirn|em|bolie (Embol-*) f: (engl.) cerebral embolism; Embolie* von art. Hirngefäßen; meist zur Enzephalomalazie* führende Thromboembolie (v. a. der A. cerebri media) bei Thrombenbildung insbes. im Herzen u. an arteriosklerotischen Plaques im Bereich der A. carotis, seltener Fett- od. Luftembolie; vgl. Durchblutungsstörung, zerebrale.

Hirn|erschütterung: s. Commotio cerebri.

Hirn|fehl|bildungen: (engl.) brain anomalies, cerebral malformations; angeb. Fehlbildungen des Gehirns bzw. einzelner Gehirnanteile, z. B. Anenzephalie, Mikrozephalie, Porenzephalie, Agyrie, Mikrogyrie bzw. Agenesie od. Aplasie einzelner Hirnteile, z. B. Balkenmangel od. Kleinhirn-Agenesie. Vgl. Dysrhaphiesyndrome, Enzephalozele.

Hirn‖gefäß|sklerose (Skler-*; -osis*) f: sog. Zerebralsklerose; s. Durchblutungsstörung, zerebrale. **H.haut:** s. Meningen. **H.haut|entzündung:** Meningitis*. **H.in|farkt** (Infarkt*) m: s. Enzephalomalazie, Binswanger-Krankheit. **H.kammer:** s. Hirnventrikel. **H.kon|tusion** (Kontusion*) f: s. Contusio cerebri.

Hirn|leistungs|schwäche, traumatische: (engl.) traumatic brain dysfunction; Bez. f. neurol. u. psych. Störungen nach einem Schädelhirntrauma*; **Sympt.:** Verlangsamung, leichte Ermüdbarkeit, Lethargie, Aufmerksamkeits- u. Konzentrationsschwäche, Gedächtnisstörung, Denkstörung, depressive Verstimmung, Kopfschmerz u. Schwindel, evtl. Aphasie* od. Apraxie*. Vgl. Syndrom, pseudoneurasthenisches.

Hirn|mantel|in|dex m: s. Echoenzephalographie.

Hirn|meta|stasen (Metastase*) f pl: s. Hirntumoren.

Hirn|nerven (Nervus*): (engl.) cerebral nerves; Nn. craniales (s. Abb.); Verlauf u. Versorgungsgebiete: s. die einzelnen Nerven.

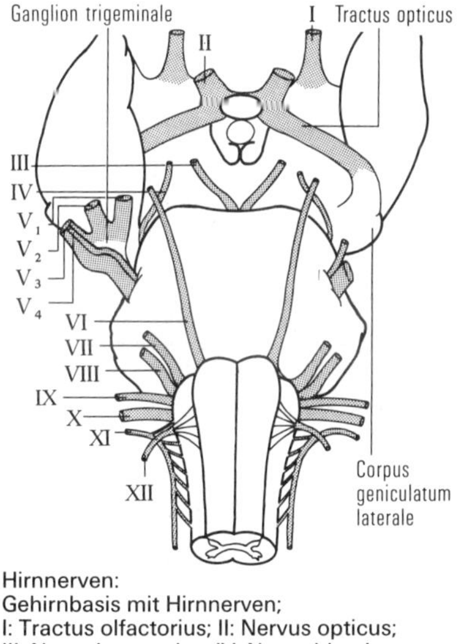

Hirnnerven:
Gehirnbasis mit Hirnnerven;
I: Tractus olfactorius; II: Nervus opticus; III: N. oculomotorius; IV: N. trochlearis; V_1: N. ophthalmicus; V_2: N. maxillaris; V_3: N. mandibularis; V_4: N. Radix motoria; VI: N. abducens; VII: N. facialis; VIII: N. vestibulocochlearis; IX: N. glossopharyngeus; X: N. vagus; XI: N. accessorius; XII: N. hypoglossus [552]

Hirn|nerven|syn|drom, poly|neuritisches (↑) n: (engl.) polyneuritic cranial nerve syndrome; Ausfall von Hirnnerven bei Polyneuritis*; am häufigsten ist der N. facialis betroffen.

Hirn|ödem (Ödem*) n: (engl.) brain oedema; vermehrte Einlagerung von Wasser in das Gehirn inf. Schädigung der Blut*-Hirn-Schranke od. der Blut*-Liquor-Schranke; **Formen: 1.** vasogenes H.: extrazelluläres H. inf. Störung der Kapillarpermeabilität u. Hämodynamik; z. B. nach Schädelhirntrauma*, als perifokales (umschriebenes) H. v. a. bei Hirntumoren, intrazerebraler Massenblutung (Apoplexie), Hirnabszeß, Enzephalitis; **2.** zytotoxisches H.: intrazelluläres H. inf. Störung der Na^+/K^+-ATPase; z. B. bei Urämie, Wasserintoxikation, Hypoxie; **3.** interstitielles H. durch vermehrten Einstrom von Liquor cerebrospinalis; z. B. bei Hydrozephalus. Ein länger bestehendes H. kann zur sog. Ödemnekrose* führen. **Sympt.:** Zeichen der Hirndrucksteigerung* inf. Volumenzunahme des Gehirns; **Ther.:** symptomatisch Glukokortikoide, Osmotherapie, evtl. künstl. Beatmung mit Hyperventilation.

Hirn‖prolaps (Prolaps*) m: (engl.) brain prolapse; Prolapsus cerebri; **1.** äußerer H.: s. Enzephalozele; **2.** innerer H.: s. Einklemmung. **H.quetschung:** s. Contusio cerebri. **H.rindena|trophie** (Atrophie*) f: s. Hirnatrophie.

Hirn|schaden, früh|kindlicher: (engl.) infantile brain damage; allg. Bez. f. ätiol. u. pathol.-anat. unterschiedl. organische Schädigungen des ZNS, die zw. dem 6. Schwangerschaftsmonat u. dem 3.-6. Lj. auftreten; **Urs.:** z. B. Hypoxie (häufigste Urs.) in utero od. während der Geburt, Inf., Hirnblutung, Trauma, Kernikterus u. Fetopathie; bes. gefährdet ist das Kind in der Perinatalperiode. **Klin.:** nach Ausmaß u. Lok. der Hirnschädigung unterschiedlich stark ausgeprägte Sympt., z. B. Aufmerksamkeitsdefizitsyndrom, minimale zerebrale Dysfunktion, Verhaltensstörungen, frühkindl. exogenes Psychosyndrom (s. Psychose), psychomotor. Retardierung, Intelligenzdefekt, evtl. infantile Zerebralparese od. epileptische Anfälle; **Diagn:** Früherfassung von Störungen durch Beurteilung der somat. u. motor. Entwicklung, der frühkindlichen Reflexe* u. der psych. Entwicklung (vgl. Screening-Verfahren); **Ther.:** je nach Symptomatik frühzeitig Krankengymnastik, psychol. Therapie, Logopädie. Vgl. Risikoschwangerschaft.

Hirn‖schenkel: s. Pedunculi cerebri. **H.schlag:** syn. Apoplexie*. **H.schwellung:** Bezeichnung v. a. für das intrazelluläre Hirnödem*. **H.sichel:** s. Falx cerebri.

Hirn|sinus (Sinus*) m pl: (engl.) cranial sinus; Sinus durae matris; starrwandige inkompressible u. klappenlose venöse Blutleiter zw. den beiden Blättern der harten Hirnhaut (Dura mater encephali), die d. Venenblut des Gehirns u. der Hirnhäute, z. T. auch der Knochen des Schädeldachs, der Augenhöhle, des Innenohrs aufnehmen. Hauptabfluß in der V. jugularis int.; man unterscheidet: **1.** Sinus sagittalis sup.: folgt der Ansatzlinie der Hirnsichel am Schädeldach, mündet im Confluens sinuum; **2.** Sinus sagittalis inf.: im freien Rand der Hirnsichel, mündet in d. **3.** Sinus rectus: in d. Wurzel der Hirnsichel auf d. Kleinhirnzelt zum Confluens sinuum; **4.** Sinus transversus: beginnt am Confluens sinuum u. folgt der okzipitalen Befestigung des Kleinhirnzelts bis zur Kante der Felsenbeinpyramide, von hier S-förmig gebogen als **5.** Sinus sigmoideus zum Foramen jugulare; **6.** Sinus occipitalis: in d. Wurzel der Kleinhirnsichel am Hinterhauptbein zum Confluens sinuum od. Sinus transversus; **7.** Sinus cavernosus: zu beiden Seiten des Türkensattels, steht mit d. Augenhöhlenvenen (u. über d. V. angularis mit d. V. facialis) in Verbindung; Hauptabflüsse durch d. **8.** Sinus petrosus sup. längs der oberen Felsenbeinkante zum Sinus sigmoideus u. durch d. **9.** Sinus petrosus inf.: an d. hinteren Felsenbeinunterkante zur V. jugularis int.; **10.** Sinus intercavernosi: verbinden d. Sinus cavernosi vor u. hinter der Hypophyse; **11.** Sinus sphenoparietalis: am kleinen Keilbeinflügel, mündet in d. Sinus cavernosus.

Hirn|sklerose (Skler-*; -osis*) f: (engl.) cerebrosclerosis; nicht korrekte Bez. f. Arteriosklerose* von Hirngefäßen (Zerebralsklerose).

Hirn|sklerose, dif|fuse (↑; ↑) f: (engl.) diffuse cerebrosclerosis; Bez. f. diffuse Entmarkungskrankheiten des Gehirns; z. B. Globoidzellen*-Leukodystrophie, metachromatische Leukodystrophie*, orthochromatische Leukodystrophie*.

Hirn|sklerose, tuberöse (↑; ↑) f: syn. tuberöse Sklerose*.

Hirn|stamm: (engl.) brain stem; Truncus cerebri; im anat. Sinne Großhirn ohne d. Hirnmantel; Hauptabschnitte: Medulla oblongata, Pons, Mesencephalon, Diencephalon, subkortikale Endhirnkerne (Striatum, Claustrum, Corpus amygdaloideum).

Hirn|stamm|kontusion (Kontusion*) f: s. Contusio cerebri.

Hirn|stamm|syn|drome n pl: (engl.) brain stem syndromes; Symptomenkomplexe, die als Folge umschriebener Läsionen im Bereich des Hirnstamms* auftreten; **Urs.:** vertebrobasiläre Durchblutungsstörung*, Apoplexie* des Hirnstamms (s. Abb.), Hirntumoren*, Rückenmarktumoren* des oberen Zervikalmarks, traumat. Schädigung, Infektionskrankheiten, z. B. Enzephalitis* od. Lues* cerebrospinalis, Multiple* Sklerose; **Klin.** der einzelnen H. in Abhängigkeit von der Lok. der Schädigung: s. Tab. Zu den H. gehören auch das Syndrom der Bulbärparalyse* u. der Enthirnungsstarre*. I. w. S. kann das **Stammhirnsyndrom** als dienzephales Syndrom zu den H. gezählt werden; es tritt v. a. nach einer Enzephalitis od. bei Hirntumoren auf u. führt zu endokrinen u. vegetativen Regulationsstörungen (z. B. Diabetes insipidus centralis), Antriebsstörungen (Minderung des Antriebs), Störungen der Affektivität u. der Orientierung.

Hirn||stiel: (engl.) cerebral peduncle; Pedunculus cerebri; s. Gehirn. **H.ströme:** s. Elektroenzephalographie. **H.substanz, graue** (Substantia*) f: Substantia* grisea. **H.substanz, weiße** (↑) f: Substantia* alba.

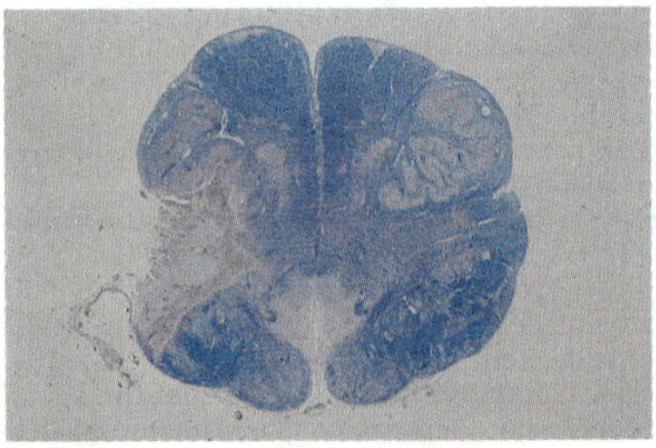

Hirnstammsyndrome:
Hirnstamminfarkt mit Enzephalomalazie im Bereich der dorsolateralen Medulla oblongata infolge von Verschluß der A. cerebelli inferior posterior (Wallenberg-Syndrom); histologischer Großflächenschnitt [89]

Hirn|szinti|graphie (Szinti-*; -graphie*) f: (engl.) cerebral scintigraphy, brain scan; syn. Gammaenzephalographie; Verf. der Szintigraphie* zur Darstellung der Hirnperfusion; normales Hirngewebe speichert bei intakter Blut*-Hirn-Schranke keine radioaktiven Substanzen; bei pathol. Prozessen mit Störung der Blut-Hirn-Schranke kommt es zur Anreicherung des Radiopharmakons im Bereich der Läsion. **Ind.** nach Einführung der Computertomographie u. Kernspintomographie stark eingeschränkt; Durchführung heute v. a. als Single-Photon-Emissionscomputertomographie zur Beurteilung des regionalen zerebralen Blutflusses (rCBF) mit Technetium-99m-Hexamethylpropylenaminoxin (HM-PAO); ferner ist die Darstellung von

Hirnstammsyndrome

Bezeichnung	Lokalisation	Symptome ipsilateral	kontralateral
Hemiplegia alternans oculomotoria; Weber-Syndrom	Mittelhirnfuß	Okulomotoriusparese	Hemiparese
oberes Nucleus-ruber-Syndrom	Mittelhirn, Nucleus ruber		Hemiparese, Tremor, Hemiathetose, Hemichorea[1]
unteres Nucleus-ruber-Syndrom Claude-Syndrom	Mittelhirn, Nucleus ruber	Okulomotoriusparese	Hemiparese, Rigor, Tremor, Hemiataxie
unteres Nucleus-ruber-Syndrom; Benedikt-Syndrom	Mittelhirn, Nucleus ruber	Okulomotoriusparese	Hemiparese, Rigor, Tremor, Hemiataxie, Hemichorea[2]
Parinaud-Syndrom	Vierhügelregion	vertikale Blickparese, Nystagmus	
paramedianes Ponssyndrom	Brücke	(Ataxie)	Hemiparese, Ataxie, Hypotonie

(Fortsetzung nächste Seite)

Hirnstammsyndrome (Fortsetzung)

Bezeichnung	Lokalisation	Symptome ipsilateral	kontralateral
laterales Ponssyndrom	Brücke	Trigeminusausfälle, Ataxie, Horner-Symptomenkomplex	dissoziierte Sensibilitätsstörung, (Hemiparese)[3]
Brückenhauben-Syndrom; Gasperini-Syndrom	kaudale Brückenhaube	Fazialis-, Abduzens-, Trigeminus- u. Akustikuslähmung, Hörstörungen, Nystagmus, Intentionstremor, Ataxie	Sensibilitätsstörungen
Cestan-Raymond-Syndrom	orale Brückenhaube	Blickparese, Ataxie	Hemihypästhesie, Hemiparese
Foville-Syndrom	kaudale Brücke	Abduzens- u. evtl. Fazialislähmung	Hemiparese
Hemiplegia alternans facialis; Millard-Gubler-Syndrom	kaudale Brücke	(periphere) Fazialislähmung	Hemiparese
Brissaud-Syndrom	kaudale Brückenhaube	Fazialiskrämpfe	Hemiparese
paramedianes Oblongatasyndrom; Jackson-Syndrom	paramediane Medulla oblongata	Hypoglossuslähmung	Hemiparese, Sensibilitätsstorungen
dorsolaterales Oblongatasyndrom; Wallenberg-Syndrom	dorsolaterale Medulla oblongata	Horner-Symptomenkomplex, Stimmbandparese, Gaumensegel- u. Rachenhinterwandparese; Trigeminusausfall, Ataxie, Nystagmus	dissoziierte Sensibilitätsstörung, evtl. Hemiparese[4]
Babinski-Nageotte-Syndrom	laterale Medulla oblongata	Ataxie, Horner-Symptomenkomplex	Hemiparese, Sensibilitätsstörung[5]
Cestan-Chenais-Syndrom	laterale Medulla oblongata	Horner-Symptomenkomplex, Stimmbandparese, Gaumensegel- u. Rachenhinterwandparese	Hemiparese, Hemihypästhesie
(Longhi-) Avellis-Syndrom	laterale Medulla oblongata	Stimmbandparese, Gaumensegel- u. Rachenhinterwandparese	Hemiparese, Hemihypästhesie
Schmidt-Syndrom	laterale Medulla oblongata	Stimmband-, Gaumensegel- u. Rachenhinterwandparese, Zungenlähmung, Akzessoriuslähmung	Hemiparese, Hemihypästhesie
Vernet-Syndrom	laterale Medulla oblongata	Gaumensegel- u. Rachenhinterwandparese, Akzessoriuslähmung, Hemiageusie hinteres Zungendrittel, Hemihypästhesie Pharynx[6]	Hemiparese

Besonderheiten: [1] skandierende Sprache; [2] Gangstörungen; [3] Myorhythmien des Gaumensegels; [4] Schwindel; [5] evtl. Nystagmus und Gangstörungen; [6] Ursache evtl. Glomustumoren

Stoffwechselprozessen z. B. mit radioaktiv markierter Glukose bzw. Neurotransmittern möglich. Vgl. Emissionscomputertomographie.

Hirn|tod: (engl.) brain death; Tod* des Individuums durch Organtod des Gehirns; irreversibler Ausfall aller Hirnfunktionen bei evtl. noch aufrechterhaltener Kreislauffunktion; **Voraussetzungen** für die Feststellung des H.: Vorliegen einer schweren Hirnschädigung u. hochwahrscheinlicher Ausschluß einer reversiblen Störung der Hirnfunktionen od. von Bewußtseinsstörungen bekannter Urs., z. B. nach Vergiftungen; **Kriterien: 1.** neurol.-klin. Zeichen (müssen wiederholt geprüft werden): Koma, Ausfall der Spontanatmung (s. Apnoetest), Pupillenstarre, fehlender Korneal-, Tracheal- u. Pharyngealreflex, fehlender okulozephaler Reflex, keine Reaktion auf Schmerzreize im Versorgungsgebiet des N. trigeminus; **2.** Resultate apparativer Zusatzuntersuchungen: bei einer über 30 Min. kontinuierlich abgeleiteten Elektroenzphalographie* entspr. den Kriterien der Deutschen EEG-Gesellschaft muß eine isoelektrische Linie (no DCA: Abk. f. no detectable cortical activity) bestehen, akustisch evozierte Potentiale dürfen nicht nachweisbar sein (bei Säuglingen bzw. Kleinkindern Wiederholung nach 72 bzw. 24 Std. erforderlich). Ein Zirkulationsstillstand innerh. der Gehirngefäße kann durch Angiographie* od. Doppler-Sonographie nachgewiesen werden u. beweist ebenfalls den H. (No-flow-Phänomen). Die Feststellung des H. ist eine der notwendigen Voraussetzungen für die Entnahme von Organen zur Transplantation*; sie wird von zwei Ärzten unabhängig voneinander durchgeführt, die nicht Mitglieder des Transplantationsteams sein dürfen. Vgl. Todeszeitpunkt, Syndrom, apallisches.

Hirn|trauma (Trauma*) n: s. Schädelhirntrauma.

Hirn|tumoren (Tumor*) m pl: (engl.) brain tumours; klin. Bez. f. intrakranielle Tumoren; **Einteilung: 1.** primäre H., gehen vom Neuroepithel

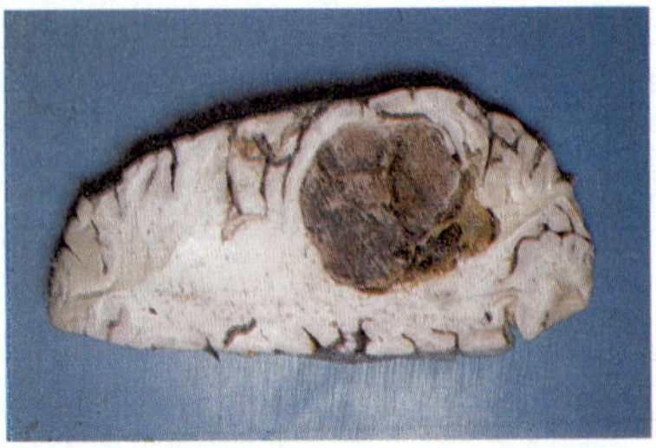

Hirntumoren:
Metastase eines malignen Melanoblastoms; schwärzlich-rauchgraue Farbe des pigmenthaltigen Tumors (Melanin); perifokales Ödem mit Zeichen des Hirndrucks [471]

(v. a. der Neuroglia), Ektoderm od. Mesoderm aus; als Urs. werden v. a. hormonale Faktoren, onkogene Viren u. exogene Karzinogene diskutiert. **Klassifikation, Häufigkeit, Lok.** u. **Klin.:** s. Tab.; **2.** intrakranielle Metastasen eines extrakraniellen Primärtumors (v. a. Bronchialkarzinom, Mammakarzinom, malignes Melanom, Nierenkarzinom), ca. 25% aller H.; **3.** intrakranielle tumorähnliche Raumforderung, z. B. Teratom, Lipom, Choristom, Zyste der Rathke-Tasche, neuronales Hamartom, Gefäßveränderungen bei Phakomatosen; **Häufigkeit:** die Angaben über die Inzidenz von H. variieren (wahrscheinl. aufgrund regionaler Unterschiede) zwischen vier Neuerkrankungen/100 000 Einwohner/Jahr und 20/100 000/Jahr. **Klin.:** in Abhängigkeit von Lok., Wachstumsgeschwindigkeit (Dignität) u. Größe inf. von Hirndrucksteigerung, Massenverschiebung u. Hirnödem v. a. Kopfschmerz, Bewußtseinsstörung u. hirnlokales Syndrom; bei länger bestehenden H. Gefahr der Einklemmung, des

Hirntumoren
Die wichtigsten intrakraniellen Tumoren und ihre spezielle klinische Symptomatik

Bezeichnung	Häufigkeit u. Geschlechtsverteilung (♂:♀)	Hauptsächliche Lokalisation
Astrozytome	6,6%; 1,3:1	
Grad I (Spongioblastom, pilozytisches Astrozytom)		Chiasma u. Fasciculus opticus (Opticusgliom); 3./4. Ventrikel Kleinhirn Hirnstamm
Grad II (Astroblastom)		frontal temporal
Grad III Grad IV (Glioblastoma multiforme)		frontale Großhirnhemisphären, beiderseits Stammganglien diffus
Oligodendrogliome	9,6%; 5:4	frontal temporal parietal okzipital Thalamus

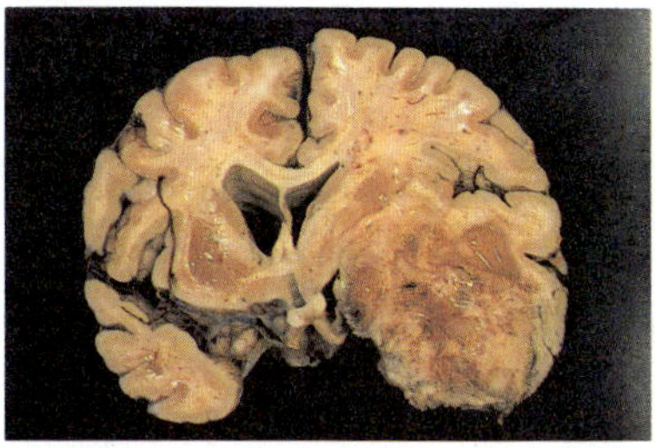

Hirntumoren:
großer nekrosenreicher (schnellwachsender) primärer Hirntumor im Temporallappen; einseitiger Hirndruck infolge Massenverschiebung durch den raumfordernden Tumor, Verschmälerung des einen Seitenventrikels durch den Tumordruck; histologisch: multiformes Glioblastom [471]

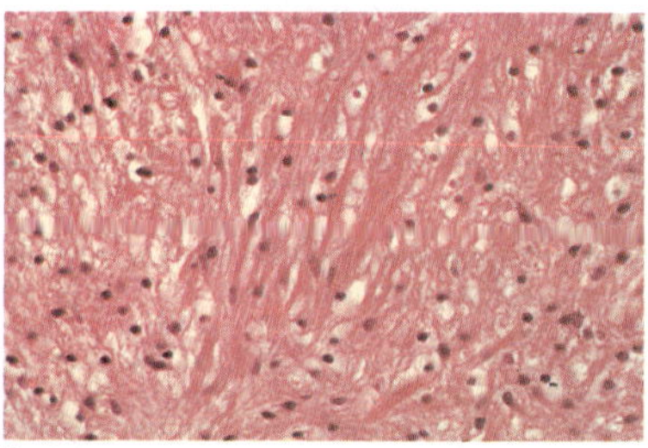

Hirntumoren:
Astrozytom Grad I, histologisch zellarmer Tumor mit Rosenthal-Fasern [89]

Auftretens eines Hydrozephalus od. einer Apoplexie (durch Kompression der Liquorräume bzw. Hirngefäße); im Augenhintergrund häufig Stauungspapille nachweisbar; **Diagn.:** Elektroenzephalographie, Rö.-Schädel (häufig Entkalkung des Dorsum sellae, Sellaerweiterung, Wolkenschädel), kraniale Computertomographie (zur Lokalisations- u. häufig auch Artdiagno-

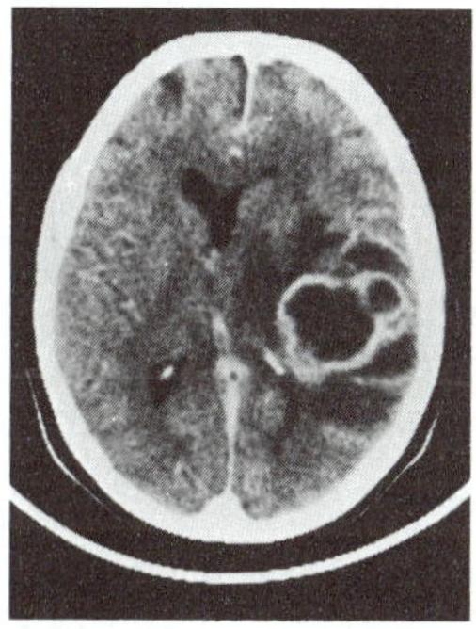

Hirntumoren:
Glioblastom (Computertomographie) [89]

stik), evtl. zerebrale Angiographie, Kernspintomographie (v. a. zum Nachweis von H. im Bereich des Hirnstamms), Biopsie i. R. einer stereotaktischen Operation; **Ther.:** symptomat. Osmotherapie* zur Behandlung eines Hirnödems; in Abhängigkeit von Art u. Lok. des Tumors sowie vom Alter u. Zustand des Pat. ggf. neurochir. Exstirpation od. Resektion, evtl. Strahlentherapie in Komb. mit Zytostatika; **Progn.:** abhängig von Histologie, Wachstumsverhalten u. Lokalisation (s. Tab.); **DD:** v. a. Enzephalitis, zerebrovaskuläre

Hauptsächliches Erkrankungsalter	Spezielle Symptomatik	Dignität, Verlauf (V), Prognose (P)
3. – 15.	Herdsymptome	benigne V: langsames Wachstum P: nach operativer Therapie gut
30. – 40.	psychische Alterationen Hemiparese, Ataxie Jackson-Anfälle	benigne V: langsam wachsend, gelegentlich infiltrierend P: nach Operation gut
40. – 60.	Paresen, Sprachstörungen Herdsymptome	maligne V: rasch progredient P: schlecht
35. – 40.	Jackson-Anfälle hirnlokale Syndrome	meist benigne V: langsam wachsend P: längerfristige Remission möglich, häufig Rezidive

(Fortsetzung nächste Seite)

Hirntumoren (Fortsetzung)
Die wichtigsten intrakraniellen Tumoren und ihre spezielle klinische Symptomatik

Bezeichnung	Häufigkeit u. Geschlechtsverteilung (♂:♀)	Hauptsächliche Lokalisation
Ependymome	4,3%; 3:2	intraventrikulär 3./4. Ventrikel Rückenmark Plexuspapillom
Pinealome	2,1%; 12,5:1	Lamina tecti
Medulloblastom (Neurozytom, Neuroblastom, Sympathoblastom)	4,2%; 7:3	Kleinhirn (Vermis cerebelli) Pons
Meningeome	16,6%; 5:9	Falx cerebri okzipital Keilbeinflügel Olfaktoriusrinne Tuberculum sellae
anaplastisches Meningeom	9,1%; 3:2	frontal
meningeales Sarkom (Fibrosarcoma durae matris)	3%; 1:1	supratentoriell
Neurilemmome (Schwannome, Neurinome)	6,8%; 1:2	Nervus VIII (Akustikusneurinom) hintere Wurzeln des Rückenmarks
entdifferenziertes Glioblastom (Gliosarkom)	12,2%; 3:2	Frontalhirn, evtl. bilateral als Schmetterlingsgliom
malignes Lymphom (Retikulumzellsarkom)	1%; 1:1	keine bevorzugte Lokalisation
Monstrezellensarkom	1%; 5:3	Hirnstamm
Kraniopharyngeome (Erdheim-Tumor, Tumor der Rathke-Tasche)	1,2%; 3:2	Sella
Hypophysenadenome	6,6%; 1:1	basophile Adenome eosinophile Adenome chromophobe Adenome

Hauptsächliches Erkrankungsalter	Spezielle Symptomatik	Dignität, Verlauf (V), Prognose (P)
8. – 15.	zerebellare Symptome Liquorabflußstörung	meist benigne V: langsam progredient P: häufig Rezidive
11. – 30.	Augenmuskellähmung Sehstörungen	meist benigne V: akutes Auftreten der Sympt. P: nach Operation u. Strahlentherapie langfristige Remission möglich
7. – 12.	zerebellare Symptome	hoch maligne V: Metastasierung in Liquorräume, rasch progredient P: schlecht
31. – 30.(– 55.)	Mantelkantensyndrom Sehstörungen Anosmie hirnlokale Syndrome	meist benigne maligne Entartung möglich, V: langsames Wachstum P: gut nach operativer Therapie
jedes Alter	hirnlokale Syndrome	maligne V: rasch progredient P: schlecht
jedes Alter	hirnlokale Syndrome meningeales Syndrom	maligne V: rasch progredient P: schlecht
35. – 40.	Hörstörungen Sensibilitätsstörungen im Gesicht Schwindel	meist benigne häufig bei Neurofibromatosis generalisata V: langsam wachsend P: gut
45. – 65.	Bewußtseinsstörungen hirnlokale Syndrome	hoch maligne, V: rasches Wachstum, P: schlecht
jedes Alter	diffus, abhängig von Lokalisation	hoch maligne, gehäuftes Vorkommen bei AIDS V: rasches Wachstum, P: nach Chemotherapie u. Strahlentherapie kurze Remissionszeiten
Jugendliche bis 20.	Hirnstammsyndrome	hoch maligne V: rapides Wachstum, Infiltration der Dura mater, extrakranielle Metastasen P: schlecht
10. – 25.	Chiasmasyndrom Hypophysenvorderlappeninsuffizienz Sellaerweiterung im Rö.-Schädel	benigne V: langsam progredient P: nach Operation u. Strahlentherapie gut
35. – 45.	Cushing-Syndrom Akromegalie Hypophysenvorderlappeninsuffizienz	benigne, Entdifferenzierung mögl. V: langsam progrediente endokrine Störung P: auch nach Operation u. Strahlentherapie Rezidive möglich

H

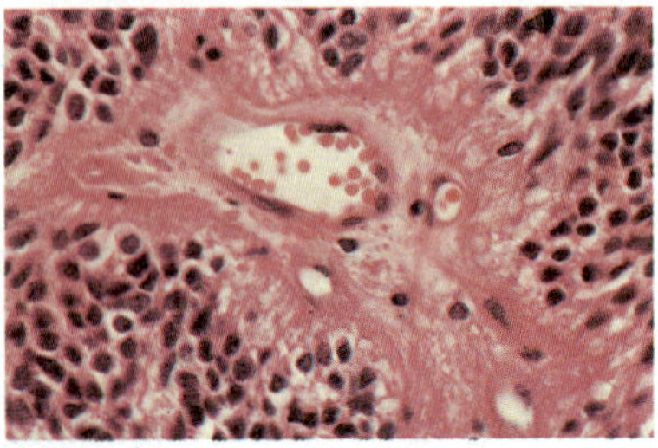

Hirntumoren:
Ependymom, histologischer Befund; die Tumorzellen bilden um Gefäße sogenannte Pseudorosetten mit zellkernfreien Manschetten. [89]

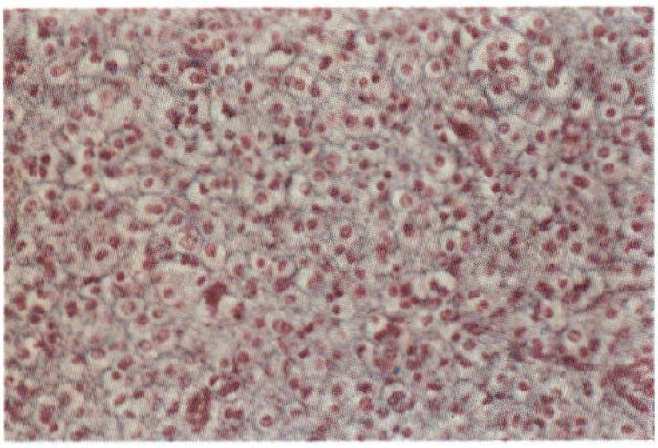

Hirntumoren:
Oligodendrogliom, typischer histologischer Befund; sog. Honigwabenstruktur mit positiver Reaktion auf saure Mukopolysaccharide (blau) [89]

Insuffizienz, umschriebene Hirnatrophie, Granulom, subdurales Hämatom, parasitäre Zysten. Vgl. Rückenmarktumoren.

Hirn|venen|thrombose (Vena*; Thromb-*; -osis*) f: syn. Sinusthrombose*.

Hirn|ventrikel (Ventriculus*) m pl: (engl.) cerebral ventricles; Ventriculi cerebri, mit Liquor* cerebrospinalis gefüllte Gehirnkammern (s. Abb.); Rest des Neuralrohrs, Fortsetzung des Rückenmarkkanals im Gehirn, der sich hier zu

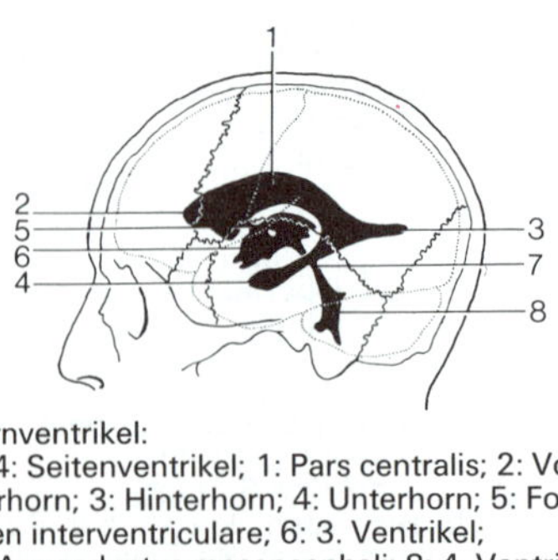

Hirnventrikel:
1-4: Seitenventrikel; 1: Pars centralis; 2: Vorderhorn; 3: Hinterhorn; 4: Unterhorn; 5: Foramen interventriculare; 6: 3. Ventrikel;
7: Aquaeductus mesencephali; 8: 4. Ventrikel [53]

vier mit Ependym ausgekleideten Kammern erweitert; **1.** u. **2. Ventrikel:** Seitenventrikel (in d. Endhirnhemisphären) führen durch d. Foramen interventriculare (Foramen Monroi) in den **3. Ventrikel**, der durch d. Aquaeductus mesencephali in d. **4. Ventrikel** (im Rautenhirn liegend) übergeht; letzterer läuft aus in d. Zentralkanal des Rückenmarks u. steht über die Aperturae laterales u. mediana mit d. Subarachnoidalraum in Verbindung. Mit den extrazerebralen, intrakraniellen Zisternen des Liquorraums bestehen in d. hinteren Schädelgrube Verbindungen durch die Foramina Magendii (s. Apertura mediana ventriculi quarti) u. Luschkae (s. Apertura lateralis ventriculi quarti); letztere können durch Tumoren, z. B. Akustikusneurinome, verquollen sein, so daß z. B. in der basalen Cisterna magna ein Sperrliquor entsteht. Ein Verschluß der Abflüsse des Liquors aus d. Ventrikeln führt zum Hydrocephalus internus occlusus.

Hirn|verletzung: s. Schädelhirntrauma.

Hirsch-Effekt (Rahel H., Ärztin, Berlin, 1870-1953) m: (engl.) Hirsch effect; renale Elimination großkorpuskulärer Partikel (z. B. Stärkekörner) über die Glomeruli in den Harn.

Hirschsprung-Krankheit (Harald H., Päd., Kopenhagen, 1830-1916): s. Megakolon, kongenitales.

Hirst-Test (George H., Mikrobiol., New York, geb. 1909) m: s. Hämagglutination-Hemmtest.

Hirsutismus (lat. hirsutus stachelig) m: (engl.) hirsutism; verstärkte, dem männl. Behaarungstyp entspr. Pubes-, Körper- u. Gesichtsbehaarung bei Frauen; **Urs.: 1.** symptomatisch inf. vermehrter Androgenbildung in den Nebennierenrinden (b. Tumoren od. Hyperplasie) od. Ovarien (Stein-Leventhal-Syndrom); ferner nach Androgentherapie; **2.** idiopathisch inf. gesteigerter Empfindlichkeit der Haarfollikel gegenüber androgenen Reizen od. verstärkter Umwandlung v. Testosteron in das eigentl. wirksame Dihydrotestosteron im Bereich der Haarwurzeln; vgl. Hypertrichose, Virilisierung.

Hirudin (lat. hirudo Blutegel) n: Protein, das aus Blutegeln (Hirudo* medicinalis) gewonnen wird; Thrombininaktivator, der die Plazentaschranke überwindet u. in die Muttermilch übergeht; **Verw.** als Salbenbestandteil bei Thrombophlebitis u. großen Hämatomen.

Hirudinea (↑) f: Blutegel; aquatische od. terrestrische Ringelwürmer (Annelida) mit zumeist temporär-ektoparasitischer, z. T. auch -endoparasitischer Lebensweise; typisch zwei Haftscheiben an beiden Körperenden; **Gattungen:** Hirudo, Haementeria, Haemadipsa, Dinobdella, Limnatis.

Hirudiniasis (↑; -iasis*) f: Befall mit blutsaugenden Ringelwürmern (Blutegel, Hirudinea*); **1.** externe H.: Befall der äußeren Haut durch aquatisch lebende Arten der Gattungen Hirudo, Haementeria u. a. od. durch Landegel der Gattung Haemadipsa; Entfernung m. starker Salzlösung, Alkohol od. Essig; **2.** interne H.: Befall der Schleimhäute von Mund-, Nasen- u. Rachenhöhlen, selten Ösophagus durch Gattungen Dinobdella u. Limnatis beim Trinken u. Baden; **Klin.:** ödematöse Schwellungen der betr. Regionen mit Erstickungsgefahr, Blutungen, Anämie; endoskopische Entfernung mit Cocain-Lösung u. Pinzette.

Hirudo medicinalis (↑) f: med. Blutegel; ektoparasit. Blutsauger an Mensch u. Tier; **Verbreitung:** Europa; im Süßwasser, zeitweise in feuchter Erde (Eiablage); früher zum Blutschröpfen verwendet; heute therap. Anwendung i. R. der sog. ausleitenden Therapie* zur Behandlung von Erkrankungen des rheumatologischen Formenkreises, von Thrombophlebitis u. chron. Entz. innerer Organsysteme durch Aufsetzen auf diesen zugeordneten Hautarealen. Bei einer Blutmahlzeit werden ca. 10 ml Blut aufgenommen; die Wunde blutet durch das im Speichel enthaltene Hirudin* nach.

His-Bündel (Wilhelm H., Anat., Berlin, 1863-1934): syn. Fasciculus atrioventricularis; s. Erregungsleitungssystem.

His-Bündel-Elektro|kardio|graphie (↑; Elektro-*; Kard-*; -graphie*) **f:** (engl.) His bundle electrocardiography; intrakardiale Ableitung der Potentiale des His-Bündels; s. Elektrokardiographie, intrakardiale (Abb.).

Hist-: auch Histio-, Histo-; Wortteil mit der Bedeutung Gewebe; von gr. ἱστός.

Hist|amin **n:** (engl.) histamine; 4-(2′-Aminoäthyl)-Imidazol; biogenes Amin (Mediatorsubstanz), gebildet durch Decarboxylierung von Histidin; **Vork.:** in Granula gespeichert, v. a. in Mastzellen*, in geringerer Menge auch in basophilen Leukozyten u. Thrombozyten; Anreicherung von H. in best. Stammhirnregionen, v. a. Hypothalamus (Neurotransmitter?); **Freisetzung:** ausgelöst durch versch. endogene u. exogene Histaminliberatoren, wie z. B. IgE bei der Typ-I-Allergie, Komplementspaltprodukte bei Endotoxinschock, Verbrennung u. Entz., Gewebehormone (Gastrin), Pharmaka (D-Tubocurarin, Suxamethonium, Thiopental, Morphin u. a. Opiate, Chloroquin) u. best. Röntgenkontrastmittel; **Abbau:** durch Histaminmethyltransferase u. Mono- bzw. Diaminoxidase; **Wirkungen** über: **1.** H_1-Rezeptoren Kontraktion von Darm, Uterus, Bronchien, größeren Gefäßen (Ø >80 µm), Dilatation kleinerer Gefäße (Hautrötung, Quaddelbildung) u. der Koronargefäße, Endothelkontraktion an Kapillaren u. Venolen (Permeabilitätserhöhung, Hämokonzentration), Adrenalinausschüttung, Schmerzen u. Juckreiz durch Wirkung auf sensible Nervenendigungen; **2.** über H_2-Rezeptoren Stimulation der Magensaftsekretion, positiv inotrope u. chronotrope Wirkung am Herzen (Tachykardie), Beteiligung an der Dilatation kleinerer Gefäße u. der Koronargefäße; **Verw.:** beim inhalativen Provokationstest* u. als Positivkontrolle beim Intrakutantest*; früher zur Prüfung der Magensaftsekretion (wegen geringerer system. NW ersetzt durch Betazol od. Pentagastrin). Vgl. Skombrotoxismus, Antihistaminika, Histamin-H_2-Rezeptorenblocker.

Hist|amin||ant|agonisten (Antagonisten*) **m pl:** s. Antihistaminika. **H.kopf|schmerz:** s. Horton-Syndrom. **H.liberatoren** **m pl:** s. Histamin.

Hist|amin-H₁-Rezeptoren|blocker (Rezeptoren*): s. Antihistaminika.

Hist|amin-H₂-Rezeptoren|blocker (↑): in ihrer Struktur dem Histamin* ähnl. Substanzen mit hemmender Wirkung auf die histaminvermittelte Magensäureproduktion, z. B. Cimetidin, Ranitidin, Famotidin, Nizatidin; **Verw.:** bei Ulcus duodeni u. Ulcus ventriculi, Refluxösophagitis, Zollinger-Ellison-Syndrom, Streßulkusprophylaxe u. a.; **NW:** u. a. Kopfschmerz, Müdigkeit, Gynäkomastie u. Impotenz (Cimetidin), Anstieg der Transaminasen, selten Blutbildveränderungen u. Überempfindlichkeitsreaktionen.

Histamin|vergiftung: s. Skombrotoxismus.

Histidase **f:** Enzym, das durch Abspaltung der alphaständigen NH_2-Gruppe Histidin in Urocaninsäure überführt; s. Desaminasen.

Histidin **n:** (engl.) histidine; Imidazolalanin (α-Aminosäure); reichl. im Globin vorkommend; durch Decarboxylierung entsteht Histamin.

Histidin|ämie (-ämie*) **f:** (engl.) histidinaemia; Leitsymptom eines autosomal-rezessiv vererbten Enzymdefekts mit Histidasemangel, Akkumulation von Histidin* in Blut u. Geweben sowie gesteigerter Ausscheidung von Histidin u. atypischen Metaboliten im Harn; **Formen: 1.** blande Form ohne klin. Sympt.; **2.** Entwicklung einer mäßigen Demenz mit gestörter Sprachentwicklung; Krampfanfälle, häufig fahlblondes Haar; **Diagn.:** Bestimmung der Enzymaktivität in der Haut; geringe Konz. von Urokaninsäure im Stratum corneum der Epidermis u. in den Nägeln; **Ther.:** eiweiß- bzw. histidinarme Diät bei stark erhöhter Histidinkonzentration im Serum.

Histidin|belastungs|test **m:** (engl.) histidine tolerance test; syn. FIGLU-Test; Verf. zum Nachweis eines Folsäuremangels; Belastung mit Histidin führt zu einer gesteigerten Ausscheidung von Formiminoglutaminsäure (FIGLU) im Urin. Vgl. Folsäuremangelanämie.

Histio|cytosis X (Hist-*; Cyt-*; -osis*) **f:** s. Langerhans-Zellhistiozytose.

Histio|mono|zyten (↑; Mon-*; Zyt-*) **m pl:** s. Histiozyten.

Histio|zyten (↑; Zyt-*) **m pl:** (engl.) histiocytes; syn. Plasmatozyten; gewebetypische Makrophagen* des lockeren Bindegewebes, häufig als Adventitiazellen kleinerer Blutgefäße; verfügen über alle Entwicklungsvalenzen einer Mesenchymzelle.

Histio|zytom (↑; ↑; -om*) **n:** syn. Dermatofibrom*.

Histio|zytose (↑; ↑; -osis*) **f:** (engl.) histiocytosis; **1.** gutartige od. reaktive (Phagozytose) Vermehrung der Histiozyten* im Gewebe bzw. im Blut (als Blutmakrophagen, Monozyten*); vgl. Langerhans-Zellhistiozytose; **2.** maligne H.: Entartung der Histiozyten unter dem klin. Bild der malignen (histiozytären) Retikulose*; **3.** seeblaue H.: histopathol. Bez. f. bei versch. Krankheiten (z. B. Polycythaemia rubra vera, Werlhof-Krankheit, chronisch-myeloische Leukämie, Hyperlipoproteinämien u. Lipoidosen) in Milz, Leber u. Knochenmark zahlreich vorkommende, mit blauem Pigment gefüllte Histiozyten.

Histo|chemie (↑) **f:** (engl.) histochemistry; Histologie* unter Anwendung zytochemischer Methoden*.

Histo|genese (↑; -genese*) **f:** (engl.) histogenesis; Gewebeentstehung.

Histo|gramm (↑; -gramm*) **n:** (engl.) histogram; graphische Darstellung v. Häufigkeitswerten bzw. Häufigkeitsverteilungen in Form von z. B. Säulen, deren Höhe den Häufigkeiten der Meßwerte entspricht u. die direkt über d. Meßwerten aufgetragen wird; im med. Bereich z. B. Chromatographie.

Histo|kom|patibilität (↑; Kompatibilität*) **f:** (engl.) histocompatibility; Gewebeverträglichkeit b. Transplantation*.

Histo|kompatibilitäts|anti|gene (↑; ↑; Antigen*) **n pl:** (engl.) histocompatibility antigens; syn. MHC-Antigene; in der Zellmembran exprimierte, zur Immunglobulin*-Gensuperfamilie gehörende Gewebeantigene; **Unterteilung: 1.** Klasse-I-Moleküle, die von den Genorten HLA-A, -B, -C codiert werden u. außer auf Spermien

H

auf allen kernhaltigen Zellen u. Thombozyten vorkommen; **2.** Klasse-II-Moleküle, codiert von HLA-DR, -DQ, -DP u. exprimiert auf B-Zellen, Monozyten/Makrophagen, aktivierten T-Zellen. H. können nach Transplantationen innerh. derselben Species zur Transplantatabstoßung führen (Transplantationsantigene). Die wichtigsten Histokompatibilitätssysteme des Menschen sind die ABNull*-Blutgruppen u. das HLA*-System.

Histo|kompatibilitäts|testung (↑; ↑): (engl.) histocompatibility test; Bestimmung u. Vergleich der Histokompatibilitätsantigene*, insbes. von Spender u. Empfänger vor einer Transplantation*; vgl. Cross-match, Gewebetypisierung.

Histo|logie (↑; -log*) f: (engl.) histology; Lehre von den Geweben des Körpers; vgl. Histopathologie, Histochemie.

Histone (↑) n pl: (engl.) histones; basische Kernproteine; sind b. allen Eukaryonten sehr ähnl., viele Histonsequenzen sind bekannt; Einteilung nach der Aminosäurezusammensetzung; s. a. Chromatin.

Histo|patho|logie (↑; Patho-*; -log*) f: (engl.) histopathology; Lehre v. den krankhaften Veränderungen der Körpergewebe.

Histo|plasma capsulatum (↑; -plasma*) n: primär pathogener, dimorpher Pilz, Nebenfruchtform von Ajellomyces capsulatus, der bis 30°C in der Myzelphase (watteähnliche, weiße Kolonien häufig mit bräunl. Zentrum auf Sabouraud-Glukoseagar) u. bei 37°C in der Hefephase wächst; grampositive, runde bis ovale, 2-4 µm große Sproßzellen mit farbloser kapselähnlicher Zone; Err. der tiefen Histoplasma*-Mykose; Vork. als saprophytärer Erdbewohner in Nordamerika sowie in Teilen von Mittel- u. Südamerika, angereichert an Orten mit Ausscheidungen von Geflü-

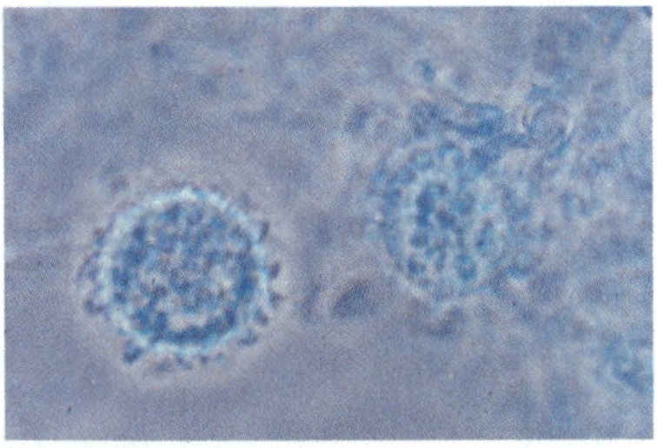

Histoplasma capsulatum: Makrokonidie, Chlamydospore (Morgensternform); Baumwollblau-Färbung [285]

gel, Staren u. Fledermäusen; Inf. von Mensch u. Tier durch Einatmen von Konidiosporen*.

Histo|plasma duboisii (↑; ↑) n: neben Histoplasma capsulatum in Afrika Err. der Histoplasma*-Mykose; s. Abb.; vgl. Mykosen, Systemmykosen.

Histo|plasma-Mykose (↑; ↑; Myk-*; -osis*) f: (engl.) histoplasmosis; auch Histoplasmose; systemische Pilzerkrankung; **Formen: 1.** Inf. mit Histoplasma* capsulatum; Vork. v. a. in Nord- u. Zentralamerika; in letzter Zeit häufiger als opportunistische Inf. bei HIV*-Erkrankung; **a)** primäre H.-M. der Lunge: meist asymptomat. Lungeninfektion nach Inhalation der Sporen; röntg. bilateral flaue Infiltrate, häufig mit Vergrößerung u. Verkalkung der Hiluslymphknoten; nach

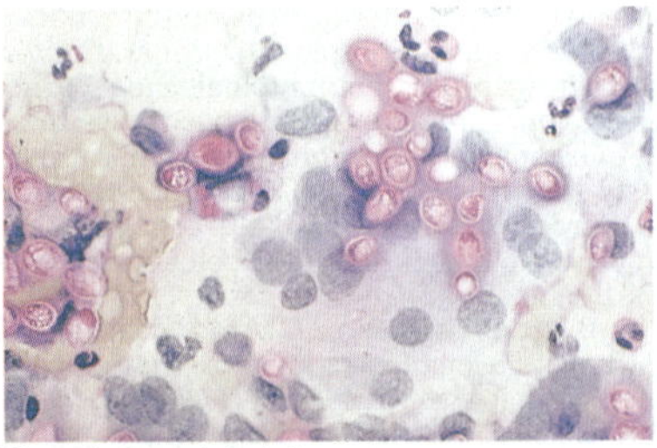

Histoplasma duboisii: Biopsiepräparat eines Hautgranuloms [194]

Jahren multiple kleine Kalkherde od. ein solitärer Rundherd (Histoplasmom); **b)** chronische H.-M. der Lunge: Befall der Oberlappen mit progredienter Infiltration u. Kavernenbildung durch Keimreaktivierung; ähnelt klin. der Tuberkulose*; **c)** hämatogene H.-M.: generalisierte Erkr.

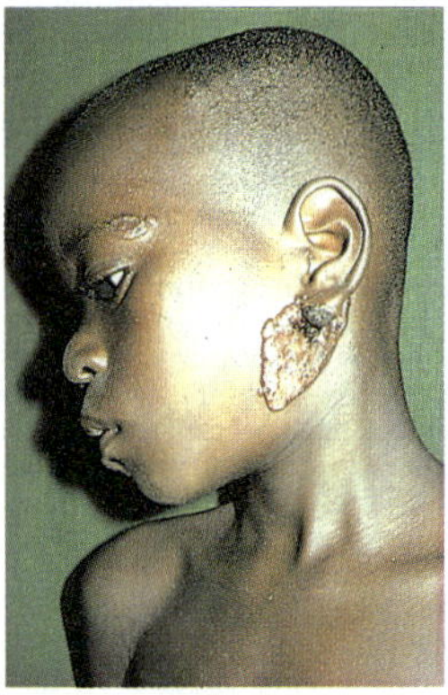

Histoplasma-Mykose: Hautgranulom bei afrikanischer Histoplasmose [194]

mit Hepatosplenomegalie, Pneumonie, Endokarditis, Meningitis, Hepatitis, Nebennierenrindeninsuffizienz, multiplen Ulzera, Anämie; **2.** afrikanische H.-M.: Inf. mit Histoplasma duboisii; verläuft unter Bildung von Granulomen in der Haut (s. Abb.), den Lymphknoten u. im Skelett od. als disseminierte Systemmykose; **Diagn.:** serol. Nachweis, Hauttest; **Ther.:** Fluconazol od. Amphotericin B; u. U. Operation.

Histo|plasmin (↑; ↑) n: Pilzantigen aus dem Kulturfiltrat von Histoplasma* capsulatum; Verw. zum Nachweis einer Sensibilisierung.

Histo|plasmom (↑; ↑; -om*) n: (engl.) histoplasmoma; tuberkelähnl. Granulom an inneren Organen bei Histoplasma*-Mykose.

Histo|radio|graphie (↑; Radio-*; -graphie*) f: (engl.) historadiography; Herstellung radiographischer Bilder v. Gewebeschnitten, v. a. als Autoradiographie*.

histo|trop (↑; -trop*): auf Gewebe (ein)wirkend.

Histo|zym (↑; Enzyme*) n: s. Hippuricase.

His-Winkel (Wilhelm H., Anat., Berlin, 1863-1934): (engl.) His' angle; ösophagogastrischer Winkel; durch subdiaphragmalen Ösophagus u. mediale Kontur der Magenblase (Fornix) gebildeter, röntg. darstellbarer, beim Gesunden spitzer Winkel; verschiebt sich die ösophagogastrale Verbindung nach oben (z. B. bei einer Hiatushernie*), dann bildet sich inf. Öffnung des H.-W. ein Trichter als charakterist. Zeichen der Kardiainkontinenz. Dieser Trichter ist bei der kardiofundalen Fehlbildung angedeutet, bei der Hiatus-

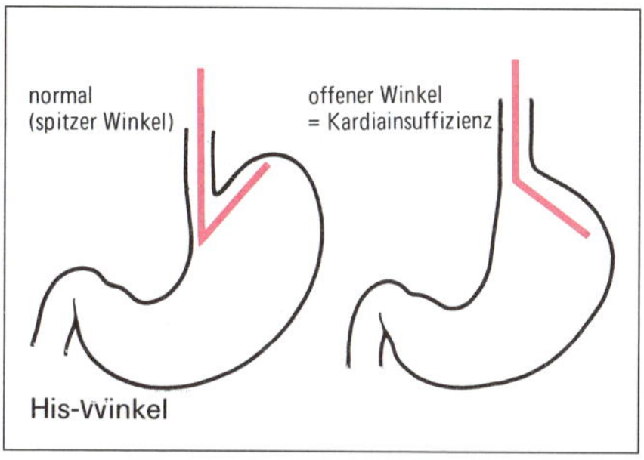

gleithernie reversibel, beim Brachyösophagus feststehend. Die trichterförmige Umbildung ist die maßgebende Voraussetzung für den Rückfluß von Mageninhalt in die Speiseröhre. Vgl. Refluxösophagitis.

Hitze|dermatosen (Derm-*; -osis*) f pl: (engl.) heat dermatoses; durch Hitzeeinwirkung verursachte od. begünstigte Hauterkrankungen wie z. B. Hitzeschäden nach Verbrennungen u. Verbrühungen (Dermatitis combustionis), Hitzeerythem (Erythema caloricum), Hitzeurtikaria (Urticaria e calore) od. Hitzemelanose; vgl. Lichtdermatosen.

Hitze|krämpfe: s. Hitzeschäden.

Hitze|melanose (Melan-*; -osis*) f: (engl.) heat melanosis; syn. Cutis marmorata pigmentosa; grobmaschige, netzförmige Braunfärbung der Haut nach Hitzeeinwirkung (Heizkissen, Heißluftkasten u. a.).

Hitzenberger-Schnupf|versuch (Karl H., Int., Wien, 1893-1941): (radiol.) Zwerchfellfunktionsprobe, bei der der Proband während Thoraxdurchleuchtung ruckartig durch die Nase einatmet; bei Phrenikuslähmung* schnellt die kranke Hälfte nach oben, während sich die gesunde Seite senkt. Vgl. Waagebalkenphänomen, Atmung, paradoxe.

Hitze|schäden: (engl.) heat injuries; Folgen einer gestörten therm. Homöostase; **Formen: 1. Hitzeerschöpfung:** Folge starker Schweißverluste ohne ausreichende Flüssigkeitszufuhr, z. B. nach langen Märschen, Sport; Sympt.: Schocksymptome durch Verkleinerung des Extrazellulärraums (Dehydratation*), keine Temperaturerhöhung; Sofortmaßnahmen: Flachlagerung, orale od. i. v. Elektrolyt- u. Flüssigkeitssubstitution; **2. Hitzschlag:** Störung der Wärmeregulation* nach längerem Einfluß hoher Temperaturen u. unzureichender Wärmeabgabe; Sympt.: Kopfschmerz, Übelkeit, Bewußtlosigkeit, erhöhte Pulsfrequenz, Blutdruck zunächst normal, später abfallend, Temperatur über 40°C, Haut rot, trocken, heiß; Sofortmaßnahmen: Kühlen, z. B. durch kalte Umschläge; Abkühlung auf 38°C; i. v. Elektrolytsubstitution, Sauerstoffinhalation, evtl. Beatmung; **3. Hitzekrämpfe:** bei schwerer Arbeit in hoher Umgebungstemperatur (z. B. Hochofenarbeiter) bei Defizit von 2-4 l extrazellulärer Flüssigkeit u. Kochsalzmangel; Sympt.: Muskelzuckungen u. Krämpfe; Sofortmaßnahmen: orale od. i. v. Elektrolyt- u. Flüssigkeitssubstitution; **4. Sonnenstich:** syn. Insolation, Heliosis, Ictus solis: entsteht durch unmittelbare Einwirkung der Sonnenstrahlen bes. auf d. unbedeckten Kopf u. Nacken: Sympt.: heftige Kopfschmerz, Übelkeit, Fieber, Schwindel, Ohrensausen u. a., evtl. Kollaps u. Tod (pathol.-anat.: seröse Meningitis u. Hyperämie des Gehirns); Sofortmaßnahmen: erhöhte Lagerung des Kopfes, Einhüllen des Kopfes in kalte, feuchte Tücher. Vgl. Verbrennung.

Hitze|schock|proteine (Prot-*) n pl: s. Streßproteine.

Hitze|wallungen: s. Klimakterium.

Hitzig-Gürtel (Julius E. H., Psychiater, Zürich, Halle, 1838-1907): (engl.) Hitzig's girdle; Bez. f. Hypästhesie u. Anästhesie in einem gürtelförmigen Hautareal des Rumpfs, evtl. mit Parästhesien; Vork. bei Tabes dorsalis.

Hitz|schlag: s. Hitzeschäden.

HIV: Abk. f. (engl.) **h**uman **i**mmunodeficiency **v**irus; seitens des International Committee of Taxonomy of Viruses 1986 empfohlene einheitliche Bez. für das zuvor als HTLV-III bzw. LAV-I bezeichnete, seit 1983 bekannte Retrovirus, das in der Ätiopathogenese v. HIV*-Erkrankung u. AIDS* eine zentrale Rolle spielt. Inzwischen sind weitere AIDS-assoziierte (humane) Retroviren bekannt: seit 1986 HIV-2 (Schwerpunkt des Vorkommens in Zentralafrika). Vgl. LAV, HTLV.

HIV-Embryo|pathie (Embryo-*; -pathie*) f: (engl.) HIV embryopathy; bei früher diaplazentarer HIV-Infektion beobachtetes Fehlbildungssyndrom mit intrauteriner Wachstumsretardierung, Mikrozephalie u. fazialer Dysmorphie (Hypertelorismus, prominente Stirn, nach lateral ansteigende Lidachsen, flache Nasenwurzel); als eigenständiges Syndrom umstritten; als Urs. wird u. a. auch mütterliche Drogenabhängigkeit diskutiert .

HIV-Enzephalo|pathie (Enkephal-*; ↑) f: (engl.) HIV encephalopathy; auch HIV-Demenzsyndrom; Oberbegriff für i. R. von HIV-Infektionen auftretende vielgestaltige Störungen kognitiver, sensorischer od. motorischer Leistungen od. des Verhaltens; nach derzeit gültiger Definition wird für die Stellung der Diagnose v. a. eine den Beruf od. das tägl. Leben der Pat. beeinträchtigende Symptomatik bzw. bei Kindern ein über Wo. bis Mon. zu beobachtender Entwicklungsrückschritt zugrundegelegt. Die HIV-E. bzw. deren i. R. von HIV*-Erkrankung auftretende schwere Verlaufsform (AIDS-Demenz) sind nicht mit reaktiven psych. Auffälligkeiten bei HIV-Infizierten u. AIDS-Patienten gleichzusetzen, wenn auch die dd Abgrenzung u. U. Schwierigkeiten bereitet. **Ther.:** Zidovudin* (auch zur Proph.); möglicherweise ist auch das ViP-Analogon Peptid T (ein Oktapeptid) wirksam.

HIV-Erkrankung: (engl.) HIV disease; Syndrom der durch die neuro- u. lymphotropen Viren HIV-1 u. HIV-2 ausgelösten Erkrankungen, das charakterisiert ist durch rezidivierende Dermatosen u. a. autoimmun. Phänomene, im weiteren Verlauf durch die Entwicklung eines Immundefekts mit Verminderung der zellulären Immunität u. bei einer Verringerung der Anzahl

H

von Helferzellen unter 250/µl durch gehäuftes Auftreten von Erkrankungen an opportunistischen Erregern* u. Parasiten* sowie spezif. Malignome wie Kaposi*-Sarkom u. Lymphome; der Verlauf der Erkr. weist große interindividuelle Unterschiede auf, die von der Entwicklung des AIDS-Vollbilds innerh. weniger Monate nach der HIV-Infektion bis zu asymptomat. immunkompetenten Verläufen von mehr als zehn Jahren Dauer reichen. **Epidemiol.:** erste Erkrankungsfälle wurden 1981 in den USA zunächst bei homosexuellen Männern, i. v.-Drogenabhängigen, Hämophiliepatienten u. Haitianern gefunden; die erste Welle der HIV-Epidemie reicht aber wahrscheinl. bis Ende der 70er Jahre zurück. Seitdem wurden (Stand Ende 1992) weltweit bis zu 1 Mill. fortgeschrittene HIV-Erkrankungen im Stadium AIDS beobachtet, in der Bundesrepublik Deutschland ca. 7000. Weltweit wird die Anzahl der mit HIV-1 u. HIV-2 infizierten Personen auf 11-13 Mill. geschätzt, in der Bundesrepublik Deutschland wird mit ca. 60 000 HIV-Infizierten gerechnet. Während in Europa u. Nordamerika bis heute überwiegend homosexuelle Männer und i. v.-drogenabhängige Frauen u. Männer ein Risiko für eine HIV-Infektion haben u. eine Ausbreitung in weite Teile der heterosexuellen Population auszubleiben scheint, sind in Zentral- u. Ostafrika bereits erhebl. Prozentsätze der Gesamtbevölkerung HIV-infiziert. Die schnellsten Ausbreitungsraten zeigt die HIV-Epidemie z. Z. in Indien u. Thailand. **Ätiol./Path.:** Infektion mit HIV-1 (überwiegend in Europa u. Nordamerika verbreitet) od. HIV-2 (überwiegend in Zentral- u. Ostafrika verbreitet); b. HIV* handelt es sich um ein Retrovirus (s. Virusklassifikation, Tab.) mit einem ausgeprägten genet. Polymorphismus. Es wird durch übl. Desinfektionsmaßnahmen rasch inaktiviert. Zielzellen sind eine Subpopulation der T-Lymphozyten, die Helferzellen* (auch CD4-Zellen, T_4-Lymphozyten), sowie Zellen des Monozyten-Makrophagen-Systems, mukosale Langerhans-Zellen, dendrit. lymphat. Zellen sowie Mikrogliazellen. Es existieren auch CD4-un-

HIV-Erkrankung Tab. 2

von der WHO vorgeschlagene Einteilung in Laborkategorien nach Anzahl der Helferzellen (in Gebieten, in denen keine Bestimmung der Helferzellen möglich ist, nach Anzahl der Lymphozyten)

	Anzahl der Helferzellen/µl	Anzahl der Lymphozyten/µl
1	>500	>2000
2	200 – 499	1000 – 1999
3	<200	<1000

HIV-Erkrankung Tab. 1

von der WHO vorgeschlagene Einteilung in klinische Kategorien

A asymptomatische HIV-Infektion
persistierende generalisierte Lymphadenopathie (LAS)
akute, symptomatische HIV-Erkrankung (auch anamnestisches mononukleoseartiges Krankheitsbild)

B Erkrankungen, die auf eine Störung der zellulären Immunität hinweisen
rezidivierende bakterielle Pneumonien, Meningitiden od. Septikämien
oropharyngeale Candidosen
vulvovaginale Candidosen (>4 Wochen)
zervikale Dysplasien oder Karzinomata
konstitutionelle Symptome wie Fieber >38,5° C, Diarrhoe (>4 Wochen), ungewollter Gewichtsverlust von 5 – 10%
pulmonale Tuberkulose
periphere Polyneuropathie
Herpes zoster mehrerer Dermatome
idiopathische thrombozytopenische Purpura
orale Haarleukoplakie

C AIDS definierende Erkrankungen
Pneumocystis-carinii-Pneumonie
Toxoplasmen-Enzephalitis
ösophageale Candidosen
Candidose von Trachea, Bronchien u. Lunge
chronische Herpes-simplex-Läsionen, Herpesbronchitis, -pneumonitis od. -ösophagitis
Zytomegalie-Retinitis
symptomatische Zytomegalie-Erkrankung anderer Organe (nicht Leber oder Milz)
rezidivierende Salmonella-Septikämien
extrapulmonale Kryptokokkosen
chronische symptomatische intestinale Kryptosporidiose od. Isosporidiose
disseminierte extrapulmonale Histoplasmose
atypische Mykobakteriose
Kaposi-Sarkom
maligne Lymphome
HIV-Enzephalopathie
progressive multifokale Leukenzephalopathie
Wasting syndrome

abhängige Zelladhäsions- u. Replikationsmechanismen; die Makrophagen gelten als Reservoir von HIV im Organismus. Die persistierende HIV-Inf. führt über die Zerstörung infizierter Zellen, Autoimmunphänomene u. Immundysregulation zur Verminderung der zellulären Immunität, insbes. zur Abnahme der Helferzellen, die zu den charakterist. Erkrankungen führt. **Infektion:** HIV wurde im lymphat. Gewebe, in Blut, Samenflüssigkeit, Vaginalsekret, Speichel, Muttermilch u. a. Körperflüssigkeiten (Aszites, Gelenkergüsse, Liquor cerebrospinalis u. a.) infizierter Personen nachgewiesen. Epidemiol. gesichert ist bisher nur die Übertragung durch parenterale Inokulation v. erregerhaltigen Körperflüssigkeiten, Blut bzw. Blutbestandteilen, d. h. insbes. beim Geschlechtsverkehr u. durch Injektionen bzw. Transfusionen. Auch unter diesen Bedingungen ist d. Infektiosität des Err. geringer als die des Hepatitis-B-Virus. Die prä- u. perinatale Übertragung ist möglich, es wird bei Seropositivität der Mutter mit einem kindlichen Infektionsrisiko von 20% gerechnet. Infizierte Personen entwickeln frühestens nach 4-7 Wochen im Serum nachweisbare Antikörper*, die ein infektiöses Virus nicht hemmen (nicht neutralisierende Antikörper); es ist davon auszugehen, daß diese Personen kontagiös sind. **Inkubationszeit:** 2-6 Wo. nach einer HIV-Infektion kommt es bei einigen Personen zu einem mononukleoseartigen Krankheitsbild, nach dessen Abklingen die HIV-Antikörper meßbar sind. Die Entwicklung eines klin. manifesten Immundefekts kann nach sechs Monaten bis 10 Jahren erfolgen. Es ist davon auszugehen, daß nicht alle, aber ein wesentl. Prozentsatz der unbehandelten HIV-Erkrankten einen manifesten Immundefekt i. S. einer AIDS-Erkrankung entwickeln. **Klassifikation:** Neben der Klassifikation nach Walter Reed u. der nach den Centers for Disease Control (Abk. CDC) gilt eine 1991 von der WHO vorgeschlagene Einteilung, die die HIV-Pat. in drei klinische u. drei Laborkategorien einteilt; s. Tab. 1 u. 2. Rückstufungen innerh. dieser Klassifikationen sind auch nach klin. od. immun. Besserung nicht möglich.

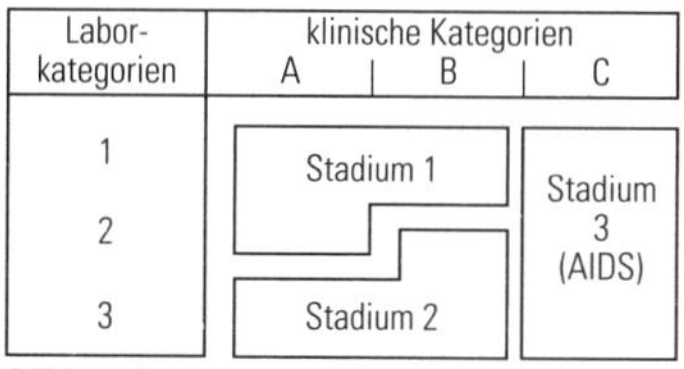

HIV-Erkrankung:
Einteilung nach klinischen und Laborkategorien in drei Stadien

Die neun möglichen Kategorien werden zu drei Stadien zusammengefaßt; s. Abb. Stadium 1 hat eine gute, Stadium 2 eine intermediäre und Stadium 3 (AIDS) eine schlechte Prognose. Seit 1993 gilt in den USA eine geänderte Definition, bei der alle Pat. mit einer Anzahl von Helferzellen unter 200/µl unabhängig vom klin. Bild in Stadium 3 zusammengefaßt werden. Diese Erweiterung hat sich in Europa nicht durchgesetzt. **Diagn.:** klinisch unter Zugrundelegung bestimmter definierender Kategorien; Nachweis von spezif. Antikörpern mittels standardisierter serol. Testverfahren v. a. zum Nachw. von im Serum enthaltenen Ak gegen Hüllproteine gezüchteter HIV-1-Viren (ELISA-Test, auch geeignet als Screening-Verfahren), gegen virale Proteine nach deren gelelektrophoret. Auftrennung (Western- od. Immunoblot-Verfahren) bzw. ein anderer konfirmator. Test zum Nachw. von Virusmaterial in infizierten Kulturzellen mittels indirekter Immunfluoreszenz. Eine geringe Anzahl v. HIV-1-Trägern ist serol. nicht zu erfassen

Nach dem derzeitigen Stand der Diskussion um den rechtlichen Rahmen der Testung auf HIV-Antikörper wird dringend empfohlen, serologische Untersuchungen nur nach vorhergehender Information und Einwilligung der Patienten vorzunehmen.

(falsch-seronegativ); d. direkte Virusnachweis ist möglich, jedoch sehr aufwendig. Obwohl zw. HIV-1- u. HIV-2-Antikörpern nur e. Kreuzreaktivität hinsichtl. der viralen Kernproteine besteht, können HIV-2-Infektionen mit den meisten kommerziellen HIV-1-Screening-Tests i. d. R. erfaßt werden. Eine signifikante Erhöhung der Serum- u. Harnkonzentration von Neopterin* als unspezif. diagn. Parameter für eine Virus-reduzierte immun. Aktivierung erfolgt frühzeitig nach HIV-Infektion u. persistiert i. d. R., der Grad der Erhöhung hat prognostische Bedeutung. Ein weiterer Parameter f. eine fortschreitende Immunschwäche ist d. kutane Anergie, d. h. das Ausbleiben der erwarteten Hautreaktion beim Tuberkulin- od. ähnl. Tests (v. a. als sog. Multitest m. zahlreichen Antigenen). In fortgeschrittenen Stadien findet sich außer einem erniedrigten CD4/CD8*-Quotienten (<0,5) u. einer verminderten Anzahl von Helferzellen (<250/µl) sehr häufig Leukopenie, Thrombopenie, leichte Anämie. Typische Befunde der Lymphknotenhistologie sind eine follikuläre Hyperplasie b. gleichzeitiger Lymphopenie, bei histol. Untersuchung des Thymus totale Atrophie m. nahezu vollständigem Fehlen von Hassall-Körperchen. Als „Nebeneffekt" des Erlöschens der normalen immun. Reaktionen wird d. Beurteilung klin.-serol. Befunde zunehmend schwieriger (fehlender Antikörpertiter-Anstieg b. verschiedenen Inf.). Die dd Abgrenzung gegen d. schlecht definierte Nezelof-Krankheit sowie d. DiGeorge-Syndrom, Wiskott-Aldrich-Syndrom, Louis-Bar-Syndrom u. a. Dysproteinämien erfolgt mittels der HIV-Serologie. **Ther.: 1.** der HIV-Infektion: Nukleosidanaloga, hemmen die HIV-spezif. reverse Transkriptase, was zu einer, meist zeitl. begrenzten, Verbesserung der zellulären Immunität führt u. die Wahrscheinlichkeit einer weiteren klin. Progression verringert. Zur Verfügung stehen z. Z. drei Substanzen: Zidovudin* (Azidothymidin, AZT), Didanosin* (DDI) und Zalcitabin* (DDC); Indikationen f. eine antivirale Ther. sind: a) Entwicklung eines Immundefekts mit einer Anzahl von Helferzellen unter 500/µl (evtl. auch schon früher), b) konstitutionelle Sympt. od. AIDS-definierende Erkrankungen (Gruppe B u. C, s. Tab. 1); c) HIV-assoziierte Enzephalitis, Thrombopenie u. Dermatosen, unabhängig von der Immunsituation. Derzeit wird die Ther. zumeist mit Zidovudin begonnen, bei Unverträglichkeit od. Therapieversagen kann mit Didanosin od. Zalcitabin als Monotherapie behandelt werden. Bessere u. länger anhaltende Therapieerfolge (vermutl. durch Vermeidung der Resistenzentwicklung) können wahrscheinl. mit einer Kombinationsbehandlung (Zidovudin u. Didanosin; Zidovudin u. Zalcitabin) erreicht werden. Insgesamt läßt sich durch einen rechtzeitigen Behandlungsbeginn mit antiviralen Substanzen die Progression der HIV-Erkrankung deutlich verlangsamen u. die Lebenszeit verlängern. Mit Immunmodulatoren wie Interferon-α (evtl. in Komb. mit Zidovudin) läßt sich möglicherweise die antivirale Resistenz verbessern, allerdings oft bei erhebl. NW. Neuerdings werden nicht-nukleosidartige Hemmstoffe der reversen Transkriptase, der viralen Protease sowie viraler Regulationsenzyme (tat-Genprodukt) erprobt. **2.** Primärprophylaxe: Bei einer Anzahl von Helferzellen unter 250/µl wird eine prophylakt. Behandlung gegen die in diesem Bereich häufige Pneumocystis*-carinii-Pneumonie empfohlen; mögl. Substanzen sind Pentamidin, Cotrimoxazol; ein gleichzeitiger Toxoplasmoseschutz kann mit Dapson od. evtl. mit Atovaquon erreicht werden. **3.** Sekundärprophylaxe: Da opportunistische Erkrankungen bei immundefizienten HIV-Erkrankten auch nach Abklingen der klin. Sympt. häufig erneut auftreten, ist eine prophylaktische Dauertherapie bei folgenden Inf. zu empfehlen: Pneumocystis-carinii-Pneumonie, zerebrale Toxoplasmose, Zytomegalie-Retinitis, Histoplasmose, Kryptokokkose, atyp. Mykobakteriose. **4.** Psychosoziale Unterstützung unter Einbeziehung von Angehörigen, Bezugspersonen u. Selbsthilfegruppen. **Impfung:** Obwohl versch. Arbeitsgruppen mit unterschiedl. Verf. an einer protektiven Vakzine arbeiten, ist ein sicher protektiver Impfstoff derzeit nicht in Sicht. Probleme bereiten u. a. die Entwicklung einer Immunität auf Schleimhäuten u. die Antigenvariabilität von HIV. **Progn.:** variiert erheblich u. ist abhängig von immun. Ausgangslage, Ther. u. individuellen Faktoren. Nach zehn Jahren HIV-Infektion sind noch 20% der Infizierten beschwerdefrei, die überwiegende Mehrzahl allerdings immundefizient. Die Progn. quoad vitam des Stadiums 3 (AIDS) ist infaust, allerdings lassen sich mit konsequenter Behandlung u. Proph. opportunist. Infektionen sowie antiviraler Ther. mit Nukleosidanaloga erhebl. Verbesserungen der Lebensqualität u. -zeit erreichen. **Expositionsprophylaxe:** Vermeidung des Kontakts mit Blut, Blutprodukten u. Sperma u. von Nadelstichverletzungen; HIV-Antikörperkontrolle von Blut-, Plasma- u. Organspendern sowie strenge Indikationsstellung bei Transfusionen. Die seit Mitte 1985 durchgeführten HIV-Antikörperkontrollen bei Bluttransfusionen haben eine HIV-Übertragung extrem unwahrscheinl. gemacht. Bei Stichverletzungen wird Desinfektion, Blutungsinduktion u. evtl. unmittelbar nach der Verletzung beginnende Behandlung mit Zidovudin empfohlen. Bei Sexualkontakten kann die konsequente Verw. von Präservativen bei entsprechender Risikokonstellation das HIV-Infektionsrisiko erheblich vermindern. Die Infektiosität von Speichel u. Präejakulat wird kontrovers diskutiert.

> In der Pflege von Patienten mit HIV-Erkrankung bzw. AIDS und bei der Verarbeitung von Untersuchungsmaterial sind die bei Hepatitis-B-Infektionen üblichen Schutzmaßnahmen unbedingt einzuhalten. Die unmittelbare Ansteckungsgefahr auch bei akzidentellen Inokulationen scheint im Vergleich zu Hepatitis-B wesentlich geringer zu sein; ein Übertragungsrisiko auf nichtsexuellem Weg ohne unmittelbaren Kontakt mit Körperflüssigkeiten besteht nach heutigem Wissen nicht.

HIV-Kachexie|syn|drom (Kachexie*) n: (engl.) wasting syndrome, slim disease; nach derzeit gültiger Definition ein i. R. einer HIV-Erkrankung auftretender unbeabsichtigter Gewichtsverlust von mehr als 10% des Ausgangsgewichts, verbunden mit chron. Diarrhoe od. Schwäche u. Fieber (jeweils seit mehr als 30 Tagen), soweit keine andere Grundkrankheit als die HIV-Infektion in Frage kommt; **Ther.:** orale od. parenterale Hyperalimentation, evtl. Versuch mit Gestagenen, Cortison; Ther. der Grunderkrankung.

HK: Abk. f. **He**xo**k**inase*.

H-Ketten: (engl.) heavy chains; schwere Ketten der Immunglobuline*.

H-Ketten-Krankheit: (engl.) heavy chain disease; syn. Schwere-Ketten-Krankheit; seltene monoklonale Paraproteinämie* mit vermehrter Bildung inkompletter schwerer Ketten der Immunglobuline* G, A od. M; wird den Non-Hodgkin-Lymphomen zugeordnet u. wurde bisher nur bei Männern (meist nach dem 40. Lj.) beobachtet. **Einteilung** nach der Art der vermehrten H-Ketten: **1.** γ-Typ (Franklin-Krankheit); **2.** α-Typ (Seligmann-Krankheit); **3.** µ-Typ; **Klin.:** der γ-Typ verläuft mit Fieber, Hepato- u. Splenomegalie u. Lymphomen wechselnder Größe, der α-Typ als lymphoproliferative abdominelle Erkr. (u. a. plasmazelluläre Infiltration der Dünndarmschleimhaut) mit Malabsorption u. schweren uncharakterist. Bauchbeschwerden (kann in ein immunoblastisches B-Zell-Lymphom übergehen), der µ-Typ ähnlich einer chronisch-lymphatischen Leukämie. **Diagn.:** Nachweis der H-Ketten im Serum bzw. Urin mittels Immunelektrophorese*. Vgl. Plasmozytom.

HLA-Gutachten: von einem Sachverständigen i. R. einer Abstammungsbegutachtung* erstelltes Gutachten mit serol. Nachweis von best. Antigenen des HLA*-Systems bei den beteiligten Personen u. Auswertung der Befunde im Hinblick auf ihre Übereinstimmung durch statist.-mathemat. Methoden; wird v. a. in Fällen angefordert, in denen das Blutgruppengutachten* zu keinem für eine richterliche Entscheidung ausreichenden Ergebnis geführt hat.

HLA-System n: Abk. f. (engl.) **h**uman **l**eucocyte **a**ntigen (locus **A**) system; komplexes, autosomal-kodominant erbl. System von Gewebeantigenen (membranassoziierte Glykoproteine) des Menschen, die auf den Zellen fast aller Gewebe mit quant. Unterschieden vorkommen u. sich bes. gut auf Leukozyten (v. a. Blutlymphozyten) nachweisen lassen; der auf dem kleinen Arm des Chromosoms 6 lokalisierte HLA-Genkomplex (sog. Haupthistokompatibilitätskomplex od. MHC) umfaßt ca. ein Tausendstel des menschl. Genoms u. enthält zahlreiche eng gekoppelte Genloci mit multipler Allelie; aufgrund eines extremen genet. Polymorphismus* existiert eine ungeheuer große Anzahl versch. HLA-Phänotypen.

Im HLA-Genkomplex werden bisher die Hauptregionen HLA-A, -B, -C u. -D unterschieden (s. Histokompatibilitätsantigene); daneben liegen die Genregionen für sog. Klasse-III-Moleküle (Strukturgene für Teile des Komplementsystems), Tumor*-Nekrose-Faktor u. Streßproteine*. **Bedeutung: 1.** Die HLA-Antigene spielen eine wichtige physiol. Rolle bei immun. Abwehrmechanismen (Erkennung von „Selbst" u. „Nichtselbst"); HLA-Alloantigene können eine immun. Abstoßungsreaktion* beim Transplantatempfänger verursachen; vor jeder Transplantation erfolgt zur Gewährleistung einer möglichst weitgehenden HLA-Kompatibilität eine sog. Gewebetypisierung* von Spender u. Empfänger. **2.** Versch. HLA-Typen u. bestimmte Erkr. sind miteinander assoziiert; diagn. relevant sind z. B. Typ HLA-B27 bei Spondylitis ankylosans, HLA-B8, -Dw3 bei Sjögren-Syndrom, HLA-DR2 bei Narkolepsie, HLA-DR3, -DR7 bei Zöliakie, HLA-Dw21, -DR3, -DR4 bei juvenilem Diabetes mellitus, HLA-B13, -B17, -B37, -Cw6 bei Psoriasis. **3.** Anw. zum Vaterschaftsnachweis (HLA*-Gutachten).

HLM: Abk. f. **H**erz*-**L**ungen-**M**aschine.

HLW: Abk. f. **H**erz-**L**ungen-**W**iederbelebung; s. Reanimation.

HMC-Syn|drom n: Kurzbez. f. einen autosomal-rezessiv erbl. Fehlbildungskomplex mit **H**ypertelorismus, **M**ikrotie u. Gesichtsspalte (engl. f facial **c**lefting).

HMG: Abk. f. (engl.) **h**uman **m**enopausal **g**onadotropine; syn. Urogonadotrophin; das aus dem Harn v. Frauen nach der Menopause* gewonnene Gemisch der Gonadotropine LH* u. FSH*; die Wirkung entspricht weitgehend dem FSH. Vgl. Gonadotropintest.

HMG-CoA: Abk. f. β-**H**ydroxy-β-**M**ethylglutaryl-**Co**enzym-**A**; entsteht bei der Biosynthese von Cholesterin* durch Kondensation von Acetyl- u. Acetoacetyl-Coenzym A.

HMG-CoA-Reduktase f: Abk. f. β-**H**ydroxy-β-**m**ethyl**g**lutaryl-CoA-Reduktase; Enzym, das HMG-CoA zu Mevalonsäure (Zwischenprodukt in der Biosynthese von Cholesterin*) reduziert.

HMG-CoA-Reduktase|hemmer: Kurzbez. f. **H**emmstoffe der β-Hydroxy-β-**M**ethyl**g**lutaryl-**Co**enzym-**A**-Reduktase; Vertreter: Lovastatin, Pravastatin, Simvastatin; Verw.: s. Lipidsenker.

HMSN: Abk. f. **h**ereditäre **m**otorisch-**s**ensible **N**europathie*.

HMV: Abk. f. **H**erz**m**inuten**v**olumen*.

HNO: Abk. f. das med. Fachgebiet **H**als-**N**asen-**O**hren-Heilkunde.

HNO_3: chem. Formel f. Salpetersäure*.

H_2O: chem. Formel f. Wasser*.

H_2O_2: chem. Formel f. Wasserstoffperoxid*.

Ho: chem. Symbol f. Holmium*.

Hoch|druck: s. Hypertonie. **H.en|zephalo|pathie** (Enkephal-*; -pathie*) f: s. Hypertonie, Enzephalopathie. **H.krise** f: s. Krise, hypertensive. **H., neuro|gener:** syn. Entzügelungshochdruck*. **H., reno|vaskulärer:** renale Hypertonie*.

Hoch|druck|system n: (engl.) high-pressure system; das arterielle System, d. h. der li. Ventrikel während der Systole u. die Arterien des Blutkreislaufs; während der Diastole gehört der li. Ventrikel funktionell zum Niederdrucksystem*. Das H. enthält 15% des Blutvolumens.

Hochenegg-Durchzug|verfahren (Julius von H., Chir., Wien, 1859-1940): (engl.) Hochenegg's operation; kontinenzerhaltende (sphinktererhaltende) Rektumresektion* mit Mobilisierung des Colon sigmoideum, das durch den erhaltenen distalen Rektumstumpf gezogen u. am Anus fixiert wird; **Ind.:** hochsitzendes Rektumkarzinom (s. Karzinom, kolorektales).

Hoch|energie|strahlen|therapie f: Form der perkutanen Strahlentherapie.

Hoch|energie|strahlung: ultraharte Röntgenstrahlung* bzw. Korpuskularstrahlung mit hoher Energie, z. B. für die perkutane Strahlentherapie*.

Hoch|frequenz|kaustik (Kaustik*) f: s. Elektrokoagulation.

Hoch|frequenz|wärme|therapie f: (engl.) high-frequency therapy; syn. Kurzwellentherapie; Anw. hochfrequenter, entspr. kurzwelliger elektromagnetischer Energie (Wechselstrom mit einer Frequenz von mehr als 0,5 MHz), die im Körper in Wärme (kinet. Energie) übergeht; **Urs.:** Entstehen der Joule-Widerstandswärme im elektr. Feld zw. den Platten eines Kondensators, im (mit der Frequenz wechselnden) Magnetfeld einer Spule (Kurzwellen, Wellenlänge 11,06 m) u. im wellenförmig sich ausbreitenden elektromagnet. Feld eines Strahlers (Dezimeterwellen, Wellenlänge 0,69 m; Mikrowellen, Wellenlänge 0,124 m); die Joule-Leitungsstromwärme (Langwellendiathermie) wird nicht mehr genutzt. Im inhomogenen Gewebe des Körpers ist die **Tiefenwirkung** der Erwärmung aufgrund ungleicher Absorption u. Reflexion der Primärenergie an den Grenzflächen ungleich, ebenso die Wärmeverteilung durch Abtransport mit dem Blutstrom. Durch Wahl versch. Frequenzen (s. Tab.) od. Applikatoren kann die Tiefenwirkung der Wärme gesteuert werden.

Hoch|spannung: (engl.) high voltage; elektr. Spannung über 1000 Volt.

Hoch|wuchs: (engl.) somatomegaly, gigantism; pathol. Steigerung des Längenwachstums (Überlänge), bei der die Körperlänge* die 97. Per-

Hochfrequenzwärmetherapie
Übersicht über die technischen Daten

Bezeichnung	Wellenlänge	Frequenz	Methode
Langwellen	300 m	1 MHz	Diathermie (nicht mehr zugelassen)
Kurzwellen	11,06 m	27,12 MHz	Kondensatorfeld- u. Spulenfeldmethode
Ultrakurzwellen	10 – 1 m	30 – 300 MHz	nicht in Gebrauch
Dezimeterwellen	0,69 m	433,92 MHz	Strahlenfeldmethode
Mikrowellen	0,124 m	2400 MHz	Strahlenfeldmethode

zentile der Wachstumskurve für das entspr. Alter überschreitet; ein Überschreiten der 90. Perzentile wird als Großwuchs bezeichnet. **Formen: 1.** primordialer H.: proportionierter H. seit Geburt mit normaler Geschlechtsentwicklung u. Intelligenz; **2.** familiärer od. konstitutioneller H. bei genet. Disposition; **3.** neurohormonaler H.: **a)** hypophysärer H. inf. Überfunktion der HVL; nach Abschluß der Wachstumsperiode zu Akromegalie* führend; eine dyszerebral-hypothalamische Form bei Hirnerkrankung (Hydrozephalus) ist von d. hypophysären H. kaum abzugrenzen. **b)** thyreogener H. inf. einer Hyperthyreose; **c)** H. bei weiteren endokrinen Störungen (hypergonadotroper Hypogonadismus, adrenogenitales Syndrom) während der Wachstumsperiode; **4.** partieller H.: pathol. Vergrößerung eines umschriebenen Körperabschnitts, z. B. Hemihypertrophie (Halbseitenriesenwuchs), Elephantiasis congenita hereditaria, Dolichostenomelie, Proteus-Syndrom, Klippel-Trénaunay-Syndrom; **5.** H. bei Adipositas. Vgl. Gigantismus, Minderwuchs, Wachstumsstörungen.

Hocker|stellung: (engl.) squatting; charakterist. Haltung, die Kinder mit angeborenen Herzfehlern* u. Zyanose (z. B. Fallot-Tetralogie) nach geringen Anstrengungen einnehmen (s. Abb.); durch Erhöhung des Gefäßwiderstands im Körperkreislauf u. Verminderung des venösen Rückflusses zum Herzen kommt es dabei zu einer Ab-

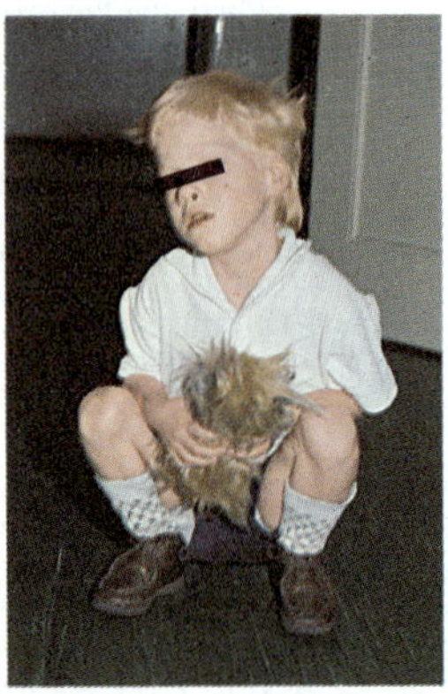

Hockerstellung eines Kindes mit Fallot-Tetralogie [179]

nahme des Rechts-Links-Shunts u. damit zum Anstieg der aortalen Sauerstoffsättigung.

Hoden: (engl.) testicle; syn. Testis, Orchis; paarige männl. Geschlechts- bzw. Keimdrüse; besteht aus rund 250 Läppchen (Lobuli testis), die durch Bindegewebesepten (Septula testis) mit darin eingelagerten Leydig*-Zwischenzellen u. jeweils 1-4 Hodenkanälchen (Tubuli seminiferi contorti) voneinander getrennt sind (s. Abb.). Die Kanälchen sind mit Keimepithel für die Spermatogenese* ausgekleidet.

Hoden, akuter: s. Akuter Hoden.

Hoden|a|trophie (Atrophie*) f: atrophische Veränderungen der Tubuli seminiferi u. der interstitiellen Zellen des Hodens mit Störung der Spermatogenese; meist fokale Atrophie, gelegentlich komplette Schrumpfung des Organs;

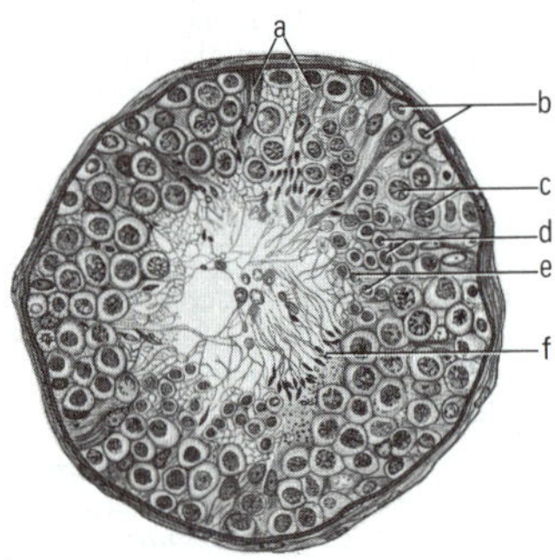

Hoden:
Schnitt durch ein Hodenkanälchen;
a: Fußzellen (Sertoli); b: Spermatogonien;
c: Spermatozyten; d: Präspermatiden;
e: Spermatiden; f: Spermien [532]

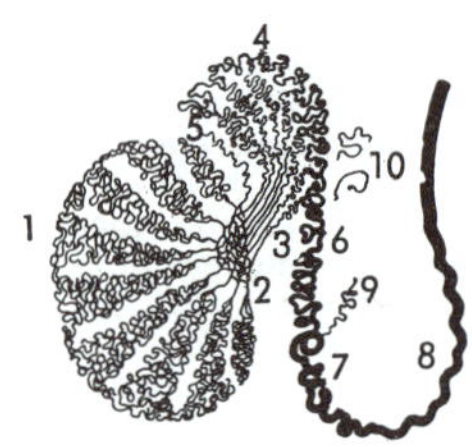

Hoden:
Schema des Verlaufs der Kanälchen in Hoden u. Nebenhoden;
1: Tubuli contorti; 2: Rete testis; 3: Ductuli efferentes; 4 u. 6: Ductus epididymidis; 5 u. 9: Ductuli aberrantes; 7 u. 8: Ductus deferens;
10: Paradidymis [258]

Urs.: Orchitis*, Hodentorsion*, Durchblutungsstörungen, Trauma.

Hoden|bi|opsie (Bio-*; Op-*) f: (engl.) testicular biopsy; Biopsie* des Hodens nach Inzision der Skrotalhaut u. Stichinzision der Hodenkapsel; **Ind.:** zur histol. Abklärung einer Sterilität* bei normaler Hodengröße u. -konsistenz u. Beurteilung der Spermatogenese* bei Oligo- od. Azoospermie; **Beurteilung:** bei normalem Aufbau, normaler Tubulusweite u. erhaltenem spermatogenet. Epithel entw. Verlegung der samenableitenden Wege od. sog. spermatogenet. Reifungsstillstand, bei Fehlen des spermatogenet. Epithels u. erhaltenen Sertoli-Zellen meist kongenitale Keimdrüsenfehlanlage. Vgl. Hodenatrophie, Fibrose, progressive peritubuläre.

Hoden|bruch: (engl.) scrotal hernia; Hernia scrotalis, Form der Hernia inguinalis; s. Hernie.

Hoden|dys|topie (Dys-*; gr. τόπος Ort) **f:** s. Maldescensus testis.

Hoden|ek|topie (Ek-*; ↑) **f:** normal entwickelter Hoden, der nach Passage des Leistenkanals die regelhafte Abstiegsbahn verlassen hat u. auf der Aponeurose des M. obliquus externus, perineal od. crural liegt; s. Maldescensus testis.

Hoden||entzündung: s. Orchitis. **H.fehl|bildung:** (engl.) testicular malformation; angeb. Fehlanlage (Anorchie*, Monorchie*, Hypoplasie,

Hyperorchie, Maldescensus* testis) od. erworbene Veränderung (durch Kastration, Trauma, Entz.) des Hodens. **H.fibrom** (Fibr-*; -om*) **n:** (engl.) testicular fibroma; von d. Tunica vaginalis u. albuginea ausgehendes Fibrom*. **H.hochstand:** s. Maldescensus testis. **H.hüllen:** s. Tunica vaginalis testis.

Hoden|in|suffizienz (Insuffizienz*) **f:** (engl.) testicular insufficiency; unzureichende Funktion der Hoden; **Formen: 1.** exkretorische (tubuläre) H. mit isolierter Schädigung der spermatogenet. Funktion bei intakter inkretorischer Funktion; **2.** inkretorische (interstitielle) H. mit Schädigung der Funktion der Leydig-Zwischenzellen. Vgl. Hypogonadismus, Pasqualini-Syndrom.

Hoden||luxation (Luxation*) **f:** (engl.) testicular luxation; spontane Verlagerung des Hodens in den Leistenkanal inf. maximaler Kontraktion des M. cremaster od. traumatische Verlagerung in den Leisten- od. Dammbereich. **H.neur|algie** (Neur-*; -algie*) **f:** s. Neuralgia spermatica. **H.pro|these** (Prothese*) **f:** hodenförmiges Kunststoffimplantat im Skrotum bei Hodenverlust (Einsatz aus kosmet. Gründen). **H.re|flex** (Reflekt-*) **m:** Kremasterreflex; s. Reflexe (Tab.). **H.re|tention** (Retentio*) **f:** s. Maldescensus testis. **H.sack:** (engl.) scrotum; (anat.) Skrotum. **H.schaden, primärer:** s. Fibrose, progressive peritubuläre. **H.scheiden|haut|entzündung:** s. Periorchitis. **H.schwellung, akute:** s. Akuter Hoden.

Hoden|torsion (Torsion*) **f:** (engl.) testicular torsion, Drehung des Hodens u. Samenstrangs um die Längsachse inf. abnormer Beweglichkeit; auch beidseitige H. möglich; **Formen: 1.** extravaginale H. (in Höhe des Annulus inguinalis externus), meist bei Säuglingen; **2.** intravaginale H. (ca. 90%), meist bei Jugendlichen; **Sympt.:** plötzl. auftretender heftiger, in den Unterbauch ausstrahlender Hodenschmerz (Akuter* Hoden), Skrotalödem, Rötung; **Diagn.:** starke Druckempfindlichkeit des torquierten Hodens mit Schmerzverstärkung bei Anheben des Hodens (Prehn*-Zeichen); **Ther.:** organerhaltende Detorsion innerhalb 6 Std., ggf. manuell, meist op. mit beidseitiger Orchidopexie, bei Nekrose des Hodens Ablatio testis u. prophylakt. Fixierung des kontralateralen Hodens (s. Jaboulay-Winkelmann-Operation); **DD:** v. a. Epididymitis, Hydatidentorsion, Hodentumoren.

Hoden|tumoren (Tumor*) **m pl:** (engl.) testicular tumours; Tumoren des Hodens; **1.** benigne H.: selten, z. B. Teratom, Fibrom, Rhabdomyom, Adenom; **2.** maligne H.: häufigste maligne Tumoren bei jüngeren Männern; **Urs.:** unbekannt, evtl. endokrin bedingt. Ein erhöhtes Erkrankungsrisiko besteht bei Maldescensus* testis mit Kryptorchismus*. **Einteilung** (histol.): **1.** germinative, von den Keimzellen ausgehende H.: **a)** Seminom: häufigster H. mit einem Maximum zw. 30. u. 50. Lj., metastasiert lymphogen v. a. in die paraaortalen Lymphknoten; **b)** embryonales Karzinom (Orchioblastom) od. entdifferenziertes Teratom (Teratokarzinom) als häufigster H. im Kindesalter; **c)** malignes Chorionepitheliom* (Chorionkarzinom); **d)** Mischtumoren mit Anteilen eines Seminoms; **2.** nicht germinative, vom Stroma des Hodens ausgehende H.: Leydig*-Zelltumor, Sertoli*-Zelltumor u. Granulosazelltumor*; **Stadieneinteilung:** s. Tab.; **Sympt.:** schmerzlose Hodenvergrößerung u. Schweregefühl, bei Chorionkarzinom u. Leydig-Zelltumor evtl. Gynäkomastie* od. Pubertas* praecox; **Diagn.:** palpator. Vergrößerung u. Druckschmerzhaftigkeit des Hodens, negative Diaphanoskopie*; Ultraschalldiagnostik, Computertomographie, zum Ausschluß von Lungenmetastasen Rö.-Thorax; (labordiagn.) Bestimmung von Tumormarkern* (Alphafetoprotein, Beta-HCG), bei Chorionkarzinom von Choriongonadotropinen im Urin; **Ther.:** op. Semikastration (Ablatio testis) u. Lymphadenektomie, evtl. Chemotherapie u. (insbes. bei Seminom) Strahlentherapie; **DD:** Epidydimitis, Orchitis, Hydrozele, Hämatozele, Hodentorsion, Hodenmetastasen (z. B. bei malignem Lymphom). Vgl. Burned-out-Tumor.

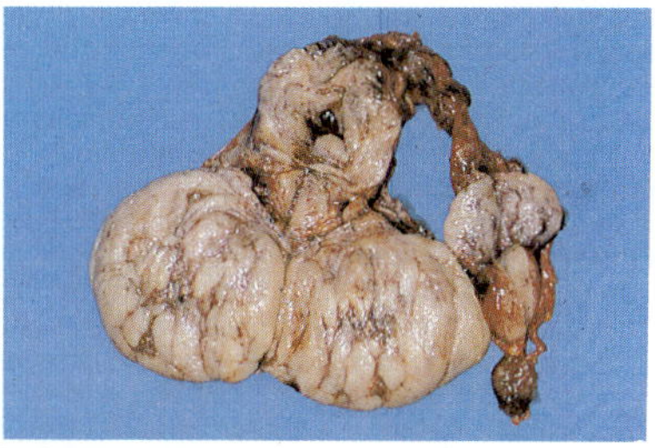

Hodentumoren:
Tumor mit Infiltration des gesamten Organs und des Samenstrangs [27]

Hodentumoren
Stadieneinteilung nach dem TNM-System (Kurzfassung)

pTis	intratubulär
pT1	Hoden und Rete testis
pT2	jenseits Tunica albuginea oder in Nebenhoden
pT3	Samenstrang
pT4	Skrotum
N1	solitär ≤2 cm
N2	solitär >2 cm bis 5 cm, multipel ≤5 cm
N3	>5 cm

Hodge-Pessar (Hugh L. H., Gyn., Philadelphia, 1796-1873; Pessar*) **n:** (engl.) Hodge's pessary; Pessar*, das z. Aufrichtung des Gebärmutterkörpers b. Retroflexio* uteri in d. Scheide eingelegt wird.

Hodgkin-Krankheit (Thomas H., Pathol., London, 1798-1866): s. Lymphogranulomatose.

Hodgkin-Zellen (↑; Zelle*): (engl.) Hodgkin's cells; große, einkernige Zellen, die als wahrscheinl. Vorstufen der immer mehrkernigen Sternberg*-Reed-Riesenzellen b. Lymphogranulomatose* gelten.

Höchst|abgabe|menge: (pharmaz.) Höchstmenge; diejenige Menge eines unter das Betäubungsmittelgesetz* fallenden Pharmakons, die maximal pro Tag vom Arzt für einen Pat. verschrieben werden darf.

Höhen|krankheit: s. Bergkrankheit.

Höhen|lungen|ödem (Ödem*) **n:** (engl.) mountain pulmonary oedema; durch erniedrigten Alveolardruck u. Hypoxie nach schnellem Aufstieg in große Höhen verursachtes Lungen-

H

ödem* inf. Flüssigkeitsübertritts aus den Lungenkapillaren in den interstitiellen Raum u. die Alveolen; **cave:** Hirnödem. Vgl. Bergkrankheit.

Höhen|re|aktion f: (engl.) altitude acclimatization; Anpassungsvorgänge an die bes. Umweltbedingungen in großen Höhen; bei kurzfristigem Aufenthalt in Höhen ab ca. 2000 m kommt es inf. von Sauerstoffmangel zu Tachykardie u. Hyperventilation mit respirator. Alkalose*, wodurch die Sauerstoffaffinität* des Hämoglobins heraufgesetzt wird; nach ca. 2-3 Tagen Aufenthalt kommt es zu einer Normalisierung der Atmung u. Herztätigkeit sowie über eine verstärkte Bildung von Erythropoetin zu einer Steigerung der Erythropoese mit reaktiver Polyglobulie. Vgl. Bergkrankheit.

Höhen|schielen: (engl.) vertical strabismus; syn. Strabismus verticalis; s. Strabismus.

Höhen|strahlung: s. Strahlenexposition, natürliche.

H

Höhlen|grau, zentrales: (engl) central gray substance; **1.** Substantia grisea centralis: graue Substanz um den Aquaeductus mesencephali, die Seitenwände u. den Boden des 3. Hirnventrikels, tritt in der Fossa interpeduncularis als Tuber cinereum an die freie Oberfläche des Gehirns u. enthält eine Reihe von Kernen, die vegetative Zentren repräsentieren; vgl. Zwischenhirn; **2.** i. w. S. auch Substantia grisea medullae spinalis: gesamte graue Substanz des Rückenmarks.

Höllen|stein: s. Argentum nitricum.

Höllen|stift: s. Lapis infernalis.

Hör|bahn: (engl.) auditory pathway; aus einem peripheren u. zentralen Anteil bestehende afferente Leitungsbahn für akust. Erregungen; die von Schallwellen ausgelösten Endolymphbewegungen werden von den Haarzellen* des Corti*-Organs in Signale übersetzt u. von den bipolaren Nervenzellen des Ganglion spirale der Schnecke abgeleitet (1. Neuron). Die Neuriten liegen im akust. Anteil (Pars cochlearis) des N. vestibulocochlearis u. enden aufgeteilt im Nucleus cochlearis (Beginn des 2. Neurons). Vom ventralen Anteil des Nucleus cochlearis zieht der überwiegende Teil der Fasern zu den Kernen des Corpus trapezoideum der Gegenseite. Der ipsilaterale Anteil zieht unter mehreren Umschaltungen wie der dorsale Teil der H. zur primären Hörrinde. Vom Nucleus cochlearis dorsalis verlaufen die Neuriten zur Gegenseite dicht unter den Striae medullares der Rautengrube u. enden in den Kernen des Trapezkörpers. Über das nächste Neuron in der lateralen Schleife (Lemniscus lateralis) entsteht die Verbindung zum Colliculus caudalis der Vierhügelplatte. Von hier verläuft das 3. Neuron über das Brachium colliculi caudalis zum Corpus geniculatum mediale. Von dort erreicht das letzte Neuron über die Hörstrahlung (Radiatio acustica) die primären akustischen Rindenfelder des Schläfenlappens (Area 41 u. 42). Durch die Umschaltungen in den medialen Kniehöckern entstehen Kollateralen für Reflexe auf akustische Reize. Neurone der Formatio reticularis sind mit den afferenten Abschnitten parallel geschaltet.

Hör|bereich: (engl.) audibility limit; Frequenzbereich, der vom menschl. Ohr wahrgenommen wird, liegt zw. 16 Hz (untere Hörgrenze) u., in Abhängigkeit vom Lebensalter, zw. 16 000-20 000 Hz (obere Hörgrenze). Vgl. Hörschwelle, Hörvermögen.

Hör|geräte: (engl.) hearing aid devices; elektr. bzw. elektron. Geräte zur Verbesserung des Hörvermögens* bei Schwerhörigkeit*, falls ein hörverbessernder op. Eingriff (z. B. Tympanoplastik, Stapesplastik) nicht in Frage kommt; bestehen aus einem Mikrophon, Verstärker u. Lautsprecher. Die Verstärkung erfolgt entw. über ein Gerät im Gehörgang (bei Schallempfindungsschwerhörigkeit) od. eine Knochenleitungshörbrille (bei Schalleitungsschwerhörigkeit). Eine Ind. zur Versorgung mit H. ist i. a. bei einem Hörverlust für Sprache ab 35 dB gegeben. Vor der Anpassung von H. ist die Durchführung einer Audiometrie u. a. zur Bestimmung der Unbehaglichkeitsschwelle für Sprache (obere Grenze der Verstärkung) erforderlich.

Hör|grenze: (engl.) hearing frequency limit; Frequenz, die vom Menschen gerade noch akustisch wahrgenommen werden kann (obere u. untere H.); s. Hörbereich.

Hör|nerv (Nervus*): (engl.) auditory nerve; Pars cochlearis des Nervus* vestibulocochlearis.

Hör|prüfungen: (engl.) hearing tests; Methoden zur Beurteilung des Hörvermögens, die Aussagen über Ausmaß, Art (Frequenzbereich), Lok. (Schalleitungsschwerhörigkeit, Schallempfindungsschwerhörigkeit) u. evtl. Ursache einer Schwerhörigkeit* erlauben; **1. Hörweitenprüfung** zur orientierenden Beurteilung eines Hörverlusts für Flüster- u. Umgangssprache nach Ausschaltung des Gegenohrs durch Geräusche (Bárány-Lärmtrommel); mit Flüstersprache wird dabei der Hörverlust in den oberen Frequenzen (2000-8000 Hz) erfaßt. **2. Stimmgabelprüfungen** zur DD zw. Schalleitungs- u. Schallempfindungsschwerhörigkeit: **a)** Weber-Versuch zur binauralen Prüfung der Knochenleitung; der Ton einer auf die Kopfmitte aufgesetzten a^1-Stimmgabel ($a^1 = 440$ Hz) wird von einem Normalhörenden in Kopfmitte gehört. Bei einer Mittelohrerkrankung (Störung der Schallleitung) wird der Ton im kranken Ohr gehört, der Ton wird lateralisiert. Bei einer Innenohrschädigung (Störung der Schallempfindung) wird der Ton im besser hörenden Ohr wahrgenommen. **b)** Rinne-Versuch zum monauralen Vergleich zw. Luft- u. Knochenleitung; die angeschlagene a^1-Stimmgabel wird zunächst auf den Warzenfortsatz gesetzt (Knochenleitung). Sobald dieser Ton nicht mehr wahrgenommen wird, hält man die Stimmgabel vor das Ohr (Luftleitung) (s. Abb.). Der Normalhörende hört dann immer noch einen Ton (Rinne positiv), ebenso der Schallempfindungsschwerhörige. Der Schalleitungsschwerhörige hört den

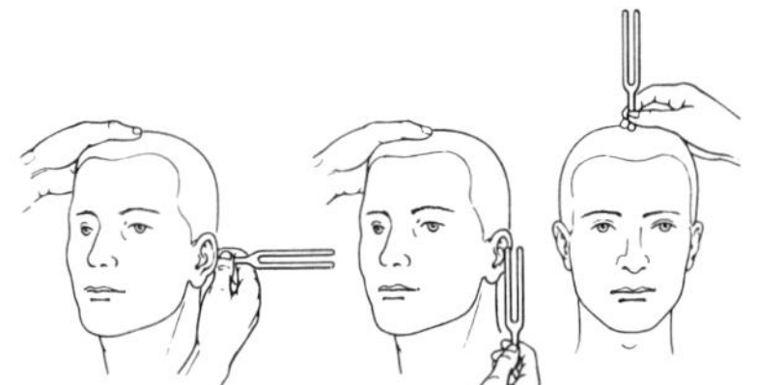

Hörprüfungen:
1 u. 2: Stimmgabelversuch nach Rinne;
1: Prüfung der Knochenleitung; 2: Prüfung der Luftleitung; 3: Weber-Versuch [101]

Ton über Knochenleitung länger (Rinne negativ). **c)** Gellé-Versuch bei Verdacht auf Fixation der Gehörknöchelchenkette (z. B. bei Otosklerose); mit einem luftdicht auf den Gehörgang gesetzten Politzer-Ballon wird ein Druck auf das Trommelfell ausgeübt. Der Ton einer auf den Schädelknochen gesetzten schwingenden a^1-Stimmgabel wird beim Normalhörenden (mit bewegl. Gehörknöchelchenkette) leiser bzw. bei Nachlassen der Kompression lauter. Bei Fixation der Kette ändert sich die Lautstärke des Tons nicht (Gellé negativ). **d)** Schwabach-Versuch: Vergleich der Knochenleitung des Pat. mit der des Untersuchers durch Aufsetzen einer Stimmgabel; heute ersetzt durch Audiometrie*. S. Pädaudiologie, Impedanzaudiometrie.

Hör|rohr: s. Stethoskop.

Hör|schwelle: (engl.) hearing threshold; Bez. f. die durch Audiometrie* bestimmbare Begrenzung des menschl. Wahrnehmungsbereichs für die Schallintensität*; die **untere H.** liegt im Frequenzbereich um 1 kHz bei 10^{-12} W/m² (≙ 0 Dezibel); Schall wird gehörschädigend ab ca. 10^{-3} W/m² (≙ 90 dB) u. schmerzhaft im Bereich der **oberen H.** von 10^{-1} W/m² (≙ 120 dB). Vgl. Hörvermögen, Lärm.

Hör|störung: s. Dysakusis.

Hör|störung, zentrale: totale od. partielle auditive Agnosie*.

Hör|strahlung: s. Hörbahn.

Hör|stummheit: **1.** Audimutitas; s. Sprachstörung, zentrale; **2.** sog. Worttaubheit, Seelentaubheit; akustische Agnosie*. Vgl. Taubstummheit.

Hör|sturz: (engl.) sudden deafness; plötzl. auftretende, meist einseitige Schallempfindungsschwerhörigkeit bis Taubheit m. Tinnitus aurium; **Urs.:** möglicherweise Störungen der Mikrozirkulation des Innenohrs od. autoimmun. bedingt; **Diagn.:** Hörprüfungen, Audiometrie* (ERA), ggf. Computertomographie zum Ausschluß eines Akustikusneurinoms; **Ther.:** i. v. Infusion von Plasmaexpandern, Pentoxifyllin od. Naftidrofuryl; **Progn.:** bei Therapiebeginn binnen 24 Std. partielle od. komplette Restitution möglich; Spontanremissionen kommen vor. **DD:** s. Schwerhörigkeit.

Hör|theorien f pl: s. Békésy-Hörtheorie, Helmholtz-Resonanztheorie.

Hör|vermögen: Fähigkeit des Gehörorgans zur Aufnahme, Wahrnehmung u. Verarbeitung akustischer Reize; der Schall* wird durch Luft- u. Knochenleitung übertragen; wahrscheinl. führt die Erregung der Haarzellen* im Corti*-Organ (Békésy*-Hörtheorie) zur Entstehung von Aktionspotentialen im N. acusticus, die über die Hörbahn* zum Hörzentrum* fortgeleitet werden. Die Lokalisierung von Schallquellen (Richtungshören) wird durch zentrale Verarbeitung der Zeitdifferenz ermöglicht, mit der akust. Reize beide Ohren erreichen. Das menschliche H. ist auf den Hörbereich* beschränkt; Überprüfung des H. durch Hörprüfungen* u. Audiometrie*.

Hör|zentrum n: (engl.) auditory centre, acoustic centre; **1.** akustisches Wahrnehmungsfeld in d. Rinde des vorderen Gyrus temporalis transversus (Heschl-Querwindung) beider Schläfenlappen; Zerstörung führt zu Rindentaubheit; **2.** akustisches Erinnerungsfeld beidseits im angrenzenden Bereich des Gyrus temporalis sup., das in enger Verbindung mit d. sensorischen Sprachzentrum steht. Schädigung des H. führt zu akustischer Agnosie* u. kortikaler sensorischer Aphasie*. Vgl. Hörbahn, Gehirn.

Hoesch-Test m: (engl.) Hoesch's test; Suchtest zum Nachweis von Porphobilinogen* im Harn; Rotfärbung nach Zugabe von p-Dimethylbenzaldehyd (modifiziertes Ehrlich-Reagens).

Hoeve-Syn|drom (Jan van der H., Ophth., Groningen, Leiden, 1878-1952) n: s. Osteogenesis imperfecta.

Hoffa-Krankheit (Albert H., orthop. Chir., Würzburg, Berlin, 1859-1907): (engl.) Hoffa's disease, infrapatellar fat pad injuries; traumat. Erkrankung des subpatellaren Fettkörpers; fibrösentzündl. Hyperplasie bes. der Plicae alares u. synoviales inf. häufiger Traumen (Sport).

Hoffa-Lorenz-Operation (↑; Adolf L., Orthop., Wien, 1854-1946) f: (engl.) Hoffa-Lorenz operation; selten indizierte blutige Reposition der angeb. Hüftgelenkluxation*, evtl. mit Neubildung einer Pfanne.

Hoffa-Platt|fuß|operation (↑) f: (engl.) Hoffa's flat foot operation; Verpflanzung des M. tibialis ant. an die Kahnbeinunterseite; nur angezeigt bei noch nicht voll ausgebildetem Plattfuß. Vgl. Pes valgus.

Hoffmann-Daimler-Schiene: (engl.) Hoffmann-Daimler splint; Apparat ähnl. der Forrester*-Brown-Schiene zur Ther. der Hüftgelenkdysplasie der Säuglinge; vgl. Spreizapparate.

Hoffmann-Krankheit (Johann H., Neurol., Heidelberg, 1857-1919): Werdnig-Hoffmann-Typ der spinalen Muskelatrophie*.

Hoffmann-Re|flex (↑; Reflekt-*) m: durch elektr. Reizung der afferenten Fasern der Muskelspindeln auslösbarer Muskeleigenreflex (v. a. am M. gastrocnemius u. M. quadriceps femoris); fehlt bei proximaler Schädigung peripherer Nerven. Vgl. Elektroneurographie.

Hoffmann-Tinel-Zeichen (Paul H., Physiol., Freiburg, 1884-1962): s. Tinel-Hoffmann-Zeichen.

Hoffmann-Zurhelle-Syn|drom (Erich H., Dermat., Bonn, 1868-1959; Emil Z., Dermat., Groningen, Aachen, 1889-1965) n: s. Naevus lipomatodes cutaneus superficialis.

Hohl|anoden|röhre: Röntgenröhre mit rohrförmiger Anode (Spitz- od. Schräganode); **Anw.:** in der Strahlentherapie* (kann in Körperhöhlen eingeführt werden) u. zur Nahdistanztherapie (extrem kleiner Fokus-Haut-Abstand).

Hohl|fuß: Pes* cavus.

Hohl|hand|phlegmone (Phlegmone*) f: (engl.) mid-palmar space infection; eitrige Entz. der Hohlhand; **Formen:** **1.** oberflächliche H.: durch direkte Verletzung entstehende unterh. der Palmaraponeurose lokalisierte Phlegmone*; **2.** tiefe H.: fortgeleitete, auf dem Boden eines Panaritium tendinosum entstandene, eitrige Entz. der Hohlhand; **Sympt.:** Handrückenödem, Streckung der Finger im Grundgelenk, Beugung im Mittel- u. Grundgelenk (sog. Lumbricalis-Syndrom), heftigster Druckschmerz in der Hohlhand, allg. Entzündungsreaktion; **Kompl.:** Fortleitung der Entz. entlang der Sehnenscheiden auf den Unterarm; **Ther.:** chir. Inzision, Drainage, Ruhigstellung u. Antibiotikagabe, evtl. Einlage von Antibiotikaketten, ggf. Resektion der Palmaraponeurose; **Progn.:** häufig eingeschränkte Beweglichkeit od. Funktionsverlust.

Hohl|nägel: s. Koilonychie.

Hohl|rund|rücken: s. Haltungsstörungen.

Hohl|sonde f: (engl.) hollow probe; mit einer Rinne versehene Sonde*.

Hohl|vene (Vena*) f: Vena* cava superior u. Vena* cava inferior.

H

Hohl|warze: (engl.) inverted nipple; eingezogene Brustwarze der (weibl.) Brust; beruht auf einem Mißverhältnis zw. papillärer u. areolärer Muskulatur (angeborene H.) bzw. auf invertierenden Prozessen (erworbene H., insbes. inf. von Entz., Präkanzerosen od. Mammakarzinom); ausgeprägte H. erschweren ggf. das Stillen*.

Hohlweg-Ef|fekt (Walter H., Endokrin., Graz, Berlin, geb. 1902) **m:** s. Rückkopplung.

Hohmann-Operation (Georg H., Orthop., München, 1880-1970) **f: 1.** Keilosteotomie bei Hallux* valgus unter Verschiebung des Metatarsalköpfchens nach lateral u. plantar; Vernähung der Sehne des M. abductor hallucis an die Gelenkkapsel medial u. unten; **2.** Köpfchenresektion des Grundgliedes mit Raffung der Extensorsehne bei Hammerzehe*; **3.** subkutane Tenotomie der Sehnenplatte unter dem betr. Epicondylus humeri bei Epikondylitis.

Hohmann-Über|brückungs|mieder (↑): s. Orthese.

Hohn-Kultur (Josef H., Bakteriol., Essen, geb. 1877; lat. cultura Züchtung) **f:** (engl.) Hohn's culture; Kultur auf Eiernährböden*; bes. zur Züchtung v. Tuberkelbakterien.

Hoigné-Syn|drom (Rolf H., Int., Bern, geb. 1923) **n:** toxisch-embolisches Syndrom; schwere Allgemeinreaktion bei intravenöser Injektion von Depotpenizillin, evtl. mit Mikroembolien in Lungen u. Gehirn; **Sympt.:** Angst- u. Beklemmungsgefühl, opt. u. akust. Sensationen, motor. Unruhe u. Bewußtseinstrübung. Die Sympt. beginnen meist während der Injektion u. klingen i. d. R. rasch ab, können aber auch zum Tod des Pat. führen.

Hoke-Gips|verband (Michael H., Orthop., Beaufort, 1872-1944)**:** (engl.) Hoke's cast; spez. Gipsverband zur Behandlung kindlicher Femur(schaft)frakturen mit Extension* der in Abduktion fixierten Extremität über einen Schienenapparat unter Fixation der Gegenseite u. des Bekkens; vgl. Extensionsmethoden.

hol|andrisch (gr. ὅλος ganz; Andro-*)**:** s. Erbgang, Y-chromosomaler.

Hollander-Test (Frederick H., Chir., San Diego, geb. 1899) **m:** Insulintest; s. Magensaftuntersuchung.

Holmes-Syn|drom (Gordon H., Neurol., London, 1876-1965) **n:** (engl.) cerebello-olivary atrophy (Holmes type); syn. zerebelloolivare Atrophie Typ Holmes; autosomal-dominant erbl., langsam progredient verlaufende Erkr.; **Sympt.:** zw. dem 40. u. 60. Lj. beginnende Ataxie, Dysarthrie u. muskuläre Hypotonie (neuropathol. Kleinhirnrindenatrophie mit retrograder Degeneration der unteren Oliven); **DD:** klin. Abgrenzung zur olivopontozerebellaren Atrophie* auch mittels Kernspintomographie z. T. schwierig.

Holmium n: Symbol Ho, OZ 67, rel. Atommasse 164,93; zur Gruppe der Lanthanoide* gehörendes chem. Element.

holo|gyn (gr. ὅλος ganz; Gyn-*)**:** Bez. f. die ausschließliche Vererbung eines Merkmals von einer Frau auf sämtliche weibl. Nachkommen; kommt z. B. bei Drosophila als Folge einer Nondisjunction des X-Chromosoms vor, beim Menschen bisher nicht gesichert; Ggs. holandrisch.

holo|krin (↑; -krin*)**:** s. Drüsen.

Holo|pros|en|zephalie-Syn|drom (↑; gr. πρόσωπον Gesicht; Enkephal-*) **n:** (engl.) holoprosencephaly; syn. Arhinenzephalie-Syndrom; schweres Fehlbildungssyndrom, dessen Urs. heterogen sind: meist sporadisch, auch bei Chromosomenaberrationen (z. B. beim Pätau-Syndrom) od. autosomal-rezessiv (Meckel-Gruber-Syndrom) bzw. -dominant erblich; **Sympt.:** unvollständige od. fehlende Differenzierung des Prosencephalon*, daher Verminderung des Zwischenaugenabstands bis zur Zyklopie*, Verschmälerung u. Abflachung der Nase m. Fehlen des Septums, Spaltbildungen des Lippen-Kiefer-Gaumen-Bereichs (Gesichtsspalten*), Minderwuchs; assoziierte Fehlbildungen der Zunge, der Finger u. Zehen sowie Meningomyelozelen; **Progn.:** Fehlen jeglicher psychomotor. Entwicklung u. frühzeitiger Tod im 1. Lj., selten milde, benigne Verlaufsformen.

holo|systolisch (↑; Systole*)**:** während der ganzen Systole andauernd; z. B. Herzgeräusche*.

Holter-Drainage (Drainage*) **f:** s. Ventrikeldrainage.

Holtermüller-Wiedemann-Syn|drom (Kurt H., zeitgen. Päd., Saarbrücken; Hans-R. W., Päd., Kiel, geb. 1915) **n:** s. Kleeblattschädel.

Holt-Oram-Syn|drom (Mary H., Kardiol., London, geb. 1924; Samuel O., Kardiol., London, geb. 1939) **n:** (engl.) heart hand syndrome; syn. atriodigitale Dysmelie, Hand-Herz-Syndrom; autosomal-dominant erbl. Krankheitsbild mit Defekten des Radius u. des 1. Strahls der oberen Extremität sowie Herzfehlbildungen.

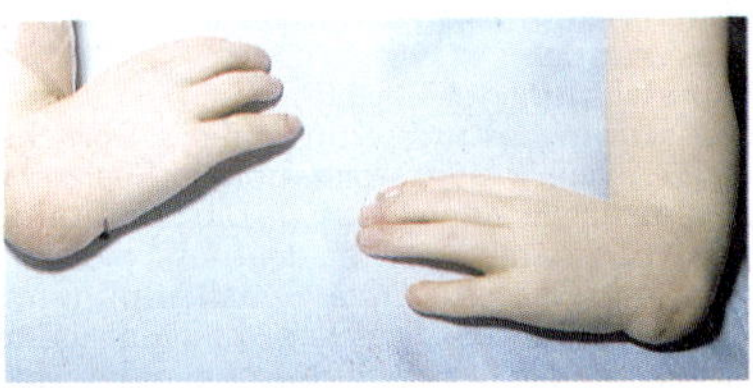

Holt-Oram-Syndrom: Fehlbildung der Hände [264]

Holunder|blüten: Flores* Sambuci.

Holz|bock: Ixodes ricinus; s. Zecken.

Holzel-Syn|drom n: Laktasemangelsyndrom mit Kohlenhydratmalabsorption*.

Holzknecht-Raum (Guido H., Röntg., Wien, 1872-1931)**:** (röntg.) syn. Retrokardialraum*.

Holz|phlegmone (Phlegmone*) **f:** (engl.) woody phlegmon; bretthharte bindegewebige Induration der Weichteile als chron. verlaufende, wenig eitrige Form einer Phlegmone* ohne akute Entzündungszeichen; **Lok.:** häufig Hals (sog. Reclus-Phlegmone) u. Finger.

Holz|schuh|herz: (engl.) boot shaped heart, sabot heart; (frz.) Cœur en sabot; (röntg.) typische Herzkonfiguration bei komplizierten angeborenen Herzfehlern* mit verminderter Lungendurchblutung (v. a. Fallot*-Tetralogie u. Pulmonalatresie*); der hypertrophierte re. Ventrikel verdrängt dabei den kleinen li. Ventrikel nach dorsal u. bildet die angehobene Herzspitze; durch die poststenotische Hypoplasie des Pulmonalarterienhauptstammes erscheint die Herztaille stark eingezogen. Vgl. Herzformen.

Homans-Operation (John H., Chir., Boston, 1877-1954) **f:** (engl.) Homans' operation; Verfahren zur Embolieprophylaxe* nach Lungenembolien bei Unterschenkelthrombose durch Unterbindung der V. femoralis am Abgang der V. profunda femoris.

Homans-Zeichen (↑): (engl.) Homans sign; Wadenschmerz bei Dorsalflexion des Fußes; bei Thrombose*, Thrombophlebitis*.

Hom|a|tropin n: (engl.) homatropine; mit Atropin verwandter Ester v. Mandelsäure u. Tropin; Verw.: Mydriatikum (Homatropinhydrobromid).

Home-Lappen (Sir Evenard H., Chir., London, 1756-1832): (engl.) Home's lobe; hypertrophischer Mittellappen der Prostata b. benigner Prostatahyperplasie*.

Homo-: Wortteil mit der Bedeutung gleich, gleichartig, gemeinsam; von gr. ὁμός.

Homo|cystein n: Homozystein; Alphaamino-Gammamercaptobuttersäure; schwefelhaltige Aminosäure; im Stoffwechsel auch in d. Doppelform des Disulfids Homocystin (vgl. Cystin) vorkommend; normalerweise weder im Plasma noch im Harn nachweisbar, sondern nur intrazellulär.

Homo|cystin|urie (Ur-*) f: (engl.) homocystinuria; Sammelbez. f. mehrere autosomal-rezessiv erbl., in Mitteleuropa seltene Stoffwechselstörungen mit erhöhter Konz. der schwefelhaltigen Aminosäure Homocystin (vgl. Homocystein); **Formen: Typ I:** Mangel an Cystathioninbetasynthase; Sympt.: Linsenluxation u. Myopie, marfanoide Langgliedrigkeit, Skelettveränderungen, schwere psychomotor. u. geistige Retardierung, Hellhäutigkeit, feines spärliches Haar, Störung der Thrombozytenaggregation; Ther.: Pyridoxingabe zu 50% erfolgreich; Kompl.: Thrombembolien (erhöhtes Risiko auch für Heterozygote); **Typ II:** Mangel an 5,10-Methylentetrahydrofolat-Reduktase; Sympt.: im Neugeborenenalter Enzephalo- u. Myopathie, später geistige Retardierung, spastische Tetraplegie, Krämpfe, periphere Neuropathie; eine effektive Ther. ist bisher nicht bekannt; **Typ III** (H. mit Methylmalonazidurie*): Stoffwechselstörung in der Cobalaminsynthese; Sympt.: neben blanden Verläufen Formen mit Krämpfen, Muskelhypotonie, makrozytärer Anämie; Ther.: Gabe von Vitamin B_{12} (Hydroxycobalamin); vgl. Imerslund-Gräsbeck-Syndrom.

Hom|odontie (Homo-*; Odont-*) f: (engl.) homodontia; syn. Idodontie; ein aus gleichgeformten Zähnen bestehendes Gebiß, wie z. B. das der Reptilien; Ggs. Heterodontie*.

Homöo|pathie (Homoio-*; -pathie*) f: (engl.) homoeopathy; durch Samuel Hahnemann (1755-1843) begründetes medikamentöses Therapieprinzip, das Krankheitserscheinungen nicht durch exogene Zufuhr direkt gegen die Sympt. gerichteter Substanzen behandelt (sog. Allopathie*), sondern bei dem (meist in niedriger Dosierung) Substanzen eingesetzt werden, die in hoher Dosis den Krankheitserscheinungen ähnliche Sympt. verursachen (z. B. Thallium in niedrigster Dosis zur Behandlung der Alopezie); dieses sog. Ähnlichkeitsprinzip der H. (Similia* similibus curentur) wird in der klassischen H. ergänzt durch ein komplexes System von Zuschreibungen sowohl im Hinblick auf Patienteneigenschaften (Konstitutionstypen) als auch im Hinblick auf die eingesetzten Arzneimittel (Pflanze, Tier, Mineral), das bei der individuellen Verordnung berücksichtigt wird. Die Arzneistoffe, die durch Verreibung od. Verschüttelung eine energetische Umwandlung erfahren sollen (sog. Potenzieren), werden meist extrem niedrig dosiert, wobei der Ausgangsstoff meist in Dezimalpotenzen verdünnt wird u. der Dezimalexponent die Verdünnungsstufe charakterisiert: D1 = 1 : 10, D2 = 1 : 100 usw.; vgl. Phytotherapie.

Homöo|stase (↑; -stase*) f: (engl.) homoeostasis; syn. Homoiostase, (frz.) fixeté du milieu interne; Konstanz (Aufrechterhaltung) des sog. inneren Milieus des Körpers mit Hilfe von Regelsystemen mit d. Hypothalamus als übergeordnetem Zentrum (Regelung des Kreislaufs, der Körpertemperatur, des pH-Werts, des Wasser- u. Elektrolythaushalts, Steuerung des Hormonhaushalts u. a.).

homo|gametisch (Homo-*; Gameten*): Bez. f. das Geschlecht, das zwei gleiche Geschlechtschromosomen hat; beim Menschen wie bei den meisten Wirbeltieren ist es das weibliche, bei Vögeln dagegen das männliche.

homo|gen (↑; -gen*): gleichartig; s. Transplantation (Tab.).

Homo|genat (↑; ↑) n: (engl.) homogenate; Gewebebrei; mechanisch feinst zerkleinertes frisches Gewebe, enthält die Strukturelemente der zerstörten Zellen.

Homo|gentisin|säure: (engl.) homogentisic acid; 1,4-Dihydroxyphenyl-3-essigsäure; Zwischenprodukt des enzymat. Abbaus v. Tyrosin, wird weiter durch die Homogentisinatoxidase abgebaut; vgl. Alkaptonurie, Ochronose.

Homo|glykane n pl: (engl.) homoglycans; Polysaccharide*, die nur einen Monosaccharidtyp als Baustein enthalten; z. B. Zellulose*, Stärke*, Glykogen* nur Glukose, Inulin* nur Fruktose.

Homoio-: auch Homöo-; Wortteil mit der Bedeutung gleich, ähnlich, von gr. ὅμοιος.

Homoio|thermie (↑; Therm-*) f: syn. Isothermie; Fähigkeit von Säugern u. Vögeln, trotz Schwankungen der Umgebungstemperatur durch Wärmeregulation* eine konstante Körpertemperatur aufrechtzuerhalten. Vgl. Poikilothermie.

Homoio|trans|plantation (↑; Transplantation*) f: syn. Homoioplastik, allogene Transplantation; s. Transplantation (Tab.).

homo|lateral (Homo-*; Lateral-*): gleichseitig, dieselbe Körperhälfte betreffend.

homo|log (↑; -log*): s. Transplantation (Tab.).

Homo|serin n: (engl.) homoserine; eine Aminosäure; Zwischenprodukt im Methioninabbau.

Homo|sexualität (Homo-*; Sexual-*) f: (engl.) homosexuality; Bez. f. sexuelle Orientierung, Erregbarkeit u. Aktivität gegenüber Partnerinnen od. Partnern gleichen Geschlechts; obwohl eine biographisch frühe Genese der H. angenommen wird, findet ihre Entdeckung meist erst im Jugendlichenalter statt; hierbei werden heftige Abwehrmechanismen beobachtet, die Verleugnungsarbeit wird erst i. R. der homosexuellen Identitätsfindung (sog. Coming out) überwunden. **Vork.: 1. bei Frauen:** etwa jede vierte Frau macht im Laufe ihres Lebens lesbische Erfahrungen, jede achte Frau unter Einschluß eines Orgasmus; ausschl. lesbisches Verhalten b. weniger als 5%; seltene Partnerwechsel bei der Mehrheit, hohe Befriedigungsrate; **2. bei Männern:** etwa jeder zweite Mann macht im Laufe seines Lebens homosexuelle Erfahrungen, jeder dritte Mann unter Einschluß eines Orgasmus; ausschl. homosexuelles Verhalten b. 5-15%; hohe Promiskuitätsraten sind häufiger als b. Frauen.

Nach § 175 StGB in der Fassung des 4. Gesetzes z. Reform des Strafrechts (4. StrRG) vom 23.11.1973 (BGBl. I S. 1725) wird ein Mann über 18 Jahre, der sexuelle Handlungen an einem

Mann unter 18 Jahren vornimmt od. von einem Mann unter 18 Jahren an sich vornehmen läßt, m. Freiheitsstrafe bis zu 5 Jahren od. mit Geldstrafe bestraft, wobei das Gericht v. einer Bestrafung nach dieser Vorschrift absehen kann, wenn der Täter zur Zeit der Tat noch nicht 21 Jahre alt war od. bei Berücksichtigung des Verhaltens desjenigen, gegen den sich d. Tat richtet, d. Unrecht der Tat gering ist. Sexuelle Handlungen i. S. dieses Gesetzes sind nur solche, die im Hinblick auf d. jeweils geschützte Rechtsgut v. einiger Erheblichkeit sind (§ 184c StGB in der Fassung des 4. StrRG).

Homo|vanillin|säure: (engl.) homovanillic acid; Abbauprodukt der Katecholamine*; wird bei Neuroblastom vermehrt ausgeschieden; vgl. Vanillinmandelsäure.

homo|zygot (Homo-*; Zyg-*): (engl.) homozygous; reinerbig, gleichanlagig; Bez. f. Individuen, bei denen für ein Erbmerkmal die Allele eines Genpaares vollkommen gleichartig sind. Ggs. heterozygot.

Homo|zystein n: Homocystein*.

Homunkulus m: (engl.) homunculus; schematische Darstellung der kortikalen Repräsentation von Motorik u. Oberflächensensibilität; s. Rindenarchitektonik.

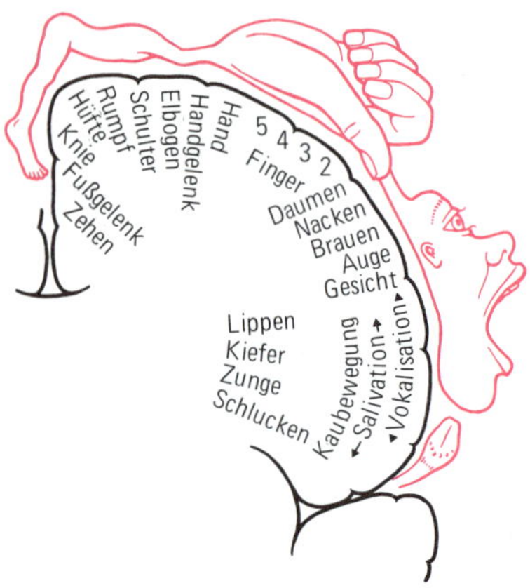

Homunkulus: kortikale Repräsentation von Bewegungen im Gyrus praecentralis des Gehirns [375]

Hooft-Syn|drom (C. H., Päd., Gent, geb. 1900) n: sehr seltene Form der Hypolipoproteinämien*.

Hopfen|zapfen: Lupuli strobulus; Fruchtstände von Humulus lupulus mit ätherischem Öl, Bittersäuren u. 2-Methyl-3-buten-ol; Verw.: bei Unruhe, Angst u. Schlafstörungen.

Hoppe-Goldflam-Syn|drom (Hermann H., Neurol., Cincinnati, 1867-1929; Samuel V. G., Neurol., Warschau, 1852-1932) n: s. Myasthenia gravis pseudoparalytica.

HOPS: Abk. f. **h**irn**o**rganisches **P**sycho**s**yndrom; s. Psychose.

Hordeolum (Dim. von lat. hordeum Gerste) n: (engl.) sty; sog. Gerstenkorn; Abszeß der Liddrüsen, Form der Blepharoadenitis; **Formen: 1.** H. externum: akut-eitrige, bakterielle Entz. der Zeiss-Talg- od. Moll-Schweißdrüsen; auch multipel bzw. rezidivierend vorkommend (Hordeolosis); **2.** H. internum: eitrige Entz. der Meibom-Drüsen am Tarsus (Lidinnenseite); **Ther.:** Wärmeapplikation, evtl. lokal Antibiotika; bei H. internum häufig Stichinzision notwendig. Vgl. Chalazion.

Horizontale, obere (gr. ὁρίζων Gesichtskreis, das Begrenzte) f: s. Krönlein-Linienschema.

Horizontal|zellen (↑; Zelle*): (engl.) horizontal cells; in Höhe der inneren Körnerschicht der Netzhaut des Auges liegende Assoziationszellen m. horizontal verlaufenden Neuriten; vgl. Retina.

Horm-: Wortteil mit der Bedeutung antreiben, erregen; von gr. ὁρμᾶν.

Hormon, ad|reno|kortiko|tropes (↑) n: s. ACTH. **H., anti|di|uretisches** (↑) n: s. ADH. **H.bildung, ek|tope** (↑): s. Tumormarker, Syndrom, paraneoplastisches.

Hormone (↑) n pl: (engl.) hormones; (physiol.) Wirkstoffe, die meist in anat. abgegrenzten und histol. definierten Strukturen des Organismus (sog. endokrine Organe) produziert werden, über d. Blut ihre Erfolgsorgane erreichen u. bereits in sehr geringen Konz. deren Stoffwechsel in charakterist. Weise beeinflussen (Informationsüberträger zw. den versch. Zellarten); die spezif. Hormonwirkung wird über Hormonrezeptoren* vermittelt. Nach biochem. Kriterien unterscheidet man im menschl. Organismus: **1.** Steroidhormone*; **2.** Polypeptid- od. Proteohormone, v. a. die im Hypothalamus gebildeten Releasing*-Hormone, Oxytocin*, Vasopressin (ADH), die in der Hypophyse gebildeten H., Insulin u. Glucagon (Pankreas), Parathormon u. Calcitonin (Glandula parathyroidea) u. die meisten Gewebehormone*; **3.** von Aminosäuren abgeleitete H. (Amine), z. B. Schilddrüsenhormone, Katecholamine, Acetylcholin; **4.** von ungesättigten Fettsäuren abgeleitete H., z. B. Prostaglandine*.

Hormone, gastro|in|testinale (↑) n pl: (engl.) gastrointestinal hormones; Polypeptide, die im Magen-Darm-Trakt gebildet werden u. bei der Aufspaltung bzw. Resorption der Nahrung mitwirken; hierzu zählen Gastrin, Cholecystokinin, Secretin, GIP, VIP, Motilin, Enteroglucagon, Enteropeptidase, Villikinin, Serotonin, Bulbogastrone; vgl. APUD-System.

Hormon|entzugs|blutung (↑): s. Abbruchblutung.

Hormone, renale (↑) n pl: (engl.) renal hormones; von der Niere gebildete Hormone: Erythropoetin, Renin, Prostaglandine, Vitamin D_3, Kinine.

Hormon, follikel|stimulierendes (↑) n: Abk. FSH*. **H., lakto|tropes** (↑) n: syn. Prolaktin*. **H., luteinisierendes** (↑) n: Abk. LH*. **H., luteo|tropes** (↑) n: Abk. LTH; s. Prolaktin. **H., natri|uretisches** (↑) n: syn. ANP.

Hormon|re|zeptoren (↑; Rezeptoren*) m pl: (engl.) hormone receptors; meist f. ein best. Hormon spezif. Rezeptoren, die an den Membranen bzw. im Zytoplasma der jeweiligen Zielzellen lokalisiert sind u. durch reversible Bindung der im Blut zirkulierenden Hormone* deren Wirkung über unterschiedl. biochemische Sekundärreaktionen in der Zelle vermitteln; viele Hormone (z. B. Proteohormone) gehen e. Bindung m. membranständigen H. ein, was z. Aktivierung der ebenfalls membranständigen Adenylcyclase bzw. einer Guanylcyclase u. damit zu einem Anstieg der intrazellulären Konz. von Cyklo-AMP bzw. Cyklo-GMP (sog. Second messenger) führt; als Folge kann es unter Vermittlung v. Proteinkinasen zur Aktivierung od. Hemmung v. Enzy-

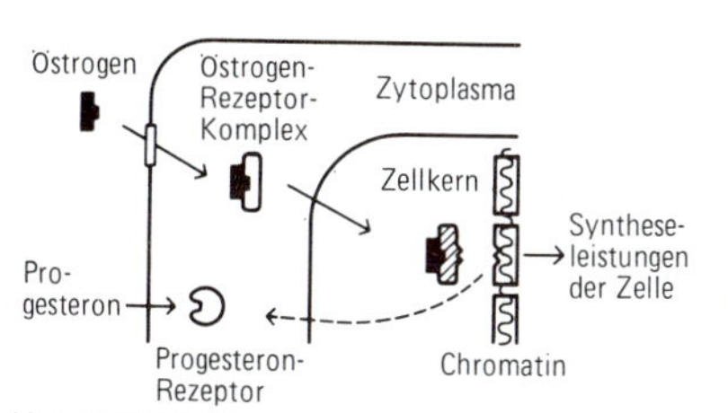

Hormonrezeptoren: Wirkungsmechanismus am Beispiel der Östrogene [506]

men, zur Induktion od. Repression der RNA-Synthese bzw. der ribosomalen Protein-(Enzym-) Biosynthese od. zur unmittelbaren Steigerung der Zellpermeabilität kommen. Steroidhormone* reagieren m. einem zytoplasmatischen H. unter Konfigurationsänderung; dieser „aktivierte" Steroidhormon-Rezeptor-Komplex bewirkt im Zellkern inf. Ablösung v. Chromatinproteinen von der DNA ebenfalls eine Induktion od. Repression der Proteinbiosynthese.

Da das Wachstum best. maligner (hormonsensibler) Tumoren (z. B. Mammakarzinom, Prostatakarzinom) durch weibliche od. männliche Sexualhormone* gefördert wird, sind v. a. **Steroidhormonrezeptoren** (Östrogen-, Progesteron- u. Androgenrezeptoren) med. von Bedeutung; durch Blockierung der H. mit gegengeschlechtl. Sexualhormonen bzw. Antiöstrogenen* od. Antiandrogenen* kann therap. eine Hemmung des Wachstums „rezeptorpositiver" Tumoren (u. Metastasen) erzielt werden. Die Hormonrezeptoranalyse ist techn. aufwendig; wichtig ist d. Bestimmung unter standardisierten Bedingungen. Vgl. Antigestagene, EGF.

Hormon, somato|tropes (↑) n: s. STH.

Hormon|therapie, para|doxe (↑) f: s. Therapie, kontrahormonale.

Horner-Muskel (William E. H., Anat., Philadelphia, 1793-1853; Musculus*): (engl.) Horner's muscle; Pars lacrimalis des M. orbicularis oculi; Funktion: Abtransport der Tränenflüssigkeit durch die Tränenpunkte u. -röhrchen in den Tränensack zum Ductus nasolacrimalis.

Horner-Sym|ptomen|kom|plex (Johann F. H., Ophth., Zürich, 1831-1886) m: (engl.) Horner's syndrome; auch Horner-Trias, Horner-Syndrom; Trias aus Miosis (Lähmung des M. dilatator pupillae), Ptosis (Lähmung des Müller-Muskels) u. Enophthalmus; **Urs.:** Läsion des N. sympathicus u. zentraler Sympathikusbahnen (z. B. bei wirbelsäulennahen Schädigungen des Plexus brachialis, bei zervikaler Syringomyelie, Wallenberg-Syndrom u. Stellatumblockade*); bei Läsion zw. dem Centrum cilio-spinale u. den efferenten Fasern bis zur Bifurkation der A. carotis communis zuätzlich Anhidrose u. Hyperämie der ipsilateralen Gesichtshälfte (oberes Grenzstrang-Quadrantensyndrom). Cocaintropfen (2%) erweitern d. Pupille bei H.-S. geringer als normal od. gar nicht (v. a. bei peripheren Läsionen); Hydroxyamphetamin (1%) führt beim zentralen u. präganglionären, nicht aber bei postganglionärem H.-S. zur normalen Pupillendilatation; Phenylephrin bewirkt als Zeichen einer Denervierungshypersensibilität eine Pupillendilatation bei postganglionärem H.-S.

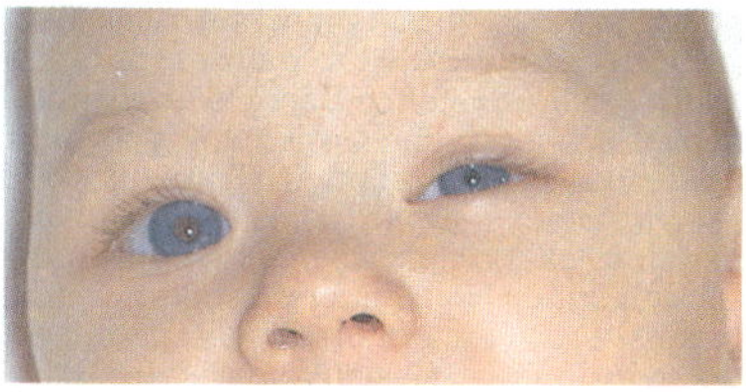
Horner-Symptomenkomplex bei einem 6 Monate alten Kind [179]

Horn|haut: s. Cornea, Epidermis.

Horn|haut|de|generation (Degeneratio*) f: (engl.) corneal degeneration; nicht erbl., ein- od. beidseitige, nicht primär entzündl. degenerative Erkr. der Hornhaut; **Urs.:** exogene u. endogene (Alter) Faktoren sowie andere Augenerkrankungen (z. B. Iritis, Glaukom); vgl. Hornhautdystrophie.

Horn|haut|dys|trophie (Dys-*; Troph-*) f: (engl.) corneal dystrophy; Sammelbez. f. eine Gruppe erbl., immer beidseitiger, angeb. od. sich später manifestierender Trübungen in den versch. Schichten der Hornhaut; **Formen: 1.** epitheliale (vordere) H.: z. B. als rezidiv. Hornhauterosion (Franceschetti-Erosion); **2.** stromale H.: dominant erbl. knötchenförmige, gitterartige od. bröckelige (Typ Groenouw) Formen; rezessiv erbl. fleckige Form (s. Fehr-Syndrom); **3.** endotheliale H.; s. Fuchs-Hornhautdystrophie.

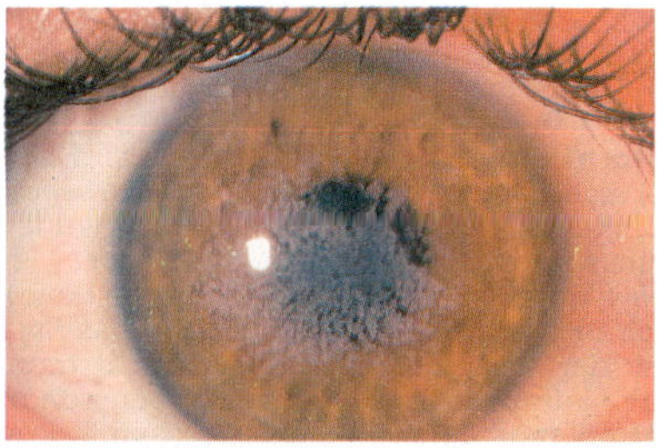
Hornhautdystrophie: parenchymatöse, erbliche Hornhauttrübung (Typ Groenouw) [362]

Horn|haut|endo|thel-Mikro|skopie (Endothel-*; Mikr-*; -skopie*) f: (engl.) corneal endothelial microscopy; ophth. Methode: **1.** zur Untersuchung des Endothels am Patientenauge mit Hilfe des Spaltlampenmikroskops im sog. Spiegelbezirk; **2.** zur Beurteilung der Güte u. Dichte des Endothels einer Spenderhornhaut mit dem Durchlicht- od. Auflichtmikroskop vor der Hornhauttransplantation (s. Keratoplastik).

Horn|haut|entzündung: s. Keratitis.

Horn|haut|erosion (Erosion*) f: (engl.) corneal erosion; syn. Erosio corneae; Abschilferung des Hornhautepithels mit Epitheldefekt; **Urs.:** Trauma, Keratoconjunctivitis photoelectrica; **Sympt.:** starke Schmerzen, Fremdkörpergefühl, verstärkte Tränensekretion, evtl. Lidkrampf; **Diagn.:** intensive Grünfärbung des Epitheldefekts in d. Fluoreszeinfärbung*; **Ther.:** zur Verhinderung einer Inf. lokale Desinfektion, Augenverband; **Progn.:** i. d. R. rasche Heilung.

Horn|haut|geschwür: s. Ulcus corneae.

Horn|haut|in|filtrat (Infiltration*) n: (engl.) corneal infiltrate; entzündl. Infiltration des Hornhautstromas mit Granulozyten, Lymphozyten u. Plasmazellen; Zerstörung der Struktur u. Verlust der Durchsichtigkeit mit Hornhauttrübung; ggf. Hornhautnarbe*.

Horn|haut|kegel: syn. Keratokonus*.

Horn|haut|naht: (engl.) corneal suture; Naht der Hornhaut des Auges m. feinen Nylonfäden

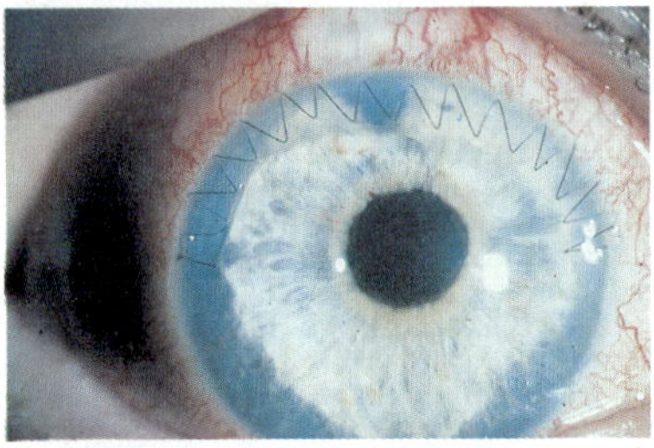

Hornhautnaht nach Kataraktoperation [550]

(10-0, ⌀ 30 µm) nach perforierenden Verletzungen od. bei Keratoplastik*.

Horn|haut|narbe: (engl.) corneal scar; Bildung undurchsichtigen od. trüben Narbengewebes im Hornhautstroma nach Entz. od. Verletzung als Trübungswölkchen (Nubecula), grauer Fleck (Macula corneae) od. weiße Platte (Leukom), je nach Dichte u. Ausmaß der Trübung; das Epithel über der Narbe ist meist intakt; Lichtstreuung durch Störung der Kollagenfibrillenanordnung.

Horn|haut|re|flex (Reflekt-*) m: syn. Kornealreflex; s. Reflexe (Tab.).

Horn|haut-Ring|ab|szeß (Abszeß*) m: ringförmige, zum Limbus corneae parallele Infiltration des peripheren Hornhautstromas mit Leukozytenansammlung; dramatische, aber unspezif. Kompl. einer infektiösen, ulzerativen Keratitis, einer Verletzung od. Endophthalmitis mit Perforationsgefahr.

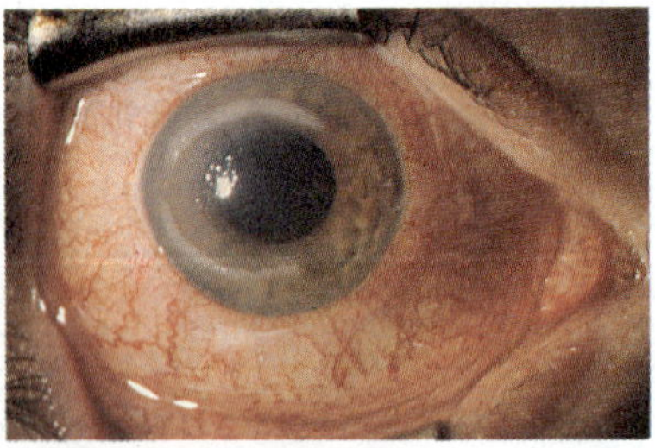

Hornhaut-Ringabszeß [362]

Horn|haut|trans|plantation (Transplantation*) f: s. Keratoplastik.

Horn|haut|verätzung: Nekrose der Hornhaut des Auges nach Einbringen v. Kalk, Laugen, Säuren u. a. Chemikalien mit Narbenbildung der Binde- u. Hornhaut, Hornhauttrübung, Symblepharon*, Sekundärglaukom; **Ther.:** Erste Hilfe durch gründliches Ausspülen mit Wasser od. (besser) neutralisierender Pufferlösung, notfalls m. Getränken; klin. Versorgung durch weitere Reinigung des Auges u. Neutralisation des Schadstoffs, ggf. Inzision der Bindehaut zum Ablassen des subkonjunktivalen Ödems, Weitstellen der Pupille, Unterdrücken der Entzündungsreaktion durch Vitamin C (oral) u. Glukokortikoide, Antibiotika in Spülflüssigkeiten; **Progn.:** bei Hornhauttrübung starker Visusabfall bis zur Erblindung möglich; eine Keratoplastik* hat bei H. schlechte Erfolgsaussichten. Vgl. Kalkverätzung am Auge.

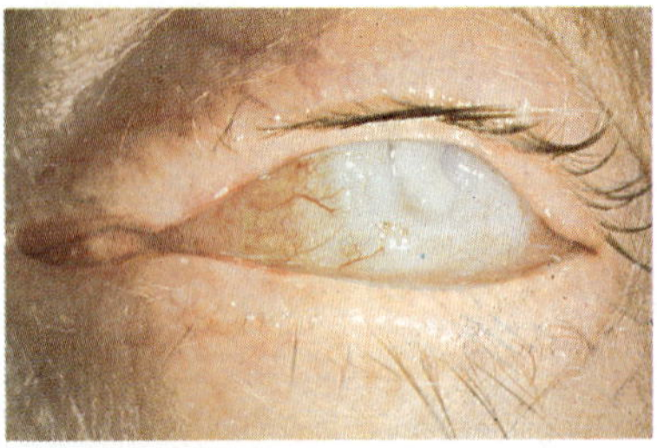

Hornhautverätzung: Hornhautnarbentrübung nach vorausgegangener Laugenverätzung [362]

Horn|krebs: s. Plattenepithelkarzinom.

Horn|perlen: (engl.) epithelial pearls; (histol.) kugelig geschichtete Verbände aus verhornten Plattenepithelien; Vork. z. B. bei Verrucae* seborrhoicae u. Plattenepithelkarzinom*.

Hor|opter (gr. ὅρος Grenze; ὀπτήρ Späher) m: Sehgrenze, Projektionsebene; Punkte im Gesichtsfeld, die sich auf korrespondierenden Netzhautpunkten* abbilden u. deshalb einfach gesehen werden.

Horror auto|toxicus (lat. horror Schrecken; Auto-*; Tox-*) m: von P. Ehrlich 1900 geprägter Begriff, der ausdrücken soll, daß körpereigene Bestandteile normalerweise nicht zu einer Immunisierung führen. Vgl. Immuntoleranz, Autoimmunkrankheiten.

Hortega-Zellen (Pío del Río H., Histol., Madrid, Buenos Aires, 1882-1945; Zelle*): s. Neuroglia.

Horton-Magath-Brown-Syn|drom (Bayard T. H., Int., Rochester, 1895-1980; T. B. M., zeitgen. amerikan. Arzt; G. E. B., amerikan. Arzt, 1885-1935) n: s. Arteriitis temporalis.

Horton-Riesen|zell|arteriitis (↑; Zelle*; Arteri-*; -itis*) f: s. Arteriitis temporalis.

Horton-Syn|drom (↑) n: (engl.) cluster headache; syn. Bing-Horton-Syndrom, Erythroprosopalgie; bes. bei Männern auftretende schwerste Schmerzattacken von 15-180 Min. Dauer bis zu achtmal pro Tag (häufig nachts) über Wo. bis Mon.; **Ätiol.:** unklar; **Klin.:** halbseitige Schmerzen im Augen-Schläfen-Bereich, evtl. mit Rötung des Auges u. des Gesichts, Hyperhidrose, vermehrte Nasensekretion u. Tränenfluß, Horner-Symptomenkomplex; ein Anfall ist durch Histamininjektion auslösbar. **Ther.:** im Akutstadium Inhalation von reinem Sauerstoff od. Ergotamin-Aerosol; im Intervall Verapamil, Lithium, Prednison. Vgl. Gesichtsneuralgie.

Hospital (lat. hospitalis gastlich) n: **1.** i. a. Bez. f. ein Krankenhaus* für chron. Kranke; **2.** angloamerikan. Bez. f. Krankenhaus.

Hospitalismus (↑) m: (engl.) hospitalism; zusammenfassende Bez. f. alle durch bzw. während eines Krankenhaus- od. Heimaufenthalts auftretenden Schädigungen; z. B. durch Ernährungs- od. Pflegefehler, sekundäre Inf. od. psych. Einwirkungen; **Formen: 1.** infektiöser H.: Bez. f. alle in Krankenhäusern, Arztpraxen u. anderen Behandlungseinrichtungen erworbenen Inf. (s. Nosokomialinfektionen); als klassischer H. werden Inf. bezeichnet, die v. a. vor Einführung von Antisepsis u. Asepsis in Krankenhäusern auftraten (v. a. Gasbrand, Sepsis, Kindbettfieber, Wundrose); **2.** psychischer H.: psych. Schädigung, die inf. fehlender affektiver Zuwendung (s. Deprivation) auftritt; Vork. v. a. bei Säuglingen u. Kleinkindern, auch bei Langzeitpatienten in Krankenhäusern u. Heimen; Sympt.: psychomotorische u. somatische Retardierung, erhöhte Mortalität, Kontaktstörungen, Angst, Apathie, erhöhte Infektanfälligkeit; vgl. Depression, anaklitische.

Hospital|keime (↑): s. Nosokomialinfektionen.

Hospiz n: (engl.) hospice; ursprünglich als Sterbeklinik konzipiertes Krankenhaus zur angemessenen stationären Betreuung Schwerstkranker u. Sterbender; i. w. S. Bez. f. interdisziplinäre Einrichtung mit Ärzten, Psychologen, ausgebildetem Pflegepersonal, Sozialarbeitern u. Laien zur unterstützenden häuslichen Sterbebegleitung*; stationäre Aufnahme erfolgt i. d. R. nur zur Symptomenkontrolle od. zur vorübergehenden Entlastung der Angehörigen.

Host versus graft reaction (engl.) f: s. Abstoßungsreaktion.

HOT: Abk. f. (engl.) **h**yperbaric **o**xygen **t**herapy; Sauerstoff*-Überdrucktherapie.

Hotchkiss-MacManus-Re|aktion f: s. PAS-Reaktion.

Houssay-Biasotti-Phänomen (Bernardo A. H., Physiol., Buenos Aires, 1887-1971) n: (engl.) Houssay phenomenon; tierexperimentell beobachtete Besserung eines Diabetes mellitus beim pankreatektomierten Hund nach Entfernung der Hypophyse (Steigerung der Insulinempfindlichkeit); bei Absinken der Blutzuckerwerte eines Diabetikers bzw. plötzlich reduziertem Insulinbedarf ist daher an eine Hypophysenerkrankung (z. B. Tumor, Gefäßverschluß) zu denken.

Howard-Hopkins-Connor-Test (Janet E. How., Biochem., Arzt, Baltimore) m: Funktionstest bei Verdacht auf Hypoparathyreoidismus*; unter Standardkost werden Calcium- u. Phosphatausscheidung im Urin gemessen; am 2. Tag werden im Verlauf von vier Stunden 15 mg Calcium/kg KG in 1 Liter physiol. Kochsalzlösung infundiert. Calcium, anorg. Phosphat u. Gesamteiweiß werden im Serum vorher u. nach 2, 4, 8 u. 24 Stunden bestimmt. Die Infusion verursacht eine Hyperkalzämie, die bei Gesunden eine Verminderung der Phosphaturie hervorruft; bei Hypoparathyreoidismus kommt es zu einer erhebl. Phosphaturie.

Howell-Jolly-Körperchen (William H. H., Physiol., Baltimore, 1860-1945): s. Jolly-Körperchen.

Howship-Lakunen (John H., Chir., London, 1781-1841; lat. lacuna Vertiefung, Höhlung) f pl: (engl.) Howship's lacunae; bei der Knochenentwicklung durch Einwirkung von Osteoklasten* in d. Knochensubstanz entstehende grubenförmige Vertiefungen.

Howship-Romberg-Phänomen (↑; Moritz H. von R., Int., Neurol., Berlin, 1795-1873) n: (engl.) Romberg-Howship sign; Schmerz an der Knieinnenseite durch Reizung des N. obturatorius inf. Hernia obturatoria, Tumor od. Trauma.

Hoyer-Grosser-Organ (Heinrich F. H., Histol., Warschau, 1834-1907) n: s. Glomusorgan.

Hp: Abk. f. **Hap**toglobin*.

HPL: Abk. f. (engl.) **h**uman **p**lacento **l**actogen; syn. Plazentalaktogen, (engl.) human chorion somatotropin (Abk. HCS); Proteohormon, aus 191 Aminosäuren bestehendes Polypeptid, MG 21 500; die Bildung erfolgt in den Chorionzellen des Synzytiotrophoblasten der Plazenta. Die HPL-Serumkonzentration korreliert weitgehend m. dem Zuwachs der Masse des Synzytiotrophoblasten; HPL scheint vollständig an den mütterl. Kreislauf abgegeben zu werden; es ist 12-30 Min. nach Ausstoßung der Plazenta nicht mehr nachzuweisen. Der Abbau erfolgt in der Leber. Über die **Funktion** in der Schwangerschaft gibt es nur Hypothesen: **1.** Mobilisierung mütterl. Glukose, Fettsäuren u. Ketokörper z. Versorgung des Fetus; **2.** mammo- u. laktotrope Effekte; **3.** Einfluß auf die plazentare Steroidhormonsynthese. **Nachweis** u. **quant. Bestimmung:** immun. Verfahren (RIA, Immunodiffusion, Hämagglutination). HPL ist der wichtigste Laborparameter z. Kontrolle der Plazentafunktion; erniedrigte Werte b. Plazentainsuffizienz, Gestose, intrauteriner Mangelentwicklung, im letzten Trimenon b. Wachstumsverzögerung der fetoplazentaren Einheit*.

Hp-System n: erbl. Serumgruppe des Serumproteins Haptoglobin*; die Vererbung der genetisch determinierten Haptoglobintypen (Haupttypen Hp 1-1, Hp 2-1 u. Hp 2-2) erfolgt durch fünf autosomal-kodominante Allele. **Bedeutung:** v. a. für die Abstammungsbegutachtung* u. anthrop. Untersuchungen. Vgl. Serumgruppen.

HPV: Abk. f. **H**uman**p**apilloma**v**iren; s. Papillomavirus.

hr: (serol.) Antigen der Rhesus*-Blutgruppen.

H-Re|flex (Reflekt-*) m: Kurzbez. f. **H**offmann*-Reflex.

H-Re|zeptoren|blocker (Rezeptoren*): Kurzbez. f. Histaminrezeptorenblocker; s. Antihistaminika, Histamin-H_2-Rezeptorenblocker.

H_2S: chem. Formel f. Schwefelwasserstoff*.

HSE: Abk. f. **H**erpes-**s**implex-**E**nzephalitis; s. Meningoencephalitis herpetica.

HSG: Abk. f. **H**ystero**s**alpin**g**ographie*.

HSN: Abk. f. **h**ereditäre **s**ensible **N**europathie*.

H_2SO_3: chem. Formel f. schweflige Säure*.

H_2SO_4: chem. Formel f. Schwefelsäure*.

H-Streifen: s. Myofibrillen.

H-Substanz (Substantia*) f: Kurzbez. f. **h**eterogenetische Grundsubstanz; durch den H/h-Genlocus (h rezessiv) determinierte Ausgangssubstanz der Blutgruppenantigene der ABNull*-Blutgruppen; das Gen H kodiert wahrscheinl. eine Transferase, die L-Fucose (als antigene Determinante) auf endständige D-Galaktose versch. Disaccharidstrukturen (sog. Precursoren, vier Typen bekannt) glykosidisch überträgt; die Nachweisbarkeit des H-Antigens nimmt in der Reihenfolge 0, A_2, B, A_2B, A_1, A_1B ab. Bei Individuen mit dem seltenen Genotyp hh (Bombay*-Blutgruppe) fehlt diese Transferase. Vgl. Sekretorsystem.

HSV: Abk. f. **H**erpes*-**s**implex-**V**irus.

HT: Abk. f. **1. H**erz**t**öne*; **2.** (radiol.) **H**erd**t**iefe; **3. H**ydro**t**herapie*.

5-HT: Abk. f. **5-H**ydroxy**t**ryptamin; s. Serotonin.

HTLV: Abk. f. (engl.) **h**uman **T**-cell-**l**eucaemia-**v**irus; Bez. f. humane lymphotrope Retroviren (RNA-Tumorviren; vgl. Transkription), die m. einer Reihe von ungewöhnl. lymphoretikulären T-Lymphozyten-Neoplasien (Leukämien, maligne Lymphome) assoziiert sind. HTLV-positive Inf. zeigen untereinander ähnl., einige davon der Mycosis* fungoides vergleichbare klin. Bilder. Man unterscheidet bisher vier Typen; das 1984 beschriebene, als HTLV-III bez. Virus gehört jedoch z. Gruppe der Lentiviren (s. Virusklassifikation), ist identisch m. LAV-I u. wird seit 1986 einheitlich als HIV* bezeichnet.

Hübener-Thomsen-Friedenreich-Phänomen (Georg H., Serol., Berlin, geb. 1926) n: s. T-Antigen.

Hübl-Iod|zahl: (engl.) Hübl's iodine number; Angabe derjenigen Iodmenge in g, die von 100 g eines Lipids an die Doppelbindungen seiner ungesättigten Fettsäuren addiert werden kann; Verw. zur Bestimmung des ungefähren Gehalts von ungesättigten Fettsäuren* in einem Gemisch versch. Fettsäuren. Vgl. Iodometrie, Säurezahl.

Hüfner-Zahl (Carl G. v. H., Chem., Tübingen, 1840-1908): (engl.) Hüfner's number; beschreibt die chem. Bindungsfähigkeit von Sauerstoff an Hämoglobin in vivo (1 g Hb bindet 1,34 ml O_2); vgl. Sauerstoffkapazität.

Hüft|ankylose (Anky-*; -osis*) f: (engl.) ankylosis of the hip joint; Hüftgelenkversteifung durch knöcherne Durchbauung des Gelenkspalts nach akuten od. chron. Entzündungen.

Hüft|arthrose (Arthr-*; ↑) f: s. Koxarthrose.

Hüft|bein: (engl.) hip bone; (anat.) Os* coxae.

Hüft|dys|plasie (Dys-*; -plasie*) f: (engl.) congenital hip dysplasia; angeb. Mangelentwicklung (Abflachung) der Hüftgelenkpfanne mit der Gefahr eines Austritts des Hüftkopfs (Hüftgelenksubluxation bzw. Hüftgelenkluxation*); häufigste kongenitale Skelettfehlentwicklung (4%); Verhältnis Mädchen : Knaben 6 : 1; **Vork.** in 40% doppelseitig; häufig aufgrund erbl. Skelettfehlformen in Komb. mit anderen Fehlbildungen sowie durch Lageanomalien od. beengende Prozesse in utero; frühzeitige **Diagn.** (z. B. routinemäßiger Einsatz der Hüftgelenksonographie* i. R. der Kinderfrüherkennungsuntersuchungen) ermöglicht eine Verhinderung der Luxation; weitere diagn. Hinweiszeichen sind die Abspreizbehinderung, die Asymmetrie der Oberschenkel- u. Gesäßfalten sowie das Vorhandensein anderer Skelettfehlbildungen. **Ther.:** funktionelle Abspreizbehandlung durch breite Wicklung bis zum zweiten Mon., danach Spreizhose* für Wo. bis Mon. unter sonograph. Kontrolle der Hüftkopfnachreifung.

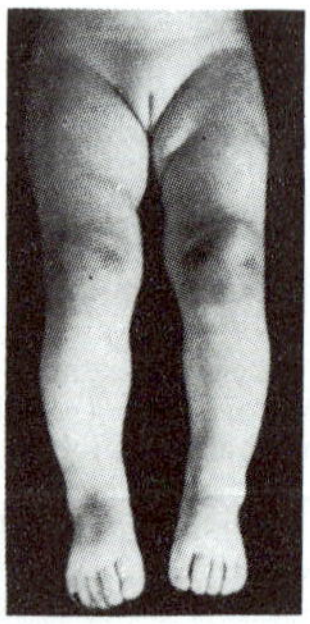

Hüftdysplasie:
Asymmetrie der Adduktorenfalten [402]

Hüfte: (engl.) hip, coxa; (anat.) Coxa.

Hüft|endo|prothese (End-*; Prothese*) f: s. Totalendoprothese.

Hüfte, schnappende: s. Coxa saltans.

Hüft|gelenk: s. Articulatio coxae. **H.arthrose** (Arthr-*; -osis*) f: s. Koxarthrose. **H.dys|plasie** (Dys-*; -plasie*) f: s. Hüftdysplasie, Hüftgelenkluxation. **H.entzündung:** s. Koxitis. **H.ersatz:** s. Totalendoprothese. **H.kon|traktur** (Kontrakt-*) f: s. Kontraktur.

Hüft|gelenk|luxation (Luxation*) f: (engl.) hip joint dislocation; Luxatio coxae; Verrenkung im Hüftgelenk, wobei der Femurkopf aus d. Gelenkpfanne tritt; **Formen: 1.** sog. angeborene H. (Luxatio coxae congenita): entwickelt sich meist erst postnatal aus einer Hüftdysplasie* durch muskeldynamische Kräfte u. durch Belastung; Klin.: neben Zeichen der Dysplasie Bewegungsarmut u. Außenrotationsadduktionsstellung der Beine, relative Beinverkürzung; Diagn.: Hüftgelenksonographie*; Rö. erst nach Ablauf des 4. Lebensmonats, Beurteilung durch best. Hilfslinien (s. Abb.): Hilgenreiner-Linie (waagerechte Linie durch die Y-Fuge beider Hüftgelenke), Ombrédanne-Lot (gefällt von dem oberen äußeren Pfannenerker auf die Hilgenreiner-Linie), Ménard-Shenton-Linie (kreisähnl. Bogen, der kontinuierlich vom oberen Rand des Foramen obturatum in den Adam-Bogen ausschwingt), Calvé-Linie (bogenförmige Linie, die von der Spina iliaca ventralis distalwärts in den Schenkelhals ausschwingt); **radiol. Luxationsgrade I:** Pfannendachwinkel größer als 30°, Kopfkern im unteren medialen Quadranten des Ombrédanne-Lots (entspricht einer reinen Dysplasie); **II:** Kopf steht lateral des Ombrédanne-Lots, aber unterh. des Pfannenkerns. **III:** Kopf steht in Höhe des Erkers. **IV:** Kopf steht oberh. des Pfannenerkers; bei Dysplasie u. H. sind die Ménard-Shenton-Linie u. die Calvé-Linie unterbrochen. Ther.: bei Grad I Spreizhose*, wenn nach der 8. Lebenswoche keine Besserung eingetreten ist sowie bei Grad II Spreizapparate* (z. B. Hanaussek-Apparat od. Pavlik-Bandage) bzw. Gipsverbände

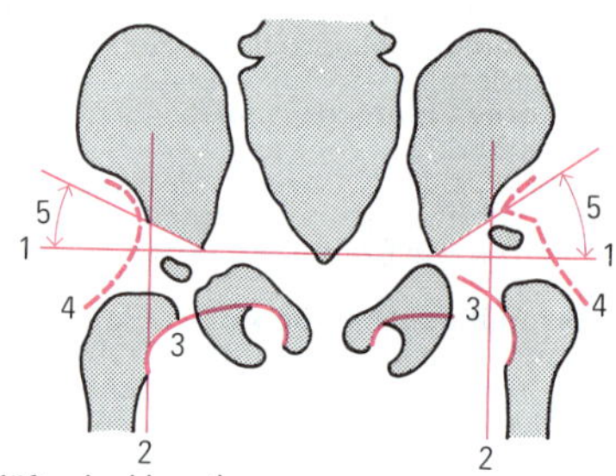

Hüftgelenkluxation:
Hilfslinien zur röntgenologischen Beurteilung: Normalbefund (links) und pathologischer Befund (rechts); 1: Hilgenreiner-Linie; 2: Ombrédanne-Lot; 3: Ménard-Shenton-Linie; 4: Calvé-Linie; 5: Pfannendachwinkel

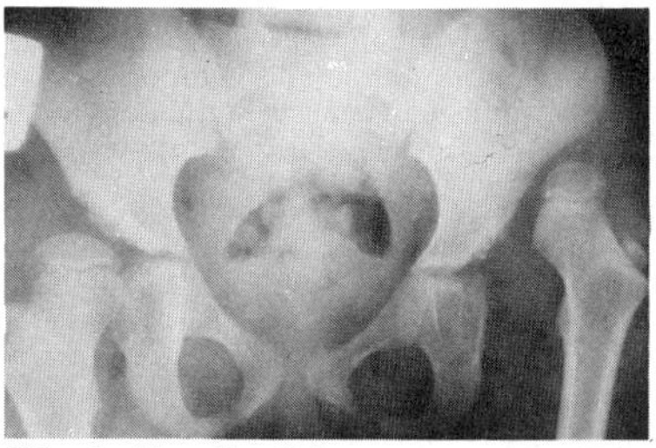

Hüftgelenkluxation links [540]

(Fettweiss-Gips), bei Grad III u. IV stationäre Extensionsreposition (Overhead-Extension) mit anschließender Retentionsphase im Gipsverband in Lange*-Stellung bzw. Lorenz*-Stellung, ggf. weitere Nachbehandlung mit Hilfe von Schienenapparaten (z. B. Forrester-Brown-Schiene); bei Versagen der konservativen Maßnahmen schonende offene Reposition; bei persistierender Pfannendysplasie Pfannendachplastik (nach Lance od. Pemberton), Chiari*-Operation, Salter*-Operation, Pfannenschwenkoperation (dreifache Osteotomie); bei H. des Erwachsenen ggf. palliative Osteotomie, u. U. Endoprothese erforderlich; Kompl.: Hüftkopfnekrose; Progn.: abhängig von Diagnosezeitpunkt u. Therapiebeginn, gute Korrekturmöglichkeiten im 1. u. 2. Lj.; **2.** traumatische H. inf. großer Gewalteinwirkung (meist Dash* board injury); **Luxationsformen: a)** nach hinten oben (Luxatio iliaca) bzw. hinten unten (Luxatio ischiadica); **b)** nach vorn oben (Luxatio pubica) bzw. vorn unten (Luxatio obturatoria); **c)** nach medial bei Azetabulumfraktur (sog. zentrale Hüftluxation); Klin.: Schmerzen, Gehunfähigkeit, federnde Gelenkfixation in typischer Stellung; Diagn.: Rö.; Ther.: notfallmäßige Reposition, da Gefahr der Hüftkopfnekrose, frühfunktionelle Nachbehandlung unter Beinentlastung; Kompl.: Instabilität des Gelenks u. Reluxation bei Abbruch des hinteren Pfannenrandes, Azetabulum-, Kopfkalotten- od. Schenkelhalsfraktur; Progn.: Ischiadikusläsion bzw. Hüftkopfnekrose in ca. 15% der Fälle; vgl. Böhler-Hüftgelenkreposition.

Hüft|gelenk|sono|graphie (lat. sonare tönen; -graphie*) f: (engl.) hip joint sonography; Ultraschalldiagnostik* zur Beurteilung der Entw. des Hüftgelenks u. ggf. zum Nachweis einer Hüftdysplasie* bzw. Hüftgelenkluxation*, v. a. im 1. Lj.; sonograph. Einteilung der Hüftgelenkreifung in vier Typen (s. Tab.).

Hüftgelenksonographie
Einteilung der Hüftgelenkreifung nach Graf

Typ I a/I b	physiologischer Befund
Typ II a	physiologische Unreife (bis 3. Lebensmonat)
Typ II b	Dysplasie (ab 3. Lebensmonat)
Typ III	Hüftgelenkluxation u. Dezentrierung des Femurkopfs
Typ IV	hohe Luxation

Hüft|gelenk|tuberkulose (Tuberkel*; -osis*) f: s. Arthritis tuberculosa.

Hüft|kopf|nekrose (Nekr-*; -osis*) f: (engl.) avascular necrosis of the head of femur; aseptische nichttraumatische Osteochondrose im Erwachsenenalter als Kompl. nach Behandlung einer angeb. od. traumat. Hüftgelenkluxation, nach Schenkelhals- u. Azetabulumfraktur inf. Durchblutungsstörungen des Hüftkopfes; **Klin.:** Bewegungseinschränkung u. -schmerz nach symptomlosem Intervall; Entw. einer Koxarthrose* möglich; **Diagn.:** im Rö. erhöhter Kalksalzgehalt, später Sklerosierung, Hüftkopfentrundung, Randzacken u. Zysten bei verschmälertem Gelenkspalt; **Ther.:** Umstellungsosteotomie bei jungen Pat. mit partieller H., Implantation einer Endoprothese; vgl. Perthes-Calvé-Legg-Krankheit.

Hühner|auge: eigentlich Hornauge; s. Clavus. **H.brust:** s. Pectus carinatum. **H.pest-Virus** (Virus*) n: Err. der Geflügelpest; vgl. Newcastle disease virus.

Hüllen|elektronen (Elektro-*) n pl: die in der Atomhülle gebundenen Elektronen*; s. Atom.

Hüll|proteine (Prot-*) n pl: (engl.) coating proteins; diejenigen Proteine, aus denen eine Virus- od. Bakteriophagen-Hülle (Envelope) zusammengesetzt ist.

Hüll|zellen (Zelle*): syn. Mantelzellen*.

Hülsen|früchte: (engl.) leguminous plants; Leguminosen; z. B. Erbsen, Bohnen, Linsen, Sojabohnen, Erdnüsse; haben unter d. pflanzl. Nahrungsmitteln den höchsten Eiweißgehalt, daneben enthalten sie Kohlenhydrate (hauptsächl. Stärke) u. 7-13% unverdaul. Zellulose; in rohem Zustand haben viele H. toxische Wirkung (hämorrhagische Gastroenteritis, tonische Krämpfe, Schock, Hypokaliämie). Bereits 5-6 grüne Bohnen wirken u. U. tödlich! Ursache sind die Hämagglutinine* u. versch. andere Proteinfraktionen mit geringerer hämagglutinierender u. stärkerer toxischer Wirkung (z. B. Phaseolotoxin, Phasin aus Bohnen, Concanavalin* A, Ricin* aus der Rizinusbohne, die zu stark toxisch für menschl. Nahrungszwecke ist). Daneben enthalten H. u. andere Gemüse Proteaseinhibitoren*. Durch Kochen (mind. 15 Min.) wird die schädl. Wirkung dieser Proteine zerstört.

Hülsen|kapillaren (kapillar*) f pl: (engl.) sheathed arterioles; von verdichtetem retikulärem Bindegewebe umgebene arterielle Kapillaren der Milz*.

Hülsen|wurm: Echinococcus* granulosus.

Hüpferlinge: syn. Ruderfußkrebse, Copepoda; Gattungen Cyclops u. Diaptomus (s. Abb.) sind Zwischenwirte für Diphyllobothrium* latum (s. a. Cestodes); Gattung Cyclops i. w. S. ist Zwischenwirt für Dracunculus* medinensis. Vgl. Nematodes.

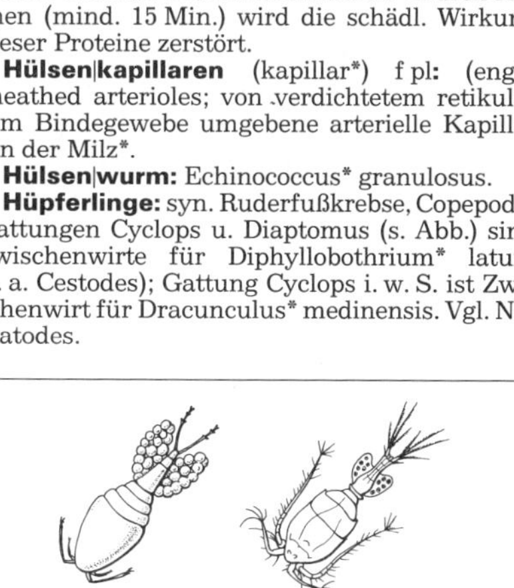

Hüpferlinge:
Ruderfußkrebse der Gattung Diaptomus (links) und Cyclops (rechts)

Hürthle-Tumor (Karl W. H., Histol., Breslau, 1860-1945; Tumor*) m: (engl.) Hürthle cell tumour; syn. Getzowa-Struma, Onkozytom, Struma postbranchialis; aus feingranulierten, großen eosinophilen Zellen (Onkozyten, Hürthle-Zellen) bestehendes Adenom der Schilddrüse (selten malignes onkozytäres Karzinom); vgl. Schilddrüsentumoren.

Hürthle-Zellen (↑; Zelle*): (engl.) Hürthle cells; Bez. für in der Schilddrüse vork. Onkozyten*; vgl. Hürthle-Tumor.

Hueter-Linie (Karl H., Chir., Greifswald, 1838-1882): querverlaufende Gerade zw. den Epikondylen u. dem Olekranon bei Armstreckung; bei Armbeugung Bildung eines gleichschenkeligen Dreiecks; vgl. Ellenbogenverrenkung.

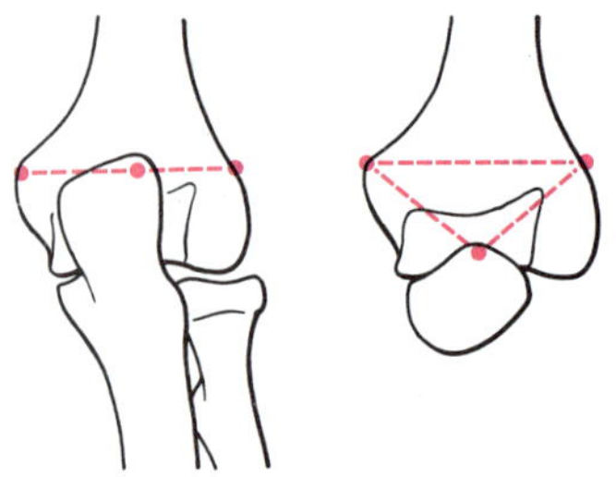

Hueter-Linie:
Gerade in Streckstellung, Hueter-Dreieck bei 90° Beugestellung [202]

Hueter-Mayo-Operation (↑; William J. M., Chir., USA, 1861-1939; Charles H. M., Chir., USA, 1865-1939) f: s. Hallux valgus.

Huet-Operation f: s. Kehlkopfoperationen.

Huf|eisen|niere: (engl.) horseshoe kidney; Fusionsniere, Ren arcuatus; klin. häufig asymptomatische Fehlbildung der Nieren mit gelegentl.

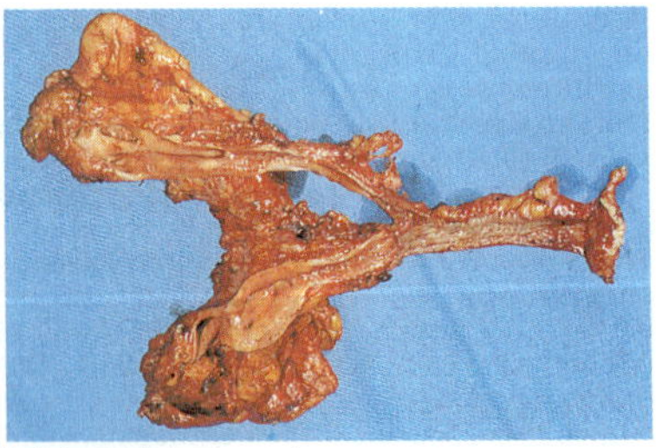

Hufeisenniere:
pathologisches Präparat m. eröffneten Ureteren u. Abschnitt des Dünndarms (re.: früher angelegter Ileum-Conduit) [27]

uncharakterist. Abdominalbeschwerden; der Harnabfluß aus dem Nierenbecken kann beeinträchtigt sein, da die Ureteren über die Brücke ziehen, dort abgebogen u. von dorsal leicht komprimiert werden. Folgen: v. a. Hydronephrosen, chron. Infektionen, Steinbildung, gehäuftes Auftreten von Nephritiden; Diagn.: Rö., Angiographie. Vgl. Nierenfehlbildungen.

Huflattich|blätter: Folia* Farfarae.

Hughes-Stovin-Syn|drom (J. P. H., zeitgen. Arzt, London; P. G. St., zeitgen. Arzt, London) n: sehr seltene multifaktorielle Erkr. mit Aneurysmen der Arteria pulmonalis, verursacht durch infizierte Embolien (viral, bakteriell, mykotisch) inf. häufig rezidivierender Thrombophlebitiden peripherer Venen u. der Hirnsinus.

Huhner-Test (Max H., Urol., New York, 1873-1947) m: s. Sims-Huhner-Test.

Hultén-Variante f: (engl.) Hultén's variant; Verkürzung (Minusvariante) od. Verlängerung

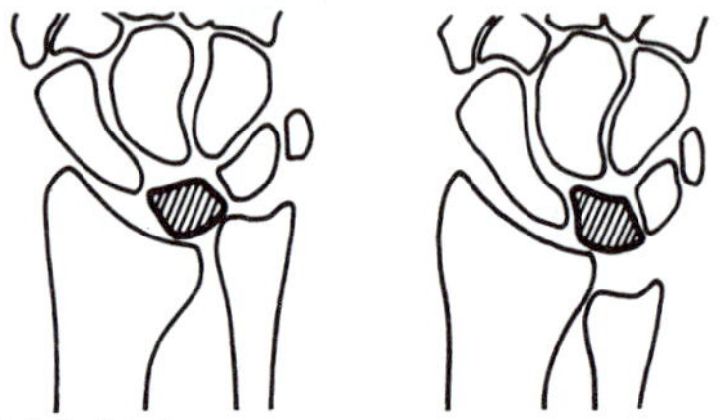

Hultén-Variante:
links Plusvariante, rechts Minusvariante

(Plusvariante) der Ulna am distalen Radioulnargelenk aufgrund angeborener Entwicklungsstörung od. posttraumatisch; bewirkt eine Abweichung der Hand i. S. einer Manus vara bzw. Manus valga; kann zu Arthrose im distalen Radioulnargelenk u. ggf. zu Lunatummalazie* führen.

Human-: Wortteil mit der Bedeutung menschlich; von lat. humanus.

Human|albumin (↑; Album-*) n: (engl.) human albumin; Lösung aus menschl. Albumin zur i. v. Infusion; Verw.: Ersatz von Eiweißverlusten b. Schock, Verbrennungen u. a.

Human|genetik (↑; Genetik*) f: (engl.) human genetics; Fachgebiet der Medizin u. Genetik, das sich mit der Vererbung genetischer Merkmale beim Menschen, den Ursachen genetischer Krankheiten* u. deren Vermeidung bzw. Behandlung befaßt; vgl. Beratung, genetische.

Human growth hormone (engl. ↑; growth Wachstum; Horm-*) n: Abk. HGH; s. STH.

Human|insulin (↑) n: (engl.) human insulin; menschl. Insulin*; zweiteiliges Protein aus insgesamt 51 Aminosäuren bekannter Sequenz (A-Kette: 21, B-Kette: 30 Aminosäuren) bestehend; H. unterscheidet sich v. Rinderinsulin in drei, v. Schweineinsulin in nur einer Aminosäure (s. Abb.). Neben d. (experimentell) mögl. Extraktion von H. aus menschl. Bauchspeicheldrüsen gibt es heute drei **Herstellungsverfahren** z. Synthese von H.: **1.** chem. Totalsynthese von H., das eine dem Schweineinsulin vergleichbare pharmak. Wirkung aufweist; Nachteil: sehr hohe Herstellungskosten; **2.** Biosynthese von H.: unter Anwendung gentechnolog. Verfahren ist es mögl., die DNA-Sequenz mit d. Information für d. Synthese der A- u. B-Kette des H. durch chem. Nukleotidsynthese herzustellen u. (in getrennten Fermentationsansätzen) in Plasmide* v. Escherichia* coli (auch Bacillus subtilis, Hefekulturen u. a.) zu integrieren. Nach Reinigung werden die synthetisierten Ketten z. Insulinmolekül kombiniert. Eine zweite Möglichkeit der Gentechnologie* besteht darin, Pro-H. in Bakterien zu synthetisieren u. durch enzymat. Abspaltung des C-

Peptids in H. umzuwandeln. Biosynthetisches H. (Abk. BHI) weist neben einer möglicherweise stärker blutzuckersenkenden Wirkung bzw. schnelleren Resorption von s. c. injiziertem H. im Vergleich zu hochgereinigtem Schweineinsulin keine eindeutige pharmak. Unterschiede auf. **3.** semisynthetisches H. (Abk. SHI): enzym-katalysierte Umwandlung v. Schweineinsulin in H. durch Austausch der im Vergleich zum H. unterschiedl. Aminosäure Alanin (Position B 30) gegen Threonin; annähernd gleiche pharmak. Wirkungen wie Schweineinsulin.

Zahlreiche Untersuchungen deuten darauf hin, daß H. sich auch in seinen biol. Wirkungen nicht wesentl. v. hochgereinigtem Schweineinsulin unterscheidet. Durch primäre Anw. von H. in d. Insulintherapie des Diabetes* mellitus können möglicherweise immun. NW wie lokale Allergien, systemische Reaktionen, Insulinlipodystrophie nahezu vollständig vermieden werden (sind seit d. Einführung hochgereinigter Tierinsuline in d. letzten Jahren selten geworden); bei Pat. mit bekannter lokaler Allergie gegen Schweine- u. Rinderinsulin waren jedoch z. T. positive Hautreaktionen auch auf erstmals appliziertes H. nachweisbar, was möglicherweise auf (immunogen wirkende) Veränderungen der Proteinstruktur von H. inf. Lagerung od. s. c. Injektion bzw. auf Verunreinigungen zurückzuführen ist. Wirkliche Fortschritte in d. Diabetestherapie m. Insulin i. S. einer Verbesserung der Blutzuckereinstellung sind aber auch durch d. konventionelle subkutane Applikation von H. nicht zu erwarten, sondern nur m. einer der Physiologie der Insulinsekretion angepaßten Insulininfusion unter Anw. spezieller Insulininfusionssysteme* zu erreichen.

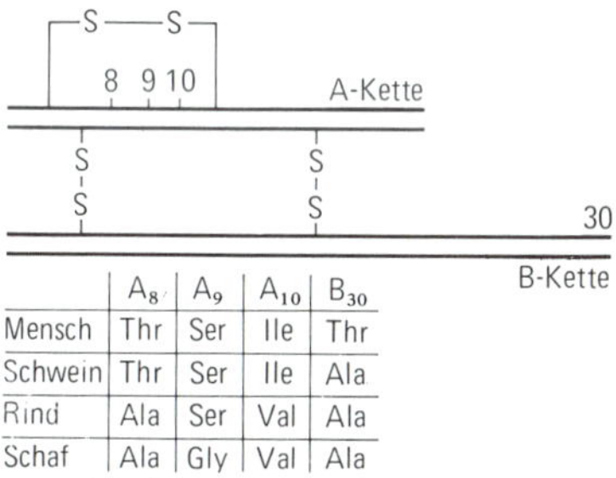

	A_8	A_9	A_{10}	B_{30}
Mensch	Thr	Ser	Ile	Thr
Schwein	Thr	Ser	Ile	Ala
Rind	Ala	Ser	Val	Ala
Schaf	Ala	Gly	Val	Ala

Humaninsulin:
Schema des Insulinmoleküls u. Vergleich der sich in einzelnen Aminosäuren vom Humaninsulin unterscheidenden Insuline von Schwein, Rind und Schaf

Human|papilloma|viren (↑; Papilla*; -om*; Viren*) n pl**:** Abk. HPV; s. Papillomavirus.

Humerus (lat. umerus Oberarm) m**:** Oberarmknochen.

Humerus|fraktur (↑; Fraktur*) f**:** (engl.) fracture of the humerus; Oberarmbruch; **Formen** entspr. der Lok. (s. Abb.): **1.** proximale H. mit schmerzhafter Bewegungseinschränkung, Schwellung, Hämatom; Diagn.: Rö. in zwei Ebenen; Ther.: i. d. R. konservativ (funkt. Behandlung), v. a. bei alten Pat.; **2.** Humerusschaftfraktur: klassische Frakturzeichen mit Dislokation; Ther.: überwiegend konservativ mit Reposition u. Ruhigstellung in Gips-Desault-Verband od.

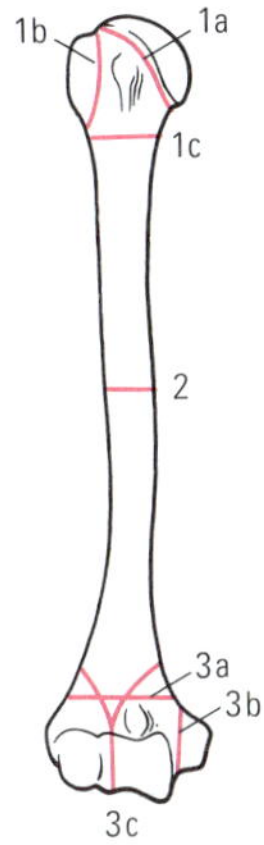

Humerusfraktur, Lokalisation:
1: proximal: a: Kalottenfraktur (selten);
b: Abrißfraktur des Tuberculum majus; c: subkapitale Fraktur; 2: Humerusschaftfraktur;
3: distale Humerusfraktur: a: suprakondylär;
b: Abrißfraktur des Epicondylus ulnaris;
c: Y-förmiger transkondylärer Bruch

Kunststoffhülse; **3.** distale H. als suprakondyläre H., Epikondylenfraktur*, monokondyläre (intraartikuläre) bzw. bi(trans)kondyläre Fraktur; häufig bei Kindern mit Hämatom, Schwellung, schmerzhafter Bewegungseinschränkung, ggf. Begleitverletzungen von Nerven u. Gefäßen; Ther.: beim Erwachsenen überwiegend op. (Osteosynthese), bei kindl. suprakondylärer Fraktur meist offene Reposition u. Fixation mit Kirschner-Drähten, Vertikalextension, u. U. Cuff*-and-collar-Verband. Vgl. Ellenbogenverrenkung.

humidus (lat. umidus)**:** feucht.

Humin|stoffe: Hauptinhaltsstoffe des Torfs; s. Moorbad.

Humor (lat. umor) m**:** Flüssigkeit, Feuchtigkeit.

humoral (↑)**:** die Körperflüssigkeiten betreffend.

Humoral|patho|logie (↑; Patho-*; -log*) f**:** (engl.) humoral pathology; seit der Antike bis in das 19. Jahrhundert vorherrschendes med. Erklärungsmodell (sog. Säftelehre); Ableitung aller Krankheiten aus fehlerhafter Zusammensetzung des Bluts u. der Körpersäfte (Dyskrasie) sowie der Anhäufung von Schadstoffen, die ausgeglichen bzw. zur Ausscheidung gebracht werden müssen; s. Therapie, ausleitende.

Humor aquaeus (↑) m**:** s. Kammerwasser.

Humor vitreus (↑) m**:** s. Corpus vitreum.

Hunde|band|wurm: s. Echinococcus.

Hunde|floh: Ctenocephalides canis; s. Flöhe.

Hunde|spul|wurm: Toxocara canis; die Larven des H. können sich bis zu einem gewissen Stadium auch im menschl. Organismus entwickeln u. verursachen Entzündungen bzw. Nekrosen im Peritoneum, in Leber, Pleura u. Lunge. **Klin.:** Leukozytose mit Eosinophilie (Anteil bis 66%), eosinophile Lungeninfiltrate, granulomatöse Hepatitis; **Diagn.** mittels Immunfluoreszenztest*.

H

Hunger: durch Nahrungsmangel ausgelöstes Allgemeingefühl, das den Menschen zur Nahrungsaufnahme veranlaßt; als Regelmechanismen werden diskutiert: Kontrolle der noch verfügbaren Glukose (unabhängig vom Blutzuckerspiegel) durch Glukorezeptoren, des vorhandenen Körperfetts durch Liporezeptoren, der Umgebungstemperatur durch zentrale Thermorezeptoren; vgl. Trieb, Malnutrition.

Hunger||azidose (Azid-*; -osis*) f: (engl.) starvation acidosis; Form der Ketoazidose* inf. gesteigerter Lipolyse bei fehlender Kohlenhydratzufuhr. **H.dys|trophie** (Dys-*; Troph-*) f: s. Eiweißmangeldystrophie, Protein-Energie-Mangelsyndrome. **H.kur:** s. Nulldiät. **H.ödem** (Ödem*) n: s. Ödem, Dystrophie. **H.osteo|pathie** (Ost-*; -pathie*) f: s. Osteopathie, alimentäre. **H.schmerz:** (engl.) hunger pain; oft bei Duodenalgeschwüren, insbes. nachts auftretender Schmerz in der Magengegend; vgl. Ulcus duodeni. **H.stuhl:** (engl.) starvation stool; substanzarmer, schwarzbrauner bzw. grünlicher, wäßriger, alkalischer Kot* des unterernährten Säuglings, vornehmlich aus Schleim u. Darmzellen bestehend.

Hunner-Zystitis (Guy H., Urol., Baltimore, 1868-1957; Kyst-*; -itis*) f: (engl.) Hunner's cystitis; syn. interstitielle Zystitis; vorwiegend bei Frauen im mittl. Lebensalter auftretende unspezif. Zystitis* unklarer Genese mit primärer Fibrosierungstendenz innerh. der Muskulatur, eingeschränkter Blasenkapazität u. späterer Entw. einer Schrumpfblase mit Neigung zu rezidiv. Makrohämaturien. Vgl. Ulcus simplex vesicae.

Hunter-Glossitis (William H., Arzt, London, 1861-1937; Gloss-*; -itis*) f: syn. Glossitis atrophicans; Rotfärbung von Zungenspitze u. -rükken inf. Atrophie der Zungenpapillen, verbunden mit Parästhesien u. Zungenbrennen; Vork. v. a. bei perniziöser Anämie.

Hunter-Krankheit (Charles H., Int., Manitoba, 1873-1955): (engl.) Hunter's syndrome; Typ II der Mukopolysaccharid*-Speicherkrankheiten mit Defekt der Iduronatsulfatsulfatase sowie vermehrter Ausscheidung von Heparan- u. Dermatansulfat im Harn; Manifestation im frühen Kindesalter (schwere Verlaufsform) od. erst gegen Ende der Kindheit (milde Verlaufsform).

Huntington-Chorea (George S. H., Neurol., New York, 1851-1916; Chorea*) f: s. Chorea.

Hunt-Syn|drom (James R. H., Neurol., New York, 1872-1937) n: **1.** Hunt-Neuralgie; Gesichtsneuralgie* bei Zoster* oticus mit Beteiligung des Ganglion geniculatum (Genikulatumneuralgie); Sympt.: Ohren- u. Kopfschmerzen, evtl. Fazialislähmung, Hör- u. Gleichgewichtsstörungen; **2.** Dyssynergia* cerebellaris myoclonica.

Hurler-Pfaundler-Krankheit (Gertrud H., Päd., München, 1889-1965; Meinhard von P., Päd., München, 1872-1947): s. Dysostosis multiplex.

Hurler-Zellen (↑; Zelle*): (engl.) Hurler cells; Zellen mit Speicherung von Dermatansulfat u. Heparansulfat; **Vork:** bei Dysostosis* multiplex (Pfaundler-Hurler-Krankheit).

Husten: (engl.) cough; forcierte Exspiration gegen die zunächst verschlossene, dann plötzlich geöffnete Glottis, wobei die ausströmende Atemluft Geschwindigkeiten von bis zu 1000 km/h erreicht; reflektor. Antwort auf die Reizung der tracheobronchialen Schleimhaut (vgl. Hustenreflex) bzw. pathol. Symptom; **Vork.:** bei den meisten intrathorakalen Erkr., bei sensibler Vagusreizung z. B. im Bereich von Meningen, äußerem Gehörgang, Gastrointestinaltrakt u. Nieren, psychogen. Vgl. Stakkatohusten.

Husten, bi|tonaler: (engl.) bitonal cough; Sympt. bei Tracheomalazie od. kindl. Bronchiallymphknoten-Tuberkulose durch Kompression der Trachea od. großen Bronchien. **H.fraktur** (Fraktur*) f: (engl.) cough fracture; durch starkes Husten verursachte Rippen(serien)fraktur. **H.mittel:** Antitussiva*.

Husten|platte: (engl.) Chievitz cough plate; Nährboden zur Isolierung von Bordetella* pertussis; Kartoffel-Glyzerin-Blutagarplatten oder Frischblutagarplatten m. Penizillinzusatz; bei der Diagn. des Keuchhustens* durch den tiefen Nasenabstrich ersetzt.

Husten|re|flex (Reflekt-*) m: (engl.) cough reflex; polysynaptischer, von der Medulla oblongata kontrollierter Schutzreflex zur Reinigung der Atemwege von eingedrungenen Schmutzpartikeln u. Fremdkörpern; ausgelöst durch Reizung der tracheobronchialen Schleimhaut.

Husten|syn|kope (Synkope*) f: (engl.) cough syncope; sog. Hustenschlag; Synkope* inf. einer akuten Durchblutungsminderung u. nachfolgender Ischämie des Gehirns durch eine während einer Hustenattacke auftretende intrakranielle Druckerhöhung; Vork. v. a. bei Pat. mit Erkr. der Atmungsorgane u. gestörter Vasomotorenregulation.

Huster|muskel (Musculus*): (engl.) cough muscle; Bez. f. eine Hypertrophie des lateralen Bündels des M. latissimus dorsi bei chron. Husten.

Hutchinson-Gesichts|ausdruck (Sir Jonathan H., Chir., London, 1828-1913): s. Gesicht.

Hutchinson-Gilford-Syn|drom (↑; Hastings G., Chir., London, 1861-1941) n: (engl.) progeria; syn. Progeria infantum, Progeria infantilis, sog. greisenhafter Minderwuchs; autosomal-rezessiv vererbte schwere kindl. Entwicklungsstörung, die durch eine bereits im frühesten Kindesalter einsetzende hochgradige Vergreisung sowie proportionierten Minderwuchs bei altersgemäßer Intelligenzentwicklung charakterisiert ist; weitere Sympt.: Hypoplasien, Zahnentwicklungsstörungen, Osteoporose, Arthrosen, u. U. Hydrozephalus; rel. typisch ist eine verstärkte Kopfvenenzeichnung. **Progn.:** Wegen generalisierter Arteriosklerose erreichen die Pat. meist nicht das 20. Lebensjahr. Vgl. Progeroid, Akrogerie Gottron.

Hutchinson-Pupille (↑) f: nicht mehr gebräuchl. Bez. f. unilaterale Mydriasis* u. reflektorische Pupillenstarre*, z. B. nach Schädelhirntrauma*.

Hutchinson-Trias (↑; Trias*) f: Symptomentrias bei Syphilis connata; s. Syphilis.

Hutchinson-Zähne (↑): (engl.) Hutchinson's teeth; tonnenförmige obere mittl. Schneidezähne des bleibenden Gebisses mit halbmondförmigen Aussparungen an den Kauflächen als Spätfolge einer angeb. Syphilis* (s. Abb.); die ersten Molaren können ähnlich geformt sein (Fournier-Zähne).

Huxley-Schicht (Thomas H. H., Physiol., Naturwissenschaftler, London, 1825-1895): (engl.) Huxley's layer; Schicht polygonaler Zellen als Teil der inneren Haarwurzelscheide.

HVL: Abk. f. **H**ypophysen**v**order**l**appen; s. Hypophyse.

HWG: Abk. f. **h**äufig **w**echselnder **G**eschlechtsverkehr; Begriff in der Amtssprache; vgl. Promiskuität.

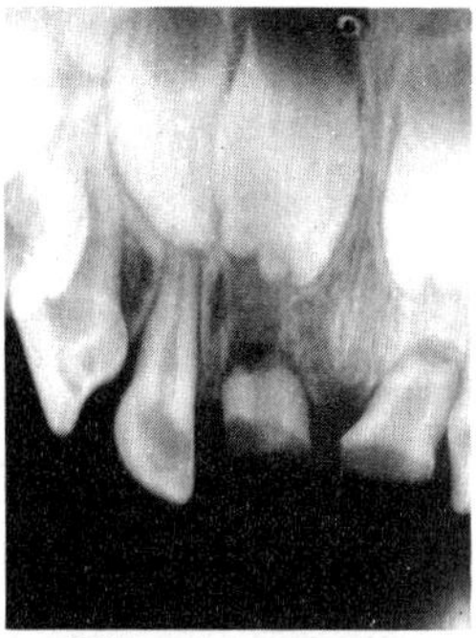

Hutchinson-Zähne:
typische Tonnenform der bleibenden Zähne bei verkümmertem Milchgebiß [540]

HWK: Abk. f. **H**als**w**irbel**k**örper.

HWS: Abk. f. **1.** **H**als**w**irbel**s**äule; **2.** **H**albwert**s**chichtdicke*.

HWZ: Abk. f. **H**alb**w**ert**z**eit*.

H-X-Anti|gen (Antigen*) n: s. H-Y-Antigen.

Hyal-: auch Hyalo-; Wortteil mit der Bedeutung glasartiger, durchsichtiger Stein; Glas; von gr. ὕαλος.

Hyalin (↑) n: (engl.) hyaline; Bez. f. versch. Eiweiße, die sich lichtmikroskop. als homogene Substanzen darstellen u. mit sauren Farbstoffen in der Gieson*-Färbung rot färben; **Vork.:** **1.** inf. von regressiven Veränderungen ohne pathol. Bedeutung, z. B. im Corpus albicans, altersbedingt u. a. in Lymphknoten; **2.** in Zus. mit pathol. Prozessen: **a)** intrazellulär als Councilman*-Körperchen, Mallory*-Körperchen, Russell*-Körperchen od. Crooke*-Zellen; **b)** extrazellulär z. B. bei Hyalinose* od. als hyaline Zylinder im Harnsediment* bei Proteinurie. Vgl. Degeneration.

Hyalinose (↑; -osis*) f: (engl.) hyalinosis; Erkr. mit Einlagerung von Hyalin* in bzw. hyaliner Degeneration* von Bindegewebe (Hyalinisierung); **Vork.:** u. a. bei chron.-entzündl. Prozessen (z. B. als sog. Zuckergußleber od. -milz, Pleuraschwarte), bei Arteriosklerose (als homogene Verdickung der Arterienwand).

Hyalinosis cutis et mucosae (↑; ↑; Cut-*; Muc-*) f: syn. Lipoidproteinose, Urbach-Wiethe-Syndrom; autosomal-rezessiv erbl., in der frühen Kindheit beginnende Erkr. mit Ablagerungen hyaliner Glykolipoproteine in Haut u. Schleimhaut; **Sympt.:** gelbliche Papeln u. Plaques im Gesicht (an den Lidrändern perlschnurartig angeordnet), an Stamm, Ellenbogen u. Knien; Heiserkeit durch Ablagerungen an den Stimmlippen, evtl. Beteiligung des ZNS (Retardierung, epileptiforme Anfälle) sowie der Atemwege u. des Verdauungstrakts mit Obstruktionen; vgl. Lipidosen.

hyaloideus (↑; -id*): glasartig.

Hyalo|mer (↑; gr. μέρος Teil) n: (engl.) hyalomere; glasartige, korpuskelfreie, durchsichtige Randpartie der Thrombozyten*.

Hyalo|plasma (↑; -plasma*) n: s. Protoplasma.

Hyal|uronidase (INN) f: Enzym verschiedener Herkunft, das Hyaluronsäure* depolymerisiert; therap. **Verw.** zur Resorptionserleichterung bei subkutanen od. i. m. Injektionen, da Permeabilitätsbarriere zerstört wird.

Hyal|uron|säure: (engl.) hyaluronic acid; Mukopolysaccharid aus β-Glukuronsäure-(1+3)-β-N-acetylglucosamin-(1+4)-Grundeinheiten; **Vork.:** Synovialflüssigkeit, Glaskörper des Auges, Nabelschnur, Haut, Knochen; interzelluläre Kittsubstanz, wichtiger Bestandteil der Grundsubstanz des Bindegewebes; Abbau durch Hyaluronidase*. Die Synthese von H. wird durch Insulinmangel u. Kortikoide vermindert. Therap. **Anw.** als Ophthalmikum.

H-Y-Anti|gen (Antigen*) n: genetisch vom Y-Chromosom gesteuerte spezif. Antigeneigenschaft v. Zelloberflächen; an das männl. Geschlecht gebundene Histokompatibilitätsantigene*.

hybrid (lat. hybrida Bastard, Mischling): von zweierlei Herkunft, gemischt.

Hybridisierung (↑): (engl.) hybridization; Methode zur Veränderung des genet. Materials eines Organismus; **1.** in der klass. Genetik i. S. von geschlechtl. Paarung od. künstl. Befruchtung (Kreuzung); **2.** in der Gentechnologie* benutztes Verfahren zur Klonierung best. Gene.

Hybridom (↑; -om*) n: (engl.) hybridoma; Zellkultur von Hybridzellen*; z. B. gewonnen durch Kreuzung zw. normalen Lymphozyten u. Myelomzellen, mit der Fähigkeit zur Synthese monoklonaler Antikörper*.

Hybrid|zellen (↑; Zelle*): (engl.) hybrid cells; syn. Doppelzellen, Zwillingszellen; Zellen, die durch Kreuzung von genet. verschiedenen Zelllinien entstanden sind u. den gleichen Genotypus besitzen. Vgl. Hybridom.

Hydantoine n pl: (engl.) hydantoins; Substanzen mit charakterist. heterocyclischem Fünferringsystem (Glykolylharnstoffe, Derivate des nicht mehr im Gebrauch befindl. Hydantoins) u. hypnotischer u. stark antiepilept. Wirkung; vgl. Antiepileptika-Embryofetopathie, Phenytoin.

Hydantoin|syn|drom n: s. Antiepileptika-Embryofetopathie.

Hyd|arthrose (Hydr-*; Arthr-*; -osis*) f: s. Gelenkerguß.

Hydatide (gr. ὑδατίς, ὑδατίδος Wasserblase) f: (engl.) 1. hydatid cyst, 2. hydatid of Morgagni; **1.** Finne des Echinococcus* granulosus; **2.** s. Morgagni-Hydatide.

Hydatiden|torsion (↑; Torsion*) f: mehrfache Drehung der Morgagni*-Hydatide um die eigene Achse mit akutem Schmerz, evtl. Übelkeit u. Brechreiz; von den Erstsymptomen der Hodentorsion* schwierig zu unterscheiden, daher bei Verdacht Einweisung in die Klinik. Vgl. Prehn-Zeichen.

Hyde-Krankheit (James N. H., amerikan. Dermat., 1840-1910): s. Prurigo nodularis Hyde.

Hydr-: auch Hydro-, Hyd-; Wortteil mit der Bedeutung Wasser; von gr. ὕδωρ.

Hydr|ämie (↑; -ämie*) f: (engl.) hydraemia; erhöhter Wassergehalt des Bluts u. dadurch bedingte Zunahme des Blutvolumens (Hypervolämie); s. Hyperhydratation.

Hydr|alazin (INN) n: 1-Hydrazinophthalazin (IUPAC); Vasodilatator, der den peripheren Gefäßwiderstand senkt u. in Komb. mit einem Diuretikum u. einem Betarezeptorenblocker als Antihypertensivum eingesetzt wird.

Hydr|amnion (Hydr-*; Amnion*) n: (engl.) hydramnios; auch Polyhydramnion; abnorm vermehrtes Volumen der Amnionflüssigkeit (Fruchtwasser*) über 2000 ml.

Hydr|an|en|zephalie (↑; An-*; Enkephal-*) f: (engl.) hydranencephaly; syn. Blasenhirn; Form der Porenzephalie*; schwere intrauterine Hirnschädigung mit Umbildung des Großhirns in Form einer Flüssigkeitsblase.

Hydr|argyrosis (gr. ὑδράργυρος Quecksilber; -osis*) f: s. Quecksilbervergiftung, Quecksilberausschläge.

Hydr|argyrum (↑) n: Quecksilber*. **H. bi|chloratum cor|rosivum** (↑) n: Sublimat*. **H. chloratum mite** (↑) n: Quecksilber(I)-chlorid, HgCl bzw. Hg_2Cl_2, Kalomel; früher Anw. als Diuretikum u. Laxans. **H. prae|cipitatum album** (↑) n: Quecksilberamidchlorid, weißes Quecksilberpräzipitat; Verw.: früher zum Bleichen von Sommersprossen, bei Augenerkrankungen u. infektiösen sowie parasitären Hauterkrankungen. **H. salicylicum** (↑) n: früher zur intramuskulären Quecksilbertherapie der Syphilis.

Hydr|arthrose (Hydr-*; Arthr-*; -osis*) f: auch Hydarthrose; s. Gelenkerguß.

Hydratation (↑) f: Bindung v. Wasser an chem. Substanzen (m. höherem Molekulargewicht), bes. an solche im kolloidalen Zustand (hydrophile Kolloide); z. B. an Bluteiweißkörper (Albumine), wodurch der kolloidosmot. Druck beeinflußt wird. Vgl. Dehydratation, Hyperhydratation.

Hydroa vaccini|formia (↑; Vacci-; -formis*) f: seltene, bei Kindern vorkommende Lichtdermatose unklarer Ätiol.; schubweise, nach stärkerer Sonnenbestrahlung bes. an lichtexponierten Stellen auftretende rote Flecken mit genabelten Bläschen u. Pusteln, die varioliforme, eingesunkene Narben hinterlassen; zur Zeit der Pubertät hören die Schübe meist auf. **DD:** Porphyrie.

Hydro|cele (↑; -kele*) f: s. Hydrozele. **H. chylosa** (↑; ↑) f: s. Chylozele. **H. feminae** (↑; ↑) f: auch Hydrocele muliebris; Ansammlung seröser Flüssigkeit im distalen Teil des persistierenden Processus vaginalis peritonaei der Frau; führt z. Anschwellung im oberen Teil der großen Labien. **H. muliebris** (↑; ↑) f: s. Hydrocele feminae. **H. renis** (↑; ↑) f: Perinephritis serosa; s. Perinephritis. **H. testis** (↑; ↑) f: s. Hydrozele.

Hydro|cephalus m: s. Hydrozephalus.

Hydro|chloro|thiazid (INN) n: 6-Chlor-3,4-dihydro-7-sulfamoyl-2H-1,2,4-benzothiadiazin-1,1-dioxid (IUPAC); Benzothiadiazinderivat; Verw.: Thiaziddiuretikum; s. Thiazide.

Hydro|codon (INN) n: 4,5-Epoxy-3-methoxy-17-methyl-6-morphinanon (IUPAC); halbsynthet. Morphinderivat mit stark antitussiver (u. analgetischer) Wirkung; **Verw.:** Antitussivum; **NW:** Atemdepression, Sedierung, Euphorie, Obstipation u. a. gastrointestinale Störungen, Sehstörungen (dosisabhängig) u. a.; **Kontraind.:** Alter bis 15 Jahren, Schwangerschaft, Stillzeit, Ateminsuffizienz, Opiatmißbrauch, Bewußtseinsstörungen u. a.; cave: Mißbrauchs- u. Abhängigkeitspotential!

Hydro|cortison (INN) n: 11β,17,21-Trihydroxy-4-pregnen-3,20-dion (IUPAC); syn. Cortisol*.

Hydro|en|zephalo|zele (Hydr-*; Enkephal-*; -kele*) f: s. Enzephalozele.

Hydro|genium (↑; -gen*) n: Wasserstoff*.

Hydro|kalix (↑; Calix*) m: (engl.) hydrocalyx; partielle Hydronephrose* eines Haupt- od. Nebenkelchs einer Niere; bei Beschwerden op. Polresektion.

Hydro|kortison n: syn. Cortisol*.

Hydro|lasen f pl: s. Enzyme.

Hydro|lyse (Hydr-*; Lys-*) f: (engl.) hydrolysis; Spaltung komplizierter org. Verbindungen (z. B. Proteine, Stärke u. Glykoside) unter Wasseraufnahme (hydrolytische Dissoziation).

Hydro|meningo|zele (↑; Mening-*; -kele*) f: s. Meningozele.

Hydro|mikro|zephalie (↑; Mikr-*; Keph-*) f: (engl.) hydro-microcephaly; gleichzeitiges Vorkommen von Mikrozephalie* u. Hydrozephalus*.

Hydro|morphon (INN) n: 4,5-Epoxy-3-hydroxy-17-methyl-6-morphinanon (IUPAC); Morphinderivat mit opiatantagonist. Eigenschaften u. stark analgetischer, antitussiver, sedierender, atemdepressiver, blutdruck- u. herzfrequenzsenkender Wirkung; **Verw.:** als Analgetikum bei starken u. stärksten Schmerzen; **NW:** Atemdepression, Sedierung, Obstipation u. a. gastrointestinale Störungen, Blasenentleerungsstörungen u. a.; **Kontraind.:** cave bei Opiatabhängigkeit, Bewußtseinsstörungen, Störungen von Atemzentrum u. -funktion, erhöhtem Hirndruck u. a.; Mißbrauchs- u. Abhängigkeitspotential!

Hydro|myelie (Hydr-*; Myel-*) f: (engl.) hydromyelia; Hydrorrhachis interna; angeb., mit Flüssigkeitsansammlung einhergehende lokale Erweiterung des Zentralkanals des Rückenmarks. Vgl. Dysrhaphiesyndrome.

Hydro|myelo|zele (↑; ↑; -kele*) f: s. Meningomyelozele.

Hydro|nephrose (↑; Nephr-*; -osis*) f: (engl.) hydronephrosis; Harnstauungsniere, sog. Wassersackniere; irreversible Erweiterung des Nierenbeckens u. der Nierenkelche mit Parenchymschwund inf. Druckatrophie; **Formen: 1.** angebo-

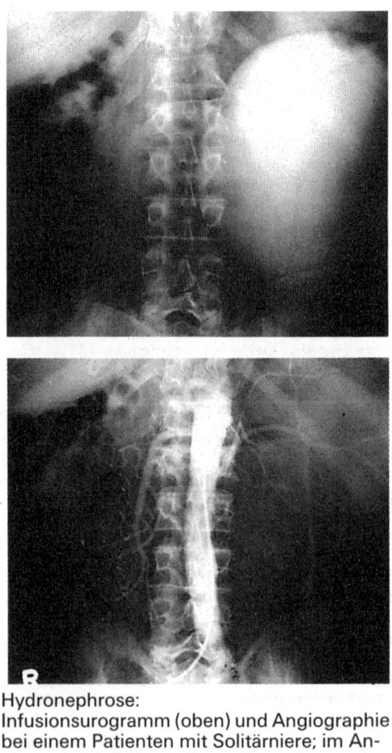

Hydronephrose:
Infusionsurogramm (oben) und Angiographie bei einem Patienten mit Solitärniere; im Angiogramm inf. Parenchymschwunds verminderte Gefäßzeichnung [27]

rene H.: Verlegung des Ureterabgangs durch akzessor. Blutgefäße, Stenosebildung, Bridenstränge u. ä., kann zur Bildung einer bis zu kopfgroßen H. führen (palpator. als „Bauchtumor"); **2.** erworbene H. durch: **a)** Steinbildung; **b)** akzessor. Polgefäß, inf. Kontakt mit Ureter rezidiv. Ureterspasmen mit intermittierender Passagebehinderung; **c)** hohe Ureterinsertion, meist sekundär inf. kaudaler Erweiterung des Nierenbeckens; **d)** Nierensenkung bei fixiertem Harnleiter; **Sympt.:** oft lange symptomlos u. wenig charakterist. Beschwerden, evtl. Druckgefühl in d. Nierengegend, gelegentl. Hämaturie; **Diagn.:** Ultraschalldiagnostik, Ausscheidungsurographie, Computertomographie, Angiographie; **DD:** Nierentumoren (bei Kindern Wilms-Tumor), Neuroblastom, Zyste. Vgl. Nephropathie, obstruktive.

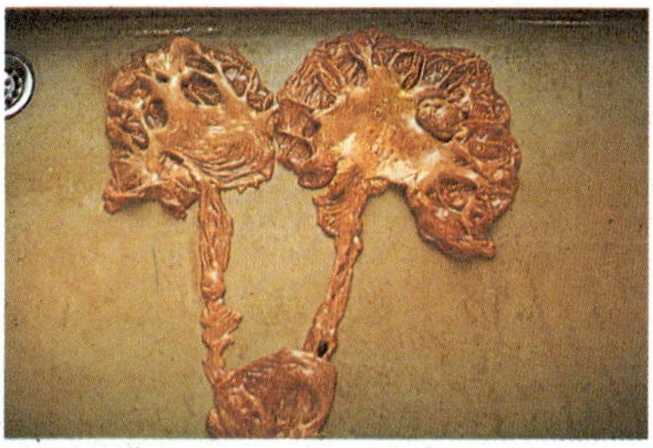

Hydronephrose:
beidseitiges Auftreten mit Hydroureteren; ursächlich waren verschließende Harnkonkremente (in einem unteren Ureterabschnitt deutlich als dunkler Stein erkennbar). [471]

Hydronium|ion n: s. Wasserstoffionenkonzentration.

Hydro|peri|kard (Hydr-*; Peri-*; Kard-*) n: (engl.) hydropericardium; Herzbeutelwassersucht; Ansammlung von Transsudat* im Herzbeutel, z. B. bei Herzinsuffizienz inf. Stauung; vgl. Perikarderguß, Perikarditis.

Hydro|per|tubation (↑; Per-*; Tube*) f: Durchspülung der Eileiter m. Flüssigkeit; **Ind.: 1.** postoperativ z. Aufrechterhaltung einer wiederhergestellten Eileiterdurchgängigkeit; **2.** (diagn.) als Chromopertubation*.

hydro|phil (↑; -phil*): wasseraufnehmend.

Hydro|phobie (↑; Phob-*) f: (engl.) hydrophobia; Wasserscheu; Symptom bei Tollwut*.

Hydr|ophthalmus (↑; Ophthalm-*) m: (engl.) hydrophthalmos, hydrophthalmia; syn. Buphthalmus, sog. Ochsenauge, kindl. Glaukom*; gleichsinnige Vergrößerung des gesamten Bulbus inf. pathol. Steigerung des Augeninnendrucks bei noch wachsendem Augapfel (s. Abb.); **Vork.:** bes. im 1. Lj., häufig beidseits; **Urs.:** Fehlbildung od. mangelnde Ausreifung des Kammerwinkels mit Behinderung des Kammerwasserabflusses, seltener andere angeb. Fehlbildungen od. prä- bzw. postnatale Entz.; **Sympt.:** Hornhauttrübung durch Einrisse in d. Descemet-Membran (sog. Haab-Bänder); Hornhautdurchmesser u. Bulbuslänge vergrößert; erhöhter Augeninnendruck; Papillenexkavation; **Diagn.:** b. Verdacht Tonometrie (in Narkose); **Ther.:** Goniotomie (nach Barkan) bzw. Trabekulektomie (nach Harms).

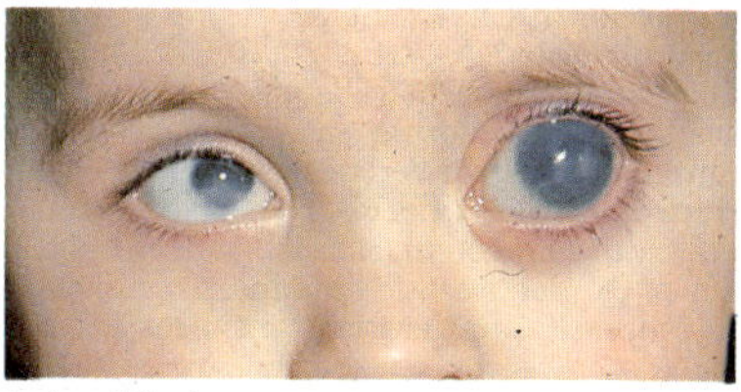

Hydrophthalmus:
Hydrophthalmus congenitus; ausgeprägter Buphthalmus des linken Auges (extreme Vergrößerung des gesamten Bulbus einschließlich Hornhaut); rechts Descemeteinrisse und Hornhauttrübung [362]

Hydr|ops (gr. ὕδρωψ) m: Wassersucht; i. e. S. vermehrte Flüssigkeitsansammlung in vorgebildeten Höhlen; i. w. S. auch im Gewebe (Ödem). **H. ab|dominis** (↑) m: s. Aszites. **H. ap|pendicis** (↑) m: Hydrops der Appendix vermiformis durch Sekretstau inf. Verlegung des Lumens. **H. articularis** (↑) m: s. Gelenkerguß. **H. articulorum inter|mittens** (↑) m: allerg. bedingter Gelenkerguß* (meist Kniegelenk), der kaum Beschwerden macht; Vork. bes. bei Jugendlichen. **H. fetalis** (↑) m: auch Hydrops congenitus (universalis), Hydrops universalis (fetus); schwerste Manifestation eines Morbus* haemolyticus fetalis. **H. genus** (↑) m: seröse Kniegelenkentzündung; vgl. Gonarthritis. **H. gravidarum** (↑) m: pathol. Steigerung der physiol. Wasserretention in der Schwangerschaft; bes. mit Labienödem auftretend, ohne Blutdruckerhöhung od. Proteinurie. Vgl. Gestose. **H. peri|cardii** (↑) m: s. Hydroperikard. **H. tubae** (↑) m: Hydrosalpinx, s. Salpingitis. **H. universalis** (↑) m: syn. Hydrops* fetalis. **H. vesicae felleae** (↑) m: s. Gallenblasenhydrops.

Hydror|rhoea (Hydr-*; -rhoe*) f: Abgang wäßriger Flüssigkeit.

Hydror|rhoea nasalis (↑; ↑) f: **1.** Sekretion einer wäßrigen Flüssigkeit aus der Nase bei Rhinitis*; **2.** Abfließen von Liquor cerebrospinalis durch die Nase bei Liquorfistel*.

Hydro|salpinx (↑; Salpinx*) f: s. Salpingitis.

Hydro|talcit (INN) n: Dialuminium-hexamagnesium-carbonat-hexadecahydroxid-tetrahydrat (IUPAC); Antazidum, das über eine Neutralisierung der Magensalzsäure wirkt u. ferner pH-abhängig Gallensäuren u. Lysolezithin bindet; **Verw.:** bei Ulcus ventriculi u. Ulcus duodeni; **NW:** bei hoher Dosierung gastrointestinale Störungen, bei Niereninsuffizienz u. längerer Einnahme u. U. Aluminiumeinlagerung in Knochen- u. Nervengewebe und Hypermagnesiämie; **Kontraind.:** cave bei Niereninsuffizienz.

Hydro|therapie (Hydr-*) f: (engl.) hydrotherapy; methodische Anw. von Wasser versch. Temperatur u. Erscheinungsform: fest (Kryotherapie), flüssig (Wasser od. wasserhaltige, kalte od. warme Stoffe) od. als Wasserdampf; zur H. gehören: Waschungen, Wickel u. Auflagen, Packungen, Gußbehandlungen, med. Bäder (mit Zusätzen), Teilbäder (Arm-, Fuß-, Sitzbäder). Vgl. Bad, Kneipp-Therapie.

Hydro|thorax (↑; Thorax*) m: Bez. f. eiweiß- u. zellarmen Pleuraerguß* (Transsudat); meist inf. einer links- bzw. rechtsventrikulären Herzinsuffizienz (Stauungserguß) sowie bei Leberzirrhose od. nephrotischem Syndrom; vgl. Serothorax, Hämatothorax, Chylothorax.

Hydro|tropie (↑; -trop*) **f:** (engl.) hydrotropism; Fähigkeit best. Substanzen (z. B. Gallensäuren), durch Bindung an wasserunlösl. Stoffe deren Löslichkeit zu verbessern.

Hydro|ureter (↑; Ureter*) **m:** Erweiterung des Ureters durch mechan. Harnabflußbehinderung; **Urs.:** z. B. tiefsitzende Stenosen, subvesikale Hindernisse (Tumoren, benigne Prostatahyperplasie*), Uretersteine. Vgl. Megaureter, Ureterfehlbildungen, Hydronephrose.

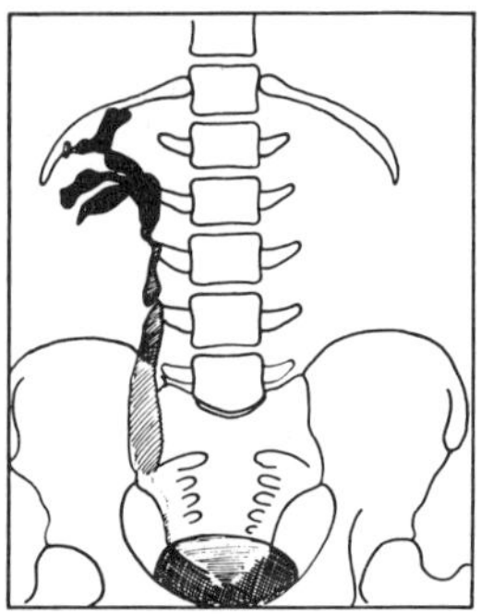

Hydroureter:
lokale Verengungen u. Dilatationen des Ureters [319]

Hydr|oxid **n:** (engl.) hydroxide; chem. Verbindung, die OH^--Ionen abspalten kann.

Hydr|oxid|ion **n:** OH^--Ion; entsteht bei der Dissoziation von Basen, basisch reagierenden Salzen u. Wasser. Vgl. Wasserstoffionenkonzentration.

Hydr|oxo|cobal|amin (INN) **n:** α-(5,6-Dimethylbenzimidazolyl)-hydroxocobamid (IUPAC); Verw.: wie Vitamin B_{12}. Vgl. Cobalamin.

Hydr|oxonium|ion **n:** s. Wasserstoffionenkonzentration.

Hydr|oxy|äthyl|stärke: (engl.) hydroxyethylstarch; Abk. HÄS; Plasmaersatzlösung aus hochverzweigten Stärkemolekülen (Amylopektin); s. Plasmaersatzstoffe.

Hydr|oxy|carb|amid (INN) **n:** Hydroxyharnstoff (IUPAC); Zytostatikum, das S-phasenspezif. eine Hemmung der DNA-Synthese bewirken soll; **Verw.:** s. Zytostatika.

Hydr|oxy|chloro|quin (INN) **n:** 2-{N-Ethyl-N-[4-(7-chlor-4-chinolylamino)-4-methylbutyl]-amino}-ethanol (IUPAC); Derivat des Chloroquins*.

Hydr|oxy|cole|calciferol **n:** syn. Alfacalcidol, Calcitriol*.

Hydr|oxy|ethyl|salicylat **n:** (2-Hydroxyethyl)-salicylat (IUPAC); Salicylsäurederivat; Verw.: Analgetikum, Antirheumatikum.,

5-Hydr|oxy|indol|essig|säure: Ausscheidungsprodukt des Serotonins* im Harn; Bestimmung durch Papierchromatographie. Referenzbereich: 2-8 mg/24 Std.; Werte von 8-40 mg sind verdächtig, über 40 mg beweisend für Karzinoid*.

17-Hydr|oxy|kortiko|steroide **n pl:** Abk. 17-OHCS; alle Steroidhormone* u. -metabolite mit einer 17,21-Hydroxy-20-Ketoseitenkette; dazu gehören v. a. Cortisol u. dessen Metabolite, nicht aber Aldosteron u. Corticosteron u. deren Metabolite (besitzen keine 17-OH-Gruppe). Messung der 17-OHCS im Blut u. v. a. im Urin (Porter-Silber-Farbreaktion) erlaubt Beurteilung der glukokortikoiden Aktivität; s. Glukokortikoide.

Hydr|oxyl|apatit **n:** (engl.) hydroxyapatite; $\{Ca[Ca_3(PO_4)_2]_3\}^{2+} \cdot 2\,OH^-$; komplexe anorg. Verbindung, in der ein Ca^{2+}-Ion von drei neutralen tertiären Calciumphosphatmolekülen umgeben ist; bildet ein hexagonales Kristallgitter; Hauptbestandteil von Knochen u. Zähnen. Vgl. Apatite.

Hydr|oxyl|apatit|kristall-Ablagerungskrankheit: syn. generalisierte Periarthritis calcarea, akute kalzifizierende Periarthritis, sog. Hydroxylapatitrheumatismus; periartikuläre bzw. artikuläre Ablagerung von Hydroxylapatitkristallen mit Tendinitis u. Bursitis v. a. in Schulter (Supraspinatussehne, Rotatorenmanschette, Bursa subdeltoidea u. subacromialis) u. Hüfte (um den Trochanter major); **Sympt.:** rezidiv. entzündliche periartikuläre Schmerzen, ansatznahe Sehnenrupturen u. Risse von Gelenkkapseln, Rotatorenmanschettenruptur; **Diagn.:** Alizarin-Rot-Färbung von aspiriertem Material od. Gelenkpunktat als Screening-Verfahren; transmissionselektronenmikroskop. Kristallnachweis od. Röntgenbeugungsanalyse; röntg. nur wenig schattengebende, wolkenartige, unscharf begrenzte kalzifizierende Depots i. d. R. in u. um den Sehnenansatz; **Sonderformen: 1.** Milwaukee*-Schultersyndrom; **2.** sog. Kristallarthritis (v. a. Schulter, Knie, Hüfte); klinisch ähnlich der Chondrokalzinose*-Arthropathie; **a)** akute Form; **b)** chron. destruierende Form; **3.** destruierende Spondylopathie (vgl. Dialyse-Arthropathie).

Hydr|oxylasen **f pl:** (engl.) hydroxylases; Enzyme*, die die Hydroxylierung* von Ringsystemen (Steroide u. cyclische Aminosäuren) katalysieren.

Hydr|oxyl|gruppe: OH^--Gruppe.

Hydr|oxylierung: (engl.) hydroxylation; Einführung von OH^--Gruppen in eine chem. Verbindung; wird biochem. durch Hydroxylasen* katalysiert.

Hydr|oxy|lysin **n:** (engl.) hydroxylysine; $(NH_2)CH_2$—$(CH_2)_2$—CH(OH)—$CH(NH_2)$—COOH, α,ε-Diamino-β-hydroxy-n-capronsäure; Aminosäure, die bes. im Kollagen* vorkommt.

Hydr|oxy|lysin|urie (Ur-*) **f:** (engl.) hydroxylysinuria; sehr seltene autosomal-rezessiv erbl. Stoffwechselstörung; der Defekt liegt vermutlich im Abbau des Hydroxylysins und führt zu dessen Vermehrung in Blut u. Urin. **Sympt.:** schwere geistige Behinderung, myoklonische Krämpfe u. Hyperkinesen.

p-Hydr|oxy|phenyl|brenz|trauben|säure: beim Abbau von Thyrosin u. Phenylalanin durch Transaminierung in der Leber entstehendes Zwischenprodukt (wird weiter zu Homogentisinsäure* abgebaut); erhöhte renale Ausscheidung bei Phenylketonurie. Bestimmung der Ausscheidung als veraltete Leberfunktionsprobe nach Felix u. Teske.

17α-Hydr|oxy|pro|gesteron **n:** Abk. 17α-OHP; 17-Hydroxypregn-4-ene-3,20-dion; natürl. Gestagen, steigt innerh. des Menstruationszyklus* gemeinsam m. LH im Serum an u. erreicht sein Maximum ebenfalls z. Zeitpunkt der Ovulation; zeigt den Beginn der Luteinisierung (Bildung des Corpus luteum) an. 17α-OHP entsteht durch Hydroxylierung (17α-Hydroxylase) aus Progesteron*; im Harn findet sich als Metabolit Pregnantriol. Verw.: 17α-OHP-Derivate werden z. oralen hormonalen Kontrazeption* verwendet.

Hydr|oxy|pro|gesteron|caproat (INN) n: 17α-Hydroxy-4-pregnen-3,20-dion-17-hexanoat (IUPAC); vom 17α-Hydroxyprogesteron abgeleitetes synthet. Gestagen; s. Gestagene.

Hydr|oxy|prolin n: (engl.) hydroxyproline; Aminosäure, deren Ausscheidung im Urin ein zuverlässiger Parameter des Kollagenstoffwechsels ist.

Hydr|oxy|säuren: (engl.) hydroxy acids; Carbonsäuren mit einer od. mehreren Hydroxylgruppen; z. B. Milchsäure, Weinsäure.

5-Hydr|oxy|trypt|amin n: s. Serotonin.

Hydr|oxy|tyramin n: s. Dopamin.

Hydr|oxyzin (INN) n: 5-[4(4-Chlorbenzhydryl)-piperazin-1-yl]-3-oxa-penten-1-ol (IUPAC); Diphenylmethanderivat mit antihistaminischen, anticholinergischen, antiemetischen, spasmolyt., analget. u. hypotonen Eigenschaften; **Verw.:** als Tranquilizer*, bei Juckreiz, zur Prämedikation; **NW:** Sedierung, zentralnervöse Störungen, Mundtrockenheit, selten Krampfanfälle; **Kontraind.:** Blasenentleerungsstörungen mit Restharnbildung, Engwinkelglaukom, akute Vergiftung mit Alkohol od. zentral dämpfenden Pharmaka, Einnahme von MAO-Hemmern.

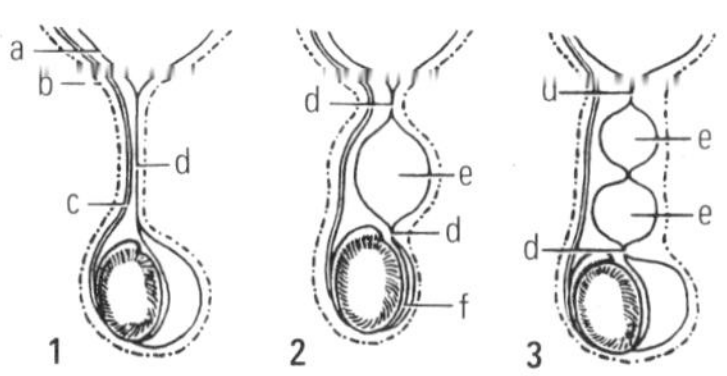

Hydrozele:
1: Hydrocele testis; 2: Hydrocele funiculi spermatici; 3: Hydrocele multilocularis. a: Peritoneum; b: Fascia transversalis; c: Ductus deferens; d: geschlossene Strecke des Processus vaginalis peritonei; e: offen gebliebener Teil des Processus vaginalis peritonei; f: Cavum scroti, Raum zwischen viszeralem u. parietalem Anteil der Tunica vaginalis testis

Hydro|zele (Hydr-*; -kele*) f: (engl.) hydrocele; sog. Wasserbruch; Ansammlung seröser Flüssigkeit im Processus* vaginalis peritonaei (beim männl. Geschlecht); **Urs.:** oft unbekannt (wahrscheinl. angeboren inf. inkompletter Obliteration), auch nach Trauma od. bei entzündl. Prozessen im Bereich des Hodens u. Nebenhodens; **Formen: 1.** Hydrocele testis mit Lok. im Bereich der Tunica vaginalis propria des Hodens, Vork. meist bei Neugeborenen u. Säuglingen (häufig spontane Rückbildung); **2.** Hydrocele funiculi spermatici mit Lok. im Bereich des Samenstrangs; **3.** Hydrocele vaginalis communicans bei Ausdehnung auf den abdominalen Abschnitt des Samenstrangs; **4.** Hydrocele multilocularis mit mehreren abgekapselten Anteilen; **Diagn.:** palpator. prallelastische Geschwulst, positive Diaphanoskopie*, Ultraschalldiagnostik; **Ther.:** bei großer H. Jaboulay*-Winkelmann-Operation.

Hydro|zephaloid (↑; Keph-*; -id*) n: (engl.) hydrocephaloid; Bez. f. eine Sonderform der Säuglingstoxikose* mit meningoenzephalitischen Zeichen, Krämpfen u. Rigor.

Hydro|zephalus (↑; ↑) m: (engl.) hydrocephalus; sog. Wasserkopf; Erweiterung der Liquorräume; **Formen:** Hydrocephalus externus: Erweiterung des Subarachnoidalraums; Hydrocephalus internus: Erweiterung des Ventrikelsystems; Hydrocephalus communicans: Hydro-

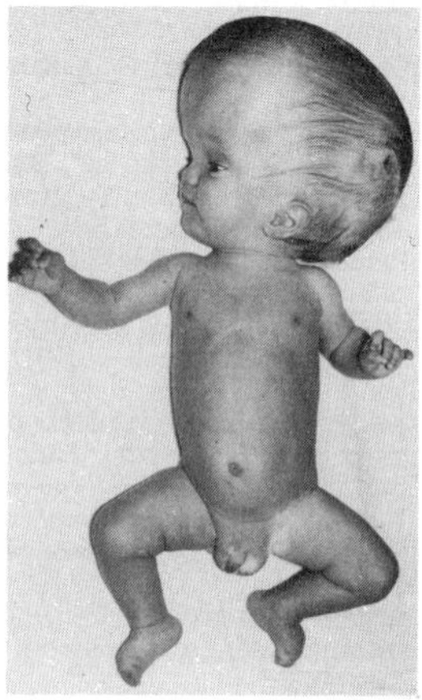

Hydrozephalus [540]

cephalus ext. u. int. bei erhaltener Verbindung zw. inneren u. äußeren Liquorräumen; als **Urs.** kommen zwei Mechanismen in Frage: **1.** Störung der Liquorzirkulation: **a)** Verminderung der Liquorresorption (Hydrocephalus aresorptivus), z. B. als postmeningit. Komplikation; **b)** Störung der Liquorpassage (Hydrocephalus occlusus), z. B. durch Aquäduktstenose bzw. Obstruktion des Foramen Monroi durch Fehlbildungen, Tumoren, Entzündungen, Blutgerinnsel (Hydrocephalus internus occlusus); **c)** vermehrte Liquorproduktion (Hydrocephalus hypersecretorius), z. B. durch entzündl., toxische Reize od. bei Plexuspapillom; **2.** primäre Hirnatrophie mit kompensator. Erweiterung der Liquorräume (Hydrocephalus e vacuo), z. B. bei od. nach frühkindl. Hirnschäden, Enzephalitis, Abszeß. Nur die unter 1. genannten Hydrozephalusformen führen zu einer Steigerung des intrakraniellen Drucks. Das **klin. Bild** ist je nach Alter des Pat. sehr unterschiedl.; bei Feten, Säuglingen u. Kleinkindern abnormes Schädelwachstum bis zu erheblichen Ausmaßen (ballonförmiger Schädel); zentralnervöse Ausfallerscheinungen (Spastik, Nystagmus, geistige Behinderung) rel. spät; bei älteren Kindern stehen wegen der bereits abgeschlossenen Synostosierung der Schädelknochen die Sympt. einer Hirndrucksteigerung* im Vordergrund. **Diagn.:** Ultraschalldiagnostik, Computertomographie; evtl. Messung des Liquordrucks; **Ther.:** (neurochir.) Ventrikeldrainage*; **DD:** Makrozephalie. Vgl. Arnold-Chiari-Syndrom, Dandy-Walker-Krankheit.

Hydro|zephalus, otitischer (↑; ↑; Ot-*) m: (engl.) otitic hydrocephalus; v. a. bei Kindern nach akuter Otitis* media od. Mastoiditis* auftretender Hydrozephalus* inf. blander Sinusthrombose mit Liquorabflußbehinderung; **Diagn.:** erhöhter Liquordruck; evtl. Stauungspapille; kraniales CT v. a. zum Ausschluß von Hirntumoren; **Ther.:** Antibiotika, Mastoidektomie u. evtl. neurochir. Thrombektomie u. Ventrikeldrainage.

Hygiene (gr. ὑγιεινός gesund, heilsam) f: vorbeugende Maßnahmen für die Gesunderhaltung einzelner Menschen u. von Gruppen, um körperliche Erkr. u. geistige, seelische u. soziale Störungen fernzuhalten u. darüber hinaus Menschen u. Gesellschaften so widerstandsfähig wie möglich gegen die Entstehung körperlicher, geistiger u. seelischer Erkr. zu machen.

Hygr-: Wortteil mit der Bedeutung feucht, flüssig; von gr. ὑγρός.

Hygrom (↑; -om*) n: (engl.) hygroma; chron. Entzündung eines Schleimbeutels (Bursitis*) od. einer Sehnenscheide mit Ergußbildung, z. B. bei Tuberkulose, Syphilis, Gonorrhoe, Rheumatismus, bei chron. Reizzuständen sowie nach Traumen; bei tuberkulös bedingtem H. häufig Corpora oryzoidea im Sehnenscheidenhydrops, Verkäsung od. Durchbruch nach außen mit Fistelung möglich.

Hygroma (↑; ↑) n: s. Hygrom. **H. durae matris** (↑; ↑) n: Hygrom der harten Hirnhaut; Entstehung nach Pachymeningitis* haemorrhagica interna od. subduralem Hämatom* durch Resorption des Bluts. **H. praepatellare** (↑; ↑) n: präpatellare Bursitis*.

Hygrom, zervikales (↑; ↑; Cerv-*) n: (engl.) cervical hygroma; syn. Hygroma colli cysticum; vom Saccus lymphaticus jugularis ausgehendes Lymphangiom* im Bereich des Halses; **DD:** Halszyste*.

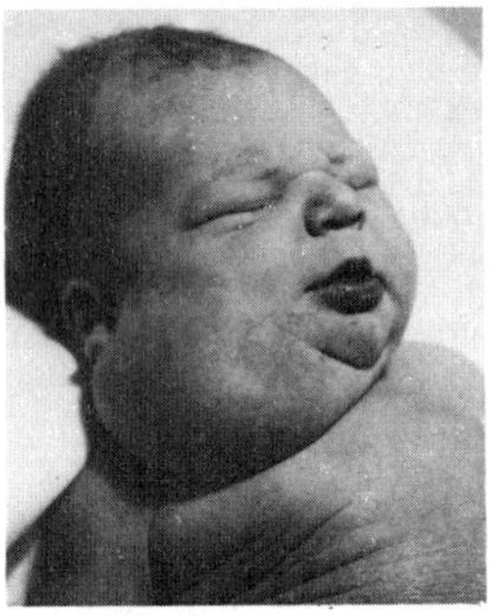

Hygrom, zervikales [540]

hygroskopisch (↑; -skopie*): wasseranziehend.

Hyland-Test m: s. Fi-Test.

Hymecromon (INN) n: 7-Hydroxy-4-methylcumarin (IUPAC); Cumarinderivat mit papaverinartiger, erschlaffender Wirkung auf die glatte Muskulatur, ferner choleretische Eigenschaften; **Verw.:** zur Herabsetzung des Tonus des Oddi-Sphinkters, bei schmerzhaften Krampfzuständen inf. funktioneller Störungen im Gallenwegsystem; **NW:** selten gastrointestinale Störungen, Schwindel, Überempfindlichkeitsreaktionen, nach i. v. Gabe selten geringer Blutdruckabfall; **Kontraind.:** cave bei mechan. Gallenwegverschluß, entzündl. Darmerkrankungen, schwerer Niereninsuffizienz.

Hymen (gr. ὑμήν Häutchen) m: sog. Jungfernhäutchen; Schleimhautfalte am Scheideneingang; vgl. Virginität.

Hymenalatresie (↑; Atresie*) f: s. Atresie, hymenale.

Hymenolepiasis (↑; gr. λέπος Hülse, Schale; -iasis*) f: Zwergbandwurm-Infektion; Infektion des Dünndarms mit dem Zwergbandwurm Hymenolepis* nana, bei Kindern häufiger als bei Erwachsenen, erfolgt durch verunreinigte Nahrung od. Selbstinfektion; **Sympt.:** Leib- u. Kopfschmerzen, Durchfälle, Pruritus, neurol. Symptome; häufig symptomlos; **Diagn.:** Wurmeiernachweis* im Stuhl; **Ther.:** Niclosamid, Emetin.

Hymenolepis diminuta (↑; ↑) f: Rattenbandwurm (Cestodes*); Kosmopolit, Skolex ohne Hakenkranz, Gesamtlänge 20-60 cm; Endwirt: Maus, Ratte, gelegentl. Mensch; Zwischenwirt: Larven von Hunde- u. Rattenfloh; Inf. des Endwirts durch orale Aufnahme infizierter Insektenlarven mit der Nahrung; Nachw.: Wurmeiernachweis* im Stuhl.

Hymenolepis nana (↑; ↑) f: Zwergbandwurm (Cestodes*); 10-40 mm lang, 0,5-1,0 mm breit; Skolex mit vier runden Saugnäpfen u. Hakenkranz, beim Menschen die Subspecies **H. n. nana** (Vork.: Tropen u. Subtropen), bei Ratten u. Mäusen **H. n. fraterna** (Vork. kosmopolitisch); Entwicklung evtl. mit Zwischenwirt (Insekten: Flöhe, Mehlkäfer u. a.); dann Entwicklung der in das Darmlumen gelangten Eier zur Finne (Zystizerkoid*) in den Dünndarmzotten: Endo-Autoinfektion ohne Wirtswechsel (häufige Folge: Massenbefall); fäkal-orale Exo-Autoinfektion; **Nachw.:** Wurmeiernachweis* im Stuhl. Vgl. Hymenolepiasis.

Hymenopterenallergie (↑; gr. πτέρυξ Flügel; Allergie*) f: (engl.) hymenoptera allergy; allergische Reaktion nach Insektenstich v. Hautflüglern, z. B. Bienen, Hornissen, Wespen; **Proph.:** Hyposensibilisierung* m. hochgereinigtem Insektengift.

hyoglossus (gr. ὗς, ὑός Schwein; Gloss-*): (anat.) vom Os hyoideum z. Zunge ziehend; z. B. Musculus hyoglossus.

hyoideus (↑; -id*): (engl.) hyoid; (anat.) zum Zungenbein (Os hyoideum) gehörend.

Hyoscinbutylbromid n: syn. Butylscopolaminiumbromid*.

Hyoscinum hydrobromicum n: Bromsalz des Hyoscyamins; s. Hyoscyamus niger.

Hyoscyamus niger m: Schwarzes Bilsenkraut (Nachtschattengewächs); Blätter enthalten die Alkaloide Hyoscyamin u. Scopolamin. Verw. bei Spasmen im Bereich des Magen-Darm-Trakts.

Hyp-: auch Hypo-; Wortteil mit der Bedeutung unter, unterhalb; von gr. ὑπό.

Hypästhesie (↑; -ästhesie*) f: (engl.) hypoaesthesia; herabgesetzte Empfindung von Berührungsreizen; vgl. Sensibilitätsstörungen.

Hypakusis (↑; gr. ἀκούειν hören) f: Schwerhörigkeit*; vgl. Dysakusis.

Hypalbuminämie (↑; Album-*; -ämie*) f: (engl.) hypoalbuminaemia; Verminderung des Albumins im Blut als Folge vermehrter Ausscheidung, beschleunigten Abbaus od. verminderter Synthese; **Nachweis:** Elektrophorese des Serums; **Vork.:** bei exsudativer Enteropathie*, Lipoidnephrose, Leberzirrhose u. a.

Hypalgesie (↑; -algie*) f: (engl.) hypoalgesia; Herabsetzung der Schmerzempfindung; vgl. Sensibilitätsstörungen.

Hypazidität (↑; Azid-*) f: besser Subazidität*.

Hyper-: Wortteil mit der Bedeutung über (- hinaus), oberhalb; von gr. ὑπέρ.

Hyper|ab|duktions|syn|drom (↑; lat. abducere, abductus wegführen) n: (engl.) hyperabduction syndrome; syn. Subkorakoid-Pectoralis-minor-Syndrom; seltenes Zervikobrachialsyndrom* mit Kompression der Nerven des Armplexus* gegen den Processus coracoideus des Schulterblatts durch den bei Hyperelevation der Arme angespannten M. pectoralis minor. Vgl. Thoracic outlet syndrome (Tab.).

Hyper|ämie (↑; -ämie*) f: (engl.) hyperaemia; Blutüberfüllung eines Organs, Blutreichtum; arteriell (aktiv, z. B. durch Muskelarbeit) oder venös bedingt (passiv, bei künstl. behindertem Blutabfluß, kollateral bei Verlegung benachbarter Gefäßbahnen).

Hyper|ämie, re|aktive (↑; ↑) f: (engl.) reactive hyperaemia; Steigerung der Durchblutung eines Organs, insbes. der Extremitäten, nach vorübergehender Drosselung der Blutversorgung.

Hyper|ästhesie (↑; -ästhesie*) f: (engl.) hyperaesthesia; Überempfindlichkeit für Berührungsreize; vgl. Sensibilitätsstörungen.

Hyper|akusis (↑; gr. ἀκούειν hören) f: (engl.) hyperacusis; pathol. gesteigertes Hörempfinden, v. a. bei Fazialislähmung* mit Beteiligung des M. stapedius, wodurch der M. tensor tympani überwiegt, auch b. Neurosen; **Hyperacusis Willisii:** s. Parakusis. Vgl. Dysakusis.

Hyper|aldo|steronismus (↑) m: (engl.) hyperaldosteronism; syn. Aldosteronismus; übermäßige Sekretion von Aldosteron* aus der Nebennierenrinde; führt v. a. zu Hypokaliämie, Hypomagnesiämie, Hypernatriämie, Hyperkaliurie u. metabolischer Alkalose mit entsprechenden klin. Sympt. (paroxysmale Lähmungen, Muskelschmerzen u. -schwäche, Obstipation, Tetanie, Parästhesien, Polyurie, Nykturie u. Proteinurie, Hypervolämie u. Hypertonie); **Formen: 1.** primärer H.: Conn*-Syndrom; **2.** sekundärer H. inf. permanenter Überstimulation der Aldosteronproduktion durch extraadrenale Faktoren, insbes. bei Aktivierung des Renin*-Angiotensin-Aldosteron-Systems (z. B. bei Nierenarterienstenose, renoparenchymatösen Erkr., Phäochromozytom, therap. Anw. von Diuretika, Laxanzien, Ovulationshemmern, Beta-2-Sympathomimetika u. a.), Überproduktion von ACTH* u. Hyperkaliämie*.

Hyper|aldo|steronismus, primärer (↑) m: syn. Conn*-Syndrom.

Hyper|algesie (↑; -algie*) f: (engl.) hyperalgesia; Steigerung der Schmerzempfindung; vgl. Sensibilitätsstörungen.

Hyper|alimentation (↑; alimentär*) f: Überernährung; **1.** überhöhte Nahrungsaufnahme; kann zu Fettsucht* führen; vgl. Überfütterungsdyspepsie; **2.** Form der parenteralen Ernährung in der Intensivmedizin bei Krankheitsbildern mit erhöhtem Stoffwechsel, z. B. nach Traumen; vgl. Ernährung, künstliche.

Hyper|alimentations|syn|drom (↑; ↑) n: zusammenfassende Bez. f. die verschiedensten Krankheitsbilder inf. chronischer Überernährung mit Adipositas, Zwerchfellhochstand, Querstand des Herzens, chron. Dyspepsie, Sodbrennen, Meteorismus, Flankenblähung u. vor allem Infarktgefährdung.

Hyper|amino|azid|ämie (↑; Azid-*; -ämie*) f: (engl.) hyperaminoacidaemia; vermehrtes Vork. einer od. mehrerer Aminosäuren im Blut, meist inf. eines angeborenen Enzymdefekts (z. B. bei Ahornsirupkrankheit, Phenylketonurie); häufig Urs. einer Hyperaminoazidurie.

Hyper|amino|azid|urie (↑; ↑; Ur-*) f: (engl.) hyperaminoaciduria; pathol. vermehrte Aminosäureausscheidung im Urin; wird häufig nicht korrekt als Aminoazidurie bezeichnet; **Einteilung** in prärenale, renale u. generalisierte Störungen (s. Tab.); die prärenale H. mit erhöhtem Aminosäureserumspiegel (Hyperaminoazidämie) tritt sekundär hauptsächl. bei akuten Leberparenchymschäden (Störung des Eiweißstoffwechsels) sowie primär u. a. bei der Phenylketonurie* auf; die renale H. kommt als primäre erbl. Störung der tubulären Rückresorption (Debré*-Toni-Fanconi-Syndrom, okulo-zerebro-renales Syndrom*, Cystinose* u. a.) od. sekundär i. R. anderer Erkr. (z. B. Galaktosämie*, Rachitis*) vor.

Hyperaminoazidurie
Einteilung der Hyperaminoazidurien

Prärenale Hyperaminoazidurien
- bei Hyperaminoazidämien („Überlauf-Hyperaminoazidurien")
  - ohne kompetitive Hemmung gruppenspezifischer Transportsysteme, z. B. bei der Phenylketonurie
  - mit kompetitiver Hemmung gruppenspezifischer Systeme („kompetitive Hyperaminoazidurie"), z. B. durch Iminosäuren, dibasische Aminosäuren
- bei fehlender oder geringer tubulärer Rückresorption („Non-threshold-Hyperaminoazidurie"), z. B. Betaaminoisobuttersäure, Cystathionin (Homocystinurie)

Renale Hyperaminoazidurien
- spezifische Hyperaminoazidurien
  - Störung der individualspezifischen Transportsysteme
    - Hypercystinurie
    - Hyperglyzinurie
  - Störung der gruppenspezifischen Transportsysteme
    - Cystinurie
    - dibasische Hyperaminoazidurie
    - Hartnup-Krankheit
    - Iminoglyzinurie

Generalisierte Hyperaminoazidurien
- bei erworbenen Störungen (sekundäre renale Hyperaminoazidurie)
- bei vererbten Störungen (primäre renale Hyperaminoazidurie)

Hyper|ammon|ämie (↑; -ämie*) f: (engl.) hyperammonaemia; Leitsymptom einer Gruppe von Störungen der Synthese von Harnstoff, anderen Aminosäuren u. org. Säuren; autosomal-rezessiv (z. B. Argininämie, Argininbernsteinsäure-Krankheit, Carbamylphosphatsynthetase-Mangel, HHH-Syndrom, Zitrullinämie, familiäre Lysinintoleranz) u. X-chromosomal (Ornithintranscarbamylase-Mangel) vererbte Enzymdefekte; **Sympt.:** neonatal Trinkunlust, Erbrechen, Krampfanfälle; zunehmende psychomotor. Retardierung, geistige Behinderung; **Diagn.:** typ. Laborparameter entspr. dem jeweiligen Enzymdefekt (s. ums. Abb.); pränatale Diagn. ist möglich; **Ther.:** Reduktion der Proteinzufuhr, Dialyse, ggf. Gabe von Arginin u. Natriumbenzoat; **Progn.:** bei schweren Fällen z. T. stark verminderte Lebenserwartung. Vgl. Reye-Syndrom.

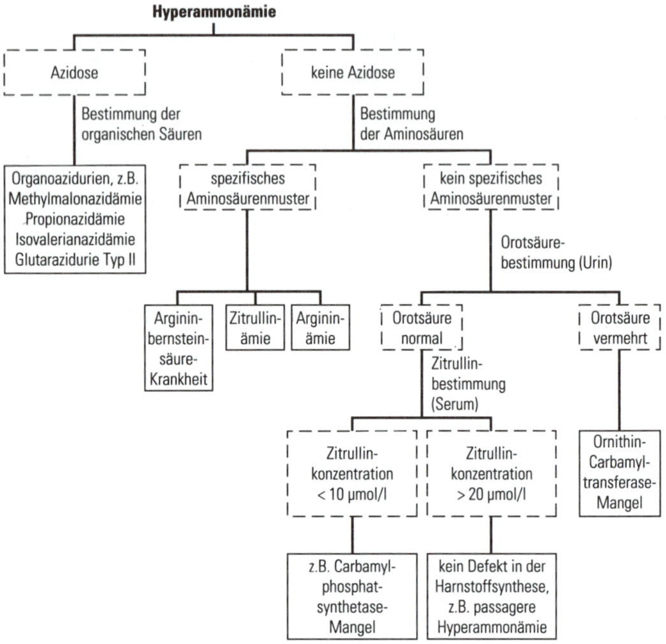

Hyperammonämie:
Differentialdiagnostik der Hyperammonämie bei Neugeborenen und Säuglingen [329]

Hyper|androgen|ämie (↑; Andro-*; -gen*; -ämie*) f: (engl.) hyperandrogenaemia; allg. Bez. f. erhöhte Androgenspiegel im Serum durch erhöhte Produktion in Gonaden od. Nebennierenrinde; Folge: Androgenisierung*, Pseudopubertas* praecox.

Hyper|ante|flexio uteri (↑; Ante-*; lat. flexio Biegung; Uter-*) f: übermäßige, spitzwinklige Beugung des Gebärmutterkörpers gegen d. Zervix; oft kombiniert m. einer Uterushypoplasie*; vgl. Flexio uteri.

Hyper|azidität (↑; Azid-*) f: (engl.) hyperacidity; Übersäuerung des Magensaftes; s. Hyperchlorhydrie.

Hyper|azot|ämie (↑; -ämie*) f: Bez. f. hochgradige Azotämie*.

Hyper|bili|rubin|ämie (↑; Bili-*; lat. ruber rot; -ämie*) f: (engl.) hyperbilirubinaemia; erhöhter Gehalt von Bilirubin* im Blut (>17µmol/l bzw. 1 mg/dl des gesamten Bilirubins); **Urs.:** erhöhte Produktion, verminderte Konjugation od. verminderte Exkretion von Bilirubin; **Sympt.:** Abgeschlagenheit, Juckreiz, Ikterus. Das direkte Bilirubin ist v. a. bei Exkretions- u. Verschlußikterus, das indirekte v. a. bei Konjugations-, Produktions- u. Transportikterus erhöht. Vgl. Ikterus.

Hyper|bilirubin|ämie des Neugeborenen (↑; ↑; ↑; ↑) f: (engl.) hyperbilirubinaemia of the newborn; ältere Bez. Icterus gravis; Erhöhung des (hauptsächlich unkonjugierten) Bilirubins* mit Gefahr einer Bilirubinintoxikation (v. a. Kernikterus*); **Urs.:** besondere Situation des Bilirubinstoffwechsels beim Neugeborenen* (s. Icterus neonatorum); zu unterscheiden sind pathol. Ikterusformen inf.: **1.** vermehrten Bilirubinanfalls, z. B. bei Morbus haemolyticus neonatorum, einigen seltenen familiären Erkr. wie hereditärer Sphärozytose, Glukose-6-Phosphat-Dehydrogenasemangel, Blutungen u. Hämatomen; **2.** verstärkter Bilirubinrückresorption, z. B. bei intestinalen Stenosen u. Mangelernährung; **3.** verminderter Glukuronidierung des Bilirubins, z. B. bei Frühgeborenen, Kindern diabet. Mütter, Crigler-Najjar-Syndrom, Galaktosämie, Hypothyreose des Neugeborenen, Lucey-Driscoll-Syndrom; **4.** Störungen des Galleabflusses (H. mit überwiegender Erhöhung des direkten Bi-

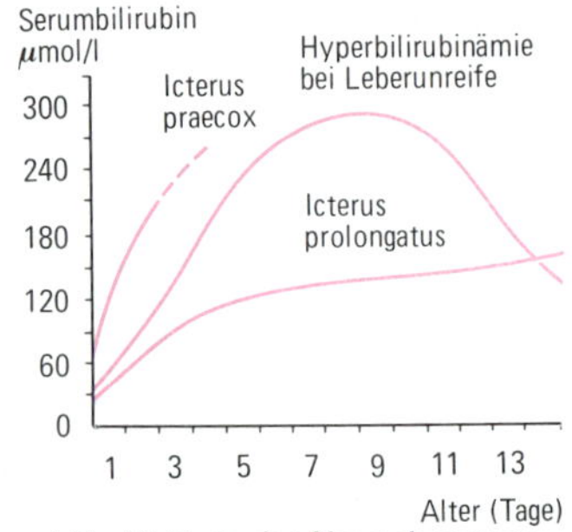

Hyperbilirubinämie des Neugeborenen: Verlauf der Serumbilirubin-Spiegel bei verschiedenen Formen [34]

lirubins), z. B. bei Gallengangatresie, zystischer Fibrose, extrahepatischer Obstruktion der Gallenwege, Alpha-1-Antitrypsinmangelkrankheit, Gallepfropfsyndrom; **5.** Pränatalinfektion* u. Sepsis* des Neugeborenen; **Ther.:** zur Proph. eines Kernikterus Phototherapie*, Austauschtransfusion* u. Beschleunigung der Darmpassage; evtl. Enzyminduktion* kurz vor od. nach der Geburt.

Hyper|chlor|ämie (↑; -ämie*) **f:** (engl.) hyperchloraemia; Erhöhung des Chloridgehalts des Bluts (>110 mmol/l); Vork. z. B. b. Nierenerkrankungen, Hämokonzentration.

Hyper|chlor|hydrie (↑; Hydr-*) **f:** (engl.) hyperchlorhydria; gesteigerte Salzsäureproduktion der Belegzellen der Magenschleimhaut; bedingt durch vagale od. hormonelle Überstimulation bzw. durch Vermehrung der Belegzellen; vgl. Magensaftuntersuchung .

Hyper|cholesterin|ämie (↑; -ämie*) **f:** (engl.) hypercholesterolaemia; erhöhte Konz. von Cholesterin* im Serum; **Vork.:** primäre (familiäre H.) od. sekundäre H. inf. Diabetes mellitus, Hypothyreose, nephrotischen Syndroms, Lebererkrankungen. Eine H. gilt als Risikofaktor für Arteriosklerose*. Vgl. Hyperlipoproteinämien.

Hyper|chromasie (↑; Chrom-*) **f:** (engl.) hyperchromatism; **1.** (histol.) gesteigerte Anfärbbarkeit, z. B. von Zellkernen; vgl. Tumorzellen; **2.** (hämat.) vermehrter Hämoglobingehalt der Erythrozyten (dadurch zentrale Aufhellung weitgehend od. ganz fehlend).

hyper|dens (↑; lat. densus dicht)**:** (engl.) hyperdense; (röntg.) Bez. eines bes. dichten Bereichs, z. B. im Computertomogramm.

hyper|diploid (↑; Dipl-*; -id*)**:** Bez. f. einen Chromosomensatz, bei dem ein Chromosom mehr als zweimal vorkommt (2n + 1); s. Chromosomenaberrationen, Trisomie.

Hyper|elektro|lyt|ämie (↑; Elektro-*; gr. λυτός gelöst; -ämie*) **f:** (engl.) hyperelectrolytaemia; meist vorübergehende Erhöhung der Elektrolytkonzentrationen im Blut; vgl. Dehydratation.

Hyper|emesis (↑; Emesis*) **f:** sehr starkes Erbrechen.

Hyper|emesis gravidarum (↑; ↑) **f:** übermäßiges Schwangerschaftserbrechen; die Symptome der Emesis* gravidarum zum Hungerzustand erweiterndes Erbrechen*; zählte nach älterer Klassifikation zu den Frühgestosen (s. Gestose), gilt heute als Folge schwangerschaftsbedingter hormoneller, metabol. u. immun. Umstellungen; wird z. T. (bei Labilität des vegetativen Nervensystems) als psychosomat. Erkrankung aufgefaßt; **Kompl.:** bei schwerer H. g. Dehydratation (Exsikkose), Störung des (Kohlenhydrat-)Stoffwechsels (Ketonurie) u. des Elektrolythaushalts.

Hyper|ergie (↑; Erg-*) **f:** (engl.) hyperergy; gesteigerte Empfindlichkeit, Reaktionsbereitschaft u. Reizbeantwortung eines sensibilisierten Gewebes bzw. Organismus bei Kontakt mit einem Antigen (Allergie* i. e. S.).

Hyper|ex|zitabilitäts|syn|drom (↑; lat. excitare aufscheuchen, erregen) **n:** (engl.) hyperexcitability syndrome; bei Neugeborenen u. jungen Säuglingen auftretende allg. Übererregbarkeit aller frühkindlichen Reflexe*; die Kinder schreien viel u. schafen wenig; **Urs.:** z. B. perinataler Sauerstoffmangel, Mangel an Calcium od. Zukker, Infektionen, gestörte Mutter-Kind-Beziehung. Vgl. Aufmerksamkeitsdefizitsyndrom.

Hyper|fibrino|gen|ämie (↑; Fibr-*; -gen*; -ämie*) **f:** (engl.) hyperfibrinogenaemia; erhöhter Fibrinogengehalt des Blutes; Vork. bei Infektionen, rheumatischen Erkr. (Akute*-Phase-Proteine) sowie malignen Tumoren (bes. Lymphogranulomatose) od. i. R. einer Schwangerschaft; dabei normale Blutgerinnung* aber beschleunigte BKS. Vgl. Hypofibrinogenämie.

Hyper|fibrino|lyse (↑; ↑; Lys-*) **f:** (engl.) hyperfibrinolysis; vermehrte Fibrinolyse* durch abnorme Freisetzung von Plasminogenaktivatoren mit der Folge einer gesteigerten Plasminkonzentration im Blut u. einer Verminderung von Fibrinogen, Faktor II, V u. VIII; **Urs.:** Op. bes. an Lunge, Prostata, Uterus u. Herz, gebh. Komplikationen, Verbrauchskoagulopathie*; **Diagn.:** stark verlängerte Gerinnungszeit bzw. keine nachweisbare Blutgerinnung, Verlängerung der Thrombinzeit*, der Thromboplastinzeit* u. der partiellen Thromboplastinzeit*, normale Thrombozytenzahl, Nachweis von Fibrinspaltprodukten; **Ther.:** Fibrinolyseinhibitoren, Aprotinin, gleichzeitig Substitution des Fibrinogens, Behandlung der Verbrauchskoagulopathie.

Hyper|flexions|phänomen (↑; lat. flexio Biegung) **n:** (engl.) hyperflexion phenomenon; übermäßige Beugung u. Aufsetzen der Ferse am Oberschenkel beim Knie*-Hacken-Versuch als Zeichen einer Hypermetrie; vgl. Dysmetrie.

Hyper|gamma|globulin|ämie (↑; Globuline*; -ämie*) **f:** (engl.) hypergammaglobulinaemia; absolute Erhöhung der Gammaglobuline* im Blut; **Urs.:** gesteigerte Synthese von Immunglobulinen* bzw. Paraproteinen* z. B. reaktiv bei (chron.) Entzündung, bei Paraproteinämie*; vgl. Antikörper, Elektrophorese.

Hyper|genitalismus (↑; Genitale*) **m:** (engl.) hypergenitalism; übermäßig starke bzw. vorzeitige Entw. von Genitale u. sek. Geschlechtsmerkmalen; vgl. Pubertas praecox.

Hyp|ergie (Hyp-*; Erg-*) **f:** (engl.) hypoergy; abgeschwächte Reaktionsbereitschaft u. Reizbeantwortung eines sensibilisierten Gewebes bzw. Organismus bei Kontakt mit einem Antigen; vgl. Allergie.

Hyper|globulie (Hyper-*; Globuline*) **f:** syn. Polyglobulie*.

Hyper|globulin|ämie (↑; ↑; -ämie*) **f:** (engl.) hyperglobulinaemia; Vermehrung der Globuline* im Blutplasma; **Vork.:** z. B. bei Infektionskrankheiten, entzündl. Erkr., Leberparenchymschäden, Plasmazellenleukämie. Vgl. Makroglobulinämie, Paraproteinämie; s. Elektrophorese.

Hyper|glycin|ämie (↑; -ämie*) **f:** (engl.) hyperglycinaemia; syn. Glykokollkrankheit, Glycinurie mit H.; Erhöhung der Konz. von Glycin* im Plasma inf. autosomal-rezessiv erbl. Stoffwechselstörungen; **Formen: 1.** isolierte nichtketotische H. inf. Störung des Glycinabbaus (syn. Glycinose); Klin.: meist schon in den ersten Lebenstagen Muskelhypotonie, myoklonische Krämpfe, Apnoe, Lethargie; Diagn.: erhöhte Glycinkonzentration in Plasma, Urin u. Liquor; pränatale Diagn. ist möglich; Ther.: Versuche mit Eiweißreduktion, Natriumbenzoat, Strychnin (als Glycinantagonist); Progn.: meist Tod innerh. des ersten Lebensmonats; milde Verläufe sind beschrieben; **2.** ketotische H.: Sammelbez. f. Erkr. mit Vermehrung von Ketosäuren u. sek. H.; z. B. Propionazidämie, Methylmalonazidämie, Isovalerianazidämie.

Hyper|glyk|ämie (↑; Glyk-*; -ämie*) **f:** (engl.) hyperglycaemia; Gehalt des Blutserums an Glukose über 6,7 mmol/l (120 mg/dl); **Vork.:** bei Diabetes mellitus, Basedow-Krankheit, Akromegalie, frischem Herzinfarkt, NNR-Überfunktion, Phäochromozytom, Inhalationsnarkose, Schock, Kohlenmonoxidvergiftung, zentralnervösen Störungen (Meningitis, Schädelhirntrauma, Hirntumoren) u. a. Vgl. Blutzucker.

Hyper|glyk|ämie, idio|pathische des Neugeborenen (↑; ↑; ↑) f: (engl.) idiopathic hyperglycaemia of the newborn; Krankheitsbild bei unreifen Neugeborenen, das durch Hyperglykämie, Erbrechen, Polyurie u. Dehydratation gekennzeichnet ist; eine Ketoazidose tritt nicht auf. Zur Behandlung sind nur geringe Insulinmengen (bis zu 6 IE) nötig, nach einigen Mon. spontane Ausheilung.

Hyper|gonadismus (↑; Gonaden*) m: (engl.) hypergonadism; endokrine Überfunktion der weibl. od. männl. Gonaden*, meist inf. hormonproduzierender Tumoren.

Hyper|hidrose (↑; Hidr-*; -osis*) f: (engl.) hyperhidrosis; generalisierte od. lokale Steigerung der Schweißsekretion*, physiol. zur Wärmeregulation* u. während des Klimakteriums*; als symptomat. H. v. a. bei endokrin. (z. B. Hyperthyreose, Phäochromozytom) u. neurol. Erkrankungen (z. B. bei Schädigung des Sympathikus, familiärer Dysautonomie, als sog. gustatorisches Schwitzen bei aurikulotemporalem Syndrom), mit gleichzeitiger Vermehrung der Talgsekretion (Seborrhoe) als **Hyperhidrosis oleosa** v. a. bei Parkinson-Syndrom; medikamentös bedingt z. B. durch Parasympathomimetika, Kortikoide, Salicylsäure; inf. psych. Belastung (Angst, Schmerz, Streß) od. konstitutionell bedingt (emotionelle od. genuine H.) als **Hyperhidrosis axillaris** (Achselschweiß), **Hyperhidrosis manuum** (Handschweiß, auch als Reaktion auf chem. Substanzen, z. B. Kaltwellmittel bei Friseuren) u., begünstigt durch enges Schuhwerk, als **Hyperhidrosis pedum** (Fußschweiß); **Kompl.:** Dermatophytose*; **Ther.:** Behandlung der zugrunde liegenden Störung, Anthidrotika; vgl. Nachtschweiß, Hemihyperhidrosis.

Hyper|hydratation (↑; Hydr-*) f: (engl.) hyperhydration; Überschuß an Gesamtkörperwasser; **Einteilung: 1.** isotone H.: Überwässerung des Organismus mit isotonischer Flüssigkeit, d. h. Osmolarität u. Serum-Na^+ sind normal; als labordiagn. Hinweise Erniedrigung von Hb, Hämatokrit, Serumeiweiß (rel. Hypoproteinämie*), Erythrozytenzahl, als klin. Zeichen Blutdruckanstieg (Volumenhochdruck) u. Gewichtszunahme inf. Wassereinlagerung (Ödeme), u. U. Aszites, Pleuraerguß; Urs.: iatrogen durch Zufuhr größerer Na^+-Mengen durch Infusion od. mit einem Medikament (z. B. Na^+-Penicillin), bei Herzinsuffizienz, Hypokaliämie, sek. Hyperaldosteronismus, nephrot. Syndrom, akuter od. chron. Niereninsuffizienz, exsudativer Enteropathie; Ther.: Na^+- u. Wasserzufuhr absetzen, Diuretika; **2.** hypotone H.: Überwässerung ohne Na^+-Zufuhr (sog. Wasserintoxikation*), Osmolarität u. Serum-Na^+ vermindert; labordiagn. Erniedrigung von Hb, Hämatokrit, Serumeiweiß, klin. Gewichtszunahme u. Blutdruckanstieg; Rö.: typisches interstitielles Lungenödem (Fluid* lung) ohne Auskultationsbefund; Urs.: terminale Niereninsuffizienz, inadäquate ADH-Sekretion, intensive Magenspülung mit Wasser; Ther.: Wasserzufuhr einstellen, ggf. Dialyse-Behandlung; **3.** hypertone H.: Überwässerung bei zusätzlich gesteigerter Na^+-Bilanz, Osmolarität u. Serum-Na^+ erhöht; labordiagn. Erniedrigung von Hb, Hämatokrit, Serumeiweiß, klin. Gewichtszunahme u. Blutdruckanstieg; Flüssigkeitsabstrom aus d. Intrazellulärraum nach extrazellulär bewirkt Durst. Urs.: iatrogene übermäßige Na^+-Zufuhr (v. a. bei bestehender Niereninsuffizienz), Trinken von Meerwasser, Conn-Syndrom, zentrales Salzspeichersyndrom; Ther.: Diuretika, (Peritoneal-)Dialyse b. Anurie. Vgl. Ödem.

Hyper-IgE-Syn|drom (↑) n: (engl.) Job's syndrome; syn. Hiob-Syndrom; im Säuglingsalter beginnende Erkr. unklarer Ätiol. mit ekzematoider Dermatitis u. rezidivierenden, zur Abzeßbildung neigenden Infektionen v. a. im Bereich von Haut, Kopf u. Atemwegen; **Diagn.:** erhöhte IgE-Konz., Eosinophilie.

Hyper|im|mun|globulin (↑; immun*; Globuline*) n: (engl.) hyperimmunoglobulin; Abk. HIG; Bez. f. Humanserum mit hohen Antikörper-(Immunglobulin-)Konzentrationen gegen bestimmte Krankheitserreger (Röteln-, Mumps-, Vacciniaviren), Bakteriengifte (Tetanustoxin), Schlangen- od. Skorpiongift, menschl. Lymphozyten (Antilymphozytenglobulin), menschl. Rh-positive (D-)Erythrozyten (Anti-D-Immunglobulin) u. a.

Hyper|insulinismus (↑) m: (engl.) hyperinsulinism; vermehrte Insulinbildung u. dadurch bedingte Hypoglykämie* inf. diffuser Inselzellhy-

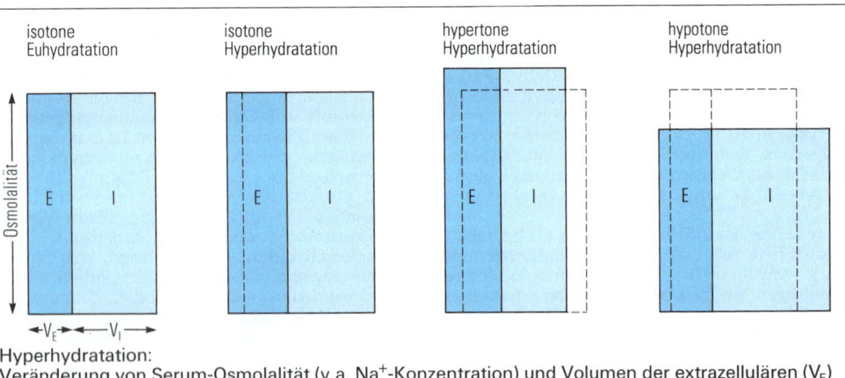

Hyperhydratation:
Veränderung von Serum-Osmolalität (v.a. Na^+-Konzentration) und Volumen der extrazellulären (V_E) und intrazellulären Flüssigkeit (V_I) bei verschiedenen Formen der Hyperhydratation im Vergleich zur physiologischen isotonen Euhydratation

perplasie (Betazellen), -adenom od. -karzinom des Pankreas.

Hyper|in|volution (↑; Involution*) **f:** s. Superinvolution.

Hyper|kali|ämie (↑; -ämie*) **f:** (engl.) hyperkalaemia; Serum-Kalium-Wert über 5,5 mmol/l bzw. mval/l; **Urs.: 1.** erhöhte Zufuhr (Infusion, Bluttransfusion); **2.** Freisetzung v. Kalium, z. B. bei Hämolyse, Thrombozytose, Azidose, katabolen Zuständen (Traumen, Verbrennungen, schwere Inf.); **3.** herabgesetzte renale Kaliumausscheidung bei Niereninsuffizienz, NNR-Insuffizienz (Addison*-Krankheit) u. durch Diuretika bedingt (Spironolacton, Triamteren). In ca. 10% der Fälle führt beim Erwachsenen ein hyporeninämischer Hyperaldosteronismus* zur Hyperkaliämie. **Klin.:** s. Hyperkaliämiesyndrom.

Hyper|kali|ämie|syn|drom (↑; ↑) **n:** (engl.) hyperkalaemia syndrome; klin. Bez. f. Sympt. inf. einer Hyperkaliämie*; **1.** (allg.) Unlust, Schwäche, Verwirrtheit; **2.** (kardiovaskulär) u. a. Bradykardie, Herzrhythmusstörungen, evtl. Herzstillstand in Diastole; EKG-Veränderungen: schmalbasige T-Wellen bei mehr als 6,5 mmol/l bzw. mval/l, Verlängerung der PQ-Strecke, QRS-Komplexe massiv verbreitert, tiefe plumpe S-Wellen; bei hochgradiger Hyperkaliämie P-Welle nicht mehr abgrenzbar, sinusoide od. biphasische Kammerkomplexe; **3.** (neurol.) Parästhesien, metallischer Mundgeschmack, schlaffe myoplegische Lähmung*; **Ther.:** Alkalisierung (z. B. isotone Natriumcarbonatlösung i. v.), Glukose-Insulin-Infusion, u. U. Dialyse.

Hyper|kalz|ämie (↑; Calc-*; -ämie*) **f:** (engl.) hypercalcaemia; erhöhter Calciumgehalt des Serums mit Anstieg der Serumkonzentration auf über 2,7 mmol/l bzw. 11 mg/dl; **Urs.: 1.** Steigerung der intestinalen Calciumresorption; **2.** Verminderung der renalen Calciumausscheidung; **3.** gesteigerte Calciumfreisetzung aus dem Knochengewebe; **Vork.:** v. a. bei malignen Tumoren mit diffusen Osteolysen od. mit endokriner Aktivität u. Sekretion Parathormon-ähnlicher Peptide (Pseudohyperparathyreoidismus*); bei primärem Hyperparathyreoidismus*, seltener bei Vitamin-D-Intoxikation, Sarkoidose*, Hyperthyreose*, Immobilisation, nach Absetzen von Kortikoiden od. als idiopath. Hyperkalzämie; **Klin.:** s. Hyperkalzämiesyndrom.

Hyper|kalz|ämie, idio|pathische (↑; ↑; ↑) **f:** (engl.) idiopathic hypercalcaemia; **1.** Sympt. verschiedener angeb. Stoffwechselanomalien m. erhöhtem Serum-Calcium-Spiegel bei Kalziurie u. Calciumablagerung in versch. Organen; **2.** syn. Fanconi*-Schlesinger-Syndrom.

Hyper|kalz|ämie|syn|drom (↑; ↑; ↑) **n:** (engl.) hypercalcaemic syndrome; klin. Bez. f. Sympt. inf. einer Hyperkalzämie*: Polyurie, Polydipsie, Übelkeit, Erbrechen, Muskelschwäche, Meteorismus, Obstipation, Gedächtnisstörungen, psych. Verstimmungen (zunehmend mit dem Anstieg des Serumcalciums); bei ausgeprägter Serumcalciumerhöhung (>16 mg/dl bzw. >4,0 mmol/l): metastat. Verkalkung v. Geweben mit saurer Reaktion, z. B. Kalkeinlagerungen im Auge, Pseudogicht, außerdem neuromuskuläre Untererregbarkeit, Niereninsuffizienz*, Somnolenz, Koma*, u. U. Herzstillstand. Vgl. Krise, hyperkalzämische.

Hyper|kalz|urie (↑; ↑; Ur-*) **f:** (engl.) hypercalciuria; vermehrte Calciumausscheidung im Harn (ca. 6,5-17,5 mmol bzw. 260-700 mg pro 24 Std.); **Vork.:** z. B. bei primärem Hyperparathyreoidismus, renaler tubulärer Azidose, Frakturen mit Immobilisationsosteoporose, Knochenmetastasen, Cushing-Syndrom, Überdosierung von Vitamin D, A.T. 10 u. als idiopath. Hyperkalzurie.

Hyper|kalz|urie, idio|pathische (↑; ↑; ↑) **f:** (engl.) idiopathic hypercalciuria; Hyperkalzurie aufgrund ungenügender Calciumrückresorption in den Nierentubuli.

Hyper|kapnie (↑; gr. καπνός Dunst, Gas) **f:** (engl.) hypercapnia; Erhöhung des art. CO_2-Partialdrucks über 45 mmHg; **Urs.:** v. a. respiratorische Insuffizienz* mit Hypoventilation* (führt u. U. zur respiratorischen Azidose*); kann auch (kompensatorisch) bei metabolischer Alkalose* auftreten; **Sympt.:** Bewußtseinsstörungen, evtl. Koma (sog. Kohlendioxidnarkose). Vgl. Hypokapnie.

Hyper|keratose (↑; Kerat-*; -osis*) **f:** (engl.) hyperkeratosis; Verdickung der Hornschicht der Haut; entweder durch vermehrte Bildung v.

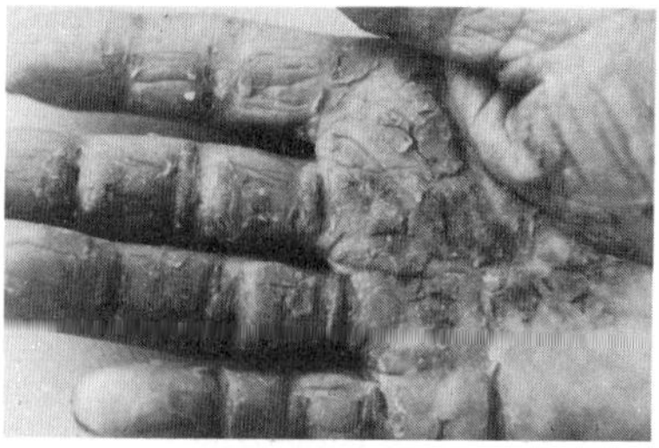

Hyperkeratose, Handfläche [540]

Hornzellen (Proliferationshyperkeratose) od. verminderte Abstoßung (Retentionshyperkeratose). Vgl. Callositas, Clavus, Cornu cutaneum.

Hyper|keratosis follicularis et para|follicularis in cutem penetrans (↑; ↑; ↑) **f:** syn. Kyrle-Syndrom; gynäkotrope Verhornungsstörung unbekannter Ätiol.; regellos angeordnete bis linsengroße Knötchen mit zerklüfteten graubraunen Hornmassen im Zentrum durch überstürzte Verhornung im Stratum spinosum u. basale m. Penetration des Hornpfropfs in d. Korium.

Hyper|keratosis follicularis senilis (↑; ↑; ↑) **f:** follikuläre Verhornung auf degenerativ-seniler Atrophie; **Lok.:** bes. Stirn, Jochbogen, Schläfen; vgl. Elastoidosis cutanea nodularis. **H. lenticularis per|stans** (↑; ↑; ↑) **f:** Verhornungsstörung mit rund-ovalen, entzündl., bis linsengroßen, keratotischen Papeln u. Collerette-artigen Schuppenkrausen, bes. an Fuß- u. Handrücken. **H. traumatica marginis calcis** (↑; ↑; ↑) **f:** hufeisenförmige Hyperkeratose am hinteren Fersenrand mit schmerzhaften Rhagaden.

Hyper|kinese (↑; Kin-*) **f:** (engl.) hyperkinesia, hyperactivity; syn. Hyperkinesie; pathol. Steigerung der Motorik mit z. T. unwillkürlich ablaufenden Bewegungen; **Vork.:** bei Erkr. des extrapyramidalen Systems (Athetose*, Ballismus*, Chorea*), Störungen der Psychomotorik (z. B. bei affektiver Psychose). Vgl. Akathisie, Motilitätspsychose, Poriomanie, Aufmerksamkeitsdefizitsyndrom.

Hyper|ko|agulabilität (↑; Koagul-*) **f:** (engl.) hypercoagulability; vermehrte Gerinnbarkeit des Blutes; führt zu Thrombose* od. Embolie*; **Urs.: 1.** gesteigerte Aktivierung der Blutgerinnung* durch zerfallende Karzinome, Pankreastumoren, Verbrennung, postoperativ u. postpartal; **2.** Mangel an Hemmstoffen der Gerinnung (Antithrombin III, Heparin-Cofaktor-II, Protein C, Protein S); **3.** Mangel an Fibrinolyseinhibitoren* (Alpha-2-Antiplasmin, Alpha-2-Makroglobulin). Vgl. Verbrauchskoagulopathie.

Hyper|kortizismus (Hyper-*; Cort-*) m: (engl.) hypercorticism; versch. Krankheitsbilder, die durch Überfunktion der Nebennierenrinde zustande kommen; s. Nebenniere.

Hyper|kreatin|ämie (↑; Kreat-*; -ämie*) f: (engl.) hypercreatinaemia; Vermehrung des Kreatins im Blut über 7 mg/dl; **Vork.:** z. B. bei Fieber, im Hunger, bei kohlenhydratfreier Ernährung, Dystrophia musculorum progressiva, Basedow-Krankheit, Diabetes mellitus, Karzinom.

Hyper|krinie (↑; Krin-*) f: übermäßige Sekretion.

Hyper|lakt|azid|ämie (↑; Lact-*; Azid-*; -ämie*) f: (engl.) hyperlactacidaemia; pathol. Erhöhung der Konz. von Milchsäure in Blut u. Gewebe; **Vork.:** vorübergehend bei schwerer Muskelarbeit; idiopathisch als eigenes Krankheitsbild, führt zur Laktatazidose*.

Hyper|leuko|zytose (↑; Leuk-*; Zyt-*; -osis*) f: (engl.) hyperleukocytosis; syn. leukämoide Reaktion, Pseudoleukämie; reaktive Vermehrung der segmentkernigen Leukozyten auf Werte über 20 000/µl mit einer starken Linksverschiebung im Differentialblutbild (Vortäuschung eines Blutbildes wie bei Leukämie*).

Hyper|lip|ämie (↑; Lip-*; -ämie*) f: (engl.) hyperlipaemia; Vermehrung des Fettgehalts, insbes. der Neutralfette im Serum; vgl. Lipämie, Hyperlipoproteinämien.

Hyper|lip|azid|ämie (↑; ↑; Azid-*; -ämie*) f: (engl.) hyperlipacidaemia; erhöhte Konz. von freien Fettsäuren* im Serum.

Hyper|lipid|ämie (↑; ↑; -ämie*) f: (engl.) hyperlipidaemia; Erhöhung v. Serumlipiden; Oberbegriff für Hypercholesterinämie* u. Hypertriglyzeridämie*; s. Hyperlipoproteinämien.

Hyper|lipo|chrom|ämie (↑; ↑; Chrom-*; -ämie*) f: (engl.) hyperlipochromaemia; alimentäre Vermehrung der gelben Lipochrome Xanthophyll u. Carotin im Blut durch gleichzeitige überreichl. Zufuhr v. Fett u. lipochromreichen Nahrungsmitteln (z. B. grünes Gemüse, Tomaten).

Hyper|lipo|protein|ämien (↑; ↑; Prot-*; -ämie*) f pl: (engl.) hyperlipoproteinaemias; Fettstoffwechselstörungen mit erhöhter Konz. von Lipoproteinen* im Serum u. evtl. Verschiebung der Lipoproteinanteile; **Formen: 1.** primäre H.: autosomal vererbte Erkr., die nach Fredrickson

Hyperlipoproteinämien
Einteilung der primären Hyperlipoproteinämien

Typ	normal	I	II a	II b	III	IV	V
Synonyma		exogene Hyperlipidämie; Bürger-Grütz-Krankheit	Hypercholesterinämie	kombinierte Hyperlipidämie	Broad-Beta-Disease; „Remnant"-Hyperlipidämie	endogene Hyperlipidämie	gemischte Hyperlipidämie
Pathophysiologie		Lipoprotein-Triglyzerid-Lipase-Mangel	Membranrezeptordefekt	Membranrezeptordefekt	Apolipoproteinsynthese-Defekt	unbekannt	unbekannt
Klinik		Xanthome, Hepatosplenomegalie	tendinöse Xanthome, Xanthelasmen, Arcus lipoides corneae		tuberöse Xanthome	eruptive Xanthome	wie Typ I
Arterioskleroserisiko		gering	sehr hoch	sehr hoch	hoch	hoch	gering
Serum		milchig	klar	klar bis trüb	trüb	trüb	trüb bis milchig
Triglyzeride		↑	n oder ↑	↑	↑	↑	↑
Chylomikronen		↑	n	n	n	n	↑
LDL		n	↑	↑	n	n	n
VLDL		n	n	↑	↑	↑	↑
Betalipoproteine		n	↑	↑	verbreiterte Bande	n	n
Präbetalipoproteine		n	n	↑	n	↑	↑
Glukosetoleranz		n	n	n	↓	↓	↓

n: normal; ↑: erhöht; ↓: vermindert

in Typ I-V eingeteilt werden (s. Tab.), häufigste Form Typ IV, IIa u. IIb; Typ I, III u. V sehr selten; **2.** sekundäre H.: treten inf. einer anderen Erkr. auf od. sind alimentär bedingt; Vork. z. B. bei Diabetes mellitus, Adipositas, biliärer Zirrhose, Pankreatitis, Cholestasesyndrom, Hypothyreose, nephrotischem Syndrom, Zieve-Syndrom, nach Alkoholkonsum, fettreicher Mahlzeit od. medikamentös bedingt, z. B. durch hormonale Kontrazeptiva; **Diagn.:** Bestimmung von Cholesterin u. Triglyzeriden im Serum 12 Std. nach der letzten Nahrungsaufnahme; evtl. Lipoproteinelektrophorese* zur exakten Quantifizierung der einzelnen Lipoproteine; **Ther.:** ggf. Behandlung einer Grundkrankheit, Gewichtsreduktion, Diät, evtl. Lipidsenker* od. Plasmapherese*. Vgl. Lipidosen, Hypercholesterinämie, Hypertriglyzeridämie.

Hyper|magnesi|ämie (↑; -ämie*) **f:** (engl.) hypermagnesaemia; erhöhter Magnesiumblutspiegel über 2,5 mg/dl; z. B. bei Nierenversagen, Urämie, erhöhter Magnesiumzufuhr.

Hyper|mastie (↑; Mast-*) **f:** (engl.) hypermastia; abnorm groß entwickelte Brüste (Makromastie, Gigantomastie); vgl. Mammahypertrophie.

Hyper|menor|rhoe (↑; gr. μήν, μηνός Monat; -rhoe*) **f:** (engl.) hypermenorrhoea; übermäßig starke Menstruationsblutung bei normaler Dauer; **Urs.: 1.** organisch (über 90%): **a)** genital (z. B. Endometriose, Uterusmyom, Polypen, Stauungszustände im kleinen Becken, chronische Entzündungen); **b)** extragenital bedingt (Bluthochdruck, Herz-, Nierenkrankheiten, Blutgerinnungsstörungen u. a.); **2.** funktionell, hormonal bedingt, meist bei Uterushypoplasie. Vgl. Zyklusstörungen.

Hyper|meta|bolismus (↑; metabolisch*) **m:** (engl.) hypermetabolism; Steigerung des Stoffwechsels im gesamten Organismus; z. B. bei Hyperthyreose*.

Hyper|metrie (↑; Metr-*) **f:** Form der Dysmetrie*.

Hyper|metr|opie (↑; ↑; Op-*) **f:** (engl.) hypermetropia; syn. Hyperopie, Übersichtigkeit; Form der Ametropie*, bei der parallel laufende Strahlen im nicht akkommodierenden Auge hinter der Retina vereinigt werden; **Formen: 1.** Achsenhyperopie*; **2.** Brechungshyperopie*; **klin. Einteilung: 1.** latente H.: erkennbar erst nach Ausschaltung einer kompensatorisch bereits für den Fernblick eingeschalteten Akkommodation*; **2.** manifeste H.: v. a. im Alter inf. abnehmender Akkommodationsfähigkeit; bei fehlender Korrektur Neigung zur Asthenopie* inf. Überanstrengung des Ziliarmuskels sowie zur Esophorie (s. Heterophorie) inf. der relativen Kopplung zw. Akkommodation u. Konvergenz.

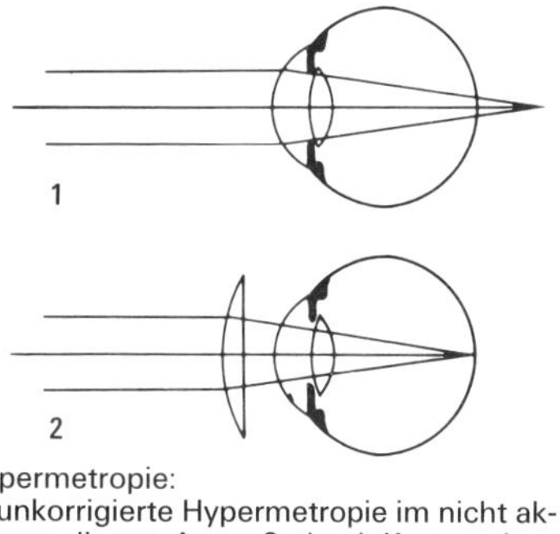

Hypermetropie:
1: unkorrigierte Hypermetropie im nicht akkommodierten Auge; 2: durch Konvexglas ausgeglichene Hypermetropie [125]

Hyper|mnesie (↑; -mnese*) **f:** (engl.) hypermnesia; Gedächtnisstörung*, bei der best. (u. U. bereits vergessen geglaubte) Erinnerungen bes. lebhaft erscheinen; **Vork.:** z. B. im Traum, in Trance, Hypnose, nach Schädelhirntrauma, Schock, bei Fieber, altersbedingtem Psychosyndrom; **DD:** Zwangsvorstellung*.

Hyper|motilität (↑; Mot-*) **f:** s. Hyperkinese.

Hyper|natri|ämie (↑; -ämie*) **f:** (engl.) hypernatraemia; Erhöhung der Serum-Na-Konzentration auf 150-170 mmol(mval)/l mit dadurch bedingtem Anstieg der Osmolarität* u. möglichem hyperosmolarem Koma; **Vork.:** bei hypertoner Dehydratation u. hypertoner Hyperhydratation, bei Hyperaldosteronismus, nach Infusion von hypertoner Kochsalzlösung, vermehrtem Verlust von Wasser über die Lunge (z. B. bei Tracheotomie, Fieber).

Hyper|nephrom (↑; Nephr-*; -om*) **n:** s. Nierenkarzinom.

Hyper|odontie (↑; Odont-*) **f:** (engl.) hyperodontia; angeborene Überzahl von Zähnen.

Hyper|onychie (↑; Onych-*) **f:** übermäßige Nagelbildung.

Hyper|opie (↑; Op-*) **f:** syn. Hypermetropie*.

Hyper|orexie (↑; gr. ὄρεξις Verlangen, Begierde) **f:** (engl.) hyperorexia; Heißhunger; s. Bulimie.

Hyper|ornithin|ämie-Hyper|ammon|ämie-Homo|zitrullin|urie-Syn|drom (↑; -ämie*; Ur-*) **n:** syn. HHH*-Syndrom; vgl. Hyperammonämie.

Hyper|osmie (↑; gr. ὀσμή Geruch) **f:** (engl.) hyperosmia; pathol. gesteigertes Geruchsvermögen; z. B. bei Epilepsie, Psychose, in der Schwangerschaft; vgl. Parosmie.

Hyper|ostose (↑; Ost-*; -osis*) **f:** (engl.) hyperostosis; Hyperplasie von Knochensubstanz; von der Knochenoberfläche ausgehende, höckerige u. spornartige Knochenvorsprünge (Exostose); Verdickungen im Innern der Knochen, meist von d. Knocheninseln in der Spongiosa ausgehend (Enostose), diffuse H. auf hereditärer Grundlage. Vgl. Osteom, Osteosklerose.

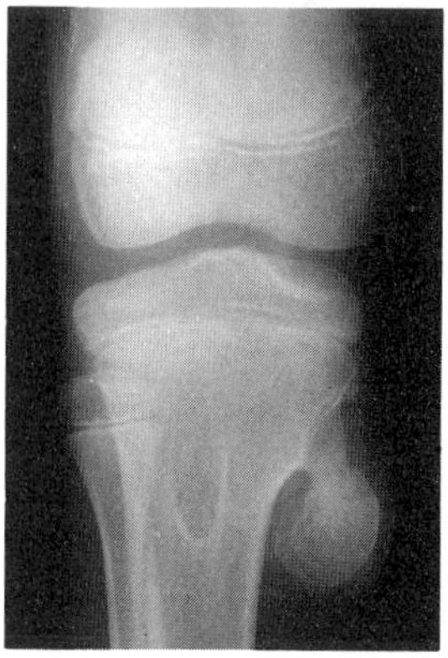

Hyperostose [540]

Hyper|osto**sis** (Hyper-*; ↑; ↑) f: s. Hyperostose. **H. ankylosans vertebralis senilis** (↑; ↑; ↑) f: syn. Forestier-Krankheit; Spondylosis* deformans der Lendenwirbelsäule bei alten Menschen, führt bes. bei Männern kaum zu klin. Beschwerden; Vork. gehäuft bei Diabetes mellitus. **H. calvariae dif|fusa** (↑; ↑; ↑) f: diffuse Hyperostose des Schädeldachs. **H. corticalis infantilis** (↑; ↑; ↑) f: syn. Caffey*-Silverman-Syndrom. **H. dif|fusa generalisata congenita** (↑; ↑; ↑) f: syn. Marmorknochenkrankheit*. **H. frontalis in|terna** (↑; ↑; ↑) f: Hyperostose an d. Lamina interna des Os frontalis; vgl. Morgagni-Syndrom. **H. generalisata** (↑; ↑; ↑) f: Teilsymptom der Pachydermoperiostose*. **H. sterno|clavicularis** (↑; ↑; ↑) f: entzündliche Gelenkerkrankung v. a. der Sternoklavikular- u. Sternokostalgelenke mit Auftreibung der gelenknahen Knochenanteile (Clavicula, Sternum) bei meist gleichzeitiger Pustulosis* palmaris et plantaris. **H. tri|angularis ilii** (↑; ↑; ↑) f: belastungsbedingte, dreieckige Verdichtungszone des Os ilium, die meist mit Kreuzschmerz einhergeht u. bes. bei Frauen zw. dem 30. u. 40. sowie dem 70. u. 80. Lj. beobachtet wird.

H

Hyper|ox|ämie (↑; Ox-*; -ämie*) f: (engl.) hyperoxaemia; Erhöhung des pO_2 im Blut; s. a. Hyperoxie.

Hyper|oxal|ämie (↑; gr. ὀξαλίς Sauerampfer; -ämie*) f: (engl.) hyperoxalaemia; Erhöhung des Blutgehaltes an Oxalsäure; Vork. bei Oxalose, Gicht u. a.

Hyper|oxal|urie (↑; ↑; Ur-*) f: (engl.) hyperoxaluria; syn. Oxalose; Sammelbez. f. zwei seltene autosomal-rezessiv erbl. Enzymdefekte mit Störung des Oxalsäurestoffwechsels; **Urs.**: bei Typ I Mangel an 2-Oxyglutarglyoxalat-Carboxylase, bei Typ II Mangel an D-Glyzeratdehydrogenase; erhöhte endogene Produktion von Oxalsäure*, die bei normaler Nierenfunktion zunächst durch erhöhte Ausscheidung (physiol. Oxalurie* bis zu 300 mg/24 Std.) kompensiert wird; **Sympt.**: Ablagerung von Calciumoxalatkristallen, vorwiegend im Nierengewebe, z. T. auch in anderen Organen, Nephrolithiasis, Hämaturie; **Ther.**: Versuch mit großen Mengen Pyridoxalphosphat, ggf. Leber- u. Nierentransplantation. Vgl. Nephrokalzinose.

Hyper|oxie (↑; Ox-*) f: (engl.) hyperoxia; Erhöhung des Sauerstoffpartialdrucks in Blut u. Körpergeweben durch Einatmen eines Luftgemischs mit erhöhter Sauerstoffkonzentration bei atmosphärischem Druck od. Überdruck (s. Sauerstoff-Überdrucktherapie); längere Exposition kann zur Lungenfibrose führen. Vgl. Sauerstofftoxikose.

Hyper|oxie|test (↑; ↑) m: (engl.) hyperoxia test; diagn. Verf. zur Abklärung einer Beatmungsindikation beim Atemnotsyndrom* des Neugeborenen u. zur DD angeborener Herzfehler* sowie als Teil des Apnoe-Tests i. R. der Hirntoddiagnostik; beurteilt werden die Veränderung des art. Sauerstoffpartialdrucks bzw. die Spontanatmungsaktivität unter Zuführung von Sauerstoff.

Hyper|para|thyreoidismus (↑; Par-*; Thyreo-*; -id*) m: (engl.) hyperparathyroidism; Überfunktion der Nebenschilddrüsen mit vermehrter Bildung v. Parathormon; **Formen: 1. primärer H.**: Vork. meist bei Parathyreoideaadenom*, evtl. auch bei Hyperplasie, Karzinom der Nebenschilddrüsen od. sporadisch bzw. familiär i. R. einer multiplen endokrinen Adenomatose*; Klin.: renale Manifestation mit Nephrolithiasis*, Nephrokalzinose; gastrointestinale Manifestation mit rezidiv. Ulcera ventriculi u. Ulcera duodeni, Neigung zu Pankreatitiden; ossäre Manifestation als Osteodystrophia* fibrosa generalisata (Recklinghausen); Kalkablagerungen in versch. Organen (Lunge, Magen, Konjunktiven, Cornea); Hyperurikämie* mit Gichtanfällen; Hyperkalzämiesyndrom*; Diagn.: Hyperkalzämie, Hyperkalzurie, Hypophosphatämie, Erhöhung von alkal. Phosphatase u. Parathormon; Osteodensitometrie, evtl. Knochenbiopsie; Ther.: chir. durch Adenomexstirpation od. subtotale Parathyreoidektomie; postop. Tetanieprophylaxe mit Calciumsalzen od. Vitamin D; **2. sekundärer H.**: reaktive Hyperplasie aller vier Nebenschilddrüsen, verursacht durch Hypokalzämie (z. B. bei Malabsorption*, Vitamin-D-Mangel, Schwangerschaft, Laktation*, kalkarmer Ernährung, Steatorrhoe*), Hyperphosphatämie (z. B. bei Niereninsuffizienz) od. neonatal durch mütterlichen H.; Sympt.: Normo- od. Hypokalzämie; Ther.: Behandlung des Grundleidens; **3. tertiärer H.**: seltene, sich meist auf dem Boden eines sek. H. mit renaler Urs. entwickelnde Form des H. bei reaktiver Überfunktion inf. autonomer adenomatöser Wucherung im bereits hyperplastischen Nebenschilddrüsengewebe bzw. massiver irreversibler Hyperplasie der Parathyreoideae; hinsichtl. Sympt., Diagn. u. Ther. mit dem primären H. weitgehend identisch.

Hyper|pathie (↑; -pathie*) f: (engl.) hyperpathy; Überempfindlichkeit für sensible Reize; vgl. Sensibilitätsstörungen.

Hyper|per|fusions|syn|drom, zerebrales (↑; Perfusion*) n: (engl.) cerebral hyperperfusion syndrome; vermehrte Durchblutung geschädigter Hirnareale aufgrund gestörter Autoregulation der Gefäße, z. B. nach Schädelhirntrauma*.

Hyper|phenyl|alanin|ämie (↑; -ämie*) f: (engl.) hyperphenylalaninaemia; **1.** Erhöhung von Phenylalanin im Blut aufgrund unterschiedl. Enzymdefekte (unabhängig von deren Ätiol.); **2.** Bez. f. Phenylalaninhydroxylase-Mangel mit relativ hoher Restaktivität (im Ggs. zur Phenylketonurie*).Vgl.Tetrahydrobiopterin-Mangel.

Hyper|phorie (↑; -phor*) f: s. Heterophorie.

Hyper|phosphat|ämie (↑; -ämie*) f: (engl.) hyperphosphataemia; Vermehrung des anorg. Phosphats auf über 1,5 mmol/l Blutserum; z. B. bei Akromegalie, Hypoparathyreoidismus u. Tetanie.

Hyper|phosphat|urie (↑; Ur-*) f: (engl.) hyperphosphaturia; vermehrte Phosphatausscheidung im Urin; z. B. bei Hyperparathyreoidismus; vgl. Phosphaturie.

Hyper|pigmentierung (↑; Pigmente*): lokalisiert od. generalisiert auftretende, verstärkte Färbung der Haut durch vermehrte Bildung od. Ablagerung von Pigment; **Vork.**: als Nävus, Ephelides, Chloasma, Lentigo u. a. Hauterkrankungen sowie bei Stoffwechselstörungen (z. B. Porphyrie) u. Medikamenteneinnahme (z. B. Zytostatika); vgl. Depigmentierung, Erythem.

Hyper|pipecolat|ämie (↑; -ämie*) f: (engl.) hyperpipecolic aciduria; autosomal-rezessiv erbl. Stoffwechselanomalie mit Abbaustörung der Pipecolinsäure*; **Sympt.**: ab dem 6. Lebensmonat beginnender Entwicklungsstillstand mit schwerer geistiger Retardierung u. Muskelhypotonie; **Diagn.**: erhöhte Konzentration von Piperidinsäure in Serum u. Liquor; **Progn.**: letaler Ausgang in den ersten Lebensjahren; **DD**: Zellweger*-Syndrom.

Hyper|pituitar|smus (↑; Pituita*) m: (engl.) hyperpituitarism; Erkrankung inf. vermehrter Sekretion eines od. mehrerer (selten) HVL-Hormone; s. Akromegalie, Cushing-Syndrom I.

Hyper|plasie (↑; -plasie*) f: (engl.) hyperplasia; sog. numerische Hypertrophie; Vergrößerung eines Gewebes od. Organs durch Zunahme der Zellzahl bei unveränderter Zellgröße; wird z. B. durch vermehrte funkt. Belastung od. hormonelle Stimulation verursacht u. ist im Ggs. zur Neoplasie* nach Wegfall des entspr. Stimulus reversibel. Vgl. Hypertrophie.

Hyper|plasie, adenomatöse (↑; ↑) f: (engl.) adenomatous hyperplasia; vorwiegend im periklimakterischen u. postmenopausalen Alter auftretende prämaligne Veränderung des Endometriums, die sich bzgl. Ätiol. u. Sympt. nicht v.

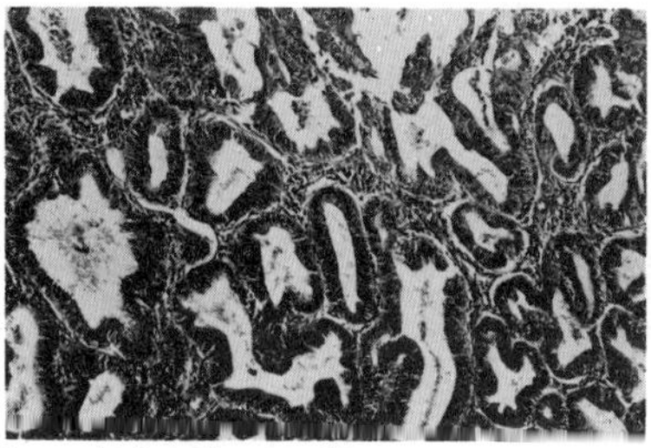

Hyperplasie, adenomatöse: Korpusendometrium, histol. Befund [65]

der glandulär-zystischen Hyperplasie* unterscheidet, aus der sie durch gesteigerte Proliferation des Drüsenepithels unter anhaltend hoher alleiniger Östrogenstimulierung (inf. endogener Überproduktion od. exogener Zufuhr) hervorgeht; histol. werden drei **Schweregrade** unterschieden: Grad I u. II weisen nur strukturelle (reversible) Atypien der Drüsen auf; Grad III hat zusätzl. zelluläre Atypien u. gilt als Präkanzerose* f. ein Endometriumkarzinom (Korpuskarzinom*), insbes. bei Bestehenbleiben der östrogenen Überstimulation.

Hyper|plasie, angio|lymphoide (↑; ↑) f: (engl.) angiolymphoid hyperplasia; meist solitär in der Kopfhaut auftretender bis ca. 4 cm großer, benigner Gefäßtumor aus proliferierenden Kapillaren mit lymphozytären Infiltraten u. Gewebeeosinophilie; vgl. Kimura-Krankheit.

Hyper|plasie, fokale epitheliale (↑; ↑) f: (engl.) epithelial hyperplasia, Heck's disease; syn. Heck-Krankheit; durch Papillomaviren (HPV 13, 32) ausgelöste weißl., flache Warzen im Bereich der gesamten Mundschleimhaut; Vork. endemisch bei Indianern u. Eskimos, gelegentl. in Mitteleuropa.

Hyper|plasie, fokale noduläre (↑; ↑) f: s. Lebertumoren.

Hyper|plasie, foveoläre (↑; ↑) f: (engl.) hypertrophic gastropathy; foveoläre Hyperplasie der Magenschleimhaut; s. Ménétrier-Syndrom.

Hyper|plasie, glandulär-zystische (↑; ↑) f: (engl.) cystic-glandular hyperplasia; übermäßige Proliferation der Uterusschleimhaut m. vermehrter u. zyst. Drüsenbildung (histol. typisches Schweizer-Käse-Muster; s. Abb.); **Urs.:** lange (üb. Wochen) anhaltende Östrogeneinwirkung, meist bedingt durch Follikelpersistenz* od. (seltener) einen Östrogene erzeugenden Ovarialtumor (Granulosazelltumor, Thekazelltumor); **Folge:** verstärkte u. verlängerte Blutung (Durchbruchblutung*), insbes. als juvenile Blutung b. Beginn u. als sog. klimakterische Blutung am Ende der Geschlechtsreife; vgl. Hyperplasie, adenomatöse.

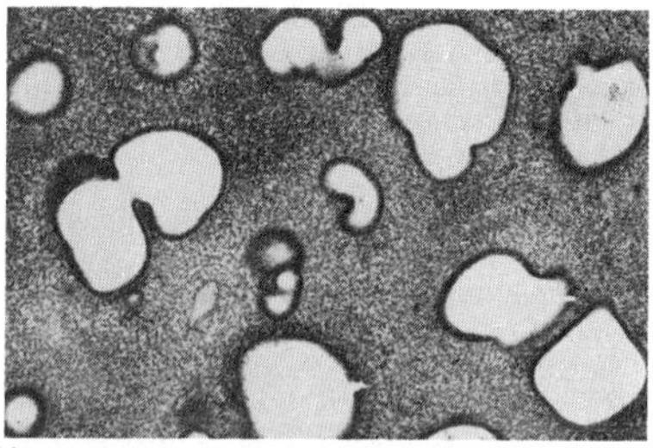

Hyperplasie, glandulär-zystische: Endometrium, histol. Befund [65]

hyper|plasiogen (↑; ↑; -gen*): **1.** aus einer Hyperplasie entstanden, z. B. ein Polyp; **2.** eine Hyperplasie erzeugend.

Hyper|plasmie (↑; -plasma*) f: vermehrtes Blutplasmavolumen.

Hyper|plasmin|ämie (↑; ↑; -ämie*) f: (engl.) hyperplasminaemia; vermehrter Gehalt des Blutes an Plasmin* i. R. therapeutischer Anwendung von Fibrinolytika*; führt zu schwerem Hämostasedefekt mit Haut- u. Schleimhautblutungen; **Ther.:** Absetzen der Fibrinolytika, Gabe von Fibrinolyseinhibitoren*.

Hyper|pnoe (↑; -pnoe*) f: (engl.) hyperpnoea; vertiefte Atmung.

Hyper|polarisation (↑) f: (engl.) hyperpolarization; Erhöhung des Membranpotentials* in Ruhe, die mit einer Erregbarkeitserniedrigung einhergeht; physiol. als letzte Phase des Aktionspotentials u. bei der postsynaptischen Hemmung.

Hyper|prolaktin|ämie (↑; Pro-*; Lact-*; -ämie*) f: (engl.) hyperprolactinaemia; pathol. Erhöhung des Serumspiegels v. Prolaktin*; **Urs.:** Prolaktinom*, medikamentös verursachte Sekretionshemmung v. PIH* (z. B. durch Reserpin), funktionell bedingt bei best. Formen der Hypothyreose m. vermehrter Sekretion v. TRH, bei Akromegalie; führt z. Hemmung der Sekretion von LH u. zusätzlich der Wirkung der Gonadotropine auf d. Gonaden (Progesteron- bzw. Testosteronbildung); **Klin.:** b. der Frau Anovulation, hypogonadotrope Amenorrhoe, evtl. Galaktorrhoe, beim Mann Hypogonadismus, Impotenz; **Diagn.:** Nachw. eines erhöhten Prolaktinserumspiegels (mehrere Kontrollbestimmungen); **Ther.:** je nach Urs. chirurgisch od. medikamentös (Prolaktinhemmer*). Vgl. Galaktorrhoe-Amenorrhoe-Syndrom.

Hyper|prolin|ämie (↑; -ämie*) f: (engl.) hyperprolinaemia; seltene, autosomal-rezessiv erbl. Störung des Prolinabbaus mit erhöhter Prolinkonzentration in Plasma u. Liquor; **Formen: Typ I:** Prolinoxidasemangel; Klin.: Nephropathie, Taubheit, photosensible Epilepsie u. Demenz; **Typ II:** Pyrrolincarboxylsäure-Dehydrogenasemangel mit Vermehrung v. Pyrrolincarbonsäure u. Prolin in Blut u. Harn; Klin.: Krämpfe u. geistige Retardierung; **DD:** Iminoglycinurie.

Hyper|prosexie (Hyper-*; gr. πρόσεξις Aufmerksamkeit) **f:** (engl.) hyperprosexia; gesteigerte Aufmerksamkeit mit beschleunigtem Auffassungsvermögen; Vork. z. B. bei manischen Zuständen. Vgl. Aprosexie, Tenazität, Vigilität.

Hyper|protein|ämie (↑; Prot-*; -ämie*) **f:** (engl.) hyperproteinaemia; Vermehrung des Serumeiweißes auf über 80 g/l; **Formen: 1.** absolute H. durch starke Vermehrung einer od. mehrerer Komponenten der Immunglobuline (meist Paraproteinämie*); **2.** relative H. durch Verminderung des Plasmavolumens (bei Exsikkose), labordiagn. meist parallele Zunahme des Hämatokrits.

Hyper|pyrexie (↑; Pyrexie*) **f:** (engl.) hyperpyrexia; hohes Fieber* über 41°C.

Hyper|pyrexie, maligne (↑; ↑) **f:** s. Hyperthermie, maligne.

Hyper|pyrexie|syn|drom (↑; ↑) **n:** (engl.) hyperpyrexia syndrome; syn. hyperpyretische Toxikose; Störung der Temperaturregulation mit Fieber* über 41°C; Vork. z. B. bei enteralen od. parenteralen Infektionen bei Säuglingen u. Kleinkindern (Sepsis, Malaria, Hitzschlag).

Hyper|re|aktivität, bronchiale (↑) **f:** gesteigerte Reaktionsbereitschaft der Bronchien gegenüber potentiell bronchokonstriktorisch wirkenden exogenen (z. B. Kälte, Änderung von Luftdruck od. Luftfeuchtigkeit, chem. Irritanzien, Tabakrauch) u. endogenen (psych. Alteration) Reizen inf. chron. Entzündungsprozesse durch Infekte, permanente Allergenexposition od. inhalative Noxen; wesentlicher Faktor in der Pathogenese des Asthma* bronchiale. **Klin.:** Reizhusten, Hyperkrinie, evtl. Dyspnoe, Laryngospasmus; **Diagn.:** Lungenfunktionsprüfung*, inhalativer Provokationstest* mit Cholinergika (Carbachol, Methacholin) od. Histamin; **Ther.:** inhalative Glukokortikoide, Mastzellprotektiva (DNCG), Beta-2-Sympathomimetika.

Hyper|re|flexie (↑; Reflekt-*) **f:** (engl.) hyperreflexia; meist in einer (pathol.) verbreiterten Reflexzone auslösbare gesteigerte Reflexe* durch Ausfall hemmender Einflüsse kortikospinaler u. extrapyramidaler Bahnen auf die Gammaneurone*.

Hyper|reninismus, primärer (↑; Ren-*) **m:** (engl.) primary hyperreninism; syn. Robertson-Kihara-Syndrom; vermehrte Sekretion von Renin* durch einen Tumor des juxtaglomerulären Apparats* der Nieren (Hämangioperizytom, Wilms-Tumor) bzw. durch extrarenale hormonaktive Tumoren (z. B. kleinzelliges Bronchialkarzinom); **Sympt.:** Hypertonie, Hypokaliämie, Alkalose, Kopfschmerz; **Diagn.:** Computertomographie, Kavographie mit seitengetrennter Reninbestimmung aus Nierenvenenblut. Vgl. Renin-Angiotensin-Aldosteron-System.

Hyper|salivation (↑; Salivation*) **f:** vermehrter Speichelfluß; s. Ptyalismus.

Hyper|schall (↑)**:** s. Schall.

Hyper|sekretion (↑; Sekretion*) **f:** vermehrte Ausscheidung eines Drüsensekrets, z. B. Magensaft.

Hyper|sensibilität (↑; sensibel*) **f: 1.** (neurol.) s. Sensibilitätsstörungen; **2.** (immun.) s. Allergie.

Hyper|serotonismus (↑) **m:** s. Karzinoidsyndrom.

Hyper|sexualität (↑; Sexual-*) **f:** (engl.) hypersexuality; bei Frauen als Nymphomanie, b. Männern als Satyriasis bzw. Don-Juanismus bezeichnetes Sexualverhalten* mit heftigem Drang nach sexueller Betätigung u. Befriedigung; **Vork.:** i. R. organischer Hirnerkrankungen od. Psychosen u. a. Vgl. Promiskuität.

Hyper|siderin|ämie (↑; gr. σίδηρος Eisen; -ämie*) **f:** (engl.) hyperferraemia; pathol. erhöhte Konz. von Eisen* im Serum; **Vork.:** z. B. bei hämolytischer u. sideroachrestischer Anämie, Hämochromatose, ineffektiver Erythropoese, Pure red cell aplasia, aplastischem Syndrom, akuter Hepatitis u. a. Leberparenchymschäden; passager nach akutem Blutverlust.

Hyper|somato|tropismus (↑; Soma*; -trop*) **m:** (engl.) hypersomatotropism; erhöhter Serumspiegel von STH* inf. hormonaktiver eosinophiler Hypophysenadenome; vgl. Akromegalie.

Hyper|somie (↑; ↑) **f:** Riesenwuchs; s. Gigantismus, Hochwuchs.

Hyper|somnie (↑; lat. somnus Schlaf) **f:** erhöhte Einschlafneigung am Tag; s. Schlafanfälle.

hyper|sonor (↑; lat. sonorus tönend, schallend)**:** (engl.) hypersonorous; lauter u. schachtelartiger Perkussionsschall; z. B. bei Lungenemphysem u. Pneumothorax.

Hyper|spermie (↑; Sperm-*) **f:** nicht mehr gebräuchl. Bez. f. Multisemie; s. Sperma-Untersuchung (Tab.).

Hyper|splenie|syn|drom (↑; Splen*) **n:** s. Hypersplenismus.

Hyper|splenismus (↑; ↑) **m:** (engl.) hypersplenism; gleichzeitiges Auftreten von Milzvergrößerung, Blutzellmangel u. Knochenmarkhyperplasie; führt zu Anämie*, Granulozytopenie* bzw. Thrombopenie* od. zu Panzytopenie*; **Formen: 1.** primärer H.: ohne erkennbare Grundkrankheit; **2.** sekundärer H.: bei versch. Erkrankungen, die mit Splenomegalie einhergehen, insbes. bei portaler Hypertension* inf. Leberzirrhose, Milzvenenprozessen (z. B. Thrombose), Infektionskrankheiten (z. B. Typhus, Sepsis), bei Felty-Syndrom, lymphoproliferativen Erkr. (z. B. Lymphogranulomatose).

Hyper|sthen|urie (↑; gr. σθένος Stärke, Kraft; Ur-*) **f:** (engl.) hypersthenuria; Ausscheidung eines stark konzentrierten Harns (spezif. Gewicht >1,025); vgl. Isosthenurie, Hyposthenurie.

Hyper|tel|orismus (↑; gr. τῆλε fern; ὁρίζειν begrenzen) **m:** (engl.) hypertelorism; Schädelanomalie mit vergrößertem Abstand der Augen u. verbreitertem Nasenrücken; Symptom vieler genet. Krankheitsbilder; vgl. Greig-Syndrom II.

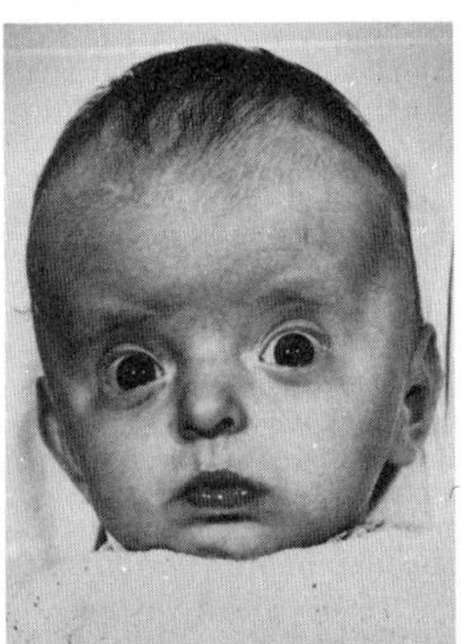

Hypertelorismus [540]

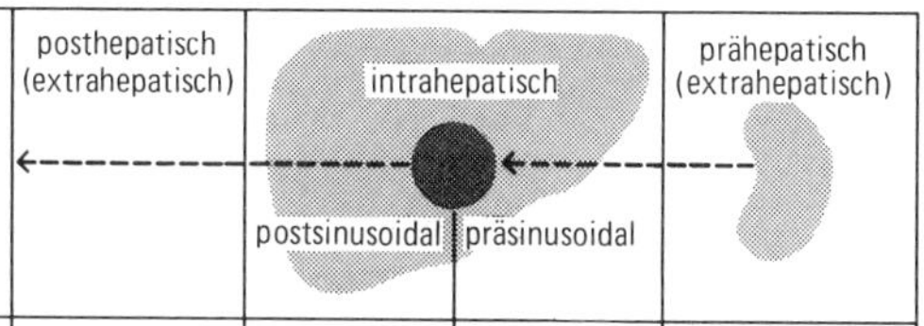

	posthepatisch (extrahepatisch)	intrahepatisch: postsinusoidal	intrahepatisch: präsinusoidal	prähepatisch (extrahepatisch)
Milzdruck	+	+	+	+
Geblockter Lebervenendruck	(+)	+	n	n
Häufigkeit	0,1 - 1,0 %	70 - 80 %		15 - 25 %

n normal + erhöht

Hypertension, portale: Einteilung [256]

Hyper|tel|orismus-Hypo|spadie-Syn|drom (↑; ↑; ↑; Hyp-*; gr. σπαδών Spalte) n: (engl.) hypertelorism-hypospadias-syndrome; syn. Opitz-Syndrom; autosomal-dominant od. geschlechtsgebunden vererbter, androtroper Symptomenkomplex mit Hypertelorismus, Hypospadie, Helixdysplasie u. Gesichtsspalten; wahrscheinlich ident. mit dem G*-Syndrom.

Hyper|tensin (↑; Tend-*) n: s. Angiotensine.

Hyper|tension (↑; ↑) f: erhöhte Spannung; z. B. erhöhter Blutdruck (Hochdruck); s. Hypertonie.

Hyper|tension, portale (↑; ↑) f: (engl.) portal hypertension; syn. Pfortaderhochdruck, Pfortaderstauung; erhöhter Druck in der Pfortader* od. ihren Ästen (normal zw. 5-12 cm WS = 0,5-1,2 kPa, pathol. Werte: bis 40-50 cm WS = 3,9-4,9 kPa); **Ätiol.:** i. d. R. mechan. Strömungshindernisse im Pfortadersystem (Widerstandshochdruck); nach Lok. werden unterschieden (s. Abb.): **1.** prähepatischer Block mit einem vor der Leber, meist zentral im Pfortaderstamm (inf. Pylethrombose*) od. peripher in einem der zuführenden Äste (z. B. inf. Milzvenenthrombose bei Pankreatitis bzw. Pankreaskarzinom), lokalisierten Strömungshindernis; **2.** intrahepatischer Block mit Strömungsbehinderung innerhalb der Leber; **a)** präsinusoidal (z. B. bei Lymphogranulomatose, Sarkoidose, biliärer Zirrhose); **b)** postsinusoidal (z. B. bei Leberzirrhose* als Hauptursache der p. H., chron. Hepatitis); **3.** posthepatischer Block durch eine Abflußstörung im Bereich der großen u. kleinen Lebervenen (sog. Budd*-Chiari-Syndrom) bzw. der V. cava inf.; selten bei arterioportaler Fistelbildung (Volumenhochdruck); als Folge der Pfortaderstauung Ausbildung verschiedener Kollateralkreisläufe möglich: **1.** gastroösophagealer Kollateralkreislauf mit Bildung von Ösophagusvarizen*; **2.** umbilikaler Kollateralkreislauf mit Caput* medusae; **3.** mesenterikohämorrhoidaler Kollateralkreislauf; **4.** gastrophrenikorenaler bzw. suprarenaler Kollateralkreislauf; **Klin.:** Ösophagusvarizenblutung*, therapierefraktärer Aszites*, portokavale Enzephalopathie*, Pylethrombose (Komb. von intrahepatischem u. prähepatischem Block), Hypersplenismus*; **Diagn.:** Röntgenuntersuchung von Ösophagus u. Magen, Splenoportographie, Lebersequenzszintigraphie, labordiagnostische Leberfunktionsproben; **Ther.:** bei ausreichender Leberrestfunktion evtl. Anlage eines portosystemischen Shunts* zur Verringerung des Risikos einer Ösophagusvarizenblutung. Vgl. Koma, hepatisches.

Hyper|tension, pulmonale (↑; ↑) f: (engl.) pulmonary hypertension; auch pulmonale Hypertonie; Erhöhung des Mitteldrucks der Arteria pulmonalis auf >20 mmHg in Ruhe bzw. auf >32 mmHg unter Belastung (manifeste p. H.); latente p. H. bei nur unter Belastung erhöhten Druckwerten; **Formen: 1.** präkapilläre (aktive) p. H.: Veränderung im Bereich der Arteriolen; Reduzierung des Lungengefäßquerschnitts durch Thromboembolie od. art. Hypoxie; **2.** kapilläre p. H.: Kompression der Kapillaren durch Erhöhung des intraalveolären Drucks; **3.** postkapilläre (passive) p. H.: Druckerhöhung durch Herzfehler u. Erkr. des li. Herzens. Die präkapilläre u. kapilläre p. H. führen zum Cor* pulmonale. **Diagn.:** Messung des pulmonalarteriellen Drucks durch Rechtsherzkatheterisierung (vgl. Swan-Ganz-Katheter); **Ther.:** Nitrate, Calciumantagonisten, Sauerstoff-Langzeittherapie. Vgl. PFC-Syndrom.

Hyper|tetra|ploidie (↑; Tetra-*; -ploid*) f: s. Ploidiegrad.

Hyper|thecosis ovarii (↑; Theca*; -osis*) f: syn. Thekomatose; familiär auftretende, m. dem polyzystischen Ovarialsyndrom* eng verwandte Erkr. mit Vergrößerung meist beider Ovarien durch umschriebene od. diffuse Hyperplasie v. Thekazellen m. Luteinisierung unter starker Verbreiterung des ovariellen Rindenstromas u. Verdrängung der Follikel; **Sympt.:** oft Virilisierung m. Hirsutismus inf. vermehrter Produktion v. Androgenen u. Androstendion in den luteinisierten Thekazellen, gleichzeitig besteht Infertilität. Vgl. Ovarien, polyzystische.

Hyper|thermie (↑; Therm-*) f: (engl.) hyperthermia; **1.** i. w. S. Erhöhung der Körpertemperatur ohne Veränderung der Regelgröße der hypothalamischen Wärmeregulation (im Ggs. z. Fieber*); Urs.: vermehrte Wärmezufuhr od. Wärmebildung bzw. verminderte Wärmeabgabe; vgl. Hitzeschäden, Wärmestauung; **2.** i. e. S. Überwärmungstherapie; Verf. der Onkologie, das die erhöhte Sensibilität überwärmter Zellen gegenüber ionisierender Strahlung bzw. Zytostatika ausnutzt; durchführbar als H. des ganzen Körpers, größerer Körperabschnitte, lokal begrenzter Hautbezirke od. als interstitielle H. mit direkter Erhitzung des Tumors.

Hyper|thermie, künstliche (↑; ↑) f: (engl.) induced hyperthermia; die künstliche, mit physik. Mitteln von außen bewirkte Erhöhung der Körpertemperatur über die Normaltemperatur; vielfach therap. angewendet, z. B. als extrakorporale Ganzkörperhyperthermie*.

Hyper|thermie, maligne (↑; ↑) f: (engl.) malignant hyperthermia; syn. maligne Hyperpyrexie; relativ seltene (1:15 000-1:50 000) akute Komplikation i. R. einer Narkose* mit extremer Steigerung wärmeproduzierender Stoffwechselvorgänge u. fulminantem Anstieg der Körpertemperatur von ca. 1°C pro 5 Min. bis auf über 43°C; **Ätiol.:** wahrscheinl. genetisch bedingte Störung von Calciumtransportvorgängen im Myoplasma; Auslösung bei Prädisponierten meist durch Gabe von volatilen Inhalationsanästhetika* sowie depolarisierend wirkenden Muskelrelaxanzien (z. B. Suxamethoniumchlorid); **Sympt.:** initial Tachykardie, Arrhythmie, Hypertonie, Zyanose, Schwitzen, Hyperventilation, Hyperaktivität der Skelettmuskulatur (in Rigidität übergehend); Folgen: Hypoxämie, extreme Azidose durch vermehrte Laktat- u. CO_2-Bildung, Elektrolytstörungen (Hyperkaliämie, Hyperkalzämie), Hyperglykämie, Blutgerinnungsstörungen, abnorme Erhöhung von CPK, AST (SGOT), LDH, Myoglobinämie; **Ther.:** sofortige Beendigung der Narkose, Hyperventilation mit 100% Sauerstoff, Dantrolen, symptomatische Maßnahmen (Kühlung, Azidosekorrektur, Heparinisierung, Diuretika, Antiarrhythmika).

Hyper|thermie, par|oxysmale (↑; ↑) f: **1.** transitorische Hyperthermie; s. Hyperpyrexiesyndrom; **2.** syn. maligne Hyperthermie*.

Hyper|thermo|bakterien (↑; ↑; Bakt-*) f pl: (engl.) thermophile bacteria; Hitzebakterien; wachsen noch b. 45-75°C; **Vork.:** im Humusboden (Komposthaufen, feuchte Heuhaufen) u. in heißen Quellen; größtenteils Sporenbildner, ferner sporenlose Thermobakterien u. manche Aktinomyzeten (s. Thermoaktinomyzeten). Vgl. Mesothermobakterien, Psychrobakterien.

Hyper|thymie (↑; gr. θυμός Lebhaftigkeit, Gemüt) f: (engl.) hyperthymia; Bez. f. Aktivitäts- u. Antriebssteigerung mit gehobener Stimmung, die im Unterschied zur Hypomanie nicht vorübergehend, sondern als Persönlichkeitsgrundzug dauerhaft ist. Vgl. Charakterneurose, Psychopathie.

Hyper|thyreose (↑; Thyreo-*; -osis*) f: (engl.) hyperthyroidism; Überfunktion der Schilddrüse*, d. h. gesteigerte Produktion u. Sekretion der Schilddrüsenhormone; führt zu pathol. Auswirkungen auf den ganzen Organismus (Hypermetabolismus*). Nach Empfehlung der „Sektion Schilddrüse der Deutschen Gesellschaft für Endokrinologie" werden in Abhängigkeit von der Ätiol. folgende **Formen** unterschieden: **1.** H. bei Immunthyreopathien (insbes. Morbus Basedow); **2.** H. bei anderen Entz. der Schilddrüse (z. B. subakute Thyreoiditis de Quervain, Strahlenthyreoiditis); **3.** H. inf. funkt. Autonomie (disseminiert bzw. multifokal od. unifokal als autonomes Adenom); **4.** H. bei Neoplasien (autonome Schilddrüsenadenome, best. Formen des Schilddrüsenkarzinoms*); **5.** durch TSH* (hypophysär) bzw. durch Substanzen mit TSH-ähnlicher Aktivität (paraneoplastisch) verursachte H.; **6.** H. in Zus. mit Iodexzeß; **7.** H. inf. exogener Schilddrüsenhormonzufuhr (Hyperthyreosis factitia). Häufigste **Urs.** sind Morbus Basedow (s. Thyreoiditis), disseminierte Autonomie* der Schilddrüse sowie ein autonomes Adenom* der Schilddrüse. **Klin.:** als führende Sympt. Augensymptome (Exophthalmus, sog. Glanzauge u. a.), Struma, Tachykardie, motor.-psych. Unruhe mit feinschlägigem Tremor, Affektlabilität, warm-feuchte Haut, Hyperhidrose, Schweißausbrüche, Bevorzugung kalter Temperaturen, Durchfälle, Gewichtsabnahme trotz Heißhunger (erhöhter Grundumsatz), Haarausfall, Muskelschwäche (thyreotoxische Myopathie), bei längerer Dauer Herzmuskelschädigung; oft gleichzeitig Funktionsstörung anderer endokriner Drüsen. Das klin. Bild kann sehr verschiedenartig sein, die typische Sympt. findet man meist nur bei jugendl. Pat.; bei älteren Pat. kommen nicht selten oligo- bzw. monosymptomatische Verläufe vor (sog. Altershyperthyreose*), andererseits kann es bei Dekompensation einer schweren H. zur thyreotoxischen Krise* kommen (insbes. bei Pat. im mittleren u. höheren Lebensalter). **Diagn.:** (labordiagn.) bei der funkt. Schilddrüsendiagnostik* Erhöhung von Gesamt-Thyroxin (T_4) u./od. Gesamt-Triiodthyronin (T_3) sowie Veränderungen der Schilddrüsenhormon-Bindungsparameter i. S. der H. mit relativer od. absoluter Erhöhung der freien, biol. aktiven Hormone im Blut. Bei ca. 5% der H. findet sich bei gleicher Klin. eine isolierte Erhöhung von Triiodthyronin (sog. T_3-Hyperthyreose); TRH*-Test negativ als Ausdruck der (hypothalamisch) supprimierten Ausschüttung von TSH aus dem Hypophysenvorderlappen (HVL) bei erhöhtem Schilddrüsenhormon-Blutspiegel (negative Rückkopplung* im Regelkreis Hypothalamus-Hypophyse-Schilddrüse); Abklärung der Grundkrankheit mittels Ultraschalldiagnostik* u. Szintigraphie*, ggf. Zytodiagnostik* (Punktionszytologie*); Radioiodtest* (nur vor Einleitung einer Radioiodtherapie*); **Ther.:** je nach Ätiol. medikamentös mit Thyreostatika*, ggf. operativ mit thyreostatischer Prämedikation (Strumektomie* bei Euthyreose*) od. Radioiodtherapie; vgl. Graefe-Zeichen, Stellwag-Zeichen, Moebius-Zeichen.

Hyper|thyreose, iod|in|duzierte (↑; ↑; ↑) f: (engl.) iodine-induced hyperthyroidism; sog. Iod-Basedow; Hyperthyreose* inf. massiver Zuführung von Iod nach Iodmangel; vgl. Iodmangelstruma.

Hyper|thyreosis factitia (↑; ↑; ↑) f: durch Einnahme von Schilddrüsenhormonpräparaten herbeigeführte Hyperthyreose*; Thyreoglobulin* dabei häufig supprimiert.

Hyper|tonie (↑; Ton-*) f: (engl.) hypertension; syn. Hypertonus, art. Hypertension, sog. Bluthochdruck, Hochdruckkrankheit; dauernde Erhöhung des Blutdrucks* auf Werte von systolisch >140 mmHg u. diastolisch >90 mmHg; **WHO-Definition** (Einteilung nach der diastol. Blutdruckhöhe): s. Tab.; **Einteilung** nach der **Ätiol.: 1.** primäre (essentielle) H. mit unbekannter Urs.; **2.** sekundäre (symptomat.) H.: **a)** renale H., als renoparenchymatöse od. renovaskuläre H.; **b)** endokrin bedingte H., v. a. bei (primärem) Hyperaldosteronismus, Phäochromozytom, Cushing-Syn-

Hypertonie
WHO-Definition (Einteilung nach der diastolischen Höhe des Blutdrucks)

Blutdruck (mmHg)	Form
90 – 94	sog. Grenzwerthypertonie
95 – 104	milde Hypertonie
105 – 114	mittelschwere Hypertonie
⩾115	schwere Hypertonie

drom, Hyperparathyreoidismus, Akromegalie, reninproduzierenden Tumoren, Hyperthyreose (isolierte systol. Blutdruckerhöhung); **c)** medikamentös od. alimentär induzierte H., z. B. durch Ovulationshemmer, Lakritze (Glycyrrhinsäure), Alkohol; **d)** kardiovaskulär bedingte H., z. B. bei Aortenisthmusstenose, Aortensklerose, hyperkinet. Herzsyndrom; **e)** Schwangerschaftshypertonie (s. Gestose); **f)** neurogen bedingte H., z. B. bei Hirndrucksteigerung, Hirntumoren; **Einteilung** nach **Endorganschäden: WHO-Grad I:** klin. keine nachweisbare Schädigung von Herz, Niere u. Gehirn, normaler Augenhintergrund; **WHO-Grad II:** Schädigungen an Herz, Niere od. Gehirn, Augenhintergrundveränderungen (Fundus* hypertonicus); **WHO-Grad III:** Schädigung mehrerer Organe, Augenhintergrundveränderungen (Retinopathia* hypertensiva); **Klin.:** unspezif. u. sehr variabel ausgeprägte Sympt. u. a. mit Schwindel, Kopfschmerz, Sehstörungen; Verlauf häufig auch symptomarm bzw. asymptomat. bis zum Auftreten von Sympt. als Folge von Organschäden (v. a. frühzeitige Entw. einer Arteriosklerose* mit koronarer Herzkrankheit*, zerebraler Durchblutungsstörung*, arteriosklerot. bedingten Schrumpfnieren mit Niereninsuffizienz* u. peripheren arteriellen Verschlußkrankheiten*). Bei der sog. **malignen** H. kommt es inf. einer ständigen diastol. Blutdruckerhöhung auf Werte über 120 mmHg zur Entw. der Retinopathia hypertensiva mit Papillenödem u. einer rasch progredienten Niereninsuffizienz (verläuft unbehandelt häufig innerh. von 1-2 Jahren tödlich). Kriterien für die **Diagn.** einer H. sind erhöhte Blutdruckwerte bei dreimaliger Messung zu mind. zwei versch. Zeitpunkten, bei Erstmessung in der ärztl. Praxis häufig „zu hohe“ Blutdruckwerte. **Basisabklärungsprogramm** (nach der Deutschen Liga zur Bekämpfung des hohen Blutdrucks): **1.** Liegt eine sekundäre (evtl. heilbare) H. vor? **2.** Bestehen bereits Organschäden? **3.** Bestehen weitere Risikofaktoren für Herz-Kreislauf-Erkrankungen? **Ther.:** bei primärer H. symptomatisch mit Antihypertensiva* u. zusätzl. unspezif. Behandlung v. a. durch Kochsalzreduktion, Normalisierung des Körpergewichts, Verminderung sog. Stressoren, Ausdauersportarten wie Radfahren, Schwimmen, Jogging u. a.; Ziel ist die weitgehende Normalisierung des Blutdrucks. Bei älteren Pat. (über 65 Jahre) bestehen unterschiedl. Auffassungen über die Höhe eines behandlungsbedürftigen Bluthochdrucks (z. B. erst bei systol. Werten über 180 mmHg u. diastol. Werten über 100 mmHg). Bei sekundärer H. steht die Behandlung der zugrundeliegenden Erkr. im Vordergrund.

Hyper|tonie, maligne (↑; ↑) **f:** (engl.) malignant hypertension; klinische Bez. f. eine Hypertonie* mit konstanter Erhöhung des arteriellen diastolischen Blutdrucks auf >120 mmHg, unabhängig von der Ursache. **H., portale** (↑; ↑) **f:** s. Hypertension, portale. **H., pulmonale** (↑; ↑) **f:** s. Hypertension, pulmonale. **H., renale** (↑; ↑) **f:** (engl.) renal hypertension; auf parenchymatösen od. vaskulären Veränderungen der Niere beruhende Hypertonie*; vgl. Nierenarterienstenose.

Hyper|tonus (↑; ↑) **m:** (engl.) hypertension; Hochdruck; s. Hypertonie.

Hyper|trichose (↑; Trich-*; -osis*) **f:** lokalisiert od. generalisiert auftretende, vermehrte Körperbehaarung durch Übergang von Vellus- in Terminalhaare.

Hyper|trichosis circumscripta (↑; ↑; ↑) **f:** angeborener, umschriebener Haarwuchs an untypischer Stelle; z. B. Haarbüschel über dem Kreuzbein (Hypertrichosis sacralis); oft bei Spina bifida und Hemihypertrophie beobachtet. Tritt die H. c. im späteren Leben in der Jochbeingegend auf, ist an Porphyria cutanea tarda zu denken.

Hyper|trichosis ir|ritativa (↑; ↑; ↑) **f:** nach langanhaltenden mechan. od. therm. Hautreizungen auftretende Hypertrichose; z. B. bei Lastträgern auf den Schultern, ferner nach Dermatitiden, in der Umgebung von heilenden Geschwüren, auf prätibialen Myxödemherden.

Hyper|trichosis lanuginosa con|genita (↑; ↑; ↑) **f:** sehr seltene, X-chromosomal-rezessiv od. autosomal-dominant erbl. Erkr. mit Weiterwuchs

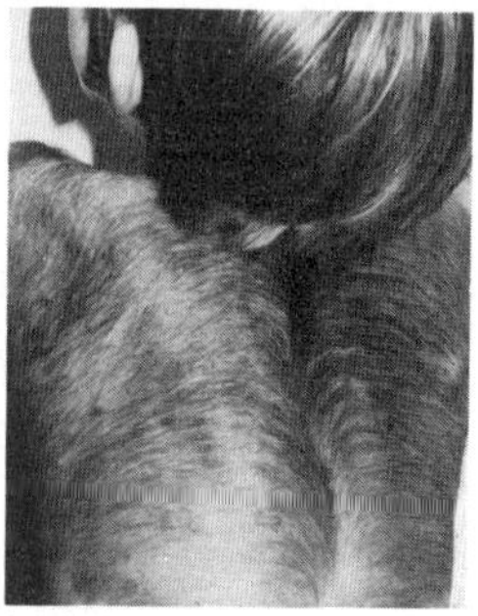

Hypertrichosis lanuginosa congenita [540]

der fetalen Lanugobehaarung u. Ausbleiben der Sekundärbehaarung. Die Haare können am ganzen Körper, auch im Gesicht, eine erhebliche Länge (ca. 10 cm) u. Dichte erreichen. Vgl. Lange-Syndrom I.

Hyper|trichosis lanuginosa et terminalis ac|quisita (↑; ↑; ↑) **f:** plötzliches ungehemmtes Haarwachstum der sonst unsichtbaren Vellushaare, der Augenbrauen, Wimpern u. Schamhaare; Vork. bei abdominalen Karzinomen als paraneoplastisches Syndrom.

Hyper|trichosis medicamentosa (↑; ↑; ↑) **f:** Hypertrichose nach Langzeitbehandlung mit Hydantoinpräparaten, Streptomycin, Kortikoiden, ACTH u. a.; nach Absetzen der Präparate i. d. R. Rückbildung.

Hyper|tri|glyzerid|ämie (↑; -ämie*) **f:** (engl.) hypertriglyceridaemia; erhöhte Konz. von Triglyzeriden* im Serum; **Vork.: 1.** primäre H. (familiäre H.) mit Lipoproteinlipasemangel; **2.** sekundäre H. z. B. inf. Diabetes mellitus, Adipositas, Alkoholabusus, Pankreatitis, chron. Nierenversagen, Glykogenspeicherkrankheiten. S. Hyperlipoproteinämien.

Hyper|trophie (↑; Troph-*) **f:** (engl.) hypertrophy; sog. einfache Hypertrophie; Vergrößerung von Geweben od. Organen durch Zunahme des Zellvolumens bei gleichbleibender Zellzahl. Eine H. wird durch Anpassung an eine physiol. funktionelle Mehrbelastung (sog. Aktivitätshypertrophie, z. B. Leistungsherz) od. eine pathol. Überlastung verursacht (z. B. Herzhypertrophie* bei pathol. Volumen- od. Druckbelastung des Herzens). Nach Wegfall des Stimulus ist die H. weitgehend reversibel. Vgl. Hyperplasie.

Hyper|urik|ämie (Hyper-*; Ur-*; -ämie*) f: (engl.) hyperuricaemia; erhöhte Harnsäurekonzentration im Blut (bei Frauen über 400 µmol/l bzw. 6,7 mg/dl, bei Männern über 440 µmol/l bzw. 7,4 mg/dl) mit Prävalenz in Industrienationen; prädisponierend für Gicht*; **Ther.** der persistierenden H.: diätetisch durch purinarme Kost, Gewichtsreduktion, Alkoholverzicht; Urikostatika (Allopurinol) od. Urikosurika (Probenecid, Sulfinpyrazon), Vermeidung von ASS u. Thiaziddiuretika; zu Beginn der Ther. nichtsteroidale Antiphlogistika od. Colchicinum zur Vermeidung des erhöhten Anfallsrisikos durch Mobilisierung der Harnsäure* im Gewebe.

Hyper|urik|ämie|syn|drom (↑; ↑; ↑) n: syn. Lesch*-Nyhan-Syndrom.

Hyper|ventilation (↑; Ventilation*) f: im Verhältnis zum erforderl. Gasaustausch des Körpers gesteigerte alveoläre Ventilation m. normalem bis erhöhtem art. Sauerstoffpartialdruck bei Erniedrigung des Kohlensäurepartialdrucks (Hypokapnie u. Alkalose); **Urs.:** psychogen; metabolisch, z. B. bei Fieber, Hyperthyreose; bei Erkr. des ZNS (Läsion des Atemzentrums, Apoplexie, Meningitis, Enzephalitis, Schädelhirntrauma u. a.); kompensatorisch als Folge einer Hypoxie, bei metabolischer Azidose; hormonell od. medikamentös bedingt, z. B. durch Progesteron, Adrenalin, Salicylsäure; **induzierte H.: 1.** in der neurol. Diagnostik Provokationsmethode für pathol. Veränderungen in der Elektroenzephalographie*; **2.** Form der Beatmung* in der Intensivmedizin zur Reduktion des zerebralen Blutvolumens u. damit Senkung eines erhöhten Hirndrucks (z. B. nach Schädelhirntrauma).

Hyper|ventilations|syn|drom (↑; ↑) n: s. Hyperventilationstetanie.

Hyper|ventilations|tetanie (↑; ↑; Tetanus*) f: (engl.) hyperventilation tetany; tetanische Krämpfe* inf. psychogen bedingter Hyperventilation (respirator. Alkalose) u. daraus resultierender Abnahme der Serumkonzentration des ionisierten Calciums; **Ther.:** kurzfristig Rückatmung in eine Plastiktüte (Erhöhung des alveolären pCO_2). Vgl. Tetanie, Hypokapnie.

Hyper|viskositäts|syn|drom (↑; Viskosität*) n: (engl.) hyperviscosity syndrome; Bez. f. Symptomenkomplex, der bei Krankheitszuständen mit erhöhter Viskosität* des Blutes, z. B. Polycythaemia rubra vera, Makroglobulinämie, Myelom, vorkommt; **Sympt.:** Parästhesien, Kopfschmerz, Schwindel, Sehstörungen, Ohrgeräusche, Taubheit, Synkopen, Claudicatio intermittens, Raynaud-Syndrom, Angina pectoris u. a.

Hyper|vitaminosen (↑; -osis*) f pl: (engl.) hypervitaminoses; Erkrankungen durch Überdosierung von Vitaminen (meist in synthetischer Form); kommen v. a. bei den fettlöslichen Vitaminen (A, D, E, K) vor, da diese im Ggs. zu den wasserlöslichen Vitaminen gespeichert werden.

Hyper|vol|ämie (↑; -ämie*) f: (engl.) hypervolaemia; erhöhtes zirkulierendes Blutvolumen bei Hyperhydratation*; physiol. H. in der Schwangerschaft.

Hyper|zoo|spermie (↑; gr. ζῷον Lebewesen; Sperm-*) f: erhöhte Spermiendichte im Ejakulat (>150 Mill/ml); geht häufig mit einer erhöhten Rate von Frühaborten od. Sterilität einher; **Ther.:** Testosteron; vgl. Sperma-Untersuchung.

Hyp|haema (Hyp-*; Häm-*) n: (engl.) hyphema; Blutansammlung in der vorderen Augenkammer (s. Abb.); **Urs.:** Verletzung, Infektion, hämorrhag. Iritis.

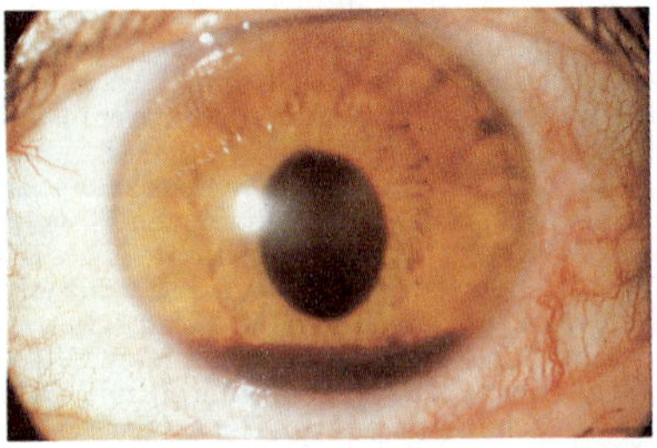

Hyphaema [550]

Hyphen (gr. ὑφή Weben, Gewebtes) f pl: (engl.) hyphae; fädige Vegetationsorgane von Pilzen; bilden ein weit verzweigtes Röhrensystem (Myzel), das bei echten Pilzen (Fungi*) i. d. R. durch Querwände (Septen) unterteilt ist. Unterschiedlich differenzierte H. dienen der Substrataufnahme od. der Fortpflanzung.

Hypho|myzeten (↑; Myk-*) m pl: (engl.) hyphomycetes; Gruppe myzelbildender Fungi* imperfecti, die Schimmelpilze, Dermatophyten u. Pflanzenparasiten umfaßt; lassen sich nur in Kultur, nicht aber im Nativpräparat identifizieren, da u. a. auch die Hefe Candida albicans Myzel bilden kann. Bei nicht eindeutiger Lok. der Erkr. ist zusätzlich eine Differenzierung zw. Schimmelpilzen u. Dermatophyten erforderlich. Vgl. Pilzdiagnostik.

Hypno|gramm (gr. ὕπνος Schlaf; -gramm*) n: Schlaftiefenkurve; Aufzeichnung der Schlafstadien mit Hilfe der Elektroenzephalographie*; s. Schlaf.

hypnoid (↑; -id*): (engl.) hypnoidal; Bez. f. einen der Bewußtseinsveränderung beim Einschlafen ähnl. Zustand, z. B. bei oberflächlicher Hypnose* u. bei einer autosuggestiv bewirkten Bewußtseinsveränderung (E. Kretschmer) durch Entspannen des Vegetativums u. der willkürlichen (bes. der Augen-)Muskeln.

Hypnose (↑) f: (engl.) hypnosis; Veränderung des Bewußtseins mit Einengung der Aufmerksamkeit, Minderung des Realitätsbezugs u. gesteigerter Suggestibilität, die durch best. Reize (z. B. verbale Suggestion) hervorgerufen werden kann; unterschieden wird zw. einer oberflächlichen H., die dem Wachzustand ähnlich ist, u. einer tiefen, schlafähnlichen H., bei der oft eine posthypnotische Amnesie besteht. Psychotherap. Anw. (sog. Hypnotherapie) z. B. als symptomgerichtete Ther., Hypnokatharsis (z. B. bei Neurose), Heilschlafbehandlung od. als Schmerztherapie. Vgl. hypnoid, Psychotherapie.

Hyp|notika (↑) n pl: Schlafmittel*.

Hypno|zoit (↑; gr. ζῷον Lebewesen) m: einkernige exoerythrozytäre Plasmodien-Entwicklungsform (⌀ ca. 5 µm) in Leberparenchymzellen, die (ebenso wie das exoerythrozytäre Schizontenstadium) aus den durch Anopheles-Mükken übertragenen Sporozoiten* entstehen; Urs. echter Malariarückfälle.

Hypo|aldosteronismus (Hyp-*) m: (engl.) hypoaldosteronism; Aldosteronmangel; **1.** primär: bei generalisierter NNR-Insuffizienz, z. B. Addison-Krankheit, Enzymdefekten (Störung der 18-Oxidation v. Kortikosteron); Klin.: Hyponatriämie, Hyperkaliämie u. Hypervolämie; **2.** sekundär: (extraadrenal) bei Hypernatriämie u. Hypervolämie, bei Mangel an Kalium, ACTH, Verabreichung v. Hemmstoffen (Metopiron, Amphenon), Biglieri-Syndrom (17α-Hydroxylierung gestört). Vgl. Renin-Angiotensin-Aldosteron-System.

Hypo|alpha|lipo|protein|ämie (↑; Lip-*; Prot-*; -ämie*) f: s. Analphalipoproteinämie.

Hypo|chlor|ämie (↑; -ämie*) f: (engl.) hypochloraemia; auch hypochlorämische Azidose; Verminderung des Chlorgehalts auf bis zu 40 mval/l (140 mg%); **Vork.:** bei schweren Azidosen, Urämie, Pneumonie, starkem Erbrechen, Exsikkose, Diarrhoen, Stenose des Magenausgangs.

Hypo|chlor|hydrie (↑; Hydr-*) f: (engl.) hypochlorhydria; verminderte Salzsäureabsonderung des Magens; vgl. Magensaftuntersuchung.

Hypo|chole|sterin|ämie (↑; -ämie*) f: (engl.) hypocholesterolaemia; erniedrigte Konz. von Cholesterin* im Serum; **Vork.:** als primäre (familiäre H.) od. sekundäre H. inf. Hyperthyreose*, Malabsorptionssyndrom*, Diabetes mellitus, durch best. Medikamente od. ernährungsbedingt; vgl. Hypolipoproteinämien.

Hypo|chondrie (gr. ὑποχόνδρια Gegend unter den Rippen) f: (engl.) hypochondriasis; sog. eingebildetes Kranksein; Bez. f. die nicht durch org. Veränderungen begründete Befürchtung, krank zu sein od. zu erkranken, die meist mit exzessiver Selbstbeobachtung u. Überbewertung der Wahrnehmungen einhergeht u. sich bis zum hypochondrischen Wahn* steigern kann; **Vork.:** z. B. bei depressivem Syndrom*, Schizophrenie. Vgl. Depression, hypochondrische.

Hypo|chondrie, zirkum|skripte (↑) f: (engl.) circumscribed hypochondriasis; Bez. (K. Bonhoeffer 1941) f. Form der Hypochondrie, bei der Krankheitsbefürchtungen auf eine umschriebene Körperregion bezogen werden.

Hypo|chondrium (↑) n: Regio hypochondriaca; vgl. Bauchregionen.

Hypo|chondro|plasie (Hyp-*; Chondr-*; -plasie*) f: (engl.) hypochondroplasia; autosomal-dominant erbl. Fehlbildungssyndrom, milde Ausprägung einer Achondroplasie*; Manifestation im Kleinkindesalter.

Hypo|chromasie (↑; Chrom-*) f: (engl.) hypochromatism; hypochrome (hämoglobinarme) Erythrozyten im Blut mit einer meist großen zentralen Aufhellung; vgl. Färbekoeffizient, Anämie.

hypo|dens (↑; lat. densus dicht): (engl.) hypodense; (röntg.) Bez. f. einen wenig dichten Bereich, z. B. im Computertomogramm.

hypo|di|ploid (↑; Di-*; -ploid*): Bez. f. einen diploiden Chromosomensatz, bei dem ein Chromosom nur einfach vorhanden ist (2n - 1); s. Chromosomenaberrationen, Monosomie.

Hyp|odontie (↑; Odont-*) f: s. Anodontie.

Hypo|ferr|ämie (↑; lat. ferrum Eisen; -ämie*) f: s. Hyposiderinämie.

Hypo|fibrino|gen|ämie (↑; Fibr-*; -gen*; -ämie*) f: (engl.) hypofibrinogenaemia; Verminderung des Fibrinogens* im Blut; **Urs.: 1.** angeboren (autosomal-rezessiv erbl.), sehr selten; **2.** erworben (Synthesestörung durch Leberparenchymschaden, erhöhter Fibrinogenverbrauch durch Verbrauchskoagulopathie*, gesteigerter Fibrinogenabbau i. R. einer Hyperfibrinolyse*); vgl. Afibrinogenämie.

Hypo|galaktie (↑; Galakt-*) f: (engl.) hypogalactia; quantitativ ungenügende Milchsekretion der Wöchnerin in der Laktationsperiode*, häufig passager nach komplizierter Schwangerschaft od. Geburt (op. Entbindung) auftretend; die funktionelle H. (u. a. inf. psychischer Faktoren wie Angst od. fehlende Bereitschaft z. Stillen*, auch unsachgemäße Stilltechnik) kann oft durch Motivierung, Erlernen der Stilltechnik u. regelmäßiges Anlegen des Säuglings überwunden werden.

Hypo|gamma|globulin|ämie (↑; Globuline*; -ämie*) f: (engl.) hypogammaglobulinaemia; transitorische H. des Kindesalters; postnatal verzögert einsetzende Synthese von Immunglobulinen* der Klasse IgG bei i. d. R. altersentsprechenden Serumkonzentrationen von IgM u. IgA; nach Antigenstimulation erfolgt eine adäquate Bildung spezif. Antikörper, die Zahl der B-Lymphozyten ist normal, die zellvermittelte Immunität nicht gestört. Eine Normalisierung der IgG-Serumkonzentration erfolgt meist innerh. der ersten drei Lebensjahre. **Ther.:** Substitution von IgG nur bei bedrohlichen u. rezidiv. Inf. erforderlich.

hypo|gastricus (↑; Gastr-*): im Unterbauch liegend.

Hypo|gastrium (↑; ↑) n: zusammenfassende Bez. f. Regio pubica u. Regiones inguinales; Unterbauchgegend; s. Bauchregionen.

Hypo|genesie (↑; -genese*) f: syn. Hypoplasie*.

Hypo|genitalismus (↑; Genitale*) m: (engl.) hypogenitalism; Unterentwicklung von Genitale u. sek. Geschlechtsmerkmalen*; meist endokrine Störung, z. B. durch Hypogonadismus, Hypophysenvorderlappen-Insuffizienz od. Nebennierenrindeninsuffizienz.

Hypo|geusie (↑; gr. γεῦσις Geschmack) f: (engl.) hypogeusia; herabgesetzte Geschmacksempfindung; **Urs.:** Schädigung der Geschmacksnerven* durch Trauma, Hirntumoren, Entz., toxische od. medikamentöse Schädigung; vgl. Geschmacksprüfung.

Hypo|glossus (↑; Gloss-*) m: eigentl. Nervus hypoglossus; XII. Hirnnerv; versorgt die Zungenmuskulatur motorisch.

Hypo|glossus|lähmung (↑; ↑): (engl.) glossoplegia; Ausfall der motor. Zungeninnervation inf. Schädigung des N. hypoglossus mit Atrophie einer Zungenhälfte, dabei Zug der Zunge im Mund zur gesunden, beim Herausstrecken zur gelähmten Seite hin; bei doppelseitiger H. Zungenunbeweglichkeit; **Urs.:** tumoröse, traumat. od. operative Schädigung, Prozesse im Kerngebiet des Hirnnerven (v. a. Amyotrophische Lateralsklerose, progressive Bulbärparalyse).

Hypo|glyk|ämie (↑; Glyk-*; -ämie*) f: (engl.) hypoglycaemia; Verminderung des Blutzuckers unter 2,8 mmol/l (50 mg%; enzymat. gemessen); **Urs.: 1.** pharmak., durch Insulin, Sulfonylharnstoffe; **2.** gesteigerte Glukoseverwertung, z. B. bei Insulinomen, insulinproduzierenden Karzinoiden u. Karzinomen (paraneoplastisches Syndrom*), bei Neugeborenen diabetischer Mütter; **3.** verminderte Glukoseproduktion, z. B. bei Leberfunktionsstörungen, Alkoholintoxikation, Mangel an Insulinantagonisten (NNR-Hormone, Glucagon, Katecholamine), extrapankreat. Tumoren, die evtl. Hemmfaktoren der Glukoneogenese produzieren; **4.** postprandial, z. B. bei Tachyalimentationssyndrom, Diabetes mellitus (spätpostprandial); **5.** leuzinempfindliche Hypoglykämie* Cochrane; **6.** H. bei Fruktoseintoleranz*; **Sympt.: 1.** vegetative Sympt. als Ausdruck der adrenergischen Gegenregulation: kalter Schweiß, Zittern, Hungergefühl, Herzklopfen,

H

Blässe der Haut u. a.; **2.** neurol. Ausfälle: z. B. Koordinationsstörungen, Doppelbilder, Ataxie, manchmal Apathie, quant. Bewußtseinsstörungen bis zum hypoglykämischen Schock*, evtl.

> Sofortige Beseitigung der Erscheinungen durch Glukosezufuhr.

auch psychot. Zustand mit Erregtheit u. Wutausbrüchen; **Diagn.** u. **Ther.:** Nachweis des niedrigen Blutzuckerspiegels (z. B. Schnelltest mit Teststreifen); sofortige i. v. Glukosegabe führt i. d. R. zum Verschwinden der hypoglykämischen Symptome. Vgl. McQuarrier-Krankheit.

Hypo|glyk|ämie Cochrane, leuzin|empfindliche (↑; ↑; ↑) f: (engl.) leucine-induced hypoglycaemia; syn. proteinempfindliche Hypoglykämie; bes. bei Säuglingen u. Kleinkindern beobachtetes Auftreten einer ausgeprägten Hypoglykämie nach oraler Eiweißzufuhr, die insbes. durch Leuzin, Isovaleriansäure u. die nach Desaminierung entstehende Ketoisocaprinsäure induziert wird.

Hypo|gnathie (↑; gr. γνάθος Kiefer) f: syn. Mikrognathie*.

Hypo|gonadismus (↑; Gonaden*) m: (engl.) hypogonadism; unvollkommene od. fehlende Ausbildung bzw. sek. Rückbildung der primären u. ggf. auch sek. Geschlechtsmerkmale* als Ausdruck einer fehlenden od. unzureichenden Funktion der Gonaden (Hoden bzw. Ovar); **Formen: 1.** hypergonadotroper H. mit kompensator. Erhöhung der zirkulierenden Gonadotropine* (primärer H.) inf. angeborener Fehlanlage (Gonadenagenesie* bzw. Gonadendysgenesie*) od. erworben, z. B. inf. traumatischer Schädigung, Kastration, Ovarektomie, Orchitis, b. schwerem (doppelseitigem) Kryptorchismus, Castillo-Syndrom, Klinefelter-Syndrom; **2.** hypogonadotroper H. mit Erniedrigung der Gonadotropine im Serum (sekundärer H.) inf. einer dienzephal-hypophysären Störung (entzündl., tumoröse, vaskuläre od. traumatische Veränderung v. Hypothalamus/Hypophysenvorderlappen).

Die **klin. Zeichen** sind je nach Stärke des Hormonmangels verschieden. Bei Auftreten eines H. in der Kindheit (präpuberaler H.) resultiert typischerweise Ausbleiben der Pubertät* (sexueller Infantilismus, primäre Amenorrhoe, Eunuchismus). Gleichzeitiger Mangel an Wachstumshormon (STH*) kann zu hypophysär bedingtem Minderwuchs führen. Im Erwachsenenalter (postpuberaler H.) können sich primäre u. sek. Geschlechtsmerkmale (mehr od. weniger reversibel) zurückbilden, daneben bestehen Fertilitätsstörungen, es kommt zum sek. Nachlassen v. Libido u. Potenz sowie allg. Zeichen des Sexualhormonmangels (z. B. Sterilität, Zyklusstörungen der Frau). Die v. den in der Nebennierenrinde gebildeten androgenen Hormonen vermittelten sek. Geschlechtsmerkmale (Axillarbehaarung, Pubesbehaarung) sind i. a. nicht betroffen. Vgl. Pasqualini-Syndrom, Syndrom, adrenogenitales.

Hypo|hidrose (↑; Hidr-*; -osis*) f: (engl.) hypohidrosis; verminderte Schweißsekretion*; **Urs.:** nerval bedingte Störung, Verlegung der Ausführungsgänge od. Zerstörung der Schweißdrüsen*; **Vork.:** angeb. bei Ektodermaldysplasie*-Syndromen sowie erworben bei Allgemeinerkrankungen (z. B. Addison-Krankheit, Exsikkose, Diabetes insipidus, Hypothyreose, Niereninsuffizienz, Sjögren-Syndrom I), neurol. Erkrankungen (z. B. Adie-Syndrom, Polyneuropathie, Läsionen peripherer Nerven, Sympathikusläsionen od. nach Sympathektomie) u. dermatol. Erkrankungen (z. B. Hyperkeratose, Ichthyosis vulgaris, Trichophytie).

Hypo|hydratation (↑; Hydr-*) f: s. Dehydratation.

Hypo|kali|ämie (↑; -ämie*) f: (engl.) hypokalaemia; häufige Form einer Elektrolytstörung mit Erniedrigung des Kaliums unter 3,5 mval/l, meist in Komb. mit Alkalose (als Urs. od. Folge); **Urs.: 1.** verminderte Zufuhr von Kalium, z. B. bei Anorexie od. Infusionstherapie mit kaliumfreien Flüssigkeiten; **2.** erhöhte renale Ausscheidung, z. B. bei Ther. mit best. Diuretika (häufig) od. Steroiden, chron. Niereninsuffizienz in der polyurischen Phase, Cushing-Syndrom od. Hyperaldosteronismus; **3.** gastrointestinale Verluste, z. B. bei Laxanzienabusus (sehr häufig), Erbrechen, Durchfall, Ileus, enteralen Fisteln, Zollinger-Ellison-Syndrom od. Verner-Morrison-Syndrom; **4.** Verteilungsstörungen ohne Verminderung des Gesamtkörperkaliums, z. B. bei Alkalose od. Insulintherapie bei Coma diabeticum; **Klin.:** s. Hypokaliämiesyndrom; EKG-Veränderungen (häufig): T-Welle abgeflacht, Ausbildung von U-Wellen u. TU-Verschmelzungswellen; **cave:** gesteigerte Empfindlichkeit gegenüber Digitalis (Gefahr der Digitalisintoxikation auch bei normaler Dosis).

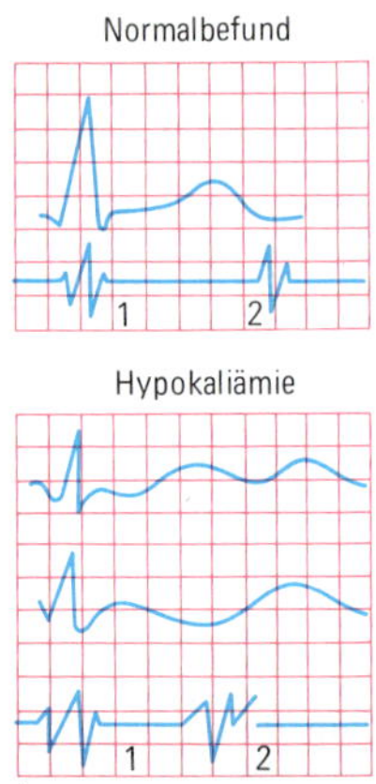

Hypokaliämie:
EKG u. Phonokardiogramm bei Hypokaliämie

Hypo|kali|ämie|syn|drom (↑; ↑) n: (engl.) hypokaliaemia syndrome; syn. Kaliummangelsyndrom; Bez. für Symptome, die bei Hypokaliämie* auftreten; **1.** neuromuskuläre Sympt.: z. B. Apathie, Adynamie, Parese u. Hypotonie der Muskulatur, Wulstbildung bei Beklopfen der Muskulatur, Bewußtseinsstörungen bis Koma (Coma hypocaliaemicum); **2.** gastrointestinale Sympt.: z. B. Appetitlosigkeit, Obstipation bis paralytischer Ileus; **3.** renale Sympt.: hypokaliämische Nephropathie; **4.** kardiovaskuläre Sympt.: z. B. Tachykardie, Extrasystolen, EKG-Veränderungen (s. Hypokaliämie), Ödeme.

Hypo|kalie (↑) f: Kaliumverarmung der Zellen.

Hypo|kalz|ämie (↑; Calc-*; -ämie*) f: (engl.) hypocalcaemia; erniedrigte Calciumkonzentration im Blutserum (<2,0 mmol/l bzw. 8,0 mg/dl); **Urs.:** Hypoparathyreoidismus, Vitamin-D-Mangel, Rachitis, Malabsorptionssyndrom, chron. Niereninsuffizienz, akute Pankreatitis u. a.; **Sympt.:** gesteigerte neuromuskuläre Erregbarkeit; s. Tetanie.

Hypo|kalz|urie (↑; ↑; Ur-*) f: (engl.) hypocalciuria; verminderte Calciumausscheidung durch d. Niere (<2,5 mmol/d bzw. 100 mg/d) meist zus. mit Hypokalzämie z. B. bei Osteomalazie*.

Hypo|kapnie (↑; gr. καπνός Dunst, Gas) f: (engl.) hypocapnia; verminderter art. CO_2*-Partialdruck inf. Hyperventilation*; kann zu respirator. Alkalose* führen; tritt auch sekundär bei respirator. Kompensation einer metabolischen Azidose* auf.

Hypo|kinese (↑; Kin-*) f: (engl.) hypokinesia; syn. Hypokinesie, Hypomotilität; **1.** (neurol.) Mangel an Willkür- u. Reaktivbewegungen sowie physiol. Mitbewegungen* bei Erkr. des extrapyramidalen Systems (z. B. Parkinson-Syndrom) u. bei Stirnhirnerkrankungen; **2.** (kardiol.) verminderte od. verlangsamte Bewegung von Herzmuskelsegmenten während der Systole, z. B. nach Herzinfarkt od. bei Herzwandaneurysma. Vgl. Akinese.

Hypo|koagulabilität (↑; Koagul-*) f: (engl.) hypocoagulability; verminderte Gerinnbarkeit des Bluts; **Klin.:** gestörte Blutstillung bei Blutungen aus physiol. Wunden (Menstruation), auch nach Injektionen, Verletzungen u. a.; **Urs.: 1.** Koagulopathien*; **2.** Thrombopathien*; **3.** Hyperfibrinolyse*; **4.** induziert durch Ther. mit Antikoagulanzien*. Vgl. Diathese, hämorrhagische.

Hypo|konvertin|ämie (↑; -ämie*) f: s. Hypoprokonvertinämie.

Hypo|kortizismus (↑; Cort-*) m: s. Nebennierenrindeninsuffizienz.

Hypo|lipid|ämie (↑; Lip-*; -ämie*) f: s. Hypolipoproteinämien.

Hypo|lipo|protein|ämien (↑; ↑; Prot-*; -ämie*) f pl: (engl.) hypolipoproteinaemias; syn. Hypolipidämien; Erkr. mit erniedrigter Konz. der Lipoproteine* im Serum; **Vork.:** als primäre, angeborene Erkr. (s. Tab.) od. als sekundäre H., die zu einer erniedrigten Konz. verschiedener Lipoproteine u. zu Hypocholesterinämie od. Hypotriglyzeridämie führen können. Sekundäre H. treten z. B. auf inf. von Hunger, Malabsorptionssyndrom, Hyperthyreose, Lebererkrankungen.

Hypo|magnesi|ämie (↑; -ämie*) f: (engl.) hypomagnesaemia; Erniedrigung der Magnesiumkonzentration im Blut; vgl. Magnesiummangelsyndrom.

Hypo|magnesi|ämie, familiäre (↑; ↑) f: (engl.) familial hypomagnesaemia; isolierte, vermutlich X-chromosomal vererbte Störung der intestinalen Magnesiumresorption bzw. renalen Rückresorption, die zu Hypomagnesiämie u. sekundär zu Hypokalzämie u. Hyperphosphatämie führt; **Klin.:** schwere generalisierte tetanische Krämpfe bereits im Neugeborenenalter.

Hypo|manie (↑; Manie*) f: (engl.) hypomania; Bez. f. leichte manische Erregung, bei der Sympt. der Manie* geringer ausgeprägt sind u. schwerer erkannt werden können.

Hypo|mastie (↑; Mast-*) f: (engl.) hypomastia; Unterentwicklung, evtl. auch Fehlen einer Brust bzw. beider Brüste als angeb. Anomalie; bei extrem unterentwickelter Brust spricht man v. Mikromastie. Vgl. Poland-Symptomenkomplex.

Hypo|melanosis guttata idio|pathica (↑; Melan-*; -osis*) f: Auftreten multipler weißer, bis linsengroßer Flecken bes. an den Streckseiten der Beine am Ende des 3. Dezenniums; **DD:** Vitiligo, Pityriasis versicolor.

Hypo|melanosis Ito (↑; ↑; ↑) f: syn. Incontinentia* pigmenti achromians.

Hypo|menor|rhoe (↑; gr. μήν, μηνός Monat; -rhoe*) f: (engl.) hypomenorrhoea; schwache Menstruationsblutung; **Urs.: 1.** organisch nach forcierter Kürettage* (Asherman-Fritsch-Syndrom), bei chron. Endometritis*; **2.** hormonell als Initialsymptom einer Ovarialinsuffizienz* (z. B. bei Anorexia nervosa), bei Einnahme oraler Kontrazeptiva.

Hypo|metrie (↑; Metr-*) f: Form der Dysmetrie*.

Hypolipoproteinämien
Primäre Hypolipoproteinämien

Erkrankung	Pathophysiologie	Klinische Symptome	Laborbefunde
A-Betalipoproteinämie (Bassen-Kornzweig-Syndrom)	völliges Fehlen von Apolipoprotein B	Retinitis pigmentosa, Akanthozytose, Steatorrhoe, evtl. Ataxie u. Areflexie	extreme Hypocholesterinämie, Hypotriglyzeridämie, Fehlen von Chylomikronen, VLDL, LDL
Hypobetalipoproteinämie	Mangel an Apolipoprotein B	selten; evtl. Ataxie u. Polyneuropathie	erniedrigtes LDL, normales HDL, evtl. Hypocholesterinämie u. Hypotriglyzeridämie
Analphalipoproteinämie (Tangier-Krankheit)	völliges Fehlen von Apolipoprotein A	Vergrößerung u. gelbliche Verfärbung der Tonsillen, Splenomegalie, Schaumzellen	Hypocholesterinämie, normale od. erhöhte Triglyzeridwerte, HDL-Mangel
Hooft-Syndrom (familiäre Hypolipidämie)	unklar	Hautveränderungen, tapetoretinale Degeneration, Leukonychie	erniedrigte Konzentration aller Lipoproteine, Hypocholesterinämie, Hyperphosphatämie

Hypo|mimie (Hypo-*; gr. μιμεῖσθαι nachahmen) f: herabgesetzte mimische Bewegungen*.

Hypo|mnesie (↑; -mnese*) f: (engl.) hypomnesia; Gedächtnisstörung* mit Schwächung des Erinnerungsvermögens, wobei i. d. R. das Neugedächtnis stärker als das Altgedächtnis betroffen ist. Im Ggs. zur Amnesie* ist H. nicht auf einen best. Zeitraum beschränkt. **Urs.:** org. Psychose, Schädelhirntrauma.

Hypo|mochlion (↑; gr. μοχλίον kleiner Hebel) n: Dreh-(Unterstützungs-)Punkt eines Hebels; med. v. a. in der Gelenklehre, aber auch i. S. von gebh. Stemmpunkt: diejenige Stelle des Kindskörpers, die sich b. der Austrittsbewegung während der Geburt* gegen den Schambogen anstemmt.

Hypo|natri|ämie (↑; -ämie*) f: (engl.) hyponatraemia; Verminderung der Natriumkonzentration im Blut auf Werte unter 135 mmol/l (135 mval/l); meist als Zeichen eines Wasserüberschusses im Organismus, auch eines Mangels an Gesamtnatrium (absolute H.) inf. regulator. Verzichts auf Isotonie* zugunsten der Isovolämie*; **Vork.:** bei hypotoner Dehydratation* sowie hypotoner Hyperhydratation*; **Urs.:** Einteilung nach der Na^+-Konz. im Harn: **1.** H. mit Harn-Na^+ <5 mval/l bei extrarenalen Na^+-Verlusten (z. B. bei Erbrechen, Diarrhoe, Pankreatitis, Schwitzen) u. als Verdünnungshyponatriämie (bei Herzinsuffizienz, Leberzirrhose, inadäquater Infusionstherapie); **2.** H. mit Harn-Na^+ >5 mval/l bei Nierenfunktionsstörungen, renalem bzw. zentralem (zerebralem) Salzverlustsyndrom, Diuretikatherapie, Nebennierenerkrankungen (Hypoaldosteronismus), Syndrom der inadäquaten ADH-Sekretion, Alkalose; **Sympt.:** Apathie, Kopfschmerz, Durst, Anorexie, Erbrechen, ggf. Zeichen der Hypovolämie (Tachykardie u. a.); **Ther.:** schrittweiser Natriumersatz unter Berücksichtigung der Kreislaufsituation.

Hyp|onychium (↑; Onych-*) n: Keimschicht der Haut unter der Nagelplatte.

Hypo|para|thyreoid-Biermer-Gonaden|dysgenesie-Syn|drom (↑; Para-*; Thyreo-*; -id*; Gonaden*; Dys-*, -genese*) n: (engl.) hypoparathyroid-pernicious anaemia-gonadal dysgenesis syndrome; auch H.-B.-G.-Syndrom; bes. Verlaufsform des polyglandulären Autoimmunsyndroms* (Typ I) bei jungen Mädchen; **Sympt.:** Hypoparathyreoidismus, primärer Hypogonadismus, perniziöse Anämie.

Hypo|para|thyreoidismus (↑; ↑; ↑; ↑) m: (engl.) hypoparathyroidism; verminderte od. fehlende Produktion v. Parathormon* meist nach versehentl. op. Entfernung od. Schädigung der Nebenschilddrüsen i. R. einer Strumektomie (parathyreopriver H.) od. als Folge anderer Erkrankungen (Metastasen, Entz.); sehr selten autoimmun. bedingt (ideopathischer H.); ein passagerer H. kurz nach der Geburt ist physiologisch. **Klin.:** Hypokalzämie (<2 mmol/l bzw. 8 mg/dl) mit Tetanie*, Hyperphosphatämie (>1,6 mmol/l bzw. 5 mg/dl), starke Hypokalzurie, Hypophosphaturie; als Spätsympt. troph. Störungen an Haaren, Haut u. Nägeln, metastat. Verkalkungen in Lungen, Linse, basalen Hirnganglien (vgl. Fahr-Krankheit); **Ther.:** Dauersubstitution mit Vitamin D_3 od. Calcitriol, Einstellung des Serumcalciums im unteren Referenzbereich. Vgl. Ellsworth-Howard-Test, Pseudohypoparathyreoidismus.

Hypo|pathie (↑; -pathie*) f: (engl.) hypopathy; herabgesetzte Empfindung für sensible Reize; vgl. Sensibilitätsstörungen.

Hypo|pharyngo|skopie (↑; Pharyng-*; -skopie*) f: (engl.) hypopharyngoscopy; instrumentelle Inspektion des Hypopharynx* u. des Kehlkopfeingangs meist nach Oberflächenanästhesie; **1.** indirekte H. mit einem zw. Gaumensegel u. Rachenhinterwand eingeführten (Lupen-)Endoskop od. Kehlkopfspiegel, wobei nach Heben des Kehldeckels durch Druck auf den Zungengrund der Einblick bis zum Ösophaguseingang möglich ist; **2.** direkte H. nach Einführen eines (Lupen-) Endoskops bis zum Kehlkopfeingang; ermöglicht die Entnahme einer Biopsie bei Verdacht auf maligne Veränderungen u. die Durchführung kleinerer Eingriffe. Vgl. Laryngoskopie, Ösophagoskopie.

Hypo|pharynx (↑; ↑) m: unterster Bereich (Pars laryngea) des Pharynx*.

Hypo|pharynx|karzinom (↑; ↑; Karz-*; -om*) n: (engl.) hypopharynx carcinoma; sog. äußeres Kehlkopfkarzinom; maligner Tu. des Hypopharynx, der m. einem Maximum zw. dem 50. u. 70. Lj. v. a. bei Männern auftritt (m : w = 4 : 1); **histol.** meist Plattenepithelkarzinom m. häufigster **Lok.** im Recessus piriformis, seltener hintere Rachenwand u. Postkrikoidgegend; als **Urs.** werden exogene Noxen (v. a. Tabak u. Alkohol) u. ein Zus. m. dem Plummer*-Vinson-Syndrom diskutiert. **Sympt.:** einseitige, zum Ohr ziehende Schmerzen, Dysphagie, Heiserkeit, blutig tingiertes Sputum u. Schwellung der submandibulären Lymphknoten; **Diagn.:** (Mikro-)Laryngoskopie, Computertomographie; **Ther.:** bei H. ohne Fernmetastasen Laryngektomie mit Pharynxteilresektion u. Neck* dissection; bei ausgedehnten Tumoren kombinierte Chemo-Radiotherapie; final Schmerztherapie, Tracheostoma u. Ernährungssonde; **Progn.:** bei Diagnosestellung liegen in ca. 10% Fernmetastasen (Leber, Lunge, Skelett) vor; die Fünf-Jahres-Überlebensrate beträgt ca. 20%. Vgl. Kehlkopfkarzinom.

Hypo|phonie (↑; Phono-*) f: (engl.) hypophonesis, hypophonia; **1.** (perkutor.) Dämpfung bzw. (auskultator.) vermindertes Atemgeräusch, bes. über den Lungenspitzen; vgl. Grocco-Rauchfuß-Dreieck; **2.** s. Phonasthenie.

Hypo|phorie (↑; -phor*) f: s. Heterophorie.

Hypo|phosphat|ämie (↑; -ämie*) f: (engl.) hypophosphataemia; herabgesetzter Phosphatgehalt im Serum unter 0,57 mmol/l (1,7 mval/l, 3 mg/dl); **Vork.:** bei Überfunktion der Nebenschilddrüsen, auch als (seltene) X-chromosomal-dominant erbl. Form (bei Frauen meist nur H., während die Männer außerdem eine Vitamin-D-resistente Rachitis* aufweisen).

Hypo|phosphatasie (↑) f: (engl.) hypophosphatasia; syn. Rathbun-Syndrom; angeborene Stoffwechselstörung mit verminderter Aktivität der alkal. Phosphatase; gestörte Mineralisation des Skeletts (Kraniosynostose, Thoraxdeformitäten, früher Zahnverlust) u. vermehrte Ausscheidung von Phosphoäthanolamin im Harn; **Formen: 1.** kindl. Typ mit autosomal-rezessivem Erbgang u. schwerem Verlauf u. ungünstiger Progn.; **2.** Erwachsenentyp mit autosomal-dominantem Erbgang u. leichten Symptomen.

Hypo|physe (↑; gr. φύεσθαι entstehen, wachsen) f: (engl.) hypophysis, pituitary (gland); in der Sella turcica der knöchernen Schädelbasis lokalisiertes, aus versch. Anteilen zusammengesetztes, kirschgroßes endokrines Organ; ist über den Hypophysenstiel (Infundibulum) direkt mit dem Hypothalamus verbunden u. stellt mit diesem eine morphol. und funktionelle Einheit dar.

1. **Hypophysenvorderlappen** (Abk. HVL): sog. Adenohypophyse; endokrine Drüse, entwickelt sich aus dem ektodermalen Epithel des Mundhöhlendachs u. ist mit dem Zwischenhirn* über ein spez. Gefäßsystem (Pfortadergefäße* der Hypophyse) verbunden; bisher wurden sechs im HVL gebildete Proteohormone nachgewiesen: Gonadotropine* (FSH* und LH*), thyreotropes Hormon (TSH*), adrenokortikotropes Hormon (ACTH*) sowie das Wachstumshormon STH* u. Prolaktin*; mit Ausnahme der beiden letzten direkt wirksamen Hormone handelt es sich um glandotrope Hormone, die die Funktion anderer (untergeordneter) endokriner Organe regulieren.

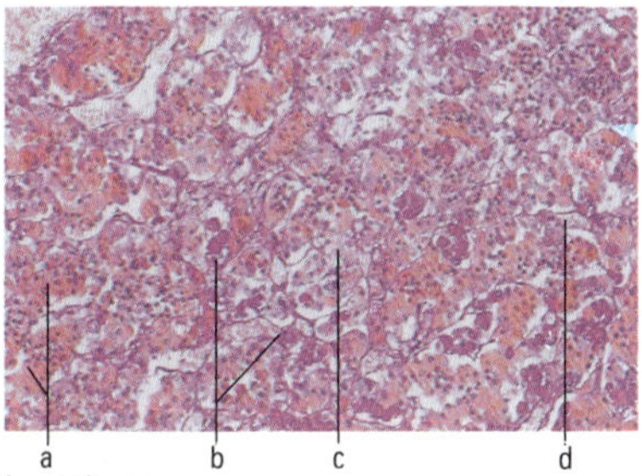

Hypophyse: histologischer Schnitt durch die Pars distalis des Hypophysenvorderlappens (Trichrom-PAS-Färbung); a: azidophile Zellen (orange); b: basophile Zellen (rot bis purpur); c: chromophobe Zellen (blaßblau); d: sinusoidale Kapillare [134]

Die Regulation der Hormonsekretion erfolgt durch die Releasing*-Hormone. Bei den epithelialen Zellen des HVL lassen sich drei Arten differenzieren; zwei Formen von azidophilen Zellen (STH- bzw. Prolaktinproduktion), betabasophile (TSH-Produktion), deltabasophile Zellen (Gonadotropinproduktion) u. chromophobe Zellen. ACTH wird wahrscheinl. in den basophilen Zellen produziert. 2. **Hypophysenzwischenlappen** (Abk. HZL): beim Menschen nur rudimentär angelegt, wird aus der dorsalen Hälfte der Rathke-Tasche gebildet u. ist beim Erwachsenen fest mit dem HHL verbunden; Bildungsort des Melanozyten-stimulierenden Hormons (MSH*); 3. **Hypophysenhinterlappen** (Abk. HHL): sog. Neurohypophyse; entwicklungsgeschichtlich Ausstülpung des Zwischenhirnbodens, besteht aus marklosen Nervenfasern, einem Kapillarnetz u. einer spez. Gliaform (Pituizyten); steht über Nervenfasern mit den Nuclei supraoptici u. paraventriculares u. dem Hypothalamus in Verbindung. Die beiden im Hypothalamus gebildeten Hormone Oxytocin* u. Vasopressin (ADH*) werden im HHL, gebunden an Polypeptide, gespeichert u. durch Exozytose freigesetzt. Vgl. Hypothalamus-Hypophysen-System.

Hypo|phys|ek|tomie (↑; ↑; Ektomie*) f: s. Hypophysenausschaltung.

Hypo|physen|adenom, baso|philes (↑; ↑; Aden-*; -om*) n: s. Cushing-Syndrom I.

Hypo|physen|adenome (↑; ↑; ↑; ↑) n pl: s. Hirntumoren.

Hypo|physen|ausschaltung (↑; ↑): (engl.) hypophysectomy; Ausschaltung der Hypophyse*, um deren hormonelle Aktivität zu beseitigen; **Verfahren:** neurochir. Hypophysektomie, Strahlentherapie, evtl. medikamentös durch Prolaktinhemmer*; **Ind.:** Adenome od. Prolaktinome der Hypophyse (s. Hirntumoren), evtl. bei Mamma- od. Prostatakarzinom.

Hypo|physen|gang (↑; ↑): (engl.) pituitary duct; Ductus craniopharyngeus; fetaler Gang zw. Hypophyse u. Schlund.

Hypo|physen|hinter|lappen (↑; ↑): Abk. HHL; s. Hypophyse.

Hypo|physen|hormone (↑; ↑; Horm-*) n pl: s. Hypophyse.

Hypo|physen|in|suffizienz (↑; ↑; Insuffizienz*) f: s. Hypophysenvorderlappen-Insuffizienz.

Hypo|physen|tumoren (↑; ↑; Tumor*) m pl: s. Hirntumoren (Tab.).

Hypo|physen|vorder|lappen (↑; ↑): Abk. HVL; s. Hypophyse.

Hypo|physen|vorder|lappen-In|suffizienz (↑; ↑; Insuffizienz*) f: (engl.) hypopituitarism; syn. Hypopituitarismus, Simmonds-Krankheit; partieller od. kompletter Ausfall der durch die Hypopyhsenvorderlappenhormone vermittelten inkretor. Funktionen des Hypophysenvorderlappens (HVL) inf. Zerstörung od. Verdrängung v. HVL-Gewebe od. dessen Abtrennung von hypothalam. Zentren; **Urs.:** degenerative (v. a. Nekrosen, u. a. postpartal beim Sheehan-Syndrom), autoimmune od. granulomatöse Prozesse (z. B. Sarkoidose), Entz., Traumen, intra- (v. a. Hypophysenadenome) u. paraselläre Tumoren, nach neurochir. Eingriffen; **Klin.:** häufig schleichende Abnahme der somato-, gonado-, thyreo- u. adrenokortikotropen HVL-Funktionen u. a. mit Adynamie, Oligo- u. Amenorrhoe bzw. Libido- u. Potenzstörungen, blasser atroph. Haut, Pigmentschwund u. Reduktion der sek. Körperbehaarung; m. dem Leben vereinbar, da eine minimale Schilddrüsenhormon- u. basale Kortikosteroidsekretion erhalten bleibt. Im präpubertären Alter kommt es b. ausreichender STH-Sekretion zu eunuchoidalem Hochwuchs, b. STH-Mangel zum Minderwuchs. Eine akute H. (selten) führt zum hypophysären Koma m. Hypothermie, Bradykardie u. Hypoventilation. Vgl. Panhypopituitarismus.

Hypo|pigmentierung (↑; Pigmente*): s. Depigmentierung.

Hypo|pituitarismus (↑; Pituita*) m: syn. Hypophysenvorderlappen*-Insuffizienz.

Hypo|plasia mandibularis con|genita (↑; -plasie*; Mandibula*; Co-*; lat. genitus geboren) f: syn. Robin*-Syndrom.

Hypo|plasie (↑; ↑) f: (engl.) hypoplasia; anlagebedingte morphol. Unterentwicklung; die Organanlage ist vorhanden, aber nicht voll entwickelt. Vgl. Minderwuchs.

Hypo|plasie, fokale dermale (↑; ↑) f: syn. Goltz*-Gorlin-Syndrom.

Hypo|pro|ak|zelerin|ämie (↑; Pro-*; lat. accelerare beschleunigen; -ämie*) f: syn. Parahämophilie, Owren-Syndrom; seltene, autosomal-rezessiv erbl. Koagulopathie; **Urs.:** verminderte Synthese von Faktor V (Proakzelerin) der Blutgerinnung*; **Sympt.:** hämorrhagische Diathese v. a. mit Haut- u. Schleimhautblutungen u. Menorrhagien. Vgl. Hämophilie.

Hypo|pro|kon|vertin|ämie (↑; -ämie*) f: (engl.) hypoproconvertinaemia; Faktor-VII-Mangelkrankheit; seltene, angeb. hämorrhagische Diathese mit phänotypisch autosomal-rezessivem u. genotypisch autosomal-kodominantem Erbgang; vgl. Prokonvertin, Blutgerinnung, Koagulopathien.

Hypo|prote̲in|ämie (Hyp-*; Prot-*; -ämie*) **f:** (engl.) hypoproteinaemia; Verminderung des Serumproteingehalts; **Formen: 1.** absolute H. bei Verminderung v. a. der Albuminfraktion (Hypalbuminämie) mit deutl. Abnahme des onkotischen Drucks, was eine interstitielle Wasseranreicherung (Ödeme) zur Folge hat (ab einem Proteingehalt v. weniger als 5 g/dl Serum); Urs.: z. B. als Folge länger dauernder Proteinurie (meist Albuminurie) bei glomerulärer Nierenschädigung (Glomerulonephritis, Nephrose), Eiweißmangelernährung (Hungerdystrophie, Mehlnährschaden, Kwashiorkor), mangelhafter Eiweißsynthese bei chron. Leberzirrhose, kataboler Stoffwechsellage bei Neoplasien, Tuberkulose, bei starkem Proteinverlust durch großflächige Hautläsionen (Verbrennungen, Dermatitis, Ekzem) u. exsudativer Enteropathie; **2.** relative H. bei Wasserretention (Hydrämie*), z. B. bei übermäßiger Infusionstherapie, Anurie.

H

Hypo|prote̲in|ämie, kon|genita̲le idio|pa̲thische (↑; ↑; ↑) **f:** (engl.) congenital idiopathic hypoproteinaemia; syn. idiopathisches hypoproteinämisches Ödem; angeb. Eiweißstoffwechselstörung, die wahrscheinl. auf einem beschleunigten Abbau der Plasmaproteine beruht; **Klin.:** bereits in d. ersten Lebenswochen generalisierte Ödeme u. Absinken der Plasmaproteine (bis zu Werten unter 2 g/dl) mit Neigung zu Hypalbuminämie u. Hyperglobulinämie; zw. der Schwere der Hypoproteinämie u. der Ausbildung der Ödeme besteht kein direkter Zus.; gutes Allgemeinbefinden, normale statische u. geistige Entwicklung; **Progn.:** günstig. Vgl. Stoffwechselanomalien.

Hypo|pro|thrombi̲n|ämie (↑; Pro-*; Thromb-*; -ämie*) **f:** (engl.) hypoprothrombinaemia; Mangel an Prothrombin* im Blut; **Formen: 1.** seltene, autosomal-rezessiv erbl. Gerinnungsstörung mit Defekt der Prothrombinsynthese (Prothrombinaktivität etwa 1-10% der Norm); Sympt.: Schleimhautblutungen, Hämatome, Verletzungsblutungen, Menorrhagien; Ther.: Substitutionsbehandlung mit Vollblut, Frischplasma od. Prothrombinkonzentrat; **2.** erworbene H. bei Vitamin-K-Resorptions- und Verwertungsstörung; Vork.: bei Verschlußikterus (fehlende Galleausscheidung in den Darm), Malabsorptionssyndrom, Leberzirrhose, Hämochromatose u. a.; **3.** vorübergehende H. bei Neugeborenen (keine Vitamin-K-Reserven, Synthese durch Darmflora gering, Unreife der Leberzellen); **4.** H. bei therap. Anw. von Antikoagulanzien.

Hypo̲|pyon (↑; Py-*) **n:** Eiteransammlung am Boden der Vorderkammer des Auges mit typ. Spiegelbildung (s. Abb.); **Urs.:** eitrige Keratitis (Hypopyonulkus), postop. od. posttraumat. intraokulare Inf., schwere Iritis (Morbus Behçet).

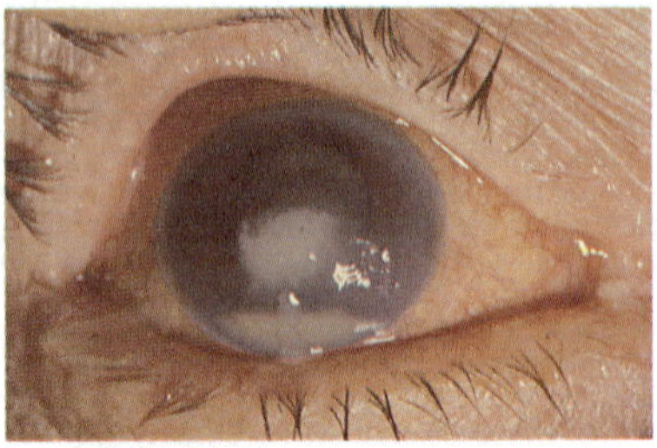

Hypopyon:
hier bei Ulcus serpens corneae [362]

Hypo|sensibilisi̲erung (↑; sensibel*)**:** (engl.) hyposensitization; auch Desensibilisierung; schrittweises Herabsetzen einer allergenspezif. IgE-vermittelten Reaktionsbereitschaft (Allergie* vom Soforttyp) durch regelmäßige, über einen längeren Zeitraum erfolgende subkutane Injektion od. orale Zufuhr (bei Kleinkindern) des auslösenden Allergens* in unterschwelligen, langsam ansteigenden Konzentrationen; als Wirkungsmechanismen werden z. B. Bildung blokkierender Antikörper der IgG-Klasse, Induktion antiidiotypischer Antikörper, Supprimierung der Produktion spezif. IgE-Antikörper sowie verminderte Degranulationsbereitschaft der Mastzellen u. basophilen Granulozyten diskutiert. **Ind.:** ausgeprägte, therapieresistente u. zur Eskalation neigende Verlaufsformen der insbes. durch Pollen, Hausstaubmilben, Tierhaare u. Pilzsporen ausgelösten allergischen Rhinokonjunktivitis (auch zur Asthmaprophylaxe) und des exogenallergischen Asthma bronchiale sowie der Hymenopterenallergie; **cave:** Auslösung eines anaphylaktischen Schocks* u. allergischer Reaktionen auf andere Inhaltsstoffe der Allergenlösungen.

Hypo|sideri̲n|ämie (↑; gr. σίδηρος Eisen; -ämie*) **f:** (engl.) hypoferraemia; Verminderung des Serumeisens; Vork. bei Eisenmangel mit u. ohne Anämie (dabei Eisenbindungskapazität erhöht), Tumor- bzw. Infektanämie (dabei Eisenbindungskapazität vermindert) u. bei der seltenen Atransferrinämie.

Hyp|osmi̲e (↑; gr. ὀσμή Geruch) **f:** (engl.) hyposmia; herabgesetztes Geruchsvermögen; vgl. Anosmie.

Hypo|spadi̲e (↑; gr. σπαδών Spalte) **f:** (engl.) hypospadia; syn. Fissura urethrae inferior, untere Harnröhrenspalte; angeb. Fehlbildung der Harnröhre, die eine nach unten offene Rinne bildet bzw. bei der die Harnröhrenmündung unterh. ihrer normalen Stelle liegt; nach Lok. der Urethramündung werden beim männl. Geschlecht unterschieden: Hypospadia glandis, penis, scrotalis, perinealis; **H. bei der Frau:** Mündung der Blase in d. Scheideneingang b. fehlender Harnröhre; **Ther.:** op. Rekonstruktion; vgl. Browne-Operation.

Hypo|spermi̲e (↑; Sperm-*) **f:** nicht mehr gebräuchl. Bez. f. Parvisemie; s. Sperma-Untersuchung (Tab.).

Hypo|spha̲gma (gr. ὑπόσφαγμα Bluterguß am Auge) **n:** gelegentl. rezidiv. Blutung unter d. Augenbindehaut; **Urs.:** meist idiopathisch; Trauma, Inf., Gefäßerkrankung (generalisiert od. lokal), nach Valsalva-Manöver; i. d. R. spontane Abheilung.

Hypo|sta̲se (gr. ὑπόστασις Bodensatz) **f:** (engl.) hypostasis; **1.** (klin.) Senkungsblutfülle, passive Blutfülle abhängiger Teile, insbes. bei Bettlägerigen m. schwacher Herztätigkeit; **2.** äußere H.: s. Totenflecke; **3.** (genet.) Überdeckbarkeit einer Erbanlage durch ein nicht zum gleichen Erbanlagepaar gehörendes Gen; Ggs. Epistase.

Hypo|sthen|uri̲e (Hyp-*; gr. σθένος Kraft, Stärke; Ur-*) **f:** (engl.) hyposthenuria; verminderte Harnkonzentration; Unfähigkeit der Nie-

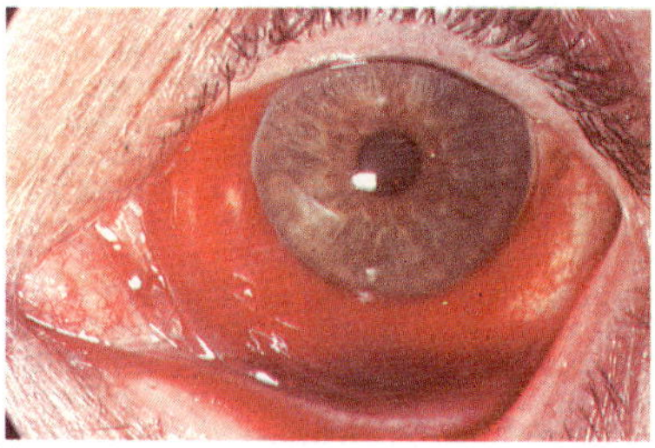

Hyposphagma [362]

ren, trotz Flüssigkeitseinschränkung konzentrierten Harn zu bilden; Fixation des spezif. Gewichts auf Werte unter 1,010 werden als H., auf ca. 1,010 als Isosthenurie* bezeichnet. Vgl. Hypersthenurie.

Hypo|tension (↑; Tend-*) f: Druckerniedrigung; s. Hypotonie. **H., kontrollierte** (↑; ↑) f: s. Blutdrucksenkung, kontrollierte. **H., primäre ortho|statische** (↑; ↑) f: syn. Shy*-Drager-Syndrom.

Hypo|thalamus (↑; gr. θάλαμος Lager, Kammer) m: Abk. HT; unterh. des Thalamus* gelegene zentralnervöse Region, Teil des Zwischenhirns*; zum HT gehören Chiasma opticum, Tractus opticus, Tuber cinereum, Lamina terminalis, die Hypophyse u. das paarige Corpus mamillare; im HT finden sich dem vegetativen Nervensystem übergeordnete Zentren, welche die wichtigsten Regulationsvorgänge des Organismus wie Wärmeregulation, Wach- u. Schlafrhythmus, Blutdruck- u. Atmungsregulation, Nahrungsaufnahme (Hunger- u. Sättigungszentrum), Fettstoffwechsel, Wasserhaushalt, Sexualfunktion u. Schweißsekretion koordinieren. Die wichtigsten Kerngebiete des HT sind die Nuclei paraventriculares, supraoptici u. tuberales. Im HT werden versch. endokrin wirksame Substanzen, die sog. Hypothalamushormone*, gebildet.

Hypo|thalamus|hormone (↑; ↑; Horm-*) n pl: (engl.) hypothalamic hormones; die im Hypothalamus gebildeten Neurohormone ADH u. Oxytocin, die über den Tractus supraopticohypophysalis auf neuralem Wege direkt zum Hypophysenhinterlappen transportiert werden, sowie die Inhibiting- u. Releasing*-Hormone, die über eine neurovaskuläre Kette* die Freisetzung der Hypophysenvorderlappen-Hormone beeinflussen.

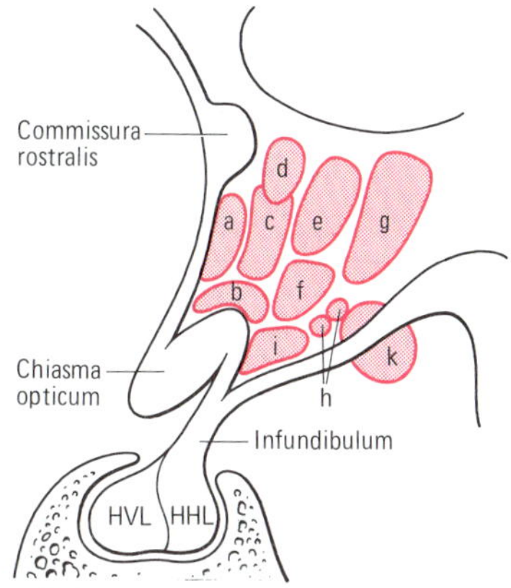

Hypothalamus:
anatomische Verhältnisse des Hypothalamus-Hypophysen-Bereichs; Sagittalschnitt des Diencephalons in der Medianebene;
a: Area praeoptica; b: Nucleus supraopticus; c: Nucleus ventromedialis hypothalami; d: Nucleus paraventricularis;
e: Nucleus dorsomedialis hypothalami;
f: Nucleus tuberomamillaris; g: Nucleus posterior hypothalami; h: Nuclei tuberales laterales; i: Nucleus infundibularis,
k: Corpus mamillare [470]

Hypo|thalamus-Hypo|physen-System (↑; ↑; Hypophyse*) n: (engl.) hypothalamic-hypophyseal axis; (neurophysiol.) zentrales Steuer- u. Regelsystem des Organismus; stellt d. Verbin-

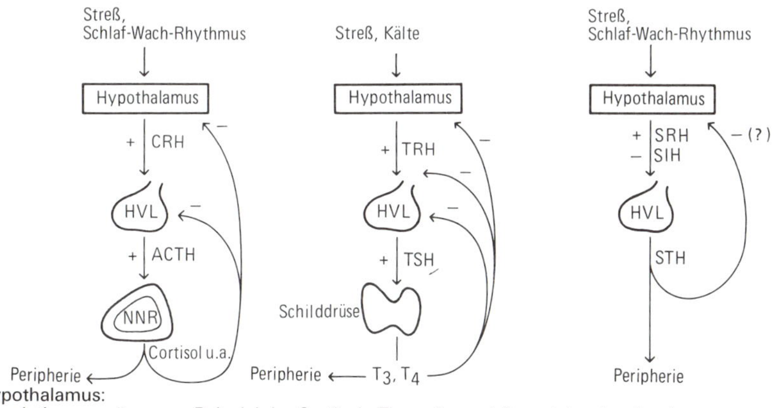

Hypothalamus:
Regulationsvorgänge am Beispiel der Cortisol-, Thyroxin- und Somatotropinsekretion

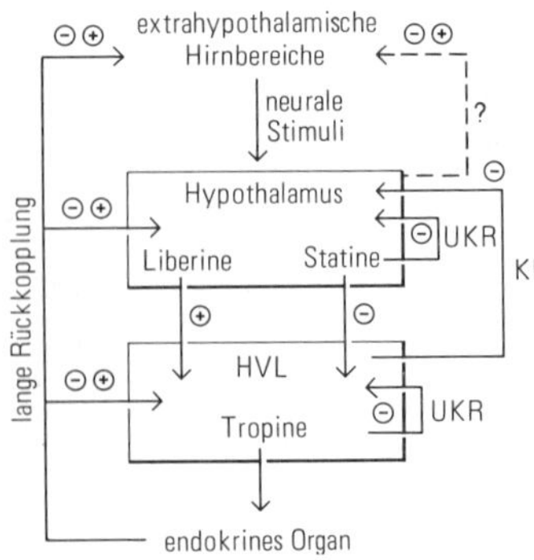

Hypothalamus-Hypophysen-System: Schema der Regulationsvorgänge; UKR: ultrakurze Rückkopplung; KR: kurze Rückkopplung [419]

dung zw. dem ZNS u. dem Endokrinium (Hormonsystem) dar; vgl. Hypothalamus, Hypophyse, Releasing-Hormone.

Hypo|thenar (↑; gr. θέναρ Handfläche) n: Kleinfingerballen.

Hypo|thermie (↑; Therm-*) f: (engl.) hypothermia; Unterkühlung, Absinken od. Senkung der Körpertemperatur*; **Formen: 1.** unternormale Körpertemperatur (Untertemperatur), z. B. bei Kollaps, Hypothyreose, Kachexie; **2.** akzidentelle H. durch Kälteexposition (bes. bei Berg- u. Ertrinkungsunfällen); Sympt.: s. Tab.; in der Pädiatrie sind v. a. Neugeborene u. spez. Frühgeborene inf. unreifer Wärmeregulation* durch eine postpartal auftretende Unterkühlung gefährdet u. müssen vor einer H. unter 32°C geschützt werden. **3.** kontrollierte H.: Senkung der Körpertemperatur (z. B. mit Hilfe eines Wärmetauschers bei Anw. der Herz-Lungen-Maschine od. durch Oberflächenkühlung) führt über die Herabsetzung der Stoffwechselvorgänge u. des Sauerstoffverbrauchs zu einer Verlängerung der Ischämietoleranz aller Organe; Anwendung bes. in der offenen Herzchirurgie, auch in der Neurochirurgie u. bei Transplantationen (Kühlung der entnommenen Organe durch Perfusionslösung von 4°C). Vgl. Kryotherapie, Hibernation, artifizielle.

Hypothermie
Klinische Zeichen und Dauer eines tolerierten Kreislaufstillstandes

Körpertemperatur	Klinische Symptome	Tolerierter Kreislaufstillstand
36 °C	Kältezittern, Kältegefühl	4 – 10 Min. (leichte H.)
35 – 34 °C	psychische Alteration	
33 °C	Kältezittern durch Rigor ersetzt	
30 °C	Bewußtseinsverlust, Pupillenerweiterung	10 – 16 Min. (mäßige H.)
28 °C	Kammerflimmern, Asystolie oder andere Herzrhythmusstörungen	
27 °C	Muskelerschlaffung	16 – 60 Min. (tiefe H.)
18 °C 4 °C	Isoelektrisches EEG	60 – 90 Min. (ausgeprägte H.)

Hypo|thyreose (↑; Thyreo-*; -osis*) f: (engl.) hypothyroidism; Unterfunktion der Schilddrüse* u. unzureichende Versorgung der Körperzellen mit Schilddrüsenhormonen; nach Empfehlung der „Sektion Schilddrüse der Deutschen Gesellschaft für Endokrinologie" werden folgende **Formen** unterschieden: **1.** angeb. Neugeborenenhypothyreose (irreversibel): **a)** bei Schilddrüsenaplasie (Athyreose*); **b)** bei Schilddrüsenhypo- bzw. -dysplasie (orthotop, d. h. bei normaler Lok. od. ektop, z. B. als Zungengrundstruma*); **c)** bei Iodfehlverwertung* (Hormonsynthesestörungen, bisher sechs Typen bekannt); **d)** bei peripherer Schilddrüsenhormonresistenz (sog. Endorganresistenz); **e)** bei Mangel an TSH*; **2.** intrauterin erworbene Neugeborenenhypothyreose (teilreversibel bzw. reversibel), z. B. inf. Iodmangels bzw. Iodexzesses der Mutter, Einfluß strumigener Substanzen od. immunogen bedingt; **3.** postnatal erworbene (thyrogene) H. (mit od. ohne Struma*): **a)** entzündl. bedingt (z. B. Struma lymphomatosa Hashimoto; s. Thyreoiditis); **b)** postoperativ; **c)** nach Strahlentherapie* (z. B. Radioiodtherapie*, externe perkutane Bestrahlung); **d)** durch strumigene Substanzen (best. Medikamente, auch massive Zufuhr von Iod); **e)** bei extremem Iodmangel; **f)** H. anderer Art (z. B. inf. Schilddrüsentumoren*, durch hormonbindende Antikörper u. a.); **4.** postnatal erworbene, sekundäre H.: hypophysär bzw. hypothalamisch bedingt, oft mit Störungen anderer endokriner Drüsen kombiniert; **5.** H. inf. peripherer Hormonresistenz (Spätmanifestation); **Sympt.: 1.** bei Neugeborenen respirator. Insuffizienz, Zyanose, Icterus praecox umbilicalis, Kretinismus*, muskuläre Hypotonie u. psychomotor. Behinderung. Bei den angeb. Formen treten die ersten Sympt. nicht sofort nach der Geburt auf, da das mütterl. Schilddrüsenhormon das Kind noch ca. 4-12 Wo. versorgt (dabei treten bei d. Athyreose die klin. Erscheinungen rascher u. schwerer auf als b. der H.). Den Müttern von Säuglingen fällt allerdings oft schon frühzeitig Trinkfaulheit bei guter Gewichtszunahme u. Neigung zu Obstipation auf. Auffällig ist häufig auch eine weite Fontanelle. Durch Einführung eines H.-Screenings (radioimmun. TSH-Filterpapierbestimmung am 5. Tag postpartal im Fersenblut) wird die Neugeborenenhypothyreose heute meist frühzeitig entdeckt. **2.** bei Kindern v. a. Störungen des Wachstums u. der körperl. Entw.; die enchondrale u. periostale Ossifikation* ist verzögert; Epiphysenfugen bleiben lange offen, Knochenkerne treten verspätet auf, die Dentition setzt verzögert ein (s. Abb.). Es resultiert ein Minderwuchs* mit kurzem gedrungenem Körper u. Extremitäten. Da d. Kalkeinlagerung in das Osteoid nicht gestört ist, zeigen sich im Röntgenbild kalkreiche Flecken u. Linien (sog. Abschlußplatte an d. Epiphysen). Statische Entw. retardiert; entsprechend verzögerte Entw. sämtlicher körperl., geistiger u. psych. Funktionen. Die Kinder sind apathisch, das Sprechvermögen setzt verspätet od. nicht ein u. bleibt dürftig, die Intelligenz ist herabgesetzt (geistige Behinderung*). Oft verzögerte Pubertät; röntg. evtl. (reaktive) Vergrößerung der Sella turcica inf. Hyperthrophie des Hypophysenvorderlappens (HVL); **3.** im Erwachsenenalter Vollbild aus Apathie u. a. psychischen Störungen (z. B. org. Psychose*), Myxödem* mit aufgedunsenem Gesicht u. schlitzförmig verschmälerten Augen inf. periorbitalem Ödem, verdickten Lippen, Makroglossie u. trockener, rauher u. verdickter Haut (inf. Karotineinlagerung oft gelblich gefärbt). Das Haar ist meist glanzlos u. struppig, die Stimme heiser u. dabei auffällig rauh u. tief; allgemein Schwäche, leichte Ermüdbarkeit, Gewichtszunahme, oft extreme Obstipation, Hypothermie mit kühler Haut u. Kälteintoleranz, Hypotension, Bradykardie, u. U. Herzdilatation u./od. Perikarderguß, (neurol.) Parästhesien, Muskelkrämpfe, Schwerhörigkeit sowie

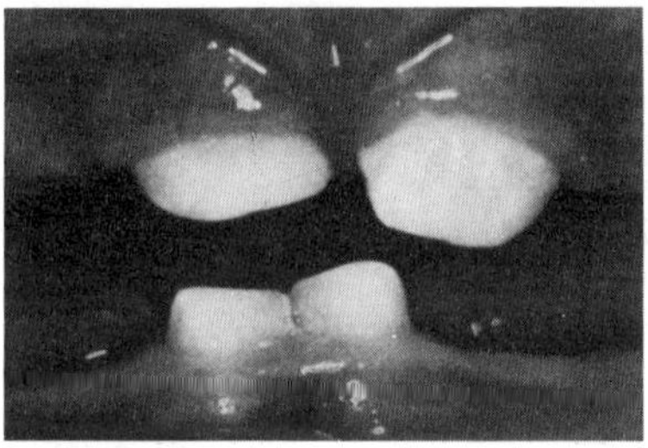

Hypothyreose: Verzögerung der Zahnentwicklung (2½jähriges Kind, Zahnalter 7 Monate) [540]

auffällige Verlangsamung der Reflexe* (MER), insbes. des ASR (über 350 ms); (laborchem.) u. a. erniedrigter Blutzuckerspiegel, niedrige alkal. Serumphosphatase, Hypercholesterinämie u. Anämie inf. Resorptionsstörungen von Eisen u./od. Vitamin B_{12} als Ausdruck des verlangsamten Stoffwechsels; **Diagn.:** bei klin. Verdacht Sicherung der Diagn. durch funkt. Schilddrüsendiagnostik*: niedriger Thyroxin-(T_4)Spiegel (TT_4 bzw. FT_4), Veränderungen der Schilddrüsenhormon-Bindungsparameter i. S. der H. u. erhöhter TSH-Spiegel im Blut; Triiodthyronin (T_3) kann normal od. erniedrigt sein. Differenzierung zw. primärer u. sekundärer H. mittels TRH*-Test; ggf. Nachweis erhöhter Titer v. Schilddrüsenantikörpern*; **Ther.:** (alle Formen) Substitution mit Schilddrüsenhormonpräparaten, darunter meist gute Rückbildung reversibler Sympt.; vgl. Altershypothyreose.

Hypo|thyreose, prä|klinische (↑; ↑; ↑) **f:** (engl.) subclinical hypothyroidism; sog. Hypothyreose* ohne Krankheitserscheinungen; bei euthyreoten Schilddrüsenhormonwerten erhöhtes TSH* basal und überschießende Antwort im TRH*-Test (Erfassung einer Schilddrüsenunterfunktion im frühen asymptomatischen Stadium).

Hypo|tonia bulbi (↑; Ton-*; gr. βολβός Zwiebel) **f:** verminderter Augeninnendruck; führt bei längerem Bestehen zu Amotio* chorioideae u. Schrumpfung des Augapfels (Phthisis bulbi); **Urs.:** Ablatio retinae, Trauma , Fistel der Augapfelwand nach Op., im Coma diabeticum.

Hypo|tonie (↑; ↑) **f:** (engl.) hypotension; Hypotension, Hypotonus; Druck-, Spannungs- bzw. Tonuserniedrigung; **1. H. des Blutdrucks:** bei Blutdruckmessung unter Ruhebedingungen systol. Druck beim Mann unter 110 mmHg, bei d. Frau unter 100 mmHg u. diastol. Druck unter 60 mmHg; **Formen: a)** konstitutionelle H. (syn. essentielle od. primäre H.): hypotone Kreislaufregulation mit Kollapsneigung, Hyperhidrose, kalten Extremitäten, meist Bradykardie u. Herzklopfen sowie Neigung zur Hypoglykämie (v. a. bei asthen. Konstitution); **b)** symptomat. (sekundäre) H.: bei od. als Folge von Erkr., z. B. Herzinsuffizienz, Herzinfarkt, Aorten(klappen)stenose, Accretio u. Concretio pericardii, Hypophysenvorderlappen- od. Nebennierenrindeninsuffizienz, Myxödem, bei paroxysmaler Tachykardie, Fieber, Hypovolämie, in der Schwangerschaft u. Rekonvaleszenz; **c)** orthostatische H.: im Liegen normaler Blutdruck, im Stehen H. mit Schwindelgefühlen, Schwarzwerden vor d. Augen als Folge einer sog. orthostatischen Regulationsstörung; vgl. Orthostasesyndrom, Syndrom, psychovegetatives; **2. H. der Muskulatur:** Herabsetzung des Ruhetonus eines Muskels od. der gesamten Muskulatur (d. h. des Dehnungswiderstands bei passiver Bewegung eines Muskels); Urs.: funktionelle Störungen des extrapyramidalen Systems, des Kleinhirns, der Hinterstrangbahnen des RM, des 2. Neurons der Willkürmotorik (Vorderhornzelle u. peripherer Nerv); vgl. Lähmung.

Hypo|trichose (↑; Trich-*; -osis*) **f:** (engl.) hypotrichosis; spärliche Behaarung; s. Alopezie.

Hypo|tri|glyzerid|ämie (↑; -ämie*) **f:** (engl.) hypotriglyceridaemia; erniedrigte Konz. der Triglyzeride* im Serum; **Vork.:** als primäre (familiäre H.) od. sekundäre H., z. B. bei Malabsorptionssyndrom. S. Hypolipoproteinämien.

Hypo|trophie (↑; Troph-*) **f:** (engl.) hypotrophy; Unterernährung; vgl. Ernährungsstörungen.

Hypo|trophie, fetale (↑; ↑) **f:** s. Mangelentwicklung, intrauterine.

Hypo|tympanicum (↑; Tympanum*) **n:** syn. Hypotympanon, Recessus hypotympanicus; Raum zw. dem Boden der Paukenhöhle* u. einer gedachten Ebene durch d. unteren Trommelfellrand.

Hypo|ventilation (↑; Ventilation*) **f:** alveoläre Minderbelüftung in Relation zum Stoffwechselbedarf des Organismus mit Abfall von pO_2 u. Anstieg von pCO_2 inf. verringerten Atemminutenvolumens*; führt u. U. zu klin. manifester respiratorischer Insuffizienz* bzw. respiratorischer Azidose*.

Hypo|vitaminosen (↑; -osis*) **f pl:** (engl.) hypovitaminoses; durch Vitaminmangel entstandene Krankheitszustände leichterer Art (schwere Form: Avitaminose*); meist durch Zufuhr des fehlenden Vitamins völlig reversibel; s. a. Vitamine.

Hypo|vol|ämie (↑; -ämie*) **f:** (engl.) hypovolaemia; Verminderung der zirkulierenden Blutmenge; **Urs.:** Blutverluste nach außen, in Körperhöhlen od. Gewebe; Plasmaverluste, z. B. nach Verbrennungen; Flüssigkeitsverluste, z. B. inf. Diarrhoe, Hitzeschäden od. durch Medikamente (Diuretika); **Sympt.:** kleine Blutdruckamplitude, Blutdruckabfall, Pulsanstieg, unzureichende periphere Durchblutung, niedriger zentraler Venendruck, Oligurie (hypovolämischer Schock*).

Hyp|ox|ämie (↑; Ox-*; -ämie*) **f:** (engl.) hypoxaemia; niedriger Sauerstoffpartialdruck im art. Blut (art. pO_2 <70 mmHg); vgl. Hypoxie.

Hypo|xanthin n: 6-Hydroxypurin, Purinbase; H. bildet mit Ribose das Nukleosid Inosin*; vgl. Nukleoside, Nukleinsäuren.

Hyp|oxie (Hyp-*; Ox-*) f: (engl.) hypoxia; Herabsetzung des Sauerstoffgehalts im Gesamtorganismus od. bestimmten Körperregionen; **Einteilung/Ätiol.: 1.** hypoxämische H.: Erniedrigung des art. Sauerstoffpartialdrucks inf. respiratorischer Insuffizienz* od. Aufenthalt in großen Höhen; **2.** anämische H.: Herabsetzung der O_2-Transportkapazität des Bluts durch Verminderung des Hämoglobingehaltes (Anämie*) od. durch Beeinträchtigung des O_2-Bindungsvermögens (z. B. Kohlenmonoxidvergiftung); **3.** ischämische od. zirkulatorische H. (sog. Stagnationshypoxie): Beeinträchtigung der Gewebeperfusion inf. von Herzinsuffizienz, Blutgefäßverschluß u. a.; **4.** zytotoxische H.: Blockierung der Zellatmung durch Gifte (Cyanid, Pentachlorphenol); **Sympt.:** Angst u. Unruhe, Dyspnoe, Zyanose, Tachykardie, Blutdruckanstieg, Verwirrtheit, u. U. Bradykardie, Herzstillstand.

Hyps|ar|rhythmie (gr. ὕψος Höhe; A-*) f: s. Elektroenzephalographie.

Hyrtl-Plexus (Jozsef H., Anat., Prag, Wien, 1810-1894; Plexus*) m: Venenplexus unterh. des Schilddrüsenmittellappens.

Hyster|ek|tomie (gr. ὑστέρα Gebärmutter; Ektomie*) f: (engl.) hysterectomy; Entfernung der Gebärmutter; **1.** Hysterectomia abdominalis mit Eröffnung der Bauchhöhle; Vorteil: übersichtl. Operationsgebiet, Inspektion der Bauchhöhle u. ggf. Erweiterung der Operation möglich; Nachteil: höheres Operationsrisiko als b. vaginalem Zugang; **2.** Hysterectomia vaginalis mit op. Zugang über die Vagina.

Hysterese (gr. ὑστερεῖν später kommen) f: (engl.) hysteresis; **1.** (chem.) sek. Verfestigung von Kolloiden* inf. Abnahme ihrer elektr. Ladung u. dadurch bedingter Verringerung der Hydratation (Alterungsprozeß); **2.** (kardiol.) Verlängerung der relativen QT-Dauer im EKG b. plötzlichem Wechsel der Herzaktion.

Hysterie (gr. ὑστερικός an der Gebärmutter leidend) f: (engl.) hysteria; **1.** Bez. f. Persönlichkeitsstörung*, bei der Geltungsbedürfnis, Egozentrismus u. ein Bedürfnis nach Anerkennung im Vordergrund stehen; **2.** Bez. f. psychogene körperl. Störungen i. S. einer Konversionshysterie (mit Sympt. wie bei Konversionsneurose*) od. als Angsthysterie, bei der die Angst auf ein best. äußeres Objekt fixiert ist (s. Phobie). Vgl. Neurose, Charakterneurose.

Hystero|salpingo|graphie (gr. ὑστέρα Gebärmutter; Salpinx*; -graphie*) f: (engl.) hysterosalpingography; Abk. HSG; röntg. Darstellung des Zervikalkanals, des Uteruskavums u. der Tuben m. wasserlöslichem Röntgenkontrastmittel; **Ind.:** Prüfung der Tubendurchgängigkeit; Nachweis von Uterusfehlbildungen; **Kontraind.:** Schwangerschaft, entzündl. Prozesse im kl. Becken u. im Vaginalbereich. Vgl. Pertubation.

Hystero|skopie (↑; -skopie*) f: (engl.) hysteroscopy; endoskop. Inspektion (Endoskopie*) der Gebärmutterhöhle m. einem Spezialendoskop; auch als hysteroskop. Op. mittels Einbringen von Instrumenten (z. B. zur laserchir. Trennung von Septen od. Synechien).

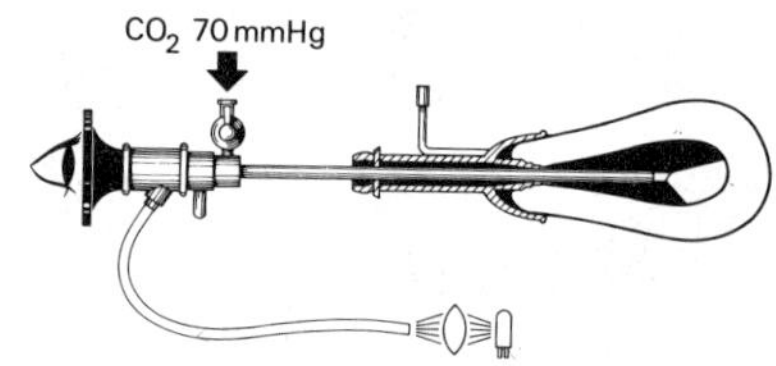

Hysteroskopie [457]

Hystero|tomie (↑; -tomie*) f: (engl.) hysterotomy; auch Uterotomie; Eröffnung der Gebärmutter durch Schnitt, z. B. bei Schnittentbindung*, Myomenukleation*.

Hystero|zele (↑; -kele*) f: (engl.) hysterocele; Form der Hernia ventralis mit dem Uterus als Bruchinhalt; s. Hernie.

Hz: Abk. f. Hertz*.

HZV: Abk. f. **H**erz**z**eit**v**olumen, (engl.) cardiac output (Abk. CO); s. Herzminutenvolumen.

I

I: chem. Symbol f. Iod*.

i. a.: Abk. f. intraarteriell.

-iasis: auch -iase; aus dem Griech. übernommene Endung mit der Bedeutung Krankheit, krankhafter Zustand; Befall von Parasiten od. Ungeziefer.

-iatr: auch -iater, -iatrie; Wortteil mit der Bedeutung Arzt; von gr. ἰατρός.

iatrogen (↑; -gen*)**:** durch den Arzt verursacht (z. B. inf. diagn. od. therap. Einwirkungen).

Ibu|profen (INN) n**:** 2-(4-Isobutylphenyl)-propionsäure (IUPAC); nichtsteroidales Antiphlogistikum; s. Antiphlogistika, nichtsteroidale.

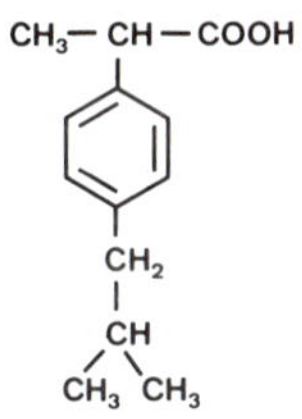

Ibuprofen

i. c.: Abk. f. **1.** intracutan; **2.** intracardial.

ICD: Abk. f. (engl.) **1.** International Classification of Diseases (WHO); **2.** Injuries and Causes of Death.

Ich: syn. Ego; **1.** (psychol.) allgemeine Bez. f. das Subjekt von Selbstbewußtsein u. Verhalten; **2.** (psychoanalyt.) psych. Instanz, die im Konflikt zw. Es* u. Über*-Ich sowie den Anforderungen der Außenwelt durch Wahrnehmung, Motorik, Denken od. Abwehrmechanismus vermittelt (sog. Realitätsprinzip). Ausbildung der Ich-Funktion (sog. Individuation) erfolgt in den Entwicklungsphasen*. Vgl. Ich-Störung, Psychodynamik.

Ich-Bewußtsein: (engl.) consciousness of self; Bez. f. das im 3.-4. Lj. einsetzende Bewußtsein vom eigenen Ich; bis zum 3. Lj. besteht demgegenüber nur ein durch Sinnesorgane vermitteltes Gegenstandsbewußtsein f. die gegenständliche Umwelt.

Ich-Erlebens|störung: (psychiatr.) gestörtes Erleben der eigenen Persönlichkeit mit Störung der Abgrenzung zw. Ich u. Umwelt. Gedanken, Handlungen u. Zustände werden als Ich-fremd u. von außen beeinflußt erlebt. **Vork.:** z. B. bei Übermüdung od. als (nicht beweisendes) Symptom bei Schizophrenie*. Vgl. Depersonalisation, Derealisation, Denkstörung, Gedankenentzug, Gedankeneingebung.

Ich-Störung: (psychoanalyt.) Störung der Ich-Funktion, bei der die Synthese zw. Ansprüchen von Es u. Über-Ich u. die Abgrenzung gegenüber der Außenwelt gestört ist (Ich-Schwäche); Vork. bei Neurose, Schizophrenie.

Ichthyose (gr. ἰχθύς Fisch; -osis*) f**:** sog. Fischschuppenkrankheit; erbl. flächenhafte Verhornungsstörung.

Ichthyosis con|genita (↑; ↑) f**:** Bez. f. eine Gruppe seltener, bereits bei Geburt vorhandener Verhornungsstörungen der ganzen Haut, einschließlich der Knie- u. Ellenbeugen, mit meist autosomal-rezessivem Erbgang; **Formen: 1.** leichte Verlaufsformen mit lamellärer Schuppung u. evtl. Erythrodermie, bes. an Hals, Kopf u. Streckseiten der Extremitäten; oft Eintrübung der Cornea im Erwachsenenalter; **2.** I. c. mitior: pergamentartige, zusammenhängende, leicht knittrige, grünlich-gelbe Hornschicht mit Rhagadenbildung beim Säugling (sog. Collodium-Baby); spontane Besserung möglich; **3.** I. c. gravis: schwerste, meist nicht mit dem Leben vereinbare Form mit universeller schuppenpanzerartiger Bedeckung des Integuments, Ektropium der Lider, fischmaulartig aufgeworfenen Lippen sowie Fehlbildungen von Gliedmaßen (sog. Harlekin-Fetus); **4.** mit anderen angeb. Syndromen

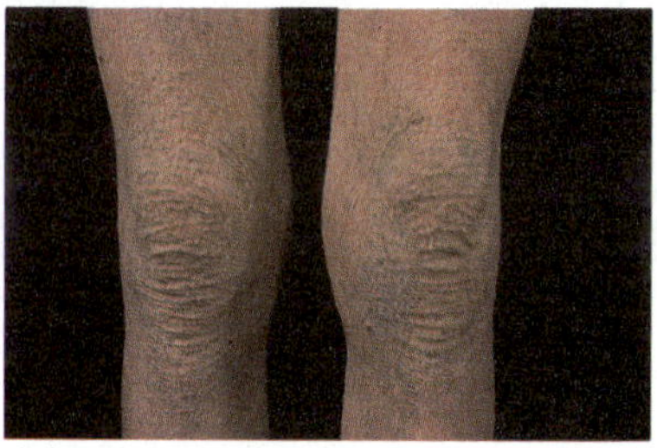

Ichthyosis congenita [3]

assoziierte, z. T. bullöse Ichthyosen; s. Chondrodysplasia-punctata-Syndrome, Erythrodermia congenitalis ichthyosiformis bullosa Brocq, Netherton-Syndrom, Refsum-Syndrom, Rud-Syndrom, Sjögren-Larsson-Syndrom; **Ther.:** lokal harnstoffhaltige Salben, systemisch Retinoide bzw. Glukokortikoide. Vgl. Ichthyosis vulgaris.

Ichthyosis hystrix (↑; ↑) f**:** s. Erythrodermia congenitalis ichthyosiformis bullosa Brocq.

Ichthyosis linearis circum|flexa (↑; ↑) f**:** s. Netherton-Syndrom.

Ichthyosis uteri (↑; ↑) f**:** (histol.) flächenhafte Austapezierung des Uteruskavums mit metaplastischem Plattenepithel, ausgehend vom endometrialen Oberflächenepithel; histol. meist gutartig, oft als Begleiterscheinung einer chron. Endometritis od. durch mechan. Reiz entstanden; **cave:** u. U. auch obere Schicht eines verhornenden Plattenepithelkarzinoms od. mukoepidermoiden Adenokarzinoms des Endometriums (Korpuskarzinom*).

Ichthyosis vulgaris (↑; ↑) f: erbl. Verhornungsstörung mit Erstmanifestation meist im 1. Lj.; **Formen: 1.** autosomal-dominante I. v.: häufigste (1 : 250) u. leichteste Form aufgrund eines Defekts der Profilaggrin- u. Filaggrinsynthese; sehr trockene, pulverartig schuppende Haut, teilweise mit dickeren, dunkelgrauen bis grünlichen Schuppen od. follikulären Erhebungen (s. Abb.); Gelenkbeugen bleiben frei, Handfurchen vermehrt u. vertieft; **2.** X-chromosomal-rezessive I. v.: nur beim männl. Geschlecht ausgeprägter Steroidsulfatasemangel (Inzidenz 1 : 6000); grobe, bräunl. Schuppung mit Beteiligung der großen Gelenkbeugen; häufig Kryptorchismus u. Geburtskomplikationen; Besserung der Hautveränderungen im Sommer. Vgl. Refsum-Syndrom.

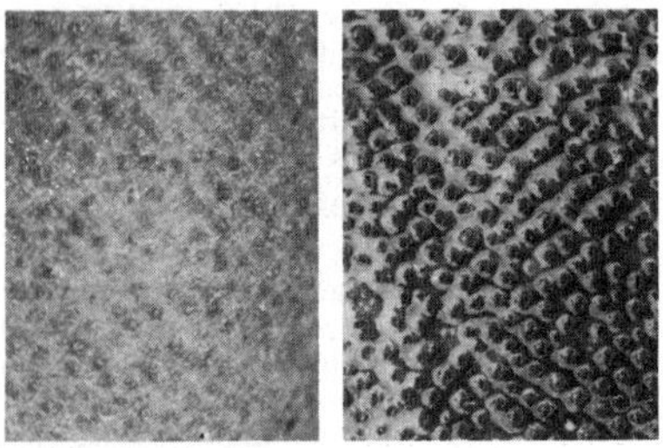

Ichthyosis vulgaris: „Fischhaut" des Menschen (links) im Vergleich zur Haut eines Haifischs [540]

ICR: Abk. f. **1.** **Interk(c)ostalraum**, Zwischenrippenraum; **2.** **Interz(c)ellulärraum**.

ICRU: Abk. f. (engl.) **International Commission on Radiation Units**; ein international zusammengesetztes Gremium zur Festlegung u. Definition von Einheiten u. Größen von Strahlungswerten (z. B. Röntgen-Einheit, Sievert); vgl. Einheiten.

ICSH: Abk. f. (engl.) **interstitial cell stimulating hormone**; dem LH* entspr. Gonadotropin beim Mann.

Icterus (Ikterus*) m: s. Ikterus.

Icterus gravidarum (↑) m: syn. Hepatopathia gravidarum, Schwangerschaftsgelbsucht; **Formen: 1.** Icterus in graviditate, meist inf. einer während der Schwangerschaft auftretenden akuten Hepatitis*; bei Hepatitis B u. U. Infektion des Kindes unter der Geburt (postnatal passiv-aktive Schutzimpfung* erforderlich); **2.** Icterus e graviditate, meist im letzten Trimenon auftretende, mit mildem Ikterus* u. ausgeprägtem Pruritus einhergehende intrahepat. Cholestase, bedingt durch verminderte Gallensäuresekretion, die wahrscheinl. auf einer (erbl.?) Störung des Östrogenstoffwechsels beruht u. auch bei Einnahme hormonaler Kontrazeptiva beobachtet wurde; bei I. g. ist die Frühgeborenenrate erhöht.

Icterus gravis (↑) m: s. Morbus haemolyticus neonatorum. **I. in|fectiosus** (↑) m: s. Weil-Krankheit. **I. juvenilis inter|mittens** (↑) m: s. Meulengracht-Krankheit.

Icterus neo|natorum (↑; Neo-*; lat. natus geboren) m: Neugeborenengelbsucht; **Urs.:** physiol. Konjugationsikterus (s. Ikterus) inf. transitorischer Unreife der Transport- (u. a. Ligandin) u. Koppelungssysteme (UDP-Glukuronsäuretransferase) in der Leber. Vom Feten gebildetes (nicht konjugiertes) Bilirubin* kann nicht mehr über d. Plazenta ausgeschieden werden, es müssen post partum Leber, Gallenwege u. Darm passiert werden. Dabei kommt es beim Neugeborenen zu einer beträchtl. enteralen Rückresorption v. wieder entkoppeltem Bilirubin (im Darm des Neugeborenen größere Mengen von Betaglukuronidase); post partum steigt d. Serumbilirubinkonzentration an, erreicht b. Reifgeborenen als Maximum ca. 100 µmol/l (6 mg/dl) am 3.-5. Lebenstag u. fällt dann innerh. von 2 (bis 3) Wo. zur Norm ab; v. a. bei Frühgeborenen treten höhere Serumbilirubinkonzentrationen auf, u. der Ikterus bleibt länger bestehen (s. Hyperbilirubinämie des Neugeborenen). Die Bilirubinkonzentration bei gestillten Kinder liegt insgesamt höher als bei anderweitig ernährten aufgrund der hohen Taurinkonzentration der Muttermilch, die zu einer erhöhten Synthese von Taurocholsäure führt, die die Bilirubinrückresorption aus dem Darm begünstigt. Früher häufig verwendete Begriffe wie Icterus praecox (Hautikterus schon am 1. od. 2. Tag), Icterus tardus od. Icterus prolongatus (Dauer länger als 2 Wo.) werden heute nur selten benutzt.

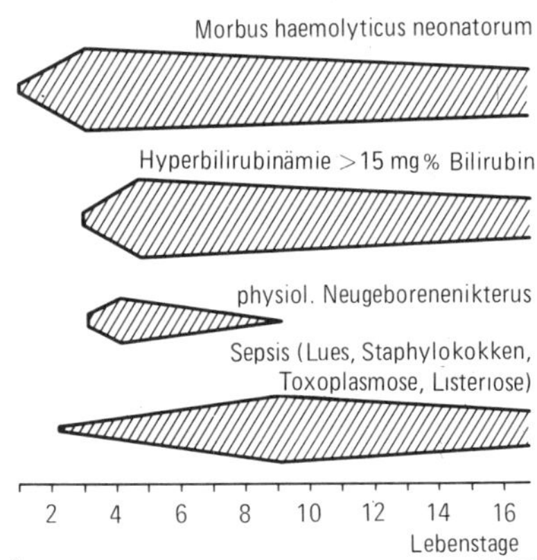

Icterus neonatorum [197]

Ictus cordis (lat. ictus Schlag, Fall) m: wenig gebräuchl. Bez. f. Herzspitzenstoß*.

Id (gr. ἴδιον das erbl. Wesen) n: s. Gen.

-id: auch -ides, -ideus, -idea; Wortteil mit der Bedeutung ähnlich sein, gleichen; von gr. εἰδής.

Idation f: Idiovariation, Mutation*.

IDDM: Abk. f. (engl.) **insulin-dependent diabetes mellitus**; s. Diabetes mellitus.

Ideal|gewicht: s. Körpergewicht.

Ideation f: s. Apraxie.

Idee (gr. ἰδέα Meinung, Vorstellung, Urbild) f: (engl.) idea; Inhalt eines Gedankens; **überwertige I.:** Bez. f. eine I., der zur Verarbeitung einer affektiven Einengung eine weit übertriebene Bedeutung verliehen wird, ohne dies zu empfinden (im Ggs. zur Zwangsidee); **Wahnidee:** s. Wahn.

Ideen|flucht (↑): (engl.) flight of ideas; formale Denkstörung* m. Beschleunigung u. Zusammenhanglosigkeit des Denkablaufs, starker Ablenkbarkeit u. ständig wechselnden Assoziationen bei fehlender Tenazität*; Vork. insbes. bei Manie* u. Delir*.

Idee, überwertige (↑) f: s. Idee.

Identi|fikation (lat. idem derselbe; facere machen) f: (engl.) identification; Gleichsetzung, Verschmelzung; **1.** (psychol.) Angleichung an e. andere Person durch Introjektion als Grundlage der Persönlichkeitsentwicklung; **2.** (psychol.) Wiedererkennen durch Erinnerung; **3.** (psychoanalyt.) Abwehrmechanismus, durch den sich e. Person unbewußt an die Stelle einer anderen setzt u. deren Eigenschaften u. Verhalten übernimmt; **4.** (forens.) eindeutiges Wiedererkennen einer Person od. Leiche anhand körperl. Merkmale; vgl. Leichenschau.

Identität (↑) f: (engl.) identity; völlige Übereinstimmung; (psychol.) Bez. f. Kontinuität u. Einheit der Person; vgl. Persönlichkeit.

Ideo|kinese (Idee*; Kin-*) f: (engl.) ideokinesis; koordinierter Bewegungsablauf, der auf einem Vorstellungsbild (Idee) beruht; s. Apraxie, Carpenter-Effekt.

Idio-: Wortteil mit der Bedeutung **1.** eigentümlich, eigen; **2.** zu einer Art gehörig; von gr. ἴδιος.

Idio|glossie (↑; Gloss-*) f: (engl.) idioglossia; angeb. Sprachstörung mit Ausbildung einer eigenständigen Sprache ohne Kehl- u. Gaumenlaute; s. Idiolalie.

Idio|lalie (↑; gr. λαλεῖν sprechen) f: (engl.) idiolalia; eigenständige u. individuell ausgebildete Sprache; **Vork.:** z. B. als Phase der Sprachentwicklung bei Kindern u. bei Schizophrenie. Vgl. Dyslalie.

idio|pathisch (↑; -pathie*): (engl.) idiopathic; ohne erkennbare Urs. entstanden, Urs. nicht nachgewiesen; med. oft gleichbedeutend m. essentiell gebraucht.

Idio|plasma (↑; -plasma*) n: (engl.) germ plasma; syn. Genotypus*; Erbplasma, Erbsubstanz, sog. Keimplasma; wird kontinuierlich von einer Generation auf die nächste übertragen u. beinhaltet die Erbanlagen, ohne direkt Stoffwechselprozesse zu beeinflussen.

Idio|syn|krasie (↑; Syn-*; gr. κρᾶσις Mischung) f: (engl.) idiosyncrasy; angeb. Überempfindlichkeit gegenüber best. (exogenen) Stoffen bereits beim ersten Kontakt aufgrund eines Enzymdefekts*; z. B. Favismus. Vgl. Allergie.

Idiotie (gr. ἰδιώτης Privatperson, niedriger Mann, Laie, Stümper) f: (engl.) idiocy; veraltete Bez. f. den 3. Grad der geistigen Behinderung*.

Idiotie, amaurotische (↑; gr. ἀμαυρός dunkel; -iosis*) f: (engl.) amaurotic idiocy; historische, obsolete Bez. f. eine Gruppe von Lipidosen*, die mit psychomotor. Retardierung bis zur völligen Dezerebration, zunehmenden Sehstörungen u. Lähmungen einhergeht; die klassische Form der a. I. entspricht der G_{M2}-Gangliosidose Typ I (Tay-Sachs). Vgl. Gangliosidosen, Zeroidlipofuszinose.

Idio|typie (Idio-*) f: (engl.) idiotype; genetisch bedingte Variantenbildung von intramolekularen Strukturen (Aminosäuresequenz) der variablen Region der H- u. L-Ketten der Immunglobuline* (unabhängig vom Allotyp) im Bereich der Antigenbindungsstelle (auch als Idiotop bezeichnet); bei den individuell auftretenden Idiotypen handelt es sich um komplexe antigene (idiotypische) Determinanten, die spezif. für alle von einem B-Lymphozyten- bzw. Plasmazellklon gebildeten (monoklonalen) Antikörper sind. Vgl. Allotypie.

IDL: Abk. f. (engl.) **i**ntermediate **d**ensity **l**ipoproteins; Lipoproteine* mittlerer Dichte (d = 1,006-1,019 g/dl); entstehen wahrscheinlich aus VLDL* u. sind Vorläufermoleküle des LDL*.

Idox|uridin (INN) n: 2′-Desoxy-5-iod-uridin (IUPAC); halogeniertes Thymidinderivat (Nukleosidanalogon), hemmt über eine kompetitive Hemmung zu Thymidin die Virussynthese; **Verw.:** bei Herpesinfektionen der Haut; **NW:** selten Überempfindlichkeitsreaktionen; vgl. Virostatika.

Id-Re|aktion f: s. Mikrobid.

Id|uron|säure: s. Uronsäuren.

I. E.: auch IE; Abk. f. **1. I**mmunitäts**e**inheit; vgl. Antitoxineinheit; **2. I**nternationale **E**inheit; z. B. diejenige Menge eines Antibiotikums, die in 1 ml Nährmedium das Wachstum des Testkeims gerade noch zu hemmen vermag (s. Antibiogramm). Bei chem. reinen Substanzen erfolgt Angabe in Gewichtseinheiten (g, mg, ng) unabhängig von Testmethoden (absolute Maßeinheit). Internationale Einheit der Enzymaktivität: s. IU; **3. I**nsulin**e**inheit.

IFN: Abk. f. **I**nter**f**ero**n**; s. Interferone.

Ifosf|amid (INN) n: 3-(2-Chlorethyl)-2-(2-chlorethylamino)-tetrahydro-2H-1,3,2-oxazaphosphorin-2-oxid (IUPAC); Zytostatikum (synthet. Cyclophosphamid, alkylierende Substanz); **Verw.:** z. B. bei Hoden-, Ovarial- u. Bronchialkarzinom; **NW:** s. Zytostatika; **Kontraind.:** Beeinträchtigung der Knochenmarkfunktion.

IFT: Abk. f. **I**mmun**f**luoreszenz**t**est*.

Ig: Abk. f. **I**mmun**g**lobuline*.

IgA: Abk. f. **I**mmun**g**lobuline der Klasse **A**; **Vork.: 1.** im Serum (Serum-IgA) zu über 80% als Monomer mit einem MG von ca. 160 000 u. einer Sedimentationskonstante von 7 S; die restlichen als Dimer u. Polymer vorkommenden IgA enthalten zusätzlich eine J*-Kette. Es existieren zwei Subklassen (IgA_1 u. IgA_2), die zus. ca. 15-20% aller Immunglobuline* im Serum ausmachen; Serumkonzentration 0,9-4,5 g/l; biol. Halbwertzeit 5-6 Tage; **2.** als Sekret-IgA: besteht aus zwei IgA-Molekülen, der J-Kette u. der Sekret-Komponente (Transportstück, das vor Proteolyse schützt); MG 385 000, Sedimentationskonstante 11 S; **Bedeutung:** Agglutination von Bakt. u. Viren, Neutralisation von Toxinen, jedoch keine Präzipitation löslicher Antigene; vorherrschende Antikörper* in seromukösen Sekreten (Speichel, Tränenflüssigkeit, Nasen- u. Tracheobronchialsekret, intestinale u. urogenitale Sekrete, Kolostrum u. a.) bei der immun. Abwehr an Schleimhautoberflächen; Sekret-IgA wird nach lokaler antigener Stimulation v. a. in lymphatischen Geweben des Verdauungs- u. Respirationstrakts gebildet. IgA passiert nicht die Plazenta. Die Synthese beginnt nach der Geburt u. erreicht erst mit dem 16. Lj. ihr Maximum; Säuglinge werden über die Muttermilch mit IgA versorgt u. so vor gastrointestinalen Inf. geschützt.

IgA-Mangel: (engl.) IgA deficiency; Abk. f. **I**mmun**g**lobulin-**A**-Mangel; Verminderung od. Fehlen von IgA im Serum u. in Körpersekreten bei normaler Konz. der anderen Immunglobuline* u. intakter zellvermittelter Immunität* als häufigster Immundefekt (Häufigkeit ca. 1 : 600); **Urs.:** angeb. Defekt IgA-produzierender B*-Lymphozyten, u. a. bei Anomalien des Chromosoms 18, seltener autosomal-rezessiv vererbt; **Klin.:** Neigung zu Erkr. des Respirations- (sinubronchopulmonale Inf.) u. Gastrointestinaltrakts (sprueähnliche Sympt.), Atopie, Autoimmunkrankheiten, z. T. asymptomatischer Verlauf. Vgl. Immundefekte.

IgA-Nephro|pathie (Nephr-*; -pathie*) f: s. Glomerulopathie.

I

IgD: Abk. f. **I**mmun**g**lobuline der Klasse **D**; (monomere) Immunglobuline* (Ig) mit einem MG von ca. 175 000 u. einer Sedimentationskonstante von 7 S; machen weniger als 1% aller Ig im Serum aus; Serumkonzentration ca. 40 mg/l; biol. Halbwertzeit drei Tage; **Bedeutung:** Antigenrezeptor (gemeinsam mit 7-S-IgM-Antikörpern) auf der Membranoberfläche von B*-Lymphozyten; wahrscheinl. Mitwirkung bei deren antigeninduzierter Differenzierung.

IgE: Abk. f. **I**mmun**g**lobuline der Klasse **E**; sog. hautsensibilisierende Antikörper, ältere Bez. Reagine; (monomere) Immunglobuline* (Ig) mit einem MG von ca. 190 000 u. einer Sedimentationskonstante von 8 S, kommen im Serum nur in Spuren (100-300 µg/l) vor; bei atopischen Erkr. häufig stark erhöht; biol. Halbwertzeit im Serum drei Tage, zellgebunden (hochaffine IgE-Rezeptoren) wesentlich länger; **Bedeutung:** IgE-Antikörper kommen auf der Membranoberfläche von basophilen Granulozyten u. Mastzellen vor u. führen nach Bindung entspr. Antigene (Allergene) durch Vernetzung der IgE-Rezeptoren zur Freisetzung von Mediatoren* aus diesen Zellen u. damit v. a. zu Überempfindlichkeitsreaktionen vom Soforttyp (Typ I der Allergie*); wahrscheinl. auch Beteiligung bei der immun. Abwehr von Parasiten (z. B. Helminthen). Vgl. Atopie.

IGF: Abk. f. (engl.) **i**nsulin-like **g**rowth **f**actor; syn. Somatomedin*.

IgG: Abk. f. **I**mmun**g**lobuline der Klasse **G** (G f. Gammaglobuline); intra- u. extravaskulär gleichmäßig verteilte (monomere) Immunglobuline* (Ig) mit einem MG von ca. 150 000 u. einer Sedimentationskonstante von 7 S; ca. 75% aller Ig im Serum u. ca. 15% aller Serumproteine; Serumkonzentration 8-18 g/l; biol. Halbwertzeit 20-23 Tage. Es werden vier Subklassen (IgG_{1-4}) unterschieden, deren Synthese von Art u. Eintrittspforte des Antigens abhängt sowie von der Dauer seiner Einwirkung; IgG_1- u. IgG_3-Synthese wird, vermittelt durch Helferzellen, vorwiegend durch Proteine induziert, IgG_4-Synthese durch Parasiten, Haptene u. Allergene; **Bedeutung:** präzipitierende (auch agglutinierende), komplementbindende (v. a. IgG_3) Antikörper* insbes. der sek. Immunantwort*, u. a. wichtig bei der immun. Abwehr mikrobieller Inf. (z. B. durch Opsonisierung, Zytolyse); führen direkt über Immunkomplexbildung u. Aktivierung von Komplement* zur Zerstörung des Antigens bzw. (indirekt über die Bindung an Killerzellen) der antigentragenden Zielzelle; können als einzige Klasse der Ig die Plazenta passieren u. sind daher von bes. Bedeutung für den postnatalen Infektionsschutz während der ersten Lebensmonate (aber auch in der Pathogenese des Morbus haemolyticus neonatorum); alle Antitoxine* sind IgG-Antikörper.

IgM: Abk. f. **I**mmun**g**lobuline der Klasse **M** (M für Makroglobuline); hauptsächl. intravaskulär vorkommende Immunglobuline* (Ig) mit einem MG von 900 000, pentamerer Struktur u. einer Sedimentationskonstante von 19 S; ca. 10% aller Ig im Serum; Serumkonzentration 0,6-2,8 g/l; biol. Halbwertzeit 5-6 Tage. Die carboxyterminalen Enden der Moleküle werden durch eine J*-Kette stabilisiert; Vork. auch als monomerer Antigenrezeptor auf der Zellmembran ruhender B-Lymphozyten; **Bedeutung:** agglutinierende, komplementbindende u. toxinneutralisierende Antikörper*; Bildung insbes. i. R. der primären Immunantwort* bei Kontakt mit (partikulären) Antigenen komplexer Struktur (z. B. Bakterien); ihr Auftreten im Serum Neugeborener deutet auf eine Prä- od. Perinatalinfektion hin, da mütterliche IgM-Antikörper die Plazenta nicht passieren können. Zur IgM-Klasse gehören die natürlichen Antikörper wie Blutgruppenantikörper, Kälteagglutinine u. Rheumafaktoren.

IgM-FTA-ABS-Test m: s. Syphilis.

IgM-Latex|test m: (engl.) IgM latex test; Schnelltest zur Bestimmung von IgM im Nabelschnur- bzw. Neugeborenenserum bei Verdacht auf Pränatalinfektion*; bis zum 5. Lebenstag werden vom Neugeborenen fast ausschließlich IgM-Antikörper gebildet, mütterl. IgM-Antikörper können die Plazentaschranke nicht passieren. **Prinzip:** Anti-IgM-beladene Latexpartikel werden mit einem Tropfen Serum vermischt; bei IgM-Werten >0,3 g/l (Referenzbereich bis 0,2 g/l) tritt nach 2-3 Min. eine Agglutination auf. Mittels immun. Verfahren (z. B. RIA, ELISA, Immunfluoreszenz) kann zusätzlich die Spezifität des IgM bestimmt werden (spezif. IgM-Test).

IgM-Nephro|pathie (Nephr-*; -pathie*) **f:** syn. fokal sklerosierende Glomerulonephritis; s. Glomerulopathie.

IH⁺: Abk. f. Wasserstoffionen-Clearance-Index; s. Azidose.

IHA: Abk. f. **i**ndirekte **H**äm**a**gglutination*.

IHSS: Abk. f. **i**diopathische **h**ypertrophische **S**ubaorten**s**tenose*.

Ii-System n: (engl.) I blood group; auf Erythrozyten, Lymphozyten u. Thrombozyten vorkommende Antigene (z. T. auch in Speichel, Fruchtwasser, Muttermilch nachgewiesen); das I-Antigen wird im Verlauf der ersten 18 Lebensmonate ausgebildet (vorher i-Eigenschaft) u. kommt in versch. antigenen Stärkegraden vor; der Vererbungsmodus ist unklar; der Phänotyp ii (i-Ag) ist sehr selten. **Bedeutung:** Anti-I wurde in hohen Titern bei erworbenen hämolyt. Anämien, Anti-i (z. T. Auto-Ak) bei hämolyt. Anämien sowie bei Retikulosen u. Mononukleose nachgewiesen. Vgl. Antigene, ubiquitäre.

ikt|af|fin (Ictus*; Affinität*)**:** (engl.) prone to seizures; eigentl. anfallsnahe, meist i. S. von anfallsprovozierend bzw. -auslösend gebraucht.

Ikterus (gr. ἴκτερος Gelbsucht) **m:** (engl.) jaundice, icterus; sog. Gelbsucht; hell- bis dunkelgelbe Hautfarbe inf. Übertritts von Gallenbestandteilen (Bilirubin* u. Gallensäuren*) zunächst ins Blut (Cholämie*, Hyperbilirubinämie*) sowie durch das Gefäßendothel in die Haut, die Conjunctiva bulbi u. das übrige Körpergewebe. I. ist ein **Symptom**, das bei versch. Grundkrankheiten auftreten kann u. sichtbar wird, wenn die Serumkonzentration v. Bilirubin auf ca. 34 µmol/l (2,0 mg/dl) od. höher (mit Bilirubinurie*) ansteigt. Das Bilirubin bindet sich an die elast. Fasern der Haut u. der Konjunktiven, an denen die Verfärbung wegen des weißen Untergrunds am frühesten sichtbar wird (sog. Sklerenikterus). **Einteilung** nach der **Lok.** der auslösenden Urs.: prähepatischer I. (nichthepatischer I.), intrahepatischer I. (Parenchymikterus), posthepatischer I. (Verschlußikterus). **Einteilung** nach **pathogenet. Kriterien: 1. Produktionsikterus:** bei erhöhter Bilirubinproduktion (gesteigertem Häm-Abbau) wird das Glukuronyltransferasesystem funkt. überfordert, was zu einer Vermehrung des unkonjugierten (indirekten) Bilirubins führt; z. B. bei allen Formen der Hämolyse, bei sog. Shunthyperbilirubinämie od. Hyperbilirubinämie des Neugeborenen. **2. Transportikterus**

(syn. Absorptionsikterus): Störung des Bilirubintransports v. den Lebersinusoiden zu den Mikrosomen der Leberzellen; z. B. bei intermittierender Hyperbilirubinämie, Meulengracht-Krankheit u. wahrscheinl. z. T. bei best. Hepatitisformen bzw. ikterischer Leberzirrhose; **3. Konjugationsikterus:** Störung der Konjugation v. Bilirubin mit Glukuronsäure in den Mikrosomen der Leberzelle inf. relativen od. absoluten Mangels der Glukuronyltransferase. Das wasserlösl. konjugierte (direkte) Bilirubin kann nicht gebildet werden; z. B. bei Crigler-Najjar-Syndrom, physiol. Neugeborenenikterus mit relativem Enzymmangel (s. Icterus neonatorum) od. Konjugationsstörungen beim Neugeborenen durch Inhibitoren der Glukuronyltransferase (z. B. Pregnandiolderivate in der Muttermilch, Medikamente). **4. Exkretionsikterus:** Vermehrung des konjugierten Bilirubins durch Störung der Ausscheidung in die Gallengänge; z. B. bei Dubin-Johnson-Syndrom, Rotor-Syndrom, Hepatitis, Leberzirrhose, Alkoholhepatitis, Schwangerschaftsikterus (s. Icterus gravidarum), sog. Drogenikterus od. I. nach Medikamenteneinnahme (z. B. durch Methyltestosteron, in C17-Stellung alkylierte Steroide, Ovulationshemmer, Isoniazid, Paracetamol, Rifampicin); **5. Verschlußikterus** (mechan. bedingter post- bzw. extrahepatischer I.): Störung des Bilirubintransports durch partielle od. totale Verlegung des Ductus choledochus; z. B. bei Gallengangkarzinom, Cholelithiasis, primär-sklerosierender Cholangitis od. Gallengangatresie. Das in der Leber gebildete Bilirubinglukuronid kann nicht od. nur geringfügig in den Darm abfließen u. tritt daher in das Blut über (sog. Resorptionsikterus). **Einteilung** nach der **Farbe** der versch. Ikterusformen: **1.** Flavinikterus (strohgelbe Hautfarbe, v. a. bei hämolyt. I.); **2.** Melasikterus (schmutzig-dunkelgrüne Hautfarbe, v. a. bei länger bestehendem Verschlußikterus); **3.** Rubinikterus (rötliche Hautfarbe, v. a. bei akuter Hepatitis); **4.** Verdinikterus (grüne Hautfarbe, v. a. bei Verschlußikterus); **Diagn.:** Leberfunktionsproben* u. Bestimmung von Bilirubin, Transaminasen, alkal. Phosphatase, Gamma-GT, Hepatitis-Serologie; Lebersonographie, evtl. ERCP od. PTC.

Ikterus Crigler-Najjar, familiärer (↑) **m:** s. Crigler-Najjar-Syndrom. **I., familiärer hämolytischer** (↑) **m:** s. Sphärozytose, hereditäre. **I., hämo|lytischer** (↑) **m:** (engl.) haemolytic icterus; sog. prähepatischer Ikterus* inf. eines beschleunigten Erythrozytenabbaus; s. Hämolyse. **I., konstitutioneller nicht|hämolytischer** (↑) **m:** syn. Dubin*-Johnson-Syndrom. **I.zylinder** (↑) **m:** (engl.) pigmented cast; hyaliner, gelb gefärbter Harnzylinder bei Ikterus mit Hyperbilirubinurie; s. Harnsediment.

Ikwa|fieber: (engl.) Ikwa fever; Fünftagefieber, wolhynisches Fieber*.

ILA: Abk. f. (engl.) **i**nsulin-**l**ike **a**ctivity (insulinähnliche Aktivität).

Ile (Ile-*) **n:** Weiche; Gegend seitl. zw. Rippen u. Inguinalregion; davon gebildet z. B. Os ilium, das Weichenbein.

Ile-: auch Ileo-, Ileum-; Wortteil mit der Bedeutung Gedärme, Unterleib, Krummdarm; von lat. ile, ilis; pl ilia.

Ileitis (↑; -itis*) **f:** Entz. des Ileums.

Ileitis follicularis (↑; ↑) **f:** auch nichtstenosierende Ileitis; durch Inf. mit Yersinia pseudotuberculosis bedingte Erkr., die im akuten Verlauf der Lymphadenitis* mesenterialis acuta gleicht od. subakut bzw. chronisch mit Fieber, Schmerzen u. Diarrhoe verläuft; **Diagn.:** (röntg.) rundl. Aussparungen im Ileum durch vergrößerte Lymphfollikel.

Ileitis, pseudo|lymphatische (↑; ↑) **f:** nicht nekrotisierende terminale Ileitis* follicularis.

Ileitis regionalis (↑; ↑) **f:** Crohn-Krankheit; meist als Enteritis* regionalis Crohn bezeichnet.

Ileitis terminalis (↑; ↑) **f:** s. Enteritis regionalis Crohn.

Ileo|kolo|stomie (↑; Kol-*; -stomie*) **f:** (engl.) ileocolostomy; op. Anastomosierung von Ileum u. Dickdarm nach Kolektomie*; als Ileosigmoideostomie (Colon sigmoideum), Ileozökostomie (Caecum) od. Ileotransversostomie (Colon transversum).

Ileo|rekto|stomie (↑; Rect-*; -stomie*) **f:** (engl.) ileorectostomy; op. Anastomosierung des Ileums mit dem Rektum nach subtotaler Kolektomie*.

Ileo|skopie (↑; -skopie*) **f:** (engl.) ileoscopy; endoskop. retrograde Untersuchung des unteren Ileums i. R. einer Koloskopie* nach Passieren der Ileozökalklappe.

Ileo|stomie (↑; -stomie*) **f:** (engl.) ileostomy; op. Anlegen einer Ileumfistel; s. Enterostomie.

Ileo|thorako|pagus (↑; Thorax*; -pagus*) **m:** (engl.) ileothoracopagus; Doppelfehlbildung* mit seitl. Verschmelzung des Beckens u. ausgedehnter Verwachsung im Bereich des Brustkorbs; besteht letztere nur im Bereich des unteren Brustbeins, so spricht man v. **Ileoxiphopagus.**

Ileo|trans|verso|stomie (↑; transversus*; -stomie*) **f:** (engl.) ileotransversostomy; op. Seit-zu-Seit- od. (häufiger) End-zu-End-Anastomosierung von Ileum u. Colon transversum nach Hemikolektomie re. (Colon ascendens); vgl. Kolektomie.

ileo|zökal (↑; Caec-*)**:** (engl.) ileocaecal; das terminale Ileum u. Caecum betreffend.

Ileo|zökal|geräusch (↑; ↑)**:** (engl.) ileocaecal gurgle; Plätschergeräusch b. Druck auf die ileozökale Gegend.

Ileo|zökal|klappe (↑; ↑)**:** s. Bauhin-Klappe.

Ileo|zökal|tuberkulose (↑; ↑; Tuberkel*; -osis*) **f:** (engl.) ileocaecal tuberculosis; Tuberkulose des unteren Ileums u. des Caecums; häufigste Lok. der Darmtuberkulose*.

Ileo|zökal|tumor (↑; ↑; Tumor*) **m:** (engl.) ileocaecal tumour; **1.** Konglomerattumor in der re. Unterbauchgegend b. Appendizitis* durch Verklebung von Appendix, Netz u. Darmschlingen; **2.** bei Ileozökaltuberkulose (palpatorisch wenig schmerzhaft); **3.** Neoplasma.

Ileo|zökal|volvulus (↑; ↑; volvulus*) **m:** Achsendrehung von Caecum u. Teilen des Ileums um das Mesenterium mit Entw. eines Ileus; Vork. insbes. im Säuglingsalter u. bei Mesenterium* ileocolicum commune; vgl. Volvulus.

Ileum (↑) **n:** Krummdarm; an das Jejunum anschließender Teil des Dünndarms, der in das Caecum mündet u. dessen Wand typische Lymphfollikel enthält (Peyer*-Plaques). Vgl. Darm.

Ileum|ausschaltung (↑)**:** op. Herstellung einer Kurzschlußverbindung zwischen Jejunum u. Caecum; vgl. Dünndarmresektion.

Ileum|blase (↑)**:** s. Ileum-Conduit.

Ileum-Conduit (↑; engl. conduit Röhre) **m:** syn. Ileumblase, Dünndarmblase, Bricker-Blase; op. Bildung einer Ersatzblase aus einem Dünndarmsegment als Meth. der künstlichen Harnableitung* (s. ums. Abb.); ein kurzes Ileum-

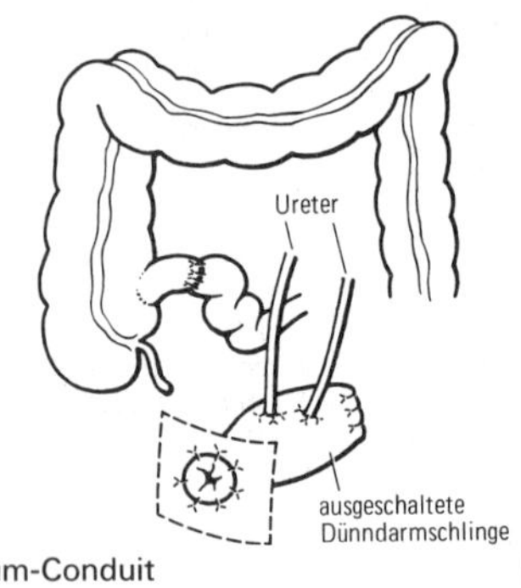

Ileum-Conduit [433]

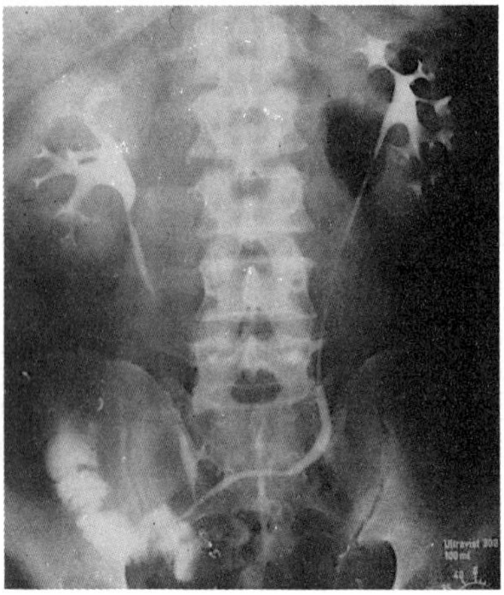
Ileum-Conduit:
Urogramm nach Zystektomie und Anlage eines Ileum-Conduits [27]

stück wird aus der Darmkontinuität ausgeschaltet, am oralen Ende blind verschlossen u. distal durch die Bauchwand hindurch nach außen geführt; Einpflanzung der beiden Ureteren in dasvor der vorderen Bauchwand fixierte Ileumsegment u. transkutane Ableitung des Harns in einen Plastikbeutel. Vgl. Kolon-Conduit.

Ileus (gr. εἰλεῖν zusammendrängen, einschließen) m: Störung der Darmpassage inf. Darmlähmung od. Darmverschluß; **Einteilung** nach **Pathogenese: 1.** mechanisch bedingter I.: **a)** Okklusionsileus durch Verlegung des Darmlumens, z. B. inf. Stenose (u. a. angeboren, in höherem Alter v. a. tumorbedingt), entzündl. Striktur, Obturation (z. B. durch Polypen, Gallensteine, Kotballen, unverdaute Nahrungsmittel, Gastrolith, Mekonium, Würmer, verschluckte Fremdkörper), bei Kompression durch Briden, Tumoren der Darmwand (od. von Nachbarorganen) u. Abknikkung durch Adhäsionen; **b)** Strangulationsileus bei Durchblutungsstörungen der Mesenterialgefäße, z. B. bei Inkarzeration* von Hernien, Invagination*, Volvulus*, als Kompl. eines Meckel-Divertikels; **2.** funktioneller I.: **a)** paralytischer I. (Lähmung der Darmmotilität), meist entzündl. bedingt inf. Pankreatitis, Appendizitis, Cholezystitis, Peritonitis u. a., gelegentlich auch metabolisch (z. B. diabetische Azidose, Urämie, Hypokaliämie), hormonal (Schwangerschaft), reflektor. (Gallen- od. Nierenkolik, abdominelle Op. od. Blutungen, Blasenüberdehnung, Wirbelkörperfrakturen u. a.) od. vaskulär (Mesenterialgefäßverschluß) bedingt bzw. medikamentös verursacht (z. B. durch Opiate, Antidepressiva); **b)** spastischer I. z. B. bei Bleiintoxikation, Porphyrie, Askariasis u. a.; **3.** gemischter I.: sog. Kombinationsileus, entwickelt sich häufig bei länger bestehendem mechanischem I.; **Sonderformen: 1.** Neugeborenenileus*; **2.** postoperativ auftretender I. als chir. Kompl. (schlechte Progn.); **Pathophysiol.:** inf. der (reflektor.) Hemmung von Darmtonus u. -peristaltik mit zunehmender Stase u. Darmwandüberdehnung lokale Durchblutungsstörungen, Darmwandödem sowie intestinale Flüssigkeits- u. Eiweißverluste mit Allgemeinsymptomen wie Hypovolämie*, Hämokonzentration, verringertem Herzminutenvolumen u. ggf. Schock; **Klin.:** akuter Beginn od. langsam zunehmende Sympt. (sog. Subileus od. unvollständiger, inkompletter I.) mit Übelkeit u. Erbrechen, Meteorismus mit Stuhl- u. Windverhaltung, (heftigen) kolikartigen Schmerzen, Aufstoßen, später evtl. Koterbrechen (sog. Miserere); chron. rezidivierende Verlaufsform inf. Verwachsungen möglich; **Diagn.:** Inspektion (Operationsnarben, Hernien), Palpation (Darmsteifungen, Tu., Abwehrspannung, Bruchpforten), rektale Untersuchung, Perkussion u. Auskultation; Abdomenübersichtsaufnahme zur röntg. Höhenlokalisation anhand der Spiegelbildung, Labordiagnostik zur Abschätzung des Elektrolyt- u. Volumenverlustes u. zur Operationsvorbereitung; **Ther.:** bei mechan. bedingtem I. sowie bei I. inf. Peritonitis od. Mesenterialgefäßverschluß i. d. R. operativ, bei chron. rezidivierendem I. Noble*-Operation; bei paralytischem I. konservativ mittels Dekompression* durch Ableitung von Darminhalt, Nahrungskarenz, Flüssigkeits- u. Elektrolytsubstitution, peristaltikanregende Medikamente (z. B. Neostigmin); **Progn.:** Gesamtletalität 10-25%, am günstigsten bei mechanischem I. mit gutartiger Ursache. Vgl. Darmatonie.

Ileus|einleitung (↑): s. Aspirationsprophylaxe.

Ilex para|guariensis f: Mate-Teestrauch; die Blätter (Folia Mate) enthalten Coffein, Theobromin, Theophyllin, Flavonoide, Triterpene, ätherisches Öl u. Gerbstoffe. Verw.: als Diuretikum u. Genußmittel.

iliacus (Ile-*): zur Weiche, zum Darmbein (Weichenbein) gehörend.

Iliakal|ab|szeß (↑; Abszeß*) m: (engl.) iliac abscess; Psoasabszeß*, der dem Verlauf des Musculus iliacus folgt u. sich unter d. Lig. inguinale (Poupart-Band) ausbreitet; verursacht Beugekontraktur des Beins.

Iliitis con|densans (↑; -itis*) f: syn. Ostitis* condensans.

Ilio|inguinal|neur|algie (↑; Inguen*; Neur-*; -algie*) f: auch Ilioinguinalsyndrom; Schmerzen u. Parästhesien im Versorgungsgebiet des N. ilioinguinalis (Leiste u. Oberschenkelinnenseite) inf. mechan. Nervenreizung; dabei Schonhaltung des Beins (Innenrotation u. Hüftbeugung) u. schmerzhafter Druckpunkt an der Nervendurchtrittstelle knapp oberh. der Spina iliaca anterior superior; **Ther.:** Neurolyse.

Ilio|psoas|syn|drom (↑; Psoas*) n: Schmerzen im Bereich der Musculi iliacus u. psoas major durch reflektorische Muskelanspannung bei lokalen entzündlichen Prozessen (z. B. Appendizitis, perityphlitischer od. paranephritischer Abszeß, Adnexitis, Psoasabszeß); Verstärkung beim Heben des betroffenen Beins (sog. Psoaszeichen).

Ilio|sakral|syn|drom (↑; sacralis*) n: lokale ausstrahlende Schmerzen u. Druckschmerzen im Bereich der Iliosakralfugen u. des Oberschenkels; ähnl. den Sympt. der Lumbago* ohne echtes Lasègue-Zeichen; **Urs.**: Blockierung der Kreuz-Darmbein-Gelenke bei Lockerung, Überlastung, Spondylarthrose u. reflektor. bei Bandscheibenschaden*.

Il|lusion (lat. illusio Verspottung, Täuschung) f: sog. Verkennung; Sinnestäuschung* mit gestörter Wahrnehmung realer Objekte, die umgedeutet od. verkannt werden, wobei die Beziehung zu den Objekten aber erhalten bleibt (im Ggs. z. Halluzination*); **Vork.** bei allen Formen von Psychosen möglich, insbes. bei symptomat. Psychose; als Veränderung der zeitl. u. räuml. Merkmale bei Migräne, epileptischer Aura u. Okzipitalhirnläsion; selten bei Übermüdung.

ILO-Klassifikation f: Kurzbez. f. das vom **I**nternational **L**abour **O**ffice (internationales Arbeitsamt in Genf) herausgegebene standardisierte Bewertungsschema röntg. Veränderungen bei Pneumokoniosen*.

ILVEN: Abk. f. **i**nflammatorischer **l**inearer **v**erruköser **e**pidermaler **N**ävus; psoriasiformer Nävus entlang den Blaschko*-Linien bes. an den Extremitäten, meist mit Juckreiz.

i. m.: Abk. f. **i**ntra**m**uskulär.

Image en grelot (frz. Glöckchenbild) f: Bez. f. Röntgenbefund des Thorax bei Aspergillom*.

imaginär (Imago*): (engl.) imaginary; nur in d. Einbildung vorhanden.

Imaging methods (engl. ↑) f pl: s. Verfahren, bildgebende.

Imago (lat. Bild) f: **1.** (zool.) vollständig entwickelter Gliederfüßer; vgl. Arthropoden; **2.** (psychol.) sog. Urbild; in der analytischen Psychologie* Bez. f. Ersteindruck des Kindes (z. B. das Bild von Mutter u. Vater), das ständig fixiert bleibt.

Im|bezillität (lat. imbecillus schwach) f: (engl.) imbecillity, mental deficiency; veraltete Bez. f. den 2. Grad der geistigen Behinderung*.

Im|bibition (lat. imbibere einsaugen) f: Durchtränkung.

Imerslund-Gräsbeck-Syn|drom (Olga I., zeitgen. Päd., Oslo; Ralph G., zeitgen. Laborarzt, Helsinki) n: selektive erbl. Störung der Vitamin-B_{12}-Resorption bei Kindern, verbunden mit schwerer megaloblast. Anämie, Proteinurie, Methylmalonazidurie*, Homocystinurie* u. körperlicher sowie geistiger Entwicklungshemmung; **Ther.**: Vitamin B_{12} i. m.

Imidazol n: Glyoxalin; heterocycl. Verbindung, Fünfring m. zwei Stickstoffatomen; vom I. leiten sich das Histidin* u. Histamin* ab; Grundstruktur für versch. Chemotherapeutika.

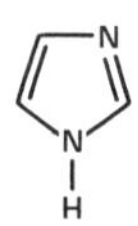

Imidazol

Imidazol|derivate n pl: Chemotherapeutika, die von Imidazol abgeleitet sind u. gegen Protozoen (z. B. Metronidazol, Secnidazol), Helminthen (z. B. Tiabendazol, Mebendazol, Albendazol), Pilze (z. B. Miconazol, Ketoconazol) od. anaerobe Bakterien (z. B. Metronidazol) wirksam sind.

Imin n: (engl.) imine; org. Verbindung mit einer C=N-Doppelbindung.

Imino|di|peptid|urie (Ur-*) f: seltene autosomal-rezessiv erbl. Stoffwechselstörung mit Ausscheidung von Prolin- u. Hydroxyprolin-enthaltenden Di- u. Tripeptiden im Harn: **Urs.**: verminderte Prolidaseaktivität; **Sympt.**: charakteristische Gesichtsveränderungen, Splenomegalie, Thrombozytopenie, Knochenentkalkung, evtl. geistige Retardierung.

Imino|glycin|urie (↑) f: autosomal-rezessiv erbl. tubuläre Anomalie, die zur vermehrten Ausscheidung von Prolin, Hydroxyprolin u. Glycin im Harn führt; Häufigkeit ca. 1 : 15 000; klin. symptomfrei; **DD:** Hyperprolinämie, Hyperglycinämie.

Imino|harn|stoff: syn. Guanidin*.

Imino|säure: (engl.) imino acid; Aminocarbonsäure ohne freie Alphaaminogruppe; z. B. die beiden Pyrrolidincarbonsäuren Prolin* u. Hydroxyprolin*.

Imi|penem (INN) n: (5R,6S)-3-[(2-Formimidoylamino)ethylthio]-6-[(R)-1-hydroxyethyl]-7-oxo-1-azabicyclo[3.2.0]hept-2-en-2-carbonsäure (IUPAC); zu den Carbapenemen gehörendes Betalaktam-Antibiotikum mit breitem Wirkungsspektrum; **Verw.**: bei schweren bzw. lebensbedrohlichen Infektionen mit Imipenemempfindlichen Erregern, z. B. der Atemwege, Nieren, Harnwege, Knochen, Gelenke, bei Sepsis; **NW:** gastrointestinale Störungen, Überempfindlichkeitsreaktionen; **Kontraind.**: Alter unter drei Monaten, Meningitis.

Impr|amin (INN) n: 3-(10,11-Dihydro-5H-dibenz[b,f]azepin-5-yl)-N,N-dimethylpropylamin (IUPAC); tricyclisches Antidepressivum mit geringer sedierender Wirkungskomponente u. antinozeptiver Wirkung; Verw.: s. Antidepressiva.

Imitations|phänomen (lat. imitari nachahmen) n: (engl.) imitation phenomenon; neurol. Untersuchungstechnik, bei der der Pat. mit geschlossenen Augen d. passive Bewegung einer Extremität mit d. anderen imitiert; pathol. bei Störung der Koordination* u. der Lageempfindung*.

Imlach-Fett|pfropf (Francis I., Chir., Edinburgh, 1819-1891): Fettgewebe des Leistenkanals der Frau.

Im|maturität (lat. immaturus unreif) f: (engl.) immaturity; unreife, unvollständige Entwicklung, z. B. ein Fetus zw. der 21.-28. SSW (b. Frühgeburt* unter optimaler Versorgung bedingt lebensfähig).

Im|mediat|pro|these (lat. immediatus unvermittelt; Prothese*) f: (engl.) immediate prosthesis; Sofortprothese; künstl. Gebiß, das sofort nach Entfernung der Zähne eingesetzt wird u. nach Abheilung des Kiefers durch e. Dauerprothese ersetzt bzw. zu einer solchen umgearbeitet wird.

Im|mersion (lat. immergere, immersus eintauchen) f: s. Ölimmersion.

Im|migration (lat. immigrare einwandern) f: s. Diapedese, Migration.

Im|mission (lat. immittere, immissus hineinschicken) f: durch Emission* entstandene Umweltveränderungen m. schädlicher Wirkung auf Menschen, Tiere, Pflanzen usw. Vgl. Immissionsschutzgesetz.

Im|missions|schutz|gesetz (↑) **:** Bundes-Immissionsschutzgesetz, Abk. BImSchG; „Gesetz zum Schutz vor schädlichen Umwelteinwirkungen durch Luftverunreinigungen, Geräusche, Erschütterungen u. ähnl. Vorgänge" in der Fassung vom 14.5.1990 (BGBl. I S. 880), zuletzt geändert durch Gesetz vom 10.12.1990 (BGBl. I S. 2634). Emissionen i. S. des I. sind nur die von Anlagen ausgehenden Umwelteinflüsse; vgl. Umwelttoxikologie, Lärm.

Im|missio penis (↑; lat. männl. Glied) **f:** (engl.) penal penetration; Einführen des Penis in d. Vagina (Koitus*).

Im|mobilisierung (lat. immobilis unbeweglich)**:** (engl.) immobilization; Unbeweglichmachen, Ruhigstellung; z. B. des Körpers od. eines Körperteils bei Schmerzen (Schonhaltung) od. therapeutisch durch Schienung od. Gipsverband.

Im|mobilisine (↑) n pl**:** (engl.) immobilisins; veraltete Bez. f. Antikörper*, die die Beweglichkeit von Mikroorganismen herabsetzen od. aufheben können (v. a. für treponemenspezif. Antikörper).

im|mun (lat. immunis frei, verschont, unberührt, rein)**:** unempfänglich, gefeit; s. Immunität.

Im|mun|abwehr (↑)**:** (engl.) immune defense; Fähigkeit des Organismus zur Abwehr von Antigenen durch das Immunsystem* mit Hilfe spezif. Antikörper bzw. T-Lymphozyten.

Im|mun|ad|härenz (↑; adhärent*) **f:** (engl.) immune adherence; Anlagerung von Immunkomplexen* nach Aktivierung von Komplement* an zellmembranständige Rezeptoren für die Komplementproteine C3b u. C4b (z. B. auf Erythro-, Leuko-, Monozyten u. Makrophagen); vgl. Phagozytose, Opsonine.

Im|mun|anti|körper (↑; Anti-*)**:** s. Antikörper, irreguläre.

Im|mun|antwort (↑)**:** (engl.) immune reaction; Bez. f. die nach Kontakt mit einem Antigen* erfolgende immun. Reaktion des Organismus; dabei kann es sich um die Bildung von spezif. Antikörpern* (humorale Immunität) bzw. mit dem Antigen spezif. reagierenden T*-Lymphozyten (zellvermittelte Immunität) od. um die Ausbildung einer Immuntoleranz* gegen dieses Antigen handeln. Als **primäre** I. wird die Reaktion auf den erstmaligen, als **sekundäre** I. die auf einen erneuten Antigenkontakt erfolgende, i. d. R. stärkere (rascher einsetzende u. länger anhaltende) Reaktion des Immunsystems* bezeichnet (s. Abb.). Vgl. Immunität, Booster-Effekt, Allergie.

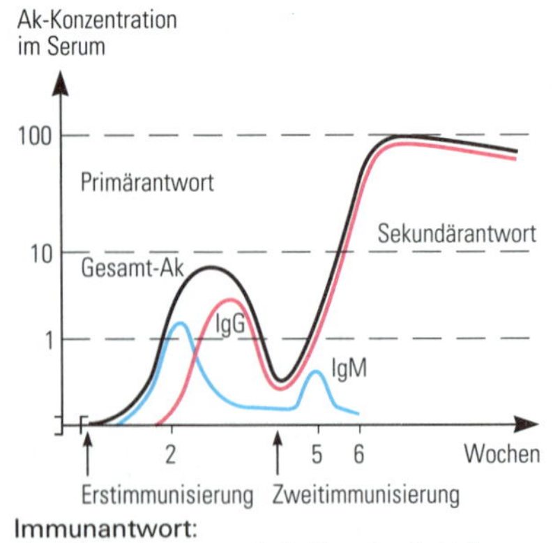

Immunantwort:
Antikörperkurve nach Antigenkontakt (Immunisierung)

Im|mun|assay (↑; engl. Prüfung) **m:** (engl.) immunoassay; Nachweis antigener Substanzen in vitro durch Antigen*-Antikörper-Reaktion als Prinzip immun. u. serol. Verfahren mit unterschiedl. Testaufbau (s. Abb.). Die **Auswertung** eines I. kann **direkt** durch physik. (photometr.) Nachweis der gebildeten Immunkomplexe erfolgen (z. B. beim nephelometrischen u. turbidimetrischen I.). Bei Verw. von spezif. Antikörpern (bzw. der zu best. Substanz homologen Antigenen) od. von spezif. Liganden (z. B. Staphylokokkenprotein A, häufig Anti-Antikörper), die mit best. Substanzen (v. a. Fluoreszenzfarbstoffe, Enzyme, Radionuklide) markiert wurden, ist eine **indirekte** qual. (visuelle Beurteilung einer Farbreaktion) bzw. quant. Auswertung der Immunreaktion (z. B. durch photometr. Bestimmung der Intensität der Fluoreszenz od. einer gekoppelten enzymat. Farbreaktion, Messung der Strahlungsintensität) möglich; grundsätzlicher Vorteil dieser Verf. ist eine Erhöhung der Testempfindlichkeit (Sensitivität); vgl. Immunelektrophorese, Immunfluoreszenztest, Enzym-Immunassay, Lumineszenz-Immunassay, Radio-Immunassay, Radioimmunelektrophorese.

Im|mun|assay, nephelo|metrischer (↑; ↑) **m:** (engl.) nephelometric immunoassay; Abk. NIA; immun. Methode zur direkten quant. Bestimmung von Antigenen (z. B. Plasmaproteinen); **Prinzip:** photometr. Messung des durch die Immunkomplexe in der Suspension hervorgerufenen Streulichts; vgl. Nephelometrie.

Im|mun|assay, turbidi|metrischer (↑; ↑) **m:** (engl.) turbidimetric immunoassay; Abk. TIA; einfache immun. Methode zur direkten quant. Bestimmung von Antigenen (z. B. Plasmaproteine) od. Antikörpern; **Prinzip:** photometrische Messung der inf. Präzipitation von Immunkomplexen zunehmenden Trübung anhand der Absorption eines durch die Lösung hindurchgehenden Lichtstrahls (als kinet. Verfahren od. zur Endpunktbestimmung); vgl. Turbidimetrie.

Im|mun|de|fekte (↑) m pl**:** (engl.) immunodeficiencies; syn. Immundefizienz, -insuffizienz, -mangelkrankheiten; zu einer inadäquaten Immunantwort* bei Einwirkung immunogener Reize auf den Organismus führende Störungen des Immunsystems*; **Formen: 1.** primäre (angeb.) I. (PIDS, Abk. f. engl. primary immunodeficiency syndrome) inf. von Störungen der Entw. bzw. Differenzierung immunkompetenter Zellen, v. a. der Stammzellen im Knochenmark (Insuffizienz der humoralen u. zellvermittelten Immunität*), B*-Lymphozyten (Störung der Antikörperbildung mit gesteigerter Empfänglichkeit insbes. für bakt. Infektionen) u. T*-Lymphozyten (Insuffizienz der zellvermittelten Immunität mit Disposition für virale u. einige bakt. Infektionen u. verminderter „immun. Überwachung" von maligne entarteten Körperzellen); Klassifikation (nach WHO): s. Tab. S. 706; **2.** sekundäre (erworbene) I.: Auftreten i. R. verschiedener Erkr. (u. a. bei Virusinfektionen, Leukämie, Lymphogranulomatose, exsudativer Enteropathie, intestinaler

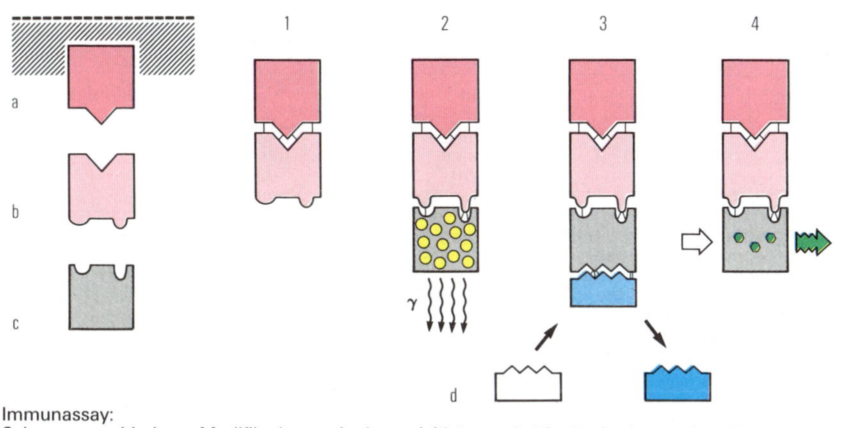

Immunassay:
Schema verschiedener Modifikationen; Antigene (a) können frei (gelöst) oder an einen Träger gebunden vorliegen, es kann sich bei diesen zu bestimmenden Antigenen auch um Antikörper oder Immunkomplexe handeln. Antikörper (b) sind in allen Testanordnungen bekannte spezifische Antikörper oder Anti-Antikörper, die u.U. mittels spezifischer Liganden (c) markiert werden.
1: einfache Antigen-Antikörper-Reaktion (AAR); Auswertung durch Photometrie (Turbidimetrie, Nephelometrie)
2: AAR mit radioaktiv markierten Antikörpern; Auswertung durch Messung der Strahlungsintensität
3: AAR mit Enzym-markierten Antikörpern; das Enzym setzt ein spezifisches chromogenes Substrat (d) um, die resultierende Farbreaktion wird photometrisch ausgewertet.
4: AAR mit Antikörpern, die mit Fluoreszenzfarbstoffen markiert sind und die bei Bestrahlung mit Licht bestimmter Wellenlänge Fluoreszenz emittieren; Auswertung durch Fluoreszenzphotometrie

Lymphangiektasie, nephrotischem Syndrom, Verbrennungen) od. als (z.T. erwünschte) Folge best. therap. Maßnahmen (Immunsuppression*, Behandlung mit Zytostatika*, Strahlentherapie*). Vgl. HIV-Erkrankung, AIDS.

Im|mun|de|fekt, schwerer kom|bi|nier|ter (↑) m: (engl.) severe combined immunodeficiency (Abk. SCID); kombinierter primärer, autosomal-rezessiv od. X-chromosomal-rezessiv erbl. Immundefekt mit Insuffizienz der humoralen u. zellvermittelten Immunität* inf. eines Defekts der lymphoiden Stammzellen im Knochenmark; **pathol.-anat.** fehlendes lymphat. Gewebe in Thymus, Tonsillen u. Milz. Nach immun. u. genet. Kriterien werden mehrere Sonderformen unterschieden (s. Immundefekte, Tab.). **Klin.:** Manifestation in den ersten Lebensmonaten mit schweren, häufig systemisch verlaufenden Inf. (Bakt., Viren, Pilze, Protozoen) v.a. von Haut, Mittelohr, Lungen (u.a. Pneumocystis-carinii-Pneumonie) u. des Magen-Darm-Trakts, die zu schweren Entwicklungsstörungen führen; **Diagn.:** meist Lymphopenie ($<1500/mm^3$) bei normaler Anzahl der Granulozyten, Agammaglobulinämie*; Pränataldiagnostik bei den meisten Formen möglich; **Ther.:** Knochenmarktransplantation*; **Progn.:** die meisten Kinder sterben innerh. des 1. Lebensjahrs.

Im|mun|de|fekt|syn|drom, erworbenes (↑) n: s. AIDS.

Im|mun|de|pression (↑; Depression*) f: s. Immunsuppression.

Im|mun|dif|fusion (↑; diffus*) f: (engl.) immunodiffusion; auf der Ausbreitung von Antigenen bzw. Antikörpern in (Agar-)Gelen u. der sichtbaren Präzipitationsreaktion* von Immunkomplexen in der Äquivalenzzone beruhende immun. Methode zur qual. u. quant. Analyse flüssiger antigen- od. antikörperhaltiger Proben; **Formen: 1.** einfache I.: eine Komponente befindet sich in Lösung, die andere im Gelmilieu (radiale Immundiffusion*, Oudin*-Präzipitationstest). **2.** doppelte I.: die antigen- u. antikörperhaltigen Lösungen sind durch ein Gel getrennt, in das beide Partner hineindiffundieren (z.B. Ouchterlony*-Test). Vgl. Elektroimmundiffusion.

Im|mun|dif|fusion, radiale (↑; ↑) f: (engl.) radial immunodiffusion; Abk. RID; Methode der Immundiffusion zur quantitativen Bestimmung von Antigenen; **Prinzip:** auf Platten, die mit einem den spezif. Antikörper enthaltenden Agarosegel beschichtet sind, werden die antigenhaltigen Proben in runde Stanzlöcher aufgetragen; inf. radialer Diffusion der Antigene erfolgt im Bereich der Äquivalenzzone eine kreisförmige Präzipitation. **Auswertung** durch Vergleich mit Standardverdünnungen: **1.** nach Mancini, wenn die Diffusion beendet ist (nach 2-3 Tagen), wobei die Antigenkonzentration dem Quadrat des Durchmessers des Präzipitatrings proportional ist (Mancini-Ringdiffusionstest); **2.** nach Fahey aufgrund der konzentrationsabhängigen Diffusionsgeschwindigkeit (Vorteil: frühere Auswertung möglich).

Im|mun|elektro|phorese (↑; Elektro-*; -phor*) f: (engl.) immunoelectrophoresis; Abk. IEP; auch Immunoelektrophorese; aus Elektrophorese* u. Immundiffusion* kombiniertes Verf. zur Identifizierung einzelner Komponenten in komplexen Gemischen, v.a. zur Analyse von Plasmaproteinen; **Prinzip:** zunächst elektrophoretische Auftrennung der Proteinkomponenten in einem Trägermedium (z.B. Agargel), anschließend Diffusion der Proteine u. eines Antiserums in das Gel u. Ausbildung typischer Präzipitationslinien (s. Abb.); **Verw.:** v.a. bei Verdacht auf

Immundefekte
Vereinfachte Klassifikation der Immundefektzustände (in Anlehnung an eine Empfehlung der WHO)

Bezeichnung	Befund			Immundefekt
	Immunglobuline (Serum)	Zirkulierende B-Lymphozyten	Zirkulierende T-Lymphozyten	
Überwiegender Defekt der Antikörperbildung				
infantile X-chromosomal vererbte Agammaglobulinämie	⇓	⇓	n	B-Zell-Reifung
autosomal-rezessiv vererbte Agammaglobulinämie	⇓	⇓	n	B-Zell-Reifung
Hypogammaglobulinämie mit vermehrter Bildung von IgM	↓	↓	n	B-Zell-Reifung
IgA-Mangel	↓ (IgA)	n		IgA-produzierende B-Zelle
vorübergehende Hypogammaglobulinämie im Kindesalter	↓	n	n	B-Zell-Reifung
Hypogammaglobulinämie mit Thymom	⇓	n	⇓ (T_H)	unbekannt
Überwiegender Defekt der T-Zell-vermittelten Immunität				
kombinierter Immundefekt	n – ⇓	n	⇓	vermutl. T-Zell-Reifung
schwerer kombinierter Immundefekt bei Adenosin-Desaminase-Mangel	⇓	⇓	⇓	Schädigung von T- u. B-Zellen durch toxische Metabolite (Enzymdefekt)
schwerer kombinierter Immundefekt	⇓	⇓	⇓	T- u. B-Zell-Reifung
schwerer kombinierter Immundefekt (Schweizer Typ)	⇓	n	⇓	T- u. B-Zell-Reifung
schwerer kombinierter Immundefekt mit Panmyelopathie	⇓	⇓	⇓	Stammzelle
Wiskott-Aldrich-Syndrom (Immundefekt, Thrombozytopenie, Ekzem)	↓	n	⇓	Membrandefekt hämatopoetischer Stammzellen
Ataxia teleangiectasia	↓	n	⇓	unbekannt
Variable Immundefektzustände (common variable immunedeficiency)				
überwiegend B-Zell-Defekt	⇓	n – ⇓	n – ⇓	B-Zell-Reifung
überwiegend T-Zell-Defekt	⇓	n	n – ⇓	T-Zell-Reifung

n: normale Serumkonzentration aller Immunglobulinklassen u./od. normale Zahl zirkulierender B- und T-Lymphozyten
⇓: verminderte Serumkonzentration aller Immunglobulinklassen u./od. verminderte Zahl zirkulierender B- und T-Lymphozyten
↓: verminderte Serumkonzentration einzelner Immunglobulinklassen bzw. verminderte Zahl von B-Lymphozyten, die bestimmte Antikörperklassen bilden (z. B. von IgG-produzierenden B-Zellen)

Paraproteinämie*. Vgl. Elektroimmundiffusion, Immunfixation.

Im|mun|fixation (↑; Fixation*) f: Variante der Immunelektrophorese* mit Anfärbung der durch Präzipitation mit monospezif. Antikörpern gebildeten Immunkomplexe; Anw. zur genaueren Differenzierung von Proteinuntergruppen, z. B. zum Nachweis von Paraproteinen* des Leichtkettentyps bei Plasmozytom (sog. Bence*-Jones-Plasmozytom).

Im|mun|fluoreszenz|test (↑; Fluoreszenz*) m: (engl.) immunofluorescence test; Abk. IFT; immun. Methode zum mikroskop. Nachweis von Antigenen od. Antikörpern in histol. od. zytol. Präparaten (z. B. Erregerantigene), zur Differenzierung von Zellen (z. B. Tumorzellen) u. versch. Gruppen von Immunglobulinen, in der immun. Diagn. von Autoimmunkrankheiten; **Prinzip:** Immunassay* unter Verw. fluoreszenzmarkierter Antikörper, die sich direkt an das homologe Antigen binden (**direkter** I.), od. unter Anw. der sog. Sandwich*-Methode mit fluoreszenzmarkierten Anti-Antikörpern, die sich an zuvor gebildete Immunkomplexe anlagern (**indirekter** I.); die fluoreszierenden Immunkomplexe können in der Fluoreszenzmikroskopie* sichtbar gemacht werden, eine quant. Auswertung ist mittels Fluoreszenzphotometrie* möglich.

Im|mun|genetik (↑; Genetik*) f: Teilgebiet der Immunologie*, das sich mit der Erforschung der

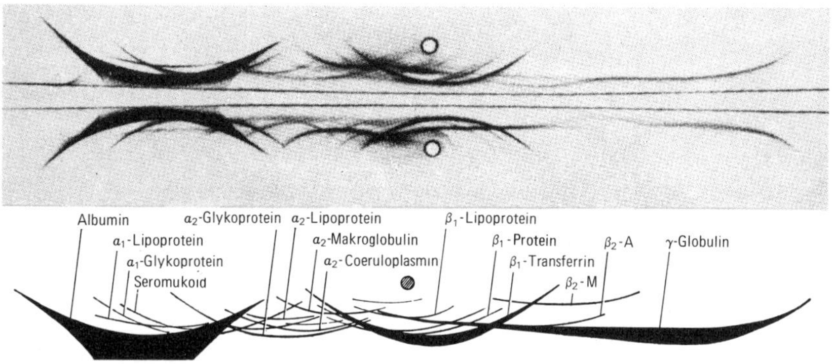

Immunelektrophorese: normales Serum

genet. Steuerung von Immun- bzw. Abwehrmechanismen befaßt.

Im|mun|globulin A (↑; Globuline*) n: s. IgA.

Im|mun|globulin D (↑; ↑) n: s. IgD.

Im|mun|globulin E (↑; ↑) n: s. IgE.

Im|mun|globuline (↑; ↑) n pl: (engl.) immunoglobulins; Abk. Ig; Glykoproteine mit gemeinsamer Grundstruktur, die nach Kontakt des Organismus mit einem Antigen von B*-Lymphozyten bzw. Plasmazellen* gebildet werden u. als Antikörper* in Serum, Gewebeflüssigkeiten u. Körpersekreten f. die humorale Immunität* wichtig sind (Ausnahme: Paraproteine*); ferner kommen Ig als Antigenrezeptoren auf der Zellmembran von B-Lymphozyten vor. **Grundstruktur:** Ig bestehen aus zwei jeweils paarweise ident. Polypeptidketten mit einem Kohlenhydratanteil, den sog. leichten od. L-Ketten (engl. light chains) u. den sog. schweren od. H-Ketten (engl. heavy chains; s. Tab. 1), die über symmetrisch angeordnete Disulfidbrücken miteinander verbunden sind; der aminoterminale, in seiner Aminosäurensequenz variable Teil des Moleküls trägt die Antigenbindungsstellen, der carboxyterminale Teil hat eine relativ konstante Struktur. Nach Aufspaltung durch proteolyt. Enzyme entstehen versch. Immunglobulinfragmente; durch Papain* zwei identische monovalente Fab-Fragmente (antigenbindende Fragmente, die jedoch keine Agglutination od. Präzipitation bewirken) u. ein Fc-Fragment (frz. fragment crystalline, für best. biol. Funktionen, z. B. Bindung an zelluläre Rezeptoren u. von Komplementproteinen verantwortlich), durch Pepsin* ein bivalentes sog. F(ab')$_2$-Fragment (bewirkt nach Antigenbindung eine Agglutination od. Präzipitation) u. neben kleineren Bruchstücken ein Fc'-Fragment. Die **Einteilung** der Ig erfolgt nach physikochem. u. biol. (physiol. u. antigenen) Eigenschaften der schweren Ketten in **fünf Immunglobulinklassen** (s. Tab. 2); eine Unterteilung in Subklassen mit gemeinsamer bzw. nur geringfügig voneinander abweichender Aminosäurensequenz im konstanten Teil ist möglich. Die leichten Ketten werden aufgrund ihrer Primärstruktur u. antigenen Eigenschaften in zwei Typen (κ u. λ) unterteilt u. sind nicht klassenspezifisch. Ig sind aufgrund ihrer Proteinstruktur selbst Antigene. Die versch., bei allen gesunden Individuen einer Species vorkommenden (Sub-)Klassen u. Kettentypen lösen bei nicht artverwandten Organismen eine Immunantwort aus u. werden als isotypische Determinanten bezeichnet. Best. genetische Varianten der L- u. insbes. H-Ketten, die sich durch einzelne Aminosäuren in der Primärstruktur v. a. der konstanten Regionen unterscheiden, kommen (aufgrund kodominanter Allele*) nicht bei allen gesunden Individuen einer Species vor u. stellen spezif. antigene, sog. allotypische Determinanten dar; z. B. die Allotypen InV 1-3 in Abhängigkeit

Immunglobuline Tab. 1
Immunglobulin-Ketten des Menschen

Bezeichnung	Vorkommen in Immunglobulinen der Klasse	Molekulargewicht	Isotypische oder Subklassenvarianten	Allotypische Varianten
Leichte Ketten				
κ	alle Klassen	22 000	keine	InV 1 – 3
λ	alle Klassen	22 000	Oz$^+$, Oz$^-$ Ke$^+$, Ke$^-$	–
Schwere Ketten				
γ	IgG	50 000	1 – 4	Gm 1 – 23
α	IgA	50 000	1 – 2	Am 1 – 2
μ	IgM	58 000	1 – 2	Mm 1 – 2
δ	IdD	56 000	–	–
ε	IgE	61 000	–	–

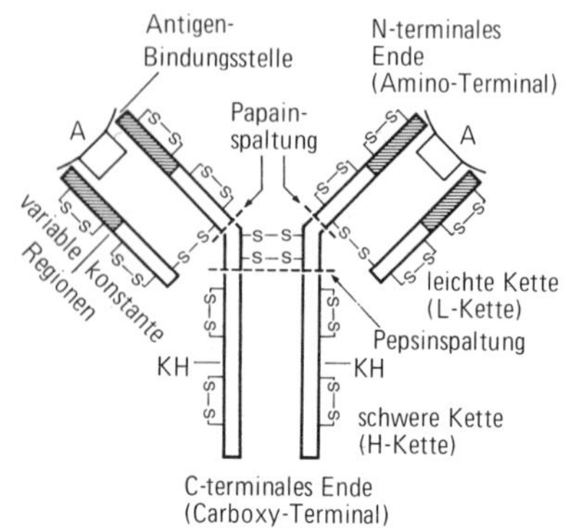

KH = Kohlenhydratkomponente
Immunglobuline:
Struktur eines IgG-Antikörpers [381]

von der Aminosäure (Leucin, Valin) in Position 191 der L(κ)-Ketten sowie über 20 allotypische Varianten der H-Ketten (z. B. Gm-Marker auf γ-Ketten, Am-Marker auf α-Ketten). Die für monoklonal gebildete Antikörper (Idiotypen) spezifische Anordnung der Aminosäuren des variablen Teils mit der Antigenbindungsstelle wird als idiotypische Determinante bezeichnet.

Im|mun|globuline, mono|klonale (immun*; Globuline*) n pl: s. Antikörper, monoklonale; Paraproteine.

Im|mun|globulin G (↑; ↑) n: s. IgG.

Im|mun|globulin-Gen|super|familie (↑; ↑; Gen*; Super-*): Gruppe von membranständigen Proteinen mit immunglobulinähnlicher Struktur (mit variablem u. konstantem Molekülabschnitt); dazu gehören z. B. die Immunglobuline* selbst, Histokompatibilitätsantigene*, CD1, CD2, CD3, CD4, CD8, Rezeptoren für das Fc-Fragment, für PDGF* u. CSF-1 sowie versch. Adhäsionsmoleküle*.

Im|mun|globulin|klassen (↑; ↑): s. Immunglobuline.

Im|mun|globulin M (↑; ↑) n: s. IgM.

Im|mun|globulin|mangel (↑; ↑): (engl.) immunoglobulin deficiency; Verminderung der Konz. aller od. einzelner Klassen der Immunglobuline* (Ig) in Serum u. Sekreten mit Störung der humoralen Immunität*; **angeboren** v. a. als Hypogammaglobulinämie*, Agammaglobulinämie* u. IgA*-Mangel; häufiger **erworben** v. a. durch Eiweißverlust (z. B. bei nephrotischem Syndrom, exsudativer Enteropathie) u. verminderte Ig-Synthese (physiol. im Säuglingsalter, bei Erkr. des lymphatischen Systems, Immunsuppression u. a.). Die klin. Manifestation eines I. ist abhängig von der resultierenden Funktionsminderung der (am stärksten) betroffenen Immunglobulinklasse(n). **Ther.:** Substitution mit nativen od. pepsinbehandelten Immunglobulinpräparaten von Rekonvaleszenten. Vgl. Immundefekte.

Immunglobuline Tab. 2
Einteilung nach dem Aufbau ihrer schweren Ketten

	Immunglobulinklassen des Menschen (ohne Untergruppen)				
	IgG	IgM	IgA	IgD	IgE
schwere Ketten	γ	μ	α	δ	ε
Molekulargewicht	150 000	970 000	160 000 u. 385 000	175 000	190 000
Sedimentations-koeffizient	7 S	19 S	7 S, 11 S	7 S	8 S
elektrophore-tische Fraktion	$\gamma_2 - \gamma_1$	γ_1	$\gamma_1 - \beta$	γ_1	γ_1
Vorkommen	Serum, Muttermilch	Serum	Serum, Sekrete	Serum[1]	Serum[2]
Konz. im Normal-serum in g/l	8,0 – 18,0	0,6 – 2,8	0,9 – 4,5	0,04	0,0003
diaplazentare Übertragung	+	–	–	–	–
Komplement-fixation	+	+	–	–	–
funktionelle Bedeutung	(protektive) Antikörper der sekundären Immunantwort	Antikörper der primären Immunantwort	immun. Schleim-hautbarriere	antigenindu-zierte Diffe-renzierung von B-Lym-phozyten	Sofortallergie, immun. Ab-wehr von Para-siten

[1] membranständig auf B-Lymphozyten [2] membranständig auf Basophilen und Mastzellen

Im|mun|häm|ag|glutination (↑; Häm-*; Agglutination*) f: (engl.) immunohaemagglutination; durch Antikörper* gegen Erythrozytenantigene hervorgerufene Hämagglutination*.

Im|mun|hämo|lyse (↑; ↑; Lys-*) f: (engl.) immunohaemolysis; durch komplementbindende, gegen Erythrozytenantigene gerichtete Antikörper* hervorgerufene Hämolyse*.

Im|mun|histo|logie (↑; Hist-*; -log*) f: histol. Darstellung immunologisch reaktiver Strukturen auf od. in Zellen bzw. Geweben nach Anw. immunchem. Verfahren, die durch Übertragung von Antikörper-Farbkomplexen zu einer Anfärbbarkeit der entspr. antigentragenden Strukturen (z. B. Tumorantigene*) im histol. Präparat führen.

Im|mun|in|suffizienz (↑; Insuffizienz*) f: s. Immundefekte.

Im|munisierung (↑): (engl.) immunization; Herbeiführung einer Immunität des Organismus; aktive u. passive I.: s. Schutzimpfung.

Im|munisierung, passive (↑): s. Serumprophylaxe, Serumtherapie.

Im|munität (↑) f: (engl.) immunity; Unempfänglichkeit des Organismus für eine Inf. mit pathogenen Mikroorganismen (antiinfektiöse I.) bzw. Schutz vor der Wirkung mikrobieller Stoffwechselprodukte (v. a. Endo- u. Exotoxine) sowie pflanzl. od. tier. Gifte (antitoxische I.) aufgrund unspezif. Abwehrmechanismen bzw. einer adäquaten (protektiven) Immunantwort* des Immunsystems*; eine **unspezifische** (auch konstitutionelle od. genetische) I. kommt durch versch. physik. (v. a. die sog. Haut-Schleimhaut-Barriere) u. biol. Schutzmechanismen (z. B. antimikrobiell wirksame Enzyme u. a. Substanzen in Zellen, Geweben u. auf Schleimhäuten, Phagozytose*, Mikrobizidie*, Komplement*) zustande u. äußert sich u. a. als natürl. Resistenz* einer Species (z. B. des Menschen gegen den Err. der Hundestaupe). Eine **spezifische** I. (auch erworbene I.) wird durch selektiv zu einer immun. Reaktion mit dem entspr. Antigen befähigte spezif. Antikörper* in Körperflüssigkeiten (humorale I.) sowie durch spezif. sensibilisierte T*-Lymphozyten, Makrophagen* u. a. immunkompetente Zellen* (zellvermittelte I.) gewährleistet u. kann durch Immunisierung* i. R. einer Inf. bzw. Schutzimpfung* induziert (aktiv erworben) od., als sog. Leihimmunität, z. B. durch Übertragung von spezif. Antikörpern der Mutter über die Plazenta auf das ungeborene Kind (v. a. IgG-Antikörper) od. über die Muttermilch auf den Säugling (v. a. sekretorisches IgA) passiv erworben werden. Als **angeborene** I. wird die bereits zur Zeit der Geburt aufgrund unspezif. sowie spezif. immun. Schutzmechanismen (v. a. diaplazentar übertragene mütterliche Antikörper) bestehende (noch unvollkommene) Fähigkeit zur immun. Abwehr, als **natürliche** I. die auf dem Vorkommen sog. natürlicher Antikörper beruhende immun. Reaktionsbereitschaft (z. B. gegen fremde Blutgruppenantigene) ohne früheren Kontakt mit dem entspr. Antigen bezeichnet. Vgl. Paraimmunität, Allergie, Immuntoleranz.

Im|mun|ko|agulo|pathien (↑; Koagul-*; -pathie*) f pl: (engl.) immunocoagulopathies; durch neutralisierende (gegen Gerinnungsfaktoren gerichtete spezif.) od. interferierende (Auto-)Antikörper (sog. Immunhemmkörper) verursachte Störungen der Blutgerinnung, v. a. bei bestehender Hämophilie A (seltener B) als sog. Hemmkörperhämophilie*; seltener sind I. durch spezif. Antikörper gegen Fibrinogen, Faktor V, VII, X, XI u. a.; Vork. bei Frauen post partum, als Arzneimittelreaktion u. bei system. Lupus erythematodes, Allergien, rheumatischer Arthritis.

Im|mun|kom|plexe (↑) m pl: (engl.) immunocomplexes; Abk. IK; die inf. Antigen*-Antikörper-Reaktion gebildeten, präzipitierenden od. löslichen (zirkulierenden) Antigen-Antikörper-Komplexe; zirkulierende IK enthalten oft Komplement* (C1q, C3d); insbes. mittelgroße IK mit Antigenüberschuß können zu Immunkomplexkrankheiten* führen. Vgl. Arthus-Reaktion.

Im|mun|kom|plex|krankheiten (↑): (engl.) immunocomplex diseases; Erkr., in deren Pathogenese die Ablagerung von löslichen, im Serum zirkulierenden Immunkomplexen* in den Wänden von Blutgefäßen versch. Gewebe eine ursächliche bzw. den Krankheitsprozeß unterhaltende od. mitbestimmende Rolle spielt; die abgelagerten Immunkomplexe rufen eine Überempfindlichkeitsreaktion vom Arthus-Typ (Typ III der Allergie*) mit lokalen Entzündungsprozessen hervor. Zu den I. gehören die Serumkrankheit, viele Autoimmunkrankheiten (z. B. rheumatoide Arthritis, systemischer Lupus erythematodes, Periarteriitis nodosa, Poly- u. Dermatomyositis, diffuse fibrosierende Alveolitis, Kryoglobulinämie), best. Formen der Glomerulopathie, die bakt. Endokarditis, Lepra, Malaria, afrikan. Trypanosomiasis, chron.-aggressive Hepatitis u. das Dengue-hämorrhagische Fieber.

Im|mun|mangel|krankheiten (↑): s. Immundefekte.

Im|mun|modulation (↑; lat. modulari rhythmisch abmessen) f: Veränderung der Immunantwort* durch versch. Substanzen i. S. einer positiven Unterstützung (Immunstimulation) od. neg. Beeinflussung (Immunsuppression*). Vgl. Immunstimulanzien.

Im|muno|blasten (↑; Blast-*) m pl: (engl.) immunoblasts; unter dem Einfluß von Antigenen* (in vivo u. in vitro) od. Mitogenen* (in vitro) stimulierte (aktivierte) Lymphozyten* mit vergrößertem Zellvolumen u. aufgelockertem Kern (sog. B- bzw. T-Zellblasten), die daraufhin proliferieren u. sich zu sog. Effektorzellen (Plasmazellen bzw. aktivierte T-Lymphozytensubpopulationen) od. zu sog. Gedächtniszellen (Memory* cells) entwickeln.

Im|muno|blot (↑; engl. blot Fleck) n: syn. Western blot mit Immundetektion, Immun-Overlay; Meth. zum Nachweis von Serumantikörpern; **Prinzip:** Trennung von Proteinmolekülen durch Polyacrylamidgel-Elektrophorese, anschl. Antigentransfer auf Membranen (z. B. Nitrozellulosemembranen) u. Reaktion mit den Serumantikörpern, dann Reaktion mit spezif. Anti-Antikörpern i. R. eines Immunassay*; **Verw.** v. a. zur Diagn. von AIDS*, Autoimmunkrankheiten* od. Infektionen (v. a. Borreliosen*). Vgl. Southern-Blotting-Methode.

Im|muno|gen (↑; -gen*) n: s. Antigen, Allergen.

Im|muno|logie (↑; -log*) f: (engl.) immunology; Lehre von Struktur u. Funktion des Immunsystems*, den Erkennungs- u. Abwehrmechanismen eines Organismus für körperfremde (u. U. auch körpereigene) Substanzen u. Gewebe; umfaßt zahlreiche Teilgebiete (Immunchemie, -genetik, -pathologie, -pharmakologie u. a.).

Im|muno|pathien (↑; -pathie*) f pl: durch Störungen des Immunsystems* bzw. durch Immunreaktionen verursachte Krankheiten; z. B. Im-

I

mundefekte*, Autoimmunkrankheiten*, Immunkomplexkrankheiten*.

Im|mun|orchitis (↑; Orch-*; -itis*) f: syn. Autoimmunorchitis; durch lokale Entz. (z. B. Mumpsorchitis) od. Trauma verursachte Atrophie des Germinalzellepithels u. Fibrose der Tubuluswände mit Antikörperbildung gegen Spermien u. Hodengewebe. Vgl. Sterilität.

Im|muno|zyten (↑; Zyt-*) m pl: immunkompetente Zellen*.

Im|muno|zytom (↑; ↑; -om*) n: (engl.) immunocytoma; lymphoplasmozytisches malignes Lymphom* niedriger Malignität (Kieler Klassifikation) mit kleinen Lymphozyten, Plasmazellen od. Immunoblasten.

Im|mun|para|lyse (↑; Paralyse*) f: (engl.) immunoparalysis; erworbene Immuntoleranz*.

Im|mun|proteine (↑; Prot-*) n pl: s. Immunglobuline.

Im|mun|re|aktion (↑) f: **1.** Antigen*-Antikörper-Reaktion; **2.** Immunantwort*.

Im|mun|serum (↑; Sero-*) n: (engl.) immune serum; durch natürliche od. künstliche Immunisierung von Tieren (heterologes I.) od. von Menschen (homologes I., meist Rekonvaleszentenserum) gewonnenes Antiserum mit hohem Gehalt (Titer) an spezif. Antikörpern; Anw. zur Serumprophylaxe* u. Serumtherapie* (passive Immunisierung) sowie als Testserum*. Vgl. Fermoserum, Hyperimmunglobulin.

Im|mun|stimulanzien (↑; Stimulanzien*) n pl: (engl.) immunostimulants; (pharmak.) Sammelbez. f. Substanzen, die das Immunsystem* auf unterschiedl. Weise aktivieren u. die zur Förderung der Immunabwehr u. bei Immundefektzuständen therap. angewendet werden; u. a. pflanzl. Stoffe (z. B. Lektine*, Mistelpräparate), Extrakte aus Mikroorganismen, Impfstoffe (Vakzine*) sowie physiol. (z. T. gentechn. hergestellte) Immunmodulatoren wie Lymphokine*, Interleukine*, koloniestimulierende Faktoren (CSF*), Thymusfaktoren* u. Interferone*.

Im|mun|sup|pression (↑; Suppression*) f: (engl.) immunosuppression; Unterdrückung od. Abschwächung der Immunantwort*; **1.** physiol.: als Teil des immun. Regulationssystems durch spezif. Suppressorzellen ($CD4^-$, $CD8^+$), komplementär zu Helferzellen ($CD4^+$, $CD8^-$); **2.** therap.: durch physik. Maßnahmen (Bestrahlung des lymphatischen Systems, sog. umgekehrtes Y-Feld) od. Verwendung pharmak. Wirkstoffe (Immunsuppressiva*) mit dem Ziel, unerwünschte Immunreaktionen auszuschalten; z. B. bei Autoimmunkrankheiten* od. nach Transplantation*; **NW:** tox. Schädigungen, generelle Unterdrükkung immun. Reaktionen mit Schwächung der Abwehr gegen Infektionskrankheiten u. erhöhter Gefahr des Auftretens bösartiger Erkrankungen.

Im|mun|sup|pressiva (↑; ↑) n pl: (engl.) immunosuppressives; i. e. S. Arzneistoffe, die immun. Reaktionen unterdrücken bzw. abschwächen (s. Tab.); **Verw.:** v. a. in d. Transplantationschirurgie u. zur Behandlung von Autoimmunkrankheiten*; i. w. S. auch andere Noxen (ioni-

Immunsuppressiva

Substanzen	Wirkungsmechanismen	Bemerkungen
Kortikosteroide (Glukokortikoide)	anti-inflammatorischer Effekt, Phagozytosehemmung, z. T. noch ungeklärt	schneller und ausgeprägter Effekt
alkylierende Substanzen (z. B. Cyclophosphamid)	Hemmung der DNA-Synthese durch Einbau v. Alkylgruppen in Nukleinsäuren, zytotoxischer Effekt auf Lymphozyten	Zytostatika, unspezifische Immunsuppression
Antimetabolite (Folsäureantagonisten, z. B. Methotrexat, und Purin- u. Pyrimidinantagonisten, z. B. Azathioprin)	Hemmung von Enzymen bzw. Ersatz essentieller Substanzen des Zellstoffwechsels durch die Antimetabolite, wodurch Teilung, Differenzierung oder Proteinsynthese der Zellen gestört werden	
Antilymphozytenserum (ALG)	zytotoxisch für zirkulierende Lymphozyten	teilweise spezifische Immunsuppression durch Elimination von T-Lymphozyten
Anti-T-Lymphozytenserum (ATG, monoklonale T-Zell-Antikörper)	zytotoxisch für T-Lymphozyten	
Interleukin-2-Rezeptor-Antikörper	Hemmung der T-Lymphozyten-Stimulation durch Interleukin 2	teilweise spezifische Immunsuppression durch Blockade der antigenspezifischen T-Lymphozyten-Proliferation
Ciclosporin	Hemmung der Interleukin-2-Freisetzung und dessen Wirkung auf die T-Zell-Proliferation	

sierende Strahlen, chem. Schadstoffe) mit hemmender Wirkung auf das Immunsystem*. Vgl. Immunsuppression.

Im|mun|system (↑) **n:** (engl.) immune system; komplexes funkt. System (der Vertebraten) zur Erhaltung der Individualstruktur durch Abwehr körperfremder Substanzen (Antigen*) u. kontinuierl. Elimination anomaler (z. B. maligne entarteter) Körperzellen (sog. immun. Überwachung), an der die Organe des lymphatischen Systems*, im gesamten Organismus verteilte Zellen (v. a. Leukozyten*, Zellen des Monozyten*-Makrophagen-Systems) u. Moleküle (Immunglobuline*, Lymphokine) beteiligt sind. Die unspezif. Abwehrmechanismen des **angeborenen** I. werden u. a. durch Phagozyten*, natürliche Killerzellen*, Komplement* u. Lysozym*, die spezif. Immunantwort* des **erworbenen** I. v. a. durch Lymphozyten* u. spezif. Antikörper* vermittelt. Vgl. Immunität.

Im|mun|szinti|graphie (↑; Szinti-*; -graphie*) **f:** spezielles Verfahren der Szintigraphie*, das radioaktiv markierte monoklonale Antikörper zum Nachweis bzw. zur Lokalisation bestimmter Tumorantigene* einsetzt.

Im|mun|therapie (↑) **f:** (engl.) immunotherapy; Beeinflussung immun. Reaktionen durch medikamentöse Maßnahmen; **1.** durch Zufuhr von Immunglobulinen (z. B. Gammaglobulin); **2.** durch Immunsuppression*; **3.** durch aktive spezif. (z. B. Schutzimpfung) od. unspezif. (z. B. durch Interferon) Immunstimulation.

Im|mun|thrombo|zyto|penie (↑; Thromb-*; Zyt-*; -penie*) **f:** (engl.) immunological thrombocytopenia; (auto-)immun. bedingte Thrombopenie*.

Im|mun|thyreoiditis (↑; Thyreo-*; -id*; -itis*) **f:** (engl.) autoimmune thyroiditis; eigentl. Autoimmunthyreoiditis; auf der Bildung von Schilddrüsenantikörpern* beruhende Formen der Thyreoiditis* (Struma lymphomatosa Hashimoto u. Morbus Basedow).

Im|mun|toleranz (↑) **f:** (engl.) immunotolerance; Zustand der immun. Nichtreaktivität gegen best. Antigene als eine Möglichkeit der Immunantwort* des intakten Immunsystems* neben der Entw. einer spezif. Immunität* des Organismus; kann u. a. durch Kontakt mit einem Antigen während der Reifung des Immunsystems in der Embryonalentwicklung entstehen (als natürliche I. z. B. bei Blutchimärismus*) od. durch Zufuhr hoher Antigenmengen (z. B. Diphterietoxoid, Pneumokokkenpolysaccharide) beim Erwachsenen hervorgerufen werden (erworbene sog. High-zone-Toleranz); einige schwachimmunogene Antigene induzieren eine (unvollständige) I., wenn sie in kleinen Dosen appliziert werden (erworbene sog. Low-zone-Toleranz). Die Dauer der Antigenpersistenz ist von entscheidender Bedeutung für die Aufrechterhaltung einer erworbenen I., sie erlischt i. d. R. bei Elimination des betreffenden Antigens aus dem Organismus. Eine I. muß nicht vollständig sein u. kann sich durch Fehlen best. Merkmale einer Immunantwort äußern, da B- u. T-Lymphozyten unabhängig voneinander u. auf unterschiedliche Weise eine immun. Toleranz entwickeln (z. B. Induktion einer Antikörperproduktion durch ein best. Antigen, jedoch keiner zellvermittelten Immunantwort). Gegen körpereigene Gewebe besteht (wahrscheinl. durch fehlende Aktivierung normalerweise im Organismus vorhandener Anti-„Selbst"-B-Lymphozyten inf. Ausbleibens der Erkennung von Selbstantigenen durch Helferzellen bzw. durch dauernde Hemmung dieser B-Lymphozyten u. von Helferzellen durch Suppressorzellen) eine natürliche I. (sog. Selbsttoleranz), wodurch i. d. R. eine Autoimmunisierung* verhindert wird.

Im|mun|toxin (↑; Tox-*) **n:** Konjugat aus einer toxischen Substanz bakt. (Diphtherietoxin, Pseudomonas-Exotoxin A) od. pflanzl. (z. B. Ricin, Abrin) Ursprungs u. einem spezif., meist monoklonalen Antikörper gegen Zellmembranantigene (z. B. Tumorantigene*); Verw. bisher v. a. in vitro, z. B. zur Zerstörung der Tumorzellen bei autologer Knochenmarktransplantation*.

Im|mun|vaskulitis (↑; lat. vasculum kleines Gefäß; -itis*) **f:** syn. Vasculitis* allergica.

Im|mun|zellen (↑; Zelle*): immunkompetente Zellen*.

Im|mun|zyto|metrie (↑; Zyt-*; Metr-*) **f:** syn. Durchflußzytometrie*.

IMP: Abk. f. **I**nosin**m**ono**p**hosphat*.

Im|pedanz (lat. impedire hindern) **f:** (engl.) impedance; **1.** Wechselstromwiderstand einer elektron. Schaltung, die sich aus Ohm-Widerständen, Kondensatoren od. Spulen zusammensetzen kann; **2.** akustische I.: Bez. f. den Wellenwiderstand bzw. die Dämpfung eines Mediums bei der Ausbreitung von Schallwellen, z.B. im Ohr durch Trommelfell u. Gehörknöchelchen, wodurch es frequenzabhängig zur Abschwächung der Schallwellen kommt. In der Sonographie ändert sich die I. bei der Ausbreitung von Ultraschallwellen an der Grenzfläche unterschiedl. Medien dann, wenn sich das Produkt aus Schallgeschwindigkeit u. Dichte ändert. An solchen Grenzflächen wird ein Teil der Ultraschallintensität reflektiert, dies wird zur Bildgebung ausgenutzt.

Im|pedanz|audio|metrie (↑; Audi-*; Metr-*) **f:** (engl.) impedance audiometry; Tonaudiometrie zur Prüfung der akustischen Impedanz m. Tympanometrie* od. Stapediusreflexmessung*. Vgl. Audiometrie, Pädaudiologie.

im|per|fectus (lat.): unvollkommen.

im|per|meabel (In-*; lat. permeare hindurchziehen): undurchgängig, undurchlässig.

im|petiginös (Impetigo*): (engl.) impetiginous; borkig; vgl. Impetigo.

Im|petigo (lat. Hautausschlag) **f:** Eiterflechte, Grindflechte; Bez. f. eine nichtfollikuläre Pyodermie mit Blasenbildung; vgl. Erysipel.

Im|petigo Bockhart (↑) **f:** syn. Folliculitis* staphylogenes superficialis.

Im|petigo bullosa (↑) **f:** großblasige Form der Impetigo* contagiosa.

Im|petigo contagiosa (↑) **f:** Bez. f. blasenbildende Pyodermien; **Formen: 1.** kleinblasige I. c.: syn. Impetigo vulgaris, Grindflechte; häufigste Hautinfektion bei Kindern durch betahämolysierende Streptokokken der Gruppe A u. Staphylokokken; Klin.: im Gesicht, an Kopf u. Extremitäten lokalisierte rötl. Papeln, auf denen sich Bläschen, Pusteln u. gelbe bis braune Krusten (s. ums. Abb.) bilden; Entstehung oft auf vorgeschädigter Haut u. bei mangelnder Körperpflege; endemisches Auftreten möglich; Kompl.: Paronychie, akute Glomerulonephritis; **2.** großblasige I. c.: syn. Impetigo bullosa, Pemphigus neonatorum (bei Neugeborenen); lokalisierte Form des Staphylococcal scalded skin syndrome (SSSS*), bes. an Abdomen, Hals- u. Achselfalten, Genitalregion; Progn.: günstig; **Ther.:** lokal Clioquinol, systemisch Antibiotika.

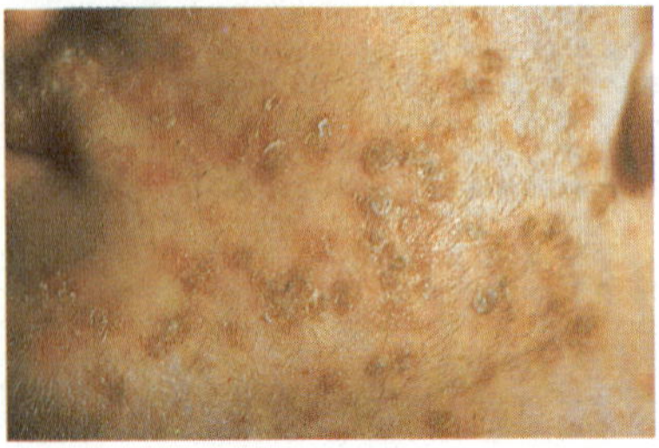

Impetigo contagiosa [156]

Im|petigo herpeti|formis (↑) f: sehr seltene u. schwer verlaufende Variante der Psoriasis* pustulosa Typ Zumbusch b. Nebenschilddrüseninsuffizienz; **Sympt.:** Hypokalzämie, Fieber, Erbrechen, Durchfälle, tonisch-klon. Krämpfe, schubweise auftretende, rasch zu Krusten eintrocknende, oft serpiginös od. zirzinär angeordnete Pusteln auf gerötetem Grund bes. in der Leistengegend u. submammär; **Vork.:** meist bei Frauen insbes. in der Schwangerschaft (v. a. zweite Schwangerschaftshälfte), bei erneuter Schwangerschaft oft Rezidiv; selten b. Männern u. Kindern nach Strumektomie; **Ther.:** Glukokortikoide, Flüssigkeits- u. Elektrolytersatz; evtl. vorzeitige Geburtseinleitung.

Im|petigo vulgaris (↑) f: s. Impetigo contagiosa.

Impf|feder: (engl.) vaccinating lancet; zweischneidige, federförmige Lanzette z. Impfung od. Wundsetzung bei kapillaren Blutentnahmen.

Impf|gangrän (Gangrän*) f: s. Vakzinationsschäden.

Impf|gesetz: s. Schutzimpfung.

Impf|kalender: (engl.) calendar of vaccination; sog. Impfprogramm; festgelegte Reihenfolge von öffentlich empfohlenen Schutzimpfungen

Impfkalender
Empfehlungen für Kinder (GI: Grundimmunisierung; AI: Auffrischimpfung; WI: Wiederimpfung)

Lebens- alter	Impfung Personenkreis	Durchführung
ab 3. Mon.	GI gegen **Diphtherie/Pertussus/ Tetanus** (DPT)[1]	3× im Abstand von 4 Wochen; 1× im 2. Lj. (Abschluß der GI)
	und **Haemophilus influenzae Typ b**	2× im Abstand von mindestens 6 Wochen od. mit der 1. und 3. DPT-Impfung
	und **Poliomyelitis**-Schluckimpfung alle Kinder	2× trivalent im Abstand von mindestens 6 Wochen, ggf. in Kombination mit der 1. u. 3. DTP-Impfung od. Teilnahme an Impfaktionen der Gesundheitsämter im folgenden Winter (Nov./Jan.) od. U6
ab 2. Lj.	Impfung gegen **Masern, Mumps** u. **Röteln** (ggf. Masern/Mumps/Röteln-Kombination) alle Kinder (nicht vor dem 15. Mon.)	je 1× Lebendimpfstoff od. Kombination
	und Abschluß der GI gegen **Diphtherie/Pertussis/Tetanus**[1]	s. o.
	und **Haemophilus influenzae Typ b**	s. o.
	und **Poliomyelitis**-Schluckimpfung alle Kinder	3. Impfschluck trivalent, falls nicht bereits im Rahmen der U6 erfolgt
ab 6. Lj.	WI gegen **Masern, Mumps** u. **Röteln** alle Kinder	s. o.
	AI gegen **Diphtherie/Tetanus** alle Kinder	Td-Impfstoff (Tetanus/Diphtherie-Impfstoff f. Personen über 7 Jahren)
10. Lj.	WI gegen **Poliomyelitis** alle Kinder	1 Impfschluck trivalent
11. – 15. Lj.	AI gegen **Diphtherie/Tetanus** alle Kinder	Td-Impfstoff
	WI gegen **Röteln** alle Mädchen[2]	1× Rötelnvakzine
ab 1. Woche in jedem Alter	Indikationsimpfung: **Tuberkulose** ansteckungsgefährdete, tuberkulinnegative Personen einschließlich Neugeborene	1× BCG-Vakzine

[1] Kinder mit progressiven neurologischen Erkrankungen, Krampfleiden od. neurologischen Erkrankungen, die besonders häufig mit Krampfanfällen einhergehen, sollten nur mit DT geimpft werden.
[2] auch, wenn im Kleinkindalter bereits (u. U. in Kombination) gegen Röteln geimpft wurde

für Kinder mit dem Ziel einer Immunität* gegen wichtige Infektionskrankheiten (s. Tab.). Für Erwachsene u. best. Personengruppen gelten bes. Impfempfehlungen (z. B. vor internationalen Reisen); vgl. Schutzimpfung (Tab.).

Impf|komplikation f: über die normale Impfreaktion od. Impfkrankheit hinausgehende, oft therapiebedürftige Erkr. aufgrund einer Impfung; in seltenen Fällen kann diese auch zu bleibenden Schäden (Vakzinationsschäden*) führen. I. können durch das Impfantigen selber od. die im Impfstoff enthaltenen Hilfsstoffe verursacht werden. Vorübergende therapiebedürftige Erkr. werden z. B. nach BCG-Impfung als abszedierende Lymphadenitis (ca. 3 : 1000 Impfungen), bei Immungeschwächten als disseminierte BCG-Infektion (1 : 1 Mill.) beobachtet. Nach oraler Poliomyelitis-Schutzimpfung (Sabin) kann eine Impfpoliomyelitis (1 : 1,4 Mill.) od. Kontaktimpfpoliomyelitis (1 : 15 Mill.) auftreten. Bei Verdacht auf eine I. Einleitung einer genauen Untersuchung u. Dokumentation, ggf. Überweisung an eine Spezialabteilung, Asservierung von Untersuchungsmaterial (Blut, Stuhl, Liquor u. a.) u. Meldung an das zuständige Gesundheitsamt, die Arzneimittelkommission od. das Paul-Ehrlich-Institut. Vgl. Schutzimpfung.

Impf|metastase (Metastase*) **f:** s. Metastase.

Impf|schutz: s. Schutzimpfung, Immunität.

Impf|stoff: s. Vakzine; vgl. Schutzimpfung.

Impf|stoffe, poly|valente: (engl.) multivalent vaccines; Vakzine* bestehend aus einem Gemisch versch. Impfantigene.

Impf|tuberkulose (Tuberkel*; -osis*) **f:** (engl.) immunization tuberculosis; tuberkulöse Erkr. (meist Hauttuberkulose od. Tendovaginitis tuberculosa) inf. Inokulation von Mycobacterium tuberculosis; z. B. bei Fleischern, Pathologen.

Impfung: (engl.) vaccination; **1.** Schutzimpfung*; **2.** (mikrobiol.) Übertragung lebender Mikroorganismen auf einen Nährboden.

Impfung, passive: passive Immunisierung; s. Schutzimpfung.

Impf|zerti|fikat, inter|nationales n: bei Einreise in versch. Länder gefordertes Impfzeugnis über best. Schutzimpfungen, meist gegen Gelbfieber u. in wenigen Fällen gegen Cholera; vgl. Schutzimpfung.

Impingement-Syn|drom (engl. impingement Zusammenstoß, Einwirkung) **n:** Funktionsbeeinträchtigung des Schultergelenkes durch chron. Überlastung bei Tennis-, Golfspielern, Schwimmern u. Werfern; **Urs.:** zunehmende Einklemmung der Supraspinatussehne zw. Tuberculum majus u. Schulterdach; **Ther.:** offene od. arthroskopische subakromiale Dekompression; vgl. Periarthropathia humeroscapularis.

Im|plantate (In-*; lat. plantatus gepflanzt) **n pl:** (engl.) implants; **1.** (chir.) zusammenfassende Bez. f. Stoffe u. Teile, die z. Erfüllung best. Ersatzfunktionen für einen begrenzten Zeitraum od. auf Lebenszeit in d. menschl. Körper eingebracht werden. Im Ggs. zum Transplantat bestehen I. aus toter Materie (Alloplastik). Als **Ersatzfunktionen** kommen v. a. die Unterstützung, Steuerung bzw. der partielle od. komplette Ersatz v. Organfunktionen (z. B. Linsenimplantation*, künstl. Herzschrittmacher*, künstliche Herzklappen*, Gefäßimplantate aus Kunststoff bei der rekonstruktiven Gefäßchirurgie*, Endoprothese*), die Unterstützung v. Heilprozessen (z. B. Ruhigstellung einer Fraktur mittels Osteosynthese*), die Übertragung v. Kräften (z. B. übungsstabile u. exakte Reposition v. Frakturenden mittels Osteosynthese), die Regulation v. Deformitäten (z. B. Implantation von Harrington-Stäben zur Aufrichtung einer Skoliose) od. die plast. Raumausfüllung (z. B. Mammaplastik* mittels Kunststoffimplantaten) bzw. Defektdeckung (z. B. Verschluß v. Kalottendefekten mittels einer aus Kunststoff od. Metall bestehenden Schädelplatte) in Betracht. Bei Langzeitimplantaten tritt das Problem der Materialverträglichkeit der I. in den Vordergrund. **2.** (zahnmed.) Meist alloplastische Materialien (insbes. Metalle u. Materialien mineralog. Herkunft), die zum Aufbau verlorengegangener Knochensubstanz, zum Ersatz einzelner Zähne (Einzelzahnimplantate), zur Versorgung mit festsitzenden Brücken bei verkürzter od. unterbrochener Zahnreihe u. zur Stabilisierung totaler Prothesen dienen.

Im|plantation (↑; ↑) **f:** **1.** Einbringen od. Einpflanzung von körperfremden (häufig alloplastischen) Materialien in den Organismus; **2.** Nidation*. **I.s|meta|stase** (↑; ↑; Metastase*) **f:** s. Metastase. **I.s|phase** (↑; ↑) **f:** Plazentaentwicklung; erste Trophoblastausbreitung bis zur Formierung der Zotten.

Im|plantations|schäden (↑; ↑)**:** fehlerhafte Eieinnistung in d. Endometrium; **Formen: 1.** falscher Implantationsort (Placenta* praevia); **2.** Störungen der Implantationstiefe (Placenta* accreta, Placenta* increta, Placenta* percreta), häufig bedingt durch Schädigung der Uterusschleimhaut (u. a. durch Kürettage, Schwangerschaftsabbruch, Schnittentbindung, Puerperalfieber); **3.** Asymmetrie der Trophoblastausbreitung (pathol. Nabelschnuransatz; s. Insertio); **4.** Rückbildungsstörung des Chorion laeve (Placenta* extrachorialis, Placenta membranacea). Vgl. Plazentation, Plazentalösungsstörungen.

Im|planto|logie (↑; ↑; -log*) **f:** Spezialgebiet der Zahnheilkunde; Lehre von der Einpflanzung nicht lebender Gewebe u. Materialien; vgl. Implantate.

Im|plosion (↑; lat. plaudere, plausus schlagen) **f:** s. Angstüberflutung.

Im|potentia (lat. Unvermögen) **f:** Impotenz*.

Im|potentia co|eundi (↑) **f:** Unvermögen, den Beischlaf überhaupt od. in physiol. Weise auszuführen; i. e. S. beim Mann Unmöglichkeit der Erektion (erektile Impotenz) u. des Orgasmus (ejakulatorische Impotenz) bzw. unzureichende Kontrolle über den Zeitpunkt des Orgasmus (Ejaculatio* praecox od. Ejaculatio* retardata); als sog. **relative Impotenz** inf. Abneigung gegen (bestimmte) Partner od. äußere Umstände; s. Erektionsstörung, Sterilität.

Im|potentia con|cipiendi (↑) **f:** Unfähigkeit der Frau, eine Eizelle* zur Befruchtung durch Spermien zur Verfügung zu stellen; s. Sterilität. **I. con|cupiscentiae** (↑) **f:** fehlender Drang z. sexuellen Betätigung. **I. generandi** (↑) **f:** Fortpflanzungsunfähigkeit; unterschieden werden Infertilität* u. Sterilität*. **I. gestandi** (↑) **f:** s. Infertilität. **I. satis|factionis** (↑) **f:** sexuelle Funktionsstörung, bei der es ohne Orgasmus zur Ejakulation kommt.

Im|potenz (↑) **f:** (engl.) impotence; Sammelbez. für die Fortpflanzungsunfähigkeit (Impotentia generandi); i. e. S. Bez. für das Unvermögen, den Geschlechtsakt auszuüben (Impotentia coeundi); vgl. Infertilität, Sterilität, Funktionsstörung, sexuelle.

Im|prägnation (In-*; lat. praegnans schwanger) **f:** (engl.) impregnation; (gyn.) Eindringen der Samenfäden in d. reife Ei; s. Befruchtung; **2.** (histol.) Durchtränkung von Geweben, Zellen u. a. mit Gold- od. Silbersalzen (Metallimprägnation) zur Darstellung von Strukturen.

Im|pressio (lat.) f: Eindruck.

Im|pression, basale (↑) f: (engl.) basal impression; syn. basiläre Impression, Konvexobasie; Anomalie des kraniozervikalen Übergangs mit Einstülpung des Bodens der hinteren Schädelgrube; **Urs.:** meist angeb., selten erworben bei Osteomalazie, Osteoporose, Osteolysen (z. B. Knochentumoren), Osteodystrophia deformans; oft kombiniert mit Atlasdysplasie od. Syringomyelie; **Sympt.:** evtl. Kopfschmerz, Schwindel, Nystagmus u. a.; **Diagn.:** röntg. Schädelaufnahme in zwei Ebenen, evtl. Tomographie bzw. Kernspintomographie; die Spitze des Dens epistrophei überragt die Verbindungslinie zw. Foramen magnum u. hartem Gaumen.

Im|pressiones digitatae (↑) f pl: Vertiefungen an d. Innenfläche des knöchernen Schädels, den Gyri cerebri entsprechend; vermehrt v. a. bei chron. Hirndrucksteigerung*.

Im|pressions|fraktur (↑; Fraktur*) f: (engl.) depression fracture; unvollständiger Biegungsbruch am Schädeldach; vgl. Schädelfrakturen.

Imprinting, genomisches (engl. Eindrükken) n: unterschiedl. Expression eines Gens od. einer Genregion in Abhängigkeit von der Vererbung über die männl. od. weibl. Gametogenese; z. B. führen ähnl. Deletionen des proximalen Bereichs vom Chromosom 15 bei maternalem Ursprung zum Angelman*-Syndrom, bei paternalem Ursprung zum Prader*-Labhart-Willi-Syndrom.

Im|puls (lat. impellere, impulsus anstoßen, antreiben) m: (engl.) 1. impulse, 2. pulse; Antrieb, Anstoß; **1.** (physik.) Abk. p; Produkt aus Masse m u. Geschwindigkeit v eines Körpers: $p = m \times v$. Der Gesamtimpuls eines abgeschlossenen Systems ist konstant. **2.** elektrischer I.: kurzzeitiger Spannungs- od. Stromstoß, entw. als Einzelimpuls od. als Impulsfolge bzw. Impulsgruppenfolge; die I. od. Impulsfolgen können aperiodisch auftreten od. eine best. Frequenz* haben; med. von Bedeutung in der Nuklearmedizin* (jedes registrierte Gammaquant löst einen elektrischen I. aus), Ultraschalldiagnostik* (Echoimpuls), bei Anwendung von Herzschrittmachern* usw.; vgl. Impulsrate.

Im|puls|echo|verfahren (↑): (engl.) pulse echo technique; Sammelbez. für versch. Verfahren der Ultraschalldiagnostik*.

Im|puls|höhen|ana|lysator (↑) m: (engl.) multichannel analyzer; v. a. in der nuklearen Analysen- u. in der Strahlenschutzmeßtechnik, Radiochemie u. Nuklearmedizin* angewendete elektron. Einrichtung zur Registrierung von nur solchen Strahlenquanten, deren Energie oberh. einer einstellbaren Energieschwelle od. innerh. eines definierten sog. Energiefensters liegt, z. B. zur Diskriminierung versch. Radioisotope in einer Meßprobe.

Im|pulsiv-petit-mal (↑; frz. kleines Übel) n: syn. Herpin-Janz-Syndrom, juvenile myoklonische Epilepsie; idiopathische generalisierte Form der Epilepsie*, häufig in Komb. mit Grand mal; **Klin.:** Manifestationsalter meist 12.-20. Lj.; bilaterale massive Myoklonien (plötzliche Schleuderbewegungen der Extremitäten, insbes. der Arme) v. a. nach morgendlichem Erwachen (Aufwachepilepsie); Auslösung durch Schlafmangel möglich.

Im|puls|rate (↑): Anzahl der von ionisierenden Korpuskeln od. Quanten in einem Strahlungsdetektor ausgelösten elektr. Impulse pro Zeiteinheit; Anw. in der Strahlenmeßtechnik, Nuklearmedizin.

Im|puls|zyto|photo|metrie (↑; Zyt-*; Phot-*; Metr-*) f: (engl.) pulse cytophotometry; syn. Durchflußzytophotometrie; automatisiertes Verf. der Zytophotometrie*, bei dem die in einer Suspension befindlichen Zellen in einem schmalen Flüssigkeitsstrom an einem Mikroskopzytophotometer unter Messung des Absorptionsspektrums vorbeigeführt werden; **Anw.:** z. B. bei der DNA*-Zytophotometrie, Zytofluorometrie*.

IMV: Abk. f. (engl.) **i**ntermittent **m**andatory **v**entilation, intermittierende Zwangsbeatmung; Beatmungsverfahren, bei dem Spontanatmungsphasen durch zwischengeschaltete maschinelle Beatmungshübe mit vorgewählter Frequenz unterbrochen bzw. unterstützt werden; je nach Wahl der IMV-Frequenz wird die Atemarbeit vorwiegend durch den Pat. od. den Respirator* geleistet; **Unterformen: 1.** synchronisiertes IMV (SIMV): die maschinellen Beatmungshübe werden der Spontanatmung angepaßt (synchron zur Spontanatmung, konstantes endinspiratorisches Volumen); **2.** MMV (Abk. f. engl. mandatory minute volume): bei Unterschreiten eines vorgewählten vom Pat. geatmeten Minutenvolumens setzt die maschinelle Beatmung ein; kann auch synchronisiert erfolgen (SMMV); **Ind.:** Training der Atemmuskulatur u. Entwöhnung vom Respirator nach Langzeitbeatmung; i. d. R. kombiniert mit CPAP*.

In: chem. Symbol f. Indium*.

In-: auch Im-; Wortteil mit der Bedeutung **1.** in, hinein; **2.** Um-, Ohn-, Nicht-; von lat. in.

-in: Endung, die in der systemat. Nomenklatur der organischen Chemie das Vorhandensein einer Dreifachbindung anzeigt. Beispiel: Butin: $HC{\equiv}C{-}CH_2{-}CH_3$; vgl. -an, -en.

Inaba-Variante f: serol. Variante von Vibrio* cholerae.

in|äqual (lat. inaequalis): ungleich.

In|aktivierung (In-*; lat. activus tätig, handelnd): (engl.) inactivation; **1.** (serol.) I. von Komplement* durch Erhitzen von Serum für 30 Min. auf 56°C; **2.** chem. od. physik. Eingriff in die Struktur eines Virus, der dessen Vermehrungsfähigkeit aufhebt. Vgl. Denaturieren.

In|aktivitäts|a|trophie (↑; ↑; Atrophie*) f: (engl.) inactivity atrophy, disuse atrophy; Form der Atrophie*; **Urs.:** Nichtgebrauch, d. h. Fortfall der mit der Tätigkeit verbundenen Blutzufuhr u. Nervenreize; betrifft bes. Muskulatur u. Knochen der Extremitäten.

In|anition (lat. inanis leer) f: Hungerzustand; s. Malnutrition.

in|ap|parent (In-*; lat. apparere erscheinen, sichtbar werden): symptomlos, symptomarm.

In|ap|petenz (↑; lat. appetere verlangen) f: (engl.) inappetence; fehlendes Verlangen; z. B. nach Nahrung.

In|azidität (↑; Azid-*) f: syn. Anazidität*.

Inborn error of metabolism (engl.) m: Bez. f. angeborene Stoffwechselanomalien*.

In|carceratio herniae (In-*; lat. carcer Gefängnis; Hernie*) f: Inkarzeration* einer Hernie*.

in|carnatus (↑; Carn-*): ins Fleisch gewachsen; z. B. Unguis incarnatus (eingewachsener Nagel*).

In|cisio (lat. incidere, incisus einschneiden) f: s. Inzision.

In|cisivus (↑) m: Kurzbez. f. Dens incisivus (Schneidezahn).

In|cisura (↑) f: Inzisur, Einschnitt, Einkerbung.

In|clinatio pelvis (lat. inclinatio Hinneigung; Pelv-*) f: Beckenneigung; Winkel zwischen der Achse des Beckeneingangs u. der Waagerechten; im Stehen 55° beim männlichen, 60° beim weiblichen Becken.

In|clusio (lat.) f: Einschließung.

In|clusio fetalis (↑; Fet-*) f: Doppelfehlbildung, wobei der eine, unentwickelte Fetus in einer Körperhöhle (Schädel-, Brust-, Bauchhöhle) des anderen, entwickelten Fetus eingeschlossen ist.

in|com|pletus (In-*; lat. completus vollständig, gefüllt): unvollständig.

In|con|tinentia (↑; lat. continentia das Zurückhalten, Unterdrücken) f: s. Inkontinenz. **I. alvi** (↑; ↑) f: Darminkontinenz*. **I. alvi para|doxa** (↑; ↑) f: Enkopresis* bei Defäkation großer retinierter Kotmassen; bei idiopath. Megakolon*.

In|con|tinentia pigmenti (↑; ↑) f: syn. Bloch-Sulzberger-Krankheit; ektodermales Fehlbildungssyndrom mit typischen Veränderungen der Haut, der Augen u. des zentralen Nervensystems; **Ätiol.**: X-chromosomal-dominanter Erbgang; letal f. männl. Hemizygote; häufig Neumutationen; **Sympt.**: meist schon bei Neugeborenen auftretende streifige, entlang den Blaschko-Linien verlaufende, papulo-vesikuläre u. verruköse Effloreszenzen der Haut, die nach Abheilung in graubraune Pigmentierungen übergehen; Alopezie der Kopfhaut, Nagelwachstumsstörungen; Zahnanomalien; Strabismus, Katarakt, Optikusatrophie; psychomotor. Retardierung, Krampfanfälle. Vgl. Naegeli-Syndrom.

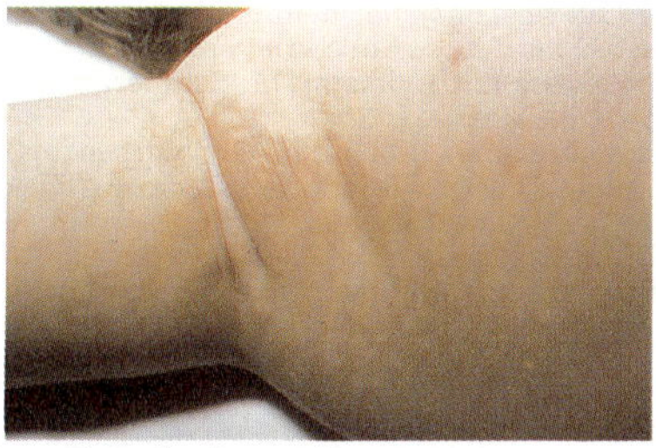

Incontinentia pigmenti: typische Pigmentverschiebungen [264]

In|con|tinentia pigmenti a|chromians (↑; ↑) f: syn. Hypomelanosis Ito, Ito-Syndrom, Naevus achromians Ito; seltenes autosomal-dominant erbl. Syndrom mit meist schon bei Geburt vorhandenen beidseitigen, systematisierten Depigmentierungen an Stamm u. Extremitäten; als weitere Anomalien Alopezie, geistige Behinderung, Strabismus, Hüftgelenkdysplasie u. a.; vgl. Mongolenfleck.

In|con|tinentia urinae et alvi (↑; ↑) f: Urin- u. Stuhlinkontinenz; s. Inkontinenz.

In|con|tinentia urinae para|doxa (↑; ↑) f: s. Ischuria paradoxa.

In|crementum (lat.) n: Anwachsen, Zuwachs.

In|cretum (In-*; lat. cernere, cretus absondern) n: s. Inkrete.

in|curabilis (lat. incuratus unheilbar): unheilbar.

Incus (lat.) f: (engl.) incus, anvil; Amboß, ein Gehörknöchelchen.

Indana|zolin (INN) n: (N-(2-Imidazolin-2-yl)-N-(4-indanyl)-amin (IUPAC); Sympathomimetikum, ähnlich dem Naphazolin; Verw.: lokaler Vasokonstriktor (Schnupfenmittel).

Indap|amid (INN) n: 4-Chlor-N-(2-methylindolin-1-yl)-3-sulfamoyl-benzamid (IUPAC); Diuretikum mit dem Chlorothiazid vergleichbaren Eigenschaften; s. Thiazide, Diuretika.

In|dex (lat. Anzeiger) m: (engl.) 1. index finger, 2. index; **1.** (anat.) Zeigefinger; **2.** eine aus mind. zwei Zahlenwerten errechnete Kenngröße zur einfacheren Beurteilung komplexer Sachverhalte, in der Medizin meist als **Quotient** von zwei Werten (z. B. Schockindex, Schädelindex u. a.) od. als Summe aus mehreren Werten (**additiver I.**, z. B. APGAR-Schema, I. der sozialen Schichtzugehörigkeit, des Behinderungsgrades u. a.).

In|dex|a|metropie (↑; A-*; Metr-*; Op-*) f: Brechungsfehler des Auges durch Veränderung des Brechungsverhältnisses der Linse od. anderer Medien; z. B. bei Trauma, Diabetes mellitus, Sklerose der Linse.

In|dex, chemo|therapeutischer (↑) m: (engl.) chemotherapeutic index; Verhältnis der auf d. Erreger toxisch wirkenden Konz. eines Chemotherapeutikums zu der für d. Wirt gerade noch verträgl. Konz.; je größer der ch. I., um so geringer die NW.

In|dex, leuko|penischer (↑) m: (engl.) leukopenic index; Quotient der Leukozytenzahl vor u. nach Applikation leukozytenreduzierender Agenzien, z. B. i. R. einer zytostatischen Therapie.

In|dicatio (lat. indicare anzeigen) f: s. Indikation.

in|different (lat. indifferens): gleichgültig, neutral, uncharakteristisch.

In|differenz|temperatur (↑) f: (engl.) comfortable temperature; Temperatur, bei der keine Wärmeregulation notwendig ist, man also weder friert noch schwitzt; abhängig von Alter, Luftfeuchtigkeit, Windverhältnissen u. a., ca. 20°C beim bedeckten, 30°C beim nackten Menschen; vgl. Grundumsatz.

In|digestion (lat. indigestus ungeordnet) f: Verdauungsstörung.

Indigo (lat. indicus indisch) m: (engl.) indigo blue; künstl. Anilinfarbstoff od. Farbstoff von Indigoferaarten, in denen er als Indikan* enthalten ist.

Indikan n: (engl.) indican; Pflanzenglykosid, das hydrolyt. in Glukose u. Indoxyl gespalten werden kann; **Harnindikan** ist das Kaliumsalz der Indoxylschwefelsäure u. stammt aus dem unvollständigen Abbau des Tryptophans, dessen Abbauprodukt Indoxyl auch durch Glukuronisierung entgiftet werden kann.

Indikan|probe: (engl.) indican test; Methode zum Nachw. von Indikan im Urin; I. nach Obermayer: eine Harnprobe (20 ml) wird mit 10%iger Bleiacetatlösung (5-10 ml) versetzt u. filtriert; ca. 10 ml des Filtrats werden mit einem gleichen Volumen Obermayer-Reagens (0,2 Teile 10%iger Eisenchloridlösung + 25 Teile konzentrierter Salzsäure) gemischt; positive I. bei Blaufärbung.

Indikan|urie (Ur-*) f: (engl.) indicanuria; vermehrtes Auftreten von Indikan im Harn (normal ca. 5-20 mg/d); bes. bei gesteigerter Eiweißfäulnis* im Darm (Enteritis, Pankreasinsuffizienz,

Peritonitis, Typhus, chron. Obstipation, Ileus); verminderte Ausscheidung bei Niereninsuffizienz.

In|dikation (lat. indicare anzeigen) f: (engl.) indication; Abk. Ind., sog. Heilanzeige; Grund zur Anw. eines best. diagnostischen od. therapeutischen Verfahrens in einem Krankheitsfall, der seine Anw. hinreichend rechtfertigt, wobei grundsätzlich Aufklärungspflicht* gegenüber dem Pat. besteht. Es werden unterschieden: zwingender Grund (**absolute** I.), insbes. bei Lebensgefahr (**vitale** I.); besteht nur eine bedingte Gefährdung des Pat. od. kommen sinnvolle alternative Maßnahmen in Betracht (**relative** I.), so sind hinsichtlich der Beachtung von Nebenwirkungen strenge Maßstäbe anzulegen. Vgl. Kontraindikation.

In|dikation, kausale (↑) f: durch die Krankheitsursache begründete Indikation.

In|dikations|lösung (↑): Bez. f. die in den alten Bundesländern bis zum Inkrafttreten einer einheitlichen Regelung geltende Freigabe des Schwangerschaftsabbruchs* b. Vorliegen best. Rechtfertigungsgründe (Indikationen) mit unterschiedl. zeitlicher Befristung (§§ 218 u. 219 StGB); psychosoziale u. kriminologische Ind. bis zur 12. SSW, kindliche Ind. bis zur 22. SSW, medizinische Ind. ohne zeitl. Begrenzung. Vgl. Fristenlösung.

In|dikator (↑) m: (engl.) indicator; chem. Substanz, die durch sicht- bzw. meßbare Reaktion (z. B. Farbwechsel, Fluoreszenz) einen Vorgang od. Zustand anzeigt; z. B. pH-Indikatoren (Lackmus, Methylorange, Phenolphthalein). Vgl. Bunte Reihe.

In|dikator|en|zym (↑; Enzyme*) n: s. Indikatorreaktion.

In|dikator, radio|aktiver (↑) m: (engl.) radioactive indicator; mit Radioisotopen versetzte bzw. radioaktiv markierte Substanz (s. Markierung, radioaktive), auch Radionuklide* od. Radiopharmaka* zur Diagn. (z. B. radioimmun. Verfahren, Isotopendiagnostik) u./od. Therapie (z. B. Radioiodtherapie*); vgl. Autoradiographie.

In|dikator|re|aktion (↑) f: (engl.) indicator reaction; gekoppelte enzymatische Reaktion, bewirkt die Umsetzung der zu bestimmenden Substanz als nachgeschaltete (häufig) od. vorgeschaltete Indikatorreaktion; Beispiel f. eine nachgeschaltete I.: Glukose-6-Phosphat-Dehydrogenase (Indikatorenzym) reagiert bei der Glukosebestimmung mit dem Hilfsenzym Hexokinase.

In|dikator|verdünnungs|methoden (↑) f pl: (engl.) indicator-dilution methods; Methoden zur Bestimmung von Kreislaufgrößen (z. B. Herzminutenvolumen, Blutvolumen, regionale Durchblutung) anhand der Verdünnung einer i. v. injizierten Indikatorsubstanz; z. B. als Isotopen- od. Farbstoffverdünnungsmethode*, Thermodilution*, Oxymetrie*; **Anw.:** v. a. zur Bestimmung von Shuntvolumina.

Indium (lat. indicum blauer Farbstoff) n: chem. Element, Symbol In, OZ 49, rel. Atommasse 114,82; zur Borgruppe gehörendes dreiwertiges Metall; Radionuklid Indium-111 wird zur Szintigraphie* der Milz u. immunkompetenter Zellen verwendet.

In|dividual|dosi|meter (mlat. individuum Person; Dosis*; Metr-*) n: (engl.) individual dosimeter; auch Personendosimeter; kleines, tragbares Strahlendosismeßgerät (Dosimeter) für die Messung u. Überwachung der individuellen Strahlenexposition (Dosimetrie*); die Benutzung ist für beruflich strahlenexponierte Personen nach der Röntgenverordnung* u. der Strahlenschutzverordnung* gesetzlich vorgeschrieben; vgl. Filmdosimeter, Füllhalterdosimeter.

Individual|eigenschaften (↑): (engl.) individual traits; erbl. Ausprägung antigener Determinanten auf Körperzellen (familiäre Antigene*), die i. Ggs. zu Art-, Stamm- od. Gruppenantigenen nur bei einzelnen Individuen auftreten.

In|dividual|psycho|logie (↑; Psych-*; -log*) f: (engl.) individual psychology; von der Psychoanalyse* abgespaltene Richtung der Tiefenpsychologie u. Psychotherapie (A. Adler, 1870-1937), die den Menschen aus seinem sog. Lebensplan zu verstehen sucht. Dieser Lebensplan umfaßt das Streben nach sozialer Anerkennung u. die Kompensation (bzw. Überkompensation) des in der frühen Kindheit (z. B. durch naturbedingte Hilflosigkeit, sog. Organminderwertigkeit, soziale Benachteiligung) entstandenen Minderwertigkeitsgefühls* durch Streben nach Macht. Während dieses Prozesses formen sich die Charakterzüge sowie neurot. Fehlentwicklungen (sog. falscher Lebensplan). Die Heilung einer Neurose beruht auf erzieherischer Umwandlung des Pat., Korrektur von Irrtümern u. Eingliederung in die Gemeinschaft. Vgl. Psychologie.

in|diziert (lat. indicare anzeigen): angezeigt.

Indol n: (engl.) indole; Verbindung aus Benzol u. Pyrrol, Stammsubstanz des Indigo*; entsteht z. B. bei Eiweißfäulnis* aus Tryptophan, Vork. daher auch im Kot.

Indol|bildung: (engl.) formation of indole; (mikrobiol.) Entstehung v. Indol beim Abbau der Aminosäure Tryptophan durch Bakt.; Nachweis durch Paradimethylaminobenzaldehyd-Lösung (Ehrlich-Reagens), das dem Kulturröhrchen zugegeben wird; pos.: kirschrote Farbe.

In|dolenz (lat. indolentia) f: Schmerzlosigkeit, Gleichgültigkeit.

Indo|metacin (INN) n: 1-(4-Chlorbenzoyl)-5-methoxy-2-methyl-3-indolylessigsäure (IUPAC); nichtsteroidales Antiphlogistikum; s. Antiphlogistika, nichtsteroidale.

Indo|phenol|oxidase f: syn. Zytochromoxidase, Atmungsferment; s. Zytochrome.

Indor|amin (INN) n: N-{1-[2-(3-Indolyl)ethyl]-4-piperidyl}benzamid u. seine Salze (IUPAC); Alpha-1-Rezeptorenblocker; **Verw.:** als Antihypertensivum; **NW:** Müdigkeit, Mundtrockenheit, Schwindel u. a.; **Kontraind.:** Alter unter 18 Jahren, gleichzeitige Gabe von MAO-Hemmern.

Ind|oxyl n: ein Indolderivat; Vork. neben Indikan* in geringen Mengen im Harn.

In|duktion (lat. inductio Hineinführen) f: (engl.) induction; **1.** (genet.) Derepression des Prophagen, der das Bakterienchromosom verläßt u. in den virulenten Zyklus eintritt; hierzu muß d. Repressor inaktiviert werden, z. B. durch UV-Strahlen od. Einwirkung best. Substanzen m. Induktionsfähigkeit; **2.** (physiol.) Hervorrufen einer nervalen Hemmung durch eine nervale Erregung u. umgekehrt; **3.** (immun.) durch Antigene induzierte Bildung von Antikörpern u. immunkompetenten Zellen; vgl. Immunität; **4.** (biochem.) Enzyminduktion*.

In|duktions|pro|phylaxe (↑; Prophylaxe*) f: s. Enzyminduktion.

In|duktoren (↑) m pl: (engl.) inducers, inductors; (genet.) syn. Effektoren; I. bewirken durch Aktivierung bzw. Inaktivierung eines Repressors die Steuerung der Aktivität eines Operatorgens u. damit indirekt auch die Ausprägung von auf dem dazugehörigen Strukturgen kodierten Merkmalen.

In|duration (lat. indurare verhärten) **f:** Verhärtung u. Verdichtung von Gewebe od. Organen inf. Bindegewebehyperplasie; z. B. als rote od. braune I. der Lunge bei Mitralvitien (Färbung durch Hämosiderose), interstitielle I. der Lunge bei Lungenemphysem, schiefrige I. der Lunge mit grauer bis schwarzer Gewebepigmentierung durch Rußinfiltration.

In|duratio penis plastica (↑; lat. männl. Glied; -plastik*) **f:** syn. Sclerosis penis, Peyronie-Krankheit; chron. progredient verlaufende Induration* des Penis inf. von herdförmigen od. diffus sich ausbreitenden bindegewebigen Verhärtungen der Tunica albuginea der Schwellkörper, u. U. des Septum penis u. seitl. Anteile der Corpora cavernosa, evtl. mit knorpeliger Umwandlung u. Verknöcherung; Häufigkeit ca. 1 : 1000 bei über 40jährigen; **Ätiol.:** unbekannt, evtl. Disposition (nicht selten gleichzeitig Dupuytren*-Kontraktur); **Sympt.:** Krümmung des erigierten

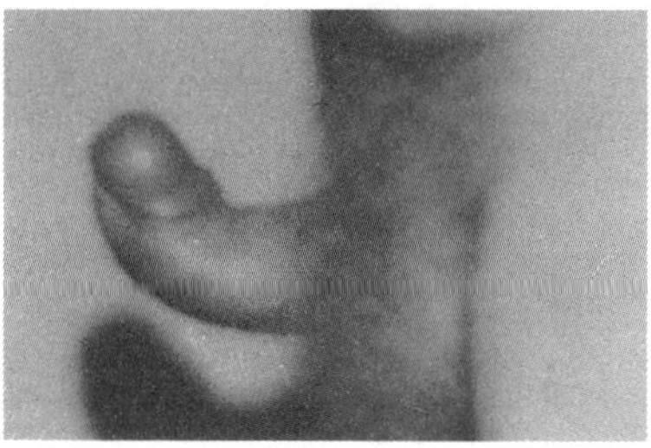

Induratio penis plastica [27]

Penis nach dorsal, u. U. Kohabitationsunmöglichkeit; **Ther.:** Vitamin E, operativ; Spontanremissionen kommen vor.

in|duriert (↑): (engl.) indurated; verhärtet; s. Induration.

In|dusium (lat.) **n:** Schleier.

In|dusium griseum (↑) **n:** dünne Schicht grauer Substanz auf d. oberen Fläche des Corpus callosum; Teil des limbischen Systems*.

In|ermi|capsi|fer madagascariensis **f:** syn. Inermicapsifer cubensis; Bandwurm (Cestodes*) in Nagetieren (ca. 30 cm lang); beim Menschen vereinzelt in Afrika, rel. häufig bei Kindern in Madagaskar u. Cuba; Zwischenwirte u. Übertragungsweg unbekannt.

inert (lat. iners, inertis)**:** untätig, reaktionsträge.

Inertia (↑) **f:** Trägheit, Langsamkeit.

Inf.: Abk. f. **1.** Infektion; **2.** Infusion.

inf.: Abk. f. (anat.) inferior* (der untere).

In|fans (lat.) **n:** Kind.

In|fantilismus (↑) **m:** (engl.) infantilism; Bez. f. Stehenbleiben der geistigen bzw. der körperlichen Entwicklung auf einer kindl. Stufe; **Vork.:** z. B. bei angeborenen Herzfehlern, Leberzirrhose (s. Abb.), Zöliakie, genetischen Krankheiten* (z. B. Turner-Syndrom), Lipidosen, Hypothyreose od. Enzymopathien (z. B. Phenylketonurie); **Sympt.:** Minderwuchs, Intelligenzdefizit, geistige Behinderung, Hypogonadismus. Vgl. Puerilismus, Retardierung.

In|farkt (lat. infarcire hineinstopfen) **m:** (engl.) infarct, infarction; Nekrose eines Organs, Organ-

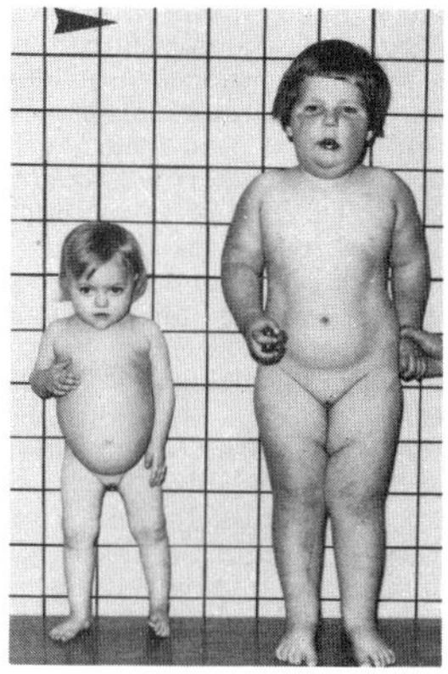

Infantilismus:
hepatischer Infantilismus (links) bei einem 6jährigen Mädchen (Pfeil: altersentsprechende Körperlänge);
rechts ein 2½jähriges Kind mit Pubertas praecox [540]

teils od. Gewebes durch Ischämie* inf. eines akuten Arterienverschlusses* bei Fehlen eines den Verschluß kompensierenden Kollateralkreislaufs (verschlossenes Gefäß ist echte od. funktionelle Endarterie); die meist keilförmige Form des Infarkts zeigt mit der Spitze gegen den Gefäßverschluß u. entspricht dem Verteilungsgebiet der verschlossenen Arterie; histol. finden sich im Infarktbezirk Koagulations- od. Kolliquationsnekrosen (s. Nekrose); **Formen: 1.** anämischer (ischämischer, weißer) I.: gelbl., bräunl., graublasser bis weißer (z. B. bei Plazentarinfarkt*), trockener u. derber Gewebebezirk; z. B. bei Nieren-, Milz- u. Herzinfarkt*; **2.** hämorrhagischer (roter) I.: inf. von Blutaustritt in das nekrot. Gewebe dunkelroter bis schwarzer Gewebebezirk, Vork. insbes. in Organen mit doppelter Gefäßversorgung, z. B. Lungeninfarkt*; **3.** septischer I.: i. e. S. Infarkt durch infizierten Embolus* mit Sequestrierung od. Abszeßbildung; i. w. S. die sekundäre Inf. eines I.; **4.** blander I.: nicht infizierter, steriler I.; **5.** Harnsäureinfarkt*; **6.** Kalkinfarkt*.

In|farkt||pleuritis (↑; Pleur-*; -itis*) **f:** (engl.) pleurisy due to pulmonary infarction; Pleuritis über einem hämorrhagischen Lungeninfarkt.

I.pneumonie (↑; Pneum-*) **f:** (engl.) pneumonia due to pulmonary infarction; Pneumonie inf. Lungeninfarkts, meist als Pleuropneumonie.

I.schrumpf|niere (↑)**:** (engl.) renal contraction due to infarction; syn. vaskuläre Schrumpfniere; Schrumpfniere* nach partiellem od. totalem Niereninfarkt*.

In|farzierung, hämor|rhagische (↑)**:** (engl.) haemorrhagic infarction; hochgradige Blutstauung in einem Gewebe od. Organ inf. Blockierung des venösen Abflusses; Folge: starke Hyperämie des betr. Bezirks, Nekrose bzw. Gangrän; **Vork.** z. B. als h. I. des Darms bei eingeklemmter Hernie, Mesenterialvenenthrombose u. a.

in|faust (lat. infaustus)**:** aussichtslos; z. B. infauste Prognose.

Infekt-: auch Infect-; Wortteil mit der Bedeutung hineintun, anstecken; von lat. inficere.

In|fekt|an|ämie (↑; Anämie*) f: (engl.) anaemia of chronic infectious diseases; Bez. f. eine in Zus. mit chron. Infektionskrankheiten (z. B. Tuberkulose, Nephritis, Endocarditis lenta) auftretende Anämie*; vgl. Tumoranämie.

Infekt, grippaler (↑) m: (engl.) influenzal infect, common cold, catarrhal fever; unspezif. Sammelbez. f. fieberhafte Allgemeinerkrankungen mit unterschiedl. Ätiologie, meist mit mehr od. weniger starker Beteiligung der oberen Atemwege od. (seltener) des Magen-Darm-Kanals; DD: echte Grippe*.

in|fektiös (↑): ansteckend.

In|fektion (↑) f: (engl.) infection; Übertragung, Haftenbleiben u. Eindringen von Mikroorganismen (Viren, Bakterien, Pilze, Protozoen u. a.) in einen Makroorganismus (Pflanze, Tier, Mensch) u. Vermehrung in ihm. I. bildet die Voraussetzung für die Entstehung einer Infektionskrankheit u. wird von den infektiösen (Übertragbarkeit bzw. Kontagiosität, Haftfähigkeit bzw. Tenazität, Eindringungsvermögen bzw. Invasivität, Vermehrungsvermögen bzw. Vitalität) u. pathogenen Eigenschaften des Mikroorganismus (Pathogenität) wesentl. bestimmt (vgl. Virulenz). Entstehung u. Verlauf einer Infektionskrankheit hängen außerdem von der Empfänglichkeit bzw. Unempfänglichkeit (Basisimmunität) u. von der Abwehr- u. Überwindungskraft (Immunität) des Makroorganismus ab; als **stumme I.** ohne Krankheitserscheinungen (stille Feiung), **abortive I.** mit leichten Krankheitserscheinungen, **manifeste I.** mit klin. deutlichen Krankheitserscheinungen. **Einteilung nach der Übertragbarkeit des Erregers: 1.** direkte I. von Mensch zu Mensch, z. B. als Tröpfcheninfektion, Kontaktinfektion, fliegende I.; **2.** indirekte I. über Zwischenträger od. Zwischenwirte (Vektoren); vgl. Infektkette. Einteilung nach dem **zeitlichen Ablauf der Krankheitserscheinungen: 1.** foudroyant (blitzschneller Beginn, schwerster Verlauf, oft tödlich); **2.** akut (plötzl. Beginn, fieberhafter Verlauf über Tage); **3.** chron. (allmählicher Beginn, subfebriler Verlauf über Wo. bis Mon. bis Jahre); **4.** rezidivierend (wiederholt auftretend, meist mit akut verlaufenden fieberhaften Krankheitsschüben); **5.** latent (klin. stumme Phasen über Monate bis Jahre). **Einteilung nach ätiol. Gesichtspunkten**, d. h. nach dem Krankheitserreger: Virusinfektionen, bakterielle I., Mykosen, Protozoeninfektionen. Vgl. Infektkette.

In|fektion, fokale (↑) f: s. Fokalinfektion.

In|fektion, intra|uterine (↑) f: s. Pränatalinfektion, Perinatalinfektion.

In|fektions|abwehr (↑): (engl.) infection defense; physiol. Vorgänge, die der Abwehr von infektiösen Err. (Viren, Bakt., Pilze, Protozoen, Würmer) dienen; neben der sog. Epithelschranke erfolgt eine **unspezif.** I. durch Enzyme in Körperflüssigkeiten (z. B. Lysozym*) u. humorale Abwehrsysteme (Komplement*, Properdin*) sowie durch phagozytierende Zellen des Monozyten*-Makrophagen-Systems u. best. Leukozyten, eine **spezif.** I. durch best. Zellen des Immunsystems* (zytotoxische T-Lymphozyten) u. humorale Antikörper*. Vgl. Immunität.

In|fektions|abwehr, humorale (↑): s. Infektionsabwehr.

In|fektions|epidemio|logie (↑; Epidemie*; -log*) f: s. Epidemiologie.

In|fektions|index (↑) m: s. Kontagionsindex.

In|fektions|krankheiten (↑): (engl.) infectious diseases; Krkh., die durch Infektion* entstehen, unabhängig davon, ob sie ansteckend sind od. nicht.

In|fektions|krankheiten, melde|pflichtige (↑): s. Geschlechtskrankheiten, Meldepflicht.

In|fektions|psychose (↑; Psych-*; -osis*) f: (engl.) psychosis due to infection; syn. Fieberpsychose; Form der akuten org. Psychose*, die bei bzw. nach Infektionskrankheiten (z. B. Typhus abdominalis, Fleckfieber, Grippe, Pneumonie, Sepsis) auftritt.

In|fektions|wechsel (↑): (engl.) selection of resistant organisms; Verdrängung der autochthonen, antibiotikaempfindlichen Populationen von Mikroorganismen durch antibiotikaresistente Hausstämme; nicht identisch mit Erregerwechsel*. Vgl. Nosokomialinfektionen.

In|fekt|kette (↑): (engl.) chain of infection; Übertragungsmodus v. Krankheitserregern b. Infektionskrankheiten*; **A. homogene I.:** Übertragung der Erreger von Warmblüter zu Warmblüter; **1.** Beschränkung auf eine Warmblüterspecies: **a)** Tröpfcheninfektion (Diphtherie, Scharlach, Masern, Windpocken, Pocken, Keuchhusten, Grippe, Tbc); Ausbreitung hängt v. a. von d. Bevölkerungsdichte u. den Verkehrswegen ab; sicherste Bekämpfung durch aktive Schutzimpfung*; **b)** Kontaktinfektion, entw. als Schmierinfektion (Typhus, Paratyphus, Bakterien- u. Amöbenruhr, Cholera; ferner akute Hepatitis, Poliomyelitis, Trachom) od. als Geschlechtskrankheit (Syphilis, Gonorrhoe, Ulcus molle, Lymphogranuloma inguinale, Granuloma venereum); Ausbreitung überwiegend b. ungünstigen hygienischen u. sozialen Bedingungen; **2.** Übertragung auf mehrere Warmblüterarten; primäre Tierseuchen, Zoonosen, die gelegentl. auf den Menschen übertragen werden u. hier meistens enden (Tiersalmonellosen ohne Typhus u. Paratyphus, Rotz, Melioidosis, Pasteurellosen ohne Pest, Rotlauf, Listeriose; Leptospirosen, Rattenbißkrankheit; Tollwut, Maul- u. Klauenseuche; Echinokokken-Infektion, Täniosen, Trichinosen); einige werden vom Menschen auf Menschen weiter übertragen (Rinder-Tbc, Maltafieber, Milzbrand, Psittakose). **B. heterogene I.:** Übertragung der Erreger auf Warmblüter durch Insekten (Wirtswechsel*); **1.** Beschränkung auf eine Warmblüterspecies; überwiegend Protozoen- u. Viruserkrankungen der Tropen u. Subtropen (Malaria, Schlafkrankheit, Rückfallfieber, Fleckfieber, wolhynisches Fieber, Gelbfieber, Dengue-Fieber, Pappatacifieber), ferner Wurmkrankheiten (Filariosen, Onchozerkosen); **2.** mehrere Warmblüterarten: v. a. Zoonosen, z. T. am Menschen endende I. (Tularämie, Beulenpest; Zeckenfleckfieber, Milbenfleckfieber; Buschgelbfieber), z. T. von Menschen über Insekten auf Menschen übertragbar (Pestseptikämie; endem. Fleckfieber, Kala-Azar, Orientbeule) bzw. direkt v. Mensch zu Mensch (Pestpneumonie); Bekämpfung der unter 2. genannten Infektionskrankheiten in erster Linie durch Vektorbekämpfung.

In|fekt|krämpfe (↑): s. Fieberkrämpfe.

In|fekto|logie (↑; -log*) f: (engl.) infectology; syn. Infektiologie; etymologisch anfechtbare Bez. f. die Lehre v. den Infektionskrankheiten.

In|fekt|zyklus (↑; Zykl-*) m: s. Infektkette.

in|ferior (lat.): (anat.) Abk. inf.; der untere, weiter unten gelegen; in anat. Bez. zunehmend durch caudalis ersetzt.

In|fertilität (In-*; lat. fertilis fruchtbar) f: (engl.) infertility; Impotentia gestandi der Frau;

Unfähigkeit, eine Schwangerschaft bis zu einem lebensfähigen Kind auszutragen, obwohl eine Konzeption möglich ist; ein Absterben der Frucht vor der Implantation od. inf. von Nidationsstörungen ist klin. von Sterilität* der Frau nicht zu unterscheiden. Beim Vorliegen chromosomaler Störungen, die zu einem frühzeitigen Fruchttod führen, kann die Urs. auch beim Mann liegen (s. Hyperzoospermie). Beim Mann werden die Begriffe I. u. Sterilität meist synonym verwendet.

Infiltrat (Infiltration*) n: (engl.) infiltrate; eine in das Körpergewebe eingedrungene od. eingebrachte Substanz, z. B. Blut, Exsudat, Zellen, Medikamente (z. B. Lokalanästhetika); auch Bez. f. den durch die Infiltration* veränderten Gewebebezirk, z. B. Lungeninfiltrat*.

In|filtration (lat. in hinein; filtrum Seihetuch) f: **1.** meist örtl. begrenztes Eindringen von Flüssigkeiten od. Zellen (z. B. Erythrozyten, Leukozyten, Tumorzellen) in das bindegewebige Interstitium; i. w. S. auch das Infiltrat*; z. B. als hämorrhagische, entzündl., eitrige I.; **2.** das Einbringen von Substanzen in Gewebe durch Injektion, z. B. als Infiltrationsanästhesie.

In|filtrations|an|ästhesie (↑; ↑; Anästhesie*) f: (engl.) infiltration anaesthesia; Lokalanästhesie* mit intradermaler, subkutaner od. intramuskulärer Umspritzung eines Operationsgebiets (sog. Feldblock).

in|fimus (lat.): der Unterste.

In|flammatio (lat.) f: Entzündung*.

In|flammatio herniae (↑) f: lokale schmerzhafte Entz. des Bruchinhalts als Kompl. einer Hernie*; **Urs.:** u. a. mißlungener Repositionsversuch, Trauma, Kompression durch Bruchband od. fortgeleitete Infektion; **cave:** Peritonitis. Vgl. Inkarzeration.

In|fluenza (lat. influere hineinfließen, sich einschleichen) f: s. Grippe.

In|fluenza|bakterien (↑; Bakt-*) f pl: s. Haemophilus influenzae.

In|fluenza-Virus (↑; Virus*) n: (engl.) influenza virus; syn. Grippe-Virus; einziges Genus der Familie Orthomyxoviridae*; **Unterteilung** durch das Matrixprotein in Typen A, B u. C. Die auf der Virushülle lokalisierten Proteinantigene Neuraminidase (N) u. Hämagglutinin (H) zeichnen sich durch eine erhebliche Antigenvariabilität aus (Antigenshift*, Antigendrift*). Seit 1972 wurden über 20 Serovarianten des Typs A nach dem H-N-System eingeordnet (z. B. das in Europa vorherrschende Hongkong-Virus H3N2 od. „Sowjet 77" H1N1; **Übertragung:** Tröpfcheninfektion; **Klin.:** Viren des Typs A verursachen bei Mensch u. Tier (v. a. Pferden u. Vögeln) die Grippe*, die alle 1-3 Jahre epidemisch u. alle 12-24 Jahre pandemisch auftritt. Typen B u. C führen (nur beim Menschen) zu sporadischen Erkrankungen. **Proph.:** Schutzimpfung*; Antigenvariabilität verhindert die Entw. eines konstanten allgemeingültigen Standardimpfstoffs; **Ther.:** symptomatisch; Antiinfluenza-Hyperimmunglobulin, Amantadin; Antibiotika bei Sekundärinfektion.

In|formatik, medizinische (lat. informare gestalten, darstellen) f: (engl.) medical information technology; interdisziplinäre, med. anwendungsorientierte Informatik; Wissenschaft von der Informationsverarbeitung u. der Gestaltung von Informationssystemen im Gesundheitswesen; Ziele: Unterstützung von Gesundheitsfürsorge u. Krankenversorgung sowie von med. Forschung u. Lehre in Aspekten der Informationsverarbeitung, Förderung der fachlichen gesundheitsberufsbezogenen Aus- u. Weiterbildung im Hinblick auf Informationsverarbeitung; vier formalisierte Ausbildungsgänge: Medizinischer Dokumentar, Biowissenschaftlicher Dokumentar, Diplominformatiker (Fachrichtung Medizin), Diplominformatiker der Medizin. Als Richtlinie für die postgraduierte Fortbildung u. zur Förderung der beruflichen Weiterbildung wurde von der Deutschen Gesellschaft für medizinische Dokumentation, Informatik u. Statistik (GMDS) u. der Gesellschaft für Informatik (GI) das Zertifikat „Medizinischer Informatiker" geschaffen. Ferner besteht für Ärzte die Möglichkeit zum Erwerb der Zusatzbezeichnung „Medizinische Informatik"; vgl. Dokumentationsassistent, medizinischer.

In|formation, genetische (↑; Genetik*) f: (engl.) genetic information; Gesamtheit der von einer Generation auf die nächste übertragbaren, erblich bedingten Merkmale, die für Morphologie u. Metabolismus bestimmend sind; Träger der g. I. sind die Chromosomen. Vgl. Proteinbiosynthese, Material, genetisches.

Informed consent (engl.) n: informierte Einwilligung*.

Infra-: Wortteil mit der Bedeutung unten, unterhalb von; von lat. infra.

Infra|duktion (↑; lat. ducere, ductus führen, ziehen) f: (engl.) infraduction; Abwärtswendung eines Auges; entspr. Blickwendung beider Augen wird als Infraversion bezeichnet. Vgl. Sonnenuntergangsphänomen.

In|fraktion (lat. infringere, infractus einknikken) f: s. Fraktur, unvollständige.

Infra|orbital|neur|algie (Infra-*; Orbita*; Neur-*; -algie*) f: (engl.) infraorbital neuralgia; Neuralgie* im Versorgungsgebiet des N. infraorbitalis mit anfallsweise auftretenden Schmerzen u. schmerzhaftem Trigeminusdruckpunkt am Foramen infraorbitale; s. Trigeminusneuralgie.

Infra|rot|ko|agulation (↑; Koagul-*) f: (engl.) infrared coagulation; Verfahren zur ambulanten u. schmerzarmen Behandlung von gutartigen Veränderungen an der Portio sowie zur Stillung von flächenhaften Blutungen (z. B. aus Portio, Vagina u. Vulva); von einer Wolframhalogenlampe erzeugtes, gebündeltes Licht ähnl. den Laserstrahlen bewirkt e. Wärmekoagulation bei ca. 100°C; heute weitgehend durch Laserchirurgie* ersetzt. Vgl. Elektrokoagulation.

Infra|rot-Kon|takt|ko|agulation (↑; lat. contactus Berührung; Koagul-*) f: Sonderform der Infrarotkoagulation insbes. zur Koagulation parenchymatöser Blutungen in d. Chir. u. Endoskopie; präzise Dosierbarkeit der dem Gewebe zugeführten Wärme durch Berührung.

Infra|rot|strahlung (↑): (engl.) infrared radiation; auch Ultrarotlicht (UR-Licht) od. Infrarotlicht (IR-Licht); Frequenzbereich der elektromagnetischen Wellen*, der sich in Richtung größerer Wellenlänge (niedrigerer Frequenz) an den roten Bereich des sichtbaren Lichts anschließt; I. ist unsichtbar u. wird als Wärme wahrgenommen; **Anw.:** Aufzeichnung der vom Körper abgegebenen I. bei der Thermographie*, therap. Anw. z. B. bei Infrarotkoagulation*, Bestrahlungs- u. Wärmetherapie.

Infra|rot|thermo|graphie (↑; Therm-*; -graphie*) f: s. Thermographie.

Infra|version (↑; lat. vertere, versus wenden, drehen) f: s. Infraduktion.

In|fundibulum (lat. infundere hineingießen) **n:** Trichter; vgl. Hypophyse.

In|fundibulum ethmoidale (↑) **n:** hinteres trichterförmiges Ende des mittl. Nasengangs, an dessen Grund sich d. Zugang zur Kieferhöhle befindet.

In|fundibulum|stenose (↑; Steno-*; -osis*) **f:** syn. Konusstenose; Herzfehlbildung mit Verengung der Ausflußbahn des re. Ventrikels durch Hypertrophie der Crista supraventricularis, die den Conus pulmonalis (auch Infundibulum) als sog. 3. Kammer vom übrigen re. Ventrikel trennt; häufige Form der Pulmonalstenose* bei Fallot*-Tetralogie.

In|fundibulum tubae uterinae (↑) **n:** abdominales Ende des Eileiters.

In|fusion (lat. infundere, infusus hineingießen) **f:** Einfließenlassen von Flüssigkeiten in den Körper, meist in eine Vene (intravenöse I.), selten in eine Arterie, in das Unterhautgewebe (früher gebräuchl. als subkutane Kochsalzinfusion) od. in den Darm (vgl. Darmreinigung); bes. Bedeutung der intravenösen Infusionstherapie in der Intensivmedizin* zur Wasser-, Elektrolyt-, Blut- u. Substratzufuhr (vgl. Volumenersatz), aber auch zur kontinuierl. intravasalen Verabreichung von Arzneistoffen od. Diagnostika (Kontrastmittel); die Lösungen werden über liegende Injektionskanülen* od. zentrale Venenkatheter (z. B. Kavakatheter*) u. oft unter Verw. von Dosierungsgeräten infundiert; bei Langzeitinfusion ist eine genaue Bilanzierung von Ein- u. Ausfuhr notwendig (vgl. Wasserbilanz).

In|fusions|chole|zysto|chol|angio|graphie (↑; Chol-*; Kyst-*; Angio-*; -graphie*) **f:** (engl.) infusion cholecystocholangiography; röntg. Darstellung der Gallengänge u. der Gallenblase nach langsamer (>30 Min.) Infusion einer Kontrastmittellösung; besser verträgl. als die Cholegraphie* nach i. v. Injektion u. noch bei stärkerer Einschränkung der Leberfunktion (Serumbilirubin von 5-6 mg%) möglich.

In|fusions|uro|graphie (↑; Ur-*; -graphie*) **f:** s. Urographie.

In|fusorien (↑) **n pl:** (engl.) Infusoria; syn. Ciliata, Wimperntierchen, Aufgußtierchen; s. Protozoen.

In|fusum (↑) **n:** (engl.) infusion; Aufguß.

In|gesta (lat. ingerere, ingestus hineinführen) **n pl:** Gesamtheit der im Verdauungstrakt befindl. Nahrung.

In|gestion (↑) **f:** Aufnahme eines Stoffes in den Verdauungstrakt mit dem Trinkwasser od. der Nahrung; vgl. Inkorporation.

In|gestions|all|ergie (↑; Allergie*) **f:** (engl.) ingestant allergy, food allergy; Allergie*, die durch Aufnahme eines Allergens* über den Magen-Darm-Trakt verursacht wird; z. B. Nahrungsmittelallergie*.

In|grediens (lat. ingredi hineinkommen) **n:** (engl.) ingredient; Bestandteil.

Inguen (lat.) **n:** (engl.) groin; (anat.) Leistengegend.

Inguinal|hernie (↑; Hernie*) **f:** (engl.) inguinal hernia; sog. Leistenbruch; s. Hernie.

Inguinal|tunnel|syn|drom (↑) **n:** syn. Meralgia* paraesthetica.

Ingwer|wurzel|stock: Rhizoma Zingiberis; Wurzelstock von Zingiber officinale; enthält ätherisches Öl mit Sesquiterpenen (Zingiberen, Zingiberol) u. Scharfstoffe (Gingerole); **Wirkung:** antiemetisch, positiv inotrop, Förderung der Speichel- u. Magensaftsekretion, cholagog, Steigerung von Tonus u. Peristaltik des Darms; **Verw.:** bei dyspeptischen Beschwerden, als Proph. gegen Reisekrankheit.

INH: Abk. f. **I**so**n**icotinsäure**h**ydrazid; s. Isoniazid.

In|halation (lat. inhalare hauchen) **f:** Einatmung; i. e. S. Aufnahme von Gasen, Dämpfen, Aerosolen u. Stäuben in den Respirationstrakt; vgl. Inkorporation.

In|halations|an|ästhetika (↑; Anästhesie*) **n pl:** (engl.) inhalation anaesthetics; auch Inhalationsnarkotika; Gase (z. B. Lachgas*) od. Flüssigkeiten mit niedrigem Siedepunkt (sog. Dampfnarkotika od. volatile I.), z. B. halogenierte Kohlenwasserstoffe wie Halothan od. Äther wie Enfluran od. Isofluran, deren pulmonale Aufnahme durch Inhalation über eine Atemmaske od. einen Endotrachealtubus eine Narkose* bewirkt. Für den Verlauf einer Inhalationsnarkose (einschl. Nachschlaf) sind sowohl die physik. Eigenschaften der I. (bes. die Verteilungsverhältnisse Blut/Gas, Gehirn/Blut u. Fett/Blut, die während der Einleitung die Anflutung, während der Narkose die notwendige alveoläre Konz. u. nach Unterbrechung der Narkosegaszufuhr die Abflutung durch Ausatmung weitgehend bestimmen) als auch Faktoren von seiten des Pat. (wie AZ, Alter, Anteil des Fettgewebes am Körpergewicht, Herzminutenvolumen, zerebrale Durchblutung, alveoläre Ventilation) maßgebend. I. werden vielfach bei Kombinationsnarkosen* zur Narkoseerhaltung eingesetzt (vgl. Narkosestadien). Mögliche **NW:** Atemdepression, Beeinträchtigung von Herz- u. Kreislauffunktionen (v. a. Abnahme des Herzzeitvolumens u. der Myokardkontraktilität), Blutdruckabfall durch Abnahme des peripheren Widerstands, Bronchodilatation, Leberschäden, dosisunabhängig Übelkeit u. Erbrechen, Muskelzittern in der Aufwachphase, Hirndruckanstieg, maligne Hyperthermie* (selten). Zur Verminderung der Risiken für langzeitexponiertes med. Personal sowie zur Einhaltung max. Arbeitsplatzkonzentrationen sind Narkosesysteme mit möglichst niedriger Frischgaszufuhr u. entspr. Filter- od. Absauganlagen erforderlich. Vgl. MAC.

In|halations|an|algesie (↑; An-*; -algie*) **f:** (engl.) inhalation analgesia; meist Inhalationshypalgesie; bes. in der Geburtshilfe angewandtes Verfahren der Schmerzlinderung unter Anw. von Inhalationsanästhetika* (v. a. Lachgas).

In|halations|narkose (↑; Narkose*) **f:** (engl.) inhalation anaesthesia; Durchführung einer Narkose unter Anw. von Inhalationsanästhetika; meist kein alleiniger Einsatz der I. (lange Einleitungszeit mit Exzitationsstadium; hohe Narkosegaskonzentration mit Gefahr gehäufter NW für ausreichende Narkosetiefe erforderlich), sondern unter gleichzeitiger Anw. anderer Narkotika als Kombinationsnarkose*; vgl. Narkoseapparat, Insufflation.

In|hibine (lat. inhibere, inhibitus hemmen, einhalten) **n pl:** (engl.) inhibins; **1.** Peptide, die vom Hoden u. den Ovarien gebildet werden u. die FSH-Sekretion aus dem Hypophysenvorderlappen hemmen; **2.** thermolabile, bes. im Speichel vorkommende Substanzen, die best. Bakt. hemmen; vgl. Resistenz.

Inhibiting factors (engl. ↑) **m pl:** release inhibiting factors; s. Releasing-Hormone.

In|hibition (lat. inhibitio) **f:** Hemmung.

In|hibitoren (↑) **m pl:** Hemmer; **1.** (neurol.) z. B. hemmende Interneurone*; **2.** (biochem.)

Hemmstoffe enzymatischer Reaktionen; s. Enzyminhibition; **3.** (pharmak.) s. Antagonismus.

in|homo|gen (In-*; Homo-*; -gen*): ungleichartig.

Ini|en|zephalie (gr. ἰνίον Hinterkopf; Enkephal-*) **f:** (engl.) iniencephaly; Enzephalie* mit Austritt von Gehirn im Hinterhauptbereich.

in|itial (lat. initialis am Anfang): am Anfang stehend, Anfangs-.

In|itial|dosis (↑; Dosis*) **f:** (engl.) initial dosis; die zu Beginn einer medikamentösen Behandlung verabreichte Arzneistoffmenge, durch die der erwünschte Blutspiegel möglichst rasch erreicht wird; vgl. Erhaltungsdosis, Depotpräparate.

In|itial|sym|ptome (↑) **n pl:** erste Symptome einer Krankheit.

In|itiation (lat. initium Eingang, Beginn) **f:** (genet.) Bez. für die b. der Reduplikation*, der Transkription* od. der Proteinbiosynthese* notwendigen ersten Teilschritte.

In|itiator (↑) **m:** s. Karzinogene.

In|itiator-tRNA (↑): s. Proteinbiosynthese.

In|jektion (lat. inicere, iniectus hineintun, einflößen) **f:** (engl.) injection; Einspritzung; **1.** das im Ggs. zur Infusion* relativ schnelle Einbringen von gelösten od. suspendierten Arzneimitteln in den Körper auf parenteralem Weg durch intravenöse (i. v., in eine Vene), intramuskuläre (i. m., in einen Muskel), subkutane (s. c., unter die Haut), intrakutane bzw. intradermale (i. c., i. d., in die Haut), seltener intraarterielle (i. a., in eine Arterie), intrakardiale (ins Herz) od. intrathekale (in den Liquorraum) Einspritzung; vgl. Injektionskanülen, Injektionsspritzen; **2.** (ophth., pathol.) Gefäßinjektion: Sichtbarwerden von Gefäßen inf. entzündlicher Hyperämie; bes. am Bulbus des Auges; **Formen: a)** konjunktivale I.: die einzelnen Gefäße sind hellrot zu erkennen u. lassen sich mit der Bindehaut verschieben; **b)** ziliare od. perikorneale I.: bläulich-roter Farbton in Limbusnähe; einzelne Gefäße nicht zu erkennen; **c)** gemischte I. als Komb. von 1 u. 2; vgl. Konjunktivitis, Pannus.

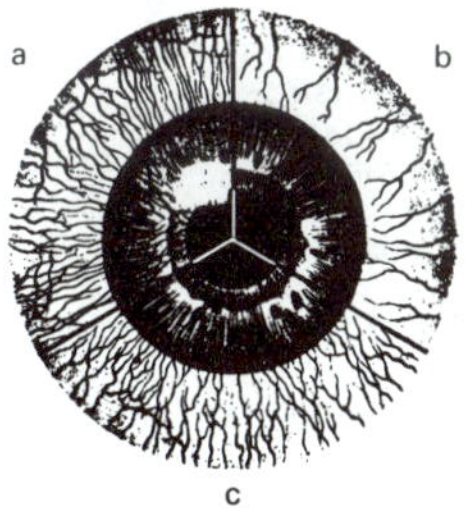

Injektion:
a: konjunktivale Injektion; b: ziliare Injektion;
c: gemischte Injektion

In|jektion, intra|muskuläre (↑) **f:** (engl.) intramuscular injection; tiefe Injektion* in einen Muskel, meist intraglutäal, insbes. ventroglutäal nach Hochstetter od. in den M. vastus lateralis (s. Abb.), auch in den M. deltoideus (Impfstoffe) u. a.; **cave:** korrekte Injektionstechnik zur Vermeidung von Nervenschädigungen wichtig, ebenso Aspiration, um eine Gefäßpunktion auszuschließen!

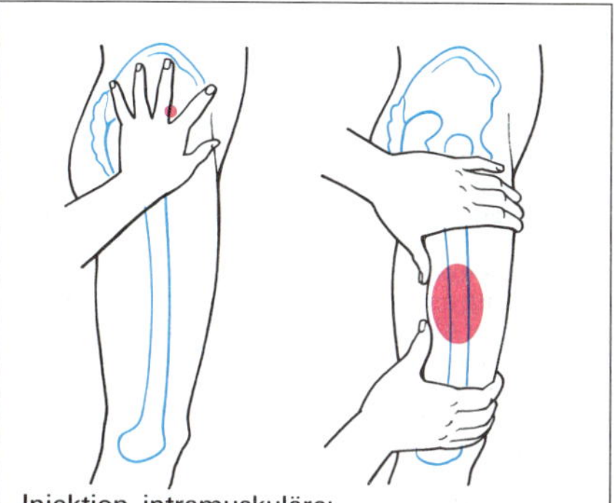
Injektion, intramuskuläre:
ventroglutäale Injektion nach Hochstetter (links) und Injektion in den M. vastus lateralis (rechts) [122]

In|jektions|kanülen (↑; Kanüle*) **f pl:** metallische, außen u. ggf. innen polierte Hohlnadeln unterschiedlicher Stärke (Außendurchmesser) u. Länge m. Spritzenansatz u. unterschiedlich abgeschrägter Spitze; auch als Venenverweilkanüle für kurzzeitige Infusion*, z. B. als Metallkanüle mit Kunststoffflügeln bzw. als Plastikkanüle mit Metallmandrin; vgl. Punktionsnadeln, Injektionsspritzen.

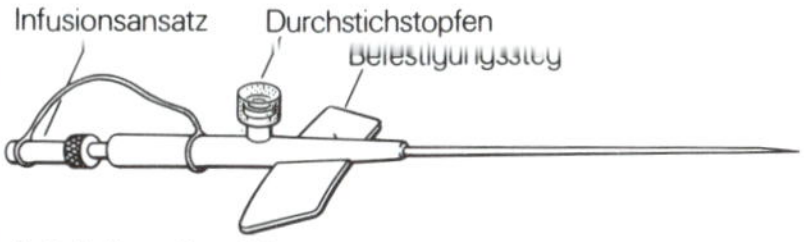

Injektionskanülen:
Beispiel einer Venenverweilnadel; der Steg erleichtert die Befestigung mit Heftpflaster auf der Haut. [474]

In|jektions|narkotika (↑; Narkose*) **n pl:** (engl.) injection narcotics; i. v. applizierbare Narkotika, die entw. allein zur Erzielung einer Narkose* angewendet werden (Mononarkose* f. kleinere u. kurzdauernde Eingriffe) od. zur Einleitung der Narkose (größere u. längerdauernde Eingriffe) dienen; i. w. S. auch Substanzen, die bei Kombinationsnarkose* ergänzend i. v. verabreicht werden. Die I. zeichnen sich durch schnellen Wirkungseintritt u. eine rel. kurze Wirkdauer aus. Eingesetzt werden kurzwirksame Barbiturate* (z.B. Thiopental, Methohexital), injizierbare Benzodiazepinderivate* (insbes. Diazepam, Flunitrazepam, Lormetazepam, Midazolam), Propofol*, Ketamin*, Etomidat*, Droperidol* u. Analgetika* mit morphinartiger Wirkung (evtl. in. Komb. mit Neuroleptika in der Neuroleptanalgesie).

In|jektions|spritzen (↑): (engl.) syringes; Instrumente z. Injektion* flüssiger bzw. gelöster Arzneimittel in Körpergewebe, z. T. auch z. Punktion*; bestehen aus einem graduierten Kunststoff- od. Glaszylinder m. zentrischem (**Rekordspritze**) od. exzentrischem (zur leichteren hautparallelen Injektion: **Loeb-Spritze**) Kanülenansatz u. einem beweglichen Kolben aus Metall (Rekordspritze), Glas (z. Injektion v. Substanzen, die sich b. Metallkontakt verändern: Lüer-Spritze) od. Kunststoff. Heute werden z. Injektion fast ausschließlich Einmalspritzen aus Kunststoff verwendet. Vgl. Injektionskanülen.

Inka-Knochen: (engl.) incarial bone, Inca bone; Os incae; bisweilen isoliert bleibender oberer Teil der Hinterhauptschuppe.

In|karzeration (In-*; lat. carcer Umfriedung, Gefängnis) **f:** Incarceratio, Einklemmung*; i. e. S. die Incarceratio herniae (sog. Brucheinklemmung) mit akuter od. sich progredient entwickelnder Abschnürung des Bruchinhalts einer Hernie* von der Blutzufuhr; bei I. von Darm kommt es zum mechan. Ileus*, Darmgangrän mit Durchlässigwerden der Darmwand (Ulzeration, Perforation) u. häufig zur Peritonitis*, bei eingeklemmten Netzteilen meist reflektor. zum paralyt. Ileus. Bei der retrograden (sog. paradoxen) I. sind die im Bruchsack liegenden Eingeweide verhältnismäßig wenig durchblutungsgestört, während die abgeklemmten Eingeweide intraabdominal lokalisiert sind (s. Abb.). **Ther.:** sofortige manuelle Reposition innerh. der ersten Stunden nach I. bzw. Operation.

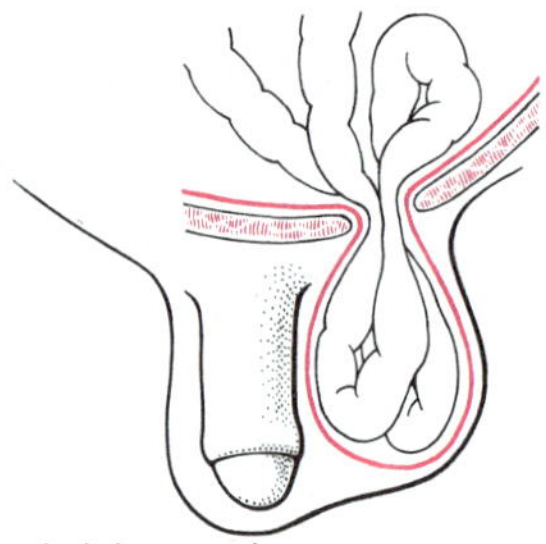

retrograde Inkarzeration [411]

In|klination (lat. inclinatio Krümmung) **f:** Neigung, Neigungswinkel; z. B. Inclinatio pelvis.

In|kom|patibilität (In-*; Kompatibilität*) **f:** (engl.) incompatibility; Unverträglichkeit; **1.** (serol.) Unverträglichkeit v. transfundiertem Blut bzw. Blutbestandteilen od. eines Transplantats wegen vorh. Antikörper gegen fremde Alloantigene bzw. Histokompatibilitätsantigene beim Empfänger; **2.** (pharmak.) Unverträglichkeit gleichzeitig od. als Gemisch verabreichter Arzneistoffe, die miteinander (chem. od. physik.) reagieren (Komplex- od. Salzbildung u. a.) u. dadurch toxisch od. unwirksam werden; vgl. Interaktion.

in|kon|stant (lat. inconstans)**:** unbeständig, wechselnd.

In|kon|tinenz (In-*; lat. continentia das Zurückhalten, Unterdrücken) **f:** (engl.) incontinence; Unvermögen, Harn od. Stuhlgang willkürl. zurückzuhalten, unfreiwilliger Abgang von Harn (Incontinentia urinae) u. Stuhl (Incontinentia alvi). Vgl. Harninkontinenz, Darminkontinenz.

In|korporation (↑; Corpus*) **f:** (engl.) incorporation; Einverleibung; Aufnahme eines Stoffes in den Organismus, i. e. S. Inkorporation von Radionukliden* über die Atmungsorgane (Inhalation), den Magen-Darm-Trakt (Ingestion) u. die Haut (perkutane Resorption) bzw. - bei nuklearmed. Anwendungen - durch intravenöse od. intrakavitäre Injektion. Bei **diaplazentarem Transfer** können Radioisotope in gleicher Weise wie ihre inaktiven Isotope die Plazentarmembran passieren u. akkumulieren u. U. im fetalen Gewebe (dadurch Verlängerung der biologischen Halbwertzeit*). Die Elimination* inkorporierter Radionuklide erfolgt physiol. über sämtliche Exkretionswege (einschl. der Muttermilch); sie kann unter best. Bedingungen therap. beschleunigt werden (s. Dekorporation); vgl. Strahlenrisiko, Kompartiment.

In|krete (↑; lat. cernere, cretus scheiden, sondern) **n pl:** (engl.) hormones; von d. Drüsen* mit innerer Sekretion in den Blutkreislauf abgegebene Hormone*.

In|kretion (↑; ↑) **f:** innere Sekretion; vgl. Drüsen.

In|krustation (lat. incrustare mit einer Kruste od. Schicht überziehen) **f:** Verkrustung, Ablagerung v. a. von Kalksalzen.

In|kubations|re|sistenz (lat. incubare bewachen, brüten; Resistenz*) **f:** (engl.) incubation resistance; Resistenzbestimmung* der Erythrozyten nach Inkubation des Blutes bei 37°C für 24 Std.; bei der hereditären Sphärozytose ist die Resistenz der inkubierten gegenüber nichtinkubierten Erythrozyten deutl. herabgesetzt.

In|kubations|zeit (↑)**:** (engl.) incubation period; Zeit zw. der Ansteckung (Eindringen des Krankheitserregers in d. Körper) bis zum Auftreten der ersten Krankheitserscheinungen der In-

Inkubationszeit

Inkubationszeiten einiger wichtiger Infektionskrankheiten

Amöbiasis (Amöbenruhr)	einige Tage bis mehrere Monate
Bakterienruhr	2–7 Tage
bakterielle Lebensmittelvergiftung (Gastroenteritis infectiosa)	1–3 Tage
Bang-Krankheit	3–21 Tage
Botulismus	1–3 Tage
Cholera asiatica	1–2 Tage (3–96 Std.)
Dengue-Fieber	5–8 Tage
Diphtherie	2–7 Tage
Encephalitis epidemica	2–10 Tage
Erysipel	1–7 Tage
Erysipeloid	2–3 Tage
Fleckfieber	12–14 Tage (7–21 Tage)
Gasbrand	1–5 Tage
Gelbfieber	3–6 Tage
Gonorrhoe	meist 3 Tage (2–7 Tage)
Grippe (Influenza)	1–3 Tage
Hepatitis A	30–50 Tage (15–60 Tage)
Hepatitis B	40–180 Tage
Keuchhusten	7–14 Tage
Leishmaniase, kutane (Orientbeule)	14 Tage bis 3 Monate
Leishmaniase, viszerale (Kala-Azar)	meist 10–14 Tage (gelegentlich auch Monate)
Lepra	2–5 Jahre (3 Monate bis 20 Jahre)

(Fortsetzung nächste Seite)

Inkubationszeit (Fortsetzung)
Inkubationszeiten einiger wichtiger Infektionskrankheiten

Lymphogranuloma inguinale	3 Tage bis 3 Wochen
Malaria quartana	3–6 Wochen
Malaria tertiana	meist 8–20 Tage
Malaria tropica	meist 8–12 Tage
Malleus (Rotz)	1–5 Tage
Maltafieber	7–21 Tage
Masern	10–14 Tage
Maul- u. Klauenseuche	3–7 Tage
Meningitis epidemica	1–3 Tage
Milzbrand	1–7 Tage (einige Std. bis Tage)
Mumps	14–21 Tage
Pappatacifieber	7–10 Tage
Paratyphus	7–14 Tage
Pest	2–7 Tage
Pneumokokken-Pneumonie	1–3 Tage (5–72 Std.)
Pocken	8–17 Tage
Poliomyelitis epidemica	7–14 Tage (4 Tage bis 5 Wochen)
Psittakose	7–14 Tage (5–15 Tage)
Q-Fieber	14–21 Tage (bis 28 Tage)
Rattenbißkrankheit	meist 1–2 Wochen
Ringelröteln	14–21 Tage
Röteln	12–21 Tage
Rückfallfieber	5–7 Tage (bis 14 Tage)
Scharlach	2–5 Tage (1–10 Tage)
Syphilis	21 Tage (14–28 Tage)
Tetanus	4–14 Tage (selten mehrere Monate)
Tollwut	3 Wochen bis 3 Mon. (max. 2 Jahre)
Trachom	7–9 Tage
Trypanosomiasis, afrikanische (Schlafkrankheit)	10–20 Tage (Erreger im Blut)
Tuberkulose	mehrere Wochen
Tularämie	4 Tage
Typhus abdominalis	meist 10 Tage (3–60 Tage)
Ulcus molle	1–2 Tage
Weil-Krankheit	7–10 Tage (bis 3 Wochen)
Windpocken	14–21 Tage
wolhynisches Fieber	10–30 Tage

fektionskrankheit; I. wichtiger Infektionskrankheiten: s. Tab.

In|kubator (↑) m: (engl.) incubator; klimatisierte Kleinkammer z. Pflege des Frühgeborenen* u. schwerkranken Neugeborenen*, bestehend aus einem Patientenraum u. einem Geräteteil.

in|kurabel (lat. incuratus unheilbar): unheilbar.

INN: Abk. f. (engl.) International Non-proprietary Name, in einer von d. WHO herausgegebenen Liste enthaltener internationaler Freiname pharmaz. Grundstoffe; die Bez. INN wird ggf. mit folgenden Zusätzen verwendet: pINN bzw. rINN: vorgeschlagener (engl. proposed) bzw. empfohlener (engl. recommended) internationaler Freiname; INNv: zur Aufnahme in das INN-Verzeichnis vorgeschlagen; INN-L (INNv-L): (vorgeschlagener) lateinischer Name des betr. pharmaz. Grundstoffs; INN-E (INNv-E): (vorgeschlagener) englischer Name des betr. pharmaz. Grundstoffs. Vgl. Generic name.

Innen|körper: s. Heinz-Innenkörperchen.

Innen|körper|an|ämie (Anämie*) f: (engl.) Heinz-body anaemia; Bez. f. eine Anämie*, bei der intraerythrozytäre Heinz*-Innenkörperchen im Blutausstrich nachgewiesen werden können.

Innen|ohr: (engl.) internal ear, inner ear; Auris interna, Labyrinth; zwei Anteile werden unterschieden: Das **knöcherne Labyrinth** entspricht den Knochenkanälchen im Felsenbein. Diese werden ausgekleidet vom häutigen Labyrinth, das die Schnecke einschl. des Corti-Organs als Schallaufnahmeapparat sowie für die Gleichgewichtsempfindung Sacculus, Utriculus u. die drei Bogengänge enthält.

Innen|ohr|schwerhörigkeit: (engl.) labyrinthine hearing loss; auf Erkr. des Innenohrs beruhende Schwerhörigkeit* inf. Schallempfindungsstörung.

Innen|rotations|gang (lat. rotare kreisförmig herumdrehen): s. Gangstörungen.

Innere Medizin f: Spezialgebiet der Humanmedizin, das sich mit Prävention, Diagn., konservativer Ther. u. Rehabilitation der Krankheiten der Atmungsorgane, des Herz- u. Kreislaufs- sowie des Verdauungssystems, der Nieren u. ableitenden Harnwege, des Bluts u. der blutbildenden Organe, des Stoffwechsels u. der inneren Sekretion, der Infektionskrankheiten sowie z. T. auch mit Erkr. des Stütz- u. Bewegungsapparats u. allergischer bzw. immunologischer Erkr. befaßt; umfaßt auch die Intensivmedizin*.

In|nervation (In-*; Nervus*) f: nervale Versorgung von Körpergeweben u. Organen. **I., reziproke** (↑; ↑) f: s. Sherrington-Gesetz. **I., segmentäre** (↑; ↑) f: (engl.) segmentary innervation; die Innervation der einzelnen Körperbezirke aus best. Rückenmarksegmenten; vgl. Dermatom, Sherrington-Gesetz.

in|nocens (lat.): unschädlich, harmlos, auch innocuus.

In|okulation (lat. inoculatio Einpflanzung) f: (engl.) inoculation; Hineinbringen von Erreger- od. Zellmaterial in ein Nährmedium od. einen Organismus.

In|okulum (↑) n: (engl.) inoculum; kleine Menge einer Suspension von Mikroorganismen (Reinkultur) zur Durchführung v. Tierversuchen, Erregeridentifizierungen u. Antibiogrammen; vgl. Antibiotika.

Inosin (INN) n: Nukleosid aus Hypoxanthin* u. Ribose; Zwischenprodukt des Purinstoffwechsels.

Inosin|mono|phosphat n: Abk. IMP; 5'-IMP kommt im Muskel vor, Muttersubstanz der Purin-Nukleotide u. der Harnsäure.

Inosit n: syn. Inositol*.

Inositol n: syn. Inosit; Isomer der Glukose; beteiligt beim Lipidstoffwechsel u. in versch. Getreiden, Früchten, Gemüse u. Fleisch enthalten; Bedarf: ca. 1-1,5 g/d.

Inositol|nicotinat (INN) n: myo-Inosithexanicotinat (IUPAC); Nicotinsäurederivat (Ester aus einem Molekül Inositol u. sechs Molekülen Nicotinsäure*); Verw.: s. Lipidsenker.

Ino|skopie (gr. ἴς, ἰνός Faser, Muskel; -skopie*) f: (engl.) inoscopy; Freisetzung u. mikroskop. Untersuchung von in Gewebe eingeschlossenen Bakt. durch Pepsinandauung.

ino|trop (↑; -trop*): die Schlagstärke od. Kontraktionskraft des Herzmuskels beeinflussend; Pharmaka mit steigender Wirkung (positiv inotrop) sind z. B. Digitalisglykoside*, Katecholamine, Methylxanthine; herabsetzend (negativ inotrop) wirken Antiarrhythmika, Betarezeptorenblocker*, Calciumantagonisten*.

In|sania (lat.) f: Wahnsinn*.

Insect repellents (engl.-lat. insectus mit Einschnitt; repellus abstoßend) n pl: Stoffe wie z. B. Ester der Phthalsäure, die, auf die Haut aufgetragen, durch ihren spezif. Geruch Stechmücken, Fliegen u. a. Insekten abhalten sollen.

In|sekten (↑) n pl: Hexapoda; Klasse der Tracheata; s. Arthropoden.

In|sekti|zide (↑; -zid*) n pl: (engl.) insecticides; insektenvernichtende Mittel; zu den Pestiziden* gehörende Chemikalien zur Insektenbekämpfung; z. B. Kontakt-, Fraß- u. Atemgifte, Niederschlagsmittel, Akarizide, Ovizide u. Systeminsektizide; angewendet werden neben aus pflanzl. Rohstoffen gewonnenen I. (z. B. Pyrethrum, Nicotin) anorg. (z. B. Antimon) u. org. Verbindungen (z. B. Chlorkohlenwasserstoffe u. Phosphorsäure).

I

Insel (lat. insula): (engl.) insula of Reil; (anat.) Insula (Reili); von den umgebenden Teilen des Stirn-, Scheitel- u. Schläfenlappens verdeckter Teil der Großhirnrinde. **I.organ** (↑) n: s. Langerhans-Inseln. **I.zell|adenom** (↑; Zelle*; Aden-*; -om*) n: s. Insulinom, Glucagonom. **I.zellen** (↑; ↑): s. Pankreas, Insulin. **I.zell|karzinom** (↑; ↑; Karz-*; -om*) n: (engl.) islet-cell carcinoma; karzinomatös entartetes Insulinom*, selten.

Insel|zell|trans|plantation (↑; ↑; Transplantation*) f: (engl.) islet-cell transplantation; Übertragung von Zellen der Langerhans*-Inseln; **1.** autogene I. i. R. einer Pankreatektomie wegen chronischer Pankreatitis; **2.** allogene I. zur Behandlung des Diabetes* mellitus (Typ I). Das Verfahren ist noch im Entwicklungsstadium, bei Menschen wurden bislang nur wenige I. vorgenommen. Die Inselzellen werden aus Bauchspeicheldrüsengewebe von Organspendern isoliert u. über die Pfortader in die Leber od. operativ auf das Peritoneum übertragen. Bei allogener I. ist die Insulinproduktion der transplantierten Inselzellen bislang oft zu gering, um Insulinfreiheit für den Pat. zu erreichen. Bei einigen Pat. wurden in jüngster Zeit jedoch mit gepoolten Inselzellen von mehreren Spendern längerfristige Therapieerfolge erzielt. Vgl. Pankreastransplantation.

In|semination (In-*; lat. seminare säen, pflanzen) f: Bez. f. die auf andere Weise als durch Geschlechtsverkehr erfolgende Befruchtung einer Frau; **Formen: 1.** homologe I.: juristisch unbedenkl. Befruchtung einer verheirateten Frau m. dem Samen des Ehemannes; das Kind ist ehelich; **2.** heterologe I.: Befruchtung m. dem Samen eines anderen Mannes; ethisch u. jurist problematisch (Persönlichkeitsrechte des Kindes); **Technik:** Einhalten der präovulator. Phase, bakteriol. Untersuchung des Scheideninhalts u. des Zervixsekrets, Untersuchung des Spermas. Das durch Masturbation gewonnene Sperma wird instrumentell in d. Zervix eingespritzt od. mit Hilfe einer Portiokappe vor d. Portio gesetzt (bessere Erfolge). Vgl. Embryonentransfer.

In|semination, extra|uterine (↑; ↑) f: extrakorporale Befruchtung; s. In-vitro-Fertilisation.

In|sertio (lat. inserere, insertus einfügen, einlassen) f: (engl.) insertion; (gebh.) Ansatz, Anheftung der Nabelschnur; **Formen: 1.** I. centralis: Anheftung in der Mitte der Plazenta; **2.** I. lateralis: exzentr. Anheftung; **3.** I. marginalis: am Rande der Plazenta; **4.** I. velamentosa: Anheftung an den Eihäuten; b. letzterem kann es b. Blasensprung zu Einrissen der aberrierenden Nabelschnurgefäße kommen m. Verblutungsgefahr des Kindes; Blutung beginnt m. dem Blasensprung, während e. Blutung bei Placenta praevia m. dem Blasensprung sistiert.

In|sertion (↑) f: (genet.) spontane od. durch Mutagene* bewirkte Einfügung einer od. mehrerer Nukleotide* in eine DNA-Sequenz; vgl. Plasmide. **I.s|mutation** (↑; Mutation*) f: s. Mutation. **I.s|tendo|pathie** (↑; Tend-*; -pathie*) f: s. Tendopathie.

in|sipidus (lat. ohne Geschmack): nicht schmeckend; s. Diabetes insipidus.

in situ (lat. am natürlichen Ort): in natürl. Lage, im Körper.

In|solation (In-*; lat. sol Sonne) f: **1.** Sonnenbestrahlung; vgl. Ultraviolettstrahlung; **2.** Sonnenstich; s. Hitzeschäden.

in|solubel (lat. insolubilis): unlöslich.

In|somnie (lat. insomnia) f: Schlaflosigkeit*.

In|spektion (lat. inspectio Durchsicht) f: (engl.) inspection; äußerl. Untersuchung eines Pat. durch Betrachten.

In|spiration (lat. inspirare einhauchen) f: auch Inspirium; aktives Einatmen bei physiol. Atmung* durch Atemmuskeln*, die (über eine Zunahme der Lungenvolumina) einen subatmosphärischen Druck aufbauen, der zum Einströmen von Außenluft in die Atemwege u. Lungenalveolen führt.

In|spirations|druck (↑): (engl.) inspiratory pressure; Gasdruck bei der Beatmung*, der während der Inspirationsphase am oralen Ende des Endotrachealtubus gemessen wird; man unterscheidet den inspirator. **Spitzendruck** nach vollständiger Applikation des Hubvolumens, den inspirator. **Plateaudruck**, der am Ende der endinspirator. Pause bei geschlossenem Ein- u. Ausatemventil gemessen werden kann (entspricht zu diesem Zeitpunkt dem Druck in den Lungenalveolen u. kann daher zur Berechnung der Compliance* verwendet werden) u. den inspirator. **Mitteldruck**. Der Grad der Beeinträchtigung der Herzfunktion durch die Beatmung inf. Behinderung des venösen Rückstroms mit Abnahme des Herzminutenvolumens ist von der Höhe des Mitteldrucks abhängig.

In|stabilitas (lat. instabilis nicht standhaltend) f: Unbeständigkeit.

Instanzen, psychische (mlat. instantia zuständige Stelle) f pl: s. Psychoanalyse.

In|stillation (lat. instillare einträufeln) f: tropfenweises Einbringen von Flüssigkeiten bzw. flüssigen Arzneimitteln in den Organismus (Hohlorgane, Körperhöhlen u. -öffnungen, Blutgefäße, Bindehautsack); vgl. Infusion.

In|stillation, rektale (↑) f: Tropfklistier; s. Darmreinigung.

In|stillations|zyto|statika|therapie (↑; Zyt-*; statisch*) f: (engl.) instillation cytostatic therapy; lokale Anw. von Zytostatika* bei oberflächl. wachsenden Tumoren; z. B. der Harnblase, insbes. nach vorangegangener transurethraler Resektion zur Rezidivprophylaxe.

In|stitution (lat. institutio Einrichtung) f: (soziol.) gesellschaftl. Einrichtung od. Tatbestand mit der Funktion, soziales Handeln in bestimmte, organisierte Bahnen zu lenken, um das Individuum von d. Notwendigkeit ständig neuer Verhaltensentscheidungen zu entlasten.

Instrumente, chirurgische n pl: (engl.) surgical instruments; für op. Eingriffe erforderliche Geräte; Standardinstrumente wie Skalpell, Diathermiemesser, Pinzetten, Klemmen, (Faß-)Zangen, Wundsperrer, Haken, Nadelhalter u. Nadeln; Spezialinstrumente wie z. B. in der Knochenchirugie Elevatorien, Hämmer, Meißel u. Sägen.

In|sudation (lat. insudare bei etwas schwitzen) f: Eindringen od. Einpressen von Plasmabestandteilen in die Gefäßwand, insbes. in die gefäßlose Intima; vgl. Intimaödem.

In|suf|fizienz (lat. in un-; sufficiens hinreichend, genügend) f: (engl.) insufficiency; Schwäche, ungenügende Leistung eines Organs od. Organsystems; z. B. Herzinsuffizienz, Leberinsuffizienz, Niereninsuffizienz.

In|suf|fizienz, chronisch-venöse (↑; ↑) f: (engl.) chronic venous insufficiency; Abk. CVI; Form der venösen Insuffizienz der unteren Extremitäten; früher als variköser Symptomenkomplex, postthrombotisches od. postthrombophlebitisches Syndrom bezeichnet; **Ätiol.** u. **Path.** der CVI: s. Abb.; **klin. Einteilung:** CVI **Grad I:** Venenerweiterungen an den Seiten der Füße (Corona phlebectatica paraplantaris), am Abend Knöchelödeme; **Grad II:** Hyper- u. Depigmentierungen; inf. erhöhten Venendrucks treten stern- od. fächerförmige Kapillarblutungen bes. im unteren Drittel der Unterschenkel auf, die zu gelblich-bräunlichen (Pigmentpurpura, Dermite jaune d'ocre) od. blau-violetten Verfärbungen führen. **Grad III:** florides od. abgeheiltes Ulcus* cruris; **Sympt.:** leichte Ermüdbarkeit, Spannungs- u. Schweregefühl in den Beinen, Brennen der Fußsohlen, beim Stehen zunehmende Beschwerden, Besserung beim Laufen, perimalleoläres bzw. prätibiales Ödem, das bei horizontaler Lagerung der Beine wieder zurückgeht; bei länger bestehendem Ödem kann sich inf. chron.-entzündlicher u. fibrosierender Prozesse eine Dermatoliposklerose (Unterschenkelverschwielung, sog. harte Beine) entwickeln; außerdem Schuppung, Hyperkeratose, evtl. papillomatöse Wucherung (s. Elephantiasis) u. Calcinosis* cutis dystrophica, Capillaritis* alba, häufig Entwicklung eines mikrobiellen Ekzems; **Ther.:** Kompressionsbehandlung* u. Lauftraining, bei ausgeprägten Varizen* evtl. Venenverödung*, Venenstripping*.

In|suf|fizienz, re|spiratorische (↑; ↑) f: (engl.) respiratory failure; Störung der äußeren Atmung mit respirator. Partial- u. Globalinsuffizienz; **Urs.: 1.** alveoläre Hypoventilation inf. Beeinträchtigung des Atemantriebs bzw. der Atemmuskulatur (z. B. Narkoseüberhang) sowie inf. obstruktiver od. restriktiver Ventilationsstörungen*; **2.** pulmonale Diffusionsstörung; **3.** pulmo-

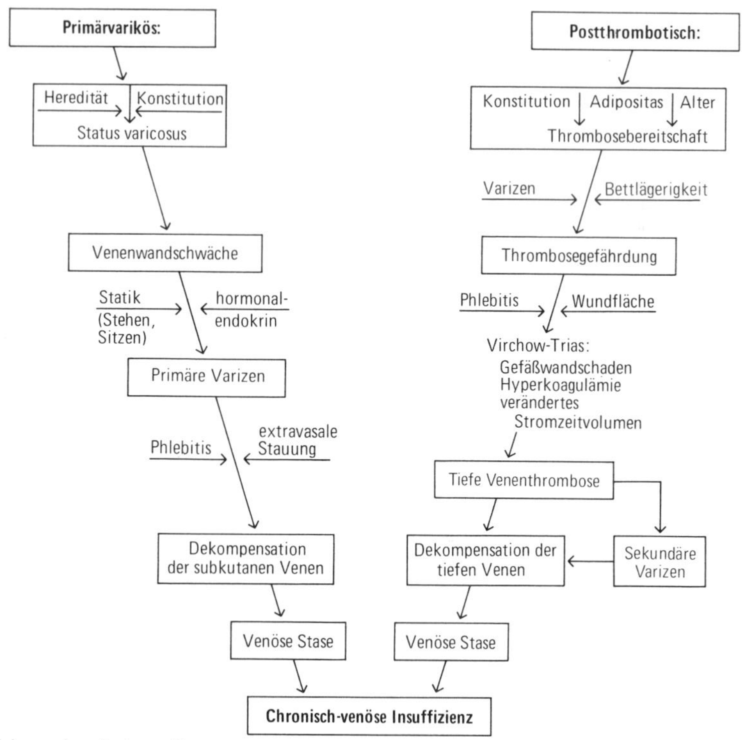

Insuffizienz, chronisch-venöse:
Ätiologie und Pathogenese

[253]

nale Verteilungsstörung. Eine akute, schwere r. I. (z. B. inf. Pneumonie, ARDS) erfordert sofortige maschinelle Beatmung*.

In|suf|fizienz, vertebro|basiläre (↑; ↑) f: s. Durchblutungsstörung, vertebrobasiläre.

In|suf|fizienz, zerebro|vaskuläre (↑; ↑) f: s. Durchblutungsstörung, zerebrale.

In|suf|flation (In-*; Sub-*; lat. flare blasen) f: **1.** Einblasen von Gasen (z. B. Kohlendioxid) als (negative) Röntgenkontrastmittel* zur Pneumographie*; **2.** Zufuhr von O_2 zur kurzfristigen Oxygenierung mittels eines Nasopharyngealkatheters (z. B. bei Neugeborenen mit Atemstörungen); **3.** Einblasen eines Narkosegasgemischs in den Rachenraum über einen spez. Zungenspatel od. einen Sauerstoffkatheter (sog. Insufflationsnarkose, nur noch selten angewendet; vgl. Inhalationsnarkose); **4.** s. Pertubation; **5.** s. Pneumoperitoneum.

In|suf|flations|gas (↑; ↑; ↑): (engl.) insufflation gas; Gas, das z. B. zur Insufflation bei Laparoskopie* verwendet wird; meist Kohlendioxid od. Lachgas, dagegen nicht atmosphärische Luft (Gefahr der Luftembolie) u. Sauerstoff (Explosions- bzw. Brandgefahr).

Insula (lat.) f: Insel.

Insulin (INN) n: in den Betazellen der Langerhans*-Inseln des Pankreas gebildetes blutzuckersenkendes u. Glykogen aufbauendes Hormon (Proteohormon, MG >6000, speciesabhängig), das hauptsächl. die normalen Blutzuckerkonzentration von ca. 3,9-6,4 mmol/l (70-115 mg/dl) bewirkt; das Insulinmolekül besteht aus einer 21 Aminosäuren langen A-Kette, welche über zwei Disulfidbrücken mit der 30 Aminosäuren langen B-Kette verbunden ist. Eine Vorstufe des I. ist Proinsulin (big insulin), das im Blut radioimmun. nachweisbar, aber nicht biol. wirksam ist. Die Polypeptidketten zeigen im Vergleich zu Humaninsulin* in ihrer Aminosäurensequenz tierspezif. Unterschiede. Das natürliche I. besteht aus Di- u. Polymeren der Grundeinheit; Ausschüttung auf nervalem u. humoralem Weg möglich, biol. Halbwertzeit ca. 30 Min.; die physiol. Abgabe erfolgt in Abhängigkeit v. der Blutzuckerhöhe: Blutzuckerabfall führt zur Drosselung, Blutzuckeranstieg zur Steigerung der Insulininkretion. Als Eiweißkörper wird I. im Verdauungskanal zerstört, muß daher b. Substitutionstherapie parenteral (s. c., i. m. od. i. v.) verabreicht werden. Bei der Behandlung des insulinbedürftigen Diabetes mellitus mit Insulin tierischer Herkunft können sich Antikörper bilden, daher zunehmende Verwendung gentechnisch hergestellten Humaninsulins. Vgl. Tumormarker, Kohlenhydratstoffwechsel, Insulinresistenz.

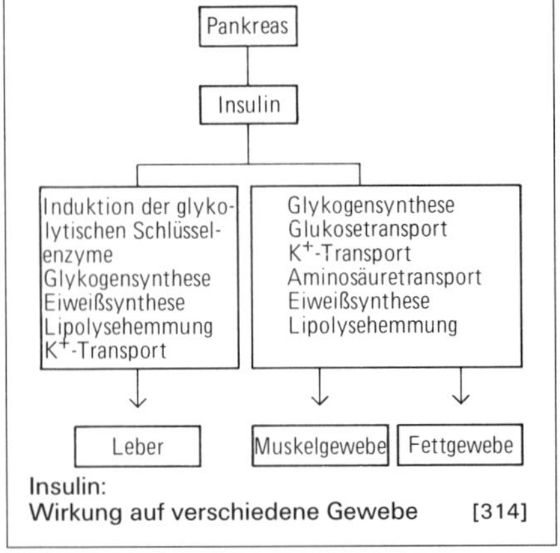

Insulin:
Wirkung auf verschiedene Gewebe [314]

Insulin|all|ergie (Allergie*) f: (engl.) insulin allergy; v. a. durch tierische Insuline, Begleitstoffe in Insulinpräparaten (z. B. Protamine) od. (selten) Humaninsulin in unphysiol. Form (z. B. in dimerer Zusammenlagerung) hervorgerufene Allergie*, meist als zelluläre Spätreaktion am Ort der Injektion (verschwindet i. d. R. spontan unter Fortführung der Ther.), selten auch systemisch als Urtikaria, gastrointestinale bzw. kardiopulmonale Sympt. od. i. S. einer Anaphylaxie*; **Ther.:** Glukokortikoide, Antihistaminika, u. U. Wechsel des Insulinpräparats. Vgl. Insulinresistenz.

Insulin|ant|agonisten (Antagonismus*) m pl: (engl.) insulin antagonists; Stoffe, die der Wirkung des Insulins entgegenwirken; z. B. Kortikoide, Glucagon, Katecholamine.

Insulinase f: proteolytisch wirksames Enzym zum Abbau des Insulins im Gewebe.

Insulin|einheit: (engl.) insulin unit; als internationale Einheit (Abk. I.E.) definierte Insulinmenge, die der Aktivität eines biol. Standardpräparats von ca. 0,04167 mg entspricht; 1 mg kristallisiertes Insulin hat danach die Aktivität von 28 I.E.; **Testmethode:** Senkung der Blutzuckerkonzentration beim Kaninchen unter definierten Bedingungen.

Insulin-Glukose-Äqui|valent n: (engl.) insulin-glucose equivalent; Glukosemenge, die durch eine Insulineinheit* aus dem Harn zum Verschwinden gebracht werden kann; vgl. Diabetes mellitus.

Insulin-Glukose-Dosier|einheit (Dosis*): s. Insulininfusionssysteme.

Insulin-Glukose-Toleranz|test m: (engl.) insulin-glucose tolerance test; 0,1 E/kg KG Insulin i. v., nach 30 Min. 0,8 g Glukose/kg KG oral; Blutzuckerabfall auf 2,5 mmol/l (45 mg/dl), dann Anstieg, physiol. Gipfel nach 90 Min., Ausgangswert nach 180 Min.; bei Hypophysenerkrankung u. Nebennierenrindeninsuffizienz flache Kurven.

Insulin|hypo|glyk|ämie|test (Hyp-*; Glyk-*; -ämie*) m: (engl.) insulin hypoglycaemia test; Auslösung einer Hypoglykämie durch Insulingabe mit anschl. Bestimmung des Cortisolspiegels im Blut; **Beurteilung:** bei normalem Lysinvasopressintest* u. pathol. I. (keine erhöhte Cortisolsekretion nach insulininduzierter Hypoglykämie) liegt eine hypothalam. Störung vor.

Insulin|in|fusions|systeme (Infusion*) n pl: (engl.) insulin infusion systems; Kernstück aller I. ist ein elektr. betriebenes Pumpsystem zur kontinuierl. geregelten Dauerinfusion v. Insulin* (u. ggf. Glukose). Die Insulinzufuhr erfolgt i. a. über einen subkutan (einfachster u. komplikationsärmster Zugang) bzw. intravenös liegenden flexiblen dünnen Kunststoffkatheter, auch ein intraperitonealer Zugang ist möglich. **Ind.** u. **Bedeutung:** zur Blutzuckereinstellung i. S. einer möglichst permanenten Normoglykämie bei Pat. mit insulinpflichtigem Diabetes* mellitus Typ I, was sich mit d. herkömmlichen, prinzipiell unphysiol. subkutanen Insulin-Injektionsbehandlung nur selten befriedigend erzielen läßt. Die kontinuierl. Basalinfusionsrate v. Insulin insbes. auch nachts scheint ganz erheblich zur Stabilisierung der Stoffwechsellage beizutragen. Klin. Studien ergaben, daß es neben d. aktuellen Symptomfreiheit u. Verbesserung der Stoffwechsellage oft auch zu einer weitgehenden Normalisierung anderer diabetesbedingter Stoffwechselveränderungen kommt. Daneben gibt es zunehmend Hinweise auf eine positive Beeinflussung best. diabetischer Spätkomplikationen (Neuropathie, Nephropathie, floride proliferative Retinopathie). Die zu beobachtende Besserung der Blutzuckereinstellung auch nach Beendigung der therap. Anwendung von I. läßt sich möglicherweise u. a. durch Änderung v. Anzahl bzw. Affinität der Insulinrezeptoren* inf. der Stoffwechseloptimierung erklären. **Klin. angewandte Systeme: 1.** blutzuckerkontrollierte computergesteuerte Insulin- u. Glukoseinfusionssysteme (Closed loop systems), prinzipiell bestehend aus einem **Glukosesensor** z. Messung des Glukosespiegels in d. über einen Katheter entnommenen Patientenblut, einer **Rechnereinheit** z. Bestimmung der zu verabreichenden Insulindosis nach entspr. Vorgaben sowie einer **Insulin-Glukose-Dosiereinheit** (sog. Pumpe) mit Anschluß an das Gefäßsystem des Pat. (sog. künstl. endokrines Pankreas). **Vorteil:** Das physiol. Insulin-Sekretionsmuster läßt sich weitgehend nachahmen. **Nachteil:** Da bisher ausschl. die stationäre Anw. dieser aufwendigen Systeme mögl. ist, kommt ihr Einsatz nur in bes. Fällen, so z. B. zur Behandlung eines diabetischen Komas*, bei Op. od. Entbindungen v. Diabetikern, Pat. mit Insulinom*, sowie zur Neu- bzw. Schnelleinstellung insulinpflichtiger Diabetiker in Frage. **2.** tragbare batteriebetriebene I. ohne Glukosesensor, d. h. ohne Feedback-Kontrolle des Blutzuckerspiegels (Open loop systems). Mit ihnen ist neben der kontinuierl. Insulininfusion aus einem Reservoir eine vom Pat. entsprechend des von ihm in Eigenkontrolle ermittelten aktuellen Blutzuckerspiegels steuerbare bedarfsadaptierte, variable Insulinzufuhr vor u. zu den Mahlzeiten möglich. Diese Geräte können außerdem für eine begrenzte Zeit (ca. 1 Std./Tag) abgenommen werden. **Vorteil:** Bei guter Blutzuckereinstellung u. weitgehender Freiheit v. Hypoglykämien ermöglicht diese Form der Diabetestherapie dem Pat. eine relativ freie Gestaltung v. Ernährungsweise u. Tagesablauf. **Nachteil:** Bei der längeren ambulanten Anw. kann es zu techn. Komplikationen, Katheterknickung od. -ausriß sowie lokal zu Schmerzen u. Verhärtungen kommen. Blutzuckerkontrollen durch den Pat. sind daher auch nötig, um frühzeitig techn. Defekte zu erkennen. Vgl. Pankreastransplantation.

Insulin|lipo|dys|trophie (Lip-*; Dys-*; Troph-*) f: (engl.) insulin induced lipodystrophy; Fettschwund (Lipatrophie*), seltener Lipombildung (Lipohypertrophie) an Insulininjektionsstellen bes. bei jugendlichen Diabetikern; **Proph.:** regelmäßiger Wechsel der Injektionsstellen, intramuskuläre Injektion, Anw. von hochgereinigten Tierinsulinen bzw. Humaninsulin.

Insulin|mangel|diabetes (Diabet-*) m: s. Diabetes mellitus Typ I.

Insulinom (-om*) n: (engl.) insulinoma; Inselzelladenom, Inselzelltumor; von den B-Zellen der Langerhans*-Inseln ausgehendes, endokrin aktives Adenom mit autonomer Produktion von Insulin* (ein Apudom*); **Klin.:** Hyperinsulinismus u. Hypoglykämie mit vegetativen Sympt. (Schweißausbruch, Schwindel, Müdigkeit, Tachykardie), zentralnervösen Störungen (Dämmer- od. Erregungszustände, Sprach-Sehstörungen, Lähmungen u. Krämpfe), evtl. hypoglykämischem Schock*; häufig Adipositas durch vermehrte Aufnahme v. Kohlenhydraten (zur Vermeidung der Hypoglykämie). Die **Whipple-Trias** (hypoglykämische Anfälle nach Fasten od. körperl. Anstrengung, Blutzuckerwerte unter 1,65 mmol/l bzw. 30 mg/dl, schlagartige Besserung durch i. v. Glukosezufuhr) ist für das Vorliegen eines I. charakteristisch. **Diagn.:** sog. Hungertest unter klin. Kontrolle (regelmäßig Bestimmung v. Blutzucker* u. Insulinkonzentration im Serum); Tolbutamidtest* u. andere Provokationstest (z. B. mit Leuzin) sind heute weitgehend aufgegeben. Lokalisation (u. morphol. Diagn.) mittels Ultraschalldiagnostik, Computertomographie u. ggf. Angiographie (Zöliakographie). **Ther.** der Wahl ist die chir. Entfernung des Insulinoms. **DD:** Hypoglykämie aus anderer Ursache.

Insulin|pumpe: s. Insulininfusionssysteme.

Insulin|re|sistenz (Resistenz*) f: (engl.) insulin resistance; durch spezif. IgG-Antikörper bedingter Mehrbedarf an Insulin (>80 I.E./d) z. Stoffwechseleinstellung bei Diabetes* mellitus; **Ther.:** Umstellung auf hochgereinigtes Schweine- bzw. Humaninsulin unter Dosisreduktion (Hypoglykämiegefahr!).

Insulin|re|zeptoren (Rezeptoren*) m pl: (engl.) insulin receptors; spezif. Bindungsstellen für das Insulin; Glykoproteine, die sich an der Plasmamembran der Leber-, Muskel- u. Fettzelle finden.

Insulin|schock m: (engl.) insulin shock; hypoglykämischer Schock* nach Insulingabe.

Insulin|schock|behandlung: (engl.) insulin shock therapy; wegen der Risiken ungebräuchliche psychiatr. Schockbehandlung* durch plötzl. Herbeiführung einer akuten Hypoglykämie*.

Insulin|toleranz|test m: (engl.) insulin tolerance test; Testverfahren zur Diagnose der Insulinresistenz*; **Prinzip:** Nach intravenöser Injektion von 0,1 I.E. Insulin/kg Körpergewicht sinkt der Blutzucker nach 30 Min. auf maximal 40% des Ausgangswertes. Bei **Insulinresistenz** zeigt diese Dosis keine Wirkung, auch bei weit höherer Dosis (0,3-1 I.E./kg Körpergewicht) fällt der Blutzucker höchstens auf 80% des Ausgangswertes; wegen der Gefahr eines hypoglykäm. Schocks nur unter klin. Überwachung bei strenger Indikationsstellung durchzuführen. Vgl. Magensaftuntersuchung.

Insulinum isophanum n: syn. Isophaninsulin*.

Insulitis (-itis*) f: (histol.) intra- u. periinsuläre lymphozytäre Infiltration bei 70% der jugendl. Pat. bis zu 1 Jahr nach Manifestation eines juvenilen Diabetes* mellitus.

Insult (lat. insultare taumeln) m: Anfall; s. Apoplexie.

Insult, isch|ämischer zerebraler (↑) m: s. Apoplexie, Durchblutungsstörung, zerebrale.

Integral|dosis (lat. integer unversehrt; Dosis*) f: syn. Raumdosis, Volumendosis; (radiol.) die gesamte durch Einwirkung ionisierender Strahlung* auf den Organismus übertragene Energie*; SI-Einheit Gray × Kilogramm (Gy × kg) bzw. Joule (J).

Integration (↑) f: **1.** (genet.) Einfügung eines zelleigenen od. fremden Plasmids*, einer Virus-DNA od. einer sonstigen DNA in das Wirtsgenom. Der Prozeß erfordert Rekombination* u. häufig spezif. Integrationsproteine. Die I. kann sich, je nach System, statist. od. an festliegenden

Integrationspunkten vollziehen. Sie ist b. einigen Plasmiden od. Viren notwendig für deren Vermehrung. Der Vorgang der I. ist meist (mehr od. weniger spezif.) umkehrbar (Exzision der DNA) u. kann wiederum spezif. Exzisionsfaktoren benötigen. **2.** s. Rehabilitation.

Integrine (↑) n pl: zu den Adhäsionsmolekülen* gehörende Glykoproteine; **Einteilung: 1.** Leukozytenintegrine (Abk. LFA f. engl. leukocyte function associated antigen); **2.** VLA (Abk. f. engl. very late activation antigen); **3.** Zytoadhäsine; **Vork.** auf Thrombozyten u. versch. anderen Zelltypen; **Funktion:** Vermittlung des Zellkontakts zw. stimulierten Leukozyten u. anderen Zellen (Steigerung von Adhäsionsfähigkeit an Endothelzellen der Blutkapillaren, Gefäßaustritt u. Migration zu der Zielzelle), Interaktion mit Zielzellen i. R. der Immunantwort*, Beteiligung an Hämostase, Thrombose, Morphogenese u. Wundheilung.

Integrität (↑) f: Unversehrtheit.

In|tegumentum (lat.) n: (engl.) integument; Decke, Hülle, äußere Haut.

Intel|lektualisierung (lat. intellegere, intellectus geistig wahrnehmen): (engl.) intellectualization; Bez. f. das Phänomen, bei dem emotionale Konflikte in Form abstrakter intellektueller Probleme geschildert, erlebt u. abgewehrt werden; kann als Abwehrmechanismus od. Widerstand auftreten (oft falsch mit Rationalisierung* gleichgesetzt).

Intel|ligenz (↑) f: (engl.) intelligence; allg. Bez. f. kognitive psychische Fähigkeiten; umfaßt z. B. Konzentration, Vorstellung, Gedächtnis, (schlußfolgerndes) Denken, Lernen, Sprachflüssigkeit u. Fähigkeit zum Umgang mit Zahlen u. Symbolen u. kann operational definiert werden als das, was

> Für das Merkmal „Intelligenz“ gibt es keine allgemein akzeptierte Definition oder Meßmethode.

e. Intelligenztest* mißt. Die Ausprägung ist von kulturellen, sozialen u. genetischen Faktoren abhängig.

Intel|ligenz|defekt (↑) m: (engl.) intellectual deficiency; allg. Bez. f. eine Minderung der Intelligenz; **Vork.:** z. B. bei Demenz u. geistiger Behinderung.

Intel|ligenz|quotient (↑) m: (engl.) intelligence quotient; Abk. IQ; Ergebnis eines Intelligenztests*, erstmals durch W. Stern (1912) als Maß f. die Intelligenzhöhe verwendet. Der IQ ergibt sich rechnerisch als Quotient aus Intelligenzalter u. Lebensalter (× 100) u. beschreibt die Abweichung von e. altersspezifischen Mittelwert. Dieser beträgt 100, die Abweichungen von diesem Wert über die Standardabweichung von 15 hinaus beschreiben die individuellen intellektuellen Leistungen. Die prakt. Bedeutung des I. ist umstritten, da er zu fragwürdigen Festlegungen in der Einschätzung von Menschen führen kann. Vgl. Demenz, Behinderung, geistige.

Intel|ligenz|test (↑) m: (engl.) intelligence test; psychologisches Testverfahren* zur Prüfung versch. intellektueller Fähigkeiten u. Bestimmung des Intelligenzquotienten*. Der I. erlaubt nur begrenzte Aussagen über die Intelligenz* des Probanden, da wesentliche Persönlichkeitsmerkmale nicht erfaßt werden. Verwendung finden u. a. der Hamburg-Wechsler-Intelligenztest für Erwachsene u. Kinder (Abk. HAWIE bzw. HAWIK) u. der Binet-Simon-Test.

Intensität (lat. intensio Spannung) f: (engl.) intensity; Energie einer Strahlung*, die pro Zeiteinheit durch die Flächeneinheit hindurchtritt:

$$I = E/t \cdot A$$

(I = Intensität, E = Energie, A = Fläche, t = Zeit).

In|tensiv|medizin (↑) f: (engl.) intensive care, intensive care medicine; Behandlung mit den bestmöglichen räuml., personellen u. apparativen Voraussetzungen zur Überwachung u. Ther. von Pat. mit lebensbedrohlichen Erkr. od. Kompl. unter Anw. aller therap. Möglichkeiten, d. h. auch zum temporären Ersatz gestörter od. ausgefallener Organfunktionen (z. B. durch Beatmung*, Hämodialyse*, Hämofiltration*) bei gleichzeitiger Behandlung des diese Störungen verursachenden Grundleidens; schließt auch die Überwachung potentieller Intensivbehandlungspatienten mit ein. **Ziel:** Wiederherstellung der Funktion lebenswichtiger Organsysteme, um ein weiteres Leben unter tragbaren Bedingungen zu gewährleisten. Häufige **Ind.** zur intensivmed. Behandlung: Schock (hypovolämisch, kardial, septisch-toxisch), Herzinfarkt u. bedrohliche Herzrhythmusstörungen, respirator. Insuffizienz, Bewußtlosigkeit bzw. Koma unterschiedl. Genese (z. B. Schädelhirntrauma, Vergiftungen, Stoffwechselentgleisungen), postoperative Kompl., Status epilepticus u. a. Vgl. APACHE, TISS.

In|tentions|tremor (lat. intentio Spannung; Tremor*) m: s. Tremor, Charcot-Trias.

Inter-: Wortteil mit der Bedeutung (da)zwischen, inmitten; von lat. inter.

Inter|aktion (↑; lat. agere, actus treiben, bewegen) f: (engl.) interaction; (pharmak.) Wechselwirkung zw. zwei od. mehr Arzneistoffen od. -mitteln i. S. einer quantitativen od. auch qualitativen Änderung der Wirkung von Arzneimittelgaben (Abschwächung od. Verstärkung) bei gleichzeitiger od. nacheinander erfolgter Verabreichung.

Inter|aktion, themen|zentrierte (↑; ↑) f: Abk. TZI; pädagogisch orientierte Methode zur Leitung einer Gruppe u. Versuch, mit best. Kommunikationsregeln ein lebendiges Lernen u. individuelle Kommunikationsfähigkeiten zu fördern; Anw. z. B. in Selbsterfahrungsgruppe*.

Inter|dentalität (↑; Dens*) f: syn. dentale Dysglossie*.

Inter|digital|mykose (↑; lat. digitus Finger; Myk-*; -osis*) f: (engl.) interdigital mycosis; Pilzinfektion zw. den Fingern u. Zehen; **Err.:** Dermatophyten* u. Hefen.

Inter|digital|räume (↑; ↑): (engl.) web spaces, interdigital areas; die Räume zw. den Ansätzen der Finger u. Zehen.

Inter|ferenz (↑; lat. ferre tragen, bringen) f: (engl.) interference; gegenseitige Beeinflussung; **1.** (physik.) Erscheinungen, die bei Überlagerung von unterschiedl. Wellen* auftreten, z. B. Verstärkung, Schwächung od. Aufhebung; **2.** (pharmak.) Zusammenwirken bzw. gegenseitige Beeinflussung von Pharmaka; kann außerh. od. innerh. des Organismus stattfinden; vgl. Interaktion.

Inter|ferenz|dis|soziation (↑; ↑; Dissoziation*) f: (engl.) interference dissociation; Form der Überleitungsstörung beim Herzblock*;

Wechsel zw. normalen Herzerregungen mit dissoziierten Vorhof- u. Kammerkontraktionen durch Nebeneinanderbestehen zweier mit unterschiedl. Frequenz arbeitender Automatiezentren, die sich zeitweise in der Führung der Kammer abwechseln.

Inter|fereṇz|filter (↑; ↑)**:** (engl.) interference filter; Filter, der mit Hilfe von Interferenz* durch Vielfachreflexion u. additive Überlagerung reflektierter Strahlen bei Auslöschung anderer Wellenlängenbereiche monochromatisches Licht erzeugt.

Inter|fereṇz|muster (↑; ↑)**:** normales Innervationsmuster bei maximaler Muskelkontraktion; s. Elektromyographie.

Inter|ferone (↑; ↑) n pl**:** (engl.) interferons; Abk. IFN; speciesspezif. Proteine, die von vielen menschl. u. tierischen Zellen i. R. der Immunantwort* auf virale u. einige bakt. Infektionen sowie unter Einfluß zahlreicher antigener od. mitogener Stimuli (z. B. Lektine*) gebildet werden; **Klassifikation:** IFN-α, IFN-β (Leukozyten- bzw. Fibroblasten-IFN, säurestabil, früher Typ I), IFN-γ (Immun-IFN, säurelabil, früher Typ II); **Struktur:** IFN-α: besteht aus 150-172 Aminosäuren, 23 Varianten bekannt, überwiegend nicht glykolysiert; IFN-β: Glykoprotein aus 166 Aminosäuren; IFN-γ: Glykoprotein aus 146 Aminosäuren, liegt in aktiver Form als Dimer vor; **Wirkungen:** antiviral, antiproliferativ u. immunmodulatorisch nach Bindung an versch. Rezeptoren auf der Zielzelle, Genaktivierung u. Induktion spezif. Proteine (s. Tab.); IFN-α u. IFN-β wirken hauptsächl. antiviral, IFN-γ wirkt mehr immunmodulatorisch, d. h. in Abhängigkeit von den Bedingungen stimulierend od. supprimierend v. a. auf die Antikörperproduktion; **therap. Verw.** von gentechnolog. hergestellten IFN bei versch. viralen u. onkolog. Erkrankungen; **Bestimmung** durch Bioassay (Hemmung von Testviren auf Zellkulturen) od. Immunassay*.

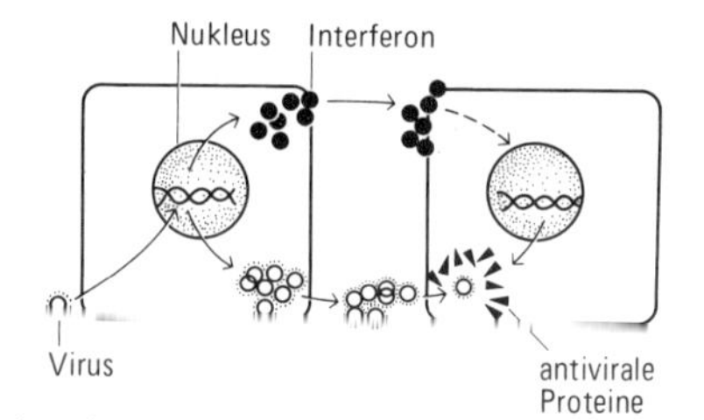

Interferone

inter|foveolar (↑; Dim. von lat. fọvea Grube)**:** zwischen den Grübchen liegend.

inter|kalar (lat. intercalare einschalten, einschieben)**:** zwischengeschaltet.

Inter|kalar|staphylom (↑; gr. σταφυλή Weintraube; -om*) n**:** s. Staphyloma.

inter|kostal (Inter-*; lat. cọsta Rippe)**:** zw. den Rippen liegend.

Inter|kostal|blockade (↑; ↑) f**:** (engl.) intercostal nerve blockade; temporäre Ausschaltung der Nervi intercostales durch Unterspritzung der Sulci inferiores der entspr. Rippen m. Lokalanästhetika*, z. B. zur postoperativen Schmerztherapie od. bei Rippenserienfraktur*; **cave:** Gefahr eines Pneumothorax*; **Kontraind.:** Funktionseinschränkung der kontralateralen Seite. Vgl. Lokalanästhesie.

Inter|kostal|neur|algie (↑; ↑; Neur-*; -algie*) f**:** (engl.) intercostal neuralgia; Schmerzen im Versorgungsbereich eines od. mehrerer Zwischenrippennerven (Nn. intercostales) mit Hyper- od. Hypästhesie in den entspr. Interkostalräumen; **Urs.:** häufig Teilerscheinung eines Zoster sowie bei Veränderungen an den Rippen (Fraktur, Periostitis), Wirbelsäulenerkrankungen (Spondylitis, Osteochondrose, Tu.), extramedullären Rückenmarktumoren, Tabes dorsalis, Pleuritis u. a.

Inter|krikoid|thyreo|tomie (↑; gr. κρίκος Ring; Thyreo-*; -tomie*) f**:** syn. Koniotomie*.

inter|kurrẹnt (lat. intercụrrens)**:** zwischenlaufend, dazukommend, auch interkurrierend.

Inter|leukine (Inter-*; Leuk-*) n pl**:** (engl.) interleukins; Abk. Il; von Leukozyten* sezernierte Kommunikationsproteine der Immunregulation; **Interleukin-1** (Il-1): von vielen Zellarten, v. a. Makrophagen gebildet; stimuliert T- Lymphozyten zur Bildung von Il-2 u. Helferzellen; bewirkt Proliferation von B-Lymphozyten, Chemotaxis, Degranulation u. Freisetzung von Neutrophilen aus dem Knochenmark; beeinflußt über Wachstumsfaktoren* die Blutbildung; wirkt als endogenes Pyrogen; induziert Prostaglandin-Freisetzung, Chemotaxis u. Tumorzellyse durch Makrophagen; **Interleukin-2** (Il-2): wirkt (autokrin u. parakrin) v. a. in der zellvermittelten Immunität; wird von aktivierten Helferzellen produziert u. aktiviert T- u. B-Lymphozyten u. natürliche Killerzellen; **Interleukin-3** (Il-3, auch multi-CSF): fördert Wachstum u. Differenzierung von Zellen der Hämatopoese (wirkt u. a. auf Stammzellen im Knochenmark); **Interleukin-4** (Il-4): wird von

Interferone
Wirkungen

Antiviral	Antiproliferativ	Immunmodulatorisch
Hemmung der Virus-Replikation	Veränderung der Zellmembran und des Zytoskeletts Stimulation der Zelldifferenzierung Modulation autokriner Wachstumsfaktoren Hemmung/Induktion von Onkogenen Reversion des malignen Phänotyps	Induktion von Zytokinen Aktivierung von Makrophagen, Lymphozyten (T u. B) und natürlichen Killerzellen Expression von HLA-Molekülen (Klasse I u. II) Beeinflussung der Expression tumorassoziierter Antigene

T-Lymphozyten gebildet; stimuliert über einen spezif., hochaffinen Rezeptor (auf Gehirn-, Muskel-, Lebergewebe, Fibroblasten, Lymphozyten, Makrophagen u. Melanomzellen) die IgG- u. IgE-Synthese; **Interleukin-5** (Il-5): stimuliert die Immunglobulinproduktion durch aktivierte Lymphozyten, die Expression von Il-2-Rezeptoren auf B-Zellen sowie die Granulozytopoese; **Interleukin-6** (Il-6): wird v. a. von T-Zellen, aber auch von Mono- u. Hepatozyten gebildet; induziert die Bildung von Akute*-Phase-Proteinen; beeinflußt B-Zell-Aktivierung u. Blutbildung; **Interleukin-7** (Il-7): gebildet von Fibroblasten u. Endothelzellen, wirkt als Wachstumsfaktor für die Lymphopoese; **Interleukin-8** (Il-8): wird nach Induktion durch Tumor*-Nekrose-Faktor od. Il-1 von Monozyten als chemotakt. Faktor f. neutrophile Granulozyten gebildet; **Interleukin-9** (Il-9): von T-Zellen gebildeter Wachstumsfaktor für versch. Helferzellklone; **Interleukin-10** (Il-10): wird als Zytokinsyntheseinhibitor von Helferzellen gebildet, hemmt T-Suppressorzellen u. damit die Produktion von Interferonen* (IFNγ); **Interleukin-11** (Il-11): von Stromazellen (Fibroblasten) des Knochenmarks als Stimulator der Megakaryozytopoese gebildet. Il-1, -2, -3, -6, -7 u. -8 sind als rekombinante Proteine zur therap. Verw. verfügbar. Vgl. CSF.

Inter|maxillar|knochen (↑; Maxilla*): syn. Os* incisivum.

inter|mediär (↑; lat. medium Mitte): dazwischenliegend.

Inter|mediär|sinus (↑; ↑; Sinus*) m: s. Lymphknoten.

Inter|mediär|stadium (↑; ↑) n: (engl.) intermediary stage; Phase zw. akutem Krankheitsstadium u. Intervallstadium (Stadium nach Abklingen aller entzündl. Erscheinungen).

Inter|mediär|stellung (↑; ↑): (engl.) intermediary position; Position der Stimmlippen bei Lähmung des Nervus laryngeus sup. u. inf. zw. Inspirations- u. Phonationsstellung; s. Kehlkopflähmung.

Inter|mediär|zellen (↑; ↑; Zelle*): (engl.) intermediary cells; epitheliale Zellen von längl. od. elliptoider Form, meist mit basophilem Protoplasma; z. B. im Vaginalepithel.

Inter|medin (↑; ↑) n: s. MSH.

Inter|medius (↑; ↑) m: (anat.) Kurzbez. f. Nervus* intermedius.

inter|medius (↑; ↑): in d. Mitte liegend; z. B. Nervus intermedius.

Inter|medius|neur|algie (↑; ↑; Neur-*; -algie*) f: s. Genikulatumneuralgie.

Inter|menstruum (↑; lat. menstruus monatlich) n: Zeit zw. zwei Regelblutungen; s. Menstruationszyklus.

Inter|mission (lat. intermissio Unterbrechung) f: (engl.) intermission; symptomfreie Phase im Verlauf einer Krankheit.

inter|mittierend (lat. intermittere unterbrechen): auch intermittens; zeitweise (aussetzend), stoßweise, zwischenzeitl. nachlassend; z. B. intermittierendes Fieber bei Malaria.

intern (lat. internus): innerlich.

Inter|nationale Klassi|fikation der Krankheiten f: (engl.) International Classification of Diseases, Injuries and Causes of Death (Abk. ICD); f. medizinstatist. Zwecke entwickeltes, aus bis zu sechsstelligen Diagnoseschlüsseln bestehendes Verzeichnis der Krankheiten, Verletzungen u. Todesursachen. Die Klassifikation erfolgt in den einzelnen Gruppen nach unterschiedl. Prinzipien (z. B. Topographie od. Nosologie). Die ICD wird seit der 6. zehnjährlichen Revision in d. Verantwortung der WHO weiterentwickelt u. liegt in der 10. Revision vor; seit 1968 vom Statistischen Bundesamt als für die Bundesrepublik Deutschland verbindlich erklärt. Vgl. SNOMED, SNOP, Diagnosenschlüssel, klinischer.

Inter|neuronen (Inter-*; Neur-*) n pl: (engl.) interneurons; kurze Nerven im ZNS, die meist die graue Substanz nicht verlassen; dienen der Erregungssteuerung u. Informationsverarbeitung, indem sie lange Nervenbahnen hemmend od. bahnend miteinander verschalten. Sie können auch i. S. einer Rückkoppelung auf einen Nerven wirken (Renshaw*-Zellen). Als Transmitter an den Synapsen der Interneuronen dienen GABA (Gammaaminobuttersäure), Glycin u. möglicherweise andere Aminosäuren sowie Katecholamine. Vgl. Neurotransmitter.

Inter|neuronen|gifte (↑; ↑): (engl.) interneuron poisons; auch Interneuronenblocker; i. w. S. Stoffe, die die Vorgänge an d. Synapsen im ZNS (Rückenmark) zw. zwei Neuronen beeinflussen; z. B. führt Strychnin* durch Aufhebung der physiol. Hemmungen in den Interneuronen zu einer gesteigerten Erregbarkeit (Krämpfe inf. Enthemmung).

internus (lat.): Abk. int.; innen (gelegen).

Internus|lähmung (↑): s. Kehlkopflähmung.

inter|osseus (↑; Os-*): (engl.) interosseous, interosseal; zw. Knochen liegend.

Inter|phalangeal|arthrose (↑; Phalanx*; Arthr-*; -osis*) f: s. Heberden-Polyarthrose, Bouchard-Arthrose.

Inter|phase (↑) f: Phase zw. zwei Zellteilungen, in der sich d. Zelle in d. stoffwechselaktiven Arbeitsform befindet (Phasen G_1, S u. G_2 des Zellzyklus*).

Inter|positio hepato-dia|phragmatica (↑; lat. positio Stellung, Lage; Hepat-*; gr. διάφραγμα Scheidewand) f: s. Chilaiditi-Syndrom.

Inter|position (↑; ↑) f: **1.** op. Zwischenschaltung von Trans- u. Implantaten, z. B. bei Gefäß-, Sehnen- od. Magen-Darm-Operationen; **2.** (otol.) Operationsmethode b. Otosklerose (Stapesplastik*, Tympanoplastik* Typ III); **3.** spontane Verlagerung von Gewebe od. Organen zw. andere Organstrukturen, evtl. mit Einklemmung (z. B. von Weichteilen in einen Frakturspalt).

Inter|ruptio (lat.) f: (engl.) interruption of pregnancy; Unterbrechung; früher häufig gebrauchte Bez. f. Schwangerschaftsabbruch*.

Inter|sectiones tendineae (Inter-*; Sectio*) f pl: die sehnigen Querstreifen des M. rectus abdominis.

Inter|sexualität (↑; Sexual-*) f: (engl.) intersexuality; Störung der sexuellen Differenzierung, bei der sich die inneren u. äußeren Geschlechtsorgane in unterschiedl. starker Ausprägung entgegen dem chromosomalen Geschlecht* entwickeln (s. Tab.); i. w. S. gehören dazu auch der Agonadismus, alle Formen der Gonadendysgenesie* u. des adrenogenitalen Syndroms*; Häufigkeit 1 : 500; s. Feminisierung, testikuläre; vgl. Transsexualität.

Inter|skalenus|block (↑; gr. σκαληνός ungleichseitig, uneben): Form der Armplexusanästhesie*.

Inter|skapular|linie (↑; Scapula*): (engl.) interscapular line; Linie zw. hinterer Medianlinie u. Skapularlinie (Linea* scapularis).

inter|spinal (↑; Spina*): interspinalis; zw. den Processus spinosi der Wirbel liegend.

Intersexualität

	Gonaden	Karyotyp	Phänotyp	Äußeres Genitale
Hermaphroditismus verus	Ovotestis, Testis und/oder Ovar	46,XX oder 46,XY	weiblich oder männlich	intersexuell
Pseudohermaphroditismus masculinus	Testes	46,XY	vorwiegend weiblich	intersexuell, vorwiegend weibl.
Pseudohermaphroditismus femininus	Ovarien	46,XX	vorwiegend männlich	intersexuell, vorwiegend männl.

Inter|spinal|linie (↑; ↑): (engl.) interspinal line, midplane line; gedachte Linie, die zwei Spinae, z. B. die bd. vorderen oberen Darmbeinstachel od. die bd. Spinae ischiadicae, verbindet.

inter|stitiell (lat. interstitium Zwischenraum): im Zwischengewebe liegend, interstitialis.

Inter|stitium (↑) n: (engl.) interstice; Zwischenraum; der zw. den organtypischen Parenchymkomplexen gelegene Raum, der Bindegewebe, Gefäße u. Nerven enthält.

inter|tarsalis (Inter-*; gr. ταρσός Fläche, Fußsohle): (engl.) intertarsal; zw. Knochen der Fußwurzel liegend.

Inter|trigo (lat. Wundreiben) f: sog. Wolf; rote, erosive, juckende u. brennende Hautveränderungen in den Körperfalten (unter Brüsten, in der Analfalte, am Damm, zw. den Oberschenkeln usw.), oft Rhagaden, durch Reibung, Okklusion

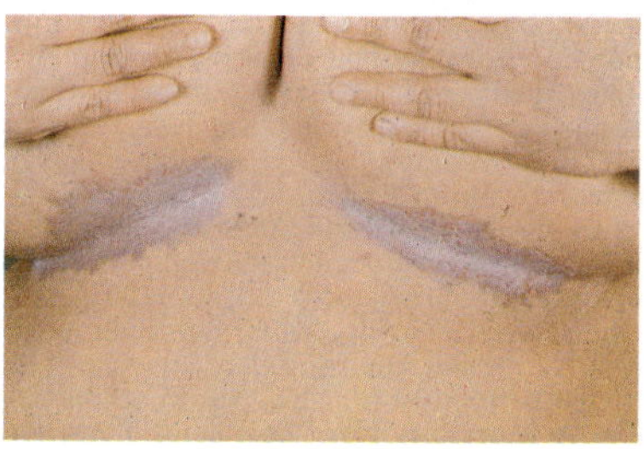

Intertrigo [26]

u. Mazeration sowie sek. Infektion mit Bakterien u. Candida; **Vork.:** bes. bei Säuglingen (Windeldermatitis) u. adipösen Menschen.

inter|trochantericus (Inter-*; Trochanter*): zw. den beiden Rollhügeln liegend.

Inter|vall (lat. intervallum Zwischenraum) n: (engl.) interval; ruhige Zwischenzeit; z. B. das fieberfreie I. bei Malaria; vgl. Latenzzeit.

Inter|vall|operation (↑) f: (engl.) interval operation; s. Operation.

Inter|vall|therapie (↑) f: (engl.) interval therapy; Behandlungsmethode, bei der unterschiedl. lange Zeitintervalle zw. den einzelnen Therapiemaßnahmen (Medikamentenapplikation, Strahlentherapie u. a.) eingeschaltet werden.

Inter|ventions|studie (lat. interventio Dazwischenkommen, Eingreifen, Vermittlung) f: syn. Präventivstudie; quasi-experimentelle Langzeitstudie, in der die durch eine Veränderung (od. das Ausschalten) von als krankmachend geltenden Faktoren erzielten Effekte auf die Gesundheit v. Bevölkerungsgruppen (z. B. die Wirksamkeit v. Präventivmaßnahmen) untersucht werden.

inter|ventrikulär (Inter-*; Ventriculus*): (engl.) interventricular; interventricularis; zw. den Kammern liegend, z. B. das Septum.

Inter|vertebral|scheibe (↑; Vertebra*): (anat.) Discus intervertebralis, Bandscheibe*.

Inter|view n: mündliche Befragung mit dem Ziel, durch gezielte Fragen die befragte Person zu Angaben zu bewegen; in den Sozialwissenschaften werden drei Hauptformen unterschieden: **1.** standardisiertes I.: Befragung anhand eines festgelegten ausformulierten Katalogs von Fragen, wobei die Antwortmöglichkeiten bereits festgelegt sind od. vorgegebenen Kategorien zugeordnet werden; **2.** halbstandardisiertes I.: Befragung anhand vorformulierter Fragen, wobei der Interviewer an einzelnen Stellen die Möglichkeit zur freien Exploration hat (Übergang in eine offene Interviewtechnik); **3.** offenes (qualitatives, narratives) I.: Befragung anhand eines Leitfadens anzusprechender Themen, wobei entscheidend ist, die Äußerungen der Befragten so wenig wie möglich zu beeinflussen, um möglichst unverfälschte Aussagen zu erhalten. Umfang u. Komplexität der erhaltenen Informationen machen die Auswertung offener I. wesentl. komplizierter als diejenige standardisierter, da die Reduktion auf wichtige Dimensionen u. die Bildung v. Kategorien nachträglich erfolgen müssen.

inter|zellulär (Inter-*; Zelle*): intercellularis; zw. den Zellen liegend.

Inter|zellulär|brücken (↑; ↑): s. Desmosomen.

Inter|zellulär|substanz (↑; ↑; Substantia*) f: (engl.) intercellular substance; Baubestandteil der Binde- u. Stützgewebe; enthält Fasern u. die lichtmikroskop. homogene Grund-(Kitt-)Substanz, die sich chemisch hauptsächl. aus Mukopolysacchariden u. Proteinen zusammensetzt u. im Sol- od. Gelzustand od. gehärtet durch Imprägnation mit Kalksalzen (z. B. Knochen) vorliegen kann. Die I. ist von großer Bedeutung für d. Stoffaustausch zw. Zellen u. Blut, als Reservoir extrazellulärer Flüssigkeit (Wasserhaushalt, Blutkonzentration); mechan. Funktion hat sie bes. in Stützgeweben (Knorpel*, Knochengewebe*). Vgl. Bindegewebe.

Inter|zeption (lat. intercipere, interceptus auffangen, abfangen, unterbrechen) f: (engl.) interception; Bez. f. die Verhinderung einer Schwangerschaft nach erfolgter Konzeption; **Methoden:** **1.** hormonale Nidationshemmung durch orale Verabreichung hoher Östrogendosen (Beginn der Einnahme innerh. von 24-36 Std. post coitum);

stellt e. Notfallmaßnahme b. ungeplant ungeschütztem Geschlechtsverkehr um d. Zeit der Ovulation dar (sog. Pille-danach, Postkoitalpille), kann jedoch nicht als Ersatz f. die üblichen Meth. der Kontrazeption* angesehen werden, da es durch die hohe Konz. von Östrogenen zu erhebl. Nebenwirkungen kommt. **2.** Durch Einlegen eines Intrauterinpessars* in den Tagen zw. Konzeption u. Beginn der Implantation (sog. IUP-danach) wird die Nidation u. damit der Eintritt einer Schwangerschaft bis zu 5 Tagen nach der Konzeption verhindert (Vorteil gegenüber der hormonalen I.); Zuverlässigkeit 99%. Da der Eingriff vor der Nidation stattfindet, handelt es sich nicht um e. abortive Methode. Vgl. Nidationshemmer.

Intestin-: Wortteil mit der Bedeutung Darm, Eingeweide; von lat. intestinum.

in|testinal (↑): intestinalis; zum Darmkanal gehörend.

In|testinal|sonde (↑) f: s. Duodenalsonde.

In|testinum (lat.) n: Eingeweide, Darm*. **I. crassum** (↑) n: Dickdarm mit Caecum (Blinddarm), Colon (Grimmdarm) u. Rectum (Mastdarm). **I. tenue** (↑) n: Dünndarm, mit Duodenum (Zwölffingerdarm), Jejunum (Leerdarm) u. Ileum (Krummdarm).

Intima (lat. intimus der innerste) f: eigentl. Tunica intima; innerste Schicht der Gefäßwand der Arterien, Venen u. Lymphgefäße; vgl. Arteria. **I.fibrose** (↑; Fibr-*; -osis*) f: (engl.) intimal fibrosis; Bindegewebsvermehrung u. daraus resultierende Verdickung der Gefäßintima, z. B. bei Arteriosklerose. **I.ödem** (↑; Ödem*) n: (engl.) oedema of the intima; Insudat; durch Insudation* entstandene Flüssigkeitsansammlung in der Gefäßintima, Initialstadium der Arteriosklerose.

Intim|pflege (↑): (engl.) intimate hygiene; Reinigung des äußeren Genitale; in der Krankenpflege v. a. als Maßnahme zur Verhinderung einer aufsteigenden Infektion bei liegendem Blasenkatheter*; **1.** Waschen des Intimbereichs u. des Dauerkatheters mit klarem Wasser u. Entfernen evtl. vorhandener Verunreinigungen am Katheter; **2.** Desinfektion des Intimbereichs u. anschließend des Katheters mit einem Schleimhautdesinfiziens.

Intim|sphäre (↑) f: Bez. f. denjenigen Bereich des Menschen, der eines bes. Schutzes vor dem Eindringen anderer bedarf; auf die Verletzung der I. wird mit Scham* reagiert.

In|toleranz (lat. intolerantia Ungeduld, Unwille) f: **1.** (immun.) Bez. f. nichtimmun. bedingte Haut- u. Schleimhautreaktionen (z. B. Konjunktivitis, Rhinitis, Asthma bronchiale, Urtikaria), die klin. allergischen Reaktionen ähneln; als pathophysiol. Grundlagen werden Komplementaktivierung, Störungen im Stoffwechsel der Arachidonsäure* bzw. gesteigerte Labilität der Mastzell- u. Basophilenmembran vermutet; **2.** (biol.) Unverträglichkeit; vgl. Allergie, Reaktion, anaphylaktoide.

In|toxikation (lat. in, hinein; gr. τοξικόν φάρμακον Pfeilgift) f: Vergiftung*; vgl. Autointoxikation, Toxizität.

In|toxikation, alimentäre (↑; ↑) f: s. Lebensmittelvergiftung.

In|toxikations|ambly|opie (↑; ↑; Ambly-*; Op-*) f: (engl.) toxic amblyopia; toxischer Sehnervenschaden; klin. Bild wie bei Retrobulbärneuritis (s. Neuritis Nervi optici); **Ätiol.:** Alkohol- u. Nicotinabusus, Intoxikation mit Methanol, Myambutol, Salizylaten, Blei.

Intra-: Wortteil mit der Bedeutung innerhalb, in - hinein; von lat. intra.

intra|abdominal (↑; Abdomen*): intraabdominell; innerh. des Bauchraums.

intra|alveolär (↑; alveolär*): **1.** innerh. der Lungenbläschen liegend; **2.** innerh. der Zahnfächer; vgl. Alveole.

intra|arteriell (↑; Arteri-*): intraarterialis; in einer Arterie liegend; in eine Arterie hinein; z. B. intraarterielle Injektion.

intra|artikulär (↑; Articul-*): intraarticularis; im Innern eines Gelenks liegend, in einem od. in ein Gelenk hinein; z. B. intraartikuläre Injektion.

intra|bronchial (↑; Bronchi-*): in einen od. innerh. eines Bronchus (endobronchial).

intra|dermal (↑; Derm-*): intradermalis; in der od. in die Haut.

Intra|dermal|test (↑; ↑) m: s. Intrakutantest.

intra|epithelial (↑; Epithel*): intraepithelialis; innerh. der Epithelschicht gelegen; z. B. intraepitheliales Karzinom (Carcinoma in situ).

intra|fusal (↑; lat. fusus Spindel): innerh. einer Muskelspindel*.

intra|gastral (↑; Gastr-*): im od. in den Magen; z. B. intragastrale pH-Messung.

intra|glutäal (↑; Glutae-*): innerh. des großen Gesäßmuskels, in den großen Gesäßmuskel hinein; z. B. intraglutäale Injektion.

intra|hepatisch (↑; Hepat-*): innerh. der Leber od. in die Leber hinein.

intra|kanalikulär (↑; lat. canalicula Röhrchen): in den od. in die Kanälchen.

intra|kardial (↑; Kard-*): intracardialis; im Herzen od. in das Innere des Herzens, innerh. des Herzens gelegen, in das Herz hinein; z. B. intrakardiale Injektion.

intra|kavitär (↑; Cavum*): in einer der natürl. Körperhöhlen stattfindend od. von dort ausgehend; z. B. intrakavitäre Strahlentherapie.

intra|koronar (↑; Corona*): intracoronaris; innerhalb der Kranzarterien des Herzens, in die Kranzarterien hinein.

intra|kraniell (↑; Krani-*): intrakranial, intracranialis; im od. in den Schädel bzw. die Schädelhöhle; z. B. intrakranieller Tumor.

intra|kutan (↑; Cut-*): intracutaneus, intradermal; in der Haut (gelegen), in die Haut (hinein); z. B. intrakutane Injektion.

Intra|kutan|naht (↑; ↑): s. Nahtmethoden.

Intra|kutan|test (↑; ↑) m: (engl.) intracutaneous test; Hauttestung* durch intrakutane Applikation von Antigenen zum Nachw. einer Allergie* durch Auslösung einer urtikariellen Reaktion (Jucken, Erythem, Quaddelbildung) am Testort; **Formen: 1.** Prick-Test: internationales Standardverfahren zum Nachw. einer Typ-I-Allergie; oberflächliches Einstechen einer Impflanzette od. Injektionsnadel in die Epidermis ohne Blutung nach Aufbringen eines Tropfens antigenhaltiger Lösung, meist auf der Innenseite des Unterarms; **2.** Intradermaltest, Quaddeltest: intrakutane Injektion geringer Mengen (max. 0,05 ml) einer wäßrigen Antigenlösung in das obere Korium der Rückenhaut bei neg. Prick-Test aber weiterbestehendem Allergieverdacht; **3.** Scratch-Test (Kratztest, Skarifizierungstest): Testung am Unterarm durch Aufbringen von angefeuchtetem Rohmaterial für 20 Min. im Bereich einer Hautstelle, die zuvor mit einer Impflanzette od. Skalpell eingeritzt wurde. Zur Vortestung u. bei Verdacht auf eine starke Sensibilisierung wird ein kurzzeitiger (20 Min.) offener od. okklusiver Epikutantest*, evtl. auch der sog. Reibtest (kräftiges Reiben des Allergens über die Unterarmhaut) durchgeführt. Beurteilung der Hautreaktionen nach 15-20 Min. (Allergie vom Soforttyp) u. ggf. nach einigen Std. (verzögerte Soforttypreaktion) im Vergleich zu einer Kontrollreaktion mit physiol. Kochsalzlösung u. Histaminlösung (0,1-0,01%). Alle I. können bei hohem Sensibilisierungsgrad Fernreaktionen vom Typ I (Rhinokonjunktivitis, Asthma bronchiale, Urtikaria, Angioödem, anaphylaktischer Schock) auslösen. Vgl. Tuberkulintest, Schick-Test, Casoni-Intrakutantest.

intra|lobär (↑; Lobus*): intralobaris; in einem od. in einen Lappen hinein; z. B. intralobäre Sequestration.

intra|lumbal (↑; Lumb-*): intralumbalis; im od. in den Lumbalkanal (lumbaler Wirbelkanal) hinein; z. B. Lumbalpunktion*.

intra|medullär (↑; Medulla*): **1.** im Rückenmark gelegen (Medulla, Medulla oblongata), in das Rückenmark hinein; **2.** im Knochenmark gelegen (z. B. intramedullärer Tumor); in das Knochenmark hinein.

intra|mural (↑; lat. murus Mauer, Wand): intramuralis; innerh. der Wand eines Hohlorgans gelegen; z. B. intramurales Myom*; intramuraler Teil des Ureters.

intra|muskulär (↑; Musculus*): Abk. i.m.; intramuscularis; in einen Muskel hinein (z. B. intramuskuläre Injektion*), in einem Muskel gelegen.

intra|okulär (↑; lat. oculus Auge): innerh. des Auges.

intra|operativ (↑): während einer Operation.

intra partum (↑; lat. partus Geburt): während bzw. unter der Geburt.

intra|peritoneal (↑; Peritoneum*): intraperitonealis; innerh. des Bauchfells, (klin.) im Bauchraum. Eine intraperitoneale Lage besitzen Organe des Bauch- u. Beckenraums, die an Bauchfellduplikaturen aufgehängt od. allseits von Peritoneum umschlossen sind, z. B. Magen, Milz, Leber, Dünndarm, Colon transversum u. Colon sigmoideum.

intra|pleural (↑; Pleur-*): in die od. innerh. der Pleurahöhle.

intra|pulmonal (↑; Pulmo*): innerh. der Lunge od. des Lungengewebes.

intra|thekal (↑; gr. θήκη Rahmen, Hülle, Überzug): intrathecalis; **1.** innerh. der Theca* folliculi; **2.** innerh. der Theca medullae spinalis, d. h. der Dura mater spinalis zw. äußerem u. innerem Durablatt (intradural) bzw. im Liquorraum.

intra|thorakal (↑; Thorax*): innerh. der Brusthöhle.

Intra|uterin|pessare (↑; Uter-*; Pessar*) n pl: (engl.) intrauterine contraceptive devices (Abk. IUCD); Abk. IUP; umgangssprachliche Bez. Spirale; z. Kontrazeption* i. w. S. in die Uterushöhle eingelegte Gebilde unterschiedl. Form u. Größe; **Formen:** Die früher verwendeten Metall- u. reinen Kunststoffspiralen sind heute weitgehend abgelöst von m. feinem Kupferdraht umwickelten Kunststoffspiralen (zusätzl. kontrazeptiver Effekt), die nach 3-5 Jahren wegen des Kupferverbrauchs gewechselt werden sollten; selten sind noch gestagenhaltige IUPs m. protrahierter Hormonabgabe an das Endometrium im Gebrauch, bei denen ein Wechsel nach 12-18 Mon. erforderlich ist. **Wirkungsweise:** nicht restlos geklärt; es werden ungünstige Bedingungen f. die Nidation geschaffen (sog. Nidationshemmer*); Zuverlässigkeit relativ hoch: Pearl-Index 1,5-3. In der Bundesrepublik Deutschland tragen ca. 10% der Frauen zw. 15 u. 45 Jahren ein IUP (in China ca. 50%). **NW:** Entzündungen im Adnexbereich (aszendierende Inf.) treten etwa drei- bis siebenmal häufiger auf als b. Frauen ohne IUP, Extrauteringraviditäten etwa zehnmal häufiger; Uterusperforationen sind beschrieben. Die Quote der wegen Blutungen u. Schmerzen notwendigen Entfernungen des IUP u. von Spontanausstoßungen liegt bei 5-25% pro Anwendungsjahr. **Relative Kontraind.:** junge Mädchen u. Nulliparae, die sich später Kinder wünschen.

intra|vasal (↑; Vas*): in ein Gefäß, innerh. eines Gefäßes.

intra|venös (↑; Vena*): Abk. i.v.; in eine(r) Vene; z. B. intravenöse Injektion.

intra|vital (↑; Vita*): während des Lebens, in bezug auf den lebenden Körper.

intra|zellulär (↑; Zelle*): in (innerh.) der Zelle.

Intra|zellulär|flüssigkeit (↑; ↑): s. Flüssigkeitskompartimente.

Intra|zellulär|raum (↑; ↑): (engl.) intracellular space; Abk. IZR; der von der Zellmembran umgebene Raum.

Intrinsic factor (engl. intrinsic innerlich) m: syn. Castle-Faktor; sialinsäurehaltiges Glykoprotein, das in den Belegzellen der Magenschleimhaut gebildet wird u. mit Cobalamin* (Vitamin B_{12}) einen Komplex bildet, der im Ileum resorbiert wird; Fehlen des I. f. (z. B. bei Atrophie der Magenschleimhaut od. nach totaler Magenresektion) führt zur perniziösen Anämie* Vgl. Urinexkretionstest.

Intrinsic-plus-Stellung (↑): s. Muskelkontraktur, ischämische.

Intrinsic system (↑) n: s. Blutgerinnung.

Intro|itus (lat. Eintritt) m: Eingang.

Intron n: DNA-Abschnitt eines eukaryotischen Gens, der den kodierenden Bereich (Exon*) unterbricht u. bei der Transkription* aus der Messenger-RNA entfernt wird.

Intro|spektion (lat. introspectare hineinsehen) f: (engl.) introspection; (psychol.) Selbstbeobachtung der eigenen Erlebnis- u. Verhaltensweisen.

Intro|version (lat. intro hinein; vertere, versus wenden) f: Bez. f. Abschirmung von der Außenwelt u. zögerndes, abwartendes Verhalten; i. e. S. Bez. f. eine Dimension der Persönlichkeit (C. G. Jung, H. J. Eysenck). Vgl. Extraversion, Psychologie, analytische.

In|tubation (In-*; Tubus*) f: Einführen eines Spezialtubus in die Trachea od. einen Hauptbronchus; **Formen: 1.** endotracheale I.: Einführen eines Endotrachealtubus* **a)** durch den Mund (orotracheale I.) od. **b)** durch die Nase (nasotracheale I.) in die Trachea; **Ind.:** Beatmung* während Narkose od. Intensivtherapie, Verhinderung einer Aspiration* bei Bewußtlosen, Überbrückung akuter Kehlkopfstenosen (inf. Larynx- od. Glottisödem); **2.** endobronchiale I.: Einführen eines Doppellumentubus* od. Endobronchialtubus* in einen Hauptbronchus zur seitengetrennten Belüftung der Lunge (v. a. in der Lungenchirurgie); **Technik:** Die orotracheale I. erfolgt i. d. R. in Jackson*-Lagerung unter laryngoskop. Sicht in Narkose (u. Muskelrelaxation) od. in Lokalanästhesie bzw. Sedierung am wachen Pat., wobei das Ende des Endotrachealtubus oberh. der Carina zu liegen kommt; eine blinde I. kann orotracheal unter digitaler Kontrolle ohne Laryngoskop*, nasotracheal (bei Langzeitbeatmung) durch Orientierung am Atemgeräusch vorgenommen werden; bei bestehendem anat. Intubationshindernis ist u. U. eine bronchoskopische I. nötig. **Kompl.** während der I.: Laryngospasmus, reflektor. Atemstillstand, Herzfrequenz- u. Blut-

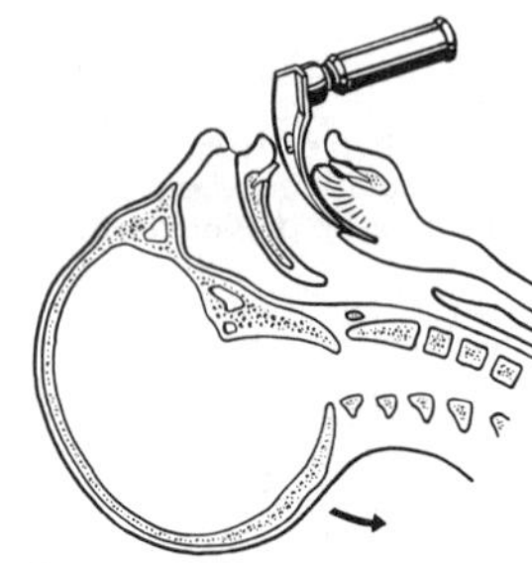

Intubation:
Position des Laryngoskops vor Intubation

druckabfall od. -anstieg, Husten, Erbrechen, Abwehrbewegungen, Verletzungen von Nasengang, Hypopharynx, Kehlkopf, Trachea, endoösophageale od. ungewollt endobronchiale Fehllage; bei langdauernder I.: Ulzerationen der Trachealschleimhaut durch Druck der Tubusmanschette (sog. Cuff*).

In|tubations|narkose (↑; ↑; Narkose*) **f:** Abk. ITN; Narkose* mit endotrachealer Intubation*.

In|tuition (lat. intueri in sich hineinschauen) **f:** plötzl. Idee; Erkennung eines Zusammenhanges ohne verstandesmäßige Überlegung.

In|tumescentia (lat. intumescere anschwellen) **f:** (engl.) intumescentia; Anschwellung; anat. **I. cervicalis** u. **I. lumbalis:** Anschwellung des Rückenmarks im Halsbereich bzw. im Bereich der LWS, bedingt durch den Eintritt zahlreicher Nervenfasern aus den Innervationsarealen der oberen bzw. unteren Extremitäten; vgl. Rückenmark.

In|tumescentia tympanica (↑) **f:** syn. Ganglion* tympanicum.

In|tumeszenz (↑) **f:** Anschwellung, Verdikkung; vgl. Intumescentia.

In|turgeszenz (lat. inturgescere anschwellen) **f:** Anschwellung mit Ödem.

Intus|sus|zeption (lat. intus innen; suscipere, susceptus aufnehmen) **f:** syn. Invagination*.

Inulin **n:** Polysaccharid aus D-Fruktose (Fruktan, ein Homoglykan*) in beta-2,1-glykosidischer Verknüpfung (ca. 30 Fruktoseeinheiten); pflanzl. Reservekohlenhydrat (z. B. Jerusalem-Artischocke, Dahlienknolle). I. wird bei parenteraler Zufuhr ohne Rückresorption durch die Niere ausgeschieden; vgl. Clearance.

In|vagination (In-*; Vagina*) **f:** syn. Intussuszeption; Einstülpung eines Darmabschnitts in einen anderen, am häufigsten des Ileums in das Zökum bzw. das Colon ascendens; **Vork.:** als idiopathische I. bei Säuglingen u. Kleinkindern bis zum 3. Lj. (abnorme Darmbeweglichkeit), bei älteren Kindern meist in Zus. mit Tu., Polypen od. Divertikeln des Darms; **Sympt.:** anfallsweise krampfartige Bauchschmerzen, Blut- u. Schleimabgang, Erbrechen, Ileus*; **Diagn.:** palpabler walzenförmiger Tumor, bei rektaler Untersuchung Blutnachweis; Ultraschalldiagnostik (Schießscheibenphänomen), Abdomenüber-

Reponierung der Invagination bei Kindern durch Kontrasteinlauf möglich; am aussichtsreichsten in den ersten 14 Stunden.

sichtsaufnahme (Dünndarmileus); Kolonkontrasteinlauf mit Barium (Aussparung des Invaginats, partielle perifokale Kontrastmittelstraße); **Ther.:** Devagination*.

In|vaginations|ileus (↑; ↑; Ileus*) **m:** durch Invagination* bedingter mechan. Ileus*.

In|vasion (lat. invasio) **f:** Eindringen; **1.** von Krankheitserregern; **2.** (pharmakokinet.) die sich überlagernden Vorgänge von Resorption* u. Verteilung* eines Arzneistoffes.

In|vasions|test (↑) **m:** s. Kurzrok-Miller-Test, Penetrationstest.

in|vasiv (↑)**:** eindringend.

In|vasivität (↑) **f:** (engl.) invasivity; Eindringvermögen v. Mikroorganismen in Makroorganismen; s. Virulenz.

in|vers (lat. inversio Umstellung, Umkehrung)**:** umkehrbar, umgekehrt.

In|version (↑) **f:** Umkehrung; **1.** (physik.-chem.) Umkehrung der Drehung von polarisiertem Licht; vgl. Isomerie; **2.** (genet.) Umkehrung eines Chromosomenstücks um 180° mit mögl. Veränderungen im Phänotyp.

In|versions|gastro|skopie (↑; Gastr-*; -skopie*) **f:** s. Gastroskopie.

In|versio testis (↑; lat. testis Hoden) **f:** Hodendrehung um die Längsachse, der freie Rand liegt dann innen; vgl. Hodentorsion. **I. uteri** (↑; Uter-*) **f:** Um- bzw. Einstülpung der Gebärmutter, wobei der Uteruskörper m. der Schleimhautschicht nach außen in der Scheide od. vor der Vulva liegt; vgl. Prolapsus uteri et vaginae. **I. viscerum** (↑; lat. viscera Eingeweide) **f:** Situs* inversus viscerum.

In|vertase **f:** s. Invertzucker.

In|vert|zucker: (engl.) invertose; Gemisch aus gleichen Teilen Glukose u. Fruktose, entsteht bei d. Spaltung von Saccharose* durch Betafruktofuranosidase (Invertase); bei Spaltung der rechtsdrehenden Saccharose kommt es zu einer Umkehrung (Inversion) des Drehungssinnes (s. Isomerie), da die freie Fruktose stärker linksdrehend ist als die Glukose rechtsdrehend.

in|visibel (lat. invisibilis)**:** unsichtbar.

in vitro (lat.)**:** im (Reagenz-)Glas, d. h. außerhalb des lebenden Organismus; vgl. in vivo.

In-vitro-Fertilisation (↑; lat. fertilis fruchtbar) **f:** (engl.) in-vitro fertilization; Abk. IVF; extrakorporale Befruchtung von laparoskopisch od. unter Ultraschallsicht transabdominal bzw. transvaginal aus den (hormonell stimulierten) Ovarien entnommenen reifen Eizellen (vgl. Ovulationsinduktion); die IVF m. anschließendem Embryonentransfer* gilt b. Sterilität* als med. u. ethisch vertretbar, wenn die von den Ärztekammern erlassenen Richtlinien befolgt werden. Die Schwangerschaftsrate beträgt ca. 15-23% pro Embryonentransfer, die Mehrlingsrate bei eingetretener Schwangerschaft ca. 15%.

In-vitro-Verfügbarkeit (↑)**:** (engl.) in-vitro availability; Aussage über die Arzneistofffreisetzung* aus einer Arzneiform in vitro; i. a. unter Simulierung von In-vivo-Verhältnissen; vgl. Bioverfügbarkeit.

in vivo (lat. am Lebendigen)**:** in einem lebenden Organismus; vgl. in vitro.

In|volution (lat. involvere, involutus einhüllen) **f:** Rückbildung; übermäßig starke I.: Hyperinvolution bzw. Superinvolution*. **I.s|de|pression** (↑; Depression*) **f:** s. Involutionspsychose. **I.s-melancholie** (↑; Melancholie*) **f:** s. Involutionspsychose. **I.s|osteo|porose** (↑; Ost-*; gr. πόρος Öffnung, Loch; -osis*) **f:** (engl.) involutional osteoporosis; Osteoporose* im Klimakterium.

In|volutions|psychose (↑; Psych-*; -osis*) **f:** (engl.) involutional psychosis; Bez. f. im höheren Lebensalter auftretendes psychotisches Syndrom, z. B. als depressives Syndrom (sog. Involutionsmelancholie) od. paranoides Syndrom. Vgl. Depression, somatogene.

In|volutio uteri (↑; Uter-*) **f:** Rückbildung der Gebärmutter nach der Geburt; Stillen fördert durch vermehrte Oxytocinausschüttung (Uteruskontraktionen) die I. u.; vgl. Rückbildungsphase, Fundusstand (Abb.).

Inzest (lat. incestus unrein) **m:** (engl.) incest; sog. Blutschande; Beischlaf (Koitus*) zw. Verwandten. Nach § 173 StGB ist m. Strafe bedroht, wer mit einem leibl. Abkömmling, mit einem leibl. Verwandten in aufsteigender Linie sowie unter leibl. Geschwistern den Beischlaf vollzieht; f. Abkömmlinge u. Geschwister unter 18 Jahren ist die Tat nach § 173 Abs. 3 StGB straffrei. Vgl. Vergewaltigung.

Inzi-: s. a. Inci-.

Inzidentom (lat. incidere vorkommen, sich ereignen; -om*) **n:** syn. Inzidentalom; Bez. f. einen zufällig diagnostizierten, hormonell inaktiven Tumor im Bereich der Nebenniere od. des Grenzstrangs.

In|zidenz (↑) **f:** (engl.) incidence; (statist.) Anzahl der Neuerkrankungsfälle einer best. Erkrankung innerh. eines best. Zeitraums; epidemiol. Maß z. Charakterisierung des Krankheitsgeschehens in einer best. Population; **Inzidenzrate:** Anzahl der Personen mit Neuerkrankung pro Zeiteinheit im Verhältnis z. Anzahl der exponierten Personen. Vgl. Prävalenz.

In|zidenz, ad|ministrative (↑) **f:** (engl.) administrative incidence; Anzahl der Neuerkrankungsfälle, die in einer Institution behandelt werden u. damit der Erfassung zugängl. sind.

In|zidenz, wahre (↑) **f:** (engl.) true incidence; nicht genau zu bestimmende Gesamtanzahl der Neuerkrankungsfälle in d. Bevölkerung in einem best. Zeitabschnitt; Versuche zur Ermittlung der w. I. werden i. R. von Haushaltsbefragungen sowie von Mikrozensuszusatzbefragungen durch das Statistische Bundesamt unternommen.

in|zipient (lat. incipere beginnen, anfangen)**:** beginnend, incipiens.

In|zision (lat. incisio) **f:** (chir.) Einschnitt; Durchtrennung körpereigenen Gewebes od. Eröffnung eines pathol. entstandenen Hohlraums (z. B. von einem Abszeß).

In|zisur (lat. incisura) **f:** (anat.) Einschnitt, Einbuchtung eines Knochens.

Iobenz|amin|säure (INN)**:** N-(3-Amino-2,4,6-triiodbenzoyl)-N-phenyl-β-alanin (IUPAC); iodhaltiges Röntgenkontrastmittel* zur oralen Cholezysto- u. Cholangiographie.

Iod (gr. ἰοειδής veilchenfarben) **n:** (engl.) iodine; ältere Nomenklatur Jod; chem. Element, Symbol I (ältere Nomenklatur J), OZ 53, rel. Atommasse 126,90; ein-, drei-, fünf- u. siebenwertiges Halogen, in reinem Zustand grauschwarz glänzende Kristalle; 24 Isotope; essentielles Spurenelement; biol. Halbwertzeit bezogen auf die Schilddrüse 138, auf versch. andere kritische Organe 7-14 u. auf den ganzen Körper durchschnittlich 138 Tage; radioaktive Isotope (v. a. I-128, I-131) werden in der Schilddrüsendiagnostik* u. zur Radioiodtherapie* verwendet. Vgl. Serumiod.

Iod|akne (↑; Akne*) **f:** s. Iodausschlag.

Iod|amoeba bütschlii (↑; Amöben*; Otto Bütschli, Zool., Heidelberg, 1848-1920) **f:** Pseudolimax bütschlii; apathogene Darmamöbe des Menschen (⌀ 10-20 μm) ohne scharfe Trennung v. Ekto- u. Endoplasma, letzteres enthält Bakterien; langsam fließende Bewegung; Kern mit großem zentralem Karyosom, Kernmembran ohne Chromatinbelag; Zysten kugelförmig od. länglich, ⌀ ca. 10 μm, ein Kern. Trophozoit u. Zysten haben eine große, Glykogen enthaltende Vakuole, die sich mit Lugol-Lösung braun färbt. Vgl. Entamoeba, Protozoen.

Iodate n pl: (engl.) iodates; (chem.) Salze der Iodsäure HIO_3.

Iod|ausschlag (Iod*)**:** (engl.) iodine rash; Bez. f. Hautveränderungen, die nach kutaner, enteraler od. parenteraler Aufnahme von Iod (z. B. in Medikamenten, Röntgenkontrastmitteln, Seefisch) auftreten; z. B. Erythem, Urtikaria, Iodakne (follikuläre Papeln mit zentralen Pusteln), Iodpemphigus (bullöses Exanthem), Iodpurpura (Hautblutungen bes. an den Waden), Iododerma* tuberosum.

Iod|fehl|verwertung (↑)**:** (engl.) defective metabolism of iodine; liegt vor, wenn in d. Schilddrüse* inf. Enzymdefekten außer den allein stoffwechselwirksamen Hormonen Triiodthyronin* u. Thyroxin* auch deren Vorläufer MIT u. DIT vorkommen (Hormonsynthesestörungen); kann Urs. einer angeb. Neugeborenenhypothyreose sein; s. Hypothyreose.

Iod-131-Hippur|säure-Clearance (↑) **f:** s. Clearance, Nierendiagnostik.

Iod|id|blockade der Schild|drüse (↑) **f:** (engl.) iodine blockage of the thyroid; szintigraphisch nachweisbare Verminderung der Iodspeicherfunktion der Schilddrüse inf. vorausgegangener (auch ungewollter) Inkorporation* von iodhaltigen Verbindungen (z. B. Medikamente, Röntgenkontrastmittel); als **therap. Verfahren** die Hemmung der Schilddrüsenfunktion von hyperthyreoten Pat. (Verminderung der org. Bindung von Iod, Verminderung des hormonalen Effekts von TSH* auf die Schilddrüse, Hemmung der Proteolyse von Thyreoglobulin) als vorbereitende Maßnahme einer Strumektomie* (sog. Plummerung) durch Verabreichung von Iodverbindungen (z. B. Kaliumiodid); als **prophylaktische Maßnahme** im Hinblick auf die Verhinderung der Einlagerung von radioaktiven Iodisotopen (z. B. Iod-131 nach Reaktorunfällen) durch Verabreichung insbes. von Kaliumiodid. Iodid hat bei Euthyreoten kaum Auswirkungen auf die Schilddrüsenfunktion, da es keinen direkten Einfluß auf den Iodeinfangmechanismus ausübt; bei frühzeitiger u. ausreichend hoher Iod(id)applikation kann jedoch die Gesamtiodaufnahme von weiter zugeführtem (radioaktivem) Iod inf. Hemmung der org. Bindung nahezu vollständig blockiert werden. **Cave:** u. U. Auftreten einer iodinduzierten Hyperthyreose* möglich; daher Massenanwendung der Iodprophylaxe nur unter Katastrophenbedingungen u. nach eingehender Nutzen-Risiko-Abwägung vertretbar! Bei bestehender **Kontraindikation** gegen die Einnahme von Iod (Iodallergie, große Strumen mit beträchtlicher Einengung der Trachea, unbehandelte autonome Adenome der Schilddrüse, Dermatitis herpetiformis Duhring) kann eine Schilddrüsenblockade durch Natrium- od. Kaliumperchlorat erfolgen.

Iodide (↑) n pl: (engl.) iodides; (chem.) Salze der Iodwasserstoffsäure (HI); z. B. NaI, KI; vgl. Thyreostatika.

Iodination (↑) f: der aktive Transport von Iodid aus dem Blut in d. Schilddrüse* zum Zweck der Iodanreicherung; vgl. Iodisation.

Iodisation (↑) f: (engl.) iodization; die fermentative Synthese u. der Einbau v. Iod in der Schilddrüse* in Form von Iodid in Tyrosin; vgl. Iodination.

Iodismus (↑) m: (engl.) iodism; nach längerem Gebrauch, u. U. auch bereits einige Std. nach d. ersten Dosis von Iod (v. a. Kaliumiodid) auftretende **Sympt.**: Iodschnupfen, Iodhusten, Konjunktivitis, Iodausschlag*.

Iod|mangel|struma (↑; Struma*) f: (engl.) iodine deficiency goitre; Struma* bei euthyreoter Stoffwechsellage aufgrund exogenen Iodmangels; **Pathophysiol.**: Schilddrüsenhyperplasie, induziert durch kompensatorisch erhöhte Ausschüttung von TSH* aus dem HVL, inf. der durch Iodmangel bewirkten unzureichenden Produktion von Schilddrüsenhormon; **Proph.**: iodiertes Speisesalz*.

Iodo|derma tuberosum (↑; Derm-*) n: nach langer Iodeinnahme bei Überempfindlichkeit auftretende umschriebene, dunkelrote, rundl., schwammig-weiche Vegetationen m. ulzerokrustöser Oberfläche u. pustulösem Randsaum, bes. im Gesicht u. an den Unterschenkeln; vgl. Bromoderma tuberosum, Iodausschlag.

Iodo|metrie (↑; Metr-*) f: (engl.) iodometry; Form der Maßanalyse*; durch Rücktitration wird diejenige Iodmenge bestimmt, die im Verlauf der Reaktion verbraucht wird.

Iod|opsin (↑; Op-*) n: Farbstoff in d. Zäpfchen der Retina; besteht aus e. Proteinkomponente u. dem Farbstoff Neoretinen; vgl. Rhodopsin.

Iod|ox|amin|säure (INN): 2,2',4,4',6,6'-Hexaiod-3,3'-(4,7,10,13-tetraoxahexadecandioyl-diamino)-dibenzoesäure (IUPAC); iodhaltiges Röntgenkontrastmittel* zur Cholezystocholangiographie.

Iod||pemphigus (Iod*; gr. πέμφιξ Hauch, Bläschen) m: s. Iodausschlag. **I.probe** (↑): s. Schiller-Iodprobe. **I., protein|gebundenes** (↑): Abk. PBI*. **I.purpura** (↑; Purpura*) f: s. Iodausschlag. **I.re|aktion** (↑) f: (engl.) iodine reaction; Nachw. von Stärke durch dunkelbraune Färbung nach Addition freien Iods; ersetzt durch andere Verfahren, z. B. Karminfärbung nach Best.

^{131}Iod|test (↑) m: syn. Radioiodtest*.

^{131}Iod|therapie (↑) f: syn. Radioiodtherapie*.

Iod|tinktur (↑) f: (engl.) iodine tincture; Tinctura Iodi, Iodi solutio; offizinelles Desinfektionsmittel mit 2,5 Teilen Iod, 2,5 Teilen Kaliumiodid, 28,5 Teilen Wasser u. 66,5 Teilen Alkohol (90%); **Anw.**: zu gleichen Teilen mit Wasser verdünnt für die Haut- u. Wunddesinfektion; **cave:** Überempfindlichkeit (Iodausschlag*), Gefahr der iodinduzierten Hyperthyreose* bei Prädisposition, bes. nach wiederholter Anwendung. Vgl. Lugol-Lösung.

Iod|zahl (↑): s. Hübl-Iodzahl.

Ioglicin|säure (INN): 3-(Acetylamino)-2,4,6-triiod-5-({[2-(methylamino)-2-oxoethyl]-amino}-carboxyl)benzoesäure (IUPAC); iodhaltiges Röntgenkontrastmittel* zur Angiographie, Computertomographie, Ausscheidungsurographie.

Iohexol (INN) n: N,N'-Bis(2,3-dihydroxypropyl)-5-[N-(2,3-dihydroxypropyl)acetamido]-2,4,6-triiodisophthalamid (IUPAC); iodhaltiges Röntgenkontrastmittel* zur Urographie, zur Kontrastverstärkung bei Computertomographie, Angiographie, digitaler Subtraktionsangiographie u. a.

Ionen (gr. ἰών wandernd) n pl: (engl.) ions; positiv (Kationen*) od. negativ (Anionen*) geladene Atome od. Moleküle, die sich im elektr. Feld zur jeweils entgegengesetzt geladenen Elektrode bewegen.

Ionen|austausch|chromato|graphie (↑; Chrom-*; -graphie*) f: (engl.) ion exchange chromatography; Verf. der Chromatographie* unter Verw. einer stationären Phase, an die Ionenaustauscher* gekoppelt sind.

Ionen|austauscher (↑): (engl.) ion exchangers; hochpolymere, wasserunlösliche Substanzen (auch als Resine bezeichnete Kunstharze) mit best. funktionellen Gruppen saurer (Kationenaustauscher bzw. Katresine) od. basischer (Anionenaustauscher bzw. Anresine) Natur, die die daran angelagerten Kationen od. Anionen in wäßriger Lösung leicht gegen andere entspr. geladene Molekülteile austauschen; **Anw.**: v. a. in der analytischen u. präparativen Technik (Trennung von Stoffgemischen), in d. Medizin u. a. zur (Rezidiv-)Prophylaxe spez. Formen von Harnsteinen, auch zum Natrium- u. Kaliumentzug.

Ionen|dosis (↑; Dosis*) f: (engl.) ionization dose; Kurzzeichen J; gibt die elektr. Ladung der durch ionisierende Strahlung* in Luft erzeugten, positiv od. negativ geladenen Ionen eines Ladungsvorzeichens bezogen auf die Masse der Luft an; SI-Einheit Coulomb pro Kilogramm (C/kg), alte Einheit Röntgen (R); wurde angewendet zur Berechnung der Energiedosis* für die unterschiedl. Körpergewebe bzw. zur Charakterisierung von Strahlenquellen (Messung mit einer Ionisationskammer*). Die I. ist je nach Anwendungszusammenhang durch folgende Angaben ersetzt: **1.** Energiedosis im Wasserphantom, gemessen mit Ionisationskammern, die direkt zur Messung der Energiedosis im Wasser geeicht sind; **2.** Luftkerma zur Bestimmung von Dosisangaben im Nutzstrahlenbündel (Flächendosisprodukt, Dosis am bildgebenden System); s. Kerma.

Ionen|dosis|leistung (↑; ↑): Ionendosis* pro Zeiteinheit (Ampere/kg).

Ionen|therapie (↑) f: s. Iontophorese.

Ionescu-Shiley-Klappe: s. Herzklappen, künstliche.

Ionisation (↑) f: syn. Ionisierung*.

Ionisations|kammer (↑): (engl.) ionization chamber; Strahlungsdetektor, dessen Funktion auf der Fähigkeit ionisierender Strahlung* zur Ionisierung von Gasen beruht; das Funktionsprinzip entspricht dem eines gasgefüllten Kondensators, wobei die unter Strahlungseinwirkung entstehenden positiven Ionen u. negativen Elektronen (s. Abb.) im elektrischen Feld getrennt werden u. zu einem meßbaren elektrischen Strom führen; der gemessene Strom ist unter best. Voraussetzungen der einwirkenden Dosisleistung* proportional, so daß je nach Schaltung die einwirkende Dosis od. Dosisleistung gemessen werden können. Je nach Eichung kann mit der Ionisationskammer die Energiedosis (bzw. -leistung) in Wasser od. die Luftkerma (bzw. -leistung) gemessen werden. Vgl. Dosimetrie, Strahlungsdetektoren.

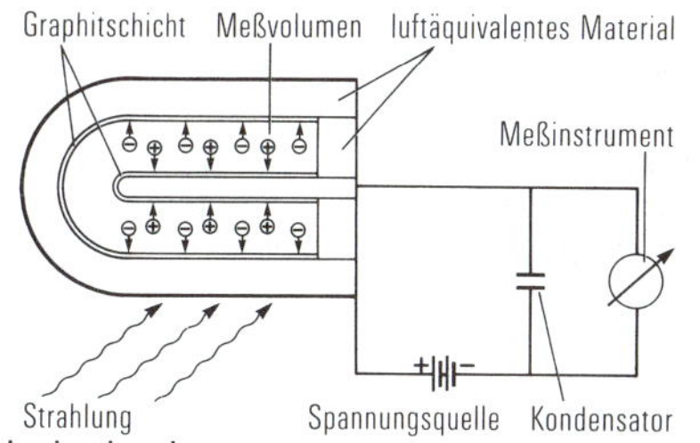

Ionisationskammer:
Bau- und Funktionsprinzip einer Ionisationskammer mit luftäquivalenten Wänden

Ionisierung (↑): (engl.) ionization; syn. Ionisation; Veränderung der Elektronenzahl in der Hülle eines Atoms* od. Moleküls durch Entfernen od. Hinzufügen von Elektronen*; dabei entstehen positive od. negative Ionen*. Ionisierende Strahlung* kann unter Energieaufwand Elektronen aus der Atomhülle entfernen. Über diesen Vorgang der I. wird Energie auf das Absorbermaterial übertragen; dies kann im Fall des Körpergewebes zu chem. u. biochem. Reaktionen u. strahlenbiol. Folgen führen.

Iono|gramm (↑; -gramm*) **n:** graph. Darstellung der Konzentration von Ionen, z. B. in den Körperflüssigkeiten od. in den Zellen.

Ionto|phorese (↑; -phor*) **f:** (engl.) iontophoresis; gezieltes Einschleusen von Ionen od. undissoziierten, aber ionisierbaren (Molekularionen) Medikamenten durch die intakte Haut mittels galvanischen Stroms. Die unter der aktiven Elektrode liegenden Wirkstoffe wandern in Richtung auf die Gegenelektrode. Die Methode wird wegen unzuverlässiger Dosierbarkeit (abhängig von Wirkstoffmenge, Größe der aktiven Elektrode, Stromstärke, Stromflußzeit) wenig genutzt.

Iop|amidol (INN) **n:** N,N′-Bis[2-hydroxy-1-(hydroxymethyl)ethyl]-2,4,6-triiod-5-lactamidoisophthalamid (IUPAC); iodhaltiges Röntgenkontrastmittel* zur Phlebographie, digitalen Subtraktionsangiographie, Myelographie u. a.

Iopodate n pl**:** Salze der 3-[3-(Dimethylaminomethylenamino)-2,4-6-triiodphenyl]-propionsäure (systemat. Name); Verw.: iodhaltiges Röntgenkontrastmittel*.

Iopromid (INN) **n:** N,N′-Bis(2,3-dihydroxypropyl)-2,4,6-triiodid-5-(2-methoxyacetamido)-N-methylisophthalamid (IUPAC); iodhaltiges Röntgenkontrastmittel* zur digitalen Subtraktionsangiographie, Angiographie, Kontrastverstärkung bei Computertomographie u. a.

Iopydon (INN) **n:** 3,5-Diiod-4-pyridon (IUPAC); iodhaltiges Röntgenkontrastmittel* zur Bronchographie (in Komb. mit Iopydol).

Iotalamin|säure (INN)**:** 5-Acetamido-2,4,6-triiod-N-methyl-isophthalamsäure (IUPAC); iodhaltiges Röntgenkontrastmittel* zur retrograden Pyelographie, Phlebographie, Hysterosalpingographie u. a.; als radioaktiv markierte Substanz (^{125}I) zur Messung der glomerulären Filtrationsrate.

Iotroxin|säure (INN)**:** 3,3′-(3,6,9-Trioxaundecan-dioyldiimino)-bis(2,4,6-triiodbenzoesäure) (IUPAC); iodhaltiges Röntgenkontrastmittel* zur Cholezystocholangiographie.

Ioxaglin|säure (INN)**:** N-(2-Hydroxyethyl)-2,4,6-triiod-5-{2-[2,4,6-triiod-3-(N-methyl-acetamido)-5-(methylcarbamoyl)benzamido]-acetamido}-isophthalamidsäure (IUPAC); iodhaltiges Röntgenkontrastmittel* zur Angiographie u. Arthrographie.

Ioxitalamin|säure (INN)**:** 5-Acetamido-N-(2-hydroxyethyl)-2,4,6-triiod-isophthalamsäure (IUPAC); iodhaltiges Röntgenkontrastmittel* zur Darstellung des Magen-Darm-Trakts, zur Urographie, Angiographie u. a.

i. p.: Abk. f. **i**ntra**p**eritoneal*.

Ipecacuanha f: Brechwurz; s. Radix Ipecacuanhae.

IPPV: Abk. f. (engl.) **i**ntermittent **p**ositive **p**ressure **v**entilation; intermittierende Überdruckbeatmung (Beatmungsdrucke von 10-20 cm H_2O bei Erwachsenen, 20-30 cm H_2O bei Kindern) während der Inspirationsphase bei kontrollierter Beatmung*, Null-Beatmungsdruck (ZEEP) in der endexspiratorischen Phase; Grundtyp der maschinellen Beatmung. Vgl. CPPV.

Ipr|atropium|bromid (INN) **n:** N-Isopropylatropiniumbromid (IUPAC); m-Cholinrezeptorenblocker mit bronchospasmolyt. Wirkung; **Verw.:** i. d. R. in Komb. mit einem Beta-2-Sympathomimetikum zur Proph. u. Ther. chron. obstruktiver Atemwegerkrankungen; **NW:** bei Behandlungsbeginn gelegentl. leichter Hustenreiz, in Einzelfällen Mundtrockenheit, Harnverhaltung, sehr selten Überempfindlichkeitsreaktionen, Bronchospasmen.

ipsi|lateral (lat. ipse selbst; Lateral-*)**:** auf d. gleichen Seite; syn. kollateral*.

IPSP: Abk. f. (neurophysiol.) **i**nhibitorisches **p**ost**s**ynaptisches **P**otential; Hyperpolarisation durch ein hemmendes Zwischenneuron; s. Renshaw-Zellen.

IQ: Abk. f. **I**ntelligenz**q**uotient*.

Ir: chem. Symbol f. Iridium*.

IRDS: Abk. f. (engl.) **i**nfant **r**espiratory **d**istress **s**yndrome; s. Atemnotsyndrom des Neugeborenen.

Irid-: auch Iris-; Wortteil mit der Bedeutung Regenbogen, Regenbogenhaut; von gr. ἶρις, ἴριδος.

Irid|ek|tomie (↑; Ektomie*) **f:** op. Entfernung von Teilen der Iris; **Formen: 1.** Sektoriridektomie

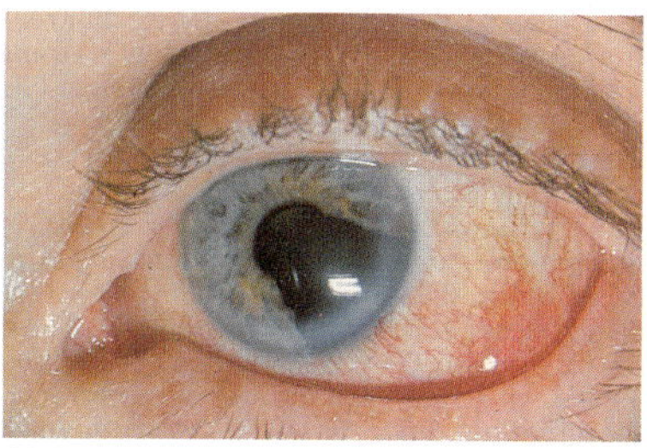
Iridektomie:
Zustand nach Operation eines Iristumors
[362]

bei Iristumoren od. zur Erzeugung einer optischen Lücke; **2.** basale I. unter Erhalt der Pupille u. des M. sphincter pupillae zur Verhinderung eines Pupillarblocks* u. zur Behandlung des akuten Glaukomanfalls.

Irid|en|kleisis (↑; gr. ἐγκλείειν einschließen) f: (engl.) iridencleisis; fistulierende Op. zur Behandlung eines chron. Glaukoms*; Eröffnung der Sklera im Limbusbereich, Durchtrennung der Iris u. Einklemmen der Irisschenkel in die Sklerawunde, Abdecken mit Bindehaut.

Iridium (↑) n: chem. Element, Symbol Ir, OZ 77, rel. Atommasse 192,22; zur Gruppe der Platinmetalle gehörendes drei-, vier- u. sechswertiges Edelmetall; 20 Isotope, die (bis auf Ir-191 u. Ir-193) sämtlich instabil sind; biol. Halbwertzeit* bezogen auf einzelne Organe bis zu 50 Tage, auf den ganzen Körper durchschnittlich 20 Tage.

Irido|dia|lysis (↑; Dialyse*) f: traumat. od. op. Ablösung der Iris vom Ziliarrand; vgl. Contusio bulbi.

Irido|donesis (↑; gr. δονεῖν heftig bewegen, schütteln) f: syn. Iris tremulans; Schlottern der Iris nach Entfernung der sie stützenden Linse.

Irido|korneal|winkel (↑; Cornea*): (engl.) iridocorneal angle; Angulus iridocornealis; s. Kammerwinkel.

Irido|pathia urica (↑; -pathie*; Ur-*) f: anfallsweise bei Gicht* vorkommende, schmerzhafte Iridozyklitis*, oft in Komb. mit Konjunktivitis bzw. Episkleritis.

Irido|plegie (↑; -plegie*) f: (engl.) iridoplegia; Ausfall der Irismuskulatur (v. a. des M. sphincter pupillae) nach Schädelhirntrauma, Intoxikationen u. a.; vgl. Pupillenstarre.

Irido|schisis (↑; gr. σχίσις Spaltung, Trennung) f: Abtrennung der vorderen Irisblätter von den hinteren Anteilen; Vork. nach Traumen sowie spontan im Alter (mit Winkelblockglaukom assoziiert).

Irido|tomie (↑; -tomie*) f: (engl.) iridotomy; op. Einschnitt in d. Iris, z. B. z. Bildung einer künstl. Pupille, z. Druckerniedrigung b. Glaukom u. b. Staroperation; i. d. R. als Laseriridotomie durchgeführt; vgl. Iridektomie.

Irido|zyklitis (↑; Zykl-*; -itis*) f: (engl.) iridocyclitis; Entz. der Iris u. des Ziliarkörpers; **Ätiol.:** meist endogene immun. bedingte Entz.; isoliert v. a. bei rheumat. Erkrankungen (z. B. juvenile rheumatoide Arthritis, Spondylitis ankylopoetica, häufig mit HLA B-27 assoziiert) u. Allgemeinerkrankungen (z. B. Sarkoidose); auch begleitend bei schweren Entz. anderer Augenhäute (Skleritis, Keratitis, Chorioretinitis), seltener als bakt. (Lues, Tuberkulose) od. virale (Herpes) Infektion; **Sympt.:** Photophobie, ziliare Injektion der Bindehaut, Trübung des Kammerwassers (Tyndall*-Effekt) u. des vorderen Glaskörpers, Hyperämie der Iris, Hornhautpräzipitate; **Ther.:** lokal Kortikoide, Mydriatika, bei bakterieller bzw. viraler Inf. ggf. Antibiotika bzw. Aciclovir; **Kompl.:** Verklebung zw. Linse u. Iris, Seclusio pupillae, Sekundärglaukom, Katarakt, Phthisis bulbi. Vgl. Zyklitis.

Iris (↑) f: Regenbogenhaut des Auges*; Teil der mittl. Augenhaut (Tunica vasculosa bulbi); frontal gestelltes Segel zw. vorderer u. hinterer Augenkammer mit einer zentralen kreisrunden Öffnung (Sehloch, Pupille*). Der freie Pupillarrand (Margo pupillaris) liegt der Vorderfläche der Linse auf, d. äußere Rand, die Iriswurzel (Margo ciliaris), ist am Ziliarkörper u. am Balkenwerk des Kammerwinkels befestigt. Die eingelagerten glatten Muskelzellen des M. dilatator u. M. sphincter pupillae regulieren d. Pupillenweite u. damit d. Intensität des Lichteinfalls.

Iris|blenden|phänomen (↑) n: s. Akrozyanose.

Iris|block (↑): s. Pupillarblock.

Iris|dia|gnostik (↑) f: Diagnosefindung durch Herstellung einer Korrelation von best. Veränderungen der Iris u. org. Erkrankungen; naturwissenschaftl. nicht überprüfbar u. schulmed. nicht akzeptiert.

Iris|pro|laps (↑; Prolaps*) m: (engl.) iris prolapse; Vorfall der Iris; **Urs.:** Verletzung des vorderen Augenabschnittes, entzündl. Hornhautperforation, während bzw. nach Kataraktoperation (Bücken u. Pressen bei mechanisch noch instabiler Wunde); **Sympt.:** Verziehung der Pupille; **Ther.:** op. Reposition.

Iris|schlottern (↑): syn. Iridodonesis*.

Iris|tumoren (↑; Tumor*) m pl: (engl.) iris tumours; pigmentierte od. unpigmentierte, benigne (Nävus, Angiom, Myom) od. maligne (Melanom) Tumoren der Iris; **Ther.:** Iridektomie bei Tumorwachstum.

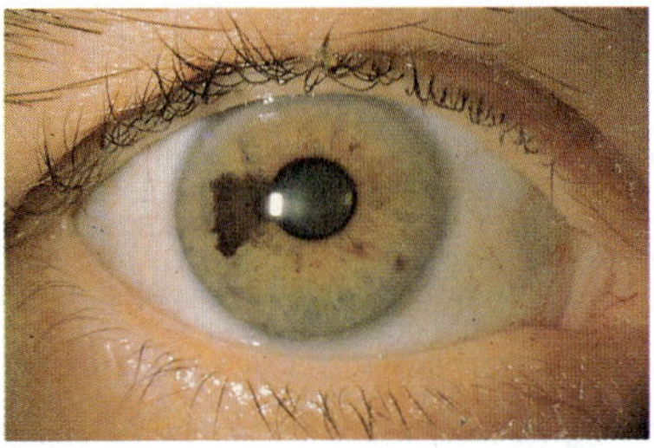

Iristumoren:
gutartiger Pigmentnävus [362]

Iris|zyste (↑; Kyst-*) f: (engl.) iris cyst; angeb. epitheliale Zyste des hinteren Pigmentblattes od. des Stromas der Iris (Entwicklungsstörung), erworbene Zyste des Pigmentblattes (durch langdauernde Anw. von Cholinesterasehemmern bei Glaukom) od. Epithelimplantatationszyste (nach Op. od. Perforation).

Iritis (↑; -itis*) f: Regenbogenhautentzündung; meist rheumatisch bedingt u. bei Fokalinfektionen sowie in Zusammenhang mit einer Keratitis*, seltener bei Gicht, Gonorrhoe, Syphilis, Tuberkulose, Katarakt od. länger bestehender Netzhautablösung; vgl. Iridozyklitis.

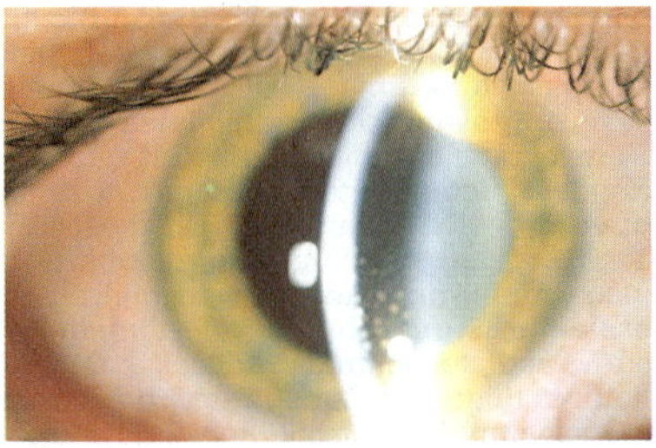

Iritis:
Pupille medikamentös erweitert zur Verhinderung hinterer Synechien; im regredienten Licht des Spaltlampenbildes deutlich erkennbare Präzipitate auf der Hornhautrückfläche [362]

Ir|radiation (lat. irradiare bestrahlen) f: Ausstrahlung, z. B. von Schmerzen.

ir|regulär (In-*; lat. regula Maß, Ordnung): unregelmäßig.

ir|reponibel (↑; lat. reponere zurückbringen, wiederherstellen): (engl.) irreducible; auch irreduktibel; nicht mehr zurückschiebbar (z. B. Hernie mit eingeklemmtem Inhalt), nicht einrenkbar (z. B. Luxation*).

Irre|sein: umgangssprachl. Bez. f. Psychose*.

Irre|sein, in|duziertes: (engl.) induced insanity; (frz.) folie à deux; Bez. (Lehmann 1883) f. Übertragung u. kritiklose Übernahme von Symptomen (z. B. Wahnideen, Halluzinationen) eines Pat. mit psychiatr. Erkr. durch eine weitere, ihm nahestehende Person.

ir|reversibel (In-*; lat. reversio Umkehr, Rückkehr): nicht umkehrbar, nicht rückgängig zu machen.

Ir|rigator (lat. irrigatio Bewässerung) m: (engl.) irrigator, enemator; Spülkanne; Gefäß, aus dem durch e. Schlauch Flüssigkeit unter (je nach Hochheben des I.) versch. hydrostatischem Druck ausfließt; z. B. zum Darmeinlauf.

Ir|ritanzien (lat. irritare reizen) n pl: (engl.) irritants; Reizmittel für d. Haut, die bei top. Aufbringung eine Hyperämie verursachen; z. B. Senföl, ätherische Öle, Kampfer, Nicotinsäurederivate; vgl. Rubefacienzien.

Ir|ritatio (↑) f: Reizung.

Irrtums|wahrscheinlichkeit: (engl.) level of significance; (statist.) Wahrscheinlichkeit dafür, daß das Ergebnis eines statist. Tests rein zufällig zustande gekommen ist. Vor der Interpretation des Testergebnisses muß für die I. (α bzw. 2α) eine Höchstgrenze festgelegt werden; üblicherweise wählt man dafür einen der Werte 0,1, 0,05, 0,01 od. 0,001. Wenn die errechnete I. bei der Prüfung einer Hypothese unter dieser Grenze bleibt, wird das Ergebnis als signifikant bezeichnet.

IR-Spektro|photo|metrie (Spektrum*; Phot-*; Metr-*) f: (engl.) IR spectrophotometry; Kurzbez. f. **I**nfra**r**otspektrophotometrie; Methode der Spektrophotometrie*, z. B. zum Nachw. von Drogen im Urin.

IRV: Abk. f. **1.** **i**nspiratorisches **R**eserve**v**olumen (s. Lungenvolumina); **2.** (engl.) **i**nversed **r**atio **v**entilation; Beatmung* mit umgekehrtem Atemphasen*/Zeit-Verhältnis, bei der die Inspirationszeit auf das 2-3fache der Exspiration verlängert wird; Beatmungsverfahren bei ARDS*, Atemnotsyndrom* des Neugeborenen u. einseitigen Ventilationsstörungen; **Vorteil:** aufgrund der langen Inspirationszeit langsame Strömung (Flow) mit gleichmäßiger Verteilung des Hubvolumens auf gesunde u. kranke Lungenbezirke; durch die kurze Exspirationsphase können sich Lungenbezirke mit niedriger Resistance nicht ausreichend entleeren (entspricht einer automatischen Anpassung des PEEP* an das Ausmaß der Schädigung).

ISA: Abk. f. **i**ntrinsische **s**ympathomimetische **A**ktivität*.

Isch|ämie (gr. ἴσχειν zurückhalten, hindern; -ämie*) f: (engl.) ischaemia; Verminderung od. Unterbrechung der Durchblutung eines Organs, Organteils od. Gewebes inf. mangelnder arterieller Blutzufuhr (z. B. durch Thrombose, Embolie, Endarteriitis obliterans, Gefäßspasmus, Tumoren); Folge: Hypoxie*, bei längerem Bestehen Nekrose*. Vgl. Infarkt.

Isch|ämie|syn|drom (↑; ↑) n: (engl.) ischaemic syndrome; nach akutem Arterienverschluß* auftretende Sympt. der arteriellen Durchblutungsstörung; mögl. Folgen: Infarkt*, Nekrose*.

Isch|ämie|toleranz (↑; ↑) f: Widerstandsfähigkeit eines Gewebes gegenüber einer pathol. od. künstlich erzeugten Ischämie (reversible hypoxische Schädigungen) in Abhängigkeit von Zeitdauer u. Empfindlichkeit des betr. Gewebes (I. des Gehirns 3 Min., der Haut mehrere Std.); vgl. Wiederbelebungszeit.

Ischi-: auch Ischio-; Wortteil mit der Bedeutung Hüftgelenk, Hüfte; von gr. ἰσχίον.

ischiadicus (↑): zum Sitzbein gehörend; z. B. Nervus ischiadicus.

Ischi|algie (↑; -algie*) f: (engl.) sciatic pain; Schmerzen im Versorgungsbereich des N. ischiadicus; s. Ischiassyndrom.

Ischias|syn|drom (↑) n: (engl.) sciatica, sciatic pain syndrome; Neuralgie* od. Neuritis* des Nervus* ischiadicus; **Ätiol.:** Reizung bzw. Kompression des Nerven od. seiner Wurzeln (z. B. inf. Irritation bzw. Kompression im Bereich $L_4/L_5/S_1$, Bandscheibenvorfall, Rückenmarktumoren, Tu. im Bereich des kl. Beckens, Retroflexio uteri, in der Schwangerschaft), Erkr. der Wirbelsäule (z. B. Osteochondrosis lumbalis, Spondylose, Spondylolisthesis), Neuritis bei Infektionskrankheiten (z. B. Lepra, Zoster), Traumen, Frakturen, Hüftgelenkluxation, unsachgemäße intramuskuläre Injektion sowie i. R. einer Polyneuropathie (z. B. bei Diabetes mellitus); **Sympt.:** Schmerzen in der Lendengegend, die in das betroffene Bein bis zum Fußaußenrand ausstrahlen, evtl. mit Verstärkung beim Niesen, Husten od. Pressen, typische Schonhaltung des Pat. mit leicht angewinkeltem u. außenrotiertem Bein, lokale Druck- u. Klopfempfindlichkeit der Wirbelsäule mit Verspannung der Muskulatur, Druckschmerzhaftigkeit der Valleix*-Punkte, Sensibilitätsstörungen* u. evtl. Lähmung der Zehenmuskulatur; Abschwächung des Achillessehnenreflexes, Lasègue*-Zeichen u. Moutard*-Martin-Zeichen positiv, häufig Minor*-Zeichen, reflektor. Skoliose (Vanzetti-Zeichen), Schmerzen (inf. Nervendehnung) bei Dorsalflexion des Fußes (Bragard-Gowers-Zeichen) od. Beugung u. Dorsalflexion der Großzehe (Turyn-Zeichen) in Streckstellung sowie bei Adduktion des Beins (Bonnet-Zeichen); **Ther.:** Analgetika, Wärme (Fango), entlastende Lagerung; Bandscheibenoperation* bei häufigen, Wochen anhaltenden od. beidseitigen Schmerzen sowie motorischen Ausfällen u. Blasen- bzw. Mastdarmstörungen; **DD:** v. a. Myopathien u. Myalgien, Erkrankungen des Hüft- u. Iliosakralgelenks, Gefäßerkrankungen.

Ischio|pagus (↑; -pagus*) m: Doppelfehlbildung* mit Verschmelzung im Beckenbereich.

Ischium (↑) n: Gesäß.

Isch|uria para|doxa (gr. ἴσχειν zurückhalten, hindern; Ur-*) f: Incontinentia urinae paradoxa; ständiges Harntröpfeln bei gefüllter, aufgrund einer Harnabflußbehinderung nicht entleerbarer Blase (sog. Überlaufblase); **Urs.:** v. a. benigne Prostatahyperplasie* u. Harnröhrenverengung*; vgl. Harnverhaltung.

Isch|urie (↑; ↑) f: syn. Harnverhaltung*; vgl. Ischuria paradoxa.

ISDN: Abk. f. **I**so**s**orbid**d**i**n**itrat*; vgl. Nitrate, organische.

IS-Elemente n pl: (genet.) Kurzbez. f. **I**nsertion**s**sequenz-Elemente, Insertosome; DNA-Sequenzen, die zw. den Transposons liegen u. keine genet. Information enthalten.

Iselin-Krankheit (Marc H. I., frz. Chir., geb. 1898): (engl.) Iselin disease; aseptische Knochennekrose des Metatarsale V; s. Knochennekrosen, aseptische.

Ishihara-Tafeln: pseudoisochromatische Testtafeln zur Diagn. der Farbenfehlsichtigkeit*; die I.-T. zeigen aus helligkeitsgleichen Farbpunkten zusammengesetzte Flächen, auf denen der Normalsichtige in der Mitte eine Zahl erkennt, der Farbenfehlsichtige dagegen nicht.

Iso-: auch Is-; Wortteil mit der Bedeutung gleich, ähnlich; von gr. ἴσος.

Iso|ag|glutinine (↑; Agglutination*) n pl: s. Alloagglutinine.

Iso|aminil (INN) n: 4-Dimethylamino-2-isopropyl-2-phenylvaleronitril (IUPAC); Antitussivum mit direkter Wirkung auf das Hustenzentrum in der Medulla oblongata; **Verw.:** bei trockenem Reizhusten; **NW:** Schwindel, Übelkeit, Erbrechen, Diarrhoe.

Iso|anti|gen (Iso-*; Antigen*) n: s. Alloantigen.

Iso|anti|körper (↑; Anti-*): ältere Bez. f. Alloantikörper*.

Iso|bare (↑; gr. βάρος Schwere) n pl: (engl.) isobars; **1.** (kernphysik.) Nuklide* mit gleicher Massenzahl* u. versch. Kernladungszahl*; z. B. ^{3}H (Tritium) u. ^{3}He; **2.** (physik.) graph. Darstellung der Veränderung von Volumen od. Temperatur eines idealen Gases bei gleichbleibendem Druck; auch Bez. f. Linien od. Flächen gleichen Drucks in graph. Darstellungen (Wetterkarten u. a.); vgl. Isotherme.

Iso|chinolin n: in Steinkohlenteer vorkommendes Isomer des Chinolins; Grundgerüst vieler Opiumalkaloide.

iso|chrom (Iso-*; Chrom-*): gleichfarbig.

Iso|chromo|somen (↑; ↑; Soma*) n pl: (engl.) isochromosomes; durch Quer- statt Längsteilung des Zentromerapparates entstandene Chromosomen mit zwei homologen Armen (entweder p- od. q-Arme); z. B. beim X-Chromosom des Menschen (Iso-X-Chromosom).

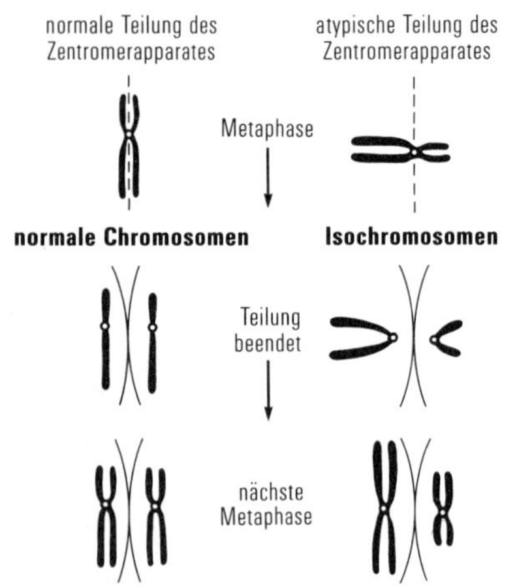

Isochromosomen [478]

Iso|conazol (INN) n: 1-[2,4-Dichlor-β-(2,6-dichlorbenzyloxy)phenethyl]imidazol (IUPAC); lokales Antimykotikum (Azolderivat) mit breitem Wirkungsspektrum; s. Antimykotika.

Iso|cortex (Iso-*; Cort-*) m: stammesgeschichtl. junger Teil der Großhirnrinde (Neocortex), der zytoarchitektonisch einen sechsschichtigen Grundplan aufweist; von außen nach innen werden folgende Schichten (Laminae) unterschieden: **1.** Lamina I, Stratum moleculare: mit Gliazellen u. spärl. kleinen Nervenzellen; **2.** Lamina II, Stratum granulare externum: äußere Körnerschicht, mit zahlreichen dicht gelagerten Nervenzellen; **3.** Lamina III, Stratum pyramidale externum: äußere Pyramidenzellschicht, mit kleinen u. mittelgroßen pyramidenförmigen Nervenzellen; **4.** Lamina IV, Stratum granulare internum: innere Körnerschicht, mit kleinen dichtgelagerten Nervenzellen; **5.** Lamina V, Stratum pyramidale internum: innere Pyramidenzellschicht, mit mittelgroßen Pyramidenzellen, im Gyrus praecentralis mit Betz*-Zellen; **6.** Lamina VI, Stratum multiforme: mit größtenteils spindelförmigen Nervenzellen versch. Größe. Vgl. Rinde, heterotypische; Rinde, homotypische; Allocortex.

Iso|cyanate (↑; Zyan-*) n pl: (engl.) isocyanates; schwer flüchtige org. Substanzen (v. a. Toluendiisocyanat, Hexamethylendiisocyanat u. Naphthalendiisocyanat), die bei der Herstellung u. Verarbeitung von Polyurethankunststoffen, Lacken, Schaum- u. Klebstoffen, Gummi u. Plastik anfallen; Inhalation von I. kann zur exogen-allergischen Alveolitis* (Isocyanatalveolitis), über die Entw. einer bronchialen Hyperreaktivität* bzw. durch IgE-vermittelte allergische Sofortreaktion zum Asthma* bronchiale (Isocyanatasthma) bzw. bei Hautkontakt zu einem toxisch-irritativen od. allergischen (Typ IV) Kontaktekzem führen; Berufskrankheit nach Nr. 4302, Nr. 4301 bzw. Nr. 5101 der BeKV.

Is|odontie (↑; Odont-*) f: syn. Homodontie*.

Iso|dosen (↑; Dosis*) f pl: (engl.) isodoses; diejenigen Linien in graphischen Darstellungen der Dosisverteilung eines bestrahlten Gebiets, die alle Punkte mit gleicher Dosis verbinden; in der Strahlentherapie* wichtig für die Bestrahlungsplanung.

Iso|dosen|plan (↑; ↑): in der Strahlentherapie* f. best. Bestrahlungsarten vorgeschriebene Darstellung der zu bestrahlenden Körperstrukturen mit den entspr. Isodosen; anhand eines Computertomogramms wird graphisch u. rechnerisch ein detaillierter Bestrahlungsplan erstellt, in dem das Zielvolumen von der 90%-Isodose umschlossen wird; ermöglicht eine homogene Strahlendosis im Tumor bei größtmöglicher Aussparung strahlensensibler gesunder Strukturen (z. B. Knochenmark, Lungenparenchym, Augenlinse).

iso|dynamisch (↑; gr. δύναμις Kraft): (engl.) isodynamic; für die Kraft- bzw. Wärmeerzeugung gleichwertig; i. sind diejenigen Mengen der versch. Nahrungsstoffe, durch die bei d. Verbrennung im Körper gleiche Mengen v. Wärme bzw. nutzbarer Energie geliefert werden; z. B. 2,3 g Eiweiß, 1 g Fett, 2,3 g Kohlenhydrate.

Iso|en|zyme (↑; Enzyme*) n pl: (engl.) isoenzymes; Enzyme mit gleicher Substratspezifität (katalysieren die gleiche Reaktion), die sich in Proteinstruktur u. physik. Eigenschaften (z. B. isoelektr. Punkt) sowie evtl. in ihrer Aktivität (Reaktionskinetik) unterscheiden; von der Glukose-6-Phosphat-Dehydrogenase sind z. B. mehr als 60 I. bekannt. Die verschiedenen I. können meist best. Zellsystemen bzw. Organen zugeordnet werden u. erlauben daher in best. Fällen den labordiagn. Nachweis einer Organschädigung; in

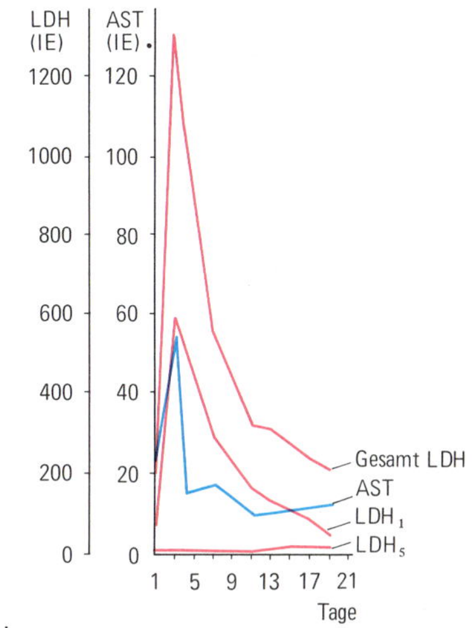

Isoenzyme:
Enzymverhalten nach Herzinfarkt. Von den Isoenzymen steigt die LDH_1 besonders stark an, die LDH_5 bleibt unverändert.

der Enzymdiagnostik* wichtige I. sind z. B. die I. der Kreatinkinase* u. Lakatdehydrogenase*. Die Differenzierung versch. I. ist mit physik., biochem. u. immun. Methoden möglich. Vgl. Enzymmuster.

Iso|etarin (INN) n: 1-(3,4-Dihydroxyphenyl)-2-isopropylaminobutan-1-ol (IUPAC); Betasympathomimetikum mit relaxierender Wirkung auf die glatte Bronchialmuskulatur; Verw.: Bronchospasmolytikum.

Iso|fluran: 1-Chlor-2,2,2-trifluorethyl-(difluormethyl)-ether (IUPAC); halogenierter Äther, Strukturisomer des Enflurans*; Verw.: s. Inhalationsanästhetika.

Iso|gamie (Iso-*; gr. γάμος Hochzeit) f: (engl.) isogamy; Fortpflanzung durch morphol. gleichartige Gameten*; vgl. Anisogamie.

iso|gen (↑; -gen*): (engl.) isogeneic; syn. isolog, syngen; Bez. f. Individuen mit ident. Erbanlage; s. Transplantation (Tab.).

Iso|hämo|lysine (↑; Häm-*; Lys-*) n pl: (engl.) isohaemolysins; Alloantikörper* (meist der Klasse IgM), die unter Aktivierung von Komplement Erythrozyten hämolysieren; von Bedeutung sind v. a. die Alloagglutinine*.

Iso|im|munisierung (↑; immun*): s. Alloimmunisierung.

Iso|kapnie (↑; gr. καπνός Gas) f: Bez. f. den art. CO_2*-Partialdruck im Referenzbereich (pCO_2 31-44 mmHg).

Iso|korie (↑; gr. κόρη Pupille) f: (engl.) isocoria; Gleichheit der Pupillenweite beider Augen; vgl. Anisokorie.

Iso|leuzin n: (engl.) isoleucine; für den Menschen essentielle, verzweigtkettige Aminosäure (Alphaaminoäthylmethylpropionsäure); vgl. Aminosäuren.

iso|log (Iso-*): (engl.) isologous; syn. homolog; genet. identisch, artgleich; s. Transplantation (Tab.).

Iso|lysine n pl: s. Isohämolysine.

Iso|maltose f: Disaccharid aus zwei Glukoseresten in alpha-1,6-glykosidischer Verknüpfung; entsteht neben Maltose* beim Abbau v. Amylopektin*, Amylose* u. Glykogen*.

Iso|merasen f pl: Oberbegriff für Enzyme*, die Isomerisierungen katalysieren; z. B. Aldosen ↔ Ketosen (Isomerasen i. e. S.), D ↔ L-Form (Racemasen), Epimerisierung (Epimerasen); s. Isomerie.

Iso|mere (Iso-*; gr. μέρος Teil) n pl: **1.** Nuklide* mit gleicher Massenzahl*, die sich durch den Anregungszustand (Energiezustand) ihres Kerns unterscheiden (sog. metastabile Nuklide) u. mit einer charakterist. Halbwertzeit i. a. unter Emission von Gammastrahlung in ihren Grundzustand übergehen (isomerer Übergang). Der **m**etastabile Zustand wird durch ein m hinter der Massenzahl gekennzeichnet; z. B. Technetium-99m. **2.** (chem.) s. Isomerie.

Iso|merie (↑; ↑) f: (engl.) isomerism; Vorkommen von versch. chem. u. physik. Eigenschaften bei Substanzen mit gleicher Summenformel.

1. Strukturisomerie: gleiche Summen-, versch. Strukturformel. Beispiele:

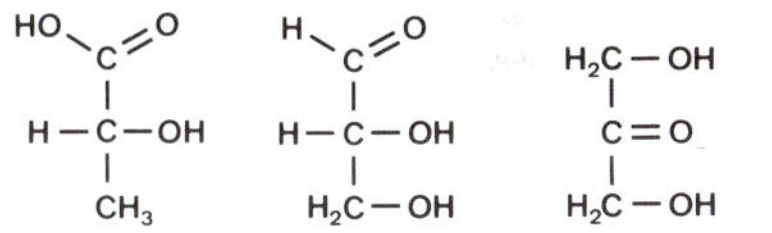

Milchsäure Glyzerinaldehyd Dihydroxyaceton

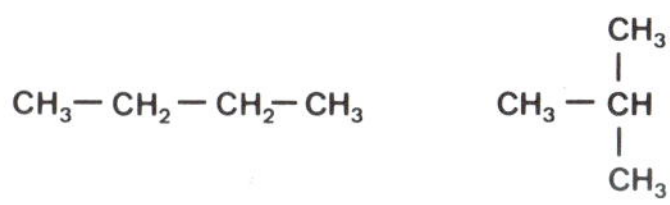

n-Butan iso-Butan

2. Raum- od. Stereoisomerie: gleiche Summen- u. Strukturformel, versch. räumliche Anordnung: **a)** cis-, trans- od. geometrische I.: liegt vor, wenn C-Atome durch Doppel- od. Ringbindung in einer Ebene fixiert sind (freie Drehbarkeit um C—C-Achse aufgehoben). Substituenten an den C-Atomen können entw. auf der gleichen (cis) od. entgegengesetzten (trans) Seite dieser Ebene stehen. Beispiel:

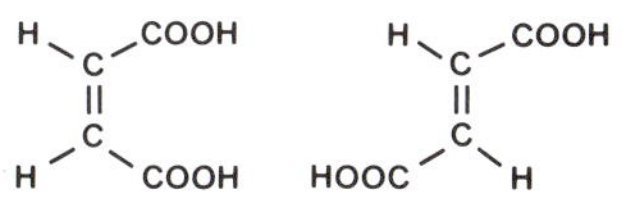

Maleinsäure (cis) Fumarsäure (trans)

(bei —N═N— spricht man von syn-anti-Isomerie); **b)** optische I. (Spiegelbildisomerie, Enantiomerie): ein C-Atom mit vier versch. Substituenten („asymmetrisches C-Atom") ist optisch aktiv. Es kann in zwei räuml. Anordnungen (Tetraeder) vorkommen, die nicht zur Deckung gebracht werden können u. die sich zueinander wie Spiegelbilder verhalten. Sie stimmen in allen chem. u. physik. Eigenschaften überein, unterscheiden sich aber in der Drehung von polarisiertem Licht (deshalb als **optische Antipoden** bezeichnet). (+) = rechts-, (-) = linksdrehend. Beispiel:

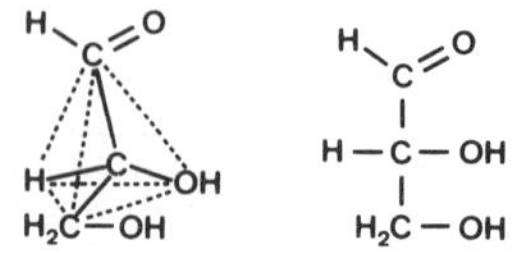

D(+) - Glyzerinaldehyd

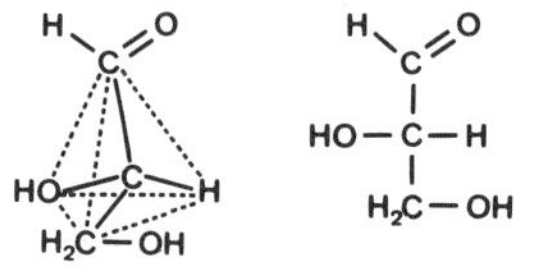

L(–) - Glyzerinaldehyd

Die zwei spiegelbildl. Verbindungen bezeichnet man als **D-** od. **L-Form**. Diese Bez. bezieht sich nicht auf den Drehungssinn polarisierten Lichts, sondern auf d. Stellung der funkt. Gruppe am asymmetr. C-Atom, bei einer Schreibweise, bei der das höchstoxidierte C-Atom oben steht. Bei Zuckern leitet sich die Zugehörigkeit zur D- od. L-Reihe von der Stellung der OH-Gruppe am untersten asymmetr. C-Atom ab (ausgehend von D- od. L-Glycerinaldehyd), bei Aminosäuren von der Stellung der NH_2-Gruppe. Alle Zucker u. Aminosäuren können in der D- od. L-Form vorliegen. D- u. L-Form drehen polarisiertes Licht stets in die entgegengesetzte Richtung. Gemische aus D- u. L-Form: Racemate*. **Diastereomerie:** nichtspiegelbildl. Stereoisomerie bei Vorliegen mehrerer asymmetrischer C-Atome; **Epimerie:** Sonderfall der Diastereomerie, spiegelbildl. Unterschied nur an einem C-Atom (z. B. bei Zukkern), z. B. D-Glukose-D-Galaktose (Epimerie an C4).

iso|metrisch (↑; Metr-*): (engl.) isometric; Bez. f. Spannungsänderung des Muskels bei gleichbleibender Länge; vgl. Anspannungszeit des Herzens.

Iso|metr|opie (↑; ↑; Op-*) f: (engl.) isometropia; Gleichsichtigkeit (Refraktionsgleichheit) beider Augen.

iso|morph (↑; -morph*): gleichgestaltig.

Isoniazid (INNv) n: syn. Isonicotinsäurehydrazid (Abk. INH); Antituberkulotikum der ersten Wahl (s. Antituberkulotika) mit bakterizider Wirkung auf schnellwachsende Stämme von Mycobacterium tuberculosis; **Verw.:** in Komb. mit anderen Antituberkulotika (rasche Resistenzentwicklung unter Monotherapie); **NW:** Kopfschmerz, Schwindel, Polyneuropathien, gastrointestinale Störungen, Transaminasenanstieg, Überempfindlichkeitsreaktionen u. a.; **Kontraind.:** akute Lebererkrankungen, periphere Neuropathien, Psychosen od. Krampfanfälle.

Iso|niazid|poly|neuro|pathie (Poly-*; Neur-*; -pathie*) f: (engl.) isoniacide polyneuropathy; toxische Polyneuropathie* als Folge einer Isoniazidtherapie; **Ther.:** Pyridoxin*.

Iso|nicotin|säure|hydr|azid n: Abk. INH; syn. Isoniazid*.

Iso|pentenyl|pyro|phosphat n: sog. aktives Isopren*.

Iso|phän (Iso-*; gr. φαίνεσθαι sich zeigen) n: (engl.) isophenous, isophenic; (genet.) Bez. f. Lebewesen mit gleichem Phänotypus*.

Iso|phan|insulin (INN) n: syn. Insulinum isophanum; kristalliner Insulin-Protamin-Komplex; vgl. Insulin.

Iso|plastik (Iso-*; -plastik*) f: s. Plastik.

Iso|pren n: ungesättigter Kohlenwasserstoff, dessen Struktur (s. Abb.) sich in vielen pflanzl. u. tierischen Substanzen findet (z. B. Carotinoide, Sterine). Als **aktives I.** bezeichnet man das Isopentenylpyrophosphat, das nach Umlagerung der Doppelbindung Kettenreaktionen eingeht (Biosynthese von Cholesterin, der Carotinoide u. Steroide).

Iso|prenalin (INN) n: RS-1-(3,4-Dihydroxyphenyl)-2-(isopropylamino)ethanol (IUPAC); adrenalinähnliches Betasympathomimetikum; **Verw.:** v. a. zur Prophylaxe u. Therapie des Asthma bronchiale; **NW:** Muskeltremor, Unruhe, Herzklopfen, Herzrhythmusstörungen, Schwindel, pektanginöse Beschwerden u. a.; **Kontraind.:** Thyreotoxikose, Kardiomyopathie, Tachykardie, Hypertonie u. a.

Iso|prenoid|lipide n pl: s. Lipide.

Iso|propyl|alkohol m: $(CH_3)_2CHOH$, Propanol-2; sekundärer Alkohol, der häufig als Ersatz des Äthylalkohols zur Desinfektion u. als Lösemittel in d. Kosmetik, Lack- u. Farbenindustrie verwendet wird; ist etwa doppelt so toxisch wie Äthylalkohol. MAK-Wert: 400 ppm bzw. 980 mg/m^3.

Iso|serum (Iso-*; Sero-*) n: ältere Bez. f. Alloantiserum*.

Iso|sorbid|di|nitrat (INN) n: 1,4:3,6-Dianhydro-D-glucitol-dinitrat (IUPAC); Abk. ISDN; Vasodilatator; s. Nitrate, organische.

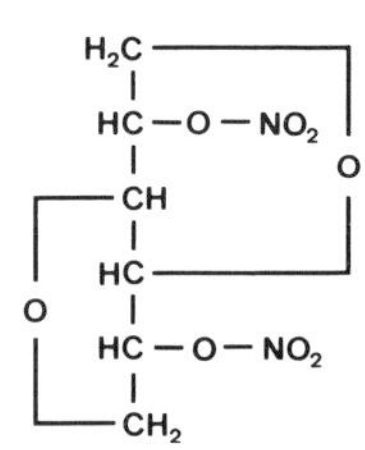

Isosorbiddinitrat

Iso|sorbid|mono|nitrat (INN) n: 1,4:3,6-Dianhydro-D-glucitol-5-nitrat (IUPAC); Vasodilatator; s. Nitrate, organische.

Iso|spora (Iso-*; Spora*) n: zu den Kokzidien gehörende Sporozoengattung (vgl. Protozoen); Parasiten des Darmepithels bei Mensch u. Karnivoren (spezif. Wirt), Err. der Kokzidiose*; **Entw.:** im Darmepithel Schizogonie u. Gamogonie mit Bildung von Oozysten, die mit dem Stuhl ausgeschieden werden; bei der anschl. Sporogonie entstehen zwei Sporozysten mit je vier Sporozoiten innerh. einer Oozyste. **Infektion** des Menschen durch orale Aufnahme von Oozysten; **Vork.:** rel. selten; häufiger in warmen Klimazonen, bes. südwestlicher Pazifik, Chile, Brasilien, Kolumbien, USA, Südafrika; **Nachw.:** Oozysten im Stuhl; **1.** Nativpräparat; **2.** Anreicherung (MIFC- od. Flotationsmethode).

Iso|spora belli (↑; ↑) n: längsovale bis kugelförmige Oozysten; reife Formen ca. 10-20 × 20-40 µm, mit derber Membran; Err. der Kokzidiose*.

Iso|spora hominis (↑; ↑) n: frühere Bez. von Protozoen* der Gattung Sarcocystis* (bovihominis u. suihominis).

Iso|sthen|urie (↑; gr. σθένος Kraft, Stärke; Ur-*) f: (engl.) isosthenuria; Harnstarre; annäherndes Gleichbleiben der Harnkonzentration (spezif. Gewicht zw. 1,010 u. 1,012 od. 270-320 mosmol/l) sowohl beim Dursten als auch bei vermehrter Flüssigkeitszufuhr inf. mangelnder Konzentrationsfähigkeit der Niere bei Niereninsuffizienz; führt zu Polyurie* u. Nykturie* mit einer Ausscheidung von ca. 2-3 l Urin/24 Std.; eine Unterschreitung dieser Harnmenge bei I. hat die zunehmende Retention harnpflichtiger Substanzen u. damit eine Progredienz der Niereninsuffizienz zur Folge. Vgl. Urämie, Hyposthenurie, Hypersthenurie.

Iso|therme (↑; Therm-*) f: graphische Darstellung der Veränderung von Druck od. Volumen eines idealen Gases bei konstanter Temperatur. Vgl. Boyle-Mariotte-Gesetz, Isobare.

Iso|thermie (↑; ↑) f: (engl.) isothermia; Erhaltung der normalen Körpertemperatur; s. Wärmeregulation.

Iso|tone (↑; Ton-*) n pl: Atome mit gleicher Neutronenzahl.

Iso|tonie (↑; ↑) f: (engl.) isotonia; Gleichheit zweier Lösungen hinsichtlich des wirksamen osmotischen Drucks; bei Vorliegen echter semipermeabler Membranen ist I. mit Isoosmose gleichzusetzen; zum Blutserum isotonische Kochsalzlösung: 0,9%ige NaCl-Lösung in Wasser.

iso|tonisch (↑; ↑): (engl.) isotonic; **1.** Bez. für die Kontraktion eines Muskels, während der keine Spannungsänderung erfolgt; vgl. isometrisch, Austreibungszeit; **2.** s. Isotonie.

iso|top (↑; gr. τόπος Ort): s. Transplantation (Tab.).

Iso|tope (↑; ↑) n pl: (engl.) isotopes; Atome mit gleicher Kernladungszahl* u. unterschiedl. Massenzahl*. I. sind unterschiedl. Atomarten des gleichen chem. Elements; sie unterscheiden sich in ihrer Neutronenzahl, haben aber meist gleiche chem. Eigenschaften (hier unterscheiden sich v. a. die I. Wasserstoff*, Deuterium* u. Tritium*), können aber auch stabil sein od. unterschiedl. Arten der radioaktiven Umwandlung zeigen; treten bei Inkorporation* durch den Menschen i. a. als Bestandteile physiol. Substanzen auf u. entfalten - sofern sie ionisierende Strahlung* emittieren - in den unterschiedlichsten Geweben bzw. biochem. Wirkungszyklen eine Strahlenwirkung*; Anw. von radioaktiven I. in der Nuklearmedizin* in Ther. (Strahlentherapie*) u. Diagn. (z. B. Szintigraphie*). Nahezu alle chem. Elemente sind Gemische von I., wobei die Anzahl der I. u. ihre Mengenverteilung pro Element festliegen. Vgl. Nuklid.

Iso|topen|dia|gnostik (↑; ↑) f: s. Radionuklide, Nuklearmedizin.

Iso|topen|gemisch (↑; ↑): (engl.) isotope mixture; **1.** Gemisch versch. Isotope* unterschiedlicher chem. Elemente wie es z. B. bei der Kernspaltung* entsteht (sog. Spaltgemisch); **2.** Gemisch versch. schwerer Isotope des gleichen Elements*. Natürlich vorkommende Elemente liegen gewöhnlich als I. vor.

Iso|topen|nephro|gramm (↑; ↑; Nephr-*; -gramm*) n: s. Radioisotopennephrographie.

Iso|trans|plantation (↑; Transplantation*) f: syn. syngene Transplantation; s. Transplantation (Tab.).

Iso|tretinoin (INN) n: 13-cis-Vitamin-A-Säure (IUPAC); Derivat des Tretinoins (Vitamin-A-Säure); Verw.: s. Retinoide.

Iso|typie (Iso-*; gr. τύπος das Geprägte) f: genet. bedingte Heterogenität von Proteinen in allen Individuen einer Species, z. B. der Proteinstruktur (Aminosäuresequenz) im Bereich der konstanten Region der H- u. L-Ketten der Immunglobuline* (die fünf Immunglobulinklassen u. die Subklassen als isotypische Strukturvarianten). Die mit heterologen Antiseren erfaßbaren Epitope werden als isotypische Determinanten bezeichnet. Vgl. Allotypie, Idiotypie.

Iso|valerian|azid|ämie (Azid-*; -ämie*) f: (engl.) isovaleric acidaemia; autosomal-rezessiv erbl. Mangel an Isovaleryl-CoA-Dehydrogenase mit charakterist. sog. Schweißfußgeruch; Anstieg der Isovaleriansäure kann bei der akuten Form zu Ketoazidose, Erbrechen, Dehydratation u. Koma in den ersten Lebenstagen führen; bei der chron. Form Anfälle nach eiweißreicher Kost; sek. Anstieg der Glycinkonzentration (Hyperglycinämie*); **Ther.:** leuzinarme Diät.

Iso|valerian|säure: (engl.) isovaleric acid; charakterist. Bestandteil des Baldrians (Radix valerianae); verleiht den typ. Geruch.

Iso|vol|ämie (Iso-*; -ämie*) f: (engl.) isovolaemia; Konstanz des Blutvolumens, i. w. S. auch der Extrazellulärflüssigkeit; die Regulation erfolgt v. a. bei Abnahme des zirkulierenden Blutvolumens (wahrscheinlich vermittelt durch Dehnungsrezeptoren der Herzvorhöfe) über eine Freisetzung von ADH* (sog. nichtosmotische Stimulation, die u. U. Vorrang vor der eigentlichen Osmoregulation* zur Erhaltung der Isotonie* hat); vgl. Gauer-Henry-Reflex.

Isox|suprin (INN) n: p-Hydroxy-α-[1-(1-methyl-2-phenoxyethylamino)-ethyl]-benzylalkohol (IUPAC); Vasodilatator mit stimulierender Wirkung auf Betarezeptoren u. hemmender Wirkung auf Alpharezeptoren; **Verw.:** bei zerebralen u. peripheren Durchblutungsstörungen; **NW:** Muskeltremor, Unruhe, Herzklopfen, Herzrhythmusstörungen u. a.; **Kontraind.:** Thyreotoxikose, Kardiomyopathie, Tachykardie, Hypotonie u. a.

Iso|zytose (Iso-*; Zyt-*; -osis*) f: (engl.) isocytosis; Bez. f. normale, gleich große, rote Erythrozyten; Ggs. Anisozytose*.

ISTA: Abk. f. **I**sthmus**st**enose der **A**orta; s. Aortenisthmusstenose.

Isthm-: Wortteil mit der Bedeutung schmaler Zugang; von gr. ἰσθμός.

Isthmor|rhaphie (↑; Rhaph-*) f: s. Cerclage.

Isthmus (↑) m: Engpaß, verengte Stelle, schmale Verbindung. **I. aortae** (↑) m: Aortenenge; 3. Abschnitt des Aortenbogens, d. h. Endstrecke des Aortenbogens zw. Abgang der li. A. subclavia u. Einmündung des Ductus arteriosus (Übergang in d. absteigende Aorta). **I. faucium** (↑) m: die Rachenenge zw. Mundhöhle u. Rachen, durch d. Gaumenbögen gebildet. **I. glandulae thyroideae** (↑) m: Verbindungsstück der beiden Schilddrüsenlappen. **I. pro|statae** (↑) m: die beiden Seitenlappen verbindender Mittelteil der Prostata vor d. Urethra.

Isthmus|stenose (↑; Steno-*; -osis*) f: s. Aortenisthmusstenose.

Isthmus tubae auditivae (↑) m: Enge zw. knöchernem u. knorpeligem Teil der Ohrtrompete. **I. tubae uterinae** (↑) m: mediales enges Drittel des Eileiters. **I. uteri** (↑) m: s. Uterus.

Itai-Itai-Krankheit: (engl.) itai-itai disease; in Japan bei ca. 350 Personen beobachtete chron. Cadmiumvergiftung* (ca. 100 Todesfälle) nach Verseuchung von Getreide-, Reis- u. Gemüsefeldern durch cadmiumhaltige Bergwerkabwässer; **Klin.**: heftige Schmerzen im Rücken u. in den Schenkeln sowie Spontanfrakturen inf. Osteomalazie; labordiagnostisch Proteinurie, Glykosurie, Anstieg der Serumphosphatasen, Abfall des Serumphosphatspiegels sowie metabolische Azidose.

Iteration (lat. iteratio Wiederholung) f: stereotype Wiederholung von Lauten, Silben, Wörtern, Satzteilen bzw. Sätzen, auch von rhythmischen Bewegungen; s. Stereotypien.

Iterativ|bewegungen (↑): (engl.) iterative behaviour; ständig wiederholte Bewegungen (sog. Beschäftigungsunruhe); vgl. Stereotypien.

-itis: aus dem Griech. übernommene Endung mit der Bedeutung Entzündung.

ITN: Abk. f. **I**n**t**ubations**n**arkose; s. Narkose.

Ito-Nävus (Nävus*) m: s. Mongolenfleck.

Ito-Syn|drom (M. I., zeitgen. Dermat., Japan) n: syn. Incontinentia* pigmenti achromians.

Ito-Zellen (↑; Zelle*): (engl.) Ito cells; fettspeichernde interstitielle Zellen der Leber; vgl. Fettleber.

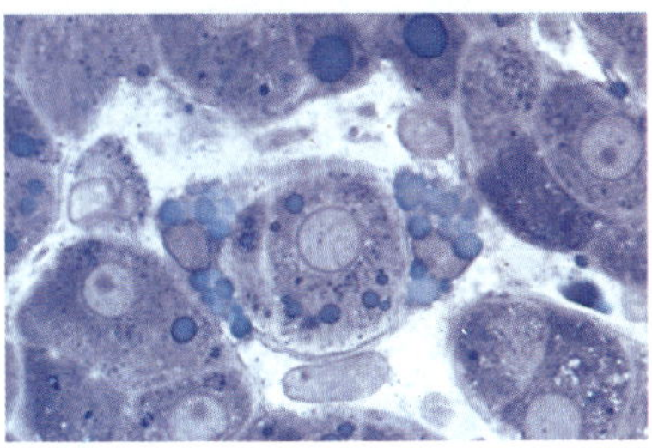

Ito-Zellen, Leberhistologie [62]

ITP: Abk. f. **1. I**nosin**t**ri**p**hosphat; **2. i**diopathische **t**hrombozytopenische **P**urpura; s. Werlhof-Krankheit.

Itra|conazol (INN) n: (±)-1-sec-Butyl-4-{4-[4-(4-{[(2R,4S)-2-(2,4-dichlorphenyl)-2-(1,2,4-triazol-1-ylmethyl)-1,3-dioxolan-4-yl]methoxy}-phenyl)-1-piperazinyl]-phenyl}-4,5-dihydro-1,2,4-triazol-5-on (IUPAC); orales Antimykotikum; Verw.: bei schweren Dermatophytosen, die einer externen Behandlung nicht ausreichend zugänglich sind; vgl. Antimykotika.

IU: Abk. f. (engl.) **i**nternational **u**nit, internationale Einheit (I.E.); z. B. für die Enzymaktivität: 1 IU ist diejenige Enzymmenge, die unter definierten Bedingungen die Umwandlung von 1 µmol Substrat/min katalysiert (Definition der Enzymkommission der Internationalen Union f. Biochemie). Vgl. Katal.

IUD: Abk. f. (engl.) **i**ntra**u**terine **d**evice; s. Intrauterinpessare.

IUP: Abk. f. **I**ntra**u**terin**p**essar.

IUPAC: Abk. f. (engl.) **I**nternational **U**nion of **P**ure and **A**pplied **C**hemistry, Internationale Union für Reine u. Angewandte Chemie (Basel). Vgl. Generic name.

iuxta (lat.): auch: juxta; neben, daneben.

i. v.: Abk. f. **i**ntra**v**enös.

Ivemark-Syn|drom (Björn I., zeitgen. Päd., Stockholm) n: syn. Milzagenesiesyndrom; kombiniertes Fehlbildungssyndrom mit fehlender Milzanlage, Lageanomalien der Eingeweide (typ. ist der partielle od. komplette Situs inversus) u. versch. häufig zyanotischen Angiokardiopathien; **Urs.**: wahrscheinl. pränatale Schädigung zw. dem 31. u. 36. Tag der Embryogenese; autosomal-rezessive Vererbung vereinzelt beobachtet; **Klin.**: bereits im Neugeborenenalter Zyanose; **Diagn.**: röntg. z. B. Mittelständigkeit od. Rechtslage des Magens; im Blutausstrich intraerythrozytäre Jolly-Körperchen u. Heinz-Innenkörperchen; **Progn.**: 80% der Kinder sterben im 1. Lebensjahr.

Iver|mectin (INNv) n: Anthelmintikum m. breitem Wirkungspektrum geg. Nematoden, bes. geg. Onchocerca* volvulus; gehört zu einer Gruppe makrocycl. Lactone, die von Streptomyces avermitilis gebildet werden.

IVF: Abk. f. **I**n*-**v**itro-**F**ertilisation.

Ixodes (gr. ἰξός Mistel) m: Gattung der Schildzecken; s. Zecken.

I-Zell-Krankheit (Zelle*): (engl.) I-cell disease; syn. Leroy-Syndrom; Mukolipidose Typ II mit Mangel an N-Acetyl-Glukosamin-Phosphotransferase u. Speicherung von Dermatansulfat in Fibroblasten; autosomal-rezessiver Erbgang; **Histopathol.**: Einschlüsse in Fibroblasten u. Leukozyten; **Klin.**: ähnlich den Mukopolysaccharid*-Speicherkrankheiten. Vgl. Mukolipidosen.

IZR: Abk. f. **I**ntra**z**ellulär**r**aum*.

J

J: **1.** früheres chem. Symbol f. Jod; s. Iod; **2.** (physik.) Abk. f. Joule*.

Jaborandi|blätter: Folia* Jaborandi.

Jaboulay-Winkelmann-Operation (Mathieu J., Chir., Lyon, 1860-1913; W. Karl W., Chir., Barmen, 1863-1925) **f:** Operation einer Hydrozele* ohne Resektion des Hydrozelensacks; Eröffnung der Zystenwand, Umschlagen auf die Rückseite von Hoden u. Samenstrang, Vernähung u. Befestigung an d. Rückwand des Skrotums.

Jaccoud-Zeichen (Sigismond J., Arzt, Paris, 1830-1913)**:** (engl.) Jaccoud's sign; systol. Einziehungen in d. Herzgegend bei Accretio* pericardii.

Jacket|krone (engl. jacket Umhüllung)**:** Porzellan- od. Kunststoffkrone, die dem stufenförmig abgeschliffenen Zahnstumpf wie ein Mantel aufgesetzt wird; natürl. Aussehen.

Jackson-Anfall (John H. J., Neurol., London, 1834-1911)**:** tonische Verkrampfung od. Myoklonie, die meist an distalen Extremitätenabschnitten beginnt u. sich nach proximal ausbreitet; auch Beginn im Gesicht möglich; s. Epilepsie.

Jackson-Lagerung (Chevalier J., Laryngologe, Philadelphia, 1865-1958)**:** (engl.) Jackson's position; Lagerung des Kopfes zur Intubation* (sog. Schnüffelstellung) mit Anheben des Kopfes (durch ca. 10 cm hohes Intubationskissen) u. Überstreckung im Atlanto-Okzipitalgelenk; führt zur Begradigung der von den Schneidezähnen zur Epiglottis verlaufenden Achse.

Jackson-Syn|drom (John H. J., Neurol., London, 1834-1911) **n:** s. Hirnstammsyndrome (Tab.).

Jacob-Monod-Schema (François J., Genet., Paris, geb. 1920) **n:** Modell zur Erklärung der Genregulation* mit einer funkt. Einteilung der DNA in Strukturgene, Operatorgene u. Regulatorgene.

Jacobson-Ana|stomose (Ludwig L. J., Anat., Kopenhagen, 1783-1843; Anastomose*) **f:** (engl.) Jacobson's nerve; Verbindung des Ganglion inferius des N. glossopharyngeus mit d. Ganglion oticum über den N. tympanicus u. seine Fortsetzung, den N. petrosus minor; führt parasympath. Fasern für d. Glandula parotis.

Jacobson-Organ (↑) **n:** (engl.) Jacobson's organ; rudimentäres, bei manchen Säugetieren stark ausgebildetes Geruchsorgan (**Organon vomeronasale**), das am vorderen unteren Abschnitt des Nasenseptums liegt.

Jacod-Syn|drom (Maurice J., frz. Neurol., geb. 1880) **n:** unilateraler Ausfall der Hirnnerven II-VI v. a. inf. von Epipharynxtumoren*, die die Schädelbasis infiltrieren.

Jactatio capitis nocturna (lat. iactatio Werfen, Schütteln; caput, capitis Kopf; nocturnus nächtlich) **f:** Bez. für v. a. im Einschlafstadium auftretendes rhythmisches Kopfdrehen, das als lustbetonte Bewegung od. Selbststimulation bei sensorischer Deprivation* interpretiert wird; **Vork.:** v. a. im Kleinkindesalter, evtl. in Zus. mit frühkindlichem Hirnschaden, geistiger Behinderung, Hospitalismus; **cave:** Verletzungsgefahr; **DD:** Tic, Stereotypien, Myoklonien. Vgl. Jaktation.

Jactatio corporis nocturna (↑; Corpus*; ↑) **f:** Bez. für v. a. im Einschlafstadium auftretende Körperbewegungen; vgl. Jactatio capitis nocturna.

Jadassohn-Krankheit (Josef J., Dermat., Bern, 1863-1936)**:** syn. Granulosis* rubra nasi.

Jadassohn-Lewandowsky-Syn|drom (↑; Felix L., Dermat., Basel, 1879-1921) **n:** syn. Pachyonychia* congenita.

Jaffé-Lichtenstein-Syn|drom (Henry L. J., Pathol., New York, 1896-1970; Louis L., Pathol., Los Angeles, 1906-1977) **n:** (engl.) Jaffé-Lichtenstein disease, polyostotic fibrous dysplasia; syn. Osteodystrophia fibrosa unilateralis, Osteofibrosis deformans juvenilis, (poly- u. monoostotische) fibröse Dysplasie; meist einseitige u. lokalisierte Störung der Knochenentwicklung inf. fibröser Dysplasie (Ersatz des Knochenmarks durch zellarmes, faserreiches Bindegewebe); Beginn zw. dem 5. u. 15. Lj., schubweiser Verlauf; **Sympt.:** Knochenschmerzen, Knochenverbiegungen, u. U. Spontanfrakturen; **Rö.:** Auftreibung der Plattknochen, Ausweitung u. Spongiosierung der Dia- u. Metaphysen der langen Röhrenknochen (bes. Femur u. Humerus), exzentrische Kompakta-Atrophie, Pseudozystenbildung; labordiagn. Calcium- u. Phosphatspiegel im Serum normal. Vork. oft in Komb. mit Pigmentstörungen der Haut, Pubertas praecox u. a. endokrinen Störungen (McCune*-Albright-Syndrom).

Jaffé-Probe (Max J., Int., Pharmak., Königsberg, 1841-1911)**:** (engl.) Jaffé reaction; Methode der Kreatininbestimmung*; alkalisierte Kreatininlösung zeigt nach Zusatz v. Pikrinsäure eine deutl. rubinrote Färbung, deren Intensität proportional zur Kreatininkonzentration ist.

Jagd|hund|lage: s. Chien-de-fusil-Stellung.

Jakob-Creutzfeldt-Erkrankung (Alfons J., Neurol., Hamburg, 1884-1931)**:** s. Creutzfeldt-Jakob-Krankheit.

Jaksch-Hayem-Syn|drom (Rudolf Ritter von J.-Wartenhorst, Int., Prag, Wien, 1855-1947; Georges H., Int., Paris, 1841-1933) **n:** syn. Ziegenmilchanämie*.

Jaktation (lat. iactatio Werfen, Schütteln) **f:** (engl.) jactation; Hin- u. Herwälzen des Kopfs od. des Körpers als Bewegungsstereotypie; s. Jactatio capitis nocturna, Jactatio corporis nocturna; **DD:** Gilles*-de-la-Tourette-Syndrom.

Jalousie|plastik (-plastik*) **f:** s. Thorakoplastik.

Jamais vu (frz. nie gesehen)**:** Entfremdungserlebnis gegenüber der vertrauten Umwelt; z. B. als Aura vor fokalen Anfällen; vgl. Epilepsie, Déjà-vu-Erlebnis.

James-Box-Versuch: sog. Stufentest als orientierende Kreislauffunktionsprüfung unter Belastung, wobei die bis zum Auftreten einer Dyspnoe in von einem Metronom vorgegebenem Rhythmus (80/min) erstiegene Anzahl von Stufen (Höhe 25 cm) ermittelt wird (normal 80 Stufen in 4 Min.).

James-Bündel: (engl.) James bundle; akzessorische Reizleitungsbahn als Verbindung zw. dem posterioren, internodalen, intraatrialen Reizleitungssystem u. den tiefen Anteilen des AV-Knotens od. des His-Bündels; vgl. Präexzitationssyndrom.

Jangtse-Fieber: s. Schistosomiasis.

Jansen-Ritter-Radikal|operation (Albert J., Otol., Berlin, 1859-1933) **f:** s. Stirnhöhlenoperation.

Jansky-Bielschowsky-Krankheit (Jan J., Serol., Prag, Baltimore, 1873-1921; Max B., Neuropathol., Berlin, 1869-1940): spätinfantile Form der Zeroidlipofuszinose*.

Janusgrün-Färbung: (engl.) Janus green (B) stain; Färbemethode der Supravitalfärbung zur Darstellung von Mitochondrien; z. B. in Lymphozyten.

Jargon m: sinnlose u. unverständliche Aneinanderreihung von Wörtern u. Redefloskeln (semantischer J.) od. von Lauteinheiten (phonematischer J.) bei erhaltenem Sprechvermögen; **Vork.:** z. B. bei (sensorischer) Aphasie*; vgl. Paraphasie.

J

Jarisch-Herxheimer-Re|aktion (Adolf J., Physiol., Wien, Innsbruck, 1891-1965; Karl H., Dermat., Frankfurt a. M., 1861-1944) **f:** (engl.) Herxheimer's reaction; Reaktion auf Toxine, die durch den Zerfall v. Treponema pallidum nach der ersten Inj. eines Antibiotikums, z. B. Penizillin, frei werden; Temperaturerhöhungen, Verschlimmerung (od. Auftreten noch nicht sichtbar gewesener) klin. Erscheinungen bes. bei Frühsyphilis. Ähnliche Reaktionen können b. Chemotherapie von Typhus abdominalis u. Leptospirosen auftreten.

JBE-Virus (Virus*) **n:** (engl.) JBE virus; Abk. f. Japanese-**B**-**E**ncephalitis-Virus; s. B-Enzephalitis, japanische.

J-Chain (engl.) **n:** s. J-Kette.

JC-Virus (Virus*) **n:** (engl.) JC virus; s. Polyomavirus.

Jeans-Krankheit: durch Tragen sehr enger Hosen (Jeans) hervorgerufene Meralgia* paraesthetica.

Jecur (lat. iecur) **n:** Leber*.

JEE-Virus (Virus*) **n:** (engl.) JEE virus; Abk. f. Japanese-**E**-**E**ncephalitis-Virus; s. B-Enzephalitis, japanische.

Jefferson-Fraktur (Sir Geoffrey J., britischer Chir., geb. 1886; Fraktur*) **f:** (engl.) Jefferson fracture; Berstungsfraktur des Atlas* (Massae laterales) mit Ruptur des Lig. transversum u. Subluxation inf. axialer Gewalteinwirkung, evtl. mit neurol. Ausfällen; **Ther.:** ggf. Extension mittels Haloextension od. Crutchfield-Klemme, Gipskrawatte; vgl. Schädelfrakturen.

Jeghers-Syn|drom (Harold J., Int., Boston, geb. 1904) **n:** s. Peutz-Jeghers-Syndrom.

jejunalis (lat. ieiunus mit leerem Magen): zum Jejunum* gehörig.

Jejunitis (↑; -itis*) **f:** Entzündung des Jejunums; **Vork.:** bei Gastroenteritis u. als isoliertes Krankheitsbild (nekrotisierende J.) mit bedrohl. Symptomen (schwere Darmkoliken, Ileus, Peritonitis).

Jejuno|ileo|stomie (↑; Ile-*; -stomie*) **f:** (engl.) jejuno-ileostomy; Enteroanastomose* zw. Jejunum u. Ileum; ggf. nach Tumorresektion od. als kaum gebräuchl. Meth. zur Gewichtsreduktion i. S. einer Dünndarmausschaltung bei extremer Fettsucht.

Jejuno|plicatio (↑; lat. plicare zusammenfalten) **f:** syn. Jejunoplikation; op. Verfahren zur Sicherung der ösophagojejunalen Anastomose, d. h. zur Verhinderung einer postop. auftretenden Nahtinsuffizienz nach Gastrektomie* u. Ersatzmagenbildung*, durch Umhüllung der Ösophagojejunostomie mit dem überstehenden proximalen Dünndarmschenkel.

Jejuno|stomie (↑; -stomie*) **f:** s. Enterostomie.

Jejunum (↑) **n:** Leerdarm; an d. Zwölffingerdarm anschließender Teil des Dünndarms mit hohen Kerckring*-Falten u. schlanken Zotten. Vgl. Darm.

Jellinek-Zeichen (Stefan J., Pathol., Wien, 1871-1964): (engl.) Jellinek's sign; Pigmentation der Augenlider bei Hyperthyreose*.

Jendrassik-Hand|griff (Ernö J., Int., Budapest, 1858-1921): (engl.) Jendrassik's manœuvre; Methode zur Reflexbahnung* bei Prüfung der Muskeleigenreflexe an den Beinen, wobei der Pat. die Arme bei ineinandergehakten Fingern aktiv auseinanderzieht; wahrscheinlich führen die aus den oberen Extremitäten stammenden afferenten Impulse zu einer Steigerung der Impulsfrequenz am gammamotorischen System der Beinmuskulatur.

Jenner-Pockenimpfung (Edward J., Arzt, Berkeley, 1749-1823): s. Schutzimpfung.

Jerne-Technik (Niels K. J., Immun., Frankfurt a. M.) **f:** s. Plaque-Test.

Jervell-Lange-Nielsen-Syn|drom (Anton J., zeitgen. Int., Oslo; Fred L.-N., zeitgen. Int., Tönsberg) **n:** syn. kardioauditives Syndrom, surdokardiales Syndrom; seltenes, autosomal-rezessiv erbl. Syndrom mit synkopaler Herzfunktionsstörung bei abnormer Verlängerung des QT-Intervalls im EKG u. angeb. Innenohrschwerhörigkeit; **Sympt.:** bereits im Kleinkindesalter Neigung zu Ohnmachtsanfällen bei körperlicher od. psychischer Belastung, die zu plötzlichem Herztod inf. Kammerflimmern führen können; **Diagn.:** im EKG erhebliche Verlängerung des QT-Intervalls; **Ther.:** Versuch mit Phenytoin u. Betarezeptorenblockern; **DD:** Romano*-Ward-Syndrom als Variante ohne Schwerhörigkeit mit autosomal-dominantem Erbgang.

Jet lag (engl.) **n:** s. Dysrhythmie.

Jet-wash-Technik: Methode zur Diagn. des symptomlosen Korpuskarzinoms*; Spülung der Uterushöhle u. Lavagezytologie*. Bei Nachw. von karzinomverdächtigen Zellen muß eine diagn. Kürettage* angeschlossen werden. **Cave:** Ein negativer zytol. Befund schließt d. Vorliegen eines Karzinoms nicht aus! Vgl. Zytodiagnostik.

Jitter (engl. zittern) **n: 1.** bei Einzelfaserelektromyographie* nachweisbare zeitl. Differenz zw. den nach einem nervalen Erregungsimpuls ableitbaren Aktionspotentialen der zu einer motorischen Einheit* gehörenden Muskelfasern mit einer Schwankungsbreite von ca. 20 µsec. (s. Abb.); erhöhte Jitterwerte weisen auf eine Störung der Impulsübertragung hin, z. B. bei Myasthenia gravis pseudoparalytica; **2.** Schwanken der Grundfrequenz im Stimmsignal; meist unregelmäßige Kurzzeitvariation der Periodenlänge zw. aufeinanderfolgenden glottalen Schwingungsperioden in gehaltenen od. langen Vokalen.

Jk: (serol.) Symbol der Kidd*-Blutgruppen.

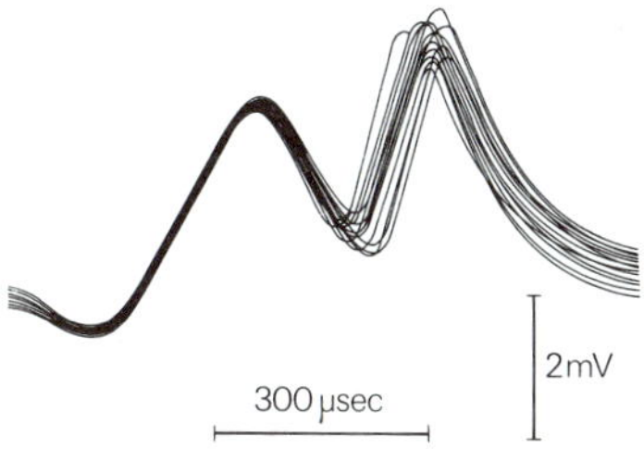

Jitter [291]

J-Kette: (engl.) joining chain, j-chain; Polypeptid (MG etwa 15 000), das die Untereinheiten des (pentameren) IgM* u. des (dimeren) sekretorischen IgA* sowie dessen Polymere im Serum verbindet; wird von den Plasmazellen synthetisiert u. ist wahrscheinl. an dem vor Sekretion der Immunglobuline stattfindenden Polymerisationsprozeß beteiligt.

JNA: Abk. f. **J**enaer **N**omina **A**natomica (1935); heute international gültig: PNA*; vgl. BNA.

Jobert-Grube (Antoine J. J. de Lamballe, Chir., Paris, 1799-1867)**:** (engl.) Jobert's fossa; Muskellücke an d. Innenseite des Oberschenkels zw. M. adductor magnus einerseits, M. sartorius u. M. gracilis andererseits; markiert hohe Unterbindungsstelle der A. poplitea

Joch|bein: Os* zygomaticum.

Joch|bogen|ab|szeß (Abszeß*) m**:** s. Zygomatizitis.

Jod n**:** ältere Bez. f. Iod*.

Johannis|kraut: s. Herba Hyperici.

Johnson-Syn|drom (1. Frank C. J., amerikan. Päd., 1894-1934; 2. Frank B. J., Pathol., Washington, geb. 1919) n**:** **1.** (dermat.) Stevens*-Johnson-Syndrom; **2.** (int.) Dubin*-Johnson-Syndrom.

Jolly-Körperchen (Justin M. J., Histol., Paris, 1870-1950)**:** (engl.) Howell-Jolly bodies; syn. Howell-Jolly-Körperchen; meist einzelner kleiner Kernrest in Erythrozyten (ca. 0,5 µm großes

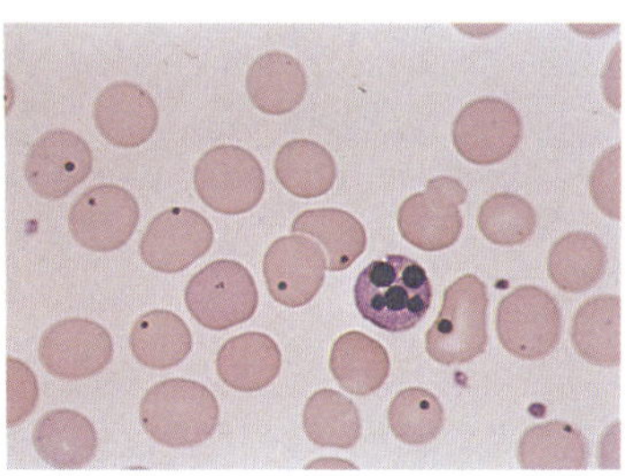
Jolly-Körperchen:
Blutausstrich (Pappenheim-Färbung); intraerythrozytär gelegene, homogen-basophile Granula [181]

punktförmiges, meist exzentrisch gelegenes Gebilde); **Vork.:** nach Splenektomie, bei Hyposplenismus, bei hämolyt. u. megaloblast. Anämien.

Jones-Kriterien (Dukett T. J., zeitgen. Kardiol., Boston) n pl**:** (engl.) Jones diagnostic criteria; mehr od. weniger aussagekräftige klin. u. paraklin. Parameter, durch deren kombiniertes Auftreten ein rheumatisches Fieber* diagnostiziert werden kann. Das Zusammentreffen zweier primärer od. eines primären u. zweier sekundärer Kriterien bedeutet, daß höchstwahrscheinlich ein rheumatisches Fieber* vorliegt.

Jones-Kriterien
Kriterien zur Diagnostik des rheumatischen Fiebers

Primäre Kriterien
Herzbeteiligung (Karditis)
Chorea minor
Polyarthritis
Noduli rheumatici
Erythema anulare

Sekundäre Kriterien
Fieber
vorausgegangenes rheumatisches Fieber
vorausgegangene Angina mit betahämolysierenden Streptokokken od. stark erhöhter Antistreptolysintiter
erhöhte BKS, C-reaktives Protein, Leukozytose
PQ-Verlängerung im EKG

Jones-Mote-Re|aktion f**:** (engl.) Jones-Mote reaction, delayed type hypersensitivity reaction; syn. kutane basophile Überempfindlichkeit; IgE-abhängige, lokale Entzündungsreaktion der Haut (v. a. Infiltration mit basophilen Granulozyten unterhalb der Epidermis), die 24 Stunden nach (erneutem) Antigenkontakt ihren Höhepunkt erreicht; Spätreaktion der Allergie* vom Soforttyp.

Jordans-An|omalie (Anomalie*) f**:** (engl.) Jordans' anomaly; seltene, familiär gehäuft auftretende Anomalie der Leukozyten (Granulozyten, Monozyten u. gelegentl. auch der Lymphozyten) mit Vork. zahlreicher lipidhaltiger Vakuolen im Zytoplasma.

Josa|mycin (INN) n**:** Antibiotikum aus Kulturen v. Streptomyces narbonensis var. josamyceticus; Verw.: s. Makrolid-Antibiotika.

Joseph-Krankheit: syn. Machado*-Krankheit.

Joubert-Syn|drom (Marie J., zeitgen. Ärztin, Montreal) n**:** autosomal-rezessiv erbl. Erkr. mit Hypo- bzw. Aplasie des Vermis cerebelli, Tachydyspnoe, Entwicklungsretardierung sowie z. T. unerwarteten Todesfällen im Kleinkindesalter; vgl. Tod, plötzlicher im Kindesalter.

Joule (James J., engl. Physiker, 1818-1889) n**:** Kurzzeichen J; abgeleitete SI-Einheit der Arbeit, Energie u. Wärmemenge:

1 J = 1 N × m (Newton × Meter)
= 1 V × A × s (Volt × Ampere × Sekunde)
= 1 W × s (Watt × Sekunde) = 0,239 cal.

Der Zusammenhang mit der atomphysik. Einheit Elektronenvolt* (eV) ist:

1 eV = 1,602 × 10^{-19} J.

J. ist ferner die Maßeinheit des chem. Nährwerts*. Vgl. Einheiten.

J-Punkt: Abk. f. (engl.) **j**unctional point, Übergangspunkt; im EKG der Endpunkt des QRS-Komplexes u. Beginn der ST-Strecke.

J-Re|zeptoren (Rezeptoren*) m pl**:** s. Rezeptoren, **j**uxtakapilläre.

Juck|reiz: s. Pruritus.

Jüngling-Krankheit (Otto A. J., Chir., Tübingen, Flensburg, 1884-1944)**:** syn. Ostitis* multiplex cystoides Jüngling.

Jürgens-Syn|drom (Rudolf J., Hämat., Berlin, Basel, 1898-1961) n: s. Willebrand-Jürgens-Syndrom.

Juga alveolaria (Jugum*; lat. alveolus kl. Mulde) n pl: durch d. Zahnwurzeln bedingte Erhabenheiten an d. Außenseite des Ober- u. Unterkiefers.

Jugend|arbeits|schutz|gesetz: vom 12. 4. 1976 (BGBl. I S. 965); danach sind verboten: Kinderarbeit, Nacht-, Akkord- u. tempoabhängige Arbeiten sowie gefährl. Arbeiten mit schädl. Einwirkungen v. Lärm, Erschütterungen, Strahlen od. v. giftigen, ätzenden od. reizenden Stoffen. Arbeitszeit, Pausen, Urlaub werden geregelt. Es sind ärztl. Untersuchungen vorgeschrieben.

jugularis (lat. iugulum Schlüsselbein): zur Drosselgrube (zur vorderen Halsseite) gehörend.

Jugularis|punktion (↑; Punktion*) f: perkutane Punktion der V. jugularis interna zum Einführen eines Kavakatheters*; geringere Komplikationsrate als bei Subklaviapunktion*.

Jugulum (↑) n: Drosselgrube.

Jugum (lat. iugum) n: Joch, Erhebung.

Juhel-Renoy-Syn|drom (Jean E. J.-R., frz. Arzt, 1855-1894) n: s. Nierenrindennekrose.

Juliusberg-Krankheit (Fritz J., Dermat., Braunschweig, geb. 1872): s. Pityriasis lichenoides.

Junctura (lat. iunctura) f: Verbindung.

Junctura cartilaginea (↑) f: knorpelige Verbindung; s. Synchondrose, Symphyse.

Jungfern|häutchen: (anat.) Hymen*.

Junin-Virus (Virus*) n: zur Gattung der Tacaribe*-Viren gehörender Err. des argentinischen hämorrhagischen Fiebers*; s. Arbovirosen (Tab.).

Junktions|nävus (lat. iunctio Verbindung; Nävus*) m: s. Nävuszellnävus.

juvans (lat. iuvare helfen): helfend, heilend.

juvenil (lat. iuvenilis): jugendlich.

Juxta|position (lat. iuxta daneben, nahe dabei; positio Stellung, Lage) f: Anlagerung; z. B. bei Steinbildung.

K

K: Symbol f. **1.** (chem.) Kalium*; **2.** (serol.) Kell*-Blutgruppen.

Kabat-Methode f: (engl.) Kabat's method; krankengymnastische Behandlung mit Bewegungsbahnung unter Nutzung der Haltungs- u. Stellreflexe u. der reziproken Innervation.

Kabuki-make-up-Kom|plex (lat. complexus Umfassen) m: Fehlbildungskomplex unklarer Ätiol. mit langen Augenlidspalten u. Ektropion im lateralen Drittel der Unterlider, großen, dysplastischen abstehenden Ohrmuscheln, sekundärem Minderwuchs u. geistiger Retardierung.

Kachektin n: s. Tumor-Nekrose-Faktor.

Kach|exie (gr. καχεξία schlechter Zustand) f: (engl.) cachexia; sog. Auszehrung; allg. Atrophie* mit Abnahme des Körpergewichts um mehr als 20% des Sollgewichts; **Vork.:** z. B. bei verminderter Nahrungsaufnahme, Malabsorption od. Maldigestion, Stoffwechselstörungen, chron. Infektionskrankheiten, Alkoholkrankheit, Anorexie, Erkr. an malignen Tumoren. Vgl. Protein-Energie-Mangelsyndrome.

Kadaverin (lat. cadaver, cadaveris Leiche) n: (engl.) cadaverine; $H_2N—(CH_2)_5—NH_2$, Pentamethylendiamin; entsteht aus Lysin bei d. Eiweißfäulnis*; eines der sog. Leichengifte; s. Ptomaine.

Kadaver|re|aktion (↑) f: (engl.) cadaver-type reaction; Abnahme der elektr. Erregbarkeit geschädigter Muskeln für faradischen u. galvanischen Strom.

Kadaver|stellung (↑): s. Kehlkopflähmung.

Kader-Fistel (Bronislaw K., Chir., Breslau, 1863-1937; Fistel*) f: (engl.) Kader's fistula; op. angelegte äußere Magenfistel* nach Gastrostomie* mit Bildung eines senkrechten Kanals durch Einnähen eines Schlauchs mit drei ca. 1 cm voneinander entfernten Tabakbeutelnähten; die erstgelegte Naht wird durch d. folgende eingestülpt; vgl. Witzel-Fistel.

Kadmium n: Cadmium*.

Kälte|ag|glutinin|krankheit (Agglutination*): (engl.) cold agglutinin disease; syn. Acrocyanosis haemopathica Frank; durch Kältehämagglutinine* hervorgerufene hämolytische Anämie*; **Klin.:** Blässe u. Zyanose (evtl. Nekrose) der Akren insbes. bei niedriger Umgebungstemperatur, kälteinduzierte Hämoglobinurie*, evtl. leichter Ikterus u. Hepatosplenomegalie; als Zeichen der meist nur geringen, in der kalten Jahreszeit oft stärker ausgeprägten normochromen Anämie Erhöhung der Retikulozyten* im Blut u. gesteigerte Erythropoese* im Knochenmark; **Formen:** **1.** chronische idiopathische K. (häufigste Form); **2.** chronische sekundäre K. in Zus. mit malignen lymphoproliferativen Erkr. (z. B. malignes Lymphom); **3.** akute (passagere) K. nach Mykoplasmenpneumonie u. (selten) Mononucleosis infectiosa; **Diagn.:** Nachweis eines erhöhten Kälteagglutinintiters (meist um 1 : 30 000), indirekter Antiglobulintest* mit sensibilisierten Erythrozyten positiv, in der Immunelektrophorese evtl. deutlicher M*-Gradient; **cave:** wegen der Verstärkung der Hämolyse u. des möglichen Auftretens von Kompl. (v. a. Gangrän der Akren) ist Kälteexposition unbedingt zu vermeiden!

Kälte|an|ästhesie (Anästhesie*) f: (engl.) cryoanaesthesia; wegen der u. U. auftretenden Gewebeschäden nicht mehr gebräuchl. Form der Lokalanästhesie mit Kohlensäureschnee od. Chloräthyl.

Kälte|angiitis (Angio-*; -itis*) f: (engl.) cold induced angiitis; durch lokale Gefäßwandschäden inf. eines Kältetraumas (ab einer Erfrierung 2. Grades) verursachte (obliterierende) Angiitis v. a. an Haut- u. peripheren (akralen) Gefäßen. Vgl. Kälteagglutininkrankheit.

Kälte||anti|körper (Anti-*): s. Kältehämolysine, Kältehämagglutinine, Kryoglobuline. **K.bakterien** (Bakt-*) f pl: s. Psychrobakterien. **K.chirurgie** (Chirurgie*) f: s. Kryochirurgie. **K.drucktest** m: s. Cold-pressure-Test. **K.globuline** (Globuline*) n pl: s. Kryoglobuline.

Kälte|häm|ag|glutinine (Häm-*, Agglutination*) n pl: (engl.) cold haemagglutinins; komplette Antikörper* der Klasse IgM, die Erythrozyten bei Temp. um 4°C optimal, bei Körpertemperatur praktisch nicht agglutinieren; einige Blutgruppenantikörper sind K., z. B. Anti-I, Anti-i, Anti-A_1 (α1) u. Antikörper gegen die P-, MN-, Lu- u. Lewis-Blutgruppen; erhöhte Titer z. B. bei Lebererkrankungen, Inf. mit Trypanosomen, Malaria, hämolytischen Anämien, Leukämien u. bei Kälteagglutininkrankheit*.

Kälte|hämo|globin|urie, par|oxysmale (↑; Globin*; Ur-*) f: (engl.) paroxysmal cold haemoglobinuria; durch biphasische Kältehämolysine (Donath*-Landsteiner-Antikörper) verursachte, nach Kälteexposition auftretende (passagere) Hämolyse* mit Hämoglobinämie u. -urie, Schüttelfrost, Fieber u. diffusen Schmerzen; **Vork.:** seit dem Rückgang der tertiären Syphilis selten, tritt heute v. a. während akuter viraler Inf. (z. B. Masern, Parotitis epidemica) auf; **Diagn.:** Antikörpernachweis, Ehrlich-Fingerversuch.

Kälte|hämo|lysine (↑; Lys-*) n pl: (engl.) cold haemolysins; hämolysierende Kälteantikörper; als monothermische K. (Antikörperbindung u. komplementabhängige Hämolyse* bei gleicher Temp.) od. biphasische K. (Donath*-Landsteiner-Antikörper).

Kälte|pannikulitis (lat. panniculus Läppchen; -itis*) f: (engl.) cold panniculitis; syn. Adiponecrosis e frigore; 6-72 Std. nach stärkerer Kälteeinwirkung auftretende schmerzhafte, kissenartige Schwellungen (histol. lymphohistiozytäre Infiltrate in der Subkutis), die sich nach spätestens 3 Wo. vollständig zurückbilden; Vork. bes. bei Säuglingen u. Kleinkindern mit Lok. v. a. im Gesicht; **DD:** Kälteurtikaria. Vgl. Pannikulitis.

Kälte|schäden: (engl.) cold injuries; durch Einwirken von Kälte hervorgerufene Störungen; lokale K.: s. Erfrierung; K. bei allg. Unterkühlung: s. Hypothermie; bestimmte Erkr. mit individueller Disposition werden erst durch Kälteexposition ausgelöst: z. B. Kälteagglutininkrankheit, paroxysmale Kältehämoglobinurie. Vgl. Erkältungskrankheiten.

Kälte|urtikaria (Urtika*) f: (engl.) cold urticaria; Urticaria e frigore; durch Kälteeinwirkung hervorgerufene sog. physik. Urtikaria*; **Formen: 1.** Kältekontakturtikaria: Auftreten urtikarieller Exantheme innerh. von Min. bis Std. an Stellen, die mit kalten Gegenständen od. kaltem Wasser in Berührung gekommen sind; evtl. assoziiert mit Mononucleosis infectiosa, Myelom, Kryoglobulinämie u. a.; **2.** Kältereflexurtikaria: kleine Quaddeln an Körperstellen, die entfernt vom Kältekontakt liegen; **3.** familiäre K.: autosomal-dominant erbl., durch kalten Wind hervorgerufene, brennende Quaddelbildung mit Fieber, Leukozytose u. Arthralgie.

Kälte|verdünnungs|methode f: s. Thermodilution.

Käse|schmiere: Vernix* caseosa.

Käse|wäscher|lunge: exogen-allergische Alveolitis* durch Sensibilisierung gegen Schimmelpilzsporen (Penicillium casei) u. Milben*.

Kahler-Krankheit (Otto K., Int., Wien, Prag, 1849-1893): s. Plasmozytom.

Kahn|bauch: (engl.) scaphoid abdomen; kahnförmige aktive Einziehung der Bauchwand bei (fortgeschrittener) Meningitis*.

Kahn|bein: (engl.) 1. scaphoid bone, 2. navicular bone; **1.** Handwurzelknochen: Os scaphoideum; **2.** Fußwurzelknochen: Os naviculare. **K.bruch:** s. Navikularfraktur. **K.pseud|arthrose** (Pseud-*; Arthr-*; -osis*) f: s. Navikularfraktur.

Kahn|schädel: syn. Skaphozephalus; s. Stenozephalie.

Kahn|thorax (Thorax*) m: (engl.) scaphoid thorax; Kahnform des Brustkorbs bei Syringomyelie*.

Kaiser|schnitt: s. Schnittentbindung.

Kakao|butter: s. Butyrum Cacao.

Kak|idrosis (gr. κακός schlecht; Hidr-*; -osis*) f: übelriechende Schweißabsonderung; s. Bromhidrose.

Kako|geusie (↑; gr. γεῦσις Geschmack) f: subjektiv empfundener übler Geschmack; Vork. bei Zerebralsklerose.

Kak|osmie (↑; gr. ὀσμή Geruch) f: unangenehme Geruchstäuschung; s. Parosmie.

Kala-Azar f: syn. viszerale Leishmaniase; s. Leishmaniasen.

Kalabar-Beule: (engl.) Calabar swelling; sog. Kamerun-Beule; durch subkutane Wanderung von Loa* loa verursachte, ödematöse, juckende Schwellung, die sich nach wenigen Tagen zurückbildet und u. U. mit Fieber einhergeht; vgl. Loiasis.

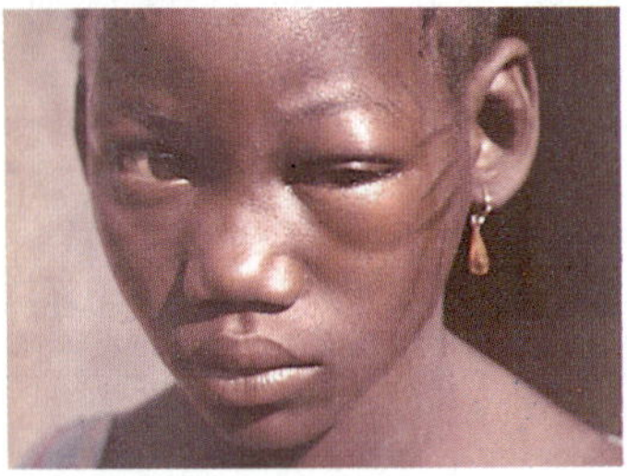

Kalabar-Beule:
periorbitale Schwellung bei Loiasis [194]

Kalabar-Bohne: (engl.) Calabar bean; Semen calabar (Gottesgerichtsbohne) von Physostigma venenosum; enthält Indolalkaloide (Physostigmin*).

Kalender|methode f: (engl.) Knaus-Ogino method; syn. Knaus-Ogino-Methode; Methode der natürlichen Kontrazeption*, basierend auf der Annahme der Ovulation* am 15. Tag (Knaus) bzw. zw. dem 12. u. 16. Tag (Ogino) vor Beginn der folgenden Menstruation* u. Berechnung der individuellen Empfängnisfähigkeit mit Hilfe eines Menstruationskalenders (einjährige Messung der Basaltemperatur); wenig zuverlässig (Pearl-Index: 14-38).

Kalibrierung: Abgleich von Meßinstrumenten od. Meßmitteln mit vorgegebenen Standards in regelmäßigen Abständen durch den Anwender; vgl. Eichgesetz.

Kali|ek|tasie (Calix*; -ektasie*) f: (engl.) caliectasy; Erweiterung eines Nierenkelchs inf. Stenose im Kelchhals, z. B. bei Nierentuberkulose; vgl. Kelchdivertikel.

Kali|lauge: KOH; wäßrige Lösung v. Kaliumhydroxid; nach DAB als 15%ige K. offizinell.

Kalium n: (engl.) potassium; chem. Element, Symbol K, OZ 19, rel. Atommasse 39,10; an der Luft unbeständiges, mit Sauerstoff u. Wasser heftig reagierendes einwertiges Alkalimetall (Schmelzpunkt 63,5°C), das (in Verbindungen) in den meisten Mineralien enthalten ist; wichtigstes Isotop: K-40. K. kommt im Organismus als wesentl. Elektrolyt in allen Zellen (Hauptkation des Intrazellulärraums), insbes. in Mitochondrien u. Ribosomen, vor; Erythrozyten enthalten bes. viel K. **Funktion:** Aufrechterhaltung des zellulären Ruhepotentials (s. Membranpotential) u. Beteiligung an den elektrischen Vorgängen in erregbaren Geweben (Nerven- u. Muskelgewebe); Kaliummangel führt zu Störungen der Erregungsleitung u. der Muskelkontraktion. K. ist außerdem für die Aufrechterhaltung des osmot. Drucks in der Zelle verantwortlich u. am Eiweißaufbau u. bei der Kohlenhydratverwertung beteiligt. **Bestimmung:** Nachweis z. B. mittels Spektralanalyse; quantitative Bestimmung z. B. mittels Flammenemissionsphotometrie*; fehlerhafte Bestimmung z. B. bei Untersuchung hämolyt. Seren od. Verwendung kaliumhaltiger Antikoagulanzien möglich. Vgl. Referenzbereiche (Tab.), Hyperkaliämie, Hypokaliämie, Elektrolythaushalt.

Kalium/Calcium-Quotient m: Verhältnis des Kaliums (ca. 5,0 mmol/l) zum Calcium (ca. 2,5 mmol/l) im Serum; Referenzwert um 2; Werte über 2 bei allergischen od. tetanischen Erkr.; bei Urämie kommen Werte über 4 vor.

Kalium|canrenoat (INN) n: 3-(17-Hydroxy-3-oxo-17α-pregna-4,6-dien-21-carbonsäure, K-Salz (IUPAC); Aldosteronantagonist zur kurzfristigen (parenteralen) Anw. bei Hyperaldosteronismus*; vgl. Spironolacton.

Kalium causticum fusum n: Kaliumhydroxid (KOH); Ätzmittel; s. Kalilauge.

Kalium|chlorid n: chem. Formel KCl; syn. Chlorkalium, Kalium chloratum; farbloses, in Wasser lösl. Pulver; Anw. bei Hypochlorämie u. Hypokaliämie, z. B. bei starkem Erbrechen u. Durchfällen; parenterale Gabe von KCl muß langsam u. unter Kontrolle von Plasmakonzentration u. EKG erfolgen.

Kalium|cyanid n: Cyankali (KCN); hochgiftiges, die Zellatmung behinderndes Kaliumsalz der Blausäure, zerfällt unter Bildung von HCN; vgl. Blausäurevergiftung.

Kalium|cyanid|test m: KCN-Test; Verf. zur Prüfung der Vermehrungsfähigkeit v. Bakt. in kaliumcyanidhaltigen Nährböden (z. B. gepuffertes Peptonwasser); meist Bestandteil der Bunten* Reihe.

Kalium|depot n: sog. trockenes Kalium; Kaliumbestandteile des Skeletts, die allerdings im Vergleich zu Natrium geringer sind u. deshalb keine nennenswerten Reserven darstellen u. eine drohende Hypokalie eines Organismus nicht verhindern können.

Kalium iodatum n: Kaliumiodid*.

Kalium|iodid n: Iodkalium, Kalium iodatum; Expektorans, auch zur Iodsubstitution.

Kalium-Kanal|öffner: Bez. f. Substanzen, die über eine Eröffnung der ATP-abhängigen K^+-Kanäle den Ca^{++}-Einstrom u. damit den Tonus v. a. der glatten Arteriolenmuskulatur vermindern; z. B. Diazoxid* u. Minoxidil*.

Kalium|mangel: s. Hypokaliämie.

Kalium|mangel|syn|drom n: s. Hypokaliämiesyndrom.

Kalium-Natrium-Ant|agonismus (Antagonismus*) m: reziproke Beziehung zw. Aufnahme bzw. Abgabe von Natrium* (wichtigstes extrazelluläres Kation) u. Kalium* (wichtigstes intrazelluläres Kation); erhöhte Na^+-Aufnahme führt zu negativer K^+-Bilanz u. umgekehrt; vgl. Aldosteron.

Kalium|per|manganat n: Kalium permanganicum, $KMnO_4$, übermangansaures Kalium; aufgrund seiner oxidierenden Wirkung Verw. als Antiseptikum (in 0,05-0,1%iger Lösung).

Kalix (lat. calix, calicis Becher) m: (engl.) calyx; Nierenkelch.

Kalk: (engl.) chalk; Calciumoxid (CaO), Ätzkalk, gebrannter K.; nicht korrekt werden oft auch andere Calciumsalze als K. bezeichnet. Vgl. Kalkmilch, Chlorkalk.

Kalk-: s. a. Calc-, Kalz-.

Kalkaneus (Calcaneo-*) m: Calcaneus, Fersenbein.

Kalkaneus|fraktur (↑; Fraktur*) f: s. Fersenbeinfraktur.

Kalkaneus|sporn (↑): (engl.) calcaneal spur; Fersensporn; ein- od. beidseitige, dornartige, knöcherne Ausziehung an der Unterseite des Tuber calcanei am Ansatz überbeanspruchter Sehnen u. Aponeurosenfasern (M. plantaris) od. bei Entzündung (z. B. Rheuma).

Kalk||galle: s. Porzellangallenblase. **K.gicht:** (engl.) calcium gout; Ablagerung von phosphorsaurem u. kohlensaurem (nicht harnsaurem) Calcium (nicht korrekt Kalk genannt) in d. Haut der Fingerspitzen; s. Kalkinfiltration. **K.in|farkt** (Infarkt*) m: (engl.) renal calcium deposits; Kalkablagerung im Bindegewebe der Nierenpapillen; ferner in Meibom-Drüsen.

Kalk|in|filtration (Infiltration*) f: (engl.) calcinosis; Kalzifikation, Kalzinose; Kalkablagerung in Geweben als regelmäßige, hormonal (Parathormon) bedingte Alterserscheinung durch Übergang lösl. Ca-Salze (kohlen-, phosphor-, milchsaures Calcium) in die unlösl. Ca-Salze der nicht flüchtigen Fettsäuren od. durch Ablagerung von unlösl. Ca-Salzen in abgestorbenem od. ungenügend ernährtem Gewebe, auch als Residualzustand nach Entzündungen, z. B. in Schwarten v. Pleura u. Perikard (Panzerherz).

Kalk|milch: (engl.) lime water; milchige Suspension von Calciumhydroxid (gelöschter Kalk, $Ca(OH)_2$) in Wasser; frisch zubereitete Mischung von 1 l K. (od. 2 l Löschkalkbrei) mit 3 l Wasser als offizinelles Desinfektionsmittel für die Grobdesinfektion (ist sofort zu verwenden).

Kalk|panzer|haut: s. Calcinosis cutis.

Kalk|seifen|stuhl: (engl.) putty stool; glaserkittähnl. Stuhlbeschaffenheit bei eiweißreicher, schlackenarmer Säuglingskost (viel Kuhmilch, wenig Kohlenhydrate; vgl. Milchnährschaden); die aus der Milch stammenden Fettsäuren bilden mit Calcium u. Magnesium Seifen (Gefahr des Calcium- u. Magnesiumverlustes). Vgl. Steatorrhoe.

Kalk|stick|stoff: Calciumcyanamid (CaN—C≡N); Düngemittel; Resorption von K. führt entw. direkt od. erst nach Aufnahme v. nur minimalen Mengen Alkohol (Alkoholintoleranz) zur sog. **Kalkstickstoffkrankheit** mit Blutandrang zum Kopf, Blutdruckabfall bis Kollaps, Herzklopfen, Schweißausbruch, Schwindel; **Ther.:** symptomat., Cysteininjektionen. Vgl. Acetaldehydsyndrom.

Kalk|verätzung am Auge: Kolliquationsnekrose durch Einwirkung von Calciumoxid (CaO) in fester od. gelöster Form (Kalkmilch) mit gefährlicher Tiefenwirkung; **Sympt.:** Rötung, Blasenbildung, Chemose, Nekrose, weißl. Hornhauttrübung (sog. gekochtes Fischauge) u. Hornhautperforation; **Ther.:** gründliches Ausspülen des Auges mit fließendem Wasser od. Pufferlösung; **Kompl.:** Linsentrübung, Fehlstellung der Lider durch Verwachsungen der Bindehaut. Vgl. Hornhautverätzung.

Kallidin n: aus Kallidinogen* hervorgehendes Plasmakinin; wirkt blutdrucksenkend, darm- u. uterusanregend; s. Kinine.

Kallidinogen n: Vorstufe des Kallidin*; in d. Alpha-2-Globulinfraktion des Plasmas.

Kallikrein n: Protease, die aus Kininogenen pharmak. aktive Kinine* freisetzt; **Vork.:** Speicheldrüse, Pankreas, Harn (glanduläres K.) u. Plasma; liegt im Plasma als inaktive Enzymvorstufe Präkallikrein (Fletcher*-Faktor) vor, das durch aktivierten Faktor XII (XIIa) zu K. umgewandelt wird; **Bestimmungsmethoden: 1.** biol. durch Muskelkontraktion; **2.** radioimmun. mit I-123-Bradykinin; **3.** Messung von Esterase-Aktivität; **4.** Bestimmung mit chromogenen Substraten; **therap. Einsatz** zur Behandlung von Fertilitätsstörungen beim Mann (Asthenozoospermie, Oligozoospermie).

Kallikrein|in|aktivator m: s. Aprotinin.

Kallikrein-Kinin-System n: Abk. KKS; Komponente der physiol. Blutdruckregulierung durch Kontrolle der Nierendurchblutung u. der Salz- u. Wasserausscheidung; enge Beziehungen zum Renin*-Angiotensin-Aldosteron-System u. zur Blutgerinnung*; Beeinflussung der Prostaglandinsynthese u. Beteiligung an der Entstehung von entzündl. u. allergischen Zuständen, Ödemen u. Schmerzen; bei Nierenparenchymerkrankungen ursächlich für die Entw. einer Hypertonie.

Kallmann-Syn|drom (Franz K., Psychiater, Berlin, New York, 1897-1965) n: syn. olfaktogenitales Syndrom*.

kallös (Kallus*): callosus, schwielig.

Kallus (lat. callus Schwiele) m: (engl.) callus; **1.** nach Knochenfraktur an d. Bruchstelle i. R. einer Sekundärheilung neu gebildeter Knochen; s. Frakturheilung; **2.** Hyperkeratose inf. fortgesetzten Reibens unter Druck; **Lok.:** bes. Handflächen, Fußsohlen.

Kalomel n: Hydrargyrum* chloratum mite.

Kalorie (lat. calor Wärme) f: (engl.) calorie; Kurzzeichen cal; nicht mehr zugelassene Einheit der Wärmemenge (Wärmeenergie); 1 cal ist die erforderl. Wärmemenge, um 1 g Wasser von 14,5°C auf 15,5°C zu erwärmen. Daneben gilt auch 1 cal = 1 kcal = 10^3 cal. Der Zusammenhang zw. SI-Einheit der Energie Joule (J) bzw. Wattsekunde (Ws) ist: 1 cal = 4,187 J = 4,187 Ws. Vgl. Wärmeäquivalent.

Kalorien|bedarf (↑): s. Säuglingsernährung, Grundumsatz.

Kalori|metrie (↑; Metr-*) f: (engl.) calorimetry; Messung v. Wärmemengen; z. B. Bestimmung der Verbrennungswärme, der spezif. Wärme; vgl. Grundumsatz. **K., direkte** (↑; ↑) f: (engl.) direct calorimetry; Bestimmung des Energieumsatzes* durch Messung der abgegebenen Wärmemenge. **K., in|direkte** (↑; ↑) f: (engl.) indirect calorimetry; Bestimmung des Energieumsatzes* durch Messung des Sauerstoffverbrauchs; s. Grundumsatz.

Kalotte f: Schädeldach.

Kaltenbach-Schema (Rudolf K., Gyn., Gebh., Gießen, Halle, 1842-1893) n: Schema zur graph. Aufzeichnung von Zeitpunkt, Dauer u. Stärke der Menstruationsblutung sowie z. Erfassung von Zyklusstörungen*.

Kalt|kaustik (Kaustik*) f: s. Elektrokoagulation; vgl. Kryochirurgie.

Kalt|licht: (engl.) cold light; Bez. f. Licht ohne wesentlichen Anteil an Infrarotstrahlung* (Wärmestrahlung); **Anw.:** z. B. im Endoskop*.

Kalt|stanz|technik f: s. Cold-punch-Methode.

Kalz-: s. a. Calc-, Kalk-.

Kalzi|fikation (Calc-*; lat. facere machen, tun) f: (engl.) calcification; Kalzifizierung; Kalkeinlagerung, Verkalkung; vgl. Mikroverkalkungen, Kalkinfiltration, Ossifikation, Kalziphylaxie.

Kalzi|phylaxie (↑; gr. φύλαξ Wächter, Hüter) f: (engl.) calciphylaxis; biol. Reaktionsform, in deren Verlauf Gewebeverkalkungen entstehen, wird im Tierversuch durch Einwirkung zweier pharmaz. od. mechan. Reize innerh. eines best. Zeitabschnitts hervorgerufen. Der erste Reiz ist eine mit dem Calciumstoffwechsel in Beziehung stehende Substanz (sensitizer, z. B. Parathormon, Vitamin D, Dihydrotachysterin); er bewirkt eine Calciummobilisierung. Der zweite Reiz löst d. selektive Gewebeverkalkung aus. Dies sind entweder pharmaz. Provokatoren (challenger, z. B. Eisen-Dextran, Eisen-Dextranchelat) od. mechan. Provokatoren (z. B. Haare ausreißen führt zur **externen K.**, d. h., es entstehen an den kahlen Stellen verknöcherte Kalkplatten). Dabei lassen sich nach Art des Provokators u. der Applikationsweise **lokale K.** od. bei intravenöser Gabe **systematisierte K.** (z. T. streng organ- bzw. gewebespezifisch) unterscheiden. K. wird als ein spez. Abwehrmechanismus angesehen.

Kalzi|tonin n: Calcitonin*.

Kalzium n: Calcium*.

Kambium|schicht (lat. cambiare wechseln, tauschen): innerste Osteoblastenwachstumsschicht des Periosts*.

Kamelo|zytose (Zyt-*; -osis*) f: s. Elliptozytose, hereditäre.

Kamerun-Beule: syn. Kalabar*-Beule.

Kamille f: (engl.) chamomile; Chamomilla; s. Flores Chamomillae.

Kammer|an|archie f: s. Torsade de pointes.

Kammer|automatie (Automatismen*) f: (engl.) ventricular automatism; Form des Herzautomatismus; Fähigkeit der Herzkammern zur selbständigen Kontraktion bei totalem AV-Block durch Aktivierung eines (tertiären) Reizbildungszentrums im Bereich des Kammermyokards (Ersatzrhythmus) mit völliger Dissoziation zw. Vorhof- u. Kammertätigkeit; im EKG schenkelblockartige Deformierung der Kammeranfangskomplexe, niedrige Herzfrequenz (um 35/min); große Blutdruck-Amplitude.

Kammer|flattern: (engl.) ventricular flutter; sehr rasche Folge relativ regelmäßiger Herzkammeraktionen mit einer Frequenz von 220-350/min; **Ther.:** bei Pat. mit tastbarem Puls u. ohne Bewußtseinsverlust Lidocain i. v.; ansonsten wie bei Kammerflimmern*.

Kammer|flimmern: (engl.) ventricular fibrillation; asynchrone Aktionen der Herzmuskelzellen mit einer Frequenz von 350-500/min ohne effektive Auswurfleistung (funkt. Herz*-Kreislauf-Stillstand), z. B. nach Herzinfarkt; kann sich aus allen tachykarden Herzrhythmusstörungen entwickeln; im EKG unkoordinierte Aktivität mit hochfrequenten, verschiedenartigen Wellen (s. Tachykardie, Abb.); **Ther.:** sofortige Defibrillation* u. Reanimation*.

Kammer||kom|plex m: s. QRS-Komplex. **K.scheide|wand:** Septum* interventriculare. **K.septum|de|fekt** (Septum*) m: s. Ventrikelseptumdefekt.

Kammer|tachy|kardie (Tachy-*; Kard-*) f: (engl.) ventricular tachycardia; meist anfallsweise auftretende rhythmische Folge von Kammererregungen mit einer Frequenz von 100-220/min bei normaler Sinusaktivität. Vgl. Herzrhythmusstörungen, EEV.

Kammer|wand|an|eurysma (Aneurysma*) n: s. Herzwandaneurysma.

Kammer|wasser: (engl.) intraocular fluid; Humor aquaeus; Inhalt der vorderen u. hinteren Augenkammer; entsteht durch aktive Sekretion einer klaren, farblosen Flüssigkeit (2-3 mm^3/min) durch d. Ziliarfortsätze, z. T. Rückresorption; Abfluß in d. Kammerwinkel, durch das Trabeculum corneosclerale u. die Fontana-Räume in d. Schlemm-Kanal u. von Liquor in die Kammerwasservenen. K. ist in d. Zusammensetzung fast ident. mit Liquor cerebrospinalis u. isoton. zum Serum, enthält Elektrolyte, Eiweiß, Zucker, Enzyme, Hyaluronsäure, Ascorbinsäure; es dient der Formerhaltung des Bulbus, der Ernährung der Linse u. der Hornhaut. Störungen des Abflusses können zu Augeninnendruckerhöhung u. Glaukom* führen.

Kammer|winkel: (engl.) chamber angle; Augenkammerwinkel; spitzer Winkel, den die Hornhaut am Übergang z. Lederhaut u. die Regenbogenhaut am Übergang z. Ziliarkörper einschließen (s. Abb.). Im K. erfolgt der Abfluß des Kammerwassers. Vgl. Glaukom.

Kampfer m: (engl.) camphor; Camphora; auch Campher; durch Wasserdampfdestillation aus dem Holz des Kampferbaums (Cinnamomum camphora) gewonnener u. anschl. durch Sublimation gereinigter (rechtsdrehend) od. synthet. (opt. inaktiv) Wirkstoff; enthält 2-Bornanon; **Verw.:** bei Muskelverspannungen, entzündl. Erkr. der Atemwege, hypotoner Kreislaufregulationsstörung.

Kampf|phase, neutro|phile f: s. Leukozyten.

Kampi|metrie (lat. campus Feld, Fläche; Metr-*) f: (engl.) campimetry; Nachweismethode

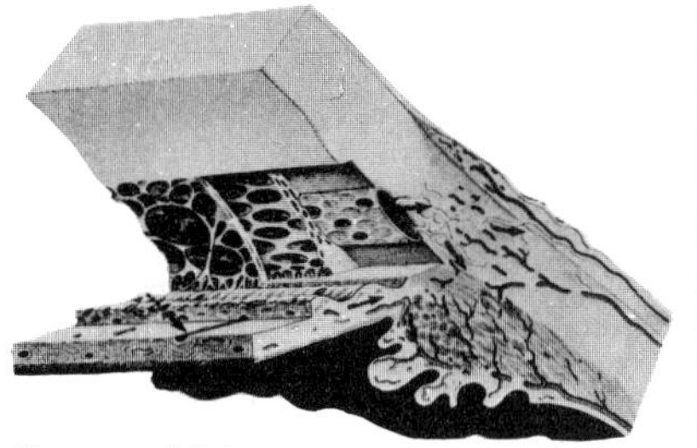

Kammerwinkel [206]

f. feine Skotome im zentralen u. parazentralen Gesichtsfeldbereich, die m. der gewöhnlichen kinet. Perimetrie* nicht erfaßbar sind; vgl. Bjerrum-Schirm.

Kampo|melie-Syn|drom (gr. κάμπτειν beugen, krümmen; -melie*) **f:** (engl.) camptomelia; auch Kamptomelie-Syndrom; evtl. autosomal-rezessiv vererbte Erkr.; **Sympt.:** symmetrische Verbiegungen u. Kürzungen der unteren Extremitäten (m. Klumpfüßen), auffälliger Gesichtsausdruck (Hypertelorismus*, tiefliegende Nasenwurzel, enge Lidspalten, Mikrostomie*, Mikrognathie*); u. U. auch Fehlbildungen innerer Organe; **Progn.:** sehr ungünstig, da Atmungs- u. Ernahrungsschwierigkeiten in d. ersten Lebenswochen eintreten u. zum frühzeitigen Tod führen.

Kampto|daktylie (↑; Daktyl-*) **f:** (engl.) camptodactyly; angeb. Beugekontraktur einzelner Fingergelenke ohne knöcherne Veränderungen; überwiegend am 5., seltener am 4. Finger lokalisiert.

Kanaliku|o|rhino|stomie (lat. canaliculus Röhrchen; Rhin-*; -stomie*) **f:** (engl.) canaliculorhinostomy; Operationsmethode z. Tränenableitung in d. Nase durch Einnähen des Tränenröhrchens in d. Nasenschleimhaut nach op. Entfernung des Tränensacks; ähnl. der Toti*-Operation.

Kana|mycin (INN) **n:** Antibiotikum aus Kulturen von Streptomyces kanamyceticus oder gleiche, auf anderem Weg hergestellte Verbindung; Verw.: s. Aminoglykosid-Antibiotika.

Kandida-: s. Candida-.

Kangri-Krebs: bei Kashmiris vorkommendes Plattenepithelkarzinom an Bauch- u. Oberschenkelhaut, das mit der Gewohnheit, zur Warmhaltung des Körpers einen mit glühender Holzkohle gefüllten Tontopf unter der Kleidung zu tragen, in Zusammenhang gebracht wird.

Kanikola|fieber (lat. canicula Hündchen) **n:** (engl.) canicolafever; syn. Stuttgarter Hundeseuche; grippeartige Infektionskrankheit, verursacht durch Leptospira canicola; **Klin.:** ähnl. der Weil*-Krankheit, jedoch meist mit günstigerer Prognose; **Chemother.** wie bei Weil-Krankheit; **Epidemiol.** u. **Proph.:** s. Leptospira (canicola); vgl. Leptospirosen.

Kankroid (Cancer-*; -id*) **n:** nicht korrekte Bez. für Plattenepithelkarzinom*; vgl. Adenokankroid.

Kanner-Syn|drom (Leo K., Psychiater, Baltimore, geb. 1894) **n:** s. Autismus, frühkindlicher.

Kanonen|schlag: (engl.) cannon beat; Bez. f. auskultator. bes. lauten 1. Herzton bei allen Formen einer vollständigen Dissoziation der Vorhof- u. Kammertätigkeit; tritt auf, wenn die PQ-Distanz weniger als 0,15 Sek. beträgt. Dabei werden die in der Vorhofssystole gespannten Segelklappen durch die gleichzeitig einsetzende Kammersystole zugeschlagen; bei dissoziierter Kammeraktion (Schenkelblock) od. Vorliegen eines ventrikulären Automatiezentrums gespaltener 1. Herzton als Doppel-Kanonenschlag.

Kantho|plastik (gr. κανθός Augenwinkel; -plastik*) **f:** (engl.) canthoplasty; op. Herstellung eines neuen äußeren Lidwinkels z. B. zur Erweiterung der Lidspalte.

Kanüle (frz. canule Röhrchen) **f:** Hohlnadel; s. Injektionskanülen.

Kanzero|genität (Cancer-*; -gen*) **f:** s. Karzinogene.

Kaolin|lunge: syn. Aluminiumlunge*.

Kapazität (lat. capacitas Raum, Fähigkeit) **f:** (engl.) capacity; Eigenschaft eines Kondensators*, elektrische Ladung zu speichern. Die K. C ist abhängig von Materialeigenschaften u. Bauform des Kondensators u. beschreibt die Proportionalität zw. gespeicherter Ladungsmenge Q u. Spannung U am Kondensator: $Q = C \times U$; SI-Einheit ist das Farad*.

Kapazität, in|spiratorische (↑) **f:** Abk. IK; s. Lungenvolumina.

Kapazitation (↑) **f:** (engl.) capacitation; Verschmelzung v. Plasmamembran des Spermienkopfs u. der Membran des Akrosoms unter Freisetzung von Enzymen, die e. Eindringen der Spermien* in d. Eizelle ermöglichen; Teil einer Reaktion, durch die die Spermatozoen erst befruchtungsfähig werden.

kapillar (lat. capillus Haar)**:** zu den Blutkapillaren* gehörend, die Blutkapillaren betreffend.

Kapillar|an|eurysma (↑; Aneurysma*) **n:** (engl.) capillary aneurysm; Aneurysma des arteriellen Kapillarschenkels; häufig b. Raynaud-Syndrom.

Kapillar|druck (↑)**:** (engl.) capillary pressure; Blutdruck in d. Kapillaren; ca. 6-15 mmHg in Herzhöhe b. Ruhe.

Kapillar|ek|tasie (↑; -ektasie*) **f:** (engl.) capillary ectasia; angeb. oder erworbene Erweiterung von Kapillaren; vgl. Hämangiom.

Kapillaren (↑) **f pl:** Vasa capillaria; s. Blutkapillaren.

Kapillar|häm|angiom (↑; Häm-*; Angio-*; -om*) **n:** syn. kavernöses Hämangiom; s. Hämangiom.

Kapillar|mikro|skopie (↑; Mikr-*; -skopie*) **f:** (engl.) capillaroscopy; mikroskop. Beurteilung oberflächl. Kapillaren (z. B. von Nagelbett, Bindehaut) unter Verw. eines Kapillarmikroskops, am Augenhintergrund mittels Ophthalmoskopie (auch in Komb. mit Fluoreszenzangiographie). Vgl. Angioskopie.

Kapillar|puls (↑; Puls*)**:** (engl.) capillary pulse; bei großer Blutdruckamplitude (Pulsus celer et altus) inf. Aortenklappeninsuffizienz* sichtbare Pulsation der kapillären Hautgefäße, bes. deutlich als sog. Nagelpuls an den Fingernägeln; vgl. Müller-Zeichen.

Kapillar|re|sistenz (↑; Resistenz*) **f:** (engl.) capillary resistance; Widerstandsfähigkeit der Blutkapillaren; Bestimmung durch Saugmethoden od. Stauung; vgl. Rumpel-Leede-Test.

Kapillar|thrombus (↑; Thromb-*) **m:** s. Mikrothrombus.

Kaplan-Syn|drom (Herbert K., zeitgen. Arzt, USA) **n:** Symptomenkomplex mit Sarkoidose, Psoriasis u. Gicht.

Kapno|graphie (gr. καπνός Rauch; -graphie*) f: (engl.) capnography; nichtinvasives Verf. zur kontinuierl. Bestimmung des art. CO_2*-Partialdrucks durch graph. Aufzeichnung des endexspirator. Kohlendioxidgehalts der Ausatemluft; entspricht bei normaler Lungenfunktion dem art. CO_2-Gehalt. Messung (**Kapnometrie**) nach dem Prinzip der Ultrarotabsorptionsmethode im Hauptstrom der Ausatemluft od. im Nebenstrom durch Absaugen einer Gasprobe; **Anw.** v. a. bei beatmeten Pat. zur Anpassung des Atemminutenvolumens an die Kohlendioxidproduktion. Vgl. Oxymetrie.

Kaposi-Sarkom (Moritz K. K., Dermat., Wien, 1837-1902; Sark-*; -om*) n: (engl.) Kaposi's sarcoma; syn. Sarcoma idiopathicum multiplex haemorrhagicum, Pseudosarcomatosis haemorrhagica pigmentosa, Retikuloangiomatose; meist symmetrische, anfangs v. a. an d. unteren Extremitäten auftretende, bräunlich-livide, noduläre bis plaqueartige Effloreszenzen im Bereich der Haut u. des subkutanen Bindegewebes, später Beteiligung von Schleimhäuten u. inneren Organen (Leber, Milz, Knochen, Gehirn u. a.); (histol.) Gefäßneubildungen u. Proliferation spindeliger Zellen; **Ätiol.:** unklar; wahrscheinlich Virus-induziert; **Formen: 1.** chronisches K.-S.: v. a. bei Männern aus Osteuropa u. Italien nach dem 50. Lj. auftretende sog. klassische Form; bleibt meist auf die Extremitäten beschränkt, selten kutane Dissemination sowie viszerale Beteiligung; **2.** Lymphadenopathie-assoziiertes K.-S.: in Afrika südlich der Sahara gehäuft, bes. bei Kindern vorkommend mit chron. Verlauf u. erst spät metastasierendem Wachstum; **3.** Transplantation-assoziiertes K.-S.: Vork. bei Pat. unter Immunsuppression (z. B. nach Nierentransplantation) mit raschem, generalisiertem Wachstum; **4.** K.-S. bei Pat. mit HIV*-Erkrankung: deutl. aggressivere, disseminiert-kutane bzw. viszerale (multilokuläre) Form in fortgeschrittenen Stadien, oftmals mit Erstlokalisation der Kaposi-Effloreszenzen im Bereich der Mundhöhle u. der Schleimhäute des Gastrointestinaltrakts sowie häufig mit Lymphknoten- (Biopsie!) u. Organbefall; **Ther.:** lokale Exzision (meist nur zu diagn. Zwecken), lokale Chemotherapie mit Vinblastin, Kryotherapie, Lasertherapie; bei multifokalem Befall Versuch mit Strahlen- u. Chemotherapie (Vinblastin, Adriablastin, Doxorubicin, evtl. in liposomaler Zubereitung) sowie bei HIV-Erkrankung u. einer Anzahl von Helferzellen über 200/µl mit Interferon-α od. einer Komb. von Zidovudin u. Interferon-α; Ther. der Grunderkrankung; symptomat. Ther., insbes. bei pulmonalem Befall, mit Prednisolon; lokale Camouflage.

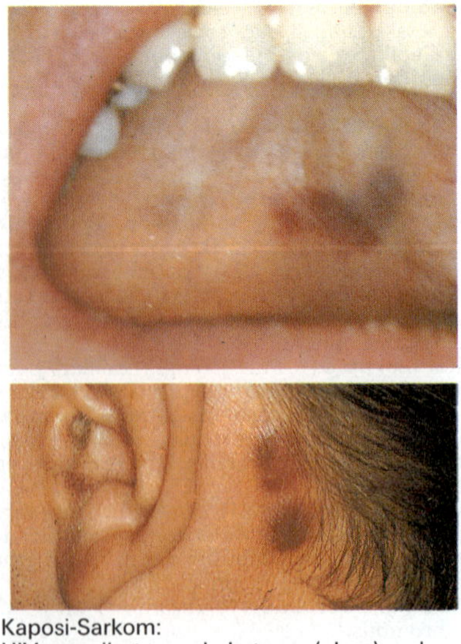

Kaposi-Sarkom:
HIV-assoziiertes mukokutanes (oben) und kutanes Kaposi-Sarkom (unten) [3]

Kappa|ketten|marker (gr. κάππα K) m: s. Km-System.

Kappa|winkel (↑): s. Pseudostrabismus.

Kapsel (Capsula*): (engl.) capsule; (bakteriol.) extrazelluläre (außerh. der Zellwand gelegene) Hülle von bestimmten Bakterien*; vermittelt med. wichtigen Bakterien Adhärenz (z. B. Streptococcus mutans an Zahnschmelz, Staphylococcus epidermidis an Innenfläche von Plastikkathetern) od. Phagozytoseschutz (Haemophilus influenzae, Klebsiella pneumoniae, Streptococcus pneumoniae); Penetration von Antibiotika in die Erregerzelle ist durch die bakterielle K. häufig erschwert. Chemisch handelt es sich meist um Polysaccharide (Beispiel: Streptococcus pneumoniae); eiweißhaltige Kapsel (Poly-D-glutaminat) bei Bacillus anthracis. Inf. Konfluierens des extrazellulären Kapselmaterials zeigen kapselbildende Bakterien auf festen Nährböden meist. schleimiges od. muköses Koloniewachstum (s. Klebsiella, Abb.; Bakterien, Abb.).

Kapsel||anti|gen (↑; Antigen*) n: s. Escherichia coli. **K.bakterien** (↑; Bakt-*) f pl: (engl.) encapsulated bacteria; Bakterien, die von einer Kapsel* umhüllt sind (s. Bakterien, Abb.); i. e. S. Bez. f. die Gruppe Klebsiella*. **K.färbung** (↑): (engl.) capsule staining; bakteriol. Verfahren z. indirekten Darstellung der Kapsel* durch Färbung mit Safraninlösung; vgl. Tuscheverfahren.

Kapsel|fibrose (↑; Fibr-*; -osis*) f: (engl.) capsular fibrosis; häufige Kompl. der Mammaplastik* bei Verw. von Silikonprothesen (s. Mammaprothese); Ausbildung einer harten bindegewebigen Kapsel u. (z. T. schmerzhaften) Verformungen v. Implantat u. rekonstruierter Mamma; **Urs.:** nicht eindeutig geklärt; evtl. Entzündungsreaktion auf freiwerdende Silikonpartikel, Narbenreaktion, Folge eines zu engen Prothesenbetts; **Ther.:** meist manuelle (evtl. operative) Kapselsprengung.

Kapsel, innere (↑): (anat.) Capsula* interna. **K.phlegmone** (↑; Phlegmone*) f: (engl.) capsular abscess; eitrige Gelenkinfektion des periartikulären Gewebes einschl. der fibrösen Gelenkkapsel; **Diagn.** u. **Ther.:** s. Gelenkempyem. **K.star** (↑): Cataracta capsularis; s. Katarakt.

Kapsid n: (engl.) capsid; Proteinumhüllung der Nukleinsäure eines Virions; s. Viren.

Kapsomer n: Untereinheit eines Kapsids*.

Kara Yara: s. Hexachlorbenzol.

Karaya|ring: (engl.) karaya gum ring; verformbarer Hautschutzring aus Naturharz in versch. Größen für d. Stomaversorgung in Verbindung mit Auffangbeuteln (aus geruchdichtem Kunststoffmaterial). Karaya ist das extrem hygroskopische Harz des tropischen Sterculia-urens-Baumes. Vgl. Anus praeternaturalis.

Karb-: s. a. Carb-.

Karb|amid n: s. Harnstoff.

Karbol||fuchsin|lösung: wäßrige Lösung aus Fuchsin, Alkohol u. Karbolsäure; wird verwendet z. B. zur Gram*-Färbung u. zur Bakterienfärbung im Harnsediment. **K.gentiana|violett** n: wäßrige Lösung aus Gentianaviolett, Alkohol u. Karbolsäure; vgl. Gram-Färbung. **K.säure:** Acidum carbolicum; s. Phenol.

Karbonate n pl: Carbonate*.

Karbonisation f: Verkohlung; s. Verbrennung.

Karbunkel (lat. carbunculus fressendes Geschwür) m: (engl.) carbuncle; durch Staphylokokken verursachte, flächenhaft konfluierende Entz. mehrerer benachbarter abszendierender u. nekrotisierenden Haarbälge (Furunkel*) mit Einschmelzung des dazwischenliegenden Gewebes; Prädisposition bei Diabetes mellitus; **Lok.:** häufig Nacken, Rücken, Gesäß; **Sympt.:** lokale u. systemische Entzündungsreaktionen, Lymphadenitis u. -angitis; **Ther.:** tiefgreifende Exzision, Drainage, u. U. Antibiotika.

Kard-: auch Kardio-, Kardia-, Cardio-, Cardia-; Wortteil mit der Bedeutung **1.** Herz; **2.** Magenmund; von gr. καρδία.

Kardia (↑) f: syn. Cardia; Mageneingang, Übergangszone der zweischichtigen Ösophagusmuskulatur in die dreischichtige Magenmuskulatur; **Hauptfunktion:** gastro-ösophagealer Verschluß. Der Übergang vom Plattenepithel des Ösophagus zum Zylinderepithel des Magens ist nicht als K. zu bezeichnen, da diese Grenze inkonstant u. nicht an die muskulären Strukturen gebunden ist. Vgl. Epithelgrenze.

Kardia|in|suffizienz (↑; Insuffizienz*) f: (engl.) cardia insufficiency; Insuffizienz der Kardia b. Hiatushernie* u. Brachyösophagus*.

Kardia|karzinom (↑; Karz-*; -om*) n: (engl.) cardia carcinoma; **1.** i. e. S. Adenokarzinom, das von der eigentl. Kardiaschleimhaut ausgeht, bei typischerweise intakter Fundusschleimhaut; androtropes Vork.; **2.** i. w. S. Adenokarzinom der distalen Speiseröhre bei Barrett*-Syndrom bzw. ein dorthin eingewachsenes, subkardial gelegenes Karzinom des Magenfundus; **Sympt.:** Dysphagie*, Gewichtsverlust, Tumoranämie; **Diagn.:** (röntg.) Ösophaguspassage (Wandstarre, Füllungsdefekte), Ösophagoskopie mit Biopsie; **Ther.:** totale Gastrektomie* bei operablem K., proximale Magelteilresektion nur als palliative Maßnahme; bei Inoperabilität Häring-Tubus, Witzel-Fistel, Duodenalsonde. Vgl. Magenkarzinom, Magenresektion, Ösophaguskarzinom.

Kardia|krampf (↑): s. Ösophagusachalasie.

kardial (↑): (engl.) cardiac; das Herz betreffend, vom Herzen ausgehend.

Kardia|re|sektion (↑; Resektion*) f: s. Magenresektion.

Kardio-: s. a. Cardio-, Kardia-.

Kardio|chalasie (Kard-*; Chalasie*) f: (engl.) cardiochalasia; seltene Erkr. im Neugeborenenalter mit Insuff. der anat. normal lokalisierten Kardia; **Ätiol.:** unklar, u. U. neuromuskuläre Störung.

Kardio|graphie (↑; -graphie*) f: s. Angiokardiographie, Elektrokardiographie, Echokardiographie, Phonokardiographie, Kardiotokographie.

Kardio|lipin (↑; Lip-*) n: stickstofffreies Phosphatid aus Rinderherzmuskel (MG 2195), das in Verbindung mit Lezithin u. Cholesterin ein hochempfindl. Antigen darstellt u. früher in der Syphilisserologie verwendet wurde.

Kardio|logie (↑; -log*) f: (engl.) cardiology; Teilgebiet der Inneren Medizin bzw. Kinderheilkunde, das sich mit den Erkr. u. Veränderungen des Herzens sowie deren Behandlung befaßt.

Kardio|megalie (↑; Mega-*) f: (engl.) cardiomegaly; übermäßige Herzvergrößerung; familiär gehäuftes Vorkommen wurde beschrieben; vgl. Herzinsuffizienz, Herzdilatation, Herzhypertrophie.

Kardio|myo|pathie (↑; My-*; -pathie*) f: (engl.) cardiomyopathy; klin. Begriff, der alle Erkr. des Herzmuskels umfaßt, die nicht durch Koronarsklerose, Erkr. des Perikards, eine arterielle od. pulmonale Hypertonie od. angeb. bzw. erworbene Herzfehler bedingt sind; **Einteilung** nach der Ätiol.: **1.** idiopathische (primäre) K. unbekannter Urs. (z. T. angeboren); **2.** sekundäre K., i. R. einer meist generalisierten Grundkrankheit auftretend, mit entzündl. (Karditis*, als Postmyokardinfarktsyndrom*, bei Kollagenosen u. a.), infektiöser (z. B. bakteriell od. viral verursachte Myokarditis*), nutritiv-tox. (z. B durch Alkohol, best. Medikamente, Zytostatika), metabol. (sog. Myokardose* bei Amyloidose, Hämochromatose, Hyper- od. Hypothyreose u. a.), neuro- bzw. myopathischer (z. B. bei Friedreich-Ataxie, Dystrophia musculorum progressiva), infiltrativer (inf. primärer Herztumoren, Leukämieinfiltrationen, Metastasen, Herzverfettung) od. physik. (traumatischer od. strahlenbedingter) Genese sowie postpartal; **Formen** der primären K. (Einteilung nach hämodynam. Kriterien): **1.** hypertrophische K. (HCM): fortschreitende Hypertrophie einzelner od. aller Wandschichten insbes. des li. Ventrikels, daraus resultierende verminderte diastolische Ventrikelfüllung (erhöhter enddiastol. Druck) bei (zunächst) normaler systol. Herzfunktion (hypertrophische nichtobstruktive K., HNCM). Eine asymmetrische Hypertrophie im Bereich der basisnahen Anteile des Ventrikelseptums führt zu einer Obstruktion der aortalen Ausflußbahn mit intraventrikulärer Druckdifferenz, der sog. idiopathischen hypertrophischen Subaortenstenose* (hypertrophische obstruktive K., HOCM); Sympt.: Dyspnoe, Angina pectoris, Palpitationen, Synkopen, auskultator. oft funkt. spätsystol. Spindelgeräusch; rel. typisch ist ein stark hebender Herzspitzenstoß; Ther.: Betarezeptorenblokker, Calciumantagonisten; Progn.: eingeschränkte Lebenserwartung (akute Herzrhythmusstörungen). Neben dem sporadischen Auftreten der HCM sind fam. gehäuft auftretende Formen mit autosomal-dominanter (HNCM, HOCM) u. autosomal-rezessiver Vererbung (HNCM) beschrieben. **2.** kongestive (dilatierte) K. (CCM, DCM): häufigste Form, tritt v. a. beim männl. Geschlecht auf; Vergrößerung der Ventrikel ohne Dickenzunahme der Herzmuskulatur mit primärer Verminderung der systol. Auswurfleistung (enddiastol. Ventrikeldruck erhöht); Sympt.: insbes. Herzinsuffizienz, Herzhythmusstörungen, ggf. kardial bedingte art. Embolien; Ther.: medikamentöse Behandlung der Herzinsuffizienz, Antikoagulanzien; Progn.: bei manifester K. schlecht; **3.** restriktive od. obliterative K. (RCM, OCM): in Mitteleuropa seltene Formen der primären K., hämodynamisch charakterisiert durch eine Störung der diastol. Ventrikelfüllung bei normaler systol. Funktion; hierzu gehören die Endocarditis fibroplastica Löffler (s. Endokarditis), die Endomyokardfibrose u. die Endokardfibroelastose; **4.** latente K. (LCM): genaue Zuordnung ist erst im weiteren Verlauf möglich; Diagn.: Echokardiographie,

Herzkatheterisierung, Rö.-Thorax, EKG, Phonokardiographie, ggf. Myokardbiopsie (DD chron.-konstriktive Perikarditis). Die Diagn. einer primären K. ist häufig eine Ausschlußdiagnose.

Kardio|myo|tomie (↑; ↑; -tomie*) **f:** (engl.) cardiomyotomy; auch Gottstein-Heller-Operation; submuköse Durchtrennung (Myotomie) der distalen Ösophagusmuskulatur bis in den Fundus hinein bei Ösophagusachalasie*.

Kardio|palmus (↑; gr. πάλλειν schwingen, zittern) **m:** Herzklopfen*.

Kardio|plegie (↑; -plegie*) **f:** (engl.) cardioplegia; künstl. induzierter reversibler Herzstillstand bei Op. am offenen Herzen (Herzchirurgie*); als ischämische K. durch Abklemmen der Aorta (bei Körpertemperatur für 10-20 Min. ohne Myokardschädigung möglich), in Hypothermie* (bei 25°C) mit intermittierender Koronarperfusion durch gekühltes Blut (führt zu kälteinduziertem Kammerflimmern) od. unter Verw. sog. myokardprotektiver Lösungen (durch K^+ od. durch Entzug von Na^+ u. Ca^{2+} induzierter Herzstillstand von bis zu 150 Min.).

Kardio|ptose (↑; -ptose*) **f:** (engl.) cardioptosis; sog. Wanderherz; Herzsenkung, Herztiefstand meist i. R. einer Enteroptose*.

Kardio|toko|graphie (↑; Toko-*; -graphie*) **f:** (engl.) cardiotokography; fortlaufende apparative Ableitung u. Aufzeichnung (Kardiotokogramm, CTG) der fetalen Herzschlagfrequenz u. gleichzeitig der Wehentätigkeit in der Spätschwangerschaft (antepartale K.) u. während der Geburt (intrapartale K.) zur Überwachung des Feten u. frühzeitigen Erkennung einer intrauterinen Hypoxie, ggf. durch Oxytocinbelastungstest*; drei **Methoden: 1.** direkte Fetalelektrokardiographie: Ableitung der fetalen EKG-Potentiale v. einem kindl. Teil (z. B. vom fetalen Kopf nach Blaseneröffnung); indirekte Fetalelektrokardiographie: Ableitung des fetalen EKG mit am mütterl. Abdomen befestigten Elektroden; **2.** Phonokardiographie: Aufnahme des fetalen Herzschalls z. Herzfrequenzregistrierung m. Hilfe eines Mikrophons; **3.** Dopplersonographie: Anw. der Ultraschalldiagnostik zum Nachw. der fetalen Herzwandbewegungen. Registrierung der Wehentätigkeit (Tokographie*) durch abdominale od. intrauterine Ableitung; **Bewertungskriterien:** bei der kontinuierl. Herzschlagregistrierung: **1.** Basalfrequenz*; **2.** Wehenreaktionstypen*; **3.** Oszillationen*; semiquantitative Bewertung z. B. mit Hilfe des CTG-Score.

kardio|vaskulär (↑; lat. vasculum kl. Gefäß): Herz u. Gefäße betreffend.

Kardio|version (↑; lat. vertere, versus wenden, drehen) **f:** (engl.) cardioversion; intensivmed. Maßnahme, insbes. zur Überführung einer supraventrikulären Tachykardie inf. Vorhofflimmerns od. Vorhofflatterns in einen normofrequenten Sinusrhythmus; **elektrisch** mittels Defibrillator, wobei der Elektroschock durch die P-Welle des abgeleiteten EKG ausgelöst u. damit ein Einfallen in die sog. vulnerable Phase des Erregungsablaufs verhindert werden kann; **medikamentös** mittels geeigneter Antiarrhythmika*; vgl. Defibrillation.

Karditis (↑; -itis*) **f:** (engl.) carditis; Entzündung des Herzens; s. Endokarditis, Myokarditis, Perikarditis, Pankarditis.

Karenz (lat. carere entbehren) **f:** Entbehrung, Aussetzen, Verzicht.

Karies (lat. caries Fäulnis) **f:** s. Zahnkaries.

Karies|pro|phylaxe (↑; Prophylaxe*) **f:** (engl.) caries prophylaxis; vorbeugende Maßnahmen zur Verhütung od. Verminderung der Zahnkaries*; **Ziele: 1.** Verminderung der unvermeidl. tägl. Mikroentkalkungen inf. Säurebildung der Bakterien im Zahnbelag (Plaque) in ihrer Schwere u. Häufigkeit durch gute Mundhygiene mit regelmäßiger Plaqueentfernung u. Beschränkung der Häufigkeit der Zuckeraufnahme bzw. **2.** Unterstützung der Wiederverkalkung durch häufige Fluoridierung. Die Fluoridanwendung erfolgt nach dem Zahndurchbruch lokal durch Fluorzahnpasten, Pinseln der Zähne mit fluoridhaltigen Lösungen od. Gelen, evtl. orale Fluoridzufuhr (im 1. Lj. kombiniert mit Vitamin D). Durch die Förderung der lokalen Remineralisation kleiner Mikroentkalkungen kann die Entstehung behandlungsbedürftiger kariöser Defekte verhindert werden; daher erfolgt in einigen Ländern eine Trinkwasserfluoridierung.

Karina f: Carina, Kiel; z. B. Carina* tracheae.

Karlsbader Salz: Sal* Carolinum factitium.

Karman-Methode f: (engl.) Karman's method; auch sog. Menstruationsregulierung; Schwangerschaftsabbruch* (ähnl. der Saugkürettage*) während der ersten zwei Wochen nach Ausbleiben der Menstruation.

Karmin n: roter Farbstoff aus der Cochenille-Laus; Verw. z. B. bei Best*-Karminfärbung zum Nachweis von Glykogen.

Karminativa (lat. carminare reinigen) **n pl:** Mittel gegen Blähungen; z. B. Fructus Anisi, Foeniculi, Carvi, Coriandri, Flores Chamomillae, Herba Alchemillae; Wirkung durch Gasentfernung aus dem Magen inf. Erschlaffung der oberen u. unteren Magenöffnung, Durchblutungsförderung im oberen Bereich des Magen-Darm-Trakts u. Anregung der Darmperistaltik.

Karni|fikation (Carn-*; lat. facere machen) **f:** (engl.) carnification; narbige Organisation eines intraalveolären, fibrinösen Exsudats mit Schrumpfung als Kompl. einer lobären Pneumonie*.

Karni|voren (↑; lat. vorare verschlingen) **m pl:** (engl.) carnivores; Carnivora, Fleischfresser; Konsumenten 2. Ordnung in der Nahrungskette*.

Karnofsky-In|dex m: (engl.) Karnofsky's index; sog. Aktivitätsindex; Index zur Beurteilung der Aktivität von Pat. unter Berücksichtigung körperlicher u. sozialer Faktoren, wobei z. B. ein K.-I. von 100% einer uneingeschränkten Aktivität, von 70% einer Arbeitsunfähigkeit bei möglicher selbständiger Versorgung des Pat. u. von 40% einer Aktivität entspricht, bei der Betreuung in einer Pflegestation od. einem Krankenhaus erforderlich ist. Der K.-I. wird z. B. in der Onkologie ergänzend zur TNM*-Klassifikation verwendet.

Karnosin|ämie (-ämie*) **f:** (engl.) carnosinaemia; Konzentrationserhöhung von Karnosin (Betaalanylhistidin) im Blut; vgl. Histidinämie.

Karotiden|pulsation (Puls*) **f:** (engl.) carotid pulsation; am Hals sichtbare Pulsation der A. carotis; Vork. bei Aorteninsuffizienz, totalem Herzblock, Aortenisthmusstenose, Ductus arteriosus apertus, Hyperthyreose u. a.

Karotine n pl: s. Carotine.

Karotin|gelb|sucht: (engl.) xanthoderma, carotinaemia; syn. Karotinodermie, Xanthodermie, Aurantiasis cutis; Gelbfärbung der Haut, bes. der Handinnenfläche, Fußsohle u. Nase bei übermäßigem Genuß karotinhaltiger Nahrungsmittel

(z. B. Karotten, Tomaten, Mandarinen) od. durch Einnahme von Provitamin A; **Vork.:** v. a. bei Säuglingen; bei Diabetes mellitus u. Hypothyreose auch ohne erhöhte Zufuhr inf. ungenügenden Abbaus der Carotinoide u. Ablagerung in der Haut.

Karotin|ikterus (Ikterus*) m: s. Karotingelbsucht.

Karotinoide n pl: s. Carotinoide.

Karotis (gr. καρωτίς Hauptschlagader) f: (engl.) carotid artery; Kurzbez. f. Arteria carotis (communis, interna, externa); die große, z. Kopf führende Halsarterie.

Karotis|arterio|graphie (↑; Arteri-*; -graphie*) f: (engl.) carotid arteriography; Röntgenkontrastdarstellung der A. carotis u. ihrer Verzweigungen, bes. der A. carotis int. zur Diagnostik von zerebralen Gefäßveränderungen. Vgl. Angiographie.

Karotis-Cavernosus-An|eurysma (↑; Caverna*; Aneurysma*) n: s. Carotis-Sinus-cavernosus-Fistel. **K.drüse** (↑): Glomus caroticum, Chemorezeptor; s. Paraganglien, Karotissinus-Nerv (Abb.). **K.gabel** (↑): (engl.) carotid bifurcation; Teilungsstelle der A. carotis communis in die A. carotis ext. u. int.; in der Wand befinden sich Presso- u. Chemorezeptoren. **K.gabel|tumor** (↑; Tumor*) m: s. Glomustumoren. **K.knickungs-syn|drom** (↑) n: s. Knickungssyndrom der Arteria carotis interna.

Karotis|puls (↑; Puls*): (engl.) carotid pulse; an der Halsschlagader (A. carotis) fühlbarer Puls; s. Abb.

Karotis|puls|kurve (↑; ↑): (engl.) carotid pulse curve; Abk. C(Carotis)PK; Aufzeichnung des Druckablaufs in der A. carotis, meist in Komb. mit EKG u. Phonokardiogramm (s. Abb.) insbes. bei (obstruktiven) Kardiomyopathien, Aorteninsuffizienz u. a. Vgl. Sphygmogramm.

Karotis||schwirren (↑): (engl.) carotid thrill; über den Karotiden tastbares Schwirren bei Aortenstenose. **K.sinus** (↑; Sinus*) m: (engl.) carotid sinus; Sinus caroticus; Erweiterung an d. Teilungsstelle der A. carotis communis, kann sich auf d. Carotis int. fortsetzen. **K.-Sinus-cavernosus-Fistel** (↑; ↑; Caverna*, Fistel*) f: s. Carotis-sinus-cavernosus-Fistel.

Karotis|sinus-Druck|versuch (↑; ↑): (engl.) carotid sinus pressure test; syn. Czermak-Versuch, sog. Vagusdruckversuch; manuelle Kompression im Bereich des Karotissinus* führt durch Erregung der Pressorezeptoren* zu reflektorischer Bradykardie u. Hypotonie, evtl. zum Herzstillstand (Karotissinus-Reflex); s. Karotissinus-Syndrom.

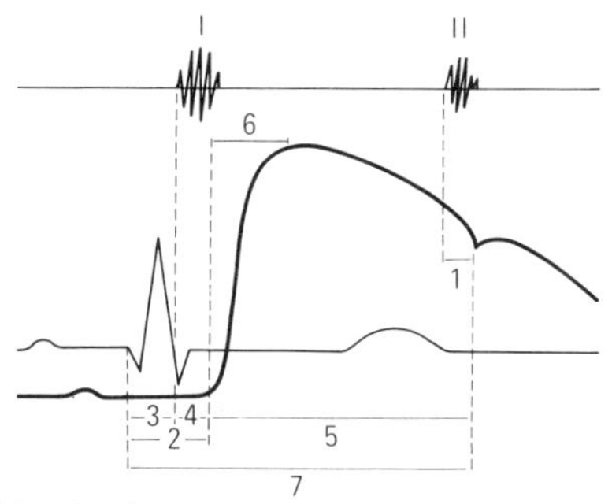

Karotispuls:
normale Karotispulskurve; Phonokardiogramm und Elektrokardiogramm zum Vergleich;
I, II: 1. und 2. Herzton;
1: zentrale Füllungszeit; 2: Anspannungszeit;
3: Umformungszeit; 4: Druckanstiegszeit;
5: Austreibungszeit; 6: Pulskurvenanstiegszeit; 7: Systolendauer [531]

Karotis|sinus-Nerv (↑; ↑; Nervus*): (engl.) carotid sinus nerve; Ramus sinus carotici; Ast des N. glossopharyngeus für d. Pressorezeptoren in d. Wand des Sinus caroticus; besitzt Verbindungen zu N. vagus, Sympathicus u. Paraganglion caroticum (s. umseitige Abb.).

Karotis|sinus-Re|flex (↑; ↑; Reflekt-*) m: s. Karotissinus-Druckversuch.

Karotis|sinus-Syn|drom (↑; ↑) n: (engl.) carotid sinus syndrome; hyperaktiver Karotissinus-Reflex; spontan auftretende od. durch Druck auf den Karotissinus* ausgelöste Bradykardie, evtl. Herzstillstand u. Hypotonie; **Urs.:** Schädigung der Pressorezeptoren* der A. carotis durch Arteriosklerose, Druck auf den Karotissinus bei Neigung des Kopfes nach hinten bzw. Kopfdrehung od. durch Tu. im Halsbereich (z. B. Glomustumoren, Lymphom); **Sympt.:** Schwindel, evtl. Synkope od. Adams-Stokes-Syndrom; **DD:** Sick-Sinus-Syndrom. Vgl. Karotissinus-Druckversuch.

Karotis|siphon (↑; gr. σίφων Röhre, Trinkgerät) m: (engl.) carotid siphon; S-förmige Krümmung der A. carotis interna innerh. d. Schädelhöhle neben d. Sella turcica.

Karotis|stenose (↑; Steno-*; -osis*) f: s. Arteria-carotis-externa-Stenose, Arteria-carotis-interna-Stenose.

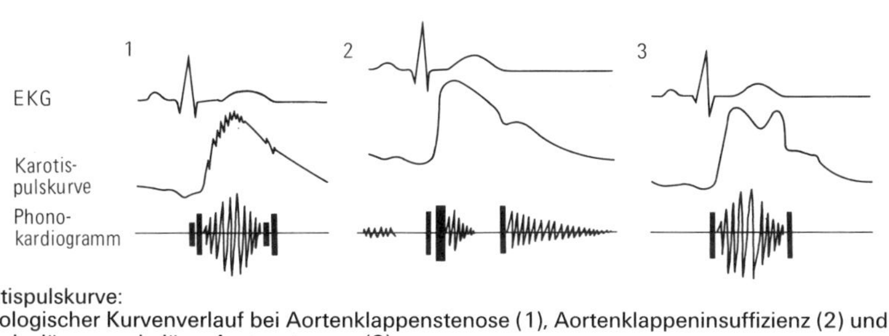

Karotispulskurve:
pathologischer Kurvenverlauf bei Aortenklappenstenose (1), Aortenklappeninsuffizienz (2) und subvalvulärer, muskulärer Aortenstenose (3) [531]

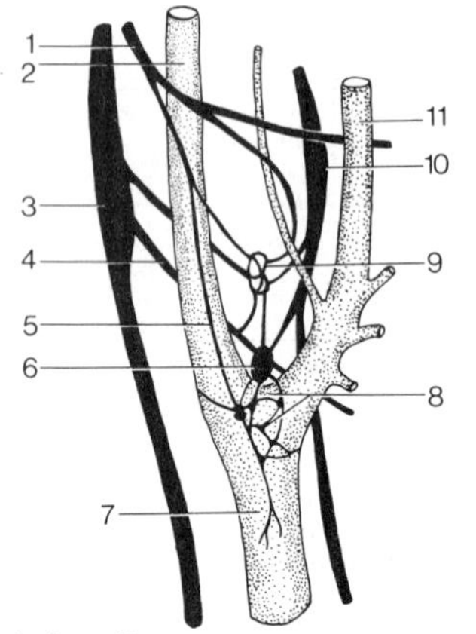

Karotissinus-Nerv:
1: N. glossopharyngeus; 2: A. carotis interna; 3: N. vagus (Ganglion caudale); 4: N. laryngeus superior; 5: Karotissinus-Nerv; 6: Paraganglion (Glomus) caroticum; 7: A. carotis communis; 8: Sinus und Plexus caroticus; 9: Plexus intercaroticus; 10: Truncus sympathicus (Ganglion cervicale superius); 11: A. carotis externa [532]

K

Karp-: auch Carp-; Wortteil mit der Bedeutung Frucht, Handwurzel; von gr. καρπός.

Karpal|gelenk (↑): Articulatio mediocarpalis.

Karpal|tunnel (↑): Canalis* carpi.

Karpal|tunnel|syn|drom (↑) n: (engl.) carpaltunnel syndrome; syn. Medianuskompressionssyndrom, genuine Daumenballenatrophie, Brachialgia paraesthetica nocturna; durch mechan. Kompression des N. medianus im Karpaltunnel verursachte Atrophie der Daumenballenmuskulatur sowie Sensibilitätsstörung der Hohlhand u. Finger 1-3 einschließlich der radialen Seite des 4. Fingers; **Vork.:** insbes. bei Frauen zw. 40. u. 50. Lj.; **Diagn.:** Elektromyographie, Elektroneurographie; **Ther.:** operativ (Dekompression); **DD:** Durchblutungsstörungen, vertebragene Schmerzen.

Karpal|zeichen (↑): (engl.) carpal sign; Verkleinerung des Karpalwinkels (Winkel der Tangenten am proximalen Rand von Os naviculare u. lunatum sowie Os lunatum u. triquetum); normal ca. 130°; positives K.: Karpalwinkel unter 120°; Vork.: z. B. bei Turner*-Syndrom.

Karpo|meta|karpal|re|flex (↑; Meta-*; Reflekt-*) m: (engl.) carpometacarpal reflex; Handrückenreflex; Kontraktion der Fingermuskulatur nach Beklopfen des Handrückens; vgl. Reflexe.

Karpo|pedal|spasmen (↑; lat. pes, pedis Fuß; Spas-*) m pl: (engl.) carpopedal spasms; Hand- u. Fußkrämpfe bei Tetanie*.

Karpus (↑) m: s. Handwurzel.

Karsch-Neugebauer-Syn|drom (J. K., Ophth.; H. N., Orthop., Wien) n: autosomal-dominant erbl. Fehlbildungskomplex mit Ektrodaktylie, Spalthand bzw. -fuß, Kamptodaktylie, Nystagmus, retinalen Pigmentanomalien, Katarakt; **DD:** amniotische Stränge*.

Kartagener-Syn|drom (Manes K., Int., Zürich, 1897-1975) n: (engl.) immotile cilia syndrome; autosomal-rezessiv erbl. pluriglanduläre Insuffizienz inf. Störung des mukoziliären Transports (Strukturanomalie der Zilien); **Sympt.:** Trias aus: **1.** Situs* inversus viscerum; **2.** Bronchiektasen*; **3.** Hypo- od. Aplasie der Nasennebenhöhlen u. Warzenfortsatzzellen sowie Nasenpolypen; ggf. weitere fakultative Fehlbildungen; u. a. ist eine Störung der Spermiogenese beschrieben.

kartilaginär (Cartilago*): knorpelig.

Kartoffel|bazillus (Bacill-*) m: Bacillus mesentericus; s. Bacillus. **K.-Glyzerin-Blut|agar** m: Nährboden zur Züchtung v. Bordetella* pertussis; s. Hustenplatte. **K.-Karotten|agar** m: s. Pilznährböden. **K.leber:** postnekrotische Leberzirrhose*.

Karunkula f: s. Caruncula.

Karyo-: Wortteil mit der Bedeutung Nuß, Kern; von gr. κάρυον.

Karyo|gamie (↑; gr. γάμος Hochzeit, Ehe) f: (engl.) karyogamy; Kernverschmelzung; Vereinigung der haploiden Chromosomensätze beider Gameten in einer diploiden Zygote bei der Befruchtung.

Karyo|gramm (↑; -gramm*) n: (engl.) karyogram; syn. Karyotyp; Darstellung des Chromosomenbestands einer Zelle, eines Gewebes od. eines Individuums (Chromosomengröße, -form u. -zahl); vgl. Zytogenetik.

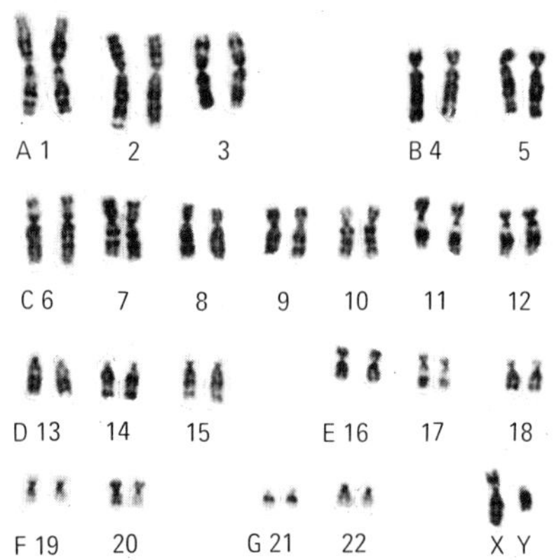

Karyogramm:
normales Karyogramm eines Mannes [264]

Karyo|kinese (↑; Kin-*) f: syn. Mitose*.

Karyo|klasie (↑; gr. κλάσις Zerbrechen) f: Kernzerbrechlichkeit, Kernauflösung i. R. der Erythropoese.

Karyo|lymphe (↑; Lymph-*) f: s. Karyoplasma.

Karyo|lyse (↑; Lys-*) f: vollständige Auflösung von Zellkernbestandteilen nach Karyorrhexis.

Karyon (↑) n: Zellkern; s. Zelle.

Karyo|plasma (↑; -plasma*) n: syn. Nukleoplasma; Kernplasma mit Chromatin, Nukleolen u. umgebender Karyolymphe.

Karyo|pyknose (↑; gr. πυκνός dicht, fest, stark; -osis*) f: Verdichtung der Zellkerne mit zahlreichen Chromatinkörnchen u. stärkerer Färbbarkeit bei schrumpfendem Volumen zu Beginn des Kernzerfalls; vgl. Kernatypie.

Karyo|pyknose|in|dex (↑; ↑; ↑) m: (engl.) karyopyknotic index; Zahlenverhältnis zw. Zellen m. pyknotischem Kern u. Zellen m. bläschenförmigem Kern; wichtiger Meßwert der gyn. Zytodiagnostik*; s. Kolpozytologie, Papanicolaou-Färbung.

Karyor|rhexis (↑; Rhexis*) f: (engl.) karyorrhexis; Zerfall des Zellkerns in Chromatinbröckel nach dem Zelltod.

Karyo|somen (↑; Soma*) n pl: versch. färbbare Binnenkörper im Zelleib zu Beginn der Zellteilung, werden von d. Nukleoli ausgeschieden.

Karyo|typ (↑): best. Anzahl u. Form der im Zellkern vorhandenen Chromosomen, die durch Anfärbung in der Metaphase der Mitose dargestellt werden können (Karyogramm*).

Karz-: auch Karzino-, Carz-, Carzino-; Wortteil mit der Bedeutung Krebs; von gr. καρκίνος.

karzino|gen (↑; -gen*): syn. kanzerogen; krebserzeugend.

Karzino|gene (↑; ↑) n pl: (engl.) carcinogens; Substanzen od. Faktoren, die beim Menschen od. im Tierversuch die Inzidenz maligner (auch spontan auftretender) Tumoren erhöhen, die Latenzzeit der Karzinogenese* verkürzen od. das Tumorspektrum in einem Gewebe verändern (erweitern) können; wirken direkt od. indirekt (nach Umwandlung in reaktionsfähige Metaboliten im Stoffwechsel od. Entstehung von Radikalen, z. B. Sauerstoffmetaboliten) v. a. durch kovalente Bindung an ein DNA-Basenpaar mutagen (s. Mutagene, Mutation) u. können lokal am Einwirkungsort u./od. nach Resorption systemisch u. dabei z. T. in bestimmten, für die jeweilige Substanz charakteristischen Geweben (Organotropie) wirksam werden; **Einteilung: 1.** chemische K.: aromatische Kohlenwasserstoffe (z. B. Benzpyren, das u. a. in Teer* vorkommt u. ein Hautkarzinom* od. Skrotaltumoren verursachen kann), Olefine (z. B. chlorierte Kohlenwasserstoffe in Lösungsmitteln od. als Ausgangssubstanzen von Kunststoffen, können ein Hämangiosarkom* der Leber verursachen), aromatische Amine (z. B. Naphthylamin, das evtl. ein Blasenkarzinom* verursacht), N-Nitrosoverbindungen (z. B. Nitrosamine*, die u. a. im Tabakrauch vorkommen u. ein Bronchialkarzinom verursachen können), Alkylanzien* (z. B. best. Insektizide, Zytostatika, sind v. a. lokal wirksam); **2.** natürliche Substanzen: z. B. Aflatoxine* (können ein primäres Leberzellkarzinom* verursachen); **3.** anorganische Substanzen, v. a. Metalle bzw. Metallsalze (z. B. Arsen, Beryllium, Chrom, Cadmium, Nikkel) u. Asbest* (verursacht evtl. ein Mesotheliom*); **4.** physikalische K.: z. B. ionisierende od. ultraviolette Strahlen (s. Strahlenkrebs, UV-Schäden). Da die Dosis/Wirkungsbeziehungen von K. nicht hinreichend geklärt ist, ist für K. keine maximale Arbeitsplatzkonzentration (Abk. MAK), sondern e. technische Richtkonzentration (Abk. TRK) festgelegt. Vgl. Berufskrankheitenverordnung, Kokarzinogene.

Karzino|genese (↑; -genese*) f: (engl.) carcinogenesis; Entstehung maligner Tumoren unter Beteiligung versch. Faktoren (z. B. Karzinogene*, Hormone, onkogene Viren*, onkogene Gene*, genetisch bedingte Defekte der Reparatursysteme der DNA, erworbene od. angeb. Immundefekte*), die nach der sog. Mehrstufenhypothese in **drei Phasen** verläuft: **1.** Initiierung: Auslösung von Mutationen u. einer irreversiblen molekularen Transformation; **2.** Latenzperiode: in dieser ca. 15-20 Jahre dauernden Phase kommt es zur Proliferation der initiierten Zellen u. Bildung von Tumorzellen* mit Kernatypie* u. Kernpolymorphie* (sog. Realisation der molekularen Veränderungen). Das Zusammenwirken versch. Karzinogene (Synkarzinogenese), die Einwirkung von Kokarzinogenen* (Kokarzinogenese) od. unspezifischen Faktoren (Promotoren) kann die K. beschleunigen. **3.** klin. Manifestation des Tumors, frühzeitig z. B. als Carcinoma* in situ, u. U. auch als primär benignes Neoplasma*, das maligne entarten kann. Im weiteren Verlauf erfolgt bei malignen Tu. meist infiltrierendes Wachstum u. Metastasierung*. Vgl. Polyp-cancer sequence, Präkanzerose.

Karzinoid (↑; -id*) n: (engl.) carcinoid; semimaligner serotoninproduzierender Tumor der argentophilen Zellen des APUD*-Systems mit geringem infiltrativem Wachstum u. evtl. Metastasierung in Lymphknoten u. Leber; **Lok.:** (einzeln od. multipel) Appendix (ca. 50%), Dünndarm (ca. 30%, häufig Ileum), Dickdarm (ca. 15%) u. gelegentlich Bronchialbaum; **Sympt.:** s. Karzinoidsyndrom; **Diagn.:** erhöhte Ausscheidung von 5-Hydroxyindolessigsäure im Harn, Rö. der Darmpassage bzw. Angiographie; **Ther.:** symptomatisch mit dem Serotoninantagonisten Metysergid; chir. Resektion; bei Metastasen evtl. Zytostatika.

Karzinoid|syn|drom (↑; ↑) n: (engl.) carcinoid syndrome; syn. Flush-Syndrom, Hyperserotonismus, malignes Dünndarmkarzinoid, Syndrom des metastasierenden Karzinoids, Enterodermatokardiopathie, Karzinoidose, Angiomatosis miliaris, Cassidry-Scholte-Syndrom, Biörk-Thorson-Syndrom, Steiner-Voerner-Syndrom; tritt bes. nach Metastasierung v. malignen Karzinoiden des unteren Ileums auf; **Sympt.:** Beginn meist mit Durchfällen, später Flush durch Gefäßerweiterung (Leitsympt.) mit plötzl. auftretender rotblauer Verfärbung des Gesichts, des Halses, evtl. auch des Oberkörpers u. der Extremitäten (Flush-Syndrom), verbunden mit Hitzewallungen, Diarrhoen, zu Beginn noch im Wechsel mit spastisch-atonischer Obstipation; außerdem Heißhungeranfälle mit Spontanhypoglykämie, polymorphe allergische Dermatosen, Zyanose, Tachykardie, Tachypnoe mit Neigung zu Asthma- u. Migräneanfällen, Verhaltensänderungen; im späteren Verlauf treten Teleangiektasien (Wange, Nase, Hals u. Oberkörper) auf; evtl. Trikuspidalinsuffizienz inf. glasiger Verdickung der Trikuspidalklappe (Hedinger-Syndrom); Palpation der Leber od. Anstrengungen lösen Anfälle aus. **Diagn.** u. **Ther.:** s. Karzinoid. Vgl. Syndrom, paraneoplastisches.

Karzinom (↑; -om*) n: (engl.) carcinoma; Carcinoma, Abk. Ca.; vom Epithel ausgehender maligner Tumor; **Einteilung** nach Herkunft u. Differenzierungsgrad (Zelltyp): **1.** Plattenepithelkarzinom (verhornend, nicht verhornend); **2.** Adenokarzinom (tubulär, alveolär, papillär, verschleimend, Siegelringzellenkarzinom, solides Adenokarzinom; Sonderform: Adenokankroid*); **3.** undifferenziertes K. (histol. Aussagen über das Muttergewebe sind nicht möglich); Einteilung nach dem Bindegewebegehalt (Volumenverhältnis zw. Tumorparenchym u. Bindegewebe): **1.** medulläres K. (Anteil des Tumorparenchyms deutlich über 50%, weiche Konsistenz); **2.** einfaches K. (Carcinoma simplex; Verhältnis etwa 1 : 1, mittelfest); **3.** szirrhöses K. (Bindegewebeanteil über 50%, feste Konsistenz); die **Ausbreitung** eines K. erfolgt durch infiltrierendes

Wachstum* m. Übergreifen auf benachbarte Gewebe, Organe u. Organsysteme od. als Lymphangiosis* carcinomatosa (per continuitatem) sowie durch Metastasierung*. Vgl. Carcinoma in situ, Präkanzerose, Tumoreinteilung.

> Sieben Warnsignale zur Früherfassung von Karzinomen:
> 1. Änderung der Stuhl- oder Miktionsgewohnheiten
> 2. schlechte Wundheilung
> 3. ungewöhnliche Blutungen und Ausfluß
> 4. Verdickung oder Knoten in der Brust oder an anderen Stellen
> 5. Verdauungs- oder Schluckstörungen
> 6. sichtbare Veränderung einer Warze oder eines Muttermals
> 7. chronischer Husten oder Heiserkeit

Karzinom, adenoid|zystisches (↑; ↑) n: s. Speicheldrüsentumoren.

Karzinom, branchio|genes (↑; ↑) n: (engl.) branchiogenic carcinoma; von der Epithelauskleidung einer lateralen Halszyste* (u. -fistel) ausgehendes Karzinom; sehr selten, meist Lymphknotenmetastase eines (unbekannten) Primärtumors v. a. im Bereich des Naso-, Oro- od. Hypopharynx od. der Schilddrüse, Lunge u. Mamma.

Karzinom|häufigkeit (↑; ↑): (engl.) carcinoma incidence; Inzidenz* bösartiger Neubildungen; in der Bundesrepublik Deutschland inf. des Fehlens einer vollständigen Morbiditätsstatistik auf Bevölkerungsebene nur annähernd bestimmbar. Für Schätzungen werden u. a. Daten der gesetzlichen Krankenversicherung sowie Daten der Krebsregister* einzelner Bundesländer ausgewertet.

Karzinom, hepato|zelluläres (↑; ↑) n: s. Leberzellkarzinom, primäres.

Karzinom, hyper|nephroides (↑; ↑) n: s. Nierenkarzinom.

Karzinom, kolo|rektales (↑; ↑) n: (engl.) colorectal carcinoma; Karzinom im Bereich des Colons bzw. Rektums; zweithäufigstes Karzinom des Menschen (20% aller Malignomtodesfälle); **Vork.:** v. a. zw. dem 5. u. 7. Dezennium mit einer hohen Inzidenz in Industrieländern; bestimmte

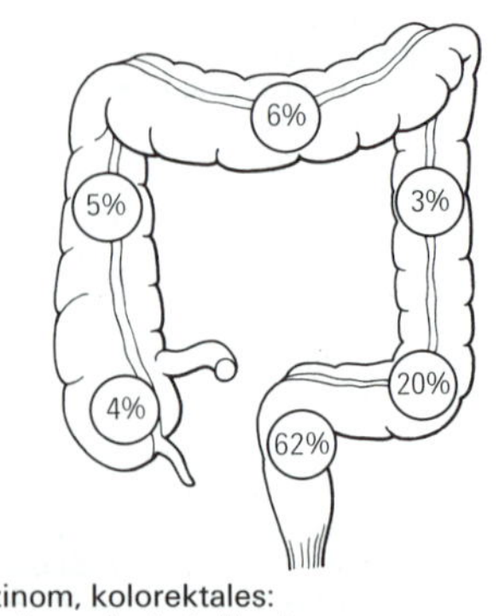

Karzinom, kolorektales:
Verteilung der Lokalisationen [155]

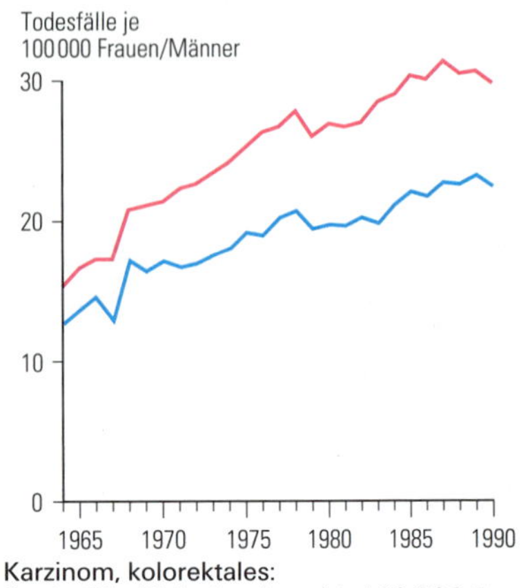

Karzinom, kolorektales:
Sterbefälle (Kolonkarzinom) je 100 000 Frauen (rote Kurve) und Männer (blaue Kurve) in der Bundesrepublik Deutschland, 1964-1990 [476]

Eßgewohnheiten (fettreiche, ballaststoffarme Nahrung) u. im Sigma bzw. Rektum lokalisierte adenomatöse Polypen gelten als Risikofaktoren; gehäuftes Auftreten auch bei Colitis ulcerosa, Strahlenkolitis u. fam. Belastung; **Lok.:** s. Abb., Zweit- od. Mehrfachkarzinome werden in ca. 5%

> 70% aller Kolonkarzinome kommen im sigmorektalen Bereich vor, können also mit digitaler Untersuchung und Rektoskopie leicht erfaßt werden.

der Fälle beobachtet; **Histol.:** v. a. Adenokarzinom (95%), auch Gallertkarzinom, selten Plattenepithelkarzinom; **Klassifikation: 1.** Dukes*-Klassifikation; **2.** TNM*-Klassifikation (s. Tab.);

Karzinom, kolorektales
TNM-Klassifikation (Kurzfassung)

T1	Submukosa
T2	Muscularis propria
T3	Subserosa, nicht peritonealisiertes perikolisches/perirektales Gewebe
T4	viszerales Peritoneum/andere Organe oder Strukturen
N1	<3 perikolisch/perirektal
N2	>3 perikolisch/perirektal
N3	Lymphknoten an benanntem Gefäßstamm

Metastasierung: 1. lymphogen: relativ spät in die mesenterialen Lymphknoten entlang der Blutgefäße; beim Rektumkarzinom in Abhängigkeit von der Lok. des Karzinoms: **a)** oberes Rektumdrittel: nach kranial, in die mesenterialen Lymphknoten; **b)** mittleres Drittel: nach kranial u. lateral (Beckenlymphknoten); **c)** unteres Drittel (Analbereich): nach kranial, lateral u. inguinal; **2.** hämatogen: primär in die Leber, sekundär in die Lunge; **Sympt.:** makroskop. sichtbares od. okkultes Blut im Stuhl, Flatulenz, Darmkrämpfe, Anämie, Gewichtsverlust, Änderung der Stuhlgewohnheiten, Wechsel zw. Diarrhoe u. Obstipation, u. U. palpabler abdomineller Tumor; **Diagn.:** digitale rektale Palpation (Untersuchung i. R. der Krebsfrüherkennungsuntersuchungen*), Endosonographie (Tiefeninfiltration), (röntg.) Kontrasteinlauf, Koloskopie* bzw. Rektoskopie* mit Biopsie, evtl. CT (Tumorinfiltration von Nachbarorganen), CEA-Bestimmung zur Erfassung eines Rezidivs; **Ther.:** bei Lok. im Caecum, Colon adcendens u. re. Flexur rechtsseitige Hemikolektomie (s. Kolektomie); bei Lok. im Colon transversum, der li. Flexur u. des Colon descendens linksseitige, evtl. erweiterte Hemikolektomie unter Wiederherstellung der Darmpassage durch Kolokolostomie od. Ileokolostomie; bei Lok. im Colon sigmoideum bzw. Rektum Resektion, falls möglich in No* touch isolation technique in Form der Dixon*-Operation, der Miles*-Operation bzw. der Mason*-Operation od. des Hochenegg*-Durchzugverfahrens; bei Rektumkarzinom u. U. prä- u. postoperative Bestrahlung; bei Inoperabilität nach Möglichkeit Anlage einer Umgehungsanastomose od. eines Anus praeternaturalis, ggf. lokale Tumorverkleinerung durch Laser- od. Kryochirurgie; **Nachsorge:** regelmäßige Kontrolluntersuchungen erforderlich, da nach Primäroperation bei 50-80% der Pat. Rezidive u. Metastasen innerhalb zwei Jahren auftreten; **Progn.:** Fünf-Jahres-Überlebensrate bei Dukes A 60-80%, Dukes B 40-60%, Dukes C 20-30%. Vgl. Analkarzinom.

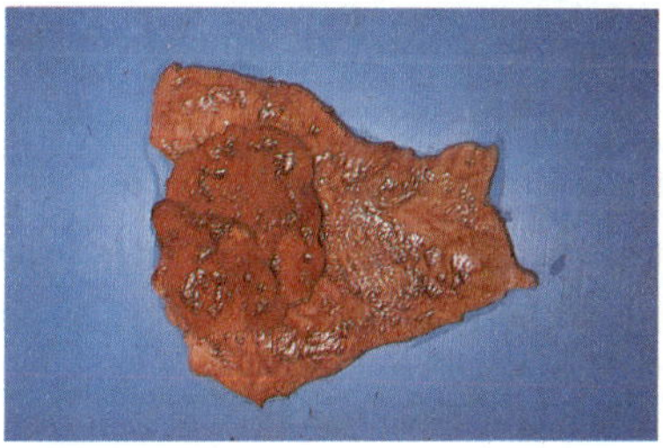

Karzinom, kolorektales:
makroskopischer Befund [471]

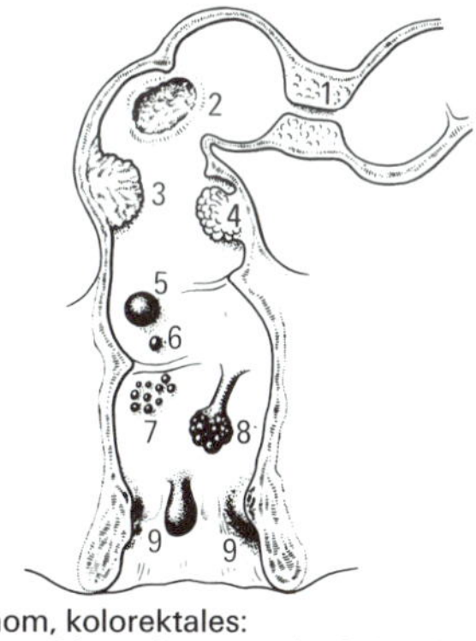

Karzinom, kolorektales:
tumoröse Veränderungen im Rektosigmoid;
1: stenosierendes Karzinom; 2: ulzerierendes Karzinom; 3: villöses Adenom; 4: polypoides Karzinom; 5-7: sessile adenomatöse Polypen; 8: gestielter adenomatöser Polyp; 9: innere Hämorrhoiden [510]

Karzinom, organoides (↑; ↑) n: (engl.) Langhans goitre; sog. wuchernde Struma Langhans; s. Schilddrüsentumoren. **K., prä|in|vasives** (↑; ↑) n: syn. Carcinoma* in situ. **K.verkalkung** (↑; ↑): s. Mikroverkalkungen.

Karzino|sarkom (↑; Sark-*; -om*) n: (engl.) carcinosarcoma; seltener, maligner Tumor, der sowohl Karzinom- als auch Sarkomgewebe enthält.

Karzinose (↑; -osis*) f: (engl.) carcinosis; ausgedehnte Besiedelung des gesamten Körpers od. von Körperhöhlen m. Metastasen* eines Karzinoms.

Kasabach-Merritt-Syn|drom (Haig H. K., amerikan. Päd., 1898-1953; Katharine K. M., amerikan. Päd., geb. 1886) n: syn. Thrombopenie-Hämangiom-Syndrom; seltenes, meist im Säuglingsalter auftretendes Krankheitsbild unbekannter Ätiol. mit Riesenhämangiomen im Bereich der Haut od. inneren Organe, Thrombozytopenie u. hämorrhagischer Diathese; **Ther.:** op. Entfernung (Laserchirurgie), Glukokortikoide, evtl. Acetylsalicylsäure, Dipyramidol; vgl. Verbrauchskoagulopathie.

Kaschin-Beck-Krankheit (N. I. K., russ. Orthop., 1825-1872): (engl.) Kashin-Beck disease; endemisch vorkommende polytope, symmetrische Deformierungen der Extremitätengelenke durch Hemmung des enchondralen Skelettwachstums; **Urs.:** unklar, evtl. exogene u. endogene Intoxikationen, Avitaminose; **Klin.:** Manifestation selten vor dem 5. Lj.; Minderwuchs, evtl. skorbutähnl. Blutungen, Polyneuritis; vgl. Dysostosis.

Kasein n: s. Casein.

Kaskaden|magen: (engl.) cascade stomach; (röntg.) Lagevariante des Magens; der Fundus bildet nicht mehr das Dach des Magens, sondern ist nach hinten u. unten gekippt, das Antrum liegt vorn; bei der Magen*-Darm-Passage bleibt der Kontrastmittelbrei zunächst im Fundus, um erst bei stärkerer Füllung kaskadenartig ins Antrum abzulaufen; beste Darstellung im rechten Schräg- od. Seitenbild. Vgl. Magenvolvulus.

Kassen|ärztliche Vereinigung: Abk. KV; öffentlich-rechtl. Zusammenschluß kassenärztlich tätiger Ärzte auf Landesebene; die KV sind in der **Kassenärztlichen Bundesvereinigung** (Abk. KBV) zusammengeschlossen. Zw. den KV u. der KBV einerseits u. den gesetzl. Krankenkassen u. ihren Bundesverbänden andererseits besteht ein öffentlich-rechtl. Vertragssystem, das die Beziehungen zw. dem einzelnen Kassenarzt u. den Krankenkassen regelt (vgl. Bewertungsmaßstab, einheitlicher). Die kassenärztliche Zulassung erfolgt durch paritätisch besetzte Zulassungsgremien der KV u. der Krankenkassenverbände u. berechtigt zur Behandlung von Pat. der gesetzlichen Krankenversicherung* auf Krankenschein. Vgl. Arzt, Ärztekammer.

Kassen|patient (lat. patiens leidend) m: Bez. f. ein Mitglied der gesetzlichen Krankenversicherung u. seine Angehörigen, die einen Anspruch auf freie ärztl. Behandlung durch Kassenärzte, bei einer gesetzl. festgelegten Eigenbeteiligung auf Arznei-, Heil- u. Hilfsmittel, auf Krankenhausbehandlung sowie auf weitere Regelleistungen der GKV haben; grundsätzlich besteht das Recht auf freie Arzt- u. Krankenhauswahl (freie Wahl unter den kassenärztl. zugelassenen Ärzten; Inanspruchnahme nicht zugelassener Ärzte nur im Notfall) u. unter den Vertragskrankenhäusern; berechtigender Behandlungsausweis ist der Krankenschein. Vgl. Kassenärztliche Vereinigung, Krankenversicherung.

Kass-Zahl: (engl.) Kass scale; empirische Bewertungsskala zur Beurteilung einer Harnweginfektion*; >100 000 Bakt. pro ml keimarm gewonnenen Spontanurins gelten als pathognomonisch f. eine bakt. Entzündung der ableitenden Harnwege (signifikante Bakteriurie*). Keimzahlen zw. 10 000 u. 100 000/ml Urin sind suspekt, Werte <10 000/ml bedeutungslos. Urinkeimzählungen haben nur in Zus. mit dem qualitativen bakt. Befund u. dem klin. Zustand diagn. Bedeutung. Vgl. Eintauchverfahren.

Kastration (lat. castrare entmannen) f: (engl.) castration; op. Entfernung der Keimdrüsen* (Hoden bzw. Eierstöcke) od. Ausschaltung der Keimdrüsen durch Röntgenbestrahlung (Röntgenkastration*); **Folgen: 1.** im Kindesalter sog. Kastratenstimme, Fehlen der sek. Geschlechtsmerkmale, verspätete Epiphysenverknöcherung u. hierdurch verlängerte Extremitäten; psychosexuelle Reifungshemmung; **2.** im Erwachsenenalter Aufhebung der Zeugungs- bzw. Empfängnisfähigkeit; neben den körperl. Ausfallerscheinungen erhebliche psychische Alteration, oft depressive Zustandsbilder. Die Libido wird vermindert, die sexuelle Objektwahl bleibt unverändert (wichtig in Zus. mit der K. von Sexualstraftätern). Das Grundgesetz der Bundesrepublik Deutschland verbietet die zwangsweise K. Die **freiwillige K.** regelt das „Gesetz über die freiwillige Kastration und andere Behandlungsmethoden" (KastrG) von 1969, letzte Fassung 1973 (BGBl. I S. 1143); danach darf die K. bei Vorliegen best. medizinischer u. rechtlicher Voraussetzungen u. v. a. nur nach vorheriger Konsultation einer Gutachterstelle u. nur mit Einwilligung* des Betroffenen durchgeführt werden. Das KastrG gilt nicht für Heilbehandlungen u. körperliche Eingriffe anderer Art, z. B. Entfernung der Keimdrüsen wegen eines malignen Tumors. Wird eine K. zwar mit Einwilligung des Betroffenen, aber ohne Vorliegen der Voraussetzungen des KastrG bzw. einer allgemeinmed. Indikation vorgenommen, z. B. zur Geschlechtsumwandlung* Transsexueller (s. Transsexualität), so kann sie dennoch strafbar sein, wenn die Einwilligung sittenwidrig ist (§ 226 a StGB). Soweit neue med. Methoden der Beeinflussung des Geschlechtstriebs nicht die Funktion od. Funktionstüchtigkeit der Keimdrüse berühren, liegen sie außerh. des KastrG u. deshalb auch außerh. seines Verbotsbereichs; es gilt § 226 a StGB. Das KastrG findet nur noch seltene Anwendung, da weniger eingreifende Meth., z. B. medikamentös durch Antiandrogene*, oft ausreichen. Vgl. Transsexuellengesetz.

Kastration, operative (↑) f: s. Ovarektomie, Orchiektomie. **K., pharmakologische** (↑) f: s. Therapie, kontrahormonale. **K.s|bestrahlung** (↑): s. Röntgenkastration, Menolyse.

Kasuistik (lat. casus Fall) f: Beschreibung von Krankheitsfällen.

Kat: auch Khat, Qat; Bestandteile (Blätter, Rinde) des Katstrauches (Catha edulis), die verbreitet in Nord- u. Ostafrika sowie auf der südl. arabischen Halbinsel (Jemen) in frischem Zustand gekaut od. als Tee bzw. mit Honig vergoren getrunken werden; enthalten Norpseudoephedrin (Cathin), das eine zentral stimulierende, leicht euphorisierende Wirkung besitzt u. zu einer Abhängigkeit vom Amphetamintyp führen kann.

kat: s. Katal.

Kata-: Wortteil mit der Bedeutung von - herab, gegen, gänzlich; von gr. κατά.

Kata|biose (↑; Bio-*) f: (engl.) catabiosis; Verbrauch lebender Substanz durch Vorgänge in d. Zelle.

Kata|bolismus (gr. καταβολή Niederlegen) m: (engl.) catabolism; Abbaustoffwechsel; i. e. S. Eiweißabbau; **katabol:** zum Abbaustoffwechsel, speziell z. Eiweißabbau gehörig; Gegenteil Anabolismus*.

Kata|krotie (Kata-*; gr. κρότος Schlagen) f: (engl.) catacrotism; Erhebung im absteigenden Schenkel der Pulswelle; s. Dikrotie, Polykrotie.

Katal n: Abk. kat; SI-Einheit für d. katalytische Aktivität; diejenige Enzymmenge, die die Umwandlung v. 1 Mol Substrat pro Sekunde unter Standardbedingungen (konstante Temperatur, pH-Optimum, Substratsättigung) katalysiert. kat ersetzt die Internationale Einheit (I.E.) bzw. Unit* (U) u. alle anderen gebräuchl. Maßeinheiten. In d. Praxis wird mit d. Nanokatal gearbeitet: $1\ kat = 60 \times 10^6\ U$; $1\ U = 16{,}67\ nkat$.

Katalase f: Peroxidase; Enzym, das die Spaltung von Wasserstoffperoxid in Wasser u. Sauerstoff katalysiert ($2H_2O_2 \rightarrow 2H_2O + O_2$) u. als prosthetische Gruppe Hämin* (pro Molekül vier Hämingruppen) besitzt; **Vork.:** beim Menschen v. a. in Leber u. Erythrozyten; **Nachweis:** bei Mischung von Blut mit H_2O_2 perlen Sauerstoffbläschen auf; bei Katalasemangel Braunverfärbung des Bluts. Vgl. Takahara-Krankheit.

Kata|lepsie (gr. κατάληψις Fassen) f: (engl.) catalepsy; anhaltendes Verharren in einer best. (passiv gegebenen) Körperhaltung; **Vork.:** als extrapyramidal-motorische Störung bei postenzephalitischem Syndrom*, Katatonie* od. nach Schädelhirntrauma*.

Kata|lysator (gr. κατάλυσις Auflösung) m: (engl.) catalyst; chem. Substanz, die eine chem. Reaktion beschleunigt, ohne dabei selbst verändert zu werden; den Vorgang einer katalyt. Reaktion bezeichnet man als Katalyse; Enzyme* werden als Biokatalysatoren bezeichnet.

Kata|mnese (Kata-*; Anamnese*) f: (engl.) catamnesis; Bericht über e. Krankheit nach deren Behandlung u. weiterer Beobachtung des Patienten.

Kata|plasie (↑; -plasie*) f: (engl.) cataplasia; **1.** Umbildung eines Gewebes in rückläufigem Sinn (Herabsetzung der Differenzierung); oft m. Auftreten embryonaler Ausprägungen verbunden; **2.** Bez. f. die atyp. Gewebeeigenschaft bei Neoplasien; Kennzeichen der Malignität.

Kata|plexie (↑; -plexie*) f: (engl.) cataplexy; plötzliche, anfallsweise auftretende Hypotonie der Muskulatur nach emotionalen Einwirkungen (z. B. Lachen), als Symptom bei Narkolepsie* od. affektivem Tonusverlust*.

Kata|rakt (gr. καταρράκτης herabstürzend) f: (engl.) cataract; Cataracta; sog. grauer Star; Bez. f. jede Trübung der Augenlinse unabhängig von deren Ursache; **Einteilung** (nach Ätiol., Morphologie bzw. Alter beim Auftreten): 1. angeborene K. (Cataracta congenita): hereditär od. embryo-

K

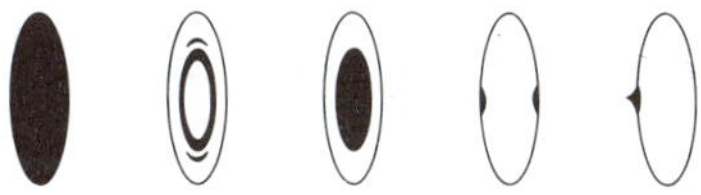

Katarakt, angeborene Formen:
1: Cataracta totalis; 2: C. zonularis; 3: C. centralis; 4: C. polaris; 5: C. pyramidalis [125]

pathisch (z. B. bei Röteln) bedingt, als völlige Trübung (Cataracta totalis), Teiltrübung wie Kapselstar (vorderer u. hinterer Polstar, Pyramidalstar), Schichtstar (Cataracta zonularis), Nahtstar, Kernstar (Cataracta centralis) od. als umschriebene Trübung unterschiedl. Ausmaßes in

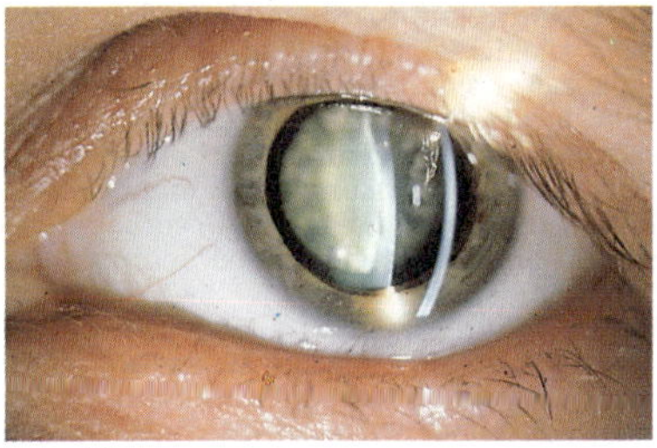
Katarakt:
angeborener Kernstar, Rindenanteile noch klar [362]

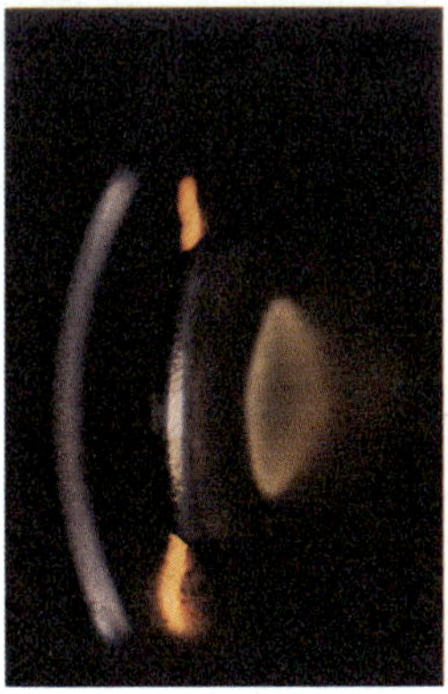
Katarakt:
angeborener Kernstar (Cataracta pulverulenta); Spaltlampenbild [362]

versch. Schichten der Linse; **2.** juvenile K. (Entwicklungskatarakt): meist als Kranzstar (Cataracta coronaria) mit bläul. Punkttrübungen (Cataracta coerulea); **3.** erworbene Linsentrübung der Rinde (Cataracta corticalis) od. des Kerns (Cataracta nuclearis); **4.** Altersstar (Cataracta senilis, häufigste Form): Komb. von Rinden- u. Kernstar; **5.** K. bei Stoffwechselerkrankungen (Cataracta diabetica, Cataracta tetanica, Cataracta myotonica, Cataracta hypothyreotica u. a.), bei Hauterkrankungen (Cataracta syndermatica), nach Contusio bulbi od. Augapfelperforation (Cataracta traumatica), nach Einwirkung elektromagnet. Energie (Blitzstar, Cataracta electrica), thermischer Einflüsse (sog. Feuerstar*) bzw. als Strahlenkatarakt* od. Cataracta complicata i. R. anderer Augenerkrankungen (z. B. Iri-

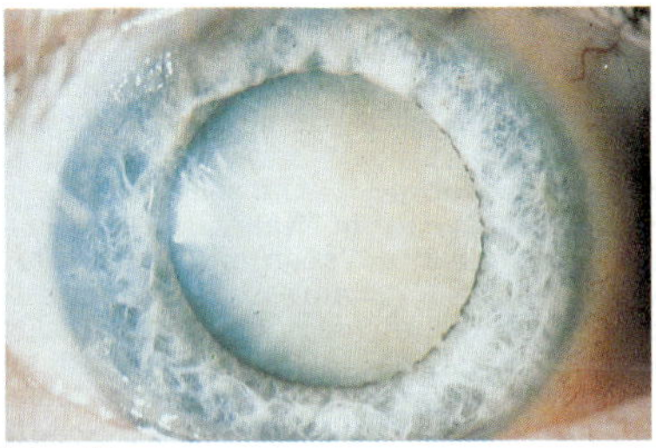
Katarakt:
reifer Star (Cataracta matura) [550]

dozyklitis, Glaukom) sowie nach Cortisonbehandlung; **Klin.:** Trübung der Linse (Cataracta incipiens, Cataracta immatura) mit zunehmendem Blendungsgefühl u. allmähl. Abnahme der Sehschärfe (Cataracta provecta) mit Aufnahme von Flüssigkeit in die Linse (Cataracta intumescens) bis zum sog. reifen Star (Cataracta matura) mit nur noch wahrnehmbaren Helligkeitsunterschieden; kurzfristig wieder zunehmende Sehfähigkeit inf. Schrumpfung einer reifen K. möglich (Cataracta hypermatura); **Ther.:** bei erheblich eingeschränkter Sehkraft Staroperation*; Ausgleich der postop. Aphakie* durch Starglas*, Kontaktlinsen* od. Linsenimplantation*; **Kompl.:** Glaukom durch Quellung der Linse, intraokulare Entz. durch Freisetzung von degen. Linseneiweiß in das Kammerwasser.

Katarrh (gr. καταρρεῖν herabfließen) m**:** veraltete Bez. f. eine mit Flüssigkeitsabsonderungen einhergehende Entzündung der Schleimhäute; vgl. Rhinitis, Bronchitis.

Katastrophen|medizin f**:** (engl.) disaster medicine; Teilgebiet der Medizin, das sich mit der Planung u. Sicherstellung der med. Versorgung im zivilen od. militärischen Katastrophenfall befaßt. Durch das Ungleichgewicht zw. hoher Verletztenzahl u. den dieser gegenüberstehenden, beschränkten personellen u. materiellen Gegebenheiten sind spez. med. Vorgehensweisen (z. B. Triage*) erforderlich.

Kata|thymie (Kata-*; gr. θυμός Gemüt, Leidenschaft) f**:** (engl.) catathymia; **1.** Veränderung von Wahrnehmung, Denken u. Erinnerung durch Einwirkung eines affektbetonten Erlebnisses; vgl. Bilderleben, katathymes; **2.** plötzlich einsetzender Stimmungswechsel.

Kata|tonie (↑; Ton-*) f**:** (engl.) catatonia; psych. Erkr., bei der Störungen der Willkürmotorik im Vordergrund stehen; die Symptomatik umfaßt zwei entgegengesetzte, manchmal im schnellen Wechsel auftretende **Formen: 1.** katatoner Sperrungszustand mit Hemmung der Motorik, Stupor*, Negativität, Rigidität; **2.** katatoner Erregungszustand mit psychomotorischer Erregung. Die Sympt. der K. können Tage bis Monate persistieren; Begleitsymptome sind Stereotypien*, Manierismen, Flexibilitas* cerea u. Mutismus*. Als **febrile** od. perniziöse K. wird eine selten vorkommende extreme Steigerung der Bewegungsstörung mit Tachykardie u. stark erhöhter Temperatur bezeichnet. **Vork.:** z. B. als (günstige) Verlaufsform der Schizophrenie* (katatoner Typus), bei Infektionskrankheiten, Hirntumoren od. endogener Depression; **DD:** akinetische Krise bei Parkinson-Syndrom, malignes neuroleptisches Syndrom* nach Gabe od. Steigerung von Neuroleptika, Entzug von Levodopa; **Ther.:** Neuroleptika, Überwachung, bei febriler K. hochdosiert Neuroleptika u. intensivmed. Behandlung, die meist die Elektrokrampftherapie ersetzen kann.

Kata|tonie, febrile (↑; ↑) f: s. Katatonie.

Katayama-Syn|drom (Katayama: Region der Hiroshima-Präfektur, Japan) n: (engl.) Katayama disease; syn. Katayama-Fieber, Yangtse-Fieber; akutes Stadium der Schistosomiasis* bei Schistosoma japonicum-Befall; vermutl. Immunkomplexreaktion m. Beginn der Eiablage; **Klin.:** 3-8 Wo. nach Exposition Fieber, Schüttelfrost, Schweißausbruch, Kopfschmerz, Husten, Urtikaria; Hepatosplenomegalie, Lymphadenopathie, interstitielle Pneumonie, Eosinophilie; Krankheitsdauer bis mehrere Wo., tödl. Ausgang möglich; **Ther.:** Praziquantel, Kortikosteroide.

K

Kat|echin|amine (gr. κατέχειν aufhalten, zügeln) n pl: syn. Katecholamine.

Kat|echol|amine (↑) n pl: syn. Katechinamine; Bez. für die chem. vom Brenzkatechin abgeleiteten biogenen Amine, z. B. Adrenalin, Noradrenalin, Dopamin od. synthet. Amine wie z. B. Isoprenalin. Hauptabbauprodukte der K.: Vanillinmandelsäure* (VMS), normal 2-6 mg/d, Metanephrin u. Normetanephrin zus. 20-120 mg/d. Vgl. Schock, Phäochromozytom.

Kat|elektro|tonus (Kata-*; Elektro-*; Ton-*) m: s. Elektrotonus.

Katgut (engl. catgut Katzendarm) n: chirurgisches Nahtmaterial* aus (Hammel-)Darmsaiten, das während der Wundheilung* resorbiert wird.

Katharsis (gr. κάθαρσις Reinigung) f: (engl.) catharsis; geistig-seelische Läuterung; als sog. kathartische Behandlung in der Psychoanalyse zur Behandlung neurotischer Erkr. (Breuer u. Freud 1889), bei der in Hypnose od. im eingehenden Gespräch die Erinnerung an Vorgänge (verdrängte Affekterlebnisse) geweckt wird, die durch ihren Eingriff in d. Seelenleben das Leiden verursacht haben; durch Abreaktion begleitender Affekte wird eine therapeutische K. bewirkt.

Kath|epsine n pl: Proteasen*, die in den Lysosomen* lokalisiert sind u. als Endopeptidasen Polypeptidketten spalten; unterscheiden sich durch bevorzugte Spaltung nach versch. Aminosäureresten.

Katheter (gr. καθετήρ Sonde) m: (engl.) catheter; röhren- od. schlauchförmiges, starres od. flexibles Instrument z. Einführen in Hohlorgane, Gefäße bzw. präformierte Körperhöhlen, z. B. Blase, Darm, Ohrtrompete, Tränenwege, um Inhalt zu entnehmen bzw. abzulassen od. Substanzen einzubringen. Vgl. Blasenkatheter, Kavakatheter.

Katheter|bi|opsie (↑; Bio-*; Op-*) f: (engl.) catheter biopsy; Methode zur Gewebeentnahme im Bereich des peripheren Bronchialsystems unter Verw. eines spez. Katheters zur Biopsie*; wird i. R. einer Bronchoskopie* durchgeführt, insbes. bei Verdacht auf ein peripheres Bronchialkarzinom*. Vgl. Saugbiopsie.

Katheter||di|latation (↑; Dilatation*) f: s. Angioplastie. **K.em|bolie** (↑; Embol-*) f: Form der Fremdkörperembolie*. **K.em|bolisation** (↑; ↑) f: s. Embolisation, therapeutische.

Katheter|fieber (↑): (engl.) catheter fever; klin. Bez. f. ein nach Katheterisierung, bei Anw. eines Dauerkatheters od. eines Venenverweilkatheters od. nach instrumentellen Eingriffen im Bereich der Urethra auftretendes Fieber; **Urs.:** meist bakt. Inf., z. B. inf. Keimverschleppung durch Schleimhautläsionen od. durch Keimaszension entlang des liegenden Verweilkatheters; Gefahr der Urosepsis* bzw. Sepsis*.

Katheterisierung (↑): (engl.) catheterization; Einführung eines Katheters; z. B. Blasenkatheter.

Katheter|re|kanalisation (↑; Re-*; Kanal*) f: s. Angioplastie.

Katheter|sepsis (↑; Sepsis*) f: s. Katheterfieber, Sepsis.

Katheter|tip|mano|meter (↑; engl. tip Spitze; gr. μανός gasförmig; Metr-*) n: (engl.) catheter tip manometer; syn. Katheterspitzenmanometer; kleiner Druckaufnehmer* an der Spitze eines Katheters, der in Gefäße od. Herzkammern z. direkten Blutdruckmessung* eingebracht wird.

Katheter|urin (↑; Ur-*): (engl.) catheter specimen; mit einem Blasenkatheter* entnommener Urin.

Ka|thode (gr. κάθοδος Rückkehr) f: (engl.) cathode; negative Elektrode eines elektr. Stromkreises; Austrittsstelle v. Elektronen* bzw. Kationen*. Vgl. Anode.

Kat|hoden|strahlen (↑): (engl.) cathode rays; Bez. f. gebündelte Strahlen freier Elektronen*, die von einer Kathode* ausgehen u. durch Glüh-, Feld- u. Photoemission erzeugt werden; sie besitzen Energien von 10 keV bis 100 keV.

Kat|ionen (↑; gr. ἰών wandernd) n: (engl.) cations; positiv geladene Ionen*, die bei Elektrolyse zur Kathode* wandern u. dort unter Aufnahme von Elektronen* in elektr. neutrale Atome übergehen können.

Katral|gläser: (ophth.) punktuell abbildende Brillengläser*; **Anw.** bei stärkerer Hypermetropie*, insbes. nach Staroperation*.

Katzen|auge, amaurotisches: (engl.) cat's eye amaurosis; gelblich reflektierende Pupille des blinden Auges; **Vork.:** v. a. beim Retinoblastom, auch bei totaler Ablatio retinae u. retrolentaler Fibroplasie.

Katzen|augen|syn|drom n: (engl.) cat's eye syndrome; syn. Kolobom-Analatresie-Syndrom; durch Chromosomenaberration (überzähliges, satellitentragendes Chromosom 22) bedingtes Fehlbildungssyndrom; **Sympt.:** auffälliges Gesicht (Hypertelorismus, antimongoloide Lidachse, flache Nasenwurzel), präaurikuläre Anhängsel bzw. Fisteln, Kolobom der Iris, evtl. Mikrophthalmie, Analatresie, Nierenfehlbildungen, ggf. weitere fakultative Fehlbildungen innerer Organe; geistige Entwicklungsbehinderung meist nur geringgradig.

Katzen|kratz|krankheit: (engl.) cat scratch disease; syn. Lymphadenitis infectiosa, (frz.) lymphoréticulose bénigne d'inoculation; bes. bei Kindern u. Jugendlichen auftretende Infektionskrankheit; **Err.:** noch nicht abschließend definiertes pleomorphes gramnegatives Bakterium; **Epidemiol.:** Verbreitung weltweit; Übertragung durch Kratz- od. Bißwunden von Katzen, die selbst nicht erkranken; **Inkubationszeit:** 3-14 Tage; **Klin.:** am Ort der Inf. papulo-pustulöser Primäraffekt* bzw. Rötung m. nachfolgender schmerzhafter Schwellung der regionären Lymphknoten, evtl. Fluktuation; Allgemeinsymptome (Fieber, Schüttelfrost, Gelenk- u. Muskelschmerzen); selten benigne seröse Meningitis; spontane Rückbildung in 1-2 Monaten; **Ther.**: Gentamycin; bei Fluktuation chir. Intervention.

Katzen|leber|egel: Opisthorchis* felineus.

Katzen|räude: (engl.) cat mange; von Katzen auf Menschen übertragene Krankheit mit Papelbildung u. (bes. nachts) starkem Pruritus; **Err.**: Milben*: Notoedres cati (Sarcoptidae), führt bei Katzen zu manifester Erkrankung, u. Cheyletiella blakei (Cheiletellidae), Befall kann symptomlos sein.

Katzen|schrei-Syn|drom n: syn. Cri-du-chat-Syndrom, Chromosom-5p⁻-Syndrom, Lejeune-Syndrom; komplexes Fehlbildungssyndrom inf. struktureller Chromosomenaberration mit partiellem Verlust der kurzen Arme des Chromosoms 5; Häufigkeit ca. 1 : 50 000 Neugeborene; Gynäkotropie; erhöhtes Wiederholungsrisiko bei entspr. Translokation bei den Eltern; **Sympt.**: katzenschreiartige, hohe, schrille Lautäußerungen in den ersten Lebensmonaten, vermutlich inf. einer Kehlkopfhypoplasie, die sich im weiteren Verlauf verliert; charakterist. Facies mit Rundgesicht, Hypertelorismus, Epikanthus, nach lateral abfallender Lidachse; primordialer Minderwuchs bei normaler Schwangerschaftsdauer; Mikrozephalie; schwere psychomotor. Retardierung; fakultative Begleitfehlbildungen innerer Organe, insbes. Herzfehlbildungen; **Progn.**: verkürzte Lebenserwartung.

Katzen|spul|wurm: Toxocara* cati.

Kauda (lat. cauda Schwanz) f: (anat.) Cauda* equina.

Kauda|konus|syn|drom (↑; Konus*) n: Komb. von Kaudasyndrom* u. Konussyndrom*.

kaudal (↑): schwanzwärts, fußwärts, abwärts liegend.

Kaudal|an|ästhesie (↑; Anästhesie*) f: (engl.) caudal anaesthesia; syn. Sakralanästhesie; Sonderform der Periduralanästhesie* mit Inj. des Lokalanästhetikums in den Sakralkanal (Hiatus

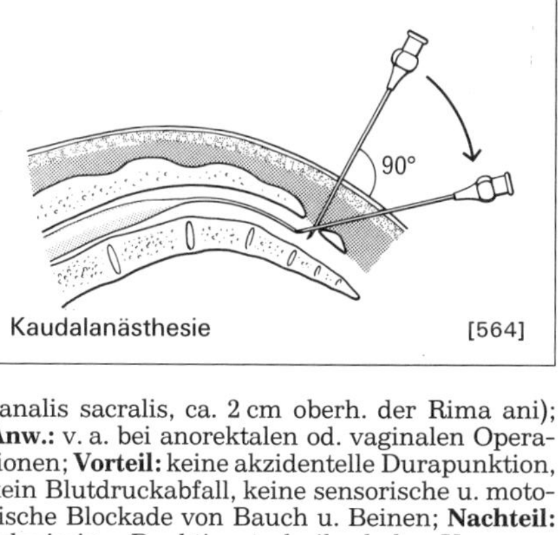

Kaudalanästhesie [564]

canalis sacralis, ca. 2 cm oberh. der Rima ani); **Anw.**: v. a. bei anorektalen od. vaginalen Operationen; **Vorteil:** keine akzidentelle Durapunktion, kein Blutdruckabfall, keine sensorische u. motorische Blockade von Bauch u. Beinen; **Nachteil:** schwierige Punktionstechnik, hohe Versagerquote.

Kaudal|variante (↑) f: (engl.) caudal variant; Anomalie der Wirbelsäule mit Verschiebung der Grenzen der Abschnitte nach kaudal (kurzer Querfortsatz des 7. Halswirbels, ausgeprägte 12. Rippe, kl. Lendenrippe am 1. Lendenwirbel, Lumbalisation des 1. Sakralwirbels, Sakralisation des 1. Steißwirbels); vgl. Kranialvariante.

Kauda|syn|drom (↑) n: (engl.) cauda equina syndrome; nach Läsion der Cauda* equina auftretende schlaffe Lähmung mit Schmerzen u. Sensibilitätsstörungen (Reithosenanästhesie) an d. unteren Extremitäten, oft Blasen- u. Mastdarmstörungen. Das klin. Bild ist von d. Segmenthöhe der Schädigung abhängig. **Urs.**: LWS-Frakturen, Bandscheibenvorfall, Rückenmarktumoren. Vgl. Konussyndrom.

Kauffmann-Koli-Anti|gen|tabelle (Fritz K., Serol., Berlin, Kopenhagen, 1899-1978; Antigen*) f: (engl.) Kauffmann-Koli antigen table; Escherichia-Antigentabelle nach Kauffmann, Knipschildt u. Vahlne; Ordnung der Escherichia-Serovars entsprechend ihrem Antigenaufbau.

Kauffmann-White-Schema (↑) n: diagn. Antigentabelle der Salmonella-Arten; aufgrund unterschiedl. Antigenformeln läßt sich die Gattung Salmonella* in zahlreiche (bereits mehr als 2000) Species bzw. Serovars unterteilen.

Kaufmann-Schema (Carl K., Gyn., Berlin, Köln, 1900-1980) n: zyklusgerechte Verabreichung von Östrogenen* u. Gestagenen*, z. B. als Substitutionstherapie bei Ovarialinsuffizienz*; vgl. Menstruationszyklus, Östrogen-Gestagen-Test.

Kau|muskel|krampf (Musculus*): (engl.) trismus; **1.** tonischer K.: s. Trismus; **2.** klonischer K., z. B. bei Kälte als sog. Zähneklappern.

kausal (lat. causa Ursache): ursächlich.

Kausal|behandlung (↑): s. Behandlung, spezifische.

Kaus|algie (gr. καῦσις Brennen; -algie*) f: (engl.) causalgia; anfallsweise auftretende, durch äußere (v. a. taktile, evtl. akustische u. optische) Reize sowie affektive Erregung auslösbare brennende Schmerzen u. vasomotorisch-trophische Störungen der Haut nach (partieller) Verletzung peripherer Nerven, die einen hohen Anteil vegetativer Fasern enthalten (v. a. N. medianus, N. ulnaris u. N. tibialis), oft mit Ausbreitung auf die ganze betroffene Extremität; **Urs.:** wahrscheinl. abnorme (ephaptische) Verbindungen zw. afferenten sensiblen u. efferenten vegetativen Fasern. Vgl. Schmerzsyndrome.

Kau|schwielen: ausgeprägte Hautverdickung über den Dorsalseiten der Fingermittelgelenke bei Jugendlichen durch dauerndes, unbewußtes Kauen; DD: Fingerknöchelpolster, rheumatische Gelenkschwellungen, Ostitis multiplex cystoides, Pachydermoperiostose.

Kaustik (gr. καυστικός brennend, ätzend) f: syn. Kauterisation*.

Kaustika (↑) n pl: syn. Ätzmittel*.

Kautelen (lat. cautela Vorsicht) f pl: Vorsichtsmaßregeln.

Kauterisation (gr. καυτήριον Brenneisen) f: (engl.) cauterization; syn. Kaustik; Gewebezerstörung durch Brenn- od. Ätzmittel*; vgl. Elektrokoagulation.

Kautschuk|schädel: s. Caput membranaceum.

Kavain n: auch Kawain; (±)-5,6-Dihydro-4-methoxy-6-styryl-2-pyron (IUPAC); Verw.: Psychotonikum.

Kava|katheter (lat. cavum Höhle, Loch; Katheter*) m: (engl.) central venous catheter; auch Vena-cava-Katheter, sog. zentraler Venenkatheter; Kunststoffkatheter, der meist nach Punktion einer Vene im Bereich der oberen Körperhälfte (V. mediana cubiti, V. cephalica, V. basilica, V. ju-

K

gularis ext. u. int., V. subclavia) in das venöse Gefäßsystem eingeführt u. in die V. cava superior herznah vorgeschoben wird, selten Zugang über die untere Körperhälfte (V. saphena, V. femoralis) mit Lage in der V. cava inferior; die Lage der Katheterspitze wird röntg. kontrolliert. **Ind.**: parenterale Ernährung (hochkalorische Infusionslösungen), Messung des zentralen Venendrucks, wiederholte parenterale Medikamentenapplikation; **Kompl.**: asept. u. septische Thrombophlebitis, selten Pneumothorax (v. a. bei Subklaviapunktion*), Blutungen (nach Fehlpunktion od. Gefäßperforation), Herzrhythmusstörungen (bei Lage der Katheterspitze im re. Ventrikel), Luftembolie. Vgl. Venae sectio, Pulmonaliskatheter.

Kava-Kava-Wurzel|stock: Rhizoma* Piperis methystici.

Kava|sperr|operation (lat. cavum Höhle, Loch) f: s. Vena-cava-Blockade.

Kava-superior-Syn|drom (↑; superior*) n: s. Vena-cava-superior-Syndrom.

Kava|trichter (↑): Fortsetzung der Vorhofmuskulatur in die V. cava; vgl. Herz.

Kava|typ (↑): (engl.) caval displacement; bes. Form der hämatogenen Metastasierung bei Tumoren im Einstromgebiet der V. cava (z. B. primäres Leberzellkarzinom, Hypernephrom, Osteosarkom); Metastasen finden sich zunächst in der Lunge (Primärfilter) u. streuen von hier in den großen Kreislauf.

Kaverne (lat. caverna Höhle) f: (engl.) cavern; durch entzündl. Einschmelzung bzw. Sequestrierung u. Abstoßung einer Nekrose entstandener Hohlraum in parenchymatösen Organen; **Vork.**: bes. in der Lunge bei Tuberkulose*, seltener bei Lungeninfarkt od. Bronchialkarzinom; vgl. Frühkaverne.

Kavernen|sym|ptome (↑) n pl: (engl.) physical findings with caverns; bei einer Kaverne* ab Walnußgröße perkutorisch zirkumskripte Tympanie, Gerhardt*-Schallwechsel, Wintrich*-Schallwechsel, Friedreich*-Schallwechsel, bei brustwandnahen, größeren Kavernen mit glatter u. gespannter Wandung schepperndes Geräusch (Geräusch des gesprungenen Topfes) durch Austreiben von Luft durch d. enge Öffnung einer brustwandnahen Kaverne bei starker Perkussion, bei stärkerer Wandspannung mit metallischem Charakter (sog. Münzenklirren*); auskultator. amphorisches Atmen, sog. Kavernenjauchzen, -quietschen, -knarren, evtl. metallisch klingende Rasselgeräusche*.

Kaverne, tuberkulöse (↑) f: (engl.) tuberculous cavern; durch Einschmelzung verkästen tbk. Gewebes entstandener luftgefüllter Hohlraum; **Diagn.**: (röntg.) Ringschatten, der häufig von disseminierten Fleckschatten umgeben ist.

Kavernitis (↑; -itis*) f: akute od. chron., lokalisierte od. diffuse Entz. der Schwellkörper des Penis*, meist Folge von Urethritis* od. Verletzung.

Kavernom (↑; -om*) n: s. Hämangiom.

Kavernoso|graphie (↑; -graphie*) f: (engl.) cavernography; Röntgendarstellung des Penisschwellkörpers u. seiner Abflußwege durch Kontrastmittelinjektion in das Corpus cavernosum zur Diagn. einer Erektionsstörung*.

Kavernoso|metrie (↑; Metr-*) f: (engl.) cavernometry; Durchfluß- u. Druckmessung im Corpus cavernosum penis zur Bestimmung der Flußrate (Maintenance-Flow), die zur Aufrechterhaltung einer Erektion notwendig ist u. bei Schwellkörperinsuffizienz mit mangelnder Restriktion des venösen Abflusses erhöht ist.

Kavernosus|syn|drom (↑) n: (engl.) cavernous syndrome; syn. Sinus-cavernosus-Syndrom; Augenmuskellähmungen, Ptose, Sensibilitätsstörungen im Gesicht, evtl. Exophthalmus inf. Drucklähmung* des Nervus oculomotorius, Nervus trochlearis, Nervus trigeminus, Nervus abducens; abhängig von der Beteiligung der einzelnen Trigeminusäste werden ein vorderes, mittleres u. hinteres K. unterschieden; **Urs.**: Tumor, Aneurysma der A. carotis interna, Kavernosusthrombose; **DD:** Subarachnoidalblutung, Hirntumoren, Myasthenia gravis pseudoparalytica, Syphilis; vgl. Fissura-orbitalis-superior-Syndrom.

Kavernosus|thrombose (↑; Thromb-*; -osis*) f: (engl.) cavernous thrombosis; lebensgefährliche Thrombose* des Sinus* cavernosus mit Fieber, Bewußtseinsstörungen, Protrusio bulbi (inf. retrobulbärem Ödem), evtl. epileptischen Anfällen, Ödem über dem Processus mastoideus, Hirnnervenparesen; **Urs.**: septische Thrombophlebitis*, meist fortgeleitet von einem Furunkel im Gesichtsbereich (z. B. Nasenfurunkel); Hyperkoagulabilität des Bluts; **Diagn.**: zerebrale Angiographie; **Ther.**: Antibiotika, Behandlung des Hirnödems, evtl. Antikoagulanzien.

Kavität (lat. cavus hohl) f: Hohlraum.

Kavo|graphie (↑; -graphie*) f: (engl.) cavography; Röntgenkontrastdarstellung der Vena cava; **1. untere K.** durch Punktion beider Femoralvenen u. gleichzeitige Kontrastmittelinjektion od. Einführen eines Katheters in die Vena cava (Kavakatheter*); **Anw.**: zur Feststellung von Thrombosen od. Verschlüssen im Bereich der Beckenvenen, in der urol. Diagnostik zur Darstellung der Vena cava bei retrokavalem Ureter, zum Nachweis paraaortaler Lymphdrüsenvergrößerungen, z. B. bei Seminom; **2. obere K.** durch ein- od. beidseitige Punktion einer Ellenbogenvene u. Injektion eines Kontrastmittelbolus; Darstellung der Oberarmvenen, der Schulterregion, des Mediastinums u. der Vena cava superior; **Anw.**: venöse Abflußbehinderung durch Raumforderungen im Mediastinum, Vena*-cava-superior-Syndrom.

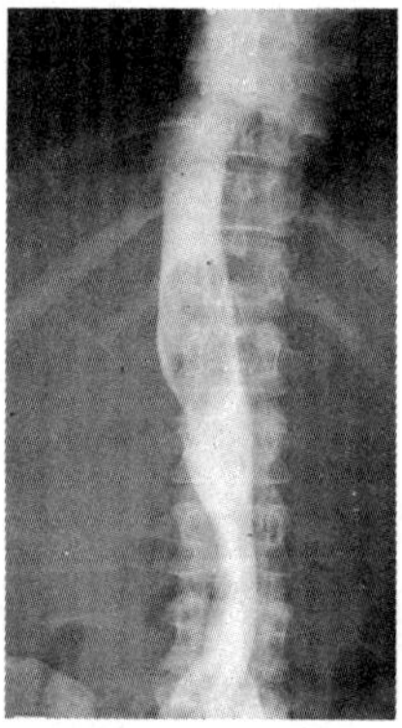

Kavographie:
Darstellung eines Füllungsdefekts der V. cava inferior in Höhe des 1. Lendenwirbels infolge eines rechtsseitigen Nierentumors [27]

Kawasaki-Syn|drom n: (engl.) Kawasaki's disease; syn. mukokutanes Lymphknotensyndrom (Abk. MCLS); akute fieberhafte Erkr. mit multipler Organbeteiligung, die im Kleinkindesalter auftritt; **Vork.:** v. a. in Japan, mit zunehmender Häufigkeit auch in Europa u. USA; **Urs.:** ätiol. unklare Panvaskulitis; **Klin.:** Fieber über fünf Tage, nichteitrige Konjunktivitis, zervikale Lymphadenopathie, polymorphes Exanthem, Stomatitis mit Erdbeerzunge bzw. sog. Lacklippen, schuppendes Palmarerythem an Händen u. Füßen; evtl. Arthritis, Meningitis, anteriore Uveitis u. Pneumonie; **Diagn.:** klin. (Fieber mit vier weiteren Hauptsymptomen); **Ther.:** Thrombozytenaggregationshemmer (Salicylate) u. Gammaglobuline; **Kompl.:** Beteiligung der Koronararterien mit Herzrhythmusstörungen, Herzinfarkt bzw. Aneurysmabildung; **Progn.:** bei langdauerndem doppelgipfligem Fieber, starker Leukozytose, extrem hoher BKS u. kardialen Sympt. v. a. bei Jungen schlecht; Gesamtletalität ca. 1-2%.

Kayser-Fleischer-Korneal|ring (Bernhard K., Ophth., Stuttgart, 1869-1954; Cornea*): bei Chalkose bzw. hepatolentikulärer Degeneration vorkommender dünner olivgrüner od. bräunl. Ring in d. peripheren Descemet-Membran.

Kaznelson-Syn|drom (Paul K., Arzt, Prag) n: chronische Form der Pure* red cell aplasia.

KBR: Abk. f. **K**omplement**b**indungs**r**eaktion*.

KBV: Abk. f. **K**assenärztliche **B**undes**v**ereinigung; s. Kassenärztliche Vereinigung.

KCl: chem. Formel f. Kaliumchlorid*.

KCN: chem. Formel f. Kaliumcyanid*.

KDS: Abk. f. **k**linischer **D**iagnosen**s**chlüssel*.

Kearns-Sayre-Syn|drom (Thomas P. K., zeitgen. Ophth., Rochester; George P. S., zeitgen. Pathol., Rochester) n: syn. Ophthalmoplegia plus; mitochondriale Myopathie m. Pigmentdegeneration der Retina (nachfolgend Optikusatrophie, Hemeralopie bzw. Visusverlust), Erregungsleitungsstörungen des Herzens, Kardiomegalie, Herzinsuffizienz u. progressiver myopathischer externer Ophthalmoplegie; **Ätiol.:** Defekt der mitochondrialen DNA (nur über die Mütter übertragbar); meist Neumutation.

Kebuzon (INNv) n: 4-(3-Oxobutyl)-1,2-diphenyl-3,5-pyrazolidindion (IUPAC); Verw.: s. Pyrazolonderivate.

Kehl|deckel: (anat.) Epiglottis.

Kehl|kopf: Larynx; s. a. Laryngo-.

Kehl|kopf|entzündung: Laryngitis*.

Kehl|kopf|karzinom (Karz-*; -om*) n: Larynxkarzinom; häufigster maligner Tu. im Halsbereich (histol. überwiegend Plattenepithelkarzinome), der v. a. ab dem 50. Lj. u. bei Männern auftritt (m : w = 5 : 1); **Ätiol./Path.:** Es besteht ein enger Zus. zur Inhalation von Tabakrauch u. Alkoholkonsum; Entw. über Kehlkopfpräkanzerosen* möglich; **Einteilung** nach der **Lokalisation** in supraglottisches (ca. 30%), glottisches (ca. 60%) u. subglottisches (selten) K.; als transglottischer Tu. wird ein K. mit Beteiligung aller drei Etagen bezeichnet. **Sympt.:** bei glottischem K. stehen Heiserkeit, bei supraglottischem K. Fremdkörpergefühl u. Schluckbeschwerden im Vordergrund; **Diagn.:** indirekte u. direkte Laryngoskopie*, Biopsie, Stroboskopie*, Computertomographie, Kernspintomographie; **Ther.:** in Abhängigkeit von der Ausdehnung Chordektomie, Teilresektion des Kehlkopfs od. totale Laryngektomie mit Neck* dissection; evtl. Nachbestrahlung; **Progn.:** aufgrund meist frühzeitiger Diagnosestellung u. seltener Fernmetastasierung beim Glottiskarzinom günstig; bei supraglottischem K. deutl. schlechter wegen schneller lokaler Metastasierung in die jugulären Lymphknoten; **DD:** chronische Laryngitis*. Vgl. Kehlkopftumoren, Kehlkopfoperationen, Hypopharynxkarzinom.

Kehl|kopf|lähmung: (engl.) laryngoplegia; Laryngoparalyse, Lähmung der Kehlkopfmuskulatur; **Formen: 1.** myogene K.: **a)** Internuslähmung mit Parese der Mm. vocales; **b)** Transversuslähmung mit Parese des M. arytaenoideus transversus; **c)** Adduktorenlähmung mit Parese der Mm. arytaenoideus obliquus u. transversus;

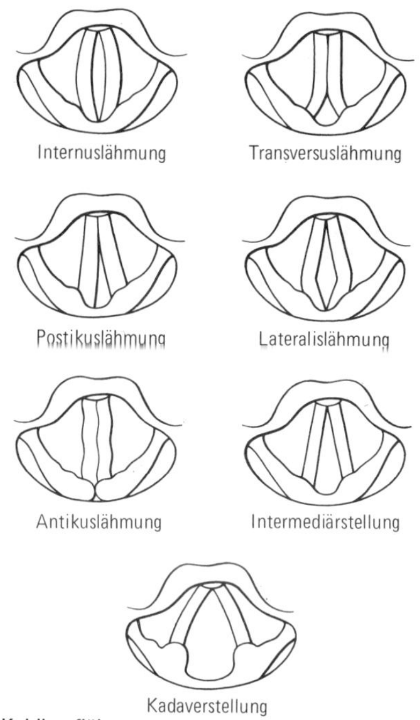

Kehlkopflähmung:
verschiedene Befunde in der indirekten Laryngoskopie

d) Lateralislähmung mit Parese des M. cricoarytaenoideus lateralis; Urs.: Überbeanspruchung, Laryngitis, Myopathien, Diphtherie; Sympt.: Heiserkeit, unvollständiger Stimmlippenschluß; **2.** peripher neurogene K., sog. Stimmlippenlähmungen: **a)** Lähmung des N. laryngeus superior (Antikuslähmung) mit Ausfall des M. cricothyroideus; Urs.: Trauma, selten isolierter Ausfall; Sympt.: Heiserkeit, evtl. Dysphagie; **b)** Lähmung des N. laryngeus superior u. inferior mit Ausfall aller inneren Kehlkopfmuskeln; Urs.: Schädelbasisfrakturen, Tumoren der Schädelbasis u. a.; Sympt.: fehlender Stimmlippenschluß, Intermediärstellung* der Stimmbänder; **c)** Rekurrensparese, Lähmung des N. laryngeus inferior: häufigste Form der K.; die einseitige Rekurrensparese führt zum Ausfall des M. cricoarytaenoideus posterior (Postikus-, Abduktorenlähmung) mit Paramedianstellung der Stimmlippe,

Heiserkeit, Phonationsschwäche, nach längerfristigem Bestehen evtl. zur Atrophie der gelähmten Stimmlippe mit Kadaverstellung (s. Abb.), die doppelseitige Rekurrensparese zum Ausfall sämtlicher Kehlkopfmuskeln mit geringer Heiserkeit, jedoch ausgeprägtem inspiratorischem Stridor u. Atemnot; Urs.: meist iatrogen, v. a. nach Strumektomie, auch bei Struma maligna, Mediastinaltumoren, Bronchial- u. Ösophaguskarzinom, Aortenaneurysma, Vergrößerung des li. Herzens (Ortner-Syndrom I); **3.** zentrale K. duch Schädigung der Kerngebiete der versorgenden Nerven; Vork. z. B. bei Bulbärparalyse, Hirnstammsyndromen, zentraler Vaguslähmung, Multipler Sklerose; **Diagn.:** indirekte Laryngoskopie* zum Nachweis von Stimmlippenfehlstellungen (s. Abb.), Stroboskopie, evtl. Elektromyographie sowie Erhebung eines Stimmstatus; **Ther.:** Stimmübungsbehandlung, u. U. Elektrotherapie zur Stimulation; bei doppelseitiger Rekurrensparese Tracheotomie, bei längerfristigem Bestehen ggf. Lateralfixation als glottiserweiternder Eingriff; s. Kehlkopfoperationen.

Kehl|kopf|maske: (engl.) laryngeal mask airway; ovaler, aufblasbarer Silikonkörper mit flexiblem Tubus, der den Raum um u. hinter dem Kehlkopf ausfüllt u. abdichtet; Verw. zur Narkosebeatmung als Alternative zur Maskenbeatmung; im Vergleich zum Endotrachealtubus* kein sicherer Schutz vor Aspiration.

Kehl|kopf|muskulatur (Musculus*) f: (engl.) laryngeal muscles; **1.** Stimmbandspanner: **a)** M. cricothyroideus (äußerer Stimmbandspanner): vom Ringknorpeloberrand zum Schildknorpelunterrand; **F:** durch Annäherung des Schild- an den Ringknorpel wird das Stimmband gespannt; als einziger Muskel vom N. laryngeus sup., alle anderen (innere Kehlkopfmuskeln) vom N. laryngeus recurrens (N. laryngeus inf.) innerviert; **b)** M. vocalis (auch als Internus od. Pars interna des M. thyroarytaenoideus); **F:** Stimmbandspanner, Verengung der Stimmritze, Feinregulierung des Tons; **2.** Stimmritzenverengerer (Adduktoren): **a)** M. cricoarytaenoideus lateralis: Lateralis, vom Processus muscularis des Aryknorpels zum Ringknorpel; **F:** schließt die vorderen zwei Drittel der Glottis; **b)** M. arytaenoideus obliquus et transversus: verlaufen zw. den Aryknorpel; **F:** schließen das hintere Drittel der Glottis; **3.** Stimmritzenerweiterer (Abduktor): M. cricoarytaenoideus posterior: Postikus, von der Ringknorpelplatte zum Processus muscularis des Aryknorpels; einziger Stimmspaltenöffner.

Kehl|kopf|ödem (Ödem*) n: (engl.) laryngeal oedema; Bez. f. ein im Bereich versch. Kehlkopfstrukturen auftretendes subepitheliales Ödem* unterschiedlicher Urs.; s. Glottisödem, Angioödem, Reinke-Ödem.

Kehl|kopf|operationen f pl: (engl.) laryngeal operations; **1.** Laryngotomie: op. Eröffnung des Kehlkopfs, z. B. durch mediane Spaltung des Schildknorpels (Laryngofissur); **2.** Chordektomie: teilweise od. vollständige Entfernung einer Stimmlippe bei Stimmlippenkarzinom nach Laryngotomie od. endolaryngeal mit Hilfe der Mikrolaryngoskopie u. CO_2-Laser; **3.** Kehlkopfteilresektion (partielle Laryngektomie, Resektionsbezirke s. Abb.); **a)** horizontale supraglottische Teilresektion nach Alonso bei Karzinom der Epiglottis; **b)** frontolaterale Teilresektion nach

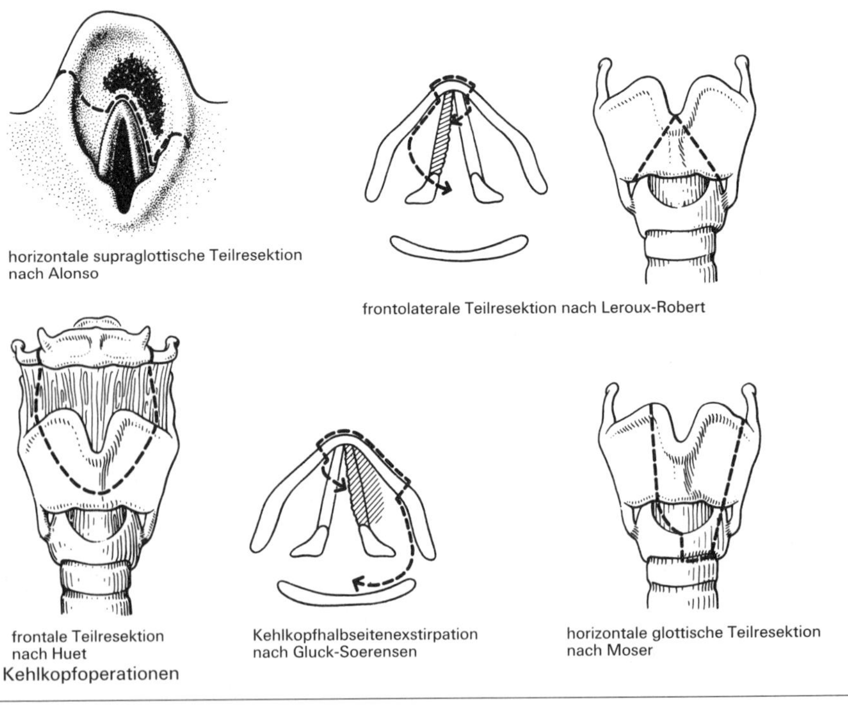

horizontale supraglottische Teilresektion nach Alonso

frontolaterale Teilresektion nach Leroux-Robert

frontale Teilresektion nach Huet

Kehlkopfhalbseitenexstirpation nach Gluck-Soerensen

horizontale glottische Teilresektion nach Moser

Kehlkopfoperationen

Leroux-Robert bei Stimmlippenkarzinom mit Ausbreitung auf die vordere Kommissur; **c)** frontale Teilresektion nach Huet bei Karzinom der Epiglottis; **d)** Hemilaryngektomie nach Gluck-Soerensen bei einseitigem Stimmlippenkarzinom; **e)** horizontale glottische Teilresektion nach Moser; Form der erweiterten frontolateralen Kehlkopfresektion; **4.** vollständige Kehlkopfexstirpation: totale Laryngektomie mit Entfernung des Larynx zw. Zungengrund u. Trachea, primärem Verschluß des Pharynx u. Anlage eines Tracheostomas (Trennung von Luft- u. Speiseweg) bei ausgedehntem Kehlkopfkarzinom*, ggf. in Komb. mit Pharyngektomie u. Neck* dissection. Funkt. Folgen: Atmung nur über ein Tracheostoma, Sprechen nur durch Erlernen der Ösophagusstimme*, mit elektron. Sprechhilfen* od. Sprechprothese mögl.; **5.** glottiserweiternde Eingriffe: Lateralfixation (Laterofixation) der gelähmten Stimmlippen (meist mit Resektion des Aryknorpels) bei doppelseitiger Rekurrenslähmung, falls nach 1 Jahr keine Spontanremission eingetreten ist.

Kehl|kopf|papillom (Papilla*; -om*) n: (engl.) laryngeal papilloma; makroskop. blumenkohlartiger, blaßroter, benigner Tumor im Bereich des

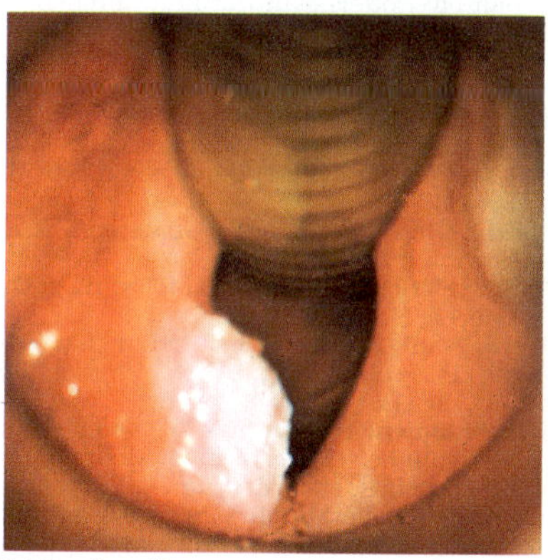

Kehlkopfpapillom:
hyperkeratotisches Papillom der rechten Stimmlippe ohne Behinderung der Motilität [279]

Kehlkopfs; histol. Fibroepitheliom mit breitem mehrschichtigem Plattenepithel. Multiples Vork. von häufig rezidiv. Kehlkopfpapillomen (sog. **Kehlkopfpapillomatose**) insbes. im Kindesalter. Eine maligne Entartung ist v. a. im Erwachsenenalter möglich. **Urs.:** wahrscheinl. virale Genese (Papovaviridae*); **Sympt.:** Heiserkeit u. Behinderung der Atmung in Abhängigkeit von Größe u. Lokalisation; **Diagn.:** (Mikro-)Laryngoskopie* (s. Abb.), Biopsie; **Ther.:** möglichst vollständige mikrochirurgische od. laserchirurgische Abtragung (Rezidive!); im Kleinkindesalter abwarten u. ggf. Tracheotomie, da spontane Rückbildungen bis zur Pubertät vorkommen. Vgl. Kehlkopfpräkanzerosen.

Kehl|kopf|papillomatose (↑; ↑; -osis*) f: (engl.) laryngeal papillomatosis; multiple Kehlkopfpapillome; Vork. v. a. im Kindesalter; s. Kehlkopfpapillom.

Kehl|kopf|polypen (Polyp*) m pl: benigne Schleimhauthyperplasien im Bereich des Kehlkopfs u. bes. der Stimmlippen; Auftreten nach chron. Laryngitis; **Sympt.:** Stimmstörung (Diplophonie, Aphonie), Heiserkeit, Reizhusten; **Diagn.:** Laryngoskopie (s. Abb.); **Ther.:** mikrochir. od. laserchir. Abtragung; histol. Untersuchung. Vgl. Stimmlippenknötchen, Kehlkopftumoren.

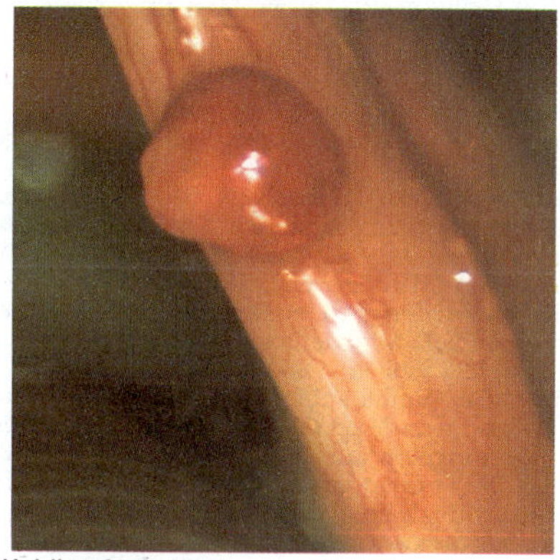

Kehlkopfpolypen:
angiomatöser Polyp des mittleren Drittels der rechten Stimmlippe [279]

Kehl|kopf|prä|kanzerosen (Prä-*; Cancer-*; -osis*) f pl: (engl.) precancerous larynx; makroskop. erkennbare (Leukoplakie*), evtl. zu Heiserkeit, Räusperzwang u. Fremdkörpergefühl führende histol. Veränderungen der Kehlkopfschleimhaut i. S. einer Präkanzerose*, auf deren Grundlage sich ein Kehlkopfkarzinom* entwickeln kann; **Urs.:** Einwirkung exogener Noxen (z. B. Tabak od. Alkohol), Strahlenschäden; **Einteilung: Grad I:** einfache Epitheldysplasie mit Epithelhyperplasie ohne Zellatypien; **Grad II:** mittelgradige Epitheldysplasie mit Hyperplasie der Basalzellen, geringgradiger Zellpolymorphie, Dyskariose; **Grad III:** hochgradige Epitheldysplasie mit Zellpolymorphie, Dyskeratosen, Kernatypie, Mitosereichtum, jedoch noch ohne infiltrierendes Wachstum (Carcinoma* in situ); **Diagn.:** Mikrolaryngoskopie mit Biopsie; **Ther.:** Elimination von Noxen, evtl. Dekortikation u. chir. Abtragung des veränderten Gewebes, regelmäßige Befundkontrolle (Lupenstroboskopie). Vgl. Kehlkopfpapillom.

Kehl|kopf|re|flex (Reflekt-*) m: (engl.) larynx reflex; **1.** physiol. Verschluß der Stimmritze u. des Kehlkopfeingangs zu Beginn des Schluckens; **2.** reflektor. Schluß der Stimmritze u. nachfolgend Husten bei Fremdkörperreiz im Bereich des Kehlkopfs zur Vermeidung einer Aspiration.

Kehl|kopf|spiegel: Laryngoskop*.

Kehl|kopf|stenose (Steno-*; -osis*) f: (engl.) laryngostenosis; syn. Larynxstenose; Verengung des Kehlkopfs inf. eines Kehlkopfödems*, einer Pseudomembran*, durch Kehlkopftumoren od. Synechie der Glottis nach Verletzung.

Kehl|kopf|tuberkulose (Tuberkel*; -osis*) f: (engl.) laryngeal tuberculosis; tuberkulöse Laryngitis*, meist in Zus. mit einer Lungentuberkulose* entstehend (wichtige Begleiterkrankung!); **Sympt.:** über Mon. persistierende Heiserkeit mit Husten (infektiös), evtl. Dysphagie; **Diagn.:** in der Mikrolaryngoskopie rötl. Granulationen od. Ulzerationen; Biopsie, bakteriol. Abstrich u. Kultur; Rö.-Thorax; **Ther.:** s. Tuberkulose; **DD:** Kehlkopfkarzinom.

Kehl|kopf|tumoren (Tumor*) m pl: (engl.) laryngeal tumours; Tumoren im Bereich des Larynx*; **benigne K.:** Stimmlippenknötchen*, Kehlkopfpolypen*, Stimmband- u. Kehlkopfpapillom*, Chondrom* des Larynx; **maligne K.:** v. a. Kehlkopfkarzinom*.

Kehrer-Zeichen (Ferdinand A. K., Neurol., Münster, 1883-1966): (engl.) Kehrer's reflex; Druckschmerz der Austrittstellen des N. occipitalis major am Hinterkopf bei Hirndrucksteigerung*.

Kehr-Zeichen (Hans K., Chir., Berlin, 1862-1916): ausstrahlender Schmerz in der li. Schulter u. Hauthyperästhesie; typ. für Milzruptur* u. Tubarruptur (s. Tubargravidität).

Keil|bein: (engl.) 1. sphenoid bone, 2. cuneiform bone; **1.** Schädelbasis: Os sphenoidale; **2.** Fußwurzelknochen: Ossa cuneiformia I, II, III. **K.höhle:** s. Sinus sphenoidalis. **K.meningeom** (Mening-*; -om*) n: (engl.) sphenoid meningioma; Meningeom* im Bereich des Schläfenlappens, das vom inneren od. äußeren Anteil des Keilbeinflügels ausgeht.

Keil|osteo|tomie (Ost-*; -tomie*) f: (engl.) cuneiform osteotomy; Osteotomie* in Keilform, um e. Richtungsänderung der Knochenachse zu erreichen.

Keil|wirbel: (engl.) wedge-shaped vertebra; keilförmig deformierter Wirbelkörper bei angeb. od. erworbener Skoliose, enchondraler Dysostose, Scheuermann-Krankheit, Calvé-Krankheit, Osteoporose u. traumatisch bedingt.

Keim|bahn: s. Idioplasma.

Keim|blätter: (engl.) germ layers; (embryol.) allg. Bezeichnung für d. in der frühen Embryogenese* entstehenden Zellschichten Ektoderm*, Entoderm* u. Mesoderm*, von denen sich sämtl. in der Organogenese* u. Histogenese* entstehenden Strukturen des Embryos ableiten; vgl. Keimscheibe.

Keim||blase: (engl.) blastula; Höhle der Blastozyste*. **K.dis|lokation** (Dis-*; lat. lọcus Ort, Stelle) f: syn. Choristie*. **K.drüsen:** (engl.) gonads; Gonaden; Hoden u. Eierstöcke; Drüsen äußerer (Spermien, Eier) u. innerer Sekretion (Sexualhormone). **K.entwicklung:** s. Blastogenese, Embryogenese. **K.epi|thel** (Epithel*) n: (engl.) germinal epithelium; **1.** Epithelüberzug des Ovars; s. Follikelreifung; **2.** Auskleidung der Tubuli seminiferi des Hodens*; nach der Pubertät besteht K. aus Sertoli-Zellen u. Keimzellen; s. Spermatogenese. **K.leiste:** s. Genitalleiste. **K.schädigung:** (engl.) germ cell damage; Sammelbezeichnung f. die Wirkung mutagener u. teratogener Einflüsse auf Keimzellen, Embryo od. Fetus; vgl. Embryotoxizität, Mutagenität, Teratogenität.

Keim|scheibe: (engl.) blastoderm; (embryol.) **1.** am 8. Entwicklungstag des Keims erreichtes Stadium der **zweiblättrigen K.:** aus zwei Keimblättern (Ektoderm u. Entoderm) bestehender Embryoblast*; **2.** in der 3. Entwicklungswoche entstehende **dreiblättrige K.** durch Invagination v. Ektodermzellen u. Bildung des Mesoderm; vgl. Keimblätter.

Keim|schild: (engl.) germ disk; (embryol.) Bez. f. die dreiblättrige Keimscheibe*.

Keim|träger: (engl.) carrier; **1.** (hyg.) mit Testkeimen* beschickte Materialien (z. B. Holz, Textilien, Filtrierpapierstückchen); dienen zur Prüfung der Oberflächenwirkung von Desinfektionsmitteln bei porösen org. u. anorg. Substraten; **2.** (epidemiol.) Personen, die ohne vorausgegangene klin. Erkr. od. vor Auftreten typ. Symptome Err. ausscheiden; v. a. bei Infektionskrankheiten m. niedrigem Kontagionsindex, z. B. bei Typhus, Paratyphus, Enteritis, Diphtherie, epidem. Meningitis, Ruhr, Poliomyelitis u. Scharlach. Auch gesunde Menschen sind nicht selten Träger verbreiteter Infektionserreger, z. B. Staphylokokken, Streptokokken, Haemophilus influenzae, Adenoviridae u. ECHO-Viren. Vgl. Ausscheider, Dauerausscheider.

Keim|zahl: Anzahl der in e. Maßeinheit (z. B. 1 ml) vorhandenen Keime (v. a. Bakterien).

Keim|zahl|bestimmung: (engl.) bacterial count; Messung der Dichte einer Bakteriensuspension; **1.** quant. Keimzählung (genau, jedoch umständl. u. zeitraubend): **a)** Plattenzählverfahren*; **b)** Membranfilterverfahren; **c)** Eintauchverfahren*; **2.** qual. Trübungsmessung: **a)** grobqual. Bakteriensuspension vor d. Fensterkreuz betrachten; **b)** Nephelometrie*; **c)** Vergleich mit Standardtrübungen, z. B. konservierte Bakterienaufschwemmungen mit bekanntem Bakteriengehalt od. mittels Bariumsulfatröhrchen. Angaben von **Keimmengen: 1.** auf festen Nährböden in Ösen (Ø von 2 mm), genauer in mg abgewogene Bakterienmasse (Trocken- od. Feuchtgewicht (1 Öse etwa 2 mg Bakterienmasse Feuchtgewicht); **2.** in flüssigen Nährmedien in Kubikzentimeter Bakterienmasse od. genauer in Keimen pro ml.

Keim|zellen (Zelle*): s. Gameten, Eizelle, Spermien.

Keim|zell|tumoren (↑; Tumor*) m pl: s. Ovarialtumoren, Hodentumoren.

Keith-Flack-Knoten (Sir Arthur K., Anat., London, 1866-1955; Martin W. F., Physiol., London, 1882-1931): syn. Sinusknoten*.

Kelch|divertikel (Divertikel*) n: (engl.) caliceal diverticulum; seltene Nierenfehlbildung; mit Epithel ausgekleideter Hohlraum im Nierenparenchym m. eigenen Sammelröhren u. schmaler Verbindung zu einem Nierenkelch; röntg. als scharf begrenztes, glattwandiges Kontrastmitteldepot; meist Zufallsbefund ohne klin. Bedeutung; **DD:** Hydro- od. Pyokalix, tuberkulöse Kaverne.

-kele: auch -cele, -zele; Wortteil mit der Bedeutung Bruch, Geschwulst; von gr. κήλη.

Kell-Blut|gruppen: (engl.) Kell blood groups; Symbol K; von über 20 Allelen genetisch gesteuertes Blutgruppensystem mit noch nicht vollständig geklärter Vererbung; neben den antithetischen Hauptantigenen K (Kell, K_1) u. k (Cellano, K_2) werden noch 19 weitere hoch- u. niedrigfrequente Antigene (sog. Para-Kell-Antigene, die z. T. durch die Allele an drei dem K/k-Genlocus benachbarten Genloci determiniert werden) zum Kell-System gerechnet. **Bedeutung:** Antikörper gegen Blutgruppensubstanzen des Kell-Systems (meist IgG, selten IgM, Autoantikörper) können zu Transfusionszwischenfällen u. zu Morbus haemolyticus neonatorum (mit rel. mildem Verlauf) führen. Vgl. Blutgruppen.

Kelly-Paterson-Syn|dro̱m (Adam B. K., Laryngologe, Dublin, 1865-1941; Donald R. P., Otolaryngologe, Cardiff, 1863-1939) n: syn. Plummer*-Vinson-Syndrom.

K

Keloid (-kele*; -id*) n: Wulstnarbe; derbe, platte od. strangförmige, manchmal juckende Bindegewebswucherungen, die sich bei individueller u. ethnischer Disposition Wo. bis Mon. nach Verletzungen (Traumen, Verbrennungen, Verätzungen, Impfungen, op. Eingriffe) im Bereich von

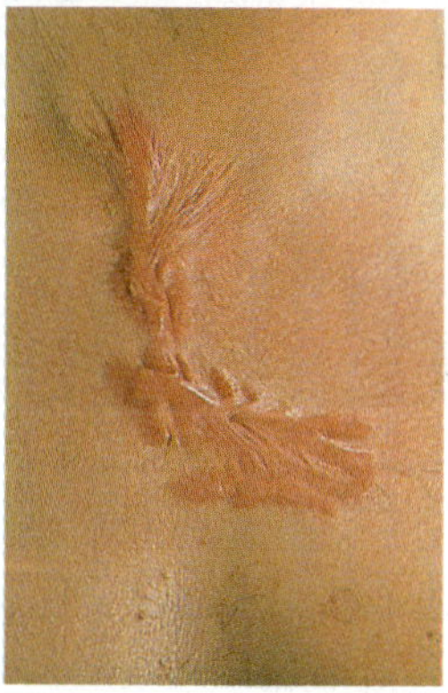

Keloid [3]

Narben entwickeln im Ggs. zu hypertrophen Narben Ausdehnung auf unbeschädigte Haut; spontanes Auftreten ohne vorausgegangene Hautverletzung (sog. Spontankeloid) ist umstritten; **Ther.:** intraläsionale Inj. von Glukokortikoiden, Röntgenbestrahlung, Druckverband, evtl. chir. Durchtrennung der Stränge bei Narbenkontrakturen.

Keloid|akne (↑; ↑; Akne*) f: s. Acne vulgaris; vgl. Folliculitis sclerotisans nuchae.

Kelvin n: Abk. K; SI-Basiseinheit für die thermodynamische Temperatur T; 0 K entspricht dem absoluten Nullpunkt* (-273,15°C). Umrechnung in Grad Celsius:

$$t\,(\text{in }°\text{C}) = T\,(\text{in Kelvin}) - 273{,}15$$

Kennedy-Syn|drom (Foster K., Neurol., New York, 1884-1952) n: s. Foster-Kennedy-Syndrom.

Kenn|muskel (Musculus*): (engl.) segment-indicating muscle; Muskel, dessen isolierte Lähmung auf die Läsion eines best. spinalen Segments hinweist, z. B. M. quadriceps femoris - L_4.

Kent-: auch Cent-, -centese, Zent-; Wortteil mit der Bedeutung stechen, duchbohren; von gr. κεντεῖν.

Kent-Bündel (Albert F. K., Physiol., London, Manchester, 1863-1958): (engl.) Kent's bundle; akzessorische Verbindung unterschiedlicher Lokalisation zw. Vorhof u. Kammer mit höherer Reizleitungsgeschwindigkeit als der AV-Knoten, daher vorzeitige Kammerdepolarisation mit typ. Veränderungen der Depolarisationsphase; s. Präexzitationssyndrom, WPW-Syndrom (Abb.).

Kenya-Fieber: (engl.) Kenya fever; in Ostafrika endemisches Boutonneuse*-Fieber; vgl. Rikkettsiosen.

Keph-: auch Kephalo-, Ceph-, Cephalo-, Zephalo-; Wortteil mit der Bedeutung Kopf, Haupt; von gr. κεφαλή.

Kephal|algie (↑; -algie*) f: s. Kopfschmerz.

Kephal|hämatom (↑; Häm-*; -om*) n: (engl.) cephalhaematoma; Kopfblutgeschwulst; Bluterguß zw. Periost u. Knochen, subperiostales Hämatom; deutl. fluktuierende, tauben- bis hühnereigroße, halbkugelige pathol. Anschwellung am Schädel b. Neugeborenen. Die Geschwulst kann im Ggs. zur Geburtsgeschwulst* die Knochennähte nicht überschreiten. **Urs.:** Zerreißung von Gefäßen zw. Periost u. Knochen während des Kopfdurchtritts unter der Geburt inf. Verschiebung der Weichteile gegenüber den platten Schädelknochen.

Kephaline n pl: Colamin- bzw. Serinkephaline; zu d. Lipoiden gehörende Phosphatide, die zusammen m. Sphingomyelin im Nervensystem vorkommen.

Kephalo|hydro|zele (Keph-*; Hydr-*; -kele*) f: (engl.) cephalohydrocele; Ansammlung v. Liquor* cerebrospinalis unter d. Kopfhaut nach Perforation des knöchernen Schädeldaches.

Kephalo|metrie, intra|uterine (↑; Metr-*) f: (engl.) intrauterine cephalometry; Größenmessung des kindl. Kopfs in utero durch Messung des Umfangs od. eines definierten Durchmessers, meist des **biparietalen Durchmessers**, als Index f. das fetale Gewicht u. das Schwangerschaftsalter, meist mittels Ultraschalldiagnostik*; ein biparietaler Durchmesser von über 9,2 cm entspricht i. d. R. einem Kindesgewicht von 2500 g u. mehr u. einem Schwangerschaftsalter v. ca. 35 Wo. u. mehr; unzuverlässig bes. bei Risikoschwangerschaften, daher Einbeziehung zusätzl. Körpermaße, z. B. Thorakometrie, z. Erkennung fetaler Wachstumsstörungen nötig.

Kephalo|pagus (↑; -pagus*) m: syn. Kraniopagus*.

Kephalo|thorako|pagus (↑; Thorax*; -pagus*) m: Doppelfehlbildung* mit Verwachsung von Kopf u. Brust.

Kephalo|zele (↑; -kele*) f: (engl.) cephalocele; syn. Zephalozele; angeborene od. erworbene Knochenlücke im Schädel mit Vorfall von Hirnhäuten, evtl. auch Hirnanteilen; s. Enzephalozele, Meningozele.

Kerasin n: Zerebrosid aus Sphingosin, Galaktose und der Fettsäure Lignocerinsäure $CH_3(CH_2)_{21}CH_2COOH$; besteht aus Sphingosin, Galaktose und der Fettsäure Lignocerinsäure; K. wird bei der Gaucher*-Krankheit in Leber, Milz u. Lymphknoten abgelagert.

Kerat-: Wortteil mit der Bedeutung Horn, Hornhaut, Geweih; von gr. κέρας, κέρατος.

Keratan|sulfat n: Polysaccharid-Proteinkomplex (polyanionisches Proteoglykan); saures Mukopolysaccharid, besteht aus der Disaccharideinheit Galaktose u. N-Acetyl-Glukosamin-6-Sulfat; **Vork.** in Knorpel, Cornea, Annulus fibrosus, Nucleus pulposus.

Keratin (Kerat-*) n: Hornstoff; schwefelreiches Skleroprotein in Haaren, Nägeln, oberster Hautschicht; vgl. Keratohyalin.

Keratino|zyten (↑; Zyt-*) m pl: (engl.) keratinocytes; Zellen der Epidermis*, die verhornendes Plattenepithel bilden; entspr. der Lage u. Differenzierung werden Basal-, Stachel-, Körner- u. Hornzellen unterschieden.

Keratitis (↑; -itis*) f: Hornhautentzündung des Auges mit Einwanderung von Entzündungszellen aus den hyperämischen Gefäßen des Limbus u. aus der Tränenflüssigkeit; **Urs.:** häufig Benetzungsstörungen (vgl. Keratitis sicca); Inf. mit versch. Bakterien, Viren (z. B. Adenoviren, Herpes-Viren), Pilzen (z. B. Candida albicans, Aspergillus fumigatus), Verletzung der Oberfläche, Einwirkung von Medikamenten od. ätzenden Chemikalien; vgl. Hornhautinfiltrat.

Keratitis bullosa (↑; ↑) f: s. Fuchs-Hornhautdystrophie. **K. e lag|ophthalmo** (↑; ↑) f: Keratitis bei Fazialislähmung od. extremem Exophthalmus inf. mangelhaften Lidschlusses; vgl. Ulcus corneae. **K. electrica** (↑; ↑) f: s. Keratoconjunctivitis photoelectrica. **K. inter|stitialis** (↑; ↑) f: syn. Keratitis* parenchymatosa. **K. neuro|para|lytica** (↑; ↑) f: Keratitis* b. Lähmung des 1. Astes des Nervus trigeminus. **K. par|en|chymatosa** (↑; ↑) f: allergische Reaktion des Hornhautstromas auf Treponema-Antigen, meist bei Lues connata; typischerweise im Alter von 5-15 Jahren plötzlich auftretende Infiltrationen mit nachfolgender Vaskularisation.

Keratitis sicca (↑; ↑) f: auch Keratoconjunctivitis sicca, Syndrom des trockenen Auges; mangelhafte Benetzung der Bindhaut u. Hornhaut durch verminderte Tränensekretion*; **Vork.**: meist ohne erkennbare Urs., bei Sjögren-Syndrom I, Xerophthalmie, rheumat. Erkr.; **Sympt.**: Fremdkörpergefühl, Brennen, Asthenopie; **Diagn.**: Spaltlampenuntersuchung, Bengalrosa-Probe, Schirmer*-Test; **Ther.**: Tränenersatzmittel, Mukolytika, Lidrandmassage.

K

Kerato|akanthom (↑; Akanth-*; -om*) n: (engl.) keratoacanthoma; benigner epithelialer Hauttumor bei älteren Menschen, bes. im Gesicht u. am Handrücken; vom Akroinfundibulum eines Haarfollikels ausgehender, möglicherweise Virus-induzierter, halbkugeliger knotenförmiger Tu. (histol. ähnlich einem Plattenepithelkarzinom), dessen Oberfläche sich zentral einsenkt u. von einem Hornpfropf ausgefüllt ist

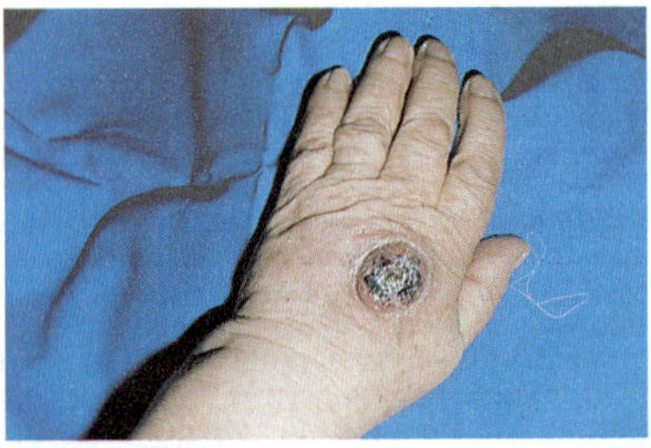
Keratoakanthom [60]

(s. Abb.); in wenigen Wochen bis zu einer Größe von 1-3 cm, im Knorpelbereich von Ohr u. Nase destruierend wachsend; spontane Rückbildung, evtl. mit Narbenbildung, nach ca. 8 Wochen; Auftreten multipler K. i. R. von Erbkrankheiten od. bei immunsupprimierten Patienten.

Kerato|con|junctivitis epi|demica (↑; Conjunctiva*; -itis*) f: auch Keratoconjunctivitis nummularis, Viruskeratitis, nicht korrekt auch als indische Augenentzündung bezeichnet; Virusinfektion von Kornea u. Conjunctiva; oft einseitig; **Err.**: Adenoviridae* (v. a. Typ 8, selten 19 u. a.); **Übertragung:** v. a. iatrogen durch Tropfpipetten, wahrscheinlich auch durch best. Stäube; **Klin.**: Inkubationszeit 4-10 Tage; Fremdkörpergefühl, heftiges Tränen, Rötung der Plica semilunaris, Schwellung der Karunkel, Lidödem, geringe Chemose, eiförmig durchschimmernde Follikel in der Bindehaut, Schwellung der präaurikulären Lymphknoten ab 7. Krankheitstag; Keratitis mit münzenförmigen Infiltrationen, meist in Hornhautmitte (s. Abb.), Herabsetzung der Sehleistung, Rückbildung nach 2-3 Wo., jedoch noch

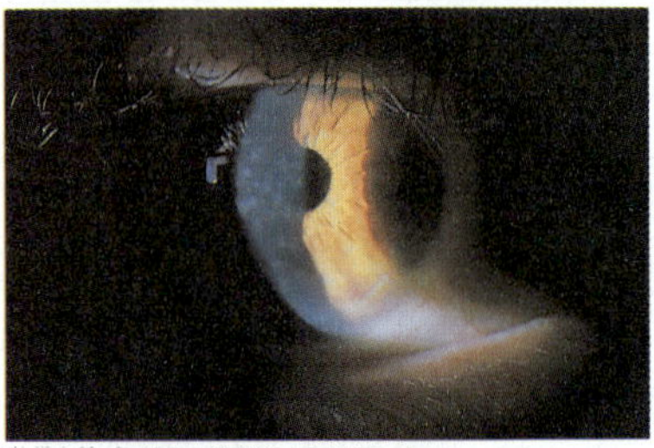
Keratoconjunctivitis epidemica: im Spaltlampenbild erkennbare feine münzenförmige Infiltrate [362]

längere Zeit Infiltrate; **Kompl.**: Iridozyklitis, bleibende Infiltrate.

Kerato|con|junctivitis herpetica (↑; ↑; ↑) f: syn. Herpes* corneae.

Kerato|con|junctivitis phlyktaenulosa (↑; ↑; ↑) f: syn. Keratoconjunticivitis scrophulosa bzw. ekzematosa; meist multiples Auftreten von kleinen weißlich-gelblich gefärbten, aus Lymphozyten u. Plasmazellen bestehenden Knötchen (Phlyktänen) von Sandkorn- bis Linsengröße auf d. Bindehaut bzw. am Limbus mit begleitender Bindehautgefäßerweiterung; wahrscheinlich Überempfindlichkeitsreaktion vom verzögerten Typ gegenüber bakt. Antigenen.

Kerato|con|junctivitis photo|electrica (↑; ↑; ↑) f: sog. Verblitzung, Schneeblindheit; Entz. der Horn- u. Bindehaut, ausgelöst durch ultraviolette Strahlung (Schweißen ohne Schutzbrille, Höhensonne, Schneegebiete im Gebirge). Vgl. Lichttoxizität.

Kerato|con|junctivitis sicca (↑; ↑; ↑) f: syn. Keratitis* sicca.

Kerato|dermia palmo-plantaris (↑; Derm-*) f: s. Palmoplantarkeratosen, hereditäre.

Kerato|elastoidosis verrucosa (↑; gr. ἐλαστός dehnbar, biegbar; -id*; -osis*) f: syn. Stuccokeratosis*.

Kerato|globus (↑; Globus*) m: Augenfehlbildung mit kugelförmiger Ektasie der Hornhaut bei gleichmäßiger Verdünnung des Parenchyms; Sympt.: Brechungsmyopie.

Kerato|hyalin (↑; Hyal-*) n: Eleidinkörnchen; weiche Vorstufe der Hornsubstanz (Keratin) der Oberhaut, lagert sich in d. Zellen der Körnerschicht u. des Stratum lucidum ab u. wird in Keratin umgewandelt. Vgl. Epidermis.

Kerato|kon|junktivitis (↑; Conjunctiva*; -itis*) f: auch Keratoconjunctivitis; Entz. von Cornea u. Conjunctiva.

Kerato|konus (↑; Konus*) m: (engl.) keratoconus; Hornhautkegel; kegelförmige Vorwölbung der Hornhaut mit Verdünnung des Parenchyms; primär dystrophischer Prozeß, wahrscheinlich aufgrund einer Synthesestörung der Glykosaminoglykane des Hornhautstromas, u. U. mit Pigmenteinlagerungen an der Kegelbasis (sog. Fleischer-Ring); Vork. sporadisch od. häufiger bei Down*-Syndrom und atopischem Ekzem*;

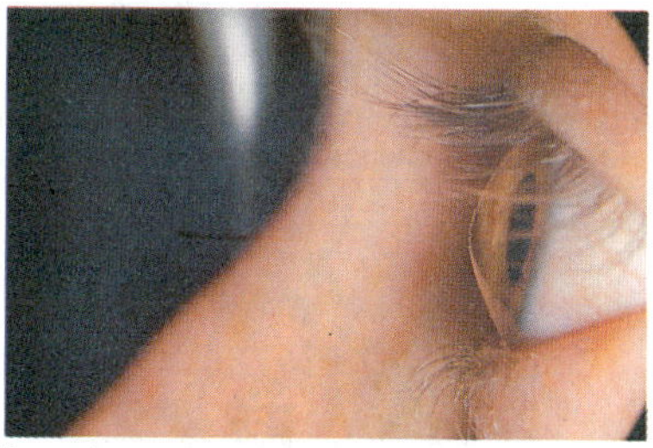

Keratokonus:
kegelförmig deformierte Hornhautmitte [362]

Klin.: bei Einreißen der Descemet-Membran akute Quellung des Stromas (akuter Keratokonus); zunehmende Sehverschlechterung durch Brechungsanomalie; **Ther.:** Kontaktlinsen, Keratoplastik.

Kerato|lysis bullosa hereditaria (↑; Lys-*) **f:** s. Epidermolysis bullosa hereditaria.

Keratom (↑; -om*) **n:** (engl.) keratoma; Verdickung der Hornschicht der Oberhaut.

Keratoma (↑; ↑) **n:** Keratom*. **K. blennor|rhagicum** (↑; ↑) **n:** übermäßige Verhornung der Haut, v. a. im Zehen- u. Vorfußbereich bei Reiter*-Krankheit. **K. climactericum** (↑; ↑) **n:** syn. Haxthausen-Syndrom; symmetr. an Handflächen u. Fußsohlen im od. kurz nach dem Klimakterium auftretende Hyperkeratose; oft gleichzeitig Adipositas. **K. dis|sipatum** (↑; ↑) **n:** syn. Keratosis palmoplantaris papulosa; s. Palmoplantarkeratosen, hereditäre.

Kerato|malazie (↑; -malazie*) **f:** (engl.) keratomalacia; Einschmelzungsvorgänge an d. Hornhaut der Augen unterernährter Kinder durch Vitamin-A-Mangel; selten als Kompl. bei Masern; vgl. Xerophthalmie.

Keratoma palmare et plantare hereditarium (↑; -om*) **n:** s. Palmoplantarkeratosen, hereditäre.

Keratoma senile (↑; ↑) **n:** s. Keratose, aktinische.

Kerato|metrie (↑; Metr-*) **f:** (engl.) keratometry; Messung des Hornhautdurchmessers am Auge u. der Hornhautkrümmung mit Keratometer bzw. Keratoskop*.

Kerato|mykose (↑; Myk-*; -osis*) **f:** (engl.) fungal keratitis; Pilzinfektion der Hornhaut, meist durch Aspergillus fumigatus od. Candida albicans.

Kerato|pathie, band|förmige (↑; -pathie*) **f:** Einlagerung von Calciumsalzen in die Bowman-Membran, bes. im Lidspaltenbereich; **Urs.:** chron. Augenentzündung, Hyperkalzämie, idiopathisch bedingt.

Kerato|phakie (↑; Phako-*) **f:** s. Chirurgie, refraktive.

Kerato|plastik (↑; -plastik*) **f:** (engl.) keratoplasty; Ersatz einer erkrankten Hornhaut durch eine Spenderhornhaut; **Formen: 1.** optische K. zur Verbesserung des Sehvermögens bei Hornhautnarben, Keratokonus; **2.** kosmetische K., z. B. bei Leukom; **3.** kurative u. prophylaktische K. bei Hornhautulzera u. -fistelbildung; **Unterteilung: 1.** nach der Größe des Transplantats in totale, subtotale u. partielle K.; **2.** nach der Art des Vorgehens in penetrierende u. lamellierende K. Als Transplantat werden menschliche lebende Hornhaut od. frische bzw. konservierte Leichenhornhaut verwendet. Vgl. Hornhautendothel-Mikroskopie.

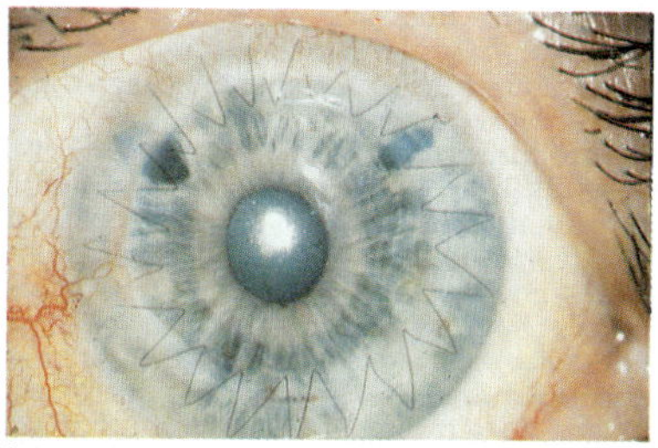

Keratoplastik:
Zustand nach perforierender Keratoplastik [550]

Keratose (↑; -osis*) **f:** (engl.) keratosis; Verhornung.

Keratose, aktinische (↑; ↑) **f:** (engl.) actinic keratosis; syn. Keratosis senilis; bes. im Gesicht u. am Handrücken bei älteren Menschen auftretende, durch chron. Sonnenexposition hervorgerufene, rot-bräunliche, leicht schuppende Erhebungen, die selten u. nach jahrelangem Bestehen in Plattenepithelkarzinome übergehen können; vgl. Retikuloid, aktinisches.

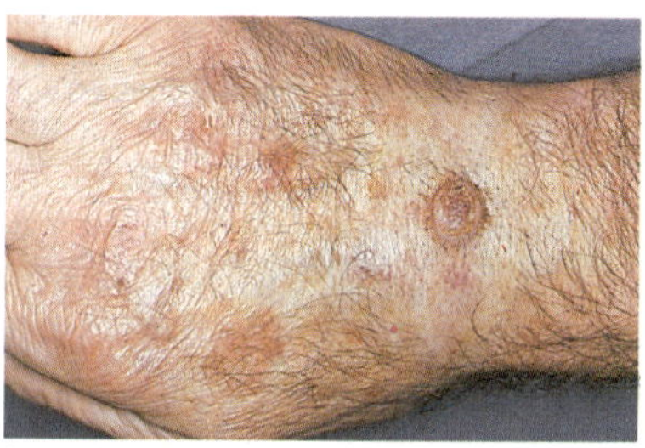

Keratose, aktinische [3]

Keratosis (↑; ↑) **f:** Keratose*. **K. areolae mammae naevi|formis** (↑; ↑) **f:** bis linsengroße, dunkelbraune, warzenähnliche Hyperkeratosen am Warzenvorhof bei Frauen. **K. follicularis epidemica** (↑; ↑) **f:** bes. bei Kindern epidem. auftretende akneiforme, follikuläre Keratosen im Gesicht; **Urs.:** wahrscheinlich toxische Schädigung.

Keratosis follicularis serpiginosa Lutz (↑; ↑) **f:** syn. Elastoma intrapapillare perforans verruciforme Miescher; wahrscheinlich autosomal-dominant erbl. Hauterkrankung mit ringförmig od. serpiginös angeordneten, bis linsengroßen, verrukösen Papeln bes. an Hals u. Nacken, hervorgerufen durch transepidermale u. follikuläre Ausscheidung degenerierter elastischer Fasern; spontane Abheilung, Neigung zu Rezidiven u. Keloidbildung nach Verletzungen.

Keratosis pilaris (↑; ↑) **f:** s. Lichen pilaris. **K. pilaris rubra a|trophicans faciei** (↑; ↑) **f:** Sonderform des Lichen* pilaris mit Rötung, follikulärer Keratose, Neigung zu Alopezie insbes. an der lateralen Hälfte der Augenbrauen (Ulerythe-

K

ma ophryogenes) u. den Wangen. **K. senilis** (↑; ↑) f: syn. aktinische Keratose*.

Kerato|skop (↑; Skop-*) n: (engl.) keratoscope; Instrument zur qual. Feststellung v. Hornhautkrümmungen; runde, in d. Mitte durchbohrte Scheibe m. konzentr. weißen u. schwarzen Ringen (sog. Placido-Scheibe), deren Spiegelbilder dem durch d. Loch Sehenden bei astigmat. Hornhaut verzerrt erscheinen.

Kerato|tomie, radiäre (↑; -tom*) f: Verf. der sog. refraktiven Chirurgie* zur Verminderung der Hornhautbrechkraft bei Myopie durch meist acht tiefe, radiäre Einschnitte des Hornhautstromas unter Freilassung eines opt. Zentrums von ca. 3 mm Durchmesser.

Kerato|zele (↑; -kele*) f: syn. Descemetozele*.

Keratuno|para|lyse (gr. κεραυνός Blitz; Paralyse*) f: (engl.) keraunoparalysis; Bez. f. Lähmung nach Rückenmarkschädigung inf. eines Blitzschlages*.

Kerckring-Falten (Theodorus K., Anat., Amsterdam, Hamburg, 1640-1693): (engl.) Kerckring's folds; zirkuläre Schleimhautfalten im gesamten Dünndarm; vgl. Duodenum, Darm.

Ker|ek|tasie (Kerat-*; -ektasie*) f: s. Keratokonus, Staphyloma.

Kerley-Linien: (engl.) Kerley lines; Streifenschatten im Röntgenbild der Lunge, die verdickten Interlobärsepten entsprechen; **Formen: 1.** Typ A: bis zu 5 cm lange, hilifugale Linien in den Lungenoberfeldern, schmaler als Gefäßschatten u. unverzweigt; **2.** Typ B: ca. 1 cm lange horizontale Linien in den lateralen Sinus phrenicocostales als Zeichen eines interstitiellen Ödems bei kardialer Stauung; **3.** Typ C: sog. retikuläres Muster, diffuse feinmaschige Netzzeichnung.

Kerma n: Symbol K; von (engl.) **k**inetic **e**nergy **r**eleased in **ma**tter abgeleitete Bez.; Dosisgröße für die Wirkung indirekt ionisierender Strahlung*, beschreibt die Anfangswerte der kinetischen Energie aller in einem Massenelement inf. Einwirkung indirekt ionisierender Strahlung freigesetzten geladenen Sekundärteilchen; das Luftkerma kann mit einer entspr. geeichten Ionisationskammer* gemessen werden; hieraus läßt sich das K. in anderen Materialien sowie die daraus resultierende Energiedosis* berechnen. Die SI-Einheit des K. ist Gray (Gy).

Kern: s. Nucleus.

Kern-: s. a. Nucl-, Nucleo-, Nukl-, Nukleo-, Karyo-.

Kern|an|omalie (Anomalie*) f: (engl.) nuclear anomaly; Anomalie der Zellkerne, bes. der Blutzellen; vgl. Pelger-Huet-Kernanomalie.

Kern|a|plasie (A-*; -plasie*) f: s. Moebius-Kernaplasie.

Kern|a|typie (↑; gr. τύπος Geprägtes) f: (engl.) nuclear atypia; syn. Dyskaryose; atypische Größe u. Form des Zellkerns; **Formen: 1.** gestörte Kern*-Plasma-Relation; **2.** Hyperchromasie*; **3.** Kernpolymorphie*; **4.** Karyopyknose*. Vgl. Tumorzellen, Dysplasie, epitheliale.

Kern|auflösung: Karyolyse*.

Kern|gerüst: (engl.) nuclear reticulum; Zellkerngerüst, nur in d. fixierten Zelle sichtbar; wegen der starken Färbbarkeit auch als Chromatin* bezeichnet.

Kern|geschlecht: (engl.) nuclear sex; das durch das Vorhandensein (od. Fehlen) von Geschlechtschromatinen nachgewiesene chromosomale Geschlecht eines Individuums: **1. X-Chromatin:** Geschlechtschromatin* in 40-80% der Zellkerne von (weibl.) Individuen m. XX-Konstellation (X-Chromatin-positiv); bei Individuen mit nur einem X-Chromosom (XY, X0) fehlt es (X-Chromatin-negativ). **2. Drumstick:** trommelschlegelförmiges Gebilde an den Kernen der segmentkernigen Leukozyten bei Individuen mit zwei X-Chromosomen in ca. 3% (Drumstick-positiv), bei Individuen mit nur einem X-Chromosom nicht vorhanden (Drumstick-negativ). **3. Y-Chromatin:** Y-Körper in den Ruhekernen v. (männl.) Individuen mit einem Y-Chromosom in 30-70% der Kerne fluoreszenzmikroskop. nachweisbar (Y-Chromatin-positiv), b. Fehlen eines Y-Chromosoms nicht vorhanden (Y-Chromatin-negativ). Vgl. Karyogramm, Geschlechtsdeterminierung, chromosomale.

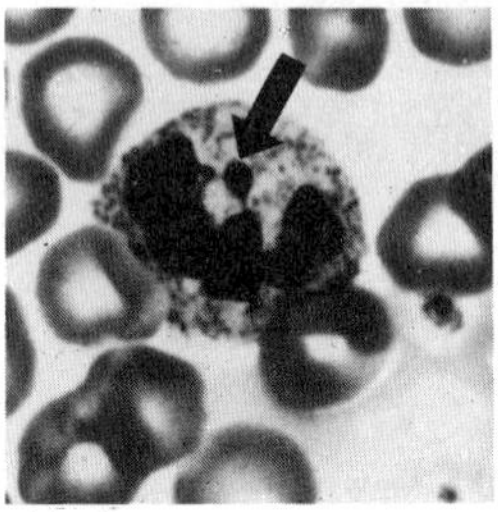

Kerngeschlecht:
segmentkerniger neutrophiler Granulozyt mit Drumstick [478]

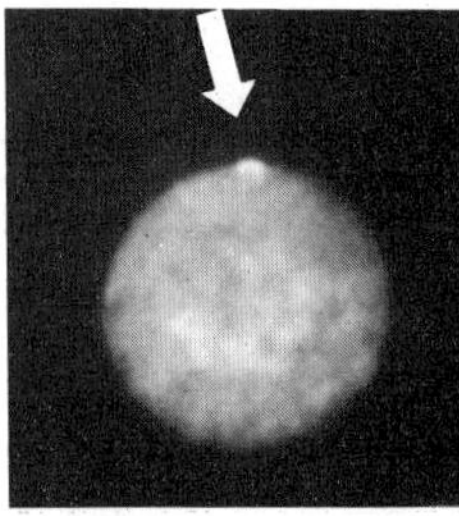

Kerngeschlecht:
Lymphozyt mit Y-Chromatin [478]

Kernig-Zeichen (Vladimir M. K., Arzt, St. Petersburg, 1840-1917): (engl.) Kernig's sign; Dehnungsphänomen bei meningealem Syndrom*, Ischiassyndrom*, Bandscheibenschaden*; Unmöglichkeit der aktiven Streckung des Beins im Kniegelenk bei sitzendem od. mit im Hüftgelenk gebeugtem Bein liegendem Pat.; bei passiver Hebung des gestreckten Beins im Hüftgelenk wird das Knie zur Entdehnung des N. ischiadicus gebeugt; vgl. Lasègue-Zeichen, Nackenzeichen.

Kern|ikterus (Ikterus*) m: (engl.) kernicterus; syn. Bilirubinenzephalopathie; Einlagerung von zytotox. wirkendem Bilirubin* in Ganglienzellen des Stammhirns b. Neugeborenen, bes. bei Morbus* haemolyticus neonatorum; die Entw. eines K. hängt nicht nur v. der Serumbilirubinkonzentration, sondern auch v. anderen Faktoren wie Hypoxie, Azidose, Hypalbuminämie, Gabe v. Medikamenten m. Albuminbindung (z. B. Sulfonamide), erhöhter Kapillarpermeabilität (z. B. Sepsis) ab. Die Schädigung der Nervenzellen führt klin. zu zentralen **Sympt.:** als uncharakterist. Frühzeichen Trinkschwäche, allg. Hypotonie der Muskulatur, Schläfrigkeit u. häufiges Gähnen, als rel. charakterist. Sympt. schrilles Schreien, Rigidität, Hyperreflexie, Krampfneigung, Opisthotonus, anfallsweise Dyspnoe bis Apnoe; überlebt das Neugeborene, so können sich folgenschwere Spätschäden entwickeln, v. a. Störungen im extrapyramidalen System, Choreoathetose, Zerebralparese m. mehr od. weniger ausgeprägter geistiger Retardierung u. Hörstörungen; **Proph.:** s. Hyperbilirubinämie des Neugeborenen.

Kern||körperchen: s. Nukleolen. **K.ladungszahl:** (engl.) atomic number; syn. Ordnungszahl; Anzahl der Protonen* im Kern eines Atoms*; die K. ist gleich der Anzahl der Hüllenelektronen des jeweiligen Atoms u. bestimmt daher dessen chem. Eigenschaften. **K.lähmung:** Lähmung inf. Moebius*-Kernaplasie. **K.lappung:** (engl.) segmentation of nucleus; Kernsegmentierung; Aufteilung des (Leukozyten-)Kerns in einzelne Segmente (Reifezeichen); vgl. Kernverschiebungsindex, Segmentkernige.

Kern|membran f: (engl.) nuclear membrane; den Zellkern (Nucleus) gegen d. umgebenden Zelleib abgrenzende Membran, die elektronenoptisch aus zwei Protein-Lipoid-Protein-Membranen besteht, die den spaltförmigen perinukleären Raum umschließen. Das äußere Blatt der K. setzt sich stellenweise kontinuierl. in d. endoplasmatische Retikulum fort. Durch die K. erfolgt wahrscheinl. das Ausschleusen der mRNA in Form v. Ribonukleinpartikeln (RNP). Die Beteiligung der K. an der Reduplikation* der DNA ist umstritten. Vgl. Kernsporen.

Kern|neurose (Neur-*; -osis*) f: syn. Charakterneurose*.

Kern|photo|ef|fekt (Phot-*) m: Kernreaktion*, die durch energiereiche Photonenstrahlung induziert wird; dabei wird ein Proton od. Neutron aus dem Kern herausgeschlagen. Vgl. Photoeffekt.

Kern-Plasma-Re|lation, gestörte (-plasma*; lat. relatio Verhältnis) f: (engl.) disturbed nucleoplasmic ratio; Störung der Relation zw. Kern u. Plasma einer Zelle mit Vergrößerung des Zellkerns; Vork. v. a. bei Tumorzellen*. Vgl. Malignitätsgrad, Kernatypie.

Kern|poly|morphie (Poly-*; -morph*) f: (engl.) nuclear polymorphy; unterschiedl. Größe u. Gestalt von Zellkernen in einem Gewebe (s. Abb.) als Zeichen einer überstürzten Zellteilung v. a. von Tumorzellen*. Vgl. Kernatypie.

Kern|poren (Pore*): (engl.) nuclear pores; Unterbrechungen der Kernmembran von ca. 50 nm Durchmesser, an deren Rand äußere u. innere Kernmembran ineinander übergehen, verschlossen durch ein Diaphragma; Bedeutung für d. Stoffaustausch, durchgängig auch für hochmolekulare Stoffe, z. B. Enzyme.

Kern|pyknose (gr. πυκνός dicht, fest; -osis*) f: s. Karyopyknose.

Kern|re|aktion f: (engl.) nuclear reaction; Umwandlung von Atomkernen durch Zerfall (Alphazerfall, Betazerfall, Gammazerfall) od. durch Beschuß mit Korpuskeln* od. Photonenstrahlung; **med. Bedeutung: 1.** bei der Herstellung künstlicher Radionuklide* durch Beschuß stabiler Ausgangsstoffe mit Korpuskeln; **2.** Erzeugung von K. über den Kernphotoeffekt* beim Betrieb von Beschleunigern in der Strahlentherapie.

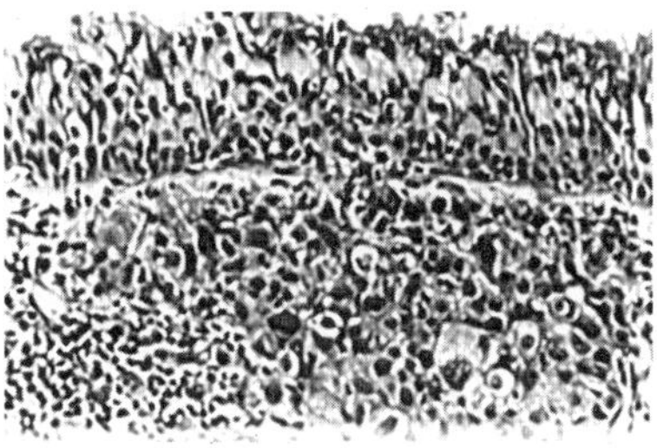

Kernpolymorphie:
histologisches Bild bei Bronchialkarzinom; obere Schicht: mehrreihiges Zylinderepithel; darunter: polymorphkerniges unterminierend wachsendes, eindeutig strukturloses Karzinom [471]

Kern||reste in Erythro|zyten (Erythr-*; Zyt-*): (engl.) nuclear residues in erythrocytes; im Zellplasma von Erythrozyten vorkommende Gebilde, z. B. Jolly*-Körperchen, Cabot*-Ringe. **K.schatten:** s. Gumprecht-Schatten. **K.schwund:** nachlassende Färbbarkeit des Chromatins* bei beginnendem Zelluntergang. **K.segmentierung** (Segment*): s. Kernlappung.

Kern|spaltung: (engl.) nuclear fission; spontane od. durch Zufuhr von Energie (z. B. über ein Neutron) erfolgende Spaltung von Atomkernen mit hoher Ordnungszahl unter Freisetzung von Neutronen* u. Energie sowie Bildung versch., meist radioaktiver Spaltprodukte mit unterschiedl. Halbwertzeiten. Vgl. Kettenreaktion.

Kern|spin (engl. spin Drall) m: s. Spin.

Kern|spindel: syn. Spindelapparat*.

Kern|spin|re|sonanz (engl. spin Drall; Resonanz*) f: syn. Magnetresonanz*.

Kern|spin|tomo|graphie (↑; -tom*; -graphie*) f: (engl.) nuclear spin tomography; syn. Magnetresonanztomographie; computergestütztes bildgebendes Verfahren der Tomographie*, das auf dem Prinzip der Magnetresonanz* (NMR) beruht; im Ggs. zur konventionellen Röntgendiagnostik bzw. Computertomographie wird hierbei keine ionisierende Strahlung verwendet, sondern die Energie gemessen, die unter Einfluß eines von außen angelegten starken Magnetfelds bei Relaxation der durch einen kurzen Hochfrequenzimpuls angeregten Kernspins aus dem Körper in Form v. elektromagnet. Wellen austritt. Durch Überlagerung eines homogenen magnet. Hauptfeldes mit einem Gradientenfeld werden Magnetresonanzmessungen ermöglicht, bei denen aus den von d. Feldstärke abhängigen Resonanzsignalen zusätzl. auf deren Entstehungsort geschlossen werden kann. Die Signale einer aus versch. Aufnahmepositionen abgetasteten transversalen Körperschicht lassen sich so mit Hilfe eines Rechners zu einem zwei- od. dreidimensionalen Bild der Schicht zusammensetzen, gleichzeitig können frontale u. sagittale Schnittbilder errechnet werden. Unter Verwendung von supraleitenden Magneten, die sich zur Erzeugung bes. stabiler Magnetfelder eignen, ist eine d. Computertomographie* meist überlegene, sehr hohe Auflösung u. Darstellung kleiner anat. Strukturen möglich. Die Bildkontraste sind

K

durch Wichtung der kontrastbestimmenden physikalischen Faktoren (Protonendichte, T_1- u. T_2-Relaxationszeiten) variierbar u. geben Hinweise auf die Morphologie; so erscheinen Flüssigkeiten u. pathologische Strukturen im T_1-gewichteten Bild signalarm, im T_2-gewichteten Bild dagegen signalreich. Die bes. Bedeutung dieses Verfahrens liegt u. a. darin, daß damit unterschiedl. Gewebe dargestellt werden können, die sich nicht in ihrer Dichte bzw. ihren Absorptionseigenschaften gegenüber ionisierender Strahlung (z. B. Knochen/Weichteilgewebe), sondern in ihrer Protonendichte u. in deren chem. Bindung unterscheiden (z. B. Weichteilgewebe ähnlicher Dichte). **Ind.:** v. a. Erkrankungen des Nervengewebes (Hirn u. Rückenmark, Multiple* Sklerose!), Bandscheibendiagnostik, Gelenk- u. Muskeldarstellung.

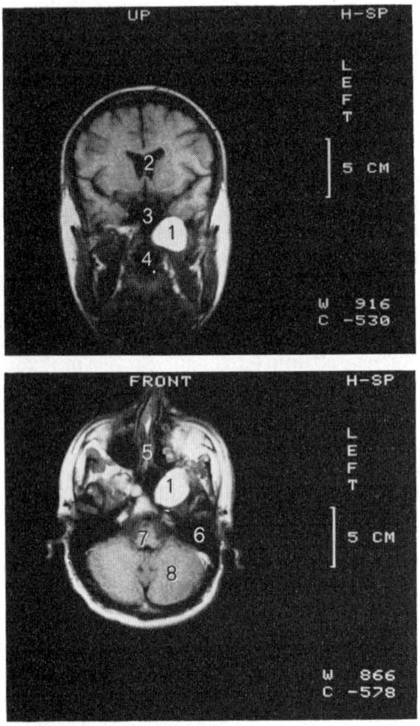

Kernspintomographie:
Kernspintomogramm eines retroorbitalen Tumors rechts (Dermoid); oben: koronares Schnittbild; unten: transversales Schnittbild; 1: Tumor; 2: Ventrikel; 3: Keilbeinhöhle; 4: Rachenraum; 5: Nasenseptum; 6: Felsenbein; 7: Hirnstamm; 8: Kleinhirn [397]

Kern||star: (engl.) nuclear cataract; Cataracta nuclearis; s. Katarakt. **K.strahlung:** s. Radioaktivität. **K.teilung:** s. Mitose, Amitose. **K.verschiebung:** s. Linksverschiebung, Rechtsverschiebung. **K.verschiebungs|in|dex** m: (engl.) nuclear shift index; sog. Schilling-Index; Verhältnis der nicht segmentierten zu den segmentierten neutrophilen Granulozyten*; normal etwa 1 : 16. **K.zerfall:** s. Karyorrhexis, Karyopyknose.

Kerzen|flammen|verfahren: Methode zur Erzeugung einer CO_2-Atmosphäre bei gleichzeitiger O_2-Reduktion für d. Anzüchtung best. Bakterien; man bringt den beimpften Nährboden u. eine brennende Kerze in ein luftdicht verschließbares Glasgefäß; heute weitgehend durch CO_2-Brutschränke ersetzt.

Kerzen|fleck|phänomen n: s. Psoriasis.

Ketamin (INNv) n: (RS)-2-(2-Chlorphenyl)-2-methylaminocyclohexanon (IUPAC); Cyclohexanon; Injektionsnarkotikum (auch i. m Gabe möglich); **Wirkung:** komplette Analgesie bei oberflächl. Bewußtlosigkeit (katalepsieähnl. Zustand) m. erhaltenen Schutzreflexen (keine muskelrelaxierende Wirkung), Anstieg von art. Blutdruck u. Herzfrequenz, in der Aufwachphase evtl. Alpträume u. Halluzinationen bei bestehender Amnesie für das Realgeschehen (dissoziative Wahrnehmung); **Verw.:** als Narkotikum in Komb. mit einem Benzodiazepinderivat für kleine op. Eingriffe, auch zur Wundversorgung brandverletzter Kinder.

Ketazolam (INN) n: 11-Chlor-8,12b-dihydro-2,8-dimethyl-12b-phenyl-4H-[1,3]-oxazino [3,2'-d][1,4]benzodiazepin-4,7(6H)-dion (IUPAC); Verw.: s. Benzodiazepinderivate.

Keto|azidose (Azid-*; -osis*) f: (engl.) ketoacidosis; Bez. f. eine durch Ketonkörper* verursachte metabolische Azidose*; vgl. Koma, diabetisches.

Keto|conazol (INN) n: (±)-1-Acetyl-4(4-{[2-(2,4-dichlorphenyl)-2-(1-imidazolylmethyl)-1,3-dioxolan-4-yl]methoxy}phenyl)piperazin (IUPAC); Azol-Antimykotikum; Verw.: s. Antimykotika.

Keto|genese (-genese*) f: Bildung von Ketonkörpern*; vgl. Fettstoffwechsel.

Keto|gruppe: s. Ketosen, Ketone.

Keto|hexose f: Hexose mit Ketogruppe; z. B. Fruktose.

Keton|ämie (-ämie*) f: erhöhte Konzentration von Ketonkörpern* im Blut.

Ketone n pl: Oxidationsprodukte der sek. Alkohole mit der Ketogruppe >C=O; im Gegensatz zu den Aldehyden nicht reduzierende, selbst nicht oxidable, zu sek. Alkoholen reduzierbare chem. Verbindungen, bei denen d. Carbonyl- od. Ketogruppe mit zwei einwertigen aliphat. od. aromat. Radikalen verbunden ist. Das einfachste Keton ist Dimethylketon od. Aceton (CH_3—CO—CH_3).

Keton|körper: (engl.) ketone bodies; Sammelbez. f. Acetessigsäure*, Betahydroxybuttersäure* u. Aceton*; werden vermehrt gebildet bei gesteigerter Lipolyse*, z. B. bei Insulinmangel (Diabetes mellitus), erhöhter Glucagonkonzentration, Hunger; Nachweis im Urin mit der Legal*-Probe. Vgl. Ketone.

Keton|urie (Ur-*) f: (engl.) ketonuria; Ausscheidung von Ketonkörpern* im Harn; **Vork.:** bes. bei Diabetes mellitus, auch bei langdauerndem Erbrechen (Hyperemesis gravidarum), im Hungerzustand od. bei überwiegender Fetternährung, bei Fieber, nach Op., kompensatorisch bei Alkalose u. a.; **Urs.:** Glykogenarmut der Leber inf. Versagens des Kohlenhydratstoffwechsels.

Keto|profen (INN) n: (RS)-2-(3-Benzoylphenyl)propionsäure (IUPAC); Verw.: s. Antiphlogistika, nichtsteroidale.

Keto|rolac (INN) n: (RS)-5-Benzoyl-2,3-dihydro-1H-pyrrolo[1,2-a]pyrrol-1-carbonsäure (IUPAC); nichtsteroidales Antiphlogistikum; Verw.: Analgetikum.

Ketosen f pl: Monosaccharide* mit einer Ketogruppe; liegen wie die Aldosen* hauptsächl. in der pyranoiden od. furanoiden Form vor, z. B. Fruktose*.

17-Keto|steroide n pl: Abk. 17-KS; Sammelbez. für alle Steroide* u. ihre Metabolite mit einer Ketogruppe am C-Atom 17; Abbauprodukte von Androgenen u. eines Teils des Cortisols; labordiagn. Bestimmung von 17-KS im Urin bei Verdacht auf Tumoren der Nebennierenrinde u. als Screening-Methode für adrenogenitale Syndrome.

3-Keto|thiolase-Defekt m: (engl.) β-ketothiolase deficiency; autosomal-rezessiv erbl. Stoffwechselstörung im Abbau von Isoleuzin durch Mangel an 2-Methylacetoacetyl-CoA-Thiolase; **Sympt.:** episodisch auftretende Krämpfe, Erbrechen, metabolische Azidose; **Diagn.:** Nachw. von 2-Methyl-3-Hydroxybuttersäure u. 2-Methylacetoacetat; **Ther.:** Versuch mit proteinreduzierter Diät.

Keto|tifen (INN) n: 9,10-Dihydro-4-(1-methyl-4-piperidyliden)-4H-benzo[4,5]cyclohepta[1,2-b]thiophen-10-on (IUPAC); Histamin-H_1-Rezeptorenblocker; Verw.: Antiasthmatikum; vgl. Antihistaminika.

Kette, neuro|vaskuläre: (engl.) neurovascular chain; Transport von Releasing*-Hormonen aus hypothalam. Kernen zunächst über Nervenaxone zum Infundibulum der Hypophyse; dort Freisetzung aus den Nervenendigungen u. Weitertransport über Pfortadergefäße zum Vorderlappen der Hypophyse.

Ketten|fraktur (Fraktur*) f: s. Fraktur, vollständige.

Ketten, leichte: s. Immunglobuline, Bence-Jones-Plasmozytom.

Ketten|re|aktion f: (engl.) chain reaction; **1.** (chem.) Folge von chem. Reaktionen, wobei eine Startreaktion zusätzlich zum Endprodukt instabile Zwischenprodukte erzeugt, die zu einer Wiederholung der Reaktionsfolge führen; **2.** (physik.) Folge von Kernspaltungen best. Atomkerne (z. B. Uran, Plutonium) aufgrund freiwerdender Neutronen*, die weitere Kernspaltungen auslösen.

Ketten, schwere: s. Immunglobuline, H-Kettenkrankheit.

Keuch|husten: (engl.) whooping cough; syn. Pertussis, Tussis convulsiva, Stickhusten; durch Bordetella* pertussis hervorgerufene Infektionskrankheit, die mit charakterist. Hustenanfällen einhergeht; **Übertragung** durch Tröpfcheninfektion; **Inkubationszeit:** 7-14 Tage; **Epidemiol.:** 30% der Erkrankungen entfallen z. Z. auf das Säuglingsalter, 60% auf das Vorschulalter. Die Ansteckungsgefahr ist im katarrhal. Stadium am größten u. klingt m. der 6. Krankheitswoche ab. Der Kontagionsindex* ist sehr hoch (80-90%). Nach überstandener Erkr. besteht Immunität, die allerdings innerh. von Jahrzehnten nachläßt (Zweiterkrankung der Erwachsenen). **Path.:** Tracheobronchitis, Bronchiolitis (mit Nekrosen des Ziliarepithels) u. Peribronchiolitis gehen mit Sekretion eines zähen Schleims einher, der in Verbindung m. einer toxischen Reizung des Hustenzentrums f. den pathognomonischen Ablauf der Hustenanfälle verantwortl. gemacht wird. Sauerstoffmangel inf. längerdauernder Dyspnoe sowie Endotoxinschäden (Gefäß-, Zirkulationsstörungen) m. kleinen Blutaustritten führen evtl. zur Entw. einer Enzephalopathie. **Klin. Stadieneinteilung: 1.** Stadium catarrhale (Dauer 7-14 Tage): Rhinopharyngitis, manchmal auch Konjunktivitis, subfebrile Temp., meist nachts zunächst noch uncharakterist. Husten, der allmähl. in Krampf-

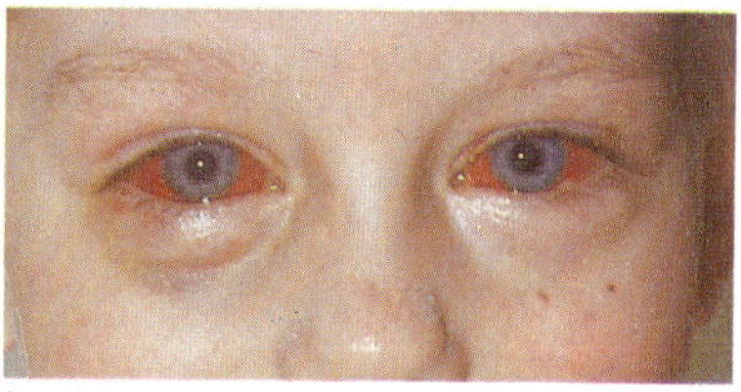

Keuchhusten:
Sklerenhämatome bei Keuchhusten [179]

husten übergeht; **2.** Stadium convulsivum (3-6 Wo.): typische Keuchhustenanfälle (nachts häufiger als tags), heftige stakkatoartige Hustenstöße mit vorgestreckter Zunge, anschließend juchzendes, ziehendes, weithin hörbares Inspirium inf. Verengung der Stimmritze (Laryngospasmus, zäher Schleim); Wiederholung der Hustenanfälle (Reprise) in kurzen Abständen mit zunehmender Dyspnoe u. Zyanose sowie prallgefüllten Schädel- u. Halsvenen bis zur Gefahr der exspirator. Apnoe (Stickhusten), schließl. Entleerung des zähen, glasigen Schleims häufig m. Erbrechen; anschließend Periode mit verminderter Hustenreizschwelle (hustenrefraktäre Phase). Die Zahl der Hustenanfälle schwankt zw. 5 u. 50 pro 24 Std., bei Säuglingen kommen anfallsweise auftretende, (lebensgefährl.) dys- bis apnoische Zustände vor. Venöse Stauungen führen zu Blutungen in die Lider u. unter die Bindehaut, seltener in die Netzhaut. **3.** Stadium decrementi (Dauer 2-6 Wo.): allmähl. abnehmende Krankheitserscheinungen, nur noch Bronchitis. Der Husten läßt nach, kann jedoch bes. bei psych. auffälligen Kindern noch lange Zeit pertussiform klingen. Abortive Verlaufsformen sind bes. nach Schutzimpfung* u. bei Zweiterkrankung häufig. **Diagn.:** klin. Bild; im Rö.-Thorax starke Verbreiterung der Hili mit vermehrter streifiger u. fleckförmiger Lungenzeichnung (Infiltration des Interstitiums) in beiden Unterfeldern medial (basales Dreieck); im Blutbild bei jungen Säuglingen bei ca. 20%, bei älteren Kindern in bis zu 80% der Fälle starke Leukozytose mit Werten zw. 20 000 u. 50 000 (selten höher) mit rel. Lymphozytose meist um 80%. Bei der bakteriol. Untersuchung bringt nur der tiefe Nasenabstrich im Stadium catarrhale bzw. in den ersten Tagen des Stadium convulsivum häufig positive Ergebnisse. **Ther.:** bei älteren Kindern meist Mukolytika ausreichend, im 1. Lj. Erythromycin (auch zur Pneumonieprophylaxe), Sicherstellung der Atmung, häufige kleine Mahlzeiten; **Kompl.: 1.** Bronchopneumonie, bes. im Säuglingsalter; häufigste Todesursache bei K.; **2.** Enzephalopathie* mit dem klin. Bild generalisierter Krampfanfälle, seltener einer toxischen Enzephalitis; **3.** Aktivierung latenter Inf. wie Tuberkulose; **4.** als Spätfolge Bronchiektasen* (häufigste Urs. erworbener Bronchiektasen); **Progn.:** Letalität im jungen Säuglingsalter bis zu 5%, mit zunehmendem Alter günstiger; **Proph.:** Expositionsprophylaxe (Isolierung) b. Säuglingen; am besten rechtzeitig Schutzimpfung* der gesunden Säuglinge (vgl. Impfkalender), bei bereits erfolgter Exposition Antibiotikaprophylaxe mit Erythromycin. Vgl. Parapertussis.

Keuch|husten|bakterien (Bakt-*) f pl: s. Bordetella pertussis.

K

keV: Kurzzeichen f. Kiloelektronvolt (1000 Elektronenvolt*, 10^3 eV); s. Einheiten.

KH: Abk. f. Kohlenhydrate*.

Khaini-Karzinom (Karz-*; -om*) n: s. Oropharyngealkarzinom.

K⁺/H⁺-ATPase: ausschließlich in d. Belegzellen des Magens nachweisbares Enzym, das für d. Produktion der Salzsäure (Austausch von K^+- gegen H^+-Ionen) verantwortlich ist; selektive Hemmung durch d. Benzimidazolderivat Omeprazol; vgl. ATPase.

KHE: Abk. f. koronare Herzerkrankung; s. Herzkrankheit, koronare.

Khellin (INN) n: 4,9-Dimethoxy-7-methyl-5H-furo[3,2-g] [1]benzopyran-5-on (IUPAC); spasmolyt. wirkende Substanz, die zusammen mit Visnagin u. a. Furanochromonderivaten in d. Khellafrüchten (Ammi visnaga) vorkommt; Verw.: Vasodilatator.

KHK: Abk. f. koronare Herzkrankheit*.

KHT: Abk. f. kindliche Herztöne.

Kidd-Blut|gruppen: (engl.) Kidd blood groups; Symbol Jk; schwach antigenes Blutgruppensystem, dessen Allele Jk^a (Jk 1) u. Jk^b (Jk 2) autosomal-kodominant vererbt werden; Häufigkeit des Jk^a-Antigens bei Weißen ca. 75%, bei Schwarzen über 90%, bei Asiaten ca. 50%. Daneben existiert ein seltenes, möglicherweise stummes Allel Jk bzw. Jk 3; Individuen mit dem sehr seltenen (homozygoten) Phänotyp Jk^{a-b-} können Antikörper gegen die Erythrozyten aller drei anderen Phänotypen bilden. **Bedeutung:** Die Bildung von Antikörpern (meist komplementbindende IgG-Ak) kann durch Bluttransfusion, seltener während Schwangerschaften induziert werden; darauf zurückzuführende schwere hämolytische Transfusionszwischenfälle u. Einzelfälle von Morbus haemolyticus neonatorum sind beschrieben. Vgl. Blutgruppen.

K

KIE: Abk. f. Kallikrein-Inaktivator-Einheit.

Kiebitz|ei|nävus (Nävus*) m: s. Naevus spilus.

Kiefer|frakturen (Fraktur*) f pl: (engl.) mandibular fractures; Kieferbrüche; **Einteilung: 1.** Unterkieferfraktur: Mandibulafraktur; häufigste Lok. im Bereich von Kiefergelenk, Kieferwinkel u. Kinn, evtl. kombiniert mit einer Fraktur der Alveolarfortsätze u. Zahnreihe; **2.** Oberkieferfraktur: Vork. als Splitter-, Transversal- od. Querfraktur, oft in Komb. mit Orbitabodenfraktur (s. LeFort-Oberkieferfrakturlinien, Guérin-Fraktur); **Urs.:** v. a. Verkehrsunfälle; **Diagn.:** Inspektion (Gesichtsasymmetrie), Nachweis direkter u. indirekter Frakturzeichen, Röntgendiagnostik; **Ther.:** konservativ durch Schienung des Kiefers od. op. Reposition u. Adaptation durch Drahtnaht od. Plattenosteosynthese. Vgl. Schädelfrakturen.

Kiefer||gelenk: Articulatio* temporomandibularis. **K.gelenk|knacken:** (engl.) crackling jaw; typisches Geräusch im Kiefergelenk bei Arthrose (während der Öffnungsbewegung) u. habitueller Kieferluxation (am Schluß der Öffnungsbewegung). **K.höhlen|radikal|operation** (lat. radix, radicis Wurzel) f: s. Caldwell-Luc-Operation. **K.klemme:** (engl.) lockjaw; Erschwerung der Mundöffnungsbewegung; Urs.: z. B. Kiefergelenkveränderungen, entzündl. Prozesse im Kieferbereich, Dentitio* difficilis, Narbenkontrakturen von Haut od. Schleimhaut od. neurogen bedingt als reflektor. Kaumuskelkrampf (Trismus*). Vgl. Bißsperre.

Kiefer|luxation (Luxation*) f: (engl.) temporomandibular joint luxation; Unterkieferverrenkung, Luxatio mandibulae; meist beidseitige Verlagerung des Gelenkköpfchens des Unterkiefers v. a. nach vorn (typische K.), seltener nach hinten, außen, oben od. divergierend; **Urs.:** extreme Öffnung des Mundes, Trauma; **Sympt.:** Unfähigkeit zum Mundschluß (Kiefersperre), bei einseitiger K. Abweichung des Unterkiefers zur Gegenseite u. Mundschiefstand. Als habituelle K. wird die sich häufig wiederholende K. mit selbständigem Zurückgleiten bezeichnet. **Ther.:** manuelle Reposition u. anschließende Ruhigstellung des Kiefergelenks.

Kiefer|ortho|pädie (Ortho-*; gr. παιδεία Erziehung) f: (engl.) orthodontics; syn. Orthodontie; Erkennung, Prophylaxe u. Behandlung einer fehlerhaften Stellung der Zähne od. einer veränderten Lagebeziehung der Kiefer sowie v. Dysplasien der Zähne u. der Kiefer. Therap. Hilfsmittel sind herausnehmbare od. festsitzende kieferorthopädische Apparate sowie myofunktionelle u. a. Behandlungsmethoden.

Kiefer|spalte: (engl.) cleft jaw; syn. Gnathoschisis; angeb. Spaltbildung im Bereich des Unter- od. Oberkiefers; vgl. Gesichtsspalten.

Kiefer|sperre: syn. Bißsperre*.

Kiefer|zysten (Kyst-*) f pl: (engl.) jaw cysts; pathol. Hohlräume innerh. der Ober- bzw. Unterkieferknochen; **Formen: 1.** odontogene K.: **a)** radikuläre Zysten (entzündl. Genese nach Pulpentod, seltener bei Parodontitis marginalis profunda); **b)** follikuläre Zyste (dysgenetisch, Zyste um die Krone eines nicht durchgebrochenen Zahns); **c)** Durchbruchs- od. Eruptionszyste; **d)** Zyste des zahnlosen Kiefers (Residualzyste); **e)** odontogene Keratozyste (dysgenet.); **2.** nichtodontogene K.: **a)** Nasopalatinusgangzyste (Inzisivuskanalzyste); **b)** nasoalveoläre Zyste (Nasolabialzyste, außerh. des Kieferknochens); **c)** globulomaxilläre Zyste (häufig radikuläre Zyste); **3.** Kieferpseudozysten: **a)** aneurysmatische Knochenzyste; **b)** einfache (traumatische, hämorrhagische K.); **Ther.:** s. Zystektomie, Zystotomie.

Kiel|brust: s. Pectus carinatum.

Kieler Klassifikation f: (engl.) Kiel classification; Klassifikation der primären malignen Tumoren des lymphatischen Gewebes mit Ausnahme der Lymphogranulomatose nach zytol. u. immun. Kriterien mit Einteilung in Lymphome von niedriger u. hoher Malignität; s. Lymphom, malignes (Tab.).

Kieler Knochen|span: (engl.) Kiel graft; heteroplastisches Knochentransplantat von mazeriertem Tierknochenspan, das als Gerüst zur Auffüllung eines Knochendefekts verwendet wird; geringe Antigenität inf. Denaturierung der Eiweiße; heute selten indiziert; vgl. Knochentransplantation.

Kielland-Zange (Christian K., Gyn., Oslo, 1871-1941): (engl.) Kielland's forceps; Form der Geburtszange* mit universeller Anwendbarkeit; unterscheidet sich v. der Naegele*-Zange durch das Gleitschloß u. die fehlende Beckenkrümmung. Vgl. Zangenextraktion.

Kiemen|bögen: (engl.) branchial arches; syn. Branchial- od. Viszeralbögen; in der Embryonalzeit vorübergehend bestehende knorpelige Wände zw. den Kiemenspalten. Aus dem 1. Kiemenbogen (Mandibularbogen) entwickeln sich Hammer u. Amboß (vgl. Meckel-Knorpel); aus dem 2. Kiemenbogen (Hyoidbogen) die Schenkel des Steigbügels, der Proc. styloideus u. die kleinen Hörner des Zungenbeins (vgl. Reichert-Knorpel); aus d. 3. Kiemenbogen Körper u.

große Hörner des Zungenbeins; aus dem 4. u. 5. Kiemenbogen der Schildknorpel.

Kiemen||gänge: s. Kiemenspalten. **K.gang|fistel** (Fistel*) f: s. Halszyste. **K.gang|karzinom** (Karz-*; -om*) n: syn. branchiogenes Karzinom*. **K.gang|zyste** (Kyst-*) f: s. Halszyste.

Kiemen|spalten: (engl.) branchial clefts; auch Kiemengänge, Viszeralspalten, Schlundtaschen; Spalten zw. zwei Kiemenbögen, entwickeln sich als vier (u. eine rudimentäre) seitl. Ausbuchtungen am Vorderdarm des Embryos, gleichzeitig stülpen sich v. äußeren Kopfepithel her Buchten ein (deutlich nur am 4-6 cm langen Embryo nachweisbar). Aus dem 1. Kiemengang entwickeln sich primäre Paukenhöhle u. Ohrtrompete; aus dem 2. Kiemengang entsteht d. Tonsillenbucht; aus d. Epithel d. übrigen: innersekretor. Halsdrüsen, Thymus, Epithelkörperchen.

Kienböck-Krankheit (Robert K., Röntg., Wien, 1871-1953): (engl.) Kienböck's disease; syn. Lunatummalazie; aseptische Knochennekrose des Os lunatum mit Strukturverdichtung, Zusammensinterung u. zystischen Aufhellungen; **Sympt.:** Weichteilschwellung, Druckschmerz u. schmerzhafte Funktionsbehinderung im Handgelenk. Obwohl allgemein zu den aseptischen Knochennekrosen* gerechnet, eigentl. Erkrankung des Erwachsenenalters (20.-30. Lj.); hauptsächl. bei Handarbeitern vorkommend u. als Berufskrankheit (Nr. 2103 der BeKV) anerkannt bei Arbeitern mit Preßluftwerkzeugen (Urs.: fortwährende Mikrotraumen); vgl. Hulten-Variante.

Kiesel|säure|an|hydrid n: Siliciumdioxid, SiO_2 (Bergkristall, Quarzsand, Kiesel); Inhalation von Stäuben kann zur Silikose* bzw. Silikatose* führen.

Kiesselbach-Ort (Wilhelm K., Otol., Erlangen, 1839-1902): Locus* Kiesselbachi.

Killer|zellen (engl. Mörder; Zelle*): Bez. f. eine heterogene Population mononukleärer Zellen mit erworbener od. spontaner zytotoxischer Aktivität; **Formen: 1.** zytotoxische T-Lymphozyten (engl. cytotoxic T cells, Abk. T_c): Zellen mit antigenspezifischer Aktivität gegen virusinfizierte Zellen, Tumorzellen u. Zellen histoinkompatiblen Gewebes; Erkennung der Antigene durch Rezeptoren auf der Zelloberfläche nur bei gleichzeitiger Bindung an Histokompatibilitätsantigene* der Klasse I der zu zerstörenden Zielzelle; T_c tragen den Zellmarker CD8. **2.** natürliche Killerzellen*; **3.** K-Zellen (engl. killer cells) mit Zielzellspezifität durch die über Fc-Rezeptoren an die K-Zellen gebundene Antikörper u. Zielzelltoxizität der K-Zellen selbst; wichtig bei der Immunabwehr i. R. von Infektionen, Transplantationen u. Tumorerkrankungen; **4.** Lymphokin-induzierte zytotoxische Makrophagen*. Vgl. Lymphozyten, Interferone.

Killer|zellen, natürliche (↑; ↑): (engl.) natural killer cells; kurz NK-Zellen, auch NK-Lymphozyten; heterogene Subklasse der T-Lymphozyten; sind im Unterschied zu den Killerzellen* nicht antigenspezifisch u. können ohne vorherige Antigenexposition sofort die Zielzelle (v. a. virusinfizierte u. bösartig transformierte Körperzellen) zerstören. Die Zytotoxizität wird nicht durch Oberflächenantigene der Zielzellen (z. B. MHC) beeinflußt. Unterschiedliche Populationen von NK-Zellen können jeweils versch. körperfremde Antigene erkennen. Die Proliferation der n. K. unterliegt der Regulation durch T-Lymphozyten (Helfer- u. Suppressorzellen); ihre Aktivität wird v. a. durch Interferone* sowie Interleukine* u. a. Immunmodulatoren stimuliert. Vgl. Lymphozyten.

Killian-Muskel (Gustav K., Laryngologe, Berlin, Freiburg, 1860-1921; Musculus*) m: (engl.) Killian's bundle; Schleudermuskel; die untersten, in nach unten konvexen Bögen verlaufenden Muskelfasern des M. constrictor pharyngis inferior.

Killian-Radikal|operation (↑; lat. radix, radicis Wurzel) f: s. Stirnhöhlenoperation.

Killian-Septum|re|sektion (↑; Septum*; Resektion*) f: s. Septumresektion, submuköse.

Kilo-: Abk. k; Dezimalvorsatz zur Kennzeichnung des Faktors 10^3 einer Einheit; z. B. 1 Kilowatt (kW) = 10^3 = 1000 Watt (W). S. a. Einheiten (Tab.).

Kilo|gramm n: Abk. kg; SI-Basiseinheit der Masse*; 1 kg ist gleich der Masse des internationalen Kilogrammprototyps, eines Platin-Iridium-Zylinders im Bureau International des Poids et Mesures in Sèvres; s. a. Einheiten.

Kilo|pond n: Abk. kp; nicht mehr zugelassene Einheit der Kraft*:

$$1\ \text{kp} \overset{\text{def}}{=} 1\ \text{kg} \cdot 9{,}81\ \frac{\text{m}}{\text{s}^2} \Rightarrow 1\ \text{kp} = 9{,}81\ \text{N}\ (\text{N} = \text{Newton})$$

Kilo|watt|stunde: Abk. kWh; Einheit der Arbeit*. Eine kWh wird verbraucht, wenn 1 Stunde lang 1 kW (1000 Watt*) geleistet wird. Der Zus. mit der SI-Einheit Joule* (J) der Arbeit ist: 1 kWh = 3,6 × 10^6 J. S. a. Einheiten.

Kimmelstiel-Wilson-Syn|drom (Paul K., Pathol., Boston, Hamburg, 1900-1970; Clifford W., Arzt, London, geb. 1906) n: s. Glomerulosklerose, diabetische.

Kimura-Krankheit: in Japan vorkommende Form der angiolymphoiden Hyperplasie* mit Bluteosinophilie u. Lymphadenopathie.

Kin-: auch -kinese; Wortteil mit der Bedeutung bewegen, Bewegung; von gr. κινεῖν.

Kin|ästhesie (↑; -ästhesie*) f: (engl.) kinaesthesia; Empfindung der Bewegung des Körpers als Qualität der Tiefensensibilität; vgl. Sensibilität, Halluzinationen.

Kinasen (↑) f pl: phosphatübertragende Enzyme*; z. B. Hexokinase, Kreatinphosphokinase.

Kind|bett: Puerperium*.

Kind|bett|fieber: Puerperalfieber*.

Kindchen|schema n: Bez. f. kindl. Verhaltens- u. Körpermerkmale, die als Reizmuster über den angeborenen Auslösemechanismus* z. B. ein Pflegeverhalten bewirken.

Kinder||audio|metrie (Audi-*; Metr-*) f: s. Pädaudiologie. **K.dosis** (Dosis*) f: (engl.) paediatric dosage; therap. Dosis von Arzneimitteln für Kinder; Parameter zur Errechnung der K. sind die Körperoberfläche u. das Körpergewicht. **K.ek|zem** (Ekzem-*) n: s. Ekzema infantum.

Kinder|früh|erkennungs|untersuchungen: Programm der gesetzl. Krankenkassen in der Bundesrepublik Deutschland z. Früherkennung von körperl. od. geistigen Störungen der Entw. bei Kindern bis zur Vollendung des 5. Lj. (U1-U9); **U1:** Neugeborenenerstuntersuchung, erfolgt i. d. R. direkt nach der Geburt durch den Geburtshelfer; **U2:** Neugeborenenbasisuntersuchung zw. dem 3. u. 10. Lebenstag; **U3:** 3.-6. Lebenswoche; **U4:** 2.-4., **U5:** 6.-7., **U6:** 9.-12., **U7:** 20.-24., **U8:** 43-48., **U9:** 60.-64. Lebensmonat. Die Untersuchungen umfassen eine eingehende Anamnese u. eine strukturierte, ausführl. (kinder) ärztliche Untersuchung hinsichtl. altersabhängiger Kriterien der somat., psychomotor., sensorischen u. psychischen Entw. des Kindes einschl. Tests auf angeb. Stoffwechselstörungen i. R. der U2 (Phenylketonurie*, Hypothyreose*, Galaktosämie*) u. Beratung über Rachitis-, Kariesprophylaxe sowie Impfempfehlungen (s. Impfkalender). K. werden im Heft f. Früherkennungsuntersuchungen dokumentiert u. fallbezogen zusammengeführt u. ausgewertet.

Kinder‖heil‖kunde: syn. Pädiatrie*. **K.lähmung, spinale:** s. Poliomyelitis epidemica anterior acuta. **K.lähmung, zerebrale:** syn. infantile Zerebralparese*.

Kinder|sterblichkeit: (engl.) child mortality; i. e. S. Mortalität* von Kindern im Alter von 1 bis unter 15 Jahren, meist bezogen auf die Gesamtzahl von Kindern gleichen Alters; i. w. S. wird die Säuglingssterblichkeit* zur K. zugerechnet.

Kinder|tumor|register (Tumor*) n: Abk. KTR; Zentralstelle der Gesellschaft f. Pädiatrische Onkologie und Hämatologie in Kiel, die Tumorpräparate auswertet, typisiert, diagnostisch berät u. a.

Kindes|miß|handlung: (engl.) battered child syndrome, non-accidental injury; nicht zufällige Verletzung; aktive (z. B. Schläge, Verbrühungen) od. passive (Vernachlässigung) körperliche bzw. psych. Schädigung von Kindern, die v. a. von Erziehungsberechtigten ausgeübt wird; **Urs.:** sozioökonomische Probleme, Überforderung der Eltern, Ablehnung des Kindes, seltener Alkohol- od. Drogenabhängigkeit; **Häufigkeit:** ca. 1000 Todesfälle pro Jahr; hohe Dunkelziffer bei nicht tödlich verlaufender K.; betroffen sind v. a. Säuglinge u. Kleinkinder bis zum 3. Lj.; **Sympt.:** multiple Verletzungen, v. a. Frakturen u. Hämatome in unterschiedl. Heilungsstadium, Verbrühungen, evtl. subdurales Hämatom, Schädelnahtsprengung, Subarachnoidalblutung u. Retinablutungen; psych. u. psychosomatische Störungen: Angst, Apathie, Deprivation, Schlaflosigkeit, Enkopresis, Enuresis, Affektkrämpfe u. psychomotorische Retardierung; **Diagn.:** Diskrepanz zw. körperlichem Untersuchungsbefund u. Anamnese (z. B. wird über kein adäquates Trauma berichtet); häufig wird eine verstärkte Blutungsneigung angegeben; **Ther.:** bei Verdacht auf K. stationäre Aufnahme u. Ther. der Verletzungen; weitergehende Diagn. u. Ther. in Zusammenarbeit von Ärzten, Psychologen, Sozialarbeitern u. Pädagogen; **DD:** Osteogenesis imperfecta, hämorrhagische Diathese.

Kindes|tötung: (engl.) infanticide; nach § 217 StGB die vorsätzl. Tötung eines **nichtehel.** Kindes durch d. Mutter während od. gleich nach der Geburt*. Die Geburt i. S. dieser Vorschrift beginnt erst m. den Eröffnungswehen. Vorher gilt d. Leibesfrucht jurist. nicht als „Mensch" i. S. der §§ 212, 217 StGB.

Kindler-Thrombose|zeichen (Werner K., Otol., Heidelberg, 1895-1976; Thromb-*; -osis*): (engl.) Kindler's sign; bei Thrombose des Sinus sigmoideus od. Sinus transversus (z. B. inf. einer Otitis* media) ausbleibender od. nur geringer Anstieg des Liquordrucks bei Kompression der V. jugularis der erkrankten Seite.

Kinds|bewegungen: (engl.) foetal movements; Bewegungen des Feten in utero; werden v. Erstgebärenden etwa um die 20., v. Mehrgebärenden zw. der 16. u. 20. SSW wahrgenommen; **Nachweis:** Palpation.

Kinds|lage: (engl.) presentation; i. e. S. die Position der Frucht im Uterus; z. genauen Beschreibung der K. sind Angaben über Lage, Stellung, Haltung u. Einstellung notwendig (s. Abb. S. 781); **1. Lage** bezeichnet das Verhältnis der Längsachse des Kindes z. Längsachse des Uterus: Längslage od. Geradlage (99% zum Zeitpunkt der

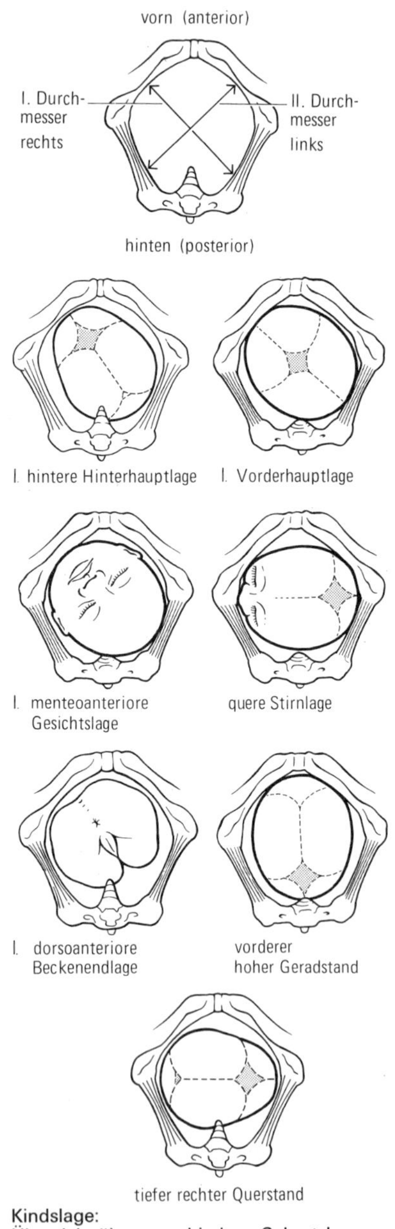

Kindslage:
Übersicht über verschiedene Geburtslagen und Beispiele für die Nomenklatur [385]

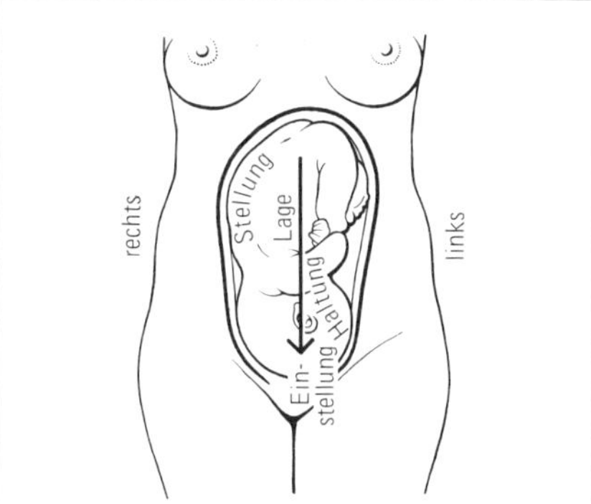

Kindslage [385]

Geburt, davon 96% Schädellagen, 3% Beckenendlagen), Querlagen u. Schräglagen (zusammen 1%); **2. Stellung** bezeichnet das Verhältnis des kindl. Rückens zur Gebärmutterinnenwand; **3. Haltung** bezeichnet die räuml. Beziehung von Kopf u. Extremitäten zum Rumpf: Flexionslagen* u. Deflexionslagen*, sowie d. indifferente Scheitellage; **4. Einstellung** bezeichnet d. Beziehung des vorangehenden Kindsteils zum Geburtskanal, also den führenden Teil. Bei Kopflagen unterscheidet man Hinterhauptlage*, Vorderhauptlage*, Stirnlage* u. Gesichtslage*, b. Beckenendlage* Steiß-, Steißfuß-, Knie- u. Fußlagen; vgl. Einstellungsanomalien.

Ist (b. der Geradlage) der Rücken links (rechts) u. seitlich, so spricht man v. linker od. I. (rechter od. II.) Lage; I a (II a) bezeichnet d. dorsoanteriore, I b (II b) d. dorsoposteriore Lage b. Rücken links (rechts). Bei den Kopflagen ist die I. Lage doppelt so häufig wie die II. Lage. Die regelrechte Geburtslage ist d. vordere Hinterhauptlage. Geht b. der Querlage* eine Schulter voran, so spricht man v. Schulterlage. Vgl. Leopold-Handgriffe.

Kinds|pech: frühere Bez. f. Mekonium*.

Kinds|teile: (engl.) foetal parts; die Körperteile des Feten in utero; große K.: Kopf, Beckenende; kleine K.: Extremitäten; erkennbar durch Palpation (s. Leopold-Handgriffe) u. Ultraschalldiagnostik*. Eindeutiger Nachw. der K. ist e. sicheres Schwangerschaftszeichen*.

Kinds|tod, plötzlicher: s. Tod, plötzlicher im Kindesalter.

Kine|densito|metrie (lat. densitas Dichte; Metr-*) f: (engl.) cinedensitometry; Verfahren zur Messung der Röntgenstrahlentransparenz best. abgegrenzter Körperbereiche durch die Schwärzungsmessung an Röntgenfilmen; die zeitl. Änderung der Transparenz* wird zur Klärung von Funktionsabläufen, z. B. der Durchblutung od. Bewegung in Gefäßen, benutzt. **Anw.:** v. a. zur Beurteilung der art. Nierenstrombahn, z. B. bei der chron. Pyelonephritis* sowie bei Hypertonie, nach Nierentransplantation zur Prüfung der Funktion der Spenderniere.

Kine|kardio|graphie (Kard-*; -graphie*) f: (engl.) cinecardiography; Angiokardiographie* mit gleichzeitigen Rö.-Serienaufnahmen zur Beurteilung der anat. u. funkt. Verhältnisse der Herzinnenräume u. des Klappenapparats.

Kinesio|therapie (Kin-*) f: Bewegungstherapie; s. Krankengymnastik.

Kinesis (gr. κίνησις) f: Bewegung.

Kineto|chor (Kin-*; gr. χορός Tanzplatz) n: syn. Zentromer*.

Kineto|plast (↑; Plast-*) m: Ansammlung DNA-haltigen Materials im einzigen Mitochondrion der Flagellatenfamilie Trypanosomatidae*; immer in Nachbarschaft der Geißelbasis.

Kinetosen (↑; -osis*) f pl: (engl.) kinetoses; sog. Reise- od. Bewegungskrankheiten; Oberbegriff für eine durch wiederholte Stimulation des Vestibularapparats* (v. a. durch plötzliche u. schnelle Bewegungen) verursachte, aufgrund reflektor. Verbindungen zw. Vestibularapparat u. Hirnstamm vorwiegend vegetative **Sympt.** aus Übelkeit, Erbrechen, Schwindel, Schweißausbrüchen, Blutdruckschwankungen bzw. Hypotonie u. Kopfschmerz, wie sie häufig auf (Flug-, See-, Auto- u. Eisenbahn-)Reisen v. a. im Kindesalter auftritt; **Ther.:** Flachlagerung mit Ruhigstellung des Kopfs, evtl. Antiemetika.

Kineto|somen (↑; Soma*) n pl: (engl.) kinetosomes; Basalknötchen; dicht unter d. Zelloberfläche gelegene motorische Zentren der Flimmerbewegung der Kinozilien*, Abkömmlinge des Zentriols.

Kinine (↑) n pl: Gewebehormone; Sammelbez. f. eine Gruppe biol. aktiver Peptide m. den **pharmak. Eigenschaften:** Blutdrucksenkung, Kontraktion u. Relaxation versch. glattmuskulärer Organe, Erhöhung der Gefäßpermeabilität, v. a. der Venolen, in zweiter Linie der Kapillaren, Schmerzerzeugung b. Kontakt mit best. Nervenfasern, Bronchokonstriktion beim Meerschweinchen (aufhebbar durch Salicylate); **physiol.** bzw. **pathophysiol. Bedeutung** der K. möglicherweise für die Tätigkeit glattmuskulärer Organe, für Regulierung v. Weite u. Durchlässigkeit von Gefäßen, Erregung sensibler Strukturen (Schmerzen). Die Aktivierung der inaktiven Vorstufen, Kininogene, ist über versch. Mechanismen möglich. Hauptvertreter der K. sind Kallidin u. Bradykinin, ferner Harnkinin, Neurokinin u. Kolostrokinin. Die K. haben große Bedeutung bei d. Entstehung v. Schockzuständen u. Entzündungsvorgängen (Pankreatitis). Durch Hemmung der Plasminaktivität, z. B. durch Aprotinin, erfolgt gleichzeitig die Hemmung der Kininfreisetzung. Vgl. Kallikrein-Kinin-System.

Kinino|gen (↑; -gen*) n: Alpha-2-Globulin od. Alphaglykoprotein; aktiviert das Plasma-Kallikrein in Gegenwart des Hageman-Faktors; vgl. Blutgerinnung.

Kinking (engl. kink Knick) n: s. Knickungssyndrom der Arteria carotis interna, Pseudocoarctatio aortae.

Kinky hair syndrome (engl. verfilztes Haar) n: s. Menkes-Syndrom.

Kinn|schleuder: s. Funda.

Kino|zilien (Kin-*; Ciliar-*) n pl: Flimmerhaare; dicht beieinanderstehende bewegliche Zellfortsätze, die aus d. Kinetosomen* hervorgehen; aufgebaut aus d. Achsenfaden u. der ihn umgebenden Plasmahülle. Elektronenmikroskopisch besteht d. Achsenfaden aus elf längsverlaufenden Fibrillen, von denen zwei im Zentrum u. neun im Kreis herum gelagert sind. **Vork.:** z. B. am Epithel des Respirationstrakts, abhängig vom Funktionszustand in Eileiter u. Uterus.

Kinsbourne-Syn|drom (M. K., brit. Päd.) n: syn. Encephalopathia myoclonica infantilis; meist zw. dem 1. u. 3. Lj. auftretende, zu Myoklonien* von Rumpf u. Extremitäten u. Opsoklonus* führende Enzephalopathie unklarer Urs. (Vork. auch als paraneoplastisches Syndrom bei

K

Neuroblastom); normale Befunde bei Blut- u. Liquoruntersuchungen sowie bildgebenden Verfahren.

Kirchmayr-Naht: s. Sehnennaht.

Kirschner-Draht|ex|tension (Martin K., Chir., Heidelberg, 1879-1942; Extension*) f: s. Drahtextension.

Kirschner-Operation (↑) f: (neurochir.) perkutane Elektrokoagulation* des Ganglion trigeminale bei medikamentös nicht (ausreichend) behandelbarer Trigeminusneuralgie*; **Kompl.:** Anaesthesia dolorosa, Keratitis neuroparalytica; Rezidive in ca. 30% der Fälle; Rezidivquote von 5-7% nach wiederholter Elektrokoagulation. Vgl. Neurotomie.

Kissing spine (engl. to kiss küssen; spine Wirbel) n: s. Baastrup-Zeichen.

Kitt|niere: s. Nierentuberkulose.

Kitzler: s. Klitoris.

kJ: Abk. f. Kilojoule; s. Joule.

KKS: Abk. f. Kallikrein*-Kinin-System.

Klär|faktor m: Lipoproteinlipase; s. Lipasen.

Klär|funktion, muko|ziliäre f: s. Clearance, mukoziliäre.

Klammer|naht: s. Nähapparate, Nahtmethoden.

Klang: (engl.) tone, sound; Schallereignis, das sich aus Grundton u. harmonischen Obertönen* zusammensetzt u. sich im Unterschied zum Ton als periodische, nicht sinusförmige Welle darstellen läßt; vgl. Schall, Geräusch, Knall.

Klang, amphorischer: s. Metallklang, Atmungsgeräusche.

Klappen: (engl.) valves; anat. Strukturen z. Strömungsregulierung in Herz, Venen u. Lymphgefäßen. **K.fehler:** s. Herzklappenfehler. **K.öffnungs|fläche:** hämodynamische Größe; vgl. Herzkatheterisierung.

Klapp-Kriechen (Rudolf K., Chir., Orthop., Marburg, Berlin, 1873-1949): (engl.) Klapp's creeping; aktive Gymnastik in Form versch. Kriechübungen z. Behandlung leichter Skoliosen*.

Klar|zell|akanthom (Zelle*; Akanth-*; -om*) n: (engl.) clear cell acanthoma; syn. Hellzellenakanthom, (frz.) acanthome à cellules claires; seltener, benigner Epidermistumor; bräunl.-rötl., schuppendes, zuweilen nässendes od. leicht blutendes derbes Knötchen, histol. aus glykogenreichen, hellen Stachelzellen bestehend; Vork. v. a. bei älteren Frauen an den Unterschenkeln.

Klasmato|zyten (gr. κλάσμα, κλάσματος Bruchstück; Zyt-*) m pl: syn. Histiozyten*.

Klassifizierung: allgemeinmed. Bez. f. ein Beratungsergebnis, das keine exakte Diagnose darstellt, z. B. Lungenentzündung ohne Erregernachweis, Fieber mit Kopf- u. Halsschmerzen.

Klatsch|präparat (lat. praeparatus zubereitet) n: (engl.) impression preparation; Aufdrücken eines Deckglases auf Oberflächenkolonien von Bakt., abheben; Methode, die Lagerung der Keime im Kolonieverband mikroskop. zu untersuchen; vgl. Abklatschverfahren.

Klatskin-Tumor (Tumor*) m: s. Gallengangkarzinom.

Klauen|fuß: (engl.) claw foot; Fußdeformität m. Hohlfuß u. Krallenstellung der Zehen; u. a. bei spinaler Kinderlähmung, Syringomyelie.

Klauen|hand: s. Hand.

Klaustro|philie (lat. claustrum Verschluß, Käfig; -phil*) f: (engl.) claustrophilia; Bez. f. die übertriebene Neigung, die Wohnung nicht zu verlassen od. sich einzuschließen; Vork. z. B. bei Verfolgungswahn*.

Klaustro|phobie (↑; Phob-*) f: (engl.) claustrophobia; Angst* vor d. Aufenthalt in geschlossenen Räumen (u. U. gesteigert zur Phobie*), bes. in Räumen ohne Fluchtmöglichkeit (Aufzug) od. in dicht gedrängten Menschenansammlungen (Kino, Kaufhaus); Ther.: Verhaltenstherapie durch systemat. Desensibilisierung*.

Klavier|tasten|phänomen n: auch Klaviertastenzeichen; Wiederauftreten des Klavikulahochstandes nach Reposition einer Luxation der Clavicula aus dem Akromioklavikulargelenk; vgl. Luxatio acromioclavicularis.

Klavikula|de|fekt (Clavicula*) m: s. Dysplasia cleidocranialis.

Klavikula|fraktur (↑; Fraktur*) f: (engl.) clavicle fracture; Schlüsselbeinbruch; häufigste Fraktur durch indirekte Gewalteinwirkung, bes. im mittleren Drittel der Clavicula; evtl. mit Begleitverletzung von Plexus brachialis u. A. subclavia; **Sympt.:** Hochstand des medialen Fragments, Verkürzung, schmerzhafte Bewegungseinschränkung; **Diagn.:** Rö.; **Ther.:** konservativ durch Rucksackverband (s. Extensionsmethoden), u. U. Plattenosteosynthese od. Zuggurtung.

Klavus m: s. Clavus.

Klazo|manie (gr. κλάζειν lärmen, schreien; -manie*) f: zwanghaftes Ausstoßen von Schreien als verbaler Tic*, z. B. bei Gilles*-de-la-Tourette-Syndrom.

Kleber|eiweiß: syn. Gluten*.

Klebocin n: von Bakterien der Gattung Klebsiella* gebildetes Bakteriozin; s. Bakteriozine.

Klebsiella (Theodor E. Klebs, Pathol., Bakteriol., Bern, Chicago, 1834-1913) f: Gattung gramnegativer, unbewegl., fakultativ anaerober, bekapselter Stäbchenbakterien der Fam. Enterobacteriaceae* (vgl. Bakterienklassifikation); Oxidase-

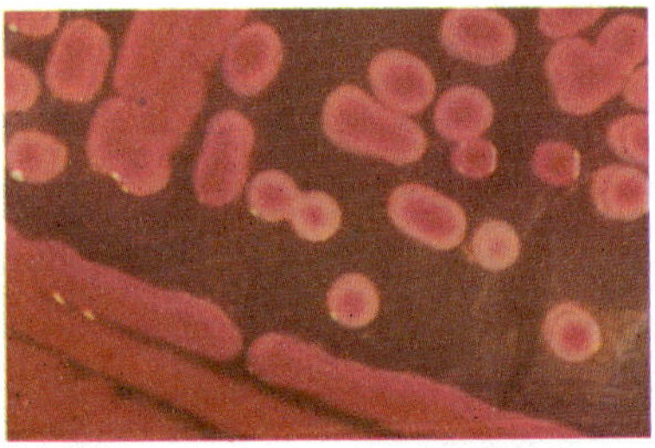

Klebsiella:
Kultur von Klebsiella; typisch sind die „schmierigen" Kolonien. [547]

negativ, Voges*-Proskauer-Reaktion positiv; vier Species; **Verbreitung:** Boden, Wasser, Getreide; Intestinaltrakt von Mensch u. Tier; resistent gegen Penizillin; med. relevant: Klebsiella* pneumoniae.

Klebsiella pneumoniae (↑) f: syn. Bact. pneumoniae Friedländer, Friedländer-Bakterium; **Morphol.:** nicht sporenbildende unbegeißelte Stäbchen; **Kultur:** üppiges, schnelles Wachstum schleimiger Kolonien auf den übl. Nährmedien (s. Klebsiella, Abb.); aerob; drei Subspecies: K. p. pneumoniae; K. p. rhinoscleromatis (s. Rhinosklerom); K. p. ozaenae (isoliert bei Ozäna*); **Differenzierung: 1.** Bunte* Reihe; bes. abzugrenzen gegen d. nah verwandten Enterobacter-Species; **2.** serol. (Kapsel-Antigene); **3.** Lysotypie*; **4.** Tierversuch (weiße Mäuse); **Epidemiol.:** ubiquitär; u. a. Bestandteil der normalen Darmflora des Menschen; fakultativ pathogene Problemkeime, wichtige opportunistische u. Nosokomialerreger; **K.-p.-Krankheiten:** sehr unterschiedliche klin. Bilder; häufig sind Harnweginfektionen u. Inf. des Respirationstrakts (Friedländer-Pneumonie).

Klee|blatt|schädel: (engl.) cloverleaf skull; auch Holtermüller-Wiedemann-Syndrom; Form der Stenozephalie* mit kleeblattförmiger Schädel- u. sek. Gesichtsdeformierung (Exophthalmus, antimongoloide Lidachsenstellung), ggf. mit Hydrozephalus; Vork. meist in Komb. mit anderen Anomalien z. B. bei Apert-Syndrom, Carpenter-Syndrom u. Dysostosis craniofacialis.

Kleider|laus: s. Läuse.

Kleido-: auch Cleido-; Wortteil mit der Bedeutung Schlüssel, Schlüsselbein; von gr. κλείς, κλειδός.

Kleie: (engl.) bran; Hüllen der Roggen- u. Weizenkörner, mineralstoff-, eiweiß- u. vitaminhaltiger Ballaststoff; vgl. Ballaststoffe.

Kleien|flechte: s. Pityriasis versicolor.

Kleine-Levin-Syn|drom n: (engl.) hypersomnia-bulimia syndrome; periodische Schlafsucht; autosomal-dominant erbl., androtrope Erkr. mit episodischen Schlafanfällen von evtl. mehrtägiger Dauer, psychischen (z. B. Verwirrtheit) u. vegetativen Störungen (z. B. Bulimie*); **DD:** s. Schlafanfälle.

Kleinert-Gips|schiene: dynamische Schiene nach Kleinert; die Finger überragende Unterarmgipsschiene zur Nachbehandlung (Adhäsionsprophylaxe) bei Beugesehnenverletzung an Hand u. Finger mit chir. Sehnennaht*; Fixierung von Hand- u. Fingergrundgelenk in mittlerer Flexionsstellung; am Fingernagel u. Verband befestigter Gummizügel ermöglicht aktive Streckung des Fingers bei passiver Rückführung.

Klein|finger|ballen: Hypothenar.

Klein|hirn: syn. Cerebellum; der in der hinteren Schädelgruppe unterh. der Hinterhauptlappen des Großhirns gelegene Teil des Gehirns; das K. besteht aus den beiden Hemisphären u. einem mittl. Teil, dem Kleinhirnwurm (Vermis). Die Oberfläche wird durch zahlreiche Furchen in schmale blattförmige Windungen unterteilt. Die von der Rinde (Cortex cerebelli) ganz umhüllte weiße Substanz bildet im Innern das zusammenhängende Marklager (Corpus medullare), von dem die Markblätter (Laminae albae) in alle Windungen ziehen (sog. Arbor vitae). Das Mark enthält vier paarige zentrale graue Kerne (Nucleus dentatus, emboliformis, globosus, fastigii), in denen vor allem efferente Bahnen umgeschaltet werden. Über die drei paarigen Kleinhirnstiele ist es durch afferente u. efferente Bahnen mit Großhirn, Hirnstamm, Vestibularissystem u. Rückenmark verbunden. **Funktionen:** Mitwirkung bei d. Aufrechterhaltung des normalen Tonus der Skelettmuskulatur u. des Körpergleichgewichts, Regulierung der Innervationsgröße der Einzelbewegungen u. deren Zusammenfassung zu geordneten (koordinierten) kombinierten Bewegungsabläufen; vgl. Symptome, zerebellare.

Klein|hirn|ab|szeß (Abszeß*) m: (engl.) cerebellar abscess; zerebellarer Abszeß, meist als Folge eitriger Erkr. des Ohrs od. von Schädelverletzungen; **Sympt.:** Kopfschmerz, Nackensteifigkeit, Schwindel, Erbrechen, Fieber, Leukozytose, zerebellare Symptome*, Hirndrucksteigerung.

Klein|hirn|a|genesie (A-*; -genese*) f: (engl.) cerebellar agenesis; fehlende Anlage von Kleinhirn od. best. Kleinhirnanteilen; kann zu zerebellaren Symptomen* führen.

Klein|hirn|astro|zytom (gr. ἄστρον Stern; Zyt-*; -om*) n: s. Hirntumoren (Tab.).

Klein|hirn|a|trophie (Atrophie*) f: (engl.) cerebellar atrophy (Abk. CA); hereditär od. idiopathisch auftretende bzw. toxisch (z. B. Alkohol, Hydantoin) bedingte Atrophie des Kleinhirns, z. T. kortikal betont (Atrophie* cerebelleuse tardive) u. in Komb. mit allg. Hirnatrophie*; vgl. Ataxie, autosomal-dominante zerebellare; Ataxie, idiopathische zerebellare, Atrophie, olivopontozerebellare.

Klein|hirn|brücken|winkel: (engl.) cerebellopontine angle; nischenartige Vertiefung am hinteren Rand der Hirnbasis, in der Kleinhirn, Brücke u. verlängertes Mark zusammenstoßen; vgl. Hirntumoren.

Klein|hirn|brücken|winkel-Tumoren (Tumor*) m pl: s. Cushing-Syndrom II.

Klein|hirn|seiten|strang|bahn: Bahnen, die das Rückenmark mit dem Kleinhirn verbinden; Hauptbahn für die Verbindung des Rückenmarks mit dem Kleinhirn, leitet afferente Impulse zum Kleinhirn, die für die Koordination der Körperbewegungen wichtig sind; **1.** dorsale K.: Tractus spinocerebellaris posterior (syn. Flechsig-Bündel); entspringt aus Ganglienzellanhäufung (Clarke-Säule) an der Basis der Hinterhörner des Rückenmarks; **2.** ventrale K.: Tractus spinocerebellaris anterior (syn. Gowers-Bündel); entspringt aus großen Hinterhornzellen des Rükkenmarks.

Klein|hirn|spongio|blastom (gr. σπογγιά Schwamm; Blast-*; -om*) n: s. Hirntumoren (Tab.).

Klein|hirn|sym|ptome n pl: s. Symptome, zerebellare.

Klein|hirn|syn|drom n: (engl.) cerebellar syndrome; **1.** kongenitales K.: im Säuglingsalter auftretender Symptomenkomplex mit Hypotonie best. Muskelgruppen, Hyperkinesen, Unfähigkeit, den Kopf zu halten, Gangstörungen, dysarthrischen Sprechstörungen, häufig zus. mit geistigem Entwicklungsrückstand; Urs.: angeb. Agenese, Dysplasie od. Hypoplasie des Kleinhirns; **2.** hereditäre od. idiopathische zerebellare Systemdegeneration; **3.** erworbenes K. nach entzündl., toxischer, traumatischer vaskulärer, paraneoplastischer od. durch Tumor bedingter Schädigung des Kleinhirns auftretende zerebellare Symptome*.

Klein|hirn||tonsillen (Tonsilla*) f pl: (engl.) cerebellar tonsils; Tonsillae cerebelli; mandelförmige Lappen an d. Unterseite beider Kleinhirnhemisphären. **K.tumoren** (Tumor*) m pl: s. Hirntumoren (Tab.). **K.zelt:** s. Tentorium cerebelli.

Klein|kindes|alter: (engl.) infancy; Zeit zw. 1. u. 3. Lj.; vgl. Lebensabschnitte.

Klein-Waardenburg-Syn|drom (David K., Ophth., Genf, geb. 1908; Petrus J. von W., Ophth., Arnheim, 1886-1979) n: Typ I des Waardenburg*-Syndroms.

Klein|wuchs: s. Minderwuchs, Wachstumsstörungen.

Klepto|manie (gr. κλέπτειν stehlen; -manie*) f: (engl.) cleptomania; Stehlsucht; zwanghaftes, impulsives Stehlen von Dingen, die nicht benötigt werden. Die Pat. (häufig Frauen) erleben die K. subjektiv als lustvoll, aber wesensfremd. **Vork.:** z. B. bei Neurosen, Psychopathie od. (seltener) geistiger Behinderung. Bei Pat. mit K. ist die Schuldfähigkeit evtl. vermindert od. aufgehoben.

Kles|a|sthenie (gr. κλῆσις Ruf; Asthenie*) f: s. Phonasthenie.

Kletter|fasern: (engl.) climbing fibres; afferente Fasern aus d. Rückenmark u. den Endkernen der Gleichgewichtsnerven, welche die Dendriten der Purkinje*-Zellen der Kleinhirnrinde begleiten u. synaptische Verbindungen mit ihnen eingehen.

Kletter|fuß: Bez. f. hochgradige Supinationshaltung des Fußes.

Kletter|puls (Puls*): vgl. Mahler-Zeichen.

Kletter|stufen|test m: (engl.) step exercise test; Verfahren zur orientierenden u. reproduzierbaren Kreislauffunktionsprüfung; eine Stufe muß im Takt eines Metronoms abwechselnd mit dem re. u. li. Bein erstiegen werden.

Klick|syn|drom (engl. klick Knacken) n: s. Mitralklappenprolapssyndrom.

Klick, sy|stolischer (†): (engl.) systolic click; kurzer, hochfrequenter Extraton am Herzen, insbes. der spätsystol. Extraton mit nachfolgendem Geräusch bei Mitralklappenprolapssyndrom*; vgl. Herztöne.

Kligler-Agar (Israel J. K., Bakteriol., New York, 1889-1943) m: (engl.) Kligler's agar; kombiniertes Testsubstrat z. Differenzierung v. Enterobacteriaceae*; Fertignährboden, der die gleichzeitige Beurteilung mehrerer biochem. Leistungen ermöglicht; vgl. Bunte Reihe, TSI-Agar.

Klima (gr. κλῖμα Gegend, Landstrich) n: (engl.) climate; Gesamtheit der äußeren physik. Lebensbedingungen an einem best. Ort der Erdoberfläche; man unterscheidet Makro-(Großraum-)K. (Kontinente, Länder, Landschaften), Meso-(Orts-)K. u. Mikro-K. (direkt den Menschen umgebend); ferner Land- od. Kontinentalklima mit heißem Sommer u. strengem Winter, See- od. maritimes K. mit kühlem Sommer u. mildem Winter, Gebirgs-(Höhen-)K. mit Reichtum an Niederschlägen u. lokalen Winden; das alpine K. ist dem polaren ähnl., aber mit geringerem Winter- u. Sommerunterschied betreffend Wärme u. Licht. Das tropische K. ist durch scharfe Trennung v. Trocken- u. Regenzeit gekennzeichnet. Vgl. Mikroklima.

Klima|kammer (†): (engl.) climatic chamber; Raum, in dem Klimaelemente (z. B. Temperatur, Luftdruck) künstlich verändert werden können; therap. Einsatz v. a. bei Asthma bronchiale u. Keuchhusten (Erniedrigung des Luftdrucks entspricht einer Höhe von über 2500 m führt u. a. zu einer Steigerung des Atemvolumens).

Klimakterium (gr. κλιμακτήρ kritischer Punkt im menschl. Leben) n: (engl.) climacteric; Klimax, Wechseljahre der Frau; d. Übergangsphase v. der vollen Geschlechtsreife z. Senium der Frau, bedingt durch das Erlöschen der zykl. Ovarialfunktion; d. letzte Regel (Menopause*) fällt in diese Zeit hinein. Im allgemeinen tritt d. Menopause zw. dem 48. u. 52. Lebensjahr, durchschnittl. mit ca. 49 Jahren ein. **Klimakterische Beschwerden:** Ein bis zwei Drittel aller Frauen leiden im K. unter Beschwerden, die behandlungsbedürftig sind. Urs. ist v. a. die physiol. Abnahme der Östrogene, wodurch direkt od. über das Zwischenhirn vegetative Störungen ausgelöst werden (Fehlregulationen). Vgl. Menopausensyndrom, Osteoporose.

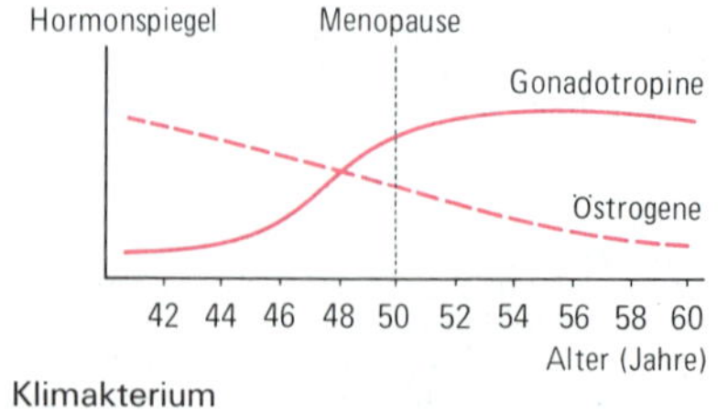

Klimakterium

Klimakterium praecox (†) n: Klimakterium* inf. vorzeitiger Insuff. der Ovarien vor dem 43. Lebensjahr.

Klimakterium tardum (†) n: stark verzögertes Klimakterium* mit Beginn jenseits des 50. Lebensjahrs.

Klimakterium virile (†) n: (engl.) male climacteric; sog. Wechseljahre des Mannes; dem Klimakterium der Frau ähnl. Symptomatik mit vegetativer Labilität, Neigung zu depressiven Verstimmungen, Nachlassen der Leistungsfähigkeit, Libido- u. Potenzschwäche inf. eines allmählich einsetzenden Rückgangs der Testosteronproduktion u. gleichzeitiger LH-Erhöhung (Beginn 45.-60. Lj.); die spermatogene Aktivität der Hoden bleibt bis ins hohe Alter erhalten. Laborchem. **Diagn.** durch Bestimmung der Fruktose-Konzentration im Sperma u. Testosteron-Konzentration im Blutserum; **Ther.:** Androgensubstitution u. psychol. stützende Maßnahmen.

Klima|kur|orte (Klima*): (engl.) climatic spas; Orte, deren Klima (unterstützt durch Kureinrichtungen) heilsamen Einfluß auf best. Erkrankungen nimmt; biotrop wirken term., hygr. (Luftfeuchte), photoaktin. (Strahlung), luftchem. (Luftreinheit) Faktoren sowie der Höhenreiz (Sauerstoffpartialdruck); sie können sich schonend, anregend (Akklimatisationsleistung), u. U. auch belastend auswirken. Man unterscheidet: Meeresküstenklima, Mittelgebirgs- (Höhe bis 1000 m) u. Hochgebirgsklima. **Ind.:** Erkrankungen der Atemwege (alle Klimalagen), von Herz u. Kreislauf (Mittelgebirge, Meeresküste), Allergien, neuro-vegetative Störungen, Rekonvaleszenz, Erkrankungen des Kindesalters (Mittelgebirge, Meeresküste).

Klimato|therapie (†) f: (engl.) climatotherapy; therap. Ausnutzen der klimat. Wirkungsfaktoren auf best. Krankheiten; vgl. Klimakurorte.

Klimax (gr. κλῖμαξ Treppe, Leiter) f: **1.** Klimakterium*; **2.** Orgasmus*; **3.** Höhepunkt einer Krankheit.

Klima|zelt (Klima*): durchsichtige Kunststoffabdeckung über dem Patientenbett mit der Möglichkeit, innerh. des abgedeckten Raumes Temperatur, Luftfeuchtigkeit u. Sauerstoffgehalt zu regulieren.

Klinefelter-Syn|drom (Harry F. K., Endokrin., Baltimore, geb. 1912) n: syn. Klinefelter-Reifenstein-Albright-Syndrom; bes. Form des männl. primären hypergonadotropen Hypogonadismus* m. gonosomaler Aneuploidie (meist Trisomie 47,XXY, seltener auch 48,XXXY, 49,XXXXY od. XXXYY); **Häufigkeit:** ca. 1 : 590 lebendgeborene Knaben; **Ätiol.:** Die gonosomale Trisomie beruht auf Non*-disjunction u. kann nicht vererbt werden, da d. Patienten i. d. R. steril sind. **Sympt.:** phänotypisch männl., Geschlechtschromatin-positive Individuen m. normal angelegtem männl. Genitale bei Hodenhypoplasie (Tubulussklerose; mangelhafte od. fehlende

K

Spermiogenese mit Azoo- u. Oligozoospermie, Infertilität), Nebenhoden- u. Skrotumhypoplasie u. rel. häufig Gynäkomastie*, Pubertas* tarda, oft weibl. Behaarungstyp, verzögerter Epiphysenschluß, retardiertes Knochenalter, Intelligenzquotient 10-15 Punkte geringer als bei gesunden Geschwistern bzw. Normalpopulation, passives, ängstl. Verhalten, fakultativ eunuchoidaler Hochwuchs u. versch. unspezifische Dysmorphie- bzw. Dysplasiezeichen. Folge der verminderten Testosteronproduktion ist (sofern vorhanden) eine Abnahme von Libido u. Potenz nach dem 35. Lj.; als Späterscheinung tritt häufig eine vorzeitige allg. Osteoporose auf. **Diagn.**: erhöhte Gonadotropin- u. Östrogenausscheidung im Harn bei normaler od. leicht erniedrigter 17-Ketosteroid- u. verminderter Pregnandiol- (u. -triol-), Östron- u. Östradiolausscheidung; Chromosomenuntersuchung, Karyogramm. Vgl. Pseudo-Klinefelter-Syndrom, Gonadendysgenesie.

Klinger-Wegener-Granulomatose (Granulum*; -om*; -osis*) f: s. Wegener-Klinger-Granulomatose.

Klinik (gr. κλίνη Bett) f: (engl.) clinic, hospital; **1.** Krankenhaus* (häufig spez. Universitätsklinik); **2.** Bez. f. die gesamte Symptomatik u. den Verlauf einer Erkrankung.

Klino|daktylie (gr. κλίνειν biegen; Daktyl-*) f: (engl.) clinodactyly; meist kongenitale Schiefstellung der Finger(glieder), oft zus. mit Brachydaktylie*.

Klino|kephalie (↑; Keph-*) f: syn. Sattelkopf*

Klippel-Feil-Syn|drom (Maurice K., Neurol., Paris, 1858-1942; André F., Neurol., Paris, geb. 1884) n: (engl.) Klippel-Feil deformity; sog. hohe Spina bifida; Dysrhaphiesyndrom inf. Störung des Zusammenschlusses der mesenchymalen Wirbelanlagen mit Fehlbildungen v.a. im Bereich der Wirbelsäule u. Schulter; **Sympt.**: sehr kurzer Hals durch frühembryonale Verschmelzung mehrerer Halswirbel (Blockwirbelbildung) mit Bewegungseinschränkung bzw. ossärem Schiefhals, zervikales Wurzelirritationssyndrom*, evtl. angeb. Schulterblatthochstand (Sprengel*-Deformität), Rippenanomalien, Gaumenspalte, Zahnanlagestörungen, Störung der Fingerentwicklung (Syndaktylie, Kamptodaktylie) u. a.

Klippel-Trénaunay-Syn|drom (↑; Paul T., Neurol., Paris, geb. 1875) n: syn. Haemangiectasia hypertrophicans, angio-osteohypertrophisches Syndrom; seltener, sporadisch auftretender, meist angeb. od. in früher Kindheit erworbener Symptomenkomplex; **Sympt.:** Naevus flammeus, Knochen- u. Weichteilhypertrophie bes. im Bereich der Extremitäten; teilweise mit arteriovenösen Anastomosen. Vgl. Sturge-Weber-Krabbe-Krankheit.

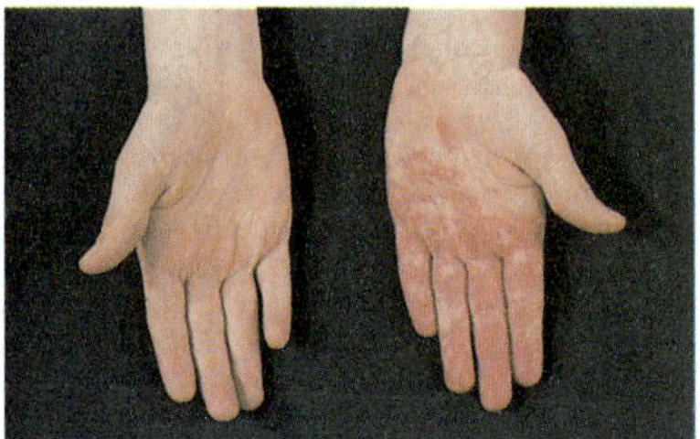

Klippel-Trénaunay-Syndrom [3]

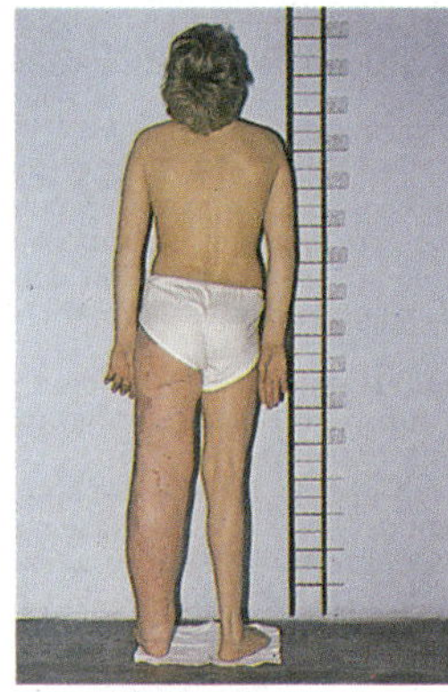

Klippel-Trénaunay-Syndrom [179]

Klips n pl: s. Clips.

Klistier (gr. κλύζειν reinigen, wegspülen) n: (engl.) enema; Klysma, Darmeinlauf, Darmausspülung; **1.** zur Darmreinigung*; **2.** als spez. Applikationsform von Medikamenten zur therap. rektalen Instillation.

Klitorid|ektomie (Klitoris*; Ektomie*) f: (engl.) clitoridectomy; **1.** op. Entfernung der v. einem Tumor (z. B. Fibrom) befallenen Klitoris*; **2.** sog. weibliche Beschneidung; in vielen Ländern verbotene, in manchen Völkern u. ethnischen Gruppen immer noch übliche op. Entfernung der Klitoris z. Beseitigung der sexuellen Empfindungsfähigkeit der Frau. Vgl. Zirkumzision.

Klitoris (gr. κλειτορίς) f: (engl.) clitoris; Kitzler; weibl. erektiles Sexualorgan am vorderen Ende der kl. Schamlippen, bestehend aus den beiden Crura clitoridis, die zum Corpus clitoridis (m. Glans clitoridis) verschmelzen; entspricht d. Corpus cavernosum penis. **K.hyper|trophie** (↑; Hyper-*; Troph-*) f: (engl.) clitoral hypertrophy; penisartige Vergrößerung der Klitoris (z. B. bei adrenogenitalem Syndrom*) durch vermehrten Einfluß von Nebennierenrindenandrogenen bzw. durch testikuläre Androgene bei gemischter Gonadendysgenesie*. **K.riß** (↑): Weichteilverletzung unter der Geburt (u. U. starke Rißblutung).

Klivus (Clivus*) m: s. Clivus Blumenbachii.

Klivus|kanten|syn|drom (↑) n: (engl.) clivus syndrome; Mydriasis* auf der Herdseite b. akuter Hirndrucksteigerung* durch Abklemmung des N. oculomotorius auf der Kante des Clivus Blumenbachii.

Kloake (lat. cloaca Abzugskanal) f: (engl.) cloaca; **1.** gemeinsamer Endteil des Darm- u. Urogenitalkanals; phylogenetisches (Vork. bei Reptilien, Kloakentieren u. Vögeln) u. embryol. Entwicklungsstadium; **2.** Bez. f. Fistelgang bei Osteomyelitis.

Klon (gr. κλών Zweig, Schößling) m: (engl.) clone; Gruppe von genet. identischen Zellen od. Organismen, die durch Teilung (ungeschlechtl. Fortpflanzung) aus einer einzigen Zelle od. einem einzelnen Organismus hervorgegangen sind.

Klonierung (↑): (engl.) cloning; Aufzucht einer Zellkultur, die sich von einer einzelnen, genotypisch definierten Zelle herleitet; Vervielfachung mit d. Ergebnis identischer Organismen. Vgl. DNA-Klonierung.

klonisch (Klonus*): schüttelnd; z. B. klonische Krämpfe.

Klon|se|lektions|theorie (Klon*; Selektion*) f: von N. K. Jerne u. F. M. Burnet formuliertes Konzept, wonach alle immunkompetenten Zellen, die spezif. Antikörper* gegen ein best. Antigen* produzieren, zu einem Klon gehören, d. h. von einer einzigen Zelle abstammen.

Klonus (gr. κλόνος heftige Bewegung) m: (engl.) clonus; **1.** neurol. Sympt. bei Pyramidenbahnschädigung; s. Pyramidenbahnzeichen; **2.** Primärsymptom bei Stottern*.

Klopf|massage f: (engl.) hacking, tapping; krankengymnastische Maßnahmen insbes. z. bronchialen Sekretmobilisation; z. B. bei zystischer Fibrose.

Klüver-Bucy-Syn|drom (Heinrich K., Neurol., Chicago, geb. 1897; Paul C. B., Neurol., Chicago, geb. 1904) n: Symptomenkomplex mit ausgeprägten oralen Tendenzen (z. B. wahllose, wiederholte orale Exploration aller beweglichen Objekte der Umgebung, Gefräßigkeit), Hypersexualität*, Verlangsamung motorischer Abläufe u. Gedächtnisstörungen; **Vork.:** beidseitige Schädigung der Temporallappen inf. von Traumen, zerebraler Durchblutungsstörung, Hirnatrophie, Enzephalitis.

Klump|fuß: s. Pes equinovarus.

Klump|hand: s. Hand.

Klumpke-Lähmung (Augusta Déjerine-K., Neurol., Paris, 1859-1927): syn. untere Armplexuslähmung*.

Klump|niere: (engl.) clump kidney; unförmige Nierenfehlbildung; oft mit Dystopie.

Klysma (gr.) n: s. Klistier.

KM: Abk. f. **1. K**nochen**m**ark; **2. K**ontrast**m**ittel.

K-Mesonen n pl: s. Mesonen.

Km-System n: abgeleitet von **K**appaketten**m**arker; genet. Polymorphismus* der Kappaketten der Immunglobuline* mit sechs phänotyp. Varianten, die von vier autosomal-kodominanten Allelen auf Chromosom 2 determiniert werden; Bestimmung i. R. der Abstammungsbegutachtung*. Vgl. Serumgruppen.

Knaben|sterblichkeit, erhöhte: s. Säuglingssterblichkeit.

Knäuel|drüsen: s. Schweißdrüsen.

Knäuel|filarie (Filarien*) f: s. Onchocerca volvulus.

Knall: (engl.) blast; Schallereignis, das sich aus beliebigen Frequenzen mit großer Druckamplitude zusammensetzt. Die Amplituden klingen dabei so schnell ab, daß nur wenige Perioden durchlaufen werden. Vgl. Geräusch, Klang, Lärm.

Knarren: s. Crepitatio.

Knaus-Ogino-Methode (Hermann K., Gyn., Graz, Prag, 1892-1970; Kynsaku O., japan. Gyn., 1882-1975) f: s. Kalendermethode.

Kneipp-Therapie (Sebastian K., Pfarrer, Wörishofen, 1821-1897) f: Anw. von Hydrotherapie* (z. B. serielle Gußbehandlung, Tautreten) zus. mit Phytotherapie*, Bewegungstherapie*, Ernährungstherapie* u. sog. Ordnungstherapie (Anstreben einer Ausgeglichenheit von individuellen Ansprüchen u. Wertvorstellungen mit dem tatsächl. Lebensbereich); **Ind.:** chron. u. funktionelle Erkr. (Anregung der Selbstheilung u. -regulation), Rekonvaleszenz, Erschöpfungszustände, sog. Zivilisationsschäden, psychosomat. Erkrankungen. Vgl. Naturheilkunde.

Knick|fuß: s. Pes valgus.

Knickungs|syn|drom der Arteria carotis interna n: (engl.) kinked carotid syndrome; syn. Karotisknickungssyndrom; mehrfache Schlängelung der A. carotis interna; **Urs.:** Ektasie* od. Arteriosklerose*; **Sympt.:** s. Durchblutungsstörung, zerebrale; **Diagn.:** Ultraschalldiagnostik (Doppler-Sonographie), Angiographie; **Ther.:** evtl. Gefäßchirurgie.

Knie: (anat.) Genu*; s. Abb.

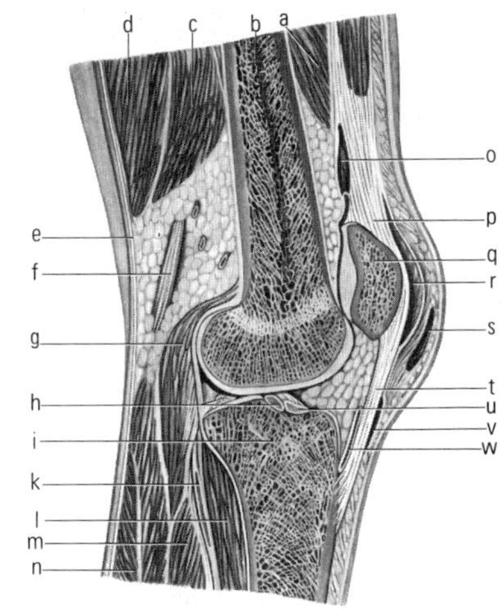

Knie:
a: M. articularis genus; b: Femur; c: M. biceps femoris, Caput breve; d: M. biceps femoris, Caput longum; e: Fascia poplitea; f: N. tibialis; g: M. plantaris; h: Meniscus medialis; i: Tibia; k: Vasa poplitea; l: M. popliteus; m: M. soleus; n: M. gastrocnemius; o: Bursa suprapatellaris; p: Tendo musculi quadricipitis femoris; q: Patella; r: Bursa praepatellaris subfascialis; s: Bursa praepatellaris subcutanea; t: Ligamentum patellae; u: Ligamentum cruciatum anterius; v: Bursa infrapatellaris superficialis; w: Bursa infrapatellaris profunda [532]

Knie|ankylose (Anky-*; -osis*) f: Knieversteifung; s. Kontraktur.

Knie-Ellenbogen-Lage: (engl.) genucubital position; Stellung zu Untersuchungs- od. Behandlungs- bzw. Operationszwecken, wobei der Pat. mit Knien u. Ellenbogen auf der Unterlage ruht. Vgl. Lagerung.

Knie|gelenk: (engl.) knee joint; Articulatio genus; größtes Gelenk des menschl. Körpers (s. Abb.); an d. Bildung des K. sind beteiligt: **1.** Femur, Tibia, Patella; **2.** Menisci (lat. u. med.), halbmondförmige Faserknorpelscheiben zum Ausgleich der Inkongruenz der artikulierenden Knochen; **3.** Gelenkkapsel; **4.** Bandapparat; Lig. patellae, Retinacula patellae, Lig. popliteum arcuatum u. obliquum, Seitenbänder (Lig. collaterale fibulare u. tibiale), Binnenbänder (Lig. cruciatum ant. u. post.); **5.** Corpus adiposum infrapatellare; **6.** zahlreiche Schleimbeutel, die z. T. mit d. Gelenkhöhle kommunizieren (Bursa suprapatel-

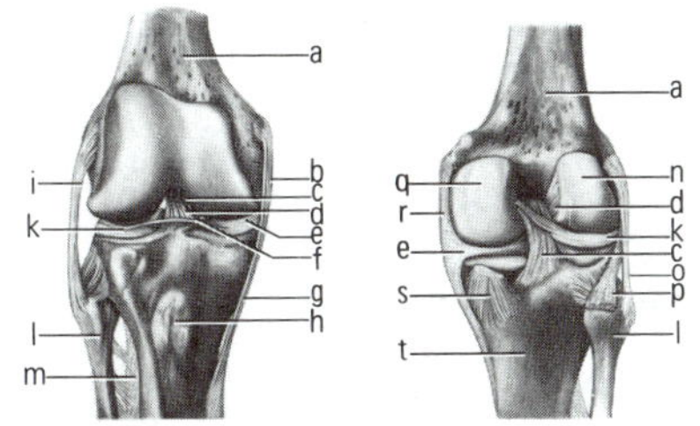

Kniegelenk:
li.: von ventral; re.: von dorsal;
a: Femur; b: Lig. collaterale tibiale; c: Lig. cruciatum posterius; d: Lig. cruciatum anterius; e: Meniscus medialis; f: Lig. transversum genus; g: Lig. collaterale tibiale; h: Tuberositas tibiae; i: Lig. collaterale fibulare; k: Meniscus lateralis; l: Fibula; m: Membrana interossea; n: Condylus lateralis; o: Lig. collaterale fibulare; p: M. popliteus (abgeschnitten); q: Condylus medialis; r: Lig. collaterale tibiale; s: Tendo musculi semimembranosi; t: Tibia [532]

laris, Recessus subpopliteus). Vgl. Meniskusriß, Schubladenphänomen.

Knie|gelenk|band|ruptur (Ruptur*) f: (engl.) genicular ligament injury; syn. Kniegelenkbänderriß; meist aufgrund indirekter Gewalteinwirkung entstehende Bandruptur* eines od. mehrerer Kniegelenkbänder, bes. an ihren Ansätzen, evtl. mit knöchernem Abriß; **Formen: 1.** mediale bzw. laterale Seitenbandruptur mit vermehrter Aufklappbarkeit des Gelenks bei Valgus- bzw. Varusinstabilität; **2.** vordere od. hintere Kreuzbandruptur mit sagittaler Instabilität u. positivem Schubladenphänomen*; **3.** Kombinationsverletzungen mit Schubladenphänomen in Außen- bzw. Innenrotationstellung des Fußes: **a)** v. a. mediale Seitenbandruptur, vorderer Kreuzbandriß u. medialer Meniskusriß (sog. unhappy triad) bei anteromedialer Rotationsinstabilität od. **b)** laterale Seitenbandruptur, lateraler Meniskusriß u. vorderer Kreuzbandriß bei anterolateraler Rotationsinstabilität; **c)** selten Riß der seitl. Bandstrukturen u. des hinteren Kreuzbandes bei posteromedialer bzw. posterolateraler Rotationsinstabilität; **Sympt.:** Bewegungs- u. Druckschmerz, Schwellung, Hämatom, Hämarthros; **Diagn.:** Stabilitätsprüfung in Streck- u. Beugestellung bei Innen- bzw. Außenrotation u. Neutralstellung des Fußes, Rö. zum Ausschluß knöcherner Läsionen; **Ther.:** op. Bandnähte, nachfolgend Ruhigstellung im Gipsverband u. funkt. Übungsbehandlung.

Knie|gelenk|erguß: Gelenkerguß inf. Gonarthritis*.

Knie|gelenk|ganglion (Gangl-*) n: s. Baker-Zyste.

Knie|gelenk|luxation (Luxation*) f: (engl.) luxation of the knee; **1.** durch größte Gewalteinwirkung entstehende Verrenkung der Tibia nach ventero- od. posterolateral mit Ruptur beider Kreuzbänder u. des medialen Seitenbandes, häufig mit arteriellen (A. poplitea) u. nervalen (N. peronaeus u. N. tibialis) Begleitverletzungen; Ther.: sofortige Reposition u. op. Versorgung, Ruhigstellung im Oberschenkelgipsverband, Krankengymnastik; Progn.: evtl. irreversible Peronäuslähmung* u. Kniegelenkinstabilität; **2.** seltene, angeb. (seitliche) Subluxationsstellung im Kniegelenk.

Knie-Hacken-Versuch: (engl.) heel-knee test; (neurol.) Prüfung der Koordination*, bei der der Pat. zuerst bei geöffneten, dann geschlossenen Augen mit einer Ferse das Knie des anderen Beins berührt; Störung der Ziel- u. Richtungssicherheit als Hinweis auf Ataxie*. Vgl. Symptome, zerebellare.

Knie|kehlen|region f: (engl.) popliteal region; Fossa poplitea: s. Abb.

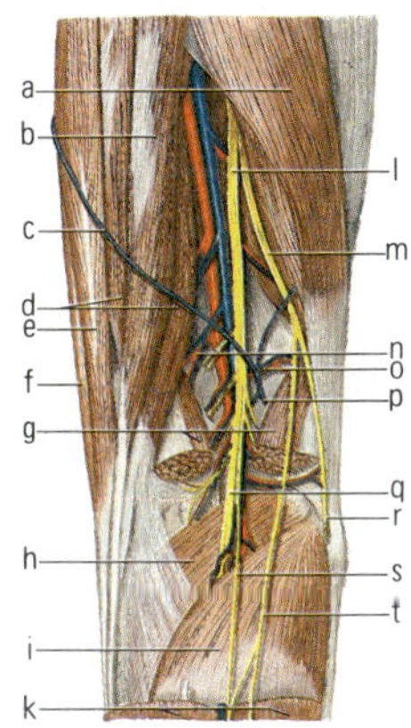

Kniekehlenregion:
a: M. biceps femoris; b: M. semitendinosus; c: V. femoropoplitea; d: M. semimembranosus; e: M. gracilis; f: M. sartorius; g: M. gastrocnemius, medialer u. lateraler Kopf; h: M. popliteus; i: M. soleus; k: M. gastrocnemius; l: N. tibialis; m: N. fibularis communis; n: A. genus medialis superior; o: A. genus lateralis superior; p: V. saphena parva (abgeschnitten); q: N. tibialis; r: N. fibularis communis; s: N. suralis; t: N. cutaneus surae lateralis [532]

Knie||kuß|phänomen n: (engl.) spine sign; Unvermögen, bei angewinkelten Beinen die Knie mit dem Mund zu berühren; Vork. bei Meningitis*. **K.lage:** (engl.) knee presentation; Form der Beckenendlage*. **K.scheibe:** Patella*. **K.scheiben|bruch:** Patellafraktur*.

Kniest-Dys|plasie (Wilhelm K., Kinderarzt, Naumburg; Dys-*; -plasie*) f: (engl.) Kniest dysplasia; komplexes Fehlbildungssyndrom mit sehr unterschiedl. Expressivität (u. U. letaler Verlauf); **Sympt.:** ab dem Säuglingsalter einsetzender disproportionierter Minderwuchs (Endgröße 100-150 cm) mit thorakaler Kyphoskoliose u. verkürzten Extremitäten, Myopie, Schwerhörigkeit, Gaumenspalte; röntg. Platyspondylie, plumpe Schenkelhälse, metaphysäre Auftreibungen.

Knips|bi|opsie (Bio-*; Op-*) f: (engl.) punch biopsy; Biopsie* der Portio uteri mit entspr. Biopsiezangen aus makroskop. oder kolposkop. suspekten Arealen z. gezielten histol. Abklärung makroskop. karzinomverdächtiger Befunde; vgl. Konisation.

Knips|re|flex (Reflekt-*) m: s. Reflexe (Tab.).

Knistern: s. Crepitatio.

Knister|rasseln: s. Crepitatio.

Knoblauch: s. Allium sativum.

Knochen: (engl.) bone; (anat.) Os; s. a. Knochengewebe. **K.ab|szeß** (Abszeß*) m: s. Brodie-Knochenabszeß. **K.alter:** (engl.) bone age; Entwicklungszustand des knöchernen Skelettsystems; radiol. Bestimmung des Lebensalters nach Auftreten u. Zahl der Knochenkerne; vgl. Gewichtsalter, Längenalter, Ossifikationskern. **K.bildung:** s. Ossifikation. **K.bruch:** s. Fraktur.

Knochen|brüchigkeit: (engl.) bone fragility; erhöhte Frakturanfälligkeit des Knochengewebes durch Veränderung der Mineralisation u. des strukturellen Knochenaufbaus; z. B. bei Osteomalazie, Osteoporose, Osteopsathyrose, Osteodystrophia fibrosa generalisata, Osteodystrophia deformans u. Knochenmetastasen. Vgl. Spontanverformung, Fraktur, pathologische.

Knochen|chondromatose (Chondr-*; -om*; -osis*) f: (engl.) enchrondromatosis; Dyschondroplasie; von der Metaphyse der Röhrenknochen ausgehende tumorähnliche, enchondrale Ossifikationsstörung, oft asymmetrisch auftretend, die zur Einschränkung des Längenwachstums von Gliedmaßen führt; vgl. Dysostosis.

Knochen||dys|plasie, fibröse (Dys-*; -plasie*) f: s. Jaffé-Lichtenstein-Syndrom. **K.entzündung:** Ostitis. **K.erweichung:** s. Osteomalazie, Rachitis. **K.fuge:** s. Synarthrose. **K.geschwulst:** s. Osteom.

K

Knochen|gewebe: (engl.) osseous tissue; neben d. Zähnen festester Baubestandteil des Körpers (Zugfestigkeit 10 kg/mm^2, Druckfestigkeit 15 kg/mm^2); **Funktionen:** Gerüst des Körpers (Skelett mit langen Röhrenknochen, kurzen u. platten Knochen) mit Gelenken als Hebel für d. Muskelansatz (Bewegungsapparat), mechanischer Schutz für Gehirn, Rückenmark, Sinnesorgane, Knochenmark; **Bildung** durch chondrale od. desmale Ossifikation*; **Aufbau: 1. Knochenhaut*** (Periost); **2. Knochensubstanz** mit äußerer Substantia corticalis (auch Substantia compacta) od. Os compactum (feste Außenzone) u. innerer Substantia spongiosa (auch Os spongiosum, schwammartiges Gerüstwerk feiner Knochenbälkchen); **3. Knochenmark** (Medulla ossium), in d. Markhöhle zwischen den Bälkchen der Spongiosa; bei d. Geburt ist nur rotes blutbildendes Knochenmark vorhanden (s. Blutbildung), das im Laufe des Lebens allmählich durch gelbes Fettmark verdrängt wird u. nur in wenigen Knochen erhalten bleibt, z. B. Rippen, Sternum, Wirbelkörper, Hand- u. Fußwurzelknochen, platte Schädelknochen, Darmbeinkamm. **Histol. Aufbau: 1.** Knochenzellen (Osteozyten*); **2.** Interzellulärsubstanz, bestehend aus kollagenen Fibrillen u. verkalkter Kittsubstanz (vorwiegend phosphorsaurer u. kohlensaurer Kalk). Die Anordnung der Zwischensubstanz ist lamellär (Lamellen-Knochengewebe). Vgl. Havers-Kanäle, Volkmann-Kanäle, Knochenmarkzellen.

Knochen|gewebe|re|modellierung: (engl.) bony tissue remodeling; Bez. f. Vorgang des ständigen Knochenumbaus, bei dem die Osteoklasten an der endostalen Oberfläche Mulden aushöhlen, die von Osteoblasten wieder aufgefüllt werden; eine Störung der Abstimmung zw. Knochenresorption u. -formation wird als pathogenet. Faktor für die Entstehung der Osteoporose* angenommen (Coupling-Hypothese). Vgl. Ossifikation.

Knochen|granulom, eosino|philes (Granulum*; -om*) n: s. Granulom, eosinophiles.

Knochen|häm|angiom (Häm-*; Angio-*; -om*) n: (engl.) haemangioma of the bone; Hämangiom* des Knochens; **Formen: 1.** benignes K., z. B. kavernöses Hämangiom (v. a. in den Wirbelkörpern der BWS), kapilläres Hämangiom (v. a. im Bereich der Metaphysen der langen Röhrenknochen); **2.** malignes K., z. B. Hämangiosarkom*. Vgl. Knochentumoren.

Knochen||haken: (engl.) bone lever; chir. Instrument; einzinkiger, scharfer Haken, der in d. Markhöhle eingesetzt wird. **K.haut:** Periost; bestehend aus Stratum fibrosum, Stratum osteogenicum u. Fibrae perforantes; vgl. Knochengewebe. **K.kern:** s. Ossifikationskern. **K.kurve:** (engl.) osteophony curve; graph. Darstellung der Hörschwelle für die Knochenleitung in der Audiometrie*. **K.leitung:** (engl.) bone conduction; Schallleitung über die Schädelknochen zum Innenohr; bei Hörprüfungen* u. in der Audiometrie* genutztes Phänomen zur Diagn. von Schwerhörigkeit*. **K.mark:** s. Knochengewebe, Knochenmarkzellen.

Knochen|mark|a|plasie (A-*; -plasie*) f: (engl.) bone marrow aplasia; Verminderung aller hämatopoet. Zellformen im Knochenmark; z. B. als Folge einer Milzvergrößerung (splenomegale Markhemmung; vgl. Banti-Syndrom), durch zytostat. Ther., nach Strahlenunfällen u. bei aplastischem Syndrom*.

Knochen|mark|bi|opsie (Bio-*; Op-*) f: (engl.) bone marrow biopsy; Biopsie* von Knochenmark zur histol. Untersuchung, z. B. bei granulomatösen Knochenmarkerkrankungen, myeloproliferativen Syndromen, Panmyelopathie, Knochenmarkmetastasen od. zur Stadieneinteilung von malignen Lymphomen; **Methoden: 1.** Aspiration* von Knochenmark nach Punktion* des Markraums v. a. platter Knochen unter Verw. spezieller Hohlnadeln mit Arretierungsplatte (verhindert ein zu tiefes Eindringen), v. a. als Sternal- u. Beckenkammpunktion; **2.** Entnahme eines Knochenzylinders (Myelotomie) meist aus dem Beckenkamm durch Ausstanzung od. unter Verw. eines Hohlbohrers; v. a. nach vorheriger Punctio* sicca.

Knochen||mark|de|pression (Depression*) f: (engl.) bone marrow depression; klin. Bez. f. eine herabgesetzte (blutbildende) Funktion des Knochenmarks; vgl. Knochenmarkaplasie. **K.markentzündung:** s. Osteomyelitis. **K.mark|fibrose** (Fibr-*; -osis*) f: s. Osteomyelofibrose.

Knochen|mark|karzinose (Karz-*; -osis*) f: (engl.) bone marrow carcinosis; Metastasierung eines Karzinoms in das Knochenmark; Vork. insbes. bei Prostatakarzinom*, Mammakarzinom* u. Bronchialkarzinom*; **Sympt.:** inf. Verdrängung der Hämatopoese (hypochrome) Anämie od. Panzytopenie; **Diagn.:** Knochenmarkbiopsie; **DD:** aplastisches Syndrom*. Vgl. Knochentumoren.

Knochen||mark|meta|stasierung (Metastase*): s. Knochenmarkkarzinose. **K.mark|punktion** (Punktion*) f: s. Knochenmarkbiopsie. **K.mark|riesen|zellen** (Zelle*): s. Megakaryozyten. **K.mark|trans|fusion** (Transfusion*) f: **1.** syn. Knochenmarktransplantation*; **2.** Blutübertragung über e. Sternalpunktionskanüle.

Knochen|mark|trans|plantation (Transplantation*) f: (engl.) bone marrow transplantation; Übertragung von Knochenmark zu therap. Zwecken; die dem Spender entnommenen Knochenmarkzellen werden in physiol. Lösungen aufgeschwemmt u. dem Empfänger i. v. verabreicht; indiziert insbes. bei Krkh. mit Funktionsausfall des Knochenmarks (unzureichende od. fehlende Blutbildung, z. B. nach schweren Strahlenunfällen, i. R. der Therapie von akuter Leukämie, bei aplastischer Anämie). Ein wesentl. Risiko **allogener K.** ist die mögl. Graft* versus host reaction. Daher sind bisher die Auswahlmöglichkeiten zw. Spender u. Empfänger eng begrenzt, d. h. an d. Voraussetzung einer weitgehenden Übereinstimmung im HLA*-System gebunden. Mittels spez. Verfahren (Zellfraktionierung z. B. unter Anwendung best. Lektine) können immunaktive von immuninaktiven Knochenmarkzellen getrennt u. die Risiken der allogenen K. vermindert werden. Nur die **autologe K.** (z. B. im Anschluß an eine hochdosierte Zytostatikatherapie nach vorheriger Entnahme) bzw. die **syngene K.** zw. monozygoten (eineiigen) Zwillingen ist stets unproblematisch. Vgl. Transplantation.

Knochen|mark|zellen (Zelle*): (engl.) myelocytes; im Knochenmark normalerweise vorkommende Zellen, v. a. Stammzellen u. Vorstufen der Erythro-, Granulo- u. Thrombozyten sowie Monozyten, Lymphozyten, Plasmazellen u. Gefäßendothelien.

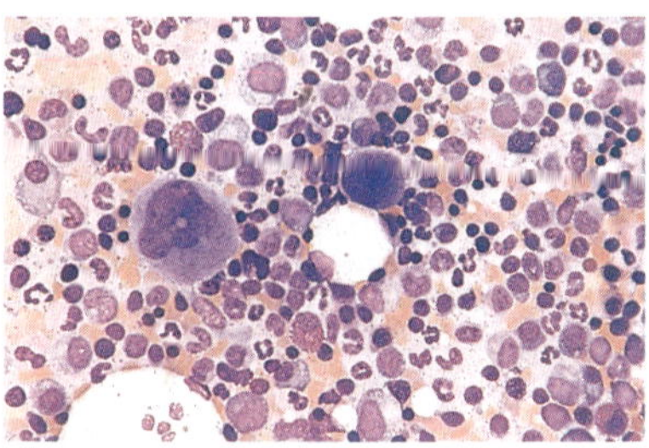

Knochenmarkzellen: normales Knochenmark (Pappenheim-Färbung); neben Fettvakuolen finden sich reichlich myeloische Zellen. Zwei Megakaryozyten sind bei dieser Vergrößerung besonders gut erkennbar. [181]

Knochen|masse, maximale: (engl.) peak bone mass; Skelettmasse eines Individuums, die nach Abschluß des Knochenwachstums weiter zunimmt u. zwischen dem 30. u. 40. Lj. ein Maximum erreicht; danach nimmt sie bei Frauen verstärkt, bei Männern langsamer wieder ab. Eine niedrige m. K. ist ein wichtiger Risikofaktor für eine spätere Osteoporose*. Vgl. Osteodensitometrie.

Knochen|matrix (Matrix*) f: (engl.) bone matrix; die Interzellulärsubstanz des Knochens, d. h. die geformte u. ungeformte Substanz zw. den Zellen.

Knochen|meta|stasen (Metastase*) f pl: s. Knochentumoren; vgl. Knochenmarkkarzinose.

Knochen|nekrose (Nekr-*; -osis*) f: (engl.) osteonecrosis; Absterben v. Knochengewebe, u. U. mit Sequestration; **Vork.:** u. a. nach Erfrierung, Verbrennung, Bestrahlung, Infarkten in Knochengefäßen, (z. B. bei Caisson-Krankheit, Hyperlipidämien), bei Dauerkortikoidmedikation, als Phosphornekrose od. spontan (s. Knochennekrosen, aseptische).

Knochen|nekrosen, a|septische (↑; ↑) f pl: (engl.) aseptic osteonecroses; syn. spontane Osteonekrosen bzw. Osteochondrosen, auch Knorpelknochennekrosen; meist spontan auftretende, unspezifische Destruktionsherde best. umschriebener Knochenpartien am wachsenden Skelett (Kinder, Jugendliche), v. a. an Epi-, Meta- u. Apophysen der langen Röhrenknochen u. den enchondral verknöchernden Fuß- u. Handwurzelknochen; Vork. auch bei Erwachsenen (z. B. Ahlbäck-, Kienböck- u. Kümmel-Verneuil-Krankheit). Als **Urs.** werden lokale Durchblutungsstörungen u. konstitutionelle Faktoren diskutiert.

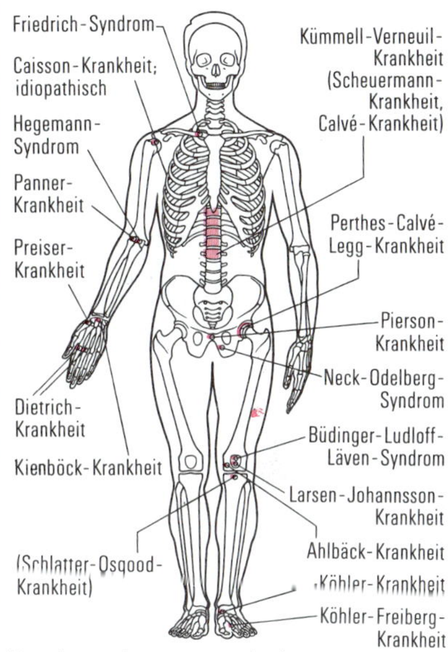

Knochennekrosen, aseptische: Lokalisationen; Krankheitsbilder, die histologisch keine Knochennekrosen i. e. S. darstellen, sind in Klammern gesetzt.

Knochen|reiben: s. Crepitatio.

Knochen|sarkom (Sark-*; -om*) n: s. Osteosarkom.

Knochen|span|plastik (-plastik*) f: (chir.) Plastik* unter Verw. eines Knochenspans, z. B. bei Skaphoidpseudarthrose nach Skaphoidfraktur (s. Navikularfraktur) mit Einpassung eines kortikospongiösen Beckenkammspans nach Matti-Russe od. bei Lunatummalazie* mit gefäßgestieltem Os pisiforme; vgl. Knochentransplantation, Kieler Knochenspan.

Knochen|sporn: (engl.) spur; Verkalkung od. Verknöcherung am Knochenansatz der Sehnen; z. B. Kalkaneussporn*.

Knochen|trans|plantation (Transplantation*) f: (engl.) bone transplantation; autogene, allogene od. xenogene Transplantation* von Knochen; die Transplantate haben nach der Auffüllung des Knochendefekts eine stimulierende u. induzierende Wirkung auf das Knochenwachstum. **Anw.** z. B. bei Frakturen, Tumoren, Pseudarthrosen, nach Osteomyelitis, traumatischen

Schädeldefekten (platte Schädelknochen sind unfähig zur Kallusbildung), zur Arthrodese u. a.; **Formen: 1.** autogene K.: beste osteogene Potenz haben kortikospongiöse u. spongiöse Transplantate sowie mikrovaskuläre Transplantate aus dem Beckenkamm (s. Spongiosaplastik); auch alleinige Kortikalistransplantate sind möglich (Rippe, Tibiavorderkante usw.). **2.** homologe K. zur Auffüllung bei knie- od. hüftendoprothetischem Ersatz; **3.** xenogene K. unter Verw. von artfremdem Knochenmaterial, das intensiv vorbehandelt wurde (Verlust der Antigenität), z. B. Kieler* Knochenspan.

Knochen|tuberkulose (Tuberkel-*; -osis*) **f:** (engl.) tuberculous osteitis; meist auf hämatogenem Weg (Aussaat von Mycobacterium tuberculosis u. Absiedelung im Knochenmark, bei primärer Gelenktuberkulose in der Synovia; Primärherd meist Lunge) entstehende Tuberkulose des Knochengewebes; **Formen: 1.** produktiv-granulierende K. mit Ausbildung von Granulationsgewebe (Caries sicca); **2.** exsudativ-verkäsende K. mit Bildung von Nekrosen (z. T. Sequester), Fisteln u. Abszessen (Senkungsabszeß*); **3.** Mischformen; **Lok.:** Metaphyse der langen Röhrenknochen, Diaphyse der kurzen Röhrenknochen (an den Fingern als Spina* ventosa), an kurzen u. vielen platten Knochen, Wirbelkörpern (Spondylitis tuberculosa, s. Spondylitis); **Diagn.:** (röntg.) Auftreibung, Aufhellungen, Defekte; Biopsie, Punktion; **Ther.:** s. Tuberkulose; **Kompl.:** Übergreifen auf Gelenke (Arthritis* tuberculosa). Vgl. Wirbelsäulenaffektionen (Abb.).

Knochen|tumoren (Tumor*) **m pl:** (engl.) bone tumours; Neubildungen im Bereich des Knochengewebes; **Formen: 1. primäre K.**, gehen vom Knochen aus; **a)** benigne, langsam wachsende u. differenzierte K., z. B. Enchondrom*, Chordom*, epiphysäres Chondroblastom*, Osteoidosteom*, Osteochondrom*; **b)** semimaligne, destruktiv wachsende K. ohne Neigung zur Metastasierung, z. B. benigner Riesenzelltumor*; **c)** maligne, relativ langsam wachsende K. mit später Metastasierung, z. B. parossales u. hochdifferenziertes Sarkom*; **d)** hochmaligne, rasch wachsende K. mit früher Metastasierung (s. Abb.), z. B. Chondrosarkom*, Ewing*-Knochensarkom, Fibrosarkom*, Osteosarkom*; **e)** maligne entartete, primär benigne K., z. B. Sarkom bei Osteodystrophia* deformans, Jaffé*-Lichtenstein-Syndrom; **2. sekundäre K.**, Metastasen* maligner Tumoren (s. Abb.); **a)** osteoplastische Metastasen mit Knochenneubildung, z. B. bei Mammakarzinom, Prostatakarzinom; **b)** osteoklastische od. osteolytische Metastasen mit Knochenabbau, z. B. bei Bronchialkarzinom, Nierenkarzinom, Plasmozytom, Schilddrüsenkarzinom; **3.** tumorähnliche Knochendefekte mit intraossärer Raumforderung, z. B. Knochenhämangiom*, Knochenzyste*; **Sympt.:** meist unspezifisch, evtl. Schmerzen, Fieber, Leukozytose, Erhöhung der Phosphatasen, evtl. Spontanfraktur; **Diagn.:** röntg. um-

Karzinome, die am häufigsten in den Knochen metastasieren, sind das Mamma-, Prostata-, Bronchial-, Schilddrüsenkarzinom u. das Hypernephrom.

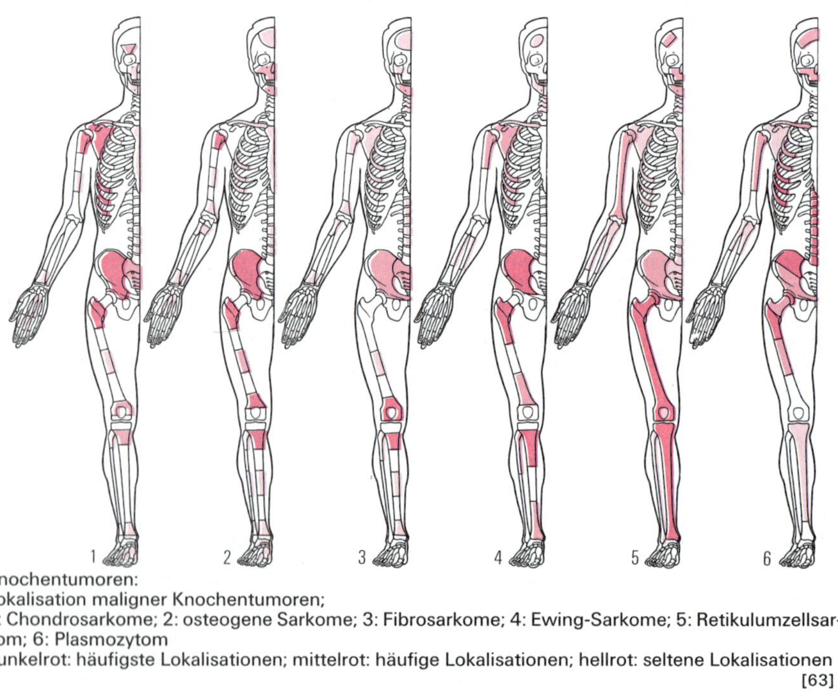

Knochentumoren:
Lokalisation maligner Knochentumoren;
1: Chondrosarkome; 2: osteogene Sarkome; 3: Fibrosarkome; 4: Ewing-Sarkome; 5: Retikulumzellsarkom; 6: Plasmozytom
dunkelrot: häufigste Lokalisationen; mittelrot: häufige Lokalisationen; hellrot: seltene Lokalisationen
[63]

schriebene Aufhellung u. Sklerosesaum bei benignen K., unscharf begrenzte Knochendefekte, Periostreaktion, Spiculae* bei malignen K.; als ergänzende Untersuchungsverfahren Tomographie, Computertomographie, Kernspintomographie, Szintigraphie, Angiographie, Biopsie.

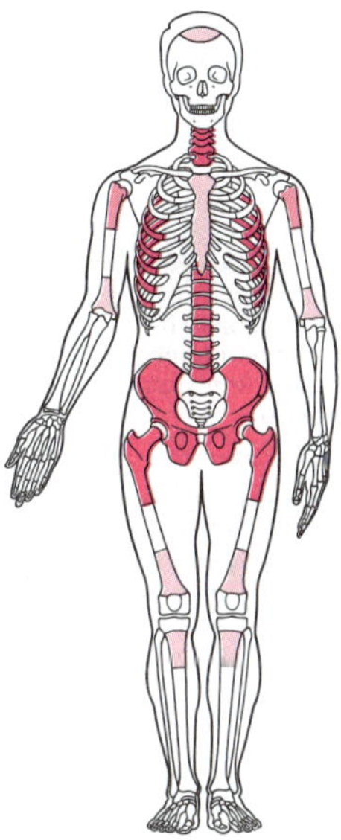

Knochentumoren:
Lokalisation von Metastasen; dunkelrot: häufige Lokalisationen; mittelrot: seltenere Lokalisationen; hellrot: seltene Lokalisationen [191]

Knochen|wachstum: (engl.) bone growth; enchondrales Längenwachstum von den Ossifikationskernen der Epiphysen aus; das Dickenwachstum kommt zustande, indem Knochensubstanz perichondral vom Periost aus angelagert wird; vgl. Ossifikation.

Knochen|zement m: (engl.) bone cement; in der Knochenchirurgie zur Verankerung einer Endoprothese* od. Auffüllung eines Knochendefekts verwendetes Material aus Polymethylmetacrylat (PMMA).

Knochen|zyste (Kyst-*) f: (engl.) bone cyst; Knochendefekt mit zystischer Hohlraumbildung; **Formen: 1.** juvenile K. (syn. Ostitis fibrosa localisata, Mikulicz-Krankheit): solitäre Zyste (sog. brauner Tumor durch Blutungen in das Knochenmark, histol. mesenchymales Tumorgewebe) mit Lok. v. a. in den proximalen Metaphysenabschnitten von Femur, Tibia u. Humerus, bildet sich im Kindes- od. Jugendalter u. führt u. U. zur Spontanfraktur; bei Rezidiven Gefahr der malignen Entartung; **2.** aneurysmatische K.: mehrkammrige, septierte Hohlräume v. a. in den proximalen Metaphysenabschnitten langer Röhrenknochen u. in Wirbelkörpern, klin. evtl. als schmerzhafte Schwellung; **3.** Knochendefekt bei Sarkoidose; s. Ostitis multiplex cystoides Jüngling; **4.** bei Hyperparathyreoidismus*; s. Osteodystrophia fibrosa generalisata (Abb.); **Diagn.:** röntg. umschriebene Aufhellung; **Ther.:** bei

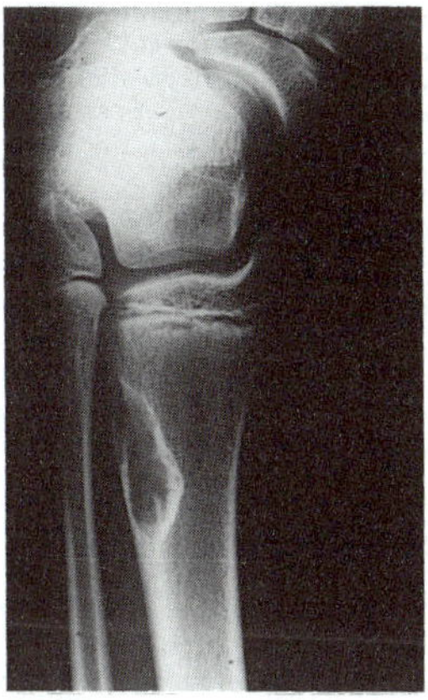

Knochenzyste:
im Bereich der Tibia (Röntgenbefund) [396]

Spontanfraktur zunächst konservativ; evtl. op. Ausräumung mit Spongiosaplastik* bzw. Resektion mit autoplast. Spanüberbrückung. Vgl. Knochentumoren.

Knöchel|frakturen (Fraktur*) f pl: (engl.) ankle fractures; Malleolarfrakturen, malleoläre Frakturen; häufig durch indirekte Gewalt (Umknicken des Fußes in Form der Supination-Adduktion, Pronation-Eversion od. Pronation-Ab-

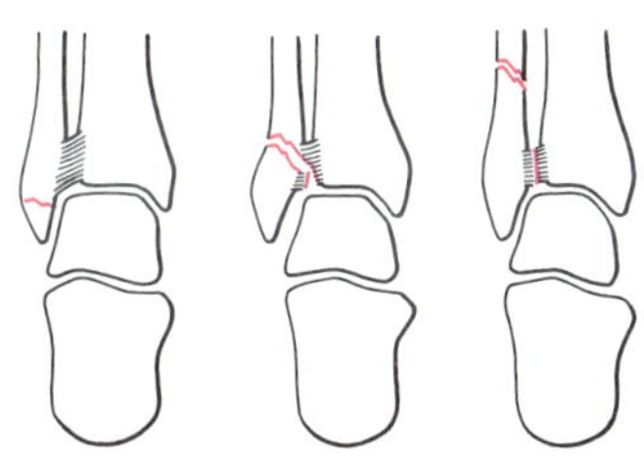

Knöchelfrakturen (Einteilung nach Weber): obere Reihe: Aufsicht; untere Reihe: Horizontalschnitt in Höhe der Syndesmose; Typ A: Fibula distal der Syndesmose gebrochen; kein Bandschaden; Typ B: Fibula in Höhe der Syndesmose gebrochen, ventrales Syndesmosenband gerissen; Typ C: Fibula proximal der Syndesmose gebrochen; Verletzung der Syndesmosenbänder [155]

duktion) entstehende, einseitig (meist Außenknöchel) od. beidseitig (bimalleoläre K.) auftretende Fraktur; **Einteilung** nach Weber (s. Abb.) unter Berücksichtigung von (obligaten) Mitverletzungen des Bandapparats: **Typ A:** Querfraktur des Malleolus lat. unterh. der unversehrten Syndesmose; **Typ B:** Fraktur des Malleolus lat. in Höhe der Syndesmose, evtl. ohne Zerreißung der Syndesmose (meist Ruptur des vorderen Syndesmoseanteils); **Typ C:** Fibulafraktur oberh. der Syndesmose mit Einriß der Membrana interossea distal der Fraktur; **Sonderform:** hohe Weber-

C- od. Maisonneuve*-Fraktur; **Begleitverletzungen:** am Innenknöchel: Distorsion des Bandapparats (nur bei Typ A), sonst immer Ruptur des Lig. deltoideum bzw. Innenknöchelfraktur; evtl. dreieckiger Ausbruch an d. posterolateralen Tibiagelenkfläche (sog. Volkmann-Dreieck), meist

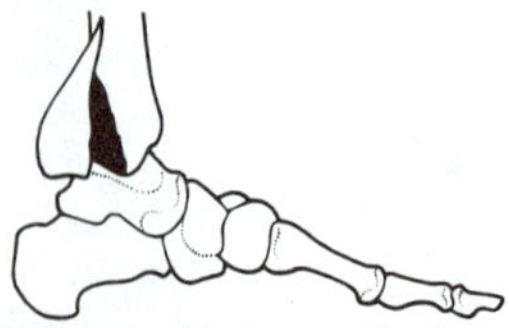

Knöchelfrakturen, Volkmann-Dreieck [223]

bei Typ B od. C; hier auch häufig Subluxation bzw. Luxation (bimalleoläre Fraktur) im oberen Sprunggelenk; u. U. Gefäß- u. Nervenläsionen; **Diagn.:** Rö.; **Ther.:** meist operativ durch exakte offene Reposition, Osteosynthese, Ruhigstellung im Gipsverband; konservativ nur bei nicht dislozierten Weber-A-Frakturen.

Die Knöchelfraktur ist die häufigste Bruchverletzung der unteren Extremität.

Knöchel|ödem (Ödem*) n: (engl.) ankle oedema; Ödem* der Fußknöchelgegend; bei Herzinsuffizienz oft als erstes Symptom auftretend, auch als frühes Sympt. einer chronisch-venösen Insuffizienz.

Knöllchen|bakterien (Bakt-*) f pl: s. Rhizobium.

Knötchen|flechte: s. Lichen ruber planus.

Knötchen|kopf|schmerz: (engl.) indurative headache; in den Hinterkopf ausstrahlender Schmerz bei Myogelose* der Hals- u. Nackenmuskulatur; vgl. Kopfschmerz.

Knollen|blätter|pilz: Amanita* phalloides.

Knollen|nase: Rhinophym*.

Knopf|loch|de|formität f: (engl.) button hole deformity; Fingerdeformität bei rheumatoider Arthritis* mit Hyperextension der Fingergrundgelenke u. der distalen Interphalangealgelenke bei fixierter Beugestellung der Mittelgelenke; die Strecksehnen gleiten beiderseits der Mittelgelenke nach volar ab u. begrenzen so eine knopflochförmige Vertiefung.

Knopf|naht: s. Nahtmethoden.

Knopf|sonde: (engl.) silver probe; Sonde* mit kugelförmiger Spitze.

Knorpel: (engl.) cartilage; (anat.) Cartilago; druckfestes (1,5 kg/mm^2) Stützgewebe, das aus wasserreichen Knorpelzellen (Chondrozyten) u. Interzellulärsubstanz (homogene Grundsubstanz u. Fasern) besteht; je nach Beschaffenheit der Zwischensubstanz unterscheidet man: **1. hyaliner K.:** im frischen Zustand bläulich opaleszierend; knorpelig vorgebildetes embryonales Skelett, Epiphysenfugen, Gelenkknorpel, Rippenknorpel, große Teile des Kehlkopfs, Luftröhren- u. Bronchialknorpel; **2. elastischer K.:** im frischen Zustand gelblich; Epiglottis, Ohrmuschel, Ohrtrompete, kleine Kehlkopfknorpel, kleine Bronchien; **3. Faser- od. Bindegewebeknorpel:** Gemisch von kollagenem Bindegewebe

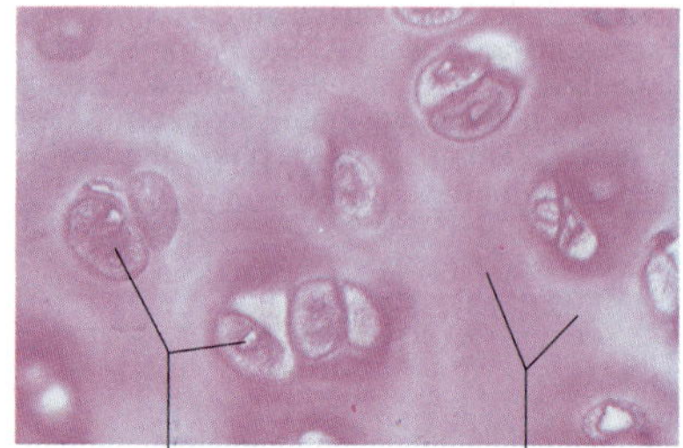

Knorpel:
histologischer Schnitt durch eine Trachealspange aus hyalinem Knorpel (Hämatoxylin-Eosin-Färbung); a: Chondrone mit Chondrozyten, Knorpelkapseln und Knorpelhof (Territorien); b: homogen erscheinende Interzellulärsubstanz (Interterritorialsubstanz, Interterritorium) [134]

u. hyalinem Knorpel; Symphyse, Bandscheiben, Menisci, Disci, Gelenklippen.

Knorpel-Haar-Hypo|plasie (Hypo-*; -plasie*) f: s. Chondrodysplasia metaphysaria. **K.haft:** Articulatio cartilaginea. **K.haut:** Perichondrium*. **K.knochen|nekrose** (Nekr-*; -osis*) f: s. Knochennekrosen, aseptische. **K.knötchen:** s. Schmorl-Knorpelknötchen. **K.verkalkung:** s. Chondrokalzinose.

Knoten|filariose (Filarien*; -osis*) f: s. Onchozerkose.

Knoten, heißer: s. Schilddrüsenknoten, Szintigraphie.

Knoten, kalter: s. Schilddrüsenknoten, Schilddrüsentumoren, Radioiodtest, Übersteuerungsszintigraphie.

Knoten|rhythmus m: s. Atrioventrikularrhythmus.

Knoten|rose: s. Erythema nodosum.

Knoten|struma (Struma*) f: s. Struma nodosa.

Knoten|technik f: unterschiedl. Verfahren

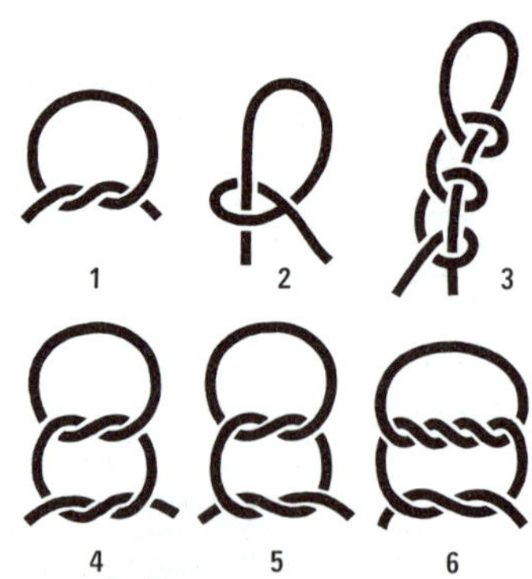

Knotentechnik:
1: einfacher Knoten; 2: überschlungener Knoten; 3: Rutschknoten mit Gegenknoten; 4: Weiberknoten; 5: Schifferknoten; 6: chirurgischer Knoten

zur Verknüpfung chir. Nahtmaterials nach Legen einer Naht* (s. Abb.).

Ko|ag|glutination (Agglutination*) f: Mitbeteiligung von Partikeln, die kein Antigen tragen, an spezif. Agglutinationsreaktionen; z. B. über best. Oberflächenstrukturen für das Fc-Fragment von Immunglobulinen*.

Koagul-: Wortteil mit der Bedeutung Gerinnung, gerinnen; von lat. coagulare.

Ko|agulasen (↑) f pl: Enzyme*, die Gerinnung bewirken; z. B. Staphylokokken-K. od. Coagulin (Klapperschlangengift).

Ko|agulation (↑) f: (engl.) coagulation; Gerinnung; Übergang kolloidaler Stoffe aus d. Solzustand (Lösungszustand) in den Gelzustand (Flockungszustand); verursacht durch Hitze, Elektrolyte od. Enzyme; therap. Auslösung v. a. zur Blutstillung z. B. durch Elektrokoagulation*, Infrarotkoagulation* u. bei der Laserchirurgie*. Vgl. Kolloide, Blutgerinnung.

Ko|agulations|nekrose (↑; Nekr-*; -osis*) f: s. Nekrose.

Ko|agulator (↑) m: Apparatur zur Thermokoagulation; **Anw.** z. B. zur Behandlung der gutartigen Erythroplakie an der Portio vaginalis uteri (mit 90°C), zur Entfernung von Ovula Nabothi, Therapie der chron. Zervizitis.

Ko|agulo|pathien (↑; -pathie*) f pl: (engl.) coagulopathies; angeborene (sog. Defektkoagulopathien, s. Tab. 1) od. erworbene Gerinnungsstörungen (s. Tab. 2), verursacht durch Mangel an od. Funktionsstörung von plasmat. Gerinnungsfaktoren; entsprechend der unterschiedlichen Symptomatik werden K. mit Blutungstendenz (Minuskoagulopathien) u. K. mit Thrombosetendenz (Pluskoagulopathien) sowie entspr. dem Ort der Ursache hepatogene, kardiogene u. Immunokoagulopathien unterschieden; s. Blutgerinnung, Diathese, hämorrhagische.

Koagulopathien Tab. 1
Angeborene Koagulopathien

Bezeichnung bzw. Symptom	Ursache
Afibrinogenämie u. Dysfibrinogenämie	Faktor-I-Mangel, funktionsgestörte Fibrinogene
Hypoprothrombinämie	Faktor-II-Mangel
Hypoproakzelerinämie (Parahämophilie)	Faktor-V-Mangel
Hypoprokonvertinämie	Faktor-VII-Mangel
Hämophilie A	Faktor-VIII-Mangel
Hämophilie B	Faktor-IX-Mangel
Stuart-Prower-Defekt	Faktor-X-Mangel
PTA-Mangelsyndrom (sog. Hämophilie C)	Faktor-XI-Mangel
Hagemann-Faktor-Defizit	Faktor-XII-Mangel
Fibrinstabilisierender-Faktor-Mangel	Faktor-XIII-Mangel

Ko|agulum (↑) n: Blutgerinnsel*.

Ko|arktation (lat. coarctare zusammendrängen) f: (engl.) coarctation; Lumeneinengung eines Gefäßes, i. e. S. der Aorta (Coarctatio* aortae).

Ko|arktations|syn|drom (↑) n: s. Aortenisthmusstenose; „umgekehrtes" K.: s. Aortenbogensyndrom.

Koagulopathien Tab. 2
Erworbene Koagulopathien

Bezeichnung bzw. Symptom	Ursache
Prothrombinkomplexmangel	Synthesehemmung der Faktoren II, VII, IX u. X (Prothrombinkomplex) durch Mangel an bzw. Verwertungsstörung von Vitamin K, z. B. inf. Therapie mit Antikoagulanzien (Cumarine), längerer parenteraler Ernährung, Resorptionsstörung (Veränderungen der Darmflora, Gallengangverschluß) u. a.
Verbrauchskoagulopathie	disseminierte intravasale Gerinnung (DIC) mit Umsatzsteigerung von Thrombozyten u. plasmatischen Gerinnungsfaktoren, oft in Kombination mit Hyperfibrinolyse; z. B. bei hämolytisch-urämischem Syndrom, Waterhouse-Friderichsen-Syndrom, Purpura fulminans, Schock
Hyperfibrinolyse	unterschiedlich ausgeprägte Verminderung v. Fibrinogen, Faktor II, V u. VIII inf. exzessiver Plasminbildung, z. B. nach operativen Eingriffen, vorzeitiger Plazentalösung, Fruchtwasserembolie bzw. im Gefolge einer Verbrauchskoagulopathie
Immunkoagulopathie	durch neutralisierende oder interferierende Immunglobuline hervorgerufene Gerinnungsstörungen, v. a. bei bestehender Hämophilie A (seltener B) als Hemmkörperhämophilie, auch bei systemischem Lupus erythematodes, Allergien, Erkrankungen des Monozyten-Makrophagen-Systems u. a.
komplexe Koagulopathien	Kombination versch. Mangelzustände (z. B. Synthesestörung der Gerinnungsfaktoren, Thrombozytopenien) u. anderer Störungen der Blutgerinnung (z. B. Verbrauchskoagulopathie, Hyperfibrinolyse), meist inf. akuter od. chron. Leberparenchymschädigung, auch bei Niereninsuffizienz, nach Bluttransfusionen, Infusion von Plasmaexpandern, Paraproteinämien u. a.

Ko|azervate (lat. coacervare zusammenhäufen) n pl: (engl.) coacervates; in Kolloiden* in wäßriger Lösung spontan zusammentretende tröpfchenförmige Gebilde m. membranöser Oberfläche ähnlich der einer lebenden Zelle.

Kobak-Kanüle (Kanüle*) f: (engl.) Kobak's cannula; Spezialkanüle zur Parazervikalblockade*, die b. Einführen durch e. Hülse geschützt werden kann.

Kobalt n: Cobalt*.

Koch-Bazillus (Robert K., Bakteriol., Berlin, 1843-1910; Bacill-*) m: s. Mycobacterium tuberculosis.

Kocher-Bogen|schnitt (Emil T. K., Chir., Bern, 1841-1917): (engl.) Kocher's anterolateral incision; seitl. Bogenschnitt zur Eröffnung des Kniegelenks; vgl. Schnittführung.

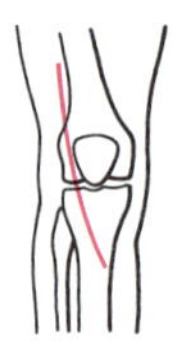
Kocher-Bogenschnitt

Kocher-Debré-Semélaigne-Syn|drom (↑; Robert D., Päd., Paris, 1882-1978) n: s. Semélaigne-Syndrom.

Kocher-Klemme (↑): scharfe Gefäßklemme (s. Abb.); vgl. Instrumente, chirurgische.

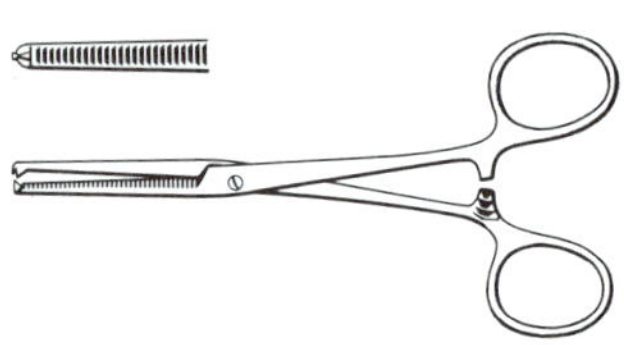
Kocher-Klemme

Kocher-Kragen|schnitt (↑): (engl.) Kocher's collar incision; (chir.) Hautschnitt mit querer, nach unten leicht bogenförmiger Schnittführung etwa fingerbreit über dem Jugulum zw. den Mm. sternocleidomastoidei, v. a. bei Strumektomie u. kollarer Mediastinotomie. Vgl. Schnittführung (Abb.).

Kocher-Re|position (↑; lat. reponere, repositus zurückstellen) f: (engl.) Kocher's method; Verf. zur Reposition einer vorderen Schultergelenkluxation* durch geführte Bewegungen in vier Phasen: Abduktion, Außenrotation, Adduktion bis vor die Brust, Innenrotation.

Kochleo|graphie (Cochlea*; -graphie*) f: s. Elektrokochleographie.

Koch-Postulate (Robert K., Bakteriol., Berlin, 1843-1910) n pl: s. Henle-Koch-Postulate.

Koch|probe: (engl.) heat test; einfache Probe zum Nachweis von Eiweiß im Harn, weitgehend ersetzt durch Schnelltestverfahren; s. Eiweißbestimmungsverfahren.

Koch|salz||anti|körper (Anti-*): s. Antikörper, komplette. **K.hyper|thermie** (Hyper-*; Therm-*) f: sog. Salzfieber; Fieber b. Säuglingen nach zu reichl. Kochsalzzufuhr od. Wasserverlust; vgl. Durstfieber. **K., iodiertes:** s. Speisesalz, iodiertes.

Koch|salz|lösung, physio|logische: (engl.) physiological saline; mit d. Blutserum isotonische Kochsalzlösung mit e. Gehalt v. 0,9% NaCl; Verw. v. a. zur Herstellung von Injektions-, Infusions- u. Dialysatlösungen sowie im Notfall als kurzfristiger Volumenersatz*; vgl. Osmose.

Koch-Weeks-Bakterien (Robert K., Bakteriol., Berlin, 1843-1910; John E. W., Ophth., New York, 1853-1949; Bakt-*) f pl: s. Haemophilus aegypticus.

Koch|zucker: Saccharose*.

Kode m: Code; s. Code, genetischer.

Kodein (gr. κώδεια Mohnkopf) n: Codein*.

ko|dominant (Co-*; lat. dominari herrschen): (engl.) codominant; syn. kombinant; Bezeichnung f. die gemeinsame Ausprägung von mehreren Allelen eines Gens; beim ABNull-Blutgruppensystem z. B. sind die Allele der Merkmale A u. B k., A_1 dominant über A_2 bzw. A_1, A_2 u. B dominant über 0.

Kodon n: Codon; s. Code, genetischer; Proteinbiosynthese.

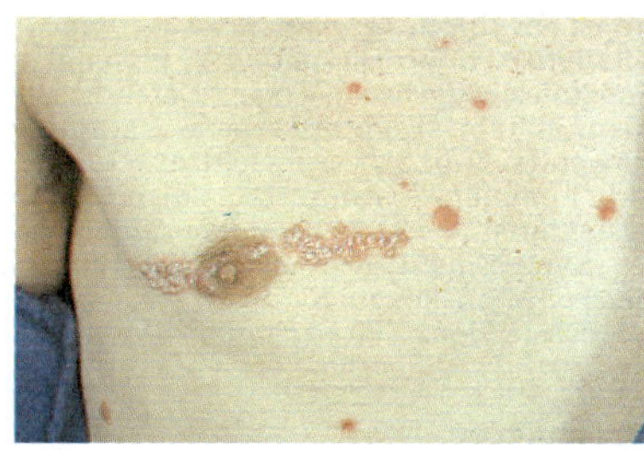
Koebner-Phänomen: Entwicklung typischer Effloreszenzen entlang einer Kratzspur bei Psoriasis [3]

Koebner-Phänomen (Heinrich K., Dermat., Breslau, Berlin, 1838-1904) n: (engl.) Koebner's phenomenon; sog. isomorpher Reizeffekt; Entstehung neuer Krankheitsherde einer Dermatose an Stellen, die mechanisch gereizt wurden; Vork. bes. bei Lichen ruber planus, Psoriasis u. Verrucae planae juveniles.

Köhler-Freiberg-Krankheit (Alban K., Röntg., Wiesbaden, 1874-1947; Albert H. F., Chir., Cincinnati, 1868-1940): (engl.) Freiberg's infraction; auch Köhler-II-Krankheit; v. a. bei Mädchen zw. dem 12. u. 18. Lj. vorkommende Form der aseptischen Knochennekrosen* mit Abflachung u. Deformierung des Metatarsalköpfchens II (evtl. III u. IV); **Sympt.:** Belastungsschmerz, Spreizfuß.

Köhler-Krankheit (↑): (engl.) Köhler's disease; auch Köhler-I-Krankheit; v. a. bei Jungen zw. dem 3. u. 8. Lj. (in 30% beidseitig) vorkommende Form der aseptischen Knochennekrosen* mit Befall des Os naviculare pedis; **Sympt.:** schmerzhafte Funktionsbehinderung des Mittelfußes u. Schwellung über dem Os naviculare; röntg. Verdichtung der Knochenstruktur, Zusammensinterung u. selten völliger Verfall.

Kölliker-Kern (Rudolf A. von K., Anat., Zool., Zürich, Würzburg, 1817-1905): (engl.) Kölliker's nucleus; den Zentralkanal des Rückenmarks* umgebende graue Substanz.

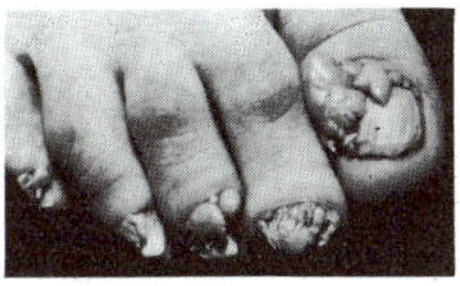

Koenen-Tumoren [549]

Koenen-Tumoren (J. K., Arzt, Holland; Tumor*) m pl: (engl.) Koenen's tumours; sub- u. periunguale Fibrome bei tuberöser Sklerose*.

König-Syn|drom (Franz K., Chir., Rostock, Berlin, 1832-1910) n: meist bei Jungen im Wachstumsalter auftretende Form der aseptischen Knochennekrosen* mit Osteochondrosis* dissecans der distalen medialen Femurepiphyse; **Sympt.:** Gelenkschmerzen u. -erguß, evtl. Kniegelenksperre.

Ko|enzyme (Co-*; Enzyme*) n pl: s. Coenzyme.

Körnchen|zellen (Zelle*): Hortega-Zellen; s. Neuroglia.

Körner|krankheit: syn. Trachom*.

Körner|schicht: 1. Stratum granulosum des Kleinhirns*; **2.** äußere u. innere K. der Großhirnrinde; s. Isocortex; **3.** K. der Retina*: Kerne der bipolaren Ganglienzellen; **4.** Stratum granulosum der Epidermis*.

Körper: (anat.) Corpus. **K.achsen:** s. Achsen des Körpers. **K.anti|gen** (Antigen*) n: syn. O*-Antigen.

Körper|bild: (psychol.) Bez. f. das aufgrund der Wahrnehmung des eigenen Körpers u. der Grenze zw. eigenem Körper u. Umwelt entstehende Bild (P. Schilder 1935); Störungen des K. mit Störung des Körpererlebens treten z. B. bei Hypochondrie od. Depersonalisation auf; vgl. Körperschema.

Körperchen, meta|chromatische: s. Volutin.

Körper|dosis (Dosis*) f: Bez. f. die über den gesamten Körper od. Teile gemittelte (evtl. gewichtete) Äquivalentdosis*; Grenzwerte für Ganz- u. Teilkörperdosen sind gesetzlich festgelegt; vgl. Ganzkörperdosis.

Körper|ebenen: s. Ebenen des Körpers.

Körper|fühl|sphäre (Sphäre*) f: (engl.) somatosensory area; Regionen der Großhirnrinde, in denen die aufsteigenden sensiblen Bahnen enden, sensible Erregungen ausgewertet u. in Bewegungsimpulse umgesetzt od. als Erinnerungsbilder gespeichert werden; umfaßt Gyrus postcentralis (primäres sensibles Rindenfeld) u. die nach dorsal angrenzenden sek. sensiblen Rindenfelder im Lobulus paracentralis u. Lobulus parietalis superior.

Körper|gewicht: (engl.) body weight; von Körperlänge, Alter, Ernährung u. endokrinen Faktoren abhängiges Gewicht; das gemessene K. (Ist-Gewicht) kann in Normwerttabellen mit dem Soll-Gewicht unter Berücksichtigung des Lebensalters, des Geschlechts u. der Körperlänge verglichen werden; hierbei sind individuelle Abweichungen von den Durchschnittswerten häufig, die u. U. bis zu pathol. Befunden wie Fettsucht* od. Magersucht* reichen. Durchschnittliches K. während der Wachstumsperioden*: s. Abb.; vgl. Gewichtsentwicklung des Säuglings, Gewichtsalter, Bernhardt-Formel, Broca-Formel.

Körper|haltung: (engl.) posture; physiol. aufrechte Haltung des menschl. Körpers in Abhängigkeit von d. Schwerkraft mit normaler Wirbelsäulenkrümmung u. der Fähigkeit zum Haltungswechsel bei freier Beweglichkeit aller Wirbelsäulensegmente; vgl. Haltungsstörungen.

Körper|länge: (engl.) body length; Länge des gesamten Körpers; Männer sind durchschnittl. 10-12 cm größer als Frauen; die Durchschnittswerte der K. (s. ums. Abb.) zeigen in den letzten Jahrzehnten eine Zunahme (s. Akzeleration),

K

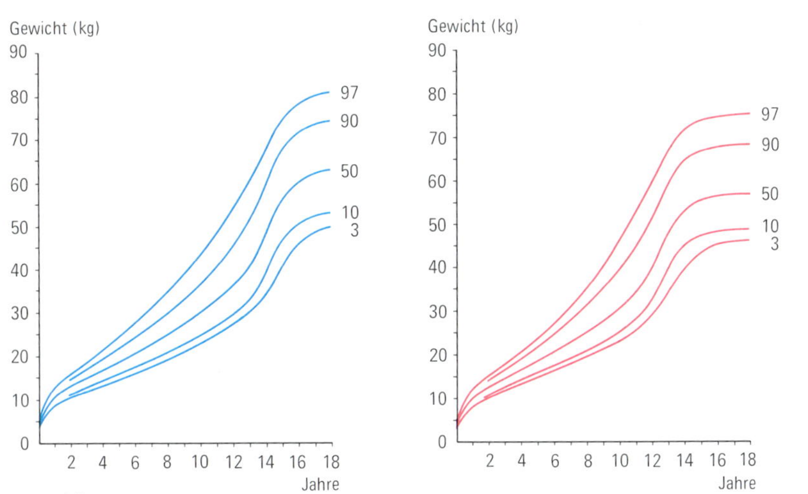

Körpergewicht:
altersabhängige Gewichtszunahme bei Jungen (li.) und Mädchen (re.) mit Darstellung einiger Perzentilenwerte [464]

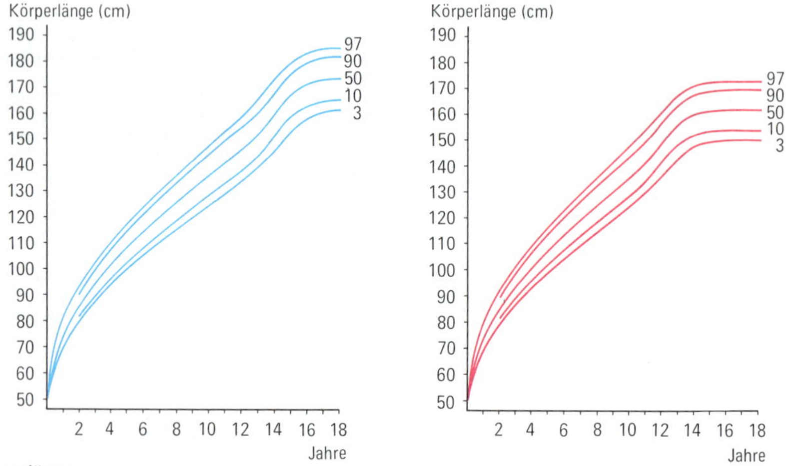

Körperlänge:
altersabhängige Entwicklung des Längenwachstums bei Jungen (li.) u. Mädchen (re.) mit Darstellung klinisch relevanter Perzentilenwerte [464]

K

(pathol.) Abweichungen: s. Minderwuchs, Hochwuchs; vgl. Wachstumsprognose.

Körper|ober|fläche: (engl.) body surface area; Abk. KO; die von der Haut bedeckte Oberfläche des gesamten Körpers (Gesamtfläche in m²); med. wichtige physiol. Bezugsgröße u. a. zur Abschätzung des Kalorien- u. Flüssigkeitsbedarfs (Infusionstherapie), der Berechnung des Ausmaßes von Schädigungen der Haut (insbes. bei Verbrennung*), der Medikamentendosierung, für Stoffwechsel- und Clearance-Untersuchungen usw. Die K. ist die einzige Variable, die mit dem Grundumsatz* korreliert, da sie für den Wärmeverlust maßgeblich ist. Da eine direkte Bestimmung der K. schwierig ist, werden häufig nach der Dubois*-Formel konstruierte Nomogramme zur Schätzung der K. benutzt. **Schätzwerte:** Neugeborenes ⅕ m²; 2jähriges Kind ½ m²; 9jähriges Kind 1 m²; Erwachsener 1,73 m²; vgl. Meeh-Formel.

Körper|plethysmo|graphie (gr. πληθυσμός Vermehrung; -graphie*) f: s. Ganzkörperplethysmographie.

Körper|schema n: (engl.) body image; (neuropsychol.) sog. Orientierung am eigenen Körper; Repräsentation des eigenen Körpers, die durch kinästhetische, taktile u. optische Reize vermittelt ist; Störungen des K. (sog. Aschematismus) mit Autotopagnosie, Fingeragnosie u. Rechts-Links-Störung treten v. a. bei hirnlokalem Syndrom* auf. Vgl. Agnosie.

Körper|stell|re|flex (Reflekt-*) m: s. Stellreflexe.

Körper|temperatur f: (engl.) body temperature; zur Aufrechterhaltung aller Lebensvorgänge notwendige Wärme; unterschieden werden Kern- u. Oberflächentemperatur. Messung der K. mittels Thermometer vorzugsweise oral (sublingual, normal ca. 36,7°C), aber auch rektal (ca. 37°C) od. axillar (ca. 36,5°C). Vgl. Fieber, Wärmeregulation.

Körper|therapie f: (engl.) body therapy; Sammelbez. f. versch. alternative Heilverfahren*, deren gemeinsames Merkmal es ist, durch intensive Beschäftigung mit körperl. Funktionen (Bewegung, Körperhaltung, Atmung u. a.), u. U. verbunden mit meditativen Übungen, Selbstheilungstendenzen des Körpers zu fördern u. so Gesundungsprozesse zu stützen; zw. K. einerseits u. best. Formen der Psychotherapie* (eher psychodynam. Verfahren) u. Krankengymnastik* (eher übende Verfahren) sowie Bewegungstherapie* andererseits sind die Grenzen z. T. fließend. Vgl. Bioenergetik, Feldenkrais-Methode, Bewegungstherapie, konzentrative.

Körper|verletzung: (engl.) bodily injury; jeder (u. damit auch jeder zu diagn. u./od. therap. Zwecken erfolgende) Eingriff in die körperl. Integrität des lebenden Menschen; nach §§ 223 ff. StGB strafbar; nach § 226 a StGB handelt indes nicht rechtswidrig, wer eine K. mit **Einwilligung*** des Betroffenen vornimmt (sofern die Tat trotz Vorliegens einer Einwilligung nicht gegen d. guten Sitten verstößt). Grundsätzlich ist somit jeder operative, pharmak. u. radiol. Eingriff zu diagn. u./od. therap. Zwecken einwilligungspflichtig. Der ärztl. Eingriff ohne Einwilligung kann jedoch gemäß § 34 StGB wegen rechtfertigenden Notstands gestattet sein, etwa wenn b. einem Notfall d. Einwilligung wegen Bewußtlosigkeit des Pat. nicht eingeholt werden kann od. wenn eine mißbräuchliche Behandlungsverweigerung durch die gesetzl. Vertreter Schaden f. das Kind besorgen läßt u. auch das Vormundschaftsgericht nicht rechtzeitig angerufen werden kann. Auch b. einer Operationserweiterung kann § 34 StGB anwendbar sein. Vgl. Operation, Methoden, invasive.

Körper|wasser: (engl.) total body water; Gesamt-H_2O-Bestand eines lebenden Organismus; mit i. v. injizierten Indikatoren (Radionuklide, Polysaccharide, Farbstoffe) kann das K. gemessen u. bestimmten Flüssigkeitskompartimenten* zugeordnet werden. Vgl. Wasserhaushalt.

Ko|faktor m: s. Cofaktor; vgl. Enzyme.

Koffein n: Coffein*.

Kofferath-Syn|drom (Walter K., deutscher Arzt) n: geburtstraumatisch entstandene, meist einseitige Phrenikuslähmung*, oft in Komb. mit Ausfällen im Bereich des Plexus brachialis (Armplexuslähmung*) inf. Läsion der 3., 4. u. 5. Zervikalwurzel; Vork. insbes. nach Zangenextraktion od. Entbindung b. Steißlage; **Sympt.:** oft Schwellung der betroffenen Halsseite, Atemstörungen mit Zyanose (thorakale Atmung), eingefallenes Abdomen; **Diagn.:** (röntg.) einseitiger Zwerchfellhochstand m. paradoxen Zwerchfellbewegungen (Kienböck-Zeichen); oft Atelektasen der Lunge.

Kognition (lat. cognitio Erkennen) f: (engl.) cognition; (psychol.) allgemeine Bez. f. den Komplex von Wahrnehmung, Denken, Erkennen, Erinnern usw.; Störungen kognitiver Funktionen, z. B. Gedächtnisstörungen, Denkstörungen, Unfähigkeit zur Abstraktion od. sog. Rigidität mit Festhalten an einer Überzeugung, kommen u. a. bei Schizophrenie od. org. Psychose vor. Vgl. Dissonanz, kognitive.

Ko|habit|arche (lat. cohabitare zusammenwohnen; gr. ἀρχή Anfang) f: (engl.) initial intercourse; der Zeitpunkt des ersten heterosexuellen Genitalverkehrs; s. Defloration.

Ko|habitation (↑) f: Beischlaf; syn. Koitus*.

Ko|habitations|verletzungen (↑): (engl.) coital injuries; Verletzungen des weibl. Genitales b. (einvernehmlichem od. nicht einvernehmlichem) Koitus*; man unterscheidet: **1.** Deflorationsverletzungen (v. a. erweiterte Hymenaleinrisse); **2.** Verletzungen koituserfahrener Frauen (v. a. Querrisse im hinteren Scheidengewölbe; vgl. Scheidenriß); prädisponierende Faktoren sind ein genitales Mißverhältnis, Puerperium*, Postmenopause* m. Involutionserscheinungen. Vgl. Vergewaltigung.

Kohle: (med.) Carbo medicinalis; s. Aktivkohle.

Kohlen|di|oxid n: (engl.) carbon dioxide; CO_2, Anhydrid der Kohlensäure, auch nicht korrekt als Kohlensäure bezeichnet; farbloses, schweres, nicht brennbares Gas, Dichte (bezogen auf Luft) 1,529. Unterhalb v. 31°C läßt es sich durch Druckerhöhung zu einer farblosen Flüssigkeit verdichten. Bei niedriger Temp. (-70°C) feste, weiße Masse (Kohlensäureschnee). K. kommt in der Luft zu 0,03% vor (Ausatemluft ca. 4,5 Vol.%), ferner z. B. als Carbonat in Mineralien; entsteht als Endprodukt im Oxidationsstoffwechsel durch Decarboxylierung, allg. beim Verbrennen kohlenstoffhaltiger Verbindungen. In physiol. Konz. im Blut hat K. eine aktivierende Wirkung auf das Atemzentrum. 8-10 Vol.% CO_2 in der Luft führen zu Kopfschmerz, Ohrensausen, Blutdruckanstieg, Atemnot, Bewußtlosigkeit u. ggf. Tod durch Erstickung. 20 Vol.% CO_2 wirken tödlich. MAK-Wert 5000 ppm. Vgl. CO_2-Partialdruck.

Kohlen|di|oxid|bindungs|vermögen: s. Alkalireserve.

Kohlen|di|oxid|kapazität f: (engl.) carbon dioxide capacity; Bez. f. den gesamten CO_2-Gehalt einer mit 40 mmHg (alveoläre CO_2-Spannung) äquilibrierten Probe von Vollblut od. Plasma, ausgedrückt als Summe aus physik. gelöstem (freiem, geringer Anteil) u. ionisch gebundenem CO_2; **Bestimmung:** Blut wird nach anaerober Entnahme bis zur Gerinnung stehen gelassen. Nach Abtrennung des Plasmas wird dieses äquilibriert u. das ionisch gebundene CO_2 (Standardbicarbonat*) mittels einer schwachen Säure freigesetzt. Das erhaltene Gasvolumen wird auf Standardbedingungen (0°C, 760 mmHg, wasserdampffrei) umgerechnet.

Kohlen|di|oxid|narkose (Narkose*) f: s. Hyperkapnie.

Kohlen|di|oxid|vergiftung: s. Kohlendioxid, Hyperkapnie.

Kohlen|hydrat|abbau: s. Verdauung, Kohlenhydratstoffwechsel.

Kohlen|hydrate n pl: (engl.) carbohydrates; auch Kohlenstoffhydrate, Abk. KH; Summenformel vieler KH: $C_n(H_2O)_n$, deshalb früher als Hydrat des Kohlenstoffs aufgefaßt; die KH umfassen die Monosaccharide* u. deren Oligo- u. Polymere sowie nahestehende Derivate wie Disaccharide*, Polysaccharide*. **Funktion:** wichtiger Grundnahrungsstoff; Speicherung im tier. u. menschl. Organismus als Glykogen, im pflanzl. als Stärke. Polysaccharide sind außerdem wichtig als Gerüstsubstanzen (Zellulose*, Chitin, Lignin* u. a.) u. als Bestandteil v. Proteinen (Glykoproteine*) u. Lipiden (Glykolipide*). **Synthese:** aus CO_2 u. H_2O in Pflanzen bei d. Photosynthese. Der tier. Organismus ist nur zum Glukoseaufbau (Glukoneogenese*) aus C_2-C_5-Bruchstücken befähigt. **Abbau:** s. Kohlenhydratstoffwechsel.

Kohlen|hydrat|mal|ab|sorption (Mal-*; Absorption*) f: (engl.) carbohydrate malabsorption; angeb. od. erworbene Störung des Abbaus od. der Resorption versch. Kohlenhydrate (Abk. KH); **Klin.:** Leitsymptome sind Durchfälle (vgl. Dyspepsie), die osmotisch bedingt bzw. Folge der Vergärung der KH durch Darmbakterien sind u. zu Gedeihstörungen des Säuglings führen können. Erworbene Defekte sind oft die Folge einer Atrophie der Mukosazellen mit Aktivitätsverlust der dort lokalisierten Disaccharidasen* (Laktase wegen ihrer geringen Aktivität meist am stärksten betroffen), z. B. bei Zöliakie*, Mangelernährung (Kwashiorkor), Kolitis, Gastroenteritis, nach Op. od. zytostatischer Therapie; **Formen: 1.** Monosaccharidmalabsorption: s. Glukose-Galaktose-Malabsorption; **2.** Disaccharidmalabsorption: **a)** Laktoseintoleranz (syn. Alaktasie): Laktasemangel bedingt Nichtverwertbarkeit des Milchzuckers (Laktose); die angeb. (autosomal-rezessiv erbl.) Form führt zu Störungen in d. Phase der reinen Milchernährung des Säuglings, erworbene Form bei Erwachsenen durch seltenen Milchgenuß u. damit verbundenem Rückgang der Laktaseaktivität (voll reversibel durch erneute Gewöhnung); **b)** Saccharoseintoleranz: auch Saccharose-Isomaltose(Stärke)-Malabsorption mit autosomal-rezessiv erbl. Saccharasemangel; Rohr- bzw. Rübenzucker kann nicht gespalten werden; Sympt. treten auf nach Beginn der Beigabe v. Obst zur Säuglingsnahrung; **c)** Maltoseintoleranz mit autosomal-rezessiv erbl. Mangel an Maltase; **3.** passagere K. inf. physiol. Insuffizienz der Stärkeverdauung bei Frühgeborenen, Neugeborenen u. jungen Säuglingen, da Amylasen* zunächst fehlen; **Ther.:** Diät mit Elimination des unverträglichen KH führt zur sofortigen Besserung. Vgl. Verdauung.

Kohlen|hydrat|stoff|wechsel: (engl.) carbohydrate metabolism; Aufnahme von KH mit der Nahrung, meist als Disaccharide* (Saccharose*, Laktose*) od. Polysaccharide* (Stärke* od. Glykogen*); von der Zelle können nur freie Monosaccharide* aufgenommen werden. Di- u. Polysaccharide werden im Dünndarmlumen u. in den Dünndarmmukosazellen durch spezif. Enzyme (Amylasen*, Disaccharidasen*) in Monosaccharide gespalten u. in die Blutbahn abgege-

K

ben (vgl. Verdauung). Ein konstanter Glukosespiegel im Blut (normal 3,9-6,4 mmol/l bzw. 70-115 mg/dl) ist für die energieverbrauchende Zellfunktion lebensnotwendig, insbes. für Zellen mit hohem Energieverbrauch od. schlechter Sauerstoffversorgung. Glukose ist das wichtigste Monosaccharid des Kohlenhydratstoffwechsels. Sie wird durch beschleunigte Diffusion durch ein spez. Membranprotein (Carrier*) in die Zelle transportiert (bis zum Konzentrationsausgleich). Ausnahme: Na-gekoppelter aktiver Transport in den Zellen der Darmmukosa u. Nierentubuli. In der Zelle wird sie zu Glukose-6-Phosphat phosphoryliert u. kann dann e. Reihe versch. **Stoffwechselwege** eingehen; **1.** der direkt Energie liefernde Abbauweg der Glykolyse*: von einem Zwischenprodukt der Glukose aus, dem Dihydroxyacetonphosphat, führt ein Weg über Alphaglyzerolphosphat (Hydrierung durch die Alphaglyzerolphosphat*-Dehydrogenase) zum Fettaufbau. **2.** der Pentosephosphatzyklus*, der hauptsächlich der Bereitstellung von NADPH für Synthesen u. von Ribosephosphat für den Aufbau von Nukleinsäuren* dient; **3.** kann Glukose-6-Phosphat zum Glukose-1-Phosphat umgewandelt werden, aus dem mit UTP die UDP-Glukose (aktivierte Glukose) entsteht, von der aus folgende Wege möglich sind: **a)** Glykogenese*; **b)** Umbau in andere Zucker (z. B. Glukose ⇌ Galaktose*); **c)** Synthese von Disacchariden; **d)** Synthese von Glukuronsäure* (→ Glukuronide*).

Regulation: Ein hoher G-6-P-Spiegel aktiviert die Glykogensynthese, es kommt zur verstärkten Umwandlung in G-1-P u. Glykogenese. Die Glykolyserate wird reguliert durch die Phosphofruktokinase*: sie wird durch hohe ATP-Spiegel gehemmt (ausreichend Energie) u. durch ADP u. AMP aktiviert. Bei ausreichender O_2-Versorgung entsteht kaum Laktat als Endprodukt der Glykolyse (bzw. Äthanol in Hefezellen), der Energiebedarf wird aus der Atmungskette* gedeckt, auf deren Substrate der vom NADH übernommene Wasserstoff übertragen wird (Pasteur*-Effekt). **Hormonelle Regulation:** Insulin* senkt den Blutglukosespiegel, indem es die Permeabilität der Zellmembran für Glukose erhöht (hauptsächlich in Muskel- u. Fettgewebe, nicht an Erythrozyten); es stimuliert die Glykolyse* durch Induktion* der Glukokinase*, gleichzeitig aktiviert es den Pentosephosphatzyklus*. Glucagon* (Leber) u. Adrenalin* (Leber u. Muskel) fördern den Glykogenabbau über die Aktivierung der Phosphorylase*. Adrenalin steigert gleichzeitig (nur Muskel) die Glykolyserate, Glucagon die Glukoneogenese*. Beide Hormone wirken daher i. S. einer Blutzuckererhöhung. Vgl. Verdauung, Cori-Zyklus, Kohlenhydratmalabsorption.

Kohlen|mon|oxid n: CO; kurz Kohlenoxid; in reinem Zustand farb-, geruch- u. geschmackloses, brennbares, giftiges, evtl. explosibles Gas; **Vork.:** in Erd- u. Grubengasen, industriell als Generatorgas, Stadt- bzw. Kokereigas (Leuchtgas), in Auspuffgasen v. Ottomotoren, bei unvollkommener Verbrennung v. Kohle, Holz usw.

Kohlen|mon|oxid|vergiftung: (engl.) carbon monoxide poisoning; nach Inhalation v. Kohlenmonoxid* (CO) erfolgende Sauerstoffverarmung des Organismus durch Bildung von Carboxy-Hämoglobin (Abk. CO-Hb; entsteht durch die im Vergleich zu O_2 250mal festere Bindung von CO an Hämoglobin); der Vergiftungsgrad ist abhängig von der CO-Konz. u. der Einwirkungszeit (s. Tab.). **Sympt.:** s. Tab.; **Diagn.:** im EKG ST-Senkung u. T-Abflachung als Hypoxämiezeichen; spektroskopischer od. gasanalytischer Nachweis von CO-Hb, kirsch- bis scharlachrotes Blut.

Kohlenmonoxidvergiftung
Symptome in Abängigkeit von der CO-Konzentration in der Atemluft

CO-Konzentration in Vol.% (ppm)	Symptome
0,005% (50)	MAK-Wert: keine Gesundheitsgefährdung zu erwarten
0,01% (100)	nach mehreren Stunden leichte Kopfschmerzen
0,05% (500)	nach mehreren Stunden heftige Kopfschmerzen, Schwindel, Ohnmachtsneigung
0,1 – 0,2% (1000 – 2000)	Tod nach 30 Minuten
0,3 – 0,5% (3000 – 5000)	in wenigen Minuten Tod durch Atemlähmung und Herzversagen

Kohlen|säure: (engl.) carbonic acid; H_2CO_3; sehr schwache Säure, entsteht aus u. dissoziiert in $CO_2 + H_2O \rightleftharpoons H_2CO_3$; Salze: Carbonate; das saure Natriumsalz ($NaHCO_3$) spielt bei d. Pufferung im Blut eine wichtige Rolle (Bicarbonat, Standardbicarbonat). Vgl. Kohlendioxid. **K.anhydrase** f: s. Carboanhydrase. **K.druck:** (engl.) carbon dioxide pressure; Gasdruck des physik. im Blut gelösten Kohlendioxids; Referenzbereich: arteriell 40 ± 2 mmHg. Vgl. Säure-Basen-Status. **K.schnee:** Bez. f. festes Kohlendioxid*. **K.schnee|behandlung:** (engl.) carbon dioxide snow treatment; Kältebehandlung v. Hautveränderungen mittels Kohlensäureschnee; z. B. bei Hämangiomen, einschmelzenden tuberkulösen Lymphknoten; vgl. Kryochirurgie.

Kohlen|staub|lunge: s. Anthrakose.

Kohlen|stoff: (engl. carbon); Carboneum; Symbol C, OZ 6, rel. Atommasse 12,011, vierwertiges, reaktionsträges chem. Element; in org. Verbindungen wesentl. Bestandteil aller Organismen.

Kohlen|stoff-14: chem. Kurzzeichen ^{14}C; instabiles Isotop des Kohlenstoffs, entsteht durch Einwirkung kosmischer Neutronenstrahlung auf die Lufthülle der Erde u. in kerntechn. Anlagen; meist als $^{14}CO_2$ in Luft od. als $H^{14}CO_3^-$ in Wasser; physik. Halbwertzeit 5736 Jahre, biol. Halbwertzeit bezogen auf Knochen 40, auf den ganzen Körper durchschnittl. 10 Tage; Verw.: (med.) zu diagn. Zwecken (insbes. zur radioaktiven Markierung von Testsubstanzen bzw. Arzneimitteln); (kernphysik.) in Forschung u. Technik, z. B. zur Altersbestimmung fossiler org. Überreste (Radiocarbonmethode).

Kohlen|stoff|atom, a|sym|metrisches n: Kohlenstoffatom, dessen vier Valenzen mit vier voneinander verschiedenen Atomen od. Atomgruppen verbunden sind; diese molekulare Asymmetrie ist die Urs. der optischen Aktivität*. Vgl. Isomerie.

Kohlen|wasser|stoffe: (engl.) hydrocarbons; aus Kohlenstoff- u. Wasserstoffatomen bestehende Moleküle; man unterscheidet gesättigte (Alkane) u. ungesättigte (Alkene, Alkine), cyclische u. aromatische (vom Benzol* abgeleitete) Kohlenwasserstoffe. Vgl. Halogenkohlenwasserstoffe.

Kohlrausch-Falte (Otto L. K., Arzt, Hannover, 1811-1854): (engl.) Kohlrausch's fold; Plica transversalis recti (PNA); halbmondförmige Querfalte im Rektum, ca. 6,5 cm oberh. des Anus.

Kohlrausch-Knick (Arnt K., Physiol., Tübingen, 1884-1969): (ophth.) bei der Dunkeladaptation* nach 7-8 Min. auftretender Knick der Adaptationskurve, der nach der Duplizitätstheorie* des Sehens den Übergang v. Zapfen- zum Stäbchensehen anzeigt.

Kohorten|studie (lat. cohors, cohortis Hundertschaft) **f:** epidemiol. Studie, bei der die untersuchte Bevölkerungsgruppe durch ein gemeinsames Merkmal, z. B. eine best. Alters- od. Berufsgruppe, gekennzeichnet ist.

Koil|onychie (gr. κοῖλος hohl; Onych-*) **f:** syn. Hohlnägel, Löffelnägel; Nägel mit muldenförmiger Eindellung der Nagelplatte u. erhöhter Brüchigkeit; **Vork.:** bes. bei chron. Eisenmangel (Eisenmangelanämie*), bei Durchblutungsstörungen (Raynaud-Syndrom) u. Vitaminmangel (Pellagra, Sprue).

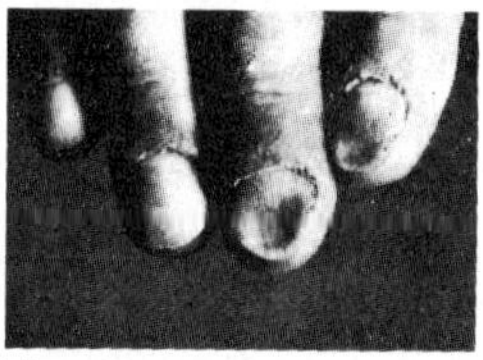

Koilonychie [549]

Koitus (lat. coitus Zusammentreffen, Vereinigung) **m:** (engl.) coitus; syn. Kohabitation; heterosexueller Genitalverkehr m. Einführen des Penis in d. Vagina.

Kokarden|zellen (Zelle*): s. Targetzellen.

Ko|karzino|gene (Co-*; Karz-*; -gen*) **n pl:** (engl.) cocarcinogens; Substanzen od. Faktoren, die den Effekt von Karzinogenen* verstärken, ohne selbst kanzerogen zu sein (sog. Promotoren); als chemische K. z. B. Crotonöl, Phenol, Öle aus Fruchtschalen von Zitrusfrüchten. Vgl. Karzinogenese.

Kokken (gr. κόκκος Kern, Beere) **f pl:** (engl.) coccobacilli; kugelförmige Bakterien; je nach Lagerung unterscheidet man Einzel-, Diplo-, Ketten- (Strepto-), Tetraden-, Haufen- (Staphylo-) sowie Paketkokken.

Kokzidien (Dim. von Kokken*) **f pl:** Coccidia; taxonom. Ordnung der Sporozoen m. meist pathogenen Arten, z. B. Toxoplasma gondii, Pneumocystis carinii, Isospora belli, versch. Babesia-, Cryptosporidium- u. Plasmodium-Species.

Kokzidioido|mykose (↑; -id*; Myk-*; -osis*) **f:** s. Coccidioides-Mykose, Systemmykosen.

Kokzidiose (↑; -osis*) **f:** (engl.) coccidiosis; Infektionskrankheit durch Err. der Kokzidiengruppe; i. e. S. von Isospora* belli verursachte Inf. des Dünndarmepithels; meist symptomlos od. mit leichten Durchfällen verbunden, die nach ca. 3 Wo. abklingen, selten schwerer Verlauf; opportunistische Inf. bei Immundefekten*; **Ther.:** Cotrimoxazol.

Kokzygeal|dermoid (gr. κόκκυξ, κόκκυγος Kuckuck, Steißbein; Derm-*; -id*) **n:** (engl.) coccygeal dermoid; im Bereich des Steißbeins lokalisiertes Dermoid*. Vgl. Pilonidalsinus.

Kokzyg|odynie (↑; Odyn-*) **f:** (engl.) coccygodynia; umschriebener Schmerz u. Druckempfindlichkeit im Bereich von Steißbein u. evtl. Rektum; **Vork.:** häufiger bei Frauen; **Urs.:** v. a. chron. Mikrotraumen, z. B. langes Sitzen (sog. television bottom), seltener Verletzungen des Bekkens, Entbindung, Operation, Neuralgie; **Ther.:** Lokalanästhestika, physik. Therapie.

Kol-: auch Koli-, Kolo-, Kolon-, Coli-, Colo-, Colon-; Wortteil mit der Bedeutung Darm; von gr. κῶλον.

Kolben|finger: s. Trommelschlegelfinger.

Kolchizin n: Colchicinum*.

Kol|ek|tomie (Kol-*; Ektomie*) **f:** (engl.) colectomy; op. Dickdarmentfernung; i. e. S. Totalexstirpation des Kolons (meist als totale Koloproktektomie), i. w. S. als Segmentresektion (Hemikolektomie, Transversektomie, Sigmaresektion) u. U. mit Resektion angrenzender Darmabschnitte (Zökum, Rektum); **Prinzip:** zur Vermeidung von Lokalinfektionen Reduzierung der Darmflora durch präoperative Darmvorbereitung (antegrade Spülung mit Elektrolytlösungen od. Gabe von schlackenfreier Elementardiät), perioperative Antibiotikaprophylaxe* und exakte Operationstechnik; **Technik: 1.** einzeitige K. mit kontinenzerhaltender End-zu-End-Anastomose; **2.** zweizeitige K. mit temporärer Anlage eines protektiven Anus* praeternaturalis, der in zweiter Op. zurückverlagert wird; **3.** dreizeitige K. mit Anlage eines entlastenden Anus praeternaturalis (als Notfalleingriff), in zweiter Sitzung K., in dritter Sitzung Rückverlagerung der Kolostomie (sog. Schloffer-Operation). Vgl. Rektumresektion.

Koli-Anti|gen|tabelle (↑; Antigen*) **f:** s. Kauffmann-Koli-Antigentabelle.

Koli|bakterien, entero|patho|gene (↑; Bakt-*) **f pl:** s. Escherichia coli.

Koli|dys|pepsie (↑; Dys-*; -pepsie*) **f:** (engl.) E. coli enteritis; akute Ernährungsstörung im Säuglingsalter inf. Infektion mit enteropathogenen Stämmen von Escherichia* coli (sog. Dyspepsie-Kolibakterien); epidemisch-endem. Auftreten, insbes. in Kindereinrichtungen u. auf Säuglingsstationen (infektiöser Hospitalismus*). Junge Säuglinge sind anfälliger, da sie noch keine (enterale Schleimhaut-)Immunität besitzen (vgl. IgA). **Übertragung**: v. a. durch Kontakt (Hände der Pflegepersonen), aber auch durch die Luft (Staubpartikel); **Klin.:** s. Dyspepsie; **Ther.:** Antibiotika, diätet. Maßnahmen (vorübergehende Nahrungsreduktion, Flüssigkeits- u. Mineralsubstitution, langsamer Nahrungsaufbau mit fett- u. laktosearmer Diät); **Proph.:** Maßnahmen der allg. Säuglingshygiene.

Koli|enteritis (↑; Enter-*; -itis*) **f:** s. Kolidyspepsie.

Kolik (gr. κωλικός am Darm leidend) **f:** (engl.) colic; krampfartige Leibschmerzen inf. spastischer Kontraktionen eines abdominellen Hohlorgans mit Zug am Mesenterium u. Reizung der dort verlaufenden sensiblen Nerven; häufig vegetative Begleitsymptomatik (Schweißausbruch, Brechreiz, Erbrechen u. evtl. Kollaps); Vork. z. B. als Darm-, Nieren- od. Gallensteinkolik; DD: s. Akutes Abdomen. Vgl. Spasmolytika.

K

Kolinarität f: s. Proteinbiosynthese.

Kolitis (Kol-*; -itis*) f: (engl.) colitis; auch Colitis; Entzündung des Dickdarms, mit Diarrhoen verlaufender Dickdarmkatarrh; meist als Enterokolitis; s. Enteritis.

Kolitis, Anti|biotika-as|soziierte (↑; ↑) f: sog. postantibiotische Enterokolitis inf. Darmbesiedelung m. anaeroben, toxinbildenden Stämmen von Clostridium* difficile; nicht selten Nosokomialinfektion* (s. Abb.); **pathogenet.** relevant ist die Beeinträchtigung der physiol. Darmflora

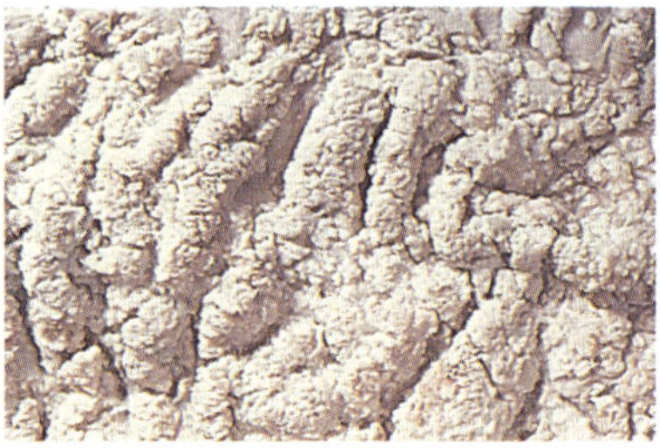

Kolitis, Antibiotika-assoziierte: Oberflächenrelief des Dickdarms mit Fibrinausschwitzungen (ruhrähnlich) bei „dysbakterischer Kolitis" nach oraler Antibiotikatherapie [471]

meist i. R. antibiotischer Therapien (Ampicillin, Clindamycin, Cephalosporine u. a.), auch als Kompl. einer zytostat. Chemotherapie. **Vork.:** in allen Altersgruppen, bei Kindern jedoch seltener als b. Erwachsenen; **Ther.:** Vancomycin* oral, bei Rezidiven auch wiederholt. Vgl. Colitis pseudomembranacea.

Kolitis, isch|ämische (↑; ↑) f: (engl.) ischaemic colitis; segmentale Kolitis inf. Ischämie der Darmschleimhaut, evtl. auch der Submukosa;

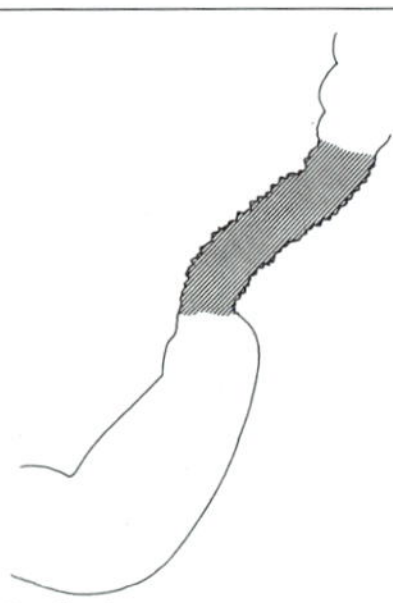

Kolitis, ischämische: Kaliberreduktion des mittleren Drittels des Colon descendens, spikuläre Veränderungen (Ulzerationen)

Sympt.: bei akuter i. K. Blutstuhl, Bauchschmerzen, evtl. Fieber u. Leukozytose.

Kolitis, pseudo|membranöse (↑; ↑) f: s. Colitis pseudomembranacea.

Koli|titer (↑) m: diejenige kleinste Menge Trinkwasser (od. Milch) in ml, in der ein Kolibakterium (Escherichia* coli) nachzuweisen ist; Grenzwert f. Trinkwasser: 100 ml.

Koli|urie (↑; Ur-*) f: (engl.) coliuria; Ausscheidung von Kolibakterien im Urin; vgl. Bakteriurie.

Kolizine (↑) n pl: Bakteriozine*, gebildet von Escherichia* coli.

Kolla (gr.) f: Leim.

Kolla|gen (↑; -gen*) n: zu den Gerüsteiweißen gehörendes fibrilläres Protein, das v. a. aus Monoaminosäuren besteht u. enzymatisch kaum zerlegt werden kann; liefert beim Kochen Glutin*; Hauptbestandteil der kollagenen Fasern (Stützsubstanzen), die sich aus einzelnen unverzweigten Fibrillen von 0,2-0,5 μm ⌀ (entstehen extrazellulär aus den von Fibroblasten ausgeschiedenen Proteinmolekülen) u. einer mukopolysaccharidhaltigen Kittsubstanz zusammensetzen; **Vork.:** Bindegewebe, Sehnen, Faszien, Bänder, Knorpel, Knochen, Zahnbein. Aus devitalisiertem Bindegewebe gewonnenes K. dient als Rohstoff f. chirurgisches Nahtmaterial*, Hämostyptika* u. Hautersatz.

Kolla|gen|ase (↑; ↑) f: proteolytisches Enzym (Protease*), das Kollagen in niedermolekulare Peptide spaltet; wird u. a. von versch. Bakterien (s. Aggressine), Pilzen, Arthropoden synthetisiert; med. von bes. Interesse sind die K. von Clostridium histolyticum u. a. Erregern der Gasödemerkrankung; vgl. Proteasen.

Kolla|genosen (↑; ↑; -osis*) f pl: (engl.) collagenoses; Oberbegriff für eine Reihe von systemisch-entzündlichen Erkr. des Bindegewebes, deren gemeinsames Merkmal gesicherte od. wahrscheinliche Autoimmunvorgänge sind; haben keine gemeinsame Ätiol., sind aber dadurch gekennzeichnet, daß bei allen eine Immunreaktion gegen körpereigenes, immunogen gewordenes (z. B. durch virale od. traumat. Veränderung) Gewebe abläuft; entspr. sind zahlreiche versch. Autoantikörper (v. a. antinukleäre Antiköper) nachweisbar. Die K. manifestieren sich generalisiert, d. h., sie sind nicht auf ein best. Organ beschränkt. I. e. S. werden den K. folgende Erkr. zugerechnet: rheumatoide Arthritis, progressive systemische Sklerose, CREST-Syndrom, systemischer Lupus erythematodes, Dermatomyositis, Sharp-Syndrom, Periarteriitis nodosa, Sjögren-Syndrom I, Wegener-Klinger-Granulomatose.

Kollaps (lat. collapsio Zusammenbruch) m: (engl.) collapse; **1.** Bez. f. eine plötzlich auftretende (passagere) Kreislaufinsuffizienz inf. akuter Verminderung des venösen Blutrückstroms zum Herzen; Sympt.: kurzzeitige Bewußtlosigkeit od. Bewußtseinseintrübung (Synkope*); Urs.: funktionelle Kreislaufstörungen*, Vena*-cava-inferior-Syndrom der Schwangeren; DD: kardiale od. zervikale Synkope, Schock*; **2.** K. der Lungenflügel: Zusammenfallen der Lungenflügel z. B. bei Pneumothorax*.

Kollaps|a|tel|ektase (↑; gr. ἀτελής unvollständig; -ektasie*) f: (engl.) collapse atelectasis; syn. Entspannungsatelektase; Zusammensinken eines Lungenabschnitts nach Eindringen von Luft in die Pleurahöhle; es verbleibt die sog. Minimalluft in den Alveolen, die nach Wiederherstellung des pleuralen Unterdrucks reexpansionsfähig sind.

Kollaps|syn|drom, tracheo|bronchiales (↑) n: (engl.) tracheobronchial collapse syndrome; exspirator. Invagination des Paries membranaceus der Trachea inf. pathol. Erschlaffung u. Verbreiterung; **Sympt.:** evtl. exspirator. Stridor, Dyspnoe, Sekretretention, unstillbare Hustenanfälle, u. U. Hustensynkopen, später chron.-obstruktive Ventilationsstörung m. erhöhtem exspirator. Strömungswiderstand **Diagn.:** Bestimmung der Sekundenkapazität*, Bronchoskopie*.

kol|lateral (Co-*; lateralis*): (engl.) collateral; seitl., auf derselben Seite des Körpers befindlich, benachbart; Ggs. kontralateral.

Kol|lateral|kreislauf (↑; ↑): (engl.) collateral circulation; Umgehungskreislauf zu einem durch arterielle Verschlußkrankheiten* od. chronisch-venöse Insuffizienz* minderdurchbluteten Körpergewebe; **Formen: 1.** primärer K.: Anpassung bereits vorhandener Kollateralgefäße durch Dilatation; **2.** sekundärer K.: durch Ischämie induzierte Gefäßneubildung.

Kol|lektiv|dosis (Dosis*) f: (engl.) collective dose; Meßgröße f. die Gesamtstrahlenbelastung von Bevölkerungsgruppen, errechnet als Summe der Individualdosen (i. d. R. Äquivalentdosen) einer Gruppe von Menschen, z. B. der Beschäftigten in einer kerntechn. Anlage od. der Bevölkerung in einem definierten Gebiet; gebräuchliche Einheit: Personen-Sievert (man-Sv) bzw. Personen-Gray (man-Gy). Die K. wird gewöhnlich als Vergleichsmaß, z. B. für Vergleiche der Wirksamkeit von Strahlenschutzmaßnahmen, verwendet; vgl. Dosisgrenzwerte.

Koller-Test (Fritz K., zeitgen. Hämat., Basel) m: syn. Vitamin*-K-Test.

Kollidon n: Polyvinylpyrrolidon, MG ca. 35 000; Verw.: zur Plasmasubstitution, zum Nachweis inkompletter Hämagglutinine.

Kol|limator (Co-*; lat. limare vermindern, wegnehmen) m: (engl.) collimator; (radiol.) Vorrichtung aus Blei zur Ausblendung od. Fokussierung von Strahlung u. Abschirmung von Streustrahlung; über eine od. mehrere Bohrungen kann ausgeblendete Strahlung mit Hilfe von Strahlungsdetektoren registriert werden. **Anw.:** z. B. in der Szintigraphie, Computertomographie.

Kol|liquation (↑; lat. liquare schmelzen) f: (engl.) colliquation; Einschmelzung, Verflüssigung v. Geweben.

Kol|liquations|nekrose (↑; ↑; Nekr-*; -osis*) f: s. Nekrose.

Kollo|diaphysen|winkel (Collum*; Diaphyse*): s. CCD-Winkel.

Kollodium (gr. κολλώδης leimartig, klebrig) n: Collodium*.

Kolloide (Kolla*; -id*) n pl: (engl.) colloids; Stoffe in einem Verteilungszustand, bei dem das Vorhandensein von dispersen Teilchen nur ultramikroskopisch, nicht aber makro- od. mikroskopisch erkennbar ist; der kolloidale Zustand ist eine bes. Verteilungs- od. Zustandsform der Materie, die durch geeignete Behandlung prinzipiell jeder Stoff annehmen kann. Die Gestalt der Teilchen ist dabei vielfältig, z. B. kugelförmig (Glykogen) od. fadenförmig u. gefaltet (Eiweiß).

Je nach der Größe der in e. Dispersionsmittel (Lösungsmittel) verteilten Teilchen (disperse Phase) unterscheidet man: **1.** die grobdisperse Phase (Suspension, grobe Aufschwemmung), Teilchengröße größer als 100 nm; Beispiel: Tierkohleteilchen in Wasser (kurz nach d. Schütteln); **2.** kolloiddisperse Verteilung, kolloidale Lösung: Teilchengröße 1-100 nm; Beispiel: wäßrige Kongorotlösung; Farbstoffteilchen sind nur mit d. Ultramikroskop als solche erkennbar; **3.** molekular- od. iondisperse Verteilung, im Ggs. zu den (heterogenen) Lösungen 1 u. 2 auch als homogene od. echte Lösung bezeichnet; Teilchengröße unter 1 nm, ultramikroskopisch nicht mehr sichtbare Teilchen; Beispiel: alle Lösung von niedermolekularen Substanzen in molekularer od. ionisierter Form, z. B. Kochsalzlösung.

Die kolloidale Verteilung steht also in d. Mitte zw. der grob- u. der molekulardispersen Verteilung, d. h. zw. der groben Aufschwemmung (Suspension) u. der echten Lösung; sie stellt e. Übergang zw. diesen bd. Systemen dar. Die beiden wichtigsten kolloidalen Systeme sind d. **Suspensionskolloide** (feste disperse Phase, flüssiges Dispersionsmittel) u. die **Emulsionskolloide** (Dispersionsphase u. -mittel flüssig).

Die in flüssigen Dispersionsmitteln (gewöhnlich Wasser) befindl. K. zerfallen in zwei Gruppen: solche, die sich mit d. Dispersionsmittel nicht verbinden bzw. sich leicht von ihrem Dispersionsmittel abtrennen lassen, sog. **lyophobe** od. **hydrophobe K.** (Suspensions-K., Suspensoide wie Metalle, Metallhydroxide), u. solche, die größere od. kleinere Mengen des Dispersionsmittels in sich aufnehmen, d. h. sich durch mehr od. weniger hohes Wasserbindungsvermögen auszeichnen, sog. **lyophile** od. **hydrophile K.** (Emulsions-K., Emulsoide) od. Hydrat-K. Zu den lyophilen K. gehören biol. wichtigste Stoffe wie Eiweiße, Polysaccharide, Lipoide u. a.

Kolloidale Lösungen werden i. a. als **Sole** bezeichnet. Das Sol ist die eine Form, in dem jedes Kolloid auftreten kann. Die aus Solen ausfallenden Niederschläge, also die ausgeschiedenen dispersen Teilchen, werden als **Gel** bezeichnet. Gele, die sich b. Zuführung des Dispersionsmittels wieder auflösen, sich also in Sole zurückverwandeln lassen, heißen reversible od. resoluble Gele; Ggs. irreversible, irresoluble Gele (z. B. durch Hitzekoagulation denaturiertes Eiweiß).

Physik.-chem. Eigenschaften: 1. Brown-Molekularbewegung; **2.** fehlende Dialyse*; **3.** Tyndall*-Effekt; **4.** Opaleszenz od. Trübung, beruht auf der seitl. Abbeugung des Lichts; **5.** Farbkraft, eine opt. Erscheinung, die m. steigender Dispersität erst zu-, dann wieder abnimmt.

Kolloid||entartung (↑; ↑): (engl.) colloid degeneration; Umwandlung von Zellen in e. leim- od. gallertartige Masse, die in Essigsäure löslich ist; bes. in der Schilddrüse u. in der Hypophyse. **K.karzinom** (↑; ↑; Karz-*; -om*) n: syn. Gallertkarzinom*. **K.milium** (↑; ↑; lat. milium Hirse, Grieß) n: (engl.) colloid milium; bes. Form der Altersatrophie der Haut; Knötchen, bes. im Gesicht, aus dem beim Anritzen eine geleeartige Masse austritt.

Kolloid|re|aktion (↑; ↑) f: (engl.) colloid reaction; veraltete serol. Methode der Liquordiagnostik* zur quant. Bestimmung des Gesamteiweißes u. zum Nachweis eines erhöhten Eiweißgehalts bzw. pathol. Eiweißquotienten im Liquor* cerebrospinalis; bei Veränderungen des Eiweißgehalts kommt es zu einer Rechts- (z. B. bei Multipler Sklerose) od. Linksverschiebung (z. B. bei Meningitis) des Dispersionsgrades u. des Flockungsmaximums (graph. Darstellung als sog. Kolloidkurve); heute weitgehend ersetzt durch die Liquorelektrophorese.

Kolloid|struma (↑; ↑; Struma*) f: syn. Struma* colloides.

Kolloid|syn|drom (↑; ↑) n: (engl.) colloid syndrome; Frühreaktion b. parenteraler Ernährung durch Fettinfusionen; **Sympt.:** Fieber, Schüttelfrost, Hautrötung, Dyspnoe, Schwindel, Blutdruckabfall, Zyanose u. a. Auftreten bis zu 1 Std. nach Infusionsbeginn; Rückgang der Erscheinungen nach Absetzen der Infusion; **Urs.:** ungenügende Emulgierung der Fette, Verwendung

K

synthet. Emulgatorsubstanzen, Verunreinigungen b. natürlichen Netzmitteln.

Kolloid|test (↑; ↑) m: (engl.) colloid test; auch Konglutinations- bzw. Supplementtest; serol. Verfahren zum Nachw. inkompletter Antikörper* im kolloidalen Milieu unter Verw. agglutinationsverstärkender Zusätze, insbes. natürlicher Kolloide (z. B. Rinder- od. AB-Serum, Albumin, Gelatine, Gummi arabicum) od. (halb-)synthetischer Polymere (z. B. Dextran, Kollidon); **Anw.:** v. a. zum blutgruppenserol. Nachw. inkompletter Hämagglutinine* (z. B. als Albumintest* od. Antiglobulintest*), wobei der sich auf der Oberfläche der Testerythrozyten bildende Kolloidüberzug die intrazelluläre Vernetzung durch die inkompletten Antikörper fördert.

Kollo|nema (↑; gr. νῆμα Faden, Gewebe) n: (engl.) collonema; gallertartige Geschwulst, Myxom.

Kollum|karzinom (Collum*; Karz-*; -om*) n: s. Zervixkarzinom.

Kolmer-Test (John A. K., Pathol., Philadelphia, 1866-1962) m: nicht mehr gebräuchl. diagn. Verfahren bei Syphilis*.

Kolo-: s. a. Colo-.

Kolobom (gr. κολοβός verstümmelt) n: (engl.) coloboma; **1.** angeb. od. erworbene Spaltbildung, z. B. Lippenkolobom; **2.** (ophth.) angeb. (z. T. hereditäre) Spaltbildung der Iris, der Linse, der Aderhaut u. der Papilla nervi optici durch unvollständigen Schluß der embryonalen Augenbecherspalte; kann vollständig ausgebildet sein od.

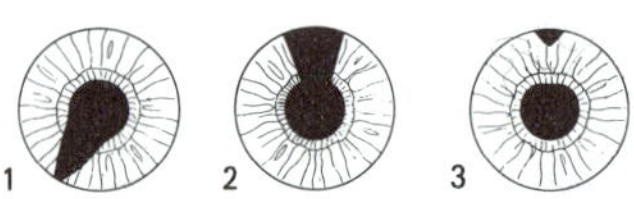

Kolobom:
1: angeborenes totales Kolobom; 2: operatives Kolobom (Sektoriridektomie); 3: basales Kolobom [504]

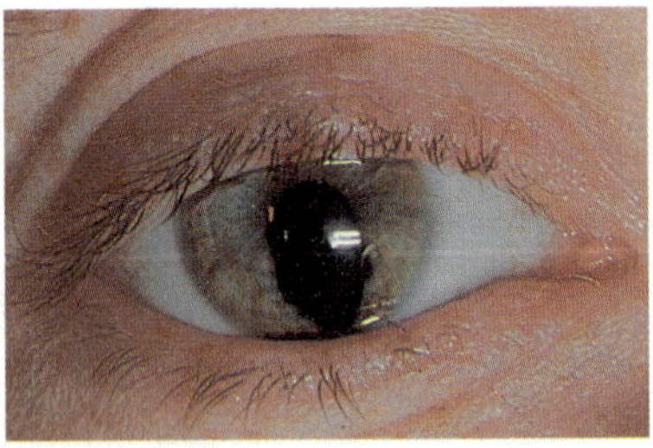

Kolobom der Iris:
nach nasal unten offenes Kolobom der Iris infolge unvollständigen Verschlusses der embryonalen Augenbecherspalte [362]

als partielles K. nur einige Abschnitte betreffen; Bez. auch für erworbenen Gewebedefekt des Lids u. der Iris inf. Trauma bzw. Operation.

Kolobom-Anal|a|tresie-Syn|drom (↑; Anal-*; Atresie*) n: s. Katzenaugensyndrom.

Kolo|kolo|stomie (Kol-*; -stomie*) f: (engl.) colocolostomy; End-zu-End-Anastomose der Darmstümpfe bei Kolektomie*.

Kolon (↑) n: s. Colon, Darm.

Kolon-Conduit (↑; engl. conduit Röhre) m: (engl.) colon conduit; Methode der endgültigen künstlichen Harnableitung* in den Darm; in eine aus der Darmkontinuität ausgeschaltete Kolonschlinge werden die beiden Harnleiter implantiert u. wie beim Ileum*-Conduit durch die Bauchwand nach außen abgeleitet.

Kolon|di|vertikulitis (↑; Divertikel*; -itis*) f: s. Divertikulitis.

Kolonie f: (engl.) colony; durch Keimvermehrung aus einem Einzelkeim entstehende, makroskopisch sichtbare Anhäufung von Bakterien nach Aufbringung einer verdünnten Bakteriensuspension auf einen Nährboden; als Technik f. die Bakteriengenetik, Bestimmung v. Titern.

Kolon|interposition (Kol-*; Inter-*; lat. positio Stellung, Lage) f: (engl.) colon interposition; **1.** op. Verfahren zur Wiederherstellung der ösophagogastralen Passage nach Entfernung der Speiseröhre bei Ösophaguskarzinom*; subkutane, retrosternale od. mediastinale Verlagerung eines Kolonanteils (häufig Colon descendens) mit Gefäßstiel u. Anastomosierung mit der restl. Speiseröhre des Halses; **2.** s. Chilaiditi-Syndrom.

Kolon, ir|ritables (↑) n: s. Reizkolon.

Kolon|karzinom (↑; Karz-*; -om*) n: s. Karzinom, kolorektales.

Kolon|lavage (↑; frz. Reinigung) f: (engl.) colonic lavage; Form der Darmreinigung* als vorbereitende Maßnahme vor Endoskopien, Röntgendiagnostik u. Op. im Bereich von Kolon u. Rektum; Einleiten größerer Mengen (bis zu 10 l) physiol. Kochsalzlösung über eine Duodenalsonde od. Trinken von bis zu 5 l Mannitlösung (mind. 1 l/h) per os, bis per anum klare Flüssigkeit entleert wird, unter Kontrolle der Elektrolyte u. des Gewichts; **Kontraind.:** hohes Alter, Herz- u. Niereninsuffizienz, Elektrolytstörungen, stenosierende Prozesse in Kolon od. Rektum.

Kolono|skopie (↑; -skopie*) f: syn. Koloskopie*.

Kolon||polyp (↑; Polyp*) m: s. Polyp. **K.spasmen** (↑; Spas-*) m pl: s. Reizkolon, Kolik. **K., spastisches** (↑; ↑) n: s. Reizkolon. **K.zwischenschaltung** (↑): s. Ersatzmagenbildung.

Kolo|pexie (↑; -pexie*) f: (engl.) colopexy; (chir.) Fixierung eines elongierten, geschlängelt verlaufenden od. abnorm beweglichen Dickdarms an Bauchwand od. Beckenschaufelweichteile, z. B. bei Malrotation*.

Kolo|prokt|ek|tomie (↑; Prokt-*; Ektomie*) f: s. Kolektomie.

Kolo|ptose (↑; -ptose*) f: (engl.) coloptosis; Senkung des Kolons; vgl. Enteroptose.

Kolori|metrie (lat. color, coloris Farbe; Metr-*) f: (engl.) colourimetry; physik. Verfahren zur Bestimmung der Konzentration gelöster farbiger Substanzen; **1.** vergleichende K.: die Farbintensität der Probe wird mit der einer Lösung bekannter Konz. visuell verglichen. Die Bestimmung erfolgt mit Hilfe spez. Kolorimeter (z. B. Eintauchkolorimeter), in denen die Schichtdicke der Vergleichslösung bis zum Erreichen gleicher Farbintensitäten verändert werden kann. **2.** Absolutkolorimetrie: Ermittlung des Extinktionskoeffizienten* mit Hilfe der Photometrie* u. Berechnung der Konz. nach dem Lambert*-Beer-Gesetz.

Kolorit (↑) n: (engl.) complexion; Hautpigmentierung, Hautfarbe; vgl. Pigmente.

Kolo|skopie (Kol-*; -skopie*) f: (engl.) coloscopy; syn. Kolonoskopie; endoskop. Untersuchung des Dickdarms (Colon) unter Verw. eines flexiblen Spezialendoskops (Koloskop) mit der Möglichkeit zur Biopsie* u. zur Durchführung kleiner op. Eingriffe (v. a. endoskopische Polypektomie*); **Ind.:** persistierende Durchfälle unklarer Ätiol., röntg. od. klin. Verdacht auf entzündl. Dickdarmerkrankungen (u. a. Enteritis regionalis Crohn, Colitis ulcerosa), Darmpolypen od. maligne Tu. (kolorektales Karzinom); relative **Kontraind.:** schwere lokale Entz., z. B. bei Colitis ulcerosa, toxischem Megakolon, akuter Divertikulitis (Perforationsgefahr!). Vgl. Endoskopie.

Kolo|stomie (↑; -stomie*) f: (engl.) colostomy; op. Anlegen einer äußeren Dickdarmfistel; s. Anus praeternaturalis.

Kolostrum (lat. colostrum Erstmilch nach dem Kalben) n: (engl.) colostrum; syn. Kolostralmilch; das bereits während der Schwangerschaft (ab 6. SSW), reichlicher in den ersten (3-5) Tagen nach der Entbindung v. der weibl. Brustdrüse produzierte Sekret; unterscheidet sich in der Zusammensetzung (s. Tab.) von der reifen Muttermilch* u. enthält die sog. Kolostrumkörperchen (Donné-Körperchen, m. Fett beladene Leukozyten). Die gelbl. Farbe des K. beruht auf dem Karotinoidgehalt.

Kolostrum
Durchschnittliche Zusammensetzung und Nährwert (pro 100 ml)

Nährwert		281 kJ (67 kcal)
Eiweiß		2,3 g (1,5–9,0)
Casein		1,0 g
Laktalbumin		0,8 g
Laktoglobulin		0,5 g
Fett		3,0 g
Kohlenhydrate		4,0 g
Asche (Salze)		0,3 g
Vitamin A	etwa	0,16 g
Vitamin C	etwa	0,007 g

Kolo|typhus (Kol-*; Typhus*) m: (engl.) colotyphoid; Unterleibstyphus, vorwiegend mit Erkrankung des Dickdarms (Solitärfollikel).

Kolp-: auch Kolpo-, Colp-; Wortteil mit der Bedeutung Wölbung, Scheide; von gr. κόλπος.

Kolp|hyster|ek|tomie (↑; gr. ὑστέρα Gebärmutter; Ektomie*) f: op. Entfernung von Uterus u. Scheide bei ausgedehntem Uterus- bzw. Vaginalkarzinom, auch bei Totalprolaps (vgl. Prolapsus uteri et vaginae) mit fehlendem Kohabitationswunsch.

Kolpitis (↑; -itis*) f: (engl.) colpitis; syn. Vaginitis, auch Colpitis; akute od. chronische Entz. der Vagina*, klin. (im weiteren Verlauf) häufig Vulvovaginitis*; **Path.:** meist Fremdbesiedelung der Vagina inf. mangelnder Östrogenstimulierung des Vaginalepithels, Atrophie (physiol. in der Kindheit bis zur Pubertät u. im Klimakterium bzw. der Postmenopause), Veränderung des sauren Scheidenmilieus in Richtung alkal. pH od. direkter Schädigung der Scheidenflora* (v. a. durch Antibiotika, Sulfonamide); **Err.:** Trichomonas urogenitalis (s. Trichomoniasis), Candida albicans (s. Vulvovaginitis candidomycetica), selten Staphylokokken, Escherichia coli, Gardnerella vaginalis, Neisseria gonorrhoeae (als Vulvovaginitis* gonorrhoica); b. der unspezifischen K. findet sich im Abstrich e. bakterielle Mischflora. **Sympt.:** Fluor* genitalis, häufig Juckreiz (Pruritus vulvae), brennende Schmerzen, evtl. Miktionsbeschwerden; **Formen: 1.** Colpitis simplex: diffuse Rötung u. glatte Schwellung der Scheidenwand; **2.** Colpitis granularis: diffuse od. herdförmige Rötung mit unterschiedl. zahlreichen, stecknadelkopf- bis linsengroßen, flachen rötl. Knötchen (Leukozyteninfiltrate), aus denen nach Abstoßung kl. Geschwüre, nach Abheilung graubraune Flecken entstehen; **Sonderform:** Colpitis senilis sive vetularum: nicht selten akut verlaufende K. im Senium auf dem Boden der altersbedingten Atrophie des Vaginalepithels (Östrogenmangel) m. Verlust des Säureschutzes, meist verursacht durch Aszension hautständiger Keime; die abakterielle Entz. ist selten. Vgl. Vaginose, bakterielle.

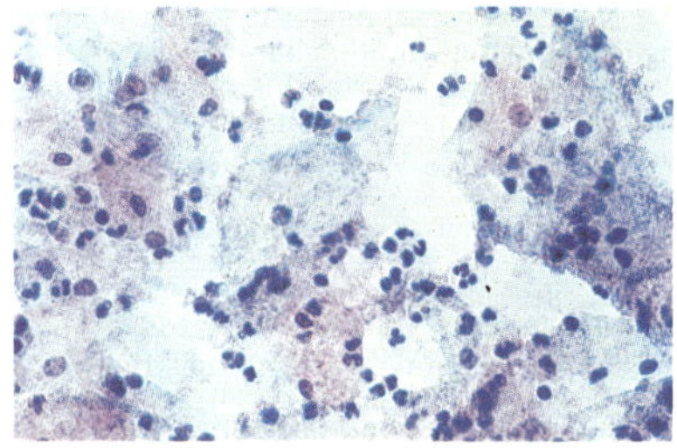

Kolpitis:
kolpozytologischer Befund mit entzündlichem Zellbild: reichlich Bakterien, besonders auf Plattenepithelzellen, und Entzündungszellen [444]

Bei jeder Kolpitis alter Frauen ist immer auch an ein Karzinom zu denken.

Kolpo|graphie (↑; -graphie*) f: (engl.) colpography; (radiol.) Röntgenkontrastdarstellung der Vagina.

Kolpo|kleisis (↑; gr. κλεῖσις Verschließung) f: (engl.) colpocleisis; op. Verschluß der Vagina; z. B. bei Scheidenvorfall* u. allg. Inoperabilität.

Kolpo|perineo|plastik (↑; Perineum*; -plastik*) f: (engl.) colpoperineoplasty; auch Kolpoperineorhaphie; op. Verengung des Beckenbodens am hinteren Scheidenumfang als Scheidendammplastik b. Descensus* uteri et vaginae.

Kolpo|poese (↑; -poese*) f: (engl.) colpopoiesis; op. Bildung einer Vagina (sog. Neovagina), z. B. bei Gynatresie* (u. a. Rokitansky*-Küster-Syndrom), bei Pseudohermaphroditismus* masculinus od. Verlust einer funktionsfähigen Vagina durch Op. od. Strahlentherapie; **Vorgehen:** Bildung der Neovagina aus Sigma od. Ileocaecum, Auskleidung des Vaginalrohrs mit Spalthaut od. Peritoneum (b. Geschlechtsumwandlung* meist durch Penishaut); passive Dehnbehandlung nach Vechietti.

Kolpor|rhaphie (↑; Rhaph-*) f: (engl.) colporrhaphy; Colporrhaphia; plast. Raffung u. Stützung der vorderen bzw. hinteren Scheidenwand b. Scheidensenkung u. Scheidenvorfall*.

Kolpor|rhexis (↑; Rhexis*) f: (engl.) colporrhexis; Kolpaporrhexis; vollständiger od. teilweiser Abriß der Scheide vom Uterus im Scheidengewölbe, z. B. bei Geburt; vgl. Scheidenriß.

K

Kolpo|skopie (↑; -skopie*) f: (engl.) colposcopy; Lupenbetrachtung der Portiooberfläche (u. Scheidenhaut) in 10-30facher Vergrößerung m. dem **Kolposkop** z. Beurteilung des Epithels, insbes. im Bereich der Epithelgrenze* der Portio vaginalis, b. vaginaler Untersuchung. Das normale, glatte, mehrreihig geschichtete (iodpositive) Plattenepithel wird als originär bezeichnet. Eine Ektopia* cervicis u. offene bzw. geschlossene Umwandlungszone* ist physiol.; unklare, eine dd Abklärung erfordernde Befunde sind Portioerosion* u. Erythroplakie*. Hinsichtlich ihrer Dignität verdächtige Befunde (sog. Matrixbezirke f. ein Karzinom, iodnegativ) sind Leukoplakia* portionis, Felderung*, Grund* u. eine atyp. Umwandlungszone; sie werden als fakultative Präkanzerose* f. ein Zervixkarzinom* angesehen u. erfordern e. Probeexzision (diagn. Konisation, evtl. Knipsbiopsie) mit histol. Abklärung (Carcinoma in situ?) sowie regelmäßige Kontrollen, u. U. eine op. Therapie. Ergänzendes Verf. ist d. Schiller-Iodprobe. Vgl. Zytodiagnostik.

Kolpo|suspension (↑; Suspension*) f: abdominales Operationsverfahren z. Behandlung der Streßinkontinenz*, das über e. kranioventrale Elevation der Scheide indirekt e. Rückverlagerung der funkt. wichtigen Blasenhalsregion in den Abdominalraum erreicht; die Scheidenwand bzw. das Parakolpium kann entw. am Periost u. dem Knorpel der Symphyse (Marshall*-Marchetti-Krantz-Operation), der Fascia obturatoria (Franz-Hirsch-Operation) od. dem Lig. iliopectineum bzw. Lig. pubicum superius (Burch-Cowan-Operation) fixiert werden.

Kolpo|tomie (↑; -tom*) f: (engl.) colpotomy; sog. Scheidenschnitt; Durchtrennung der Scheidenwand als Operationsschnitt, z. B. bei Kolporrhaphie* od. bei vaginaler Hysterektomie*.

Kolpo|zele (↑; -kele*) f: s. Scheidenvorfall.

Kolpo|zölio|tomie (↑; gr. κοιλία Bauchhöhle; -tom*) f: (engl.) coeliocolpotomy; Coeliotomia vaginalis; Eröffnung der Bauchhöhle v. der Scheide aus.

Kolpo|zyto|logie (↑; Zyt-*; -log*) f: (engl.) colpocytology; Beurteilung der durch Abstrich v. der seitl. Scheidenwand entnommenen Epithelien (s. Abb.); Aufbau u. Abbau der Scheidenepithelien werden durch d. Ovarialhormone Östrogen u. Progesteron gesteuert. Im Verlauf eines Menstruationszyklus* ändern d. Scheidenepithelien ihre Form u. ihre Färbbarkeit. **Follikelphase:** große, einzeln liegende Epithelien m. zunächst bläschenförmigem, später kleinem pyknot. Kern; die Epithelien färben sich vorwiegend m. sauren Farbstoffen an, sind also azidophil. **Corpus-luteum-Phase:** charakterist. Massenabschilferung der Epithelienzellen mit typ. Haufenbildung bei zunehmender Faltenbildung u. Einrollung; vorwiegend Intermediärzellen m. bläschenförmigem Kern u. basophilem Zytoplasma; **Bewertung** insbes. suspekter gyn. Abstriche: s. Zytodiagnostik. Vgl. Karyopyknoseindex, Kolposkopie.

Kolumno|tomie (Columna*; -tom*) f: (engl.) spinal osteotomy; syn. Rhachiotomie; Osteotomie* im Bereich der Wirbelsäule, insbes. zur op. Korrektur einer ausgeprägten Kyphose b. Spondylitis* ankylosans; **Prinzip:** Kombination aus Wirbelteil- (ggf. Bandscheiben- und Längs-

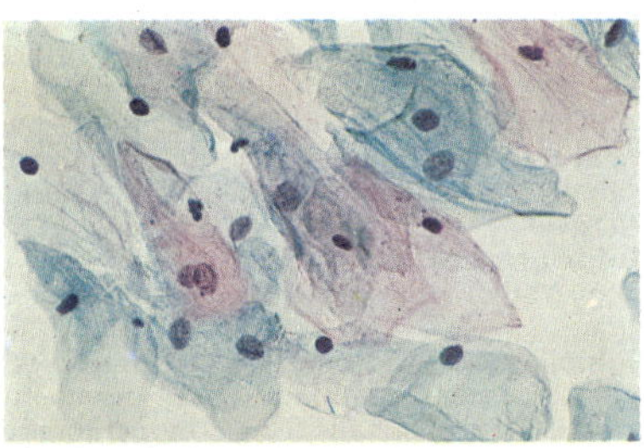

Kolpozytologie:
normale Plattenepithelzellen der Portio uteri (Pap. I, II); Intermediärzellen (basophiles Plasma, bläschenförmige Kerne) und Superfizialzellen (eosinophiles Plasma, pyknotische Kerne)

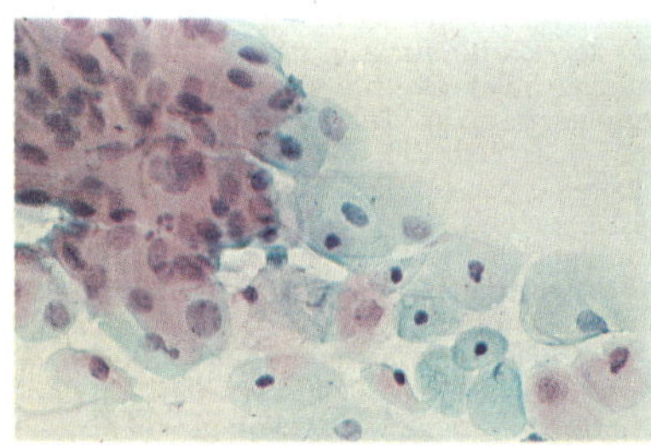

Atrophie des Vaginalepithels (Pap. II); niedriger Epithelaufbau mit Parabasalzellen und kleinen Intermediärzellen als Folge des Östrogenmangels nach der Menopause

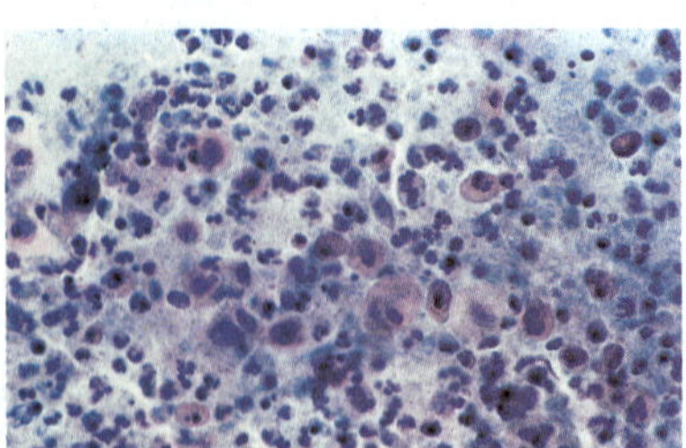

schwerst atrophisch-entzündliches Zellbild nach der Menopause (Pap. III); endgültige Beurteilung nach Östrogenbehandlung

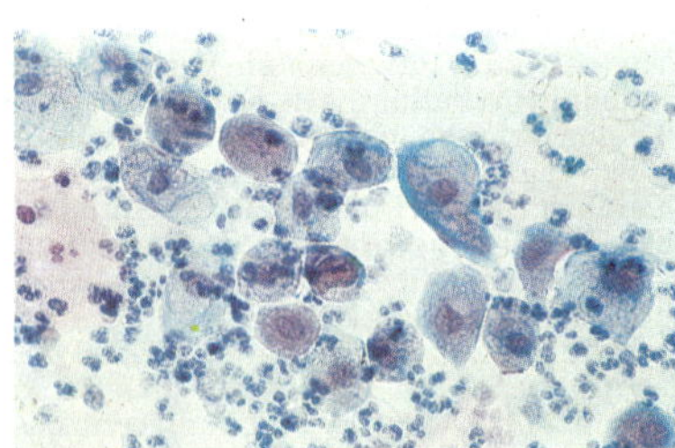

Metaplasiezellen; schaumiges Zytoplasma mit zipfeligen Ausziehungen

[444]

band-)Resektionen u. Knochenspanplastik; vgl. Laminektomie.

Koma (gr. κῶμα tiefer, fester Schlaf) n: (engl.) coma; schwerster Grad der quant. Bewußtseinsstörung*, bei der der Pat. durch äußere Reize nicht mehr zu wecken ist. Vgl. Präkoma.

Koma, dia|betisches (↑) n: (engl.) diabetic coma; syn. Coma diabeticum; hyperglykämisches Koma b. Diabetes* mellitus inf. von Insulinmangel, Insulinresistenz, Hunger, Inf. od. anderen Begleiterkrankungen; **Formen: 1.** ketoazidotisches Koma mit ausgeprägter Ketoazidose bei Blutglukoseerhöhungen meist unter 55,5 mmol/l (1000 mg/dl); typisch für den sog. Insulinmangeldiabetes (Typ I); **2.** hyperosmolares Koma bei extremen Blutzuckererhöhungen meist über 55,5 mmol/l (1000 mg/dl) oft ohne Azidose; typisch für den sog. Altersdiabetes (Typ II); **Ther.:** Insulin, Natriumbicarbonat od. Tris-Puffer, Rehydratation, ggf. Kaliumsubstitution.

Koma, dys|peptisches (↑) n: s. Säuglingstoxikose.

Koma, hepatisches (↑) n: (engl.) hepatic coma; syn. Coma hepaticum; durch mangelhafte Entgiftungsfunktion bei schwerer Leberfunktionsstörung verursachte Bewußtseinseinschränkung; Schädigung des ZNS durch NH_3, Amine, Phenolkörper u. a.; **Formen: 1.** exogenes h. K. (Leberausfallkoma): s. Enzephalopathie, portokavale; **2.** endogenes h. K. (Leberzerfallskoma): entsteht v. a. durch eine nekrotisierende akute Hepatitis* od. Intoxikation (z. B. mit Knollenblätterpilz, Tetrachlorkohlenstoff) der Leberzellen; **Ther.:** Vermeidung komaauslösender Faktoren (gastrointestinale Blutungen, Saluretika), Eiweißrestriktion, Darmsterilisation, Kontrolle des Elektrolyt- u. Säurebasenhaushalts; evtl. Hämoperfusion*, extrakorporale Leberperfusion*, Lebertransplantation.

> Eine hypokaliämische Alkalose (z. B. bei übermäßiger Salurese) kann unter dem klinischen Bild eines hepatischen Komas verlaufen (sog. Pseudo-Leberkoma).

Koma, hyper|osmolares (↑) n: (engl.) hyperosmolar coma; Koma inf. Funktionsstörung von Hirnzellen bei hyperosmolarer extrazellulärer Flüssigkeit; s. Koma, diabetisches.

Koma, hypo|glyk|ämisches (↑) n: s. Schock, hypoglykämischer.

Koma, hypo|physäres (↑) n: (engl.) hypophyseal coma; vital bedrohliche Dekompensation einer Hypophysenvorderlappen*-Insuffizienz mit Hypothermie, Bradykardie, Hypotonie, Hypoventilation u. Hypoglykämie; auslösende Faktoren sind u. a. Infektionen, Trauma, Operation, Streß. **Ther.:** NNR- u. Schilddrüsenhormone.

Koma, keto|azid|otisches (↑) n: s. Koma, diabetisches. **K., laktat|azidotisches** (↑) n: (engl.) lactic acid coma; Koma inf. ausgeprägter Laktatazidose*. **K., pylorisches** (↑) n: (engl.) pyloric coma; durch eine hochgradige metabolische Alkalose* (inf. Verlusts von K^+ u. Cl^- durch Erbrechen) bei dekompensierter hypertrophischer Pylorusstenose* verursachtes Koma. **K., thyreotoxisches** (↑) n: (engl.) thyrotoxic coma; syn. Coma basedowicum; Koma mit vorausgehendem agitiertem, selten ruhigem Delir, entwickelt sich aus einer thyreotoxischen Krise*. **K., ur|ämisches** (↑) n: (engl.) uraemic coma; syn. Coma uraemicum; Koma als Folge einer Urämie*. **K., vigiles** (↑) n: syn. Coma vigile; s. Syndrom, apallisches.

Koma, zerebrales (↑) n: (engl.) cerebral coma; syn. Coma cerebrale; Oberbegriff für alle Formen eines Komas*, die in einer hirnorganischen Erkr. ihre **Urs.** haben: v. a. Apoplexie, Enzephalitis, Meningitis, Schädelhirntrauma, Subarachnoidalblutung, Intoxikationen (durch Sedativa, Alkohol, Barbiturate u. a.). Vgl. Syndrom, hirnlokales.

Koma|zylinder (↑) m pl: zylinderähnliche, granulierte Gebilde im Harnsediment*, die kurz vor Beginn u. während eines diabetischen Komas* im frischen Harn nachweisbar sind; Entstehung durch Säurewirkung der Ketone auf die Nierenepithelien.

Kombinations|an|ästhesie (Anästhesie*) f: (engl.) mixed anaesthesia; Konzept der Narkoseführung unter Einsatz von Methoden der Narkose* u. der Lokalanästhesie*.

Kombinations|narkose (Narkose*) f: (engl.) mixed narcosis; i. e. S. Durchführung einer Narkose* mit Anw. von Injektionsnarkotika (z. B. Barbiturate) zur Narkoseeinleitung u. Weiterführung der Narkose als Inhalationsnarkose; i. w. S. zählen hierzu auch Neuroleptanalgesie*, Neuroleptanästhesie* u. balancierte Anästhesie*.

K

Kom|edo|karzinom (lat. comedere essen, verzehren; Karz-*; -om*) n: (engl.) comedocarcinoma; ausschließlich od. vorwiegend in den Milchgängen der weibl. Brustdrüse sich ausbreitende seltene Form des Mammakarzinoms*, bei der sich an der Schnittfläche eines makroskop. Präparats der Brustdrüse auf Druck gelblich-nekrot. Tumormassen aus den oft ausgeweiteten Milchgängen wie aus Komedonen ausdrücken lassen; in der Mehrzahl der Fälle handelt es sich um nicht infiltrierende Karzinome (sog. intrakanalikuläre Milchgangkarzinome), die meist zentral in der Brustdrüse lokalisiert sind. **Klin.:** Sympt. eines Mammakarzinoms fehlen i. d. R., kein Tastbefund; ggf. serös-weißl., seltener blutige Mamillensekretion; **Diagn.:** i. R. der Mammographie* häufig aufgrund v. Mikroverkalkungen*; **Progn.:** günstiger als bei infiltrierenden Mammakarzinomen, daher Anw. von Verf. der Mastektomie* m. eingeschränkter Radikalität bzw. brusterhaltende Operation* möglich.

Kom|edonen (↑) m pl: (engl.) comedones; sog. Mitesser; erweiterte, mit Keratin u. Talg gefüllte Haarfollikel, die zur Hautoberfläche hin offen od. geschlossen sind; Leiteffloreszenz einer Acne* vulgaris.

Komma|bakterien (Bakt-*) f pl: s. Vibrio cholerae.

Kom|mensalismus (lat. commensalis Tischgenosse) m: (engl.) commensalism; Zusammenleben zweier Lebewesen ohne gegenseitigen Nutzen od. Schaden. Vgl. Symbiose, Parasiten.

Kom|minutiv|fraktur (lat. comminuere zerstückeln; Fraktur*) f: Trümmerfraktur; s. Fraktur, vollständige.

Kom|missuren|bahnen (lat. commissura Verbindung): Nervenbahnen in d. weißen Substanz des Großhirns, die identische Stellen beider Gehirnhälften verbinden; sind im Balken (Corpus callosum) u. in d. Commissura ant. u. post. enthalten.

Kom|missuren|zellen (↑; Zelle*): (engl.) commissural cells; ihre Neuriten dienen der Verbindung von Neuronen beider Rückenmarkhälften.

Kom|missuro|tomie (↑; -tom*) f: (engl.) commissurotomy; op. Erweiterung (Sprengung) der vorderen od. der hinteren Kommissur der Mitral-, Aorten- od. Trikuspidalklappe m. dem Finger (digitale K.) od. dem Kommissurotom (Dilatator mit drei endständigen Messerchen). Der Zugang erfolgt durch d. Herzohr u. den Vorhof, b. Aortenstenose über den Ventrikel. Vgl. Herzchirurgie.

Kom|motions|neurose (lat. commovere, commotus bewegen, schütteln, reizen; Neur-*; -osis*) f: (engl.) concussion neurosis; Bez. f. eine nach Commotio* cerebri auftretende Neurose*; vgl. Syndrom, postkommotionelles.

Kom|motions|psychose (↑; Psych-*; -osis*) f: Bez. f. (seltene) nach Commotio* cerebri auftretende, i. d. R. reversible org. Psychose*.

Kom|munikation (lat. communicare gemeinsam tun, besprechen) f: (engl.) communication; (sozialpsychol.) Prozeß der Informationsübertragung zw. Individuen mittels verbaler u. nichtverbaler Ausdrucksmittel (Gestik u. Mimik), wobei neben der Sachinformation i. e. S. auch Beziehungen definiert u. komplexe soziale Mitteilungen ausgetauscht werden (Metakommunikation). In d. Arzt-Patienten-K. werden häufig Kommunikationsbarrieren beobachtet, die z. T. durch soziale Distanz u. Unterschiede des jeweiligen Herkunftsmilieus begründet sind.

Kom|pakta (lat. compactus gedrungen, dicht) f: s. Knochengewebe.

Kompartiment (ital. compartimento Abteilung) n: (engl.) compartment; Inhaltsraum; ein durch seinen Inhalt definierter Raum; **1.** (biol.) geometrisch umschriebene Abteilung innerh. einer Zelle*, die strukturell v. a. durch Membranen gegen den übrigen Zellraum abgegrenzt ist u. die Enzyme u. Reaktionspartner für einen best. biochem. Prozeß enthält; funktionell best. Verbindungen mit angrenzenden Kompartimenten bzw. solchen, in denen ähnliche biochem. Prozesse ablaufen. Durch Kompartimentierung der Zelle können die spezif. Stoffwechselvorgänge im Zytoplasma* ohne wechselseitige Störungen koordiniert nebeneinander ablaufen. Vgl. Zellorganellen, Zytosomen. **2.** (anat.) durch best. Strukturen bzw. Organe des Körpers begrenzter, weitgehend allseits abgeschlossener Raum, z. B. Gefäß-Nerven-Kanal, durch Faszien umschlossene Muskelgruppe (Muskelloge); vgl. Kompartmentsyndrom; **3.** (physiol.) i. e. S. einer der versch. Flüssigkeitsräume innerhalb des Körpers (ein Flüssigkeitskompartiment); i. w. S. auch (patho-)physiol. u. pharmak. wichtige K. wie Fett- u. Knochengewebe (Speicherräume); **4.** (pharmak.) ein Teil des gesamten Verteilungsraums einer in den Organismus eingebrachten Substanz (Pharmakon, Radionuklid), in dem sich diese homogen verteilt u. gleichen biokinet. Gesetzen unterliegt. Mit Ausnahme des Blutgefäßsystems, dessen räumliche Ausdehnung (Volumen) relativ genau erfaßbar ist, handelt es sich um einen fiktiven Raum i. S. eines hypothetischen Volumenbereichs, der sich je nach betrachteter Substanz aus versch. Körperflüssigkeiten bzw. -geweben zusammensetzen kann. Zur annähernd quant. Erfassung pharmako- bzw. tracerkinetischer Prozesse in biol. Systemen wurden versch. **Kompartimentmodelle** (s. Abb.) entwickelt, die eine grobe physiol. Näherung unter Vereinfachung der tatsächl. Gegebenheiten darstellen (Ein-, Zwei- u. Mehrfachkompartimentmodelle). In diesem Sinn entspricht der menschl. Körper einem Multikompartimentmodell.

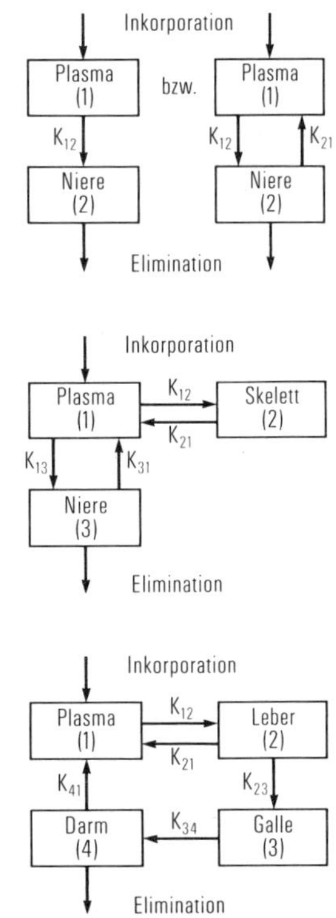

Kompartiment:
Kompartimentmodelle für die Biokinetik von Radionukliden; oben: Zweikompartimentmodell der Biokinetik eines renal eliminierten Radionuklids (rechts mit intrarenaler Rückresorption); Mitte: Dreikompartimentmodell der Biokinetik eines Radionuklids mit ossärer Anreicherung und renaler Elimination; unten: Vierkompartimentmodell der Biokinetik eines Radionuklids mit enterohepatischer Anreicherung und enteraler Elimination [371]

Kompartment|syn|drom (engl. compartment Abteilung) n: syn. Logensyndrom; v. a. am Unterschenkel auftretendes Syndrom, das durch Gewebedrucksteigerung in einem geschlossenen Muskelkompartiment (Faszienloge) u. dadurch bedingter Minderdurchblutung zu neuromuskulären Funktionsausfällen und Muskelnekrose führt; **Urs.: 1.** äußere Kompartimentverkleinerung u. a. durch Verschüttung, Druck durch zirkulären Gipsverband, op. gelegte Fasziennähte; **2.** Zunahme des Kompartimentinhalts durch Ödem (posttraumatisch nach Fraktur*, Weichteilkontusion od. Verbrennung, postischämisch, postoperativ) od. Hämatom; **3.** Hochlagerung einer verletzten Extremität bei Hypotonie; **Sympt.:** akut zunehmender Schmerz, druckschmerzhafte harte Schwellung, evtl. Spannungsblasen der Haut, Muskelfunktionsschwäche, passiver Dehnungsschmerz, Parästhesien; **Diagn.:** Gewebedruckmessung; **Ther.:** notfallmäßige Dekompression durch ausgedehnte Faszienspaltung. Vgl. Karpaltunnelsyndrom.

Kom|patibilität (Co-*; lat. patibilis erträglich) f: Verträglichkeit, Vereinbarkeit.

Kom|pensation (lat. compensatio Ausgleich) f: (engl.) compensation; **1.** (klin.) Ausgleich einer verminderten Leistung durch gesteigerte Tätigkeit; z. B. gesteigerte Pumpleistung durch ventrikuläre Hypertrophie bei Herzklappenfehlern; **2.** (genet.) kompensierende od. restaurierende Mutation*, die z. Bildung einer funkt. Revertante* führt; partielle od. vollständige Wiederherstellung der (enzymat.) Funktion eines zunächst durch Mutation inaktiv gewordenen Genprodukts durch weitere Mutation(en); **a)** intragene Restaurierung als Rückmutation eines mutierten Codons; **b)** intergene Kompensation mit Mutation eines anderen Gens, meist in Form einer Suppression*; **c)** K. durch ein in die Zelle eingeführtes genet. Element (Virus, Plasmid), das die notwendige genet. Information mitbringt (Komplementation).

kom|petitiv (lat. competere zusammen etwas begehren): auf Wettbewerb beruhend.

Kom|plement (lat. complementum Ergänzung) n: (engl.) complement; Abk. C; Sammelbez. f. im Serum u. auf Zelloberflächen vorkommende, z. T. thermolabile Proteine, die als funkt. System (Komplementsystem) in den Organismus eingedrungene Fremdstoffe (Antigene) mit od. ohne Beteiligung von Antikörpern inaktivieren können (Verstärkung bzw. Ergänzung von Antikörperwirkungen); besteht aus folgenden (nach ihrer Position in der Aktivierungssequenz bzw. ihrer funkt. Bedeutung gruppierten) Proteinen (Komplementfaktoren): **1.** sog. klassischer Aktivierungsweg (Aktivierung des C über Antigen-Antikörper-Komplexe): C1q, C1r, C1s, C2, C4, C3; **2.** sog. alternativer Aktivierungsweg (unspezif. Aktivierung an der Oberfläche von Fremdkörpern): B, D, Properdin, C3; **3.** gemeinsame Endstrecke: C5, C6, C7, C8, C9; **4.** endogene Inaktivatoren: C1-Esteraseinhibitor (C1-INH), Faktor H u. I, C4-bindendes Protein, Protein* S; **5.** zelluläre Rezeptoren insbes. für Fragmente des C3: u. a. CR1 (v. a. auf Erythrozyten), CR2 (B-Lymphozyten), CR3 u. CR4 (Monozyten, Granulozyten);

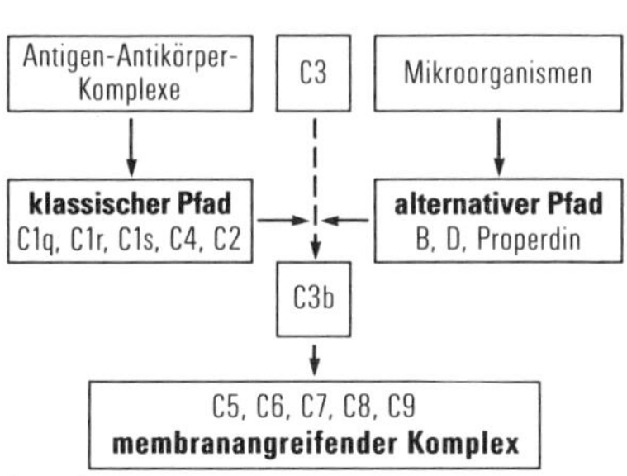

Komplement:
Aktivierung des Komplementsystems [182]

Hauptwirkungen: 1. Lyse fremder Zellen durch Komplexe, die aus den Komplementfaktoren C5-C9 nach Anlagerung eines bei der Spaltung von C3 (am Ende des klassischen u. des alternativen Aktivierungsweges) entstehenden Fragments an das Antigen gebildet werden; **2.** Aktivierung immunkompetenter Zellen durch die bei Spaltung von Komplementproteinen entstehenden Peptide (C3a, C5a, sog. Anaphylatoxine); **3.** Opsonisierung durch Anlagerung des C3 an Antigen-Antikörper-Komplexe, wodurch deren Phagozytose* begünstigt wird. Das C wird zur Sicherstellung seiner ständigen Reaktionsbereitschaft wahrscheinlich kontinuierlich auf einem geringen Niveau aktiviert (sog. tickover), wobei schädliche Auswirkungen durch die Inaktivatoren des C verhindert werden; der C1-INH stoppt die Aktivierung über den klassischen Weg, Faktor H u. I greifen am Schnittpunkt der C3-Aktivierung an. Trotz der großen Bedeutung des C führen angeb. **Komplementdefekte** (Verminderung bzw. Fehlen von Komplementproteinen) meist nicht zu schwerwiegenden Erkrankungen. In der Serodiagnostik kann C zur Verstärkung serol. Nachweisreaktionen eingesetzt werden (s. Komplementbindungsreaktion); durch Erwärmung von Serum auf 56°C über 30 Min. wird es inaktiviert. Die Komplementproteine unterliegen wahrscheinl. einem genet. Polymorphismus*; für genet. Untersuchungen sind z. B. die erbl. Varianten von C3 (Pt*-System) wichtig.

Komplement
Angeborene Defekte von Faktoren des Komplementsystems beim Menschen

Komponente	Assoziierte Krankheiten
C 1 – C 4	Lupus-erythematodes-ähnliche Syndrome, Glomerulonephritis, Arthralgien, Vaskulitis
C 3	eitrige bakterielle Infektionen
C 5 – C 8	Neisserieninfektionen, rheumatoide Syndrome
C 1-INH	hereditäres Angioödem

kom|plementär (↑): ergänzend.

Kom|plementär|farben (↑): (engl.) complementary colours; Gegenfarben; Farben best. Wellenlängen, die bei sog. additiver Mischung Weiß ergeben: Hochrot + Grünblau, Gelb + Indigoblau usw.

Kom|plementär|raum (↑): s. Recessus pleurales.

Kom|plementation (↑) f: s. Kompensation.

Kom|plement|bindungs|re|aktion (↑) f: (engl.) complement-fixation reaction; Abk. KBR; serol. Methode zum Nachweis von Antikörpern u. Antigenen (z. B. von Viren mit Hilfe spezif. Antiseren); **Prinzip:** Immunkomplexe fixieren Komplement*, wenn an der Antigen*-Antikörper-Reaktion Immunglobuline* der Klasse IgG u. IgM beteiligt sind. Der Komplementverbrauch kann mit Hilfe eines standardisierten sog. hämolytischen Systems (mit Anti-Erythrozyten-Antikörpern beladene Erythrozyten) nachgewiesen u. durch Vergleich mit Seren bekannter Komplementaktivität (inaktivierte Seren, denen Komplement zugefügt wurde) quantitativ bestimmt werden; erfolgt keine Antigen-Antikörper-Reaktion im Testsystem, so werden die später hinzugefügten Testerythrozyten unter dem Einfluß des noch unverbrauchten Komplements lysiert (negative KBR), bei Komplementverbrauch inf. Antigen-Antikörper-Reaktion erfolgt keine bzw. eine abgeschwächte Hämolyse (positive KBR).

K

Komplement|de|fekte (↑) m pl: s. Komplement. **K.faktoren** (↑) m pl: s. Komplement. **K.system** (↑) n: s. Komplement.

Kom|plex (lat. complexus Umfassen) m: (engl.) complex; **1.** (chem.) Verbindung höherer Ordnung durch Zusammenschluß von Molekülen zu einer (funkt.) Einheit; **2.** (psychol.) Bez. f. Vereinigung mehrerer gefühlsbetonter Vorstellungen (C. G. Jung), die aus e. Konfrontation von Ich u. Umwelt (psych. Trauma) entstehen u. wegen ihrer negativen Gefühlsqualität oft aus dem Bewußtsein verdrängt sind. K. können als Fehlleistung, Neurose od. Zwangsvorstellung zum Ausdruck kommen. Vgl. Elektra-Komplex, Ödipus-Komplex.

Kom|plikation (lat. complicare, complicatus verwickeln) f: (engl.) complication; Ereignis od. Umstand, wodurch der gewohnte Ablauf einer Erkr., eines ärztl. Eingriffs od. natürl. Vorgangs (z. B. Geburt) ungünstig beeinflußt werden kann; Entw. zu einem eigenständigen diagn. u. therap. Problem möglich.

Kom|ponente (lat. componere, compositus zusammensetzen) f: Bestandteil, Teil eines zusammengesetzten Ganzen.

Kom|positum (↑) n: (engl.) composit; das Zusammengesetzte; Mixtum compositum: Gemisch, Mischung z. B. versch. Medikamente.

Kom|presse (lat. comprimere, compressus zusammendrücken) f: (engl.) compress; nasser Umschlag; kalt, warm od. als Dampfkompresse (sehr heißer Umschlag, z. B. bei Gallenkoliken).

Kom|pression (↑) f: Zusammendrückung, Quetschung.

Kom|pression, digitale (↑) f: (engl.) digital compression; vorübergehende Blutstillung* durch manuelles Abdrücken von art. Gefäßen z. B. gegen knöcherne Strukturen.

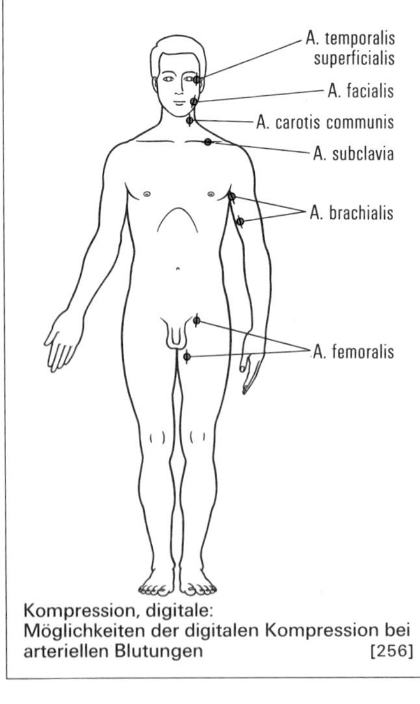

Kompression, digitale:
Möglichkeiten der digitalen Kompression bei arteriellen Blutungen [256]

Kom|pressions|a|tel|ektase (↑; gr. ἀτελής unvollständig; -ektasie*) f: s. Atelektase.

Kom|pressions|behandlung (↑): (engl.) compression treatment; Methode zur Behandlung einer chronisch-venösen Insuffizienz* mittels Kompressionsverband* od. Anw. von elastischen Kompressionsstrümpfen (vier Druckklassen); führt durch Querschnittsverengung u. Verbesserung der sog. Muskelpumpe (v. a. beim Laufen) zu einer Entstauung der betroffenen Extremität. Anw. auch zur Thromboseprophylaxe* bzw. Embolieprophylaxe* sowie bei Lymphödem.

Kom|pressions|fraktur (↑; Fraktur*): s. Fraktur, vollständige.

Kom|pressions|lähmung (↑): s. Drucklähmung.

Kom|pressions|nagelung (↑): (engl.) compression plating; Verfahren der Osteosynthese*, bei dem durch einen Mechanismus im Innern eines Marknagels (Verriegelungsnagel) eine Kombination von innerer Schienung u. Druckosteosynthese erzielt wird; vgl. Marknagelung.

Kom|pressions|syn|drom (↑) n: (engl.) compression syndrome; **1.** K. des Liquor cerebrospinalis: s. Nonne-Froin-Syndrom; **2.** neurovaskuläre Kompressionssyndrome, z. B. Thoracic* outlet syndrome, Karpaltunnelsyndrom*, Kompartmentsyndrom*; **3.** Wurzelkompressionssyndrom*, Compressio* cerebri; **4.** K. der V. cava bei Schwangeren: s. Vena-cava-inferior-Syndrom.

Kom|pressions|uro|graphie (↑; Ur-*; -graphie*) f: s. Urographie.

Kom|pressions|verband (↑): (engl.) compression bandage; Verband, der dosierten Druck auf das darunterliegende Gewebe (bzw. die entspr. Extremität) ausüben soll; **Anw.:** v. a. als Druckverband*, auch bei Distorsion, Lymphödem sowie bei Varizen der unteren Extremitäten (Kompressionsbehandlung); **cave:** art. Minderdurchblutung bei zu starkem Druck! Vgl. Verbände.

Kom|pressorium (↑) n: (engl.) compressor; Vorrichtung zum Abdrücken großer Gefäße zwecks Blutstillung.

kom|primieren (↑): zusammenpressen.

Koncho|skop (gr. κόγχη Muschel; Skop-*) n: (engl.) conchoscope; röhrenförmiger Nasenspiegel für die mittlere u. hintere Rhinoskopie*.

Koncho|tomie (↑; -tom*) f: (engl.) conchotomy; op. Abtragung einer Nasenmuschel, v. a. bei chron. Rhinitis* u. Rhinitis* vasomotorica mit Hyperplasie der Nasenmuscheln u. behinderter Nasenatmung; häufig i. R. einer Septumplastik*; **Kompl.:** Rhinitis* atrophicans bei zu ausgedehnter Resektion.

Kon|densation (lat. condensare verdichten) f: (engl.) condensation; **1.** (chem.) **a)** Substitution* unter Abspaltung einfacher Moleküle, z. B. Alkohol + Säure ⇌ Ester + Wasser; **b)** Zusammentritt zweier Moleküle unter Bildung eines neuen Moleküls; **2.** (physik.) Gasverflüssigung durch Temperaturerniedrigung bzw. Druckerhöhung; **3.** (zytol.) Verdichtung der Chromosomen in der Pro- u. Metaphase der Mitose*.

Kon|densator (↑) m: (engl.) capacitor; elektr. Bauelement z. Speicherung von Ladungen; vgl. Kapazität.

Kon|densor, optischer (↑) m: (engl.) optic condenser; Sammellinse bzw. Linsensystem zur Beleuchtung von Objekten mit parallelem Licht im Mikroskop u. bei Projektionsvorrichtungen; besteht bei Mikroskopie im UV-Bereich aus Quarz.

Kon|dition (lat. conditio) f: Bedingung, Beschaffenheit, allgemeine Verfassung, Zustand.

K

Kon|ditionierung (↑): (engl.) conditioning; **1.** (psychol.) s. Konditionierung, klassische; Konditionierung, operante; **2.** (kerntechn.) Behandlung u. Verpackung von radioaktivem Abfall* vor seiner Zwischen- od. Endlagerung mit dem Ziel der Transportier- u. Handhabbarkeit.

Kon|ditionierung, klassische (↑): (engl.) classical conditioning; (psychol.) sog. Signallernen (Pawlow-Experiment am Hund); experimentelle Herbeiführung einer bedingten Reaktion* (Speichelfluß) bzw. eines bedingten Reflexes durch wiederholte Verknüpfung des Reflexauslösers (Futter) mit einem zunächst neutralen Reiz (z. B. Glockenton), wodurch die bedingte Reaktion bereits auf den bedingenden Reiz erfolgt (Glockenton ohne Darbietung von Futter). Die Verhaltensänderung besteht in einer Umwidmung der die Reaktion auslösenden Reizkonfiguration. Vgl. Lernen, Verstärkung.

Kon|ditionierung, operante (↑): (engl.) operant conditioning; (psychol.) sog. Lernen am Erfolg; Verknüpfung einer gewünschten Verhaltensweise mit befriedigenden Reizen (Verstärker*) od. folgenden belohnenden Zuständen (Verstärkung*) mit der Folge der Beibehaltung dieses Verhaltens; im Ggs. zur klassischen Konditionierung*, wo die Reize variieren, um ein best. Reaktionsmuster zu steuern, ist bei der o. K. die erlernte Reaktion ein plastisch veränderbares Verhalten in Abhängigkeit von der nachfolgenden Reizkonstellation. Vgl. Lernen.

Kondom (frz. engl. condom) n: syn. Präservativ*.

Kon|duktor (lat. conducere, conductus zusammenführen) m: (engl.) conductor; (genet.) Überträger; Individuum, das eine Krankheitsanlage von der vorausgehenden Generation auf die nächstfolgende überträgt, ohne selbst krank zu sein; der Begriff wird insbes. für Frauen verwendet, die heterozygot für ein X-chromosomal-rezessives Gen sind; die Hälfte ihrer Söhne zeigen statistisch das X-chromosomal-rezessive Merkmal, 50% der Töchter werden wieder K. (z. B. bei Hämophilie*).

Kondyl-: auch Condyl-; Wortteil mit der Bedeutung Knochengelenk, Knöchel; von gr. κόνδυλος.

Kondylen|fraktur (↑; Fraktur*) f: (engl.) condylar fracture; Fraktur im Bereich der gelenknahen Verbreiterungen von Humerus, Femur od. Tibia; erfordert inf. Gelenkbeteiligung meist op. Eingriff; s. Humerusfraktur, Oberschenkelfraktur, Tibiafraktur.

Kondylome (↑; -om*) n pl: Hyperplasien im Anogenitalbereich durch Inf. mit Papillomavirus (Condylomata* acuminata, Condylomata* plana) od. Treponema pallidum (Condylomata* lata).

Kondylom-Virus (↑; ↑; Virus*) n: (engl.) condyloma virus; zur Gruppe der menschl. Papillomaviren (HPV 6 u. 11) gehörender Err. der Condylomata acuminata u. plana.

Kondylus (↑) m: (engl.) condyle; Gelenkkopf, Knochenende.

Kon|fabulation (lat. confabulari vertraulich plaudern) f: (engl.) confabulation; Erzählung meist zufälliger Einfälle ohne Bezug zur jeweiligen Situation od. Frage, durch die Gedächtnislücken überspielt werden; **Vork.:** z. B. bei Hirnatrophie, organischer Psychose, v. a. bei Korsakow*-Syndrom. Vgl. Gedächtnisstörung, Pseudologia phantastica.

Kon|fabulose (↑; -osis*) f: (engl.) confabulosis; Form der symptomat. Psychose (s. Psychose), bei der Konfabulationen im Vordergrund stehen.

Kon|figuration (lat. configurare gleichförmig gestalten, anpassen) f: Form, Umformung; z. B. Aortenkonfiguration* des Herzens.

Konflikt m: (engl.) conflict; (psychol.) Widerstreit von unvereinbaren Motiven, Interessen bzw. Verhaltensmöglichkeiten; latente u. unbewältigte K. sind u. U. Ursache f. Neurose*, Charakterstörungen u. Verhaltensstörungen.

kon|fluierend (lat. confluere zusammenfließen): zusammenfließend.

kon|genital (Co-*; lat. genitus geboren, entstanden): (engl.) congenital; angeboren, ererbt (u. bei der Geburt manifest); i. w. S. auch syn. konnatal*.

Kon|gestion (lat. congerere, congestus anhäufen) f: (engl.) congestion; Bez. f. arterielle Blutüberfüllung als Folge von Entzündungsreizen; vgl. Hyperämie.

Kon|gestions|ab|szeß (↑; Abszeß*) m: syn. Senkungsabszeß*.

Kon|glomeration (lat. conglomerare zusammenballen) f: s. Agglomeration.

Kon|glomerat|tumor (↑; Tumor*) m: (engl.) conglomerate tumour; Verklebung od. Verwachsung von Organen u. Organteilen, die bei Untersuchung den Eindruck einer größeren Tumorbildung entstehen lassen; z. B. palpabler, im Unterbauch lokalisierter, entzündl. bedingter K., bestehend aus der in e. Hydrosalpinx umgewandelten Tube mit Dünndarmschlingen u. Netzteilen od. (röntg.) intrathorakaler Hilustumor, bestehend aus einem zentralen Bronchialkarzinom* u. Metastasen* in regionären Lymphknoten.

Kon|glutination (lat. conglutinare zusammenkleben) f: (engl.) conglutination; Agglutination* von Erythrozyten unter Beteiligung von Konglutininen*, z. B. als komplementverbrauchende K. (Bordet*-Konglutinationsreaktion) od. ohne Beteiligung von Komplement (K. nach Wiener).

Kon|glutinations|test (↑) m: s. Kolloidtest.

Kon|glutinine (↑) n pl: (engl.) conglutinins; Bez. f. Substanzen (insbes. Kolloide*), die v. a. durch Herabsetzung der Hydrophilie der Oberfläche von Partikeln (z. B. Bakt., Erythrozyten) zu deren Agglutination* o. a. sichtbaren serol. Reaktionen durch inkomplette Antikörper* führen; i. e. S. ein im Serum v. a. von Wiederkäuern vorkommendes Gammaglobulin (sog. Konglutinin) mit hoher Affinität für an Immunkomplexe gebundenes Komplementprotein C3, das in Gegenwart von Komplement eine starke Agglutination (u. Hämolyse) von antikörperbeladenen (Immunkomplexe tragenden) Testerythrozyten bewirkt. Als **Immunkonglutinine** werden gegen die Komplementproteine C3 u. C4 gerichtete Iso- od. Autoantikörper bez., die bei Immunisierungsvorgängen u. Autoimmunkrankheiten gebildet werden.

Kongo|rot: (engl.) congo-red; Diazofarbstoff; pH-Indikator; vgl. Benzidin.

Konidien (gr. κονία Staub; -id*) n pl: syn. Konidiosporen*.

Konidio|sporen (↑; Spora*): (engl.) conidiospores; syn. Konidien; ungeschlechtlich gebildete Sporen als Nebenfruchtformen von Pilzen (Fungi*); vgl. Fungi imperfecti.

Koniin (gr. κώνειον Schierling) n: auch Coninum; Alkaloid des gefleckten Schierlings (Conium maculatum); verursacht aufsteigende periphere motor. u. sensible Lähmung (Giftbecher des Sokrates).

K

Konio|meter (gr. κονία Staub; Metr-*) **n:** (engl.) koniometer; Gerät zur Bestimmung der Dichte u. Teilchengröße von Staubpartikeln in der Luft.

Koniose (↑; -osis*) **f:** Staubkrankheit; s. Pneumokoniosen.

Konio|tomie (Conus*; -tom*) **f:** (engl.) coniotomy; syn. Interkrikothyreotomie; Notfalleingriff zur schnellen Behebung einer Erstickungsgefahr bei Verlegung der oberen Luftwege (z. B. durch Glottisödem, Fremdkörper, Kehlkopfkarzinom), wenn eine Intubation* od. eine Tracheotomie* unmöglich sind. Nach Hautschnitt wird das Ligamentum cricothyroideum (Lig. conicum) längs od. quer gespalten (notfalls mit dem Taschenmesser) u. eine Trachealkanüle* o. ä. eingeführt; eine reguläre Tracheotomie ist schnellstmöglich anzustreben (Gefahr intralaryngealer Stenosebildung).

Konisation (gr. κῶνος Kegel) **f:** (engl.) conization; syn. Portiokonisation, Zervixkonisation; Entnahme eines konusförmigen Gewebestücks aus der Portio uteri zur histol. Untersuchung; **Ind.:** Methode der Wahl z. endgültigen Klärung von m. den Suchmethoden (Kolposkopie* u. Zytodiagnostik*) entdeckten Epithelatypien an der Portio u. im Zervikalkanal (Serienschnitte); ggf. auch als therapeutische K. bei schwersten Zellatypien u. Carcinoma* in situ. Vgl. Epithelgrenze.

kon|jugal (lat. coniunx, coniugis Gatte)**:** ehelich.

Kon|jugase **f:** s. Folsäure.

Kon|jugation (lat. coniugatio Verbindung) **f:** (engl.) conjugation; **1.** (biol.) Verschmelzung des männl. mit dem weibl. Zellkern b. der Befruchtung*; **2.** (genet.) Zusammentreten homologer Chromosomen in der Prophase der Meiose*; **3.** (chem.) Wechselwirkung benachbarter Doppelbindungen im Molekül, die durch e. Einfachbindung getrennt sind; **4.** (bakteriol.) parasexueller Mechanismus z. Übertragung von genet. Material; Bildung einer Plasmabrücke zw. einem Bakterium, das einen sog. Konjugationsfaktor (Plasmide*) besitzt, u. einem anderen Bakterium. Über d. Plasmabrücke (den sog. Sexualpilus*) dringt e. DNA-Strang des Konjugationsfaktors in die Empfängerzelle ein u. prägt die codierten Eigenschaften aus. K. sind zw. allen Enterobacteriaceae* sowie Pseudomonas-, Pasteurella- u. Vibrio-Species möglich.

Kon|jugations|faktor (↑) **m:** (engl.) conjugation factor; extrachromosomales genet. Element, welches e. Konjugation* zw. Bakterien verursachen kann; hierzu gehören der F*-Faktor, R*-Faktor, Col*-Faktoren u. a. Vgl. Plasmide.

Kon|junktival|re|flex (↑; Reflekt-*) **m:** (engl.) conjunctival reflex; Fremdreflex; reflektor. Lidschluß bei Berührung der Bindehaut des Auges; einseitiges Fehlen spricht für ipsilaterale Schädigung des N. trigeminus od. N. facialis. Vgl. Reflexe.

Kon|junktiven (↑) **f pl:** s. Conjunctiva.

Kon|junktivitis (↑; -itis*) **f:** (engl.) conjunctivitis; auch Conjunctivitis; Augenbindehautentzündung; **Urs.: 1.** chem.-physik. Reize, z. B. Fremdkörper, Verletzungen (Verätzungen, Verbrennungen, Strahlen), Staub; **2.** Infektion durch Bakterien (z. B. als Conjunctivitis* pseudomembranosa, Gonoblennorrhoe*), Chlamydien (Einschlußkonjunktivitis*, Schwimmbadkonjunktivitis*), Viren (Conjunctivitis* follicularis); **3.** benachbarte pathol. Prozesse (z. B. Meibom-Karzinom); **4.** Benetzungsstörungen inf. verminderter Tränensekretion (vgl. Keratitis sicca); **5.** Allergien (z. B. als Conjunctivitis* vernalis); **Sympt.: 1.** akute K.: Rötung, Schwellung, starke Sekretion, Lichtscheu, Blepharospasmus; **2.** chronische K.: kein Ödem, geringe Sekretion, Wucherung der Papillarkörper; **Ther.:** Ausschalten auslösender Faktoren, lokal desinfizierende u. adstringierende sowie ggf. antibakterielle Medikamente. Vgl. Episkleritis, Keratokonjunktivitis.

kon|kav (lat. concavus)**:** nach innen gewölbt, hohl; Ggs. konvex.

Kon|kav|linse (↑)**:** (engl.) concave lens; sog. Minusglas; Zerstreuungslinse zur Korrektur der Myopie*; vgl. Brillengläser.

Kon|kav|spiegel (↑)**:** Hohlspiegel mit Verkleinerungseffekt.

kon|kom|itierend (lat. concomitatus begleitet)**:** begleitend.

kon|kordant (lat. concordare übereinstimmen)**:** (engl.) concordant; übereinstimmend; im EKG: gleiche Ausschlagrichtung.

Kon|kordanz (↑) **f:** (engl.) concordance; (genet.) phänomenologische Übereinstimmung wichtiger Merkmale bei Zwillingen, z. B. Haarfarbe u. -form, Augenfarbe, Sommersprossen; Ggs. Diskordanz. Vgl. Phänotypus.

Kon|krement (lat. concrementum Mischung, Verdichtung) **n:** (engl.) concrement; feste Masse, die durch Ausfällung vorher gelöster Stoffe in Hohlkörpern od. im Gewebe gebildet wird; Größe von mm bis einige cm; s. Blasenstein, Gallensteine, Kotstein, Nephrolithiasis, Psammom, Sialolithen, Ureterstein.

kon|natal (Co-*; lat. natalis Geburts-)**:** (engl.) connatal; angeboren, b. der Geburt vorhanden, pränatal erworben; vgl. kongenital.

Kon|sanguinität (lat. consanguinitas) **f:** syn. Blutsverwandtschaft*.

kon|sensuell (lat. consensus Übereinstimmung)**:** gleichsinnig, in demselben Sinne wirkend.

kon|servativ (lat. conservare erhalten)**:** erhaltend.

Kon|servierung (↑)**:** (engl.) preservation; Haltbarmachen von zersetzbaren org. Stoffen durch Keimhemmung od. Keimvernichtung; **Methoden: 1.** Hitze (Eindosen); **2.** Kälte (Eiskühlung +4°C od. Tiefkühlung -20°C); **3.** Trocknung; vgl. Gefriertrocknung; **4.** Räuchern; **5.** Salzen (Prinzip: Osmose mit Wasserentzug), Zuckern u. Würzen (ätherische Öle*); **6.** chem. K. für Nahrungsmittel (Borsäure, Benzoesäure*, Sorbinsäure*, Salicylsäure, p-Oxybenzoesäure u. ihre Salze nach d. Zusatzstoff*-Zulassungsverordnung), für Seren u. Impfstoffe 0,3-0,5% Phenol, 0,1% Formalin od. Quecksilberpräparate; **7.** s. Lebensmittelbestrahlung.

Kon|siliarius (lat. consiliarius Ratgeber) **m:** beratender Arzt.

Kon|silium (lat. consilium Rat) **n:** Beratung mehrerer Ärzte zur Klärung eines Krankheitsfalles.

Kon|sistenz (lat. consistere sich aufstellen, feststehen) **f:** (engl.) consistency; Beschaffenheit, z. B. weich, hart; Grad der Festigkeit eines Stoffes, z. B. zähflüssig, weich.

Kon|solidierung (Co-*; lat. solidare fest machen, zusammenfügen)**:** (engl.) consolidation; Verfestigung; med. i. S. einer sich verbessernden, nicht weiter fortschreitenden od. in Abheilung befindlichen Krankheit; traumatolog. die knöcherne Verfestigung einer Fraktur; vgl. Frakturheilung.

kon|stant (lat. constans): beständig, stetig, gleichbleibend, unveränderlich.

Kon|stituens (lat. constituere, constitutus einrichten, ordnen, festigen) n: (engl.) excipient; der indifferente Bestandteil einer Arznei; z. B. Wasser bei Solutionen, Schweinefett bei Salben.

Kon|stitution (↑) f: (engl.) constitution; **I.** Summe körperl. u. psych. Eigenschaften; Grundlage der (schwierigen) Einteilung in sog. Konstitutionstypen; nach Sigaud gibt es einen Typus muscularis, cerebralis, respiratorius u. digestivus, nach Kretschmer vier Typen: **1.** leptosomer (asthenischer) Typ: magerer, aufgeschossener Mensch mit schmalen Schultern, langem, schmalem, flachem Brustkorb u. schmalem, langem Kopf; **2.** athletischer Typ: breite, ausladende Schultern, derber, hoher Kopf, breiter Burstkorb, straffer Bauch, Rumpfform verjüngt sich nach unten, plastisch hervortretendes Muskelrelief, grober Knochenbau; **3.** pyknischer Typ: mittelgroße, gedrungene Figur, weiches, breites Gesicht, kurzer Hals, rundlicher Fettbauch, tiefer, gewölbter Brustkorb; **4.** dysplastischer Typ: endokrin dysharmonisch, ohne daß endokrine Störungen im einzelnen nachweisbar sein müssen, versch. Körperformen. Der Versuch, zw. Konstitutionstypen u. versch. Formen von Psychose eine Verbindung herzustellen, ist umstritten; vgl. Typenlehre. **II.** (chem.) Anordnung der Atome in einem Molekül.

Kon|striktion (lat. constringere, constrictus zusammenbinden, -ziehen) f: (engl.) constriction; Zusammenziehung; **1.** Kontraktion eines Hohlorgans od. Ringmuskels, z. B. Bronchokonstriktion; **2.** (genet.) Einschnürung an best. Stellen v. Chromosomen*.

Kon|sultation (lat. consultare überlegen, um Rat fragen) f: ärztliche Beratung.

Kon|sumption (lat. consumptio Verzehrung) f: consumption; Auszehrung; vgl. Kachexie.

Kon|tagions|in|dex (lat. contagium Ansteckung) m: (engl.) contagion index; syn. Infektionsindex; (epidemiol.) Größe zur Quantifizierung der Erkrankungswahrscheinlichkeit b. einer Exposition gegenüber einem infektiösen Agens, d. h. die Anzahl der tatsächlich (erkennbar od. nicht erkennbar) Erkrankten bezogen auf 100 nicht immune Exponierte; wenn der K. den Wert 1 hat, bedeutet das, daß 100% der erstmalig Exponierten erkranken. Vgl. Manifestationsindex; s. Tab.

Kontagionsindex
Werte für einige Infektionskrankheiten

Masern	0,95
Pocken	0,95
Keuchhusten	0,80
Diphtherie	0,10 – 0,20
Röteln	0,15 – 0,20
Typhus	0,50
Bakterienruhr	0,15
Poliomyelitis	0,1 (0,001 – 0,003)

Kon|tagiosität (↑) f: (engl.) contagiousness; Ansteckungsmöglichkeit; die Ansteckungskraft eines Erregers; s. Infektion.

Kon|takt||all|ergie (lat. contactus Berührung, Ansteckung; Allergie*) f: s. Kontaktekzem, Kontakturtikaria. **K.aufnahme** (↑): (engl.) contact radiography; Röntgenaufnahme mit möglichst geringem Fokus-Objekt-Abstand. **K.bestrahlung** (↑): (engl.) contact irradiation; Strahlentherapie* m. einer tumornahen Strahlenquelle, z. B. durch Implantate (Nadeln, Kapseln) od. Injektion v. radionuklidhaltigen Suspensionen; vgl. Radiumtherapie, Afterloading-Verfahren. **K.blutung** (↑): (engl.) contact bleeding; durch Kohabitation verursachte Blutung im Bereich der Geschlechtsorgane; bei der Frau Leitsymptom für ein Zervixkarzinom*, beim Mann für ein Peniskarzinom*.

Kon|takt|ek|zem (↑; Ekzem-*) n: exogen ausgelöstes Ekzem*; **Formen: 1.** toxisches K. (syn. degeneratives Ekzem, Irritationsekzem): Schädigung der Hautbarriere durch andauernden od.

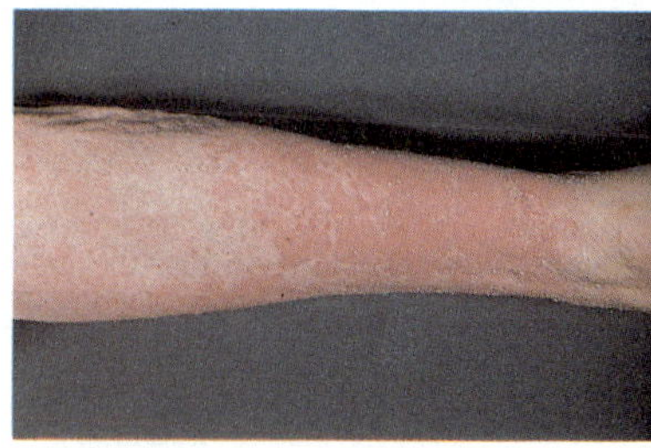

Kontaktekzem:
toxische Reaktion mit bullösen Effloreszenzen [2]

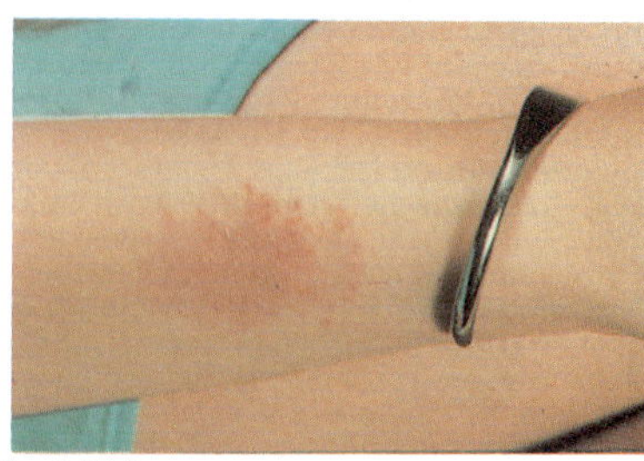

Kontaktekzem:
allergische Reaktion auf einen nickelhaltigen Armreifen [3]

wiederholten Kontakt mit Säuren u. Basen, Mineralölen, org. Lösungsmitteln, oxidierenden u. reduzierenden Substanzen sowie inf. UV-Überdosierung; **2.** kumulativ-subtoxisches K.: Hautschädigung mit Fissur- u. Rhagadenbildung; die Austrocknung der Haut, bes. durch Wasser, erleichtert Haptenen die Permeation u. Vollantigenbildung u. begünstigt eine Kontaktallergie; Vork. z. B. bei Friseuren, Bäckern, Pflegepersonal, Hausfrauen. **3.** allergisches K.: Allergie* vom Spättyp; durch Kontakt mit einem Hapten* od. Allergen* erworbene Überempfindlichkeit. Die durch Langerhans-Zellen veränderten Antigene werden den T-Lymphozyten präsentiert, die Zellklone mit antigenspezif. Rezeptorstrukturen bilden. Nach der Sensibilisierungsphase (mind. 5 Tage) führt erneuter Kontakt zu Erythem, Ödem, Papulovesikeln u. nässenden Erosionen mit einem Maximum meist nach 24-72 Std.; histol.

K

lympho-mono-histiozytäre Infiltrate im oberen Korium mit Eindringen in die spongiotisch aufgelockerte Epidermis. Häufige Kontaktekzematogene sind z. B. Nickelsulfat, Cobaltchlorid, Kaliumdichromat, p-Phenylendiamin, Formaldehyd, Perubalsam, Kolophonium, Parabene, Epoxidharz, Benzocain, Neomycin, Clioquinol, Eugenol, Gerbstoffe in Leder, Pflanzeninhaltstoffe; Nachw. mit Epikutantest*.

Kon|takt|epi|demie (↑; Epidemie*) **f:** s. Epidemie.

Kon|takt|gifte (↑)**:** s. Pestizide.

Kon|takt|in|fektion (↑; Infekt-*) **f:** (engl.) contact infection; Übertragung v. Krankheitserregern durch Berührung eines infizierten Menschen bzw. Tiers (direkte K.) od. durch Berührung kontaminierter Gegenstände (indirekte K.). Die durch Husten, Niesen u. Sprechen erfolgende Erregerübertragung wird demgegenüber als Tröpfcheninfektion, die durch Verschmieren infektiösen Materials wie Sputum, Eiter, Fäzes, ggf. Harn auf andere Körperteile bzw. dessen orale Aufnahme als Schmierinfektion bezeichnet. Vgl. Infektion.

Kon|takt|linsen (↑)**:** (engl.) contact lenses; syn. Kontaktschalen, Haftschalen; der Hornhaut od. dem vorderen Augapfel angepaßte, durchsichtige Schalen aus festem od. weichem Kunststoff (sog. harte bzw. weiche K.); **Ind.:** Refraktionsfehler (Myopie, Hyperopie, Astigmatismus), einseitige Aphakie (um binokulares Sehen zu ermöglichen), Keratitis, perforierende Augenverletzung. K. verbessern bes. bei Myopie die Sehschärfe, da die verkleinernde Wirkung starker Konkavgläser entfällt. Im Ggs. zur Brille* besteht erhöhter Pflegebedarf; es kann zu stoffwechselbedingten Hornhautstörungen, mechan. Irritationen u. allergisch-toxischen Reaktionen auf Kontaktlinsenmaterial u. Pflegemittel kommen.

Kon|takt|schalen (↑)**:** s. Kontaktlinsen.

Kon|takt|störung (↑)**:** (engl.) contact disorder; (psych.) diagnostische unspezif. Einschränkung der Fähigkeit, Nähe u. Distanz z. personalen Umwelt sozial adäquat u. den eigenen Wünschen gemäß zu gestalten bzw. in die Beziehung einen adäquaten Affekt zu erleben u. zu zeigen; Sympt. von Neurosen* u. Psychosen*. Überschießendes, distanzloses Verhalten tritt v. a. bei maniformen Krankheitsbildern, mißtrauische od. affektarme Zurückgezogenheit (Autismus) v. a. bei bestimmten Formen der Schizophrenie auf; i. R. neurotischer K. sind oft zusätzl. Probleme (abweichendes Sexualverhalten*, Suchtverhalten, Leistungsschwäche u. a.) eine Folge von Abwehr- oder unzulänglichen Kompensationsversuchen.

Kon|takt|thermo|graphie (↑; Therm-*; -graphie*) **f:** Verfahren der Thermographie*.

Kon|takt|über|empfindlichkeit (↑)**:** s. Kontaktekzem.

Kon|takt|urtikaria (↑; Urtika*) **f:** (engl.) contact urticaria; durch Hautkontakt ausgelöste, lokal begrenzte urtikarielle Reaktion; **Formen: 1.** allergische K. vom Soforttyp, ausgelöst z. B. durch Gräserpollen, Katzenspeichel, Milbenkot, Latexhandschuhe; bei hohem Sensibilisierungsgrad Auftreten von Fernreaktionen (Rhinitis, Asthma bronchiale, Schock) möglich; **2.** chem.-physik. K., z. B. durch Brennesselblätter, Erdbeeren, Raupenhaare, Nesselkapseln von Quallen, Seeanemonen u. Feuerkorallen, bei denen sich sek. eine allergische K. entwickeln kann. Vgl. Allergie, Urtikaria.

Kon|tamination (lat. contaminare besudeln) **f:** (engl.) contamination; Verunreinigung, Verschmutzung, Verseuchung; allg. Bez. f. die Verunreinigung von Umwelt, Räumen, Gegenständen u. Personen mit Schadstoffen, bes. durch Radioaktivität*, biol. Gifte* u. chem. Substanzen; **1.** radioaktive K.: oberflächl. Verunreinigung von Gegenständen od. der Haut mit lose anhaftenden od. auf der Oberfläche adsorbierten radioaktiven Substanzen, sofern höchstzulässige Grenzwerte der Radioaktivität überschritten sind; **2.** chemische K.: Verunreinigung von Luft, Wasser, Erdboden durch Rauch, Abgase, industrielle Abwässer, Detergenzien, Pestizide, giftige Abfälle u. a.; **3.** (hyg.-mikrobiol.) mikrobielle K. z. B. von Lebensmitteln (durch Salmonellen, Staphylokokken u. a.), bei der Herstellung (primäre K.) od. Zubereitung (sekundäre K.) von Bakteriennährböden, auch der Haut (z. B. nach unsachgemäßem Verbandwechsel); **4.** (psychiatr.) Wortneubildung durch Verbindung mehrerer Wörter od. Silben; Vork. z. B. bei Schizophrenie; vgl. Neologismus; **5.** (pharmaz.) Verunreinigung von Arzneimitteln durch Fremdstoffe i. R. der Herstellung od. Lagerung. Vgl. Dekontamination.

Kon|tiguität f: s. Contiguitas.

Kon|tinenz (lat. continere zusammenhalten, zurückhalten) **f:** (engl.) continence; Fähigkeit, Urin u. Stuhl zurückzuhalten u. die Entleerung willkürlich zu kontrollieren; vgl. Inkontinenz, Reflex, anorektaler.

kon|tinuierlich (lat. continuus)**:** zusammenhängend, fortdauernd, ununterbrochen.

Kon|tinuität (↑) **f:** Zusammenhang; vgl. Continuitas.

Kon|tinuitäts|trennung (↑)**: 1.** (pathol.) Trennung des natürlichen gewebl. Zusammenhangs durch Verwundung, Verletzung; **2.** (radiol.) Zeichen einer Fraktur.

Kon|torsion (lat. contorquere, contorsus verdrehen) **f:** (engl.) contorsion; Verdrehung eines Gliedes; vgl. Distorsion, Luxation.

Kontra-: s. a. Contra-.

Kontra|in|dikation (contra*; Indikation*) **f:** (engl.) contraindication; Gegenanzeige; Umstand, der die Anw. eines Heilmittels od. eines diagn./therap. Verfahrens bei an sich gegebener Indikation* in jedem Fall (**absolute** K.) bzw. nur unter strenger Abwägung der sich dadurch ergebenden u. der durch die Erkr. für den Pat. bestehenden Risiken (**relative** K.) verbietet.

Kontrakt-: Wortteil mit der Bedeutung zusammenziehen; von lat. contrahere, contractus.

kon|traktil (↑)**:** fähig, sich zusammenzuziehen.

Kon|traktion (↑) **f:** Zusammenziehung; z. B. eines Muskels. **K., idio|muskuläre** (↑) **f:** (engl.) idiomuscular contraction; örtl. Wulstbildung eines Muskels nach Perkussion; **Vork.:** bei Myotonie, Muskelatrophie, Diabetes mellitus, Kachexie. **K., pseudo|motorische** (↑) **f:** (engl.) pseudomotor contraction; fibrilläre Zuckungen in degenerierenden Muskeln nach Durchtrennung der motor. Nerven (Neurotmesis), evtl. verstärkt durch Reizung der zugehörenden sensiblen Nerven.

Kon|traktur (↑) **f:** (engl.) contracture; **1.** (physiol.) Dauerverkürzung eines Muskels durch direkte Veränderung der extrazellulären K^+- od. intrazellulären Ca^{2+}-Konzentration ohne fortgeleitetes Aktionspotential; **2.** (orthop.) **a)** fibröse K.: Funktions- u. Bewegungseinschränkung von Gelenken, bedingt durch paraartikuläre muskuläre Verkürzungen, periartikuläre Schrumpfungen der Gelenkkapsel, intraartikuläre Verwachsungen der Gelenkflächen; **b)** knöcherne K.: Ankylose*; **Einteilung nach Gelenkstellung: 1.** Beugekontraktur: Gelenksteife in Beugestellung durch Verkürzung der an der Beugeseite gelegenen Weichteile; Streckung im Gelenk nicht möglich; **2.** Streckkontraktur: Gelenksteife in Streckstellung, Streckung evtl. möglich, Beugung aufgehoben; **3.** Abduktions- bzw. Adduktionskontraktur: Gelenksteife in Ab- bzw. Adduktionsstellung; **Einteilung nach der Art des geschädigten Gewebes: 1.** dermatogene K. (Narbenkontraktur): nach ausgedehnten Haut- u. Weichteilverletzungen, Verbrennungen sowie Entzündungen; **2.** tendomyogene K.: häufigste K.; bedingt durch Entwicklungsstörungen m. Knochenbeteiligung, Verwachsungen, Verbackungen od. Verlötungen des Gleitgewebes der Muskulatur u. der Faszien; nur selten Folge direkter Muskelverletzungen, häufig Begleit- od. Folgeerscheinung v. Verletzungen od. Entzündungen der Knochen od. Gelenke; Sonderform: ischämische Muskelkontraktur*; **3.** arthrogene K.: nach Blutergüssen, Gelenkentzündung u. Gelenkverletzungen; **4.** neurogene K.: bei Schädigung des zentralen Neurons spast. K., bei Schädigung des peripheren Neurons paralyt. K.; **Ther.:** in Abhängigkeit von der Ätiol. ggf. Krankengymnastik, physik. Therapie, intraartikulär Lokalanästhetika, u. U. op. Mobilisation (Arthrolyse). Vgl. Dupuytren-Kontraktur, Ledderhose-Syndrom I.

Kon|trakturen|pro|phylaxe (↑; Prophylaxe*) f: (engl.) contracture prophylaxis; Maßnahmen zur Vorbeugung u. Verhinderung einer Kontraktur*, u. a. durch Lagerung* u. Mobilisation* bei zentralen Lähmungen (Vermeidung der Entstehung einer spastischen Lähmung aus einer zentralen schlaffen), Bewegungsschiene* u. Krankengymnastik* bei Erkr. od. Verletzungen des Bewegungsapparates, evtl. in Komb. mit Schmerztherapie*; Anw. auch bei komatösen Pat. in Form der regelmäßigen Durchbewegung (ein- bis zweimal pro Tag) aller Gelenke u. zweistündl. Umlagerung. Vgl. Prophylaxe.

kontra|lateral (contra*; lateralis*): (engl.) contralateral; auf d. entgegengesetzten Seite, gekreuzt; Ggs. kollateral.

Kontrast (↑) m: (engl.) contrast; Gegensatz; Schwärzungsunterschiede benachbarter Bildteile; vgl. Dichte, optische.

Kontrast|einlauf (↑): (engl.) contrast enema; syn. Kolonkontrasteinlauf; Abk. KE; Röntgenuntersuchung des Dickdarms mit retrograder Zufuhr (Einlauf) von Kontrastmitteln (meist Bariumsulfatsuspension u. Luft im Doppelkontrastverfahren); spezielle Vorbereitung zur Darmreinigung erforderlich.

Kontrast|färbung (↑): (engl.) contrast staining; Mehrfachfärbung zur besseren Differenzierung v. Geweben, Bakt. usw.; z. B. Hämalaun-Eosinfärbung, Heidenhain-Färbung, Giemsa-Färbung, Gram-Färbung, Manson-Färbung, May-Grünwald-Färbung, Pappenheim-Färbung, Ziehl-Neelsen-Färbung. Vgl. Färbung.

Kontrast|gedanken (↑): (engl.) anancastia; unwillkürlich u. oft zwanghaft auftretende, den gewollten Gedanken entgegengesetzte Vorstellungen; Vork. z. B. bei Zwangsneurose*.

Kontrast|mittel (↑): (engl.) contrast media; bei bildgebenden Verfahren z. Verstärkung v. Kontrastunterschieden in den Körper eingebrachte Mittel, insbes. Röntgenkontrastmittel*.

Kontra|zeption (↑; lat. concipere, conceptus aufnehmen) f: (engl.) contraception; Empfängnisverhütung, Antikonzeption, Konzeptionsverhütung z. Zweck der Familienplanung* bzw. Geburtenkontrolle*; versch. Methoden werden je nach geograph., sozialen u. a. Gegebenheiten in unterschiedl. Maß angewendet: **1.** K. ohne Anwendung v. Mitteln: Coitus* interruptus, Meth. der natürlichen Kontrazeption*; **2.** K. mittels mechan. Methoden (sog. Barrieremethoden): Präservativ*, Okklusivpessar*, Scheidendiaphragma*; **3.** K. mit lokal wirksamen chem. Substanzen: sog. Spermizide*; **4.** hormonale Kontrazeption*; **5.** operative Sterilisation* v. Mann bzw. Frau. Zur Verhütung des Eintritts einer Schwangerschaft nach erfolgter Konzeption können Nidationshemmer* angewendet werden; vgl. Intrauterinpessare; s. Tab.

Kontrazeption
Versagerquoten der häufigsten Methoden

Methode	Pearl-Index
Temperaturmethode	1–3
Mikropille	0,2–0,5
Minipille	0,3–3,0
Dreimonatsspritze	0,3–3,6
IUP	1,5–3,0
Scheidendiaphragma	2,0–3,0
Präservativ	3–7[1]
Spermizide	ca. 5[1]
Coitus interruptus	ca. 25

[1] Es finden sich auch deutlich höhere Angaben in der Literatur; dies hebt die Bedeutung richtiger Anwendung hervor.

Kontra|zeption, chemische (↑; ↑) f: s. Spermizide.

Kontra|zeption, hormonale (↑; ↑) f: (engl.) hormonal contraception; seit 1960 eingeführte Form der Kontrazeption* durch die Frau, beruhend auf der regelmäßigen Einnahme v. östrogen- u. gestagenhaltigen bzw. reinen Gestagenpräparaten nach einem best. Schema od. deren parenteraler Applikation. Die Wirkungsweise der verwendeten Steroidhormone* beruht nicht nur auf der Hemmung der Ovulation durch Gonadotropinhemmung, sondern je nach Art der Hormone u. nach Dosierung auch auf Veränderungen des Zervixschleims* (wodurch den Spermien d. Durchwanderung erschwert od. unmöglich gemacht wird), Veränderungen des Endometriums (wodurch d. Einnistung eines ggf. befruchteten Eis erschwert od. verhindert wird) u. Hemmung der Tubenmotilität. Bei Unterbrechung der Hormongaben alle 21 Tage treten zykl., menstruationsähnliche Blutungen auf (Abbruchblutung*).

Formen: I. H. K. mit Ovulationshemmung: 1. Einphasenpille (syn. Kombinationspräparat): klassische Pille nach Pincus; 20 od. 21 Tage lang die gleiche Komb. von Östrogen u. Gestagen (Östrogengehalt pro Tag 50 μg od. mehr); **2.** hormonarme Einphasenpille (syn. Mikropille): Östrogengehalt pro Tag liegt unter 50 μg; Gestagengehalt entspr. niedrig, z. B. täglich 150 μg Levonorgestrel od. Desogestrel; haben heute einen Marktanteil v. mehr als 50%; **3.** Zweiphasenpille (syn. Sequentialpräparat): östrogenhaltiges Präparat während der ersten, östrogen- u. gestagen-

K

Kontrazeption, hormonale
Übersicht über die Kontraindikationen

Absolute Kontraindikationen	Relative Kontraindikationen (individuelle Entscheidung)
Thromboembolie, Apoplexie	schwere Herz- oder Nierenleiden
zerebrale und retinale Gefäßleiden	Hyperlipidämien
Hypertonie	Epilepsie, multiple Sklerose
Diabetes mellitus (insbes. diabetische Gefäßschäden)	Otosklerose, Migräne
Hepatitis und Folgezustände	Neigung zu Hyperpigmentierung (Chloasma)
Schwangerschaft	langdauernde anovulatorische Zyklusanomalien (insbes. Oligo-Amenorrhoe)
Schwangerschaftspruritus oder -ikterus in der Anamnese	Pilzinfektionen des Genitale
Enzymopathien (Rotor-Syndrom, Dubin-Johnson-Syndrom)	noch nicht abgeschlossenes Längenwachstum
Porphyriesyndrom	Stillperiode
Sichelzellenanämie	
Genital- und Mammakarzinome	

haltiges Präparat während der zweiten Einnahmephase; seltener Zyklusstörungen* als b. Einphasenpille; die Abbruchblutung unterscheidet sich nach Stärke u. Dauer nicht v. einer Regelblutung; **4.** Zweistufenpille: im Unterschied zur Zweiphasenpille bereits während der ersten Einnahmephase gering gestagenhaltiges Präparat (sog. step up pill); **5.** Dreistufenpille: verbindet die Vorteile der hormonarmen Pillen m. den Vorteilen der Mehrstufenpräparate; in drei Phasen werden unterschiedl. Dosen an Östrogenen u. Gestagenen genommen, die an die Hormonspiegel im Normalzyklus angepaßt wurden. **6.** parenterale Ovulationshemmung durch Gestagendepotinjektionen (sog. Dreimonatsspritze): hohe Zuverlässigkeit; Pearl-Index 0,5. Nachteil: häufige Zyklusstörungen, nach einiger Zeit bleibt d. Abbruchblutung völlig aus, daher f. junge Mädchen u. Frauen, die sich noch Kinder wünschen, ungeeignet. Hat keine weite Verbreitung gefunden.

Ovulationshemmer bieten die größte jemals erreichte Sicherheit gegen eine ungewollte Empfängnis; Pearl-Index um 0,2. Anwendung in der

> Frauen, die die Pille einnehmen, sollen mindestens einmal im Jahr gynäkologisch untersucht werden.

Bundesrepublik Deutschland 1985 v. 37% aller Frauen v. 15 bis 45 Jahren. Grundsätzlich sollten möglichst niedrig dosierte Ovulationshemmer verwendet werden. **Cave:** Barbiturate, Rifampicin u. bestimmte Antiepileptika können d. Wirkung v. oralen Ovulationshemmern aufheben.

II. H. K. ohne Ovulationshemmung: Minipille (1965): täglich (ohne Pause) einzunehmendes Präparat mit kl. Gestagendosis (z. B. täglich 30 µg Levonorgestrel). Hauptwirkung ist d. Verhinderung der Spermienaszension; wichtig sind die exakt einzuhaltenden Einnahmeintervalle; geringe Hormonbelastung, jedoch Zyklusstörungen; weniger zuverlässig als die Pille; Pearl-Index um 3; hat keine weite Verbreitung gefunden.

NW: Begünstigung der Entstehung thromboembolischer Erkr. (zerebrovaskuläre Störungen, Herzinfarkte) v. a. durch Östrogene (insbes. in höheren Dosen). Bei langfristiger Einnahme östrogen- bzw. gestagenhaltiger Präparate kann es z. Erhöhung des Blutdrucks kommen; daneben mehr od. weniger häufig auftretend Gewichtszunahme, Wasserretention m. Ödemneigung, Allgemeinsymptome wie Übelkeit, Erbrechen, Kopf- u. Brustschmerzen sowie Menstruationsstörungen u. psych. Störungen. Gelegentlich nützliche NW: Dysmenorrhoen verschwinden fast immer, desgleichen e. Acne vulgaris; Menorrhagien werden normalisiert. Vgl. Östrogene, Gestagene, Nidationshemmer.

Kontra|zeption, natürliche (↑; ↑) f: (engl.) natural contraception; Meth. der Kontrazeption* durch Beschränkung der Kohabitationen auf d. unfruchtbaren Tage im Menstruationszyklus* der Frau; als Kalendermethode* nach Knaus u. Ogino, Temperaturmethode*, symptothermale Methode* u. Billings*-Ovulationsmethode. Alle Methoden der n. K. setzen einen stabilen Menstruationszyklus der Frau u. eine entspr. Disziplinbereitschaft beider Partner voraus (ggf. kann b. Kohabitationswunsch während der fruchtbaren Tage auf die mechan. od. chem. Methoden der Kontrazeption übergegangen werden) u. zeichnen sich zumindest durch ihre somat. Unschädlichkeit aus; sehr unterschiedl. Zuverlässigkeit. Die Meth. der n. K. haben in vielen Ländern weite Verbreitung gefunden, weil ihre Anw. von der kathol. Kirche gebilligt wird.

Kontra|zeption, post|koitale (↑; ↑) f: (engl.) post-coital contraception; ungenaue Bez. f. die postkonzeptionelle Schwangerschaftsverhütung (sog. Interzeption*); vgl. Nidationshemmer.

Kontra|zeptiva (↑; ↑) n pl: (engl.) contraceptives; empfängnisverhütende Mittel; s. Kontrazeption.

Kon|tusion (lat. contundere, contusus zerquetschen) f: (engl.) contusion; Prellung u. Quetschung von Organen durch direkte stumpfe Gewalteinwirkung; z. B. Gelenkkontusion*, Hirnkontusion (Contusio* cerebri), Herzkontusion*, Lungenkontusion*, Brustkorbquetschung*; vgl. Commotio.

Kon|tusions|katarakt (↑; Katarakt*) f: (engl.) contusion cataract; traumatisch, durch Kontusion entstandene Katarakt* (s. Abb.).

Kon|tusions|psychose (↑; Psych-*; -osis*) f: (engl.) acute organic traumatic psychosis; Bez. f. nach Contusio* cerebri auftretende, reversible od. irreversible Psychose*.

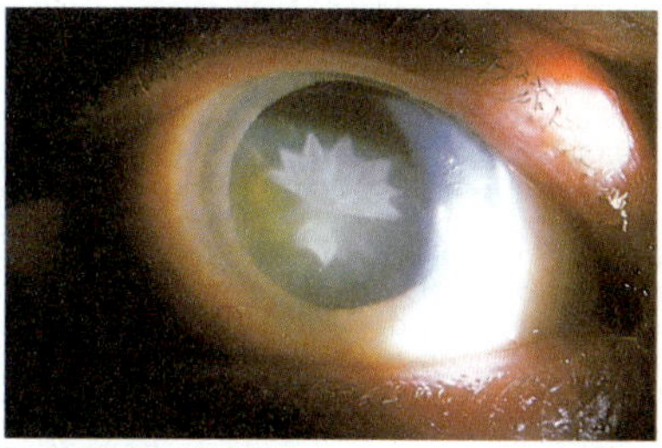

Kontusionskatarakt: typische Rosettenbildung in der Linse [362]

Konus (gr. κῶνος Kegel) m: Kegel, Conus. **K.bi|opsie** (↑; Bio-*; Op-*) f: s. Knipsbiopsie. **K.stenose** (↑; Steno-*; -osis*) f: syn. Infundibulumstenose*.

Konus|syn|drom (↑) n: (engl.) medullary cone syndrome; nach Läsion des Conus* medullaris auftretende **Sympt.:** Blasenlähmung*, Lähmung des M. sphincter ani ext., Impotentia* coeundi, Lähmung der Mm. glutaei (Glutäalreflex erloschen), evtl. (dissoziierte) Sensibilitätsstörung S_1-S_5 als sog. Reithosenanästhesie; **Urs.:** Wirbelsäulentrauma, Rückenmarktumoren*, Bandscheibenvorfall* u. a. Vgl. Kaudasyndrom.

Kon|valeszenz (lat. convalescere kräftig werden, erstarken) f: Genesung, Rekonvaleszenz*.

Kon|vektion (lat convehere, convectus zusammenbringen) f: (engl.) convection; (physik.) Transport von Materie od. Energie durch Trägerstoffe; Beispiel für K. im menschl. Organismus sind Teilprozesse der Atmung (Ventilation, Transport der Atemgase durch das Blut), der Wärmeregulation (Wärmeabtransport durch die Umgebungsluft) od. der intestinalen Resorption. Vgl. Diffusion.

Kon|vergenz (lat. convergere sich zusammenneigen) f: (engl.) convergence; Annäherung; z. B. K. der Augenachsen, gleichzeitige Bewegung beider Augen nach innen beim Fixieren naher Gegenstände; s. Konvergenzreaktion.

Kon|vergenz|krampf (↑): (engl.) convergence spasm; längeres Verharren der Augen in einer Konvergenzstellung.

Kon|vergenz|lähmung (↑): (engl.) convergence paralysis; Form der Blicklähmung*; Störung od. Aufhebung der Konvergenzbewegung der Augen, während bei gemeinsamer Seitwärtsbewegung der Augäpfel die Mm. recti interni normal wirken; **Urs.:** supranukleärer Prozeß (z. B. bei Enzephalitis) mit Schädigung des Konvergenzzentrums (Perlia Medialkern); **Sympt.:** gekreuzte Diplopie* beim Blick in die Nähe.

Kon|vergenzre|aktion (↑) f: (engl.) convergence reaction; Reaktion der Augen bei Naheinstellung; besteht aus drei Komponenten einer synergistischen Koppelung des Konvergenzzentrums: **1.** dosierte motorische Einwärtsbewegung beider Augen bei Fixation eines Objekts im Nahsehraum; **2.** nahpunktbezogene Akkommodation; **3.** über Konvergenzzentrum u. Sphinkterkern gesteuerte Verengung beider Pupillen.

Kon|version (lat. conversio Wendung, Veränderung) f: Umkehrung, Umwandlung; z. B. Serokonversion*.

Kon|version, lyso|gene (↑) f: (engl.) lysogenic conversion; syn. Phagenkonversion; die Aufnahme von (temperenten) Bakteriophagen* in bestimmte Bakterien kann zur Toxinbildung durch diese führen. Auf Konversion beruht die Bildung v. Diphtherietoxin durch Corynebacterium* diphtheriae, erythrogenem Toxin durch Streptokokken der Gruppe A, Tetanus-Toxin u. a.

Kon|versions|hysterie (↑; Hysterie*) f: s. Hysterie.

Konversions|neurose (↑; Neur-*; -osis*) f: (engl.) conversion neurosis; Bez. f. psychogene körperl. Störung, die durch Verschiebung (Konversion) der psych. Energie aus e. ungelösten psych. Konflikt entsteht; **Sympt.:** z. B. Krämpfe (oft mit Arc* de cercle), Globussymptom, Amaurose, psychogene Sensibilitätsstörungen, funktionelle Aphonie u. Gangstörungen. Vgl. Hysterie, Neurose, Psychosomatik.

Kon|versions|re|aktion (↑) f: (engl.) conversion reaction; abnorme Erlebnisreaktion*, bei der körperliche Sympt. auftreten. Vgl. Hysterie, Konversionsneurose.

kon|vex (lat. convexus gewölbt): (engl.) convex; erhaben, nach außen gewölbt; Ggs. konkav.

Kon|vex|gläser (↑): (engl.) convex lenses; sog. Plusgläser; Sammellinsen zur Korrektur einer Hypermetropie*; vgl. Brillengläser.

Kon|vexitäts|meningitis (↑; Mening-*; -itis*) f: s. Meningitis.

Kon|vexo|basie (↑; Bas-*) f: syn. basale Impression*.

Kon|volut (lat. convolvere, convolutus zusammenwinden) n: (engl.) convolution; Knäuel; bes. für Darmschlingen gebraucht, die miteinander verklebt od. verwachsen sind.

Kon|vulsion (lat. convellere, convulsus erschüttern) f: Schüttelkrampf; s. Krämpfe.

Kon|zentration f: (engl.) concentration; Menge pro Volumen, z. B. einer gelösten Substanz; Angaben als Massenkonzentration (z. B. in g/l) od. Stoffmengenkonzentration (z. B. in mol/l).

Kon|zentration, minimale bakterizide f: (engl.) minimal bactericidal concentration; Abk. MBK; diejenige Antibiotika-Konzentration bei Resistenzbestimmung der Bakterien, welche im Verdünnungstest die zu prüfenden Erreger abtötet. Vgl. Bakterizidie, Antibiogramm.

Kon|zentrations|schwäche: (engl.) lack of concentration; **1.** (nephrol.) Hyposthenurie*; **2.** (psychol.) Ablenkbarkeit; Vork. b. Ermüdung, traumatischer Hirnleistungsschwäche*, Aufmerksamkeitsdefizitsyndrom* u. a.

Kon|zeption (lat. concipere, conceptus aufnehmen) f: syn. Empfängnis.

Kon|zeptions|optimum (↑; lat. optimus der beste) n: (engl.) optimal conception time; günstigste Zeit f. die Befruchtung der Frau; liegt innerh. einer begrenzten Zeit um d. Ovulation*, da das Ei nur wenige Stunden befruchtbar ist u. die Spermien nur ca. 2-3 Tage befruchtungsfähig sind (s. ums. Abb.). Frauen m. Kinderwunsch sollten genau über das K. beraten werden. **Bestimmung:** indirekt durch Nachw. der Progesteronwirkung: **1.** Temperaturmethode*; **2.** funkt. Zervixdiagnostik (s. Cervix score), evtl. unter gleichzeitiger Auswertung der Kolpozytologie*; **3.** symptothermale Methode*. Vgl. Ovulationstests.

Kon|zeptions|verhütung (↑): s. Kontrazeption.

Ko|ordination (Co-*; lat. ordinare ordnen, regeln) f: (engl.) coordination; (physiol.) Abstimmung u. Zusammenwirken von Funktionen, neurol. insbes. als Synergie* der Muskulatur bei Bewegungsabläufen; die neurol. Prüfung der K.

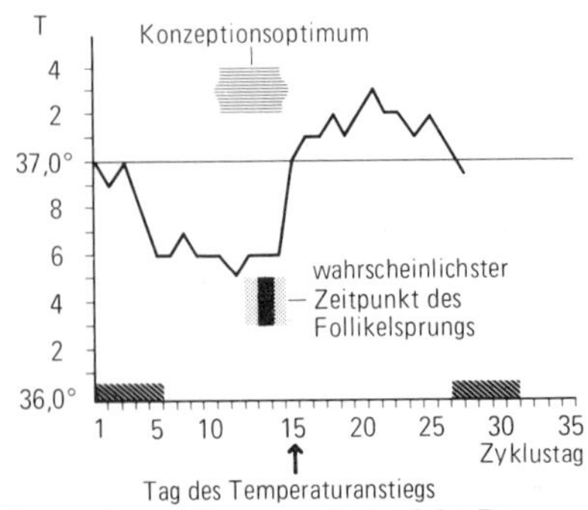

Konzeptionsoptimum im Verlauf der Basaltemperaturkurve [75]

umfaßt bei Säuglingen u. Kleinkindern die Auslösung der Lagereaktionen* durch plötzlich veränderte Körperlage, bei Erwachsenen Bárány-Zeigeversuch, Fingerversuch, Finger-Nase-Versuch, Imitationsphänomen, Knie-Hacken-Versuch, Rebound-Phänomen, Romberg-Versuch, Unterberger-Tretversuch, Prüfung der Diadochokinese, Untersuchung des Gehens. Störungen der K., z. B. Ataxie*, Gangstörungen*, Dysmetrie* od. Bradyteleokinese*, treten nach Schädigung des Gehirns, Rückenmarks od. peripheren Nervensystems auf. **Cave:** Lähmungen können Störungen der K. vortäuschen!

Kopf: (anat.) Caput*. **K.bein:** Os* capitatum; s. Handwurzel. **K.biß:** (engl.) edge-to-edge bite; Bißanomalie, bei der im Ggs. zum normalen Scherenbiß die Kanten der Schneidezähne aufeinandertreffen. **K.form|anomalien** (Anomalie*) f pl: s. Dyszephalie (Abb.). **K.gelenk:** (engl.) atlanto-occipital joint; oberes K.: Articulatio atlantooccipitalis; unteres K.: Articulationes atlantoaxiales (laterales u. mediana). **K.geschwulst:** s. Geburtsgeschwulst. **K.grind:** s. Favus. **K.höker:** in die Höhle von reifen Dermoidzysten u. Teratomen vorspringender Höcker, der verschiedenste ausgereifte Organgewebe enthält. **K.lage:** syn. Schädellage; s. Kindslage. **K.laus:** Pediculus humanus capitis; s. Läuse. **K.maße:** (engl.) head measures; wichtige gebh. Reifezeichen des Fetus u. - in ihrem Verhältnis zu den Beckenmaßen* der Schwangeren - ausschlaggebend f. den mechan. Geburtsverlauf. Vgl. Kopfumfang, kindlicher; Fetalgröße; Reifezeichen des Neugeborenen. **K.neige|test** m: s. Bielschowsky-Zeichen. **K.rose:** Erysipel* am Kopf. **K.schimmel:** s. Mucor, Rhizopus.

Kopf|schmerz: (engl.) headache, cephalgia; Cephalgia, Cephalaea; ätiol. **Einteilung: 1.** vasomotorisch bedingter K., z. B. Migräne, Horton-Syndrom; **2.** Spannungskopfschmerz*; **3.** K. bei Gefäßerkrankungen, z. B. bei Subarachnoidalblutung, Arteriitis temporalis, Apoplexie; **4.** K. bei intrakranieller Raumforderung, z. B. Hirntumoren, intrakranielles Hämatom, Hirnabszeß; **5.** K. bei Liquorzirkulationsstörungen, z. B. bei Liquorunterdrucksyndrom, Hydrozephalus; **6.** K. bei Infektionskrankheiten, z. B. Enzephalitis, Meningitis; **7.** K. bei Schädelhirntrauma; **8.** K. bei Wirbelsäulenaffektionen, z. B. Migraine cervicale, Schleudertrauma, Knötchenkopfschmerz; **8.** K. bei Allgemeinerkrankungen, z. B. Hypertonie; **10.** K. bei Augenerkrankungen, z. B. Glaukom, Ametropie; **11.** K. bei Hals-Nasen-Ohren-Erkr., z. B. Otitis, Stenosekopfschmerz; **12.** Gesichtsneuralgie*; **13.** Dentalgie*; **14.** medikamentös od. toxisch bedingt, z. B. Analgetika-K., durch Methanol, Kohlenmonoxid u. a.

Kopf|schmerz, vaso|motorischer: (engl.) vasomotor headache; Cephalaea vasomotorica; häufige Form des Kopfschmerzes, meist als dumpfer, diffuser, anfallartig auftretender od. chron. Schmerz, i. d. R. ohne Begleitsymptomatik; **Urs.:** Vasokonstriktion u. Vasodilatation der Hirngefäße; auslösende Faktoren: psychische Belastung, Alkohol (Kater), evtl. posttraumatisch bedingt, Klimaeinflüsse; **Ther.:** v. a. Ausschaltung auslösender Faktoren, evtl. medikamentös.

Kopf|schwarte: (engl.) scalp; Skalp; behaarte Kopfhaut u. Galea aponeurotica.

Kopf|stimme: s. Stimme.

Kopf|umfang, kindlicher: (engl.) infantile head circumference; horizontaler, über Protuberantia occipitalis ext. u. Stirn (Circumferentia fronto-occipitalis) gemessener Umfang des kindl. Kopfes; b. der Geburt größer als der Brustumfang (in Höhe der Mamillen) u. der Bauchumfang (in Nabelhöhe); d. drei Größen sind bis zum 2. Lj. etwa gleich groß, während danach der Brustumfang am stärksten u. der Kopfumfang am wenigsten zunimmt.

Kopf|wackeln, nächtliches: s. Jaktation.

Kopf|zwangs|haltung, okuläre: kompensator. Kopfhaltung (Kopfwendung, -neigung, -hebung bzw. -senkung) z. Vermeidung von Doppelbildern u. Ermöglichung des binokularen Gebrauchs der Augen; Vork. bei Augenmuskellähmung (Torticollis* ocularis), Nystagmus, frühkindl. Strabismus, falsch korrigierten Refraktionsfehlern, dezentrierten Brillengläsern; reversibel bei Augenschluß bzw. Unterbrechung der Fusion.

Kophosis (gr. κωφός taub; -osis*) **f:** Taubheit*.

kopiös (lat. copiosus)**:** massenhaft.

Koplik-Flecke (Henry K., Päd., New York, 1858-1927)**:** (engl.) Koplik's spots; kleine weißliche Stippchen der Wangenschleimhaut mit leicht gerötetem Hof in Höhe der oberen u. unteren Backenzähne im Prodromalstadium von Masern*; bilden sich nach 2-3 Tagen zurück. Vgl. Gumann-Flecke.

Koppelung, arterio|venöse: (engl.) arteriovenous coupling; funkt. Koppelung der in einer gemeinsamen bindegewebigen Gefäßscheide gelegenen Arterien u. tiefen Begleitvenen der unteren Extremitäten durch Übertragung der Arterienpulsationen auf die Venen (über Anastomosen auch auf oberflächl. Venen), wodurch (bei intakten Venenklappen*) der venöse Blutrückstrom entgegen dem hydrostat. Druck gefördert wird (s. Abb.).

Koppelung, genetische: (engl.) genetic linkage; gemeinsame Übertragung von denjenigen Genen an die Nachkommen, die auf demselben Chromosom liegen; je nach dem Abstand der beiden Genorte voneinander ist die Koppelung verschieden eng; durch Crossing* over u. Rekombination kann auch nur ein Gen übertragen werden. Andererseits können ursprünglich ungekoppelte Gene nach dem Crossing over auf einem Chromosom lokalisiert sein. Absolute Koppelung bezeichnet die Unmöglichkeit, eng benachbarte Gene zu trennen. Beim Menschen wurde autosomale (nicht absolute) Koppelung nachgewiesen zw. dem ABNull-Sekretor-Gen u. den Lutheran-Blutgruppen, zw. den ABNull-Blutgruppen u.

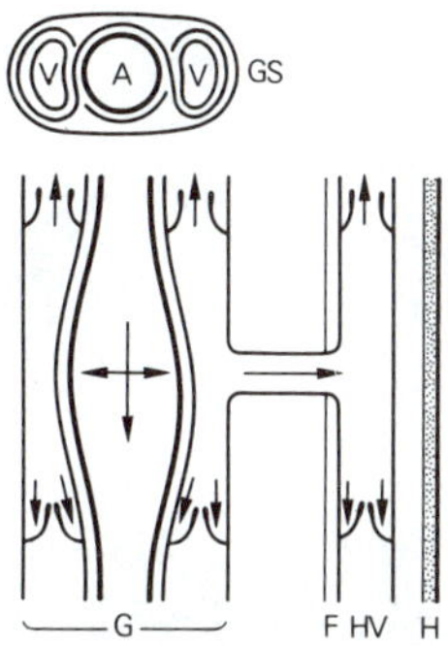

Koppelung, arteriovenöse:
Auswirkung auf tiefe Begleitvenen u. Hautvenen;
A: Arterie; V: Begleitvene; G: Gefäßbündel;
GS: bindegewebige Gefäßscheide; HV: Hautvene; F: Oberflächenfaszie; H: Haut [172]

dem dominant erbl. Nagel-Patella-Syndrom, zw. den Rhesus-Blutgruppen u., bei einem Teil der Familien, der dominant erbl. Elliptozytose, zw. den Lutheran-Blutgruppen u. einem dominant erbl. Syndrom von Anonychie mit Ektrodaktylie sowie zw. den MNSs-Blutgruppen u. der dominant erblichen, unkomplizierten Ptosis.

Kopr-: auch Kopro-, Copro-; Wortteil mit der Bedeutung Mist, Schmutz, Kot; von gr. κόπρος.

Kopr|ämie (↑; -ämie*) f: (engl.) copraemia; durch langdauernde Obstipation verursachte Autointoxikation mit Kopfschmerz, Schwindel, Appetitlosigkeit usw. inf. Resorption kotpflichtiger Stoffe.

Kopr|agoga (↑; -agoga*) n pl: (engl.) copragogues; durch Peristaltikerhöhung abführend wirkende Mittel, z. B. Agar-Agar; vgl. Laxanzien.

Kopr|emesis (↑; Emesis*) f: syn. Miserere*.

Kopro|kultur (↑; lat. cultura Züchtung) f: (engl.) stool culture; Verfahren zum Nachweis von Hakenwurm- u. Strongyloideslarven; Kot wird mit gleicher Menge Tierkohlepulver u. etwas Wasser verrührt, der entstandene Brei in dicker Schicht in Petrischalen eingebracht u. bei genügender Feuchtigkeit u. 25°-30°C 5-6 Tage bebrütet; geschlüpfte u. entwickelte Larven werden mit Wasser abgeschwemmt u., ggf. nach Anreicherung, mikroskop. untersucht.

Kopro|lalie (↑; gr. λαλεῖν sprechen) f: (engl.) copralalia; zwanghaftes Wiederholen von vulgären Ausdrücken aus d. Fäkalsprache, z. B. bei Gilles*-de-la-Tourette-Syndrom.

Kopro|lith (↑; Lith-*) m: Kotstein*.

Koprom (↑; -om*) n: (engl.) stercoroma; Fäkulom; Kotgeschwulst (verhärteter Stuhl).

Kopro|por|phyrie, hereditäre (↑; Porphyrie*) f: s. Porphyrie, hepatische.

Kopro|porphyrine (↑; ↑) n pl: (engl.) coproporphyrins; Gruppe von vier isomeren Porphyrinen*, die z. T. (I u. III) als Intermediärprodukte im Häm-Stoffwechsel entstehen. Ausscheidung normalerweise in geringen Mengen in Galle, Stuhl (bis 0,4 mg tägl.), Urin (bis 0,1 mg tägl.), vermehrt bei Porphyrie* u. Porphyrinurie*.

Kopro|stase (↑; -stase*) f: (engl.) coprostasis; Kotstauung im Dickdarm evtl. mit Koprombildung.

Kopro|sterin (↑; Stear-*) n: (engl.) coprosterol; durch Reduktion in Darmbakterien entstandenes Abbauprodukt von Cholesterin; Ausscheidung im Kot.

Kopulation (lat. copulatio Verbindung) f: (engl.) copulation; geschlechtliche Vereinigung zweier bewegl. (Gameten) od. unbewegl. Zellen zu einer Zygote bzw. Zygospore; auch syn. mit Kohabitation verwendet.

Korako|pektoral|syn|drom (gr. κόραξ, κόρακος Rabe; Pectus*) n: s. Thoracic outlet syndrome.

Korallen|stein: s. Nephrolithiasis.

Korazidium n: Wimpernlarve, Flimmerlarve; mit Wimpernepithel versehenes erstes Larvenstadium best. Bandwürmer (z. B. Diphyllobothrium* latum u. verwandte Arten); s. Cestodes.

Korb|henkel|riß: längsverlaufender Meniskusriß*.

Korb|henkel-Shunt (Shunt*) m: s. Palma-Operation.

Korb|zellen (Zelle*): (engl.) basket cells; **1.** multipolare Ganglienzellen in der Rinde des Kleinhirns; besitzen parallel z. Oberfläche verlaufende Neuriten, deren Kollateralen die Purkinje-Zellen korbartig umfassen; **2.** Myoepithelzellen*.

Kor|ek|topie (gr. κόρη Pupille; ἔκτοπος verlagert) f: (engl.) corectopia; syn. Ektopia pupillae; exzentr. Lage der Pupille (meist innen u. oben)

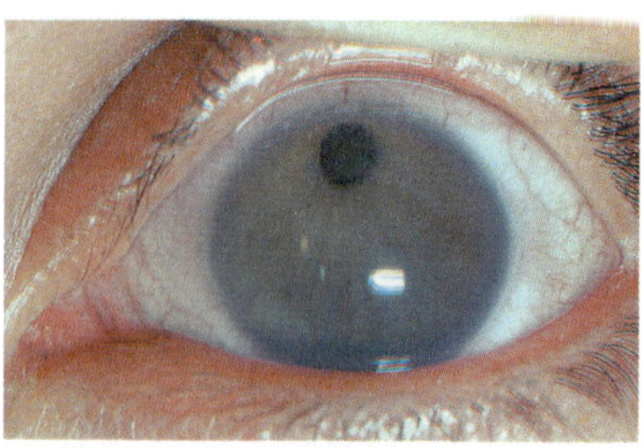

Korektopie [362]

mit meist entgegengesetzter Verlagerung der Linse.

Kore|lyse (↑; Lys-*) f: syn. Iridolyse; op. Spaltung einer Synechie*.

Korium (lat. corium) n: (engl.) corium; Lederhaut; bindegewebiger Anteil der Haut* von 0,3-2,4 mm Dicke; zwei Schichten: **1. Stratum papillare:** mit der Epidermis* verzapft, feinfaserig, reich an elastischen u. retikulären Fasern, an Zellen, Blutkapillaren u. Nervenendorganen; **2. Stratum reticulare:** kräftige, verfilzte Kollagenfaserbündel u. elastische Netze; enthält größere Nerven u. Blutgefäße, Schweißdrüsen, Haarfollikel.

Kork|staub|lunge: (engl.) suberosis; syn. Suberose; Form der exogen-allergischen Alveolitis* durch Sensibilisierung gegen Penicillium frequetans in Korkrindeneiche; Vork. bisher nur in Portugal.

Korn|ähren|verband: s. Spica.

Kornea f: Cornea*.

Korneal|re|flex (Cornea*; Reflekt-*) m: s. Reflexe (Tab.).

Korneal|ring (↑): s. Kayser-Fleischer-Kornealring.

K

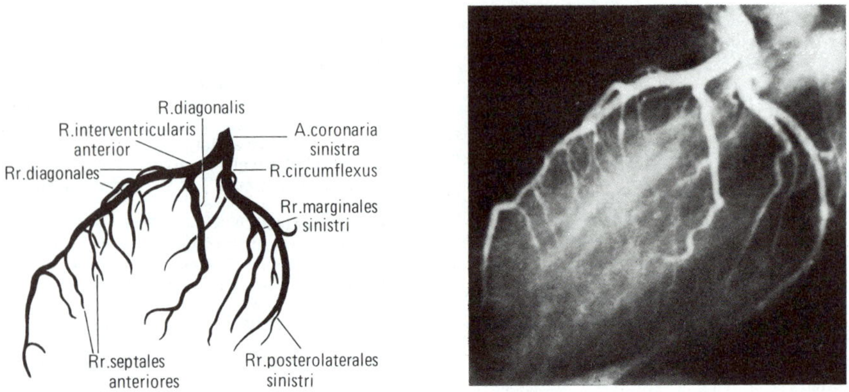

Koronarangiographie:
linke Koronararterie, 2. schräger Durchmesser (26jähriger Mann) [119]

Korn|zange: (engl.) dressing forceps; chir. Instrument; Faßzange mit innen eingekerbten Branchen.

Kornzweig-Syn|drom n: s. Hypolipoproteinämien.

Koronar|angio|graphie (Corona*; Angio-*; -graphie*) f: (engl.) coronary angiography; auch Koronarographie; Röntgenkontrastdarstellung der Koronararterien (s. Abb.); **Ind.:** Differenzierung der versch. Typen der Koronarsklerose, Lokalisierung von Stenosen u. Darstellung des Kollateralkreislaufs bei koronarer Herzkrankheit*, insbes. vor koronarchir. Eingriffen; gleichzeitig Angioplastie* u. Thrombolyse* möglich. Vgl. Angiographie.

Koronar|arterien (↑; Arteri-*) f pl: (engl.) coronary arteries; Aa. coronariae, arterielle Kranzgefäße des Herzens; s. Arterien.

Koronar|arterien|an|omalie (↑; ↑; Anomalie*) f: s. Bland-White-Garland-Syndrom.

Koronar|arterien|verschluß (↑; ↑): s. Herzkrankheit, koronare.

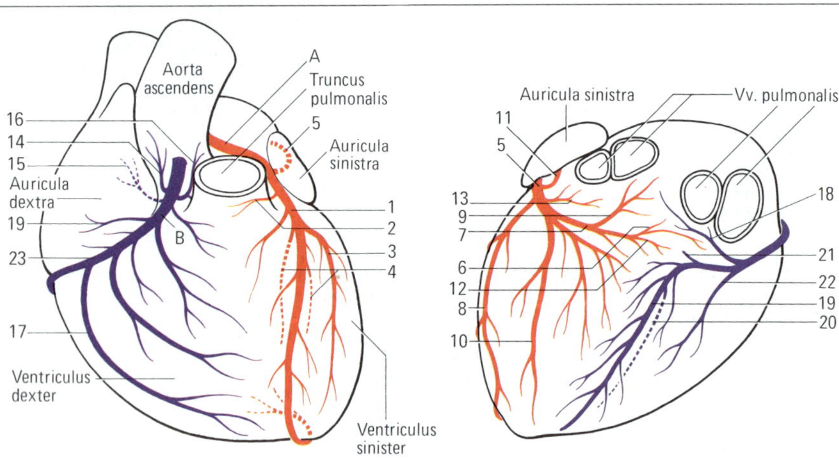

Koronararterien:
Arterien der Vorderwand (links) und der Hinterwand des Herzens (rechts); zusätzliche klinisch übliche Bezeichnungen sind in Klammern angegeben.
A: Arteria coronaria sinistra; 1: R. interventricularis ant.; 2: R. coni arteriosi; 3: R. lateralis (R. marginalis); 4: Rr. interventriculares septales (Rr. septales ant.); 5: R. circumflexus (R. circumflexus sin.); 6: R. atrialis anastomoticus; 7: Rr. atrioventriculares; 8: R. marginalis sin.; 9: R. atrialis intermedius (R. atrialis sin.); 10: R. posterior ventriculi sin. (R. posterolateralis sin.); 11: R. nodi sinuatrialis; 12: R. nodi atrioventricularis (R. atrioventricularis sin.); 13: Rr. atriales; B: Arteria coronaria dextra; 14: R. coni arteriosi; 15: R. nodi sinuatrialis (R. nodi sinuatrialis dexter); 16: Rr. atriales; 17: R. marginalis dexter; 18: R. atrialis intermedius (R. atrialis dexter); 19: R. interventriculares posterior; 20: Rr. interventriculares septales (Rr. septales posteriores); 21: R. nodi atrioventricularis; 22: R. posterolateralis dexter; 23: Fortsetzung der A. coronaria dextra (R. ventricularis dexter) [470]

Korona**r|chirurgie** (↑; Chirurgie*) f: (engl.) coronary surgery; op. Methoden zur Verbesserung einer durch Koronarsklerose* bedingten Mangeldurchblutung des Herzmuskels, i. d. R. durch aortokoronaren Bypass*. Vgl. Herzchirurgie, Vineberg-Operation.

Korona**r|di|latation** (↑; Dilatation*) f: (engl.) coronary dilatation; Dilatation proximaler Stenosen an den Koronararterien als sog. perkutane

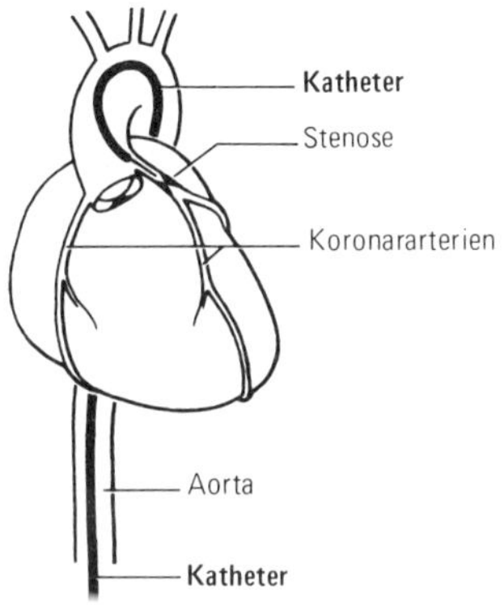

Koronardilatation

transluminale coronare Angioplastie (Abk. PT-CA; s. Angioplastie) bei koronarer Herzkrankheit.

Korona**r|ebene** (↑) f: syn. Frontalebene*.

Korona**rien** (↑) f pl: gebräuchl. Bez. f. Koronararterien*.

Korona**r|in|farkt** (↑; Infarkt*) m: s. Herzinfarkt.

Korona**r|in|suffizienz** (↑; Insuffizienz*) f: (engl.) coronary insufficiency; rel. od. absolut unzureichende Koronardurchblutung; **Folge:** Mißverhältnis zw. dem Bedarf des Herzmuskels (unter Belastung, in Ruhe) an energielieferndem Substrat bzw. Sauerstoff u. dem tatsächl. Angebot; **primäre K.** meist inf. stenosierender Prozesse an den extra- u. intramuralen Koronargefäßen (insbes. Koronarsklerose, auch Koronarspasmen, Koronarangiitis), latent-chron. mit verminderter Koronarreserve*, ischämisch bedingter Herzmuskeldegeneration (diffuse Fibrosierung od. Herzmuskelverfettung) u. zunehmender Herzinsuffizienz* einhergehend, bei akutem Auftreten zu mehr od. minder ausgeprägter Herzmuskelischämie (Angina* pectoris), u. U. (insbes. inf. obliterierender arteriosklerot. Prozesse, Koronarthrombose, koronarer Embolie) zu einer zusammenhängenden Herzmuskelnekrose (Herzinfarkt*) führend. Das klin. Bild der primären K. ist die koronare Herzkrankheit*. Von einer **sekundären** (funktionellen) K. spricht man bei klin. Zeichen der Herzmuskelischämie durch zu geringen Sauerstoffgehalt des Bluts (Anämie, Hypoxämie) inf. unzureichenden Perfusionsdrucks der Koronararterien (bei best. Herzfehlern od. Schock) bzw. inf. rheologischer Störungen* od. durch erhöhten Blutbedarf (Herzhypertrophie*) ohne vorliegende Gefäßveränderungen am Herzen.

Korona**r|re|serve** (↑) f: (engl.) coronary flow reserve; Fähigkeit zur Steigerung der Durchblutung der Koronargefäße auf das 4-6fache des Ruhewertes, um bei Belastung einen erhöhten Sauerstoffbedarf decken zu können; eingeschränkte K. bei koronarer Herzkrankheit*.

Korona**r|sklerose** (↑; Skler-*; -osis*) f: (engl.) coronary sclerosis; Verengung od. Verschluß eines od. mehrerer Äste der Koronararterien durch Arteriosklerose; häufigste Urs. der Durchblutungsstörungen am Herzen; s. Herzkrankheit, koronare.

Korona**r|spasmus** (↑; Spas-*) m: s. Angina pectoris, Prinzmetal-Angina.

Korona**r|stenose** (↑; Steno-*; -osis*) f: (engl.) coronary stenosis; Verengung einer od. mehrerer Kranzarterien des Herzens; s. Koronarsklerose, Herzkrankheit, koronare.

Korona**r|thrombose** (↑; Thromb-*; -osis*) f: (engl.) coronary thrombosis; Thrombose* in einem Herzkranzgefäß; verursacht Nekrosen- bzw. Infarktbildung im Herzmuskel; vgl. Herzinfarkt, Thrombolyse, koronare.

Korotkow-Ton (Nikolai S. K., Chir., Moskau, Leningrad, 1874-1937): (engl.) Korotkoff's sound; syn. Korotkow-Geräusch; pulssynchrones Strömungsgeräusch, das bei der auskultator. Blutdruckmessung bei sinkendem Manschettendruck distal von der Manschette auftritt; zeigt d. obere Grenze des systol. Drucks an u. wird bei Erreichen des diastolischen Blutdrucks deutl. leiser; vgl. Blutdruckmessung, indirekte.

Kǫrpus (lat. cǫrpus Körper) n: (anat.) Corpus.

Kǫrpus|adenom (↑; Aden-*; -om*) n: ältere Bez. f. Korpuspolyp*.

Kǫrpus|karzinom (↑; Karz-*; -om*) n: (engl.) corpus carcinoma; syn. Carcinoma corporis uteri, Endometriumkarzinom; vorwiegend b. Frauen in der Postmenopause vorkommendes Karzinom* des Corpus uteri, b. jüngeren Frauen oft in Zus. mit einem polyzystischen Ovarialsyndrom* auftretend. Die Häufigkeit hat in den letzten Jahren stark zugenommen, es ist heute ebenso häufig wie d. Zervixkarzinom*. **Histol.:** meist Adenokarzinom (s. ums. Abb.) vom endometrialen Typ (üb. 80%); die restlichen K. (muzinöse, klarzellige, serös-papilläre Karzinome, selten Adenokankroid*) entstehen oft aus heterotopen Metaplasien des pluripotenten Müller-Epithels, meist in der späten Menopause u. haben eine deutl. schlechtere Prognose. In der **Pathogenese** des Adenokarzinoms spielt eine zu prämalignen

Korpuskarzinom
TNM-Klassifikation und FIGO-Stadien (Kurzfassung)

UICC		FIGO
Tis	Carcinoma in situ	0
T1	Beschränkt auf Corpus uteri	I
T1a	Cavum uteri ≦ 8 cm	Ia
T1b	Cavum uteri > 8 cm	Ib
T2	Ausdehnung auf Zervix	II
T3	Ausdehnung über Uterus hinaus, aber innerhalb des kleinen Beckens	III
T4	Ausdehnung auf Harnblase/Rektum, über kleines Becken hinaus	IVa
M1	Befall entfernterer Organe	IVb

Veränderungen des Endometriums (v. a. adenomatöse Hyperplasie*, Dysplasie) führende östrogenbedingte Überstimulation ohne kompensator. Gestagenaktivität eine wesentl. Rolle. TNM-Klassifikation u. FIGO-Stadien: s. Tab. Die lymphogene Metastasierung erfolgt in Abhängigkeit v. Lokalisation u. Wachstumsrichtung in paraaortale u. Beckenlymphknoten, in ca. 10% der Fälle in d. Ovarien; hämatogene Metastasierung v. a. in Lunge (über V. cava inferior), Leber, Skelettsystem u. Gehirn; **Sympt.**: intermittierende (geringe) uterine Blutungen, Menorrhagie, Metrorrhagie, gelegentl. wehenartige Schmerzen; **Diagn.**: Aspirationskürettage*, fraktionierte Kürettage* mit histol. Untersuchung, Ultraschalldiagnostik, Computertomographie; **Ther.**: operativ (Hysterektomie* u. Ovarektomie* ggf. mit Entfernung eines Teils der Vagina, Wertheim*-

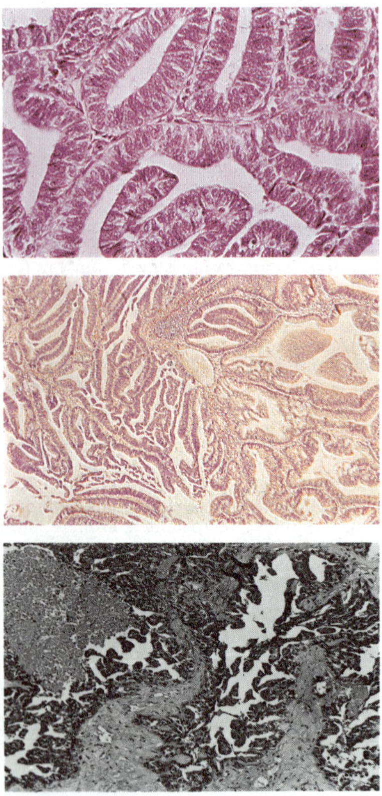

Korpuskarzinom:
gut differenziertes Adenokarzinom (oben), gut differenziertes, papillär gebautes Adenokarzinom (Mitte) und wenig differenziertes papilläres Karzinom (unten); histol. Präparate des Korpusendometriums [65]

Meigs-Operation), Strahlentherapie (auch kombiniert), Gestagene; **Kompl.**: v. a. Pyometra. Vgl. Ichthyosis uteri.

Korpuskeln (lat. corpusculum Körperchen) f pl: (physik.) Materieteilchen mit Ruhemasse; können elektrisch geladen (z. B. Elektronen*, Positronen*) od. ungeladen (z. B. Neutronen*) sein.

Korpuskul|ar|strahlen (↑): (engl.) corpuscular rays; aus geladenen od. ungeladenen Materieteilchen bestehende ionisierende Strahlung, deren Energie der kinetischen Energie der einzelnen Korpuskeln entspricht u. in Elektronenvolt* (eV) bzw. keV od. MeV angegeben wird.

Korpuskul|ar|therapie (↑) f: s. Strahlentherapie.

Korpus|polyp (Korpus*; Polyp*) m: (engl.) corpus polyp; auch Korpusadenom; umschriebe-

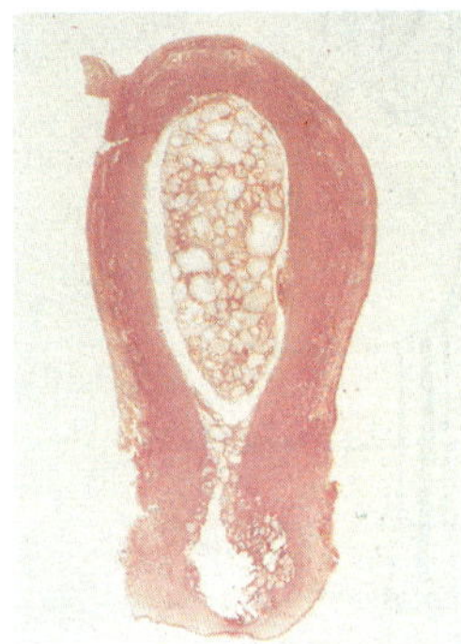

Korpuspolyp:
histologischer Großflächenschnitt durch den Uterus mit Portio. In die ausgeweitete Korpuslichtung hängt ein zystenreicher, gestielter, gutartiger Korpuspolyp des Endometriums. Die Zervixschleimhaut ist ebenfalls zystisch-hyperplastisch verändert. [471]

ne, meist benigne polypöse Hyperplasie der Gebärmutterschleimhaut, ausgehend v. der Basalisschicht des Endometriums*, besteht aus proliferierendem Drüsengewebe und faserreichem Stroma, das inf. von Progesteronrezeptordefekten b. der Menstruation* nicht abgestoßen wird u. daher erhebl. Größe erreichen kann; **Sympt.**: uterine Blutungen, eitriger od. blutiger Fluor* genitalis, wehenartige Schmerzen; **Ther.**: Kürettage* u. histol. Untersuchung (selten Adenokarzinom); **DD**: glandulär-zystische Hyperplasie*.

Kor|rektur|osteo|tomie (lat. corrigere, correctus gerade richten; Ost-*; -tom*) f: s. Osteotomie.

Kor|relation (Co-*; lat. relatio Verhältnis, Beziehung) f: Wechselbeziehung.

Kor|relations|gewicht (↑; ↑): Ist-Gewicht als prozentuale Abweichung vom Soll-Gewicht (n = 100) unter Berücksichtigung v. Geschlecht, Alter u. Größe; vgl. Körpergewicht.

Kor|relations|ko|ef|fizient (↑; ↑) m: (engl.) coefficient of correlation; (statist.) Maßzahl f. den linearen Zus. zw. zwei normalverteilten Variablen (r); er kann Werte zw. -1 u. +1 annehmen. Bei r = 0 liegt kein linearer Zus. vor; je näher r an +1 (bzw. -1) herankommt, desto besser ist der gleichsinnige (bzw. gegensinnige) lineare Zus. u. desto genauer kann er durch eine Regressionsgerade beschrieben werden. Ein Rangkorrelationskoeffizient wird dann verwendet, wenn keine Normalverteilung vorliegt u./od. der Zus. nichtlinear (z. B. logarithmisch) ist.

kor|re|spondierend (↑; lat. respondere antworten): einander entsprechend, in Verbindung stehend.

Kor|rigenzien (lat. corrigere berichtigen, verbessern) n pl: (engl.) corrigents; geschmackverbessernde Zusätze zu Arzneien; z. B. Sirupe, ätherische Öle, Aromen, Schleime.

Kor|rosion (lat. corrodere, corrosus zerfressen) f: (engl.) corrosion; (pathol.) durch Entzündungsvorgänge od. Ätzmittel bewirkte langsame Gewebezerstörung.

Korsakow-Syn|drom (Sergei S. K., Psychiater, Neurol., Moskau, 1854-1900) n: (engl.) Korsakoff's syndrome; syn. amnestisches Psychosyndrom, auch Korsakow-Psychose; Syndrom aus Desorientiertheit, Gedächtnisstörungen (Merkfähigkeitsstörung, Pseudomnesie) u. Konfabulationen; **Vork.**: reversibel od. irreversibel i. R. einer org. Psychose, bes. bei Alkoholkrankheit (meist in Komb. mit Polyneuropathie*), auch bei Vitaminmangelzuständen, zerebraler Hypoxie, Schädelhirntrauma, Intoxikationen, Inf. (Typhus abdominalis, Fleckfieber) od. Hirnatrophie. Vgl. Alkoholpsychose, Durchgangssyndrom, Wernicke-Enzephalopathie.

Kortex (lat. cortex) m: Rinde; s. Cortex.

Korti-: s. a. Corti-.

kortikal (Kortex*): von d. Gehirnrinde ausgehend, in d. Gehirnrinde lokalisiert.

Kortikalis (↑) f: (engl.) cortical substance; eigentl. Substantia corticalis sive compacta des Knochengewebes*.

Kortikalis|osteoid (↑; Ost-*; -id*) n: syn. Osteoidosteom*.

Kortikoide (↑; -id*) n pl: (engl.) corticoids; in der Nebennierenrinde gebildete Steroidhormone* mit der Ausgangssubstanz Cholesterin*; **1.** Mineralokortikoide* (Zona glomerulosa); **2.** Glukokortikoide* (Zona fasciculata); **3.** Sexualhormone* (Zona reticularis): i. w. S. auch synthetisch hergestellte K. mit gluko- bzw. mineralokortikoiden Wirkungen, jedoch z. T. starken Unterschieden bzgl. der Gluko- u. Mineralokortikoidaktivität im Vergleich zu den natürlichen K.

Kortikoide

Gluko- u. Mineralokortikoid-Aktivität einiger natürlicher und synthetischer Kortikoide im Vergleich zur Aktivität des Cortisons

Substanz	Glukokortikoid-Aktivität	Mineralokortikoid-Aktivität
Natürliche Kortikoide		
Cortison	1	1
Cortisol	1,25	1,25
Aldosteron	0	1000
Corticosteron	0,5	1,5
Desoxycorticosteron	0,01	50
Synthetische Kortikoide		
Fluorcortisone	15	800
Prednison	4	0,0005
Prednisolon	4	0,0005
Methylprednisolon	5	0
Triamcinolon	5	0
Dexamethason	20	0
Betamethason	20	0
Paramethason	15	0

Kortiko|steroide (↑; Stear-*; -id*) n pl: Nebennierenrindenhormone; s. Kortikoide.

Kortiko|steron (↑; ↑) n: Corticosteron; s. Glukokortikoide.

Kortiko|tropin (↑; -trop*) n: s. ACTH.

Kortisol (↑) n: Cortisol*.

Kortison n: Cortison*.

Korund m: (engl.) corundum; Alphaaluminiumoxid; kristalline Tonerde; Elektrokorund wird aus Bauxit zur Herstellung von Schleifscheiben u. feuerfesten Baustoffen gewonnen. Bei Korundschmelzern kann eine Korundlunge entstehen (entspricht klin. u. pathol.-anat. der Aluminiumlunge*). BK nach Nr. 4106 der BeKV.

Koryne|bakterien (gr. κορύνη Stab; Bakt-*) f pl: s. Corynebacterium.

Koryza (gr.) f: Schnupfen; s. Rhinitis.

Kosmetik|verordnung: Verordnung über kosmetische Mittel in der Fassung vom 19.6.1985 (BGBl. I S. 1082) mit zahlreichen Änderungen, regelt d. Verwendung chem. Stoffe in Körperpflegemitteln u. enthält Verwendungsverbote u. -beschränkungen (Borsäure z. B. darf nicht mehr in Kinderpflegeprodukten enthalten sein) sowie Hinweispflichten auf best. Inhaltsstoffe (z. B. Ammoniak, Formaldehyd, Phenol, Resorcin, Fluoride, Amine).

kostal (lat. costa Rippe): zur Rippe gehörend, auf d. Rippe bezogen.

Kostal|atmung (↑): (engl.) costal breathing; Thorakalatmung; die mit d. Brustkorb erfolgende Atmung; im Ggs. dazu Bauch- bzw. Zwerchfellatmung*; vgl. Atmungstypen.

Kost, alkalisierende: (engl.) alkalinized diet; Diät z. Erzielung einer alkal. Harnreaktion, z. B. bei Zystopyelitis bzw. Neigung zur Bildung von Harnsäuresteinen.

Kostmann-Syn|drom (Rolf K., zeitgen. Päd., Norrköping) n: autosomal-rezessiv erbliche, sich früh manifestierende hochgradige Granulozytopenie*; **Ther.**: lebenslange Substitution mit gentechnisch hergestelltem Granulozyten-Wachstumsfaktor (G-CSF; s. CSF), bei passendem Spender auch Knochenmarktransplantation*. Vgl. Neutrozytopenie, angeborene.

Kosto|brachial|syn|drom (lat. costa Rippe; Brachi-*) n: entspricht dem Kostoklavikularsyndrom; s. Thoracic outlet syndrome.

Kosto|klavikular|syn|drom (↑; ↑) n: s. Thoracic outlet syndrome.

Kosto|trans|vers|ek|tomie (↑; transversus*; Ektomie*) f: (engl.) costotransversectomy; (chir.) Resektion des Querfortsatzes eines Wirbels u. ggf. des Rippenköpfchens u. -halses zur hinteren seitl. Freilegung des Canalis vertebralis od. eines Wirbelkörpers. Vgl. Laminektomie.

Kot: (engl.) faeces; syn. Faeces, Fäzes, Stuhl, Exkrement; Ausscheidungsprodukt des Darms; besteht aus **körpereigenen Substanzen** (Bakt., abgestoßenen Epithelien, Produkten der Verdauungsorgane u. Gallenfarbstoffen, die die gelblich-bräunliche Farbe bedingen); außerdem aus d. nicht resorbierten **Resten der Nahrungsstoffe** (Wasser, Kohlehydratgärungs- sowie Eiweißfäulnisprodukte, von denen v. a. Skatol u. Indol den typischen Geruch des K. hervorrufen). Die **Menge** des K. hängt weitgehend von d. Ernährung ab u. schwankt erhebl. (100-500 g/d); kleine Mengen bei schlackenarmer Kost (eiweißreich), große bei zellulosereicher (ballaststoffreicher) Ernährung. Vgl. Obstipation, Diarrhoe.

Kot|erbrechen: Miserere, Kopremesis; s. Ileus. **K.fistel** (Fistel*) f: äußere Darmfistel*.

K.geschwulst: s. Koprom. **K.kultur** (lat. cultura Züchtung) **f:** s. Koprokultur. **K.stein:** (engl.) coprolith; Koprolith, Enterolith, Darmstein; Ablagerung v. eingedicktem Kot, Phosphaten u. Schleim als steinartige Gebilde im Dickdarm (bes. Blinddarm), bis Kirschgröße.

Kotyledo (gr. κοτυληδών Saugnapf) **f:** s. Cotyledo.

Kox-: s. a. Cox-.

Kox|algie (Cox-*; -algie*) **f:** (engl.) coxalgia; Hüftschmerz, oft bei Koxarthrose u. Koxitis.

Kox|arthrose (↑; Arthr-*; -osis*) **f:** (engl.) coxarthrosis; syn. Arthrosis deformans coxae; degen. Veränderung eines od. beider Hüftgelenke; Manifestation häufig erst im höheren Lebensalter (Malum coxae senile); **Urs.:** 1. länger dauerndes Mißverhältnis zw. Belastung u. Belastungsfähigkeit; **2.** angeb. Störung der Funktionseinheit Hüftkopf-Hüftpfanne (Coxa* valga, vara, plana usw.); **3.** posttraumatisch (Schenkelhalsfraktur u. a.); **4.** Durchblutungs- bzw. Stoffwechselstörung (Perthes*-Calvé-Legg-Krankheit, Gicht, Diabetes mellitus, Alkoholabusus usw.); **5.** entzündlich; **Klin.:** Schmerzen, Funktionseinschränkung bis hin zur Kontraktur* möglich; **Diagn.:** röntg. charakterist. Gelenkveränderungen (Verschmälerung des Gelenkspaltes, subchondral reaktive Sklerosierung und Zystenbildung, Exophyten, Gelenkdeformierung); **Ther.:** physiotherap.-balneologisch: Bewegungsübungen, Wärmeapplikation (Thermalbäder, Fangopackungen); medikamentös: nichtsteroidale Antiphlogistika; orthop. Hilfsmittel bei Fehlstatik (z. B. Schuherhöhung); op. je nach Lebensalter u. klin. Erscheinungsbild, z. B. Umstellungsosteotomie, Arthrodese, Gelenkersatz.

Koxitis (↑; -itis*) **f:** (engl.) coxitis; Arthritis* des Hüftgelenks; **Formen: 1.** bakterielle K.: Vork. v. a. im Säuglingsalter durch hämatogene Streuung von Strepto- od. Staphylokokken i. R. einer Nabelinfektion od. Läsion der Haut u. Schleimhäute; später gelegentlich nach intraartikulären Eingriffen; selten tuberkulös; Diagn.: Gelenkpunktion (s. Gelenkerguß), röntg. evtl. Luxation (sog. Distensionsluxation) nachweisbar; Ther: Ruhigstellung der Hüfte, Antibiotika, u. U. op. Herdausräumung u. Drainage; **2.** rheumatische K. bei chron. entzündlich-rheumatischen Erkr. (seronegative Spondylarthritis*, rheumatoide Arthritis*); **3.** flüchtige K. als Begleitarthritis i. R. von Allgemeininfektionen, vorwiegend b. Kindern (unspezif. Reaktion der Synovialmembran; spontanes Abklingen unter Bettruhe); **Sympt.:** evtl. nach Fieber auftretende Hüftschmerzen bei Belastung u. Bewegung, Hüfthinken, Schonung u. Beuge-Adduktionaußenrotationsstellung des Beins, reaktive Muskelatrophie im Bereich des Ober- u. Unterschenkels. Vgl. Osteomyelitis.

Koyanagi-Krankheit (Yoshizo K., japan. Ophth., geb. 1880)**:** syn. Vogt*-Koyanagi-Harada-Syndrom.

Koževnikow-Syn|drom (Alexis J. K., Neurol., Psychiater, Moskau, 1836-1902) **n:** syn. Epilepsia partialis continua; s. Epilepsie.

KP: Abk. f. **K**reatin**p**hosphat; s. Kreatin.

Kr: chem. Symbol f. Krypton*.

Krabben: (engl.) crabs; zur Ordnung der Decapoda gehörende, sog. kurzschwänzige Krebse m. fünf Beinpaaren u. reduziertem, unter den Cephalothorax eingeschlagenem Abdomen; Zwischenwirte von Lungenegeln (vgl. Paragonimiasis); nicht identisch mit Speisegarnelen; vgl. Arthropoden.

Krabbe-Syn|drom (Knud K., Neurol., Kopenhagen, 1885-1965) **n:** syn. Globoidzellen*-Leukodystrophie.

Krämpfe: (engl.) convulsions, spasms, cramps, seizures; unwillkürl. Muskelkontraktionen; **Formen:** nach Ausdehnung u. Ablauf werden unterschieden: **1.** klonische K.: rasch aufeinanderfolgende kurzdauernde rhythmische Zukkungen antagonist. Muskeln; **2.** tonische K.: Kontraktionen von starker Intensität u. langer Dauer, z. B. bei Tetanie u. Tetanus; **3.** tonischklonische K.: als generalisierte K. (Konvulsionen) bei Epilepsie (Grand mal), Eklampsie, Urämie, Entzugssyndrom u. als psychogene K. bei Neurosen; **4.** lokalisierte K. einzelner Muskeln od. Muskelgruppen, z. B. fokal-motorischer epileptischer Anfall, Trismus*, Tic*; Hals-, Nacken- u. Schultermuskelkrämpfe, z. B. Torticollis* spasmodicus; Wadenkrampf (s. Krampussyndrom); **5.** Beschäftigungskrämpfe (z. B. Schreibkrampf), entstehen als Folge einer übermäßigen Beanspruchung der Muskulatur.

Krätze: s. Scabies.

Krätz|milbe: Sarcoptes scabiei; s. Milben.

Kraft: (engl.) force, power; **1.** (physik.) Kurzzeichen F; Masse (m) mal Beschleunigung (a): F = m × a. SI-Einheit ist das Newton*; **2.** (neurol.) motorische Kraft; Einteilung in fünf Kraftgrade

Kraft
Neurologische Einteilung in Kraftgrade zur Beurteilung von Paresen

0	keine Muskelaktivität
1	sichtbare Muskelkontraktion ohne Bewegungseffekt
2	Bewegung bei Ausschaltung der Schwerkraft
3	Bewegung gegen die Schwerkraft
4	Bewegung gegen Widerstand
5	normale Muskelkraft

zur Beurteilung der verbliebenen Muskelkraft bei Lähmung*.

Kragen|knopf|panaritium (Panaritium*) **n:** s. Panaritium.

Kragen|schnitt: s. Kocher-Kragenschnitt.

Krallen||hand: s. Hand. **K.nagel:** s. Onychogryposis. **K.zehe:** s. Hammerzehe.

Kramer-Pollnow-Syn|drom (Franz K., Psychiater, Neurol., Berlin; Hans P., deutscher Psychiater, Neurol.) **n:** syn. erethisch-hyperkinetisches Syndrom; Syndrom aus gesteigerter Erregbarkeit, psychomotorischer Unruhe, evtl. Intelligenzdefizit u. fokalen Anfällen (s. Epilepsie); Manifestation v. a. im Kindesalter; **Ätiol.:** unbekannt, evtl. besteht ein Zus. mit frühkindlichem Hirnschaden. Vgl. Antriebsstörung, Erethismus, Psychose.

Krampf: s. Krämpfe. **K.ader:** (engl.) varicose vein; Varix; s. Varizen. **K.ader|bruch:** syn. Varikozele*. **K.anfall:** s. Krämpfe, Epilepsie. **K.gifte:** (engl.) convulsants; Konvulsiva; Stoffe, die eine zentralerregende Wirkung besitzen u. dadurch Krämpfe* auslösen können, z. B. Strychnin*, Tetanustoxin; s. a. Analeptika. **K.potentiale** n pl**:** s. Elektroenzephalographie. **K.wehen:** s. Wehen.

Krampus m**:** s. Krämpfe, Krampussyndrom.

Krampus|syn|drom n: (engl.) crampus syndrome; auf einen Muskel od. eine Muskelgruppe beschränkter tonischer, schmerzhafter Krampf, meist einseitig in d. Morgenstunden (Crampi nocturni) in Wadenmuskeln u. Zehenbeugern, evtl. nach anstrengenden Märschen, bei Wurzelirritationssyndrom* od. Elektrolytstörungen auftretend. Vgl. Krämpfe.

Krani-: auch Cranio-; Wortteil mit der Bedeutung Schädel; von gr. κρανίον.

kranial (↑): (engl.) cranial; zum Kopf gehörend, kopfwärts, scheitelwärts; (JNA für superior gebraucht); Ggs. kaudal.

Kranialisation (↑) f: (engl.) cranialization; (röntg.) Vermehrung der Lungengefäßzeichnung in d. Oberfeldern b. erhöhtem pulmonalem Venendruck (Perfusionsumverteilung).

Kranial|variante (↑) f: (engl.) cranial variant; Anomalie der Wirbelsäule mit Verschiebung der Grenzen der Abschnitte nach kranial (7. Halswirbel durch lange Querfortsätze dem 1. Brustwirbel ähnlich, 12. Rippe verkürzt, Sakralisation* des 5. Lendenwirbels); vgl. Kaudalvariante.

Kranio|pagus (↑; -pagus*) m: (engl.) craniopagus; Doppelfehlbildung* mit Verwachsung an d. Köpfen.

Kranio|pharyngeom (↑; Pharyng-*; -om*) n: s. Hirntumoren (Tab.).

Kranio|rhachi|schisis (↑; Rhachi-*; gr. σχίσις Spaltung, Trennung) f: (engl.) craniorhachischisis; kombinierte Spaltbildung an Schädel u. Wirbelsäule.

Kranio|schisis (↑; gr. σχίσις Spaltung, Trennung) f: syn. Cranium bifidum; angeb. Schädelspalte bei Rhachischisis; vgl. Spina bifida.

Kranio|sklerose (↑; Skler-*; -osis*) f: syn. Leontiasis cranii; s. Leontiasis ossea.

Kranio|syn|ostosis (↑; Syn-*; Ost-*; -osis*) f: (engl.) craniostenosis; Kraniostosis; verfrühte Verknöcherung der Schädelnähte; s. Stenozephalie.

Kranio|tabes (↑; Tabes*) f: (engl.) craniotabes; elast. Eindrückbarkeit des Schädels im Bereich der Lambdanaht; ist f. Rachitis* nicht beweisend (auch bei Vitamin-A-Überdosierung vorkommend) u. tritt nur b. Erstmanifestation der Rachitis vor dem 6. Lebensmonat auf.

Kranium (↑) n: knöcherner Schädel, Cranium*.

Kranken|geschichte: (engl.) case history; patientenbezogene Aufzeichnungen des behandelnden Arztes, zu denen der Arzt von Rechts wegen verpflichtet ist (s. Dokumentationspflicht); sie umfaßt neben den administrativen Daten alle f. die Behandlung wichtigen Umstände wie die Anamnese, Angaben zu Krankheitsursachen und -verlauf, diagn. u. therap. Maßnahmen sowie ggf. nach Behandlungsabschluß eine katamnestische Zusammenfassung. Vgl. Einsichtsrecht, Auskunftsanspruch.

Kranken|gymnast m: (engl.) physical therapist; Berufsbez. f. die zur Durchführung von Krankengymnastik ausgebildeten Personen; die Ausbildung ist geregelt im „Gesetz über die Ausübung der Berufe des Masseurs, des Masseurs u. medizinischen Bademeisters u. des Krankengymnasten" vom 21.12.1958 (BGBl. I S. 985) in der Fassung vom 25.6.1969 (BGBl. I S. 645) mit späteren Änderungen. Sie setzt u. a. i. d. R. eine abgeschlossene Realschulbildung voraus u. umfaßt einen zweijährigen Lehrgang an einer staatlich anerkannten od. ermächtigten Lehranstalt; ferner ist ein praktisches Anerkennungsjahr erforderlich. Qualifikationen aus dem Gebiet der ehemaligen Deutschen Demokratischen Republik sind übergeleitet.

Kranken|gymnastik f: (engl.) physical therapy; syn. Heilgymnastik; Unterstützung von Therapie u. Pflege durch planmäßigen abgestuften Einsatz von passiven Maßnahmen (Lagerung, Massage, Dehnübungen) u. aktiven körperl. Bewegungsübungen (z. B. allgemeine Gymnastik, Hockergymnastik, Hemmungsgymnastik*, Kriechverfahren sowie duplizierte od. Widerstandsgymnastik) unter Anleitung durch einen Krankengymnasten*; z. B. in d. Orthopädie z. Vorbeugung u. Beseitigung v. Schäden des Haltungs- u. Bewegungsapparats, in d. Inneren Medizin als Kreislauf- u. Lungenfunktionstraining, z. Kontrakturenprophylaxe, in d. Gynäkologie b. Schwangerschaft u. im Wochenbett, in d. Neurologie, in d. Rehabilitation, auch als Atmungsgymnastik, Unterwassergymnastik. Vgl. Bobath-Methode, Hippotherapie, Kabat-Methode, Vojta-Methode.

Kranken|haus: (engl.) hospital; med. Einrichtung, in der durch ärztliche u. pflegerische Hilfeleistung Erkrankungen, Leiden od. Körperschäden festgestellt, geheilt od. gelindert werden sollen od. Geburtshilfe geleistet wird u. in dem die zu versorgenden Personen untergebracht u. verpflegt werden können (§ 2 Nr. 1 Krankenhausfinanzierungsgesetz, Abk. KHG; BGBl. I 1991 S. 887). Eine im Vergleich zum KHG konkretere Definition findet sich in § 107 SGB V. Dort wird für den Bereich der gesetzl. Krankenversicherung verlangt, daß die Tätigkeit des Arztes u. seiner Hilfspersonen überwiegt. § 30 der Gewerbeordnung stellt daneben bes. Kriterien für die Erteilung der Konzession zum Betrieb von Privatkrankenanstalten auf. K. lassen sich unterscheiden nach der Art der ärztlich-pflegerischen Zielsetzung, d. h. ihrer betrieblichen Funktion (Allgemein-, Fach-, Sonderkrankenhäuser), nach der Art der ärztlichen Besetzung (Anstalts-, Be-

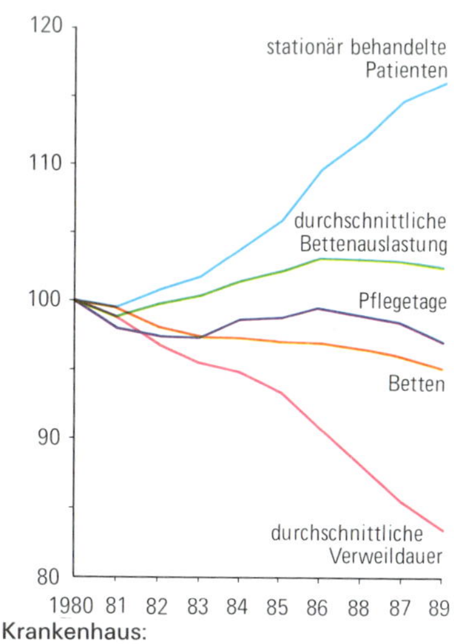

Krankenhaus:
Entwicklung der Zahlen für stationär behandelte Patienten, durchschnittliche Bettenauslastung, Pflegetage, Betten und durchschnittliche Verweildauer in Akutkrankenhäusern, bezogen auf 1980 (= 100) [44]

K

legkrankenhäuser), nach der Intensität von Behandlung u. Pflege (Akut-, Langzeitkrankenhaus, K. für chronisch Kranke), nach der Versorgungsstufe (Grund-, Regel-, Maximalversorgung), nach der Art der Leistungserbringung (voll-, teilstationär), nach der Trägerschaft (öffentlich, freigemeinnützig, privat) u. nach der Betriebsform (staatlich- bzw. kirchlich-öffentlich-rechtlich, zivilrechtlich betriebene K.). Die vom Statistischen Bundesamt in Wiesbaden herausgegebene amtliche Krankenhausstatistik publiziert jährlich Daten über die K. u. Betten, die stationär behandelten Kranken u. das in K. tätige Personal nach fachlicher u. regionaler Gliederung.

Kranken|kost: (engl.) diet; Diät; die auf die Bedürfnisse des Pat. u. die Therapie der Erkr. abgestimmte Ernährung; kann in der Einschränkung der gesamten Ernährung (Reduktionskost, z. B. bei Übergewicht), in der Verminderung best. Anteile (z. B. kohlenhydratreduzierte Kost bei Diabetes mellitus, kochsalzarme Kost bei best. Nierenerkrankungen, fettarme Kost bei Pankreaserkrankungen) od. in der Vermehrung aller (Aufbaukost) od. best. Nahrungsanteile (z. B. eiweißreiche Kost bei Kachexie) bestehen.

Kranken|pflege: (engl.) nursing; i. S. der ganzheitl. Pflege die pflegerische Betreuung von Kranken durch ausgebildetes Krankenpflegepersonal mit den Zielen **1.** einer umfassenden (phys., psych. u. soziale Faktoren berücksichtigenden) Förderung des Gesundungsprozesses; **2.** der Prophylaxe* von Krankheiten u. Komplikationen; **3.** der Linderung von Schmerzen u. Leiden. Die K. erfordert die Erstellung einer Pflegeanamnese* u. einer Pflegeplanung* sowie die Dokumentation über die Durchführung der geplanten Pflegemaßnahmen u. deren Erfolg bzw. Mißerfolg. Sie umfaßt die Durchführung u. Überwachung ärztl. Verordnungen u. Hilfeleistung bei diagn. u. therap. Maßnahmen. Je nach baulichen, fachspezif. u. personellen Gegebenheiten wird die K. als Funktionspflege*, Gruppenpflege* od. Zimmerpflege* durchgeführt. S. Krankenpflege, häusliche.

Kranken|pflege|berufe: (engl.) nursing careers; gesetzl. geregelte Ausbildungsberufe (u. damit geschützte Berufsbezeichnungen) in der Krankenpflege: Krankenschwester bzw. Krankenpfleger, Kinderkrankenschwester bzw. Kinderkrankenpfleger, Krankenpflegehelfer/in; Ausbildung u. Prüfung sind geregelt im „Gesetz über die Berufe in der Krankenpflege" (Krankenpflegegesetz, Abk. KrPflG) v. 15.7.1957 (BGBl. I S. 716) in d. Fassung v. 4.6.1985 (BGBl. I S. 843) u. in der „Ausbildungs- und Prüfungsordnung für die Berufe in der Krankenpflege" vom 16.10.1985 (BGBl. I S. 1973). Die dreijährige Ausbildung der Vollpflegekräfte setzt u. a. i. d. R. eine abgeschlossene Realschulbildung, die einjährige Ausbildung für d. Pflegekräfte die Volksschulbildung voraus.

Kranken|pflege, häusliche: (engl.) home nursing care; in der Wohnung des Pat. erfolgende Krankenpflege; für Versicherte der GKV in § 185 RVO u. in anderen Bestimmungen der sozialen Sicherung geregelt; sie wird unter best. Voraussetzungen neben der ärztlichen Behandlung dann erbracht, wenn Krankenhauspflege geboten, aber nicht ausführbar ist, zur Abkürzung bzw. Vermeidung von Krankenhauspflege od. auch zur Sicherung ambulanter ärztlicher Behandlung; in den meisten Bundesländern wird sie von **Sozialstationen** in der Trägerschaft der Wohlfahrtsverbände, zunehmend auch von privaten Anbietern geleistet. Vgl. Pflegebedürftigkeit.

Kranken|rolle: Summe der von einem Kranken erwarteten Verhaltensweisen als Ergebnis eines Aushandlungsprozesses zw. Arzt u. Patient; zur K. gehört z. B. die Compliance*; u. U. steht die K. im Widerspruch zu bestehenden Patientenrechten; vgl. Krankheitsverhalten, Selbstbestimmungsrecht, Patiententestament.

Kranken|schein: s. Kassenpatient.

Kranken|versicherung: Versicherung, die das Risiko wirtschaftl. Nachteile im Krankheitsfall od. bei Mutterschaft durch Übernahme v. Behandlungskosten u. Verdienstausfall abdeckt u. zudem als Regelleistungen die Kosten für z. B. Früherkennungsuntersuchungen*, Vorsorgeuntersuchungen*, Mutterschaftshilfe*, Familienversicherung*, Schwangerschaftsabbruch* sowie die subsidiäre Leistungspflicht bzgl. einer Rehabilitation* übernimmt; versicherungspflichtig in der gesetzlichen Krankenversicherung (Abk. GKV) als Zweig der Sozialversicherung sind nach d. RVO alle in d. Ausbildung befindlichen Personen (Auszubildende, Studenten), Arbeiter u. Angestellte (letztere, sofern ihr Jahreseinkommen unter der sog. Beitragsbemessungsgrenze liegt), Rentner, (Arbeitslosengeld od. -hilfe beziehende) Arbeitslose u. best. Gruppen selbständiger Unternehmer. Träger der GKV sind die RVO-Kassen, v. a. die Allgemeinen Ortskrankenkassen (Abk. AOK) u. die Betriebs- u. Innungskrankenkassen. Neben der GKV gibt es die im Leistungsumfang vergleichbare private Krankenversicherung (Abk. PKV) sowie private Zusatzversicherungen für in der GKV Versicherte. Vgl. Kassenpatient, Solidarprinzip.

Krankheit: (engl.) disease, illness; Erkrankung, Nosos, Pathos, Morbus; **1.** Störung der Lebensvorgänge in Organen od. im gesamten Organismus mit der Folge von subjektiv empfundenen bzw. objektiv feststellbaren körperl., geistigen bzw. seelischen Veränderungen; **2.** in der Rechtssprechung des Bundessozialgerichts der Zustand von Regelwidrigkeit im Ablauf der Lebensvorgänge, der Krankenpflege u. Ther. erfordert u. aus dem eine berufsspezif. erhebl. Arbeits- bzw. Erwerbsunfähigkeit resultiert; **3.** begriffl. Bez. f. eine definierbare Einheit typischer ätiol., morphol., sympt., nosologisch beschreibbarer Erscheinungen, die als eine best. Erkrankung verstanden wird. Vgl. Gesundheit.

Krankheiten, ansteckende: (engl.) contagious diseases; von Mensch zu Mensch übertragbare Krankheiten; Unterbegriff der Infektionskrankheiten*; vgl. Seuche, Bundesseuchengesetz, STD. **K., anzeige|pflichtige: 1.** versch. Infektionskrankheiten; s. Bundesseuchengesetz; **2.** best. Berufskrankheiten*. **K., anzeige|pflichtige über|tragbare:** s. Meldepflicht.

Krankheiten, genetische: (engl.) genetic diseases; sog. Erbkrankheiten, Erbleiden; erbl. Krankheiten, können familiär gehäuft od. durch spontane Neumutation in einer durch g. K. bisher unbelasteten Familie auftreten. Neumutationen treten in unterschiedl. Häufigkeit auf u. können ggf. auf nachfolgende Generationen weitervererbt werden. **Formen: 1.** chromosomal bedingte g. K. mit numerischen od. strukturellen Abweichungen (Chromosomopathien), die z. T. mit dem Alter der Mutter zunehmen (vgl. Chromosomenaberrationen); **2.** einfach (monogen) vererbte g. K., die theoretisch den Mendel-Gesetzen entspr. vererbt werden u. einen geschlechtsgebundenen (vgl. Konduktor) od. autosomal-dominanten (Heterozygote erkranken) bzw. autosomal-rezessiven (nur Homozygote erkranken) Erbgang aufweisen können, deren klin. Manifestation jedoch zusätzl. durch die Penetranz* u. Expressivität* des jeweiligen Gens bestimmt wird; **3.** multifaktoriell ausgelöste g. K. (polygene Vererbung), verursacht durch abnorme Gene u. Umweltfaktoren, häufig mit fließenden Übergängen zu pathol. Veränderungen (Schwellenwerteffekt). Die Abgrenzung eines monogenen von einem polygenen Vererbungsmodus ist daher nicht immer einfach. **Sympt.:** G. K. manifestieren sich als körperl., geistige od. kombinierte Anomalien, die phänomenologisch nicht immer von intrauterin erworbenen Defekten unterschieden werden können (vgl. Phänokopie). Bei monogen vererbten g. K. sind heute häufig die zugrundeliegenden biochem. Defekte (veränderte Proteinsynthese) nachweisbar. Potentielle Veränderungen, die nicht unbedingt zu Krkh. führen, sind wahrscheinl. sehr viel häufiger; sie können u. U. erst durch hinzutretende äußere Einflüsse (z. B. Medikamente, Infektionen, alimentäre Faktoren) induziert u. klinisch manifest werden (z. B. als hämolytische Krise bei Glukose-6-Phosphat-Dehydrogenase-Mangel). Oft beruhen g. K. auf dem Ausfall od. der Veränderung eines best. Enzyms im intermediären Stoffwechsel; die Manifestation kann sehr früh od. auch erst in fortgeschrittenem Lebensalter erfolgen. Folgen eines Enzymdefekts können unterschiedl. Enzymeigenschaften betreffen; z. B. veränderte Kinetik einer enzymat. Reaktion (z. B. Zitrullinämie), Herabsetzung der Enzymstabilität (Beeinflussung der Glukose-6-Phosphat-Dehydrogenase durch Medikamente), Erhöhung der Enzymaktivität (z. B. akute intermittierende Porphyrien), Fehlen einer Rückkopplung (z. B. überschießende Synthese od. mangelnder Abbau von Stoffwechselprodukten als Urs. vieler Speicherkrankheiten wie Lipidose, Gangliosidose, Glykogenose). Neben Enzymdefekten können auch Veränderungen anderer wichtiger Proteine zu g. K. führen; z. B. von Hämoglobin (s. Hämoglobinopathien), Transport- u. Rezeptorproteinen in Zellmembranen (z. B. Lipämien, Cholesterinämien), Proteohormonen, Serumproteinen (Analbuminämien, Alpha- und Betalipoproteinämien), Faktoren der Blutgerinnung (versch. Hämophilien). **Diagn.:** Frühdiagnose, z. B. durch sog. Heterozygotentests (vgl. Beratung, genetische), während der Schwangerschaft evtl. durch Amniozentese* od. Chorionzottenbiopsie (vgl. Pränataldiagnostik). Vgl. Krankheitsanlage, Letalfaktor, Fehlbildung, kongenitale.

Krankheiten, hepato|lienale: (engl.) hepatolienal diseases; versch. Krankheitsbilder mit Hepatosplenomegalie, bei denen sich gleiche pathol. Vorgänge in Leber u. Milz abspielen; z. B. die Speicherkrankheiten (s. Thesaurismosen); vgl. Schistosomiasis.

Krankheiten, iatro|gene: (engl.) iatrogenic diseases; durch Handlungen u. Äußerungen des Arztes verursachte Krankheiten; vgl. Hospitalismus. **K., melde|pflichtige:** s. Meldepflicht, Bundesseuchengesetz. **K., organische:** (engl.) organic diseases; Erkr., die auf anat. Veränderungen im Organismus beruhen (im Ggs. zu funkt. Erkr. inf. einer Störung der Funktion eines Organs). **K., sexuell über|tragbare:** s. STD.

Krankheits|anlage: (engl.) predisposition; pathol. Erbfaktor (Gen) als Urs. von genetischen Krankheiten*; bei homozygotem Auftreten dominanter Allele sind die Schäden u. U. so schwerwiegend, daß die Individuen nicht lebensfähig sind (Letalfaktor, z. B. bei Kindern, deren Eltern beide eine Achondroplasie haben), bei heterozygotem Auftreten von dominanten Krankheitsanlagen kann es in jeder Generation zu der entspr. Erkr. kommen; bei rezessivem Erbgang tritt die Erkr. nur bei Homozygotie in Erscheinung, heterozygote Individuen mit rezessiver Krankheitsanlage sind gesund u. können sie statistisch auf die Hälfte ihrer Nachkommen übertragen. Die Ausprägung eines rezessiven Gens wird in einigen Fällen trotz der Dominanz des anderen Allels nicht völlig unterdrückt, so daß leichte Anomalien entstehen können (intermediäre Manifestation). K. beruhen i. d. R. auf Schäden einzelner Gene (Monogenie); durch Fehlen eines spez. Enzyms kann es z. B. zu charakterist. Stoffwechselanomalien* kommen (Enzymopathien). Kommt es durch eine einzige Genmutation zur Ausbildung versch. pathol. Merkmale, so spricht man von **Polyphänie** (Pleiotropie), z. B. bei vielen Fehlbildungssyndromen. Eine K. kann an die Geschlechtschromosomen (Gonosomen*) gekoppelt sein; eine auf dem X-Chromosom lokalisierte rezessive K. kann beim weibl. Geschlecht (zwei X-Chromosomen) durch das entspr. (normale) Allel auf dem anderen X-Chromosom kompensiert werden u. manifestiert sich nur bei Homozygotie. Bei Übertragung des X-Chromosoms mit der Krankheitsanlage auf männl. Nachkommen kommt es dagegen immer zur Manifestation der Krankheit; z. B. bei Hämophilie*, Agammaglobulinämie*, Wiskott*-Aldrich-Syndrom, Glukose*-6-Phosphat-Dehydrogenase-Mangel u. okulo-zerebro-renalem Syndrom*.

Krankheits|gewinn: (engl.) morbid gain; (psychol.) objektiver, ggf. auch subjektiver Vorteil, den ein Mensch aus seiner Krankheit zieht; z. B. durch Zuwendung u. Anteilnahme, evtl. Möglichkeit zu besserer Abwehr von Schuldgefühlen od. belastenden Verpflichtungen (sog. Flucht in die Krankheit, primärer K.), Entlastung von alltäglichen Verpflichtungen, Gewährung sozialer u. ökonom. Vorteile (sekundärer K.). Nach psychoanalyt. Theorie ist der primäre K. u. U. mit der Entstehung der Symptomatik selbst eng verbunden, während sekundärer K. evtl. deren Persistenz fördert. Vgl. Krankheitsverhalten.

Krankheits|konzept n: Bez. f. die Summe der Vorstellungen u. Erklärungsansätze von Pat. (sog. Laientheorien*) u. Therapeuten in bezug auf eine konkrete Erkr. od. auf Kranksein insgesamt; kann ein entscheidender Faktor für Therapeutenverhalten und Krankheitsverhalten* des Pat. sein.

Krankheits|lehre: s. Nosologie.

Krankheits|register n pl: Einrichtungen, die das Auftreten bzw. den Verlauf v. Krankheiten in einer Population aufgrund einer Meldepflicht, eines Melderechts od. mit Einwilligung* des Pat. zum Zweck der Forschung u. Statistik systematisch u. kontinuierlich patienten- od. fallbezogen erfassen; K. gibt es in der Bundesrepublik Deutschland u. a. für Herzinfarkt, Diabetes mellitus, psychiatrische Erkr. u. Krebserkrankungen (s. Karzinomhäufigkeit). Vgl. Krebsregister, Datenschutz, medizinischer.

Krankheits|über|träger, aktiver: syn. Vektor; als End- od. Zwischenwirt* fungierender Überträger von Krankheitserregern, die sich in ihm weiterentwickelt bzw. vermehrt haben; vgl. Wirtswechsel, Arthropoden.

Krankheits|über|träger, passiver: (engl.) passive disease carrier; sog. Keimverschlepper; Organismus, der mechan. Bakterien, Viren, Wurmeier u. ä. auf Nahrungsmittel u. a. überträgt, z. B. Fliegen.

Krankheits|verhalten: Verhalten bei Erkrankungen u. bei akuten od. chron. Beschwerden; dazu gehört die Übernahme der Krankenrolle*, das sog. Hilfesuchen*, Krankheitsbewältigung (Compliance*, Coping*) u. parallel zum K. ein hierdurch modifiziertes Gesundheitsverhalten*. Vgl. Patientenkarriere.

Krankheits|vor|feld: Bereich, der zw. Gesundheit u. Krankheit liegt; die subjektiv asymptomatische Frühphase einer Krankheit.

Krankheits|wahn: syn. hypochondrischer Wahn*.

Kranz||arterien (Arteri-*) f pl: s. Koronararterien. **K.naht:** Sutura* coronalis. **K.star:** (engl.) coronary cataract; Cataracta coronaria; s. Katarakt.

Kratschmer-Holmgren-Re|flex (Florin K., Ritter von Forstburg, Physiol., Wien, 1843-1922; Alarik F. H., Physiol., Uppsala, 1831-1897; Reflekt-*) m: reflektorischer Atemstillstand b. Einatmung schleimhautreizender Dämpfe (z. B. Äther, Essigsäure); Auslösung über den N. trigeminus.

Kratz|würmer: s. Acanthocephala.

Kraurose (gr. κραῦρος trocken; -osis*) f: s. Craurosis.

Krause-Drüsen (Karl F. K., Anat., Hannover, 1797-1868): (engl.) Krause's glands; Glandulae conjunctivales; akzessorische Tränendrüsen am oberen Rand der Tarsalplatte des Oberlids.

Krause-Endkolben (Wilhelm J. K., Anat., Göttingen, Berlin, 1833-1910): (engl.) Krause's corpuscles; sensible Rezeptoren der Haut f. Kälte; rundl. od. ovale Körper, in deren Inneres sich Nervenfasern einsenken; Vork. bes. an Konjunktiva, Kornea, Genitale.

Krause-Klappe (Karl F. K., Anat., Hannover, 1797-1868): (engl.) Krause's valve; Valvula sacci lacrimalis inf.

Krause-Reese-Syn|drom (Arlington K., zeitgen. Ophth., USA; Algeron R., zeitgen. Ophth., New York) n: syn. retinale Dysplasie Reese-Blodi; Fehlbildungskomplex, der oft i. R. einer Trisomie* 13, aber auch monogen autosomal-rezessiv od. -dominant auftritt; **Sympt.:** angeborene Retinadysplasie m. Persistenz des primären Glaskörpers, bilaterale Fehlbildungen des Gehirns u. anderer Organe (Lungen, Verdauungssystem, Skelettsystem, Herz, Urogenitaltrakt).

Kreat-: auch Creatin-; Wortteil mit der Bedeutung Fleisch; von gr. κρέας, κρέατος.

Kreatin (↑) n: (engl.) creatine; Methylguanidinoessigsäure; Zwischenprodukt des intermediären Stoffwechsels, liegt in der Muskulatur mit Phosphorsäure gekoppelt als **Kreatinphosphat** (nicht vor dem 4. Lj.) als energiereiche Verbindung vor, aus der ATP regeneriert werden kann; **Bildung** in Leber u. Niere aus Arginin u. Glycin unter Entstehung von Guanidinessigsäure u. Methylierung mit Methionin zu Kreatin. Das im Muskel aufgebaute K. verstärkt d. hypoglykäm. Insulinwirkung, da es d. Aufnahmefähigkeit des Muskels für Zucker steigert. K. wird auch mit Fleischnahrung aufgenommen u. normalerweise nur als Kreatinin* ausgeschieden. Vgl. Kreatinkinase.

Kreatin|ämie (↑; -ämie*) f: (engl.) creatinaemia; vermehrter Kreatingehalt des Blutes (normal 23-60 µmol/l bzw. 0,3-0,8 mg/dl); Vork. bei Niereninsuffizienz, Obstruktion der ableitenden Harnwege, akuter Myelose.

Kreatinin (↑) n: Anhydrid des Kreatins* (überwiegende Ausscheidungsform); vgl. Clearance, Referenzbereiche (Tab.). **K.bestimmung** (↑): **1.** Jaffé-Probe mit od. ohne Enteiweißung; **2.** enzymatische Bestimmung im optischen Test*. Vgl. Referenzbereiche (Tab.), Nierendiagnostik. **K.-Clearance** (↑) f: s. Clearance, Nierendiagnostik.

Kreatin|kinase (↑; Kin-*) f: auch Creatinkinase (Abk. CK), Kreatinphosphokinase (Abk. CPK), ATP-Kreatintransphosphorylase; intrazelluläres Enzym, das die Reaktion Kreatin + ATP ↔ Kreatinphosphat + ADP reversibel katalysiert, wobei das Gleichgewicht zugunsten der ATP-Bildung verschoben ist (rasche Resynthese von ATP als Energiequelle z. B. für die Muskelkontraktion). Die CK ist ein aus zwei Untereinheiten bestehendes dimeres Enzym; es existieren **drei Isoenzyme** mit unterschiedl. Wanderungsgeschwindigkeit in der Elektrophorese, die sich aus den Untereinheiten M (engl. muscle, Muskel) bzw. B (engl. brain, Gehirn) zusammensetzen: **1.** CK-BB (CK-I), kommt v. a. im Gehirn vor u. ist im Serum erhöht nach Apoplexie, epilept. Anfall u. bei chron. Niereninsuffizienz; **2.** CK-MB (CK-II), kommt v. a. im Herzmuskel vor u. ist erhöht bei Herzinfarkt (Anstieg nach ca. 4-8 Std., Maximum nach 24-48 Std.) mit einem Anteil von mehr als 10% am Gesamt-CK; **3.** CK-MM (CK-III), kommt v. a. im Skelettmuskel vor u. ist erhöht bei Muskelerkrankungen (z. B. progressive Muskeldystrophie) u. Muskelschädigungen (z. B. Traumen, Injektionen). Die CK-Isoenzyme können auch mit immun. u. chromatographischen Methoden nachgewiesen werden. Vgl. Referenzbereiche (Tab.), Enzymdiagnostik.

Kreatin|phosphat (↑) n: s. Kreatin.

Kreatin|phospho|kinase (↑) f: Abk. CPK; syn. Kreatinkinase*.

Kreatin|urie (↑; Ur-*) f: (engl.) creatinuria; Auftreten von Kreatin* im Harn; Stoffwechselstörung; **Vork.:** bei Hunger, Diabetes mellitus, Hyperthyreose, Addison-Krankheit, Fieber, Tumorkachexie, Dystrophia musculorum progressiva, idiomuskulärem Kontraktionssyndrom u. a.

Krebs: (engl.) cancer; allg. Bez. f. eine bösartige Neubildung (Tumor); i. e. S. das Karzinom* (maligner epithelialer Tumor), i. w. S. das Sarkom* (maligner mesenchymaler Tumor).

Krebs|früh|erkennungs|untersuchungen: Früherkennungsuntersuchungen* f. Frauen u. Männer z. Erkennung best. Krebserkrankungen (s. Tab.), z. B. Zervixkarzinom*, kolorektales Karzinom*, Prostatakarzinom*, Mammakarzinom*; vgl. Vorsorgeuntersuchungen.

Krebs|milch: (engl.) cancer milk; (pathol.) bei einigen Karzinomen inf. fettiger Degeneration u. Zellzerfalls des Parenchyms leicht von d. Schnittfläche abstreifbare milchige Flüssigkeit.

Krebs|nabel: (pathol.) bei oberflächl. gelegenen Metastasen inf. zentraler Einschmelzung mit folgender bindegewebiger Vernarbung entstehende Dellenbildung, bes. bei Lebermetastasen.

Krebsfrüherkennungsuntersuchungen
Empfohlene Untersuchungen nach Geschlecht und Alter; prinzipiell werden jährliche Untersuchungen empfohlen, längere Abstände sind bei jüngeren Personen und mehreren vorausgegangenen negativen Ergebnissen möglich.

Alter	Untersuchung
Frauen	
ab 20. Lj.	Genitale
ab 30. Lj.	Genitale, Brust, Haut
ab 40. Lj.	Genitale, Brust, Haut u. Dickdarm Untersuchung auf Blut im Stuhl zytologische Untersuchung
Männer	
ab 40. Lj.	äußeres Genitale, Prostata, Haut, Dickdarm Untersuchung auf Blut im Stuhl

Krebs|register n pl: (engl.) cancer registries; meist v. Tumorzentren geführte spez. Krankheitsregister* z. Erfassung der Karzinomhäufigkeit* in einer Bevölkerung; **Formen: 1.** epidemiol. orientierte K.: auf Totalerfassung einer Population ausgerichtete Register (engl. population based cancer registries): z. B. zur Gewinnung wichtiger Morbiditätszahlen wie Inzidenz* u. Prävalenz*; **2.** spez. Organregister (pathol.-anat. Spezialregister): sammeln Informationen über best. Tumorformen, dienen der Diagnosehilfe u. arbeiten an der Standardisierung der Nomenklatur, der Klassifikation u. der Stadieneinteilung; **3.** klin. Nachsorgeregister (engl. hospital based cancer registries): erfassen alle im Bereich eines Krankenhauses bzw. Tumorzentrums untersuchten u. behandelten Pat. u. sorgen f. eine optimale Nachsorge; Mischformen sind üblich. Vgl. Epidemiologie, Datenschutz, medizinischer.

Krebs|register|gesetz: gesetzliche Grundlage z. Führung v. Krebsregistern*; z. Z. nur als Landesgesetze: **1.** Saarländisches Gesetz über das Krebsregister (SKRG) vom 17.1.1979 (ABl. S. 105); entscheidende Bestimmung ist die in § 9 Abs. 1 SKRG festgeschriebene Meldeerlaubnis der Ärzte an das Register ohne Einwilligung u. Aufklärung des Betroffenen. **2.** Hamburgisches Krebsregistergesetz (HmbKrebsRG) vom 27.6.1984 (Hmb.GVBl. I, S. 129,170) i. d. F. vom 9.4.1990 (Hmb.GVBl. I, S. 62); die Meldung darf nur in Ausnahmefällen ohne Einwilligung des Pat. erfolgen. **3.** Krebsregistergesetz des Landes Nordrhein-Westfalen (KRG NW) vom 12.2.1985 (GV NW 1985, S. 125); Meldung ohne Einwilligung des Pat. nur in zu begründenden Ausnahmefällen. Ein „Entwurf eines Mustergesetzes über ein Krebsregister" des Bundesjustizministeriums sieht ebenfalls dieses Melderecht vor, der Pat. soll aber nach § 2 über d. Meldung informiert werden, soweit ihm dadurch kein gesundheitl. Nachteil entstehen kann. Vgl. Schweigepflicht; Datenschutz, medizinischer; Selbstbestimmungsrecht.

Krebs|vorstufen: s. Präkanzerose, Carcinoma in situ.

Krebs-Zyklus (Sir Hans-Adolf K., Biochem., Berlin, Oxford, 1900-1981; Zykl-*) m: syn. Zitronensäurezyklus*.

Kreis|lauf: s. Blutkreislauf.

Kreis|lauf, entero|hepatischer: (engl.) enterohepatic circulation; Ausscheidung einer im Blutkreislauf „zirkulierenden" Substanz über die Leber in die Galle, von dort in den Darm u. Rückresorption (meist im Kolon) → Pfortader → Leber → Galle → Darm; betrifft hauptsächl. Gallensäuren* u. Gallenfarbstoffe* sowie körpereigene u. körperfremde Steroidhormone, Glukokortikoide u. versch. Medikamente (z. B. Digitoxin). Die Substanzen durchlaufen den e. K. unter Umständen mehrfach. Vgl. Bilirubin.

Kreis|lauf, extra|korporaler: (engl.) extracorporeal circulation; mit dem Blutkreislauf verbundenes, blutführendes künstl. System außerh. des Körpers zur Aufrechterhaltung des Gesamtkreislaufs (Herz*-Lungen-Maschine) bzw. von Kreislauf- u. lokalen Gefäßabschnitten v. a. bei Op., auch bei Durchführung extrakorporaler Blutreinigungsverfahren* in Komb. mit der sog. künstlichen Niere.

Kreis|lauf, fetaler: s. Blutkreislauf.

Kreis|lauf|funktions|prüfungen: (engl.) tests for circulatory functions; diagn. Verf. zur Abklärung funktioneller Kreislaufstörungen*; neben Blutdruckmessung z. B. Stehtest, Schellong-Test, James-Box-Versuch, Tilt-Test, Laufband- od. Fahrradergometrie, Preßdruckversuch, Vorderarmplethysmographie.

Kreis|lauf|mittel: (engl.) cardiovascular agents; die den Blutkreislauf beeinflussenden Pharmaka; i. e. S. zentral od. peripher ansetzende, gefäßerweiternde od. -verengende Substanzen; vgl. Sympathomimetika, Sympatholytika.

Kreis|lauf|still|stand: s. Herz-Kreislauf-Stillstand.

Kreis|lauf|störungen, funktionelle: (engl.) functional circulatory disorders; passagere od. prolongierte, u. U. anfallartig auftretende Funktionsstörungen des Herz-Kreislauf-Systems ohne nachweisbare org. Erkr.; **Urs.:** häufig psychosomat. u. durch Umwelteinflüsse bedingt; **Einteilung: 1.** hyperdyname f. K., sog. hyperkinetisches Herzsyndrom*; **2.** hypodyname f. K.: **a)** hypotone Kreislaufregulationsstörungen: konstitutionelle u. orthostat. Hypotonie*; **b)** Hypotonie durch verminderte Aktivität des Sympathikus mit Kollapsneigung ohne vorausgehende Tachykardie u. ohne periphere Vasokonstriktion; **c)** sog. vagovasale Synkope* mit Bewußtseinsverlust bei plötzl. Blutdruck- u. Pulsfrequenzabfall inf. vegetativ od. reflektor. ausgelöster peripherer Vasodilatation (vgl. Syndrom, psychovegetatives); Ther. der hypotonen f. K.: Flachlagerung, Sympathomimetika. Übergang von hyperdynamer in hypodyname Form ist möglich.

Kreis|lauf|störungen, hyper|dyname: (engl.) hyperdynamic circulatory disorders; Erhöhung des Herzminutenvolumens u. verkürzte Zirkulationszeit als charakterist. hämodynam. Störung bei hyperkinetischem Herzsyndrom*, im hyperdynamen Stadium des septisch-toxischen Schocks* u. bei Leberzirrhose*.

Kreis|lauf|störungen, hypo|dyname: s. Kreislaufstörungen, funktionelle.

Kreis|lauf|widerstand: hämodynamische Größe zur Differenzierung einer Hypertonie; s. Herzkatheterisierung.

Kreis|lauf|zeit: (engl.) circulation time; Kreisumlaufzeit; Zeit, die ein best. Teststoff zum Zurücklegen des gesamten Weges od. einer Teilstrecke des Kreislaufs benötigt; ist sowohl von d. Herzleistung als auch vom Zustand der Peripherie abhängig; s. Farbstoffverdünnungsmethode.

Kreis|lauf|zentralisation (Centr-*) f: (engl.) circulatory centralization; Anpassungsmechanismus des Kreislaufs an ein vermindertes zirkulierendes Blutvolumen; durch Vasokonstriktion wird die Durchblutung in peripheren Gefäßgebieten (Haut, Muskulatur, Magen-Darm-Trakt, Nieren) zugunsten der Durchblutung der Hirn- u. Herzkranzgefäße gedrosselt.

Kreis|lauf|zentren (↑) n pl: (engl.) cardiovascular centres; Zentren in der Formatio reticularis der Medulla oblongata, die Impulse für die Kreislaufregulation v. a. über Herznerven u. die vasokonstriktor. Nerven aussenden (medulläre od. bulbäre K.); weitgehend autonom, werden jedoch durch übergeordnete Zentren im Zwischenhirn (dienzephale od. hypothalamische K.) u. durch Impulse aus der motor. Hirnrinde beeinflußt. Aktivierung durch periphere Afferenzen aus den pressorezeptorischen Kreislaufzonen und durch die chemische Blutzusammensetzung. Die spinalen K. in der Seitensäule des Rükkenmarks (präganglionäre Neurone des Sympathikus) sind untergeordnete Zentren mit geringer Autonomie.

kreißen (mhd. krißen scharf schreien): gebären.

Kreiß|saal (↑): Raum in e. Klinik, in dem entbunden wird.

K

Kremaster (Cremaster*) m: Kurzbez. f. Musculus* cremaster.

Kremaster|re|flex (↑; Reflekt-*) m: s. Reflexe (Tab.).

Krepitation f: s. Crepitatio.

Kresol n: Gemisch aus Methylphenolen (Hydroxytoluolen), $C_6H_4(OH)(CH_3)$; Destillationsprodukt des Steinkohlenteers, schlecht lösl. in Wasser, gut lösl. in Seifenlösung; Anw.: Desinfektionsmittel (Nachteile: unangenehmer Geruch, gelegentlich Hautunverträglichkeit).

Kreszendo|geräusch (ital. crescendo mit zunehmender Stärke): (engl.) crescendo murmur; z. B. bei Mitralstenose* vorkommendes, mit dem verstärkten ersten Mitralton plötzlich abschl. präsystol. Geräusch mit p. m. an der Herzspitze; vgl. Flint-Geräusch, Herzgeräusche.

Kretinen|hüfte (frz. crétin): (engl.) cretin hip, deossification of femoral head; Bez. f. an den oberen Femurepiphysen entstehende röntg. Veränderungen, die bei Hypothyreose* inf. verzögerter Ossifikation entstehen; von einer Perthes*-Calvé-Legg-Krankheit schwer zu unterscheiden.

Kretinismus m: (engl.) cretinism; Entwicklungsstörung des kindl. Organismus durch Mangel an Schilddrüsenhormonen; **Formen: 1.** endemischer K.: Schädigung bereits im Mutterleib durch Iodmangel bzw. Hypothyreose* der Mutter; tritt überdurchschnittl. häufig in Iodmangelgebieten auf; Schilddrüsenanlage des Kindes u. biochem. Ausstattung sind normal; postnatal gelegentlich Euthyreose im unteren Referenzbereich, meist aber hypothyreote Stoffwechsellage des kindl. Organismus (Struma* neonatorum nicht obligat) mit der Folge irreparabler intrauteriner Schädigungen u. Entwicklungsverzögerungen insbes. von ZNS (geistige Behinderung unterschiedl. Grades), Skelett (röntg. zurückgebliebenes Knochenalter, kurze Finger, offene Fontanellen) und anderen Organen (u. a. trockene Haut, flache Nase, dicke Zunge, Innenohrschwerhörigkeit od. Taubheit); **2.** sporadischer K.: angeb. (irreversible) od. intrauterin erworbene (teilreversible bzw. reversible) Neugeborenenhypothyreose; Urs.: zu 80% inf. Schilddrüsendysgenesie (Athyreose, Ektopie), seltener Defekte der Schilddrüsenhormonbiosynthese, transient durch iodhaltige Medikamente od. Thyreostatika der Mutter; führt in Abhängigkeit von der Versorgung des Feten mit mütterlichen Schilddrüsenhormonen u. U. zu ähnlichen (meist aber weniger ausgeprägten) intrauterinen Entwicklungsstörungen wie bei endemischem K.; **Diagn.:** möglichst frühzeitig Hypothyreose-Screening (TSH-Bestimmung) bei Neugeborenen; ggf. funkt. Schilddrüsendiagnostik* (TSH, T_3 u. T_4) u. Schilddrüsensonographie; zur Langzeitüberwachung Kontrolle des Knochenalters u. der Schilddrüsenhormonkonzentrationen sowie der körperlichen u. geistigen Entwicklung; **Ther.:** postnatale Schilddrüsenhormonsubstitution; **Proph.:** iodiertes Speisesalz (bzw. Trinkwasser) in Iodmangelgebieten.

Kreuz|all|ergie (Allergie*) f: (engl.) allergic cross reaction; Sensibilisierung gegenüber biol. od. chem. verwandten Substanzen mit (Teil-)Identität der allergenen Strukturen, wodurch es schon bei Erstkontakt zu allerg. Reaktionen kommen kann; Vork. z. B. gegenüber Tieren (Haus- u. Raubkatzen, Wasserflöhe u. Milben), Pflanzen (Beifußpollen u. Sonnenblume, Arnika, Kamille) u. Medikamenten (Penizilline u. Cephalosporine).

Kreuz|bänder: Ligamenta* cruciata genus; vgl. Kniegelenkbandruptur.

Kreuz|bein: Os sacrum; Verschmelzung der fünf Kreuzwirbel, ihrer Bandscheiben u. der dazugehörenden Rippenrudimente zu einem einheitlichen Knochen; vgl. Wirbelsäule.

Kreuz|biß: (engl.) crossbite; Bißanomalie, bei der sich obere u. untere Zahnreihe im Seitenbereich (meist am Eckzahn) kreuzen; ein- od. beidseitiges Vork. möglich.

Kreuz||blut: s. Kreuzprobe. **K.darm|bein|gelenk:** Articulatio* sacroiliaca. **K.kopf:** syn. Sattelkopf*.

Kreuz|otter: (engl.) adder; Vipera berus; lebendgebärende Giftschlange mit kreuzartiger Fleckung der Kopfhaut u. dunklem, zickzackförmigem Rückenband, Biß selten tödlich.

Kreuz|probe: (engl.) cross matching; auch Kreuztest; **1.** durch Richtlinien der Bundesärztekammer festgelegte Prüfung der serol. Verträglichkeit von Spender- u. Empfängerblut vor einer Bluttransfusion* (v. a. durch direkte Erfassung irregulärer Blutgruppenantikörper*), die von einem Arzt durchzuführen od. zu beaufsichtigen ist; im sog. **Majortest** wird die Kompatibilität von Spendererythrozyten u. Empfängerserum, im sog. **Minortest** die von Empfängererythrozyten u. Spenderserum beurteilt. Der sog. **eigene Tropfen** erlaubt die Abgrenzung von serol. Reaktionen zw. Erythrozyten u. Serum des Empfängers; bei unspezif. Autoagglutination (z. B. bei Paraproteinämie, hämolytischen Anämien) ist die Verw. gewaschener Erythrozyten angezeigt. Die K. verhindert nicht eine Immunisierung des Empfängers gegen unbekannte bzw. nicht bestimmte Blutgruppenantigene der Spendererythrozyten, sie verhindert jedoch i. d. R. das Auftreten von Transfusionszwischenfällen* bei erneuter Transfusion von Blut mit entspr. Blutgruppenantigenen. Bei Verdacht auf das Vork. unbekannter Blutgruppenantikörper (insbes. bei anamnestischen Hinweisen) wird zur sicheren Vermeidung hämolytischer Transfusionszwischenfälle od. eines beschleunigten Abbaus der Spendererythrozyten häufig zusätzl. ein Antikörpersuchtest* durchgeführt. Vgl. Bedside test. **2.** sog. Kreuzprobe im HLA-System: s. Crossmatch.

Kreuz|re|aktion f: (engl.) cross reaction; immun. Reaktion spezif. Antikörper* bzw. spezif. sensibilisierter T*-Lymphozyten mit Substanzen, die ähnliche od. identische antigene Determinanten wie ihr sog. homologes Antigen besitzen.

Kreuz|resistenz (Resistenz*) f: (engl.) cross resistance; Resistenzentwicklung bei Bakterien, die gegen ein best. Antibiotikum resistent sind, gegen ein chem. verwandtes Antibiotikum od. Chemotherapeutikum; z. B. Kanamycin und Neomycin.

Kreuz|schmerz: (engl.) low back pain; Bez. f. Schmerzen in der Kreuzbeinregion; Vork. v. a. bei Weichteilaffektionen, Erkr. innerer Organe, Gefäßerkrankungen, bei orthop. (Fußdeformitäten, Skelettanomalien, Trauma, statische Fehlbelastung), neurol. (Ischiassyndrom, Bandscheibenvorfall, Neuralgien) u. gyn. Erkrankungen (Myoma uteri, Ovarialtumoren, Dysmenorrhoe u. a.) sowie in der (Spät-)Schwangerschaft häufig als diffuser K.; vgl. Kokzygodynie, Lumbago.

Kreuz|titration (frz. titre Feingehalt einer Substanz) f: (engl.) cross titration; syn. Blocktitration; Methode zur quant. Auswertung serol. Reaktionen, die zu einer Präzipitation führen; **Prinzip:** nach Herstellung von Verdünnungsreihen eines Antigens u. seines spezif. Antikörpers wird jede einzelne Verdünnung mit jeweils einer Verdünnungsreihe des „Partners" gemischt (sog. Schachbrettitration). **Auswertungskriterien:** Flockungsoptimum (sog. Äquivalenzzone) und Prozonenphänomen*. Vgl. Präzipitationsreaktion.

Kreuzung: s. Hybridisierung.

Kreuzungs|zeichen am Augen|hintergrund: Gunn- u. Salus-Zeichen; s. Fundus arterioscleroticus.

Kriblüren (frz. crible Sieb) f pl: kleine Gewebelücken im Gehirn (Enzephalomalazie) bei Arteriosklerose.

kribri|form: siebartig, cribriformis.

Kriebel|mücken: syn. Simuliidae; s. Mücken.

Kriech|verfahren: s. Klapp-Kriechen.

Kriko|tomie (gr. κρίκος Ring; -tom*) f: (engl.) cricotomy; Ringknorpelspaltung; ergänzendes Verfahren zur Thyreotomie bei Kehlkopfoperationen*.

Krim-Kongo-Fieber, hämor|rhagisches: (engl.) Congo-Crimean haemorrhagic fever (Abk. CCHF); zur Gruppe der Arbovirosen* gehörende akute, fiebrige Erkr. mit schweren hämorrhag. Symptomen; **Verbreitung:** GUS, Zentral- u. Südostasien, Naher Osten, Südosteuropa; milderer Verlauf in Afrika; saisonal gehäuft in Sommermonaten, v. a. bei Land- u. Waldarbeitern; **Err.:** CCHF-Virus, ein Nairovirus der Bunyaviridae*; **Übertragung:** Zecken* (v. a. Hyalomma-Gattungen); nosokomial; **Klin.:** Inkubationszeit 7-12 Tage; Fieber, Kopfschmerz, Myalgien, Erbrechen, Bauchschmerz, Hämorrhagien, vaskulärer Kreislaufkollaps; Letalität ca. 20%; **Diagn.:** Virusnachweis, Antikörpernachweis; **Ther.:** symptomatisch; Gammaglobuline; **Proph.:** in der GUS u. Bulgarien sind Impfstoffe in Gebrauch.

-krin: Wortteil mit der Bedeutung abscheidend, absondernd; von gr. κρίνειν.

Krino|zytose (↑; Zyt-*; -osis*) f: (engl.) crinocytosis; Form der Sekretabgabe bei Drüsenzellen, wobei die Membran der Sekretvakuole mit dem oberflächl. Plasmalemm verschmilzt u. das Sekret durch eine momentane Öffnung in d. Drüsenlumen entleert wird. Vgl. Zellmembran.

Krippen|tod: umgangssprachl. Bez. f. plötzlichen Tod* im Kindesalter.

Krise, a|kinetische (Krisis*) f: (engl.) akinetic crisis; rasch einsetzende vollständige Bewegungstarre, v. a. bei Parkinson*-Syndrom nach plötzlicher Reduzierung der Medikamentendosis; **Ther.:** i. d. R. rasche Besserung durch i. v. Injektion von Amantadin.

Krise, a|plastische (↑) f: (engl.) aplastic crisis; passagere akute krisenhafte Abnahme bzw. Sistieren der Erythropoese* mit Absinken der Erythrozyten- u. Retikulozytenzahlen (Anämie) sowie der Bilirubinwerte im Blut, oft begleitet von Fieber, abdominellen Beschwerden u. Übelkeit; hämat. im Knochenmark (Sternalpunktat) Fehlen von reifen Zellformen, evtl. Vork. besonders großer u. mehrkerniger Proerythroblasten (sog. Maturationsarrest); **Urs.:** oft infektiös od. tox.-allergisch bedingt, häufig auch unbekannt; Erholungsphase mit Zunahme der Erythropoese im Knochenmark u. Anstieg der Retikulozyten im Blut nach ca. 8-14 Tagen; **Vork.:** v. a. bei hereditärer Sphärozytose u. Elliptozytose, Stomatozytose, Sichelzellenanämie u. hämolyt. Anämien inf. von Erythrozytenenzymopathien, bei der akuten Form der Pure* red cell aplasia u. bei der paroxysmalen nächtlichen Hämoglobinurie*; **Progn.:** ernst. Vgl. Syndrom, aplastisches.

Krise, cholin|ergische (↑) f: (engl.) cholinergic crisis; Überdosierungssymptome bei Behandlung der Myasthenia* gravis pseudoparalytica mit Cholinesterasehemmern*: Übelkeit, Salivation, Miosis, abdominelle Krämpfe, Diarrhoe, Muskelkrämpfe u. -schwäche; **Ther.:** Atropin.

Krise, gastrische (↑) f: (engl.) gastric crisis; kolikartige Schmerzen in d. Magengegend als Organkrise b. Tabes* dorsalis; **DD:** Oberbauchsyndrom.

Krise, hämo|lytische (↑) f: (engl.) haemolytic crisis; passagere Steigerung der Hämolyse* bei hämolytischer Anämie* mit Verschlechterung des Allgemeinbefindens u. Abnahme der Leistungsfähigkeit; dabei weiterer Anstieg der Retikulozytenzahlen im Blut u. des Serum-Bilirubins; **Urs.:** häufig Infektionen.

Krise, hyper|kalz|ämische (↑) f: (engl.) hypercalcaemic crisis; lebensbedrohl. Krankheitszustand, der sich aus jeder Hyperkalzämie* entwickeln kann; **Sympt.:** hohe Serumcalciumwerte, Oligurie bzw. Anurie, Somnolenz bis z. Koma; **Urs.:** in zwei Dritteln der Fälle primärer Hyperparathyreoidismus*. Vgl. Hyperkalzämiesyndrom.

Krise, hyper|tensive (↑) f: (engl.) hypertensive crisis; syn. hypertone Krise, Hochdruckkrise; starke, plötzlich auftretende Steigerung des systol. u. diastol. Blutdrucks* bei normalen od. erhöhten Ausgangswerten; **Urs.:** primäre (essentielle), renovaskuläre, renoparenchymatöse Hypertonie, EPH-Gestose, Phäochromozytom, plötzl. Absetzen von Antihypertensiva (insbes. von Clonidin, sog. Rebound*-Phänomen), Hyperthyreose u. a., neurogen bedingt z. B. bei Querschnittslähmung, Tabes dorsalis, intrazerebralen Blutungen u. Infektionen; **Sympt.:** als zerebral bedingte Sympt. v. a. Kopfschmerz, Verwirrtheit, Sehstörungen, Somnolenz, Koma, Krampfanfälle, als kardial bedingte Sympt. v. a. Angina pectoris, Dyspnoe/Lungenödem, Herzrhythmusstörungen, als renal bedingte Sympt.

K

v. a. Oligurie od. Anurie; **Ther.:** sofortige medikamentöse Blutdrucksenkung (z. B. mit Nifedipin, Clonidin, Urapidil, Hydralazin, Natriumnitroprussid); **Kompl.:** akute Linksherzinsuffizienz mit Lungenödem, Herzinfarkt bei vorbestehender koronarer Herzkrankheit, hypertensive Enzephalopathie (Hirnödem), Hirnblutung, postoperative Blutungen, Nasenbluten (Epistaxis) u. a.; **DD:** maligne Hypertonie*.

Krise, hyper|thyreote (↑) f: syn. thyreotoxische Krise*.

Krise, hyper|tone (↑) f: s. Krise, hypertensive.

Krise, keton|ämische (↑) f: syn. acetonämisches Erbrechen*.

Krisen|intervention (↑) f: (engl.) crisis intervention; allgemeine Bez. f. kurzfristige ambulante od. stationäre Psychotherapie* als Unterstützung in psych. Krisen (z. B. bei Suizidalität od. Trauerreaktion).

Krise, tabische (↑) f: s. Organkrisen, tabische.

Krise, thyreo|toxische (↑) f: (engl.) thyrotoxic crisis; syn. hyperthyreote Krise; akute lebensbedrohliche Exazerbation einer Hyperthyreose*; **Sympt.:** hohes Fieber (bis 41°C), Hautrötung, Schweißausbrüche, Tachykardie, Vorhofflimmern, Zeichen einer Herzinsuffizienz, (neurol.) Unruhe über Delir bis zum Koma; **Vork.:** nach schwerer Erkr., Op., Anw. von iodhaltigen Röntgenkontrastmitteln, Radioiodtherapie od. Iodzufuhr bei unzureichend od. nicht behandelter Hyperthyreose.

K

Krisis (gr. κρίσις Entscheidung, Trennung) f: (engl.) crisis; schneller Fieberabfall b. Infektionskrankheiten, der innerh. 24 Std. zu normaler od. subnormaler Temperatur führt u. die Genesung einleitet.

Kristall (gr. κρύσταλλος Eis) m: (engl.) crystal; von ebenen Flächen begrenzter fester Körper (anorg. u. org. Natur) mit gesetzmäßiger Form durch regelmäßige Anlagerung v. Ionen, Atomen od. Molekülen zu einer Raum-(Gitter-)Struktur; Bildung bei Abkühlung v. Schmelzen od. aus übersättigten Lösungen.

Kristall|arthro|pathie (↑; Arthr-*; -pathie*) f: (engl.) crystal arthropathia; Arthropathie inf. artikulärer Kristallablagerungen, z. B. bei Gicht*, Chondrokalzinose*-Krankheit, Hydroxylapatitkristall*-Ablagerungskrankheit; vgl. Arthritis.

Kristallin (↑) n: aus vier Fraktionen bestehendes Eiweiß der Augenlinse, das ein unlösl. Albuminoid enthält.

Kristall|sus|pension (↑; Suspension*) f: (engl.) crystal suspension; (med.) Aufschwemmung v. kristallinen Substanzen (z. B. Glukokortikoidkristalle) in meist wäßriger Lösung zur Injektion.

Kristall|violett (↑) n: syn. Gentianaviolett*.

Kristeller-Hand|griff (Samuel K., Gyn., Berlin, 1820-1900): (engl.) Kristeller's manœuvre; (gebh.) Handgriff z. Ersatz ungenügender Kraft der Bauchpresse b. Geburt des Kopfes, Entw. der Schultern u. bei Beckenendlage; ein- od. beidhändiger Druck auf den Fundus uteri in Richtung der Beckenachse.

Krönig-Schall|felder (Georg K., Int., Berlin, 1856-1911): (engl.) Krönig's fields; Felder m. Lungenschall über d. Lungenspitze (s. Abb.); Einengung bei spezif. Spitzenherden (Lungentuberkulose).

Krönlein-Linien|schema (Rudolf U. K., Chir., Zürich, 1847-1910) n: (engl.) Krönlein's trepanation area; an der Schädeloberfläche konstruiertes Liniensystem zur Lokalisation der A. meningea

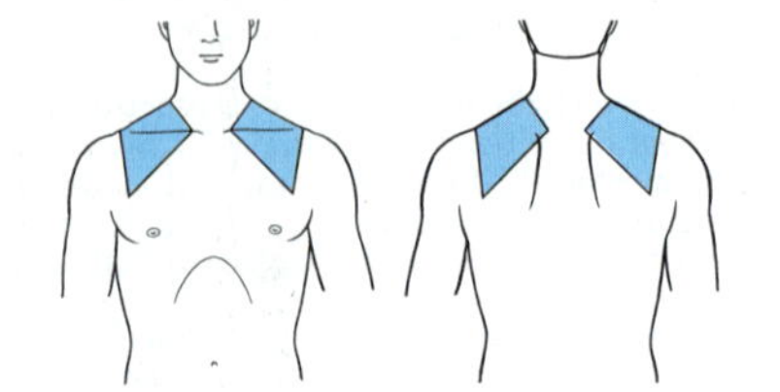

Krönig-Schallfelder

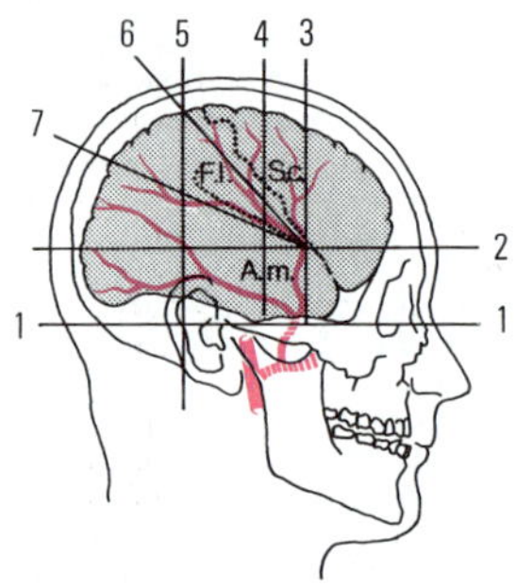

Krönlein-Linienschema:
1: Deutsche Horizontale; 2: obere Horizontale; 3, 4, 5: vordere, mittlere, hintere Vertikale; 6: Linea Rolandi obliqua; 7: Linea Sylvii obliqua
A.m.: Arteria meningea media; S.c.: Sulcus centralis; F.l.: Fissura lateralis [532]

media u. ihrer Äste sowie des Sulcus centralis u. des Sulcus lateralis (s. Abb.), z. B. vor einer Trepanation*. Vgl. Schädeltopographie.

Krönlein-Orbital|re|sektion (↑; Orbita*; Resektion*) f: (engl.) Krönlein's orbital resection; chir. Resektion der lateralen Orbitawand als op. Zugang bei Tumoren der Orbita od. des N. opticus. Vgl. Orbitotomie.

Krogius-Kapsel|plastik (Frans A. K., Chir., Helsinki, 1864-1939; -plastik*) f: s. Ali-Krogius-Kapselplastik.

Krokodils|tränen|phänomen n: (engl.) crocodile tears; Phänomen der paroxysmalen Tränen; Tränenfluß b. Essen durch Einwachsen regenerierter Nervenfasern in d. Tränendrüse statt in d. Ohrspeicheldrüse nach Fazialislähmung* (Defektheilung).

Kronen|sequester (Sequester*) n: (engl.) ring sequestrum; abgestorbenes Knochenstück, das sich kronenförmig vom Knochenende nach Amputation abstößt; s. Osteomyelitis.

Kropf: Struma*; vgl. Schilddrüsentumoren. **K.asthma** (Asthma*) n: Atemnot durch Kropfdruck. **K.geräusch:** (engl.) thyroid bruit; systol. und diastolische Geräusche über einer gefäßreichen Struma mit Hyperthyreose. **K.herz:** (engl.) goitre heart; Rechtsherzhypertrophie u. chron. Trachealstenose inf. Struma.

Krümel|nagel: bröcklige Auflösung der Nagelplatte bei Psoriasis* od. Onychomykose*.

Krukenberg-Tumor (Friedrich E. K., Pathol., Halle, Marburg, 1871-1946; Tumor*) m: Bez. f.

ein metastat. entstandenes, fast immer beidseitiges Ovarialkarzinom (histol. mit charakterist., oft schleimbildenden Siegelringzellen) b. im Magen-Darm-Trakt lokalisiertem, malignem Primärtumor; entsteht möglicherweise durch Absinken v. Tumorzellen in den Douglas-Raum (Implantationsmetastase) od. durch lymphogene bzw. hämatogene Metastasierung.

Krumm|darm: Intestinum ileum, Ileum*.

Krupp (frz. croup) m: (engl.) croup; bes. bei Säuglingen u. Kleinkindern auftretende Obstruktion der Atemwege im Bereich des Kehlkopfs mit inspirator. Dyspnoe; **Formen: 1.** echter K.: spez. Kehlkopfentzündung i. R. einer Diphtherie; charakteristisch sind Bildung einer Pseudomembran* u. Aphonie*; **2.** andere Kruppsyndrome; s. Pseudokrupp.

Kruse-Sonne-Bakterien (Walther K., Bakteriol., Bonn, 1864-1943; Carl O. S., Bakteriol., Kopenhagen, 1882-1948; Bakt-*) f pl: Shigella sonnei; s. Shigella.

Kry-: Wortteil mit der Bedeutung Frost, Eiskälte; von gr. κρύος.

Kryo|bank (↑): (engl.) cryobank; Einrichtung zur Lagerung von biol. Material bei extrem tiefen Temperaturen (z. B. durch Verw. von flüssigem Stickstoff bei -196°C); v. a. zur **Kryokonservierung** von Zellen, Geweben u. Organen (z. B. Knochenmark vor Transplantation).

Kryo|chirurgie (↑; Chirurgie*) f: (engl.) cryosurgery; sog. Kältechirurgie, Kältenekrotisierung; med. Anwendung der Kryotechnik (Erzeugung tiefer Temperaturen) als chir. Verfahren, hierbei werden versch. **biol. Reaktionsformen** der Gewebe auf eine Kälteeinwirkung genutzt: **1.** die entzündl. Reaktion (Verklebung); **2.** der sog. Klebeeffekt, z. B. zur Kryoextraktion der Linse des Auges; **3.** der nekrotisierende Effekt (hämorrhagische Koagulationsnekrose) zur Gewebezerstörung u. Kryoresektion; **4.** der Tiefkühleffekt zur temporären Blutstillung (bes. vorteilhaft bei kryochir. Eingriffen an parenchymatösen Organen); **Anw.:** in der **Urologie** insbes. zur Behandlung (Verkleinerung) des Prostataadenoms bzw. -karzinoms (bei Risikopatienten); in der **Gynäkologie** z. B. zur Behandlung gutartiger Portioveränderungen, Entfernung v. Endometrioseherden, auch bei inoperablen Vulvakarzinomen; in der **Dermatologie** zur Entfernung v. Hämangiomen, Nävi, Warzen, Papillomen, Condylomata acuminata, Keratoakanthomen; in der **Ophthalmologie** insbes. zur Netzhautfixierung bei Ablatio retinae, bei der Staroperation älterer Pat.; in der **HNO** z. B. zur Entfernung von Hämangiomen, Angiomen, Nasen- u. Larynxpapillomen, bei Tonsillektomie; in der **Neurochirurgie** Anw. bei Hirntumoren, stereotaktischen Operationen. **Technisch** unterscheidet man Geräte (vakuumisolierte spez. Kanülen, Kältesonden, sog. Kryoskalpell), an denen durch Verdampfen verflüssigter Gase Temperaturen bis zu -76°C (CO_2, sog. Kohlensäureschneebehandlung), -85°C (Lachgas, N_2O) bzw. -196°C (Stickstoff) erzielt werden. **Vorteil** der K. ist die Möglichkeit eines rel. geweheschonenden u. organerhaltenden op. Vorgehens bei guter Blutstillung, rel. geringer Belastung des Pat., Schmerzarmut. Viele kryochir. Eingriffe können ohne Anästhesie, z. T. ambulant durchgeführt werden, daher bes. geeignet für Eingriffe bei älteren Menschen. Vgl. Elektrochirurgie.

Kryo|de|sikkation (↑; De-*; siccus*) f: Gefriertrocknung*.

Kryo|globulin|ämie (↑; Globuline*; -ämie*) f: (engl.) cryoglobulinaemia; Vork. von Kryoglobulinen* im Blut, die zu Hyperviskosität, Verklumpung von Erythrozyten u. Beeinträchtigung der Thrombozytenfunktion mit Störung der Mikrozirkulation, Blutgerinnung u. Gefäßwandpermeabilität sowie zu einer Glomerulopathie führen können; **Sympt.:** sekundäres Raynaud*-Syndrom mit Kälteempfindlichkeit u. Zyanose der Akren, Infarkten innerer Organe, Thrombose von Netzhautgefäßen, petechialen Haut- u. Schleimhautblutungen (Purpura kryoglobulinaemica).

Kryo|globuline (↑; ↑) n pl: (engl.) cryoglobulins; Serumproteine (Immunglobuline* od. deren Fragmente), die bei Abkühlung des Serums auf +4°C unter Bildung von (Kryo-)Präzipitaten u. Gelen, u. U. von Kristallen, reversibel ausfallen; treten in Zus. mit best. Krankheiten sowie (selten) idiopathisch auf u. kommen in sog. Normalseren nicht vor; **Einteilung** in drei Typen: **Typ I:** monoklonale K. (v. a. IgM) ohne spezif. Antikörpereigenschaften, werden meist i. R. bösartiger Erkr. (v. a. Makroglobulinämie, Plasmozytom, malignes Lymphom) gebildet; **Typ II** (sog. gemischter Typ): gegen die Fc-Region von IgG gerichtete monoklonale K. (IgM u./od. IgG); **Typ III** (ca. 50% aller K.): gegen IgG gerichtete polyklonale K. (v. a. IgM), treten meist in Zus. mit rheumatoider Arthritis, systemischem Lupus erythematodes u. a. Autoimmunkrankheiten sowie chron. Infektionen auf. Vgl. Kryoglobulinämie.

Kryo|hämor|rhoid|ek|tomie (↑; Hämorrhoiden*; Ektomie*) f: (engl.) cryohaemorrhoidectomy; op. Entfernung von (inneren) Hämorrhoiden* unter Anw. der Kryochirurgie*; Einfrierung der Knoten für ca. 3 Min. (bei -90°C); Abstoßung der nekrotischen Hämorrhoidalknoten nach ca. zwei Wochen.

Kryo|skopie (↑; -skopie*) f: (engl.) cryoscopy; Methode zur Bestimmung der Gefrierpunkterniedrigung* u. des osmotischen Druckes (Osmometrie) einer Lösung; **Prinzip:** Messung der Temperatur, bei der eine unter Kühlung gerührte Flüssigkeit in den festen Zustand übergeht (Referenzbereich für Serum: -0,55 bis -0,58°C).

Kryo|therapie (↑) f: (engl.) cyrotherapy; therap. Kälteanwendung insbes. durch kurzzeitige lokale Eisbehandlung zur Entzündungshemmung u. Schmerzbehandlung; **Anw.** v. a. bei Krankheiten des rheumatischen Formenkreises, Prellungen. Vgl. Kryochirurgie.

Krypt-: Wortteil mit der Bedeutung verbergen, verborgen; von gr. κρύπτειν.

Krypt|anti|gene (↑; Antigen*) n pl: (engl.) cryptic antigens; durch terminale neuraminsäurehaltige Kohlenhydrate „maskierte" antigene Determinanten (subterminale Zucker) auf der Oberfläche menschl. Zellen, die unter Einwirkung glykosidischer Enzyme (v. a. Neuraminidasen) freigelegt werden können (sog. Friedenreich-Antigene, v. a. T*-Antigen); i. w. S. auch durch proteolytische Enzyme freigelegte sog. Pseudo-Kryptantigene.

Krypten (↑) f pl: (engl.) crypts; **1.** die verborgenen Gruben an d. Tonsillenoberfläche, in denen sich Bakt. ansiedeln können; **2.** Glandulae intestinales (Lieberkühn*-Drüsen).

Kryptitis (↑; -itis*) f: (engl.) cryptitis; Form der Proktitis* mit Entz. der zw. den Papillen liegenden Morgagni-Krypten, oft auch Urs. für eine Papillitis* der Analpapillen. Vgl. Symptomenkomplex, analer.

K

Krypto|gene (↑; Gen*) n pl: (engl.) cryptogenes; Bez. f. Gene, die zwar unter normalen Entwicklungsbedingungen nicht zu einem abweichenden Phänotyp führen, aber die Anfälligkeit des Individuums gegenüber exogenen Noxen erhöhen u. während der Embryogenese zu einem vermehrten Auftreten von Fehlbildungen führen können.

krypto|genetisch (↑; Genetik*): von verborgenem Ursprung; vgl. idiopathisch.

Krypto|kokken (↑; Kokken*) f pl: s. Cryptococcus.

Krypto|kokken|meningitis (↑; ↑; Mening-*; -itis*) f: s. Cryptococcus-Mykose.

Krypto|kokkose (↑; ↑; -osis*) f: syn. Cryptococcus*-Mykose.

Krypto|menor|rhoe (↑; gr. μήν, μηνός Monat; -rhoe*) f: (engl.) cryptomenorrhoea; inf. Gynatresie* nicht nach außen abfließende Menstruationsblutung, auch sekundär b. Zervixatresie (z. B. nach intrakavitärer Strahlentherapie), u. U. auch inf. einer weitgehenden Regression des sekretor. transformierten Endometriums anstatt der menstruellen Abstoßung b. normalem Ablauf des Menstruationszyklus*; **DD:** Amenorrhoe*. Vgl. Hämatometra.

Krypto|mnesie (↑; -mnese*) f: (engl.) cryptomnesia; Gedächtnisstörung*, bei der Gedächtnisinhalte, deren Erinnerungscharakter nicht bewußt ist, als scheinbare Neuschöpfung aufgefaßt werden.

Krypton (↑) n: chem. Element, Symbol Kr, OZ 36, rel. Atommasse 83,80; Edelgas; Radionuklid Krypton-81m wird zur Lungenventilationsszintigraphie* u. Blutflußmessung verwendet.

Krypt|ophthalmus (↑; Ophthalm-*) m: (engl.) cryptophthalmos; sog. verborgenes Auge; Fehlbildung mit unvollständiger Entw. des Auges bei angeb. totalem od. partiellem Ankyloblepharon*; vgl. François-Syndrom, Fraser-Syndrom.

Krypt|orchismus (↑; Orch-*) m: (engl.) cryptorchidism; Fehlen eines od. beider Hoden im Skrotalfach (Leistenhoden, Bauchhoden) inf. eines Maldescensus* testis.

Krypto|sporidiose (↑; Spora*; -osis*) f: (engl.) cryptosporidiosis; Inf. mit Protozoen der Gattung Cryptosporidium*; **Erregerreservoir:** viele Haustiere (v. a Kälber), erkrankte Personen u. (selten) Dauerausscheider; **Klin.:** bei immunkompetenten Pat. meist Sympt. einer Gastroenteritis mit Diarrhoe, Erbrechen, Bauchschmerzen u. evtl. Fieber; bei immundefizienten Pat. (v. a. bei HIV*-Erkrankung) u. U. schwerer Verlauf mit massiver Diarrhoe u. erhebl. Flüssigkeitsverlusten sowie Dissemination der Err. in Lunge u. a. Organe; **Ther.:** keine wirksame Ther. bekannt; symptomat. mit i. v. Flüssigkeitszufuhr, Loperamid, Opiumtinktur, Somatostatin, kausal u. U. mit Paromomycin, Pentamidin, Albendazol; i. d. R. Spontanheilung nach 12-14 Tagen (Ausscheidung von Oozysten u. U. 2-6 Wochen länger); bei immundefizienten Pat. monate- bis jahrelanger Verlauf mit schlechter Prognose.

Krypto|zoo|spermie (↑; gr. ζῷον Lebewesen; Sperm-*) f: syn. schwere Oligozoospermie; Spermienzahl unter 1 Mill/ml, mit Zellen der Samenreifungsreihe bei Tubulusschäden; s. Sperma-Untersuchung (Tab.).

17-KS: Abk. f. 17-Ketosteroide*.

KSD: Abk. f. **K**ammer**s**eptum**d**efekt; s. Ventrikelseptumdefekt.

KTR: Abk. f. **K**inder**t**umor**r**egister*.

Kubitus m: Cubitus, Ellenbogen.

Kuboid (gr. κύβος Würfel; -id*) n: Os* cuboideum.

Kühle|bakterien (Bakt-*) f pl: s. Mesothermobakterien.

Kühl|schrank|flora (lat. Flora römische Blumengöttin) f: (engl.) psychrophilic flora; Bakterien- u. Pilzarten, die noch bei 4°C gedeihen, proteolytische Potenz haben u. somit Lebensmittel (bes. Fleisch) verderben können; **Beispiel:** Pseudomonas aeruginosa, Proteus-Species, Serratia marcescens, Aspergillus-Species. Vgl. Mesothermobakterien, Psychrobakterien.

Kümmel: s. Fructus Carvi.

Kümmell-Punkt (Hermann K., Chir., Hamburg, 1852-1937): (engl.) Kümmell's point; Druckschmerzpunkt bei Appendizitis*.

Kümmell-Verneuil-Krankheit (↑; Aristide A. V., Chir., Paris, 1823-1895): (engl.) Kümmell-Verneuil disease; histor. Bez. f. ein langsames Zusammensintern eines Wirbelkörpers mit Gibbusbildung; Auftreten evtl. nach oft nur leichtem sog. Bagatelltrauma nach Wo. od. Jahren.

Küntscher-Verfahren (Gerhard K., Chir., Kiel, Hamburg, 1900-1972): s. Marknagelung.

Kürbis|samen: (engl.) pumpkin seeds; Semen Cucurbitae; Samen von Cucurbita pepo u. Kulturvarietäten; enthalten fettes Öl, Cucurbitin, Phytosterine, Beta- u. Gammatocopherol, Minerale (Selen); **Verw.:** bei Reizblase u. Miktionsbeschwerden inf. benigner Prostatahyperplasie (Stadium I u. II).

Kürettage (frz. curettage) f: (engl.) curettage; Gewinnung bzw. Entfernung v. Gewebe (i. e. S. aus dem Uteruskavum) m. gefensterter scharfer od. stumpfer Kürette als Strichkürettage* bzw. als Korpuskürettage. Vgl. Nachkürettage, Saugkürettage.

Kürettage, fraktionierte (↑) f: (engl.) fractional curettage; getrennte Gewinnung u. histol. Untersuchung v. Zervix- u. Korpusgewebe zur Klärung, ob ein evtl. vorhandenes Korpuskarzinom* schon auf d. Zervix übergegriffen hat bzw. ob es sich um e. Zervixkarzinom* handelt.

Kürschner|naht: fortlaufende Naht; s. Nahtmethoden.

Küstner-Zeichen (Otto E. K., Gyn., Dorpat, Breslau, 1849-1931): s. Nabelschnurzeichen.

Küvette (frz. cuvette Spülbecken, Näpfchen) f: (engl.) cuvette; trogförmiges Gefäß aus optischem Spezialglas zur Aufnahme des flüssigen od. gasförmigen Untersuchungsmaterials für photometr. Messungen; vgl. Photometrie.

Kufs-Hallervorden-Krankheit (Hugo K., Neuropathol., Leipzig, 1871-1955; Julius H., Neurol., Gießen, 1882-1965): Erwachsenenform der Zeroidlipofuszinose*.

Kugel|bauch|milbe: Pyemotes tritici; s. Milben.

Kugelberg-Welander-Syn|drom (Erik K., schwed. Neurol., 1913-1983; Lisa W., schwed. Neurol., geb. 1909) n: s. Muskelatrophie, spinale.

Kugel||gelenk: s. Gelenkformen. **K.thrombus** (Thromb-*) m: (engl.) ball thrombus; beweglicher, durch Herz- u. Blutbewegung abgerundeter Thrombus* im linken Vorhof; cave: Sekundenherztod durch plötzl. Verlegung der Aortenklappe. Vgl. Herzthrombose. **K.zange:** (engl.) bullet forceps; Hakenzange (nach Schröder) mit kugelförmigen Segmenten an den Enden der Greifzinken, z. B. zum Fassen der Portio.

Kugel|zellen (Zelle*): (engl.) spherocytes; syn. Sphärozyten; Erythrozyten*, die im Vergleich zu den normalen flachen Erythrozyten eine kugelige Form aufweisen (Durchmesser kleiner, Höhe größer als normal), dabei Fehlen der normalen Delle u. Verminderung der osmot. Resistenz; **Vork.:** bes. bei hereditärer Sphärozytose*, aber auch bei anderen hämolyt. Anämien.

Kugel|zellen|an|ämie (↑; Anämie*) **f:** s. Sphärozytose, hereditäre.

Kuh|milch: (engl.) cow milk; die gelblich-weißliche, undurchsichtige Absonderung der Milchdrüsen von Kühen; unterscheidet sich v. der Muttermilch* nicht nur durch ihre Artfremdheit u. in ihrer Zusammensetzung (s. Tab.), sondern auch durch ihren Bakteriengehalt; med. wichtig für die künstl. Säuglingsernährung*.

Kuhmilch
Durchschnittliche Zusammensetzung und Nährwert (pro 100 ml)

Nährwert		281 kJ (67 kcal)
Eiweiß		3,3 g
Casein		2,8 g
Laktalbumin		0,4 g
Laktoglobulin		0,2 g
Fett		3,7 g
Kohlenhydrate		4,8 g
Asche (Salze)		0,7 g
Vitamin A	ca.	0,03 g
Vitamin C	ca.	0,002 g

Kuh|milch|all|ergie (Allergie*) **f:** (engl.) cow milk allergy; durch Eiweiße der Kuhmilch (v. a. Laktoglobulin) verursachte Allergie*, die sich v. a. im Säuglings- u. Kleinkindesalter manifestiert; **Sympt.:** Erbrechen, Durchfälle, Gedeihstörungen, ekzematöse Hautveränderungen, selten Asthma bronchiale; im Blut Eosinophilie* u. Anstieg von IgE; die sog. Zwischenfütterung von Kuhmilchpräparaten im Neugeborenenalter vor der Muttermilchernährung begünstigt die Ausbildung einer K.; **Proph.:** Vermeidung der Zwischenfütterung mit Fremdproteinen (Kuhmilch, Soja), Verwendung von Frauenmilch od. hypoallergenen Produkten.

Kuhn-System (Franz K., Chir., Berlin, Kassel, 1866-1929) **n:** (engl.) Kuhn's tube; Kindernarkosesystem für Spontanatmung u. Beatmung über Handbeatmungsbeutel nach dem Prinzip des Ayre*-T-Stücks.

Kuhn-Tubus (↑; Tubus*) **m:** s. Endotrachealtubus.

Kuh|pocken: (engl.) cow pox; milde Pockenerkrankung des Rindes, auf den Menschen übertragbar; **Err.:** Orthopoxvirus* bovis (originäres Kuhpockenvirus); **Klin.:** rötlich-livide bis haselnußgroße, z. T. hämorrhag. Knoten; oft Lymphadenitis, Lymphangitis, Fieber. Vgl. Melkerknoten.

Kuldo|skopie (frz. cul Boden; -skopie*) **f:** s. Douglasskopie.

Kulenkampff-Plexus|an|ästhesie (Dietrich K., Chir., Zwickau, 1880-1967; Plexus*; Anästhesie*) **f:** Form der Armplexusanästhesie*.

Kulissen|schnitt: (engl.) pararectal incision; auch Falltürschnitt; (chir.) Pararektalschnitt* mit versetzter Durchtrennung der einzelnen Muskelschichten; z. B. als schräger Unterbauchschnitt (Lennander-Kulissenschnitt) bei Appendektomie.

Kultur|verfahren (lat. cultura Züchtung): (engl.) culture preparation; Sammelbegriff f. zahlreiche unterschiedl. Methoden z. Züchtung v. Mikroorganismen.

Kumarin **n:** s. Cumarinderivate.

Kumulation (lat. cumulare anhäufen) **f:** (engl.) cumulation; allmähl. Anhäufung von (Arznei-)Substanzen im Organismus bei wiederholter Dosis, wenn die Einzelgaben schneller erfolgen, als die Substanz eliminiert werden kann; Nichtbeachtung von Kumulationsvorgängen (z. B. bei Pharmaka mit langer Halbwertzeit) kann zur Überschreitung der therap. Blutkonzentration u. damit zur Vergiftung führen (z. B. durch Digitalisglykoside, Barbiturate).

Kunkel-Krankheit (H. G. K., zeitgen. Arzt, New York): s. Hepatitis, lupoide.

Kunst||after **m:** Anus* praeternaturalis. **K.fehler, ärztlicher:** (engl.) malpractice; Verstoß gegen eine der wissenschaftlichen od. ethischen Regeln der Medizin u. des ärztl. Tuns; heute meist genauer als Behandlungsfehler* bezeichnet; vgl. Hippokratischer Eid, Körperverletzung. **K.herz:** (engl.) artificial heart; apparativer Organersatz (experimentelles Verfahren) mit Implantation eines extern angetriebenen künstl. Pumpsystems anstelle des Herzens als (passagere) Alternative zur Herztransplantation*. **K.stoff|einbettung:** (engl.) synthetic polymer implantation; Verf. zur Fixierung* eines histol. Präparats durch Verw. von Kunstharz (meist Hydroxyäthyl-Methacrylat); Vorteil: keine Artefakte, geringe Schnittdicke möglich. Vgl. Paraffineinbettung, Mikrotom. **K.stoff|linse:** s. Linsenimplantation. **K.stoff|verband:** (engl.) synthetic bandage; Verband unter Verw. von Kunststoffen (z. B. thermoplast. linearer Polyester, versetzt mit org. Füllsubstanzen), wird in Form v. Binden bzw. Longuetten angelegt u. häufig anstelle eines Gipsverbandes* angewendet. Vgl. Hartschaumverband, Gehverband. **K.therapie** **f:** s. Gestaltungstherapie.

Kupfer: (engl.) copper; chem. Element, Symbol Cu (Cuprum), OZ 29, rel. Atommasse 63,55, spezif. Gewicht 8,9; zur Kupfergruppe gehörendes, rotgoldfarbiges, ein- u. zweiwertiges Edelmetall von großer Dehnbarkeit u. mit guter Leitfähigkeit; essentielles Spurenelement; Vork. bei Wirbellosen im sog. Hämocyanin (sauerstofftransportierende Substanz), in der prosthetischen Gruppe des Warburg-Atmungsferments, im menschl. Serum als Bestandteil einer Oxidase, deren physiol. Bedeutung noch unklar ist. In den menschl. Erythrozyten befindet sich e. blauer kristallisierbarer Eiweißkörper (Hämokuprein m. 36% Cu), der wahrscheinl. die Histaminaktivität beeinflußt. K. ist als Spurenelement für die Erythropoese wichtig; tägl. Bedarf etwa 2 mg. Der **Kupferserumgehalt** (normal 12-24 µmol/l bzw. 70-150 µg/dl) ist bei Eisenmangelanämien, Tumoren, Infekten u. in der Schwangerschaft erhöht (Urs. unklar).

Kupfer||draht|arterien (Arteri-*) **f pl:** s. Fundus arterioscleroticus. **K.finnen** **f pl:** s. Rosacea. **K.speicher|krankheit:** s. Degeneration, hepatolentikuläre.

Kupffer-Stern|zellen (Karl W. von K., Anat., Kiel, München, 1829-1902; Zelle*): (engl.) Kupffer's cells; mononukleäre Zellen in d. Leber (gewebetypische Makrophagen*), liegen v. a. im Innern der sinusoiden Leberkapillaren (s. ums. Abb.) u. entnehmen dem Pfortaderblut körpereigene u. -fremde Substanzen durch Phagozytose*.

Kupieren (frz. couper abschneiden): (engl.) to arrest; eine Krankheit im Keim unterdrücken od.

K

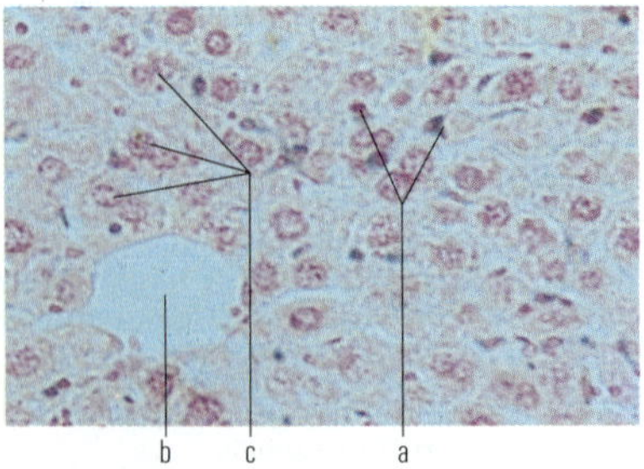

Kupffer-Sternzellen:
histologischer Schnitt (Kernechtrot-Trypanblau-Färbung); a: Kupffer-Sternzellen; b: Vena centralis; c: Hepatozyten [470]

zu sehr abgekürztem Verlauf bringen; vgl. Abortiva.

Kuppen|weichheit: (engl.) softness of the parietal bone; physiol. Weichheit der kindl. Scheitelbeine; Normalbefund b. Neugeborenen u. Frühgeborenen bis zu etwa 2-3 Mon.; **cave:** nicht mit rachit. Kraniotabes zu verwechseln!

kurabel (lat. curare heilen)**:** heilbar.

Kurare n**:** Curare*.

kurativ (lat. curare heilen)**:** (engl.) curative; heilend, auf Heilung ausgerichtet; z. B. kurative Medizin im Ggs. zur Präventivmedizin, der vorbeugenden Medizin.

Kur|krise (Krisis*) **f:** syn. Badereaktion, Kurreaktion; vorübergehende Verschlechterung der als Kurgrund bestehenden Erkrankung inf. Überdosierung der Kurmittel (Bäder, klimat. Reize); **Sympt.:** Verschlimmerung des Grundleidens, Abgeschlagenheit, Reizbarkeit, Badedermatitis*, Urtikaria u. a.

Kuru m**:** im Osten Neuguineas auftretende, subakute bis chron. verlaufende spongiforme Enzephalopathie; **Err.:** wahrscheinlich Prionen*; **Übertragung:** Autoinokulation infektiösen Materials bei kannibalistischem Bestattungsritus; seit 1957 (Verbot des Kannibalismus) drastischer Rückgang; **Klin.:** Gangunsicherheit, Dysarthrie, schüttelfrostartiger Tremor (lokale Bez. K.), zerebellare Ataxie, Strabismus, Wesensveränderung; Demenz; Exitus letalis ca. 6-9 Mon. nach Erkrankungsbeginn. Vgl. Slow virus infection.

Kurvatur (lat. curvare krümmen, biegen) **f:** (engl.) curvature; Krümmung; bes. die große u. kleine Krümmung des Magens.

Kurz|narkose (Narkose*) **f:** intravenöse Allgemeinnarkose v. durchschnittl. 3-4 Min. Dauer mit geringen medikamentösen Nachwirkungen; kann als Inhalationsnarkose od. intravenöse Narkose* durchgeführt werden.

Kurz|rippen-Poly|daktylie-Syn|drome (Poly-*; Daktyl-*) n pl**:** (engl.) short-rib-polydactyly syndromes; Oberbegriff f. alle autosomal-rezessiv erbl. letalen Osteochondrodysplasien mit kurzen Rippen u. Polydaktylie; **Klassifizierung** (nach Spranger)**:** Typ I: Saldino-Noonan, Typ II: Verma-Naumoff, Typ III: Le Marec, Typ IV: Yang, Typ V: Jeune, Typ VI: Majewski, Typ VII Beemer; vgl. Achondroplasie, Chondrodysplasia-punctata-Syndrome.

Kurzrok-Miller-Test (Raphael K., Gyn., New York, 1895-1961) m**:** syn. Invasionstest; In-vitro-Verfahren zur Beurteilung des sog. Zervixfaktors* i. R. einer Sterilitätsuntersuchung; der **einfache Test** beurteilt das Eindringen der Spermien in den Zervixschleim auf einem Objektträger; beim **gekreuzten Test** wird der Zervixschleim der Frau mit sicher fertilem Sperma eines fremden Mannes bzw. das Sperma des Mannes mit dem Zervixschleim einer sicher fertilen fremden Frau in Kontakt gebracht. Eine Abwandlung des K.-M.-T. stellt der **Kapillar-Sperma-Penetrationstest** dar, b. dem anstatt eines Objektträgers Hämatokritkapillaren verwendet werden u. die maximale Penetrationshöhe nach 30, 60 u. 90 Min. beurteilt wird. Vgl. Penetrationstest.

Kurz|schädel: s. Brachyzephalus.

Kurz|sichtigkeit: s. Myopie.

Kurz|wellen|dia|thermie (Dia-*; Therm-*) **f:** s. Hochfrequenzwärmetherapie.

Kussmaul-Atmung (Adolf K., Int., Heidelberg, Straßburg, 1822-1902)**:** (engl.) Kussmaul-type respiration; rhythmische, abnorm tiefe Atmung mit normaler od. erniedrigter Frequenz zur respirator. Kompensation einer ausgeprägten metabolischen Azidose* (Azidoseatmung*), z. B. bei diabetischem Koma; vgl. Atmungstypen (Abb.).

Kussmaul-Maier-Krankheit (↑; Rudolf M., Pathol., Freiburg, 1824-1888)**:** s. Periarteriitis nodosa.

Kutan|impfung (Cut-*)**:** (engl.) cutaneous inoculation; syn. Kutanprobe; Einspritzung von Antigenen* in d. Haut zu diagn. od. therap. Zwecken; vgl. Hyposensibilisierung, Intrakutantest.

Kutikular|saum (Cuticula*)**:** syn. Bürstensaum*.

Kutis (lat. cutis Haut) **f:** s. Haut. **K.fissur** (↑; Fissur*) **f:** (engl.) skin fissure; Fehlbildungen der Haut (Einziehung, Faltenbildung) über angeb. Sternumspalte. **K.lappen|plastik** (↑; -plastik*) **f:** (engl.) skin-flap graft; Einnähen von Kutislappen, deren oberste Epidermisschicht entfernt wurde; nicht mehr gebräuchliches Verfahren zum Verschluß von großen Bruchlücken u. Weichteildefekten im Bauchbereich. Vgl. Hautplastik. **K.nabel** (↑)**:** Hautnabel; s. Nabelanomalien.

Kux-Operation (Erhard K., Chir., Wien, geb. 1905) **f:** thorakoskopische Sympathektomie*.

KV: Abk. f. **K**assenärztliche* **V**ereinigung.

Kveim-Haut|test (Morten A. K., Pathol., Oslo, geb. 1892) **m:** (engl.) Kveim's test; selten angewendeter spezif. Intrakutantest bei Sarkoidose* zur Bestätigung der Diagn. durch Injektion einer sterilen Aufschwemmung von zermahlenem menschl. Sarkoidosegewebe (z. B. aus Lymphknoten, Milz); **Auswertung:** im pos. Fall nach 4-6 Wochen rötlich-bräunliche Impfpapel (Ø 2-6 mm); Treffsicherheit 50-70%.

Kwashiorkor m**:** trop. Form der Eiweißmangeldystrophie*.

Kyasanur-Wald-Krankheit: (engl.) Kyasanur-forest disease (Abk. KFD); erstmals 1957 in Indien beobachtete, zu den Arbovirosen* (Tab.) gehörende, durch Zecken übertragene Erkr.; **Klin.:** biphas. Verlauf; Fieber, milde Meningoenzephalitis; nach fieberfreiem Intervall (7-21 Tage) evtl. Rückfall mit Kopf-, Rücken- u. Bauchschmerzen; Erbrechen, Diarrhoe, Dehydratation, Hämorrhagien, ZNS-Beteiligung, Leukopenie, Albuminurie; Letalität bis 10%.

Kybernetik (gr. κυβερνητική τέχνη Steuermannskunst) **f:** (engl.) cybernetics; Theorie der Funktionsmöglichkeiten informationeller Systeme unter Abstraktion von deren physikalischen, physiol. od. psychol. Besonderheiten; ferner die Konkretisierung dieser abstrakten Theorie auf vorgegebene, physikalisch, physiol. od. psychol. zu kennzeichnende Systeme u. schließlich die planmäßige Verwirklichung solcher Systeme zur Erfüllung vorgegebener Zwecke. Vgl. Regelkreis.

Kyem (Kyem-*) n: (engl.) product of conception; Keimling v. der Konzeption bis z. Geburt; Oberbegriff f. befruchtete Eizelle, Embryo u. Fet.

Kyem-: Wortteil mit der Bedeutung Embryo, Frucht im Mutterleib; von gr. κύημα.

Kyemato|pathie (↑; -pathie*) f: (engl.) cyematopathy; auch Kyemopathie; heute ungebräuchl. Bez. f. pränatale Erkrankungen*.

Kymo|graphie (gr. κῦμα Welle; -graphie*) f: s. Flächenkymographie.

Kynoren|säure: s. Kynurenin.

Kyn|orexie (gr. κύων, κυνός Hund; ὄρεξις Verlangen) f: Heißhunger; s. Bulimie.

Kyn|urenin (Ur-*) n: Zwischenprodukt des Tryptophan-Abbaus; bei Pyridoxinmangel kein weiterer Abbau, sondern Ausscheidung als Kynorensäure im Harn.

Kyphose (gr. κυφός vorwärts gebeugt; -osis*) f: (engl.) kyphosis; nach dorsal konvexe Krümmung der Wirbelsäule, physiol. angedeutet in d. BWS; pathol. verstärkt u. fixiert (sog. Buckel); **Formen: 1.** angeb. bei Fehlbildungen eines Wirbelkörpers (Bogenspaltbildung, dorsaler Halswirbel), bei Systemerkrankungen (enchondrale Dysostose, Chondrodystrophie, Osteogenesis imperfecta); **2.** erworben bei Rachitis*, Spondylitis* ankylosans, Scheuermann*-Krankheit (Adoleszentenkyphose), Osteoporose* (senile K.) u. a.; **3.** als Gibbus od. Pott-Buckel mit spitzwinkliger, kurzstreckiger Knickung der Wirbelsäule; Vork. z. B. bei tuberkulöser Spondylitis, nach Wirbelfrakturen u. bei Kümmell-Verneuil-Krankheit; **Klin.:** ausgeprägte funkt. Störungen, evtl. schwere psych. Veränderungen; **Ther.:** je nach Grunderkrankung u. U. op. Aufrichtung u. Stabilisierung durch Osteotomie bzw. Knochentransplantation. Vgl. Haltungsstörungen.

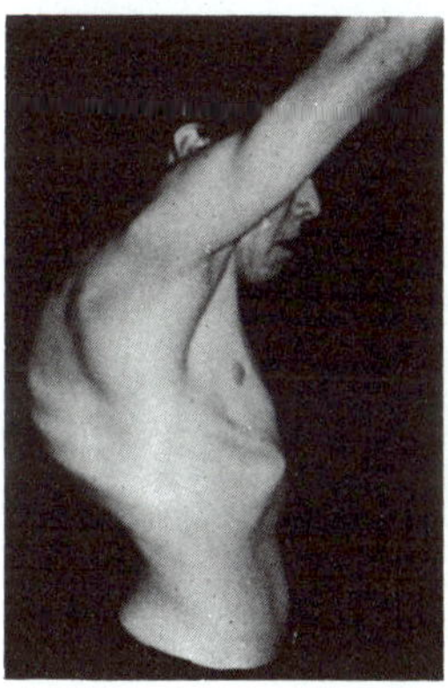

Kyphose [364]

Kyphose, juvenile (↑; ↑) f: s. Scheuermann-Krankheit.

Kypho|skoliose (↑; gr. σκολιός krumm, schief; -osis*) f: (engl.) kyphoskoliosis; Buckelbildung b. gleichzeitiger seitl. Verkrümmung; sehr selten, meist ist die Kyphose vorgetäuscht, da die Torsion der Wirbelkörper eine Rippenbuckelbildung bedingt. Vgl. Skoliose.

Kyst-: auch Cyst-, Zyst-; Wortteil mit der Bedeutung Blase, Harnblase; von gr. κύστις.

Kyst|adeno|fibrom (↑; Aden-*; Fibr-*; -om*) n: s. Adenofibrom.

Kyst|adeno|karzinom (↑; ↑; Karz-*; -om*) n: (engl.) cystadenocarcinoma; Adenokarzinom* mit zystisch erweiterten atypischen Drüsenschläuchen, die teilweise od. nahezu vollständig von Tumorgewebe ausgefüllt sind, sekundär einbluten u. nekrotisch zerfallen können, häufigste, meist aus einem Kystadenom* hervorgehende Form des Ovarialkarzinoms (s. Ovarialtumoren), führt nach Kapseldurchbruch oft zu einer Peritonealkarzinose*, das muzinöse K. häufig zu einem Pseudomyxoma* peritonei.

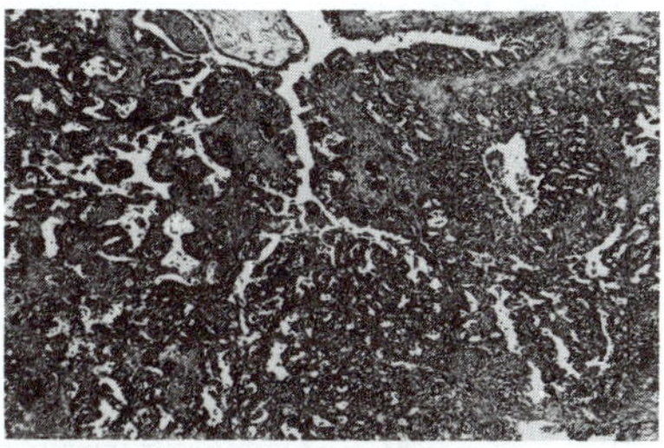

Kystadenokarzinom:
serös-papilläres K. des Ovars [65]

Kyst|adeno|lymphoma papilli|ferum (↑; ↑; Lymph-*; -om*) n: syn. Warthin-Tumor; s. Speicheldrüsentumoren.

Kyst|adenom (↑; ↑; -om*) n: (engl.) cystadenoma; Cystadenoma, auch Adenokystom, Kystom; vom Epithel exkretor. u. inkretor. Drüsen ausgehendes Adenom* mit fortschreitender Erweiterung der Drüsenlumina (u. a. durch Sekretstauung), **pathol.-anat.** als ein- und mehrkammeriges (uni- bzw. multilokuläres) sowie einfaches (glattwandiges) u. papilläres K., **histol.** nach Art der Epithelauskleidung als seröses (serös-papilläres) od. muzinöses K. Bei Nachweis epithelialer Atypien ohne invasives Wachstum spricht

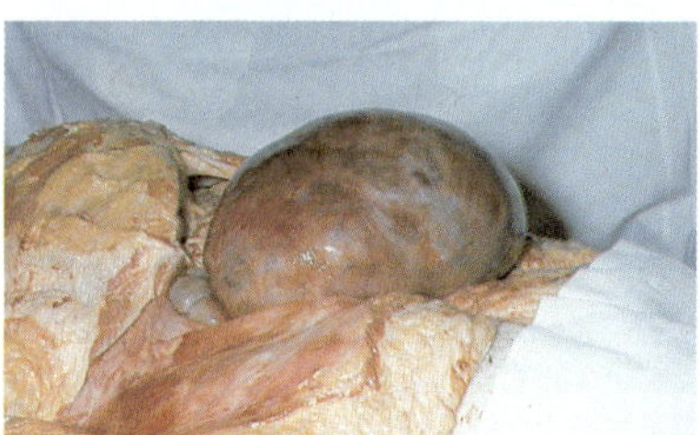

Kystadenom:
blutgestautes Ovarialkystom mit beginnender hämorrhagischer Infarzierung infolge Stieldrehung [471]

man von einem Borderline*-Tumor. **Vork.:** v. a. in Ovar, auch in Mamma, Niere, Lunge, Schilddrüse, Hoden. Das serös-papilläre Ovarialkystom neigt häufiger als das muzinöse zur malignen Entartung (Kystadenokarzinom*); aus einem geplatzten muzinösen K. entwickelt sich häufig ein Pseudomyxoma* peritonei.

Kystom (↑; -om*) n: s. Kystadenom.

KZ-Syn|drom n: (engl.) concentration camp syndrome; Kurzbez. f. Konzentrationslagersyndrom; syn. Überlebenssyndrom; Form des posttraumatisch-psychoreaktiven Streßsyndroms* bei überlebenden KZ-Häftlingen (auch nach längerem Aufenthalt in Ghetto od. illegalem Versteck), bei dem (u. U. mit einer Latenz von 10-20 Jahren) Sympt. psychophysischer Erschöpfung, Pavor* nocturnus, Zwangsgedanken, Zwangshandlungen sowie depressive u. schizophreniforme Verhaltensstörungen auftreten; hohe Suizidrate, spez. Therapiemöglichkeiten sind umstritten. Vgl. Asthenie, Erlebnisreaktion, abnorme.

L

L.: Abk. f. **1. Liquor***; **2. Lues**; s. Syphilis; **3.** (botan.) **Linné**; **4.** (physik.) **Länge**.

L_n: Abk. f. lumbales spinales Segment* (L_1-L_5).

La: chem. Symbol f. Lanthan*.

Lab: syn. Labferment*.

Labbé-Vene (Léon L., Chir., Paris, 1832-1916; Vena*) **f:** s. Vena anastomotica inferior.

Lab|ferment (lat. fermentum Gärung) **n:** (engl.) rennin; syn. Lab, Chymosin, Rennin; Endopeptidase, kommt im Magensaft bei Kälbern u. anderen Säugetieren während der Milchernährung vor, spaltet im leicht sauren Bereich (pH 3-4) in Gegenwart von Calciumionen spezifisch eine Peptidbindung im Milchprotein Casein* u. führt so zur Koagulation der Milchproteine, die dadurch der weiteren Verdauung zugänglich gemacht werden; wird in der Käseherstellung verwendet. Vgl. Gastricisin.

Labhardt-Stenose (Alfred L., Gyn., Basel, 1874-1949; Steno-*; -osis*) **f:** (engl.) Labhardt's stenosis; ringförmige Stenose des oberen Vaginalabschnitts als Involutionserscheinung in der Postmenopause.

Labhardt-Zeichen (↑)**:** (engl.) Labhardt's sign; livide Verfärbung des Introitus vulvae in der Frühschwangerschaft; vgl. Schwangerschaftszeichen.

Labi-: Wortteil mit der Bedeutung Lippe, Wulst; von lat. labium.

labial (↑)**:** labialis; zu den Lippen gehörend, Lippen-.

Labi|dontie (↑; Odont-*) **f:** syn. Kopfbiß*.

labil (lat. labilis)**:** schwankend, unsicher, unbeständig.

Labilität, vegetative (↑) **f:** s. Syndrom, psychovegetatives.

Labium (lat.) **n:** Lippe. **L. anterius ostii uteri** (↑) **n:** vordere Lippe des äußeren Muttermunds. **L. externum et internum** (↑) **n:** Knochenlinien am äußeren u. inneren Rand des Darmbeinkamms. **L. fissum** (↑) **n:** Lippenspalte*. **L. inferius et superius vestibuli oris** (↑) **n:** Unter- u. Oberlippe des Mundes. **L. limbi tympanicum** (↑) **n:** hinterer Ausläufer des Limbus laminae spiralis osseae im Schneckengang des Innenohrs. **L. limbi vestibulare** (↑) **n:** oberer Ausläufer des Limbus laminae spiralis osseae im Schneckengang des Innenohrs. **L. majus et minus pudendi** (↑) **n:** große u. kleine Schamlippe. **L. posterius ostii uteri** (↑) **n:** hintere Lippe des äußeren Muttermunds.

Labrum (lat.) **n:** Lippe, Lefze, Rand; Lippe von Gelenkpfannen; **L. acetabulare:** s. Articulatio coxae; **L. glenoidale:** s. Articulatio humeri.

Labyrinth (gr. λαβύρινθος Irrgang) **n:** Innenohr, in der Felsenbeinpyramide (Pars petrosa ossis temporalis) gelegenes Gehör- u. Gleichgewichtsorgan; besteht aus der knöchernen Labyrinthkapsel (**Labyrinthus osseus**, knöchernes L.) mit Vorhof (Vestibulum), Schnecke (Cochlea) u. Bogengängen (Canales semicirculares) u. aus d. häutigen L. (**Labyrinthus membranaceus**); beide sind durch einen Perilymphe enthaltenden Spaltraum getrennt (s. a. ums. Abb.). Vgl. Corti-Organ, Vestibularapparat.

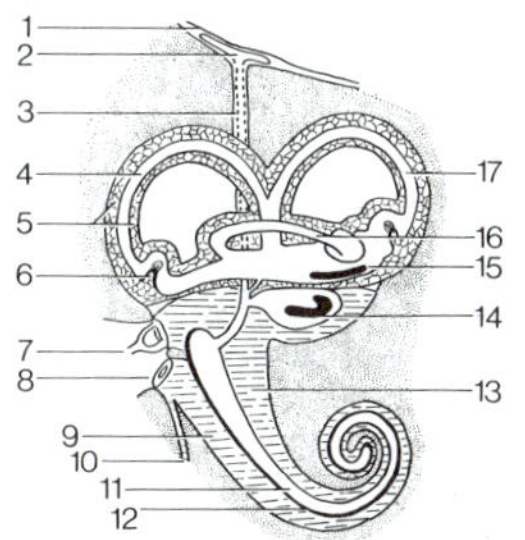

Labyrinth:
Schema der endo- und perilymphatischen Räume;
1: Dura mater an der Hinterfläche der Felsenbeinpyramide; 2: Saccus endolymphaticus; 3: Ductus endolymphaticus; 4: Ductus semicircularis posterior; 5: Spatium perilymphaticum; 6: Crista ampullaris; 7: Steigbügel in der Fenestra vestibuli (Mittelohr); 8: Fenestra cochleae; 9: Scala tympani; 10: Ductus perilymphaticus; 11: Ductus cochlearis; 12: Lamina basilaris; 13: Scala vestibuli; 14: Sacculus mit Macula; 15: Utriculus mit Macula; 16: Ductus semicircularis lateralis; 17: Ductus semicircularis anterior [172]

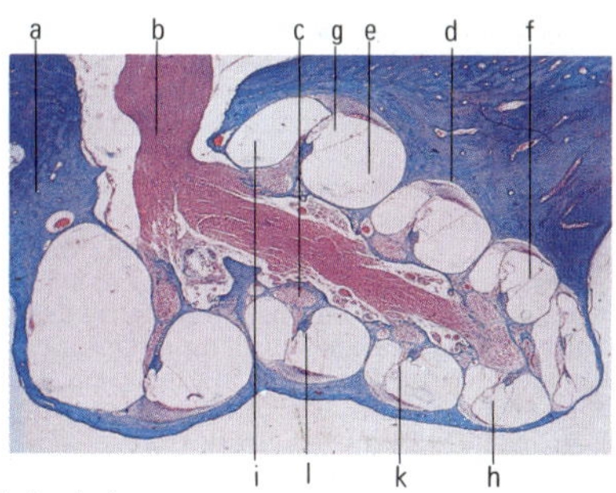

Labyrinth:
histologischer Schnitt durch die Cochlea (Schnecke; Azan-Färbung); a: Knochenwand der Cochlea; b: Nervus cochlearis; c: Ganglion spirale; d: Stria vascularis; e: Scala vestibuli; f: Membrana vestibularis (Reissner-Membran); g: Ductus cochlearis; h: Corti-Organ; i: Scala tympani; k: Membrana spiralis (Basilarmembran); l: Lamina spiralis ossea [134]

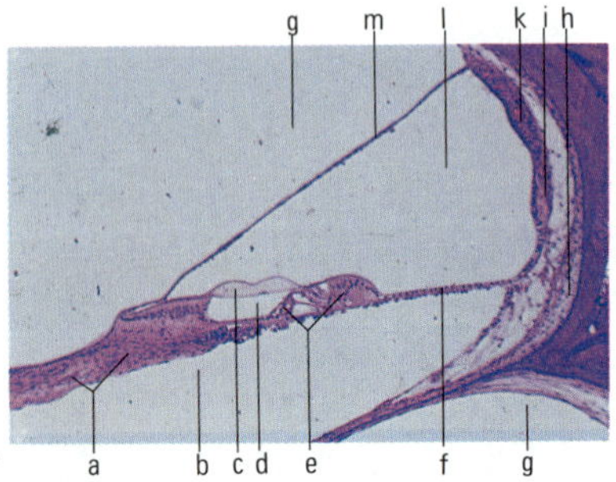

Labyrinth:
histologischer Schnitt durch die Spitzenwindung der Cochlea (Hämatoxylin-Eosin-Färbung); a: Äste des Nervus cochlearis in der Lamina spiralis ossea; b: Scala tympani; c: Membrana tectoria; d: Canalis spiralis cochleae; e: Corti-Organ; f: Lamina (Membrana) basilaris (Basilarmembran); g: Scala vestibuli; h: Ligamentum spirale cochleae; i: Prominentia spiralis; k: Stria vascularis; l: Ductus cochlearis; m: Membrana vestibularis (Reissner-Membran) [266]

Labyrinth|funktions|prüfungen (↑) s. Gleichgewichtsprüfungen.

labyrinthicus (↑): zum Labyrinth gehörend.

Labyrinthitis (↑; -itis*) **f:** Entz. des Labyrinths; **Formen: 1.** umschriebene L. durch Arrosion des lateralen Bogenganges bei Cholesteatom* des Mittelohres; Sympt.: Schwindel, Reiznystagmus zur betroffenen Seite, Fistelsymptom, meist keine Hörminderung; **2.** diffuse L.: **a)** seröse Form bei akuter Otitis media, bedingt durch Toxinübertritt ins Innenohr; Sympt.: Drehschwindel, Reiznystagmus, Übelkeit, Erbrechen, Hörminderung; Ther.: Parazentese, evtl. Antrotomie; **b)** eitrige Form inf. einer Mastoiditis, chron. Otitis media od. eitrigen Meningitis; Sympt.: starker Drehschwindel, Ausfallnystagmus zur gesunden Seite, rasche Ertaubung; Ther.: Antibiotika i. v., evtl. op. Entfernung des Innenohrs.

Labyrinth, knöchernes (↑) **n:** s. Labyrinth.

Labyrinth|re|flexe (↑; Reflekt-*) **m pl:** (engl.) L. reflexes; **1.** Bewegungsreflexe; Reaktionen u. Gliederstellung nach Kopfbewegungen; **2.** Reflexe nach galvanischer od. therm. Reizung des Labyrinths*; **3.** Lagereflexe, abhängig von d. Kopfstellung im Raum, z. B. tonische Haltung v. Hals- u. Rumpfmuskulatur od. kompensator. Augenbewegungen (Labyrinthstellreflexe).

Labyrinth|schwindel (↑): Vestibularisschwindel; s. Schwindel.

Labyrinthus ethmoidalis (↑) **m:** zu den Nasennebenhöhlen gehörendes u. aus d. Gesamtheit der Siebbeinzellen (Cellulae ethmoidales) bestehendes Hohlraumsystem zw. Augen- u. Nasenhöhle.

Lac (lat.) **n:** Milch.

Laceratio (lat.) **f:** Zerreißung.

Lachen, queres: transversales Lachen; breites Verziehen des Gesichts b. beidseitiger Fazialislähmung*; vgl. Zwangslachen.

Lachen, sardonisches: Risus* sardonicus.

Lach|gas: (engl.) laughing gas, nitrous oxide; Stickoxidul, N_2O; geruchloses, inexplosibles, nicht brennbares u. nahezu untoxisches Gas; Inhalationsanästhetikum mit starker analget., schwacher narkot. u. fehlender muskelrelaxierender Wirkung; **Verw.:** vielfach zur Ergänzung anderer Inhalationsanästhetika* sowie zur Kombinationsnarkose mit Injektionsnarkotika; eine ausreichende Sauerstoffkonzentration im Gasgemisch (mind. 25 Vol.%) muß gewährleistet sein; **NW:** verdrängt Stickstoff aus Blut u. gasgefüllten Körperhöhlen u. verursacht dadurch z. B. einen Druckanstieg im Innenohr; Diffusionshypoxie*.

Lachman-Test **m:** Prüfung der vorderen Schublade in leichter Beugung des Kniegelenks (10°); positiv bei isolierter Bandruptur* des vorderen Kreuzbandes. Vgl. Schubladenphänomen.

Lach|schlag: s. Kataplexie.

Lack|lippen: knallrote, leicht glänzende Lippen; z. B. bei Leberzirrhose.

Lack|mus **n:** (engl.) litmus; blauer Farbstoff aus Flechten u. Moosen (z. B. Roccela tincta u. Lecarnora), pH-Indikator; durch Säuren gerötetes Lackmuspapier (pH <7) wird durch Laugen wieder blau (pH >7).

Lack|sprung: (ophth.) Dehiszenzen in der Bruch-Membran am hinteren Pol des Augenhintergrunds* bei Myopie.

Lack|zunge: s. Sprue, tropische.

Lac mulierum (lat.) **n:** Frauenmilch, Muttermilch*.

Lac neo|natorum (Lac*; Neo-*; lat. natus geboren) **n:** sog. Hexenmilch*.

Lacrima (lat.) **f:** Träne.

lacrimalis (↑): zu d. Tränenorganen gehörend.

Lac sulfuris (Lac*; lat. sulfur Schwefel) **n:** Schwefelmilch*.

Lact-: auch Lakt-; Wortteil mit der Bedeutung Milch; von lat. lac, lactis.

lactans (lat. lactare Milch geben): stillend.

Lacto|bacillus (Lact-*; Bacill-*) **m:** Gattung grampositiver, sporenloser, fakultativ anaerober, relativ langer Stäbchenbakterien der Fam. Lactobacillaceae (vgl. Bakterienklassifikation); hohe Nährbodenansprüche, gute Vermehrung nur in schwach saurem Milieu bei geringer O_2-Spannung od. Anaerobiose; 27 Species: vergären Glukose zu Milchsäure (homofermentativ) bzw. auch zu Äthanol u. CO_2 (heterofermentativ); spielen wichtige Rolle bei der Herstellung u. a. von Milchprodukten u. Sauerkraut sowie der Haltbarmachung von Viehfutter; **Vork.:** in tierischen u. pflanzl. Produkten sowie Wasser u. Abwasser; einige Species sind Bewohner der menschl. Normalflora von Oral- u. Intestinaltrakt (i. d. R. für den Menschen nicht pathogen); in der Vagina halten L. acidophilus, L. casei, L. fermentum u. L. cellobiosus (sog. Döderlein-Vaginalstäbchen) ein saures Milieu aufrecht. **L. bifidus:** s. Bifidobacterium.

Lacto|flavin **n:** alte Bez. f. Riboflavin*.

Lact|ulose (INN) **n:** 4-O-β-D-Galactopyranosyl-D-fructose (IUPAC); Verw.: (osmotisch wirksames) Laxans, bei hepat. Enzephalopathie (Ammoniakentgiftung).

Lacuna (lat.) **f** (pl Lacunae)**:** Lücke, Spalte. **Lacunae laterales** (↑) **f pl:** seitl. Ausbuchtungen des Sinus sagittalis sup.; vgl. Hirnsinus. **Lacunae urethrales** (↑) **f pl:** Buchten der Harnröhrenschleimhaut mit Mündungen der Glandulae urethrales.

Lacuna musculorum et vasorum (↑) **f:** Lücke zw. Os pubis u. Leistenband, unterteilt durch d. Arcus iliopectineus; dient dem Durchtritt des

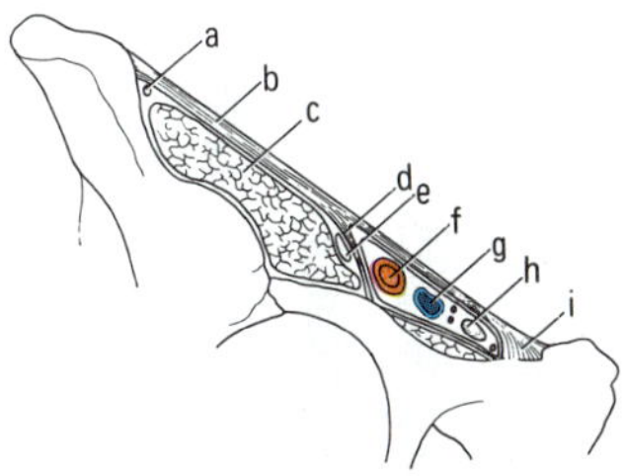

Lacuna musculorum et vasorum:
a: N. cutaneus femoris lateralis; b: Ligamentum inguinale; c: M. iliopsoas; d: Arcus iliopectineus; e: N. femoralis; f: A. femoralis; g: V. femoralis; h: Septum femorale et Nodus lymphaticus Rosenmülleri; i: Ligamentum lacunare [532]

M. iliopsoas u. N. femoralis bzw. der Vasa femoralia (s. Abb.).

lacunaris (↑)**:** lakunär, Buchten enthaltend.

Lacus (lat.) m**:** Loch, Grube, See.

Lacus lacrimalis (↑) m**:** Tränensee im medialen Augenwinkel in d. Umgebung der Caruncula lacrimalis.

LADD-Syn|drom n**:** Kurzbez. f. **l**akrimo-**a**urikulo-**d**ento-**d**igitales Syndrom; autosomal-rezessiv erbliche Erkr. mit variabler Expressivität, **Sympt.:** verminderte bis fehlende Tränensekretion (Aplasie des Lakrimalsystems), Helixdysplasien mit Hörstörung, Hypo- bzw. Oligodontie mit Schmelzhypoplasie, geteilte bzw. hypoplastische Daumen.

Ladung: (engl.) charge; **1.** (physik.) elektrische L.: Formelzeichen Q, abgeleitete SI-Einheit Coulomb*; **2.** (physiol.) Oberflächenladung der Zellmembran, vgl. Membranpotential.

Lähmung: (engl.) paralysis, palsy; Oberbegriff f. die Minderung (Parese) bzw. den Ausfall (Paralyse bzw. Plegie) der Funktionen eines Körperteils od. Organsystems; i. e. S. (neurol.) Minderung der motor. od. sensiblen Funktionen eines Nerven mit Bewegungseinschränkung bzw. -unfähigkeit (motorische L.) od. quantitativen Sensibilitätsstörungen* (sensible L.); Unterscheidung in zentrale u. periphere L.: s. Tab. Eine L. kann durch psychogene Erkr. (z. B. Neurose) vorgetäuscht sein (Pseudolähmung); zur DD dient der Beintest*. Vgl. Kraft.

Lähmung, myo|plegische: Lähmung bei Erkr. des Muskelgewebes (z. B. bei Myopathien, Myositis), in Zus. mit Störungen der extra- u. intrazellulären Kaliumverteilung (z. B. bei periodischer hypokaliämischer Lähmung*, Gamstorp*-Syndrom, Bartter*-Syndrom) u. als normokaliämische periodische L. nach körperl. Anstrengung, Alkoholkonsum, Einwirkung von Kälte od. Nässe u. psychischem Streß.

Lähmung, peri|odische hypo|kaliämische: (engl.) periodic hypokalaemic paralysis; syn. Westphal-Syndrom; autosomal-dominant erbl. androtrope Erkr. (verminderte Penetranz u. Expressivität beim weibl. Geschlecht) mit anfallsweise (häufig nachts) auftretender schlaffer Lähmung v. a. der Extremitätenmuskulatur, evtl. unter Mitbeteiligung des Herzmuskels (Herzrhythmusstörungen, Bradykardie) u. der Eingeweidemuskulatur (erschwerte Blasen- u. Darmentleerung), Hypokaliämie* im Anfall u. vegetativen Begleitsymptomen (Blutdrucklabilität, Schweißausbrüche); Manifestation meist zw. dem 7. u. 21. Lj.; Provokation durch kohlenhydratreiche Mahlzeit, Kälte, Alkohol. Vgl. Gamstorp-Syndrom.

Lähmung, phonische: (engl.) phonic paralysis; Stimmbandlähmung bei Phoniation; s. Kehlkopflähmung.

Lähmungs|schielen: (engl.) paralytic strabismus; Strabismus paralyticus; s. Augenmuskellähmung.

Länge: (engl.) length, height; SI-Basiseinheit der L.: Meter* (m).

Längen||alter: (engl.) length age; (päd.) Alter, bei dem die aktuelle Körperlänge* der 50. Perzentile (d. h. der Durchschnittsgröße) der Normalpopulation entspricht; vgl. Gewichtsalter, Knochenalter. **L.breiten|in|dex** m**:** (engl.) length-breadth-index; errechnet sich aus d. größten Breite des Schädels in Prozenten der Länge; vgl. Dolichozephalie. **L.dis|paration** (Disparation*) f**:** auch Längsdisparation; s. Disparation. **L.höhen|in|dex** m**:** (engl.) length-height-index; errechnet sich aus d. größten Länge des Schädels in Prozenten der Höhe. **L.wachstum:** s. Körperlänge, Wachstumsperioden.

Längs|lage: s. Kindslage.

Längs|schnitt, inguinaler: (chir.) s. Schnittführung (Abb.).

Längs|schnitt|untersuchung: syn. Longitudinalstudie*.

Läppchen|probe: s. Epikutantest.

Lärm: (engl.) noise; unerwünschter, belästigender u. ggf. schädigender Schall*; kann zu Ge-

Lähmung

	Zentrale („spastische") Lähmung	Periphere („schlaffe") Lähmung
Lokalisation der Schädigung	1. motor. Neuron (von Hirnrinde über Pyramidenbahn bis zu motor. Hirnnervenkernen bzw. Vorderhorn d. Rückenmarks)	2. motor. Neuron (Vorderhornzellen d. Rückenmarks, vordere Wurzeln, peripherer Nerv bis motor. Endplatte)
Ruhetonus der Muskulatur	hyperton	hypoton
Muskeleigenreflexe	gesteigert	abgeschwächt od. erloschen
Muskelatrophie	keine	ja
Mitbewegungszeichen	ja	keine
Pyramidenbahnzeichen	ja	keine
Entartungsreaktion	keine	ja

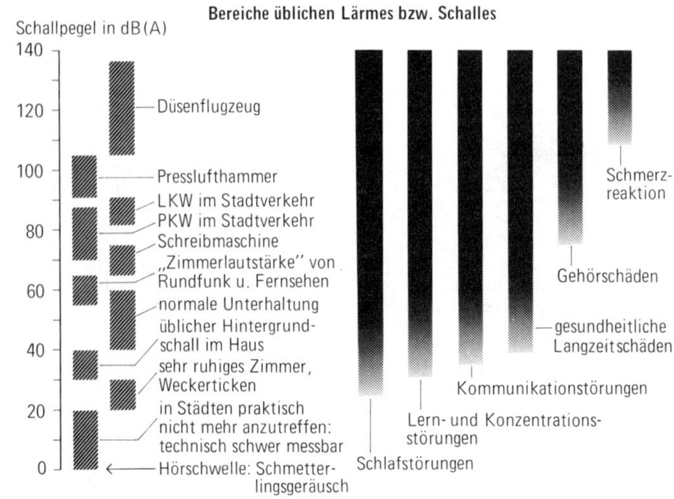

Lärm:
Lärmskala und Lärmwirkungen [43]

hörschädigungen u. Schmerzreaktionen führen u. wirkt nicht nur auf d. Gehörapparat u. -sinn, sondern über zentralnervöse Impulse auf d. Gesamtorganismus. Es kommt zu einer Erregung des vegetativen u. zentralen Nervensystems, die sich in vegetativen Reaktionen wie Blutdruckanstieg, Pupillenerweiterung, Ausschüttung v. Katecholaminen, Verringerung der Magensaft- u. Speichelproduktion, Erhöhung der Atemfrequenz u. Pulsrate, in Veränderungen des Hirnstrombildes, der Muskelaktivität u. des elektr. Hautwiderstands sowie als Störung des psych. Wohlbefindens (z. B. Schlafstörungen) äußert. L. führt zu Leistungs- u. Konzentrationsstörungen. Behinderungen der Sprachverständlichkeit u. der akust. Orientierung treten ab ca. 70 dB(A) auf. Nach d. Arbeitsstättenverordnung* dürfen an Arbeitsplätzen b. überwiegend mechanisierten Tätigkeiten 70 dB(A) nicht überschritten werden, da d. Risikoschwellenwert f. **Gehörschädigungen** bei 85 dB(A) bei einer über Jahre andauernden tägl. achtstündigen Exposition am Arbeitsplatz angenommen wird. Von diesem Bereich an kann es zu Lärmschwerhörigkeit* u. -taubheit kommen; ca. 30% aller angezeigten **Berufskrankheiten*** betreffen Gehörschädigungen; bes. betroffen sind Berufstätige in d. Metall- u. Textilindustrie u. im Tiefbau, hier werden Dauerpegel v. bis zu 100 dB(A) festgestellt. Ferner besteht ein Zus. zw. (Verkehrs-)Lärm u. Blutdrucksteigerung (vgl. Streß). Mit **Schmerzreaktionen** auf L. ist ab ca. 120 dB(A) zu rechnen. **Lärmschutz** kann erreicht werden durch Emissionsschutz, d. h. Reduzierung der Schallerzeugung u. -abstrahlung, sowie durch Immissionsschutz, d. h. Schutz gegen Einwirkung v. vorhandenem Schall.

Lärm|schwerhörigkeit: (engl.) noise trauma deafness; Schädigung des Gehörorgans durch langzeitige Einwirkung v. Lärm*; häufige BK nach Nr. 2301 der BeKV; Vorsorgeuntersuchungen sind nach der UVV „Lärm" vorgeschrieben.

Lärm|trommel: s. Bárány-Lärmtrommel.

Läsion (lat. laedere, laesus verletzen) **f:** Laesio, Schädigung, Verletzung, Störung; vgl. Functio laesa.

Läuse: (engl.) lice; syn. Anoplura; stechend-saugende, flügellose, blaßgraue Insekten, ♂ kleiner als ♀; ca. 400 Arten bekannt, med. relevant sind Pediculidae (Menschenläuse) als Auslöser der Pedikulose* u. Krankheitsüberträger (Borelliosen, epidemisches Fleckfieber, wolhynisches Fieber). Die Entwicklung vom Ei (sog. Nisse), das an Haaren od. in Falten der Kleidungsnähte angeklebt wird, über die Larve (drei Häutungen) zur Imago dauert 2-3 Wochen; Lebensdauer der L. ca. 3-4 Wochen; hungernde L. überleben je nach Temp. 1-7 Tage; Eier überleben nur bei Temp. über 22°C. **Filzlaus:** Phthirus pubis, Schamlaus; 1,4-1,6 mm lang; vorwiegend an Schamhaaren, prakt. nie im Kopfhaar; Übertragung meist b. Geschlechtsverkehr; als Krankheitsüberträger ohne Bedeutung, stirbt außerh. des Menschen in 12 Std.; **Kleiderlaus:** Pediculus humanus corporis; ♀ bis zu 4,5 mm lang; legt ihre Eier v. a. an rauhe Fasern, z. B. Wolle, selten auch an Körperhaare; wichtigster passiver Überträger v. Rickettsia prowazeki, Rickettsia quintana u. Borrelia recurrentis; Übertragung v. Mensch zu Mensch durch Kontaktinfektion; **Kopflaus:** Pediculus humanus capitis; ♀ bis zu 3,1 mm lang;

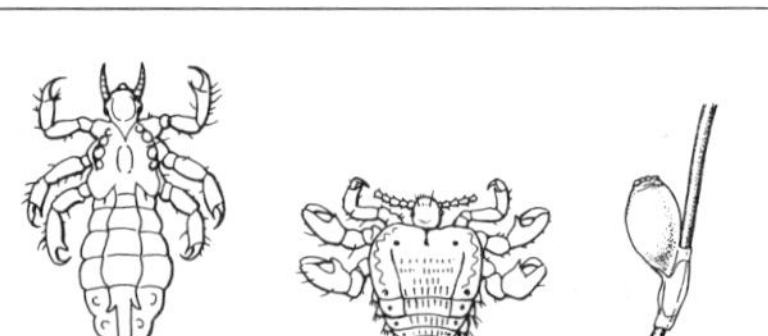
1 2 3

Läuse:
1: Kleiderlaus; 2: Filzlaus; 3: Nisse (Ei) einer Kopflaus an einem Kopfhaar

Übertragung auf den Menschen durch Kontaktinfektion. Vgl. Arthropoden.

Läuse||fleck|fieber: s. Fleckfieber, epidemisches; s. a. Rickettsiosen (Tab.). **L.fütterungsversuch:** s. Xenodiagnose. **L.rückfall|fieber:** s. Borreliosen.

Läuse|test m: (engl.) lice test; Probe zum Nachw. der Err. des Fleck- u. Fünftagefiebers aus dem menschl. Blut; die Kleiderlaus wird oral od. rektal infiziert, es kommt zu starker Vermehrung der Rickettsien in d. Magenzellen der Laus, so daß die Err. nach ca. fünf Tagen mikroskop. nachweisbar werden.

laevigatus (lat. levigare erleichtern, glätten): zerrieben, glatt, laevis.

laevis (lat. lēvis): glatt, unbehaart.

Laevo-: s. a. Levo-.

Lävo|kardio|graphie (lat. laevus links; Kard-*; -graphie*) f: (engl.) laevocardiography; Darstellung der li. Herzhälfte mit der Aorta bei d. Angiokardiographie*.

Lävulose f: syn. Fruktose*.

Lafora-Körper (Gonzalo R. L., Neuropathol., Madrid, geb. 1886): (engl.) Lafora's bodies; rundl. Einschlüsse in Ganglienzellen v. a. von Substantia nigra, Thalamus u. Nucleus dentatus bei progressiver myoklonischer Epilepsie*, mit der PAS*-Reaktion anfärbbar; **Urs.:** wahrscheinl. Enzymdefekt im Polysaccharidstoffwechsel.

Lage: (engl.) 1. (obstetrical) lie, position, presentation, 2. position; **1.** Geburtslage, Kindslage*; **2.** L. des Pat., z. B. im Bett, auf dem Operationstisch, bei bestimmten diagn. od. therap. Verfahren; vgl. Lagerung. **L.anomalien** (Anomalie*) f pl: (engl.) anomalies of presentation; (gebh.) insbes. Quer- u. Schräglage sowie Beckenendlage; s. Kindslage. **L.empfindung:** eine Qualität der Tiefensensibilität*; bei geschlossenen Augen vorhandene Wahrnehmung der Lage der Extremitäten; vgl. Sensibilität. **L.nystagmus** (Nystagmus*) m: s. Nystagmus. **L.re|aktionen** f pl: Reaktionen des Säuglings auf plötzlich veränderte Körperlagen mit typ. altersabhängigen Bewegungsmustern (z. B. Landau-Reflex, Traktionsreaktion); Prüfung der L. (sog. kinesiolog. Diagn.) zur Früherkennung einer zerebralen Koordinationsstörung; vgl. Reflexe, frühkindliche. **L.reflexe** (Reflekt-*) m pl: s. Labyrinthreflexe.

Lagerlöf-Sonde f: doppellumige Magen-Darm-Sonde zum getrennten Absaugen von Magen- u. Duodenalsekret; vgl. Duodenalsonde.

Lagerung: (engl.) positioning; für bestimmte diagn. od. therap. Verfahren od. Eingriffe günstige Körperhaltung (z. B. Steinschnittlage*, Knie*-Ellenbogen-Lage, Jackson*-Lagerung) des Pat., auch als diagn. (z. B. Lagerungsprobe nach Ratschow) od. therap. Methode (z. B. Kopftieflagerung u. Anheben der Beine zur Autotransfusion bei Kollaps od. Schock, Hochlagerung des Kopfs bei Schädelhirntrauma zur Verminderung der zerebralen Durchblutung, Oberkörperhochlagerung zur Erleichterung der Atmung bei Dyspnoe; s. Abb.); in der Gebh. ist durch entspr. L. der Gebärenden eine Beeinflussung der Kindslage möglich. Durch unsachgemäße L. von bewußtlosen od. narkotisierten Pat. (v. a. während lang-

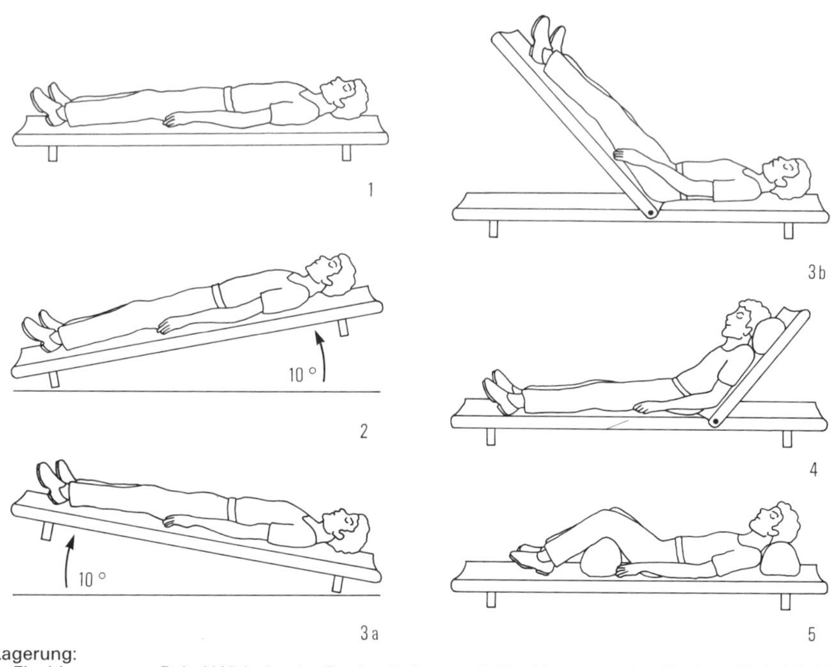

Lagerung:
1: Flachlagerung, z. B. bei Wirbel- oder Beckenfrakturen; 2: Hochlagerung des Kopfes, z.B. bei Schädelhirntraumen; 3: Flachlagerung in Kopftieflage, z. B. bei Hypovolämie (a), ggf. mit Anheben der Beine (b); 4: Oberkörperhochlagerung, z. B. bei kardiorespiratorischen Erkrankungen; 5: Fowler-Lagerung, z. B. bei Abdominaltraumen od. Peritonitis [445]

L

dauernder Op.) können inf. Ausfalls der Schutzreflexe Lagerungsschäden* auftreten, bei Verletzten durch ungeeignete Lagerungsmanöver (vgl. Seitenlagerung, stabile) zusätzliche Schädigungen ausgelöst werden; bes. Sorgfalt bedarf auch die L. von Langzeitbettlägerigen (z. B. Querschnittsgelähmten), um die Entw. eines Dekubitus* od. von Muskelkontrakturen zu verhindern. Vgl. Dekubitusprophylaxe, Kontrakturenprophylaxe.

Lagerungs|probe: s. Ratschow-Lagerungsprobe.

Lagerungs|schäden: durch falsche Lagerung* von (bewußtlosen od. narkotisierten) Pat. verursachte Schäden wie Nervenlähmungen, Dekubitus* u. a.

Lage|typ des Herzens: (engl.) electric heart position; durch die Hauptrichtung der Erregungsausbreitung im EKG während der Herzperiode* definierte Position des Herzens im Thorax; entspricht i. d. R. ungefähr der anat. Herzachse, wird aber zusätzlich durch Dicke u. Ausdehnung des Myokards sowie durch Störungen des Erregungsleitungssystems* beeinflußt. Praktisch wird der L. d. H. als Projektion der elektr. Herzachse auf die Frontalebene im sog. Cabrera-Kreis dargestellt (s. Abb.), wobei der sog. Sagittaltyp (bei dem die Achse nach dorsal, also aus der Frontalebene heraus, verdreht ist) sich hier nicht zuordnen läßt (s. Tab.). Vgl. Elektrokardiographie, Vektorkardiographie.

Lag|ophthalmus (gr. λαγώς Hase; Ophthalm*) **m:** sog. Hasenauge; Erweiterung der Lidspalte, so daß der Pat. das Auge nicht schließen kann; **Urs.: 1.** mechan. L. durch narbige Verkürzung der Lider od. Exophthalmus*; **2.** paralytischer L. durch Lähmung des Schließmuskels der Lider b. Fazialislähmung. Vgl. Ulcus corneae.

Lag-Phase f: (mikrobiol.) Latenzphase zw. dem Einbringen von Keimen in ein Nährmedium u. Einsetzen der ersten Zellteilungen; vgl. Inokulum.

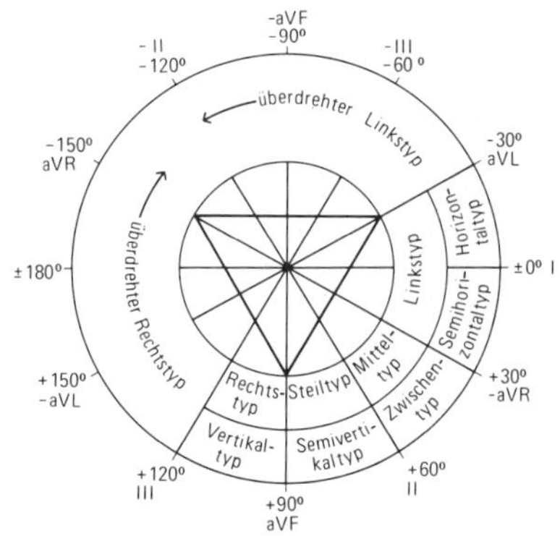

Lagetyp des Herzens:
Darstellung der Richtung der elektrischen Herzachse im Cabrera-Kreis

Laien|theorien f pl: Bez. f. Vorstellungen med. Laien über die Entstehung u. den Verlauf von Erkr. sowie die adäquate Form des Umgangs mit ihnen; vgl. Krankheitskonzept, Krankheitsverhalten, Gesundheitsverhalten.

Laimer-Dreieck (Eduard L., zeitgen. Anat., Österreich)**:** (engl.) Laimer's triangle; nur von Ringmuskeln gestützte dreiseitige schwache Stelle der Ösophaguswand an der Grenze zw. Pharynx (Pars cricopharyngea des M. constrictor pharyngis inf.) u. Ösophagus, in deren Bereich beim Schluckakt der größte Druck entsteht; häufig Lokalisation eines Ösophagusdivertikels*.

Lagetyp des Herzens
Formen und Vorkommen

Bezeichnung	EKG-Befund	Vorkommen
überdrehter Linkstyp	aVL hoch pos. III tief neg.	linksanteriorer Hemiblock, Linksherzhypertrophie
Linkstyp (Horizontaltyp, Querlagetyp)	I hoch pos. aVF fast isoelektrisch	Erwachsene 40 Jahre, Adipositas, Linksherzbelastung
Normaltyp (Indifferenztyp, Mittellagetyp, Zwischentyp)	II hoch pos. aVR tief neg. III sehr flach	Erwachsene
Steiltyp (Vertikaltyp)	II, aVF hoch pos. I sehr flach	Jugendliche, Astheniker, ältere Patienten, Adipositas (Rechtsherzbelastung)
Rechtstyp	III, aVF hoch pos.	Kleinkinder, asthenische Jugendliche, verstärkte Rechtsherzbelastung
überdrehter Rechtstyp	I, aVL tief neg. aVR pos.	linksposteriorer Hemiblock, angeborene Herzfehler, Rechtsherzhypertrophie
Sagittaltyp	S_I-S_{II}-S_{III}-Typ S_I-Q_{III}-Typ	Jugendliche, Rechtsherzhypertrophie durch Rechtsherzbelastung

Lakritzen|wurzel: Radix* Liquiritiae.

Lakt|agoga (Lact-*; -agoga*) n pl: syn. Galaktagoga*.

Lakt|albumin (↑; Album-*) n: (engl.) lactalbumin; Albumin, in Muttermilch* reichlicher als in Kuhmilch enthalten.

Laktamasen f pl: s. Betalaktamasen.

Laktase f: s. Disaccharidasen.

Laktat n: (engl.) lactate; Salz der Milchsäure; L-Laktat ist das Endprodukt der Glykolyse* u. steigt z. B. bei Muskelarbeit stark an. Vgl. Laktatazidose, Kohlenhydratstoffwechsel.

Laktat|azidose (Azid-*; -osis*) f: (engl.) lactate acidosis; auch Laktazidose; Milchsäureazidose; metabolische Azidose* durch Vermehrung von Laktat im Blut (Referenzbereich venös bis 1,3 mmol/l bzw. ca. 12 mg/dl); **Urs.**: Gewebehypoxie mit verstärkter anaerober Glykolyse, meist in Zus. mit lebensbedrohl. Zuständen, z. B. bei Lungenembolie, Schockzuständen, Operationen, Diabetes mellitus, bei neurol. Erkr. (z. B. Myopathien), Muskelarbeit (reversibel); früher bes. häufig unter Biguanidbehandlung v. a. bei gleichzeitigen Leber- od. Nierenschäden, Herzinsuffizienz, Alkoholkrankheit u. Leberzirrhose; **Sympt.**: Übelkeit, Bauchschmerzen, Hyperventilation, gelegentl. plötzl. Blindheit, schließl. Benommenheit, laktatazidotisches Koma.

Laktat|bestimmung: (engl.) lactate determination; Laktat u. NAD werden durch Laktatdehydrogenase* zu Pyruvat, NADH u. H^+ oxidiert; die NADH-Zunahme ist der Laktatkonzentration direkt proportional u. kann photometrisch gemessen werden. Referenzbereich: 5-15 mg/dl bzw. 0,6-1,7 mmol/l.

Laktat|de|hydrogenase f: (engl.) lactate dehydrogenase; Abk. LDH; Enzym der Glykolyse*, das die Reduktion von Pyruvat zu Laktat katalysiert; Coenzym ist NADH. **Bestimmung** durch photometr. Messung der NADH-Abnahme; erhöhte Werte im Serum z. B. bei Herzinfarkt, Blut-, Leber- u. Muskelerkrankungen, Tumoren. Die LDH ist aus vier Polypeptidketten vom H-(od. A-) bzw. M-(od. B-)Typ aufgebaut; entspr. existieren die fünf **Isoenzyme** LDH_1 (HHHH), LDH_2 (HHHM), LDH_3 (HHMM), LDH_4 (HMMM) u. LDH_5 (MMMM), deren Verteilungsmuster für versch. Organe charakteristisch ist u.

$$\text{L-Laktat} + NAD^+ \overset{LDH}{\rightleftarrows} \text{Pyruvat} + NADH + H^+$$

Aufschluß über Herkunft einer erhöhten LDH im Serum gibt (z. B. in Herz u. Erythrozyten hauptsächl. LDH_1 u. LDH_2, in Muskel u. Leber v. a. LDH_4 u. LDH_5). Vgl. Referenzbereiche (Tab.), Enzymdiagnostik, Leberfunktionsproben.

Laktation (lat. lactare, lactatus Milch geben, säugen) f: (engl.) lactation; Produktion u. Sekretion von Muttermilch* durch die weibliche Brustdrüse, i. d. R. nach beendeter Geburt. Das Ingangkommen u. die Aufrechterhaltung der L. ist ein noch nicht in allen Einzelheiten geklärter komplexer Vorgang; vorbereitend gehören hierzu die unter dem Einfluß der Ovarialhormone stehende, bereits in der Pubertät beginnende Entwicklung der Milchdrüsen zum funktionsfähigen Organ (**Mammogenese**) sowie die in der Schwangerschaft unter dem Einfluß der plazentaren Steroidhormone (s. Plazentahormone), von HPL* u. Prolaktin* erfolgende Vorbereitung auf die Milchproduktion (**Laktogenese**; weitere Volumenzunahme und Differenzierung des Drüsenparenchyms). Die Milchsekretion (**Galaktogenese**) kommt erst nach Wegfall des hemmenden Effekts der plazentaren Steroidhormone postpartal (nach Ausstoßung der Plazenta) in Gang u. wird, wie die Aufrechterhaltung der L. (**Galaktopoese**), durch den physiol. Saugreiz u. daran gekoppelte neurale Faktoren, insbes. die weitere Produktion von Prolaktin im HVL u. vermehrte Ausschüttung von Oxytocin* aus dem HHL, unterstützt; Oxytocin regt die Kontraktion der Myoepithelien der Alveolarwände u. der kleineren Milchgänge u. damit die Entleerung der Milch (**Galaktokinese**) an.

Laktations|a|menor|rhoe (↑; A-*; gr. μήν Monat; -rhoe*): (engl.) lactation amenorrhoea; das Ausbleiben der Menstruation* während des Stillens*, wahrscheinlich inf. Hemmung der Wirkung v. LH-RH auf d. Hypophyse u./od. der Gonadotropine LH u. FSH auf d. Ovarien durch hohe Prolaktinspiegel; physiol. Form der Amenorrhoe*.

Laktations|a|trophie (↑; Atrophie*): s. Chiari-Frommel-Syndrom.

Laktations|hormon (↑; Horm-*) n: s. Prolaktin.

Laktations|hyper|in|volution des Uterus (↑; Hyper-*; Involution*; Uter-*) f: (engl.) lactation hyperinvolution of the uterus; übermäßig starke Involutio* uteri b. sehr langem Stillen*.

Laktations|peri|ode (↑) f: (engl.) lactation period; Stillzeit; Zeitraum der Laktation* nach der Entbindung.

Laktat|stau (↑): (engl.) lactate accumulation; Anstieg der Laktatkonzentration in hypoxischem Gewebe inf. anaerober Oxidation v. Pyruvat zu Laktat; vgl. Laktatazidose.

Laktat|test (↑) m: (engl.) lactate test; Messung des Milchsäureanstiegs im Blut des gestauten Unterarms nach Arbeitsleistung der Hand; Ausbleiben dieses Anstiegs bei der Glykogenose* Typ 5 (Muskelphosphorylasedefekt).

Lakt|azidose, kon|genitale (↑; Azid-*; -osis*) f: s. Pyruvatdehydrogenasedefekt.

lakti|fer (↑; lat. ferre tragen): milchführend.

Lakto|ferrin (↑; lat. ferrum Eisen) n: (engl.) lactoferrin; eisenbindendes, rotgefärbtes Eiweiß der Säugermilch (Kuh, Mensch); pro Molekül L. können 2-6 Atome Eisen gebunden werden. Vgl. Transferrin.

Lakto|globulin (↑; Globuline*) n: (engl.) lactoglobulin; Globulin der Milch; gering in reifer Milch, reichl. im Kolostrum, dessen hohe Gerinnbarkeit es bedingt.

Laktol n: Synonym f. die cyclischen Halbacetale der Monosaccharide*.

Laktose (Lakt-*) f: (engl.) lactose; Milchzucker, 4β-D-Galaktopyranosyl-D-Glukopyranose; Hauptkohlenhydrat der Milch (Muttermilch: 6g/dl; Kuhmilch: 4,5 g/dl); Synthese in der Milchdrüse aus UDP-Galaktose (sog. aktive Galaktose) u. Glukose-1-Phosphat.

Laktose-In|dikator-Nähr|böden (↑): (engl.) lactose-indicator culture media; bakteriol. Nährmedien zur Unterscheidung der Laktose spaltenden Escherichia* coli von d. laktosenegativen Salmonellen u. Shigellen (s. ums. Abb.).

Laktose|in|toleranz (↑; Intoleranz*) f: s. Kohlenhydratmalabsorption.

Laktos|urie (↑; Ur-*) f: (engl.) lactosuria; Auftreten v. Laktose im Harn; physiol. bei Schwangeren u. Wöchnerinnen.

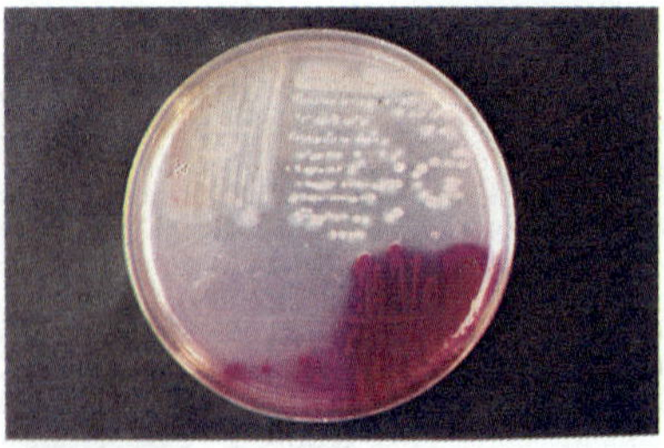

Laktose-Indikator-Nährböden: Escherichia coli färbt den Nährboden rot, da Laktose-Spaltprodukte zu einer Verschiebung des pH führen. Pseudomonas aeruginosa führt nicht zu dieser Reaktion (oben). [547]

lakto|trop (↑; -trop*): auf Milcherzeugung gerichtet.

Lall|phase f: (engl.) lallation phase; Phase der kindlichen Sprachentwicklung*.

Lalo|phobie (gr. λαλεῖν sprechen; Phob-*) f: (engl.) lalophobia; Sprechangst als Sekundärsymptom bei Stottern*.

Lalouette-Pyramide (Pierre L., Anat., Paris, 1711-1792) f: syn. Lobus* pyramidalis.

Lambda|naht (gr. λάμβδα L): (anat.) Sutura* lambdoidea.

lambdoideus (↑; -id*): lambda-(λ-)förmig; z. B. Sutura* lambdoidea (Lambdanaht).

Lambert-Beer-Gesetz (Johann H. L., Phys., Basel, Berlin, 1728-1777; Georg B., deutscher Ophth., 1763-1821): (engl.) Beer-Lambert law; die Extinktion* (E) einer Lösung ist proportional der Konzentration (c) der darin gelösten lichtabsorbierenden Substanz, ihrem molaren Extinktionskoeffizienten (ε) u. der Schichtdicke (d) der Lösung:

$$E = \varepsilon \cdot c \cdot d$$

Lambert-Eaton-Rooke-Syn|drom (Edward H. L., amerikan. Arzt, geb. 1915; Lee M. E., amerikan. Neurol., 1905-1958; E. D. R., zeitgen. amerikan. Arzt) n: (engl.) Lambert-Eaton syndrome; syn. pseudomyasthenisches Syndrom; v. a. bei kleinzelligem Bronchialkarzinom* od. i. R. von Autoimmunkrankheiten* vork. Krankheitsbild; **Sympt.**: Schwäche u. vorzeitige Ermüdbarkeit insbes. der proximalen Muskulatur. Im Ggs. zur Myasthenia* gravis pseudoparalytica nimmt die Muskelstärke beim Üben zunächst zu, um erst später nachzulassen. **Diagn.**: Anstieg des Muskelantwortpotentials in der Elektromyographie bei indirekter repetitiver Reizung (10/s); **Ther.**: Besserung nach chir. Entfernung des Tu. möglich; gutes Ansprechen auf Guanidin-HCl. Vgl. Syndrom, paraneoplastisches.

Lamblia in|testinalis (Intestin-*) f: veraltete Bez. f. Giardia* lamblia.

Lambliasis (-iasis*) f: Besiedlung des Dünndarms mit dem früher als Lamblia intestinalis bez. Protozoon Giardia* lamblia.

Lamella (lat.) f: dünnes Blättchen, Plättchen.

Lamellen|knochen (↑): s. Knochengewebe.

Lamellen|körperchen (↑): s. Vater-Pacini-Lamellenkörperchen.

Lamina (lat.) f (pl Laminae): Blatt, dünne Platte, Schicht. **L. af|fixa** (↑) f: dünner, den Thalamus überkleidender Teil der Endhirnwandung des Seitenventrikels. **Laminae albae** (↑) f pl: vom Marklager des Kleinhirns in d. Rinde ziehende Markblätter. **L. arcus vertebrae** (↑) f: Wirbelplatte; hinterer Teil des Wirbelbogens; vgl. Laminektomie. **L. basalis** (↑) f: s. Basalmembran. **L. basilaris** (↑) f: Basilarmembran; im Labyrinth* zw. Lamina spiralis ossea u. Lig. spirale cochleae ausgespannte Bindegewebsplatte, die das Corti*-Organ trägt. **L. choroido|capillaris** (↑) f: s. Choroidea. **L. cribrosa** (↑) f: Teil des Siebbeins bds. der Crista galli mit zahlreichen Löchern für den Durchtritt der Nn. olfactorii. **L. epi|scleralis** (↑) f: s. Sklera. **L. externa** (↑) f: äußeres Blatt der knöchernen Schädelkapsel. **L. fusca sclerae** (↑) f: s. Sklera. **L. horizontalis** (↑) f: Teil des Gaumenbeins, bildet d. hinteren Abschnitt des harten Gaumens. **L. interna** (↑) f: inneres Blatt der knöchernen Schädelkapsel. **L. limitans anterior et posterior** (↑) f: s. Cornea (Bowman- u. Descemet-Membran). **Laminae medullares thalami** (↑) f pl: dünne Blätter weißer Substanz, welche die Thalamuskerne unvollständig trennen. **L. medullaris lateralis** (↑) f: Marklamelle zw. Globus pallidus u. Putamen. **L. medullaris medialis** (↑) f: Marklamelle innerh. des Globus pallidus. **L. multi|formis** (↑) f: s. Isocortex. **L. muscularis mucosae** (↑) f: Schicht glatter Muskulatur in der Schleimhaut des Magen-Darm-Trakts, zw. Lamina propria u. Tela submucosa; Grundlage der Pll. circulares; auch Schutzfunktion, z. B. gegen verschluckte spitze Fremdkörper. **L. orbitalis** (↑) f: auch Lamina papyracea; Teil des Siebbeins; papierdünne Knochenlamelle, die das Siebbeinlabyrinth nach lateral begrenzt u. einen Teil der medialen Orbitawand bildet. **L. papyracea** (↑) f: s. Lamina orbitalis. **L. perpendicularis ossis ethmoidalis** (↑) f: mediane Knochenlamelle des Siebbeins; bildet den oberen Teil der Nasenscheidewand. **L. perpendicularis ossis palatini** (↑) f: vertikal gestellte Knochenplatte des Gaumenbeins; Teil der medialen Wand der Oberkieferhöhle. **L. prae|trachealis et prae|vertebralis** (↑) f: s. Fascia cervicalis. **L. propria mucosae** (↑) f: unter d. Epithel sitzende Bindegewebsschicht der Schleimhaut des Magen-Darm-Trakts. **L. quadri|gemina** (↑) f: s. Lamina tecti.

Laminar|flow (↑; engl. to flow fließen) n: mit Hilfe einer techn. Anlage erzeugte wirbelfreie u. durch Filterung keimfreie Luftströmung; Anw. v. a. in Operationsräumen, bei keimfreien Arbeiten in Laboratorien u. bei der Behandlung immunsupprimierter Patienten.

Lamina spiralis ossea (↑) f: im Labyrinth* von d. Schneckenachse ausgehende zweiblättrige Knochenlamelle. **L. spiralis secundaria** (↑) f: im Labyrinth* in d. basalen Schneckenwindung gegenüber der Lamina spiralis ossea gelegene Knochenleiste. **L. super|ficialis fasciae cervicus** (↑) f: s. Fascia cervicalis. **L. supra|choroidea** (↑) f: s. Choroidea. **L. tecti** (↑) f: Vierhügelplatte; dorsaler Abschnitt des Mesencephalon*. **L. terminalis** (↑) f: Blättchen grauer Substanz vor u. über d. Chiasma opticum; vorderer Teil des Bodens des 3. Hirnventrikels. **L. vasculosa** (↑) f: s. Choroidea. **L. zonalis** (↑) f: syn. Stratum moleculare; s. Isocortex.

Lamin|ek|tomie (↑; Ektomie*) f: (engl.) laminectomy; selten angewandte chir. Resektion eines ganzen Wirbelbogens mit Dornfortsatz, häufiger als **Hemilaminektomie** (Resektion eines Halbbogens) ausgeführt, da es nach L. zur Instabilität in Form von Luxation bzw. Subluxation kommen kann; **Ind.:** op. Erweiterung einer interlaminären Fensterung* zur besseren Darstellung des Operationsgebietes od. benachbarter Spinalwurzeln, z. B. bei Bandscheibenoperation* od. Rückenmarktumoren*. Vgl. Kolumnotomie.

Lamox|actam n: syn. Latamoxef*.

Lamy-Maroteaux-Syn|drom (Maurice L., zeitgen. Päd., Paris; Pierre M., zeitgen. Päd., Paris) n: syn. diastrophische Dysplasie*.

Lana (lat.) f: Wolle, i. e. S. Wollhaar.

Lana|tosid C (INN) n: 3β-[4-O-β-D-Glucopyranosyl-4-O-(3-O-acetyl-β-D-digitoxopyranosyl)-4-O-β-D-digitoxopyranosyl-β-D-digitoxopyranosyloxy]-12β,14-dihydroxy-5β,14β-card-20(22)-enolid (IUPAC); Herzglykosid aus Digitalis lanata; vgl. Digitalisglykoside.

Lancefield-Einteilung (Rebecca C. L., Bakteriol., New York, geb. 1895): (engl.) Lancefield classification; serologische Einteilung von Bakterienspecies der Gattung Streptococcus* anhand gruppenspezif., zellwandständiger Polysaccharid-Antigene.

Landau-Re|flex (Reflekt-*) m: auch Landau-Reaktion; frühkindliche Lagereaktion, die etwa im 3. Lebensmonat auftritt u. zw. 12. u. 24. Lebensmonat verschwindet; bei Haltung des Säuglings in schwebender Bauchlage erfolgt Hebung des Kopfes u. Streckung von Wirbelsäule u. Beinen; bei anschl. passiver Kopfbeugung Aufhebung des Strecktonus u. Beugung v. a. im Hüftgelenk; in Zus. mit anderen frühkindlichen Reflexen* zum Nachweis einer frühkindlichen Hirnschädigung geeignet.

Landing-O'Brien-Syn|drom (Benjamin L., zeitgen. Pathol., USA) n: Typ I der G_{M1}-Gangliosidosen; s. Ganglosidosen (Tab.).

Land|karten|schädel: s. Hand-Schüller-Christian-Krankheit.

Land|karten|zunge: syn. Lingua* geographica.

Land|manns|haut: s. Seemannshaut.

Landolt-Ringe (Edmund L., Ophth., Zürich, Paris, 1876-1926): (engl.) Landolt rings; Tafeln z. Prüfung der Sehschärfe in logarithmischer Einteilung; Optotypen* als Ringe von versch. Größe u. Dicke mit Aussparung, deren Richtung der Proband anzugeben hat; im Ggs. zu anderen Sehproben (Zahlen u. Buchstaben) weitgehend intelligenzunabhängig.

Landouzy-Typho|bazillose (Louis Th. L., Arzt, Paris, 1845-1917; Typhus*; Bacill-*; -osis*) f: s. Sepsis tuberculosa acutissima.

Landry-Para|lyse (Jean B. L., Arzt, Paris, 1826-1865; Paralyse*) f: (engl.) Landry's paralysis; Paralysis spinalis ascendens acuta; akute aufsteigende Rückenmarklähmung, wahrscheinl. Sonderform des Guillain*-Barré-Syndroms; **Klin.:** an d. Beinen beginnende, bis zur Tetraplegie fortschreitende schlaffe Lähmung mit Areflexie, Muskelatrophie, evtl. Sensibilitätsstörungen; Mitbeteiligung des spinalen Segments C_4 führt zur Atemlähmung, Beteiligung der kaudalen Hirnnervenkerne zu Schlucklähmung u. evtl. Diplegia facialis; **Ther.:** ggf. künstliche Beatmung; **Progn.:** oft tödlicher Verlauf (Atemlähmung!).

Landsteiner-Re|aktion (Karl L., Pathol., Serol., Wien, New York, 1868-1943) f: Donath-Landsteiner-Reaktion; s. Donath-Landsteiner-Antikörper.

Landsteiner-Regel (↑): (engl.) Landsteiner's rule; blutgruppenserol. Grundregel, nach der bei jedem Menschen nur diejenigen Alloagglutinine* auftreten, die nicht mit den ABNull*-Blutgruppen der eigenen Erythrozyten korrespondieren. Vgl. Horror autotoxicus, Blutchimärismus.

Langenbeck-Wund|haken (Bernhard v. L., Chir., Berlin, Kiel, 1810-1887): (engl.) Langenbeck retractor; chir. Instrument; breiter, langer,

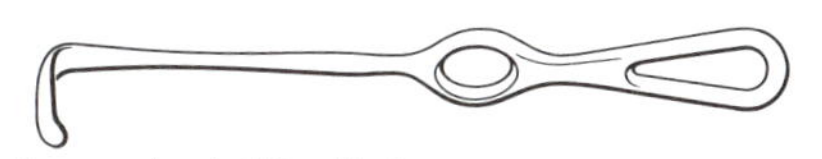

Langenbeck-Wundhaken

stumpfer Wundsperrhaken mit rechtwinklig abgebogenem Blatt.

Langer-Achsel|bogen (Karl Ritter von Edenberg von L., Anat., Wien, 1819-1887): (engl.) Langer's axillary line; Muskelbündel, die v. M. latissimus dorsi durch d. Achselhöhle z. Sehne des M. pectoralis major ziehen.

Langerhans-Inseln (Paul L., Pathol., Freiburg, Madeira, 1847-1888): (engl.) Langerhans islets; endokrines Pankreas, sog. Inselorgan; bei Feten 30%, Neugeborenen 15%, Erwachsenen 2-3% des Pankreasvolumens. Jede der ca. 1 Mio. L.-I. enthält bis zu 5000 u. mehr große, epitheloide, hormonproduzierende Zellen, die dicht vaskularisiert u. innerviert sind (s. Abb.). **Zelltypen:** s. ums. Tab. Die antagonistisch wirkenden Hormone Insulin* (B-Zelle) u. Glucagon* (A-Zelle) beeinflussen Energieumsatz (Insulin) u. Energie-

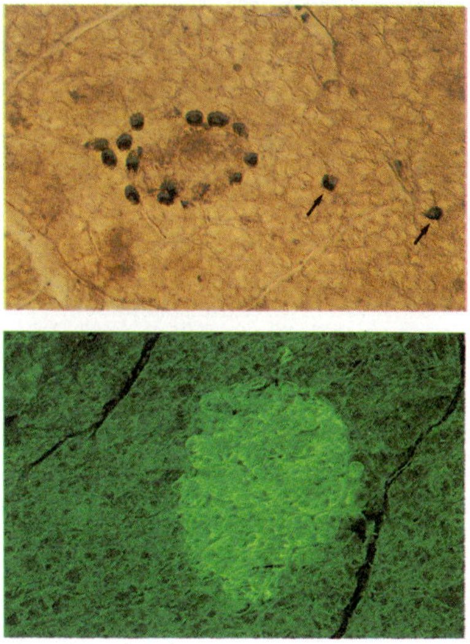

Langerhans-Inseln: immunohistochemische Darstellung von A- (oben; PAP-Methode) u. B-Zellen (unten; indirekte Immunfluoreszenz). Zu beachten ist die Lokalisation der B-Zellen im Inselmark und der A-Zellen im Inselkortex sowie extrainsulär (intraazinär, Pfeile). [395]

Langerhans-Inseln
Übersicht der verschiedenen Zelltypen

Zelltyp	Anteil am Inselzellvolumen	Sezerniertes Hormon	Hauptwirkung	
A	15–20%	Glucagon	steigernd:	Hyperglykämie, Glykogenolyse, Glukoneogenese (Leber)
			hemmend:	Glukoseoxidation, exokrine Sekretion
B	60–80%	Insulin	steigernd:	Hypoglykämie, Glukoseoxidation
			hemmend:	exokrine Sekretion
C	5–15%	Somatostatin	universeller Hemmer der gastrointestinalen Funktion und der Freisetzung von Hormonen (Glucagon, Insulin, pankreatisches Polypeptid)	
PP	bis 2%	pankreatisches Polypeptid	hemmt exokrine Sekretion, Gallefluß	

verbrauch (Glucagon), eine gestörte Insulinproduktion verursacht Diabetes* mellitus. Zwei **Inseltypen:** sog. PP-reiche Inseln (viele PP-, keine A-Zellen) gehen auf die ventrale Pankreasanlage zurück u. werden hauptsächlich im Pankreaskopfbereich angetroffen. PP-arme Inseln (viele

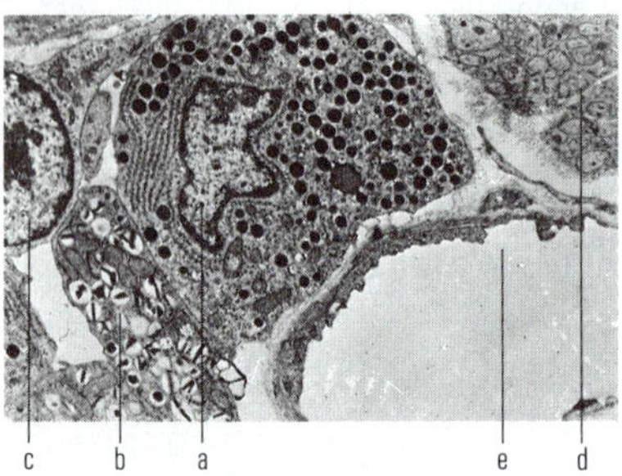

Langerhans-Inseln:
elektronenmikroskopische Darstellung von A-Zelle (a), insulinbildender B-Zelle (b) und Schwann-Zelle (c) sowie deren topographische Nähe zu Achsenzylindern (d) und Kapillare (e) (× 13.000) [395]

A-, keine PP-Zellen) liegen in Corpus u. Cauda pancreatis. Vgl. Inselzelltransplantation.

Langerhans-Zellen (↑; Zelle*): (engl.) Langerhans cells; (dermat.) die insbes. im tiefen Stratum spinosum der Epidermis* gelegenen, durch Goldimprägnation histol. darstellbaren dendritischen Zellen mesenchymaler Herkunft mit phagozytotischen Fähigkeiten; gehören dem Monozyten*-Makrophagen-System an u. vermitteln u. a. die Antigenpräsentation bei epikutaner Sensibilisierung.

Langerhans-Zell|histio|zytose (↑; Zelle*; Hist-*; Zyt-*; osis*) f: Abk. LZH; syn. Typ-II-Histiozytose, alte Bez. Histiocytosis X; Oberbegriff für reaktiv-proliferative Erkr. im Kindesalter mit Vermehrung von Histiozyten* des Langerhans-Zellphänotyps; **Ätiol.:** unklar; möglicherweise atypische Immunantwort od. Autoimmunkrankheit; drei sich z. T. überlappende **Formen: 1.** eosinophiles Granulom*; **2.** Letterer*-Siwe-Krankheit; **3.** Hand*-Schüller-Christian-Krankheit; **Diagn.:** histol., immunhistochem. (CD1-Antigene auf Langerhans-Zellen) u. elektronenmikroskopisch (Birbeck-Granula in Langerhans-Zellen).

Langer-Linien (Karl Ritter von Edenberg von L., Anat., Wien, 1819-1887): (engl.) Langer's lines; Hautspaltlinien; die natürl., in Richtung der geringsten Hautdehnbarkeit verlaufenden Spaltlinien der Haut, die senkrecht zu den sog. Hautspannungslinien stehen; chir. Hautschnitte in Richtung der L.-L. klaffen nicht auseinander. Vgl. Schnittführung.

Lange-Stellung (Fritz L., Orthop., München, 1864-1952): nach Einrenkung einer angeb. Hüftgelenkluxation* Lagerung der Beine in Abduktion von ca. 140° u. Innenrotation m. leichter Beugung im Hüftgelenk, anschließend Fixation im Gipsverband z. Sicherung des Repositionsergebnisses; vgl. Lorenz-Stellung.

Lange-Syn|drom I (Cornelia de L., Päd., Niederlande, 1871-1950) n: syn. Brachmann-de-Lange-Syndrom, Amsterdamer Degenerationstyp Lange, Typus degenerativus Amstelodamensis; komplexes Fehlbildungs- u. Retardierungssyndrom; **Ätiol.:** ungeklärt; sporadisch, teilweise familiär; **Sympt.:** charakteristische Gesichtsdysmorphie mit Synophrys, Hypertelorismus, klei-

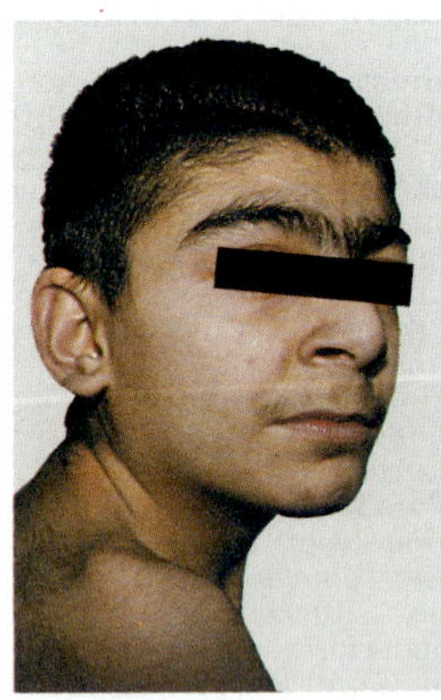
Lange-Syndrom I:
buschige, mittig zusammenwachsende Augenbrauen (Synophrys), tiefer Haaransatz und Hirsutismus [4]

ner kurzer Nase, schmalen Lippen u. tiefem vorderem u. hinterem Haaransatz, Mikrobrachyzephalie, Hypertrichose vom Lanugotyp, Handdysplasie mit Klinodaktylie u. proximal verschobenem Daumenansatz, primordialer Minderwuchs (Mangelgeburt), schwere psychomotor. Retardierung, muskuläre Hypertonie; **Progn.:** verkürzte Lebenserwartung inf. von Infektdisposition bei schwerster Retardierung.

Lange-Syn|drom II (↑) n: syn. Bruck-Lange-Krankheit; sporadisch auftretende allg. Muskelhyperplasie u. -hypertrophie kombiniert mit geistiger Behinderung, Hautatrophien, extrapyramidalen Störungen u. hyperthermen Krisen.

Langhans-Struma (Theodor L., Pathol., Bern, 1839-1915; Struma*) f: s. Schilddrüsentumoren.

Langhans-Zellen (↑; Zelle*): (engl.) 1. Langhans cells, 2. Langhans giant cells; **1.** (embryol.) die unterh. der Synzytiumschicht des Trophoblasten gelegene innere Schicht isoprismatischer, deutlich voneinander abgrenzbarer, heller Epithelzellen versch. Differenzierungsgrade (Langhans-Zellschicht, Zytotrophoblast); Synzytiotrophoblast u. Zytotrophoblast entsprechen unterschiedlichen Formen der Trophoblastreifung, ausgehend von undifferenzierten L.-Z. **2.** (histol.) Riesenzellen m. mehreren randständigen Kernen im Granulationsgewebe b. Tuberkulose, Lepra u. Syphilis.

Lang|niere: seltene Form der Verschmelzungsniere, bei der die Nieren in derselben Körperhälfte verschmolzen untereinander liegen, oft m. doppeltem Nierenbecken; vgl. Nierenfehlbildungen.

Lang|schädel: s. Dolichozephalie.

Lang|zeit|elektro|kardio|graphie (Elektro-*; Kard-*; -graphie*) f: (engl.) prolonged electrocardiography; kontinuierl. Registrierung eines EKG, meist über einen Zeitraum von 24-48 Std., z. B. mit tragbaren batteriebetriebenen Aufzeichnungsgeräten od. durch Telemetrie*; **Ind.:** Abklärung komplexer (ventrikulärer) Herzrhythmusstörungen* (insbes. nach Herzinfarkt, Myokarditis od. Operationen am Herzen), Abklärung von Synkopen, Kontrolle einer antiarrhythmischen Therapie; vgl. Elektrokardiographie.

Lang|zeit|präparate (lat. praeparatus zubereitet) n pl: (engl.) sustained release preparations; Bez. f. **1.** Depotpräparate*; **2.** Arzneimittel, die zur langfristigen Behandlung geeignet sind.

Lanolin (lat. lana Wolle) n: s. Adeps lanae anhydricus.

Lano|sterin (↑; Stear-*) n: (engl.) lanosterol; Zwischenprodukt der Cholesterinsynthese; s. Cholesterin.

Lansing-Stamm: (engl.) Lansing virus; Typ II der Poliomyelitis-Viren.

Lanterman-Einkerbungen (A. J. L., Anat., Straßburg, 19. Jahrhundert): s. Schmidt-Lanterman-Einkerbungen.

Lanthan (gr. λανθάνειν verbergen) n: chem. Element, Symbol La, OZ 57, rel. Atommasse 138,91; zur Scandiumgruppe gehörendes Metall.

Lanthanoide n pl: (engl.) lanthanoids; frühere Bez. Seltene Erdmetalle od. Lanthanide; die Gruppe der im Periodensystem* der Elemente auf das Lanthan (La) folgenden 14 Elemente der Ordnungszahlen 58-71; sie sind sich chem. außerordentlich ähnlich, was ihre Isolierung u. Reindarstellung lange Zeit erschwert hat.

Lanugo (lat.) f: Flaumhaar; Behaarung des Fetus; wird vor der Geburt überwiegend durch Vellushaar (Wollhaar) ersetzt u. ist b. Reifgeborenen nur noch im Bereich der oberen Schulterpartie zu finden; vgl. Haare.

Lanzette (frz. Dim. von lat. lancea Lanze) f: (engl.) lancet; zweischneidiges spitzes Messerchen.

Lanzett|egel (↑): Dicrocoelium* dendriticum.

Lanzett|kokken (↑; Kokken*) f pl: s. Streptococcus pneumoniae.

Lanz-Punkt (Otto L., Chir., Amsterdam, 1865-1935): (engl.) Lanz's point; druckempfindl. Stelle bei Appendizitis*.

LAP: **1.** Abk. f. **L**euzin**a**mino**p**eptidase*; **2.** klin. Kurzbez. f. **Lap**arotomie, **Lap**aroskopie.

Laparo|skopie (gr. λαπάρη Flanke, Weiche; -skopie*) f: (engl.) laparoscopy; sog. Bauchspiegelung; Inspektion der Bauchhöhle mit einem starren Spezialendoskop (Laparoskop), das unter sterilen Kautelen nach Lokalanästhesie, paraumbilikaler Stichinzision und eines mittels Veress*-Nadel insufflierten Gases (CO_2, Luft) in die Bauchhöhle eingebracht wird; **Ind.:** Beurteilung von Bauch- od. Beckenorganen (Pelviskopie*), tumorösen Prozessen, Gefäßstauungen u. a., auch mit Biopsie od. Probepunktion. Vgl. Endoskopie, Chirurgie, minimal-invasive.

Laparo|tomie (↑; -tom*) f: (engl.) laparotomy; op. Eröffnung der Bauchhöhle; vgl. Schnittführung, Probelaparotomie, Laparoskopie.

Laparo|zele (↑; -kele*) f: (engl.) laparocele; Bauchwandbruch, Hernia ventralis; s. Hernie.

Lapine f: Kaninchenpocken-Impfstoff; vgl. Vacciniaviren, Schutzimpfung.

Lapis (lat.) m: Stein; (pharmaz.) in Stiftform gegossene Schmelze. **L. causticus** (↑) m: Ätzkalistift. **L. divinus** (↑) m: Ätzstift aus Kupfersulfat, Alaun (u. Salpeter); z. Ätzen der Augenbindehaut (Lapis ophthalmicus). **L. infernalis** (↑) m: sog. Höllensteinstift aus Argentum nitricum. **L. ophthalmicus** (↑) m: s. Lapis divinus.

Lappen|plastik (-plastik*) f: s. Hautplastik.

Lappen|schnitt: (engl.) flap amputation; (chir.) Schnittführung bei Amputation* bzw. Exartikulation*; durch Bildung eines unterschiedl. großen vorderen u. hinteren Weichteillappens ergibt sich eine bewegliche, nicht über dem Knochenstumpf gelegene Narbe, was eine gute prothetische Versorgung des Stumpfes ermöglicht.

Lappen|zunge: s. Lingua lobata.

Laquear (lat.) n: Decke, Gewölbe; insbes. Scheidengewölbe (Fornix vaginae).

Larrey-Hernie (Dominique-Jean L., Chir., Paris, 1766-1842; Hernie*) f: (engl.) Larrey's hernia; durch die Larrey*-Spalte hindurchtretende parasternale Zwerchfellhernie*.

Larrey-Spalte (↑): (engl.) Larrey's cleft; Trigonum sternocostale sinistrum; linksseitige Spalte zw. Pars sternalis u. Pars costalis des Zwerchfells*, Durchtrittstelle der Vasa epigastrica superiora.

Larsen-Johansson-Krankheit (Christian M. L., Arzt, Oslo, 1866-1930; Sven C. J., Chir., Göteborg, 1880-1976): (engl.) Larsen-Johansson disease; Form der aseptischen Knochennekrosen*; Ossifikationsstörung der Patella mit rezidiv. Kniegelenkbeschwerden u. evtl. intraartikulärem Erguß; vgl. Büdinger-Ludloff-Läwen-Syndrom.

Larsson-Syn|drom (Tage L., zeitgen. Psychiater, Stockholm) n: s. Sjögren-Larsson-Syndrom.

Larva migrans (lat. larva Maske, Hülle; migrare wandern) f: auch (engl.) creeping eruption, Hautmaulwurf; Sammelbez. f. Infektionen mit Larvenstadien von Nematodes*, für die der

Mensch Fehlwirt ist; wandern der Larven im Gewebe od. in der Haut verursacht mechan. Schädigung u. allerg. od. entzündl. Reaktion (Pruritus, Rötung, Ödem, Eosinophilie, entzündl. flüchtige, gewundene Gänge in der Haut mit kollateralem Ödem, tägl. mehrere Millimeter länger werdend); vgl. Lungeninfiltrat, eosinophiles; **Formen: 1.** L. m. cutanea in den Tropen u. Subtropen häufig durch Larven von Ankylostoma* caninum, Ankylostoma* brasiliense, seltener durch Uncinaria stenocephala u. Strongyloides myopotami (Nutria-strongyloides-Arten), Gnathostoma spinigerum; **2.** L. m. visceralis durch Larven von Toxocara canis od. cati, Gnathostoma- u. Angiostrongylus-Arten (s. Meningoenzephalitis). Vgl. Sparganose, Myiasis.

larvatus (↑): larviert, versteckt, verkappt; z. B. Malaria od. Febris palustris larvata (Malariainfektion, die sich z. B. durch Neuralgie statt durch typ. Fieberanfall äußert).

Larve (↑): s. Arthropoden, Nematodes.

Laryng-: Wortteil mit der Bedeutung Kehlkopf, Schlund; von gr. λάρυγξ, λάρυγγος.

laryngeal (↑): den Kehlkopf betreffend.

Laryng|ek|tomie (↑; Ektomie*) **f:** (engl.) laryngectomy; totale od. partielle op. Entfernung des Kehlkopfs; s. Kehlkopfoperationen.

laryngicus (↑): zum Kehlkopf gehörend.

Laryngismus stridulus (↑) **m:** veraltete Bez. f. Stimmritzenkrampf*.

Laryngitis (↑; -itis*) **f:** Kehlkopfentzündung, evtl. in Komb. mit Pharyngitis* auftretend; **Formen: 1.** akute L.: meist viral od. bakteriell bedingte L., die häufig in Zus. mit Erkrankungen der oberen Luftwege (z. B. Erkältungskrankheiten*) auftritt; Sympt.: Schmerzen, Heiserkeit, Fieber, Aphonie; Diagn.: in der Laryngoskopie* gerötete Stimmlippen; Ther.: Stimmschonung, allg. Kopfdampfbäder, evtl. Prießnitz*-Umschlag, Antibiotika, bei Ödem Kortikoide; **2.** chronische L.: über Wo. bis Mon. persistierende, meist durch ständige Überbeanspruchung der Stimme (Lehrer, Sänger) od. exogene Noxen verursachte L., z. B. bei Luftverunreinigung, trockener Luft, Tabakrauch; Sympt.: Heiserkeit, Stimmstörung, Globusgefühl, evtl. Husten, seltener Schmerzen;

> Bei chronischer Laryngitis sind Kehlkopfpräkanzerosen und Kehlkopfkarzinom auszuschließen.

Diagn.: laryngoskopische Rötung u. Verdickung der Stimmlippen; evtl. Mikrolaryngoskopie mit Biopsie zum Ausschluß einer Epitheldysplasie; Ther.: Elimination exogener Noxen (Rauchen), Antiphlogistika, logopädische Behandlung; **Sonderformen** der chronischen L.: bei Sarkoidose, rheumatoider Arthritis, Syphilis, Pemphigus vulgaris u. Amyloidose, Kehlkopftuberkulose, Sklerom, Perichondritis des Larynx nach Strahlentherapie. Vgl. Krupp, Epiglottitis, Kehlkopfstenose.

Laryngitis sub|glottica (↑; ↑) **f:** syn. Pseudokrupp*.

Laryngo|fissur (↑; Fissur*) **f:** s. Kehlkopfoperationen.

Laryngo|graphie (↑; -graphie*) **f:** (engl.) laryngography; Röntgenkontrastuntersuchung des Kehlkopfs nach Besprühen der Schleimhaut mit Kontrastmittel; z. B. bei Verdacht auf Larynxkarzinom.

Laryngo|para|lyse (↑; Paralyse*) **f:** (engl.) laryngoparalysis; Lähmung der Kehlkopfmuskeln; s. Kehlkopflähmung.

Laryngo|phonie (↑; Phono-*) **f:** (engl.) laryngophony; die über dem Kehlkopf auskultierbare Stimme.

Laryngor|rhagie (↑; gr. ῥαγῆναι reißen, hervorbrechen) **f:** (engl.) laryngorrhagia; Kehlkopfblutung; Vork. z. B. nach Kehlkopfoperationen* od. als Kompl. bei Intubation.

Laryngo|skop (↑; Skop-*) **n:** (engl.) laryngoscope; **1.** Kehlkopfspiegel zur indirekten Laryngoskopie*; **2.** Lupenlaryngoskop; Stabendoskop zur indirekten Laryngoskopie (s. a. Endoskop); **3.** Stützlaryngoskop; auf dem Sternum des Pat. abgestütztes starres Laryngoskop (s. Abb.), das (in

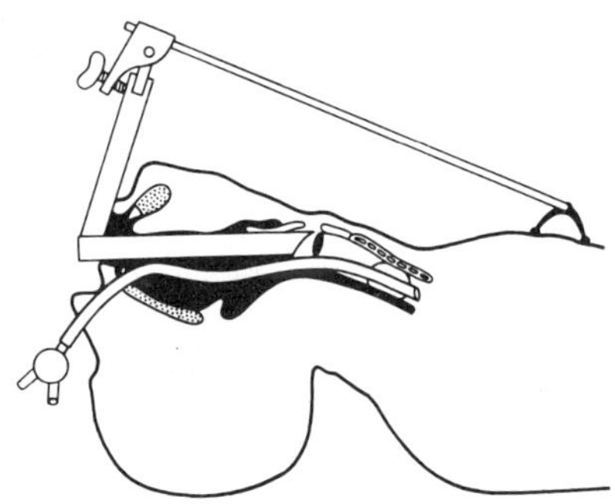

Laryngoskop:
Lage von Laryngoskop und Narkosetubus zur direkten Laryngoskopie

Komb. mit einem binokulären Auflichtmikroskop) zur direkten Laryngoskopie (Mikrolaryngoskopie) verwendet wird.

Laryngo|skopie (↑; -skopie*) **f:** (engl.) laryngoscopy; instrumentelle Inspektion des Kehlkopfs; **1.** indirekte L.: **a)** Kehlkopfspiegelung; die Zunge wird vorsichtig vorgezogen u. ein planer Spiegel bis zur Uvula vorgeschoben, dabei seitenrichtige Wiedergabe des Bildes (s. Abb.); **b)** lupenendoskopische L. nach Einführen eines Laryngoskops* in den Mund bis zur Rachenhinterwand; die indirekte L. kann nach Lokalanästhesie der Rachenhinterwand durchgeführt werden (Vermeidung des Würgreflexes). **2.** Direkte L.: syn. Autoskopie; **a)** endoskop. Inspektion des Larynx nach Einführen eines Stützlaryngoskops in Intubationsnarkose; **b)** Mikrolaryngoskopie unter Verwendung eines mit einem Auflichtmikroskop verbundenen starren Laryngoskops; ermöglicht endolaryngeale mikrochirurgische u. laserchirurgische Eingriffe. Bei der L. werden die Farbe der Schleimhaut, lokale od. diffuse Veränderungen, Auflagerungen u. Beweglichkeit der Stimmlippen beurteilt; pathol. Befunde: s. Kehlkopflähmung, Kehlkopfpräkanzerosen, Kehlkopfkarzinom.

Laryngo|spasmus (↑; Spas-*) **m:** s. Stimmritzenkrampf.

Laryngo|tomie (↑; -tom*) **f:** s. Kehlkopfoperationen.

Laryngo|tracheo|tomie (↑; Trachea*; -tom*) **f:** (engl.) laryngotracheotomy; op. Eröffnung von Kehlkopf u. Trachea bei Kehlkopfoperationen*; vgl. Tracheotomie.

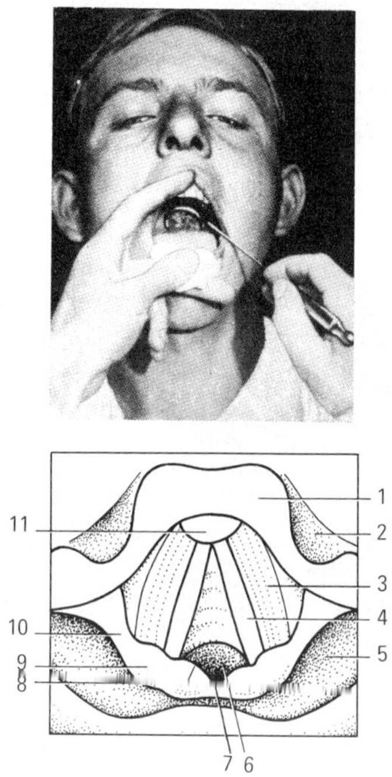

Laryngoskopie:
Spiegelhaltung und Spiegelbild bei indirekter Betrachtung; 1: Epiglottis; 2: Vallecula epiglottica; 3: Plica vestibularis; 4: Plica vocalis; 5: Recessus piriformis; 6: Trachea; 7: Incisura interarytaenoidea; 8: Tuberculum corniculatum; 9: Tuberculum cuneiforme; 10: Plica aryepiglottica; 11: Tuberculum epiglotticum [172]

Laryngo|typhus (↑; Typhus*) m: (engl.) typhoid laryngitis; Laryngitis* bei Typhus* abdominalis, führt evtl. zu einer Kehlkopfstenose.

Laryngo|zele (↑; -kele*) f: (engl.) laryngocele; sog. Luftsack; angeborene od. erworbene (bei Blasmusikern, Glasbläsern) Erweiterung des Morgagni-Ventrikels des Kehlkopfs mit Ausstülpung in das Kehlkopfinnere (innere L.) od. die Halsweichteile (äußere L.); **Sympt.:** evtl. Dyspnoe od. Dysphonie; **Diagn.:** Laryngoskopie, Palpation, Computertomographie; **Ther.:** operative Entfernung.

Larynx (↑) m: Kehlkopf; kranialer Teil der Luftröhre mit der Doppelfunktion als Pförtner der unteren Luftwege u. Apparat der Stimmbildung; besteht aus einem Gerüst von Knorpeln, die durch Gelenke, Bänder u. Membranen (s. Abb.) beweglich verbunden sind. Stellung der Knorpel u. Spannung der Bänder werden durch die quergestreiften Kehlkopfmuskeln reguliert. Die Kehlkopfhöhle ist von Schleimhaut ausgekleidet, die zwei Paare sagittal gestellter Falten bildet, eine obere Plica vestibularis (Taschenfalte) mit Flimmerepithel u. eine untere Plica vocalis (Stimmfalte) mit Plattenepithel, in der das Lig. vocale (Stimmband) u. der M. vocalis liegen (s. Abb. S. 850). Vgl. Laryngoskopie (Abb.).

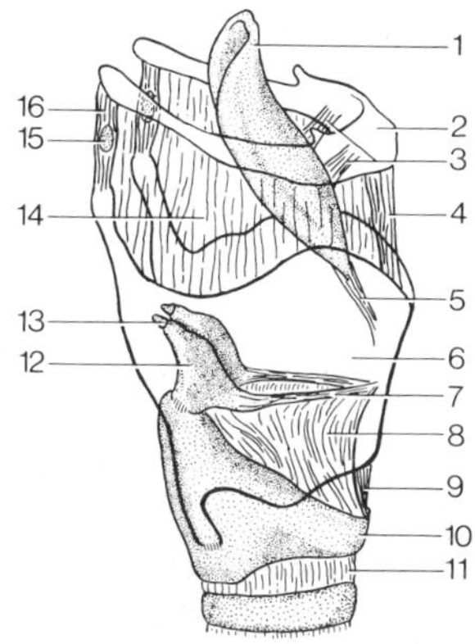

Larynx:
Knorpelgerüst mit Bandapparat und Zungenbein; Cartilago thyroidea, Zungenbein und Membrana thyrohyoidea durchsichtig gedacht;
1: Epiglottis; 2: Os hyoideum; 3: Lig. hyoepiglotticum; 4: Lig. thyrohyoideum medianum; 5: Lig. thyroepiglotticum; 6: Cart. thyroidea; 7: Lig. vocale; 8: Conus elasticus; 9: Lig. cricothyroideum; 10: Cart. cricoidea; 11: Lig. cricotracheale; 12: Cart. arytaenoidea; 13: Cart. corniculata; 14: Membrana thyrohyoidea; 15: Cart. triticea; 16: Lig. thyrohyoideum

Larynx|karzinom (↑; Karz-*; -om*) n: s. Kehlkopfkarzinom.

Larynx|schwindel (↑): syn. Hustensynkope*.

Larynx|stenose (↑; Steno-*; -osis*) f: s. Kehlkopfstenose.

Lasègue-Zeichen (Ernest Ch. L., Int., Paris, 1816-1883): (engl.) Lasègue's sign; durch Dehnung des N. ischiadicus (bei Anheben des gestreckten Beins des liegenden Pat.) ausgelöster Schmerz in Gesäß u. Oberschenkel der erkrankten Seite (L.-Z. positiv); **Vork.:** v. a. bei Bandscheibenvorfall, Ischiassyndrom, meningealem Syndrom.

Laser: Abk. f. (engl.) light amplification by stimulated emission of radiation, Lichtverstärkung durch stimulierte Emission; physik. Methode z. Erzeugung v. monochromatischer, kohärenter, (fast) paralleler Lichtstrahlung mit extrem hoher Energiedichte; **Prinzip:** Verstärkung von elektromagnet. Wellen aus d. Spektralbereich (s. ums. Abb.). Voraussetzung für die Auslösung eines Laserprozesses ist ein Lasermedium, das (von Ausnahmen abgesehen) mind. drei versch. Energieniveaus besitzt. Durch dauernde Zufuhr von Energie von außen wird das Medium auf ein hohes Energieniveau gepumpt, kann jedoch nur durch zusätzliche Anregung in das Grundniveau unter Aussendung von Photonen zurückfallen (sog. stimulierte Emission). Dabei werden Photonen gleicher Energie mit zeitlicher u. räumlicher Kohärenz ausgesandt. Das aktive Glied in einem L. kann ein Festkörper sein, vorzugsweise ein Kristall, z. B. aus Neodym (YAG-Laser), ein Halbleiter od. ein Gas bzw. Gasgemisch (z. B. Neon-Helium-L.). Diese Substanzen sind entscheidend für die Wellenlänge des jeweils emittierten Lichts im ultravioletten, sichtbaren

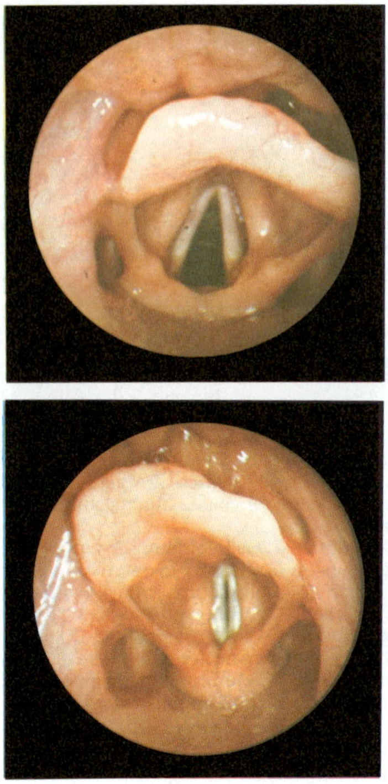

Larynx:
laryngoskopisches Bild in Respirations- (oben) und Phonationsstellung (unten) [279]

u. ultraroten Spektralbereich. **Praktischer Einsatz:** in der Laserchirurgie*; **1.** CO_2-L.: gute Schnittwirkung, geringe Koagulationswirkung; **2.** Nd-(Neodym-)YAG-L.: geringe Schnittwirkung, gute Koagulationswirkung; wird bes. bei der Endoskopie zur Blutstillung im Gastrointestinalbereich, zur Rekanalisierung bronchialer

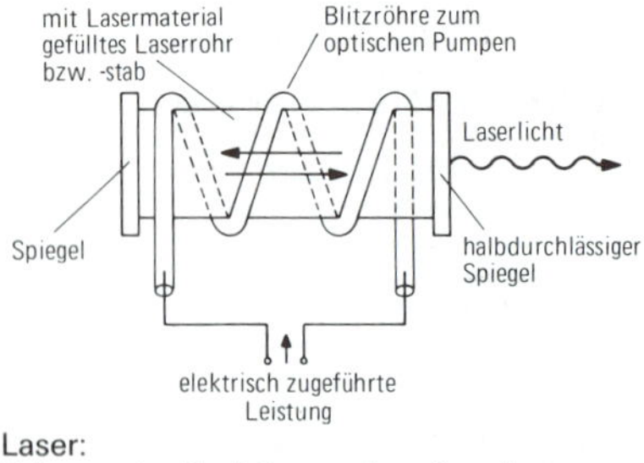

Laser:
Schema der Funktionsweise eines Lasers; das mittels Blitzröhre im Lasermaterial erzeugte Licht wird zwischen den Spiegeln hin- und hergepumpt, bis es (vielfach verstärkt) den teilweise durchlässigen Spiegel durchdringt und durch eine Sammellinse fokussiert werden kann.

Tumorstenosen u. zur laserinduzierten Lithotripsie* benutzt; **3.** Excimer-L. (Gaslaser im ultravioletten Bereich) mit sehr kurzen Pulszeiten u. hohen Spitzenenergien; **4.** Argon-L. mit hoher Selektivität für körpereigene Chromophore.

Laser|chirurgie (Chirurgie*) f: (engl.) laser surgery; Anw. des Lasers* v. a. in der Chirurgie, Neurochirurgie, Ophthalmologie, Otorhinolaryngologie, Urologie u. i. R. einer Endoskopie; **Ind.:** Entfernung von Tumoren (CO_2-Laser), z. B. im

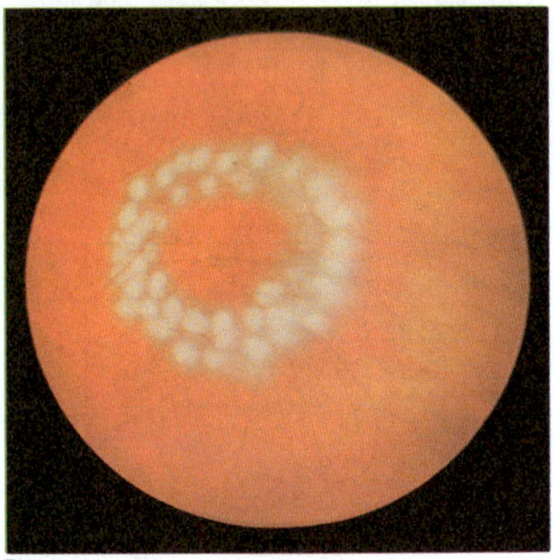

Laserchirurgie:
Abriegelung eines Netzhautlochs durch Lasereffekte [362]

Gesichts- u. Kehlkopfbereich; Koagulation von gefäßreichem Gewebe bis zu einer Tiefe von ca. einem Millimeter durch Umwandlung der Lichtenergie in thermische Energie (z. B. Argon-Laser); Stillung massiver gastrointestinaler Blutungen (Nd-YAG-Laser mit größerer Koagulationstiefe); Adhäsionskoagulation zur Proph. einer Ablatio retinae bei Netzhautdegenerationen u. -defekten (s. Abb.); **Kompl.**: Hyperpigmentierungen (v. a. im Oberlippenbereich), Narben (ggf. Keloidbildung).

Laser|nephelo|metrie (gr. νεφέλη Wolke, Nebel; Metr-*) f: (engl.) laser nephelometry; Abk. LN; Nephelometrie* mit einem Laser* (z. B. Helium-Neon-Laser) als Lichtquelle.

L-Asparaginase f: v. a. aus E. coli gewonnenes Enzym, das den Zellzyklus* in d. späten Synthesephase hemmt u. bei einigen Tumoren u. Leukämien (bes. bei akuter lymphatischer Leukämie*) zytostatisch wirkt durch die Abhängigkeit sensibler Tumorzellen von Asparaginzufuhr (bedingt durch einen spezif. metabolischen Defekt dieser Zellen an Asparaginsynthetase). Vgl. Asparaginase, Zytostatika.

Lassa-Fieber: (engl.) Lassa fever; erstmals 1969 in Lassa (Nordnigeria) aufgetretene Viruskrankheit, bisher nur im westafrikan. Raum (Nigeria, Liberia, Sierra Leone) beobachtet; **Err.:** Lassa-Virus (Fam. Arenaviridae*); **Übertragung:** Inhalation von eingetrockneten Fäzes infizierter Nager, nosokomial, Mensch-zu-Mensch-Kontaktinfektion; **Klin.:** akutes hohes Fieber, Hämorrhagien, Ödeme, Pneumonie, tox. Kreislauf- od. Nierenversagen; Letalität 30-50%; **DD:** Malaria*, Typhus* abdominalis; **Ther.:** symptomatisch, Ribavirin, Rekonvaleszentenserum.

Lasseur-Graham-Little-Syn|drom n: syn. Graham*-Little-Syndrom.

lat.: Abk. f. lateralis, lateral, seitlich.

Latam|oxef (INN) n: (6R,7R)-7-[2-Carboxy-2-(4-hydroxyphenyl)acetamido]-7-methoxy-3-(1-methyl-5-tetrazolylthiomethyl)-8-oxo-5-oxa-1-azabizyclo[4.2.0]oct-2-en-2-carbonsäure (IUPAC); syn. Lamoxactam; Verw.: s. Cephalosporine.

latent (lat. latens): verborgen, versteckt, gebunden, ohne Symptome verlaufend.

Latenz (↑) f: (engl.) latency; Verstecktheit; zeitweiliges Verborgensein z. B. von Krankheiten i. S. einer symptomfreien Zeit. **L.phase** (↑) f: s. Entwicklungsphasen. **L.stadium** (↑) n: syn. Inkubationsstadium; s. Inkubationszeit.

Latenz|zeit (↑): (engl.) latency time; **1.** (klin.) symptomfreie Phase zw. der Einwirkung einer Noxe (Toxin, Karzinogen, ionisierende Strahlung) auf einen Organismus u. dem Auftreten erkennbarer Sympt. bzw. klin. faßbarer Manifestationen (Vergiftung, maligne Tumoren, Strahlenschäden); vgl. Inkubationszeit, Intervall; **2.** (neurol.) der in seiner Dauer von der Nervenleitungsgeschwindigkeit peripherer Nerven abhängige Zeitraum zw. gesetztem Reiz u. Reizantwort (z. B. Muskelkontraktion) bzw. Empfindung (z. B. Schmerz); s. Elektroneurographie.

Lateral-: Wortteil mit der Bedeutung seitlich; von lat. lateralis.

Lateral|fixation (↑; Fixation*) f: s. Kehlkopfoperationen.

Lateral|in|farkt (↑; Infarkt*) m: (engl.) lateral myocardial infarction; Seiteninfarkt; Herzinfarkt* von Vorderwand u. Hinterwand; **Formen: 1.** Anterolateralinfarkt mit überwiegenden Vorderwandsymptomen; **2.** Posterolateralinfarkt mit überwiegenden Hinterwandsymptomen.

lateralis (lat. auf der Seite): Abk. lat.; seitlich, seitwärts, auswärts, lateral.

Lateralis|lähmung (↑): s. Kehlkopflähmung.

Lateral|sklerose, a|myo|trophische (↑; Skler-*; -osis*) f: s. Amyotrophische Lateralsklerose.

lateritius (lat. latericius aus Ziegeln): ziegelrot.

Latero|fixation (Lateral-*; Fixation*) f: s. Kehlkopfoperationen.

Latero|positio uteri (↑; lat. positio Stellung, Lage; Uter-*) f: s. Positio uteri.

Latero|pulsion (↑; lat. pulsare heftig schlagen, bewegen) f: überschießende Körperbewegung mit Seitwärtssinken od. -fallen; Vork. v. a. bei Parkinson*-Syndrom.

Latero|trusion (↑; lat. trudere, trusus stoßen, drängen) f: s. Artikulation.

Latex (lat. Flüssigkeit, Naß) m: natürl. (Roh-)Kautschuk, wird aus dem Milchsaft zahlreicher Pflanzen der Fam. Euphorbiaceae, Moraceae, Apocynaceae u. Cichoriaceae gewonnen; **Verw.:** feinverteilt in wäßriger Suspension als Trägermaterial von Proteinen (Antigene od. Antikörper) für serol./immun. Schnelltests (z. B. Latex-Rheumafaktor-Test, IgM-Latex-Test, best. Schwangerschaftstests); auch Grundstoff für Gummihandschuhe, Präservative, Dispersionsfarben u. a.; Auftreten von IgE-vermittelter Allergie* durch gehäuften Hautkontakt (Kontakturtikaria).

Latex-Rheuma|faktor|test (↑; gr. ῥεῦμα Fließen, Strömen) m: (engl.) latex agglutination test; serol. Verfahren zum Nachweis des Rheumafaktors* durch sichtbare Agglutination mit an Latexpartikel adsorbiertem IgG; positiver Ausfall bei rheumatoider Arthritis, aber u. a. auch bei Periarteriitis nodosa, systemischem Lupus erythematodes, Sklerodermie, chron. Infektionskrankheiten wie subakuter bakterieller Endokarditis u. Lepra. Vgl. Rheumatests.

Latex|test (↑) m: (engl.) latex agglutination test; Latexagglutinationstest; immun. Methode zum Nachweis antigener Substanzen (z. B. Antistreptolysine, Antistaphylosin, C-reaktives Protein, HCG, IgM) durch eine bei Antigen*-Antikörper-Reaktion erfolgende Agglutination von Latexpartikeln, die mit (identischen) Antigenen bzw. spezif. Antikörpern beladen wurden.

Lathyrismus (gr. λάθυρος Kichererbse) m: (engl.) lathyrism; auch Neurolathyrismus; durch neurotoxische, in den Samen der Kicher- bzw. Saatplatterbse (Lathyrus sativus) u. a. Fabaceae (Leguminosen) vorkommende Aminosäuren (z. B. Alphaamino-oxalylaminopropionsäure) verursachte Intoxikation mit spast. Paraplegie, Harninkontinenz, Impotenz u. Krämpfen; **Vork.:** v. a. in Indien, Äthiopien.

latissimus (lat.): sehr breit, der Breiteste; z. B. Musculus latissimus dorsi.

Latitudo (lat.) f: Breite, Größe.

LATS: Abk. f. (engl.) **l**ong-**a**cting **t**hyroid **s**timulator; s. Schilddrüsenantikörper.

Latschen|öl: Oleum* Pini pumilionis.

Lattes-Deck|glas|methode f: Methode zur Bestimmung der ABNull*-Blutgruppen in Blutspuren (nach Lösung in physiol. Kochsalzlösung auf einem Deckglas) durch Nachweis der Alloagglutinine* mit Hilfe von Testerythrozyten.

Latus (lat.) n: Seite, seitliche Hälfte.

latus (lat.): breit, weit.

Latwerge f pl: (engl.) electuary; Electuarium; Bez. f. breiförmige Mischungen pulverförmiger Arzneistoffe od. Drogen mit Honig, Zuckersirup, fetten Ölen od. Dickextrakten zum Einnehmen.

Laudanum n: syn. Opium*.

Laudanum liquidum: syn. Tinctura opii, Opiumtinktur.

Lauenstein-Technik (Carl L., Röntg., Hamburg, 1850-1915) f: (engl.) Lauenstein's technique; (röntg.) spezielle Aufnahmetechnik zur Darstellung des Hüftgelenks im seitl. Strahlengang; Rückenlage des Pat. bei Beugung u. Abduktion im Hüftgelenk.

Laufe-Zange: (engl.) Laufe's forceps; Form der Geburtszange*; Beckenausgangszange (Divergenzzange), die d. Kompression des kindl. Kopfes weitgehend vermindern soll.

Laugier-Hernie (Stanislas L., Chir., Paris, 1799-1872; Hernie*) f: Form der Hernia femoralis; s. Hernie.

Laurell-Eriksson-Syn|drom (Carl-Bertil L., Int., Malmö; S. E., Int., Malmö) n: syn. Alpha*-1-Antitrypsinmangel.

Laurence-Moon-Syn|drom (John Z. L., Ophth., London, 1830-1874; Robert Ch. M., Ophth., Philadelphia, 1845-1914) n: autosomal-rezessiv erbl. Fehlbildungssyndrom m. dem Bardet*-Biedl-Syndrom ähnlichen Befunden; im Ggs. dazu keine Polydaktylie u. Adipositas.

Laurén-Klassifikation f: histopathol. Klassifikation des Magenkarzinoms*.

Lautheit: (engl.) loudness; subjektive Lautstärkeempfindung (wächst nicht linear mit der Lautstärke*).

Lautheits|ausgleich: s. Audiometrie.

Laut|stärke: (engl.) volume, wiss.: sound pressure level; subjektive Empfindung des Schall-

L

drucks von Schallwellen; Töne unterschiedl. Freqenzen werden trotz gleicher Schallintensität als verschieden laut empfunden; Töne gleicher L. können für ein Individuum in einem Diagramm als Linien angegeben werden (Isophone). Einheit der L. ist das Phon*. Vgl. Lärm.

LAV: Abk. f. **L**ymphadenopathie-**a**ssoziiertes **V**irus; Bez. f. ein in der Ätiopathogenese v. AIDS* u. HIV*-Erkrankung zentrales, 1983 beschriebenes humanes Retrovirus (L. Montagnier), das seit 1986 als HIV* bezeichnet wird; 1986 wurde e. zweites AIDS-assoziiertes, als LAV-II (heute HIV-2) bez. Retrovirus bei HIV-Ak-negativen Pat. aus Westafrika entdeckt (L. Montagnier), das sich hauptsächl. in den Hüllproteinen (u. a. Antigeneigenschaften) v. HIV-1 unterscheidet u. dessen enge Verwandtschaft u. a. mit HTLV-IV u. dem Erreger des AIDS b. Affen (STLV-III) aufgrund v. Genom- und serol. Untersuchungen wahrscheinlich ist.

Lavage (frz. Waschen, Reinigen) **f:** Spülung*.

Lavage, broncho|alveoläre (↑) **f:** (engl.) bronchoalveolar lavage; Abk. BAL; diagn. Maßnahme i. R. der Bronchoskopie* zur Gewinnung von Flüssigkeit u. Zellen aus Alveolen u. terminalen Bronchiolen zwecks Untersuchung der prozentualen Zusammensetzung des Zellbildes; **Ind.:** interstitielle Lungenerkrankungen wie Sarkoidose*, Alveolitis*, Asbestose*, Fibrose*; Lymphangiosis* carcinomatosa, opportunist. Inf. bei HIV*-Erkrankung u. a. Durchführung: Verschluß eines Segmentbronchus durch das Bronchoskop, fraktionierte Instillation von 100 ml Flüssigkeit u. Aspiration zur Rückgewinnung.

Lavage|zytologie (↑; Zyt-*; -log*) **f:** (engl.) lavage cytology; Methode, b. der durch Spülung mit physiol. Kochsalzlösung Zellmaterial aus Hohlräumen bzw. Hohlorganen (z. B. Bronchien, Verdauungstrakt, Douglas-Raum u. Harnblase) gewonnen, aufgearbeitet u. bes. hinsichtlich Tumorzellen zytol. untersucht wird. Vgl. Zytodiagnostik.

Laverania malariae (Charles L. Laveran, Arzt, Paris, 1845-1922) **f:** frühere Bez. f. Plasmodium* malariae.

Lawrencium (nach E. O. Lawrence, amerikan. Phys., 1901-1958) **n:** Symbol Lr, OZ 103, rel. Atommasse 260; zur Gruppe der Actinoide* gehörendes chem. Element.

Laxanzien (lat. laxare lockern) **n pl:** (engl.) laxatives; syn. Laxativa, Abführmittel; Mittel zur Förderung u. Erleichterung der Darmentleerung, v. a. durch Steigerung der Peristaltik inf. Vermehrung des intraluminalen Volumens; **Einteilung** nach Wirkungsweise: **1.** Gleitmittel (z. B. Paraffinöl); **2.** Füll- u. Quellstoffe (z. B. Agar-Agar, Leinsamen); **3.** Osmolaxanzien (salinisch, z. B. Karlsbader Salz; Zucker: z. B. Lactulose); **4.** antiresorptiv u. hydragog wirkende L. (z. B. Anthrachinonderivate, Bisacodyl, Natriumpicosulfat); **5.** L. mit Stimulation der Prostaglandinsynthese im Dünndarm (Rizinusöl); **Verw.:** einmalig od. kurzfristig zur Darmentleerung vor diagn. Untersuchungen, bei schmerzhaften Analleiden, nach op. Eingriffen, bei Obstipation*; **NW** bei längerer od. hochdosierter Anw.: Elektrolytverlust (v. a. Kaliumverlust, dadurch Verstärkung der Obstipation), Melanosis* coli (Anthrachinonderivate), Fremdkörpergranulome (Paraffinöl), hämorrhag. Enteritiden u. lebensbedrohl. Überempfindlichkeitsreaktionen (Phenolphthalein); akut: Blähungen (Quellstoffe) od. Bauchschmerzen (Anthrachinonderivate).

Laxanzien|ab|usus (↑; A-*; Usus*) **m:** (engl.) laxative abuse; mißbräuchliche Einnahme von Abführmitteln; oft psych. bedingt, betrifft v. a. Frauen; klin. manifestiert sich der Abusus in Kaliurese, intermittierender Hypokaliämie u. Atrophie der Darmmukosa. Durch K-Verlust können hypokaliämische Lähmungen auftreten. Vgl. Hypokaliämiesyndrom, Bulimia nervosa.

Lazeration (lat. laceratio) **f:** Zerreißung, Einriß.

Lazerations|ek|tropium (↑; gr. ἐκτρέπειν nach außen wenden) **n:** (engl.) laceration ectropion; übermäßige Vorwölbung der Muttermundlippen nach außen als Folge der narbigen Abheilung eines unter der Geburt entstandenen Zervixrisses*.

LCAT: Abk. f. **L**ezithin-**C**holesterin**a**cyl**t**ransferase; in d. Leber gebildetes Serumenzym für d. Übertragung von Fettsäuren des Lezithins (der HDL*) auf Cholesterin unter Bildung v. Cholesterinestern; bei Leberfunktionsstörungen Abnahme der Enzymaktivität mit konsekutiver Verringerung der Veresterungsrate, sog. sekundärer LCAT-Mangel; vgl. Estersturz.

LCM-Virus (Virus*) **n:** RNA-Virus (Ø 110-130 nm) aus der Fam. der Arenaviridae*; weit verbreitet bei versch. Nagetierarten; Hauptwirt: Hausmaus (Mus musculus); Err. der Choriomeningitis lymphocytaria; ca. 3% der Landbevölkerung der Bundesrepublik Deutschland weist Antikörper gegen LCM-V. auf.

LCR: Abk. f. (engl.) **l**igase **c**hain **r**eaction; s. Ligase-Kettenreaktion.

LD: Abk. f. **L**etal**d**osis; s. Dosis.

LDH: Abk. f. **L**aktat**d**e**h**ydrogenase*.

LDH/HDL-Chole|sterin|quotient (Chol-*; Stear-*) **m:** Beziehung der zwei wichtigsten Cholesterinfraktionen im Blut; bei Werten >5 (LDL-Cholesterin >130 mg/dl, HDL-Cholesterin <35 mg/dl) u. zusätzlicher Hypertriglyzeridämie* ist das Arterioskleroserisiko erhöht.

LDL: Abk. f. (engl.) **l**ow **d**ensity **l**ipoproteins; Lipoproteine* mit einer niedrigen Dichte (d = 1,019-1,063 g/dl); entstehen aus VLDL* u. bestehen zu 75% aus Lipiden u. zu 25% aus Proteinen; entspr. den Betalipoproteinen*; **Funktion:** Transport von Cholesterin* in periphere Zellen. Vgl. Hyperlipoproteinämien, Hypolipoproteinämien.

LDL-A|pherese (A-*; gr. φέρεσθαι sich fortbewegen, hingetragen werden) **f:** s. Plasmapherese.

L-Dopa: Kurzbez. f. Levodopa*.

LDSG: Abk. f. **L**andes**d**aten**s**chutz**g**esetz; s. Datenschutzgesetze.

LE: Abk. f. **L**upus* **e**rythematodes.

Le: (serol.) Symbol f. Lewis*-Blutgruppen.

Lebend|geburt: (engl.) live birth; in der Bundesrepublik Deutschland gilt e. Kind als lebendgeboren, wenn nach der Trennung vom Mutterleib entweder das Herz geschlagen, die natürl. Lungenatmung eingesetzt od. die Nabelschnur pulsiert hat, unabhängig von Länge od. Gewicht des Kindes od. der Dauer der Schwangerschaft. Die Weltgesundheitsorganisation empfiehlt, willkürl. Muskelkontraktionen als weiteres Lebenszeichen zu werten. Vgl. Totgeburt.

Lebend|impf|stoff: s. Vakzine, Schutzimpfung.

Leben, inter|mediäres: (engl.) intermediary life; zeitl. begrenztes Überleben v. Zellen u. Zellsystemen über d. Gehirntod hinaus bis z. Absterben der letzten Zelle; im i. L. auslösbare Reaktionen (z. B. pharmak. ausgelöste Pupillenreaktion bis zu 15 Std. post mortem sowie 20-24 Std. Überlebenszeit der Spermien) werden als **supravital** bezeichnet. Vgl. Sterben.

Lebens|abschnitte: (engl.) stages of life; Phasen der nachgeburtlichen Entw. u. des Lebenslaufs, die unter Berücksichtigung körperlicher, sexueller u. psychosozialer Entwicklungsphasen

Lebensabschnitte

Alter	Bezeichnung
Geburt – 28. Tag	Neugeborenes
29. Tag – 12. Mon.	Säugling
1. – 3. Lj.	Kleinkind
3. – 6. Lj.	Vorschulkind
6. – 16. Lj.	Schulkind
16. – 18. Lj.	Jugendlicher
18. – 25. Lj.	Junger Erwachsener
ab 25. Lj.	Erwachsener
25. – 50. Lj.	Leistungsphase
50. – 65. Lj.	Rückbildungsphase
ab 65. Lj.	Alterung, Senium

in best. Altersstufen (s. Tab.) eingeteilt werden. Vgl. Wachstumsperioden, Reifung, Altern.

Lebens|alter|dosis (Dosis*) f: maximale Strahlendosis, der nach der Strahlenschutzverordnung* eine Person in ihrem Leben aufgrund beruflicher Strahlenexposition insgesamt ausgesetzt sein darf; beträgt 400 mSv, vgl. Dosisgrenzwerte.

Lebens|ereignisse, kritische: syn. (engl.) stressful life-events; wesentliche biographische Ereignisse, die zu e. Gefährdung der psych. Stabilität u. einer psych. Krise führen können; z. B. Verlust des Lebenspartners, Tod von Angehörigen, berufliche Veränderung. Vgl. Persönlichkeitskrisen, Coping.

Lebens|erwartung: (engl.) life expectancy; (statist.) **1.** die geschlechtsspezif. zum Zeitpunkt der Geburt erwartbare Lebensdauer eines Neugeborenen; **2.** die geschlechtsspezif. u. für jede Altersgruppe zum Beobachtungszeitpunkt erwartbaren Lebensjahre. Die mittlere L. bei der Geburt betrug 1988 in der Bundesrepublik Deutschland 72,1 Jahre f. Männer u. 78,7 Jahre f. Frauen. Die seit d. Jahrhundertwende (L. um 46 Jahre) ständige u. immer schneller gewordene Zunahme der L. hat sich sehr verlangsamt; in einigen Ländern der Dritten Welt nimmt sie nicht mehr zu bzw. ist rückläufig.

Lebens|mittel|bestrahlung: (engl.) irradiation of food; Behandlung von Lebensmitteln mit ionisierender Strahlung (v. a. Röntgen-, Gamma- od. Betastrahlung) zum Zweck der Sterilisation bzw. Haltbarmachung (z. B. Verhinderung des Auskeimens); die hierfür notwendigen Energiedosen liegen bei ca. 2-5 × 10^6 rd. Strahlendosen dieser Größenordnung können physikochem. Veränderungen aller Bestandteile der bestrahlten Lebensmittel induzieren, z. B. Denaturierung von Eiweißen, Depolymerisation von Kohlenhydraten, Entstehung reaktiver Freier* Radikale des Wassers, Bildung von Ozon* od. best. nitrosen Gasen*. In der Bundesrepublik Deutschland ist nach § 13 des Lebensmittel*- und Bedarfsgegenständegesetzes die L. nur unter best. Voraussetzungen (zu Kontroll- u. Meßzwecken) zulässig; eine generelle L. ist verboten, da nach dem heutigen Kenntnisstand eine Schädlichkeit nicht auszuschließen ist.

Lebens|mittel- und Bedarfs|gegenständegesetz: Abk. LMBG; „Gesetz über den Verkehr mit Lebensmitteln, Tabakwaren, kosmetischen Mitteln u. sonstigen Bedarfsgegenständen“ vom 15.8.1974 (BGBl. I. S. 1945, berichtigt BGBl. 1975 I S. 2652), regelt u. a. die Verwendung v. Lebensmittelzusatzstoffen, enthält Verordnungsermächtigungen u. a. für zulässige Höchstmengen von z. B. Pestizidrückständen u. für regelmäßige ärztl. Untersuchungen von in lebensmittelverarbeitenden Betrieben Beschäftigten; es wird ferner ergänzt durch d. Kosmetikverordnung, Zusatzstoff-Zulassungsverordnung u. a. Verordnungen.

Lebens|mittel|vergiftung: (engl.) food poisoning; Intoxikationserscheinungen inf. Aufnahme verunreinigter, giftiger, zersetzter od. bakteriell infizierter Nahrungsmittel; **1.** chem. Gifte: best. Metalle wie Blei, Zink, Kupfer, Antimon, Cadmium in d. Legierungen der Glasur od. Emaillierung der Kochgeräte u. Töpfe können, insbes. bei Aufbewahrung saurer Lebensmittel, herausgelöst werden u. in diese übergehen (Erbrechen, Durchfälle, Leibkrämpfe wenige Min. bis Std. nach d. Nahrungsaufnahme); unbedenkl. ist d. Verwendung von Nickel, Aluminium, Chromnickelstahl od. von anderen amtl. geprüften u. als unschädl. befundenen Legierungen. Verwendung salpetersaurer u. salpetrigsaurer Salze im Lebensmittelverkehr ist verboten (Magen-Darm-Reizungen, Erbrechen u. Durchfälle, u. U. Blutveränderungen u. Herzschädigung); ausgenommen ist Nitritpökelsalz unter best. Bedingungen (s. Konservierung). **2.** natürliche Gifte: z. B. Pilzvergiftung (Myzetismus), Mutterkornvergiftung (Ergotismus), Bohnenvergiftung (Favismus), Fleischvergiftung (Ptomainismus); **3.** bakterielle L. (am häufigsten): Sammelbez. f. Vergiftungen, die auf durch bakt. Toxine* bzw. best. lebende Bakt. kontaminierte Nahrungsmittel u. Getränke zurückzuführen sind; die Infektketten gehen häufig von Schlachttieren aus, deren Fleisch intravital od. postmortal durch Bakt. infiziert wurde. Auch andere Nahrungsmittel, wie v. a. Milch u. deren Produkte, Salate, Eier bzw. Eipulver, Speiseeis, Obst, Trinkwasser, Fische u. Meeresfrüchte, können kontaminiert sein. Je nachdem, ob die primär durch die bakt. Infektion verursachten Krankheitssymptome od. die durch Bakterientoxine ausgelösten Intoxikationserscheinungen im Vordergrund stehen, spricht man v. Nahrungsmittelinfektion od. Nahrungsmittelintoxikation. Strenge Unterscheidung oft nicht mögl., z. B. bei Salmonella-Enteritiden, wo sich durch Bakt. provozierte Erscheinung u. Toxinwirkung häufig überschneiden. **Err.:** Die am häufigsten vorkommenden Erreger bakt. Lebensmittelvergiftung sind sog. Enteritis-Salmonellen u. enterotoxinbildende Stämme v. Staphylococcus* aureus (beide meist als Gruppenerkrankungen). Weniger häufig sind Salmonella typhi, Salmonella paratyphi, Shigellen, Clostridium botulinum, Clostridium perfringens, Bacillus cereus, Vibrio parahaemolyticus sowie zahlreiche z. T. saprophytäre Keime, sofern diese im betr. Nahrungsmittel die Möglichkeit zu stärkerer Vermehrung u. Bildung schädl. Stoffwechselprodukte hatten. Seltene sog. Lebensmittelvergifter sind Staphylococcus albus, Streptokokken, Vibrio fetus u. Listerien. Weiter können Brucellose, Tularämie, Tuberkulose, Milzbrand u. Cholera als Lebensmittelinfektionen verbreitet werden. **Untersuchungsmaterial:** verdächtige Lebensmittel bzw. Speisereste; vom Pat. Stuhl, Erbrochenes u. ggf. Blut z. Toxinnachweis (Botulismus); zur Vermeidung nachträgl. Keimvermehrung Eiltransport unter Kühlhaltung des Materials; **Klin.:** entweder klass. Krankheitsbilder (z. B. Typhus, Paratyphus, Ruhr) od. akut bzw. perakut (Inkubation wenige Std.) einsetzende Brechdurchfälle. Demgegenüber steht als reine Intoxikation der Botulismus*. Die früher übl. Unterscheidung zw. sog. spezifischen u. sog. unspezifischen Lebensmittelvergiftern hat an Bedeutung verloren. **Ther.:** **1.** bei gastroenteritischen Formen Ersatz des Flüssigkeitsverlusts, Kreislaufbehandlung b. älteren Pat., in Ausnahmefällen Chemotherapie; **2.** bei Botulismus Gaben von Antitoxin* u. Schockbekämpfung; vgl. Typhus abdominalis, Paratyphus, Cholera; **Proph.:** vorschriftmäßige Trinkwasseraufbereitung, Lebensmittelhygiene (z. B. Milch-Pasteurisierung, korrektes Sterilisieren aller Konserven, einwandfreie Lagerung von Nahrungsmitteln, Kontrolle auf Dauerausscheider* bzw. Keimträger in Betrieben der Nahrungsmittelindustrie).

Lebens|mittel|zusatz|stoffe: (engl.) food additives; Hilfsstoffe, die Lebensmitteln z. B. zur opt. od. geschmacklichen Aufbesserung sowie zur Konservierung* zugesetzt werden. Die Verwendung solcher L. bezüglich Art, Menge u. Kenntlichmachung regelt d. Zusatzstoff-Zulassungsverordnung v. 22.12.1981 (BGBl. I S. 1633).

Leber: (engl.) liver; Hepar, Jecur; die mit ca. 1,5 kg Gewicht größte Drüse des menschl. Körpers, entwicklungsgeschichtl. aus dem Entoderm hervorgegangen; **makroskop. Anatomie:** Lage größtenteils im re. Oberbauch. Konvexe Oberfläche, Facies diaphragmatica, mit d. Zwerchfell verwachsen (bauchfellfreie Area nuda, Pars affixa); Unterfläche, Facies visceralis, mit Leberpforte, liegt den Baucheingeweiden auf (Abb.);

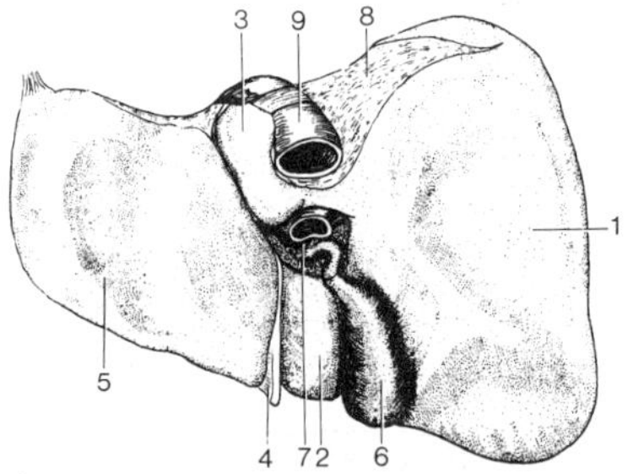

Leber:
makroskopische Anatomie: 1: Lobus dexter; 2: Lobus quadratus; 3: Lobus caudatus; 4: Ligamentum teres hepatis; 5: Lobus sinister; 6: Gallenblase; 7: Leberhilus mit V. portae, A. hepatica propria, Ductus choledochus; 8: Area nuda; 9: V. cava inferior [172]

mikroskop. Anatomie (Abb.): morphol. Bauelement der L. ist das ca. 1,2 mm × 2 mm große Leberläppchen (Zentralvenenläppchen), gebildet von e. auf die V. centralis hin ausgerichteten räuml. Netzwerk von Leberzellbalken u. Blutkapillaren; sog. Glisson-Trias aus Venae, Arteriae interlobulares und ableitenden Gallengängen (Ductuli interlobulares) in d. bindegewebigen Periportalfeldern zw. benachbarten Leberläppchen

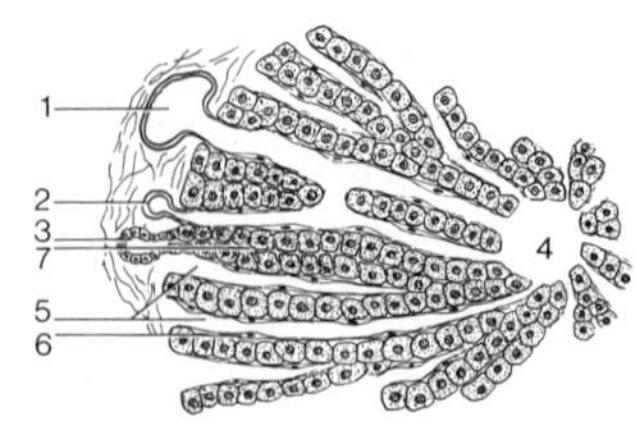

Leber:
mikroskopische Anatomie: 1: V. interlobularis; 2: A. interlobularis; 3: Ductus interlobularis; 4: V. centralis; 5: Lebersinusoid; 6: Kupffer-Sternzelle; 7: Canaliculus bilifer [172]

(Glisson-Dreiecke). Die Vv. interlobulares aus der V. portae (Arbeitskreislauf) gehen am Läppchenrand in weite Kapillaren (Lebersinusoide) über, deren Wandung von Retikuloendothel (Kupffer*-Sternzellen) u. einem Gitterfasergerüst gebildet wird. Zw. Sinusoidwand u. Leberzellen befindet sich d. kapilläre Disse*-Raum. Blutabfluß aus d.

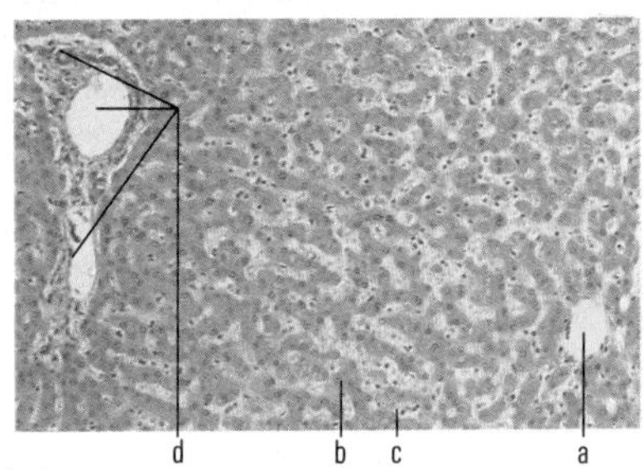

Leber:
histologischer Schnitt (Hämatoxylin-Eosin-Färbung); a: Vena centralis mit umgebenden Leberläppchen (Zentralvenenläppchen); b: Hepatozyten; c: Blutsinus; d: sog. Trias hepatica (Glisson-Trias: A., V. interlobularis, Ductus interlobularis bilifer) [470]

Sinusoiden über V. centralis - Vv. sublobulares - Vv. hepaticae - V. cava inf. Die Aa. interlobulares aus der A. hepatica propria dienen dem Ernährungskreislauf der Leber. Die Gallenkapillaren (Canaliculi biliferi) werden durch rinnenförmige Einstülpungen der Plasmamembran einander zugekehrter Leberzellen gebildet. Funktionelles od. Pfortaderläppchen: gefäßarchitekton. Einheit der L., deren Mittelpunkt die Gefäße im Glisson-Dreieck bilden, zusammengesetzt aus Segmenten aller angrenzenden morphol. Leberläppchen bis hin zur V. centralis; **Funktion:** Bildung u. Ausscheidung der Galle*; beherrschende Stellung im Intermediärstoffwechsel: Umwandlung von Monosacchariden in Glykogen, Glykogenolyse, Glukoneogenese aus Proteinen, Verwertung der durch d. Pfortader zugeführten Aminosäuren aus d. intestinalen Verdauung, Speicherung von Glykogen, Eiweiß, Vitaminen (B_{12}, A), Bildung von Plasmaproteinen (Albumine, Alpha- u. Betaglobuline, Fibrinogen, Prothrombin, verschied. Gerinnungsfaktoren), Desaminierung u.

Harnstoffsynthese aus Ammoniak, Bildung von Ketonkörpern, Fettsäurenabbau, Synthese u. Verwertung von Cholesterin u. Phosphatiden, Entgiftung u. Ausscheidung toxischer Stoffwechselprodukte od. exogen, z. B. therapeutisch zugeführter Stoffe; bis zum 6. Fetalmonat Ort der Blutbildung; vgl. Leberdämpfung, Leberfunktionsproben, Gallengänge.

Leber-: s. a. Hepat-, Hepato-.

Leber|ab|szeß (Abszeß*) m: (engl.) liver abscess; intrahepatischer Abszeß; **Formen: 1.** pyogener L.: lebensbedrohl. Erkr., Lok. häufig im re. Leberlappen, solitär od. multipel auftretend; Urs.: abszedierende Cholangitis*, Entz. im Zu-

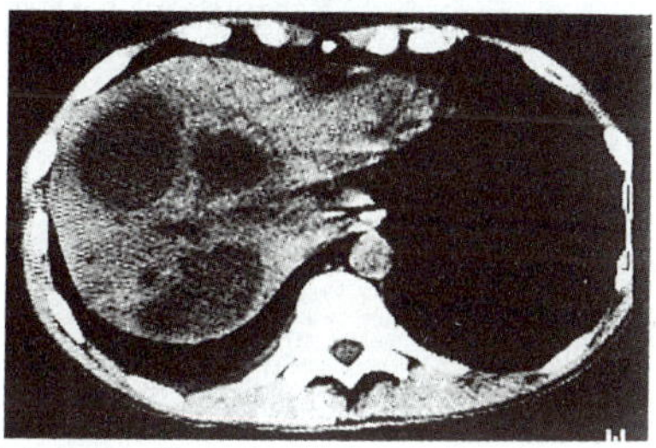

Leberabszeß:
computertomographisch dargestellte Leberabszesse bei chron. Pankreatitis [153]

stromgebiet der Pfortader, Septikämie, Fortleitung einer Entz. benachbarter Strukturen (z. B. subphrenischer Abszeß), posttraumatisch od. idiopathisch; zu 30% nach intraabdominellen Eingriffen; Err.: intestinale Bakterienflora (50% Anaerobier); Sympt.: Hepatomegalie, Druckschmerz im re. Oberbauch, Übelkeit, Erbrechen, Fieber, evtl. Ikterus u. körperl. Verfall; Diagn.: Ultraschalldiagnostik (evtl. mit Punktion zum Keimnachweis), CT, (röntg.) Leeraufnahme (Zwerchfellhochstand, evtl. Pleuraerguß); DD: Leberzysten, Lebertumoren; Kompl.: Fortleitung, Sepsis, Ruptur, Peritonitis, Pleuraempyem; Ther.: op. Eröffnung mit Spülung u. Drainage od. perkutane transhepatische Drainage, systemisch Antibiotika; Progn.: abhängig vom solitären od. multiplen Auftreten, Letalitätsrate >30%; **2.** Amöbenabszeß: v. a. bei Männern auftretender L. als Kompl. einer Amöbiasis*; Sympt.: s. o.; zusätzl. Diarrhoe; Diagn.: s. o.; zusätzl. serol. Antikörpernachweis (IFT, ELISA); Kompl.: s. o.; Ther.: kons. mit Metronidazol, Chloroquin; u. U. perkutane transhepatische Abszeßdrainage; Op. nur bei Ikterus od. drohender Ruptur in Form von Spülung u. Drainage, ggf. Leberresektion; Progn.: mehrmonatiger Verlauf, Letalitätsrate <1%.

Leber|a|trophie, akute gelbe (Atrophie*) f: s. Lebernekrose, akute.

Leber|ausfall|koma (Koma*) n: (engl.) liver coma; exogenes hepatisches Koma*.

Leber|bi|opsie (Bio-*; Op-*) f: (engl.) liver biopsy; Biopsie* der Leber zur histol. Diagnostik, DD u. Verlaufskontrolle von Lebererkrankungen (z. B. Hepatitis, Fettleber, Hämochromatose, bei Hyperbilirubinämie); **Formen: 1.** gezielte L. unter Sicht i. R. einer Laparoskopie bzw. Laparotomie (als Probeexzision); **2.** ungezielte perkutane L. (sog. Leberblindpunktion) v. a. bei diffusen Lebererkrankungen, z. B. als Feinnadelbiopsie* mit der Menghini*-Nadel; **Kontraind.:** u. a. Stauungsikterus, Stauungsleber, Echinokokkuszyste, Leberabszeß, Hämangiom der Leber, hämorrhagische Diathese.

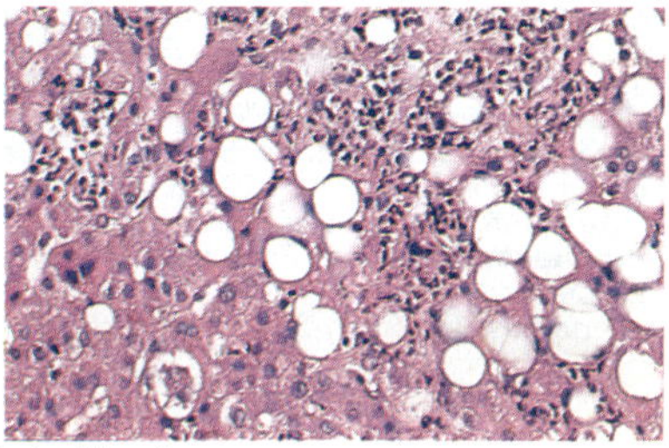

Leberbiopsie:
akute Alkohol-toxische Hepatitis [62]

Leber|bouillon f: (engl.) liver broth; Nährmedium zur anaeroben Kultur von Bakt.; **Prinzip:** reduzierende Wirkung des Lebergewebes.

Leber|dämpfung: (engl.) hepatic dullness; die durch d. Leber bedingte Dämpfung des Klopf-

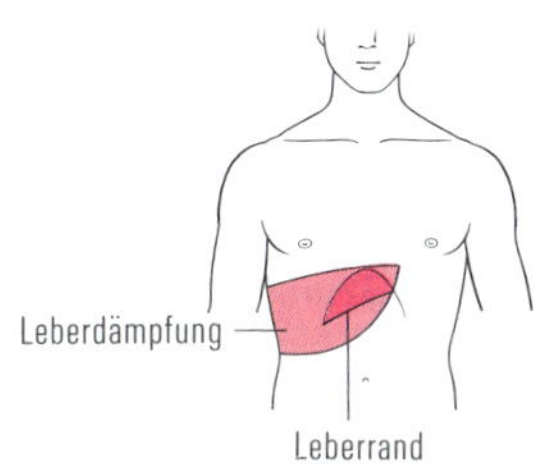

Leberdämpfung

schalles bei d. Perkussion des re. Oberbauchs; kranial wird e. Teil der Leber von der re. Lunge überdeckt, nur der von d. Lunge nicht überdeckte untere Teil der Leber kann durch d. Perkussion erfaßt werden.

Leber||di|stomatose (Di-*; Stoma*; -osis*) f: (engl.) hepatic distomatosis; Befall der intra- u. extrahepatischen Gallenwege mit Egeln (Saugwürmern) der Gattungen Fasciola, Opisthorchis u. Dicrocoelium. **L.dys|trophie** (Dys-*; Troph-*) f: s. Lebernekrose, akute. **L.echino|kokkose** (gr. ἐχῖνος Igel; Kokken*; -osis*) f: s. Echinokokkose. **L.egel:** (engl.) liver flukes; Sammelbez. f. Trematodes*, die in d. Gallengängen parasitieren; s. Opisthorchis, Fasciola hepatica, Dicrocoelium dendriticum. **L.egel|krankheit, chinesische:** s. Opisthorchiasis. **L.entzündung:** s. Hepatitis, akute. **L.fibrose** (Fibr-*; -osis*) f: s. Stauungsleber, Leberzirrhose. **L.fleck:** s. Lentigo, Nävus.

Leber|funkti̲ons|proben: (engl.) liver function tests; Untersuchungen zur Beurteilung leberspezif. Stoffwechselleistungen u. zur Feststellung des Schweregrads akuter u. chron. Lebererkrankungen; es werden versch. Störungen erfaßt: **1.** Zellschädigung u. Störung der Membranfunktion durch Bestimmung von ALT, AST, LDH, GLDH, Ornithincarbamyltransferase, Sorbitdehydrogenase, 1-Phosphofruktoaldolase, Aldolase u. a.; **2.** Synthesestörungen z. B. durch Bestimmung der Plasmaproteine, Gerinnungsfaktoren (Quick-Test), Lipoproteine, Haptoglobin, Transferrin, Hämopexin, Zäruloplasmin, (Pseudo-)Cholinesterase, Proteasen des Gerinnungssystems, Ammoniak; **3.** Störungen der Konjugation u. Exkretion v. a. durch Bestimmung von Bilirubin, Leuzinaminopeptidase, AP, Gammaglutamyltransferase u. Durchführung des Bromsulfaleintests; **4.** Speicherfunktions- u. Verwertungsstörungen v. a. durch Bestimmung des Cholesterinesters, LP-X, von Eisen im Serum u. Durchführung des Galaktosetoleranztests.

Leber|haut|zeichen: s. Palmarerythem, Naevus araneus.

Leber|hilum (Hilum*) n: (engl.) porta of the liver; frühere Bez. **Leberhilus**; Leberpforte, Porta hepatis (s. Abb.).

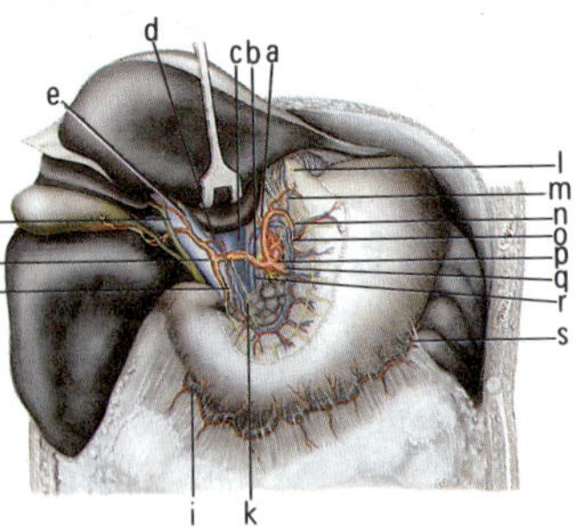

Leberhilum:
a: A. phrenica inferior; b: A. hepatica communis; c: V. cava inferior; d: A. gastrica dextra; e: A. hepatica propria; f: Ductus hepaticus; g: V. portae; h: A. gastroduodenalis; i: V. gastroepiploica dextra; k: V. gastrica dextra (beachte Anastomose zu den unteren Ösophagusvenen); l: N. vagus sinister u. Ösophagus; m: N. vagus dexter; n: A. gastrica sinistra; o: V. gastrica sinistra (V. coronaria ventriculi); p: Truncus coeliacus; q: A. splenica; r: Anastomose zur V. splenica; s: Vasa gastroepiploica sinistra [532]

Leber|in|farkt (Infarkt*) m: (engl.) liver infarction; Infarktbildung im Lebergewebe; als **1.** hämorrhagischer L. bei Verschluß eines Pfortaderastes; **2.** anämischer L. bei Verschluß eines Astes der A. hepatica; **3.** Fettinfarkt (umschriebene Verfettung).

Leber||in|suffizienz (Insuffizienz*) f: (engl.) liver insufficiency; Erlöschen mehrerer od. aller Leberfunktionen bis zum hepatischen Koma*. **L.karzinom** (Karz-*; -om*) n: (engl.) liver carcinoma; Bez. f. primäres Leberzellkarzinom* od. cholangiozelluläres L. (s. Gallengangkarzinom); vgl. Lebertumoren. **L.koma** (Koma*) n: s. Koma, hepatisches. **L.läppchen:** (engl.) hepatic lobules; Zentralvenenläppchen der Leber*.

Leber|meta|stasen (Metastase*) f pl: (engl.) hepatic metastases; solitäre od. multiple Metastasen* in der Leber, die durch hämatogene Metastasierung maligner Tu. verursacht werden; über das Pfortadersystem metastasieren insbes. Tu. des Magen-Darm-Trakts (v. a. Pankreas-, Magen- u. Rektumkarzinom), über die A. hepatica v. a. Bronchial-, Mamma-, Ösophagus- u. Schilddrüsenkarzinom. L. werden gelegentlich auch von Tu. der weibl. Genitalorgane sowie einem malignen Melanom verursacht. **Diagn.:** Ultraschalldiagnostik, CT, evtl. Laparoskopie; **Ther.:** bei solitären od. auf einen Leberlappen bzw. ein Lebersegment beschränkten L. (ohne Vorliegen anderer Organmetastasen) chir. Resektion als Leberteilresektion od. Hemihepatektomie mögl., evtl. regionale intraarterielle Leberperfusion mit Zytostatika. Vgl. Lebertumoren.

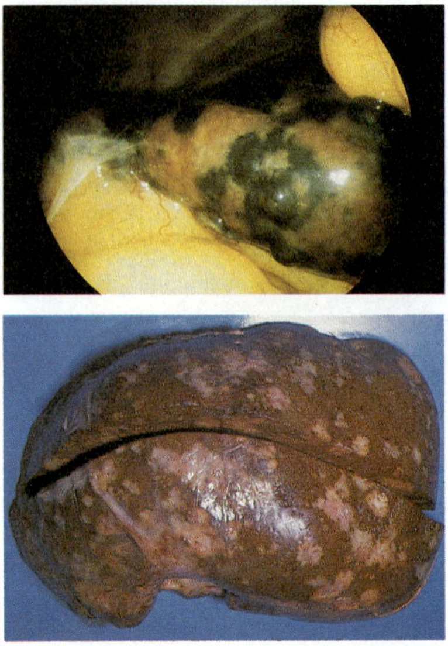

Lebermetastasen:
oben: Lebermetastasen eines malignen Melanoms, Laparoskopiebefund; unten: Leberbefall bei primärem Mammakarzinom [62, 471]

Leber|nekrose, akute (Nekr-*; -osis*) f: (engl.) acute liver necrosis; syn. akute gelbe Leberatrophie/-dystrophie, Hepatodystrophie, Hepatitis parenchymatosa gravis acuta; massiver Leberzellzerfall bei der nekrotisierenden Form der akuten Hepatitis* od. bei schweren Hepatosen (z. B. Pilzvergiftung mit Amanita* phalloides); **Klin.:** hepatisches Koma*; bei Überleben des Komas Narbenleber.

Leber-Optikus|a|trophie (Theodor L., Ophth., Heidelberg, 1840-1917; Optico-*; Atrophie*) f: (engl.) Leber's hereditary optic neuropathy; mitochondrial vererbte, meist beidseitig auftretende Optikusatrophie*; Vork. fast ausschließl. bei Männern; **Klin.:** zw. 20. u. 30. Lj. beginnende, rasch fortschreitende Sehminderung mit zentralen Skotomen, Veränderungen des Augenhintergrunds (gewundene Arteriolen, peripapilläre Teleangiektasien, Kalibersprünge); gelegentl. (Teil-)Remissionen.

Leber|per|fusion, extra|korporale (Perfusion*) f: (engl.) extracorporeal liver perfusion; auch extrakorporale Leberdialyse; extrakorporale Durchströmung einer Tierleber (Pavian) als temporärer Leberersatz bei akutem Leberzerfallskoma (bei fulminanter Hepatitis od. Knollenblätterpilzvergiftung).

Leber|puls (Puls*): s. Trikuspidalinsuffizienz.

Leber|re|sektion (Resektion*) f: (engl.) liver resection; partielle Resektion* der Leber unter Berücksichtigung des anat. Aufbaus der Leber in acht Segmente; es können bis zu 80% des Parenchyms ohne Beeinträchtigung der Leberfunktion reseziert werden. **Ind.**: s. Kastentext; **Formen: 1.** L. entsprechend den anat. Verhältnissen: Segmentresektion, Hemihepatektomie (rechter od. linker Leberlappen, auch Lobektomie), erweiterte Hemihepatektomie rechts (auch Trisegmentresektion); **2.** sog. atypische L.: Keilexzision od. -resektion isolierter Herde (z. B. Metastase).

Indikationen:
primäres Leberzellkarzinom
Lebermetastase
Gallenblasenkarzinom
benigne Lebertumoren
Echinokokkose
Leberabszeß
Gallendrainage (Longmire, Dogliotti)
Leberzyste
Riedel-Lappen
Leberruptur

Leber|ruptur (Ruptur*) f: (engl.) hepatic rupture; Zerreißung der Leber meist in Zus. mit einem Polytrauma*; häufig Begleitverletzungen (u. a. Rippenfrakturen, Milzruptur, Lungenkontusion, Schädelhirntrauma); **Sympt.**: hämorrhagischer Schock, Schulter- od. Oberbauchschmerz re.; **Diagn.**: Palpation, (röntg.) Zwerchfellhochstand, (labordiagn.) Hb-Abfall, Leukozytose, Schockindex >1, Peritoneallavage pos., evtl. Sonographie (Hämatomnachweis), Laparotomie; **Ther.**: Übernähung, Fibrinklebung, Tamponade mit Omentum majus, Gefäßligaturen, Débridement devitalisierten u. zerfetzten Gewebes, u. U. Leberresektion; bei massiver Blutung Abklemmen der Gefäße im Lig. hepatoduodenale (Pringle-Manöver); Rekonstruktion abgerissener Lebervenen od. der V. cava inf.; **Kompl.**: Nachblutung, biliodigestive Fistel, Nekrose von Lebergewebe, Leberabszeß, subphrenischer Abszeß, Hämobilie, Bilhämie (selten); **Progn.**: abhängig von der Schwere der Verletzung; Letalität ca. 50%.

Leber||schall: (engl.) hepatic dullness; dumpfer Perkussionsschall; vgl. Leberdämpfung. **L.sinusoide** (Sinus*; -id*) n pl: : s. Leber. **L.stauung:** s. Stauungsleber.

Leber|szinti|graphie (Szinti-*; -graphie*) f: (engl.) liver scintigraphy; Szintigraphie* der Leber zur Darstellung von Lage, Form u. Größe sowie zum Nachweis von Zysten, Tumoren, Metastasen u. Abszessen; veraltete Methode, die durch Computertomographie* u. Ultraschalldiagnostik* weitgehend ersetzt ist.

Leber|tran: (engl.) cod liver oil; Oleum Jecoris aselli; Fischleberöl mit hohem Gehalt an Vitamin A u. D.

Leber|trans|plantation (Transplantation*) f: (engl.) liver transplantation; meist orthotope Transplantation* der Leber bei Leberversagen (Leberzirrhose, akute Lebernekrose u. a.), Lebertumoren, Speicherkrankheiten u. a., seltener Transplantation einer Teilleber (zur Größenanpassung bei Kindern) od. sog. auxiliäre L.; zunehmend häufiger durchgeführte Operation, deren Erfolgsaussichten von der Grunderkrankung abhängig sind, am günstigsten bei Leberzirrhose (ca. 70% Überlebensrate nach einem Jahr); **chir. Vorgehen:** Exstirpation der erkrankten Leber; temporärer Bypass zw. portokavalen Gefäßen u. der V. axillaris; Einpflanzen des Spenderorgans durch Anastomosierung von supra-, dann subhepatischer V. cava inf., der V. portae u. der A. hepatica (bei Kindern aortale Anastomose), Rekonstruktion der Gallenwege durch End-zu-End-Anastomose des Choledochus, durch Choledochojejunostomie od. durch Verbindung der Gallengänge mit der Gallenblase; postoperative Immunsuppression: initial Kortikosteroide, Ciclosporin, Antilymphozytenserum, Azathioprin; langfristig Kortikosteroide, Ciclosporin, evtl. Azathioprin; **Überwachung:** Kontrolle der Leberfunktion, Leberbiopsie, Szintigraphie, Angiodynographie, Ultraschalldiagnostik, Bestimmung des Ciclosporinspiegels im Blut; **Progn.**: Operationsletalität 15-20%; Fünf-Jahres-Überlebensrate 50% bei Erwachsenen (höher bei Kindern).

Leber|tumoren (Tumor*) m pl: (engl.) liver tumours; **1. benigne L.**: meist Hämangiom (Gefahr einer intraabdominellen Blutung mit Hämoperitoneum), seltener Lymphangiom, Teratom, Hamartom, Fibrom u. Adenom (Leberzelladenom*) sowie die fokale noduläre Hyperplasie bei Frauen unter hormoneller Kontrazeption; Diagn.: histol. (Leberbiopsie bzw. Tumorexstirpation); **2. maligne L.**: primäre L., v. a. Karzinom* hepatozellulären od. cholangiozellulären Ursprungs (primäres Leberzellkarzinom*, seltener Gallengangkarzinom*), daneben äußerst selten Sarkom* u. Hepatoblastom*; häufiger sind sekundäre maligne Tumoren der Leber, insbes. Lebermetastasen* u. direkter Einbruch anderer maligner Tumoren (z. B. Gallenblasenkarzinom) sowie in der Leber lokalisierte, jedoch nicht vom Leberparenchym ausgehende, maligne Tumoren (z. B. malignes Lymphom, Leberbefall bei Lymphogranulomatose*, Leukämie*, malignes Hämangioendotheliom u. a.); vgl. Hepatom, Hämangiosarkom, Karzinoidsyndrom, Echinokokkuszyste, Leberabszeß.

Leber|venen|verschluß|druck (Vena*): (engl.) wedged hepatic vein pressure; von d. Vena femoralis wird ein Katheter in eine kleine Lebervene bis zum Verschluß des sondierten Gefäßes vorgeschoben. Der bei dieser Katheterposition gemessene Druck ist der **sinusoidale Druck**. Normal: 5 mm Hg. Die Messung dient der DD des Pfortaderhochdrucks. Dem postsinusoidalen Druck entspricht der freie Lebervenendruck, der bei zurückgezogenem Katheter gemessen wird.

Leber||verfettung: s. Fettleber. **L.vergrößerung:** Hepatomegalie. **L.zell|adenom** (Zelle*; Aden-*; -om*) n: (engl.) liver cell adenoma; kleiner, scharf abgegrenzter benigner Tumor der Leber aus Leberzellen u. Sinusoiden ohne typischen Läppchenaufbau (benignes Hepatom*).

Leber|zell|karzinom, primäres (↑; Karz-*; -om*) n: (engl.) hepatocellular carcinoma; syn. hepatozelluläres Karzinom, malignes Hepatom; solitär, multizentrisch od. diffus infiltrativ wachsender, weicher, gelblicher Tumor des Leberparenchyms mit frühzeitiger, intrahepatischer (durch Übergreifen auf die Lebergefäße) als auch extrahepatischer (in Lymphknoten, Lunge, Knochen) Metastasierung; **Ätiol.**: in 60-80% sind Leberzirrhose bzw. Hepatitis-B-Virusinfektion prädisponierend, weiterhin Aflatoxine, Vinylchlorid, Arsen (sog. Winzerkrebs) u. frühere Thorotrastexposition; **Vork.**: geringe Inzidenz in Europa,

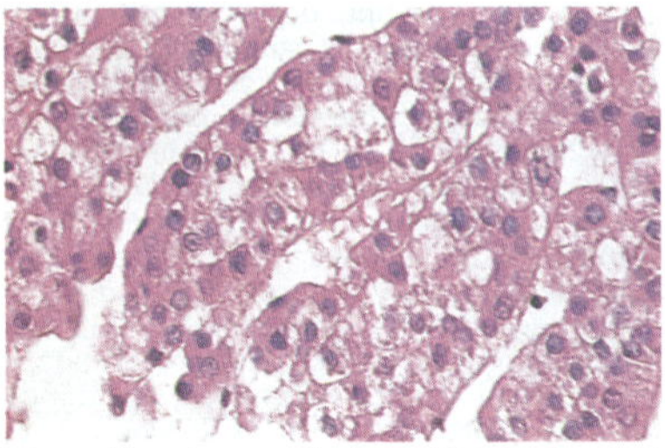

Leberzellkarzinom, primäres: Histologie [62]

hohe Inzidenz in Afrika u. Asien, insbes. bei Männern; **Sympt.:** unspezif. Druck- u. Völlegefühl, in die re. Schulter ausstrahlende Oberbauchschmerzen, Leistungsknick, Gewichtsverlust; **Diagn.:** Erhöhung von Alpha-1-Fetoprotein, Ultraschalldiagnostik (Sonographie), CT, Laparoskopie mit Biopsie, Angiographie; **Ther.:** bei ca. 25% Leberresektion möglich, u. U. Lebertransplantation; palliativ systemische od. regionale Zytostatikagabe (Infusion über die A. hepatica), evtl. alternierend mit Bestrahlung; **Progn.:** bei Inoperabilität ca. 6 Mon., nach Resektion Fünf-Jahres-Überlebensrate ca. 20%. Vgl. Lebertumoren.

Leber|zerfalls|koma (Koma*) n: (engl.) liver coma; endogenes hepatisches Koma*.

Leber|zirrhose (Zirrhose*) f: (engl.) liver cirrhosis; Cirrhosis hepatis; diffuse chron. Lebererkrankung; **Pathol./Anat.:** progrediente narbig-bindegewebige Umwandlung der Leber inf. **Parenchymuntergangs**, Umgestaltung des Gefäßapparats u. regenerator. Parenchymumbaus; nach erfolgtem Umbau ist Wiederherstellung der normalen Leberarchitektur nicht mehr möglich; makroskop. gehöckerte Oberfläche. **Histol.:** Pseudoazinibildung, Zerstörung des normalen Läppchenaufbaus durch Einbruch von Rundzellen u. Bindegewebe v. den Glisson-Feldern aus; dadurch Abschnürung u. Bildung neuer Parenchyminseln mit exzentrisch gelagerten od. nicht mehr erkennbaren Zentralvenen; Gallengangwucherungen; **Ätiol.:** **1.** Alkoholzirrhose; **2.** posthepatitische L.; **3.** L. aus unbekannter Urs. (sog. kryptogene Zirrhose); **4.** stoffwechselbedingte L.: **a)** Hämatochromatose; **b)** L. bei hepatolentikulärer Degeneration; **c)** L. bei Glykogenose; **d)** L. bei Galaktosämie; **e)** L. bei Debré-Toni-Fanconi-Syndrom; **f)** L. bei zystischer Fibrose; **5.** biliäre Zirrhose*; **6.** kardiovaskulär bedingte L.: **a)** kardiale Zirrhose bei Rechtsherzinsuffizienz u. Panzerherz (als Endzustand der chron. Stauungsleber); **b)** L. bei Budd-Chiari-Syndrom; **c)** L. bei Osler-Rendu-Weber-Krankheit; **7.** L. als Folge der chron. Hepatitis; **Klin.:** bei sog. kompensierter L. (ohne Aszites) anfangs subjektive Symptome wie bei der chron. Hepatitis*, u. a. Müdigkeit, Übelkeit, Obstipation, Flatulenz, Fettintoleranz, Druck unter dem re. Rippenbogen; Leberhautzeichen (u. a. Spider naevi, Palmarerythem), palpator. vergrößerte u. verhärtete Leber u. Milz, inf. der fortschreitenden narbig-bindegewebigen Umwandlung der Leber zunehmende Einengung der Pfortaderstrombahn, dadurch portale Hypertension* und Pfortaderstauung mit Aszites durch Transsudation der Mesenterialvenen (bis zu 15 l u. mehr), häufig bereits vorher starker Meteorismus; Ausbildung von Kollateralen u. Anastomosen zw. Pfortader- u. Vena-cava-Sy-

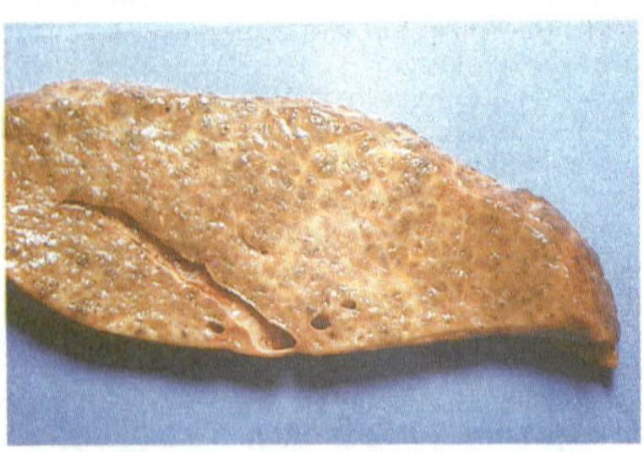

Leberzirrhose:
deutliche graue (derbe) Narbenzüge im Lebergewebe, dazwischen klein- bis mittelgroßknotige Parenchymregenerate; sog. Narbenleber mit erschwertem Blut- und Lymphdurchfluß [471]

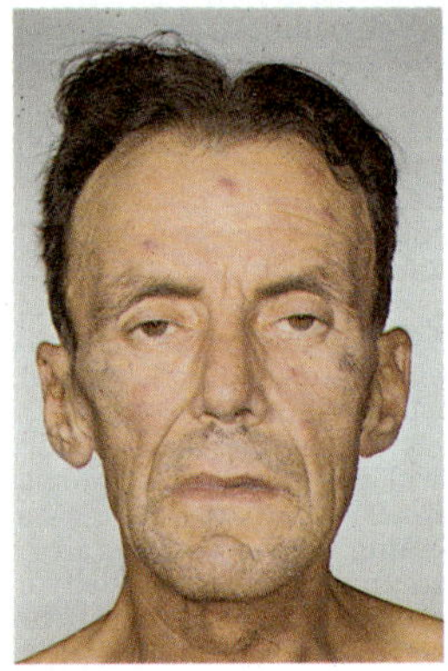

Leberzirrhose:
eingefallenes Gesicht, Lacklippen und Naevi aranei (typische Befunde) [26]

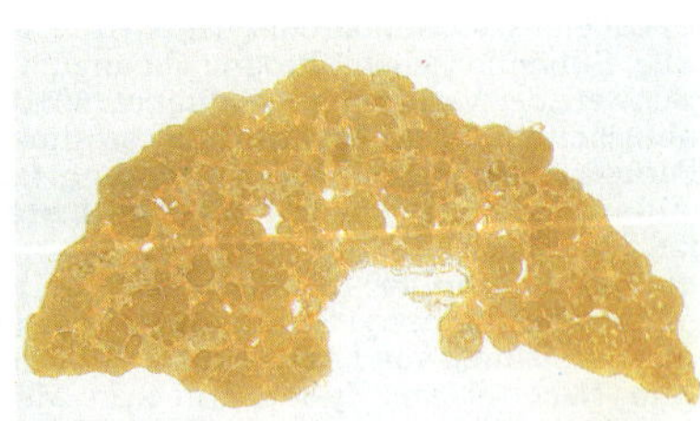

Leberzirrhose:
histologischer Großflächenschnitt der Leber mit Umbau des Parenchyms durch Narben und dazwischen gelegene Regeneratknoten; Narbenleber nach Alkoholabusus (Gieson-Färbung) [471]

stem: Ösophagusvarizen* (über V. coronaria ventriculi), äußere Hämorrhoiden* (über Plexus hämorrhoidalis), Caput* medusae (longitudinal verlaufende Kollateralen unter der Bauchhaut); **Diagn.:** (labordiagn.) inf. Hypersplenismus* Thrombozytopenie, Leukopenie, Anämie, BKS u. Eiweißlabilitätstests meist pathol., in der Elektrophorese Hypoproteinämie durch Verminderung der Albumine mit Vermehrung der Gammaglobuline; Hyperbilirubinämie, Gerinnungsstörungen (Faktor V u. VII erniedrigt) mit klin. Zeichen der hämorrhag. Diathese, Serumeisen erhöht, Transaminasen u. alkal. Phosphatase evtl. leicht erhöht, Bromsulfaleintest pathol., Urobilinogenurie nicht obligat; häufig Elektrolytstoffwechselstörung mit Hypokaliämie; im EKG Zeichen der Herzinsuffizienz; Sicherung der Diagn. durch Laparoskopie u. Leberbiopsie; **Kompl.:** Blutung aus Ösophagusvarizen (häufigste Todesursache), hepatisches Koma, primäres Leberzellkarzinom.

Leber|zirrhose, biliäre (↑) f: s. Zirrhose, biliäre.

Leber|zirrhose, infantile (↑) f: s. Alpha-1-Antitrypsinmangel.

Leber|zysten (Kyst-*) f pl: (engl.) hepatic cysts; solitäre od. multiple (evtl. gekammerte) intrahepatische Zysten; **Formen: 1.** parasitäre L.: s. Echinokokkuszyste; **2.** nichtparasitäre L.: sehr seltene, kongenitale (Gallengangzysten, parenchymatöse Zysten, Zystenleber meist in Komb. mit multiplen Zysten in Nieren u. Pankreas) od. erworbene Erkr. (Zystadenom, Zystadenokarzinom, durch Cholestase bedingte Gallengangzysten); **Klin.:** kleine L. oft symptomlos (sonographischer Zufallsbefund), bei größeren L. Druckgefühl, Appetitlosigkeit, Übelkeit, Erbrechen, ggf. Ikterus u. Fieber; **Ther.:** (chir.) evtl. Enukleation od. Drainage nach Fensterung.

LED: Abk. f. **L**upus **e**rythematodes **d**isseminatus; s. Lupus erythematodes, systemischer.

Ledderhose-Syn|drom I (Georg L., Chir., München, Straßburg, 1855-1925) n: syn. Fibromatosis plantae; Kontraktur* am Fuß ähnl. der Dupuytren-Kontraktur am Finger; Schrumpfung (Sklerosierung) der Plantaraponeurose mit Zehenbeugekontraktur.

Ledderhose-Syn|drom II (↑) n: spindelförmige, etwa bohnengroße Geschwulst am hinteren Ende des Metatarsale I; bereitet so starke Fußschmerzen in d. Mitte der Fußsohle, daß das Auftreten fast nicht möglich ist; **Urs.:** traumat. Zerreißung der Plantarfaszie bei Unterschenkel- od. Fußfraktur.

Leder||haut: s. Korium, Sklera. **L.knarren:** (engl.) crepitus, rub; syn. Strepitus coriarius; bereits von Hippokrates beschriebener Auskultationsbefund bei Pleuritis sicca, ausgelöst durch das Reiben der entzündeten Pleurablätter aneinander. **L.zecken:** Argasidae*; s. Zecken.

Leede-Zeichen (Carl. S. L., Arzt, Seattle, geb. 1882): s. Rumpel-Leede-Test.

Lee-Hand|griff (Joseph Bolivar de L., Gyn., Chicago, 1869-1942): (engl.) Lee's manœuvre; (gebh.) äußerer Handgriff (Druck von zwei Fingern seitl. einer großen Schamlippe) zur Feststellung des auf dem Beckenboden angekommenen Kindskopfes.

Leer|aufnahme: (engl.) plain film; (röntg.) Nativaufnahme ohne Kontrastmittel, z. B. Abdomenübersichtsaufnahme*.

Leer||lauf|handlung: (psychol.) Handlung, die nach Ausbleiben des auslösenden Reizes weiterhin auftritt; vgl. Übersprungshandlung, Auslösemechanismus, angeborener.

Lee-Test m: s. Hörprüfungen.

LE-Faktor m: s. Erythematodes-Faktor.

LeFort-Ober|kiefer|fraktur|linien (René L., Chir., Lille, 1869-1951; Fraktur*): (engl.) LeFort fractures; drei typ. Frakturlinien des Oberkiefers; Typ I entspricht der Guérin*-Fraktur. Vgl. Kieferfrakturen.

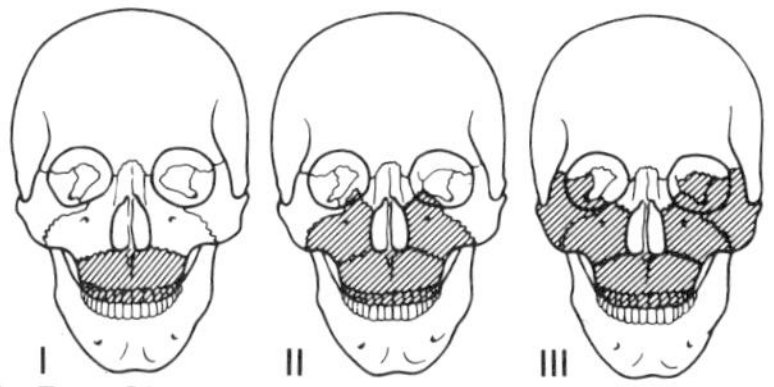

LeFort-Oberkieferfrakturlinien:
LeFort I: tiefe maxilläre Querfraktur;
LeFort II: Pyramidenfraktur der Maxilla;
LeFort III: Abriß des Gesichtsschädels von der Schädelbasis [454]

Legal-Probe (Emmo L., Arzt, Breslau, 1859-1922): (engl.) Legal's test; Probe zum Nachweis von Ketonkörpern* im Harn durch Bildung von purpurviolettem Isonitrosoaceton mit Nitroprussidnatrium nach Ansäuerung mit konz. Essigsäure; zahlreiche Modifikationen.

Leg|asthenie (lat. legere lesen; Asthenie*) f: (engl.) legasthenia; Lese-Rechtschreib-Schwäche; Störung von Lesen u. Rechtschreibung bei normaler Gesamtintelligenz (Teilleistungsschwäche) inf. auditiver u. visueller Wahrnehmungsstörungen; **Vork.:** v. a. bei Jungen (bei ca. 6%) mit Manifestation meist im 2. Schuljahr; **Ätiol.:** wahrscheinlich multifaktoriell; mögliche Einflußfaktoren: Vererbung, minimale zerebrale Dysfunktion*, generelle Entwicklungsverzögerung, soziales Milieu; **Sympt.:** Grapheme der Schriftsprache werden verwechselt; fehlerhafte Orthographie, Störung des Leseverständnisses, evtl. Sprach- od. Sprechstörungen. Der Umgang mit Zahlen (vgl. Arithmasthenie) ist i. d. R. nicht betroffen. Als Folge der L. können psychosoziale Störungen auftreten. **Ther.:** Kompensation der Störungen durch pädagogische u. logopädische Übungsbehandlung. Vgl. Alexie, Sprachentwicklung, verzögerte.

lege artis (lat. lex, legis Gesetz; ars, artis Kunst): Abk. l. a.; nach den Regeln der Kunst.

Legionärs|krankheit: (engl.) legionnaires' disease; syn. Legionellose, Veteranenkrankheit; 1976 erstmals beschrieben, als es nach einem Treffen amerikan. Kriegsveteranen in einem Hotel in Philadelphia zu einer Epidemie mit 180 Erkr. u. 29 Todesfällen kam; **Err.:** Legionella* pneumophila (versch. Serotypen), weltweit verbreitet, auch in der Bundesrepublik Deutschland zweithäufigster Erreger respirator. Infekte; **Klin.:** Inkubationszeit 2-10 Tage, nach unspezif. Prodromi (Kopf- u. Muskelschmerzen, allg. Krankheitsgefühl) hohes Fieber, Husten, Thoraxschmerzen, Diarrhoe, Verwirrtheit; u. U. schwerer Verlauf mit respirator. Insuffizienz u. Nierenversagen, Letalität 15-20%; **Diagn.:** (röntg.) zunächst unilobäre, fleckige Infiltrate, später Übergreifen auf andere, auch nicht benachbarte Lungenlappen, häufig Pleurabeteiligung, Erregernachweis schwierig (Immunfluoreszenz, Antigennachweis aus dem Urin, Gram-Färbung); **Ther.:** Erythromycin, evtl. zusätzlich Rifampicin od. Tetracyclin. Vgl. Pontiac-Fieber.

Legionella pneumo|phila f: Bez. für gramnegative, bewegl., aerobe, kurze, plumpe, z. T. pleomorphe Stäbchenbakterien der Fam. Legionellaceae (vgl. Bakterienklassifikation); Katalase-positiv; bisher sechs Serovarianten; Anzüchtung schwierig; **Epidemiol.:** ubiquitäre Bewohner von Oberflächenwasser u. feuchtem Boden; humanpathogen; Übertragung wahrscheinlich aerogen, Mensch-zu-Mensch-Infektion nicht bekannt; isoliert aus Lunge, Sputum u. Blut; opportunistischer Err. der Legionärskrankheit* u. des Pontiac*-Fiebers; **Diagn.:** Direktpräparat: Färbung mit Dieterle-Silberimprägniermethode; darstellbar mit direkt reagierendem Fluoreszenzantikörper; serol. Antikörpernachweis mit indirekter Immunfluoreszenz.

Leguminosen (lat. legumen Hülsenfrucht; -osis*) f pl: (engl.) legumes; Hülsenfrüchte (Bohnen, Erbsen, Linsen u. a.); vgl. Favismus, Lathyrismus.

Lehr|ana|lyse f: s. Psychoanalyse.

Leib: (engl.) body, trunc, abdomen; der menschl. Körper, Stamm, insbes. der Bauch.

Leibes|frucht: Embryo*, Fetus*.

Leibes|höhle: (engl.) coelom; (embryol.) Coeloma, Zölom*.

Leiche: (engl.) corpse; Körper eines Gestorbenen, gekennzeichnet durch d. Leichenerscheinungen*; grundsätzl. kann an einer L. kein Eigentum begründet werden; den nächsten Angehörigen stehen die sich aus dem Recht z. Totenfürsorge ergebenden Befugnisse zu. Die unbefugte Wegnahme einer L. od. von Leichenteilen aus dem Gewahrsam des Berechtigten (Angehörige, Krankenhausverwaltung) ist daher kein Diebstahl; sie ist aber nach § 168 StGB als Störung der Totenruhe strafbar. Vgl. Sektion, Explantation.

Leichen|erscheinungen: (engl.) signs of death; durch Zerfallsprozesse hervorgerufene charakterist. Merkmale bzw. Prozesse, v. a. die äußerl. Veränderung an einer Leiche; wichtig für d. Bestimmung des Todeszeitpunktes. Man unterscheidet **frühe L.:** sichere Todeszeichen wie Totenflecke u. Totenstarre* u. **späte L.:** Fäulnis u. Verwesung, ferner unter best. Voraussetzungen Fettwachsbildung, Mumifikaton u. a.

Leichen||finger: s. Raynaud-Syndrom. **L.flekke:** s. Totenflecke. **L.gerinnsel:** (engl.) postmortem thrombus; syn. Cruor phlogisticus, Speckhautgerinnsel; Blutgerinnsel, das in den Blutgefäßen nach d. Tod entsteht, nicht zu verwechseln mit Thromben. Das L. liegt meist locker im Gefäß, ist feucht-glatt, gummiartig dehnbar u. „wabbelig". **L.gifte:** s. Ptomaine. **L.öffnung:** s. Sektion.

Leichen|schau: (engl.) 1. inspection of the corpse, 2. autopsy; **1. äußere L.:** vollständige äußerl. Untersuchung der menschl. Leiche z. Feststellung des Todes, des Todeszeitpunkts, der Todesursache u. der Todesart durch einen Arzt. Diese **allgemeine L.** für **jeden** Todesfall ist auf Landesebene in d. Bestattungsgesetzen mit z. T. erhebl. Unterschieden geregelt. Bei Anhaltspunkten für eine unnatürl. Todesursache muß polizeil. Anzeige erstattet werden. Ergibt sich die Todesursache nicht aus der Besichtigung der Leiche, so gilt sie als ungeklärt, sofern nicht der den Leichenschein ausstellende Arzt der behandelnde Arzt war od. Kenntnisse über den Verlauf der Krankheit hatte. In diesem Fall kann er dieses Grundleiden als die vermutl. Todesursache einsetzen. **2. innere L.:** s. Sektion. Vgl. Todeszeichen, Hirntod, Todesbescheinigung.

> Der Arzt muß vor Ausstellen der Todesbescheinigung mindestens ein sicheres Todeszeichen (z. B. Totenflecke, Totenstarre) feststellen.

Leichen||schau|schein: syn. Todesbescheinigung*. **L.starre:** s. Totenstarre. **L.tuberkel** (Tuberkel*) n: s. Tuberculosis cutis. **L.wachs:** syn. Adipocire*.

Leichte-Ketten-Krankheit: s. Bence-Jones-Plasmozytom.

Leidens|druck: (engl.) desire to change; Bez. f. das subjektive Erleben einer Störung od. Erkr. als Leiden; motiviert den Pat. zum Hilfeersuchen u. zur Mitarbeit in Diagnostik u. Therapie. Vgl. Compliance, Coping.

Leifson-Agar (Einar L., Bakteriol., Chicago) m: Elektivnährboden zur Diagnostik von Typhus-, Paratyphus- u. Enteritiserregern.

Leigh-Syn|drom (Denis L., zeitgen. Neuropathol., London) n: (engl.) Leigh's disease; syn. subakute nekrotisierende Enzephalomyelopathie; autosomal- od. X-chromosomal-rezessiv erbliche Erkr., der möglicherweise ein Defekt des Energiestoffwechsels zugrundeliegt; Erkrankungsbeginn in den ersten Lj.; **Pathol./Anat.:** multifokale, bilateral-symmetrische Nekrosen in Gehirn u. Rückenmark mit Wucherung von Glia u. Kapillaren, v. a. im Bereich des Hirnstamms, N. opticus, Tractus opticus u. Chiasma; **Klin.:** häufig Augensymptome (Nystagmus, Optikusatrophie), Atemstörungen, Hypotonie u. Paresen der Muskulatur, Probleme bei der Nahrungsaufnahme (Anorexie, Erbrechen, Dystrophie); **Diagn.:** erhöhte Laktat- u. Pyruvatkonzentration in Blut, Liquor u. Urin; hypodense Zonen in den Basalganglien bei der Kernspin- u. Computertomographie; **Progn.:** infaust; Tod inf. Atemmuskellähmung meist nach einem Jahr. Vgl. Enzephalomyopathie, mitochondriale.

Leih|mutter: (engl.) surrogate mother; syn. Ersatzmutter, Surrogatmutter; Bez. f. eine Frau, die, meist in Zus. mit In*-vitro-Fertilisation u. heterologer Insemination*, ihren Uterus (als sog. reine Tragemutter) bzw. ihre Eizellen zur Verfügung stellt. Die Überlassung des Kindes an den genet. Vater u. seine Frau ist in der Bundesrepublik Deutschland nur durch Adoption* möglich. Ein Embryonentransfer* auf eine L. wird als nicht mit der ärztl. Berufsordnung vereinbar angesehen; eine Entlohnung der L. stellt einen Verstoß gegen die Rechts- u. Sittenordnung dar. Eine gesetzl. Regelung (voraussichtl. mit einem Verbot der Leihmutterschaft) befindet sich in Vorbereitung.

Leim: s. Glutin.

Leiner-Krankheit (Carl L., Päd., Wien, 1871-1930): s. Erythrodermia desquamativa Leiner.

Leinsamen: Semen* Lini.

Leio-: Wortteil mit der Bedeutung glatt, sanft; von gr. λεῖος.

Leio|myom (↑; My-*; -om*) n: (engl.) leiomyoma; benigner Tumor aus glatten Muskelfasern; vgl. Myom.

Leio|myomatosis peri|tonealis dis|seminata (↑; ↑; ↑; -osis*; Peritoneum*; lat. disseminare ausbreiten) **f:** subperitoneale Knötchen in d. Bauchhöhle, mikroskop. knötchenförmige Proliferation des subperitonealen Stromas; selten.

Leio|myo|sarkom (↑; ↑; Sark-*; -om*) **n:** (engl.) leiomyosarcoma; maligner Tumor aus glatten Muskelfasern; vgl. Myom.

Leishmania (Sir William B. Leishman, britischer Pathol., Tropenarzt, 1865-1926) **f:** runde od.

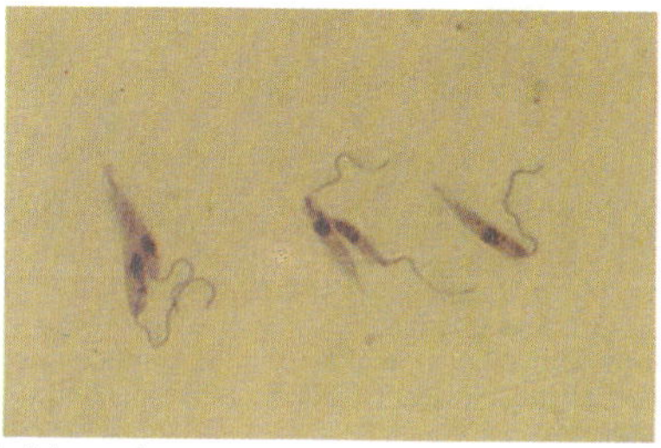

Leishmania:
Leishmania species; promastigote Kulturformen [455]

eiförmige, 2-6 µm große Flagellaten der Fam. Trypanosomatidae* besitzen neben dem Kern einen sog. Kinetoplasten*; in Gewebe- u. Endothelzellen des Menschen als amastigote (geißellose) Form, im Überträger (Sandmücken, Phlebotomus) als promastigote Form, (s. Abb.); genaue Artbestimmung durch Isoenzymmuster-Bestimmung u. DNA-Hybridisierung.

Leishmania brasiliensis (↑) **f:** Erreger der mukokutanen Leishmaniase; vgl. Leishmaniasen.

Leishmania donovani (↑; Charles Donovan, Tropenarzt, Madras, 1863-1951) **f:** Gruppe von Err. der viszeralen Leishmaniase; Erregerreser-

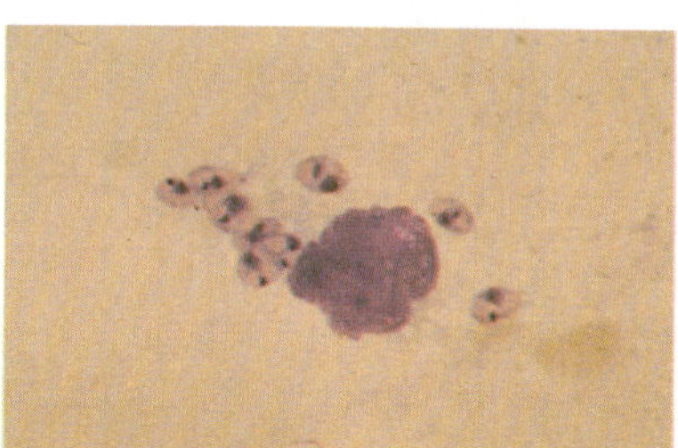

Leishmania donovani:
amastigote Formen in einer Retikulumzelle [455]

voir: Hund, Fuchs, Nagetiere, Mensch; vgl. Leishmaniasen.

Leishmania major (↑) **f:** Erreger der kutanen Leishmaniase (Orientbeule); vgl. Leishmaniasen.

Leishmania mexicana (↑) **f:** Erreger der kutanen Leishmaniase Südamerikas u. der Leishmaniasis* tegumentaria diffusa; vgl. Leishmaniasen.

Leishmaniasen (↑; -iasis*) **f pl:** (engl.) leishmaniases; auch Leishmaniosen; durch Leishma-

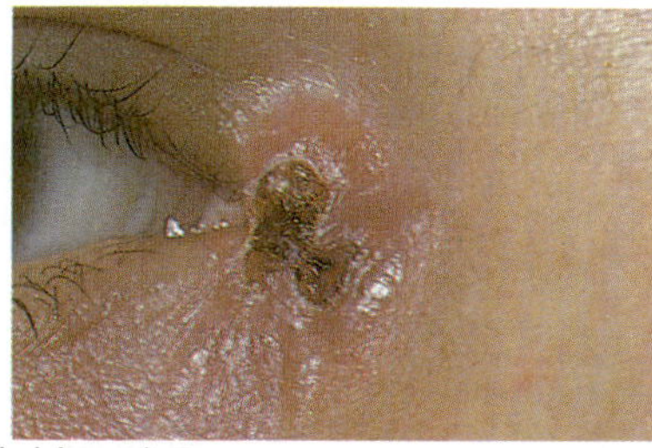

Leishmaniasen:
kutane Leishmaniase (Orientbeule) durch Leishmania tropica [194]

nien (intrazellulär parasitierende Protozoen der Klasse Mastigophora) verursachte u. durch Phlebotomen (Sandmücken) übertragene Infektionskrankheiten. Klin. unterscheidet man kutane, mukokutane u. viszerale L. sowie die Leishmaniasis* tegumentaria diffusa. L. können große dd Schwierigkeiten bereiten. **Formen: 1. kutane Leishmaniase** (syn. Hautleishmaniose, Leishmaniasis cutis, Orientbeule): durch Leishmania tropica, Leishmania major, seltener auch Leishmania donovani verursachte, morphol. sehr variable, granulomatöse Hautläsionen; Verbreitung: in Regionen Südeuropas, des Vorderen Orients u. Asiens; Klin.: frühestens 2-3 Wo. nach Stich der infizierten Sandmücke bildet sich eine Papel, die sich in Mon. zu einem über 0,5 cm großen Knötchen entwickelt; anschl. Ulzeration u. Spontanheilung unter typ. Narbenbildung in 9-15 Mon. (städtische Form, Leishmaniasis tropica); bei der ländlichen Form (Leishmaniasis major) kommt es schon nach 1-2 Wo. zur Ulzeration, häufiger multipel, Spontanheilung nach 6 Mon.; meist sind Kopf, Hals od. Arme befallen. Progn. gut; Ther. meist nicht erforderlich (Spontanheilung). In ca. 10% der Fälle tritt ein lupusartiges Krankheitsbild (Leishmaniasis recidivans, lupoide Leishmaniase) mit chron. Verlauf u. inkompletter Heilung auf. **2. Mukokutane Leishmaniase Süd-**

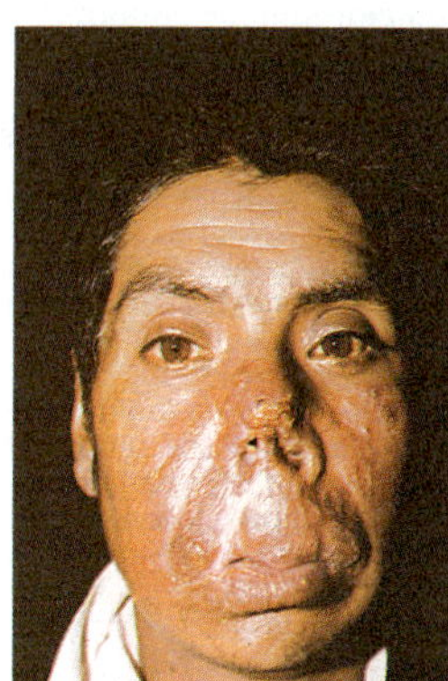

Leishmaniasen:
mukokutane Leishmaniase durch Infektion mit Leishmania brasiliensis [285]

amerikas (syn. südamerikan. Haut- u. Schleimhautleishmaniase, Espundia): durch Leishmania brasiliensis verursachte papulo-ulzeröse Läsion im Gesicht; Verbreitung: Südamerika; Primärläsion ähnl. wie bei kutaner Leishmaniase, anschl. Geschwürbildung m. Zerstörung der Haut, Muskulatur u. des Knorpels im Mund-Nasen-Rachen-Raum; geringe Heilungstendenz; **3. kutane Leishmaniase Südamerikas** (syn. Chiclero-Ulkus): durch Leishmania mexicana verursachte kutane Leishmaniase, ähnl. wie 2., aber auf die Ohrmuschel beschränkt; tritt v. a. bei Waldarbeitern u. Kautschuksammlern im feuchten Regenwald auf. Die Unterformen Uta u. Pian bois (Err. aus dem Leishmania-brasiliensis-Komplex) sind meist gutartige, kutane Erkrankungen. Zur Diagn. von 1.-3.: Leishmaniennachweis im Punktions- u. Biopsiematerial, auch Kultur in Spezialmedien; Serol. v. a. bei kleinen Läsionen nicht zuverlässig (KBR, IFT, ELISA-Test); Ther. von 2. u. 3.: fünfwertige Antimonverbindungen (Pentostam, Glucantime), Amphotericin B; **4. viszerale Leishmaniase** (syn. Kala-Azar): durch Leishmania donovani verursachte, meist subakut bis chron. verlaufende Allgemeininfektion; Verbreitung: Asien (v. a. Indien), Afrika, Mittelmeerraum, Südamerika. Die Epidemiol. der Krankheit unterscheidet sich in d. einzelnen Teilen der Welt (Tierreservoir, endemisches od. epidemisches Auftreten, Prädilektionsalter). Akute Verläufe können vorkommen. Nach dem Stich der Phlebotomen gelangen die Leishmanien in das RES, wo sie sich vermehren; Leber, Milz, Knochenmark, Lymphknoten sind bes. befallen. Inkubationszeit: 10 Tage bis zu 10 Mon., gelegentl. über 2 Jahre; Klin.: schleichender Beginn m. Fieber, das remittierend wochenlang anhält, Hepatosplenomegalie, schwere hypochrome Anämie, Leukopenie, Thrombopenie, schmutzig-graue Hautpigmentierung, Schleimhautblutungen, Cancrum oris, Amyloidose, Kachexie; verläuft unbehandelt fast immer in 6 Mon. bis zu 2 Jahren tödlich; bei rechtzeitiger Ther. gute Prognose. Nach dem Überstehen der Krkh. kann sich ein kleinknotiges od. verruköses Hautleishmanoid (sog. Post*-Kala-Azar-Hautleishmanoid) bilden. Diagn.: Leishmaniennachweis in Milz-, Leber-, Knochenmark-, Lymphknotenpunktat; Serol.; Tierversuch; Ther.: fünfwertige Antimonpräparate (Na-Stibogluconat, Meglumin), Pentamidin, Amphotericin B, Allopurinol (in dieser Reihenfolge, je nach Ansprechen).

Leishmaniasis tegumentaria dif|fusa (↑; ↑) **f:** syn. Leishmaniasis cutis diffusa; in Venezuela u. Äthiopien vorkommende Form der kutanen Leishmaniase (wahrscheinlich bei herabgesetzter Resistenz des Menschen), bei der es zu Knotenbildung ähnlich wie bei lepromatöser Lepra kommen kann. Vgl. Leishmaniasen.

Leishmania tropica (↑) **f:** Erreger der kutanen Leishmaniase; vgl. Leishmaniasen.

Leishmanin-Test (↑) **m:** (engl.) leishmanin test; syn. Montenegrotest; nur noch selten angewendeter Intrakutantest mit Leishmania-Antigen zur Bestimmung der zellvermittelten Immunität gegen Leishmania-Species, v. a. i. R. der Überwachung des Durchseuchungsgrades exponierter Bevölkerungen; zur Diagn. v. Leishmaniasen* nur bedingt u. außerh. von Endemiegebieten geeignet.

Leisten||band: s. Ligamentum inguinale Pouparti. **L.beuge:** (engl.) groin; Inguinalgegend; Gegend der Falte zw. Bauch u. Oberschenkel.

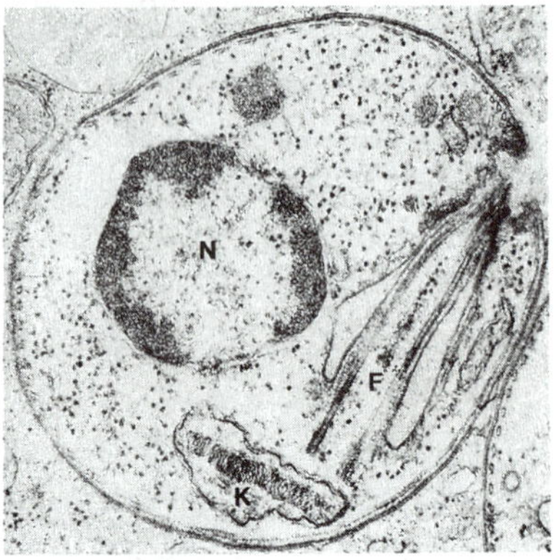

Leishmania tropica:
amastigote Form, elektronenmikroskopische Aufnahme; N: Kern; K: Kinetoplast; F: Geißelrudiment [194]

L.bruch: (engl.) inguinal hernia; Hernia inguinalis; s. Hernie. **L.drüsen|entzündung:** s. Bubo. **L.hoden:** inguinale Lage eines od. beider Hoden; s. Maldescensus testis.

Leisten|kanal: (engl.) inguinal canal; Canalis inguinalis; 4-5 cm langer Kanal, der d. Bauchwand der Leistengegend v. d. Bauchhöhle zur Schamgegend von lateral oben innen nach medial vorn außen durchsetzt; enthält beim Mann d. Samenstrang, bei d. Frau das runde Mutterband u. den Imlach*-Fettpfropf. Vgl. Hernie.

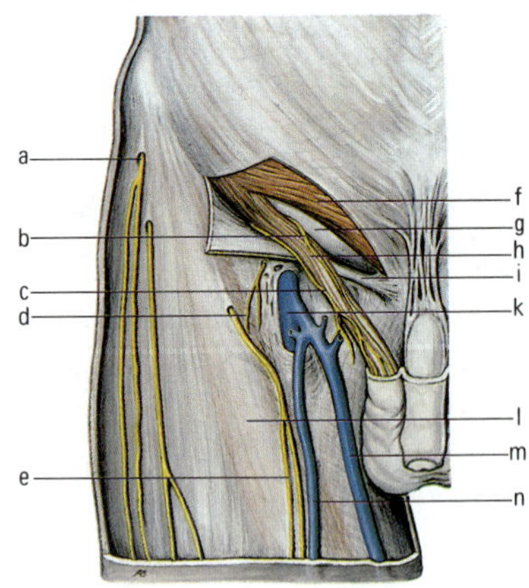

Leistenkanal:
a: N. cutaneus femoris lateralis; b: R. genitalis des N. genitofemoralis; c: N. ilioinguinalis; d: R. femoralis des N. genitofemoralis; e: R. cutaneus anterior des N. femoralis; f: M. obliquus internus abdominis; g: Fascia transversalis; h: Funiculus spermaticus et M. cremaster; i: Ligamentum inguinale; k: V. femoralis; l: M. sartorius; m: V. saphena magna; n: V. saphena accessoria [532]

Leisten|ring: (engl.) inguinal ring; (anat.) Annulus inguinalis; **1. äußerer L.:** Sehnenlücke im M. obliquus ext. abdominalis als äußere Öffnung des Leistenkanals; **2. innerer L.** als innere Pforte des Leistenkanals an der Übergangsstelle der Fascia transversalis in die Fascia spermatica int.; vgl. Canalis inguinalis.

Leistung: (engl.) power, output; Quotient aus Arbeit* (in Joule) u. Zeit (in Sek.). Die abgeleitete SI-Einheit ist das Watt:

$$1\ \mathrm{W} = 1\ \frac{\mathrm{J}}{\mathrm{s}} = 1\ \mathrm{Volt} \cdot \mathrm{Ampere}$$

Die alte Leistungseinheit 1 PS = 735,5 W ist nicht mehr zugelassen.

Leistungs|herz: (engl.) athlete's heart; Veränderungen der Gestalt u. des Stoffwechsels des Herzens durch vermehrte funkt. Beanspruchung b. Ausdauertraining; Herzhypertrophie* bis zu 50% u. Dilatation der Herzhöhle; Zunahme und Verbesserung der Herzmuskeldurchblutung durch neue Kollateralen u. damit der Sauerstoffübertragung im Muskel; Deckung des Energiebedarfs bei Belastung vermehrt durch Laktat; in Ruhe Bradykardie von 30-40 Schlägen/min., bei Belastung Erhöhung des Schlagvolumens durch Verringerung des Restbluts (Volumenreaktion), nur geringe Frequenzerhöhung; spontane Rückbildungstendenz nach allmählichem Abtrainieren. Bei plötzl. Ruhigstellung droht akutes Entlastungssyndrom.

Leit|geschwindigkeit: Nervenleitungsgeschwindigkeit; s. Elektroneurographie.

Leit|stelle: (engl.) presenting part; tiefster Punkt des vorangehenden Kindsteils in der Führungslinie des Beckens unter der Geburt; b. regelrechter vorderer Hinterhauptlage die kleine Fontanelle.

Leitungs|an|ästhesie (Anästhesie*) f: (engl.) anaesthetic block; Nerven- od. Leitungsblockade; Form der Lokalanästhesie* m. perineuraler Anw. von Lokalanästhetika im Nervenverlauf; nach Applikationsort bzw. Nervenart werden unterschieden: **1.** periphere Nervenblockaden: **a)** L. i. e. S., vorgenommen am peripheren Einzelnerven (z. B. Pudendusanästhesie*); **b)** vegetative Nervenblockade (i. d. R. als Sympathikusblockade*); **c)** Plexusanästhesie*; **d)** Paravertebralanästhesie*; **2.** zentrale Nervenblockaden (auch rückenmarknahe Anästhesie): **a)** Periduralanästhesie*; **b)** Spinalanästhesie*; **Anw.:** v. a. bei kleineren (peripheren) Eingriffen, erwünschter Patientenmitarbeit (z. B. in der Gebh.), ambulanten Pat. od. Risikopatienten zur Vermeidung einer Narkose.

Leitungs|a|phasie (A-*; gr. φάσις Sprechen) f: s. Aphasie.

Leitungs|bahnen: (engl.) pathways; syn. Nervenbahnen, Tractus; Lage u. Verlauf der durch Synapsen hintereinandergeschalteten Neuronen, d. h. der Ganglienzellen mit den von ihnen ausgehenden Nervenfasern; Lage im Rückenmark*: s. Abb.

1. Motorische L. (absteigende, efferente L.): die Hauptnervenbahn, die **Pyramidenbahn** (Fasciculus pyramidalis bzw. Tractus corticospinalis), die wichtigste Bahn für die willkürl. Bewegung, besteht aus zwei Neuronen: **a) zentrales Neuron:** verläuft v. Gyrus praecentralis u. anderen Gebieten der Großhirnrinde durch Corona radiata, Capsula interna, Pedunculus cerebri, Pons u. Medulla oblongata. Ein großer Teil der Neuriten kreuzt in d. Pyramidenkreuzung (Decussatio pyramidum) u. bildet d. Pyramidenseitenstrangbahn, während e. kleiner Teil im Vorderstrang der gleichen Seite verläuft u. erst im Endsegment zum Vorderhorn der anderen Seite kreuzt; bei Unterbrechung des zentralen Neurons straffe od. spastische Muskellähmung. Daneben bestehen noch andere motor. Bahnen: **extrapyramidale** (subkortikale) **Bahnen**; dienen unwillkürl. Bewegungen, Dämpfung od. Förderung willkürl. Bewegungen, Einleitung grober willkürl. Bewegungskomplexe, Verteilung des Muskeltonus; verlaufen von Großhirn u. der Medulla oblongata zur Vorderhornzelle des Rückenmarks; vgl. Tractus; **b) peripheres Neuron:** gemeinsame Endstrecke des motor. Apparats, entspringt in d. Vorderhornzellen, zieht zum Muskel u. besitzt dort als Endorgan d. motorische Endplatte; bei Unterbrechung resultiert eine schlaffe Muskellähmung.

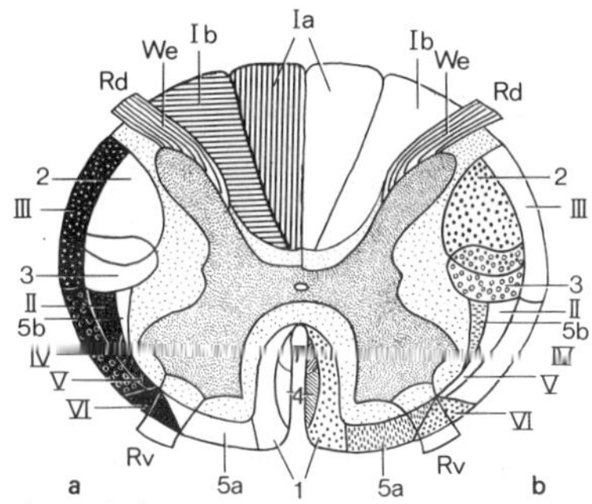

Leitungsbahnen:
Querschnitt des Rückenmarks; a: aufsteigende Bahnen; b: absteigende Bahnen; graue Substanz dicht punktiert; Grundbündel fein punktiert;
Ia: Fasciculus gracilis (Goll); Ib: Fasciculus cuneatus (Burdach); II: Tr. spinothalamicus lateralis; III: Tr. spinocerebellaris dorsalis (Flechsig); IV: Tr. spinocerebellaris ventralis (Gowers); V: Tr. spinotectalis; VI: Tr. spinoolivaris
1: Tr. corticospinalis anterior; 2: Tr. corticospinalis lateralis; 3: Tr. rubrospinalis; 4: Tr. tectospinalis medialis; 5: Tr. vestibulospinalis ventralis (a) und lateralis (b); 6: Tr. olivospinalis; 7: Fasciculus longitudinalis medialis
Rd: Radix dorsalis; Rv: Radix ventralis; We: Wurzeleintrittszone [532]

2. Sensible L. (aufsteigende, afferente L.): Bahnen sämtl. Empfindungsqualitäten (Berührungs-, Druck-, Schmerz-, Temperaturempfindung, Tiefensensibilität, Lokalisationsempfindung), liegen im Bereich der hinteren Wurzeln des Rückenmarks, bestehen aus drei Neuronen; peripheres **1. Neuron:** Nerv, der von den versch. sensiblen Endapparaten in Haut, Schleimhäuten, Faszien, Bändern, Sehnen, Muskeln usw. zum Spinalganglion zieht u. am 2. Neuron endet; **2. Neuron:** liegt entw. im Hinterhorn (dann findet e. Kreuzung noch im Rückenmark statt) od. in d. Medulla oblongata (Kerne des Goll- u. Burdach*-Strangs; Kreuzung dann im Lemniscus medialis); zieht zum Thalamus bzw. Kleinhirn; **3. Neuron:** überträgt die Erregung vom Thalamus auf best. Gebiete der Großhirnrinde. Vgl. Rückenmark, Goll-Strang.

Leitungs|bahnen, ak|zessorische: s. Erregungsleitungssystem.

Leitungs|störung, atrio|ventrikuläre: s. Schenkelblock.

Leitungs|störung, aurikuläre: (engl.) auricular conduction disturbance; (kardiol.) Verzögerung der Erregungsausbreitung durch Veränderungen im Bereich des linken Vorhofs; im EKG P-Welle auf 0,11 Sek. verbreitert u. gesplittert (P-sinistrocardiale od. mitrale b. gleichzeitigem Rechtstyp); Vork. bei Mitralvitium, Endomyokarditis, Perikarditis od. Vorhofinfarkt. Vgl. Erregungsleitungsstörungen.

Leitungs|störungen: 1. (kardiol.) s. Erregungsleitungsstörungen; **2.** (neurol.) s. Elektroneurographie.

Leitungs|störung, ventrikuläre: (engl.) ventricular conduction disturbances; Störung der Reizleitung im Bereich der Herzkammern; vgl. Herzblock.

Lejeune-Syn|drom (Jérôme L., Päd., Paris, geb. 1926) **n:** syn. Katzenschrei*-Syndrom.

LE-Körperchen: s. Lupus erythematodes, systemischer.

Lektine (lat. legere wählen, nehmen) n pl**:** (engl.) lectins; v. a. aus Pflanzen isolierte (Glyko-)Proteine, die spezif. mit best. Kohlenhydratstrukturen (Glykoproteine, Polysaccharidreste) reagieren (sie binden u. quervernetzen) u. dadurch z. B. versch. Zellen (Erythrozyten, Tumorzellen, best. Bakterien u. Hefen) mit z. T. großer Spezifität agglutinieren bzw. präzipitieren; einige L. wirken als Mitogene bzw. fördern Wachstum u. Differenzierung best. Zellen (z. B. Leukozyten). Vgl. Phythämagglutinine.

Lektin|re|zeptoren (↑; Rezeptoren*) m pl**:** s. T-Antigen.

Lembert-Naht (Antoine L., Chir., Paris, 1802-1851)**:** Darmnaht; s. Nahtmethoden.

Lemniscus (gr. λημνίσκος Band) m**:** Schleife.

Lemniscus lateralis (↑) m**:** seitliche Schleifenbahn, in d. lateralen Wand der Brücke; die Fasern stammen aus d. Endkernen des N. cochlearis u. den Kernen des Trapezkörpers u. enden im unteren Paar der Vierhügel u. im Corpus geniculatum mediale. Vgl. Hörbahn.

Lemniscus medialis (↑) m**:** nach der Schleifenkreuzung (Decussatio lemniscorum) in d. Medulla oblongata beginnende Fortsetzung der Fasern aus d. Hinterstrangkernen, dem Nucleus sensorius principalis n. trigemini (Lemniscus trigeminalis) u. dem Nucleus tractus solitarii; enden im Thalamus.

Lemno|zyten (↑; Zyt-*) m pl**:** syn. Mantelzellen*.

Lenden: (engl.) loins; (anat.) Regio lumbalis; Abschnitt der seitlichen Bauchwand unterh. der 11. u. 12. Rippe bis zum Darmbeinkamm u. bis zur Grenze der Lendenwirbelsäule (Abb.).

Lenden-: s. a. Lumbo-, Lumbal-.

Lenden||bruch: (engl.) lumbar hernia; Hernia lumbalis; s. Hernie. **L.wirbel:** (engl.) lumbar vertebrae; Vertebrae lumbales; s. Vertebra. **L.wulst:** (engl.) lumbar protuberance; Vorwölbung einer Lendenpartie paravertebral bei Skoliose* mit Scheitelpunkt im Bereich der LWS; vgl. Rippenbuckel.

Lenègre disease (engl. disease Krankheit) n**:** sklerotisch-degen. Veränderungen des Erre-

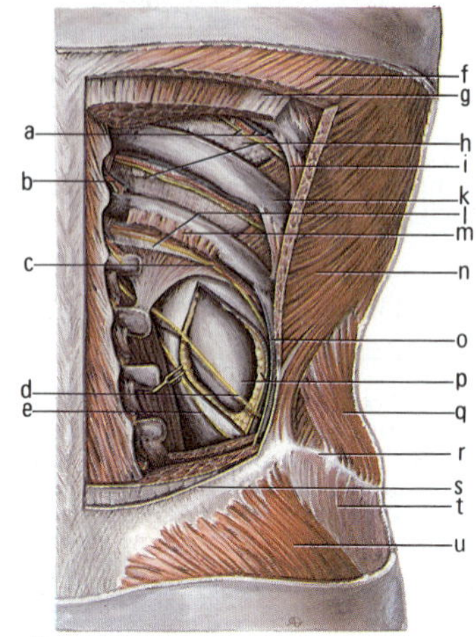

Lenden:
a: N., Vasa intercostalia X; b: Rr. dorsales; c: N. subcostalis; d: N. iliohypogastricus; e: N. ilioinguinalis; f: M. latissimus dorsi; g: M. sacrospinalis; h: Lunge u. untere Lungengrenze; i: Mm. intercostales (externus u. internus); k: 11. Rippe; l: Pleura parietalis u. untere Pleuragrenze; m: 12. Rippe; n: M. latissimus dorsi; o: Aponeurosis lumbalis; p: Niere u. Nierenkapsel; q: M. obliquus externus abdominis; r: Crista iliaca; s: Fascia thoracolumbalis; t: M. glutaeus medius; u: M. glutaeus maximus [532]

gungsleitungssystems* ohne nachweisbare Beteiligung von Koronararterien u. Myokard; Folge: Rechtsschenkelblock, später AV-Block III. Grades. Vgl. Herzblock.

Lengemann-Draht|naht: s. Sehnennaht.

lenitivus (lat. lenire, lenitus sanfter machen, mildern)**:** lindernd, leniens.

Lennander-Kulissen|schnitt (Karl G. L., Chir., Uppsala, 1857-1908)**:** s. Kulissenschnitt.

Lennert-Lymphom (Lymph-*; -om*) n**:** auch epitheloidzellige Lymphogranulomatose, lymphoepitheloides Lymphom; T-Zell-Lymphom mit niedrigem Malignitätsgrad; vgl. T-Zell-Lymphome, kutane.

Lennox-Gastaut-Syn|drom (William G. L., Neurol., Boston, 1884-1960) n**:** Komb. von Sturzanfällen, nächtlichen tonischen Anfällen u. Myoklonie; Erstmanifestation im 2.-7. Lj.; **Urs.:** meist frühkindlicher Hirnschaden* od. genetisch bedingt; **Diagn.:** im EEG 2/s Spike-wave-Variantmuster; therap. schwer beeinflußbar; s. Epilepsie.

Lens (lat.) f**:** Linse*; insbes. L. cristallina (Augenlinse).

Lenta|sepsis (lat. lentus zäh, langsam; Sepsis*) f**:** schleichend verlaufende Sepsis*, die häufig von einer Endocarditis lenta (s. Endokarditis) ausgeht, mit subfebrilen Temperaturen verläuft u. zu einer Anämie führen kann. Vgl. Fokus, Fokalinfektion.

Lent|ek|tomie (Lens*; Ektomie*) f**:** s. Phakektomie.

Lenticula (Dim. von lat. lens Linse) f**:** kleine Linse, auch Lenticulus.

lenticularis (↑): linsenförmig.

Lentiginosis centro|facialis (Lentigo*; -osis*) f: bei Kindern in d. Gesichtsmitte auftretende Lentigines, die kombiniert sein können mit Epilepsie, geistiger Behinderung, Spina bifida, Kyphoskoliose, Trichterbrust u. a. Veränderungen; vgl. LEOPARD-Syndrom.

Lentiginosis peri|genito|axillaris (↑; ↑) f: Lentigines im Bereich der apokrinen Schweißdrüsen (Genitalien u. Axillen); Auftreten meist sporadisch od. i. R. einer Neurofibromatosis* generalisata; s. Lentigo.

Lentiginosis-pro|fusa-Syn|drom (↑; ↑) n: s. LEOPARD-Syndrom.

Lentigo (lat.) f: sog. Linsen- od. Leberfleck; bis 3 mm großer, rundl. od. ovaler brauner Hautfleck durch Vermehrung der Melanozyten; **Formen: 1.** L. simplex: scharf begrenzte Flecken mit glatter Oberfläche; Vorstadium eines Nävuszellnävus; **2.** L. senilis (syn. L. solaris): unregelmäßige Flecken auf lichtexponierter Altershaut*; vgl. Ephelides.

Lentigo maligna (↑; lat. malignus bösartig) f: syn. Melanosis circumscripta praeblastomatosa Dubreuilh; horizontal in der Epidermis wachsender, mehrere Zentimeter großer, rundl. od. polyzykl., ungleichmäßig pigmentierter, langsam größer werdender Fleck; Auftreten im Alter an lichtexponierten Körperstellen, meist im Gesicht; nach vielen Jahren Übergang in ein Lentigo-maligna-Melanom; s. Melanom, malignes.

Lentigo-maligna-Melanom (↑; ↑; Melan-*; -om*) n: s. Melanom, malignes.

Lenti|konus (Lens*; gr. κῶνος Kegel) m: (engl.) lenticonus; Formanomalie der Augenlinse; kegelförmige Ausbuchtung der vorderen (L. anterior) od. hinteren Linsenoberfläche (L. posterior); Vork. bes. i. R. eines Alport*-Syndroms; Sympt.: Brechungsanomalie u. Sehverschlechterung.

Lenti|virinae (lentus*; Virus*) f pl: (engl.) lentiviruses; Viren-Subfamilie der Retroviridae*; verursachen Virusinfektionen mit einer Inkubationszeit bis zu vielen Jahren u. verlangsamtem Krankheitsverlauf; **Aufbau:** Innenkörper (core) entsteht simultan zum Knospungsprozeß (budding) an der Zellmembran (wie bei Typ C der Oncovirinae*); reifes Virus mit zylindrischem Innenkörper; **wichtigste Vertreter:** Maedi/Visna-Virus (verursacht bei Schafen eine degenerative Erkr. des ZNS u. progrediente Pneumonien; vgl. Slow virus infection); EIAV (Abk. f. engl. equine infectious anaemia virus); CAEV (Abk. f. engl. caprine arthritis encephalitis virus); STLV 3 (Abk. f. engl. simian T-cell lymphotropic virus type 3, verursacht Immundefizienz bei Rhesusaffen); HIV* (humanes Immundefizienz-Virus, Erreger von HIV*-Erkrankung u. AIDS*).

lentus (lat.): langsam, zäh.

Lenz-Majewski-Syn|drom (Widukind L., Humangenet., Münster, geb. 1919; Frank M., Düsseldorf, geb. 1941) n: syn. hyperostotischer Minderwuchs; sporadisch auftretendes Fehlbildungssyndrom; **Sympt.:** progeroider Aspekt im Säuglingsalter bei weit offenen Schädelnähten mit kraniofazialen Dysmorphien, Kutishypoplasie, Minderwuchs; röntg. Sklerose von Schädelknochen u. Diaphysen; **DD:** Camurati*-Engelmann-Syndrom.

Lenzmann-Punkt (Richard L., Chir., Duisburg, 1856-1927): (engl.) Lenzmann's point; Druckschmerzpunkt bei Appendizitis*.

Lenz-Syn|drom (Widukind L., Humangenet., Münster, geb. 1919) n: X-chromosomal-rezessiv erbl. Erkr. mit symmetr. Mikrophthalmie (u. U. Anophthalmie), Mikrokornea, totalem Kolobom, Nystagmus, Katarakt, fazialen Dysmorphien, Syn- bzw. Polydaktylie, Urogenitalfehlbildungen u. angeborenen Herzfehlern.

Leontiasis ossea (gr. λέων, λέοντος Löwe; -iasis*; Os-*) f: Knochenriesenwuchs, z. B. als Leontiasis cranii (Kraniosklerose) mit Verformung des Schädels durch Knochenverdickung bis zu 4 cm, insbes. bei Osteodystrophia* deformans.

Leoparden|haut: Bez. f. asymmetrisch verteilte, bläulich-gelb-grün-bräunl. Sugillationen bei hämorrhagischer Diathese* inf. Thrombopenie.

LEOPARD-Syn|drom n: angeborenes Fehlbildungssyndrom m. Beteiligung von Herz, Haut u. Innenohr; die Bez. des Syndroms ergibt sich aus den Anfangsbuchstaben der sieben Hauptmerkmale: (engl.) **l**entigines (Lentigo ohne Beteiligung der Schleimhäute), **e**lectrocardiographic conduction defects (Erregungsleitungsstörungen), **o**cular hypertelorism (Hypertelorismus), **p**ulmonary stenosis (Pulmonalstenose), **a**bnormalities of genitalia (Genitalfehlbildungen: Ovarhypoplasie bzw. Hodenhypoplasie, Kryptorchismus, Hypospadie, verzögerter Pubertätseintritt, genitaler Infantilismus), **r**etardation of growth (Wachstumsverzögerungen), **d**eafness (Taubheit); autosomal-dominanter Erbmodus m. starker Penetranz u. variabler Expressivität.

Leopold-Hand|griffe (Christian G. L., Gyn., Dresden, 1846-1911): (engl.) Leopold's manœuvres; **vier Handgriffe** (s. ums. Abb.) zur manuellen Untersuchung der Schwangeren: **1.** beide Hände, die sich mit den Fingerspitzen fast berühren, werden oberh. des Nabels flach ausgelegt u. der Fundusstand* unter leichtem Druck in die Tiefe ermittelt. **2.** Feststellung des kindl. Rückens u. der kleinen Kindsteile durch seitl. flaches Auflegen der Hände; **3.** Bestimmung von Lage u. Größe des vorliegenden Kindsteils durch Umgreifen in der Symphysengegend; **4.** als Ergänzung von 3. zur Feststellung des Standes des vorliegenden Teils nach Eintritt in das Becken durch flaches Auflegen beider Hände auf den Unterbauch, wobei die Fingerspitzen vorsichtig in die Tiefe drängen; **5.** sog. Zusatzhandgriff: s. Zangemeister-Handgriff. Vgl. Kindslage, Fundusstand.

L

LE-Phänomen n: s. Erythematodes-Phänomen.

Lepore-Hämo|globin (Häm-*; Globin*) n: (engl.) Lepore haemoglobin; pathol. Hämoglobin, bestehend aus normalen Alphaketten u. Fusionsketten aus Beta- u. Deltaketten; Vork. bei Thalassämie.

Lepra (gr. λέπρα Aussatz) f: (engl.) leprosy; durch Mycobacterium* leprae verursachte Infektionskrankheit der Haut mit Neigung zu trophischen u. sensiblen Störungen, Lähmungen u. Verstümmelungen; **Verbreitung:** Afrika, Asien, Lateinamerika, Südeuropa; weltweit sind mehr als 12 Mill. Menschen betroffen. **Inkubationszeit:** meist 2-5 Jahre (9 Mon. bis 40 Jahre). Die Ansteckungsgefahr ist wahrscheinl. gering. Nach der Art der Gewebereaktion werden zwei polare Formen unterschieden: die tuberkuloide L. (TL) mit starker Gewebereaktion, Nervenschädigungen durch hyperergische Reaktion, relativ guter Prognose u. geringer Kontagiosität (sog. Nervenlepra) u. die lepromatöse L. (LL) mit fehlender Gewebereaktion (anergische Form), massiver Infiltration der Haut u. schlechter Prognose bei höherer Kontagiosität (sog. Knotenlepra). Zw. den beiden liegen Zwischenformen: sog. Borderline-

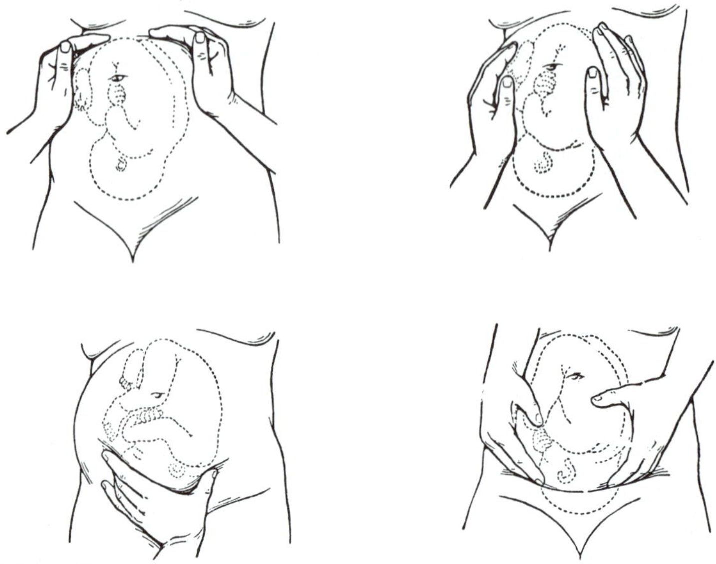

Leopold-Handgriffe:
oben: erster (li.) und zweiter Leopold-Handgriff (re.); unten: dritter (li.) und vierter Leopold-Handgriff (re.) [384]

L

L. (BL) od. dimorphe L. Als Vorstadium wird die noch nicht voll entwickelte indeterminierte L. (I) angesehen, die häufig spontan heilt. **Klin.:** nach extrem langer Inkubationszeit von bis zu drei Jahren u. mehr zunächst Makula u. Depigmentierung (I-Form); LL-Form: Infiltration der Haut, Haarausfall (Madarosis; Verlust der lateralen Augenbrauen), Abnahme der Schweißsekretion, Sensibilitätsverlust. Die Infiltration der Haut durch Leprabakterien führt zur Knotenbildung (Leprom) insbes. im Gesicht (Facies leontina). Zerstörung der peripheren Nerven durch Infiltration führt zu Lähmungen u. Sensibilitätsverlust, was im Laufe der Jahre zu schweren Verstümmelungen führt. Im Spätstadium der LL breitet sich die Krankheit auf den gesamten Organismus aus. TL: solitäre od. symmetrisch ausgedehnte Maculae, Nervenbefall durch hyperergische Gewebereaktion schon in der Frühphase der Krankheit (N. ulnaris, N. fibularis u. a.). Durch Sensibilitätsstörung, dauernden Fehlgebrauch, Verletzungen u. Lähmungen ergeben sich langfristig schwere Verstümmelungen. **Kompl.:** Leprareaktion Typ 1: Änderung der Immunitätslage (downgrading reaction, reversal reaction), meist akute Verschlechterung des Krankheitsbildes. Typ 2: allerg. Reaktion auf Produkte zerfallender Mykobakterien, nach meist zu plötzl. Beginn der Therapie mit DDS (Erythema nodosum leprosum, Abk. ENL); Befall des Auges u. Erblindung, Amyloidose; **Diagn.:** Klinik, Nachweis der Mykobakterien in der Haut od. im Nasensekret, histol. Haut- u. Nervenuntersuchung, Lepromintest* zur Klassi-

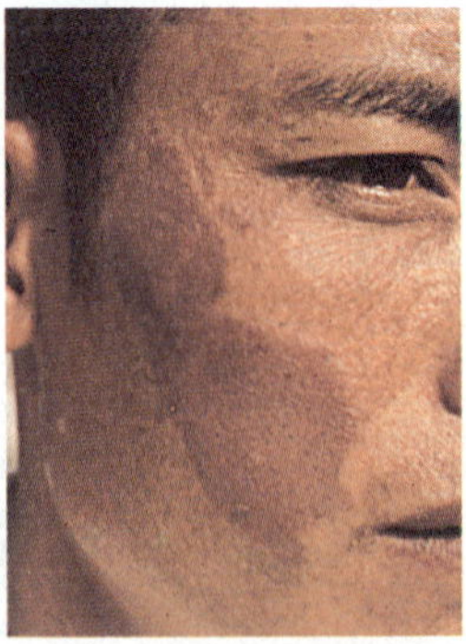

Lepra:
Hautinfiltrat bei tuberkuloider Form [547]

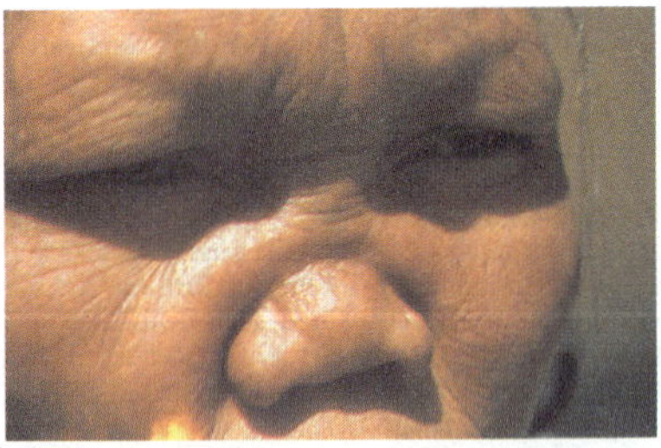

Lepra:
Facies leontina bei Lepra lepromatosa [156]

fikation; **Progn.:** bei rechtzeitiger Diagnostik u. vor dem Einsetzen von Verstümmelungen günstig; Therapie muß aber sehr lange durchgeführt werden (zwei Jahre bis lebenslang). **Ther.:** DDS (4,4-Diaminodiphenylsulfon), DADDS (Depotpräparat), Thiambutosin, Clofazimin, Rifampicin, i. d. R. als Kombinationsbehandlung (bakterienarme L.: DDS/Rifampicin; bakterienreiche L.: DDS/Rifampicin/Clofazimin); bei Leprareaktion auch Kortikoide; bei Verstümmelungen plastische Chirurgie u. Rehabilitationsmaßnahmen; **Proph.:** Frühentdeckung u. Frühbehandlung; Isolierung der Kranken überflüssig, Prophylaxe durch BCG-Impfung umstritten. **Impfung** m. attenuierten Leprabakterien möglich, hat sich bereits bewährt (nach durchschnittl. 18 Monaten kommt die Krkh. zum Stillstand).

Leprechaunismus m: (engl.) leprechaunism; autosomal-rezessiv erbl., gynäkotropes Dysmorphiesyndrom m. Hyperinsulinämie u. Hypertrophie der Langerhans-Inseln inf. Insulinrezeptordefekt; Bez. erfolgte nach dem charakterist. Aussehen der Pat., das der Faungestalt der Romanfigur Leprechaun ähnelt (gr. weite Augen, Hypertelorismus, dysplast. lappige Ohren, Vollwangigkeit); daneben kongenitale Gynäkomastie, Hypertrophie der Klitoris u. der Labia minora sowie Minderwuchs, psychomotor. Retardierung, Hepatosplenomegalie; fakultativ polyzystische Ovarien, Hypertrichose, Akanthosis nigricans.

Leprom (Lepra*; -om*) n: Lepraknoten; s. Lepra.

Lepromin|test (↑; ↑) m: Test z. Unterscheidung v. Unterformen der Lepra, nachdem die Krankheit bereits diagnostiziert wurde; **Verfahren:** i. c. Injektion von 0,1 ml Lepromin (in physiol. Kochsalzlösung zerkleinertes u. suspendiertes bakterienreiches Leprom) an gesunder Hautstelle; **Auswertung:** positive **1.** Frühreaktion (Fernandez-Reaktion): nach 1-3 Tagen 1-3 cm breite, scharf umgrenzte Rötung; **2.** Spätreaktion (Mitsuda-Reaktion): nach einigen Wochen kleine violette Papel, später geschwürig zerfallend. Pos. bei tuberkuloider Lepra, neg. bei lepromatöser Lepra; die Borderline-Lepra zeigt sowohl pos. als auch neg. Resultate. Da häufig falschpos. Reaktionen auftreten, ist der Test zur Diagn. der Lepra nicht geeignet.

-lepsie: Wortteil mit der Bedeutung das Nehmen, Empfangen, Anfall; von gr. λῆψις.

Lepto|meningitis (↑; Mening-*; -itis*) f: Entz. der weichen Hirnhäute; s. Meningitis.

Lepto|meninx (↑; ↑) f: zusammenfassende Bez. f. Pia mater u. Arachnoidea; s. Meningen.

Leptonen (↑) n pl: (engl.) leptons; Gruppe leichter Elementarteilchen* mit Ruhemassen <250 × Elektronenmasse u. halbzahligem Spin; hierzu gehören Neutrinos u. Antineutrinos, Elektronen u. Positronen sowie Myonen (μ-Mesonen).

Lepto|somer (↑; Soma*) m: s. Konstitution.

Lepto|spira (↑; gr. σπεῖρα Windung) f: Gattung gramnegativer, bewegl., helikal gewundener Schraubenbakterien (⌀ 0,1 μm, Länge 6 bis über 12 μm) der Fam. Leptospiraceae (Ordnung Spirochaetales, vgl. Bakterienklassifikation); im Ggs. zu Species der Gattung Borrelia* sehr zarte Spirochäten mit 12-24 rel. gleichmäßigen Primärwindungen; an den Enden kleiderbügelförmig abgebogen; wegen schlechter Färbbarkeit Dunkelfeldmikroskopie; Oxidase-positiv; **Kultur:** unter aeroben Bedingungen langsames Wachstum in alkal. Milieu (z. B. Korthof-Nährlösung); Temperaturoptimum 27-30°C; Unterteilung in zwei Species: **L. biflexa** (apathogene Wasserkeime); **L. interrogans** mit über 200 Serovarianten; Parasiten v. a. des Nierengewebes von Mensch u. Tier; Err. von Leptospirosen: Morbus Weil (durch Serovariante icterohaemorrhagiae), Kanikola-Fieber (durch Serovariante canicola), Feld-, Schlamm- u. Erntefieber (durch Serovarianten

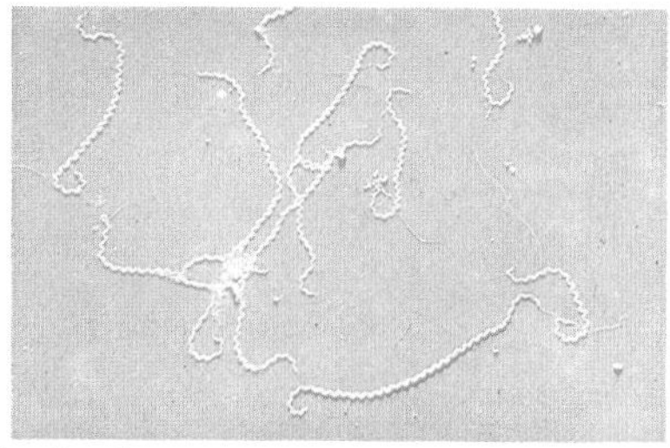

Leptospira

grippotyphosa, sejroe, australis u. a.), Schweinehüterkrankheit (durch Serovarianten pomona u. a.) sowie die Reisfeldleptospirose (durch Serovarianten icterohaemorrhagiae u. bataviae); **Epidemiol.:** Reservoir für alle pathogenen Leptospiren sind warmblütige Tiere (v. a. Ratten, Mäuse, Schweine, Hunde, Katzen, auch Pferde, Schafe, Ziegen u. Rinder), die die Err. im Urin ausscheiden. Übertragung auf den Menschen durch Kontakt mit leptospirenhaltigem Urin od. urinkontaminiertem feuchtem Milieu üb. verletzte Hautstellen od. intakte Schleimhäute (z. B. Konjunktiven); exponiert sind v. a. Tierärzte, Laborpersonal, Tierwärter, Metzger, Schlachthofpersonal, Reisfeld- u. Abwasserarbeiter, aber auch Wassersportler u. Bergarbeiter; keine Übertragung von Mensch zu Mensch. Leptospiren gehen in saurem, trockenem od. kaltem Milieu schnell zugrunde. **Diagn.:** Nachweis spezif. Antikörper, Agglutinationslysisversuch*, KBR; **Ther.:** Penizillin hochdosiert; **Proph.:** Ratten- u. Mäusebekämpfung; Verw. geeigneter Kleidungsstücke (Gummistiefel, Gummihandschuhe u. Schutzbrille bei Kanalarbeiten od. bei der Bearbeitung verdächtigen Materials im Labor), Tötung od. Sanierung infektiöser Haustiere; Abwasserdesinfektion in Schlachthöfen u. Schweinezuchtbetrieben; aktive Immunisierung bes. Exponierter.

Lepto|spiren (↑; ↑) f pl: s. Leptospira.

Lepto|spirosen (↑; ↑; -osis*) f pl: (engl.) leptospiroses; durch Spirochäten der Gattung Leptospira verursachte Infektionskrankheiten; häufig vorkommende, weltweit verbreitete Zoonosen*; meldepflichtig. Nach einer Inkubationszeit von ca. 7-12 Tagen kommt es zu Symptomen, die dem zweiphasigen Fieberverlauf zugeordnet sind (s. Abb.).

Lepto|zyten (↑; Zyt-*) m pl: syn. Planozyten*.

Leriche-Syn|drom (René L., Chir., Lyon, Strasbourg, 1879-1955) n: syn. Bifurkationssyndrom; Beckentyp der arteriellen Verschlußkrankheiten* (Typ II) mit Einengung od. Verlegung der Aa. iliacae communes im Bereich der Aortenbifurkation; **Sympt.:** häufig frühzeitige Sexualfunktionsstörungen (Impotentia* coeundi), Schwächegefühl, Muskelatrophie, Kälte u. Blässe der Haut der unteren Extremitäten, evtl. Claudicatio* intermittens; **Ther.:** Thrombend-

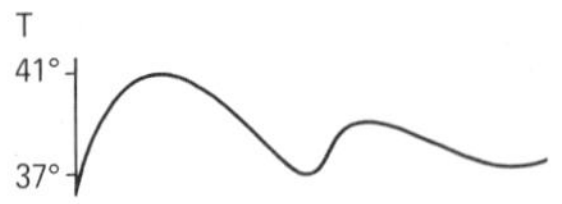

1. Phase: Septikämie	2. Phase: Organerkrankung
positive Blutkultur	Antikörperbildung
Fieber: 3–8 Tage	Fieberrückfall: oft biphasische Kurve
Myalgien	Hirnhaut: Leptospirenmeningitis
Neuralgien	
Arthralgien	
Meningismus	
Konjunktivitis	Leber: Leptospirenikterus
renale Reizung	
relative Bradykardie	
relative Leukopenie	
Hypotonie	Niere: Leptospirennephritis
Exantheme	

Leptospirosen:
Klinik der Leptospireninfektion [143]

arteriektomie, Bypass-Operation (aortobifemoraler Bypass aus Kunststoff).

Léri-Syn|drom (André L., Neurol., Paris, 1875-1930) n: (engl.) Léri's melorheostosis; syn. Melorheostose; streifenförmige Sklerosierungen an d. Knochen meist einer Extremität (röntg. ähnl. einem Wachstropfen, der an einer Kerze herabfließt) als Folge enostaler u. periostaler Osteosklerose bei normalem Mineralstoffwechsel; s. Dysostosis.

Léri-Weill-Syn|drom (↑; J. A. W., Neurol., Paris) n: syn. Dyschondrosteosis* Léri-Weill.

Léri-Zeichen (↑): s. Pyramidenbahnzeichen (Tab.).

Lermoyez-Syn|drom (Marcel L., Otolaryngologe, Paris, 1858-1929) n: besondere Form der Menière*-Krankheit, bei der es während od. kurz nach dem Schwindelanfall zur Hörverbesserung kommt.

Lernen: (engl.) learning; allg. Bez. f. Prozesse, die zu einer Verhaltensänderung durch Erfahrung führen; bedingte Reaktionen im Lernprozeß entstehen durch klassische Konditionierung* u. operante Konditionierung*; im Imitationslernen wird ein Modell (z. B. eine ängstliche Mutter durch ihr Kind) nachgeahmt. L. wird auch als einsichtiger, kognitiver Prozeß der Verhaltensänderung angesehen; wichtige Anw. der Lerntheorie z. B. in der Verhaltenstherapie*.

Leroux-Robert-Operation f: s. Kehlkopfoperationen.

Leroy-Syn|drom (Jules G. L., zeitgen. belgischer Genetiker) n: syn. I*-Zell-Krankheit.

Leschke-Syn|drom (Erich L., Int., Berlin, 1887-1933) n: Variante der Neurofibromatosis* generalisata ohne Hauttumoren.

Lesch-Nyhan-Syn|drom (Michael L., amerikan. Arzt, geb. 1929; William L. N., Arzt, San Diego, geb. 1926) n: syn. Hyperurikämiesyndrom; X-chromosomal-rezessiv erbl. Störung des Harnsäurestoffwechsels inf. Verminderung der Hypoxanthin-Guanin-Phosphoribosyltransferase m. Dysfunktion des ZNS; **Sympt.:** Muskelhypotonie, Choreoathetose, geistige Behinderung, Selbstbeschädigung der Lippen u. Finger, gelegentlich Hyperkinesie- u. Hyperpyrexieanfälle (progredienter Verlauf), Nephrolithiasis u. Arthritis (Gicht*); **Ther.:** Xanthinoxidasehemmer; u. U. frühe Lebertransplantation.

Lese-Recht|schreib-Schwäche: Abk. LRS; s. Legasthenie.

Lese-Schreib-Zentrum n: Abk. LSZ; Bez. f. Hirnareale, deren Funktion für die Fähigkeit zum Lesen u. Schreiben u. die Integration von Reizen aus dem Seh- u. Sprachzentrum u. die motorische Koordinierung verantwortlich ist. Das LSZ ist kein genau umgrenztes Areal, sondern umfaßt Anteile von der Umgebung des Gyrus angularis, Lobus parietalis, Striatum u. Globus pallidum. Vgl. Agraphie, Alexie.

LE-Syn|drom n: Lupus-Erythematodes-Syndrom; s. Lupus erythematodes, systemischer.

letal (lat. letalis): tödlich.

Letal|dosis (↑; Dosis*) f: Abk. LD; zum Tod führende Dosis*.

Letal|faktor (↑) m: (engl.) lethal gene; (genet.) Mutation*, die dazu führt, daß d. Zygote das fortpflanzungsfähige Alter nicht erreicht; L. können schon vor dem Geburtstermin zum Absterben der Zygote führen (embryonale od. fetale L.), in seltenen Fällen kann die krit. Phase auch erst zw. der Geburt u. dem Erreichen der Fortpflanzungsfähigkeit liegen (postfetale L.). L. können dominant od. rezessiv sein; sie sind z. T. Genmutationen, jedoch häufiger als andere Mutationen m. sichtbaren Chromosomenveränderungen, z. B. Stückverlusten, verbunden. S. Krankheitsanlage, Chromosomenaberrationen.

Letalität (↑) f: (engl.) lethality; Tödlichkeit einer best. Erkrankung; die **Letalitätsrate** ist das Verhältnis der Anzahl der an einer best. Krankheit Verstorbenen zur Anzahl neuer Fälle (nur b. akuten Erkr. sinnvoll zu berechnen). Vgl. Mortalität.

Leth|argie (gr. ληθαργία Schlafsucht) f: (engl.) lethargy; Form der Bewußtseinsstörung* mit Schläfrigkeit u. Verlangsamung der psych. Aktivität; **Vork.:** z. B. bei traumat. Hirnleistungsschwäche, Hirndrucksteigerung, Encephalitis lethargica sive epidemica u. a. Vgl. Somnolenz.

LETS-Protein (Prot-*) n: frühere Bez. f. Fibronektin*.

Letterer-Siwe-Krankheit (Erich L., Pathol., Tübingen, 1895-1982; Sture A. S., Päd., Lund, geb. 1897): (engl.) Letterer-Siwe disease; disseminierte Verlaufsform der Langerhans*-Zellhistiozytose mit Beteiligung von Leber, Lungen u. Knochenmark; Manifestation im 1. u. 2. Lj. als akute Erkr. mit hohem Fieber, Hautpetechien, Knochenerweichungsherden, Lymphknotenschwellung, Hepatosplenomegalie u. Anämie; im Jugendalter chron. verlaufend mit späteren Lipoideinlagerungen im granulomatösen Gewebe; **Ther.:** sytemische, kombinierte Zytostatikatherapie; **Progn.:** bei Kindern unter zwei Jahren ca. 50% Letalität.

Leuc-: s. a. Leuk-, Leuz.

Leucht|bakterien (Bakt-*) f pl: (engl.) photobacteria; Licht (Biolumineszenz) aussendende, saprophyt. Bakterien (vertreten in allen drei morphol. Hauptgruppen: Stäbchen, Kokken, Vibrionen) auf Lebensmitteln, bes. Meeresfischen; chem. Konstitution des Leuchtstoffs **Luziferin** noch nicht sicher geklärt. Vgl. Lumineszenz.

Leucht|brille: s. Frenzel-Brille.

Leucht|dichte: von einer Lichtquelle senkrecht zu einer Fläche abgestrahlte Lichtstärke; Einheit Candela (cd) pro m^2.

Leucht|schirm: (engl.) fluorescent screen; (röntg.) mit lumineszierenden Substanzen beschichtete Platte, auf der Röntgenstrahlung durch Umwandlung in Licht sichtbar wird; weit-

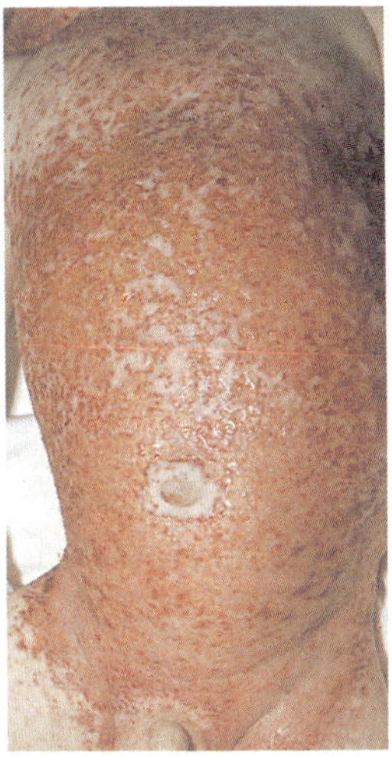

Letterer-Siwe-Krankheit [549]

gehend ersetzt durch Röntgenbildverstärker*. Vgl. Braun-Röhre.

Leuco|cianidol (INNv) n: 2-(3,4-Dihydroxy-phenyl)-3,4,5,7-chromantetrol (IUPAC); Flavonoid, Verw.: Antivarikosum.

Leuco|derma (Leuk-*; Derm-*) n: Leukoderm*. **L. ac|quisitum centri|fugum** (↑; ↑) n: syn. Halonävus*. **L. colli** (↑; ↑) n: s. Leucoderma syphiliticum. **L. psoriaticum** (↑; ↑) n: weiße Flecken nach Abheilung von Psoriasisherden. **L. syphiliticum** (↑; ↑) n: weiße Flecken bes. an Hals (Leucoderma colli) u. Schultern an Stellen abgeheilter Sekundärsyphilide.

Leuco|en|cephalitis haemor|rhagica acuta (↑; Enkephal-*; -itis*) f: akute hämorrhagische Leukoenzephalitis (Hurst) mit perivaskulären Infiltraten u. massenhaft petechialen Blutungen in der weißen Substanz des Gehirns; **Err.:** wahrscheinl. Immunreaktion nach Virusinfektion; **Klin.:** hochfieberhafte Erkr. mit heftigen Kopfschmerzen, Krämpfen, Hemiplegie u. Koma; führt in wenigen Tagen zum Tod.

Leuco|en|cephalitis peri|axialis con|centrica (↑; ↑; ↑) f: syn. Baló*-Krankheit.

Leuco|en|cephalitis sclerosans van Bogaert (↑; ↑; ↑) f: s. Panenzephalitis, subakute sklerosierende.

Leuk-: auch Leuc-, Leuz-; Wortteil mit der Bedeutung weiß, hell, glänzend; von gr. λευκός.

Leuk|ämie (↑; -ämie*) f: (engl.) leukaemia; bösartige Erkr. der weißen Blutkörperchen durch klonale Proliferation unreifer hämatopoetischer Stammzellen; **Ätiol.:** diskutiert werden mehrere Faktoren, die das Erkrankungsrisiko möglicherweise erhöhen, v. a. Chemikalien (z. B. Benzol), ionisierende Strahlung, Zytostatika u. onkogene Viren (z. B. HTLV I), evtl. genet. Disposition. **Häufigkeit:** Jährlich erkranken ca. 50 pro 1 Mill. Einwohner, mehr Männer als Frauen, bei zunehmender Inzidenz; bei Kindern ist die L. mit 45% die häufigste bösartige Erkrankung. **Einteilung:** nach klin. Verlauf, Reifegrad u. Abstammung der pathol. veränderten Leukozyten* in akute u. chron., unreifzellige u. reifzellige, lymphatische u. myeloische L. Die morphol. Einteilung der akuten lymphatischen L. u. der akuten myeloischen L. erfolgt anhand der FAB*-Klassifikation (s. Tab.). Nach der Leukämiezellzahl im Blut wird in aleukämische (keine Leukämiezellen), subleukämische (einige Leukämiezellen bei normaler Gesamtleukozytenzahl) u. leukämische

Leukämie
Morphologische Einteilung der akuten lymphatischen Leukämie (ALL) und der akuten myeloischen Leukämie (AML) nach der FAB-Klassifikation

ALL		
	FAB-L1:	kleinzellige Lymphoblastenleukämie
	FAB-L2:	polymorphzellige Lymphoblastenleukämie
	FAB-L3:	Burkitt-Typ
AML		
	FAB-M1:	unreife AML
	FAB-M2:	reife AML
	FAB-M3:	Promyelozytenleukämie
	FAB-M4:	akute myelomonozytäre Leukämie
	FAB-M5:	akute monozytäre Leukämie a) undifferenziert b) differenziert
	FAB-M6:	akute Erythroleukämie
	FAB-M7:	akute Megakaryozytenleukämie

(viele Leukämiezellen bei dadurch hoher Leukozytenzahl) Verlaufsformen unterteilt.

1. Akute L.: unbehandelt in Wo. bis wenigen Mon. tödl. verlaufend; die periphere Gesamtleukozytenzahl ist in 50% der Fälle erhöht, in 25% normal u. in 25% erniedrigt; typisch ist der Hiatus* leucaemicus; zur Diagn. Knochenmarkbiopsie unbedingt erforderlich; klin. gekennzeichnet durch Infektanfälligkeit (Granulozytopenie u. Granulozytopathie), hämorrhagische Diathese* (Thrombopenie, selten Koagulopathie bzw. Hyperfibrinolyse), Anämiesymptome und unterschiedl. ausgeprägten Organbefall. Wegen unterschiedl. therap. Ansprechbarkeit u. dadurch versch. Prognose ist es wichtig, mit zytochem. Färbungen u. durch Immunphänotypisierung eine weitergehende Untergliederung vorzunehmen: **a) akute lymphatische L.** (Abk. ALL): Lymphoblastenleukämie, zytochem. PAS positiv, überwiegende Leukämieform des Kindesalters (80%). Unter Berücksichtigung der Zellmarker* (Oberflächenmarker) lassen sich insbes. vier Typen der ALL unterscheiden: Common-ALL (syn. c-ALL, Prä-B-Zell-ALL, ca. 75%), T-Zell-ALL (ca. 20%), T-/B-Zell-ALL (ca. 2%) u. (bei fehlendem T- od. B-Zell-Oberflächenmarker) 0-Zell-ALL; c- u. T-ALL werden den FAB-Subtypen L1 od. L2 zugeordnet, B-ALL dem Subtyp L3, 0-ALL kann keiner Zellreihe zugeordnet werden. Progn.: durch aggressive zytostat. Ther. u. Proph. eines ZNS-Befalls (Meningeosis* leucaemica) bei Kindern Verbesserung der Fünf-Jahres-Überlebensrate auf 80%, der Zehn-Jahres-Überlebensrate auf 50%; bei Erwachsenen kann Lebensverlängerung, aber nur selten Heilung erzielt werden. **b) akute myeloische L.** (Abk. AML): hierzu zählen Myeloblasten- u. Promyelozytenleukämie (Peroxidasetyp), monozytäre (unspezif. Esterase-

L

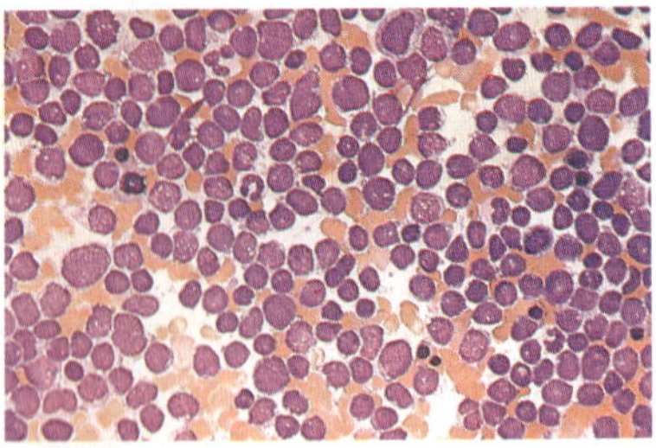

Leukämie:
akute lymphatische Leukämie, Knochenmarkausstrich (Pappenheim-Färbung); dichte Infiltration durch mittelgroße Zellen, die einen schmalen basophilen Zytoplasmasaum ohne Granulation sowie einen feinstrukturierten, meist einen Nukleolus enthaltenden Zellkern aufweisen (Lymphoblastenleukämie). Die regulären Zellen der Hämatopoese sind weitgehend verdrängt (vereinzelt Vorstufen der Erythropoese, z. T. in Mitose). [181]

typ) u. myelomonozytäre L. (Peroxidase-Esterase-Mischtyp) sowie die Erythroleukämie (s. Erythrämie); Vork. überwiegend im Erwachsenenalter. Mit kombinierter zytostat. Chemotherapie (z. B. Cytarabin, Daunorubicin, 6-Thioguanin) u. umfangreichen unterstützenden Behandlungsmaßnahmen können in 25-50% Vollremissionen erreicht werden, die jedoch meist nur wenige Monate anhalten.

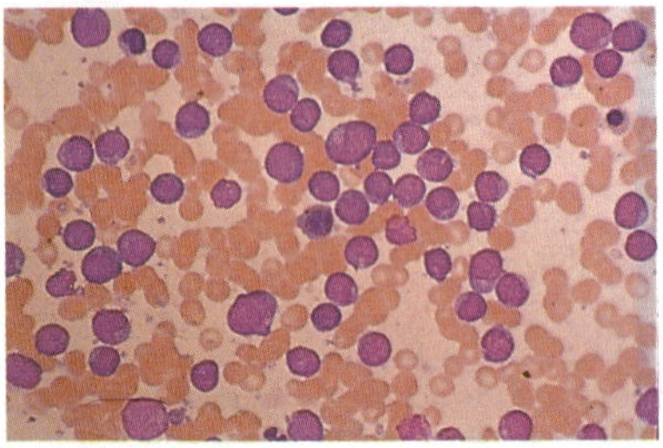

Leukämie:
akute myeloische Leukämie, Blutausstrich (Pappenheim-Färbung); Leukozytose mit überwiegend unreifen, entdifferenzierten myeloischen Zellelementen, die eine feine Kernstruktur mit teils riesigen Nukleolen sowie ein basophiles Zytoplasma aufweisen, das häufig Auerstäbchen enthält [181]

2. Chronisch-myeloische L. (Abk. CML): starke Vermehrung aller granulopoetischen Zellen im Knochenmark, Blut u. mehreren Organen (Hepatosplenomegalie); Thromboseneigung; Diagn.: peripheres Blutbild (Leukozytose, pathol. Linksverschiebung*), Knochenmarkuntersuchung; Nachw. eines erniedrigten alkalischen Leukozytenphosphataseindex u. des Philadelphia*-Chromosoms in allen myeloischen Zellen (Granulozytopoese, Erythropoese, Megakaryozytopoese); Besserung des Krankheitsverlaufs

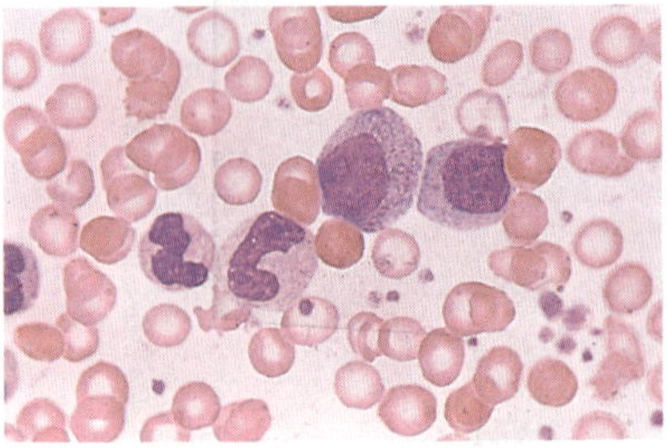

Leukämie:
chronisch-myeloische Leukämie, Blutausstrich (Pappenheim-Färbung) [181]

durch Behandlung mit Zytostatika (z. B. Busulfan, Hydroxycarbamid) u. Interferonen, zusätzlich Allopurinol. Die mittlere Krankheitsdauer beträgt 2-3 Jahre. Der Exitus erfolgt meistens im terminalen Myeloblastenschub (Myeloblastenkrise*), evtl. auch durch therap. bedingte Knochenmarkaplasie.

3. Chronisch-lymphatische L. (Abk. CLL): Erkr. des höheren Lebensalters; variable klin. Symptomatik: häufig symmetrische Lymphkno-

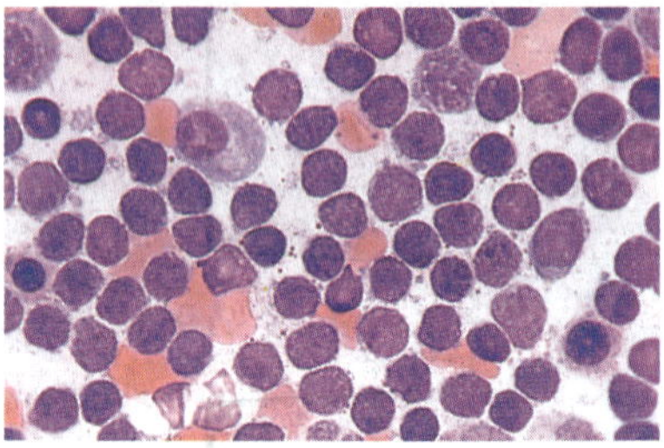

Leukämie:
chronisch-lymphatische Leukämie, Knochenmarkausstrich (Pappenheim-Färbung); dichte Infiltration mit reifzelligen Lymphozyten unter weitgehender Verdrängung regulärer Zellen der Hämatopoese [181]

tenschwellungen, Hepato- u. Splenomegalie inkonstant, Hautinfiltration selten; im Blutausstrich Vermehrung der kleinen Lymphozyten auf 60-99%, zahlreiche Gumprecht*-Schatten; überwiegend B-Lymphozyten mit funkt. Defekt (Antikörpermangelsyndrom, Autoimmunerkrankungen); sehr unterschiedlicher, i. d. R. jedoch protrahierter Verlauf. Subleukämische Formen sind schwierig vom lymphozytären Lymphosarkom (malignes Lymphom*) zu differenzieren. Zurückhaltung mit zytostat. u. Kortikosteroidtherapie wird empfohlen. Vgl. Megakaryozytenleukämie, Monozytenleukämie, Eosinophilenleukämie, Basophilenleukämie, HTLV, Knochenmarktransplantation, Syndrom, myeloproliferatives.

Leuk|ämoid, eosino|philes (Leuk-*; ↑; -id*) n: (engl.) eosinophilic leukaemid; erhebl., reaktiv bedingte Vermehrung eosinophiler Granulozyten im Blut (Leukozytose bis 100 000/mm^3) u. Knochenmark; **Vork.:** bei Lymphogranulomatose, Kollagenerkrankungen (Periarteriitis nodosa, Dermatomyositis), Wurmbefall.

Leuk|en|zephalo|pathie (↑; Enkephal-*; -pathie*) **f:** (engl.) leukoencephalopathy; pathol. Veränderungen der Marksubstanz* des ZNS; s. Entmarkungskrankheiten.

Leuk|en|zephalo|pathie, meta|chromatische (↑; ↑; ↑) **f:** s. Leukodystrophie, metachromatische.

Leuk|en|zephalo|pathie, pro|gressive multifokale (↑; ↑; ↑) **f:** (engl.) progressive multifocal leukoencephalopathy; Abk. PML; syn. subakute demyelisierende Enzephalomyelitis; Slow* virus infection, v. a. bei Pat. mit gestörter Immunabwehr (immunsuppressive Ther., maligne Tumoren, AIDS u. a.); **Pathol./Anat.:** entzündliche Infiltrate im Gehirn nicht nachweisbar; multiple, konfluierende demyelinisierende Plaques, mehrkernige Astrozyten, abnorme Oligodendrogliazellen mit intranukleären Einschlußkörperchen, in denen elektronenmikroskop. Papovavirus-Strukturen erkennbar sind; **Err.:** wahrscheinlich JC-Virus u. BK-Virus, evtl. auch SV40-Virus (s. Polyomavirus); **Klin.:** Wesensveränderung, motor. Störungen, Gesichtsfeldausfälle; seltener Inkontinenz, Ataxie, bulbäre Symptome; Exitus letalis durchschnittlich 3-6 Mon. nach Erkrankungsbeginn.

Leukine (↑) **n pl:** (engl.) leukins; antimikrobiell wirksame, bis 85°C thermostabile (lysosomale) Substanzen aus polymorphkernigen Leukozyten*.

Leuko|derm (↑; Derm-*) **n:** (engl.) leukoderma; fleckförmige Hypo- od. Depigmentierung der Haut; Auftreten i. R. von entzündl. Hauterkrankungen, z. B. im Sekundärstadium der Syphilis, bei atopischem Ekzem, Lepra, Pinta od. Pityriasis versicolor.

Leuko|dys|trophie (↑; Dys-*; Troph-*) **f:** (engl.) leukodystrophy; Lipodystrophie; Lipidspeicherkrankheit mit progredienter Degeneration der weißen Substanz des Zentralnervensystems inf. erbl. Enzymopathien*; häufig pathol. Speicherung von Lipiden*. Vgl. Globoidzellen-Leukodystrophie, Lipidosen, Mukopolysaccharid-Speicherkrankheiten, Poliodystrophie.

Leuko|dys|trophie, meta|chromatische (↑; ↑; ↑) **f:** (engl.) metachromatic leukodystrophy; syn. fam. juvenile diffuse Sklerose, Scholz-Bielschowsky-Henneberg-Sklerose, Norman-Greenfield-Syndrom; autosomal-rezessiv vererbte Leukodystrophie mit Arylsulfatase-A-Mangel u. Sulfatideinlagerungen in ZNS, peripheren Nerven u. Nieren; abhängig von der Erstmanifestation werden kongenitale, infantile, juvenile u. adulte Formen unterschieden. **Klin.:** Pes valgus, spastische Tetraplegie, extrapyramidale u. zerebellare Sympt., psychische Auffälligkeiten; **Diagn.:** Nachw. von Arylsulfatase A im Urin, Elektromyographie, Nervenbiopsie, im Liquor Eiweißerhöhung. Vgl. Mukosulfatidose.

Leuko|dys|trophie, ortho|chromatische (↑; ↑; ↑) **f:** (engl.) orthochromatic leukodystrophy; syn. sudanophile Leukodystrophie, Schilder-Krankheit, diffuse Hirnsklerose; Bez. f. eine Gruppe hereditär u. biochemisch unterschiedl. Hirnerkrankungen m. Entmarkung u. Lipidspeicherung; **Klin.:** u. a. Koordinationsstörungen, epileptische Anfälle, Tetraplegie. Vgl. Adrenoleukomyeloneuropathien, Pelizaeus-Merzbacher-Krankheit.

Leuko|keratosis nicotina palati (↑; Kerat-*; -osis*) **f:** durch starkes Rauchen verursachte weißliche, derbe, 1-3 mm große Knötchen am Gaumen; nur selten bösartige Umwandlung i. S. einer Leukoplakie*; vgl. Uranitis glandularis.

Leuko|lysine (↑; Lys-*) **n pl:** leukozytenauflösende Stoffe; z. B. in Phagozyten; auch als Urs. der Agranulozytose* nachgewiesen.

Leukom (↑; -om*) **n:** (engl.) leukoma; (ophth.) weiße Hornhautnarbe*; nimmt meist einen großen Teil der Hornhaut ein (s. Abb.).

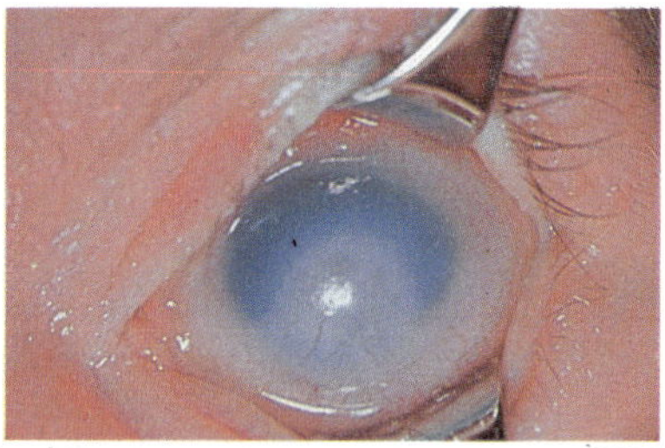

Leukom [362]

Leukom, ad|härierendes (↑; ↑) **n:** (engl.) adherent leukoma; Leucoma adhaerens; Hornhaut-Narbentrübung, an deren Rückfläche die Iris ein- od. angeheilt ist; z. B. nach perforierender Verletzung, geplatzter Descemetozele, durchbrochenem Hornhautulkus.

Leuko|maine (↑) **n pl:** (engl.) leukomaines; giftige stickstoffhaltige Basen, die b. Eiweißzerfall im Körper entstehen; möglicherweise an d. Entstehung der Urämie* beteiligt.

Leuko|mel|algie (↑; gr. μέλος Glied; -algie*) **f:** (engl.) leukomelalgia; anfallsweises Auftreten v. Kälte u. Blässe der Haut; vgl. Erythromelalgie.

Leuko|melano|dermie (↑; Melan-*; Derm-*) **f:** (engl.) leukomelanoderma; Bez. f. fleckförmige Depigmentierungen neben Hyperpigmentierungen; z. B. bei Altershaut, Xeroderma pigmentosum; vgl. Poikilodermie.

Leuk|onychie (↑; Onych-*) **f:** (engl.) leukonychia; Weißfärbung der Nägel; **Formen: 1.** punktförmige L., meist nach Traumen; **2.** streifenförmige L. (Querstreifen, sog. Mees-Streifen): bei Arsen- u. Thalliumvergiftung, fieberhaften Erkr., Verbrennung der Handrücken, Röntgenbestrahlung der Nagelmatrix; Längsstreifen idiopathisch od. bei Darier-Krankheit; **3.** totale L.: meist durch gewerbl. Schädigung (Nitritlösung), Onychomykosen, bei Leberzirrhose oder Colitis ulcerosa; selten erblich, z. B. beim Hooft-Syndrom.

Leuko|pathie (↑; -pathie*) **f:** s. Albinismus, Vitiligo.

Leuko|pedese (↑; gr. πηδᾶν springen, hüpfen) **f:** s. Diapedese.

Leuko|penie (↑; -penie*) **f:** (engl.) leukopenia; auch Leukozytopenie; Verminderung der Gesamtleukozytenzahl unter 5000/mm^3, i. d. R. Verminderung insbes. der neutrophilen Granulozyten (Granulozytopenie*); **Urs.:** u. a. Bildungsstörung im Knochenmark, vorzeitiger Leukozytenuntergang od. Verteilungsstörung; **Vork.:** bei tox. u. physik. Knochenmarkschädigung (z. B. durch Zytostatika, ionisierende Strahlung), Blutkrankheiten (z. B. perniziöse Anämie, Panmyelopathie, Hämoblastosen), Hypersplenismus, reaktiv bei

Virusinfektionen, selten bei bakt. Infektionskrankheiten (z. B. Typhus, Brucellose); **DD:** Agranulozytose*.

Leuko|plakia (Leuk-*; gr. πλάξ, πλακός Platte, Fläche) f: s. Leukoplakie.

Leuko|plakia penis (↑; ↑) f: Leukoplakie* an d. Glans penis.

Leuko|plakia portionis (↑; ↑) f: Leukoplakie* an der Portiooberfläche, oft multipel auftretend,

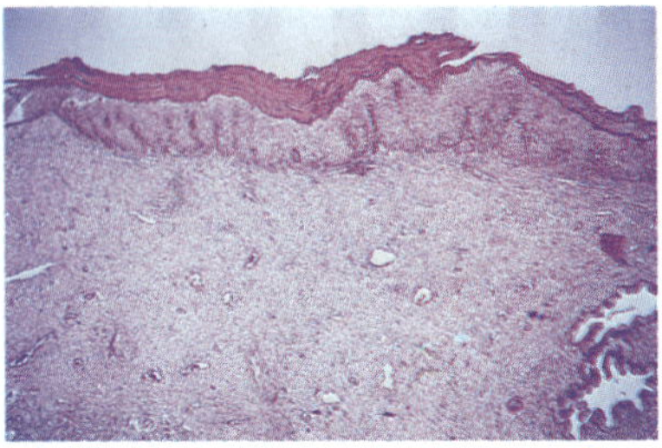

Leukoplakia portionis [65]

iodnegativ; verdächtiger Befund i. R. einer Kolposkopie*.

Leuko|plakia vulvae (↑; ↑) f: s. Vulvadystrophie.

Leuko|plakie (↑; ↑) f: (engl.) leukoplakia; sog. Weißschwielenkrankheit; Bez. f. weiße, nicht abwischbare flache od. papillomatöse Schleimhautveränderungen; i. w. S. idiopathisch od. i. R. von erblichen (z. B. Dyskeratosis congenita, Darier-Krankheit) od. erworbenen Erkrankungen (z. B. Lichen ruber, chronischer diskoider Lupus erythematodes, Lupus vulgaris, tertiäre Syphilis) auftretend. L. i. e. S. sind Hyperkeratosen mit zellulären u. epithelialen Atypien sowie vermehrten od. atypischen Mitosen, die durch chron. exogene Reizeinwirkung (mechanische, physik. u. chemische Noxen, insbes. Tabak- u. Alkoholkonsum), evtl. zus. mit schlechter Mundhygiene, Lebererkrankung, chron. Eisenmangel od. Unterernährung maligne entarten u. in ein Carcinoma* in situ übergehen können. **Diagn.:** Probeexzision; **Ther.:** chirurgische Exzision, Laser- od. Kryochirurgie; regelmäßige Kontrollen. Vgl. Haarleukoplakie.

Leuko|plakie, orale haar|förmige (↑; ↑) f: syn. Haarleukoplakie*.

Leuko|poese (↑; -poese*) f: Bildung weißer Blutkörperchen; vgl. Blutbildung.

Leuko|porphyrie (↑; Porphyrie*) f: s. Porphyrie.

Leuko|proteasen (↑; Prot-*) f pl: (engl.) leukoproteases; in Granulozyten vorkommende eiweißabbauende (lysosomale) Enzyme (Proteasen*), die phagozytierte proteinhaltige Partikel (Mikroorganismen, Zellen u. a.) u., nach Freisetzung, körpereigenes Gewebe abbauen, z. B. im Bereich einer Entzündung. Vgl. Leukozytenenzyme.

Leukor|rhoe (↑; -rhoe*) f: übermäßiger Fluor* albus.

Leukose (↑; -osis*) f: veraltete Bez. f. Leukämie*.

Leuko|taxis (↑; Taxis*) f: s. Chemotaxis.

Leuko|tomie (↑; -tom*) f: (engl.) leukotomy; chir. Durchtrennung frontothalamischer Faserverbindungen; früher als Verf. der Psychochirurgie* od. zur Schmerztherapie (heute ersetzt durch stereotaktische Operation*, z. B. Thalamotomie*); **Folgen:** hirnorganisches Psychosyndrom, Persönlichkeitsveränderungen mit Störung des Antriebs u. der Emotionalität.

Leuko|toxin (↑; Tox-*) n: beim Leukozytenzerfall freigesetztes tox. Peptid, führt z. Erweiterung der Kapillaren.

Leuko|trichosis (↑; Trich-*; -osis*) f: syn. Canities; s. Haarveränderungen.

Leuko|triene (↑) n pl: (engl.) leukotrienes; mit d. Prostaglandinen* verwandte, körpereigene Metaboliten des Arachidonsäurestoffwechsels; mittels Lipoxygenase wird Arachidonsäure* über Zwischenprodukte in Leukotrien A (Abk. LTA, Epoxyderivat), dieses in Leukotrien B (Abk. LTB, Dihydroxyderivat) u. Leukotrien C (Abk. LTC, Hydroxythiolderivat der Arachidonsäure), Leukotrien D, E u. F umgewandelt. **Funktion:** L. sind stark wirksame Mediatoren* entzündl. bzw. allergischer Reaktionen; sie wirken u. a. chemotaktisch, bronchokonstriktorisch, vasoaktiv (Förderung von Gefäßpermeabilität u. Ödembildung) u. aktivierend auf Suppressorzellen*. Es bestehen Wechselwirkungen mit Interleukinen* u. Interferonen*. Vgl. Asthma bronchiale.

Leuko|vorin (↑) n: syn. Citrovorumfaktor; vgl. Folsäure.

Leuko|zidin (↑; -zid*) n: (engl.) leukocidin; von pathogenen Staphylokokken (Staphylococcus aureus) gebildetes Exotoxin mit membranschädigender Wirkung auf Leukozyten.

Leuko|zyten (↑; Zyt-*) m pl: (engl.) leukocytes; weiße Blutkörperchen; **Einteilung** in Granulozyten* (60-70%), Lymphozyten* (20-30%) u. Monozyten* (2-6% der Blutleukozyten); s. Abb.; Referenzbereiche: s. Blutbild (Tab.). Bei infektiösen Erkr. kommt es zu phasenhaft ablaufenden Veränderungen der Leukozytenverteilung, die im Differentialblutbild* erfaßt werden können u. einen Rückschluß auf den Krankheitsverlauf ermöglichen: **1. neutrophile Kampfphase** (Abwehr eingedrungener Err.) mit Vermehrung der neutrophilen Granulozyten, Linksverschiebung*, Verminderung der eosinophilen Granulo- u. der Lymphozyten; **2. monozytäre Abwehr- od. Überwindungsphase** mit Monozytose* als Zeichen der Aktivierung des Monozyten*-Makrophagen-Systems, tritt bei beginnender Immunisierung (meist auf dem Höhepunkt der Erkr.) auf u. deutet meist auf einen Verlauf mit Heilung hin; als Dauerzustand bei chron. rezidivierenden Erkr. (z. B. Tuberkulose, Malaria); **3. lymphozytär-eosinophile Heilphase** mit Lymphozytose u. Eosinophilie, weiterem Rückgang der absoluten Leukozytenzahlen u. der Linksverschiebung (Kernverschiebung zur Norm). Vgl. Blutbildung, Leukozytose.

Leuko|zyten|ag|glutination (↑; ↑; Agglutination*) f: s. Gewebetypisierung.

Leuko|zyten|anti|gene (↑; ↑; Antigen*) n pl: (engl.) human leucocyte antigens (Abk. HLA); erbl. Merkmale (antigene Strukturen) auf der Leukozytenmembran, von denen einige auch auf anderen Zellen nachweisbar sind (u. a. Antigene der ABNull*-Blutgruppen u. des HLA*-Systems), bestimmte jedoch nur auf Leukozyten vorkommen (versch. Granulozyten-spezifische L.). L. können die Bildung von Leukozytenantikörpern* induzieren.

Leuko|zyten|anti|körper (↑; ↑; Anti-*): (engl.) leukocyte antibodies; gegen Leukozyten gerichtete agglutinierende od. lysierende (komplementbindende) Antikörper*, die u. a. nach Geburten, Bluttransfusionen (v. a. von Leukozytenkonzentrat) u. bei angeb. Neutrozytopenien auftreten od. (als Autoantikörper) i. R. von Autoimmunkrankheiten gebildet werden.

Leuko|zyten|en|zyme (↑; ↑; Enzyme*) n pl: (engl.) leukocyte enzymes; in Leukozyten* vorkommende (lysosomale) Enzyme; die Granulozyten enthalten u. a. alkalische Leukozytenphosphatase, Oxidasen (Katalase, Peroxidasen), sog. Leukoproteasen, Amylasen, Lipasen u. Kathepsine, die Monozyten v. a. Proteasen u. wenig bis keine Oxidasen, die Lymphozyten v. a. Lipasen. Vgl. Lysosomen.

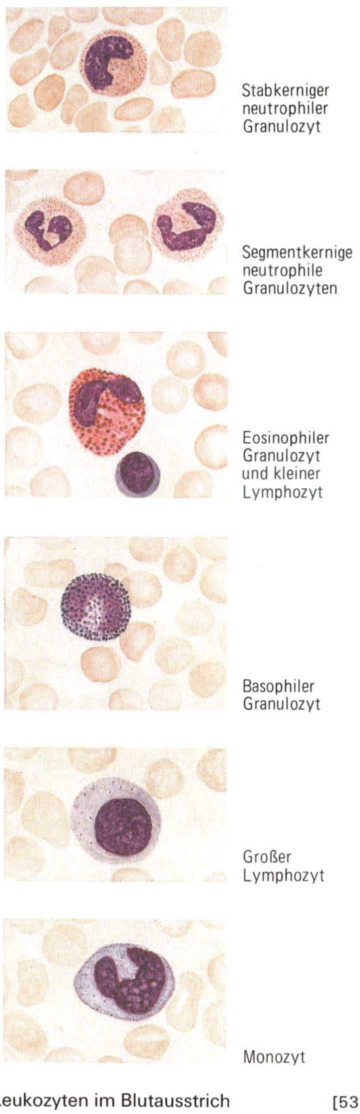

Leukozyten im Blutausstrich [532]

Leuko|zyten|in|dex (↑; ↑) m: (engl.) leukocyte index; Quotient aus dem prozentualen Anteil der neutrophilen Granulozyten u. der Lymphozyten im peripheren Blutbild:

$$J = \frac{\text{\% der neutrophilen Granulozyten}}{\text{\% der Lymphozyten}}$$

Leuko|zyten|kon|zentrat (↑; ↑) n: (engl.) leukocyte concentrate; aus frischem Vollblut versch. Spender (wegen des rel. geringen Anteils der Leukozyten an der Gesamtzellzahl) v. a. mit Hilfe von Zellseparatoren (Leukopherese) gewonnenes, v. a. Granulozyten* enthaltendes Blutpräparat mit kurzer Haltbarkeit (2-4 Std.); **Ind.:** schwerste Infektionen bei reversibler Granulozytopenie* (<500/μl); wegen der rel. kurzen Lebensdauer der Granulozyten in vivo u. Gefahr einer Immunisierung gegenüber Leukozytenantigenen* problematisch.

Leuko|zyten|phosphatase, alkalische (↑; ↑) f: (engl.) alkaline leukocyte phosphatase; in reifen neutrophilen Granulozyten* vorkommende Phosphomonoesterase, die durch zytochem. Farbreaktion im getrockneten Blutausstrich sichtbar gemacht werden kann; nach Auszählung von 100 neutrophilen Granulozyten u. ihrer Einteilung in fünf Reaktionsklassen wird der alkal. Leukozyten-(Granulozyten- od. Neutrophilen-) Phosphatase-Index gebildet. **Referenzbereich:** 18-100; erniedrigter Index bei chronisch-myeloischer Leukämie, häufig bei paroxysmaler nächtlicher Hämoglobinurie, gelegentlich bei sideroachrestischer Anämie, Erythroleukämie u. Virusinfektionen, erhöhter Index bei bakt. Infektionen, malignen Tumoren, Lymphogranulomatose, Polycythaemia rubra vera, Osteomyelofibrose, terminalem Myeloblastenschub bei chronisch-myeloischer Leukämie, akuter Leukämie u. Cholestase.

Leuko|zyto|penie (↑; ↑; -penie*) f: s. Leukopenie.

Leuko|zytose (↑; ↑; -osis*) f: (engl.) leukocytosis; Vermehrung der Leukozytenzahl im Blut (über 10 000/mm^3); **Vork.:** bei den meisten infektiösen Prozessen, die mit einer akuten (lokalisierten) Entz. einhergehen, z. B. Appendizitis, Cholezystitis, Adnexitis. Vgl. Hyperleukozytose, Leukämie, Leukopenie.

Leuko|zyt|urie (↑; ↑; Ur-*) f: (engl.) leukocyturia; vermehrtes Auftreten v. Leukozyten im Urin (>5-10 Leukozyten/μl) als Hinweis auf Harnweginfektion*, Nephropathien od. Tumoren; b. steriler L. muß durch Mikroskopie u. Kultur e. Tuberkulose ausgeschlossen werden; vgl. Stansfeld-Webb-Verfahren, Windeltest, Harnsediment.

Leupro|relin (INN) n: 5-Oxo-L-prolyl-L-histidyl-L-tryptophyl-L-seryl-L-tyrosyl-D-leucyl-L-leucyl-L-arginyl-N-ethyl-L-prolinamid (IUPAC); GnRH-Agonist; Verw.: bei Prostatakarzinom, Endometriose; s. GnRH-Agonisten, Zytostatika.

Leuz-: s. a. Leuc-, Leuk-.

Leuzin n: (engl.) leucine; Alphaaminoisocapronsäure: essentielle, ketoplastische Aminosäure. Vgl. Aminosäuren, Leuzin-Tyrosin-Sediment.

Leuzin|amino|peptidase f: (engl.) leucine aminopeptidase; Abk. LAP, syn. Leuzinarylamidase; Protease, die Aminosäuren (v. a. Leuzin) von einem Protein od. Peptid abspaltet; **Vork.:**

beim Menschen in Dünndarmschleimhaut, Niere, Leber u. a. Organen; **Referenzbereich:** 15-28 U/l; erhöhte Werte u. a. bei Cholestase, Hepatose, Schwangerschaft; Bestimmungsmethode: kolorimetrische Bestimmung mit Leuzinhydrazid; **Anw.:** in der Biochemie zur Sequenzanalyse von Polypeptiden u. Proteinen. Vgl. Kathepsine, Leberfunktionsproben.

Leuzin|aryl|amidase f: s. Leuzinaminopeptidase.

Leuzinose (-osis*) f: syn. Ahornsirupkrankheit*.

Leuzin-Tyrosin-Sediment (Sediment*) n: (engl.) leucine-tyrosine-sediment; seltene Bestandteile im Harnsediment*; Leuzinsediment als gelbl.-weiße Kugelkristalle, Tyrosinsediment als Nadelbüschel; **Vork.:** bei massivem Gewebeuntergang spez. der Leber, z. B. nach Intoxikation mit Leberzellgiften, bei Leberzirrhose, Leberausfallkoma, auch bei schwerer Leukämie.

Levaditi-Versilberungs|methode (Constantin L., Bakteriol., Paris, 1874-1928) f: (engl.) Levaditi's method; Meth. zur Darstellung v. Spirochäten in Gewebeschnitten; Spirochäten: schwarz, Gewebe: durchsichtig gelb.

Lev|arterenol n: syn. Norepinephrin*.

Levator (lat. levare emporheben) m: Heber; z. B. M. levator ani.

Levator|wulst (↑): s. Torus levatorius.

Leventhal-Syn|drom (Michael L., Gyn., Chicago, 1901-1971) n: Stein-Leventhal-Syndrom; s. Ovarialsyndrom, polyzystisches.

L

levis (lat.): **1.** leicht, nicht drückend; **2.** glatt, unbehaart.

Levo-: s. a. Laevo-.

Levo|bunolol (INN) n: (-)-5-(3-tert-Butylamino-2-hydroxypyropoxy)-3,4-dihydro-1(2H)-naphthalinon (IUPAC); Betarezeptorenblocker*; Verw.: bei Glaukom.

Levo|dopa (INN) n: (-)-3-(3,4-Dihydroxyphenyl)-L-alanin (IUPAC); Kurzbez. L-Dopa; Vorstufe in der Synthese von Dopamin*; **Verw.:** als Dopaminergikum bei Parkinson*-Syndrom, da es im Ggs. zu Dopamin die Blut-Hirn-Schranke durchdringen kann (wird in den Neuronen zu Dopamin umgewandelt u. beeinflußt v. a. Akinese u. Rigor); **NW:** Hyperkinesen, psych. Symptome, orthostat. Regulationsstörungen, Arrhythmien, gastrointestinale Störungen.

Levo|menol (INN) n: (-)-6-Methyl-2-(4-methyl-3-cyclohexen-1-yl)-5-hepten-2-ol (IUPAC); syn. Alphabisabolol; Verw.: Antiphlogistikum.

Levo|me|promazin (INN) n: [3-(2-methoxy-10-phenothiazinyl)-2-methylpropyl]-N,N-dimethylamin (IUPAC); Phenothiazinderivat; Verw.: s. Neuroleptika.

Levo|methadon (INN) n: (-)-(R)-6-Dimethylamino-4,4-diphenyl-3-heptanon (IUPAC); starkes Analgetikum mit gleicher Wirkung wie Morphin*; unterliegt der Betäubungsmittel-Verschreibungsverordnung; **Verw.:** als Narkoanalgetikum (cave: Abhängigkeit); in einigen Ländern (u. a. USA, Niederlande, i. R. von Modellversuchen auch in der Bundesrepublik Deutschland) zur Substitutionstherapie der Heroinabhängigkeit in Verbindung mit psycho- u. soziotherap. Angeboten.

Levo|nor|gestrel (INN) n: (-)-13β-Ethyl-17β-hydroxy-18,19-dinor-17α-pregn-4-en-20-in-3-on (IUPAC); syn. D-Norgestrel; stark wirkendes Gestagen.

Levo|propyl|hexedrin (INN) n: (-)-N,d-Dimethylcyclohexaethylamin (IUPAC); zentralstimulierendes Sympathomimetikum; Verw. kann zur psych. Abhängigkeit führen.

Levo|thyroxin-Natrium (INN) n: L-β-[4-(4-Hydroxy-3,5-diiodphenoxy)-2,5-diiodphenylalanin, Na-Salz (IUPAC); Thyroxin-Isomer; Verw.: zur Schilddrüsenhormonsubstitution; bei Überdosierung Sympt. einer Hyperthyreose*.

Lewis-Blut|gruppen: (engl.) Lewis blood groups; Symbol Le; Blutgruppensystem aus löslichen Glykolipiden im Serum, die sich sekundär an die Erythrozyten anlagern; der Vererbungsmodus ist ungeklärt; es bestehen Beziehungen zum Sekretorsystem* u. den ABNull*-Blutgruppen, wodurch beim Erwachsenen mehrere antigene Determinanten (Le^a, Le^b, Le^c, Le^d) u. Phänotypen zustande kommen. An den Erythrozyten Neugeborener ist meist nur Le^x-Ag als gemeinsamer Bestandteil von Le^a u. Le^b nachweisbar, deren endgültige Ausprägung innerh. der ersten Lebensjahre erfolgt, wobei Le^b etwa vom 6. Lj. an bei ca. 72% der Europäer, Le^a dagegen mit zunehmendem Alter seltener nachweisbar wird. Le-Antigene sind serol. nur schwer nachzuweisen (v. a. mittels indirektem Antiglobulintest, Supplement- u. Enzymtests). **Bedeutung:** Le-Antikörper kommen rel. häufig vor, v. a. als Kältehämagglutinine der Klasse IgM (klin. unbedeutend) insbes. bei Individuen mit dem Phänotyp Le (a-b-) sowie passager während Schwangerschaften mit Lewis-Inkompatibilität (werden als Urs. für habituelle Aborte diskutiert). Komplementbindende Le-Antikörper können hämolytische Transfusionszwischenfälle auslösen, was i. d. R. durch Infusion von ca. 200 ml Spenderplasma vor Bluttransfusion verhindert werden kann (Neutralisation der Ak in vivo); transfundierte Erythrozyten verlieren innerh. von Tagen die löslichen Le-Antigene des Spenders u. nehmen die Le-Eigenschaft des Empfängers an. Vgl. Blutgruppen.

Lewis-Leigh-Nicht-Rück|atmungs|ventil n: Typ eines Nicht*-Rückatmungsventils.

Lexer-Span|trans|plantation (Erich L., Chir., Königsberg, München, 1867-1937; Transplantation*) f: nicht mehr gebräuchliches op. Verf. zur Behandlung von (Defekt-)Pseudarthrosen durch Einlagerung eines Knochenspans mit Periost; vgl. Knochentransplantation.

Leyden-Kristalle (Ernst V. van L., Int., Berlin, Königsberg, 1832-1910) m pl: s. Charcot-Leyden-Kristalle.

Leydig-Zellen (Franz von L., Anat., Würzburg, Bonn, 1821-1908; Zelle*): s. Leydig-Zwischenzellen.

Leydig-Zell|funktions|test (↑; ↑) m: (engl.) Leydig cell test; syn. HCG-Test; diagn. Verfahren zur Beurteilung der Funktionsreserve des Hodens bzgl. der Testosteronproduktion; nach Injektion von 5000 E HCG* steigt Serumtestosteron nach 48 Std. normalerweise um den Faktor 2 über den Ausgangswert; kein od. nur geringer Anstieg bei bds. Anorchie, primärer Leydig-Zellinsuffizienz, Hypogonadismus.

Leydig-Zell|in|suffizienz (↑; ↑; Insuffizienz*) f: (engl.) Leydig cell insufficiency; unzureichende inkretor. Hodenfunktion mit verminderter Testosteronproduktion in den Leydig-Zwischenzellen bei Hypogonadismus, Klimakterium virile, Hodenatrophie, adrenogenitalem Syndrom, Pasqualini-Syndrom.

Leydig-Zell|tumor (↑; ↑; Tumor*) m: (engl.) Leydig cell tumour; von den Leydig-Zwischenzellen des Gonadenstromas ausgehender, zu 90%

benigner hormonproduzierender Tumor des Hodens (Androgene, Östrogene); Häufigkeit: 2-3% aller Hodentumoren*; **Sympt.:** Pubertas praecox, Gynäkomastie.

Leydig-Zwischen|zellen (↑; ↑): (engl.) Leydig's cells; syn. interstitielle Drüsen (s. Abb.);

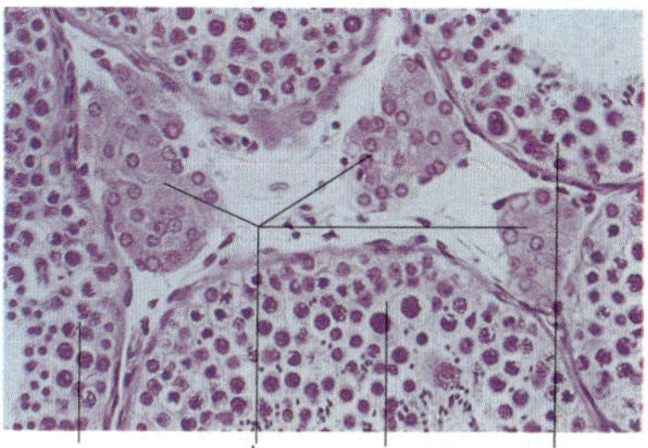

Leydig-Zwischenzellen: histologischer Schnitt durch den Hoden (Hämatoxylin-Eosin-Färbung); a: Tubuli seminiferi; b: Gruppen von Leydig-Zwischenzellen im intertubulären lockeren Bindegewebe [134]

epitheloide Zellhäufchen zw. den Samenkanälchen im interstitiellen Bindegewebe des Hodens*, eines der Bildungsorte der Androgene*, insbes. des Testosterons*. Das hypophysäre LH* wirkt stimulierend auf die Testosteronsynthese. Die L.-Z. des erwachsenen Mannes produzieren tägl. ca. 6-8 mg Testosteron.

LE-Zellen (Zelle*) f pl: (engl.) LE cells; bei systemischem Lupus* erythematodes im Blutbild vorkommende neutrophile Granulozyten mit basophilen Einschlußkörperchen, die Kernresten zerstörter Leukozyten entsprechen.

LE-Zell|test (↑) m: (engl.) LE cell test; nicht mehr gebräuchl. Untersuchungsmethode zur Diagn. eines systemischen Lupus* erythematodes, bei der Leukozyten mit Patientenserum inkubiert werden, die durch zirkulierende zelluläre Antikörper in LE-Zellen umgewandelt werden; ersetzt durch Nachw. von antinukleären u. Anti-DNA-Antikörpern.

Lezithin (gr. λέκιθος Dotter) n: (engl.) lecithin; Phosphatidcholin, Glyzerinphosphatid, dessen Phosphorsäurerest mit Cholin* verestert ist u. dessen hydrophile Seite von aktiviertem Phosphorylcholin, die hydrophobe Seite von Diglyzerid unter Abspaltung von CMP gebildet wird; **Vork.** in der Zellmembran; pharmazeutisch-technische Verw. als Emulgatoren*; Abbau durch LCAT* u. Ausscheidung mit den Gallensäuren*; s. a. Gallensteine.

Lezithinase (↑) f: s. Phospholipasen.

Lezithin|bestimmung im Frucht|wasser (↑): Meth. der pränatalen Lungenreifediagnostik*.

Lezithin/Sphingo|myelin-Quotient (↑; gr. σφίγγειν schnüren; Myel-*) m: L/S-Quotient.

L-Formen: (engl.) L-configurations; **1.** (bakteriol.) zellwanddefekte Bakterienvarianten, die durch Antibiotikaeinwirkung od. Faktoren der körpereigenen Abwehr (Serum, Leukozytenextrakt, Lysozym, Antikörper usw.) entstehen; **Charakteristika:** pleomorph, filtrierbar, osmolabil, vermehrungsfähig, gleiche Antigenität wie d. Mutterzelle b. verminderter Virulenz, reduzierter Stoffwechsel. L-F. können zu ihren Ausgangszellen revertieren u. wieder voll virulent werden. **Klin. Bedeutung:** z. T. wird angenommen, daß L-F. im Organismus langfristig persistieren u. chron.-rezidivierende Inf. unterhalten können. **2.** (chem.) s. Isomerie.

LFPPV: Abk. f. (engl.) **l**ow **f**requency **p**ositive **p**ressure **v**entilation; Beatmungsverfahren bei ARDS*; durch niedrige Beatmungsfrequenz (3-4/min) soll die kranke Lunge ruhiggestellt werden. Die Oxygenierung erfolgt durch Diffusion bei erhöhter inspirator. Sauerstoffkonzentration, die CO_2-Eliminierung im extrakorporalen Bypass ($ECCO_2R$). Vgl. Beatmung.

LGL-Syn|drom n: Kurzbez. f. **L**own-**G**anong-**L**evine-Syndrom; Form des Präexzitationssyndroms* mit verkürzter Überleitungszeit bei normalem Kammerkomplex, führt zur Tachykardie*; im EKG Verkürzung der PQ-Strecke. Vgl. WPW-Syndrom.

LH: Abk. f. **l**uteinisierendes **H**ormon; ICSH (Abk. f. engl. interstitial cell stimulating hormone) beim Mann; in basophilen Zellen des Hypophysenvorderlappens gebildetes, zu den hypophysären Gonadotropinen* gehörendes Glykoprotein (MG 28 000); die Ausschüttung wird durch LH-RH (GnRH*) kontrolliert. LH ist aus zwei Aminosäureketten (α, β) aufgebaut. Die Alphakette besteht aus 89 Aminosäuren u. ist mit den Alphaketten von HCG, FSH u. TSH identisch. Die Betakette (MG 13 000) besteht aus 115 Aminosäuren; sie ist für die biol. Wirkung verantwortlich u. wirkt immunogen. Das Molekül entfaltet seine biol. Wirkung nur in Komb. der beiden Untereinheiten. **Wirkungsmechanismus:** über Hormonrezeptoren* an den Interstitialzellen der Keimdrüsen; Wirkung: Auslösung von Follikelreifung u. Ovulation, bewirkt Entw. u. Funktion des Corpus* luteum (Synthese v. Östrogenen u. Progesteron); Anregung des Wachstums der Leydig*-Zwischenzellen des Hodens u. Androgensynthese beim Mann.

Lhermitte-Zeichen (Jaques L., Neuropathol., Paris, 1877-1959): (engl.) Lhermitte's sign; (neurol.) Nackenbeugezeichen; Parästhesien in den oberen Extremitäten u. im Rücken bei starker Beugung des Kopfs nach vorn; Vork. v. a. bei Multipler* Sklerose.

LH-RH: Abk. f. **l**uteinisierendes **H**ormon-**R**eleasing-**H**ormon; syn. Gonadotropin-releasing-hormone (Abk. GnRH*).

LH-RH-A|gonisten (Agonist*) m pl: syn. GnRH*-Agonisten.

LH-RH-Test m: syn. LH-RH-Stimulationstest, GnRH*-Test.

Li: chem. Symbol f. Lithium*.

LIA: Abk. f. **L**umineszenz*-**I**mmun**a**ssay.

liber (lat.): frei.

Liberation (↑) f: Freisetzung.

Libido (lat. Lust) f: in der psychoanalyt. Triebtheorie (Freud) entwickelter Grundbegriff f. die jede Triebmanifestation begleitende psych. Energie; hierbei ist neben dem Sexualtrieb* der Aggressionstrieb (s. Aggression) beteiligt. Vgl. Besetzung, Trieb, Fixierung.

Libido|fixierung (↑): (engl.) libido fixation; (psychoanalyt.) Festlegung der Libido auf infantile Triebobjekte od. Befriedigungsformen früherer Entwicklungsphasen; z. B. bei Regression*.

Libido sexualis (↑; Sexual-*) f: Drang z. Beziehungsaufnahme, zu körperl. Kontakt u. körperlicher Vereinigung u. damit z. Befriedigung der sexuellen Bedürfnisse (triebverzehrende Endhandlung); vgl. Trieb.

Libido|störung (↑): (engl.) libido disorder; ungenaue Bez. f. Störung des sexuellen Appentenzverhaltens, die sich als sexuelle Funktionsstörung* od. fehlendes sexuelles Interesse äußert; **Vork.:** häufig b. psychogenen Störungen u. Erkr. (Konfliktreaktion, neurot. Entwicklung, Persönlichkeitsstörung, psychosomat. Erkr.), v. a. aber b. endogenen Psychosen. Bes. im Vorfeld noch unerkannter (larvierter) depressiver Zustände finden sich häufig Störungen v. sexuellem Verlangen u. Potenz.

Libman-Sacks-Syn|drom (Emmanuel L., Int., New York, 1872-1946; Benjamin S., Arzt, New York, 1896-1939) n: Endstadium des systemischen Lupus* erythematodes; charakterisiert durch eine atyp. verruköse Endokarditis, ferner durch Perikarditis, Pleuritis, Arthritis, Splenomegalie u. a.

Lichen (gr. λειχήν Flechte) m: dermat. Bez. f. kleinpapulöses Exanthem; vgl. Flechte.

Licheni|fikation (↑) f: (engl.) lichenification; flächenhafte Infiltration der Haut m. Vergröberung der Hautfelderung (s. Abb.) i. R. eines Ekzems.

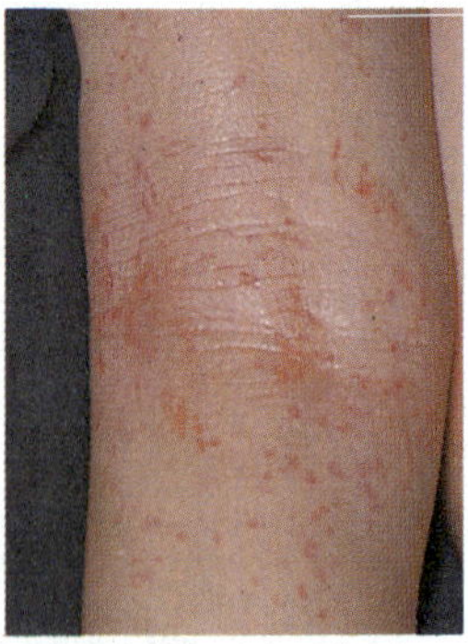

Lichenifikation der Haut der Ellenbeuge bei atopischem Ekzem [179]

Lichen islandicus (↑) m: Isländisches Moos; Thallus der Flechte Cetraria islandica mit Schleim- u. Bitterstoffen; Verw.: bei Schleimhautreizungen im Mund- u. Rachenraum; Appetitlosigkeit. **L. myx|oedematosus** (↑) m: syn. Skleromyxödem. **L. nitidus** (↑) m: meist b. Kindern u. Jugendlichen auftretende Variante des Lichen* ruber planus mit stecknadelkopfgroßen, weißen od. rötlichen, glänzenden, transparenten Knötchen; **Lok.:** bes. Penis, Unterarmbeugeseiten; nach längerer Zeit spontane Rückbildung.

lichenoid (↑; -id*): flechtenähnlich; kleinpapulös.

Lichen pilaris (↑) m: syn. Keratosis pilaris; derbe, stecknadelkopfgroße, rote Knötchen an den Follikeln auf bläulicher Haut, bes. an den Streckseiten der Oberarme u. Oberschenkel sowie am Gesäß bei Mädchen zw. dem 15. u. 20. Lj.; später spontane Rückbildung.

Lichen ruber planus (↑) m: sog. flache Knötchenflechte; häufige entzündl. Erkr. der Haut u. Schleimhaut; **Ätiol.:** unklar, wahrscheinl. Autoimmunkrankheit; **Klin.:** multiple polygonale, flache, oft zentral gedellte, wachsartig glänzende, livide Papeln, die konfluieren können u. meist stark jucken; Auftreten weißer Punkte u. Netze in den Papeln (Wickham-Streifen) als Ausdruck einer Verdickung des Stratum granulosum, bes. deutlich nach Einölen der Oberfläche u. an der Wangenschleimhaut; Auslösung eines Koebner*-Phänomens möglich; spontane Abheilung nach 1-2 Jahren mit Pigmentierungen u. Atrophien; **Lok.:** bes. Beugeseiten der Unterarme, Unterschenkel, Sakralregion, Genitale u. Mundschleimhaut; auch disseminiert (Lichen ruber generalisatus), evtl. mit Übergang zu einer Erythrodermie (Lichen ruber exanthematicus); **Sonderformen** mit ringförmiger (Lichen ruber anularis) od. linearer Anordnung (Lichen ruber linearis od. striatus), Blasenbildung (Lichen ru-

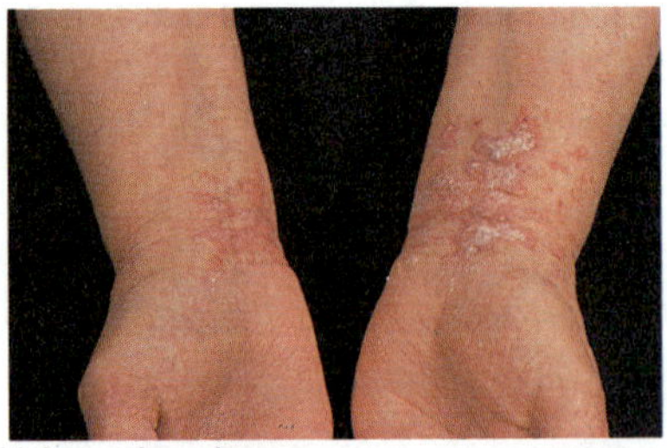

Lichen ruber planus:
typische Lokalisation an den Beugeseiten der Handgelenke [3]

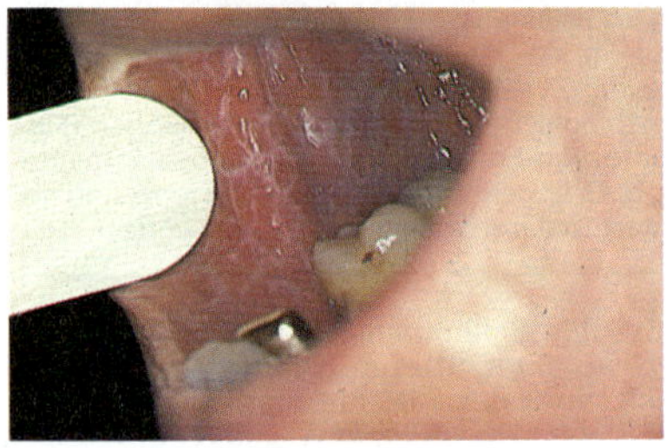

Lichen ruber planus:
Wickham-Zeichnung der Mundschleimhaut [3]

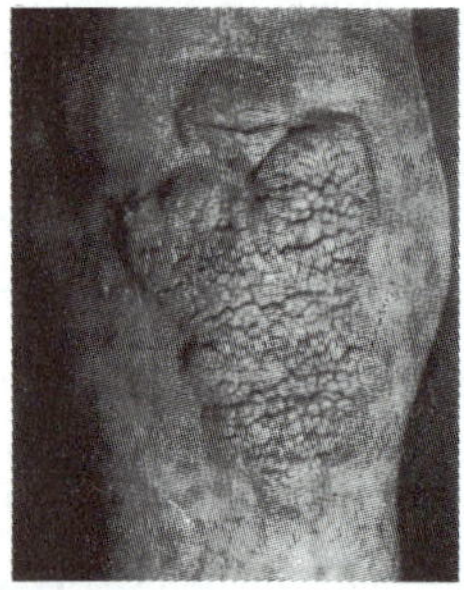

Lichen ruber planus:
warzenartige Veränderungen am Knie [549]

ber bullosus od. pemphigoides), Schleimhauterosionen (Lichen ruber erosivus), warzenartigem Aussehen (Lichen ruber verrucosus), Nagelbefall (Lichen ruber unguium) od. follikulär gebundenen Papeln (Lichen ruber follicularis od. acuminatus; s. Graham-Little-Syndrom); **Ther.:** Glukokortikoide lokal od. systemisch, PUVA.

Lichen sclerosus et a|trophicus (↑) m**:** syn. Weißfleckenkrankheit; rundl., porzellanweiße, linsengroße, juckende, atrophisch erscheinende

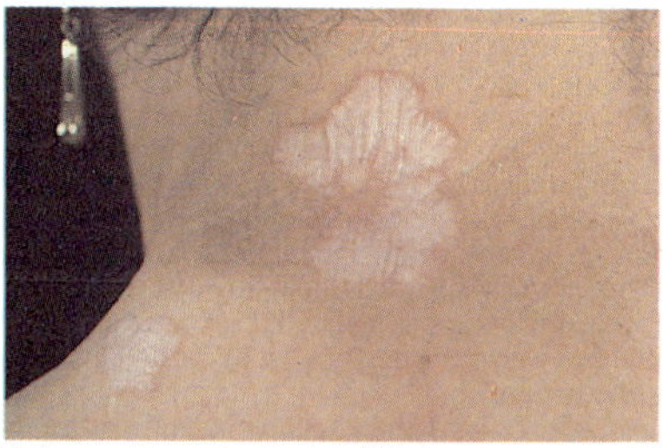

Lichen sclerosus et atrophicus [3]

Elemente, die zu größeren Herden konfluieren u. follikuläre Hyperkeratosen zeigen können; **Lok.:** bes. Nacken, Rücken, Genitalgegend; **Ther.:** Glukokortikoide lokal, Retinoide systemisch.

Lichen sclerosus et a|trophicus penis (↑) m**:** syn. Craurosis penis; Verhärtung u. Verengung (Phimose*) der Vorhaut, weißl. Verfärbung der Eichel, des inneren Vorhautblatts, Verdik-

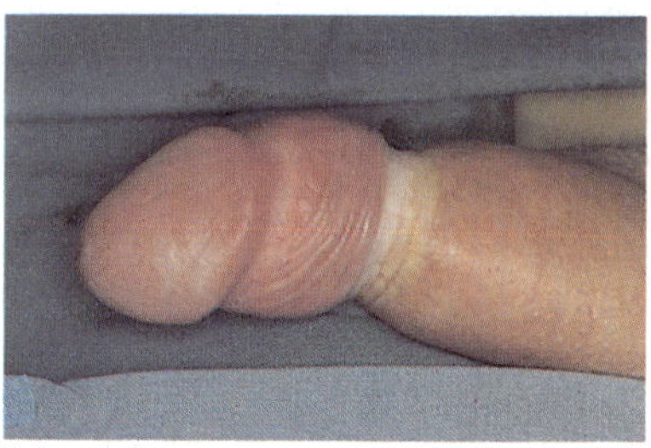

Lichen sclerosus at atrophicus penis [3]

kung, Schrumpfung des Frenulums, Verengung des Urethraausgangs, Juckreiz; fakultative Präkanzerose.

Lichen sclerosus et a|trophicus vulvae (↑) m**:** s. Vulvadystrophie.

Lichen sim|plex chronicus circum|scriptus (↑) m**:** syn. Lichen Vidal, Neurodermitis circumscripta; ekzematöse Hautveränderung mit bis zu handtellergroßen, rundl. od. auch streifenförmigen, stark juckenden, lichenifizierten, zuweilen depigmentierten Effloreszenzen; Vork. v. a. bei Frauen zw. dem 20. u. 50. Lj. an Kopf, Nacken, Extremitäten, Sakral- u. Genitalregion; Urs. unklar, möglicherweise artefizielles, durch Kratzen unterhaltenes Ekzem; keine Beziehung zum atopischen Ekzem; **Ther.:** blande Salben, Okklusivverband.

Lichen urticatus (↑) m**:** syn. Prurigo* simplex acuta.

Lichen Vidal (↑; Jean B. V., Dermat., Paris, 1825-1893) m**:** syn. Lichen* simplex chronicus circumscriptus.

Lich-Grégoire-Operation (Raymond G., Chir., Anat., Paris, geb. 1875) f**:** Operationsmethode zur Verhütung eines vesikoureteralen Refluxes, z. B. bei Ureterfehlbildungen*; Verlagerung von 3-5 cm des distalen Ureterabschnitts in einen entspr. lang präparierten submukösen Harnblasenabschnitt von extravesikal aus; vgl. Politano-Leadbetter-Operation.

Licht: (engl.) light; i. e. S. der optisch wahrnehmbare Bereich im Spektrum der elektromagnetischen Wellen*, der etwa zw. den Wellenlängen 380-780 nm liegt; i. w. S. auch die nicht sichtbaren angrenzenden Wellenlängenbereiche (sog. Infrarot- u. Ultraviolettlicht). Vgl. Photonen.

Licht|behandlung: s. Lichttherapie.

Licht|dermatosen (Derm-*; -osis*) f pl**:** (engl.) photodermatoses; syn. Photodermatosen; Veränderungen der Haut inf. von Lichteinwirkung, bes. Ultraviolettstrahlung*; **Formen: 1.** physiol. Reaktionen der Haut: vermehrte Melaninbildung (Hyperpigmentierung), Akanthose u. Hyperkeratose (Lichtschwiele) sowie Reparatur geschädigter DNA (s. Reparatursysteme); **2.** akute L. (Dermatitis solaris, sog. Sonnenbrand): phototraumatische Reaktion bei normaler Lichtempfindlichkeit durch Überdosierung von UV-Licht; Sympt.: Entz., evtl. Blasenbildung, später Schuppung der lichtexponierten Hautstellen; **3.** chronische L.: Atrophie der Epidermis u. Degeneration des Bindegewebes im Korium durch jahrelange übermäßige Sonnenexposition mit Vergröberung des Hautreliefs, Zysten, Komedonen, Keratosen, gehäuftem Auftreten von Plattenepithelkarzinomem u. malignen Melanomen; **4.** phototoxische Reaktionen: Dermatitis u. länger anhaltende Hyperpigmentierung durch Lichteinwirkung u. externen od. systemischen Kontakt mit Lichtsensibilisatoren, z. B. Teer (Teersonnendermatitis), Furocumarinen in Kosmetika mit Bergamottöl (Berloque-Dermatitis, Hyperpigmentierung in Form eines Tropfens) od. in Herkulesstaude, Pastinak, Sellerie u. a. Pflanzen (Wiesengräserdermatitis), Medikamenten (Ammoidin, Resorcin- u. Phenothiazinderivate, Nalidixinsäure, Tetrazykline) sowie Farbstoffen (z. B. Rivanol, Trypaflavin, Eosin, Methylenblau); **5.** photoallergische Reaktionen durch photochem.

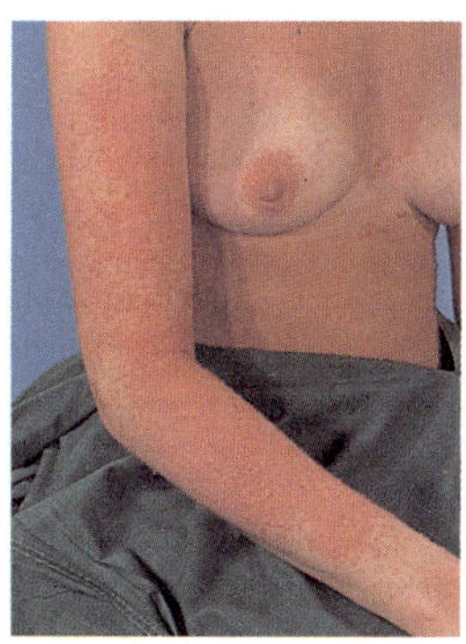

Lichtdermatosen:
photoallergische Reaktion [3]

aktivierte Substanzen, z. B. Medikamente (Chlorpromazin, Sulfonamide u. a.), antimikrobielle u. -mykotische Substanzen (bes. Salicylanilide), optische Aufheller (Stilbene) u. Cyclamate; Auftreten eines ekzemartigen Bildes nach einer Sensibilisierungsphase; Nachweis durch Epikutantestung mit Belichtung; **6.** polymorphe L. (sog. Sonnenallergie): überwiegend durch UVA ausgelöste, ätiol. unklare Hautreaktion mit papulösen, evtl. vesikulösen, pruriginösen bzw. lichenoiden Effloreszenzen; **7.** Dermatosen, bei denen Licht provozierend u. verschlimmernd wirken kann, z. B. Acne aestivalis, Albinismus, Herpes simplex, Hydroa vacciniforme, Lichturtikaria, Lupus erythematodes, Pellagra, versch. Formen der Porphyrie, Psoriasis, Xeroderma pigmentosum, selten bei Neurodermitis atopica. Vgl. UV-Schäden.

Lichtenstein-Krankheit (Louis L., Pathol., New York, 1906-1977)**:** s. Jaffé-Lichtenstein-Syndrom.

Licht||geschwindigkeit: Formelzeichen c; Ausbreitungsgeschwindigkeit des Lichts im Vakuum; $c_0 = 2{,}99792 \times 10^8$ m/s. Vgl. Brechungsindex. **L.ko|agulation** (Koagul-*) f**:** (engl.) lightcoagulation; s. Infrarotkoagulation, Photokoagulation. **L.menge:** Formelzeichen Q; die von einer Lichtquelle im sichtbaren Bereich insgesamt abgegebene Lichtenergie; Einheit Lumenstunden (lm h).

Licht-Nah-Dis|soziation (Dissoziation*) f**:** träge od. fehlende Pupillenreaktion auf Licht bei guter od. überschießender Nahreaktion; Urs.: Läsion im Tectum u. Tegmentum des Mesencephalons*; vgl. Aquäduktsyndrom, Argyll-Robertson-Zeichen, Pupillenstarre.

Licht||quant (lat. quantum Menge) n**:** s. Photonen. **L.re|aktion** f**:** reflektor. Pupillenverengung auf Lichtreiz; s. Pupillenreaktionen. **L.re|flex** (Reflekt*) m**: 1.** (ophth.) s. Pupillenreaktionen; **2.** (otol.) s. Trommelfellreflex.

Licht|scheu: (engl.) photophobia; syn. Photophobie; unangenehme Augenempfindungen bei Lichteinfall; **Urs.:** Hornhautveränderungen, Linsentrübung, intraokuläre Entz., Achromatopsie, mangelnder Schlaf, übermäßiger Alkohol- u. Nicotinkonsum, Migräne, Meningitis, Masern u. a.

Licht|schutz|faktor m**:** (engl.) light protection factor; Abk. LF; Maß f. die Wirksamkeit von Lichtschutzmitteln; gibt an, um wieviel länger man sich im Vergleich z. ungeschützten Exposition der Sonne nach Auftragen eines Lichtschutzmittels aussetzen kann, bis eine Dermatitis auftritt.

Licht||schwiele: s. Lichtdermatosen. **L.stärke:** Formelzeichen I; der von einer Lichtquelle im sichtbaren Bereich innerh. eines best. Raumwinkels abgegebene Lichtstrom; SI-Einheit: Candela (cd); vgl. Einheiten, Leuchtdichte. **L.starre:** s. Pupillenstarre. **L.strom:** Formelzeichen Φ; die von einer Lichtquelle pro Zeiteinheit im sichtbaren Bereich abgegebene Lichtmenge; SI-Einheit: Lumen (lm).

Licht|therapie f**:** (engl.) phototherapy; therap. Anwendung des Lichts; **Formen:** Lichtbäder, Phototherapie* Neugeborener, Sonnenbäder od. künstl. mittels Höhensonne (Quarzlampe), Finsen-Bogenlicht, Solluxlampe, Glühlicht (Lichtbügel), Rotlicht usw.; **Sonderform:** PUVA*, selektive Ultraviolettphototherapie*; **Ind.:** u. a. chron. Hautkrankheiten (nicht Akuterkrankungen), Hyperbilirubinämie des Neugeborenen, saisonal abhängige Depressionen.

Licht|toxizität (Tox-*) f**:** (ophth.) schädigende Wirkung von Licht unterschiedl. Wellenlänge auf die Strukturen des Auges; **Schädigungsmechanismen: 1.** mechanisch: Erzeugung extrem hoher Energiedichten für sehr kurze Zeit, z. B. bei therap. Anw. des Neodym-YAG-Lasers; **2.** thermisch: lokaler Temperaturanstieg bis zur Gewebekoagulation durch Absorption von Licht hoher Energie v. a. in pigmentierten Strukturen wie Iris u. Pigmentepithel (z. B. Makulaverbrennung durch Sonnenlicht, Photokoagulation*); **3.** photochemisch: Einwirkung von Licht über längere Zeit mit der Induktion oxidativer Prozesse, meist unter Bildung freier Radikale; Schädigung durch UV-Licht v. a. in Hornhaut u. Linse, durch sichtbares Licht in d. Retina. Vgl. Keratoconjunctivitis photoelectrica, Lichtdermatosen.

Licht|urtikaria (Urtika*) f**:** (engl.) solar urticaria; Urticaria solaris, auch Sonnenurtikaria; selten vorkommende, vorwiegend an sonst lichtgeschützten Hautarealen unmittelbar nach Lichteinwirkung (UV-B, UV-A u. sichtbares Licht) auftretende, sog. physikalische Urtikaria*.

Lid: Augenlid.

Lid|halter: Instrument zum mechan. Auseinanderspreizen der Lider, z. B. bei Op., Spülung nach Verätzung, Fremdkörperentfernung; s. Desmarres-Lidhalter.

Lid|karzinom (Karz-*; -om*) n**:** (engl.) eyelid carcinoma; von der Lidhaut u. ihren Anhangsgebilden ausgehende bösartige Geschwulst des Augenlids, meist Basaliom*, seltener Plattenepithelkarzinom* od. Talgdrüsenkarzinom (Meibom-Karzinom).

Lid|krampf: s. Blepharospasmus.

Lido|cain (INN) n**:** 2-Diethylamino-2′,6′-dimethylacetanilid (IUPAC); **1.** Lokalanästhetikum vom Amidtyp; Verw.: s. Lokalanästhetika; **2.** membranstabilisierendes Antiarrhythmikum (Klasse I B) zur Akutbehandlung ventrikulärer Extrasystolen u. ventrikulärer Tachykardien; NW: v. a. Störungen des ZNS (Schwindel, Somnolenz, Verwirrtheit, Krämpfe); bei hohen Dosen Blutdruckabfall; vgl. Antiarrhythmika.

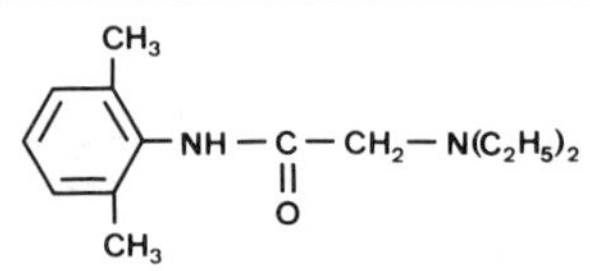

Lidocain

Lid|ödem (Ödem*) n**:** (engl.) eyelid oedema; Schwellung des Augenlids; **Vork.** als Sympt. bei: **1.** Allgemeinerkr., z. B. Anaphylaxie, Angioödem, Glomerulopathie, Dermatomyositis, Mikulicz-Krankheit I, Myxödem, Trichinose, Thrombophlebitis der V. angularis u. V. ophthalmica, Kavernosusthrombose, Schädelbasisfrakturen, Phlegmone od. Erysipel im Gesicht; **2.** ophth. Erkr., z. B. Hordeolum, Dakryozystitis, Blenorrhoe, Orbitalphlegmone u. durch Insektenstich.

Lido|flazin (INN) n**:** 2-{4-[4,4-Bis(4-fluorphenyl)-butyl]-1-piperazinyl}-2′,6′-dimethylacetanilid (IUPAC); Verw.: Koronardilatator; s. Calciumantagonisten.

Lid||platte: Tarsus*. **L.rand|entzündung:** Blepharitis*. **L.schlag:** (engl.) blink; unbewußte, reflektorische Bewegung des oberen Augenlides, wodurch d. Hornhaut feucht gehalten wird.

Lid|schluß|re|aktion f: (engl.) eyelid closure reflex; syn. Orbikularisreaktion, Westphal-Pilcz-Zeichen; Pupillenverengung bei kräftigem Lidschluß od. beim Versuch, das Auge gegen Widerstand zu schließen; beruht auf Faserverbindungen zw. den Kerngebieten des N. facialis u. N. oculomotorius u. ist auch b. lichtstarrer Pupille auszulösen. Vgl. Pupillenreaktionen.

L-Iduron|säure: s. Uronsäuren.

Liebe, lesbische: (engl.) lesbianism; syn. Sapphismus, Tribadie; sexuelle Aktivität, Erregbarkeit unter Frauen; s. Homosexualität.

Lieberkühn-Drüsen (Johann N. L., Arzt, Anat., Berlin, 1711-1756): (engl.) Lieberkühn's crypts; Glandulae intestinales; schlauchförmige Epitheleinsenkungen (Lieberkühn-Krypten) im Bereich der Lamina propria des Dünn- u. Dickdarms; dienen der Oberflächenvergrößerung u. Sekretion. Im Dünndarm befinden sich am Kryptengrund spezif. Drüsenzellen: Paneth*-Körnerzellen u. enterochromaffine Zellen*.

Liebermann-Burchard-Re|aktion (Leo von Szentolörincz L., Chem., Hyg., Budapest, 1852-1926) f: s. Cholesterin (Bestimmung).

Lien (lat.) m: (engl.) spleen; Splen, Milz*. **L. accessorius** (†) m: syn. Splen accessorius, Lien succenturiatus, Nebenmilz; mehrere rundl. bis haselnußgroße Körper aus Milzgewebe in der Nähe od. als Anhänge der Milz*. **L. mobilis** (†) m: Wandermilz*.

Lieno-: s. a. Spleno-.

Lieno|graphie (Lien*; -graphie*) f: s. Hepatolienographie.

Lien suc|centuriatus (†) m: syn. Lien* accessorius.

Li|enterie (gr. λεῖος glatt; Enter-*) f: (engl.) lientery; Durchfall mit unverdauten Nahrungsbestandteilen.

Lieutaud-Dreieck (Joseph L., Anat., Paris, Montpellier, 1703-1780): syn. Trigonum* vesicae Lieutaudi.

Life island (engl. life Leben; island Insel) n: Bez. f. ein steriles Isolierzelt bzw. einen sterilen Raum zum Schutz infektionsgefährdeter Pat. (z. B. bei Immunsuppression, Agranulozytose, zytostatischer Ther.). Zur Vermeidung einer Inf. mit fakultativ pathogenen Keimen der eigenen Bakterienflora* werden meist schwer resorbierbare Antibiotika zur enteralen Keimreduktion angewendet u. eine Desinfektion der Haut durchgeführt.

Lig.: Abk. f. Ligamentum.

Ligament (Ligamentum*) n: Band; **1.** aus kollagenem (seltener elastischem) Bindegewebe bestehende strangförmige od. platte Gebilde, die der Befestigung gegeneinander beweglicher Teile des Skeletts dienen. Verstärkungsbänder der Gelenkkapsel sichern d. Zusammenhang der beteiligten Knochen (Haftbänder) u. die dem Gelenk zukommende Bewegung (Führungsbänder) od. hemmen eine Überbewegung (Hemmungsbänder). Bänder im Innern von Gelenken (Binnen- od. Zwischenknochenbänder) sind ihrer Funktion nach ebenfalls Haft-, Führungs- od. Hemmungsbänder. **2.** In d. Bauchhöhle werden als L. solche Teile des Bauchfells bezeichnet, die entweder als Duplikaturen od. als einfache Lamellen an ein Organ herantreten u. bei Bewegungen des Organs gespannt sein können (wurden in d. JNA als Chorda, Meso-, Plica bezeichnet).

ligamentosus (†): mit Bändern versehen.

Ligamentum (lat.) n (pl Ligamenta): Abk. Lig.; Band, Ligament*. **L. acromio|claviculare** (†) n: Verstärkungsband des Akromioklavikulargelenks. **Ligamenta alaria** (†) n pl: Flügelbänder; Dens axis ↔ medialer Rand der Hinterhauptkondylen u. der oberen Gelenkflächen des Atlas. **L. annulare radii** (†) n: Ringband der Speiche; Verstärkungsband des Ellenbogengelenks; ringförmig um d. Radiuskopf vom vorderen zum hinteren Rand der Incisura radialis der Ulna. **L. annulare stapedis** (†) n: Ringband zw. der Fußplatte des Steigbügels u. dem Vorhoffenster des Innenohrs. **Ligamenta annularia trachealia** (†) n pl: bindegewebige Verbindungen der Knorpelspangen der Luftröhre. **L. anococcygeum** (†) n: Anus ↔ Steißbein; dient dem oberflächl. Teil des M. sphincter ani ext. zur Anheftung am Steißbein. **L. apicis dentis** (†) n: Spitze des Dens axis ↔ vorderer Umfang des Hinterhauptlochs; Rest der Chorda dorsalis.

Ligamentum-arcuatum-medianum-Syndrom (†; lat. arcuatus bogenförmig gekrümmt; Medi-*) n: Sonderform der Angina* abdominalis inf. Kompression des Truncus coeliacus durch angeb. Anomalie des Ligamentum arcuatum medianum.

Ligamentum arcuatum pubis (†) n: Bogenband am Unterrand der Symphyse. **L. arteriosum** (†) n: bindegewebiger Rest des Ductus* arteriosus. **Ligamenta auricularia** (†) n pl: Bindegewebezüge vom Ohrknorpel zum Schläfenbein. **L. bi|furcatum** (†) n: Pinzettenband; „Schlüssel der Chopart-Amputationslinie“; Calcaneus ↔ Os naviculare (Lig. calcaneonaviculare), Os cuboideum (Lig. calcaneocuboideum). **L. calcaneo|cuboideum** (†) n: vgl. Ligamentum bifurcatum. **L. calcaneo|cuboideum plantare** (†) n: plantarseitiges Verstärkungsband des Kalkaneokuboidgelenks. **L. calcaneo|fibulare** (†) n: Verstärkungsband des oberen Sprunggelenks; Spitze des Malleolus lat. fibulae ↔ laterale Fläche des Calcaneus. **L. calcaneo|naviculare plantare** (†) n: Pfannenband, Plattfußband; Rand des Sustentaculum tali calcanei ↔ plantare Fläche des Os naviculare; bildet mit seiner verknorpelten oberen Fläche einen Teil der Gelenkpfanne für d. Taluskopf. **L. capitis costae intra|articulare** (†) n: innerh. des Gelenkspalts des Rippenwirbelgelenks; Crista capitis costae der 2.-10. Rippe ↔ Bandscheibe. **L. capitis costae radiatum** (†) n: Caput costae ↔ radiär an benachbarten Wirbelkörpern u. Bandscheibe. **L. capitis femoris** (†) n: Incisura acetabuli der Hüftgelenkpfanne ↔ Fovea capitis femoris; enthält d. R. acetabularis der A. obturatoria. **L. capitis fibulae anterius et posterius** (†) n: Verstärkungsbänder des Wadenbein-Schienbeingelenks. **Ligamenta capitulorum ossium meta|carpi trans|versa** (†) n pl: (BNA, JNA); s. Ligamentum metacarpale transversum profundum. **L. cardinale uteri** (†) n: mit glatter Muskulatur durchsetzte Bindegewebezüge an d. Basis des Ligamentum* latum uteri zur Cervix uteri; vgl. Retinacula uteri. **L. carpi radiatum** (†) n: Palmarfläche des Os capitatum ↔ benachbarte Handwurzelknochen. **Ligamenta carpo|meta|carpalia dorsalia et palmaria** (†) n pl: Verstärkungsbänder der Karpometakarpalgelenke. **L. col|laterale carpi radiale** (†) n: Proc. styloideus radii ↔ Os scaphoideum. **L. col|laterale carpi ulnare** (†) n: Proc. styloideus ulnae ↔ Os triquetrum u. pisiforme. **L. col|laterale fibulare** (†) n: Epicondylus lat. femoris ↔ Caput fibulae. **L. col|laterale radiale** (†) n: Epicondylus lat. humeri ↔ über d. Lig. annulare radii zur Incisura radialis ulnae. **L. col|laterale tibiale** (†) n:

L

Epicondylus u. Condylus medialis femoris ↔ Tibia; Teil der Gelenkkapsel, mit d. Meniscus med. verwachsen. **L. col|later̲ale ulnar̲e** (↑) n: Epicondylus med. humeri ↔ Proc. coronoideus ulnae, Olecranon ulnae. **Ligamẹnta col|lateralia** (↑) n pl: Seitenbänder der Finger-, Zehen-, Metakarpo- u. Metatarsophalangealgelenke. **L. conoideum** (↑) n: Teil des Ligamentum coracoclaviculare. **L. coraco|acromiale** (↑) n: Proc. coracoideus scapulae ↔ Acromion scapulae: Dach des Schultergelenks. **L. coraco|claviculare** (↑) n: Proc. coracoideus scapulae ↔ laterales Ende der Clavicula; wird unterteilt in Ligamentum conoideum (hinten) u. Ligamentum trapezoideum (vorn). **L. coraco|humerale** (↑) n: Basis des Proc. coracoideus scapulae ↔ Tuberculum majus humeri; Verstärkungsband der Schultergelenkkapsel. **L. coronarium hepatis** (↑) n: Umschlag des Peritonaeum parietale an d. Unterseite des Zwerchfells auf d. Peritonaeum viscerale der Leber an d. Zirkumferenz der Area nuda der Leber; vgl. Leber. **L. costo|claviculare** (↑) n: inneres Ende des Schlüsselbeins ↔ Knorpel der 1. Rippe. **L. costo|trans|versarium et laterale** (↑) n: Rippenhals ↔ Vorderkante bzw. lateral am Wirbelquerfortsatz. **L. costo|trans|versarium superius** (↑) n: Oberrand des Rippenhalses ↔ Unterrand des Querfortsatzes des nächsthöheren Wirbels. **Ligamẹnta costo|xiphoidea** (↑) n pl: Rippenbogen ↔ Schwertfortsatz des Brustbeins. **L. crico|arytaenoideum posterius** (↑) n: Ringknorpelplatte ↔ mediale u. untere Kante des Stellknorpels: Verstärkung des Krikoarytänoidgelenks. **L. crico|pharyngeum** (↑) n: Ringknorpelplatte u. Cartilago corniculata ↔ Vorderwand der Pharynx; besteht aus elast. Fasern. **L. crico|thyroideum medianum** (↑) n: Ringknorpelbogen ↔ Unterrand des Schildknorpels; mediane Verstärkung des Conus elasticus; besteht aus elastischen Fasern. **L. crico|tracheale** (↑) n: elast. Membran zw. Unterrand des Ringknorpels u. oberster Trachealknorpelspange. **Ligamẹnta cruciata genus** (↑) n pl: Kreuzbänder des Kniegelenks; Area intercondylaris anterior tibiae ↔ Innenseite des Condylus lat. femoris (L. c. ant.); Area intercondylaris posterior tibiae ↔ Innenseite des Condylus med. femoris (L. c. post.). **L. cruci|forme atlantis** (↑) n: Querschenkel (Ligamentum transversum atlantis): zw. d. Massae laterales des Atlas; Längsschenkel (Fasciculi longitudinales): zw. Vorderrand des Hinterhauptlochs u. Körper der Axis. **L. cuboideo|naviculare dorsale et plantare** (↑) n: Os cuboideum ↔ Os naviculare. **L. cuneo|cuboideum dorsale et plantare** (↑) n: Os cuneiforme lat. ↔ Os cuboideum. **Ligamẹnta cuneo|navicularia dorsalia et plantaria** (↑) n pl: Os naviculare ↔ Ossa cuneiformia. **L. denticulatum** (↑) n: frontal gestellte Bindegewebsplatte, am seitl. Umfang des Rückenmarks von d. Pia mater ausgehend, die sich mit 19-23 Zacken zw. d. Austrittsstellen der Spinalnerven an d. Dura mater befestigt; Aufhängevorrichtung des Rückenmarks. **L. epi|didymidis inferius et superius** (↑) n: Falten des viszeralen Blatts der Tunica vaginalis testis zw. Hoden u. Nebenhodenschwanz bzw. -kopf; begrenzen den Sinus epididymidis. **L. falci|forme hepatis** (↑) n: sichelförmige Bauchfellduplikatur zw. Vorderfläche der Leber u. vorderer Bauchwand; d. freie untere Rand reicht bis zum Nabel. Vgl. Ligamentum teres hepatis. **Ligamẹnta flava** (↑) n pl: vorwiegend aus elast. Fasern bestehende (gelbe) Bänder zw. benachbarten Wirbelbögen. **L. fundi|forme penis** (↑) n: Linea alba abdominis unterh. des Nabels ↔ schlingenförmig um d. Peniswurzel. **L. gastro|colicum** (↑) n: Bauchfellplatte zw. großer Kurvatur des Magens u. Colon transversum; besteht aus d. Blättern des Omentum majus u. dem Mesocolon transversum. **L. gastro|phrenicum** (↑) n: Teil des großen Netzes von d. großen Kurvatur des Magens zum Zwerchfell. **L. gastro|splenicum** (↑) n: Bauchfellplatte zw. großer Kurvatur des Magens u. Milzhilus, Teil des Omentum majus. **L. genito|inguinale** (↑) n: (embryol.) kaudales Urnieren- od. Keimdrüsenband; entwicklungsgeschichtl. Anlage des Gubernaculum testis beim männl. Geschlecht bzw. des Lig. ovarii proprium u. des Lig. teres uteri beim weibl. Geschlecht. **Ligamẹnta gleno|humeralia** (↑) n pl: Verstärkungsbänder in der Vorderwand der Schultergelenkkapsel. **L. hepato|colicum** (↑) n: Bauchfellfalte von d. Leber zum Colon transversum u. zur Flexura coli dextra; Fortsetzung des Ligamentum hepatoduodenale. **L. hepato|duodenale** (↑) n: Teil des Omentum* minus; Bauchfellplatte zw. Leberpforte u. Duodenum; der freie rechte Rand begrenzt von vorn das Foramen* omentale; enthält Ductus choledochus, V. portae, A. hepatica. **L. hepato|gastricum** (↑) n: Teil des Omentum* minus; Bauchfellplatte zw. kleiner Kurvatur des Magens u. Leberpforte. **L. hepato|phrenicum** (↑) n: Teil des Lig. triangulare dextrum hepatis; zw. rechtem Leberlappen u. Zwerchfell. **L. hepato|renale** (↑) n: Teil der Ligg. hepatis zw. rechtem Leberlappen u. rechter Niere. **L. hyo|epi|glotticum** (↑) n: Bandzüge zw. Zungenbeinkörper u. Vorderfläche des Kehldeckels. **L. ilio|femorale** (↑) n: Bertin-Band; Verstärkungsband an d. Vorderfläche der Hüftgelenkkapsel. Umgebung der Spina iliaca ant. inf. ↔ Linea intertrochanterica femoris. **L. ilio|lumbale** (↑) n: Proc. costarius des 5. Lendenwirbels ↔ Crista iliaca. **L. incudis posterius, superius** (↑) n: Aufhängebänder des Amboß; Crus breve incudis ↔ seitl. Wand der Paukenhöhle; Corpus incudis ↔ Dach des Recessus epitympanicus. **L. inguinale Pouparti** (↑) n: Poupart-Band, Leistenband, Spina iliaca ant. sup. ↔ Tuberculum pubicum; Verstärkungszug der Fascia iliaca, verwachsen mit d. Aponeurosen der schrägen Bauchmuskeln, der Fascia transversalis, Fascia abdominis superficialis u. Fascia lata. **Ligamẹnta inter|carpalia dorsalia, inter|ossea, palmaria** (↑) n pl: Verstärkungsbänder an d. dorsalen, interossealen bzw. palmaren Flächen der Handwurzelknochen. **L. inter|claviculare** (↑) n: zw. den medialen Enden beider Schlüsselbeine. **Ligamẹnta inter|cuneiformia dorsalia, inter|ossea, plantaria** (↑) n pl: Verstärkungsbänder an d. entspr. Flächen der Keilbeine. **L. inter|foveolare Hesselbachi** (↑) n: Hesselbach-Band; bandartiger Verstärkungszug der Fascia transversalis an d. medialen Seite des Annulus* inguinalis profundus. **Ligamẹnta inter|spinalia et inter|trans|versaria** (↑) n pl: zw. den Dornfortsätzen u. Querfortsätzen benachbarter Wirbel. **L. ischio|femorale** (↑) n: Verstärkungsband an d. Hinterfläche der Hüftgelenkkapsel. Sitzbein ↔ Zona orbicularis der Kapsel, lateraler Teil des Lig. iliofemorale, Linea intertrochanterica. **L. lacunare Gimbernati** (↑; Antonio de Gimbernat, Chir., Anat., Madrid, 1734-1816) n: Fasern der Aponeurose des M. obliquus ext. abdominis, die am medialen Ende des Leistenbands sichelförmig zum Pecten ossis pubis umbiegen; mediale Begrenzung der Lacuna vasorum. **L. laterale** (↑) n: Verstärkungsband des Kiefergelenks; Arcus zygomaticus des Schläfenbeins ↔ Collum mandibulae. **L. latum uteri** (↑) n: Bauchfellduplikatur von d. Seitenkanten des Uterus zur seitl. Beckenwand. Vgl. Mesometrium, Mesosalpinx, Mesovarium. **L. longitudinale anterius, posterius** (↑) n: vorderes Längsband, befestigt an den Vorderflächen des Hinterhaupts, der Wirbelkörper bis zum Kreuzbein; hinteres Längsband mit der Verankerung an d. Hinterflächen der Bandscheiben. **L. lumbo|costale** (↑) n: Verstärkungszüge des tiefen Blatts der Fascia thoracolumbalis; Procc. costarii der Lendenwirbel ↔ untere Rippen, Beckenkamm. **L. mallei anterius, laterale, superius** (↑) n: Proc. anterior des Hammers ↔ Fissura petrotympanica; Hals des Hammers ↔ Incisura tympanica; Hammerkopf ↔ Dach des Recessus epitympanicus. **L. mediale** (↑) n: auch Lig. deltoideum; Malleolus med. ↔ Sustentaculum tali calcanei (Pars tibiocalcanearis); vorderer Abschnitt des Talushalses (Pars tibiotalaris ant.), Tuberculum med. des Proc. post. tali (Pars tibiotalaris post.), Dorsalfläche des Os naviculare (Pars tibionavicularis). **L. menisci lateralis Roberti** (↑; César A. Robert, Chir., Paris, 1801-1862) n: akzessorische Faserzüge des Lig. cruciatum post.; hinterer Rand des Meniscus lat. ↔ Condylus lat. femoris. **L. meta|carpale transversum pro|fundum** (↑) n: palmar zw. den Sehnenscheiden des 2.-5. Fingerbeugers in Höhe der Köpfchen der Mittelhandknochen. **L. meta|carpale trans|versum super|ficiale** (↑) n: Verstärkungszüge der oberflächl. Hohlhandfaszie, mit d. Zwischenfingerhaut verbunden. **Ligamenta meta|carpalia dorsalia, inter|ossea, palmaria** (↑) n pl: Verstärkungsbänder der entspr. Flächen zw. d. Basen des 2.-5. Mittelhandknochens. **L. meta|tarsale trans|versum pro|fundum** (↑) n: plantar zw. den Sehnenscheiden der Zehenbeuger in Höhe der Köpfchen der Mittelfußknochen. **L. meta|tarsale trans|versum super|ficiale** (↑) n: Verstärkungszüge der oberflächl. Faszie der Fußsohle, mit d. Zwischenzehenhaut verbunden. **Ligamenta meta|tarsalia dorsalia, inter|ossea, plantaria** (↑) n pl: Verstärkungsbänder zw. d. Basen der entspr. Flächen der Mittelfußknochen. **L. natatorium** (↑) n: straffe Faserzüge in d. Zwischenfinger-(Zehen-)Falten. **L. nuchae** (↑) n: Nackenband; sehnige Platte, reich an elastischen Fasern, zw. den beiderseitigen Nackenmuskeln. Protuberantia occipitalis ext. ↔ Procc. spinosi aller Halswirbel. **Ligamenta ossiculorum auditus** (↑) n pl: Bänder der Gehörknöchelchen. **L. ovarii proprium** (↑) n: Eierstockband, entstanden aus d. kaudalen Keimdrüsenfalte. Extremitas uterina ovarii ↔ Tubenwinkeldrüsenfalte. Extremitas uterina ovarii ↔ Tubenwinkel des Uterus; in d. Hinterwand des Ligamentum latum uteri. **Ligamenta palmaria** (↑) n pl: faserknorpelige Verstärkung der Gelenkkapsel an d. Palmarseite der Fingergrundgelenke; Bestandteil des Bodens der Sehnenscheiden. **L. palpebrale laterale** (↑) n: Tarsalplatten des Ober- u. Unterlids ↔ seitl. Wand der Augenhöhle. **L. palpebrale mediale** (↑) n: Tarsalplatten des Oberlids ↔ Crista lacrimalis ant. u. post.; umfaßt d. Tränensack. **L. patellae** (↑) n: Sehne des M. quadriceps femoris von d. Kniescheibenspitze bis zur Tuberositas tibiae. **L. pectinatum anguli irido|cornealis** (↑) n: Bindegewebsbündel von d. Iriswurzel zur Korneoskleralgrenze. **L. phrenico|colicum** (↑) n: Anheftungsstelle der linken Kolonflexur am Zwerchfell. **L. phrenico|splenicum** (↑) n: Bauchfellfalte zw. Zwerchfell, li. Niere u. Milzhilum. **L. piso|hamatum, piso|meta|carpeum** (↑) n: Fortsetzung der Sehne des M. flexor carpi ulnaris; Os pisiforme ↔ Hamulus ossis hamati bzw. Basis des 4. u. 5. Mittelhandknochens. **L. plantare longum** (↑) n: Plantarfläche des Calcaneus ↔ Os cuboideum, Basen der Ossa metatarsalia II-V; überbrückt d. Sehnenscheide des M. peronaeus longus. **Ligamenta plantaria** (↑) n pl: faserknorpelige Verstärkung der Gelenkkapsel an d. Plantarfläche der Zehengrundgelenke. **L. popliteum arcuatum** (↑) n: bogenförmiger Verstärkungszug in d. oberflächl. Faszie des M. popliteus, strahlt in d. Hinterwand der Kniegelenkkapsel ein; Verbindungszug zum Fibulakopf (Retinaculum lig. arcuati). **L. popliteum obliquum** (↑) n: Teil der Sehne des M. semimembranosus zur Hinterwand der Kniegelenkkapsel. **L. pterygo|spinale** (↑) n: Lamina lat. proc. pterygoidei ossis sphenoidalis ↔ Spina ossis sphenoidalis. **L. pubicum superius Cooper** (↑) n: Cooper-Band; am Oberrand der Symphyse quer verlaufend. **L. pubo|femorale** (↑) n: Verstärkungsband an d. Vorderwand der Hüftgelenkkapsel. Ramus sup. ossis pubis u. Membrana obturatoria ↔ Kapsel des Hüftgelenks u. Femurhals. **L. pubo|prostaticum** (↑) n: Symphyse ↔ Prostata; entspr. bei der Frau dem Lig. pubovesicale. **L. pubo|vesicale** (↑) n: zu den Retinacula* uteri zählende, paarige Verstärkungszüge der Fascia diaphragmatis pelvis superior von der Hinterfläche der Schambeinäste zur Blase ziehend; vgl. Fascia pelvis; entspricht beim Mann dem Lig. puboprostaticum. **L. pulmonale** (↑) n: Umschlagfalte der Pleura mediastinalis in d. Pleura visceralis; zieht vom Lungenhilum abwärts zum Zwerchfell. **L. quadratum** (↑) n: Faserzug an d. Vorderseite der Ellenbogengelenkkapsel; Radialseite der Ulna ↔ Collum radii. **L. radio|carpale dorsale, palmare** (↑) n: Radius (Dorsal- bzw. Palmarfläche) ↔ Os triquetrum u. lunatum; palmar: Caput ossis capitati. **L. reflexum Collesi** (↑) n: Colles-Band; tiefe Sehnenfasern des M. obliquus externus abdominis der anderen Körperseite zum Tuberculum pubicum am Ansatz des Leistenbandes; mediale Begrenzung des äußeren Leistenrings. **L. sacro|coccygeum anterius** (↑) n: Vorderfläche des letzten Kreuzwirbels ↔ Steißbein; entspricht d. Lig. longitudinale anterius. **L. sacro|coccygeum laterale** (↑) n: Pars lat. des Kreuzbeins ↔ Seitenfläche des 1. Steißwirbels. **L. sacro|coccygeum posterius pro|fundum** (↑) n: Hinterfläche des letzten Kreuzbeinwirbels ↔ 1.-2. Steißbeinwirbel; Fortsetzung des Lig. longitudinale post. **L. sacrococcygeum posterius super|ficiale** (↑) n: Hiatus sacralis ↔ 2. Steißbeinwirbel; Äquivalent der Ligg. flava. **Ligamenta sacro|iliaca anteriora** (↑) n pl: Verstärkungsbänder des Kreuzdarmbeingelenks; Facies pelvina ossis sacri ↔ Os ilium. **Ligamenta sacro|iliaca inter|ossea** (↑) n pl: Binnenbänder des Kreuzdarmbeingelenks. Tuberositas sacralis ↔ Tuberositas iliaca. **Ligamenta sacro|iliaca posteriora** (↑) n pl: Verstärkungsbänder des Kreuzdarmbeingelenks; Proc. articularis sup. des Kreuzbeins u. Crista sacralis lat. ↔ Spina iliaca post. sup. et inf. **L. sacro|spinale** (↑) n: Kreuz- u. Steißbein ↔ Spina ischiadica; trennt Foramen ischiadicum majus u. minus. **L. sacro|tuberale** (↑) n: Kreuzbein; Spina iliaca post. sup. ↔ Tuber ischiadicum. **L. spheno|mandibulare** (↑) n: Spina ossis sphenoidalis ↔ Lingula mandibulae. **L. spirale cochleae** (Ligamentum*) n: Lamina basilaris des Labyrinths ↔ Periost des Canalis cochleae. **L. sterno|claviculare anterius, posterius** (↑) n: Verstärkungsbänder des Sternoklavikulargelenks. **L. sterno|costale intra|articulare** (↑) n: bes. am 2. Rippenansatz ausgeprägtes Band im Innern der Art. sternocostalis. **Ligamenta sterno|costalia radiata** (↑) n pl: strahlige Verstärkungszüge, bes. an d. Vorderwand der Kapsel der Artt. sternocostales. **Ligamenta sterno|peri|cardiaca** (↑) n pl: Bindegewebszüge vom Herzbeutel zum Brustbein. **L. stylo|hyoideum** (↑) n: Proc. styloideus des Schläfenbeins ↔ Cornu minus des Zungenbeins. **L. stylo|mandibulare** (↑) n: Proc. styloideus des Schläfenbeins ↔ Angulus mandibulae. **L. supra|spinale** (↑) n: befestigt an d. Dornfortsätzen der Wirbel, im Halsbereich verbreitert zum Lig. nuchae. **L. suspensorium clitoridis** (↑) n: Symphyse ↔ Rücken der Klitoris. **L. sus|pensorium mammae** (↑) n: Bindegewebestränge von d. Haut über d. Brustdrüse zur Fascia pectoralis. **L. sus|pensorium ovarii** (↑) n: Bauchfellfalte von d. Extremitas tubaria des Eierstocks zur seitl. Beckenwand aufsteigend; enthält d. Vasa ovarica. Entwicklungsgeschichtl. aus d. kranialen Keimdrüsenband hervorgegangen. **L. sus|pensorium penis** (↑) n: Symphyse ↔ Fascia penis prof. **L. talo|calcaneare interosseum** (↑) n: Binnenband der hinteren Kammer des unteren Sprunggelenks; Sulcus calcanei ↔ Sulcus u. Caput tali. **L. talo|calcaneare laterale** (↑) n: Verstärkungsband des unteren Sprunggelenks; Trochlea tali ↔ Seitenfläche des Calcaneus. **L. talo|calcaneare mediale** (↑) n: Verstärkungsband des unteren Sprunggelenks; Proc. post. tali ↔ Sustentaculum tali des Calcaneus. **L. talo|fibulare anterius** (↑) n: Verstärkungsband des oberen Sprunggelenks; Malleolus lat. ↔ Collum tali. **L. talo|fibulare posterius** (↑) n: Verstärkungsband des oberen Sprunggelenks; Malleolus lat. ↔ Proc. post. tali. **L. talo|naviculare** (↑) n: Verstärkungsband des unteren Sprunggelenks; Caput tali ↔ Os naviculare. **Ligamenta tarsi dorsalia interossea, plantaria** (↑) n pl: Verstärkungsbänder zw. den Fußwurzelknochen. **Ligamenta tarso|meta|tarsalia dorsalia, inter|ossea, plantaria** (↑) n pl: Verstärkungsbänder der Fußwurzel-Mittelfußgelenke einschließl. Ligg. cuneometatarsalia. **L. teres hepatis** (↑) n: Bindegewebestrang im freien Rand des Lig. falciforme hepatis; obliterierter Rest der V. umbilicalis. **L. teres uteri** (↑) n: Verlauf vom Uterus-Tuben-Winkel in die Vorderwand des Ligamentum* latum uteri durch den Leistenkanal in das Bindegewebe der großen Schamlippen; entwicklungsgeschichtlich aus dem kaudalen Keimdrüsenband entstanden. **L. thyro|epi|glotticum** (↑) n: Innenfläche des Schildknorpels ↔ Petiolus des Kehldeckels. **L. thyro|hyoideum** (↑) n: elastische Verstärkungszüge der Seitenränder der Membrana thyrohyoidea; Cornua supp. des Schildknorpels ↔ Cornua majora des Zungenbeins. **L. tibio|fibulare anterius, posterius** (↑) n: Verstärkungsbänder der Syndesmosis tibiofibularis; Tibia ↔ Vorder- u. Hinterfläche des Malleolus lat. **L. trans|versum acetabuli** (↑) n: überbrückt d. Incisura acetabuli der Hüftgelenkpfanne. **L. trans|versum atlantis** (↑) n: Teil des Lig. cruciforme atlantis. **L. transversum genus** (↑) n: Querband, das beide Menisci des Kniegelenks vorn verbindet. **L. transversum perinei** (↑) n: derbe Bindegewebeplatte, am vorderen Rand des Diaphragma urogenitale im Schambeinwinkel ausgespannt; gebildet von d. vereinigten Blättern der Fascia diaphragmatis urogenitalis sup. et inf. (Membrana perinei). **L. trans|versum scapulae** (↑) n: überbrückt d. Incisura scapulae. **L. trapezoideum** (↑) n: Teil des Lig. coracoclaviculare. **L. tri|angulare dextrum et sinistrum** (↑) n: rechter u. linker Ausläufer des Lig. coronarium hepatis; re.: Bauchfellfalte von d. Leber zum Zwerchfell (Lig. hepatophrenicum) u. zur rechten Niere (Lig. hepatorenale), li.: von d. Leber zur li. Zwerchfellkuppel. **L. ulnocarpale palmare** (↑) n: Verstärkungsband des proximalen Handgelenks; Proc. styloideus ulnae ↔ Os triquetrum u. capitatum. **L. umbilicale mediale** (↑) n: bindegewebiger Rest der obliterierten A. umbilicalis; in d. Plica umbilicale medialis an d. vorderen Bauchwand zum Nabel. **L. umbilicale medianum** (↑) n: bindegewebiger Rest des obliterierten Urachus; vom Blasenscheitel in d. Plica umbilicalis mediana an d. vorderen Bauchwand zum Nabel. **L. venosum Arantii** (↑; Giulio Cesare Aranzio, Anat., Bologna, 1530-1589) n: obliterierter Rest des Ductus venosus Arantii in d. Fissura lig. venosi der Leber. **L. vestibulare** (↑) n: oberh. der Stimmbänder gelegene verstärkte untere Ränder der Membrana quadrangularis des Kehlkopfs. **L. vocale** (↑) n: Stimmband; s. Stimmlippen.

Ligase-Ketten|re|aktion f: (engl.) ligase chain reaction (Abk. LCR); Verf. der Gentechnologie* zur selektiven Neusynthese u. Vervielfältigung (Amplifikation) von bekannten DNA-Abschnitten; im Unterschied zur Polymerase*-Kettenreaktion hybridisieren zwei synthetische, markierte Oligonukleotide direkt auf der zu amplifizierenden DNA-Sequenz u. werden in einem zweiten Schritt durch Ligase miteinander verbunden; anschl. Nachweis der Amplifikate in versch. Immunassays; Verw. v. a. zur Diagn. von Virusinfektionen (Herpes, Zytomegalie, Hepatitis u. a.).

Ligasen f pl: s. Enzyme.

Ligatur (lat. ligare binden) f: (engl.) ligation; (chir.) Unterbindung, z. B. von Blut- u. Lymphgefäßen, anat. Gängen (Ductus cysticus, Ductus omphaloentericus usw.) od. Hohlorganen evtl. in Form einer Umstechungs- od. Durchstichligatur.

Ligatur|thrombus (↑; Thromb-*) m: (engl.) ligation thrombosis; roter Thrombus*, der ein unterbundenes Blutgefäß bis zum nächsten durchgängigen Seitenast anfüllt.

Ligg.: Abk. f. Ligamenta.

Lightwood-Albright-Syn|drom (Reginald L., Päd., London; Fuller A., Klin., Boston, 1900-1969) n: s. Azidose, renale tubuläre.

Lignac-Krankheit (George O. L., Pathol., Leiden, 1891-1954): s. Cystinose.

Lignin n: (engl.) lignine; neben Zellulose u. Hemizellulose ein wesentl. Bestandteil des Holzes; ein hochmolekulares Polymerisat aus versch. Alkoholen, z. B. Dehydroconiferylalkohol.

Lignum (lat.) n: Holz.

Lilac ring (engl.) n: s. Sclerodermia circumscripta.

Lila-Krankheit: syn. Dermatomyositis*.

Liley-Zonen: s. Fruchtwasser-Spektrophotometrie.

Limbus (lat.) m: Saum; z. B. L. corneae, seichte Rinne im Übergang der Cornea auf d. Sklera.

Limen (lat.) n: Schwelle, Grenze. **L. insulae** (↑) n: Inselschwelle; Teil der Insel*, der in die basale Fläche des Großhirns übergeht. **L. nasi** (↑) n: Grenze zw. Nasenvorhof u. eigentl. Nasenhöhle.

limitans (lat.): begrenzend.

Limnatis f: Blutegel (Hirudinea*); Err. interner Hirudiniasis*; vollgesogen bis 12 cm lang; Arten: **L. nilotica:** Südeuropa, Nordafrika, Vorder- u. Mittelasien; **L. africana:** Westafrika; **L. granulosa:** Indien. Vgl. Dinobdella ferox.

Lin.: Abk. f. Linimentum*.

Linco|mycin (INN) n: Methyl-6,8-Didesoxy-6-(1-methyl-4-propyl-L-2-pyrrolidincarboxamido)-1-thio-D-erythro-α-D-galacto-octopyranosid (IUPAC); aus Kulturfiltraten von Streptomyces lincolnensis isoliertes Antibiotikum, das die bakt. Proteinsynthese hemmt; **Wirkungsspektrum:** grampositive Bakt., insbes. penizillinaseproduzierende Staphylokokken, ferner anaerob wachsende gramnegative Stäbchen; **Verw.:** bei schweren Inf. der Knochen, Gelenke, Haut u. Weichteile, Sepsis u. Endokarditis; **NW:** gastrointestinale Störungen, selten Colitis* pseudomembranacea, Blutbildveränderungen, Allergien; **Kontraind.:** Störungen der neuromuskulären Übertragung, Colitis ulcerosa, Enteritis regionalis Crohn; vgl. Clindamycin.

Lindan (INN) n: γ-1,2,3,4,5,6-Hexachlorcyclohexan (IUPAC); syn. Gammexan; Verw.: Mittel gegen Pedikulose, Antiskabiosum; tox. Sympt. bei nicht bestimmungsgemäßem Gebrauch: Unruhe, Erbrechen, Schwindel, Kopfschmerz, Krämpfe, Tachykardie, Koma, Atemlähmung.

Lindau-Syn|drom (Arvid L., Pathol., Lund, 1892-1958) n: klin. Sonderform des Hippel*-Lindau-Syndroms mit Angioblastom u. Zystenbildung im Kleinhirn (Lindau-Tumor); Auftreten von Hirnnervenlähmungen u. zerebellaren Symptomen ab dem 20. Lebensjahr.

Lindemann-Mieder (Kurt L., Orthop., Heidelberg, 1901-1966): entlordosierendes, halbelastisches Mieder; s. Orthese.

Linden|blüten: Flores* Tiliae.

Linea (lat.) f (pl Lineae): Linie; (anat.) gedachte Linien zur Orientierung auf der Körperoberfläche; s. Abb.

Linea alba (↑) f: weiße Linie; entsteht durch Verflechtung der Aponeurosen der seitl. Bauchmuskeln in d. Medianlinie der Bauchwand; reicht vom Schwertfortsatz des Brustbeins bis zur Symphyse. **L. alba colli** (↑) f: muskelfreier Streifen in d. Medianlinie des Halses; in seinem oberen Bereich sind mittl. u. oberflächl. Halsfaszie miteinander verwachsen. **L. arcuata** (↑) f: auch L. a. Douglasi; unterer bogenförmiger Rand des hinteren Blatts der Rektusscheide unterh. des Nabels; meist nicht scharf begrenzt (Area arcuata). **L. arcuata ossis ilii** (↑) f: schräg von hinten oben nach vorn unten verlaufende Linie am Darmbein an d. Grenze zw. großem u. kleinem Becken*. **L. aspera** (↑) f: kräftige Knochenleiste an d. Rückseite des Femurschafts. **L. axillaris** (↑) f: s. Axillarlinien. **L. axillaris anterior et posterior** (↑) f: s. Axillarlinien. **L. cephalica** (↑) f: Kopflinie; Hautfurche der Hohlhand. **L. epi|physialis** (↑) f: Epiphysenlinie zw. Epi- u. Diaphyse der Röhrenknochen. **L. fortunae** (↑) f: Glückslinie; Hautfurche der Hohlhand. **L. fusca** (↑) f: stark pigmentierter Hautbereich über der Linea alba, v. a. in der Schwangerschaft. **L. glutaea anterior, inferior, posterior** (↑) f: flache Knochenleisten zw. den Ursprungsfeldern der Mm. glutaei an d. Außenfläche der Darmbeinschaufel. **L. inter|condylaris** (↑) f: quere Leiste dorsal zw. den Femurkondylen. **L. intermedia** (↑) f: die mittl. Knochenleiste am Darmbeinkamm. **L. inter|trochanterica** (↑) f: vom Trochanter major zum Trochanter minor ziehende Knochenleiste vorn zw. Femurhals u. -schaft. **L. mamillaris** (↑) f: Senkrechte durch d. Brustwarze. **L. mediana anterior, posterior** (↑) f: vordere bzw. hintere Mittellinie des Körpers. **L. medio|clavicularis** (↑) f: Senkrechte durch d. Mitte des Schlüsselbeins. **L. musculi solei** (↑) f: Ursprungslinie des M. soleus im oberen Bereich der Tibiarückseite. **L. mylo|hyoidea** (↑) f: Ursprungslinie des M. mylohyoideus an d. Innenseite des Mandibulakörpers. **L. nuchae inferior, superior, suprema** (↑) f: quere Knochenleisten am Hinterhauptbein. **L. obliqua** (↑) f: **1.** schräge Linie, die vom Vorderrand des Ramus mandibulae an d. Außenfläche des Corpus mandibulae zieht; **2.** schräge Leiste an d. Außenfläche des Schildknorpels. Ansatz des M. thyrohyoideus u. des M. sternohyoideus. **L. para|sternalis** (↑) f: Senkrechte in d. Mitte zw. Linea sternalis u. Linea mamillaris. **L. pectinea** (↑) f: von d. Wurzel des Trochanter minor zur Linea aspera hinführende Leiste am Femur; Ansatz des M. pectineus.

linear (↑): geradlinig.

Linear|beschleuniger (↑): (engl.) linear accelerator; Teilchenbeschleuniger* in Form eines 1-4 m langen Rohres zur Erzeugung von hochenergetischen Elektronen u. Gammastrahlung (s. ums. Abb.), die direkt als Elektronenstrahlung eingesetzt od. - auf ein Target gelenkt - zur Erzeugung ultraharter Strahlen* ausgenutzt werden; Einsatz in der Strahlentherapie* zur Behandlung halbtief (Elektronenstrahlung) bzw.

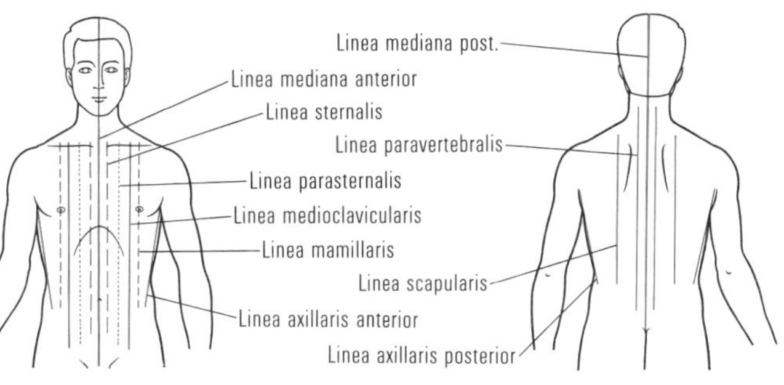

Linea:
wichtige anatomische Orientierungslinien

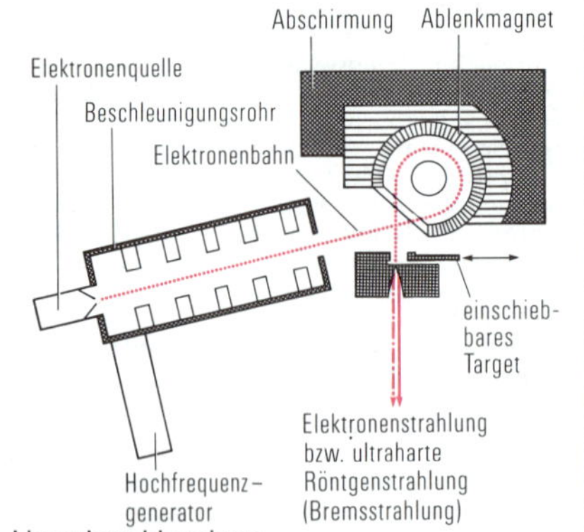

Linearbeschleuniger:
schematische Darstellung der Funktion eines Wanderwellenbeschleunigers [275]

tief gelegener Tumoren (ultraharte Röntgenstrahlung). Vgl. Betatron, Röntgenstrahlung.

Linea scapularis (†) f: Senkrechte durch d. unteren Schulterblattwinkel. **L. semi|lunaris Spigeli** (†; Adriaan van den Spieghel, Anat., Botaniker, Flandern, Padua, 1578-1625) f: lateralwärts konvexe Muskel-Sehnengrenzen des M. transversus abdominis. **L. serrata** (†) f: gezackte, scharfe Trennlinie zw. der Schleimhaut der Speiseröhre u. der des Magens. **L. sternalis** (†) f: Senkrechte am Seitenrand des Brustbeins. **L. temporalis inferior** (†) f: Ursprungslinie des M. temporalis an Scheitel- u. Stirnbein. **L. temporalis ossis frontalis** (†) f: seitliche Linie am Stirnbein. **L. temporalis superior** (†) f: Befestigungslinie der Fascia temporalis am Scheitelbein. **L. terminalis** (†) f: s. Becken. **Lineae trans|versae ossis sacri** (†) f pl: die vorn am Kreuzbein gelegenen vier Verschmelzungslinien der fünf Kreuzwirbelkörper; reichen nach lateral bis zu d. Foramina sacralia anteriora. **L. vitalis** (†) f: Lebenslinie; Hautfurche der Hohlhand.

Lingelsheim-Nähr|böden: Zucker-Indikator-Nährböden z. Differenzierung v. Neisseria* gonorrhoeae gegenüber anderen gramneg. Kokken; Gonokokken spalten Glukose, nicht dagegen Maltose, Fruktose u. Saccharose.

Lingua (lat.) f: Zunge*. **L. bi|fida** (†) f: s. Spaltzunge. **L. geo|graphica** (†) f: syn. Exfoliatio areata linguae, sog. Landkartenzunge; häufige, ätiol. nicht geklärte, harmlose Veränderung der Zungenoberfläche; von einem weißl.-gelben Randsaum umgebene rote Herde, die ihre Form ständig ändern. **L. glabra** (†) f: glatte Zunge, Atrophia laevis linguae; vgl. Glossitis atrophicans.

lingual (†): lingualis; die Zunge betreffend, in der Zahnheilkunde die der Zunge zugewandte Fläche eines Zahns der unteren Zahnreihe.

Lingua lobata (†) f: sog. Lappenzunge; narbig entstandene viereckige Felderung der Zungenoberfläche bei tertiärer Syphilis*.

Lingua plicata (†) f: syn. Lingua dissecata, sog. Faltenzunge; angeb. od. erworbene tiefe Furchung der Zunge; vgl. Melkersson-Rosenthal-Syndrom.

Linguatula serrata (Dim. †) f: syn. Linguatula rhinaria, Linguatula taenioides; Zungenwurm (s. Pentastomida); **Verbreitung:** Kosmopolit; Parasit im Nasopharynx des Hundes u. a. Caniden; ♀ 10 cm, ♂ 1 cm lang; Larvenentwicklung in Leber, Milz u. a. Organen von herbivoren Säugetieren (Zwischenwirte); Mensch kann Zwischen-, vorübergehend auch Endwirt sein. **Klin.:** parasitäre Pharyngitis (im Vorderen Orient Halzoun*, im Sudan Marrara genannt). Vgl. Porozephalose, Pentastomum denticulatum.

Lingua villosa nigra (†) f: syn. Melanoglossie, Nigrities linguae, sog. schwarze Haarzunge; haarige Verlängerung der Papillae filiformes der Zunge, bes. auf der Rückenmitte, je nach aufgenommener Nahrung mit dunkelgrüner bis schwärzl. Färbung; **Urs.:** wahrscheinlich Veränderung der Mundhöhlenflora z. B. bei Antibiotikatherapie, Nicotinabusus, Vitamin-B-Mangel,

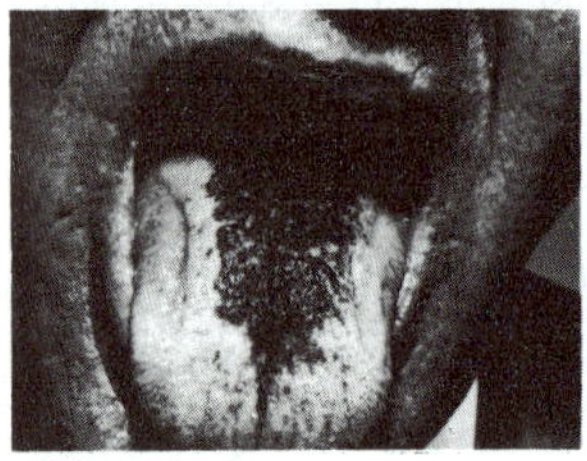
Lingua villosa nigra [549]

Lebererkrankungen; **Ther.:** Kürzung der Fasern mit d. Schere od. Zahnbürste, Vitamin-B-Gaben.

Lingula (lat.) f: kleine Zunge. **L. cerebelli** (†) f: Teil des Kleinhirnwurms. **L. mandibulae** (†) f: Knochensporn am Eingang des Unterkieferkanals. **L. pulmonis sinistri** (†) f: unteres Ende des Oberlappens der li. Lunge.

Linien|spektrum (Spektrum*) n: s. Spektrum.

Linimentum (lat.) n: Abk. Lin.; weiche, fast flüssige Salbe als Einreibungsmittel zum äußeren Gebrauch.

Linin n: syn. Achromatin; s. Chromatin.

Linitis plastica (gr. λίνον Faden, Netz; -itis*; -plastik*) f: entzündl. Schrumpfmagen mit plumpen, starren Schleimhautfalten; chron. Entzündung aller Magenwandschichten mit bindegewebiger Umwandlung, Verhärtung u. Schrumpfung der Magenwand unter Leber- u. Milzbeteiligung (Peritonealfibrose); **Ätiol.:** heterogen, u. a. Karzinom, Syphilis, bestimmte Formen der Gastritis; **Diagn.:** (röntg.) Versteifung u. Starre der Konturen u. Abflachungen der Schleimhautfalten durch Infiltrationen u. Indurationen der Magenwand.

Links|bypass (engl. bypass Umgehung) m: (engl.) left bypass; intraoperative extrakorporale Blutumleitung über eine Herz*-Lungen-Maschine vom linken Herzvorhof zur A. femoralis; z. B. während Op. eines thorakalen Aortenaneurysmas.

links|drehend: s. Isomerie.

Links|händigkeit: (engl.) left-handedness; angeb. od. erworbene Bevorzugung der linken Hand; Vork. bei ca. 5% der Menschen.

Links|herz|hypertrophie (Hyper-*; Troph-*) f: (engl.) left ventricular hypertrophy; Hypertrophie des li. Herzens; z. B. bei Hypertonie; EKG-Kriterien für L.: Sokolow*-Index ≥ 3,5 mV; s. Herzhypertrophie.

Links|herz|hypo|plasie-Syn|drom (Hyp-*; -plasie*) n: (engl.) left ventricular hypoplasia; syn. hypoplastischer li. Ventrikel; seltene Form der Angiokardiopathie (ca. 1% aller angeborenen Herzfehler*) mit Hypoplasie des gesamten li. Herzens u. der Aorta ascendens sowie häufig Atresie der Aorten- u. Mitralklappen; **Hämodynamik:** das Pulmonalvenenblut kann nur durch das Foramen ovale in den erweiterten re. Vorhof abfließen, der re. Ventrikel pumpt das arteriovenöse Mischblut in die Pulmonalarterien u. über den offenen Ductus arteriosus in die Aorta, die hypoplastische aszendierende Aorta mit den Koronararterien u. die Halsgefäße werden retrograd versorgt. **Diagn.:** Echokardiographie; **Verlauf:** nicht therapierbare kardiale Dekompensation innerh. weniger Tage mit schlechter Füllung der peripheren Pulse bei grau-blassem Aussehen der Kinder; **Ther.:** Versuch einer op. Korrektur, Herztransplantation, andernfalls Tod innerh. der ersten 2-3 Lebenswochen.

Links|herz|in|suffizienz (Insuffizienz*) f: (engl.) left ventricular insufficiency; Form der Herzinsuffizienz mit unzureichender Leistung des li. Ventrikels inf. Kontraktionsschwäche des Myokards u. der Folge einer Volumenüberlastung des kleinen Kreislaufs; **Urs.:** Kardiomyopathie, koronare Herzkrankheit, Herzinfarkt, Hypertonie, angeb. od. erworbene Herzfehler; **Sympt.:** inf. Lungenstauung Dyspnoe, Orthopnoe, Zyanose u. Stauungsbronchitis mit Reizhusten, evtl. rostbrauner Auswurf mit Herzfehlerzellen, nächtl. Asthma cardiale, Lungenödem; Tachykardie mit Auftreten eines 3. Herztons (protodiastolischer Galopp); **Diagn.:** Rö.-Thorax (Linksherzverbreiterung, zentrale bzw. periphere Lungenstauung, Kerley-Linien); im EKG evtl. Zeichen der Linksherzhypertrophie, P-mitrale; **Ther.:** s. Herzinsuffizienz.

Links|herz|katheter (Katheter*) m: s. Lävokardiographie, Herzkatheterisierung, Angiokardiographie.

Links-Rechts-Shunt (Shunt*) m: s. Shunt; Herzfehler, angeborene.

Links|schenkel|block: (engl.) left bundle branch block; Herzrhythmusstörung mit Blokkierung der Erregungsleitung in beiden Faszikeln des li. Tawara-Schenkels; **Urs.:** z. B. Myokardischämie, Hypertonie, angeb. od. erworbene Herzfehler; **Formen: 1.** kompletter L.: QRS-Komplex größer als 0,12 Sek., Verspätung des oberen Umschlagpunkts* in den links präkordialen Ableitungen u. sek. Repolarisationsstörungen; **2.** inkompletter L. (sog. Linksverspätung): geringergradige Erregungsleitungsstörung im li. Ventrikel, QRS-Komplex zw. 0,08-0,11 Sek. Vgl. Hemiblock, Herzblock.

Links|typ: s. Lagetyp des Herzens (Tab.).

Links|typ, über|drehter: ein Lagetyp* des Herzens im EKG.

Links|verschiebung: (engl.) left shift; (hämat.) vermehrtes Auftreten von Metamyelozyten (stabkernigen u. jugendlichen Granulozyten) im weißen Blutbild; **Vork.:** bei den meisten Infektionskrankheiten, auch bei Leukämie*. Vgl. Leukozyten, Metamyelozyten.

Links|verspätung: (engl.) left cardiac conduction delay; im EKG erkennbare, verzögerte Erregungsausbreitung im li. Ventrikel; am sichersten nachweisbar in d. links-präkordialen Brustwandableitungen* nach Wilson V_5 u. V_6 durch die verspätet einsetzende, endgültige Negativitätsbewegung über dem li. Ventrikel (normal 0,03-0,05 Sek.). Vgl. Linksschenkelblock, Umschlagpunkt, oberer.

Linolen|säure: dreifach ungesättigte essentielle Fettsäure ($C_{17}H_{29}COOH$); **Vork.:** z. B. in Leinöl u. Phosphatiden tierischer Fette. Vgl. Fettsäuren, essentielle.

Linol|säure: zweifach ungesättigte essentielle Fettsäure ($C_{18}H_{32}O_2$), Bestandteil pflanzl. Öle u. tierischer Fette; wichtig v. a. für die Synthese mehrfach ungesättigter Fettsäuren wie Linolensäure* u. Arachidonsäure* u. durch den Metaboliten Eicosatriensäure für die Synthese der Prostaglandine*. L. kann z. T. aus Ölsäure* synthetisiert werden. Vgl. Fettsäuren, essentielle.

Linse: (engl.) lens; **1.** (physik.) lichtdurchlässiger Körper (z. B. aus Glas, Quarz od. Kunststoffen) mit zwei kugelförmigen od. einer planen u. einer kugelförmigen Grenzfläche; als Konvex- od. Sammellinse mit erhabenen Grenzflächen (wandeln ein paralleles Lichtstrahlenbündel in ein konvergierendes um) od. als Konkav- od. Zerstreuungslinse mit hohlen Grenzflächen (wandeln ein paralleles Lichtstrahlenbündel in ein divergierendes um). Charakterist. Größe einer L. ist die Brennweite*. Vgl. Elektronenlinsen, Brille. **2.** (ophth.) L. des Auges; syn. (lat.) Lens; aufgebaut aus Linsenkörper, -epithel u. -fasern; die Linsenfasern bilden den Linsenkern. Die L. liegt zw. Iris u. Glaskörper u. ist durch d. Zonula ciliaris am Ziliarkörper* befestigt. Die (im Alter nachlassende) Elastizität der L. ermöglicht die Akkommodation* des Auges.

Linsen|ek|topie (gr. ἔκτοπος verlagert) f: (engl.) lenticular ectopia, luxation of lens; vollständige (Linsenluxation) od. teilweise (Linsensubluxation) Verlagerung der Linse aus d. Pupillarebene in d. Vorderkammer od. den Glaskörperraum; **Formen: 1.** traumatisch bedingte (nicht progrediente) L.; **2.** angeborene L. (Ektopia lentis congenita) durch autosomal-dominant od. -rezessiv vererbte Fehlanlage der Fibrae zonulares; **3.** L. i. R. von Systemerkrankungen, z. B. Marfan-Syndrom, Marchesani-Syndrom, Homocystinurie; u. U. in Komb. mit Mikro- u. Sphärophakie; **Ther.:** evtl. Entfernung der luxierten Linse; **Kompl.:** Sehminderung, Glaukom.

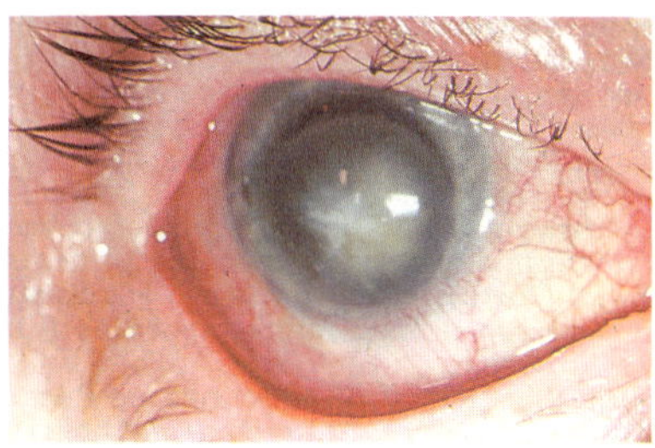

Linsenektopie:
Luxation in die Vorderkammer [362]

Linsen|ex|traktion (lat. extrahere, extractus herausziehen) f: s. Staroperation.

Linsen|hernie (Hernie*) f: (engl.) phacocele; syn. Linsenvorfall, Phakozele; Vorfall der Linse in e. Ausbuchtung od. Öffnung der Hornhaut od. Lederhaut (z. B. bei Ulkus, Trauma) nach außen.

Linsen|im|plantation (In-*; lat. planta Setzling, Gewächs) f: (engl.) lens implantation; Einsetzen einer künstl. Linse aus Kunststoff anstelle der getrübten, durch Staroperation* entfernten Linse. Vorderkammerlinsen werden nach intrakapsulärer Kataraktextraktion an der Iris befestigt od. mit Bügeln im Kammerwinkel abgestützt; Hinterkammerlinsen werden nach extrakapsulärer Kataraktextraktion entw. in den verbliebenen Kapselsack eingepflanzt od. mit Bügeln im Sulcus iridociliaris abgestützt.

Linsen‖kern: Nucleus* lentiformis. **L., künstliche:** s. Kontaktlinsen, Linsenimplantation. **L.losigkeit:** s. Aphakie. **L.luxation** (Luxation*) f: s. Linsenektopie.

Linsen|schlottern: (engl.) phakodenesis; krankhafte Beweglichkeit bzw. Pendeln der Linse bei Augenbewegungen; **Urs.:** mangelnde Elastizität der Linse im Alter bei Erhaltung einer Restakkommodation mit Erschlaffung der Fibrae zonulares, Trauma mit Zonularuptur; vgl. Linsenektopie.

Linsen|trübung: s. Katarakt.

Linsen|verlagerung: s. Linsenektopie.

Linton-Linie (Robert R. L., Chir., Brookline, geb. 1900): s. Varizen.

Linton-Nachlas-Sonde (↑) f: s. Ballonsonde.

Linum usitatissimum (lat. linum Lein) n: s. Semen Lini.

Lio|thyronin (INN) n: S-3-[4-(4-Hydroxy-3-iodphenoxy)-3,5-diiodphenyl]alanin (IUPAC); syn. Triiodthyronin*.

Lip-: auch Lipo-; Wortteil mit der Bedeutung Fett; von gr. λίπος.

L

Lip|aemia retinalis (↑; -ämie*; Retina*) f: milchig-weißliche Verfärbung der Gefäße am Augenhintergrund inf. einer Lipämie* ab Triglyzeridwerten von 23 mmol/l (2000 mg/dl); spezif. Symptom bei Hyperlipoproteinämien* vom Typ I, V u. hochgradigem Typ IV.

Lip|ämie (↑; ↑) f: (engl.) lipaemia; Bez. f. ein fettreiches, milchiges Serum; **physiol.** nach e. fettreichen Mahlzeit (durch Chylomikronen* bedingt), **pathol.** L. nach zwölfstündiger Nahrungskarenz bei versch. Typen der Hyperlipoproteinämien* durch erhöhte Präbetalipoproteine od. Chylomikronen (Vermehrung der Triglyzeride*). Durch die Größe der Lipoproteinpartikel wird über d. Tyndall-Effekt die Trübung des Serums hervorgerufen.

Lipasen (↑) f pl: (engl.) lipases; Gruppe von Esterasen*, die Lipide* hydrolysieren; z. B. Triglyzeridlipasen, Phospholipasen. Vgl. Referenzbereiche (Tab.).

Lip|a|trophia anularis (↑; Atrophie*) f: band- od. ringförmige Fettgewebeatrophie an den Armen od. Oberschenkeln inf. einer lokalisierten atrophisierenden Pannikulitis; spontane Rückbildungstendenz.

Lip|a|trophie (↑; ↑) f: umschriebene Rückbildung von subkutanem Fettgewebe (s. Abb.); Urs.: Traumen, andauernder Druck, mehrmalige Inj. von Insulin od. Glukokortikoiden in dasselbe Hautareal.

Lip|azid|urie (↑; Azid-*; Ur-*) f: (engl.) lipaciduria; Ausscheiden freier Fettsäuren im Urin b. Lipazidämie.

Lipide (↑) n pl: (engl.) lipids; Bez. f. heterogene Gruppe von natürlichen Substanzen mit unterschiedlicher chem. Struktur, i. e. S. Fette, Wachse u. Öle; chem. Eigenschaften: L. besitzen lipophile Gruppen (s. Lipophilie) u. sind gut löslich in organ. Lösungsmitteln, z. B. Äther, Chloroform od. Benzol, aber nicht in Wasser. Als **Lipoide** werden fettähnliche Substanzen mit denselben Eigenschaften bezeichnet. **Vork.:** im menschl. Körper als Serumlipide (freie Fettsäuren*, Lipoproteine*), als Strukturlipide der Zellmembran sowie als Depotfett*; wichtigste Untergruppen: Triglyzeride*, Phosphatide*, Sphingolipide*, Steroide*, Carotinoide*. Vgl. Fettstoffwechsel, Referenzbereiche.

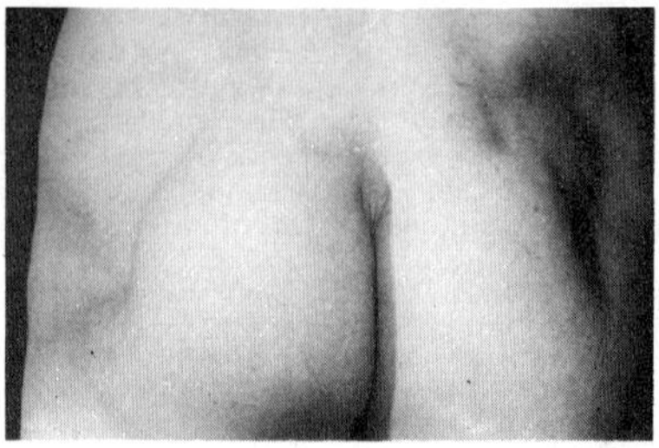

Lipatrophie nach Insulininjektionen [549]

Lipid|granulomatose (↑; Granulum*; -osis*) f: s. Hand-Schüller-Christian-Krankheit.

Lipidosen (↑; -osis*) f pl: (engl.) lipidoses; auch Lipoidosen; erbliche Fettstoffwechselstörungen mit veränderten Lipid- u. Lipoproteinkonzentrationen im Serum od. Speicherung v. Lipiden (u. Lipoiden) in versch. Organen (sog. Fettspeicherkrankheiten); **Einteilung: 1.** Störungen des Stoffwechsels apolarer Lipide: Refsum*-Syndrom, Wolman*-Krankheit, hepatische Cholesterinesterspeicherkrankheit, zerebrotendinöse Xanthomatose; **2.** Sphingolipidosen*; **3.** Hypolipoproteinämien* bzw. Alipoproteinämien (z. B. A*-Betalipoproteinämie); **4.** Hyperlipoproteinämien*; **5.** Serumenzymdefekte: z. B. Norum*-Krankheit.

Lipid|pneumonie (↑; Pneum-*) f: (engl.) lipid pneumonia; Fett-, Öl- od. Paraffinpneumonie; Form der Aspirationspneumonie als Folge der Inhalation ölhaltiger Medikamente (Nasentropfen), nach Aspiration von Milch bei Säuglingen od. von Mineralöl bei Schiffbrüchigen; pathol.-anat. in Form einer chron. interstitiellen Pneumonie; zahlreiche Alveolarbezirke sind mit ölhaltigen Makrophagen ausgefüllt u. werden bindegewebig organisiert.

Lipid|senker (↑): syn. Antilipidämika; Pharmaka, die eine Senkung erhöhter Blutfette (über unterschiedl. Mechanismen) bewirken u. zur medikamentösen Ther. von Hyperlipoproteinämien, v. a. bei Hypercholesterinämie, eingesetzt werden; die therap. Auswahl wird im wesentl. von den Wirkungen auf LDL* u. VLDL*, der vorliegenden Fettstoffwechselstörung u. den NW bestimmt. **Einteilung: 1.** Anionenaustauscher, z. B. Colestipol, Colestyramin: unterbrechen den enterohepat. Kreislauf der Gallensäuren; daraus resultiert eine Abnahme der hepat. Cholesterinkonzentration u. in der Folge eine Stimulation von LDL-Rezeptoren u. insgesamt eine ausgeprägte (LDL-)Cholesterinsenkung; NW: v. a. gastrointestinale Störungen, u. U. Resorptionsbehinderung anderer Pharmaka; **2.** HMG-CoA-Reduktasehemmer (syn. CSE-Hemmer), z. B. Lovastatin, Pravastatin, Simvastatin: hemmen die HMG-CoA-Reduktase u. damit die Cholesterinsynthese mit Abnahme der intrazellulären Cholesterinkonzentration u. Stimulation von LDL-Rezeptoren; senken (LDL-)Cholesterin

i. d. R. stärker als andere L.; NW: u. a. gastrointestinale Störungen, Kopfschmerz, Hautausschläge, Leberfunktionsstörungen, Myopathien, vereinzelt Rhabdomyolysen; **3.** Clofibrinsäure u. -derivate (syn. Fibrate), z. B. Clofibrat, Bezafibrat, Fenofibrat, Gemfibrozil: hemmen die Lipoproteinsynthese (v. a. der VLDL), erhöhen die Aktivität der Lipoproteinlipasen u. steigern in der Folge die Umwandlung von VLDL in LDL; senken VLDL u. LDL, damit Triglyzeride u. Cholesterin; NW: u. a. gastrointestinale Störungen, Kopfschmerz, Tendenz zur Bildung von Gallensteinen, selten Allergien, Myalgien, vereinzelt Rhabdomyolysen; **4.** Nicotinsäure u. -derivate, z. B. Pyridylmethanol: hemmen die Fettmobilisation durch Hemmung der Lipolyse u. reduzieren die Lipoproteinsynthese; senken VLDL u. LDL, damit Triglyzeride u. Cholesterin; NW: u. a. Flush, gastrointestinale Störungen, bei hohen Dosen Leberfunktionsstörungen, verminderte Glukosetoleranz, Hyperurikämie; **5.** Sitosterin: interagiert mit der Cholesterinresorption; NW: gastrointestinale Störungen; **6.** Probucol: beeinflußt LDL-Stoffwechsel aufgrund antioxidativer Eigenschaften u. fördert Abtransport von LDL; senkt (LDL-)Cholesterin u. HDL; NW: u. a. gastrointestinale Störungen, Kopfschmerz, vereinzelt EKG-Veränderungen; **7.** Dextrothyroxin-Natrium: steigert die Biotransformation von Cholesterin in der Leber; NW: Sympt. einer Hyperthyreose; **8.** Omegafettsäuren: senken v. a. Triglyzeride (vermutlich über eine Verminderung der VLDL-Synthese); **Kontraind.:** wegen der Gefahr einer Rhabdomyolyse keine Komb. von Clofibrinsäurederivaten mit HMG-CoA-Reduktasehemmern; Iodallergie, Hyperthyreose, frischer Herzinfarkt u. Herzrhythmusstörungen bei Dextrothyroxin-Natrium. Vgl. Allium sativum.

Lipid|speicherungs|krankheiten (↑): s. Lipidosen.

Lipid|stoff|wechsel (↑): (engl.) lipid metabolism; Teil des Stoffwechsels, der Auf- u. Abbau der Lipide* umfaßt; s. Fettstoffwechsel.

Lipid|stoff|wechsel|störungen (↑): s. Lipidosen.

Lipo-: s. a. Fett-.

Lipo|chondro|dys|trophie (Lip-*; Chondr-*; Dys-*; Troph-*) **f:** s. Dysostosis multiplex.

Lipo|chrome (↑; Chrom-*) **n pl:** (engl.) lipochromes; gelbe bis rotviolette Farbstoffe, zu d. Lipoiden* gehörig; wichtigste Vertreter: Carotinoide, Lutein, Xanthophyll.

Lipo|dys|trophia in|testinalis (↑; Dys-*; Troph-*) **f:** s. Whipple-Krankheit.

Lipo|dys|trophia pro|gressiva (↑; ↑; ↑) **f:** syn. Berardinelli*-Seip-Syndrom.

Lipo|dys|trophie (↑; ↑; ↑) **f:** Fettgewebeschwund; vgl. Lipatrophie, Leukodystrophie.

Lip|ödem (↑; Ödem*) **n:** (engl.) lipoedema; symmetrisch an den Unterschenkeln von Frauen mittleren Alters auftretende, schmerzhafte Schwellung des Fettgewebes.

Lipo|fuszin (↑; Fuszin*) **n:** (engl.) lipofuscin; eisenfreies braunes Pigment, steht den Lipoiden nahe; **Vork.:** in mesenchymalen Zellen, vermehrt b. Atrophie u. im Alter als sog. Abnutzungspigment; vgl. Pigmente, Fuszin, Hämochromatose.

Lipo|granulom (↑; Granulum*; -om*) **n:** (engl.) lipogranuloma; schmerzhaftes, plattenartiges, zuweilen fistelndes Infiltrat nach Injektion v. öligen Medikamenten, Insulin (Insulinlipodystrophie), Paraffin (Paraffinome) od. nach Traumen; **DD:** Pannikulitis.

Lipo|granulomatose, dis|seminierte (↑; ↑; ↑; -osis*) **f:** syn. Zeramidasemangel*.

Lipo|granulomatosis Erdheim-Chester (↑; ↑; ↑; ↑; Jakob E., Pathol., Wien, 1874-1937; William Ch., amerikan. Pathol.) **f:** Auftreten multipler Lipoidgranulome u. cholesterinhaltiger Schaumzellen in inneren Organen, Orbita u. Knochen.

Lipo|granulomatosis sub|cutanea (↑; ↑; ↑; ↑) **f:** syn. Pannikulitis* Typ Rothmann-Makai.

Lipoide (↑; -id*) **n pl:** (engl.) lipoids; fettähnl. Substanzen; s. Lipide.

Lipoid|nephrose (↑; ↑; Nephr-*; -osis*) **f:** (engl.) lipoid nephrosis; syn. Minimal-changes-Glomerulopathie; s. Glomerulopathie.

Lipoidosen (↑; ↑; -osis*) **f pl:** (engl.) lipoidoses; Fettspeicherkrankheiten; Speicherung v. Lipoiden in versch. Organen i. S. der Lipidosen*.

Lipoid||proteinose (↑; ↑; Prot-*; -osis*) **f:** syn. Hyalinosis* cutis et mucosae. **L.speicher|krankheiten** (↑; ↑): Lipoidosen*. **L.tophi** (↑; ↑; Tophus*) **m pl:** sog. Gelbknoten; s. Xanthom.

Lipo|kalzino|granulomatose (↑; Calc-*; Granulum*; -om*; -osis*) **f:** (engl.) lipocalcigranulomatosis; syn. Calcinosis universalis interstitialis, Teutschländer-Krankheit; fam. gehäuft auftretende Lipidspeicherkrankheit mit tumorartigen Kalzinoseherden (v. a. im Bereich der Schleimbeutel großer Gelenke) u. Einlagerung von Kalk in die Muskelfasern.

Lipo|lyse (↑; Lys-*) **f:** (engl.) lipolysis; Spaltung von Triglyzeriden* zu Glyzerin u. freien Fettsäuren inf. Aktivierung der Triglyzeridlipasen* im Fettgewebe; Steigerung der L. bei vermehrter Adrenalinausschüttung od. nach Einnahme best. Medikamente, z. B. Alphasympatholytika. Vgl. Fettstoffwechsel.

Lipom (↑; -om*) **n:** (engl.) lipoma; gutartige, langsam wachsende Fettgewebeneubildung;

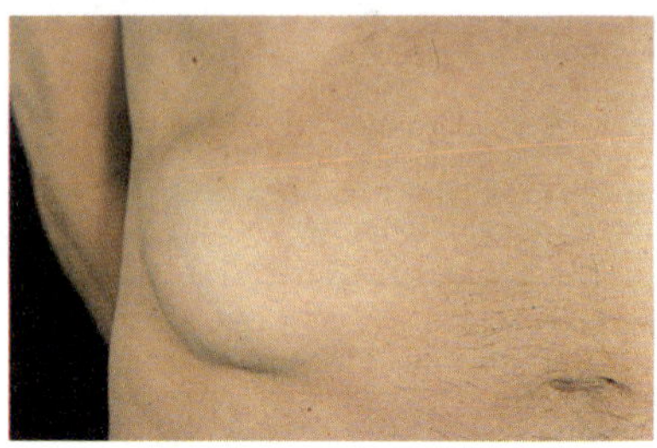

Lipom:
große Fettgeschwulst der Bauchdecke [3]

Lok. meist in der Subkutis von Stamm u. Extremitäten; Ther.: evtl. Enukleation. Vgl. Liposarkom.

Lipoma (↑; ↑) **n:** s. Lipom.

Lipoma arborescens (↑; ↑) **n:** verzweigtes Lipom* der Gelenkkapseln, ausgehend von d. Gelenkzotten, hauptsächl. bei posttraumat. Arthrose* des Kniegelenks; **Sympt.:** Gelenkbeschwerden, häufig Einklemmungen, Atrophie des M. quadriceps femoris (bei L. a. des Kniegelenks).

Lipoma pendulum (↑; ↑) **n:** gestieltes Lipom*.

Lipo|mastie (↑; Mast-*) **f:** (engl.) lipomastia; verstärkte Ausprägung des Fettgewebes im Bereich der männlichen Brustdrüsen; s. Gynäkomastie.

L

Lipo|matose, multiple sym|metrische (↑; ↑; -osis*) f: (engl.) multiple symmetric lipomatosis; androtrope, symmetr. Fettgewebshyperplasie in der Subkutis an Hals (Madelung-Fetthals), Nakken, Schulter, Oberarmen u. Brust; **Ätiol.:** unklar; Auftreten bes. i. R. einer alkoholbedingten Hepatose.

Lipo|matosis cervicalis (↑; ↑; ↑) f: syn. Madelung*-Fetthals. **L. cordis** (↑; ↑; ↑) f: syn. Adipositas cordis; das sog. Fettherz*. **L. dolorosa** (↑; ↑; ↑) f: s. Dercum-Krankheit.

Lipo|muko|poly|saccharidose (↑; Muc-*; Poly-*; gr. σάκχαρ Zucker; -osis*) f: syn. Mukolipidose Typ I; s. Sialidose.

Lipo|philie (↑; -phil*) f: (engl.) lipophilia; **1.** (chem.) Fettlöslichkeit; Bez. f. die Eigenschaft org. Lösungsmittel, Fette zu lösen; wird allg. durch den in vitro bestimmten Verteilungskoeffizienten zw. einem org. Lösungsmittel u. Wasser charakterisiert; **2.** (klin.) Neigung zu Fettleibigkeit; **3.** (pharmakokinet.) hydrophober Charakter der Pharmaka.

Lipo|plasten (↑; Plast-*) m pl: (engl.) lipoblasts; Zellen, die Fettgewebe bilden.

Lipo|poly|saccharide (↑; Poly-*; gr. σάκχαρ Zucker; -id*) n pl: Abk. LPS; Zellwandbestandteile gramnegativer Bakt. (v. a. Enterobacteriaceae*); heterogenes Molekülgemisch mit Wirkung u. a. als Endotoxin, B-Zell-Mitogen u. immun. Adjuvans.

Lipo|proteine (↑; Prot-*) n pl: (engl.) lipoproteins; Serumlipoproteine; hochmolekulare wasserlösliche Komplexe, die v. a. aus Cholesterin*, Cholesterinester, Phosphatiden, Triglyzeriden* u. best. Proteinen (Apolipoproteinen*) bestehen (s. Tab.). L. werden in Leber od. Darm synthetisiert u. transportieren fettlösliche Substanzen wie Cholesterin, Lipide u. fettlösliche Vitamine im Blut. L. können in versch. Dichteklassen aufgeteilt werden: Chylomikronen*, VLDL*; IDL*; LDL*; HDL*. Abhängig vom Proteinanteil zeigen die L. in der Elektrophorese eine unterschiedl. Mobilität u. werden in Betalipoproteine*, Präbetalipoproteine* u. Alphalipoproteine* eingeteilt. Pathol. Veränderungen: s. Hyperlipoproteinämien, Hypolipoproteinämien, LP-X.

Lipo|protein|elektro|phorese (↑; ↑; Elektro-*; -phor*) f: (engl.) lipoprotein electrophoresis; semiquantitative Methode z. Trennung der versch. Lipoproteine* im Serum durch unterschiedl. Wanderungsgeschwindigkeit im elektr. Feld entsprechend der Eiweißelektrophorese, Anfärbung allerdings mit Fettfarbstoffen (Ölrot O, Sudanschwarz). Als Trägermaterial wird Papier, Agarosegel od. Zelluloseacetat verwendet. Eine quant. densitometrische Auswertung der Elektropherogramme ist z. Z. noch problematisch. Vgl. Elektrophorese, Hyperlipoproteinämien.

Lipo|protein|lipase (↑; ↑) f: (engl.) lipoprotein lipase; sog. Klärfaktor; Enzym, das Lipoproteine* (VLDL* u. HDL*) durch Hydrolyse der Triglyzeridanteile zu IDL* u. LDL* abbaut. Die L. ist an der Oberfläche von Endothel-, Leber- u. Fettgewebezellen lokalisiert u. wird durch Heparin aktiviert. Vgl. Lipasen.

Lipo|proteinose (↑; ↑; -osis*) f: s. Alveolarproteinose.

Lipo|sarkom (↑; Sark-*; -om*) n: (engl.) liposarcoma; seltene, maligne entartete Geschwulst des Fettgewebes; Lok. meist in der Bauchhöhle; vgl. Weichteiltumoren, Sarkom.

Lipo|somen (↑; Soma*) n pl: (engl.) liposomes; **1.** (pathol.-anat.) Fetttröpfchen im Zytoplasma von Parenchymzellen bei Verfettung od. fettiger Degeneration*; **2.** (pharmaz.) von ein- od. mehrschichtigen Phospholipid-Doppelmembranen umgebene Partikel, die in der (inneren) wäßrigen Phase mit hydrophilen Arzneistoffmolekülen beladen sind; mit dem Einsatz als Arzneistoffträger soll eine gezielte lokale Anreicherung von Wirkstoffen (z. B. Antimykotika) u. verzögerte Wirkstoffabgabe bei Reduktion der NW (inf. geringerer system. Resorption) erreicht werden.

Lipo|tropie (↑; -trop*) f: (engl.) lipotropy; bes. Neigung chem. Stoffe, sich an die lipidhaltige Grenzschicht der Zellen anzulagern bzw., da diese für lipidlösl. Stoffe (z. B. Alkohol u. Äther) durchlässig ist, in sie einzudringen; vgl. Narkotika.

Lipo|tropine (↑; ↑) n pl: (engl.) lipotropins; lipotrope Hormone, Abk. LPH, im HVL vorkommende Gruppe v. Proteohormonen; bisher Betalipotropin (mit 91) u. Gammalipotropin (mit 58 Aminosäureresten) bekannt; **biol. Wirkungen:** vermehrter Fetttransport (zur Leber) mit gleichzeitigem Anstieg der Ketonkörper u. freien Fett-

Lipoproteine
Charakteristika der Plasmalipoproteine

	Chylomikronen	Very low density lipoproteins (VLDL)	Low density lipoproteins (LDL)	High density lipoproteins (HDL)
Dichteklasse (g/ml)	bis 0,9	bis 1,006	bis 1,063	bis 1,21
Molekulargewicht	> 20 Mill.	> 3 Mill.	> 2 – 3 Mill.	> 140 – 360 000
Größe (Durchmesser) (nm)	100 – 1000	30 – 70	15 – 70	7,5 – 10
Konzentration im Nüchternplasma (mg/dl)				
bei Männern	–	50 – 150	300 – 400	250 – 350
bei Frauen	–	50 – 100	250 – 300	400 – 500
Zusammensetzung (%)				
Eiweiß	0,8 – 2,5	8 – 12	20 – 24	40 – 80
Phospholipide	4 – 9	16 – 20	20 – 24	20 – 37
Cholesterin	0,5 – 1	6 – 8	7 – 9	2 – 7
Cholesterinester	1 – 2,5	12 – 14	35 – 40	5 – 10
Triglyzeride	87 – 94	45 – 55	8 – 12	1 – 5
Apolipoproteine	A, B, C	A, B, C	B	A
elektrophoretische Mobilität	Start	Prä-Beta	Beta	Alpha

säuren im Blut; Sekretion nach Fettbelastung sowie im Hungerzustand, pathol. Vermehrung bei Diabetes* mellitus.

Lip|oxy|genase (↑; Ox-*; -gen*) f: s. Leukotriene.

Lipo|zele (↑; -kele*) f: **1.** s. Adipozele; **2.** s. Galaktozele.

Lippe: (anat.) Labium.

Lippen|bremse: durch Spitzen der Lippen u. Verkleinerung der Mundöffnung bei der Ausatmung herbeigeführte Erhöhung des intrapulmonalen Drucks z. Verhinderung des Bronchialkollapses; typ. bei Pat. mit obstruktiven Ventilationsstörungen.

Lippen|furunkel (Furunkel*) m: (engl.) labial furuncle; Furunkel* an Ober- od. Unterlippe, oft als Kompl. bei Akne; **cave:** bei Oberlippenfurunkel Gefahr der Thrombophlebitis der V. angularis u. des Sinus cavernosus mit Kavernosusthrombose* u. Meningitis; **Ther.:** Antibiotika, Ruhigstellung der Gesichtsmuskulatur (Kauverbot). Vgl. Nasenfurunkel.

Lippen|karzinom (Karz-*; -om*) n: (engl.) carcinoma of the lip; Karzinom, das sich meist an d. Unterlippe entwickelt; histol. handelt es sich v. a. um ein Plattenepithelkarzinom*, beim Oberlippenkarzinom häufig um ein Basaliom*. Als **Urs.** werden Ultraviolettstrahlung* u. chem. Noxen (Tabakrauch, v. a. bei Pfeifenrauchern) diskutiert. **Ther.:** op. Keilexzision mit plast. Rekonstruktion durch Estlander*-Lippenplastik; **Progn.:** Fünf-Jahres-Überlebensrate bei kleinem L. (<2 cm) ca. 90%.

Lippen|kiefer|gaumen|spalte: s. Gesichtsspalten.

Lippen|kiefer|spalte: s. Gesichtsspalten.

Lippen|plastik (-plastik*) f: (engl.) cheiloplasty; chir. Deckung u. Korrektur eines angeborenen (Lippenspalte*) bzw. erworbenen Lippendefekts durch kleinste, genau vermessene Einschnitte bzw. Hautplastik, z. B. in Form gestielter Hautlappen. Vgl. Estlander-Lippenplastik.

Lippen|spalte: (engl.) cheiloschisis; syn. Labium fissum, sog. Hasenscharte; Hemmungsfehlbildung im Bereich der Oberlippe, i. a. seitl. der Mittellinie (ein- od. beidseitig), häufig in Komb. mit Kiefer- u. Gaumenspalte. Eine L. läßt sich durch op. Methoden kosmetisch u. funktionell einwandfrei schließen; der Eingriff sollte bei einem gesunden Säugling möglichst frühzeitig, jedoch nicht vor dem 3. Lebensmonat erfolgen. Vgl. Gesichtsspalten.

Lippen|zeichen: rüsselartiges Vorstrecken der Lippen bei Beklopfen der Mundmuskeln; Teil des Chvostek*-Zeichens b. Tetanie*.

Lippen|zyste (Kyst-*) f: s. Schleimgranulom.

Lippitudo (lat. lippus triefend) f: (engl.) lippitude; sog. Triefauge; Hypersekretion der Meibom-Drüsen bei Blepharitis marginalis; vgl. Epiphora.

Lip|urie (Lip-*; Ur-*) f: (engl.) lipuria; Ausscheidung von Lipiden bzw. Lipoproteinen der Klasse VLDL, LDL u. HDL im Harn; Vork. beim nephrotischen Syndrom* des Kindesalters.

lique|factus (lat.): verflüssigt.

Liquor (lat.) m: Abk. Liq. od. L.; Flüssigkeit; im DAB Bez. f. versch. flüssige Arzneimittel, z. B. für Lösungen von Aluminium- (L. aluminii acetici: essigsaure Tonerde), Calcium-, Eisensalzen; auch kurz für Liquor* cerebrospinalis.

Liquor amnii (↑) m: Fruchtwasser*.

Liquor cerebro|spinalis (↑) m: Gehirn-Rückenmark-Flüssigkeit; die in den vier Hirnventrikeln u. im Subarachnoidalraum enthaltene Flüssigkeit wird v. a. in den Plexus* choroidei der Seitenventrikel gebildet. Die Resorption erfolgt v. a. in den Foveolae* granulares u. wahrscheinlich an den perineuralen lymphatischen Abgängen der Spinalnerven. Der L. c. schützt das ZNS gegen Stoß u. Druck von außen. Die Entnahme erfolgt meist durch Lumbalpunktion*, seltener durch Subokzipitalpunktion* od. Ventrikelpunktion*; vgl. Liquordiagnostik.

Liquor|diagnostik (↑) f: (engl.) cerebrospinal fluid diagnosis; Untersuchung des Liquor cerebrospinalis, evtl. mit Messung des Liquordrucks* bei der Entnahme; **1.** Beurteilung des Aspekts: Blutbeimengung, Xanthochromie*, Eiter, Gerinnsel; **2.** Liquorzytologie u. Zellzählung: **a)** Zellzählung in der Fuchs-Rosenthal-Kammer mit Bestimmung der sog. Drittelzellen*; **b)** zytol. Untersuchung mit Sedimentkammer od. Zytozentrifuge u. Differenzierung der Zellen nach Pappenheim*-Färbung; **3.** Proteinbestimmung: qualitativ im orientierenden Verfahren, z. B. Pandy*-Reaktion; quantitativer Nachweis mit der modifizierten Biuretreaktion*; Bestimmung der Proteinfraktionen mittels Lasernephelometrie*; **4.** Bestimmung von Liquorzucker, Elektrolyten u. ggf. Enzymen mit den für serol. Nachweise übl. Methoden; **5.** Liquorelektrophorese: Auftrennung der Liquorproteine mit den versch. Methoden der Elektrophorese*; Bestimmung oligoklonaler IgG-Banden; **6.** Nachweis von Antikörpern, z. B. in der Diagn. viraler Erkrankungen; **7.** bakteriol. Untersuchung zur Diagn. entzündlicher Erkrankungen; **Referenzwerte** im Liquor Erwachsener: s. Tab. (variieren in Abhängigkeit vom Entnahmeort des Liquors, Alter des Pat. u. von Labormethoden, z. T. auch von der Konz. der Stoffe im Serum). Vgl. Lumbalpunktion.

Liquordiagnostik
Referenzwerte im lumbalen Liquor cerebrospinalis Erwachsener

Gesamtmenge	100 – 160 ml
Liquordruck	60 – 200 mm H_2O
Zellzahl	≤ $^{12}/_{3}$ Zellen/µl
Lymphozyten	60 – 70%
Monozyten	30 – 40%
relative Dichte	1,006 – 1,009
pH-Wert	pH 7,31
Protein	120 – 500 mg/l
Präalbumine	1,8 – 8,6%[1]
Albumin	45 – 60%
α_1-Globuline	4,2 – 9,2%
α_2-Globuline	5,3 – 10,9%
β-Globuline	9,2 – 15,2%
τ-Globuline	2,9 – 8,3%
γ-Globuline	5,1 – 13,1%
Glukose	2,7 – 4,8 mmol/l
Natrium	128 – 152 mmol/l
Kalium	2,3 – 4,6 mmol/l
Chlorid	110 – 129 mmol/l

[1] prozentuale Angaben jeweils bezogen auf das Gesamtprotein

Liquor|druck (↑): (engl.) cerebrospinal fluid pressure; der während Lumbalpunktion* meßbare Druck des Liquor cerebrospinalis; bei liegendem Pat. normal 60-200 mm H_2O, im Sitzen

L

150-250 mm H_2O; durch Puls u. Atmung werden rhythmische Schwankungen bis 20 mm H_2O hervorgerufen. Vgl. Liquordiagnostik, Queckenstedt-Versuch.

Liquor|fistel (↑; Fistel*) **f:** (engl.) cerebrospinal fluid fistula; pathol. Verbindung der Liquorräume nach außen (meist im Bereich der Nase, seltener der Ohren); **Urs.:** v. a. Schädelhirntrauma*, Schädelbasisfrakturen* mit Einriß der Dura mater; **Sympt.:** Sekretion von klarer Flüssigkeit (Liquorrhoe), evtl. Liquortympanon*; **Diagn.:** Nachweis von Glukose (im Liquor cerebrospinalis positiv) od. in den Liquor eingebrachten Farbstoffen od. Radionukliden im abfließenden Sekret; **Kompl.:** aszendierende eitrige Meningitis*, Hirnabszeß*; **Ther.:** neurochir. Verschluß, falls sich die L. nicht spontan verschließt.

Liquor|passage (↑) **f:** (engl.) cerebrospinal fluid circulation; normale Zirkulation des Liquor* cerebrospinalis innerh. der Liquorräume im Bereich des Hirns u. Rückenmarks; vgl. Queckenstedt-Versuch.

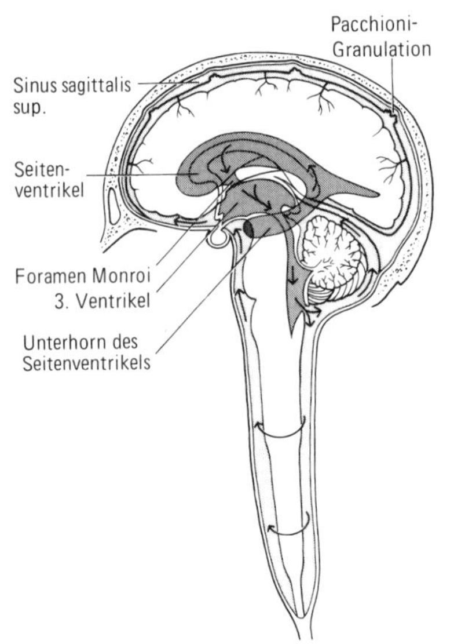

Liquorpassage [159]

Liquor|rhoe (↑; -rhoe*) **f:** (engl.) liquorrhoea; Abfließen von Liquor cerebrospinalis über eine Liquorfistel*.

Liquor|stop (↑) **m:** (engl.) cerebrospinal fluid stasis; Behinderung der Liquorpassage mit Störung der Liquorzirkulation u. Sympt. der Hirndrucksteigerung*; **Urs.:** entzündliche Verklebungen der Meningen (z. B. nach Pneumokokkenmeningitis), angeb. Stenosen (z. B. Äquaduktstenose), intrakranielle Zysten, Hirntumoren u. a.; **Kompl.:** Entw. eines Hydrozephalus. Vgl. Nonne-Froin-Syndrom.

Liquor|tympanon (↑; Tympanum*) **n:** (engl.) tympanic cerebrospinal fluid collection; Ansammlung von Liquor* cerebrospinalis hinter dem Trommelfell inf. Liquorfistel*.

Liquor|unter|druck (↑)**:** (engl.) low cerebrospinal fluid pressure syndrome; Erniedrigung des Liquordrucks* auf Werte von 50-70 mm H_2O u. weniger; Vork. z. B. nach intrakraniellen Eingriffen, Schädelhirntrauma*, Lumbalpunktion* (sog. postpunktionelles Syndrom), selten spontan inf. mangelnder Liquorproduktion (Hypo- bzw. Aliquorrhoe); **Sympt.:** diffuse, meist bei Orthostase verstärkt auftretender Kopfschmerz, evtl. Übelkeit u. Erbrechen, Schwindel u. Meningismus (sog. Liquorunterdrucksyndrom); **Ther.:** Bettruhe u. Flüssigkeitszufuhr, evtl. autologer Blood* patch; **Proph.:** Vermeidung eines L. nach Lumbalpunktion durch Verwendung einer atraumat. Nadel (Sprotte-Nadel).

Liquor|verlust|syn|drom (↑) **n:** s. Liquorunterdruck.

Liquor|zucker (↑)**:** (engl.) cerebrospinal fluid sugar; Glukosegehalt des Liquor* cerebrospinalis, normal ca. 20-30% geringer als der **gleichzeitig** bestimmte Blutzucker* des Pat.; stark erniedrigte Werte (unter 1,4 mmol/l bzw. 20 mg/dl) kommen bei tuberkulöser Meningitis* (zu Beginn evtl. auch erhöht) u. eitrigen Meningitiden, erhöhte Werte bei Hyperglykämie* vor. Vgl. Liquordiagnostik.

Lisfranc-Gelenk|linie (Jacques L., Chir., Paris, 1790-1847)**:** (engl.) Lisfranc's joint; Articulationes tarsometatarseae zw. Fußwurzel u. Mittelfuß (s. Fußskelett, Abb.); Amphiarthrosen mit geringer Beweglichkeit. Vgl. Chopart-Gelenklinie.

Lisino|pril (INN) **n:** N-{N^2[(S)-1-Carboxy-3-phenylpropyl]-L-lysyl}-L-prolin (IUPAC); Verw.: s. ACE-Hemmer.

Lispeln: s. Sigmatismus.

Lissauer-Para|lyse (Heinrich L., Neurol., Breslau, 1861-1891; Paralyse*) **f:** seltene Verlaufsform der progressiven Paralyse*.

Lissauer-Rand|bündel (↑)**:** (engl.) Lissauer's column; auch Lissauer-Randzone, Lissauer-Tractus, Fasciculus dorsolateralis; Fasergruppe zw. der Spitze des Hinterhorns u. der Oberfläche des Rückenmarks; führt Neuriten von Hinterwurzelzellen u. den Zellen der Substantia gelatinosa und vermittelt Oberflächensensibilität, Temperatur- u. Schmerzempfindung.

Lissauer-Zone (↑)**:** (engl.) Lissauer's marginal zone; Zona terminalis medullae spinalis; weiße Substanz zw. Hinter- u. Vorderseitenstrang; Bestandteil d. Eigenapparates d. Rückenmarks.

Listeria (Sir Joseph Lister, Chir., Glasgow, London, 1827-1912) **f:** Gattung grampositiver, peritrich begeißelter, kokkoider Stäbchenbakterien mit Tendenz zur Kettenbildung (noch keiner Fam. zugeordnet; vgl. Bakterienklassifikation); Katalase-positiv; Vermehrung noch bei 5-10°C; **Kultur:** Selektivmedium (Nalidixinsäure-Trypaflavin-Serumagar); zarte, grauweiße Kolonien, leichte Betahämolyse; aerob bis mikroaerophil; **Verbreitung:** Kot von Mensch u. Tier; Abwasser, Kompost; Parasit von Warmblütern; vier Species, med. relevant: Listeria* monocytogenes.

Listeria|agglutination (↑; Agglutination*) **f:** (engl.) Listeria agglutination; serol. Reaktion zum Nachw. von Agglutininen im Patientenserum b. Verdacht auf Listeriose* (Widal*-Reaktion, Titer über 1 : 320 verdächtig) bzw. zur Identifizierung verdächtiger Bakterienkolonien mit spezif. agglutinierenden Immunseren (Gruber-Reaktion).

Listeria mono|cyto|genes (↑) **f:** früher Listerella od. Corynebact. infantisepticum; einzige f. den Menschen pathogene Species der Gattung Listeria* (versch. Serotypen); **Morphol.:** grampos. sporenlose Stäbchen; peritrich begeißelt,

z. T. kokkoides Aussehen; **Inf.** des Menschen kann sich in unterschiedl. Krankheitsbildern manifestieren (s. Listeriose). **Epidemiol.:** weit verbreitet, v. a. in mit tierischen Ausscheidungen verunreinigtem Wasser u. im Boden; Übertragung durch engen Kontakt mit Vieh u. Haustieren; **Diagn.:** mikroskopischer u. kultureller Erregernachweis; serol. Nachweis von O-(Körper-) u. H-(Geißel-)Antigenen in Gruber-Reaktion (s. Widal-Reaktion).

Listeriose (↑; -osis*) **f:** (engl.) listeriosis; Zoonose (Rind, Schaf, Ziege, Schwein; Hühner; Nager), selten auf Menschen übertragen; **Err.:** Listeria* monocytogenes; **Klin.: 1.** bei Erwachsenen oft nur als stumme Inf.; bei bes. Disposition (Rekonvaleszenz, Schwangerschaft) Krankheitsmanifestation unter dem klin. Bild einer Grippe mit leichter Meningoenzephalitis, Monozytenangina, lokal als Keratokonjunktivitis od. bei Schwangeren rel. häufig als Zystopyelitis od. Myometritis verlaufend; **2.** sehr viel häufiger u. gefährlicher ist der diaplazentare Übertritt der Err. von infizierten Schwangeren auf das Kind in den letzten Schwangerschaftswochen m. der Folge einer Fetopathie* m. hämatogener Streuung der Err. im gesamten kindl. Organismus (Sepsis), die nicht selten zu Totgeburt od. Frühgeburt führt. Lebende Neugeborene zeigen inf. der Überschwemmung des Körpers m. Erregern u. granulomatösen Gewebereaktionen in Haut u. inneren Organen (Bakterienembolien; sog. Granulomatosis infantiseptica) folgende Sympt.: papulöse Effloreszenzen der Haut, Meningoenzephalitis m. meningitischen Zeichen (Krämpfe, Erbrechen, Benommenheit, Atemstörung bis z. Atemstillstand; Liquorbefund), Hepatosplenomegalie evtl. mit Icterus gravis prolongatus. Diagn.: Bakteriennachweis im Stuhl, Urin, Nasen-, Rachenabstrich, Blut, Liquor des Kindes; evtl. in Fruchtwasser (schmutzig gefärbt), Urin, Blut, Lochialsekret od. Abrasionsmaterial b. der Mutter. Eine klin. Verdachtsdiagnose kann durch serol. Untersuchung (Agglutination, KBR) gestützt werden. Progn.: hohe Letalität (etwa 50%), häufig Spätschäden (geistige Entwicklungsstörungen).

Lisurid n: 1,1-Diethyl-3-(9,10-didehydro-6-methyl-8α-ergolinyl)urea (IUPAC); Dopaminagonist, der durch Bindung an Dopaminrezeptoren in der Hypophyse die Prolaktinfreisetzung hemmt (Prolaktinhemmer*); besitzt außerdem e. hohe Affinität zu Serotoninrezeptoren; **Verw.:** zur Prophylaxe der Migräne, bei Parkinson-Syndrom; **NW:** Übelkeit, Schwindel, selten Schlafstörungen, Muskelschwäche u. a.

Liter: Abk. l; s. Volumeneinheiten.

Lith-: Wortteil mit der Bedeutung Stein; von gr. λίθος.

Lithiasis (↑; -iasis*) **f:** Steinleiden; Steinbildung in Nieren, Gallen-, Harnblase, Meibom-Drüsen u. anderen Organen; vgl. Konkrement.

Lithium (↑) **n:** chem. Element, Symbol Li, OZ 3, rel. Atommasse 6,941; einwertiges Alkalimetall; **Verw.** von Lithiumsalzen (z. B. Lithiumacetat) zur Prophylaxe u. Behandlung manisch-depressiver Zustände; **cave:** bei salzarmer Kost erhöhte Rückresorption von L.; Gefahr der Überdosierung! (Erstsympt.: Erbrechen, feinschlägiger Tremor, Zittern, Krampfanfälle.) Vgl. Psychopharmaka, Thyreostatika.

Litho|chol|säure: (engl.) lithocholic acid; zur Gruppe der Gallensäuren* gehörende monohydroxylierte Steroidcarbonsäure.

litho|gen (Lith-*; -gen*)**:** durch einen Stein hervorgerufen.

Litho|klasie (↑; gr. κλάσις Zerbrechen) **f:** veraltete Bez. f. best. Formen der Lithotripsie*.

Litho|lyse (↑; Lys-*) **f:** (engl.) litholysis; medikamentöse Auflösung von Steinen (Chemolitholyse); s. Urolitholyse, Cholelitholyse; vgl. Lithotripsie.

Litho|tripsie (↑; gr. τρίβειν reiben, abnützen) **f:** (engl.) lithotripsy; operative od. nichtoperative Zertrümmerung v. Nieren-, Blasen- od. Gallensteinen; i. e. S. von Harnsteinen in Nierenbekkenkelchsystem, Harnleiter od. Harnblase; v. a. zur Behandlung der Nephrolithiasis*; **Verfahren: 1.** extrakorporale Stoßwellenlithotripsie (Abk. ESWL): berührungsfreie Zertrümmerung von Nierensteinen durch mehrfache Applikation von Stoßwellen (ca. 500-2500 je Behandlung), die durch Reflexion so gebündelt werden, daß ihr zweiter Brennpunkt auf den Nierenstein fokussiert wird; **2.** instrumentell-invasive (perkutane) L. mittels Ultraschall od. Stoßwellen (über Sonden) nach perkutaner Punktion des Nierenbekkens u. Einführung des Nephroskops (perkutane Nephrolithotripsie, Abk. PNL); **3.** bei Blasensteinen* als transurethrale L. unter endoskop. Kontrolle, (Zertrümmerung durch Ultraschall-Lithotripter od. elektrohydraulische Stoßwellen, sog. Urat-I-Methode); Entfernung der Steinfragmente mit Zangen; **4.** endoskop. Zertrümmerung v. kleineren Steinen m. spez. Zangen unter Sicht (Blasenstein-Lithotripsie). Vgl. Cholelithotripsie.

Little-Krankheit (William J. L., Chir., Orthop., London, 1810-1894)**:** (engl.) Little's disease; allg. Bez. f. im Kindesalter auftretende Lähmungen inf. eines frühkindlichen Hirnschadens* (sog. zerebrale Kinderlähmungen); i. e. S. doppelseitige Form der infantilen Zerebralparese* (Diplegia spastica infantilis, Little-Syndrom) mit spast. Paraparese der Beine, Gangstörungen durch Adduktorenspasmus, Hypertonie der Muskulatur, Pes equinovarus, gesteigerter Reflexerregbarkeit, pathol. Reflexen u. Pyramidenbahnzeichen, choreatisch-athetotischen Sympt., geistiger Behinderung u. epileptischen Anfällen.

Littré-Drüsen (Alexis L., Chir., Anat., Paris, 1658-1725)**:** Glandulae* urethrales.

Littré-Hernie (↑; Hernie*) **f:** (engl.) Littré's hernia; auch Richter-Littré-Hernie, sog. Darmwandbruch; eingeklemmte Hernie* mit divertikelartig ausgestülptem Darmwandanteil (od. einem Meckel*-Divertikel) als Bruchinhalt bei erhaltener Darmpassage.

Litzmann-Ob|liquität (Karl K. L., Gyn., Kiel, 1815-1890; Obliquität*) **f:** (engl.) Litzmann's obliquity; (gebh.) leichter Grad einer Hinterscheitelbeineinstellung, seltene Form des Asynklitismus*; Gefahr der verzögerten Eröffnung, Einklemmung der Muttermundlippe u. a.

Livedo racemosa (lat. livere bläulich sein) **f:** baum- u. rankenförmige livide Streifenbildungen inf. von Entzündungen der kleinen subkutanen Gefäße u. a. bei Periarteriitis nodosa, Endangiitis obliterans, Hypertonie; vgl. Sneddon-Syndrom.

Livedo reticularis (↑) **f:** s. Cutis marmorata.

livid (lat. lividus)**:** blaßbläulich, fahl.

Livor (lat.) **m:** blaue Farbe.

Livor mortis (↑; lat. mors, mortis Tod) **m:** Livores; Totenflecke*.

L-Ketten: leichte Ketten d. Immunglobuline*.

L-Ketten-Krankheit: s. Bence-Jones-Plasmozytom.

L

LMM: Abk. f. Lentigo-maligna-Melanom; s. Melanom, malignes.

LN: Abk. f. Lasernephelometrie*.

L-Niere: L-förmige Verschmelzungsniere; vgl. Nierenfehlbildungen.

Loa loa f: Filaria loa; Wanderfilarie, Taglarvenfilarie, Augenwurm; parasitärer Fadenwurm

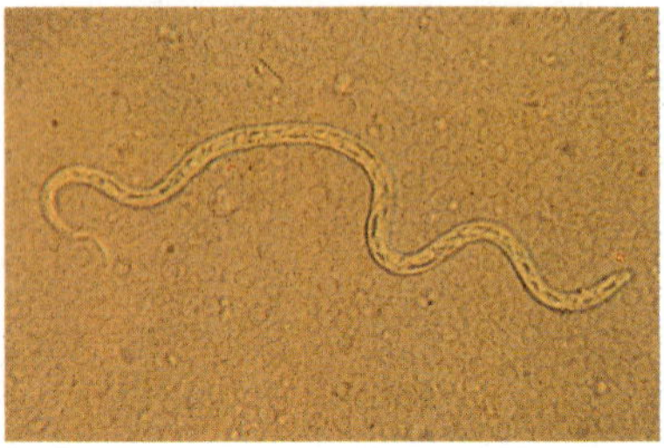

Loa loa: Nativpräparat [547]

(Nematodes*; vgl. Filarien); Err. der Loiasis*; ♂ 0,35 × 30 mm, ♀ 0,4-0,5 mm × 50-60 mm; Übertragung durch Bremsen der Gattung Chrysops*.

lobär (gr. λοβός Lappen): lobaris, einen Lappen betreffend; z. B. Lobärpneumonie.

Lob|ek|tomie (↑; Ektomie*) f: (engl.) lobectomy; **1.** op. Entfernung eines Lungenlappens, z. B. bei Bronchiektasen, Tumoren, Tuberkulose; **2.** partielle Leberresektion*; **3.** neurochir. beidseitige Exstirpation best. Rindenareale des Stirnhirns; obsolet; s. Leukotomie.

Lobelin (INN) n: 2-[6-(β-Hydroxyphenethyl)-1-methyl-2-piperidyl]acetophenon (IUPAC); Alkaloid aus Lobelia inflata (Indianertabak) mit atemstimulierender Wirkung; Verw. als Analeptikum ist obsolet.

Lobo|tomie (gr. λοβός Lappen; -tom*) f: s. Leukotomie.

Lobstein-Krankheit (Johann F. L., Pathol., Chir., Gebh., Straßburg, 1777-1835): s. Osteogenesis imperfecta.

lobulär (Lobulus*): (engl.) lobular; einzelne Läppchen (bes. eines Lungenlappens) betreffend, läppchenförmig.

Lobulus (Dim. von gr. λοβός Lappen) m: (engl.) lobule; Läppchen; z. B. von Drüsen u. parenchymatösen Organen (L. hepatis, Leberläppchen, L. renalis, Nierenläppchen usw.).

Lobulus des Groß|hirns (↑) m: (engl.) parietal lobule; Lobulus parietalis inf. u. sup.: hinter d. Gyrus postcentralis an d. Außenfläche des Scheitellappens; Lobulus paracentralis: hakenförmig zw. Gyrus prae- u. postcentralis an d. medialen Hemisphärenfläche.

Lobulus des Klein|hirns (↑) m: (engl.) lobule of cerebellum; Lobulus biventer, centralis, quadrangularis, semilunaris inf. u. sup., simplex.

Lobus (gr. λοβός Lappen) m: Lappen; z. B. Großhirnlappen (L. frontalis, occipitalis, parietalis, temporalis), Leberlappen (L. hepatis dexter et sinister, L. caudatus, L. quadratus), Lungenlappen (links L. superior, Oberlappen u. L. inferior, Unterlappen; rechts zusätzl. L. medius, Mittellappen). L. cardiacus: basaler paramediastinaler Dreieckschatten im Leberherzwinkel, akzessorischer Lungenlappen.

Lobus glandulae mammariae (↑) m: Drüsenlappen der weibl. Brust; 15-20 in jeder Mamma.

Lobus pyramidalis (↑) m: syn. Lalouette-Pyramide; inkonstanter, vom Isthmus od. einem Lappen der Schilddrüse* aufsteigender, median vor d. Kehlkopf liegender u. durch einen Bindegewebestreifen mit d. Zungenbein* verbundener schmaler Fortsatz v. Schilddrüsengewebe, entwicklungsgeschichtl. kaudaler Rest des Ductus* thyroglossalis; in seltenen Fällen kann der L. p. bis zum Zungengrund reichen; vgl. Schilddrüsendystopie.

Lobus venae azygos (↑) m: durch den Verlauf der V. azygos (V. thoracica longitudinalis) rechts demarkiertes, anat. getrenntes bronchopulmonales Segment, das z. apikalen Bronchus u. Arterie gehört. Der Segmentbronchus ist proximal disloziert u. kann selbst aus der Trachea kommen.

Loch|brille: (engl.) stenopeic spectacles; (ophth.) lichtundurchlässige Brille mit kleiner Durchtrittsöffnung zur Ruhigstellung der Augen bei Netzhautablösung od. Contusio bulbi.

Loch|geschwür: s. Malum perforans pedis.

Lochien (gr. λοχεῖα Wöchnerin) f pl: (engl.) lochia; sog. Wochenfluß; physiol. uterine Wundsekretion nach der Geburt, in den ersten 3-4 Tagen p. p. blutig (Lochia cruenta od. rubra), dann einige Tage bräunl. (Lochia fuscia), danach gelbl. (Lochia flava), nach 3 Wochen weißl. (Lochia alba); nach 6 Wochen p. p. ist die Wundheilung i. a. abgeschlossen.

Lochio|metra (↑; gr. μήτρα Gebärmutter) f: Stauung der Lochien* in der Gebärmutter (fötid); Folge einer (meist gutartigen) Infektion.

Locked in syndrome (engl. eingesperrt) n: Bez. f. die Unfähigkeit, sich bei erhaltenem Bewußtsein sprachlich od. durch Bewegungen spontan verständlich zu machen; Verständigung durch Augenschluß ist möglich. **Urs.:** beidseitige Querschnittsläsion* des Tractus corticobulbaris u. Tractus corticospinalis im Bereich des Pons Varolii, z. B. bei Arteria*-basilaris-Thrombose.

Locke-Lösung (Frank Sp. L., Physiol., London, 1871-1949): (engl.) Locke's solution; isoton. elektrolythaltige Infusionslösung.

Loco typico (lat.): an typischer Stelle; s. Radiusfraktur, typische.

Locus (lat.) m: Ort; (genet.) Genlokus, Genort*. **L. coeruleus** (↑) m: bläulichgraues Feld am seitl. Rand des vorderen Abschnitts der Rautengrube mit zahlreichen pigmentierten Ganglienzellen. **L. Kiesselbachi** (↑; Wilhelm K., Otol., Erlangen, 1839-1902) m: gefäßreiche Gegend im vorderen Bereich des knorpeligen Nasenseptums, oft Ursprung v. Nasenbluten. Vgl. Epistaxis. **L. minoris re|sistentiae** (↑) m: Ort des geringsten Widerstands; Gebiet geringerer Belastbarkeit.

Loeb-Spritze (Heinrich L., Mannheim, geb. 1911): s. Injektionsspritzen.

Löffel: (engl.) spoon; ungenaues Maß f. einzunehmende Arzneien; Eßlöffel ca. 15 ml bzw. 15 g, Teelöffel ca. 5 ml bzw. 5 g wäßriger Flüssigkeiten. **L.hand:** (engl.) spoon hand; Fehlbildung mit Syndaktylie der Finger, z. B. bei Apert*-Syndrom (Abb.). **L.nägel:** s. Koilonychie. **L., scharfer:** (engl.) sharp spoon; chir. löffelartiges Instrument m. scharfen Rändern, z. B. zum Auskratzen v. Wucherungen, zur Kürettage*.

Löffler-Bakterien (Friedrich A. L., Bakteriol., Berlin, Greifswald, 1852-1915; Bakt-*) f pl: s. Corynebacterium diphtheriae.

Löffler-Endo|karditis (Wilhelm L., Int., Basel, Zürich, 1887-1972; End-*; Kard-*; -itis*) **f:** s. Endokarditis.

Löffler-Methylen|blau, alkalisches (Friedrich A. L., Bakteriol., Berlin, Greifswald, 1852-1915)**:** (engl.) Löffler's alkaline methylene blue; Lösung zur Färbung von Bakterien.

Löffler-Syn|drom (Wilhelm L., Int., Basel, Zürich, 1887-1972) **n:** L.-S. I: syn. eosinophiles Lungeninfiltrat*; L.-S. II: syn. Endocarditis fibroplastica; s. Endokarditis.

Löfgren-Syn|drom (Sven H. L., Klin., Stockholm, geb. 1910) **n:** akute Form der Sarkoidose*; **Sympt.:** stürmischer Beginn mit Fieber, BKS-Erhöhung, Erythema nodosum, (meist Oligo-)Arthritis in 20-40% der Fälle, typischerweise beidseitige Arthritis der oberen Sprunggelenke bei Frauen im 3. Lebensjahrzehnt; **Diagn.:** (röntg.) bilaterale Hiluslymphome; **Ther.:** symptomatisch.

Eine beiderseitige Arthritis der oberen Sprunggelenke bei jungen Frauen muß bis zum Beweis des Gegenteils als Löfgren-Syndrom gelten.

Löhde-Formel: Formel zur Abschätzung einer Grundumsatzabweichung (GUA) in % der Norm:

$$GUA = \frac{2}{3} \cdot (f + a) - 72$$

(f=Pulsfrequenz, a=Blutdruckamplitude); vgl. Read-Formel.

Löhlein-Herd|nephritis (Max L., Pathol., Marburg, 1877-1921; Nephr-*; -itis*) **f:** s. Herdnephritis.

Loennecken-Tubus (Tubus*) **m:** Endotrachealtubus* für Säuglinge u. Kleinkinder.

Lösung: (engl.) solution; (lat.) Solutio; i. e. S. feinste Dispersion eines festen Stoffes in einem flüssigen Lösungsmittel, so daß dieser in Form von Einzelmolekülen od. kleinen Molekülgruppen (bis 1 nm) vorliegt (sog. echte L.); i. w. S. auch gröber disperse Systeme; s. Kolloide.

Lösungen, hypo|tonische: (engl.) hypotonic solutions; Lösungen mit niedrigerem osmot. Druck als dem des Blutserums.

Lösung, hyper|tonische: (engl.) hypertonic solution; Lösung mit höherem osmot. Druck als dem des Blutserums.

Lövset-Arm|lösung (Jörgen L., Gyn., Bergen)**:** (engl.) Lövset's manœuvre; Methode der Armlösung bei Beckenendlage*; **Vorgehen: 1.** Drehung des am Becken umfaßten Kindes unter Zug um 180° nach vorn, wobei der nach vorn gebrachte Arm meist von selbst frei kommt; **2.** schraubenförmige Rückdrehung um 180°, wobei der nach hinten gebrachte Arm meist von selbst frei kommt; anschl. Veit*-Smellie-Handgriff zur Entw. des Kopfes.

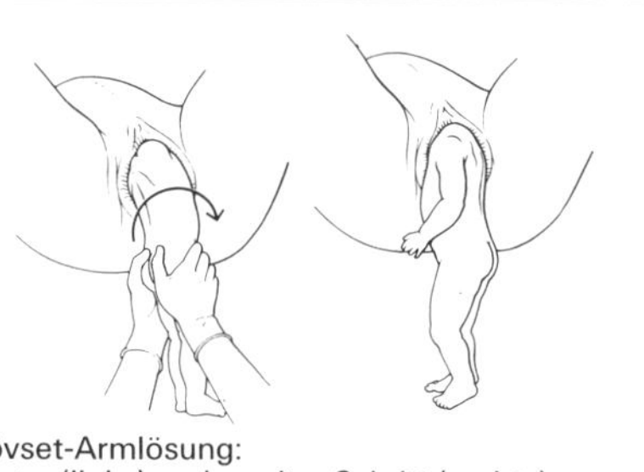

Lövset-Armlösung:
erster (links) und zweiter Schritt (rechts)
[385]

Löwen|gesicht: Facies leontina; s. Lepra.

Lofe|pramin (INN) **n:** 4'-Chlor-2-{[3-(10,11-dihydro-5H-dibenz[b,f]azepin-5-yl)-propyl]-methylamino}acetophenon (IUPAC); tricyclisches Antidepressivum; s. Antidepressiva.

log: Abk. f. **Log**arithmus.

-log: auch -logie; Wortteil mit der Bedeutung Wort, Lehre; von gr. λόγος.

Logen|syn|drom n: s. Kompartmentsyndrom.

Logo|klonie (-log*; Klonus*) **f:** (engl.) logoclonia; Laute, Silben od. Wörter werden in monotonem Rhythmus u. ohne Prosodie* in langen Folgen wiederholt; Vork. bei Erkr. des extrapyramidalen Systems. Vgl. Stottern.

Logo|päde (↑; gr. παιδεία Unterricht, Erziehung) **m:** (engl.) logopedist; Angehöriger eines med. Hilfsberufs, der Diagnostik, Therapie u. Beratung bei Stimm-, Sprech-, Sprach- u. Hörstörungen durchführt. Die Ausbildung ist im Gesetz über die Logopäden vom 7.5.1980 (BGBl. I S. 529) geregelt. Sie besteht aus einer dreijährigen Ausbildung an einer staatlich anerkannten Lehranstalt für Logopädie. Der L. arbeitet mit versch. Fachrichtungen zusammen, z. B. HNO, Neurologie, Pädiatrie, Pädagogik, Phoniatrie u. Psychologie.

Logo|pädie (↑; ↑) **f:** (engl.) logopedics; Prävention, Diagnostik, Therapie u. Beratung von Pat. mit Stimm-, Sprech- od. Sprachstörungen durch einen Logopäden*.

Logo|pathie (↑; -pathie*) **f:** veraltete Bez. f. Sprachstörung*.

Logor|rhoe (↑; -rhoe*) **f:** (engl.) logorrhoea; starker Rededrang mit vom Adressaten nicht zu bremsendem Redefluß; Vork. z. B. bei sensorischer Aphasie*, Manie*.

Logo|therapie (↑) **f:** (engl.) logotherapy; existenzanalytisch orientierte Form der Psychotherapie* (V. E. Frankl), die dem Pat. ein Identitäts- u. Zugehörigkeitsgefühl u. einen Sinn des Daseins vermitteln will; als therap. Verfahren wird v. a. die sog. paradoxe Intention angewendet: der Pat. wird aufgefordert, das zu tun, was bei ihm i. d. R. eine exzessive Angstreaktion auslöst. Ziel ist die Distanzierung von einer Phobie bzw. Phobophobie. S. a. Angstüberflutung.

Loiasis (-iasis*) **f:** syn. Loa-loa-Infektion, Filaria-loa-Infektion; zu den Filariosen* zählende, durch den Nematoden Loa* loa verursachte u. durch Fliegen der Gattung Chrysops* übertragene Krankheit, die nur im trop. Regenwald Afrikas vorkommt. Der wachsende Wurm wandert im Unterhautzellgewebe, Bindegewebe sowie subkonjunktival. **Sympt.:** meist allerg. bedingte, plötzl. auftretende, scharf umschriebene u. stark juckende Schwellungen der Haut, die etwa 2-3 Tage bestehen bleiben u. in unregelmäßigen Intervallen rezidivieren (Kalabar-Beule); Proteinurie, Meningoenzephalitis; chron. Verlauf; **Diagn.:** Mikrofilarien (tagsüber) im Blut, IFT, KBR; **Inkubationszeit:** 6-9 Mon., auch länger bis zum Nachweis der Mikrofilarien. Juckreiz nach einmaliger Gabe von DEC ist indirekter Beweis für das Vorliegen von Mikrofilarien. **Ther.:** Diethylcarbamazin unter Antihistamingaben

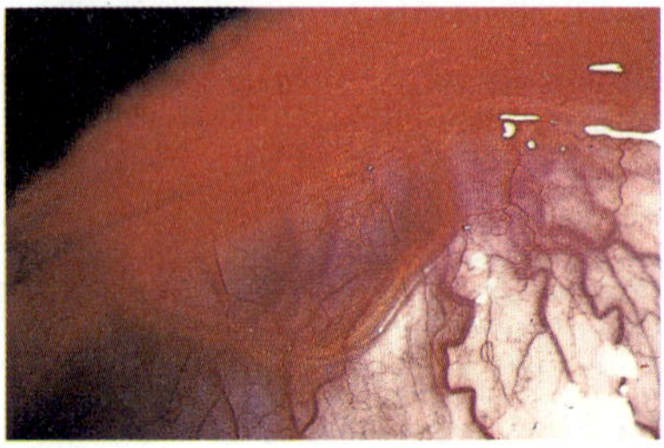

Loiasis:
Adultfilarie von Loa loa in der Conjunctiva [194]

zur Abschwächung allerg. Reaktionen inf. abgestorbener Mikrofilarien, die durch Verlegung der Kapillaren zerebrale Hypoxie u. Koma verursachen können.

Loimo|logie (gr. λοιμός Pest, Seuche; -log*) **f:** veraltete Bez. f. Seuchenlehre, Infektionsepidemiologie; s. Epidemiologie.

lokal (lat. locus Ort, Stelle)**:** örtlich.

Lokal|an|ästhesie (↑; Anästhesie*) **f:** (engl.) local anaesthesia; auch örtliche (lokale) Betäubung, Regionalanästhesie; anästh. Verfahren zur

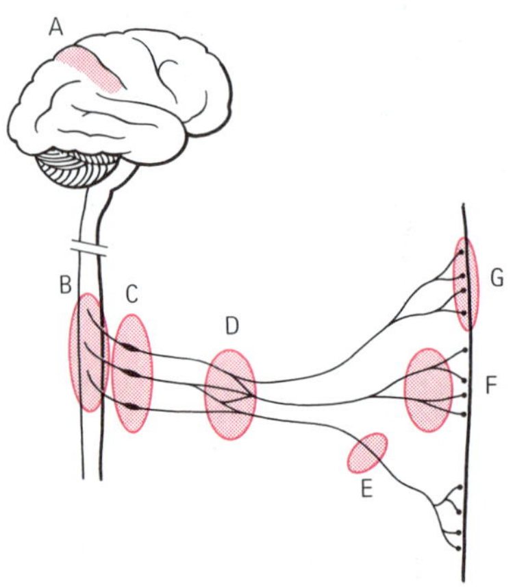

Lokalanästhesie:
mögliche Unterbrechungen sensibler Nervenbahnen; A: totale zentrale Anästhesie; B: Peridural- bzw. Spinalanästhesie (ganzer Körperabschnitt distal des Blocks); C: Paravertebralanästhesie (Körperteil); D: Plexusanästhesie (Extremität); E: Leitungsanästhesie (Teil einer Extremität); F: Infiltrationsanästhesie (größere Fläche); G: Oberflächenanästhesie (kleines Areal) [41]

regionalen Schmerzausschaltung während einer Operation bei erhaltenem Bewußtsein (vgl. Narkose) od. zur Schmerztherapie* unter Anwendung von Lokalanästhetika; **Formen: 1.** Oberflächenanästhesie*; **2.** Infiltrationsanästhesie*; **3.** Leitungsanästhesie*. Vgl. Nervenblockade.

Lokal|an|ästhetika (↑; ↑) n pl**:** (engl.) local anaesthetics; Substanzen, die eine örtlich begrenzte, reversible, teilweise od. vollständige Blockade der Erregungsleitung in Nervenfasern bewirken; **Substanzgruppen** (abgeleitet vom natürlichen Alkaloid Cocain): **1.** Aminoester (z. B. Procain, Tetracain); **2.** Aminoamide (z. B. Lidocain, Prilocain, Mepivacain, Bupivacain, Etidocain); Metabolisierung von L. vom Estertyp durch Cholinesterase* des Blutplasmas, von L. vom Amidtyp in der Leber; in Abhängigkeit u. a. von der Lipidlöslichkeit werden L. mit kurzer (30-60 Min., z. B. Procain), mittlerer (60-120 Min., z. B. Lidocain) u. langer Wirkungsdauer (bis 400 Min., z. B. Bupivacain) unterschieden; zur Verlängerung der Wirkungsdauer werden z. T. **Vasokonstriktoren** (z. B. Adrenalin) zugesetzt (cave: keine Anw. in Endarteriengebieten wie Zehen u. Finger wegen der Gefahr von Gangränen); in Abhängigkeit von der Anwendung u. evtl. Vasokonstriktorenzusätzen sind bestimmte Grenzdosen nicht zu überschreiten. **Verw.:** Lokalanästhesie*, Leitungsanästhesie*, Neuraltherapie*; mögliche **NW** als Folge system. Resorption: zentrale Erregung bis zu epileptiformen Krämpfen, hemmende Wirkungen am Herzen bis zum Herzstillstand, Hemmung des bulbären Atemzentrums bis zur Atemlähmung; allerg. Reaktionen (bei Procain häufiger als bei L. vom Amidtyp).

Lokalisation (↑)**:** (engl.) localization; **1.** Fähigkeit zur topograph. Zuordnung v. Sinnesreizen ohne gleichzeitige opt. Wahrnehmung; vgl. Sensibilitätsstörungen; **2.** im Zentralnervensystem die topograph. Zuordnung von Funktionen zu anat. Strukturen von Gehirn u. Rückenmark.

Lokomotiv|geräusch: (engl.) engine murmur; ungebräuchl. Bez. f. kontinuierl. systolisch-diastolische Herzgeräusche*; **Vork.:** v. a. bei arteriovenösen Fisteln u. Ductus* arteriosus apertus.

Lombard-Test (Etienne L., Otol., Paris, 1869-1920) m**:** s. Hörprüfungen.

Lombard-Zeichen (↑)**:** lautes Sprechen bei einseitiger Schwerhörigkeit*, nachdem die Kontrolle durch das gesunde Ohr mittels Bárány*-Lärmtrommel ausgeschaltet wurde.

Lomustin (INN) n**:** 1-(2-Chlorethyl)-3-cyclohexyl-1-nitrosourea (IUPAC); Zytostatikum, Alkylans; vgl. Zytostatika.

Lona|zolac (INN) **n:** 3-(4-Chlorphenyl)-1-phenyl-4-pyrazolylessigsäure (IUPAC); Verw.: s. Antiphlogistika, nichtsteroidale.

Longhi-Avellis-Syn|drom (Georg A., Laryngologe, Frankfurt a. M., 1864-1916) **n:** s. Hirnstammsyndrome (Tab.).

Longissimus (lat.) **m:** der Längste; z. B. Musculus longissimus dorsi.

longitudinal (lat. longitudo Länge)**:** längsgerichtet.

Longitudinal|studie (↑) **f:** syn. Längsschnittuntersuchung, Panelstudie; epidemiol. Studie, bei der an mind. zwei Zeitpunkten Daten erhoben werden, um zeitl. Zusammenhänge untersuchen zu können.

Longmire-Operation (William P. L., Chir., Los Angeles, geb. 1913) **f: 1.** Ersatzmagenbildung* durch Jejunuminterposition; **2.** Ösophagusersatz durch freie Dünndarmtransplantation.

Longuette f: mehrere Lagen gleichlanger Gips- od. Kunststoffbinden zur Modellierung eines Schienen- od. Schalenverbandes; i. w. S. auch fertiger Verband.

longus (lat.)**:** lang.

Looser-Milkman-Syn|drom (Emil L., Chir., Zürich, 1877-1936) **n:** s. Milkman-Syndrom.

Looser-Umbau|zonen (↑): (engl.) Looser's transformation zones; (röntg.) im Knochen sichtbare Aufhellungsstreifen, die durch Auflockerung des kristalloiden Systems (Entmineralisierung) u. kompensator. Bildung v. osteoidem Gewebe zustandekommen u. zu Frakturen (Ermüdungsbruch*) führen können; **Vork.:** z. B. bei alimentärer Osteopathie*, Rachitis* u. Osteomalazie*; vgl. Milkman-Syndrom.

Loper|amid (INN) **n:** 4-[4-(4-Chlorphenyl)-4-hydroxypiperidino]-N,N-dimethyl-2,2-diphenylbutyramid (IUPAC); Opioid mit Hemmwirkung auf die Darmperistaltik; einer mißbräuchl. Anw. steht die geringe Löslichkeit und geringe Resorption entgegen; **Verw.:** Antidiarrhoikum; **NW:** Kopfschmerz, selten Müdigkeit, Krämpfe, u. U. Ileus.

Lopho|tricha (gr. λόφος Büschel; Trich-*) **n pl:** allg. Bez. f. Bakt. mit endständigem (polarem) Geißelbüschel; z. B. Pseudomonas* aeruginosa. Vgl. Monotricha, Peritricha, Amphitricha.

Lopra|zolam (INN) **n:** 6-(2-Chlorphenyl)-2,4-dihydro-2-[(4-methyl-1-piperazinyl)methylen]-8-nitro-1H-imidazo[1,2-a][1,4]benzodiazepin-1-on (IUPAC); Verw.: s. Benzodiazepinderivate.

Lora|tadin (INN) **n:** Ethyl-4-(8-chlor-5,6-dihydro-11H-benzo[5,6]cyclohepta[1,2-b]pyridin-11-yliden)-1-piperidincarboxylat (IUPAC); Histamin-H_1-Rezeptorenblocker; Verw.: s. Antihistaminika.

Lora|zepam (INN) **n:** (RS)-7-Chlor-5-(2-chlorphenyl)-2,3-dihydro-3-hydroxy-1H-1,4-benzodiazepin-2-on (IUPAC); Benzodiazepinderivat mit mittellanger Halbwertzeit; Verw.: s. Benzodiazepinderivate.

Lorchel: Gyromitra esculenta; Genuß roher bzw. ungenügend abgekochter L. führt innerh. 6-24 Std. zu einer Pilzvergiftung* mit langer Latenz hauptsächl. in Form einer akuten Gastroenteritis bzw. eines hepatorenalen Syndroms, u. U. mit letalem Ausgang.

Lordose (gr. λορδός rückwärts gekrümmt; -osis*) **f:** (engl.) lordosis; nach ventral konvexe Verbiegung der Wirbelsäule in der Medianebene (Ggs. Kyphose*), in geringerem Maß physiol. im HWS- u. LWS-Bereich; pathol. verstärkte L. im LWS-Bereich wird verursacht durch Senkung des Kreuzbeins. Vgl. Haltungsstörungen.

Lordosierung (↑): **1.** Bildung einer Lordose*, z. B. bei Schwangeren, um die durch das Kind verursachte Verlagerung des Schwerpunkts nach vorn zu kompensieren; **2.** (therap.) künstliche Einwirkung in Richtung einer Lordose der Wirbelsäule z. Beseitigung eines Gibbus.

Lorenz-Re|klinations|bett (Adolf L., Orthop., Wien, 1854-1946; Reklination*): (engl.) Lorenz's reclining bed; Gipsbett zur Ruhigstellung der Wirbelsäule u. Druckentlastung.

Lorenz-Stellung (↑): (engl.) Lorenz's position; Froschstellung; Lagerung beider Beine in 90° Beugung mit Abduktion u. Außenrotation im Hüftgelenk zur Sicherung des Repositionsergebnisses nach Einrenkung einer angeb. Hüftgelenkluxation* u. Fixation dieser Stellung im Gipsverband; vgl. Lange-Stellung.

Lor|meta|zepam (INN) **n:** (RS)-7-Chlor-5-(2-Chlorphenyl)-2,3-dihydro-3-hydroxy-1-methyl-1H-1,4-benzodiazepin-2-on (IUPAC); injizierbares Benzodiazepinderivat; Verw.: Hypnotikum; s. Benzodiazepinderivate.

Loschmidt-Zahl (Joseph L., Phys., Österreich, 1821-1895): syn. Avogadro*-Zahl.

Los|laß|schmerz: s. Appendizitis.

Lost **m:** (engl.) mustard gas; Bis-(β-chloräthyl)-sulfid; Bez. nach den Herstellern **Lo**mmel u. **St**einkopf, auch als Gelbkreuz, Senfgas bezeichnet; **Wirkung:** N-L. [Methylbis-(β-chloräthyl)-amin] u. N-Lost-Derivate wirken radiomimetisch u. sind Ruhekerngifte (keine Mitosegifte); Blockierung von Enzym-SH-Gruppen; therap. **Anw.** der weniger toxischen Derivate als Zytostatika bei leukäm. Erkrankungen u. bei der Lymphogranulomatose.

Lotion **f:** (pharmaz.) auch Lotio; flüssige Arzneizubereitung (wäßrige od. wäßrig-alkohol. Lösung) zur lokalen Anw. mit suspendierten od. emulgierten (Öl-in-Wasser; s. Emulsion) Wirkstoffen; i. w. S. jede flüssige Öl-in-Wasser-Emulsion zur äußeren Anwendung. Die sog. **Schüttelmixtur** (auch Trockenpinselung) ist eine L. mit hohem unlösl. Feststoffanteil (z. B. bis zu 50% Zinkoxid, Talkum o. ä.); vgl. Paste.

Louis-Bar-Syn|drom (Denise L.-B., belg. Ärztin, geb. 1914) **n:** s. Ataxia teleangiectasia.

Louvel-Zeichen: Thrombosefrühzeichen; s. Thrombose (Abb.).

Lova|statin (INN) **n:** (1S,3R,7S,8S,8aR)-1,2,3,7,8,8a-Hexahydro-8-{2-[(4R,6R)-4-hydroxy-2-oxo-2H-pyran-6-yl]ethyl}-3,7-dimethylnaphthyl-(S)-2-methylbutyrat (IUPAC); HMG-CoA-Reduktasehemmer; Verw.: s. Lipidsenker.

Low cardiac output syndrome (engl.) **n:** Syndrom des verminderten Herzzeitvolumens mit niedrigem art. u. hohem zentralem Venendruck, peripherer Vasokonstriktion, verminderter Harnproduktion u. rezidivierender metabol. Azidose bei Herzinsuffizienz*.

Low density lipoproteins (engl. niedrige Dichte; Lip-*; Prot-*) **n pl:** Abk. LDL*.

Low-dose-Heparinisierung (engl. niedrige Dosis): (engl.) low-dose heparinization; s. c. Injektion v. Heparin* in niedriger Dosierung (i. d. R. 3 × 5000 I.E. pro 24 Std.) zur Thromboseprophylaxe* bzw. Embolieprophylaxe* (z. B. bei Frischoperierten, Wöchnerinnen).

Lowenberg-Test **m:** (engl.) Lowenberg's test; Test zur Diagn. einer symptomarmen tiefen Thrombose* bzw. Thrombophlebitis* des Beines durch Nachweis einer erniedrigten Schmerzschwelle bei Kompression mittels Blutdruckmanschette (bereits bei 80-120 mmHg gegenüber 160-180 mmHg beim Gesunden).

Lowe-Syn|drom (Charles U. L., Päd., Boston, geb. 1921) **n:** syn. okulo-zerebro-renales Syndrom*.

Lown-Ganong-Levine-Syn|drom (Bernard L., amerikan. Kardiol., geb. 1921; William F. G., amerikan. Physiol., geb. 1924; Samuel A. L., amerikan. Kardiol., 1891-1966) **n:** s. LGL-Syndrom.

Lown-Klassi|fizierung (↑): s. Extrasystolen.

Low output syndrome (engl. low niedrig) **n:** auch low output failure; s. Low cardiac output syndrome.

Low T_3-low T_4-Syn|drom (↑) **n:** niedriger Triiodthyronin* (T_3)- u. Thyroxin* (T_4)-, dabei hoher Spiegel an rT_3* sowie bei normalem TSH* basal oft ungenügender TSH-Anstieg im TRH*-Test; meist bei Schwerkranken (Intensivpatienten) auftretende labordiagn. Veränderung der Referenzwerte ohne eigenen Krankheitswert. Wie beim Low* T_3-Syndrom bedarf es keiner Substitution mit Schilddrüsenhormonen, jedoch der Beachtung bei der Interpretation labordiagn. Befunde.

Low T_3-Syn|drom (↑) n: erniedrigter Triiodthyronin* (T_3)-Spiegel mit relativer Erhöhung von rT_3* bei normalem od. leicht erhöhtem Thyroxin* (T_4)-Spiegel, normalem TSH* u. unauffälligem TRH*-Test; labordiagn. auffällige quantitative Veränderungen der Schilddrüsenhormone ohne Krankheitswert, meist bei Pat. mit Fieber, Verbrennungen, Herzinfarkt u. nach Traumen auftretend; **DD:** „echte" Hypothyreose* (rT_3 normal, TSH erhöht, TRH-Test mit überschießender Antwort); vgl. Low T_3-low T_4-Syndrom.

Low voltage (engl.) n: Niederspannung; s. Niedervoltage.

LPH: Abk. f. **l**i**p**otropes **H**ormon; s. Lipotropine.

LPL: Abk. f. **L**ipo**p**rotein**l**ipase*.

LP-X: Abk. f. **L**ipo**p**rotein-**X**; Komplex aus Phospholipiden (65%), Cholesterin (25%) u. Proteinen, der beim Cholestasesyndrom* im Blut nachweisbar ist; vgl. Lipoproteine.

Lr: chem. Symbol f. Lawrencium*.

LRS: Abk. f. **L**ese- u. **R**echt**s**chreibschwäche; s. Legasthenie.

LSD: Abk. f. **Ly**sergsäure**d**iäthylamid; bewirkt Halluzinationen u. reversible, manchmal der Schizophrenie ähnl. psych. Veränderungen; vgl. Psychodysleptika, Abhängigkeit.

LSH: Abk. f. **L**ymphozyten-**s**timulierendes **H**ormon des Thymus.

L/S-Quotient m: (engl.) L-S ratio; Abk. f. Lezithin/Sphingomyelin-Quotient im Fruchtwasser; s. Lungenreifediagnostik, pränatale.

L

LSZ: Abk. f. **L**ese*-**S**chreib-**Z**entrum.

LTA: Abk. f. **l**aboratoriums**t**echnischer **A**ssistent; s. Assistenzberufe, medizinisch-technische.

LTH: Abk. f. **l**ute**ot**ropes (**l**akto**t**ropes) **H**ormon; s. Prolaktin.

L-Trypto|phan n: (S)-2-Amino-3-(3-indolyl)-propionsäure (IUPAC); frühere Verw. als Antidepressivum u. Schlafmittel; nach dem Auftreten versch. Sympt. (s. Eosinophilie-Myalgie-Syndrom) in Zus. mit der Einnahme von L-T. erfolgte Rücknahme vom Markt.

Lu: Symbol f. **1.** (serol.) **Lu**theran*-Blutgruppen; **2.** (chem.) **Lu**tetium*.

Lubchenco-Schema n: s. Neugeborenes.

Lubrikanzien (lat. lubricare schlüpfrig, glatt machen) n pl: (engl.) lubricants; Lubricantia, Gleitmittel; **1.** zu den Laxanzien* gehörende Arzneimittel, die den Inhalt des Mastdarms durchweichen u. besser gleitend machen; z. B. Paraffinum (sub)liquidum; **2.** Kathetergleitmittel.

Lubrikation (↑) f: (engl.) lubrication; Transsudation* einer mukoiden Substanz (sog. Gleitsubstanz) durch d. Scheidenhaut während der Erregungsphase des Geschlechtsverkehrs*; vgl. Reaktionszyklus, sexueller.

Lucey-Driscoll-Syn|drom n: syn. passagere familiäre Neugeborenenhyperbilirubinämie; bes. Form des Icterus* neonatorum, die auf der Anwesenheit eines Inhibitors (Steroid?) des Glukuronyltransferasesystems im mütterl. u. kindl. Blut zurückzuführen ist; möglicherweise autosomal-rezessiver Erbmodus; **Klin.:** postnatal Entw. eines schweren Ikterus innerh. der ersten 48 Std. (ohne Hinweis auf Hämolyse); **Ther.:** meist Austauschtransfusion* notwendig.

Lucilia: Schmeißfliegen; s. Fliegen.

Lucke-Kader-Gastro|stomie (Gastr-*; -stomie*) f: s. Kader-Fistel.

Luc-Operation (Henri L., Otolaryngologe, Paris, 1855-1925) f: s. Caldwell-Luc-Operation.

Ludloff-Fleck (Karl L., Chir., Breslau, 1864-1945): (engl.) Ludloff's triangle; Aufhellung im Röntgenbild (seitl. Strahlengang), die sich als sog. Epiphysendreieck auf d. Femurkondylen projiziert. Die Konturen werden z. T. durch d. Kortikalis zw. d. Kondylen gebildet; deutlichste Darstellung um das 16. Lj., kein pathol. Prozeß.

Ludloff-Zeichen (↑): (engl.) Ludloff's sign; Unfähigkeit, im Sitzen das gestreckte Bein zu erheben, während es in Rückenlage mögl. ist; bei isoliertem Abrißbruch des Trochanter minor des Oberschenkels; vgl. Oberschenkelfraktur.

Ludwig-Angina (Wilhelm F. von L., Chir., Gebh., Stuttgart, Tübingen, 1790-1865; Angina*) f: syn. Angina* Ludovici.

Lübecker Darm|brand: s. Enteritis necroticans.

Lücke, aus|kultatorische: bei indirekter Blutdruckmessung* auftretende Schallücke zw. den ersten Korotkow-Tönen; Vork. bei Hypertonie*.

Lücken|schädel: Schädel mit angeb. Knochenlücken; Hemmungsfehlbildung, oft b. Hydrocephalus int. u. Spina bifida, Meningomyelozele sowie Osteogenesis imperfecta; **DD:** Akrozephalie, Syphilis, Osteomyelitis, Rachitis, Chondrodystrophie, Hirndruckschädel, Kuppenweichheit.

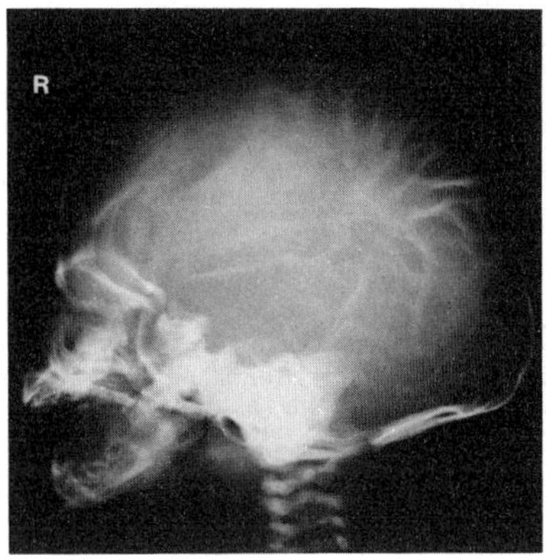

Lückenschädel [540]

Luer-Spritze (Wülfing L., deutscher Instrumentenmacher, Paris, gestorben 1883): s. Injektionsspritzen.

Lues (lat. lues Seuche, Pest) f: syn. Syphilis*.

Lues cerebro|spinalis (↑) f: im Sekundär- u. Tertiärstadium der Syphilis auftretende Erkr. des ZNS; **Formen: 1.** vaskuläre Form mit Vaskulitis u. obliterierender Endarteriitis (Heubner-Krankheit) v. a. im Bereich der A. basilaris u. der A. cerebri media mit zerebraler Durchblutungsstörung* od. Apoplexie*; Sympt.: in Abhängigkeit von der Lok. der Gefäßverschlüsse v. a. Lähmungen, hirnlokales Syndrom*, Hirnstammsyndrome*, Hirnnervenausfälle u., bei Beteiligung spinaler Gefäße, Hinterstrangsymptome*; **2.** meningitische Form mit Meningoenzephalitis, Leptomeningitis od. Meningomyelitis; Sympt.: meningeales Syndrom*, Hirnnervenausfälle (v. a. Augenmuskellähmung u. Okulomotoriuslähmung), Neuritis* Nervi optici, Sensibilitätsstörungen im Gesichtsbereich; **3.** gummöse Form mit Gummen, die von den Meningen ausgehen u. in Abhängigkeit von der Lok. Symptome wie bei Hirntumoren* od. Rückenmarktumoren* verursachen können; **Diagn.** u. **Ther.:** s. Syphilis.

Lues con|nata (↑) f: s. Syphilis.

Lues|sero|logie (↑; Sero-*; -log*) f: s. Syphilis.

luetisch (↑): auch luisch, syphilitisch.

Luft|dusche: s. Politzer-Verfahren.

Luft|em|bolie (Embol-*) f: (engl.) air embolism; durch Eindringen von Gasen (Luft) in den großen od. kleinen (Lungen-)Kreislauf verursachte Embolie* mit Verlegung von kapillären Gefäßgebieten (z. B. in Lunge, Gehirn, Herz) u. nachfolgendem Perfusions- u. Funktionsausfall; **Urs.:** Druckgefälle zw. Luft u. Blutkreislauf, insbes. bei eröffneten Gefäßen im Bereich des Niederdrucksystems (venöse L.), z. B. während neurochir. Op. mit hochgelagertem Oberkörper (bei offenem Foramen ovale u. erhöhtem Rechtsherzdruck auch paradoxe arterielle L. möglich), ferner u. a. bei Lungenoperationen, Pneumothorax, Explosionen, Überdruckinfusion, Angiographie; **Sympt.:** abhängig von Menge (kritisch über 50 ml) u. Geschwindigkeit des Lufteintritts; Zyanose, Dyspnoe, Brustschmerzen (auskultator. typ. Mühlengeräusch), Bewußtlosigkeit (akutes Cor* pulmonale); **Ther.:** Vermeidung weiteren Lufteintritts, linke Seitenlagerung in Kopftieflage, Beatmung mit reinem Sauerstoff, sympt. Therapie der Rechtsherzinsuffizienz*, ggf. Punktion des rechten Ventrikels.

Luft|feuchtigkeit: (engl.) atmospheric humidity; der Wasserdampfgehalt der Luft; **relative L.:** tatsächliche L. in % der bei einer best. Temp. maximal möglichen L.; **absolute L.:** g Wasserdampf/m³ Luft; **spezifische L.:** g Wasserdampf/kg Luft.

Luft||kur|orte: s. Klimakurorte. **L.kurve:** graph. Darstellung der Hörschwelle für die Luftleitung in der Audiometrie*. **L.leitung:** s. Schallleitung; vgl. Hörprüfungen. **L.röhre:** Trachea*. **L.röhren|schnitt:** s. Tracheotomie. **L.schlukken:** syn. Aerophagie*. **L.wege:** Atemwege*.

Lugol-Lösung (Jean G. L., Arzt, Paris, 1786-1851): (engl.) Lugol's solution; wäßrige Iodiodkaliumlösung z. Färbung mikrobiol. Präparate, zur Schiller*-Iodprobe u. als Desinfizienz; Zusammensetzung aus 5 Teilen Iod, 10 Teilen Kaliumiodid u. 85 Teilen Wasser.

Lumb-: auch Lumbal-, Lumbo-; Wortteil mit der Bedeutung Lende; von lat. lumbus.

Lumbago (lat.) f: sog. Hexenschuß; meist plötzlich auftretende intensive Schmerzen im Bereich der Lenden, evtl. nach thorakal ausstrahlend, mit Schonhaltung u. schmerzbedingter Bewegungseinschränkung, muskulärem Hartspann der Rückenmuskulatur u. Druckschmerzhaftigkeit der Dornfortsätze; **Urs.:** Bandscheibenschaden*, Wirbelsäulenaffektionen*, Rückenmarktumoren*, intraabdominelle Tumoren. Vgl. Ischiassyndrom.

Lumbal|an|ästhesie (Lumb-*; Anästhesie*) f: veraltete Bez. f. Spinalanästhesie*.

lumbalis (↑): zur Lende gehörig, Lenden-.

Lumbalisation (↑) f: (engl.) lumbarization; angeb. Isolierung des ersten Sakralwirbels aus dem Kreuzbeinmassiv; vgl. Kaudalvariante, Sakralisation, Übergangswirbel.

Lumbal|punktion (↑; Punktion*) f: (engl.) lumbar puncture; Spinalpunktion; Punktion des Duralsacks zw. dem 3. u. 4. od. 4. u. 5. Lendenwirbeldornfortsatz mit langer Hohlnadel mit Man-

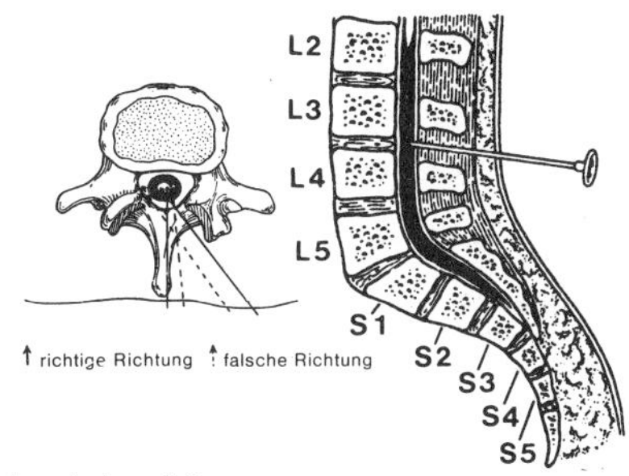

Lumbalpunktion [141]

drin; als diagn. L. zur Gewinnung von Liquor cerebrospinalis zur Liquordiagnostik* od. i. R. einer Myelographie*, als therap. L. zur intrathekalen Applikation von Medikamenten (z. B. zur Spinalanästhesie*); **Ind.:** Verdacht auf entzündliche Erkr. des ZNS (z. B. Meningitis, Enzephalitis, Multiple Sklerose, Lues cerebrospinalis, Neurosyphilis), im CT nicht nachweisbare Subarachnoidalblutung, Meningeosis carcinomatosa od. leucaemica, Guillain-Barré-Syndrom; **Kontraind.:** Hirndrucksteigerung* (insbes. bei Hirntumoren* der hinteren Schädelgrube), Gerinnungsstörungen. Nach L. kann durch die Duraläsion Liquorunterdruck* u. ein sog. postpunktionelles Syndrom auftreten. Vgl. Queckenstedt-Versuch, Blood patch, autologer.

Lumbal|syn|drom (↑) n: s. Lumbago, Ischiassyndrom.

Lumbo-: s. a. Lenden-, Lumbal-.

lumbricalis (lat. lumbricus Regenwurm): regenwurmähnlich.

Lumbricalis|syn|drom (↑) n: s. Hohlhandphlegmone.

Lumbus (lat.) m: (anat.) Lende; s. Lenden.

Lumen (lat. Licht) n: **1.** lichte Weite von röhrenförmigen Körpern u. Hohlorganen; **2.** SI-Einheit für den Lichtstrom (Abk. lm); vgl. Lux, Candela.

Lumineszenz (↑) f: (engl.) luminescence; allg. Bezeichnung f. alle Leuchterscheinungen, die auf einer, nach Anregung von Atomen durch Absorption von (zugeführter) Energie bei Rückkehr der Elektronen auf ihr ursprüngliches Energieniveau erfolgenden, Freisetzung von Lichtquanten beruhen (sog. Kaltlicht); kann sofort (Fluoreszenz) od. mit Verzögerung erfolgen (Phosphoreszenz); **Biolumineszenz** wird in lebenden Organismen (z. B. Leuchtbakterien, Glühwürmchen, Algen) erzeugt, **Chemilumineszenz** durch chem. Reaktionen (z. B. Oxidation von Phosphor) hervorgerufen, **Thermolumineszenz** tritt bei hohen Temperaturen auf, **Radiolumineszenz** kommt inf. Anregung durch ionisierende Strahlung (Alpha-, Beta- od. Gammastrahlung) zustande, **Tribolumineszenz** wird mechanisch verursacht.

Lumineszenz-Im|mun|assay (↑; immun*; engl. assay Probe, Untersuchung) m: Abk. LIA; Variante des Immunassays*, bei der zur Markierung von Antigen od. Antikörper chemi- (z. B. Luminol) od. biolumineszierende (z. B. Luziferin-Luziferase-System) Substanzen eingesetzt werden; je nach Testaufbau ist dabei die Stärke des meßbaren Lichtsignals der Analytkonzentration direkt od. indirekt proportional. Vgl. Lumineszenz, Radio-Immunassay.

Lump|ek|tomie (engl. lump Klumpen; Ektomie*) f: auch Tylektomie; Form der brusterhaltenden Operation* mit alleiniger Exzision des suspekten Knotens (Kleinstkarzinom; Ø <5 mm) eines Mammakarzinoms* weit im Gesunden sowie obligater Ausräumung der axillären Lymphknoten über einen zweiten Zugang u. Nachbestrahlung der Brust.

Lunar|monat (lat. luna Mond): (engl.) lunar month; Mondmonat; Monat m. 28 Tagen; die Schwangerschaft wird (vom 1. Tag der letzten Regel aus gerechnet) in zehn Lunarmonate (280 Tage), d. h. rund neun Kalendermonate eingeteilt.

Lunatismus (↑) m: sog. Mondsüchtigkeit; s. Somnambulismus.

Lunatum (↑) n: (engl.) lunate; Kurzbez. f. Os* lunatum.

Lunatum|luxation (↑; Luxation*) f: (engl.) dislocation of the lunate bone; traumat. Verrenkung des Os lunatum gegenüber den übrigen Handwurzelknochen* nach palmar durch Verdrehung um seine Längsachse nach Zerreißung dorsal ansetzender Bänder; **Ther.:** Reposition im vertikalen Dauerzug u. anschl. Ruhigstellung im Gipsverband; vgl. Dorsalluxation, perilunäre.

Lunatum|malazie (↑; -malazie*) f: (engl.) lunatomalacia; aseptische Nekrose des Os lunatum, meist nach starker Belastung od. Fraktur; vgl. Kienböck-Krankheit, Hultén-Variante.

Lundborg-Krankheit (Hermann L., Psychiater, Uppsala, 1868-1943): s. Unverricht-Lundborg-Syndrom.

Lundh-Test m: direkter Test zur Bewertung der exokrinen Pankreasfunktion durch Gewinnung von Pankreassekret mit einer Duodenalsonde über einen Zeitraum von 12 Std. nach Testmahlzeit (6% Fett, 5% Protein, 15% Kohlenhydrate) u. i. d. R. Bestimmung der Trypsinaktivität als Funktionsparameter; den physiol. Verhältnissen angepaßtes Testverfahren mit hoher Sensitivität u. Spezifität, jedoch wie der Pancreozymin*-Secretin-Test für den Pat. belastend, zeit- u. kostenintensiv, Trypsinbestimmung nur in Speziallabors möglich.

Lunge: (engl.) lung; (anat.) Pulmo; Organ der äußeren Atmung (Sauerstoffaufnahme u. Kohlendioxidabgabe), daneben der Regulierung des Wasser- u. Wärmehaushalts, entwicklungsgeschichtl. hervorgegangen aus d. Entoderm; paariges, kegelförmiges, von Pleura umschlossenes Organ, füllt den größten Teil des Thorax aus u. umfaßt d. Herz. Jeder Lungenflügel weist auf die dem Zwerchfell zugewandte Basis (Facies diaphragmatica), die über die 1. Rippe u. der Clavicula hinausragende Spitze (Apex), die den Rippen angelagerte Facies costalis u. die dem Mediastinum zugewandte Facies medialis mit dem pleurafreien Lungenhilus u. der Lungenwurzel (Radix pulmonis mit Hauptbronchus, A. pulmonalis, Vv. pulmonales sowie d. ernährenden Aa. u. Vv. bronchiales, Lymphgefäßen u. Nerven). Re. Lungenflügel durch Fissura obliqua u. horizontalis in Lobus sup., medius u. inf., li. Lungenflügel durch Fissura obliqua in Lobus superior u. inferior unterteilt. Die Hauptbronchien verbinden die L. mit d. Trachea u. verzweigen sich re. in drei, li. in zwei Lappenbronchien, diese wieder in d. Segmentbronchien, die unter fortlaufender dichotomischer Teilung in d. Bronchiolen u. schließl. in d. Alveolargänge (Ductus alveolares)

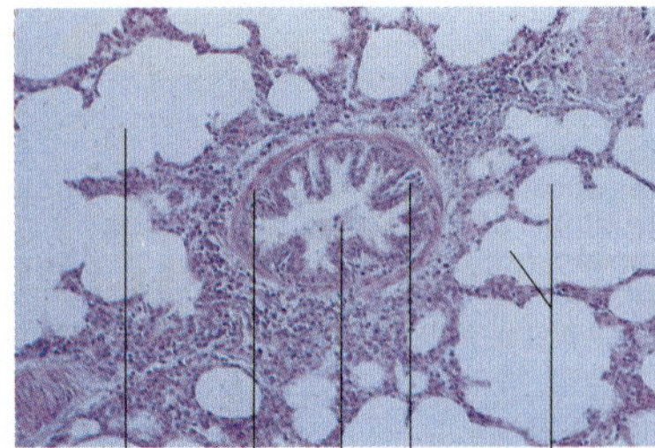

Lunge:
histologischer Schnitt durch die Lunge (Hämatoxylin-Eosin-Färbung); a: Lumen eines Bronchiolus; b: gefaltete Schleimhaut des Bronchiolus; c: glatte Muskulatur des Bronchiolus; d: Ductus alveolaris; e: Alveolen
[134]

mit d. Alveolarbläschen (Ort des Gasaustauschs) übergehen. Vgl. Lungensegmente. Die L. ist aus zahlreichen Lungenläppchen (Lobuli pulmonis) aufgebaut (s. Abb.). Vgl. Bronchus, Bronchiolen, Alveole.

Lunge, eiserne: s. Eiserne Lunge. **L., gefesselte:** s. Pleuraschwarte, Fibrothorax. **L., helle:** s. Swyer-James-Syndrom.

Lungen|ab|szeß (Abszeß*) m: (engl.) lung abscess; solitäre od. multiple umschriebene Lungengewebeeinschmelzung mit Bildung von Erweichungshöhlen mit eitrigem Inhalt; **Urs.:** Pneumonie*, speziell durch Staphylokokken, Klebsiellen, Anaerobier od. Mykobakterien, Aspiration von Fremdkörpern od. (postop.) Blut u. Geweberesten, Lungeninfarkt*, Bronchialkarzinom* mit direktem Zerfall des Tumors od. retrostenotischer Pneumonie; **Klin.:** Fieber, Thoraxschmerzen, Dyspnoe, Husten. Bei Einbruch eines L. in einen Bronchus plötzlich massiv eitriger Auswurf (zweischichtiges Sputum), bei Infektion durch Fäulniserreger u. U. Lungengangrän; **Diagn.:** Rö.-Thorax (Rundherd, evtl. mit Spiegel), Bronchoskopie; **Ther.:** Antibiotika, u. U. Drainage der Abszeßhöhle.

Lungen||adenomatose (Aden-*; -om*; -osis*) f: s. Alveolarzellkarzinom. **L.aspergillose** (nlat. aspergillus Weihwasserwedel; -osis*) f: s. Aspergillose. **L.a|trophie, idio|pathische** (Atrophie*) f: s. Lungendystrophie, progressive.

Lungen|bi|opsie (Bio-*; Op-*) f: (engl.) lung biopsy; Biopsie* der Lunge mit unterschiedl. Methoden zur Klärung diffuser Lungenerkrankungen od. isolierter Tumoren; **1.** transbronchiale Zangenbiopsie*; Kompl.: Blutung, selten auch Pneumothorax; **2.** perbronchiale Punktion vorwiegend der bronchopulmonalen Lymphknoten während Bronchoskopie; **3.** perthorakale Nadelbiopsie in Lokalanästhesie vorwiegend bei isolierten Lungenherden; **4.** sog. kleine Thorakotomie zur Gewinnung von Lungenparenchym aus einem Lappenrand bei diffusen Lungenerkrankungen (periphere Resektion); **5.** L. durch Probeexzision aus der Lungenoberfläche während Thorakoskopie. Vgl. Punktionszytologie.

Lungen||blähung: s. Lungenemphysem. **L.bläschen:** s. Alveole. **L.blutung:** s. Hämoptoe, Hämoptyse. **L.brand:** syn. Lungengangrän; s. Lungenabszeß. **L.dehnbarkeit:** s. Compliance, pulmonale. **L.dehnungs|re|flex** (Reflekt-*) m: s. Hering-Breuer-Reflex.

Lungen|dys|trophie, pro|gressive (Dys-*; Troph-*) f: (engl.) vanishing lung; fortschreitender Schwund des Lungengewebes (einschl. Gefäßen u. Bronchien) im Bereich einzelner od. mehrerer Lappen, meist apikokaudal fortschreitend; **Urs.:** unbekannt, wahrscheinl. Folge einer Thrombangiitis obliterans der Bronchial- u. Pulmonalarterien; Beziehungen zum Nicotinabusus; **Klin.:** zunehmende chron. Atmungsinsuffizienz; neben langsamem jahrelangem Verlauf auch rasch progrediente Entw. möglich; **Diagn.:** (röntg.) helle Bezirke mit fehlender Lungenzeichnung.

Lungen|echino|kokkose (gr. ἐχῖνος Igel; Kokken*; -osis*) f: s. Echinokokkose.

Lungen|egel: s. Paragonimus.

Lungen|egel|infektion (Infekt-*) f: s. Paragonimiasis.

Lungen|em|bolie (Embol-*) f: (engl.) pulmonary embolism; thrombembol. Verschluß der art. Lungenstrombahn durch Einschwemmung eines Thrombus* (selten von Luft, Parenchymteilen, Fetten) aus der Peripherie, meist aus (Unter-)Schenkel- bzw. Beckenvenen (od. dem Plexus venosus prostaticus), seltener aus dem Einzugsbereich der V. cava sup. stammend; das **klin. Bild** wird weitgehend v. der Größe des verschleppten Blutgerinnsels bestimmt. Massive L. (b. Verlegung von mehr als der Hälfte der Lungenstrombahn, ca. 5-10% aller L.) zeigen i. d. R. das Vollbild m. Bedrohungsgefühl, plötzl. Dyspnoe, Tachypnoe, Hypoxämie u. Zyanose, präkordialen Schmerzen, Rechtsherzinsuffizienz u. -dilatation, Tachykardie, Hypotonie, u. U. Schock. Vorbestehende pulmonale u. kardiale Erkr. modifizieren das klin. Bild (z. B. Lungenödem b. Linksherzinsuffizienz). Der weitere **Verlauf** ist davon abhängig, ob sich der Thrombus wieder auflöst (Restitutio ad integrum) od. das Gefäß verschlossen bleibt (Lungeninfarkt* in ca. 10-15% der Fälle, bes. bei mangelhafter O_2-Versorgung über die nutritiven Bronchialarterienäste, z. B. bei Linksherzinsuffizienz). **Diagn.:** bei der körperl. Untersuchung i. d. R. keine pathol. Lungenbefunde, auskultator. oft gespaltener zweiter Herzton b. akzentuiertem Pulmonalton (s. Herztöne), Galopprhythmus*, Halsvenenstauung, Lebervergrößerung; EKG-Veränderungen i. S. einer Rechtsherzüberlastung (akutes Cor* pulmonale) sind häufig, jedoch wegen ihrer Variabilität diagn. nicht beweisend! Im Rö.-Thorax evtl. Zwerchfellhochstand u. Plattenatelektasen, b. massiver L. Erweiterung der Pulmonalarterien u. der perfundierten Lungengefäße b. erhöhter Transparenz nicht perfundierter Areale; Lungenperfusions- u. -ventilationsszintigraphie, u. U. Pulmonalarteriographie. **Cave:** Um Rezidiven vorzubeugen, ist die Erfassung peripherer Thrombosen wichtig! **Ther.:** sofortige i. v. Gabe von Heparin, ggf. Umstellung auf Cumarinderivate (b. Dauertherapie); Methode der Wahl b. massiver L.: Thrombolyse* mittels Fibrinolytika*, evtl. direkte Embolektomie (Trendelenburg*-Operation); **Proph.:** s. Embolieprophylaxe; **DD:** Herzinfarkt, Pneumothorax. Vgl. Beckenvenenthrombose, Mikroembolien der Lunge, rezidivierende.

> Die Lungenembolie ist eine der gefährlichsten Komplikationen nach Operationen und Entbindungen.

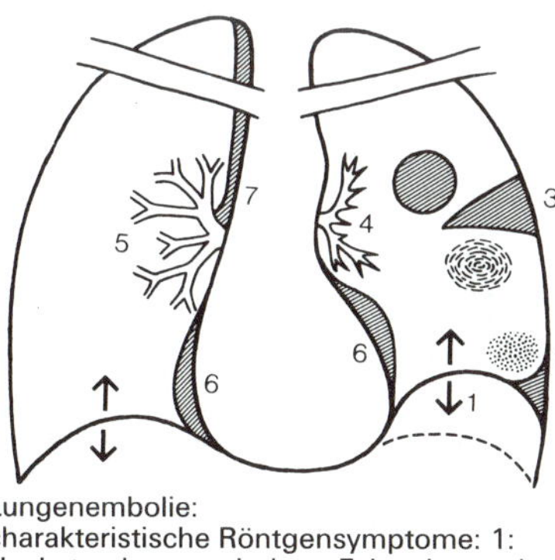

Lungenembolie:
charakteristische Röntgensymptome: 1: Hochstand u. verminderte Exkursionen des Zwerchfells; 2: basale Verschattungen, kleine Pleuraergüsse; 3: Verdichtungen mit der Basis an der Pleuraoberfläche (rund-halbspindelig-keilförmig-wolkig-streifig); 4: Gefäßabbrüche in Hilusnähe mit hypovaskularisierten Zonen, ggf. Hilusamputation (Westermark-Zeichen); 5: Hyperämie der kontralateralen Lunge; 6: Dilatation des rechten Ventrikels; 7: Dilatation der V. azygos und der V. cava superior [175]

Lungen|em|physem (Emphysem*) n: (engl.) pulmonary emphysema; syn. Emphysema pulmonum; irreversible Vergrößerung des Luftraums distal der Bronchioli terminales durch Zerstörung von Alveolen u. Lungensepten; **Ätiol.:** bei Pat. unter 40 Jahren meist durch Alpha*-1-Antitrypsinmangel, v. a. bei Rauchern; bei 50-60jährigen Pat. meist emphysematöse Umwandlung der Lungen inf. einer chron. Bronchitis;

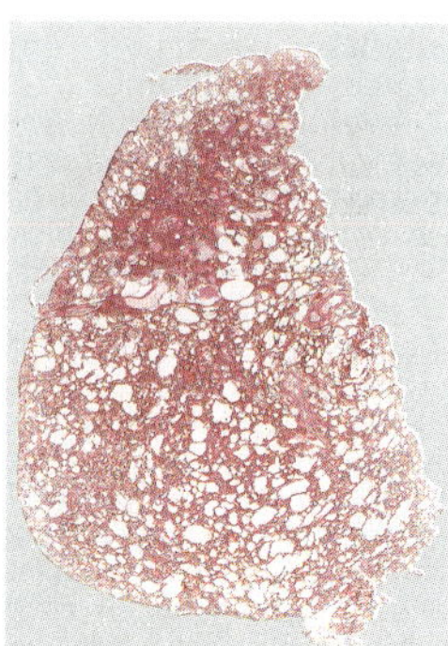

Lungenemphysem:
Der histologische Großflächenschnitt zeigt blasig umgewandelte, stark aufgeblähte Alveolen, deren Trennsepten fortschreitend zugrunde gehen, wobei immer größere Emphysemblasen entstehen; dadurch entscheidende Verminderung der inneren Atmungsoberfläche. [471]

Formen: **1.** zentrilobuläres L.: Destruktion im Bereich der Bronchioli respiratorii, v. a. in den zentralen Anteilen der Lobuli u. Azini; häufig in Komb. mit chron. Bronchitis*, obstruktiven Atemwegerkrankungen*, Hypoxie u. Hyperkapnie (sog. obstruktives L.; vgl. Blue bloater); **2.** panlobuläres L.: gleichmäßige Destruktion sämtl. Strukturen distal der Bronchioli terminales, häufig Belastungsdyspnoe u. Gewichtsverlust (vgl. Pink puffer); **3.** bullöses L.: Untergang des respirator. Gewebes mit Ausbildung zahlreicher Blasen versch. Größe ohne begleitende Infektion, u. U. Kompression des umliegenden Gewebes. Ruptur einer Blase führt zum Spontanpneumothorax. **4.** kompensator. L.: durch chir. od. andere Volumenverminderung (z. B. Narben) bedingte Überdehnung benachbarter Bezirke (Randemphysem); **5.** atroph. (seniles) L.: duktalveoläre Dilatation u. Atrophie des Lungengewebes im Alter; **6.** unilobuläres (unilaterales) L.: angeb. od. inf. einer frühkindl. Bronchiolitis erworbene Überblähung eines Lungenlappens bzw. einer Lunge (Swyer-James- od. McLeod-Syndrom); **Klin.:** Atemnot, erst bei Belastung, später auch in Ruhe, eingeschränkte Atembreite (Differenz des Thoraxumfangs zw. maximaler Inspiration u. Exspiration verkleinert); perkutor. tiefstehende u. kaum atemverschiebl. Lungengrenzen, hypersonorer Klopfschall, stark abgeschwächtes Atemgeräusch; **Diagn.:** (röntg.) erhöhte Strahlentransparenz der Lungen, rarefizierte Strukturzeichnung, Gefäßkalibersprung, tiefstehendes u. abgeflachtes Zwerchfell, Darstellung kl. Bullae in der Computertomographie*, Zunahme des Residualvolumens*, deutlich eingeschränkte Sekundenkapazität* mit sog. Emphysemknick, kaum Änderung der Befunde nach Bronchospasmolyse; **Ther.:** Vermeidung der auslösenden Noxe (Nicotinkarenz), Ther. der begleitenden od. auslösenden Erkr., evtl. Kortikosteroide, Sauerstoff-Langzeittherapie, Atemgymnastik.

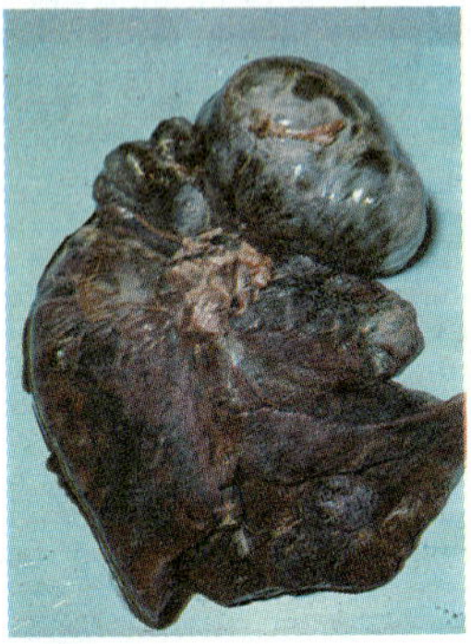

Lungenemphysem:
große Emphysemblase im Oberlappen (sog. bullöse Form); bei Ruptur der Blase: Pneumothorax! [471]

Lungen||entzündung: s. Pneumonie. **L.erkrankungen, chronisch-ob|struktive:** (engl.) chronic obstructive lung diseases (Abk. COLD); zusammenfassende Bez. f. chron. Erkrankungen des bronchopulmonalen Systems mit obstruktiven Ventilationsstörungen*. **L.fell:** s. Pleura.

Lungen|fibrose (Fibr-*; -osis*) **f:** (engl.) lung fibrosis; bindegewebig-narbiger Umbau des Lungengerüsts, meist als Endzustand chron.-entzündl. Lungenerkrankungen; führt zur Entw. einer restriktiven Ventilationsstörung mit Abnahme des art. Sauerstoffpartialdrucks u. Ausbildung eines chron. Cor pulmonale; **Vork.:** inf. von Alveolitiden versch. Ätiologie, als Stadium III der Sarkoidose*, bei Pneumokoniosen, i. R. von Erkr. des rheumatischen Formenkreises (Lupus erythematodes, Dermatomyositis, Sklerodermie), bei Vaskulitiden (z. B. Lungenhämosiderose*), rezidiv. Embolien, chron. Linksherzinsuffizienz, nach ARDS*, Bestrahlung, Einnahme best. Medikamente (Nitrofurane, Zytostatika), Inhalation von Reizgasen sowie idiopathisch (diffuse fibrosierende Alveolitis*); **Klin.:** Belastungs- u. später Ruhedyspnoe, Husten, Fieberschübe, Gewichtsabnahme, Trommelschlegelfinger*, Uhrglasnägel*, Zyanose; **Diagn.:** Lungenfunktionsprüfung, Ergospirometrie, Bronchoskopie mit bronchoalveolärer Lavage*, offene Lungenbiopsie*; (röntg.) vermehrte Gerüstzeichnung u. nur geringe inspiratorische Volumenzunahme.

Lungen|fistel (Fistel*) f: (engl.) pulmonary fistula; **1.** Bronchusfistel*; **2.** Verbindung zw. dem Lungengewebe u. dem Pleuraspalt, z. B. inf. Platzens von direkt unter der Pleura (visceralis) gelegenen kleinen Emphysembläschen; vgl. Pneumothorax; **3.** arteriovenöse L.: Gefäßanomalie des Lungenkreislaufs, bei der venöses Blut aus d. Gebiet der A. pulmonalis unter Umgehung der kapillären Abschnitte in die Lungenvenen gelangt.

Lungen|funktions|prüfung: (engl.) pulmonary function test; Überprüfung der Mechanik u. des Gasaustausches der Lungen in Ruhe u. unter Belastungsbedingungen; **1. atemmechanische Funktionsgrößen:** Lungenvolumina*; Bestimmung mittels Spirometrie* u. Ganzkörperplethysmographie* (Vitalkapazität der Lunge, inspiratorische Kapazität, exspiratorisches Reservevolumen, funktionelle Residualkapazität, Residualvolumen*); Berechnung des Quotienten Residualvolumen zur Totalkapazität der Lungen (RV/TKL); Sekundenkapazität*, Bestimmung mit der Spirometrie od. Pneumotachographie; Atemwegwiderstand* (Resistance), Bestimmung mit der Ganzkörperplethysmographie; pulmonale Compliance*; **2. ventilatorische Funktionsgrößen:** Atemfrequenz*, Atemminutenvolumen*, Atemgrenzwert* u. Atemzugvolumen*, Bestimmung mit dem Spirometer; **3. Funktionsgrößen des Gasaustausches:** Ermittlung des art. Sauerstoffpartial- u. Kohlensäurepartialdrucks (Blutgasanalyse*); Bestimmung der pulmonalen Diffusionskapazität*; **4. ergometrische Untersuchungen** (Ergospirometrie): Funktionsuntersuchung bei dosierter körperl. Belastung mit einem Ergometer*; Bestimmung von ventilatorischen Funktionsgrößen, Sauerstoffverbrauch, art. Blutgasen, Pulsfrequenz u. Blutdruck, ergänzend EKG; Standardisierung der Belastung am besten mit der Pulsfrequenz. Die Ergebnisse lassen Zusammenhänge zw. Belastung u. Herzförderleistung, Sauerstofftransport u. Ventilation der Lungen erkennen. Eine Gegenüberstellung v. Veränderungen wichtiger diagn. Parameter der Lungenfunktion b. obstruktiven bzw. restriktiven Lungenerkrankungen: s. Tab.

Lungen|gangrän (Gangrän*) **f:** s. Lungenabszeß.

Lungenfunktionsprüfung
Parameter der Lungenfunktion bei obstruktiven und restriktiven Lungenerkrankungen

Lungenfunktions-parameter	Obstruktive Lungenerkrankung	Restriktive Lungenerkrankung
Lungenvolumina		
Totalkapazität	normal	vermindert
Residualvolumen	erhöht	normal
RV/TKL-Quotient	erhöht	normal
Vitalkapazität	vermindert	vermindert
Ventilatorische Größen		
forciertes Exspirations-volumen (1 sec.)	vermindert	vermindert[1]
forciertes Exspirations-volumen (%)	vermindert	normal
max. Flußgeschwindigkeit (Peak flow)	vermindert	vermindert[1]
Gasaustausch-Parameter		
Diffusionskapazität f. CO	normal oder vermindert[2]	vermindert oder normal
O_2-Partialdruck	normal oder vermindert	vermindert (besonders nach Belastung) oder normal
CO_2-Partialdruck	normal oder erhöht[3]	vermindert (durch Tachypnoe)

[1] Verminderung durch geringeres Lungenvolumen, nicht durch Obstruktion
[2] bei Asthmatikern evtl. auch erhöht
[3] bei Asthmatikern evtl. auch vermindert

Lungen|hämo|siderose (Häm-*; gr. σίδηρος Eisen; -osis*) f: (engl.) pulmonary haemosiderosis; **1.** idiopathische L. (syn. Ceelen-Krankheit): seltene Erkr. unbekannter Ätiol., die v. a. bei Kindern u. Jugendlichen auftritt; Sympt.: rezidiv. Lungenblutungen, Dyspnoe, Eisenmangelanämie; im weiteren Verlauf Lungenfibrose u. respirator. Insuffizienz; Diagn.: Nachweis hämosiderinspeichernder Alveolarmakrophagen bei der bronchoalveolären Lavage bzw. Lungenbiopsie; Ther.: Versuch mit Kortikosteroiden u. Zytostatika; schlechte Progn.; **2.** L. i. R. anderer Erkr., z. B. beim Goodpasture*-Syndrom (mit Nierenbeteiligung), bei angeborenen Herzfehlern mit chron. Lungenstauung, Periarteriitis nodosa.

Lungen|hernie (Hernie*) f: (engl.) pulmonary hernia; seltene hernienartige Vorwölbung von Lungengewebe in einem von der Pleura parietalis gebildeten Bruchsack; meist ins Mediastinum bzw. den gegenüberliegenden Thoraxraum bei einseitig schrumpfenden Prozessen (Atelektase, nach Lungenresektion); selten auch in die Brustwand (angeb., posttraumatisch).

Lungen|hilus (Hilum*) m: (engl.) pulmonary hilus; **1.** (anat.) Hilum* pulmonis; **2.** (klin.) Bez. f. die im Bereich des Hilum pulmonis lokalisierten anat. Gebilde (Lungen- u. Bronchialgefäße, Hauptbronchus u. Äste, Lymphknoten u. a.), die im Röntgenbild den sog. Hilusschatten bewirken; **Formveränderungen: 1.** durch Vergrößerung der normalerweise röntg. nicht sichtbaren Lymphknoten; **2.** Vergrößerung od. Verkleinerung durch Gefäßveränderungen; **Bedeutung:** einseitige Hilusvergrößerung im Kindesalter typisch für Tuberkulose, ein- od. beidseitige Hilusvergrößerungen im jugendl. Alter charakterist. für Sarkoidose; Verschmelzen von mediastinalen u. bronchopulmonalen Lymphknotengruppen als Hinweis auf eine Lymphogranulomatose*. Die einseitige Hilusvergrößerung ist bes. bei älteren Männern auf ein zentrales Bronchialkarzinom* verdächtig. Für gefäßbedingte Hilusbefunde ist der sog. Aufzweigungscharakter des Hilus charakteristisch; Vork. bei angeborenen Herzfehlern* mit Links-Rechts-Shunt sowie bei Linksherzinsuffizienz.

Lungen|in|duration (lat. indurare verhärten) f: (engl.) pulmonary induration; Verhärtung des Lungengewebes, z. B. inf. chronischer Stauung (s. Stauungslunge), b. Pneumonie* (Karnifikation), Pneumokoniosen*.

Lungen|in|farkt (Infarkt*) m: (engl.) pulmonary infarction; durch Verschluß eines Lungenarterienasts (z. B. durch Embolie) sek. verhärteter keilförmiger Lungenbezirk; Vork. bei ca. 25% der Lungenembolien, insbes. bei Embolien mit Lok. im re. Unterlappen; **Formen: 1.** hämorrhagischer L. (Laennec): roter L., schwarzroter Keil, entsteht nach Lungenembolie u. Stauungslunge inf. plötzlichen Druckabfalls u. Einblutung v. bisher gestautem Blut in den betroffenen Lungenbezirk; **2.** anämischer L. durch ausbleibende kollaterale Blutversorgung (meist b. Pneumonie), selten; **Sympt.:** plötzl. stechende Schmerzen in der Brust, blutrotes Sputum (später mit reichl. Pigmentzellen), evtl. Hämoptysen, kleiner u. frequenter Puls, Temperaturanstieg, Zyanose, Dyspnoe; b. größeren L. evtl. Exitus letalis; **Diagn.:** röntg. bei komplettem u. inkomplettem L. nach 12-24 Std. auftretende lappen- od. segmentbegrenzte Verschattung eines Lungenabschnitts hinter dem verschlossenen Gefäß. Vgl. Hampton hump.

Lungen|in|filtrat (Infiltration*) n: (engl.) pulmonary infiltrate; Bez. f. eine röntg. als Verdichtung erkennbare, durch Infiltration* entstandene, umschriebene Veränderung von Lungengewebe; perkutor. evtl. Dämpfung u. auskultator. Abschwächung der Atemgeräusche.

Lungen|in|filtrat, eosino|philes (↑) n: (engl.) eosinophilic pneumonitis; syn. Löffler-Syndrom I; Symptomenkomplex mit flüchtigen wandernden Lungeninfiltraten u. Bluteosinophilie; **Urs.:** v. a. die Lungenpassage von Ascaris* lumbricoides, Medikamente (z. B. Nitrofurantoin, Acetylsalicylsäure), Mykosen (Aspergillose).

Lungen||in|filtrat, Wassermann-positives (↑) **n:** s. Fanconi-Hegglin-Syndrom. **L.kapillaren-Verschluß|druck** (lat. capillus Haar)**:** s. Wedge-Druck. **L.karzinom** (Karz-*; -om*) **n:** meist gleichbedeutend mit Bronchialkarzinom* gebraucht; vgl. Alveolarzellkarzinom, Lungentumoren.

Lungen|kon|tusion (Kontusion*) **f:** (engl.) lung contusion; Lungenprellung; häufigste Begleitverletzung bei stumpfem Thoraxtrauma* mit Einblutung in das Lungenparenchym; **Formen: 1.** einfache L. ohne respirator. Insuffizienz; **2.** schwere L. mit respirator. Insuffizienz durch interstitielles, u. U. auch alveoläres Ödem; **Diagn.:** (röntg.) Lungenverschattung, bronchoskop. Blutnachweis, arterielle Hypoxie; **Ther.:** Bronchiallavage, Beatmung mit PEEP*, Antibiotika, Kortikoide; **Kompl.:** Pneumonie, selten Lungenabszeß.

Lungen||krebs: s. Bronchialkarzinom. **L.kreislauf:** s. Blutkreislauf. **L.lappen, ak|zessorische:** s. Lobus.

Lungen|mykosen (Myk-*; -osis*) **f pl:** Lungeninfektion durch Pilze; **Err.:** in Europa am häufigsten ubiquitäre, fakultativ pathogene Schimmelpilze der Gattung Aspergillus, ferner Sproßpilze (Candida albicans), Cryptococcus neoformans, Mucorales; primärpathogene, dimorphe Pilze als Err. tropischer u. subtropischer, auf Endemiegebiete in Nord- u. Südamerika, Afrika u. Südostasien begrenzter Mykosen, die meist zuerst den Respirationstrakt befallen, aber disseminieren können (vgl. Mykosen, Systemmykosen); **Sympt.:** u. U. wie bei Tuberkulose*, v. a. hinsichtl. extrapulmonaler Manifestationen (z. B. Erythema nodosum, basale Meningitis);

> Es gibt keine für Pilzerkrankungen der Lunge charakteristischen klinischen Zeichen. Man muß bei jedem unklaren Lungenbefund in differentialdiagnostischer Hinsicht auch an eine Mykose denken.

Ther.: je nach Schweregrad der Erkr., Erregertyp u. Resistenz Amphotericin B, Flucytosin, Imidazole (allein od. in Komb.).

Lungen|ödem (Ödem*) **n:** (engl.) pulmonary oedema; abnorme Ansammlung seröser Flüssigkeit (Transsudat) im Interstitium des Lungengewebes (interstitielles od. Prälungenödem) bzw. in den Alveolen (alveoläres od. manifestes L.); bei intakten Kapillarwänden tritt nur in geringem Umfang seröse Flüssigkeit in d. interstitielle Gewebe aus, da der nach außen gerichtete hydrostat. Druck in den Gefäßen (5-8 mmHg) gegenüber dem nach innen gerichteten kolloidosmotischen Druck* (etwa 25 mmHg) gering ist. **Urs.: 1.** Anstieg des hydrostatischen Drucks mit erhöhtem Lungenvenen- bzw. Lungenkapillardruck; häufigste Form, meist kardial bedingt durch Linksherzinsuffizienz* als sog. kardiales L. (auch Lungenstauung; vgl. Stauungslunge), kann auch neurogen (reflektor. Venolenkonstriktion) ausgelöst sein od. nach Punktion eines ausgedehnten Pleuraergusses auftreten; **2.** Abfall des kolloidosmotischen Drucks unter den Kapillardruck inf. Verminderung der Plasmaproteine, z. B. bei nephrotischem Syndrom, übermäßiger Flüssigkeitszufuhr (Infusion), Hungerzuständen; **3.** abnorme Gefäßdurchlässigkeit bei normalem Lungenkapillardruck, meist inf. toxischinfektiöser Einflüsse od. allergischer Vorgänge, i. d. R. als Teil eines ARDS*; u. U. auch Störungen des Surfactant-Systems sowie Lymphabflußstörungen. Mischformen kommen vor, z. B. bei Urämie (toxischer Kapillarwandschaden, Hypalbumie u. evtl. Überwässerung); Vork. eines L. auch in der Agonie sowie bei zu raschem Aufstieg Nichtadaptierter in große Höhen (sog. Höhenlungenödem*), bei Barotrauma u. Ertrinken; **Klin.:** zunehmende Dyspnoe, Zyanose bis zur rasselnden Atmung mit Orthopnoe* u. schaumigem Sputum, evtl. auch Bronchospasmus (sog. Asthma* cardiale); **Diagn.:** Auskultation (anfangs normal, dann feinblasige, feuchte Rasselgeräusche*), im Rö.-Thorax Bild der sog. Fluid* lung; **Sofortmaßnahmen** bei akutem alveolärem L.: Oberkörper hoch u. Beine tief lagern, unblutiger Aderlaß, Diuretika, Nitroglyzerin (Blutdruckkontrolle!), Sauerstoffzufuhr, Sedierung, bei Asthma cardiale Bronchospasmolytika, ggf. Beatmung u. Hämodialyse bzw. kontinuierliche arteriovenöse Hämofiltration, therap. Beeinflussung der Grundstörung (z. B. Digitalisierung).

Lungen|per|fusions|szinti|graphie (Perfusion*; Szinti-*; -graphie*) **f:** (engl.) pulmonary perfusion scintigraphy; sehr aussagekräftiges, risikoarmes Verfahren der Szintigraphie* z. Beurteilung der Lungendurchblutung (Perfusion) unter Einsatz v. Radiopharmaka* (z. B. Injektion von Technetium-99m-markierten Mikrosphären*);

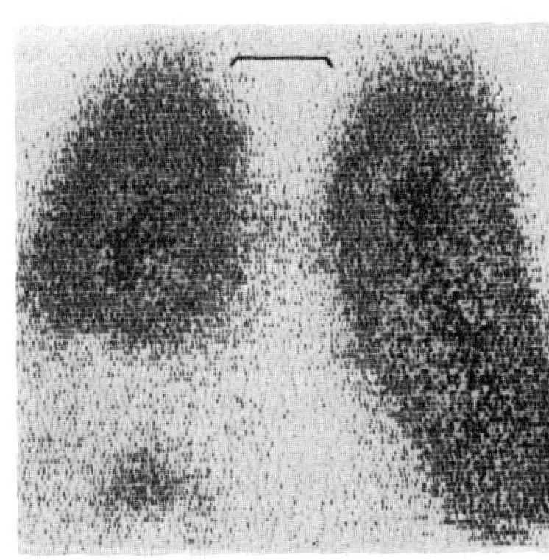

Lungenperfusionsszintigraphie: Perfusionsszintigramm der Lungen von vorne am liegenden Patienten. Der große Ausfallherd im rechten Lungenunterfeld ist durch ein Bronchialkarzinom verursacht. [147]

Prinzip: die im Kreislauf zirkulierenden radioaktiv markierten Eiweißpartikel bewirken eine (ungefährl.) Mikroembolisierung eines Teils der durchbluteten Lungenkapillaren. Lungenabschnitte m. verminderter od. aufgehobener Durchblutung, z. B. inf. embolischer Gefäßverlegung od. reflektorischer Minderdurchblutung b. verengtem Bronchuslumen (vgl. Euler-Liljestrand-Reflex), kommen als aktivitätsverminderte od. -freie Zonen zur Darstellung. Als bildgebende Apparatur ist eine Gammakamera* dem

Scanner* vorzuziehen, da z. Funktionsanalyse mehrere Bilder in schneller Folge anzufertigen sind. **Anw.:** insbes. bei Verdacht auf Lungenembolie u. zentrales Bronchialkarzinom, zur Bronchiektasendiagnostik. Ausgeprägte chron. obstruktive Atemwegerkrankungen führen zu multiplen Aktivitätsminderungen u. schränken so die Beurteilbarkeit bei Verdacht auf Lungenembolie ein. Ergänzendes Verfahren ist die Lungenventilationsszintigraphie*.

Lungen||pest: s. Pest. **L.proteinose** (Prot-*; -osis*) **f:** s. Alveolarproteinose. **L.punktion** (Punktion*) **f:** s. Lungenbiopsie.

Lungen|reife|dia|gnostik, prä|natale f: (engl.) prenatal lung maturity tests; Verfahren zur Messung von Surfactant* im Fruchtwasser als Maß für die fetale Lungenreife; **Methoden: 1.** chem. Bestimmung der Lezithinkonzentration u. des Quotienten aus Lezithin- u. Sphingomyelinkonzentration im Fruchtwasser (sog. L/S-Ratio); Lezithinwerte über 4,4 µmol/l (3,0 mg/dl) u. L/S-Ratio-Werte über 2,0 zeigen eine ausreichende Lungenreife an; **2.** physik. Bestimmung der Oberflächenspannung durch den sog. Schaum- od. Schütteltest (Clements-Test): Bildung v. stabilem Schaum auf der Fruchtwasseroberfläche nach Schütteln in Gegenwart v. Äthanol bei versch. Verdünnungsstufen; **Ind.:** drohende Frühgeburt; vor Geburtseinleitung wegen Gefährdung v. Mutter u. Kind bzw. vor Beendigung einer Langzeittokolyse wegen vorzeitiger Wehentätigkeit. Vgl. Membransyndrom, Fruchtwasserdiagnostik.

Lungen|reife|förderung, medikamentöse (engl.) induced lung maturation; pränatale Medikamentengabe an die Mutter z. Stimulierung der Synthese v. Surfactant* in der fetalen Lunge bei zu erwartender Lungenunreife (s. Lungenreifediagnostik, pränatale); wichtigste Medikamente: Glukokortikoide, z. B. Dexamethason.

Lungen|reifung, fetale: (engl.) foetal lung development; Entwicklung des Lungengewebes v. den sich aufzweigenden Bronchialknospen (6.-14. SSW) über Zwischenstadien bis z. alveolären Lungentyp (etwa ab 25.-27. Woche) m. Lungenbläschen; neben dieser Gewebereifung gehört zur f. L. die Differenzierung der Gewebezellen in sehr verschiedenartige Zellen (Bronchialepithelzellen, Pneumozyten Typ I u. II) u. die biochem. Reifung (Produktion von Surfactant*).

Lungen||re|sektion (Resektion*) **f:** Sammelbez. für Pneumektomie*, Lobektomie u. Lungensegmentresektion. **L.sarkoidose** (Sark-*; -om*; -id*; -osis*) **f:** Sarkoidose* der Lunge. **L.schall:** s. Perkussion.

Lungen|schwimm|probe: (engl.) pulmonary docimasia; (pathol.) Prüfung der Schwimmfähigkeit der Lunge, um festzustellen, ob das verstorbene Neugeborene geatmet hat; beruht auf dem Gehalt an Minimalluft. Vgl. Magen-Darm-Schwimmprobe.

Lungen|segmente (Segment*) n pl: (engl.) bronchopulmonary segments; die kleinsten anat.-funktionell selbständigen Lungenteile, die durch abgrenzende Aufteilung v. Gefäßen u. Bronchialbaum zustandekommen; nicht identisch mit d. Lungenlappen. Nach Reichardt wird d. Lunge nach ihrer vegetativ-nervalen, segmentalen Versorgung durch d. Sympathikus in scheiben- od. etagenförmige Versorgungsgebiete aufgeteilt. Sie können einzeln reseziert werden (**Lungensegmentresektion**), z. B. bei Tumoren, kavernöser Lungentuberkulose; s. Abb.

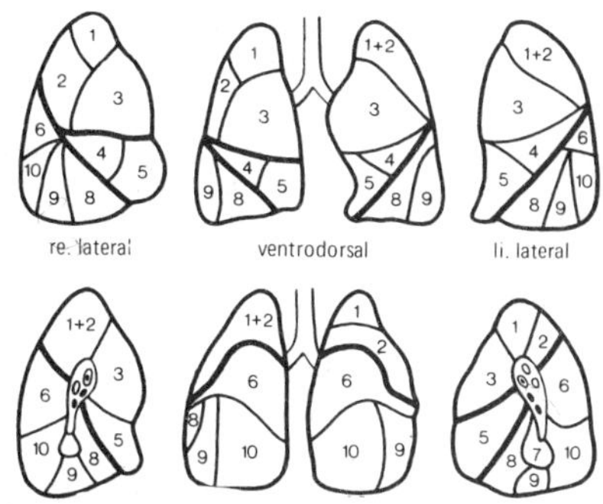

Lungensegmente:
Numerierung nach internationalem Klassifizierungsschema;
rechte Lunge:
Oberlappensegmente: 1: apikal; 2: posterior; 3: anterior. Mittellappensegmente: 4: lateral; 5: medial. Unterlappensegmente: 6: apikal; 7: mediobasal (Lobus cardiacus); 8: anterobasal; 9: laterobasal; 10: posterobasal
linke Lunge:
Oberlappensegmente: 1+2: apikoposterior; 3: anterior; 4: lingulasuperior; 5: lingulainferior (Lingula). Unterlappensegmente; 6: apikal; (7: in der linken Lunge nicht vorhanden) 8: anterobasal; 9: laterobasal; 10: posterobasal

Lungen|sequestration (Sequester*) **f:** (engl.) pulmonary sequestration; kongenitale Fehlbildung der Lunge ohne Einfluß auf ihre Funktion; meist zystisch umgewandelter zusätzlicher Lungenlappen (akzessorische Lungenknospe). Die erhaltene Fähigkeit zur Schleimproduktion kann zur Vergrößerung, Ruptur in den Tracheobronchialbaum od. den Ösophagus sowie zu rezidiv. Infektionen führen. **Formen: 1.** intralobäre L.: innerhalb des Lungenparenchyms ohne eigenen Pleuraüberzug, meist im linken Lungenunterlappen posterobasal; arterielle Versorgung aus der Aorta (zum Ausschluß infradiaphragmal entspringender aortaler Äste präoperative Aortographie notwendig), venöser Abfluß über die Lungenvenen; **2.** extralobäre L.: meist links basal gelegene Fehlbildung mit eigenem Pleuraüberzug; arterielle Versorgung aus der Aorta, venöser Abfluß über die Azygosvenen; sehr selten, meist symptomlos; **3.** Nebenlunge (syn. Rokitansky-Lappen): eigene Pleura, rudimentärer Bronchus, z. T. mit Anschluß an Trachea od. Ösophagus; **Sympt.:** rezidiv. Pneumonien an derselben Stelle; **Ther.:** bei klin. Beschwerden bzw. bei dd Tumorverdacht chir. Entfernung.

Lungen|siderose (gr. σίδηρος Eisen; -osis*) **f:** auch Eisenlunge, Schweißerlunge; benigne Form der Pneumokoniosen* mit reaktionsloser interstitieller Ablagerung von Eisen-II-Oxid (schwarze Eisenlunge) od. Eisen-III-Oxid (rote Eisenlunge) bei Schweißern, Kesselreinigern, Eisenhüttenwerkern.

Lungen||stauung: s. Stauungslunge. **L.steine:** (engl.) pneumoliths; Pneumolithen; kalkige Ablagerungen um eingeatmete Fremdkörper, abgestorbenes Lungengewebe, verkalkte Tuberkulome usw. **L.szinti|graphie** (Szinti-*; -graphie*) **f:**

(engl.) lung scintigraphy; Szintigraphie* der Lunge zur Untersuchung der Ventilation u./od. Perfusion; vgl. Lungenperfusionsszintigraphie, Lungenventilationsszintigraphie.

Lungen|trans|plantation (Transplantation*) f: (engl.) lung transplantation; orthotope Transplantation* einer od. beider Lungen bei irreversiblen Endstadien chron. Lungenerkrankungen; Voraussetzung ist eine ausreichende Leistung des rechten Herzens mit intakten Herzklappen u. einer rechtsventrikulären Auswurffraktion über 30%. **Formen: 1.** einseitige L. bei restriktiven Lungenerkrankungen (Silikose, Sarkoidose, Fibrose) auf der funkt. stärker beeinträchtigten Seite; chir. Vorgehen: Anastomosierung der Lungenvenen mit dem linken Vorhof des Empfängerherzens, jeweils End-zu-End-Anastomosen der Pulmonalarterienäste bzw. der Hauptbronchien; **2.** Doppellungentransplantation bei obstruktiven Lungenerkrankungen (zystische Fibrose, Emphysem, Alpha-1-Antitrypsinmangel); chir. Vorgehen: meist als sequentielle Transplantation der rechten u. der linken Lunge wie bei einseitiger L., seltener mit gemeinsamer Gefäßanastomose an der Pulmonalarterie u. am linken Vorhof; Einsatz der Herz-Lungen-Maschine erforderlich; **postop. Immunsuppression:** Kortikosteroide niedrig dosiert (Gefahr bronchialer Nahtinsuffizienz), Cyclosporin, Antilymphozytenserum, Azathioprin; **Überwachung:** Bronchoskopie, bronchoalveoläre Lavage (Infektionserreger, Lymphozytensubpopulationen), Rö.-Thorax, Lungenfunktionsprüfung, Kontrolle der Cyclosporinkonzentration im Blut; **Progn.:** Ein-Jahres-Überlebensrate 60-70%. Vgl. Herz-Lungen-Transplantation.

Lungen|tuberkulose (Tuberkel*; -osis*) f: (engl.) lung tuberculosis; sog. Lungenschwindsucht, Phthisis pulmonum; Tuberkulose* der Lunge (häufigste Form der Tbc), als primäre od.

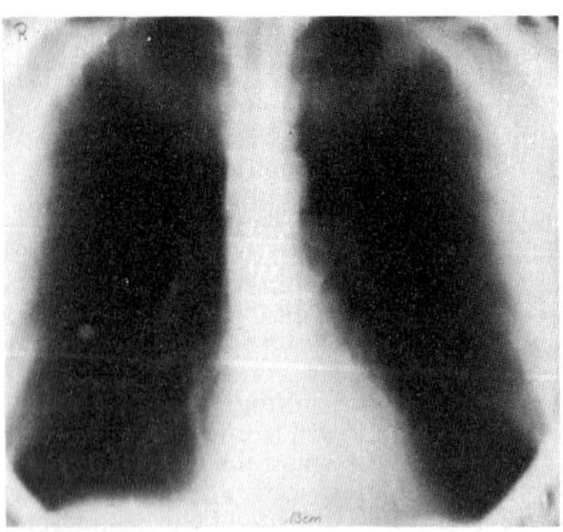

Lungentuberkulose:
tuberkulöser Primärkomplex in der rechten Lunge [15]

postprimäre L.; Lok. v. a. in den kranialen Anteilen der Unterlappen u. in den basalen Anteilen der Oberlappen rechts (häufig im Bereich von Interlobärspalten); **Formen: 1.** chron. produktive L.: azinös-nodöse L. mit Ausbildung kirschgroßer Herde, die eine zentrale Verkäsung u. Vernarbung mit Neubildung produktiver Knötchen (sog. Kokardentuberkel) aufweisen; **2.** indurierende zirrhotische L.: fibröse L. mit Vernarbung u. Schrumpfung von Bronchien bzw. Gefäßen inf. chron. Entzündung; **3.** exsudative käsige Pneumonie mit ausgedehnter grobfleckiger bis flächiger Beteiligung; **4.** kavernöse L. mit Hohlraumbildung u. Pleurabeteiligung, Einschmelzungen u. Nekrose von Lungengewebe.

Lungen|tumoren (Tumor*) m pl: (engl.) pulmonary tumours; **1. benigne L.:** meist symptomlos u. Zufallsbefund b. Röntgenuntersuchungen als scharf begrenzte Verschattungen mit meist peripherer Lok.; z. B. Fibrome, Hamartome, Lipome, Chondrome, Osteome; Neurinome meist vom hinteren, Dermoide u. Teratome meist vom vorderen Mediastinum ausgehend; **2. maligne L.: a)** primär, überwiegend von d. Bronchien, seltener von d. Alveolarepithelien ausgehend; s. Bronchialkarzinom, Pancoast-Tumor, Alveolarzellkarzinom; **b)** metastasierend, entw. in Form der Lymphangiosis* carcinomatosa od. als umschriebene hämatogene Metastasen von Karzinomen (Fernmetastasen); z. B. bei malignem Chorionepitheliom, Hypernephrom, Mamma-, Prostata- u. Magenkarzinom, malignen Hodentumoren; **c)** fortgeleitet, z. B. bei Tumoren von

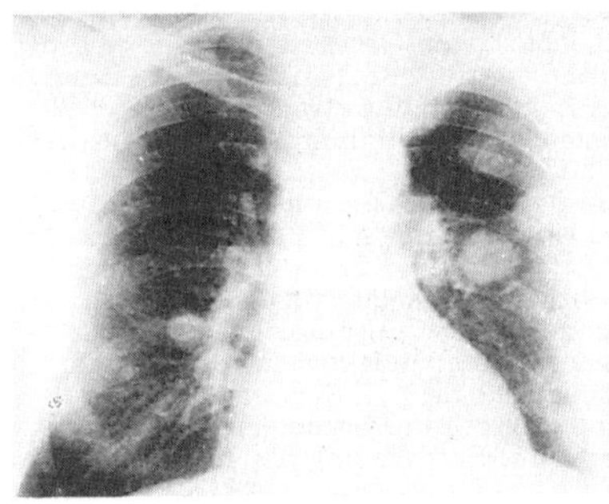

Lungentumoren:
pulmonale Metastasen eines Nierenkarzinoms [27]

Pleura, Mediastinum, Ösophagus, Mamma. Vgl. Bronchialadenom.

Lungen|überblähung: pathol. Erhöhung des intrapulmonalen Gasvolumens v. a. bei obstruktiven Ventilationsstörungen* mit Behinderung der Exspiration, z. B. bei Asthma bronchiale als akute L. (Volumen* pulmonum auctum); im Gegensatz zum Lungenemphysem ist die L. reversibel (spontan od. durch Ther. z. B. mit Bronchospasmolytika).

Lungen|venen|fehl|mündung (Vena*): syn. Pulmonalvenentransposition; Angiokardiopathie mit abnormer Mündung von Lungenvenen in Körpervenen bzw. in den re. Vorhof; **Formen: 1.** totale Fehlmündung sämtl. Lungenvenen (1-2% aller angeborenen Herzfehler*) mit gleichzeitigem Vorhofseptumdefekt, in ca. 25% der Fälle zusätzl. Ductus arteriosus apertus; Einteilung nach Lok. der L. in kardiale (15-16%), supra- (ca. 30%) od. infrakardiale Formen (selten) sowie Mischformen; **Hämodynamik:** arteriovenöses Mischblut im Körperkreislauf durch vollständigen Links-Rechts-Shunt (inf. L.) in Komb. mit interatrialem Rechts-Links-Shunt; Überfüllung des Lungenkreislaufs, u. U. verstärkt durch Ab-

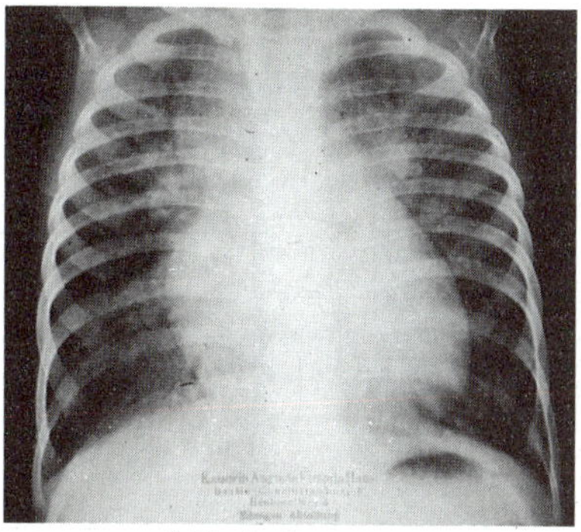

Lungenvenenfehlmündung:
sog. Schneemann-Figur bei totaler Lungenvenenfehlmündung in die linke obere Hohlvene [79]

flußbehinderung aus den Lungenvenen (v. a. bei subdiaphragmaler L.); **Klin.:** Manifestation mit Herzinsuffizienz, Tachypnoe u. (geringer) Zyanose meist am Ende des 1. Lebensmonats, bei hochgradiger venöser Abflußbehinderung ggf. bereits postpartal fortschreitende kardiale Dekompensation; **Diagn.:** auskultator. multiple Extratöne, betonter Pulmonalklappenschlußton (s. Herztöne), im EKG Zeichen der rechtsseitigen Vorhof- u. Kammerbelastung; im Rö.-Thorax verstärkte Hilus- u. Lungengefäßzeichnung, variable Kardiomegalie; bei Fehlmündung aller Lungenvenen in eine li. obere Kardinalvene im 2. Lebenshalbjahr zunehmende Verbreiterung des oberen Mittelschattens nach beiden Seiten, so daß zus. mit dem Herz die Figur einer 8 bzw. eines Schneemanns entsteht; Nachw. durch Echokardiographie*, Herzkatheterisierung*, Angiokardiographie*; **Ther.:** evtl. palliativ Ballonatrioseptostomie*, op. Korrektur durch Anastomosierung des von den Lungenvenen gemeinsam gebildeten Sinus mit dem li. Vorhof; der Vorhofseptumdefekt wird funkt. verschlossen; vgl. Herzchirurgie; **2.** partielle L. mit Transposition von einer od. mehreren Lungenvenen (die li. Lungenvenen münden in die li. V. cava cranialis od. in den Koronarvenensinus, die re. Lungenvenen in die re. V. cava cranialis od. in den re. Vorhof), häufig in Komb. mit einem Vorhofseptumdefekt vom Sinus-venosus-Typ. Die hämodynam. Auswirkungen einer partiellen L. sind meist rel. gering, die Sympt. wird v. a. durch zusätzl. Fehlbildungen (häufig der re. Lunge u. ihrer art. Blutversorgung sowie Herzfehler) bestimmt. Vgl. Scimitar-Syndrom.

Lungen|ventilations|szinti|graphie (Ventilation*; Szinti-*; -graphie*) **f:** (engl.) pulmonary ventilation scintigraphy; Verfahren der Szintigraphie* z. Untersuchung der **Lungenbelüftung** (Ventilation) u. des Gasaustausches, z. B. mit dem Radiopharmakon Xenon-133, das in einem Spirometer der Atemluft beigemischt wird; minder- od. unbelüftete Lungenpartien kommen als aktivitätsverminderte od. -freie Zonen zur Darstellung; ergänzendes Verfahren zur Lungenperfusionsszintigraphie*.

Lungen|volumina n pl**:** (engl.) pulmonary volumes; statische Volumengrößen, in die das maximal mögliche Gasvolumen der Lungen unterteilt wird; **1. Vitalkapazität** (Abk. VK): Differenz zw. maximaler Inspiration u. maximaler Exspiration; **2. inspiratorisches Reservevolumen** (Abk. IRV): Volumen, das nach einer normalen Inspiration noch maximal eingeatmet werden kann; **3. inspiratorische Kapazität** (Abk. IK): Volumen, das nach einer normalen Exspiration maximal eingeatmet werden kann; **4. exspiratorisches Reservevolumen** (Abk. ERV): Volumen, das nach einer normalen Exspiration noch maximal ausgeatmet werden kann; **5. funktionelle Residualkapazität** (Abk. FRK): das nach einer normalen Exspiration in der Lunge noch vorhandene Volumen; **6. Residualvolumen*** (Abk. RV): Volumen, das nach maximaler Exspiration in der Lunge verbleibt; **7. Totalkapazität** (Abk. TK): Summe von Vitalkapazität u. Residualvolumen; Meßmethoden: Ganzkörperplethysmographie*, Fremdgasmischmethode*; s. umseitige Abb.

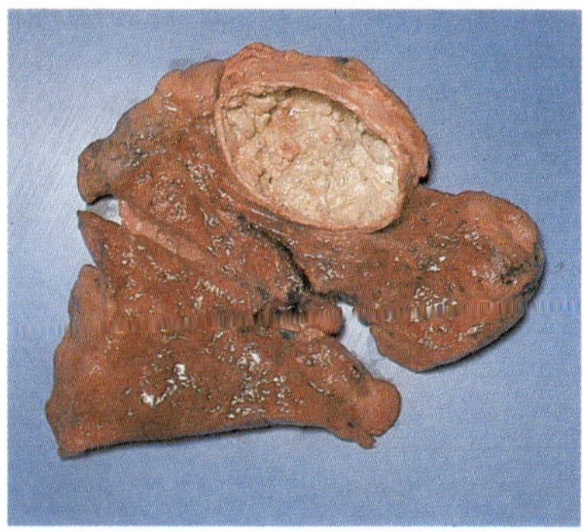

Lungenzysten:
Echinokokkuszyste in einer Lunge [471]

Lungen|zysten (Kyst-*) f pl**:** (engl.) pulmonary cysts; **1.** entwicklungsbedingte Fehlbildungen der Lungen, die v. einzelnen od. mehreren zyst. Erweiterungen versch. Größe durchsetzt sind; vgl. Sacklunge, Wabenlunge; **2.** erworbene Substanzdefekte (traumatisch bedingt, Echinokokkuszyste).

Lunula (lat. halbmondförmiges Halsband) f (pl Lunulae)**:** (anat.) halbmondförmiges weißl. Feld im proximalen Teil des Nagelbetts; Matrix für d. Nagelbildung.

Lunulae valvarum semi|lunarum (↑) f pl**:** die beiden halbmondförmigen dünnen Stellen am freien Rand der Taschenklappen des Herzens.

Lupen|brille: s. Brille.

Lupinin n**:** Chinolizidinalkaloid; Hauptalkaloid in Lupinen, das neben Lupanin, Hydroxylupanin u. Spartein bei Weidetieren zu Vergiftung (Lupinose) mit Appetitlosigkeit, Atemstörungen u. Ikterus inf. einer fettigen Leberdegeneration führen kann; heute Verw. alkaloidfreier Zuchtsorten (sog. Süßlupinen) zu Futterzwecken.

Lupinose (-osis*) **f:** (engl.) lupinosis; Lupinenvergiftung; s. Lupinin.

Lupino|toxin (Tox-*) **n:** s. Lupinin.

Lupus erythematodes (lat. lupus Wolf; Erythem*; -id*) **m:** Abk. LE; Autoimmunkrankheit mit unterschiedl. Organmanifestationen u. Auslösemechanismen (s. umseitige Tab.).

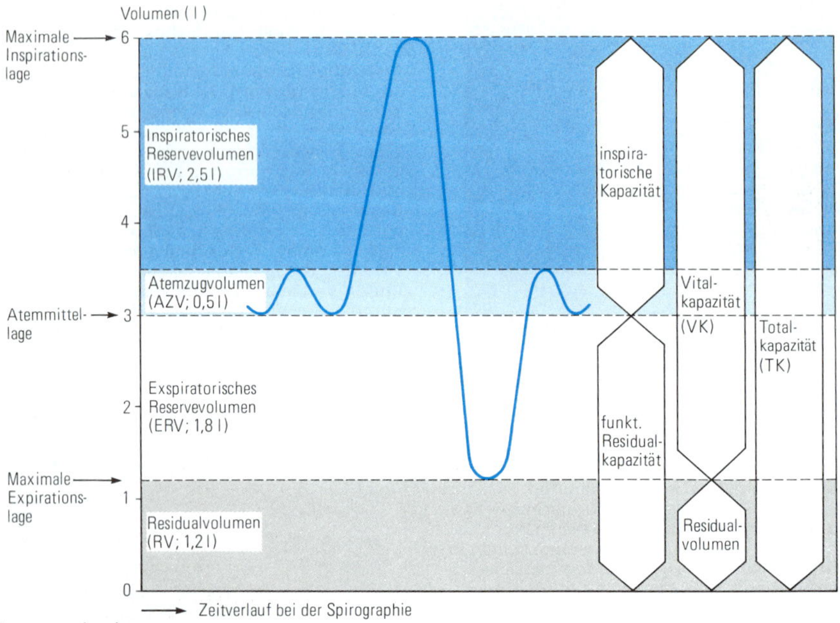

Lungenvolumina:
spirographisch dargestellte Volumina eines gesunden Probanden

Lupus erythematodes

systemischer Lupus erythematodes (SLE)
subakuter kutaner Lupus erythematodes (SCLE)
chronischer diskoider Lupus erythematodes (CDLE)
  Lupus erythematodes profundus
  Chillblain-Lupus
neonataler Lupus erythematodes (NLE)
Antikardiolipin-Syndrom
medikamenteninduzierter Lupus erythematodes
Pseudo-Lupus-erythematodes-Syndrom

Lupus erythematodes, chronischer diskoider (↑; ↑; ↑) m: (engl.) chronic discoid lupus erythematosus; frühere Bez. Erythematodes integumentalis, Erythematodes chronicus discoides faciei; kutane Verlaufsform des systemischen Lupus* erythematodes ohne systemische Beteiligung; **Sympt.:** münzgroße, scharf begrenzte Herde mit zentral gelegenen follikulären Hyperkeratosen, die bes. am Rand entzündlich infiltriert sind u. oft schon bei geringer Berührung schmerzen; allmähliche Entw. größerer, festhaftender, gelb-bräunlicher Schuppen, an deren Unterseite sich nach dem Ablösen typische dornartige Hornzapfen finden (sog. Tapeziernagelphänomen); nach Abheilung oft narbige Atrophie im Zentrum der Herde mit Hyper- u. Depigmentierung; **Lok.:** an lichtexponierten Hautarealen, meist Gesicht (Schmetterlingserythem) od. behaarte Kopfhaut (kreisrunder Haarausfall, Alopecia atrophicans); **Ther.:** Chloroquin, Versuch mit Dapson u. Isotretinoin; lokal Glukokortikoide u. Kryotherapie.

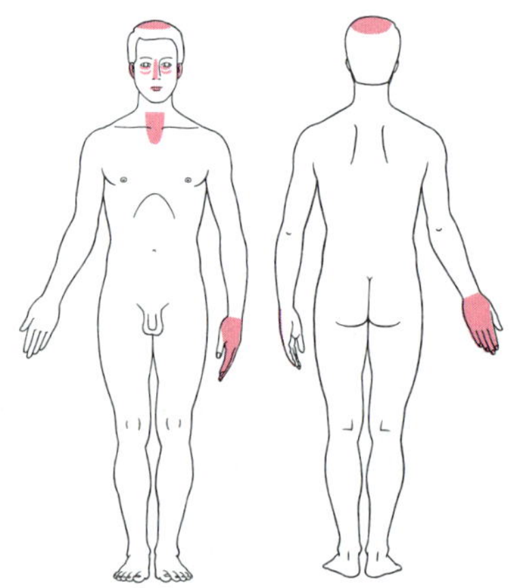
Lupus erythematodes, chronischer diskoider: hauptsächliche Lokalisationen der Effloreszenzen [347]

Lupus erythematodes, Medikamenten-induzierter (↑; ↑; ↑) m: (engl.) drug-induced lupus erythematosus; Autoimmunkrankheit wie der systemische Lupus* erythematodes, jedoch durch Medikamente (Hydralazin, Hydantoin,

Isoniazid, Procainamid u. a.) verursacht; **Klin.:** wie bei systemischem Lupus erythematodes, jedoch meist keine Nephritis od. ZNS-Symptomatik; **Diagn.:** Nachweis antinukleärer Antikörper*, v. a. Antikörper gegen Histone; üblicherweise kein Nachweis von Anti-DNA-Antikörpern; **Progn.:** nach Absetzen des verursachenden Medikaments meist komplette Rückbildung der Symptomatik; verwandtes Syndrom: **Pseudo-Lupus-erythematodes**, der durch Phenopyrazon-haltige Mittel ausgelöst wird u. durch Auftreten von antimitochondrialen Antikörpern charakterisiert ist.

Lupus erythematodes, neo|nataler (↑; ↑; ↑) m: (engl.) neonatal lupus erythematosus; Form des Lupus erythematodes (LE) bei Kindern von an systemischem LE od. Sjögren-Syndrom erkrankten Müttern durch diaplazentare Übertragung mütterl. Antikörper; **Klin.:** Hautveränderungen ähnlich denen bei subakutem kutanem LE mit Rückbildung durch Absinken der mütterl. Antikörper innerh. zweier Jahre; irreversible Myokardfibrose mit Reizleitungsstörungen.

Lupus erythematodes pro|fundus (↑; ↑; ↑) m: syn. Lupus-Pannikulitis; Form des chronischen diskoiden Lupus erythematodes mit derben lividen Knoten im subkutanen Fettgewebe von Gesicht, Schultern, Gesäß u. Extremitäten; Abheilung mit tiefen, atrophischen Narben; Befall anderer Organsysteme in ca. 20%.

Lupus erythematodes, sub|akuter kutaner (↑; ↑, ↑) m: (engl.) subacute cutaneous lupus erythematosus; kutane Form des systemischen Lupus* erythematodes, die gekennzeichnet ist durch photosensible, anulär-polyzyklische od. papulosquamöse Erytheme, die im Ggs. zum chronischen diskoiden Lupus erythematodes nicht vernarben u. zumeist symmetrisch u. generalisiert auftreten; selten Nieren- od. ZNS-Beteiligung. Fast immer sind antinukleäre Antikörper* vorhanden; hohe Inzidenz von HLA-DR3. Etwa die Hälfte der Pat. erfüllt die ARA-Kriterien für die Diagn. eines systemischen Lupus erythematodes.

Lupus erythematodes, systemischer (↑; ↑; ↑) m: (engl.) systemic lupus erythematosus; Abk. SLE, früher Erythematodes acutus, Erythematodes visceralis; generalisierte Autoimmunkrankheit ungeklärter Ätiol. mit Bildung zahlreicher Autoantikörper, Immunkomplexe u. Veränderungen im Komplementsystem. Eine genetische Prädisposition sowie exogene u. endogene Faktoren (Sonnenlicht, Hormone) spielen eine Rolle bei der Auslösung. Frauen erkranken neunmal häufiger als Männer, vorwiegend im jungen Erwachsenenalter. **Klin.:** unterschiedliche u. wechselnde Befallsmuster der Organe; in absteigender Häufigkeit Arthritiden, Hauterscheinungen, Blutbildveränderungen, Nephritis, Pleuritis,

Lupus erythematodes, systemischer
ARA-Kriterien

1. Schmetterlingserythem
2. kutaner Lupus erythematodes
3. Photosensitivität
4. Schleimhautulzera
5. nichtdeformierende Polyarthritis, Arthralgien, Gelenkergüsse
6. Serositis (Pleuritis, Perikarditis)
7. Nierenbeteiligung (Proteinurie, Nephritis)
8. ZNS-Beteiligung
9. hämatologische Befunde (Anämie, Thrombo-, Leukopenie)
10. immunologische Befunde (Antikörper gegen DNA oder Sm, positiver LE-Zelltest, falsch positive Syphilis-Serologie durch Phospholipidantikörper)
11. antinukleäre Antikörper

Perikarditis u. Endokarditis (Libmann-Sacks-Syndrom) sowie neurol. u. psychische Störungen; variabler Krankheitsverlauf, vom (seltenen) akuten tödl. bis zum jahrzehntelangen chron. Verlauf; **Diagn.:** anhand des Nachweises von vier od. mehr Kriterien der American Rheumatism Association (ARA), s. Tab.; typisch für SLE ist das Auftreten antinukleärer Antikörper* u. Antikörper gegen Doppelstrang-DNA u. Sm-Antigen; Verbrauch von Komplement im aktiven Stadium; häufig Auftreten von Phospholipidantikörpern u. Antikörpern gegen Erythrozyten, Leukozyten u. Thrombozyten, Gerinnungsfaktoren u. Immunglobuline (Rheumafaktor); LE*-Zellen im Blutbild bei ca. 80% der SLE-Patienten; **Ther.:** Glukokortikoide, nichtsteroidale Antiphlogistika, Immunsuppressiva; Plasmapherese; lebenslange engmaschige ärztliche Betreuung.

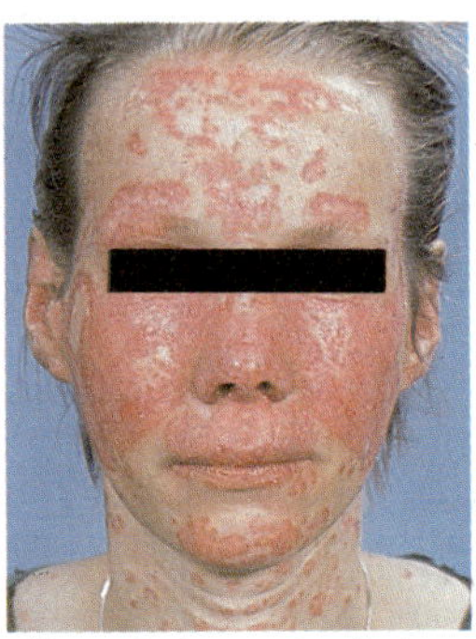

Lupus erythematodes, systemischer: kutane Manifestation (Schmetterlingserythem) [3]

Lupus mutilans (↑) m: s. Tuberculosis cutis.

Lupus|nephritis (↑; Nephr-*; -itis*) f: (engl.) lupus nephritis; durch zirkulierende DNA-haltige Immunkomplexe ausgelöste Glomerulopathie* b. systemischem Lupus* erythematodes; selten als einzige Organmanifestation.

Lupus pernio (↑; lat. eiternde Beule) m: s. Sarkoidose. **L. profundus** (↑) m: Pannikulitis* bei systemischen Vaskulitiden, v. a. bei Lupus* erythematodes u. bei Periarteriitis* nodosa. **L. vulgaris** (↑) m: s. Tuberculosis cutis.

Luque-Operation f: Form der Spondylodese*.

Luschka-Foramen (Hubert von L., Anat., Tübingen, 1820-1875; Foramen*) n: s. Hirnventrikel.

lusi|trop (-trop*) : (engl.) lusitropic; die Erschlaffungsgeschwindigkeit der Herzmuskulatur in der Diastole beeinflussend; positiv lusitrope Wirkung von Sympathikus u. Betasympathomimetika.

Lust-Zeichen (Franz L., Päd., Heidelberg, Karlsruhe, 1880-1976): syn. Fibularisphänomen*.

Luteal|phase (luteus*) f: (engl.) luteal phase; Corpus-luteum-Phase des Menstruationszyklus*.

Lutein (↑) n: $C_{40}H_{56}O_2$, Carotinoid; Hauptbestandteil der Xanthophylle; in grünen Blättern, Eidotter, Getreide u. a.

Lutein|zyste (↑; Kyst-*) f: (engl.) lutein cyst; mit Granulosaluteinzellen* ausgekleidete Follikelzyste*, die sich aus einem atretischen, „nicht gesprungenen" Follikel entwickelt; Vork. häufig b. Blasenmole*, malignem Chorionepitheliom* sowie nach längerer hochdosierter Anw. von Gonadotropinen*.

Lutembacher-Syn|drom (René L., Kardiol., Paris, 1884-1968) n: komb. Herzfehler mit Vorhofseptumdefekt* u. Mitralstenose*; **Vork.:** als sehr seltene Form der Angiokardiopathie meist angeb., früher auch häufiger in Zus. mit rheumatischem Fieber beobachtet; **Hämodynamik:** Behinderung des Blutstroms vom li. Vorhof in die li. Herzkammer inf. Mitralstenose, dadurch vermehrter Links-Rechts-Shunt durch den Vorhofseptumdefekt u. verstärkte Volumenbelastung des re. Ventrikels; **Klin.:** entspricht einer schweren Form des Vorhofseptumdefekts; **Diagn.:** auskultator. systol. Herzgeräusch im 2./3. ICR li. parasternal, diastol. Geräusch über der Herzspitze, mesodiastol. Geräusch am unteren Sternum (inf. relativer Trikuspidalstenose); EKG wie bei Vorhofseptumdefekt, im Rö.-Thorax Kardiomegalie mit starker Überfüllung der Hilus- u. Lungengefäße (sog. tanzende Hili); Nachw. durch Echokardiographie, Herzkatheterisierung; **Ther.:** operativ; vgl. Herzchirurgie.

Luteo|hormon (luteus*; Horm-*) n: syn. Corpus-luteum-Hormon, Progesteron*.

Luteom (↑; -om*) n: (engl.) luteoma; aus luteinisierten Granulosa- bzw. Thekazellen im Ovarium bestehende tumorartige Wucherung; **Vork.:** v. a. in der Postmenopause (kann zu endokrinen Störungen führen) od. vorübergehend i. R. einer Schwangerschaft; eine maligne Entartung ist extrem selten. Vgl. Granulosazelltumor, Thekazelltumor.

Lutetium n: Symbol Lu, OZ 71, rel. Atommasse 174,97; zur Gruppe der Lanthanoide* gehörendes chem. Element.

luteus (lat.): gelb.

Lutheran-Blut|gruppen: (engl.) Lutheran blood groups; Symbol Lu; Blutgruppensystem mit den beiden antithetischen Hauptantigenen Lu^a bzw. Lu 1 u. Lu^b bzw. Lu 2; die Vererbung der Hauptantigene erfolgt autosomal-kodominant; Häufigkeit des Lu^b-Antigens bei Weißen ca. 99%, von Lu^a-Ag in Europa 4-10%. Ein dominantes (vom Lu-Genlocus unabhängiges) Suppressorgen, In (Lu), hemmt neben der Ausprägung von Lu-Antigenen auch die von Au^a- u. P_1-Ag. Zw. den Genloci für Lu u. Se (möglicherweise auch Le) besteht eine Kopplung. **Bedeutung:** Anti-In^a u. Anti-Lu^b werden nur selten gebildet u. können leichte Transfusionszwischenfälle od. einen Morbus haemolyticus neonatorum mit mildem Verlauf verursachen. Vgl. Blutgruppen.

Lutzner-Zellen (Zelle*): (engl.) Lutzner cells, Sézary cells; auch Sézary-Zellen; kleine (diploide) od. größere (tetraploide) lymphoide Zellen (⌀ 6-10 µm) mit wenig Zytoplasma, relativ großem eingebuchtetem od. zerebriformem Kern, intrazytoplasmatischen PAS-positiven Granula u. für T-Lymphozyten charakterist. Oberflächenantigenen (atypische T-Lymphozyten); **Vork.:** in der Haut bei kutanen T-Zell-Lymphomen, auch bei Lupus erythematodes, Psoriasis, unspezif. chron. Dermatitiden, im Synovialsekret bei versch. Arthritiden.

Lux (lat. Licht, Helligkeit) n: Abk. lx; abgeleitete SI-Einheit der Beleuchtungsstärke*.

Luxatio acro|mio|clavicularis (Luxation*) f: syn. Akromioklavikularluxation, AC-Gelenksprengung, AC-Gelenkluxation; durch Bandrupturen entstehende Luxation im Akromioklavikulargelenk; **Einteilung** (nach Tossy): **Tossy I:** Kontusion bzw. Distorsion der Ligg. acromioclavicularia; **Tossy II:** Ruptur der Ligg. acromioclavicularia (Subluxation); **Tossy III:** Ruptur der Ligg. acromioclavicularia und coracoclavicularia; **Sympt.:** Bewegungsschmerz, evtl. Schwellung, Klaviculahochstand, Klaviertastenphänomen*; **Diagn.:** Rö. (Frakturausschluß, gehaltene Aufnahmen im Seitenvergleich); **Ther.:** funkt. Übungsbehandlung bei Tossy I, Ruhigstellung im Desault-, Gilchrist- od. Hartung-Verband bei Tossy II, Osteosynthese (u. a. durch Zuggurtung) sowie Bandnaht bei Tossy III.

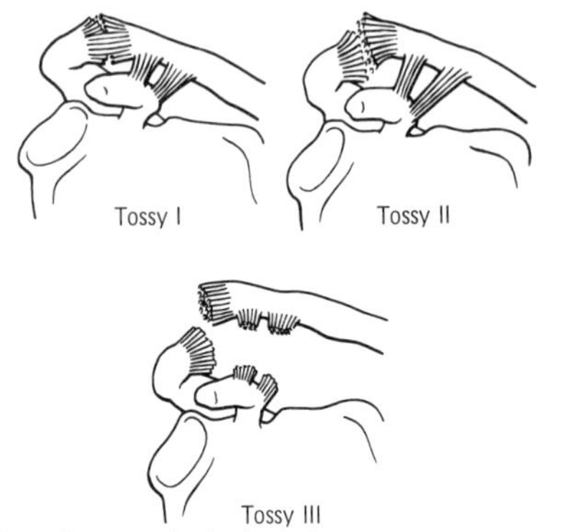

Luxatio acromioclavicularis: Einteilung nach Tossy [90]

Luxation (lat. luxare verrenken) f: (engl.) dislocation, luxation; Verrenkung; Gelenkverletzung mit vollständiger Diskontinuität der gelenkbildenden Knochenenden; **Formen: 1.** traumatische L. mit resultierender Kapsel- u. Bandruptur sowie ggf. mit Knorpel-, Knochen-, Gefäß- u. Nervenverletzungen; **2.** angeborene L. durch Gelenkdysplasie (z. B. Hüftgelenkluxation*); **3.** habituelle L.: durch angeborene od. posttraumatische Gelenkinstabilität resultierende Luxationsbereitschaft schon bei minimaler Inanspruchnahme des betr. Gelenkes (z. B. habituelle Patellaluxation* od. Schultergelenkluxation*); **4.** pathol. L. durch chron. Gelenkschädigung, Entz. (Distensionsluxation*, Destruktionsluxation*) od. inf. von Muskellähmungen (syn. paralytische L.). Vgl. Subluxation, Luxationsfraktur.

Luxation der Costae spuriae (↑) f: s. Gleitrippe. **L., peri|lunäre** (↑) f: s. Dorsalluxation, perilunäre. **L.s|fraktur** (↑; Fraktur*) f: (engl.) dislocation fracture; Komb. von Luxation u. Knochenfraktur an einem Gelenk; vgl. Bennet-Luxationsfraktur, Galeazzi-Luxationsfraktur. **L.s-lähmung** (↑): (engl.) dislocation-induced nerve paralysis; Drucklähmung* inf. Luxation eines

Gelenks; z. B. Schädigung des N. suprascapularis bei Schultergelenkluxation.

luxurians (lat. luxuriare üppig wachsen): wuchernd.

Luys-Körper (Jules B. L., Neurol., Paris, 1828-1897): (engl.) Luys' body; Nucleus subthalamicus; zum extrapyramidalen System* gehörender Kern im Zwischenhirn; bei Schädigung kommt es z. Auftreten von Ballismus*.

Luzi|ferin n: s. Leuchtbakterien.

LWK: Abk. f. Lendenwirbelkörper.

Lwoff-Ef|fekt (André M. L., Mikrobiol., Virol., Paris, geb. 1902) m: (engl.) Lwoff's effect; Aktivierung evtl. vorhandener Prophagen durch Bestrahlung von Bakt. mit UV-Licht; vgl. Lysogenie.

LWS: Abk. f. Lendenwirbelsäule.

LWS-Syn|drom n: klin. Kurzbez. f. lumbales Wurzelirritationssyndrom*.

Lyasen f pl: s. Enzyme.

Lyell-Syn|drom (Alan L., Dermat., Aberdeen) n: syn. Epidermolysis acuta toxica, Syndrom der verbrühten Haut; toxische epidermale Nekrolyse mit generalisierter subepidermaler Blasenbildung (Nikolski-Phänomen positiv) der Haut, auch der Mund-, Nasen-, Genitoanalschleimhaut u. Konjunktiven (Erblindungsgefahr!); tritt v. a. bei Erwachsenen, selten b. Kindern auf; **Ätiol.:** medikamentös induziert, bes. durch Sulfonamide*; Pathogenese unklar; **Ther.:** Plasmapherese, evtl. Glukokortikoide in hoher Dosierung; lokale Blasentherapie wie bei Verbrennungen. Vgl. SSSS.

Lyme-Borreliose (-osis*) f: (engl.) Lyme disease; syn. Erythema-migrans-Krankheit; erstmals 1976 in der Ortschaft Lyme (Connecticut, USA) beobachtete Erkr.; **Erreger:** Borrelia* burgdorferi; **Übertragung:** im mitteleuropäischen Raum die Zecke Ixodes ricinus (Holzbock), in den USA Ixodes dammini; entspr. der Bißaktivität der Zecken saisonale Häufung der Erkr. im Sommer u. Herbst; Durchseuchung der Zecken regional sehr unterschiedlich (5-60%); Zeckenbiß bleibt nicht selten unbemerkt (bis zu 50% der Erkrankungsfälle); als weitere Vektoren werden auch andere stechende Insekten diskutiert (Mücken, best. Bremsenarten). **Klin.:** Das klin. Spektrum umfaßt Sympt., die lange Zeit als eigenständige Krankheitsbilder unklarer Ätiol. galten; zweiphasiger Verlauf möglich, aber nicht obligat; **1.** Frühsymptome: neben unspezif. Allgemeinsymptomen (Kopfschmerz, Arthralgie, Myalgie, gastrointestinale Beschwerden, Fieber nicht obligat) Auftreten eines Erythema* migrans (meist an der Zeckenbißstelle), das sich zentrifugal ausbreitet u. auch disseminiert manifestieren kann; als weiteres dermat. Symptom Lymphadenosis* cutis benigna; Inkubationszeit: Tage bis Wochen; Spontanremission nicht selten; **2.** Spätsymptome (fakultativ): Manifestation Wochen bis Monate nach Inf., oft ohne vorausgehende Frühsymptome; isoliertes od. in variabler Reihenfolge gemeinsames Auftreten von: **a)** Mono- od. Oligoarthritis, die in ein rheumatisches Krankheitsbild mit chronisch-erosiver Arthritis übergehen kann (sog. **Lyme-Arthritis**); **b)** Myokarditis mit Reizleitungsstörungen; **c)** Akrodermatitis* chronica atrophicans; **d)** neurol. Syndrome: typisch ist eine lymphozytäre Meningoradikulitis mit Beteiligung des peripheren Nervensystems, die durch einen bes. schmerzhaften u. langwierigen Verlauf gekennzeichnet ist (Bannwarth*-Syndrom); eine häufige Beteiligung der Hirnnerven äußert sich ganz überwiegend in einer akuten peripheren Fazialislähmung, die auch monosymptomatisch verlaufen kann, aber wohl immer mit einer lymphozytären Liquorpleozytose einhergeht (Lumbalpunktion deshalb immer indiziert, da Liquorbefund diagn. wegweisend sein kann!); daneben seltener auch weitere neurol. Syndrome möglich (andere isolierte Hirnnervenausfälle, akute Ataxie, akute Hemiplegie, Myelitis, Pseudotumor cerebri), die fakultativ einen chronisch-rezidivierenden Verlauf mit irreversibler Residualsymptomatik aufweisen können (chron. myelitische od. enzephalitische Prozesse sowie enzephalomalazische Krankheitsbilder); **Path.:** während für die Frühsymptome u. die Mehrzahl der Spätkomplikationen ein direkter Zus. mit der Borrelieninfektion anzunehmen ist, wird als Urs. der chronisch-rezidivierenden Krankheitsverläufe (Acrodermatitis chronica atrophicans, chronisch-erosive Polyarthritis, chronisch-progressive Enzephalomyelitis) ein Autoimmunprozeß bei genetischer Disposition diskutiert. **Diagn.:** Nachweis spezif. IgM- u. IgG-Antikörper gegen Borrelia burgdorferi in Blut, Liquor od. Gelenkpunktat mittels ELISA od. Immunfluoreszenztest. Der in Einzelfällen gelungene direkte Erregernachweis in Biopsiematerial (Haut, Synovia), Liquor od. Blut ist für die Routinediagnostik nicht geeignet. Die Interpretation der serol. Befunde bereitet nicht selten Schwierigkeiten, da mit einer hohen Quote klin. stummer Inf. zu rechnen ist (Durchseuchung der Bevölkerung regional unterschiedlich 7-10%, bei Waldarbeitern bis 30%). **Ther.:** im Frühstadium orale Antibiotikatherapie (Tetrazykline, Amoxicillin, Erythromycin); im Spätstadium intravenöse Antibiotikatherapie (Penizillin G, liquorgängige Cephalosporine); **cave:** Jarisch*-Herxheimer-Reaktion möglich. Eine prophylaktische Antibiotikagabe nach erfolgtem Zeckenstich wird nicht empfohlen, da der Kontagionsindex bislang unbekannt ist; keine bleibende Immunität; Reinfektionen sind möglich.

Folgende Krankheitsbilder sind Manifestationsformen der Lyme-Borreliose:
-Erythema migrans
-Akrodermatitis chronica atrophicans
-Lymphadenosis cutis benigna
-lymphozytäre Meningoradikulitis (Bannwarth-Syndrom)

Lymph-: Wortteil mit der Bedeutung klares Wasser, Quellwasser; von lat. lympha.

lymphaceus (↑): zur Lymphe gehörend.

Lymph|aden|ek|tomie (↑; Aden-*; Ektomie*) f: (engl.) lymphadenectomy; syn. Lymphknotendissektion; op. Entfernung von Lymphknoten, entw. isoliert od. systematisch-radikal i. R. der Diagn. (z. B. Staging*) od. der erweiterten Tumorchirurgie.

Lymph|adenie (↑; ↑) f: (engl.) lymphadenia; Lymphadenopathie; generalisierte Wucherung des lymphatischen Gewebes, bes. in Lymphknoten u. Milz.

Lymph|adenitis (↑; ↑; -itis*) f: Lymphknotenentzündung.

Lymph|adenitis acuta non specifica (↑; ↑; ↑) f: schmerzhafte Anschwellung v. Lymphknoten während der Infektionsabwehr, auf eine Lymphknotengruppe beschränkt; Eintrittspforte meist leicht zu finden, gelegentlich weist ein lymphangitischer Strang auf die Verletzung hin.

Lymph|adenitis chronica non specifica (↑; ↑; ↑) **f:** bis haselnußgroße, nicht schmerzhafte Lymphknoten bes. am Kieferwinkel u. in der Leistenbeuge.

Lymph|adenitis, dermo|pathische (↑; ↑; ↑) **f:** (engl.) dermatopathic lymphadenitis; syn. lipomelanotische Retikulose (Pautrier-Woringer); reaktive Lymphknotenschwellung durch Proliferation von Retikulumzellen, Lipoidspeicherung, Melanin-, Hämosiderinablagerung; **Vork.:** bei generalisiertem Ekzem, Mycosis fungoides u. a.

Lymph|adenitis mes|enterialis acuta (↑; ↑; ↑) **f:** durch Yersinia pseudotuberculosis (s. Yersinia) verursachte Anschwellungen der Mesenteriallymphknoten; **Klin.:** unter d. Bild der akuten Appendizitis verlaufend, daher häufig Laparotomie erforderlich, bei der sich eine reizlose Appendix, paketartige Lymphknotenanschwellungen u. ein seröses Exsudat finden.

Lymph|adenitis specifica (↑; ↑; ↑) **f:** histol. Bez. f. Lymphadenitis bei Blastomykose, Sarkoidose, Brucellosis, systemischem Lupus erythematodes, Felty-Syndrom, Katzenkratzkrankheit, Lymphogranuloma inguinale, Mononucleosis infectiosa, Röteln, Toxoplasmose, Tularämie u. a.

Lymph|adenitis tuberculosa (↑; ↑; ↑) **f:** s. Halslymphknotentuberkulose.

Lymph|adenom (↑; ↑; -om*) **n:** syn. Lymphom*.

Lymph|adeno|pathie (↑; ↑; -pathie*) **f:** (engl.) lymphadenopathy; allg. Bez. f. Erkr. der Lymphknoten; z. B. Lymphadenitis*, bei Lymphangiopathien*.

Lymph|adenose (↑; ↑; -osis*) **f:** frühere Bez. f. chronisch-lymphatische Leukämie*.

Lymph|adenosis cutis benigna (↑; ↑; ↑; Cut-*; lat. benignus gutartig) **f:** Spätmanifestation der Lyme*-Borreliose; v. a. im Kindes- u. Jugendalter u. beim weibl. Geschlecht nach Zekkenbiß auftretende Infiltrate in d. Haut, die vorwiegend aus Lymphozyten bestehen; **Formen: 1.** knotige Form: Lymphozytom, umschriebene, weiche, blaurote, von verdünnter Haut bedeckte, halbkugelige, evtl. geschwürig zerfallene Tumoren; **2.** infiltrative Form: diffuse, bläulichbräunl., kaum über die Haut hervorragende Infiltration; Prädilektionsstellen im Bereich der Mamillen, des Genitalbereichs u. an den Ohrläppchen. **Diagn.** u. **Ther.:** s. Lyme-Borreliose.

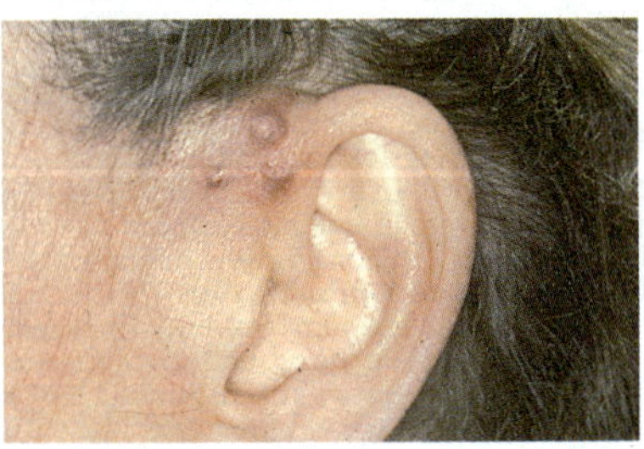

Lymphadenosis cutis benigna [3]

Lymph|angi|ek|tasie (↑; Angio-*; -ektasie*) **f:** (engl.) lymphangiectasia; pathol. Erweiterung von Lymphgefäßen.

Lymph|angiitis (↑; ↑; -itis*) **f:** s. Lymphangitis.

Lymph|angio|graphie (↑; ↑; -graphie*) **f:** s. Lymphographie.

Lymph|angio|leio|myo|matose (↑; ↑; Leio-*; My-*; -om*; -osis*) **f:** (engl.) lymphangiomyomatosis; Systemerkrankung unbekannter Ätiol. mit diffuser Proliferation glatter Muskelzellen in den thorakalen u. abdominellen Lymphbahnen u. -knoten sowie im interstitiellen Lungengewebe; **Vork.:** nur bei Frauen im gebärfähigen Alter; **Sympt.:** zunehmende Dyspnoe, Chylothorax, rezidiv. Pneumothorax, evtl. Myoma* uteri; **Ther.:** Gestagene in hoher Dosierung (verhindern das Fortschreiten der Erkr., keine Heilung).

Lymph|angiom (↑; ↑; -om*) **n:** (engl.) lymphangioma; benigne, selten maligne entartende Neubildung von Lymphkapillaren, oft mit gleichzeitiger Erweiterung präexistenter Lymphkapillaren; tritt angeboren od. in früher Kindheit auf, im Erwachsenenalter sehr selten.

Lymph|angioma cavernosum sub|cutaneum (↑; ↑; ↑) **n:** s. Lymphangioma circumscriptum profundum.

Lymph|angioma circum|scriptum profundum (↑; ↑; ↑) **n:** auch Lymphangioma cavernosum subcutaneum; angeb. kissenartige, weiche, unscharf begrenzte Schwellung der Haut od. Schleimhaut, z. B. als unförmige Verdickung des Halses, Makrocheilie, Makroglossie.

Lymph|angioma circum|scriptum superficiale (↑; ↑; ↑) **n:** syn. Lymphangioma cysticum; bis linsengroße, meist gruppierte Zysten mit serösem Inhalt; **Lok.:** bes. Rumpf, Extremitäten.

Lymph|angioma cysticum (↑; ↑; ↑) **n:** s. Lymphangioma circumscriptum superficiale.

Lymph|angio|pathia ob|literans (↑; ↑; -pathie*) **f: 1.** zum Verschluß von Lymphgefäßen führende Lymphangiopathie* unklarer Ätiol.; **Vork.:** als lokalisierte od. generalisierte L. o. mit Reduktion der Lymphgefäße, Lumeneinengung u. Lymphödem.

Lymph|angio|pathie (↑; ↑; ↑) **f:** (engl.) lymphangiopathy; Erkr. der Lymphgefäße; **Formen: 1.** primäre (angeb.) L., z. B. Atresie, Aplasie, Ektasie, Hypo- od. Hyperplasie, Trophödem, Zysten od. Lymphangioma; **2.** sekundäre (erworbene) L., z. B. Lymphangitis, Lymphangiosis, Lymphovarizen, Lymphangiektasie.

Lymph|angiosis carcinomatosa (↑; ↑; -osis*) **f:** kontinuierl. Ausbreitung eines Karzinoms in den Lymphgefäßen, makroskop. als feines, dem Lymphgefäßverlauf entsprechendes weißl. Netz (z. B. in der Pleura).

Lymph|angitis (↑; ↑; -itis*) **f:** Entz. der Lymphbahnen (evtl. abszedierend) im Abflußgebiet eines lokalen Infektionsherdes mit sichtbarem rotem Streifen (umgangssprachl. Blutvergiftung), Schwellung u. evtl. bereits vergrößerten regionären Lymphknoten (Lymphadenitis); **Urs.:** Staphylokokken, Mischinfektionen; **Ther.:** Antibiotika, Ruhigstellung, lokal Antiseptika; bei Abszedierung Inzision u. Drainage.

Lymph|drainage (↑; Drainage*) **f:** (engl.) lymphatic drainage; Form der Streichmassage, um Lymphstauungen (z. B. Armödem nach Mastektomie*) zu beseitigen; man streicht m. den Fingerkuppen auf der Haut in Richtung der Lymphbahnen.

Lymph|drüse (↑)**:** veraltete Bez. f. Lymphknoten*.

Lymphe (↑) **f:** (engl.) lymph; **1.** hellgelbe Flüssigkeit; besteht aus Lymphplasma u. Lymphkörperchen, die fast alle kleinen Lymphozyten entsprechen; entsteht durch Austritt von Blutplasma aus d. Blutkapillaren ins Gewebe; fließt in d. Gewebespalten u. wird durch bes. Gefäße (Lymphgefäße; anfänglich ohne, später m. Wandung) über die regionären Lymphknoten (wo d. Lymphozyten hineingeschwemmt werden) erneut dem Blutkreislauf zugeführt. Die Menge ist abhängig v. der Höhe des Blutkapillardrucks u. erhöht sich bei d. Tätigkeit jedes Organs, bes. der Muskulatur. Hauptlymphgefäß ist der Ductus* thoracicus. Vgl. Chylus. **2.** Kuhpockenlymphe; s. Schutzimpfung.

Lymph|gefäß|erkrankungen (↑): s. Lymphangiopathie.

Lymph|kapillaren (↑; kapillar*) f pl: (engl.) lymph capillaries; kleinste (initiale) Lymphgefäße; bestehen im Gegensatz zu Blutkapillaren aus einer Schicht von Endothelzellen ohne Basalmembran; durch Interzellulärspalten ist der Durchtritt von Makromolekülen bis zu einem MG v. ca. 40 000 möglich.

Lymph|knoten (↑): (engl.) lymph nodes; (anat.) Nodi* lymphatici, Lymphonodi (s. Abb.);

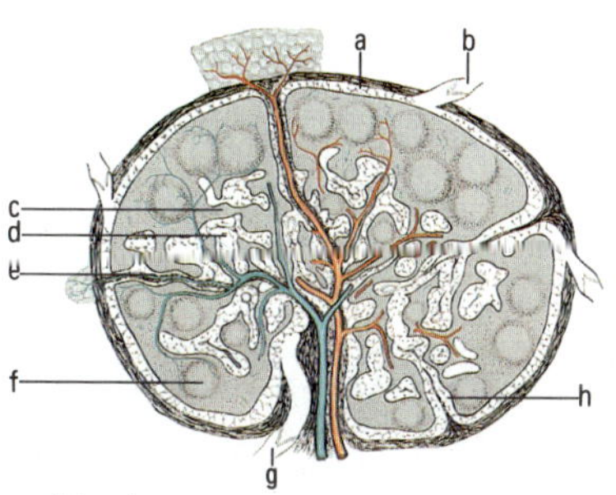

Lymphknoten:
a: Randsinus; b: Vas afferens mit Klappe; c: Markstrang; d: Marksinus; e: Trabekel mit Vene; f: Rindenknötchen; g: Vas efferens; h: Intermediärsinus [532]

in die Strombahn der Lymphgefäße eingeschaltete, etwa linsen- bis bohnengroße plattrundl. sekundäre Organe des lymphatischen Systems*; **Morphologie:** von der bindegewebigen **Kapsel** ziehen Septen (Trabekel) in das Innere des L., die sich zu einem grobmaschigen Gerüstwerk verbinden, in dem sich ein feineres Schwammwerk von retikulärem Bindegewebe ausspannt. In der **Rinde** (Kortex) bildet ein dichtmaschiges lymphoretikuläres Gewebe die primären u. sekundären **Lymphfollikel** (Folliculi lymphatici). Das **Mark** (Medulla) besteht aus untereinander netzförmig verbundenen lymphoretikulären Strängen. Der Zwischenraum zw. dem Bindegewebegerüst, den Lymphfollikeln u. Marksträngen ist von weitmaschigem retikulärem Gewebe, den **Lymphsinus**, gefüllt, die von einem Retikuloendothel (Uferzellen) begrenzt werden. Die zum L. fließende Lymphe gelangt durch mehrere Vasa afferentia in den Randsinus (Marginalsinus), durchsickert die Rindensinus (Intermediärsinus) u. schließl. die Marksinus. Der Abfluß der Lymphe erfolgt am Hilum des L. durch das Vas efferens, das neben den ernährenden Gefäßen (Arterie, Vene) verläuft. Das Einzugsgebiet der Lymphe für bestimmte L. wird als tributäres Gebiet, die einer best. Körpergegend zugehörigen L. werden als (loko-)regionäre L. bezeichnet. **Funktionelle Bedeutung:** „Filterung" der Lymphe während ihrer Passage von der Peripherie zum Ductus thoracicus durch Phagozytose* von Mikroorganismen, Toxinen, Zellfragmenten u. a. Antigenen; wichtig für die antigeninduzierte Differenzierung u. Proliferation der Lymphozyten*, wobei der Kortex v. a. die B-Lymphozyten enthält, die als lokale Ansammlungen die Primärfollikel u. nach antigener Stimulation (unter Vermittlung von antigenpräsentierenden Zellen u. Makrophagen) Sekundärfollikel mit Keimzentren aus proliferierten B-Zellen bilden, während im darunterliegenden sog. Parakortex v. a. T-Lymphozyten u. viele antigenpräsentierende Zellen vorkommen. Die medullären Stränge enthalten den größten Teil der antikörperproduzierenden Plasmazellen eines Lymphknotens.

Lymph|knoten||hyper|plasie (↑; Hyper-*; -plasie*) f: s. Lymphom. **L.punktion** (↑; Punktion*) f: (engl.) lymph node puncture; Punktion* eines Lymphknotens in Lokalanästhesie*; z. B. bei Verdacht auf Lymphogranulomatose, Tuberkulose, Leishmaniasen. Vgl. Punktionszytologie. **L.schwellung** (↑): (engl.) swelling of a lymph node; Lymphknotenvergrößerung; s. Lymphom. **L.syn|drom, muko|kutanes** (↑) n: s. Kawasaki-Syndrom. **L.tuberkulose** (↑; Tuberkel*; -osis*) f: s. Halslymphknotentuberkulose. **L.verkalkung** (↑): (engl.) calcification of a lymph node; mögliches Endstadium einer Tuberkulose od. Silikose; es treten Kalkablagerungen od. regelrechte Verkalkungen regionärer Lymphknoten auf.

Lymph node permeability factor (engl. ↑; node Knoten; permeability Durchlässigkeit) m: Abk. LNPF; s. Entzündung.

Lympho|blasten (↑; Blast-*) m pl: (engl.) lymphoblasts; Stammzellen der Lymphozyten* m. basophilem Protoplasma u. normalerweise großem rundem, kaum eingebuchtetem Kern. Die Kerne enthalten meist einen, selten zwei Nukleolen.

Lympho|blasten||leuk|ämie (↑; ↑; Leuk-*; -ämie*) f: syn. akute lymphatische Leukämie*.

Lympho|blastom, groß|follikuläres (↑; ↑; -om*) n: (engl.) lymphoblastoma; syn. Brill-Symmers-Krankheit, Germinoblastom; zentroblastisch-zentrozytisches malignes Lymphom* mit Proliferation von Zentrozyten u. Zentroblasten.

Lympho|cytosis (↑; Cyt-*; -osis*) f: s. Lymphozytose.

Lympho|cytosis in|fectiosa acuta (↑; ↑; ↑) f: epidemisch auftretende gutartige Erkr. ungeklärter Ätiol. (u. U. Enterovirusinfektion); Vork. meist bei Kindern unter zehn Jahren, mit katarrhal. Erscheinungen im Bereich der oberen Atemwege, Diarrhoe u. einer erhebl. Leukozytose (40 000-100 000/mm^3) m. relativer Lymphozytose (bis 90%).

Lymph|ödem (↑; Ödem*) n: (engl.) lymphoedema; durch Behinderung des Lymphabflusses verursachtes chron. Ödem* mit blasser, teigiger, nur z. T. eindrückbarer u. nicht schmerzhafter regionaler Schwellung (häufig im Bereich von Extremitäten, Genitale); als **primäres L.** bei A- od. Hypoplasie von Lymphgefäßen od. **sekundär** z. B. durch Entz., Tu., Filariosen bedingt od. nach Strahlentherapie od. op. Eingriffen auftretend. Ein L. des Armes trat früher häufig als Kompl. nach radikaler Mastektomie* bei Mammakarzinom auf. **Ther.:** schwierige u. langwierige Behandlung durch manuelle Lymphdrainage, evtl. Kompressionsverbände. Vgl. Lymphangiopathia obliterans, Elephantiasis, Stewart-Treves-Syndrom.

Lymph|ödem, hereditäres (Lymph-*; ↑) n: (engl.) 1. Milroy's disease, 2. Meige's disease; autosomal-dominant erbl. Hypoplasie des Lymphgefäßsystems m. unterschiedl. Ausprägung; **Typ I** (Nonne-Milroy-Syndrom): angeb. ödematöse Schwellung der unteren Extremitäten ohne wei-

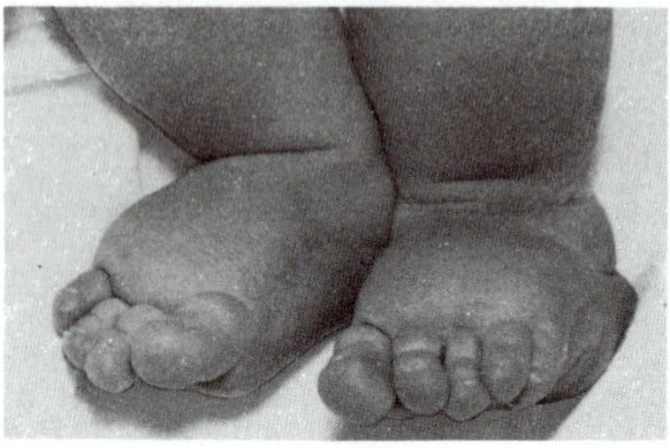

Lymphödem, hereditäres Typ I [540]

tere Anomalien; **Typ II** (Meige-Krankheit): Auftreten des Ödems während der Pubertät mit entzündl. Veränderungen im Bereich der unteren Extremitäten, selten auch Genitale, obere Extremitäten, Gesicht; Exsudationen in den Pleura- u. Peritonealraum u. a. Fehlbildungen.

lympho|gen (↑; -gen*): von d. Lymphorganen ausgehend, durch d. Lymphgefäße weiter getragen.

Lympho|granuloma inguinale (↑; Granulum*; -om*) n: s. Lymphogranuloma venereum.

Lympho|granuloma-Psittakose-Gruppe (↑; ↑; ↑; gr. ψίττακος Papagei; -osis*): s. Chlamydia.

Lympho|granulomatose (↑; ↑; ↑; -osis*) f: (engl.) lymphogranulomatosis; syn. Morbus Hodgkin; malignes Lymphom*, das wahrscheinl.

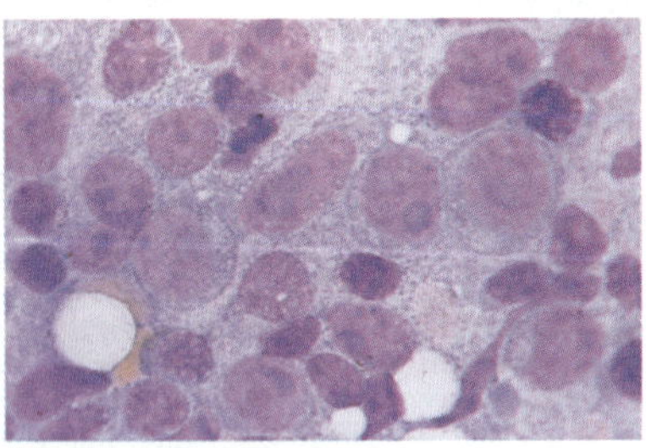

Lymphogranulomatose: Knochenmarkausstrich (Pappenheim-Färbung) mit zahlreichen Hodgkin-Zellen mit großen basophilen Nukleolen [181]

von den Lymphknoten ausgeht u. durch das Auftreten einkerniger Hodgkin*-Zellen u. mehrkerniger Sternberg*-Reed-Riesenzellen charakterisiert ist; **Urs.:** unklar, evtl. onkogene Viren; **Häufigkeit:** Inzidenz ca. 6 : 100 000; **Einteilung** nach histol. Kriterien in vier Subtypen: **1.** lymphozytenreich; **2.** nodulär-sklerosierend; **3.** ge-

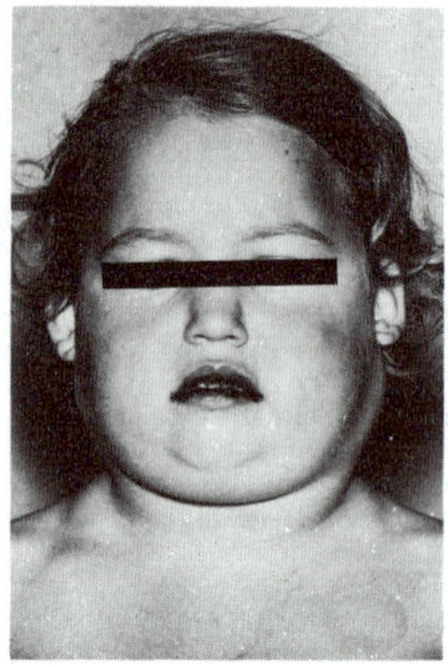

Lymphogranulomatose: Schwellung der Hals- und Supraklavikularlymphknoten [540]

mischtzellig; **4.** lymphozytenarm; **Klin.:** Beginn meist mit Lymphknotenschwellungen (Lymphomen) im Halsbereich (insbes. Waldeyer-Rachenring) u. Mediastinum, als unspezif. Allgemeinsymptome u. a. Leistungsabfall, generalisierter Juckreiz od. Nachtschweiß; evtl. Schmerzen in best. Lymphknotenregionen nach Alkoholkonsum (sog. Alkoholschmerz), Fieber (evtl. als wel-

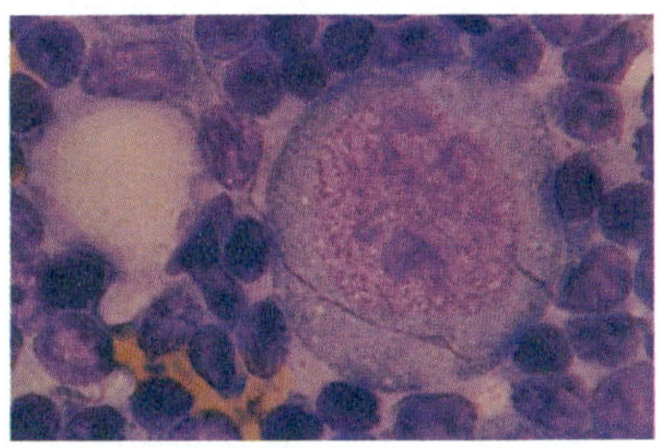

Lymphogranulomatose: Lymphknotentupfpräparat (Pappenheim-Färbung) mit Sternberg-Reed-Riesenzellen und Hodgkin-Zellen [181]

lenförmiges Pel-Ebstein-Fieber mit intermittierenden afebrilen Perioden), in Abhängigkeit von der Lok. der Lymphome Kompressionserscheinungen, Hepatomegalie u. Splenomegalie; pathol.-anat. **Stadieneinteilung:** s. Tab.; **Diagn.:** histol. u. zytol. Untersuchung von betroffenen Lymphknoten; Stadienzuordnung (Staging) durch Computertomographie, Röntgen- u. Ultraschalldiagnostik, Knochenmarkpunktion u. ggf. explorative Laparotomie u. Splenektomie; (labordiagn.) im Differentialblutbild Lymphozytopenie, Eosinophilie in 30% d. Fälle, BKS stark erhöht, evtl. pathol. Serumelektrophorese u. Erhöhung der Phosphatasen im Serum; **Ther.:** Strahlentherapie u. evtl. Polychemotherapie; **Progn.:** abhängig von Stadium u. Subtyp (beste Progn. bei lymphozytenreichem Typ); insges. in ca. 70% langfristige Remissionen.

Lymphogranulomatose
Stadieneinteilung nach der Ann-Arbor-Klassifikation (Kurzfassung)

I		einzelne Lymphknotenregion
	I (E)	einzelnes extralymphatisches Organ/Bezirk
II		zwei oder mehr Lymphknotenregionen auf der gleichen Zwerchfellseite
	II (E)	einzelne Lymphknotenregion und lokalisierter Befall eines einzelnen extralymphatischen Organs/Bezirks
III		Lymphknotenregionen auf beiden Seiten des Zwerchfells befallen
	III (E)	zusätzlicher Befall eines einzelnen extralymphatischen Organs/Bezirks
	III (S)	Milzbefall
	III (ES)	beides
IV		diffuser Befall von extralymphatischem Organ/Bezirk mit oder ohne Befall der Lymphknotenregionen

Alle Stadien werden zusätzlich durch die Parameter A oder B gekennzeichnet:
A: ohne Gewichtsverlust, Fieber und Nachtschweiß
B: mit Gewichtsverlust, Fieber und Nachtschweiß

Lympho|granulomatosis benigna (↑; ↑; ↑; ↑) **f:** veraltete Bez. für Sarkoidose*.

Lympho|granulomatosis X (↑; ↑; ↑; ↑) **f:** angioimmunoblastische Lymphadenopathie; mit generalisierten Lymphknotenschwellungen (histol. Störung des Aufbaus der Lymphfollikel mit auffälliger Gefäßproliferation u. Vermehrung von Immunoblasten u. Plasmazellen), Hepato- u. Splenomegalie, schweren Allgemeinsympt. (v. a. Fieber, Gewichtsverlust, Nachtschweiß) sowie häufig Juckreiz u. Exanthemen einhergehendes Krankheitsbild, dabei labordiagn. meist Anämie, Hypergammaglobulinämie u. Eosinophilie; **Urs.:** unklar, evtl. allergische Reaktion (u. a. auf Medikamente, Exazerbation z. B. nach Einnahme von Antibiotika u. Allopurinol beobachtet); **Progn.:** ernst.

Lympho|granuloma venereum (↑; ↑; ↑; lat. Venus Liebesgöttin) **n:** syn. Lymphopathia venerea, Lymphogranulomatosis inguinalis, Durand-Nicolas-Favre-Krankheit, sog. Vierte Geschlechtskrankheit; seltene, auf der ganzen Erde, bes. in den Tropen vorkommende Geschlechtskrankheit; meldepflichtig; **Err.:** Chlamydia* trachomatis (Serovar L_1-L_3); **Inkubationszeit:** 1-3 Wo.; **Klin.: 1.** Lokalsymptome: Primärläsion an der Eintrittspforte (genital, rektal, oral) in Form einer kleinen, schmerzlosen, meist unbemerkt bleibenden Vesikel, Papel od. Ulzeration, die nach 10-14 Tagen abklingt; nach 1-4 Wo. schmerzhafte Vergrößerung der regionalen Lymphknoten, im Genitalbereich ober- u. unterhalb des Leistenbandes (Furchenzeichen); weitere, zunächst einzeln abtastbare Knoten verbaken unter Einbeziehung der Haut, schmelzen ein u. sezernieren unter schlecht heilender Fistelbildung zähen Eiter; Strikturen im Bereich von Pharynx u. Trachea sowie Rektum; durch Behinderung des Lymphabflusses Entw. einer Elephantiasis* genitoanorectalis möglich; **2.** Allgemeinsymptome: Fieber, Gelenk-, Muskel- u. Kopfschmerzen, Meningitis, Hepatitis, Konjunktivitis, Hauterscheinungen (Erythema exsudativum, Erythema nodosum). Eine Ausheilung kann jederzeit spontan unter Bildung kleiner eingezogener Narben erfolgen. **Diagn.:** Nachweismethoden: s. Chlamydia trachomatis; Antikörpernachweis im Patientenserum mittels KBR u. Immunfluoreszenztest; **Ther.:** Tetrazykline, Erythromycin od. Cotrimoxazol; evtl. chir. Behandlung der Elephantiasis; **DD:** v. a. Syphilis, Ulcus molle, Pest, Tularämie, Tuberkulose, Mykosen, Malignome (einschl. Lymphogranulomatose). Vgl. Granuloma inguinale.

Lympho|graphie (↑; -graphie*) **f:** (engl.) lymphography; röntgendiagn. Verfahren zur Darstellung der Lymphgefäße (Lymphangiographie) u. Lymphknoten (Lymphadenographie) unter Verw. von Röntgenkontrastmitteln in wäßriger u. öliger Lösung. Mit der L. lassen sich kleinste Lymphgefäße der nachgeschalteten Lymphbahnabschnitte sowie Variationen des Lymphsystems darstellen; ferner sind Aussagen möglich über Topographie u. Ausdehnung pathol. Prozesse, insbes. maligner Tumormetastasen, genauere Stadieneinteilung, Therapieplanung, Verlaufs- u. Therapiekontrolle. **Ind.: 1.** Lymphoretikuläre Systemerkrankungen, v. a. Lymphogranulomatose*; **2.** Lymphknotenmetastasen maligner Primärtumoren, v. a. aus den Beckenorganen (weibl. Genitalkarzinome, Hoden-, Skrotal- u. Peniskarzinom, Prostata-, Blasen- u. Rektumkarzinom, maligne Melanome der unteren Extremität); **3.** Ödeme unklarer Genese (primäres u. sekundäres Lymphödem u. a.); **4.** Lokalisation des Lecks b. inneren Lymphfisteln m. Chylothorax, Chylaszites u. Chylurie für einen gezielten op. Eingriff. Vgl. Lymphoszintigraphie, Therapie, endolymphathische.

Lympho|graphie, in|direkte (↑; ↑) **f:** s. Lymphoszintigraphie.

Lymphoid|zellen (↑; -id*; Zelle*): (engl.) atypical lymphocytes; atypische Lymphozyten, Virozyten; mittelgroße Zellen mit aufgelockertem Kern u. blauem Protoplasma, Vorstufen der Plasmazellen; bes. vermehrt b. Reizung des RES (lymphat. Reizformen), entsprechen stimulierten Lymphozyten; vgl. Downey-Zellen.

Lymphoid|zellen|angina (↑; ↑; ↑; Angina*) **f:** syn. Mononucleosis* infectiosa.

Lympho|kine (↑; Kin-*) **n pl:** (engl.) lymphokines; sog. Kommunikationsproteine (z. T. Glykoproteine), die von Lymphozyten* (v. a. antigenaktivierte T-Lymphozyten) produziert u. sezerniert werden u. andere Zellen zur Bildung versch. Enzyme u. a. Faktoren (z. B. Sauerstoffmetabolite) od. zur Proliferation anregen (s. ums. Tab.). Vgl. Monokine.

Lymphom (↑; -om*) **n:** (engl.) lymphoma; klin. Sammelbez. f. ätiologisch unterschiedl. Lymphknotenvergrößerungen; **1.** benigne (entzündl.) Lymphknotenvergrößerung, z. B. bei Mononucleosis infectiosa, Toxoplasmose, Lymphknotentuberkulose, Sarkoidose; **2.** maligne Lymphknotenvergrößerung, z. B. bei Lymphogranulomatose, malignem Lymphom, lymphat. Leukämie, Makroglobulinämie, Lymphknotenmetastasen.

L

Lymphokine
Eigenschaften verschiedener Lymphokine

hautreaktiver Faktor (skin reactive factor, SRF)	Induktion einer Entzündung und einer mononukleären Zellinfiltration
Migrationsinhibitionsfaktor	lokale Immobilisation
Makrophagen-migrationsinhibierender Faktor (MIF)	von Makrophagen
Leukozyten-migrationsinhibierender Faktor (LIF)	von mononukleären Zellen
makrophagenaktivierender Faktor (MAF, evtl. identisch mit IFNp)	Stimulation der Phagozytoseaktivität von Makrophagen und der Abtötung intrazellulärer Mikroorganismen
chemotaktischer Faktor (CF)	Chemotaxis mononukleärer Phagozyten
koloniestimulierende Faktoren (CSF)	Regulation der Proliferation anderer Zellsysteme, Modulation ihrer Funktion
mitogene Faktoren (MF)	Stimulation der DNA-Synthese in nichtsensibilisierten Lymphozyten (T-Helfer-Funktion)
Lymphotoxine (LT)	Zerstörung von nichtleukozytären Zielzellen, Tumorhemmung(?)
Interferone	Modulation der Immunantwort durch Regulation der Funktion und Aktivität von Lymphozyten (nicht antigenspezifisch), antivirale Eigenschaften (Hemmung der Virusreplikation durch IFNp)
Interleukine	Regulation der Funktion und Aktivität von Lymphozyten (nicht antigenspezifisch)
antigenspezifische Helferfaktoren (T_HF) und Suppressorfaktoren (T_SF)	antigenspezifische Regulation der Funktion und Aktivität anderer Lymphozyten (T-Helfer- bzw. T-Suppressor-Funktion)

Lymphom, epi|demisches (↑; ↑) n: s. Burkitt-Tumor.

Lymphom, malignes (↑; ↑) n: (engl.) malignant lymphoma; Neoplasma, das vom lymphatischen Gewebe der Lymphknoten, Tonsillen, Milz o. a. Organe ausgeht; Inzidenz ca. 3 : 100 000; tritt mit einem Maximum zw. 60. u. 70. Lj. u. in neuerer Zeit gehäuft in Zus. mit HIV*-Erkrankung auf; häufigste Form im Kindesalter ist das lymphoblastische Lymphom. **Einteilung** nach morphol. Kriterien in Morbus Hodgkin (s. Lymphogranulomatose) u. Non-Hodgkin-Lymphome, die nach der Kieler Klassifikation eingeteilt werden; s. Tab.; **Sympt.:** Lymphknotenschwellung, evtl. Splenomegalie, in Abhängigkeit von der Lok. Kompression anderer Organe; klin. Stadieneinteilung analog der Lymphogranulomatose; **Diagn.:** Lymphknoten- u. Knochenmarkbiopsie zur histol. u. zytol. Untersuchung; DD unter Anwendung immun. (Zellmarker) u. zytochemischer Methoden; **Ther.:** in Abhängigkeit von Typ u. Stadium: Polychemotherapie (z. B. mit Cyclophosphamid, Vincristin, Prednisolon), evtl. Strahlentherapie; **Progn.:** auch ohne Ther. evtl. langfristiger stationärer Verlauf; als Kompl. treten v. a. interkurrente Infekte u. inf. progredienter Knochenmarkinsuffizienz Anämie u. Blutungen auf. Vgl. Lymphom.

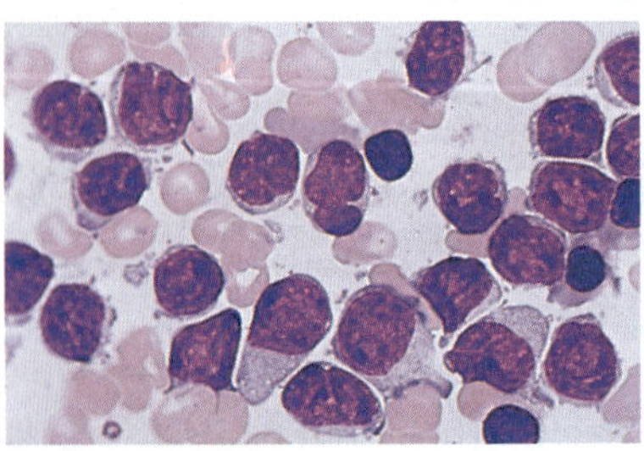

Lymphom, malignes: lymphoplasmazytoides Immunozytom, Knochenmarkausstrich (Pappenheim-Färbung); dichte Infiltration mit kleinen lymphoiden Zellelementen unter Verdrängung regulärer Zellen der Hämatopoese, insbesondere der Granulozytopoese [181]

Lympho|nodulus (↑; Noduli*) m: (engl.) lymph nodule; Nodulus lymphaticus, kleiner Lymphknoten, Lymphfollikel; kann einzeln (Solitärfollikel) od. zusammen vorliegen (z. B. L. aggregatus: die Peyer*-Plaques in d. Schleimhaut des Dünndarms).

Lympho|nodus (↑; Nodus*) m: s. Lymphknoten, Nodi lymphatici.

Lympho|pathia venerea (↑; -pathie*; lat. Venus röm. Liebesgöttin) f: syn. Lymphogranuloma* venereum.

Lymphom, malignes
Zytol. Einteilung der Non-Hodgkin-Lymphome nach der Kieler Klassifikation

Maligne Lymphome von niedrigem Malignitätsgrad

1. lymphozytische Lymphome
   - chronisch-lymphatische Leukämie
   - Haarzell-Leukämie
   - Mycosis fungoides und Sézary-Syndrom
   - T-Zonen-Lymphom
2. Immunozytom
   - lymphoplasmozytoides
   - lymphoplasmozytäres
   - pleomorphes
3. plasmozytisches Lymphom
4. zentrozytisches Lymphom (Germinozytom)
5. zentroblastisch-zentrozytisches Lymphom (Brill-Symmers-Krankheit)

Maligne Lymphome von hohem Malignitätsgrad

1. zentroblastisches Lymphom
2. lymphoblastisches Lymphom
   - Burkitt-Typ
   - lymphoblastisches Lymphom vom „convoluted cell-type"
   - unklassifiziertes lymphoblastisches Lymphom
3. immunoblastisches Lymphom

Lympho|penie (↑; -penie*) f: (engl.) lymphopenia; Lymphozytopenie; Verminderung der Lymphozyten* im peripheren Blut, als **relative** L. bei ausgeprägter Leukozytose*, als **absolute** L. ($<1000\ mm^3$ bzw. $1 \times 10^9/l$) u. a. in der akuten Phase vieler Inf., bei Miliartuberkulose (obligat), Lymphogranulomatose, AIDS.

Lympho|poese (↑; -poese*) f: (engl.) lymphopoiesis; **1.** Bildung der Lymphe*; **2.** Kurzbez. f. Lymphozytopoese*.

Lymphor|rhagie (↑; gr. ῥαγῆναι reißen, hervorstürzen) f: (engl.) lymphorrhagia; syn. Lymphorrhoe; Ausfluß von Lymphe aus pathologisch veränderten Lymphgefäßen; z. B. bei Verletzung des Ductus thoracicus, Fisteln bei Elephantiasis.

Lympho|sarkom (↑; Sark-*; -om*) n: s. Lymphom, malignes.

Lympho|stase (↑; -stase*) f: s. Lymphödem.

Lympho|szinti|graphie (↑; Szinti-*; -graphie*) f: (engl.) lymphoscintigraphy; indirekte Methode der Lymphographie* nach dem Verfahren der Szintigraphie*; **Prinzip:** subkutane Injektion Technetium-99m-markierter, kolloidaler Substanzen; anschl. dynamische L. zur Dokumentation des Abtransports des Markers über die Lymphbahnen in die regionalen Lymphknoten u. zur Bestimmung der Transitzeit; nach 2-6 Std. statische Aufnahmen der Lymphknoten; **Ind.:** v. a. zur Verlaufsbeobachtung von Lymphknotenmetastasen solider maligner Tumoren u. der Lymphogranulomatose*.

Lympho|toxin (↑; Tox-*) n: s. Tumor-Nekrose-Faktor.

Lympho|varizen (↑; Varix*) f pl: Lymphgefäßerweiterungen; z. B. im Skrotum bei Filariasis u. insbes. Bilharziose; vgl. Lymphangiom, Elephantiasis.

Lympho|zele (↑; -kele*) f: Lymphansammlung in präformierten Körperhöhlen od. ektatischen Lymphgefäßen.

Lympho|zyten (↑; Zyt-*) m pl: (engl.) lymphocytes; von pluri- bzw. unipotenten (lymphoiden) Stammzellen im Knochenmark abstammende, in Knochenmark, Lymphknoten, Thymus u. Milz gebildete u. hauptsächlich über die Lymphbahnen ins Blut gelangende, kleine weiße Blutkörperchen (Leukozyten*) mit großem, chromatindichtem, rundem Kern u. wenig basophilem, meist granuliertem Zytoplasma; morphol. als **kleine** (⌀ 7-9 μm), v. a. inaktive reife, u. **große** L. (⌀ ca. 12 μm), bei denen es sich meist um Jugendformen od. aktivierte (durch ein spezif. Antigen stimulierte) L. handelt. L. besitzen die Fähigkeit zur Teilung; entspr. der Zytokinese werden kurzlebige (Lebensdauer um sieben Tage) u. langlebige L. (um 500 Tage) unterschieden. Nur etwa 4% der L. des Menschen (ca. 2×10^{12}, davon sind 70-80% T*-Lymphozyten) befinden sich im peripheren Blut, etwa 70% in den Organen des lymphatischen Systems*, 10% im Knochenmark, der Rest in anderen Organen. Während ihrer Entw. erwerben sie spezif. Rezeptoren für ein best. Antigen, durch das sie aktiviert werden können (Proliferation mit klonaler Vermehrung u. Differenzierung zu immun. aktiven sog. Effektorzellen od. zu sog. Gedächtniszellen bzw. Memory* cells). In Abhängigkeit von ihrer **Funktion**

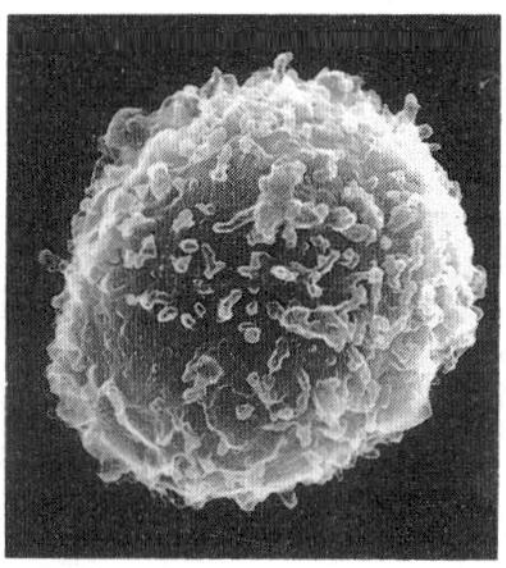

Lymphozyten: rasterelektronische Aufnahme; Vergrößerung 12 500fach [32]

werden v. a. B*-Lymphozyten (Träger der spezif. humoralen Immunität u. Vorläufer der Plasmazellen*) u. T-Lymphozyten (Träger der zellvermittelten Immunität) unterschieden, deren Differenzierung u. a. durch elektronenmikroskop. Untersuchungen (die Oberfläche der B-Lymphozyten ist mit vielen fingerförmigen Villi besetzt, die der T-Lymphozyten relativ glatt), den sog. Rosettentest* od. Bestimmung der Zellmarker* möglich ist. Vgl. Killerzellen, Lymphoidzellen, Immunität.

Lympho|zyten|anti|gen, humanes (↑; ↑; Antigen*) n: s. HLA-System.

Lympho|zyten|misch|kultur (↑; ↑; lat. cultura Züchtung): (engl.) mixed lymphocyte culture (Abk. MLC); Testverfahren zur Auswahl von geeigneten Gewebe- bzw. Organspendern für eine Transplantation*; **Prinzip:** bei 4-5tägiger Inkubation u. Kultivierung von Lymphozyten* zweier genetisch nicht identischer Individuen kommt es inf. wechselseitiger immun. Stimulation durch die Oberflächenantigene (s. Histokompatibilitätsantigene) zur Transformation eines in Abhängigkeit von der Gewebeverträglichkeit unterschiedl. hohen Anteils der Lymphozyten zu Immunoblasten*, die durch mikroskop. Untersuchung od. nach radioaktiver Markierung (z. B. mit radioaktiv markiertem Thymidin, das sich an der Nukleinsäuresynthese beteiligt) identifiziert werden können. Die wechselseitige Stimulierung kann durch Blockierung des DNA-Stoffwechsels der einen Lymphozytenpopulation (i. d. R. der des prospektiven Spenders) ausgeschaltet werden, wonach nur die Reaktion der intakten (Empfänger-)Lymphozyten beurteilt wird. Bei ausbleibender od. nur minimaler Stimulierung lassen sich gute Transplantationsergebnisse erwarten. Die L. ist wegen der Dauer des Verf. nicht geeignet zur Beurteilung der Verwendungsmöglichkeit von Leichenorganen. Vgl. Gewebetypisierung.

Lympho|zyten|sturz (Lymph-*; ↑): rasche u. plötzl. Abnahme der Lymphozyten im peripheren Blut, v. a. bei schweren Infektionskrankheiten; progn. ungünstiges Zeichen.

Lympho|zyten|trans|formations|test (↑; ↑) m: (engl.) lymphocyte transformation test; Testverfahren zum Nachweis sensibilisierter Lymphozyten*, v. a. spezif. sensibilisierter T*-Lymphozyten (zellvermittelte Immunität*) in vitro, das meist gut mit In-vivo-Nachweisen (z. B. Hauttests) korreliert; **Prinzip:** bei Kultivierung von Lymphozyten mit einem spezif. Antigen od. mit Mitogenen kommt es zur Proliferation u. Differenzierung der Lymphozyten zu Immunoblasten*, die durch mikroskop. Untersuchung od. nach radioaktiver Markierung (z. B. durch Einbau von radioaktiv markiertem Thymidin) identifiziert werden können. **Anw.:** z. B. bei Arzneimittelallergie*.

L

Lympho|zytom (↑; ↑; -om*) n: (engl.) lymphocytoma; s. Lymphadenosis cutis benigna.

Lympho|zyto|poese (↑; ↑; -poese*) f: (engl.) lymphocytopoiesis; kurz Lymphopoese; Bildung der Lymphozyten*; vgl. Blutbildung.

Lympho|zytose (↑; ↑; -osis*) f: (engl.) lymphocytosis; Vermehrung der Lymphozyten* im peripheren Blut, wird bei Erhöhung über 4000/µl (bei Erwachsenen) als **absolute** L. bez.; **Vork.:** u. a. bei vielen Infektionskrankheiten (z. B. Mumps, Keuchhusten, Röteln, Windpocken, Hepatitis, Malaria), in der lymphozytär-eosinophilen Heilphase chronischer Infektionen (z. B. Tuberkulose, Syphilis), charakteristisch bei Mononucleosis infectiosa, hochgradig bei Infektionen mit lymphotropen Viren, Lymphocytosis infectiosa acuta u. bei lymphatischer Leukämie. Die sogenannte **relative** L. (prozentuale Erhöhung der Lymphozyten im Differentialblutbild) bei Verminderung der Granulozyten (insbes. Neutropenie*) ist diagnostisch selten verwertbar.

Lympho|zyto|toxizitäts|test (↑; ↑; Tox-*) m: s. Gewebetypisierung.

Lynch-Syn|drom (Henry T. L., zeitgen. Int., Evantville) n: (engl.) cancer-family syndrome; syn. familiäres Krebssyndrom; familiär gehäuft auftretende Adenokarzinome des Kolons (L.-S. Typ I) bzw. zusätzlich des Endometriums (L.-S. Typ II); **DD:** Gardner*-Syndrom I, Peutz*-Jeghers-Syndrom.

Lyn|estrenol (INN) n: 19-Nor-17α-pregn-4-en-20-in-17-ol (IUPAC); Progestagen, das sich vom 19-Nortestosteron ableitet; vgl. Gestagene.

Lyo|chrome (Lys-*; Chrom-*) n pl: s. Flavine.

Lyon-Hypo|these (Mary L., Humangenet., Großbritannien, geb. 1925) f: (engl.) Lyon hypothesis; Annahme, daß nur ein Gonosom von doppelt od. mehrfach vorhandenen X-Chromosomen genetisch aktiv ist; basiert auf der Beobachtung, daß ein X-Chromosom für die normale Funktion eines Individuums ausreicht u. alle X-Chromosomen außer einem in heterochromat. Form (Geschlechtschromatin*) vorliegen. Die Inaktivierung entw. des mütterl. od. väterl. X-Chromosoms findet bei allen somatischen Zellen während der frühen Embryogenese statt, ist irreversibel u. bewirkt ein Mosaik von Zellklonen bei Trägern von mind. zwei X-Chromosomen. Heterozygote Konduktorinnen eines X-chromosomalen Erbleidens (z. B. eines Glukose-6-Phosphat-Dehydrogenase-Mangels) besitzen sowohl normale als auch defiziente Erythrozyten nebeneinander (sog. Lyonisierung).

Lyo|philisation (Lys-*; -phil*) f: s. Gefriertrocknung.

Ly|pressin (INN) n: [8-Lysin]vasopressin (IUPAC); Vasopressinderivat; Verw.: bei Diabetes insipidus; vgl. ADH.

Lys: Abk. f. **Lysin***.

Lys-: auch Lyso-, -lyse, lyt-; Wortteil mit der Bedeutung Lösung, Auflösung, Beendigung; von gr. λύσις.

Lyse (↑) f: (engl.) lysis; **1.** Lösung, Auflösung, z. B. von Bakterien (Bakteriolyse), Zellen (z. B. Hämolyse); **2.** allmähl. Abklingen einer Krankheit bzw. Fieberabfall (lytische Deferveszenz); **3.** therap. Auflösung von im Körper befindl. Abflußhindernissen (Thrombolyse*, Urolitholyse*, Cholelitholyse*).

Lys|erg|säure: (engl.) lysergic acid; Grundsubstanz der Ergotamine*; vgl. LSD.

Lys|erg|säure|di|äthyl|amid n: Abk. LSD*.

Lysieren (Lys-*): Auflösen v. Zellen; Lysis von Bakt. kann durch lysierende Antikörper in Verbindung mit Komplement* erfolgen od. durch virulente Bakteriophagen mittels des während der Phagenvermehrung gebildeten Lysozyms*.

Lysin n: Abk. Lys; 2,6-Diaminohexansäure (IUPAC); essentielle Aminosäure mit basischem Charakter, bes. im Myosin* u. Kollagen* enthalten; beim Abbau entsteht über Pipecolinsäure Acetoacetyl-CoA bzw. Acetyl-CoA. Vgl. Kadaverin.

Lysin|acetyl|salicylat n: DL-Lysin-O-acetylsalicylat (IUPAC); Verw.: s. Acetylsalicylsäure.

Lysin|in|toleranz (Intoleranz*) f: (engl.) lysine intolerance; syn. lysinurische Proteinintoleranz; autosomal-rezessiv vererbte Enzymopathie mit Fehlen der L-Lysin-NAD-Oxidoreduktase; **Sympt.:** im Neugeborenenalter bei proteinreicher Ernährung rezidiv. Erbrechen, Apathie u. Koma sowie Episoden mit Muskelhypertonie u. Krämpfen; **Diagn.:** Hyperammonämie* (mit Hyperlysinämie u. Hyperargininämie); **Ther.:** proteinarme Ernährung.

Lysin|vaso|pressin|test m: (engl.) lysine vasopressin test; Test zur DD zw. hypophysärer u. hypothalamischer Insuff., basierend auf der dem Corticotropin releasing hormone (CRH*) ähnl. Wirkung v. Lysin u. Vasopressin; bewirkt ACTH* erhöhte Cortisolsekretion, Lysinvasopressin jedoch nicht, so liegt eine hypophysäre Störung vor. Ist der L. normal, d. h. bewirkt Lysinvasopressin erhöhte Cortisolsekretion, ist der Insulinhypoglykämietest* jedoch pathol., so liegt eine hypothalam. Störung vor.

Lysis (Lys-*) f: syn. Lyse*.

Lyso|genie (↑; -gen*) f: (engl.) lysogenicity; Erbeigenschaft eines Bakteriums, in Abwesenheit freier Bakteriophagen* zu lysieren; lysogene Bakt. besitzen extrachromosomal od. ins Bakterienchromosom integrierte Phagen-DNA (sog. Prophage), die durch einen v. der Phagen-DNA gesteuerten Repressor daran gehindert wird, vom Chromosom „abzuspringen" u. wie eine gewöhnl. Phagen-DNA in Bakt. die Vermehrung phageneigener Nukleinsäuren* u. Proteine zu stimulieren, was zur Lyse des Bakteriums führt (virulenter Zyklus; vgl. Virulenz). Durch Induktion der Phagengene wird d. virulente Zyklus eingeleitet, an dessen Ende die Lyse* der Wirtsbakterien u. d. Auftreten freier Phagen erfolgen.

Lyso|kephalin n: s. Lysolezithin.

Lyso|kinasen f pl: s. Plasminogenaktivatoren.

Lyso|lezithin n: ein Hämolysin, welches ebenso wie **Lysokephalin** durch Enzymeinwirkung (Lezithinase, Kephalinase, z. B. im Kobragift) aus Lezithin (Kephalin) unter Abspaltung einer ungesättigten Fettsäure entsteht. Vgl. Phospholipasen (Abb.).

Lyso|somen (Lys-*; Soma*) n pl: (engl.) lysosomes; im Golgi-Apparat gebildete, Hydrolasen (s. Enzyme) enthaltende Zellorganellen (Größe: 0,25-0,5 µm); **Funktion:** intrazellulärer Abbau von org. Substanzen, die von der Zelle durch Pinozytose* u. Phagozytose* aufgenommen wurden (z. B. Glykogen, Lipide), bzw. Abbau von Zellmaterial. Lysosomale Defekte führen zu Speicherkrankheiten (z. B. Mukopolysaccharid*-Speicherkrankheiten, Sphingolipidosen).

Lyso|typ (↑): syn. Phagtyp; Bez. f. Bakterienstamm, der mittels spezif. Bakteriophagenstämme von anderen Bakterienstämmen unterschieden werden kann.

Lyso|typie (↑) f: (engl.) lysotype; auch Phagentypisierung; Typendifferenzierung v. Bakterienarten m. Hilfe v. Bakteriophagen*, z. B. bei Salmonella typhi u. Salmonella paratyphi mittels spezif. adaptierter, konstanter u. standardisierbarer Vi-Phagen; **Verfahren:** der zu prüfende Bakterienstamm wird mit den zu einem sog. Phagensatz gehörenden Phagenstämmen mittels sog. Tropfentest zusammengebracht, um zu untersuchen, durch welche Phagen die Keime lysiert werden. Die L. ist u. a. wichtig für epidemiol. Erhebungen (z. B. Nachweis von Infektketten*).

Lyso|zym (↑; Enzyme*) n: (engl.) lysozyme; syn. Muramidase; körpereigenes Abwehrenzym, das spez. Murein* (Bestandteil der Bakterienzellwand) zu Disacchariden spaltet u. dadurch bakterizid wirkt; **Vork.:** beim Menschen u. a. in Tränenflüssigkeit, Nasen- u. Darmschleim, Blutplasma, hochkonzentriert in polymorphkernigen Leukozyten, auch in Bakteriophagen*. Vgl. Resistenz.

Lyssa (gr. λύσσα Wut, Hundswut) f: s. Tollwut.

lytisch (Lys-*): allmähl. abfallend; vgl. Lyse.

L-Zystin-Amino|peptidase f: syn. Oxytocinase*.

Krankheitslehre

für Ausbildung und Beruf

Herausgegeben von Gerhard Münch und Jacques Reitz

24 x 17 cm. XI, 917 Seiten. 422 Abbildungen. 1996. Gebunden.
ISBN 3-11-014442-5

Die Lehre von den Krankheiten ist Voraussetzung für eine fachgerechte Krankenpflege.

Ziel der „Krankheitslehre" ist es, in einem einzigen Buch Wissen anzubieten, um die geforderten Leistungen im Krankenpflegeexamen zu erbringen. Die Anschaffung dieses Buches schont den Geldbeutel der Auszubildenden, weil der gesamte Examensstoff enthalten ist und sich der Erwerb weiterer Bücher zur Krankheitslehre (der Inneren Medizin, Chirurgie, Kinderheilkunde, Gynäkologie und Geburtshilfe sowie der „kleinen Fächer") erübrigt. Herausgeber und sämtliche Autoren haben Erfahrung im praktischen Unterricht an Krankenpflegeschulen.

Aufbau. Die Reihenfolge der Kapitel orientiert sich an der Ausbildungs- und Prüfungsverordnung und an der ICD-Liste. Bei zahlreichen Diagnosen ist ein interdisziplinäres Handeln, z. B. von Internisten und Chirurgen zwingend. Dieses, in der Praxis anzutreffende Vorgehen spiegelt sich auch in vielen Kapiteln wider: Das chirurgische Fachwissen wurde in die „Diagnosen" integriert, eine willkürliche Fächertrennung also vermieden.

M

M: **1.** (serol.) ein Hauptantigen der MNSs*-Blutgruppen; **2.** (chem.) Abk. für **m**olare Lösung*.

M.: Abk. f. **1.** (anat.) Musculus*; Muskel; **2.** Morbus*.

µ: Abk. f. **1.** den Dezimalvorsatz Mikro-; **2.** das Mikron, heute ersetzt durch Mikrometer (µm*).

µg: Abk. f. Mikrogramm, früher auch als Gamma (γ) bez.; 1 µg = 1/1000 mg = 10^{-6} Gramm* (g).

µl: Abk. f. Mikroliter; 1 µl = 1/1000 ml = 10^{-6} Liter (l). S. Volumeneinheiten.

µm: Abk. f. Mikrometer, früher auch als Mikron (µ) bez.; 1 µm = 1/1000 mm = 10^{-6} Meter (m).

mA: Abk. f. Milliampere; 1 mA = 1/1000 Ampere*.

MAC: Abk. f. **m**inimale **a**lveoläre Konzentration (engl. **c**oncentration) eines Inhalationsanästhetikums, bei der z. B. 50% (MAC_{50}) aller Pat. auf einen Hautschnitt mit einer Abwehrbewegung reagieren; beeinflussende Faktoren: Hypoxie, Anämie, Hypotension, Hypothermie, gleichzeitige Anw. anderer Narkotika.

Macchiavello Färbung (A. M., chilen. Arzt): (engl.) Macchiavello's stain; Spezialfärbung zur Darstellung von Rickettsien u. Chlamydien: Erreger rot, Zellkerne tiefblau, Zytoplasma hellblau.

Machado-Guerreira-Re|aktion f: (engl.) Machado-Guerreira reaction; Komplementbindungsreaktion* zur Diagn. der Chagas*-Krankheit.

Machado-Krankheit: (engl.) azorean disease; syn. Joseph-Krankheit; nach der erstbeschriebenen Azorenfamilie benannte, autosomal-dominant erbl. Erkr.; **Sympt.:** subakut verlaufende Kleinhirnatrophie mit Ataxie u. Nystagmus; Ophthalmoplegie, extrapyramidale u. spastische Störungen, periphere Neuropathie, Inkontinenz, Hohlfußbildung.

Mach-Ef|fekt (Ernst M., Phys., Graz, Wien, 1838-1916) m: auch Mach-Täuschung; Wahrnehmung von Streifen an Hell-Dunkel-Übergängen (z. B. zw. verschieden stark geschwärzten Bereichen im Röntgenbild); opt. Täuschung; vgl. Simultankontrast.

Machray-Tubus (Tubus*) m: s. Endobronchialtubus.

Machupo-Virus n: zur Gattung der Tacaribe*-Viren gehörender Err. des bolivianischen hämorrhagischen Fiebers*; s. Arbovirosen (Tab.).

Macintosh-Leatherdall-Tubus (Sir Robert R. M., Anästh., Oxford, 1897-1989; Tubus*) m: s. Endobronchialtubus.

Mackenzie-Zeichen: s. Cholezystitis.

Mackenzie-Zonen f pl: bestimmte Muskelgruppen umfassende Zonen, in die bei Erkr. innerer Organe, die von demselben spinalen Segment innerviert werden, Schmerzen projiziert werden; vgl. Head-Zonen.

Macr|acantho|rhynchus (Makr-*; Akanth-*; gr. ῥύγχος Schnauze, Rüssel) m: Riesenkratzer; s. Acanthocephala.

Macro-: s. a. Makro-.

Macro|gol (INN) n: Polyethylenglykol; Verw.: Emulgator.

Macula (lat.) f (pl Maculae): **1.** (dermat.) Fleck; Primäreffloreszenz der Haut, die durch abweichende Färbung charakterisiert ist; s. a. Exanthem; **2.** (ophth.) Kurzbez. f. Macula* lutea. **M. ad|haerens** (↑) f: syn. Desmosom; vgl. Schlußleisten, Desmosomen. **Maculae caeruleae** (↑) f pl: syn. Taches* bleues. **M. corneae** (↑) f: halbdurchsichtiger Hornhautfleck; mittlerer Schweregrad der Hornhautnarbe*, hinsichtlich der Transparenz zw. Nubecula u. Leukom stehend. **M. densa** (↑) f: s. Apparat, juxtaglomerulärer. **M. gonor|rhoica** (↑; gr. γονόρροια Samenfluß) f: Rötung der Ostien der Bartholin*-Drüsen u. anderer Drüsen des Vestibulum vaginae in späten Stadien einer akuten Gonorrhoe*. **Maculae lacteae** (↑) f pl: syn. Maculae tendineae; Sehnenflecke*. **M. lutea** (↑) f: der gelbe Fleck der Netzhaut des Auges; liegt ca. 4 mm temporal von d. Papille u. enthält die Fovea* centralis der Retina*; vgl. Makuladegeneration, Makulaloch. **M. matricis** (↑) f: Muttermal; s. Nävus. **Maculae staticae** (↑) f pl: Sinnesepithelbereich im häutigen Labyrinth mit aufliegender Statolithenmembran; Organ der Gleichgewichtsempfindung in Sacculus (Macula sacculi) u. Utriculus (Macula utriculi).

maculosus (↑): fleckenreich, fleckig.

Madarosis (gr. μαδάρωσις Haarausfall) f: syn. Ptilosis; Wimpernverlust inf. destruktiver Prozesse am Lidrand (z. B. Blepharitis).

Maddox-Kreuz (Ernest E. M., Ophth., Edinburgh, 1860-1933): (engl.) Maddox cross; Meßgerät zur Schielwinkelbestimmung.

Maddox-Prisma (↑) n: (engl.) Maddox prism; Doppelprisma zum Nachweis einer Heterophorie*.

Maddox-Zylinder (↑) m: (engl.) Maddox rod; Glas, das aus einem Lichtpunkt eine Linie macht; Anw. zur Schielwinkelbestimmung; vgl. Strabismus.

Madelung-De|formität (Otto W. M., Chir., Rostock, Straßburg, 1846-1926; lat. deformitas Ent-

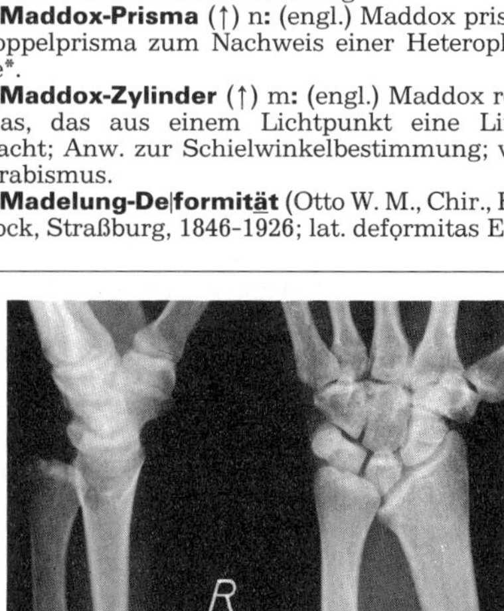

Madelung-Deformität [540]

stellung, Verunstaltung) f: (engl.) Madelung's deformity; häufig beidseitige Epiphysenwachstumsstörung am distalen Radiusende (ulnar, volar) mit Verschiebung des Karpus volarwärts. Die Ulna zeigt keine Wachstumsstörung u. erscheint dadurch, daß sie den Radius längenmäßig überragt, nach dorsal luxiert. Teilsymptom der Dyschondrosteosis* Léri-Weill u. des Turner*-Syndroms.

Madelung-Fett|hals (†): (engl.) adenolipomatosis syndrome; syn. Lipomatosis cervicalis; Variante der multiplen symmetrischen Lipomatose* mit Fettgewebehyperplasie im Halsbereich.

Maden|krankheit: s. Myiasis.

Maden|wurm: Enterobius* vermicularis.

madescens (lat. madescere naß werden): nässend.

Madonnen|finger: s. Sklerose, progressive systemische.

Madura|fuß: syn. Mycetoma pedis; s. Aktinomyzetom, Eumyzetom.

mäq: Abk. f. **Milliäq**uivalent*.

Mäuse: (engl.) mice; je nach Species u. U. med. relevant als Reservewirt* u. Infektionsquelle zahlreicher Seuchenerreger: Salmonella typhimurium, Salmonella enteritidis, Spirillum minus, zahlreiche Leptospiren, Borrelia duttoni, Borrelia burgdorferi, Rickettsia tsutsugamushi, Choriomeningitis-Virus, Trichinella spiralis u. a.

Mäuse|dorn|wurzel|stock: s. Rhizoma Rusci aculeati.

Mafenid (INN) n: 4-(Aminomethyl)benzolsulfonamid (IUPAC); Sulfonamid zur lokalen Anw.; vgl. Sulfonamide.

Maffucci-Syn|drom (Angelo M., Pathol., Neapel, Pisa, 1845-1903) n: syn. Maffucci-Kast-Syndrom, Chondrodysplasie-Hämangiom-Syndrom; komplexe Entwicklungsstörung mesodermaler Gewebe mit unbekannter Ätiol.; **Sympt.:** Manifestation häufig vor der Pubertät; multiple Hämangiome an Haut u. inneren Organen (Blutungsgefahr), Enchondrome bes. an Händen u. Füßen, asymmetrische Dyschondroplasie der Extremitätenknochen mit Skelettdeformierungen; maligne Entartung der Tumoren (Chondro-, Hämangio-, Fibrosarkome, Gliome u. a.) in ca. 20% der Fälle.

Magal|drat (INN) n: Pentaaluminium-decamagnesium-hentriacontahydroxid-bis(sulfat) (IUPAC); Verw.: Antazidum; vgl. Antazida.

Magen: (engl.) stomach; (anat.) Gaster, Ventriculus, Stomachus; Organ, das dem eigentl. Verdauungstrakt vorgeschaltet ist u. dessen Funktion e. Nahrungsspeicherung mit langsamer Abgabe in d. Darm bzw. Durchmischung der Nahrung ist; man unterscheidet: **Kardia** (Speiseröhreneinmündung), **Fornix** od. **Fundus** (Magengewölbe), **Korpus** (Körper), übergehend in d.

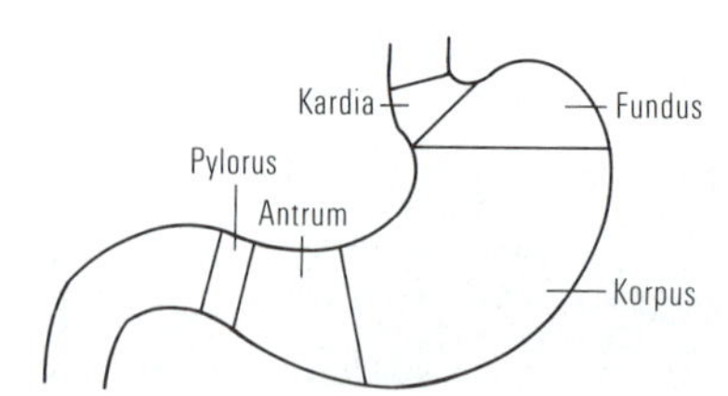

Abschnitte des Magens

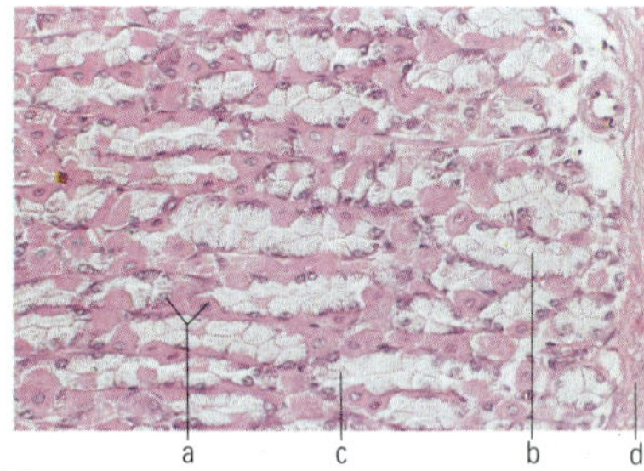

Magen:
histologischer Schnitt durch das Gebiet der Magenmukosa mit Glandulae gastricae propriae (Hämatoxylin-Eosin-Färbung); a: Belegzellen; b: Hauptzellen; c: Lumen eines Drüsenschlauches; d: Lamina muscularis mucosae [134]

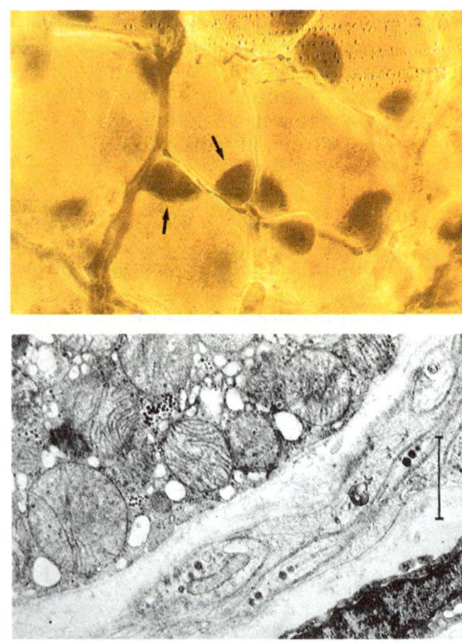

Magen:
salzsäureproduzierende Belegzelle mit typischer Lokalistion innerhalb des Drüsenschlauches (oben, Pfeile; Acetylcholinesterase-Reaktion) und zahlreichen großen Mitochondrien (unten; elektronenmikroskopische Aufnahme) [395]

Sinus (tiefstgelegene Stelle), der d. Anfang des **Antrum** (Pars pylorica ventriculi, Regio praepylorica, Canalis egestorius) bildet, welches am **Pylorus** (Pförtner, Einmündung in das Duodenum) endet. Der M. hat zwei Krümmungen: **Curvatura major** (li. Magenrand) u. **Curvatura minor** (re. Magenrand); an letzterer bildet e. scharfer Winkel (Angulus ventriculi bzw. Incisura angularis) die Grenze zw. Korpus u. Antrum. Die Magenwand ist 2-3 mm stark u. besitzt vier Schichten: Serosa, Muskularis, Submukosa, Mukosa; letztere hat drei Drüsenarten (Glandulae gastricae):

1. mukoide Drüsen an d. Kardia; 2. Fundus- u. Korpusdrüsen, die vier Zellarten, die Hauptzellen (Bildung von Pepsinogen*), Belegzellen (Salzsäure* u. Intrinsic* factor), Nebenzellen (Magenschleim) u. im Bereich des Antrum enterochromaffine Zellen* (bilden u. a. Gastrin*), besitzen; 3. mukoide Pylorusdrüsen. Fassungsvermögen des M.: bei Neugeborenen etwa 30 ml, b. Erwachsenen 1600-2400 ml. Vgl. Hormone, gastrointestinale.

Magen|a|tonie (Atonie*) f: (engl.) gastroatonia; syn. Magenlähmung, Gastroparese; Lähmung der Magenmotilität; **Formen: 1.** akute M.: häufig in Komb. mit paralytischem Ileus od. als postoperative Kompl. durch Schädigung od. Durchtrennung des N. vagus (Vagotomie*); **2.** chron. M.: meist hypotone Motilitätsstörung mit Magenüberdehnung z. B. bei autonomer diabet. Neuropathie od. Magenausgangstenose; **Sympt.:** Völlegefühl, Reflux, Übelkeit, Erbrechen; **Ther.:** Magensonde, Nahrungskarenz, Peristaltika, abführende Maßnahmen.

Magen||ausheberung: s. Magenspülung. **M.ausheberung, fraktionierte:** s. Magensaftuntersuchung. **M.blase:** (engl.) gastric bubble; (röntg.) der oberste, mit Luft gefüllte Abschnitt des Magens, wenn der Pat. steht od. sitzt. **M.blutung:** s. Blutung, gastrointestinale.

Magen|bypass (engl. bypass Umgehung) m: (engl.) gastric stapling; op. Methode zur Gewichtsreduktion bei exzessiver Fettsucht nach Versagen aller kons. Methoden; Reduktion des Magenreservoirs auf ein Fünftel mittels Querdurchtrennung im Fundusbereich u. anschl. Wiederherstellung der Magen-Darm-Passage durch Gastrojejunostomie.

Magen-Darm-Bi|opsie (Bio-*; Op-*) f: (engl.) gastrointestinal biopsy; Entnahme einer Gewebeprobe (Biopsie*) aus dem Magen-Darm-Trakt, meist gezielt i. R. einer endoskop. Untersuchung, selten blind als Saugbiopsie*. **M.-Darm-Blutung:** s. Blutung, gastrointestinale. **M.-Darm-Katarrh** (Katarrh*) m: s. Gastroenteritis, infektiöse. **M.-Darm-Passage** f: (engl.) upper gastrointestinal x-ray series; Abk. MDP; Röntgenkontrastuntersuchung v. Magen, Duodenum, Jejunum u. Ileum m. Hilfe der Doppelkontrastmethode*. **M.-Darm-Schwimm|probe:** (engl.) gastrointestinal hydrostatic test; (pathol.) Nachweis von stattgefundener Atmung bei verstorbenen Neugeborenen durch das Schwimmen von Magen u. Darm auf Wasser. Vgl. Lungenschwimmprobe. **M.-Darm-Syn|drom, funktionelles** n: s. Abdominalbeschwerden, funktionelle.

Magen-Darm-Trakt: (engl.) gastrointestinal tract; syn. Gastrointestinaltrakt; Sammelbez. f. die anat. Strukturen zw. Magenmund (Kardia*) u. Anus*; s. Magen, Duodenum, Jejunum, Ileum, Colon. **Histol.:** s. Abb.

Magendie-Schiel|stellung (François M., Physiol., Paris, 1783-1855): s. Hertwig-Magendie-Syndrom.

Magen||di|vertikel (Divertikel*) n: (engl.) gastric diverticulum; meist asymptomatisches, häufig an der kleinen Kurvatur u. proximalen Magenhinterwand lokalisiertes Divertikel*. **M.ersatz:** s. Ersatzmagenbildung. **M.erweiterung:** (engl.) gastrectasis; Dilatatio ventriculi, Gastrektasie; krankhafte Überdehnung des Magens bei Verengung des unteren Ausgangs durch Pylorusstenose*.

Magen|fistel (Fistel*) f: (engl.) gastric fistula; op. angelegte (Gastrostomie*) od. nach Durchbruch eines Ulkus, Trauma o. ä. auftretende offene Verbindung des Magens mit der äußeren Bauchwand (äußere M.) od. mit Darmanteilen (innere M.). Vgl. Kader-Fistel, Witzel-Fistel.

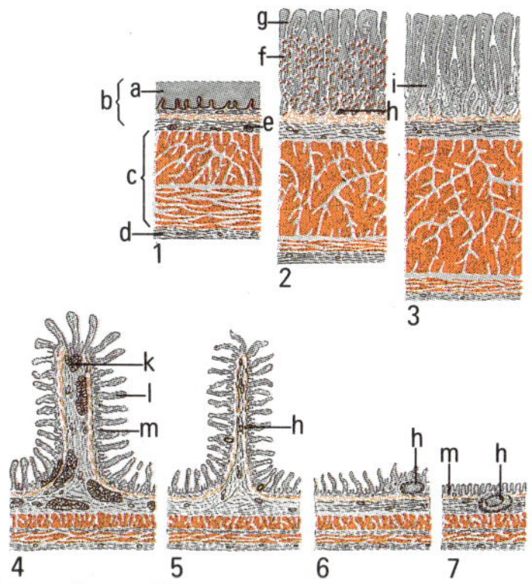

Magen-Darm-Trakt:
Histologie: 1: Ösophagus; 2: Corpus ventriculi; 3: Pylorus; 4: Duodenum; 5: Jejunum; 6: Ileum; 7: Colon
a: Tunica mucosa mit Epithel, Lamina propria, Lamina muscularis mucosae; b: Tela submucosa; c: Tunica muscularis mit Stratum circulare u. Stratum longitudinale; d: Tunica serosa; e: Glandula oesophagea; f: Glandula gastrica; g: Foveola gastrica; h: Folliculus lymphaticus; i: Glandula pylorica; k: Glandula duodenalis; l: Zotte; m: Krypte [533]

Magen||früh|karzinom (Karz-*; -om*) n: s. Magenkarzinom. **M.geschwür:** s. Ulcus ventriculi. **M.grube:** s. Epigastrium. **M., hyper|tonischer:** (engl.) hypertonic stomach; (röntg.) Bez. f. hochstehenden, quergelagerten Magen (Stierhornform). **M.in|vagination** (In-*; Vagina*) f: (engl.) gastric intussusception; Einstülpung des Magens, meist dünndarmwärts, auch postop. nach Gastroenterostomie, Magenresektion. Vgl. Invagination.

Magen|karzinom (Karz-*; -om*) n: (engl.) gastric cancer; Karzinom des Magens, vierthäufigstes, v. a. zwischen dem 60. u. 70. Lj. vorkommendes Karzinom mit geringer Androtopie (m : w = 1,5 : 1) u. weltweit rückläufiger Inzidenz; **Ätiol.:** ungeklärt, möglicherweise Umwelt- u. Ernährungsfaktoren, prädisponierende genet. Faktoren sowie präkanzeröse Faktoren (u. a. chron.-

Magenkarzinom
TNM-Klassifikation (Kurzfassung)

T1	Lamina propria, Submukosa
T2	Muscularis propria, Subserosa
T3	Penetration der Serosa
T4	Nachbarstrukturen
N1	perigastrisch <3 cm vom Tumor
N2	>3 cm vom Tumor, entlang A. gastrica sinistra, A. hepatica communis, A. linealis oder A. coeliaca

M

Laurén-Klassifikation des Magenkarzinoms

Typus	Histopathologischer Aspekt	Ätiologie/Prädispostion	Prognose
intestinaler Typ[1]	abgrenzbare Tumormasse mit Drüsenstruktur, expansive Ausbreitung im geschlossenen Zellverband	Umwelt- u. Ernährungsfaktoren (Nitrate, Nitrosamine, Benzpyrene), Enzympolymorphismus (Hydroxylierer-, Acetylierer-Phänotyp)	günstiger, seltener Lymphknotenmetastasen, höhere Kurabilität
diffuser Typ[1]	diffus infiltrativ wachsend ohne Drüsenstruktur, ausgedehnte, in Zellnestern verstreute Tumorausbreitung	genetische Faktoren (Blutgruppe A, Gynäkotropie), jüngeres Lebensalter	ungünstig, Gastrektomie erforderlich, häufiger ausgedehnte Lymphknotenmetastasen

[1] Vorkommen auch als Mischform (sog. gemischter Typ) möglich

atrophische Gastritis, Borderline-Läsion, Magenteilresektion, Ménétrier*-Syndrom, hyperplasiogene Magenpolypen); **Einteilung: 1.** histol. Typisierung der versch. Differenzierungsgrade des Adenokarzinoms nach Laurén (s. Tab.); **2.** entspr. der TNM*-Klassifikation; (s. Tab. S. 921)

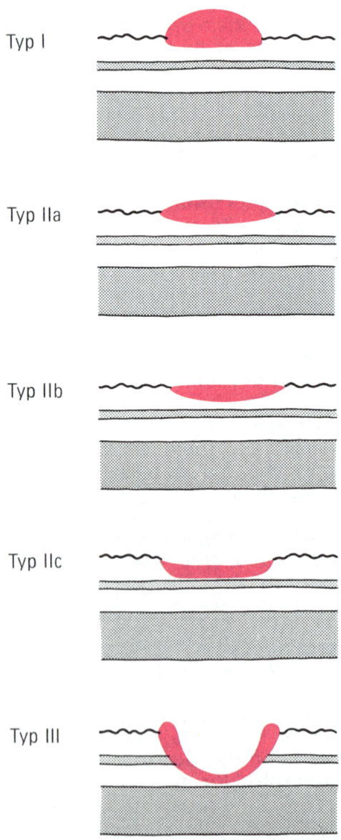

Magenfrühkarzinom: Klassifizierung der Japanischen Gesellschaft für Endoskopie (1962); rote Flächen: karzinomatöses Gewebe

3. makroskop. Beurteilung der Wachstumsformen nach Borrmann (s. Abb. S. 923); **Ausbreitung:** per continuitatem in Aufhängebänder u. Nachbarorgane (Ösophagus, Leber, Milz, Pankreas, Querkolon, Zwerchfell); peritoneal über das subseröse Lymphgefäßsystem in die freie Bauchhöhle u. die Ovarien (Krukenberg-Tumor); lymphogen in perigastrische u. entferntere Lymphknotengruppen (u. a. paraaortal, retroperitoneal, mediastinal, über den Ductus thoracicus in den li. Venenwinkel, sog. Virchow*-Drüse); hämatogen in Leber, Lunge, Skelett, Gehirn; **Sonderformen: 1.** Magenfrühkarzinom (syn. Mikro- od. Oberflächenkarzinom): auf Mukosa u. Submukosa begrenztes M. (entspr. T1 in der TNM-Klassifikation), in ca. 10% multizentrisch vorkommend, lymphogene Metastasierung bereits in ca. 20% der Fälle; **2.** Kardiakarzinom*; **3.** Magenstumpfkarzinom*; **Sympt.:** unspezifisch (sog. empfindlicher Magen), u. a. mangelnder Appetit, Speisenunverträglichkeit, Übelkeit, Erbrechen, Druck- u. Völlegefühl, Dysphagie*, gastrointestinale Blutung*; **Diagn.:** Gastroskopie* mit

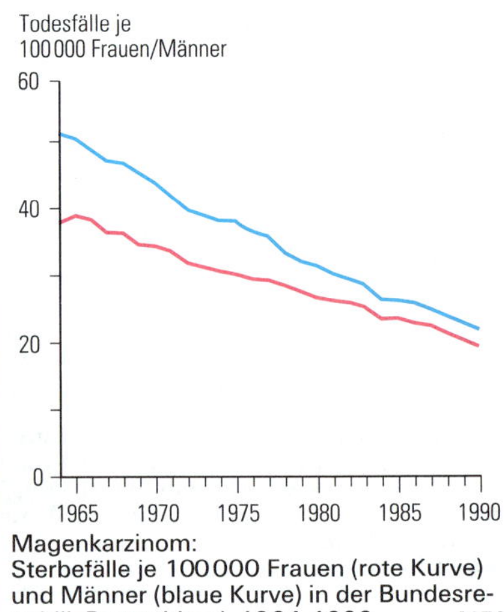

Magenkarzinom: Sterbefälle je 100 000 Frauen (rote Kurve) und Männer (blaue Kurve) in der Bundesrepublik Deutschland, 1964-1990 [476]

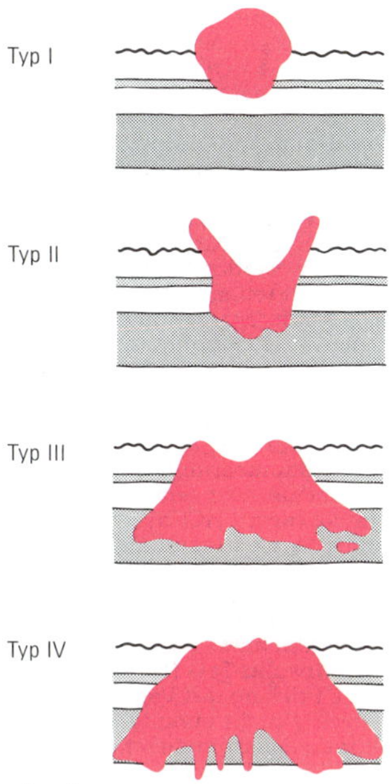

Magenkarzinom:
Einteilung makroskopischer Wuchsformen nach Borrmann: I: polypös, II: schüsselförmig; III: ulzerierend infiltrativ; IV: diffus infiltrierend (szirrhös); rot: karzinomatöses Gewebe

Biopsie, Röntgenkontrastmitteluntersuchung (Füllungsdefekt, Wandstarre, Störung der Peristaltik); Endo- u. Oberbauchsonographie (Lebermetastasen), CT (Fernmetastasen, Tumorausdehnung), Rö.-Thorax (Lungenmetastasen) zur Festlegung des Tumorstadiums u. Beurteilung der Operabilität; evtl. Probelaparotomie; **DD:** Ulcus ventriculi, erosive Gastritis, andere Tumoren, Ménétrier-Syndrom; **Ther.:** subtotale Magenresektion*, Gastrektomie* mit Exstirpation des gr. Netzes u. ausgedehnter Lymphknotendissektion;

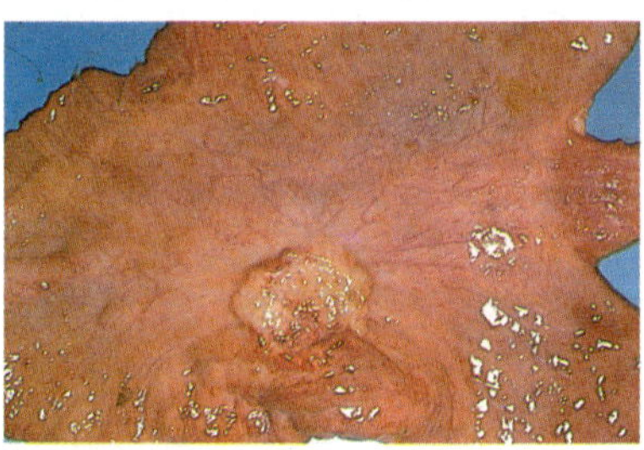
Magenkarzinom:
flaches, an den Rändern eines chronischen, über lange Zeit bestehenden Ulkus der kleinen Kurvatur des Magens sich entwickelndes Magenkarzinom mit derbem Randwall; Diagnose nur mikroskopisch zu sichern [471]

palliative Op. bei nicht resektablem M. u. Magenausgangstenose als Gastroenterostomie*; evtl. adjuvante Zytostatikatherapie bzw. Strahlentherapie; **Progn.:** Fünf-Jahres-Überlebensrate nach chir. Ther. (u. a. abhängig von Operationsmethode, Tumorstadium u. -lokalisation) zw. 20 u. 30%, beim Magenfrühkarzinom ca. 90%.

Magen||katarrh (Katarrh*) m: (engl.) gastritis; akute od. chron. Gastritis*. **M.krampf:** (engl.) stomach cramp; heftiger Magenschmerz, meist mit Erbrechen; bei Ulkus, Karzinom, Gastritis, seltener psych. bedingt. **M.krebs:** s. Magenkarzinom. **M.lähmung:** s. Magenatonie. **M.mund:** Kardia; s. Magen. **M.neurosen** (Neur-*; -osis*) f pl: (engl.) gastric neuroses; nervös bedingte Magenkrämpfe, Erbrechen u. Dyspepsie.

Magen|operations|folgen: (engl.) postgastrectomy syndromes; Spätkomplikationen nach Magenresektion* od. Gastrektomie* inf. der bes. pathol.-anat. Situation; **Formen: 1.** Dumping*-Syndrom; **2.** Syndrom* der zuführenden Schlinge; **3.** Anastomosenulkus*; **4.** agastrisches Syndrom*; **5.** Refluxösophagitis*; **6.** Magenstumpfkarzinom* (bes. nach Billroth II Resektion); **7.** Postvagotomiesyndrom* bei kombinierter Magenop.; **8.** Syndrom des kleinen Magens mit Druck- u. Völlegefühl, ggf. Schmerzen nach den Mahlzeiten bei zu kleinem Restmagen.

> Günstigster Zeitpunkt für die erste postoperative röntgenologische Kontrolluntersuchung ist die 3. oder 4. Woche. In dieser Zeit ist die Gefahr der Nahtinsuffizienz nicht mehr gegeben.

Magen|per|foration (lat. perforare durchbohren) f: (engl.) perforation of the stomach; Perforation der Magenwand; meist als Ulkusperforation*, selten bei Magenkarzinom, inf. Magenverätzung od. iatrogener Verletzung (z. B. bei Gastroskopie).

Magen|pförtner|krampf: s. Pylorospasmus.

Magen|polyp (Polyp*) m: s. Polyp.

Magen|re|sektion (Resektion*) f: (engl.) gastric resection; op. Teilentfernung des Magens (s. ums. Abb.); **Formen: 1.** distale Zweidrittelresektion zur Reduktion der Säuresekretion, insbes. bei Ulcus* ventriculi od. Ulcus*duodeni; **2.** subtotale distale M. mit Entfernung von vier Fünfteln des Magens u. anschließender Wiederherstellung der gastrointestinalen Passage nach Billroth I (gastroduodenal) od. II (gastrojejunal) bzw. nach Roux, v. a. bei im Antrum lokalisiertem Magenkarzinom* vom Intestinaltyp; **3.** proximale Magenteilresektion (sog. Kardiaresektion) mit Ösophagoantrostomie, selten ausgeführt bei kleinem Funduskarzinom. Vgl. Fundoplicatio, Gastrektomie, Magenoperationsfolgen.

> Nach Billroth-II-Magenresektion sind zur rechtzeitigen Erkennung eines Magenstumpfkarzinoms regelmäßige Kontrolluntersuchungen mit Gastroskopie und Biopsie erforderlich.

Magen|ruptur (Ruptur*) f: (engl.) gastric rupture; Zerreißung der Magenwand; Vork. sehr selten, z. B. bei starker Bauchpresse, übermäßiger Gasfüllung (z. B bei fehlerhafter Intubation),

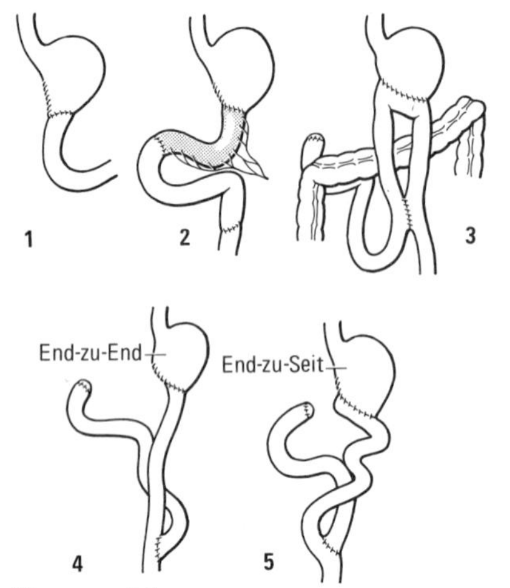

Magenresektion:
Rekonstruktion nach Billroth I: 1: termino-terminale Gastroduodenostomie; 2: wie 1, mit Interposition einer ausgeschalteten Jejunumschlinge;
nach Billroth II: 3: Rekonstruktion durch antekolische Gastroenteroanastomose und Braun-Enteroanastomose; 4: Rekonstruktion mit ausgeschalteter Jejunumschlinge nach Roux und termino-terminaler Gastrojejunostomie; 5: wie 4, mit termino-lateraler Gastrojejunostomie [154]

Trauma u. a.; **Sympt.:** Oberbauchschmerzen, blutiges Erbrechen, Akutes* Abdomen. Vgl. Magenperforation.

Magen|saft: (engl.) gastric juice; wäßriges, saures Sekret, das von d. Zellen der hauptsächl. im Fundus gelegenen Magendrüsen produziert wird; aufgrund psychisch-nervaler (zephale Phase), lokaler (gastrale Phase) u. intestinal-hormoneller (intestinale Phase) Einflüsse werden 1-3 l/d mit einem pH von 1,0-1,5 ausgeschieden. Funktionell wesentliche Bestandteile sind: **1.** die in den Belegzellen gebildete Salzsäure (HCL); **2.** eiweißspaltende Enzyme (Pepsine, aus von den Hauptzellen sezernierten Pepsinogenen entstehend); **3.** von den Nebenzellen produzierter Schleim (Muzin); **4.** in den Belegzellen gebildeter Intrinsic* factor; quantitative Zusammensetzung des M.: s. Tab.

Magensaft
Wichtige Bestandteile und Referenzwerte

Trockensubstanz	5,5 g/l
Proteine	~ 2,0 – 3,5 g/l
Muzin	~ 0,5 – 15,0 g/l
Pepsin I – II	
Männer	~ 29 kU/24 Std. (38 °C)
Frauen	~ 19 kU/24 Std. (38 °C)
Phosphor	~ 6 – 180 mg/l
Gesamtstickstoff	~ 910 – 2180 mg/l
freie Säure (Extrembereich)	~ 0 – 115 mval/l
Gesamtsäure (Extrembereich)	~ 5 – 118 mval/l
Chlorid	~ 77,5 – 159 mval/l
Natrium	~ 18,5 – 69,9 mval/l
Kalium	~ 6,5 – 16,5 mval/l
Calcium	~ 2,0 – 4,6 mval/l
Magnesium	~ 0,5 – 3,0 mval/l

Magen|saft|untersuchung: (engl.) analysis of gastric juice; Bestimmung einiger sekretor. Magenfunktionen (z. B. Salzsäureproduktion); Methoden: **1. Pentagastrin-Test**, gilt als Universaltest, mit dem eine Normo-, Hyper- od. Hyposekretion erfaßt werden kann; Bestimmung der basalen Säuresekretion (BAO, Abk. f. engl. basal acid output) mit Errechnung der HCl-Sekretion/Std. nach Gewinnung von vier Portionen Magensaft* über jeweils 15 Min.; Referenzwerte: ♂ 2-3 mmol (mval) HCl/h, ♀ 1-2 mmol (mval) HCl/h. Die maximal stimulierte Sekretion (MAO, Abk. f. engl. maximal acid output) wird über 1 Std. nach Stimulierung mit 6 µg Pentagastrin/kg Körpergewicht gemessen. Referenzwerte: ♂ 18 mmol (mval) HCl/h, ♀ ca. 30% weniger; Bedeutung: v. a. zur Erkennung einer Anazidität od. Achylie als Risikofaktoren für ein Magenkarzinom*. Die diagn. Bedeutung bei Ulcus duodeni od. ventriculi ist gering. Eine massive Hypersekretion kennzeichnet das Zollinger*-Ellison-Syndrom. **2. Insulin-Test** (Hollander-Test), wird ausschl. zur Prüfung des Vagotomieerfolgs verwendet; nach Durchtrennung der Vagusfasern bleibt der sekretionsstimulierende Effekt von Insulin aus (vgl. Vagotomie).

Magen|sarkome (Sark-*; -om*) n pl: (engl.) gastric sarcomas; Bez. f. mesenchymale Magentumoren* unterschiedl. Differenzierung (ca. 5-8% aller malignen Magentumoren); häufigste **Formen:** Leiomyosarkom* der Magenwand u. lymphoplasmozytoides malignes Lymphom*; Klin., Diagn. u. Ther.: s. Magenkarzinom.

Magen|schlauch: (engl.) stomach tube; Schlauch m. abgerundeter massiver Spitze z. Magenspülung*; vgl. Magensonde.

Magen|schleim|haut|entzündung: syn. Gastritis*.

Magen|schleim|haut|e|rosion (Erosion*) **f:** (engl.) erosive gastritis; oberflächl. Epitheldefekt der Magenschleimhaut, der im Ggs. zum Ulcus ventriculi nicht die Muscularis mucosae penetriert; **Urs.:** lokale Durchblutungsstörung (z. B. nach Schock), evtl. Gastritis; **Klin.:** häufig symptomarm; evtl. Druckgefühl im Oberbauch, bei multiplen Erosionen Magen-Darm-Blutungen; **Diagn.:** Gastroskopie (s. Abb.), evtl. mit Biopsie; **Ther.:** Antazida u. Histamin-H_2-Rezeptorenblokker; **Progn.:** häufig spontane Abheilung innerh. weniger Tage, evtl. mit Narbenbildung; der Übergang in ein Ulcus ventriculi ist möglich. **DD:** Mallory-Weiss-Syndrom, Enteritis regionalis Crohn.

Magen|schleim|haut|inseln: (engl.) ectopic gastric mucosa; hauptsächlich wenige Zentimeter unterh. der oberen Ösophagusenge lokalisierte ektope Magenschleimhaut (Korpusschleimhaut); kann sich entzündl. verändern u. zu peptischen Ulzerationen (Barrett*-Ulkus) mit nachfolgend narbiger Stenosierung führen. Vgl. Endobrachyösophagus.

Magen||schmerz: Gastralgie; s. Magenkrampf. **M.sekretion** (Sekretion*) **f:** s. Magensaft. **M.senkung:** Gastroptose*.

Magen|sonde f: (engl.) nasogastric tube; dünner langer Schlauch aus Weichkunststoff od. Gummi m. Längenmarkierungen; **Formen:**

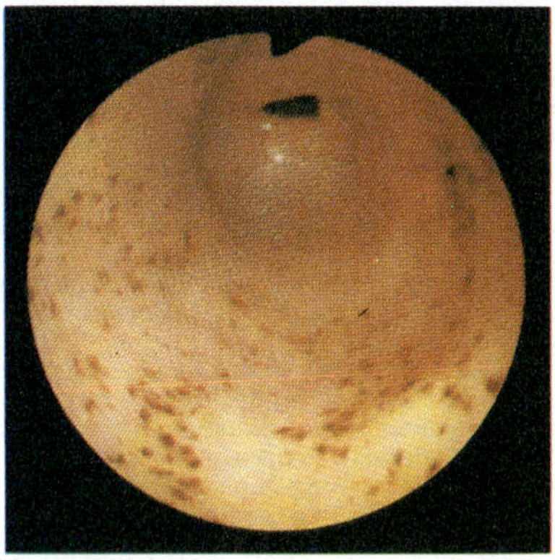

Magenschleimhauterosion: gastroskopischer Befund bei blutenden Erosionen [62]

1. einläufig, z. B. zur Sondenernährung* als Verweilsonde; **2.** doppelläufig, insbes. zur effektiven Magenentleerung als Aspirationsprophylaxe vor Einleitung einer Narkose* (z. B. bei Notfallpatienten), während intensivmed. Ther. sowie bei allen Formen der verzögerten bzw. unterbrochenen Magen-Darm-Passage (z. B. bei Ileus*, Magenatonie*); **Kompl.:** lokale Schleimhautverletzungen; vgl. Duodenalsonde.

Magen|spiegelung: s. Gastroskopie.

Magen|spülung: (engl.) gastrolavage; auch Magenausheberung; Ausspülung des Magens durch den eingeführten Magenschlauch*, z. B. bei Vergiftung.

Magen|stumpf|karzinom (Karz-*; -om*) n: (engl.) gastric stump carcinoma; auch Anastomosenkarzinom; Magenkarzinom* in einem teilresezierten Magen; **Vork.** bei ca. 10% der Pat. 15-20 Jahre nach Magenresektion* (Billroth II), wahrscheinlich aufgrund einer chron. Refluxgastritis; **Diagn.:** regelmäßige gastroskopische Kontrollen; **Ther.:** Gastrektomie.

Magenta|zunge: (engl.) magenta tongue; hochrote, rauhe, papillenfreie Zunge m. heftigen Schmerzen, b. Vitamin-B_2-Mangel.

Magen|tetanie (Tetanus*) f: (engl.) gastric tetany; meist durch (massives) Erbrechen bedingte, zur Tetanie* (Tetania gastrica) führende metabolische Alkalose* (mit Hypochlorämie).

Magen|tumoren (Tumor*) m pl: (engl.) gastric tumours; **1.** benigne M. (rel. selten): Lipome, Fibrome, Angiome, Neurinome, am häufigsten Leiomyome (M. mesenchymalen Ursprungs) bzw. Adenome (adenomatöse Magenpolypen), ektopes Pankreas, selten Karzinoide (M. epithelialen Ursprungs); multipel als sog. Polyposis ventriculi (bei Vorliegen von >50 polypoiden M.); **2.** maligne M.: selten Magensarkome* (Myo- od. Lymphosarkom), häufig Magenkarzinom*.

Magen|verätzung: inf. oraler Aufnahme v. Säuren od. Alkalien entstehende Verätzung der Magenschleimhaut mit nekrotisierender Entzündung; Kompl.: Magenwandperforation, Narbenstriktur, Narbenkarzinom; vgl. Ösophagusverätzung.

Magen|volvulus (Volvulus*) m: (engl.) gastric volvulus; Volvulus ventriculi; Torsion des Magens um die mesenteriale od. Längsachse, u. U. in Komb. mit Drehung des Colon transversum; **Vork.:** meist in Zus. mit einer Hiatushernie* od. Lageveränderungen inf. pathol. Prozesse im Bereich des Magens od. benachbarter Organe; röntg. typisch sind zwei Flüssigkeitsspiegel im Bereich des Magens.

Magen|wurm: s. Gnathostoma spinigerum, Gnathostoma hispidum; vgl. Gnathostomiasis.

Mager|sucht: (engl.) emaciation; starke Abmagerung mit Gewichtsverlust; **Urs.:** exogen, z. B. inf. von Unterernährung, Resorptionsstörungen, Appetitlosigkeit (s. Anorexie), konstitutionell bedingt bei Asthenie, psychogen, z. B. bei Anorexia* nervosa, psychogenen Eßstörungen*, endokrine Erkr., z. B. Hypophysenvorderlappeninsuffizienz, Addison-Krankheit, Hyperthyreose. Vgl. Kachexie.

Magill-Tubus (Sir Ivan Whiteside M., Anästh., London, 1888-1986; Tubus*) m: **1.** Form des Endotrachealtubus*; **2.** Form des (Naso-)Pharyngealtubus*.

Magill-Zange (†): (engl.) Magill's forceps; abgewinkelte Zange, mit der unter Sicht ein Nasotrachealtubus (s. Endotrachealtubus) durch die Stimmritze in die Trachea bzw. eine Magensonde* in den Ösophagus geführt werden kann.

Magnesium n: chem. Element, Symbol Mg, OZ 12, rel. Atommasse 24,305; zweiwertiges Erdalkalimetall; physiol. **Funktion:** physiol. Calciumantagonist u. Aktivator von allen Reaktionen, an denen ATP beteiligt ist. Die Resorption von Mg wird durch Thyroxin gefördert. Eine Mg-Intoxikation kann durch Blockierung der Erregungsüberleitung im ZNS zur sog. Magnesiumnarkose führen. Therap. **Verw.:** bei Hypomagnesiämie (vgl. Magnesiummangelsyndrom), beim akuten Herzinfarkt, bei best. Herzrhythmusstörungen u. a.; vgl. Referenzbereiche (Tab.), Hypermagnesiämie.

Magnesium|mangel|syn|drom n: (engl.) hypomagnesaemia syndrome; inf. Magnesiummangels auftretende **Sympt.:** normokalzämische Tetanie, Tremor, Muskelzuckungen, choreiforme u. athetoide Bewegungen, seltener Krämpfe u. delirante Zustände; **Vork.** z. B. bei schwerem Erbrechen, Durchfällen, renalen Verlusten, chron. Alkoholkrankheit, fast ausschließl. Milchernährung (Milch ist sehr magnesiumarm), nach Jejuno-Ileostomie (mit Hypokaliämie). Parathormon beeinflußt Magnesium in gleicher Weise wie Calcium.

Magnesium|sulfat n: Magnesium sulfuricum ($MgSO_4 \cdot 7H_2O$), Bittersalz; Verw.: parenteral zur Elektrolytsubstitution, zur antikonvulsiven Behandlung der Eklampsie, Tokolyse; oral als (salinisches) Laxans (obsolet wegen NW).

Magnesium sulfuricum n: Magnesiumsulfat*.

Magnet|re|aktion f: s. Greifreflex.

Magnet|re|sonanz f: (engl.) magnetic resonance (Abk. MR), nuclear magnetic resonance (Abk. NMR); syn. Kernspinresonanz, magnetische Kernresonanz; Atomkerne mit ungerader Ordnungszahl verfügen über eine Eigenrotation (Spin*) u. ein sie umgebendes Magnetfeld. Normalerweise sind diese magnetischen Kernmomente hinsichtlich ihrer Ausrichtung statistisch verteilt, richten sich jedoch in einem von außen angelegten Magnetfeld „zum Feld" (parallel bzw. antiparallel) aus. Die 1946 von Bloch u. Purcell entdeckte M. beruht darauf, daß Wasserstoffkerne (Protonen*), die in einem Magnetfeld ausge-

M

richtet sind, elektromagnetische Wellen definierter Frequenzen absorbieren. Dabei wird ihre Ausrichtung zum äußeren Magnetfeld gestört, bei der Rückkehr in den ursprünglichen Zustand senden die Wasserstoffkerne ihrerseits meßbare elektromagnetische Signale aus. Diese Beobachtung führte zur Entw. der kernmagnetischen Resonanzspektroskopie (NMR-Spektroskopie), mit der molekulare Strukturen fester, flüssiger od. gasförmiger Stoffe ohne deren Zerstörung chem. analysiert werden können. Med. Anw. der M. bei der Kernspintomographie*.

magnus (lat.): groß.

Magnus-Re|flex (Rudolf M., Physiol., Utrecht, 1873-1927; Reflekt-*) **m:** tonischer Halsextremitätenreflex; s. Reflexe, frühkindliche.

Mahaim-Bündel: auch Mahaim-Fasern; innerh. der Septummuskulatur des Herzens zw. oberem u. unterem His-Bündel verlaufende akzessorische Leitungsbahn des Erregungsleitungssystems*; s. WPW-Syndrom.

Mahler-Zeichen (Richard A. M., Gebh., Budapest, geb. 1895): (engl.) Mahler's sign; treppenförmiges Ansteigen des Pulses (Kletterpuls) bei gleichbleibender Temp. als Frühzeichen einer Thrombose od. Embolie*.

Mahl|zähne: s. Molaren.

Mahorner-Ochsner-Test (Howard R. M., zeitgen. Chir., USA; Alton O., amerikan. Chir., geb. 1896) **m:** Untersuchungsmethode bei Varikose* der Beine; am stehenden Pat. werden in versch. Höhen des Beins mehrere Staubinden angelegt und von proximal nach distal verschoben; rasche Füllung der oberflächl. Varizen zw. zwei Abschnürstellen weist auf eine Insuffizienz der entspr. Venae communicantes hin.

Maisonneuve-Fraktur (Jacques G. M., Chir., Paris, 1809-1897; Fraktur*) **f:** (engl.) Maisonneuve's fracture; Sonderform der Sprunggelenkfraktur vom Typ Weber C mit hoher Fraktur der Fibula unterh. des Wadenbeinköpfchens, Ruptur der Membrana interossea cruris sowie der Syndesmosis tibiofibularis (Syndesmosenbänder) bei gleichzeitiger Innenknöchelfraktur bzw. Ruptur des Lig. deltoideum (Innenband); **Ther.:** op. Naht von Syndesmose u. Innenband bzw. Osteosynthese des Innenknöchels, Stellschraube zur Sicherung der Syndesmose; vgl. Knöchelfrakturen.

Majocchi-Krankheit (Domenico M., Dermat., Bologna, 1849-1929): syn. Purpura* anularis teleangiectodes.

major (lat.): größer, der Größere.

MAK: Abk. f. **m**aximale **A**rbeitsplatz**k**onzentration; die f. einen Ganztagsarbeitsplatz höchstzulässige Konzentration an gesundheitsschädl. Arbeitsstoffen als Gas, Dampf od. Schwebstoff in d. Luft; dazu wird von d. Deutschen Forschungsgemeinschaft jährl. eine Liste herausgegeben, die außerdem eine Klassifikation der Stoffe nach bewiesener od. vermuteter Kanzerogenität enthält. Gemeinsam mit den MAK-Werten werden **BAT-Werte** (Biologische Arbeitsstofftoleranzwerte) veröffentlicht: höchstzulässige Mengen eines Arbeitsstoffes bzw. seiner Stoffwechselprodukte in Körpermedien wie Blut, Harn, Alveolarluft. Für krebserzeugende Stoffe, die in jeglicher Konzentration schädlich sind u. für die deshalb keine MAK-Werte angegeben werden können, werden vom „Ausschuß für gefährliche Arbeitsstoffe" beim Bundesministerium für Arbeit und Sozialordnung **TRK-Werte** (Technische Richtkonzentration für krebserzeugende Stoffe) aufgestellt, die als Anhalt für Schutz- u. Überwachungsmaßnahmen zur Risikoverminderung am Arbeitsplatz heranzuziehen sind. Vgl. Karzinogene, MIK-Werte, Arbeitsstoffverordnung.

Makro-: auch Macro-; Wortteil mit der Bedeutung lang, groß, weit; von gr. μακρός.

Makro|angio|pathie (↑; Angio-*; -pathie*) **f:** (engl.) macroangiopathy; Erkr. der großen u. größeren Gefäße (Extremitäten, Abdominalgefäße, Koronargefäße, Hirngefäße), meist Arteriosklerose*.

Makro|blast (↑; Blast-*) **m:** (engl.) macroblast; Vorstufe der Erythrozyten; s. Erythroblasten, Erythropoese.

Makro|cheilie (↑; Cheil-*) **f:** (engl.) macrocheilia; abnorme Verdickung der Lippen, bes. durch Lymphangiektasie* od. Hämangiom*.

Makro-Elektro|myo|graphie (↑; Elektro-*; My-*; -graphie*) **f:** (engl.) macro-electromyography; kurz Makro-EMG; Elektromyographie* unter Verw. einer Nadelelektrode mit großem Ableitradius zur Erfassung der elektr. Aktivität einer motorischen Einheit*.

Makro|gameten (↑; Gameten*) **f pl:** (engl.) macrogametes; weibliche Malariaparasiten; vgl. Plasmodien.

Makro|genito|somia prae|cox (↑; Genitale*; Soma*) **f:** adrenogenitales Syndrom bei Jungen als Folge einer konnatalen Nebennierenrindenüberfunktion; Urs.: Pinealom.

Makro|glia (↑; Glia*) **f:** (engl.) macroglia; Bestandteil der Neuroglia* des ZNS; umfaßt die Astrozyten mit ihren Fortsätzen.

Makro|globulin|ämie (↑; Globuline*; -ämie*) **f:** (engl.) macroglobulinaemia; syn. Waldenström-Krankheit, lymphoplasmozytäres Immunozytom; malignes Lymphom* der B*-Lymphozyten mit Paraproteinämie* inf. Vermehrung eines monoklonalen Makroglobulins vom Typ IgM (MG >1 000 000); Haupterkrankungsalter um das 50. Lj., Männer erkranken häufiger. **Sympt.:** allg. Müdigkeit, Leistungsabfall u. Infektanfälligkeit, hämorrhagische Diathese (v. a. Nasenbluten, Magen-Darm-Blutungen), Lymphknotenschwellungen, Spleno- u. Hepatomegalie, Polyneuropathie (Bichel-Bing-Harboe-Syndrom), Durchblutungsstörungen inf. Hyperviskosität des Bluts, Fundus paraproteinaemicus mit Dilatation der Venen u. Retinablutungen; **Diagn.:** Anämie (80%), evtl. Leuko- u. Thrombopenie, Hypergammaglobulinämie, hohe BKS; in biopt. Präparaten (v. a. Knochenmark-, Lymphknotenpunktat) ist die Durchsetzung mit lymphoiden u. Plasmazellen (Anteil ≥ 30%) charakteristisch; Nachweis des monoklonalen IgM-Paraproteins v. a. mittels Immunelektrophorese (M*-Gradient) u. Immunfixation*. **Ther.:** in frühen Stadien Bestrahlung, bei fortgeschrittener Erkrankung Polychemotherapie; evtl. Plasmapherese, Kortikosteroide; **Progn.:** besser als beim Plasmozytom* (Überlebenszeit bis zu 15 Jahren).

Makro|globuline (↑; ↑) **n pl:** (engl.) macroglobulins; Globuline* mit hohem Molekulargewicht; z. B. als Alpha-2-Makroglobulin mit einem MG von 725 000 (s. Antithrombine), Gammamakroglobulin (IgM-Polymer) mit einem MG über 1 000 000 bei Makroglobulinämie*.

Makro|glossie (↑; Gloss-*) **f:** (engl.) macroglossia; abnorme Größe der Zunge (s. Abb.); **Vork.:** z. B. bei Hypothyreose, Down-Syndrom, Exomphalo - Makroglossie - Gigantismus - Syndrom, Mukopolysaccharid-Speicherkrankheit Typ I u. II, Akromegalie, Amyloidose, Häman-

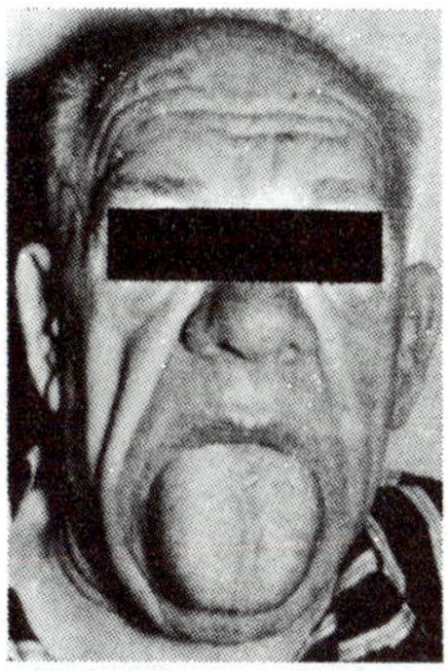

Makroglossie bei Akromegalie [549]

giom; akut auftretend inf. Wespenstichs, Inf. (z. B. Erysipel), bei Angioödem.

Makro|hämat|urie (↑; Häm-*; Ur-*) f: s. Hämaturie.

Makro|karyose (↑; Karyo-*; -osis*) f: (engl.) macrokaryosis; große Zellkerne, bes. von Zellen maligner Tu.; s. Tumorzellen.

Makro|lid-Anti|biotika (↑; Anti-*; Bio-*) n pl: (engl.) macrolide antibiotics; Gruppe v. aus versch. Streptomyzeten gewonnenen (Erythromycin, Josamycin, Spiramycin) od. synthetisch hergestellten (z. B. Clarithromycin, Roxithromycin) Antibiotika mit einem großen Laktonring u. i. d. R. bakteriostat. Wirkung; **Wirkungsspektrum:** grampos. (vereinzelt auch gramneg.) Bakterien, Mykoplasmen, Chlamydien, Rikkettsien, Legionellen, Treponemen; **NW:** (selten) gastrointestinale Störungen, cholestat. Ikterus (Erythromycin), Allergien, Leberschädigungen.

Makro|melie (↑; -melie*) f: Riesenwuchs; s. Hochwuchs, Wachstumsstörungen.

Makro|moleküle (↑) n pl: (engl.) macromolecules; Moleküle mit Molekulargewichten von 10 000 bis über 500 000 (z. B. Proteine, Nukleoproteine, Lipoproteine).

Makro|nesie (↑; gr. νῆσος Insel) f: (pathol.) Hyperplasie der Langerhans*-Inseln des Pankreas bei Hyperinsulinismus*.

Makro|phagen (↑; Phag-*) m pl: (engl.) macrophages; syn. adhärente od. akzessorische Zellen, A-Zellen; zu Phagozytose* u. Pinozytose* sog. großer Partikel (Bakt. u. a. Mikroorganismen, Fremdkörper, Zelltrümmer, polymerisierte lösliche Moleküle u. a.) u. deren Elimination (enzymat. Abbau bzw. Abtötung) od. Speicherung befähigte, amöboid bewegliche mononukleäre Zellen des Monozyten*-Makrophagen-Systems; stammen (wie die neutrophilen Granulozyten*) von einer gemeinsamen myeloischen Stammzelle (Monoblast, Promonozyt) ab u. zirkulieren nach Ausreifung im Knochenmark 1-2 Tage im Intravasalraum als Monozyten* (Blutmakrophagen), bevor sie in versch. Gewebe einwandern u. sich dort zu ortsständigen gewebetypischen M. differenzieren (s. Tab.). Reife M. sind größer als Lymphozyten (⌀ 12-30 µm), besitzen reichlich Zytoplasma, das zahlreiche endozytotische Vesikel u. Lysosomen* enthält, einen relativ kleinen eingebuchteten Kern u. versch. Rezeptoren auf ihrer Membranoberfläche (u. a. für IgG, C3b des Komplements u. Fibronektin); ihre mikrobizide Potenz (Abtötung phagozytierter Mikroorganismen mit Hilfe des oxidativen Metabolismus u. lysosomaler Enzyme) u. (antitumoröse) Zytotoxizität ist nach Aktivierung (z. B. durch bakt. Stoffwechselprodukte, Lymphokine u. a. Zytokine) bes. ausgeprägt. M. synthetisieren eine Vielzahl von Substanzen, die sie z. T. kontinuierlich, nach Phagozytose od. im aktivierten Zustand sezernieren; hierzu gehören Enzyme (z. B. Kollagenase, Elastase, Hyaluronidase, lysosomale Proteasen, Lysozym) u. a. an Entz. u. unspezif. Abwehrmechanismen beteiligte Proteine (z. B. Prostaglandine, die Komplementproteine C1-C5, Interleukin 1, endogenes Pyrogen), Faktoren, die die Funktion anderer Zellen bzw. Zellsysteme modulieren (z. B. mitogenes Protein, koloniestimulierende Faktoren, fibroblastenstimulierender Faktor, Tumor-Nekrose-Faktor), sowie Blutgerinnungsfaktoren. **Funktion:** Induktion u. Regulation von Entz., Gewebereorganisation u. Organheilung, Immuninduktion u. Stimulation von Lymphozyten (Interaktion mit B- u. T-Lymphozyten in der Anfangsphase der Immunantwort* als Antigen-verarbeitende u. Antigen-präsentierende Zellen*), als mikrobizide, zytotoxische (antitumoröse) u. Entzündungszellen von zentraler Bedeutung für die zellvermittelte Immunität*.

Makrophagen
Übersicht der gewebetypischen Makrophagen

Bezeichnung	Gewebe, Organ
Histiozyten	Bindegewebe
Kupffer-Sternzellen	Leber
Alveolarmakrophagen	Lunge
Pleura-, Peritonealmakrophagen	seröse Höhlen
Deckzellen	Synovialis
Osteoklasten	Knochen
Mikrogliazellen	Nervensystem
freie u. sessile Makrophagen	Lymphknoten
Langerhans-Zellen	Epidermis u. Mundschleimhaut

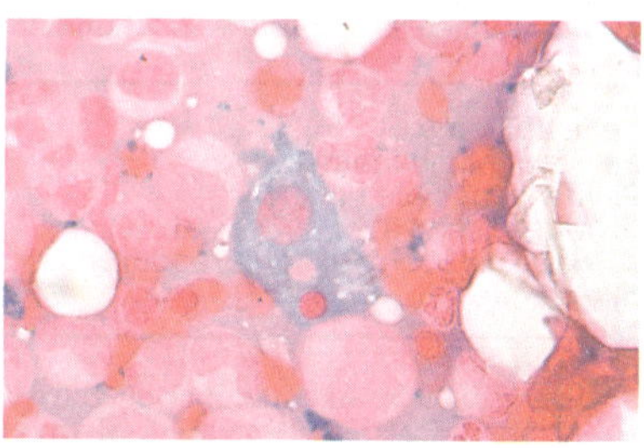

Makrophagen:
Knochenmarkausstrich (Berliner-Blau-Reaktion); Knochenmark-Makrophagen mit deutlicher Speicherung von eisenhaltigem Pigment (blau gefärbt) [181]

Makro|phagen-Elektro|phorese-Mobilitätstest (↑; ↑; Elektro-*; -phor*; mobilis*) m: (engl.) macrophage-electrophoresis-motility test; Abk.

MEM-Test; auch Makrophagen-Migrationsinhibitionstest, Elektrophorese-Mobilitätstest (Kurzbez. EM-Test); Labormethode zur Beurteilung der Reaktivität von T*-Lymphozyten gegenüber Antigenen, z. B. bei zellvermittelten Überempfindlichkeitsreaktionen vom verzögerten Typ (Typ IV der Allergie*); **Prinzip:** sensibilisierte T-Lymphozyten geben bei Kontakt mit dem spezifischen Antigen den sog. Migrationsinhibitionsfaktor* ab, der die Wanderungsgeschwindigkeit von Makrophagen im elektrischen Feld herabsetzt.

Makro|potential (↑) n: (engl.) macropotential; hohe Welle aus einer Summe kleinerer Potentiale bei der Elektroenzephalographie*.

Makr|opsie (↑; Op-*) f: s. Metamorphopsie.

makro|skopisch (↑; Skop-*): (engl.) macroscopic; mit bloßem Auge sichtbar; Ggs. mikroskopisch.

Makro|somie (↑; Soma*) f: Hochwuchs*.

Makro|stoma (↑; Stoma*) n: (engl.) macrostomia; angeb., abnorme, überwiegend einseitige Vergrößerung der Mundspalte inf. einer queren Gesichtsspalte*.

Makro|zephalie (↑; Keph-*) f: (engl.) macrocephaly; Form der Dyszephalie* mit pathol. Vergrößerung des Schädelumfangs u. der Schädelkapazität bezogen auf Brustumfang u. die übrigen Körperproportionen; **Vork.:** als physiol. Überproportionierung des Schädels in den ersten 3 Lj. (s. Kopfumfang, kindlicher), familiäre Form, i. R. von versch. Stoffwechsel- u. Ossifikationsstörungen, bei Neurofibromatosis generalisata u. als Folgezustand bei Hydrozephalus od. Megalenzephalie.

Makro|zyten (↑; Zyt-*) m pl: (engl.) macrocytes; junge, große, früh entkernte Erythrozyten; Auftreten physiologisch; vgl. Anisozytose.

Makula|de|generation (Macula*; Degeneratio*) f: (engl.) macular degeneration; Erkr. der Macula* lutea meist beider Augen im Alter mit fortschreitendem Sehverlust bei Erhalt des peripheren Gesichtsfeldes; **Urs.:** Ablagerung von hyalinem Material (Drusen*) im retinalen Pigmentepithel, zw. Pigmentepithel u. Basalmembran sowie in d. Bruch-Membran; **Pathol./Anat.:** Atrophie des retinalen Pigmentepithels (sog. trockene senile M.), seröse Abhebung von Netzhaut u. Pigmentepithel, subretinale Neovaskularisation (sog. feuchte senile M.) u. zentrale, prominente Narbe (Junius-Kuhn-M.); s. Abb.; **Ther.:** Laserchirurgie bei begrenzter subretinaler Neovaskularisation. Vgl. Makuladystrophie.

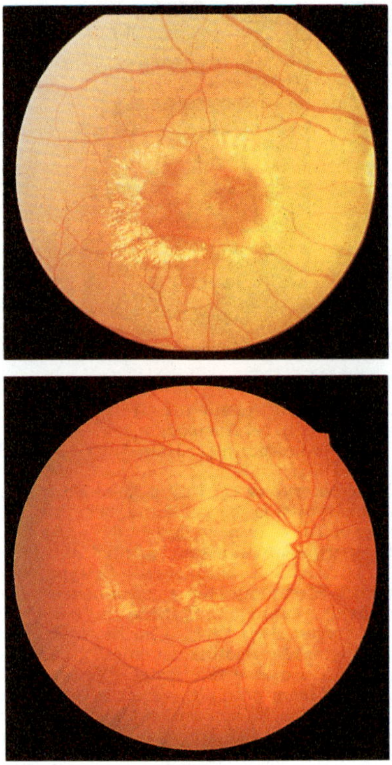

Makuladegeneration:
oben: trockene Makuladegeneration; unten: feuchte Makuladegeneration [550]

Makula|dys|trophie (↑; Dys-*; Troph-*) f: Sammelbez. f. erbl. zentralretinale Dystrophien mit Degeneration der Macula* lutea, die sich in versch. Altersstufen manifestieren, beidseitig auftreten u. mit unterschiedl. starkem Sehschärfenverlust einhergehen; **Formen:** Achromatopsie, X-chromosomale juvenile Retinoschisis, fam. Drusen (Doyne-Choriodose), juvenile Makuladegeneration (Stargardt*-Syndrom), vitelliforme M. Best; **Diagn.:** Fluoreszenzangiographie, Elektroretinographie, Elektrookulographie, Farbsinnprüfung; **Ther.:** keine Behandlungsmöglichkeit.

Makula|loch (↑): (engl.) macular hole; umschriebene, scharf begrenzte, häufig nur partielle (sog. Schichtloch) Zerstörung der Netzhaut in der Fovea der Macula* lutea inf. Glaskörperzug u. -schrumpfung meist nach Trauma od. anderen Netzhauterkrankungen.

Makula|ödem, zystoides (↑; Ödem*) n: extrazelluläres Ödem im Makulabereich, das ophthalmoskop. kleinen Zysten ähnelt; Vork. nach versch. Erkrankungen bzw. Operationen am Auge.

Mal-: Wortteil mit der Bedeutung schlecht, schädlich, bösartig; von lat. malus.

Mala (lat.) f: Wange; s. Bucca.

Mal|ab|sorption (Mal-*; Absorption*) f: Verdauungsinsuffizienz, Störung der Resorption vom Darmlumen in die Blut- u. Lymphbahn;

Leitsymptome:
1. Gewichtsabnahme
2. Massenstühle
3. Muskelschwäche
4. Haut- u. Schleimhautveränderungen
5. Anämie

Urs.: **1.** angeb. Störungen, z. B. Kohlenhydratmalabsorption, Hartnup-Krankheit, Methioninmalabsorption; **2.** diffuse, chron. Dünndarmerkrankung, schwere akute od. chron. Darminfektionen, Zöliakie, Kwashiorkor, Zustand nach Mesenterialgefäßverschluß, Divertikulose, Stenosen des Dünndarms, ausgedehnte Darmresektion, Darmtumoren, Whipple-Krankheit u. a.

Mal|ab|sorptions|syn|drome (↑; ↑) n pl: (engl.) malabsorption syndrome; Erkr., die mit Malabsorption* einhergehen.

Malacia (-malazie*) f: s. Malazie.

Malaco|placia vesicae urinariae (↑; gr. πλάξ, πλακός Platte, Fläche; lat. vesica Blase; Ur-*) f: plattenförmige, gelblich gefärbte Schleimhautveränderungen in d. harnableitenden Wegen (zu 75% in d. Harnblase) inf. eines Schleimhautimmundefekts; **Histol.:** PAS-positive Makrophagen, deren Zytoplasma Michaelis-Gutmann-Körperchen enthält (verkalkte, nicht vollständig abgebaute Bakterienanteile, v. a. von Kolibakterien); **Sympt.:** uncharakteristisch, gelegentl. Hämaturie, Harndrang, Dysurie od. Pollakisurie, Flankenschmerzen; **Progn.:** i. a. gut.

Maladie-de-Roger (frz. maladie Krankheit) f: s. Roger-Syndrom.

Maladie des tics (frz. Tick-Krankheit) f: s. Gilles-de-la-Tourette-Syndrom.

Malako|plakie (-malazie*; gr. πλάξ, πλακός Platte, Fläche) f: s. Malacoplacia vesicae urinariae.

Mal|aria (ital. mala aria schlechte Luft) f: Sammelbez. f. Inf. durch Protozoen der Gattung Plasmodium, die durch eine Stechmücke (Anopheles*) übertragen werden; zu unterscheiden sind Malaria* tropica, verursacht durch Plasmodium falciparum, Malaria* tertiana, verursacht durch Plasmodium vivax od. Plasmodium ovale u. Malaria* quartana, verursacht durch Plasmodium malariae. Entwicklungszyklus u. Übertragung: s. Plasmodien; **Verbreitung:** trotz intensiver Bekämpfungsmaßnahmen ist die M. heute weltweit in den Tropen u. z. T. auch in den Subtropen unterhalb 2000 m Höhe verbreitet; jährlich erkranken ca. 100 Millionen Menschen u. sterben über 1 Million Menschen an M. Durch zunehmende Resistenz der Plasmodien gegen

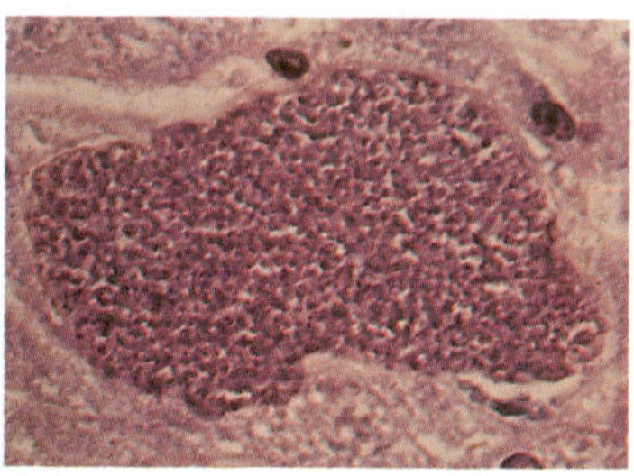

Malaria:
präerythrozytärer Leberschizont [194]

Chemotherapeutika u. der Anopheles-Mücken gegen Insektizide bzw. durch unzureichende allg. Bekämpfungsmaßnahmen verschlechtert sich die Situation in vielen Endemiegebieten. In Europa zunehmende Zahl importierter M. (vgl. Airport-Malaria); endemisches Vorkommen in Europa im Donaudelta u. Teilen der Türkei. **Klin.:** Manifestation durch den zyklischen Zerfall von mit Plasmodien befallenen Erythrozyten; der hierbei auftretende Fieberanfall wiederholt sich bei M. tertiana jeden 3. Tag, bei M. quartana jeden 4. Tag, bei M. tropica unregelmäßig. Doppelbefall mit einer Plasmodienart zu versch. Zeiten od. mit versch. Plasmodienarten gleichzeitig führt zu uncharakterist. Fieberrhythmen (vgl. Quotidiana). Die **Pathogenese** wird möglicherweise durch freiwerdende Stoffwechselprodukte, die hämolyt. Anämie u. durch Autoimmunreaktionen des Wirts sowie durch kapillare Stase inf. Verklumpung befallener Erythrozyten bestimmt. **Diagn.:** mikroskop. Nachweis der Plasmodien (Blutausstrich, Dicker* Tropfen), v. a. zu Beginn des Fieberanfalls. Serodiagnostik (IFT, KBR) nur zur Bekräftigung anamnest. Hinweise auf M.

Mal|aria|mücke (↑): syn. Anopheles*; vgl. Mücken.

Mal|aria|plasmodien (↑) f pl: s. Plasmodien.

Mal|aria|pro|phylaxe (↑; Prophylaxe*) f: (engl.) malaria prophylaxis; Maßnahme zur Verhinderung einer Malariainfektion; je nach Resistenzentwicklung der Plasmodien in den einzelnen Regionen u. unter Beachtung der Kontraindikationen ist eine regelmäßige Einnahme von Chloroquin, Primaquin, Proguanil, Pyrimethamin u. (kurzfristig) Mefloquin od. von Kombinationen aus Pyrimethamin mit Sulfadoxin od. DDS 1 Wo. vor Reiseantritt bis 4 Wo. nach letzter Expositionsmöglichkeit (Inkubationszeit) notwendig. Zusätzl. Maßnahmen zur Vermeidung von Mückenstichen sind Moskitonetze, geeignete Kleidung, Insekten-abwehrende Substanzen (Insect repellents). Die großräumige Mückenbekämpfung mit Insektiziden wird durch d. Resistenz der Mücken erschwert.

Mal|aria quartana (↑) f: (engl.) quartan malaria; **Err.:** Plasmodium malariae, heute seltenste Malariaform; Inkubationszeit 20-35 Tage; **Sympt.:** allmähl. Beginn (Prodromi), Fieberanfall jeden 4. Tag (alle 72 Std.), Hepatosplenomegalie; Rekrudeszenz nach Jahren noch möglich (bis ca. 20 Jahre nach Inf., in Ausnahmefällen noch später); **Ther.:** Chloroquin; **Kompl.:** Nephropathie (Immunkomplexablagerung in der Niere); **Progn.:** relativ günstig, sofern keine Nierenbeteiligung vorliegt; bei Nephropathie ungünstig.

Mal|aria tertiana (↑) f: (engl.) tertian malaria; **Err.:** Plasmodium vivax, Plasmodium ovale; Inkubationszeit i. a. 8-20 Tage; **Sympt.:** zunächst 3-7 Tage uncharakterist. Initialfieber, anschl. Fieberanfall alle 48 Std. (jeden 3. Tag) mit 40-41°C Fieber u. Schüttelfrost, krit. Entfieberung nach mehreren Std.; Anämie u. Splenomegalie nach längerer Dauer; Rezidive (8 Mon. bis 2 Jahre) relativ häufig; **Ther.:** Chloroquin; Beseitigung exoerythrozytärer Parasitenstadien in der Leber (Hypnozoiten*, Schizonten*) durch Primaquin; **Progn.:** ohne erneute Inf. Ausheilung meist nach zwei Jahren, nicht lebensbedrohlich.

Mal|aria tropica (↑) f: (engl.) falciparum malaria; **Err.:** Plasmodium* falciparum (s. ums. Abb.); schwerste Form der Malaria mit akuter Lebensgefahr; Inkubationszeit i. a. 8-12 (5-17) Tage; **Klin.:** oft sehr uncharakterist. Beginn, plötzl. hohes Fieber, Schüttelfrost, gastrointestinale Beschwerden, Erbrechen, Benommenheit; Anämie u. Ikterus (Erythrozytenzerfall) treten ebenso wie Leber- u. Milzschwellung frühzeitig auf; führt oft nach wenigen Tagen zum Tod; beim Überstehen der Krankheit nach ca. 9 Mon. kein Rezidiv mehr; **Diagn.:** Hyperparasitämie (>250 000 Parasiten/µl Blut), Hämoglobin <4,5 mmol/l, Thrombozytopenie, Bilirubin >50 µmol/l, Hypoglykämie (<2,2 mmol/l), Kreatinin >265 µmol/l, Laktatazidose; **Ther.:** Chinin, Chloroquin, Sulfadoxin-Pyrimethamin, Sulfalen-Pyrimethamin, Mefloquin u. Halofantrin gegen Schizonten; Primaquin zur Beseitigung der Gametozyten; **Kompl.:** gastrointestinale Malaria kann Darminfektionen vortäu-

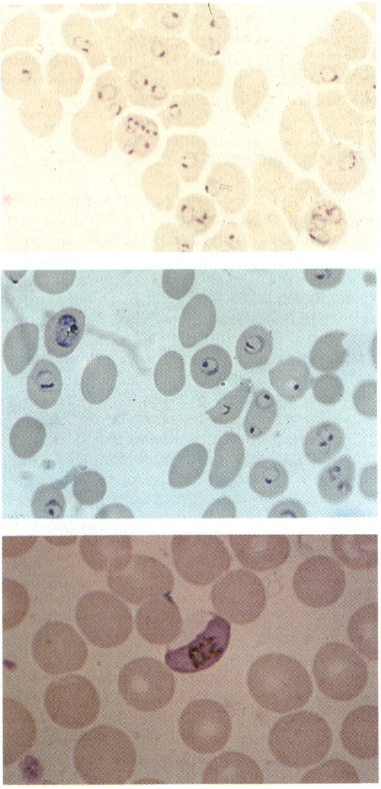

Malaria tropica:
Entwicklungsstadien von Plasmodium falciparum im peripheren Blut: junge siegelringförmige Trophozoiten (oben); z. T. schon etwas ältere Trophozoiten, ein unreifer Schizont (Mitte); männlicher Mikrogametozyt (unten) [455]

schen; zerebrale Malaria mit Hämorrhagien u. Nekrosen im Gehirn inf. kapillarer Stase führt zu unterschiedlichen neurol. Störungen, je nach Lok. u. Ausmaß z. B. Paresen, Epilepsien, meningo-enzephalit. Bilder, Koma u. Tod; kardiale Malaria mit Kollaps u. Myokardschädigung; als renale Komplikation Immunkomplex-Glomerulonephritis; Verbrauchskoagulopathie, Thrombozytopenie; **Schwarzwasserfieber:** intravasale Hämolyse mit folgender Hämoglobinurie, häufig mit letalem Ausgang (Anurie, Koma, Azidose).

Malassez-Epithel|reste (Louis-Charles M., Physiol., Paris, 1842-1909; Epithel*)**:** (engl.) Malassez's rests; versprengte Epithelzellen in der Wurzelhaut der Zähne, die der embryonalen Zahnanlage entstammen; von ihnen geht u. U. die Bildung radikulärer Kieferzysten* aus.

Malassezia furfur (↑; lat. Hautschorf) **f:** syn. Pityrosporum ovale; ubiquitäre Hefe aus der Gruppe der Fungi* imperfecti, verwandt mit Ascomycetes; morphol. ellipsoide od. flaschenähnl. 1,5-5,5 µm große Zellen, die beim Absprossen der Tochterzellen typ. Kragen bilden; Err. der Pityriasis* versicolor u. an der Ausprägung des seborrhoischen Ekzems* beteiligt.

Mal|assimilation (Mal-*; Assimilation*) **f:** verminderte Nährstoffausnutzung; auch Oberbegriff für Maldigestion* u. Malabsorption*.

Malat (lat. malum Apfel) **n:** Salz der Äpfelsäure*; Zwischenprodukt des Zitronensäurezyklus*. **M.de|hydro|genase** (↑) **f:** Abk. MHD; Enzym, das d. Dehydrierung des Malats zu Oxalacetat im Zitronensäurezyklus* bewirkt, wobei der Wasserstoff auf NAD^+ übertragen wird. **M.enzym** (↑; Enzyme*) **n:** (engl.) malic enzyme; Enzym, das die reduzierende Carboxylierung des Pyruvats zu Malat im aeroben Kohlenhydratabbau katalysiert.

Mala|thion **n:** S-[1,2-Bis(ethoxycarbonyl)-ethyl]-O,O′-dimethyldithiophosphat (IUPAC); Phosphotion; Verw.: Mittel gegen Pedikulose*.

Malayen|filarie (Filarien*) **f:** s. Brugia malayi.

Malayen|fuß: b. Down*-Syndrom vorkommende Fehlbildung des Fußes; s. Sandalenlücke.

Malazie (malazie*) **f:** (engl.) malacia; Malacia, Erweichung; z. B. Osteomalazie, Chondromalazie.

-malazie: auch -malacia; Wortteil mit der Bedeutung Weichlichkeit, Krankheit; von gr. μαλακία.

Malbin-Zellen (Zelle*)**:** s. Sternheimer-Malbin-Zellen.

Mal de Meleda (Mal-*) **n:** s. Palmoplantarkeratosen, hereditäre.

Mal de Pinto (mexikan. Fleckenkrankheit) **n:** syn. Pinta*.

Mal|de|scensus testis (Mal-*; lat. descensus Herabsteigen) **m:** (engl.) undescended testis; Ausbleiben der regelrechten Wanderung des Hodens ins Skrotum während des 3.-10. Embryonalmonats; tritt bei ca. 3% aller männl. Neugeborenen auf, bei einem Teil der Kinder deszendieren die Hoden in den ersten Lebensmonaten noch spontan, so daß am Ende des 1. Lj. nur bei 0,8% aller Jungen ein Hodenhochstand beobachtet wird. **Lageanomalien:** inguinal, abdominal, femoral od. als Gleithoden*; **Urs.:** mechan. Behinderungen, gonosomale Chromosomenaberrationen (häufig bei Klinefelter*-Syndrom), Störung der Testosteronsynthese, verminderte LH-Sekretion (auch bei der Mutter); **Folgen:** durch vermehrten Druck und erhöhte Temperatur kommt es zu Spermatogonienschwund innerh. der ersten 2 Lj. u. später zu Infertilität; zusätzlich besteht ein erhöhtes Risiko einer malignen Entartung. **Ther.:** konservativ mit Gonadorelin*, op. mit Orchidolyse u. Orchidopexie vor Ende des 2. Lj.; jenseits des 20. Lj. wird der ektope Hoden wegen des Entartungsrisikos u. der fehlenden spermatogenen Funktion entfernt.

Mal|di|gestion (↑; Digestion*) **f:** Störung der Verdauung*; häufigste Urs. sind Mangel an Verdauungsenzymen (zystische Fibrose, Pankreasinsuffizienz, Zustand nach Magenresektion) u. Galle (Gallensekretions- od. Gallenabflußstörung), ferner Allergien gegenüber versch. Nahrungsmitteln (Milcheiweiß, Eiereiweiß), eine primäre (Fehlbildung der Lymphgefäße) od. sek. Gastroenteropathie u. psychogene Ursachen. **Leitsympt.:** rezidiv. Durchfälle. Die M. kann eine wesentl. Urs. für die Dystrophie* im Kindesalter sein. Vgl. Malassimilation.

Malein|säure: Cis-Form der Äthylendicarbonsäure; vgl. Dicarbonsäuren, Isomerie.

Maleyl|aceto|acetat **n:** COOH—CH═CH—CO—CH_2—CO—CH_2—COOH; als cis-Isomer

Stoffwechselabbauprodukt der Homogentisinsäure* durch d. Homogentisinsäureoxidase-Wirkung, wird weiter zum trans-Isomer (Fumarylacetoacetat) umgebaut u. zu Fumarsäure* u. Acetessigsäure* aufgespalten (s. a. Zitronensäurezyklus).

Mal|formation (Mal-*) f: s. Fehlbildung, kongenitale.

Malgaigne-Becken|ring|fraktur (Joseph-François M., Chir., Paris, 1806-1865; Fraktur*) f: (engl.) Malgaigne's fracture; doppelte Vertikalfraktur des Beckenrings am Schambein u. an der Articulatio sacroiliaca; vgl. Beckenfrakturen.

Maliasmus (gr. μηλίς Rotz) m: s. Malleus.

Malign-: Wortteil mit der Bedeutung bösartig, ungünstig; von lat. malignus.

maligne (↑): bösartig; Ggs. benigne.

Malignität (↑) f: (engl.) malignancy; Bösartigkeit, meist von Tumoren (Karzinome bzw. Sarkome).

Malignitäts|grad (↑): (engl.) degree of malignancy; durch histol. Kriterien charakterisierter Grad der Malignität von Tumoren; s. Grading.

Malignom (↑; -om*) n: (engl.) malignant tumour; ungenaue Bez. für bösartigen Tumor; vgl. TNM-Klassifikation.

Malioidosis (gr. μάλις Rotz; -id*; -osis*) f: syn. Melioidose*.

Malle-: Wortteil mit der Bedeutung **1.** Hammer, Rotz; von lat. malleus; **2.** Hämmerchen, Knöchel; von lat. malleolus.

malleolaris (Malleolus*): zum Knöchel gehörend.

Malleolus (lat. Hämmerchen) m: Knöchel.

Malleolus|fraktur (↑; Fraktur*) f: s. Knöchelfrakturen.

Malleo|myces (Malle-*; Myk-*) m: s. Pseudomonas mallei, Pseudomonas pseudomallei.

Malleus (↑) m: **1.** (anat.) Hammer, Gehörknöchelchen in der Paukenhöhle, zw. Trommelfell u. Amboß gelegen; **2.** Digitus malleus valgus, Hammerzehe*; **3.** Maliasmus, Rotz: Infektionskrankheit bei Tieren (bes. Einhufer, Pferd, Esel), übertragbar auf den Menschen; Err.: Pseudomonas* mallei; Inkubationszeit: 1-5 Tage; Klin.: Infiltrationen, Pusteln u. Abszesse der Haut der Hände u. des Gesichts, Ulzerationen der Bindehaut, Nasen-, Rachen- u. Kehlkopfschleimhaut, u. U. Pneumonie od. Sepsis mit generalisiertem Exanthem, die in wenigen Tagen zum Tod führen kann; Ther.: Tetrazykline, Sulfonamide. Erkrankungsfälle sind meldepflichtig!

Mallorca-Akne (Akne*) f: syn. Acne* aestivalis.

Mallory-Körperchen (Frank B. M., Pathol., Boston, 1862-1941): (engl.) Mallory's bodies; hyaline Degenerationsprodukte im Plasma der Leberzelle beim Zieve*-Syndrom (s. Abb.); bestehen aus einer Anhäufung pathol. Filamente.

Mallory-Weiss-Syn|drom (G. Kenneth M., Pathol., Boston, geb. 1900; Soma W., Arzt, Boston, 1898-1942) n: schwere gastrointestinale Blutung* mit Hämatemesis inf. longitudinaler Einrisse der Schleimhaut (evtl. auch der Muskulatur) des kardianahen Ösophagus bzw. des Magens, insbes. bei vorgeschädigter Mukosa; **Ätiol.:** akute Druckerhöhung bei Erbrechen; **Vork.:** v. a. bei Alkoholkranken; **Diagn.:** Gastroskopie; **DD:** v. a. Ösophagusvarizenblutung*, Barrett*-Syndrom, Blutung aus einem Ulcus* ventriculi; **Ther.:** konservativ durch Ballontamponade od. Elektrokoagulation, chir. Übernähung der Schleimhautrisse. Vgl. Boerhaave-Syndrom.

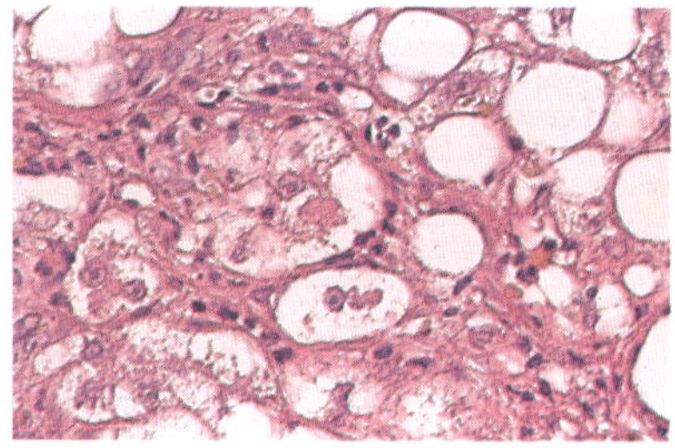

Mallory-Körperchen:
Alkohol-induzierte Hyalinspeicherung (Leberhistologie) [62]

Mal|nutrition (Mal-*; Nutrition*) f: Sammelbegriff für eine Fehl- od. Mangelernährung; unterschieden werden quant. (Dystrophie, Marasmus) u. qual. M. (Eiweißmangeldystrophie, Milchnährschaden, Hypo- u. Avitaminose) sowie chron.-dyspeptische Formen (Verdauungsinsuffizienz z. B. bei zystischer Fibrose* u. versch. angeb. od. erworbenen Formen der Malabsorption); vgl. Protein-Energie-Mangelsyndrome.

Malon|säure: (engl.) malonic acid; $CH_2(COOH)_2$, Dicarbonsäure mit spezif. inhibitor. Wirkung auf d. Succinodehydrogenase; Malonyl ist ein Radikal der M. **Malonyl-CoA:** Carboxylierungsprodukt des Acetyl-CoA; reagiert mit Acetyl-CoA od. höheren aktivierten Fettsäuren unter CO_2-Abspaltung zu Betaketosäuren; Ausgangssubstanz der Fettsäuresynthese.

Malonyl|harn|stoff: syn. Barbitursäure*.

Malpighi-Bläschen (Marcello M., Anat., Bologna, Roma, 1628-1694): (engl.) Malpighi's vesicles, pulmonary alveoli; Lungenbläschen, Alveoli pulmonis; s. Alveole.

Malpighi-Körperchen (↑): (engl.) malpighian corpuscles; **1.** Corpuscula renalia (Nierenkörperchen), bestehen aus der Bowman-Kapsel u. dem eingestülpten Kapillarknäuel (Glomerulus; s.

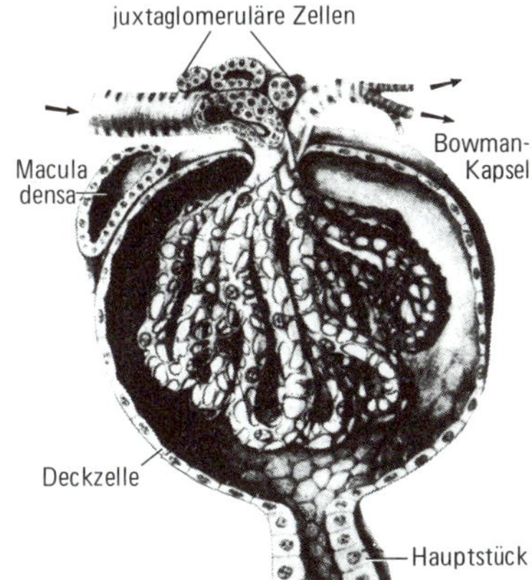

Malpighi-Körperchen:
Die Pfeile geben die Richtung des Blutstroms durch den Kapillarknäuel an. [16]

M

Abb.); in ihnen erfolgt die Bildung des Primärharns. **2.** Milzknötchen, Milzfollikel: kugelige Lymphozytenansammlungen in der Milz*.

Malpighi-Schicht (↑): (engl.) Malpighi's layer; Stratum germinativum der Epidermis*.

Mal|rotation (Mal-*; lat. rotatio Drehen) f: Störung der Drehung des Darms während der Embryonalentwicklung; **Formen:** (nach Grob): **1.** Nonrotation (90-Grad-Rotation, Ausbleiben der 2. u. 3. Drehung); **2.** Malrotation I (180-Grad-Rotation, Ausbleiben der 3. Drehung); **3.** Malrotation II (inverse 2. Drehung mit regelrechter od. fehlgerichteter 3. Drehung); **Sympt.:** rezidiv. Bauchschmerzen im Kleinkindes- u. Kindesalter, (Sub-)Ileus durch Volvulus*; **Ther.:** op. Lösung von Verwachsungen, anatomiegerechte Fixation.

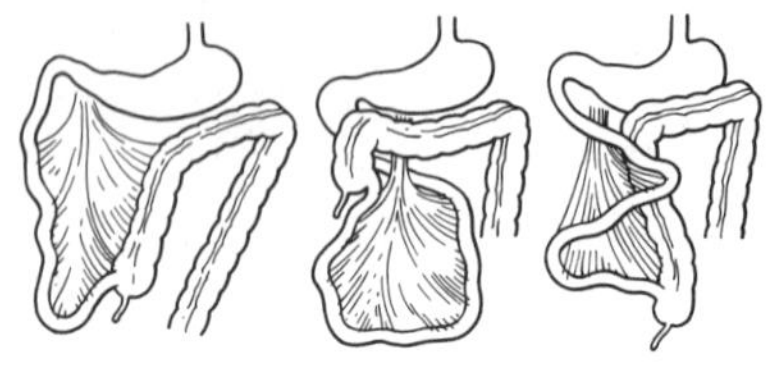

Malrotation:
1: Nonrotation; 2: Malrotation I; 3: Malrotation II [154]

MALT: Abk. f. (engl.) **m**ucosa **a**ssociated **l**ymphoid **t**issue; v. a. in der Submukosa des Verdauungs-, Respirations- u. Urogenitaltrakts (Haupteintrittspforten für Mikroorganismen) als diffuse Aggregate (z. B. in der Bronchialwand) od. organisierte knotenförmige Ansammlungen lymphatischer Zellen mit Keimzentren (z. B. in den Tonsillen, als Peyer*-Plaques im Ileum) lokalisiertes schleimhautassoziiertes lymphatisches Gewebe, in dem Lymphozyten* gegen Antigene spezif. sensibilisiert werden u. als lokale Immunantwort* sekretorisches IgA gebildet wird.

Malta|fieber: s. Brucella melitensis, Brucellosen.

Maltase f: s. Disaccharidasen.

Maltase|mangel: s. Myopathien, hereditäre metabolische.

Maltose f: (engl.) malt sugar; Malzzucker; Disaccharid aus zwei Molekülen Glukose in alpha-1,4-glykosidischer Verknüpfung; Zwischenprodukt beim Abbau von Stärke* u. Glykogen*; **Vork.:** z. B. in keimendem Getreide (Bierherstellung); **Nachw.:** enzymat. Glukosenachweis nach Spaltung mit spezif. Disaccharidasen*.

Maltose|in|toleranz (Intoleranz*) f: s. Kohlenhydratmalabsorption.

Malum per|forans pedis (lat. durchbohrende Fußkrankheit) n: tiefe Geschwüre bes. an Ferse u. Zehenballen, z. B. bei Alkoholabusus, Diabetes mellitus, Lepra, Tabes dorsalis.

Malz|arbeiter|lunge: (engl.) malt worker's lung; Form der exogen-allergischen Alveolitis* durch Verarbeitung feuchter Gerste u. Sensibilisierung gegen Aspergillus clavatus.

Malz|ex|trakt (Extractum*) m: (engl.) malt extract; wäßriger Auszug aus gekeimter Gerste; enthält Maltose, Dextrine, Glukose, Eiweiß, Milchsäure, B-Vitamine u. Amylasen; Verw. als Kräftigungsmittel, bes. für Kinder; vgl. Nährzucker.

Malz|zucker: s. Maltose.

Mamilla (lat. Brustwarze) f: Mamille, Brustwarze*; vgl. Mamma.

Mamillar|linie (↑): s. Linea mamillaris.

Mamillar|re|flex (↑; Reflekt-*) m: (engl.) mamillary reflex; Erektion der Brustwarze* (Mamilla) b. Reizung des Warzenhofs (Areola mammae) durch Berührung.

Mamillen|bestrahlung (↑): (engl.) mamillary irradiation; externe Bestrahlung der männl. Brustdrüse mit Telecobalt-60 vor Einleitung einer Östrogentherapie bei Prostatakarzinom* zur Verhütung der Gynäkomastie*.

Mamillen|plastik (↑; -plastik*) f: (engl.) theleplasty; op. Verfahren zur Erhaltung od. Wiederherstellung v. Areola mammae u. Mamille, z. B. nach Mastektomie*; neben mamillenerhaltenden Operationsverfahren (u. U. mit vorübergehender Autotransplantation v. Mamille u. Areola mammae in die Leistengegend u. späterer Replantation) werden angewandt: **1.** Übertragung v. Teilen der kontralateralen Brustwarze; **2.** Übertragung stärker pigmentierter Haut v. anderen Körperstellen. Pigmentunterschiede z. Gegenseite können durch Tätowierung ausgeglichen werden; mit einer deutl. Verminderung der Sensibilität ist zu rechnen.

Mamillen|rand|schnitt (↑): s. Schnittführung.

Mamille, se|zernierende (↑) f: (engl.) secreting nipple; Entleerung v. wäßrig-milchigem Sekret aus der (weibl.) Brustwarze außerh. der Stillzeit; **Urs.:** fibrozystische Mastopathie*, Milchgangektasien, u. U. Prolaktinom* od. Mammakarzinom*; dd Abklärung v. a. mittels Galaktographie, Mammazytologie, Mammographie, Ultraschalldiagnostik, ggf. Bestimmung des Serumspiegels v. Prolaktin. Vgl. Mamma, blutende.

Mamma (lat.) f: weibl. Brustdrüse, Glandula lactifera; sekundäres Geschlechtsmerkmal der Frau; besteht aus ca. 15 Einzeldrüsen, Bindegewebezügen u. einem individuell versch. großen Anteil Fettgewebe; Drüsengewebe in Ruhe mit

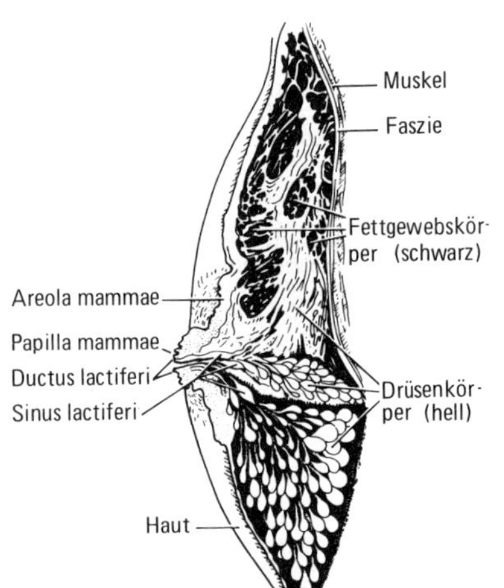

Mamma [532]

azinösen Endstücken, bei Laktation* stets alveolär m. apokriner Sekretion. Östrogene* u. Progesteron* induzieren zyklusabhängige Veränderungen des Drüsengewebes mit z. T. schmerzhaften Schwellungen u. Knotenbildungen, die gegen Ende des Menstruationszyklus* ihren Höhepunkt erreichen.

Mamma, ab|errierende (↑; lat. aberrare abweichen) f: (engl.) aberrant breast; allg. Bez. f. außerh. der Milchleiste* lokalisiertes, vom normalen Brustdrüsenkörper entfernt liegendes Brustdrüsengewebe (meist im Bereich der li. Axilla), u. U. ohne Mamille u. Areola, also ohne Abflußmöglichkeit. Vgl. Mamma, akzessorische.

Mamma|adenom (↑; Aden-*; -om*) n: meist Fibroadenom*.

Mamma, ak|zessorische (↑; lat. accedere, accessus hinzukommen) f: (engl.) accessory breast; syn. Polymastie, Hypermastie, Mamma accessoria; angeb. Vorhandensein überzähliger kompletter Brustanlagen (Drüsengewebe, Brustwarze, Areola mammae) im Bereich der Milchleiste*, oft in Komb. mit anderen strukturellen Anomalien (s. Syndrom, mammorenales); vgl. Mamma, aberrierende.

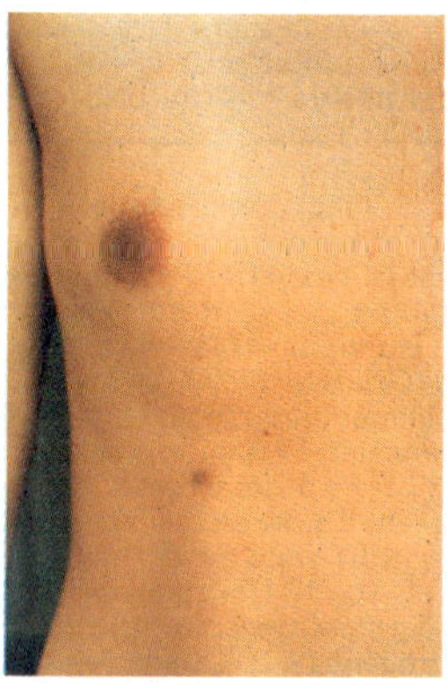

Mamma, akzessorische [540]

Mamma|amputation (↑; lat. amputatio das Abschneiden) f: s. Mastektomie.

Mamma|an|omalien (↑; Anomalie*) f pl: (engl.) breast anomalies; **1.** kongenitale M.: aberrierende Mamma*, akzessorische Mamma* (Polymastie), Polythelie*, Pseudomamma*, Amastie*, Hypomastie*; **2.** erworbene M.: Mammahypertrophie*, Mastoptose*; **3.** Asymmetrien: kongenitale Anisomastie, erworbene Deformation (posttraumatisch od. postoperativ); **4.** Gynäkomastie*.

Mamma||a|plasie (↑; A-*; -plasie*) f: syn. Amastie*. **M.augmentation** (↑; lat. augmentum Wachstum, Zunahme) f: s. Mammaplastik. **M.bi|opsie** (↑; Bio-*; Op-*) f: möglichst vollständige Exzision eines verdächtigen Knotens in der Mamma zur histol. Untersuchung; bei palpator. u. mammograph. nicht soliden Knoten od. Zysten Durchführung einer Punktionszytologie*.

Mamma, blutende (↑) f: (engl.) bleeding nipple; (tropfenweise) Entleerung von Blut bzw. bluthaltiger Flüssigkeit aus der Brustwarze; **Urs.:** v. a. zystische Mastopathie*, Milchgangpapillom*, nicht selten Mammakarzinom*; daher sorgfältige diagn. Abklärung durch Palpation, Mammazytologie, Ultraschalldiagnostik, Mammographie, Galaktographie. Vgl. Mamille, sezernierende.

Mamma|fett|nekrose (↑; Nekr-*; -osis*) f: s. Fettgewebenekrose.

Mamma|fibromatose (↑; Fibr-*; -om*; -osis*) f: s. Fibromatose.

Mamma|hyper|trophie (↑; Hyper-*; Troph-*) f: (engl.) hypermastia; abnorm groß entwickelte Mamma als erworbene Anomalie der Brustdrüse inf. eines überschießenden Wachstums aller Organbestandteile, häufig m. Mastoptose*; **Formen: 1.** Pubertätshypertrophie: m. der Menarche einsetzende ein- od. beidseitige M., u. U. Mammaplastik (Reduktionsplastik) erforderlich; **2.** Graviditätshypertrophie: meist reversible M. in der Schwangerschaft; **3.** M. in der Geschlechtsreife; Ätiol. unbekannt. Vgl. Mammaplastik, Gynäkomastie.

Mamma|karzinom (↑; Karz-*; -om*) n: (engl.) breast carcinoma; Brustkrebs, Carcinoma mammae; heute häufigster maligner Tumor der Frau, tritt v. a. zw. dem 45. u. 70. Lj. auf; **Sympt.:** schmerzloser, derber (ca. 75%) Knoten (Leitsymptom), u. U. schmerzhaft (ca. 10%), sezernierende Mamille* (ca. 10%), lokales Ödem (ca. 4%), Einziehung der Brustwarze (ca. 3%). Alle genannten Sympt. sind Erstsymptome eines schon fortgeschrittenen Karzinoms. Frühsymptome sind verdächtige Tastbefunde i. R. der Krebsfrüherkennungsuntersuchungen* sowie bei regelmäßiger Selbstuntersuchung der Brust; weitere klin. Sympt. sind Einziehung der Haut od. Unverschieblichkeit über einer Verhärtung, Grobporigkeit (Orangenschalenhaut, Folge eines Lymphödems), Plateauphänomen*, offene Ulzerationen u. Paget-Krebs (s. Paget-Krankheit); **Verlauf:** abhängig von Tumorstadium (v. a. vom Lymphknotenbefall) u. Differenzierungsgrad des Tumors. Die **Metastasierung** erfolgt lymphogen in die regionären Lymphknoten; Lymphabfluß aus dem oberen äußeren Quadranten hauptsächl. in die Achsellymphknoten*, aus den inneren Quadranten in die retrosternalen Lymphknoten.

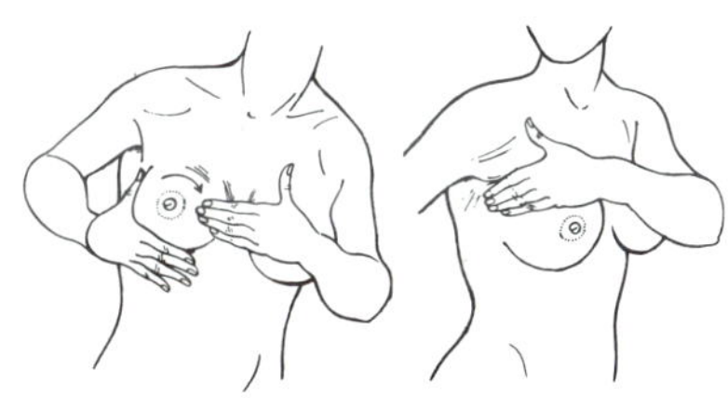

Mammakarzinom:
Selbstuntersuchung: Abtasten von Brust und Achselhöhle

> Hochverdächtig auf ein Mammakarzinom ist jeder einseitige Knoten in der Brust, besonders wenn er sich derb und höckrig anfühlt. Der Knoten ist häufig mit der Haut verwachsen.

M. bis max. 2 cm Durchmesser haben in der Axilla in bis zu 60% der Fälle bereits histol. nachweisbare Lymphknotenmetastasen. Fernmetastasen: Wirbelsäule, Becken, Leber, Lunge, Pleura, Ovarien; **histol. Klassifizierung:** s. Tab. 1; **Diagn.:**

Mammakarzinom Tab. 1
Histologische Klassifikation

Nichtinvasive Karzinome
intraduktales Carcinoma in situ
lobuläres Carcinoma in situ
Invasive Karzinome
invasive duktale Karzinome
invasive lobuläre Karzinome
muzinöse Karzinome
medulläre Karzinome
papilläre Karzinome
tubuläre Karzinome
adenoid-zystische Karzinome
sekretorische Karzinome
apokrine Karzinome
Mischformen

1. Inspektion; **2.** Palpation; Abtastung aller Quadranten (Resistenzen), Achselhöhlen, Supraklavikulargruben (vergrößerte Lymphknoten); Hauptlokalisation ist der obere äußere Quadrant (s. Abb.); **3.** Ultraschalldiagnostik; **4.** Röntgendiagnostik; Mammographie* insbes. zur Klärung ei-

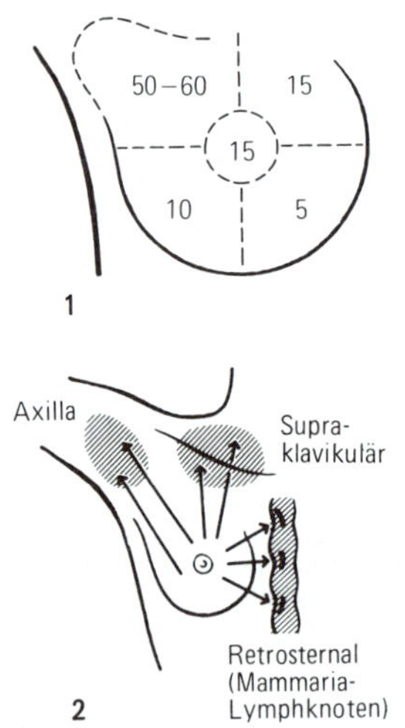

Mammakarzinom:
1: Lokalisationshäufigkeit (%) in den verschiedenen Quadranten; 2: Metastasierungswege [440]

nes suspekten Palpationsbefundes; gibt hauptsächl. Aufschluß über Größe u. Lokalisation eines M. (vgl. Mikroverkalkungen); ggf. Xeromammographie*, Galaktographie*; **5.** Kernspintomographie; **6.** Mammazytologie*; **Stadieneinteilung:** TNM*-Klassifikation (s. Tab. 2), früher Steinthal*-Stadien. **Ther.: 1. lokal:** bei kleinem

Mammakarzinom Tab. 2
TNM-Klassifikation (Kurzfassung)

Tis	in situ
T1	≤2 cm
T1a	≤0,5 cm
T1b	>0,5 cm bis 1 cm
T1c	>1 bis 2 cm
T2	>2 bis 5 cm
T3	>5 cm
T4	Brustwand, Haut
T4a	Brustwand
T4b	Hautödem, Ulzeration, Satellitenknoten der Haut
T4c	a und b
T4d	entzündliches Karzinom
N1	beweglich axillär pN1
	pN1a nur Mikrometastasen ≤0,2 cm
	pN1b Makrometastasen
	i 1–3 Lymphknoten, >0,2 cm bis <2 cm
	ii ≥4 Lymphknoten, >0,2 cm bis <2 cm
	iii durch Kapsel, <2 cm
	iv ≥2 cm
N2	fixiert axillär pN2
N3	Mammaria interna pN3

Primärtumor (T1c) Tumorektomie (Lumpektomie*), Segmentresektion od. Quadrantenresektion*, jeweils mit axillärer Lymphadenektomie u. Nachbestrahlung des Restdrüsenkörpers; bei größerem Karzinom Mastektomie*; **2. systemisch** (ab Grading* G2-G3): **a)** Zytostatika; meist Polychemotherapie als adjuvante Ther. bei prämenopausalen Frauen mit zwei pos. Lymphknoten, größerem Primärtumor sowie bei Fernmetastasen, im Einzelfall auch bei postmenopausalen Frauen; **b)** endokrine Ther., v. a. indiziert bei Nachweis spezif. Hormonrezeptoren* (Östrogen- u. Progesteronrezeptoren) im Tumorgewebe: Antiöstrogene (z. B. Tamoxifen, bes. bei postmenopausalen Frauen), Progestagene (Medroxyprogesteronacetat, v. a. bei Knochenmetastasen); bei prämenopausalen Frauen ggf. sog.

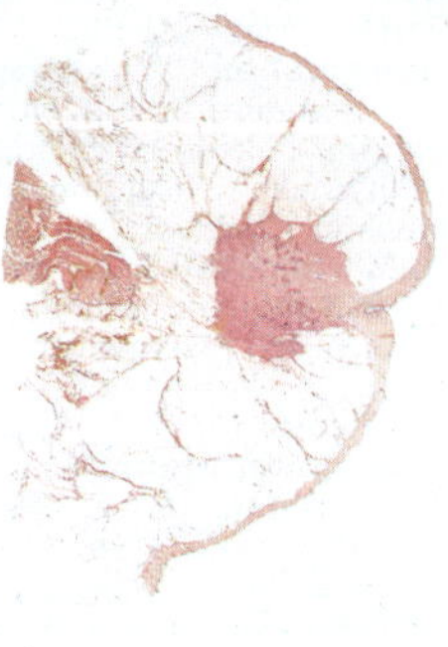

Mammakarzinom:
histologischer Großflächenschnitt durch die Mamma in sagittaler Richtung; man erkennt ein derbes Szirrhuskarzinom in der Tiefe unter der eingezogenen Mamille. [471]

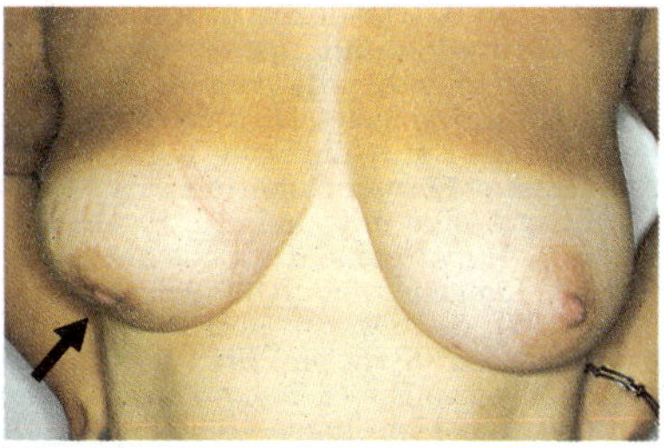

Mammakarzinom:
deutliche Einziehung der Brustwarze (Pfeil) infolge eines Karzinoms von 3,5 cm Durchmesser [148]

ablative Hormontherapie (entspr. einer Adrenalektomie bzw. Ovarektomie) mit Aromatasehemmern (Aminoglutethimid) bzw. GnRH-Analoga; **c)** Strahlentherapie: obligatorisch bei brusterhaltender Operation*, bei Lymphangiosis carcinomatosa, palliativ bei Solitärmetastasen; **Progn.:** Inf. der frühen lymphogenen u. hämatogenen Metastasierung (30-50% schon bei Stadium T1) erleiden mind. 50% der primär behandelten Frauen ein Rezidiv; von diesen sterben etwa 70%

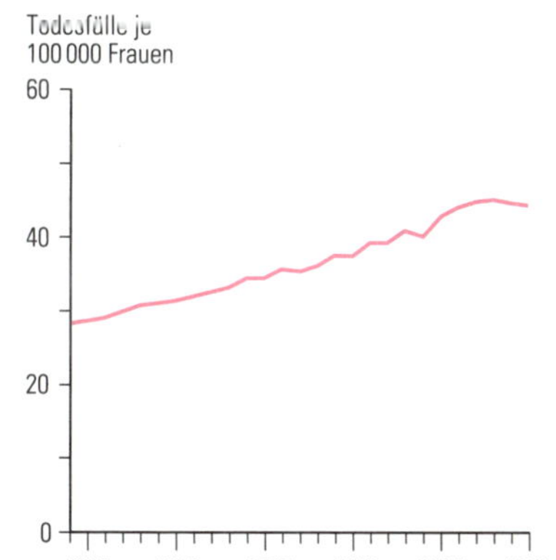

Mammakarzinom:
Todesfälle je 100000 Frauen in der Bundesrepublik Deutschland, 1964-1990 [476]

in den folgenden 3 Jahren. **Nachsorge:** Die meisten Lokalrezidive u. Fernmetastasen treten postoperativ in den ersten 3 Jahren auf; deshalb während dieser Zeit vierteljährliche Kontrollen

> Die Unterweisung aller Patientinnen in der regelmäßigen Selbstuntersuchung ist unerläßlicher Bestandteil der Beratung im Rahmen von Vorsorgeuntersuchungen.

(Röntgenthorax, Knochenszintigraphie, Mammographie der erhaltenen Brust, gyn. Untersuchung). Vgl. Tumormarker, Lymphödem.

Mamma pendulans (↑; lat. pendulus hängend) f: Mastoptose*, Hängebrust.

Mamma|plastik (↑; -plastik*) f: (engl.) mammoplasty; op. Verfahren zur Herstellung einer natürl. Brustform (Eumastie), als wiederherstellende Op. nach Mastektomie* bzw. aus ästhet. Gründen; viele **Methoden: 1.** M. ohne Implantate: z. B. Mastopexie b. Mastoptose*; Reduktionsplastik b. Mammahypertrophie; sekundäre Rekonstruktion im Intervall nach Mammaamputation durch versch. muskulokutane Verschiebelappen- u. Schwenklappenverfahren, z. B. Latissimus-dorsi-Hautlappen od. transversaler muskulokutaner Lappen mit Mamillenrekonstruktion; **2.** M. unter Verwendung v. Implantaten: z. Rekonstruktion nach Mastektomie* od. Mammaaugmentation b. Hypomastie*; am gängigsten ist die Implantation von Silikonprothesen od. auffüllbaren Prothesen, evtl. eines sog. Hautexpanders (vgl. Mammaprothese); häufig ergänzendes Verf.: Mamillenplastik*.

Mamma|pro|these (↑; Prothese*) f: (engl.) breast implant; **1.** Büstenhalterprothesen z. Erstversorgung nach Mastektomie* u. zur Dauerversorgung als Epithesen* aus Baumwolle od. Silikon; **2.** implantierte Prothesen z. Dauerversorgung nach Mammaplastik*, wobei hauptsächl. Silikonprothesen (mit Gelkern u. mehreren Hüllen) verwendet werden; häufige Komplikation: Kapselfibrose*. Der Implantation einer M. geht u. U. die Schaffung einer hinreichend gr. Prothesentasche mittels vorübergehend implantiertem Hautexpander voraus, der über ein subkutan gelegenes Ventil nach u. nach bis z. gewünschten Größe gefüllt wird.

Mamma|tumoren (↑) m pl: (engl.) breast tumours; Neoplasien der (weibl.) Mamma; **1.** benigne M.: vorwiegend bei jüngeren Pat. auftretend, v. a. Milchgangpapillom* u. Fibroadenom* (mit Neigung zu maligner Entartung) sowie Adenome, seltener Fibrome, Lipome, Angiome, Myome, Chondrome, Osteome u. Myxome; **2.** maligne M.: insbes. Mammakarzinom*, seltener Paget*-Krankheit (Adenokarzinom), sehr selten Mammasarkom mit rascher Entwicklung u. schlechter Progn. (Ausnahme: Cystosarcoma* phyllodes); best. Formen der Mastopathie* werden als Präkanzerose* angesehen.

Mamma|zyto|logie (↑; Zyt-*; -log*) f: (engl.) breast cytology; zytol. Untersuchung insbes. v. Absonderungen aus der Brustwarze (Exfoliativzytologie*), Zystenpunktat od. aus Solitärknoten aspirierten Zellen (Punktionszytologie*); **Ind.:** v. a. bei (pathol.) Sekretion der Mamma außerh. der Laktation* (sezernierende Mamille*, blutende Mamma*), z. Abklärung zyst. Mammaveränderungen (z. B. bei Mastopathie*) sowie fragl. Tastbefunde b. negativem Röntgenbefund bzw. zweifelhafter röntg. Befunde. Vgl. Zytodiagnostik.

Mammo|graphie (↑; -graphie*) f: (engl.) mammography; (röntg.) Nativaufnahme der weibl. Brust mit einer bes. Technik (meist Rastertechnik), insbes. zur Erkennung von Präkanzerosen (atyp. proliferierende Mastopathie*), zur Objektivierung u. Lokalisation eines pathol. Tastbefundes, b. sezernierender Mamille od. blutender Mamma u. zur Überwachung v. Risikopatienten bzw. zum Screening gesunder Kollektive; **Aufnahmetechnik:** kraniokaudale Aufnahme u. Profilaufnahme (mediolateral), zusätzl. Spezialaufnahme der Axilla; es müssen immer bd. Seiten untersucht werden, da individuelle Variationen in der physiol. Gewebestruktur groß sind. Zeichen für ein Mammakarzinom* sind u. a. Tumorkernschatten, peritumoröser Hof, Mikroverkalkungen*, Spiculae, Gefäßabbrüche u. Gefäßkaliberschwankungen, Mamilleneinziehung, Hautverdickung u. Formunterschiede der Brust im Rechts-Links-Vergleich. **Cave:** Bei weichen (medullären od. tubulären) Karzinomen kann die M. unauffällig sein. Mitunter ist eine sichere Unterscheidung zw. gutartigen u. bösartigen Veränderungen nicht möglich (histol. Abklärung!). Vgl. Xeromammographie, Galaktographie.

mammo|trop (Mamma*;-trop*): auf die Brustdrüse wirkend.

Mancini-Ring|dif|fusions|test (diffus*) m: s. Immundiffusion, radiale.

Mandel: (engl.) tonsil; (anat.) Tonsilla, Tonsille; **1.** Gaumenmandel*; **2.** Rachenmandel*; **3.** Tubenmandel (Tonsilla* tubaria); **4.** Zungenmandel*; vgl. Rachenring, lymphatischer. **M.entzündung:** (engl.) tonsillitis; Entzündung der Gaumenmandeln; s. Tonsillitis. **M.hyper|trophie** (Hyper-*; Troph-*) f: (engl.) tonsillar hypertrophy; angeb. Vergrößerung od. entzündl. Schwellung des Gaumenmandelgewebes. **M.kern:** (anat.) Corpus* amygdaloideum. **M.pfröpfe:** (engl.) tonsillar plugs; gelbl.-weiße Massen in den Krypten der Tonsilla palatina; physiol. als Detritus aus Epithelzellen, Lymphozyten, Bakterien u. evtl. Speiseresten.

Mandibula (lat.) f: Unterkiefer.

Mandibular|bogen (↑): s. Kiemenbögen.

Mandrin (frz.) m: (engl.) mandrel; Führungsstab für weiche Katheter, der nach dem Einführen entfernt wird.

M

Mangan n: chem. Element, Symbol Mn, OZ 25, rel. Atommasse 54,94; zur Mangangruppe gehörendes, ein- bis siebenwertiges, silbergraues, hartes u. sprödes Schwermetall (rel. Dichte 7,21 g/cm^3); essentielles Spurenelement (30-40 mg im menschl. Körper, im Blutserum 5-20 µg/dl), Bestandteil von Arginase u. Phosphatase, steigert die Verwertbarkeit des Vitamins B_1; biozyklische Anreicherung v. a. über die aquatische Nahrungskette* (Algen, Schalentiere), aber auch über Pflanzen; biol. Halbwertzeit* bezogen auf versch. kritische Organe 3-25, auf den ganzen Körper durchschnittlich ca. 17 Tage. MAK-Wert 5 mg/m^3. **Manganmangel** kann zu Sterilität u. Knochenfehlbildungen führen. Vgl. Manganpneumonie, Manganvergiftung.

Mangan|pneumonie (Pneum-*) f: (engl.) manganese pneumonia; bei Manganarbeitern vorkommende Pneumonie* inf. Einatmung von Manganstaub; BK nach Nr. 1105 der BeKV.

Mangan|vergiftung: (engl.) manganese poisoning; **1.** akute M.: s. Manganpneumonie; **2.** chron. M.: nach mehrjähriger Manganexposition z. B. bei Arbeitern der Mangan-verarbeitenden Industrie auftretende Schädigung des ZNS (Degeneration der Ganglien im Putamen, Nucleus caudatus, Globus pallidus u. Thalamus); **Sympt.:** Müdigkeit, Schwindel, Apathie, Parkinson*-Syndrom, akute Psychosen; **DD:** Enzephalopathie*, Multiple* Sklerose, Parkinson-Syndrom; BK nach Nr. 1105 der BeKV.

Mangel|an|ämien (Anämie*) f pl: (engl.) deficiency anaemias; Anämien inf. eines Mangels der für die Produktion der Erythrozyten notwendigen Substanzen; **Urs.:** z. B. Mangelernährung, Malabsorption, Maldigestion, Avitaminose; **Vork.:** z. B. als Eisenmangelanämie, Eiweißmangelanämie, Folsäuremangelanämie, perniziöse Anämie (Vitamin-B_{12}-Mangel), Anämie bei Mangel an Vitamin B_6 (Pyridoxin) u. Vitamin C.

Mangel|entwicklung, intra|uterine: (engl.) intrauterine growth retardation; Abk. IUM; pränatale Dystrophie, fetale Hypotrophie; verzögerte pränatale Entw., die Früh- u. Reifgeborene betreffen kann; **Formen: 1.** harmon. Hypotrophie (Gewicht u. Länge unter der 10. Perzentile); **2.** disharmon. Hypotrophie (Gewicht unter der 10. Perzentile, Länge normal; IUM meist erst in den letzten SSW); **3.** IUM bei Übertragung*, führt meist z. Clifford*-Syndrom; **Urs.: 1.** intrauterine Ernährungsstörungen (z. B. bei Plazentainsuffizienz, Gestose, Mehrlingen, Raucherinnen); **2.** pränatale Erkrankungen*; **3.** genetisch od. konstitutionell bedingt. Wegen der erhöhten Spätmorbidität (neurol. Störungen) kommt der Erkennung v. Risikofaktoren bes. Bedeutung zu.

Mangel|geborenes: (engl.) light (small) for date baby; syn. hypotrophes Neugeborenes; unter der 10. Perzentile der Standardgewichtskurve liegendes Neugeborenes*; gilt als Risikoneugeborenes* u. ist akut bes. durch Hypoglykämie gefährdet; **Formen: 1.** hypotrophes Reifgeborenes; **2.** hypotrophes Frühgeborenes* (sog. Frühmangelgeborenes); **Urs.:** intrauterine Mangelentwicklung*.

Mangel|mutante (Mutation*) f: (engl.) defective mutant; Zelle, in der inf. einer Mutation* eine Genfunktion z. Herstellung eines lebensnotwendigen Stoffwechselproduktes (z. B. einer Aminosäure) ausgefallen ist. Der Mangel kann dadurch ausgeglichen werden, daß der M. ein Nährmedium angeboten wird, welches die betr. Komponente enthält (auxotrophe Mutante). Zur Selektion* derartiger Mutanten können sog. Mangelmedien angewandt werden.

Mango|fliege: ungenaue Bez. f. die Tumbufliege; nicht identisch mit der Mangrovefliege; s. Fliegen.

Mangrove|fliege: Chrysops dimidiata; s. Chrysops.

man-Gy (engl. man Mann): Bez. f. Personen-Gray; s. Kollektivdosis.

Manie (-manie*) f: (engl.) mania; meist psychotische Störung der Affektivität mit gehobener (heiterer od. gereizter) Stimmung, Antriebssteigerung, Steigerung der Wahrnehmungsintensität, Denkstörungen (Ideenflucht, Assoziationsreichtum), Störungen vegetativer Funktionen (Blutdruckanstieg, Tachykardie, Schlafstörungen), Veränderung der Vitalgefühle (herabgesetztes od. gesteigertes Hungergefühl) u. evtl. Wahn. In der psychot. M. wird oft ein Autoritätskonflikt ausgelebt od. eine Depression abgewehrt. **Vork.:** insbes. bei affektiver Psychose* (oft im Wechsel mit Depression), Schizophrenie, Durchgangssyndrom, org. Psychose, Drogenabusus (Haschisch, Mescalin, Cocain); **Ther.:** Schutz vor sozialer u. materieller (Selbst-)Schädigung, Psychotherapie, Soziotherapie, Neuroleptika; zur medikamentösen Prophylaxe evtl. Lithium. Vgl. Zyklothymie.

-manie: Wortteil mit der Bedeutung Wahnsinn, Sucht; von gr. μανία.

Mani|festation (lat. manifestare offenbaren, sichtbar machen) f: Äußerung, Erscheinung; Erkennbarwerden z. B. einer Erkr. od. einer Erbanlage; vgl. Krankheitsanlage, Latenzzeit.

Mani|festations|in|dex (↑) m: (engl.) manifestation index; (epidemiol.) Anzahl der manifest Erkrankten bezogen auf 100 mit einem best. Err. Infizierte; Größe z. Quantifizierung der Wahrscheinlichkeit, bei Erstinfektion manifest (klin.) zu erkranken; je kleiner der M. ist, desto häufiger treten abortive u. stumme Verlaufsformen auf. Vgl. Kontagionsindex.

Mani|festatio̲ns|muster (↑): (engl.) manifestation pattern; Gesamtheit der feststellbaren physiol. u. morphol. Phäne, die der Wirkung eines Erbfaktors zugeordnet werden können. Vgl. Phänotypus.

Mani|pulatio̲nen, gene̲tische (lat. manipulus eine Handvoll; Genetik*) f pl: s. Gentechnologie, Hybridisierung.

ma̲nisch (-manie*): erregt, tobsüchtig; s. Manie.

Manna̲ne n pl: (engl.) mannans; Polysaccharide* (Homoglykane) aus D-Mannose, die in der Wand v. Pflanzen- (als unverzweigte M.) u. Hefezellen (als verzweigte M.) vorkommen; Hauptteil der sog. Reservezellulose.

Manni̲t n: syn. Mannitol*.

Manni̲to̲l n: syn. Mannit; sechswertiger Zuckeralkohol ($C_6H_{14}O_6$), weitverbreitet in d. Natur; Verw.: in Infusionen zur Osmotherapie*.

Manni̲to̲l|test m: veralteter Test zur Unterscheidung einer renalen von einer prärenalen Oligo-Anurie; wegen der Gefahr einer osmotisch induzierten Hypervolämie obsolet.

Manni̲t|spaltung: Pathogenitätszeichen der Staphylokokken; s. a. Chapman-Agar.

Mann-Lentz-Färbung (Gustav M., Physiol., New Orleans, 1864-1921; Otto L., Hyg., Berlin, 1873-1952): (engl.) Mann's method; Verfahren zur histol. Färbung der Negri*-Körperchen bei Tollwut* in Eosin-Methylenblaulösung; sie sind rot u. enthalten blaue Einschlüsse.

Mannos|ami̲n n: Aminozucker der D-Mannose mit einer NH_2-Gruppe am C-Atom 2 anstelle einer OH-Gruppe; Bestandteil der Neuraminsäure*.

Manno̲se f: Aldohexose*, an C-Atom 2 epimer zu Glukose; kann im Organismus phosphoryliert (Hexokinase*) u. durch Phosphomannoseisomerase in Glukose-6-Phosphat umgewandelt werden; weiterer Abbau auf dem Weg der Glykolyse*; **Vork.:** in Mannanen*, im Organismus hauptsächl. Bestandteil v. Membranen.

Mannosido̲se (-osis*) f: (engl.) mannosidosis; autosomal-rezessiv-erbl. Abbaustörung lysosomaler Glykoproteine*; **Formen: 1.** Alphamannosidose mit mangelnder Aktivität der Alphamannosidase; Sympt.: Facies wie bei Mukopolysaccharid-Speicherkrankheiten, Muskelhypotonie, Hepatosplenomegalie, Dysostosis multiplex, evtl. Katarakt u. Schwerhörigkeit; **2.** Betamannosidose mit mangelnder Aktivität der Betamannosidase; Sympt.: geistige Behinderung (ab Kleinkindesalter), Angiokeratome, keine Skelettveränderungen; **Diagn.:** Bestimmung der Enzymaktivität in Lymphozyten, Thrombozyten u. a. Organgeweben, erhöhte Ausscheidung mannosehaltiger Oligosaccharide im Urin; pränatale Diagn. ist möglich. Vgl. Enzymopathien.

Mano|me̲ter (gr. μανός gasförmig; Metr-*) n: Druckmesser; Gerät zum Messen des Drucks von Gasen od. Flüssigkeiten.

Manschẹtte f: (engl.) 1. cuff like anaesthesia, 2. cuff; **1.** (neurol.) Bez. f. einen stulpenförmigen Sensibilitätsausfall an d. Extremitäten, z. B. bei Polyneuropathie*; **2.** s. Blutdruckmessung, indirekte.

Manschẹtten|test m: s. Lowenberg-Test.

Mansfeld-Ef|fẹkt (Géza M., Pathol., Budapest, geb. 1882) m: Hyperplasie der Langerhans*-Inseln bei Sekretabflußbehinderung aus dem Pankreas inf. Obstruktion des Ductus pancreaticus.

Mansonẹlla ozzạrdi (Sir Patrick Manson, Tropenarzt, Bakteriol., Hongkong, London, 1844-1922) f: Filarien-Art des Menschen; parasitiert im peritonealen Bindegewebe; wahrscheinl. apathogen; **Vork.:** Mittel- u. Südamerika. Vgl. Filarien.

Mansonẹlla pe̲rstans (↑) f: syn. Acanthocheilonema perstans; Dipetalonema perstans; apathogene Filarie im peritonealen Bindegewebe; Mikrofilarien* permanent im peripheren Blut; **Überträger:** Culicoides* (Gnitzen); **Vork.:** West- u. Zentralafrika; gebietsweise in Mittel- u. Südamerika.

Mansonẹlla strepto|cẹrca (↑) f: syn. Acanthocheilonema streptocerca; Dipetalonema streptocerca; apathogene Filarie des subkutanen Bindegewebes; Mikrofilarien* in d. Haut; **Überträger:** Culicoides*; **Vork.:** Westafrika.

Manson-Färbung (↑): Färbung mit Manson-Lösung (Methylenblau-Boraxlösung) zum Nachweis von Plasmodium falciparum; Parasiten dunkelblau, Erythrozyten grünlich.

Manso̲nia (↑) f: Stechmückengattung (s. Mücken); Überträger von Brugia sowie Wuchereria u. Gelbfieber-Virus; Vork. an Gewässer mit reichl. Vegetation gebunden, da Larven ihren Sauerstoffbedarf aus den Schwimmwurzeln von Wasserpflanzen, z. B. Wasserkohl (Pistia stratiotes), decken.

ma̲n-Sv (engl. man Mann): Kurzbez. f. Personen-Sievert; s. Kollektivdosis.

Mantel|feld|bestrahlung: (engl.) upper-body irradiation; vollständige Bestrahlung der Lymphknotenstationen oberh. des Zwerchfells mit Abschirmung zu schonender Organe; z. B. bei Lymphogranulomatose*.

Mantel|kante: (anat.) Margo superior cerebri, an der Umschlagfalte zur Fissura longitudinalis cerebri.

Mantel|kanten|syn|drom n: (engl.) parasagittal cortical syndrome; Schädigung des oberen Teils des Gyrus praecentralis mit Parese u. Sensibilitätsstörungen des kontralateralen Beins, häufig mit Blasenstörungen; **Vork.:** v. a. bei parasagittalem Meningeom, Hirnmetastasen u. Thrombose des Sinus sagittalis superior.

Mantel|pneumo|thorax (Pneum-*; Thorax*) m: den Lungenflügel mantelförmig umschließender Pneumothorax*.

Mantel|zellen (Zelle*): (engl.) satellite cells; syn. Hüll- od. Satellitenzellen, Amphizyten, Lemnozyten; Bestandteil der Neuroglia* des peripheren Nervensystems; kleine Zellen an der Oberfläche sensibler od. vegetativer Ganglien.

M-Anti|ge̲n (Antigen*) n: (bakteriol.) **1.** Mukosus-Antigen; bei schleimbildenden Bakterien (z. B. Salmonella paratyphi B) vorkommendes Antigen*; **2.** M-Protein in den Fimbrien von Streptococcus pyogenes; **3.** Antigen M der MNSs*-Blutgruppen.

Manua̲l|hilfe (Manus*): (engl.) assisted breech delivery; halbe Extraktion; gebh. Handgriffe zur Entw. aus Beckenendlage, wenn das Kind bis z. unteren Schulterblattwinkel geboren ist; **Vorgehen:** einzeitig durch Bracht*-Handgriff; falls erfolglos zweizeitige Entwicklung: 1. von Schultern u. Armen (Müller*-Handgriff bzw. Lövset*-Armlösung od. klassische Armlösung*); 2. des nachfolgenden Kopfs (Veit*-Smellie-Handgriff). Vgl. Extraktion, manuelle.

M

Manubrium (lat. Griff, Stiel) n: Handgriff; z. B. M. sterni: oberster Teil des Brustbeins.

manuell (Manus*): (engl.) manual; mit der Hand; **bimanuell:** mit beiden Händen.

Manus (lat.) f: Hand*; das Handskelett besteht aus der Handwurzel (Carpus, Ossa carpi), Mittelhand (Metacarpus, Ossa metacarpi) u. den Fingern (Ossa digitorum). **M. valga** (↑) f: syn. Madelung*-Deformität. **M. vara** (↑) f: Klumphand; s. Hand.

MAO: Abk. f. **1.** **M**ono**a**mino**o**xidase*; **2.** (engl.) **m**aximal **a**cid **o**utput; s. Magensaftuntersuchung.

MAP: Abk. f. **1.** (engl.) **m**ean **a**rterial **p**ressure (mittlerer art. Blutdruck); **2.** **M**uskel**a**ktions**p**otential.

Maple syrup urine disease (engl.) n: Abk. MSUD; s. Ahornsirupkrankheit.

Mapping (engl. Kartographie) n: elektrokardiograph. Methode zur Größenbestimmung eines Herzinfarkts* durch Aufzeichnen der an zahlreichen Punkten des Thorax auftretenden Aktionspotentiale (Brustwandableitungen) u. Anordnen der gewonnenen Kurven wie auf einer Landkarte; vgl. Elektrokardiographie. Ähnliches Vorgehen auch bei intrakardialem M.; s. Elektrokardiographie, intrakardiale.

Mapro|tilin (INN) n: N-Methyl-3-(9,10-dihydro-9,10-ethano-9-anthracenyl)propylamin (IUPAC); Verw.: Antidepressivum; s. Antidepressiva.

Marasmus (gr. μαρασμός Schwachwerden) m: s. Protein-Energie-Mangelsyndrome.

Marasmus senilis (↑) m: Altersschwäche*.

Marburg-Virus|krankheit (Virus*): (engl.) Marburg virus disease; auch Marburg-Fieber; 1967 nach epidemischem Auftreten in Marburg (23 Fälle) bekanntgewordene, schwer verlaufende Infektionskrankheit; **Err.:** Marburg-Virus, ein verhülltes RNA-Virus aus der (noch nicht offiziell anerkannten) Fam. der Filoviridae*; **Verbreitung:** die bisher in Europa bekanntgewordenen Erkr. waren zunächst durch Kontakt zu aus Uganda importierten Grünen Meerkatzen (Cercopithecus aethiops) bzw. Zellkulturen dieser Tiere ausgelöst worden; Übertragung später auch von Mensch zu Mensch (Kontaktinfektion); unter der Bevölkerung West- u. Zentralafrikas finden sich asymptomatische Antikörperträger gegen Marburg-Virus. **Klin.:** Inkubationszeit 3-9 Tage; hohes Fieber (8 Tage), Myalgien, Kopfschmerz, Photophobie, Erbrechen, wäßrige Diarrhoe, Exsikkose, Nierenbeteiligung, Orchitis, Exanthem u. Enanthem, ZNS-Beteiligung (Paralysen, Bewußtseinseintrübung, Koma), Hämorrhagien; Letalität ca. 25%; **Diagn.:** Erregernachweis in Blut, Urin, Rachensekret, Tierversuch mit Meerschweinchen, Zellkulturen, Komplementbindungsreaktion; **Ther.:** symptomatisch; frühzeitig Rekonvaleszentenserum; **DD:** Gelbfieber*, Lassa*-Fieber, Ebola*-Viruskrankheit. Als Konsequenz dieser Laborinfektion wurden die internationalen Richtlinien über Transport u. Quarantäne von Versuchstieren u. daraus gewonnener Zellkulturen u. die Sicherheitsvorkehrungen beim Umgang mit Lebendvirusimpfstoffen verschärft.

Marchesani-Syn|drom (Oswald M., Ophth., Hamburg, 1900-1953) n: (engl.) Weill-Marchesani syndrome; syn. Weill-Marchesani-Syndrom; autosomal-rezessiv vererbte Erkr. mit angeb. Kugellinse (Sphärophakie*), abnorm kleiner Linse (Mikrophakie), Linsenektopie, Minderwuchs, Brachyzephalie, Brachydaktylie, Herzfehlbildungen.

Marchiafava-Bignami-Krankheit (E. M., italien. Pathol., 1847-1935; A. B., italien. Pathol., 1862-1929): (engl.) Marchiafava disease; syn. progressive alkoholische Demenz, Corpus-callosum-Degeneration; Folgeerkrankung bei chron. Alkoholkrankheit*; **Sympt.:** akut (in Tagen letal), subakut (in Wochen letal) od. chron. verlaufender Persönlichkeits- u. Sprachabbau bis zur Demenz, Tremor, Spastik, Marasmus; **Histopathol.:** nekrotische Degeneration v. a. des Corpus callosum, kortikale Hirnsklerose.

Marchiafava-Micheli-An|ämie (Ettore Ma., Pathol., Rom, 1847-1935; F. Mi., zeitgen. Hämat., Italien; Anämie*) f: s. Hämoglobinurie, paroxysmale nächtliche.

March of convulsion (engl. Fortschreiten von Krämpfen) n: Bez. f. die Ausbreitung epilept. Anfallsaktivität, z. B. von distal nach proximal od. vom Gesicht in die Extremitäten bei Epilepsie* mit Anfällen fokaler Genese.

Marcus-Gunn-Phänomen (Robert Marcus G., brit., Ophth., 1860-1909) n: s. Pupillenstörung.

Marey-Re|flex (Etienne J. M., frz. Physiol., 1830-1904; Reflekt-*) m: Abfall des Aortendrucks bewirkt Anstieg der Herzfrequenz.

Marfan-Syn|drom (Antoine-Bernard M., Päd., Paris, 1858-1942) n: syn. Achard-Marfan-Syndrom; autosomal-dominant vererbte (Genlokalisation auf Chromosom 15), generalisierte Bindegewebeerkrankung mit variabler Expressivität, charakterisiert durch Veränderungen des Habitus, des kardiovaskulären Systems u. der

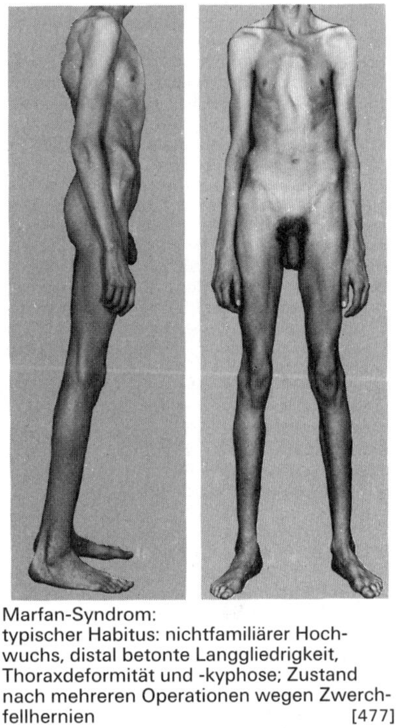

Marfan-Syndrom:
typischer Habitus: nichtfamiliärer Hochwuchs, distal betonte Langgliedrigkeit, Thoraxdeformität und -kyphose; Zustand nach mehreren Operationen wegen Zwerchfellhernien [477]

M

Augen; **Häufigkeit:** ca. 1 : 10 000; Vork. familiär (75% der Fälle) od. sporadisch durch Neumutation; **Sympt.: 1.** Habitus (s. Abb.): lange, schmale Extremitäten (Dolichostenomelie), Hände u. Füße (Arachnodaktylie, sog. Madonnenhände), Trichter- od. Hühnerbrust, Kyphoskoliose, oft nichtfamiliärer Großwuchs, langer u. schmaler Kopf mit prominenten Augenleisten u. tiefliegenden Augen, spitzer Gaumen, Gelenke über-

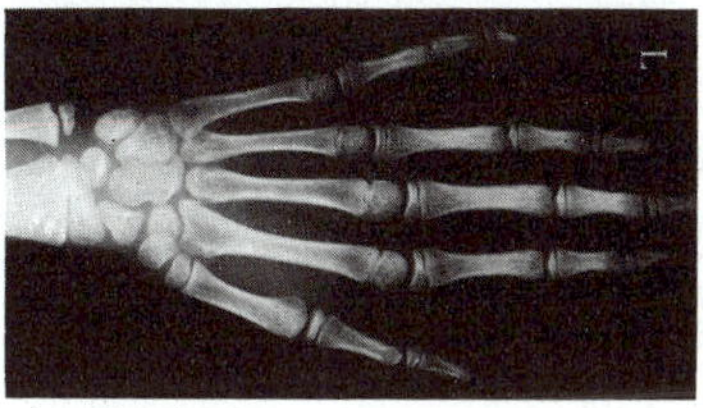

Marfan-Syndrom:
Arachnodaktylie bei einem 10jährigen Jungen [540]

streckbar, weiche Haut, gehäuft Striae, Leistenhernien; **2.** kardiovaskuläre Veränderungen: progressive Erweiterung der Sinus Valsalvae u. der Aorta ascendens mit Aorteninsuffizienz od. dissezierendem Aortenaneurysma (cave: Ruptur), Mitralklappenprolaps u. -insuffizienz; **3.** Augen: Dysmorphie der Kornea, Subluxation od. Luxation der Linsen, evtl. mit Iridodonesis*, evtl. Kugellinse, Achsenmyopie, Glaukom, Netzhautablösung, enge Pupillen; **Ther.:** regelmäßige Echokardiographie, bes. während der Schwangerschaft, Endokarditisprophylaxe bei Aorten- u. Mitralinsuffizienz, rechtzeitige Herzchirurgie, u. U. Prävention der Aortendilatation mit Betarezeptorenblockern, orthop. Maßnahmen, evtl. frühzeitige Pubertätseinleitung zur Wachstumsreduktion, Augenkontrollen, keine körperl. Überforderung; **Progn.:** mittlere Lebenserwartung ohne Behandlung ca. 32-35 Jahre (kardiovaskuläre Kompl.); **DD:** Homocystinurie (geistige Behinderung), Klinefelter-Syndrom, Fragiles-X-Syndrom, best. Formen des Ehlers-Danlos-Syndroms u. der Osteogenesis imperfecta.

marginalis (lat. margo, marginis Rand)**:** randständig, zum Rande gehörend.

Marginal|sinus (↑; Sinus*) m**:** Randsinus; s. Lymphknoten.

marginatus (lat. marginare einfassen)**:** gerändert.

Margo (lat.) m (pl Margines)**:** Rand; z. B. M. acutus (scharfer Rand), M. crenatus (gespaltener Rand, z. B. der Milz), M. liber (freier Rand), M. obtusus (stumpfer Rand).

Marie-Foix-Zeichen (Pierre M., Neurol., Paris, 1853-1940; Charles F., Neurol., Int., Paris, 1882-1927)**:** s. Pyramidenbahnzeichen.

Marie-Krankheit (↑)**: 1.** s. Osteoarthropathie, hypertrophe; **2.** s. Spondylitis ankylosans; **3.** s. Atrophie, olivopontozerebellare.

Marie-Scheuthauer-Syn|drom (↑) n**:** syn. Dysplasia* cleidocranialis.

Marie-Sée-Syn|drom (Julien M., zeitgen. Päd., Paris; Georges S., zeitgen. Päd., Paris) n**:** gutartiger, akuter, hypersekretorischer Hydrozephalus* bei jungen Säuglingen inf. Vitamin-A-Intoxikation; **Klin.:** Erbrechen, Nahrungsverweigerung, Schlaffheit, psychische Retardierung, gelegentlich Ausbildung von Fontanellenhernien. Vgl. Hypervitaminosen.

Marihuana n**:** (engl.) marijuana, cannabis; lateinamerikan. Bez. f. die getrockneten, blühenden Zweigspitzen von Cannabis* sativa; vgl. Haschisch.

Marinescu-Sjögren-Syn|drom (Gheorghe M., Neurol., Bukarest, 1863-1938; Karl G. S., Neurol., Stockholm, geb. 1896) n**:** seltene, autosomalrezessiv erbl. Krankheit mit spinozerebellarer Ataxie, Dysarthrie, angeb. Katarakt u. geistiger Behinderung.

Marion-Syn|drom (Henri M., zeitgen. Arzt, Frankreich) n**:** (engl.) Marion disease; angeb. Blasenhalsstenose* m. Sphinkterfehlbildung u. Störung der Innervation, meist b. Knaben.

Marisken (frz. marisques Feigwarzen) f pl**:** (engl.) mariscae; Analfalten; nicht reponierbare

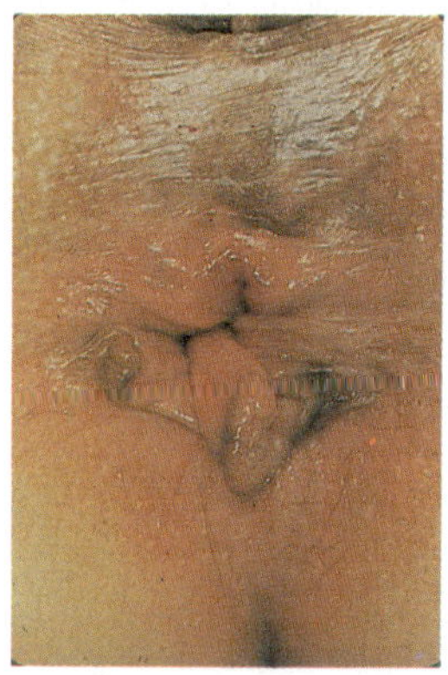

Marisken [3]

Hautfalten außen am Anus als harmloser Restzustand einer abgeheilten perianalen Thrombose*; füllen sich im Unterschied zu Hämorrhoiden* b. Betätigung der Bauchpresse nicht; größere M. können ein chron. Analekzem* unterhalten; **Ther.:** elektrochir. Abtragung.

Mark: (engl.) medulla, marrow; (anat.) Medulla.

Marker m**:** Markierungssubstanz; biol. Substanz (Protein, Enzym, Hormon), deren Vorhandensein, Auftreten bzw. (vermehrtes) Vork. in Geweben od. Körperflüssigkeiten ein unverwechselbares, mittels geeigneter Nachweismethoden erkenn- u. bestimmbares, physiol. (z. B. Blutgruppen) bzw. auf einen Krankheitszustand hindeutendes (z. B. Tumormarker*) Strukturkennzeichen darstellt. Vgl. Chromosomenmarker, Zellmarker, Tracer.

Marker-X-Syn|drom n**:** syn. Syndrom* des fragilen X-Chromosoms.

Mark||fibrom (Fibr-*; -om*) n**:** s. Nierenmarkfibrom. **M.hemmung, spleno|megale:** s. Knochenmarkaplasie. **M.höhle:** (engl.) medullary cavity; von der Kompakta des Knochens umschlossener Raum zw. den Knochenbälkchen, ausgefüllt von Knochenmark; s. Knochengewebe.

Markierung: (engl.) labelling; Etikettierung eines Substrats, z. B. durch Radionuklide* zur

Prüfung von Stoffwechsel- u. Kreislauffunktionen (s. Markierung, radioaktive); neben Radionukliden werden auch Enzyme od. Fluoreszenzfarbstoffe zur Markierung einer Komponente des Antigen-Antikörper-Systems (Antigen, Hapten, Antikörper) eingesetzt (Enzym-Immunassay, Immunfluoreszenztest).

Markierung, radio|aktive: (engl.) radioactive labelling; Methode zur Etikettierung chem. Verbindungen u. biol. Substanzen (Moleküle, Kolloide, Zellbestandteile, Zellen) mit Radionukliden*. Durch Messung der von den markierten Substanzen emittierten ionisierenden Strahlung* lassen sich Stoffwechselwege verfolgen u. Anreicherungsprozesse in Geweben u. Organen sichtbar machen. Der Einsatz radioaktiv markierter Substanzen bei radioimmun. u. verwandten In-vitro-Meßmethoden erlaubt die quant. Bestimmung kleinster Konz. biol. wichtiger Substanzen (bis 10^{-12} g/l); radioaktiv markierte Pharmaka (Radiopharmaka*) werden in der nuklearmed. In-vivo-Diagnostik (z. B. Szintigraphie*) verwendet. Vgl. Autoradiographie (Abb.).

Mark|nagelung: (engl.) medullary nailing; Verfahren der Osteosynthese* zur Behandlung von Oberschenkel- u. Unterschenkelschaftfrakturen (Quer- u. Schrägfrakturen sowie Pseudarthrosen im mittleren Schaftdrittel) mit frühestmögl. Mobilisation u. Belastungsstabilität durch elastische Verklemmung eines intramedullär eingebrachten, nicht sperrenden Kraftträgers; **Formen: 1.** gedeckte M.: Reposition auf dem Extensionstisch, frakturfernes Aufbohren der Kortikalis (Trochantermassiv des Femurs, Tuberositas tibiae), Aufweiten des Markraums u. Einschlagen eines vorgebogenen Stahlrohrs mit Kleeblattprofil unter Bildwandlerkontrolle über die Fraktur hinweg; **2.** offene M.: nach op. Darstellung der Frakturzone durchgeführte Reposition u. Nagelung; **3.** M. mit Verriegelung (syn. Verriegelungsnagelung): zusätzl. Fixation des Nagels durch frakturfern (proximal bzw. distal) eingebrachte Querschrauben zur Versorgung instabiler Frakturen (Trümmerfrakturen, Spiralfrakturen); **Kompl.:** Osteomyelitis. Vgl. Ender-Nagelung.

Mark||phlegmone (Phlegmone*) f: Phlegmone*: **1.** des Knochenmarks durch hämatogene od. posttraumatische Infektion (vgl. Osteomyelitis); **2.** der Marksubstanz* des ZNS z. B. nach offener Verletzung. **M.scheide:** s. Myelinscheide. **M.schwamm:** medulläres Karzinom*.

Mark|schwamm|niere: (engl.) medullary sponge kidney; angeb., nicht erbl. zystische Fehlbildung der Sammelrohre in den Nieren; **Pathol./Anat.:** multiple, bis erbsgroße zystische Erweiterungen der Sammelrohre im Bereich einer, meist aber beider Nieren, die normal groß od. leicht vergrößert sind. Die Zysten sind mit Flüssigkeit, u. U. mit Epithelien, Leukozyten, Erythrozyten u. Zelltrümmern gefüllt; in 80% der Zysten befinden sich kleine calciumhaltige Konkremente. Die Rindenbezirke erscheinen normal. **Klin.:** Beschwerden entstehen durch rezidiv. Pyelonephritiden od. durch Nierensteinabgänge; selten Niereninsuffizienz; **Diagn.:** Ausscheidungsurographie (zahlreiche stecknadelkopf- bis erbsgroße Steinschatten im Bereich der Nierenpapillen, s. Abb.), Ultraschalldiagnostik u. Computertomographie; **Progn.:** gut, da die Zysten sich nicht vergrößern. Vgl. Nierenzyste, Nierenfehlbildungen.

Mark|substanz (Substantia*) f: (engl.) medullary substance; die aus markhaltigen Nervenfasern aufgebaute weiße Substanz (Substantia alba) des Gehirns u. Rückenmarks.

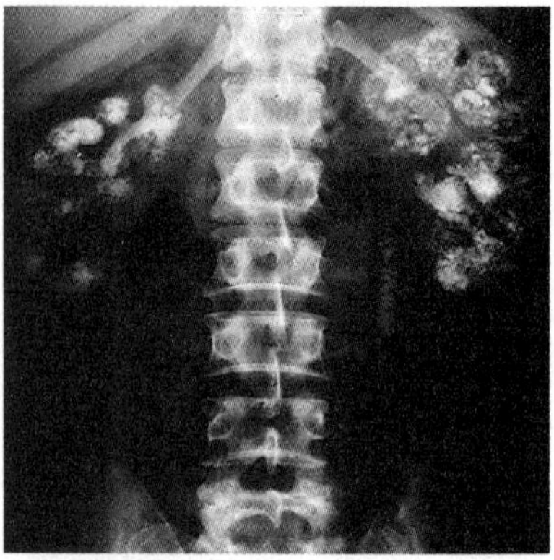

Markschwammnieren [27]

Mark, verlängertes: s. Medulla oblongata.

Marmor|knochen|krankheit: (engl.) osteopetrosis; syn. Osteopetrosis familiaris, Osteosclerosis congenita diffusa, Albers-Schönberg-Krankheit; angeb. Störung der Osteoklastentätigkeit, die bei erhaltener Knochenbildung zur Einschränkung des Knochenabbaus führt (s. Ossifikationsstörungen); **Ätiol.:** autosomal-rezessive u. -dominante Formen werden unterschieden. Die klin. **Symptome** können sehr variabel sein.

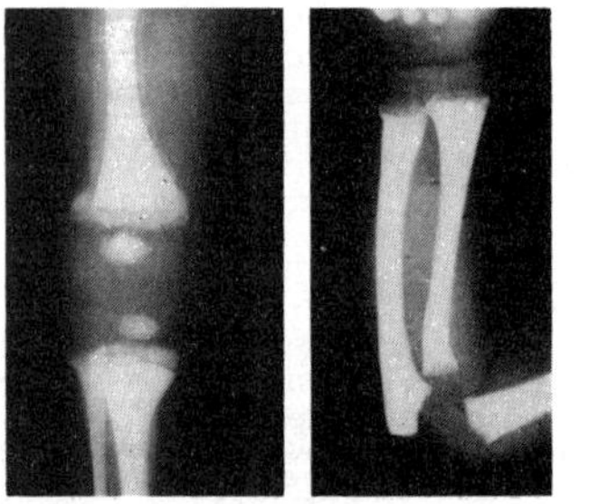

Marmorknochenkrankheit: Osteosklerose des Bein- (links) und Armskeletts (rechts) [540]

Die leichtesten Verlaufsformen werden zufällig bei Röntgenuntersuchungen (homogene Knochenverschattungen, Einengung des Markraumes, typische Dreischichtung der Wirbelkörper) entdeckt; Knochenschmerzen, Spontanfrakturen u. Osteomyelitiden kommen gehäuft vor. Der rezessiv erbl. maligne Typ tritt bereits im frühen Säuglingsalter auf u. führt inf. einer Knochenmarkdysfunktion zu Anämie, Erythroblastose, Myeloblastose u. Hepatosplenomegalie; Erblindung durch Einklemmung des Fasciculus opticus, Schwerhörigkeit, Fazialislähmung, hypokalzämische Tetanie* durch erschwerte Mobilisation von Ca^{++} aus den Knochen; **Ther.:** Knochenmarktransplantation; **DD:** Lues connata, Rachitis, im späteren Alter auch eine Leukämie.

Maroteaux-Lamy-Syn|drom (Pierre M., Genet., Paris, geb. 1926; Maurice L., zeitgen. Päd., Humangenet., Paris, 1895-1975) **n:** syn. Pyknodysostose; Typ VI der Mukopolysaccharid*-Speicherkrankheiten (Tab.).

Marsch|albumin|urie (Album-*; Ur-*) **f:** (engl.) march albuminuria; Auftreten v. Eiweiß im Harn nach längerem anstrengendem Laufen; vgl. Proteinurie.

Marsch|fraktur (Fraktur*) **f:** (engl.) march fracture; auch Deutschländer-Fraktur, sog. Marschgeschwulst; schmerzhaftes Anschwellen des Schaftes des Metatarsale II-V nach ungewohnt starker mechan. Beanspruchung (Ermüdungsbruch*); röntg. periostale Auftreibung, evtl. Looser*-Umbauzone, nur selten regelrechte Frakturlinie erkennbar.

Marsch|hämo|globin|urie (Häm-*; Globin*; Ur-*) **f:** (engl.) march haemoglobinuria; passagere, mechan. bedingte Hämolyse* u. Hämoglobinurie* 1-3 Std. nach starker körperl. Anstrengung (z. B. Dauerlauf).

Marshall-Bonney-Test **m:** s. Bonney-Probe.

Marshall-Marchetti-Krantz-Operation **f:** Verfahren der Kolposuspension* zur Behebung der weibl. Streßinkontinenz: Elevation u. Fixation der Urethra durch Verankerung des paraurethralen bzw. vaginalen Gewebes am Periost der Symphyse od. Einengung der Blasenhalsregion unter Sicht durch kl. Vesikotomie (Modifikation nach Symmonds).

Marshall-Test **m:** Methode z. Diagn. einer Streßinkontinenz*; Hustenlassen nach Auffüllung der Blase (m. Katheter), vgl. Harninkontinenz.

Marshall-Vene (John M., Chir., Anat., London, 1818-1891; Vena*) **f:** Vena* obliqua atrii sinistri.

Marsupialisation (lat. marsupium Beutel) **f:** (engl.) marsupialization; Einnähen einer Zyste (nach Eröffnung u. Entleerung) in d. Oberfläche der Haut od. des Verdauungstraktes, z. B. einer Pankreaszyste m. Bildung einer Fistel zum Verdauungstrakt.

Martin-Bell-Syn|drom **n:** syn. Syndrom* des fragilen X-Chromosoms.

Martorell-Syn|drom (Fernando M., Angiologe, Barcelona, geb. 1906) **n:** **1.** s. Ulcus cruris hypertonicum Martorell; **2.** Martorell-Fabré-Syndrom: s. Aortenbogensyndrom.

Maschen|trans|plantat (Transplantat*) **n:** syn. Mesh graft; s. Hauttransplantat.

Maschinen|geräusch: (engl.) machinery murmur; (frz.) souffle continu; (kardiol.) ungenaue Bez. f. das bei Ductus* arteriosus apertus auskultator. laute Herzgeräusch mit kontinuierl. systol. Crescendo- u. diastol. Decrescendocharakter; p. m. über dem 1./2. ICR links parasternal u. Fortleitung nach dorsal. Vgl. Herzgeräusche.

Masern: (engl.) measles; syn. Morbilli; akute Virusinfektion, die durch starke katarrhal. Erscheinungen der oberen Luftwege u. durch ein typ. Exanthem gekennzeichnet ist; **Err.:** Masern-Virus; **Übertragung:** Tröpfcheninfektion auch über gewisse Entfernungen (als sog. fliegende Inf.); **Inkubationszeit:** 11 (10-14) Tage; verlängerte Inkubationszeit bisweilen bei schwacher spezif. Prophylaxe (Säuglinge im 6.-8. Lebensmonat, Inj. von Gammaglobulin); **Epidemiol.:** die Ansteckungsfähigkeit beginnt bereits 1-2 Tage vor Beginn des katarrhal. Vorstadiums (Kontagionsindex 95% u. mehr) u. dauert an, bis das Exanthem die Füße erreicht hat. Der Durchseuchungsgrad ist hoch. Nach Maserninfektion besteht lebensläng1. Immunität; sog. Zweiterkrankungen im Erwachsenenalter beruhen meist auf diagn. Irrtümern (Röteln*). Säuglinge erkranken in den ersten vier Lebensmonaten nicht, wenn sie von der Mutter diaplazentar übertragene spezif. Antikörper haben. Durch Schutzimpfung* kann die Morbidität deutlich reduziert werden.

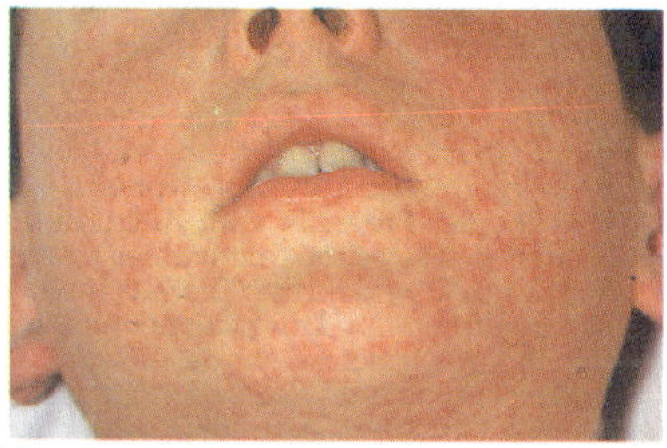

Masern:
Masernexanthem [179]

Path.: direkte virusbedingte od. toxisch-allergische Permeabilitätssteigerung von Gefäß- u. Zellwänden, die zu e. hämorrhag. Einschlag des Exanthems sowie u. U. zu Endothelschäden im Bereich der Lungenkapillaren mit der Folge einer Pneumonose mit ungünstiger Progn. führen kann. **Klin. Stadieneinteilung: 1. Prodromalstadium** (Dauer 3-5 Tage): uncharakterist. katarrhal. Erscheinungen der oberen Luftwege; Rhinitis, Konjunktivitis, Pharyngitis mit Angina, Bronchitis (verquollenes Aussehen mit Lichtscheu u. Husten), häufig Koplik*-Flecke bzw. Gumann*-Flecke mit anschließendem fleckigem Enanthem der gesamten Mundschleimhaut; Fieberabfall; in 25% der Fälle flüchtiges (bräunlich-livides) Vorexanthem bes. auf den Wangen; **2. Exanthemstadium** (Dauer ca. 3 Tage): unter erneutem Fieberanstieg auf 39-40°C auftretendes, typisches Masernexanthem, beginnend hinter den Ohren mit Ausbreitung über Hals, Gesicht, Schultern, Rumpf u. Extremitäten; rosa- bis violettrote, follikulär betonte Effloreszenzen als klein- od. grobfleckiges, disseminiertes od. kon-

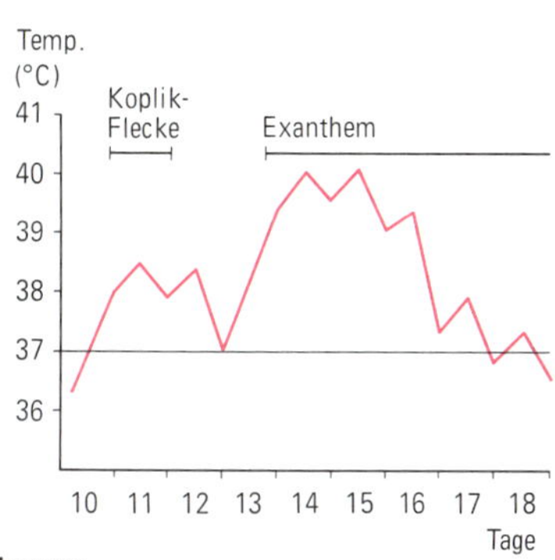

Masern:
Fieberkurve und Exanthem [359]

M

fluierendes Exanthem, evtl. in der Mitte der Effloreszenzen hirsekorngroße, mit klarem Inhalt gefüllte Blasen (Morbilli vesiculosi); nach 3-4 Tagen Abklingen des Exanthems mit rascher (manchmal krit.) Entfieberung; **3. Rekonvaleszenzstadium:** zunächst noch hyp- od. anergische Reaktionslage mit Anfälligkeit gegenüber anderen Erkr.; nach Abklingen des Exanthems pityriasiforme Schuppung der Haut ohne Hände u. Füße (vgl. Scharlach). Die klin. **Diagn.** (Prodrome, Koplik-Flecke, Fieberverlauf, Exanthem) wird durch Blutbild (Leukopenie mit rel. Neutrophilie u. rel. Lymphopenie sowie leichte Monozytose) sowie u. U. den Nachweis spezif. Antikörper unterstützt. **Ther.:** symptomatisch, bei bakt. Sekundärinfektion Antibiotika; **Kompl.** (Verschlechterung der Progn. bes. im Kleinkindesalter): **1.** Otitis* media; selten Pigmentdegeneration der Netzhaut; **2.** Pseudokrupp* bereits im katarrhal. Vorstadium; **3.** Bronchopneumonie (s. Pneumonie) inf. Fortschreitens der Masernbronchitis; gefürchtet ist die bakt. Sekundärinfektion (Staphylokokken) mit Abszedierung, Pleuraempyem u. a.; **4.** tox. Kreislaufinsuffizienz mit Blässe (Exanthem tritt zurück) u. Zyanose bei schwachem, unregelmäßigem Puls; **5.** Enzephalitis* mit 8-14 Tage nach Exanthemausbruch auftretenden zentralnervösen Sympt., oft mit bleibenden Ausfallerscheinungen (Lähmungen, Sprachstörungen u. a.). Als eine seltene, erst nach Jahren auftretende schwere Masernkomplikation gilt die subakute sklerosierende Panenzephalitis*. **6.** andere Erkr., die in Komb. mit M. od. kurze Zeit nach Ablauf von M. auftreten können (Tbc, Diphtherie, Keuchhusten); **Progn.:** ohne Kompl. gut; Letalität bei Kompl. 3-5%; Erwachsene erkranken oft schwerer als Kinder. **Proph.:** Isolierung ist oft nicht möglich (Ansteckung bereits vor Ausbruch des Exanthems), aber für Kleinkinder wichtig; spezifische Serumprophylaxe* durch Masernhyperimmunglobulin (schwächt Erkr. z. sog. Morbilloid ab); aktive Immunisierung: s. Schutzimpfung, Impfkalender.

Masern-Virus (Virus*) n: (engl.) measles virus; syn. Briarcus morbillorum; lymphotropes Morbillivirus der Paramyxoviridae*; durch Seitz-EK-Filter filtrierbar; Err. der Masern* (Morbilli) u. der subakuten sklerosierenden Panenzephalitis; **Übertragung:** Tröpfcheninfektion (Virusausscheidung während der gesamten Inkubation u. bis zum Ende des Exanthemstadiums); starke Empfänglichkeit des Menschen; lebenslang Immunität (daher v. a. Kinderkrankheit); **Diagn.:** Eikultur*, Gewebekultur*, Antikörpernachweis; ggf. Tierversuch (auf Affen übertragbar). Antitoxine verhindern das Masern-Exanthem am Ort der Applikation bei s. c. Injektion kurz vor Ausbruch desselben (sog. Aussparphänomen*). **Proph.:** s. Schutzimpfung.

Masken|gesicht: (engl.) mask-like face; herabgesetzte od. fehlende mimische Bewegungen* (Hypo- bzw. Amimie), evtl. in Komb. mit Seborrhoe* (sog. Salbengesicht) u. gesteigertem Speichelfluß; **Vork.:** bei Parkinson-Syndrom, Sklerodermie, seltener bei Multipler Sklerose, rheumatoider Arthritis.

Masken|narkose (Narkose*) f: (engl.) mask narcosis; Narkose*, bei der Inhalationsanästhetika über eine dicht aufsitzende Atemmaske zugeführt werden; wird v. a. eingesetzt bei elektiven, kurzdauernden (30-45 Min.) Eingriffen, die keine Muskelrelaxation u. Beatmung (u. also keine Intubationsnarkose) erfordern; bei nicht nüchternen Pat. wegen Aspirationsgefahr kontraindiziert!

Maskulinisierung (lat. masculinus männlich): Virilisierung*.

Masochismus (Leopold von Sacher-Masoch, Schriftsteller, 1835-1895) m: (engl.) masochism; abweichendes Sexualverhalten*, b. dem sexuelle Erregung u. Befriedigung allein durch psych. Demütigung, Unterwerfung od. körperl. Mißhandlung u. Züchtigung erreichbar ist. In der Spielbreite sexueller Erlebnisformen kommt Verschmelzung v. Schmerz u. Lust regelmäßig vor; therap. Notwendigkeit besteht nur bei evtl. Leidensdruck u. Gefährdung von Beteiligten. Ggs.: Sadismus*; vgl. Sadomasochismus.

Mason-Operation f: transsphinktere posteriore Rektotomie; Eröffnung des Rektums mit Zugang durch den Anus zur Resektion benigner Tu. (v. a. villöse adenomatöse Darmpolypen) od. kleiner Rektumkarzinome bei Risikopatienten. Vgl. Rektumresektion.

mAs-Produkt: Milliamperesekunde; neben der Röhrenspannung (kV) wichtiger Parameter für die korrekte Belichtung von Röntgenaufnahmen; setzt sich aus dem Röhrenstrom (mA) u. der Belichtungszeit (s) einer Röntgenaufnahme zusammen u. wird bei manueller Belichtung am Schalttisch eingestellt. Bei Verwendung einer Belichtungsautomatik wird das mAs-Produkt so geschaltet, daß die Dosis am Röntgenfilm den für eine korrekte Belichtung erforderlichen Wert erhält.

Masque biliaire (frz. biliaire gallig) f: (engl.) hepatic chloasma; brillenartige Braunfärbung um d. Augen bei Pat. mit Leber-Galle-Krankheiten.

Massage f: physiotherap. Behandlung von Gewebe u. Muskeln durch Druck- u. Zugreize; **Formen: 1.** manuelle M. durch Streichung, Reibung, Knetung od. Walkung, Klopfung, Erschütterung (Vibration); **2.** Spezialmassagen: Reflexzonenmassage, Nervenpunktmassage (Reflexzonen in Muskeln), Bindegewebemassage*, Periostmassage (Zonen im Periost); **3.** apparative M. mit Vibrationsgeräten, Ultraschall (Mikromassage), Unterwassermassage*, Elektromassage (vibrierende Effekte unter Reizstromimpulsen); **Wirkungen:** Tonusänderungen der Muskeln, Hyperämie, neuroreflektor. Fernwirkungen. Vgl. Segmenttherapie, Fußreflexzonenmassage.

Massa inter|media (lat. massa Teig, Klumpen, Masse): (BNA, JNA); s. Adhaesio interthalamica.

Maß|ana|lyse f: (engl.) quantitative analysis; (chem.) quant. Bestimmung des Gehalts einer gelösten Substanz durch Messung des zur quant. Umsetzung der Substanz erforderlichen Volumens einer geeigneten Reagenzlösung (Titration); Anzeige des Äquivalenzpunktes erfolgt durch Indikatoren.

Masse: (engl.) mass; (physik.) Formelzeichen m; SI-Basisgröße mit der Basiseinheit Kilogramm*; beschreibt die in einem Körper vorhandene Materie u. die Eigenschaften Gewicht u. Trägheit: **1.** träge M.: Wirkung einer Kraft entgegen einer Bewegungsänderung; **2.** schwere M.: Kraftwirkung im Gravitationsfeld. Nach Albert Einstein besteht eine Äquivalenz zw. M. u. Energie, d. h., Materie (Atome u. Elementarteilchen) kann sich in Strahlung (Energie) umwandeln u. umgekehrt (vgl. Vernichtungsstrahlung). Vgl. Einheiten, Masseneinheit, atomare.

Maß|einheiten: s. Einheiten, Volumeneinheiten.

Massen|absorptions|ko|effizient m: s. Schwächungskoeffizient.

Massen|bewegungen: (engl.) mass movements; frühkindliche Reflexe* des Neugeborenen u. jungen Säuglings mit weit ausstrahlenden Reflex- u. Bewegungskomplexen, die mit der Ausreifung stammesgeschichtl. jüngerer Hirnstrukturen verschwinden.

Massen|einheit, atomare: (engl.) atomic unit of mass; Formelzeichen u; atomphysik. Einheit f. die Angabe von Teilchenmassen (z. B. Atome*, Elementarteilchen*; eine a. M. ist der 12. Teil der Masse des Kohlenstoffisotops C-12; entspricht $1{,}66 \times 10^{-27}$ kg (1 u od. 1 Dalton) bzw. in Energieeinheiten 931,487 MeV.

Massen|kon|zentration f: (engl.) mass concentration; Masse eines gelösten Stoffes bezogen auf das Volumen der Lösung; SI-Einheit: kg/m^3, weitere gebräuchliche Einheiten g/l, g/ml. Vgl. Konzentration.

Massen|vergiftung: (engl.) mass poisoning; Intoxikationserscheinungen b. Gruppen v. mehr als 5 Personen inf. bakt. od. durch Schadstoffe kontaminierter Nahrungs- u. Genußmittel, Trinkwasser od. v. Giftgasen; z. B. Lebensmittelvergiftung*, Chlorgasvergiftung, Pilzvergiftung*.

Massen|verschiebung: Verschiebung von Gehirnteilen z. B. durch Hirntumoren od. Ödembildung, i. a. verbunden mit Hirndrucksteigerung*; führt zur Einengung der inneren u. äußeren Liquorräume bis zum Hydrozephalus occlusus u. evtl. zur Einklemmung* wichtiger Gehirnanteile.

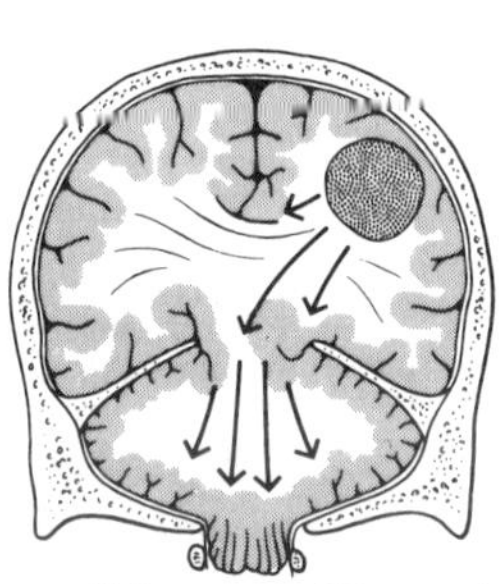

Massenverschiebungen bei Tumor der Großhirnhemisphäre [380]

Massen|wirkungs|gesetz: (engl.) law of mass action; Abk. MWG; Gesetz, das die Bedingungen für die Erreichung chem. Gleichgewichte formuliert; es besagt, daß im Gleichgewicht einer chem. Reaktion der Quotient aus dem Produkt der Konzentrationen der Endstoffe u. dem Produkt der Konzentrationen der Ausgangsstoffe einen best. (temperaturabhängigen) Wert K (Gleichgewichtskonstante) erreicht, der dem Quotienten der Geschwindigkeitskonstanten für die Hin- u. Rückreaktion entspricht.

$$[AB] \underset{k_2}{\overset{k_1}{\rightleftharpoons}} [A] + [B]$$

Proportionalitätsfaktor = Geschwindigkeitskonstante

Hinreaktion $v = k_1 \cdot [A]\,[B]$

↑ Reaktionsgeschwindigkeit

Rückreaktion $v' = k_2 \cdot [AB]$

(MWG) $$K = \frac{k_2}{k_1} = \frac{[A]\,[B]}{[AB]}$$

Massen|zahl: (engl.) mass number; Formelzeichen A bzw. M; Anzahl der in einem Atomkern vorhandenen Kernbausteine (Protonen u. Neutronen), die zur Kennzeichnung unterschiedl. Isotope links oben am Elementsymbol angegeben (z. B. ^{125}I, ^{131}I) wird. Die ganzzahlige M. ist fast identisch mit der relativen Atommasse (s. Atom). Vgl. Masseneinheit, atomare.

Masseter (gr. μασᾶσθαι kauen) m: Kurzbez. f. Musculus* masseter. **M.klonus** (↑; Klonus*) m: (engl.) masseter clonus; Unterkieferklonus; klonischer Krampf der Kaumuskulatur; durch Bewegung od. Beklopfen des Unterkiefers auslösbares Pyramidenbahnzeichen*. **M.re|flex** (↑; Reflekt-*) m: s. Reflexe (Tab.).

Masseur m: im „Gesetz über die Ausübung der Berufe des Masseurs, des Masseurs u. medizinischen Bademeisters u. des Krankengymnasten" vom 21.12.1958 (BGBl. I S. 985) in der Fassung vom 25.6.1969 (BGBl. I S. 645) mit späteren Änderungen geregelter Ausbildungsberuf. Die Führung der Berufsbezeichnung erfordert eine mind. einjährige Ausbildung an einer staatl. anerkannten od. ermächtigten Lehranstalt sowie ein einjähriges (Masseur) bzw. 1½jähriges (Masseur u. Bademeister) Praktikum. Qualifikationen aus dem Gebiet der ehemaligen Deutschen Demokratischen Republik sind übergeleitet.

Masson-Organ (C. L. Pierre M., Pathol., Montreal, 1880-1959) n: s. Glomusorgan.

Masson-Tumoren (↑; Tumor*) m pl: s. Glomustumoren.

Mast-: Wortteil mit der Bedeutung Brust; von gr. μαστός.

Mast|algie (↑; -algie*) f: syn. Mastodynie*.

Mast|darm: Rektum*; vgl. Darm. **M.fistel** (Fistel*) f: s. Analfistel. **M.karzinom** (Karz-*; -om*) n: syn. Rektumkarzinom; s. Karzinom, kolorektales. **M.-Scheiden|fistel** (Fistel*) f: (engl.) rectovaginal fistula; Fistel zw. Rektum u. Vagina; s. Darmfisteln. **M.verschluß:** Analatresie; s. Fehlbildung, anorektale. **M.vorfall:** s. Analprolaps, Rektumprolaps.

Mast|ek|tomie (Mast-*; Ektomie*) f: (engl.) mastectomy; Ablatio mammae, Mammaamputation; op. Entfernung der weibl. Brust; die gängigen Standardverfahren zur op. Behandlung des Mammakarzinoms* stellen Modifikationen der sog. klassischen radikalen M. (Halsted*-Operation) dar: **1.** eingeschränkte radikale M. (nach Patey): M. mit Entfernung des M. pectoralis minor sowie Ausräumung der interpektoralen, intraklavikulären u. axillären Lymphknoten; **2.** modifizierte radikale M. (nach Auchincloss): wie bei 1. unter Belassen des M. pectoralis minor; sekundäre Rekonstruktion der Brust im Intervall (Mammaplastik*). Vgl. Operation, brusterhaltende.

Mast|ek|tomie, sub|kutane (↑; ↑) f: (engl.) subcutaneous mastectomy; brusterhaltende Operation* bei isoliertem Mammakarzinom* v. maximal 2 cm Durchmesser; Entfernung des gesamten Drüsenkörpers u. der axillären Lymphknoten unter Erhaltung der Haut m. Mamille u. Areola mammae; Wiederaufbau der Brust i. d. R.

M

einzeitig; evtl. Nachbestrahlung. Vgl. Mammaplastik.

Masters-Allen-Syn|drom (William H. M., Gyn., St. Louis, geb. 1904) n: s. Allen-Masters-Syndrom.

Master-Test (Arthur M. M., Kardiol., New York, 1895-1973) m: (engl.) two-step-exercise test; Herzbelastungstest, bei dem der Pat. 90 Sek. lang zwei Stufen von ca. 25 cm Höhe hinauf- u. hinuntersteigt; sofort nach Beendigung der Belastung, nach 3 u. 10 Min. wird ein EKG aufgezeichnet; weitgehend ersetzt durch die Fahrradergometrie. Vgl. Belastungselektrokardiographie.

Mastigo|phora (gr. μάστιξ, μάστιγος Geißel; φορεῖν tragen) n: Geißeltierchen; s. Protozoen.

Mastitis (Mast-*; -itis*) f: auch Mastadenitis; Entzündung der weibl. Brustdrüse; **Sympt.:** Schmerzen, Fieber, Rötung, Infiltration, später

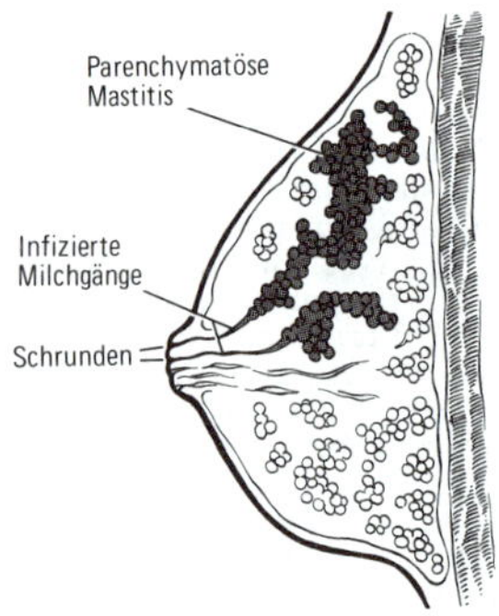

Mastitis [385]

u. U. Fluktuation als Zeichen der Gewebeeinschmelzung. Vgl. Mastopathie.

Mastitis, granulomatöse (↑; ↑) f: (engl.) granulomatous mastitis; unspezif. Mastitis, eigenständiges Krankheitsbild; destruierender granulomatöser Prozeß mit unbekanntem Erreger.

Mastitis neo|natorum (↑; ↑) f: Mastitis der durch Östrogene stimulierten fetalen Brustdrüse (evtl. m. Abszeßbildung), meist am 4.-6. Tag nach der Geburt b. beiden Geschlechtern vorkommend; wird begünstigt durch Ausdrücken der sog. Hexenmilch*; **Ther.:** staphylokokkenwirksame Antibiotika i. v.

Mastitis non|puerperalis (↑; ↑) f: selten vorkommende, häufig rezidiv. Mastitis außerh. der Stillzeit; **Err.:** Anaerobier; **Ther.:** Antibiotika; **DD:** histol. Ausschluß eines inflammatorischen Mammakarzinoms*.

Mastitis puerperalis (↑; ↑) f: (engl.) puerperal mastitis; Mastitis der stillenden Wöchnerin, meist in der 2.-4. Woche nach Entbindung auftretend; **Formen: 1.** interstitielle Mastitis (häufig): auf lympho- od. hämatogenem Weg sich diffus im Brustbindegewebe ausbreitende (phlegmonöse) Entz.; kann u. U. zum subareolären, sub- od. retromammären Abszeß führen; **2.** parenchymatöse Mastitis mit intrakanalikulärer Ausbreitung in den Milchgängen (v. a. bei Milchstau*); **Err.:** in über 90% der Fälle Staphylococcus* aureus (z. T. als Nosokomialinfektionen* auf Entbindungsstationen). Die Übertragung erfolgt v. a. beim Stillen* vom Kind auf die Mutter.

Mastix (lat. Harz) m: (engl.) mastic; Harz v. Baum Pistacia lentiscus, Almazigaharz der Philippinen; med. Anw. z. B. z. Fixierung v. Verbänden.

Mast|odynie (Mast-*; -odynie*) f: (engl.) mastodynia; häufiger prämenstruell als kontinuierl. empfundenes Spannungs- u. Schwellungsgefühl meist m. diffusen od. umschriebenen Schmerzen in den Brüsten (Mastalgie); vielfältige **Urs.:** endokrin-vaskulär ausgelöstes Ödem, Mastopathie*, u. U. Mammakarzinom*; häufig auch unklar. Der Begriff wurde früher f. die leichteste Form der Mastopathie verwendet.

Mastoid|ek|tomie (↑; -id*; Ektomie*) f: (engl.) mastoidectomy; op. Eröffnung des Antrum mastoideum über einen retroaurikulären Zugang u. Entfernung entzündl. veränderter Anteile des Processus mastoideus; **Ind.:** Mastoiditis, ausgedehntes Cholesteatom* des Mittelohrs. Vgl. Antrotomie.

mastoideus (↑; ↑): (engl.) mastoid; warzenförmig; zum Proc. mastoideus gehörig.

Mastoiditis (↑; ↑; -itis*) f: Entz. der Schleimhaut in den lufthaltigen Zellen des Processus* mastoideus, evtl. mit Einschmelzung der Mastoidzellen; **Urs.:** nicht ausgeheilte Otitis* media; **Sympt.:** Ohrenfluß, Druckschmerz über dem Processus mastoideus, retroaurikuläre Schwellung; **Diagn.:** Verschattung der Mastoidzellen u. Auflösung der Knochenbälkchen in der Schüller-Schläfenbeinaufnahme, Computertomographie des Felsenbeins; **Kompl.:** Zygomatizitis*, intrakranielle Inf. u. Ausbreitung unter dem M. sternocleidomastoideus (sog. Bezold-Mastoiditis), Gradenigo*-Syndrom; **Ther.:** abschwellende Nasentropfen, Antibiotika, Parazentese*, bei Mitbeteiligung knöcherner Strukturen Mastoidektomie*.

Mastoiditis, ok|kulte (↑; ↑; ↑) f: (engl.) silent mastoiditis; bakterielle Entz. des Processus mastoideus als Folge einer latenten Otitis* media beim Säugling od. Kleinkind; gering ausgeprägte **Sympt.** mit Gedeihstörung, Gewichtsabnahme, Dyspepsie, evtl. erhöhter BKS u. Fieber.

Masto|pathie (↑; -pathie*) f: (engl.) mastopathy; in der Geschlechtsreife, v. a. bei Frauen zw. dem 35. u. 50. Lj. sehr häufig auftretende degen. od. proliferative Umbauprozesse der Brustdrüse; **Sympt.:** knotige Verhärtungen, Schmerzen (Mastodynie*), seltener pathol. Sekretion (sezernierende Mamille*, blutende Mamma*); cha-

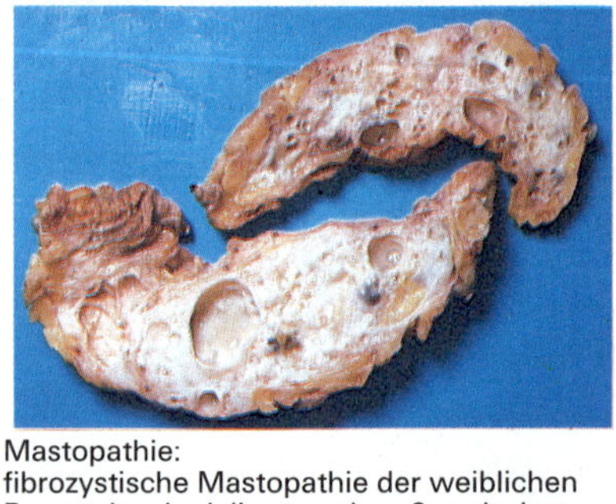

Mastopathie: fibrozystische Mastopathie der weiblichen Brust mit schwieligen und großzystischen Veränderungen des Gewebes in der Schnittfläche [471]

rakterist. ist die prämenstruelle Verstärkung der Symptome. Als **Urs.** wird ein hormonelles Ungleichgewicht zw. Östrogenen u. Progesteron diskutiert. Aus diagn. u. progn. Gründen unterscheidet man (nach Prechtel): **1.** einfache M. (I) mit Zunahme des Bindegewebes, Umbau des Läppchensystems u. Erweiterung der Milchgänge bis z. Ausbildung v. Zysten (Mastopathia cystica fibrosa); **2.** gering proliferierende M. (II) m. regulären intraduktalen, soliden, adenoiden od. papillären Wucherungen des Milchgangepithels; Sonderform: sklerosierende Adenose (Schimmelbusch) m. läppchengebundener Proliferation u. Hyperplasie der Epithelien der Drüsenazini u. kleinen Ausführungsgängen, u. U. knotigen Konfluationen (sog. Tumoradenosis); benigne, dd Abgrenzung gegen szirrhöses Mammakarzinom* jedoch mitunter schwierig; **3.** atypische proliferierende M. (III) m. intraduktalen, intraazinösen u. intrapapillären Epithelproliferationen b. zellulären u. Kernatypien u. vermehrten Mitosen; die dd Abgrenzung präinvasiver maligner Prozesse im Bereich der Milchgänge ist nur histol. möglich (Probeexzision*) u. oft schwierig.

Beziehungen zw. M. u. **Mammakarzinom:** Die einfache M. wird nicht als Präkanzerose angesehen. Bei der M. II u. III besteht ein erhöhtes Risiko, später an einem Mammakarzinom zu erkranken (regelmäßige Kontrolle).

Masto|ptose (↑; -ptose*) **f:** (engl.) mastoptosis; Mamma pendulans, sog. Hängebrust; **Formen: 1.** hypertroph., fettreiche M.: v. a. bei Mehrgebärenden, Mammahypertrophie* u. allg. Adipositas (insbes. im Klimakter. Alter); **2.** atroph. M.: vorwiegend bei älteren Frauen m. Bindegewebeschwäche; **Sympt.:** u. U. diffuse Brustschmerzen; **Ther.:** möglichst konservatives Vorgehen m. stützenden Miedern, b. jüngeren Frauen evtl. Mammaplastik*.

Masto|zyten (↑; Zyt-*) m pl: syn. Mastzellen*.

Masto|zytom (↑; -om*) **n:** (engl.) mastocytoma; isoliertes massives Mastzellinfiltrat im Korium, rel. selten, v. a. bei Kleinkindern auftretend; morphol. halbkugeliger harter, bis pflaumengroßer, bräunlicher Tumor, bei dem sich wie auch bei der Mastozytose* das sog. Reibephänomen auslösen läßt; meist spontane Rückbildung innerh. weniger Jahre.

Masto|zytose (↑; -osis*) **f:** (engl.) mastocytosis; Anhäufung u. Proliferation v. Mastzellen* in Haut, Knochen, Knochenmark, Leber, Milz u. Gastrointestinaltrakt; Auftreten meist im ersten Lj. mit Rückbildung bis zur Pubertät, seltener im Erwachsenenalter ohne Rückbildungstendenz; **Klin.:** gelblich-braune Hautflecken unterschiedl. Größe an Stamm u. Extremitäten (Urticaria pigmentosa); Anschwellen, Rötung u. Juckreiz, im Kleinkindesalter auch Blasenbildung nach Reiben der Hautoberfläche u. heißem Bad (sog. Reibephänomen); bes. bei Erwachsenen Beteiligung des Gastrointestinaltrakts (Durchfall, Magengeschwür), der Knochen (z. B. Osteoporose, Osteofibrose), Lymphknotenschwellungen, Hepatosplenomegalie, Tachykardie u. Hypertonie; sehr selten Übergang in eine maligne M. u. myeloische Leukämie mit sehr schlechter Prognose; **Ther.:** Meidung von Mastzelliberatoren (Bienenstiche, Muskelrelaxanzien); Antihistaminika, Dinatriumcromoglykat; vor Operationen Antihistaminika u. Glukokortikoide.

Masturbation (lat. masturbari sich selbst befriedigen) **f:** sexuelle Selbstbefriedigung; biographisch frühe u. häufig zum Orgasmus führende (meist manuelle) Selbstreizung im Genitalbereich, begleitet von (u. U. sexualpsychol. aufschlußreichen) Masturbationsphantasien.

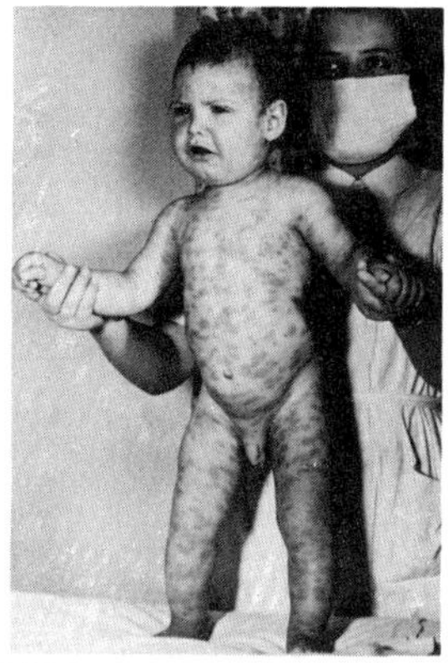

Mastozytose:
Urticaria pigmentosa [540]

Mast|zellen (Zelle*): (engl.) tissue mast cells; syn. Mastozyten; **1.** Blutmastzellen: polymorphkernige basophile Granulozyten*, deren wasserlösl. basophile Granula Heparin u. Histamin enthalten, vermehrt bei chron.-myeloischer Leukämie, Polyzythämie; **2.** Gewebemastzellen: bes. in der Adventitia kleinerer Blutgefäße, im lockeren Bindegewebe u. in d. Wandung seröser Höhlen vorkommende Zellen, enthalten im Zytoplasma Granula, die bei der Antigen-Antikörper-Reaktion ausgestoßen werden u. Histamin, Serotonin u. a. Mediatoren* freisetzen. Im Alter nimmt

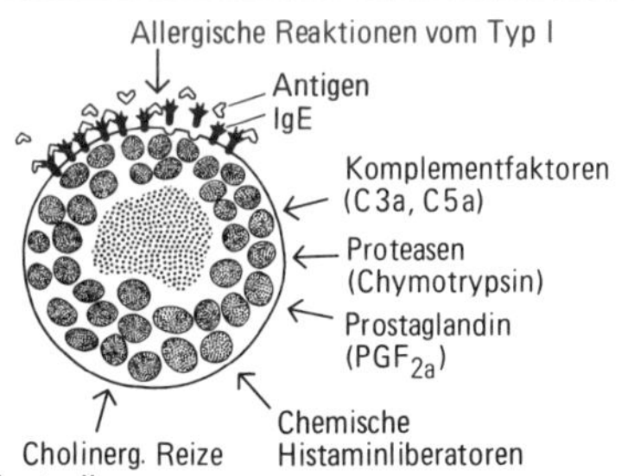

Mastzellen:
Faktoren, die eine erhöhte Mediatorenfreisetzung aus Mastzellen verursachen können

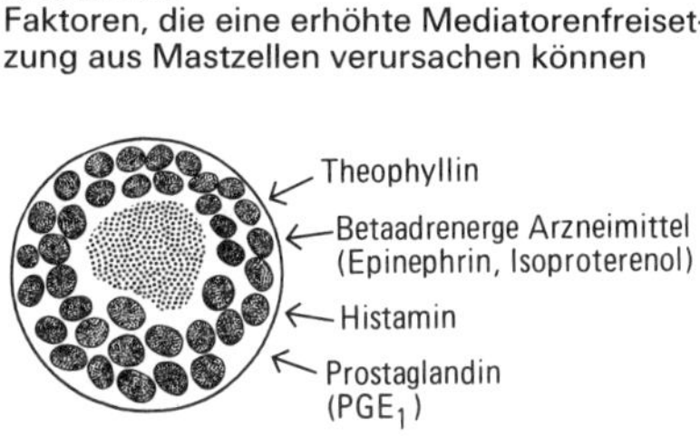

Faktoren, die eine erniedrigte Mediatorenfreisetzung aus Mastzellen verursachen können
[73]

die Mastzellenzahl ab, damit läßt die Reaktivität der Haut u. Schleimhäute nach.

Mast|zellen|leuk|ämie (↑; Leuk-*; -ämie*) f: s. Basophilenleukämie.

Matched-pairs-Technik (engl. to match zusammenpassen; pairs Paare) f: syn. matching; (statist.) bei Fallkontrollstudien z. Vermeidung nachträglicher statist. Manipulationen der Standardisierung angewandte Technik der Kontrollenauswahl, bei der jeweils statist. Paare v. Fällen u. Kontrollvorgängen so ausgewählt werden, daß sie in einigen wesentlichen Merkmalen u. deren Kombination vergleichbar sind.

Matching (↑) n: syn. Matched*-pairs-Technik.

Material, genetisches n: (engl.) genetic material; Bez. f. diejenigen Nukleinsäuren*, die eine genetische Information* enthalten u. durch Reduplikation* vermehrt werden können; bei den meisten Lebewesen besteht das g. M. aus doppelsträngiger DNA*. Diese ist bei Prokaryonten in einem kernartigen Aggregat (Pronukleus), bei Eukaryonten im Chromatin* des Zellkerns organisiert. Zellorganellen* wie Mitochondrien od. Chloroplasten enthalten eigenes g. M. (in Form ringgeschlossener doppelsträngiger DNA); außerdem kann weitere extrachromosomale DNA (meist als ringgeschlossene Moleküle) in Zellen gefunden werden (vgl. Plasmide). Viren* enthalten als g. M. entweder doppel- od. einzelsträngige DNA bzw. RNA.

Material|lockerung: s. Osteosynthese.

Matratzen|naht: s. Nahtmethoden.

Matratzen|phänomen n: s. Zellulitis.

Matrix (lat. Muttertier, Gebärmutter) f: **1.** Mutterboden; **2.** Keimschicht; **3.** Begriff für Anzahl u. Anordnung von Meß-, Abtast- od. Bildpunkten, z. B. in der Nuklearmedizin* u. bei der Computertomographie*. Vgl. Knochenmatrix.

Matrizen-RNA (↑) f: s. Messenger*-RNA.

Matti-Russe-Methode (Hermann M., Chir., Bern, 1879-1941) f: Knochenspanplastik*.

Maturation (lat. maturare zur Reife bringen) f: Reifung.

Maturations|ar|rest (↑) m: (engl.) maturation arrest; mangelhafte Reifung der Erythrozyten als Urs. für eine hypo- bzw. aregenerator. (aplastische) Anämie* trotz eines hyperplastischen roten Knochenmarks; vgl. Krise, aplastische.

Maturations|pro|zeß, post|tran|skriptaler (↑) m: (engl.) post-transcriptional process of maturation; Umwandlung der originären Transkriptionsprodukte (enzym. Zurechtschneiden der Kettenlänge, Modifizierung v. Nukleotiden) in die funktionellen RNA-Moleküle.

Maturitas (lat.) f: Reife*.

Maturity onset diabetes in the young (engl.) n: Abk. MODY; s. Diabetes mellitus.

Maul- und Klauen|seuche: (engl.) hoof-and-mouth disease; Abk. MKS; Aphthenkrankheit der Klauentiere (auch Wild), die ausnahmsweise auch b. Menschen (Melker) vorkommt u. nicht verwechselt werden darf mit d. Stomatitis aphthosa der Kinder (tritt ausnahmsweise b. Erwachsenen auf); **Err.:** Maul*- und Klauenseuche-Virus; **Sympt.:** sehr schweres Krankheitsbild mit Bläschen, Aphthen, Geschwüren an der Mundschleimhaut, Bläschen an Händen u. Füßen, Fieber; Progn. gut; Meldepflicht; **Proph.:** s. Schutzimpfung.

Maul- und Klauen|seuche-Virus (Virus*) n: (engl.) hoof-and-mouth virus; Abk. MKS-Virus; syn. Hostis pectoris; Aphthovirus der Picornaviridae*; Err. der Maul*- und Klauenseuche; **Übertragung:** Kontaktinfektion, ferner verseuchtes Futter sowie Milch; wichtige Infektionsquelle wahrscheinl. der (meist resistente) Mensch als Virusträger; **Kultur:** Gewebekultur*, Typ A auch Eikultur*; **Serol.:** virusneutralisierte Ak, drei Typen: A, B, C; **Tierversuche:** Meerschweinchen, Inf. der skarifizierten Plantarfläche des Hinterfußes; nach 24 Std. lokale Bläschenbildung, nach dem 3.-7. Tag Generalisierung.

Maurer-Körnelung (Georg M., Tropenmed., Sumatra, geb. 1908): (engl.) Maurer's dots; syn. Perniziosafleckung; kommaförmige Pigmentierung in Erythrozyten durch Hämoglobinabbau; typ. für Malaria* tropica.

Mauriac-Syn|drom (Pierre M., Int., Bordeaux, 1882-1963) n: ätiol. ungeklärter, durch schwere Gegenregulation gekennzeichneter juveniler Diabetes* mellitus, bei dem es sekundär zur Hepatomegalie aufgrund einer Glykogenspeicherung kommt; **Urs.:** evtl. Nebenwirkung früher verwendeter Altinsulinpräparate, die bei Anw. von Depotinsulinen nicht mehr auftritt.

Maxilla (lat. Kinnbacke, Kinnlade) f: Oberkiefer.

Maximal acid output (engl. maximaler Säureausstoß) m: Abk. MAO; s. Magensaftuntersuchung.

Maximal|dosis (Dosis*) f: (engl.) maximum dose; Maximalwert f. eine Einzel- bzw. Tagesdosis; s. Dosis; vgl. Höchstabgabemenge.

Mayer-Aufnahme (Ernst G. M., Röntg., Wien, geb. 1893): axiale röntg. Darstellung des Schläfenbeins, spez. des Antrums u. der Gehörgangwände; der um 45° zur erkrankten Seite gedrehte Hinterkopf liegt an der Filmkassette, der Zentralstrahl ist 45° nach oben ausgelenkt. Vgl. Schüller-Schläfenbeinaufnahme, Stenvers-Aufnahme.

Mayer-Finger|grund|re|flex (Carl M., Neurol., Psychiater, Innsbruck, 1862-1937; Reflekt-*) m: (engl.) Mayer's reflex; Fremdreflex; maximale passive Flexion des Mittelfingers führt zu Adduktion, Opposition u. Extension des Daumens. Seitendifferente Auslösbarkeit spricht für eine Schädigung des Rückenmarks in Höhe C_6-Th_1. Vgl. Reflexe.

Mayer-Rokitansky-Küster-Syn|drom (Karl M., Anat., Physiol., Bonn, 1787-1865) n: syn. Rokitansky*-Küster-Syndrom.

May-Grünwald-Färbung (Richard M., Int., München, 1863-1937; Ludwig G., Otol., München, geb. 1863): (engl.) May-Grünwald stain; Kontrastfärbung f. luftgetrocknete, nicht fixierte Ausstrichpräparate mit konzentrierter May-Grünwald-Lösung (1,0 ml eosinsaures Methylenblau + 100 ml Methylalkohol + 50 ml Glyzerin); vgl. Pappenheim-Färbung.

May-Hegglin-An|omalie (↑; Anomalie*) f: (engl.) May-Hegglin anomaly; autosomal-dominant erbl. Thrombopathie u. -penie mit spindel- od. schlierenförmigen Plasmaeinschlüssen (Doehle-Körperchen) in neutrophilen Granulozyten. Thrombozyten sind bes. groß (Riesenplättchen) u. abnorm geformt, Thrombozytenüberlebenszeit verkürzt, verlängerte Blutungszeit; meist ohne Krankheitswert.

Mayo-Faszien|doppelung (William J. M., amerikan. Chir., 1861-1939; Charles H. M., amerikan. Chir., 1865-1939; Fasc-*): (engl.) Mayo's operation; op. Verfahren zum Verschluß einer Bruchpforte u. Erhöhung der Bauchwandfestigkeit durch transversale od. longitudinale Doppelung der Faszie (vordere Rektusscheide); **Ind.:**

Nabelbruch*, Narbenbruch* u. evtl. bei Rektusdiastase*.

Mayr-Kur (Franz-Xaver M., Arzt, Karlsbad, 1875-1965): Form der erfahrungsheilkundl. Ernährungstherapie* zur Umstimmung des gesamten Organismus; therap. Fasten bzw. Diät bestehend aus luftgetrocknetem Weißbrot u. Milch, evtl. zus. mit ausleitender Therapie*; vgl. Umstimmungstherapie.

Mazeration (lat. macerare einweichen) f: (engl.) maceration; syn. Maceratio; **1.** (pharmaz.) mit Wasser od. anderen Lösungsmitteln bei Zimmertemperatur gewonnener Drogenauszug. Die bei 40°C vorgenommene M. heißt Digestion. Abtrennung des Rückstands durch Kolieren; **2.** (anat.) Präparationsverfahren zur Herstellung eines reinen Knochenpräparats durch Entfernung org. Substanz; **3.** (dermat.) Auf- bzw. Erweichen der Haut z. B. bei starker Schweißbildung, bes. in Körperregionen mit ungünstigem Mikroklima* (Zehenzwischenräume, große Hautfalten).

Mazzotti-Test m: s. Onchozerkose.

mb: Abk. f. **M**illi**b**ar, v. a. in der Meteorologie verwendete Einheit für den Druck*:
1 mb = 1/1000 bar (b) = 100 Pascal* (Pa).

MBC: Abk. f. (engl.) **m**inimum **b**actericidal **c**oncentration (minimale bakterizide Konzentration*); diejenige Antibiotikakonzentration bei Resistenzbestimmung der Bakterien, welche im Verdünnungstest die zu prüfenden Erreger abtötet. Vgl. Bakterizidie, Antibiogramm.

MBD: Abk. f. (engl.) **m**inimal **b**rain **d**ysfunction; s. Aufmerksamkeitsdefizitsyndrom.

MBK: Abk. f. **m**inimale **b**akterizide **K**onzentration*.

McArdle-Krankheit (Brian McA., London, geb. 1911): Typ V der Glykogenosen* (Tab.).

McBurney-Punkt (Charles M., Chir., New York, 1845-1913): (engl.) McBurney's point; schmerzhafter Druckpunkt bei Appendizitis*.

McCune-Albright-Syn|drom (Donovan J. McC., Päd., New York, 1902-1976; Fuller A., Arzt, Boston, 1900-1969) n: syn. Albright-Syndrom; Komb. von mono- od. polyostotischer fibröser Dysplasie bes. der langen Röhrenknochen, landkartenförmig angeordneten milchkaffeefarbenen Hautpigmentationen (Café-au-lait-Flecke) u. bei Mädchen Pubertas* praecox (Menarche u. U. bereits zw. dem 5. u. 8. Lj.); bei Jungen verläuft d. Sexualentwicklung normal; Überfunktion weiterer endokriner Organe (Hyperthyreose, Akromegalie, Hyperparathyreoidismus, Cushing-Symptomatik); **Ätiol./Path.:** nicht erbl. konstitutionelle Entwicklungsstörung unbekannter Urs.; anamnest. oft Angaben über einen bes. ausgeprägten Neugeborenenikterus; **Diagn.:** (laborchem.) Erhöhung der Serumwerte f. Östradiol bei weibl. Pat., von T_3 u. T_4, Cortisol, STH u. alkalischer Phosphatase. Vgl. Jaffé-Lichtenstein-Syndrom, Polyadenomatose-Syndrome.

MCD: Abk. f. (engl.) **m**inimal **c**erebral **d**ysfunction; s. Dysfunktion, minimale zerebrale.

McDonald-Operation f: s. Cerclage.

MCH: Abk. f. (engl.) **m**ean **c**orpuscular **h**aemoglobin; syn. Hb_E, Färbekoeffizient*.

MCHC: Abk. f. (engl.) **m**ean **c**orpuscular **h**aemoglobin **c**oncentration; mittlere Hämoglobinkonzentration des Einzelerythrozyten:

$$\text{MCHC (g/l)} = \frac{\text{Hämoglobin (g/l)}}{\text{Hämatokrit (l/l)}}$$

Referenzbereich: 300-360 g/l; Erhöhung z. B. bei hereditärer Sphärozytose*, Verminderung bei Eisen- u. Pyridoxinmangel, Thalassaemia* major, sideroachrestischer Anämie* u. a.

McKinley-Zellen (Zelle*): s. Downey-Zellen.

McKusick-Kata|log (Victor A. McK., Humangenet., Baltimore, geb. 1921) m: (engl.) McKusick's catalogue; Verzeichnis der genetischen Krankheiten* nach ihren chromosomalen bzw. Genlokalisationen.

MCL: Abk. f. **M**ediok(**c**)lavikular**l**inie.

McLeod-Syn|drom n: syn. Swyer*-James-Syndrom.

MCLS: Abk. f. **m**ucok(**c**)utanes **L**ymphknoten**s**yndrom; s. Kawasaki-Syndrom.

MCP-Test m: Abk. f. (engl.) **m**ucin **c**lot **p**revention; s. Antihyaluronidasetest.

McQuarrier-Krankheit (Irvin McQ., zeitgenössischer Päd., USA): Bez. f. zwei seltene, im Kleinkindesalter auftretende, vermutlich autosomal-rezessiv erbl. Formen der Hypoglykämie*: **1.** Hypoglykämie aufgrund einer vermehrten Glucagonsekretion; **2.** leuzininduzierte familiäre Hypoglykämie; vgl. Hypoglykämie Cochrane, leuzinempfindliche.

MCTD: Abk. f. (engl.) **m**ixed **c**onnective **t**issue **d**isease; s. Sharp-Syndrom.

MCV: Abk. f. (engl.) **m**ean **c**orpuscular **v**olume; mittleres Erythrozyteneinzelvolumen; Referenzbereich: 82-92 fl; Abweichungen bei versch. Formen der Anämie*.

$$\text{MCV (fl)} = \frac{\text{Hämatokrit (l/l)}}{\text{Erythrozytenzahl } (10^{12}\text{/l})}$$

McVay-Lotheissen-Operation (Georg L., Chir., Wien, 1868-1941) f: op. Verfahren zur Ther. einer Schenkelhernie (s. Hernie); Bruchpfortenverschluß mit Hilfe des Cooper-Ligaments.

Md: chem. Symbol f. Mendelevium*.

MDA: Abk. f. **m**edizinischer **D**okumentations**a**ssistent*.

MdE: Abk. f. **M**inderung **d**er **E**rwerbsfähigkeit; s. Erwerbsminderung.

Meadows-Syn|drom n: postpartal od. während einer Schwangerschaft entstehende Kardiomyopathie*.

MEA-Syn|drom n: s. Adenomatose, multiple endokrine.

Meato|tomie (Meatus*; -tom*) f: (engl.) meatotomy; Erweiterung eines Ganges, z. B. der verengten äußeren Harnröhrenmündung durch Schnitt; vgl. Meatusstenose.

Meatus (lat.) m: Gang. **M. acusticus externus** (↑) m: äußerer Gehörgang; setzt sich zusammen aus einem äußeren knorpeligen u. einem inneren knöchernen Abschnitt, die beide miteinander einen nach unten offenen stumpfen Winkel bilden. **M. acusticus in|ternus** (↑) m: innerer Gehörgang; beginnt an d. Hinterwand der Felsenbeinpyramide u. enthält den N. vestibulocochlearis, den N. facialis u. die A. u. V. labyrinthi. **M. nasi inferior, medius, superior** (↑) m: unterer, mittlerer, oberer Nasengang. **M. nasopharyngeus** (↑) m: Vereinigung der drei Nasengänge hinter d. Nasenmuscheln.

Meatus|stenose (↑; Steno-*; -osis*) f: (engl.) meatal stenosis; Meatusenge; (urol.) Verengung der äußeren Harnröhrenöffnung, angeb. od. erworben (Trauma, Entz.); **Sympt.:** Harnstrahl ge-

M

dreht od. gespalten, Nachträufeln; **Ther.:** Meatotomie. Vgl. Harnröhrenverengung.

Me|ben|dazol (INN) n: Methyl-5-benzoyl-2-benzimidazolcarbamat) (IUPAC); Verw.: Wurmmittel* bei Befall mit Nematodes, hochdosiert bei Befall mit Cestodes.

Me|be|verin (INNv) n: (RS)-5-Ethyl-6-methyl-7-(4-methoxyphenyl)-5-azaheptyl-3,4-dimethoxybenzoat (IUPAC); Spasmolytikum mit myotroper (papaverinartiger) u. anticholinerger Wirkung.

Meb|hydrolin (INN) n: 5-Benzyl-1,3,4,5-tetrahydro-2-methyl-2H-pyrido[4,3-b]-indol (IUPAC); Histamin-H_1-Rezeptorenblocker; Verw.: s. Antihistaminika.

Mechano|re|zeptoren (gr. μηχανᾶν bewirken; Rezeptoren*) m pl: (engl.) mechanoreceptors; Rezeptoren in Haut, Muskeln, Sehnen, Gefäßen, Herz, Lunge, Intestinaltrakt u. Harnblase, die auf mechanische Reize (z. B. Druck, Dehnung) ansprechen; vgl. Druckrezeptoren, Pressorezeptoren.

Meckel-Di|vertikel (Johann F. M., Anat., Chir., Halle, 1781-1833; Divertikel*) n: (engl.) Meckel's diverticulum; bei 1-3% aller Menschen vorkommende, meist handschuhfingerförmige, ca. 2-10 cm lange Ausstülpung des Ileums zw. 0,4 u. 1 m vor d. Einmündung in das Caecum; als Darmanhang fortbestehender Rest des embryonalen Ductus* omphaloentericus (Dottergang); **Sympt.:** rezidiv. Bauchschmerzen, Übelkeit, Erbrechen, anorektale Blutung; **Kompl.:** Entzündungen mit u. ohne Perforation, Blutung, Strangulationsileus, Invaginationsileus, Volvulus; **Ther.:** op. Abtragung. Vgl. Divertikulitis, Littré-Hernie.

Meckel-Knorpel (↑): (engl.) Meckel's cartilage; embryonaler Knorpel des 1. Kiemenbogens*, aus dem sich Hammer u. Amboß entwickeln; bildet das transitorische Skelett der Mundbodenregion, auf das sich die Mandibula als Deckknochen auflegt.

Meckel-Syn|drom (↑) n: syn. Gruber-Syndrom; autosomal-rezessiv erbl. Fehlbildungssyndrom mit Hexadaktylie, Enzephalozele*, Zystennieren u. a. zystischen Veränderungen innerer Organe.

Meclo|cyclin (INN) n: 7-Chlor-4-dimethylamino-1,4,4a,5,5a,6,11,12a-octahydro-3,5,10,12,12a-pentahydroxy-6-methylen-1,11,dioxo-2-naphthacencarboxamid (IUPAC); Antibiotikum; Verw.: s. Tetrazykline.

Meclo|fenoxat (INN) n: 2-Dimethylaminoethyl-4-chlorphenoxyacetat (IUPAC); Verw.: bei Hirnleistungsstörungen; s. Nootropika.

Meclozin (INNv) n: (RS)-1-(4-Chlorbenzhydryl)-4-(3-methylbenzyl)piperazin (IUPAC); Histamin-H_1-Rezeptorenblocker; Verw.: Antiemetikum; s. Antihistaminika.

MED: Abk. f. **m**ittlere **E**inzel**d**osis; vgl. Dosis.

Meda|zepam (INN) n: 7-Chlor-2,3-dihydro-1-methyl-5-phenyl-1H-1,4-benzodiazepin (IUPAC); Benzodiazepinderivat mit langer Halbwertzeit; Verw.: Tranquilizer; s. Benzodiazepinderivate.

Medi-: Wortteil mit der Bedeutung mitten, mittlerer; von lat. medius.

Media (↑) f: Kurzbez. f. Tunica media, mittl. Wandschicht der Arterien, Venen u. Lymphgefäße; besteht aus glatter Muskulatur (streng zirkulär b. Arterien, ungeordneter spiralig b. Venen u. Lymphgefäßen) u. elastischen Fasern.

medial (↑): medialis; nach der Mittelebene des Körpers zu gelegen, mittelwärts, einwärts.

Median (↑) m: (statist.) s. Mittelwert; vgl. Quantile.

Median|ebene (↑) f: (engl.) median plane; die Sagittalebene, die den Körper in ventral-dorsaler Richtung in zwei gleiche Teile teilt. Vgl. Ebenen des Körpers.

Media|nekrose (↑; Nekr-*; -osis*) f: (engl.) medionecrosis; syn. Medionecrosis; umschriebener Untergang der Tunica media von Arterien mit idiopathischer, traumat. od. infektiös-toxischer Genese. Gefahr der Gefäßruptur od. Aneurysmabildung bes. an d. Aorta (Medianecrosis aortae); vgl. Aortenruptur.

Median|linie (↑): (engl.) median line; Linie, in der d. Medianebene die Oberfläche des Körpers schneidet. Vgl. Ebenen des Körpers.

Median|schnitt (↑): (engl.) median incision; (chir.) Ober- u. Unterbauchschnitt; s. Schnittführung (Abb.).

Medianus|gabel (↑): s. Nervus medianus.

Medianus|kom|pressions|syn|drom (↑; Kompression*) n: s. Karpaltunnelsyndrom.

Medianus|lähmung (↑): (engl.) paralysis of the median nerve; Lähmung durch Schädigung des N. medianus (C_5-Th_1); **Urs.:** Druckschädigung im Schulterbereich, meist Verletzungen od. Kompression im Bereich des Handgelenks (vgl. Karpaltunnelsyndrom); **Sympt.:** Schwurhand durch Lähmung der Flexoren von Hand u. Fingern, Atrophie der Daumenballenmuskulatur (sog. Affenhand), vegetativ-trophische Störungen der Haut im Handbereich; Sensibilitätsstörungen volare Seite des 1.-3. Fingers u. radiale Seite des 4., dorsal distale Phalangen des 2.-4. Fingers; **DD:** Armplexuslähmung, Volkmann-Kontraktur (s. Kontraktur), Amyotrophische Lateralsklerose.

Median|wert (↑): (math.) auch Median; s. Mittelwert.

Media|sklerose (Medi-*; Skler-*; -osis*) f: s. Mönckeberg-Sklerose.

Mediastinal|em|physem (Mediastinum*; Emphysem*) n: Emphysem* des Mediastinalraums durch Eindringen von Luft in das interstitielle Bindegewebe des Mediastinums*; **Ätiol.:** meist traumat. Verletzung von Trachea, Bronchien od. Speiseröhre (auch bei Endoskopie möglich), entzündl. bedingt z. B. nach Trachea- bzw. Bronchusperforation, idiopathisch z. B. nach Spontanpneumothorax; **Sympt.:** Schmerzen hinter dem Brustbein u. in der Herzgegend, Auftreibung von Halsregion u. Gesicht (Froschgesicht) als Folge der oberen Einflußstauung, u. U. Kavakompression od. extraperikardiale Herztamponade; **Diagn.:** sog. Schneeballknirschen im Emphysembereich (palpator. Reiben, auskultator. Reibegeräusche), herzsynchrones Knistern u. Rasseln; röntg. Abhebung der Pleura mediastinalis mit feinen Doppelschatten entlang der li. Herzkontur; **Ther.:** symptomat., selten kollare Mediastinotomie zur Druckentlastung; **DD:** Infektion mit gasbildenden Bakterien.

Mediastinal|fibrose (↑ ; Fibr-*; -osis*) f: (engl.) mediastinal fibrosis; seltene chronische Erkr. mit Ausbreitung von sich progredient konstringierendem kollagenem Gewebe im Mediastinum u. Ummauerung der dort verlaufenden Gefäße; kann zur oberen Einflußstauung* führen; Ther. kaum möglich.

Mediastinal|flattern (↑): (engl.) mediastinal flutter; ausgeprägte atemsynchrone Rechts-

Links-Bewegung des Mediastinums bei offenem Pneumothorax* od. Thoraxinstabilität; führt bei großem Defekt zu Beeinträchtigung der Kreislauftätigkeit inf. Behinderung des venösen Rückflusses zum Herzen durch Knickung der V. cava; Verstärkung der respirator. Insuffizienz inf. Pendelluft*.

Mediastinal|hernie (↑; Hernie*) **f:** (engl.) mediastinal hernia; **1.** umschriebene Ausstülpung od. Verlagerung des gesamten Mediastinums inf. Änderung der intrathorakalen Druckverhältnisse, z. B. bei Spannungspneumothorax (s. Pneumothorax) od. nach Pneumektomie; **2.** Eindringen eines Lungenanteils in das Mediastinum durch eine Lücke in der Pleura mediastinalis.

Mediastinal|tumoren (↑; Tumor*) **m pl:** (engl.) mediastinal tumours; Bez. für raumfordernde Prozesse im Bereich des Mediastinums; **Formen: 1.** Pseudotumoren, z. B. vergrößerte Lymphknoten, endothorakale Struma, Aortenaneurysma od. Zwerchfellhernie; **2.** benigne M., z. B. Lipome, Xanthome, Hämangiome, Zysten, Fibrome, Thymome od. Neurinome; **3.** maligne M., z. B. Retothelsarkom, Neurosarkom, malignes Lymphom, Ösophagus- od. Bronchialkarzinom; Topographie: s. Abb. u. Tab.; **Klin.:** inf. einer Kompression von Mediastinalorganen evtl. Husten, Stridor, Einflußstauung, Herzrhythmusstörungen od. Schluckbeschwerden; **Diagn.:** Rö.-Thorax, Computertomographie, evtl. Mediastinoskopie od. Thorakotomie.

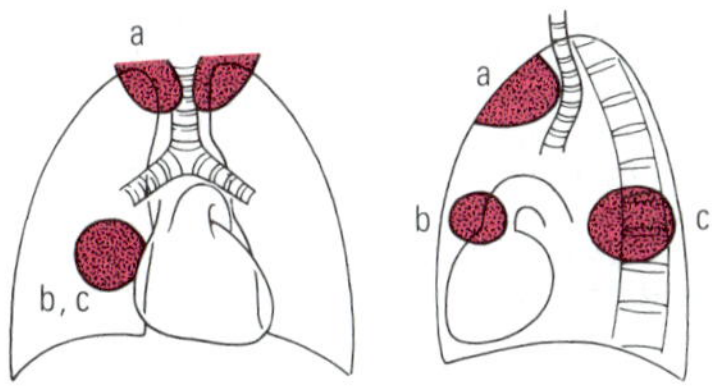

Mediastinaltumoren:
röntg. Projektion von Tumoren des vorderen und des hinteren Mediastinums;
a: substernale Struma (Trachealstenose, Schluckverschieblichkeit); b: Dermoid/Teratom (Verkalkungen, Verknöcherungen);
c: Neurinom (oft Aufweitung des Foramen intervertebrale) [126]

Mediastinaltumoren

vorderes Mediastinum	Aneurysma der Aorta ascendens eintauchende Struma Thymustumor embryonale Tumoren pleuroperikardiale Zyste Hernie der Larrey-Spalte
mittleres Mediastinum	Aortenbogenaneurysma Dilatation der V. azygos Bronchialzyste Ösophagustumor vergrößerte Lymphknoten Hiatushernie
hinteres Mediastinum	Aneurysma der Aorta descendens neurogene Tumoren pathol. Prozesse paravertebral bzw. Befall von Wirbelkörpern (Tumor, Abszeß)

Mediastinitis (↑; -itis*) **f:** Entz. des Bindegewebes im Mediastinum; **Formen: 1.** akute M., v. a. inf. von Ösophagusperforation (Karzinomdurchbruch, Fremdkörper, Verätzung) od. iatrogen (Mediastinoskopie, thoraxchir. Eingriffe, Ösophagusbougierung), selten inf. fortgeleiteter Entz. der Halsregion; Sympt.: Fieber, retrosternale Schmerzen, Husten, Dysphagie, evtl. Mediastinal- oder Hautemphysem; Diagn.: (röntg.) Mediastinalverbreiterung, parakardiale Doppelkontur; Ther.: Antibiotika, Drainage, evtl. operative Sanierung der Eintrittspforte; **2.** chronische M. inf. chron. Infektion (z. B. Tbc) od. Bestrahlung; Sympt.: evtl. subfebrile Temperaturen, häufig unstillbarer Singultus*; Diagn.: (röntg.) Mediastinalverbreiterung; Ther.: medikamentöse u. meist auch op. Ther. der Grunderkrankung.

Mediastino|graphie (↑; -graphie*) **f:** (engl.) mediastinography; Röntgenkontrastdarstellung des Mediastinalraums durch substernale Injektion des Kontrastmittels; veraltete Methode, durch Computertomographie* u. Kernspintomographie* ersetzt.

Mediastino|skopie (↑; -skopie*) **f:** (engl.) mediastinoscopy; Inspektion des vorderen oberen Mediastinums in Intubationsnarkose unter Verw. eines Mediastinoskops (beleuchteter Röhrenspatel od. starres Spezialendoskop) mit der Möglichkeit zur Biopsie*; **Ind.:** dd Abklärung mediastinaler Krankheitsprozesse (z. B. Mediastinaltumoren*), unklare bronchopulmonale Erkr. mit Vergrößerung der Hiluslymphknoten (z. B. bei Sarkoidose, Bronchialkarzinom); **Durchführung:** nach einem kollaren Hautschnitt (oberh. des Jugulums) wird die Trachea stumpf bis zur Bifurkation u. den Oberlappenbronchien dargestellt. Vgl. Endoskopie.

Mediastino|tomie (↑; -tom*) **f:** (engl.) mediastinotomy; op. Eröffnung des Mittelfellraums; **Zugang: 1.** transpleural, nach Rippenresektion u. Spaltung der Pleura mediastinalis; **2.** extrapleural, von vorn durch d. Sternum od. von hinten paravertebral; **3.** kollar, Eröffnung v. Hals her von einem Kocher*-Kragenschnitt aus. Vgl. Schnittführung.

Mediastinum (lat. quod per medium stat was in der Mitte steht) **n:** Mittelfell (s. Abb.); mittleres Gebiet des Brustraums, sog. Mediastinal- od. Mittelfellraum; Raum zw. den bd. Pleurahöhlen (bzw. Lungen); reicht von den Körpern der Brustwirbel bis zum Brustbein u. wird nach bd. Seiten durch die Pleurae mediastinales begrenzt. Kaudal endet es am Zwerchfell, kranial steht es durch d. obere Thoraxapertur mit dem Bindegeweberaum des Halses in direktem Zusammenhang. Durch eine Frontalebene durch die Bifurcatio tracheae bzw. die Hinterwand des Herzbeutels unterteilt man ein **vorderes M.** (M. anterius) u. ein **hinteres M.** (M. posterius). Inhalt: vorderes M.: Herz mit Herzbeutel, Thymus od. seine Reste, Aortenbogen mit Ästen, Aa. pulmonales, V. cava sup., Nn. phrenici mit Begleitgefäßen; hinteres M.: Trachea, Hauptbronchien u. ihre Aufzweigungen, Ösophagus u. Nn. vagi, Aorta thoracica, Vv. azygos u. hemiazygos, Ductus thoracicus, Lymphknoten (Nll. bronchopulmonales), Nn.

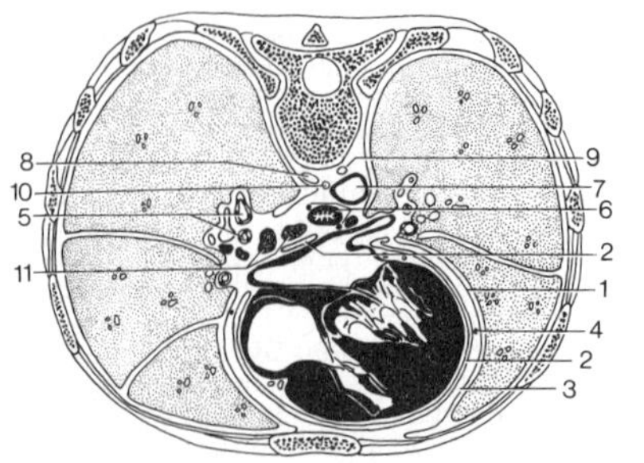

Mediastinum:
1: Pleura mediastinalis; 2: Herzbeutel; 3: Herz; 4: N. phrenicus; 5: Bronchien; 6: Ösophagus u. Nn. vagi; 7: Aorta thoracica; 8: V. azygos; 9: V. hemiazygos; 10: Ductus thoracicus; 11: Nll. bronchopulmonales [172]

splanchnici major u. minor, Anfangsteile der Aa. intercostales dextrae.

Mediastinum testis (↑) n: in das Innere des Hodens vorspringende Verdickung des Bindegewebes der Tunica albuginea am Hodenhilum; enthält das Rete* testis.

Mediatoren (lat. mediator Mittler) m pl: (engl.) mediators; Bez. f. hormonähnliche Wirkstoffe, die von versch. Geweben bzw. Zellen des Organismus produziert, i. R. physiol. Vorgänge (z. B. als Transmitter bzw. Regulatorsubstanzen) od. bei pathol. Prozessen (z. B. entzündlichen u. allerg. Reaktionen, best. Erkr.) sezerniert od. aus Bestandteilen des Blutplasmas freigesetzt werden (z. B. Plasmakinine aus Alpha-2-Globulinen unter Einfluß von Kallikrein) u. auf charakterist. Weise entweder in der Nähe ihrer Bildungsstätte od. (nach Verteilung über das Blut) entfernt wirksam werden; u. a. Neurotransmitter, Gewebehormone (z. B. Kinine, Prostaglandine, Thromboxane) u. biogene Amine (z. B. Histamin, Serotonin), Angiotensinogen u. die Angiotensine, Spaltprodukte des aktivierten Komplements mit kininartiger, anaphylaktischer u. chemotaktischer Wirksamkeit (z. B. Anaphylatoxin), Slow reacting substances, lysosomale Enzyme, Heparin, Leukotriene, Lymphokine.

Media|verkalkung (Medi-*): s. Mönckeberg-Sklerose.

Medikament (lat. medicamentum Heilmittel) n: syn. Arzneimittel*.

Medikamenten|abhängigkeit (↑): sog. Medikamentenabusus, Pharmakomanie; s. Abhängigkeit.

Medikamenten|inter|aktion (↑; Inter-*; lat. agere, actus bewegen, treiben) f: s. Interaktion.

Medikation (↑) f: (engl.) medication; Arzneiverordnung, Arzneiverschreibung, Arzneiverabreichung.

Medina|wurm: s. Dracunculus medinensis.

Medio|klavikular|linie (Medi-*; Clavicula*) f: (engl.) midclavicular line; Linea* medioclavicularis, Abk. MCL; senkrechte, von der Mitte des Schlüsselbeins abwärts gezogene Linie. Vgl. Regio.

Medizin (lat. ars medicina ärztliche Kunst) f: (engl.) 1. medicine, 2. drug, remedy; **1.** die Wissenschaft vom gesunden u. kranken Menschen, von den Ursachen, Wirkungen u. der Vorbeugung u. Heilung der Krankheiten; **2.** Medikament, Arzneimittel.

Medizin, anthropo|sophische (↑) f: in der Anthroposophie Rudolf Steiners begründeter Versuch einer geisteswissenschaftlichen Erweiterung des naturwissenschaftlichen Menschenbildes; nosologisch wird zw. einem Nerven-/Sinnespol u. einem Stoffwechsel-/Gliedmaßenpol mit gegenseitiger Beeinflussung u. Ausgleich durch das rhythmische System (Atmung, Herz-Kreislauf) unterschieden; ethische Überlegungen beschäftigen sich mit dem Sinn von Erkr. u. einer Existenz nach dem Tod. Die Ther. erfolgt überwiegend mit pflanzl. u. mineral. Heilmitteln sowie weiteren Meth. der Naturheilkunde* u. künstlerischen Übungen (Heileurythmie, therap. Sprachgestaltung).

Medizin|geräte|verordnung (↑): Verordnung über die Sicherheit med.-techn. Geräte (MedGV) in der Fassung vom 14.1.1985 (BGBl. I S. 93), die med.-techn. Geräte in vier Gruppen einteilt u. Bauartzulassung, Inbetriebnahme u. sicherheitstechn. Kontrollen regelt. Eine bes. Überwachungspflicht besteht für Geräte der Gruppe 1 (energetisch betriebene med.-techn. Geräte, z. B. Defibrillatoren, Inkubatoren) u. der Gruppe 2 (energetisch betriebene Implantate, z. B. implantierbare Herzschrittmacher).

Medizin, holistische (↑) f: Medizin, die sich um alle Bereiche des Menschen u. seiner Umwelt bemüht; i. e. S. nicht naturwissenschaftliche Medizinsysteme (z. B. Ayurveda*, Humoralpathologie*, anthroposophische u. traditionelle chinesische Medizin, Schamanismus*), die davon ausgehen, das übergreifende Wirklichkeiten nur den Ideen, partikuläre Aspekte auch wissenschaftlichen Theorien zugänglich sind. Vgl. Erfahrungsheilkunde.

Medizin, öko|logische (↑) f: s. Ökologie.

Medizin, peri|mortale (↑) f: Bez. f. eine interdisziplinäre Forschungsrichtung, die sich mit Fragen der Sterbeaufklärung, Todesursachen sowie der Betreuung Sterbender u. Hinterbliebener befaßt.

Medizin|sozio|logie (↑; lat. socialis die Gesellschaft betreffend; -log*) f: s. Soziologie, medizinische.

Medizin, traditionelle chinesische (↑) f: seit ca. 3000 v. Chr. entwickeltes u. überliefertes System chin. Volksheilkunde mit philosophischem Hintergrund im Buddhismus u. Taoismus; nosologisch werden fünf wesentliche Organsysteme mit dazugehörigen Metaphern unterschieden: Milz/Magen (Erde), Lunge/Dickdarm (Metall), Niere/Harnblase (Wasser), Leber/Gallenblase (Holz) u. Herz/Dünndarm (Feuer), zw. denen Energieströme in sog. Meridianen fließen. Übergreifende Prinzipien mit Entsprechungen in allen Seins- u. Lebensbereichen sind das Yin u. das Yang mit gegensätzlichen Qualitäten, die auch in Nahrungsmitteln u. Medikamenten gefunden werden. Die Ther. stützt sich auf Akupunktur* (Ausgleich der Störungen in energetischen Beziehungen u. Flüssen), Ernährungstherapie*, Phytotherapie*, physiotherap. Maßnahmen (Qigong*, Shiatsu*) u. umfassende Regeln zu allg. körperlicher u. seelischer Hygiene.

Medro|geston (INN) n: 6,17-Dimethyl-4,6-pregnadien-3,20-dion (IUPAC); Verw.: s. Gestagene.

Medroxy|pro|gesteron (INN) n: 17-Hydroxy-6α-methyl-4-pregnen-3,20-dion (IUPAC); Verw.: s. Gestagene.

Medroxy|pro|gesteron|acetat n: s. Gestagene.

Medryson (INNv) n: 11β-Hydroxy-6α-methyl-4-pregnen-3,20-dion (IUPAC); Verw.: Glukokortikoid zur lokalen Anwendung.

Medulla (lat.) f: Mark. **M. glandulae suprarenalis** (↑) f: Marksubstanz der Nebenniere*. **M. nodi lymphatici** (↑) f: Marksubstanz des Lymphknotens*.

Medulla ob|longata (↑) f: verlängertes Mark; Myelencephalon, Nachhirn; geht in Höhe des 1. Zervikalnerven ohne scharfe Grenze aus dem Rückenmark hervor u. reicht ventral bis zum kaudalen Rand der Brücke, dorsal bis zur Mitte der Rautengrube (in Höhe der Striae medullares ventriculi quarti); enthält lebenswichtige Zentren (vgl. Formatio reticularis), auf- u. absteigende Projektionssysteme der Groß- u. Kleinhirnrinde, Hirnnervenkerne.

Medulla ossium (↑) f: Knochenmark; s. Knochengewebe.

Medulla renalis (↑) f: Marksubstanz der Niere*.

Medullar|krebs (↑): medulläres Karzinom*.

Medullar|platte (↑): s. Neuralplatte.

Medullar|rinne (↑): s. Neuralplatte.

Medullar|rohr (↑): s. Neuralplatte.

Medullar|wülste (↑): s. Neuralplatte.

Medulla spinalis (↑) f: s. Rückenmark.

Medullo|blastom (↑; Blast-*; -om*) n: s. Hirntumoren (Tab.).

Medullo|graphie (↑; -graphie*) f: (engl.) osteomyelography; syn. Osteomedullographie, Osteomyelographie; nicht mehr gebräuchl. Röntgenkontrastdarstellung der knochenmarkhaltigen Räume u. des venösen Systems im Markraum langer Röhrenknochen.

Medusen|haupt (gr. Μέδουσα mythologische Gestalt): s. Caput medusae.

Meeh-Formel (Karl M., Physiol., Tübingen): (engl.) Meeh-Dubois formula; Formel zur Berechnung der Körperoberfläche* von Tieren und Menschen:

$$O\ (\text{Oberfläche}) = K \cdot \sqrt[3]{g^2}$$

(K = Konstante, für jede Tierart verschieden; beim erwachsenen Menschen 12,3, beim Säugling 10,3; g = Körpergewicht in Gramm); verwendet zur Bestimmung des Grundumsatzes. Vgl. Dubois-Formel.

Meer|zwiebel: (engl.) squill; Scillae bulbus; Zwiebel von Urginea maritima; enthält u. a. herzwirksame Glykoside (Scillaren A, Proscillaren A), Flavonoide u. Anthocyane; Verw. der Monosubstanzen u. standardisierten Extrakte bei leichten Formen der Herzinsuffizienz; s. Digitalisglykoside.

Mees-Streifen (R. A. M., Neurol., Niederlande, geb. 1873): s. Leukonychie.

Mefen|amin|säure (INN): N-(2,3-Xylyl)anthranilsäure (IUPAC); Anthranilsäurederivat; Verw.: s. Antiphlogistika, nichtsteroidale.

Mefenorex (INNv) n: (RS)-N-(3-Chlorpropyl)-α-methylphenethylamin (IUPAC); Verw.: Appetitzügler*.

Mefloquin (INN) n: (±)-(R,S)-[2,8-Bis(trifluormethyl)-4-chinolyl](2-piperidyl)methanol (IUPAC); Antimalariamittel; rasch wirkendes Blutschizontozid zur Prophylaxe u. Behandlung chloroquinresistenter Inf. mit Plasmodium falciparum.

Mefrusid (INN) n: (RS)-4-Chlor-N^1-methyl-N^1-(tetrahydro-2-methylfurfuryl)-1,3-benzoldisulfonamid (IUPAC); protrahiert wirkendes Thiaziddiuretikum; s. Thiazide.

Mega-: auch Megalo-; Wortteil mit der Bedeutung groß, lang; von gr. μέγας, μεγάλη, μέγα.

Mega|dolicho|basilaris (↑; Bas-*) f: langstreckige Ektasie der A. basilaris.

Mega|karyo|blasten (↑; Karyo-*; Blast-*) m pl: (engl.) megakaryoblasts; jüngste Zellen der Thrombozytopoese* mit einem diploiden od. tetraploiden Chromosomensatz (⌀ ca. 25 µm); runder Zellkern ohne sichtbare Nukleolen, ungranuliertes, basophiles mittelbreites Zytoplasma.

Mega|karyo|zyten (↑; ↑; Zyt-*) m pl: (engl.) megakarocytes; thrombozytenbildende Knochenmarkriesenzellen (⌀ 30-100 µm) mit anfängl. basophilem u. später feingranuliertem, azurophilem Plasma, rund- bis polymorphkernig. Vgl. Thrombozyten.

Mega|karyo|zyten|leuk|ämie (↑; ↑; ↑; Leuk-*; -ämie*) f: (engl.) megakaryocytic leukaemia; seltene Form der akuten od. chron. myeloischen Leukämie* mit qual. Veränderungen der Megakaryozyten im Knochenmark (Mikrokaryozyten*, übersegmentierte Megakaryozyten, abnorme Größe). Megakaryozyten können dabei z. T. in bes. kleinen Formen mit pyknot. Kern im Blut nachgewiesen werden. Die Thrombozytenzahl kann erhöht, normal od. erniedrigt sein. Die akute M. scheint eine bes. ungünstige Prognose zu haben. Die chron. M. geht häufig in eine Osteomyelofibrose* über.

Mega|kolon (↑; Kol-*) n: (engl.) megacolon; mit chron. Obstipation einhergehende Dilatation des Dickdarms; **Einteilung: 1.** primäre Form: kongenitales Megakolon*; **2.** sekundäre Form inf. erworbener Aganglionose*, z. B. bei Chagas*-Krankheit, Colitis ulcerosa (s. Megakolon, toxisches); **3.** symptomat. Form inf. Tumoren, Strikturen, Kolonstenose, bei Spina bifida; **4.** idiopath. Form unklarer Ätiol. (u. U. psychogen bedingt).

Mega|kolon, kon|genitales (↑; ↑; Co-*; lat. genitus geboren) n: (engl.) congenital megacolon, Hirschsprung's disease; syn. Megacolon congenitum, aganglionotisches Megakolon, Morbus Hirschsprung; v. a. bei Jungen vorkommende

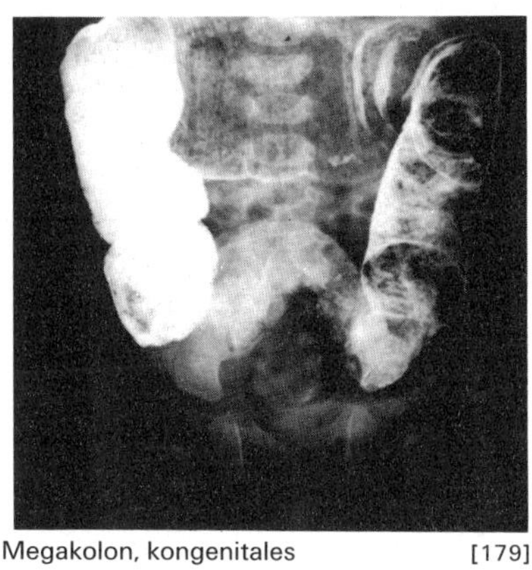

Megakolon, kongenitales [179]

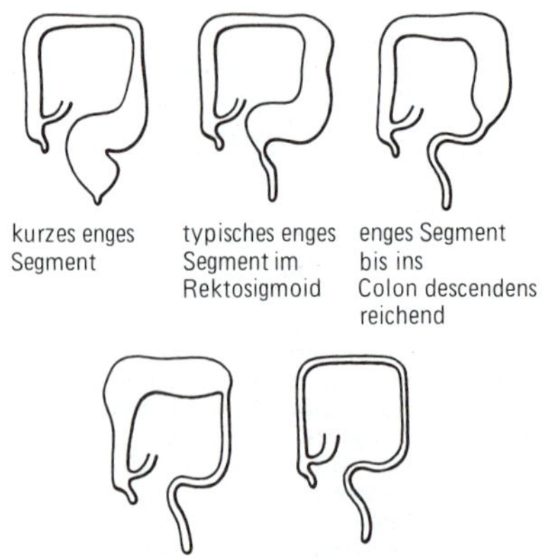

Megakolon, kongenitales: verschiedene Ausdehnungen des aganglionären Segments

umschriebene Dickdarmerweiterung mit schweren Passagestörungen; fam. Häufung; **Pathophysiol.:** Kotstauung inf. Aganglionose* oberh. der ganglionfreien Darmabschnitte (enges Segment ohne Peristaltik mit prästenotischer Dilatation); **Klin.:** schwere Obstipationszustände mit Bauchauftreibungen seit dem frühen Säuglingsalter, ggf. mechanischer (Neugeborenen-)Ileus*; **Diagn.:** rektale Untersuchung (enger Analkanal, leere Ampulle), sonograph. u. röntg. enges Rektum mit Megakolon, Rektoskopie u. Biopsie (fehlende Ganglienzellen, histochemische Erhöhung der Acetylcholinesteraseaktivität), anorektale Druckmessung (fehlender Relaxationsreflex); **Ther.:** op. Entfernung des aganglionären Segments (z. B. Rehbein*-Operation); **Kompl.:** Enterokolitis, u. U. Durchwanderungsperitonitis, Endotoxinschock (tox. Megakolon).

M

Mega|kolon, toxisches (↑; ↑; Tox-*) n: (engl.) toxic megacolon; lebensbedrohl. Kompl. der Colitis* ulcerosa, selten auch der Enteritis* regionalis Crohn nach langjährigem Laxanzienabusus*; **Klin.:** schmerzhaft aufgetriebenes Akutes* Abdomen mit Erbrechen, Subileus, Schock, ggf. Perforation, Peritonitis u. Sepsis; **Diagn.:** (röntg.) Abdomenleeraufnahme (massive Dilatation vorwiegend des Colon transversum); **Ther.:** palliative Entlastung des Darms durch Anlage eines doppelläufigen Ileostomas, einer Transversum- u. Sigmafistel zur Darmdekompression (sog. palliative Op. nach Turnbull); u. U. Radikaloperation in Form der Proktokolektomie; **Progn.:** Operationsletalität bis zu 20%.

Megal|en|zephalie (↑; Enkephal-*) f: (engl.) megalencephaly; auch Megaenzephalie, Makr(o)enzephalie, Kephalonie; Zunahme der Hirnsubstanz; Vork. z. B. bei versch. Thesaurismosen* u. als autosomal-dominant erbl. Erkr. mit (zu 90%) normaler Intelligenz u. ohne neurol. Störungen; vgl. Makrozephalie.

Megal|erythema in|fectiosum (↑; Erythem*; Infekt-*) n: s. Erythema infectiosum acutum.

Megalo|blasten (↑; Blast-*) m pl: (engl.) megaloblasts; abnorme Vorstufen der Megalozyten*, entwickeln sich vom noch hämoglobinfreien Promegaloblasten über M. unterschiedlicher Reifegrade bis zum kernlosen Megalozyten. Die Promegaloblasten unterscheiden sich vom Proerythroblasten durch ein zarteres, oft feingranuliertes Chromatingerüst des Kerns. Die polychromat. u. azidophilen M. sind große Zellen mit unregelmäßig geformten Kernen, enthalten oft Chromatinabsprengungen u. reichl. Zytoplasma. Mit zunehmender Entwicklung wird eine Reifungsdissoziation zw. Kern u. Zytoplasma immer deutlicher; trotz weitgehender Hämoglobinisation des Plasmas besitzen die M. (im Gegensatz zu den Normoblasten) noch jugendl. Kerne mit lockerer Chromatinstruktur. Die sog. megaloblastäre Erythropoese ist meist Folge eines Mangels an Vitamin B_{12} od. Folsäure; **Vork.:** bei allen megaloblastären Anämien, auch z. B. bei Erythrämie u. nach Anwendung von Zytostatika. Vgl. Erythropoese.

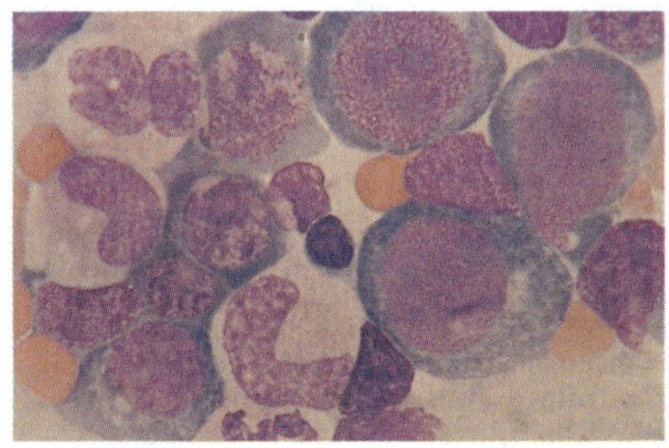
Megaloblasten: Knochenmarkausstrich (Pappenheim-Färbung) bei perniziöser Anämie; zellreiches Knochenmark mit schwer reifungsgestörter Erythropoese (Zellen megaloblastär verändert, daneben Riesen-Metamyelozyten und Riesen-Stabkernige) [181]

Megalo|manie (↑; -manie*) f: s. Größenwahn.

Megal|opsie (↑; Op-*) f: s. Metamorphopsie.

Megalo|spermie (↑; Sperm-*) f: Vergrößerung einzelner Spermien*.

Megalo|zephalie (↑; Keph-*) f: syn. Makrozephalie*.

Megalo|zyten (↑; Zyt-*) m pl: (engl.) megalocytes; bes. Erythrozytenform; sind größer (12-14 µm) als normale Erythrozyten (7,2-7,9 µm), haben eine leicht ovale Form u. sind hämoglobinreich (Hb_E 33-38 pg). Vork. bei Vit.-B_{12}- u. Folsäuremangel. Nach Substitutionsbehandlung werden sie durch normale Erythrozyten ersetzt. Auch unter zytostat. Therapie können M. auftreten.

Mega|öso|phagus (↑; Ösophagus*) m: (engl.) megalooesophagus; (hochgradige) Dilatation des Ösophagus, häufig mit gleichzeitiger Verlängerung; **Ätiol.:** v. a. bei Ösophagusachalasie*, Infektion (Chagas-Krkh.) od. toxisch (chron. Morphinabusus, zentralnervöse Veränderung b. Hypothyreose) bedingt, ferner inf. von Kardiastenosen, durch Verätzung, Narbenschrumpfung (nach Ulkus), Tumor.

Mega|pyelon (↑; Pyel-*) n: irreversible Erweiterung des Nierenbeckens, z. B. bei Hydronephrose*.

Mega|sigmoideum (↑; sigmoideus*) n: auch Megasigma; Dilatation im Bereich des Colon sigmoideum; s. Megakolon.

Mega|ureter (↑; Ureter*) m: ein- od. beidseitige erhebl. Erweiterung des Ureters mit kompensator. Schleifenbildung u. Wandhypertrophie; **Urs.: 1.** kongenitale Fehlmündung des Harnleiters mit Dysplasie der Trigonummuskulatur u. laterokranialer Harnleiterostiumdystopie (das normalerweise intravesikal gelegene, vorwiegend aus Längsmuskulatur bestehende aperistaltische Harnleitersegment liegt extravesikal); **2.** tiefsitzende Stenose, Atonie od. mangelhafte Koordination des Entleerungsmechanismus. Vgl. Hydroureter, Ureterfehlbildungen.

Mega|ureter-Mega|zystis-Syn|drom (↑; ↑; Kyst-*) n: (engl.) megaureter megacystis syndrome; ätiol. unklares Krankheitsbild mit Megaureter, Golflochostium* u. stark vergrößerter, glatt konfigurierter Blase ohne Trabekelbildung od. andere Zeichen einer intravesikalen Abflußbehinderung; organische Urs. der Enuresis im Kindesalter; kann zur progredienten Niereninsuffizienz führen.

Mega|volt|therapie (↑) f: s. Strahlentherapie.

Mega|zephalus (↑; Keph-*) m: s. Makrozephalie.

Mega|zystis (↑; Kyst-*) f: (engl.) megacystis; syn. Megavesica; angeb. Erweiterung der Harnblase.

Megestrol|acetat (INNv) n: 6-Methyl-3,20-dioxo-4,6-pregnadien-17α-ylacetat (IUPAC); Verw.: s. Gestagene.

Meglumin-Antimonat n: fünfwertige Antimonverbindung; wirksam bei Leishmaniasen*.

Mehl|asthma (Asthma*) n: s. Bäckerkrankheit.

Mehl|nähr|schaden: Eiweißmangeldystrophie* bei Säuglingen u. Kleinkindern inf. Milchersatz durch Mehlprodukte in Krisenzeiten.

Mehrfach|in|fekt (Infekt-*) m: (engl.) multiple infections; Infektion versch. Körperbereiche mit unterschiedl. Erregern, die sich i. R. eines einzigen Krankheitsprozesses gebildet haben; z. B. gleichzeitiges Vork. eines syphilitischen Primäraffekts an d. Glans penis u. einer gonorrhoischen Urethritis. Vgl. Mischkultur, Mischinfekt.

Mehrfach|malignome, primäre (Malign-*; -om*) n pl: (engl.) multiple primary malignancies; gleichzeitiges Vorkommen versch. (primärer) maligner Tumoren, z. B. von Ovarial- od. Mammakarzinom bei Pat. mit Korpuskarzinom (in ca. 10% der Fälle beschrieben).

Mehrfach|re|sistenz, in|fektiöse (Resistenz*) f: (engl.) multiple drug resistance; durch den R*-Faktor bei gramneg. Darmbakterien bzw. Staphylokokken-Plasmide bedingte Resistenz* geg. Antibiotika* bzw. Chemotherapeutika*, die auf Nachbarkeime übertragbar ist, wobei es sich meist um gleichzeitig gegen mehrere Antibiotika in Erscheinung tretende Resistenzeigenschaften handelt.

Mehrlinge: zwei od. mehr Individuen, die einer synchronen intrauterinen Entw. unterliegen (Zwillinge*, Drillinge, Vierlinge usw.), wobei sich das intrauterine Wachstum vorzeitig verlangsamt (b. Zwillingen ab der 34./35., b. Drillingen, Vierlingen schon ab der 28. SSW); perinatal besteht f. diese Kinder ein überdurchschnittl. Risiko; vgl. Mangelgeborenes, Risikoneugeborenes, Hellin-Regel.

Meibom-Drüsen (Heinrich M., Anat., Arzt, Helmstedt, 1638-1700): (engl.) meibomian glands; Glandulae tarsales; Talgdrüsen der Augenlider, die am freien Lidrand münden. Vgl. Chalazion.

Meige-Syn|drom (Henry M., Arzt, Paris, 1866-1940) n: **1.** Bez. f. bes. bei Frauen vorkommenden Blepharospasmus* mit lokalen Muskeldystonien im Bereich von Mund u. Unterkiefer; vgl. Syndrom, dystones; **2.** s. Lymphödem, hereditäres.

Meigs-Syn|drom (Joe V. M., Gyn., Chir., Boston, 1892-1963) n: Symptomenkomplex m. Aszites*, (meist rechtsseitigem) Hydrothorax u. benignen Ovarialtumoren* (meist Ovarialfibrom*), vorwiegend b. älteren Frauen. Nach op. Tumorentfernung kommt es z. raschen Rückbildung der Ergüsse. Die Pathogenese ist ungeklärt. Das **Pseudo-Meigs-Syndrom** bezeichnet die gleiche Symptomatik in Zus. mit malignen Tumoren der Ovarien u. bei Uterusmyomen.

Meinicke-Klärungs|re|aktion (Ernst M., Serol., Münster, 1878-1945) f: (engl.) Meinicke's reaction; Abk. MKR; heute ungebräuchl., unspezifische Flockungsreaktion* auf Syphilis*.

Meiose (gr. μείωσις Verringerung) f: (engl.) meiosis; syn. Reduktionsteilung; genet. Grundvorgang aller sexuellen Vermehrungsvorgänge, durch den der Chromosomensatz einer Art ständig gleich bleibt (s. ums. Abb.). Die Zellen höherer Organismen haben einen diploiden Satz, eine Komb. aus väterl. u. mütterl. Erbanlagen. Keimzellen unterscheiden sich darin nicht v. anderen Körperzellen. Durch die M. erhalten Gameten einen haploiden Satz; b. der Befruchtung verschmelzen zwei Gameten wieder zu einer diploiden Zelle, der **Zygote**, aus der das neue Individuum hervorgeht. Die M. beginnt mit der Paarung der homologen Chromosomen. Hierbei kann durch Bruch u. überkreuzte Wiedervereinigung, das sog. Crossing* over, ein Austausch gleichlanger Abschnitte zw. homologen Chromosomen stattfinden. Anschließend erfolgt d. **Spindelbildung** mit zweimaliger Trennung der gepaarten gespaltenen Chromosomen u. dem Endresultat v. vier jeweils homologen Zellen. Durch Non*-disjunction homologer Chromosomen kommt es zu Gameten m. über- bzw. unterzähligem Chromosomensatz. Nach Befruchtung entstehen daraus Organismen, die häufig schwere Defekte (z. B. Klinefelter*-Syndrom, Down*-Syndrom) aufweisen. Vgl. Chromosomenaberrationen, Mitose.

Meissner-Plexus (Georg M., Anat., Physiol., Basel, Göttingen, 1829-1905; Plexus*) m: (engl.) Meissner's plexus; Plexus submucosus; dem Auerbach*-Plexus entspr. Nervenplexus in d. Submukosa des Darms, der die Mukosa innerviert; vgl. Darmwandnervensystem.

Meissner-Tast|körperchen (↑): (engl.) Meissner's corpuscles; Druckrezeptoren in d. Papillen der Lederhaut, mit denen je 3-5 markhaltige Nervenfasern verbunden sind.

Mekonium (gr. μήκων Mohn, Mohnsaft) n: (engl.) meconium; Kindspech; der während der intrauterinen Entw. gebildete Stuhl des Kindes (aufgrund des hohen Biliverdingehalts schwärzlich-grünlich), der normalerweise postnatal abgesetzt wird; mekoniumhaltiges Fruchtwasser deutet auf eine intrauterine fetale Gefährdung m. mögl. Mekoniumaspiration (Pneumonie, PFC-Syndrom) hin. Vgl. Amnioskopie, Risikogeburt.

Mekonium|ileus (↑; Ileus*) m: (engl.) meconium ileus; Ileus* bei Neugeborenen inf. Obturation des terminalen Ileums mit zähklebrigem Mekonium, oft bei zystischer Fibrose*; Inzidenz 1 : 20 000; kann zu intrauteriner Mekoniumperitonitis führen; **Ther.:** Auflösung u. Entleerung mit Spülungen, evtl. Laparotomie mit Ileostomie.

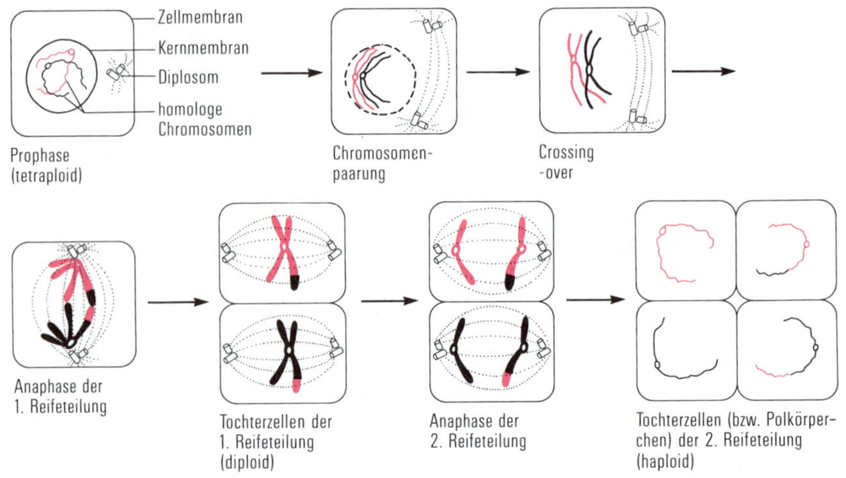

Meiose:
schematische Darstellung am Beispiel eines einzelnen homologen Chromosomenpaars (Autosomen), das sich in der Prophase verdoppelt hat (also eigentlich doppelt in der Zelle vorliegt)

M

Mekonium|test (↑) m: (engl.) meconium test; Schnelltest z. Früherkennung der zystischen Fibrose* durch Nachw. eines erhöhten Albumingehalts im Mekonium; Screening-Test b. Neugeborenen.

Melaena (Melan-*) f: Blutstuhl*.

Melaena neo|natorum (↑; Neo-*; lat. natus geboren) f: Blutstuhl* beim Neugeborenen; **Formen: 1.** M. n. vera: Darmblutungen i. R. eines Morbus* haemorrhagicus neonatorum; **2.** M. n. spuria: Teerstühle u. Bluterbrechen nach Schlucken mütterlichen Blutes aus dem Geburtskanal od. aus Rhagaden der Brustwarze (kein Nachw. HbF-haltiger Erythrozyten).

Melan-: Wortteil mit der Bedeutung schwarz, dunkel; von gr. μέλας, μέλανος.

Melan|ämie (↑; -ämie*) f: (engl.) melanaemia; Ablagerung schwarzen körnigen Pigments in Milz, Leber, Knochenmark, Hirnrinde; Pigmentembolien nach Hämolyse, z. B. bei Malaria.

Melan|cholie (gr. μελαγχολία Gallsucht, Tiefsinn) f: Schwermut; s. Depression, endogene.

Melan|choliker (↑) m: s. Temperament.

Melanine (Melan-*) n pl: stickstoffhaltige, dunkle (braune od. schwarze) Farbstoffe (Pigmente), die durch Oxidation, Ringschluß zum Indol u. Polymerisation aus 3,4-Dihydroxyphenylalanin* (Dopa) entstehen. Die Färbung der Haut, der Haare, der Iris u. der Choroidea ist auf M. zurückzuführen. In der Haut erfolgt die Melaninbildung in den Melanozyten*.

Melano|blastom (↑; Blast-*; -om*) n: malignes Melanom*.

Melano|erythro|dermie (↑; Erythr-*; Derm-*) f: (engl.) melanoerythroderma; meist bei älteren Männern auftretende, anfangs düsterrote, später anthrazitähnl. Verfärbung der gesamten Haut mit pigmentlosen Inseln; oft pityriasiforme Schuppung, Lichenifikation, Haarausfall, Nageldystrophie, starker Juckreiz, Schwellung der hautnahen Lymphknoten, schweres Krankheitsgefühl, Kachexie, Arteriosklerose; vorausgegangene allerg. Reaktionen fördern die Entstehung.

Melano|gen (↑; -gen*) n: Vorstufe der Melanine*; die chem. Natur dieser bei Melanurie* im Harn ausgeschiedenen Substanz ist nicht völlig geklärt, z. T. stickstofffreie Brenzkatechinderivate, z. T. Abkömmlinge des Indols.

Melano|glossie (↑; Gloss-*) f: syn. Lingua* villosa nigra.

Melanom (↑; -om*) n: (engl.) melanoma; an der Haut, seltener an der Schleimhaut vorkommender, von den Melanozyten ausgehender Tumor; **1.** juveniles M.: s. Spitz-Tumor; **2.** malignes Melanom*.

Melanoma in situ (↑; ↑; lat. in natürlicher Lage, an seinem Platz) n: auf die Epidermis beschränktes malignes Melanom* ohne Metastasierung; vgl. Lentigo maligna.

Melanom, akral-lentiginöses (↑; ↑) n: s. Melanom, malignes.

Melanom, malignes (↑; ↑) n: (engl.) malignant melanoma; Abk. MM; maligner, von d. pigmentbildenden Zellen (Melanozyten) der Haut, seltener der Schleimhaut, der Aderhaut u. der Hirnhäute ausgehender neuroektodermaler Tumor mit lymphogener u. hämatogener Metastasierung; steigende Inzidenz durch höhere

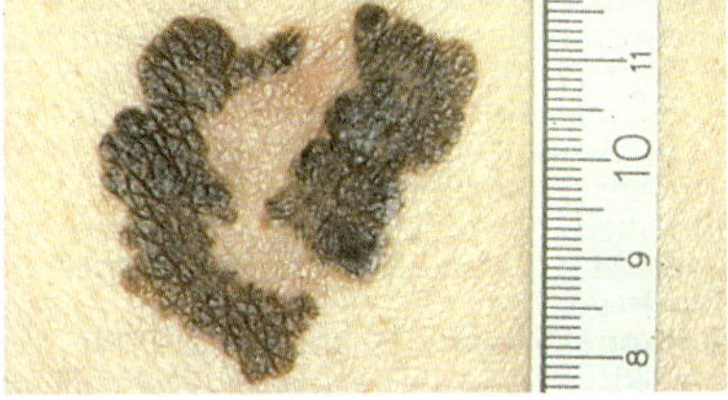

Melanom, malignes:
oberflächlich spreitendes Melanom [3]

Sonnenbelastung der Haut, zunehmendes Lebensalter u. a.; Entstehung (häufiger) spontan auf vorher völlig normaler Haut (frz. Mélanome d'emblée) od. auf d. Boden eines vorbestehenden Nävuszellnävus (nävogenes MM). Vorstufen sind Lentigo* maligna, Naevus* pigmentosus et pilosus u. Nävusdysplasie*-Syndrom. **Klassifikation** (modifiziert nach Clark): **1. superfiziell spreitendes Melanom** (Abk. SSM; auch pagetoides MM, engl. superficial spreading melanoma): Tumorprogression zunächst oberflächl. horizontal, nach 2-4 Jahren vertikal-invasives Wachstum; charakterist. ist die partielle zentrale Regression (s. Abb.); Lok.: bes. Rücken, Oberschenkel; häufigster Typ des MM; **2. Lentigo-maligna-Melanom** (Abk. LMM): auf d. Boden einer Lentigo maligna mit zunächst ausschließlich radialer Wachstumsphase erfolgt Übergang in ein LMM; vertikales, invasives Wachstum erst nach bis zu 15 Jahren; Lok.: insbes. im Gesicht; meist im höheren Alter; **3. noduläres Melanom** (Abk. NM; engl. nodular melanoma): Wachstumsrichtung von vornherein vertikal; nicht selten (fast) amelano-

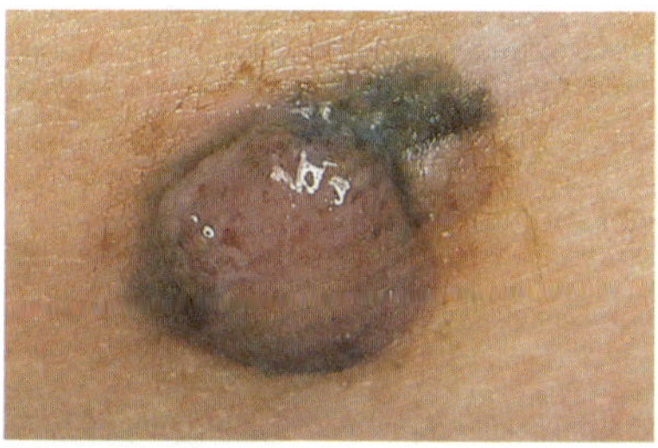

Melanom, malignes:
noduläres Melanom mit amelanotischen Anteilen [3]

tisch, dann bes. schwer dd abzugrenzen u. a. vom Granuloma* pediculatum; metastasiert frühzeitig lymphogen u. hämatogen; insbes. betroffenes Alter 30.-60. Lj.; **4. akral-lentiginöses Melanom** (Abk. ALM; engl. acral lentiginous melanoma): Lok. bes. an den Akren, bei subungualer Lok. pigmentierter Randsaum am proximalen Nagelwall (Hutchinson-Zeichen); die radiale Wachstumsphase verläuft schneller als beim LMM. **5. Sonderformen**: MM der Schleimhäute (insbes. oral, genital, anal, konjunktival), der Aderhaut u. der Hirnhäute; **Metastasierung** in der Haut lokal mit Satelliten um den Primärtumor (s. Abb.) od. auf dem Weg zu den regionalen Lymphknoten (sog. In-Transit-Metastasen); Fernmetastasen meist in Haut, Lunge, Leber, Gehirn u. Knochen;

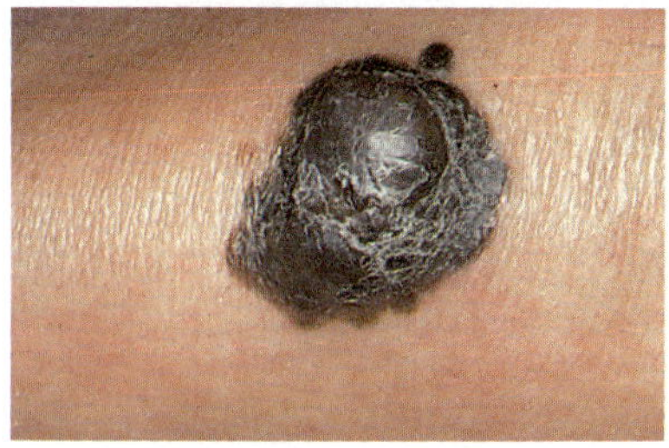

Melanom, malignes:
noduläres Melanom mit Satelliten [3]

Diagn.: klin.-anamnest. Kriterien zur Früherkennung s. Tab. 1; Auflichtmikroskopie, Histologie; Metastasensuche mittels Knochen, Leber-, Milz-, Hirnszintigraphie u. Sonographie; **Stadieneinteilung** nach klin. (Stadium I mit Primärtumor ohne erkennbare Metastasen, Stadium II mit regionaler Lymphknotenmetastasierung, Stadium III mit Fernmetastasen) u. histol. (Tumordicke u. Eindringtiefe, s. Tab. 2) Kriterien; histol. relevant sind außerdem der Mitoseindex (Anzahl der Mitosen/mm^2) als Ausdruck der Wachstumsgeschwindigkeit sowie der Nachw. einer entzündl. Umgebungsreaktion. **Ther.:** chir. Exzision mit einer dreidimensionalen Sicherheitszone von mind. 3 cm um das MM herum, ggf. En-bloc-Resektion od. Amputation; Chemo- u. Immuntherapie bei Metastasierung; **Progn.:** abhängig von klin. u. histol. Stadium, Melanomtyp (zunehmend ungünstiger in der Reihenfolge LMM→ALM→SSM→NM), Lok. (Kopfhaut, Schleimhaut, Akren ungünstig) u. Geschlecht (bei Frauen günstiger); Fünf-Jahres-Überlebensrate im Stadium I ca. 70%, Stadium II 15-20%, Stadium III bei 0%.

Melanom, malignes Tab. 1
Merkmale der Malignität

Objektive Symptome
schnelle Größenzunahme eines Nävus
Entstehung einer höckerigen Oberfläche
Zunahme der Pigmentierung
blauschwarze Verfärbung
rötlicher entzündlicher Hof um einen Nävus
Blutungsneigung
Ulzeration
regionäre Metastasierung in Form kleiner Satellitenknötchen
Anschwellung der zugehörigen Lymphknoten

Subjektive Symptome
Schmerzen
Juckreiz
Unruhe im Tumor („es arbeitet")

Melanom, malignes Tab. 2
TNM-Klassifikation (Kurzfassung)

pT	Tumordicke nach Breslow	Eindringtiefe nach Clark
pTis	Melanom in situ	I Epidermis
pT1	$\leqslant$0,75 mm	II oberes Korium
pT2	$>$0,75 – 1,5 mm	III mittleres Korium
pT3	$>$1,5 – 4 mm	IV tiefes Korium
pT4	$>$4,0 mm/Satellit(en)	V Subkutis
N1	regionär $<$3 cm	
N2	regionär $>$3 cm u./od. In-transit-Metastase(n)	

Melanom, malignes der Ader|haut (↑; ↑) n: (engl.) malignant melanoma of the choroid; häufigster maligner Primärtumor des Auges; **Diagn.:** ophthalmoskopisch u. diaphanoskopisch, zusätzlich Ultraschalldiagnostik, Fundusphotographie,

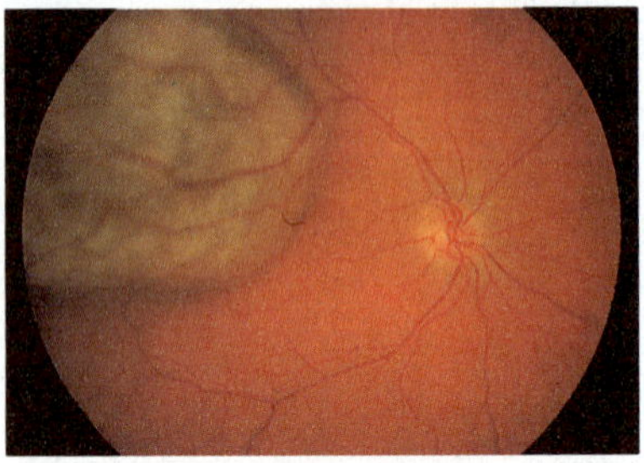
Melanom, malignes der Aderhaut [46]

Fluoreszenzangiographie u. Szintigraphie; **Ther.:** Strahlentherapie, Lichtkoagulation od. mikrochir. Exzision; bei weit fortgeschrittenem Tumor Enukleation; **Progn.:** abhängig von Größe, Zelltyp, Lok. u. Alter des Pat.; insgesamt ungünstig (Metastasierung v. a. in die Leber).

Melanom, noduläres (↑; ↑) n: s. Melanom, malignes.

Melanom, super|fiziell spreitendes (↑; ↑) n: s. Melanom, malignes.

Melano|phoren|hormon (↑; -phor*; Horm-*) n: s. MSH.

Melano|sarkom (↑; Sark-*; -om*) n: nicht mehr gebräuchliche Bez. f. ein invasiv wachsendes malignes Melanom*.

Melanose, neuro|kutane (↑; -osis*) f: kongenital vorhandene große Anzahl von Nävuszellnävi, an der Haut oft zus. mit Hypertrichose (Naevus* pigmentosus et pilosus). Durch die Lok. u. a. im Gehirn u. an den Leptomeningen kommt es häufig z. Hydrocephalus internus occlusus. Entw. maligner Melanome im Kindes- u. Jugendalter möglich.

Melanosis (↑; ↑) f: primär in d. Haut entstehende Dunkelfärbung (Melaninablagerung); z. B. bei Basedow-Krankheit, Addison-Krankheit, Schwangerschaft od. idiopathisch; i. w. S. bräunlich-graue Verfärbung der Haut durch Medikamente. Vgl. Chloasma. **M. circum|scripta prae|blastomatosa Dubreuilh** (↑; ↑) f: syn. Lentigo* maligna. **M. coli** (↑; ↑) f: (engl.) melanosis coli; schwärzliche Pigmentierung der Dickdarmschleimhaut nach langzeitiger Einnahme von Laxanzien* durch pigmentspeichernde Makrophagen in der Mukosa. **M. lenticularis progressiva** (↑; ↑) f: s. Xeroderma pigmentosum. **M. naevi|formis** (↑; ↑) f: syn. Becker*-Melanose. **M. oculo|cutanea** (↑; ↑) f: syn. Ota-Nävus; s. Mongolenfleck.

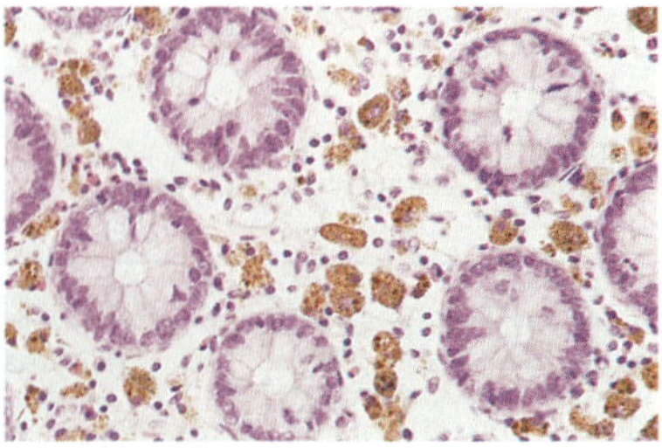
Melanosis coli [333]

Melano|tropin (↑; -trop*) n: s. MSH.

Melano|zyten (↑; Zyt-*) m pl: (engl.) melanocytes; zur Melaninbildung befähigte Zellen in d. Basalschicht der Epidermis; in schwach pigmentierter Haut erscheinen sie mikroskop. als cellules claires von Masson, bei dunkler Haut sind sie als dendritische, mit feinen braunen Körnchen gefüllte Elemente zu sehen; Sekretionsprodukt ist das elektronenmikroskop. sichtbare Melanosom. Die M. stammen beim Menschen wahrscheinl. von d. Neuralleiste ab. Sie kommen auch in Teilen des Auges u. in den Leptomeningen vor.

Melano|zyto|blastom (↑; ↑; Blast-*;-om*) n: allg. Bez. f. einen von Melanozyten ausgehenden Tumor, z. B. malignes Melanom, Naevus coeruleus, Spitz-Tumor.

Melan|urie (↑; Ur-*) f: **1.** Melaninausscheidung im Harn; Vork.: selten bei malignem Melanom*; **2.** Schwarzwasserfieber; s. Malaria.

Melarso|prol (INN) n: arsenhaltiges Chemotherapeutikum; wirksam gegen Trypanosoma* brucei gambiense u. Trypanosoma brucei rhodesiense; wegen seiner Toxizität nur bei Befall des ZNS einzusetzen.

MELAS: Abk. f. **M**yopathie, **E**nzephalopathie, **La**ktatazidose, **S**chlaganfälle; s. Enzephalomyopathie, mitochondriale.

Melas|ikterus (Melan-*; Ikterus*) m: (engl.) melas icterus; Ikterus* mit schmutzig-dunkelgrüner Hautfarbe.

Melasma (↑) n pl: syn. Chloasma*.

Mela|tonin (↑; Ton-*) n: neurosekretor. Hormon, wird wahrscheinl. nur von der Epiphyse* in Abhängigkeit vom Hell-Dunkel-Rhythmus sezerniert; Synthese, Metabolismus, Regulation der Sekretion u. physiol. Wirkungen (Hemmung der Gonadotropine) sind noch nicht geklärt.

Melde|erlaubnis: s. Anzeigerecht, Krebsregistergesetz.

Melde|pflicht: durch Seuchengesetzgebung (s. Bundesseuchengesetz) u. das Gesetz* zur Bekämpfung der Geschlechtskrankheiten geregelte Pflicht zur Meldung best. Infektions- bzw. übertragbarer Krankheiten; besteht auch für anzeigepflichtige Berufskrankheiten*; vgl. Offenbarungspflicht.

Melde|recht: s. Anzeigerecht, Krebsregistergesetz.

-melie: auch -mel; Wortteil mit der Bedeutung -gliedrigkeit, mit ... Gliedern; von gr. μέλος.

Melioidose (gr. μηλίς Rotz; -id*; -osis*) f: (engl.) melioidosis; auch Malioidosis, Nasenrotz; malleusähnl. Erkrankung versch. Säugetiere, auf den Menschen übertragbare Zoonose*, v. a. durch kontaminierte Nahrungsmittel u. erregerhaltiges Wasser; **Vork.:** hauptsächl. in Südostasien u. Nordaustralien; **Err.:** Pseudomonas* pseudomallei; **Klin.:** meist akut Sepsis-ähnlich (Verwechslung m. Typhus* abdominalis u. Malaria* mögl.) od. chron. Hautmanifestationen, Tendenz z. Abszeßbildung in Haut, Bewegungs- u. inneren Organen; **Ther.:** Sulfonamide, Tetrazykline u. Chloramphenicol; **Proph.:** Rattenbekämpfung, Lebensmittelhygiene.

Melittin (lat. mellitus honigsüß, Honig) n: s. Bienengift.

Melker|knoten: (engl.) milker's nodules; syn. Melkerpocken, Paravaccinia; kirschgroße, halbkugelige, blaurote Knoten, umgeben von hellrotem Saum; Vork. v. a. an Händen von Melkern; Abheilung spontan nach ca. 8 Wochen; Err.: Parapoxvirus* (bovis 2).

Melker||lähmung: Medianuslähmung* inf. Überanstrengung. **M.panaritium** (Panaritium*) n: (engl.) milker's panaritium; Panaritium* u. Abszeßbildung bei Melkern durch in die Haut eingedrungene Tierhaare; führt häufig zum sog. Melkergranulom u. Ausbildung v. Fisteln. **M.schwielen:** (engl.) milker's callosity; Tylosis pollicis symmetrica; b. Melkern auftretende symmetr. Schwielen an d. Streckseiten der Daumengrundglieder.

Melkersson-Rosenthal-Syn|drom (Ernst G. M., Arzt, Göteborg, 1898-1932; Curt R., Neurol., Breslau) n: Symptomenkomplex unklarer Ätiol. mit peripherer Fazialisparese, Lingua plicata u. ödematöser, anfangs rezidiv. Gesichts- u. Mundschleimhautschwellungen, später granulomatöser Schwellung (Fibrosierung) bes. im Bereich einer od. beider Lippen (Cheilitis granulomatosa, Abb.), evtl. der Wangen, des Gaumens, der Zunge u. der Gingiva.

Mella-Syn|drom n: s. Progeria adultorum.

Mellemgard-Astrup-Formel: Berechnung des Bicarbonatbedarfs zum Ausgleich einer metabolischen Azidose; s. Azidose (Kasten).

Mellit|urie (gr. μέλιττα Honig; Ur-*) f: (engl.) melituria; Ausscheidung von Zuckern mit dem Urin, i. e. S. anderer Zucker als der Glukose; z. B. Pentosurie*, Fruktosurie*, Galaktosurie*, Laktosurie*. Vgl. Glukosurie.

Melo|rhe|ostose (gr. μέλος Glied; -rhoe*; Ost-*; -osis*) f: (engl.) melorheostosis; mit Gliederschmerzen einhergehende, bandförmige endostale u. periostale Osteosklerose* einer Extremität.

Melperon (INN) n: 4'-Fluor-4(4-methylpiperidino)butyrophenon (IUPAC); Butyrophenonderivat; Verw.: s. Neuroleptika.

Melphalan (INN) n: S-3-{4-[Bis(2-chlorethyl)amino]phenyl}alanin (IUPAC); Verw.: Zytostatikum (Alkylans); vgl. Zytostatika.

Melusinidae f pl: Simuliidae (Kriebelmükken); s. Mücken.

Memantin (INN) n: 3,5-Dimethyltricyclo[3.3.1.1^{3,7}]decanamin (IUPAC); Amantadinderivat; Verw.: Antiparkinsonmittel, Myotonolytikum.

Membran (lat. membrana zarte Haut) f: (engl.) membrane; syn. Membrana; (zarte) Haut; (physiol.) Grenzfläche; vgl. Kernmembran, Zellmembran.

Membrana (↑) f: Membran. **M. atlanto|oc|cipitalis anterior** (↑) f: breite Bandverbindung zw. vorderem Atlasbogen u. Hinterhauptbein. **M. atlanto|oc|cipitalis posterior** (↑) f: breite Bandverbindung zw. hinterem Atlasbogen u. Hinterhauptbein **M. fibro|elastica laryngis** (↑) f: mit reichl. elastischen Fasern ausgestattete Tela submucosa des Kohlkopfs; vgl. Larynx. **M. fibrosa** (↑) f: bindegewebige Schicht der Gelenkkapsel; vgl. Gelenk. **M. hyaloidea** (↑) f: Membrana vitrea; s. Corpus vitreum. **M. inter|costalis externa** (↑) f: membranöse Fortsetzung der Mm. intercostales externi im sternalen Bereich der Zwischenrippenräume. **M. in|ter|costalis interna** (↑) f: membranöse Fortsetzung der Mm. intercostales interni im wirbelnahen Bereich der Zwischenrippenräume. **M. inter|ossea ante|brachii** (↑) f: Zwischenknochenhaut der Unterarmknochen aus straffem Bindegewebe. **M. inter|ossea cruris** (↑) f: Zwischenknochenhaut der Unterschenkelknochen aus straffem Bindegewebe. **M. limitans ex|terna et in|terna** (↑) f: s. Müller-Stützzellen. **M. limitans gliae peri|vascularis** (↑) f: selektiv permeable Grenzmembran der Neuroglia um d. Blutgefäße des ZNS; v. a. von Astrozyten gebildet. **M. limitans gliae superficialis** (↑) f: selektiv permeable Grenzmembran der Neuroglia an d. Oberfläche des ZNS; v. a. von Astrozyten gebildet.

Membran, alveolo|kapilläre (↑) f: Grenzschicht zw. Lungenalveole u. -kapillare, bestehend aus Surfactant*, Alveolarepithel, Basalmembran u. Kapillarendothel; vgl. Block, alveolokapillärer.

Membrana ob|turatoria (↑) f: das Foramen obturatum des Hüftbeins verschließende Bindegewebezüge. **M. pellucida** (↑) f: syn. Zona* pellucida. **M. reticularis** (↑) f: aus d. Kopfplatten der Stützzellen des Corti-Organs gebildete Deckmembran, durch deren Lücken die Sinneshärchen der Hörzellen ragen. **M. stato|coniorum** (↑) f: glykoproteidhaltige Ausscheidung des Sinnesepithels der Macula sacculi u. utriculi mit eingelagerten Kalkkörnchen (Statolithen); wird von d. Härchen der Sinneszellen durchsetzt. **M. supra|pleuralis** (↑) f: syn. Gibson-Faszie; Verstärkung der Fascia endothoracica im Bereich der Pleurakuppel. **M. syn|ovialis** (↑) f: Innenschicht der Gelenkkapsel; vgl. Gelenk. **M. tectoria** (↑) f: **1.** Fortsetzung des hinteren Längsbandes der Wirbelsäule zw. Axis u. Vorderrand des Foramen magnum; **2.** vom Labium limbi vestibulare ausgehende gallertige Membran, die d. Corti-Organ überragt.

Membran-ATPase: s. ATPase.

Membrana tympani (lat. membrana zarte Haut) f: Trommelfell. **M. tympani secundaria** (↑) f: s. Fenestra cochleae. **M. vestibularis** (↑) f: syn. Reissner*-Membran.

Membranen, hyaline (↑) f pl: s. Membransyndrom.

Membran|filter|verfahren (↑): (engl.) membrane filter procedure; Methode zur mechan. Anreicherung von Mikroorganismen aus einer beliebigen Menge filtrierbaren Untersuchungsmaterials; es ermöglicht selbst bei minimalem Keimgehalt eine exakte Messung der Keimzahl u. gilt als Verfahren der Wahl für d. Prüfung auf vermehrungsfähige Mikroorganismen (Sterilitätsprüfung) sowie für d. Keimzahlbestimmung*.

Membran|oxy|genator (↑; Ox-*; -gen*) m: (engl.) membrane oxygenator; Gerät zur Blutarterialisierung in einem extrakorporalen Blutkreislauf mit Trennung v. Blut u. Gas durch eine für d. Gas permeable Membran. Vgl. Herz-Lungen-Maschine.

Membran|potential (↑) n: (engl.) membrane potential; elektr. Spannung, die auftritt, wenn eine Membran verschiedene oder verschieden konzentrierte Elektrolytlösungen voneinander trennt od. wenn sie für die Ionen eines Elektrolyten eine versch. Durchlässigkeit besitzt (vgl. Donnan-Verteilung); in erregbaren Zellen (Muskel-, Nervenzelle) ist das Zellinnere negativ im Vergleich zur Außenflüssigkeit. Für dieses sog. **Ruhemembranpotential** (bei Nervenzellen ca. -60 bis -80 mV) sind die Kaliumionen maßgebend, die im Inneren von Nerven- u. Muskelzelle 40-50fach konzentrierter als im Extrazellulärraum vorkommen. Die Natriumionen sind außen in 3-10fach höherer Konz. vorhanden als im Inneren der Zelle. Da die nicht erregte Membran für Na^+ fast undurchlässig ist, beeinflussen sie das Ruhepotential praktisch nicht. Bei Erregung der Membran kommt es durch schnellen Na^+-Einstrom zur Depolarisation, d. h. zur Abnahme des (negativen) Ruhemembranpotentials; wird dabei ein sog. Schwellenpotential überschritten, so erreicht das M. vorübergehend positive Werte (bei Nervenzellen etwa +20 bis +60 mV) u. wird als Aktionspotential* bezeichnet.

Membran, semi|per|meable (↑; Semi-*; lat. permeare hindurchgehen) **f:** (engl.) semipermeable membrane; halbdurchlässige Membran (durchlässig für den Lösungsstoff, für die gelöste Substanz jedoch nur bis zu einer best. Molekülgröße); vgl. Donnan-Verteilung, Osmose.

Membran|syn|drom (↑) **n:** (engl.) idiopathic respiratory distress syndrome; auch Krankheit der hyalinen Membranen (Abk. KHM), Surfactant-Mangelsyndrom; Lungenfunktionsstörung des Neugeborenen, die **pathol.-anat.** durch intraalveoläre hyaline Membranen (Mukopolysaccharide u. Muko- bzw. Glykoproteine aus d. Blutplasma) u. **klin.** durch eine zunehmende Atemnot mit inspirator. Einziehungen der Interkostalräume gekennzeichnet ist; **Path.:** Entfaltungsstörung der Mehrzahl der Alveolen inf. eines Mangels an Surfactant*, der aus einer mangelnden fetalen Lungenreifung* (z. B. bei Frühgeborenen) od. durch eine Zellschädigung bei pulmonaler Minderdurchblutung (z. B. als Folge von Hypoxie u. Azidose) resultiert; **Ther.:** Instillation von Surfactant in das Bronchialsystem, Beatmung mit PEEP; **Proph.:** pränatale Lungenreifediagnostik*, medikamentöse Lungenreifeförderung* u. Intensivüberwachung des Feten in d. Schwangerschaft u. unter d. Geburt (s. Pränataldiagnostik, Mikroblutuntersuchung am Feten).

M

Membrum (lat.) **n:** Glied.

Membrum virile (↑) **n:** männl. Glied, Penis.

Memory cells (engl.) **f pl:** Gedächtniszellen; langlebige (Mon. bis Jahre), funkt. ruhende, immunkompetente (B- u. T-)Lymphozyten*, die für das sog. immun. Gedächtnis verantwortlich sind u. nach Kontakt mit einem (spezif.) Antigen nicht (wie die gleichzeitig gebildeten immun. aktiven Effektorzellen) absterben, sondern bei jedem erneuten Antigenkontakt eine schnelle Immunantwort* ermöglichen (Booster*-Effekt).

MEM-Test **m:** Abk. f. **M**akrophagen*-**E**lektrophorese-**M**obilitätstest.

MEN: Abk. f. **m**ultiple **e**ndokrine **N**eoplasie; autosomal-dominant vererbte Adenomatose mit hormoneller Hypersekretion der betroffenen Organe; Typ I: s. Wermer-Syndrom; Typ II: s. Sipple-Syndrom; Typ III: s. MMN-Syndrom; vgl. Polyadenomatose-Syndrome.

Menachinon **n:** s. Vitamin K.

Menadion **n:** s. Vitamin K.

Men|arche (gr. μήν, μηνός Monat; ἀρχή Anfang) **f:** Zeitpunkt des ersten Auftretens der Menstruation* i. R. der Pubertät*; in Mitteleuropa setzt die M. (aufgrund der Akzeleration* ca. 1-2 Jahre früher als im 19. Jahrhundert) im Alter von 13-13¾ Jahren ein. Der Zeitpunkt ist abhängig von ethnischen, klimat. u. konstitutionellen Faktoren (bei Eskimos etwa im 23. Lj., in Südeuropa zw. dem 10. u. 12. Lj.).

Men|arche, prämature (↑; ↑) **f:** syn. Menstruatio praecox; verfrühtes Auftreten der Menstruation* (vor dem 11. Lj.); vgl. Pubertas praecox.

Ménard-Shenton-Linie (Maxime M., Radiol., Gerichtsmed., Paris, 1872-1926; Edward W. Sh., Radiol., London, 1872-1955)**:** s. Hüftgelenkluxation.

Mendel-Bechterew-Zeichen (Kurt M., Neurol., Berlin, 1874-1946; Wladimir M. von B., Neurol., St. Petersburg, 1857-1927)**:** s. Pyramidenbahnzeichen (Tab.).

Mendelevium (nach D. I. Mendelejew, russ. Chem., 1834-1907) **n:** Symbol Md, OZ 101, rel. Atommasse 258; zur Gruppe der Actinoide* gehörendes chem. Element.

Mendel-Gesetze (Gregor J. M., Augustinerpater, Naturforscher, Brünn, 1822-1884)**:** (engl.) Mendel's laws; 1865 aufgestellte Regeln des Erbgangs autosomaler, nicht gekoppelter Gene; **1. Uniformitätsregel:** Individuen der ersten Filialgeneration reinrassiger Eltern sind gleichartig (also genotyp. u. phänotyp. gleich). **2. Spaltungsregel:** Individuen der zweiten Filialgeneration spalten immer im Verhältnis 1 : 2 : 1 auf; es entstehen aus heterozygoten Elternpaaren 50% homozygote u. 50% heterozygote Individuen. **3. Unabhängigkeitsregel:** Wenn sich die zur Kreuzung kommenden Individuen in mehr als einem Anlagepaar unterscheiden, so verhalten sich d. einzelnen Anlagepaare in bezug auf d. Spaltungserscheinungen unabhängig voneinander (Ausnahme durch genetische Koppelung*).

Mendel-Mantoux-Tuberkulin|probe (Felix Me., Arzt, Essen, 1862-1925; Charles Ma., Arzt, Paris, 1877-1947; Tuberkel*)**:** s. Tuberkulintest.

Mendelson-Syn|drom (Curtis L. M., Anästh., New York, geb. 1913) **n:** akute Aspirationspneumonie* durch Aspiration* von Magensaft v. a. bei Bewußtlosigkeit od. während Narkose (bes. gefährlich bei einem pH <2,5 u. Volumen >25 ml), führt zur Schädigung der alveolokapillären Membran; **Sympt.:** akute respiratorische Insuffizienz, Bronchopneumonie; sek. Folgen: ARDS, Lungenabszeß; **Ther.:** Beatmung, Bronchoskopie, ggf. Antibiotika.

Mendel-Zeichen (Kurt M., Neurol., Berlin, 1874-1946)**:** Klopfschmerz im Epigastrium bei Ulcus ventriculi od. duodeni.

Ménétrier-Syn|drom (Pierre E. M., Int., Paris, 1859-1935) **n:** (engl.) Ménétrier's disease; syn. Morbus Ménétrier, Polyadenomatosis polyposa, Polyadenomatose en nappe, Gastritis polyposa/cystica, Gastropathia hypertrophicans gigantea; Form der hypertrophischen exsudativen Enteropathie* mit sog. Riesenfalten (Schleimhauthypertrophie) im Magenkorpus; fakultative Präkanzerose für ein Magenkarzinom*; **Klin.:** Hyp- bzw. Anazidität, hypoproteinämische Ödeme inf. von Eiweißverlust in den Magen-Darm-Trakt, Oberbauchbeschwerden, Erbrechen, Durchfallneigung (eiweißreiche Stühle); **Urs.:** ungeklärt; seltene Erkr. mit Prädilektionsalter zw. dem 40. u. 60. Lj.; **DD:** intramurales Magenkarzinom (Gastroskopie m. Biopsie) u. U. schwierig. Vgl. Gordon-Test, Polyadenomatose-Syndrome.

Menghini-Nadel (Georgio M., Int., Perugia, 1916-1984)**:** (engl.) Menghini needle; dünne Hohlnadel (⌀ 1,0-1,4 mm) zur Feinnadelbiopsie*.

Menière-Krankheit (Prosper M., Arzt, Paris, 1799-1862)**:** (engl.) Menière's disease; syn. Morbus Menière; Hydrops des Labyrinths* mit Störung der Produktion u. Resorption der Endolymphe*; Auslösung eines Min. bis Std. dauernden Anfalls wahrscheinlich durch Zerreißen der

Membran zw. Endo- u. Perilymphe; **Symptomentrias: 1.** anfallsweiser Drehschwindel mit Spontannystagmus, Übelkeit u. Erbrechen; **2.** einseitige Ohrgeräusche*; **3.** einseitige Schwerhörigkeit*; evtl. auch Druck- u. Völlegefühl im Ohr; **Diagn.:** Audiometrie mit SISI-Test (positives Recruitment) u. ERA, Computertomographie des Felsenbeins, neurol. u. int. Untersuchung; **Ther.** des akuten Anfalls: Antiemetika, Sedativa; zur **Proph.** Vermeiden von Nicotin, Kaffee, Alkohol, evtl. Saccotomie; **DD:** Lermoyez-Syndrom, Kleinhirnbrückenwinkel-Tumoren, Wirbelsäulenaffektionen, Arteria-basilaris-Insuffizienz, Hirnstammsyndrome.

Mening-: Wortteil mit der Bedeutung Haut, Hirnhaut; von gr. μῆνιγξ, μήνιγγος.

Meningen (↑) f pl: (engl.) meninges; Hirn- bzw. Rückenmarkhäute; bestehen aus: **1. Dura* mater**, Pachymeninx od. harte Hirnhaut; **2. Leptomeninx**, weiche Hirnhaut, besteht aus Arachnoidea* u. Pia* mater.

Meningeom (↑; -om*) n: (engl.) meningioma; syn. Meningeoma, Meningiom; langsam wachsender, benigner Tumor, von d. Meningen (Deckzellen der Arachnoidea) des Gehirns u. Rückenmarks (hier von den Ligg. denticulata) ausgehend; maligne Entartung möglich; Prädilektionsalter: 35.-50. Lj.; **Sympt.:** s. Hirntumoren; **Diagn.:** Rö. (Hyperostosen, Arrosionen, verbreiterte Gefäßfurchen), CT (homogene Kontrastmittelanreicherung), Angiographie (Gefäßversorgung zerebraler M. über A. carotis externa, in d. Tumorperipherie über Äste der A. carotis interna); **Ther.:** neurochir., ggf. Bestrahlung.

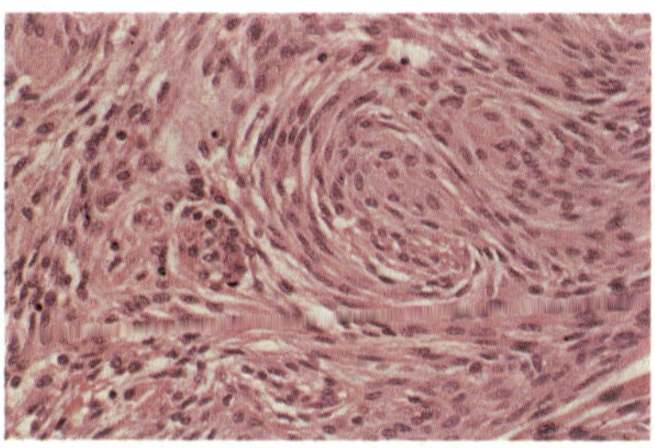

Meningeom:
histologisch endotheliomatöser Typ mit Wirbelbildung [89]

Meningeosis carcinomatosa (↑; -osis*) f: diffuse Metastasierung eines Karzinoms (meist Bronchialkarzinom) in die Meningen, insbes. in den Subarachnoidalraum; **Sympt.:** meningeales Syndrom*; **Diagn.:** Nachweis von Tumorzellen im Liquor cerebrospinalis (s. Abb.).

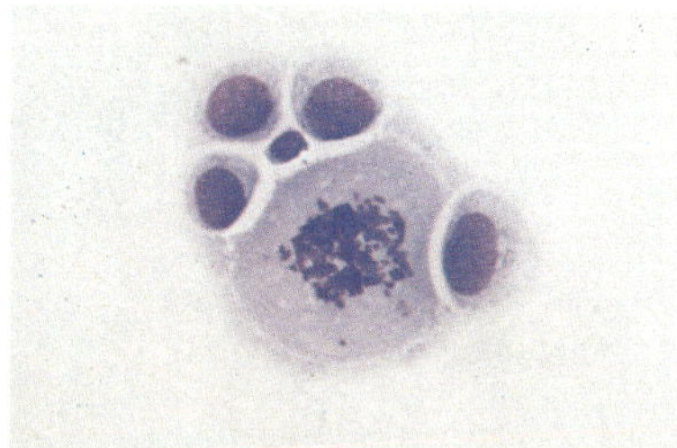

Meningeosis carcinomatosa:
atypische Mitose, Hyperchromasie, verschobene Kern-Plasma-Relation im Liquorausstrich [52]

Meningeosis leucaemica (↑; ↑; Leuk-*; -ämie*) f: Infiltration der Meningen mit Tumorzellen bei Leukämie* (v. a. akute lymphatische, selten akute myeloische Leukämie); **Sympt.:** meningeales Syndrom*; bei Infiltration des Gehirns (Meningo-encephalo-myelopathia leucaemica) kann das klin. Bild einer Enzephalitis* auftreten. **Diagn.:** Nachweis von Leukämiezellen im Liquor cerebrospinalis; **Ther.:** Bestrahlung des Schädels, wird in Kombination mit einer intrathekalen Applikation von Methotrexat bei akuter lymphatischer Leukämie prophylaktisch durchgeführt.

Meningeosis sarcomatosa (↑; ↑; Sark-*; -om*) f: Sarkomatose* der Meningen inf. Metastasierung eines Sarkoms; Sympt. u. Diagn. wie bei Meningeosis* carcinomatosa.

Meningismus (↑) m: s. Syndrom, meningeales.

Meningitis (↑; -itis*) f: Entz. der Meningen*; **pathol.-anat.** als Entz. der harten (Pachymeningitis) od. weichen Hirnhaut (Leptomeningitis) bzw. der Rückenmarkhäute (M. spinalis), meist kombiniert (M. cerebrospinalis); meldepflichtige Erkr.; **Formen: 1.** bakterielle M.: **a)** eitrige (purulente) M. mit Eiteransammlung v. a. über den Großhirnhemisphären (Hauben- bzw. Konvexitätsmeningitis); Err.: Meningokokken, Pneumokokken, Staphylokokken, Haemophilus influenzae, E. coli, Proteus, Pseudomonas, Salmonellen, Klebsiella, Listeria u. a.; Inf. durch Fortleitung von eitrigen Prozessen im Kopfbereich (z. B. Sinusitis, Otitis) bzw. nach Schädelhirntrauma (u. U. mit Liquorfistel) od. hämatogen (z. B. i. R. einer Sepsis); bei der durch Neisseria meningitidis verursachten, v. a. bei Säuglingen u. Kleinkindern auftretenden Meningokokkenmeningitis (M. cerebrospinalis epidemica) Inf. fast ausschließl. hämatogen über den Nasopharynx; Kompl.: septisch-toxischer Schock*, Waterhouse*-Friderichsen-Syndrom; **b)** nichteitrige M., meist als sog. Begleitmeningitis i. R. von infektiösen Allgemeinerkrankungen, z. B. Borre-

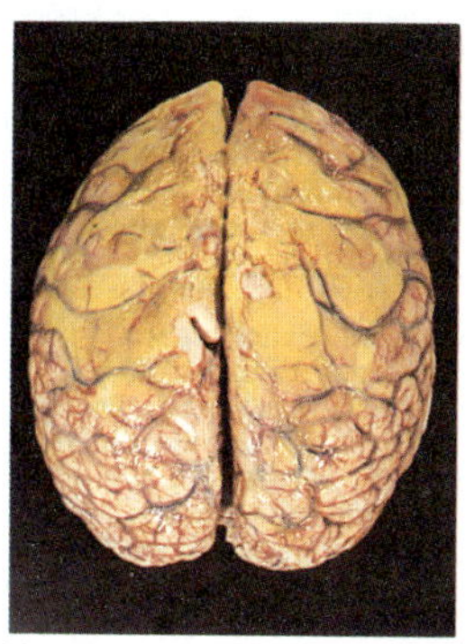

Meningitis:
eitrige Meningitis (Haubenmeningitis) [89]

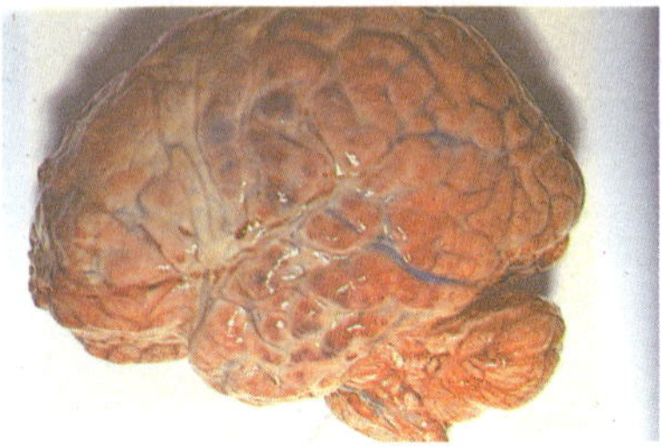

Meningitis:
gelblich-eitriges Exsudat in den Hirnfurchen (subarachnoidal) bei Meningitis purulenta (8jähriges Kind) [471]

liosen (Bannwarth*-Syndrom als Manifestation einer Lyme*-Borreliose), Brucellosen, Leptospirosen, bei Syphilis (s. Lues cerebrospinalis) u. Tuberkulose; die M. tuberculosa entsteht i. d. R. sekundär durch hämatogene Aussaat von Mykobakterien bei Organtuberkulose bzw. (insbes. bei Kindern) i. R. einer Miliartuberkulose u. beginnt häufig schleichend mit subfebrilen Temp., Reizbarkeit, Antriebsminderung, Appetitlosigkeit u. Kopfschmerzen. Wegen ihrer vorwiegenden Ausbreitung im Bereich der Hirnbasis (basale M.) ist die frühzeitige Beteiligung basaler Hirnnerven typisch. Eine nichteitrige M. tritt auch in der Frühphase einer eitrigen M. bzw. nach deren antibiotischer Anbehandlung auf. **2.** abakterielle M.: **a)** virale M.: sog. lymphozytäre M. mit lymphozytärer Pleozytose im Liquor* cerebrospinalis (s. Abb.), kann in eine Meningoenzephalitis* übergehen; Err.: v. a. Coxsackie-Vi-

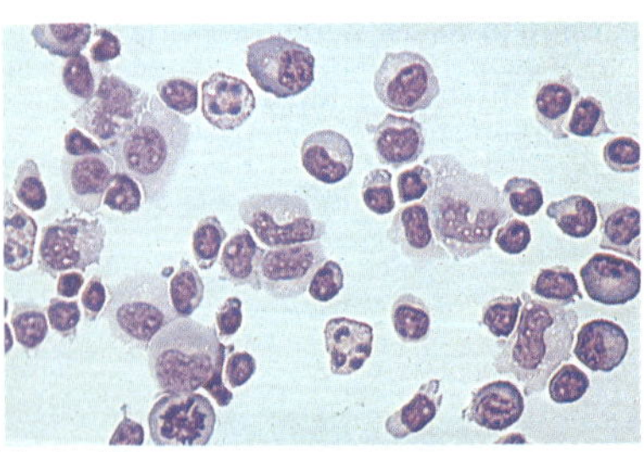

Meningitis:
mikroskopischer Liquorbefund bei nichteitriger Meningitis (Bannwarth-Syndrom) mit lymphoplasmazellulärer Pleozytose, einzelnen Granulozyten und Monozyten [89]

ren, ECHO-Viren Poliomyelitis-Viren, Mumps-Virus, Enteroviren, Adenoviridae, LCM-Virus; **b)** M. durch Protozoen, z. B. bei Toxoplasmose; **c)** M. durch Pilze, z. B. Cryptococcus neoformans; vgl. Mykosen; **d)** M. durch physik. Einwirkung, z. B. nach Strahlenexposition od. Sonnenbestrahlung; **Klin.:** allgemeine Sympt., z. B meningeales Syndrom*, Fieber, Kopfschmerz, evtl. Bewußtseinsstörung*, Krämpfe*, Stauungspapille*; beim Neugeborenen oft nur unspezif. Symptome, evtl. vorgewölbte Fontanelle u. Krämpfe; **Kompl.:** v. a. Hirnödem, Hirnabszeß, Sepsis, als Spätkomplikation Hydrozephalus; **Diagn.:** Lumbalpunktion* zur Liquordiagnostik* u. zum Erregernachweis im Liquor; bei bakterieller M. häufig starke Pleozytose, bei tuberkulöser M. meist erniedrigte Glukose; **Ther.:** intensivmed. Überwachung; bei Erregernachweis spezif. Chemotherapie, bei viraler M. symptomat. Behandlung; bei Verdacht auf bakterielle M. bereits vor dem Ergebnis des Antibiogramms initiale Chemotherapie mit Penizillinen u. Cephalosporinen; bei M. durch Neisseria meningitidis u. U. prophylaktische antibiotische Behandlung v. Kontaktpersonen; **DD:** Meningeosis leucaemica, carcinomatosa od. sarcomatosa, Hirntumoren, Enzephalitis, Subarachnoidalblutung, Intoxikation.

Meningitis|kurve (↑; ↑): (engl.) meningitis curve; pathol. Kolloidreaktion* im Liquor cerebrospinalis inf. erheblicher Erhöhung des Eiweißgehaltes, v. a. bei Meningitis.

Meningo|en|cephalitis herpetica (↑; Enkephal-*; -itis*) **f:** syn. Herpes-simplex-Enzephalitis (Abk. HSE); hämorrhag. Meningoenzephalitis* als Primärmanifestation eines Herpes* simplex; **Sympt.:** hohes Fieber, meningeales Syndrom*, evtl. Somnolenz, Paresen, Paralysen, u. U. generalisierter Herpes simplex der Haut; nicht selten letaler Verlauf; **Ther.:** Aciclovir.

Meningo-en|cephalo-myelo|pathia leucaemica (↑; ↑; Myel-*; -pathie*; Leuk-*; -ämie*) **f:** s. Meningeosis leucaemica.

Meningo|en|zephalitis (↑; ↑; -itis*) **f:** (engl.) meningoencephalitis; auf das Gehirn übergreifende Meningitis* bzw. auf die Meningen übergreifende Enzephalitis* mit entsprechenden klin. Symptomen.

Meningo|en|zephalo|zele (↑; ↑; -kele*) **f:** s. Enzephalozele.

Meningo|en|zephalo|zysto|zele (↑; ↑; Kyst-*; -kele*) **f:** s. Enzephalozele.

Meningo|kokken (↑; Kokken*) **f pl:** s. Neisseria meningitidis.

Meningo|myelitis (↑; Myel-*; -itis*) **f:** Entz. des Rückenmarks u. seiner Häute (Meningitis spinalis); s. Meningitis.

Meningo|myelo|zele (↑; ↑; -kele*) **f:** (engl.) meningomyelocele; angeborene Fehlbildung des Rückenmarks u. der Wirbelsäule; häufigste Form der Spina bifida partialis; **Formen: 1.** einfache M. mit Vorwölbung von Rückenmark u. Meningen als gedeckte od. offene M. (mit freiliegendem Rückenmark); **2.** Meningomyelozystozele: M. mit

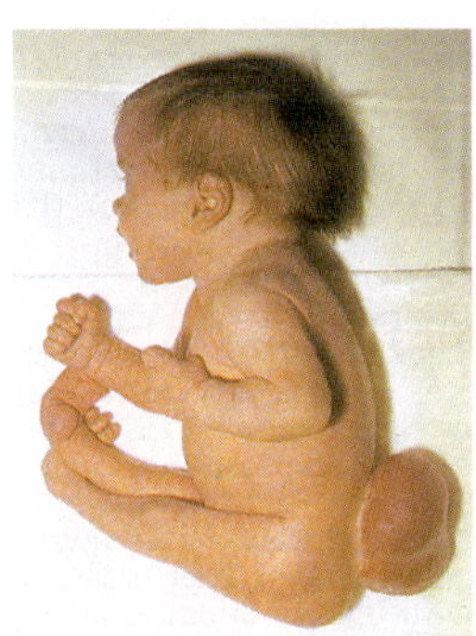

Meningomyelozele [179]

Erweiterung des Zentralkanals des Rückenmarks; **3.** Hydromyelozele: M. mit Flüssigkeitsansammlung. Kompl: Infektion; in ca. 80% Arnold-Chiari-Syndrom u. interner Hydrozephalus; **Ther.:** sofortiger chir. Verschluß. Vgl. Dysrhaphiesyndrome, Tethered cord.

Meningo|myelo|zysto|zele (↑; ↑; Kyst-*; -kele*) **f:** s. Meningomyelozele.

Meningo|zele (↑; -kele*) **f:** (engl.) meningocele; Form der Spina bifida cystica; **Formen: 1.** einfache M. mit Vorfall der Meningen durch einen Wirbelspalt; **2.** Meningozystozele: M. mit Liquoransammlung; **3.** Hydromeningozele: M. mit Flüssigkeitsansammlung; **Ther.:** chir. Verschluß. Vgl. Enzephalozele, Dysrhaphiesyndrome.

Meningo|zysto|zele (↑; Kyst-*; -kele*) **f:** (engl.) meningocystocele; Ausbildung einer Pseudozyste bei Meningozele*.

Menisk|ek|tomie (gr. μηνίσκος mondsichelförmige Scheibe; Ektomie*) **f:** partielle, selten subtotale od. totale Entfernung eines Meniskus nach Meniskusriß*.

Meniskus (↑) **m:** (engl.) meniscus; auch Gelenkmeniskus; scheiben- od. ringförmiger Zwi-

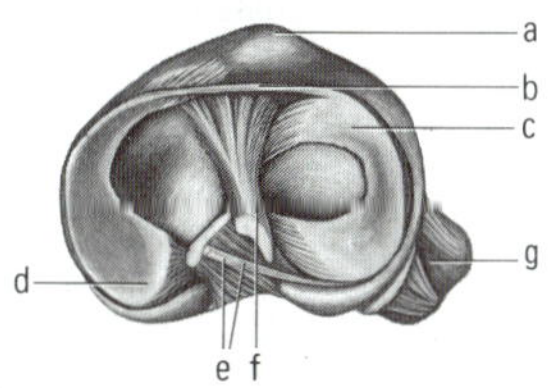

Meniskus:
proximale Fläche der Tibia mit den Menisci und den Kreuzbändern;
a: Tuberositas tibiae; b: Lig. transversum genus; c: Meniscus lateralis; d: Meniscus medialis; e: Lig. cruciatum posterius et Lig. menisci lateralis; f: Lig. cruciatum anterius; g: Caput fibulae [532]

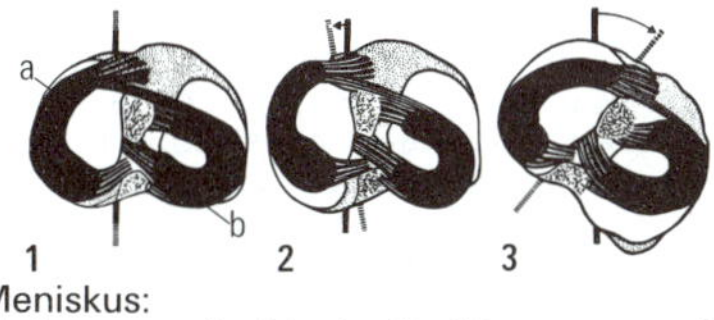

Meniskus:
Verlagerung der Menisci bei Bewegungen im Kniegelenk. Die schwarze Gerade gibt die Rotationsstellung des Femur, die gestrichelte Gerade die der Tibia an.
a: Meniscus medialis; b: Meniscus lateralis;
1: stärkste Beugung; 2: rechtwinklige Beugung u. 10° Innenrotation; 3: rechtwinklige Beugung u. 42° Außenrotation [532]

schenknorpel aus Faserknorpel, z. B. im Kniegelenk*.

Meniskus|ganglion (↑; Gangl-*) **n:** syn. Meniskuszyste*.

Meniskus|riß (↑)**:** (engl.) meniscus tear; Einriß des Meniskus (innen häufiger als außen);

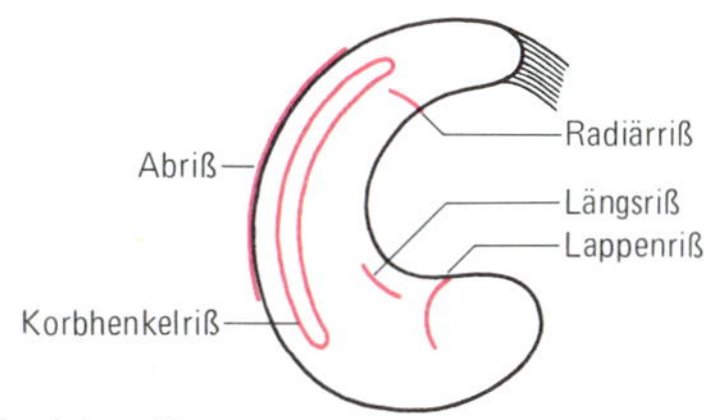

Meniskusriß:
Lokalisationen

Formen: s. Abb.; **Urs.:** traumatisch (Torsionstrauma) od. degenerativ; **Sympt.:** Schmerzen, Erguß, Streckhemmung bei Einklemmung; **Diagn.:** Steinmann*-Zeichen, Böhler*-Zeichen (Abduktions- od. Adduktionsschmerz), Apley*-Zeichen; **Ther.:** Arthroskopie* u. partielle Meniskektomie (Resektion des Rißbereichs), bei Abriß Reinsertion.

Meniskus|zyste (↑; Kyst-*) **f:** (engl.) cyst of the meniscus; syn. Meniskusganglion; überwiegend am lateralen Meniskus gelegene zystisch-degenerative Veränderung; breitbasige od. gestielte Verbindung zum eigentl. Meniskus; **Ther.:** bei breitbasiger Verbindung Meniskektomie, sonst ggf. nur Zystenentfernung.

Menkes-Syn|drom (John H. M., zeitgen. Päd., Baltimore) **n:** (engl.) Menkes disease, kinky hair syndrome; X-chromosomal-rezessiv vererbte Kupferstoffwechselstörung b. Knaben mit pigmentarmen Spindelhaaren, typ. Gesichtsausdruck, Minderwuchs, Krampfanfällen u. psychomotor. Entwicklungsstörung. Tod im 1.-2. Lebensjahr.

Mennell-Zeichen (James B. M., Orthop., London, geb. 1880)**:** (engl.) Mennell's sign; Schmerzen im Iliosakralgelenk bei Druck auf beide Darmbeinschaufeln in Rückenlage od. Überstreckung des oben liegenden Beines nach hinten in Seitenlage; Vork. bei entzündl. od. degen. Gelenkveränderungen.

Meno|lyse (gr. μήν, μηνός Monat; Lys-*) **f:** (engl.) termination of menstrual flow; Ausschaltung der ovariellen Hormonproduktion durch Röntgenbestrahlung (Kastrationsbestrahlung); **Ind.: 1.** hormonell bedingte Gebärmutterblutungen (M. heute ersetzt durch kontrahormonale Therapie*); **2.** hormonrezeptorpositive gyn. Tumoren; vgl. Mammakarzinom.

Meno|pause (↑; gr. παῦσις Ende)**:** Zeitpunkt der letzten Menstruation*, der retrospektiv ein Jahr lang keine weitere ovariell gesteuerte uterine Blutung folgt; meist zw. dem 45. u. 50. Lebensjahr. Vgl. Klimakterium.

Meno|pausen|gonado|tropin, humanes (↑; ↑; Gonaden*; -trop*) **n:** s. HMG.

Meno|pausen|syn|drom (↑; ↑) **n:** (engl.) menopausal syndrome; auch vegetativ-klimakterisches Syndrom; meist in der Menopause vorkommende typische **Trias** aus Hitzewallungen, Schwindel u. Schweißausbrüchen; kann auch bereits in d. Prämenopause auftreten, v. a. bei op. Kastration* jüngerer Frauen. Beim M. treten neben den neurovegetativen Beschwerden auch psychonervöse (Reizbarkeit, Lustlosigkeit, Leistungsabfall, Schlafstörungen usw.) u. somatische (Atrophie der Genitalorgane u. Mammae, Adipositas, Osteoporose) Störungen auf.

M

Menor|rhagie (↑; gr. ῥαγῆναι reißen, hervórstürzen) f: (engl.) menorrhagia; verlängerte Menstruation*.

Menschen|floh: Pulex irritans; s. Flöhe.

Menses (lat. Monate) m pl: Menstruation*.

Mensinga-Pessar (Wilhelm M., Gyn., Flensburg, 1836-1910; Pessar*) n: syn. Scheidendiaphragma*.

Menstruation (lat. menstruus allmonatlich) f: auch Menses, monatl. Regelblutung, Periode; m. Blutung einhergehende Abstoßung der Gebärmutterschleimhaut während der Geschlechtsreife; äußerl. sichtbar werdende Erscheinung der komplizierten Vorgänge an den inneren Geschlechtsorganen während des Menstruationszyklus*. Eine echte M. liegt nur dann vor, wenn im vorangegangenen Zyklus ein Corpus* luteum gebildet wurde, also e. Ovulation* stattfand. Vgl. Eumenorrhoe, Menarche, Menopause.

Menstruations|störungen (↑): s. Zyklusstörungen.

Menstruations|zyklus (↑; Zykl-*) m: (engl.) menstrual cycle; Zeit vom ersten Tag der Menstruation* bis z. letzten Tag vor der nächsten Regelblutung u. der dabei sich abspielenden regelhaften Veränderungen; Dauer des M. durchschnittlich 29,5 Tage m. großen, im Referenzbereich liegenden Schwankungen b. gewisser individueller Konstanz; **Einteilung: 1.** Menstruation (1.-4. Tag); **2.** Postmenstruum (5.-12. Tag); **3.** Intervall od. Intermenstruum (12.-17. Tag); **4.** Prämenstruum (17.-28. Tag). Die charakterist. zyklischen Veränderungen im Gesamtorganismus, am ganzen Genitaltrakt u. speziell am Endometrium werden im normalen biphas. (zweiphasischen) Zyklus durch d. Ovarialhormone hervorgerufen, die ihrerseits m. dem Hypothalamus*-Hypophysen-System in Wechselbeziehung stehen. In der ersten Zyklusphase bewirkt die durch FSH* u. LH* induzierte Östrogenbildung im reifen Follikel (**Follikelreifungsphase**) des Ovars d. Proliferation der Uterusschleimhaut; der **Follikelsprung (Ovulation)** erfolgt im Anstieg von FSH u. LH bei einem best. Verhältnis der Hormone etwa am 12. Zyklustag, kann aber auch wesentl. früher od. später auftreten; d. Zykluslänge wird v. a. durch d. Dauer der Proliferationsphase bestimmt; durch das vom Corpus* luteum unter LH-Einfluß, später LTH-Einfluß abgesonderte Progesteron **(Corpus-luteum-Phase** od. **Lutealphase)** wird d. Uterusschleimhaut in das prägravide **Sekretionsstadium** transformiert (Dauer rel. konstant 14 Tage). Wenn keine Befruchtung u. Nidation stattgefunden haben, sinkt d. Produktion der Ovarialhormone im degenerierenden Corpus luteum, die Voraussetzungen f. die Erhaltung der Uterusschleimhaut entfallen, das Endometrium wird abgestoßen (**Desquamationsphase:** Menstruationsblutung). Weitere zykl. Veränderungen: s. Basaltemperatur, Kolpozytologie, Zervixschleim. Vgl. Syndrom, prämenstruelles; Zyklusstörungen; Zyklus, anovulatorischer; Phase, präovulatorische.

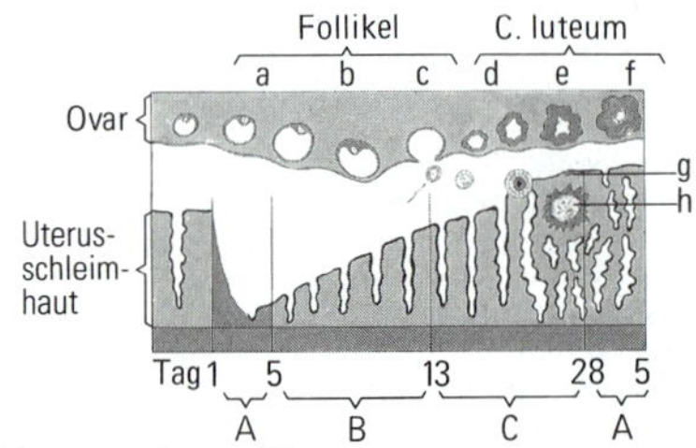

Menstruationszyklus:
Veränderungen der Uterusschleimhaut und des Ovars;
a: wachsend; b: sprungreif; c: gesprungen;
d: Bildung; e: Blütestadium; f: Rückbildung
A: Desquamation; B: Proliferation; C: Sekretion [532]

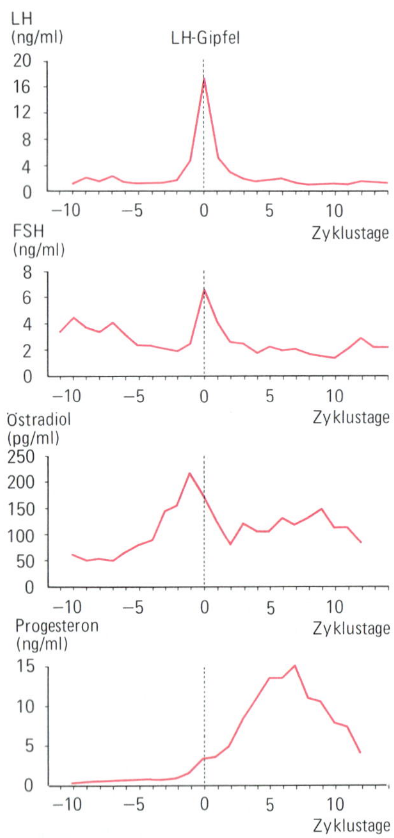

Menstruationszyklus:
Referenzwerte für LH, FSH, Östradiol und Progesteron im Serum im Verlauf eines ovulatorischen Zyklus (radioimmunologische Bestimmungsverfahren, Mittelwerte) [388]

Menstruatio prae|cox (↑; lat. vorzeitig) f: syn. prämature Menarche*.

Menstruatio tarda (↑; lat. tardus langsam, spät) f: (engl.) delayed menstruation; verspätetes Auftreten der Menstruation*; vgl. Pubertas tarda.

mentalis (lat. mentum Kinn u. lat. mens, mentis Verstand, Geist): **1.** zum Kinn (mentum) gehörend; **2.** zum Geist (mens) gehörend, geistig.

Mentha piperita (lat. mentha Minze) f: Pfefferminze; s. Folia Menthae piperitae, Oleum Menthae piperitae.

Menthol (↑) n: natürliches D(-)-M. (Hauptbestandteil von Oleum* Menthae piperitae) od. synthetisches racemisches M.; monocyclischer Monoterpenalkohol; erzeugt auf der Haut ein Kältegefühl, begleitet von lokalanästhetischer Wirkung; bei innerlicher Anw. spasmolytisch, expektorierend, cholagog; **Verw.:** bei Erkältungskrankheiten, rheumatischen Beschwerden, Juckreiz, Insektenstichen, Migräne.

Mentum (lat.) n: Kinn.

Mepacrin (INN) n: (RS)-6-Chlor-9-(4-diethylamino-1-methylbutylamino)-2-methoxyacridin (IUPAC); Verw.: Antiprotozoikum.

Mephenesin (INN) n: (RS)-3-(2-Tolyloxy)-1,2-propandiol (IUPAC); zentrales Muskelrelaxans; Verw.: s. Muskelrelaxanzien, zentrale.

Mepin|dolol (INN) n: (RS)-1-Isopropylamino-3-(2-methyl-4-indolyloxy)-2-propanol (IUPAC); Verw.: s. Betarezeptorenblocker.

Mepiva|cain (INN) n: (RS)-1,2′,6′-Trimethylpiperidin-2-carboxanilid (IUPAC); Lokalanästhetikum vom Amidtyp m. mittellanger Wirkzeit; Verw.: s. Lokalanästhetika.

Mepro|bamat (INN) n: 2-Methyl-2-propyltrimethylendicarbamat (IUPAC); Verw.: s. Tranquilizer.

Me|proscillarin (INN) n : 14-Hydroxy-3β[(4-0-methyl-α-L-rhamnopyranosyl)-oxy]-14β-bufa-4,20,22-trienolid (IUPAC); Verw.: Herzglykosid; vgl. Digitalisglykoside.

Mepta|zinol (INN) n: (RS)-3-(3-Ethyl)methyl-3-azepanyl)phenol (IUPAC); Opioid-Analgetikum.

Mequi|tazin (INN) n: 10-(3-Chinuclidinylmethyl)-phenothiazin (IUPAC); Histamin-H_1-Rezeptorenblocker; Verw.: s. Antihistaminika.

MER: Abk. f. **M**uskel**e**igen**r**eflex; s. Reflexe.

Mer|algia par|aesthetica (gr. μηρός Oberschenkel; -algie*; Par-*; -ästhesie*) f: syn. Inguinaltunnel-Syndrom; Neuralgie* des N. cutaneus femoris lat. mit Schmerzen u. Parästhesien im Versorgungsgebiet des sensiblen Nerven; **Urs.:** mechan. Kompression des N. cutaneus femoris lat. bei seinem Durchtritt zw. den Fasern des Lig. inguinale (z. B. als sog. Jeans*-Krankheit).

Mer|bromin (INN) n: 2-(2,7-Dibrom-5-hydroxomercurio-6-hydroxy-3-oxo-3H-xanthen-9-yl-benzoesäure, di-Natriumsalz (IUPAC); Antiseptikum, Desinfektionsmittel.

Mercaptan n: Thioalkohol; Thiol der allg. Formel R—SH.

Mercapto|purin (INN) n: 6-Purinthiol (IUPAC); Zytostatikum (Antimetabolit, Purinanalogon); Verw.: s. Zytostatika.

Mercier-Katheter (Louis A. M., Urol., Paris, 1811-1882; Katheter*) m: s. Blasenkatheter (Abb.).

Meredino-Technik f: (engl.) Meredino's procedure; Anuloplastik (Raffung) des Mitralklappenrings b. Mitralinsuffizienz.

Meristom (gr. μερίζειν teilen; -om*) n: syn. Zytoblastom*.

Merkel-Tast|scheibe (Friedrich S. M., Anat., Göttingen, 1845-1919): (engl.) Merkel's corpuscle; syn. Meniscus tactus; flächige Nervenendigung im Stratum germinativum der Epidermis*.

Merkel-Zelle (↑; Zelle*): (engl.) Merkel cell; in der Basalschicht der Epidermis gelegene, den Haarfollikeln angelagerte große helle Zelle; Druckrezeptor zur Tastempfindung in Verbindung mit dem Tastmeniskus eines Neuriten, evtl. neurosekretor. Funktion.

Merkel-Zell|karzinom (↑; ↑; Karz-*; -om*) n: (engl.) Merkel cell carcinoma; syn. trabekuläres Hautkarzinom, sog. primäres neuroendokrines Hautkarzinom; sehr seltener, hochmaligner Hauttumor, dessen Zelltyp - trotz subepidermaler Lokalisation - den Merkel-Zellen des Stratum basale der Epidermis gleicht; **Klin.:** solitäre, rötlich-braune schmerzlose Knoten mit 1-6 cm Durchmesser u. variabler Konsistenz; langsames Wachstum, lymphogene Metastasierung; **Lok.:** meist Kopf- od. Halsbereich; **Ther.:** radikale Exzision; evtl. Lymphknotenexstirpation, Strahlentherapie, Chemotherapie. Vgl. Apudom.

Merk|fähigkeit: s. Gedächtnis.

Merkurialismus m: s. Quecksilbervergiftung.

Mero|gonie (gr. μέρος Teil; γονή Sproß) f: s. Schizogonie.

mero|krin (↑; Krin-*): Bez. f. Drüsen*, die zusammen mit ihrem Sekret einen Bestandteil ihrer Zelle ausscheiden.

Mero|melie (↑; -melie*) f: (engl.) meromelia; Gliedmaßendefekt; vgl. Dysmelie.

Meront (↑) m: s. Schizont.

Mero|zoit (↑; gr. ζῷον Lebewesen) m: (engl.) merozoite; Stadium der ungeschlechtl. Vermehrung versch. Sporozoen; s. Plasmodien.

MERRF: Abk. f. **M**yoklonus**e**pilepsie mit **r**agged **r**ed **f**ibres; s. Enzephalomyopathie, mitochondriale.

Merritt-Syn|drom (Katharine K. M., amerikan. Päd., geb. 1886) n: s. Kasabach-Merritt-Syndrom.

Merseburger Trias (Trias*) f: (engl.) Merseburg triad; Leitsymptom der Basedow*-Krankheit: Struma, Exophthalmus u. Tachykardie.

Merzbacher-Krankheit (Ludwig M., Psychiater, Tübingen, Buenos Aires, 1875-1942): s. Pelizaeus-Merzbacher-Krankheit.

Mes-: auch Meso-; Wortteil mit der Bedeutung mittleres, mitten, zwischen; von gr. μέσος.

Mesalazin (INN) n: 5-Aminosalicylsäure (IUPAC); Bestandteil von Sulfasalazin* mit antiphlogist. Wirkung; Verw.: bei Colitis ulcerosa, Enteritis regionalis Crohn.

Mes|angium|zellen (Mes-*; Angio-*; Zelle*): (engl.) mesangial cells; Bindegewebezellen der Kapillarschleifen in den Malpighi*-Körperchen; vgl. Glomerulus.

Mes|aortitis (↑; Aorta*; -itis*) f: s. Syphilis.

Mes|arteriitis (↑; Arteri-*; ↑) f: (engl.) mesarteritis; Entzündung der mittl. Arterienwand.

Mescalin n: (engl.) mescaline; 1-(3′,4′,5′-Trimethoxyphenyl)-2-amino-äthan; Hauptalkaloid versch. mittel- u. südamerikan. Kakteenarten (z. B. Peyotl); wegen seiner halluzinogenen Potenz traditionelles Rauschmittel (orale Aufnahme, v. a. als sog. Mescal-buttons, Pflanzenscheiben von Lophophora williamsii); erzeugt bes. Farbhalluzinationen; vgl. Halluzinogene.

Mes|en|cephalon (Mes-*; Enkephal-*) n: Mittelhirn; zw. Diencephalon u. Metencephalon gelegener u. vom Aquaeductus cerebri durchzogener Teil des Gehirns*; dorsal reicht es vom Unterrand der Vierhügelplatte bis zum Stiel der Zirbeldrüse, ventral vom Oberrand der Brücke bis zum Unterrand der Corpora mamillaria. Gliederung im Querschnitt: s. ums. Abb.

Mes|en|chym (↑; -enchym*) n: (engl.) mesenchyme; embryonales Bindegewebe od. nichtepitheliales Gewebe des Keimlings, dessen verzweigte Zellen ein lockeres, von Interzellulärflüs-

M

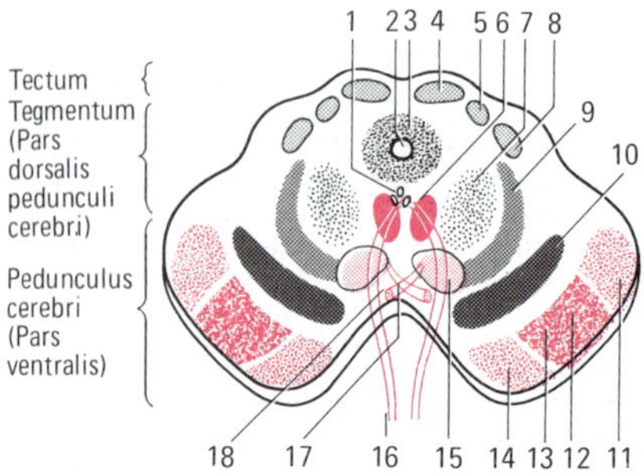

Mesencephalon: Horizontalschnitt im rostralen Bereich; 1: Nuclei n. oculomotorii; 2: Aquaeductus mesencephali; 3: Substantia grisea centralis; 4: Colliculus rostralis; 5: Brachium colliculi rostralis; 6: Fasciculus longitudinalis medialis; 7: Formatio reticularis; 8: Corpus geniculatum mediale (Zwischenhirnteil); 9: Lemniscus medialis; 10: Substantia nigra; 11: Fibrae (F.) parieto-temporo-pontinae; 12: F. corticospinales; 13: F. corticonucleares; 14: F. frontopontinae; 15: Nucleus ruber; 16: N. oculomotorius; 17: Decussatio tegmenti ventralis (Forel); 18: Tractus rubrospinalis [470]

sigkeit ausgefülltes Schwammwerk bilden; Herkunft zunächst aus undifferenzierten Furchungszellen (intraembryonales M.), vom Trophoblasten (extraembryonales M.), dann aus allen drei Keimblättern; multipotentes Muttergewebe aller Formen von Stütz- u. Bindegeweben, der quergestreiften Muskulatur, fast aller glatten Muskelzellen, der Herzmuskulatur, der Gefäßendothelien, Blutzellen u. spezialisierten Bindegewebezellen.

Mes|en|chymom (↑; ↑; -om*) **n:** (engl.) mesenchymoma; benigner, seltener Mischtumor des Mesenchyms mit bes. Beziehung zum Gefäßsystem; gehört zur Gruppe der dysontogenetischen Tumoren; vgl. Dysontogenie.

Mes|en|chymose (↑; ↑; -osis*) **f:** syn. Ehlers*-Danlos-Syndrom.

Mes|en|chym|zelle (↑; ↑; Zelle*)**:** s. Histiozyten.

Mes|enterial|gefäß|verschluß (↑; Enter-*)**:** (engl.) mesenteric vascular occlusion; Verlegung arterieller od. venöser Mesenterialgefäße; **1. Mesenterialarterienverschluß: a)** sog. Mesenterialinfarkt: akuter embolischer Verschluß der A. mesenterica sup. bzw. inf. mit Infarzierung u. Nekrotisierung der betr. Darmabschnitte; Sympt.: typisch in drei Stadien: ca. sechsstündige, akute Schmerzattacke inf. Infarzierung, schmerzfreies Intervall (sog. fauler Friede) von ca. 12 Std. inf. Darmwandnekrose, zuletzt Akutes* Abdomen, paralytischer Ileus, evtl. blutiger Stuhlabgang inf. Peritonitis; **b)** chron. M.: bei sich progredient entwickelnder zunehmender Stenosierung der Mesenterialarterien inf. arterieller Verschlußkrankheiten* wegen eines meist gut ausgebildeten Kollateralkreislaufs* (s. Riolan-Anastomose) nur bei einem Teil der Pat. Sympt. einer chron. Durchblutungsinsuffizienz des Dünndarms i. S. einer Angina* abdominalis; Diagn.: s. Kasten, Sicherung durch Angiographie; Ther.: Embolektomie* bzw. Desobliteration*, ggf. Dünndarmresektion; **2. Mesenterialvenenthrombose** mit hämorrhag. Nekrosierung des Dünndarms (Akutes Abdomen); sehr selten; Urs.: infektiöse Prozesse im Gastrointestinaltrakt, Pfortaderthrombose, Karzinome des Magens, Pankreas, Colon transversum u. der Gallenwege; Ther.: Dünndarmresektion.

Diagnostisch wichtige Symptomentrias:
1. plötzlich auftretende Bauchschmerzen
2. weicher Bauch
3. Leukozytose von 20 000/µl und mehr

Mes|enterial|lymph|knoten|tuberkulose (↑; ↑; Lymph-*; Tuberkel*; -osis*) **f:** (engl.) mesenteric lymph node tuberculosis; syn. Lymphadenitis mesenterica tuberculosa; Tuberkulose* der Lymphknoten des Mesenteriums, pathol.-anat. mit Verkäsung u. Verkalkung von Lymphknoten; Vork. meist als tuberkulöser Primärkomplex bei Darmtuberkulose*, seltener inf. hämatogener Aussaat; **Klin.:** Appetitlosigkeit, Bauchschmerzen; bei Perforation der Lymphknoten evtl. tuberkulöse Peritonitis.

Mes|enteriko|graphie (↑; ↑; -graphie*) **f:** s. Zöliakographie.

Mes|enteriolum (↑; Dim. ↑) **n:** syn. Mesoappendix; Gekröse des Wurmfortsatzes.

Mes|enterium (↑; Enter-*) **n:** (engl.) mesentery; Mesostenium, Dünndarmgekröse; Aufhängeband des Jejunums u. Ileums, heftet diese Dünndarmabschnitte an d. hintere Bauchwand; zw. den beiden Bauchfellblättern des M. liegt e. stärkere Bindegewebsschicht, in der (neben Fettmassen) Lymphknoten, Gefäße u. Nerven enthalten sind. Vgl. Mesocolon.

Mes|enterium ileo|colicum com|mune (↑; ↑) **n:** Hemmungsfehlbildung, bei der das Mesocolon ascendens nicht an der hinteren Bauchwand fixiert ist u. ein gemeinsames Mesenterium u. Mesocolon ascendens besteht; begünstigt inf. einer abnormen Beweglichkeit des Colon ascendens die Entstehung eines Volvulus* u. einer Invagination*.

Mes|en|zephalitis (↑; Enkephal-*; -itis*) **f:** (engl.) mesencephalitis; Enzephalitis* im Bereich des Mittelhirns (Mesencephalon).

Mesh graft (engl. Masche, Netz; Pfropfreis) **n:** s. Hauttransplantat.

mesial (Mes-*)**:** nach der Mitte des Zahnbogens gerichtet; Ggs. distal.

Mesial|biß (↑)**:** (engl.) mesiocclusion; Bißanomalie mit Verschiebung des Unterkiefers nach vorn; z. B. bei Progenie*.

Meskalin **n:** Mescalin*.

Mesna (INN) **n:** 2-Mercaptoethansulfonsäure, Na-Salz (IUPAC); Verw.: Mukolytikum; Antidot (Prophylaxe der Urotoxizität bei Zytostatikagabe).

Meso|bili|rubin (Mes-*; Bili-*; lat. ruber rot) **n:** s. Bilirubin.

Meso|bili|rubino|gen (↑; ↑; ↑; -gen*) **n:** eine der drei unterschiedl. optisch aktiven Formen des Urobilinogens* (i-Urobilinogen).

Meso|blast (↑; Blast-*) **m:** s. Mesoderm; vgl. Eizelle, Keimblätter.

Meso|cardium (↑; Kard-*) **n:** nur am embryonalen Herzen vorhandenes doppelblättriges Herzgekröse.

Meso|cestoides variabilis m: syn. Mesocestoides lineatus; Bandwürmer (Cestodes*) v. Karnivoren; selten b. Menschen.

Meso|colon (Mes-*; Kol-*) n: syn. Mesokolon; Dickdarmgekröse; heftet d. Kolon an d. hintere Bauchwand: **M. ascendens** u. **M. descendens** mit unbewegl. Fixierung der entspr. Abschnitte des Kolon, **M. sigmoideum** u. **M. transversum** mit gut bewegl. Fixierung der entspr. Abschnitte des Kolons; vgl. Colon.

Meso|derm (↑; Derm-*) n: (embryol.) mittleres der drei embryonalen Keimblätter*, das sich ab dem Stadium der dreiblättrigen Keimscheibe* (ca. 17. Tag) komplex differenziert u. sich zu Skelett, Bindegewebe, Muskeln, Urogenitaltrakt, Milz, Blutgefäßen, Herz, Blutzellen u. a. Strukturen entwickelt.

Meso|gastrium (↑; Gastr-*) n: **1.** Magengekröse; **M. dorsale u. ventrale:** entwicklungsgeschichtl. vorderes u. hinteres Gekröse des Magens; wird durch d. Magendrehung frontal gestellt u. zum Omentum majus bzw. minus umgestaltet; **2.** Mittelbauchgegend (syn. Regio abdominis media); umfaßt Regio lateralis u. umbilicalis; s. Bauchregionen.

Meso|glia (↑; Glia*) f: s. Neuroglia.

Meso|merie (Mes-*; gr. μέρος Teil) f: (engl.) mesomerism; Molekülzustand zw. best. angebbaren, selbständig nicht vorliegenden Grenzstrukturen inf. Delokalisierung der π-Elektronen.

Meso|metrium (↑; gr. μήτρα Gebärmutter) n: Plica lata uteri (Lig. latum), breites Mutterband; Bauchfellduplikatur beiderseits neben der Gebärmutter.

Mesonen (↑) n pl: Gruppe mittelschwerer Elementarteilchen* mit Ruhemassen zw. dem 250fachen bis 1800fachen der Elektronenmasse u. geradzahligem Spin; hierzu gehören Pi*-Mesonen u. K-Mesonen.

Meso|nephros (↑; Nephr-*) m: s. Urniere.

Meso|phlebitis (↑; Phleb-*; -itis*) f: Entzündung der Media einer Vene.

Mes|orchium (↑; Orch-*) n: Bauchfellfalte, die (im frühen Entwicklungsstadium) zum Hoden zieht.

Meso|salpinx (↑; Salpinx*) f: Bauchfellduplikatur um d. Eileiter, bestehend aus d. beiden Blättern des Lig. latum uteri.

Meso|tendineum (↑; Tend-*) n: gefäß- u. nervenführende Verbindung zw. der Vagina synovialis der Sehnenscheiden u. den Sehnen.

Meso|thel (↑; gr. θηλεῖν blühen, wachsen) n: Deckzellschicht; einschichtiges, niedrigprismat. Plattenepithel, das Bauch- u. Brusthöhle auskleidet.

Meso|theliom (↑; ↑; -om*) n: maligner Tumor an Pleura, Perikard od. Peritoneum; entwickelt sich aus Mesothelzellen, meist mit bindegewebigem Anteil; vgl. Pleuramesotheliom.

Meso|thermo|bakterien (↑; Therm-*; Bakt-*) f pl: (engl.) mesothermic bacteria; sog. mesophile Bakterien, Kühlebakterien; Wachstum bei einem Temperaturoptimum von ca. 22°C (zw. +5° u. +35°C).

Meso|tympanicum (↑; Tympanum*) n: syn. Mesotympanum bzw. Mesotympanon; Mittelteil der Paukenhöhle*, medial des Trommelfells; vgl. Hypotympanicum, Epitympanicum.

Mes|ovarium (↑; lat. ovarium Eierstock) n: Gekröse des Eierstocks; Bauchfellduplikatur; s. Ligamentum latum uteri.

Messenger-RNA (engl. messenger Bote): Abk. mRNA; durch Transkription eines DNA-Abschnitts hergestellte, einzelsträngige RNA*, die als sog. Matrizen-RNA in der Proteinbiosynthese* als Informationsvorlage für d. Synthese einer spezif. Polypeptidkette dient.

Mesterolon (INN) n: 17β-Hydroxy-1α-methyl-5α-androstan-3-on (IUPAC); oral wirksames Androgen; Verw.: s. Androgene.

Mestranol (INN) n: 3-Methoxy-19-nor-17α-pregna-1,3,5(10)-trien-20-in-17-ol (IUPAC); synthet. Östrogen, wird demethyliert zu Ethinylestradiol*; vgl. Östrogene.

Mesulfen (INNv) n: 2,7-Dimethylthianthren (IUPAC); Verw.: Antiparasitikum.

Mesuximid (INN) n: N,2-Dimethyl-2-phenylsuccinimid (IUPAC); Antiepileptikum (Succinimidderivat); vgl. Ethosuximid.

Met-: auch Meta-; Wortteil mit der Bedeutung nach, hinter; von gr. μετά.

meta-: (chem.) s. Benzol.

Meta|biose (Met-*; Bio-*) f: (engl.) metabiosis; Form der Symbiose, in der nur für einen Partner Vorteile bestehen.

Metabolic pool (engl. veränderliches Becken) n: sog. Sammelbecken des Intermediärstoffwechsels, d. h. Gesamtheit aller d. Organismus für Biosynthese od. Energiegewinnung z. Verfügung stehenden exogen zugeführten (resorbierte Nahrungsbestandteile) u./od. endogen entstandenen (Abbauprodukte des Zwischenstoffwechsels) Stoffe; wichtige Substanz des M. p.: Acetyl-CoA; s. CoA.

meta|bolisch (gr. μεταβολή Veränderung, Umsetzen): (engl.) metabolic, veränderlich; (physiol.) im Stoffwechsel entstanden, stoffwechselbedingt.

Meta|bolisierung von Arznei|stoffen (↑): (engl.) metabolic degradation of pharmaceuticals; vorwiegend in der Leber ablaufende enzymat. Umwandlung zu besser ausscheidbaren (polaren) Substanzen; die entstandenen Metaboliten können weniger toxisch (Entgiftung) od. toxischer (Giftung) sein. Phase 1: nicht synthetisch, z. B. Oxidation, Hydrolyse, Reduktion; Phase 2: synthetisch, z. B. Konjugation; vgl. Biotransformation.

Meta|bolismus (↑) m: syn. Stoffwechsel*.

Meta|bolismus, oxidativer (↑) m: (engl.) oxidative metabolism; sauerstoffabhängiger Metabolismus von Phagozyten* mit Bildung toxischer, mikrobizid wirkender Sauerstoffmetaboliten während der Phagozytose*, insbes. von Superoxid-Anion (O_2^-) durch ein membrangebundenes Enzymsystem (NADPH-abhängige Oxidase) u. von Wasserstoffperoxid (H_2O_2) sowie dem bes. toxischen Hydroxylradikal (·OH) durch chem. Reaktionen in Gegenwart von Metallionen (Eisen). Ein assoziiertes Phänomen ist die Chemilumineszenz. Vgl. Mikrobizidie.

Meta|bolit (↑) m: (engl.) metabolite; jeder im biol. Stoffwechsel umgesetzte Stoff; Zwischenprodukt beim intermediären Stoffwechsel; im Organismus synthetisierter Stoff (z. B. Hormon, Enzym).

Meta|carpus (Met-*; Karp-*) m: Mittelhand; zw. Handwurzel u. Fingern.

Meta|chromasie (↑; Chrom-*) f: (engl.) metachromasia; Eigenschaft best. Gewebebestandteile, durch basische Farbstoffe in einem anderen Ton gefärbt zu werden als dem d. angebotenen Farblösung; z. B. rotviolett mit Toluidinblau, das orthochromat. Strukturen blau färbt; zeigt die Anwesenheit hochpolymerer saurer Mukopolysaccharide an.

meta|chromatisch (↑; ↑): (engl.) metachromatic; Bez. f. die unterschiedl. Färbung versch. Gewebeteile durch denselben Farbstoff; z. B. beim Romanowsky*-Effekt; vgl. orthochromatisch.

Meta|clazepam (INN) n: 7-Brom-5-(2-chlorphenyl)-2,3-dihydro-2-methoxymethyl-1-methyl-1H-1,4-benzodiazepin (IUPAC); Benzodiazepinderivat; Verw.: Tranquilizer*; vgl. Benzodiazepinderivate.

Meta|genese (Met-*; -genese*) f: (engl.) metagenesis; Entwicklung eines Lebewesens über geschlechtl. u. ungeschlechtl. (Teilung, Knospung) Fortpflanzung; vgl. Generationswechsel, Heterogonie.

Meta|gonimus yokogawai m: kleiner (nur 2 mm langer) Darmegel* (Trematodes*); verursacht heterophyiasisähnliche Symptome; **Vork.:** Mittelmeerraum, Ostasien; Infektion durch rohe Fischgerichte.

Meta|karpal|zeichen (Met-*; Karp-*): (engl.) metacarpal sign; (röntg.) Verkürzung des Os metacarpale IV (4. Mittelhandknochen); bes. bei Pseudoparathyreoidismus u. Turner*-Syndrom.

Met|albumin n: syn. Pseudomuzin*.

Metall|dampf|fieber: syn. Gießerfieber, Messingmalaria; Stunden bis wenige Tage anhaltendes Fieber mit ausgeprägtem Krankheitsgefühl u. Atemwegreizung infolge von Einatmung rauch- od. dampfförmiger Metalloxide (Zink, Kupfer).

Metall|enzyme (Enzyme*) n pl: s. Enzyme.

Metall|klang: (engl.) metallic sound; perkutor. Schallerscheinung von metallisch klingendem Charakter inf. Mittönens luftgefüllter Hohlräume (Pneumothorax, Kavernen, Aszites mit Meteorismus); vgl. Münzenklirren, Stäbchenperkussion.

Meta|lues (Met-*; Lues*) f: s. Metasyphilis.

Meta|merie (↑; gr. μέρος Teil) f: (engl.) metamerism; entwicklungsgeschichtl. Gliederung des embryonalen Körpers in hintereinander liegende Abschnitte; b. Erwachsenen metamere od. segmentäre Innervation der Haut u. Zusammenhang der Hautnervenbezirke mit best. Rückenmarksegmenten.

·**Meta|mizol** (INNv) n: syn. Noramidopyrin; Novaminsulfon, N-Methyl-N-(2,3-dimethyl-5-oxo-1-phenyl-3-pyrazolin-4-yl)aminomethansulfonsäure (IUPAC); Verw.: Analgetikum; vgl. Pyrazolonderivate.

Meta|morph|opsie (gr. μεταμόρφωσις Umgestaltung; Op-*) f: (engl.) metamorphopsia; kurzzeitige, wiederholt auftretende visuelle Illusion* von Gegenständen, die nicht durch eine zerebrale Amblyopie verursacht wird; Objekte erscheinen vergrößert (Makropsie, Megalopsie), verkleinert (Mikropsie), weiter entfernt (Teleopsie, Porropsie) od. näher gerückt (Pelopsie), verzerrt od. deformiert, räumlich verstellt (z. B. auf dem Kopf, Dysmorphopsie) od. farblich verändert. **Vork.:** bei Erkr. des ZNS (v. a. des Okzipitalhirns u. der temporo-okzipitalen Regionen), auch i. R. einer epilept. Aura, bes. im Dreamy state (s. Epilepsie), seltener bei Aderhaut- u. Netzhauterkrankungen. Vgl. Gitternetz.

Meta|myelo|zyten (Met-*; Myel-*; Zyt-*) m pl: (engl.) metamyelocytes; syn. jugendl. Granulozyten*; nicht mehr teilungsfähige Reifungsstufe der Granulozytopoese*, die den Myelozyten* folgt. M. haben einen bohnen- od. wurstförmigen Kern u. azidophiles Zytoplasma mit neutrophiler Granulation u. kommen normalerweise nur im Knochenmark vor; Auftreten im Blut bei Linksverschiebung*.

Meta|nephrin n: s. Katecholamine.

Meta|nephros (Met-*; Nephr-*) m: syn. Nachniere*.

Meta|phase (↑) f: s. Mitose.

Meta|phylaxe (↑; gr. φύλαξις Schutz) f: (engl.) metaphylaxis; nachgehende Fürsorge; Maßnahmen zur Verhinderung von Progression od. Exazerbation einer nicht heilbaren Erkr.; vgl. Prävention.

Meta|physe (gr. μεταφύεσθαι umwachsen, sich umgestalten) f: (engl.) metaphysis; Abschnitt des Röhrenknochens zw. Diaphyse* (Mittelstück) u. Epiphyse* (Endstück); Längenwachstumszone.

Meta|plasie (gr. μεταπλάσσειν umbilden) f: (engl.) metaplasia; reversible Umwandlung eines differenzierten Gewebes in ein anderes differenziertes Gewebe, tritt v. a. nach chron. Irritation durch entzündl., chem. od. mechan. Faktoren i. R. der Regeneration auf; **Vork.:** z. B. als Plattenepithelmetaplasie des Bronchialepithels (s. Abb.), an der Epithelgrenze* der Cervix uteri,

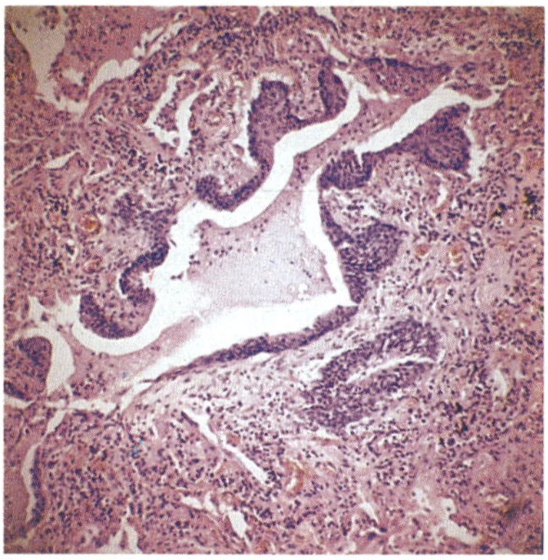

Metaplasie:
plattenepitheliale Metaplasie eines normalerweise mit Zylinderepithel ausgekleideten Lungenbronchus nach jahrelangem Zigarettenabusus; gleichzeitig deutliche chronische „Raucherbronchitis"; fakultative Präkanzerose! [471]

bei chron. Prostatitis, als Form der intestinalen Metaplasie bei chron.-atrophischer Gastritis od. als pathol. Ossifikation* mit M. des Binde- u. Stützgewebes, z. B. bei Myositis* ossificans u. Spondylitis* ankylosans. Vgl. Anaplasie, Dysplasie, Prosoplasie.

Meta|plasie, myeloische (↑) f: s. Blutbildung, extramedulläre.

Meta|plasma (Met-*; -plasma*) n: (engl.) metaplasm; Differenzierungen des Zellprotoplasmas mit spezif. Sonderleistungen; zum M. zählen Tonofibrillen*, Myofibrillen*, Neurofibrillen*.

Meta|stase (gr. μετάστασις Veränderung) f: (engl.) metastasis; (allg.) als Folge der Verschleppung best. Faktoren aus einem lokalen (primären) Krankheitsprozeß an anderer Stelle im Organismus entstandener sek. Krankheitsherd

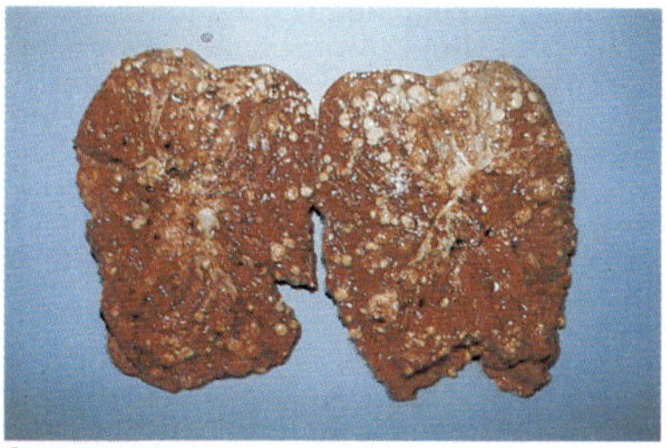

Metastase:
Lungenpräparat mit zahlreichen klein- und grobknotigen Metastasen eines primären Mammakarzinoms [471]

(„Absiedlung"), i. e. S. Geschwulstmetastase insbes. maligner Tumoren (Karzinom, Sarkom u. a.) durch Verschleppung v. Tumorzellen (sog. Tochtergeschwulst); dabei unterscheidet man **lokale** (in der Umgebung des Primärtumors), **regionäre** (in der nächsten im Lymphabflußgebiet liegenden Lymphknotengruppe) u. **Fernmetastasen**, nach der Art der Ausbreitung (Metastasierung*) **hämatogene** (Verschleppung über die Blutbahn nach Einbruch in das Gefäßsystem), **lymphogene** (Verschleppung v. Tumorzellen über Lymphgefäße u. Durchsetzung der regionären Lymphknoten m. Tumorgewebe), **Implantationsmetastasen** (Implantation v. Tumorzellen in serösen Häuten, v. a. Pleura u. Peritoneum), **Abklatschmetastasen** (durch Berührung m. einem gegenüberliegenden Tumor entstandene M.) u. **Impfmetastasen** (z. B. in Stichkanälen u. Wunden nach op. Eingriffen).

Meta|stasen|leber (↑): s. Lebermetastasen.

Meta|stase, osteo|plastische (↑) f: s. Knochentumoren.

Meta|stasierung (↑): (engl.) metastasis; syn. Filialisierung; allg. Bez. f. Krankheitsprozesse, bei denen e. Absiedelung v. Zellen od. Zellverbänden über d. Blut- od. Lymphweg in primär nicht erkrankte Körperregionen stattfindet. Vgl. Embolie, Metastase.

Meta|syphilis (Met-*) f: syn. Metalues, Nachsyphilis; früher üblicher Sammelbegriff f. Tabes* dorsalis u. progressive Paralyse*; s. Syphilis.

Meta|tars|algie (↑; gr. ταρσός Fläche, Fußsohle; -algie*) f: s. Morton-Neuralgie.

Meta|tarsus (↑; ↑) m: Mittelfuß, zw. Fußwurzel u. Zehen.

Meta|tarsus varus (↑; ↑) m: Klumpfußstellung des Mittelfußes; meist erworben.

Meta|thalamus (↑; gr. θάλαμος Kammer) m: hinter dem Sehhügel liegender Gehirnteil, Kniehöcker.

Meta|zerkarie (↑; gr. κέρκος Schwanz) f: (engl.) metacercaria; enzystiertes Jugendstadium der Trematodes* (mit Ausnahme der Schistosomen); entwickelt sich im 2. Zwischenwirt aus der Zerkarie; aus ihr entsteht im Endwirt der geschlechtsreife Saugwurm.

Meta|zoen (↑; gr. ζῷον Lebewesen) n pl: (engl.) metazoa; Mehr- u. Vielzeller des Tierreichs, im Ggs. zu den Einzellern (Protozoen).

Met|en|cephalon (↑; Enkephal-*) n: Hinterhirn; Teil des Rhombencephalons; s. Gehirn.

Metenolon (INN) n: 17β-Hydroxy-1-methyl-5α-androst-1-en-3-on (IUPAC); Anabolikum; s. Anabolika.

Meteorismus (gr. μετέωρος in der Luft befindlich) m: (engl.) meteorism; sog. Blähsucht; Luft- bzw. Gasansammlung im Darm od. in d. freien Bauchhöhle, z. B. bei Verdauungsstörungen, Typhus, Darmverschluß, Bauchfellentzündung, Leberzirrhose, auch bei Herzinsuffizienz inf. mangelnder Resorption der Darmgase u. bei abnorm schlaffen Bauchdecken.

Meter: Abk. m; SI-Basiseinheit der Länge, früher über die Länge des Meterprototyps, jetzt atomphysikalisch (DIN 1301) definiert. S. a. Einheiten.

Met|ergolin (INN) n: Benzyl 1,6-dimethylergolin-8β-ylmethylcarbamat (IUPAC); Prolaktinhemmer*.

Met|formin (INNv) n: 1,1-Dimethylbiguanid (IUPAC); Verw.: orales Antidiabetikum; s. Biguanide.

Methacholin-Test m: s. Provokationstest, inhalativer.

Methadon n: s. Levomethadon.

Met|hämo|globin (Met-*; Häm-*; Globin*) n: Abk. Met-Hb; syn. Hämiglobin; s. Hämoglobin, Methämoglobinämie.

Met|hämo|globin|ämie (↑; ↑; ↑; -ämie*) f: (engl.) methaemoglobinaemia; Vermehrung von Methämoglobin im Blut; **Formen: 1.** toxisch bedingte M. (Methämoglobinvergiftung) durch Substanzen, die eine Oxidation von Hämoglobin bewirken, z. B. Anilinderivate, Sulfonamide, Chinin, PAS, nitrose Gase (gewerbl. in Kupferstechereien o. ä.); **Vork.:** bes. gefährdet (z. B. durch nitrithaltiges Wasser, sog. Brunnenwasservergiftung) sind Säuglinge (sog. Comly-Syndrom), da bei diesen die enzymat. Reduktion des Methämoglobins langsamer erfolgt als bei Erwachsenen. **Leitsymptom:** Zyanose, die sich in zeitl. Zusammenhang mit der Aufnahme der genannten Substanzen entwickelt; Allgemeinsymptome wie Kopfschmerz, Übelkeit, Tachykardie, Atemnot u. Unruhe sowie eine hämolyt. Anämie mit Bildung von Heinz-Innenkörperchen treten nur bei stärkerer Methämoglobinbildung auf; Kollaps u. Tod bei einem Methämoglobingehalt des Bluts von 60 bis 70%; **Ther.:** Absetzen der auslösenden Substanz u. evtl. Methylenblaulösung i. v.; **2.** M. bei erblichem Mangel an NADH-Diaphorase: autosomal-rezessiv erbl. Erythrozytenenzymopathie, bei Heterozygotie ohne Krankheitswert, bei Homozygotie mit dem Leben nicht vereinbar; Träger des Defekts sind seit Kindheit zyanotisch (ohne Einwirkung v. Medikamenten o. ä.). Das Blut hat oft eine schokoladenbraune Färbung. Aus psychol. od. kosmet. Gründen kann eine Behandlung mit Ascorbinsäure od. Methylenblau durchgeführt werden. Die Aufnahme der unter 1. genannten Substanzen ist zu meiden. **3.** Hämoglobin-M-Krankheit: Hämoglobinopathie mit dominantem Erbgang; mehrere Hämoglobinvarianten sind bekannt, wobei entw. die Betakette od. die Alphakette des Globins in der Nähe des Häms verändert ist. Nur heterozygote Träger der Anlage sind lebensfähig. Zyanose besteht seit Kindheit. Methämoglobinanteil des Gesamthämoglobins beträgt ca. 20-40%. Bei Veränderung der Betakette kann eine milde, manchmal kompensierte hämolyt. Anämie vorhanden sein. Eine Ther. ist nicht möglich.

Met|hämo|globin|cyanid (↑; ↑; ↑; Zyan-*) n: s. Hämoglobin.

Methan n: CH_4, sog. Sumpf- od. Grubengas; Kohlenwasserstoff der Paraffin-Gruppe; farbloses, brennbares Gas, Kp. -164°C; Vork.: z. B. im

Erdgas u. in Darmgasen; Muttersubstanz der aliphatischen org. Verbindungen.

Methanol n: Methylalkohol, Holzgeist, Karbinol; CH_3OH, farblose Flüssigkeit, ähnelt in Geruch u. Geschmack dem Äthylalkohol; Anw. als Lösungsmittel z. B. f. Farben, als Reinigungsmittel u. in der chem.-pharmaz. Industrie; MAK-Wert 200 ppm od. 260 mg/m^3; vgl. Methanolvergiftung.

Methanol|vergiftung: (engl.) methanol poisoning; **1. akute M.:** nach oraler Aufnahme von Methanol auftretende Sympt. mit Schwindel, Kopfschmerz, Erbrechen, Sehstörungen bis zur Erblindung u. Krämpfen; u. U. Tod durch tox. Metaboliten (Formaldehyd, Ameisensäure); tödl. Dosis 30-50 ml; **2. chron. M.:** durch Resorption über die Haut u. Einatmung verursachte Sympt. mit Reizung der Augenbindehäute u. des Atemtrakts, Kopfschmerz, Ohrensausen, Sehstörungen, zentralem Skotom, Neuritiden u. Leberschäden; BK nach Nr. 1306 der BeKV.

Methan|thelinium|bromid (INNv) n: N,N-Diethyl-N-methyl-2-(9-xanthenylcarbonyloxy)-ethylammoniumbromid (IUPAC); Parasympatholytikum mit geringer ganglioplegischer Wirkung (quartäre Ammoniumverbindung); Verw.: u. a. bei Spasmen im Magen-Darm-Trakt, Hyperazidität; vgl. Parasympatholytika.

Meth|aqualon n: Chinazolinderivat, Hypnotikum; wegen Mißbrauchs u. erheblicher neurol. NW nicht mehr verwendet.

Methen|amin (INN) n: 1,3,5,7-Tetraazaadamantan (IUPAC); syn. Hexamethylentetramin; Verw.: Harnwegantiseptikum, bei Hyperhidrose.

Methim|azol n: syn. Thiamazol*.

Methionin (INN) n: Abk. Met; essentielle Aminosäure, wichtigster physiol. Lieferant von Methylgruppen; durch Reaktion mit ATP entsteht die sehr reaktionsfähige Sulfoniumverbindung **Adenosylmethionin** (aktives Methyl; vgl. Ademetionin); M. ist auch Schwefellieferant für den Eiweißaufbau; Strukturformel: s. Aminosäuren.

Methionin|mal|absorption (Mal-*; Absorption*) f: (engl.) methionine malabsorption; Störung der Resorption v. Methionin sowie Valin, Leuzin, Isoleuzin im Darm; durch bakt. Abbau entsteht Alphahydroxybuttersäure; **Sympt.:** geistige Behinderung, Krämpfe, stinkende Durchfälle, weiße Haare.

Metho|carbamol (INN) n: (RS)-3-(2-Methoxyphenoxy)-2-hydroxypropylcarbamat (IUPAC); zentrales Muskelrelaxans; Verw.: s. Muskelrelaxanzien, zentrale.

Methoden, in|vasive f pl: (engl.) invasive methods; Bez. f. diagn. u. therap. Verfahren, bei denen ärztl. Instrumentarium (i. w. S. auch ionisierende Strahlung) in den Körper eindringt u. die dadurch m. einem Risiko f. die Gesundheit des Betroffenen verbunden sind, z. B. Herzkatheterisierung; dagegen nichtinvasiv: konventionelle EKG-Untersuchung. Vgl. Körperverletzung, Operation, Aufklärungspflicht.

Methoden, zyto|chemische f pl: (engl.) cytochemical methods; Anw. enzymatischer u. chem. Reaktionen (Histochemie) an mikroskop. Präparaten zur histol. Differenzierung von Zellen (z. B. von Blut- u. Knochenmarkzellen in der DD unreifzelliger Leukämien); u. a. PAS*-Reaktion, Berliner*-Blau-Reaktion, Benzidinprobe*, Feulgen*-Plasmalfärbung, Nachweis von Peroxidasen*, Esterasen* u. Phosphatasen*. Vgl. Färbung, Zytodiagnostik.

Methode, sym|pto|thermale f: (engl.) symptothermal method; Methode der natürl. Kontrazeption* mit hoher Zuverlässigkeit (Pearl-Index: 1-3); Beobachtung der Basaltemperatur* u. des Zervixschleims* v. a. zur Bestimmung der unfruchtbaren Tage der Frau; werden nach Verschwinden des flüssigen Zervixschleims drei höhere als die vorangegangenen sechs Temperaturwerte gemessen, dann ist die sicher unfruchtbare Phase erreicht.

Metho|hexital (INN) n: α-(RS)-5-Allyl-1-methyl-5-(1-methyl-2-pentinyl)-barbitursäure (IUPAC); Kurznarkotikum aus der Gruppe der Barbiturate*; i. v. Gabe zur Narkoseeinleitung.

Metho|trexat (INN) n: N-{4-[2,4-Diamino-6-pteridinylmethyl)-N-methylamino]benzoyl}-L-glutaminsäure (IUPAC); syn. Amethopterin; Derivat der Folsäure, unterscheidet sich von dieser

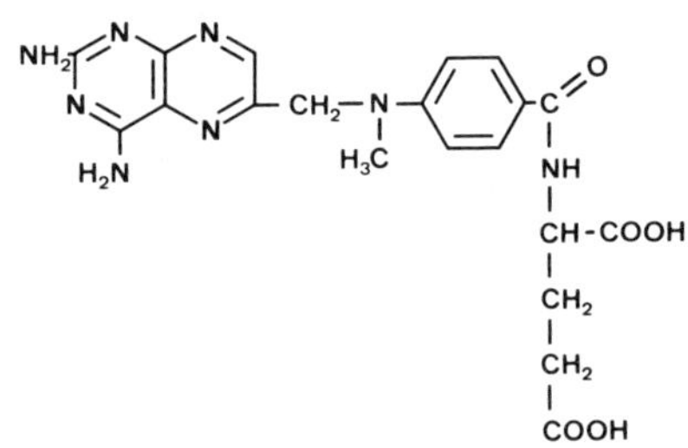

Methotrexat

durch die Aminogruppe an C4 u. die Methylgruppe an N10; Hemmstoff des Enzyms Folsäurereduktase, dadurch Blockierung aller folsäureabhängigen Reaktionen (Folsäureantagonist); **Verw.:** als Zytostatikum u. a. bei akuter lymphatischer Leukämie, Non-Hodgkin-Lymphomen, malignem Chorionepitheliom, Mamma- u. Zervixkarzinom, kleinzelligem Bronchialkarzinom, Tumoren des ZNS; auch bei therapieresistenter rheumatoider Arthritis; vgl. Zytostatika.

Metho|trexat-Em|bryo|pathie (Embryo-*; -pathie*) f: s. Aminopterin-Embryopathie.

Meth|oxy|fluran (INN) n: Inhalationsnarkotikum (halogenierter Methyläthyläther); wird wegen Nephrotoxizität nicht mehr klin. eingesetzt.

Meth|oxy|psoralen n: syn. Ammoidin*.

Methyl|alkohol m: s. Methanol.

Methyl|benzethonium|chlorid (INN) n: Benzyldimethyl(2-{2-[4-(1,1,3,3-tetramethylbutyl)-tolyloxy]ethoxy}ethyl)ammoniumchlorid (IUPAC); topisches Antiseptikum.

Methyl|cellulose (INN) f: Cellulosemethylether, enthält ca. 30 Gew.% Methoxy-Gruppen; Verw.: pharmazeutischer Hilfsstoff, Laxans.

Methyl|cobalamin n: s. Cobalamin.

Methyl|dopa (INN) n: L-3-(3,4-Dihydroxyphenyl)-2-methylalanin (IUPAC); Antihypertensivum mit vorwiegend zentralem Angriffspunkt; das durch Metabolisierung entstehende Alphamethylnoradrenalin verdrängt die physiol. Transmitter des Sympathikus (Dopamin, Noradrenalin) im ZNS u. in der Peripherie. NW: starke, nach einigen Tagen reversible Sedierung, orthostatische Hypotonie; selten psychische bzw. parkinsonähnliche Sympt., Unverträglichkeitsreaktionen, Verminderung von Potenz u. Libido; vgl. Antisympathotonika.

Methylen|blau: syn. Methylthioniniumchlorid (INN); 3,7-Bis(dimethylamino)phenothiazinyliumchlorid (IUPAC); Derivat des Thiazins*; basischer, in wäßriger Lösung dunkelblauer Farbstoff; **Verw.:** zur bakt. Färbung (z. B. von Neisseria gonorrhoeae, in der May-Grünwald-Färbung, Manson-Färbung), bei Vergiftungen durch Methämoglobinbildner, früher als Magenfunktionsdiagnostikum.

Methylen|blau-Färbung: (engl.) methylene blue staining; Färbung* mit Löffler-Methylenblau (verdünnte alkohol. Methylenblau-Lösung mit Kalilauge) zum Nachw. von Bakterien, insbes. als Suchtest f. Gonokokken (s. Neisseria gonorrhoeae) u. Pseudogonokokken*, die tiefblau auf blassem Grund erscheinen. Die M.-F. wird heute nur noch bei der akuten typischen Gonorrhoe* des Mannes als ausreichend zuverlässig betrachtet.

Methylen|chlorid n: Dichlormethan (CH_2Cl_2); häufig industriell verwendetes Lösungsmittel, MAK-Wert 200 ppm; s. Halogenkohlenwasserstoffe.

Methylen|prednisolon n: syn. Prednyliden*.

Methyl|ergometrin (INN) n: 9,10-Didehydro-N-(1-hydroxy-2-butyl)-6-methylergolin-8α-carboxamid (IUPAC); halbsynthet. Secalealkaloid m. kontrahierender Wirkung auf den Uterus (unter Vermittlung alphaadrenerger od. tryptaminerger Rezeptoren); vgl. Ergotamine.

Methyl|glyko|koll n: syn. Sarkosin*.

Methyl|gruppe: (engl.) methyl group; einwertige CH_3-Gruppe; im Stoffwechsel zu Syntheseleistungen als aktives Methyl; s. Methionin.

Methyl|guanidin|essig|säure: s. Kreatin.

Methyl|malon|azid|urie (Azid-*; Ur-*) f: (engl.) methylmalonic aciduria; Oberbegriff für eine Gruppe von seltenen autosomal-rezessiv erbl. Stoffwechselstörungen, denen die erhöhte Konz. von Methylmalonsäure* in Blut u. deren Ausscheidung im Urin gemeinsam sind; **Formen: 1.** Methylmalonsäure-CoA-Mutase-Defekt; Klin.: im Neugeborenenalter Trinkschwäche, Erbrechen, Gedeihstörungen, Muskelhypotonie, Hyperventilation, Lethargie, Krampfanfälle, Koma; später sporadisch Ketoazidose (vgl. Hyperglycinämie); **2.** symptomgleicher, sehr seltener Methylmalonsäure-CoA-Racemasedefekt; **3.** symptomgleiche, Vitamin-B_{12}-sensible M. mit verschiedenartigen Störungen der Synthese von Adenosylcobalamin; **4.** M. mit Homocystinurie* u. megaloblastärer Anämie (s. Imerslund-Gräsbeck-Syndrom); **Ther.:** bei 1. u. 2. eiweißarme Kost mit Zugabe von Aminosäuregemischen (frei von Isoleuzin, Valin, Threonin u. Methionin), bei 3. u. 4. Vitamin-B_{12}-Substitution.

Methyl|malon|säure: in Form des Methylmalonyl-Coenzyms A (s. CoA) Zwischenprodukt beim Abbau von versch. Aminosäuren (Isoleuzin*, Valin*, Threonin*) u. Fettsäuren mit ungerader Kohlenstoffzahl. Propionyl-Coenzym A wird über Methylmalonyl-CoA zu Succinyl-CoA abgebaut; vermehrte Ausscheidung im Urin bei perniziöser Anämie* ; s. Zitronensäurezyklus.

Methyl|morphin n: s. Codein.

Methyl|orange n: Helianthin; pH-Indikator, in 0,01%iger Lösung im sauren Milieu rot u. im alkal. gelb; Farbumschlag bei pH 3-4.

Methyl|phenidat (INN) n: (±)-Methyl-α-phenyl-α-(2-piperidyl)acetat (IUPAC); indirekt wirkendes Sympathomimetikum, Psychotonikum; wegen Mißbrauchs der Betäubungsmittel-Verschreibungsverordnung unterstellt.

Methyl|prednisolon (INN) n: 11β,17,21-Trihydroxy-6α-methyl-1,4-pregnadien-3,20-dion (IUPAC); Glukokortikoid; Verw.: s. Glukokortikoide.

Methyl|rosalinium|chlorid (INN) n: syn. Gentianaviolett*.

Methyl|scopolamin n: Parasympatholytikum (quartäre Ammoniumverbindung); Verw.: Spasmolytikum.

Methyl|testosteron (INN) n: 17β-Hydroxy-17-methyl-4-androsten-3-on (IUPAC); Verw.: s. Androgene.

Methyl|thioninium|chlorid (INN) n: syn. Methylenblau*.

Methyl|violett n: Pentamethyl-p-rosanilin; basischer Farbstoff, z. B. im Gentianaviolett.

Methyl|xanthine n pl: Purinderivate; v. a. Coffein, Theophyllin, Theobromin.

Methys|ergid (INN) n: N[(1-Hydroxymethyl)-propyl]-1-methyl-D-lysergamid (IUPAC); Serotoninantagonist; **Verw.:** Migränemittel; **NW:** Schwindel, Übelkeit, Müdigkeit; bei Langzeitanwendung u. U. Retroperitonealfibrose.

Metil|digoxin (INN) n: 4‴-O-Methyldigoxin (IUPAC); syn. Betamethyldigoxin; Verw.: Herzglykosid; vgl. Digitalisglykoside.

Meti|pranolol (INN) n: (RS)-[4-(2-Hydroxy-3-isopropylaminopropoxy)-2,3,6-trimethylphenyl]acetat (IUPAC); nichtselektiver Betarezeptorenblocker*.

Metixen (INN) n: (RS)-1-Methyl-3-(9-thioxanthenylmethyl)piperidin (IUPAC); Verw.: Antiparkinsonmittel (mit anticholinerger Wirkung), insbes. gegen den Tremor.

Meto|clopr|amid (INN) n: 4-Amino-5-chlor-N-(2-diethylaminoethyl)-2-methoxybenzamid (IUPAC); Dopaminantagonist, der die Magenentleerung beschleunigt u. die Motilität des Darms anregt; **Verw.:** bei Motilitätsstörungen des oberen Magen-Darm-Trakts, als Antiemetikum; **NW:** Diarrhoe, Dyskinesien, Somnolenz, Kopfschmerz, bei längerer Anw. Prolaktinanstieg.

Meto|fenazat (INN) n: 2-{4-[3-(2-Chlor-10-phenothiazinyl)propyl]-1-piperazinyl}ethyl 3,4,5-trimethoxybenzoat (IUPAC); Phenothiazinderivat; Verw.: s. Neuroleptika.

Meto|lazon (INN) n: (RS)-7-Chlor-1,2,3,4-tetrahydro-2-methyl-4-oxo-3-(o-tolyl)-chinazolin-6-sulfonamid (IUPAC); Verw.: s. Diuretika.

Metopitis granulomatosa (gr. μέτωπον Stirn; -itis*; Granulum*; -om*) f: Schwellung der Stirn bei Melkersson-Rosenthal-Syndrom.

Meto|prolol (INN) n: (RS)-1-Isopropylamino-3-[4-(2-methoxyethyl)-phenoxy]-2-propanol (IUPAC); Verw.: s. Betarezeptorenblocker.

Metr-: auch -metrie, -meter; Wortteil mit der Bedeutung Maß, -prüfung, -messung; von gr. μέτρον.

Metras-Katheter (Henri M., Chir., 1918-1958; Katheter*) m: (engl.) Metras catheter; halbstarrer Gummikatheter mit versch. Krümmungen der Spitze aus röntgenkontrastgebendem Material für d. gezielte Darstellung einzelner Bronchien; s. Bronchographie.

Metritis (gr. μήτρα Gebärmutter; -itis*) f: syn. Myometritis*.

Metriz|amid (INN) n: 2-[3-Acetamido-2,4,6-triiod-5-(N-methylacetamido)-benzamido]-2-desoxy-D-glucose (IUPAC); Verw.: Röntgenkontrastmittel.

Metro|nidazol (INN) n: 2-(2-Methyl-5-nitro-1-imidazolyl)ethanol (IUPAC); **Verw.:** Nitroimidazol-Chemotherapeutikum gegen Tricho-

M

monaden, Lamblien, Amöben, auch Anaerobier; **NW:** u. a. Kopfschmerz, Schwindel, Parästhesien, gastrointestinale Störungen, selten Allergien; **cave:** Alkoholunverträglichkeit; **Kontraind.:** Schwangerschaft (1. Trimenon), Stillzeit.

Metro|plastik (gr. μήτρα Gebärmutter; -plastik*) f: (engl.) metroplasty; plastische Op. zur Beseitigung einer kongenitalen od. erworbenen Uterusfehlbildung* od. eines Uterusmyoms bei bestehendem Kinderwunsch.

Metror|rhagie (↑; gr. ῥαγῆναι reißen, hervorstürzen) f: (engl.) metrorrhagia; länger als 7 Tage andauernde Uterusblutung außerh. der Menstruation*; **Urs.: 1.** hormonal (azyklische dysfunktionelle Blutung*); **2.** org. (Karzinom, Endometritis, Uterusmyom, -polyp u. a.).

Metyrapon n: Diagnostikum zur Hypophysenfunktion; s. Metyrapontest.

Metyrapon|test m: (engl.) metyrapone test; Funktionsprüfung des Hypophysenvorderlappens; **Prinzip:** durch Metyrapon bewirkte Hemmung der 11-β-Hydroxylierung führt bei intakter Nebennierenrindenfunktion über verminderten Plasmacortisolspiegel u. über die vermehrte ACTH-Produktion zur Ausschüttung u. zu einem Konzentrationsanstieg der 11-Desoxykortikosteroide im Plasma bzw. der entspr. reduzierten Metabolite im Urin. Dieser Anstieg ist vermindert od. bleibt aus, wenn eine hypophysäre Störung besteht. **Beurteilung:** normaler ACTH*-Test bei erniedrigter basaler Cortisolsekretion u. bei Fehlen des 11-Desoxykortikosteroidanstiegs im M. bei sek. NNR-Insuffizienz; erfolgt dagegen bei erhöhter od. normaler basaler Cortisolsekretion kein Anstieg, so kann ein autonom Glukokortikoide produzierender NNR-Tumor vorliegen, der inf. neg. Rückkopplung die ACTH-Produktion u. -sekretion dauernd supprimiert u. eine Hypotrophie der ACTH-produzierenden Zellen bewirkt hat.

Meulengracht-Krankheit (Einar M., Int., Kopenhagen, geb. 1887): (engl.) Gilbert's disease; syn. Icterus juvenilis intermittens Meulengracht, intermittierende Hyperbilirubinämie Meulengracht, Gilbert-Krankheit; autosomal-dominant erbl. Erkr. mit Erhöhung des indirekten Bilirubins; **Urs.:** wahrscheinl. Störung der Aufnahme von unkonjugiertem Bilirubin in die Hepatozyten u. leichte Verminderung der Aktivität der Glukuronyltransferase; **Sympt.:** intermittierender Ikterus, uncharakteristische Oberbauchbeschwerden; Manifestation meist zw. dem 20. u. 40. Lj.; **Diagn.:** Erhöhung des indirekten Bilirubins im Serum.

MeV: Kurzzeichen f. **M**ega**e**lektronen**v**olt (1 Million Elektronenvolt* od. 10^6 eV); s. Einheiten.

Mevalon|azid|urie (Azid-*; Ur-*) f: seltener autosomal-rezessiv erbl. Defekt der Cholesterinsynthese (Mevalonatkinasemangel); **Klin.:** statomotor. Retardierung, Anämie, Hepatosplenomegalie, Katarakt; hohe Mevalonsäurekonzentration in Blut u. Urin.

Mexil|etin (INN) n: (RS)-1-Methyl-2-(2,6-xylyloxy)ethylamin (IUPAC); chem. mit Lidocain* verwandtes Antiaarrhythmikum.

Meyenburg-Altherr-Uehlinger-Syn|drom (Hans von M., Pathol., Zürich, geb. 1887) n: Chondromalazie; s. Polychondritis, rezidivierende.

Meyenburg-Kom|plexe (↑; lat. complexus Umfassen) m pl: (engl.) Meyenburg complexes; adenomartige Gallengangwucherungen (Hamartome) in d. Leber.

Meyer-Burgdorff-Operation (Hermann M.-B., Chir., Göttingen, Lübeck, 1889-1960) f: Aufrichtung des Penis bei Hypospadie* durch Entfernung der Chorda u. Deckung der Operationsfläche mit überschüssiger Vorhaut (1. Teil der Hypospadieoperation).

Meyer-Druck|punkte: s. Thrombose.

Meyer-Weigert-Regel (Karl W., Pathol., Frankfurt, 1845-1904): (engl.) Meyer-Weigert rule; bei getrennter Mündung der doppelten Ureteren (Ureter duplex) in die Blase entspricht das laterokraniale Ostium dem kaudalen Nierenbekken u. das mediokaudale Ostium dem kranialen Nierenbecken.

Meynert-Bündel (Theodor H. M., Neurol., Psychiater, Wien, 1833-1892): (engl.) Meynert's bundle; Fasciculus retroflexus; Faserzug von den Nuclei habenulae (Epithalamus) zum Nucleus interpeduncularis (Tegmentum mesencephali).

Meynert-Hauben|kreuzung (↑): (engl.) tegmental decussations; die dorsal in d. Mittellinie des Tegmentum mesencephali (Mittelhirnhaube) kreuzenden Fasern der Tractus tectospinales.

Mezlo|cillin (INN) n: (2S,5R,6R)-3,3-Dimethyl-6-{(R)-2-[3-(methylsulfonyl)-2-oxo-1-imidazolidin-carboxamido]-2-phenylacetamido}-7-oxo-4-thia-1-azabicyclo[3.2.0]heptan-2-carbonsäure (IUPAC); Acylaminopenicillin (breites Anwendungsspektrum); Verw.: s. Penizilline.

Mg: chem. Symbol f. Magnesium*.

mg: Abk. f. **Milligramm**; 1 mg = 10^{-3} Gramm* (g).

mg%: eigentl. mg/100 ml, mg/dl; Angabe der Konzentration*.

M-Gradient m: **M**yelom-Gradient; hohe schmalbasige Zacke im Beta- u. Gammabereich bei Serumelektrophorese, die durch Paraproteine* insbes. eines Plasmozytoms, i. w. S. auch anderer Paraproteinämien verursacht wird.

MHC: Abk. f. (engl.) **m**ajor **h**istocompatibility **c**omplex; Haupthistokompatibilitätskomplex, dessen Gene die Proteine (Histokompatibilitätsantigene*) codieren, die die immun. Individualität des Menschen ausmachen; s. HLA-System.

MHK: Abk. f. **m**inimale **H**emm**k**onzentration*.

Mhn: Abk. f. **M**orbus* **h**aemolyticus **n**eonatorum.

MI: Abk. f. **1.** **M**itral**i**nsuffizienz; **2.** **M**yokard**i**nfarkt.

Mian|serin (INNv) n: 1,2,3,4,10,14b-Hexahydro-2-methyldibenzo-[c,f]pyrazino[1,2-a]azepin (IUPAC); Verw.: Antidepressivum; s. Antidepressiva.

Mibelli-Krankheit (Vittorio M., Dermat., Parma, 1860-1910): s. Porokeratosis Mibelli.

MIC: Abk. f. **1.** (engl.) **m**inimum **i**nhibitory **c**oncentration, minimale Hemmkonzentration*; **2.** **m**inimal-**i**nvasive **C**hirurgie*.

Micellen f pl: s. Mizellen.

Michaelis-Gutmann-Körperchen (Gustav A. M., Gyn., Kiel, 1798-1848): s. Malacoplacia vesicae urinariae.

Michaelis-Kon|stante (Leonor M., Biochem., Berlin, New York, 1875-1945) f: (engl.) Michaelis constant; Substratkonzentration, bei der die Hälfte der max. Reaktionsgeschwindigkeit beobachtet wird, d. h. die Hälfte des gesamten Enzyms als Enzym-Substrat-Komplex vorliegt. Sie ist unter der Voraussetzung, daß der Zerfall des Enzym-Substrat-(ES-)Komplexes der geschwindigkeitsbestimmende Schritt der Enzymreaktion ist, gleich der Enzym-Substrat-Dissoziationskonstante.

Michaelis-Raute (Gustav A. M., Gyn., Kiel, 1798-1848): (engl.) Michaelis' rhomboid; rautenförmige, oberflächlich sichtbare Figur im Sakralbereich der Frau, begrenzt durch die eingezogene

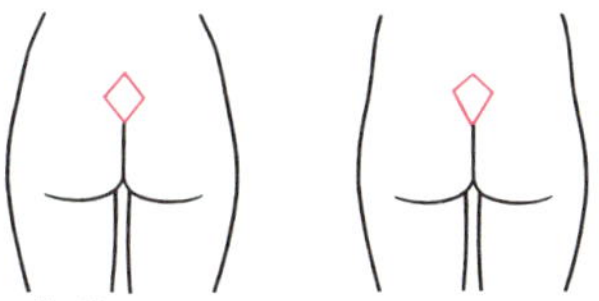

Michaelis-Raute:
links: normale M.-R.; rechts: M.-R. bei plattrachitischem Becken

Haut über dem 5. Lendenwirbel, die beiden Spinae iliacae posteriores superiores u. den kaudalen Steißbeinanteil; wichtig für die orientierende Beurteilung der Beckenform.

Michaelis-Zeichen (Hans M., Gyn., Königsberg, 1827-1896): s. Thrombose.

Miconazol (INN) n: (RS)-1-[2,4-Dichlor-β-(2,4-dichlorbenzyloxy)-phenethyl]-imidazol (IUPAC); Azol-Antimykotikum mit breitem Wirkungsspektrum, geeignet zur lokalen u. system. Behandlung; vgl. Antimykotika.

Microbody (engl. Mikr-*; body Körper) n: syn. Peroxisomen*.

Micro|coccus (Mikr-*; Kokken*) m: Gattung grampositiver, unbewegl., aerober Kugelbakterien der Fam. Micrococcaceae (vgl. Bakterienklassifikation); Lagerung in Trauben, Haufen, paarweise od. in kurzen Ketten; drei Species: M. luteus, M. roseus, M. varians; Bewohner von Boden u. Oberflächenwasser; häufig gefunden auf der Haut von Mensch u. Tier; nicht pathogen.

Micro|sporum (↑; Spora*) n: Pilzgattung aus der Gruppe der Fungi* imperfecti mit multizellulären, gelegentlich rauhwandigen Makrokonidien am Luftmyzel, die nur in Kultur (nicht im Nativpräparat) zur Identifizierung dienen; Err. der Mikrosporie*; **M. audouinii:** früher weit verbreitet, hochinfektiös, inzwischen jedoch sehr selten als Krankheitserreger, bildet in Kultur deformierte, bizarre Makrokonidien (s. Abb.); im Nativpräparat typische Manschette um Haarstümpfe aus dichtgelagerten, kleinzelligen Sporen (2-3 μm); **M. canis:** v. a. tierpathogen, weit verbreitet, Übertragung häufig von Katzen auf Kinder; bildet in Kultur spindelförmige, dickwandige Makrokonidien; **M. gypseum:** bildet in Kultur spindelförmige, dünnwandige Makrokonidien, kein Befall von Kopfhaaren; M. ferrugineum, M. nanum, M. persicolor u. M. rivalieri sind weitere menschen- bzw. tierpathogene M.-Arten.

Mictio (lat. Wasserlassen) f: Miktion, Entleerung der Harnblase.

Mictio in|voluntaria (↑; lat. involuntarius ungewollt, unbeabsichtigt) f: s. Enuresis, Harninkontinenz.

Mida|zolam (INN) n: 8-Chlor-6-(2-fluorphenyl)-1-methyl-4H-imidazo[1,5a][1,4]benzodiazepin (IUPAC); Benzodiazepinderivat; Verw.: Kurzhypnotikum (p. o., i. m., i. v.).

Midodrin (INN) n: (RS)-N^1-(β-Hydroxy-2,5-dimethoxy-phenethyl)glycinamid (IUPAC); Sympathomimetikum mit vorwiegend alphasympathomimetischer Wirkung; Verw.: s. Antihypertensiva.

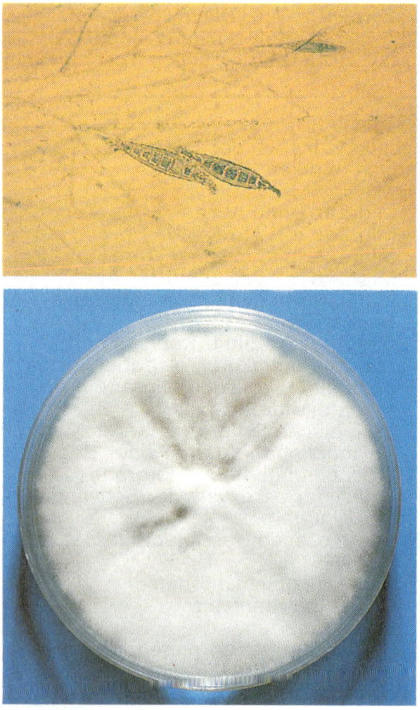

Microsporum:
Microsporum canis: Makrokonidien, mikroskopisch (oben), Kultur (unten) [12]

Miesmuschel|vergiftung: s. Saxitoxin.

Mietens-Syn|drom (Carl M., Päd., Würzburg, geb. 1933) n: (engl.) Mietens-Weber syndrome; wahrscheinl. autosomal-rezessiv erbl. Fehlbildungssyndrom m. Minderwuchs, Skelettanomalien (Beugekontrakturen der Ellenbogen, kurze Unterarme u. a.), geistiger Entwicklungsstörung, auffälligem Gesichtsausdruck (Hornhauttrübung, Nystagmus, Strabismus, schmale, spitze Nase mit hypoplastischen Nasenflügeln); weitere Fehlbildungen möglich.

MIF: Abk. f. **M**igrations**i**nhibitions**f**aktor*.

MIFC: Abk. f. (engl.) **m**erthiolat **i**od **f**ormol **c**oncentration; Verf. zum Nachw. von Wurmeiern u. Protozoenzysten im Stuhl (Fixierung mit Konservierung u. Anreicherung).

Mife|pristone n: 17β-hydroxy-11β-(4-dimethylamino-phenyl)-17α-(1-propynyl)estra-4,9-dien-3-on; auch RU 486; Antigestagen mit fünfmal stärkerer Affinität zu Progesteronrezeptoren als Progesteron* u. einer dreimal stärkeren zu Glukokortikoidrezeptoren als Dexamethason*; Verw.: in einigen Ländern zum medikamentösen Schwangerschaftsabbruch (Induktion eines Frühaborts).

Migräne (frz. migraine Kopfschmerzen) f: (engl.) migraine; anfallartige, oft pulsierende Kopfschmerzen, die wiederholt u. meist halbseitig auftreten (Hemikranie), in den frühen Morgenstunden beginnen u. Std. bis Tage andauern können; die M. wird oft von vegetativen Sympt. (z. B. Übelkeit, Erbrechen), Licht- u. Lärmscheu, visuellen Sympt. od. neurol. Ausfällen begleitet. **Urs.:** wahrscheinl. Vasokonstriktion der Hirngefäße; auslösende Faktoren: psych. Belastung, Klimaeinflüsse, Genußmittel, Medikamente u. a.; **Formen:** s. Tab.; **Diagn.:** bei d. einfachen M. ist die neurol. Untersuchung unauffällig, evtl. unspezif. EEG-Veränderungen. **Ther.:** im akuten

Migräne
Klassifikation nach der International Headache Society (1988)

1.	Migräne ohne Aura
2.	Migräne mit Aura
2.1	Migräne mit typischer Aura
2.2	Migräne mit prolongierter Aura
2.3	familiäre hemiplegische Migräne
2.4	Basilarismigräne
2.5	Migräneaura ohne Kopfschmerz
2.6	Migräne mit akutem Aurabeginn
3.	ophthalmoplegische Migräne
4.	retinale Migräne
5.	periodische Syndrome in der Kindheit als mögliche Vorläufer oder Begleiterscheinungen einer Migräne
5.1	gutartiger paroxysmaler Schwindel in der Kindheit
5.2	alternierende Hemiplegie in der Kindheit
6.	Migränekomplikationen
6.1	Status migraenosus
6.2	migränöser Infarkt
7.	migräneartige Störungen, die nicht die obigen Kriterien erfüllen

M

Anfall Analgetika, Ergotamine, sonst v. a. Ausschaltung anfallfördernder Faktoren; **DD:** s. Kopfschmerz.

Migraine accompagnée (frz. ↑; accompagner begleiten) f: (engl.) accompanied migraine; Form der Migräne*, bei der in zeitl. Zusammenhang mit dem Kopfschmerz u. seinen vegetativen Begleiterscheinungen Funktionsstörungen einer Großhirnhemisphäre wie sensible Reizerscheinungen, motor. Lähmungen od. Sprachstörungen auftreten.

Migraine cervicale (frz. ↑) f: (engl.) cervical migraine; syn. Barré-Liéou-Syndrom; Zervikobrachialsyndrom* mit Irritation der A. vertebralis u. des Sympathikus inf. Arthrose od. nach Schleudertrauma*; **Sympt.:** okzipitaler Kopfschmerz, Schwindel, Hörstörung, Sehstörung; **DD:** s. Kopfschmerz, Wirbelsäulenaffektionen. Vgl. Durchblutungsstörung, vertebrobasiläre.

Migraine ophtalmique (frz. ↑) f: (engl.) ophthalmic migraine; syn. Hemicrania ophthalmica; halbseitige Migräne* mit visuellen Sympt.: Flimmerskotom*, homonyme Hemianopsie*.

Migraine ophtalmoplégique (frz. ↑) f: (engl.) ophthalmoplegic migraine; syn. Hemicrania ophthalmoplegica; halbseitige Migräne* mit reversibler homolateraler Okulomotoriuslähmung*; **Urs.:** fast immer symptomatisch, v. a. bei intrakraniellem Aneurysma der A. communicans ant., Kavernosussyndrom.

migrans (lat.): wandernd; z. B. Larva* migrans.

Migration (lat. migratio) f: Wanderung; **1.** (med.) Bewegung v. Zellen od. Fremdkörpern im Organismus, z. B. Wanderung v. Neuroblasten aus den Keimschichten zu ihrer endgültigen Lokalisation im Gehirn, v. Leukozyten durch Gefäßwände u. von Spermien im Zervixschleim; **2.** (soziol.) Wanderung v. Individuen od. Gruppen (Immigration, Einwanderung bzw. Emigration, Auswanderung).

Migrations|in|hibitions|faktor (↑; Inhibition*) m: (engl.) (macrophage) migration inhibitory factor; Abk. MIF; von aktivierten T-Lymphozyten bei Antigenkontakt freigesetztes Lymphokin (Glykoprotein, MG 40 000-60 000), das die Wanderungsgeschwindigkeit von Makrophagen* herabsetzt, wahrscheinl. um sie am Ort der immun. Reaktion zu konzentrieren; identisch mit GM-CSF (s. CSF). Vgl. Makrophagen-Elektrophorese-Mobilitätstest.

Migrations|in|hibitions|test (↑; ↑) m: s. Makrophagen-Elektrophorese-Mobilitätstest.

Mikity-Wilson-Syn|drom (Viktor M., Röntg., Los Angeles, geb. 1919) n: s. Wilson-Mikity-Syndrom.

Mikr-: auch Mikro-; Wortteil mit der Bedeutung klein, gering, niedrig; von gr. μικρός.

Mikr|en|zephalie (↑; Enkephal-*) f: (engl.) micrencephaly; kleines Gehirn bei frühkindlichem Hirnschaden*.

mikro|aero|phil (↑; Aer-*; -phil*): (engl.) micro-aerophilic; Bez. f. Mikroorganismen, die nur dann optimal wachsen, wenn der O_2-Gehalt reduziert u. der CO_2-Gehalt auf 5-10% vermindert ist (z. B. Gonokokken, Meningokokken, Brucellen, Listerien); i. e. S. Mikroorganismen, die O_2-bedürftig sind, allerdings bei herabgesetztem Partialdruck. Vgl. Aerobier, Anaerobier.

Mikro|an|eurysma (↑; Aneurysma*) n pl: (engl.) microaneurysm; kleinste, solitär od. multipel vorkommende aneurysmatische Erweiterung an Kapillaren der terminalen Strombahn; Vork. z. B. bei Retinopathia diabetica.

Mikro|angio|pathie (↑; Angio-*; -pathie*) f: (engl.) microangiopathy; durch Stenosierung (u. Thrombosierung) kleiner u. kleinster arterieller Gefäße bedingtes Krankheitsbild; **Formen: 1.** diabetische M.: typ. Spätsyndrom des Diabetes* mellitus; generalisierter Prozeß insbes. der Retina*, der Nieren (diabetische Glomerulosklerose*) u. der kleinen peripheren Gefäße mit akralen Durchblutungsstörungen u. Nekrosen (z. B. diabetische Gangrän* am Fuß); Pathogenese unklar; Pathol./Anat.: Verdickung der kapillaren Basalmembran, Mikroaneurysmen (Augenhintergrund), Endothel-Proliferationen. Die Ausprägung der diabet. M. steht i. d. R. in Korrelation zu Dauer u. Schwere der Glukose- u. Fettstoffwechselstörung. Vgl. Okulomotoriuslähmung. **2.** M. bei Sklerodermie*: Kapillaropathie u. arterielle Verschlüsse im Finger- u. Hand-, seltener Fußbereich mit akralen Durchblutungsstörungen (sek. Raynaud*-Syndrom).

Mikro|angio|pathie, thrombotische (↑; ↑; ↑) f: (engl.) thrombotic microangiopathy; zusammenfassende Bez. f. Syndrome mit mikroangiopathischer hämolytischer Anämie, Thrombopenie u. hyalinen Mikrothromben in den Arteriolen; **Path.:** vermutl. durch Infekte, Medikamente od. immun. Prozesse induzierte Defekte des Gefäßendothels; **Formen: 1.** thrombotisch-thrombozytopenische Purpura (Abk. TTP), syn. Moschcowitz-Krankheit: hämorrhagische Diathese* u. neurol. Symptome; Vork. v. a. bei Frauen im dritten Lebensjahrzehnt; **2.** hämolytisch-urämisches Syndrom (Abk. HUS), syn. Gasser-Syndrom: Erkr. vorwiegend des Kleinkindesalters; Gefäßveränderungen in der Niere mit akutem Nierenversagen; **Diagn.:** indirektes Bilirubin, Retikulozyten, Serumeisen erhöht; Hämoglobin, Haptoglobin erniedrigt; Fragmentozyten im Blutausstrich, Thrombozytopenie; **Ther.:** Kortikosteroide, Azathioprin, Zytostatika; bei Nierenversagen Peritonealdialyse; evtl. Plasmapherese in Komb. mit Plasmainfusionen. Vgl. Nephrosklerose.

Mikroben (↑; Bio-*) f pl: s. Mikroorganismen.

Mikrobid (↑) n: (engl.) microbid, id-reaction; syn. Id-Reaktion; Sammelbez. f. entzündl. Fernreaktionen der Haut (meist symmetr. Exantheme), die b. hyperergischer Reaktionslage in Zus. mit Infektionen durch Bakterien (Bakterid), Tuberkelbakterien (Tuberkulide*), Treponema pallidum (Syphilid im Sekundärstadium der Syphilis), Pilze (Mykid*) od. Viren (Virusid) entstehen; Antikörperreaktion auf im Blut zirkulierende, als Antigen wirkende Bestandteile der Err., ohne Erregernachweis in den Läsionen.

Mikro|bien (↑; Bio-*) f pl: (engl.) microbes; Kleinlebewesen; ältere Bez. für Mikroorganismen*.

Mikro|bio|logie (↑; ↑; -log*) f: (engl.) microbiology; Wissenschaftszweig, der sich mit den Lebensbedingungen der Mikroorganismen beschäftigt, deren (pathol.) Einfluß auf andere Lebewesen u. mögl. Therapien untersucht.

Mikrobi|zidie (↑; ↑; -zid*) f: Fähigkeit von Phagozyten*, Mikroorganismen abzutöten; s. Metabolismus, oxidativer.

Mikro|blut|untersuchung am Feten (↑; Fet-*): (engl.) foetal blood analysis; Abk. MBU; Verf. z. Überwachung des Kindes unter der Geburt (frühzeitige Erfassung einer Präazidose bzw. perinatalen Azidose*) durch Entnahme einiger Tropfen Blut aus der Haut des vorangehenden kindl. Teils u. Bestimmung des pH-Wertes.

Mikro|chir|urgie (↑; Chirurgie*) f: (engl.) microsurgery; Durchführung von Operationen mit opt. Vergrößerungshilfen (Lupenbrille, Operationsmikroskop mit 15-30facher Vergrößerung) zur funkt. Verbindung kleinster anat. Strukturen (⌀ <2 mm) unter Verw. von chirurgischem Nahtmaterial* der Größe 8-0 bis 11-0 (<25 µm); **Anwendungsgebiete:** Wiederherstellungschirurgie (Replantation*, freie Gewebetransplantation bei Defektzuständen, z. B. nach radikaler Tumorentfernung, Verletzung, Osteomyelitis mit Verpflanzung von Haut-, Fett-, Muskel-, Knochengewebe; plast. Chirurgie, Mikrogefäßchirurgie, Gynäkologie (z. B. Eileiterkanalisation), HNO, Augenheilkunde u. a.

Mikro|em|bolien (↑; Embol-*) f pl: (engl.) microembolisms; Verschluß kleinster Blutgefäße durch meist zahlreich im Blut zirkulierende, kleine Teilchen (Blutgerinnsel, Zellklumpen, Bakterien); z. B. als Osler*-Knötchen bei Endokarditis lenta od. i. R. einer Sepsis* sowie iatrogen bei Lungenperfusionsszintigraphie*; vgl. Thrombose, Embolie, Störungen, rheologische.

Mikro|em|bolien der Lungen, rezidivierende (↑; ↑) f pl: (engl.) recurring microembolisms of the lungs; wiederholtes Auftreten kleiner Lungenembolien mit der Folge einer zunehmenden Stenosierung des Lungenkreislaufs, u. U. Erhöhung des Drucks in der A. pulmonalis u. Entw. einer Rechtsherzinsuffizienz*; **Sympt.:** erhebl. gesteigerte Ruheventilation, Belastungsdyspnoe u. -zyanose, Kollapsneigung; **Diagn.:** anfangs oft nur flüchtige Veränderungen im EKG als Zeichen einer akuten Druckerhöhung im kleinen Kreislauf u. einer Drehung des Herzens um seine anat. Achse, u. U. (röntg.) Nachweis kleiner Lungeninfarkte; **DD:** primäre Pulmonalsklerose.

Mikro|fibrillen (↑; Fibrilla*) f pl: s. Kollagen.

Mikro|filarien (↑; Filarien*) f pl: (engl.) microfilarias; erstes Larvenstadium der Filarien* in Blut od. Haut; Vorhandensein od. Fehlen der Scheide (der nicht abgestreiften Eihülle) u. Kernanordnung im Schwanzende sind wichtige Unterscheidungsmerkmale; einige Arten mit period. Auftreten im peripheren Blut entw. am Tag od. in d. Nacht: Microfilaria diurna (z. B. Loa loa), Microfilaria nocturna (z. B. Brugia, Wuchereria). Ohne Periodizität: Microfilaria perstans (z. B. Mansonella perstans). Vgl. Filariosen.

Mikro|gameten (↑; Gameten*) m pl: männl. Malariaparasiten; vgl. Plasmodien.

Mikro|genie (↑; gr. γένειον Kinn) f: (engl.) microgenia; syn. Brachygenie, Opisthogenie; Unterentwicklung des Unterkiefers, z. B. beim Robin*-Syndrom.

Mikro|glia (↑; Glia*) f: (engl.) microglia; Bez. f. kleine Zellformen der Neuroglia* des ZNS (Hortega-Zellen u. Oligodendroglia).

Mikro|glossie (↑; Gloss-*) f: (engl.) microglossia; angeb. Kleinheit der Zunge; z. B. beim oroakralen Fehlbildungskomplex.

Mikro|gnathie (↑; gr. γνάθος Kinnbacke) f: (engl.) micrognathia; syn. Brachygnathie; abnorm kleiner Oberkiefer; angeb. Unterentwicklung.

Mikro|graphie (↑; -graphie*) f: (engl.) micrographia; Kleinerwerden der Schrift (am Zeilenende); z. B. bei Parkinson*-Syndrom.

Mikro|gyrie (↑; Gyrus*) f: (engl.) microgyria; abnorme Kleinheit der Gehirnwindungen nach frühkindlichem Hirnschaden*; s. Ulegyrie.

Mikro|hämat|urie (↑; Häm-*; Ur-*) f: s. Hämaturie.

Mikro|karyo|zyten (↑; Karyo-*; Zyt-*) m pl: (engl.) microkaryocytes; kleine, symmetrisch geformte Megakaryozyten (150-800 µm^2) mit einem od. zwei runden, diploiden Zellkernen u. reifem, gefeldertem Protoplasma; Vork. normalerweise bei der embryonalen Blutbildung*. Nachw. von M. im Knochenmark des Erwachsenen spricht für eine pathol. Hämatopoese. Auftreten häufig bei chronisch-myeloischer Leukämie*, selten auch bei akuter myeloischer Leukämie, Polycythaemia* rubra vera u. Präleukämie*.

Mikro|karzinom (↑; Karz-*; -om*) n: (engl.) microcarcinoma; echtes, invasiv wachsendes Karzinom* v. sehr geringer Ausdehnung; nur histol. erfaßbar.

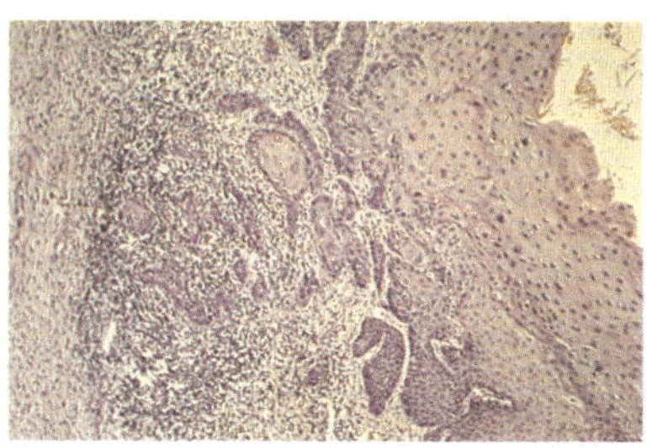

Mikrokarzinom:
histologisches Präparat der Portio mit netziger Infiltration des Stromas [65]

Mikro|klima (↑; Klima*) n: (engl.) microclimate; **1.** Temperatur- u. Feuchtigkeitsverhältnisse in der Luftzirkulation schwer od. unzugänglicher Körperregionen (z. B. Zwischenzehenräume, Genitalbereich); **2.** Kleinstklima, Ortsklima; Klimaverhältnisse in Bodennähe, bedingt durch Bepflanzung, Besonnung, Windschutz; **3.** (arbeitsmed.) Temperatur- u. Feuchtigkeitsverhältnisse innerhalb der (Arbeits-)Bekleidung.

Mikro|kokken (↑; Kokken*) m pl: s. Micrococcus.

Mikro|korie (↑; gr. κόρη Pupille) f: (engl.) microcoria; angeb. Pupillenverengung.

Mikro|kultur (↑; lat. cultura Züchtung) f: (engl.) microculture; Kulturverfahren zur beschleunigten mikroskop. Erkennung charakterist. Wuchsformen von Bakterien bzw. Myzeten; **1.** als Kultur im Hängenden* Tropfen (Verwendung eines Tropfens flüssigen Nährsubstrats, bes. gute Vaselinabdichtung); **2.** als Deckglaskultur*; **3.** Pilzmikrokulturen; s. Pilzdiagnostik (Plaut-in-situ-Kultur, Littmann-Methode); **4.** Objektträgermikrokultur; vgl. Antibiogramm.

Mikro|laryngo|skopie (↑; Laryng-*; -skopie*) f: s. Laryngoskopie.

Mikro|lithiasis (↑; Lith-*; -iasis*) f: (engl.) microlithiasis; Bildung kleinster Steine (kalkdichte Infiltrate) in Organen (z. B. Nieren, Lungen); bei Hyperkalzämie u. a.

Mikro|melie (↑; -melie*) f: (engl.) micromelia; abnorm kurze, plumpe Gliedmaßen; z. B. bei Chondrodystrophie.

Mikro|myelo|blasten (↑; Myel-*; Blast-*) m pl: (engl.) micromyeloblasts; abnorm kleine u. häufig entdifferenzierte Myeloblasten; b. Leukämie.

Mikro|organismen (↑; gr. ὄργανον Werkzeug) m pl: (engl.) microorganisms; auch Mikrobien, Kleinlebewesen; Bakterien*, Viren*, Protozoen*, Pilze (Kleinpilze, sog. Funguli; s. Fungi).

Mikro|phagen (↑; Phag-*) m pl: syn. Granulozyten*.

Mikro|phakie (↑; Phako-*) f: (engl.) microphakia; angeb. Kleinheit der Linse, z. B. bei Marchesani*-Syndrom.

Mikr|ophthalmie (↑; Ophthalm-*) f: (engl.) microphthalmia; abnorm kleines Auge mit Mikrokornea (exakte Längenmessung durch Ultraschalluntersuchung); häufig in Komb. mit Iriskolobom; **Urs.:** X-chromosomal erbliche Fehlbildung, Embryopathie.

Mikro|pille (↑): (engl.) micropill; gebräuchliche Bez. für hormonarme Einphasenpillen m. einer Tagesdosis v. weniger als 50 µg Östrogen z. hormonalen Kontrazeption*.

Mikr|opsie (↑; Op-*) f: s. Metamorphopsie.

Mikro|skop (↑; Skop-*) n: (engl.) microscope; opt. Gerät zur Betrachtung kleiner Objekte; die mit einem M. erzielbare Vergrößerung wird durch eine zweistufige Abbildung des Objekts erreicht: Von dem beleuchteten Objekt erzeugt das Objektiv ein vergrößertes, reelles, umgekehrtes Zwischenbild. Dieses wird mit dem Okular wie mit einer Lupe betrachtet, also ein weiteres Mal vergrößert. Die Gesamtvergrößerung des Mikroskops ergibt sich als Produkt der Objektiv- u. Okularvergrößerung. Bei der Betrachtung sehr kleiner Objekte werden zur Erhöhung des Auflösungsvermögens Immersionsobjektive verwendet, bei denen der Zwischenraum zw. Objekt u. Objektiv mit Öl ausgefüllt wird (dessen Brechzahl etwa mit der des Deckglases übereinstimmt). Damit können mit sichtbarem Licht Strukturen der Größenordnung ca. 200 nm noch aufgelöst werden. Eine weitere Möglichkeit zur Steigerung des Auflösungsvermögens liegt in der Verwendung von kurzwelligerem UV-Licht (λ bis ca. 200 nm); s. Ultraviolettmikroskop, Elektronenmikroskop.

Mikro|somen (↑; Soma*) n pl: (engl.) microsomes; Bruchstücke des endoplasmatischen Retikulums* der Zelle.

Mikro|somie (↑; ↑) f: Kleinwuchs; s. Minderwuchs.

Mikro|spektro|photo|metrie (↑; Spektrum*; Phot-*; Metr-*) f: (engl.) microspectrophotometry; quant. Bestimmung von kleinsten Substanzmengen (bis etwa 0,5 fmol) durch Komb. von Mikroskopie u. Spektrophotometrie; **Anw.:** u. a. zur Analyse intrazellulärer Substanzen (Zytophotometrie*); **Prinzip: 1.** Messung des Absorptionsspektrums der zu bestimmenden Substanzen (z. B. DNA, RNA, Aminosäuren) am mikroskop. Präparat (meist im UV-Bereich); **2.** Messung der Absorption nach Ausführung substratspezif. Farbreaktionen (z. B. Feulgen-Plasmalfärbung) od. Fluochromisierung in monochromat. Licht (einfacher als 1., da im sichtbaren Bereich des Spektrums).

Mikro|spermie (↑; Sperm-*) f: (engl.) microspermia; Bez. f. pathol. kleine Spermien*.

Mikro|sphären (↑; Sphäre*) f pl: (engl.) microspheres; Radiopharmaka in Form feinster Kügelchen; z. B. Technetium-99m-markierte M. für die Lungenperfusionsszintigraphie*.

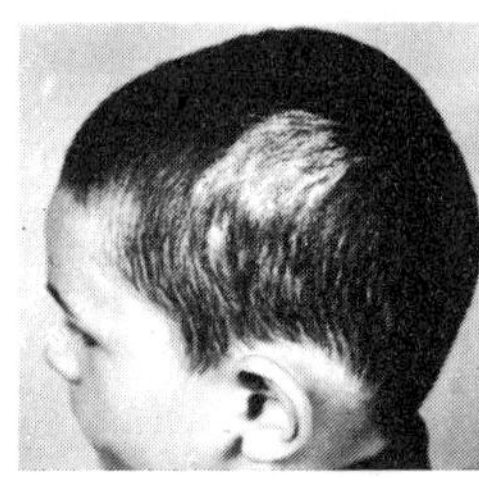

Mikrosporie [549]

Mikro|sporie (↑; Spora*) f: (engl.) microsporum infection; Dermatomykose durch Infektion mit Microsporum* (Microsporum canis u. gypseum); **Klin.:** bes. bei Kindern auf d. behaarten Kopf runde, fein schuppende Herde mit kurz über der Kopfhaut abgebrochenen Haaren (Tinea capitis); juckende, randbetonte, hellrote,

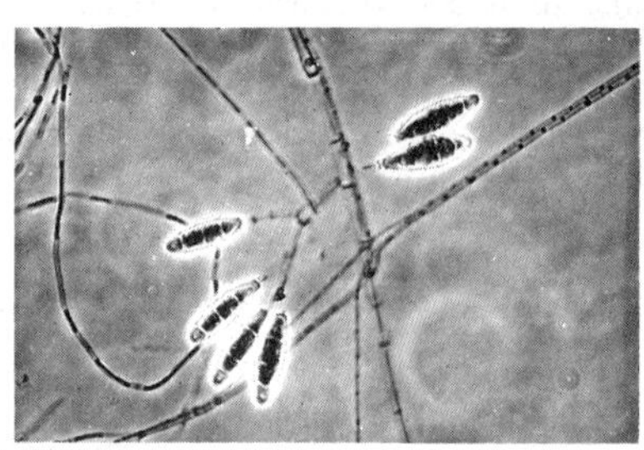

Mikrosporie:
Makrokonidien von Microsporum gypseum; phasenkontrastmikroskopische Aufnahme [285]

schuppende Areale im Gesicht, am Rumpf u. an den Extremitäten (Tinea corporis); **Diagn.:** im Wood-Licht Grünfluoreszenz, Nativpräparat, Kultur; **DD:** Psoriasis, seborrhoisches Ekzem, Pityriasis rosea.

Mikro|stomie (↑; -stomie*) **f:** (engl.) microstomia; (angeb.) Kleinheit des Mundes; typisch bei Maskengesicht; s. Sklerose, progressive systemische.

Mikro|thrombosierung (↑; Thromb-*)**:** (engl.) microthrombization; Thrombosierung der Endstrombahn; s. Verbrauchskoagulopathie.

Mikro|thrombus (↑; ↑) **m:** (engl.) microthrombus; sehr kleiner Thrombus* der terminalen Strombahn; entsteht v. a. bei septisch-toxischem Schock*, bewirkt in den betroffenen Organen schwere ischämische Schäden u. führt zur Verbrauchskoagulopathie*; vgl. Störungen, rheologische.

Mikr|otie (↑; Ot-*) **f:** (engl.) microtia; angeb. Kleinheit der Ohrmuschel (u. U. in Komb. mit Fazialisparese); Vork. z. B. bei HMC-Syndrom u. Retinoid-Embryopathie; vgl. Anotie.

Mikro|tom (↑; -tom*) **n:** (engl.) microtome; Präzisionsapparat zur Herstellung sehr dünner Schnitte (1-15 µm) von Geweben zur histol. Untersuchung; Vorbehandlung des Gewebes: 1. Gefrieren (für Schnellschnittdiagnostik* u. für histochem. Untersuchungen); 2. Fixation (Einbettung in Paraffin, Zelloidin, Methacrylat u. a.).

Mikro|trans|fusion (↑; Transfusion*) **f:** (engl.) microtransfusion; Übertritt fetaler Erythrozyten aus der Plazenta in den mütterl. Kreislauf; kommt in der Eröffnungs-, Austreibungs- u. bes. in der Nachgeburtsperiode vor u. ist für die Pathogenese des Morbus haemolyticus fetalis u. Morbus haemolyticus neonatorum wichtig. Nachw. fetaler Erythrozyten mit der Elutions- u. Färbemethode nach Kleihauer u. Bethke in Komb. mit der spez. Zählmethode von Schneider u. Ludwig. Vgl. Transfusion, fetomaternale.

Mikro|tubuli (↑; Tubulus*) **m pl:** (engl.) microtubules; röhrenförmige intrazelluläre Proteinstrukturen (Zellorganellen*) zur Zellstabilisierung (Zytoskelett) u. zum intrazellulären Transport (z. B. als Neurotubuli in Neuronen zum Transport synaptischer Bläschen; vgl. Synapse); sog. stabile M. bilden das Gerüst von Zentriol*, Zilien*, Geißeln*, sog. labile M. bilden z. B. die Spindeltubuli des Spindelapparats*.

Mikro|verkalkungen (↑)**:** (engl.) microcalcifications; (gyn.) bei einer Mammographie* nachgewiesene Kalkablagerungen in der Mamma; gelten als karzinomtyp., wenn sie kristallin aussehen, feinkörnig in einer Gruppe bzw. in einem radiär z. Mamille ausgerichteten Segment liegen

> Alle nicht eindeutig gutartigen Mikroverkalkungen sind durch eine gezielte Probeexzision zu entfernen, da in manchen Fällen ihre Dignität aufgrund einer Mammographie nicht sicher zu beurteilen ist.

od. diffus das gesamte Mammaparenchym durchsetzen. Vgl. Kalkinfiltration.

Mikro|villi (↑; lat. villus zottiges Haar) **m pl:** (engl.) microvilli; feine zytoplasmat. Fortsätze von 0,1-2,0 µm Länge an d. freien Zelloberfläche; bei dichter Lagerung bilden sie die Bürsten- u. Stäbchensäume. Zellen mit M. besitzen durch die beträchtl. Oberflächenvergrößerung eine starke Resorptionskraft. **Vork.:** Hauptstücke der Nierenkanälchen, Saumzellen des Dünndarmepithels, Plexus choroidei, Synzytium der Plazentazotten; vermehrtes Auftreten bei höheren Anforderungen an d. Resorptionsfunktion versch. Epithelien, z. B. Gallenblase, Schilddrüse, Ausführungsgänge der Milchdrüse, Epithel der serösen Höhlen, Lungenalveolen.

Mikro|wellen (↑)**:** (engl.) microwaves; elektromagnetische Wellen* mit Wellenlängen zw. ca. 1 mm u. 100 cm; s. Hochfrequenzwärmetherapie.

Mikro|wellen|dia|thermie (↑; Dia-*; Therm-*) **f:** s. Hochfrequenzwärmetherapie.

Mikro|zephalie (↑; Keph-*) **f:** (engl.) microcephaly; Form der Dyszephalie* mit pathol. Verkleinerung v. Umfang u. Inhalt des Schädels im Vergleich zu den altersentspr. Größenverhältnissen der übrigen Körperteile; häufig in Komb. mit versch. Deformierungen des Schädels (s. Stenozephalie); Einteilung nach den **Urs.: 1.** primäre M. ohne erkennbare Urs. als fam. (einfache) M. od. bei versch. Formen der Dysostosis*; **2.** sekundäre M. inf. pränataler Erkr. (Embryopathia* rubeolosa, Toxoplasmose*), die häufig auch zu einem Hydrozephalus* führen (Hydromikrozephalie).

Mikro|zirkulation (↑; lat. circulus Kreis, Ring) **f:** (engl.) microcirculation; Blutzirkulation in den Blutkapillaren; vgl. Endstrombahn.

Mikro|zirkulations|störungen (↑; ↑)**:** gestörte Mikrozirkulation; Sludge*-Phänomen mit Mikrothrombosierung (z. B. der Lungenstrombahn), Steigerung der Kapillarpermeabilität, Exsudation von Blut u. Blutbestandteilen ins Interstitium u. in die Alveolen (vgl. Plasma skimming); Vork. u. a. bei arteriellen Verschlußkrankheiten, im Schock*, bei Verbrennung u. a. Erkr. mit rheologischen Störungen*.

Mikro|zyten (↑; Zyt-*) **m pl:** (engl.) microcytes; abnorm kleine Erythrozyten; z. B. bei versch. Anämieformen; s. a. Anisozytose.

Miktion (lat. mictio Wasserlassen) **f:** (engl.) micturition; Harnlassen, Blasenentleerung. **M., imperative** (↑) **f:** (engl.) urge micturition; starker, unwiderstehlicher Harndrang bis zum stürmischen Harnzwang bei Zystitis*; vgl. Dysurie, Pollakisurie. **M.s|druck** (↑)**:** s. Zystomanometrie. **M.s|störungen** (↑)**:** Blasenentleerungsstörungen*; vgl. Diuresestörungen. **M.s|zysto|urethrographie** (↑; Kyst-*; Urethra*; -graphie*) **f:** s. Urographie, Urethrographie.

Mikulicz-Klemme (Johann Freiherr von M.-Radecki, Chir., Königsberg, Breslau, 1850-1905)**:** (engl.) Mikulicz's clamp; lange u. gebogene Klemme zum Anklemmen des geöffneten Bauchfells; vgl. Instrumente, chirurgische.

Mikulicz-Krankheit I (↑)**:** (engl.) Mikulicz syndrome; symmetr., schmerzlose Tränen- u. Mundspeicheldrüsenschwellung, paraneoplastisch bedingt bei malignem Lymphom*, als lymphoretikuläre Hyperplasie bei Entz., bei Sialose*; begleitende Iridozyklitis häufig; Spätfolge Sicca-Syndrom (s. Sjögren-Syndrom I).

Mikulicz-Krankheit II (↑)**:** s. Knochenzyste.

Mikulicz-Tamponade (↑; frz. tampon Stöpsel) **f:** (engl.) Mikulicz's drain; Schürzen- od. Beuteltamponade zur Sekretaufsaugung u. zum Offenhalten großer infizierter Wundhöhlen; vgl. Tamponade.

MIK-Werte: Abk. f. **m**aximale **I**mmissions**k**onzentration; vom Verband Deutscher Ingenieure (VDI) erarbeitete Werte f. Konzentrationen luftfremder Stoffe in bodennahen Schichten der Atmosphäre; gelten nach den derzeitigen Erfahrungen für Mensch, Tier u. Pflanzen bei best. Dauer u. Häufigkeit der Einwirkung als unbedenklich. Vgl. MAK.

Milan-Anti|gen (Antigen*) n: (engl.) epidemic hepatitis associated antigen; Serumlipoprotein, das wahrscheinl. eine abnorme Struktur besitzt u. bei Leberschädigung auftritt (insbes. bei Hepatitis); im Gegensatz zum Australia-Antigen thermolabil.

Milben: Acari; parasit. Spinnentiere v. meist kugeligem Körperbau u. geringer Größe (Verschmelzung v. Kopf, Brust u. Hinterleib); vgl. Arthropoden; **Entw.:** Ei, sechsbeinige Larve, achtbeinige Nymphe (zwei Stadien), geschlechtsreife Milben; **I. Hautparasiten: Krätzmilbe** (Sarcoptes scabiei, syn. Acarus siro): ♀ 0,25 mm-0,35 mm × 0,35 mm-0,45 mm, ♂ etwas kleiner (s.

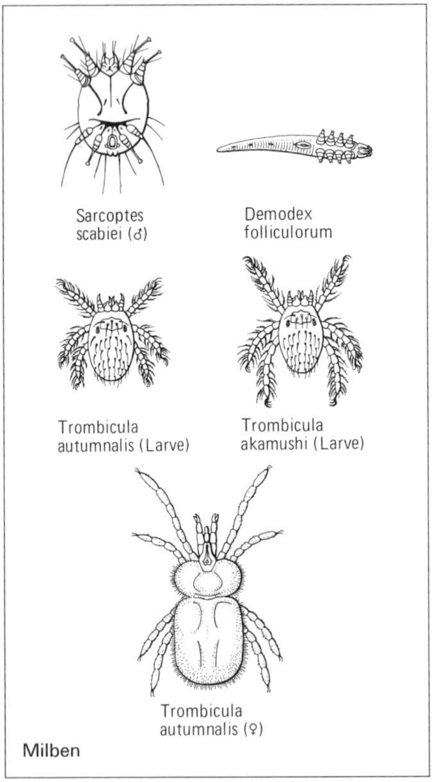

Milben

Abb.); Err. der Scabies (Krätze) des Menschen; ♀ gräbt bis zu 10 mm lange Gänge in d. Oberhaut, 10-30 Tage p. i. Beginn des starken Juckens; Übertragung: Kontaktinfektion z. B. bei Geschlechtsverkehr; Nachw.: mikroskop. Deckglaspräparat in 1 Tropfen Glyzerin nach Aufpräparieren eines Bohrgangs; **Haarbalgmilbe** (Demodex folliculorum u. Demodex brevis): 0,04 mm-0,05 mm × 0,3 mm-0,4 mm (s. Abb.); lebt in Haarfollikeln bzw. Talgdrüsen (Demodex brevis) des Gesichts (vgl. Demodicidosis); Nachw.: ausgequetschten Talg mit 1 Tropfen Paraffinöl mikroskopieren; meist nicht pathogen, evtl. auslösender Faktor bei Rosazea u. perioraler Dermatitis; **Räudemilben** der Tiere (Sarcoptes spec.): gehen gelegentl. an d. Menschen, verschwinden aber meist spontan nach 2-3 Wo. (vgl. Katzenräude); **Raubmilben:** vgl. Dermanyssidae; **Erntemilbe** (Neotrombicula autumnalis, syn. Herbstgrasmilbe): Gattung der Trombiculidae, deren Larven (0,3 mm × 0,4 mm) gelegentl. am Menschen, bes. an d. unteren Extremitäten, parasitieren; Err. der Ernte- od. Heukrätze im Sommer u. Herbst (Trombikulose*); **Kugelbauchmilbe** (Pyemotes tritici): in Mühlen u. Getreidespeichern; Err. der Getreidekrätze; **II. Hausstaubmilben** (Dermatophagoides pteronyssinus, Dermatophagoides farinae, Dermatophagoides microceras, Euroglyphus maynei): ubiquitär in Haus- u. Bettstaub vorkommende M., die v. a. von Hautschuppen u. Haaren der Menschen u. Haustiere leben; Milbenkot wirkt allergen u. ist häufig Urs. des allerg. Asthma* bronchiale u. der exogen-allergischen Alveolitis*, bei hohem Sensibilisierungsgrad auch Auslöser von Kontakturtikaria, generalisierter Urtikaria u. atopischem Ekzem; Beseitigung des Milbenbefalls der Wohntextilien mit Benzylbenzoat; **III. Nahrungsmittelmilben:** Käsemilbe (Tyrophagus casei), Hausmilbe (Glycyphagus domesticus) u. a.: in Käse, auf getrockneten Früchten, im Mehl; führen bei empfindl. Menschen ebenfalls zur Allergie (Darmkatarrh); Nachw.: im Kot unverdaute Chitinhäute; **IV. Krankheitsüberträger: Rattenmilben**, **Mäusemilben**; die sechsbeinigen Larven von Trombicula akamushi; in Asien Überträger des Milbenfleckfiebers (Rickettsia* tsutsugamushi); Dermanyssus sanguineus: Überträger der Rickettsienpocken (Rickettsia akari); **Hühnermilben** (Dermanyssus gallinae): in den USA Überträger der St.-Louis-Enzephalitis. Vgl. Zecken.

Milben|fleck|fieber: syn. Tsutsugamushi*-Krankheit; s. a. Rickettsiosen.

Milch: (engl.) milk; Emulsion* aus in Wasser fein verteilten Fetttröpfchen; s. Buttermilch, Hexenmilch, Krebsmilch, Kuhmilch, Muttermilch. **M.-Alkali-Syn|drom** n: s. Burnett-Syndrom. **M.brust|gang:** Ductus* thoracicus. **M.drüse:** Brustdrüse; s. Mamma. **M.einschuß:** s. Muttermilch. **M.fistel** (Fistel*) f: (engl.) lacteal fistula; bei Mastitis* puerperalis inf. Gewebeeinschmelzung vorkommende Fistel mit Verbindung zu einem Milchgang, aus der sich Muttermilch entleert. **M.flecken:** s. Taches laiteuses. **M.fluß:** s. Galaktorrhoe. **M.gänge:** Ductus* lactiferi. **M.gängigkeit:** (engl.) breast milk passage; Bez. f. den Übergang von Umwelt-, Genußgiften u. Medikamenten in die Muttermilch*. **M.gärung:** (engl.) milk fermentation; Zerlegung des Milchzuckers (Laktose*) in Milchsäure, die d. Säuregerinnung der Milch durch Fällung des Caseins* bewirkt; vgl. Milchsäurebakterien, Milchgerinnung. **M.gang|karzinom** (Karz-*; -om*) n: s. Komedokarzinom.

Milch|gang|papillom (Papilla*; ↑) n: (engl.) intraductal papilloma of the breast; papillomatöse, meist gutartige Wucherung in d. Milchgängen zentral unter d. Brustwarze; Vork. meist in zyst. Erweiterungen, vorwiegend b. Frauen um die Menopause; kann sich (b. Zotteneinriß) klin. unter dem Bild der blutenden Mamma* manifestieren; Übergang in ein Mammakarzinom* möglich.

Milch|gebiß: s. Milchzähne.

Milch|gerinnung: (engl.) milk coagulation; Ausfällung des Caseins der Milch durch Säuren od. Labferment*; vgl. Molke.

Milch|leiste: (engl.) milk line; Rest einer streifenförmigen Verdickung der Epidermis, die beim zwei Monate alten Embryo auf bd. Seiten des Körpers entsteht; der größte Teil der M. verschwindet, ein kl. Teil bleibt in der mittl. Thoraxregion bestehen u. wird zur Brustdrüse. An jeder Stelle der M. können aber akzessor. Brustwarzen (Polythelie) od. auch vollständige überzählige Brustdrüsen (Polymastie) entstehen; s. Mamma, akzessorische.

Milch|mangel: Hypogalaktie*.

Milch|nähr|schaden: (engl.) cow's milk malnutrition; heute sehr seltene Form der Dystrophie* inf. mangelhafter Kohlenhydrat- bei ausreichender bis übermäßiger Milchernährung, z. B. mit unverdünnter Kuhmilch. Die kalorisch zwar ausreichende, aber einseitige u. schwer verdauliche Kost führt beim Säugling zu einer Verdauungsinsuffizienz mit Malabsorption u. Maldigestion. **Sympt.:** Obstipation, Meteorismus, Kalkseifenstühle, Vitamin-, Calcium- u. Eisenmangel mit Anämie; **Ther.:** z. B. Adaptierung der Milch an die Zusammensetzung der Muttermilch durch Zugabe von Wasser, Laktose (evtl. ein weiteres Kohlenhydrat) u. Fett. Vgl. Säuglingsernährung.

Milch|pfropf|syn|drom n: (engl.) lactobezoar syndrome; durch einen sog. Milchpfropf (Laktobezoar) im Bereich des unteren Dünndarms verursachter Ileus*, wurde bisher nur bei mit Kuhmilchpräparaten ernährten Säuglingen (i. d. R. nach zu konzentrierter Zubereitung) in den ersten vier Lebenswochen beobachtet.

Milch||pocken: Alastrim; s. Variola. **M.poren** (Poro*): s. Brustwarze, Ductus lactiferi. **M.regel:** s. Budin-Zahl. **M.säure:** (engl.) lactic acid; Acidum lacticum; Alphahydroxypropionsäure (CH_3—CHOH—COOH); Salz der Milchsäure: Laktat*. **M.säure|azidose** (Azid-*; -osis*) f: syn. Laktatazidose*. **M.säure|bakterien** (Bakt-*) f pl: (engl.) Lactobacilli; Bakterien (u. a. der Gattung Lactobacillus*), die Milch zur Gerinnung bringen inf. Milchsäurebildung aus Milchzukker* (Milchsäure entzieht dem Casein* das Calcium). **M.säure|bestimmung:** s. Laktatbestimmung. **M.säure|de|hydrogenase** f: syn. Laktatdehydrogenase*. **M.säure|gärung:** s. Gärung. **M.schimmel:** s. Geotrichum candidum. **M.schorf:** s. Ekzem, atopisches. **M.sinus** (Sinus*) m pl: (engl.) lactiferous sinuses; auch Milchzisternen; spindelförmige Erweiterungen der radiär verlaufenden Ausführungsgänge der Brustdrüse.

Milch|stau: (engl.) galactostasis; Galaktostase; Verhaltung der Muttermilch* im Drüsen- u. Gangsystem der Brust einer Stillenden inf. Abflußbehinderungen od. unzureichender Entleerung m. Gefahr der Entw. einer parenchymatösen Mastitis* u. der Zystenbildung, früher häufige Urs. eines Puerperalfiebers*.

Milch, transitorische: s. Muttermilch.

Milch|verordnung: vom 23.6.1989 (BGBl. I S. 1140), verbietet allen Personen, die beim Melken, dem Behandeln der Milch u. bei Stallarbeiten im Erzeugerbetrieb über die Milch Krankheiten übertragen können, den Umgang mit Milch (Anlage 3). Personen in Milchsammelstellen u. Be- u. Verarbeitungsbetrieben haben während ihres Umgangs mit Milch saubere Arbeitskleidung u. Kopfbedeckung zu tragen; sie müssen saubere Hände haben (Anlage 5). Die Milch betreffende Vorschriften finden sich auch in §§ 17/18 des Bundesseuchengesetzes*.

Milch|zähne: (engl.) milk teeth, deciduous teeth; Dentes decidui; die ersten Zähne des Kindes, deren Durchbruch um den 6.-8. Monat beginnt u. mit 2-2½ Jahren beendet ist. Das Milchgebiß besteht aus 20 Zähnen (8 Schneidezähnen, 4 Eckzähnen, 8 Molaren). Nach Resorption der Wurzeln fallen die M. vom 6.-12. Lj. aus. Gelegentl. werden Kinder mit M. (meist d. unteren Schneidezähnen) geboren (Dentes natales) bzw. brechen diese beim Neugeborenen durch (Dentes neonatales). Die M. unterscheiden sich von den bleibenden durch kleinere Gestalt u. eine leicht ins Bläuliche gehende Färbung.

Milch|zucker: syn. Laktose*.

Miles-Operation (William E. M., Chir., London, 1869-1947) f: (engl.) Miles' operation; auch Quenu-Operation; abdominoperineale Rektumexstirpation (sog. Rektumamputation) mit Anlage eines permanenten Anus* praeternaturalis (wegen Verlust der Kontinenz); **Ind.:** im unteren Rektumdrittel lokalisiertes Rektumkarzinom (s. Karzinom, kolorektales). Vgl. Rektumresektion.

miliar (lat. milium Hirsekorn): hirsekorngroß, -ähnlich.

Miliar|an|eurysmen (↑; Aneurysma*) n pl: (engl.) miliary aneurysms; bis hirsekorngroße Aneurysmen der Gehirnarterien; s. Aneurysma, intrakranielles.

Miliaria (↑) n pl: sog. Friesel; hirsekorngroße, wasserhelle Bläschen (M. cristallina), evtl. mit rotem Hof; Auftreten bes. bei Kindern nach starkem Schwitzen u. Verlegung der Schweißdrüsengänge; in den Tropen als M. rubra (engl. prickly heat, sog. Roter Hund) mit Papeln durch entzündl. Reaktion der Dermis.

Miliar|lupoid (↑; lat. lupus Wolf; -id*) n: s. Sarkoidose.

Miliar|tuberkel (↑; Tuberkel*) m: hirsekorngroßer Tuberkel; vgl. Tuberkulose.

Miliar|tuberkulose (↑; ↑; -osis*) f: (engl.) miliary tuberculosis; generalisierte Tuberkulose*, die durch hämatogene od. lymphogene Dissemination meist unmittelbar nach Bildung des Primärkomplexes (sog. subprimäre M.) od. im späteren Verlauf (sog. postprimäre M.) entsteht; **Formen:** **1.** pulmonale M. mit Beteiligung der Lungen; **2.** meningitische M. mit tuberkulöser Meningitis*; **3.** typhoide M. mit Somnolenz; **Klin.:** schweres Krankheitsgefühl, hohes Fieber, Kopfschmerz,

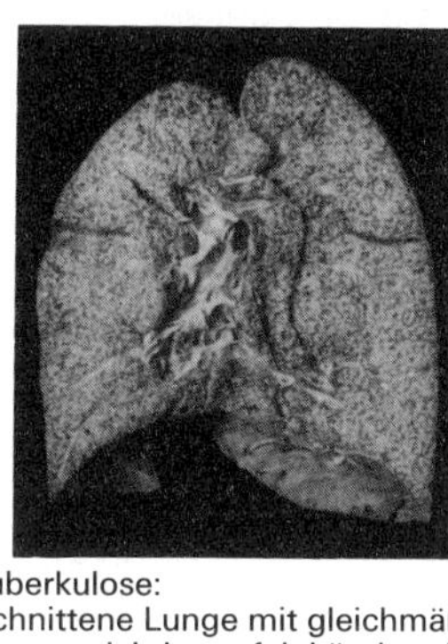

Miliartuberkulose:
aufgeschnittene Lunge mit gleichmäßig in allen Lappen sichtbarer feinkörniger (hämatogener) tuberkulöser Streuung reiskorngroßer Herde [471]

M

Meningismus, Dyspnoe, Husten, evtl. Schmerzen bei der Atmung; **Diagn.:** 10-14 Tage nach Dissemination im Rö.-Thorax multiple, stecknadelkopfgroße Herde erkennbar; Erregernachweis in Sputum od. Magensaft nur selten möglich. Der Tuberkulintest wird im Verlauf der M. negativ (Anergie). **Progn.:** ohne antituberkulot. Ther. (u. U. in Komb. mit Kortikosteroiden) letal. Vgl. Sepsis tuberculosa acutissima.

Milien (†) f pl: (engl.) milia; Hautgrieß; stecknadelkopfgroße, weißl., subepitheliale Zysten im Gesicht; Vork. primär od. sekundär nach Traumen u. Blasenbildung (Pemphigus, Verbrennung, Epidermolysis u. a.); vgl. Atherom.

Milieu interne (frz. innere Umgebung) **f:** s. Homöostase.

Milieu|therapie f: s. Soziotherapie.

Military exercise (engl. Militärübung) **n:** neurovaskulärer Provokationstest; s. Thoracic outlet syndrome (Tab.).

Milkman-Syn|drom (Louis A. M., Röntg., Scranton, 1895-1951) **n:** syn. Dekalzifikationssyndrom; multiple, spontane, oft symmetrische Ermüdungsbrüche mit Bildung eines kalklosen Kallus; manchmal kombiniert mit Hypophosphatämie, Hyperphosphaturie u. erhöhter alkal. Serumphosphatase; **Vork.:** idiopath., bei Calciumstoffwechselstörungen u. system. Erkr. des Knochengewebes, auch bei unterernährten Patienten. Vgl. Ermüdungsbruch.

Millard-Gubler-Syn|drom (Auguste L. M., Arzt, Paris, 1830-1915; Adolphe M. G., Arzt, Paris, 1821-1897) **n:** s. Hirnstammsyndrome (Tab.).

Miller-Abbott-Sonde (Thomas G. M., Int., Philadelphia, geb. 1886; William O. A., Arzt, Philadelphia, 1902-1943) **f:** (engl.) Miller-Abbott tube; dünner doppellumiger Schlauch von 3 m Länge, der geschluckt wird u. bis an ein Passagehindernis im Darm gelangen kann; zum Absaugen des vor der Stenose angesammelten Darminhalts.

Miller-Kurzrok-Test m: s. Kurzrok-Miller-Test.

Milli-: Abk. m; Dezimalvorsatz zur Kennzeichnung des Faktors 10^{-3} einer Einheit; z. B. 1 Milliliter (ml) = 10^{-3} Liter (l); s. a. Einheiten (Tab.).

Milli|äqui|valent n: (engl.) milliequivalent; Abk. mäq, meq, mval; 1/1000 eines Grammäquivalents*; Formel z. Umrechnung v. mg% in mval/l:

$$\frac{\text{mg\% · 10 · Wertigkeit}}{\text{Atommasse}} = \text{mval/l}$$

Milligan-Operation f: (engl.) Milligan's operation; Op. zur Entfernung von Hämorrhoiden* 2.-4. Grades; Umschneidung, Stielung rektalwärts, Ligatur u. Abtragung der Hämorrhoiden.

Millingen-Operation (Edward van M., Ophth., 1851-1900) **f:** intermarginale Lippenschleimhautplastik zur Korrektur einer Wimpernfehlstellung; vgl. Trichiasis.

Millin-Operation (Terence J. M., zeitgen. Urol., London) **f:** s. Prostataadenomektomie.

Milwaukee-Korsett n: (engl.) Milwaukee brace; Extensionskorsett, bestehend aus einem Beckenkorb, verstellbaren ventralen u. dorsalen Stahlstreben u. einer modellierten Kopfstütze sowie seitl. Pelotten bei Lendenwulst od. Rippenbuckel; dient zur Streckbehandlung kindl. u. jugendl. Skoliosen als Vorbereitung der Spondylodese*. Vgl. Extensionsmethoden, Orthese.

Milwaukee-Schulter|syn|drom n: (engl.) Milwaukee shoulder syndrome; seltene, vorwiegend bei älteren Frauen beobachtete Arthrose* des Schultergelenks, häufig mit beidseitiger Rotatorenmanschettenruptur, Gelenkversteifung u. Gelenkinstabilität bei Hydroxylapatitkristall*-Ablagerungskrankheit. Vgl. Periarthropathia humeroscapularis.

Milz: (engl.) spleen; (anat.) Splen, Lien; im oberen li. Quadranten des Abdomen hinter dem Magen u. in Nähe des Zwerchfells lokalisiertes, in den Blutkreislauf eingeschaltetes sek. Organ des lymphatischen Systems*; größtes lymphoretikuläres Organ mesodermaler Herkunft (Gewicht ca. 150-200 g), das in Segmente unterteilt wird. Eine akzessorische M. kann vorkommen. **Anat.:** Die M. wird von einer bindegewebigen, von Peritonealepithel bedeckten Kapsel umgeben, von der ein trabekuläres Bindegewebegerüst u. feine Muskelzüge in das Parenchym, die Milzpulpa, einstrahlen. Als dichtmaschiges Retikulum bildet das Parenchym die über die gesamte M. verstreuten, makroskop. weißlichen u. in ihrer Gesamtheit als weiße Pulpa bez. Milzfollikel (Malpighi-Körperchen), bestehend aus lymphatischem Gewebe mit (um die Zentralarteriole herum angeordneten) T-Lymphozyten u. mit in primären od. (nach antigener Stimulation) sekundären Follikeln (mit einem Keimzentrum außerh. des T-Zell-Areals) gruppierten B-Lymphozyten. Der Raum zw. den Follikeln ist von einem weitmaschigen Retikulum ausgefüllt, das von Blut durchströmt u. als rote Pulpa bez. wird. Die Blutversorgung erfolgt über die am Hilum eintretende A. splenica. Sie verzweigt sich in Trabekel- u. Balkenarterien, aus denen die im Zentrum der Milzfollikel mündenden Zentralarterien (Endarterien) hervorgehen; von hieraus fließt

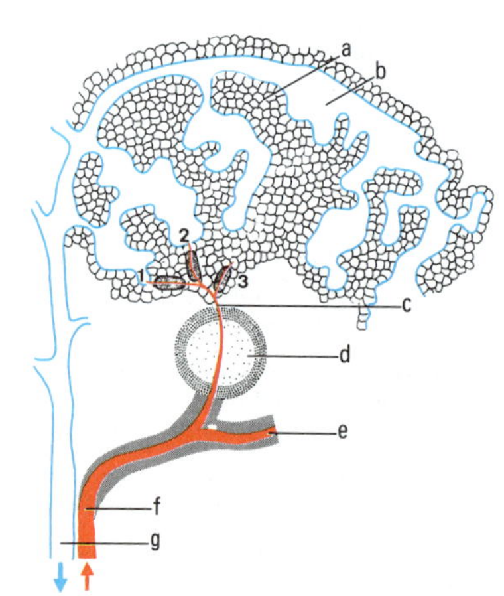

Milz:
a: Milzretikulum; b: Milzsinus; c: Pinselarterien u. Hülsenkapillaren; d: Sekundärfollikel mit Zentralarterie; e: Pulpaarterie mit lymphoretikulärer Scheide; f: Balkenarterie; g: Balkenvene;
1 u. 2: Mündung des arteriellen Teils direkt in die Sinus („geschlossener Kreislauf"); 3: Mündung in das Milzretikulum („offener Kreislauf", fraglich!) [532]

das Blut entweder direkt in irreguläre elongierte Gefäße mit wechselndem Lumen (Milzsinus) od. in das weitmaschige, von Makrophagen, Lymphozyten und v. a. von Plasmazellen besiedelte Retikulum der roten Pulpa (Milzkammern). Die Endothelauskleidung der Milzsinus ist durch Schlitze in der Basalmembran für korpuskuläre Blutbestandteile durchlässig u. bildet gleichzeitig die Wandung der Milzkammern. Die aus den Milzsinus hervorgehenden, von geschlossenem Endothel ausgekleideten Pulpavenen münden in die Trabekel- od. Balkenvenen, die sich am Hilum zur V. splenica vereinigen. **Funktion: 1.** Phagozytose* u. Abbau durch Makrophagen von überalterten, in ihrer Verformbarkeit veränderten od. durch Membran- od. Enzymdefekte geschädigten Blutzellen (v. a. Erythrozyten), von Antikörper-beladenen Thrombozyten, von Mikroorganismen, Immunkomplexen, Fibrinmonomeren, kolloidalen u. a. Partikeln; **2.** antigeninduzierte Differenzierung u. Proliferation von B- u. T-Lymphozyten. Vgl. Hypersplenismus, Splenektomie.

Milz|brand: (engl.) anthrax, milzbrand; syn. Anthrax; auf den Menschen vom Tier (Rind, Schaf, Schwein, Pferd) übertragbare, meldepflichtige Infektionskrankheit; **Err.:** Bacillus* anthracis; Manifestation als **Hautmilzbrand** nach einer Inkubationszeit von 1-3 Tagen (gelegentl. nach einigen Std.) an der Infektionsstelle mit Bildung eines Bläschens (Pustula maligna) u. des Milzbrandkarbunkels (Carbunculus contagiosus) mit anschl. entzündl. Ödem u. Eiterung, Fieber u. lokaler Lymphknotenschwellung; als **Lungenmilzbrand** durch Streuung vom Karbunkel aus od. durch Einatmung mit atyp. Bronchopneumonie od. als **Darmmilzbrand** durch Verschlucken der Erreger od. durch Essen von Fleisch kranker Tiere mit hämorrhag. Entz. des Darms, Allgemeininfektion u. Schwellung u. brandiger Verfärbung der Milz (Name!), Fieber, Herzinsuffizienz, Kräfteverfall; **Ther.:** Penizillin G in hohen Dosen, keine chir. Eingriffe; bei schwersten sept. Verlaufsformen evtl. zusätzl. Kortikosteroide; **Progn.:** bei Lungen- u. Darmmilzbrand ungünstig.

Milz|ex|stirpation (Exstirpation*) **f:** Splenektomie*.

Milz|punktion (Punktion*) **f:** (engl.) splenic puncture; Punktion der Milz; nach Markierung der Organgrenzen Einstich in Rückenlage (vordere Axillarlinie ca. 6-8 cm unterhalb der oberen Grenze der abseitigen Dämpfung) mit Punktionsnadel (mit Mandrin) in tiefer Inspiration zur Aspiration von Material; **Kontraind.:** septische Milz, Milzinfarkt, hämorrhagische Diathese.

Milz|ruptur (Ruptur*) **f:** (engl.) splenic rupture; meist durch ein stumpfes Bauchtrauma verursachte Zerreißung der Milz (Kapsel- od. Parenchymriß, Organzertrümmerung, evtl. Abriß des Gefäßstiels); klin. **Formen: 1.** einzeitige M. mit akuter Blutung in die freie Bauchhöhle; **2.** zweizeitige M. mit zunächst zentralem od. subkapsulärem Hämatom u. nach einem freien Intervall (Std. bis Wo.) auftretender intraabdominaler Blutung inf. Kapselrisses (insbes. bei Polytrauma leicht zu übersehen!); **Sympt.:** Schocksympt., lokale Bauchdeckenspannung u. perkutor. Flankendämpfung li., positives Kehr*-Zeichen u. Saegesser*-Zeichen; **Diagn.:** (labordiagn.) Abfall des Hämoglobins, Leukozytose, (röntg.) Abdomenübersicht, Peritoneallavage*,

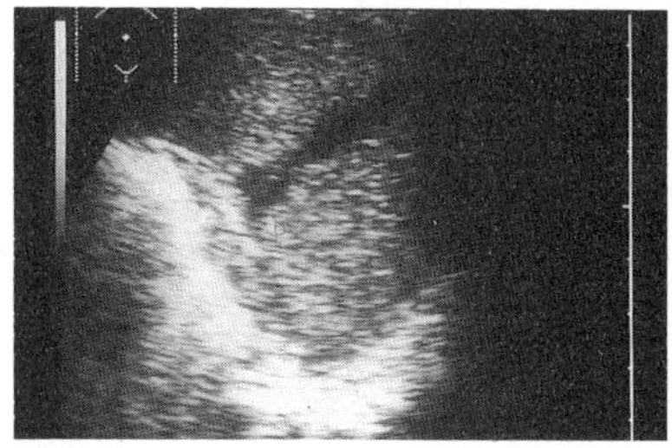

Milzruptur: Sonographiebefund [153]

ggf. Hämatomnachweis mittels Ultraschalldiagnostik od. Computertomographie, evtl. Milzangiographie; eindeutige Diagn. oft erst durch Laparotomie möglich; **Ther.:** bei Erwachsenen Splenektomie*, bei Kindern möglichst organerhaltende Ther. (Fibrinklebung*, Infrarot*-Kontaktkoagulation), sonst Splenektomie mit heterotoper autologer Transplantation von Milzfragmenten (Implantation in das Omentum majus) zur Vermeidung eines OPSI*-Syndroms.

Milz|tumor (Tumor*) **m:** s. Splenomegalie.

Milz|venen|thrombose (Vena*; Thromb-*; -osis*) **f:** s. Hypertension, portale.

Mimeae f pl**:** frühere Bez. f. eine Gruppe von Bakterien, deren med. wichtigster Vertreter, Mimea polymorpha, heute als Varietät von Acinetobacter calcoaceticus (var. lwoffii) klassifiziert ist.

mimetisch (gr. μιμητικός nachbildend)**:** nachahmend.

Mimikry, molekulares (↑) **n:** angenommener Mechanismus der Entstehung von Autoimmunkrankheiten; aufgrund der Ähnlichkeit bzw. Identität antigener Determinanten von Infektionserregern u. Zellen des Wirtsorganismus reagiert dieser mit der Bildung von Autoantikörpern* bzw. autoaggressiven T*-Lymphozyten.

Minamata-Krankheit: (engl.) Minamata disease; chron. Quecksilbervergiftung* (z. T. mit tödlichem Ausgang) bei einem Teil der Bevölkerung von Minamata (Japan); **Urs.:** Genuß v. durch quecksilberhaltige Abwässer (Methylquecksilberchlorid u. -sulfid) der örtlichen Industrie kontaminierten Meeresfrüchten.

Minderung der Erwerbs|tätigkeit: Abk. MdE; s. Erwerbsminderung.

Minder|wertig|keits|gefühl: (engl.) feeling of inferiority; negatives Selbstwertgefühl*, bei dem das eigene Selbst als mangelhaft u. unzureichend empfunden wird; vgl. Individualpsychologie.

Minder|wuchs: (engl.) hyposomia; krankhafte Verminderung des Längenwachstums; **Formen: 1.** Kleinwuchs: die Körperlänge* unterschreitet die 10. Perzentile der Wachstumskurve für das entspr. Alter (Endgröße bei männl. Individuen nicht über 150 cm, bei weibl. nicht über 140 cm); **2.** M. i. e. S. mit Unterschreitung der 3. Perzentile; Häufigkeit: 2,3%; Endgrößen unter 120 cm kommen fast nur bei Skelettdysplasien u. beim Seckel-Syndrom vor. **Einteilung** (nach Nieschlag): **1.** familiärer M.; **2.** konstitutionelle Entwicklungsverzögerung; **3.** intrauteriner (primordialer) M. (Silver-Russell-Syndrom); **4.** M. bei Chromosomopathien (z. B. bei Turner-Syndrom, Down-Syndrom); **5.** durch Umweltfaktoren be-

M

dingter M. (Mangelernährung, psychosozialer Minderwuchs); **6.** endokriner M. (z. B. hypophysärer M., isolierter Wachstumshormonmangel, Hypophysenvorderlappen-Insuffizienz, Prader-Labhart-Willi-Syndrom, Hypothyreose, adrenogenitales Syndrom, Cushing-Syndrom, Leydig-Zelltumoren, Pubertas praecox, Diabetes mellitus); **7.** M. inf. nicht endokrin bedingter Stoffwechselstörungen (z. B. Rachitis), renaler M. (Phosphatdiabetes, chron. Glomerulonephritis, Nierenfehlbildungen mit chron. Infekten), intestinaler M. (Malabsorption, zystische Fibrose, Zöliakie, Megakolon), hepatischer M. (chron. Hepatitis, Glykogenspeicherkrankheiten), anoxämischer M. (angeborene Herzfehler mit Zyanose, chronische Anämien, Bronchiektasien), Speicherkrankheiten (Gaucher-Krankheit, Niemann-Pick-Krankheit, Hand-Schüller-Christian-Krankheit, Dysostosis multiplex); **8.** M. bei Skeletterkrankungen (z. B. versch. Formen der Chondrodystrophie, chondroektodermale Dysplasie, Osteogenesis imperfecta). Vgl. Wachstumsstörungen, Infantilismus.

Mineralo|kortikoide (Cort-*; -id*) n pl: (engl.) mineralocorticoids; Nebennierenrindenhormone mit bes. Wirkung auf d. Mineralstoffwechsel; die wichtigsten natürl. M. sind Aldosteron* u. Desoxycorticosteron*; **Wirkungen:** Steigerung der Natriumrückresorption insbes. im distalen Tubulus, vermehrte Kaliumsekretion (keine Koppelung mit Na^+-Rückresorption); bei primärem Hyperaldosteronismus od. Dauermedikation (in höheren Dosen) verminderte Reabsorption von Natrium vermutlich im proximalen Tubulus (Escape-Phänomen); **Regulation** durch das Renin-Angiotensin-Aldosteron-System, in geringem Maß durch ACTH; Erhöhung der Angiotensinproduktion bei Hyperkaliämie; **Verw.:** bei primärer NNR-Insuffizienz sowie bei kongenitalen adrenogenitalen Syndromen; **NW:** Ödeme, Blutdruckanstieg, unter hohen Dosen Hypokaliämie u. metabol. Alkalose.

Minerva-Gips: s. Thoraxhals-Gipsverband.

Minimal brain dysfunction (engl. brain Gehirn) f: s. Dysfunktion, minimale zerebrale.

Minimal brain syndrome (↑) n: syn. Aufmerksamkeitsdefizitsyndrom*.

Minimal|medium (lat. minimus kleinster; medium die Mitte, das Vermittelnde) n: (engl.) minimal medium; einfachstes voll- od. teilsynthetisches Medium, das die (normale) Vermehrung einer Zelle erlaubt; bei Mikroorganismen reichen oft nur Mineralsalze u. Puffersubstanzen, dazu e. Stickstoffquelle (z. B. NH_4^+) u. eine Kohlenstoff- bzw. Energiequelle (z. B. Glukose, Glyzerin), evtl. müssen best. Vitamine zugesetzt werden. In solchen Medien können sich nur Zellen (des Wildtyps) vermehren, die die Fähigkeit haben, aus den vorhandenen Nahrungsstoffen alle für d. Wachstum essentiellen Substanzen selber zu synthetisieren (prototrophe Zellen). Auxotrophe Mutanten benötigen ein entspr. Supplement (Mangelmedium). Vgl. Mangelmutante.

Minimum separabile (↑) n: Bez. f. den kleinsten Abstand od. Sehwinkel zw. zwei Punkten, der erforderlich ist, damit diese noch für das Auge getrennt wahrnehmbar sind; Maß für das Auflösungsvermögen der Netzhaut, das in der Fovea centralis ca. 1 Bogenminute = 1/60 Winkelgrad beträgt; vgl. Noniussehschärfe.

minimus (↑): der Kleinste.

Mini|pille (↑): (engl.) minipill; gebräuchliche Bez. f. ausschl. Gestagene* enthaltende Hormonpräparate z. hormonalen Kontrazeption* ohne Ovulationshemmung.

Mini|viren, nackte (↑; Viren*) n pl: s. Viroid.

Minkowski-Chauffard-Krankheit (Oskar M., Int., Wiesbaden, 1853-1931; Anatole M. Ch., Int., Paris, 1855-1932): s. Sphärozytose, hereditäre.

Mino|cyclin (INN) n: 4β,7-Bis(dimethylamino)-1,4,4a,5,5a,6,11,12a-octahydro-3,10,12,12a-tetrahydroxy-1,11-dioxo-2-naphthacencarboxamid (IUPAC); Antibiotikum der Tetrazyklin-Gruppe; Verw.: s. Tetrazykline.

Minor illness (engl. minor kleiner, geringer; illness Krankheit) n: uncharakterist. febrile Erkrankung bei Inf. mit Coxsackie*-Viren (Typ B).

Minor tranquilizers (↑; engl. to tranquilize beruhigen) n pl: angloamerikan. Bez. f. Psychosedativa; s. Psychopharmaka.

Minor-Zeichen (Lazar S. M., Neurol., Moskau, 1855-1942): (engl.) Minor's sign; Benutzung ausschließl. des gesunden Beins während des Aufstehens aus dem Liegen bei Pat. mit Ischiassyndrom*; bei Lumbago* klettert der Pat. dagegen an seinen Beinen hoch.

Min|oxidil (INN) n: 2,6-Diamino-4-piperidinopyrimidin-1-oxid (IUPAC); Kalium*-Kanalöffner; **Verw.:** Antihypertensivum; **NW:** ausgeprägte Na^+- u. Wasserretention, reflektor. Tachykardie, ferner u. a. Hypertrichose.

Minus|dys|trophie (lat. minus weniger; Dys-*; Troph-*) f: Dystrophie* mit Untergewicht, vgl. Körpergewicht.

Minus|gläser (↑): Konkavgläser; vgl. Brille.

Minus|varianten (↑) f pl: Dissoziationsformen von Bakterienarten bzw. -typen i. S. eines Verlustes bestimmter serol. od. biochem. Qualitäten (z. B. Spaltungsvermögen gegenüber best. Kohlenhydraten).

Minuten|volumen|hoch|druck: (engl.) hyperdynamic hypertension; Blutdrucksteigerung inf. Erhöhung des Herzminutenvolumens mit Erhöhung nur des systol. Wertes; **Vork.:** bei Hyperthyreose* u. im 1. Stadium der essentiellen Hypertonie*. Vgl. Herzindex, Fick-Formel.

Miosis (gr. μείωσις Verkleinerung) f: Stenokorie; Pupillenverengung (⌀ <2 mm) durch Erregung des M. sphincter pupillae od. Lähmung des M. dilatator pupillae; **Vork.:** als physiol. Reaktion auf Lichteinfall (vgl. Pupillenreaktionen), als Reaktion auf Pharmaka od. Eingriffe, die den Parasympathikus reizen od. den Sympathikus lähmen; im höheren Alter, bei Neurolues, Sympathikuslähmung im Halsgebiet durch Struma, Tumoren, Verletzungen, Stellatumblockade u. a., bei Halsmarkläsionen (Syringomyelie), Vergiftungen m. Morphin, Pilocarpin u. a., als kochleopupillärer Reflex nach Einwirkung lauter Töne od. Geräusche. Vgl. Mydriasis, Horner-Symptomenkomplex.

Miotika (↑) n pl: (engl.) miotics; pupillenverengende Mittel, wirken durch Reizung des M. sphincter pupillae; z. B. Pilocarpin, Carbachol, Physostigmin; Verw.: bei Glaukom, zu diagn. Zwecken.

mirabilis (lat.): wunderbar; z. B. Rete* mirabile.

Mirazidien (gr. μειράκιον der Jugendliche) n pl: (engl.) miracidia; Wimpernlarven; in der Eihülle entstehendes erstes Larvenstadium der Trematodes*; Weiterentwicklung in Schnecken (Zwischenwirt) zur Sporozyste*.

Mirazidien|schlüpf|versuch (↑): (engl.) miracidia test; Abk. MSV; **1.** Verfahren zum Nachweis einer Schistosomiasis* bei spärl. Eiausscheidung: Stuhlprobe wird in 1% NaCl-Lösung gewaschen u. das Sediment anschließend in Leitungswasser starkem Licht (optimal ist Sonnenlicht) ausgesetzt; Mirazidien schlüpfen nach ca. 30 Min. u. lassen sich mit der Lupe zuverlässig erkennen. **2.** Nachweis einer Schistosoma-haematobium-Infektion: Urin 30 Min. stehen lassen, Überstand abgießen, mit Leitungswasser auffüllen, belichten; Mirazidien schlüpfen nach wenigen Minuten.

Mirizzi-Syn|drom (Pablo M., Chir., Buenos Aires, 1893-1964) n: Kompression u. Stenose des Ductus hepatocholedochus durch einen Zystikusstein* bei Cholelithiasis* mit gering ausgeprägter Sympt. (schmerzloser Ikterus) ähnlich malignen Erkr. der Gallenwege bzw. des Pankreaskopfes (DD).

Misch|in|fekt (Infekt-*) m: (engl.) mixed infection; gleichzeitige ursächl. Beteiligung mehrerer Keime an einem einzigen Prozeß, der sich in einem umschriebenen Infektionsbezirk abspielt; vgl. Mehrfachinfekt.

Misch|kultur (lat. cultura Züchtung) f: (engl.) mixed culture; gleichzeitige Isolierung mehrerer Bakterienarten aus Untersuchungsmaterial, das einem einzigen Infektionsvorgang entstammt, an dem aber ein od. mehrere Err. beteiligt sind; kann Zeichen einer ausschließl. Kontamination* des Untersuchungsmaterials mit gemischter Standortflora aus d. Entnahmebereich sein, aber auch durch Monoinfektion mit sek. Besiedlung durch andere potentiell pathogene Keime bedingt sein; ferner durch einen Mischinfekt* od. Mehrfachinfekt* mit od. ohne Kontamination durch Standortflora.

Misch|tumoren (Tumor*) m pl: (engl.) mixed tumours; Tumoren, die sich aus versch. Gewebearten zusammensetzen; z. B. embryonales Teratom*, pleomorphes Adenom der Glandula parotidea (s. Parotistumoren), Müller*-Mischtumor. Vgl. Tumoreinteilung.

Mischungs|zyanose (Zyan-*; -osis*) f: (engl.) mixed cyanosis; Zyanose* durch Vermischung von venösem u. art. Blut bei angeborenen Herzfehlern* mit Rechts-Links-Shunt.

Misch|zell|ag|glutination (Zelle*; Agglutination*) f: (engl.) mixed cell agglutination; Methode zum Nachweis von Gewebeantigenen, z. B. von Blutgruppenantigenen auf nicht od. nur schwer agglutinablen Zellen (z. B. Epidermiszellen); **Prinzip:** nach Inkubation der zu untersuchenden Zellen mit einem spezif., multivalente Antikörper enthaltenden Antiserum u. anschl. Waschen werden der Suspension Indikatorzellen zugesetzt, die das gleiche Antigen besitzen (z. B. Testerythrozyten bekannter Blutgruppe); sind die Gewebezellen mit Antikörpern besetzt, so kommt es zu einer Vernetzung mit den Testzellen. Die Mitführung neg. u. pos. Kontrollen ist erforderlich.

Miserere (lat. misereri sich erbarmen) n: (engl.) copremesis; Koterbrechen bei Ileus*.

Miso|prostol (INN) n: (±)-Methyl (13E)-11α,16-dihydroxy-16-methyl-9-oxo-13-prostenat (IUPAC); Derivat des PGE_1 (s. Prostaglandine); Verw.: bei Magen- u. Duodenalulzera, auch zu deren Prophylaxe bei Verw. von nichtsteroidalen Antiphlogistika*.

Miß|bildung: s. Fehlbildung, Fehlbildung, kongenitale.

Miß|bildungs|syn|drome n pl: s. Fehlbildungssyndrome.

Missed abortion (engl.) f: verhaltener Abort; wochen- bis monatelange Retention einer abgestorbenen unreifen Frucht in der Gebärmutter, kann zum Dead* fetus syndrome führen. Vgl. Fruchttod, intrauteriner.

Missed labour (engl.) n: fehlende Wehen u. damit Retention einer abgestorbenen Frucht über die normale Tragzeit hinaus; vgl. Dead fetus syndrome.

Miß|handlungs|syn|drom n: s. Kindesmißhandlung.

Miß|verhältnis: (engl.) disproportion; (gebh.) Mißverhältnis zw. mütterlichen Beckenmaßen u. Kopfdurchmesser des zu gebärenden Kindes (s. Kopfmaße); **Formen: 1.** relatives M.: funktionelle Geburtskomplikation, z. B. bei Einstellungsanomalien*; **2.** absolutes M.: anat. begründete Kompl., die nicht m. einer vaginalen Geburt vereinbar ist, z. B. b. platt-rachit. Becken, s. Beckenformen (Abb.).

Mistel: s. Viscum album.

Mit|ag|glutination (Agglutination*) f: syn. Paragglutination; Agglutination artverwandter, aber auch artfremder Bakterienarten durch spezif. agglutinierende Immunseren aufgrund gleicher Partialantigene; vgl. Kauffmann-White-Schema, Weil-Felix-Reaktion, Widal-Reaktion.

Mit|bewegungen: (engl.) synkineses; syn. Synkinesen; unwillkürliche Bewegungen bei komplexen Bewegungsabläufen, z. B. Pendeln der Arme beim Gehen; pathol. bei Erkr. des extrapyramidalen Systems, zentraler Lähmung, als Pyramidenbahnzeichen*.

Mitchell-Krankheit (Silas W. M., Neurol., Philadelphia, 1829-1914): syn. Erythromelalgie*.

Mitella (Dim. von lat. mitra Kopfbinde) f: Tragetuch für den Arm, das um den Nacken geschlungen wird; vgl. Verbände.

Mit|esser: s. Komedonen.

Mithra|mycin (INN) n: syn. Plicamycin*.

Mitigatio (lat. Milderung, Besänftigung) f: Mitigierung, Abschwächung.

mitigatus (↑): gemildert; z. B. Scarlatina mitigata (abgeschwächter Scharlach).

mitis (lat.): mild.

Mitnahme|selbst|mord: s. Suizid.

Mito|chondrien (gr. μίτος Faden; Chondr-*) n pl: (engl.) mitochondria; etwa bakteriengroße (1-5 μm lang), ovale, lipoidreiche Zellorganellen der Eukaryonten*, die von einer Doppelmembran umgeben sind; die innere Membran ist zur Oberflächenvergrößerung kammähnlich (Cristae) od. röhrenförmig (Tubuli) eingefaltet. M. sind meist in der Nähe von Energiequellen (z. B. Fettvakuolen) od. ATP-bedürftigen Zellstrukturen lokalisiert u. enthalten die Enzyme der Atmungskette*, der oxidativen Phosphorylierung,

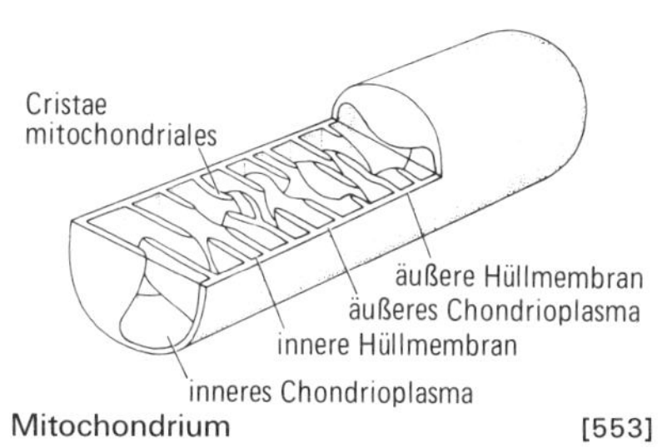

Mitochondrium [553]

des Zitronensäurezyklus* u. der Betaoxidation*. **Aufgaben:** Energiegewinnung durch Oxidation der versch. Nährstoffe in d. Zelle, wobei zugleich Rohstoffe für Biosynthesen anfallen (Phospholipide, Aminosäuren, Porphyrin, Häm). Die frei werdende Energie wird zur Bildung von ATP (vgl. Adenosinphosphorsäuren) verwendet. M. mit vielen Lamellen, z. B. in aerob arbeitenden Muskeln, dienen vorwiegend der inneren Atmung* u. Energieproduktion (ATP-Erzeugung); M. mit weniger Innenmembranen (z. B. in Leberzellen) enthalten viele synthetisierende Enzyme. Während die M. in Muskelzellen mehr od. weniger fixiert sind, können sich M. in Leberzellen frei im Zytoplasma bewegen. Alle M. enthalten eigene ringförmige DNA* sowie besondere Ribosomen* (vom 70S-Typ), die bakteriellen Ribosomen nahestehen; die Fähigkeit zur Selbstreduplikation deutet daraufhin, daß sich die M. evolutionär von intrazellulären Symbionten herleiten.

Mito|gene (↑; -gen*) n pl: (engl.) mitogens; exogene Substanzen, die Zellteilung induzieren (z. B. EGF, Somatomedin); vgl. Karzinogene.

Mito|mycin (INN) n: zytostatisch wirksames Antibiotikum aus Streptomyces caespitosus; wirkt wahrscheinl. über eine Beeinflussung der DNA; s. Zytostatika.

Mitose (gr. μίτος Faden) f: (engl.) mitosis; Zellteilung; ident. Reduplikation des genet. Materials u. Verteilung je eines vollständigen Chromosomensatzes auf d. Tochterzellen; **1. identische DNA-Reduplikation** (Längsspaltung u. Verdopplung der Chromosomen*); **2. Karyokinese** (regelmäßige Verteilung der Tochterchromosomen auf d. neuen Tochterkerne); **3. Zytokinese** (Zuordnung eines Zytoplasmabereiches zu jedem Kern durch Zellteilung od. Furchung); vier Phasen: **Prophase:** Die bereits längsgespaltenen Chromosomen werden sichtbar, die Kernhülle löst sich auf. **Metaphase:** Die Chromosomen ordnen sich in der Äquatorialebene an. **Anaphase:** Die Spalthälften der Chromosomen werden durch d. Spindelapparat* auseinandergezogen. **Telophase:** Die Chromosomen werden erneut längsgespalten u. von einer Kernmembran umgeben, die Kerne der bd. Tochterzellen gehen in d. Interphase* über. Vgl. Meiose, Zellzyklus.

Mitose|hemm|stoffe (↑): (engl.) mitotic inhibitors; Stoffe, die in die Zellteilung hemmend eingreifen; z. B. Colchicinum*, Vinca*-Alkaloide; s. Zytostatika, Chalone.

Mitose|in|dex (↑) m: (engl.) mitotic index; syn. Zellteilungsindex; rel. Anteil der Zellen einer Zellpopulation, der sich zum Beobachtungszeitpunkt in Teilung befindet; direkt proportional der Anzahl proliferierender Zellen u. der Dauer der Mitose, umgekehrt proportional der Generationszeit.

Mito|xantron (INN) n: 1,4-Dihydroxy-5,8-bis-(5-hydroxy-3-azapentylamino)anthrachinon (IUPAC); mit Doxorubicin* chem. verwandtes Zytostatikum.

Mitra (lat. Kopfbinde) f: Binde, Mütze, Haube.

Mitral|in|suffizienz (↑; Insuffizienz*) f: (engl.) mitral insufficiency; syn. Mitralklappeninsuffizienz; Herzklappenfehler mit Schlußunfähigkeit der Mitralklappe durch narbige Schrumpfung

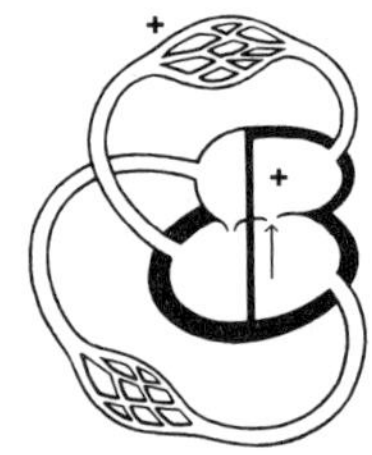

Mitralinsuffizienz

inf. Endokarditis* (valvuläre Form); in ca. 30% der Fälle kombiniert mit Mitralstenose*, ca. 20% aller Mitralklappenfehler sind reine M.; Vork. auch bei Erweiterung der li. Herzkammer u. intakten Herzklappen als relative M. (muskuläre Form); **Hämodynamik** (s. Abb.): Dilatation des li. Vorhofs, Rückstau im kleinen Kreislauf, Hypertrophie u. Dilatation der re. Kammer, Hypertrophie u. Dilatation der li. Kammer; **Sympt.:** durch Volumen- u. Druckbelastung des li. Vorhofs zunächst Lungenstauung mit Zeichen der Linksherzinsuffizienz*, bei zunehmender Belastung des re. Herzens auch Rechtsherzinsuffizienz*; **Diagn.:** auskultator. 1. Herzton leise mit anschl.

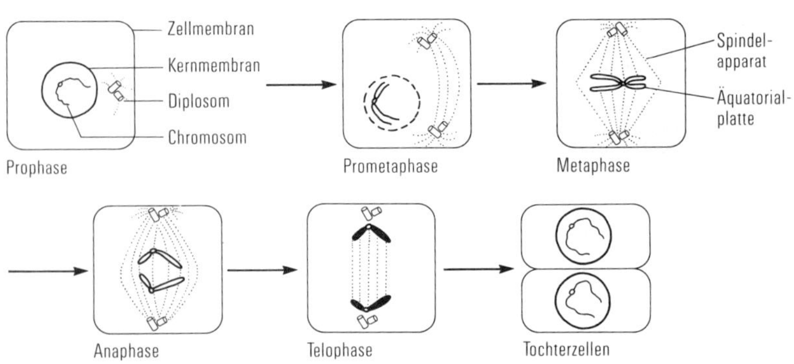

Mitose:
schematische Darstellung am Beispiel eines einzelnen Chromosoms, das sich in der Prophase verdoppelt hat

holosystol., hochfrequentem (blasend), meist bandförmigem Geräusch mit p. m. über Herzspitze, 2. Herzton gespalten, da Aortenklappe vorzeitig schließt, häufig wegen starken frühdiastol. Bluteinstroms 3. Herzton; (röntg.) Vergrößerung des li. Ventrikels u. des li. Vorhofs, später Betonung der Pulmonalarterien u. des re. Ventrikels; im EKG anfangs Links-, später Rechtstyp, P-sinistrocardiale (mitrale), später Vorhofflimmern; das Refluxvolumen kann durch Farbdoppler-Echokardiographie bzw. angiographisch durch Lävokardiographie ermittelt werden (überhöhte v-Welle bei gleichzeitiger transseptaler Herzkatheterisierung). **Ther.:** op. Herzklappenersatz (s. Herzchirurgie).

Mitralisation (↑) f: (engl.) mitralization; Umformung des Herzens i. S. einer Mitralkonfiguration*.

Mitral|klappe (↑): (engl.) mitral valve; Valva atrioventricularis sinistra; zweizipflige Segelklappe zwischen li. Vorhof u. li. Herzkammer; s. Herz.

Mitral|klappen|fehler (↑): (engl.) mitral valve defect; Herzklappenfehler der Mitralklappe (Valva mitralis) zw. linkem Vorhof u. Kammer; s. Mitralinsuffizienz, Mitralstenose.

Mitral|klappen|pro|laps|syn|drom (↑; Prolaps*) n: (engl.) mitral valve prolapse; Abk. MPS; syn. Barlow-Syndrom, Klicksyndrom, Floppy-valve-Syndrom; pathol. ballonartige Vorwölbung der Mitralklappensegel od. einzelner Segelanteile in Systole in den li. Vorhof inf. Überdehnung des fibrösen Klappenhalteapparats, häufig gleichzeitig minimale bis hochgradige Mitralinsuffizienz*; hämodynam. Folge: Blutrückfluß während der Systole in den li. Vorhof; **Ätiol.:** unklar; Frauen sind häufiger betroffen als Männer; fam. Häufung ist beschrieben (autosomal-dominanter Erbgang?). In einigen Fällen wird das MPS auf antinukleäre Antikörper zurückgeführt (Autoimmunkrankheit?). **Sympt.:** Palpitationen, Arrhythmien; häufig symptomarmer od. -loser Verlauf; **Diagn.:** auskultator. (spät-)systol. Klick mit anschl. spätsystol. Herzgeräusch, Echokardiographie*, EKG; **Ther.:** evtl. Antiarrhythmika*, Mitralklappenersatz, Antibiotikaprophylaxe der Endokarditis*.

Mitral|kon|figuration (↑; Konfiguration*) f: (engl.) mitral configuration; (röntg.) Veränderung der Herzform v. a. bei Mitralinsuffizienz*, weniger ausgeprägt bei Mitralstenose*; verstrichene sog. Herztaille durch Vorspringen des 2. u. 3. Bogens (Erweiterung der A. pulmonalis, Verdrängung des Herzohrs durch d. Conus pulmonalis inf. pulmonaler Hypertonie u. Vergrößerung des li. Vorhofs mit Einengung des retrokardialen Raumes). Vgl. Herzformen.

Mitral|öffnungs|ton (↑): (engl.) mitral opening snap; diastol. Geräusch bei Mitralstenose*, das durch das Zurückschnellen der stenosierten, aber bewegl. Mitralklappensegel in die vorhofkonkave Lage entsteht; je höher der Druck im Vorhof ist, desto schneller erfolgt der Umschlag, d. h. die Zeit v. Beginn des zweiten Herztons bis zum M. (Mitralöffnungszeit) wird um so kürzer.

Mitral|stenose (↑; Steno-*; -osis*) f: (engl.) mitral stenosis; syn. Mitralklappenstenose; häufigster erworbener Herzklappenfehler mit Verengung der Mitralklappenöffnung als Folge entzündl. Verwachsungen der Klappenränder (inf. Endokarditis*), evtl. mit Kalkeinlagerung; ca. 50% aller Mitralklappenfehler sind reine M., ca.

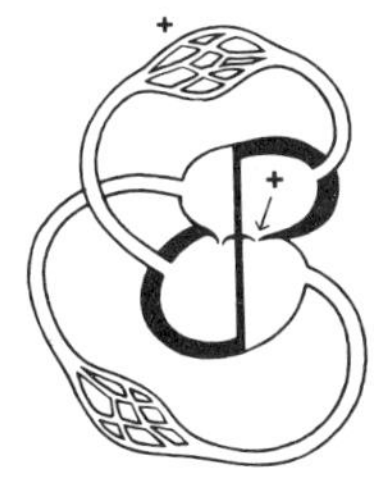

Mitralstenose

30% der Fälle sind m. Mitralinsuffizienz* kombiniert. **Hämodynamik** (s. Abb.): Behinderung der diastol. Füllung der li. Herzkammer, Dilatation u. Hypertrophie des li. Vorhofs, Stauung im kleinen Kreislauf (pulmonaler Hochdruck), Hypertrophie u. Dilatation der re. Kammer (führt zu Rechtsherzinsuffizienz); dabei normale li. Kammer; **Sympt.:** v. a. Atemnot inf. chron. Lungenstauung mit Husten (Nachw. von Herzfehlerzellen*), später zusätzl. Rechtsherzinsuffizienz*; durch Thrombenbildung im li. Vorhof (bes. Herzohr) Gefahr embolischer Kompl.; Mitralgesicht (Facies mitralis): gerötete Wangen inf. Gefäßerweiterung u. Lippenzyanose; **Diagn.:** auskultator. lauter 1. Herzton, Systole frei, 2. Herzton anfangs unauffällig, später bei pulmonaler Hypertonie enge Spaltung mit betonter Pulmonaliskomponente; frühdiastol. Extraton als Mitralöffnungston*, dem sich ein decrescendoförmiges, mittel-tieffrequentes (rauhes) diastol. Herzgeräusch anschließt; bei Sinusrhythmus kurzes präsystolisches Crescendo; evtl. Steell*-Geräusch bei rel. Pulmonalinsuffizienz; Echokardiographie: quant. Erfassung möglich mit Berechnung der Mitralöffnungsfläche; Rö.: vergrößerter, schattendichter li. Vorhof (Vorhofkernschatten), betonte Pulmonalarterien, Rechtsherzhypertrophie, bei chron. Stauung Kerley*-Linien, verkalkte Mitralklappen; im EKG häufig Vorhofflimmern u. Zeichen der chron. Rechtsherzbelastung; Herzkatheterisierung (zur Messung der pulmonalen Hypertonie); **Ther.:** s. Herzchirurgie.

Mitral|vitium, kom|biniertes (↑; Vitium*) n: (engl.) combined mitral defect; Komb. von Mitralstenose* u. Mitralinsuffizienz*, bei etwa 30% aller Mitralklappenfehler.

Mitsuda-Re|aktion (Kensuke M., japan. Arzt, geb. 1876) f: s. Lepromintest.

Mittel: (math.) s. Mittelwert.

Mittel|blutung: Ovulationsblutung*.

Mittel|darm: (engl.) midgut; zusammenfassende Bez. f. Duodenum, Jejunum u. Ileum.

Mittel|druck: **1.** s. Beatmungsmitteldruck; **2.** s. Blutdruck, mittlerer.

Mittel|fell|raum: s. Mediastinum.

Mittel|format|technik f: Verfahren zur Anfertigung indirekter Röntgenaufnahmen, bei dem d. Ausgangsleuchtschirm des Röntgenbildverstärkers* m. einer Mittelformat- od. Blattfilmkamera abfotografiert wird; **Vorteil:** geringer Dosisbedarf u. damit verminderte Strahlenexposition des Pat. im Vergleich zu einer gewöhnlichen Röntgenaufnahme; geringere Filmkosten wegen des kleinen Formats; vgl. Röntgendurchleuchtung.

Mittel|fuß: s. Metatarsus.

M

Mittel, galenische: (engl.) galenics; pharmaz. Zubereitungen aus Drogen, z. B. Extrakte, Destillate, Tinkturen, Latwergen, Salben u. Pflaster, im Ggs. zu Rohdrogen (Remedia simplicia) u. chem. Präparaten. Vgl. Galenik.

Mittel|hand: s. Metacarpus.

Mittel|hand|fraktur (Fraktur*) f: (engl.) metacarpal fracture; Biegungs- od. Stauchungsfraktur der Ossa metacarpalia durch Sturz od. Faustschlag; meist subkapitale, seltener Schaft- od. Basisfraktur; **Diagn.:** Rö. der Hand in zwei Ebenen; **Ther.:** nach Reposition kons. mit Gipsschiene od. durch Osteosynthese* mit Kirschner-Drähten bzw. Platten u. Schrauben; bes. bei Fraktur des Metakarpale I (Bennett*-Luxationsfraktur, Rolando-Fraktur) ist auf korrekte Achsenstellung zur Vermeidung einer Arthrose zu achten. Vgl. Winterstein-Fraktur.

Mittel, harn|treibende: s. Diuretika.

Mittel|hirn: Mesencephalon*. **M.fuß:** Pedunculus cerebri (Crus cerebri). **M.syn|drom** n: s. Syndrom, apallisches. **M.syn|drom, dorsales** n: syn. Aquäduktsyndrom*.

Mittel|ketten-Acyl-CoA-De|hydro|genase-Defekt m: (engl.) medium chain acyl-CoA dehydrogenase deficiency; autosomal-rezessiv erbl. Stoffwechselanomalie mit Störung der mitochondrialen Betaoxidation mittelkettiger (C_6-C_{10}) Fettsäuren; Häufigkeit 1 : 10-20 000; **Sympt.:** meist i. R. von Infektionskrankheiten mit Fieber u. Diarrhoe im Säuglings- u. Kleinkindesalter episodisch auftretende Lethargie bzw. Koma, Erbrechen u. Hypoglykämie (ohne Ketonurie); evtl. Urs. für plötzlichen Tod* im Kindesalter; **Diagn.:** während der Episoden od. bei Belastungstest mit Propionylglycin massive Vermehrung von Dicarbonsäuren, 5-Hydroxy-Hexanoat u. Suberylglycin im Urin; pränatale Diagn. ist möglich; **Ther.:** Vermeidung hypoglykämischer Zustände.

Mittel, krampf|lösende: s. Antiepileptika, Spasmolytika.

Mittel|lappen|syn|drom n: (engl.) middle-lobe syndrome; (röntg.) atelektatische Schrumpfung des Lungenmittellappens bei Bronchusstenose od. -verschluß; **Urs.:** Lymphknoteneinbruch bei Tuberkulose*, zentrales Bronchialkarzinom* u. a.

Mittel|linien|kom|plex (lat. complexus Umfassen) m: ventrale bzw. dorsale Verschlußstörung der Mittellinie des Körpers; Sympt.: einzelne od. kombinierte Spaltbildungen im Bereich von ZNS, Gesicht, Kiefer, Thorax, Wirbelsäule u. Genitale; Vork. z. B. bei G-Syndrom u. VATER-Syndrom.

Mittelmeer|an|ämie (Anämie*) f: s. Thalassämie.

Mittelmeer|fieber: (engl.) Mediterranean fever; **1.** syn. Maltafieber; durch Brucella* melitensis verursachte Infektion; **2.** familiäres M.: syn. familiäre rekurrente Polyserositis, sog. periodische Krankheit; autosomal-rezessiv vererbte Erkr. unklarer Genese, hauptsächlich bei Pat. mit Herkunft aus dem Mittelmeerraum; **Leitsymptom:** in unregelmäßigen Abständen rezidivierendes hohes Fieber (100%) in Verbindung mit peritonitischen (96%; sog. Pseudoperitonitis), arthritischen (61%) od. pleuritischen (52%) Symptomen, die sich durch andere Ursachen nicht erklären lassen. Bei einem Teil der Pat. (populationsabhängig, genetisch determiniert 0-58%) Auftreten einer sekundären Amyloidose* (SAA-Typ). **Ther.:** symptomatisch; im Anfall nichtsteroidale Antiphlogistika, Analgetika. Typischerweise sind Steroide wirkungslos. **Progn.:** entscheidend ist eine lebenslange Anfallprophylaxe (Anfallreduktion) mit Colchicin (im Anfall selbst wirkungslos), die das Amyloidoserisiko (v. a. terminale Niereninsuffizienz) drastisch senkt.

Mittelmeer-Zecken|fleck|fieber: Fleckfieber, hervorgerufen durch Rickettsia* conorii.

Mittel|ohr: (engl.) middle ear; (anat.) Auris media; System aus lufthaltigen, mit Schleimhaut ausgekleideten Räumen, d. h. der Paukenhöhle* (in deren oberem Teil die Gehörknöchelchen* liegen) u. ihren pneumatischen Nebenräumen (Antrum* mastoideum, Cellulae* mastoideae), die über die Ohrtrompete* mit dem Schlund (Pharynx*) in Verbindung stehen u. durch das Trommelfell* gegen den äußeren Gehörgang abgegrenzt werden.

Mittel|ohr||entzündung: Otitis* media. **M.katarrh** (Katarrh*) m: s. Tubenkatarrh. **M.schwerhörigkeit:** (engl.) middle ear deafness; auf Erkr. des Mittelohrs beruhende Schwerhörigkeit* (Schalleitungsstörung).

Mittel|schmerz: (engl.) intermenstrual pain, mittelschmerz; Unterleibsschmerz zw. zwei Menstruationen; beruht auf der durch d. Platzen des Follikels (Ovulation*) entstandenen Bauchfellreizung.

Mittel|strahl|urin (Ur-*): (engl.) midstream urine; durch bes. Technik zur Reduzierung der bakt. Kontamination gewonnener Spontanurin zur bakteriol. Untersuchung; **Vorgehen** beim Mann: Reinigung v. Glans penis u. Orificium urethrae, Nachwaschen mit steriler Lösung, Verwerfen des 1. Harnstrahls (Spülung der Harnröhre) u. Auffangen der folgenden Harnportion in einem sterilen Behälter; bei der Frau: Reinigung des Genitalbereichs, Verwerfen der ersten Harnportion u. Auffangen der zweiten. Vgl. Harngewinnung.

Mittel|wert: (engl.) mean; nach einer best. Vorschrift rechnerisch aus e. Reihe v. Meßwerten ermittelte Kenngröße für d. Meßreihe. I. a. ist mit M. der **arithmetische M.** ($\bar{x}$) gemeint; er ist d. Quotient aus d. Summe der Meßwerte u. ihrer Anzahl. Der **Median** (Zentralwert, x) halbiert b. aufsteigender Sortierung der Meßwerte die Meßreihe; 50% der Meßwerte liegen über u. 50% unterh. des Medians; er ist somit die 50. Perzentile. Bei gerader Anzahl v. Meßwerten ist der Wert zw. den beiden mittl. Werten der Median. Das **geometrische Mittel** (G) wird berechnet als die n-te Wurzel aus dem Produkt aller n Meßwerte; Voraussetzung ist, daß alle Einzelwerte größer als Null sind. Der **Modalwert** (auch Modus, das sog. Dichtemittel) ist der in der Meßreihe am häufigsten vorkommende Wert. Die versch. M. kommen je nach statist. Erfordernis zur Anwendung. Zur Charakterisierung der Meßreihen ist außer dem M. die Streuung der Einzelmeßwerte um den M. von Bedeutung. Vgl. Skalen, Standardabweichung, Quantile.

Mixed connective tissue disease (engl. gemischte Bindegewebekrankheit) n: s. Sharp-Syndrom.

Mixo|plasma (gr. μεῖξις Vermischung; -plasma*) n: entsteht in d. Prophase der Zellteilung durch Auflösung der Kernmembran u. Vermischung des Karyoplasmas mit dem Zellplasma; mikroskop. zentraler Teilungsraum, der frei von Mitochondrien u. paraplasmat. Einschlüssen ist. Vgl. Mitose.

Mixtura (lat.) f: Mischung, Mixtur, flüssige Arzneimischung. **M. agitanda** (↑) f: Schüttel-

M

mixtur; s. Lotion. **M. pepsini** (↑) **f:** Mischung aus Pepsin, Acidum hydrochloricum dilutum, Tinctura Auranti u. Aqua dest.; früher angewendet bei Salzsäure- u. Pepsinmangel des Magensafts. **M. solvens** (↑) **f:** schleimlösende Mixtur; Ammonii chlorati 5,0, Succi Liquiritiae depurati 5,0, Aqua dest. ad 200,0; Verw. b. Bronchitis.

Miyagawanella f: s. Chlamydia.

Miyasato-Krankheit: (engl.) Miyasato's disease; seltene, nach einem japan. Pat. benannte Form der Hämophilie*, bei der Alpha-2-Antiplasmin fehlt; **Sympt.:** prolongierte Hämorrhagien, Ekchymosen nach Minimalverletzungen, Gelenkblutungen; **Ther.:** Tranexamsäure.

Mizellen f pl: (engl.) micelles; Anordnung von einzelnen Molekülen zu einem größeren Verband mit geordneter Struktur inf. zwischenmolekularer Kräfte (z. B. Fettsäuren u. Gallensäuren als Lipidmizellen).

Mizuo-Phänomen n: s. Oguchi-Syndrom.

mJ: Abk. f. **M**illi**j**oule; 1 mJ = 10^{-3} Joule*.

MKS: Abk. f. **M**aul*- und **K**lauen**s**euche.

MLK: Abk. f. **m**inimale **l**etale **K**onzentration; s. Konzentration, minimale bakterizide.

MM: Abk. f. **1. M**utter**m**und; **2. m**alignes **M**elanom.

Mm.: (anat.) Abk. f. Musculi (Muskeln).

mM: Abk. f. **milli**m**olar; 10^{-3} molar*.

MMN-Syn|drom n: syn. MEN-Syndrom Typ III, Williams-Pollock-Syndrom; zu den Polyadenomatose*-Syndromen gehörende autosomal-dominant erbl. Erkr. mit **m**ultiplen **M**ukosafibromen od. -**n**eurofibromen (v. a. im Bereich von Lippen u. hinterer Zunge), Phäochromozytom* (in ca. 75% der Fälle bilateral), medullärem Schilddrüsenkarzinom (in ca. 75% bilateral-symmetrisch) u. Adenom der Nebenschilddrüsen (in ca. 40% multipel); marfanoider Habitus.

mMol: Abk. f. Millimol; 10^{-3} Mol*.

MMV: Abk. für (engl.) **m**andatory **m**inute **v**olume; s. IMV.

Mn: chem. Symbol f. Mangan*.

Mneme (-mnese*) **f:** Gedächtnis*.

-mnese: auch -mnesia, -mnesie; Wortteil mit der Bedeutung Erinnerung; von gr. μνήμη.

mnestisch (↑)**:** das Gedächtnis betreffend.

MNSs-Blut|gruppen: seit 1927 bekanntes Blutgruppensystem mit den Hauptantigenen M, N (entdeckt von Landsteiner u. Levine), S (von Walsh u. Montgomery 1947 beschrieben) u. s (von Levine 1951 beschrieben), von denen versch. biochem. Varianten vorkommen; daneben werden dem MNSs-System zahlreiche weitere seltene Blutgruppenantigene zugeordnet. Die vier Hauptantigene werden wahrscheinl. durch Allele an zwei eng benachbarten Genloci (M/N, S/s) determiniert, die Vererbung erfolgt autosomal-kodominant; Häufigkeit des Antigens M bei Weißen in Europa ca. 30%, von N ca. 20%, Vork. von MN bei ca. 50%. Die biochem. Struktur der MNSs-Blutgruppenantigene (N-Acetyl-Neuraminsäure-haltige Glykoproteine), deren antigene Spezifität v. a. auf Strukturunterschieden in ihrem Peptidanteil beruht, ist weitgehend aufgeklärt. Die Oligosaccharide best. MNSs-Antigene dienen als Rezeptoren für das Eindringen der Merozyten von Plasmodium falciparum, was das häufigere Vork. bestimmter Phänotypen in endemischen Malariagebieten erklären könnte. **Bedeutung:** v. a. für die Abstammungsbegutachtung* (die Blutgruppenantigene sind bereits bei Geburt voll ausgeprägt). Anti-M, Anti-N u. seltener Anti-S kommen als reguläre Antikörper vor u. sind klin. ohne Bedeutung (Kälteagglutinine); irreguläre Antikörper (Anti-M, -N, -S u. -s) können durch Bluttransfusion u. Schwangerschaften induziert werden u. (selten) hämolytische Transfusionszwischenfälle u. einen Morbus haemolyticus neonatorum (insbes. bei Ss-Inkompatibilität) hervorrufen. Autoantikörper gegen versch. MNSs-Antigene konnten bei Kälteagglutininkrankheit und autoimmunhämolytischen Anämien nachgewiesen werden.

Mo: chem. Symbol f. Molybdän*.

Moberg-Test (Erik M., Chir., Göteborg, geb. 1905) **m:** syn. Ninhydrintest*.

mobilis (lat.)**:** beweglich; z. B. Cor mobile (Wanderherz), Ren mobile (Wanderniere).

Mobilisation (↑) **f:** (engl.) mobilization; auch Mobilisierung; **1.** Maßnahmen zur körperl. Aktivierung von Pat., v. a. bei Bettlägerigkeit od. nach Op.; z. B. als Aufsetzen am Bettrand u. Aufstehen mit Hilfe; als Frühmobilisation das möglichst frühe Aufstehen nach Op. v. a. zur Thromboseprophylaxe*; **2.** Durchbewegung von Gelenken, z. B. zur Kontrakturenprophylaxe*.

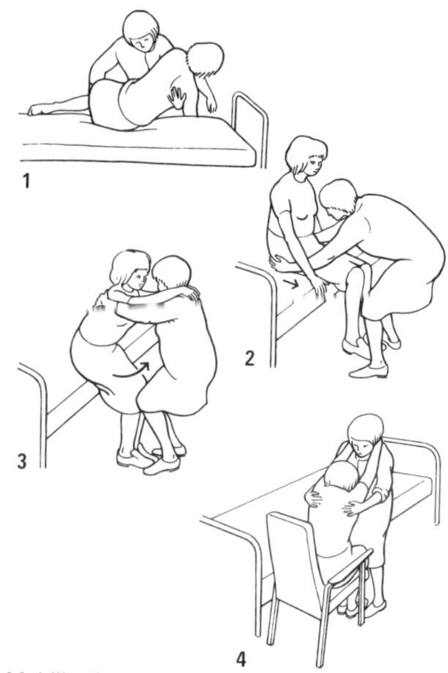

Mobilisation:
Hilfestellung beim Verlassen des Bettes: 1: Aufrichten über die kranke Seite; 2: Patienten sitzend zur Bettkante ziehen; 3: Knie und Füße gut blockieren und Rumpf weit nach vorne ziehen; 4: zum Hinsetzen über die kranke Seite drehen [370]

Moclo|bemid (INN) **n:** 4-Chlor-N-(2-morpholinoethyl)benzamid (IUPAC); selektiver reversibler Monoaminoxidasehemmer*; Verw.: Antidepressivum.

Modal|wert: (engl.) modal value; (math.) auch Modus, sog. Dichtemittel; s. Mittelwert.

Modellernen: (psychol.) Lernen* durch Imitation z. B. des Handelns einer anderen Person, das als Modell dient; vgl. Konditionierung, operante.

M

Modi|fikation (lat. modificare regulieren) f: (engl.) modification; Paravariation; durch Umwelteinflüsse hervorgerufene Variationen*; sie verändern nur den Phänotypus u. sind nicht erblich.

Modi|fikations|gene (↑; Gen*) n pl: (engl.) modifying genes; Gene, die die phänotyp. Wirkung anderer Gene modifizieren.

Modiolus (lat. Radnabe) m: Spindel; die Achse der knöchernen Schnecke des Innenohrs.

MODY: Abk. f. (engl.) **m**aturity **o**nset **d**iabetes of the **y**oung; s. Diabetes mellitus.

Moebius-Kern|a|plasie (Paul J. M., Neurol., Leipzig, 1853-1907; A-*; -plasie*) f: (engl.) infantile nuclear aplasia; syn. Moebius-Syndrom; angeb. beidseitige Aplasie versch. Hirnnervenkerne, v. a. des Nucleus nervi abducentis u. facialis; **Sympt.:** horizontale Blickparese, Fazialislähmung, Zungenatrophie, Kau- u. Schluckstörungen sowie Fehlbildungen an Extremitäten (v. a. Pes equinovarus), Kopf (Aplasie des Gehörgangs) u. Rumpf.

Moebius-Zeichen (↑): (engl.) Moebius' sign; Schwäche der Konvergenzbewegung der Augen bei Hyperthyreose*; läßt man den Pat. erst z. Decke, dann auf seine Nasenspitze sehen, so tritt nur das eine Auge in Konvergenzstellung, das andere weicht nach außen ab.

Möller-Barlow-Krankheit (Julius O. M., Chir., Königsberg, 1819-1887; Sir Thomas B., Päd., London, 1845-1945): (engl.) infantile scurvy; syn. Osteopathia haemorrhagica infantum, infantiler Skorbut; schwere Avitaminose* (Vitamin-C-Mangel) der Säuglinge u. Kleinkinder; **Urs.:** einseitige Ernährung (Kuhmilch, kein frisches Obst u. Gemüse); **Sympt.:** anfangs Mattigkeit, Appetitmangel, Gewichtsverlust, Kopfschmerzen, später starke Berührungsempfindlichkeit (sog. Hampelmannphänomen), Neigung zu Blutungen an Gingiva, Haut (Rumpel-Leede-Test pos.) u. Muskulatur; typische Skelettveränderungen mit Auftreibung der Knorpel-Knochen-Grenze der Rippen (skorbutische Stufenbrust), Epiphysenlösung u. subperiostalen Blutungen; blutungsbedingte hypochrome, z. T. auch megaloblastäre Anämie; **Diagn.:** erhöhte Tyrosinkonzentration in Blut u. Urin; erniedrigte Ascorbinsäurekonzentration im Blut; **Ther.:** Ascorbinsäure.

Möller-Hunter-Glossitis (↑; John H., Chir., London, 1728-1793; Gloss-*; -itis*) f: s. Hunter-Glossitis.

Mönckeberg-Sklerose (Johann G. M., Pathol., Bonn, 1877-1925; Skler-*; -osis*) f: (engl.) Mönckeberg's sclerosis; syn. Mediasklerose; vorwiegend bei Männern (m : w = 3 : 1), oft in Zus. mit Diabetes* mellitus auftretende Erkr. mit steinharten, häufig spangenförmigen Verkalkungen od. Verknöcherungen in der Tunica media von Extremitätenarterien (sog. Gänsegurgelarterien), primär basierend auf einer Medianekrose; die Intima ist nicht mitbetroffen, das Gefäßlumen ist offen. Vgl. Arteriosklerose.

Mofe|butazon (INN) n: 4-Butyl-1-phenyl-3,5-pyrazolidindion (IUPAC); Verw.: s. Antiphlogistika, nichtsteroidale.

Mogi|graphie (gr. μόγις mit Mühe; -graphie*) f: Schreibkrampf; s. Krämpfe.

Mohn: s. Papaver somniferum.

Mohrenheim-Grube (Baron Joseph J. Freiherr von M., Chir., Gebh., Wien, St. Petersburg, 1759-1799): (engl.) Mohrenheim's fossa; Trigonum deltoideopectorale; Einsenkung unterh. des Schlüsselbeins, zw. M. pectoralis major u. M. deltoideus, Stelle für d. Auskultation der A. subclavia.

Mohr-Syn|drom (Otto L. M., 1886-1967) n: s. Syndrom, oro-fazio-digitales.

MOK-Werte: Abk. f. **m**aximale **O**rgan**k**onzentrationen an Fremdstoffen od. Metaboliten in Blut, Harn, Haar od. Atemluft, deren Überschreitung Gesundheitsgefahren anzeigt u. Rückschlüsse auf eine gesundheitsgefährdende Exposition von Arbeitsstoffen erlaubt.

Mol (lat. moles Masse) n: (engl.) mole; molekulare Einheit der Stoffmenge; diejenige Menge eines chem. einheitl. Stoffes in Gramm, die seiner rel. Molekularmasse* in Gramm entspricht (Grammolekül); Beispiel: 1 M. HCl (MG 36,46) sind 36,46 g Salzsäure. Vgl. molar, Molarität.

mol n: diejenige Menge, die aus so vielen elementaren Einheiten (Atome, Moleküle, Ionen) besteht, wie Atome in 12 g des Kohlenstoffisotops ^{12}C enthalten sind. Vgl. Avogadro-Zahl, Einheiten.

Molalität (lat. moles Masse) f: (engl.) molality; Kilogramm-Molarität; Anzahl der Mole des gelösten Stoffes in 1 kg Lösungsmittel; SI-Einheit: mol/kg. Bei verdünnten wäßrigen Lösungen sind d. Werte f. Molarität* u. M. praktisch identisch.

molar (↑): (chem.) Abk. M. Eine Lösung ist 1 M, wenn sie 1 Mol* gelöste Substanz pro Liter enthält; 10^{-3} = millimolar (mM), 10^{-6} = mikromolar (μM), 10^{-9} = nanomolar (nM).

Molaren (lat. molaris Mühlstein) m pl: (engl.) molars; Dentes molares, Mahlzähne; die zwölf mehrhöckerigen Zähne im bleibenden Gebiß, die drei letzten jeder Zahnreihe u. die acht Mahlzähne im Milchgebiß mit im Oberkiefer i. a. drei, im Unterkiefer zwei Wurzeln. Die vier letzten bleibenden M. heißen Weisheitszähne*; die vier ersten werden oft nach dem Jahr ihres Durchbruchs als Sechsjahrmolaren od. nach ihrer Nummer im Gebißschema als Sechser bezeichnet.

Molarität (lat. moles Masse) f: (engl.) molarity; Stoffmengenkonzentration; Angabe in Mol* pro Kubikmeter; SI-Einheit: mol/m^3, mol/l; vgl. molar, Molalität.

Mole (lat. mola verunstalteter Embryo) f: entartete Frucht; s. Blasenmole, Blutmole. Vgl. Breus-Mole.

Molekül (lat. moles Masse) n: (engl.) molecule; aus zwei od. mehr miteinander verbundenen Atomen versch. Elemente bestehendes kleinstes Teilchen; als **Makromolekül** wird i. a. ein M. mit mehr als 10^3 Atomen bezeichnet.

Molekular|gewicht (↑): (engl.) molecular weight; Abk. MG; nicht mehr korrekte Bez. f. die rel. Molekularmasse*.

Molekular|masse (↑): (engl.) molecular mass; relative, dimensionslose Zahl, die angibt, wievielmal mehr Masse ein best. Molekül besitzt als die atomare Masseneinheit (Abk. AME); ergibt sich durch Addition der am Aufbau des Moleküls beteiligten rel. Atommassen.

Molen|ei (Mole*): syn. Abortivei*.

Molke: (engl.) whey; die aus Magermilch nach Ausfällung des Caseins durch Lab (süße M.) od. Säure (saure M.; vgl. Milchgerinnung) zurückbleibende Flüssigkeit; in dieser sind noch Milchzucker bzw. Milchsäure, Laktalbumin, Laktoglobulin u. Mineralien enthalten.

Molke|kur: Form der naturheilkundl. Ernährungstherapie* mit therap. Fasten u. Zufuhr von Molke zur Eiweißsubstitution.

Moll-Drüsen (Jakob A. M., Ophth., Den Haag, Utrecht, 1832-1914): (engl.) Moll's glands; Glandulae ciliares; apokrine Drüsen, münden am Lidrand in d. Haarbälge der Augenwimpern.

Mollụscum con|tagiosum (lat. weiche Nuß, Pilz) n: syn. Epithelioma contagiosum, sog. Dellwarze; weltweit verbreitete Inf. der Haut mit M.-c.-Virus (Fam. der Poxviridae*, ⌀ 240-320 nm); Übertragung durch Schmierinfektion; Inkubationszeit 2-8 Wochen; **Vork.:** häufig bei Kindern (gelegentl. Epidemien), bei Pat. mit atopischem Ekzem, Immundefekten, HIV-Erkrankung; **Klin.:** derbe, bis zu erbsgroße Papeln mit zentraler Eindellung, bes. in Gesicht (Lider), Hals, Achseln, seitl. Thorax u. Genitalien; auf Druck entleert sich eine krümelige Masse; spontane Rückbildung innerh. eines Jahres.

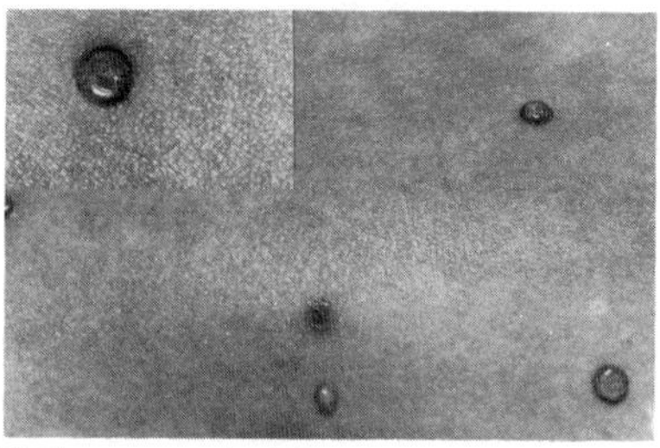
Molluscum contagiosum: zentrale Eindellung der Papeln (Ausschnitt) [540]

Mollụscum pseudo|carcinomatosum (↑) n: s. Keratoakanthom.

Mollụscum sebaceum (↑) n: s. Keratoakanthom.

Molluski|zide (↑; -zid*) n pl: (engl.) molluscides; Mittel gegen Schnecken; s. Pestizide.

Moloney-Test (Peter J. M., Immunochem., Kanada, geb. 1891) m: vor Schutzimpfung* gegen Diphtherie* durchgeführter Intrakutantest* mit verdünntem Diphtherietoxoid zur Feststellung einer Überempfindlichkeit (Bildung einer Papel). Vgl. Schick-Test.

Molsi|domin (INN) n: Ethyl(3-morpholinosydnonimin-N-carboxylat (IUPAC); Verw.: bei Angina pectoris (ähnl. Wirkung wie org. Nitrate; s. Nitroglyzerin).

Molybdän n: (engl.) molybdenum; chem. Element, Symbol Mo, OZ 42, rel. Atommasse 95,94; zur Chromgruppe gehörendes hartes und sprödes Metall (Dichte 10,2 g/cm^3, Schmelzpunkt 2620°C); essentielles Spurenelement; techn. Verw. z. B. als Legierungskomponente (Molybdänstähle) sowie als Ausgangssubstanz für Technetium*-99m.

Mon-: auch Mono-; Wortteil mit der Bedeutung allein, einzig; von gr. μόνος.

Monakow-Bündel (Constantin von M., Neurol., Zürich, 1853-1930): Tractus rubrospinalis.

Monakow-Zeichen (↑) m: s. Pyramidenbahnzeichen (Tab.).

Monalazon-Di|natrium (INN) n: Dinatrium-4-(N-chlorsulfamoyl)benzoat (IUPAC); Verw.: Desinfiziens.

Monaldi-Saug|drainage (Vincenzo M., Pulmologe, Rom, geb. 1899; Drainage*) f: (engl.) Monaldi's drainage; **1.** wenig gebräuchl. Verfahren der Thorax- bzw. Pleuradrainage* im Dauersaugverfahren nach Punktion im 2. ICR parasternal; **2.** direkte Drainage pleuranah gelegener, tuberkulöser Kavernen. Vgl. Bülau-Drainage.

Mon|arthritis (Mon-*; Arthr-*; -itis*) f: Entz. eines einzigen Gelenks; s. Arthritis.

Mond||bein: Os* lunatum. **M.bein|nekrose** (Nekr-*; -osis*) f: s. Kienböck-Krankheit. **M.gesicht:** s. Facies.

Mondor-Krankheit (Henri M., Chir., Paris, 1885-1962): (engl.) Mondor's disease; strangförmige, oberflächl. Thrombophlebitis*; **Sympt.:** bis 30 cm lange, harte, stricknadeldicke, subkutane, evtl. netzartig untereinander verbundene Stränge; **Lok.:** vordere Brustwandpartien, Extremitäten, Präputium; **Urs.:** Traumen, infektiöse Prozesse.

Mond|süchtigkeit: s. Somnambulismus.

Monge-Krankheit (Carlos M., Pathol., Lima, geb. 1884): (engl.) Monge's disease; in den Anden bekanntes chron. Krankheitsbild mit großem Thorax, Polyzythämie sowie gesteigertem Myoglobin- u. Gewebehämingehalt; **Urs.:** langer Aufenthalt in O_2-armen Höhenlagen; Resultat von Adaptionsvorgängen. Vgl. Höhenreaktion.

Mongolen|falte: s. Epikanthus.

Mongolen|fleck: (engl.) mongolian spot; angeb., bes. bei Asiaten vorkommender blaugrauer Pigmentfleck durch Melanozytenansammlungen im Korium mit Rückbildungstendenz im Kindesalter; Lok. in der Kreuzbeinregion, im Schulterbereich (Ito-Nävus) od. im Versorgungsgebiet des 1. u. 2. Astes des N. trigeminus unter Mitbeteiligung der Augen (Ota-Nävus).

Mongolen|lücke: sog. 3. Fontanelle; beim Down*-Syndrom auftretende fontanellenartige Erweiterung im hinteren Abschnitt der Pfeilnaht.

Mongolismus m: überholte Bez. f. Down*-Syndrom.

Monile|thrix (lat. monile Halsband; Trich-*) f: s. Haarveränderungen.

Moniliasis (↑; -iasis*) f: veraltete Bez. f. Candida*-Mykosen.

Monili|formis monili|formis (↑; -formis*): Kratzwurm; s. Acanthocephala.

Mono|amin|oxidase f: Abk. MAO; Enzym, das über eine oxidative Desaminierung den Abbau versch. biogener Amine mit einer Aminogruppe (Katecholamine*), z. B. Noradrenalin u. Serotonin, bewirkt.

Mono|amin|oxidase|hemmer: (engl.) MAO inhibitors; Abk. MAOH; Substanzen, die das Enzym Monoaminoxidase* u. dadurch den Abbau von Noradrenalin, Dopamin u. Serotonin hemmen; unterschieden werden nichtselektive (z. B. Tranylcypromin) u. (neuere) selektive M. (Wirkung durch Inaktivierung spez. Isoenzyme der Monoaminoxidase, z. B. Moclobemid, Selegilin); **Verw.:** bei therapierefraktären Depressionen, als Parkinsonmittel (Selegilin).

Mono|bactame n pl: zu den Betalaktam*-Antibiotika gehörende Substanzen mit monocyclischer Ringstruktur; s. Aztreonam.

Mono|carbon|säuren: (engl.) monocarbon acids; Säuren, die die Carboxylgruppe (—COOH) nur einmal enthalten; vgl. Fettsäuren.

Mono|choriate (Mon-*; Chorio-*): (engl.) monochorionic twins; Zwillinge* m. nur einem Chorion*.

Mono|chromasie (↑; Chrom-*) f: (engl.) monochromasia; Einfarbensehen; seltene Form der Farbenfehlsichtigkeit*, bei der nur eine Farbe von d. Zapfen aufgenommen wird; keine Verminderung der Sehschärfe.

mono|chromatisch (↑; ↑): (engl.) monochromatic; einfarbig; z. B. Licht* einer best. (einheitlichen) Wellenlänge bzw. eines sehr schmalen Wellenlängenbereichs, i. w. S. auch Bez. für elektromagnetische Wellen* gleicher Frequenz.

Mono|chromator (↑; ↑) m: (physik., opt.) Apparat zur Erzeugung von monochromatischem Licht m. Hilfe von opt. Gittern, Prismen, Filtern u. Linsen; **Anw.:** z. B. im Photometer*.

Monod-Jacob-Schema (Jacques M., Biochem., Paris, 1910-1976; François J., Genetiker, Paris, geb. 1920) n: s. Genregulation.

mono|gen (Mon-*; -gen*): (engl.) monogenic; syn. monomer; Auftreten einer monosymptomatischen Erkrankung (z. B. Stoffwechselanomalien*) aufgrund nur einer Krankheitsanlage*.

Mono|hydr|oxy|cholan|säure: Lithocholsäure; eine der Gallensäuren*.

Monokel|hämatom (Mon-*; lat. ọculus Auge; Häm-*; -om*) n: einseitiges Brillenhämatom*.

Mono|kine (↑; Kin-*) n pl: (engl.) monokines; ungebräuchl. Bez. f. Substanzen, die von Monozyten* produziert werden u. die Funktion anderer Zellen beeinflussen (z. B. spezif. od. unspezif. lymphozytenaktivierende Faktoren, Wachstumsfaktoren). Vgl. Interleukine, Lymphokine.

mono|klonal (↑; gr. κλών Zweig, Schoß): (engl.) monoclonal; von einem einzigen Zellklon ausgehend bzw. produziert; z. B. monoklonale Antikörper*.

mono|krot (↑; gr. κροτεῖν klopfen, schlagen): (engl.) monocrotic; einschlägig; z. B. der normale Puls; vgl. Dikrotie.

Mono|makro|phago|zytose (↑; Makro-*; Phag-*, Zyt-*; -osis*) f: (engl.) monomacrophagocytosis; starke Vermehrung von Monozyten u. Übergangsformen zu Makrophagen im Ohrkapillarblut (fehlt im Fingerblut); **Vork.** v. a. bei Endocarditis lenta (in 50% der Fälle, oft Erstsymptom), vereinzelt bei schwerer Sepsis.

Mono|manie (↑; -manie*) f: (engl.) monomania; impulsives Irresein; veraltete Bez. f. impulsive, zwanghafte u. (im Ggs. zur Manie*) auf einen engen Bereich beschränkte Handlungen, z. B. Kleptomanie, Poriomanie od. Zählzwang.

mono|mer (↑; gr. μέρος Teil): (genet.) syn. monogen*.

Mono|mere (↑; ↑) n pl: (engl.) monomers; (chem.) Grundbausteine hochmolekularer Verbindungen.

Mono|narkose (↑; Narkose*) f: (engl.) monoanaesthesia; Narkose* unter ausschließl. Verwendung eines einzigen Narkotikums (früher gebräuchlich als Äthermononarkose); heute nur noch als intravenöse Kurznarkose angewandt.

Mono|neuritis multi|plex (↑; Neur-*; -itis*) f: (engl.) multiple mononeuritis; syn. Multiplextyp der Polyneuritis; Sonderform der Polyneuritis* mit meist asymmetrischem Befall mehrerer peripherer Nerven.

Mono|neuro|pathia multi|plex (↑; ↑; -pathie*) f: Form der Polyneuropathie* v. a. bei Diabetes mellitus.

Mono|nucleosis in|fectiosa (↑; Nucl-*; -osis*) f: (engl.) infectious mononucleosis; syn. Pfeiffer-Drüsenfieber, Lymphoidzellenangina, infektiöse Mononukleose; Virusinfektion, die zu einer Hyperplasie u. Hypertrophie des lymphat. Gewebes mit charakterist. Blutbildveränderungen führt; **Err.:** Epstein*-Barr-Virus (Abk. EBV); **Übertragung:** wahrscheinl. durch Tröpfchen- u. Kontaktinfektion; Vork. weltweit mit Frühjahrs- u. Herbstgipfel; es erkranken v. a. ältere Kinder u. junge Erwachsene. **Klin.:** Inkubationszeit 8-21 Tage; Beginn mit Fieber (38-39°C), Kopf- u. Gliederschmerzen, evtl. Leibschmerzen; typisch sind gleichzeitig auftretende generalisierte Lymphknotenschwellungen (erbs- bis kirschgroß, derb, beweglich, wenig schmerzhaft), diphtherieähnliche Tonsillitis (Beläge sind jedoch eher schmutzig-grau u. greifen nicht auf die Umgebung der Tonsillen über) bei relativ gutem Allgemeinbefinden u. Milz-, manchmal auch Leververgrößerung (in 7% der Fälle Ikterus); gelegentl. multiformes Exanthem (bes. nach Ampicillingabe). Die Dauer der Erkr. schwankt zw. Tagen u. Wochen. **Formen: 1.** anginöse Verlaufsform (Monozytenangina) häufig bei Erwachsenen mit im Vordergrund stehender Tonsillitis, manchmal Konjunktivitis, Iridozyklitis, Neuritis Nervi optici, Netzhautveränderungen u. Augenmuskellähmungen; DD: Listeriose, Plaut-Vincent-Angina; **2.** febrile Verlaufsform (Drüsenfiebertyphoid) häufig bei Kindern; im Vordergrund stehen Fieber u. Lymphknotenschwellungen; **3.** abortive Verlaufsform häufig bei Kleinkindern mit klin. nur sehr geringer Symptomatik; **Diagn.:** im Blutbild meist Leukozytose zwischen 10 000 und 25 000/mm^3 mit 60-80% lymphoiden (mononukleären) Zellen (sog. Downey*-Zellen); (serol.) durch unspezif. Tests auf heterophile Antikörper (Paul*-Bunnell-Reaktion, bei Kindern oft neg.), Nachw. von EBV-Antikörpern; **Kompl.:** selten Hepatitis, Meningoenzephalitis, Myokarditis, Nephritis, Polyneuritis, Milzruptur, Purtilo*-Syndrom; **Progn.:** ohne Kompl. gut, schwere Verläufe bei Pat. mit zellulärem Immundefekt.

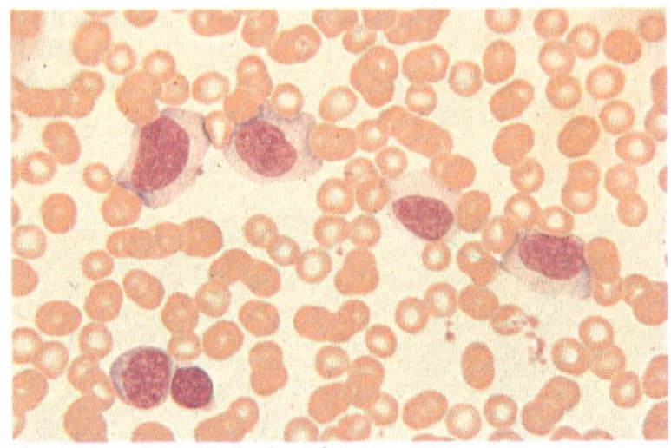

Mononucleosis infectiosa: Blutbild [179]

mono|nukleär (↑; ↑): (engl.) mononuclear; **1.** einkernig, Zelle mit nur einem Kern; große Mononukleäre: rundkernige Monozyten; **2.** durch Erkr. eines einzelnen Nervenkerns hervorgerufen.

Mono|parese (↑; Parese*) f: (engl.) monoparesis; syn. Monoparalyse; Lähmung* einer einzelnen Extremität.

Mon|orchie (↑; Orch-*) f: (engl.) monorchidism; angeb. Fehlen eines Hodens, einseitige Anorchie (Vork. 1 : 5000); vgl. Hodenfehlbildung.

Mono|saccharide (↑; gr. σάκχαρ Zucker) n pl: (engl.) monosaccharides; syn. Einfachzucker, Monosen; Grundkörper der Kohlenhydrate, chem. mehrwertige Alkohole; **1. Aldosen:** tragen am endständigen C-Atom (als C1 bezeichnet) eine Aldehydgruppe (Oxidation der primären Alkoholgruppe); **2. Ketosen:** tragen am 2. C-Atom

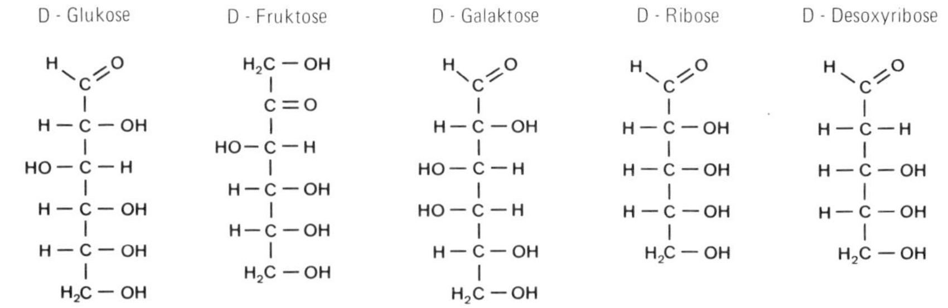

Monosaccharide

(C2) eine Ketogruppe: (>C=O) (Oxidation der sek. Alkoholgruppe). Die M. werden nach der Zahl der C-Atome eingeteilt in Triosen*, Tetrosen*, Pentosen*, Hexosen* u. Heptosen*. Triosen haben ein asymmetrisches C-Atom, die längerkettigen Kohlenhydrate entspr. mehr; sie sind daher optisch aktiv. Mit der Zahl der asymmetrischen C-Atome wächst d. Zahl der möglichen Isomeren. Zugehörigkeit zur D- od. L-Reihe nach Stellung der untersten sek. OH-Gruppe (s. Isomerie). Wichtigste M.: s. Abb. (lineare Schreibweise, Fischer-Formel).

In wäßriger Lösung liegen Pentosen, Hexosen u. Heptosen nur zum kleinsten Teil in der Aldehyd- od. Ketoform vor, bevorzugt ist die Ausbildung einer Ringform durch intramolekulare Reaktion der Aldehyd- bzw. Ketogruppe mit einer Alkoholgruppe unter H_2O-Abspaltung (Laktol- od. Halbacetalbildung*). Dabei entsteht ein fünf- (Furanose) od. sechsgliedriger (Pyranose) Ring, der ein O-Atom enthält. Durch den Ringschluß entsteht ein neues asymmetrisches C-Atom an C1, das sich bes. leicht umlagert (über die offene Form, $\alpha \rightleftharpoons \beta$-Form); dies führt zur Erscheinung der Mutarotation* (Beweis für die Richtigkeit der Ringformel). Der Ring ist nicht, wie meist vereinfacht dargestellt, eben, sondern liegt in den sog. Sesselformen o. ä. vor, die die stabilste u. energe-

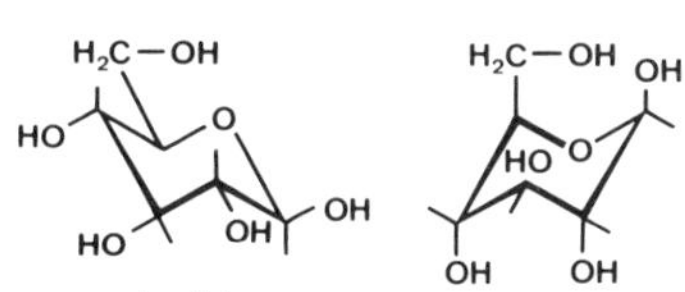

Monosaccharide: räumliche Darstellung von Hexosen in „Sesselform"

tisch günstigste Konformation des Moleküls sind. **Derivate:** Phosphorsäureester (im Organismus werden fast nur phosphorylierte Zucker umgesetzt); Aminozucker (tragen eine NH_2-Gruppe anstelle einer OH-Gruppe, meist an C2). **Spezif. Nachw.:** Die meisten M. sind enzymatisch bestimmbar; die **unspezif. Nachw.** (Reduktionsproben, z. B. Fehling-Probe) werden heute kaum mehr angewendet.

Mono|somie (↑; Soma*) f: (engl.) monosomy; das nur einfache Vorliegen eines best. Chromosoms im (sonst) diploiden Chromosomensatz (Genommutation), z. B. inf. Non*-disjunction od. Chromosomenverlust b. der Kernteilung; während das Fehlen eines Autosoms eine normale Embryogenese beim Menschen wohl ausschließt, ist eine gonosomale M. mit dem Leben vereinbar (Turner*-Syndrom). Als partielle M. wird der Verlust eines Chromosomenstücks (Deletion) bezeichnet (z. B. beim Katzenschrei*-Syndrom).

Mono|tricha (↑; Trich-*) n pl: (engl.) monotriches; allg. Bez. für Bakt. mit endständiger (polarer) Geißel (sog. monotrich begeißelte Bakt.), z. B. Vibrio* cholerae. Vgl. Amphitricha, Lophotricha, Peritricha.

Mono|zyten (↑; Zyt-*) m pl: (engl.) monocytes; zu den Leukozyten* gehörende größte mononukleäre Zellen im Blut (Ø 12–20 µm), besitzen einen großen, meist hufeisenförmig gebuchteten od. gelappten Kern mit grobmaschigem Chromatingerüst u. reichlich basophiles Zytoplasma mit feinen azurophilen Granula u. vielen Lysosomen, die Peroxidase u. versch. Säurehydrolasen enthalten (wichtig für die mikrobizide Potenz der M.). M. sind zur Phagozytose* u. Migration* befähigt u. besitzen auf ihrer Membranoberfläche u. a. Rezeptoren für Komplementproteine (z. B. C3b) u. Fc-Rezeptoren für IgG (wichtig für Anlagerung u. Phagozytose von Mikroorganismen). Die im Blut 1-2 Tage zirkulierenden M. differenzieren sich nach Auswanderung in verschiedene Organe bzw. Gewebe(systeme) zu ortsständigen gewebetypischen Makrophagen*. Aus der granulopoetisch determinierten myeloischen Stammzelle (Myeloblast) können sich unter Einfluß humoraler Faktoren (z. B. koloniestimulierender Faktoren) M. (aus Promonozyten) od. neutrophile Granulozyten* entwickeln. Vgl. Blutbild (Tab.).

Mono|zyten|angina (↑; ↑; Angina*) f: s. Mononucleosis infectiosa.

Mono|zyten|leuk|ämie (↑; ↑; Leuk-*; -ämie*) f: (engl.) monocytic leukaemia; **1.** akute monoblastäre bzw. myelomonoblastäre Leukämie*, gekennzeichnet durch starke Aktivität u. unspezif. Esterase in den unreifen Leukämiezellen (s. ums. Abb.); **2.** seltene chron. Leukämieform mit Vermehrung von Monozyten im Blut über $1000/mm^3$; im Knochenmark dominiert eine granulozytopoet. Zellvermehrung mit zahlreichen Übergangsformen (sog. Promonozyten); Vork. v. a. im höheren Lebensalter. **Klin.:** anfangs wenig Allgemeinsymptome, erst später Anämie bzw. Infektionsneigung; häufig Splenomegalie, Thrombopenie in über 50% der Fälle; Lysozymgehalt im Serum u. Urin deutl. erhöht; meist Hyperurikämie. Therap. Zurückhaltung mit Zytostatika wird empfohlen.

M

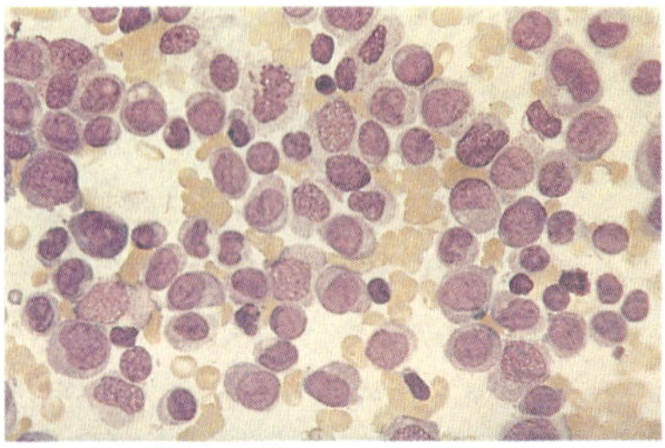

Monozytenleukämie:
akute monozytäre Leukämie, Knochenmarkausstrich (Pappenheim-Färbung); Nachweis großer monozytär differenzierter Blasten [181]

Mono|zyten-Makro|phagen-System (Mon-*; Zyt-*; Makro-*; -phag*) n: (engl.) mononuclear phagocyte system; monozytäres Phagozytensystem, ältere Bez. retikuloendotheliales bzw. retikulohistiozytäres System; zusammenfassende Bez. f. alle phagozytoseaktiven, von Monozyten* abstammenden Zellen, insbes. Makrophagen* der versch. Gewebe u. Körperhöhlen, vermutlich auch Osteoklasten* u. Zellen der Mikroglia*; **Funktion:** v. a. Phagozytose*, Zytotoxizität, Immunregulation (Kooperation mit Lymphozyten) u. Synthese unterschiedl. biol. aktiver Substanzen.

Mono|zytose (↑; ↑; -osis*) f: (engl.) monocytosis; Vermehrung der Monozyten im Differentialblutbild auf über 8% der Leukozyten; **Vork.** bes. bei Protozoen- u. Viruskrankheiten (z. B. Malaria, Hepatitis epidemica), Agranulozytose u. als sog. monozytäre Abwehrphase.

Monro-Foramen (Alexander M., Anat., Edinburgh, 1733-1817; Foramen*) n: s. Hirnventrikel.

Monro-Punkt (↑): (engl.) Monro-Richter point; Einstichstelle für Bauchpunktion (z. B. bei Aszites*) im li. Unterbauch, im dritten äußeren Viertel der Verbindungslinie zw. Nabel u. Spina iliaca sup. ant. sin. (Monro-Richter-Linie).

Monro-Zyste (↑; Kyst-*) f: (engl.) Monro's cyst; Ependymzyste (meist Kolloidzyste) am Foramen interventriculare Monroi; kann zum sog. Monro-Block mit Hydrozephalus der Seitenventrikel führen; **Sympt.:** heftigste episodische, z. T. lageabhängige Kopfschmerzen.

Mons (lat.) m: Berg.

Mons pubis (↑; lat. pubis Scham, Geschlechtsreife): Mons veneris, Venusberg, Schamberg, Fettpolster der vorderen Schamgegend bei der Frau mit charakterist. Schamhaardreieck; s. Genitale.

Monstrositas (lat. monstrum Ungeheuer) f: sog. Mißgeburt mit Fehlen v. Körperteilen (M. per defectum), örtl. Fehlbildung (M. per fabricam alienam), m. überzähligen od. übermäßigen Fehlbildungen (M. per excessum) od. als Doppelfehlbildung (M. duplex).

Montags|fieber: s. Byssinose.

Monteggia-Luxations|fraktur (Giovanni B. M., Chir., Mailand, 1762-1815; Luxation*; Fraktur*) f: (engl.) Monteggia's dislocation fracture; Fraktur der Ulna (proximale Hälfte) mit Luxation des Radiusköpfchens (s. Abb.) inf. Ruptur des Lig. annulare radii od. Lig. quadratum; Achsenknickung der Ulna, Radiusköpfchen in d. Ellenbeuge tastbar; **cave:** Übersehen der Radiusköpfchenluxation od. Nichterkennen einer der bd. Verletzungen; evtl. Verletzung des Nervus radialis (Fallhand); **Ther.:** stabile Osteosynthese der Ulna, evtl. Bandnähte, Oberarmgipsverband; bei konservativer Ther. mit Reposition u. Ruhigstellung weiterhin Luxationstendenz des Radiusköpfchens inf. Ulnaverkürzung. Vgl. Ellenbogenverrenkung.

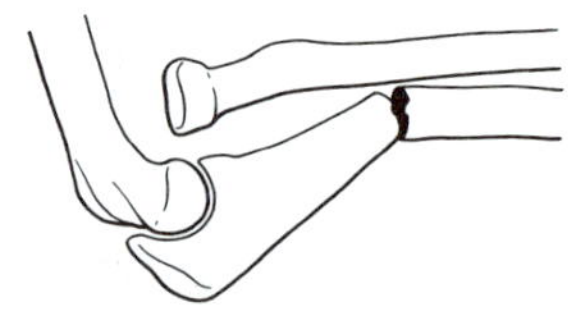

Monteggia-Luxationsfraktur [223]

Montevideo-Einheit: (engl.) Montevideo unit; Maß f. die Wehentätigkeit (Produkt aus Wehenstärke u. Wehenhäufigkeit in 10 Min.); vgl. Wehen.

Montgomery-Drüsen (William F. M., Gyn., Gebh., Dublin, 1797-1859): (engl.) Montgomery's glands; Glandulae areolares (mammae); 12-15 apokrine Drüsen an d. Peripherie des Brustwarzenhofs.

Moor|bad: (engl.) moor bath; aus Torf (ein im Moor abgelagertes, geologisches Verwitterungsprodukt; vgl. Peloid) u. Wasser zubereitetes Bad* breiiger Konsistenz; Badetorf enthält Huminsäuren, Gerbsäure, Östrogene, Mineralsalze u. a.; weitere Wirkung durch hohen hydrostat. Druck u. großen Wärmeinhalt; **Ind.:** rheumat., entzündl. u. degenerative Gelenkerkrankungen, mangelnde endokrine Aktivität des weibl. Organismus.

Moos|fasern: (engl.) mossy fibres; zur Körnerschicht der Kleinhirnrinde ziehende Nervenfasern aus d. Brückenkernen.

Morado|krankheit: Onchozerkose* in Mexiko.

Moraxella (Victor Morax, Ophth., Paris, 1866-1935) f: Gattung gramnegativer, unbeweglicher, z. T. plumper, kurzer Stäbchenbakterien der Fam. Neisseriaceae* (vgl. Bakterienklassifikation); zehn Species in Subgenera Moraxella u. Branhamella (kokkoide Formen); wichtigste Vertreter: **M. lacunata** (syn. Diplobakterium Morax-Axenfeld, häufig paarig gelagert); Err. der Blepharoconjunctivitis angularis; **M. liquefaciens** (syn. Diplobakterium liquefaciens); Err. von Konjunktivitiden. M. ist empfindlich gegen Penizillin.

Morbidität (lat. morbidus krank) f: (engl.) morbidity; Krankheitshäufigkeit, Anzahl von Erkrankungen innerh. einer Population; wird beschrieben durch best. Morbiditätsziffern, z. B. Inzidenz* u. Prävalenz*; vgl. Mortalität.

Morbilli (Dim. von lat. morbus Krankheit) m pl: s. Masern.

morbilli|form (↑; -formis*): masernähnlich.

Morbilloid (↑; -id*) n: abgeschwächte Masern* nach Gammaglobulinapplikation.

Morbus (lat.) m: Krankheit; Krankheitsbez. der Form M. u. Eigenname finden sich alphabet. unter dem jeweiligen Eigennamen (z. B. M. Scheuermann unter Scheuermann-Krankheit).

Morbus caeruleus (↑) m: sog. Blausucht*.

Morbus haemo|lyticus fetalis (↑) m: syn. fetale Erythroblastose; durch mütterliche, meist (in über 85%) i. R. einer Rhesus-inkompatiblen Schwangerschaft gebildete irreguläre Blutgruppenantikörper gegen kindl. Rhesus-Blutgruppen (v. a. D, auch E, c, C^w, C, e) verursachte immunhämolytische Anämie* des Feten mit Erythroblastose inf. gesteigerter Erythrozytenregeneration; selten (in 1-2%) durch andere Blutgruppenantikörper (z. B. Anti-Kell, Anti-Duffy, Anti-Kidd) bedingt mit i. d. R. leichterem klin. Verlauf; **Urs.:** Immunisierung der Mutter nach fetomaternaler Transfusion fetaler Blutmengen; ein M. h. f. tritt meist erst bei vorangegangener blutgruppeninkompatibler Schwangerschaft inf. einer verstärkten Antikörperbildung (Booster-Effekt) auf. Der am häufigsten durch Anti-D-Antikörper verursachte M. h. f. verläuft klin. am schwersten. **Klin.:** intrauterin (od. postnatal) auftretende hämolytische Anämie unterschiedl. Schweregrades (u. U. Anaemia gravis), Entw. eines rasch zunehmenden Ikterus beim Feten mit Bilirubinwerten bis über 342 µmol/l (20 mg/dl, Icterus gravis) u. postnatal Gefahr des Auftretens eines Kernikterus*. Als schwerste Verlaufsform führt der Hydrops fetalis (universalis) mit Flüssigkeitseinlagerung in Plazenta u. fetalem Gewebe sowie Ergußbildung beim Feten inf. anämiebedingter Hypoxie u. Hypoproteinämie unbehandelt innerh. weniger Tage zum intrauterinen Fruchttod*. **Diagn.:** Amniozentese u. Fruchtwasser-Spektrophotometrie zur Beurteilung des Bilirubingehalts; Ultraschalldiagnostik (erhöhte Plazentadicke, Aszites, Pleuraerguß u. Galeaödem beim Feten); serol. Untersuchungen (z. B. Antikörpertiter im mütterl. Serum) sind nur von geringer diagn. Bedeutung. **Ther.:** in leichteren Fällen Phototherapie* u. evtl. Austauschtransfusion* beim Neugeborenen, bei schwerem Verlauf fetale Bluttransfusion in die Nabelgefäße (selten noch intraperitoneal); **Proph.:** Anti*-D-Prophylaxe.

Morbus haemo|lyticus neo|natorum (↑) m: syn. Neugeborenenerythroblastose; durch Bildung von blutgruppenspezif., gegen die kindl. Erythrozyten gerichteten Alloantikörpern* der Mutter in der Schwangerschaft hervorgerufene immunhämolytische Anämie* des Neugeborenen; **Urs.:** Immunisierung der Mutter nach fetomaternaler Transfusion* bzw. Mikrotransfusion bei Blutgruppeninkompatibilität, insbes. bei AB0-Inkompatibilität (meist Mutter Blutgruppe 0, Kind A od. B), seltener bei Rhesus-Inkompatibilität (führt häufiger zum Morbus* haemolyticus fetalis) sowie sehr selten durch andere irreguläre Blutgruppenantikörper (z. B. gegen Kell-, Duffy-, Kidd-Blutgruppen) bedingt; **Klin.:** i. d. R. milde hämolytische Anämie (Anaemia neonatorum), die bis zur 4.-6. Lebenswoche zunimmt, leicht bis mäßig verstärkter Neugeborenenikterus. Bei AB0-Inkompatibilität ist durch das häufige Vorliegen von (plazentagängigen) IgG-Antikörpern der Spezifität Anti-A bzw. Anti-B bei Individuen der Blutgruppe 0 in ca. 50% der Fälle bereits das erste Kind betroffen; bei weiteren AB0-inkompatiblen Schwangerschaften nimmt die Schwere der Erkr. bei den Kindern nicht zu. **Diagn.:** serol. Nachweis von IgG-Antikörpern der entsprechenden Spezifität im mütterlichen Serum u. auf den kindl. Erythrozyten (z. B. mittels Radio-Immunassay, Eluattest); direkter Antiglobulintest oft neg.; **Ther.:** Phototherapie*, selten zusätzl. Austauschtransfusion* (frisches Erythrozytenkonzentrat der Blutgruppe 0 u. der Rhesusblutgruppe des Kindes entsprechend mit alloagglutininfreiem AB-Plasma) erforderlich.

Morbus haemor|rhagicus neo|natorum (↑) m: hämorrhagische Diathese* des Neugeborenen durch Verminderung der Vitamin-K-abhängigen Gerinnungsfaktoren II, VII, IX u. X (Prothrombinkomplex); **Urs.:** Vitamin-K-Mangel inf. Leberparenchymschadens, hochfieberhaften Infekten, bei Frühgeborenen od. Kindern von Müttern mit Vitamin-K-Mangel; **Sympt.:** Blutungen in Haut, Schleimhaut, Bauchhöhle, Lunge, Leber u. Darm (Melaena neonatorum vera), Kephalhämatome, intrakranielle Blutungen; **Ther.:** Vitamin K parenteral, bei schweren Erkr. ggf. Substitution von Gerinnungsfaktoren, Transfusion von Erythrozytenkonzentrat bzw. Frischplasma; **Proph.:** bei gesunden, gestillten Neugeborenen mehrmalige orale Vitamin-K-Substitution (z. B. bei U1, U2, U3); bei Frühgeborenen od. Neugeborenen mit schweren Erkr. parenterale Gabe postnatal.

Morbus sacer (↑) m: in der Antike Bez. f. Epilepsie*; nach Bachhofen nicht heilige (sanctus), sondern „dämonische" (sacer, Attribut der Erdgötter bzw. Dämonen) Krankheit.

Morcellement (frz.) n: (engl.) morcellation; Zerstückelung; z. B. von großen Myomen des Uterus b. vaginaler Hysterektomie*.

Morgagni-Hernie (Giovanni B. M., Anat., Padua, 1682-1771; Hernie*) f: (engl.) Morgagni's hernia; durch die Morgagni*-Spalte hindurchtretende parasternale Zwerchfellhernie*.

Morgagni-Hydatide (↑; Hydatide*) f: (engl.) hydatid of Morgagni; syn. Appendix testis; gestieltes, mit Wasser gefülltes Bläschen neben d. Hoden, Rest des Müller*-Ganges; vgl. Hydatidentorsion.

Morgagni-Spalte (↑): (engl.) Morgagni's column; Trigonum sternocostale dextrum; rechtsseitige Spalte zw. Pars sternalis u. Pars costalis des Zwerchfells*.

Morgagni-Syn|drom (↑) n: (engl.) Stewart-Morel-Morgagni syndrome; syn. Morgagni-Trias; v. a. bei älteren Frauen vorkommende Komb. aus Hyperostosis frontalis interna, Fettsucht u. Hirsutismus; Ätiol. ungeklärt.

Morgagni-Ventrikel (↑; Ventriculus*) n: syn. Ventriculus* laryngis.

Moria (gr. μωρία Narrheit) f: (engl.) moria, witzelsucht; Bez. f. Witzelsucht mit Neigung zu inadäquatem, läppischem Verhalten; Vork. z. B. bei Stirnhirnläsionen (evtl. mit leichter Bewußtseinsstörung). Vgl. Euphorie, Syndrom, hirnlokales.

moribund (lat. moribundus): moribundus; sterbend.

Moritz-Rivalta-Probe (Friedrich H. M., Int., Köln, 1861-1938; Fabio R., Pathol., Bologna, 1863-1959): (engl.) Moritz test; veraltete Methode zur Unterscheidung zw. Exsudat* u. Transsudat*; ein Tropfen der zu untersuchenden Flüssigkeit wird in stark verdünnte Essigsäure gegeben, wobei Exsudate beim Absinken einen deutlichen Schleier hinterlassen, während sich Transsudate vollständig auflösen.

Moro-Brei (Ernst M., Päd., Heidelberg, 1874-1951): Vollmilch mit 7% Mehl, 5% Butter u. 5% Zucker.

Moro-Milch (↑): Vollmilch mit 3% Mehl, 5% Butter u. 5-7% Zucker; Indikation für beide Moro-Nahrungen bei hypo- u. atrophischen, jedoch nicht dyspept. Säuglingen.

Moro-Re|aktion (↑) f: s. Tuberkulintest.

Moro-Re|flex (↑; Reflekt-*) m: Umklammerungsreflex; s. Reflexe, frühkindliche.

-morph: auch Morpho-, Morphi-; Wortteil mit der Bedeutung Gestalt, Form; von gr. μορφή.

Morphaea (↑) f: **1.** Hautflecken bei Lepra*; **2.** syn. Sclerodermia* circumscripta.

Morphin (nach dem gr. Gott des Schlafes Μορφεύς) n: (engl.) morphine; syn. Morphium; (5R,6S,9R,13S,14R)-4,5-Epoxy-N-methyl-7-morphinen-3,6-diol (IUPAC); Hauptalkaloid des

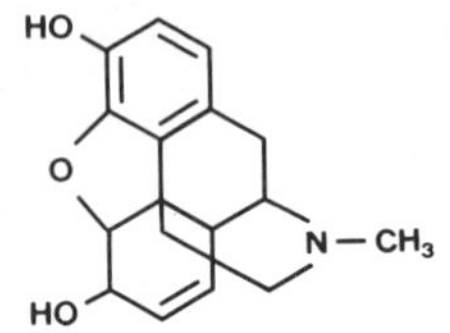

Morphin

Opiums*; **Verw.:** narkotisches Analgetikum, unterliegt dem Betäubungsmittelgesetz*; **NW:** Brechreiz u. Erbrechen; s. Morphinvergiftung, Opiate.

Morphin|antagonisten (↑; Antagonismus*) m pl: s. Opiatantagonisten.

Morphine, endo|gene (↑) n pl: s. Endorphine.

Morphinismus (↑) m: s. Morphinvergiftung.

Morphin|typ (↑): s. Abhängigkeit.

Morphin|vergiftung (↑): (engl.) acute morphine intoxication; **Formen** u. **Sympt.: 1.** akute M.: Koma, Miosis, starke Atemdepression mit einer Atemfrequenz von 2-4 Atemzügen pro Min., evtl. Cheyne-Stokes-Atmung, Zyanose, erniedrigte Körpertemperatur, Hypotonie der Muskulatur, Areflexie; Ther.: Beatmung, Opiatantagonisten; vgl. Vergiftung; **2.** chron. M.: sog. Morphinismus; chron. Gebrauch von Morphin* mit Gewöhnung, Entw. einer physischen u. psychischen Abhängigkeit u. Toleranzentwicklung. Bei Entzug treten Tachypnoe, motorische Unruhe, Blutdruckkrisen, Kreislaufversagen, Diarrhoe u. a. auf.

Morphium (↑) n: Morphin*.

Morpho|genese (-morph*; -genese*) f: (engl.) morphogenesis; Gestalt- u. Formentwicklung.

Morpho|logie (↑; -log*) f: Lehre von d. Körper-(Organ-)Form u. Körperstruktur.

Morquio-Brailsford-Syn|drom (Louis M., Päd., Montevideo, 1867-1935; James F. B., Radiol., Birmingham, 1888-1961) n: syn. Morquio-Krankheit; Typ IV der Mukopolysaccharid*-Speicherkrankheiten.

Morrison-Priest-Alexander-Verner-Syndrom (Ashton B. M., zeitgen. Arzt, Philadelphia): s. Verner-Morrison-Syndrom.

Morris-Punkt (Robert M., Chir., New York, 1857-1945): (engl.) Morris' point; Druckschmerzpunkt bei Appendizitis*.

Mors (lat.) f: Tod*; **M. subita:** plötzlicher Tod; **ante mortem:** vor dem Tod; **post mortem:** nach dem Tod.

Morsicatio (lat. das Kauen, Benagen) f: syn. Cheilophagie; durch dauerndes Kauen bzw. Beißen ausgelöste Schleimhautschwiele mit opaker Trübung, evtl. mit Erosion, Ulzeration, flottierenden Schleimhautfetzen an Lippen (M. labiorum) od. Wangen. Vgl. Leukoplakie.

Morsier-Syn|drom (Georges de M., Neuropathol., Genf, geb. 1894) n: syn. olfaktogenitales Syndrom*.

morsitans (lat. mordere, morsus beißen): beißend.

Morsus (lat.) m: Biß, Bißwunde; s. Wunde.

Mortalität (lat. mortalitas das Sterben) f: (engl.) mortality; Sterblichkeit; Sterbe- bzw. **Mortalitätsziffer:** das Verhältnis der Anzahl der Sterbefälle z. Durchschnittsbestand der Population. Vgl. Todesursachenstatistik. **M., kindliche** (↑) f: s. Kindersterblichkeit, Säuglingssterblichkeit. **M., mütterliche** (↑) f: s. Müttersterblichkeit. **M., peri|natale** (↑) f: perinatale Sterblichkeit*. **M., prä|natale** (↑) f: s. Abort, Totgeburt.

Morton-Neur|algie (Thomas G. M., Chir., Philadelphia, 1835-1903; Neur-*; -algie*) f: (engl.) Morton's neuralgia; Metatarsalgie; Neuralgie* im Bereich der Nervi digitales plantares communes, verursacht durch Bildung kleiner Neurome inf. mechanischer Belastung; **Sympt.:** intermittierende Schmerzen im Bereich von Fußsohle u. Vorderfuß, im weiteren Verlauf evtl. Dauerschmerz; **Diagn.:** Schmerzfreiheit bei Lokalanästhesie* des Nerven; **Ther.:** Entlastung des Fußes, evtl. chir. Exzision des Neuroms.

Morula (Dim. von lat. morum Maulbeere) f: solide kugelige Ansammlung v. Blastomeren*; Ergebnis der Furchung* am 3.-4. Tag nach Befruchtung; Weiterentwicklung z. Blastozyste*.

Morula|zellen (↑; Zelle*): s. Mott-Zellen.

Morvan-Syn|drom (Augustin M. M., Arzt, Paris, 1819-1897) n: (engl.) Morvan's disease; Panaritium analgicum; fortschreitende, schmerzlose Fingereiterungen ohne Heilungstendenz, u. U. mit lepraähnl. Verstümmelungen, Verlust von Fingergliedern bzw. ganzen Fingern, Paresen in den Armen; **Vork.:** bei Syringomyelie* u. a. Erkr. des Rückenmarks, die zur Zerstörung des Seitenhorns der Columna lateralis führen.

Mosaik n: (engl.) mosaic; **1.** (genet.) unterschiedl. Zusammensetzung des Genoms in Zellen eines Individuums od. einer Zellkultur, die von einer Ursprungszelle abstammen. M. können durch somatische Mutation od. durch Verpflanzung von Zellen eines Individuums auf ein anderes entstehen, z. B. bei zweieiigen Zwillingen durch Gefäßanastomosen in der Schwangerschaft (Blutchimären). Bes. häufig scheinen M. in Zus. mit Störungen der Sexualentwicklung vorzukommen; dabei finden sich in versch. Geweben Zellen mit unterschiedl. Anzahl von Geschlechtschromosomen, z. B. bei einem Teil der Zellen normal XX, bei einem anderen Teil X0 (sog. XX/X0-M.). Vgl. Down-Syndrom, Lyon-Hypothese. **2.** (gyn.) andere Bez. f. Felderung*; vgl. Kolposkopie.

Moschcowitz-Krankheit (Eli M., Ärztin, Baltimore, New York, 1879-1964): s. Mikroangiopathie, thrombotische.

Moser-Operation f: s. Kehlkopfoperationen.

Moskitos (span. mosquito Mücke) m pl: syn. Mücken* im span. u. engl. Sprachraum.

Mosse-Syn|drom (Max M., Int., Berlin, geb. 1873) n: gleichzeitiges Vork. von Polycythaemia rubra vera u. Leberzirrhose.

Moszkowicz-Operation (Ludwig M., Chir., Wien, 1873-1946) f: (engl.) Moszkowicz's operation; nur noch sehr selten ausgeführtes op. Verfahren zur Verödung von Varizen* der unteren Extremitäten; hohe Ligatur der varikös veränderten Vene (evtl. mit Teilresektion) u. retrograde Instillation eines Verödungsmittels.

Moszkowicz-Zeichen (↑): (engl.) Moszkowicz's sign; reaktive Hyperämie im Bereich von Gliedmaßenabschnitten mit Durchblutungsstörungen inf. arterieller Verschlußkrankheiten* aber ausreichender Durchblutung durch einen Kollateralkreislauf*; Auftreten nach Freigabe des Blutstroms an der zuvor hochgehaltenen, ausgestrichenen u. für ca. 2 Min. proximal abgebundenen Extremität.

Mot-: auch Mob-; Wortteil mit der Bedeutung bewegen, in Bewegung setzen; von lat. movere, motus.

Motilin n: gastrointestinales Hormon; im Duodenum gebildetes, aus 22 Aminosäuren bestehendes Polypeptid, aktiviert Motorik in Magenkorpus, -antrum, Duodenum u. Gallenblase.

Motilität (Mot-*) f: (engl.) motility; Bewegungsvermögen; i. e. S. Bewegungen, die reflektorisch od. vegetativ reguliert werden; z. B. Peristaltik. Vgl. Motorik.

Motilitäts|psychose (↑; Psych-*; -osis*) f: (engl.) motility psychosis; Form der zykloiden Randpsychose* mit Störungen der Ausdrucks- u. Reaktivbewegungen als Akinesie od. Hyperkinesie.

Motilitäts|regulatoren (↑; lat. regula Richtschnur, Norm) m pl: (engl.) motility regulators; Bez. f. Substanzen, die über eine Hemmung des Acetylcholinabbaus (Parasympathomimetika*) bzw. Blockierung dopaminerger Rezeptoren (Dopaminantagonisten, z. B. Metoclopramid) die Peristaltik im Magen-Darm-Trakt anregen; vgl. Darmwandnervensystem.

Motiv (↑) n: (engl.) motive; subjektiver Beweggrund f. ein best. Verhalten; vgl. Bedürfnis, Trieb.

Motivation (↑) f: allg. Bez. f. die Gesamtheit subjektiver Beweggründe f. ein best. Verhalten.

Motorik (↑) f: (engl.) motoricity, motor functions; kortikal kontrollierte, willkürliche Bewegungsvorgänge; vgl. Pyramidenbahn, Motilität.

motorisch (↑): der Bewegung dienend bzw. sie betreffend.

Motor|schiene (↑): s. Bewegungsschiene.

Moto|therapie (↑) f: (engl.) mototherapy; therap. Verf. zur Korrektur u. Kompensation psychomotor. Fehlverhaltens u. zur Förderung nicht ausgebildeten motor. Verhaltens; Anw. insbes. bei geistiger Behinderung, frühkindl. Hirnschaden, org. Psychosyndrom, Seh- u. Hörstörungen, Sprachstörungen.

MOTT: Abk. f. (engl.) **m**ycobacteria **o**ther **t**han **t**uberculosis; auch im deutschen Sprachgebrauch verwendete Bez. f. atypische Mykobakterien*.

Mott-Zellen (Sir Frederik W. M., Int., Neurol., London, 1853-1926; Zelle*): (engl.) Mott cells; Plasmazellen* mit zahlreichen großen Zytoplasmavakuolen (enthalten amorphe Proteine) bei Plasmozytom*. Vgl. Traubenzelle.

Mouches volantes (frz. fliegende Mücken) f pl: (engl.) floaters; syn. Myiodesonsia; sog. Mückensehen; durch Glaskörpertrübungen bedingte, mückenartig erscheinende Wahrnehmungen im Gesichtsfeld, v. a. auf hellblauem Hintergrund; Vork. häufig bei starker Kurzsichtigkeit.

Moulage (frz. Abguß) m: farbiges anatomisches od. pathologisches Wachspräparat.

Mounier-Kuhn-Syn|drom (P. M.-K., Otorhinolaryngologe, Lyon) n: (engl.) tracheobronchomegaly; syn. Tracheobronchomegalie; angeborene Ektasie von Trachea u. Hauptbronchien inf. eines Strukturdefekts der bindegewebigen u. muskulären Wandfasern; **Sympt.:** Hustenreiz inf. Trachealkollaps, Bronchiektasie, Spontanpneumothorax, Pneumonie, Cor pulmonale.

Moutard-Martin-Zeichen: (engl.) Moutard-Martin sign; kontralaterales Lasègue*-Zeichen; Schmerzen im Bereich des erkrankten N. ischiadicus bei Anheben des Beins der nicht betroffenen Seite; **Urs.:** Wurzelneuritis; s. Ischiassyndrom.

Moutons (frz. mouton Schaf) m pl: Bez. f. ekchymöse Hautveränderungen bei Caisson*-Krankheit.

Moxa (japan. mogusa getrocknetes u. pulverisiertes Beifußkraut, *Artemisia vulgaris*) f: syn. Moxibustion*.

Moxa|verin (INN) n: 1-Benzyl-3-ethyl-6,7-dimethoxyisochinolin (IUPAC); Papaverinderivat; Verw.: myotropes Spasmolytikum.

Moxi|bustion f: syn. Moxa; Behandlungstechnik der traditionellen chinesischen Medizin* mit Setzen lokaler Wärmereize entlang sog. Meridiane durch Abbrennen von Beifußkrautzubereitungen; Grundlagen, Ind. u. Erklärungsmodelle: s. Akupunktur. Vgl. Reizkörpertherapie.

Moxonidin n: 4-Chlor-5-(2-imidazolin-2-ylamino)-6-methoxy-2-methylpyrimidin (IUPAC); Alpha-2-Rezeptoragonist; Verw.: Antihypertensivum.

M-Phase f: Mitose*; s. Zellzyklus.

M-Proteine (Prot-*) n pl: Sammelbez. f. die bei **m**ultiplem **M**yelom (Plasmozytom*), **M**akroglobulinämie* u. **m**alignem Lymphom* im Blut auftretenden Paraproteine*.

MRH: Abk. f. **M**elanozyten-stimulierendes Hormon-**R**eleasing-**H**ormon; im Hypothalamus gebildetes neurosekretor. Hormon ungeklärter Struktur, das die Sekretion von MSH* steuert. Vgl. Releasing-Hormone.

mRNA: s. Messenger-RNA.

MRT: Abk. f. **M**agnet**r**esonanz**t**omographie; s. Kernspintomographie.

MS: Abk. f. **M**ultiple* **S**klerose.

ms: Abk. f. **M**illi**s**ekunde; 1 ms = 10^{-3} Sekunden (s).

M-Scan (engl. to scan abtasten, absuchen) m: syn. TM-Scan, M-Mode, Time*-motion-Verfahren; Verfahren der Ultraschalldiagnostik*.

MSF: Abk. f. (engl.) **m**acrophage **s**lowing **f**actor; s. Migrationsinhibitionsfaktor.

MSH: Abk. f. **M**elanozyten-**s**timulierendes **H**ormon, syn. Melanotropin; Sammelbez. f. im Hypophysenzwischenlappen (Pars intermedia) gebildete Peptidhormone, die die Melanin-Synthese in den Melanozyten*, die Melanozytenexpansion u. die Pigmentdispersion regulieren; Alpha-MSH besteht aus 13 Aminosäuren, Beta-MSH aus 22 Aminosäuren; die Aminosäurensequenz von MSH ist z. T. identisch mit der von ACTH*. Die Bildung von MSH, ACTH u. Betaendorphin aus einem gemeinsamen Präkursor in POMC*-Zellen wird diskutiert. Die Sekretion von MSH wird durch MRH* gesteuert.

M-Streifen: s. Myofibrillen.

MTA: Abk. f. **m**edizinisch-**t**echnischer **A**ssistent; s. Assistenzberufe, medizinisch-technische.

MTS: Abk. f. (frz.) **m**aladies **t**ransmissibles **s**exuelles; s. STD.

Muc-: auch Muko-, Muco-; Wortteil mit der Bedeutung Schleim, Schleimhaut; von lat. mucus.

Mucha-Habermann-Krankheit (Viktor M., Dermat., Wien, 1877-1919; Rudolf H., Dermat., Wien): s. Pityriasis lichenoides.

Mucilaginosa (Muc-*) n pl: (engl.) mucilages; schleimhaltige Arzneimittel; Schutzmittel gegen schleimhautangreifende Substanzen, z. B. Gummi arabicum, Leinsamen.

Mucilago (↑) f: Schleim.

Mucinosis follicularis (↑; -osis*; Follicul-*) f: syn. Alopecia mucinosa; vernarbende Alopezie* mit teigiger Infiltration der meist am Kopf befindl. ovalen Herde u. follikulären Knötchen an den Streckseiten der Extremitäten; **Formen: 1.** idiopath., akut od. chron. vorkommend (spontane Abheilung möglich); **2.** als paraneoplastisches Symptom b. malignen Lymphomen.

Mucinosis papulosa (↑; ↑) f: syn. Skleromyxödem*.

muci|parus (↑; lat. parere hervorbringen): (engl.) muciparous; schleimabsondernd.

Mucoid impaction n: Bez. f. den Verschluß zentraler od. distaler Bronchien durch feste Schleimpfröpfe (sog. plugs) aus Pilzmyzelien, Fibrin, eosinophilen Zellen, Curschmann*-Spiralen u. Charcot*-Leyden-Kristallen; pathognomon. für die allergische bronchopulmonale Aspergillose*. Distal der Bronchialverschlüsse können sich Atelektasen, retrostenot. Pneumonien u. Bronchiektasen entwickeln. **Ther.:** bronchoskop. Absaugung, Kortikosteroide, Mukolytika.

Mucor (lat. Schimmel) m: Köpfchenschimmel; Gattung innerh. der Pilzordnung Mucorales der Zygomycetes mit kugelförmigen Sporangien u. Endosporen (vgl. Fungi); Saprophyten auf org. Stoffen, bes. Lebensmitteln; gelegentl. Parasiten b. Mensch u. Tier (meist Säuger, selten Vögel); s. Mukor-Mykosen; als fakultativ pathogene Art wurde M. circinelloides identifiziert. Die bekannteste M.-Species ist der gemeine Köpfchenschimmel (M. mucedo).

M

Mucosa (Muc-*) f: Schleimhaut*.

mucosus (↑): schleimig.

Mucus (↑) m: Schleim.

Mücken: (engl.) mosquitos, midges; (zool.) Nematocera; schlanke, zweiflügelige Insekten m. schmalen Flügeln u. langen, 6-15gliedrigen Fühlern (Ordnung Diptera, Unterstamm Antennata; vgl. Arthropoden); wichtige aktive (durch Stich) Krankheitsüberträger (Vektoren); **Entw.:** Ei (auf d. Oberfläche von Gewässern), Larve im Wasser (drei Häutungen), Puppe, Imago* (in ca. 3-4 Wochen); Überwinterung als Eier u. Larven (Aedes) od. meist als begattete weibl. M. (Culex, Anopheles); nur weibl. M. sind blutsaugende Parasiten*. **Fam.: 1. Psychodidae** (Schmetterlingsmücken 2-3 mm lang): z. B. Sandmücken (Phlebotominae), Überträger von Pappatacifieber-Virus, Leishmania* u. best. Species v. Bartonella*; **2. Ceratopogonidae** (Heleidae, Gnitzen), bis 2 mm lang, dorsal gewölbter Thorax, meist Blutsauger: z. B. Culicoides* (Bartmücke), Zwischenwirt von Dipetalonema-Arten u. Mansonella* ozzardi (vgl. Filarien); **3. Simuliidae** (Kriebelmücken, Melusinidae), 2-6 mm lang, schwärzl., gedrungen, in Seitenansicht buckelig, meist Blutsauger; Larven u. Puppen sind an schnellfließende Gewässer angepaßt; wichtigste Art in Europa: Simulium ornatum; ein Toxin im Speichel des Weibchens führt beim Menschen zu Lymphadenitis, Lymphangitis u. ödematösen Schwellungen, bei Rindern u. U. zum Tod; wichtigste Art in Afrika: Simulium damnosum; Zwischenwirt von Onchocerca* volvulus (vgl. Filarien); **4. Culicidae** (Stechmükken, weltweit verbreitet, vorwiegend nachtaktiv): Unterfamilie **Anophelinae** (Gabelmücken), Taster u. Stechrüssel der Weibchen gleichlang, schräge Haltung zur Unterlage, gerade Kopf-Brust-Hinterleib-Achse; Eier einzeln, Larven liegen waagerecht auf Wasseroberfläche (vgl. Anopheles); Endwirt von Plasmodien* (Malariamücken), Überträger v. Filarien* (Wuchereria* bancrofti, Brugia* malayi) u. O'nyong-nyong-Virus (vgl. Arbovirosen, Tab.). Folgende Gattungen der Unterfamilie **Culicinae** sind die wichtigsten Überträger von Arboviren* u. Filarien*: **Culex*** (Hausmücke), parallele Haltung zur Unterlage, C-förmig gekrümmte Kopf-Brust-Hinterleib-Achse, Taster kürzer als Stechrüssel, kahnförmiges Eigelege, Larven hängen von Wasseroberfläche herab; **Aedes*** (Wald- u. Wiesenmücken), dunklere Farbe u. spitzeres Hinterende als Culex, verstreute silberweiße Schuppen (sog. Tigermoskito); **Mansonia** (Zwischenwirt v. Brugia); **Haemagogus** u. **Aedes aegypti**, am Tag stechend, Überträger des Gelbfieber-Virus.

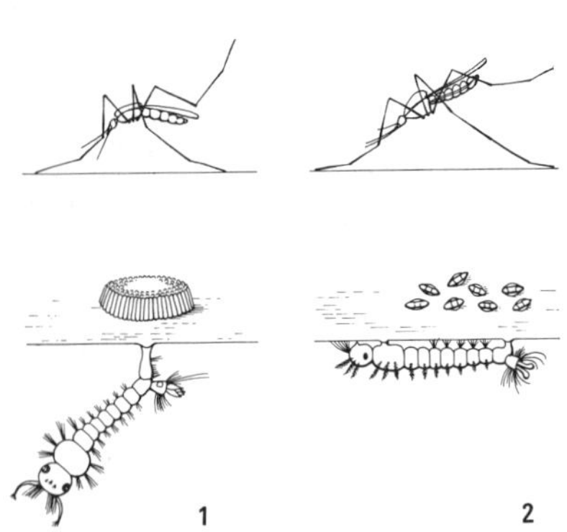

Mücken:
1: Culex (Hausmücke) in Ruhestellung; 2: Anopheles in Ruhestellung; beide mit Larve und Gelege im Wasser

Mücken|sehen: s. Mouches volantes.

Müdigkeits|syn|drom, chronisches n: (engl.) chronic fatigue disease (Abk. CFS); auch chron. Ermüdungssyndrom; z. T. endemisch auftretendes, umstrittenes Krankheitsbild mit über Monate bestehender körperlicher u. geistiger Leistungsschwäche u. überhöhtem Schlafbedürfnis, u. U. Kopf- u. Muskelschmerzen, Schwindel u. Parästhesien; als mögl. Urs. werden u. a. Virusinfektionen, psychische Veränderungen (larvierte Depressionen od. Angstneurosen) sowie Mangelernährung diskutiert.

Mühl|rad|geräusch: (engl.) mill-wheel murmur; (frz.) bruit de moulin; Herzgeräusch b. Pyopneumokard* u. Luftembolie*.

Müller-Arm|lösung (Arthur M., Gyn., Gebh., München, 1863-1926): s. Müller-Handgriff.

Müller-Epithel|zyste (Epithel*; Kyst-*) f: (engl.) Müller's epithelial cyst; aus versprengten Resten der Müller-Gänge entstehende Epithelzyste, vorwiegend in Uterus u. Vagina (75% aller Vaginalzysten) lokalisiert; klin. gutartig.

Müller-Gang (Johannes P. M., Physiol., Anat., Berlin, 1801-1858): (engl.) müllerian duct; syn. Ductus paramesonephricus; embryonaler Geschlechtsgang, der zu Beginn des 2. Embryonalmonats aus einer Einsenkung des Zölomepithels seitlich vom Wolff-Gang entsteht; entwickelt sich beim weibl. Geschlecht im oberen Abschnitt zu Fimbrien u. Tuben, durch kaudale Verschmelzung m. dem kontralateralen M.-G. zu Uterus u.

oberer Vagina; beim männl. Geschlecht z. gestielten Hydatide (Appendix testis) u. evtl. zum Prostataschlauch (Utriculus prostaticus). Vgl. Müller-Epithelzyste, Müller-Mischtumor.

Müller-Hand|griff (Peter M., Gyn., Bern, 1836-1923): (engl.) Müller's manœuvre; (gebh.) Schulter- u. Armlösung b. Beckenendlage*; Entw. der vorderen Schulter durch starken Zug abwärts, der hinteren Schulter durch starken Zug nach oben; anschließend Veit*-Smellie-Handgriff. Vgl. Manualhilfe.

Mueller-Hinton-Agar (William A. H., Pathol., Boston, geb. 1883) m: Fertignährboden zur Sensibilitätstestung v. Bakterien gegen Antibiotika u. Sulfonamide.

Müller-Misch|tumor (Tumor*) m: (engl.) Müller's mixed tumour; meist maligner Tumor aus epithelialen u. mesenchymalen Komponenten des noch pluripotenten Epithels der Müller-Gänge, meist im Bereich des Uterus lokalisiert (s. Uterussarkome); benigne M.-M. sind extrem selten.

Müller-Muskel (Heinrich M., Anat., Würzburg, 1820-1864; Musculus*) m: (engl.) Müller's muscle; **1.** die inneren, zirkulär verlaufenden Muskelzüge des Musculus* ciliaris; vgl. Akkommodation, Brücke-Muskel; **2.** syn. Musculus* orbitalis; **3.** syn. Musculus* tarsalis inferior, superior.

Müller-Stütz|zellen (↑; Zelle*): (engl.) Müller's cells; der Neuroglia* angehörende Zellen in d. inneren Körnerschicht der Retina*, deren Fortsätze (Müller-Fasern) die Netzhaut radiär durchsetzen u. mit ihren kegelförmigen äußeren u. inneren Enden die beiden Grenzschichten der Netzhaut (Membrana limitans externa et interna) bilden; haben neben der Stütz- v. a. Stoffwechselfunktion.

Müller-Zeichen (Friedrich von M., Int., München, 1858-1941): (engl.) Müller's sign; Sichtbarwerden des Kapillarpulses im Rachen b. Aorteninsuffizienz; auch sichtbar an d. Fingernägeln u. an d. Lippen beim Aufpressen eines Objektträgers.

Münchhausen-Syn|drom (Karl F. Freiherr von M., Offizier, Gut Bodenwerder, 1720-1797) n: wertende Bez. f. eine neurotische Fehlhaltung von Pat., die bewußt durch falsche anamnest. Angaben u. dringl. Schilderung nicht realer Symptome, bes. von Bauchbeschwerden, versuchen, eine stationäre Behandlung, u. U. auch eine Op., zu erreichen; behandlungsbedürftig ist die neurot. Grundhaltung. Vgl. Ahasverus-Syndrom.

Münchmeyer-Syn|drom (Ernst M., Arzt, Leipzig, 1846-1880) n: s. Myositis ossificans multiplex progressiva.

Münzen|klirren: (engl.) cracked pot sound; (frz.) bruit du pot fêlé; sog. Geräusch eines gesprungenen Topfes; perkutor. schepperndes bei stärkerer Perkussion* metallisch klirrendes Geräusch, v. a. supraklavikulär über großen Lungenkavernen, am Schädel bei Hydrozephalus (inf. klaffender Schädelnähte).

Münzen|zähler|tremor (Tremor*) m: s. Tremor.

Mütter|sterblichkeit: (engl.) maternal mortality; Anzahl der Sterbefälle v. Frauen an d. Folgen von Kompl. der Schwangerschaft, der Entbindung u. des Wochenbetts; Berechnung i. d. R. auf 100 000 Lebendgeborene; sie betrug in der Bundesrepublik Deutschland im Jahre 1989 5,3 (1956: 139,2; 1966: 65,1; 1976: 36,3; 1980: 20,6; 1985: 10,7). Vgl. Narkoserisiko.

Muko|diar|rhoe (Muc-*; Dia-*; -rhoe*) f: (engl.) mucodiarrhoea; durchfallartiger Schleimabgang, evtl. zus. mit massiven Elektrolytverlusten; Vork. v. a. bei villösen Polypen des Darms.

Muko|epi|dermoid|tumor (↑; Ep-*; Derm-*; -id*; Tumor*) m: s. Speicheldrüsentumoren.

Mukoide (↑; -id*) n pl: syn. Mukoproteide*; s. Glykoproteine, Muzine, Mukopolysaccharide.

Muko|lipidosen (↑; Lip-*; -osis*) f pl: (engl.) mucolipidoses; Oberbegriff für autosomal-rezessiv vererbte lysosomale Stoffwechselstörungen mit Speicherung von Oligosacchariden; **Formen: Typ I:** s. Sialidose; **Typ II:** s. I-Zell-Krankheit; **Typ III** mit Störung in der Biogenese lysosomaler Enzyme; milde Verlaufsform des Typ II; **Typ IV** mit sehr seltenem Defekt (wahrscheinlich) der Gangliosidsialidase; **Sympt.:** leichte psychomotor. Entwicklungsstörung, Reflexsteigerung, Muskelhypotonie, extrapyramidale Symptome, i. d. R. Korneatrübung, Hepatosplenomegalie. Vgl. Mukopolysaccharid-Speicherkrankheiten, Lipidosen.

Muko|lytika (↑; gr. λυτικός fähig zu lösen) n pl: s. Expektoranzien.

Muko|poly|saccharide (↑; Poly-*; gr. σάκχαρ Zucker; -id*) n pl: (engl.) mucopolysaccharides; syn. Mucopolysaccharide; Glykosaminoglykane, hochpolymere Verbindungen aus Aminozukkern*, die bes. im Bindegewebe vorkommen u. den verbindenden Teil der gallertigen Grundsubstanz bilden; sind dort kovalent an Protein gebunden (Ausnahme: Hyaluronsäure*) u. binden als Polyanionen K^+, Na^+, Ca^{2+} u. viel H_2O. Durch Verfilzung der großen Moleküle entsteht Zusammenhalt der Kollagenfibrillen u. eine Permeabilitätsbarriere. Zu den M. gehören z. B. Hyaluronsäure bzw. die Polysaccharid-Komponenten von Keratansulfat*, Dermatansulfat* u. Chondroitinsulfate*.

Muko|poly|saccharid-Speicher|krankheiten (↑; ↑; ↑; ↑): (engl.) mucopolysaccharidoses; Abk. MPS; syn. Mukopolysaccharidosen; überwiegend autosomal-rezessiv erbl. lysosomale Stoffwechselstörungen mit intrazellulärer Speicherung von Mukopolysacchariden in versch. Organen (ZNS, Skelett, Leber, Milz u. a.) inf. von Enzymdefekten im Mukopolysaccharidabbau; **Formen:** s. ums. Tab.; **Diagn.:** Nachweis der mit dem Urin vermehrt ausgeschiedenen sauren Mukopolysaccharide durch die Toluidinblaureaktion od. Fällungsreaktionen; Enzymaktivitätsbestimmung (in Fibroblasten).

Muko|proteide (↑; Prot-*) n pl: (engl.) mucoproteins; syn. Mukoide; Untergruppe der Glykoproteide; s. Glykoproteine.

muko|purulent (↑; lat. purulentus eitrig): (engl.) mucopurulent; schleimig-eitrig.

Mukor (lat. mucor Schimmel) m: s. Mucor.

Mukor-Mykosen (↑; Myk-*; -osis*) f pl: (engl.) mucormycoses; akute Pilzinfektionen, verursacht von Absidia*, Mucor*, Rhizomucor u. Rhizopus* (Pilzordnung Mucorales; Köpfchenschimmel); Eindringen der Err. in den Organismus durch Respirations- od. Speisetrakt; Pilzthromben, Wandnekrosen u. septische Infarkte mit letalem Ausgang werden v. a. bei Pat. beobachtet, die durch Zytostatika-, Kortikoidtherapie, Diabetes mellitus od. Mangelernährung schwer vorgeschädigt sind. Vier **Hauptlokalisationen:** rhinozerebral (bes. bei Diabetes mellitus), pulmonal (meist bei Leukämien), enteral (bes. bei Ernährungsstörungen), korneal (meist nach Läsionen); **Ther.:** Amphotericin B. Vgl. Mykosen (Tab.).

M

Mukopolysaccharid-Speicherkrankheiten

Typ	Variante	Klinische Merkmale	Enzymdefekt	Erbgang
I–H	Pfaundler-Hurler-Krankheit	Dysmorphie (Gargoylismus), geistige Retardierung, Skelettdeformierung (Dysostose), Hornhauttrübung, Minderwuchs, Hernien, Hepatomegalie	Alpha-L-Iduronidase	autosomal-rezessiv
I–S (früher Typ V)	Scheie-Krankheit	geistig normal, Skelettdeformierung, Hornhauttrübung, Herzklappenfehler	Alpha-L-Iduronidase	autosomal-rezessiv
I–H/S	Hurler-Scheie Variante	zwischen I–H und I–S, Intelligenz leicht eingeschränkt	Alpha-L-Iduronidase	autosomal-rezessiv
II	Hunter-Krankheit	mäßige geistige Retardierung, Skelettdeformierung, erhebliche somatische Veränderungen, frühe Taubheit	Iduronatsulfat-sulfatase	X-chromosomal-rezessiv
III	Sanfilippo-Krankheit			
	Typ A	geistige Retardierung, Dysmorphie, Hornhauttrübung kann fehlen, häufig Schwerhörigkeit, rasche Progredienz	Heparansulfat-sulfamidase	autosomal-rezessiv
	Typ B	wie Typ A	Alpha-N-Acetyl-glukoseaminidase	autosomal-rezessiv
	Typ C	wie Typ A	Acetyl-CoA: Alpha-glukosaminid-N-Acetyltransferase	autosomal-rezessiv
	Typ D	wie Typ A	N-Acetyl-glukosamin-6-sulfatsulfatase	autosomal-rezessiv
IV	Morquio-Krankheit			
	Typ A	geistig normal, Skelettdeformierung sehr ausgeprägt, Hornhauttrübung fehlt	N-Acetyl-galaktos-amin-6-sulfatsulfatase	autosomal-rezessiv
	Typ B	Milde Verlaufsform von Typ A	Betagalaktosidase	autosomal-rezessiv
V	frühere Bez. f. Typ I-S (s. o.)			
VI	Maroteaux-Lamy-Krankheit	geistig normal, schwere Skelettdeformierung, Hornhauttrübung, somatische Veränderungen (Minderwuchs)	N-Acetyl-galaktos-amin-4-sulfatsulfatase	autosomal-rezessiv
VII	Thompson-Nelson-Grobelny-Syndrom	mäßige Dysmorphie und Skelettdeformitäten, Hornhauttrübung, normale bis eingeschränkte Intelligenz	Betaglukuronidase	autosomal-rezessiv

Muko|stase (↑; -stase*) f: Schleimstauung, Störung des Schleimabflusses, z. B. aus den Bronchien.

Muko|sulfatidose (↑; -osis*) f: (engl.) mucosulfatidosis; syn. metachromatische Leukodystrophie Typ Austin; seltene autosomal-rezessiv erbl. Sulfatasemangel (Komb. einer Mukopolysaccharidose mit einer Sulfatidlipidose); **Klin.:** im Jugendalter beginnende geistige Retardierung, Optikusatrophie, Skelettdeformierungen; **Diagn.:** Mukopolysaccharide u. Sulfatide im Urin, erhöhte Einweißkonzentration im Liquor cerebrospinalis; histol. metachromatische Degeneration des Myelins peripherer Nerven; Enzymaktivitätsbestimmung. Vgl. Mukopolysaccharid-Speicherkrankheiten; Leukodystrophie, metachromatische.

Mukosus-Otitis (↑; Ot-*; -itis*) f: (engl.) mucosus otitis; veraltete Bez. f. eine subakut verlaufende Otitis* media mit Mastoiditis* u. Neigung zu otogenen Spätkomplikationen, die v. a. durch Streptococcus pneumoniae Typ III (früher Pneumococcus mucosus) verursacht wird.

Muko|tomie (↑; -tom*) f: (engl.) mucotomy; op. Abtragung der Nasenmuschelschleimhaut; bei chron. Rhinitis* mit Schleimhauthyperplasie.

Muko|tympanon (↑; Tympanum*) n: s. Tubenkatarrh.

Muko|viszidose (↑; lat. viscidus klebrig, zähflüssig; -osis*) f: syn. zystische Fibrose*.

Muko|zele (↑; -kele*) f: (engl.) mucocele; Schleimansammlung in einem Hohlraum; z. B. in der Appendix als Kompl. bei Appendizitis* od. in einer Nasennebenhöhle durch entzündl., traumat. od. tumorös bedingte Verlegung der Ausführungsgänge mit Retention des Sekrets, Umbau der knöchernen Sinuswand in eine fibröse Kapsel, Volumenzunahme u. entsprechenden Verdrängungssymptomen.

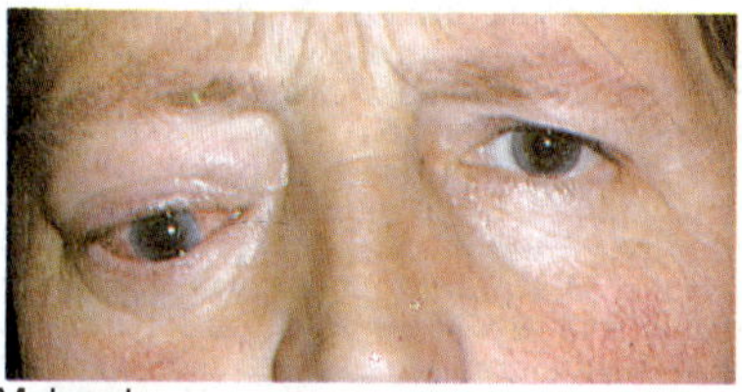

Mukozele:
Mukozele der rechten Stirnhöhle, Protrusio bulbi mit starker Verdrängung des rechten Augapfels nach vorne und unten [362]

Mull: (engl.) gauze; Verbandmull; weitmaschiges Gewebe aus entfetteter Baumwolle; vgl. Verbände.

Muller-Dammann-Operation (Herman M., Genet., Bloomington, 1890-1967) f: syn. Banding, Bändelungsoperation, Pulmonalisbändelung; Palliativeingriff beim Säugling zur Verminderung einer hohen Druck- u. Volumenbelastung des re. Ventrikels u. pulmonaler Hypertonie bei großem Ventrikelseptumdefekt* bzw. komplettem AV-Kanal (s. Canalis atrioventricularis) bis zur definitiven op. Versorgung meist im 3. Lj.; partielle Einengung der A. pulmonalis durch ein zirkulär gelegtes u. vernähtes Band.

multi|cellularis (lat. multum viel; Cellula*): vielzellig.

Multi|ceps (↑; -ceps*) m: Gattung v. Bandwürmern (Cestodes*); 20-100 cm lang; Endwirt: Hund u. Fuchs; Finne (Zönurus*) im Zwischenwirt (Wiederkäuer, Nager, selten Mensch); **Quesenbandwurm** (M. multiceps): Finne (Coenurus cerebralis, Drehwurm) im ZNS, Erreger der Drehkrankheit der Schafe.

Multicore disease (engl. ↑; core Kern, Mark; disease Krankheit) n: angeb., nicht progrediente Myopathie mit herdförmiger (multifokaler) Degeneration der Muskelfasern (Typ I u. II); **Klin.:** verzögerte statomotorische Entw., allg. Muskelhypotonie, verminderte Reflexerregbarkeit, evtl. Ptosis; **Diagn.:** Kreatinkinasekonzentration im Serum normal, vermehrt polyphasische Muskelkontraktionspotentiale in der Elektromyographie, histol. veränderte Myofibrillen u. Sarkomerverkürzung. Vgl. Centralcore disease.

multi|faktoriell (↑): (engl.) multifactorial; **1.** aus vielen Faktoren bestehend (z. B. multifaktorielle Ätiol. einer Krankheit); **2.** (humangenet.) polymerer Erbgang; die Genese einer Krankheit od. Fehlbildung wird als m. bezeichnet, wenn mehrere Gene u. versch. Umwelteinflüsse an der Entstehung beteiligt sind; z. B. bei Anenzephalie, Spina bifida, Pes equinovarus, best. Nierensteinen (Calciumoxalatsteine), angeb. Pylorusstenose u. Epilepsie.

multi|fidus (lat.): vielspaltig; z. B. Musculus* multifidus.

Multi|fidus-Drei|eck-Syn|drom (↑) n: (engl.) multifidus-triangle syndrome; akute Schmerzen im Bereich des M. multifidus zw. Wirbelsäule u. Spina iliaca post. sup., ferner Druckschmerz u. muskulärer Hartspann in diesem Dreieck sowie in Gesäß u. Oberschenkel ausstrahlende Schmerzen bei normaler Beweglichkeit der Wirbelsäule; **Urs.:** Fehlhaltungen, lumbales Wurzelirritationssyndrom*; vgl. Wirbelsäulenaffektionen, Kreuzschmerz.

Multi|in|farkt|de|menz (lat. multum viel; Infarkt*; lat. dementia Wahnsinn) f: s. Binswanger-Krankheit.

multi|lobulär (↑; Lobulus*): (engl.) multilobular; viellappig.

multi|locularis (↑; lat. locus Ort, Stelle): vielkammerig, vielfächerig.

Multi|morbidität (↑; Morbidität*) f: syn. Polymorbidität, Polypathie; gleichzeitiges Bestehen von mehreren Krankheiten.

Multi|organ|versagen (↑): gleichzeitig od. rasch aufeinanderfolgendes Versagen von zwei od. mehr vitalen Organfunktionen (z. B. akutes Lungen- u. akutes Nierenversagen); Vork. bei Sepsis, Schock, Polytrauma, Vergiftung u. a. Vgl. Intensivmedizin.

multipel (lat. multiplex): vielfach.

Multiple Sklerose (↑; Skler-*; -osis*) f: (engl.) multiple sclerosis; Abk. MS; syn. Encephalomyelitis disseminata, Polysklerose; primär entzündliche Erkr. des ZNS mit herdförmiger Entmarkung; tritt v. a. zw. dem 20. u. 40. (selten nach dem 50.) Lj. gehäuft bei Frauen (w : m = 1,2-2 : 1) auf, in ca. 3-12% fam. Häufung; Assoziation mit

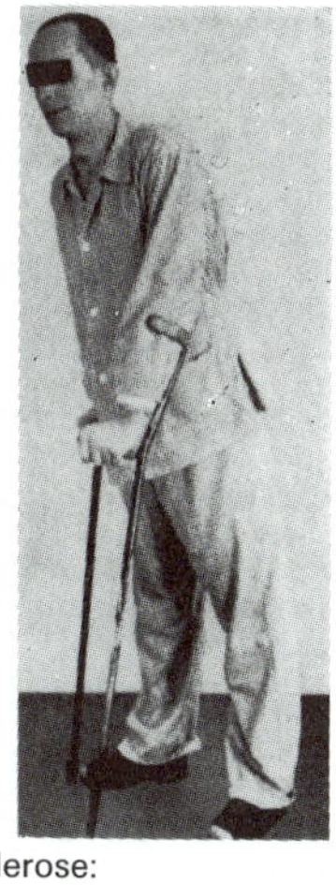

Multiple Sklerose:
typische Gangstörung mit breiter Beinstellung [305]

M

dem HLA-System (HLA-DR 2, HLA-DW 2); **Ätiol.:** unklar; möglicherweise Virusinfektion (Slow* virus infection od. Viruspersistenz) od. Autoimmunisierung; **Epidemiol.:** Inzidenz in Europa nördlich des 46. u. in Amerika nördlich des 38. Breitengrads ca. 30-60/100 000; im Süden sehr viel seltener; **Pathol./Anat.:** makroskopisch rötliche od. gelblich-graue, im gesamten ZNS fleckförmig (v. a. periventrikulär) verteilte Herde unterschiedl. Größe von derber Konsistenz (Sklerose), histol. meist perivenös dichte, lymphoplasmazelluläre Infiltrate u. selektive Entmarkung, später gliöse Narbenbildung; **Klin.:** Außer extrapyramidalen Sympt. u. Vorderhornsymptomen können alle zerebralen u. spinalen Sympt. auftreten, insbes. spastische Paresen, (umschriebene) Sensibilitätsstörungen u. zerebellare Ataxie (sog. Charcot-Trias: Nystagmus, Intentionstremor u. skandierende Sprache); zu Beginn in ca. 30% der Fälle Retrobulbärneuritis (s. Neuritis Nervi optici). Hirnstammsymptome (Augenmuskellähmungen, Blickparesen, Dysarthrie, Schluckstörung) u. spinale Symptome (Querschnittslähmung, Blasen-Mastdarm-Störungen) führen oft zu ernsten Kompl. (Pneumonie, Dekubitus, Thrombose, Harnweginfektionen). Psychische Sympt. (z. B. hirnorganisches Psychosyndrom, depressives Syndrom, Euphorie, reaktive Störungen, selten paranoide Psychose) treten v. a. in späten Krankheitsstadien auf. In ca. 80% ist der Verlauf primär schubförmig mit (partieller) Rückbildung der Sympt.; chron. progredienter Verlauf v. a. in höherem Lebensalter; **Diagn.:** klin. Bild u. Verlauf; im Liquor cerebrospinalis typischerweise leichte Pleozytose (bis 150/3 Zellen, überwiegend transformierte Lymphozyten u. Plasmazellen), bei normalem od. leicht erhöhtem Gesamteiweiß in ca. 85% intrathekale IgG-Bildung (vgl. Eiweißquotient) u. in ca. 95% oligoklonale IgG-Banden in der Liquorelektrophorese nachweisbar; neurophysiol. Diagnostik v. a. mit Hilfe visuell evozierter Potentiale*; Computertomographie zum Ausschluß anderer Erkr.; Kernspintomographie zur genauen Darstellung der Entmarkungsherde; **Ther.:** wegen häufiger Spontanremission der Sympt. sind therap. Erfolge nur schwer zu beurteilen; als gesichert gilt die Wirksamkeit von ACTH u. Glukokortikoiden zur Verkürzung der Schubdauer u. von Azathioprin zur Verringerung der Schubfrequenz. Der Effekt einer fettarmen Diät (Evers-Diät) ist umstritten. Neben der medikamentösen Behandlung von Inf., Blasenentleerungsstörungen u. Spastik sind physik. Therapie (insbes. Krankengymnastik), psychosoziale Unterstützung u. Selbsthilfegruppen von bes. Bedeutung. **Progn.:** abhängig von der Verlaufsform u. auftretenden Kompl.; in ca. 20% der Fälle sog. gutartige Formen, bei denen die Diagn. meist zufällig gestellt wird, in ca. 5-10% sog. bösartige Form mit tödl. Verlauf in Mon. bis wenigen Jahren; mittlere Krankheitsdauer >25 Jahre; bei ca. 30% der Pat. auch nach längerem Verlauf keine wesentl. Behinderungen. Vgl. Devic-Krankheit.

Multi|plex|typ der Poly|neuritis (↑; Poly-*; Neur-*; -itis*): syn. Mononeuritis* multiplex.

multi|polar (lat. multum viel; gr. πόλος Achsenende): (engl.) multipolar; mit vielen Fortsätzen versehen; z. B. Ganglienzellen.

Multi|punktur|stempel (↑; Punktion*): s. Tuberkulintest.

Multi|rotation (↑; lat. rotare herumdrehen) f: s. Mutarotation.

Multi|semie (↑; lat. semen Samen) f: (engl.) multisemia; pathol. vergrößertes Ejakulatvolumen; s. Sperma-Untersuchung (Tab.).

Multi|system|de|generation (↑; Degeneratio*) f: Degeneration von Neostriatum, Substantia nigra, Kleinhirn, unterer Olive, Pons, Vorderhörnern u. Nucleus intermediolateralis des Rückenmarks; klin. **Formen:** striatonigrale Degeneration*, Shy*-Drager-Syndrom, Komb. der Amyotrophischen* Lateralsklerose mit Demenz u. Parkinson-Syndrom, Steele*-Richardson-Olszewski-Syndrom u. olivopontozerebellare Atrophie*.

Mumi|fikation (arab. mumiya einbalsamierter Leichnam, Mumie; lat. facere machen) f: trokkene Gangrän*; vgl. Leichenerscheinungen.

Mumps: syn. Parotitis* epidemica.

Mumps|orchitis (Orch-*; -itis*) f: s. Orchitis.

Mumps-Virus (Virus*) n: (engl.) mumps virus; syn. Rabula inflans; RNA-Virus aus der Fam. der Paramyxoviridae* (Ø 150-300 nm); Err. der Parotitis* epidemica (Mumps, Ziegenpeter); **Übertragung:** Tröpfchen- u. Kontaktinfektion; lokale Epidemien in Schulen, Krankenhäusern, Internaten. S. a. Schutzimpfung, Impfkalender.

Mund||amöben (Amöben*) f pl: s. Entamoeba gingivalis. **M.atmung:** (engl.) mouth breathing; Atmen durch den Mund; z. B. bei forcierter Atmung, Behinderung der Nasenatmung durch Nasenpolypen*, adenoide Vegetationen*, Schleimhautschwellung bei Rhinitis* u. a. **M.boden:** (anat.) Diaphragma* oris. **M.boden|atmung:** (engl.) paraglossic breathing; inspirator. Bewegung des Kinns mit Öffnung des Mundes als Vorläufer der Schnappatmung*; Ausdruck höchster Atemnot im frühen Säuglingsalter; vgl. Asphyxie.

Mund|boden|in|fektion (Infekt-*) f: (engl.) paraglossitis; Oberbegriff für Inf. im Bereich des Unterkiefers, meist Abszeß od. Phlegmone (s. Angina Ludovici); **Urs.:** häufig fortgeleitete dentogene Inf. (z. B. Pulpitis, Parodontitis apicalis u.

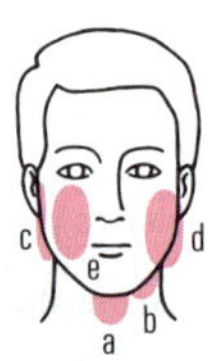

Mundbodeninfektion: Lokalisation der Infiltrate bei den wichtigsten Abszessen im Kieferbereich: a: submental; b: submandibulär; c: parapharyngeal, soweit es am Rand des Kiefers der Palpation zugänglich ist; d: Parotis; e: Wange [36]

marginalis, Zahngranulom), Inf. einer Kieferzyste, Osteomyelitis des Unterkiefers, Entz. der Speicheldrüsen.

Mund|fäule: syn. Gingivostomatitis* herpetica.

Mund|flora (lat. Flora römische Blumengöttin) f: (engl.) oral microflora; Bakterienflora* in der menschl. Mundhöhle, stellt den ausschließl. Standort zahlreicher spez. adaptierter Bakterienarten dar (z. B. Streptococcus mutans, Streptococcus salivarius, Bacteroides gingivalis, Capnocytophaga ochracea, Treponema denticola u. a.); diese kommen aufgrund spezif. Adhärenzverhaltens an Zähnen, Mundschleimhaut, Zunge u. Gaumen sowie in supra- u. subgingivalen Plaques in unterschiedl. Häufigkeit vor.

Mund||geruch: s. Foetor ex ore. **M.höhle:** s. Cavum oris proprium. **M.pflege:** s. Parotitisprophylaxe. **M.phänomen** n: Brustsuchreflex; s. Reflexe, frühkindliche. **M.schleim|haut|entzündung:** s. Stomatitis. **M.vorhof:** (engl.) oral vestibule; syn. Vestibulum oris; der außerh. der Alveolarfortsätze u. der Zahnreihen befindl. Teil der Mundhöhle. **M.-zu-Mund-Beatmung:** s. Atemspende. **M.-zu-Nase-Beatmung:** s. Atemspende.

Munro-Ab|szesse (Abszeß*) m pl: (engl.) Munro's abscesses; Neutrophileninfiltrate unter der Hornschicht der Haut bei Psoriasis*.

Mupirocin n: 9-[(E)-4-{(2S,3R,4R,5S)-5-[(2S,3S,4S,5S)-2,3-Epoxy-5-hydroxy-4-methylhexyl]-3,4-dihydroxytetrahydro-2H-pyran-2-yl}-3-methylcrotonoyloxy]nonansäure (IUPAC); Antibiotikum aus Pseudomonas fluorescens zur topischen Anw. v. a. bei Staphylokokkeninfektionen.

Muramidase f: syn. Lysozym*; vgl. Murein.

Murein (lat. murus Mauer) n: Hauptbestandteil der Bakterienzellwand; das Peptidoglykan M. ist ein Heteropolymer aus Mukopolysaccharidketten (alternierende Folgen von N-Acetylglucosamin u. N-Acetylmuraminsäure), die, weiter über Peptidbrücken verknüpft, ein netz- bzw. sackförmiges Riesenmolekül um das Bakterium bilden. Das Mureinnetz gramnegativer Bakterien ist einschichtig, das Netz grampositiver dagegen besteht aus mehreren Schichten. Durch Lysozym* (syn. N-Acetyl-Muramidase) u. bakt. Muroendopeptidasen wird M. spezif. gespalten. Die bakterizide Wirkung der Betalaktam*-Antibiotika (Penizilline, Cephalosporine, Monobaktame) auf wachsende Bakt. beruht auf einer Hemmung d. Mureinbiosynthese.

Muro|monab-CD_3 (INN) n: monoklonaler Antikörper (aus Mäusen) gegen humane T-Lymphozyten; Immunsuppressivum; Verw.: bei akuten Abstoßungsreaktionen nach Organtransplantationen; vgl. Immunsuppressiva.

Murphy-Zeichen (John Benjamin M., Chir., Chicago, 1857-1916): (engl.) Murphy's sign; druckschmerzbedingtes Sistieren der Atmung bei tiefer Inspiration, ausgelöst durch Palpation der Gallenblasenregion bei Cholezystitis* bzw. Cholezystolithiasis.

Murray-Puretić-Syn|drom (John. M., brit. Arzt) n: syn. juvenile hyaline Fibromatose*.

Murray-Valley-En|zephalitis (Enkephal-*; -itis*) f: s. Arbovirosen (Tab.).

Mus (lat.) m: Maus; s. Mäuse.

Mus articularis (↑) m: Gelenkmaus, freier Gelenkkörper*.

Musca (lat.) f: Stubenfliege; s. Fliegen.

Muscarin n: (engl.) muscarine; quartäre Ammoniumbase, Alkaloid aus Amanita muscaria (Fliegenpilz) u. a. Giftpilzen*, regt d. postganglionären cholinerg. Rezeptoren (Parasympathikus) an; Sympt. bei **Vergiftung:** Tobsuchtsanfälle, Tonus- u. Peristaltikerhöhung des Magen-Darm-Kanals, Gefäßdilatation, Bronchospasmen, Miosis, Akkommodationsstörung, Speichel- u. Tränenfluß u. a.; **Antidot:** Atropin*. Vgl. Pilzvergiftung.

Muscarin|rezeptor|agonisten (Rezeptoren*; Agonist*) m pl: s. Parasympathomimetika.

Muscarin|rezeptor|ant|agonisten (↑; Antagonismus*) m pl: syn. Muscarinantagonisten, Parasympatholytika*.

Muschel|vergiftung: s. Saxitoxin.

Muscularis mucosae (Musculus*; Muc-*) f: Kurzbez. f. Lamina* muscularis mucosae.

Musculus (Dim. von lat. mus Maus) m (pl Musculi): Abk. M. (pl Mm.); Muskel; vgl. Muskelgewebe. **Mm. ab|dominis** (↑) m pl: Bauchmuskeln. **M. ab|ductor digiti minimi manus** (↑) m: Os pisiforme, Lig. pisohamatum, Retinaculum flexorum ←---→ Ulnarrand der Basis der Grundphalanx u. Dorsalaponeurose des Kleinfingers; **I:** N. ulnaris; **F:** Abduktion, Beugung der Grundphalanx, Streckung der Mittel- u. Endphalanx des Kleinfingers. **M. ab|ductor digiti minimi pedis** (↑) m: lateral am Tuber calcanei, Aponeurosis plantaris ←---→ Tuberositas ossis metatarsalis; **V:** Basis der Grundphalanx der Kleinzehe; **I:** N. plantaris lat.; **F:** Plantarflexion u. Abduktion der Kleinzehe. **M. ab|ductor hallucis** (↑) m: Proc. med. des Tuber calcanei, Aponeurosis plantaris, Retinaculum mm. flexorum ←---→ Basis der Grundphalanx, mediales Sesambein; **I:** N. plantaris med.; **F:** Abduktion u. Plantarflexion der Großzehe. **M. ab|ductor pollicis brevis** (↑) m: Os scaphoideum, Retinaculum flexorum ←---→ Basis der Grundphalanx des Daumens, laterales Sesambein, Dorsalaponeurose; **I:** N. medianus; **F:** Abduktion des Daumens, unterstützt Opposition u. Streckung. **M. ab|ductor pollicis longus** (↑) m: Facies post. ulnae et radii, Membrana interossea ←---→ Basis ossis metacarpalis I, Os trapezium; **I:** N. radialis; **F:** Abduktion der Hand u. des Daumens, unterstützt Dorsalflexion der Hand u. Supination des Unterarms. **M. ad|ductor brevis** (↑) m: Ramus inf. ossis pubis ←---→ oberes Drittel medial an d. Linea aspera femoris; **I:** N. obturatorius; **F:** Adduktion, Außenrotation u. Beugung des Oberschenkels. **M. ad|ductor hallucis** (↑) m: Caput obliquum: Os cuboideum, Os cuneiforme lat., plantare Bänder, Basis der Metatarsalia II-IV; Caput transversum: Gelenkkapseln der Zehengrundgelenke der (2.) 3.-5. Zehe ←---→ laterales Sesambein u. Basis der Grundphalanx der Großzehe; **I:** N. plantaris lat.; **F:** Adduktion u. Plantarflexion der großen Zehe, Stütze f. die Fußgewölbe. **M. ad|ductor longus** (↑) m: zw. Symphyse u. Tuberculum pubicum des Os pubis ←---→ mittl. Drittel medial an d. Linea aspera femoris u. seitliche Verankerung an d. Lamina vastoadductoria; **I:** N. obturatorius; **F:** Adduktion, Außenrotation u. Beugung des Oberschenkels. **M. ad|ductor magnus** (↑) m: Tuber ischiadicum, Ramus ossis ischii, R. inf. ossis pubis ←---→ obere zwei Drittel medial an d. Linea aspera femoris, Epicondylus med. femoris, Membrana vastoadductoria; **I:** N. obturatorius u. tibialis; **F:** Adduktion, Streckung u. Außenrotation des Oberschenkels, wichtig f. die Äquilibrierung des aufrechten Körpers, Pars epicondylica dreht d. außenrotierten Oberschenkel nach innen zurück. **M. ad|ductor pollicis** (↑) m: Caput obliquum; Basis der Metacarpalia II u. III, Os capitatum u. hamatum; Caput transversum: Palmarfläche der Metacarpale III ←---→ ulnares Sesambein, Kapsel u. Basis der Grundphalanx des Daumens; **I:** N. ulnaris; **F:** Adduktion des Daumens, unterstützt Opposition. **M. anconaeus** (↑) m: Epicondylus lat. humeri, lateral an der Ellenbogengelenkkapsel ←---→ dorsal an der Ulna; **I:** N. radialis; **F:** Streckung des Unterarms, Spannung der Gelenkkapsel des Ellenbogengelenks u. evtl. Streckung des Unterarms. **M. anti|tragicus** (↑) m: Cauda helicis ←- - -→ Antitragicus; I: N. facialis; F: rudimentärer Muskel der Ohrmuschel. **Mm. arrectores pilorum** (↑) m pl: glatte Muskelbündel; Haarbalg unterh. der Talgdrüse ←- - -→ Stratum papillare des Korium; I: Sympathikus; F: Aufrichtung des Haars, Kompression der Talgdrüse. **M. ar|ticularis** (↑) m: an e. Gelenkkapsel ansetzender Muskel. **M. articularis cubiti** (↑) m: Fasern des M. triceps brachii z. Kapsel des Ellenbogengelenks; I: N. radialis; F: Kapselspanner. **M. articularis genus** (↑) m: distalste Bündel des Musculus* vastus intermedius zur Kniegelenkkapsel; I: N. femoralis; F: Kapselspanner. **M. ary|epi|glotticus** (↑) m: Spitze des Aryknorpels ←- - -→ Epiglottis; meist Abspaltung des M. arytaenoideus obliquus; I: N. laryngeus inf.; F: geringfügige Senkung des Kehldeckels. **M. ary|taenoideus obliquus** (↑) m: Hinterfläche des Proc. muscularis des Aryknorpels ←- - -→ Spitze des gegenüberliegenden Aryknorpels; I: N. laryngeus inf.; F: Verschluß der Pars intercartilaginea der Stimmritze. **M. ary|taenoideus trans|versus** (↑) m: zw. den seitl. Rändern der Hinterflächen des Aryknorpels; I: N. laryngeus inf.; F: Verschluß der Pars intercartilaginea der Stimmritze. **Mm. auricularii** (↑) m pl: d. Muskeln der Ohrmuschel. **M. auricularis anterior, posterior, superior** (↑) m: Schädelknochen u. Faszien vor, hinter u. über der Ohrmuschel ←- - -→ vorn oben, hinten u. oben an d. Ohrmuschel; I: N. facialis; F: ziehen d. Ohrmuschel nach vorn oben, nach hinten bzw. direkt nach oben. **M. bi|ceps brachii** (↑) m: zweiköpfiger Armmuskel; Caput longum: Tuberculum supraglenoidale scapulae; Caput breve: Proc. coracoideus scapulae ←- - -→ Tuberositas radii u. Aponeurosis m. bicipitis (Fascia antebrachii); I: N. musculocutaneus; F: Abduktion (Caput longum), Adduktion (Caput breve) u. Vorwärtsheben des Oberarms, Beugung u. Supination des Unterarms. **M. bi|ceps femoris** (↑) m: zweiköpfiger Schenkelmuskel; Caput longum: Tuber ischiadicum, Caput breve: mittl. Drittel lateral an d. Linea aspera femoris, Septum intermusculare lat. ←- - -→ Caput fibulae, Fascia cruris, Condylus lat. tibiae; I: N. tibialis (Caput longum), N. fibularis communis (Caput breve); F: Streckung u. Adduktion des Oberschenkels, Aufrichtung des Beckens, Beugung u. Außenrotation des Unterschenkels. **M. bi|pennatus** (↑) m: ein doppelt gefiederter Muskel. **M. brachialis** (↑) m: distale Hälfte der Vorderfläche des Humerus, Kapsel des Ellenbogengelenks, Septa intermuscularia ←- - -→ Tuberositas ulnae; I: N. musculocutaneus; F: Beugung des Unterarms. **M. brachio|radialis** (↑) m: Margo lat. humeri, Septum intermusculare lat. ←- - -→ proximal v. Processus styloideus radii; I: N. radialis; F: Beugung des Unterarms, bringt d. gebeugten Unterarm in Mittelstellung zw. Pro- u. Supination. **M. broncho|oeso|phageus** (↑) m: inkonstante glatte Muskelzüge vom li. Hauptbronchus z. Ösophagus. **M. buccinator** (↑) m: Backen- od. Trompetermuskel; Außenfläche des Alveolarfortsatzes von Ober- u. Unterkiefer in Höhe der hinteren Molaren, Raphe pterygomandibularis ←- - -→ Wangenmuskelknoten am Mundwinkel, Einstrahlung in d. Lippen, Proc. alveolaris des Unterkiefers in d. Gegend der Prämolaren; I: N. facialis; F: Leerung der Backentasche beim Kauen, Verbreiterung der Mundspalte, Sprengung des Lippenschlusses beim Pfeifen. **Mm. bulbi** (↑) m pl: die Muskeln des Augapfels. **M. bulbo|spongiosus** (↑) m: Centrum tendineum perinei, mediane Raphe an d. Unterfläche des Bulbus u. des Corpus spongiosum penis, Sphincter ani ext. ←- - -→ Seitenflächen des Corpus cavernosum penis, Membrana perinei, Penisrücken (umgreift bei d. Frau d. Bulbus vestibuli); I: N. pudendus; F: Kompression u. Verkürzung der Harnröhre, stoßweise Entleerung bei d. Ejakulation. **Mm. capitis** (↑) m pl: Muskeln des Kopfs. **M. cerato|cricoideus** (↑) m: Variation, unterer Rand des Ringknorpels ←- - -→ Cornu inferius des Schildknorpels; Abspaltung des Musculus* cricoarytaenoideus posterior; I: N. laryngeus inferior. **M. chondro|glossus** (↑) m: Cornu minus des Zungenbeins ←- - -→ Aponeurosis linguae; I: N. hypoglossus; F: zieht d. Zunge nach hinten u. nach d. Seite. **M. ciliaris** (↑) m: glatte Muskelzüge im Corpus ciliare der mittleren Augenhaut, zirkulär, meridional u. radiär angeordnet; I: N. oculomotorius; F: Erschlaffung des Aufhängeapparats der Linse: Akkommodation. **M. coccygeus** (↑) m: Os coccygis u. Os sacrum ←- - -→ an deren Innenfläche; I: N. pudendus; F: beim Menschen unwesentlich. **Mm. colli** (↑) m pl: Halsmuskeln. **M. constrictor pharyngis inferior** (↑) m: Pars thyropharyngea: Linea obliqua u. Cornu inferius des Schildknorpels; Pars cricopharyngea: Seitenfläche des Ringknorpels ←- - -→ Raphe pharyngis; I: N. vagus; F: Verengung, Hebung u. Verkürzung des Pharynx. **M. constrictor pharyngis medius** (↑) m: Pars chondropharyngea: Cornu minus des Zungenbeins, Lig. stylohyoideum; Pars ceratopharyngea: Cornus majus u. oberer Rand des Zungenbeins ←- - -→ Raphe pharyngis; I: N. glossopharyngeus (u. N. vagus); F: Verengerung, Hebung u. Verkürzung des Pharynx. **M. con|strictor pharyngis superior** (↑) m: Pars pterygopharyngea: Lamina med. des Processus pterygoideus u. Hamulus pterygoideus des Keilbeins; Pars buccopharyngea: Raphe pterygomandibularis; Pars mylopharyngea: Linea mylohyoidea mandibulae; Pars glossopharyngea; Radix linguae ←- - -→ Raphe pharyngis bis in d. Nähe od. an d. Tuberculum pharyngeum des Hinterhauptbeins; I: N. glossopharyngeus; F: Verengerung, (geringe) Hebung u. Verkürzung des oberen Teils des Pharynx. **M. coraco|brachialis** (↑) m: Proc. coracoideus scapulae ←- - -→ Humerus in d. Verlängerung der Crista tuberculi minoris, Septum intermusculare mediale; I: N. musculocutaneus; F: Adduktion u. Vorwärtsheben des Oberarms. **M. cor|rugator super|cilii** (↑) m: Stirnbein, dicht oberh. der Nasenwurzel (Glabella) ←- - -→ medialer Bereich der Augenbraue; I: N. facialis; F: Bildung senkrechter Falten zw. den Augenbrauen. **M. cremaster** (↑) m: Abspaltung des M. transversus u. M. obliquus int. abdominis ←- - -→ Samenstrang, Hoden; I: Ramus genitalis nervi genitofemoralis; F: Hebung des Hodens. **M. crico|arytaenoideus lateralis** (↑) m: kurz Lateralis; Oberrand des seitl. Teils des Ringknorpels ←- - -→ Proc. muscularis des Stellknorpels; I: N. laryngeus inf.; F: Verschluß der Pars intermembranacea der Stimmritze, Erweiterung der Pars intercartilaginea. **M. crico|arytaenoideus posterior** (↑) m: kurz Postikus; Hinterfläche der Ringknorpelplatte ←- - -→ Proc. muscularis des Stellknorpels; I: N. laryngeus inf.; F: Erweiterung der Stimmritze. **M. crico|thyroideus** (↑) m: Außenfläche des Ringknorpelbogens ←- - -→ Unterrand der

Außen- u. Innenfläche der Seitenplatte des Schildknorpels u. Unterhorn des Schildknorpels; **I:** N. laryngeus sup.; **F:** Spannung der Stimmlippen. **M. cutaneus** (↑) **m:** in die Haut einstrahlender Muskel. **M. dartos** (↑) **m:** syn. Tunica dartos; glatte Muskelzellen im subkutanen Bindegewebe des Hodensacks. **M. deltoideus** (↑) **m:** Deltamuskel; laterales Drittel der Klavikula, Akromion, Unterrand der Spina scapulae ←---→ Tuberositas deltoidea humeri; **I:** N. axillaris; **F:** Abduktion des Arms bis zur Horizontalen (Pars acromialis); geringe Innen- u. Außenrotation des Oberarms, Pendeln nach ventral u. dorsal. **M. depressor anguli oris** (↑) **m:** Unterrand der Mandibula seitl. des Tuberculum mentale ←---→ Haut des Mundwinkels u. der Unterlippe; **I:** N. facialis; **F:** Herabziehen des Mundwinkels. **M. depressor labii inferioris** (↑) **m:** Unterrand des Unterkiefers, seitl. des Tuberculum mentale, teils Fortsetzung der Platysmafasern ←---→ Haut der Unterlippe; **I:** N. facialis; **F:** Herabziehen der Unterlippe. **M. depressor septi** (↑) **m:** Abspaltung des M. orbicularis oris im Bereich der mittl. Schneidezähne ←---→ Septum nasi; **I:** N. facialis; **F:** Senkung des Septum nasi. **M. de|pressor super|cilii** (↑) **m:** mediale Abspaltung des M. orbicularis oculi ←---→ Augenbraue; **I:** N. facialis; **F:** Herabziehen der Augenbraue. **M. de|trusor vesicae** (↑) **m:** dreischichtige Muskulatur der Blasenwand mit inneren u. äußeren Längsfaserzügen u. einer mittleren Zirkulärfaserschicht. **M. di|gastricus** (↑) **m:** Venter post.: Incisura mastoidea des Schläfenbeins, Venter ant.: Fossa digastrica mandibulae ←---→ Corpus u. Cornu majus des Zungenbeins; **I:** Venter post.: N. facialis, Venter ant.: N. mylohyoideus; **F:** Hebung des Zungenbeins, Herabziehen des Unterkiefers (Mundöffnen). **M. di|latator nasi** (↑) **m:** s. Musculus nasalis. **M. di|latator pupillae** (↑) **m:** radiär gestellte glatte Muskelzellen zw. Pigmentepithel u. Stroma der Iris; **I:** Sympathikus; **F:** Erweiterung der Pupille. **Mm. dorsi** (↑) **m pl:** Rükkenmuskulatur. **M. epi|cranius** (↑) **m:** Sammelbez. für d. Muskeln des Schädeldachs; s. Musculus occipitofrontalis, Musculus temporoparietalis. **M. e|rector spinae** (↑) **m:** syn. M. sacrospinalis; umfaßt Mm. iliocostalis, longissimus u. spinalis; Sammelbez. f. autochthone Rükkenmuskulatur (M. erector trunci, Rückenstrekker); Longitudinalsystem: Mm. iliocostalis, longissimus, spinalis; Transversospinalsystem: Mm. semispinalis, multifidus, Mm. rotatores; Spinotransversalsystem: M. splenius; Interspinalsystem: Mm. interspinales; Intertransversalsystem: Mm. intertransversarii. **M. ex|tensor carpi radialis brevis** (↑) **m:** Epicondylus lat. humeri ←---→ Basis ossis metacarpalis III; **I:** N. radialis; **F:** Dorsalflexion u. radiale Abduktion der Hand. **M. ex|tensor carpi radialis longus** (↑) **m:** Margo lat. humeri, Septum intermusculare lat., Epicondylus lat. humeri ←---→ Basis ossis metacarpalis II; **I:** N. radialis; **F:** Dorsalflexion u. radiale Abduktion der Hand, Beugung des Unterarms. **M. ex|tensor carpi ulnaris** (↑) **m:** Caput humerale: Epicondylus lat. humeri, Caput ulnare: Margo posterior ulnae, Fascia antebrachii ←---→ Basis ossis metacarpalis V; **I:** N. radialis; **F:** ulnare Abduktion, schwache Dorsalflexion der Hand. **M. ex|tensor digiti minimi** (↑) **m:** Epicondylus lat. humeri ←---→ Dorsalaponeurose des 5. Fingers; **I:** N. radialis; **F:** Streckung des Kleinfingers u. des Handgelenks. **M. ex|tensor digitorum** (↑) **m:** Epicondylus lat. humeri ←---→ Dorsalaponeurose des 2.-5. Fingers; **I:** N. radialis; **F:** Streckung 2.-5. Finger, Dorsalflexion der Hand. **M. ex|tensor digitorum brevis** (↑) **m:** dorsolaterale Fläche des Calcaneus, Retinaculum musculorum extensorum inf. ←---→ Dorsalaponeurose der 2.-4. (5.) Zehe; **I:** N. fibularis prof.; **F:** Streckung der 2.-4. (5.) Zehe. **M. ex|tensor digitorum longus** (↑) **m:** Condylus lat. tibiae, Margo ant. fibulae, Membrana interossea, Septum intermusculare ant., Fascia cruris ←---→ Dorsalaponeurose der 2.-5. Zehe; **I:** N. fibularis prof.; **F:** Dorsalflexion, Pronation u. Abduktion des Fußes, Streckung der 2.-5. Zehe. **M. ex|tensor hallucis brevis** (↑) **m:** Dorsalfläche des Calcaneus ←---→ Grundphalanx der großen Zehe; **I:** N. fibularis prof.; **F:** Streckung der großen Zehe. **M. ex|tensor hallucis longus** (↑) **m:** Facies med. fibulae, Membrana interossea ←---→ Nagelphalanx der großen Zehe; **I:** N. fibularis prof.; **F:** Dorsalflexion des Fußes u. der großen Zehe. **M. ex|tensor in|dicis** (↑) **m:** distales Drittel der Facies post. ulnae ←---→ Dorsalaponeurose des Zeigefingers; **I:** N. radialis; **F:** Streckung des Zeigefingers, Dorsalflexion der Hand. **M. ex|tensor pollicis brevis** (↑) **m:** Facies post. ulnae, Membrana interossea ←---→ Basis der Daumengrundphalanx; **I:** N. radialis; **F:** Streckung u. Abduktion des Daumens im Grundgelenk, radiale Abduktion der Hand. **M. ex|tensor pollicis longus** (↑) **m:** Facies post. ulnae, Membrana interossea ←---→ Basis der Endphalanx des Daumens; **I:** N. radialis; **F:** Streckung der Daumengrund- u. Endphalanx, Adduktion des Daumens, Dorsalflexion der Hand. **Mm. faciales et masticatores** (↑) **m pl:** Muskeln des Gesichts u. des Kauapparats. **Mm. fibulares** (↑) **m pl:** M. fibularis brevis, longus u. tertius; s. Musculus peronaeus brevis, longus, tertius. **M. flexor ac|cessorius** (↑) **m:** syn. Musculus* quadratus plantae. **M. flexor carpi radialis** (↑) **m:** Epicondylus med. humeri, Fascia antebrachii ←---→ Basis ossis metacarpalis II (u. III); **I:** N. medianus; **F:** Palmarflexion, schwache radiale Abduktion der Hand, schwache Beugung des Unterarms. **M. flexor carpi ulnaris** (↑) **m:** Caput humerale: Epicondylus med. humeri, Fascia antebrachii, Caput ulnare: Olecranon u. obere zwei Drittel der Ulna ←---→ Os pisiforme, über die Ligg. zum Os metacarpale V u. Os hamatum; **I:** N. ulnaris; **F:** Palmarflexion u. ulnare Abduktion der Hand. **M. flexor digiti minimi brevis manus** (↑) **m:** Hamulus ossis hamati, Retinaculum flexorum ←---→ Basis der Grundphalanx des Kleinfingers; **I:** N. ulnaris; **F:** Beugung der Grundphalanx des Kleinfingers. **M. flexor digiti minimi brevis pedis** (↑) **m:** Basis ossis metatarsalis V; Lig. plantare longum ←---→ Basis der Grundphalanx der Kleinzehe: **I:** N. plantaris lat.; **F:** Plantarflexion der Kleinzehe. **M. flexor digitorum brevis** (↑) **m:** Proc. med. tuberis calcanei, Plantaraponeurose ←---→ mit gespaltenen Sehnen (sog. Perforatus) an d. Mittelphalanx der 2.-4. (5.) Zehe; **I:** N. plantaris lat.; **F:** Beugung der Mittelphalanx der 2.-4. (5.) Zehe. **M. flexor digitorum longus** (↑) **m:** Facies post. tibiae, distales Drittel der Fibula (mittels Sehnenarkade) ←---→ Endphalangen der 2.-5. Zehe (sog. Perforans); **I:** N. tibialis; **F:** Beugung der Endphalanx der 2.-5. Zehe, Plantarflexion, Supination u. Adduktion des Fußes, bewegt d. Unterschenkel b. festgestelltem Fuß geg. d. Ferse. **M. flexor digitorum pro|fundus** (↑) **m:** Facies ant. ulnae (proximale zwei Drittel), Membrana interossea ←---→ Basis der

Endphalangen des 2.-5. Fingers (sog. Perforans); **I:** N. medianus u. N. ulnaris; **F:** Beugung des 2.-5. Fingers (bes. Endphalanx), Beugung u. ulnare Abduktion der Hand. **M. flexor digitorum super|ficialis** (Musculus*) m: Caput humeroulnare: Epicondylus med. humeri, Proc. coronoideus ulnae, Caput radiale: Facies u. Margo ant. radii ←---→ mit gespaltenen Sehnen an d. Mittelphalangen des 2.-5. Fingers (sog. Perforatus); **I:** N. medianus; **F:** Beugung der Mittel- u. Grundphalanx des 2.-5. Fingers, Adduktion der Finger, Palmarflexion der Hand. **M. flexor hallucis brevis** (↑) m: Os cuneiforme mediale (intermedium, lat.), Lig. calcaneocuboideum plantare ←---→ mediales u. laterales Sesambein, Grundphalanx der Großzehe; **I:** N. plantaris med. u. lat.; **F:** Plantarflexion der Großzehe. **M. flexor hallucis longus** (↑) m: distale zwei Drittel der Facies post. fibulae, Membrana interossea, Septum intermusculare post. ←---→ Basis der Endphalanx der großen Zehe; **I:** N. tibialis; **F:** Beugung der Großzehe, mittels Sehnenverbindung mit d. M. flexor digitorum longus auch der übrigen Zehen, Plantarflexion, Supination u. Adduktion des Fußes, Hebung der Ferse. **M. flexor pollicis brevis** (↑) m: Caput superficiale: Retinaculum flexorum, Caput profundum: Ossa trapezium, trapezoideum, capitatum ←---→ laterales Sesambein des Daumengrundgelenks; **I:** N. medianus (Caput superficialis), N. ulnaris (Caput profundum); **F:** Beugung der Grundphalanx, geringe Adduktion, Opposition u. Beugung im Karpometakarpalgelenk des Daumens. **M. flexor pollicis longus** (↑) m: Facies ant. radii, Membrana interossea ←---→ Basis der Endphalanx des Daumens; **I:** N. medianus; **F:** Beugung der Endphalanx des Daumens, Palmarflexion u. radiale Abduktion der Hand. **M. fusi|formis** (↑) m: ein spindelförmiger Muskel. **M. gastro|cnemius** (↑) m: zweiköpfig oberh. der Femurkondylen, Kniegelenkkapsel ←---→ Tuber calcanei (Tendo calcaneus Achilles, gemeinsam mit d. M. soleus); **I:** N. tibialis; **F:** Plantarflexion, Supination u. Adduktion des Fußes, geringe Beugung des Unterschenkels. **M. gemellus inferior et superior** (↑) m: Tuber ischiadicum bzw. Spina ischiadica ←---→ Fossa trochanterica femoris; **I:** Plexus sacralis; **F:** Außenrotation des Oberschenkels. **M. genio|glossus** (↑) m: Spina mentalis mandibulae ←---→ Aponeurosis linguae von d. Zungenspitze bis zum Zungengrund; **I:** N. hypoglossus; **F:** zieht d. Zunge nach unten u. etwas nach vorn. **M. genio|hyoideus** (↑) m: Spina mentalis mandibulae ←---→ Corpus ossis hyoidei; **I:** Plexus cervicalis (C_{1-2}); **F:** Fixierung des Zungenbeins, Senkung des Unterkiefers od. Hebung des Zungenbeins. **M. glutaeus maximus** (↑) m: großer Gesäßmuskel; Os ilium, hinter d. Linea glutaea post., Fascia thoracolumbalis, Facies dorsalis ossis sacri, Os coccygis, Lig. sacrotuberale ←---→ Tractus iliotibialis, Tuberositas glutaea femoris, Septum intermusculare; **I:** N. glutaeus inf.; **F:** Streckung des Oberschenkels, Aufrichtung des Beckens (u. des Körpers), Abduktion (kranialer Teil), Außenrotation u. Adduktion (kaudaler Teil) des Oberschenkels, Streckung des Unterschenkels (über d. Tractus iliotibialis). **M. glutaeus medius** (↑) m: mittl. Gesäßmuskel; Os ilium, zw. Linea glutaea ant., post. u. Crista iliaca ←---→ Außenseite des Trochanter major; **I:** N. glutaeus sup.; **F:** Abduktion des Oberschenkels, Neigung des Beckens gegen d. Standbein, vorderer Teil: Innenrotation u. Beugung, hinterer Teil: Außenrotation u. Streckung des Oberschenkels. **M. glutaeus minimus** (↑) m: Os ilium, zw. Linea glutaea ant. u. inf. ←---→ Trochanter major; **I:** N. glutaeus sup.; **F:** s. Musculus glutaeus medius. **M. gracilis** (↑) m: Ramus inf. ossis pubis ←---→ Tuberositas tibiae, Fascia cruris; **I:** N. obturatorius; **F:** Adduktion, Beugung u. Innenrotation des Oberschenkels, Beugung u. Innenrotation des Unterschenkels. **M. helicis major, minor** (↑) m: auf der Spina helicis bzw. Crus helicis des Ohrknorpels liegend; **I:** N. facialis; **F:** beim Menschen unwesentlich. **M. hyo|glossus** (↑) m: Cornu majus u. Corpus ossis hyoidei ←---→ seitl. in d. Aponeurosis linguae von d. Zungenspitze bis zum Zungengrund; **I:** N. hypoglossus; **F:** Zug der Zunge nach hinten unten, bei einseitiger Kontraktion Drehung der Zunge nach d. gleichen Seite. **M. iliacus** (↑) m: Fossa iliaca, Spina iliaca ant. inf., vorderer Bereich der Hüftgelenkkapsel ←---→ Trochanter minor, angrenzender Teil der Linea aspera; **I:** Plexus lumbalis; **F:** Kippen des Beckens nach vorn, Beugung, geringe Außen- u. Innenrotation, Adduktion des Oberschenkels. **M. ilio|coccygeus** (↑) m: s. Musculus levator ani. **M. ilio|costalis** (↑) m: Teil des Longitudinalsystems des M. erector spinae; M. i. lumborum: Crista iliaca, Crista sacralis lat., Fascia thoracolumbalis ←---→ Anguli der 6-9 unteren Rippen; M. i. thoracis: Anguli der 7.-12. Rippe ←---→ Anguli der 5-6 oberen Rippen; M. i. cervicis: Anguli der 6.-3. Rippe ←---→ Tubercula postt. der Querfortsätze des 6.-4. (3.) Halswirbels; **I:** Rr. dorsales der Spinalnerven; **F:** Streckung (Dorsalflexion) u. Seitbeugung der Wirbelsäule, Atemhilfsmuskel. **M. ilio|psoas** (↑) m: s. Musculus iliacus, psoas major, psoas minor. **Mm. infra|hyoidei** (↑) m pl: s. Musculus sternohyoideus, omohyoideus, thyrohyoideus, levator glandulae thyroideae. **M. infra|spinatus** (↑) m: Fossa u. Fascia infraspinata ←---→ mittl. Fazette des Tuberculum majus humeri; **I:** N. suprascapularis; **F:** Außenrotation u. geringe Abduktion des Oberarms. **Mm. inter|costales externi** (↑) m pl: in allen Zwischenrippenräumen, Verlaufsrichtung schräg von hinten oben nach vorn unten, reichen vom Tuberculum costae bis zum Rippenknorpel; **I:** Nn. intercostales; **F:** Verspannung u. Heben der Rippen (Inspiration). **Mm. inter|costales interni** (↑) m pl: in allen Zwischenrippenräumen, Verlaufsrichtung schräg von hinten unten nach vorn oben, reichen vom Sternum bis z. Angulus costae; **I:** Nn. intercostales; **F:** Verspannung u. Senken der Rippen (Exspiration). **Mm. inter|costales intimi** (↑) m pl: durch die Interkostalgefäße u. -nerven abgespaltener Teil der Mm. intercostales interni. **Mm. inter|ossei dorsales manus** (↑) m pl: zweiköpfig von d. gegenüberliegenden Flächen aller Metacarpalia ←---→ Dorsalaponeurose des 2.-4. Fingers; **I:** N. ulnaris; **F:** Spreizung (Abduktion) der Finger, Beugung der Grundphalanx, Streckung der Mittel- u. Endphalangen. **Mm. inter|ossei dorsales pedis** (↑) m pl: zweiköpfig von der gegenüberliegenden Flächen aller Metatarsalia, Lig. plantare longum ←---→ Basis der Grundphalanx, Dorsalaponeurose der 2.-4. Zehe; **I:** N. plantaris lat.; **F:** Spreizung der Zehen, Beugung der Grundphalanx, Strekkung der Mittel- u. Endphalangen. **Mm. inter|ossei palmares** (↑) m pl: einköpfig, Ulnarseite des Metacarpale II, Radialseite der Metacarpalia IV u. V ←---→ Dorsalaponeurose des 2., 4. u. 5. Fingers; **I:** N. ulnaris; **F:** Adduktion der Finger zur Mittelfingerachse, Beugung der Grundphalanx, Streckung der Mittel- u. Endphalangen. **Mm. inter|ossei plantares** (↑) m pl: einköpfig, medialer Rand u. Basis der Metatarsalia III-V, Lig. plantare longum ←- - -→ mediale Seite der Basis der Grundphalanx u. der Gelenkkapsel, Dorsalaponeurose der 3.-5. Zehe; **I:** N. plantaris lat.; **F:** Adduktion der 3.-5. Zehe zur 2. Zehe hin, Beugung der Grundphalanx, Streckung der Mittel- u. Endphalangen. **Mm. interspinales** (↑) m pl: Unterabteilungen: Mm. i. cervicis, thoracis, lumborum; zw. zwei benachbarten Dornfortsätzen; **I:** Rr. dorsales der Spinalnerven; **F:** Streckung der Wirbelsäule (Dorsalflexion). **Mm. inter|trans|versarii** (↑) m pl: Unterabteilungen: Mm. i. cervicis, thoracis, lumborum; zw. zwei benachbarten Querfortsätzen; **I:** Rr. dorsales der Spinalnerven; **F:** Seitneigung der Wirbelsäule. **Mm. intertrans|versarii anteriores et posteriores cervicis** (↑) m pl: zw. den Tubercula antt. u. postt. der Halswirbelquerfortsätze; **I:** Rr. dorsales der Spinalnerven; **F:** Seitneigung der Halswirbelsäule. **Mm. intertrans|versarii laterales et mediales lumborum** (↑) m pl: zw. benachbarten Procc. mamillares u. accessorii der Lendenwirbel; **I:** Rr. dorsales der Spinalnerven; **F:** Seitneigung der Lendenwirbelsäule. **Mm. inter|trans|versarii thoracis** (↑) m pl: zw. benachbarten Procc. transversi der Brustwirbelsäule (inkonstant); **I:** Rami dorsales der Spinalnerven; **F:** Seitwärtsneigen der Brustwirbelsäule. **M. ischio|cavernosus** (↑) m: R. ossis ischii ←- - -→ Tunica albuginea corporis cavernosi penis (clitoridis); **I:** Nn. perinei; **F:** unterstützt Erektion u. beim Mann Ejakulation. **Mm. laryngis** (↑) m pl: Kehlkopfmuskeln. **M. latissimus dorsi** (↑) m: Rückenmuskel; Dornfortsätze des 7.-12. Brustwirbels, Fascia thoracolumbalis, mediales Drittel der Crista iliaca, (9.) 10.-12. Rippe, Angulus inf. scapulae (inkonstant) ←- - -→ Crista tuberculi minoris humeri; **I:** N. thoracodorsalis; **F:** Adduktion, Retroversion u. Innenrotation des Arms im Schultergelenk. **M. levator anguli oris** (↑) m: Fossa canina der Maxilla ←- - -→ Haut des Mundwinkels, in d. M. orbicularis oris einstrahlend; **I:** N. facialis; **F:** Hebung des Mundwinkels. **M. levator ani** (↑) m: Die Muskeln beider Seiten bilden eine trichterförmige Platte, die d. Beckenausgang verschließen hilft (Diaphragma pelvis); vorderste Muskelbündel beidseits (Levatorschenkel) lassen zw. sich eine Lücke zum Durchtritt von Rektum, (Vagina), Harnröhre: Porta levatoria; Unterabteilungen: M. pubococcygeus: Os pubis ←- - -→ Centrum tendineum perinei, Rektum, Sphincter ani ext., Os coccygis, Os sacrum; M. levator prostatae (M. pubovaginalis): in die Prostatafaszie (Vaginalwand) einstrahlende Fasern des vorigen; M. puborectalis: Os pubis ←- - -→ schlingenförmig um die Flexura perinealis recti; M. iliococcygeus: Arcus tendineus m. levatoris ani ←- - -→ Lig. anococcygeum, Os coccygis; **I:** Plexus sacralis; **F:** Trag- u. Haltefunktion für d. Beckeneingeweide, Unterstützung des M. sphincter ani. **Mm. levatores costarum** (↑) m pl: Querfortsätze des 7. Halswirbels u. des 1.-11. Brustwirbels ←- - -→ Angulus der nächstunteren (Mm. l. c. breves) u. der übernächsten Rippe (Mm. l. c. longi); **I:** Rami ventrales der Spinalnerven; **F:** Streckung der Wirbelsäule, Neigung nach d. gleichen, Rotation nach d. entgegengesetzten Seite. **M. levator glandulae thyroideae** (↑) m: Corpus ossis hyoidei od. Cartilago thyroidea od. M. thyrohyoideus ←- - -→ Isthmus glandulae thyroideae; **I:** Plexus cervicalis od. N. vagus; **F:** Hebung der Schilddrüse. **M. levator labii superioris** (↑) m: Margo infraorbitalis maxillae, Proc. zygomaticus ←- - -→ Haut der Oberlippe u. der Nasolabialfalte; **I:** N. facialis; **F:** Hebung der Oberlippe. **M. levator labii superioris alaeque nasi** (↑) m: Proc. frontalis u. Margo infraorbitalis der Maxilla ←- - -→ Haut der Oberlippe u. des Nasenflügels; **I:** N. facialis; **F:** Hebung der Oberlippe u. des Nasenflügels. **M. levator palpebrae superioris** (↑) m: Umgebung des Canalis opticus ←- - -→ Tarsalplatte des Oberlids bis zum Lidrand; **I:** N. oculomotorius; **F:** Hebung des Oberlids. **M. levator pro|statae** (↑) m: s. Musculus levator ani. **M. levator scapulae** (↑) m: Tubercula postt. der Querfortsätze des 1.-4. Halswirbels ←- - -→ Angulus sup. scapulae; **I:** N. dorsalis scapulae u. Plexus cervicalis; **F:** Hebung des oberen Schulterblattwinkels nach medial-kranial. **M. levator veli palatini** (↑) m: Unterfläche der Felsenbeinpyramide, Pars cartilaginea der Tuba auditiva ←- - -→ Aponeurose des weichen Gaumens; **I:** N. facialis, N. vagus, N. glossopharyngeus; **F:** Hebung des weichen Gaumens, Spannung des Gaumensegels u. Erweiterung der Tube. **Mm. linguae** (↑) m pl: Zungenmuskeln. **M. longissimus** (↑) m: Teil des Sacrospinal- od. Longitudinalsystems des M. erector spinae; M. l. thoracis: Facies dorsalis des Kreuzbeins, Dornfortsätze des Kreuzbeins, der Lenden- u. unteren Brustwirbel, akzessorische Zacken von d. Procc. mamillares der oberen Lenden- u. der Procc. transversi der unteren 6-7 Brustwirbel ←- - -→ Anguli der 12.-2. Rippe, Querfortsätze aller Brustwirbel; M. l. cervicis: Querfortsätze der oberen Brust- u. unteren Halswirbel ←- - -→ Tubercula postt. der Querfortsätze des 7.-2. Halswirbels; M. l. capitis: Querfortsätze des 3.-1. Brust- u. 7.-3. Halswirbels ←- - -→ Proc. mastoideus des Schläfenbeins; **I:** Rami dorsales der Spinalnerven; **F:** Streckung u. Seitbeugung der Wirbelsäule, Rück- u. Seitneigung des Kopfes, Drehung nach d. gleichen Seite, Atemhilfsmuskel. **M. longitudinalis inferior** (↑) m: Zungenunterfläche zw. M. hyoglossus u. genioglossus von d. Zungenspitze bis zum Zungengrund; **I:** N. hypoglossus; **F:** Verkürzung der Zunge. **M. longitudinalis superior** (↑) m: Längsmuskelzug unter d. Aponeurosis linguae des Zungenrückens u. der Zungenseitenränder; **I:** N. hypoglossus; **F:** Verkürzung der Zunge. **M. longus capitis** (↑) m: Tubercula antt. der Querfortsätze des 3.-6. Halswirbels ←- - -→ Unterfläche der Pars basilaris des Hinterhauptbeins; **I:** Plexus cervicalis; **F:** Beugung des Kopfes nach vorn, nach d. Seite u. Drehen zur gleichen Seite. **M. longus colli** (↑) m: medialer vertikaler Teil: Ventralflächen der Körper des 3.-1. Brust- u. 7.-5. Halswirbels ←- - -→ Ventralflächen der Körper der oberen Halswirbel; lateraler schräger oberer u. unterer Teil: Tubercula antt. der Querfortsätze der unteren Halswirbel u. Körper der oberen Brustwirbel ←- - -→ Körper der oberen Halswirbel u. Tuberculum ant. atlantis; **I:** Plexus cervicalis; **F:** Vorwärtsbeugung, Seitneigung u. Drehung der Halswirbelsäule nach d. gleichen Seite. **Mm. lumbricales manus** (↑) m pl: Sehnen des M. flexor digitorum prof. ←- - -→ radialer Zipfel der Dorsalaponeurose des 2.-5. Fingers; **I:** N. medianus, N. ulnaris; **F:** Beugung im Grund-, Streckung im Mittel- u. Endgelenk der Finger. **Mm. lumbricales pedis** (↑) m pl: Sehnen des M. flexor digitorum longus ←- - -→ medialer Rand der Grundphalanx u. Dorsalaponeurose der 2.-5. Zehe; **I:** N. plantaris

M

lat. u. med.; Beugung im Grund-, Streckung im Mittel- u. Endgelenk der Zehen. **M. masseter** (↑) m: Pars superficialis (schräger Teil): Unterrand des Os zygomaticum; Pars profunda (senkrechter Teil): Os zygomaticum, Arcus zygomaticus, Fascia temporalis ←---→ Tuberositas masseterica an d. Außenseite des Angulus mandibulae; **I:** N. massetericus (V_3); **F:** Kieferschluß. **Mm. membri inferioris** (↑) m pl: Muskeln der unteren Gliedmaße. **Mm. membri superioris** (↑) m pl: Muskeln der oberen Gliedmaße. **M. mentalis** (↑) m: Juga alveolaria der lateralen unteren Schneidezähne u. des Eckzahns ←---→ Haut des Kinns; **I:** N. facialis; **F:** Heben der Kinnhaut. **M. multi|fidus** (↑) m: Teil des Transversospinalsystems des M. erector spinae; Facies dorsalis ossis sacri, Crista iliaca, Procc. mamillares der Lendenwirbel, Querfortsätze aller Brustwirbel, Gelenkfortsätze des 7.-4. Halswirbels ←---→ Wirbelbögen u. Dornfortsätze der Lenden- u. Brustwirbel u. des 7.-2. Halswirbels, je 2-3 Wirbel überspringend; **I:** Rami dorsales der Spinalnerven; **F:** Dorsalflexion, Seitbeugung u. Drehung der Wirbelsäule. **M. multi|pennatus** (↑) m: ein vielgefiederter Muskel. **M. mylo|hyoideus** (↑) m: Linea mylohyoidea mandibulae ←---→ Corpus ossis hyoidei, mediane Raphe zw. Mandibula u. Hyoid; **I:** N. mylohyoideus (V_3); **F:** Heben des Zungenbeins; Senken des Unterkiefers. **M. nasalis** (↑) m: Jugum alveolare des oberen lateralen Schneide- u. des Eckzahns ←---→ Nasenrücken (M. compressor naris), Nasenflügel u. häutiges Septum (M. dilatator naris); **I:** N. facialis; **F:** Verengung od. Erweiterung der Nasenlöcher, Herabziehen der Weichteilnase. **M. obliquus auriculae** (↑) m: Eminentiae fossae triangularis des Ohrknorpels ←---→ Eminentia conchae; **I:** N. facialis; **F:** unwesentlich. **M. obliquus capitis inferior** (↑) m: Dornfortsatz der Axis ←---→ Querfortsatz des Atlas; **I:** N. suboccipitalis, N. occipitalis major; **F:** Drehung des Kopfs nach d. gleichen Seite. **M. obliquus capitis superior** (↑) m: Querfortsatz des Atlas ←---→ Linea nuchae inferior; **I:** N. suboccipitalis; **F:** Seitneigung, Drehung des Kopfs nach d. entgegengesetzen Seite. **M. obliquus externus abdominis** (↑) m: Außenfläche der 5.-12. Rippe ←---→ Labium ext. cristae iliacae, Lig. inguinale, Tuberculum pubicum, Linea alba; **I:** Nn. intercostales u. Plexus lumbalis; **F:** Vor- u. Seitneigung des Rumpfs, Drehung nach d. entgegengesetzten Seite, Bauchpresse, Senkung der Rippen, Hebung des Beckens. **M. obliquus inferior** (↑) m: Boden der Orbita, lateral neben d. Canalis nasolacrimalis ←---→ temporal am Bulbus oculi, hinter d. Äquator; **I:** N. oculomotorius; **F:** Hebung (Blickhebung), Abduktion u. Außenrotation des Bulbus. **M. obliquus internus abdominis** (↑) m: Fascia thoracolumbalis, Linea intermedia cristae iliacae, Lig. inguinale ←---→ Unterrand der (9.) 10.-12. Rippe, Linea alba; **I:** Nn. intercostales, Plexus lumbalis; **F:** Vor- u. Seitneigung des Rumpfs, Drehung nach d. gleichen Seite, Bauchpresse, Senkung der Rippen, Hebung des Bekkens. **M. obliquus superior** (↑) m: Orbita, medial v. Canalis opticus ←---→ über d. Trochlea, temporal oben hinter d. Aequator bulbi; **I:** N. trochlearis; **F:** Senkung (Blicksenkung), Abduktion u. Innenrotation des Bulbus. **M. obturatorius externus** (↑) m: Außenfläche der medialen Knochenumrandung des Foramen obturatum, Membrana obturatoria ←---→ Fossa trochanterica, Hüftgelenkkapsel; **I:** N. obturatorius; **F:** Außenrotation des Oberschenkels u. Adduktion. **M. obturatorius internus** (↑) m: Innenfläche des Os coxae, Membrana obturatoria ←---→ Fossa trochanterica; **I:** Plexus sacralis; **F:** Außenrotation des Oberschenkels. **M. oc|cipito|frontalis** (↑) m: Venter frontalis: Haut der Augenbraue, Stirnbein ←---→ Galea aponeurotica; Venter occipitalis: Linea nuchae suprema ←---→ Galea aponeurotica; **I:** N. facialis; **F:** Hebung der Augenbrauen, Stirnrunzeln, Fixierung der Galea aponeurotica. **M. omo|hyoideus** (↑) m: medial der Incisura scapulae vom Oberrand des Schulterblatts, Lig. transversum scapulae sup. (Venter inf.) ←---→ Unterrand des Corpus ossis hyoidei (Venter sup.); **I:** Ansa cervicalis (C_1-C_3); **F:** Spannung der mittleren Halsfaszie, Zungenbeingurtung. **M. op|ponens digiti minimi** (↑) m: Hamulus ossis hamati, Retinaculum flexorum ←---→ Ulnarseite des Os metacarpale V; **I:** N. ulnaris; **F:** Opposition des Kleinfingers. **M. op|ponens pollicis** (↑) m: Os trapezium, Retinaculum flexorum ←---→ Radialseite des Os metacarpale I; **I:** N. medianus; **F:** Opposition u. Adduktion des Daumens. **M. orbicularis** (↑) m: Ringmuskel. **M. orbicularis oculi** (↑) m: Pars orbitalis: Stirnbein, Proc. frontalis u. Crista lacrimalis ant. des Oberkiefers, Lig. palpebrale med. ←---→ umgibt d. Aditus orbitae; Pars palpebralis: Lig. palp. med. ←---→ Raphe palp. lat.; Pars lacrimalis: Crista lacrimalis post. ←---→ umgreift Saccus u. Canaliculi lacrimales; **I:** N. facialis; **F:** Lidschluß, Lidschlag, Erweiterung des Tränensacks. **M. orbicularis oris** (↑) m: Pars labialis: vom Wangenmuskelknoten an d. Mundwinkeln ringförmig um d. Mundöffnung, Anheftungsstellen am Ober- u. Unterkiefer u. am häutigen Nasenseptum; Pars marginalis: hakenförmig nach außen umgebogener Teil unter d. Lippenrot; **I:** N. facialis; **F:** Schließen der Mundspalte, Regulierung des Tonus u. der Stellung der Lippen. **M. orbitalis** (↑) m: auch M. orbitalis Müller; im Bereich der Fissura orbitalis inf. in die Periorbita eingelagerter glatter Muskel; **I:** Sympathikus. **Mm. ossiculorum auditus** (↑) m pl: Muskeln der Gehörknöchelchen (Tensor tympani, Stapedius). **Mm. palati et faucium** (↑) m pl: Muskeln des Gaumensegels u. der Schlundenge. **M. palatoglossus** (↑) m: Gaumenaponeurose ←---→ Bündel des M. transversus linguae; **I:** N. glossopharyngeus; **F:** Spannung des vorderen Gaumenbogens, Verengerung des Isthmus faucium, Hebung des Zungengrunds. **M. palatopharyngeus** (↑) m: Gaumenaponeurose, Hamulus pterygoideus, Lamina med. proc. pterygoidei ←---→ laterale Wand des Pharynx, Cartilago thyroidea; **I:** N. glossopharyngeus, N. vagus; **F:** Verengerung des Isthmus faucium, Hebung des Kehlkopfs, Senkung des Gaumens, Verkürzung des Schlundkopfs. **M. palmaris brevis** (↑) m: ulnarer Rand der Palmaraponeurose, Retinaculum flexorum ←---→ Haut des Kleinfingerballens; **I:** N. ulnaris; **F:** Spannung der Palmaraponeurose. **M. palmaris longus** (↑) m: Epicondylus med. humeri ←---→ Aponeurosis palmaris; **I:** N. medianus; **F:** Spannung der Palmaraponeurose u. Beugung im Ellenbogen- u. Handgelenk. **Mm. papillares** (↑) m pl: Papillarmuskeln; kegelförmig vorspringende Muskeln an der Innenwand der Herzkammern. Ihre Sehnenfäden (Chordae tendineae) ziehen zu d. Segelklappen. Verhindern d. Rückschlagen der Klappensegel in d. Vorhof bei d. Kammersystole. Rechts: M. papillaris ant., post. u. septalis; links:

M. papillaris ant. u. post. **Mm. pectinati** (†) m pl: Muskelleisten im Bereich des entwicklungsgeschichtl. alten Anteils des rechten Vorhofs (bis zur Crista terminalis) u. der bd. Herzohren. **M. pectineus** (†) m: Pecten ossis pubis, Tuberculum pubicum, Lig. pubicum sup. ←---→ Linea pectinea; **I:** N. femoralis u. N. obturatorius; **F:** Beugung, Adduktion u. geringe Innenrotation des Oberschenkels. **M. pectoralis major** (†) m: Pars clavicularis: mediale Hälfte der Clavicula, Pars sternocostalis: Ventralfläche des Manubrium u. Corpus sterni, Knorpel der 2.-7. Rippe; Pars abdominalis: vorderes Blatt der Rektusscheide ←---→ Crista tuberculi majoris humeri; **I:** Nn. pectorales; **F:** Adduktion, Vorheben u. Innenrotation des Arms, Senkung der Schulter, Atemhilfsmuskel (Inspiration). **M. pectoralis minor** (†) m: (2.) 3.-5. Rippe ←---→ Proc. coracoideus scapulae; **I:** Nn. pectorales; **F:** Senkung des Schultergürtels, Atemhilfsmuskel (Inspiration). **Mm. perinei** (†) m pl: Muskeln des Damms. **M. peronaeus brevis** (†) m: laterale Fläche der unteren Fibulahälfte, Septa intermuscularia ant. et post., Fascia cruris ←---→ Tuberositas ossis metatarsalis V u. Sehne zur kleinen Zehe; **I:** N. peronaeus superficialis; **F:** Plantarflexion, Pronation u. Abduktion des Fußes. **M. peronaeus longus** (†) m: Kapsel der Art. tibiofibularis, Caput fibulae, obere zwei Drittel der Facies lat. u. der Margo post. fibulae, Septa intermuscularia ant. et post., Fascia cruris ←---→ Tuberositas ossis metatarsalis I (II), Os cuneiforme med.; **I:** N. peronaeus superficialis; **F:** Plantarflexion, Pronation u. Abduktion des Fußes. **M. peronaeus tertius** (†) m: Abspaltung des distalen Teils des M. extensor digitorum longus ←---→ Basis des Os metatarsale V (u. IV); **I:** N. peronaeus prof.; **F:** Pronation, Abduktion, Dorsalflexion des Fußes. **M. piri|formis** (†) m: Facies pelvina ossis sacri, lateral von d. Foramina sacralia 2-4, Kapsel der Articulatio sacroiliaca ←---→ Spitze des Trochanter major; **I:** Plexus sacralis; **F:** Außenrotation, Abduktion, Rückheben des Oberschenkels, Neigung des Beckens nach d. Seite u. nach hinten. **M. plantaris** (†) m: Planum popliteum, oberh. des Condylus lat. femoris, Kapsel des Kniegelenks ←---→ Tuber calcanei, medial der Achillessehne; **I:** N. tibialis; **F:** schwache Plantarflexion u. Supination des Fußes. **M. pleuro|oesophageus** (†) m: glatte Muskelzüge zw. Pleura mediastinalis sinistra u. Ösophagus. **M. popliteus** (†) m: Epicondylus lat. femoris, Kniegelenkkapsel ←---→ Facies poplitea tibiae; **I:** N. tibialis; **F:** Beugung u. Innenrotation des Unterschenkels. **M. pro|cerus** (†) m: Nasenrücken ←---→ Haut über d. Glabella; **I:** N. facialis; **F:** Herabziehen der Stirnhaut, Bildung von Querfurchen an d. Nasenwurzel. **M. pro|nator quadratus** (†) m: distales Viertel des Margo ant. ulnae ←---→ distales Viertel des Margo u. der Facies ant. radii; **I:** N. interosseus ant.; **F:** Pronation. **M. pro|nator teres** (†) m: Caput humerale: Epicondylus med. humeri, Septum intermusculare med. brachii; Caput ulnare: Proc. coronoideus ulnae ←---→ mittleres Drittel der lateralen u. dorsalen Fläche des Radius; **I:** N. medianus; **F:** Beugung u. Pronation des Unterarms. **M. psoas major** (†) m: 12. Brust- u. 1.-4. Lendenwirbelkörper, Procc. costales der Lendenwirbel ←---→ Trochanter minor; **I:** Plexus lumbalis; **F:** Beugung des Oberschenkels, Kippen des Beckens gegen d. Oberschenkel, geringe Außen- u. Innenrotation, Adduktion, Seitneigung der Wirbelsäule. **M. psoas minor** (†) m: inkonstant; Körper des 12. Brust- u. des 1. Lendenwirbels ←---→ Pecten ossis pubis; **I:** Plexus lumbalis. **M. pterygoideus lateralis** (†) m: Lamina lat. proc. pterygoidei des Keilbeins bis z. Tuber maxillae, Planum infratemporale der Ala major des Keilbeins ←---→ Fovea pterygoidea des Proc. condylaris der Mandibula, Discus articularis u. Kapsel des Kiefergelenks; **I:** N. pterygoideus lat. (V_3); **F:** Vorschieben des Unterkiefers; einseitig: seitl. Verschiebung des Unterkiefers (Mahlbewegungen). **M. pterygoideus medialis** (†) m: Fossa pterygoidea ←---→ Tuberositas pterygoidea der Mandibula; **I:** N. pterygoideus med. (V_3); **F:** Kieferschluß. **M. pubo|coccygeus** (†) m: s. Musculus levator ani. **M. pubo|prostaticus** (†) m: glatte Muskulatur im Lig. puboprostaticum; Hinterfläche der Symphyse ←---→ Prostata. **M. puborectalis** (†) m: s. Musculus levator ani. **M. pubovaginalis** (†) m: s. Musculus levator ani. **M. pubo|vesicalis** (†) m: glatte Muskulatur von d. Symphyse zum Blasenhals. **M. pyramidalis** (†) m: inkonstant; Symphyse ←---→ Linea alba der Rektusscheide; **I:** N. subcostalis; **F:** Spannung der Linea alba. **M. pyramidalis auriculae** (†) m: Tragus ←---→ Spina helicis des Ohrknorpels; **I:** N. facialis; **F:** beim Menschen unwesentlich. **M. quadratus** (†) m: ein quadratischer Muskel. **M. quadratus femoris** (†) m: Tuber ischiadicum ←---→ Crista intertrochanterica femoris; **I:** N. ischiadicus; **F:** Außenrotation u. Adduktion des Oberschenkels. **M. quadratus lumborum** (†) m: Pars dorsalis: Labium int. der Crista iliaca, Lig. iliolumbale ←---→ 12. Rippe, 12. Brustwirbelkörper, Lig. lumbocostale; Pars ventralis: Procc. costales des 1.-4. Lendenwirbels ←---→ 12. Rippe; **I:** N. subcostalis, Plexus lumbalis; **F:** Senkung der 12. Rippe, Seitneigung der Wirbelsäule. **M. quadratus plantae** (†) m: zweiköpfig vom Calcaneus ←---→ lateraler Rand der Sehne des M. flexor digitorum longus; **I:** N. plantaris lat.; **F:** korrigiert d. Zugrichtung der Sehnen des M. flexor digitorum longus. **M. quadri|ceps femoris** (†) m: Schenkelstrecker; Muskelgruppe aus: Musculus* rectus femoris, vastus lateralis, vastus intermedius, vastus medialis. **M. rectococcygeus** (†) m: Längsmuskelschicht der Rektumwand ←---→ 2.-3. Steißwirbel. **M. rectourethralis** (†) m: Längsmuskelschicht der Rektumwand ←---→ Pars membranacea der Harnröhre. **M. recto|uterinus** (†) m: Längsmuskelschicht der Rektumwand ←---→ seitl. Uteruskanten (in d. Plica rectouterina). **M. recto|vesicalis** (†) m: Längsmuskelschicht der Rektumwand ←---→ Blasengrund. **M. rectus abdominis** (†) m: Vorderfläche des 5.-7. Rippenknorpels u. des Proc. xiphoideus ←---→ Os pubis u. Symphyse; **I:** Nn. intercostales VII-XII, Plexus lumbalis (L_1); **F:** Beugung des Rumpfs, Hebung des Beckens, Senkung der Rippen, Bauchpresse. **M. rectus capitis anterior** (†) m: Massa lateralis atlantis ←---→ Pars basilaris ossis occipitalis; **I:** Plexus cervicalis (C_1, C_2); **F:** Vorneigen des Kopfs. **M. rectus capitis lateralis** (†) m: Proc. transversus atlantis ←---→ Proc. jugularis ossis occipitalis; **I:** Ramus ventralis aus C_1; **F:** Beugung des Kopfs nach vorn. **M. rectus capitis posterior major** (†) m: Dornfortsatz der Axis ←---→ Linea nuchae inf.; **I:** N. suboccipitalis; **F:** Dorsalflexion des Kopfs; einseitig: Drehung nach d. gleichen Seite. **M. rectus capitis posterior minor** (†) m: Tuberculum post. atlantis ←---→ unterh. der Linea nuchae inf.; **I:** N. suboccipitalis;

F: Dorsalflexion des Kopfs. **M. rectus femoris** (Musculus*) **m:** Spina iliaca inf., oberer Rand des Acetabulum ←--→ oberer u. seitl. Rand der Patella, mittels Lig. patellae an d. Tuberositas tibiae; **I:** N. femoralis; **F:** Streckung des Unterschenkels, Beugung des Oberschenkels. **M. rectus inferior** (↑) **m:** Annulus tendineus communis ←--→ Bulbus oculi, vor d. Äquator; **I:** N. oculomotorius; **F:** Senkung, Adduktion u. Außenrotation des Augapfels. **M. rectus lateralis** (↑) **m:** Annulus tendineus communis ←--→ Bulbus oculi, vor d. Äquator; **I:** N. abducens; **F:** Abduktion des Augapfels. **M. rectus medialis** (↑) **m:** Annulus tendineus communis ←--→ Bulbus oculi, vor d. Äquator; **I:** N. oculomotorius; **F:** Adduktion des Augapfels. **M. rectus superior** (↑) **m:** Annulus tendineus communis ←--→ Bulbus oculi, vor d. Äquator; **I:** N. oculomotorius; **F:** Hebung, Adduktion u. Innenrotation des Augapfels. **M. rhomboideus major** (↑) **m:** Procc. spinosi des 1.-4. Brustwirbels ←--→ Margo med. scapulae; **I:** N. dors. scapulae; **F:** Kranial- u. Medianwärtsziehen des Schulterblatts, Fixierung der Scapula am Rumpf. **M. rhomboideus minor** (↑) **m:** Procc. spinosi des 6. u. 7. Halswirbels ←--→ Margo med. scapulae; **I:** u. **F:** s. Musculus rhomboideus major. **M. risorius** (↑) **m:** Fascia parotidea et masseterica, Wangenhaut ←--→ Mundwinkel; **I:** N. facialis; **F:** Lateralziehen des Mundwinkels, erzeugt Lachgrübchen. **Mm. rotatores** (↑) **m pl:** tiefste Schicht des Transversospinalsystems des M. erector spinae; v. a. Procc. transversi der Brustwirbel (Mm. r. thoracis), sonst Procc. transversi der unteren Halswirbel (Mm. r. cervicis) u. Procc. mamillarii der Lendenwirbel (Mm. r. lumborum) ←--→ Dornfortsatzwurzel des nächsthöheren (Mm. r. breves) od. zweithöheren Wirbels (Mm. r. longi); **I:** Rami dorsales der Spinalnerven; **F:** Streckung u. Drehung der Wirbelsäule. **M. sacro|coccygeus dorsalis** (↑) **m:** rudimentärer Muskel; **I:** Plexus coccygeus. **M. sacro|coccygeus ventralis** (↑) **m:** rudimentärer Muskel; **I:** Plexus coccygeus. **M. salpingopharyngeus** (↑) **m:** Tubenknorpel ←--→ seitl. Pharynxwand; **I:** N. glossopharyngeus; **F:** Hebung des Pharynx. **M. sartorius** (↑) **m:** Schneidermuskel; Spina iliaca ant. sup. ←--→ Tuberositas tibiae, Fascia cruris; **I:** N. femoralis; **F:** Beugung, Abduktion u. Außenrotation des Oberschenkels, Beugung u. Innenrotation des Unterschenkels. **M. scalenus anterior** (↑) **m:** Tubercula antt. des 3.-6. Halswirbelquerfortsatzes ←--→ Tuberculum m. scaleni ant. der 1. Rippe; **I:** Plexus cervicalis, evtl. Plexus brachialis; **F:** Hebung der 1. Rippe (Inspiration), Beugung, Seitneigung u. Drehung der Halswirbelsäule. **M. scalenus medius** (↑) **m:** Tubercula antt. aller Halswirbelquerfortsätze ←--→ 1. Rippe; **I.** u. **F:** wie Musculus* scalenus anterior. **M. scalenus minimus** (↑) **m:** inkonstant; Querfortsatz des 6. od. 7. Halswirbels ←--→ 1. Rippe u. Pleurakuppel; **I.** u. **F:** wie Musculus* scalenus posterior. **M. scalenus posterior** (↑) **m:** Tubercula postt. des Querfortsatzes des 5. u. 6. Halswirbels ←--→ 2. Rippe; **I:** Plexus cervicalis; **F:** Hebung der 2. Rippe, Beugung, Seitneigung u. Drehung der Halswirbelsäule. **M. semi|membranosus** (↑) **m:** Tuber ischiadicum ←--→ Condylus med. tibae, Hinterwand der Kniegelenkkapsel (Lig. popliteum obliquum), Faszie des M. popliteus; **I:** N. tibialis; **F:** Beugung u. Innenrotation des Unterschenkels, Streckung im Hüftgelenk. **M. semi|spinalis** (↑) **m:** Teil des Transversospinalsystems des M. erector spinae; M. s. cervicis u. thoracis: Querfortsätze aller Brust- u. des 7. Halswirbels ←--→ Dornfortsatz des mittl. u. oberen Brust- u. des 7.-2. Halswirbels; M. s. capitis: Querfortsatz des 6.-1. Brustwirbels, Quer- u. Gelenkfortsatz des 7.-4. Halswirbels ←--→ Os occipitale zw. Linea nuchae sup. u. inf.; **I:** Rami dorsales der Spinalnerven; **F:** Streckung der Wirbelsäule, Dorsalflexion u. Drehung (einseitig) der Wirbelsäule u. des Kopfs nach d. entgegengesetzten Seite. **M. semi|tendinosus** (↑) **m:** Tuber ischiadicum ←--→ Condylus med. tibiae, Fascia cruris; **I:** N. tibialis; **F:** Beugung u. Innenrotation des Unterschenkels, Streckung im Hüftgelenk. **M. serratus anterior** (↑) **m:** 1.-9. Rippe ←--→ Angulus sup., Margo med. bis einschließlich Angulus inf. scapulae; **I:** N. thoracicus longus; **F:** Fixierung der Scapula am Rumpf, Vorwärtsbewegung u. Drehung der Scapula um d. Angulus lat. (Heben des Arms über d. Horizontale), Heben der Rippen. **M. serratus posterior inferior** (↑) **m:** Fascia thoracolumbalis im Bereich des unteren Brust- u. oberen Lendenwirbels ←--→ 12.-9. Rippe; **I:** Nn. intercostales; **F:** Senken der Rippen. **M. serratus posterior superior** (↑) **m:** Lig. nuchae, Procc. spinosi des 6. u. 7. Hals- u. 1. u. 2. Brustwirbels ←--→ 2.-5. Rippe; **I:** Nn. intercostales; **F:** Hebung der Rippen. **M. skeleti** (↑) **m:** ein Skelettmuskel. **M. soleus** (↑) **m:** Caput, Facies u. Margo post. fibulae, Facies post. tibiae, Arcus tendineus m. solei ←--→ Tuber calcanei (gemeinsam mit d. M. gastrocnemius: Tendo calcaneus Achilles); **I:** N. tibialis; **F:** Plantarflexion, Adduktion u. Supination des Fußes. **M. sphincter** (↑) **m:** ein Schließmuskel. **M. sphincter ampullae hepato|pancreaticae** (↑) **m:** sog. Oddi-Sphinkter; Ringmuskulatur im Bereich der Ampulla hepatopancreatica. **M. sphincter ani externus** (↑) **m:** quergestreift; Pars subcutanea: Unterhautbindegewebe hinter d. Anus ←--→ Haut vor d. Anus, Faszie u. Raphe des M. bulbocavernosus; Pars superficialis: Steißbein, Lig. anococcygeum ←--→ Centrum tendineum perinei; Pars prof.: vom Centrum tendineum ausgehend schlingenförmig um d. Canalis analis des Mastdarms. **I:** Nn. perineales; **F:** willkürlicher Verschluß des Canalis analis. **M. sphincter ani internus** (↑) **m:** glatte Muskulatur; Verstärkung der Ringmuskulatur des Mastdarms. **M. sphincter ductus choledochi** (↑) **m:** Verstärkung der Ringmuskulatur des Ductus choledochus vor d. Vereinigung mit d. Ductus pancreaticus. **M. sphincter ductus pan|creatici** (↑) **m:** Ringmuskel in der Wand des Ductus pancreaticus vor dessen Einmündung in die Ampulla hepatopancreatica. **M. sphincter pupillae** (↑) **m:** zirkulär angeordnete glatte Muskelzellen in d. Pupillarzone der Iris; **I:** N. oculomotorius (parasympath. Fasern); **F:** Verengung der Pupille. **M. sphincter pyloricus** (↑) **m:** verstärkte Ringmuskelschicht am Magenausgang. **M. sphincter urethrae** (↑) **m:** Ringfasern des M. transversus perinei prof. um d. Pars membranacea der Harnröhre: **I:** Nn. perineales; **F:** Verschluß der Harnröhre. **M. sphincter vesicae internus** (↑) **m:** glatter, unwillkürlicher Schließmuskel der Harnblase am Blasenausgang; Teil des M. detrusor. **M. spinalis** (↑) **m:** Teil des Longitudinalsystems des M. erector spinae; M. sp. thoracis: Dornfortsatz der oberen Lenden- u. unteren Brustwirbel ←--→ Dornfortsatz der 8.-2. Brustwirbel; M. sp. cervicis: Dornfortsatz der oberen Brust- u. unteren Halswirbel ←--→

Dornfortsatz der 4.-2. Halswirbel; M. sp. capitis (inkonstant): Dornfortsatz der oberen Brust- u. unteren Halswirbel ←---→ Protuberantia occipitalis ext.; **I:** Rami dorsales der Spinalnerven; **F:** Streckung u. Seitbeugung der Wirbelsäule. **M. splenius** (↑) m: Teil des Spinotransversalsystems des M. erector spinae; M. sp. cervicis: Dornfortsatz des 5.-3. Brustwirbels ←---→ Tubercula postt. des Querfortsatzes des 1.-3. Halswirbels; M. sp. capitis: Dornfortsatz des 3.-1. Brust- u. des 7. Halswirbels, Lig. nuchae bis zum 3. Halswirbeldorn ←---→ lateraler Teil der Linea nuchae sup., Proc. mastoideus; **I:** Rami dorsales der Spinalnerven; **F:** Dorsalflexion des Kopfs, Drehung u. Neigung nach d. gleichen Seite. **M. stapedius** (↑) m: Knochenkanälchen in d. hinteren Wand der Paukenhöhle ←---→ Caput stapedis; **I:** N. facialis; **F:** Feineinstellung der Gehörknöchelchen. **M. sternalis** (↑) m: parallel z. Sternalrand auf d. M. pectoralis major (Variation). **M. sterno|cleido|mastoideus** (↑) m: Ventralfläche des Manubrium sterni, sternales Drittel der Clavicula ←---→ Proc. mastoideus, Linea nuchae sup.; **I:** N. accessorius u. Plexus cervicalis; **F:** einseitig: Neigung des Kopfs u. Drehung nach d. entgegengesetzten Seite; beidseitig: Dorsalflexion des Kopfs, Hebung des Brustkorbs, Atemhilfsmuskel. **M. sterno|hyoideus** (↑) m: Innenfläche des Manubrium sterni, Kapsel des Sternoklavikulargelenks ←---→ Corpus ossis hyoidei; **I:** Plexus cervicalis (Ansa cervicalis); **F:** Feststellung u. Herabziehen des Zungenbeins. **M. sterno|thyroideus** (↑) m: Innenfläche des Manubrium sterni u. des 1. (2.) Rippenknorpels ←---→ Linea obliqua des Schildknorpels; **I:** Plexus cervicalis (Ansa cervicalis); **F:** Senkung des Schildknorpels, Entspannung der Stimmbänder. **M. stylo|glossus** (↑) m: Proc. styloideus ←---→ Seitenrand der Zunge bis zur Spitze; **I:** N. hypoglossus; **F:** Führung der Zunge nach hinten oben. **M. stylo|hyoideus** (↑) m: Proc. styloideus ←---→ Corpus u. Cornu majus ossis hyoidei; **I:** N. facialis; **F:** Hebung u. Rückwärtsziehen des Zungenbeins. **M. stylo|pharyngeus** (↑) m: Proc. styloideus ←---→ zw. Constrictor pharyngis sup. u. medius in d. Pharynx einstrahlend, Cartilago thyroidea; **I:** N. glossopharyngeus; **F:** Hebung des Pharynx, Erweiterung des Isthmus faucium. **M. sub|clavius** (↑) m: 1. Rippenknorpel ←---→ Unterfläche des Schlüsselbeins; **I:** N. subclavius; **F:** Sicherung des Sternoklavikulargelenks. **Mm. sub|costales** (↑) m pl: inkonstant; Innenfläche der kaudalen Rippen im Bereich zw. Angulus u. Tuberculum costae, überspringen mind. eine Rippe; **I:** Nn. intercostales; **F:** Senkung der Rippen. **Mm. sub|occipitales** (↑) m pl: kurze Nackenmuskeln. **M. sub|scapularis** (↑) m: Fossa subscapularis ←---→ Tuberculum minus humeri u. Crista tuberculi minoris; **I:** Nn. subscapulares; **F:** Innenrotation u. Adduktion des Oberarms. **M. supinator** (↑) m: Epicondylus lat. humeri, Lig. collaterale radiale, Lig. annulare radii, Crista m. supinatoris ulnae ←---→ proximal u. distal der Tuberositas radii; **I:** N. radialis; **F:** Supination. **Mm. supra|hyoidei** (↑) m pl: obere Zungenbeinmuskeln; s. Musculus digastricus, stylohyoideus, mylohyoideus, geniohyoideus. **M. supra|spinatus** (↑) m: Fossa supraspinata scapulae, Fascia supraspinata ←---→ Tuberculum majus humeri (obere Fazette), Schultergelenkkapsel; **I:** N. suprascapularis; **F:** Abduktion u. Außenrotation des Oberarms, Spannung der Gelenkkapsel. **M. sus|pensorius duo|deni** (↑) m: Treitz-Muskel; Bündel glatter Muskulatur in d. Umgebung der A. mesenterica sup., evtl. des Truncus coeliacus ←---→ Flexura duodenojejunalis; **F:** Fixierung der Flexur. **M. tarsalis inferior, superior** (↑) m: syn. Müller-Muskel; glatte Muskelzüge vom Rand der Tarsalplatten der Lider zu d. Sehnen der geraden Augenmuskeln u. des M. levator palpebrae sup.; **I:** Sympathikus; **F:** beeinflussen d. Weite der Lidspalte. **M. temporalis** (↑) m: Linea temporalis inf., Planum temporale bis zur Crista infratemporalis, Lamina prof. fasciae temporalis ←---→ Spitze u. mediale Fläche des Proc. coronoideus u. Ramus mandibulae; **I:** Nn. temporales proff. (V_3); **F:** Rückführung des Unterkiefers, Kieferschluß. **M. temporo|parietalis** (↑) m: Haut u. Lamina superficialis fasciae temporalis oberh. u. vor d. Ohrmuschel ←---→ Lamina superficialis fasciae temp.; **I:** N. facialis; **F:** geringfügige Verschiebung der Kopfhaut. **M. tensor fasciae latae** (↑) m: Spina iliaca ant. sup. ←---→ Tractus iliotibialis der Fascia lata (Condylus lat. tibiae); **I:** N. glutaeus sup.; **F:** Innenrotation u. Beugung im Hüftgelenk, Fixierung des gestreckten Kniegelenks, Spannen der Fascia lata. **M. tensor tympani** (↑) m: Knorpel der Tuba auditiva, Semicanalis m. tensoris tympani ←---→ Basis des Manubrium mallei; **I:** N. musculi tensoris tympani (V_3); **F:** Straffung der Gehörknöchelchenkette, Spannen des Trommelfells. **M. tensor veli palatini** (↑) m: Fossa scaphoidea u. Spina ossis sphenoidalis, Tubenknorpel ←---→ Gaumenaponeurose; **I:** N. musculi tensoris veli palatini (V_3), evtl. N. vagus (außer dem N. facialis, N. glossopharyngeus); **F:** Spannung, Hebung u. Senkung des weichen Gaumens, Erweiterung der Tuba auditiva. **M. teres major** (↑) m: Dorsalfläche des Angulus inf. scapulae ←---→ Crista tuberculi minoris humeri; **I:** N. thoracodorsalis; **F:** Adduktion, Innenrotation u. Rückheben des Oberarms. **M. teres minor** (↑) m: Margo lat. scapulae, Fascia infraspinata ←---→ distale Fazette des Tuberculum majus humeri; **I:** N. axillaris; **F:** Außenrotation u. Adduktion des Oberarms, Spannung der Schultergelenkkapsel. **Mm. thoracis** (↑) m pl: Muskeln des Brustkorbs. **M. thyro|arytaenoideus** (↑) m: Innenseite der Cartilago thyroidea u. Lig. cricothyroideum ←---→ Seitenkante u. Vorderfläche des Stellknorpels bis zum Proc. muscularis; **I:** N. laryngeus inf.; **F:** Verschluß der Pars intermembranacea der Stimmritze. **M. thyro|epi|glotticus** (↑) m: Innenfläche des Schildknorpels ←---→ Epiglottis; **I:** N. laryngeus inf.; **F:** geringfügige Senkung des Kehldeckels. **M. thyro|hyoideus** (↑) m: Linea obliqua des Schildknorpels ←---→ Corpus u. Cornu majus ossis hyoidei; **I:** Plexus cervicalis (Ansa cervicalis); **F:** Hebung des Kehlkopfs, passive Senkung der Epiglottis. **M. tibialis anterior** (↑) m: Condylus u. Facies lat. tibiae, Membrana interossea, Fascia cruris ←---→ Os cuneiforme med., Basis ossis metatarsalis I; **I:** N. fibularis prof.; **F:** Dorsalflexion, Adduktion u. Supination des Fußes, evtl. auch pronatorische Wirkung. **M. tibialis posterior** (↑) m: Facies post. tibiae, Membrana interossea, Facies med. fibulae ←---→ Tuberositas ossis navicularis, Plantarfläche der Ossa cuneiformia, evtl. Basis der Ossa metatarsalia II, III, IV, Os cuboideum; **I:** N. tibialis; **F:** Supination, Adduktion u. Plantarflexion des Fußes. **M. trachealis** (↑) m: glatte Muskulatur zw. den freien Enden der Knorpelspangen der Luftröhre. **M. tragicus** (↑) m: auf d. Lamina tragi des Ohrknorpels; **I:** N. facialis; **F:** ohne wesentl. Funktion. **Mm. trans|verso|spinales** (↑) m pl: s. Musculus semispinalis, Musculus multifidus, Musculi rotatores. **M. trans|versus abdominis** (↑) m: Innenfläche der 6 unteren Rippen, tiefes Blatt der Fascia thoracolumbalis, Labium int. cristae iliacae, Lig. inguinale ←---→ Linea alba; **I:** Nn. intercostales, N. iliohypogastricus, N. ilioinguinalis; **F:** Bauchpresse. **M. trans|versus linguae** (↑) m: querer Zungenmuskel; Septum linguae ←---→ Aponeurosis linguae des Zungenrückens u. der -seitenränder; **I:** N. hypoglossus; **F:** Verschmälerung u. Herausstrecken der Zunge. **M. trans|versus menti** (↑) m: querer Kinnmuskel; quere Fasern zw. d. beiderseitigen Mm. depressores anguli oris unter d. Kinn; **I:** N. facialis; **F:** Spannung der Kinnhaut. **M. transversus perinei pro|fundus** (↑) m: Diaphragma urogenitale; trapezförmige Muskelplatte zw. den beiderseitigen Sitzbein- u. unteren Schambeinästen; **I:** Nn. perineales; **F:** Verschluß des ventrokaudalen Bereichs des Beckenausgangs. **M. trans|versus perinei super|ficialis** (↑) m: R. ossis ischii ←---→ Centrum tendineum perinei; **I:** Nn. perineales; **F:** beteiligt an Fixierung des Bulbus penis. **M. trans|versus thoracis** (↑) m: Innenfläche des Corpus u. Proc. xiphoideus sterni u. des (6.) 7. Rippenknorpels ←---→ Unterrand des 2.-6. Rippenknorpels; **I:** Nn. intercostales; **F:** Exspiration. **M. trapezius** (↑) m: Pars descendens, transversa, ascendens; Linea nuchae sup., Protuberantia occipitalis externa, Lig. nuchae, Procc. spinosi u. Ligg. supraspinalia des 1.-12. Brustwirbels ←---→ laterales Drittel der Clavicula, Acromion u. Spina scapulae; **I:** N. accessorius u. Plexus cervicalis; **F:** Pars descendens: Hebung u. Drehung der Scapula medianwärts um d. Angulus inf. (Elevation des Arms über d. Horizontale), Drehung des Kopfs nach d. entgegengesetzten Seite, Hebung der Clavicula; Pars transversa u. Gesamtwirkung: Zug des Schultergürtels nach hinten; Pars ascendens: Senkung u. Drehung der Scapula. **M. tri|ceps brachii** (↑) m: Caput longum: Tuberculum infraglenoidale scapulae; Caput lat.: lateraler u. dorsaler Umfang des Corpus humeri (proximal des Sulcus n. radialis), Septum intermusculare lat.; Caput med.: dorsaler Umfang des Corpus humeri (distal des Sulcus n. radialis), Septum intermusculare lat. u. med. ←---→ Olecranon, Kapsel des Ellenbogengelenks; **I:** N. radialis; **F:** Strecken des Unterarms, Rückheben des Oberarms (Caput longum). **M. tri|ceps surae** (↑) m: s. Musculus gastrocnemius, soleus. **M. uvulae** (↑) m: Gaumenaponeurose ←---→ Spitze des Zäpfchens; **I:** N. glossopharyngeus, N. vagus; **F:** Verkürzung des Zäpfchens. **M. vastus inter|medius** (↑) m: vorderer Umfang des Femurs ←---→ Basis patellae, über Lig. patellae zur Tuberositas tibiae; **I:** N. femoralis; **F:** Streckung des Unterschenkels. **M. vastus lateralis** (↑) m: laterale Fläche des Trochanter major, Linea intertrochanterica, Labium lat. lineae asperae ←---→ Patella, Tuberositas tibiae (Lig. patellae); **I:** u. **F:** wie Musculus* vastus intermedius. **M. vastus medialis** (↑) m: Labium med. lineae asperae, Endsehnen des M. adductor magnus u. longus; Ansatz, **I:** u. **F:** wie Musculus* vastus intermedius. **M. verticalis linguae** (↑) m: senkrecht verlaufende Muskelzüge zw. der Aponeurosis linguae u. der Zungenunterfläche; **I:** N. hypoglossus; **F:** Herausstrecken der Zunge. **M. vocalis** (↑) m: in d. Stimmlippe gelegener Teil des M. thyroarytaenoideus; Innenfläche des Schildknorpels ←---→ Spitze des Proc. vocalis u. Fovea oblonga der Cartilago arytaenoidea; **I:** N. laryngeus inf.; **F:** feinere Spannung der Stimmlippen. **M. zygomaticus major** (↑) m: Facies lat. ossis zygomatici ←---→ Haut des Mundwinkels u. der Oberlippe; **I:** N. facialis; **F:** Ziehen der Mundwinkel nach außen u. oben. **M. zygomaticus minor** (↑) m: Facies lat. ossis zygomatici, M. orbicularis oculi ←---→ Haut der Nasolabialfurche u. der Oberlippe; **I:** N. facialis; **F:** Hebung der Oberlippe.

Musik|therapie f: (engl.) musical therapy; Form der Psychotherapie*, bei der d. Selbstwahrnehmung durch Anhören von Musik (sog. rezeptive M.) od. Musizieren (sog. aktive M.) verbessert werden soll; Anw. i. R. von Psychotherapie.

Muskat|nuß|leber: (engl.) nutmeg liver; Hepar moschatum; bei Stauungsleber (bes. mit Ödem) hat die Schnittfläche das Aussehen einer durchschnittenen Muskatnuß, da die peripheren Teile der Lobuli (inf. Verfettung) gelblich, die zentralen dagegen blaurot aussehen.

Muskel (lat. musculus Mäuschen) m: (engl.) muscle; die fleischigen Teile des Körpers, die durch Zusammenziehen u. Erschlaffen Bewegung vermitteln; s. Muskelgewebe, Musculus.

Anatomische Bezeichnung der Muskeln siehe unter Musculus.

Muskel|aktions|potential (↑) n: (engl.) muscle action potential; Abk. MAP; Aktionspotential*, das bei Erregung der Skelettmuskelfaser an den motor. Endplatten entsteht u. sich über die Muskelfaser ausbreitet (gefolgt von deren Kontraktion); vgl. Elektromyographie.

Muskel||a|trophie (↑; Atrophie*) f: (engl.) muscular atrophy; Muskelschwund inf. Verkleinerung des Durchmessers der einzelnen Muskelfasern. **M.a|trophie, myo|gene** (↑; ↑) f: s. Myopathie. **M.a|trophie, neurale** (↑; ↑) f: syn. hereditäre motorisch-sensible Neuropathie*.

Muskel|a|trophie, neuro|gene (↑; ↑) f: (engl.) neuropathic muscular atrophy; Oberbegriff für versch. (z. T. erbl.) Formen der Muskelatrophie, die auf einer Schädigung der motor. Vorderhornzellen des Rückenmarks od. der peripheren Nerven beruhen; s. Muskelatrophie, spinale; Neuropathie, hereditäre motorisch-sensible.

Muskel|a|trophie, spinale (↑; ↑) f: (engl.) spinal muscular atrophy; Abk. SMA; fortschreitende Muskelschwäche u. -atrophie inf. Degeneration der motorischen Vorderhornzellen; **Formen:** s. Tab.; **Klin.:** meist proximal betonte Schwäche, abgeschwächte od. fehlende Muskeleigenreflexe, häufig Faszikulationen, Skelettanomalien (Skoliose, Hyperlordose, Hohlfuß, Kontrakturen), normale Intelligenz; **Diagn.:** Serumkonz. der Kreatinkinase in 30% der Fälle erhöht; in der Elektromyographie neurogene Veränderungen (Faszikulationen, Fibrillationen, pos. Wellen, Willküraktionspotentiale m. verlängerter Dauer u. Amplitude, vermehrt Polyphasien, gelichtetes Innervationsmuster); Muskelbiopsie (felderförmige Atrophie, häufig zus. mit myopath. Veränderungen); **Ther.:** keine spezif. Ther. bekannt. Vgl. Neuropathie, hereditäre motorisch-sensible.

Muskel|bi|opsie (↑; Bio-*; Op-*) f: (engl.) muscle biopsy; bioptische Entnahme von Muskelgewebe zur histol. Untersuchung; in Komb. mit der Elektromyographie* u. histochem. bzw.

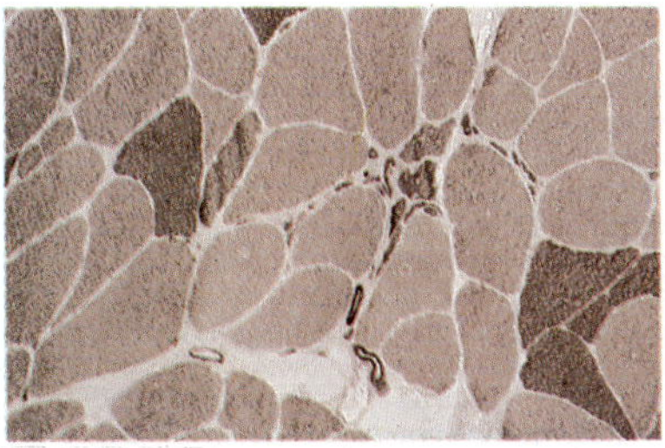

Muskelbiopsie:
kleines Feld atrophischer Muskelfasern; Typ-1-Fasern (hell) und Typ-2-Fasern (dunkel) sind nicht mosaikartig verteilt, sondern zeigen eine pathologische Fasertypengruppierung; histologischer Befund bei neurogener Muskelatrophie. [89]

biochem. Untersuchungen zur DD neuromuskulärer Erkrankungen; s. Abb.

Muskel‖bruch (↑): s. Muskelhernie.

Muskel‖de|fekte, angeborene (↑) m pl: (engl.) congenital muscle anomalies; angeborene Aplasie od. Hypoplasie der Skelettmuskulatur; Vork. an allen Muskeln, häufig als (einseitige) Aplasie des M. pectoralis major (vgl. Poland-Symptomenkomplex), des M. trapezius u. M. quadrizeps femoris. Vgl. Prune belly syndrome.

Muskel‖dys|trophie (↑; Dys-*; Troph-*) f: s. Dystrophia musculorum progressiva. **M.dys|trophie, okulo|pharyngeale** (↑; ↑; ↑) f: s. Dystrophia musculorum progressiva (Tab.). **M.eiweiße** (↑): (engl.) muscle proteins; Eiweiße des Zytoplasmas der Muskelzelle; **Einteilung: 1.** unlösliche M.: Aktin*, Myosin*, Tropomyosin; **2.** lösliche M.: Myogen*, Globulin-x, Myoglobin*. **M.endplatte** (↑): s. Bahn, motorische.

Muskel‖ermüdung (↑): (engl.) muscular exertion; Abnahme der Kontraktionsfähigkeit der Skelettmuskulatur durch Anhäufung v. Stoffwechselend- u. -zwischenprodukten (Kohlensäure, Milchsäure, Phosphorsäure, Kreatin u. a.) im Muskelgewebe; vgl. Muskelkater.

Muskel‖faser|riß (↑): traumatisch entstandene Muskelverletzung mit Fasereinrissen, die v. a. bei unzureichender Aufwärmung sowie bei vorbestehender Muskelverhärtung beim Sport auftritt; **Sympt.:** Druck-, Dehn- u. Anspannungsschmerz, Hämatom; **Ther.:** anfangs Ruhigstellung, Kühlung, lokal u. systemisch Antiphlogistika, evtl. Interferenzstrom, Ultraschalltherapie; vgl. Muskelriß.

Muskel‖fibrillieren (↑; Fibrilla*): Fibrillation* best. Muskelgruppen.

Muskel‖gewebe (↑): (engl.) muscle tissue; mit wenigen Ausnahmen (Irismuskeln, Myoepithel) aus dem Mesoderm hervorgegangene Gewebeart, die in bes. Maß die Eigenschaft der Kontraktilität besitzt; die kontraktilen Elemente jeder Muskelzelle sind die unterschiedl. strukturierten, im Zytoplasma (Sarkoplasma) gelegenen Myofi

Muskelatrophie, spinale
Formen der spinalen Muskelatrophie (nach Jerusalem und Zierz)

Typ	Erkrankungsalter	Lebenserwartung	Lokalisation	Vererbung
1. Typ Werdnig-Hoffmann				
akut (SMA I)	0–12 Monate	2–3 Jahre	proximal	autosomal-rezessiv
chronisch (SMA II)	0–2 Jahre	10 Jahre u. mehr	proximal	autosomal-rezessiv
2. Typ Kugelberg-Welander (SMA III)	3–18 Jahre u. Erwachsenenalter	30 Jahre	Beckengürtel	autosomal-rezessiv
3. skapulo-humeraler Typ (Vulpian-Bernhardt)	Jugend- und Erwachsenenalter	nicht od. leicht verkürzt	Schultergürtel	sporadisch
fazio-skapulohumeraler Typ	Jugendalter	nicht od. leicht verkürzt	Gesicht u. Schultergürtel	autosomal-dominant
skapulo-peronealer Typ	30–50 Jahre	30 Jahre u. mehr	Schultergürtel u. Unterschenkel	autosomal-dominant
4. distale SMA Typ Duchenne-Aran	30–40 Jahre	30 Jahre u. mehr	Unterarm, Hand	sporadisch
peronealer Typ	Kindheit, Erwachsenenalter	nicht od. leicht verkürzt	Unterschenkel, Fuß	sporadisch, autosomal-dominant u. -rezessiv
5. bulbospinale Form (Typ Kennedy)	Erwachsenenalter	nicht od. leicht verkürzt	proximale Extremitäten, Gesicht, Zunge	X-chromosomal-rezessiv

brillen*; man unterscheidet: **1. glatte Muskulatur:** spindelförmige, 50-200 µm große Muskelzellen mit längsovalem, zentral gelegenem Zellkern. Die Myofibrillen verhalten sich im polarisierten Licht einheitlich anisotrop. Der Zelloberfläche liegt eine elektronenopt. Basalmembran u. ein Gitterfaserhäutchen auf. Vork. in der Wandung innerer Hohlorgane (Magen, Darm, Harnblase u. -leiter, Uterus usw.) sowie der Blutgefäße; **2. quergestreifte (Skelett-)Muskulatur:** langgestreckte Zellen (Fasern) mit einer Vielzahl (Plasmodium) randständig unter dem Sarkolemm* gelegener ellipt. Kerne. Die charakterist. Querstreifung beruht auf der Struktur der Myofibrillen. **3. Herzmuskulatur:** besteht aus sich verzweigenden u. anastomosierenden sarkoplasmareichen Fasern mit zentral gelegenem ovalem Zellkern. Die mehr randständig gelagerten Myofibrillen sind weniger zahlreich als bei Skelettmuskelfasern. Der Oberfläche der Fasern liegt eine elektronenopt. sichtbare Basalmembran u. ein Gitterfaserhäutchen an. Eine Besonderheit der Herzmuskulatur sind die sog. Glanzstreifen. Vgl. Erregungsleitungssystem.

Muskel|hart|spann (↑): s. Myogelose.

Muskel|hernie (↑; Hernie*) f: (engl.) muscle hernia; sog. Muskelbruch; **1.** echte M.: Hervortreten von Teilen eines Muskels nach Ruptur der Muskelfaszie; **2.** falsche M.: Myozele; Auswölbung von Teilen eines Muskels inf. Faszienschwäche od. Muskelriß*.

Muskel|kater (↑): (engl.) stiffness after exertion; Auftreten von Muskelschmerzen nach ungewohnter bzw. starker Beanspruchung einzelner Muskelgruppen; wahrscheinlich verursacht durch multiple kleine Muskelfaserrisse.

Muskel|kon|traktion (↑; Kontrakt-*) f: (engl.) muscle contraction; willkürl. od. unwillkürl. Verkürzung des Muskels durch teleskopartiges Ineinanderschieben von Actin- u. Myosinfilamenten (s. Myofibrillen); nach Erregung der Muskelfaser u. Ausbildung eines Aktionspotentials wird Ca^{++} freigesetzt; es kommt zur ATP-Spaltung, deren Energie zur Reaktion der Seitenketten der Proteinmoleküle u. damit zum Ineinanderschieben der Filamente benutzt wird (elektromechanische Koppelung).

Muskel|kon|traktur, ischämische (↑; ↑) f: Schädigung der Muskulatur durch ein Kompartmentsyndrom*; **Formen: 1.** i. M. der tiefen Unterarmbeuger (sog. Volkmann-Kontraktur) mit Pronationsstellung im Unterarm, Beugung in Handgelenk u. Interphalangealgelenken sowie Streckung der Fingergrundgelenke; Ther.: Desinsertion (Ablösen der Muskelursprünge), Sehnenverlängerung, Neurolyse; **2.** i. M. der Mm. interossei mit Beugung der Grundgelenke u. Streckung der Interphalangealgelenke des 2.-5. Fingers (sog. Intrinsic-plus-Stellung), häufig mit Adduktionsstellung des Daumens; Ther.: Tenotomie, Exzision von Teilen der Streckaponeurose, u. U. Fixierung des Daumens in Oppositionsstellung; **3.** i. M. der Unterschenkelmuskulatur mit Lähmung, Sensibilitätsstörungen, evtl. Spitzfuß, Krallenzehen u. Adduktion des Vorfußes; Ther.: Neurolyse, Resektion der Kontrakturen, Sehnenverlagerung, Orthese. Vgl. Kontraktur.

Muskel|naht (↑): s. Nahtmethoden.

Muskel|phosphorylase|mangel (↑): McArdle-Krankheit; Typ V der Glykogenosen*.

Muskel|re|laxanzien, peri|phere (↑; Relaxanzien*) n pl: (engl.) peripheral muscle relaxants; Pharmaka mit hemmender Wirkung auf die neuromuskuläre Übertragung in den motor. Endplatten, wodurch der Tonus der Skelettmuskulatur herabgesetzt wird; **Verw.:** v. a. zur Muskelrelaxation* bei Narkose; **Einteilung: 1.** kompetitiv hemmende Acetylcholinantagonisten mit nichtdepolarisierender Wirkung (Nicotin-Rezeptor-Antagonisten), abgeleitet vom Curare* (z. B. Tubocurarinchlorid, Alcuroniumchlorid, Atracuriumbesilat, Pancuroniumbromid, Vecuroniumbromid); NW: z. T. parasympatholytische u. ganglionär blockierende Wirkung, Histaminfreisetzung; Antagonisierung (sog. Decurarisierung) z. T. durch Cholinesterasehemmer* möglich; **2.** acetylcholinähnliche Agonisten mit kurzer depolarisierender Wirkung (Nicotin-Rezeptor-Agonisten), v. a. Suxamethoniumchlorid; NW: parasympathomimetische Wirkung, stark verlängerte Wirkungsdauer bei disponierten Pat., in sehr seltenen Fällen Auslösung einer malignen Hyperthermie*.

Muskel|re|laxanzien, zentrale (↑; ↑) n pl: (engl.) central muscle relaxants; syn. Myotonolytika; Pharmaka mit zentral dämpfender Wirkung, die über eine Senkung des (pathol. gesteigerten) Muskeltonus die Skelettmuskulatur zum Erschlaffen bringen; z. B. Carisoprodol, Benzodiazepinderivate*, M. mit anticholinerger Wirkung wie Pridinol, Orphenadrin; **Verw.:** bei zerebraler u. spinaler Spastik, lokalen Muskelspasmen; **NW:** Müdigkeit, Schwindel, Übelkeit, selten zentralnervöse Störungen u. a.; **Kontraind.:** Epilepsie, Myasthenia gravis pseudoparalytica, Psychosen, Alkohol- u. Barbituratvergiftung.

Muskel|relaxation (↑; ↑) f: (engl.) muscle relaxation; auch Muskelrelaxierung; reversible, schlaffe Lähmung der Skelettmuskulatur durch Hemmung (Block) der Impulsübertragung an der motorischen Endplatte des Muskels (s. Bahn, motorische); **Formen: 1.** Nichtdepolarisationsblock durch kompetitiv hemmende periphere Muskelrelaxanzien*, die den postsynaptischen Rezeptor besetzen u. für den physiol. Neurotransmitter Acetylcholin blockieren; kann durch Erhöhung der Acetylcholinkonzentration (z. B. kurzfristig durch Gabe von Cholinesterasehemmern*) aufgehoben werden; **2.** Depolarisationsblock (auch Phase-I-Block) durch depolarisierende periphere Muskelrelaxanzien, die eine langanhaltende Depolarisation der Muskelzellmembran veranlassen u. damit eine erneute Erregungsübertragung durch Acetylcholin verhindern; kann bei hoher od. wiederholter Gabe in einen Nichtdepolarisationsblock (sog. **Dualblock** oder Phase-II-Block) mit Wirkungsverlängerung übergehen; **Anw.:** v. a. in der Anästhesie zur Erleichterung der Intubation, Beatmung, Muskelerschlaffung im Operationsgebiet; der Relaxierungsgrad kann anhand klin. Parameter (Spontanbewegung, Bauchpresse, Augenöffnen) od. apparativ mittels Nervenstimulator u. Mechanogramm beurteilt werden. Vgl. Narkose.

Muskel|riß (↑): (engl.) muscle rupture; Zerreißen eines Skelettmuskels inf. direkter Gewalteinwirkung od. starker Kontraktion, u. U. mit Ausbildung einer sog. falschen Muskelhernie*; vgl. Muskelfaserriß.

Muskel|schwiele (↑): (engl.) induration (scar) in a muscle; Narbe im Muskel nach umschriebenem Untergang von Muskelfasern; **Vork.** z. B. am M. quadriceps, M. gastrocnemius (selten; häufiger Sehnenruptur*), als sog. Herzschwiele* nach Herzinfarkt.

Muskel|schwund (↑): Muskelatrophie*.

Muskel|spindel (↑): (engl.) neuromuscular spindle; intramuskuläres Sinnesorgan für die propriozeptive Sensibilität* u. Regulation des Muskeltonus; besteht aus mehreren intrafusalen Muskelfasern, die parallel zur extrafusalen Arbeitsmuskulatur angeordnet sind, u. hat anulospirale Rezeptoren u. sog. Endtrauben, die von A-Alphafasern innerviert werden u. deren Efferenzen über A-Gammafasern fortgeleitet werden. Im Zentralnervensystem werden die sensiblen Afferenzen der M. auf Alphamotoneurone umgeschaltet (s. Reflexbogen). Adäquater Reiz für die Aktivierung von M. ist eine Dehnung, die zu einem Rezeptorpotential führt, das in ein Aktionspotential umgewandelt wird. Eine Dehnung einer der M. führt zur Auslösung eines Muskeleigenreflexes (s. Reflexe) u. zur Veränderung des Kontraktionszustands des Muskels. Vgl. Bahn, motorische.

Muskel||steifheit (↑): s. Rigor. **M.tonus** (↑; Ton-*) m: (engl.) muscle tone; der durch Einfluß der Gammaneurone* bedingte Spannungszustand der Muskeln (Reflextonus). **M.trichine** (↑; gr. τρίχινος aus Haaren) f: Trichinella* spiralis. **M.verhärtung** (↑): s. Myogelose. **M.verknöcherung** (↑): s. Myositis ossificans.

Muskel|zellen, epi|theloide (↑; Zelle*): (engl.) epithelioid muscle cells; fibrillenfreie Muskelzellen mit hellem Zytoplasma in epithelartigem Verband; Zuflußregler in d. Verbindungsstrecken arteriovenöser Anastomosen; wahrscheinl. sekretorisch (Acetylcholin) tätig. Vgl. Glomusorgan, Corpus coccygeum.

Muskel|zonen (↑): s. Mackenzie-Zonen.

Muskulatur, extra|fusale (↑) f: Skelettmuskulatur außerh. der Muskelspindel*; vgl. Muskelgewebe.

Musset-Zeichen: (engl.) de Musset's sign; synchrones Nicken des Kopfes mit d. Puls (zuerst bei dem frz. Dichter Louis Ch. Alfred de Musset, 1810-1857, beobachtet); Zeichen bei ausgeprägter Aortenklappeninsuffizienz*.

Muster, neuro|genes: s. Elektromyographie.

Muta|gene (lat. mutare verändern; -gen*) n pl: (engl.) mutagens; Mutationen auslösende Agenzien, z. B. ionisierende Strahlung (Alphastrahlung stärker als Beta- u. Gammastrahlung), Ultraviolettstrahlung mit einem Maximum um 260 nm (Absorptionsmaximum der DNA), bestimmte chem. Substanzen, Viren u. versch. Arzneimittel (z. B. Zytostatika, Vinca-Alkaloide). Entsprechende mutagene Effekte sind experimentell an Mikroorganismen, Zellkulturen u. in Tierversuchen nachgewiesen worden. Somatische Mutationen werden als eine mögliche Urs. der Karzinogenese* angesehen. Vererbbare Veränderungen inf. exogen ausgelöster (induzierter) Mutationen sind beim Menschen bisher nicht beobachtet worden. Vgl. Mutation, Karzinogene, Reparatursysteme.

Muta|genität (↑; ↑) f: (engl.) mutagenicity; Potential eines Agens, eine Mutation* auszulösen.

Mutante (↑) f: (engl.) mutant; Individuum, in dessen Genom mind. ein Gen inf. Mutation* verändert wurde.

Muta|rotation f: in Lösung lagern sich die Alpha- u. Betaform eines Zuckers ineinander um (über offene Aldehydform); wenn beide Formen versch. spezif. Drehung des polarisierten Lichts zeigen (s. Isomerie), kommt es zu einer Änderung der Drehung (im Verlauf von Std.), bis das Gleichgewicht erreicht ist. Das Enzym **Mutarotase** beschleunigt die Einstellung des Gleichgewichts. Vgl. Monosaccharide.

Mutation (lat. mutare verändern) f: **1.** (genet.) Veränderung des genet. Materials, die ohne erkennbare äußere Ursache (**Spontanmutation**) od. durch exogene Einflüsse (**induzierte M.**) entstehen kann; M. betreffen einerseits Körperzellen (**somatische M.**) u. lassen ein somat. Mosaik entstehen; sie sind nicht vererbbar u. werden zur Erklärung z. B. der Tumorentstehung u. des Alterungsprozesses herangezogen; andererseits können Keimzellen betroffen sein (**generative M.**), was zu einer erblichen Schädigung des Genträgers führt. Je nach Ausmaß der Veränderung werden numerische u. strukturelle Chromosomenaberrationen*, Punkt- u. Blockmutationen unterschieden; neben dem Austausch einer Purinbase gegen e. andere Purinbase (Transition) od. Pyrimidinbase (Transversion) kann es sowohl zum Verlust (Deletion) als auch Einfügen (Insertion) einzelner Basen bzw. Basensequenzen od. Einbau von anderen Molekülen in die DNA (Rastermutation) kommen. Das Ergebnis einer M. ist die Synthese eines veränderten Genprodukts, das eine Veränderung des Phänotypus bewirkt; in Extremfällen bleiben sie entweder unbemerkt (stille M.) od. sind nicht lebensfähig (letale M.). Vgl. Mutagene. **2.** Bez. f. den Stimmwechsel (Stimmbruch) in der Pubertät.

Mutation, kon|ditional-letale (↑) f: (engl.) conditional lethal mutation; Mutation*, b. der sich die dadurch bedingte Veränderung des Genprodukts nur unter best. Wachstumsbedingungen als letaler Effekt bemerkbar macht; vgl. Letalfaktor.

Mutations|fistel|stimme (↑; lat. fistula Rohrpfeife): (engl.) mutation falsetto; Bez. f. eine persistierende hohe Stimmlage inf. Ausbleibens des Stimmwechsels trotz abgeschlossenen Kehlkopfwachstums; **Urs.:** lokale, psychol. od. hormonelle Faktoren; **Ther.:** Logopädie*.

Mutations|rate (↑): (engl.) mutation rate; syn. Mutationswahrscheinlichkeit; Anzahl der spontanen od. induzierten Mutationen, die sich in einer Stichprobe von Zellen od. Organismen in einer best. Zeitspanne ereignen; s. Mutation.

mutilans (lat. mutilare verstümmeln): verstümmelnd.

Mutilationen (↑) f pl: (engl.) mutilations; Verstümmelungen an Händen u. Füßen; **Vork.:** v. a. bei Lepra, Tuberculosis cutis luposa, Sklerodermie, erythropoetischer Porphyrie, Akrodermatitis suppurativa continua, Psoriasis deformans,

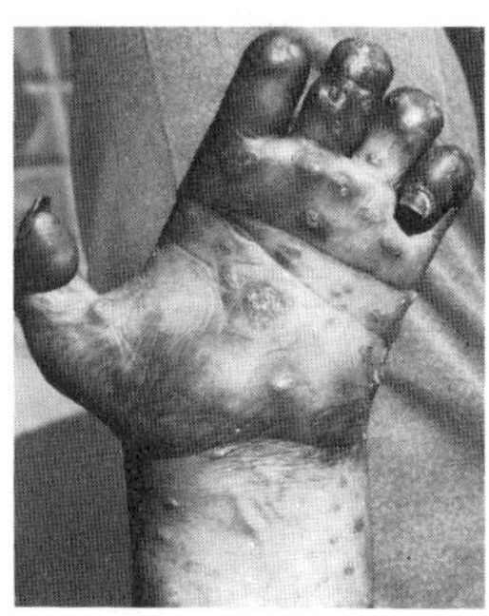

Mutilationen bei Lepra [540]

art. Verschlußkrankheiten, Polyneuropathie, Raynaud-Syndrom, Syringomyelie.

Mutismus (lat. mutus stumm) m: (engl.) mutism; Stummheit bei intakter Wahrnehmung, erhaltenem Sprachvermögen u. intakten Sprechorganen; **Vork.:** z. B. bei depressivem Syndrom, akuter Schreckstarre, Negativismus od. Stupor (z. B. bei Schizophrenie). Vgl. Sprechstörung, Autismus.

Mutismus, a|kinetischer (↑) m: (engl.) akinetic mutism; Mutismus inf. Hemmung aller Sprechfunktionen; **Vork.:** z. B. bei bifrontaler Hirnläsion, Coma vigile (s. Syndrom, apallisches) od. Psychosen. **M., e|lektiver** (↑) m: (engl.) elective mutism; partieller Mutismus; Mutismus, bei dem der Pat. nur mit best. Personen spricht. **M., neurotischer** (↑) m: (engl.) neurotic mutism; psychogener od. hysterischer Mutismus; i. R. einer Neurose auftretender (meist elektiver) Mutismus.

Mutitas (lat.) f: Stummheit.

Mutter||band: (engl.) ligament of the uterus; **1.** breites M.: Ligamentum* latum uteri; **2.** rundes M.: Ligamentum* teres uteri. **M.korn:** syn. Secale* cornutum. **M.korn|alkaloide** n pl: syn. Ergotamine*. **M.korn|vergiftung:** syn. Ergotismus*. **M.kuchen:** Plazenta*. **M.mal:** Macula matricis; s. Nävus.

Mutter|milch: (engl.) breast milk; das während der Laktationsperiode v. der weibl. Brustdrüse abgesonderte Sekret, enthält u. a. die Inhibine Lysozym, Laktoferrin, Neuraminsäure u. spezif. Immunglobuline (v. a. IgA), daher geringe Anfälligkeit gestillter Kinder gegenüber Infektionen u. Allergenen; durchschnittl. Zusammensetzung: s. Tab. 1. Während der Schwangerschaft kommt es unter dem Einfluß plazentarer Hormone (Östrogene, Progesteron, HPL) u. von Prolaktin zum Wachstum des Drüsenparenchyms, die Drüsenzellen enthalten zunehmend Fetttröpfchen. Die Laktation* (Milchabsonderung) kommt jedoch erst nach Wegfall der v. den plazentaren Hormonen ausgehenden Hemmung (Lösung der Plazenta) in Gang. In den ersten Tagen nach der Geburt wird das Kolostrum*, nach einer Übergangsperiode (transitorische M., Übergangsmilch) vom 10.-15. (selten 21.) Tag die reife M. produziert. Der eigentl. sog. Milcheinschuß (ab dem 3.-4. Wochenbettag) erfolgt unter dem Einfluß von Oxytocin. Der physiol. Reiz f. das Ingangbleiben der Milchsekretion ist der Saugreiz b. möglichst völliger Entleerung der Milchdrüsen.

Muttermilch Tab. 1

Bestandteil	Durchschnittliche Menge in g/100 ml	Schwankungsbreite in g/100 ml
Eiweiß	1,5	0,7 – 2,0
Casein	0,4	
Laktalbumin	0,4	
Laktoglobulin (Immun-Antikörper)	0,7	
Fett	4,5	1,3 – 8,2
Kohlenhydrate	7,0	4,5 – 9,5
Asche (Salze)	0,2	
Vitamin A	ca. 0,04	
Vitamin C	ca. 0,005	

Der **Nährwert** der Muttermilch schwankt zwischen 188 kJ (≙ 45 kcal) und 502 kJ (≙ 120 kcal), der Durchschnittswert liegt bei 314 kJ (≙ 75 kcal) pro 100 ml.

In die M. können versch. Schadstoffe (Genuß- u. Umweltgifte) u. Medikamente (s. Tab. 2) übergehen; ihre **Milchgängigkeit** ist u. a. abhängig v. Löslichkeit, Proteinbindung, Lipophilie, Ionisationsgrad der Substanz. Bei Arzneimitteln liegen die in der M. auftretenden Konzentrationen durchschnittl. um das zehnfache niedriger als deren therap. Spiegel; solche Konz. sind i. d. R. für den Säugling ungefährlich, u. U. besteht jedoch d. Gefahr der Kumulation. Die Verordnung v. Medikamenten während der Stillzeit an die Mutter sollte deshalb m. dem Kinderarzt abgesprochen werden; ggf. ist das Stillen zu unterbrechen. Vgl. Abstillen.

Mutter|milch|ikterus (Ikterus*) m: (engl.) breast milk jaundice; bei 0,5-5% aller reifen Neugeborenen zw. dem 4. u. 7. Lebenstag auftretender u. bis zur 3. Woche anhaltender Ikterus mit Vermehrung von indirektem Bilirubin; nur selten behandlungsbedürftig; **Pathophysiol.:** kompetitive Hemmung der Glukuronyltransferase entw. durch 5-β-Pregnan-3-α,20-β-diol od. unveresterte lange Fettsäuren, die in der Milch der Mütter enthalten sind; rapider Abfall der Bilirubinkonzentrationen bei Unterbrechung der Muttermilchernährung für 2-4 Tage. Vgl. Icterus neonatorum.

Mutter||mund: (engl.) cervix; Abk. MM; **äußerer** MM: Ostium uteri; **innerer** MM: Orificium internum canalis isthmi. **M.mund|in|zision** (Inzision*) f: (engl.) cervical incision; op. Eröffnung des noch nicht vollständig erweiterten Muttermundes unter der Geburt (Y-förmige Schnittführung). **M.mund|spasmus** (Spas-*) m: s. Zervixdystokie.

Mutter|paß: b. der Schwangeren verbleibendes Dokument, in das administrative u. med. Basisinformationen über d. Mutter (insbes. anamnestische u. aktuelle Risiken), den Schwangerschaftsverlauf, die Ergebnisse der Vorsorgeuntersuchungen nach den Mutterschaftsrichtlinien*, den Ablauf der Geburt* u. Angaben zum Neugeborenen* eingetragen werden. Vgl. Schwangerenvorsorge.

Mutterschaft: (engl.) maternity; Begriff f. die Zeit der Schwangerschaft* u. nach der Entbindung; vgl. Schwangerenvorsorge, Erziehungsurlaub.

Mutterschafts|feststellung: s. Abstammungsbegutachtung.

Mutterschafts|geld: an in der Gesetzlichen Krankenversicherung (GKV) versicherte erwerbstätige Frauen für d. Zeit der im Mutterschutzgesetz* geregelten Schutzfrist* (§§ 200 u. 200 a RVO, §§ 13 u. 14 Mutterschutzgesetz) durch d. Krankenkasse geleisteten Beträge; höchstens DM 25 pro Kalendertag. Bei nicht in der GKV versicherten erwerbstätigen Frauen wird das M. aus Bundesmitteln gezahlt, höchstens jedoch insgesamt DM 400. Den Unterschiedsbetrag zw. dem M. u. dem um die gesetzl. Abzüge verminderten durchschnittl. kalendertäglichen Arbeitsentgelt trägt f. den Zeitraum der gesetzl. Schutzfristen der Arbeitgeber. Bei Frauen, deren Arbeitsverhältnis während der Mutterschutzfristen endet od. zulässig aufgelöst wird, wird d. Zu-

Muttermilch Tab. 2

Medikamente während Schwangerschaft und Stillzeit

Medikament	Wirkungen auf den Embryo bzw. Säugling, Hinweise für die Medikation
Chemotherapeutika	
Sulfonamide	Risiko der Hyperbilirubinämie
Nitrofurantoin, Nalidixinsäure	Gefahr der akuten Hämolyse bei Glukose-6-Phosphat-Dehydrogenase-Mangel (selten!)
Metronidazol	hohe Milchspiegel – während Kurzzeitbehandlung Stillen unterbrechen
Antibiotika	
Penizillin G, Ampicillin	Sensibilisierung, Keimverschiebung, Entwicklung resistenter Keime
Tetrazykline	Bildung von Calciumkomplexen führt zu Verfärbung der Nägel und später des Milch- u. bleibenden Gebisses, reversible Wachstumshemmung
Chloramphenicol	sog. graue Babys
Aminoglykoside	in höheren Dosen Ototoxizität
Hormone	
orale Kontrazeptiva	Gynäkomastie bei Knaben und Vaginalepithelproliferation bei Mädchen möglich
Cortison	nur bei zwingender Indikation verabreichen
Psychopharmaka, Hypnotika	Sedierung, hypnotische Zustände
Sedativa	Muskelhypotonie
Antikonvulsiva	
Phenytoin, Phenobarbital	geringer Übergang in die Milch – erlaubt
Valproinsäure	leicht milchgängig – vermeiden
Carbamazepin	noch nicht genügend abgeklärt
Diuretika	lange Halbwertzeit – Gefahr der Kumulation Hypokaliämie, Thrombozytopenie Bradykardie, Blutdruckabfall
Antihypertensiva	
Reserpin	Hypersekretion der Nasenschleimhaut, Störung der Wärmeregulation, Lethargie, Depression
Antikoagulanzien	
Cumarine	Blutungsgefahr
Heparin	erlaubt, da nicht milchgängig
Analgetika, Antipyretika, Antiphlogistika	
Pethidin, Opiate	vereinzelte Applikationen erlaubt
Salicylate	dosisabhängige Gerinnungsstörungen
Ergotamin	Erbrechen, Diarrhoe
Methylergometrin	erlaubt
Thyreostatika	Gefahr der Kropfentwicklung
Abführmittel	resorbierbare Laxanzien vermeiden
Vitamin-D-haltige Präparate	bei gleichzeitiger Rachitisprophylaxe Gefahr der Hyperkalzämie

schuß aus Bundesmitteln getragen. Versicherte, die keinen Anspruch auf M. haben (insbes. Familienversicherte), erhalten nach der Entbindung ein Entbindungsgeld von DM 150 (§ 200 b RVO). Wer keine od. keine volle Erwerbstätigkeit ausübt, hat ferner Anspruch auf Erziehungsgeld*; zu zahlendes M. wird hierauf angerechnet.

Mutterschafts|hilfe: Leistungen der Gesetzlichen Krankenversicherung bei Schwangerschaft u. Mutterschaft nach §§ 195-200b der RVO od. analogen Gesetzen; umfaßt u. a. ärztliche Betreuung (entspr. den Mutterschaftsrichtlinien*) u. Hebammenhilfe*, Arznei-, Verbands- u. sonstige Heilmittel, Pflege in einer Kranken- od. Entbindungsanstalt (im Normalfall bis 6 Tage nach der Entbindung), Betreuung durch Hauspflegerinnen sowie e. während der Schutzfrist* gezahltes Mutterschaftsgeld* bzw. Entbindungsgeld.

Mutterschafts|richtlinien: Richtlinien des Bundesausschusses der Ärzte u. Krankenkassen über die ärztl. Betreuung während der Schwangerschaft (s. Schwangerenvorsorge) u. nach der Entbindung. Nach den M. in der Fassung v. 1992 umfaßt die ärztl. Betreuung in der Schwangerschaft als Regelleistung der GKV (§ 92 SGB V u.

§ 196 RVO): **1.** Feststellung der Schwangerschaft, Untersuchungen (u. a. gyn. Untersuchung, insbes. Feststellung v. Fundusstand* u. Kindslage*, Messung v. Blutdruck u. Körpergewicht, Urinuntersuchung, Hämoglobinbestimmung, Ultraschalldiagnostik*) u. Beratungen (Ernährungshinweise einschl. Hinweis auf mögl. Gefährdung des Feten durch Alkohol u. Nicotin sowie best. Medikamente, Beratung über die Risiken einer HIV-Infektion bzw. Erkr. an AIDS, ggf. genetische Beratung*, psychoprophylakt. Geburtsvorbereitung usw.) im Abstand von 4, in den letzten beiden Schwangerschaftsmonaten von 2 Wo.; **2.** Erkennung u. Überwachung einer Risikoschwangerschaft* bzw. Risikogeburt; **3.** serol. Untersuchungen: Abklärung pränataler Inf. (Syphilis, Röteln, im Verdachtsfall weitere Inf.), Bestimmung des Rhesusfaktors (Morbus* haemolyticus fetalis?) u. ggf. auch der Blutgruppe, Antikörpersuchtest*; **4.** blutgruppenserol. Untersuchungen nach Geburt od. Fehlgeburt u. ggf. Anti*-D-Prophylaxe; **5.** Untersuchungen u. Beratungen der Wöchnerin (bis 8 Wo. nach der Entbindung); **6.** Verordnung v. Medikamenten, Verbands- u. Heilmitteln; **7.** Ausstellen eines Mutterpasses*. Vgl. Kinderfrüherkennungsuntersuchungen, Mutterschutzgesetz.

Mutterschafts|urlaub: frühere Bez. f. Erziehungsurlaub*.

Mutterschafts|vorsorge: s. Schwangerenvorsorge.

Mutter|schutz|gesetz: „Gesetz zum Schutze der erwerbstätigen Mutter" von 1968 (letzte Ergänzung: 1990), das den arbeitsrechtl. Schutz v. berufstätigen Frauen in der Schwangerschaft u. nach der Entbindung sichert; es gilt f. Arbeiterinnen, Angestellte, Heimarbeiterinnen u. Auszubildende. Für Beamtinnen u. weibl. Sanitätsoffiziere bestehen durch Bundes- u. Ländergesetze analoge Regelungen. Das M. enthält Schutzfristen, in denen e. Beschäftigungsverbot vor u. nach der Entbindung besteht. Weitere Beschäftigungsverbote b. Schwangeren od. Stillenden betreffen Arbeiten, die m. besonderen körperl. Belastungen (schwer heben od. tragen, häufig stehen, ungünstige Körperhaltung, Akkord usw.) od. mit schädl. Einwirkungen (gesundheitsgefährdende Stoffe, Strahlen, Staub, Hitze, Kälte, Erschütterungen usw.) verbunden sind. Das M. regelt Fragen der Arbeitsplatzgestaltung, der Arbeitszeiten, e. Kündigungsverbot während der Schwangerschaft u. bis zum Ablauf v. 4 Mon. nach der Entbindung sowie d. Verpflichtung z. frühzeitigen Mitteilung der Schwangerschaft an den Arbeitgeber. Im Anschluß an das Beschäftigungsverbot nach der Entbindung besteht ein Anspruch auf Erziehungsurlaub*. In der Gesetzlichen Krankenversicherung versicherte Frauen erhalten Leistungen der Mutterschaftshilfe*. Sie sind z. Durchführung notwendiger Untersuchungen (Schwangerenvorsorge*) sowie zum Stillen (sog. Stillzeit) v. der Arbeit freizustellen. Während der Schutzfrist* wird e. Mutterschaftsgeld* gezahlt.

mutuell (lat. mutare wechseln)**:** wechselseitig.

Muzilaginosa (Muc-*) n pl**:** Mucilaginosa*.

Muzine (↑) n pl**:** (engl.) mucins; syn. Mukoide, Mukoproteide; zu den Glykoproteiden gehörende Schleimstoffe, die von Haut u. Schleimhäuten zum Schutz gegen chemische u. mechanische Einwirkung ausgeschieden werden u. einen wesentl. Bestandteil des Speichels u. des Magensafts (Schutz vor Pepsinwirkung) bilden; kommen außerdem in Knorpel, Sehnen, Haut, Serum, Glaskörper u. als Nubecula im Harn vor u. werden schon in d. Kälte durch Essigsäure ausgefällt. Vgl. Galaktosamin.

Muzinose, retikuläre erythematöse (↑; -osis*) f**:** s. REM-Syndrom.

mV: Abk. f. **M**illi**v**olt; 1 mV = 10^{-3} Volt* (V).

MVA-Impf|stoff: Abk. f. **m**odifiziertes **V**acciniavirus **A**nkara; Pockenimpfstoff ohne Virushüllsubstanzen, der daher in keinem Fall zu postvakzinaler Enzephalitis führte. Mit dem MVA-I. lassen sich neutralisierende Pockenvirusantikörper gut induzieren; anschließend konventionelle Impfung.

mval: Abk. f. **M**illiäqui**val**ent*.

MVP: Abk. f. (engl.) **m**itral **v**alve **p**rolapse; s. Mitralklappenprolapssyndrom.

MWG: Abk. f. **M**assen**w**irkungs**g**esetz*.

My-: auch Myo-; Wortteil mit der Bedeutung Muskel, Maus; von gr. μῦς, μυός.

My|algia acuta epi|demica (↑; -algie*) f**:** s. Pleurodynie, epidemische.

My|algia capitis (↑; ↑) f**:** Myalgie* der Kopfmuskulatur; vgl. Kopfschmerz.

My|algie (↑; ↑) f**:** (engl.) myalgia; diffuser od. lokalisierter Muskelschmerz (s. Abb.), häufig in Komb. mit Myogelose*; **Urs.:** Überanstrengung (sog. Muskelkater), Überbeanspruchung bei Haltungsschäden, Infektionskrankheiten (z. B. epidemische Pleurodynie, Trichinose), Autoimmunkrankheiten (u. a. systemischer Lupus erythematodes, Polymyalgia rheumatica, Polymyositis acuta, extraartikulärer Rheumatismus), Stoffwechselkrankheiten (z. B. Addison-Krankheit), arterielle Verschlußkrankheiten, Trauma; **Ther.:** Behandlung der Grundkrankheit bzw. symptomatisch, v. a. Physiotherapie*.

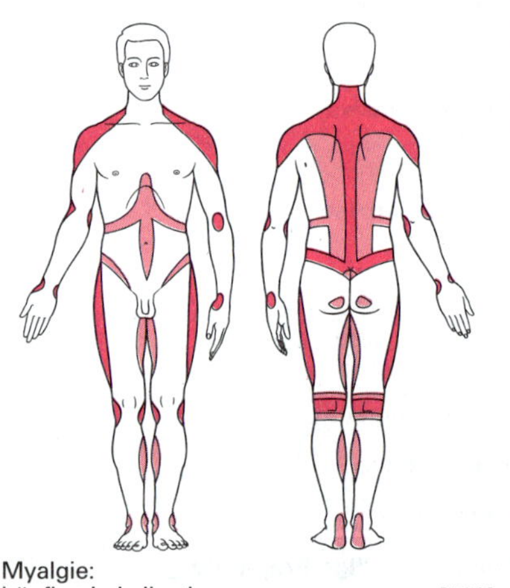

Myalgie:
häufige Lokalisationen [139]

My|asthenia gravis pseudo|para|lytica (↑; Asthenie*) f**:** syn. Erb-Goldflam-Krankheit; Autoimmunkrankheit mit Störung der neuromuskulären Reizübertragung inf. (reversibler) Blokkade von Acetylcholinrezeptoren der motor. Endplatte durch (im Serum zirkulierende) Autoantikörper; gelegentlich verbunden mit anderen Autoimmunkrankheiten; **Sympt.:** belastungsabhängige Ermüdung der quergestreiften Muskulatur, insbes. der okulo-fazio-pharyngealen Muskeln. Als Kompl. besonders gefürchtet sind Schluck- u. Atemlähmung. **Verlaufsformen: 1.** v. a. bei Frauen zw. dem 20. u. 40. Lj. auftretende Form, häufig verbunden mit Thymushyperplasie* u. assoziiert mit HLA-B8; **2.** bei Männern etwas häufiger auftretende Form mit Beginn im höheren Lebensalter, häufig gleichzeitiges Vork. eines Thymoms*; **Diagn.:** myasthenische Reaktion* in der Elektromyographie*, Aufhebung der Muskelschwäche durch i. v. Injektion von Cholinesterasehemmern* (z. B. Edrophoniumchlorid), Nachweis spezif. Antikörper im Serum; **Ther.:** Cholinesterasehemmer, Immunsuppressiva (Kortikoide, Azathioprin), evtl. hochdosiert Immunglobuline, Plasmapherese, Thymektomie. Vgl. Myasthenie, symptomatische.

My|asthenie, sym|ptomatische (↑; ↑) f: (engl.) symptomatic myasthenia; Bez. f. Muskelschwäche, die zu einem Myastheniesyndrom* führen kann u. durch best. Erkr., z. B. Kollagenosen* (v. a. systemischer Lupus erythematodes), Autoimmunkrankheiten (z. B. Myositis), Virusinfektionen (z. B. Poliomyelitis* epidemica anterior acuta) od. Medikamente (z. B. Penicillamin, Aminoglykosid-Antibiotika, Chloroquin) ausgelöst wird.

My|asthenie|syn|drom (↑; ↑) n: (engl.) myasthenic syndrome; unter Belastung zunehmende, in Ruhe sich zurückbildende abnorme Ermüdbarkeit der Willkürmuskulatur mit typ. myasthenischer Reaktion* in der Elektromyographie.

My|a|tonia con|genita (↑; Atonie*) f: s. Floppy infant.

Myc-: s. a. Myk-.

Mycetoma pedis (Myk-*; -om*; lat. pes, pedis Fuß) f: sog. Madurafuß; Myzetom der Füße; s. Eumyzetom, Aktinomyzetom.

Myco|bacteriaceae (↑; Bakt-*) f pl: Fam. säurefester Stäbchenbakterien (Ordnung Actinomycetales*; vgl. Bakterienklassifikation) mit dem med. wichtigen Genus Mycobacterium*.

Myco|bacterium (↑; ↑) n: Gattung grampositiver, säurefester, aerober, unbeweglicher, morphol. variabler Stäbchenbakterien der Fam. Mycobacteriaceae*; charakteristisch sind hoher Lipidgehalt (Wachshülle) u. langsames Wachstum. **Verbreitung:** Boden u. Wasser; warm- u. kaltblütige Tiere; 30 Species, darunter Mycobacterium tuberculosis, Mycobacterium bovis, Mycobacterium leprae sowie sog. atypische Mykobakterien*.

Myco|bacterium avium (↑; ↑) n: syn. Mycobacterium tuberculosis Typus gallinaceus; Err. der Geflügeltuberkulose; Erregerreservoir: Vögel, Schweine; verursacht beim Menschen gemeinsam mit Mycobacterium intracellulare selten (v. a. bei abwehrgeschwächten Pat.) Lungeninfektionen, Lymphadenitis, Arthritis, Nephritis, Meningitis u. Hautaffektionen. Vgl. Mykobakterien, atypische.

Myco|bacterium bovis (↑; ↑) n: syn. Mycobacterium tuberculosis varietas bovis; **Morphol.:** Färbeverhalten wie Mycobacterium tuberculosis, jedoch plumpere, kürzere Stäbchen; **Kultur:** aerob-mikroaerophil; langsames, dysgonisches Wachstum auf Spezialnährböden b. 37°C; **Übertragung:** Erregerreservoir vorwiegend Rind (Zoonose); auch infizierte Menschen; Vektor: nicht gekochte kontaminierte Milch (Fütterungstuberkulose); **Tierversuch:** hochpathogen für Kaninchen u. Meerschweinchen; M.-b.-Krankheiten: Rindertuberkulose (Perlsucht), bovine Tuberkulose des Menschen.

Myco|bacterium leprae (↑; ↑; Lepra*) n: Erreger der Lepra*; **Morphol.:** als Einzelstäbchen v. Mycobacterium* tuberculosis morphol. nicht zu unterscheiden, ebenfalls säurefest, nimmt aber die Farben etwas leichter an u. gibt sie auch leichter ab; charakterist. ist der Nachw. intrazellulär gelagerter u. zigarrenbündelförmiger verklumpter säurefester Stäbchen (Globi, s. Abb.) od. Vorhandensein der Stäbchen in großer Anzahl.

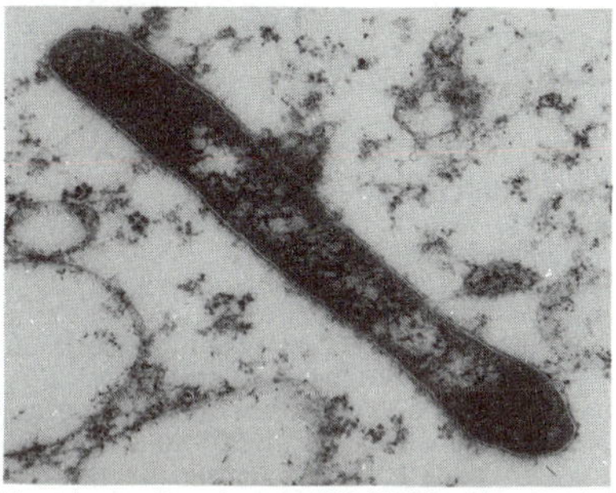

Mycobacterium leprae (89 000fach) [540a]

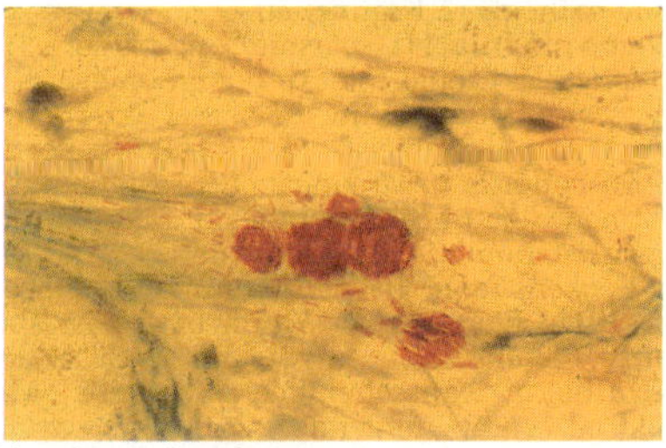

Mycobacterium leprae: Ausstrich von Nasensekret mit deutlichen „Globi" (Ziehl-Neelsen-Färbung) [547]

Myco|bacterium tuberculosis (↑; ↑; Tuberkel*; -osis*) n: syn. M. t. varietas hominis; Erre-

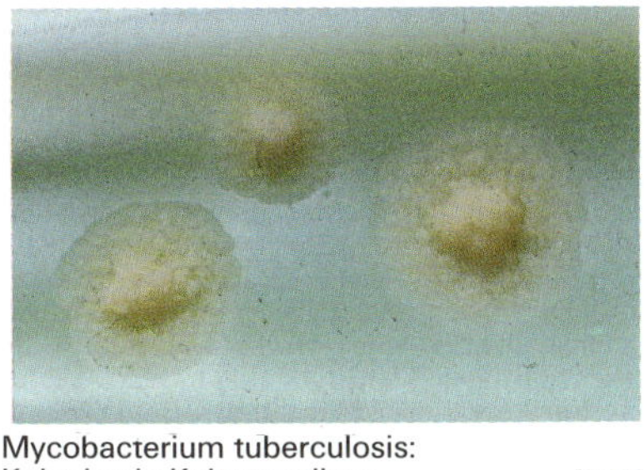

Mycobacterium tuberculosis: Kolonien in Kulturmedium [547]

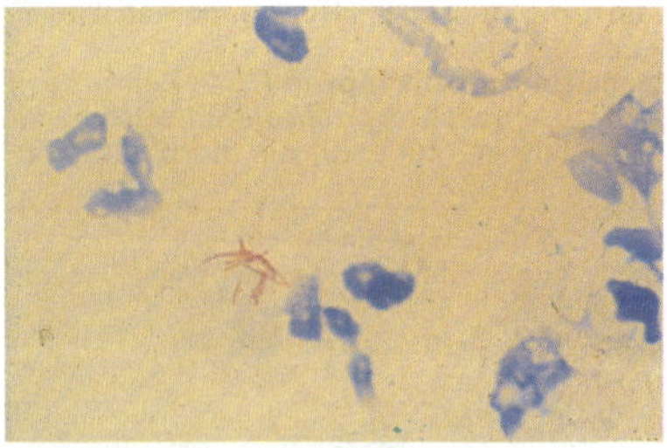

Mycobacterium tuberculosis: gefärbter Ausstrich eines Urinsediments [156]

ger der Tuberkulose*; **Morphol.:** nach Ziehl*-Neelsen-Färbung kl. rote, fiedelbogenartig gekrümmte Stäbchen; **Kultur:** aerob; langsames eugonisches Wachstum (s. Eugonie) auf Spezialnährböden b. 37°C; **Übertragung:** Erregerreservoir Mensch; überwiegend Tröpfchen- u. Staubinfektion; **Serol.:** technisch mögl., Resultate unsicher; **Hautreaktionen:** s. Tuberkulinreaktion; **Tierversuch:** hochpathogen f. Meerschweinchen; wenig pathogen f. Kaninchen.

Myco|plasma (↑; -plasma*) **n:** frühere Bez. PPLO (Abk. f. engl. pleuro-pneumonia-like organisms); Gattung zellwandloser Bakterien der Fam. Mycoplasmataceae; häufiges Vork. der Arten M. hominis u. Ureaplasma urealyticum als Kommensalen im Genitalbereich; fakultativ pathogen: **M. hominis:** Auslöser von Entz. des kleinen Beckens (engl. pelvic inflammatory disease, Abk. PID), Fieber post partum bzw. post abortum; **Ureaplasma urealyticum:** Auslöser von Urethritis u. wahrscheinlich Prostatitis; **Morphol.:** aufgrund fehlender Zellwand variable Form u. geringe Affinität zu Farbstoffen; **Nachw.** durch Anzüchtung auf proteinreichen (Pferdeserum) Nährböden (z. B. Shepard A7); bei mikroskop. Beurteilung der winzigen Kolonien weisen M.-hominis-Kolonien typ. Spiegeleiform auf, Ureaplasma-urealyticum-Kolonien wachsen ohne Hof; Bestätigung durch Nachw. der (f. den Keim typ.) Harnstoffspaltung mittels Indikator; **Serol.:** bei urogenitalen Inf. ohne klin. Relevanz.

Myco|plasma hominis (↑; ↑; lat. homo, hominis Mensch) **n:** s. Mycoplasma.

Myco|plasma pneumoniae (↑; ↑; Pneum-*) **n:** syn. Eaton agent; **Morphol.** u. **Kultur:** Gliederung in Zellkörper u. bes. Spitzenstruktur; Fortbewegung durch Gleiten; haftet intensiv an Erythrozyten u. Gewebezellen; hohe Nährbodenansprüche; bildet reichlich H_2O_2; sehr langsames Wachstum; **Epidemiol.:** weltweit verbreitet, einziges Erregerreservoir bildet der Mensch; Übertragung v. a. durch Tröpfcheninfektion, mäßig kontagiös; endemisch in dicht besiedelten Gebieten, kleine Epidemien in Heimen, Kasernen usw.; alle 3-4 Jahre ausgedehnteres epidemisches Auftreten; **Klin.:** M. p. ist Err. einer primär atypischen Pneumonie* u. anderer respirator. Infekte (v. a. Tracheobronchitis, Pharyngitis, Myringitis u. Otitis media). Häufige **Kompl.** u. **Folgeerkrankungen:** Meningoenzephalitis, Myokarditis, Perikarditis, Arthralgien (Reiter-Krankheit), hämolytische Anämie, thrombopenische Purpura (s. Thrombopenie), Erythema* exsudativum multiforme, Erythema* nodosum, Guillain*-Barré-Syndrom. **Diagn.:** Erregernachweis aus Rachenabstrich, Sputum nach Anzüchtung in Nährmedien; serol. Antikörpernachweis mit KBR u. indirekter Immunfluoreszenz.

Mycosis fungoides (↑; -osis*) **f:** früher fälschlich als Pilzerkrankung angesehenes, vorwiegend nach dem 4. Lebensjahrzehnt gehäuft bei Männern auftretendes kutanes T-Zell-Lymphom unbekannter Ätiol. mit chron.-progressivem Verlauf u. langfristig meist infauster Progn.; klin.-histol. **Stadieneinteilung: 1.** prämykosides Stadium mit uncharakterist. Sympt. wie Pruritus, urtikariellen, ekzematösen, oft der Parapsoriasis en plaques ähnl. Hautveränderungen, depigmentierten Flecken, selten Erythrodermie (frz. l'homme rouge d'Hallopeau) mit kleinen Aussparungen gesunder Haut als Erstmanifestation; Entw. häufig über Jahre; **2.** infiltratives Stadium mit roten, bis handtellergroßen, rundlichen u. plattenartigen Infiltraten, die sich zentral unter Ausbildung scharf begrenzter, polygonal geformter Inseln normaler Haut zurückbilden; **3.** mykosides Stadium mit Entw. pilzförmiger, oft geschwürig zerfallender braunroter Tu., dabei häufig Fieber u. reduzierter AZ. Die sog. **Mycosis fungoides d'emblée** manifestiert sich primär mit Tumoren. Eine Schleimhautbeteiligung (Mund, Nase, Pharynx) kann in allen, eine Beteiligung innerer Organe (Infiltration insbes. von Lymphknoten, Milz, Leber) v. a. in späten Phasen des Krankheitsverlaufs auftreten. **Diagn.:** im Blut häufig atypische T-Lymphozyten (Lutzner*-Zellen); histol. subepidermales Infiltrat mit großen atypischen lymphoiden u. Lutzner-Zellen, in der Epidermis herdförmige abszeßartige Ansammlung atypischer lymphoider u. monozytoider Zellen (Pautrier-Mikroabszesse); **DD:** im 1. Stadium nummuläres od. lichenifiziertes Ekzem*, Psoriasis*, im 2. u. 3. Stadium Pseudolymphome*, andere kutane T*-Zell-Lymphome u. maligne Lymphome der Haut, Leukämie (CLL); **Ther.:** in der Anfangsphase PUVA, evtl. zus. mit Retinoiden (Heilung in 50% der Fälle); Versuch mit Interferon, lokal Stickstofflost od. Ganzkörperelektronentherapie; palliative Röntgenbestrahlung bei Tumoren; (Poly-)Chemotherapie im Spätstadium wenig wirksam.

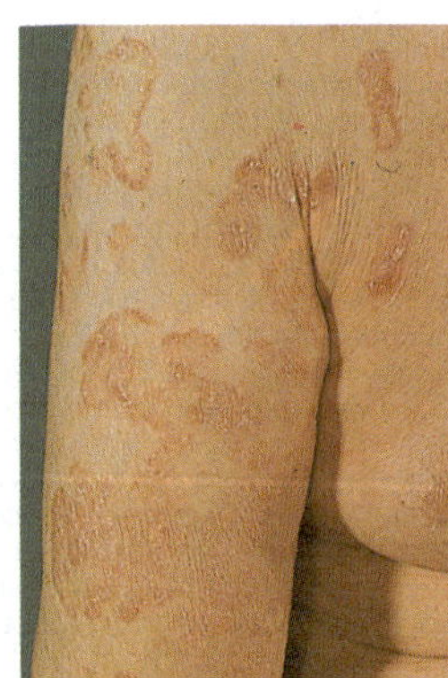

Mycosis fungoides: infiltratives Stadium [3]

Mydriasis (gr. μυδρίασις) f: Pupillenerweiterung (⌀ >5 mm) durch Sympathikusreizung od. Okulomotoriuslähmung; **Vork.:** bei allen stärkeren sensiblen, sensor. u. psych. Reizen od. Erregungszuständen (z. B. Schreck, Angst, Schmerz); herdgleichseitig bei extra- u. subduralen Blutungen, bei Hypothyreose* als sog. Halsdruckzeichen u. nach Anw. von Mydriatika*.

Mydriasis, springende (↑) f: (engl.) springing mydriasis; syn. springende Pupillen (Hippus); rascher Wechsel der Pupillenweite bei konstantem Lichteinfall; **Formen: 1.** physiol. Pupillenunruhe meist beider Augen; **2.** periodische Anisokorie* ohne neurol. Ausfälle; **3.** pathol. alternierende Anisokorie z. B. bei zyklischer Okulomotoriuslähmung od. als Zeichen einer sympath. Dysfunktion bei Läsion des zervikalen Rückenmarks z. B. durch Trauma, Syringomyelie* od. Multiple* Sklerose.

Mydriatika (↑) n pl: (engl.) mydriatics; pupillenerweiternde Mittel; wirken durch Lähmung des M. sphincter pupillae, z. B. Atropin, Homatropin, od. durch Reizung des M. dilatator pupillae, z. B. Phenylephrin, Tyramin; Verw.: Prophylaxe von Synechien, diagnost. Zwecke.

Myel-: auch Myelo-; Wortteil mit der Bedeutung Mark, Rückenmark; von gr. μυελός.

Myel|en|cephalon (↑; Enkephal-*) n: Nachhirn; Teil d. Rhombencephalon; s. Gehirn.

Myelin (↑) n: Oberbegriff für versch. Lipoproteide (Kephaline*, Sphingomyeline*, Zerebroside*), die von den Oligodendrozyten od. in der Schwann* Scheide gebildet werden u. die Myelinscheide* aufbauen.

Myelin|scheide (↑): (engl.) myelin sheath; Markscheide; die aus Myelin* bestehende Umhüllung der Achsenzylinder* eines Neurons*, wird in Abständen von ca. 1 mm durch Ranvier*-Schnürringe unterbrochen. Vgl. Nervenfaser, Schwann-Scheide, Schmidt-Lanterman-Einkerbungen.

Myelin|scheiden|zerfall (↑): (engl.) myelin sheath degeneration; Abbau des Myelins zu Neutralfetten; nach Verletzung, Entzündung eines Nerven usw.

Myelitis (↑; -itis*) f: **1.** häufig multilokuläre Entz. des Rückenmarks; **Urs.: a)** parainfektiöse M., tritt ca. 1-2 Wo. nach einer Infektionskrankheit (v. a. Masern, Röteln, Parotitis epidemica, Inf. mit Varicella-Zoster-Virus) auf; **b)** fortgeleitete M., per continuitatem v. a. nach syphilitischer od. tuberkulöser Meningitis od. hämatogen, z. B. bei Inf. mit Leptospiren, Mykoplasmen od. Rickettsien; **c)** postvakzinale M. nach Schutzimpfung gegen Variola od. Tollwut; **d)** M. transversa (Querschnittsmyelitis), entsteht meist ohne erkennbare spezif. Affektion, ist v. a. in den thorakalen Abschnitten des Rückenmarks lokalisiert u. führt zu Sympt. einer vollständigen Querschnittsläsion*; vgl. Devic-Krankheit; **Klin.:** (allg.) dumpfe Rückenschmerzen, evtl. Parästhesien, Sensibilitätsstörungen u. Sympt. einer Querschnittsläsion; Abschwächung der Reflexe, evtl. positive Pyramidenbahnzeichen*; **Diagn.:** Lumbalpunktion* zur Liquordiagnostik* (mäßige Pleozytose, Erhöhung der Lymphozytenzahl), ggf. Komplementbindungsreaktion; **Ther.:** Antibiotika, Antiphlogistika; **DD:** Epiduralabszeß, andere Rückenmarksschädigungen, neurogene Muskelatrophie, Multiple Sklerose, Poliomyelitis epidemica anterior acuta, Guillain-Barré-Syndrom; **2.** Knochenmarkentzündung; s. Osteomyelitis.

Myelo|blasten (↑; Blast-*) m pl: (engl.) myeloblasts; jüngste morphol. erkennbare Zellen der Granulopoese, kommen im normalen Knochenmark nur selten vor. M. (⌀ 12-20 μm) besitzen einen großen, nahezu runden Kern mit feinfädigem Chromatingerüst u. 2-5 meist gut sichtbaren Nukleolen sowie einen schmalen basophilen, ungranulierten Zytoplasmasaum. Vgl. Myelozyten, Zellmarker.

Myelo|blasten|krise (↑; ↑) f: syn. Myeloblastenschub; akute Transformation einer chron.-myeloischen Leukämie* mit Überwiegen einer unreifzelligen Population; **Klin.:** Fieber, Zunahme der Milzgröße u. der Leukozytose inf. Auftretens von zahlreichen Myeloblasten, gelegentl. Lymphknotenschwellungen. Der alkal. Leukozytenphosphataseindex ist erhöht. Zytogenet. Veränderungen (Entwicklung von aneuploiden Zelllinien durch Akquisition u. Duplikation von Extrachromosomen) können den klin. Symptomen vorangehen. Der **Verlauf** gleicht einer akuten myeloischen Leukämie. Die therap. Ansprechbarkeit auf Zytostatika ist gering. Vgl. Blastenkrise, terminale.

Myelo|blasten|schub (↑; ↑): syn. Myeloblastenkrise*.

Myelo|delese (↑; gr. δήλησις Schaden) f: Höhlenbildung im Rückenmark nach Trauma; Sympt. wie bei Syringomyelie*.

Myelo|dys|plasie (↑; Dys-*; -plasie*) f: (engl.) myelodysplasia; **1.** Dysrhaphiesyndrom mit Dysplasie des Rückenmarks; s. Spina bifida; **2.** (hämat.) Dysplasie des Knochenmarks; vgl. Präleukämie, Syndrom, myeloproliferatives.

Myelo|fibrose (↑; Fibr-*; -osis*) f: s. Osteomyelofibrose.

myelo|gen (↑; -gen*): aus d. Knochenmark entstanden.

Myelo|graphie (↑; -graphie*) f: (engl.) myelography; röntgendiagn. Verfahren zur Darstellung des spinalen Subarachnoidalraums; Durchführung als positive M. nach Lumbalpunktion* u. Injektion eines wasserlöslichen Röntgenkontrastmittels (z. B. Metrizamid) in den Spinalkanal; Verteilung des Kontrastmittels durch Umlagerung des Patienten. Die negative M. mit Verwendung von Luft (Pneumomyelographie) wird heute nicht mehr durchgeführt, die positive M. ist durch die Kernspintomographie weitgehend ersetzt. **Ind.:** Verdacht auf Bandscheibenvorfall, Rückenmarktumoren, Dysrhaphiesyndrome u. a., bei nicht eindeutigem Befund in der CT; als Radikulographie bei traumat. Schädigung der Wurzeln des Rückenmarks (Wurzeltaschenausriß); **Kontraind.:** Hirndrucksteigerung, hämorrhagische Diathese, Allergie gegen Röntgenkontrastmittel; **Kompl.:** selten Blutung inf. Punktion eines Spinalgefäßes; postpunktionelle Beschwerden i. S. eines meningealen Syndroms*.

myeloid (↑; -id*): knochenmarkähnlich, markartig.

Myelo|kat|hexis (↑; gr. κάθεξις Festhalten) f: Form der Granulozytopenie* durch Absterben der reifen Granulozyten im Knochenmark.

Myelom (↑; -om*) n: vom Knochenmark ausgehender Tumor; i. e. S. das Plasmozytom*.

Myelo|malazie (↑; -malazie*) f: (engl.) myelomalacia; sog. Rückenmarkerweichung; Nekrose* des Rückenmarks inf. Ischämie; **Vork.:** bei Thrombose od. Embolie spinaler Gefäße, Kompression durch Rückenmarktumoren* od. als angiodysgenetische M. (Foix*-Alajouanine-Syndrom).

Myelom, endo|theliales (↑; -om*) n: s. Ewing-Knochensarkom.

Myelo|meningitis (↑; Mening-*; -itis*) f: Entzündung des Rückenmarks u. seiner Häute; vgl. Myelitis.

Myelo|meningo|zele (↑; ↑; -kele*) f: s. Meningomyelozele.

Myelom, multiples (↑; -om*) n: s. Plasmozytom. **M.nephro|pathie** (↑; ↑; Nephr-*; -pathie*) f: s. Plasmozytom. **M.proteine** (↑; ↑; Prot-*) n pl: s. Paraproteine.

Myelo|optiko|neuro|pathie, sub|akute (↑; Op-*; Neur-*; -pathie*) f: s. SMON-Krankheit.

Myelo|pathie (↑; -pathie*) f: (engl.) myelopathia; Bez. f. **1.** Erkr. des Rückenmarks; **2.** Erkr. des Knochenmarks.

Myelo|sarkom (↑; Sark-*; -om*) n: (engl.) myelosarcoma; seltene extramedulläre Manifestation einer myeloischen Leukämie*.

Myelose (↑; -osis*) f: Bez. f. myeloische Leukämie*.

Myelose, erythr|ämische (↑; ↑) f: s. Erythrämie.

Myelose, funikuläre (↑; ↑) f: (engl.) funicular myelosis; syn. funikuläre Spinalerkrankung, Dana-Lichtheim-Krankheit; Rückenmarkschädigung bei Vitamin-B_{12}-Mangel durch unsystemische Entmarkung markhaltiger Nervenfasern v. a. im Bereich der Seiten- u. Hinterstränge inf. Störung der Myelinsynthese; kann zu irreversiblen neurol. Ausfällen führen; **Urs.:** meist gestörte Resorption, evtl. ungenügende Zufuhr od. erhöhter Verbrauch von Cobalamin*; **Klin.:** unabhängig von hämat. Veränderungen u. Allgemeinsympt. bei Vit.-B_{12}-Mangel (s. Anämie, perniziöse) können Sensibilitätsstörungen* (insbes. Störungen der Tiefensensibilität* u. des Vibrationsempfindens), Parästhesien, eine Abschwächung von Reflexen, Pyramidenbahnzeichen*, eine Ataxie*, Polyneuropathie* mit motor. Lähmungen u. evtl. psychische Sympt. auftreten. **Diagn.:** Urinexkretionstest*; **Ther.:** parenterale Substitution von Cobalamin.

Myelo|sklerose (↑; Skler-*; -osis*) f: s. Osteomyelofibrose.

Myelo|szinti|graphie (↑; Szinti-*; -graphie*) f: (engl.) myeloscintigraphy; veraltetes Verf. der Szintigraphie* zur Darstellung der Liquorräume des ZNS, heute ersetzt durch die Computertomographie* u. Kernspintomographie*.

Myelo|tomie (↑; -tom*) f: (engl.) myelotomy; **1.** op. Durchtrennung best. Strukturen des Rükkenmarks; z. B. als Chordotomie* zur Schmerzbehandlung; **2.** Beckenkammpunktion* zur Knochenmarkbiopsie*.

Myelo|zele (↑; -kele*) f: s. Meningomyelozele.

Myelo|zysto|zele (↑; Kyst-*; -kele*) f: (engl.) myelocystocele; Vorwölbung von Teilen des Rükkenmarks u. der Rückenmarkhäute durch ein Wirbelknochen- u. Duraspalt bei gleichzeitig bestehender zystischer Erweiterung der Rückenmarkhäute; Form der Spina* bifida; vgl. Dysrhaphiesyndrome.

Myelo|zyten (↑; Zyt-*) m pl: (engl.) myelocytes; granulopoetische, z. T. noch teilungsfähige Vorstufen der Granulozyten* im Knochenmark; die unreifen M. haben ein überwiegend basophiles, die reifen M. ein azidophiles Zytoplasma, der Kern ist rund bis abgeflacht, Nukleolen sind nicht mehr erkennbar. Im Plasma sind spezif. baso-, eosino- od. neutrophile Granulationen erkennbar, zytochem. starke Peroxidasereaktion. Vgl. Myeloblasten.

my|entericus (My-*; Enter-*): zur Muskulatur des Darms gehörend; z. B. Plexus myentericus (Auerbach*-Plexus).

Myiasis (gr. μυῖα Fliege; -iasis*) f: syn. Madenkrankheit, Fliegenmadenkrankheit, Madenfraß; Befall des Menschen durch Fliegenlarven; Ablage der Fliegeneier in unverletzte Haut, Wunden od. Körperhöhlen; Entw. sehr schmerzhafter furunkelartiger Geschwüre durch Larven der amerikan. Dasselfliege u. der afrikan. Tumbufliege; je nach Ort der Ablage unterscheidet man: Dermatomyiasis (Larva* migrans), Enteromyiasis, Gastromyiasis, Kolpomyiasis, Zystomyiasis, Otomyiasis, Rhinomyiasis, Ophthalmomyiasis. Vgl. Fliegen.

Myk-: auch Myc-; Wortteil mit der Bedeutung Pilz; von gr. μύκης.

Myk|ämie (↑; -ämie*) f: syn. Fungämie*.

Mykid (↑; -id*) n: (engl.) mycid, fungal id reaction; durch Ausschwemmung von Pilztoxinen od. Pilzelementen ausgelöste exanthematische, urtikarielle, ekzematiforme, papulosquamöse, lichenoide od. an das Erythema nodosum erinnernde Veränderungen, in denen keine Pilze gefunden werden; auch als dyshidrotisches M. an den Händen inf. einer Tinea pedum. Vgl. Mikrobid.

Myko|bakterien (↑; Bakt-*) f pl: s. Mycobacterium.

Myko|bakterien, a|typische (↑; ↑) f pl: (engl.) atypical mycobacteria; Sammelbez. f. extrem pleomorphe Bakt. der Gattung Mycobacterium*, die im Unterschied zu Mycobacterium* tuberculosis u. Mycobacterium* bovis als opportunistische Erreger* v. a. bei abwehrgeschwächten Pat. Lungeninfektionen, Lymphadenitiden, Abszesse, chron. Hautaffektionen (Ulzera), Meningitis, Nephritis, Arthritis od. Osteomyelitis verursachen können; **Diagn.:** Tierversuch (Ausschluß von M. tuberculosis, M. bovis); Nachweis von Amidase-Aktivität, Niacintest*; ausgeprägte Resistenz gegen Antituberkulotika; langsamer, chron. progredienter Krankheitsverlauf; Übertragung von Mensch zu Mensch bzw. Tier zu Mensch nicht bekannt; **Einteilung** nach Wachstumsgeschwindigkeit u. Pigmentation (Runyon-Gruppen): **1.** photochromogene a. M. (Myco-

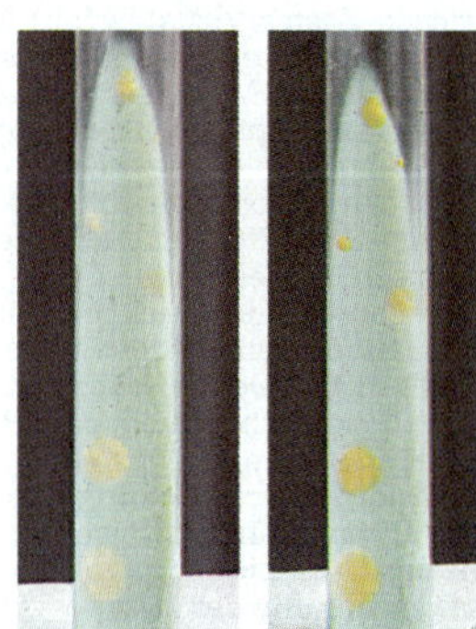

Mykobakterien, atypische: photochromogene Mykobakterien (hier Mycobacterium marinum, der Erreger des Schwimmbadgranuloms) vor (links) und 24 Stunden nach Lichtexposition (rechts) [547]

Mykosen Tab. 1
Wichtige Dermatomykosen

Erreger	Erkrankung
Candida albicans	Candidose der Haut u. Hautanhangsgebilde
Epidermophyton floccosum	Tinea (T.) manuum et pedum, T. corporis, T. inguinalis, T. unguium
Exophilia werneckii	Tinea nigra
Microsporum audouinii (sehr selten)	Mikrosporie, T. capitis
Microsporum canis Microsporum gypseum	Mikrosporie, T. capitis, T. manuum et pedum, T. corporis
Piedraia hortai	Schwarze Piedra
Malassezia furfur	Pityriasis versicolor
Scopulariopsis brevicaulis	T. unguium
Trichophyton mentagrophytes Trichophyton rubrum Andere Trichophyton-Arten (selten)	Trichophytie, T. manuum et pedum, T. corporis, T. inguinalis, T. granulomatosa nodularis, T. unguium
Trichophyton schoenleinii	Favus
Trichophyton verrucosum	tiefe Trichophytie, T. capitis, T. barbae
Trichosporon beigelii	weiße Piedra

bacterium kansasii, Mycobacterium marinum): langsames, im Dunkeln farbloses Wachstum, nach Lichteintritt leuchtend gelbes Pigment; **2.** skotochromogene a. M. (Mycobacterium scrophulaceum): meist langsames Wachstum; bildet auch im Dunkeln Farbstoff; **3.** nicht (photo)chromogene a. M. (Mycobacterium* avium, Mycobacterium intracellulare, Mycobacterium ulcerans, Mycobacterium xenopei): schnelles Wachstum, auch nach Lichtexposition keine Pigmentbildung; **4.** schnell wachsende a. M. (Mycobacterium fortuitum): schon innerh. einer Woche kräftige Entw. grauweißer-graugelber Kolonien; apathogene Saprophyten: Mycobacterium smegmatis, Mycobacterium phlei; **Ther.:** sehr resistent gegen Antibiotika, Versuch mit Aminoglykosiden (oral u. parenteral); bei HIV-Erkrankten werden Komb. von Clarithomycin, Ethambutol u. Rifabutin versucht; nach anfänglichem Therapieerfolg häufig weitere Progression durch Resistenzentwicklung; **Proph.:** evtl. mit Rifabutin od. Clarithomycin (Monotherapie bei HIV-Erkrankten mit einer Anzahl von Helferzellen unter 100/µl).

Myko|bakteriosen (↑; ↑; -osis*) f pl: (engl.) mycobacterioses; Krankheiten u. Veränderungen, die durch Mykobakterien verursacht werden (z. B. Tuberkulose*, Lepra*).

Myko|logie (↑; -log*) f: (engl.) mycology; Pilzkunde.

Myko|plasmen (↑; -plasma*) n pl: früher zwischen Bakterien u. Viren eingeordnete, heute den Bakterien zugerechnete sehr kleine, zellwandlose (nur von einer Zytoplasmamembran umgebene) Organismen der Fam. Mycoplasmataceae; s. Mycoplasma, Ureaplasma.

Mykosen (↑; -osis*) f pl: (engl.) mycoses; durch Pilze verursachte Infektionskrankheiten; **Einteilung** nach unterschiedl. Kriterien: **1.** nach Art des Erregers: **D**ermatophyten*, **H**efen*, **S**chimmelpilze* (sog. DHS-System nach Rieth); Dermatophyten infizieren nur die Haut u. ihre Anhanggebilde; opportunist. Hefen u. Schimmelpilze können Haut-, Schleimhaut- u. Systemmykosen verursachen; primärpathogene, dimorphe Pilze infizieren zuerst die Lunge u. können anschl. disseminieren. **2.** Nach Lok. der Erkr.: oberflächl., kutane u. subkutane Dermatomykosen (s. Tab. 1 u. 2 u. ums. Abb.); Schleimhaut- u. Systemmykosen (s. ums. Tab. 3); **3.** nach der Entstehungsursache: z. B. Verletzungsmykose; **4.** nach der Symptomatik: z. B. Chromomykose*; **Diagn.:** Eine Erregerdifferenzierung im Nativpräparat u. in Kultur ist insbes. bei Dermatomykosen u. Systemmykosen wichtig, da sich die verfügbaren Antimykotika in ihrem Wirkspektrum unterscheiden; s. Pilzdiagnostik; **Ther.:** s. Antimykotika.

Myko|toxine (↑; Tox-*) n pl: (engl.) mycotoxins; Stoffwechselprodukte aus Pilzen, die auf Menschen u. einige tierische Warmblüter bereits

Mykosen Tab. 2
Wichtige kutane und subkutane (z. B. posttraumatisch entstandene) Mykosen

Erreger	Erkrankung	Manifestation
Cladiosporium carrionii Phialophora compacta Phialophora dermatitidis Phialophora pedrosoi Phialophora verrucosa	Chromoblastomykose	Haut, Lymphsystem, Generalisation möglich
Sporothrix schenckii	Sporothrix-Mykose	Haut, Lymphsystem, Generalisation möglich
Cephalosporium-Arten Madurella grisea Madurella mycetomi Petriellidium boydii	Eumyzetom (Mycetoma pedis)	Haut, Lymphsystem, Skelettsystem

M

Mykosen Tab. 3
Wichtige Erreger von Systemmykosen und ihre Manifestation

Erreger	Erkrankung	Manifestation
Opportunistische Erreger		
Aspergillus fumigatus	Aspergillus-Mykose Aspergillom	Atmungsorgane, Ohr, Generalisation
Aspergillus niger u. a.		Ohr
Candida albicans Candida glabrata Candida guilliermondii Candida krusei Candida parapsilosis Candida pseudotropicalis Candida stellatoidea Candida tropicalis	Candida-Mykose	Magen-Darm-Trakt, Atmungsorgane, ZNS, Generalisation
Cryptococcus neoformans	Cryptococcus-Mykose	Atmungsorgane, ZNS, Generalisation
Rhizopus oryzae u. a.	Mucor-Mykose	
Primär pathogene dimorphe Pilze		
Blastomyces dermatitidis Coccidioides immitis	Blastomyces-Mykose Coccidioides-Mykose	Atmungsorgane, Haut, Genitale, Generalisation
Histoplasma capsulatum Paracoccidioides brasiliensis	Histoplasma-Mykose Paracoccidioides-Mykose	Atmungsorgane, Haut, Genitale, Lymphsystem, Generalisation

in geringer Dosis toxisch wirken; **1.** aus Fruchtkörpern von Großpilzen (meist Basidiomycetes) v. a. die Phallotoxine u. Amanitine aus versch. Knollenblätterpilzen (Amanita spp.), Muscarin, Muscinol u. Ibotensäure, z. B. aus Fliegen- u. Pantherpilz (Amanita muscaria, pantherina); weitere Toxinproduzenten sind einige helle od. rein weiße Trichterlinge (Gattung Clitocybe), die Rötlinge (Gattung Entoloma) E. nidorosum, E. rhodopolium u. E. sinuatum, einige Schirmlinge der Gattung Lepiota u. Macrolepiota sowie eine Reihe dunkelblättriger Blätterpilze (Braunsporer), die Schleierlinge (Gattung Cortinarius), Häublinge (Gattung Galerina) u. viele Arten von sehr giftigen Rißpilzen (Gattung Inocybe); aus der Klasse der Ascomycetes v. a. die Frühjahrslorchel (Gyromitra esculenta) als Gyromitrinproduzent; **2.** M. aus parasitär wachsenden Ascomycetes u. Fungi imperfecti: Mutterkornalkaloide aus Claviceps* purpurea (s. Abb.; vgl. Secale cornutum, Ergotismus), die im Mittelalter Massenvergiftungen (sog. Antoniusfeuer) verursachten; auch heute noch gelegentlich in Nahrungsmitteln (Müsli, selbstgemahlenes Korn usw.) vorhanden; Aflatoxine* werden bei feuchtwarmer Lagerung von Nüssen, Getreide usw. durch Aspergillus-Arten gebildet, bes. durch Aspergillus flavus u. Aspergillus parasiticus; sie wirken lebertoxisch u. kanzerogen. Fusarium-Arten gehören zu den ökonomisch wichtigsten mykotoxinproduzierenden Pilzen: Fungus avenaceum, Fungus culmorum, Fungus graminearum, Fungus moniliforme u. Fungus nivale infizieren mit unterschiedl. Spezifität schon auf dem Feld od. bei feuchter Lagerung Getreide, Kartoffeln, Mais u. Gemüse; ihre M., die Trichothecene, bewirken beim Menschen Erbrechen, Durchfall, Kopfschmerz u. schwere Krämpfe. Das Mykotoxin Patulin wird von mind. 10 versch. Penicillium-Arten gebildet; es wirkt toxisch gegenüber Bakt., Protozoen, Pilzen u. Säugetieren (u. a. verursa-

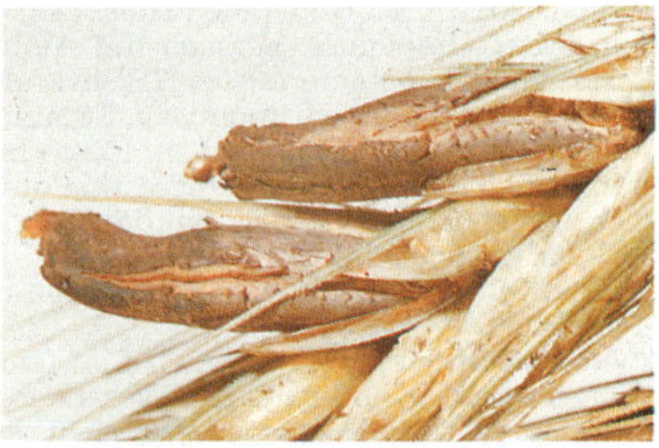
Mykotoxine:
Roggenähre, in der sich Sklerotien von Claviceps purpurea entwickelt haben [12]

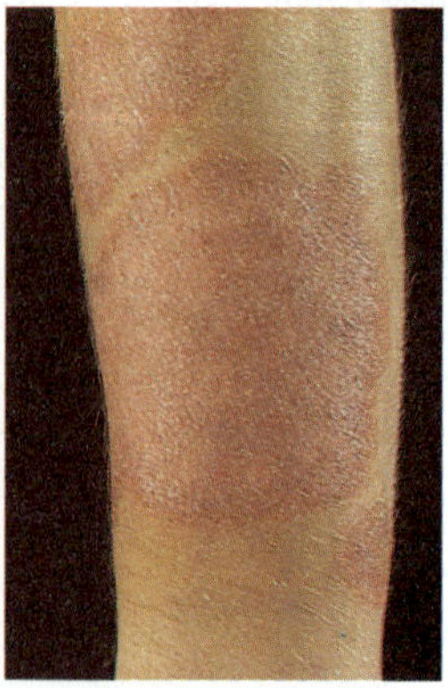
Mykosen:
Tinea corporis, Befund am Unterarm [3]

chen mit Patulin urticae verunreinigte Futtermittel ein Massensterben von Kühen). Weitere dem Aflatoxin verwandte M. sind Sterigmatocystin, das von Aspergillus versicolor gebildet wird u. im Tierversuch Sarkome u. Lebertumoren verursacht, sowie Versicolorin C, das ebenfalls von Aspergillus versicolor u. zusätzlich von Aspergillus flavus u. Aspergillus nidulans produziert wird. Mykotoxinverseuchte Lebens- u. Futtermittel führen in vielen Ländern, in denen eine trockene Lagerhaltung problematisch ist, zu Massenvergiftungen von Menschen u. Tieren. Viele M. sind außerordentlich hitzeresistent. Um ihre Akkumulation in der Nahrungskette zu verhindern, muß das Wachstum der Produzenten verhindert werden.

Myo|adenylat-Des|aminase-Mangel: s. Myopathien, hereditäre metabolische.

Myo|blasten (My-*; Blast-*) m pl: (engl.) myoblasts; Bildungszellen für die Muskelfasern.

Myo|blasten|myom (↑; ↑; -om*) n: (engl.) myoblastomyoma; syn. Abrikossoff-Tumor, Myoblastoma granucellularis; sehr seltener, benigner Tumor aus großen myoblastenähnlichen, glykogen- u. lipoidreichen granulierten Zellen, der von der quergestreiften Muskulatur od. vom Nervengewebe ausgeht (granuläres Neuroblastom); **Vork.:** bes. an Zunge, Harnblase u. Haut; maligne Entartung selten. Vgl. Myoepitheliom.

Myo|cardium (↑; Kard-*) n: Myokard*.

Myo|chrom (↑; Chrom-*) n: syn. Myoglobin*.

Myo|de|generatio cordis (↑; Degeneratio*; Cor*) f: Entartung des Herzmuskels (durch degenerative, nichtentzündl. Prozesse), pathol.-anat. meist mit einer sog. braunen Atrophie (Organatrophie mit starker Lipofuszinablagerung) verbunden; **Vork.** im Alter, b. Dystrophie u. chron. Allgemeinkrankheiten. Sympt. der M. c. sind Herzinsuffizienz od. Angina pectoris. Vgl. Myolysis cordis toxica.

Myo|dese (↑; gr. δεσις das Binden) f: Fixierung von Muskelstümpfen am Knochenende i. R. einer Amputation*.

My|odynie (↑; -odynie*) f: syn. Myalgie*.

Myo|dys|trophia fetalis de|formans (↑; Dys-*; Troph-*) f: myogene Fehlbildung aus der Gruppe der Arthrogryposis*-multiplex-congenita-Syndrome.

Myo|epi|theliom (↑; Epithel*; -om*) n: (engl.) myoepithelioma; vom Myoepithel abstammender, meist benigner solitärer Tu. an Haut, Unterhaut u. im Bereich der Mundschleimhaut.

Myo|epi|thel|zellen (↑; ↑; Zelle*): (engl.) myoepithelial cells; dem Epithel abstammende glatte Muskelzellen an den Endstücken von Schweiß-, Tränen- u. Speicheldrüsen; liegen zw. der Basis der sekretor. Zellen u. der Basalmembran. An den Endstücken der Speicheldrüsen sind sie verzweigt (Korbzellen). Durch ihre Kontraktion wird d. Sekretabgabe gefördert.

Myo|fibrillen (↑; Fibrilla*) f pl: (engl.) myofibrils; fibrillär differenzierte, kontraktile metaplasmat. Elemente im Sarkoplasma der Muskelzellen; setzen sich elektronenmikroskopisch aus Myofilamenten zusammen. Die M. der glatten Muskulatur verhalten sich im polarisierten Licht einheitl. anisotrop. Die lichtmikroskop. erkennbaren M. der Skelett- u. Herzmuskulatur sind abwechselnd aus optisch dichteren u. helleren Gliedern aufgebaut (s. Abb.), welche die Querstreifung verursachen. Die dunklen Abschnitte sind anisotrop u. bilden den Querstreifen (Q- od. A-Streifen), die hellen (isotropen) den I-Streifen. A ist nochmals durch eine Aufhellung (H-Streifen, Hensen-Streifen), I durch die anisotrope Zwischenscheibe (Z-Streifen) unterteilt. In der Mitte von H ist elektronenopt. eine dünne Mittelmembran (M-Streifen) erkennbar. In den M. lassen sich elektronenmikroskop. zwei Arten von Proteinfilamenten nachweisen; die Myosinfilamente bilden den A-Streifen, die dünneren Aktinfilamente kommen im I-Streifen vor u. schieben sich auch zw. die Myosinfilamente des A-Streifens; bei der Muskelkontraktion* gleiten die Aktinfila-

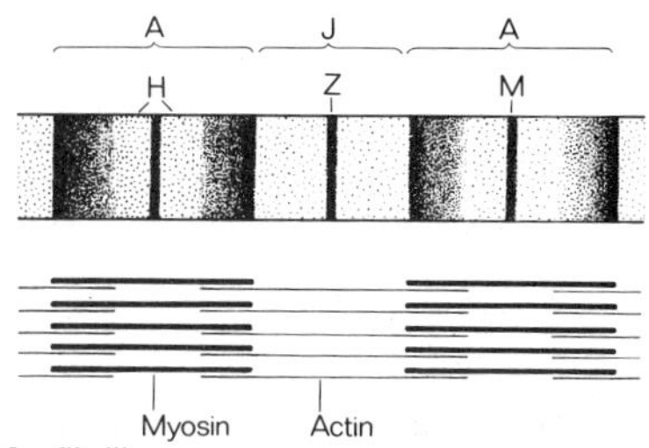

Myofibrillen

mente weiter zw. die Myosinfilamente. Vgl. Sarkomer.

Myo|fibrosis (↑; Fibr-*; -osis*) f: (engl.) myofibrosis; syn. Myofibrose; bindegewebige Durchsetzung der Muskulatur, z. B. bei Endomyokardfibrose.

Myo|fibrosis cordis (↑; ↑; ↑) f: Myokardfibrose; Vermehrung des interstitiellen Bindegewebes des Herzmuskels; **Vork.** z. B. bei Hypoxämie, Fiedler*-Myokarditis.

Myo|filamente (↑; Filamentum*) n pl: s. Myofibrillen.

Myo|gelose (↑; lat. gelum Frost; -osis*) f: (engl.) myogelosis; sog. Muskelhärte, Hartspann; umschriebene knoten- od. wulstförmige Verhärtung der Muskulatur mit Palpationsschmerz u. oft dumpfem Spontanschmerz (Myalgie*); **Vork.:** bei statischer Überbeanspruchung, funktionellen u. entzündlichen Muskelerkrankungen sowie reaktiv bei Gelenkerkrankungen; **Ther.:** physik. Therapie (z. B. Wärme- od. Kälteanwendung), lokal Quaddelung mit Lokalanästhetika (u. U. Kortikoide), ggf. systemisch Antiphlogistika bzw. Myotonolytika. Vgl. Fibromyalgie.

myo|gen (↑; -gen*): vom Muskel ausgehend; z. B. myogene Muskelatrophie.

Myo|globin (↑; Globin*) n: syn. Myohämatin, Myochrom; roter Muskelfarbstoff (dem Hämoglobin ähnlich), MG ca. 17 000; prosthet. Gruppe: Häm; der Proteinanteil besteht (im Ggs. zu Hämoglobin) nur aus einer Peptidgruppe. M. bindet O_2 reversibel unter Mitwirkung von Oxidasen u. Hydrogenasen, wobei es eine ca. sechsfach höhere O_2-Affinität als Hämoglobin besitzt; ferner bleibt d. Eisen zweiwertig. M. dient als Sauerstoffspeicher im Muskelgewebe*. Vgl. Myoglobinurie, Myosiderin.

Myo|globin|urie (↑; ↑; Ur-*) f: (engl.) myoglobinuria; Myoglobinausscheidung im Harn; **Vork.** z. B. bei Marschhämoglobinurie, Monge-Krankheit, McArdle-Krankheit, Rhabdomyolyse, Crush-Syndrom, auch paroxysmal auftretend.

Myo|hämatin (↑; Häm-*) n: syn. Myoglobin*.

M

Myo|kard (↑; Kard-*) n: Myocardium; muskuläre Wand des Herzens; die Muskelzüge der Kammern sind in einer äußeren Schräg-, mittl. Ring- u. inneren Längsschicht angeordnet; die Muskulatur der Vorhöfe u. der Kammern ist durch d. Herzskelett voneinander getrennt. Vgl. Muskelgewebe, Herz, Endokard, Perikard.

Myo|kard-: s. a. Herz-.

Myo|kard|fibrose (My-*; Kard-*; Fibr-*; -osis*) f: s. Myofibrosis cordis, Endomyokardfibrose, Endokardfibroelastose.

Myo|kard|in|farkt (↑; ↑; Infarkt*) m: s. Herzinfarkt.

Myo|kardio|pathie (↑; ↑; -pathie*) f: s. Kardiomyopathie.

Myo|karditis (↑; ↑; -itis*) f: (engl.) myocarditis; umschriebene od. diffuse entzündl. Erkr. des Herzmuskels; **Urs.: 1.** rheumatische M. bei rheumatischem Fieber* unter Mitbeteiligung von Peri- u. Endokard (Pankarditis); **2.** para- u. postinfektiöse M., häufig b. Virusinfekten (Coxsackie, Grippe-Viren), Diphtherie* (Schädigung durch Toxine), Scharlach*, Toxoplasmose*, Trichinose*, Chagas*-Krankheit; **3.** allergische M.; **4.** Sarkoidose*; **5.** idiopathische M., Fiedler*-Myokarditis; **Sympt.:** Palpitationen inf. Herzrhythmusstörungen, Herzinsuffizienz mit Kurzatmigkeit, Unruhe, rascher Ermüdbarkeit, u. U. kardiogener Schock; klin. akute od. chron., pathol.-anat. seröse, parenchymatöse, interstitielle od. gemischte Verlaufsformen möglich; **Diagn.:** auskultator. evtl. akzidentelle Herzgeräusche; EKG nicht pathognomonisch, jedoch zur Beurteilung des Verlaufs relevant mit Nachweis von Herzrhythmusstörungen, PQ-Veränderungen bis zu AV-Blocks, QRS-Aufsplitterungen (Blockbilder), ST-Streckensenkungen u. T-Abflachungen (präterminale bis terminale Negativierungen); echokardiograph. Kardiomegalie, Zeichen einer Lungenstauung; **Ther.:** allg. Schonung, ggf. spezif. Behandlung mit Chemotherapeutika bzw. Antitoxinen od. symptomat. bei Kompl. (Herzinsuffizienz, Arrhythmien).

Myo|kardose (↑; ↑; -osis*) f: (engl.) myocardosis; sog. Hyperthyreoseherz, Myxödemherz; Herzmuskelveränderungen bei Dysproteinämien (Myokardose i. e. S. nach Wuhrmann), versch. Stoffwechsel- u. Mineralhaushaltsstörungen, Hämochromatose, Avitaminosen, Amyloidose, Paramyloidose; **Klin.:** Zeichen einer Herzinsuffizienz; EKG-Veränderungen i. S. eines diffusen Myokardschadens.

Myo|kard|szinti|graphie (↑; ↑; Szinti-*; -graphie*) f: (engl.) myocardial scintigraphy; Form der Herzszintigraphie* zur Darstellung der Myokarddurchblutung u. Beurteilung der Ventrikelfunktion, häufig rechnergestützt unter Anw. der Emissionscomputertomographie*; als Radionuklid wird Thallium-201 verwendet; **Ind.:** ausgedehnter Vorderwandinfarkt (Lokalisationsdiagnose mit Hilfe des EKG häufig schwierig), Linksschenkelblock, akute Myokardischämie u. a.

Myo|kinase (↑; Kin-*) f: syn. Adenylatkinase*.

Myo|klonien (↑; Klonus*) f pl: (engl.) muscle cloni; kurze ruckartige Zuckungen einzelner Muskeln ohne od. mit nur geringem Bewegungseffekt; **Vork.: 1.** physiol. bei vielen Menschen als nächtliche M. in der Einschlaf- od. Aufwachphase; **2.** als gemeinsames Hauptsymptom versch. Erkr. (z. B. bei Multipler Sklerose, Encephalitis epidemica, epidem. Genickstarre, Kleinhirnverletzungen); **3.** als selbständiges Krankheitsbild: **a)** Paramyoklonus* multiplex; **b)** s. Epilepsie. Vgl. Opsoklonus.

Myo|kymie (↑; gr. κῦμα Welle) f: (engl.) myokyma; spontane, wellenförmige Kontraktionen entlang eines Muskels, die im Schlaf nicht aufhören; **Urs.:** Läsion der Vorderhörner u. -wurzeln des Rückenmarks od. der motorischen Hirnnervenkerne; vgl. Myoklonie, Krämpfe.

Myo|lemm (↑; gr. lemma Schale, Rinde) n: syn. Sarkolemm*.

Myo|lyse (↑; Lys-*) f: (engl.) myolysis; Bez. f. Muskelzelluntergang inf. Degeneration, Nekrose, Zertrümmerung; vgl. Rhabdomyolyse, Crush-Syndrom.

Myo|lysis cordis toxica (↑; ↑; Cor*; Tox-*) f: Form der Myokarddegeneration; Urs.: (oft tödl.) Herzmuskelschädigung durch Diphtherietoxin. Vgl. Myokarditis.

Myom (↑; -om*) n: (engl.) myoma; benigner mesenchymaler Tumor, der überwiegend aus Muskelfasern besteht; **Formen: 1.** Leiomyom (Myoma laevicellulare): aus glatten Muskelfasern bestehendes M., das einen scharf abgegrenzten, oft nodulären Tumor bildet; Vork. z. B. als Myoma* uteri; **2.** Fibromyom: aus Muskelfasern u. viel Bindegewebe bestehend; **3.** Rhabdomyom (Myoma striocellulare): von der quergestreiften Muskulatur ausgehend, selten; Vork. z. B. als primärer Herztumor.

Myoma uteri (↑; ↑; Uter-*) n: Uterusmyom; nur selten solitäre, gutartige Muskelgeschwulst (Leiomyom, Fibromyom, auch Adenomyom) des Uterus* (häufigste Lok. des Myoms*); Vork. bei etwa 20% aller Frauen nach dem 30. Lebensjahr. Das Myomwachstum ist deutl. östrogenabhängig (wird durch Antiöstrogene* gehemmt); nach dem Klimakterium kommt es meist zu einer langsamen Rückbildung. Bei den häufig multipel auftretenden Uterusmyomen spricht man auch von einem Uterus myomatosus. **Klin. Einteilung: 1.** Lok.: Korpusmyom, selten Zervixmyom; **2.** Wachstumsrichtung: **a)** intramural (innerh. der Muskelwand); **b)** submukös (in Richtung Ute-

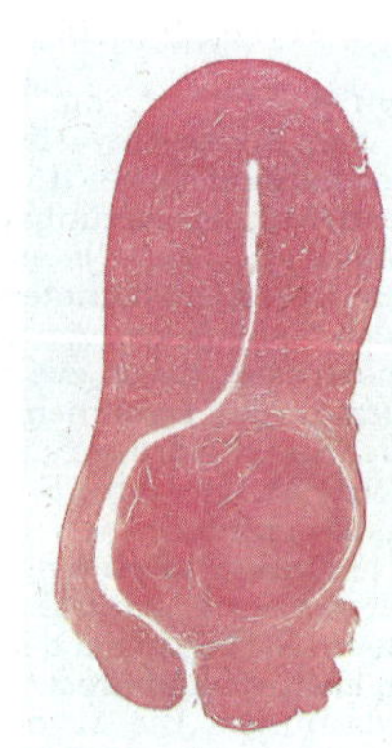

Myoma uteri:
histologischer Großflächenschnitt durch den ganzen Uterus und die Portio; in der Zervix erkennt man einen kugelförmigen Leiomyomknoten, der die Zervixlichtung seitlich komprimiert und verdrängt. [471]

rushöhle); **c)** subserös (außen unter der Serosa); **d)** intraligamentär (außen zw. den beiden Blättern des Ligamentum* latum uteri); **Pathol./Anat.:** z. T. Auftreten sekundärer gutartiger Veränderungen des Myomgewebes (in ca. 30%): Erweichung (Durchsetzung m. kavernösen Bluträumen, ödematöse u. myxomatöse Veränderungen, fettige Degeneration, Nekrose), seltener Verhärtung (Verkalkung, Fibrosierung); **Sympt.:** nur z. T. verlängerte od. verstärkte Menstruation*, u. U. Metrorrhagie* (Folge: sek. Anämie), Dysmenorrhoe*, Drucksymptome im Bereich der Nachbarorgane (u. a. Miktionsbeschwerden, Pollakisurie, Obstipation, selten Ileus), Schmerzen (insbes. beim submukösen Myom). Symptomfreie Pat. sollten in jedem Fall regelmäßig untersucht werden. In der Schwangerschaft kommt es häufig zu einer vorübergehenden Größenzunahme des Myoms m. erhöhter Neigung zu regressiven Veränderungen; erhöhte Abortgefahr, u. U. Geburtshindernis. **Diagn.:** bimanuelle Untersuchung*, Ultraschalldiagnostik; **Ther.:** vorwiegend op. (Myomenukleation*, Hysterektomie*), auch medikamentös od. hormonell; **Kompl.:** Stieldrehung* (b. subserösem Myom), sept. Nekrose mit Fieber u. eitrigem Fluor* genitalis (b. submukösem Myom), Übergang in Sarkom (selten).

Myom|e|nukleation (↑; ↑; lat. enucleare entkernen) f: (engl.) myomenucleation; sog. konservative Myomoperation; Ausschneidung bzw. Ausschälung eines od. mehrerer Myomknoten.

Myo|mere (↑; gr. μέρος Teil) n pl: hintereinander angeordnete, segmental unterteilte Muskelgruppen, die aus dem Mesoderm hervorgegangen sind; bei den Fischen noch deutlich zu erkennen; vgl. Metamerie.

Myo|metritis (↑; gr. μήτρα Gebärmutter; -itis*) f: kurz auch Metritis; Entz. der Gebärmuttermuskulatur; Vork. nur i. R. einer Endomyometritis (s. Endometritis).

Myo|metrium (↑; ↑) n: Muskelschicht der Gebärmutterwand; s. Uterus.

Myo|para|lyse (↑; Paralyse*) f: s. Lähmung, myoplegische.

Myo|pathia distalis juvenilis hereditaria (↑; -pathie*) f: s. Dystrophia musculorum progressiva (Tab.).

Myo|pathia distalis tarda hereditaria (↑; ↑) f: s. Dystrophia musculorum progressiva (Tab.).

Myo|pathie (↑; ↑) f: (engl.) myopathy; entzündliche (Myositis*) od. degen. Muskelerkrankung; i. e. S. Bez. f. systemartige, einzelne Muskelgruppen od. die gesamte Muskulatur erfassende, häufig progredient verlaufende Erkr., die primär von dem Muskel selbst ausgehen (z. B. Myotonia* congenita, Myasthenia* gravis pseudoparalytica, Dystrophia* musculorum progressiva).

Myo|pathie, endo|krine (↑; ↑) f: (engl.) endocrine myopathy; in Zus. mit endokrinen Störungen auftretende, meist symmetr. Myopathie, z. B. bei Hyperthyreose, Cushing-Syndrom.

Myo|pathien, hereditäre meta|bolische (↑; ↑) f pl: (engl.) hereditary metabolic myopathies; X-chromosomal-rezessiv, autosomal-rezessiv od. autosomal-dominant erbl. Muskelerkrankungen, die Folge einer durch einen best. Enzymdefekt verursachten Störung des Muskelstoffwechsels sind; bekannt sind u. a. ein Mangel an Muskelphosphorylase, Amylo-alpha-1,4-Glukosidase, Amylo-1,4 → 1,6-Transglukosidase, Xanthinoxidase, Myoadenylat-Desaminase, Carnitin-Palmityl-Transferase, NADH-Ubichinon-Reduktase; **Sympt.:** allg. Muskelschwäche, Myalgie, z. T. Myoglobinurie u. Krämpfe. Vgl. Glykogenosen.

Myo|pathie, okuläre (↑; ↑) f: (engl.) ocular myopathy; Sonderform der Dystrophia* musculorum progressiva. **M., thyreo|toxische** (↑; ↑) f: s. Hyperthyreose. **M., toxische** (↑; ↑) f: (engl.) toxic myopathy; tox. Muskelschädigung, z. B. durch best. Medikamente (z. B. Amphotericin B, Amiodaron, Vinca-Alkaloide) od. Alkoholabusus.

Myopie (gr. μύωψ kurzsichtig) f: (engl.) myopia; Abk. My; sog. Kurzsichtigkeit; Form der Ametropie*, bei der parallel einfallende Strahlen vor der Netzhaut vereinigt werden; **Urs.:** zu starke Brechkraft von Hornhaut od. Linse (Brechungsmyopie) bzw. überdurchschnittl. Länge des Augapfels (Achsenmyopie); **Formen: 1.** benigne M., die nach der Pubertät meist nicht mehr wesentlich fortschreitet; **2.** maligne progressive M.; **Klin.:** je nach Ausprägungsgrad Netzhautveränderungen, die bei der bösartigen Form ausgeprägter sind, so daß oft trotz Korrekturglas keine normale Sehschärfe erreicht wird; **Ther.:** Konkavgläser.

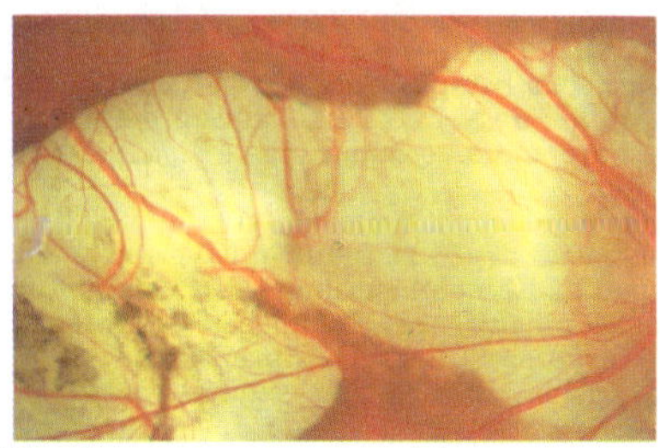

Myopie:
Augenhintergrund bei maligner Myopie; ausgeprägte Dehnungsveränderungen der Aderhaut und Netzhaut [362]

Myo|plastik (My-*; -plastik*) f: Vernähung antagonistischer Muskelgruppen vor dem knöchernen Stumpf bei Amputation*.

Myo|sarkom (↑; Sark-*; -om*) n: (engl.) myosarcoma; maligner mesenchymaler Tumor (Sarkom*) des quergestreiften bzw. glatten Muskelgewebes; **1.** das äußerst seltene (juvenile od. adulte) **Rhabdomyosarkom**; **2.** das meist primär maligne **Leiomyosarkom** (kann jedoch aus maligne entarteten Leiomyomen hervorgehen); vgl. Myom.

Myo|siderin (↑; gr. σίδηρος Eisen) n: Eisen, das nach Zerfall des Myoglobins* freigesetzt u. als Pigment abgelagert wird.

Myosin (↑) n: unlösl., zu den Globulinen gehörendes Muskeleiweiß (Myofibrillen), MG 500 000; fadenförmiges Molekül (Größe ca. 2,5 × 200 nm); besitzt ATPase-Wirkung; seine SH-Gruppen sind bei der Muskelkontraktion von Bedeutung. Es bildet mit Aktin* das Aktomyosin.

Myo|sitis (↑; -itis*) f: entzündliche Reaktion im Muskel aus unterschiedl. Urs. unter Beteiligung eines od. mehrerer Muskeln od. Muskelgruppen; akute u. chron. Verläufe; **Einteilung: 1.** M. mit bekannter Ätiol.: **a)** virale Inf. (z. B. Coxsackie-B-Virus: s. Pleurodynie, epidemische); **b)** bakterielle Inf. (z. B. Clostridien: Gasödemerkrankung*; Staphylokokken u. pyogene Keime:

septische M.; Brucella; Mykobakterien: tuberkulöse u. lepröse M.); **c)** parasitäre Inf. (Toxoplasmose, Trichinose, Zystizerkose, Trypanosomiasis u. a.); **d)** Pilzinfektionen (z. B. Actinomyceten); **2.** M. unbekannter Ätiol.: **a)** Dermatomyositis-Polymyositis-Komplex (z. B. M. bei Kollagenosen*); **b)** Muskelsarkoidose, granulomatöse Myositis u. M. bei Wegener*-Klinger-Granulomatose; **c)** Myositis* ossificans multiplex progressiva u. ossificans localisata; **d)** bei anderen Erkr. od. Syndromen unklarer Ätiol., z. B. bei hypereosinophilem Syndrom, Panniculitis nodularis non suppurativa febrilis et recidivans; **Sympt.:** Bewegungs- u. evtl. Palpationsschmerz der betroffenen Muskulatur, Myogelose*, Schwäche bis zur Lähmung; in späteren Stadien Atrophie u. evtl. Kontrakturen; **Diagn.:** klin. Bild; labordiagn. erhöhte Kreatinkinase im Serum, Myoglobinurie (bei akuten Myolysen); Muskelbiopsie u. histol. Untersuchung. Vgl. Dermatomyositis, Polymyositis.

Myo|sitis acuta purulenta (↑; ↑) **f:** akute eitrige Muskelentzündung; **Vork.:** bei Inf. von offenen Wunden (z. B. bei komplizierter Fraktur) od. Osteomyelitis*, häufig als Phlegmone od. Abszeß, selten als generalisiertes toxisches Syndrom mit akutem Nierenversagen (z. B. bei Inf. mit Streptococcus pyogenes u. Gasbildung im Muskel).

Myo|sitis inter|stitialis (↑; ↑) **f:** entzündliche Infiltration des Muskelbindegewebes ohne stärkere Parenchymveränderungen, z. B. bei Kollagenosen*.

Myo|sitis ossi|ficans (↑; ↑) **f:** umschriebene Metaplasie* der Muskulatur mit Verknöcherung inf. pathol. Kalkeinlagerung; **Urs.:** meist traumatisch bedingt (z. B. als Kompl. bei Muskelfaserriß od. Muskelprellung), evtl. durch chron. Schädigung, selten angeb. oder spontan entstehend;

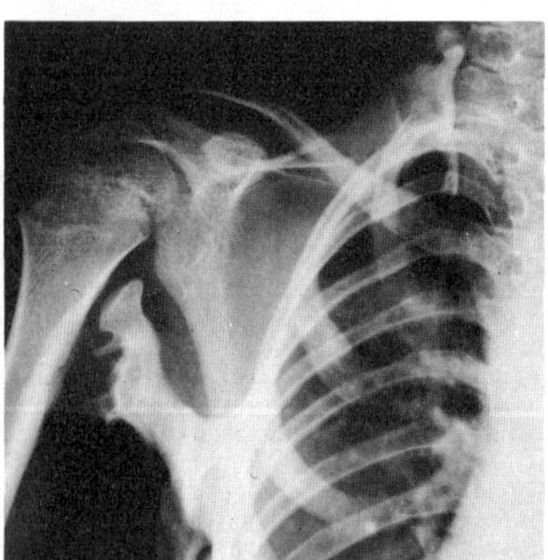

Myositis ossificans [540]

Vork.: z. B. als sog. Reiterknochen mit Verknöcherung des M. sartorius; **Ther.:** evtl. Kortikoide, nach abgeschlossenem Umbau chir. Entfernung.

Myo|sitis ossi|ficans circum|scripta neurotica (↑; ↑) **f:** syn. Paraosteoarthropathie*.

Myo|sitis ossi|ficans multi|plex pro|gressiva (↑; ↑) **f:** syn. Münchmeyer-Syndrom, Hyperplasia fascialis ossificans, Calcinosis universalis; angeb., meist mit anderen Deformitäten (fast immer Mikrodaktylie, v. a. an Daumen u. Großzehe)

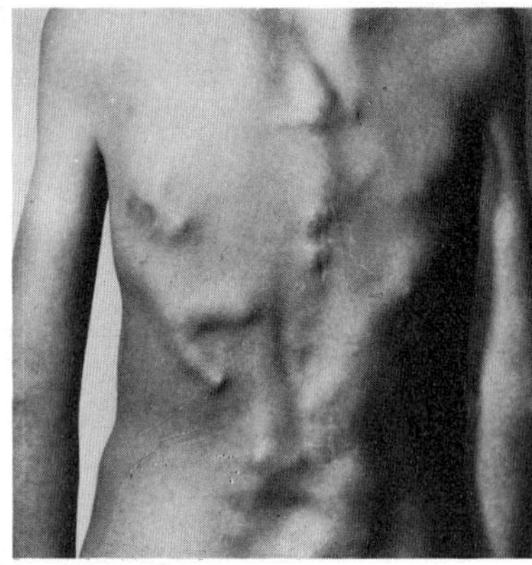

Myositis ossificans: achtjähriger Patient [540]

einhergehende Erkr. mit fortschreitender Verknöcherung der Muskulatur während der Wachstumsphase; Beginn meist im Nacken u. am Rumpf; führt zu zunehmender Körperversteifung u. Marasmus; **Vork.** häufiger bei Jungen; **Urs.:** wahrscheinl. mangelhafte Differenzierung des Mesenchyms.

Myo|sitis tropica (↑; ↑) **f:** syn. tropische Pyomyositis*.

Myo|sitis typhosa (↑; ↑) **f:** s. Typhus abdominalis.

Myo|spasmus (↑; Spas-*) **m:** Krampf eines Muskels; s. Krämpfe.

Myo|tom (↑; -tom*) **n:** (engl.) myotome; Anlage der segmentalen Rumpfmuskulatur, bildet sich aus den Ursegmenten*; Innervationsgebiet des Spinalnerven der Skelettmuskulatur. Vgl. Dermatom.

Myo|tomie (↑; ↑) **f:** (engl.) myotomy; op. Muskeldurchtrennung; z. B. zur op. Behebung eines Strabismus (sog. Schieloperation) od. eines Torticollis, auch Ablösung der kontrahierten Hüftad-

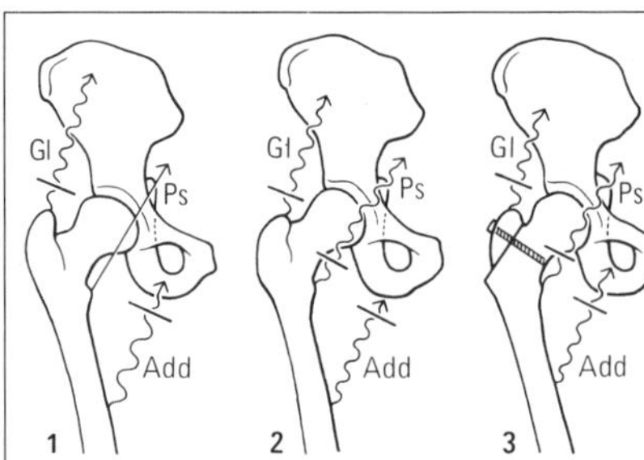

Myotomie:
1: „Hängehüfte" nach Voss; 2: modifiziert nach Imhäuser bei Adduktions-Beuge-Außendreh-Kontraktur mit zusätzlicher Durchtrennung des M. iliopsoas (Ps) und Verzicht auf Trochanterosteotomie; 3: modifiziert nach Imhäuser bei Abduktions-Beuge-Außendreh-Kontraktur mit zusätzlicher Durchtrennung des M. iliopsoas
Gl: M. glutaeus; Add: Adduktoren [545]

duktoren am Schambein u. Ablösung der am Trochanter major ansetzenden Muskeln (s. Abb.) als Eingriff bei Arthrosis deformans zur Erzielung v. Schmerz- u. Beschwerdefreiheit. Vgl. Kardiomyotomie.

Myo|tonia (↑; Ton-*) f: Myotonie, tonischer Krampf der Muskulatur; vgl. Krämpfe.

Myo|tonia con|genita (↑; ↑) f: syn. Thomsen-Syndrom; autosomal-dominant vererbte Muskelerkrankung mit verzögerter bzw. fehlender Erschlaffung der Muskulatur nach Kontraktion; Manifestation i. d. R. im frühen Kindesalter; **Diagn.:** myotonische Reaktion in der Elektromyographie; in der Muskelbiopsie histochem. nachweisbares Fehlen von Typ-IIb-Muskelfasern; **Ther.:** evtl. Dauertherapie mit Tocainid; **DD:** Paramyotonia congenita, Dystrophia musculorum progressiva, Stiff man syndrome.

Myo|zyto|klasie (↑; Zyt-*; gr. κλάσις zerbrechen) f: (engl.) myocytoclasis; Zerstörung von Myokardfasern; kommt vor bei der hochfieberhaften Verlaufsform der rheumatischen Myokarditis*.

Myria|poden (gr. μυρίος zahllos; πούς, ποδός Fuß) m pl: Tausendfüßer; Klasse der Tracheata; s. Arthropoden.

Myring|ek|tomie (mlat. myringa Hirnhaut, Trommelfell; Ektomie*) f: (engl.) myringectomy; op. (Teil-)Exzision des Trommelfells i. R. einer Tympanoplastik*.

Myringitis (↑; -itis*) f: Trommelfellentzündung, meist in Zus. mit einer Otitis media od. Otitis externa.

Myringo|plastik (↑; -plastik*) f: s. Tympanoplastik.

Myrte|cain (INN) n: N,N-Diethyl-{2-[2-(10-nor-2-pinen-2-yl)ethoxy]-ethyl}-amin (IUPAC); Verw.: Lokalanästhetikum.

Mytilo|toxin n: s. Saxitoxin.

My-Typ: μ-Typ der H*-Ketten-Krankheit.

Myx-: auch Myxo-; Wortteil mit der Bedeutung Schleim, Schleimhaut; von gr. μύξα.

Myx|adenitis labialis (↑; Aden-*; -itis*) f: syn. Cheilitis* glandularis purulenta superficialis.

Myx|adenom (↑; ↑; -om*) n: (engl.) myxadenoma; Adenom* mit myxomatöser Grundsubstanz, das von schleimproduzierenden Epithelzellen einer mukösen Drüse ausgeht.

Myxo|chondrom (↑; Chondr-*; -om*) n: (engl.) myxochondroma; mit Schleim durchsetztes Chondrom*.

Myxo|dermia dif|fusa (↑; Derm-*) f: syn. Myxödem*.

Myx|ödem (↑; Ödem*) n: (engl.) myxoedema; syn. Myxodermia diffusa; Hypothyreose*, die besonders durch ödematös-teigige Infiltration der Haut, des Unterhaut- u. Muskelgewebes v. a. im Gesicht und an den Extremitäten gekennzeichnet ist, führt zum charakterist. aufgeschwemmten Aussehen der Pat.; **Urs.:** generalisierte Ablagerung von Glykosaminoglykanen (Mukopolysaccharide*) im Interzellulärraum inf. verminderten Abbaus. Im Ggs. zu anderen ödematösen Veränderungen der Haut bleiben beim M. nach Druck keine Dellen zurück.

Myx|oedema circum|scriptum tuberosum (↑; ↑) n: syn. prätibiales Myxödem*. **M. licheno|ides et papulosum** (↑; ↑) n: syn. Skleromyxödem*. **M. prae|tibiale sym|metricum** (↑; ↑) n: syn. prätibiales Myxödem*.

Myx|ödem|koma (↑; ↑; Koma*) n: (engl.) myxoedema coma; bei Pat. mit schwerer unbehandelter Hypothyreose* auftretendes Koma; **Sympt.:** extreme Schwäche, Stupor, Hypothermie, Hypoventilation mit Hyperkapnie, Hyporeflexie, Bradykardie, Hyperhydratation mit Hypoglykämie u. Hyponatriämie sowie Schocksymptomatik; **Urs.:** u. U. starke Kälteexposition, schwere Infektionen u. ä.; hohe Letalität.

Myx|ödem, kon|genitales (↑; ↑) n: i. R. eines Kretinismus* auftretendes Myxödem.

Myx|ödem, prä|tibiales (↑; ↑) n: (engl.) pretibial myxoedema; syn. Myxoedema circumscriptum tuberosum, Myxoedema praetibiale symmetricum; kissenartige derbe, gelbliche bis lividrote Infiltrate mit apfelsinenschalenartiger Oberfläche der prätibialen Haut an den Unterschenkel-Streckseiten, gelegentl. ausgedehnt über der gesamten Tibia, seltener am Fußrücken u. nie oberh. des Knies; **Urs.:** lokalisierte Ablagerungen von Mukopolysacchariden*; **Vork.:** als seltenes Begleitphänomen (in ca. 2-3% der Fälle) eines Morbus Basedow (s. Thyreoiditis), meist assoziiert mit endokriner Ophthalmopathie*. Die Komb. Exophthalmus, p. M. und Osteoarthropathia hypertrophicans ist als sog. EMO-Syndrom beschrieben.

Myxo|fibrom (↑; Fibr-*; -om*) n: (engl.) myxofibroma; Fibrom*, das aus Schleim- u. Bindegewebe besteht.

Myxo|lipom (↑; Lip-*; -om*) n: (engl.) myxolipoma; Lipom*, das aus Schleim- u. Fettgewebe besteht.

Myxom (↑; -om*) n: (engl.) myxoma; gutartige Geschwulst aus ungeformter bindegewebiger u. schleimiger Grundsubstanz.

Myxoma peritonei (↑; ↑; Peritoneum*) n: syn. Pseudomyxoma* peritonei.

Myxo|myzeten (↑; Myk-*) m pl: (engl.) myxomycetes; sog. echte Schleimpilze; wachsen in der vegetativen Phase als Amöben u. bilden in der Fruktifikationsphase Sporangien.

Myxo|sarkom (↑; Sark-*; -om*) n: (engl.) myxosarcoma; malignes, sehr zellreiches Myxom*, dem Sarkom* nahestehend.

Myxo|viren (↑; Viren*) n pl: (engl.) myxoviruses; med. wichtige Gruppe mittelgroßer RNA-Viren, die in die beiden Virusfamilien Orthomyxoviridae* u. Paramyxoviridae* unterteilt wird. Die Bez. der Virusgruppe erfolgte aufgrund der Fähigkeit einzelner dieser Viren, mittels Neuraminidase Mukoproteine von Zellmembranen anzugreifen.

Myzel (lat. mycellium Pilzfilz) n: (engl.) mycelium; Hyphengeflecht der Pilze; vgl. Fungi.

Myzeten (↑) m pl: (engl.) mycetes; veraltete Bez. für niedere u. höhere Pilze; s. Fungi.

Myzetismus (↑) m: (engl.) mycetism, mushroom poisoning; Pilzvergiftung* durch Inhaltsstoffe (Mykotoxine*) von Großpilzen.

Myzetom (↑; -om*) n: (engl.) mycetoma; Bez. f. chron. Granulationsgeschwulst in den Tropen u. Subtropen, verursacht durch Bakterien (Aktinomyzetom*) od. Pilze (Eumyzetom*).

M

Kluge
Etymologisches Wörterbuch der deutschen Sprache

23., erweiterte Auflage

Bearbeitet von Elmar Seebold

24,0 x 17,0 cm. LXIV, 921 Seiten. 1995. Gebunden. ISBN 3-11-012922-1

Was hat das aus dem Italienischen entlehnte Wort capriccio (Laune, Einfall) mit dem Wort Chef zu tun? Woher kommen die Wörter Gnadenstoß, Kadavergehorsam, Macho, Yuppie und okay? Ist das Kondom wirklich nach dem mysteriösen „Dr. Condom" benannt? Und warum ist das (Tele)Fax nicht mit den Faxen verwandt? – Der neue KLUGE sagt es Ihnen.

Nach dem großen Erfolg der 22. Auflage von Kluges Etymologischem Wörterbuch der deutschen Sprache legt Professor Elmar Seebold jetzt einen um mehr als 1.000 Stichwörter und 100 Seiten erweiterten KLUGE vor. Herkunft und Bedeutung von 13.000 Wörtern werden präzise erläutert.

Die Sprache ist ständig im Wandel – der KLUGE reagiert darauf: Neben dem deutschen Standardwortschatz werden Ausdrücke aus Fachsprachen und regionalen Wortschätzen erklärt; vor allem haben zahlreiche neue Entlehnungen Eingang in das Wörterbuch gefunden wie z. B. goutieren, (Tele)Fax, Go-In, Macho, Yuppie, Chaot. Das aktuelle Zeitgeschehen spiegelt sich in der Aufnahme des Stichworts Broiler und der Erweiterung des Artikels Wendehals.

- Der Aufbau der Artikel ist noch übersichtlicher geworden: So ist z.B. auf einen Blick zu erkennen, seit wann das betreffende Wort in Gebrauch ist.
- Jedes selbständige Wort ist in einem eigenen Artikel erfaßt und dadurch rasch zu finden. Auf diese Weise können auch Wörter schnell gefunden werden, die ursprünglich miteinander verwandt sind, deren Zusammenhang jedoch in der Gegenwartssprache nicht mehr zu erkennen ist.
- Klar strukturierte Verweise führen Sie zu verwandten Wörtern und laden so zum Lesen und Stöbern im KLUGE ein.
- Elmar Seebold hat die neueste Forschungsliteratur aufgenommen. Dabei wurden besonders stark Handbücher berücksichtigt und zitiert. Dadurch ist ein rascher Zugriff auf weitere Informationen zum Weiterlesen und -forschen möglich. Und die Literaturhinweise stehen dort, wo sie hingehören: direkt unter dem Artikel.

N

N: Symbol f. **1.** (chem.) Stickstoff* (Nitrogenium); **2.** (physik.) Neutron, Newton; **3.** (serol.) ein Hauptantigen der MNSs*-Blutgruppen.

N.: Abk. f. Nervus, pl Nn. (Nervi); Nerv.

n: 1. Symbol f. Neutron*; **2.** Abk. f. Nano-*.

Na: chem. Symbol f. Natrium*.

Nabel: (engl.) navel; (lat.) Umbilicus, (gr.) Omphalos; rundl. Vertiefung, in deren Grund der Rest des Nabelschnuransatzes als e. kleine Papille zu erkennen ist; liegt in e. ausgesparten Lücke der Linea alba, dem Annulus umbilicalis.

Nabel|an|omalien (Anomalie*) f pl: (engl.) umbilical anomalies; angeb. Störungen im Bereich des Nabels; meist harmlos, da sie i. d. R. den Nabelverschluß nicht verhindern. Beim **Hautnabel** umfaßt d. Bauchhaut röhrenförmig den Anfang der Nabelschnur, so daß nach ihrem Abfall d. Wunde auf der Höhe eines Stumpfs liegt. Beim **Amnionnabel** greift d. Amnionhülle der Nabelschnur auf d. Bauchhaut über, so daß nach Abfall des Nabelschnurrests e. runder Hautdefekt entsteht, der durch Granulation abheilt.

Nabel|blutung: (engl.) umbilical haemorrhage; Omphalorrhagie; Blutung aus den Nabelgefäßen inf. Lockerung der Unterbindung od. Blutung aus dem Nabelgrund bzw. Nabelgranulom* nach Abfall des Strangrests, klin. meist unbedeutend; stärkere N. bei hämorrhag. Diathese, Sepsis, konnataler Syphilis.

Nabel|bruch: (engl.) umbilical hernia; durch den Annulus umbilicalis (Bruchpforte) hindurchtretende, bis kopfgroße Hernie* der Bauchwand im Bereich des Nabels; **1.** beim Neugeborenen meist kleiner N., z. B. inf. von Persistenz der physiol. Nabelhernie, Heilungsstörungen der Nabelwunde, starker Beanspruchung der Bauchpresse (Schreien, Husten usw.); **2.** im Erwachsenenalter vorwiegend bei Frauen zw. dem 40. u. 50. Lj. auftretender, häufig mehrkammeriger N. mit Verwachsungen des Bruchinhalts (Netz, Dünn- u. Dickdarm) u. Irreponibilität (Hernia accreta); begünstigende Faktoren sind u. a. Adipositas, Schwangerschaften u. körperl. Belastung. **Ther.:** im Neugeborenenalter zunächst Heftpflasterverband mit Druckpolster (spontane Rückbildung im 1. Lj. möglich); beim Erwachsenen i. d. R. operativ (z. B. Spitzy*-Operation, Mayo*-Fasziendoppelung), bei Risikopatienten evtl. korsettartige Bandage; **DD:** paraumbilikale Hernie. Vgl. Nabelschnurbruch.

Nabel|diphtherie (Diphtherie*) f: (engl.) umbilical diphtheria; Diphterieinfektion bei Neugeborenen mit fibrinösem Belag auf der geröteten Nabelwunde; hohe Mortalität; aufgrund der verbreiteten Schutzimpfung* selten; vgl. Diphtherie.

Nabel|entzündung: (engl.) omphalitis; Omphalitis; Entz. des Nabels u. der Umgebung, u. U. mit Ulzeration (Ulcus umbilici) u. Gangrän benachbarter Bauchdeckenpartien; Err. v. a. Staphylococcus aureus; möglicher Ausgangspunkt einer Neugeborenensepsis*; **Ther.:** evtl. systemische Antibiotikatherapie.

Nabel|fistel (Fistel*) f: (engl.) umbilical fistula; Fistula umbilicalis; angeborene (z. B. Fistula* omphaloenterica) od. erworbene (z. B. nach Nabelentzündung*), komplette od. inkomplette Fistel* zwischen Nabel u. Ileum. Vgl. Ductus omphaloentericus.

Nabel|granulom (Granulum*; -om*) n: (engl.) umbilical granuloma; Fungus umbilicalis; pilz- od. knopfförmige, etwa erbsengroße Wucherung v. Granulationsgewebe am Nabel des Neugeborenen nach Abstoßung des Nabels; Infektionsgefahr; **Ther.:** Ätzung mit $AgNO_3$.

Nabel|koliken (Kolik*) f pl: (engl.) functional abdominal pain; Sammelbez. für ungeklärte Bauchschmerzen beim Kind; können in Zus. mit sehr verschiedenen org. u. funkt. Baucherkrankungen, aber auch extraabdominalen Erkr. (z. B. im HNO-Bereich) auftreten.

Nabel, nässender: (engl.) draining umbilicus; Sekretion der Nabelwunde bei ausbleibender Epithelisierung innerhalb 2-3 Wo. nach Nabelschnurabfall; **Urs.:** Nabelentzündung*, Nabelgranulom*, Nabelfistel* u. a.

Nabel|schnur: (engl.) umbilical cord; (anat.) Funiculus umbilicalis, Nabelstrang; geht hervor aus dem Haftstrang od. Bauchstiel, führt vom Nabel des Kindes zur fetalen Seite der Plazenta; ca. 50-60 cm lang, meist spiralig gedreht, außen vom Amnion überzogen. Die N. enthält **drei Gefäße** (Abb.): Die beiden Aa. umbilicales (Fortsetzungen der Äste der Aa. iliacae internae, führen

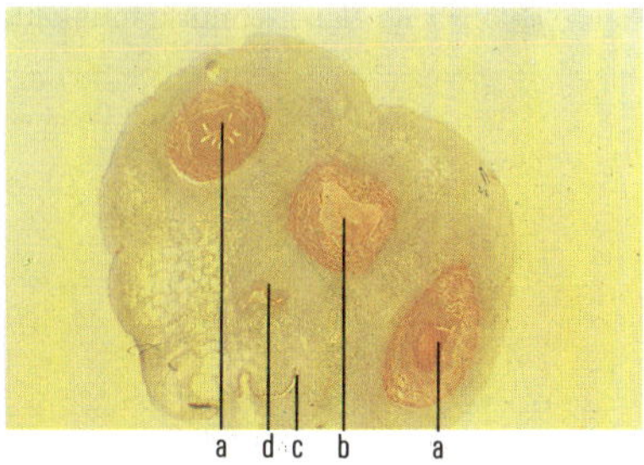

Nabelschnur:
histologischer Schnitt (Eosin-Phosphormolybdänsäure-Methylenblau-Färbung); a: Aa. umbilicales; b: V. umbilicalis; c: Ductus allantoicus; d: Rest des Ductus omphaloentericus
[470]

kindl. Blut durch die N. zur Plazenta) u. eine V. umbilicalis (führt das Blut v. der Plazenta zum Kind; die zweite, re. Vene bildet sich bereits im ersten Embryonalmonat zurück). Die Gefäße sind eingebettet in die Wharton*-Sulze. Die N. enthält ferner Reste der Allantois u. des Dottergangs. Vgl. Insertio.

Nabel|schnur|bruch: (engl.) omphalocele; syn. Omphalozele, Exomphalos, Hernia funiculi umbilicalis; angeb. Hemmungsfehlbildung der Bauchdecke mit Vorfall von Baucheingeweiden (meist Dünn- u. Dickdarm, Teilen der Leber) durch den Nabelring in den Nabelschnuransatz, häufig in Komb. mit weiteren (extraabdominalen) Fehlbildungen; **Ther.:** in Abhängigkeit von der Größe Reposition od. op. Bauchhöhlenerweiterungsplastik; **cave:** Peritonitis* bei Mumifikation des Nabelschnurrests. Vgl. Nabelbruch.

Nabel|schnur|geräusch: (engl.) umbilical cord souffle; auskultator. zischendes Geräusch synchron m. den kindl. Herztönen über dem Abdomen der Schwangeren; entsteht durch e. Erschwerung der Blutströmung in den Nabelschnurgefäßen, u. a. bei Nabelschnurumschlingung* u. Nabelschnurknoten*.

Nabel|schnur|knoten: (engl.) umbilical cord knot; **Formen: 1.** wahre N.: meist nicht sehr feste, durch echte Schlingenbildung entstehende Knoten v. a. bei zu langer Nabelschnur* od. bei Hydramnion*; führen u. U. zu Nabelschnurkomplikationen*; **2.** falsche N.: entstehen durch knäuelförmige Schlingenbildung der Gefäße od. (seltener) durch umschriebene Verdickungen der Wharton*-Sulze.

Nabel|schnur|kom|plikationen (Komplikation*) f pl: (engl.) umbilical cord complications; **1.** Nabelschnurvorliegen*; **2.** Nabelschnurvorfall*; **3.** Nabelschnurumschlingung* des Feten, u. U. mit Bildung wahrer Nabelschnurknoten; **4.** Anomalien des Nabelschnuransatzes an der Plazenta, z. B. Insertio velamentosa; mögliche Folgen: intrauterine Hypoxie u. Azidose (Fetal* distress); b. kritischem Zustand ggf. intrauterine Reanimation* bzw. operative Entbindung*.

Nabel|schnur|umschlingung: (engl.) loops of the umbilical cord; häufig vorkommende Umschlingung der Frucht (Hals, Arme, Schultern, Beine) durch d. (meist zu lange) Nabelschnur* od. bei Hydramnion*. Vgl. Nabelschnurkomplikationen.

Nabel|schnur|vorfall: (engl.) umbilical cord prolapse; gefährliche Nabelschnurkomplikation,

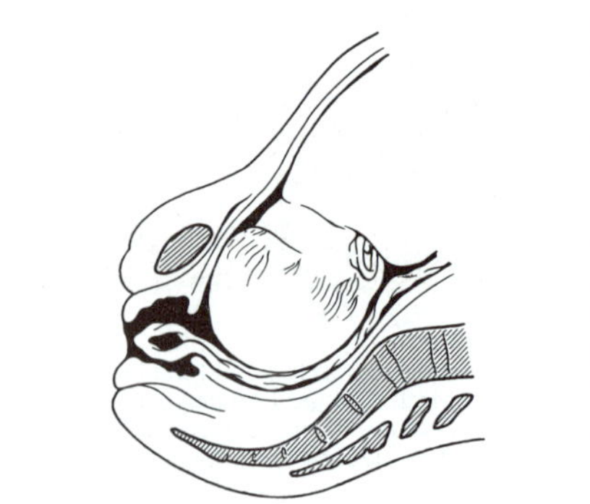

Nabelschnurvorfall [385]

wobei eine od. mehrere Nabelschnurschlingen nach dem Blasensprung vor dem vorangehenden Teil des Kindes eingeklemmt werden (Abb.); **Urs.:** mangelhafter Abschluß des unteren Uterinsegments durch den vorliegenden Teil (enges Becken, Fußlage, Querlage u. a.).

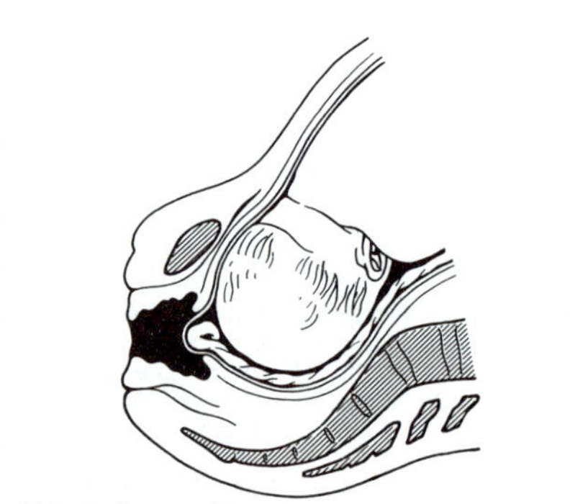

Nabelschnurvorliegen [385]

Nabel|schnur|vorliegen: (engl.) presenting umbilical cord; bei erhaltener Fruchtblase vor od. neben dem vorliegenden Teil zu tastende Nabelschnurschlinge (Abb.), geht nach Blasensprung leicht über in Nabelschnurvorfall*.

Nabel|schnur|zeichen: (engl.) umbilical cord signs; (gebh.) zum Nachw. der Plazentalösung*; **1. Ahlfeld-N.:** Vorrücken des an der Grenze der Vulva angelegten Nabelschnurbandes m. fortschreitender Lösung; die Plazenta ist gelöst, wenn d. Entfernung zw. Vulva u. Bändchen ca. 10 cm beträgt. **2. Küstner-N.:** Bei tiefem Eindrücken oberh. der Symphyse zieht sich d. Nabelschnur vaginalwärts zurück, wenn d. Plazenta noch nicht gelöst ist. **3. Strassmann-N.:** sog. Telegraphenzeichen; b. noch festsitzender Plazenta übertragen sich leichte Klopfbewegungen im Bereich des Uterusfundus über das fetale Blut auf d. Nabelschnur. Vgl. Schröder-Zeichen.

Naboth-Eier (Martin N., Anat., Leipzig, 1675-1721)**:** syn. Ovula* Nabothi.

Nabu|meton (INN) n: 4-(6-Methoxy-2-naphthyl)-2-butanon (IUPAC); Verw.: s. Antiphlogistika, nichtsteroidale.

N-Acetyl|cystein n: s. Acetylcystein.

Nach|bilder: (engl.) afterimages; bei visueller Wahrnehmung nach Verschwinden des Objekts od. nach Augenschluß entstehender optischer Sinneseindruck, der auf lokal unterschiedl. Adaptation des Auges an versch. Belichtungen beruht; **positive** N. erscheinen in der gleichen Farbe wie das Objekt, **negative** N. kontrastieren mit den Farben des Originals i. S. von Gegenfarben. Pathol. persistierende N. können bei Uveitis, Chorioiditis u. Papillenerkrankungen auftreten.

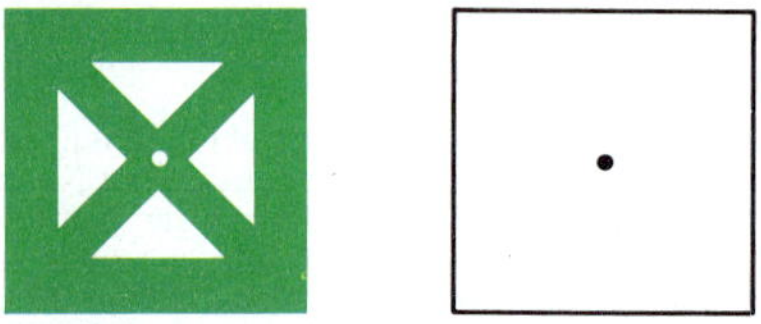

Nachbilder:
Fixiert man für ca. 30 Sekunden den Mittelpunkt der farbigen Figur und anschließend den Mittelpunkt des weißen Umrisses, entstehen Nachbilder in Komplementärfarben. [438]

Nach|blutung: (engl.) secondary haemorrhage; **1.** (chir.) postop. lokale od. diffuse Einblutung in eine chir. gesetzte Wunde inf. unversorgter (während der Op. häufig nicht blutender) Gefäße, abgerutschter Gefäßunterbindung, Gerinnungsstörungen, postop. Blutdruckanstiegs; Diagn.: Kontrolle der Drainage, Blutbild, Gerinnungsstatus, Sonographie; Ther.: Reintervention; **2.** (gebh.) nach Geburt od. Abort über d. normale Nachgeburtsblutung* hinausgehende Blutung, als Frühblutung inf. Atonia* uteri od. Plazentaresten*, als Spätblutung inf. zurückgebliebener Plazentateile u. Entz.; **3.** (gyn.) postmenstruelle Blutung*.

Nach|geburt: s. Plazenta. **N.s|blutung:** (engl.) postpartum haemorrhage; physiol. Blutung in der Nachgeburtsperiode, normal ca. 250-500 ml; vgl. Nachblutung, Rißblutung. **N.s|periode** f: (engl.) postpartum period; auch Plazentarperiode; Zeit v. der Ausstoßung der Frucht bis 2 Std. nach Ausstoßung der Plazenta.

Nach|greifen: s. Greifreflex.

Nach|hirn: (anat.) Myelencephalon; Teil des Rautenhirns; s. Gehirn.

Nach|kürettage (Kürettage*) f: (engl.) uterine curettage; Kürettage* im Anschluß an einen Abort* z. Entfernung von Abortmaterial od. Plazentaresten aus dem Uterus.

Nach|niere: syn. Metanephros; am Ende der 4. Embryonalwoche sich ausbildende Nierenanlage, die die Urniere* ersetzt; entsteht aus zwei getrennten Anlagen, aus d. nephrogenen Gewebe des 2.-5. Sakralsegments (bildet Harnkanälchen) u. der aus d. Endabschnitt des Wolff"-Gangs aussprossenden Ureterknospe (bildet Ureter, Nierenbecken mit Kelchen u. Sammelrohre).

Nach|schlaf: (engl.) 1. post anaesthesia sleep, 2. postictal sleep; Schlafphase: **1.** nach einer Narkose* bis zur völligen Restitution des ZNS (vgl. Hangover); **2.** nach großem Anfall bei Epilepsie* (auch Terminalschlaf).

Nach|sorge|register, onko|logische n pl: s. Krebsregister.

Nach|star: (engl.) aftercataract; Cataracta secundaria; nach extrakapsulärer Staroperation* vorkommende Katarakt* mit gelegentl. froschlaichartigem Aussehen; **Urs.:** Wachstum verbliebener Linsenzellen auf d. Linsenkapsel od. narbige Verdichtung der hinteren Linsenkapsel; **Ther.:** chir. Absaugung od. Kapseleröffnung mit dem YAG-Laser.

Nach|sterblichkeit: s. Säuglingssterblichkeit (Tab.).

Nacht||angst: s. Pavor nocturnus. **N.blindheit:** s. Nyktalopie. **N.larven|filarie** (lat. larva Hülle, Maske; Filarien*) f: s. Wuchereria bancrofti, Brugia malayi.

Nacht|myopie (gr. μύωψ kurzsichtig) f: (engl.) night myopia; das Kurzsichtigwerden des Auges beim Übergang zu geringen Leuchtdichten durch unbewußt reflektor. Naheinstellung auf Entfernungen im Greifbereich (50-100 cm); die physiol. N. beträgt 1-2 dpt.

Nacht||schweiß: (engl.) night sweats; nachts auftretende, starke Hyperhidrose*; z. B. bei akuter Leukämie, Lymphogranulomatose, Tuberkulose, AIDS. **N.sichtigkeit:** s. Hemeralopie. **N.wandeln:** s. Somnambulismus.

Nach|wehen: (engl.) after pains; Wehen* in den ersten 2-3 Tagen des Wochenbetts; bes. bei Mehrgebärenden, verstärkt beim Stillen (bedingt durch Oxytocin*); unterstützen d. Blutstillung sowie die Involutio* uteri.

Nacken: (engl.) nape; (anat.) Nucha.

Nacken|beuge|zeichen: s. Lhermitte-Zeichen.

Nacken|steifigkeit: (engl.) neck stiffness; Einschränkung der Nackenbeweglichkeit bzw. Widerstand bei passivem Vorbeugen des Kopfes am liegenden Pat.; Vork. z. B. bei meningealem Syndrom, Tetanus, Hirntumoren, Einklemmung, Krämpfen od. Myalgie der Halsmuskulatur sowie Wirbelsäulenaffektionen.

Nacken|zeichen: (engl.) neck sign; syn. Brudzinski-Nackenzeichen; reflektor. Beugung der Beine in den Kniegelenken bei Anheben des Kopfes (passive Beugung im Nacken); positiv bei Meningitis, Subarachnoidalblutung, evtl. bei Enzephalitis.

NaCl: chem. Formel f. Natrium* chloratum.

NAD: Abk. f. **N**icotinamid**a**denin**d**inucleotid; zusammen mit NADP Coenzyme* der Dehydrogenasen*; durch Reduktion zu NADH (bzw. NADPH) entsteht in ihrem Spektrum ein breites Absorptionsmaximum zw. 290 nm u. 380 nm (Maximum 340 nm); molarer Extinktionskoeffizient von NADH bzw. NADPH bei 366 nm: $3{,}3 \times 10^3\ mol^{-1}cm^{-1}$; NAD u. NADP enthalten Nicotinamid*. Der Wasserstoff geht je nach Übertragung auf NAD od. NADP versch. Stoffwechselwege ein; der des NADH wird zur Energiegewinnung in die Atmungskette* eingeschleust, der des NADPH steht für Biosynthesen (z. B. Fettsäuren, Steroide) zur Verfügung. Vgl. Test, optischer.

Nadel: (engl.) needle; **1.** chir. Nahtinstrument, **Formen: a)** scharfe (dreikantige) N. für feste Gewebe (Haut, Faszien); **b)** runde N. für empfindl. Gewebe (Darm); **c)** gerade N. zur Ausführung einer fortlaufenden Naht* ohne Nadelhalter; **d)** gebogene N. (z. B. nach Sims) für Nähte mit Nadelhalter; **e)** atraumatische N. (ohne Öhr, mit direkt angebrachtem Faden, keine Fadenverdopplung) insbes. für die Anw. in der Gefäßchirurgie; **2.** N. für die Akupunktur*.

NADH: reduziertes Nicotinsäureamid-adenindinucleotid (s. NAD); für viele Stoffwechselvorgänge im Organismus notwendig.

NADH-Met|hämo|globin|re|duktase-Mangel (Met-*; Häm-*; Globin*)**:** s. Erythrozytenenzymopathien.

Nadid (INN) n: Nicotinamidadenindinucleotid; s. NAD.

Nadolol (INN) n: (2R,3S)-5-(3-tert-Butylamino-2-hydroxypropoxy)-1,2,3,4-tetrahydro-2,3-naphthalindiol (IUPAC); Verw.: s. Betarezeptorenblocker.

NADP: s. NAD.

NADPH: s. NAD.

NADPH-Met|hämo|globin|re|duktase-Mangel (Met-*; Häm-*; Globin*)**:** s. Erythrozytenenzymopathien, Methämoglobinämie.

Naegele-Becken (Franz K. N., Gyn., Gebh., Heidelberg, 1778-1851)**:** (engl.) Naegele's pelvis; durch Fehlen eines Kreuzbeinflügels im schrägen Durchmesser verengtes Becken; vgl. Beckenformen.

Naegele-Ob|liquität (↑; Obliquität*) f: (engl.) Naegele's obliquity; leichter Grad der vorderen Scheitelbeineinstellung, regelrechter vorderer Asynklitismus*; b. Mehrgebärenden häufig.

Naegele-Regel (↑)**:** (engl.) Naegele's rule; zur klin. Bestimmung des voraussichtl. Geburtstermins: ausgehend vom 1. Tag der letzten Menstruation* werden 3 Mon. zurück- u. 7 Tage zugerechnet.

N

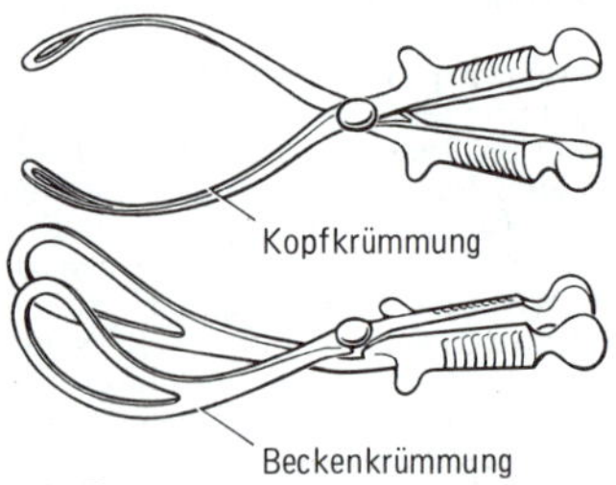

Naegele-Zange [385]

Naegele-Zange (↑): (engl.) Naegele's forceps; Geburtszange*, bestehend aus zwei Löffeln mit Beckenkrümmung.

Naegeli-Syn|drom (Oskar N., Dermat., Bern, 1885-1959) n: syn. Franceschetti-Jadassohn-Syndrom; generalisierte retikuläre Hyperpigmentierung mit autosomal-dominantem Erbgang u. Manifestation im 2. Lj.; Keratosis palmoplantaris, Hypohidrosis, Nagel- u. Zahnanomalien; vgl. Incontinentia pigmenti.

Nägel|kauen: (engl.) nail biting; syn. Onychophagie; Angewohnheit, an den Nägeln zu knabbern; **Vork.:** v. a. im Kindesalter in Streß-, Konflikt- u. Angstsituationen.

Naegleria n pl: Gattung freilebender, fakultativ parasitierender Amöben; Err. der primären Amöben*-Meningoenzephalitis.

Näh|apparate m pl: (engl.) staplers; syn. Klammernahtgeräte; Geräte zur Ausführung zeitsparender maschineller Nahtmethoden*, die U-förmige Stahlklammern in das Gewebe drükken u. auf einer Andruckplatte B-förmig verschließen; **Formen: 1.** gerade N. zum Blindverschluß von Lungenparenchym od. Hohlorganen, z. B. Petz-Nähapparat, TA-stapler (Kurzbez. f. engl. tissue autosuture stapler), GIA-stapler (Kurzbez. f. engl. gastrointestinal anastomosis stapler) mit einem zw. den doppelläufigen Klammern befindlichen Messer zum Blindverschluß des Darms u. Anlegen einer Seit-zu-Seit-Anastomose; **2.** zirkuläre N.: z. B. EEA-stapler (Kurzbez. f. engl. enteroenteric anastomosis stapler) zur Ausführung zweireihiger invertierter Nähte nach Gastrektomie od. Darmresektion zur Wiederherstellung der intestinalen Passage; **3.** Einzelklammerapparate für Hautnähte u. Gefäßligaturen.

Nähr|agar m: (engl.) culture agar; Nährsubstrat, das je nach Gehalt an Agar* eine unterschiedl. feste Konsistenz besitzt u. der In-vitro-Züchtung von Bakt. u. Pilzen dient.

Nähr|boden, poly|troper: (engl.) polytropic culture medium; (bakteriol.) Nährmedium zum gleichzeitigen Nachw. mehrerer biochem. Leistungen, bes. bei Keimen der Typhus-Koli-Gruppe; vgl. Kligler-Agar, TSI-Agar.

Nähr|böden: (engl.) culture media; (bakteriol.) flüssige (Nährbouillon*) od. feste (Agarnährböden*) Nährmedien zur In-vitro-Züchtung von Mikroorganismen (Bakt., Protozoen, Pilzen), enthalten alle hierfür erforderl. Nährstoffe; vgl. Trockennährböden.

Nähr|bouillon f: (engl.) nutrient broth; flüssiges Kulturmedium aus Fleischextrakt mit Zusatz von Kochsalz u. Peptonen; vgl. Nährböden.

Nähr|klistier (Klistier*) n: (engl.) nutrient enema; nur noch selten angewendete Nahrungszufuhr durch d. Darm; z. B. Instillation einer Glukoselösung; ausgenutzt werden höchstens 50% der zugeführten Kalorien.

Nähr|schaden: chron. Gedeihstörung im Säuglings- u. Kleinkindesalter als Folge von Ernährungsfehlern; z. B. Milchnährschaden*, Eiweißmangeldystrophie*, Protein*-Energie-Mangelsyndrome.

Nähr|wert: (engl.) nutritive value; Wert eines Nahrungsmittels einerseits als Baustoff für Bildung u. Erneuerung von Körperzellen, andererseits als Betriebsstoff für d. Stoffwechsel zur Erzeugung von Energie (physiologischer Brennwert*); der chem. **N.** wird nach Joule* (früher Kalorie*) gemessen u. bewertet.

Nähr|zucker: (engl.) nutritive sugar; Gemisch aus Dextrinen u. Maltose; Anw. in der Ernährung dyspeptischer Säuglinge; heute ersetzt durch Oligosaccharide; vgl. Heilnahrung.

Näseln: s. Rhinolalie.

Nävo|xantho|endo|theliom (Nävus*; Xanth-*; Endothel*; -om*) n: veraltete Bez. f. juveniles Xanthogranulom*.

Nävus (lat. naevus) m: Mal, Muttermal; angeb. od. erst später (Naevus tardus) auftretende, scharf umschriebene Fehlbildung der Haut; **Formen: 1.** einfacher N., entsteht durch eine übermäßige Entw. (z. B. Naevus flammeus), seltener durch das Fehlen (z. B. Naevus anaemicus) eines od. mehrerer Bestandteile der Haut; **2.** Pigmentnävus; s. Nävuszellnävus.

Naevus (↑) m (pl Naevi): Mal, Muttermal; vgl. Nävus. **N. a|chromians Ito** (↑) m: syn. Incontinentia* pigmenti achromians. **N. a|chromicus:** syn. Naevus* depigmentosus.

Naevus an|aemicus (↑) m: rundl., unregelmäßig begrenzte, konfluierende weiße Flecken, die nach Reibung od. Inj. von Acetylcholin, Pilocarpin, Histamin, Serotonin nicht rot werden; **Lok.:** bes. Brust; **Urs.:** Störung der motor. Endplatten u. verstärkte Stimulierung der Vasokonstriktoren.

Naevus araneus (↑) m: (engl.) spider naevus; syn. Sternnävus, Spinnennävus; arterielle Gefäßneubildung m. zentralem stecknadelkopfgroßem, evtl. pulsierendem Gefäßknötchen u. davon ausstrahlenden radiären feinen Gefäßreisern,

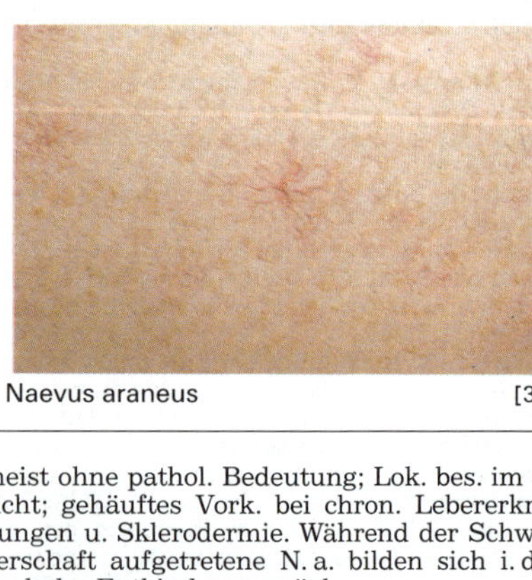

Naevus araneus [3]

meist ohne pathol. Bedeutung; Lok. bes. im Gesicht; gehäuftes Vork. bei chron. Lebererkrankungen u. Sklerodermie. Während der Schwangerschaft aufgetretene N. a. bilden sich i. d. R. nach der Entbindung zurück.

Nävus, blauer (↑) m: syn. Naevus* coeruleus.

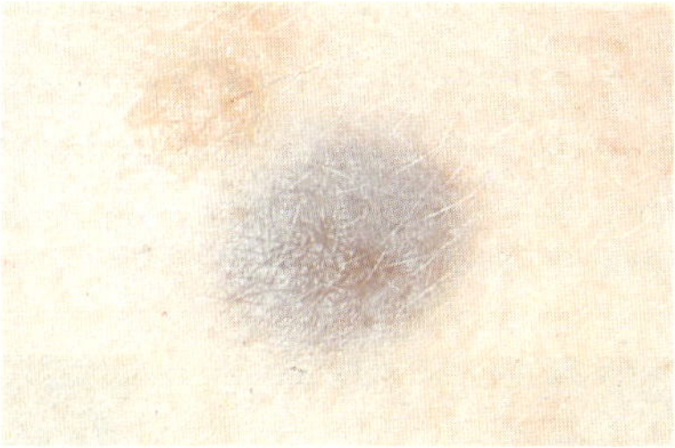
Naevus coeruleus [3]

Naevus cerebriformis (↑) m: den Hirnwindungen ähnlicher Nävuszellnävus am Kopf.

Naevus coeruleus (↑) m: blauer Nävus; durch Vermehrung kutaner Melanozyten entstehendes rundl., blauschwarzes, bis linsengroßes Knötchen; **Lok.:** bes. Fuß-, Handrücken, Kopf.

Naevus comedonicus (↑) m: Nävus mit follikulären, komedonenartigen, oft segmentär angeordneten Hornzysten; wenn diese ausfallen od. entfernt werden, bleiben atrophische, grubenartige Vertiefungen zurück.

Naevus depigmentosus (↑) m: angeborene, nicht erbl. Depigmentierung der Haut, meist am Stamm. Eine Störung des Melanintransports der in normaler Zahl vorhandenen Melanozyten wird angenommen. **DD:** Incontinentia* pigmenti achromians.

Nävusdysplasie-Syndrom (↑; Dys-*; -plasie*) n: (engl.) BK-mole syndrome; syn. FAMMM-Syndrom; autosomal-dominant erbl.

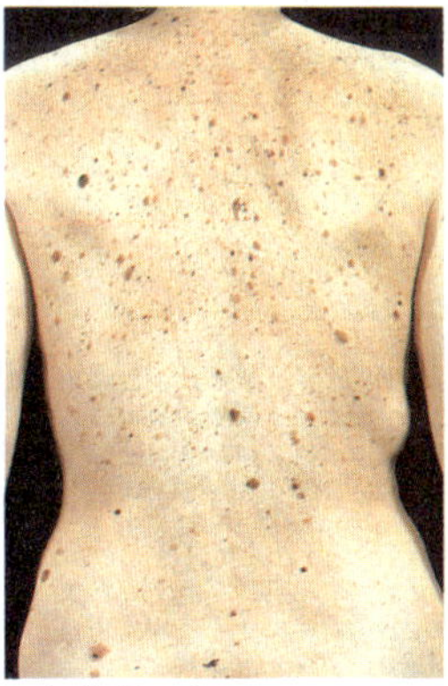
Nävusdysplasie-Syndrom [3]

Auftreten von multiplen dysplastischen Nävuszellnävi, Lentigines (s. Lentigo) u. spontaner Entw. von malignen Melanomen; Inzidenz ca. 2-9%; **Ther.:** sorgfältige Inspektion u. Dokumentation der Nävi, ggf. chir. Exzision.

Nävus, epidermaler (↑) m: den Blaschko-Linien folgender Nävus m. Hyperkeratose u. basaler Hyperpigmentierung; **Formen:** Naevus* verrucosus, ILVEN*.

Naevus flammeus (↑) m: syn. Naevus teleangiectaticus, Naevus vinosus, Feuermal, Weinfleck; meist angeb., durch Kapillarerweiterungen bedingte hell- bis dunkelblaurote, oft bizarr konfigurierte Flecken versch. Größe, bes. im Gesicht, am Nacken (s. Nävus Unna-Politzer) u. an den Extremitäten. Median gelegene Nävi bilden sich meist spontan zurück; laterale N. f. sind oft mit Klippel-Trénaunay-Syndrom od. Parkes-Weber-

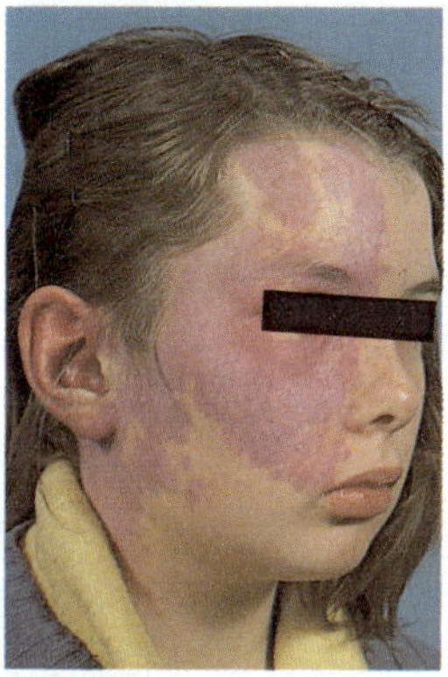
Naevus flammeus [3]

Syndrom assoziiert. **Ther.:** Argon-Laser. Vgl. Hämangiom.

Naevus fuscocoeruleus ophthalmomaxillaris Ota (↑; Masao O., Dermat., Tokio, geb. 1883) m: s. Mongolenfleck.

Nävus, junktionaler (↑) m: s. Nävuszellnävus.

Naevus lipomatodes cutaneus superficialis (↑) m: gruppierte, stecknadelkopf- bis walnußgroße, hautfarbene od. gelbl., flach erhabene bis halbkugelig vorgewölbte weiche Knötchen od. Knoten; bereits bei Geburt vorhandene od. später entstehende Ansammlungen von Fettgewebe im Korium; **Lok.:** bes. Gesäß, Hüfte, proximale Oberschenkelhälfte.

Naevus naevocellularis (↑) m: s. Nävuszellnävus.

Naevus pigmentosus et pilosus (↑) m: Nävuszellnävus mit reichlich Haaren; wird bei großer Ausdehnung als Tierfellnävus bezeichnet.

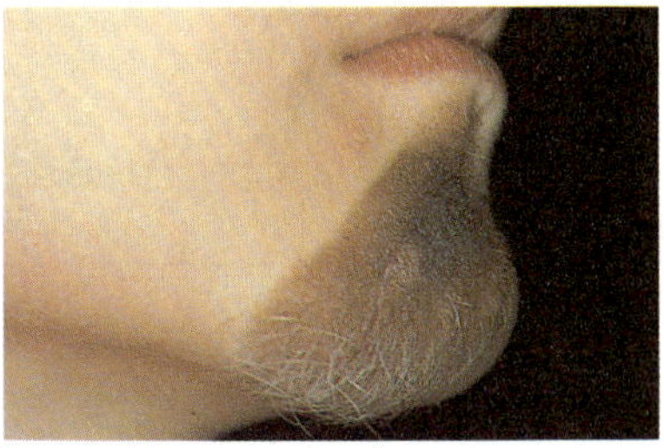
Naevus pigmentosus et pilosus [3]

Naevus pigmentosus papillomatosus (↑) m: Nävuszellnävus mit höckeriger, brombeerartig gefurchter Oberfläche (s. ums. Abb.).

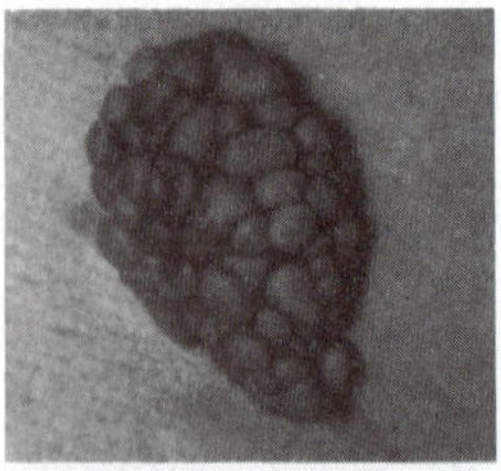

Naevus pigmentosus papillomatosus [549]

Naevus sebaceus (↑) m: Talgdrüsennävus; meist angeborener, selten im 2.-3. Dezennium auftretender, traubenartig aus kleinen Knötchen zusammengesetzter, feinhöckeriger gelber Tumor, bes. an der behaarten Kopfhaut; in ca. 30% Entw. eines Basalioms, seltener anderer Tumo-

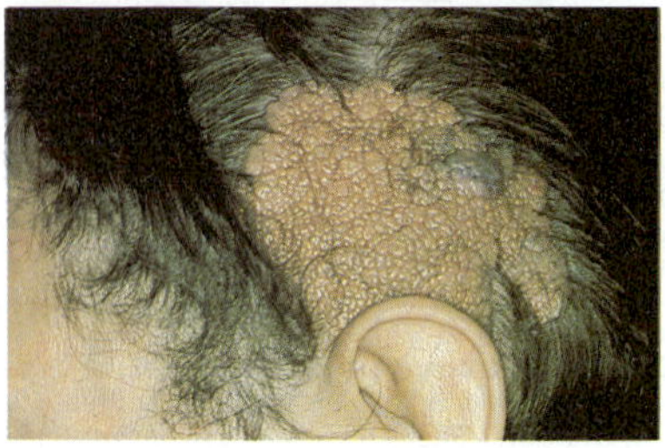

Naevus sebaceus [3]

ren. Vgl. Schimmelpennig-Feuerstein-Mims-Syndrom.

Naevus spilus (↑) m: sog. Kiebitzeinävus; Form eines angeb. Nävuszellnävus*; meist solitär auftretender, ovalärer, münzengroßer od. größe-

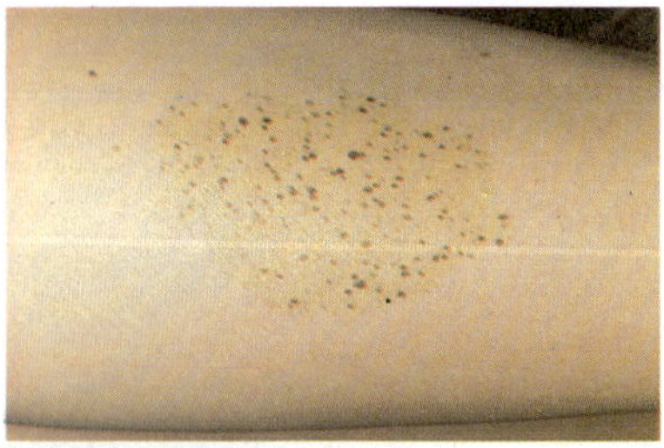

Naevus spilus [3]

rer hellbrauner Fleck, der mit kl. dunkelbraunen Flecken übersät ist.

Nävus Spitz (↑) m: syn. Spitz*-Tumor.

Nävus Sutton (↑; Richard L. S., Dermat., USA, 1878-1952) m: syn. Halonävus*.

Naevus syringo-cyst|adenomatosus papilli|ferus (↑) m: von d. Ausführungsgängen apokriner Drüsen ausgehender papillomatöser, warzenförmiger, zuweilen verkrusteter Tumor; **Lok.:** Capillitium, Stirn, Schläfen.

Naevus systematicus (↑) m: nicht mehr gebräuchl. Bez. f. einen meist einseitig lokalisierten flächigen Nävus*.

Naevus tele|angi|ec|taticus (↑) m: syn. Naevus* flammeus.

Nävus Unna-Politzer (↑; Paul G. U., Dermat., Hamburg, 1850-1929; Adam P., Otol., Wien, 1835-1920) m: sog. Storchenbiß; häufig vorkommender medialer Naevus* flammeus im Nacken.

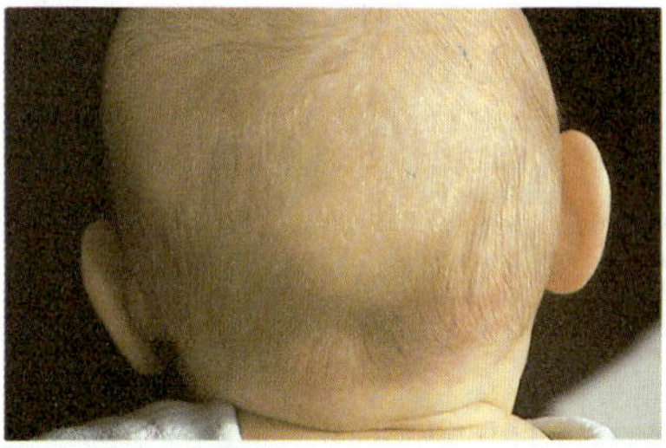

Nävus Unna-Politzer:
typischer „Storchenbiß" im Nacken [3]

Naevus varicosus osteo|hyper|trophicus (↑) m: s. Klippel-Trénaunay-Syndrom. **N. verrucosus** (↑) m: gelbbräunl., warzenartiger epidermaler Nävus mit oft linearer Anordnung. **N. vinosus** (↑) m: s. Naevus flammeus.

Nävus|zellen (↑; Zelle*): (engl.) naevus cells; große, rundl., neurogene Zellen m. hellem, bläschenförmigem Kern, leiten sich von d. Neuralleiste her; vgl. Neuralplatte.

Nävus|zell|nävus (↑; ↑) m: Abk. NZN; angeb. od. erworbener, hell- bis dunkelbrauner, oft schwarzer, selten hautfarbener Nävus von unterschiedl. Form (flach, kugelig-erhaben, verrukös, gestielt) u. Größe; Ansammlung von Nävuszellen in der dermoepidermalen Junktionszone (Junktionsnävus), zusätzlich im oberen Korium (Compound-Nävus) od. ausschließlich in der Dermis (dermaler NZN); Vork. bei fast jedem Menschen in versch. Anzahl ohne bevorzugte Lokalisation; selten Entartung zu einem malignen Melanom*.

Nävus|zell|nävus, dys|plastischer (↑; ↑) m: (engl.) dysplastic naevus; melanozytärer Nävus mit erhöhter Tendenz zur malignen Entartung u. Entw. eines malignen Melanoms; morphol. meist typ. konfiguriert mit erhabenem Zentrum (sog. Spiegeleiform); histol. Melanozytenhyperplasie u. Kernatypie; vgl. Nävusdysplasie-Syndrom.

Nafa|relin (INN) n: GnRH-Agonist; Verw.: bei Endometriose; s. GnRH-Agonisten.

Naffziger-Syn|drom (Howard Ch. N., Chir., San Francisco, 1884-1956) n: s. Halsrippensyndrom.

Naftidro|furyl (INN) n: (±)-2-Diethylaminoethyl-2-tetrahydrofurfuryl-3-(1-naphthyl)-propionat (IUPAC); vasoaktiver Stoff, dem neben einer vasodilatierenden eine serotoninantagonistische Wirkung u. die Beeinflussung rheolog. Parameter zugeschrieben werden; Verw.: bei peripheren art. Durchblutungsstörungen.

Naftifin (INN) n: (E)-N-Cinnamyl-N-methyl-1-naphthylmethylamin (IUPAC); Verw.: Antimykotikum.

Nagel: (engl.) nail; (anat.) Unguis; die hornige, gewölbte Platte am distalen Ende der Finger u. Zehen. Der N. liegt auf dem **Nagelbett**, der hintere Teil, die **Nagelwurzel**, liegt in der Haut, ebenso die Seitenränder im **Nagelfalz**, vom häutigen **Nagelwall** am Rand bedeckt.

Nagel|band: s. Leukonychie.

Nagel|bett|entzündung: s. Panaritium.

Nagel, eingewachsener: (engl.) ingrown nail; Unguis incarnatus; Paronychie* mit überschießender Granulation u. Sezernation im Bereich des Nagelfalzes v. a. der Großzehe inf. einer zu breiten Nagelbettanlage; **Ther.**: Antiseptika, Nagelkeilexzision*, chem. Nagelbettverödung.

Nagel|ex|traktion (Extraktion*) **f:** (engl.) nail removal; chir. Nagelablösung zur Therapie traumat. bzw. infektiöser Läsionen der Nagelregion durch Nagelunterfahrung u. seitl. Walkbewegungen mit anat. Pinzette.

Nagel-Farb|täfelchen (Willibald A. N., Physiol., Rostock, 1870-1911)**:** (engl.) Nagel's colour vision test cards; Testtafeln zur Prüfung des Farbensinns mit konzentr. Ringen aus Verwechslungsfarben, bei denen Farbenfehlsichtige einfarbige Ringe nicht von verschiedenfarbigen unterscheiden können. Vgl. Farbenfehlsichtigkeit.

Nagel|keil|ex|zision (Exzision*) **f:** (engl.) partial excision of nail bed; syn. Emmert-Nagelplastik; keilförmige Teilresektion eines Nagels mit Entfernung von Nagelfalz, -bett u. zugehöriger

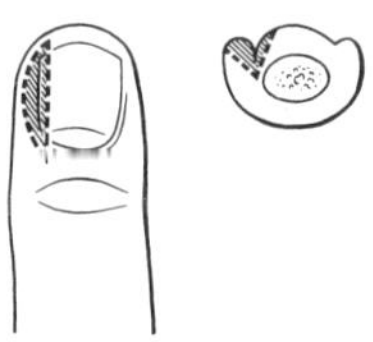

Nagelkeilexzision

Matrix, z. B. bei eingewachsenem Nagel od. Panaritium.

Nagel|linie: bei Scharlach* bes. am Daumennagel 6-8 Wo. nach Krankheitsbeginn deutl. sichtbarer, nach vorn konvexer Wall bzw. Furche (inf. ungleichmäßiger Verhornung während der allg. Hautentzündung), die in 5 Mon. bis zum Nagelende vorrückt.

Nagel|mykose (Myk-*; -osis*) **f:** s. Onychomykose.

Nagel|osteo|synthese (Ost-*; Synthese*) **f:** s. Osteosynthese.

Nagel-Patella-Syn|drom (Patella*) **n:** (engl.) nail-patella syndrome; Osteo-onycho-Dysplasie, Beckenhörner-Syndrom; autosomal-dominant erbl. Erkr. mit Anonychie od. Mikroonychie, Aplasie od. Hypoplasie der Patella, Exostosen an den Ossa ischii.

Nagel|puls (Puls*)**:** s. Kapillarpuls.

Nagel|verlust, peri|odischer: (engl.) periodic nail loss; dominant erbl. Erkr., bei der einer od. mehrere Nägel wiederholt vollständig abgestoßen u. durch neue ersetzt werden; Folge: erhebliche Deformierungen.

Nageotte-Stelle (Jean N., Anat., Paris, 1866-1948)**:** (engl.) Nageotte's point; Abschnitt der hinteren Wurzel des Rückenmarks, in dem diese nach Austritt aus d. Spinalganglien mit den vorderen Wurzeln gemeinschaftl. verlaufen u. von e. gemeinsamen duralen Hülle umgeben sind.

Nager-Syn|drom (Felix R. N., Otolaryngologe, Zürich, 1877-1959) **n:** syn. Dysostosis mandibularis; auf Genmutation mit autosomal-dominantem bzw. -rezessivem Erbgang beruhendes Fehlbildungssyndrom mit Gesichtsdysmorphie (nach lateral abfallende Lidachsen, Unterlidkolobom, Mandibula- u. Maxillarhypoplasie, Mikrogenie), Kiefergelenkaplasie, Aplasie der Schneidezähne sowie Reduktionsfehlbildung des radialen Strahls.

Nage|tiere: (engl.) rodents; med. von großer Bedeutung als Parasitenreservoir (Reservewirte) u. Verbreiter von Seuchenerregern (z. B. Yersinia pestis, Francisella tularensis, Spirillum minus): Mäuse u. Ratten, Murmeltier, Ziesel, Erdhörnchen, Eichhörnchen.

Nah|bestrahlung: (engl.) short distance radiation; veraltete Methode der Strahlentherapie* mit einem Fokus-Haut-Abstand von 5 cm od. weniger. Vgl. Fernbestrahlung.

Nah|punkt: (engl.) 1. near point of accommodation, 2. near point of convergence, 3. near point of fusion; Punctum proximum; **1.** N. der Akkommodation*: der dem Auge nächste Punkt, der bei max. Akkommodation eben noch scharf gesehen werden kann; seine Entfernung nimmt mit steigendem Lebensalter zu; **2.** N. der Konvergenz*: Kreuzungspunkt der fovealen Gesichtslinien bei max. Konvergenz; **3.** N. der Fusion*: geringster Abstand, der Einfachsehen bei binokularem Sehen noch ermöglicht.

Nahrungs|bedarf: (engl.) nutrition requirements; entspricht dem Energiebedarf zur Deckung von Grundumsatz* u. einem Mehrbedarf infolge geleisteter Arbeit (ausgedrückt in Joule bzw. Kalorien) u. erfordert qualitativ alle v. Körper benötigten Bestandteile (Vitamine, Minerale, Wasser, essentielle Aminosäuren u. Fettsäuren) in einem geeigneten Verhältnis. Als Orientierung für die Grundnahrungsstoffe gilt: 0,9 g Protein, 0,9 g Fett u. 5 g Kohlenhydrate pro kg Körpergewicht u. Tag. Vgl. Nahrungsstoffe, Säuglingsernährung.

Nahrungs|kette: (engl.) food chain; Folge von als Nahrung dienenden Organismen, in denen best. Schadstoffe (z. B. Gifte, Schwermetalle, Radionuklide) gespeichert (u. U. in steigenden Konzentration; s. Bioakkumulation) u. an in der Kette folgende Glieder weitergegeben werden können; daran beteiligt sind Produzenten (Pflanzen, die org. Substanzen bilden), Konsumenten 1. (Herbivoren) u. 2. (Karnivoren) Ordnung sowie Destruenten (Bakterien u. Pilze, die org. Substanzen abbauen). Beispiel für die Anreicherung eines sog. Umweltgifts (polychlorierte Biphenyle) in einer N.: Nordseewasser (0,000 0011-0,000 0031 mg/kg) → Plankton (8-10 mg/kg) → Fische (0,8-37 mg/kg) → Seevögel (110 mg/kg), Meeressäuger (160 mg/kg). Vgl. Umwelttoxikologie, Minamata-Krankheit, Itai-Itai-Krankheit.

Nahrungs|mittel: (engl.) food; alle natürl. vorkommenden od. künstlich erzeugten Produkte, die die für die menschl. Ernährung notwendigen Nahrungsstoffe* enthalten. Neben den verwertbaren Bestandteilen bestehen sie aus unverdaul. Anteilen (sog. Ballaststoffe*) u. evtl. auch Wirkstoffen.

Nahrungs|mittel|all|ergie (Allergie*) **f:** (engl.) food allergy; vorwiegend im Kleinkindesalter, aber auch b. Erwachsenen auftretende Allergie* vom Soforttyp mit primär gastrointestinalen Sympt. (Brechdurchfall, Obstipation, Kolik), sekundär auch respirator. u. kutanen Reaktionen nach Verzehr best. Nahrungsmittel, z. B. Kuhmilch, Hühnerei, Soja, Roggen- u. Weizenkorn,

Sämereien, Hefe, Kartoffeln, Tomaten, Sellerie, Paprika, Nüsse, Mandeln, Stein- u. Kernobst, Fische u. Schalentiere.

Nahrungs|mittel|vergiftung: s. Lebensmittelvergiftung.

Nahrungs|stoffe: (engl.) nutrients; alle chem. Elemente u. Verbindungen, die vom Organismus für den Aufbau von körpereigenen Stoffen verwendet werden können; die Bedeutung der N. wird durch den Gehalt an **essentiellen** Bestandteilen (d. h. nicht vom Körper herstellbar od. durch Umwandlung aus anderen Nahrungsstoffen zu gewinnen) bestimmt. **1.** Wasser (kann v. Körper hergestellt werden, aber nicht in ausreichender Menge); **2.** Proteine (10 der 25 Aminosäuren, aus denen die Proteine aufgebaut sind, sind für d. Menschen essentiell); **3.** Fette (darunter einige essentielle Fettsäuren*); **4.** Kohlenhydrate (keine essentiellen Bestandteile bekannt); **5.** Vitamine (essentiell); **6.** Minerale u. Spurenelemente (essentiell). Der Körper kann best. N. z. T. durch andere N. ersetzen. Proteine umwandelbar in Wasser, Fett, Kohlenhydrate. Kohlenhydrate umwandelbar in Wasser, Fett, mit Ammoniak in nichtessentielle Aminosäuren; Fett umwandelbar in Wasser, nicht umwandelbar in Proteine u. Kohlenhydrate. Minerale u. Vitamine sind nicht umwandelbar.

Nahrungs|verweigerung: (engl.) hunger strike; Verweigerung der Nahrungsaufnahme aus freiwilliger Entscheidung od. bei versch. Erkrankungen, z. B. Anorexie, psychogene Eßstörungen*, Depression u. Vergiftungswahn. Vgl. Zwangsernährung.

Nah|schuß|zeichen: (engl.) powder burn; v. a. der Pulverschmauch in Kleidung od. Haut, der mit d. Diphenylschwefelsäurereaktion nachweisbar ist; forensisch wichtig.

Naht: (engl.) suture; **1.** (anat.) Sutura; **2.** (chir.) Wiedervereinigung durchtrennter Haut, Weichteile, Gefäße, Nerven, Sehnen usw. unter Verw. von spez. Nadeln u. chirurgischem Nahtmaterial* bzw. von Draht od. Metallklammern; vgl. Knotentechnik.

Naht, fort|laufende: s. Nahtmethoden.

Naht|geräte, chirurgische: s. Nadel, Nähapparate.

Naht|material, chirurgisches n: (engl.) surgical suture material; glatte od. geflochtene Fäden aus biol. (tierisch, pflanzlich) od. synthet. Materialien zum Anlegen einer chir. Naht*; wesentl., den Anwendungsbereich bestimmende Kriterien sind Reißfestigkeit, Dehnungsfähigkeit u. Elastizität, Durchmesser (Fadenstärke), Knotenfestigkeit u. Gewebeverträglichkeit. Es wird unterschieden zw. resorbierbarem (fermentativer od. hydrolytischer Abbau) u. nicht resorbierbarem Nahtmaterial (s. Tab.).

Naht|methoden f pl: (engl.) suture techniques; (chir.) Techniken zur Wiedervereinigung von Geweben; **Formen: I.** manuelle N.: Einzelknopfnaht (Abb. 1a) od. fortlaufende Naht (Kürschnernaht) als einfache fortlaufende Naht (Abb. 1b), geschützte Naht (Abb. 1c), Matratzen- od. Zickzacknaht (Abb. 1d), Tabakbeutelnaht (Abb. 1e); **1.** Hautnaht: **a)** Einzelknopfnaht (Abb. 2a); **b)** Hautrückstichnaht nach Donati (Abb. 2b); **c)** Hautrückstichnaht nach Allgöwer (Abb. 2c); **d)** versenkte Subkutannaht mit resorbierbarem Nahtmaterial (Abb. 2d); **e)** Intrakutannaht nach Halstedt (Abb. 2e) mit dünner chir. Nadel u. feinem resorbierbarem Nahtmaterial (kosmetisch bes. günstige Ergebnisse); **2.** Schleimhautnaht meist mit feinem resorbierbarem Nahtmaterial als Einzelknopfnaht; **3.** Muskelnaht meist mit resorbierbarem Nahtmaterial unter Mitfassen der Faszie, ggf. mit quer durchgesteppten Nähten, um ein Durchschneiden der Längsnähte zu verhindern; **4.** Fasziennaht meist mit resorbierbarem Nahtmaterial als Einzelknopfnaht, höhere Festigkeit durch Faszienverdopplung; **5.** Darmnaht meist mit resorbierbarem Nahtmaterial als fortlaufende od. Einzelknopfnaht, nach Herzog (sog. Naht auf Stoß, Abb. 3) od. nach Lembert (seroserös, d. h. mit Schleimhauteinstülpung) mit versch. Modifikationen, vorwiegend als zweireihige Naht nach Lembert-Albert (innere Reihe durch alle Schichten, äußere Reihe seroserös unter Mitfassen der Muskularis, Abb. 4); **6.** Schicht- bzw. Etagennaht (schichtweise Naht von Peritoneum bzw. Pleura, Muskulatur, Faszie, Fettgewebe, Haut) zum Verschluß von Bauch- od. Thoraxwand; **7.** Entlastungs- bzw. Entspannungsnaht zum Verschluß von unter Spannung

Nahtmaterial, chirurgisches

Nahtmaterial	Reißkraft in Knoten	Knüpfeigenschaften	Knotensicherheit	Gewebeverträglichkeit	Reißkraftverlust nach 14 Tagen
Nichtresorbierbar					
Metall (Silberdraht, Edelstahl)	+ + + +	–	–	+ + +	
Zwirn (Flachs)	+ +	+ +	+ +	+	
Seide	+	+ + +	+ + +	+	
Polyamid (monofil)	+ +	+	+	+ +	
Polyester (geflochten)	+ +	+ +	+ +	+ +	
Polypropylen	+ + +	+	–	+ + +	
Resorbierbar					
Catgut plain (tier. Kollagen)	+ +	+ +	+	–	100%
Chromcatgut (tier. Kollagen)	+ +	+ +	+	– –	70%
Polyglykolsäure[1]	+ + +	+ + +	+ +	+ + +	50%
Polyglactin 910[1]	+ + +	+ + +	+ +	+ + +	50%
Polydioxanon	+ +	+ +	+	+ + +	20%
Polyglyconat	+ +	+ +	+	+ + +	20%

[1] mit Beschichtung

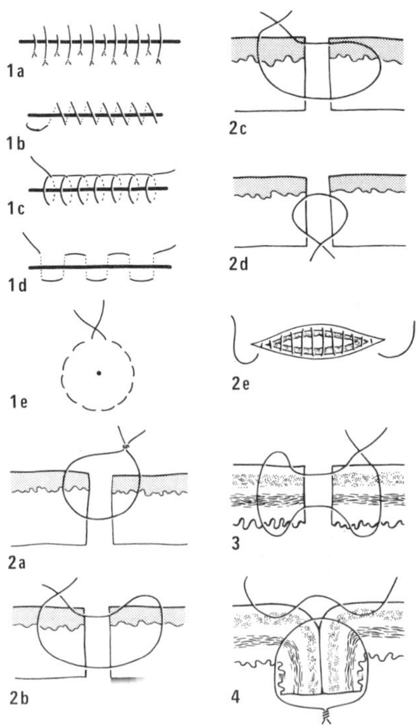

Nahtmethoden:
Erläuterungen s. Text [256]

stehenden Bauchdecken (sog. Platzbauchnaht) durch Legen extraperitoneal u. weit von den Wundrändern entfernt ausgestochener u. geknüpfter U-Nähte, ggf. nach größeren Defekten unter Verw. von Metallplatten od. -zapfen zur Vermeidung eines Platzbauchs*; **8.** spezielle N.: s. Gefäßnaht, Nervennaht, Sehnennaht, Hornhautnaht; **II.** maschinelle N.: bes. in d. Abdominal- u. Thoraxchirurgie angewandte, zeitsparende Nahttechniken zur exakten u. zuverlässigen (gas- u. flüssigkeitsdichten) Anastomosierung bzw. Ligatur von Gefäßen u. Hohlorganen mittels korrosionsbeständiger Metallklammern unter Verw. spezieller Nähapparate*; Verschluß von Hautwunden unter Verwendung einer Klammerpinzette.

Naht, sero|seröse: Darmnaht; s. Nahtmethoden.

Najjar-Crigler-Ikterus (Victor A. N., Päd., Boston, geb. 1914; John F. C., Päd., Boston, geb. 1919; Ikterus*) m: Hyperbilirubinämie* des Neugeborenen bei Crigler*-Najjar-Syndrom.

Na^+-K^+-ATPase: sog. Natriumpumpe; s. AT-Pase.

Nakayama-Gefäß|naht (Komei N., Chir., Chiba, Japan): (engl.) Nakayama's vascular anastomosis; apparative End-zu-End-Anastomosierung kleiner Gefäße (Flanschvernietung zweier an den Gefäßstümpfen fixierter Tantalringe); z. B. bei Anlage eines Shunts* zur Hämodialyse.

Nalbuphin (INN) n: 17-Cyclobutylmethyl-4,5α-epoxy-3,6α,14-morphinantriol (IUPAC); synthetisches Opioid mit sowohl agonistischer als auch antagonistischer Wirkung auf die Opiatrezeptoren; Verw.: postoperative Analgesie u. Sedierung sowie Antagonisierung der opiatbedingten Atemdepression.

Nalidixin|säure (INN): 1-Ethyl-1,4-dihydro-7-methyl-4-oxo-1,8-naphthyridin-3-carbonsäure (IUPAC); Antibiotikum; Verw.: s. Gyrasehemmer.

Naloxon (INN) n: N-Allyl-4,5α-epoxy-3,14-dihydroxy-6-morphinanon (IUPAC); Morphinantagonist ohne morphinartigen Eigeneffekt. Vgl. Opiatantagonisten.

Nal|trexon (INN) n: (-)-N-(Cyclopropylmethyl)-4,5α-epoxy-3,14-dihydroxy-6-morphinanon (IUPAC); Morphinantagonist ohne morphinartigen Eigeneffekt; Verw.: bei der Durchführung von Entzugsprogrammen nach erfolgter Opiatentgiftung; vgl. Opiatantagonisten.

NANB-Hepatitis (Hepat-*; -itis*) f: s. Hepatitis, akute.

Nandrolon (INN) n: 17β-Hydroxy-4-estren-3-on (IUPAC); Anabolikum; s. Anabolika.

Nani|viren (↑; Viren*) n pl: s. Picornaviridae.

Nano-: Abk. n; Dezimalvorsatz zur Kennzeichnung des Faktors 10^{-9} einer Einheit; z. B. 1 Nanogramm (ng) = 10^{-9} Gramm (g). S. a. Einheiten (Tab.).

Nano|somie (gr. νᾶνος Zwerg; Soma*) f: (engl.) nanosomia; nicht mehr gebräuchl. Bez. f. Minderwuchs*.

Nanukayami: (engl.) nanukayami fever; japanisches Siebentagefieber; **Err.:** Leptospira hebdomadis.

NAP: Abk. f. **N**erven**a**ustritt**p**unkte peripherer Nerven aus einer Körperhöhle od. einem Knochen; isolierte Druckschmerzhaftigkeit von NAP, z. B. bei Trigeminusneuralgie, Okzipitalneuralgie, intrakranieller Drucksteigerung, Meningitis.

Napf|kuchen|iris (Irid-*) f: (engl.) iris bombé; Vorwölbung der zirkulär am Pupillarsaum fixierten Regenbogenhaut mit Verlegung des Kammerwasserabflusses u. Entw. eines akuten Sekundärglaukoms; **Urs.:** meist intraokuläre Entz.; **Ther.:** Iridektomie* od. Laseriridotomie zur Beseitigung des Pupillarblocks*; vgl. Seclusio pupillae.

Naph|azolin (INN) n: 4,5-Dihydro-2-(1-naphthylmethyl)imidazol (IUPAC); Alphasympathomimetikum; Verw.: lokaler Vasokonstriktor.

Naphthyl|amin n: s. Aminokrebs.

Naproxen (INN) n: (+)-2-(6-Methoxy-2-naphthyl)propionsäure (IUPAC); Verw.: s. Antiphlogistika, nichtsteroidale.

Na-Pumpe: s. Na-K-ATPase.

Narath-Hernie (Albert N., Chir., Heidelberg, 1864-1924; Hernie*) f: (engl.) Narath's hernia; Form der Hernia femoralis; s. Hernie.

Narbe: (engl.) scar; Cicatrix; derbes u. weißglänzendes, aus Granulationsgewebe* entstehendes faserreiches, zell- u. gefäßarmes Bindegewebe. Vgl. Keloid, Wundheilung.

Narben|bruch: (engl.) incisional hernia; durch Überdehnung einer Narbe verursachte Hernie* meist im Bereich der vorderen Bauchwand (Hernia ventralis).

Narcotin n: syn. Noscapin*.

Nares (lat. naris Nasenloch) f pl: (engl.) nostrils; Nasenlöcher.

Nark-: auch Narc-; Wortteil mit der Bedeutung Erstarrung, Lähmung; von gr. νάρκη.

Narko|lepsie (↑; -lepsie*) f: (engl.) narcolepsy; zwanghafte Schlafanfälle am Tag von minutenlanger Dauer; der Pat. ist im Schlafanfall weckbar u. fühlt sich nach dem Anfall erholt. Die N. kann mit affektivem Tonusverlust* der Muskulatur, Wachanfällen (während des Einschlafens od. Aufwachens auftretender Tonusverlust, sog. Schlaflähmung) u. hypnagogen Halluzinationen (meist beim Einschlafen auftretende, v. a. akustische u. optische Halluzinationen) kombiniert auftreten. **Ätiol.:** autosomal-dominant erbl. (Gélineau-Syndrom) od. symptomatisch nach Hirnschädigung (z. B. nach Enzephalitis), wobei die N. über Jahre das einzige Sympt. darstellen kann. **DD:** s. Schlafanfälle.

Narkose (gr. νάρκη Erstarrung, Krampf, Lähmung) **f:** (engl.) anaesthesia, narcosis; syn. Vollnarkose, Allgemeinnarkose, Anästhesie; ein durch Zufuhr von Narkotika* induzierter reversibler Zustand, in dem Operationen bei erloschenem Bewußtsein ohne Schmerzempfindung u. Abwehrreaktionen durchgeführt werden können; N. umfaßt: **1.** Bewußtlosigkeit; **2.** Schmerzlosigkeit (Analgesie); **3.** Verminderung od. Ausschaltung der Reflexaktivität; **4.** Muskelrelaxation sowie in spez. Fällen zusätzl. Anw. der kontrollierten Blutdrucksenkung* bzw. der Hypothermie*. Bei geplanter N. erfolgt i. d. R. eine Prämedikation*. Die Wahl des Narkoseverfahrens richtet sich nach der Art der Operation u. dem Zustand des Pat. (s. Narkoserisiko), wobei meist eine Form der Kombinationsnarkose* eingesetzt wird. Eine N. mit Intubation* ist bei Muskelrelaxation obligatorisch (Lähmung der Atemmuskulatur) u. meist einer Maskennarkose* vorzuziehen, da fast alle Narkotika eine zentrale Atemdepression verursachen. Die Steuerung der Narkosetiefe richtet sich nach dem Ausmaß des chirurgischen Eingriffs unter Berücksichtigung insbes. von Herzfrequenz u. Blutdruck (vgl. Narkosestadien). Bei der Narkoseausleitung kommen zur Antagonisierung der Muskelrelaxanzien Cholinesterasehemmer*, zur Aufhebung der durch Opioide bedingten Atemdepression Opiat-

> Jede Narkose stellt einen schwerwiegenden Eingriff in die Körperintegrität dar.

antagonisten* zur Anwendung; während des Nachschlafs* erfolgt die weitere Überwachung im Aufwachraum. Vgl. Mononarkose, Lokalanästhesie.

Narkose|apparat (↑) **m:** (engl.) anaesthesia apparatus; Gerät, das alle zur Durchführung einer Inhalationsnarkose* mit Beatmung* notwendigen Einrichtungen enthält; **1.** Gasvorratsflaschen (für Sauerstoff, Druckluft, Lachgas) mit Druckmessern u. Reduzierventilen bzw. Anschlüssen für zentrale Gasversorgung; **2.** Gasdosiereinrichtung (Gasflußmesser od. Rotameter, fakultativ Gasmischer); **3.** Verdampfer* od. Vernebler für flüssige Inhalationsanästhetika; **4.** Narkosesystem* mit Überdruckventil, Volumeter, Beatmungsdruckmesser, Absorber*, Handbeatmungsbeutel*, Faltenschläuchen, Verbindungsstücken zu Atemmaske* od. Endotrachealtubus*; **5.** Narkosebeatmungsgerät (vgl. Respirator); **6.** Einrichtungen zur Überwachung der Patienten.

Narkose, intra|venöse (↑) **f:** (engl.) intravenous anaesthesia; Durchführung einer Narkose unter Anw. von Injektionsnarkotika*; als Kurznarkose od. zur Einleitung einer Kombinationsnarkose*.

Narkose|risiko (↑) **n:** (engl.) anaesthesia risk; Risiko der Gefährdung eines Pat. durch eine Narkose, i. w. S. auch durch andere anästh. Maßnahmen; zur Beurteilung des individuellen N. erfolgt eine **Einteilung** der Pat. in Risikogruppen unter bes. Berücksichtigung des AZ, kardiovaskulärer u. bronchopulmonaler Erkr. sowie von Stoffwechselerkrankungen: s. Tab.; auch Punktesysteme (z. B. kardialer Risikoindex nach Goldmann) kommen zur Anwendung. Das N. beeinflußt u. a. die Auswahl des Anästhesieverfah-

Narkoserisiko
Risikogruppen nach American Society of Anesthesiologists

Gruppe	Klin. Merkmale
1	normaler, sonst gesunder Patient
2	leichte Allgemeinerkrankung ohne Leistungseinschränkung
3	schwere Allgemeinerkrankung mit Leistungseinschränkung
4	schwere Allgemeinerkrankung, die mit oder ohne Operation das Leben des Patienten bedroht
5	moribunder Patient, Tod innerhalb von 24 Stunden mit oder ohne Operation zu erwarten

rens, kann jedoch nicht isoliert vom Risiko des op. Eingriffs beurteilt werden.

Narkose|stadien (↑) **n pl:** (engl.) stages of anaesthesia; Stadieneinteilung der Narkosetiefe durch klin. Beobachtung von Bewußtsein, Atmung u. Pupillenveränderungen (Reflexaktivität) ohne Berücksichtigung der Herz-Kreislauf-Funktionen. Das von Guedel für spontan atmende Pat. ohne Prämedikation* in Äthernarkose erarbeitete Narkoseschema (s. Abb.) ist nur noch sehr begrenzt zur Steuerung einer Narkose mit den gebräuchl. Inhalationsanästhetika* u. Injektionsnarkotika* verwendbar, da diese Narkotika z. T. andere Wirkungen als Äther haben, die übliche Prämedikation die Narkosestadien modifiziert u. außerdem inf. Muskelrelaxation* die Atmung nicht zur Beurteilung herangezogen werden kann.

Narkose|system (↑) **n:** (engl.) anaesthesia system; Teil des Narkoseapparats*, das der Zufuhr von Narkosegasen zum Endotrachealtubus bzw. zur Narkosemaske i. R. einer Inhalationsnarkose* dient; **Formen: 1.** Überschußsystem, bei dem das Angebot an Frischgas (Sauerstoff, Lachgas, Halogenkohlenwasserstoffe) größer ist als der Verbrauch; **a)** halboffenes System ohne Absorber*; die eingeatmete Luft wird durch ein Nicht*-Rückatmungsventil an die Umgebung abgegeben, das Inspirationsgas bei jedem Atemzug erneuert. **b)** Überschußsystem mit Absorber (Kreissysteme) u. teilweiser Erneuerung des Atemgases (sog. halbgeschlossenes, Low-flow- od. Minimal-flow-System); angestrebt wird ein möglichst niedriger Frischgasfluß. Vorteil: geringer Gasverbrauch, weitgehende Anfeuchtung u. Erwärmung des Narkosegases, fehlende Belastung des med. Personals durch entweichende Narkosegase; Nachteil: adäquate Dosierung der versch. Anteile des Narkosegasgemischs schwierig; **2.** Gleichgewichtssystem mit CO_2-Absorber (geschlossenes System): die Frischgaszufuhr

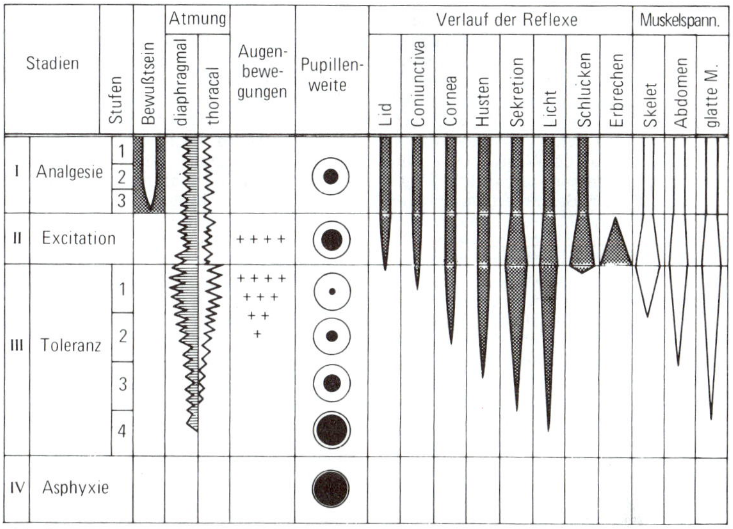

Narkosestadien:
Narkoseschema nach Guedel

entspricht dem Sauerstoff- u. Narkosegasverbrauch des Pat. (absolute Dichtigkeit technisch schwer erreichbar). **3.** offenes System: Auftropfen des Narkotikums (z. B. Äther) auf eine Atemmaske (z. B. Schimmelbusch-Maske); veraltetes Verfahren.

Narkotika (↑) n pl**:** (engl.) anaesthetics, narcotics; wasser- u. lipidlösliche, betäubende Pharmaka, die geeignet sind, eine Narkose* herbeizuführen; als Wirkungsmechanismus wird eine primär physik. Veränderung in synapt. Membranen inf. Einlagerung der N. in die Neuronenmembran (keine Rezeptorblockade!) mit entspr. Volumenzunahme angenommen; gestützt wird diese Hypothese durch die hohe Korrelation des narkot. Effekts zur Lipidlöslichkeit der N. sowie die Tatsache, daß die narkot. Wirkung durch äußere Druckerhöhung aufgehoben werden kann. **Einteilung** nach der Applikationsart: Inhalationsanästhetika*, Injektionsnarkotika*.

Narzißmus (nach dem Jüngling Νάρκισσος der gr. Sage) m**:** (engl.) narcissism; Form des Autoerotismus („Verliebtheit in sich selbst") mit Zuwendung der gesamten Libido* zum Ich; Vork. als primärer N. während der normalen psychosexuellen Entwicklung (s. Entwicklungsphasen) od. als sekundärer N. mit Entzug der Libido von anderen Objekten, z. B. bei Neurosen od. Psychosen. S. a. Sexualverhalten.

nascens (lat. nasci geboren werden, entstehen)**:** entstehend; freiwerdend; vgl. Status nascendi.

Nase: (engl.) nose; Nasus, Nares; Beginn der Atemwege.

Nase, künstliche: (engl.) artifical nose; **1.** Atemluftbefeuchter* zur Anw. v. a. bei tracheotomierten od. langzeitintubierten Patienten. Auf einer großen Kunststoff- od. Metalloberfläche schlägt sich bei jeder Exspiration Feuchtigkeit nieder, das Material erwärmt sich; bei der Inspiration wird die gespeicherte Wärme u. Feuchtigkeit wieder abgegeben (s. Abb.). **2.** Nasenepithese; vgl. Epithese, Rhinoplastik.

Nasen-: s. a. Rhin-, Rhino-.

Nasen|atmung: physiol. Ruheatmung; vgl. Atemwege, Mundatmung.

Nasen|bein: Os* nasale.

Nasen|blas|versuch: Untersuchungsmethode zum Nachweis einer Verbindung zw. Mund u. Kieferhöhle durch Schnauben bei zugehaltener Nase (bei Entweichen von Luft in die Mundhöhle positiv); unzuverlässig, da Nasenpolypen eine Verbindung verlegen können.

Nasen|bluten: s. Epistaxis.

Nasen|flügel|atmen: (engl.) nasal flaring; heftige Bewegung der Nasenflügel bei Atemnot, Lungenentzündung (insbes. bei bakterieller Pneumonie, fehlt b. Viruspneumonie).

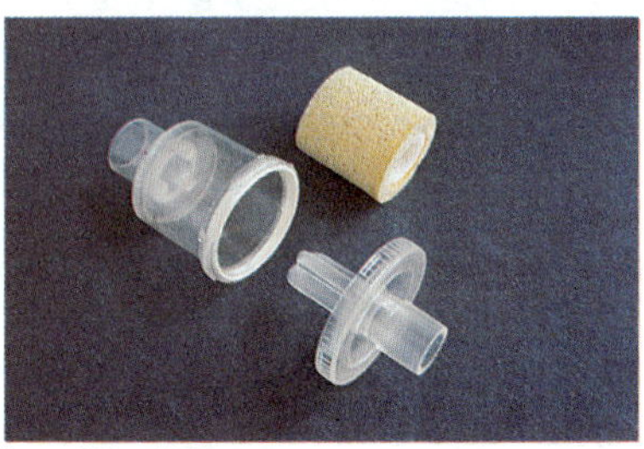

Nase, künstliche [328]

Nasen|furunkel (Furunkel*) m**:** (engl.) furuncle of the nose; Furunkel* im Bereich der Nase, meist als Folge einer Follikulitis*; **Sympt.:** Schmerzen u. Druckempfindlichkeit, Rötung u. Schwellung, evtl. Fieber; **Kompl.:** Thrombophlebitis der V. angularis u. V. ophthalmica, Orbitalphlegmone, Kavernosusthrombose, Meningitis; **Ther.:** Antibiotika.

Nasen|höhle: (engl.) nasal cavity; Cavitas (auch Cavum) nasi; Innenraum der Nase; unterteilt durch d. Nasenscheidewand (Septum nasi), lateral begrenzt durch die drei Nasenmuscheln (Conchae), die drei Gänge (Meatus) bilden. Nach außen wird ferner der Nasenvorhof (Vestibulum nasi) mit den Nasenhaaren (Vibrissae) unterschieden. Die Schleimhaut der Nase hat v. a. eine Funktion als Teil des Respirationstrakts (Regio respiratoria); ein kleiner Bezirk an der oberen Muschel u. dem gegenüber liegenden Teil der Nasenscheidewand ist Teil des Geruchsorgans (Regio olfactoria der Schleimhaut). Vgl. Nasennebenhöhlen.

Nasen||katarrh (Katarrh*) m: Rhinitis*. **N.lippen|furche:** (engl.) nasolabial fold; Sulcus nasolabialis, Nasolabialfalte; die von d. Gegend der Nasenflügel z. Mundwinkel ziehende Hautfurche. **N.muscheln:** (engl.) turbinates, nasal concha; Concha nasalis superior, media, inferior (suprema Santorini, inkonstant); liegen an d. lateralen Nasenhöhlenwand.

Nasen|neben|höhlen: (engl.) paranasal sinuses; Sinus paranasales; Kieferhöhle (Sinus maxillaris), Stirnhöhle (Sinus frontalis), Keilbeinhöhle (Sinus sphenoidalis), Siebbeinzellen (Cellulae ethmoidales); luftgefüllte, mit Schleimhaut ausgekleidete Räume, die mit d. Nasenhöhle in Verbindung stehen. Die Pneumatisation vollzieht sich in den ersten 10 Lebensjahren. Vgl. Nasenhöhle.

Nasen|neben|höhlen|entzündung: s. Sinusitis.

Nasen|neben|höhlen|tumoren (Tumor*) m pl: (engl.) paranasal tumours; **1.** benigne N.: v. a. Osteom (häufig im Sinus frontalis u. ethmoidalis) u. Hämangiom (meist angeb.), ossifizierendes Fibrom, selten Gliom u. Papillom, das sich lokal destruierend ausbreiten kann; **Sympt.:** Kopfschmerz, evtl. Behinderung der Nasenatmung, rezidiv. Sinusitis od. Mukozele, lokale Verdrängungserscheinungen; **2.** maligne N.: am häufigsten Plattenepithelkarzinom, seltener Adenokarzinom (bei Holzarbeitern) u. Sarkom; **Sympt.:** Trigeminusneuralgie, rezidiv. Nasenbluten, einseitige Eiterung, Sehstörungen. Vgl. Nasentumoren.

Nasen|plastik (-plastik*) f: s. Rhinoplastik.

Nasen|polypen (Polyp*) m pl: (engl.) nasal polyps; gestielte od. breitbasig aufsitzende Polypen in der Nase u. den Nasennebenhöhlen, Ursprung meistens im Siebbein; **Urs.:** Allergie, chron. Entzündung (Rhinitis, Sinusitis); **Sympt.:** Kopfschmerz, Behinderung der Nasenatmung, Rhinolalia clausa (s. Rhinolalie), Riechstörungen*; **Diagn.:** Rhinoskopie*, Röntgenuntersuchung der Nasennebenhöhlen, Computertomographie; **Ther.:** op. Polypektomie, Kieferhöhlenfensterung u. endonasale Siebbeinoperation; **DD:** Meningoenzephalozele des Nasendachs, Nasentumoren*. Vgl. Choanalpolypen, Kartagener-Syndrom, Polyposis nasi.

Nasen|rachen-Angio|fibrom (Angio-*; Fibr-*; -om*) n: syn. Basalfibroid; benigner, gefäßreicher Tumor m. starker Wachstumstendenz im Bereich des Epipharynx, der aus embryonalen Resten des kartilaginären Primordialkraniums hervorgeht; Wachstumsbeginn zw. 10. u. 20 Lj., danach spontane Rückbildung möglich; Androtropie; **Sympt.:** behinderte Nasenatmung, Nasenbluten, Otitis media, Trigeminusneuralgie; **Ther.:** operative Entfernung, Strahlentherapie; **DD:** adenoide Vegetationen* u. a. Epipharynxtumoren*.

Nasen||rachen|raum: (engl.) nasopharyngeal space; Epipharynx, Nasopharynx; Pars nasalis pharyngis; Raum zw. Nasenhöhle u. Rachen. **N.spekulum** (Spekulum*) n: Instrument zur Rhinoskopie*. **N.stein:** s. Rhinolith.

Nasen|tamponade (frz. tampon Stöpsel) f: (engl.) nasal tamponade; zur symptomat. Ther. bei starkem Nasenbluten; **1.** vordere N.: Kompression der Blutungsquelle durch schichtweises Einlegen eines Gazestreifens in beide Nasenhöhlen od. mittels aufblasbaren Gummiballons; **2.** hintere N.: s. Bellocq-Tamponade.

Nasen|tropfen: (engl.) nasal drops; Lösungen z. intranasalen Applikation; bei Anw. öliger od. paraffinhaltiger N., insbes. bei Säuglingen bzw. über längere Zeit bei Erwachsenen, Gefahr der Schleimhautatrophie u. pulmonaler Komplikationen. Vgl. Lipidpneumonie.

Nasen|tumoren (Tumor*) m pl: (engl.) tumours of the nose; **1.** Tu. der äußeren Nase: **a)** benigne N.: v. a. Rhinophym, Hämangiom; **b)** maligne N.: Basaliom, Plattenepithelkarzinom, selten Hautsarkom; **2.** endonasale Tu.: **a)** benigne N.: Osteom, Nasenpolypen, Chondrom, gefäßreiche Tu. wie Nasenseptumpolyp u. Nasenrachen-Angiofibrom; **b)** maligne N.: meist Plattenepithelkarzinom; adenozystisches Karzinom, Adenokarzinom, invertiertes Papillom, Sarkom. Vgl. Nasennebenhöhlentumoren.

Nasen|untersuchung: s. Rhinoskopie.

Naso||labial|falte (Nasus*; Labi-*): Nasenlippenfurche*.

Naso|pharyngeal|tubus (↑; Pharyng-*; Tubus*) m: s. Pharyngealtubus.

Naso|pharynx (↑; ↑) m: Nasenrachenraum*.

Naso|tracheal|tubus (↑; Trachea*; Tubus*) m: Tubus* zur nasotrachealen Intubation*; s. Endotrachealtubus.

Naso|ziliar|neur|algie (↑; Ciliar-*; Neur-*; -algie*) f: (engl.) Charlin's syndrome; Neuralgie* des N. nasociliaris; **Urs.:** Entz. im Bereich des N. nasociliaris u. des Ganglion ciliare; **Sympt.:** meist einseitiger, anfallartiger Schmerz am inneren Augenlid, begleitet von Tränenfluß, Konjunktivitis, evtl. Rötung des Gesichts; **DD:** andere Formen der Gesichtsneuralgie*.

Naß|keime: (engl.) wet rods; Bakterien mit geringen Nährbodenansprüchen, die sich in feuchtem Milieu bei Temp. unter 37°C vermehren, vielen Desinfektionsmitteln widerstehen können u. daher u. a. im Rahmen des Hospitalismus* von Bedeutung sind, v. a. Pseudomonas aeruginosa u. bestimmte Enterobakterien (z. B. Klebsiella- u. Proteus-Species), die in Waschbekkenabflüssen, Gullys, feuchten Textilien (Putz- u. Scheuerlappen), Luftbefeuchtern, Narkose- u. Beatmungsgeräten, Inkubatoren u. weniger wirksamen Desinfektionsmitteln nachgewiesen werden können.

Nasus (lat.) m: die (äußere) Nase.

Natalität (lat. natalis zur Geburt gehörend) f: (engl.) natality; Geburtlichkeit, allg. Geburtenziffer; Zahl der Lebendgeborenen (s. Lebendgeburt) auf 1000 Einwohner.

Nata|mycin (INNv) n: syn. Pimaricin; Polyen-Antimykotikum aus Streptomyces natalensis od. gleiche, auf anderem Weg hergestellte Verbindung; Verw.: zur lokalen Behandlung von Candida-Mykosen an Haut, Schleimhäuten u. Darm; vgl. Nystatin, Antimykotika.

N

Nates (lat.) f pl: (engl.) buttocks; Clunes; Gesäß.

nativ (lat. nativus): natürlich, unverändert.

Nativ|aufnahme (↑): (röntg.) Leeraufnahme*.

Nativ|präparat (↑) n: (engl.) native preparation; natürl., nicht gefärbtes od. fixiertes mikroskop. Präparat.

NATO-Lagerung: s. Seitenlagerung, stabile.

Natrium n: (engl.) sodium; chem. Element, Symbol Na, OZ 11, rel. Atommasse 22,990, mit Sauerstoff u. Wasser heftig reagierendes, an der Luft unbeständiges einwertiges Alkalimetall; physiol. **Bedeutung:** wichtigstes Kation des Extrazellulärraums, v. a. Träger der osmotischen Eigenschaft. Der Hydratationszustand ist eng mit dem Na-Bestand des Organismus verknüpft; Veränderungen äußern sich als Dehydratation* od. Hyperhydratation*. Das durch aktiven Transport* laufend unterhaltene Konzentrationsgefälle zw. extrazellulärer (ca. 142 mmol/l) und intrazellulärer Na-Konzentration (ca. 20 mmol/l) ist für die Funktionsfähigkeit bzw. Erregbarkeit der Zellen wichtig (s. Membranpotential). **Bestimmung:** z. B. durch Flammenemissionsphotometrie*. Vgl. Referenzbereiche (Tab.).

Natrium|apolat (INN) n: syn. Poly(natriumethylensulfonat); heparinartige Substanz.

Natrium|auro|thiomalat (INN) n: Dinatriumsalz der Aurothiobernsteinsäure; Verw.: bei chron. rheumatoider Arthritis; vgl. Antirheumatika, Gold.

Natrium|bi|carbonat n: syn. Natrium bicarbonicum, Natriumhydrogencarbonat, doppeltkohlensaures Natrium; $NaHCO_3$; Verw.: als Puffermittel (s. Antiazidotika) u. Antazidum (obsolet).

Natrium bi|carbonicum n: syn. Natriumbicarbonat*.

Natrium|calcium|edetat (INN) n: Calcium-Dinatriumsalz der Äthylendiamintetraessigsäure*; Chelatbildner, Antidot bei best. Metallvergiftungen.

Natrium|carbonat n: Natrium carbonicum, Soda, Na_2CO_3; farblose Kristalle od. weißes Pulver mit laugigem Geschmack; Anw.: u. a. als Reinigungs- u. Wasserenthärtungsmittel, zur Grobdesinfektion, Herstellung von Chemikalien; innerl. Anw. früher bei Hyperazidität.

Natrium carbonicum n: syn. Natriumcarbonat*. **N. chloratum** n: NaCl; Natriumchlorid, Kochsalz; vgl. Kochsalzlösung, physiologische. **N. citricum** n: syn. Natriumzitrat*.

Natrium|cyclamat (INN) n: Natriumcyclohexylamidosulfat (IUPAC); Verw.: Süßstoff; vgl. Cyclamate.

Natrium|dibunat (INN) n: Natrium 2,6-di-tert-butyl-1(3)-naphthalinsulfonat (IUPAC); Verw.: Antitussivum.

Natrium||di|octyl|sulfo|sukzinat n: syn. Docusat*-Natrium. **N.edetat** n: Natriumsalz der Äthylendiamintetraessigsäure*. **N.fluorid** n: NaF; Verw.: u. a. zur Kariesprophylaxe, bei Osteoporose.

Natrium|gentisat (INN) n: 2,5-Dihydroxybenzoesäure, Natriumsalz (IUPAC); Verw.: Analgetikum.

Natrium|hydrogen|carbonat n: syn. Natriumbicarbonat*.

Natrium-Kalium-Antagonismus (Antagonismus*) m: s. Kalium-Natrium-Antagonismus.

Natrium/Kalium-Quotient m: (engl.) sodium-potassium ratio; Verhältnis von im Harn ausgeschiedenem Natrium zum Kalium zur Beurteilung des mineralokortikoidkontrollierten Austauschs von Na u. K in den distalen Tubuli; Mittelwert: 1,5 (1,0-2,0); erniedrigt bei Na-Speicherung mit Ödembildung, Kortikoidtherapie, Na-armer Kost; erhöht bei Addison-Krankheit, tubulären Schäden, chron. Durchfällen, Laxanzienabusus.

Natrium|morrhuat (INN) n: Natriumsalze der Fettsäuren des Kabeljauleberöls; Verw.: zur Varizenverödung.

Natrium|nitro|prussid n: s. Nitroprussidnatrium.

Natrium|pico|sulfat (INN) n: Dinatrium- 4,4'-(2-pyridylmethylen)diphenylbis(sulfat) (IUPAC); Verw.: Laxans.

Natrium|pumpe: Na^+/K^+-ATPase; s. ATPase.

Natrium|speicher|syn|drom n: s. Salzspeichersyndrom, zentrales.

Natrium-Stibo|gluconat (INNv) n: fünfwertige Antimonverbindung; wirksam bei Leishmaniasen*, spez. bei Kala-Azar.

Natrium|sulfat n: syn. Natrium sulfuricum, Glaubersalz; Na_2SO_4; salinisches Abführmittel.

Natrium sulfuricum n: syn. Natriumsulfat*.

Natrium||thio|sulfat n: $Na_2S_2O_3$; Verw.: in 10%iger Lösung b. Schwermetallvergiftung, ferner in der Maßanalyse (Titration). **N.urat** n: harnsaures Natrium; s. Harnsäure. **N.valproat** n: Natriumsalz der Valproinsäure*. **N.vergiftung:** s. Hypernatriämie.

Natrium|verlust|syn|drom n: (engl.) sodium loss syndrome; Sammelbez. f. Zustände m. Natriummangel aus (extra)renaler Urs. mit klin. Sympt. der Hypovolämie*; vgl. Dehydratation.

Natriumverlustsyndrom
Hauptursachen des Natriumverlusts

Renale Ursachen
hohe Natriumausscheidung im Urin, z. B.
- bei chron. Nierenversagen
- nach Beseitigung einer (bilateralen) obstruktiven Uropathie
- in der Erholungsphase nach akutem Nierenversagen
- bei verschiedenen Formen interstitieller Nephropathien

Extrarenale Ursachen
mit **extrarenalen** Natriumverlusten
(niedrige Na^+-Ausscheidung im Urin)
- gastrointestinale Ursachen, z. B. durch Erbrechen, Durchfall, Dünndarmobstruktion, Drainage
- Natriumverluste durch die Haut, z. B. durch exzessives Schwitzen, ausgedehnte Verbrennungen

mit **renalen** Natriumverlusten
(hohe Na^+-Ausscheidung im Urin)
- adrenale Ursachen, vor allem Mineralokortikoidmangel (Addison-Krankheit, Schambelan-Syndrom)
- zentrale Ursachen, z. B. zentrales, zerebrales Salzverlustsyndrom, Syndrom der inadäquaten ADH-Sekretion, im Rahmen eines erworbenen adrenogenitalen Syndroms
- durch endogene, osmotisch aktive Substanzen (z. B. Glukose bei Diabetes mellitus) bzw. medikamentös (insbes. Diuretika, Laxanzien) ausgelöste renale Natriumverluste

---

N

Natrium|zitrat n: syn. Natrium citricum, zitronensaures Natrium; Zusatzmittel (bei Blutentnahmen) zur Verhinderung der Gerinnung.

Natri|uretika (Ur-*) n pl: s. Diuretika.

Natur|heil|kunde: (engl.) naturopathy; Lehre von der Behandlung u. Vorbeugung von Krankheiten unter Einsatz von der natürl. Umwelt entnommenen u. naturbelassenen Heilmittel: physik. Reize (Licht, Luft, Wärme/Kälte, Bewegung/Ruhe; vgl. Physiotherapie), alimentäre Faktoren (vgl. Ernährungstherapie), pflanzliche u. a. natürliche Arzneistoffe (vgl. Phytotherapie, Homöopathie) sowie psychosoziale Einflußfaktoren (Gespräche, Beratung in Fragen der Lebensführung); vgl. Heilverfahren, alternative.

Naunyn-Zentrum (Bernhard N., Int., Baden-Baden, Straßburg, 1839-1925) n: (engl.) cortical reading centre; Lesezentrum im linken Gyrus angularis des Großhirns.

Nausea (gr. ναυσία Seekrankheit) f: Übelkeit.

Navikular|fraktur (lat. navicula Kahn; Fraktur*) f: (engl.) fracture of the navicular bone; Kahnbeinbruch, Skaphoidfraktur; u. U. in

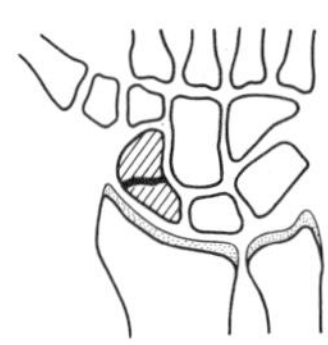

Navikularfraktur:
Querbruch im mittleren Drittel des Os scaphoideum [223]

Komb. mit Lunatumluxation* (Quervain-Luxationsfraktur); **Sympt.:** Druck- u. Stauchungsschmerz, bei Längsstauchung des Daumens in d. Tabatière; **Diagn.:** Rö. in vier Ebenen (sog. Navicularequartett), bei nicht eindeutigem Frakturnachweis u. U. Röntgenkontrolle oder Knochenszintigraphie nach zehn Tagen; **Ther.:** für je 6 Wo. zunächst Ober-, dann Unterarmgips mit Einschluß des Daumengrundgelenks; Op. bei dislozierter Fraktur, verzögerter Knochenbruchheilung, Pseudarthrose.

NAW: Abk. f. **N**ot**a**rzt**w**agen; vgl. Rettungsdienst.

Nb: chem. Symbol f. Niob*.

NBT-PABA: Abk. f. **N**-**B**enzoyl-L-**t**yrosyl-**pa**raamino**b**enzoesäure (**a**cid); Anw. als Testsubstanz b. Verdacht auf exokrine Pankreasinsuffizienz*; die oral aufgenommene Substanz wird im Darm durch Chymotrypsin gespalten u. das Spaltprodukt PABA im Urin als Maß der exokrinen Pankreasfunktion gemessen.

Nd: chem. Symbol f. Neodym*.

Nd-YAG-Laser: Kurzbez. f. **N**eo**d**ym-**Y**ttrium-**A**luminium-**G**ranat-Laser; s. Laser.

Ne: chem. Symbol f. Neon*.

Ne|arthrose (Neo-*; Arthr-*; -osis*) f: **1.** pathol. Neubildung eines Gelenks als Pseudarthrose*; **2.** op. Bildung einer Sekundärpfanne bei Hüftgelenkluxation u. a.

Nebel: (engl.) aerosol; kolloidale Lösung flüssiger Teilchen in Gas; in der Aerosoltherapie* verwendete Darreichungsform von Medikamenten m. definierter Nebeldichte (Medikamentenmenge in ml pro Liter N.), Nebelmenge (vom Vernebler geliefertes Volumen in Liter pro Min.) u. Nebeldosis (pro Min. inhalierte Nebelmenge einer best. Dichte).

Nebel|gehalt: (engl.) aerosol content; Wirkstoffmenge eines Medikaments pro Liter Aerosol.

Nebel|sehen: s. Nephelopsie.

Neben|blase: s. Blasendivertikel.

Neben|eier|stock: s. Parovarium.

Neben|hoden: Epididymis; dem Hoden* hinten oben anliegend; den Kopf bilden 12-15 Ductuli efferentes testis, die in den 4-5 m langen stark gewundenen Nebenhodengang (Ductus epididymidis) führen, der d. Körper u. Schwanz bildet u. Speicherort für d. Spermien ist. Der Nebenhodengang geht über in den Samenleiter (Ductus deferens).

Neben|hoden|entzündung: Epididymitis*.

Neben|hoden|tuberkulose (Tuberkel*; -osis*) f: Epididymitis* tuberculosa.

Neben|höhlen: s. Nasennebenhöhlen.

Neben|lunge: s. Lungensequestration.

Neben|milz: s. Lien accessorius.

Neben|niere: (engl.) adrenal gland; Glandula suprarenalis; paarige endokrine Drüse, liegt, umgeben v. Fettgewebe, dem oberen Pol der Niere auf; die li. N. hat ungefähr halbmondförmige, die re. dreieckige Gestalt; Gewicht: 8-10 g; morphol. u. funktionell kann man an der N. die gelblichbraune Rinde u. d. rotbraune Mark unterscheiden. **Histol.** (Abb.): Die **Rinde** ist mesodermaler Herkunft. Nach der Anordnung der Zellen lassen

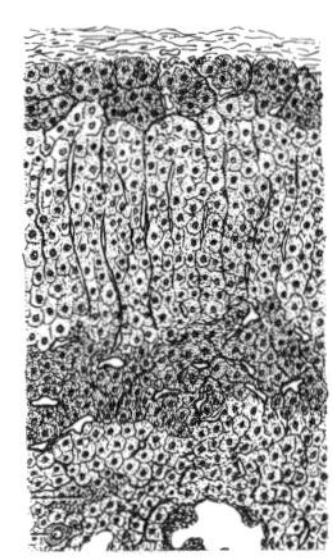

Nebenniere:
Histologie: Zg: Zona glomerulosa; Zf: Zona fasciculata; Zr: Zona reticularis; K: Kapsel; R: Rinde; M: Mark [172]

sich drei fließend ineinander übergehende Zonen erkennen. Die schmale äußere **Zona glomerulosa** besteht aus Zellballen u. knäuelartig gewundenen Zellsträngen. Die kl. Zellen zeigen häufig Mitosen u. enthalten nur wenig Lipoide. Zw. ihr u. der bindegewebigen Kapsel findet man stellenweise wenig differenzierte Zellen (subkapsuläres Blastem). Im breitesten mittl. Rindenabschnitt, der **Zona fasciculata**, sind die großen polygonalen hellen Zellen zu radiären Strängen angeordnet; sie enthalten reichl. doppelbrechende Lipoidtröpfchen (Cholesterin) u. Neutralfette sowie Vit. C. Die netzförmig verbundenen Zellen der **Zona reticularis** sind arm an Lipoiden u. enthalten bräunl. Lipofuszinkörnchen. In der Ausbildung der Zonen treten erhebl. alters-, geschlechtsspezifische sowie individuelle funkt. Unterschiede auf. Das **Mark** geht aus d. ektodermalen Sympathikusanlage hervor. Die fein granulierten chromaffinen Zellen (vgl. Gewebe,

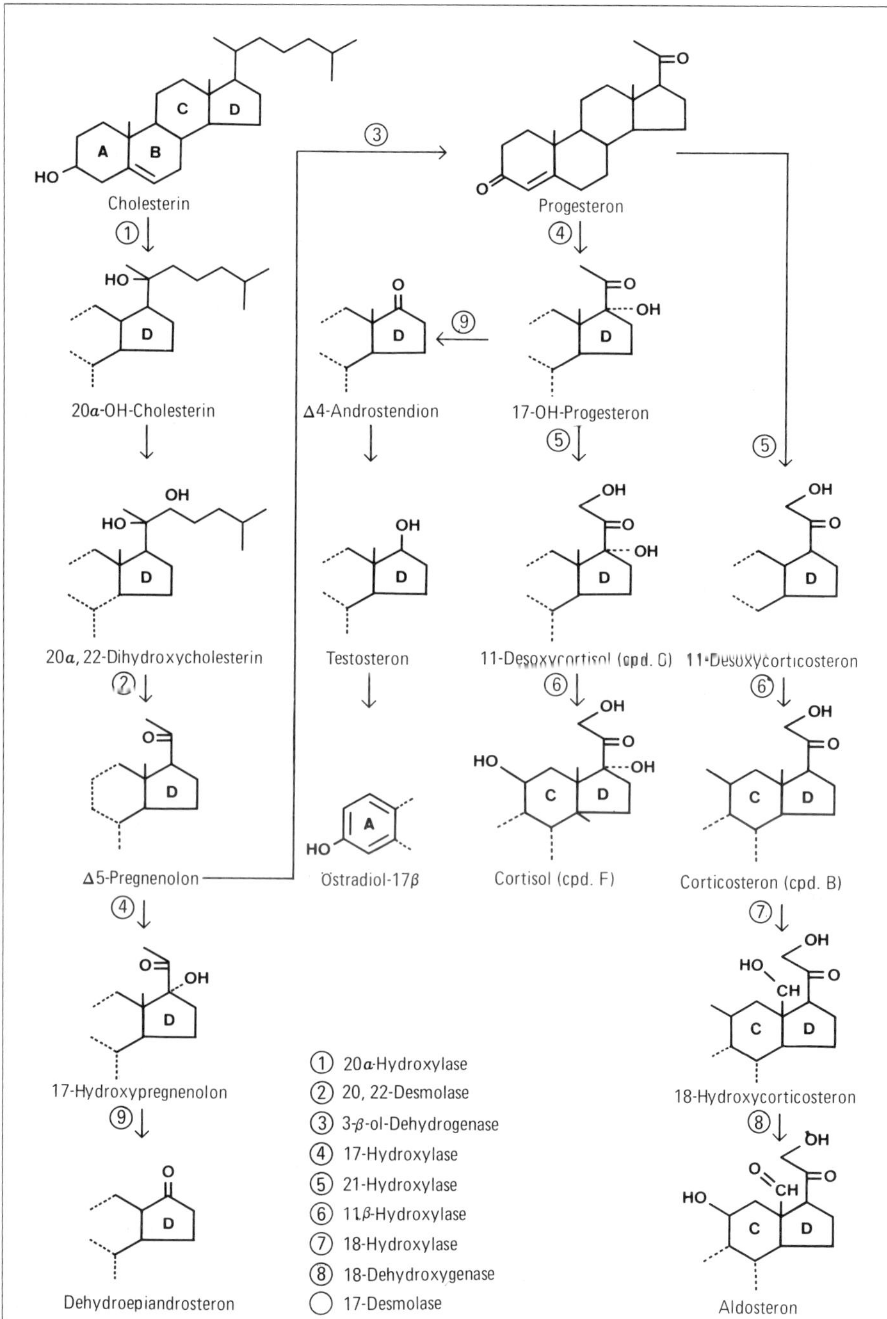

Nebenniere: NNR-Steroidbiosynthese

chromaffines; Paraganglien) bilden Stränge u. Nester, die in ein Netz weitlumiger Kapillaren u. Venen eingelagert sind. Es enthält Ganglienzellen u. marklose sympathische Nervenfasern (aus d. Plexus coeliacus) u. auch noch beim Erwachsenen undifferenzierte Sympathikoblasten. **Funktion: 1. Nebennierenrinde** (NNR): Produktion von über 40 versch. Steroiden (Kortikostero-

	Normal	NNR - Insuffizienz primär (Morbus Addison)	sekundär HVL-Läsion	sekundär HT-Läsion
17-OHCS basal	1 - 11mg/d	↓ od. n	↓od. n	↓od. n
nach ACTH	2 - 4 x ↑	0	1,5-2x↑(3.u.4.Tag)	1,5-2x↑(3.u.4.Tag)
nach Metopiron	2 - 4 x ↑	0	0	0
nach Lysin-Vasopressin	2 - 4 x ↑	0	0	↑
Insulinhypoglykämie	2 - 3 x ↑	0	0	0
Plasma-ACTH	n	↑	↓	↓

Nebenniere:
differentialdiagnostisches Schema von Pathophysiologie und Laborwerten bei NNR-Unterfunktionen; 0: keine Änderung der Ausgangswerte; n: normal; ↓: vermindert; ↑: vermehrt [66]

iden) bzw. Kortikoiden (s. NNR-Steroidbiosynthese, Abb. S. 1041). Die Kortikoide* werden nach ihren Hauptwirkungen in drei Gruppen unterteilt: **a)** Mineralokortikoide* (z. B. Aldosteron); **b)** Glukokortikoide* (z. B. Cortisol); **c)** Sexualhormone* (z. B. Androgene). **Klin.:** Unterfunktion: s. Nebennierenrindeninsuffizienz; Überfunktion (Hyperkortizismus): Cushing*-Syndrom I (Cortisol), Conn*-Syndrom (Aldosteron), adrenogenitales Syndrom* (Androgene); **2. Nebennierenmark** (NNM): Bildungsort der Katecholamine* Adrenalin, Noradrenalin u. Dopamin; bei Ausfall durch andere Teile des chromaffinen Gewebes ersetzbar; Überfunktion: vermehrte Ausschüttung von Katecholaminen beim Phäochromozytom*.

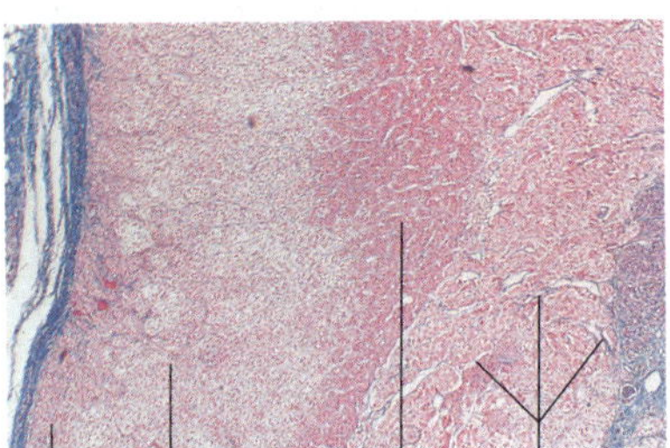

Nebenniere:
histologischer Schnitt durch die Nebenniere (Azan-Färbung): a: Kapsel; b: Zona glomerulosa; c: Zona fasciculata; d: Zona reticularis (b, c, d: Rinde); e: Mark [134]

Neben|nieren|apo|plexie (gr. ἀποπληξία Schlaganfall) f: (engl.) acute adrenal insufficiency; akute Nebenniereninsuffizienz durch Blutungen (Geburtstrauma), Embolien, Infarkte, auch toxisch u. bakteriell (bes. im Kindesalter; s. Waterhouse-Friderichsen-Syndrom) bedingt; **Sympt.:** akute abdominelle Sympt., Intoxikationserscheinungen, Kreislaufinsuffizenz, Hypoglykämie, Rest-N-Erhöhung, Hypercholesterinämie, Hyperkaliämie; **Ther.:** parenteral mehrere Liter physiol. Kochsalzlösung, Hydrocortison.

Neben|nieren||dia|betes (Diabet-*) m: Blutzuckeranstieg u. Glukosurie durch vermehrte Hormonproduktion der Nebennierenrinde; s. Cushing-Syndrom I, Phäochromozytom. **N.mark:** s. Nebenniere. **N.rinde:** s. Nebenniere. **N.rinden|adenom** (Aden-*; -om*) n: Aldosteronom*. **N.rinden|hyper|plasie** (Hyper-*; -plasie*) f: (engl.) adrenocortical hyperplasia; beidseitige idiopath. Hyperplasie der Nebennierenrinde; DD: Aldosteronom* (einseitig).

Neben|nieren|rinden|in|suffizienz (Insuffizienz*) f: (engl.) adrenocortical insufficiency; **Formen: 1.** primäre chron. u. akute N.: s. Addison-Krankheit; **2.** sekundäre N. bei ACTH-Mangel inf. Panhypopituitarismus u. allen HVL-Prozessen (Tumoren, Nekrosen, z. B. Sheehan-Syndrom), die zu einer Verringerung der ACTH-Produktion führen; Vork. auch nach langdauernder u. abrupt abgesetzter Kortikoidtherapie mit Atrophie der NNR, die durch mangelnde ACTH-Stimulierung bei Hemmung der kortikotropen HVL-Funktion durch die zugeführte Kortikoide bedingt ist (kann durch ausschleichendes Absetzen der Kortikoidmedikation mit langsamer Erholung der NNR verhindert werden); funktionelle N. (sog. Addisonismus als Krankheitsbild nicht eindeutig abgegrenzt) mit Müdigkeit, Hypotonie, Neigung zu Hypoglykämie u. rel. niedriger 17-OHCS-Ausscheidung; keine pathol. Werte bei Belastungstests, kein Versagen bei erhöhter Anforderung; Kortikoidtherapie nicht indiziert.

Neben|nieren|szinti|graphie (Szinti-*; -graphie*) f: (engl.) scintigraphy of the adrenal glands; veraltetes Verfahren der Szintigraphie* z. Darstellung der Nebenniere mit radioaktiv markiertem Cholesterin; durch die Computertomographie* ersetzt.

Neben|nieren|tuberkulose (Tuberkel*; -osis*) f: (engl.) adrenal tuberculosis; meist beidseitige Tuberkulose v. a. der Nebennierenrinde; s. Addison-Krankheit.

Neben|nieren|tumoren (Tumor*) m pl: (engl.) adrenal tumours; in den Nebennieren lokalisierte Tumoren; **Formen: 1.** Tumoren der Nebennierenrinde: **a)** benigne Tumoren, v. a. Adenom (Aldosteronom), seltener Lipome, Lymph- od. Hämangiome; **b)** maligne Tumoren, v. a. Metastasen anderer maligner Tumoren (insbes. Bronchialkarzinom), seltener primäres Karzinom; Sympt.: bei endokrin aktiven Tumoren evtl. adrenogenitales

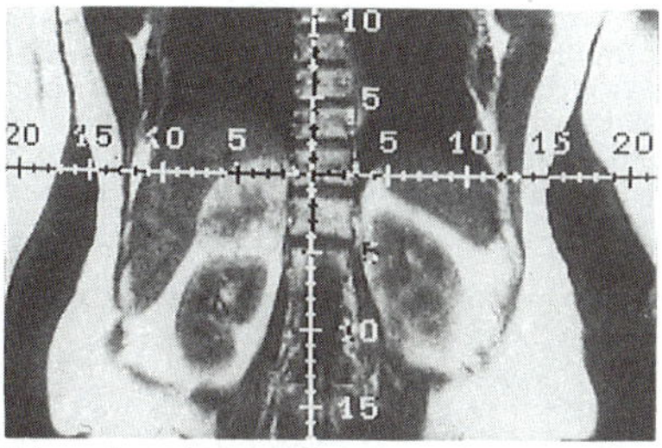

Nebennierentumoren:
NMR-Aufnahme eines Tumors der rechten Nebenniere [27]

Syndrom*, Cushing*-Syndrom I od. Conn*-Syndrom; **2.** Tumoren des Nebennierenmarks: **a)** benigne Tumoren, v. a. Ganglioneurom*, Phäochromozytom*; **b)** maligne Tumoren, v. a. Neuroblastom*, Phäochromoblastom*, maligne entartetes Adenom.

Neben|pankreas (Pankreas*) n: (engl.) aberrant pancreas; pankreasgewebeähnl. Fehlbildungen inf. embryonaler Keimversprengung, meist in d. Wand des Magen-Darm-Kanals.

Neben|phrenikus (Phrenes*) m: s. Nervi phrenici accessorii.

Neben|plazenta (Plazenta*) f: Placenta* succenturiata.

Neben|pocken: Bez. f. Papelbildung (keine Bläschen) in der Umgebung der Impfstelle nach Pockenschutzimpfung durch lymphogene Ausbreitung.

Neben|schild|drüsen: (engl.) parathyroid glands; Glandulae parathyroideae, Epithelkörperchen, Beischilddrüsen; vier linsengroße, lebenswichtige innersekretor. Drüsen, die der Schilddrüse von hinten anliegen; **histol.** lassen sich **drei Zelltypen** differenzieren: **1.** hormonaktive helle (wasserklare) Zellen; **2.** dunkle Hauptzellen; **3.** oxyphile Zellen. Die Hauptzellen sezernieren überwiegend Parathormon*. Überfunktion der N.: s. Hyperparathyreoidismus; Unterfunktion: s. Hypoparathyreoidismus.

Neben|schild|drüsen|szinti|graphie (Szinti-*; -graphie*) f: (engl.) scintigraphy of the parathyroid glands; Verf. der Szintigraphie* zur Darstellung v. Adenomen od. Hyperplasie der Nebenschilddrüsen; erfolgt als Subtraktionsszintigraphie nach Applikation von Thallium-201 u. Technetium-99m.

Neben|wirkung: (engl.) side effect, secondary effect; Abk. NW; besser unerwünschte Arzneimittelwirkung (Abk. UAW); die Wirkung eines Pharmakons, die (neben der erwünschten Hauptwirkung) diesem Medikament ebenfalls eigentümlich, aber nicht erwünscht ist und u. U. zur Änderung od. Absetzung der Ther. zwingen kann.

Neben|wirt: s. Zwischenwirt.

Neben|zellen (Zelle*): (engl.) mucous neck cells; den Oberflächenzellen des Magenepithels ähnelnder Zelltyp im Halsbereich der Magendrüsen; produzieren sauren Schleim; vgl. Magensaft.

Necator americanus (lat. necator Töter) m: zu den Hakenwürmern gehörende Art der Nematodes*; ♂ 5-9 mm, ♀ 9-11 mm lang; blutsaugender Dünndarmparasit (Jejunum) des Menschen; Entw. u. Pathogenität wie bei Ankylostoma* duodenale; **Vork.:** Tropen, bes. Westafrika, Süd- u. Südostasien, trop. Amerika; **Nachw.:** Wurmeiernachweis* im Stuhl (MIFC), nicht von Ankylostoma-Eiern unterscheidbar.

Neck dissection (engl.) f: Halsausräumung (sog. Blockresektion eines Tumors) mit Entfernung der regionären Lymphknoten von der Schädelbasis bis zum Thoraxeingang unter Mitnahme des M. sternocleidomastoideus, der V. jugularis u. der A. carotis externa; **Ind.:** bei malignem Tumor im Hals-Kopf-Bereich mit zervikalen od. submandibulären Lymphknotenmetastasen.

Neck-Odelberg-Syn|drom n: (engl.) ischiopubic osteochondrosis; syn. Osteochondrosis ischiopubica; gehäuft bei Jungen zw. dem 6. u. 10. Lj. auftretende Form der aseptischen Knochennekrosen* im Bereich der Synchrondrose zw. Scham- u. Sitzbein mit Schmerzen in der Hüft- u. Inguinalregion.

Necro|biosis lipoidica (Nekr-*; Bio-*; -osis*) f: zur Nekrose führende granulomatöse Entz. mit Anreicherung von Lipiden im mittleren Korium, beginnt mit intensiv roten, linsengroßen, peripher wachsenden Papeln, aus denen etwas eingesunkene, scheibenförmige, bis handtellergroße,

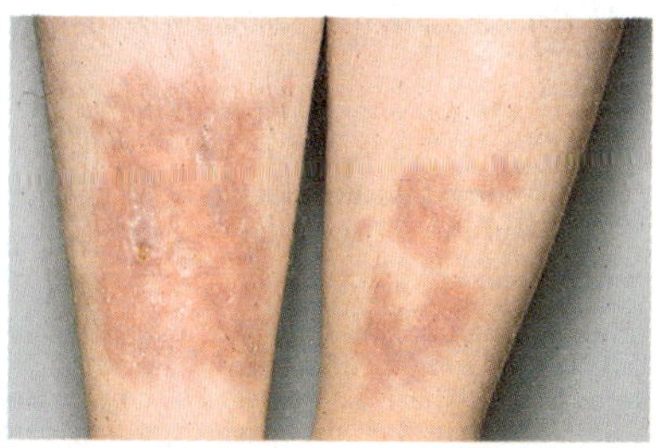

Necrobiosis lipoidica:
Befund am Schienbein, rechts mit zentraler Ulzeration, bei Diabetes mellitus [26]

gelbe, sklerotische, von Teleangiektasien durchzogene Herde entstehen, die von einem 2-3 mm breiten, leicht erhabenen lividen Randsaum umgeben sind; in ca. 30% Entwicklung schlecht heilender Ulzerationen; **Urs.:** unbekannt; oft liegt gleichzeitig ein Diabetes mellitus vor, Frauen sind häufiger betroffen als Männer. **Lok.:** meist Unterschenkelstreckseiten. Vgl. Granulomatosis disciformis et progressiva Miescher.

Necrosis (↑; -osis*) f: s. Nekrose.

Nedo|cromil (INN) n: 9-Ethyl-6,9-dihydro-4,6-dioxo-10-propyl-4H-pyrano[3,2-g]chinolin-2,8-dicarbonsäure (IUPAC); mit der Cromoglicinsäure* struktur- und wirkungsverwandtes Antiasthmatikum.

Nefopam (INN) n: 3,4,5,6-Tetrahydro-5-methyl-1-phenyl-1H-2,5-benzoxazocin (IUPAC); Analgetikum ohne antiphlogist. u. antipyret. Wirkungen; NW: Übelkeit, Erbrechen, Müdigkeit, motor. Unruhe, Mundtrockenheit u. a.

Negativ|liste: Liste von Arzneimitteln bzw. Indikationen, die nach § 34 SGB V von der Erstattung durch die gesetzl. Krankenkassen ausgeschlossen sind; vgl. Positivliste.

Neglect (engl. vernachlässigen) n: Bez. f. eine oft halbseitige Vernachlässigung des eigenen Körpers od. der Umgebung bzgl. einer od. mehrerer Sinnesqualitäten; Vork. v. a. bei Parietallappenschädigung, bes. der nichtdominanten Hemisphäre; in abgeschwächter Form als Extinktion*; vgl. Agnosie, Syndrom, hirnlokales.

Negri-Körperchen (Adelchi N., Pathol., Pavia, 1876-1912): (engl.) Negri bodies; intrazelluläre, 1-25 µm große runde, ovale od. spindelförmige, eosinophile Einschlußkörperchen* mit basophiler Innenstruktur; Vork. in jeder Hirnregion bei Tollwut* u. Lähmungswut der Tiere u. des Menschen, am häufigsten u. zahlreichsten jedoch in den Ganglienzellen des Ammonshorns u. in den Purkinje-Zellen der Kleinhirnrinde.

Negro-Zeichen (Camillo N., Neurol., Torino, 1861-1927): (engl.) cogwheel phenomenon; syn. Zahnradphänomen; s. Rigor.

Nehb-Ableitungen: (engl.) Nehb's leads; bipolare Brustwandableitungen* des EKG, v. a. zur Beurteilung der Herzhinterwand, bei der die Ableitungsorte das sog. kleine Herzdreieck bilden (Abb.). Vgl. Elektrokardiographie.

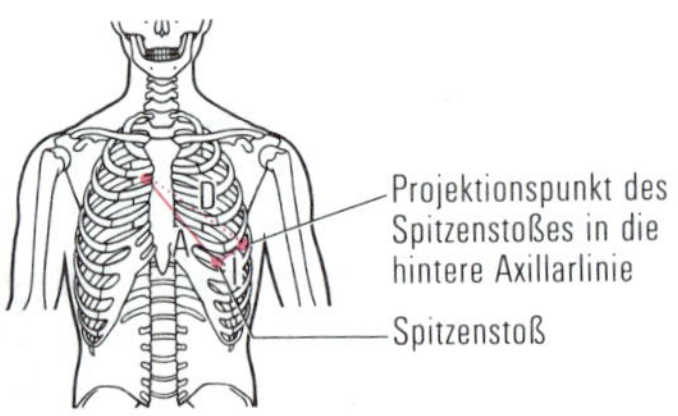

Nehb-Ableitungen:
D: dorsal (hinten); A: anterior (vorne); I: inferior (unten)

Neisseria (Albert L. Neisser, Dermat., Breslau, 1855-1916) f: Gattung gramnegativer unbewegl., in Paaren angeordneter Bakterien (sog. Diplokokken) der Fam. Neisseriaceae; Oxidase-positiv; 11 Species, darunter med. von bes. Interesse: N. gonorrhoeae, N. meningitidis.

Neisseria catarrhalis (↑) f: alte Bez. f. Branhamella* catarrhalis.

Neisseriaceae (↑) f pl: Familie gramnegativer Kurzstäbchen bzw. Kugelbakterien mit den Gattungen Neisseria*, Moraxella* (Branhamella), Acinetobacter u. Kingella. Vgl. Bakterienklassifikation.

Neisseria flavescens (↑) f: Neisseria subflava, Neisseria flava, Neisseria perflava; farbstoffbildende (goldgelbe) Diplokokken, die auf gewöhnl. Nährböden Kolonien trockener Konsistenz bilden; biochem. unterschiedl. aktiv; Standort: Schleimhaut der oberen Luftwege; fragl. pathogen; Neisserien dieser Gruppe sind bei Endokarditis, Meningitis u. bei Spritzenabszeß beobachtet worden.

Neisseria gonor|rhoeae (↑) f: syn. Gonokokke, Gonococcus neisseri, Micrococcus gonorrhoeae; Err. der Gonorrhoe*; **Morphol.:** gramnegative Diplokokke in Semmel- od. Kaffeebohnenform; im Abstrichpräparat meist intrazellulär im Protoplasma der Leukozyten, färbbar m. Methylenblau (**cave:** Verwechslung m. Pseudogonokokken*). Vorgeschädigte Keime (Antibiotikabehandlung) können gramlabil sein. Nachweis von N. g. im Abstrichpräparat auch durch Enzym-Immunassay (Abk. EIA) möglich; **Kultur:** spez. Transportmedien erforderl., da N. g. gegen Kälte (Temperaturoptimum 37°C) u. Luftsauerstoff (mikroaerophil, CO_2-Spannung 5-10%) empfindlich ist; Wachstum nur auf eiweißhaltigen Nährböden (Serum-, Aszites- u. Kochblutagar; besser Thayer*-Martin-Medium) nach 24-72 Std. in zarten, runden, durchscheinenden Kolonien (tautropfenähnlich); biochem. Differenzierung auf Lingelsheim*-Nährböden; Oxidase-positiv; **Serol.:** pos. KBR bei chron. Fällen möglich; **Epidemiol.:** Erregerreservoir ist der Mensch, Übertragung meist direkt durch Kontaktinfektion (Geschlechtsverkehr), selten indirekt.

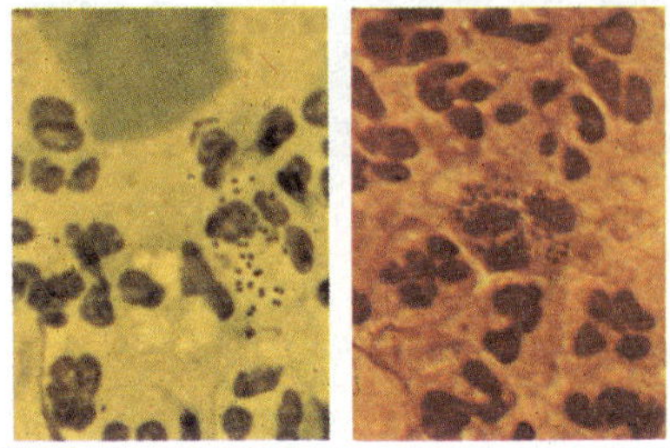
Neisseria gonorrhoeae:
Eiterausstriche in Methylenblau-Färbung (links) und Gram-Färbung (rechts) [547]

Neisseria meningitidis (↑) f: syn. Micrococcus intracellularis, Diplococcus intracellularis meningitidis, Meningokokken; einer der häufigsten Err. der akut-eitrigen Meningitis*; **Morphol.:** kleine (im Liquorsediment meist intrazellulär gelegene) semmelförmige Diplokokken; pleomorph; **Kultur:** mikroaerophil, Kerzenflammenverfahren; i. a. Wachstum auf serum-, aszites- u. bluthaltigen Medien (evtl. mit Antibiotikazusatz z. Unterdrückung der Begleitflora b. Rachenabstrich), optimale Bebrütungstemperatur 35-37°C; bildet zarte, mittelgroße, glattrandige Kolonien (weich, spiegelnde Oberfläche); **Differenzierung:** Oxidase-positiv; biochem. Abgrenzung v. a. gegen apathogene Neisserien (Glukose u. Maltose werden gespalten, Fruktose u. Saccharose nicht). Die Agglutination frisch isolierter Stämme m. einem spezif. polyvalenten Meningitis-Serum sichert in den meisten Fällen d. Diagnose; Tierversuch ohne Bedeutung, Antikörpernachweis noch nicht ausgereift. **Epidemiol.:**

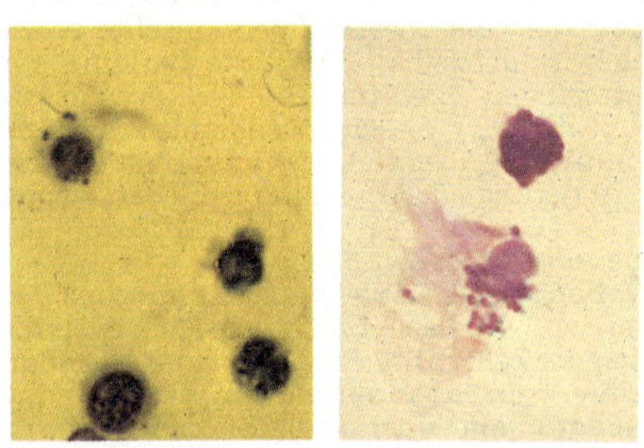
Neisseria meningitidis:
Liquorausstriche in Methylenblau-Färbung (links) und Gram-Färbung (rechts) [547]

Erregerreservoir ist d. Nasopharynx des Menschen; rel. hohe Keimträgerrate, bes. bei engem Zusammenleben (z. B. Wohnheime). N. m. ist sehr wenig widerstandsfähig gegen Umwelteinflüsse (Austrocknung, Abkühlung, Lichteinwirkung); Übertragung durch Tröpfcheninfektion von Keimträgern; gute In-vitro-Empfindlichkeit geg. Penizillin G, Ampicillin, Tetrazykline, Chloramphenicol und Rifampicin; gelegentlich Sulfonamid-resistente Stämme. **Ther.:** Penizillin G hochdosiert; vgl. Sepsis.

Neisseria sicca (↑) **f:** syn. Diplococcus pharyngis siccus; biochem. mäßig aktiver Keim; bildet trockene Kolonien auf gewöhnl. Nährböden; normaler Standort: Schleimhaut der oberen Luftwege; fragl. pathogen; wird als Err. von Meningitiden diskutiert.

Neisser-Pol|körnchen|färbung (Max N., Bakteriol., Frankfurt a. M., 1869-1938): (engl.) Neisser's stain; Anfärbung von Corynebacterium diphtheriae (hellbraun mit blauschwarzen Polkörnchen: Ernst-Babes-Polkörperchen).

Nekr-: auch Nekro-; Wortteil mit der Bedeutung abgestorben, tot; von gr. νεκρός.

Nekro|biose (↑; Bio-*; -osis*) **f:** (engl.) necrobiosis; langsames Absterben einzelner Zellen; s. Nekrose.

Nekro|phanerose (↑; gr. φανερός sichtbar; -osis*) **f:** (engl.) necrophanerosis; Auftreten lichtmikroskop. sichtbarer morphol. Veränderungen in einem Gewebe od. Organ bei Nekrose*.

Nekro|philie (↑; -phil*) **f:** (engl.) necrophilia; sexuelle Leichenschändung.

Nekrose (↑; -osis*) **f:** (engl.) necrosis, intravitale morphol. Veränderungen einer Zelle od. eines Gewebes, die nach irreversiblem Ausfall der Zellfunktionen (sog. Zelltod) auftreten; zytol. v. a. Zellkernveränderungen (Pyknose, Karyorrhexis, Karyolyse), in der Hämalaun-Eosinfärbung Eosinophilie des Zytoplasmas, histol. Gewebeinfiltration mit Leukozyten, Demarkation des nekrotischen Gewebes mit Randsaumbildung u. Bildung von Granulationsgewebe; **Formen: 1.** Koagulationsnekrose (sog. Gerinnungsnekrose): Denaturierung von Proteinen u. „strukturierte" N. mit zunächst noch erkennbarer Gewebestruktur; Vork. v. a. in Herz, Leber, Milz u. Niere inf. lokaler Ischämie (z. B. Infarkt) u. im Magen-Darm-Trakt inf. einer Verätzung mit Säuren u. Salzen; **2.** verkäsende N.: Sonderform der Koagulationsnekrose mit Ausbildung einer amorphen, eosinophilen Masse; Vork. z. B. bei Infektionen, v. a. Tuberkulose; **3.** Kolliquationsnekrose (sog. Erweichungsnekrose): Verflüssigung der nekrotischen Zellen u. strukturloses Gewebe; Vork. v. a. in Gehirn u. Rückenmark inf. einer Apoplexie od. im Pankreas durch Autolyse* bei Pankreatitis, im Magen-Darm-Trakt nach Verätzung mit Basen. Je nach Lok. u. Ausmaß einer N. kann es zur Restitutio ad integrum, Ausbildung einer Narbe* od. einer Pseudozyste (s. Zyste) kommen. Vgl. Gangrän.

Nekro|zoo|spermie (↑; Sperm-*) **f:** syn. Akinospermie; Unbeweglichkeit der Spermien; s. Sperma-Untersuchung (Tab.).

Nélaton-Katheter (Auguste N., Chir., Paris, 1807-1873; Katheter*) **m:** s. Blasenkatheter.

Nélaton-Linie (↑): s. Roser-Nélaton-Linie.

Nelken|öl: s. Flores Caryophylli.

Nelson-Test (Robert A. N., amerikan. Serol., geb. 1922) **m:** syn. TPI*-Test.

Nelson-Tumor (↑; Tumor*) **m:** (engl.) Nelson's tumour; ACTH-(u.-MSH-)produzierendes, wahrscheinlich hyperplasiogenes Adenom des Hypophysenvorderlappens; Auftreten bei ca. 10% aller Pat. nach Adrenalektomie*; **Sympt.:** (röntg.) Sellavergrößerung; evtl. Gesichtsfeldausfälle, Hyperpigmentierung.

NEL-Wert: Kurzbez. f. (engl.) **N**o effect **l**evel; s. No observed effect level.

Nemat|helminthes (gr. νῆμα Faden; ἕλμινς, ἕλμινθος Wurm) **f pl:** syn. Aschelminthes (Schlauchwürmer), Fadenwürmer (auch Rundwürmer genannt wegen ihres kreisrunden Querschnitts); langgestreckte Metazoen mit Hautmuskelschlauch u. einer mit Flüssigkeit gefüllten primären Leibeshöhle (Pseudocoel); heterogen zusammengesetzter Tierstamm mit mehreren Klassen; med. relevant sind nur die Klassen Nematodes* (Fadenwürmer i. e. S.) u. Acanthocephala* (Kratzer); die Zuordnung letzterer zu den N. ist jedoch umstritten.

Nemati|zide (↑; -zid*) **n pl:** (engl.) nematicides; Mittel gegen Würmer; s. Pestizide.

Nemato|cera (↑; gr. κέρας Horn) **n:** taxonomische Bez. f. Mücken*.

Nematoden|in|fektion (↑; -id*; Infekt-*) **f:** (engl.) nematodiases; Inf. durch Nematodes; je nach Art in allen Klimazonen vorkommend od. auf die Tropen beschränkt; **1. fäkal-orale Inf.:** kosmopolitisch (in Ländern mit schlechten hygienischen Zuständen häufiger): Ascaris lumbricoides, Trichuris trichiura, Enterobius vermicularis, Capillaria philippinensis, Toxocara cati u. Toxocara canis (Tiernematoden; vgl. Larva migrans); **2. perkutan eindringende Nematoden:** Ankylostoma duodenale, Necator americanus, Strongyloides stercoralis; **3.** Nematoden **aus Zwischenwirten od. Überträgern:** Trichinella spiralis, Angiostrongylus cantonensis, Gnathostoma spinigerum. S. a. Filariosen, Drakunkulose, Onchozerkose.

Nematodes (↑; ↑) **f pl:** (engl.) Nematoda; Fadenwürmer; freilebende Formen, Saprozoen, Kommensalen, Pflanzen-, Tier- u. Menschenparasiten des Stammes Nemathelminthes*; **Gattungen:** Angiostrongylus, Anisakis, Ankylostoma, Ascaris, Capillaria, Dracunculus, Enterobius, Gnathostoma, Necator, Oesophagostomum, Strongyloides, Trichinella, Trichostrongylus, Trichuris, Toxascaris, Toxocara sowie die Filarien* Mansonella, Loa, Onchocerca, Brugia, Wuchereria, Dirofilaria; **Entwicklung: 1.** ohne Wirtswechsel (monoxen); Larven entwickeln sich entw. im Freien in der Eihülle u. werden oral aufgenommen (Ascaris, Trichuris, Enterobius) od. schlüpfen aus der Eihülle u. dringen perkutan ein (Ankylostoma, Necator, Strongyloides). **2.** Mit Wirtswechsel (heteroxen); eine Zwischenform stellt Trichinella dar, deren Adultwürmer (Darmtrichinen) Larven absetzen, die in die Muskulatur desselben Individuums einwandern; bei Larvenentwicklung in einem Zwischenwirt (diheteroxen) erfolgt die Übertragung auf den Endwirt durch orale Aufnahme (Dracunculus, Angiostrongylus) od. durch Insekten (Filarien*); bei Entw. über zwei Zwischenwirte (triheteroxen) werden infektiöse Larven oral mit der Nahrung aufgenommen (Gnathostoma). **3.** Mit Generationswechsel (Heterogonie; nur bei Strongyloides); erst eine freilebende Generation von ♂♂ u. ♀♀ produziert Larven, die perkutan in den Wirt eindringen u. zu ♀♀ heranwachsen, die sich parthenogenet. vermehren.

Neo-: auch Ne-; Wortteil mit der Bedeutung neu, jung; von gr. νέος.

Neo|cerebellum (↑; Cerebello-*) n: stammesgeschichtl. junger Teil des Kleinhirns (Kleinhirnhemisphären).

Neo|cortex (↑; Cort-*) m: stammesgeschichtl. jüngster Teil der Großhirnrinde; vgl. Isocortex.

Neo|dym (↑) n: (engl.) neodymium; Symbol Nd, OZ 60, rel. Atommasse 144,24; zur Gruppe der Lanthanoide* gehörendes chem. Element.

Neo|logismus (↑; gr. λογισμός Gedanke, Begriff) m: (engl.) neologism; Wortneubildung; Bildung eines Wortes, das im normalen Wortschatz einer Sprache* nicht vorkommt; physiol. während der normalen Sprachentwicklung, pathol. z. B. bei Aphasie*, Schizophrenie*.

Neo|mycin (INN) n: Lokalantibiotikum aus d. Gruppe der Aminoglykosid*-Antibiotika; Verw.: zur präoperativen Darmsterilisierung, bei Coma hepaticum, in Salbenverbänden bei infizierten Hautwunden; N. B: syn. Framycetin*.

Neon (Neo-*) n: chem. Element, Symbol Ne, OZ 10, rel. Atommasse 20,179; Edelgas.

Neo|natal|sterblichkeit (↑; lat. natus geboren): s. Säuglingssterblichkeit (Tab.).

Neo|natologie (↑; ↑) f: Teilgebiet der Kinderheilkunde, das sich mit Diagn. u. Ther. von Erkr. des Neugeborenen befaßt; vgl. Perinatalmedizin.

Neo|plasie (↑; -plasie*) f: (engl.) neoplasia; Neubildung von Gewebe; **1.** i. R. der Regeneration (z. B. von Granulationsgewebe* bei Wundheilung); **2.** als Neoplasma*.

Neo|plasie, multiple endo|krine (↑; ↑) f: Abk. MEN; s. Polyadenomatose-Syndrome.

Neo|plasma (↑; -plasma*) n: (engl.) neoplasm; Neubildung von Gewebe, die im Ggs. zu Hyperplasie*, Hypertrophie* u. Regeneration auf einer Störung od. dem Verlust der Wachstumsregulation beruht. Vgl. Tumor.

N

Neo|pterin n: 2-Amino-4-oxo-6-(D-erythro-1′,2′,3′-trihydroxypropyl)-pteridin; Abbauprodukt von Guanosintriphosphat (Abk. GTP), entsteht unter dem Einfluß von Interferon-γ (aus aktivierten T*-Lymphozyten) v. a. im Stoffwechsel von Makrophagen*, wird renal ausgeschieden; biol. Funktion unbekannt, evtl. Cofaktor der Leukozytenstimulation in Zus. mit Immunreaktionen; Vermehrung z. B. bei schweren persistierenden Virusinfekten (Zytomegalie, HIV-Infektion), Autoimmunkrankheiten*, Transplantatabstoßung u. bei versch. malignen Tumoren. Die Neopterinausscheidung scheint, als Ausdruck der T-Lymphozyten-Aktivität, ein empfindlicher Verlaufsparameter zu sein.

Neo|stigmin n: 3-Dimethylcarbamoyloxy-N,N,N-trimethylaniliniumhydroxid (IUPAC); Cholinesterasehemmer*, Verw.: s. Parasympathomimetika.

Neo|striatum (Neo-*; lat. stria Vertiefung, Rille) n: Bez. f. Putamen u. Nucleus caudatus.

Neo|synephrin n: syn. Phenylephrin*.

Neo|vagina (Neo-*; Vagina*) f: s. Kolpopoese.

Nephelo|metrie (gr. νεφέλη Nebel; Metr-*) f: (engl.) nephelometry; Methode zur Konzentrationsbestimmung fein verteilter Stoffe in Gasen bzw. kolloidal gelöster Substanzen in Flüssigkeiten; **Prinzip:** Messung des seitl. in einem best. Winkel zum gebündelten Primärlichtstrahl abgebeugten Streulichts (Tyndallometrie), dessen Intensität innerh. eines best. Konzentrationsbereichs der Zahl der Teilchen proportional ist. Vgl. Streuung, Kolloide, Lasernephelometrie.

Nephel|opsie (↑; Op-*) f: (engl.) nephelopia; Nebelsehen inf. Trübung der brechenden Medien des Auges, Sympt. bei Katarakt*.

Nephr-: auch Nephro-; Wortteil mit der Bedeutung Niere; von gr. νεφρός.

Nephr|ek|tomie (↑; Ektomie*) f: (engl.) nephrectomy; op. Entfernung einer Niere.

Nephritis (↑; -itis*) f: Nierenentzündung; s. Glomerulopathie, Pyelonephritis, Strahlennephritis, Balkan-Nephropathie.

Nephritis, hereditäre chronische (↑; ↑) f: s. Alport-Syndrom.

Nephritis luica (↑; ↑) f: (engl.) syphilitic nephritis; im Sekundär- u. Tertiärstadium der Syphilis* ablaufende interstitielle Umwandlung des Nierenparenchyms bis zur Schrumpfniere (Nephritis interstitialis chronica fibrosa multiplex).

Nephritis, lupoide (↑; ↑) f: s. Lupusnephritis.

Nephritis, tubulo-inter|stitielle (↑; ↑) f: akut od. chron. auftretende, entzündlich-infiltrative Veränderung des interstitiellen Gewebes im Nierenparenchym; **Formen: 1.** bakterielle t.-i. N.: s. Pyelonephritis; **2.** abakterielle t.-i.. N.: **a)** medikamentös bedingt, z. B. durch Antibiotika, Diuretika, Analgetika; **b)** als Frühkomplikation sept. Infektionen; **c)** als Abstoßungsreaktion nach Nierentransplantation; **d)** Strahlennephritis*; **e)** bei Autoimmunkrankheiten (systemischer Lupus erythematodes, Kryoglobulinämie).

Nephro|blastom (↑; Blast-*; -om*) n: syn. Wilms*-Tumor.

Nephro|graphie (↑; -graphie*) f: (engl.) 1. nephrography, 2. radioisotope renography; **1.** Röntgenkontrastdarstellung der Niere; s. Urographie; **2.** Radioisotopennephrographie*.

Nephro|kalzinose (↑; Calc-*; -osis*) f: (engl.) nephrocalcinosis; Ablagerung von Kalksalzen in den Tubulusepithelien, im Lumen der Tubuli u. im interstitiellen Nierengewebe; **Formen: 1.** primäre N.: Verkalkung gesunden Nierenparenchyms als Folge einer gestörten renalen Calciumausscheidung od. mangelnder Harnsäuerung; Vork. z. B. bei Hyperparathyreoidismus, Vitamin-D-Hypervitaminose, Sarkoidose, Oxalose, Burnett-Syndrom, renaler tubulärer Azidose; **2.** sekundäre N.: Verkalkung vorgeschädigten Nierengewebes, z. B. nach entzündlich od. toxisch bedingten Tubulusnekrosen, Amyloidose, Plasmozytom; **Sympt.:** Hyperkalzämie, Hyperkalzurie, u. U. Einschränkung der Nierenfunktion; Nephrolithiasis*, Pyelonephritis*; **Diagn.:** (röntg.) punkt- u. stippchenförmige Ansammlung zarter Kalkschatten in der Markregion, zu Beginn insbes. im Bereich der Papillenspitzen, evtl. Ausbildung keilförmiger Areale, seltener steinähnlicher Gebilde; Computertomographie.

Nephro|lithiasis (↑; Lith-*; -iasis*) f: Nierensteinkrankheit; Bildung von Konkrementen in den Tubuli der Niere (s. Randall-Plaque), dem Nierenbecken u. den ableitenden Harnwegen (Ureterstein*, Blasenstein*); Zusammensetzung u. Häufigkeit: s. Tab.; **Path.:** ungeklärt; extrarenale begünstigende Faktoren sind u. a. Ernährung (bei eiweiß- u. fettarmer, wasserreicher Kohlenhydratkost sind Nierensteine selten), endokrine Störungen des Calciumstoffwechsels (z. B. bei Hyperparathyreoidismus) u. Störungen des Harnsäurestoffwechsels. Die Größe der Nierensteine reicht von Reiskorn-, Linsen- u. Erbsengröße bis zum Ausgußstein od. Korallenstein, der das ganze Nierenbecken ausfüllen kann. **Klin.:** Auftreten von Sympt. v. a. bei Steinwanderung; **1.** akuter Steinanfall (sog. Nierenkolik): heftigste, anfallsweise auftretende, krampfartige (selten eher dumpfe) Schmerzen; Häufigkeit u. Dauer der Anfälle verschieden (Min. bis Std.); bei

Nephrolithiasis

Zusammensetzung	Häufigkeit (%)	Auftreten von Koliken	Röntgendichte
Calciumsalze	75–85	ja	ja
Calciumoxalat	(35)		
Calciumurat	(40)		
Calciumphosphat (Brushit)	(1)		
Hydroxylapatit	(2)		
Harnsäure	5–10	ja	nein
Magnesiumammoniumphosphat (Struvit)	10–15	nein	ja
Cystin	1	ja	ja

hoher Steinlokalisation in d. Lendengegend der betroffenen (evtl. auch der gesunden) Seite, oft im Rücken; bei tiefsitzendem Ureterstein ausstrahlend in d. Symphyse, Oberschenkelinnenfläche, Hoden, Schamlippen; u. U. Erbrechen, Bauchdeckenspannung, bes. im Oberbauch od. im Verlauf des Ureters, reflektor. Ileus, Frösteln od. Schüttelfrost bei kl. frequentem Puls ohne wesentl. Temperatursteigerung, Harndrang bei verminderter Harnmenge, reflektor. Anurie; nach kurzer Zeit meist schon makroskop. sichtbare Hämaturie (fehlt bei komplettem Ureterverschluß). Bei akutem Anfall kommt es in der Mehrzahl der Fälle zum Abgang des Steins. **2.** chronische N. (sog. Steinleiden): Koliken bleiben meist aus, wenn das Konkrement eine Größe erreicht hat, bei der es nicht mehr zur Einklemmung kommen kann (Nierenbeckenausgußstein); bakterielle Infektionen führen häufig zu Kompl. (Pyelonephritis, Urosepsis, Schrumpfniere). Die Sympt. sind wenig ausgeprägt; dumpfer Druck in d. Nierengegend, auch unbest. Schmerzen im Verlauf des Ureters; Progn. abhängig von der Art der Kompl. **Diagn.:** Ultraschalldiagnostik, Röntgendiagnostik (Röntgenkontrast- u. Abdomenleeraufnahme), Computertomographie; **Kompl.:** Entz. des Nierenbekkens mit nachfolgender Pyelonephritis, Hydronephrose, Blutungen, Niereninsuffizienz; **Ther.:** Schlingenextraktion*, Stoßwellenlithotripsie (s. Lithotripsie), Urolitholyse* od. Operation; **Proph.:** s. Steinprophylaxe.

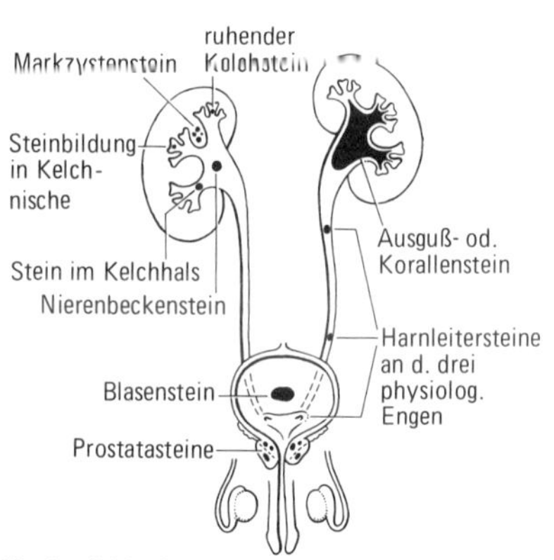

Nephrolithiasis:
häufigste Lokalisationen der Steine

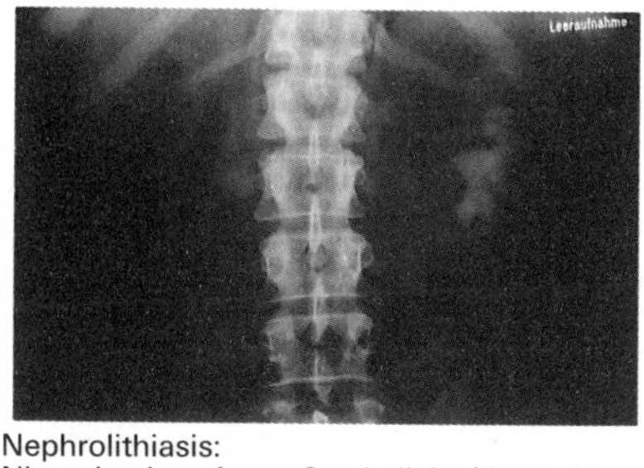
Nephrolithiasis:
Nierenbecken-Ausgußstein links (Röntgen-Leeraufnahme) [27]

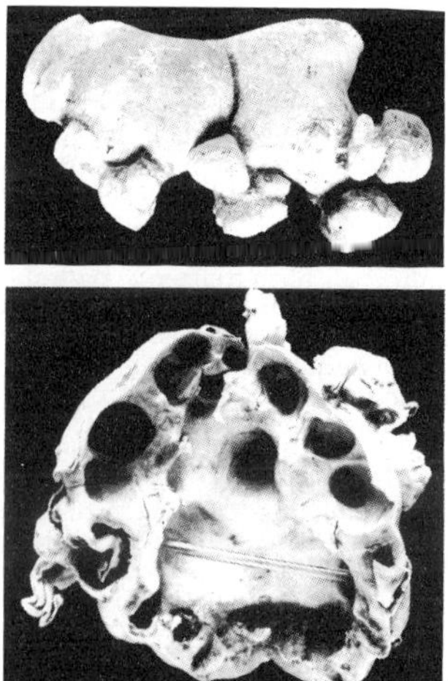
Nephrolithiasis:
großer Nierenbeckenausgußstein mit Befund des Nierendurchgangs [350]

Nephro|litho|lyse (↑; ↑; Lys-*) f: s. Urolitholyse.

Nephro|litho|tomie (↑; ↑; -tom*) f: s. Nephrotomie.

Nephro|logie (↑; -log*) f: (engl.) nephrology; Teilgebiet der Medizin, das sich mit Morphologie, Funktion u. Krankheiten der Niere befaßt.

Nephrom (↑; -om*) n: (engl.) nephroma; (maligner) Nierentumor.

Nephron (↑) n: sog. Elementarapparat; kleinste funkt. Einheit der Niere* (1 Million pro Niere), bestehend aus Glomerulus, proximalem Tubuluskonvolut, Henle-Schleife, distalem Tubulus u. Sammelrohren; **Funktion:** Harnbereitung in drei Stufen: **1.** glomeruläre Filtration: aus dem durchfließenden Blut werden im Glomerulus v. a. Zellen u. Proteine zurückgehalten u. das Plasmafiltrat (Primärharn*) den Tubuli (Harnkanälchen) zugeführt; **2.** tubuläre (Rück-)Resorption der meisten gelösten Stoffe in Tubulus u. Sammelrohren (werden dem Blut wieder zugeführt), gleichzeitig Verminderung der Flüssigkeit durch Resorption von Wasser; **3.** tubuläre Sekretion best. Substanzen in die im Tubulus verbleibende Flüssigkeit: aus dem Tubulusepithel Wasserstoffionen, Ammoniak, Kalium u. org. Säuren. Die entstehende Flüssigkeit ist der Endharn. Die Nierenleistung wird global erfaßt durch die glomeruläre Filtrationsrate, den effektiven renalen Plasmastrom u. die Harnkonzentration. Vgl. Clearance, Malpighi-Körperchen.

Nephrono|phthisis, hereditäre idio|pathische (↑; Phthisis*) f: (engl.) familial juvenile nephronophthisis; syn. familiäre juvenile Nephronophthisis, medulläre zystische Nierendegeneration; wahrscheinl. autosomal-rezessiv vererbte Nierenerkrankung (dd von der Markschwammniere* abzugrenzen); **pathol.-histol.:** zystische, z. T. divertikelartige Erweiterung der Tubuli mit Atrophie, Hyalinisierung u. Fibrosierung der Glomeruli, Ausbildung von Schrumpfnieren; **Klin.:** Manifestation im 2.-7. Lj.; häufig Komb. mit anderen Fehlbildungen (Herzfehler, Lippen- u. Gaumenspalten); Polydipsie, Polyurie, ausgeprägte Anämie, renaler Minderwuchs; Blutdruck erst in Spätstadien erhöht, geringe Proteinurie, gelegentl. Glukosurie; **Progn.:** ungünstig, fortschreitende Niereninsuffizienz bis zur Urämie im 12.-16. Lebensjahr.

Nephro|pathia epi|demica (↑; -pathie*; Epidemie*) f: syn. hämorrhagisches Fieber* mit renalem Syndrom.

Nephro|pathia gravidarum (↑; ↑; lat. gravida schwanger) f: s. Schwangerschaftsproteinurie.

Nephro|pathie, chronische en|demische (↑; ↑) f: s. Balkan-Nephropathie.

Nephro|pathie, dia|betische (↑; ↑) f: s. Glomerulosklerose, diabetische.

Nephro|pathie, hypo|kali|ämische (↑; ↑) f: (engl.) hypokaliaemic nephropathy; syn. kaliopenische Nephropathie; durch Hypokaliämie* verursachte Nephropathie mit Vakuolenbildung in den Epithelzellen der distalen, seltener der proximalen Nierentubuli; **Urs.:** renale od. intestinale Kaliumverluste, z. B. durch Laxanzien- od. Diuretikaabusus, Durchfall, Erbrechen; **Klin.:** Polyurie*, Isosthenurie*, geringe Proteinurie* u. Polydipsie* u. Hypokaliämiesyndrom*; **Ther.:** Kaliumsubstitution, Aldosteronantagonisten; **Progn.:** lang andauernder Kaliummangel führt zu narbig-fibrotischem Umbau der Nieren mit progredienter Niereninsuffizienz bis zur Urämie. Vgl. Salzverlustsyndrom, renales.

Nephro|pathie, ob|struktive (↑; ↑) f: (engl.) obstructive nephropathy; syn. postrenales akutes Nierenversagen; akute Anurie* durch Harnabflußbehinderungen* inf. Verlegung der intra- od. häufiger der postrenalen (ableitenden) Harnwege; **Urs.:** intrarenale Störungen v. a. bei Plasmozytom u. Hyperurikämie als sog. Harnsäureverstopfungsniere (Gicht, Zytostatikabehandlung bei Leukämie); extrarenale Störungen bei Einzelniere, v. a. Ureterverschluß, z. B. durch Steine (auch kristallin ausgefallene Harnsäure), abgestoßene nekrot. Nierenpapillen, Ureterkompression durch Tumoren, Blutgerinnsel, auch bei retroperitonealem Hämatom, Fibrosen (nach Bestrahlung), Ormond-Syndrom, inf. Schleimhautschwellung nach retrograder Pyelographie, Ureterligatur bei gyn. Operationen, sowie Erkr. der unteren Harnwege, z. B. neurogene od. anat. Blasenstörungen, benigne Prostatahyperplasie, Harnröhrenverlegungen; **Progn.:** nach Beseitigung der Harnabflußbehinderung Polyurie mit u. U. lebensbedrohlicher Hypokaliämie, i. d. R. rasche Normalisierung der Nierenfunktion.

Nephro|pexie (↑; -pexie*) f: (engl.) nephropexy; op. Fixation der Niere in korrekter anat. Position bei Nephroptose*.

Nephro|ptose (↑; -ptose*) f: (engl.) nephroptosis; syn. Senkniere, Wanderniere, Ren mobilis; abnorme Beweglichkeit der Niere bei Änderung der Körperhaltung; **Vork.:** meist rechtsseitig bei asthenischen Frauen; **Diagn.:** (radiol.) bei der Ausscheidungsurographie Tiefertreten der Niere um mind. zwei Wirbelkörper im Stehen, dabei

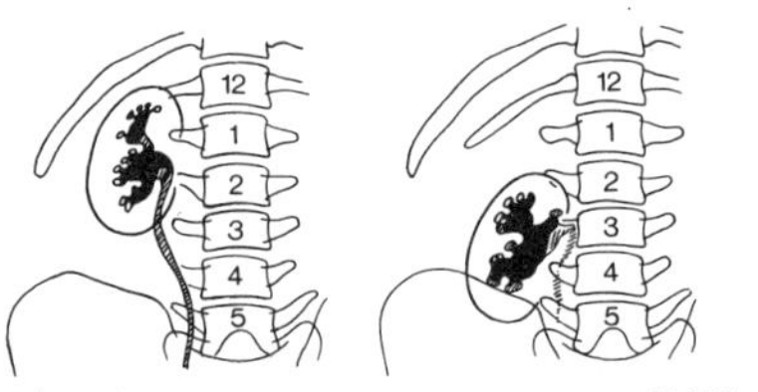

Nephroptose [319]

langer, geschlängelter Ureter evtl. mit Harnstauung; **Ther.:** nur bei ausgeprägten Beschwerden Nephropexie*.

Nephror|rhagie (↑; gr. ῥαγῆναι reißen) f: Nierenblutung*.

Nephrose (↑; -osis*) f: (engl.) nephrotic syndrome; veraltete Sammelbez. f. degenerative Nierenerkrankungen sehr unterschiedl. Genese; klin. nur noch i. S. des nephrotischen Syndroms* gebräuchlich.

Nephro|sklerose (↑; Skler-*; -osis*) f: (engl.) nephrosclerosis; Mikroangiopathie der Nierenarteriolen mit Hypertonie*; **Formen: 1.** primäre maligne N.: möglicherweise durch Einnahme von Ovulationshemmern verursachte, rasch verlaufende Erkr. mit maligner Hypertonie, nekrotisierender Arteriolitis, schwerer hämolytischer Anämie u. Verbrauchskoagulopathie; führt zu akutem Nierenversagen, Linksherzinsuffizienz u. Krampfanfällen; Progn.: unbehandelt letaler Verlauf, auch unter Therapie häufig Schrumpfniere* u. terminale Niereninsuffizienz; **2.** sekundäre maligne N.: Arteriolosklerose der Nierengefäße inf. einer lange bestehenden Hypertonie mit Albuminurie, Mikrohämaturie u. Ödemen; führt zu Herz- u. progredienter Niereninsuffizienz; **3.** benigne N. bei allg. Arteriosklerose ohne progrediente Niereninsuffizienz. Vgl. Mikroangiopathie, thrombotische.

Nephro|stomie (↑; -stomie*) f: (engl.) nephrostomy; **1.** op. Anlegen einer Fistel durch das Nierenparenchym mittels Katheter (Nephrostomiekatheter) zur künstlichen Harnableitung* aus dem Nierenbecken, z. B. bei Hydronephrose*; **2.** perkutan unter Ultraschall- od. Röntgenkontrolle

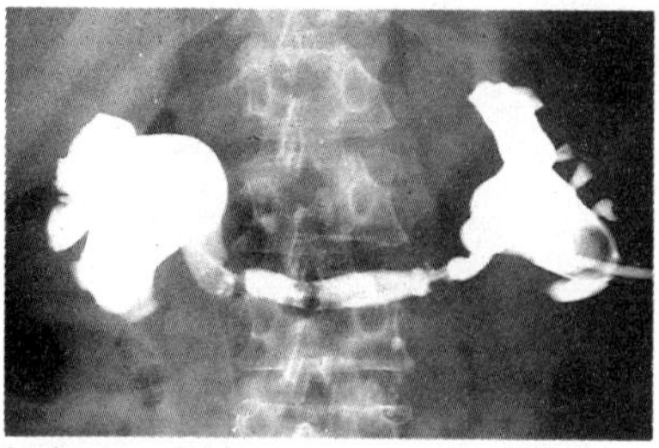

Nephrostomie:
sog. Doppel-J-Katheter (mit beidseits gekrümmten Enden) vom rechten zum linken Nierenbecken und perkutane Nierenfistel links (der linksseitige Füllungsdefekt entspricht dem geblockten Ballon der Nierenfistel) [27]

durchgeführte Punktionsfistelung des Nierenbeckens v. a. bei Harnstauungsniere od. als Vorbereitung f. perkutane op. Eingriffe, z. B. Lithotripsie.

Nephro|tom (↑; -tom*) n: (engl.) nephrotome; Ursegmentstiel zw. den Ursegmenten* u. den Seitenplatten, aus dem der Harnapparat hervorgeht.

Nephro|tomie (↑; ↑) f: (engl.) nephrotomy; Einschnitt in das Nierenparenchym; z. B. zur Entfernung von Konkrementen, Nephrostomie.

Nephro|tomo|graphie (↑; ↑; -graphie*) f: (engl.) renal tomography; (radiol.) Schichtuntersuchung durch native Tomographie* zur überlagerungsfreien Darstellung der Nieren; **Ind.:** Verdacht auf Nephrolithiasis*, einseitige Schrumpfniere, Parenchymnarben. Die früher nach Kontrastmittelgabe durchgeführte Frühtomographie (zur Diagn. einer Nierenarterienstenose) ist durch die digitale Subtraktionsangiographie* ersetzt. Vgl. Frühnephrographie.

nephro|toxisch (↑; Tox-*): (engl.) nephrotoxic; Bez. f. Substanzen, die das Nierenparenchym schädigen können; s. Nierenversagen, akutes.

Nephro|ureter|ek|tomie (↑; Ureter*; Ektomie*) f: (engl.) nephro-ureterectomy; op. Entfernung einer Niere mit dem Ureter u. seinem Einmündungsgebiet in die Blase (Blasenwandmanschette); z. B. bei malignem Nierenbeckentumor, Nierentuberkulose.

Nephro|zysto|graphie (↑; Kyst-*; -graphie*) f: (engl.) renal cystography; veraltetes Verf. zur röntg. Darstellung von Nierenzysten mit perkutaner Kontrastmittelinjektion; ersetzt durch Computertomographie.

Neptunium (lat. Neptunus mythologische Gestalt) n: chem. Element, Symbol Np, OZ 93, rel. Atommasse 237; zur Gruppe der Actinoide* gehörendes vierwertiges Metall.

Nernst-Gleichung: (engl.) Nernst equation; Gleichung zur Berechnung des elektrochemischen Gleichgewichtspotentials eines Ions an der Zellmembran:

$$E = R \cdot T \cdot (F \cdot z)^{-1} \cdot \ln([x]_a/[x]_i)$$

(R = allg. Gaskonstante, T = absolute Temperatur, F = Faraday-Konstante, z = Ladungszahl des Ions, x = Außen- bzw. Innenkonzentration des Ions).

nerval (Nervus*): durch Tätigkeit der Nerven, zu Nerven gehörend.

Nerven (↑): (engl.) nerves; i. e. S. der aus parallel verlaufenden Nervenfasern mit bindegewebiger Umhüllung bestehende Anteil des peripheren Nervensystems; die Nervenzellen peri-

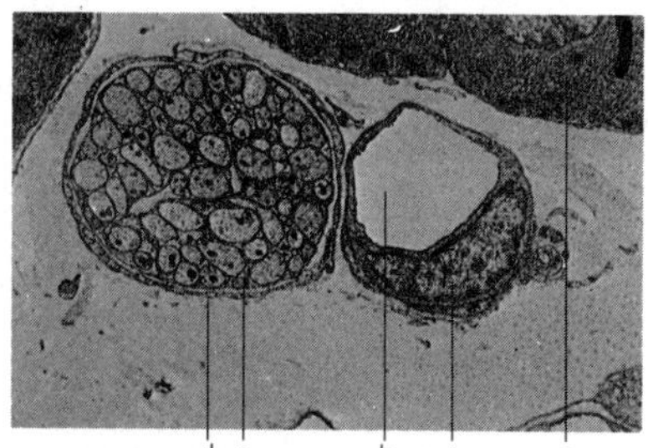

Nerven:
Querschnitt eines marklosen Nerven innerhalb des exokrinen Pankreas (a) mit mehr als 50 Achsenzylindern, der von einer Kapillare (b) mit Endothelzellen (c) begleitet wird. Die Achsenzylinderbündel sind von Perineurium (d), Endoneurium (e) und Schwann-Zelle umgeben (elektronenmikroskopische Aufnahme). [395]

pherer N. sind im ZNS od. in einem peripheren Ganglion* lokalisiert; nach ihrer Funktion können periphere N. in vier Gruppen eingeteilt werden: **1.** somatomotorische od. efferente N., die Impulse aus dem ZNS für die Körpermotorik an die quergestreifte Muskulatur übermitteln; **2.** somatosensible od. afferente N., die exterozeptive od. propriozeptive Reize aufnehmen u. an das ZNS weiterleiten; vermitteln Reize von Sinnesorganen an das ZNS (vgl. Sensibilität); **3.** viszeromotorische N., die Impulse des ZNS an die glatte Muskulatur od., als sekretomotorische N., an Drüsen weiterleiten; **4.** viszerosensible N., die enterorezeptorische Impulse innerer Organe an das ZNS weiterleiten. Periphere N. enthalten i. a. mehrere versch. Faserarten u. werden daher als gemischte N. bezeichnet. Vgl. Nervus.

Anatomische Bezeichnung der Nerven siehe unter Nervus.

Nerven, ad|ren|erge (↑): (engl.) adrenergic nerves, sympathetic nerves; Nervenfasern, die an ihren Endigungen b. Erregung die Überträgersubstanzen Adrenalin od. Noradrenalin freisetzen; a. N. kommen (in der Peripherie) nur im sympathischen System vor (postganglionäre Fasern des Sympathikus). Vgl. Fasern, cholinerge.

Nerven|blockade (↑): (engl.) nerve block; Unterbrechung der Nervenleitung: **1.** durch Lokalanästhetika als Leitungsanästhesie*; **2.** durch sog. Neurolytika (z. B. Äthylalkohol, Phenol, Ammoniumsulfat) als neurolytische N. mit irreversibler Nervenschädigung i. R. der Schmerztherapie*; wird zunehmend (z. B. bei Trigeminusneuralgie) durch Thermokoagulation ersetzt.

Nerven|druck|punkte (↑): s. NAP, Valleix-Punkte.

Nerven|endigung, freie (↑): (engl.) free nerve ending; marklose Endigung afferenter Nervenfasern ohne Nervenendorgane*; kommen in fast allen Geweben des Körpers vor u. dienen der Schmerzwahrnehmung (Nozizeption*) u. der Aufnahme mechan., thermischer u. chem. Reize.

Nerven|end|organe (↑) n pl: (engl.) neural end organs; korpuskuläre Rezeptoren* an den Endigungen afferenter Nervenfasern; z. B. Krause-Endkolben, Meissner-Körperchen, Ruffini-Körperchen, Vater-Pacini-Lamellenkörperchen. Vgl. Nervenendigung, freie.

Nerven|entzündung (↑): Neuritis*.

Nerven|faser (↑): (engl.) nerve fibre; aus Achsenzylinder* u. Nervenscheide bestehende, bis zu 1 m lange Fortsätze der Nervenzelle*; dient der Erregungsleitung; nach dem Aufbau der Nervenscheide unterscheidet man markhaltige (s. Myelinscheide) u. marklose N., bei denen z. T. mehrere Achsenzylinder vom Zytoplasma der Schwann-Zelle umgeben sind; abhängig von Dicke u. Leitungsgeschwindigkeit werden N. in Typ A (dick, schnell), B u. C (dünn, langsam) unterteilt. N. sind in das bindegewebige Endoneurium eingelagert, werden im Perineurium* zu Faszikeln zusammengefaßt u. vom Epineurium umhüllt. Vgl. Nerven, Schwann-Scheide.

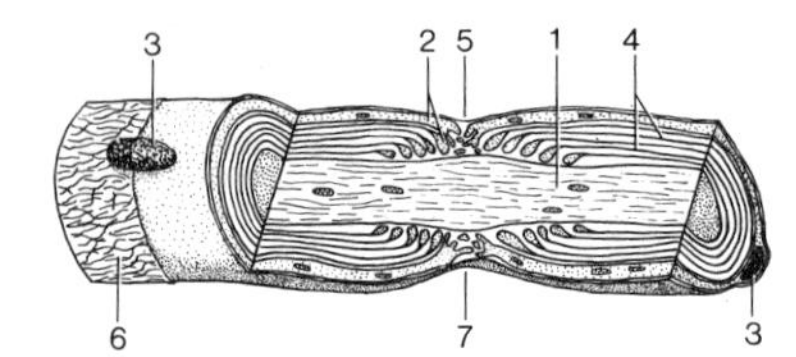

Nervenfaser:
Schema einer markhaltigen Nervenfaser mit Ranvier-Schnürring bei elektronenmikroskopischer Auflösung;
1: Achsenzylinder; 2: Zytoplasma der Schwann-Zelle; 3: Kern der Schwann-Zelle; 4: Myelinlamellen; 5: Basalmembran; 6: Henle-Scheide; 7: Ranvier-Schnürring [172]

Nerven|faser|zeichnung, retinale (↑): von einzelnen Nervenfaserbündeln bewirkte streifige Zeichnung am Augenhintergrund, die bes. im Bereich der Papilla nervi optici gut sichtbar ist; klin. Untersuchung mit rotfreiem Licht (Grünfilter) zur DD von Erkr. des N. opticus.

Nerven|gewebe (↑): (engl.) neural tissue; aus dem Ektoderm hervorgegangenes, stark differenziertes Gewebe mit der Fähigkeit zur Erregungsbildung, -leitung u. -verarbeitung sowie Reizbeantwortung; besteht aus erregungsleitenden Nervenzellen* u. Gliazellen (s. Neuroglia) als Stütz- u. Nährzellen.

Nerven||gifte (↑): syn. Neurotoxine. **N.kern** (↑): (anat.) Nucleus*. **N.lähmung** (↑): s. Lähmung. **N.leitungs|geschwindigkeit** (↑): Abk. NLG; s. Elektroneurographie. **N.luxation** (↑; Luxation*) f: (engl.) peripheral nerve dislocation; Verlagerung eines Nerven aus seiner Bahn; z. B. des N. ulnaris aus dem Sulcus nervi ulnaris bei Beugung des Ellenbogens.

Nerven|naht (↑): (engl.) nerve suture; mikrochir. Wiedervereinigung durchtrennter Nerven (-hüllen) durch spannungsfreie perineurale bzw. die Faszienhüllen einbeziehende Nähte; **1.** primäre N. durch direkte Adaptation der Nervenstümpfe i. R. der chir. Erstversorgung (nur in Ausnahmefällen bei glatten, sauberen Schnittverletzungen möglich); **2.** sekundäre N.: autologe interfaszikuläre Transplantation unter Verw. eines Spendernerven (sensible Hautnerven, v. a. N. suralis), am günstigsten 4-8 Wo. nach Verletzung (ggf. nach Resektion eines Neuroms*); dient der Wiederherstellung der Kontinuität des Hüllgewebes als „Leitschiene" für die i. R. der Nervenregeneration* nach peripher aussprossenden Axone. Vgl. Nahtmethoden.

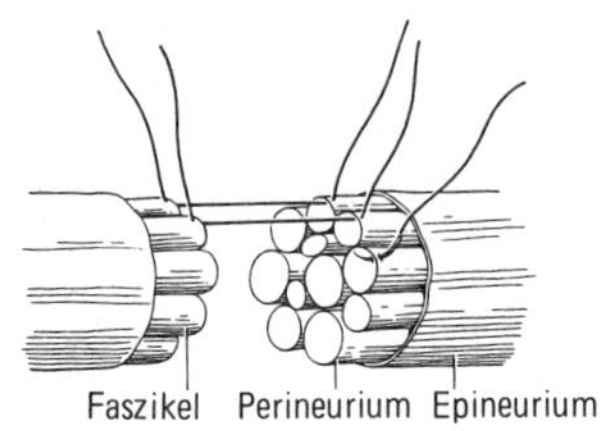

Nervennaht:
Schema der perineuralen Nervennaht [90]

Nerven|re|generation (↑; Regeneration*) f: (engl.) nerve regeneration; morphol. u. funkt. Wiederherstellung eines geschädigten peripheren Nerven durch Einwanderung von Schwann-Zellen (bilden die Schwann*-Scheide) u. Bildung von Hanken*-Büngner-Bändern, die als Leitstruktur für das aussprossende Axon dienen; die N. kann in der Elektromyographie u. durch Messung von Chronaxie u. Rheobase nachgewiesen werden. **Kompl.:** Ausbildung eines Neuroms, Fehlregeneration.

Nerven|schwäche (↑): s. Syndrom, psychovegetatives.

Nerven, somato|motorische (↑): s. Nerven.

Nerven|system (↑) n: (engl.) nervous system; Gesamtheit des Nervengewebes als morphol. u. funkt. Einheit mit der Befähigung zur Reizaufnahme in den Endapparaten (Rezeptoren), der spezif. Erregungsbildung in den Rezeptoren, der Weiterleitung der Erregung, deren Verarbeitung im Zentralnervensystem u. der Reizbeantwortung zu den peripheren Empfängern (Effektoren); **Einteilung: 1.** topographisch: Zentralnervensystem (Gehirn u. Rückenmark), peripheres N. (Hirnnerven, Rückenmarknerven u. periphere Ganglien); **2.** funktionell: animales N., vegetatives (autonomes) Nervensystem.

Nerven|system, animales (↑) n: (engl.) voluntary nervous system, somatic nervous system; Bez. f. den Anteil des Nervensystems*, der die **willkürlichen** Funktionen des Organismus regelt (Zentralnervensystem* u. peripheres Nervensystem); dient im Unterschied zum vegetativen Nervensystem* v. a. der Wahrnehmung u. Integration von Reizen u. zur Steuerung der Motorik*.

Nerven|system, auto|nomes (↑) n: syn. vegetatives Nervensystem*.

Nerven|system, intra|murales (↑) n: s. Nervensystem, vegetatives, Darmwandnervensystem.

Nerven|system, vegetatives (↑) n: (engl.) autonomous nervous system; syn. autonomes Nervensystem; Gesamtheit der dem Einfluß des Willens u. dem Bewußtsein primär nicht untergeordneten Nerven u. Ganglienzellen, die d. **Regelung der Vitalfunktionen** (Atmung, Verdauung, Stoffwechsel, Sekretion, Wasserhaushalt u. a.) dienen u. das Zusammenwirken der einzelnen Teile des Körpers gewährleisten; bildet mit d. System der endokrinen Drüsen u. den Körperflüssigkeiten eine funkt. Einheit; darüberhinaus bestehen enge Wechselbeziehungen zw. dem vegetativen u. zerebrospinalen Nervensystem, aber auch zw. vegetativen u. seel. Vorgängen. Die übergeordneten vegetativen Zentren liegen im Rautenhirn, Zwischenhirn u. z. T. auch in d. Großhirnrinde. **Drei Systeme: 1.** Sympathikus*; **2.** Parasympathikus*; **3.** intramurales System: vegetative Nervenfasern u. Ganglien in d. Wand v. Hohlorganen (Herz, Magen, Darm, Blase, Uterus), die in ihrer Funktion e. gewisse Selbständigkeit aufweisen; s. Darmwandnervensystem. Während der Sympathikus in seiner Funktion vorwiegend in Richtung auf Energieentladung u. abbauende Stoffwechselprozesse wirksam wird (ergotrope Wirkung), hat d. parasympath. Innervation Beziehungen zur Energiespeicherung, Erholung u. Aufbau (trophotrope Wirkung). Daraus ergibt sich in mancher Hinsicht e. antagonist. Verhalten dieser bd. Systeme (s. Tab.). Durch die stets gleichzeitige Wirksamkeit beider Systeme entsteht unter normalen Verhältnissen keine dauernde einseitige Funktionsänderung, sondern im Gegenteil eine synergist. Wirkung.

Nerven|wachstums|faktor (↑) m: (engl.) nerve growth factor (Abk. NGF); molekular heterogenes Protein (MG 13 300-140 000), das von den Zielzellen (adrenerge Neurone sympathischer Ganglien, sensorische Neurone der dorsalen Wurzelganglien, auch einige neoplastische Zellen neuralen Ursprungs) selbst produziert wird u. für deren Wachstum u. Überleben notwendig ist; vgl. Wachstumsfaktoren.

Nerven|wurzeln (↑): (engl.) nerve roots; Ein- bzw. Austrittsstelle peripherer Nerven* (Radix ventralis bzw. dorsalis) am Rückenmark; i. e. S. die Wurzeln* der Spinalnerven am ZNS.

Nerven|zelle (↑; Zelle*): (engl.) neuron; syn. Neurozyt, Ganglienzelle; Zelle des Nervengewebes, deren Zellkörper (Perikaryon*) einen Nucleus u. chromatinreichen Nucleolus u. deren Zytoplasma erregungsleitende Neurofibrillen*, Neurosomen*, Nissl*-Schollen u. einen Golgi*-Apparat enthält; besitzt einen od. mehrere Fortsätze (s. Dendrit) u. einen Hauptfortsatz, den Achsenzylinder*, der von einer Myelinscheide* umgeben ist, Kollateralen abgibt, sich verzweigt (s. Telodendron) u. mit Boutons terminaux an einer Synapse* endet. Nach der Anzahl der Dendriten werden uni-, bi- u. multipolare N. unterschieden; die meisten N. sind multipolar, als Sonderform kommen v. a. in Spinalganglien pseudounipolare N. vor, deren ursprünglich bipolarer

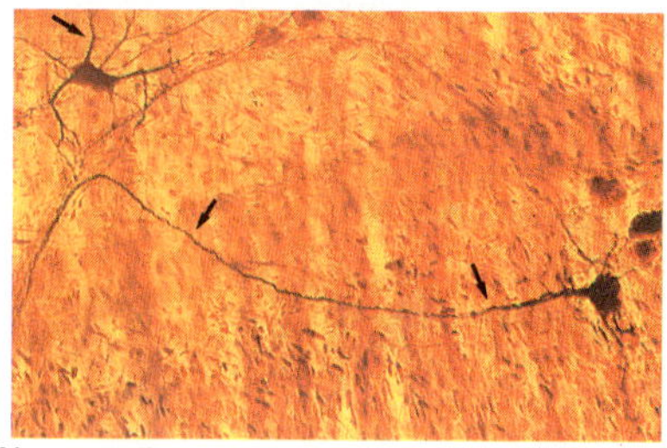

Nervenzelle:
uniaxonale multidendritische Ganglienzellen aus dem Auerbach-Plexus des Magens mit weit verfolgbaren Achsenzylindern (Pfeile, Silberimprägnation) [395]

Nervensystem, vegetatives
Antagonistisches Verhalten des sympathischen und parasympathischen Systems

Organ/Funktion	Sympathikusreiz	Parasympathikusreiz
Herzfrequenz	Erhöhung	Erniedrigung
Gefäße	Konstriktion	Dilatation
Koronargefäße	Dilatation	Konstriktion
Pupillen	Dilatation	Konstriktion
Bronchien	Dilatation	Konstriktion
Ösophagus	Erschlaffung	Kontraktion
Magenperistaltik und -drüsentätigkeit	Hemmung	Anregung
Dünn- und Dickdarmperistaltik	Hemmung	Anregung
Leber	Förderung des Glykogenabbaus	–
Blase	Urinretention, Hemmung des Detrusors, Erregung des Sphinkters	Urinentleerung, Anregung des Detrusors, Erschlaffung des Sphinkters
Genitalien	Vasokonstriktion	Vasodilatation und Erektion
Nebennieren	Anregung der Adrenalinsekretion	Hemmung der Adrenalinsekretion
Stoffwechsel	Steigerung der Dissimilation	Steigerung der Assimilation
Insulinsekretion	Hemmung	Anregung
Schilddrüsensekretion	Anregung	Hemmung

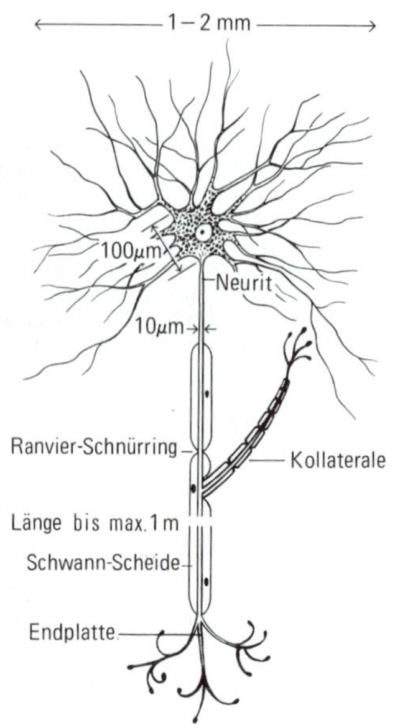

Nervenzelle

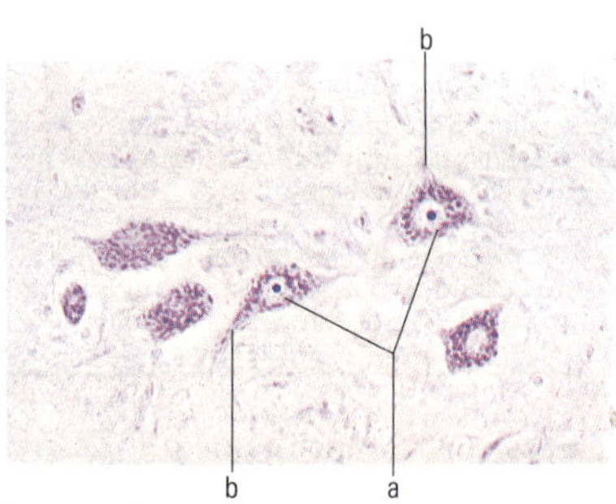

Nervenzelle:
histologischer Schnitt durch das motorische Vorderhorn des Rückenmarks (Nissl-Methylenblau-Färbung) mit multipolaren Ganglienzellen;
a: Perikarya mit Nissl-Schollen und Zellkern, der einen deutlichen Nucleolus enthält;
b: Fortsätze (Dendrit oder Neurit) der Nervenzellen [134]

Fortsatz sich zu einem Stamm vereinigt hat u. erst im weiteren Verlauf wieder gabelt. Eine N. mit allen ihren Fortsätzen wird auch als Neuron* bezeichnet. Die Verknüpfung der N. untereinander u. mit den Erfolgsorganen erfolgt über die Synapsen. Vgl. Ganglion.

Nerven|zelle, uni|polare (↑; ↑): (engl.) unipolar neuron; Nervenzelle m. einem Neurit; z. B. Stäbchen- u. Zapfenzellen der Retina, Riechzellen.

Nerven|zusammenbruch (↑): (engl.) nervous breakdown; umgangssprachl. Bez. f. abnorme Erlebnisreaktion* od. akute Psychose*.

Nervon (↑) n: s. Zerebroside.

Nervus (lat. Sehne, Muskel, Band, Energie) m (pl Nervi): Abk. N. (pl Nn.); Nerv. **N. ab|ducens** (↑) m: VI. Hinnerv; *Nucleus n. abducentis am Boden der Rautengrube; - - - → hinterer Rand der Brücke, am Clivus Durchtritt durch d. Dura mater, im Sinus cavernosus lateral der A. carotis int., durch d. Fissura orbitalis sup. in d. Augenhöhle; **V:** M. rectus lat. **N. ac|cessorius** (↑) m: XI. Hirnnerv; *Radices craniales in der Medulla oblongata, Radices spinales vom kaudalen Abschnitt des Nucleus ambiguus u. der Kernsäule an d. Basis des Vorderhorns des Rückenmarks bis zum 5. Halssegment, steigen durch das Foramen magnum in d. Schädelhöhle bis zu d. Radices craniales; Austritt aus d. Schädel durch das Foramen jugulare gemeinsam mit d. IX. u. X. Hirnnerven; - → R. int. (Accessorius vagi), kraniale Wurzel, schließt sich sofort nach Austritt aus d. Schädel dem N. vagus an, R. ext. (Accessorius spinalis), spinale Wurzel, verbindet sich mit d. Plexus cervicalis; **V:** M. trapezius, M. sternocleidomastoideus. **N. acusticus** (↑) m: s. Nervus vestibulocochlearis. **N. alveolaris inferior** (↑) m: *N. mandibularis (V_3); - - - → Pterygoidenschlitz, Foramen mandibulae, im Canalis mandibulae, Austritt durch d. Foramen mentale; - → N. mylohyoideus, Plexus dentalis inf., Rr. dentales inff., gingivales inff., N. mentalis; **V:** M. mylohyoideus, Venter ant. des M. digastricus, Mandibula, Alveolen, Zahnfleisch, Zähne des Unterkiefers, Haut der Unterlippe u. des Kinns. **N. ampullaris anterior, lateralis** (↑) m: *N. utriculoampullaris; **V:** Cristae ampullares der gleichnamigen Bogengänge. **N. ampullaris posterior** (↑) m: *N. vestibularis; **V:** Crista ampullaris des hinteren Bogengangs. **Nn. ano|coccygei** (↑) m pl: *N. coccygeus; **V:** Haut im Bereich des Steißbeins bis zum Anus. **N. ante|brachii anterior** (↑) m: syn. Nervus* interosseus anterior. **N. ante|brachii posterior** (↑) m: syn. Nervus* interosseus posterior. **N. articularis** (↑) m: ein Nerv z. Versorgung eines Gelenks. **Nn. auriculares anteriores** (↑) m pl: *N. auriculotemporalis; - - → Vorderfläche der Ohrmuschel. **N. auricularis magnus** (↑) m: *Plexus cervicalis; - - - → vom Hinterrand des M. sternocleidomastoideus zum Ohr; **V:** Haut über d. Kieferwinkel, Teile der Vorder- u. Hinterfläche der Ohrmuschel. **N. auricularis posterior** (↑) m: *N. facialis; - - - → unterh. des Foramen stylomastoideum, am Warzenfortsatz; **V:** hintere Ohrmuskeln, Venter occipitalis des M. occipitofrontalis. **N. auriculo|temporalis** (↑) m: *N. mandibularis (V_3); - - - → mit zwei Wurzeln die A. meninga media umfassend, um d. hinteren Rand des Collum mandibulae, unter d. Parotis, zw. A. temporalis superf. u. Ohr zur Schläfe; **V:** Kiefergelenk, Parotis (vgl. Jacobson-Anastomose), Haut des äußeren Gehörgangs, Trommelfell, Ohrmuschel, Haut der Schläfe. **N. auto|nomicus** (↑) m: syn. N. visceralis; ein Nerv z. Versorgung der Eingeweide. **N. axillaris** (↑) m: *Plexus brachialis (Fasciculus post.); - - - → durch d. laterale Achsellücke; - → N. cutaneus brachii lat.; **V:** Schultergelenk, M. deltoideus, M. teres min., Periost des proximalen Teils des Humerus, Haut über d. M. deltoideus. **N. buccalis** (↑) m: *N. mandibularis (V_3); - - - → durch d. M. pterygoideus lat., auf d. M. buccinator, durch diesen zur Wangenschleimhaut; **V:** bukkales Zahnfleisch u. Periost vom Eckzahn bis zum Trigonum retromolare, Haut vor d. M. masseter. **N. canalis pterygoidei** (↑) m: auch N. Vidianus, N.

Vidii; *N. petrosus maj. u. prof.; - - - → Canalis pterygoideus; **V:** parasympathische u. sympath. Wurzel des Ganglion pterygopalatinum. **N. cardiacus cervicalis inferior** (↑) **m:** *Ganglion cervicale inf. des Truncus sympathicus; - - - → vor u. hinter d. A. subclavia zum Plexus cardiacus; **V:** Herz, periarterielle Geflechte um d. A. subclavia u. ihre Äste. **N. cardiacus cervicalis medius** (↑) **m:** *Truncus sympathicus (Ganglion cervicale medium); - - - → hinter d. Truncus brachiocephalicus zum Plexus cardiacus; **V:** Herz. **N. cardiacus cervicalis superior** (↑) **m:** *Ganglion cervicale sup. des Truncus sympathicus; - - - → hinter d. A. carotis communis zum Plexus cardiacus; **V:** Herz. **Nn. cardiaci thoracici** (↑) **m pl:** von d. oberen fünf Brustganglien des Grenzstrangs zum Herzgeflecht führende Nerven. **Nn. carotico|tympanici** (↑) **m:** *Plexus caroticus int.; Verbindung zum Plexus tympanicus des N. glossopharyngeus. **Nn. carotici externi** (↑) **m pl:** *Ganglion cervicale superius des Truncus sympathicus; - - - → Plexus caroticus ext. um d. A. carotis ext. **N. caroticus internus** (↑) **m:** *Ganglion cervicale sup. des Truncus sympathicus; - - - → mit d. A. carotis int. im Canalis caroticus, bildet d. Plexus caroticus int. **Nn. cavernosi clitoridis** (↑) **m pl:** *Plexus vesicales; **V:** vegetative Äste zur Klitoris. **Nn. cavernosi penis** (↑) **m pl:** *Plexus vesicales; **V:** vegetative Äste zu den Schwellkörpern des Penis. **Nn. cervicales** (↑) **m pl:** Halsnerven; Spinalnerven C_1-C_8. **Nn. ciliares breves** (↑) **m pl:** *Ganglion ciliare; - - - → parasympath., sympath. u. sensible Fasern neben d. N. opticus zum Augapfel; **V:** Cornea, Conjunctiva bulbi, Sclera, Choroidea, Mm. ciliaris, sphincter pupillae, dilatator pupillae. **Nn. ciliares longi** (↑) **m pl:** *N. nasociliaris (V_1); **V:** äußere u. mittlere Augenhaut. **Nn. clunium inferiores** (↑) **m pl:** *N. cutaneus femoris post.; - - - → um d. Unterrand des M. glutaeus maximus; **V:** Haut der Gesäßgegend. **Nn. clunium medii** (↑) **m pl:** *Rr. dorsales der Nn. sacrales I-III; - - - → durch d. Foramina sacralia dorsalia, durch d. M. glutaeus maximus; **V:** Haut der Gesäßgegend. **Nn. clunium superiores** (↑) **m pl:** *Rr. dorsales der Nn. lumbales I-III; - - - → durch den M. iliocostalis, über die Crista iliaca; **V:** Haut der Gesäß- u. Trochantergegend. **N. coccygeus** (↑) **m:** letzter Spinalnerv; - - - → Austritt aus d. Sakralkanal zw. Kreuz- u. Steißbein; **V:** Haut über d. Steißbein. **Nn. craniales** (↑) **m pl:** Hirnnerven. **N. cutaneus** (↑) **m:** ein Nerv z. sensiblen Versorgung der Haut. **N. cutaneus ante|brachii lateralis** (↑) **m:** *N. musculocutaneus; - - - → neben d. V. cephalica; **V:** Haut der lateralen Seite des Unterarms. **N. cutaneus ante|brachii medialis** (↑) **m:** *Plexus brachialis (Fasciculus med.); - - - → neben d. V. basilica; **V:** Haut über dem Ellenbogengelenk u. d. vorderen u. medialen Seite des Unterarms bis zur Handwurzel. **N. cutaneus ante|brachii posterior** (↑) **m:** *N. radialis; - - - → durch d. Septum intermusculare lat.; **V:** Haut der dorsalen Seite des Oberarms unterh. des M. deltoideus u. bis zur Mitte der Unterarmrückseite. **N. cutaneus brachii lateralis** (↑) **m:** *N. axillaris; - - - → um d. Hinterrand des M. deltoideus; **V:** Haut über d. M. deltoideus u. Streckseite des proximalen Teils des Oberarms. **N. cutaneus brachii lateralis inferior** (↑) **m:** *N. radialis; → verläßt den N. radialis bereits in d. Achselhöhle u. durchbohrt d. Fascia brachii am mittleren Drittel des Oberarms; **V:** Haut des dorsolateralen distalen Oberarms. **N. cutaneus brachii medialis** (↑) **m:** *Plexus brachialis (Fasciculus med.); - - - → verbindet sich mit den Nn. intercostobrachiales; **V:** Haut der Innenseite des Oberarms. **N. cutaneus brachii posterior** (↑) **m:** *N. radialis; - - - → unterh. des Deltoideusansatzes durch d. Faszie; **V:** Haut der Oberarmstreckseite. **N. cutaneus dorsalis inter|medius** (↑) **m:** *N. fibularis superf.; - - - → auf d. Fußrücken; - → Nn. digitales dorsales pedis; **V:** Haut des Fußrückens, lateraler Rand der 3. u. 4. Zehe, medialer Rand der 5. Zehe. **N. cutaneus dorsalis lateralis** (↑) **m:** *N. suralis; - - - → am lateralen Fußrand; **V:** Haut des lateralen Fußrands einschließlich der 5. Zehe. **N. cutaneus dorsalis medialis** (↑) **m:** *N. fibularis superficialis; - - - → über d. Retinacula Mm. extensorum zum Fußrücken; - → Nn. digitales dorsales pedis; **V:** Haut des Fußrückens, medialer Rand der großen Zehe u. die einander zugekehrten Ränder der 2. u. 3. Zehe. **N. cutaneus femoris lateralis** (↑) **m:** *Plexus lumbalis; - - - → auf d. M. iliacus zur Spina iliaca ant. sup., unter d. Leistenband zum Oberschenkel; **V:** Haut der lateralen Gesäßgegend u. des seitl. u. vorderen Bereichs des Oberschenkels bis zum Knie. **N. cutaneus femoris posterior** (↑) **m:** *Plexus sacralis; - - - → durch das Foramen infrapiriforme, subfaszial in d. Rinne zw. M. biceps femoris u. semitendinosus; - → Nn. clunium inff., Rr. perineales; **V:** Haut der Gesäßgegend, des Damms, des Hodensacks bzw. der großen Schamlippen, der Rückseite des Oberschenkels u. oberer Teile des Unterschenkels. **N. cutaneus surae lateralis** (↑) **m:** *N. fibularis communis; [illegible] Kniekehle u. Unterschenkel; - → R. communicans fibularis zum N. cutaneus surae med.; **V:** Haut des lateralen Bereichs der Unterschenkelrückseite bis zum lateralen Knöchel. **N. cutaneus surae medialis** (↑) **m:** *N. tibialis; - - - → am Unterschenkel lateral neben d. V. saphena parva; verbindet sich mit d. R. communicans des N. cutaneus surae lat. zum N. suralis; **V:** Haut der Rückseite des Unterschenkels. **Nn. digitales dorsales hallucis lateralis et digiti secundi medialis** (↑) **m pl:** *N. fibularis prof.; **V:** einander zugekehrte Ränder der 1. u. der 2. Zehe. **Nn. digitales dorsales manus** (↑) **m pl:** *R. superf. nervi radialis, R. dorsalis manus nervi ulnaris; **V:** Haut der Rückseiten bis zu den Mittelgliedern von 2½ radialen Fingern (N. radialis) bzw. 2½ ulnaren Fingern (N. ulnaris). **Nn. digitales dorsales pedis** (↑) **m pl:** *N. cutaneus dorsalis intermedius u. medialis; **V:** Haut des medialen Rands der großen Zehe, des lateralen Rands der 2., des lateralen u. medialen Rands der 3. u. 4. Zehe, des medialen Rands der 5. Zehe. **Nn. digitales palmares communes** (↑) **m pl:** * N. medianus, N. ulnaris; - - - → unter d. Palmaraponeurose; - → Nn. digitales palmares proprii an den Rändern der Palmarflächen der Finger; **V:** Mm. lumbricales, Metakarpophalangealgelenke, Haut der Palmarseite der Finger u. der Dorsalseite der Fingerendglieder. **Nn. digitales palmares proprii** (↑) **m pl:** * u. **V:** s. Nervi digitales palmares communes. **Nn. digitales plantares communes** (↑) **m pl:** *N. plantaris med. u. lat.; - → Nn. digitales plantares proprii; **V:** Mm. lumbricales I. u. II., gegenüberliegende plantare Ränder der 1.-5. Zehe einschl. des medialen Randes der Großzehe u. des lateralen Randes der kleinen Zehe. **Nn. digitales plantares proprii** (↑) **m pl:** * u. **V:** s. Nervi digitales plantares communes. **N. dorsalis clitoridis** (↑) **m:** *N. pudendus; - - - → unter d. M. transversus perinei prof., unter d. Symphyse zum Klitorisrücken. **V:** Klito-

N

ris. **N. dorsalis penis** (†) m: *N. pudendus; - - - → unter d. M. transversus perinei prof., unter d. Symphyse zum Penisrücken; **V:** sensibler Nerv für den Penis, auch motorische Fasern. **N. dorsalis scapulae** (†) m: *Plexus brachialis (Pars supraclavicularis); - - - → durch den M. scalenus medius, zum M. levator scapulae, entlang der Margo med. scapulae; **V:** Mm. levator scapulae, rhomboideus major u. minor. **Nn. en|cephalici** (†) m pl: syn. Nervi* craniales. **Nn. e|rigentes** (†) m pl: s. Nervi splanchnici pelvini. **N. ethmoidalis anterior** (†) m: *N. nasociliaris (V_1); - - - → Foramen ethmoidale ant., subdural auf d. oberen Fläche der Lamina cribrosa nach vorn, durch d. Siebplatte zum Dach der Nasenhöhle; - → Rr. nasales intt., latt., medd., R. nasalis ext.; **V:** Nasenschleimhaut, Haut der Nasenspitze u. der Nasenflügel, Schleimhaut der vorderen Siebbeinzellen u. der Stirnhöhle. **N. ethmoidalis posterior** (†) m: *N. nasociliaris (V_1); - - - → Foramen ethmoidale post.; **V:** hintere Siebbeinzellen, Keilbeinhöhle.

Nervus facialis (†) m: VII. Hirnnerv; * **1.** motorische Wurzelzellen: Nucleus nervi facialis in d. Brückenhaube: oberer Fazialiskern (Fasern für obere Gesichtsmuskeln) von der motor. Rinde beider Hemisphären, unterer Fazialiskern nur von d. kontralateralen Rinde innerviert; **2.** sensible u. sensorische Wurzelzellen: Ganglion geniculi; enden im Rautenhirn vorwiegend am Nucleus solitarius; **3.** parasympathische Wurzelzellen: Nucleus salivatorius rostralis; 2. u. 3. verlaufen vom äußeren Fazialisknie bis zum Eintritt ins Gehirn im N. intermedius; - - - → Austritt aus dem Gehirn am Kleinhirnbrückenwinkel, zusammen mit d. N. intermedius u. d. N. vestibulocochlearis durch den Meatus acusticus internus, Canalis facialis, Austritt aus dem Foramen stylomastoideum, Fossa retromandibularis, in der Parotis; - → N. petrosus major, N. stapedius, Chorda tympani, N. auricularis post., R. stylohyoideus, R. digastricus, Plexus parotideus; oberer Facialis: Rr. temporales, zygomatici, buccales; unterer Facialis: R. marginalis mandibulae, R. colli; **V:** mimische Muskulatur, M. stapedius, M. stylohyoideus, Venter post. des M. digastricus, M. tensor veli palatini; sekretor. Fasern für Tränen-, Nasen-, Gaumen- u. Speicheldrüsen (außer Parotis); Geschmacksfasern der vorderen zwei Drittel der Zunge; Teile des äußeren Gehörgangs (sensibel).

N

Nervus femoralis (†) m: *Plexus lumbalis; - - - → zw. M. psoas u. M. iliacus, unter dem Lig. inguinale durch d. Lacuna musculorum, Trigonum femorale; - → N. saphenus; **V:** Mm. iliopsoas, pectineus, quadriceps femoris, sartorius, Hüftgelenk, Haut der Streckseite des Oberschenkels, des Knies, der medialen Seite des Unterschenkels bis zum medialen Fußrand. **N. fibularis communis** (†) m: auch N. peronaeus communis; *N. ischiadicus; - - - → am medialen Rand des M. biceps femoris zum Fibulakopf; - → Nn. cutaneus surae lat., fibularis superf. u. prof.; **V:** Caput breve m. bicipitis femoris, Kniegelenk, Mm. peronaeus longus u. brevis, tibialis ant., extensor digitorum longus u. brevis, extensor hallucis longus u. brevis, oberes Sprunggelenk, laterale Haut der Wade, Haut des Fußrückens. **N. fibularis profundus** (†) m: auch N. peronaeus profundus; *N. fibularis communis; - - - → unter d. M. peronaeus longus, unter d. M. tibialis ant. auf d. Membrana interossea; - → Rr. musculares, Nn. digitales dorsales (hallucis lateralis et digiti secundi medialis); **V:** M. tibialis ant., Mm. extensores digitorum et hallucis, oberes Sprunggelenk, Tibiaperiost, Haut der einander zugekehrten Ränder der 1. u. 2. Zehe. **N. fibularis super|ficialis** (†) m: auch N. peronaeus superficialis; *N. fibularis communis; - - - → in der Peronaeusloge, durchbricht distal d. Facies cruris; - → Rr. musculares, N. cutaneus dorsalis medialis u. intermedius; **V:** Mm. peronaei, Haut des Fußrückens, medialer Rand der gr. Zehe, lateraler Rand der 2. Zehe, 3. u. 4. Zehe vollständig u. medialer Rand der 5. Zehe. **N. frontalis** (†) m: *N. ophthalmicus (V_1); - - - → auf d. M. levator palpebrae sup.; - → N. supratrochlearis, supraorbitalis; **V:** Stirn- u. Kopfhaut bis z. Scheitel, Nasenwurzel, Haut- u. Bindehaut des Oberlids. **N. genito|femoralis** (†) m: *Plexus lumbalis; - - - → durchbohrt d. M. psoas maj. u. verläuft auf ihm nach distal; - → R. genitalis, femoralis; **V:** M. cremaster, Tunica dartos, Haut des Oberschenkels im Bereich des Hiatus saphenus.

Nervus glosso|pharyngeus (†) m: IX. Hirnnerv; * **1.** sensible u. sensor. Wurzelzellen: Ganglion rostrale (sup.) u. caudale (inf.), zentrale Neuriten enden im Nucleus solitarius u. im Nucleus spinalis n. trigemini; **2.** motorische Wurzelzellen: vorderer Abschnitt des Nucleus ambiguus; **3.** parasympathische Wurzelzellen: Nucleus salivatorius caudalis; - - - → Austritt aus dem ZNS dorsal der Olive im Sulcus dorsolat. der Medulla oblongata, durch das Foramen jugulare, zw. A. carotis int. u. V. jugularis int., am M. stylopharyngeus, zw. Mm. stylopharyngeus u. styloglossus zur Zunge; - → N. tympanicus, Verbindungsäste zum N. vagus, N. facialis, Truncus sympathicus, R. sinus carotici, Rr. pharyngei, R. m. stylopharyngei, Rr. tonsillares, linguales; **V:** sensibel: Paukenhöhle, Cellulae mastoideae, Tuba auditiva, Pars nasalis u. oralis des Pharynx, Tonsillen, Gaumenbögen, hinteres Drittel der Zunge; sensorisch: Papillae vallatae u. foliatae der Zunge; motorisch: Mm. stylopharyngeus, palatopharyngeus, palatoglossus, Pharynxmuskulatur im oberen Bereich, M. levator veli palatini; parasympathisch: Gl. parotidea, Drüsen des Zungengrunds, Wangendrüsen, Ebner-Spüldrüsen, Karotissinus.

Nervus glutaeus inferior (†) m: *Plexus sacralis; - - - → durch d. Foramen infrapiriforme; **V:** M. glutaeus maximus. **N. glutaeus superior** (†) m: *Plexus sacralis; - - - → durch das Foramen suprapiriforme; **V:** Mm. glutaeus medius u. minimus, tensor fasciae latae. **N. hypo|gastricus** (†) m: *Plexus hypogastricus sup. (Sympathikus); - - - → seitl. des Mastdarms zum Plexus hypogastricus inf.; **V:** Beckenorgane. **N. hypo|glossus** (†) m: XII. Hirnnerv. *Nucleus nervi hypoglossi im kaudalen Teil der Rautengrube; - - - → Austritt aus dem ZNS zw. Olive u. Pyramide, im Canalis nervi hypoglossi; an d. Innenseite des M. stylohyoideus u. des Venter post. des M. digastricus, über d. A. carotis ext. hinweg zur Außenfläche des M. hyoglossus u. zur Zunge; (vgl. Ansa cervicalis); **V:** Mm. genioglossus, hyoglossus, styloglossus u. Binnenmuskulatur der Zunge. **N. ilio|hypo|gastricus** (†) m: *Plexus lumbalis; - - - → hinter d. Niere schräg vor d. M. quadratus lumborum zur Crista iliaca, zw. M. transversus u. obliquus int. abdominis; **V:** Haut der Hüfte, Mm. obliquus ext., int. u. transversus abdom., Haut über der Symphyse. **N. ilio|inguinalis** (†) m: *Plexus lumbalis; - - - → hinter d. Niere schräg vor d. M. quadratus lumborum, zw. M. obliquus int. u. transversus abdom., beim

Mann mit d. Samenstrang durch d. Leistenkanal; - → Rr. musculares, Nn. scrotales bzw. labiales antt.; **V:** seitl. Bauchmuskulatur, Haut der medialen Leistengegend, des angrenzenden Oberschenkels, des Mons pubis, des Hodensacks bzw. der großen Schamlippen. **N. infra|orbitalis** (↑) **m:** *N. maxillaris (V_2); - - - → durch d. Fissura orbitalis inf.; im Sulcus u. Canalis infraorbitalis, durch d. Foramen infraorbitale zum Gesicht; - → Rr. alveolares et gingivales supp., antt. et postt., R. alveolaris medius, Rr. nasales extt. et intt., palpebrales inff., labiales supp.; **V:** Schleimhaut der Kieferhöhle, Zähne, Zahnfleisch des Oberkiefers, benachbarte Wangenschleimhaut, Schleimhaut des Nasenhöhlenbodens, Haut des Unterlids, der seitl. Nasenteile, der Oberlippe. **N. infra|trochlearis** (↑) **m:** *N. nasociliaris (V_1); - - - → unter d. Trochlea des M. obliquus sup. zum medialen Augenwinkel; **V:** Haut der medialen Hälfte des Oberlids, medialer Augenwinkel, Caruncula u. Saccus lacrimalis. **Nn. inter|costales** (↑) **m pl:** auch Rami ventrales; *Nn. thoracici I-XI; - - - → zw. M. intercostalis ext. u. Fascia endothoracica bzw. Mm. intercostalis ext. u. int. am Unterrand der Rippen, untere fünf Interkostalnerven zw. Mm. transversus u. obliquus int. abdom.; - → Rr. cutanei latt. u. antt., Rr. mammarii latt. u. medd., Nn. intercostobrachiales (Th_2, Th_3); Rr. communicantes zum Grenzstrang; **V:** Mm. intercostales, serrati post. sup. u. inf., subcostales, levatores costarum, M. transversus thoracis, Teile der Bauchmuskeln, Pleura parietalis, Peritoneum parietale, Brustdrüse, Haut der vorderen, seitl. u. hinteren Rumpfwand, der Innenseite des Oberarms. **Nn. inter|costo|brachiales** (↑) **m pl:** *R. cutaneus lat. der 2. (u. 3.) Interkostalnerven; - - - → durch d. Achselhöhle, Verbindung mit d. N. cutaneus brachii med.; **V:** Haut an d. Innenseite des Oberarms. **N. inter|medio|facialis** (↑) **m:** syn. Nervus* facialis. **N. inter|medius** (↑) **m:** parasympathischer u. sensorischer Anteil des N. facialis, vom Ganglion geniculi bis zum Eintritt in d. Gehirn. Vgl. Nervus facialis. **N. inter|osseus anterior** (↑) **m:** syn. N. antebrachii anterior; *N. medianus; - - - → auf d. Vorderfläche der Membrana interossea des Unterarms zw. M. flexor pollicis longus u. M. flexor digitorum prof.; **V:** Mm. flexor digitorum prof. (des 2. u. 3. Fingers), pronator quadratus, Membrana interossea, Markhöhle der Ulna u. des Radius, Handgelenk, Handwurzelknochen. **N. inter|osseus cruris** (↑) **m:** *N. tibialis; - - - → auf u. in d. Membrana interossea des Unterschenkels zum oberen Sprunggelenk; **V:** oberes Tibiofibulargelenk, Tibia einschl. Markhöhle, Membrana interossea, oberes Sprunggelenk. **N. inter|osseus posterior** (↑) **m:** syn. Nervus antebrachii posterior; *R. profundus nervi radialis; - - - → auf d. Dorsalfläche der Membrana interossea des Unterarms; **V:** Dorsalseite der Ulna u. des Radius, der Membrana interossea, des Handgelenks, radiale Hälfte des Handwurzelrückens, radiale Metakarpophalangealgelenke. **N. ischiadicus** (↑) **m:** *Plexus sacralis; - - - → durch d. Foramen infrapiriforme, auf d. M. obturatorius int. u. d. M. quadratus femoris am medialen Drittelpunkt der Tuber-Trochanter-Linie, auf d. M. adductor magnus; - → Rr. musculares, R. articularis coxae, Nn. fibularis communis, tibialis; **V:** Hüftgelenk, M. obturatorius int., Mm. gemelli, M. quadratus femoris, Beuger des Oberschenkels, Kniegelenk, Muskulatur des Unterschenkels u. Fußes, Haut der vorderen, lateralen u. dorsalen Fläche des Unterschenkels sowie des ganzen Fußes. **N. jugularis** (↑) **m:** *Ganglion cervicale superius trunci sympathici; - - - → in d. Adventitia der V. jugularis int. zum Foramen jugulare; Verbindungsast zum Ganglion caudale nervi glossopharyngei u. z. Ganglion rostrale nervi vagi. **Nn. labiales anteriores** (↑) **m pl:** *N. ilioinguinalis; **V:** Haut der großen Schamlippen. **Nn. labiales posteriores** (↑) **m pl:** *Nn. perineales; **V:** Haut der großen Schamlippen. **N. lacrimalis** (↑) **m:** *N. ophthalmicus (V_1); - - - → am oberen Rand des M. rectus lat., durch d. Tränendrüse; - → R. communicans cum nervo zygomatico; **V:** sensibel: Tränendrüse, Haut u. Bindehaut im Bereich des lateralen Lidwinkels. **N. laryngeus inferior** (↑) **m:** *N. laryngeus recurrens; - - - → medial des unteren Horns des Schildknorpels; - → R. communicans cum ramo laryngeo interno; **V:** Kehlkopfmuskeln (außer M. cricothyroideus), Schleimhaut unterh. der Stimmritze. **N. laryngeus re|currens** (↑) **m:** *N. vagus; - - - → rechts um d. A. subclavia, links um das Lig. arteriosum Botalli bzw. die li. A. pulmonalis, an d. Hinterfläche der Schilddrüse zw. Trachea u. Ösophagus: - → Rr. tracheales, oesophagei, N. laryngeus inf.; **V:** Trachea, Ösophagus, Kehlkopfmuskeln (außer M. cricothyroideus), Schleimhaut des Kehlkopfs unterh. der Stimmritze. **N. laryngeus superior** (↑) **m:** *N. vagus; - - - → an d. Außenfläche des M. constrictor pharyngis, durch d. Membrana thyrohyoidea (R. int.), unter d. Schleimhaut des Recessus piriformis; - → R. externus, internus, caroticus, R. communicans cum nervo laryngeo int.; **V:** Plexus caroticus, M. cricothyroideus, unterer Teil des M. constrictor pharyngis inf., Schleimhaut des Kehlkopfs oberh. der Stimmritze, Epiglottis, Pharynxschleimhaut. **N. lingualis** (↑) **m:** *N. mandibularis (V_3); - - - → zw. Mm. pterygoideus lat. u. med., auf d. M. pterygoideus med., oberh. des M. mylohyoideus, unter d. Glandula sublingualis, zw. Mm. hyoglossus u. genioglossus zur Zunge; - → Rr. isthmi faucium, communicantes cum nervo hypoglosso, Rr. linguales, N. sublingualis, Verbindung mit d. Chorda tympani, Äste zum Ganglion submandibulare; **V:** sensibel: Tonsillengegend, hinterer Abschnitt des Mundhöhlenbodens, vordere zwei Drittel der Zunge. **Nn. lumbales** (↑) **m pl:** Lendennerven; Spinalnerven L_1-L_5. **N. mandibularis** (↑) **m:** 3. Ast des N. trigeminus (V_3); - - - → durch das Foramen ovale des großen Keilbeinflügels in d. Fossa infratemporalis; - - - → R. meningeus, vordere Astgruppe: N. massetericus, Nn. temporales profundi, N. pterygoideus lat. et med., N. buccalis; hintere Astgruppe: Nn. lingualis, auriculotemporalis, alveolaris inf.; **V:** Dura mater der mittl. Schädelgrube, Schleimhaut der Cellulae mastoideae, Kaumuskulatur, Mm. tensor veli palatini, tensor tympani, mylohyoideus, Venter ant. des M. digastricus, Mundboden- u. Wangenschleimhaut, vordere zwei Drittel der Zunge, Zähne des Unterkiefers, Kiefergelenk, Mandibula, Haut des Kinns, der Unterlippe, der Wange, der Schläfe, des äußeren Gehörgangs. **N. massetericus** (↑) **m:** *N. mandibularis (V_3); - - - → durch die Incisura mandibulae an die mediale Fläche des M. masseter; **V:** M. masseter, Kiefergelenk. **N. maxillaris** (↑) **m:** 2. Ast des N. trigeminus (V_2); - - - → in d. lateralen Wand des Sinus cavernosus, durch d. Foramen rotundum des großen Keilbeinflügels in die Fossa pterygopalatina, durch die Fissura orbitalis inf.; - → R. meningeus, Rr. nasales posteriores laterales u. mediales, N. nasopalatinus, R. pharyngeus, N. palatinus major, Nn. palatini minores, N. zygomaticus, N. infraorbitalis, Nn. alveolares superiores, Rr. palpebrales inff., nasales extt. u. intt., labiales supp.; **V:** Dura mater der mittl. Schädelgrube, Haut des unteren Augenlids, der Wange, der Oberlippe u. des Nasenflügels, Teile der Schläfenhaut, Schleimhaut der Nasenhöhle, der Kieferhöhle, des Gaumens, Teile der Mundschleimhaut, Zähne u. Zahnfleisch des Oberkiefers. **N. meatus acustici externi** (Nervus*) m: *N. auriculotemporalis; **V:** Haut des äußeren Gehörgangs. **N. medianus** (↑) m: *Plexus brachialis (Fasciculus lat. u. med.); - - - → Radix med. u. lat. umfassen als sog. Medianusgabel d. A. axillaris, Sulcus bicipitalis med., zw. den beiden Köpfen des M. pronator teres zum Unterarm, zw. M. flexor digitorum superf. u. prof., unter dem Retinaculum flexorum zur Hohlhand; - → Rr. musculares, N. interosseus (antebrachii) ant., R. palmaris nervi mediani communicans cum nervo ulnari, Nn. digitales palmares communes et proprii; **V:** M. brachialis, Ellenbogengelenk, Flexoren des Unterarms (außer M. flexor carpi ulnaris u. Caput ulnare des M. flexor digitorum prof.), Membrana interossea, Handgelenk, Muskeln des Daumenballens (außer M. adductor pollicis u. Caput prof. des M. flexor pollicis brevis), Mm. lumbricales I u. II, Haut der Palmarfläche der 3½ radialen Finger, Haut der Dorsalfläche der 2½ radialen Nagelglieder. **N. mentalis** (↑) m: *N. alveolaris inf. (V_3); - - - → durch das Foramen mentale der Mandibula; - → Rr. mentales, labiales inff.; **V:** Haut des Kinns, Haut u. Schleimhaut der Unterlippe. **N. mixtus** (↑) m: ein gemischter Nerv, d. h. ein Nerv mit sensiblen u. motorischen bzw. somatischen u. vegetativen Faseranteilen. **N. motorius** (↑) m: ein Nerv, der ausschl. Fasern f. die Muskulatur führt (ohne Berücksichtigung vorhandener Afferenzen, z. B. von den Muskelspindeln). **N. muscularis** (↑) m: Nerv z. Versorgung der Muskulatur. **N. musculi quadrati femoris** (↑) m: *Plexus sacralis (L_5/S_2); - - - → durch das Foramen infrapiriforme; **V:** motorisch: M. quadratus femoris; sensibel: Hüftgelenk. **N. musculi tensoris tympani** (↑) m: *N. pterygoideus medialis; **V:** M. tensor tympani. **N. musculi tensoris veli palatini** (↑) m: *N. pterygoideus medialis; **V:** M. tensor veli palatini. **N. musculo|cutaneus** (↑) m: *Plexus brachialis (Fasciculus lat.); - - - → durch d. M. coracobrachialis, zw. M. biceps brachii u. M. brachialis; - - - → Rr. musculares, N. cutaneus antebrachii lat.; **V:** Mm. coracobrachialis, biceps, brachialis, Ellenbogengelenk, Periost u. Markhöhle des Humerus, Haut an d. radialen Seite des Unterarms. **N. mylo|hyoideus** (↑) m: *N. alveolaris inf. (V_3); - - - → im Sulcus mylohyoideus der Mandibula; **V:** M. mylohyoideus, Venter ant. des M. digastricus, Haut des Kinns u. der Unterkinngegend. **N. naso|ciliaris** (↑) m: *N. ophthalmicus (V_1); - - - → unter d. M. rectus sup., zw. Mm. obliquus sup. u. rectus med.; - → R. communicans cum ganglio ciliare, Nn. ciliares longi, Nn. ethmoidalis ant. u. post., Rr. nasales extt. et intt., N. infratrochlearis; **V:** äußere u. mittl. Augenhaut, Schleimhaut der Siebbeinzellen, der Keilbeinhöhle, der Stirnhöhle, der Nasenhöhle, Haut der medialen Hälfte des oberen Augenlids, Teile der äußeren Nase, medialen Augenwinkel, Caruncula u. Saccus lacrimalis. **N. naso|palatinus** (↑) m: *Ganglion pterygopalatinum; - - - → am Septum nasi zum Canalis incisivus; **V:** Schleimhaut des vorderen Gaumenbereichs, Zahnfleisch hinter d. Schneidezähnen. **N. ob|turatorius** (↑) m: *Plexus lumbalis; - - - → am medialen Rand des M. psoas major, durch d. Canalis obturatorius; - → Rr. muscularis, anterior, posterior, cutaneus; **V:** M. obturatorius ext., Adduktoren, Haut an d. Innenseite des Oberschenkels. **N. ob|turatorius accessorius** (↑) m: *Plexus lumbalis (inkonstant; L_3, L_4); **V:** M. pectineus, Hüftgelenk. **N. ob|turatorius internus** (↑) m: *Plexus sacralis (L_5/S_2); - - - → durch das Foramen ischiadicum majus u. die Fossa ischiorectalis; **V:** M. obturatorius internus. **N. oc|cipitalis major** (↑) m: *R. dorsalis nervi cervicalis II; - - - → um d. Unterrand des M. obliquus capitis inf., durch d. M. semispinalis capitis u. d. M. trapezius; **V:** Mm. semispinalis, longissimus, splenius u. obliquus inf. capitis, Haut des Hinterhaupts bis zum Scheitel. **N. oc|cipitalis minor** (↑) m: *Plexus cervicalis; - - - → am Hinterrand des M. sternocleidomastoideus: **V:** Haut über d. Warzenfortsatz u. seitl. Bereich des Hinterhaupts. **N. occipitalis tertius** (↑) m: *R. dorsalis nervi cervalis III; - - - → durch d. Nackenmuskulatur; **V:** Teile der Nackenhaut. **N. oculo|motorius** (↑) m: III. Hirnnerv; * **1.** motorische Wurzelzellen: großzelliger Ursprungskern in Höhe des oberen Paares der Vierhügel, vor d. Aquaeductus mesencephali; **2.** parasympathische Wurzelzellen: kleinzelliger Ursprungskern an gleicher Stelle im Mittelhirn; - - - → am medialen Umfang der Hirnschenkel, zw. A. cerebri post. u. A. cerebelli sup., in d. Cisterna interpeduncularis, am Processus clinoideus post. Eintritt in d. Dura mater, in d. laterale Wand des Sinus cavernosus, durch d. Fissura orbitalis sup.; - → Rr. superior u. inferior; **V:** Mm. levator palpebrae sup., rectus sup., med., inf., obliquus inf.; parasympath. Radix oculomotoria über das Ganglion ciliare (Nn. ciliares breves): Mm. ciliaris u. sphincter pupillae. **Nn. olfactorii** (↑) m pl: I. Hirnnerv; Neuriten der Riechzellen der Regio olfactoria nasi; - - - → durch die Lamina cribrosa des Siebbeins u. durch d. Dura mater, von unten in d. Bulbus olfactorius. **N. ophthalmicus** (↑) m: 1. Ast des N. trigeminus (V_1); - - - → in der lateralen Wand des Sinus cavernosus, durch d. Fissura orbitalis sup. in d. Augenhöhle; - → R. tentorii, N. nasociliaris, frontalis, lacrimalis; **V:** Tentorium cerebelli, Dura mater der vorderen Schädelgrube, Haut der Stirn, des Oberlids, des medialen und lateralen Augenwinkels, des Nasenrückens, Schleimhaut der Siebbeinzellen, der Keilbein- u. Stirnhöhle, der Nasenhöhle, Augenbindehaut, äußere u. mittlere Augenhaut. **N. opticus** (↑) m: Sehnerv; II. Hirnnerv (eigentl. peripher gelegener Hirnteil); *Optikusganglienzellen der Netzhaut des Auges; - - - → Papilla nervi optici, in der Augenhöhle, mit d. A. ophthalmica durch d. Canalis opticus; in d. Schädelhöhle Vereinigung der beiden Nn. optici zur Sehnervenkreuzung an d. Sella turcica vor d. Hypophyse; nach Kreuzung eines Teils der Fasern Fortsetzung als Tractus opticus. **N. palatinus major** (↑) m: s. Nervus maxillaris. **Nn. palatini minores** (↑) m pl: s. Nervus maxillaris. **Nn. pectorales** (↑) m pl: *Pars infraclavicularis des Plexus brachialis; - - - → unter d. M. subclavius zur Unterseite des M. pectoralis major; **V:** M. pectoralis major u. minor. **Nn. perineales** (↑) m pl: *N. pudendus; - - - → Fossa ischiorectalis, Damm; - → Nn. scrotales (labiales) postt., Rr. musculares; **V:** Mm. ischiocavernosus, bulbospongiosus, transversus perinei superficialis u. prof., sphincter ani ext., Haut des Damms u. des Hodensacks bzw. der großen Schamlippen. **N. peronaeus communis** (†) m: s. Nervus fibularis communis. **N. peronaeus profundus** (†) m: s. Nervus fibularis profundus. **N. peronaeus superficialis** (†) m: s. Nervus fibularis superficialis. **N. petrosus major** (†) m: (*N. facialis -→) *N. intermedius; ---→ Hiatus canalis facialis, Vorderfläche der Felsenbeinpyramide, Foramen lacerum, Canalis pterygoideus; **V:** parasympath. Wurzel des Ganglion pterygopalatinum, sekretor. Fasern für Tränen-, Nasen- u. Gaumendrüsen. **N. petrosus minor** (†) m: *N. tympanicus; ---→ an d. Vorderfläche der Felsenbeinpyramide, durch d. Foramen lacerum; **V:** parasympath. Wurzel des Ganglion oticum, sekretor. Fasern für d. Glandula parotidea. **N. petrosus profundus** (†) m: *Plexus caroticus int.; ---→ Canalis pterygoideus; **V:** sympath. Wurzel des Ganglion pterygopalatinum. **N. phrenicus** (†) m: *Plexus cervicalis; ---→ auf d. M. scalenus ant., zw. A. u. V. subclavia zur Pleurakuppel, zw. Perikard u. Pleura mediastinalis vor d. Lungenhilus zum Zwerchfell, rechts lateral der V. cava inf., links hinter d. Herzspitze; -→ Rr. pericardiaci, phrenicoabdominales; **V:** Pericard, Pleura, Zwerchfell, Peritonealüberzug der Leber, der Gallenblase, der Bauchspeicheldrüse. **Nn. phrenici accessorii** (†) m pl: Nebenphrenikus; *meist Fasern aus C_5, die mit d. N. subclavius verlaufen u. über d. Ansatz des M. scalenus ant. hinweg zum Stamm des N. phrenicus ziehen. **N. piriformis** (†) m: *Plexus sacralis (S_1/S_2); ---→ auf der Vorderfläche des M. piriformis; **V:** M. piriformis. **N. plantaris lateralis** (†) m: *N. tibialis, ---→ unterh. des Malleolus med., unter d. M. abductor hallucis, zw. M. flexor digitorum brevis u. quadratus plantae schräg nach lateral; -→ R. profundus, superficialis; **V:** Mm. abductor, flexor u. opponens digiti quinti, quadratus plantae, adductor hallucis, lateraler Kopf des M. flexor hallucis brevis, Mm. interossei, lumbricales III u. IV, Haut des lateralen Rands der 5. Zehe, laterale Seite der 4. Zehe, einander zugekehrte plantare Ränder der 4. u. 5. Zehe, Metatarsalknochen, Metatarsophalangealgelenke. **N. plantaris medialis** (†) m: *N. tibialis; ---→ unter d. Malleolus med., unter d. M. abductor hallucis, unterh. des M. flexor digitorum brevis; -→ Nn. digitales plantares communes proprii; **V:** Mm. abductor hallucis, flexor digitorum brevis, Mm. lumbricales I u. II, Haut der Fußsohle, der 1.-3. Zehe, medialer Rand der 4. Zehe. **N. praesacralis** (†) m: s. Plexus hypogastricus superior. **N. pterygoideus lateralis, medialis** (†) m: *N. mandibularis (V_3); **V:** M. pterygoideus lat. u. med. **N. pudendus** (†) m: *Plexus pudendus; ---→ durch das Foramen infrapiriforme, um d. Spina ischiadica, durch d. Foramen ischiadicum minus in d. Fossa ischiorectalis, im Alcock-Kanal; -→ Nn. rectales inff., perineales (-→ Nn. scrotales bzw. labiales), N. dorsalis penis bzw. clitoridis; **V:** Haut der Gesäßgegend, der Analgegend, des Damms, des Hodensacks bzw. der großen Schamlippen, des Penis, Mm. sphincter ani ext., ischiocavernosus, bulbospongiosus, transversus perinei superficialis u. prof., Schwellkörper, vorderer Bereich der Urethra. **N. radialis** (†) m: *Plexus brachialis (Fasciculus post.); ---→ hinter d. A. axillaris, im Sulcus nervi radialis humeri, durch d. Septum intermusculare lat., zw. M. brachialis u. brachioradialis in d. Fossa cubitalis; -→ N. cutaneus brachii post. u. lat. inf., Rr. musculares, N. cutaneus antebrachii post., R. profundus (durch d. M. supinator auf d. Streckseite des Unterarms), N. interosseus post., R. superficialis (unter d. M. brachioradialis), R. communicans ulnaris, Nn. digitales dorsales; **V:** Streckmuskulatur des Ober- u. Unterarms, M. supinator, Schulter-, Ellenbogen-, Hand-, Mittelhandfingergelenke, Haut der Streckseite des Ober- u. Unterarms, des Handrückens u. der Rückseite der 2½ radialen Finger ohne Nagelglied. **Nn. rectales inferiores** (†) m pl: s. Nervus pudendus. **N. recurrens** (BNA, JNA; †) m: s. Nervus laryngeus recurrens. **N. saccularis** (†) m: *Radix vestibularis nervi vestibulocochlearis; **V:** Macula sacculi. **Nn. sacrales** (†) m pl: Kreuznerven; Spinalnerven S_1-S_5. **N. saphenus** (†) m: *N. femoralis; ---→ lateral neben d. A. femoralis, Adduktorenkanal, durch d. Lamina vastoadductoria, Condylus medialis femoris zur medialen Seite des Unterschenkels bis zum medialen Fußrand; -→ R. infrapatellaris, Rr. cutanei cruris mediales; **V:** Kniegelenk, Haut des Knies, der Innenseite des Unterschenkels, des medialen Fußrands. **Nn. scrotales anteriores** (†) m pl: *N. ilioinguinalis; **V:** Haut des Hodensacks. **Nn. scrotales posteriores** (†) m pl: *Nn. perineales; **V:** Haut des Hodensacks. **Nn. spinales** (†) m pl: Rückenmarknerven. **Nn. splanchnici pelvini** (†) m pl: auch Nn. erigentes; * parasympathische Fasern aus S_3 u. S_4; ---→ mit d. vorderen Wurzeln des Plexus sacralis u. pudendus, dann in d. Plica rectovesicalis (rectouterina) in d. Plexus hypogastricus inf. u. von da zu den nach den Organen bezeichneten Plexus; führen auch afferente u. sympathische Fasern; **V:** Becken- u. Genitalorgane, gefäßerweiternde Fasern für d. äußeren Geschlechtsorgane. **Nn. splanchinici sacrales** (†) m pl: *2. u. 3. Sakralganglion des Grenzstrangs; ---→ zum Plexus hypogastricus inf.; **V:** Organe des kleinen Beckens. **N. splanchnicus imus** (†) m: inkonstant; vom 12. Thorakalganglion des Grenzstrangs zu d. Ganglia renalia u. zum Ganglion splanchnicum. **Nn. splanchnici lumbales** (†) m pl: ---→ von d. lumbalen Ganglien des Grenzstrangs seitl. der Aorta abdominalis zum Plexus intermesentericus u. hypogastricus sup.; **V:** Eingeweide des kleinen Beckens. **N. splanchnicus thoracicus major** (†) m: *6.-9. Brustganglion des Grenzstrangs; ---→ seitl. der Wirbelkörper, durch d. Pars lumbalis des Zwerchfells zu den Ganglia coeliaca u. zum Ganglion mesentericum sup.; **V:** Aorta, Ösophagus, Pleura, Baucheingeweide. **N. splanchnicus thoracicus minor** (†) m: *11. u. 12. Brustganglion des Grenzstrangs; ---→ durch d. Pars lumbalis des Zwerchfells zu den Ganglia coeliaca u. Ganglia renalia; **V:** Organe des Oberbauchs u. des Retroperitonealraums. **N. stapedius** (†) m: *N. facialis; ---→ in d. Eminentia pyramidalis der Hinterwand der Paukenhöhle; **V:** M. stapedius. **N. statoacusticus** (JNA; †) m: s. Nervus vestibulocochlearis. **N. subclavius** (†) m: *Pars supraclavicularis des Plexus brachialis; **V:** M. subclavius. **N. subcostalis** (†) m: *N. intercostalis XII; ---→ unter d. 12. Rippe, zw. M. transversus u. obliquus int. abdominis; **V:** seitl. Bauchmuskeln, Haut über d. M. glutaeus medius. **N. sublingualis** (†) m: *N. lingualis (V_3); ---→ lateral der Glandula sublingualis; **V:** Glandula sublingualis, Schleimhaut des Mundbodens, vordere Zähne des Unterkiefers. **N. suboccipitalis** (†) m: *N. cervicalis I (R. dorsalis); ---→ zw. Os occipitale u. Atlas, zw. Atlas u. A. vertebralis; **V:** Mm. rectus capitis major u. minor, obliquus capitis major u. minor, longissimus u. semispinalis capitis. **N. sub|scapularis** (↑) m: *Pars infraclavicularis des Plexus brachialis; **V:** M. subscapularis. **Nn. supra|claviculares mediales, intermedii, laterales** (↑) m pl: *Plexus cervicalis; - - - → am Hinterrand des M. sternocleidomastoideus, nach distal über d. Clavicula u. d. Acromion; **V:** Haut der Schultergegend u. des oberen Bereichs der Brust. **N. supra|orbitalis** (↑) m: *N. frontalis (V_1); - → R. lateralis durch d. Incisura supraorbitalis, R. medialis durch d. Incisura frontalis des Stirnbeins; **V:** Haut der Stirn, Haut u. Bindehaut des Oberlids. **N. supra|scapularis** (↑) m: *Pars supraclavicularis des Plexus brachialis; - - - → im Trigonum omoclaviculare, unter d. Lig. transversum scapulae durch d. Incisura scapulae, zur Fossa supra- u. infraspinata; **V:** Mm. supra- u. infraspinatus. **N. supra|trochlearis** (↑) m: *N. frontalis (V_1); - - - → am M. obliquus sup. u. über dessen Trochlea; **V:** Haut medial am Oberlid, der Nasenwurzel, Haut u. Bindehaut des medialen Augenwinkels. **N. suralis** (↑) m: *N. tibialis; - - - → unter, dann auf d. Fascia cruris, hinter d. Malleolus lat.; - → Rr. calcanei latt., N. cutaneus dorsalis lat.; **V:** Haut des lateralen Knöchels, der Ferse, des lateralen Fußrands u. der kleinen Zehe, Sprunggelenke. **Nn. temporales profundi** (↑) m pl: *N. mandibularis (V_3); **V:** M. temporalis. **Nn. terminales** (↑) m pl: marklose Nervenfasern, die mit den Nn. olfactorii durch d. Lamina cribrosa des Siebbeins zur Nasenschleimhaut ziehen; Verlauf im Gehirn u. beim Menschen auch Endgebiet u. Funktion unbekannt. **Nn. thoracici** (↑) m pl: Brustnerven, Spinalnerven Th_1-Th_{12}. **N. thoracicus longus** (↑) m: *Pars supraclavicularis des Plexus brachialis; - - - → an der seitl. Thoraxwand; **V:** M. serratus ant. **N. thoraco|dorsalis** (↑) m: *Pars infraclavicularis des Plexus brachialis; **V:** M. latissimus dorsi u. M. teres major. **N. tibialis** (↑) m: *N. ischiadicus; - - - → in d. Kniekehle lateral über d. V. poplitea, unter d. Sehnenbogen des M. soleus, zw. M. soleus u. tibialis post., hinter d. Malleolus med.; - → N. cutaneus surae med., Rr. musculares, N. interosseus cruris, N. suralis, N. cutaneus dors. lat., Rr. calcaneares medd. u. latt., N. plantaris med. u. lat.; - → Nn. digitales plantares communes et proprii; **V:** Flexoren u. Muskeln der Fußsohle, Kniegelenk, Sprunggelenke, Metatarso- u. Interphalangealgelenke, Haut der Wade, der Ferse, der Fußsohle u. der Zehen. **N. trans|versus colli** (↑) m: *Plexus cervicalis; - - - → um den Hinterrand des M. sternocleidomastoideus, unter dem Platysma nach vorn; - → Rr. superiores, auch Verbindungsast zum N. facialis, Rr. inferiores; **V:** Haut des Halses vom Unterkieferrand bis zur Clavicula.

Nervus tri|geminus (↑) m: V. Hirnnerv; * **1.** sensible Wurzel: Ganglion trigeminale (Gasseri) an d. Vorderfläche der Felsenbeinpyramide; zentrale Fasern bilden die **Radix sensoria** des Trigeminusstamms; Eintritt in d. Gehirn am vorderen Umfang des Brückenarms; Endkerne: Nucleus pontinus nervi trigemini, Nucleus tractus spinalis nervi trigemini, Nucleus tractus mesencephalici nervi trigemini; **2.** motor. Wurzel: Nucleus motorius nervi trigemini. Fasern bilden d. **Radix motoria**, ziehen am Ganglion trigeminale vorbei u. schließen sich d. N. mandibularis an; - → Nervus* ophthalmicus (V_1), Nervus* maxillaris (V_2), Nervus* mandibularis (V_3); **V:** s. dort; s. Abb.

Nervus trochlearis (↑) m: IV. Hirnnerv; *Nucleus nervi trochlearis vor d. Aquaeductus

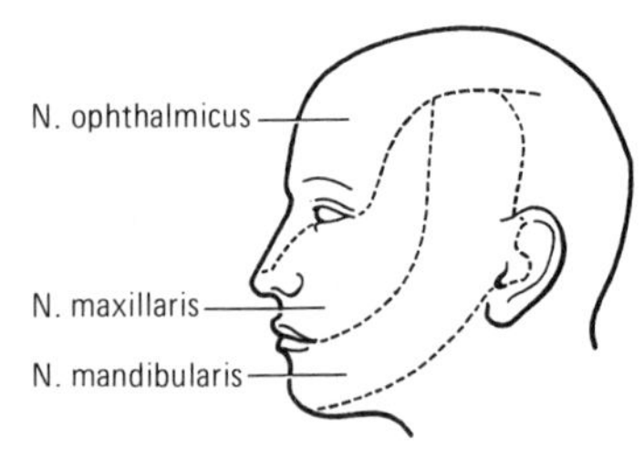

Nervus trigeminus:
Versorgungsgebiet der Äste des N. trigeminus am Gesichtsschädel [447]

cerebri in Höhe des unteren Paars der Vierhügel; - - - → um das zentrale Höhlengrau nach dorsal, Kreuzung auf d. Gegenseite, Austritt aus d. Gehirn hinter d. unteren Paar der Vierhügel, um d. Hirnschenkel zur Hirnbasis, durch d. Fissura orbitalis sup. in d. Augenhöhle, über d. M. levator palpebrae sup.; **V:** M. obliquus sup. **N. tympanicus** (↑) m: *Ganglion caudale des N. glossopharyngeus; - - - → im Canalis tympanicus in d. Paukenhöhle, Plexus tympanicus, als N. petrosus minor zum Ganglion oticum (Vgl. Jacobson-Anastomose); **V:** Schleimhaut der Paukenhöhle, der Cellulae mastoideae, der Tuba auditiva, sekretor. Fasern für d. Gl. parotidea. **N. ulnaris** (↑) m: *Plexus brachialis (Fasciculus med.); - - - → Sulcus bicipitalis med., durch d. Septum intermusculare med., im Sulcus nervi ulnaris, zw. d. Köpfen des M. flexor carpi ulnaris, unter diesem Muskel, über d. Retinaculum flexorum zur Hohlhand; - → Rr. musculares, R. dorsalis nervi ulnari, Nn. digitales dorsales, R. palmaris nervi ulnaris, superficialis, Nn. digitales palmares communes et proprii, R. profundus; **V:** Ellenbogengelenk, M. flexor carpi ulnaris, ulnarer Teil des M. flexor digitorum prof., M. palmaris brevis, Mm. lumbricales III u. IV, interossei, M. adductor pollicis, Caput prof. des M. flexor pollicis brevis, Muskeln des Kleinfingerballens, Haut des distalen Unterarmdrittels ulnar, des Kleinfingerballens dorsal u. palmar, palmar des 4. Fingers ulnar u. des ganzen 5. Fingers, der dorsalen Ulnarseite des 3. Fingers sowie des ganzen 4. u. 5. Fingers. **N. utricularis** (↑) m: *N. utriculoampullaris; **V:** Macula utriculi. **N. utriculo|ampullaris** (↑) m: *Radix vestibularis des N. vestibulocochlearis; - → Pars rostralis: N. utricularis, ampullaris ant. u. lat.; **V:** Macula utriculi, Crista ampullaris des vorderen u. seitl. Bogengangs. **Nn. vaginales** (↑) m pl: *Plexus uterovaginalis; **V:** Vagina.

Nervus vagus (↑) m: X. Hirnnerv; * **1.** sensible Wurzel: vorwiegend im Ganglion rostrale (superius); ein kleiner Teil im Ganglion caudale (inferius); zentrale Fasern enden in d. Medulla oblongata am Nucleus dorsalis nervi vagi u. Nucleus solitarius; **2.** motorische Wurzel: hinterer Abschnitt des Nucleus ambiguus; **3.** parasympathische Wurzel: Nucleus dorsalis nervi vagi im Bereich der Rautengrube. - - - → Sulcus dorsolateralis der Medulla oblongata, Foramen jugulare, vor d. V. jugularis int., zw. u. hinter d. V. jugularis int., Ganglion rostrale u. caudale u. d. A. carotis communis, rechts vor d. A. subclavia, links vor d. Aortenbogen, im Mediastinum hinter d. Lungenwurzel, unter Geflechtbildung am Ösophagus u. durch d. Hiatus oesophageus des Zwerchfells,

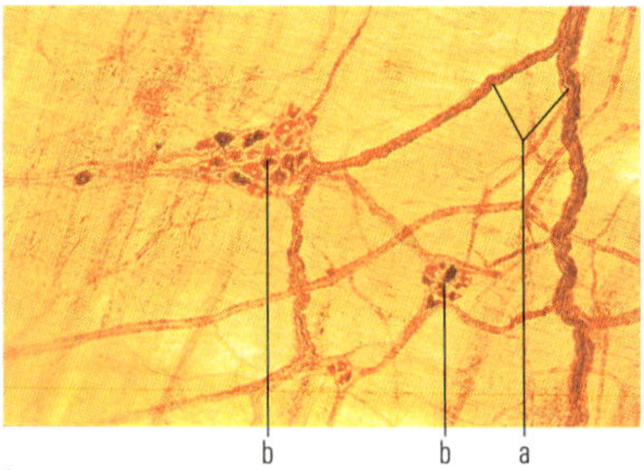

Nervus vagus:
Rr. gastrici nervi vagi (a) und ihr intramuraler Verlauf zwischen Längs- u. Ringmuskelschicht des Magens. Vagusfasern enden an den Ganglienzellen (b) des Auerbach-Plexus unter Ausbildung von Synapsen (Silberimprägnation). [395]

zum Ganglion coeliacum; - - - → R. meningeus, auricularis, Rr. pharyngei, R. communicans cum nervo glossopharyngeo, Plexus pharyngeus, R. communicans cum trunco sympathico, Rr. cardiaci cervicales supp., N. laryngeus sup., R. ext. u. int., R. communicans cum nervo laryngeo inferiori, Rr. cardiaci cervicales inff., N. laryngeus recurrens, Rr. tracheales, oesophagei, N. laryngeus inf., R. communicans cum nervo laryngeo interno, Rr. cardiaci thoracici, bronchiales, Plexus pulmonalis u. oesophageus, Truncus vagalis ant. u. post., Rr. gastrici antt. et. postt., hepatici, renales; **V:** Dura mater der hinteren Schädelgrube, Sinus sigmoideus u. transversus, Innenseite der Ohrmuschel u. hinteren Wand des äußeren Gehörgangs, Teile des Pharynx, Kehlkopf, Trachea, Schilddrüse, Ösophagus, Brust- u. Bauchorgane bis zum Cannon*-Böhm-Punkt, Nieren.

Nervus vascularis (↑) m: Gefäßnerv. **Nn. vasorum** (↑) m pl: Nerven für die Versorgung der Gefäße. **N. vertebralis** (↑) m: unterster R. communicans des Halsgrenzstrangs; *Ganglion cervicothoracicum; - - - → gemeinsam mit d. A. vertebralis durch d. Foramina des Processus transversi der Halswirbel; verbindet sich mit d. vorderen Wurzeln von C_8-C_5 sowie mit d. nächsthöheren Rr. communicantes des Halsgrenzstrangs. Äste z. Plexus vertebralis. **N. vestibularis** (↑) m: Radix vestibularis des N. vestibulocochlearis. **N. vestibulo|cochlearis** (↑) m: VIII. Hirnnerv; Radix vestibularis, Gleichgewichtsnerv: *Sinneszellen des Gleichgewichtsorgans; - - - → Ganglion vestibulare, zentrale Fortsätze ziehen mit d. Radix cochlearis durch d. Meatus acusticus int., Eintritt in d. Gehirn am Kleinhirnbrückenwinkel, Endigung an d. Nuclei vestibulares in d. Area vestibularis im Boden der Rautengrube; - → Pars rostralis mit Nn. utriculoampullaris, utricularis, ampullaris ant. u. lat., Pars caudalis mit Nn. ampullaris post., saccularis (auch Pars rostralis); **V:** Macula utriculi et sacculi, Cristae ampullares der Bogengänge. Radix cochlearis, Hörnerv: *Hörzellen des Corti-Organs; - - - → Ganglion cochleare, zentrale Fortsätze verlaufen mit d. Radix vestibularis, Endigung am Nucleus cochlearis ventralis u. dorsalis; **V:** Sinnesepithel der Schnecke. **N. Vidianus** (↑; Guido V., Anat., Arzt, Paris, Florenz, 1500-1569) m: s. Nervus canalis pterygoidei. **N. visceralis** (↑) m: syn. Nervus* autonomicus.

N. zygomaticus (↑) m: *N. maxillaris (V_2); - - - → Fossa pterygopalatina, durch d. Fissura orbitalis inf., an d. lateralen Wand der Augenhöhle; - → R. zygomaticofacialis, zygomaticotemporalis, communicans cum nervi lacrimalis; **V:** Haut des oberen Wangenbereichs, des lateralen Augenwinkels, des vorderen Abschnitts der Schläfe, parasympath. Fasern für d. Tränendrüse aus d. Ganglion pterygopalatinum.

Nesidio|blastom (Blast-*; -om*) n: malignes Insulinom*.

Nessel|sucht: s. Urtikaria.

Netherton-Syn|drom (Earl W. N., zeitgen. Dermat., Cleveland) n: seltener, autosomal-rezessiv erbl. Aminosäurenstoffwechseldefekt mit Trichorrhexis invaginata (s. Haarveränderungen), Ichthyosis linearis circumflexa (kleieförmige Schuppung in den ersten Lebenstagen, später serpiginös fortschreitende lineare Erhebungen der Haut mit Randerythem) u. atopischer Diathese.

Netil|micin (INN) n: Aminoglykosid-Antibiotikum, Derivat des Sisomicins; Verw.: s. Aminoglykosid-Antibiotika.

Nettleship-Syn|drom (Edward N., Dermat., Ophth., London, 1845-1913) n: nicht mehr gebräuchliche Bezeichnung f. Urticaria pigmentosa; s. Mastozytose.

Netz: s. Omentum. **N.apparat** m: syn. Golgi*-Apparat. **N.beutel:** s. Bursa omentalis.

Netz|haut: Retina*. **N.ablösung:** s. Ablatio retinae. **N.angiomatose** (Angio-*; -om*; -osis*) f: s. Hippel-Lindau-Syndrom.

Netz|haut|de|generation, peri|phere (Degeneratio*) f: (engl.) retinal degeneration; degenerative Veränderungen von Netzhaut u. Glaskörper (u. a. Gitterlinienareale, Rundlöcher, Glitzerbeete, Glaskörperanheftungslinien) zwischen Äquator u. Ora serrata, die im Alter, bei Myopie* häufiger u. früher als bei normalsichtigen Augen

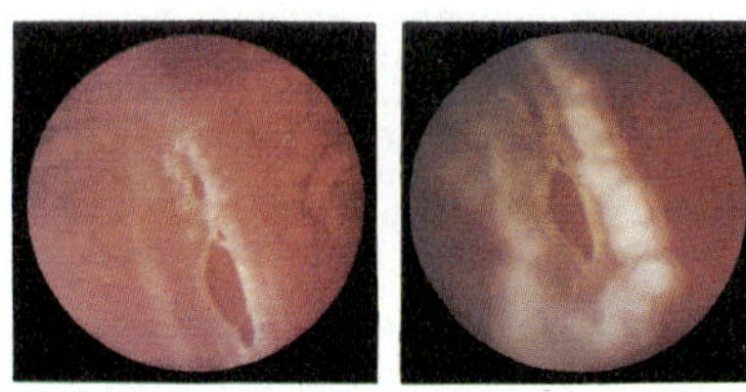

Netzhautdegeneration, periphere:
Foramina und beginnende Netzhautablösung (links); rechts 24 Stunden nach Laserkoagulation [362]

auftreten; bei Glaskörperabhebung* kann es zu Netzhautrissen u. Ablatio* retinae kommen; **Ther.:** evtl. prophylaktisch Laser- od. Kryokoagulation.

Netz|haut||entzündung: Retinitis*. **N.erkrankung der Früh|geborenen:** s. Retinopathia praematurorum. **N.kor|re|spondenz** (Co-*; lat. respondere antworten, übereinstimmen) f: s. Netzhautpunkte, korrespondierende.

Netz|haut|punkte, kor|re|spondierende (↑; ↑): (engl.) corresponding retinal points; alle sich entsprechenden, deck- od. sehrichtungsgleichen Stellen („identische" Punkte) der Netzhäute beider Augen, deren gleichzeitige Erregung (Belichtung) durch auf einem Horopter* liegende Sehobjekte eine Voraussetzung f. das binokulare Sehen* bildet. Vgl. Fusion.

Netz‖mittel: syn. Detergenzien*. **N.torsion** (Torsion*) f: (engl.) omentovolvulus; Torsion des Omentum majus v. a. bei Netzbruch u. postop. Adhäsion mit Sympt. der inneren Einklemmung; vgl. Ileus. **N.transplantat** (Transplantat*) n: auch Mesh graft; s. Hauttransplantat.

Neubauer-Zähl‖kammer (Otto N., deutscher Arzt, geb. 1874): s. Zählkammer.

Neugeborenen‖glukos|urie (Glyk-*; Ur-*) f: (engl.) neonatal glucosuria; Vork. von Glukose im Harn von Neugeborenen ohne Krankheitswert; beruht nicht auf Insulinmangel, sondern auf Unreife der Nierentubuli. **N.hyper|bili|rubin|ämie** (Hyper-*; Bili-*; lat. ruber rot; -ämie*) f: s. Hyperbilirubinämie des Neugeborenen. **N.hypothyreose** (Hyp-*; Thyreo-*; -osis*) f: s. Hypothyreose, Kretinismus. **N.ikterus** (Ikterus*) m: Icterus* neonatorum.

Neugeborenen|ileus m: (engl.) neonatal ileus; in der Neugeborenenperiode auftretender Ileus*; **Urs.:** Darmlageanomalien (z. B. Malrotation, Volvulus), Darmatresie, Pancreas annulare, Mekoniumileus, kongenitales Megakolon, Milchpfropfsyndrom u. a.

Neugeborenen|krämpfe, a|morphe: (engl.) non-specific neonatal convulsions; innerh. der Neugeborenenperiode auftretende zerebrale Anfälle; **Urs.:** frühkindlicher Hirnschaden*; metabolische Störungen, z. B. Hypoglykämie*, Hypokalzämie*; **Formen:** fokale Kloni mit wechselnder Lok., multifokale Myoklonien, allg. od. umschriebene Tonuserhöhung, Tremor, Hypotonie der Muskulatur, passagerer Atemstillstand, Deviation der Augen u. a.; a. N. manifestieren sich häufig oligosymptomatisch u. treten mit zeitlicher u. lokalisatorischer Inkonstanz auf. **Diagn:** im EEG meist polymorphe pathol. Veränderungen; **Ther.:** evtl. medikamentös mit Phenobarbital nach Ausschluß metabolischer Urs.; **Progn.:** nachfolgende Epilepsie* in 10-20% der Fälle.

Neugeborenen‖pemphigoid (gr. πέμφιξ Blase; -id*) n: Pemphigus neonatorum; s. Impetigo contagiosa. **N.peri|ode** f: (engl.) neonatal period; Zeit vom ersten Atemzug (Lebendgeburt) bis zum Alter v. 28 Tagen; der Zeitraum bis zum 8. Lebenstag wird als frühe N. bez.; vgl. Neugeborenes. **N.re|flexe** (Reflekt-*) m pl: s. Reflexe, frühkindliche.

Neugeborenen|sepsis (Sepsis*) f: (engl.) neonatal sepsis; häufig relativ symptomarm (u. a. Trinkunlust mit Gewichtsabnahme, Zyanose) beginnende Sepsis* des Neugeborenen; Err. bei postnataler Inf. sind gramnegative Stäbchenbakterien (bes. Streptokokken der Gruppe B, E. coli), bei diaplazentar übertragener pränataler Inf. auch Anaerobier; vgl. Amnioninfektionssyndrom, Herpessepsis des Neugeborenen.

Neugeborenen|sterblichkeit: s. Säuglingssterblichkeit (Tab.).

Neugeborenen|struma (Struma*) f: s. Struma neonatorum.

Neugeborenen|tetanie (Tetanus*) f: (engl.) neonatal tetany; neuromuskuläre Labilität m. Krampfbereitschaft (einschl. der Atemmuskulatur) bis zu manifesten tetaniformen Krämpfen (selten als typ. Karpopedalspasmen) u. apnoische Anfälle durch vorübergehende Schwankungen des Calcium- u. Phosphatspiegels (Hypokalzämie, Hyperphosphatämie) bei Neugeborenen inf. funkt. Niereninsuffizienz od. (transitor.) Hypoparathyreoidismus. Vgl. Tetanie.

Neugeborenen|thrombo|penie (Thromb-*; -penie*) f: (engl.) neonatal thrombocytopenia; Thrombopenie bei Neugeborenen inf. eines pathol. gesteigerten Thrombozytenabbaus; tritt v. a. auf nach Erkr. der Mutter an einer thrombopenischen Purpura während der Schwangerschaft; **Urs.:** wahrscheinl. diaplazentar übertragene mütterl. Thrombozytenautoantikörper im kindl. Blut; **Ther.:** i. d. R. Spontanheilung innerhalb 2-3 Mon.; bei kritischen Werten Transfusion von Frischblut od. Thrombozytenkonzentrat; **DD:** schwere Inf. (Fetopathia rubeolosa, Zytomegalie, Neugeborenensepsis).

Neugeborenes: (engl.) neonate, newborn; lebendgeborenes Kind in der Zeit vom ersten Atemzug (Schrei) bis zum Alter v. vier Wochen; **Einteilung: I.** unter Berücksichtigung der Schwangerschaftsdauer* bis zum Geburtstermin: **1.** vor dem Termin geboren (präterm, prämatur, frühgeboren): Schwangerschaftsdauer weniger als 37 abgeschlossene Wochen p. m. (weniger als 259 Tage); **2.** am Termin geboren (term, matur, reifgeboren): Schwangerschaftsdauer mehr als 37 bis 42 abgeschlossene Wochen (259-293 Tage); **3.** nach dem Termin geboren (postterm, postmatur, übertragen): Schwangerschaftsdauer 42 abgeschlossene Wochen u. länger (294 Tage u. länger); **II.** unter Berücksichtigung des Geburtsgewichts*: **1.** untergewichtiges N. (Geburtsgewicht <2500 g, entweder hypo- bzw. eutrophes Frühgeborenes* od. hypotrophes Reifgeborenes); **2.** normalgewichtiges N. (Geburtsgewicht 2500-4500 g); **3.** übergewichtiges N. (Geburtsgewicht >4500 g). Nach Schwangerschaftsdauer u. Geburtsgewicht wird der Entwicklungsstand des N. anhand v. Standardgewichtskurven (s. Abb.) beurteilt. Liegt das Gewicht für eine

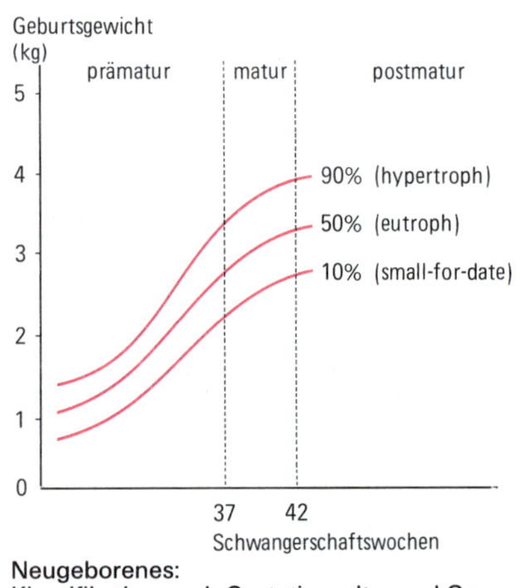

Neugeborenes:
Klassifikation nach Gestationsalter und Geburtsgewicht [385]

best. Schwangerschaftsdauer innerh. der 10. bis 90. Perzentile, so wird das N. als eutroph bezeichnet; liegt es unterh. der 10. Perzentile, so handelt es sich um e. Mangelgeborenes* (small for date, hypotroph); liegt es über der 90. Perzentile spricht man v. einem Riesenkind* (large for date, hypertroph). **Physiologie:** Die Neugeborenenperiode ist gekennzeichnet durch den Übergang vom intra- zum extrauterinen Leben, wobei es unter der Geburt zu Geburtsschäden* kommen kann. Die perinatale Adaptation mit der plötzl. Übernahme der Plazentafunktion durch die funkt. noch unreifen Organe (Haut, Lungen, Leber, Nieren, Magen, Darm, ZNS) sowie mit der Umstellung des Blutkreislaufs* ist v. a. durch folgende physiol. Besonderheiten charakterisiert: physiol. Gewichtsabnahme, die in den ersten 3-5 Lebenstagen bis zu 10% des Geburtsgewichts betragen darf; Schwankungen der Körpertemperatur inf. der noch nicht voll funktionsfähigen Wärmeregulation*; oberflächl. und z. T. sogar unregelmäßige Atmung bis z. endgültigen Ausreifung des bulbären Atemzentrums (s. Atemfrequenz); physiol. Icterus* neonatorum inf. der funkt. Leberunreife; Ödembereitschaft u. Neigung zur Azidose durch herabgesetzte Leistungsfähigkeit der Nieren; allmähl. Anpassung des Magen-Darm-Trakts (Fassungsvermögen, Verdauungsenzyme, Resorption) an die orale Nahrungsaufnahme; frühkindliche Reflexe* durch Fehlen der Großhirn- u. Pyramidenbahnfunktionen als Zeichen der ZNS-Unreife; Neugeborenenglukosurie*. Kompl. der Anpassungs- u. Umstellungsvorgänge in der Neugeborenenperiode sind z. B. Exsikkose*, Hyperbilirubinämie* des Neugeborenen, Morbus* hämorrhagicus neonatorum, Ödeme, Neugeborenentetanie*, Ernährungsstörungen* des Säuglings. In der Neugeborenenperiode können Nabelerkrankungen auftreten u. Fehlbildungssyndrome* erkennbar werden; daneben tritt eine Reihe von Infektionen speziell bei N. auf (Staphylodermien wie Impetigo contagiosa*, SSSS*, Gonoblennorrhoe*, Einschlußkonjunktivitis*, Herpessepsis* des Neugeborenen). Vgl. Zustandsdiagnostik des Neugeborenen, Reifezeichen des Neugeborenen, Risikoneugeborenes, Depressionszustand des Neugeborenen.

Neumann-Syn|drom I (Isidor N., Dermat., Wien, 1837-1906) **n:** Infektionskrankheit mit generalisierten Aphthen*.

Neumann-Syn|drom II (↑) **n:** s. Pemphigus vegetans Neumann.

Neumann-Syn|drom III (Ernst N., Pathol., Königsberg, 1834-1918) **n:** kongenitale Epulis*.

Neuner|regel: s. Verbrennung.

Neur-: auch Neuro-; Wortteil mit der Bedeutung Nerven, Sehne, Muskelband; von gr. νεῦρον.

neural (↑)**:** Nerven-; durch Nerven bedingt.

Neur|algia spermatica (↑; -algie*; Sperm-*) **f:** (engl.) spermatic neuralgia; syn. Spermatikusneuralgie; anfallartige heftige Schmerzen in Leiste, Skrotum u. Dammbereich, bei Frauen im Bereich der Labia majora pudendi; **Urs.:** Schädigung des N. genitofemoralis durch Erkr. im Leistenkanalbereich (Hernie, Varikozele, unvollständiger Descensus testis), u. U. durch Narben nach Herniotomie*; **Ther.:** evtl. Neurolyse.

Neur|algie (↑; ↑) **f:** (engl.) neuralgia; allg. Bez. f. Schmerzsyndrome*, die auf d. Ausbreitungsgebiet eines Nerven beschränkt sind; vgl. Gesichtsneuralgie.

Neural|patho|logie (↑; Patho-*; -log*) **f:** Krankheitslehre (Ricker, Speransky), nach der pathol. Prozesse durch Reaktionen des ZNS vermittelt werden, da alle Reize primär auf das ZNS einwirken; vgl. Relationspathologie.

Neural|platte (↑)**:** (engl.) neural plate; erste Anlage des Zentralnervensystems; tritt als Verdickung des Ektoderms* in d. dorsalen Mittellinie der Embryonalanlage auf; durch Aufwölbung der **Neuralwülste** entsteht d. **Neuralrinne** u. schließl. das **Neuralrohr**, das sich vom Hautektoderm ablöst u. ins Körperinnere verlagert. Das Zellmaterial an d. Nahtstelle des Neuralrohrs differenziert sich zur **Neuralleiste**. Aus d. Neuralrohr entwickeln sich Gehirn u. Rückenmark, aus d. Neuralleiste die zerebrospinalen u. Sympathikusganglien, die chromaffinen Zellen des Nebennierenmarks u. die Paraganglien, die Schwann-Zellen u. a.

Neural|therapie (↑) **f:** therap. Lokalanästhesie* zur Ausschaltung hypothetischer Störfelder (Narben, „Herde" u. a.) unter der Vorstellung, daß durch die sog. Entblockung einer vermuteten, nerval vermittelten Ursache-Wirkungsbeziehung zw. Störfeld u. erkranktem Organ natürliche Heilung einsetzen kann.

Neur|aminidasen f pl**:** syn. Sialidasen, (engl.) receptor destroying enzymes (RDE); Glykosidhydrolasen; MG 10 000-20 000; **Vork.:** in Viren, Bakterien, Wirbeltieren. N. spalten Neuraminsäureglykoside (z. B. Ganglioside) u. neuraminhaltige Glykoproteide. Vgl. Enzymtest.

Neuramin|säure: Polyhydroxyaminosäure; Kondensationsprodukt aus Mannosamin* u. Pyruvat, Bestandteil v. Glykoproteinen* u. Glykolipiden* (Gangliosiden*); Bedeutung: am Aufbau der Zellmembran beteiligt, bedingt die negative Ladung der Zelloberfläche; Bestandteil der Glykokalyx* u. best. Membranrezeptoren (z. B. Insulinrezeptor), als Polymer Rezeptor hämagglutinierender Myxoviren; bestimmte Blutgruppenantigene (z. B. der MNSs-Blutgruppen u. a.) sind durch ihren Anteil an N. bedingt. N. wird zus. mit seinen N- u. O-Acylderivaten auch Sialinsäure genannt. Spaltung durch Neuraminidase*.

Neuramin|säure-Speicher|krankheit: (engl.) Salla disease; syn. Salla-Krankheit; autosomal-rezessiv erbliche, neurodegenerative Systemerkrankung mit lysosomaler Transportstörung für Neuraminsäure; Vork. v. a. in Finnland mit interfamiliär unterschiedl. schweren Verlaufsformen; **Sympt.:** verzögerte psychomotor. Entwicklung, Abbau erlernter Fähigkeiten, Ataxie, Vergröberung des Gesichts; vgl. Sialidose.

Neur|a|praxie (Neur-*; gr. ἀπραξία Untätigkeit) **f:** (engl.) neurapraxia; vollständig reversibler Funktionsausfall eines peripheren Nerven ohne anat. Unterbrechung (z. B. bei Schlafdrucklähmung*); leichteste Form einer Nervenschädigung inf. umschriebener Veränderungen an den Markscheiden mit spontaner Rückbildung innerh. von Std. bis Wochen. Vgl. Axonotmesis, Neurotmesis.

Neur|asthenie (↑; Asthenie*) **f:** syn. neurasthenisches Syndrom; s. Syndrom, psychovegetatives.

Neur|axon (↑; lat. axis Achse) **n:** syn. Achsenzylinder*.

Neur|ek|tomie (↑; Ektomie*) **f:** (engl.) neurectomy; chir. partielle Resektion eines peripheren Nerven, evtl. zur palliativen Ther. bei Schmerzen.

Neuri|lemma (↑; gr. λέμμα Schale, Hülse) **n:** auch Neurolemm; s. Schwann-Scheide.

Neurin n: sehr giftiges Ptomain; entsteht durch Wasserabspaltung aus Cholin*.

Neur|inom (Neur-*; gr. ἴς, ἰνός Sehne, Faser; -om*) **n:** (engl.) neurinoma; syn. Schwannom; benigner Tumor, der von Zellen der Schwann*-Scheide sensibler Nervenfasern ausgeht; klin. treten daher als erste Sympt. Schmerzen u. sen-

N

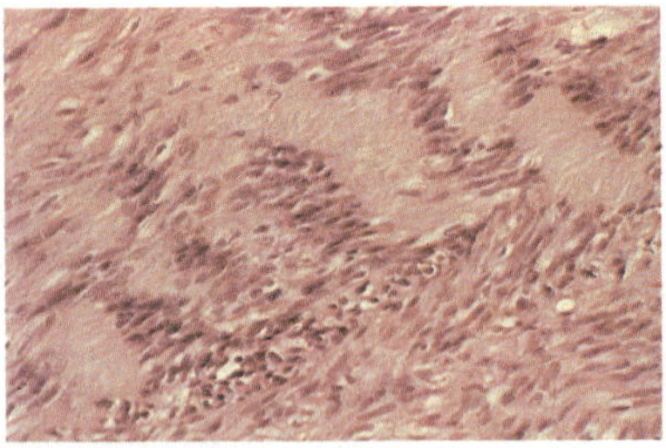

Neurinom:
histologisch Palisadenstellung der Zellkerne in einem Akustikusneurinom [89]

sor. Erscheinungen auf; **Lok.:** an peripheren Nerven, Wurzeln der Rückenmarknerven, Hirnnerven (v. a. Akustikusneurinom*), vegetativen Nerven; vgl. Neurofibromatosis generalisata.

Neurit (↑) m: syn. Axon, Achsenzylinder*.

Neuritis (↑; -itis*) f: Entz. von Hirnnerven od. peripheren Nerven; **Einteilung: 1.** nach d. Verlauf in akute u. chronische N.; **2.** nach den Sympt. in motorische, sensible u. gemischte N.; **3.** nach der Lok. in Mononeuritis, Radikulitis* u. Polyneuritis*; **Sympt.:** Parästhesien, Sensibilitätsstörungen, Lähmungen, vegetativ-trophische Störungen entspr. dem Innervationsgebiet der betroffenen Nerven; **DD:** s. Polyneuropathie.

Neuritis Nervi optici (↑; ↑) f: (engl.) optic neuritis; syn. Sehnervenentzündung; Entz. des N. opticus; **Formen: 1.** N. N. o. intraocularis (syn. Neuropapillitis optica, N. N. o. anterior): Entz. des vorderen Anteils des Sehnerven u. der Papille; Klin.: hochgradige Visusverminderung, evtl. zentrales Skotom; Diagn.: in der Ophthalmoskopie Rötung der Papille, Papillenödem u. Prominenz der Papille von 1-3 dpt; DD: Stauungspapille; **2.** N. N. o. macularis (syn. zentrale Neuroretinitis): Entz. des Sehnerven u. des benachbarten Netzhautanteils; **3.** N. N. o. retrobulbaris (syn. Retrobulbärneuritis): Entz. des retrobulbären Anteils des Sehnerven; **Sonderform:** Arachnoiditis* optico-chiasmatica; **Vork.:** z. B. bei Nasennebenhöhleninfektionen, Autoimmunkrankheiten, Infektionskrankheiten, Multipler Sklerose, Tabak-Alkohol-Amblyopie und als idiopathische Form; **Klin.:** zentrale od. periphere Gesichtsfeldausfälle, Visusverminderung (evtl. Amaurose), zentrales Skotom, Doppelbilder; im weiteren Verlauf temporale Papillenabblassung u. evtl. Optikusatrophie; **Diagn.:** unauffällige Ophthalmoskopie („Der Pat. sieht nichts, u. der Arzt sieht auch nichts."), Flimmertest*, zentrale od. parazentrale Skotome in der Perimetrie, verlängerte Latenzzeit der visuell evozierten Potentiale*; **DD:** Hirntumoren.

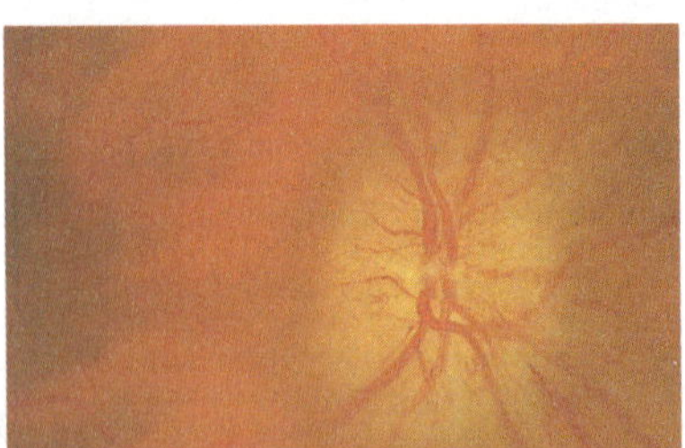

Neuritis Nervi optici:
Papillitis mit entzündlichem ischämischem Ödem, verwaschenen Papillengrenzen und Prominenz der Papille [362]

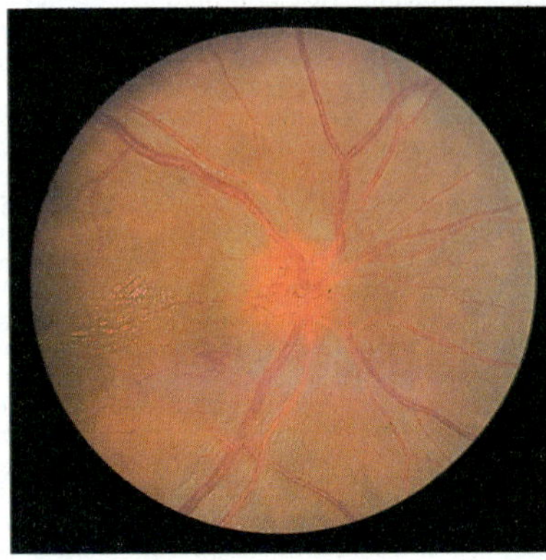

Neuritis Nervi optici:
hier mit Beteiligung des Sehnervenkopfes [362]

Neuritis, retro|bulbäre (↑; ↑) f: s. Neuritis Nervi optici.

Neuro|bionik (↑) f: interdisziplinäres Spezialgebiet, das sich mit technolog. Ersatzlösungen für biol. Funktionen z. B. bei neurol. Störungen befaßt (z. B. Behandlung der Reflexinkontinenz* durch ins Rückenmark implantierte Schrittmacher).

Neuro|blasten (↑; Blast-*) m pl: (engl.) neuroblasts; nicht ausgereifte Nervenzellen; vgl. Glioblasten.

Neuro|blastom (↑; Blast-*; -om*) n: (engl.) neuroblastoma; aus Neuroblasten* hervorgehender Tumor; Vork. z. B. als Retinoblastom*, Medulloblastom (s. Hirntumoren) od. Sympathoblastom*.

Neuro|blastoma retinae (↑; ↑; ↑; Retina*) n: s. Retinoblastom.

Neuro|chirurgie (↑; Chirurgie*) f: (engl.) neurosurgery; Teilgebiet der Chirurgie, das die Diagnostik u. op. Behandlung von Erkr. des peripheren u. zentralen Nervensystems umfaßt.

Neuro|dermitis a|topica (↑; Derm-*; -itis*) f: syn. atopisches Ekzem*.

Neuro|dermitis circum|scripta (↑; ↑; ↑) f: syn. Lichen* simplex chronicus circumscriptus.

neuro|endo|krin (↑; End-*; Krin-*): (engl.) neuroendocrine; die Sekretion von Neurohormonen betreffend; vgl. Neurosekretion.

Neuro|epithel (↑; Epithel*) n: Sinnesepithel; s. Epithelgewebe.

Neuro|epitheliom (↑; ↑; -om*) n: (engl.) neuroepithelioma; Sammelbez. f. neuroepitheliale Tumoren; s. Hirntumoren.

Neuro|fibrillen (↑; Fibrilla*) f pl: (engl.) neurofibrils; (histol.) feinste Fäserchen im Zytoplasma der Nervenzellen u. ihrer Fortsätze (Metaplasma*).

Neuro|fibrom (↑; Fibr-*; -om*) n: (engl.) neurofibroma; benigner Tumor, der von Zellen der Schwann*-Scheide peripherer Nervenfasern ausgeht u. kollagenes Bindegewebe enthält; lokal infiltrierendes Wachstum kann zu Schmerzen u. neurol. Ausfällen führen. Vork. multipler N. bei Neurofibromatosis* generalisata.

Neuro|fibro|matosis generalisata (↑; ↑; ↑; -osis*) f: syn. Recklinghausen-Krankheit, Fibroma molluscum multiplex, Elephantiasis neuromatodes; autosomal-dominant erbl. Phakomatose* mit schwacher Penetranz; Inzidenz: ca. 1 : 3000 Neugeborene; Lok. des Gendefekts bei 17q11.2; **Klin.:** über den ganzen Körper verteilte multiple Neurofibrome der Hautnerven, häufig Pigmentanomalien der Haut (Café*-au-lait-Flekke), multiple Nävi (Fibroma molluscum), Knochenanomalien, Skoliose u. Veränderungen des Augenhintergrunds; neurol. v. a. sensible Reizerscheinungen (Schmerzen, Parästhesien); in ca. 10% der Fälle Komb. mit einem Phäochromozytom*; rudimentäre Formen der N. g. mit vereinzelten Tumoren an einem bzw. wenigen peripheren Nerven od. Kleinhirnbrückenwinkeltumoren kommen vor. **Ther.:** evtl. chir. Entfernung der Neurofibrome. Vgl. Polyadenomatose-Syndrome.

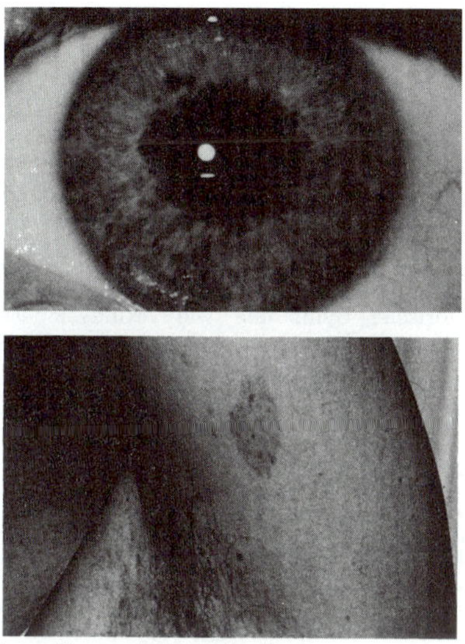

Neurofibromatosis generalisata: sog. Lisch-Knötchen in der Iris (oben) und Pigmentierungen der Axilla (sog. axillary freckling) als typische Befunde [303]

Neurofibromatosis generalisata: Café-au-lait-Flecke und Fibromata mollusca [3]

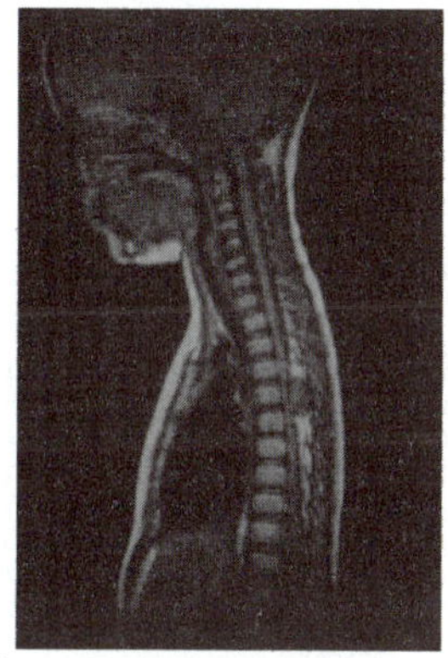

Neurofibromatosis generalisata: intraspinal-extradurales Neurofibrom zwischen 4. und 5. Brustwirbel (NMR-Aufnahme) [52]

Neuro|genetik (↑; Genetik*) f: Teilgebiet der Humangenetik*, das sich mit Vererbungsmodus u. Genlokalisation neurol. u. muskulärer Erkr. befaßt.

Neuro|glia (↑; gr. γλία Leim) f: vom Ektoderm* abgeleitetes Hüll- u. Stützgewebe des Nervensystems*; im Gegensatz zu den Nervenzellen sind die Gliazellen auch nach der Pränatalperiode noch vermehrungsfähig; im ZNS werden folgende Zellformen (s. ums. Abb.) unterschieden: **1.** Astrozyten (Makroglia); große, zur Phagozytose* befähigte, sternförmige Zellen mit zahlreichen Zellfortsätzen (als sog. protoplasmatische Kurzstrahler bzw. fibrillenreiche Langstrahler), die mit Nervenzellen u. Blutgefäßen in Verbindung stehen (Stoffaustausch); bilden die sog. Gliagrenzmembran (Membrana limitans gliae superficialis u. perivascularis), die das Hirngewebe an der Oberfläche gegen die Hirnhäute u. um die Blutgefäße geweblich abgrenzt (vgl. Blut-Hirn-Schranke). Nach der Hirngewebezerstörung bildet sich durch Wucherung der Makroglia eine sog. Glianarbe aus. **2.** Oligodendrozyten (Oligodendroglia): kleine Zellen mit wenigen, kaum verzweigten Fortsätzen, die in der grauen Substanz den Nervenzellen unmittelbar anliegen u. in der weißen Substanz (v. a. während der Markscheidenreifung) Myelin* bilden; **3.** Hortega-Zellen (Mikroglia): zur Phagozytose befähigte, mobile, kleinere Zellen (gewebetypische Makrophagen*) mit länglichem chromatinreichem Kern u.

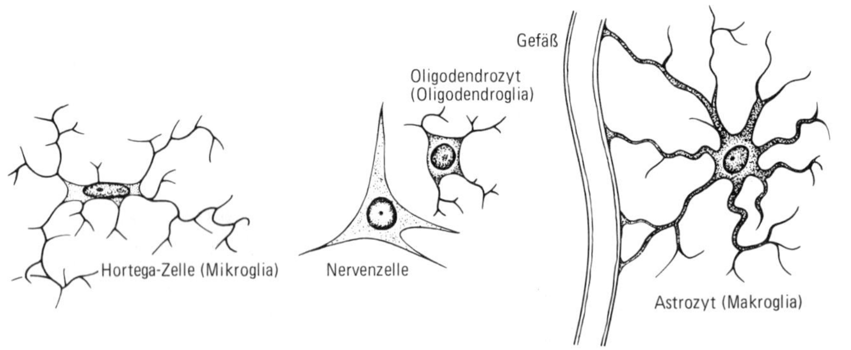

Neuroglia [532]

schmalem Zytoplasmasaum, von dem Büschel feiner verzweigter Fortsätze abgehen; leiten sich möglicherweise vom Mesoderm* ab (sog. Mesoglia); **4.** i. w. S. auch das Ependym*. Im ZNS bildet die N. ein dreidimensionales Faserwerk (vgl. Gliaarchitektonik); im peripheren Nervensystem werden die Mantelzellen* peripherer Ganglien u. die Schwann-Zellen der Schwann*-Scheide als N. bezeichnet. Vgl. Müller-Stützzellen.

Neuro|gliom (↑; ↑; -om*) n: s. Gliom.

Neuro|hormone (↑; Horm-*) n pl: (engl.) neurohormones; Hormone* aus Hypophyse*, Hypothalamus* u. APUD*-System sowie Neurotransmitter*.

Neuro|hypo|physe (↑; Hypophyse*) f: (engl.) neurohypophysis; Bez. f. Hypophysenhinterlappen (HHL); s. Hypophyse.

Neuro|keratin|gerüst (↑; Kerat-*): das bei der Fixierung markhaltiger Nervenfasern nach Herauslösung der Lipoide sichtbar werdende eosinophile Eiweißgerüst innerh. der Myelinscheide.

Neuro|kranium (↑; Krani-*) n: Gehirnschädel.

neuro|krin (↑; Krin-*): neuroendokrin; vgl. Neurosekretion.

Neuro|lemma (↑; gr. λέμμα Schale, Hülse) n: s. Schwann-Scheide.

Neuro|lept|an|ästhesie (↑; gr. λῆψις Nehmen, Empfangen; Anästhesie*) f: (engl.) neuroleptanaesthesia; Abk. NLA; Kombinationsnarkose*, bestehend aus Neuroleptanalgesie*, Zufuhr von Lachgas* u. Sauerstoff sowie Muskelrelaxanzien (kontrollierte Beatmung erforderlich), ggf. auch eines kurzwirksamen Injektionsnarkotikums zur Narkoseeinleitung vor der Intubation.

Neuro|lept|an|algesie (↑; ↑; An-*; -algie*) f: (engl.) neuroleptanalgesia; Abk. NLA; Herbeiführung eines narkoseähnlichen Zustands (Neurolepsie u. Analgesie) zur Durchführung kleinerer op. Eingriffe durch i. v. Gabe eines Neuroleptikums (z. B. Droperidol) u. eines starken, aber kurzwirksamen (cave: Atemdepression) Opiats (z. B. Fentanyl); selten angewendet. Vgl. Neuroleptanästhesie.

Neuro|leptika (↑; ↑) n pl: syn. Antipsychotika, (engl.) major tranquilizers; Psychopharmaka mit antipsychotischer, sedierender u. psychomotorisch dämpfender Wirkung; **Substanzgruppen:** tricyclische N. (z. B. Phenothiazinderivate* u. Thioxanthenderivate), Butyrophenone, Diphenylbutylpiperidine, Benzamide; bezogen auf die Wirkungsintensität von Chlorpromazin werden N. in schwache, mittelstarke, starke u. sehr starke N. eingeteilt (s. Tab.); **Verw.:** bei akuter Psychose, Schizophrenie*, i. R. der Neuroleptanalgesie*. Wirkungsmechanismus ist wahrscheinlich die Blockade prä- u. postsynaptischer Dopaminrezeptoren. **NW:** v. a. extrapyramidalmotorische Symptome wie Frühdyskinesien, Parkinson*-Syndrom, Akathisie, evtl. irreversible Spätdyskinesie, akinetisch-abulisches Syndrom*; auch vegetative Sympt. (Mundtrockenheit, Mydriasis, orthostat. Regulationsstörungen, selten), Blutbildveränderungen, allergische Reaktionen u. das sog. maligne neuroleptische Syndrom*; **Kontraind.:** z. B. Vergiftung mit zentral dämpfenden Pharmaka od. Alkohol; cave bei Parkinson-Syndrom.

Neuro|lipidosen, leuko|dys|trophe (↑; Lip-*; -osis*) f pl: s. Leukodystrophie.

Neuro|lipomatosis dolorosa (↑; ↑; -om*; -osis*) f: s. Dercum-Krankheit.

Neuro|logie (↑; -log*) f: (engl.) neurology; Fachgebiet der Medizin, das sich mit der Erforschung, Diagnose u. Behandlung der Erkr. des Nervensystems befaßt.

Neuro|lues (↑; Lues*) f: Quartärstadium der Syphilis*.

Neuro|lyse (↑; Lys-*) f: (engl.) neurolysis; **1.** äußere (extraneurale) N.: chir. Lösung von Verwachsungen um einen Nerven u. Dekompression (z. B. Spaltung des Retinaculum flexorum bei Karpaltunnelsyndrom*); **2.** interfaszikuläre (intraneurale) N.: chir. Isolierung intakter Nervenfaserbündel aus narbig verändertem Nervengewebe; **3.** neurolytische Nervenblockade*.

Neurom (↑; -om*) n: (engl.) neuroma; s. Ganglioneurom; i. w. S. Bez. f. überschießende knotenförmige Regeneration (v. a. ungeordnete Aussprossung von Axonen) nach Durchtrennung eines peripheren Nerven (sog. Narbenneurom, Amputationsneurom) mit lokaler Hyperästhesie u. Hyperalgesie. Vgl. Neurinom.

Neuro|myelitis optica (↑; Myel-*; -itis*) f: syn. Devic*-Krankheit.

Neuro|myositis (↑; My-*; ↑) f: Myositis* mit Beteiligung peripherer Nerven; vgl. Kollagenosen.

Neuro|myo|tonie (↑; ↑; Ton-*) f: (engl.) neurogenic myotonia; Syndrom dauernder Muskelaktivität (Isaacs); **Klin.:** plötzl. auftretende u. schubförmig verlaufende Verhärtung (Verkrampfung) aller Skelettmuskeln mit zähflüssi-

Neuroleptika
Neuroleptische Potenz einiger Substanzen im Vergleich zu Chlorpromazin (= 1); Übersicht über vegetative und sedierende sowie antipsychotische und extrapyramidale Wirkungen

Substanz	Chemische Struktur[1]	Neuroleptische Potenz	Vegetative u. sedierende Wirkung	Antipsychotische u. extrapyramidale Wirkung
Schwache Neuroleptika				
Promazin	Ph	1/2		
Thioridazin	Ph	1/2		
Levomepromazin	Ph	2/3		
Chlorprothixen	Th	2/3		
Mittelstarke Neuroleptika				
Chlorpromazin	Ph	1		
Clopenthixol	Th	2–3		
Triflupromazin	Ph	4		
Starke Neuroleptika				
Perphenazin	Ph	10		
Trifluoperazin	Ph	10–20		
Sehr starke Neuroleptika				
Fluphenazin	Ph	50		
Haloperidol	B	50		
Trifluperidol	B	200		
Benperidol	B	400		

[1] Ph: Phenothiazine; B: Butyrophenone; Th: Thioxanthene

gen Bewegungen; in der Elektromyographie auch bei Entspannung Aktionspotentiale; **Ther.:** Diphenylhydantoin; **DD:** Stiff* man syndrome.

Neuron (↑) n: (engl.) nerve cell; die Nervenzelle* mit allen ihren Fortsätzen (Achsenzylinder*, Dendrit*, Telodendron*); bildet nach der **Neuronenlehre** eine genetische, morphol., funkt., trophische u. regenerative Einheit.

Neuronitis vestibularis (↑; -itis*) f: s. Vestibularisausfall.

Neuro|pathie (↑; -pathie*) f: (engl.) neuropathy; Nervenleiden, Erkr. peripherer Nerven; s. Polyneuropathie, Neuritis.

Neuro|pathie, hereditäre motorisch-sensible (↑; ↑) f: (engl.) hereditary motor and sensory neuropathy; Abk. HMSN; syn. neurale Muskelatrophie; Oberbegriff für chron.-progredient verlaufende, erbl. (familiäre) Formen von Degeneration peripherer Neurone; **Pathol./Anat.: 1.** Veränderungen der Schwann-Zellen markhaltiger Nervenfasern mit segmentalen De- u. Remyelinisierungsvorgängen und Vermehrung des endoneuralen Bindegewebes (sog. hypertrophische Form); **2.** primäre Degeneration von zunächst distalen Anteilen des Axons, später auch der zugehörigen Neurone in Rückenmark u. Spinalganglien (sog. neuronale Form); **Formen: HMSN I**: vorwiegend dominant erbl. hypertrophische Form vom Typ Charcot-Marie-Tooth mit Manifestation bereits in der frühen Kindheit; **HMSN II**: meist dominant erbl. neuronale Form vom Typ Charcot-Marie-Tooth mit Manifestation meist erst im frühen, evtl. im späten Erwachsenenalter; **HMSN III**: vorwiegend rezessiv erbl. hypertrophische Form vom Typ Dejerine-Sottas mit frühzeitiger Manifestation u. rascher Entw. der atrophischen Veränderungen, oft mit Gehunfähigkeit bereits im dritten Lebensjahrzehnt; z. T. bestehen fließende Übergänge zw. den versch. Formen; **Klin:** fortschreitende symmetr. Atrophie u. atroph. Lähmung distaler Muskelgruppen der Extremitäten, die auf Unterschenkel- bzw. Unterarm übergreift (sog. Vogel- od. Storchenbeine, Krallenhand) u. nur selten bzw. erst spät über die Knie- bzw. Ellenbogengelenke hinausgeht. Die Sympt. entsprechen einer vorwiegend distal betonten Polyneuropathie*, elektroneurograph. Verminderung der Nervenleitgeschwindigkeit bei der hypertrophischen Form, Denervierungszeichen bei der neuronalen Form. **DD:** Polyneuropathie (toxisch, metabolisch, paraneoplastisch), Friedreich-Ataxie, Roussy-Levy-Syndrom, funikuläre Myelose. Vgl. Muskelatrophie, spinale.

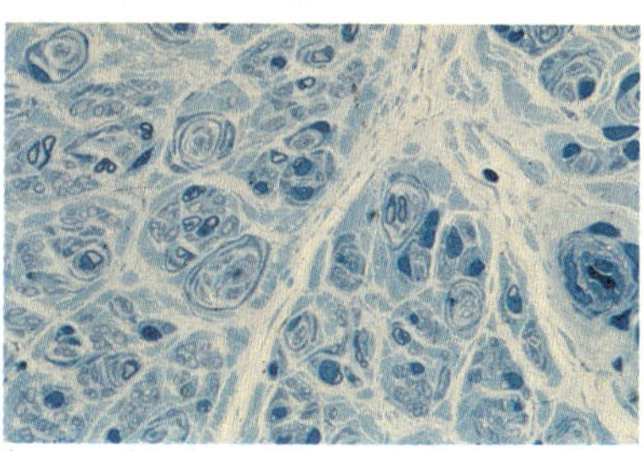

Neuropathie, hereditäre motorisch-sensible: hypertrophische Form, histologisch mit zwiebelschalenförmiger Anordnung der Schwann-Zellen-Fortsätze um entmarkte Fasern; nervenbioptischer Befund [89]

Neuro|pathie, hereditäre sensible (↑; ↑) f: (engl.) hereditary sensory radicular neuropathy; Abk. HSN; akrale Polyneuropathie* mit Sensibilitätsstörungen, Ulzerationen u. sek. Lokalinfektionen (bis hin zur Osteomyeltitis); **Formen: Typ**

N

I: autosomal-dominante Vererbung; Beginn im 20.-40. Lj. bes. an den unteren Extremitäten; **Typ II:** autosomal-rezessiver Erbgang; Manifestation in der frühen Kindheit v. a. an den oberen Extremitäten; **Typ III:** syn. familiäre Dysautonomie*; **Typ IV** (syn. Swanson-Syndrom): autosomal-rezessiver Erbgang; dissoziierte Empfindungsstörungen u. Anhidrose; **Typ V:** sehr seltene Form mit z. T. genereller Schmerzunempfindlichkeit.

Neuro|patho|logie (↑; Patho-*; -log*) **f:** (engl.) neuropathology; Pathologie* des Nervensystems.

Neuro|pil (↑; gr. πῖλος Filz) **n:** im ZNS zw. den Zellkörpern gelegenes, amorph erscheinendes Geflecht, das v. a. aus Dendriten besteht.

Neuro|plasma (↑; -plasma*) **n:** (engl.) neuroplasm; Zytoplasma* der Nervenzelle*.

Neuro|porus (↑; Pore*) **m:** Öffnung am kranialen u. kaudalen Ende des Neuralrohrs; vgl. Neuralplatte.

Neuro|psycho|logie (↑; Psych-*; -log*) **f:** (engl.) neuropsychology; Arbeitsrichtung der experimentellen Psychologie u. Neurophysiologie, die sich mit dem Zus. von psychischen u. kognitiven Funktionen u. dem Nervensystem befaßt; vgl. Werkzeugstörung.

Neuro|retinitis (↑; Retina*; -itis*) **f:** Entz. des Sehnerven u. des benachbarten Netzhautteils; s. Neuritis Nervi optici.

Neurose (↑; -osis*) **f:** (engl.) neurosis; **1.** veraltete Bez. f. eine psych. Störung, die nicht auf einer Erkr. des Nervensystems beruht; **2.** Bez. f. eine psych. Störung, die inf. eines verdrängten biograph. Entwicklungskonflikts entsteht u. mit funkt. Erlebnisstörungen einhergeht (bei fließenden Übergängen zw. neurot. Merkmalen Gesunder u. neurot. Störungen von Krankheits- u. Behandlungswert); **Formen:** Angstneurose*, Charakterneurose*, Konversionsneurose*, Organneurose*, Zwangsneurose*, neurot. Depression*, Hysterie* u. a.; **Ther.:** nur erforderlich, wenn die N. intra- u. interpsychisch nicht integrierbar ist u. Leidensdruck, objektivierbare Beeinträchtigung u. Therapiemotivation der Betroffenen bestehen; vgl. Psychotherapie, Psychodynamik.

Neuro|sekretion (↑; Sekretion*) **f:** (engl.) neurosecretion; Produktion u. Sekretion von Neurohormonen* durch Nervenzellen; i. e. S. Sekretion von Hypothalamushormonen*.

Neuro|somen (↑; Soma*) **n pl:** (engl.) neurosomes; Mitochondrien* der Nervenzellen.

Neuro|spora crassa (↑; Spora*) **f:** Schimmelpilz, an dem früher zahlreiche Untersuchungen über genet. Steuerung biochem. Reaktionsketten durchgeführt wurden.

Neuro|syphilis (↑) **f:** Quartärstadium der Syphilis*.

Neuro|tensin n: hauptsächlich in den Neurotensinzellen (N-Zellen) von Ileum u. Jejunum gebildetes gastrointestinales Hormon, das z. T. auch von Tumorzellen (bei Hepatom*) synthetisiert werden kann. Die **Wirkung** ist deutlich speciesspezifisch. N. vermindert u. a. die Salzsäureproduktion, die gastrointestinale Motilität u. stimuliert die Pankreassekretion (v. a. PP-Zellen). Es wird u. a. durch Nahrungsaufnahme (Fette) freigesetzt.

Neuro|tmesis (Neur-*; gr. τμῆσις Abschneiden) **f:** Nervenschädigung mit kompletter Durchtrennung der Nervenfasern u. der Nervenhülle mit anhaltender Aufhebung seiner Leitfähigkeit; führt zu vollständigen motor. u. sensiblen Ausfällen sowie vegetativen u. troph. Störungen; wegen der Zerstörung der Hüllstrukturen ist eine spontane Reinnervation nicht möglich. **Ther.:** Nervennaht*. Vgl. Axonotmesis, Neurapraxie.

Neuro|tomie (↑; -tom*) **f:** (engl.) neurotomy; chir. Durchtrennung eines Nerven; als selten ausgeführte retroganglionäre N. die Durchtrennung der Wurzel des N. trigeminus hinter dem Ganglion Gasseri zur Schmerzausschaltung bei Trigeminusneuralgie; **Kompl.:** Anaesthesia* dolorosa. Vgl. Foerster-Operation.

Neuro|toxikose (↑; Tox-*; -osis*) **f:** (engl.) neurotoxicosis; **1.** Intoxikation, die v. a. das ZNS betrifft; vgl. Neurotoxine; **2.** früher gebräuchl. Bez. f. die Beeinträchtigung zentralnervöser Funktionen als Folge starker hypertoner Dehydratation im Säuglings- u. Kleinkindesalter; vgl. Säuglingstoxikose.

Neuro|toxine (↑; ↑) **n pl:** (engl.) neurotoxins; Nervengifte; Stoffe, die d. Nervengewebe schädigen; z. B. Thallium, Quecksilber, bakt. Ektotoxine.

Neuro|trans|mitter (↑; Transmitter*) **m pl:** (engl.) neurotransmitters; chem. Substanzen, die an den Synapsen in ZNS u. peripheren Nerven eine Erregung weiterleiten; werden in den Vesikeln der präsynapt. Nervenendigung gespeichert u. durch ein Aktionspotential* freigesetzt. Nach Diffusion durch den synapt. Spalt bewirken sie an der postsynapt. Membran eine Permeabilitäts- u. Potentialänderung, die zu einer De- od. Hyperpolarisation führen kann. Bisher bekannte N. sind u. a. Acetylcholin*, Adrenalin*, Noradrenalin*, Dopamin*, GABA*, Serotonin*. Die Inaktivierung erfolgt bei Acetylcholin durch Cholinesterase*, bei Noradrenalin v. a. durch Wiederaufnahme in die Vesikel. Die Spezifität der N. für ein Neuron* erlaubt die Einteilung in (nor-)adrenerge (Noradrenalin u. Adrenalin), cholinerge (Acetylcholin), dopaminerge, serotoninerge od. GABAerge Neuronen; s. Abb.

neuro|trop (↑; -trop*)**:** auf Nerven einwirkend (z. B. Reize, Farbstoffe, Substanzen, Viren).

Neuro|zyt (↑; Zyt-*) **m:** syn. Nervenzelle*.

Neuro|zytom (↑; ↑; -om*) **n:** s. Hirntumoren (Tab.).

neutral (lat. neuter keiner von beiden)**:** ohne best. Wirkung; (chem.) eine Lösung, in der H- u. OH-Ionen sich im Gleichgewicht befinden (pH = 7); s. Wasserstoffionenkonzentration.

Neutral|biß (↑)**:** (engl.) normal occlusion; syn. Eugnathie, Neutrogenie, Regelbiß; normale Form des Schlußbisses*, bei der die obere Zahnreihe etwas über d. untere beißt. Der vordere Höcker des ersten unteren Molaren liegt vor dem entspr. Höcker des ersten oberen Molaren.

Neutral|fette (↑)**:** (engl.) neutral fats; durch Veresterung von Glyzerin* mit langkettigen Fettsäuren entstehende Fette; s. Triglyzeride.

Neutralisations|test (↑) **m:** (engl.) neutralization test; syn. Schutzversuch, Viruzidietest; serol. Test zum Nachweis von neutralisierenden Antikörpern (v. a. gegen Viren, Rickettsien u. Toxine) bzw. zur Beurteilung der Wirksamkeit neutralisierender od. antitoxischer Immunseren u. zur Identifizierung unbekannter Antigene (z. B. Erregerstämme) unter Verw. von geeigneten Gewebekulturen od. Versuchstieren, die Mischungen von unbekanntem Antigen mit (abgestuften Mengen von) Serum erkrankter Personen od. Versuchstiere bzw. Mischungen bekannter Immunseren mit dem unbekannten Antigen ausgesetzt werden. **Beurteilungskriterien** für eine erfolgte Neutralisation sind das Ausmaß des zytopath. od. antitoxischen Effekts auf die Zellen der

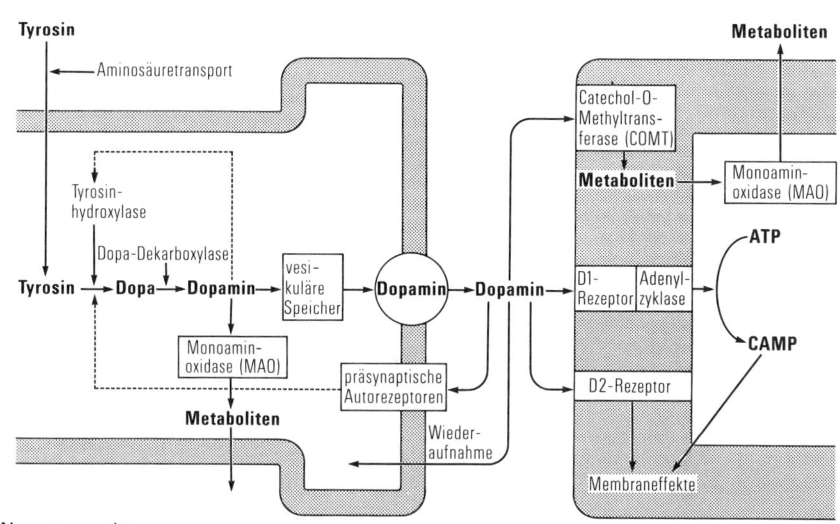

Neurotransmitter:
physiologische Vorgänge an prä- und postsynaptischen dopaminergen Neuronen;
MAO: Monoaminooxidase; COMT: Catechol-o-methyl-transferase;
CAMP: 3′5′-cyclisches Adenosinmonophosphat; ATP; Adenosintriphosphat;
D1 Rezeptor: adenylcyclaseabhängiger postsynaptischer Dopaminrezeptor;
D2-Rezeptor: adenylcyclaseunabhängiger postsynaptischer Dopaminrezeptor [404]

Gewebekultur bzw. die Morbiditäts- od. Mortalitätsrate der Versuchstiere.

Neutral-Null-Methode (↑) f: auch Neutral-0-Methode; Meßmethode, bei der alle Gelenkbewegungen von einer einheitl. definierten Ausgangsstellung aus gemessen werden (s. ums. Abb.); zur Standardisierung der Begutachtung orthop. Krankheiten.

Neutral|rot (↑): (engl.) neutral red; Azurfarbstoff, wird für die Vital- u. Supravitalfärbung verwendet.

Neutrino (↑) n: Elementarteilchen*, das beim radioaktiven Beta-plus-Zerfall (s. Betazerfall) entsteht u. zur Gruppe der Leptonen* gehört; wegen der extrem geringen Wechselwirkung mit Materie äußerst schwer nachzuweisen.

Neutro|genie (↑; gr. γένειον Kinnbacke) f: syn. Neutralbiß*.

Neutronen (↑) n pl: (engl.) neutrons; ungeladene, instabile Elementarteilchen*, Bausteine des Atomkerns (s. Atom), gehören zur Gruppe der Baryonen*; die Ruhemasse des Neutrons beträgt das 1839fache der Elektronenmasse (dies entspricht einer Energie von 940 MeV). Das freie Neutron zerfällt über einen Beta-minus-Zerfall (s. Betazerfall) mit einer Halbwertzeit* von ca. 13 Min. in ein Proton. Bei der Anwendung von N. unterscheidet man zw. **schnellen N.**, deren Bewegungsenergie in der Größenordnung einiger MeV liegt, u. **thermischen N.**, deren Bewegungsenergie nur noch in der Größenordnung der Energie der Wärmebewegung liegt. **Bedeutung: 1.** N. führen zur Kernspaltung* u. werden bei jedem Spaltvorgang freigesetzt. **2.** N. dienen zur Erzeugung von Radionukliden* zur med. Anwendung (Aktivierung*). **3.** In einigen strahlentherap. Zentren werden Versuche unternommen, Neutronenstrahlung strahlentherap. einzusetzen, da Neutronenstrahlung zu den direkt ionisierenden Strahlen gehört.

Neutronen|aktivierungs|ana|lyse (↑) f: s. Aktivierungsanalyse.

Neutro|penie (↑; -penie*) f: (engl.) neutropenia; rel. od. absolute Verminderung der neutrophilen Granulozyten im Blut. **N., maligne** (↑; ↑) f: syn. Agranulozytose*. **N., perniziöse** (↑; ↑) f: syn. Agranulozytose*. **N., zyklische** (↑; ↑) f: s. Neutrozytopenie, angeborene.

neutro|phil (↑; -phil*): (engl.) neutrophilic; bes. durch neutrale Farbstoffe anfärbbar; z. B. neutrophile Granulozyten. Die neutralen u. alkal. Anilinfarben besitzen ebenso wie Hämatoxylin größere Affinität zu den Kernen, die sauren zum Protoplasma.

Neutro|philie (↑; ↑) f: (engl.) neutrophilia; vermehrtes Auftreten von neutrophilen Granulozyten im Blut, meistens mit Vorliegen einer Linksverschiebung*.

Neutro|zyto|penie (↑; Zyt-*; -penie*) f: syn. Neutropenie*.

Neutro|zyto|penie, angeborene (↑; ↑; ↑) f: (engl.) congenital neutrocytopenia; angeb. Verminderung der neutrophilen Granulozyten (<1500/mm^3); **Formen: 1.** angeb. chronische benigne Neutrozytopenie: sowohl hereditär (autosomal-dominant erbl.) als auch nicht hereditär auftretende Erkr. mit rezidiv. Inf. des Rachenraums u. oberen Respirationstrakts, Gingivitis, Lymphadenitis, eitrigen Hautinfektionen; Ther.: Antibiotika; Progn.: günstig; **2.** infantile hereditäre maligne Neutrozytopenie: autosomal-dominant erbl. Erkrankung (im Ggs. zum autosomal-

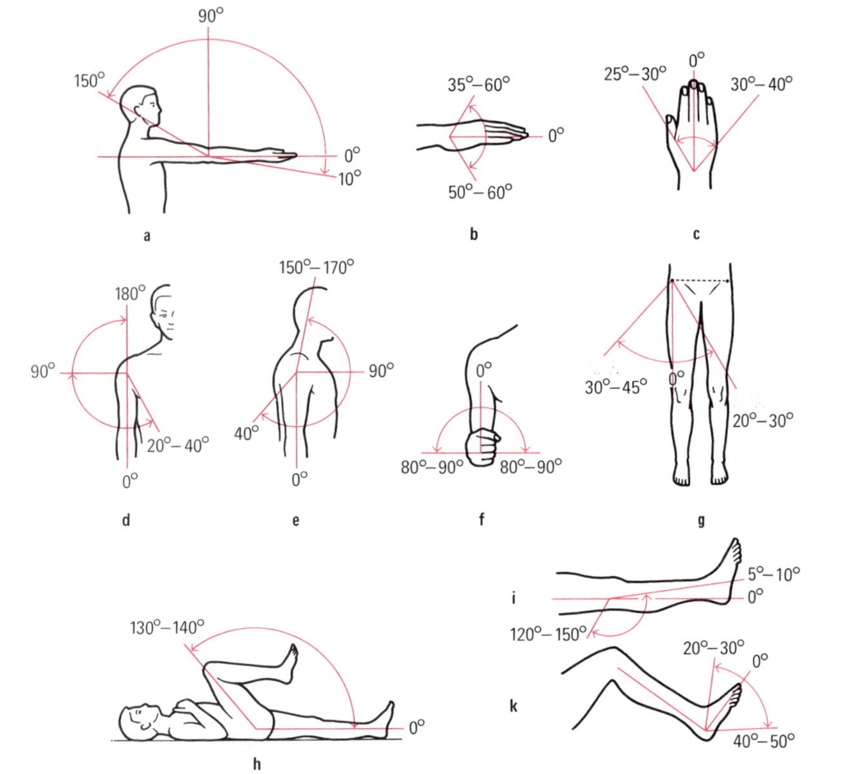

Neutral-Null-Methode:
Bewegungsausmaße einiger Gelenke: a: Ellenbogen: Flexion-Extension; b: Handgelenk: Palmarflexion-Dorsalextension; c: Handgelenk: Radialabduktion-Ulnarabduktion; d: Schultergelenk: Abduktion; e: Schultergelenk: Elevation; f: Vorderarm: Pronation-Supination; g: Hüftgelenk: Abduktion-Adduktion; h: Hüftgelenk: Flexion-Extension; i: Kniegelenk: Flexion-Extension; k: oberes Sprunggelenk: Dorsalextension-Plantarflexion [68]

rezessiv erbl. Kostmann*-Syndrom) mit schweren bakt. Infektionen; die Kinder sterben meist im frühen Säuglingsalter. **3.** zyklische (z. T. familiäre) a. N.: im Abstand von durchschnittlich 3 (2-6) Wochen auftretende, ca. 4-10 Tage andauernde Neutrozytopenie mit rezidivierenden bakt. Infektionen; Ther.: Antibiotika; Progn.: günstig; **4.** Isoimmunneutrozytopenie des Neugeborenen: passagere Neutrozytopenie (Dauer 4-10 Wo.) durch mütterl. (diaplazentar übertragene) Antikörper, die gegen kindl. Granulozyten gerichtet sind; **5.** Neutrozytopenie als Teilsymptom anderer angeborener Erkrankungen, z. B. bei Shwachman-Diamond-Syndrom, Chediak-Higashi-Syndrom, Dyskeratosis congenita.

Newcastle disease virus (engl. disease Krankheit; Virus*) **n:** Abk. NDV; syn. Tortor furens; ovales Virus der Paramyxoviridae*; Err. der atyp. Geflügelpest (Newcastle disease), b. Menschen der follikulären Konjunktivitis; **Übertragung:** Tröpfchen- u. Schmierinfektion; **Nachw.:** Eikultur, Gewebekultur; **Serol.:** Antihämagglutinine; vgl. Hämagglutination-Hemmtest.

Newton (Sir Isaac N., Phys., Mathematiker, London, Cambridge, 1643-1727) **n:** Abk. N; abgeleitete SI-Einheit der Kraft*; 1 N ist gleich der Kraft, die einem Körper mit der Masse 1 kg die Beschleunigung 1 ms^{-2} erteilt:

$$1\ N = 1\ kgms^{-2}$$

Der Zus. mit den nicht mehr zugelassenen Krafteinheiten Dyn u. Kilopond ist:

$$1\ N = 10^5\ dyn = 0{,}102\ kp$$

S. a. Einheiten (Tab.).

Newton-Ringe (↑): (engl.) Newton's rings; durch Lichtinterferenz entstehende buntschillernde Ringe, z. B. wenn ein Deckglas auf d. Objektträger gepreßt wird.

Nézelof-Syn|drom (C. N., zeitgen. Päd., Paris) **n:** auch Nézelof-Allibone-Syndrom; primärer, in der Mehrzahl autosomal-rezessiv erbl., kombinierter Immundefekt mit überwiegender Beeinträchtigung der zellvermittelten Immunität* wahrscheinl. inf. Störung der Stammzellentwicklung u. der Differenzierung von T-Lymphozyten (dysplastischer Thymus ohne Hassall*-Körperchen), dabei häufig normale od. erhöhte Konz. wenigstens einer Klasse der Immunglobuline* bei insgesamt verminderter Antikörperbildung; **Klin.:** Manifestation um den 6. Lebensmonat; variabler Verlauf mit Gedeihstörungen, chron. Diarrhoe, schweren rezidiv. bronchopulmonalen u. Hautinfektionen (u. a. Candidamykosen), Lymphopenie; **Ther.:** Knochenmarktransplantation. Vgl. Immundefekte.

N^{10}-Formyl-Tetra|hydro|fol|säure: aktive Form der Folsäure* bei der Übertragung eines Formylrests (sog. aktive Ameisensäure).

ng: Abk. f. Nanogramm; 1 ng = 10^{-9} Gramm* (g). Vgl. Einheiten.

NGF: Abk. f. (engl.) nerve growth factor; Nervenwachstumsfaktor*.

NGU: Abk. f. (engl.) non gonorrhoeal urethritis; Urethritis* non gonorrhoica.

Ni: chem. Symbol f. Nickel*.

Niacin n: syn. Nicotinsäure*.

Niacin|test m: (engl.) niacin test; Nachw. der quant. unterschiedl. Fähigkeit zur Bildung von Nicotinsäure- u. Nicotinsäureamid durch Mykobakterien; dient zur Unterscheidung zw. Mycobacterium* tuberculosis u. a. Mykobakterien.

Nic|ametat (INN) n: 2-Diethylaminoethylnicotinat (IUPAC); Vasodilatator.

Nicar|dipin (INN) n: (RS)-[2-(Benzylmethylamino)ethyl](methyl)[1,4-dihydro-2,6-dimethyl-4-(3-nitrophenyl)-3,5-pyridindicarboxylat] (IUPAC); Dihydropyridinderivat; Verw.: s. Calciumantagonisten.

Nic|ergolin (INN) n: 10-Methoxy-1,6-dimethyl-8β-ergolinylmethyl-5-bromnicotinat (IUPAC); Alpharezeptorenblocker* (halbsynthet. Ergoalkaloid); Verw.: bei chron. Hirnleistungsstörungen; vgl. Nootropika.

Niceth|amid (INN) n: N,N-Diethylnicotinamid (IUPAC); Verw.: Analeptikum (obsolet).

Nicht-De|polarisations|block: s. Muskelrelaxation.

Nicht|histone n pl: (engl.) non-histone proteins; zusammenfassender Begriff f. meist saure Proteine des Zellkerns, die nicht die Funktion der Histone* haben. Eine Reihe dieser Proteine ist wahrscheinl. zur spezif. Komplexbildung mit der DNA des Chromatins* befähigt u. dient vermutl. als Regulativ in der Genexpression.

Nicht-Rück|atmungs|ventil n: (engl.) non-rebreathing valve; Ventil zur Verhinderung der Rückatmung v. Exspirationsluft beim Einsatz eines halboffenen Narkosesystems*; z. B. Lewis-Leigh-Nicht-Rückatmungsventil.

Nickel n: chem. Symbol Ni, OZ 28, rel. Atommasse 58,70; zur Eisengruppe gehörendes, silberweißes, stark glänzendes Schwermetall; wird hauptsächl. verarbeitet in Legierungen, z. Oberflächenveredelung, ferner auch in d. Batterien- u. Akkumulatorenindustrie; gelangt durch Metallhütten, Feuerungs- u. Verbrennungsanlagen in die Umwelt. N. u. seine Verbindungen u. Salze können zu akuten Vergiftungen u. chron. Schäden führen. Durch Hautkontakt, Hautresorption u. Inhalation kann es zu allerg. u. entzündl. Reaktionen, Präkanzerosen u. Karzinomen v. a. an Haut, Schleimhäuten u. Respirationstrakt kommen; vermehrt beobachtet werden allerg. Hautreaktionen durch Nickelbrillen u. nickelhaltigen Schmuck. Vgl. Kontaktekzem, Nickeltetracarbonyl.

Nickel|tetra|carbonyl n: $Ni(CO)_4$; farblose, leicht verdampfbare Flüssigkeit; Anw. als Antiklopfmittel und Katalysator. MAK-Wert 0,1 ppm = 0,7 mg/m^3.

Nickel|tetra|carbonyl|vergiftung: Vergiftung durch Aufnahme von Nickeltetracarbonyl; **Sympt.:** bei akuter N. plötzl. Übelkeit, Schwindel, Kopfschmerz nach beschwerdefreiem Intervall von 30 Min. bis 3 Tagen, dann Husten, Atemnot, Fieber, Krämpfe; evtl. Tod durch Atemlähmung od. Lungenödem; bei chron. N. Sympt. wie bei akuter N., u. U. Karzinom der Nasennebenhöhlen, Nase u. Lunge.

Nickerson-Elektiv|agar m: Fertignährboden zum Nachw. von Hefen (Candida u. a.); Bakterienwachstum wird nicht generell unterdrückt, erfordert weitere Maßnahmen zur Erregerdifferenzierung.

Nick|krämpfe: (engl.) myoclonic seizures; Salaamkrämpfe im Säuglings- u. Kleinkindesalter; s. Epilepsie, West-Syndrom.

Niclos|amid (INN) n: 2′,5-Dichlor-4′-nitrosalicylanilid (IUPAC); Verw.: Wurmmittel* bei Befall mit Cestodes u. bei Diphyllobothriose*.

Nico|boxil (INN) n: 2-Butoxyethylnicotinat (IUPAC); Verw.: Rubefaciens.

Nico|furanose (INN) f: 1,3,4,6-Tetra-O-nicotinyl-D-fructofuranose (IUPAC); Nicotinsäurederivat; Verw.: s. Nicotinsäure.

Nicoladoni-Branham-Zeichen (Carl N., Chir., Innsbruck, Graz, 1847-1902; H. H. B., amerikan. Chir.): (engl.) Braham's sign; Verlangsamung der Pulsfrequenz (Bradykardie) bei Kompression eines arteriovenösen Aneurysmas (bzw. Fistel).

Nicolas-Durand-Favre-Krankheit (Joseph N., Dermat., Lyon, 1868-1943; Joseph D., Dermat., Lyon; Maurice F., Dermat., Lyon, 1876-1954): s. Lymphogranuloma venereum.

Nicolau-Syn|drom (Stefan S. N., frz. Dermat., 1874-1970) n: syn. Embolia* cutis medicamentosa.

Nicol-Prisma (William N., Phys., Schottland, 1768-1851) n: (engl.) Nicol prism; (physik.) Kombination zweier Prismen zur Erzeugung von polarisiertem Licht; **Anw.:** z. B. im Polarisationsmikroskop. Vgl. Polarisation, Prisma.

Nicotin n: (engl.) nicotine, (S)-3-(1-Methyl-2-pyrrolidinyl)pyridin (IUPAC); Nikotin; Alkaloid in der Tabakpflanze (Nicotiana tabacum; vgl. Tabak), wirkt an der postsynapt. Membran der Ganglien in kl. Konzentrationen erregend, in größeren lähmend (Ganglienblocker); tödliche Dosis bei oraler Aufnahme ca. 1 mg/kg KG (in 3-5 Zigaretten enthalten); vom N. gelangen ca. 30% in den Rauch, davon werden ca. 5% bei Mundrauchen v. Zigaretten, 70% bei mäßigem Inhalieren, 95% bei kräftigem Inhalieren u. 60% beim Mundrauchen v. Zigarren resorbiert; schneller Abbau im Organismus (Halbwertzeit 2 Std.); bei wiederholter Zufuhr Gewöhnung (Raucher zwei- bis dreimal weniger empfindl. als Nichtraucher); es besteht ein Zus. zw. Nicotinaufnahme während

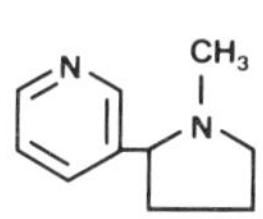

Nicotin

der Schwangerschaft u. der Häufigkeit v. Mangelgeburten. N. geht in die Muttermilch* über. Therap. Anw. in Pflastern u. Kaugummis zur Nicotinentwöhnung. Vgl. Nicotinvergiftung.

Nicotin|amid (INN) n: 3-Pyridincarboxamid (IUPAC); syn. Nicotinsäureamid, Antipellagra-Vitamin, Vitamin PP; Bestandteil von NAD* u. NADP, wird zu zwei Dritteln aus Tryptophan synthetisiert; Mangelerscheinungen (Pellagra*) bei eiweißarmer Ernährung; **Bedarf:** 4,4 mg N. bzw. Nicotinsäure* pro 1000 kcal; **Nachw.:** Bestimmung des Metaboliten N-Methylnicotinamid im Nüchternurin; **Verw.:** bei Pellagra; vgl. Vitamin-B-Komplex.

Nicotin|amid-adenin-di|nucleotid-phosphat n: NADP; s. NAD.

Nicotin|säure (INN): (engl.) nicotinic acid; Acidum nicotinicum; 3-Pyridincarbonsäure (IUPAC); syn. Niacin, Antipellagra-Vitamin, Vitamin PP; beteiligt an der Synthese von NAD*; der Bedarf an N. wird durch den Tryptophangehalt der zugeführten Nahrung beeinflußt (reichl. Vork. in Hefen, Leber, Herz, geröstetem Kaffee; s. Nicotinamid); rasche Resorption, überwiegend renale Ausscheidung in unveränderter Form; **Wirkungen:** Gefäßerweiterung, Steigerung der Hautdurchblutung, Lipidsenkung durch Hemmung der Lipolyse u. Verminderung der VLDL- u. LDL-Synthese (mit resultierender Cholesterin- u. Triglyzeridsenkung); **Verw.:** bei N.-Mangelzuständen (Pellagra*), als Lipidsenker*, in Esterform zur lokalen Hyperämisierung bei rheumat. u. a. Schmerzen; **NW:** Flush, gastrointestinale Störungen, nach Dauertherapie mit hohen Dosen Verschlechterung der Glukosetoleranz, passagerer Anstieg der Transaminasen, Hyperurikämie.

Nicotin|säure|amid n: syn. Nicotinamid*.

Nicotinur|säure: Entgiftungsprodukt des Nicotins* (aus Nicotinsäure u. Glycin); Ausscheidung im Urin.

Nicotin|vergiftung: (engl.) nicotine poisoning; akute od. chron. Vergiftung mit Nicotin*; **Sympt.:** bei akuter N. Kreislaufkollaps, Erbrechen, Durchfälle, Krämpfe, Atemlähmung; bei chron. N. (durch Rauchen) arterielle Verschlußkrankheiten (sog. Raucherbein) inf. Arteriosklerose, koronare Herzerkrankungen, Magen- u. Darmstörungen.

Nicotinyl|alkohol m: syn. Pyridylmethanol*.

Nictatio (lat. nictare blinzeln) f: s. Niktation.

Nidation (lat. nidus Nest) f: Einnistung (Implantation) des befruchteten Eis in der Schleimhaut des Uterus (od. der Tube).

Nidations|hemmer (↑): (engl.) morning after pill; Mittel, die nicht d. Konzeption, sondern d. Nidation verhindern; **Anw.:** **1.** als prophylakt. Maßnahme z. Empfängnisverhütung i. S. der Kontrazeption* (s. Intrauterinpessare); **2.** als Notfallmaßnahme b. vermuteter ungewollt eingetretener Konzeption (sog. Interzeption*). N. sind keine Abortiva, weil nach § 218 StGB (s. Schwangerschaftsabbruch) Maßnahmen, die vor dem Ende der Nidation eingreifen, nicht v. Strafvorschriften betroffen sind.

NIDDM: s. Diabetes mellitus (Klassifikation).

Nieden-Tafeln: Sehprobentafeln z. Prüfung der Nahsehschärfe.

Nieder|druck|system n: (engl.) low pressure system; Teil des Blutkreislaufs*; funktionelle Bez. f. Kreislaufabschnitte, in denen ein niedriger Blutdruck* besteht u. die eine große Kapazität besitzen (ca. 85% des Blutvolumens*); das N. schließt das Kapillarbett, die großen Venen, das re. Herz, den Lungenkreislauf u. den li. Ventrikel in der Diastole ein. Da auch das Interstitium zum N. gerechnet werden kann (extravasaler Teil), ist es nicht identisch mit dem venösen System. Vgl. Hochdrucksystem.

Nieder|frequenz|therapie f: (engl.) low frequency electrotherapy; Reizstromtherapie; Behandlung mit niederfrequenten Impulsströmen: Faradisation*, Elektrogymnastik*, Exponentialstrom*, Schwellstrom* od. mit diadynamischen Strömen: Komb. von Gleichstrom (Basisstrom) u. Impulsstromkomponenten (gleichgerichtete, frequenzmodulierte Wechselströme (Frequenz 50 u. 100 Hz, Impulsdauer 10 ms); **Wirkungen:** schmerzlindernd, hyperämisierend, detonisierend auf verspannte Muskeln.

Nieder|voltage f: (engl.) low-voltage; syn. Niederspannung; abnorm kleine Amplituden der QRS-Komplexe im EKG (<0,6 mV in den Extremitätenableitungen, <0,7 mV in den Brustwandableitungen); **Urs.:** Widerstandserhöhung zw. Myokard u. Körperoberfläche (Adipositas, Myxödem, Emphysem, Perikarderguß u. a.), Potentialreduktion durch Myokardschädigung; periphere N.: N. nur in den Extremitätenableitungen; vgl. Elektrokardiographie.

Nied|nagel: kleiner traumat. Riß od. Abhebung am Nagelwall; Kompl.: Abszeß.

Niemann-Pick-Krankheit (Albert N., Päd., Berlin, 1880-1921; Ludwig P., Pathol., Berlin, 1868-1944): (engl.) Niemann-Pick disease; syn. Sphingomyelinose, Sphingomyelinlipidose; autosomal-rezessiv erbl. degenerative Lipidstoffwechselstörung (vgl. Lipidosen) mit Ablagerung v. Sphingomyelinen* bes. in Knochenmark, Leber, Milz, Lymphknoten in sog. Schaumzellen (Niemann-Pick-Zellen); **Formen:** fünf Typen (A-E); bei Typ A, B u. C Enzymdefekt der lysosomalen Sphingomyelinase (pränatale Diagn. möglich); **Klin.:** **Typ A:** akute infantile Form, Beginn ab 1. Lebensmonat mit Krampfanfällen; Hepatosplenomegalie, neurodegenerative Sympt., statomotorischer Entwicklungsrückstand, Ataxie, Tetraspastik; Tod i. d. R. vor dem 3. Lj.; **Typ B:** spätinfantile Form mit Organvergrößerung ohne Gehirnbeteiligung; **Typ C:** ähnlich Typ A, aber langsamerer Verlauf (Tod meist vor dem 20. Lj.); **Typ D:** ähnlich Typ C; nur in einer best. Region Kanadas gefunden; **Typ E:** Erwachsenenform ähnlich Typ B, ohne Nachweis eines Enzymdefekts; **Ther.:** nicht bekannt.

Niemann-Pick-Zellen (↑; ↑; Zelle*): (engl.) Niemann-Pick cells; z. T. mehrkernige, fettspeichernde Schaumzellen (∅ 20-90 μm); stammen aus dem retikuloendothelialen System.

Niere: (engl.) kidney; Ren; paariges, retroperitoneal beiderseits der Wirbelsäule (Th_{11}-L_3, re. etwas tiefer) gelegenes Organ mit exkretorischer u. inkretorischer Funktion; Gewicht ca. 160 g; **Anat.:** Nierenhüllen: Capsula fibrosa, Capsula adiposa, Fascia renalis; Mark: Medulla renalis; 16-20 Pyramiden (Pyramides renales), deren Spitzen (Papillae renales) in die Kelche (Calices) des Nierenbeckens (Pelvis renalis) ragen; Rinde: Cortex renalis; zw. der Basis der Pyramiden u. der fibrösen Kapsel, setzt sich hilumwärts als Columnae renales zw. den Pyramiden fort; **Histol.:** Baueinheiten des Nierengewebes sind die ca. 1 Mill. Nephronen (Nierenkörperchen u. -kanälchen, Abb.) u. die Sammelrohre. Im Rindenlabyrinth liegen die Nierenkörperchen (Malpighi*-Körperchen, Corpuscula renalia u. Capsula glo-

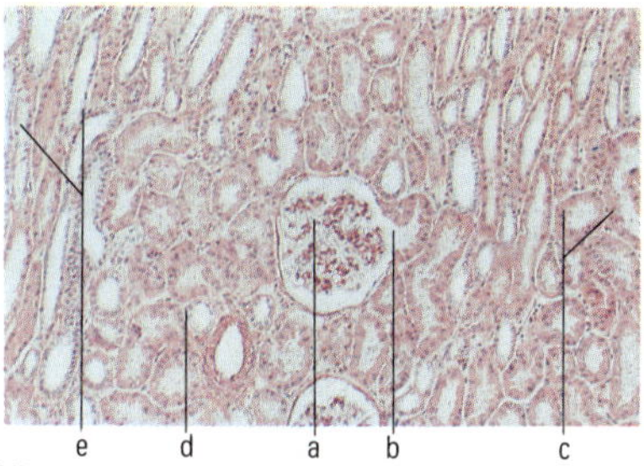

Niere:
histologischer Schnitt durch die Niere (Hämatoxylin-Eosin-Färbung); a: glomeruläre Kapillarschlingen eines Nierenkörperchens; b: Harnpol eines Nierenkörperchens; c: proximale Tubuli contorti (gewundene Hauptstükke); d: distaler Tubulus contortus (gewundenes Mittelstück); e: Markstrahl mit proximalen und distalen Tubuli recti (gerade Mittelstücke) sowie Tubuli colligentes (Sammelrohre) [134]

meruli, Bowman*-Kapsel) u. die gewundenen Abschnitte der Kanälchen (Tubuli renales): Pars contorta des Hauptstücks u. des Mittelstücks; vgl. Apparat, juxtaglomerulärer. In den Markstrahlen u. den Pyramiden verlaufen die gestreckten Kanälchen: Pars recta des Hauptstücks, Überleitungsstück, Pars recta des Mittelstücks. Diese Kanälchenabschnitte werden auch als Henle-Schleife bezeichnet. Die Verbindungsstücke leiten über in d. Sammelrohre, die mit dem Ductus papillaris in die Nierenkelche münden. Vgl. Nephron. **Embryol.:** s. Nachniere. **Blutgefäße** der N.: A. renalis --→ Aa. interlobares --→ Aa. arcuatae --→ Aa. interlobulares --→ Arteriola glomerularis afferens zu den Nierenkörperchen --→ Glomeruluskapillaren --→ (arterielle!) Arteriola glomerularis efferens --→ Kapillaren zw. den Tubuli der Rinde; Arteriolae rectae für das Mark; venöser Abfluß: Venulae stellatae --→ Vv. rectae --→ interlobulares --→ arcuatae --→ interlobares --→ V. renis. **Funktion: 1.** Produktion von Harn* mit Exkretion harnpflichtiger Substanzen*; **2.** Konzentrierung des Harns zur Regulierung des Wasser- u. Elektrolythaushalts (Osmoregulation*), des Säure-Basen-Gleichgewichts im Blut u. des Calcium- u. Phosphatstoffwechsels; **3.** Produktion renaler Hormone*.

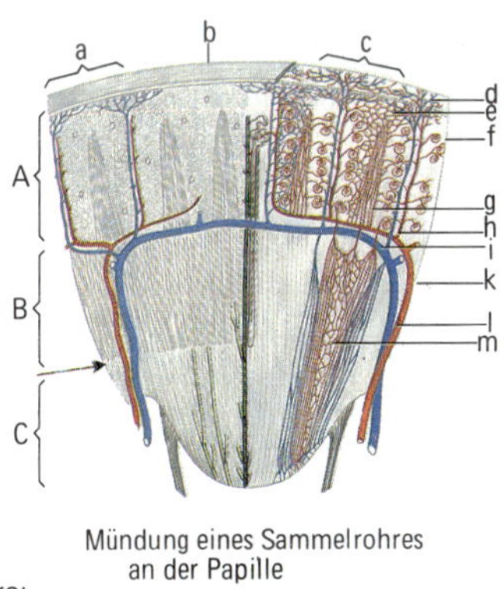

Niere:
Blutgefäße und Nierenkanälchen in einer Pyramide;
A: Rinde; B: Außenzone des Marks; C: Innenzone des Marks
a: Lobulus; b: Capsula fibrosa; c: Gefäßläppchen; d: Vv. stellatae; e: Rindenkapillaren; f: Glomeruli; g: Kapillaren im Markstrahl; h: Vasa interlobularia; i: Arteriola recta; k: A. arcuata; l: Vasa interlobaria; m: Kapillaren des Marks [532]

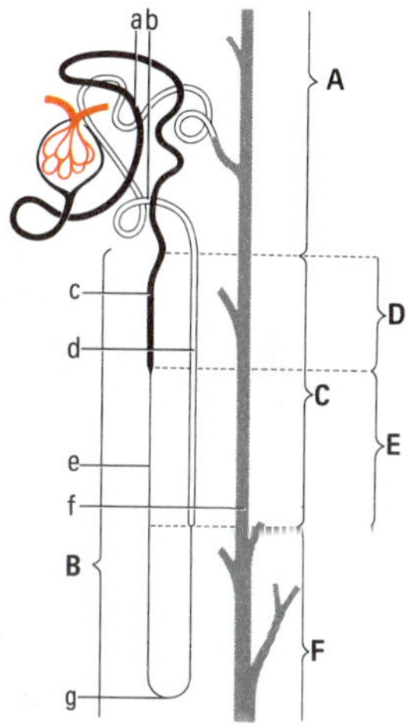

Niere:
Schema eines Nephrons:
a: Hauptstück (Pars contorta); b: Mittelstück (Pars contorta); c: Hauptstück (Pars recta); d: Mittelstück (Pars recta); e: Überleitungsstück; f: Sammelrohr; g: Vertex der Schleife
A: Rinde; B: Mark; C: Außenzone des Marks; D: Außenstreifen der Außenzone; E: Innenstreifen der Außenzone; F: Innenzone des Marks [532]

Niere, künstliche: (engl.) artificial kidney; Bez. f. ein Gerät zur extrakorporalen Dialyse*-Behandlung; i. e. S. der Dialysator* bei Hämodialyse*.

Niere, lange: s. Verschmelzungsniere.

Nieren-: s. a. Ren-, Reno-, Nephr-, Nephro-.

Nieren|ab|szeß (Abszeß*) m**:** (engl.) renal abscess; kleinherdige, meist multilokuläre, einschmelzende Entz. des Nierenparenchyms, aus der durch Konfluenz mehrerer Herde ein Nierenkarbunkel* entstehen kann; **Urs.:** meist hämatogene Staphylo- od. Streptokokkeninfektion, auch aszendierend inf. Pyelonephritis*; **Sympt.:** hohes Fieber, Schüttelfrost, Klopf- u. Druckschmerz des Nierenlagers, Leukozytose.

Nieren||a|genesie (A-*; -genese*) f**:** syn. Nierenaplasie; angeb. Fehlen einer Niere. **N.angio|graphie** (Angio-*; -graphie*) f**:** syn. Renovasographie*. **N.a|plasie** (A-*; -plasie*) f**:** (engl.) renal aplasia; angeb. Fehlen einer Niere (selten).

Nieren|arterien|stenose (Arteri-*; Steno-*; -osis*) f**:** (engl.) renal artery stenosis; Verengung

N

einer od. beider Aa. renales; inf. chronischer Minderdurchblutung kommt es zur Schrumpfniere* u. Niereninsuffizienz sowie zur Freisetzung von Renin* mit renaler Hypertonie; **Formen: 1.** atherosklerotische N.: gehäuftes Auftreten im 5. u. 6. Lebensjahrzehnt; isolierte Stenose am Abgang der Arterie mit poststenotischer Dilatation; **2.** fibromuskuläre N.: Vork. bes. bei Frauen im 3. Lebensjahrzehnt; (röntg.) Perlschnurphänomen meist im mittleren Drittel der A. renalis; **Diagn.:** Renovasographie bzw. intravenöse digitale Subtraktionsangiographie, farbkodierte Duplexsonographie; Nierensequenzszintigraphie vor u. nach Gabe von ACE-Hemmern, seitengetrennte od. systemische Reninbestimmung aus dem Nierenvenenblut vor u. nach Gabe von Captopril od. Betasympatholytika; **Ther.:** Angioplastie* od. operative Gefäßplastik (aortorenaler Bypass).

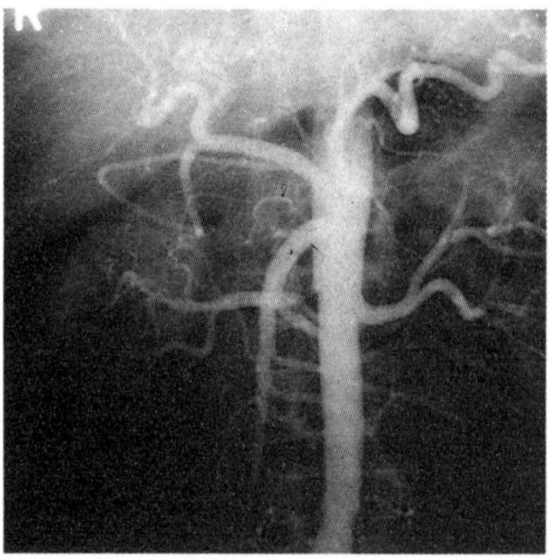

Nierenarterienstenose: arteriosklerotische Nierenarterienstenose; renovasographischer Befund rechts [27]

Nieren|becken: (engl.) renal pelvis; Pelvis renalis, Pyelon; gebildet durch Vereinigung der 8-10 Calices renales (Nierenkelche), liegt im Sinus renalis hinter der A. u. V. renalis. Der Form nach unterscheidet man einen verzweigten (dendritischen) u. einen ampullären Typ.

Nieren|becken|entzündung: Pyelitis* bzw. Pyelonephritis*.

Nieren|becken|plastik (-plastik*) f: (engl.) pyeloplasty; op. Verkleinerung des Nierenbekkens u. Rekonstruktion des Ureterabgangs, z. B. bei Hydronephrose*.

Nieren|becken|tumor (Tumor*) m: (engl.) pyelonephroma; vom Epithel des Nierenbeckens (Urothel*) ausgehender, meist maligner Tumor; **Leitsympt.:** Hämaturie; **Diagn.:** Ausscheidungsurographie, retrograde Urographie (s. Abb.), Computertomographie, Urinzytologie; vgl. Nierenkarzinom.

Nieren|bi|opsie (Bio-*; Op-*) f: (engl.) renal biopsy; Biopsie* der Nieren zur Gewinnung von Nierenparenchym (mind. 6-10 Glomerula); als perkutane N. unter Ultraschall- od. Röntgenkontrolle od. als offene (op.) N. (Probeexzision*); **Ind.:** Verdacht auf Glomerulopathie*, v. a. bei nephrotischem Syndrom; **Kontraind.:** nicht eingestellte Hypertonie (Blutungsgefahr), chron. Nierenin-

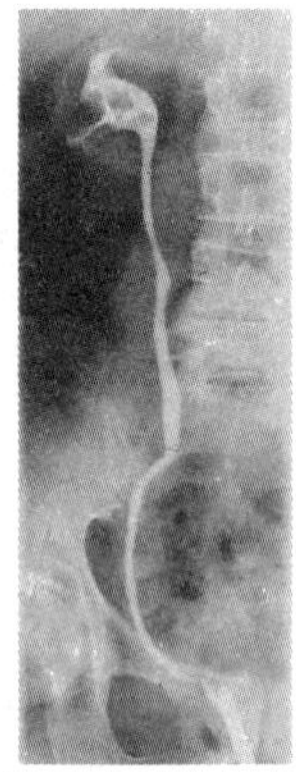

Nierenbeckentumor: Kontrastmitteldefekt im rechten Nierenbecken (retrograde Darstellung) [27]

suffizienz (Plasmakreatinin >2,5 mg/dl), Einzelniere. Vgl. Nierendiagnostik.

Nieren|blutung: (engl.) renal haemorrhage; Nephrorrhagie; Blutaustritt im Bereich der Nieren mit Hämaturie*; **Vork.** bei Nierentumoren*, Nephrolithiasis*, Niereninfarkt*, Nierenembolie*, Nierentuberkulose*, Nierentrauma*, Nierenzyste*, Glomerulopathie*, aber auch bei prärenalen Urs. (z. B. Ther. mit Antikoagulanzien*, hämorrhagische Diathese*); Seitenlokalisation durch zystoskop. Beobachtung der Ureterostien möglich.

Nieren|dia|betes (Diabet-*) m: s. Glukosurie, renale.

Nieren|dia|gnostik f: (engl.) renal diagnostics; **I. Funktionsprüfungen: 1.** Bestimmung der Glomerulusfiltrationsrate (Abk. GFR) durch die endogene Kreatinin-Clearance (vgl. Clearance); **2.** Messung der Serumkonzentration von Kreatinin (abhängig von der Muskelmasse u. best. Erkrankungen; geringe Empfindlichkeit, Erhöhung erst bei Abnahme der normalen Nierenfunktion um mehr als 50%) u. Harnstoff (beeinflußt von Eiweißstoffwechsel u. tubulärer Rückdiffusion; bei Niereninsuffizienz* Maß für die urämische Intoxikation); **3.** Bestimmung der Nierendurchblutung bzw. des effektiven Nierenplasmastroms durch die Technetium-99m-Mercaptoacetyltriglycin-Clearance (ersetzt die früher gebräuchl. PAH- bzw. Iod-131-Hippursäure-Clearance); **4.** Messung der Ausscheidung für Natrium, Kalium, Calcium, Phosphat, Harnsäure u. Harnstoff; **5.** Bestimmung der Konzentrierungsfähigkeit (Urinosmolalität im Morgenurin); **II. Röntgendiagnostik:** v. a. zur morphol. Beurteilung der Nieren u. ableitenden Harnwege; **1.** Abdomenleeraufnahme u. Nephrotomographie* (Beurteilung von Größe, Form u. Lage der Nieren); **2.** Ausscheidungsurographie (Beurteilung von Nierenhohlraumsystem u. ableitenden Harnwegen); **3.** Ultraschalldiagnostik*; **4.** Computertomographie*; **5.** renale Angiographie als digitale Subtraktionsangiographie* od. Renovasographie*; **III. nuklearmed. Verfahren:** Radioisotopennephrographie*, v. a. zur Beurteilung der Nierenfunktion, z. B. zur Unterscheidung von prä-, intra- u. postrenalen Störungen, Beurteilung der Erhaltungswürdigkeit einer Niere präop. u. Verlaufskontrolle postop. bzw. unter kons. Therapie; **IV. histol. Untersuchung:** Nierenbiopsie*.

Nieren|dys|topie (Dys-*; gr. τόπος Ort, Stelle) f: s. Nierenfehlbildungen.

Nieren|echino|kokkose (gr. ἐχῖνος Igel; Kokken*; -osis*) f: (engl.) echinococcosis of the kidney; Invasionskrankheit durch Embryonen des Hülsen- od. Blasenwurms (Echinococcus* granulosus) mit Druckatrophie der Niere u. u. U. Zystenperforation in das Nierenbecken.

Nieren|ek|topie (gr. ἔκτοπος verlagert) f: s. Nierenfehlbildungen.

Nieren|embolie (Embol-*) f: (engl.) renal embolism; partieller od. totaler Verschluß einer od. beider Nierenarterien; **Urs.:** Thromboembolie, v. a. aus dem Herzen bei Endokarditis od. Vorhofflimmern bzw. aus der Aorta bei Arteriosklerose. Bei totalem arteriellem Verschluß wird die Niere innerhalb weniger Std. irreversibel geschädigt. **Sympt.:** Schmerzen im Nierenlager bzw. Abdomen, akuter Blutdruckanstieg, Hämaturie u. Albuminurie, u. U. akutes Nierenversagen* bei Einzelniere; evtl. Anstieg v. Kreatinin u. Harnstoff; **Diagn.:** sog. stumme Niere in der Urographie od. Nierenszintigraphie; Sicherung der Diagn. durch Renovasographie; **Ther.:** (intravasale) Fibrinolyse*.

Nieren|entzündung: s. Glomerulopathie, Pyelonephritis, Syndrom, nephrotisches.

Nieren|fehl|bildungen: (engl.) renal malformations; angeb. Form- u. Lageanomalien der Nieren; **1.** fetale Niere mit fetaler Lappenbildung; **2.** unvollständige Verschmelzung von Teilen der gleichen Nierenanlage inf. Aufspaltung von zwei Ureterknospen vor Eintritt in das nephrogene Gewebe (Doppelniere); Vork. häufiger beim

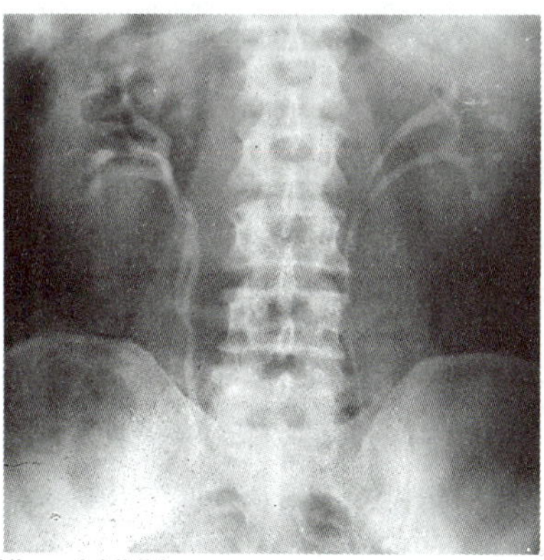

Nierenfehlbildungen:
Doppelnieren mit hohem Ureter fissus beidseits [27]

weibl. Geschlecht, meist unilateral, linksseitig; **3.** Hufeisen-, Kuchen-, Schildniere: Verschmelzungsniere (symmetrisch u. asymmetrisch) inf. Vereinigung der kontralateralen Nierenanlagen meist am unteren Pol mit fehlender Rotation u. ventralem Abgang v. Nierenbecken u. Ureter; getrennte Gefäßversorgung; **4.** Agenesie, Hypoplasie mit fehlender bzw. rudimentärer Entw. einer

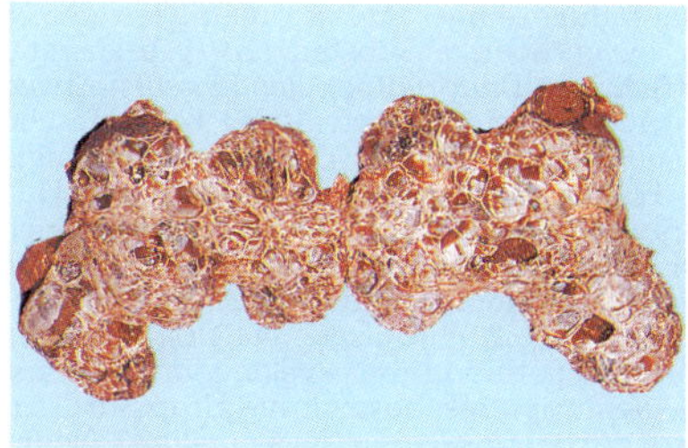

Nierenfehlbildungen:
Hufeisenniere mit polyzystischer Nierendegeneration [27]

Niere u. Hyperplasie der anderen (Ask*-Upmark-Niere); **5.** Dystopie, Ektopie: meist unilaterale Lageanomalie mit abnormer Nierenform u. Gefäßversorgung, als Ektopia pelvica, iliaca, sacralis, lumbo-sacralis, sacro-iliaca, thoracica od. als gekreuzte Ektopie mit Lok. beider Nieren

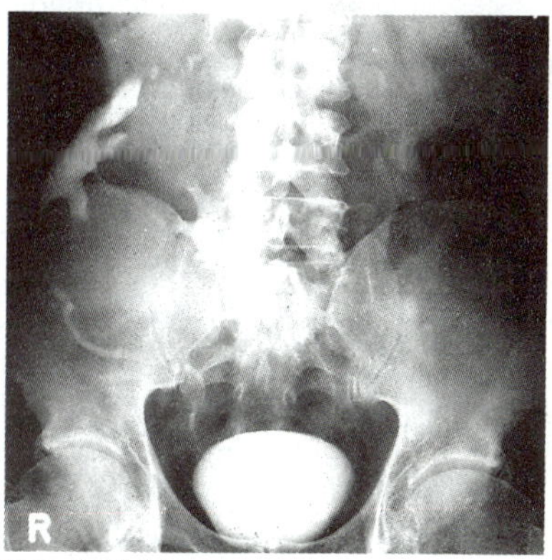

Nierenfehlbildungen:
drehungsdystop nach rechts verlagerte linke Niere und Beckenniere rechts bei orthotop mündenden Ureteren [27]

auf einer Körperseite u. kreuzenden, an normaler Stelle in die Blase mündenden Ureteren; **6.** Zystennieren*.

Nieren||fistel (Fistel*) f: s. Nephrostomie. **N.fistel||katheter** (↑; Katheter*) m: s. Nephrostomie. **N.funktionsprüfungen:** s. Nierendiagnostik. **N.gefäß, ab|errierendes:** s. Polgefäß, akzessorisches. **N.grieß:** s. Nephrolithiasis, Ureterstein. **N.hormone** (Horm-*) n pl: s. Hormone, renale. **N.hypo|plasie** (Hyp-*; -plasie*) f: s. Nierenfehlbildungen.

Nieren|in|farkt (Infarkt*) m: (engl.) renal infarction; Untergang eines keilförmigen Nierenbezirks inf. embol. Verschlusses kleinerer Nierenarterien (A. interlobaris, A. corticalis radiata); **Urs.:** meist Nierenembolie* durch Thromben im li. Herzvorhof; **Sympt.:** kolikartige heftige Oberbauchschmerzen, Makrohämaturie; **Diagn.:** Renovasographie, digitale Subtraktionsangiographie.

Nieren|in|suffizienz (Insuffizienz*) f: (engl.) renal failure; eingeschränkte Fähigkeit der Nieren, harnpflichtige Substanzen* (v. a. die stickstoffhaltigen Endprodukte des Eiweißstoffwechsels) auszuscheiden (partielle N.); in fortgeschrittenen Stadien geht auch d. Regulationsfähigkeit des Elektrolyt-, Wasser- u. Säure-Basen-Haushalts verloren (globale N.). N. ist ein funktioneller klin. Begriff, der keine Aussage über die Urs. beinhaltet. **Formen: 1.** akute N.: s. Nierenversagen, akutes; i. e. S. **2.** chronische N.: **Urs.** u. a. chron. Glomerulopathie, chron. Pyelonephritis, Analgetika-Nephropathie, obstruktive Uropathie, Arterio- u. Arteriolosklerose (v. a. maligne Nephrosklerose), Zystennieren, diabetische Glomerulosklerose, Nierenamyloidose, Gichtniere, Plasmozytomniere, Nierentumor, Nierentuberkulose, Nephrokalzinose, systemischer Lupus erythematodes, Periarteriitis nodosa, Wegener-Klinger-Granulomatose, Sklerodermie, Thrombangiitis obliterans; **Klin.:** abnorme Ermüdbarkeit, Polyurie* (Zwangspolyurie bei verminderter Anzahl intakter Nephrone), Nykturie* (inf. Isosthenurie*), später Schlafstörungen, Kopfschmerz, typisches schmutzig-gelbes Hautkolorit, Pruritus u. zunehmende nephrogene Anämie; im Spätstadium Dehydratation mit Exsikkose u. Hypotension inf. von renalem Salzverlust od. Ödemneigung (peripher u. Lungenödem) inf. Natriumretention, daneben neurol. Symptome (zerebrale Ausfälle, Polyneuropathie u. a.), gastrointestinale Störungen (Singultus, Übelkeit, Erbrechen, Appetitlosigkeit u. a.) u. renale Osteopathie*. Im Vordergrund des klin. Bildes kann auch eine Hypertonie mit kardiovaskulären Sympt. (z. B. Angina pectoris, Linksherzinsuffizienz, Herzinfarkt) stehen. Man unterscheidet vier Stadien der chronischen N. (s. Tab.), die fließend ineinander übergehen u. je nach Art der Nierenerkrankung in Mon. od. Jahren durchlaufen werden können. Die chronische N. geht terminal in die Urämie* über.

Niereninsuffizienz
Stadieneinteilung der chronischen Niereninsuffizienz nach Sarre

Stadium	Klinische Merkmale
I	**Latenzstadium** insgesamt ausreichende Nierenfunktion bei bestehender und fortschreitender Grunderkrankung der Nieren
IIa	**Stadium der vollen Kompensation** eingeschränkte Leistungsbreite der Nieren mit geringfügiger Einschränkung der glomerulären Filtrationsrate (GFR) und Konzentrationsleistung; Serumkreatinin und Harnstoff noch im Normbereich; beginnende Minderung der endokrinen Funktion
IIb	**Stadium der kompensierten Retention** mäßige Niereninsuffizienz mit konstanter Erhöhung von Harnstoff und Kreatinin (133 – 710 µmol/l bzw. 1,5 – 8,0 mg/dl) im Serum; u. U. bereits klinische Zeichen einer Urämie
III	**Stadium der dekompensierten Retention** („Präurämie") fortgeschrittene Niereninsuffizienz mit zunehmender, noch konservativ behandelbarer klinischer Symptomatik bei weiterer Erhöhung der Serumkonzentration harnpflichtiger Substanzen (Azotämie); Kreatinin 710 – 1064 µmol/l (8 – 12 mg/dl)
IV	**Urämie** terminale Niereninsuffizienz mit Zusammenbruch der exkretorischen und endokrinen Funktion der Nieren; dialysepflichtig, sonst Tod im Coma uraemicum

Nieren|karbunkel (Karbunkel*) m: (engl.) renal carbuncle; großer eingeschmolzener Nierenabszeß*; führt u. U. zum Durchbruch in das Nierenbecken mit Pyurie od. durch die Nierenkapsel (perirenaler Abszeß); lebensbedrohliche Erkr., die eine sofortige op. Behandlung (Drainage bzw. Nephrotomie*) erforderlich macht.

Nieren|karzinom (Karz-*; -om*) n: (engl.) renal cell carcinoma; syn. hypernephroides Karzinom, Hypernephrom, Grawitz-Tumor; Karzinom der Niere, das mit einem Maximum zw. dem 45. u. 75. Lj. v. a. bei Männern auftritt (m : w = 2 : 1); **pathol.-anat.** meist im Nierenpol lokalisierter, zu 85% epithelialer Tumor (Adenokarzinom*), der in späteren Stadien in Nierenbecken, V. renalis od. V. cava einbricht (s. Abb.) u. hämatogen metastasiert, v. a. in Lunge, Skelett, Gehirn, kontralaterale Niere, Nebennieren u. Lymphknoten; **Sympt.:** schmerzlose, plötzlich einsetzende, u. U. massive Hämaturie*, evtl. Nierenschmerzen, Druckschmerz in der Nierengegend, subfebrile Temperaturen, Gewichtsabnahme; bei Einbruch in die linke V. renalis evtl. Varikozele*; **Diagn.:** Tumornachweis durch Ultraschalldiagnostik, Ausscheidungsurographie, Computertomographie od. Renovasographie, zum Ausschluß von Metastasen Rö.-Thorax u.

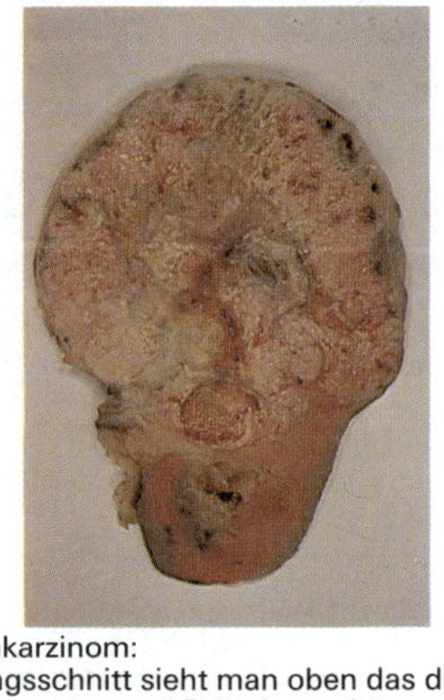

Nierenkarzinom:
Im Längsschnitt sieht man oben das die Niere zu etwa zwei Dritteln verdrängende und zerstörende hypernephroide Karzinom mit Tumoreinbruch in das Nierenbecken, unten den Nierenrest. [471]

Nierenkarzinom
TNM-Klassifikation (Kurzfassung)

T1	<2,5 cm, begrenzt auf die Niere
T2	>2,5 cm, begrenzt auf die Niere
T3	Invasion in größere Venen oder perirenal
T4	jenseits der Gerota-Faszie
N1	solitär <2 cm
N2	solitär >2 cm bis 5 cm, multipel <5 cm
N3	>5 cm

Skelettszintigraphie*; labordiagn. Anämie, Hyperkalzämie, evtl. Erhöhung der alkal. Phosphatase u. Laktatdehydrogenase; **Ther.:** transabdominelle Nephrektomie u. Lymphadenektomie, evtl. in Komb. mit Strahlentherapie; **Progn.:** abhängig vom Tumorstadium; falls keine Metastasen vorliegen, beträgt die durchschnittliche Fünf-Jahres-Überlebensrate ca. 50%. **DD:** Hydronephrose, Nierenzysten. Vgl. Nierentumoren.

Nieren‖körperchen: s. Malpighi-Körperchen, Niere, Nephron. **N.kolik** (Kolik*) f: (engl.) renal colic; Bez. f. Kolik bei Nephrolithiasis*. **N.markfibrom** (Fibr-*; -om*) n: (engl.) renal medullary fibroma; atypisch differenziertes Gewebe (s. Hamartom) mit kleinen, erbsgroßen, weißen Herden im Nierenmark, die aus Bindegewebe u. Nierenkanälchen bestehen. **N.plasma|fluß** (-plasma*): s. Plasmafluß, renaler.

Nieren|rinden|nekrose (Nekr-*; -osis*) f: (engl.) renal cortical necrosis; syn. Juhel-Renoy-Syndrom; zu akutem Nierenversagen* führende, ausgedehnte, meist beidseitige Nekrose im Bereich der Rinde beider Nieren unter Aussparung einer schmalen subkapsulären Zone. Das Nierenmark ist kaum betroffen. Charakteristisch ist d. Thrombosierung der Aa. corticales radiatae u. der Vasa afferentia. **Path.:** Verbrauchskoagulopathie mit intravasaler Gerinnung; **Vork.:** in zwei Dritteln der Fälle im Verlauf einer Schwangerschaft od. des Wochenbetts beginnend, oft i. R. einer Eklampsie* od. Präeklampsie (s. Gestose) bzw. eines Couvelaire*-Syndroms, dem meist e. intrauteriner Fruchttod* vorausgeht; auch bei akutem Nierenversagen anderer Genese; **Progn.:** häufig Ausbildung v. Schrumpfnieren m. Übergang in eine terminale Niereninsuffizienz (Urämie*).

Nieren|schrumpfung: s. Schrumpfniere.

Nieren|schwelle: (engl.) renal threshold; maximale Rückresorptionskapazität der Niere für eine Substanz; entspricht der Plasmakonzentration, bei der das tubuläre Transportmaximum überschritten u. die Substanz im Endharn nachweisbar ist. Die N. liegt z. B. für Glukose bei 10 mmol/l (180 mg/dl), für Bicarbonat bei 25 mmol/l.

Nieren‖stein|auflösung: s. Urolitholyse. **N.steine:** s. Nephrolithiasis. **N.stiel:** (engl.) renal pedicle; die von lockerem Bindegewebe aneinander fixierten Blutgefäße der Niere (A. u. V. renalis).

Nieren|szinti|graphie (Szinti-*; -graphie*) f: (engl.) renal scintigraphy; Szintigraphie* der Niere, z. B. unter Verw. von Technetium-Isotopen; als statische N., dynamische Sequenz- (Funktionsanalyse) od. Perfusionsszintigraphie (nach Bolusinjektion einer radioaktiven Substanz); **Ind.:** in Ergänzung zur röntg. Nierendiagnostik* u. Radioisotopennephrographie* zum Nachw. von Dystopien, Hypoplasien, Aplasien, Nierenfehlbildungen, diffusen Veränderungen bei Pyelonephritis*, umschriebenen Speicherungsdefekten bei Tumoren, Abszessen, Zysten, Niereninfarkten u. nach traumat. Einwirkungen. Die Szintigraphie der transplantierten Niere kann wichtige Hinweise auf das funktionstüchtige Nierenparenchym geben u. Transplantatabstoßungsreaktionen erkennen lassen.

Nieren|trans|plantation (Transplantation*) f: (engl.) kidney transplantation; heterotope Transplantation* einer Niere bei terminaler Niereninsuffizienz*; in Mitteleuropa erfolgen heute 95% der N. mit Organen von hirntoten Organspendern*, 5% der Nieren werden von direkt verwandten Lebendspendern übertragen (s. Verwandtentransplantation). Bei der N. wird neben der AB0-Blutgruppenkompatibilität eine möglichst gute Übereinstimmung in den HL-Antigenen (HLA-A, B, DR) zw. Spender u. Empfänger angestrebt. **Kontraind.:** Alter >60 Jahre, Malignom, Ulkuskrankheit, akute Infektion, schwere Psychose, Drogenabhängigkeit, nicht korrigierbare Fehlbildungen der ableitenden Harnwege, schwere kardiale od. pulmonale Insuffizienz; **chir. Vorgehen:** extraperitonealer Eingriff in der Iliakalregion; Gefäßanastomosen der A. u. V. renalis (mit Aorten- u. Cava-Patch bei hirntoten Spendern), End-zu-Seit-Anastomose mit A. u. V.

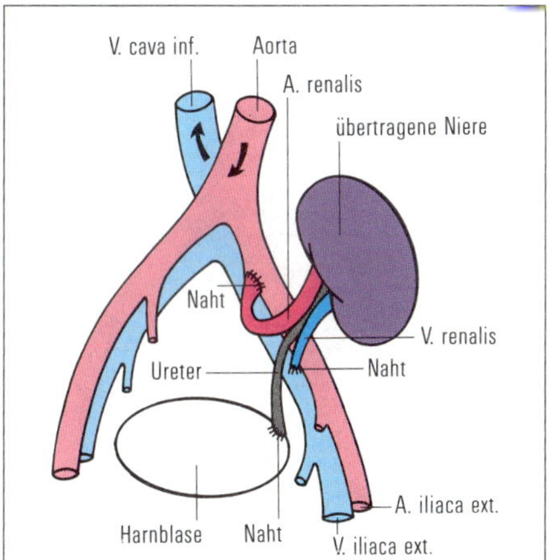

Nierentransplantation [127]

iliaca externa; Implantation des Ureters in die Harnblase; **postop. Immunsuppression:** Ciclosporin u. niedrig dosierte Kortikosteroide als Standardtherapie, u. U. zusätzlich Azathioprin; mono- u. polyklonale Immunglobuline mit Wirkung gegen zytotoxische T-Lymphozyten; langfristig versch. Kombinationen von Kortikosteroiden, Ciclosporin, Azathioprin; **Überwachung:** Kontrolle von Nierenfunktion (s. Nierendiagnostik), Urinvolumen, Körpergewicht; Transplantatbiopsie, Ultraschalldiagnostik, Angiodynographie, Nierenszintigraphie, Bestimmung des Ciclosporinspiegels im Blut; **Progn.:** 80-85% Transplantatfunktionsrate (bzw. Überleben von 95% der Pat.) nach einem Jahr bei Transplantation von Nieren nicht verwandter Spender;

95% Transplantatfunktionsrate nach einem Jahr bei Transplantation von Nieren verwandter Spender.

Nieren|trauma (Trauma*) n: (engl.) renal trauma; Nierenverletzung, meist nach stumpfem Bauchtrauma (Lendenregion); mögl. **Folgen:** Commotio renis, peri-/pararenales Hämatom, Gefäßläsionen, Ureterabriß, Nierenruptur; **klin. Stadien:** zw. Unfallereignis u. Manifestation u. U. mehrtägiges Intervall; **1.** kurzdauernde Hämaturie; **2.** starke, länger anhaltende Hämaturie, starke abdominelle Schmerzen, tastbarer raumfordernder Prozeß in d. Nierenregion; **3.** wie Stadium 2; im Vordergrund steht eine zunehmende Schocksymptomatik; **Diagn.:** Ultraschalldiagnostik, Abdomenübersicht, Ausscheidungsurographie, Computertomographie, Nierenszintigraphie, Renovasographie.

Nieren|tuberkulose (Tuberkel*; -osis*) f: (engl.) renal tuberculosis; hämatogene Inf. beider Nieren (meist in der Rindenschicht) durch Mycobacterium* tuberculosis, i. d. R. ausgehend von einer Lungentuberkulose; **klin. Stadien: 1.** parenchymatöses Initialstadium ohne Beschwerden, kann 4-8 Jahre dauern u. spontan ausheilen; einziges objektives Zeichen ist die Ausscheidung von Tuberkelbakterien u. eine leicht vermehrte Zahl von Leukozyten u. Erythrozyten im Harn; Diagn. nur durch Kultur od. Tierversuch möglich. **2.** ulzerokavernöses Stadium mit Ausbildung käsig-ulzeröser, kavernöser Prozesse; dabei durch die Ausscheidung von Zerfallsprodukten Beschwerden i. S. einer unspezif. Zystitis; **3.** Spätstadium: käsige Pyonephrose u. Kittniere; u. U. Ausbildung eines tuberkulösen Zerfallsherdes u. Entstehung einer offenen N. (reichl. Tuberkelbakterien u. Leukozyten im Harn) od. einer Urogenitaltuberkulose (deszendierende Inf. von Nierenbecken, Harnleiter, Blase, Prostata, Bläschendrüsen, Nebenhoden, Hoden); schwere Erkr. mit Fieber, Anämie, Kachexie; **Ther.:** Antituberkulotika*, selten operativ. Vgl. Tuberkulose.

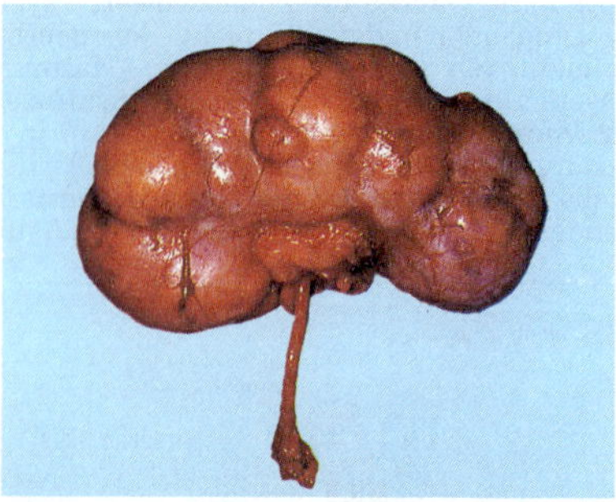
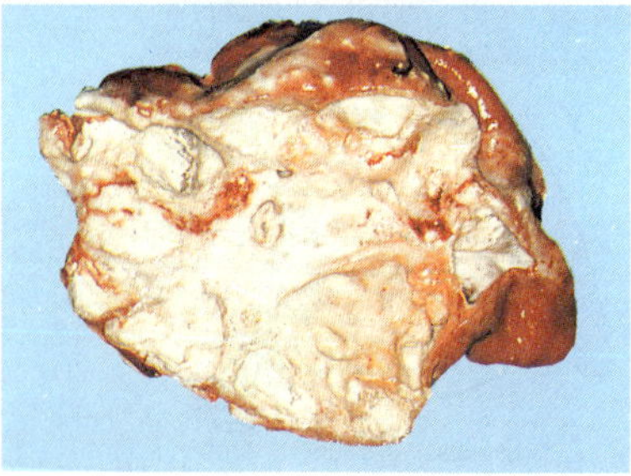

Nierentuberkulose:
Kittniere nach operativer Entfernung (oben) und in eröffnetem Zustand [27]

Nieren|tumoren (Tumor*) m pl: (engl.) renal tumours; in der Niere lokalisierte Tumoren; **Formen: 1.** benigne N.: selten, z. B. Hamartom, Fibrom od. Adenom; **2.** maligne N.: **a)** Nierenkarzinom*, häufigster Nierentumor im Erwachsenenalter (ca. 85%); **b)** Wilms*-Tumor, häufigster Nierentumor im Kindesalter; **c)** Metastasen extrarenaler maligner Tumoren, v. a. Bronchial- u. Kolonkarzinom. Leitsymptom maligner N. ist eine massive schmerzlose Hämaturie. Vgl. Nebennierentumoren.

Nieren|venen|thrombose (Vena*; Thromb-*; -osis*) f: (engl.) renal vein thrombosis; meist aufsteigende Thrombose* aus Becken-, Extremitätengefäßen, V. spermatica, V. cava; **Vork.:** gehäuft beim nephrotischen Syndrom* (Verlust antikoagulatorischer Proteine wie Antithrombin III u. Protein C); **Sympt.:** Schmerzen u. Druckempfindlichkeit des Nierenlagers, Mikrohämaturie, Oligurie, Albuminurie; bei beidseitiger N. evtl. Anurie; **Diagn.:** Phlebographie* der V. cava sowie (selektiv) der Nierenvenen.

Nieren|verletzung: s. Nierentrauma.

Nieren|versagen, akutes: (engl.) acute renal failure; Abk. ANV; syn. Schockniere, Schockanurie, akute Niereninsuffizienz; plötzl. partieller od. totaler Verlust der exkretor. Nierenfunktion als Folge einer meist reversiblen Nierenschädigung; **Path.:** Schädigung des hypoxieempfindl. aufsteigenden Teils der Henle-Schleife u. verminderter Natriumrücktransport aus dem Tubulusharn; dadurch Aktivierung des intrarenalen Renin*-Angiotensin-Aldosteron-Systems, Vasokonstriktion u. Drosselung der Glomerulusfiltrationsrate;

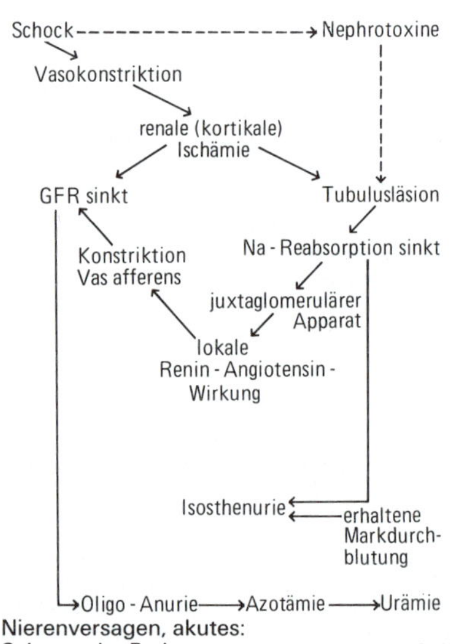

Nierenversagen, akutes:
Schema der Pathogenese [39]

Nierenversagen, akutes
Stadien des akuten Nierenversagens

Stadium		Mittlere Dauer	Symptomatik	Azotämie	Diurese ml/d	Komplikationen
I	Schädigung	Stunden bis Tage	extrarenale Grundkrankheit (Schock, Nephrotoxine)	–	(>500)	–
II	Oligurie/ Anurie	9–11 Tage	Proteinurie, Hämaturie, Zylindrurie, Isosthenurie	zunehmend	<500	Hyperkaliämie metabolische Azidose Überwässerung Anämie Hyperkatabolismus
III	Polyurie	2–3 Wochen	Isosthenurie,	zuerst steigend, dann zur Norm fallend	>2000	Exsikkose Hypokaliämie Infektionen einschl. Pyelonephritis
IV	Restitution	Wochen bis Monate	gestörte Partialfunktionen, evtl. Defektheilung	–	normal	–

Urs.: **1.** Minderperfusion (zirkulatorisch-ischämisches a. N., ca. 80%) durch Hypovolämie, Hypotonie u. Dehydratation inf. von Blutverlusten (Polytrauma, gastrointestinale od. postpartale Blutung, große op. Eingriffe an Herz, Gefäßen, Abdomen od. Prostata), Schock* (Myokardinfarkt, Embolie), schwerer Infektion (Sepsis, Peritonitis, Cholezystitis), Hämolyse (hämolytisch-urämisches Syndrom, paroxysmale Hämoglobinurie, Transfusionszwischenfall), Myolyse (Crush*-Syndrom, Rhabdomyolyse*, Myositis, Verbrennung), Wasser- u. Elektrolytverlusten (massives Erbrechen, Durchfälle, exzessives Schwitzen, Ileus, akute Pankreatitis); **2.** Nephrotoxine (toxisches a. N., ca. 15-20%): **a)** exogene Toxine: Anilin, Chlorate, Glykolverbindungen, Kaliumbromat, -dichromat, -oxalat, Kresol, Lysol, Methanol, Naphthole, Phenole, Phosphor, E 605, Schwermetalle (As, Au, Bi, Cd, Hg, Pb, Sb, Ti, U), Tetrachlorkohlenstoff, Trichloräthylen; Medikamente, z. B. Acetazolamid, Aminophenazon, Aminopyrin, Barbiturate, Antibiotika (Amphotericin B, Aminoglykoside, Bacitracin, Cephalosporine, Colistin u. a.), Zytostatika (Cisplatin, Methotrexat), nichtsteroidale Antiphlogistika; Kontrastmittel; **b)** endogene Toxine: Myoglobin, Urate, Oxalate; **3.** Nierenkrankheiten (ca. 1-2%): entzündl. Nephropathien (akute Glomerulonephritis, Pyelonephritis, akute interstitielle Nephritis bei Leptospirosen u. Scharlach), Abstoßungsreaktionen nach Nierentransplantation, bilaterale Nierenrindennekrose bei Verbrauchskoagulopathie*; **Klin.:** relativ gleichförmiger Verlauf, unabhängig von der zugrundeliegenden Urs.; klin. Einteilung in vier Stadien (s. Tab.); **Ther.:** Dialyse*-Behandlung bei mehrwöchigem oligur.-anur. Stadium; **Progn.:** bei isoliertem a. N. Letalität trotz Intensivbehandlung 30-40%, bei Multiorganversagen bis 90%; posttraumat., postop. u. sept. Zustände sind progn. bes. ungünstig.

Nieren|wasser|sucht: s. Ödem.

Nieren|zyste (Kyst-*) f: (engl.) renal cyst; solitär od. multipel auftretender Defekt im Nierenparenchym; **Formen:** **1.** echte Zyste*, Dermoid*, Zystennieren; **2.** falsche Zyste, entstanden durch Gewebezerfall, z. B. bei intrarenalem Niereninfarkt, Pyelonephritis, Nierentuberkulose, Syphilis; **Diagn.:** Ultraschalldiagnostik, Computertomographie (s. Abb.). Vgl. Nierenfehlbildungen.

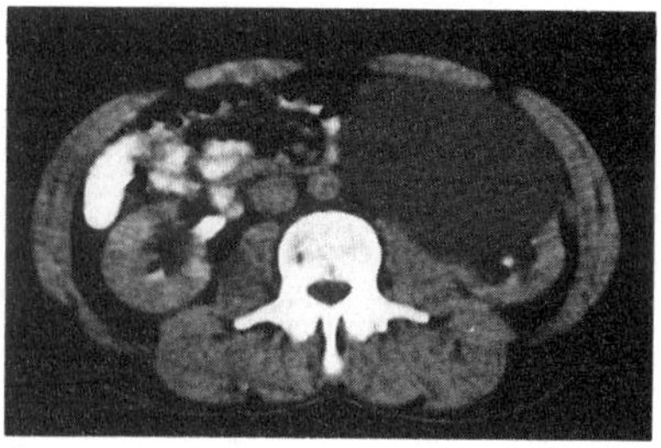

Nierenzyste:
Computertomogramm einer großen solitären Nierenzyste links (re. im Bild) [27]

Niere, stumme: (engl.) non-visualization of the kidney; Bez. f. eine funktionslose Niere in der Ausscheidungsurographie; **Urs.:** Harnabflußbehinderung, Trauma, Schrumpfniere, entzündlich od. vaskulär bedingt, Nierenembolie, Tumor; weiterführende Diagn.: Nierenszintigraphie*, Radioisotopennephrographie*, Renovasographie*, Computertomographie*.

Nierhoff-Hübner-Syn|drom (H. N., zeitgen. Päd., Celle; H. H., zeitgen. Päd., Celle) n: nicht mehr gebräuchl. Bez. f. Hypophosphatasie*.

Niesen: (engl.) sneezing; heftiges Ausstoßen der Atemluft durch die Nase; Schutzreflex auf chem., thermische od. mechan. Reizung der Nasenschleimhaut. Vgl. Husten.

Nies|krampf: s. Ptarmus.

Nievergelt-Syn|drom (Kurt N., zeitgen. Chir., Orthop., Zürich) n: syn. mesomele Dysplasie Typ Nievergelt; seltene, autosomal-dominant vererbte Skelettdysplasie mit radio-ulnaren Synostosen

N

u. Minderwuchs inf. Verkürzung der mittleren Abschnitte der Tibia u. Fibula; Körperendgröße ca. 150 cm.

Nife|dipin (INN) **n:** Dimethyl[1,4-dihydro-2,6-dimethyl-4-(2-nitrophenyl)-pyridin-3,5-pyridindicarboxylat (IUPAC); Verw.: s. Calciumantagonisten.

Nifenazon (INN) **n:** N-(2,3-Dimethyl-5-oxo-1-phenyl-3-pyrazolin-4-yl)nicotinamid (IUPAC); Verw.: s. Pyrazolonderivate.

Niflumin|säure (INN)**:** 2-(3-Trifluormethylanilino)-nicotinsäure (IUPAC); Anthranilsäurederivat; Verw.: s. Antiphlogistika, nichtsteroidale.

Nifuratel (INN) **n:** (RS)-5-(Methylthiomethyl)-3-(5-nitro)-furfurylidenamino)-2-oxazolidinon (IUPAC); Verw.: Antiprotozoikum, Trichomonadizid; vgl. Nitrofurane.

Nifur|oxazid (INN) **n:** 4-Hydroxy-N′-(5-nitrofurfuryliden)benzohydrazid (IUPAC); Verw.: Chemotherapeutikum; vgl. Nitrofurane.

Nifurtimox (INN) **n:** Nitrofuranderivat m. Wirkung gegen Protozoen, spez. Trypanosoma* cruzi (im Frühstadium der Chagas*-Krankheit); toxische Nebenwirkungen, z. B. periphere Neuropathie.

niger (lat.)**:** schwarz; z. B. Lingua villosa nigra (schwarze Haarzunge).

Nigrities cutis (lat. schwarze Farbe; Cut-*) **f:** veraltete Bez. f. Chloasma*.

Nigrities linguae (↑; lat. lingua Zunge)**:** s. Lingua villosa nigra.

Nikolski-Phänomen (Piotr W. N., Dermat., Kiew, Rostow, 1858-1940) **n:** Blasenbildung durch seitl. Druck auf unverändert erscheinende Haut (N.-Ph. I) bzw. Verschieblichkeit der Blasen innerhalb der Epidermis (N.-Ph. II) bei Lyell*-Syndrom u. Pemphigus* vulgaris.

Nikotin **n:** Nicotin*.

Niktation (lat. nictare blinzeln) **f:** Nictatio, Nictitatio, Spasmus nictitans, Blepharoklonus, Blinzelkrampf; klonische Form des Lidkrampfes (im Ggs. zu dem eher tonischen Blepharospasmus*); **Vork.:** b. Reizungen im Trigeminusbereich, bes. bei Keratoconjunctivitis ekzematosa. Vgl. Fazialiskrampf, tonischer.

Nil|beule: kutane Leishmaniase; s. Leishmaniasen.

Nimo|dipin (INN) **n:** (RS)-2-Methoxyethyl-1,4-dihydro-5-(isopropoxycarbonyl)-2,6-dimethyl-4-(3-nitrophenyl)-3-pyridincarboxylat (IUPAC); Calciumantagonist vom Dihydropyridintyp; durchdringt die Blut-Hirn-Schranke; Verw.: bei hirnorg. bedingten Leistungsstörungen im Alter.

Nimo|razol (INN) **n:** 4-[2-(5-Nitro-1-imidazolyl)ethyl]morpholin (IUPAC); Verw.: Antiprotozoikum, Trichomonadizid.

Nimustin (INN) **n:** 1-(4-Amino-2-methyl-5-pyridinylmethyl)-1-(2-chlorethyl)-1-nitrosourea (IUPAC); Verw.: Zytostatikum (Alkylans).

Ninhydrin **n:** Triketohydrindenhydrat; in wäßriger Lösung Reagens zum Nachweis von Amino- u. Carboxylgruppen anhand einer blauvioletten Farbreaktion (**Ninhydrinreaktion**); Anw.: v. a. zur qual. u. quant. Analyse von Aminosäuren u. Proteinen (z. B. bei Papierchromatographie).

Ninhydrin|test **m:** syn. Moberg-Test; Verf. zum Nachw. peripherer Nervenläsionen anhand von Schweißsekretionsstörungen; Hände od. Füße werden auf Papier gedrückt u. die im Schweiß enthaltenen Peptide u. Aminosäuren mittels essigsaurer acetonhaltiger Ninhydrinlösung sichtbar gemacht. Da die (die Schweißsekretion regulierenden) sympath. Fasern nach Austritt aus d. Rückenmark mit d. peripheren Nerven verlaufen, können Läsionen einzelner Nerven erfaßt sowie Plexus- u. Wurzelläsionen differenziert werden.

Niob (gr. Νιόβη mythologische Gestalt) **n:** chem. Element, Symbol Nb, OZ 41, rel. Atommasse 92,91; zur Vanadiumgruppe gehörendes Metall.

Nischen|symptom **n:** s. Haudek-Nische, Enface-Nische.

Nischen|zellen (Zelle*)**:** (engl.) type II alveolar cells; Pneumozyten Typ II; organellenreiche, kubische Alveolarepithelien, produzieren Surfactant*; vgl. Alveole.

Nisol|dipin (INN) **n:** (RS)-Isobutyl-1,4-dihydro-5-methoxycarbonyl-2,6-dimethyl-4-(2-nitrophenyl)-3-pyridincarboxylat (IUPAC); Dihydropyridinderivat; Verw.: s. Calciumantagonisten.

Nissen: (engl.) nits; Läuseeier (mit Chitingehäuse); vgl. Läuse.

Nissl-Färbung (Franz N., Psychiater, Neurol., Heidelberg, 1860-1919)**:** (engl.) Nissl stain; Färbung der Nissl*-Schollen, z. B. mit Methylenblau.

Nissl-Schollen (↑)**:** (engl.) Nissl bodies; syn. Nissl-Körperchen, Tigroidschuppen (Lenhossek); basophile Schollen in Nervenzellen mit hohem Gehalt an Ribose-Nukleinsäure (s. Abb.); bei toxischer od. mechan. Schädigung, ebenso b. Ermüdung verschwinden die N.-Sch. (Tigrolyse), um b. Erholung wieder zu erscheinen.

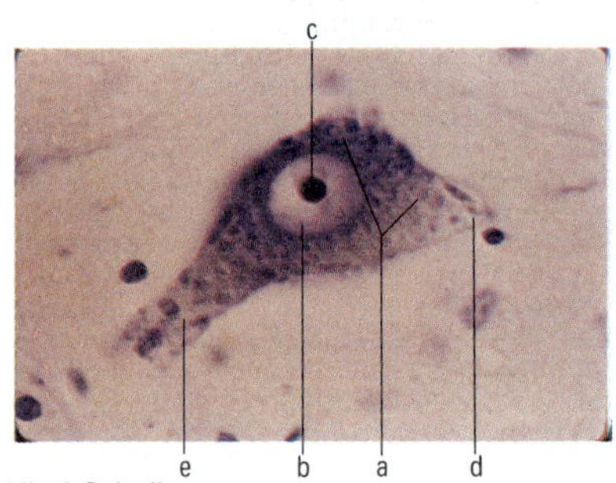

Nissl-Schollen:
histologischer Schnitt durch das motorische Vorderhorn des Rückenmarks (Nissl-Methylenblau-Färbung); a: Nissl-Schollen (Nissl-Substanz, Tigroidschollen) im Perikaryon einer multipolaren Nervenzelle (Ganglienzelle); b: Kern der Nervenzelle; c: Nucleolus; d: Ursprungskegel des Neuriten; e: Dendrit [134]

Nisus sexualis (lat. nisus Anstrengung, Schwung; Sexual-*) **m:** Geschlechtstrieb.

Nitabuch-Fibrin|streifen (Raissa N., Ärztin, Deutschland, 19. Jahrhundert; Fibr-*)**:** (engl.) Nitabuch's layer; Fibrin(oid)streifen in der Decidua basalis der Plazenta*, schützt das Myometrium vor Infiltration durch die Zotten.

Nitrate **n pl:** Salze der Salpetersäure (HNO_3); Vork.: u. a. in stickstoffhaltigen Düngemitteln, Boden, Trinkwasser u. pflanzl. Nahrungsmitteln (z. B. Wurzel- u. Blattgemüse); bei zu langer Aufbewahrung der Lebensmittel an d. Luft können sich N. in Nitrite u. im Magen-Darm-Trakt zus. mit Aminen in stark krebserzeugende Nitrosamine* umwandeln. Vgl. Nitrate, organische.

Nitrate, organische n pl: Ester der Salpetersäure, z. B. Nitroglyzerin, Isosorbiddinitrat, Isosorbidmononitrat u. verwandte Verbindungen; **Wirkungen:** Relaxation der glatten Muskulatur, Erweiterung der venösen Kapazitätsgefäße (stärker als Erweiterung art. Widerstandsgefäße) mit nachfolgender Senkung von Vor- u. Nachlast des Herzens; die Entlastung des Herzens vermindert den Sauerstoffbedarf, kann den Angina-pectoris-Anfall beenden od. bei vorheriger Gabe die Ischämieschwelle heraufsetzen; **Verw.:** Anfallskupierung (schnell resorbierbare, kurzwirkende o. N.) bzw. Prophylaxe (auch transdermale Applikation durch Pflaster) der Angina* pectoris, Nachbehandlung des Herzinfarkts, Herzinsuffizienz (insbes. bei Lungenstauung); **NW:** initial häufig Kopfschmerz, Flush; selten orthostat. Regulationsstörungen, Blutdruckabfall, reaktive Tachykardie; bei Dauerbehandlung (v. a. bei kontinuierl. Gabe) Toleranzentwicklung, daher wird intermittierende Gabe empfohlen. Von ähnl. Wirkung wie die o. N. sind organische Nitrite, z. B. Amylnitrit*.

Nitrat|vergiftung: (engl.) nitrate poisoning; durch nitrationenhaltiges Trinkwasser (>35-70 mg/100 ml = 5,6-11,3 mmol/l) od. Nahrungsmittel u. bakt. Umwandlung v. Nitrat in toxisch wirkendes Nitrit verursachte Methämoglobinämie*; früher häufig als sog. Brunnenwasservergiftung, heute bei zentraler Trinkwasserversorgung selten; **Sympt.:** bei Methämoglobinämie bis 15% des Hämoglobin Zyanose, bis 40% zusätzl. Müdigkeit, Erbrechen, Tachykardie, über 40% tödl. Ausgang; **Ther.:** Reduktion von Methämoglobin zu Hämoglobin durch Ascorbinsäure od. Methylenblau.

Nitra|zepam (INN) n: 2,3-Dihydro-7-nitro-5-phenyl-1H-1,4-benzodiazepin-2-on (IUPAC); Benzodiazepinderivat mit langer Halbwertzeit; Verw.: Hypnotikum; vgl. Benzodiazepinderivate.

Nitren|dipin (INN) n: (RS)-Ethyl-1,4-dihydro-5-methoxycarbonyl-2,6-dimethyl-4-(3-nitrophenyl)-3-pyridincarboxylat (IUPAC); Dihydropyridinderivat; Verw.: s. Calciumantagonisten.

Nitride n pl: (chem.) Verbindungen, in denen die Wasserstoffatome des Ammoniaks durch Metallatome ersetzt sind.

Nitri|fikation f: (engl.) nitrification; Oxidation v. Ammoniak über Nitrit zu Nitrat durch Bakterien.

Nitrile n pl: Ester des Cyanwasserstoffs HCN, Säurenitrile; z. B. Acetonitril (CH_3CN); **Isonitrile:** Ester des hypothet. Isocyanwasserstoffs, übel riechende Verbindungen; alle primären Amine werden als Isonitrile nachgewiesen.

Nitrite n pl: **1.** Salze der salpetrigen Säure; z. B. Natriumnitrit ($NaNO_2$); **2.** Ester der salpetrigen Säure; z. B. Amylnitrit*; vgl. Nitrate, organische.

Nitrit|nachweis: s. Griess-Ilosvay-Probe.

Nitro|benzol n: syn. Mirbanöl, $C_6H_5NO_2$; hellgelbe, nach Bittermandelöl riechende, stark toxische Flüssigkeit (Methämoglobinbildner); Anwendung als Lösungsmittel; bei **Nitrobenzolvergiftung** Kopfschmerz, Übelkeit, Bewußtlosigkeit, Krämpfe, u. U. tödl. Ausgang.

Nitro|blau-Tetrazolium-Test m: (engl.) nitroblue tetrazolium test; NBT-Test; Verfahren z. Prüfung der Phagozytose-Aktivität bei bakt. Infektion, das auf Korrelation zw. NBT-Reduktion innerh. neutrophiler Granulozyten u. deren Fähigkeit beruht, phagozytierte Bakt. abzutöten. Erhöhte Aktivität wird klin. als frühzeitiger Hinweis (Ergebnis 3 Std. nach Blutentnahme) für d. Vorliegen einer Septikämie betrachtet.

Nitro|cobalamin n: s. Vitamine.

Nitro|fural (INN) n: Nitrofuranderivat; **Verw.:** zur lokalen Wundbehandlung sowie als Antiprotozoikum, spez. im Spätstadium der afrikanischen Trypanosomiasis* bei Melarsoprol-Resistenz; **NW:** bei system. Applikation u. U. schwere Polyneuropathie; vgl. Nitrofurantoin.

Nitro|furane n pl: Sammelbez. f. synthet. Chemotherapeutika* mit 5-Nitrofuran-Konfiguration, deren Metabolite (über eine DNA-Schädigung) antimikrobiell wirksam sind; z. B. Nitrofurantoin*.

Nitro|furantoin (INN) n: 1-[(5-Nitrofurfuryliden)amino]-2,4-imidazolidindion (IUPAC); Chemotherapeutikum, wirksam gegen die meisten Err. von Harnweginfektionen (resistent sind Pseudomonas aeruginosa u. Serratia marcescens); **Verw.:** Harnwegantiseptikum, Infektprophylaxe bei invasiver Diagn.; **NW:** Erbrechen, Schwindel, Kopfschmerz, Polyneuropathie (insbes. bei Niereninsuffizienz), selten Allergien, Lungeninfiltrate u. a.; **Kontraind.:** Anurie, Niereninsuffizienz, Glukose-6-Phosphat-Dehydrogenase-Mangel, Erkr. des ZNS, Schwangerschaft, Stillzeit; **cave:** Alkoholunverträglichkeit.

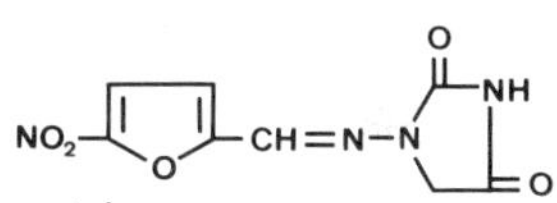

Nitrofurantoin

Nitro|furazon n: syn. Nitrofural*.

Nitro|glyzerin n: Glyzeroltrinitrat; wirkt gefäßerweiternd (s. ums. Abb.); Anw. bei Angina pectoris führt zu sofortiger Schmerzbefreiung; s. Nitrate, organische.

Nitro|prussid|natrium n: Abk. NPN; Dinatriumpentacyanonitrosylferrat; potenter Vasodilatator art. Widerstands- u. venöser Kapazitätsgefäße; i. v. Gabe zur kontrollierten Blutdrucksenkung* bei der lebensbedrohenden hypertensiven Krise; bei hohen Dosen Gefahr der Cyanidintoxikation.

Nitros|amine n pl: Sammelbez. f. N*-Nitrosoverbindungen von Aminen mit der allg. Gruppierung >N—NO; N. wirken kanzerogen; nachgewiesen ist d. Bildung durch Bakterien und Trichomonaden.

Nitroso|verbindungen: (engl.) nitroso compounds; Substanzen, die die einwertige Nitrosogruppe (—NO) im Molekül enthalten.

Nitro|verbindungen: (engl.) nitro compounds; org. Verbindungen, bei denen ein od. mehrere H-Atome durch die Nitrogruppe $—NO_2$ ersetzt sind, isomer den Nitriten (Ester der salpetrigen Säure) mit der Gruppe —O—N=O; durch Reduktion entstehen Amine, z. B. $C_6H_5NO_2 + 6H \rightarrow C_6H_5NH_2$ (Anilin) $+ 2H_2O$. N. verursachen bei Vergiftung die Bildung von Methämoglobin.

Nitro|verdünnung: Lösemittel für Nitrozelluloselacke; bestehend aus Gemischen von Aceton*, Methanol*, Ester*, Alkoholen*, Benzol* u.

N

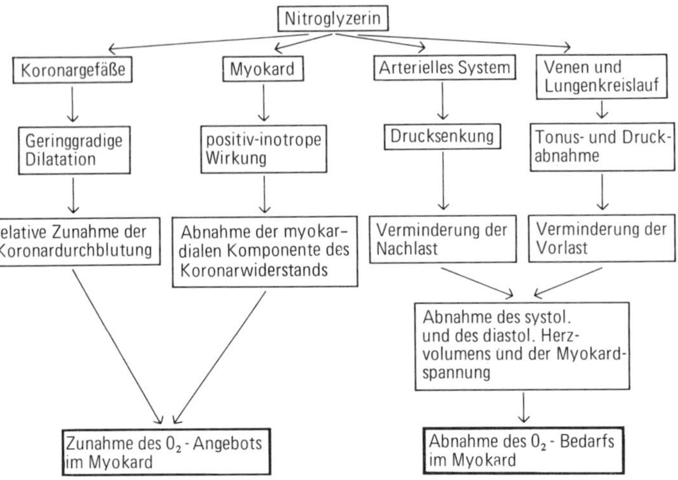

Nitroglyzerin:
Wirkung auf Myokard und Gefäße [531]

Glykolderivaten; enthält keine Nitroverbindungen; Gesundheitsgefährdung je nach Zusammensetzung.

Nitroxolin (INNv) n: 5-Nitro-8-chinolinol (IUPAC); nichthalogeniertes Chinolin; **Verw.:** zur Proph. u. Ther. akuter u. chron. Harnweginfektionen; **NW:** u. U. Übelkeit, Erbrechen, allerg. Reaktionen; **Kontraind.:** schwere Nieren- u. Leberfunktionsstörungen.

Niveau (frz.) n: Höhenstand.

Niveau-Agar-Test m: Verfahren z. Differenzierung v. Mykobakterien; **Prinzip:** Mycobacterium* tuberculosis (O_2-abhängig) wächst in der oberen Nährbodenzone (Bereich der Substratoberfläche v. Kulturröhrchen). Mycobacterium* bovis (O_2-unabhängig bzw. -sensibel) zeigt max. Wachstum in einer tieferen Nährbodenschicht, wenn d. Stamm mit d. Nährboden im Röhrchen vermischt wird.

Niveau|dia|gnose f: s. Querschnittsdiagnose.

Niza|tidin (INN) n: N-[4-(6-Methylamino-7-nitro-2-thia-5-aza-6-hepten-1-yl)-2-thiazolylmethyl]-N,N-dimethylamin (IUPAC); Verw.: s. Histamin-H_2-Rezeptorenblocker.

NK-Zellen (Zelle*): Kurzbez. f. **n**atürliche **K**illerzellen*.

Nl.: Abk. f. **N**odus **l**ymphaticus; (Plural: Nodi lymphatici, Abk. Nll.), Lymphknoten*.

nl: Abk. f. Nanoliter; 1 nl = 10^{-9} l.

NLA: Abk. f. **1.** **N**euro**l**eptan**a**lgesie*; **2.** **N**euroleptanästhesie*.

NLG: Abk. f. **N**erven**l**eit**g**eschwindigkeit; s. Elektroneurographie.

N-Lost m: Stickstofflost; s. Lost.

NM: Abk. f. **n**oduläres **M**elanom; s. Melanom, malignes.

nm: Abk. f. **N**ano**m**eter; 1 nm = 10^{-9} Meter* (m).

NMD: Abk. f. **n**ieder**m**olekulare **D**extrane; s. Dextrane.

NMN: Abk. f. **N**icotinsäureamid-**M**ono**n**ukleotid; gehört zu den Nitrosaminen*.

NMR: Abk. f. (engl.) **n**uclear **m**agnetic **r**esonance; s. Magnetresonanz.

Nn.: Abk. f. Nervi (Nerven).

NNH: Abk. f. **N**asen**n**eben**h**öhlen*.

N-Nitroso|verbindungen: (engl.) N-nitroso compounds; tierexperimentell z. T. stark kanzerogene Substanzen, die z. B. im Tabakrauch, versch. Kosmetika, in best. (insbes. geräucherten u. gepökelten) Nahrungsmitteln u. einigen Bierarten vorkommen od. sich in saurem Milieu aus Nitriten u. (sek. bzw. tertiären) Aminen im Magen-Darm-Trakt bilden können; zu den N-N. gehört insbes. die Gruppe der Nitrosamine*. Vgl. Nitrosoverbindungen.

NNM: Abk. f. **1.** **N**eben**n**ieren**m**ark; **2.** **N**-**N**itro**m**orpholin; zu d. Nitrosaminen* gehörende teratogene Substanz.

N.N.N.-Agar m: (engl.) N.N.N. culture medium; Abk. f. **N**ovy-, Mc**N**eal-, **N**icolle-Agar; Spezialblutagar zur Züchtung von Trypanosoma* u. Leishmania*.

NNR: Abk. f. **N**eben**n**ieren**r**inde; s. Nebenniere.

NO: chem. Symbol f. **1.** Stickoxid*; **2.** Nitrosogruppe.

NO_2: chem. Symbol f. **1.** Stickstoffdioxid*; **2.** Nitrogruppe; s. Nitroverbindungen.

N_2O: chem. Formel f. Stickoxidul, Lachgas*.

No: chem. Symbol f. Nobelium*.

Noack-Syn|drom (Margot N., zeitgen. Orthop., Lindenlohe) n: Variante des Pfeiffer*-Syndroms.

Nobelium (nach Alfred Nobel, schwed. Chem., 1833-1896) n: Symbol No, OZ 102, rel. Atommasse 259; zur Gruppe der Actinoide* gehörendes chem. Element.

Noble-Operation (Thomas B. N., amerikan. Chir.) f: Op. zur Verhütung weiterer Abknickungen u. Darmverschlingungen bei rezidiv. Adhäsionsileus (s. Ileus); der gesamte Dünndarm wird quer zu seiner Mesenterialwurzel ziehharmonikaartig in Schlingen gelegt u. mit zahlreichen seroserösen Nähten aneinandergeheftet.

Noble-Zeichen (George H. N., Gyn., Atlanta, 1860-1932): (engl.) Noble's sign; ab der 13. SSW nachweisbares Schwangerschaftszeichen*; Verkleinerung des seitl. Scheidengewölbes durch

Einbeziehung des unteren Uterinsegments in d. Fruchthöhle.

Nocardia (nach Edmund J. Nocard, Tierarzt, Paris, 1850-1903) f: Gattung grampositiver, unbegeißelter, unbekapselter, schlanker, teils verzweigter Stäbchenbakterien der Fam. Nocardiaceae (vgl. Bakterienklassifikation); partiell säurefest (Nocardomycolsäuren in Zellwand), Sporenbildung; ähneln Corynebakterien; **Kultur:** geringe Nährbodenansprüche, langsames, obligat aerobes (DD Actinomyces-Species) Wachstum in leicht alkalischem Milieu; Kolonien sternförmig u. weiß bis orangefarben; erdiger Geruch; Myzelbildung, später Zerfall in kokkoide od. bazilläre Fragmente; im Eiter keine Drusen, sondern lediglich Myzelgeflecht (Granula) der Err. (im Ggs. zur Aktinomykose* keine Begleitbakterien); **Verbreitung:** ubiquitärer Bodenkeim; 31 Species; med. wichtig: N. asteroides, N. brasiliensis, N. otitis-caviarum; opportunistische Erreger* von Nokardiosen* u. primäre Err. des Aktinomyzetom*.

Noci|rezeptoren (lat. nocere schaden; Rezeptoren*) m pl: (engl.) nociceptors; s. Nozizeption.

nocturnus (lat.): nächtlich.

no DCA: Abk. f. (engl.) no detectable cerebral activity, keine nachweisbare zerebrale Aktivität; s. Hirntod.

Nodositas (Nodus*) f: Knotenbildung. **N. crinium** (↑) f: veraltete Bez. f. Trichorrhexis nodosa; s. Haarveränderungen. **N. juxta|articularis** (↑) f: tertiäre subkutane Läsionen bei Frambösie*.

nodosus (↑): knotig.

Noduli (Dim. von lat. nodi Knoten) m pl (sing Nodulus): Knötchen. **N. Albini** (↑; Giuseppe A., Physiol., Neapel, 1827-1911) m pl: 6-10 hirsekorngroße Knötchen an der Atrioventrikularklappe von Säuglingen; bilden sich bis zum 6. Monat spontan zurück. **N. Arantii** (↑; Giulio Cesare Aranzio, Anat., Bologna, 1530-1589) m pl: s. Noduli valvarum semilunarium. **N. cutanei** (↑) m pl: s. Dermatofibrom. **N. rheumatici** (↑) m pl: rheumatische Knötchen, s. Rheumaknoten. **N. valvarum semi|lunarium** (↑) m pl: kleine knötchenförmige Verdickungen in der Mitte des freien Rands der Semilunarklappen* (Valvulae semilunares) des Truncus pulmonalis u. der Aorta zur Abdichtung bei Klappenschluß. **N. vocales** (↑) m pl: s. Stimmlippenknötchen.

Nodus (lat.) m (pl Nodi): Knoten. **N. arthriticus** (↑) m: Gichtknoten. **N. atrio|ventricularis** (↑) m: Aschoff-Tawara-Knoten; s. Erregungsleitungssystem. **N. jugulo|di|gastricus** (↑) m: Lymphknoten unter dem M. digastricus an der V. jugularis int.; **E:** Tonsillen u. hinterer Zungenbereich; **A:** Nll. cervicales profundi (s. Halslymphknoten, Abb.). **N. jugulo-omo|hyoideus** (↑) m: Lymphknoten oberh. der Zwischensehne des M. omohyoideus an der V. jugularis int.; **E:** Zunge; **A:** Nll. cervicales profundi (s. Halslymphknoten, Abb.). **Nodi lymphatici** (↑) m pl: Abk. Nll., (anat.) Lymphknoten* (auf Regionen od. Organe bezogen). **Nodi lymphatici axillares** (↑) m pl: Gesamtheit der Achsellymphknoten*. **Nodi lymphatici buccales** (↑) m pl: auf dem M. buccinator; **E:** medialer Bereich des Gesichts; **A:** Nll. submandibulares. **Nodi lymphatici centrales** (↑) m pl: auf d. Unterfläche des M. subscapularis; s. Achsellymphknoten. **Nodi lymphatici cervicales profundi** (↑) m pl: entlang der V. jugularis interna; **E:** Kopf u. Hals; **A:** Truncus jugularis; s. Halslymphknoten. **Nodi lymphatici cervicales super|ficiales** (↑) m pl: in der Umgebung der V. jugularis externa; **E:** Ohr, Parotis, Gegend des Kieferwinkels, oberflächl. Teile des Halses; **A:** Nll. cervicales profundi; s. Halslymphknoten. **Nodi lymphatici coeliaci** (↑) m pl: in der Umgebung des Truncus coeliacus u. seiner Äste; **E:** Leber, Gallenblase, Magen, Milz, Duodenum, Pankreas; **A:** Truncus intestinalis. **Nodi lymphatici colici dextri, medii, sinistri** (↑) m pl: an den Ästen der A. colica dextra, media u. sinistra; **E:** Colon; **A:** Truncus intestinalis. **Nodi lymphatici cubitales** (↑) m pl: proximal des Epicondylus med. humeri an d. V. basilica; **E:** ulnare Seite des Unterarms u. der Hand; **A:** Nll. laterales. **Nodi lymphatici epigastrici** (↑) m pl: entlang der V. epigastrica inf.; **A:** Nll. inguinales profundi. **Nodi lymphatici gastrici dextri, sinistri** (↑) m pl: entlang der A. gastrica dextra u. sinistra; **E:** Magen; **A:** Nll. coeliaci. **Nodi lymphatici gastro|epi|ploici dextri, sinistri** (↑) m pl: entlang der A. gastroepiploica dextra u. sinistra; **E:** Magen; **A:** Nll. coeliaci. **Nodi lymphatici hepatici** (↑) m pl: im Lig. hepatoduodenale; **E:** Leber, Gallenblase, Pylorus, Duodenum, Pankreaskopf; **A:** Nll. coeliaci. **Nodi lymphatici ileo|colici** (↑) m pl: entlang der A. ileocolica; **E:** distales Ileum, Caecum, Appendix, distales Colon ascendens; **A:** Truncus intestinalis. **Nodi lymphatici iliaci externi, communes** (↑) m pl: entlang der A. iliaca externa u. communis; **E:** Bein, Penis, Klitoris, unterer Teil der Vagina, Harnblase; **A:** Nll. lumbales; s. Beckenlymphknoten. **Nodi lymphatici iliaci interni** (↑) m pl: entlang der A. iliaca interna u. ihrer Äste; **E:** Vagina, Uterus, Prostata, Vesiculae seminales, Harnblase, Gesäß- u. Hüftmuskeln; **A:** Nll. illiaci communes; s. Beckenlymphknoten. **Nodi lymphatici inguinales profundi** (↑) m pl: an der V. femoralis; **E:** Bein; **A:** Nll. iliaci externi. **Nodi lymphatici inguinales super|ficiales** (↑) m pl: oberflächl. in d. Leistengegend; **E:** Bauchwand unterh. des Nabels, Gesäßgegend, Damm, äußere Geschlechtsorgane, Lig. teres uteri, unterer Bereich der Vagina, Anus, Urethra, Bein; **A:** Nll. inguinales profundi; s. Beckenlymphknoten. **Nodi lymphatici intercostales** (↑) m pl: paravertebral in d. Interkostalräumen; **E:** Thoraxwand u. Pleura; **A:** Ductus thoracicus u. Cisterna chyli. **Nodi lymphatici laterales** (↑) m pl: an der V. axillaris; s. Achsellymphknoten. **Nodi lymphatici linguales** (↑) m pl: seitl. im hinteren Zungendrittel; **A:** Nll. cervicales profundi. **Nodi lymphatici lumbales** (↑) m pl: an d. Aorta abdominalis u. V. cava inf.; **E:** Bein, Becken, Urogenitalsystem, Bauchwand; **A:** Trunci intestinales. **Nodi lymphatici mandibulares** (↑) m pl: an der V. facialis am Unterkiefer; **A:** Nll. submandibulares. **Nodi lymphatici mediastinales anteriores** (↑) m pl: unter d. Sternum im vorderen Mediastinum; **E:** Herz, Perikard, Thymus; **A:** Truncus mediastinalis ant. **Nodi lymphatici mediastinales posteriores** (↑) m pl: neben d. Aorta thoracica; **E:** Ösophagus, Lunge, Perikard, Zwerchfell; **A:** Truncus bronchomediastinalis. **Nodi lymphatici mesenterici** (↑) m pl: im Mesenterium des Dünndarms; **E:** Dünndarm; **A:** Nll. coeliaci. **Nodi lymphatici occipitales** (↑) m pl: am Hinterhaupt; **E:** Kopfschwarte am Hinterhaupt u. Nackengegend; **A:** Nll. cervicales profundi. **Nodi lymphatici pancreatico|lienales** (↑) m pl: entlang der V. lienalis; **E:** Milz, Pankreas, Duodenum, Magenfundus, Unterlappen der Lungen; **A:** Nll. coeliaci. **Nodi lymphatici para|sternales** (↑) m pl: entlang der A. u. V. thoracica interna; **E:** Leber,

Zwerchfell, Perikard, Interkostalräume, Brustdrüse; **A:** Truncus parasternalis. **Nodi lymphatici parotidei** (↑) m pl: auf u. in d. Parotis; **E:** Parotis, Ohrmuschel, Augenlider, Nasenwurzel; **A:** Nll. cervicales profundi. **Nodi lymphatici pectorales** (↑) m pl: am Unterrand des M. pectoralis major; **E:** Brustdrüse, Brust- u. Bauchwand (s. Abb.), Achsellymphknoten. **Nodi lymphatici phrenici** (↑) m pl: auf d. Zwerchfell; **E:** Zwerchfell, Leber; **A:** Truncus mediastinalis anterior. **Nodi lymphatici poplitei** (↑) m pl: in d. Kniekehle; **E:** Fuß, Unterschenkel, Knie; **A:** Nll. inguinales profundi. **Nodi lymphatici pulmonales** (↑) m pl: in d. Lunge u. an d. größeren Bronchien; **A:** Truncus bronchomediastinalis. **Nodi lymphatici pylorici** (↑) m pl: am Pylorus; **E:** Pylorus, Duodenum; **A:** Nll. coeliaci. **Nodi lymphatici retro|auriculares** (↑) m pl: hinter d. Ohrmuschel; **E:** Hinterfläche des Ohrmuschel u. angrenzende Kopfhaut; **A:** Nll. cervicales profundi. **Nodi lymphatici retro|pharyngei** (↑) m pl: an d. Hinter- u. Seitenwand des Pharynx; **E:** Ohrtrompete, Paukenhöhle, Pharynxwand, Nasenhöhle; **A:** Nll. cervicales profundi. **Nodi lymphatici sacrales** (↑) m pl: zw. Rektum u. Os sacrum; **E:** Rektum, Prostata; **A:** Nll. iliaci interni. **Nodi lymphatici sub|mandibulares** (↑) m pl: zw. Unterkiefer u. Glandula submandibularis; **E:** Lippen, äußere Nase, mediale Lidabschnitte, Zähne, Zahnfleisch, Zunge, Mundboden, Wangenschleimhaut; **A:** Nll. coeliaci. **Nodi lymphatici sub|mentales** (↑) m pl: unter d. Kinn; **E:** Kinn, mittl. Teil der Lippen, Zahnfleisch, Zungenspitze; **A:** Nll. cervicales profundi. **Nodi lymphatici sub|scapulares** (↑) m pl: am M. subscapularis; **E:** unterer Bereich des Nackens, Schulter, Dorsalfläche des Thorax; Achsellymphknoten. **Nodi lymphatici tracheales** (↑) m pl: entlang der Luftröhre u. ihrer Aufzweigungen; **E:** Trachea, Bronchien, Lunge, Herz, Ösophagus; **A:** Truncus bronchomediastinalis über Nll. pectorales. **Nodi lymphatici tracheo|bronchiales** (↑) m pl: unmittelbar am Lungenhilus; **E:** Lunge; **A:** Truncus bronchomediastinalis. **N. rheumaticus** (↑) m: (engl.) rheumatoid nodule; Rheumaknoten. **N. sinu|atrialis** (↑) m: Keith-Flack-Sinusknoten; s. Erregungsleitungssystem.

No effect level (engl.) n: s. No observed effect level.

NOEL-Wert: Kurzbez. f. No* observed effect level.

No-flow-Phänomen (engl. kein Fließen) n: Zirkulationsstillstand innerh. der Gehirngefäße bei Hirntod*.

Nokardiosen (-osis*) f pl: (engl.) nocardioses; akute od. chron., zur Generalisation neigende Infektionskrankheiten, verursacht durch Bakt. der Gattung Nocardia*; klin. apparente Inf. v. a. bei abwehrgeschwächten Pat. (Immunsuppression- od. Zytostatikatherapie; Leukämien, Malignome, AIDS; vgl. Erreger, opportunistische); **Verlaufsformen: 1.** pulmonal: Bronchopneumonie, chron. Lungenabszeß; **2.** systemisch: Hirnabszeß, Abszesse in versch. inneren Organen, Meningitis, Sepsis; **3.** superfiziell: kutane u. subkutane Abszesse, lymphokutanes Syndrom, Schleimhautinfektionen, Augeninfektionen. Pulmonale u. systemische Verläufe (v. a. durch Nocardia asteroides) haben eine wesentlich schlechtere Progn. (Letalität bei ca. 50%) als die v. a. durch Nocardia brasiliensis verursachten superfiziellen Formen. **Übertragung:** über Respirationstrakt od. Hautwunden, durch Inhalation bzw. Inokulation von Arthrosporen der Nocardia-Species; **Diagn.:** Erregernachweis in Selektivmedien; Hydrolysetests; **Ther.:** Sulfonamide, Fusidinsäure, Clotrimazol; ggf. chir. Sanierung.

Nokardiosen der Haut (↑) f pl: (engl.) nocardiosis of the skin; durch Nocardia* verursachte chron.-fistelnde Hautprozesse; s. Aktinomyzetom.

Nokt|ambulismus (lat. nox, noctis Nacht; ambulare herumgehen) m: syn. Somnambulismus*.

Noma (gr. νομή Weide) f: Wangenbrand, Wasserkrebs, Cancer aquaticus; schwerste Form einer gangräneszierend-ulzerösen progredienten Entz. der Wangenschleimhaut; **Vork.** bes. bei Kindern nach Infektionskrankheiten (Masern, Scharlach), bei Typhus abdominalis, Stomatitis ulcerosa od. aufgrund von Mangelernährung; **Err.:** Borrelien u. Fusobakterien; vgl. Plaut-Vincent-Angina.

Nomen|klatur (lat. nomenclatura Namensverzeichnis) f: (engl.) nomenclature; systemat. Ordnung v. Namen zur Bez. v. Objekten; in d. Medizin z. B. die anatomischen Nomenklaturen BNA* 1895, JNA* 1935, PNA* 1955, Tokioer Nomina Anatomica (TNA) 1975; vgl. Taxonomie.

Nomo-: s. a. Normo-.

Nomo|gramm (gr. νόμος Gesetz; -gramm*) n: (engl.) nomogram; (statist.) graph. Darstellung eines funkt. Zusammenhangs mehrerer voneinander abhängiger Größen in einem Skalensystem derart, daß aus bekannten od. einfach meßbaren Merkmalen auf unbekannte Größen geschlossen werden kann, z. B. Bestimmung der Körperoberfläche aus Größe u. Gewicht (s. Abb.) od. des Grundumsatzes aus Alter, Größe u. Gewicht.

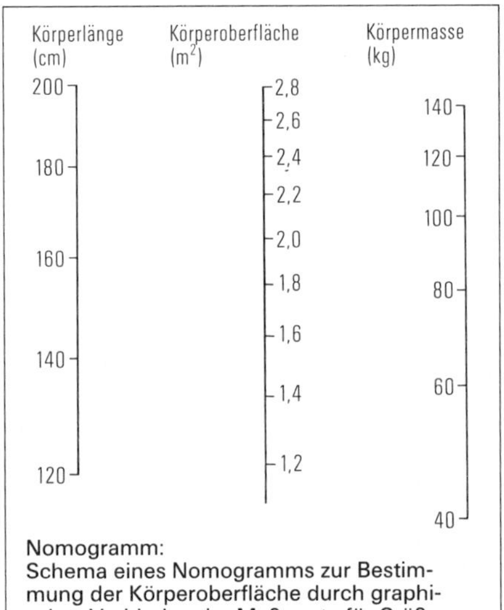

Nomogramm:
Schema eines Nomogramms zur Bestimmung der Körperoberfläche durch graphisches Verbinden der Meßwerte für Größe und Gewicht

nomo|top (↑; gr. τόπος Ort, Stelle): (engl.) nomotopic; Bez. f. im Sinusknoten* entstehende autonome Erregungen des Herzens.

Non-A-Non-B-Hepatitis (Hepat-*; -itis*) f: frühere Bez. f. Hepatitis C bzw. E; s. Hepatitis, akute.

Non-disjunction (engl. Nichttrennung) **n:** Fehlverteilung homologer Chromosomen* b. der Meiose* (Non-disjunction i. e. S.) u. Mitose* (sog. Non-separation), b. der zwei homologe Chromosomen, die normalerweise zu entgegengesetzten Polen der Kernspindel wandern, zusammenbleiben. In der Meiose entstehen dadurch Keimzellen m. Chromosomenüber- od. -unterzahl; falls e. Befruchtung stattfindet, weist d. Zygote eine Genommutation (Monosomie bzw. Trisomie) auf.

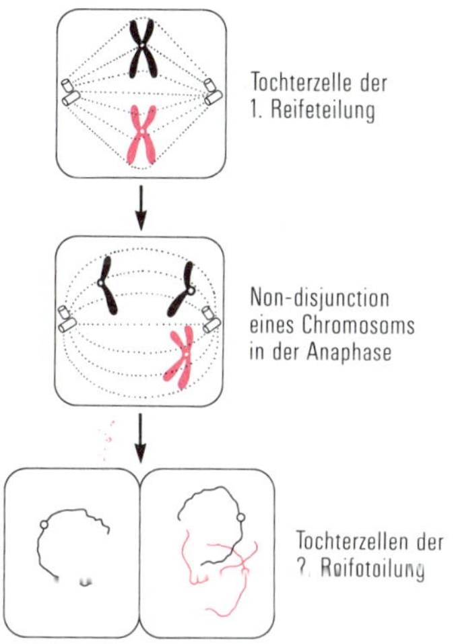

Non-disjunction: schematische Darstellung am Beispiel von zwei nichthomologen Chromosomen; eine normale Meiose findet bei dem schwarz dargestellten Chromosom statt, Non-disjunction bei dem rot dargestellten Chromosom: eine Tochterzelle der 2. Reifeteilung bleibt diploid in bezug auf dieses Chromosom, in der anderen fehlt das Chromosom.

Urs.: im einzelnen noch ungeklärt; eine Disposition scheint m. zunehmendem Alter gegeben zu sein. Vgl. Turner-Syndrom, Trisomiesyndrome, Chromosomenaberrationen.

Non-Hodgkin-Lymphome (Lymph-*; -om*) **n pl:** s. Lymphom, malignes.

Nonius|seh|schärfe: (engl.) nonius, Vernier acuity; Bez. f. die Fähigkeit zu unterscheiden, ob zwei gleichgerichtete gerade Linien etwas gegeneinander verschoben sind. Die N. ist normalerweise etwa 3-10mal besser ausgeprägt als das Minimum* separabile.

Noniv|amid (INN) **n:** N-Vanillylnonanamid (IUPAC); Verw.: Rubefaciens.

Nonne-Apelt-Schumm-Re|aktion (Max N., Neurol., Hamburg, 1861-1959; Otto Sch., Chem., Hamburg, 1874-1958) **f:** (engl.) Nonne-Apelt reaction; orientierender Nachw. von Globulinen im Liquor* cerebrospinalis durch Halbsättigung des Liquors mit Ammoniumsulfat; heute ersetzt durch Elektrophorese*; vgl. Liquordiagnostik.

Nonne-Froin-Syn|drom (↑; Georges F., Arzt, Paris, geb. 1874) **n:** (engl.) Froin's syndrome; albumino-zytologische Dissoziation* des xanthochrom gefärbten u. spontan gerinnenden Liquor cerebrospinalis; bei Blockade der Liquorpassage inf. intraspinaler Raumforderung (sog. Sperrliquor), z. B. bei Rückenmarktumoren.

Nonne-Marie-Krankheit (↑; Pierre M., Neurol., Paris, 1853-1940)**:** syn. olivopontozerebellare Atrophie*.

Nonne-Milroy-Syn|drom (↑; William F. M., Int., Omaha, 1855-1942) **n:** s. Lymphödem, hereditäres.

Nonnen|sausen: (engl.) venous hum; auch Rumor venosus, (frz.) bruit de diable; auskultator. kontinuierliches systolisch-diastolisches Geräusch von brausendem Charakter, das in den Jugularvenen u. im Angulus venosus entsteht; **Urs.:** Erhöhung der Strömungsgeschwindigkeit; **Vork.:** v. a. bei Anämie, bei Kindern physiol. als nur im Sitzen od. Stehen hörbares akzidentelles Herzgeräusch.

Non|oxinol 9 (INN) **n:** α-(4-Nonylphenyl)-ω-hydroxypoly(oxyethylen) (IUPAC); Verw.: Wirksubstanz in lokal angewendeten chem. Kontrazeptionsmitteln; s. Spermizide.

Non|rotation (lat. non nicht; rotare drehen) **f:** (engl.) non-rotation; Ausbleiben von normalen Drehungen im Lauf von Organentwicklungen, z. B. des Darms. Vgl. Malrotation.

Non-Sekretor (↑; lat. secernere, secretus trennen, sondern) **m:** s. Sekretorsystem.

Nonsense|mutation (engl. Unsinn; Mutation*) **f:** Mutation*, b. der der Basenaustausch zu einem Terminationscodon (nonsense-codon) führt, das in d. Proteinbiosynthese den Kettenabbruch bewirkt (funktionsuntüchtiges Genprodukt).

Non-ulcer-Dys|pepsie (engl. ulcer Geschwür; Dys-*; -pepsie*) **f:** s. Reizmagen.

No observed effect level (engl.) **n:** Kurzbez. NOEL-Wert; tierexperimentell festgelegte Dosis od. Konz., bei der kein schädigender Effekt mehr nachweisbar ist; dient, unter Benutzung eines Sicherheitsfaktors (meist 10 od. 100), zur Festlegung einer tolerierbaren Exposition für den Menschen, wenn keine direkten Daten für den Menschen verfügbar sind.

Noo|genetik (gr. νόος, νοῦς Verstand, Intellekt, Vernunft; Genetik*) **f:** (engl.) noogenetics; bewußte, gezielte Einflußnahme des Menschen auf die Biosphäre, d. h. auf die Flora u. Fauna, um den durch die Folgen von Zivilisation u. Industrialisierung gestörten Gleichgewichtszustand wieder zu normalisieren; vgl. Ökologie.

Noonan-Syn|drom (Jacqueline N., Kardiol., Iowa, geb. 1921) **n:** syn. Pseudo-Ullrich-Turner-Syndrom, XX-Turner-Phänotypus, XY-Turner-Phänotypus; komplexes fam. Fehlbildungssyndrom, das klin. dem Turner*-Syndrom weitgehend gleicht, wobei jedoch Chromosomenaberrationen nicht nachweisbar u. beide Geschlechter betroffen sind; vermutlich rel. häufig (Schätzung: 1 auf 1000 Lebendgeborene); **Ätiol.:** in einem Drittel der Fälle besteht ein autosomal-dominanter Erbgang. **Sympt.:** ähnl. dem Turner-Syndrom mit folgenden Unterschieden: geringer ausgeprägter, nicht obligater Minderwuchs, häufiger auftretende u. ausgeprägtere angeborene Herzfehler* (insbes. Pulmonalklappen- u. Pulmonalarterienstenose), häufiger leichte geistige Behinderung; b. Jungen Kryptorchismus od. Hodenaplasie (große Variabilität der Gonadenfunktion), b. Mädchen regelrechte, z. T. verspätete Menarche.

Noo|psyche (gr. νόος, νοῦς Verstand, Intellekt, Vernunft; Psych-*) **f:** Bez. f. die intellektuelle Seite der Psyche; vgl. Thymopsyche.

N

Noo|tropika (↑; -trop*) n pl: (engl.) nootropics; sog. Neurotropika; Bez. f. Medikamente, die durch Steigerung der zerebralen Durchblutung u. des Hirnstoffwechsels zu einer Verbesserung der Hirnleistung im Alter führen sollen (z. B. Meclofenoxat, Piracetam).

Nor|ad|renalin n: syn. Norepinephrin* (INN), Arterenol; im Nebennierenmark und im ganzen sympath. Nervensystem neben Adrenalin* gebildetes Hormon; Sympathikusüberträgersubstanz, wird an den Enden der adrenergen Nerven* freigesetzt (wahrscheinl. identisch m. Sympathin); unterscheidet sich chem. vom Adrenalin durch Fehlen einer Methylgruppe an der Aminogruppe, physiol. durch z. T. gegensätzliche, z. T. schwächere Wirkungen. N. steigert den Blutdruck (Vasokonstriktor) durch Erhöhung des peripheren Widerstands ohne Vergrößerung des Minutenvolumens, senkt Pulsfrequenz; nur schwache zentralnervöse Wirkung, hyperglykämische Wirkung erst bei unphysiol. hohen Dosen; s. Katecholamine, Neurotransmitter.

nor|adren|erg (Erg-*): (engl.) noradrenergic; die Wirkung des Noradrenalins betreffend.

Nor|amido|pyrin n: syn. Metamizol*.

Nor|ephedrin n: s. Phenylpropanolamin.

Nor|epi|nephrin (INN) n: (S)-2-Amino-1-(3,4-dihydroxyphenyl)-ethanol (IUPAC); syn. Noradrenalin*, Levarterenol; Verw.: Alphasympathomimetikum.

Nor|ethisteron (INNv) n: 17-Hydroxy-19-nor-17α-pregn-4-en-20-in-3-on (IUPAC); syn. Äthinyl-19-nortestosteron; oral hochwirksames synthetisches Gestagen, unterscheidet sich v. Äthinyltestosteron durch Fehlen der Methylgruppe am C19 („-19-nor..."); Verw.: s. Gestagene.

Nor|ethisteron|acetat n: s. Gestagene.

Nor|ethisteron|oenanthat n: s. Gestagene.

Nor|ethyl|nodrel n: 17-Hydroxy-19-nor-17α-pregn-5(10)-en-20-in-3-on; Progestagen, das sich vom 19-Nortestosteron ableitet u. schnell zu Norethisteron* metabolisiert wird. Vgl. Gestagene.

Nor|fenefrin (INN) n: (RS)-1-(3-Hydroxyphenyl)-2-aminoethanol (IUPAC); Alphasympathomimetikum; Verw.: Antihypotonikum.

Nor|floxacin (INN) n: 1-Ethyl-6-fluor-1,4-dihydro-4-oxo-7-(1-piperazinyl)-3-chinolincarbonsäure (IUPAC); Antibiotikum; Verw.: s. Gyrasehemmer.

Nor|gestrel (INN) n: 17-Hydroxy-19-nor-17α-pregna-5(10),20-dien-3-on (IUPAC); synthetisches Gestagen; Verw.: s. Gestagene.

Norm (lat. norma Richtschnur, Regel) f: (engl.) norm, standard; **1.** (statist.) anhand einer repräsentativen Stichprobe ermittelter Referenzbereich bzw. -wert, der Schwankungsbreiten (Normvarianten) innerh. der Normgrenzen zuläßt; vgl. Referenzbereiche; **2.** (soziol.) innerh. eines sozialen Wertesystems vorhandene Regel hinsichtl. erwarteter individueller Verhaltensweisen, bei deren Verletzung u. U. soziale Sanktionen drohen. Vgl. Devianz.

Normal|anti|körper (Anti-*): (engl.) normal antibodies; s. Antikörper, reguläre.

Normal|druck|glaukom (Glaukom*) n: glaukomartige Excavatio* papillae nervi optici mit entspr. Gesichtsfeldausfall bei scheinbar normalem Augeninnendruck*; **Urs.:** evtl. verminderte Drucktoleranz der Sehnervenpapille mit lokaler Durchblutungsstörung; vgl. Glaukom.

Normalisierungs|prinzip n: Bez. f. ein den Umgang mit Behinderten regelndes, dem Besonderungsprinzip* komplementäres Postulat, das fordert, den Behinderten ein weitestgehend normales Leben zu ermöglichen; dazu gehört z. B. die Forderung nach normalem Tagesrhythmus, Lebensablauf, wirtschaftl. Standard, normalen Wohnbedingungen, Respektierung von Bedürfnissen. Vgl. Behinderung, Rehabilitation.

Normal|lösung: (engl.) normal solution; Lösung, die im Liter ein Grammäquivalent* einer best. Substanz gelöst enthält.

Normal|serum (Sero-*) n: (engl.) normal serum; Serum mit durchschnittl. Gehalt der physiol. Serumkomponenten, wird meist durch Mischen von Blutserum versch. gesunder Blutspender gewonnen; **Verw.:** v. a. als Referenzpräparat für Laborbestimmungen.

Normal|typ: (engl.) normal position; auch Mittellagetyp, Indifferenztyp; häufigster Lagetyp* des Herzens im EKG.

Normal|verteilung: syn. Gauss*-Verteilung.

Normal|werte: s. Referenzbereiche.

Norman-Greenfield-Syn|drom (Josef G. G., Neuropathol., London, 1884-1958) n: syn. metachromatische Leukodystrophie*.

Norm|azidität (lat. norma Richtschnur, Regel; Azid-*) f: (engl.) normal acidity; Bez. f. normale Säurewerte; z. B. des Magensafts.

Norm|ergie (↑; Erg-*) f: (engl.) normergy; normale Reaktionsform des Organismus auf e. Reiz; vgl. Allergie, Anergie.

Nor|meta|nephrin n: s. Katecholamine.

Normo|blasten (lat. norma Richtschnur, Regel; Blast-*) m pl: (engl.) normoblasts; kernhaltige Vorstufen der Erythrozyten; s. Erythroblasten.

normo|chrom (↑; Chrom-*): (engl.) normochromic; Bez. f. normal anfärbbares Gewebe bzw. normal hämoglobinhaltige Erythrozyten; vgl. Färbekoeffizient, Anämie.

Normo|kino|spermie (↑; Kin-*; Sperm-*) f: (engl.) normospermia; Vorhandensein von 50% u. mehr progressiv bewegl. Spermien; vgl. Sperma-Untersuchung.

Normo|morpho|spermie (↑; -morph*; Sperm-*) f: Vorhandensein von 60% u. mehr normal geformter Spermien; vgl. Sperma-Untersuchung.

Normo|semie (↑; lat. semen Samen) f: (engl.) normosemia; Bez. f. normales Ejakulatvolumen (2-6 ml); s. Sperma-Untersuchung.

normo|ton (↑; Ton-*): (engl.) normotensive; normalen (Blut-)Druck aufweisend.

Normo|zephalie (↑; Keph-*) f: (engl.) normocephaly; normentsprechende Schädelform u. -größe; vgl. Dyszephalie, Kopfumfang, kindlicher.

Normo|zoo|spermie (↑; gr. ζῷον Lebewesen; Sperm-*) f: Bez. f. normale Spermiendichte im Ejakulat; s. Sperma-Untersuchung.

Normo|zyten (↑; Zyt-*) m pl: (engl.) normocytes; normale Erythrozyten*.

Nor|pseudo|ephedrin n: syn. D-Norpseudoephedrin, Cathin; indirekt wirkendes Sympathomimetikum; Verw.: Appetitzügler*.

Norrie-Warburg-Syn|drom (Gordon N., Ophth., Kopenhagen, 1855-1941) n: (engl.) Norrie's syndrome; syn. Atrophia bulborum hereditaria; X-chromosomal-rezessiv vererbte Störung (nur bei männl. Pat.) mit angeb. Pseudogliom der Retina u. Blindheit (sog. amaurotisches Katzenauge), Schwerhörigkeit, die sich zur Taubheit entwickelt, Entwicklungsverzögerungen (geistige Behinderung).

p-Norsynephrin n: syn. Octopamin*.

Northern-blotting-Methode (engl. blot Fleck) f: der Southern*-Blotting-Methode analoges Verf. zum differentiellen Nachweis von RNA*.

Nor|triptylin (INN) n: N-Methyl-(3-(10,11-Dihydro-5H-dibenzo[a,d]cyclohepten-5-yliden)-propylamin (IUPAC); Verw.: s. Antidepressiva.

Norum-Krankheit (Kaare N., zeitgenössischer Ernährungswissenschaftler, Oslo): syn. familiärer primärer Lezithin-Cholesterinacyltransferase-Mangel (LCAT-Mangel), fam. Serumcholesterinestermangel; autosomal-rezessiv erbl. Enzymopathie mit Störung der Fettsäureübertragung von Lezithin auf Cholesterin; **Sympt.:** Hornhauttrübung (Lipidablagerung), normochrome hämolytische Anämie (Targetzellen), Proteinurie; Triglyzerid-, Phospholipid- u. Cholesterinspiegel im Serum erhöht, Lysolezithinkonzentration erniedrigt; **Ther.:** cholesterinarme Diät, Bluttransfusion, u. U. Nierentransplantation. Vgl. Estersturz.

Noscapin (INN) n: (-)-3-(2-Methyl-6,7-methylendioxy-8-methoxy-1-isochinolyl)-6,7-dimethoxyphthalid (IUPAC); Opiumalkaloid; Verw.: Antitussivum.

Noso-: Wortteil mit der Bedeutung Krankheit; von gr. νόσος.

Nosode (↑) f: Arzneimittel, das aus Eiter, Sputum, Tonsillenexprimaten od. erkrankten Organen hergestellt u. in Verdünnungen zur Behandlung des gleichen Leidens i. S. einer Impfung od. homöopathischen Ther. angewandt wird; vgl. Homöopathie.

Noso|komial|in|fektionen (gr. νοσοκομεῖον Krankenhaus; Infekt-*) f pl: (engl.) nosocomial infections; Infektionen, die häufig durch banale Err. (opportunistische Erreger*, sog. Naßkeime) verursacht werden, deren Übertragung gleichzeitig mit der Behandlung u. Pflege erfolgt, wobei die Verbreitungswahrscheinlichkeit durch Organisation u. Bau des Krankenhauses beeinflußt wird; **Hauptursache:** Vernachlässigung der klass. Hygienevorschriften, mangelnde Qualifikation des Personals, unkritische Anw. von Antibiotika, Platzmangel im Krankenhaus, Zunahme hospitalisierter Problempatienten mit veränderten immun. Reaktionsmechanismen u. überholte bautechn. Konzeptionen; **klin. Manifestation:** vielfältig u. über fast alle Fachgebiete (keineswegs sind nur die op. Fächer betroffen) verteilt; **Err.:** wichtigste Err. sind neben den Staphylokokken bes. gramneg. Problemkeime, Pilze (bes. Candida albicans), Salmonellen, Streptokokken, enteropathogene Kolibakterien (hauptsächl. in Kinderkliniken), Clostridien (z. B. Gasbrand-Spritzenabszeß), Tuberkelbakt. u. Bacteroides fragilis. Nicht zu vernachlässigen sind virale N. wie z. B. Hepatitis (v. a. bei Dialysepatienten), Coxsackie- u. ECHO-Virus-Erkr., Blepharo-Conjunctivitis epidemica sowie Zytomegalie-Virusinfektionen (Transfusion, Organtransplantation, Malignompatienten, Herzchirurgie). **Proph.: 1.** wirksame administrative Kontrolle u. Registrierung von N. unter epidemiol. Gesichtspunkten; **2.** Maßnahmen der Krankenhaushygiene, Aseptik u. Antiseptik (wirksame Sterilisation u. Desinfektion); **3.** Verzögerung der Resistenzentwicklung der Bakt. gegenüber neuen Chemotherapeutika durch gezielte u. konsequente Anw.; **4.** organisator. Maßnahme bei d. Behandlung u. Pflege der Pat., z. B. Schaffung kleiner Krankenzimmer, strenge Isolierung infektiöser Pat., strenge Abschirmung der Operationssäle vom Krankenhausbetrieb usw. Vgl. Erregerwechsel, Infektionswechsel, Superinfektion, Hospitalismus.

Noso|logie (Noso-*; -log*) f: (engl.) nosology; Krankheitslehre; systemat. Beschreibung der Krankheiten, Teilgebiet der Pathologie.

Noso|psyllus fasciatus (↑; gr. ψύλλος Floh; Fasc-*) m: Rattenfloh; s. Flöhe.

Not|arzt: (engl.) emergency physician; auch Rettungsdienstarzt; im Rettungsdienst* tätiger, in der Soforttherapie lebensbedrohl. Zustände bes. qualifizierter Arzt.

Not|dienst, ärztlicher: dringenden Fällen vorbehaltener Bereitschaftsdienst niedergelassener Ärzte zur Sicherstellung der med. Behandlung außerh. der üblichen Sprechstundenzeiten.

Not|fall|medizin f: (engl.) emergency medicine; Teilgebiet der Medizin, das sich dem Erkennen, Behandeln u. Beseitigen vital bedrohl. Situationen widmet; umfaßt diagn. u. therap. Maßnahmen zur Erstversorgung von Notfallpatienten. Vgl. Intensivmedizin, Notfall, medizinischer.

Not|fall, medizinischer: (engl.) medical emergency; akuter, lebensbedrohlicher Zustand (v. a. Störung von Atmung, Herz-Kreislauf, Bewußtsein, Wasser-, Elektrolyt- bzw. Säure-Basen-Haushalt) od. Gefahr plötzlicher irreversibler Organschädigung inf. Trauma, akuter Erkr. od. Vergiftung; **Hilfe im Notfall** (Durchführung von Rettungsmaßnahmen eines in Not geratenen Menschen) ist laut § 323 c StGB für jeden gesetzliche Pflicht (vgl. Hilfeleistung, unterlassene); sie umfaßt (soweit ohne erhebliche Eigengefährdung nach den Umständen möglich u. zumutbar): Rettung aus der akuten Gefahrenzone (vgl. Rautek-Rettungsgriff), Erste-Hilfe-Maßnahmen wie Lagerung*, vorläufige Wundabdeckung od. Schienung, Blutstillung*, Notruf zwecks Hilfe u. Abtransport, ggf. Reanimation*. Vgl. Rettungsdienst.

Not|fall|operation f: s. Operation.

Not|gastro|skopie (Gastr-*; -skopie*) f: s. Gastroskopie.

Nothnagel-Syn|drom (Hermann N., Neurol., Int., Jena, Wien, 1841-1905) n: oberes Nucleus-ruber-Syndrom; s. Hirnstammsyndrome (Tab.).

No touch isolation technique (engl. no nicht; touch Berührung) n: bes. Operationstechnik zur Vermeidung intraop. Metastasenverschleppung bei der Entfernung maligner Tumoren; **1.** (ophth.) Vereisung des Tumorareals bei malignem Melanom* der Aderhaut mit einer schlingenartigen Kryode (soll ein Abfließen von Tumorzellen während der Enukleation des Auges verhindern); **2.** (chir.) in der Abdominalchirurgie als Turnbull-Operation bei kolorektalem Karzinom* mit Ligatur des Darms bds. des Tumors, zentraler Ligatur des lymphovaskulären Gefäßstrangs (u. U. mit Injektion von zytotoxischer Spüllösung) u. Einhüllung des Tumors in ein Bauchtuch während der operativen Präparation.

Notstands|a|menor|rhoe (A-*; gr. μήν, μηνός Monat; -rhoe*) f: Bez. f. eine zentral bedingte Amenorrhoe* inf. akuter, psych. stark belastender Ereignisse.

Novamin|sulfon n: syn. Metamizol*.

Noxe (lat. noxa Schaden) f: Schadstoff, schädigendes Agens, krankheitserregende Ursache.

Noxip|tilin (INN) n: 10,11-Dihydro-5H-dibenzo-[a,d]cyclohepten-5-on-[O-(2-dimethylaminoethyl)-oxim] (IUPAC); tricyclisches Antidepressivum; Verw.: s. Antidepressiva.

Nozi|zeption (lat. nocere schaden; capere, captus nehmen, fassen) f: (engl.) nociception; Wahrnehmung von Schmerz*, vermittelt durch Nozizeptoren (freie Nervenendigungen* in der Haut); deren Aktivierung durch mechan., thermische od. chem. Reize führt zu Reaktionen wie Tachykardie, Blutdruckanstieg, Tachypnoe, Fluchtreflex u. a. Vgl. Sensibilität.

Np: chem. Symbol f. Neptunium*.

NPL: Abk. f. **Neopl**asma; Tumor, Neubildung, Geschwulst, wobei meist ein maligner Tumor gemeint ist.

NPN: Abk. f. **1.** (engl.) **n**on**p**rotein **n**itrogen (Nichteiweißstickstoff); Reststickstoff*; **2. N**itro**p**russid**n**atrium*.

NSAID: Abk. f. (engl.) **n**on**s**teroidal **a**nti**i**nflammatory **d**rugs; nichtsteroidale Antiphlogistika*.

NSAR: Abk. f. **n**icht**s**teroidale **A**nti**r**heumatika; s. Antiphlogistika, nichtsteroidale.

Nubecula (lat. Wölkchen) f: (engl.) nubecula, nebula; **1.** Hornhauttrübung leichtesten Grades durch Hornhautnarbe*; **2.** wolkige Trübung im unteren Teil stehenden Harns durch Phosphate, Muzinstoffe, Epithelien der Harnwege.

Nucha (mlat.) f: Nacken.

Nuck-Di|vertikel (Anton N., Anat., Leiden, 1650-1692) n: (engl.) Nuck's canal; mit dem Lig. teres uteri in Verbindung stehendes kleines Bauchfelldivertikel (Reste des Processus vaginalis peritonei); kann Ausgangspunkt einer Hernie od. Zyste (Hydrocele feminae) sein.

Nucl-: auch Nukl-; Wortteil mit der Bedeutung Kern, Zellkern; von lat. nucleus.

Nucleus (↑) m (pl Nuclei): **1.** Zellkern*; **2.** Nucleus* pulposus; **3.** Ansammlung von Nervenzellen im ZNS. **N. ambiguus** (↑) m: Ursprungskern für den IX., X. u. kranialen Teil des XI. Hirnnerven in d. Medulla oblongata. **Nuclei anteriores thalami** (↑) m pl: Kerne des Thalamus*; unterschieden werden Nucleus anterodorsalis, anteroventralis u. anteromedialis; wichtige Relaisstationen des limbischen Systems*; projizieren triebhafte u. affektive Impulse zum Gyrus cinguli. **Nuclei arcuati** (↑) m pl: in d. Medulla oblongata unter d. Oberfläche der Pyramide; Ursprung der Fibrae arcuatae externae z. Kleinhirn. **N. caudatus** (↑) m: dem Telenzephalon angehörender langgestreckter Kern; der Kopfteil (Caput) bildet die Seitenwand des Vorderhorns des Seitenventrikels, der mittl. Abschnitt (Corpus) liegt d. Thalamus an, d. Schweif (Cauda) biegt nach unten u. vorn um u. begleitet d. Unterhorn des Seitenventrikels. Vgl. System, extrapyramidales. **Nuclei cochleares** (↑) m pl: Endkerne der Radix cochlearis des VIII. Hirnnerven im Boden der Rautengrube; vgl. Hörbahn. **Nuclei colliculi rostrales, caudales** (↑) m pl: Kerne im oberen bzw. unteren Paar der Vierhügel; vgl. Hörbahn. **Nuclei corporis geniculati laterales, mediales** (↑) m pl: Nervenzellgruppen im Corpus geniculatum lat. bzw. med.; vgl. Hörbahn, Sehbahn. **Nuclei corporis trapezoidei** (↑) m pl: Kerne im Corpus trapezoideum; vgl. Hörbahn. **N. cuneatus** (↑) m: Kern des Fasciculus cuneatus in d. Medulla oblongata; vgl. Burdach-Strang, Hinterstrang. **N. dentatus** (↑) m: lateral im Marklager des Kleinhirns gelegener Kern. **N. dorsalis nervi vagi** (↑) m: s. Nucleus nervi vagi. **N. dorso|lateralis** (↑) m: s. Rückenmark. **N. emboli|formis** (↑) m: vor dem Hilum des N. dentatus im Marklager des Kleinhirns gelegene Nervenzellgruppe. **N. fastigii** (↑) m: medial im Marklager des Kleinhirns gelegener Kern. **N. globosus** (↑) m: medial des N. dentatus gelegener Kern im Marklager des Kleinhirns. **N. gracilis** (↑) m: Kern des Fasciculus gracilis in der Medulla oblongata; vgl. Goll-Strang, Hinterstrang. **Nuclei habenulae medialis et lateralis** (↑) m pl: Kerngruppen im Trigonum habenulae der Zirbelstiele. **N. intercalatus** (↑) m: Kerngruppe unbekannter Funktion zw. Hypoglossus- u. dorsalem Vaguskern. **N. inter|medio|lateralis** (↑) m: auch Columna intermediolateralis; Nervenzellgruppe im Seitenhorn des Rückenmarks (C_8-L_3); Beginn des 1. Sympathikusneurons. **N. inter|medio|medialis** (↑) m: auch Columna intermediolateralis; Nervenzellgruppe zw. Vorderhorn u. Hinterhorn des Rückenmarks; Beginn des 1. Parasympathikusneurons. **N. inter|stitialis Cajal** (↑; Santiago Ramón y C., Anat., Madrid, 1852-1934) m: in d. Formatio reticularis des Mittelhirns gelegener Kern; erhält Fasern von d. Nuclei vestibulares, vom Pallidum u. vom Stratum griseum colliculi superioris; aus ihm entspringt ein Teil der Fasern des Fasciculus longitudinalis med. **Nuclei intralaminares** (↑) m pl: in die Marklamellen des Thalamus eingestreute Nervenzellgruppen mit den Anteilen centromedialis, paracentralis, parafascicularis, centralis lat. u. med. **N. lateralis dorsalis** (↑) m: s. Nuclei ventrolaterales. **N. lateralis posterior** (↑) m: s. Nuclei ventrolaterales. **N. lemnisci lateralis** (↑) m: in d. Verlauf des Lemniscus lat. eingestreute Ganglienzellen in Höhe der Brücke. **N. lenti|formis** (↑) m: besteht aus d. lateral gelegenen (telenzephalen) Putamen u. dem medial gelegenen (dienzephalen) Globus pallidus. Vgl. System, extrapyramidales; Striatum. **N. medialis** (↑) m: s. Nucleus intermediomedialis. **N. medialis centralis** (↑) m: auch N. centromedialis; Kern in d. inneren Marklamelle des Thalamus mit Verbindungen zum Striatum, den umgebenden Thalamuskernen u. zum Globus pallidus. **N. medialis dorsalis thalami** (↑) m: medialer Thalamuskern mit Verbindungen zu anderen Thalamuskernen, Pallidum, Hypothalamus u. zur Rinde des Stirnhirns. **N. medialis nervi vestibularis** (↑) m: s. Nuclei vestibulares. **N. motorius nervi tri|gemini** (↑) m: s. Nucleus nervi trigemini. **N. nervi ab|ducentis** (↑) m: Kern des VI. Hirnnerven im Boden der Rautengrube. **N. nervi ac|cessorii** (↑) m: Kern des XI. Hirnnerven; umfaßt den kaudalen Teil des Nucleus ambiguus u. des Nucleus spinalis nervi accessorii im Halsmark. **N. nervi facialis** (↑) m: Ursprungskern des VII. Hirnnerven im Boden der Rautengrube. **N. nervi glosso|pharyngei** (↑) m: Sammelbez. f. die Kerne des IX. Hirnnerven in d. Medulla oblongata: Nucleus ambiguus (motor.), Nucleus salivatorius caudalis (parasympath.), Nucleus solitarius (sensorisch u. sensibel). **N. nervi hypo|glossi** (↑) m: Ursprungskern des XII. Hirnnerven im Boden der Rautengrube. **N. nervi oculo|motorii:** Sammelbez. f. die Kerne des III. Hirnnerven im Mittelhirn, ventral des Aquaeductus mesencephali: Nucleus nervi oculomotorii (motor.), Nucleus caudalis centralis, Perlia (unpaar, motor.), Nucleus oculumotorius accessorius (autonomicus), Nucleus Edinger-Westphal (parasympathisch). **N. nervi tri|gemini** (↑) m: Sammelbez. f. die Kerne des V. Hirnnerven: Nucleus motorius nervi trigemini in d. Brückenhaube, Nucleus pontinus nervi trigemini (sensibler Hauptendkern in d. Brückenhaube), Nucleus tractus mesencephalici nervi trigemini (sensibler Endkern von d. Brükkenhaube bis ins Mittelhirn), Nucleus spinalis nervi trigemini (sensibler Endkern in d. Medulla oblongata, bis ins Halsmark reichend). **N. nervi trochlearis** (↑) m: Ursprungskern des IV. Hirnnerven im Mittelhirn, ventral des Aquaeductus cerebri in Höhe des unteren Paars der Vierhügel. **N. nervi vagi** (↑) m: Sammelbez. f. die Kerne des X. Hirnnerven in d. Medulla oblongata: Nucleus ambiguus (motorisch), Nucleus dorsalis nn. vagi (parasympathisch), Nucleus tractus solitarii (sensibel u. sensorisch). **N. nervi vestibulo|cochlearis** (↑) m: s. Nuclei cochleares, Nuclei vestibulares. **Nuclei nervorum cranialium** (↑) m pl: Hirnnervenkerne. **N. olivaris** (↑) m: Kern unter d. Olive der Medulla oblongata mit Verbindungen zum Rückenmark u. Kleinhirn. **N. originis** (↑) m: ein motor. Ursprungskern. **N. para|ventricularis** (↑) m: vegetatives Kerngebiet im Zwischenhirn; vgl. Neurosekretion. **Nuclei pontis** (↑) m pl: Kerngruppen im ventralen Bereich der Brücke; Schaltstationen der Großhirn-Brücken-Kleinhirn-Bahnen. **Nuclei posteriores thalami** (↑) m pl: Oberbegriff f. Nuclei pulvinares (Pulvinar), Nucleus corporis geniculati lateralis bzw. medialis (Metathalamus), Nucleus subthalamicus; die Pulvinarkerne sind Assoziationskerne der subkortikalen Sehrinde u. haben Verbindungen zum Frontal-, Parietal- u. Okzipitallappen, zum Nucleus reticularis thalami u. zum Putamen; im Nucleus corporis geniculati lateralis Umschaltung der Sehbahn* u. im Nucleus corporis geniculati medialis Umschaltung der Hörbahn*; Nucleus subthalamicus: s. Luys-Körper.

Nucleus pulposus (↑) m: innerster, strukturloser Gallertkern einer Bandscheibe*, aus Resten der Chorda dorsalis (Mesenchym*) bestehend. Die hohe Mukopolysaccharid-(MPS-)Konzentration bedingt ein hohes Wasserbindungsvermögen (Wasserkissenfunktion des N. p.). Mit zunehmendem Lebensalter sinkt die MPS-Konz. u. damit die Elastizität der Zwischenwirbelscheibe (degen. Erscheinungen wie Bandscheibenvorfall*).

Nucleus-pulposus-Pro|laps (↑; lat. pulpa Fleisch; Prolaps*) m: s. Bandscheibenvorfall.

Nucleus reticularis thalami (↑) m: dünne, durch kreuzende Fasern aufgelockerte graue Schicht an d. Außenfläche des Thalamus.

Nucleus ruber (↑) m: Kern in d. Mittelhirnhaube; vgl. System, extrapyramidales.

Nucleus-ruber-Syn|drom (↑) n: s. Hirnstammsyndrome.

Nucleus salivatorius caudalis (↑) m: s. Nucleus nervi glossopharyngei. **N. salivatorius rostralis** (↑) m: Kern im Boden der Rautengrube; enthält die Wurzelzellen für d. parasympath. Fasern des Nucleus intermedius. **N. solitarius** (↑) m: Kerngruppen im Tractus solitarius in d. Medulla oblongata; enthält Endkerne der sensorischen u. sensiblen Fasern der Hirnnerven VII, IX, X. **N. spinalis nervi ac|cessorii** (↑) m: s. Nucleus nervi accessorii. **N. spinalis nervi tri|gemini** (↑) m: s. Nucleus nervi trigemini. **N. sub|thalamicus** (↑) m: s. Luys-Körper. **N. superior nervi vestibularis** (↑) m: s. Nuclei vestibulares. **N. supra|opticus** (↑) m: vegetatives Kerngebiet im Hypothalamus; vgl. Neurosekretion. **Nuclei systematis nervosi centralis** (↑) m pl: die grauen Kerne des ZNS. **Nuclei tegmenti** (↑) m pl: in die Formatio* reticularis eingestreute Kerngruppen im Bereich der Mittelhirnhaube. **Nuclei terminationis** (↑) m pl: Endkerne der sensiblen Nerven. **N. tractus mes|encephalici nervi tri|gemini** (↑) m: s. Nucleus nervi trigemini. **Nuclei tuberales** (↑) m pl: im Zwischenhirn (Tuber cinereum) gelegene Kerne mit neurokriner Funktion; vgl. Neurosekretion. **N. ventralis anterior** (↑) m: s. Nuclei ventrolaterales. **N. ventralis lateralis** (↑) m: s. Nuclei ventrolaterales. **N. ventralis medialis** (↑) m: s. Nuclei ventrolaterales. **N. ventralis posterior** (↑) m: s. Nuclei ventrolaterales. **Nuclei ventro|laterales** (↑) m pl: auch N. v. thalami; Kerngruppe des Thalamus* mit d. Einzelkernen: Nuclei ventrales anterior, lateralis, medialis, posterior u. Nuclei laterales dorsalis, posterior; die hinteren u. mittl. Kerngruppen des Nucleus ventralis sind Schaltstationen für sensible u. sensor. Bahnen aus d. Peripherie, die als Tractus thalamocorticalis zur Rinde des Gyrus postcentralis forgesetzt werden. Die vorderen Kerngruppen des Nucleus ventralis erhalten Erregungen vom Pallidum, Kleinhirn, Nucleus interstitialis, die an die motor. Rinde weitergegeben werden. Nucleus lat. dors. u. Nucleus lateralis post. besitzen Verbindungen zu d. anderen Thalamuskernen u. zum Scheitel- u. Schläfenlappen. **Nuclei vestibulares** (↑) m pl: die vier Endkerne der Pars vestibularis des VIII. Hirnnerven in d. Area vestibularis im Boden der Rautengrube mit Verbindungen zu Rückenmark, Kleinhirn, Fasciculus longitudinalis med.: Nucleus medialis (Schwalbe-Kern), Nucleus lateralis (Deiters-Kern), Nucleus rostralis (Bechterew-Kern), Nucleus caudalis (Roller-Kern).

Nüchtern|schmerz: (engl.) hunger pain; Hungerschmerz; bei Ulcus* duodeni mehrere Std. nach der letzten Mahlzeit, häufig nachts.

Nüchtern|wert: (engl.) fasting value; Bez. f. das Ergebnis einer Laboruntersuchung nach zwölfstündiger Nahrungskarenz des Patienten.

Nuhn-Drüse (Anton N., Anat., Heidelberg, 1814-1889): (engl.) Nuhn's gland; syn. Blandin-Drüse, Glandula* lingualis anterior.

Nuklear|medizin (Nucl-*) f: (engl.) nuclear medicine; med. Fachgebiet, das sich mit der diagn. u. therap. Anwendung offener, meist kurzlebiger Radionuklide* befaßt; diagn. Verfahren betreffen die Funktions-, Stoffwechsel- u. Lokalisationsdiagnostik am Pat. durch Messung inkorporierter Radionuklide mittels Gammakamera* od. Szintigraphie* bzw. durch Messung der Radioaktivität von Körperausscheidungen; daneben nuklearmed. Laborverfahren (radioimmun. Verfahren u. a.). Therap. werden Radionuklide z. B. zur endolymphatischen Therapie*, zur Radioiodtherapie* u. Radiophosphortherapie* angewendet. Vgl. Radiopharmaka, Strahlentherapie, interstitielle.

Nukleasen f pl: Enzyme*, die Nukleinsäuren* m. einer best. Spezifität spalten; es handelt sich um Phosphodiesterasen*, welche die Bindungen zw. den Nukleotiden* hydrolysieren. Nach dem Angriffsmechanismus auf d. Polynukleotidkette lassen sich **Exonukleasen** (v. 3'- bzw. 5'-Ende her abbauend) u. **Endonukleasen** (innerh. eines Einzel- od. eines Doppelstrangs schneidend) unterscheiden. Die Spezifität kann geg. den Zuckerrest (daher Ribonukleasen, kurz RNasen u. Desoxyribonukleasen, kurz DNasen) bzw. geg. einzelne Basen (sogar geg. eine best. Basensequenz) gerichtet sein. Exonukleasen kommen z. B. in Schlangengiften u. in der Milz vor (bauen RNA u. DNA ab); im Pankreas vorkommende RNase u. DNasen dienen dem Abbau der m. der Nahrung zugeführten Nukleinsäuren (Pankreas-RNase spaltet RNA neben Pyrimidinresten, Pankreas-

N

DNase spaltet DNA unspezif. in kleinere Oligonukleotide); RNasen u. DNasen kommen auch in anderen Geweben vor; versch. aus Mikroorganismen isolierte hochspezif. N. sind an der Reduplikation* der DNA, der Reparatursynthese v. DNA, der Maturation v. RNA beteiligt, außerdem existieren spezif. N. für d. Maturation v. Viren*. Die Spezifität v. best. N. kann auch zur Unterscheidung v. einzelsträngiger gegenüber doppelsträngiger Nukleinsäure dienen. Vgl. Restriktion.

Nukleinlsäuren: (engl.) nucleic acids; von Miescher (1869) entdeckte Substanzklasse; zuerst aus versch. Zellkernen isolierte Makromoleküle, die aus unverzweigten Polynukleotid-Ketten bestehen. Die Nukleotidbausteine sind über Phosphodiesterbindungen miteinander verknüpft; grundsätzl. unterscheidbar sind die Desoxyribonukleinsäuren (DNA*) u. die Ribonukleinsäuren (RNA*). Vgl. Information, genetische; Material, genetisches.

Nukleo|kapsid (Nucl-*; lat. capsa Kapsel, Behälter) n: Virus-Nukleinsäure, die umgeben von schützender Proteinschicht (Kapsid) ist; vgl. Viren.

Nukleolen (Dim. ↑) m pl: (engl.) nucleoli; sog. Kernkörperchen; morphol. charakterisierte Gebilde im Zellkern, die auch in der Ruhephase (durch Färbung; vgl. Heterochromatin) zu erkennen sind; bilden die Ausgangspunkte f. die Organisation der Metaphasechromosomen u. erscheinen dort als Knotenpunkte f. die Chromosomenarme (chromomere Zentren). Sie enthalten meist hochrepetitive DNA-Sequenzen (vgl. Geschlechtschromatin), bestehen aus Ribonukleoproteiden u. werden als Hauptentstehungsort der RNA angesehen. Ihre Zahl ist für best. Zellarten typisch (z. B. Blutstammzellen). Während der Mitose* verschwinden die N. vollständig u. entstehen in den Tochterkernen neu.

Nukleonen (Nucl-*) n pl: (engl.) nukleons; Teile des Atomkerns, d. h. Protonen* u. Neutronen*.

Nukleo|plasma (↑; -plasma*) n: syn. Karyoplasma; s. Protoplasma.

Nukleo|proteine (↑; Prot-*) n pl: Bez. f. (definierte) Komplexe aus Nukleinsäuren* u. Proteinen; z. B. Ribosomen*, Nukleosomen*, Partikel zum Transport von Messenger*-RNA.

Nukleosid|analoga n pl: s. Virostatika.

Nukleosidasen f pl: Enzyme*, die die Nukleoside in Kohlenhydrate (Pentose) u. Basen (Pyrimidin- od. Purinbase) spalten.

Nukleoside n pl: Verbindungen zw. einer Pentose* (D-Ribose od. D-Desoxyribose) in C1-

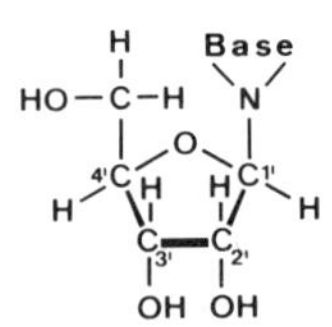

Nukleoside:
Strukturformel eines Ribonukleosids (bei —H in C2: Desoxyribonukleosid)

Stellung u. einer Base, i. d. R. in N-glykosidischer Verknüpfung (meist N-Atom 9 der Purinbasen bzw. N-Atom 1 der Pyrimidinbasen*; s. Abb.); vgl. Nukleotide.

Nukleoside, seltene n pl: Bez. f. solche Nukleoside*, die sich v. den regulären Nukleosiden durch Modifikationen ableiten u. weniger häufig in den Nukleinsäuren* vorkommen; entstehen aus den regulären Nukleosiden durch enzymat. Veränderung (sog. modifizierende Enzyme) erst nach d. Biosynthese der Polynukleotidkette u. in definierten Positionen. Bis heute sind mehr als 60 s. N. identifiziert. Die meisten kommen in der RNA* vor, rel. häufig sind Pseudouridin*, Ribothymidin, im Basenanteil methylierte Purin- u. Pyrimidinnukleoside sowie in der Ribose methylierte Nukleoside. Den höchsten Prozentsatz u. die größte Vielfalt an s. N. enthält die Transfer-RNA, es kommen jedoch in allen Ribonukleinsäuren, wenn auch in geringem Ausmaß, modifizierte Nukleoside vor. Die Funktion der s. N. ist noch weitgehend ungeklärt. Viele der s. N. können vom Organismus nicht wie die regulären Nukleoside abgebaut werden u. werden mit dem Harn ausgeschieden; erhöhte Ausscheidung von s. N. bzw. Basen kommen bei Pat. mit Karzinomen u. a. Tumoren vor.

Nukleo|somen (Nucl-*; Soma*) n pl: in regulärer Anordnung wiederholte (elektronenmikroskop. u. biochem. identifizierbare) Grundstruktur des Chromatins*; bestehend aus jeweils einem ca. 200 Basenpaare langen Abschnitt des DNA-Doppelstrangs u. acht Histonen* (im isolierten Nukleosom findet man einen Komplex aus je zwei der konstanten Histone H2a, H2b, H3 u. H4). Das Aufwickeln des DNA-Fadens auf den Histonkomplex erlaubt eine geordnete Kondensation. Eine weitere Packung wird dadurch erreicht, daß die Nukleosomenkette (mit Hilfe der Histone H1) zu übergeordneten Strukturen organisiert wird (möglicherweise identisch mit den Chromomeren*). Der Begriff Nukleosom ist also nicht ident. mit dem älteren Begriff Karyosom.

Nukleotidasen f pl: Enzyme*, die Nukleotide in Nukleoside u. Phosphorsäure (H_3PO_4) spalten (Hydrolasen).

Nukleotide n pl: Phosphorsäureester der Nukleoside* (Nukleosidmonophosphate, Mono-

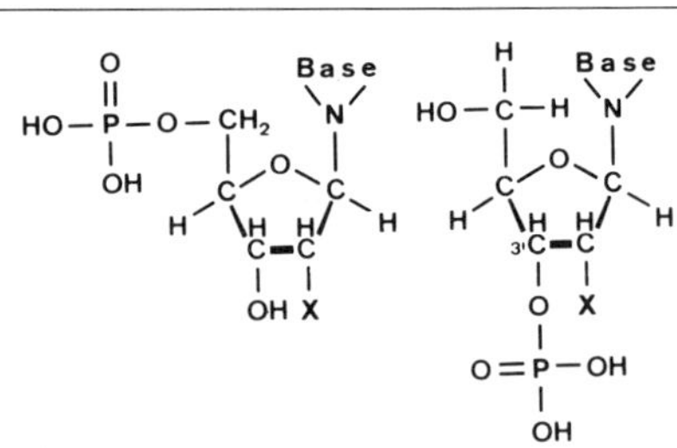

Nukleotide:
X= —H: Desoxyribonukleotide
X= —OH: Ribonukleotide

nukleotide); die Veresterung kann in 3′- bzw. in 5′-Stellung der Pentose erfolgen (3′- bzw. 5′-N.). N. sind Bausteine der Nukleinsäuren*; biol. von Bedeutung sind nur die 5′-N. 3′-Ribonukleotide entstehen z. B. bei der alkal. Hydrolyse v. RNA. Von den 5′-Monophosphaten leiten sich die 5′-Diphosphate u. 5′-Triphosphate her; die Bindungen zw. Alpha- u. Beta- bzw. zw. Beta- u. Gammaphosphatrest sind Säureanhydridbindungen, die zu den sog. energiereichen Bindungen gehören.

Die Desoxyribonukleotide* entstehen biosynthet. aus den Ribonukleotiden* m. Hilfe spez. Reduktasen.

Die 5'-Nukleosidtriphosphate dienen als Substrate b. der Biosynthese der Nukleinsäuren (vgl. Reduplikation, Transkription). Nomenklatur der Basen u. Stoffwechsel der N.: s. Pyrimidinbasen, Purine. Einzelne 5'-Nukleosidtriphosphate (ATP, GTP, CTP, UTP) dienen in versch. Stoffwechselreaktionen als energieliefernde Komponente od. als Überträger v. Phosphatresten. Die Regenerierung der 5'-Triphosphate erfolgt durch ATP. Versch. B-Vitamine enthalten in ihrer aktiven Form (als gruppenübertragende Coenzyme*), Nukleotidbausteine. N. sind auch Bestandteile v. Coenzym A u. Vitamin B_{12}.

Nukleo|tomie (Nucl-*; -tom*) f: (engl.) nucleotomy; gebräuchl., aber ungenaue Bez. f. die Bandscheibenoperation*, d. h. die op. Entfernung des prolabierten Nucleus* pulposus b. Bandscheibenvorfall*.

Nukleus (↑) m: Kern; (anat.) Nucleus*.

Nuklid (↑) n: (engl.) nuclide; Atomart, deren Kern durch eine best. Protonen- u. Neutronenzahl gekennzeichnet ist; ein N. wird daher eindeutig durch die Angabe der Kernladungszahl Z (Protonenzahl) u. der Massenzahl M (Protonen- u. Neutronenzahl) charakterisiert (z. B. $^{131}_{53}I$). Es existieren ca. 340 natürlich vorkommende N., von denen ca. 270 stabil sind, u. ca. 1500 künstlich erzeugte. N. mit gleicher Kernladungszahl, aber unterschiedl. Massenzahl bezeichnet man als Isotope* des jeweiligen chem. Elements*. Je nach der Zusammensetzung des Kerns kann ein N. stabil od. instabil sein. Instabile N. (Radionuklide*) zerfallen unter Emission ionisierender Strahlung* spontan in andere stabile od. instabile N.; best. angeregte (sog. metastabile) N. gehen unter Emission von Gammastrahlung* in ihren Grundzustand über. Vgl. Radioaktivität.

Null$_h$: Blutgruppe 0_h; syn. Bombay*-Blutgruppe.

Null|diät (gr. δίαιτα Lebensweise, Lebensunterhalt) f: (engl.) calorie-free diet; Hungerkur; langdauerndes vollständiges Fasten; zugeführt werden ledigl. Flüssigkeit, Elektrolyte u. Vitamine; Zweck: Abbau von Übergewicht, Stoffwechselausgleich. Vor langdauernden Fastenkuren wird gewarnt, da nicht nur Depotfett, sondern auch Körpereiweiß abgebaut wird. Die N. darf nur bei klin. Überwachung durchgeführt werden. Vgl. Reduktionsdiät.

Null|durchgang: Begriff aus der Kardiotokographie*; bezeichnet das Überschneiden v. Basalfrequenz* u. Oszillationen* der Herzfrequenz. Die Anzahl der N. sollte über 6/min liegen. Vgl. CTG-Score.

Nulli|para (lat. nullus kein; parere gebären) f: Bez. f. eine Frau, die nicht entbunden hat.

Null|punkt, absoluter: (engl.) absolute zero; Temperatur, die (entspr. thermodynamischer Gesetze) nicht unterschritten werden kann. Die auf den a. N. bezogene Temp. wird als absolute od. thermodynamische Temperatur (T) bezeichnet u. in Kelvin* (K) gemessen; a. N.: -273,15 Grad Celsius (°C) = 0 Kelvin.

nummularis (lat. nummus Münze): münzenförmig, rund.

Nuß|gelenk: s. Gelenk.

Nutrition (lat. nutrire ernähren) f: Ernährung.

Nux (lat.) f: Nuß; z. B. Nux vomica (Brechnuß); vgl. Strychnin.

NW: Abk. f. **N**eben**w**irkung*.

Nygaard-Brown-Syn|drom (Kaarl K. N.; George E. B., Arzt, Rochester, 1883-1935) n: essentielle arterielle Thrombophilie mit Wadenschmerz, intermittierendem Hinken u. arteriellen Thrombosen in den Beinen, später auch in Bauch- u. Beckengefäßen (Hämaturie).

NYHA: Abk. f. (engl.) **N**ew **Y**ork **H**eart **A**ssociation; vgl. Herzinsuffizienz.

Nykt|al|opie (gr. νύξ, νυκτός Nacht; ἀλαός blind; Op-*) f: (engl.) nyctalopia; Nachtblindheit (etymologisch nicht korrekt auch für Tagblindheit gebraucht); eingeschränkte Sehfähigkeit in der Dämmerung u. im Dunkeln; **Urs.:** meist vererbter teilweiser od. völliger Ausfall des Stäbchensehens; **Vork.** als stationäre (Oguchi*-Syndrom) u. progressive (z. B. Retinopathia* pigmentosa) Form; auch bei tapetoretinaler Degeneration der Netzhaut, Mangel an Vitamin A, ausgedehnten Narben in der Netzhautperipherie; vgl. Adaptometer, Elektroretinographie, Hemeralopie.

Nykt|urie (↑; Ur-*) f: (engl.) nocturia; vermehrtes nächtl. Wasserlassen; häufiges Sympt. bei Herzinsuffizienz (Ödeme werden nachts ausgeschwemmt), Blasenentleerungsstörung durch Prostatahypertrophie mit Restharnbildung od. fortgeschrittener Niereninsuffizienz mit Polyurie u. Isosthenurie.

Nympho|manie (gr. νύμφη weibliches göttliches Wesen; -manie*) f: (engl.) nymphomania; Bez. f. Hypersexualität* b. Frauen.

Nystagmo|graphie (Nystagmus*; -graphie*) f: s. Elektronystagmographie.

Nystagmus (gr. νυστάζειν schläfrig blinzeln) m: (engl.) nystagmus; Augenzittern; unwillkürliche rhythmische, in zwei Phasen ablaufende okuläre Oszillationen; als **Rucknystagmus** mit einer langsamen u. einer die Richtung des N. bezeichnenden schnellen Phase der Augenbewegung od. als **Pendelnystagmus** mit gleich schnellen Augenbewegungen in beide Richtungen; **Formen: I.** physiol. od. experimentell ausgelöster N.: **1.** optokinetischer N.: durch Bewegung großflächiger opt. Reize ausgelöster Rucknystagmus, z. B. als sog. Eisenbahnnystagmus; **2.** vestibulärer N.: **a)** Drehnystagmus: Rucknystagmus inf. mechan. Reizung des Labyrinths durch eine Drehbeschleunigung; während der Drehung schlägt der N. in Drehrichtung (perrotatorisch), nach Beendigung der Drehung in Gegenrichtung (postrotatorisch); pathol. bei Seitendifferenz (z. B. zentrale Tonusdifferenz*); **b)** kalorischer N. nach kalorischer Reizung des Labyrinths; **3.** Zervikalnystagmus bei Drehung der Halswirbelsäule; **4.** audiokinetischer N. bei bewegten Schallquellen; **5.** arthrokinetischer N. bei passiven Arm- od. Beinbewegungen; **6.** Einstellungs- od. Endstellnystagmus als seitengleicher, erschöpflicher Blickrichtungsnystagmus bei extremem Blick nach lateral (>40°) od. als Ermüdungsnystagmus nach längerer exzentrischer Fixation; **II.** pathol. N.: **1.** Blickrichtungsnystagmus: Rucknystagmus, der bei Blick in best. Richtung auftritt u. Ausdruck einer toxischen od. läsionalen Störung der willkürlichen Blickregelung in Hirnstamm bzw. Kleinhirn ist; Sonderformen: **a)** blickparetischer N. bei (konjugierter) Blicklähmung*; **b)** dissoziierter N., der beide Augen unterschiedlich stark od. nur das abduzierende Auge betrifft; Vork. i. R. einer internukleären Ophthalmoplegie*; **c)** Rebound-N.: N. in lateraler Halteposition, der innerh. 20 Sek. schwächer wird, um nach Refixation kurz in Gegenrichtung zu

N

schlagen; **d)** epileptischer N., meist als Bestandteil eines kortikalen Versivanfalls; **2.** vestibulärer Spontannystagmus: Rucknystagmus in Primärposition inf. einer Imbalanz des Vestibulartonus; durch Fixation gehemmt; **3.** Kopfschüttelnystagmus: durch Kopfschütteln provozierter, durch Fixation hemmbarer N.; Urs.: peripher-vestibuläre Läsion, zentral-vestibuläre Tonusdifferenz; **4.** Lagenystagmus: N. in Abhängigkeit von der Kopflage; Vork. v. a. bei zentral-vestibulären Läsionen im Hirnstamm od. Kleinhirn, Intoxikationen, Menière-Krankheit, Labyrinthfistel; **5.** Lagerungsnystagmus: durch Lagerungsmanöver ausgelöster, mit wenigen Sekunden Latenz einsetzender u. innerhalb einer Minute abklingender N., verbunden mit Drehschwindel; Urs.: sog. Cupulolithiasis (peripherer paroxysmaler Lagerungsschwindel), spontan od. posttraumatisch; **6.** Down-beat-N.: (seltener) Rucknystagmus mit Schlagrichtung nach unten meist zusammen mit Oszillopsie u. Ataxie; Vork. bei bilateralen Läsionen des Lobus flocculonodularis des Kleinhirns, z. B. durch Hirntumoren*, Intoxikationen, in Komb. mit Arnold*-Chiari-Syndrom, auch bei Hirnstammläsionen; **7.** Up-beat-N. mit Schlagrichtung nach oben; Vork. als Spontannystagmus bei Hirnstammsyndromen (z. B. Läsionen des Brachium conjunctivum, des mittleren Längsbündels od. des Nucleus praepositus hypoglossi); **8.** periodisch alternierender N.: Rucknystagmus in Mittelstellung mit periodischem Wechsel der Schlagrichtung; **9.** kongenitaler N.: durch Fixation aktivierter, horizontal schlagender Rucknystagmus, oft mit überlagertem kreisförmigem od. Pendelnystagmus; Urs.: hereditär od. inf. angeborener Optikusatrophie*, bei frühkindlichem Hirnschaden*; auch als latenter, erst bei monokulärer Fixation auftretender N.; **10.** muskelparetischer N. bei Augenmuskellähmung*; **11.** erworbener Fixationsnystagmus bei Störung der Fixierung, meist als binokulärer Pendelnystagmus; Vork. z. B. bei Amblyopie*, Refraktionsanomalie*, Intoxikationen; der Bergarbeiternystagmus als N. nach langjähriger Arbeit im Dunkeln als mögliche Sonderform ist umstritten; auch als Pendelnystagmus bei Multipler* Sklerose; **12.** Spasmus nutans: dissoziierter Pendelnystagmus mit tremorartigem Kopfwakkeln und okulärem Schiefhals; Auftreten vom 4. Monat bis zum 3. Lebensjahr; unklare Ätiologie, spontane Rückbildung; **13.** zirkulärer bzw. elliptischer N.: Pendelnystagmus mit konstanten kreisförmigen od. elliptischen Bewegungen der Bulbi als Sonderform des kongenitalen od. erworbenen Fixationsnystagmus; **14.** Schaukelnystagmus (See-saw-Nystagmus): Pendelnystagmus mit gegenläufiger rhythmischer Abweichung der Bulbi um den Horizontalmeridian u. zusätzlicher Torsion zum jeweils unten stehenden Bulbus; Urs.: meist Hirnstammschädigung; **15.** Retraktionsnystagmus: (sehr seltene) ruckartige Retraktion der Bulbi durch simultane Kontraktion aller Augenmuskeln; Urs.: aquäduktnahe Mittelhirnläsion; **Nystagmusprüfung:** s. Frenzel-Brille, Elektronystagmographie, Gleichgewichtsprüfungen.

Nystagmus veli palatini (↑; lat. velum Segel; Palatum*) **m:** Gaumensegelnystagmus*.

Nystagmus, vestibulärer (↑) **m:** s. Nystagmus.

Nystatin (INN) **n:** Polyen-Antimykotikum aus Streptomyces noursei od. gleiche, auf anderem Weg hergestellte Verbindung; Verw.: zur lokalen Behandlung von Candida-Mykosen an Haut, Schleimhäuten u. Darm.

NZN: Abk. f. **N**ävus**z**ell**n**ävus*.

O

O: chem. Symbol f. Sauerstoff*.

O_2: chem. Symbol f. molekularen Sauerstoff*.

O_3: chem. Symbol f. Ozon*.

O-Ag|glutination (Agglutination*) f: (engl.) O agglutination; körnige Agglutination* von Bakt. mit O*-Antigen unter der Einwirkung von spezif. O-Agglutininen; vgl. Salmonella, Widal-Reaktion.

O-Anti|gen (Antigen*) n: (engl.) O antigen; Abk. O-Ag; syn. Körperantigen; in Bakterienleibern von Salmonella* u. a. Bakterien lokalisiertes Antigen*, das thermostabil (resistent gegen 100°C 1-2 Std.) ist u. mit spezif. Antikörpern (Agglutininen) körnig agglutiniert. Vgl. H-Antigen, R-Antigen, M-Antigen, Kauffmann-White-Schema.

Oat-cell-Karzinom (engl. oat Hafer; cell Zelle*; Karz-*; -om*) n: (engl.) oatcell carcinoma; kleinzelliges Bronchialkarzinom*.

OAT-Syn|drom n: Kurzbez. f. **O**ligo-**A**stheno-**T**eratozoospermie-Syndrom; häufigste Fertilitätsstörung b. Mann mit gleichzeitigem Vork. verminderter Dichte, erniedrigter Motilität u. erhöhter Fehlformenrate der Spermien; **Ther.:** Ausschalten der Ursache, evtl. Gonadotropine od. Kallikrein. Vgl. Sperma-Untersuchung, Sterilität.

o. B.: (engl.) wnl (within normal limits); Abk. f. **o**hne (pathol.) **B**efund.

Ob|duktion (lat. obducere vorführen) f: (engl.) autopsy; Autopsie, Nekropsie; Leichenöffnung zur Feststellung der Todesursache; **1.** in der pathol. Abteilung einer Klinik mit Zustimmung der Angehörigen; **2.** gerichtl. Sektion*.

Ob|duration (lat. obdurare hart sein) f: (engl.) induration; Verhärtung.

O-Bein: s. Genu varum.

Ober|arm: (engl.) upper arm; (anat.) Brachium.

Ober|arm|fraktur (Fraktur*) f: s. Humerusfraktur.

Ober|bauch: (anat.) Epigastrium*. **O.beschwerden, funktionelle:** s. Abdominalbeschwerden, funktionelle. **O.quer|schnitt:** (chir.) s. Schnittführung (Abb.).

Ober|bauch|syn|drom n: (engl.) epigastric syndrome; Sympt., die auf die Erkr. eines Organs im Oberbauch (Magen, Duodenum, Gallenblase, Gallenwege, Pankreas, Kolon, Dünndarm) hinweisen; Beschwerden, die eine deutl. Abhängigkeit von der Nahrungsaufnahme zeigen (Spätschmerz, Schmerz mit Tagesrhythmus), gehen meist vom **Magen** od. **Duodenum** aus (v. a. bei Ulcus ventriculi, Ulcus duodeni); Schmerzen im mittl. od. re. Oberbauch mit Ausstrahlung in das re. Schulterblatt über Stunden bis zu 2-3 Tagen (nicht selten mit Übelkeit u. Brechreiz) sprechen für einen pathol. Prozeß im Bereich der **Gallenwege** (Cholezystocholangiopathie); Krampf od. Schmerz hoch im li. Oberbauch od. hinter dem Schwertfortsatz, oft verbunden mit Luftaufstoßen, Magensaftrückfluß, Ösophagusbrennen u. Regurgitieren von Speisen, sowie nächtl. Angina-pectoris-ähnliche Anfälle; weisen auf eine **Hiatushernie** hin; Oberbauchbeschwerden, die vor dem Stuhlgang auftreten u. nach der Darmentleerung verschwinden, treten v. a. bei Erkr. des **Kolons** auf; wehenartige Krampfschmerzen um den Nabel sind ein Hinweis auf einen **Dünndarmileus**, insbes. wenn der Krampf während 10-20 Sek. äußerst intensiv auftritt, dann unter gurgelnden Geräuschen für einige Min. nachläßt u. erneut innerh. weniger Sek. wiederkehrt.

Ober|flächen|an|ästhesie (Anästhesie*) f: (engl.) topical anaesthesia; Form der Lokalanästhesie* mit Blockade der sensiblen Nervenendfasern in Haut u. Schleimhäuten durch Applikation von Lokalanästhetika; z. B. zur Ausschaltung des Würgreflexes vor Intubation od. Gastroskopie.

Ober|flächen|an|ästhetika (↑) n pl: (engl.) topical anaesthetics; Lokalanästhetika*, die v. a. zur Oberflächenanästhesie eingesetzt werden (Cocain, Lidocain, Tetracain, Benzocain u. a.).

Ober|flächen|dosis (Dosis*) f: (engl.) skin dose; Abk. D_0 bzw. früher OD; v. a. in der Strahlentherapie verwendete Bez. f. eine Dosis, die sich aus der Einfalldosis* der Primärstrahlung u. der aus der Tiefe des bestrahlten Objekts bzw. Pat. zurückgestrahlten Streustrahlung* zusammensetzt.

Ober|flächen||karzinom (Karz-*; -om*) n: (engl.) preinvasive carcinoma; präinvasives Karzinom, syn. Carcinoma* in situ. **O.kultur** (lat. cultura Züchtung) f: (engl.) surface culture; Wachstum v. Mikroorganismen an d. Oberfläche flüssiger Nährmedien; vgl. Submerskultur. **O.ladung:** s. Ladung. **O.sensibilität** (Sensibilität*) f: s. Sensibilität.

Ober|flächen|spannung: (engl.) surface tension; (physik.) die an einer Grenzfläche (z. B. Zellmembran*) wirkende mechan. Spannung, die bestrebt ist, die Oberfläche zu verkleinern; kann als Energie pro Fläche definiert werden; SI-Einheit Newton/m, Joule/m^2.

Ober|flächen|therapie f: (engl.) superficial radiotherapy; Röntgendermatotherapie; Bestrahlungstechnik der konventionellen Röntgentherapie bei Lok. des Krankheitsherdes auf der Haut od. nur wenige Millimeter in bzw. unter der Haut; um einen raschen Abfall der Dosis im Gewebe hinter dem Herd zu erreichen, wird eine weiche Strahlung angewendet; Verringerung des Fokus-Haut-Abstands auf 10 cm u. weniger hat ebenfalls einen raschen Dosisabfall zur Folge. Vgl. Kontaktbestrahlung.

Ober|flächen|verdunster: syn. Draw-over-Verdampfer; s. Verdampfer.

Ober|haut: (anat.) Cutis*.

Ober|kiefer: (engl.) upper jaw; (anat.) Maxilla. **O.em|pyem** (Empyem*) n: (engl.) maxillary empyema; eitrige Kieferhöhlenentzündung. **O.fraktur** (Fraktur*) f: s. Kieferfrakturen.

O.höhle: Sinus* maxillaris. **O.zyste** (Kyst-*) f: s. Kieferzysten.

Ober|lippen|spalte, mediane: (engl.) median cleft lip; seltene Form einer angeb. Lippenspalte* m. Defekt im mittl. Teil der Oberlippe (fehlendes Lippenrot bis Substanzverlust); vgl. Gesichtsspalten.

Ober|schenkel: (engl.) thigh; Regio femoris anterior, posterior; s. Abb.

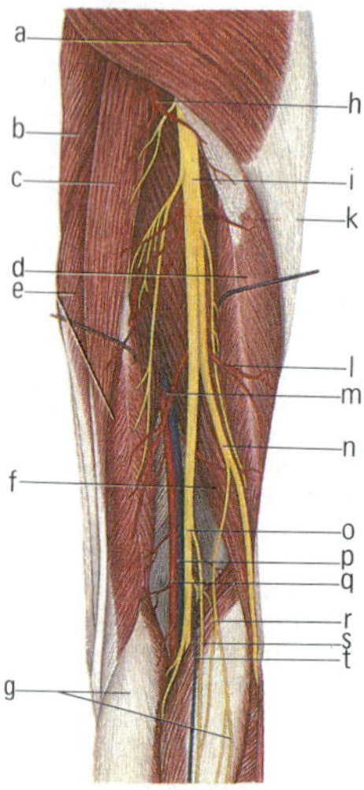

Oberschenkel:
Regio femoris posterior:
a: M. glutaeus maximus; b: M. adductor magnus; c: M. semitendinosus; d: M. biceps femoris, Caput longum; e: M. semimembranosus; f: M. biceps femoris, Caput breve; g: M. gastrocnemius, Caput mediale u. Caput laterale; h: A. perforans I; i: N. ischiadicus; k: Tractus iliotibialis; l: A. perforans III; m: Hiatus adductorius; n: N. peronaeus communis; o: N. tibialis; p: V. poplitea; q: A. poplitea; r: N. cutaneus surae lateralis; s: N. suralis; t: V. saphena parva [532]

Ober|schenkel|fraktur (Fraktur*) f: (engl.) fracture of the femur; Fraktur* im Bereich des Femurs; **Formen: 1.** Kopfkalottenfraktur: selten, nur in Komb. mit Hüftgelenkluxation vorkommend; Einteilung nach Pipkin (I-IV); Ther.: sofortige Reposition, bei mangelhafter Adaptation op.; **2.** Schenkelhalsfraktur*; **3.** pertrochantäre O.: stabile od. instabile Fraktur; kons. Extensionsbehandlung möglich, bei älteren Pat. operative Stabilisierung mittels Osteosynthese*; **4.** subtrochantäre O.: op. Versorgung notwendig inf. ausgeprägter Fehlstellung durch Muskelzüge; **5.** Oberschenkelschaftfraktur: op. Versorgung (Mark- u. Verriegelungsnagelung, AO-Platte), bei Kindern Extensionsbehandlung (u. U. Weber-Bock); **6.** distale O. (suprakondyläre O. u. Kondylenfraktur): Osteosynthese mit stufenloser Wiederherstellung der Gelenkflächen, frühzeitige Mobilisation (Vermeidung von posttraumatischer Arthrose u. Strecksteifen als Komplikation).

Ober|schenkel|kopf: (engl.) femoral head; (anat.) Caput femoris.

Oberst-An|ästhesie (Maximilian O., Chir., Halle, 1849-1925; Anästhesie*) f: (engl.) Oberst's method; Verfahren der Leitungsanästhesie* an Finger oder Zehe; Injektion eines Lokalanästhetikums (ohne Adrenalinzusatz!) in Höhe der Interdigitalfalte der Grundphalanx zur Ausschaltung der dorsalen und plantaren bzw. volaren Nerven.

Ober|töne: (engl.) overtones; Töne, deren Frequenzen ein meist ganzzahliges Vielfaches einer Grundschwingung besitzen; Töne, die exakt ein ganzzahliges Vielfaches der Grundschwingung besitzen, werden als harmonische O. bezeichnet.

Ob|esität (lat. obesitas Wohlbeleibtheit) f: syn. Obesitas; s. Fettsucht.

Obex (lat.) m: querverlaufendes Markblatt am unteren Ende des Rautengrubendachs.

Obid|oxim|chlorid (INN) n: 1,1′-Oxydimethylen-bis(4-hydroxyiminomethylpyridiniumdichlorid) (IUPAC); Verw.: Antidot gegen Cholinesterasehemmer.

Objektivität f: (engl.) objectivity; Gütekriterium für Testverfahren, das beschreibt, in welchem Umfang die Ergebnisse durch die Person des Untersuchenden verändert werden bzw. ob verschiedene Auswerter zu identischen Meßergebnissen gelangen (Intersubjektivität); vgl. Reliabilität.

Objekt|träger: (engl.) microscopic slide; Glasplatte, auf der Objekte (z. B. hämat., histol. od. mikrobiol. Präparate) mikroskop. zu betrachten sind; auch zur Durchführung von Objektträgertests; vgl. Deckglas. **O.kultur** (lat. cultura Züchtung) f: s. Mikrokultur. **O.test** m: (engl.) slide test; auf einem Objektträger durchgeführter Schnelltest, z. B. Blutgruppenbestimmung, Latextest; vgl. Röhrchentests.

Ob|liquität (lat. obliquitas schiefe Richtung, Winkel) f: s. Asynklitismus.

ob|literans (lat. oblinere, oblitus ausstreichen): verschließend.

Ob|literation (↑) f: Verschluß (od. Verödung) einer Körperhöhle, eines Gefäßes od. eines Ausführungsgangs; angeb. als Atresie*.

Ob|literatio peri|cardii (↑; Peri-*; Kard-*) f: s. Concretio pericardii, Perikarditis.

Ob|longata|syn|drome (oblongus*) n pl: s. Hirnstammsyndrome (Tab.).

ob|longus (lat.): länglich.

Obrinsky-Syn|drom n: s. Prune belly syndrome.

Ob|session (lat. obsessio Besetztsein) f: Zwangsvorstellung*.

ob|solet (lat. obsoletus abgenutzt): überholt, veraltet, ungebräuchlich.

Ob|stipation (lat. ob dagegen; stipare stopfen) f: (engl.) constipation; syn. Konstipation, Obstructio alvi; Stuhlverstopfung, verzögerte Kotentleerung; **Formen: 1.** akute O.: insbes. bei stenosierenden Prozessen im Kolon (z. B. kolorektales Karzinom*, Polypen); **2.** chron. (habituelle) O.: v. a. bei org. od. funkt. Störungen der Darmmotorik, verändertem Defäkationsrhythmus, ballaststoffarmer Ernährung (vgl. Reizkolon); **3.** vorübergehende (passagere) O. als Begleiterscheinung vieler Erkr. (z. B. Hypothyreose, Nierenkolik), exo- od. endogener Intoxikationen (z. B. Bleivergiftung, Porphyrie), medikamentös bedingt (z. B. durch Opiate) od. in der Schwangerschaft; **4.** als Hauptsymptom des kongenitalen u. idiopathischen Megakolons*.

ob|stipus (lat.): schief; Caput obstipum: Schiefhals, Torticollis*.

Ob|structio (lat. obstruere, obstructus verstopfen) **f:** Verstopfung; s. Obstruktion.

Ob|structio alvi (↑) **f:** syn. Obstipation*.

Ob|struktion (↑) **f:** (engl.) obstruction; syn. Obstructio; Verschluß, Verstopfung, Verlegung eines Hohlorgans, Ganges od. Gefäßes. **O.s|ikterus** (↑; Ikterus*) **m:** s. Ikterus. **O.s|ileus** (↑; Ileus*) **m:** s. Ileus, Gallensteinileus.

Ob|turatio (lat.) **f:** Verlegung, Verstopfung.

Occ-: s. a. Okk-, Okz-.

Oc|ciput (lat.) **n:** Hinterhaupt.

Oc|clusio (lat. occludere, occlusus verschließen) **f:** Verschluß, Okklusion. **O. dentium** (↑) **f:** die individuell verschiedene Stellung der unteren Zahnreihe zur oberen in der Schlußbißstellung. **O. intestinorum** (↑) **f:** Okklusionsileus; Form des mechan. Ileus*. **O. pupillae** (↑) **f:** Verschluß der Pupille durch eine flächenhafte Membran.

Ochra|toxine (gr. ὠχρός gelblich; Tox-*) **n pl:** (engl.) ochratoxins; von Aspergillus ochraceus u. anderen Aspergillus- sowie Penicillium-Species produzierte Mykotoxine* (chem. Cumarinderivate). Das potenteste Ochratoxin ist Ochratoxin A, nachgewiesen u. a. in Zerealien, Bohnen u. Erdnüssen.

Ochro|nose (↑; Noso-*) **f:** (engl.) ochronosis; schwärzl. Pigmentablagerungen (Polymerisationsprodukt von Homogentisinsäure) in der Grundsubstanz des Knorpels (Ohrknorpel, Hornhautrand, Augenlider, Nasenflügel, Gelenkknorpel, Bandscheiben), aber auch in Seh-

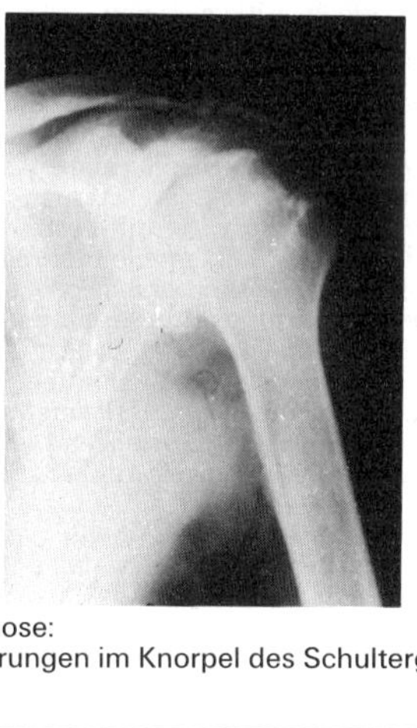

Ochronose:
Ablagerungen im Knorpel des Schultergelenks [540]

nen u. Arterienintima; erworben durch längere Phenolzufuhr od. erbl. bei Alkaptonurie*.

Ochro|pyra (↑; gr. πῦρ Feuer, Fieber) **f:** s. Gelbfieber.

Ochsner-Mahorner-Test (Alton O., amerikan. Chir., geb. 1896) **m:** s. Mahorner-Ochsner-Test.

Ockelbo-Krankheit: (engl.) Ockelbo disease; v. a. im Spätsommer in waldreichen Gebieten Skandinaviens auftretende Sindbis-Virus-Infektion; vgl. Sindbis-Fieber.

OCT: Abk. f. **O**rnithin**c**arbamyl**t**ransferase*.

Octamyl|amin (INN) **n:** N-Isopentyl-(1,5-dimethylhexyl)-amin (IUPAC); Verw.: Spasmolytikum.

Octana (lat. octo acht) **f:** (engl.) octan fever; am 8. Tag wiederkehrendes Fieber*.

Octo|drin (INN) **n:** (RS)-1,5-Dimethylhexylamin (IUPAC); Sympathomimetikum; Verw.: Antihypertensivum.

Octop|amin (INN) **n:** (RS)-2-Amino-1-(4-Hydroxyphenyl)-2-ethanol (IUPAC); syn. p-Norsynephrin; Sympathomimetikum (mit alpha- u. betamimetischen Eigenschaften); Verw.: Antihypertensivum.

Octo|tiamin (INN) **n:** Vitamin-B_1-Derivat; vgl. Thiamin.

Octreo|tid (INN) **n:** D-Phenylalanyl-L-cysteinyl-L-phenylalanyl-D-tryptophyl-L-lysyl-L-threonyl-N-[(1R,2R)-2-hydroxy-1-(hydroxymethyl)propyl]-L-cysteinamid, cyclisches Disulfid (2→7) (IUPAC); synthetisches Analogon des Somatostatins*; Verw.: (s. c. Gabe) bei Tumoren des Magen-Darm-Trakts (z. B. Karzinoide).

Ocularis (lat. ocularis die Augen betreffend): Augen-; s. a. Okular-.

Oculo|motorius (lat. oculus Auge; motor Beweger): Nervus* oculomotorius, III. Hirnnerv.

OD: alte Abk. f. **O**berflächen**d**osis*.

Oddi-Sphinkter (Ruggero O., Chir., Bologna, 1864-1913) **m:** syn. Musculus* sphincter ampullae hepatopancreaticae.

Odelberg-Syn|drom **n:** s. Neck-Odelberg-Syndrom.

ODG: Abk. f. **O**phthalmo**d**ynamo**g**raphie*.

Odont-: Wortteil mit der Bedeutung Zahn; von gr. ὀδούς, ὀδόντος.

Odonto|blasten (↑; Blast-*) **m pl:** (engl.) odontoblasts; Zahnbeinbildner; Zellen des Pulpamesenchyms, an d. Oberfläche der Pulpa gelegen.

odonto|gen (↑; -gen*): (engl.) odontogenous; von d. Zähnen ausgehend.

Odonto|logie (↑; -log*) **f:** (engl.) odontology; syn. Odontiatrie; Zahnheilkunde.

Odontom (↑; -om*) **n:** (engl.) odontoma; seltener, meist am Unterkiefer auftretender Tumor aus Zahngewebe (Dentin, Schmelz, Zement).

Odor (lat.) **m:** Geruch.

-odynie: Wortteil mit der Bedeutung Schmerz, Qual; von gr. ὀδύνη.

Odyno|phagie (↑; Phag-*) **f:** (engl.) odynophagia; schmerzhaftes Schlucken, z. B. b. Ösophagitis; vgl. Dysphagie.

Ödem (gr. οἴδημα Geschwulst, Schwellung) **n:** (engl.) oedema; syn. Oedema, Hydrops, Wassersucht; schmerzlose, nicht gerötete Schwellungen inf. Ansammlung wäßriger (seröser) Flüssigkeit in den Gewebespalten, z. B. der Haut (Anasarka) u. Schleimhäute; **Ätiol./Path.: 1.** erhöhter hydrostat. Druck, z. B. durch Thrombose, Herzinsuffizienz, Natrium- od. Wasserretention (Schwangerschafts- od. prämenstruelle Ödeme, b. Cushing-Syndrom, Hyperaldosteronismus, Kortikoidtherapie); **2.** verminderter onkot. Druck (Hypoproteinämie), z. B. bei nephrot. Syndrom, exsudativer Enteropathie, Leberparenchymschäden, Hunger; **3.** Kapillarwandschäden, z. B. bei Glomerulonephritis als entzündl., allerg. od. ischämisches Ö.; **4.** Störungen des Lymphabflusses; s. Lymphödem; **Formen: 1.** Stauungsödem: **a)** generalisiertes kardiales Ö. bei dekompensierten Herzkrankheiten, bei Rechtsherzinsuffizienz v. a. an den Beinen (Knöchelödem, prätibiales Ö.), bei Linksherzinsuffizienz als Lungenödem*;

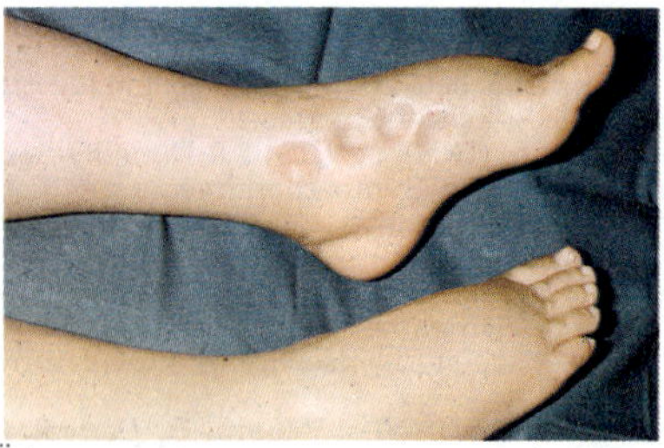

Ödem:
Ödembildung an Fußrücken und Unterschenkeln bei nephrotischem Syndrom [26]

b) lokales Ö., z. B. einer Extremität inf. Lymph- od. Blutstauung bei Thrombose, Kompression (Tumoren), Stenose usw.; **2.** renales Ö.: durch Hydrämie bedingtes Ö. bei Nierenerkrankungen (mit Albuminurie), tritt zuerst im Gesicht, bes. in der Gegend der Lider, auf; **3.** hepatogenes Ö.: v. a. bei Leberzirrhose inf. sinkenden kolloidosmot. Drucks u. Pfortaderstauung, meist erst nach Entw. von Aszites; **4.** entzündl. Ö.: s. Entzündung; **5.** kachektisches Ö. (marant. Ö.): insbes. bei konsumierenden Erkr., auch bei Hungerdystrophie; **6.** Angioödem*; **7.** allergisches Ö. bei Allergie*; **8.** prämenstruelles Ö.: meist i. R. eines prämenstruellen Syndroms* auftretend, lokal insbes. im Gesicht, an Händen u. Brüsten (oft verbunden m. Mastodynie*) od. generalisiert; **9.** sog. endokrines Ö.: s. Myxödem. Vgl. Lipödem, Hirnödem, Kehlkopfödem, Berlin-Ödem.

Oedema glottidis (↑; Gloss-*) **n:** Glottisödem*.

Oedema laryngis (↑; Laryng-*) **n:** Kehlkopfödem*.

Ödem, angio|neurotisches (↑) **n:** syn. Angioödem*.

Ödematose (↑; -osis*) **f:** generalisierte Ödembildung.

Ödem, idio|pathisches hypo|protein|ämisches (↑) **n:** s. Hypoproteinämie, kongenitale idiopathische. **Ö.krankheit** (↑): s. Ödem, Protein-Energie-Mangelsyndrome. **Ö., latentes** (↑) **n:** (engl.) latent oedema; Bez. f. eine Flüssigkeitsretention ohne erkennbare Ödembildung. **Ö., lymphatisches** (↑) **n:** s. Lymphödem. **Ö., malignes** (↑) **n:** s. Gasödemerkrankung. **Ö.nekrose** (↑; Nekr-*; -osis*) **f:** (engl.) oedema induced necrosis; Kolliquationsnekrose der Neuroglia nach länger bestehendem Hirnödem*; führt zu Erweiterung der Hirnventrikel mit internem Hydrozephalus*. **Ö., traumatisches** (↑) **n:** (engl.) traumatic oedema; posttraumatisch od. postoperativ auftretende perifokale Weichteilschwellung inf. Schädigung bzw. Zerstörung des kapillären Blut- od. Lymphgefäßsystems.

Ödipus-Kom|plex (gr. Οἰδίπους mythologische Gestalt) **m:** (engl.) oedipus complex; (psychoanalyt.) Komplex*, der inf. fehlender od. unvollständiger Lösung der Bindung des Sohnes an die Mutter entsteht; vgl. Elektra-Komplex, Entwicklungsphasen.

Öko|logie (gr. οἶκος Haus; -log*) **f:** (engl.) ecology; Wissenschaft von den Bedingungen des Lebens auf der Erde; Ö. beschreibt einerseits die Welt als System miteinander verbundener, sich gegenseitig beeinflussender u. sich weiter entwickelnder ökologischer Kreisläufe u. Gleichgewichte (**deskriptive Ö.**); sie erforscht andererseits die heute in fast allen Lebensbereichen der Erde anzutreffenden Ungleichgewichte der Ökosysteme mit dem Ziel der Wiederherstellung ökologischer Stabilität (**interventive Ö.**, Umweltschutz). Ö. wendet methodisch die Erkenntnisse fast aller Naturwissenschaften - Biowissenschaften einschl. Medizin, Klimatologie, Geologie, Physik, Chemie (v. a. Toxikologie) u. a. - auf die bekannten Teilfunktionen des globalen Systems der Erde an u. bezieht darüber hinaus zunehmend Anteile geisteswissenschaftlicher Erkenntnisse (u. a. Sozialpsychologie, Anthropologie, Geschichtswissenschaften, Philosophie u. Theologie) in ihre Konzepte ein. Die **ökologische Medizin** befaßt sich mit sämtlichen Aspekten (v. a. gestörter) ökolog. Gleichgewichte, die die Gesundheit* der Menschen schädigen. Sie wendet dazu u. a. Methoden u. Erkenntnisse der klassischen Infektionswissenschaften (Mikrobiologie, Hygiene, Infektionsepidemiologie) an und überträgt sie auf andere (meist erheblich komplexere) Ursache/Wirkungszusammenhänge; sie greift Ergebnisse der Sozialmedizin (Epidemiologie i. w. S., Arbeitsmedizin, medizinische Soziologie u. Psychologie) auf und leitet daraus Vorschläge, Lösungsmodelle u. Verfahren zur langfristigen Verbesserung der gesundheitlichen Lage von Bevölkerungen ab (Präventivmedizin).

Öl: (engl.) oil; Oleum; s. Fette; vgl. Ölsäure.

Öl|akne (Akne*) **f:** (engl.) petroleum acne; häufigste Form der berufsbedingten Akne; **Urs.:** außer Mineralölen spielen offenbar kleinste Verletzungen sowie in den Ölen vorhandene toxische Stoffe eine Rolle; **Sympt.:** follikuläre schwarze Pfropfbildungen, Komedonen, Follikulitiden, Furunkel; **Lok.:** bes. Streckseiten der Arme u. Oberschenkel; vgl. Chlorakne.

Öle, ätherische: (engl.) volatile oils; Aetherolea; flüssige, selten feste, flüchtige u. lipophile Stoffgemische unterschiedl. chem. Zusammensetzung (Monoterpene, Sesquiterpene, Diterpene, Phenylpropanderivate) mit aromat. Geruch; Gewinnung aus Pflanzenteilen durch Wasserdampfdestillation, Auspressen od. Extraktion mit lipophilen Lösungsmitteln, Fetten od. überkritischen Gasen; Vork. z. B. in Pfefferminz- u. Eucalyptusblättern, Kamillenblüten, Fenchelfrüchten, Kiefernnadeln u. Balsamen; allg. Wirkungen: antibakteriell, hautreizend, expektorierend, karminativ, cholagog, diuretisch, magensaftsekretionssteigernd.

Öl|fleck|phänomen n: (engl.) yellow nail spots; Nagelveränderung b. Psoriasis*.

Öl|follikulitis (Follicul-*; -itis*) **f:** s. Ölakne.

Öl|im|mersion (lat. immergere, immersus eintauchen) **f:** (engl.) oil immersion; Verfahren in der Mikroskopie, bei dem der Raum zw. Deckglas u. Objektivfrontlinse mit Zedernöl ausgefüllt wird (besitzt einen dem von Glas ähnlichen Brechungsindex); führt zu einer Verringerung der Ablenkung der aus dem Deckglas austretenden Lichtstrahlen (besseres Auflösungsvermögen, höhere Vergrößerung mögl.).

Öl||krätze: (engl.) oil eczema; Bez. f. Kontaktekzem* durch Öle u. Ölemulsionen. **Ö.pneumonie** (Pneum-*) **f:** s. Lipidpneumonie. **Ö.säure:** (engl.) oleic acid; Acidum oleinicum, Oleat; $C_{18}H_{34}O_2$; einfach ungesättigte höhere Fettsäure, die in fast allen Fetten enthalten ist; vgl. Elaidinsäure. **Ö.stuhl:** s. Steatorrhoe. **Ö.tumor** (Tumor*) **m:** syn. Oleosklerom*. **Ö.vergiftung, spa-**

nische: (engl.) spanish oil poisoning; s. Syndrom, toxisch-epidemisches. **Ö.zyste** (Kyst-*) f: syn. Steatokystom*.

Öso|phag|ek|tomie (gr. οἰσοφάγος Speiseröhre; Ektomie*) f: (engl.) oesophagectomy; Ösophagusresektion über einen abdominothorakalen od. (risikoärmer) zervikoabdominalen Zugang (mit stumpfer transmediastinaler Dissektion des Ösophagus), evtl. auch thorakoskopisch (vgl. Chirurgie, minimal-invasive); **Ind.:** v. a. Ösophaguskarzinom*; zur Anastomosierung mit dem zervikalen Ösophagusabschnitt meist sog. Magenhochzug (mediastinal, retro- od. antesternal), evtl. Interposition von Kolon, selten auch Jejunum.

Öso|phagitis (↑; -itis*) f: (engl.) oesophagitis; Entz. der Lamina propria der Ösophagusschleimhaut, meist als Refluxösophagitis*; seltene Formen der Ö., für die eine plötzl. einsetzende, schmerzhafte Dysphagie* rel. typisch ist u. die sich v. a. im oberen u. mittl. Ösophagusdrittel manifestieren, sind die durch Candida* albicans ausgelöste Soorösophagitis (z. B. bei Pat. unter antibiot. od. immunsuppressiver Ther. u. bei Immundefekten), die Herpes-simplex-Ö., Enteritis regionalis Crohn der Speiseröhre, Ö. i. R. von Infektionskrankheiten (z. B. Tuberkulose, Zytomegalie), bei Ösophagusachalasie*, Ösophagusverätzung* u. mechan. Läsionen u. die medikamentös od. durch Alkohol induzierte Ö. (vgl. Ösophagusulkus). **Diagn.:** (röntg.) Ösophagographie, Ösophagoskopie, ggf. Biopsie; **DD:** bösartige Veränderungen (z. B. Plattenepithelkarzinom, malignes Lymphom), Tumorinfiltration (z. B. bei Bronchialkarzinom). Vgl. Barrett-Syndrom, Mallory-Weiss-Syndrom.

> Die Indikation zur Operation einer Hiatushernie bei peptischer Refluxösophagitis wird nicht durch die Größe der Hernie, sondern durch die Intensität der Ösophagitis bestimmt.

Oeso|phagitis cor|rosiva (↑; ↑) f: s. Ösophagusverätzung.

Oeso|phagitis ex|foliativa (↑; ↑) f: (engl.) exfoliating oesophagitis; Ösophagitis mit Ausstoßung röhrenförmiger Membranen.

Öso|phago|duo|deno|stomie (↑; Duodenum*; -stomie*) f: (engl.) oesophagoduodenostomy; obsoletes Verf. zur Wiederherstellung der gastrointestinalen Passage nach Gastrektomie* mit hohem Nahtinsuffizienzrisiko inf. häufig stark unter Spannung stehender End-zu-End-Anastomose. Vgl. Ersatzmagenbildung.

Öso|phago|gastro|stomie (↑; Gastr-*; -stomie*) f: (engl.) oesophagogastrostomy; Wiederherstellung der Kontinuität des Verdauungstrakts nach Resektion eines distalen Ösophagus- oder Kardiatumors bzw. nach selten ausgeführter oberer Magenresektion*; insbes. als direkte Ö. (End-zu-End- od. End-zu-Seit-Anastomose).

Öso|phago|graphie (↑; -graphie*) f: (engl.) oesophagography; Röntgenkontrastdarstellung des Ösophagus, meist in Komb. mit Röntgendurchleuchtung*; zur Vermeidung einer Projektion auf die Wirbelsäule Röntgenaufnahme meist in Schrägstellung, bei best. Fragestellungen (z. B. Verdacht auf Frühkarzinom des Ösophagus, Ösophagusulkus) Anw. der Doppelkontrastmethode* (in Hypotonie); **Ind.:** zur Beurteilung des Ösophagus hinsichtl. Weite, Verlauf, Passage, Faltenrelief u. Konturen, in der Diagn. von Ösophaguserkrankungen (z. B. Ösophagotrachealfistel, Ösophagusatresie, -karzinom, -divertikel, -stenose, Achalasie, Refluxösophagitis, Sklerodermie, verschluckte Fremdkörper), zur Beurteilung des Mediastinums (z. B. Verbreitung durch vergrößerte Lymphknoten), von Lage u. Größe der Aorta u. der Herzhinterwand (insbes. bei Vergrößerung des linken Vorhofes) sowie zum Nachweis bzw. Ausschluß einer Zwerchfellhernie* bzw. Kardiainsuffizienz (in Kopftieflagerung).

Öso|phago|jejuno|stomie (↑; jejunalis*; -stomie*) f: (engl.) oesophagojejunostomy; op. Anastomose zw. Ösophagus u. Jejunum; s. Ersatzmagenbildung.

Öso|phago|skopie (↑; -skopie*) f: (engl.) oesophagoscopy; endoskop. Untersuchung des Ösophagus mit einem flexiblen Spezialendoskop (Ösophagoskop); **Ind.:** wichtigstes diagn. Verfahren zur Abklärung org. Erkr. des Ösophagus mit der Möglichkeit zur Entnahme einer Gewebeprobe (Biopsie* zur histol. Untersuchung), auch zur Entfernung von Fremdkörpern, bei Ösophagusvarizen endoskop. Sklerosierung möglich. Vgl. Endoskopie.

> Das Risiko der Ösophagoskopie ist auch bei ausgeprägter Varizenbildung vertretbar. Die Trefferquote bezüglich des Nachweises von Varizen ist wesentlich höher als bei Röntgenuntersuchung.

Öso|phago|spasmus, dif|fuser (↑; Spas-*) m: (engl.) diffuse oesophageal spasm; syn. idiopathischer Ösophagospasmus, Bársony-Teschendorf-Syndrom; seltenes Krankheitsbild m. spontan auftretenden, langanhaltenden, schmerzhaften Ösophaguskontraktionen u. Hypertrophie der glatten Muskulatur der Ösophaguswand; **Vork.:** häufig kombiniert m. Hiatushernie* u. Ösophagusdivertikel*, bei älteren Menschen zus. mit Ösophagusachalasie*; **Urs.:** wahrscheinl. Dysfunktion des vegetativen Nervensystems; **Sympt.:** Dysphagie*, retrosternale Schmerzen, Brechreiz mit massiver Regurgitation von Speichel u. Schleim; **Ther.:** Spasmolytika.

> Die diagnostischen Maßnahmen müssen eine organische Einengung (Karzinom, Stenose, Striktur, Ösophagusdivertikel) mit Sicherheit ausschließen.

Oeso|phago|stomum (↑; Stoma*) n: Fadenwurm (Nematodes*) im Caecum von Affen; b. Menschen in Afrika u. Südostasien nachgewiesen.

Öso|phago|tomie (↑; -tom*) f: (engl.) oesophagotomy; syn. Oesophagotomia; **1.** op. Eröffnung der Speiseröhre durch meist rechtsthorakalen od. zervikalen Zugang (sog. Oesophagotomia externa) z. B. zur Fremdkörperentfernung; **2.** endoskopische Ö. u. a. zur Behandlung von Strikturen u. Divertikeln (sog. Oesophagotomia interna).

Öso|phago|tracheal|fistel (↑; Trachea*; Fistel*) f: (engl.) tracheo-oesophageal fistula; angeborene (i. d. R. mit Ösophagusatresie* kombinierte) od. erworbene Verbindung zw. Ösophagus

O

u. Trachea (z. B. durch penetrierende Verletzung, Verätzung od. Karzinomzerfall) mit klin. Zeichen der Aspiration; **Diagn.:** Bronchoskopie, Ösophagoskopie u. Ösophagographie; **Ther.:** chir. Verschluß der Fistel.

Öso|phagus (gr. οἰσοφάγος) m**:** Speiseröhre; ca. 25 cm langer u. 1 cm weiter, innen mit Schleimhaut überzogener Muskelschlauch (innere Ring- u. äußere Längsmuskelschicht) zw. Pharynx u. Magen, besteht in den oberen zwei Dritteln (Pars cervicalis u. Pars thoracica) aus quergestreifter, im unteren Drittel (Pars abdominalis) aus glatter Muskulatur; Entfernung von d. Zahnreihe bis Kardia (Mageneingang) 40 cm; **drei physiol. Engen: 1.** obere (Ringknorpel-)Enge, 15 cm; **2.** mittlere Enge (an d. Bifurcatio tracheae), 25 cm; **3.** untere Enge (Zwerchfelldurchtritt), 40 cm von der Zahnreihe entfernt.

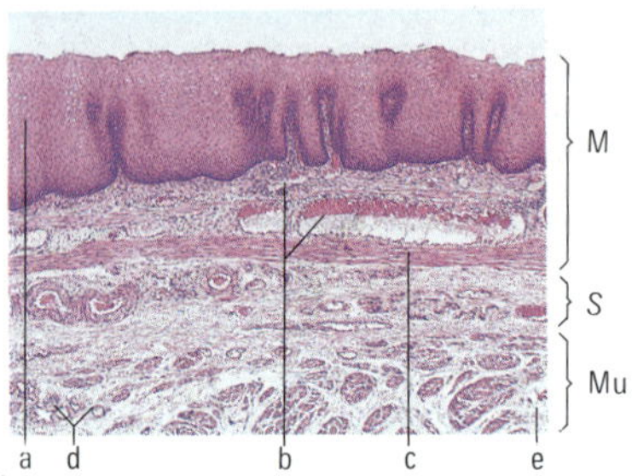

Ösophagus:
histologischer Längsschnitt durch den Ösophagus (Hämatoxylin-Eosin-Färbung); M: Tunica mucosa (Schleimhaut); S: Tunica submucosa; Mu: Stratum circulare der Tunica muscularis; a: mehrschichtiges unverhorntes Plattenepithel; b: Lamina propria mit Blutgefäßen; c: Lamina muscularis mucosae; d: Glandulae oesophageae propriae; e: Bindegewebe zwischen gebündelten glatten Muskelzellen des Stratum circulare [134]

Öso|phagus|a|chalasie (↑; A-*; Chalasie*) f**:** (engl.) oesophageal achalasia; Motilitätsstörung des Ösophagus, gekennzeichnet durch ungeordnete Peristaltik u. ungenügende od. fehlende Erschlaffung des unteren Ösophagussphinkters während des Schluckakts (früher als Kardiospasmus bez.); **Urs.:** degenerative Veränderungen des Auerbach*-Plexus mit verminderter Cholinesteraseaktivität unklarer Genese; **Formen: 1.** hypermotil, **2.** hypomotil (am häufigsten), **3.** amotil; **Sonderform:** obere A. mit Dysfunktion des M. cricopharyngeus; **Sympt.:** Dysphagie* (verstärkt bei Aufnahme von Flüssigkeiten), retrosternale Schmerzen, bei längerem Bestehen Regurgitationen mit Aspirationsgefahr im Liegen, Gewichtsverlust; **Diagn.:** Ösophagographie (sackförmige Erweiterung mit trichterförmiger Engstellung im Bereich der Kardia bis zum Megaösophagus*), evtl. als Pharmakoradiographie (mit Gabe von Gastrinantagonisten), Ösophagoskopie (zum Tumorausschluß), Ösophagusmanometrie; **DD:** Ösophagus- od. Kardiakarzinom, diffuser Ösophagusspasmus, Refluxösophagitis, Sklerodermie, Zustand nach Vagotomie; **Ther.:** Dehnungsbehandlung durch mehrmalige endoskopische Ballondilatation des unteren Sphinkters, ggf. Kardiomyotomie* nach Gottstein-Heller in Komb. mit Fundoplicatio; **Progn.:** Rezidivquote 10%, erhöhtes Risiko für ein Ösophaguskarzinom. Vgl. Achalasie (Abb.).

Öso|phagus|a|tresie (↑; Atresie*) f**:** (engl.) oesophageal atresia; angeb. Verschluß des Ösophagus, meist in Höhe der Bifurcatio tracheae; bei über 90% in Komb. mit einer Ösophagotrachealfistel* inf. gestörter tracheoösophagealer Septierung (s. Abb.); Inzidenz 1 : 3 000-1 : 4 000; **Sympt.:** pränatal Hydramnion, postnatal vermehrter Speichelfluß, Erstickungsanfälle; **Diagn.:** routinemäßige Sondierung des Magens beim Neugeborenen, bei Verdacht Ösophagographie; **Ther.:** Frühoperation (vor der ersten Nahrungszufuhr) zur Vermeidung einer Aspiration.

Öso|phagus|blutung (↑)**:** (engl.) oesophageal haemorrhage; insbes. bei Alkoholabhängigen vorkommende Blutung mit Lok. im Ösophagus; v. a. als Ösophagusvarizenblutung*, ferner bei Mallory*-Weiss-Syndrom u. Boerhaave*-Syndrom.

Öso|phagus|di|vertikel (↑; Divertikel*) n**:** (engl.) oesophageal diverticulum; Divertikel* des Ösophagus; **Ätiol.:** Wandausbuchtung durch abnormen intraluminalen Druck (sog. Pulsionsdivertikel) od. durch Zug von außen (sog. Traktionsdivertikel); **Formen** (in Abhängigkeit von Lok. u. Typ): **1.** zervikales Ö. (Zenker-Divertikel); anat. falsches Divertikel oberh. des M. cricopharyngeus; Sympt.: anfangs Dysphagie* u.

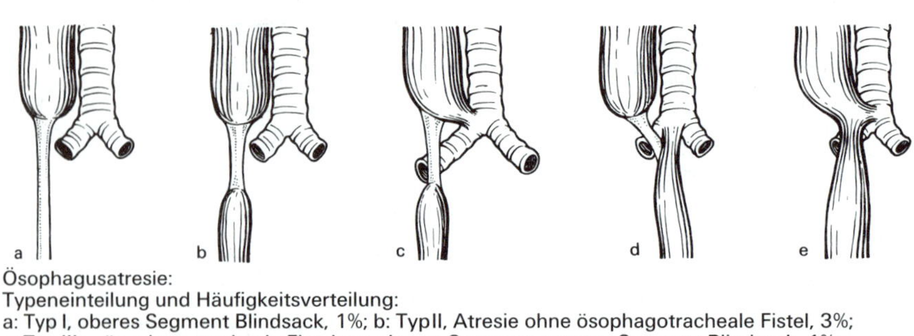

Ösophagusatresie:
Typeneinteilung und Häufigkeitsverteilung:
a: Typ I, oberes Segment Blindsack, 1%; b: Typ II, Atresie ohne ösophagotracheale Fistel, 3%;
c: Typ III a, ösophagotracheale Fistel am oberen Segment, unteres Segment Blindsack, 1%;
d: Typ III b, ösophagotracheale Fistel am unteren Segment, oberes Segment Blindsack, 94%;
e: Typ III c, ösophagotracheale Fistel ohne Atresie, 1%

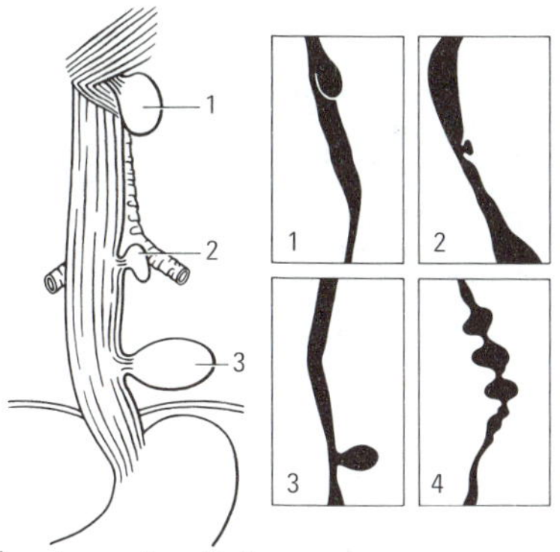

Ösophagusdivertikel:
Lokalisation, Häufigkeit u. röntg. Aspekt; 1: zervikales Divertikel (62%); 2: Traktionsdivertikel (17%); 3: epiphrenisches Divertikel (21%); 4: funktionelle Divertikel (Pseudodivertikel) [155]

Fremdkörpergefühl, bei zunehmender Vergrößerung des Divertikelsacks Regurgitation u. Verschlucken des angestauten Inhalts, oft bronchopneumonische Kompl.; **2.** parabronchiales (thorakales) Traktionsdivertikel meist im mittl. Ösophagusabschnitt, häufig Zufallsbefund; klin. nur relevant bei Perforation in die Atemwege; **3.** epiphrenisches (parahiatales) Pulsionsdivertikel, oft in Komb. mit Hiatushernie*, Ösophagusachalasie*, Refluxösophagitis* od. diffusem Ösophagospasmus* u. entspr. Symptomen; **Diagn.:** Ösophagoskopie (cave: Perforation), Ösophagographie; **Ther.:** chir. Exstirpation; **DD:** sog. funktionelles od. Pseudodivertikel; bei der Rö.-Untersuchung als Ö. erscheinende, regelhafte Peristaltikwelle; vgl. Ösophaguspseudodivertikulose.

Öso|phagus|druck|methode (↑) **f:** Verf. zur Untersuchung der Atemmechanik; es werden mit Hilfe einer Ballonsonde atemsynchrone Druckschwankungen im mittl. Ösophagusdrittel registriert, die Rückschlüsse auf den intrapleuralen Druck erlauben. Vgl. Compliance, pulmonale.

Öso|phagus|ek|tasie (↑; -ektasie) **f:** (engl.) oesophagectasia; spindel- od. zylinderförmige Erweiterung der Speiseröhre; durch Stauung (oberh. eines Tu. od. einer Striktur) od. durch Spasmus inf. Innervationsstörung, bei Entz. (reflektorisch) u. a. Vgl. Divertikel, Ösophagusachalasie.

Öso|phagus-Elektro|kardio|graphie (↑; Elektro-*; Kard-*; -graphie*) **f:** (engl.) oesophageal electrocardiography; Ableitung eines EKG über eine in der Speiseröhre liegende Elektrode; wegen der Nähe zum Herzen werden v. a. Nahpotentiale aufgezeichnet. **Ind.:** Diagnostik von Hinterwandinfarkten, Septumhypertrophie u. Differenzierung komplexer Herzrhythmusstörungen; **Kontraind.:** frischer Herzinfarkt, wegen möglicher Irritation des Herzens durch die Sonde. Vgl. Elektrokardiographie.

Öso|phagus|fistel (↑; Fistel*) **f:** s. Ösophagotrachealfistel.

Öso|phagus|karzinom (↑; Karz-*; -om*) **n:** (engl.) oesophageal cancer; Karzinom des Ösophagus; häufigster Ösophagustumor; **Epidemiol.:** Androtropie, Altersgipfel im 6. Dezennium, Inzidenz geographisch unterschiedlich (Maximum in Südostasien); **Ätiol.:** unbekannt, vermehrtes Auftreten bei Nicotin- u. Alkoholabusus, Vitamin-C-Mangel, Aufnahme von Nitrosaminen mit der Nahrung; **Präkanzerosen:** Plummer-Vinson-Syndrom, Brachyösophagus, Achalasie, Verätzungsstrikturen, Sklerodermie; **Pathol./Anat.:** Plattenepithelkarzinom (90%) mit ulzerösem, polypösem od. diffus infiltrierendem, zunächst intramuralem Wachstum in Längsrichtung; selten Adenokarzinom, adenoidzystisches od. undifferenziert kleinzelliges Karzinom; **Lok.:** meist an den physiol. Ösophagusengen im mittleren u. distalen Drittel; **Metastasierung:** lymphogen u. a. intramural, paraösophageal, zervikal od. mediastinal; hämatogen v. a. in Leber u. Lunge; Einteilung nach der TNM*-Klassifikation; **Sympt.:** anfangs uncharakteristisch, später Dysphagie*, Pseudohypersalivation (Unmöglichkeit, den Speichel zu schlucken), Gewichtsabnahme, retrosternale Schmerzen, zervikale Lymphadenopathie, u. U. Rekurrensparese; **Diagn.:** Röntgenkontrastuntersuchung (Wandstarre, Füllungsdefekt, Verlagerung), Endoskopie mit Biopsie, Endosonographie, CT, evtl. Broncho- u. Mediastinoskopie; **Ther.:** Ösophagektomie* (mit Pharyng- u. Laryngektomie bei Ö. im proximalen Drittel); bei Inoperabilität ggf. Bypass-Operation mit Magenhochzug, endoskop. Implantation eines Celestin- od. Häring-Tubus, Laser-, Strahlen- od. Zytostatikatherapie; evtl. Anlage einer Witzel*-Fistel; **Progn.:** Fünf-Jahres-Überlebensrate ca. 20%, bei Palliativmaßnahmen Überlebenszeit ca. 6 Mon.; **DD:** Achalasie, Ösophagusdivertikel, Kardiakarzinom, Refluxösophagitis.

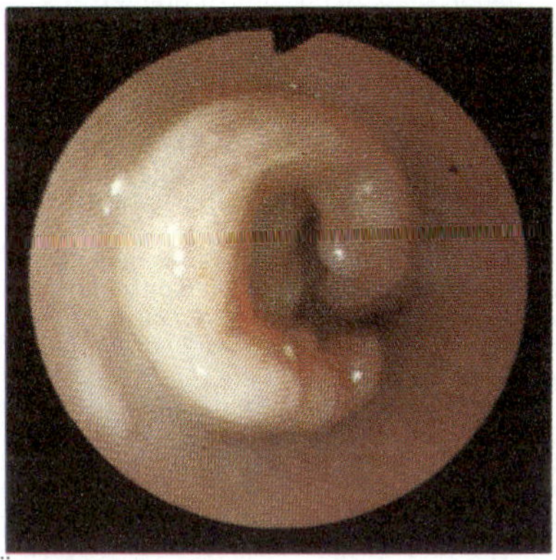

Ösophaguskarzinom:
ösophagoskopischer Befund [62]

Die Symptome einer gutartigen Erkrankung der Speiseröhre (z. B. Kardiaspasmus, Ösophagitis, Ösophagospasmus, benigner Ösophagustumor, Ösophagusdivertikel) können immer auch durch ein Karzinom entstehen.

O

Öso|phagus|krampf (↑): s. Ösophagospasmus, diffuser.

Öso|phagus|kymo|graphie (↑; gr. κῦμα Welle; -graphie*) f: (engl.) oesophageal kymography; Röntgenkontrastdarstellung des Ösophagus* nach dem Prinzip der Flächenkymographie*; veraltete Methode zur Darstellung der Bewegungsabläufe am Ösophagus.

Öso|phagus|mano|metrie (↑; gr. μανός gasförmig; Metr-*) f: (engl.) oesophageal manometry; Meßverfahren zur Beurteilung des peristaltikabhängigen intraluminalen Druckablaufs im Ösophagus bei pathol. Ösophagusmotorik (z. B. Achalasie, progressive systemische Sklerose, Hyperkontraktilität, Ösophagospasmus); **Formen: 1.** Mehrpunktmanometrie mittels intraösophageal applizierter, mehrlumiger, perfundierter Sonde mit Seitöffnungen in unterschiedlichen Höhen; **2.** Durchzugmanometrie mit endständiger Druckmessung mittels Druckwandler (Transducer).

Öso|phagus|ob|turator (↑; lat. obturare verstopfen, schließen) m: (engl.) oesophageal obturator; Tubus* zur notfallmäßigen Freihaltung der Atemwege u. Aspirationsprophylaxe; wird in den Ösophagus eingeführt u. geblockt; die über eine Atemmaske eingeblasene Luft wird so nur in die Trachea (nicht in den Magen) geleitet; bes. in Nordamerika verbreitet.

Öso|phagus|pseudo|di|vertikulose (↑; Pseud-*; Divertikel*; -osis*) f: (engl.) oesophageal pseudodiverticulosis; im oberen u. mittl. Drittel der Speiseröhre befindl., multiple, kragenknopfartige, bis 3 mm große, intramural gelegene, flache Pseudodivertikel (röntg. Kontrastmitteldepots), können zu einer Stenosierung des Ösophagus führen; seltene Erkr. ungeklärter Ursache. Vgl. Ösophagusdivertikel.

Öso|phagus|ruptur (↑; Ruptur*) f: (engl.) oesophageal rupture; Zerreißung des Ösophagus; **Urs.:** Spontanruptur (s. Boerhaave-Syndrom), Perforation z. B. durch eingeführte Instrumente (Endoskop, Bougierstab, Sonden), verschluckte Fremdkörper, Schußverletzungen, bei Explosionen; **Sympt.:** retrosternale Schmerzen, Haut- u. Mediastinalemphysem; **Diagn.:** Rö.-Thorax, Ösophagographie mit wasserlösl. Kontrastmitteln; **Kompl.:** mediastinale, pleurale, abdominelle Infektion; **Ther.:** i. d. R. chirurgische Übernähung. Vgl. Thoraxtrauma.

Öso|phagus|sonde (↑) f: s. Ballonsonde.

Öso|phagus|spontan|ruptur (↑; lat. spontaneus von selbst; Ruptur*) f: s. Boerhaave-Syndrom.

Öso|phagus|stenose (↑; Steno-*; -osis*) f: (engl.) oesophageal stenosis; Stenose des Ösophagus; **Urs.: 1.** angeb. Fehlbildungen (z. B. innere Membranen, Knorpelspangen), Kompression von außen v. a. bei Aortenbogenanomalien (z. B. Arteria lusoria, doppelter Aortenbogen) u. mediastinalen Raumforderungen (z. B. Zysten); **2.** erworbene Ö. durch Ösophagustumoren* (v. a. Ösophaguskarzinom*), Ösophagusverätzung*, als Kompl. von Refluxösophagitis* od. Barrett*-Syndrom, auch inf. mediastinaler Prozesse (z. B. Aortenaneurysma, Struma retrosternalis) sowie funktionell bedingt (z. B. diffuser Ösophagospasmus*); **Sympt.:** Dysphagie*, Regurgitation mit Gefahr der Aspiration; **Diagn.:** Ösophagoskopie, Ösophagusmanometrie u. Säuremessung (s. Magensaftuntersuchung); **Ther.:** bei angeborener innerer Ö. evtl. Bougierung, sonst Behandlung der Grundkrankheit.

Öso|phagus|stimme (↑): (engl.) oesophageal voice; syn. Ruktusstimme; körpereigene Ersatzstimme für Pat. nach Laryngektomie; **Prinzip:** Luft wird in den unteren Ösophagus geschluckt od. mit dem Zungengrund hinuntergedrückt; unter Ausnutzung der Elastizität des Ösophagus, antiperistaltischer Kontraktionen des oberen Ösophagus u. eines verstärkten Drucks durch willkürl. Anspannung der Bauchmuskulatur wird die Luft wieder ausgestoßen. Durch Übung ist Vergrößerung der Luftkapazität auf 80 cm^3 u. ein kontinuierl. Ausstoßen der Luft möglich. Die Stimmbildung erfolgt an Schleimhautfalten des oberen Ösophagus od. Hypopharynx (Pharynxstimme). Modulationsorgane bleiben Mund u. Pharynx. Vgl. Sprechhilfen.

Öso|phagus|tumoren (↑; Tumor*) m pl: (engl.) oesophageal tumours; vom Ösophagus ausgehende Tumoren; selten benigne (z. B. Fibrome, Lipome, Leiomyome), meist maligne Ö. (Ösophaguskarzinom*).

Öso|phagus|ulkus (↑; Ulc-*) n: (engl.) oesophageal ulcer; meist durch lokale Einwirkung v. Medikamenten (z. B. Tetrazykline, Kaliumchlorid, Eisensulfat) ausgelöstes Geschwür im Bereich der physiol. Engen der Speiseröhre. Vgl. Barrett-Ulkus.

Öso|phagus|varizen (↑; Varix*) f pl: (engl.) oesophageal varices; Erweiterung der Speiseröhrenvenen (geschlängelte Varizen*, s. Abb.); nach

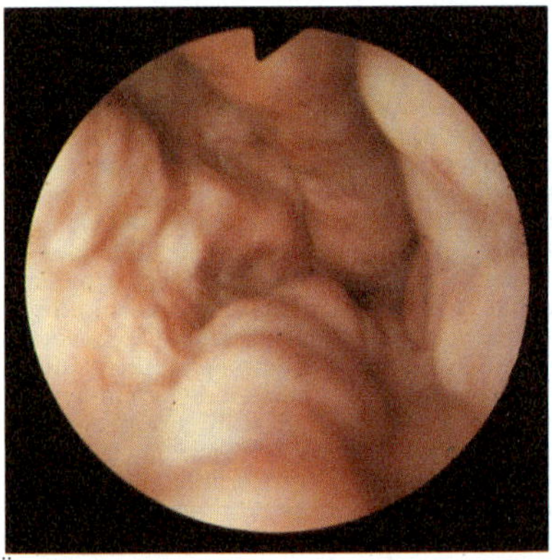

Ösophagusvarizen:
ösophagoskopischer Befund [62]

ihrer Lok. werden unterschieden: **1.** Ö. im unteren Ösophagusdrittel, i. d. R. Teil eines Kollateralkreislaufs bei portaler Hypertension* als sog. Überdruckvarizen, die u. U. bis ins mittlere Ösophagusdrittel reichen können, evtl. mit Varizenbildung im Magenfundus; Auftreten bei ca. 50%

Hauptgefahr bei Ösophagusvarizen ist die u. U. lebensbedrohliche Varizenblutung.

der Pat. mit (überwiegend alkoholbedingter) Leberzirrhose*; Diagn.: Röntgenkontrastdarstellung von Ösophagus u. Magen, Ösophagoskopie; Kompl.: v. a. Ösophagusvarizenblutung* (in 20-

40%); **2.** Ö. im oberen Ösophagusdrittel: s. Downhillvarizen.

Öso|phagus|varizen|blutung (↑; ↑): (engl.) bleeding of the oesophageal varices; Blutung aus Ösophagusvarizen*; **Sympt.:** meist akuter lebensbedrohl. Notfall mit starker Hämatemesis, massiven Teerstühlen u. Schock; **Diagn.:** Notfallendoskopie (unter Schockbehandlung), evtl. Ösophagographie; **Ther.:** bei Nachweis blutender Ösophagusvarizen Kompression mit einer Ballonsonde* od. endoskop. Venenverödung*, evtl. pharmak. Drucksenkung (z. B. mit Vasopressin-Analoga), Gabe gerinnungsfördernder Medikamente (z. B. Vitamin K), Maßnahmen zur Prophylaxe eines exogenen hepatischen Komas*; **Progn.:** Letalität bei erstmaliger Ö. ca. 40-60%; zur Rezidivprophylaxe evtl. Anlage eines portosystemischen Shunts.

Öso|phagus|verätzung (↑): (engl.) caustic burn of the oesophagus; Oesophagitis corrosiva; Verätzung v. a. im Bereich der physiol. Engen u. an Längsfalten des Ösophagus inf. Einwirkung ätzender Chemikalien, meist nach Trinken v. Säuren od. Laugen (Kinder, Suizidversuch); **Pathol./Anat.** (Schweregrade nach Lesoine): **1.** Rötung u. Ödem der Ösophagusschleimhaut ohne Ulzerationen m. Restitutio ad integrum; **2.** flächenhafte, d. Muskularis beteiligende Nekrosen m. narbigen Strikturen; **3.** schwere, u. U. die gesamte Ösophagusschleimhaut überschreitende Nekrosen mit häufigen Kompl. (Mediastinalphlegmone, Fistelbildung); **Klin.:** Dysphagie, retrosternale Schmerzen, Fieber, u. U. Atemnot (Glottisödem), evtl. später Entw. eines Narbenkarzinoms; **Diagn.:** Inspektion, Rö.-Thorax, Abdomenübersicht (Perforationsausschluß), Endoskopie; **Ther.:** lokal Neutralisierung u. Verdünnung (Wasser), Analgetika, Antibiotika, Kortikoide, ggf. Schockbekämpfung, Bougierung v. Narbenstenosen u. Strikturen. Vgl. Ösophagusulkus.

Oestr-: Wortteil mit der Bedeutung Stachel, Leidenschaft, Brunst; von gr. οἶστρος.

Östra|diol n: syn. Estradiol, 1,3,5(10)-Estratrien-3,17β-diol (IUPAC); stärkstes natürl. Östrogen; wird v. a. in Granulosa- u. Thekazellen im Ovarium gebildet, geht unter Wirkung einer spezif. Dehydrogenase leicht in Östron* über (u. umgekehrt) u. hat gemeinsam m. Progesteron eine zentrale Funktion im Menstruationszyklus*.

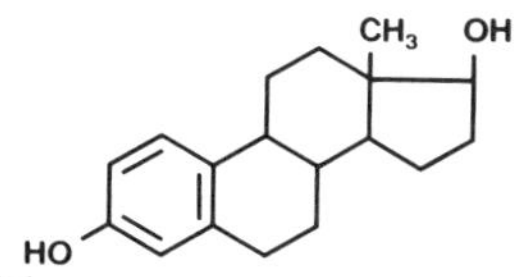

Östradiol

Östriol n: syn. Estriol, 1,3,5(10)-Estratrien-3,16α,17β-triol (IUPAC); Abk. E_3; quant. wichtigstes Stoffwechsel- u. Ausscheidungsprodukt von Östradiol* u. Östron* mit schwacher Östrogenwirkung; wird physiol. in der Plazenta direkt od. aus vom Feten synthetisierten Vorstufen gebildet; **Verw.:** (diagn.) Östriolbestimmung in der Schwangerschaft (zur Zustandsdiagnostik der fetoplazentaren Einheit*), zur Aufhellung eines schwer beurteilbaren atroph. Zellbildes im Vaginalabstrich; (therap.) bei klimakterischen Beschwerden, bei (östrogenmangelbedingten) atrophischen Erscheinungen im Genitalbereich u. am unteren Harntrakt, zur Vor- u. Nachbehandlung bei vaginalen Op. bei Frauen mit Östrogenmangel; **NW** u. **Kontraind.:** s. Östrogene.

Östro|gen|ausscheidung in der Schwangerschaft (Oestr-*; -gen*): (engl.) oestrogen excretion during pregnancy; Messung der Östrogenmenge, die e. Schwangere in einer best. Zeit, z. B. in 24 Std., im Urin ausscheidet; gibt Auskunft über d. Funktion der fetoplazentaren Einheit* (z. Überwachung einer Risikoschwangerschaft*). Vgl. Plazentahormone.

Östro|gene (↑; -gen*) n pl: Steroidhormone* m. 18 Kohlenstoffatomen u. einem ungesättigten (aromat.) A-Ring (Steran-Ring; s. Steroide, Abb.); Bildung in den Ovarien (v. a. in den Follikeln, daher die frühere Bez. Follikelhormone), während der Schwangerschaft auch in der Plazenta, in geringen Mengen in der Nebennierenrinde u. in den Hoden; Halbwertzeit der natürli-

O

Östrogene
Übersicht über die physiologischen Wirkungen

Funktion, Organ	Wirkung
Zentralnervensystem	Wirkung auf Hypothalamus und Hypophyse: Steigerung der LH/FSH-Sekretion, Hemmung der Sekretion v. Gonadotropin-releasing-Hormon
Vagina	Vermehrung der Oberflächenzellen, Glykogeneinlagerung, Zunahme des Karyopyknoseindexes
Zervix	Weitstellung von Muttermund und Zervikalkanal (Schleim: vermehrt, klar, spinnbar, Farnkrautphänomen)
Endometrium	Proliferation
Myometrium	Erhöhung von Kontraktilität und Ansprechbarkeit auf Oxytocin
Tuben	Erhöhung von Motilität und Sekretion
Ovarien	Sensibilisierung auf Gonadotropine
Mammae	Förderung des Wachstums
Stoffwechsel	allgemein: Steigerung v. Durchblutung u. Zellpermeabilität, Natrium- u. Wasserretention, verstärktes Wachstum, Stimulation der Proteinsynthese, Senkung der Körpertemperatur Kohlenhydrate: geringe Wirkung (abhängig v. der gleichzeitigen Gabe v. Gestagenen) Fette: Anstieg von Triglyzeriden (vermehrter VLDL-Metabolismus), Cholesterin, High density- und Low density lipoproteins
Blutgerinnung	Anstieg der Faktoren I und VIII

chen Ö. ca. 60-90 Min. Die wichtigsten physiologischen Ö. sind Östradiol*, Östron* u. Östriol*. Die biol. Aktivität nimmt in der genannten Reihenfolge um jeweils etwa den Faktor 3 ab. Ö. werden vorwiegend über d. Nieren als Glukuronide ausgeschieden. Die **synthetischen Ö.** Ethinylestradiol u. der 3-Methyläther des Ethinylestradiols (Mestranol) sind oral stark wirksam. Alle Vorgänge der weibl. Reproduktion werden durch Ö. u. Gestagene* gesteuert, wobei i. a. zunächst Ö. wirksam werden (Östrogen-Priming); z. B. Follikelreifung, Auslösung der ovulator. Ausschüttung v. LH* (positive Rückkopplung*, sog. Hohlweg-Effekt), Eitransport, Proliferation des Endometriums in der ersten Zyklushälfte, Zusammensetzung der Sekrete von Uterus u. Zervix u. Beschaffenheit des Vaginalepithels (vgl. Karyopyknoseindex). Ö. besitzen auch extragenitale Wirkungen (s. Tab.). Therap. **Verw.:** v. a. als Bestandteil in oralen Kontrazeptiva z. hormonalen Kontrazeption* u. in der Ther. klimakterischer Beschwerden; **NW:** Hautreaktionen, Schwindel, Depressionen, gastrointestinale Störungen, cholestatischer Ikterus, Ödeme, Gewichtszunahme u. a. **Cave:** bei Sympt. thromboembolischer u. ischäm. Erkrankungen, migräneartigem Kopfschmerz, akuten Sehstörungen, stärkerem Blutdruckanstieg, pathol. Leberwerten u. Hörsturz sollte die Behandlung sofort abgebrochen werden. **Kontraind.:** östrogenabhängige Tumoren, akute u. chron. progrediente Lebererkrankungen, thromboembolische Erkr., vaginale Blutungen unklarer Genese.

Östro|gene, kon|jugierte (↑; ↑) n pl: (engl.) conjugated oestrogens; die m. Schwefel- u. Glukuronsäure gekoppelten u. dadurch wasserlösl. Östrogene* (wichtig f. Transport u. Ausscheidung).

Östro|gen-Gestagen-Test (↑; ↑; lat. gestare tragen) m: (engl.) oestrogen-gestagen test; Verf. zur hormonellen Diagnostik bei Amenorrhoe*, meist im Anschluß an einen negativen Gestagentest*; **Prinzip:** zyklusgerechte Verabreichung von Östrogenen* u. Gestagenen*, z. B. mittels sog. Zweiphasenpräparate; **Beurteilung:** bei positivem Ergebnis (Abbruchblutung) reaktionsfähiges Endometrium vorhanden, endogene Östrogenproduktion jedoch unzureichend (zentral bedingte od. ovarielle Amenorrhoe); bei negativem Testergebnis wahrscheinl. uterine Amenorrhoe od. distale Gynatresie* (Kryptomenorrhoe*).

Östro|gen-Priming (↑; ↑; engl. Fertigmachen) n: s. Östrogene. **Ö.re|zeptoren** (↑; ↑; Rezeptoren*) m pl: s. Hormonrezeptoren. **Ö.test** (↑; ↑) m: (engl.) oestrogen test; Verf. zur hormonellen Diagnostik bei Amenorrhoe* analog dem (häufiger angewendeten) Östrogen*-Gestagen-Test. Vgl. Prolaktin.

Östron n: syn. Estron, 3-Hydroxy-1,3,5(10)-estratrien-17-on (IUPAC); neben Östradiol* primär im Organismus gebildetes Östrogen.

OFD-Syn|drom n: Kurzbez. f. **o**ro-**f**azio-**d**igitales Syndrom*.

Off-Ef|fekt m: s. Berger-Effekt.

Offenbarungs|pflicht: in gesetzl. besonders bestimmten Fällen bestehende Verpflichtung des Arztes, geheimnisgeschützte Patientendaten (unter Einhaltung der Grenzen des jeweils unbedingt Erforderlichen) Dritten zu offenbaren; neben Auskünften i. R. der Sozialversicherung z. Prüfung der Leistungspflicht u. zur Leistungsabrechnung (§§ 294, 295 SGB V, 100 SGB X, 1543 d RVO) u. neben den im Interesse der Verbrechensverhinderung statuierten Anzeigepflichten (§§ 138, 139 StGB) gehören hierzu z. B. die aus gesundheitspolizeil. Gründen z. Seuchenbekämpfung erlassenen Meldepflichten nach dem Bundesseuchengesetz*, das u. a. eine Liste v. meldepflichtigen Verdachts-, Erkrankungs- u./od. Todesfällen für best. Krankheiten enthält, sowie nach dem Geschlechtskrankheitengesetz, das f. Erkrankungsfälle an best. Geschlechtskrankheiten* eine generelle Meldepflicht ohne Namensnennung, in besonderen Fällen jedoch eine namentl. Meldung begründet; ferner bestehen Meldepflichten nach dem Personenstandsgesetz, dem Berufskrankheitengesetz, dem Feuerbestattungsgesetz u. a. Vgl. Anzeigerecht, Betäubungsmittelrezept.

Offen|lassen, abwartendes: s. Diagnostik.

offizinell (lat. officina Werkstatt, Apotheke): (engl.) officinal; Bez. f. die in das Deutsche Arzneibuch (DAB) aufgenommenen, nach gesetzl. Anweisungen in allen Apotheken vorrätigen Arzneimittel.

Ofloxacin (INN) n: (RS)-9-Fluor-2,3-dihydro-3-methyl-10-(4-methyl-1-piperazinyl)-7-oxo-7H-pyrido[1,2,3-de][1,4]benzoxacin-6-carbonsäure (IUPAC); Antibiotikum; Verw.: s. Gyrasehemmer.

Ogawa-Variante (Masanaga O., Bakteriol., Tokio, geb. 1875) f: s. Vibrio cholerae.

Ogilvie-Syn|drom (Sir Heneage O., Chir., London) n: syn. akute intestinale Pseudoobstruktion; akute Dilatation des Darms (v. a. Kolon u. Zökum) u. Obstipation inf. von Elektrolytstörungen; **Sympt.:** kolikartige Bauchschmerzen, tympanitischer Klopfschall über dem Abdomen; **Diagn.:** (röntg.) Abdomenübersichtsaufnahme (evtl. Flüssigkeitsspiegel); **Ther.:** Korrektur des Wasser- u. Elektrolythaushalts; **DD:** Ileus.

oGTT: Abk. f. **o**raler **G**lukose*-**T**oleranz**t**est.

Oguchi-Syn|drom (Chuta O., Ophth., Japan, 1875-1945) n: autosomal-rezessiv erbl. Nyktalopie* mit weiß-grauer Verfärbung des Augenhintergrunds; bei längerem Aufenthalt im Dunkeln bilden sich die Netzhautveränderungen zurück (Mizuo-Phänomen).

Ohara-Krankheit (Hachiro O., japan. Arzt, 1882-1943): s. Tularämie.

17-OHCS: s. 17-Hydroxykortikosteroide.

Ohm (George S. O., Phys., München, Nürnberg, 1787-1854) n: Symbol Ω; abgeleitete SI-Einheit des elektr. Widerstandes: 1 Ohm (Ω) = 1 Volt* pro Ampere*. S. a. Einheiten (Tab.).

Ohm-Gesetz (↑): (engl.) Ohm's law; Spannung U u. Stromstärke I sind an einem konstanten elektr. Widerstand R zueinander proportional: $U = R \times I$; beschreibt in der Physiol. den Zusammenhang zw. der über einem starren Gefäß liegenden Druckdifferenz (Δp), dessen Strömungswiderstand (W) u. der hindurchfließenden Flüssigkeitsmenge (I): $I = \Delta p/W$.

Ohn|macht: s. Synkope.

Ohr: Auris, Gehörorgan.

Ohr-: s. a. Ot-, Oto-.

Ohr|ab|szeß, sub|peri|ostaler (Abszeß*) m: (engl.) subperiosteal abscess of the ear; retroaurikulärer Abszeß mit Rötung u. fluktuierender Schwellung der Haut über dem Processus mastoideus u. abstehender Ohrmuschel als Folge einer Mastoiditis*.

Ohr, äußeres: (engl.) external ear; Auris externa; Ohrmuschel u. äußerer Gehörgang; s. Abb.

Ohr|blut|mono|zytose (Mon-*; Zyt-*; -osis*) f: (engl.) earlobe blood monocytosis; Monozytose

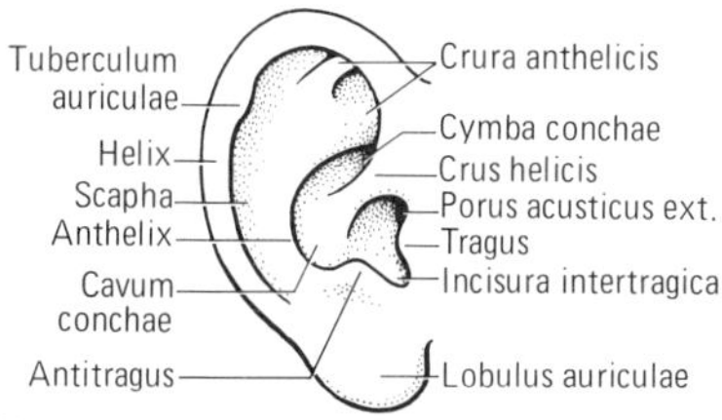

Ohr, äußeres:
Ohrmuschel und äußerer Gehörgang

im Differentialblutbild, wenn f. d. Blutausstrich Kapillarblut genommen wird, das längere Zeit stagnierte; z. B. erster Tropfen aus dem Ohrläppchen ohne vorheriges Reiben.

Ohren-: s. a. Ot-, Oto-.

Ohren||fluß: syn. Otorrhoe*. **O.sausen:** s. Ohrgeräusche. **O.schmalz:** s. Zerumen. **O.schmalzdrüsen:** Glandulae* ceruminosae; vgl. Zerumen.

Ohr|entzündung: s. Otitis.

Ohr|furunkel (Furunkel*) m: (engl.) ear furuncle; syn. Otitis externa circumscripta; Furunkel* im Bereich des äußeren Gehörgangs; **Sympt.:** Schmerzen bes. beim Kauen u. Sprechen, Tragusdruckschmerz, evtl. periaurikuläre Lymphadenitis; **Diagn.:** otoskop. Schwellung des äußeren Gehörgangs; **Ther.:** Einlage von alkoholgetränkten od. antibiotikahaltigen Streifen in das Ohr, evtl. systemisch Antibiotika od. Inzision; **DD:** Mastoiditis.

Rezidivierende Ohrfurunkel treten vor allem bei Diabetes mellitus auf.

Ohr|geräusche: (engl.) ear noises; Tinnitus aurium; konstant, intermittierend, anfallsweise od. progredient auftretende Geräusche, die als subjektive O. nur vom Pat. wahrgenommen werden od. als objektive O. auch auskultatorisch nachweisbar sind; **Formen: 1.** nonpulsative O.: **a)** O. als Sausen, Brummen, Rauschen od. Klingen, z. B. bei Erkr. des Mittelohrs, akuter Otitis media, Otosklerose, Tubenkatarrh; **b)** zischende od. pfeifende O., z. B. nach akustischem Trauma, bei Erkr. des Innenohrs, Akustikusneurinom, Hörsturz, Menière-Krankheit, Lermoyez-Syndrom, Intox. (z. B. Arsenvergiftung), als NW ototox. Medikamente (z. B. Streptomycin); **2.** pulssynchrone O. bei Durchblutungsstörungen (z. B. Stenosen supraaortaler Gefäße, Aneurysma, Angiom od. arteriovenöse Fistel intrakranieller Gefäße), Glomustumor, Hypertonie u. a. Von den O. i. e. S. abzugrenzen sind akustische Sympt. in der Aura bei Epilepsie* u. akustische Sinnestäuschung*. Vgl. Autophonie.

Ohr, inneres: (engl.) inner ear; Auris interna, Labyrinth*. **O.knötchen:** s. Chondrodermatitis nodularis helicis. **O.neur|algie** (Neur-*; -algie*) f: s. Genikulatumneuralgie. **O.schwindel:** s. Schwindel. **O.speichel|drüse:** Glandula* parotidea. **O.spiegelung:** s. Otoskopie.

Ohr|trompete: (engl.) eustachian tube; Tuba auditiva (Eustachii); von d. Paukenhöhle zum Pharynx führende Röhre mit einem knöchernen u. knorpeligen Abschnitt; **Funktion:** Luft- u. Druckausgleich zw. Paukenhöhle u. Außenluft.

Ok|kasions|krämpfe (lat. occasio Gelegenheit): s. Gelegenheitskrämpfe, Epilepsie.

Ok|klusion (lat. occludere, occlusus verschließen) f: (engl.) occlusion; syn. Occlusio; Verschließung, Verschluß; s. Okklusionstherapie, Okklusivverband.

Ok|klusions|arterio|graphie (↑; Arteri-*; -graphie*) f: (engl.) occlusion arteriography; unter Verwendung von Ballonkathetern (z. B. Swan*-Ganz-Katheter) durchgeführte Angiographie* mit dem Ziel, hohe Kontrastdichte u. Verlängerung der arteriellen Phase od. eine vollständige Gefäßblockade vor chir. Eingriffen zu erreichen.

Ok|klusions|ileus (↑; Ileus*) m: s. Ileus.

Ok|klusions|therapie (↑) f: Abdeckbehandlung bei Strabismus* im Kindesalter; dichter Abschluß des funktionstüchtigen Führungsauges mit Hautpflaster (faziale Okklusion) bzw. Pflaster od. Mattfolie auf das Brillenglas (Brillenokklusion) zur Erzwingung einer Fixation des sehschwachen Auges; zur Vermeidung einer Sehstörung durch Deprivation wird das besser sehende Auge turnusmäßig freigegeben, wobei der Okklusionsrhythmus vom Alter des Kindes u. von der Stärke der Amblyopie* abhängt. O. ist u. U. bereits im Säuglingsalter erforderlich u. muß häufig bis zum 12. Lj. fortgeführt werden.

Ok|klusiv|pessar (↑; Pessar*) n: (engl.) occlusive pessary; syn. Portiokappe; feste Kunststoffkappe, die (meist durch den Arzt) postmenstruell auf die Portio gesetzt wird, sich dort festsaugt u. so ein Eindringen der Spermien aus der Vagina in den Uterus verhindert; wird vor der Menstruation wieder entfernt. Diese Meth. der Kontrazeption* hat keine größere Verbreitung gefunden. Pearl-Index (aus der älteren Literatur): 7.

Ok|klusiv|verband (↑): (engl.) occlusive dressing; dicht abschließender u. abdeckender Verband (z. B. am Auge zur Okklusionstherapie*), dermat. als Kunststoffolienabdeckung über lokal applizierten Externa zur Verstärkung der Wirkung von darin enthaltenen Medikamenten (z. B. Glukokortikoide); vgl. Verbände.

Okular|zähl|fenster (Ocularis*): Glasplatte mit Rastereinteilung, besitzt eine Blende, bei deren Verschiebung sich das Zählnetz in versch. Größen verstellen läßt; **Anw.** zur mikroskop. Zählung von Thrombo- u. Retikulozyten im Verhältnis zu den Erythrozyten, die sich ebenfalls auf diese Weise mit d. größten Blende zählen lassen.

Okulo|motorius|lähmung (lat. oculus Auge; motor Beweger): (engl.) oculomotor nerve palsy; Form der Augenmuskellähmung mit Lähmung der vom N. oculomotorius (III. Hirnnerv) versorgten Muskeln; **Formen: 1.** komplette O. (Ophthalmoplegia externa et interna): Ptosis*, Abweichung des Bulbus nach unten-außen inf. Lähmung aller vom N. oculomotorius innervierten äußeren Augenmuskeln bei erhaltener Funktion des M. obliquus superior (N. trochlearis) u. M. rectus lateralis (N. abducens); mydriatische, lichtstarre Pupille und Akkommodationslähmung*, bedingt durch d. Ausfall der von den parasympathischen Fasern innervierten inneren Augenmuskeln M. ciliaris u. M. sphincter pupillae; Urs.: fast immer periphere Nervenläsion, meist druckbedingt; **2.** äußere O. (Ophthalmoplegia externa): Lähmung der vom N. oculomotorius innervierten äußeren b. Unversehrtheit der inneren Augenmuskeln; Urs.: meist ischämische zentrale Läsion im Kerngebiet der Nerven; **3.** innere O. (Ophthalmoplegia interna): Lähmung nur der von den parasympathischen Fasern innervierten Mm. sphincter pupillae u. ciliaris; Urs.: meist periphere Schädigung; **Sonderformen: 1.** diabetische O.: einseitiges Auftreten m. Schmerzen meist in Form der äußeren O. bei älteren Pat., nicht gebunden an schwere diabet. Stoffwechselstörung; Urs.: wahrscheinl. Mikroangiopathie der Vasa nervorum; pathol.-anat.: herdförmige Entmarkung der Nerven (peripher); Progn.: günstig, Rückbildung meist innerh. von 3 Mon., Rezidive möglich; **2.** periodische (reversible) O. bei Migraine* ophtalmoplégique; **3.** zyklische O.: meist kongenitale komplette O. mit rezidivierenden spastischen Kontraktionen (jeweils 10-30 Sek.) der vom N. oculomotorius innervierten Augenmuskeln.

Ok|zipital|lappen|syn|drom (lat. occiput Hinterkopf) **n:** s. Syndrom, hirnlokales.

Ok|zipital|neur|algie (↑; Neur-*; -algie*) **f:** (engl.) occipital neuralgia; Gesichtsneuralgie* mit meist anfallsweise auftretenden Schmerzen im Gebiet des N. occipitalis, oft beidseitig vom Nacken über d. Hinterkopf bis in d. Scheitelgegend ausstrahlend; **Urs.:** degenerative Erkrankungen der Wirbelsäule, Rückenmarktumoren*, Hartspann*.

ok|zipito|frontal (↑; lat. frons Stirn)**:** Richtung Hinterhaupt-Stirn.

ok|zipito|mental (↑; lat. mentum Kinn)**:** Richtung Hinterhaupt-Kinn.

Ole|andrin n: herzwirksames Glykosid in Nerium oleander; vgl. Digitalisglykoside.

Olefine n pl**:** syn. Alkene; ungesättigte, aliphat. Kohlenwasserstoffverbindungen der allg. Formel C_nH_{2n} (für offenkettige O.) u. C_nH_{2n-2} (für cyclische O.); vgl. Paraffin.

Olein n: syn. Triolein; Ölsäureglycerinester; s. Fette.

Ole|kranon (gr. ὠλέκρανον Ellenbogenspitze) **n:** Ellenbogen.

Ole|kranon|fraktur (↑; Fraktur*) **f:** (engl.) elbow fracture; intraartikuläre Ellenbogenfraktur mit Abbruch od. Abriß des Hakenfortsatzes der Ulna u. Gelenkverletzung; **Diagn.:** Rö. in zwei Ebenen; **Ther.:** bei der häufigen Quer- od. Schrägfraktur Zuggurtung, bei unverschobener Fraktur Oberarmgips, bei Trümmerbruch Plattenosteosynthese.

Oleo|anilide n pl**:** hochgiftige, ölige Verbindungen des Anilins*, die Lipoproteinen* ähneln u. wie diese in Zellen (vorwiegend Gefäßendothel) eingelagert werden. Sie waren vermutlich Ursache des toxisch-epidemischen Syndroms* in Spanien, an dem 1981 wenigstens 19 000 Menschen nach Verzehr von mit Anilin vergälltem Rapsöl erkrankten.

Oleo|sklerom (lat. oleum Öl; Skler-*; -om*) **n:** (engl.) eleoma; Öltumor, Oleom; knotenförmige Verhärtung inf. Bindegewebsreizung nach Inj. schlecht resorbierbarer öliger Substanzen; Einschmelzung möglich.

Oleum (lat.) **n:** Öl. **O. Amygdalarum** (↑) **n:** Mandelöl; blausäurefreies Öl der süßen u. bitteren Mandeln von Prunus dulcis. **O. Anisi** (↑) **n:** Anisöl; Öl aus Fructus* Anisi; Gemisch aus Phenylpropanen, insbes. Anethol; expektorierende u. spasmolytische Wirkung. **O. Cacao** (↑) **n:** Kakaoöl, Kakaobutter; s. Butyrum Cacao. **O. camphoratum** (↑) **n:** Kampferöl; 10- od. 20%ige (O. c. forte) Lösung von D,L-Kampfer in Erdnuß- bzw. Olivenöl; hyperämisierende Wirkung. **O. Carvi** (↑) **n:** Kümmelöl; ätherisches Öl aus den Spaltfrüchten (Fructus* Foeniculi) von Carum carvi; Karminativum. **O. Caryo|phylli** (↑) **n:** Nelkenöl; s. Flores Caryophylli. **O. Cheno|podii ant|helminthici** (↑) **n:** amerikan. Wurmsamenöl, enthält Askaridol; früher Verw. als Wurmmittel, insbes. gegen Spul- u. Hakenwürmer. **O. Cinnamomi** (↑) **n:** Zimtöl; ätherisches Öl aus Zimtrinde (Cinnamomum zeylanicum u. a. Cinnamomumarten); Aromatikum u. Geschmackskorrigens. **O. Citri** (↑) **n:** Zitronenöl; ätherisches Öl aus Citrus limon mit (+)-Limonen; Geschmackskorrigens. **O. Hyperici** (↑) **n:** Johanneskrautöl; s. Herba Hyperici. **O. Jecoris aselli** (↑) **n:** Lebertran*. **O. Menthae piperitae** (↑) **n:** Pfefferminzöl; ätherisches Öl aus den Zweigspitzen von Mentha piperita; enthält Ester (Menthylacetat), freie Alkohole (Menthol*) u. Ketone (Menthon); Wirkung: spasmolytisch, karminativ, cholagog, antibakteriell, sekretolytisch, kühlend; Verw.: bei Spasmen im oberen Magen-Darm-Trakt u. in den Gallenwegen sowie bei Entz. der Schleimhaut des Mundes u. der oberen Atemwege; als Geschmackskorrigens. **O. Paraffinae** (↑) **n:** Paraffinöl, Laxans. **O. Pini pumilionis** (↑) **n:** Latschenkiefernöl; ätherisches Öl aus Nadeln u. kleinen Zweigen von Pinus mugo; enthält Phellandren, Pinene u. Terpenester (charakteristischer Geruch durch Bornylacetat); Verw.: zur Inhalation u. Einreibung bei Bronchitis. **O. Ricini** (↑) **n:** Rizinusöl*.

Olfakto|metrie (lat. olfactare an etwas riechen; Metr-*) **f:** (engl.) olfactometry; diagn. Verfahren zur Beurteilung der Wahrnehmungs- u. Erkennungsschwelle von Riechstoffen, v. a. bei Verdacht auf Riechstörungen u. zur Prüfung des Geruchsinns vor Nasenoperationen; Reizung des N. olfactorius durch reine Riechstoffe (z. B. Rosenöl, Zimt), des N. trigeminus durch z. B. Salmiak od. Menthol, der Chorda tympani u. des N. glossopharyngeus durch Chloroform od. Pyridin; **1.** als orientierende qual. O. durch Angebot von Riechstoffen, die vom Pat. erkannt werden müssen; **2.** als quant. O. durch Angebot definierter Mengen best. Riechstoffe; **3.** als quant. objektive O. durch Ableitung olfaktor. evozierter Potentiale (engl. evoked response olfactometry).

Olfaktorius (↑) **m:** Kurzbez. f. Nervi* olfactorii.

Olig-: auch Oligo-; Wortteil mit der Bedeutung wenig, klein; von gr. ὀλίγος.

Oligakis|urie (gr. ὀλιγάκις selten; Ur-*) **f:** seltenes Urinieren; Ggs. Pollakisurie*.

Olig|amnion (Olig-*; Amnion*) **n:** (engl.) oligohydramnios; auch Oligohydramnion; Verminderung des Volumens der Amnionflüssigkeit (Fruchtwasser*) unter 100 ml.

Oligo|arthritis (↑; Arthr-*; -itis*) **f:** (engl.) oligoarthritis; auch oligoartikuläre Arthritis*; gleichzeitige Entz. von zwei bis vier Gelenken, v. a. bei reaktiver Arthritis* u. seronegativer Spondylarthritis*.

Oligo|daktylia peronealis (↑; Daktyl-*) **f:** sog. Greiffuß; großer Abstand der 1. u. 2. Zehe; Sympt. versch. Fehlbildungssyndrome.

Oligo|daktylie (↑; ↑) **f:** (engl.) oligodactyly; syn. Hypodaktylie; Rückbildung bzw. mangelnde Ausbildung einzelner Fingerstrahlen.

Oligo|daktylie|syn|drom (↑; ↑) **n:** (engl.) oligodactyly syndrome; syn. Grebe-Weyers-Syndrom, Hertwig-Weyers-Syndrom; autosomal-rezessiv vererbtes Fehlbildungssyndrom mit Ausbildung einzelner Finger des Radialsegments (Daumen u. Zeigefinger) bei Aplasie der ulnaren Randstrahlen u. Fehlen der Ulna; Mesiodens in d. Oberkie-

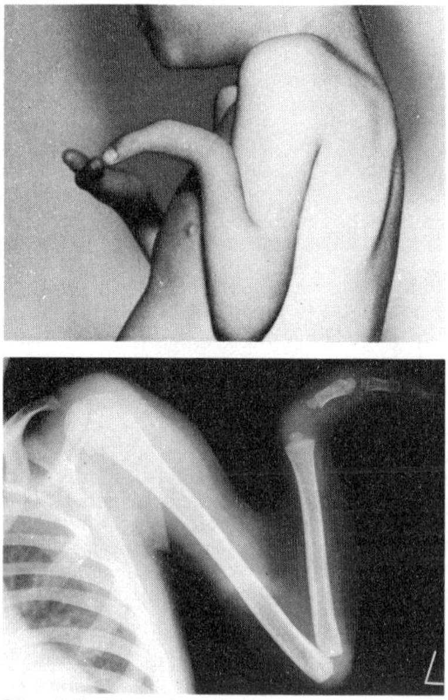

Oligodaktyliesyndrom:
in Beugestellung fixierte, fehlgebildete Unterarme mit vereinzelten Fingern [540]

fermitte sowie Sternum- u. Nierenanomalien; tierexperimentell Parallelmutation durch Röntgenschädigung bei d. Maus beschrieben.

Oligo|dendro|glia (↑; gr. δένδρον Baum; γλία Leim) f: Bestandteil der Neuroglia* des ZNS.

Oligo|dendro|gliom (↑; ↑; ↑; -om*) n: s. Hirntumoren (Tab.).

Oligo|dipsie (↑; gr. δίψος Durst) f: (engl.) oligodipsia; Durstmangel.

Oligo|dynamie (↑; gr. δύναμις Kraft) f: (engl.) oligodynamics; biol. Hemmung des Bakterienwachstums durch kleinste Mengen v. Metallen (Ag, Cu, u. a.); Anw. z. B. zur Trinkwasserentkeimung.

Oligo|hydr|amnie (↑; Hydr-*; Amnion*) f: (engl.) oligohydramnios; Mangel an Fruchtwasser; s. Oligamnion.

Oligo|hydr|amnion-Syn|drom (↑; ↑; ↑) n: syn. Potter*-Sequenz.

Oligo|menor|rhoe (↑; gr. μήν Monat; -rhoe*) f: (engl.) oligomenorrhoea; zu seltene Menstruation* v. normaler Dauer m. einem Zyklusintervall v. mehr als 35 Tagen; **Formen: 1.** Oligohypomenorrhoe mit schwächerer, **2.** Oligohypermenorrhoe mit stärkerer Blutung als bei normaler Regelblutung; **Urs.:** verlängerte Follikelreifungsphase b. einer Corpus-luteum-Phase v. meist normaler Dauer; auch anovulatorische O.; vgl. Zyklusstörungen.

Oligo|nukleotid (↑) n: kurze Nukleinsäure aus mehreren Mononukleotiden, die über Phosphodiesterbindungen verknüpft sind; meist Bez. f. ein synthetisches DNA-Fragment mit definierter Sequenz, das als Gensonde* od. Initiationsmolekül für die DNA-Polymerisation (z. B. bei der Polymerase*-Kettenreaktion od. der reversen Transkription) dient.

Oligo|peptide (↑) n pl: s. Eiweiße.

Oligo|phrenie (↑; gr. φρήν Verstand, Zwerchfell) f: veraltete Bez. f. geistige Behinderung*.

Oligo|saccharide (↑) n pl: (engl.) oligosaccharides; Sammelname für Di-, Tri- u. Tetrasaccharide, die aus Monosen entstehen; vgl. Kohlenhydrate.

Oligo|sialie (↑; Sial-*) f: (engl.) oligosialia; verminderte Sekretion von Speichel; z. B. bei Dehydratation od. als NW von Medikamenten (z. B. Atropin, Psychopharmaka, Antihypertensiva); vgl. Xerostomie.

Oligo|zoo|spermie (↑; gr. ζῷον Lebewesen; Sperm-*) f: Bez. f. verminderte Spermiendichte im Ejakulat; s. Sperma-Untersuchung (Tab.).

Olig|urie (↑; Ur-*) f: (engl.) oliguria; verminderte Harnausscheidung (unter 500 ml/24 Std.); Ggs. Polyurie*.

Olisthesis (gr. ὀλίσθησις Ausgleiten, Sturz) f: s. Spondylolisthesis.

Olive f: Teil der Medulla* oblongata.

Oliver-Cardarelli-Zeichen (William S. O., Chir., Farnborough, 1836-1908; Antonio C., Int., Neapel, 1831-1927): (engl.) Oliver sign, tracheal tug; palpator. deutliche Pulsation der Aorta bei Aneurysma des Aortenbogens u. bei Mediastinalprozessen; der Pat. steht mit geschlossenem Mund u. hebt d. Kinn möglichst hoch, während der Untersucher den Schildknorpel mit Daumen u. Zeigefinger umfaßt u. ihn leicht nach oben drückt. Das O.-C.-Z. findet sich auch b. Mediastinaltumoren, die zw. Aortenbogen u. li. Bronchus lokalisiert sind, od. wenn Trachea u. Aorta durch schwieliges Bindegewebe nach Mediastinitis verwachsen sind.

Ollier-Syn|drom (Louis X. O., Chir., Lyon, 1830-1900) n: syn. Enchondromatose* Ollier.

Olsalazin (INN) n: 5,5'-Azosalicylsäure (IUPAC); Derivat der 5-Aminosalicylsäure (s. Mesalazin) mit antiphlogist. Wirkung; Verw.: bei Enteritis regionalis Crohn, Colitis ulcerosa.

-om: auch -oma, -omat; aus dem Griech. übernommene Endung mit der Bedeutung Geschwulst; bei Flüssigkeiten: Erguß; von gr. -ωμα.

Om|agra (gr. ὦμος Schulter; gr. ἄγρα Falle, in Zusammensetzungen: Gicht) f: Gicht* im Schultergelenk.

Om|algia (↑; -algie*) f: (engl.) shoulder pain; syn. Omalgie; Schulterschmerz; vgl. Periarthropathia humeroscapularis.

Ombrédanne-Lot (Louis O., Chir., Orthop., Paris, 1871-1956) n: s. Hüftgelenkluxation.

Omega|fett|säuren: (engl.) omega fatty acids; mehrfach ungesättigte Fettsäuren, die v. a. in Fischöl enthalten sind; s. Lipidsenker.

Omega|teilung: s. Fundus hypertonicus.

Omento|pexie (lat. omentum Haut um Eingeweide; -pexie*) f: s. Talma-Operation.

Omentum (↑) n: syn. Epiploon; Netz (Bauchfellduplikatur).

Omentum majus (↑) n: großes Netz; schürzenförmige Bauchfellfalte, die an der großen Kurvatur des Magens u. am Colon transversum angeheftet u. normalerweise über d. Dünndarmschlingen ausgebreitet ist; **Funktion:** z. T. noch unklar, Beteiligung an der embryonalen Blutbildung ist wahrscheinlich (in den sog. Taches* laiteuses); deckt inf. seiner Beweglichkeit u. U. drohende Perforationen ab u. stellt Gefäßversorgung durch Verwachsung her; Resorptionsorgan.

Omentum minus (↑) n: kleines Netz; Bauchfellfalte zw. Eingeweidefläche der Leber u. kl. Kurvatur des Magens; besteht aus Lig. hepatogastricum u. Lig. hepatoduodenale; bildet einen Teil der Vorderwand der Bursa omentalis; s. Peritoneum.

Ome|prazol (INN) n: 5-Methoxy-2-{[(4-methoxy-3,5-dimethyl-2-pyridyl)methyl]sulfinyl}benzimidazol (IUPAC); Magensäuresekretionshemmer (durch Inaktivierung des Enzyms K^+/H^+-ATPase); **Verw:** bei Ulcus ventriculi et duodeni, Refluxösophagitis, Zollinger-Ellison-Syndrom; **NW:** selten Schwindel, Kopfschmerz, gastrointestinale Störungen, allerg. Hautreaktionen.

Omni-: Wortteil mit der Bedeutung jeder, alle, ganz; von lat. omnis.

Omphal-: auch Omphalo-; Wortteil mit der Bedeutung Nabel; von gr. ὀμφαλός.

Omphalitis (↑; -itis*) f: Nabelentzündung*.

Omphalo|phlegmone (↑; Phlegmone*) f: (engl.) purulent omphalitis; eitrige (phlegmonöse) Nabelentzündung* des Neugeborenen.

Omphalo|pro|ptosis (↑; Pro-*; gr. πτῶσις Fall) f: (engl.) umbilical cord prolapse; Nabelschnurvorfall* b. der Geburt.

Omphalo|zele (↑; -kele*) f: Nabelschnurbruch*.

Onanie (älter engl. onania geschlechtliche Selbstbefriedigung, nicht korrekt nach der bibl. Gestalt Onan) f: s. Masturbation.

Oncho|cerca volvulus (gr. ὄγκος Widerhaken; κέρκος Schwanz, Henkel) m: Knäuelfilarie; ♂ 0,2 mm × 20-45 mm lang; ♀ 0,4 mm × 50 cm lang; Err. der Onchozerkose; **Übertragung** von Mensch zu Mensch durch Kriebelmücken (aktives Eindringen der infektionsreifen Larven durch den Stichkanal); **Diagn.: 1.** mikroskop. Nachweis im Nativpräparat; **2.** (serol.) KBR; **Verbreitung:** Westafrika bis Angola, Zentral- u. Ostafrika; Mexiko bis nördl. Brasilien u. Ecuador; isolierter Herd in Jemen.

Oncho|zerkose (↑; ↑; -osis*) f: (engl.) onchocerciasis; syn. Onchocercose, Onchocerciasis, Onchocerca-volvulus-Infektion, Knotenfilariose; durch den Nematoden Onchocerca* volvulus verursachte Filarieninfektion (s. Filariosen); **Path.** u. **Klin.:** adulte Würmer leben in reizlosen Knoten von 1-6 mm ⌀ im subkutanen Bindegewebe u. in der Muskulatur; Lebensdauer bis zu 16 Jahren; Larven (Mikrofilarien) zerstören die elast. Fasern, führen zu Juckreiz, chronische Dermatitis, Lichenifikation, Atrophie, Depigmentation der Haut (Presbydermie, hängende schlaffe Hautfalten, Hanging groin). 1-10% der Bevölkerung in Endemiegebieten erblinden durch Larvenbefall sowohl der vorderen Augenabschnitte (Cornea, Vorderkammer) mit Keratitis punctata, Photophobie, Konjunktivitis, Iridozyklitis, Uveitis, sek. Glaukom, Katarakt als auch des hinteren Augenabschnitts, vermutlich durch toxisch-allergische Prozesse, Neuritis Nervi optici, Chorioretinitis, Optikusatrophie (Flußblindheit, Sudan-Blindheit). **Diagn.:** klin. Nachweis der Mikrofilarien in Hautbiopsien, Histologie exstirpierter Knoten; Exazerbation des Juckreizes durch kleine Dosis von Diethylcarbamazin (Mazzotti-Test); Serodiagnostik nicht speciesspezif.; **Ther.:** Nodulektomie weitgehend aufgegeben, da viele Knoten nicht auffindbar; Chemotherapie mit Ivermectin, Diethylcarbamazin unter Antihistaminschutz gegen die Mikrofilarien, Suramin gegen die Adulten; **Proph.:** Bekämpfung der Überträger.

Onco|melania (gr. ὄγκος Schwellung; Melan-*): Schnauzenschnecken; Süßwasserbewohner; Zwischenwirt von Schistosoma japonicum (s. Schistosoma).

Oncorna|viren (Viren*) n pl: s. Retroviridae.

Onco|virinae (↑) f pl: Subfamilie onkogener Viren der Retroviridae*; **Unterteilung** aufgrund unterschiedl. Replikationsarten in Subgenera A-D; Transformation der Wirtszelle wird wahrscheinlich durch ein Zusammenwirken von Integration des viralen onc-Gens in das Wirtsgenom u. Insertion von LTR (s. Retroviridae) bzw. LTR-Enhancer-Sequenzen in die Nachbarschaft zellulärer onc-Gene ausgelöst. **Wichtige Vertreter:** MMTV (Abk. f. engl. mouse mammary tumor virus), M-MuLV (Abk. f. engl. Moloney-murine leukaemia virus), RSV (Abk. f. engl. rous sarkoma virus), BLV (Abk. f. engl. bovine leukaemia virus); **humanpathogen** sind HTLV* 1 (Abk. f. engl. human T-cell lymphotropic virus Typ 1, Nachweis bei Mycosis* fungoides) u. HTLV 2 (Nachweis bei der Haarzell*-Leukämie).

Ondan|setron (INN) n: (RS)-2,3-Dihydro-9-methyl-3-[(2-methylimidazol-1-yl)methyl]carbazol-4(1H)-on (IUPAC); selektiver 5-HT_3-Antagonist (Serotonin-Rezeptorantagonist); **Verw.:** Erbrechen bei Zytostatika- u. Strahlentherapie; **NW:** Kopfschmerz, Flush, Obstipation u. a.

On-demand-An|algesie (engl. on demand auf Verlangen; A-*; -algie*) f: s. Analgesie, patientengesteuerte.

On-Ef|fekt m: s. Berger-Effekt.

Oneirismus (gr. ὄνειρος Traum) m: (engl.) oneirism; Bez. f. traumähnliche (oneiroide) Erlebnisweise; Vork. z. B. bei oneiroider Psychose*, epilept. Aura.

Onk-: auch Onko-; Wortteil mit der Bedeutung Geschwulst; von gr. ὄνκος.

onko|gen (↑; -gen*): (engl.) oncogene; geschwulsterzeugend; Eigenschaft biol., chem. u. physik. Faktoren, die über ganz unterschiedl. Mechanismen normale Zellen z. malignen Transformation veranlassen; vgl. Gene, onkogene; Viren, onkogene.

Onko|logie (↑; -log*) f: (engl.) oncology; Teilgebiet der Inneren Medizin, das sich mit der Entstehung u. Behandlung von Tumoren u. tumorbedingten Krankheiten beschäftigt.

Onko|sphäre (↑; gr. σφαῖρα Kugel) f: (engl.) oncosphere; Hakenlarve in Bandwurmeiern (vgl. Cestodes); die beschalte Hakenlarve wird auch **Embryophore** genannt.

onko|statisch (↑; statisch*): die Vermehrung von Tumorzellen hemmend.

onko|toxisch (↑; Tox-*): Tumorzellen schädigend.

onko|zid (↑; -zid*): Tumorzellen vernichtend.

Onko|zyten (↑; Zyt-*) m pl: (engl.) oncocytes; syn. Pyknozyten; veränderte Epithelzellen mit azidophilem, granulärem Zytoplasma, die inf. Vermehrung u. Vergrößerung der Mitochondrien geschwollen erscheinen; **Vork.:** v. a. in Drüsen, z. B. Speicheldrüsen, Schilddrüse. Vgl. Hürthle-Zellen.

Onko|zytom (↑; ↑; -om*) n: syn. Hürthle*-Tumor; s. Schilddrüsentumoren.

ONK-Tubus (Tubus*) m: Abk. für (engl.) **O**xford-**n**on-**k**inking-Tubus; s. Endotrachealtubus.

On-off-Ef|fekt m: s. Berger-Effekt.

Onto|genese (gr. ὄν, ὄντος das Seiende; -genese*) f: (engl.) ontogenesis; Entwicklung eines Individuums von der Zygote zu einem differenzierten Organismus, i. w. S. bis zum Tod; während der ersten Stadien der O. (Embryogenese) werden einzelne Stadien der Phylogenese* durchlaufen. Vgl. Oogenese.

Onych-: auch Onycho-; Wortteil mit der Bedeutung Nagel, Kralle; von gr. ὄνυξ, ὄνυχος.

Onych|auxis (↑; gr. αὔξις Zunahme, Wachstum) **f:** Verdickung der Nagelplatte; vgl. Onychogryposis.

Onychie (↑) **f:** (engl.) onychia; Entz. des Nagelbetts; vgl. Paronychie.

Onycho|dys|trophie (↑; Dys-*; Troph-*) **f:** angeb. od. erworbene Störung des Nagelwachstums, z. B. bei Epidermolysis bullosa, Onychomykose, Psoriasis, Reiter-Krankheit, Sézary-Syndrom, Verrucae vulgares.

Onycho|gryposis (↑; gr. γρύπωσις Krümmung) **f:** Krallennagel; krallenartige Krümmung, Verdickung u. schwärzliche Verfärbung des Nagels besonders der Großzehen, selten der Finger; Vork. v. a. im höheren Lebensalter bei familiärer Disposition, Traumen, Nervenverletzung, venöser Insuffizienz.

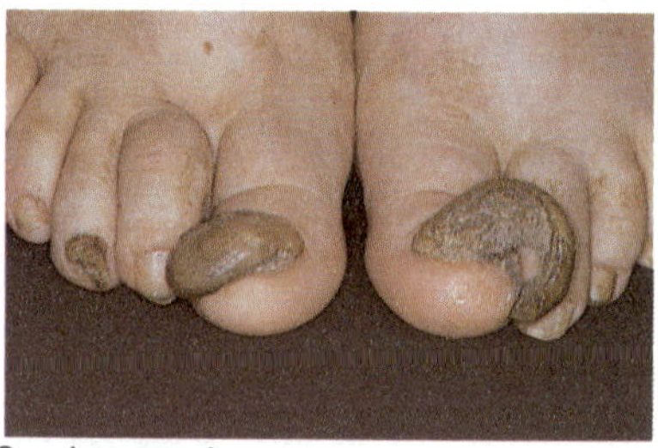
Onychogryposis [3]

Onycho|lysis (↑; Lys-*) **f:** Ablösung der Nagelplatte v. Nagelbett; traumatisch, infektiös od. idiopathisch bedingt in Komb. mit anderen Hautkrankheiten (z. B. Psoriasis).

Onycho|lysis semi|lunaris (↑; ↑) **f:** halbmondförmige Nagelablösung am distalen Ende;

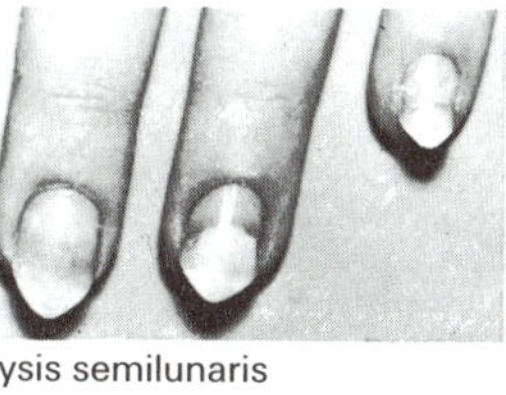
Onycholysis semilunaris [549]

Urs.: häufige, langdauernde Einwirkung von Wasser u. Seifenlösungen.

Onycho|mykose (↑; Myk-*; -osis*) **f:** (engl.) onychomycosis; Infektion der Nägel (häufiger der Fußnägel) durch Pilze, meist Dermatophyten (Tinea unguium, Entw. oft aus einer Tinea pedum), seltener Hefen u. Schimmelpilze; gefördert durch Durchblutungsstörungen, Hyperhidrose, Tragen von Gummischuhen od. zu engen Schuhen, Pedikürverletzungen; **Diagn.:** mikroskop. Pilznachweis in Nägelspänen nach Auflösung des Hornmaterials durch Kalilauge; kulturelle Differenzierung für spezif. Therapiemaßnahmen notwendig; vgl. Pilzdiagnostik; **Ther.:** Nagelauflösung mit 40%iger Salicylsäure, lokal u. systemisch Antimykotika*.

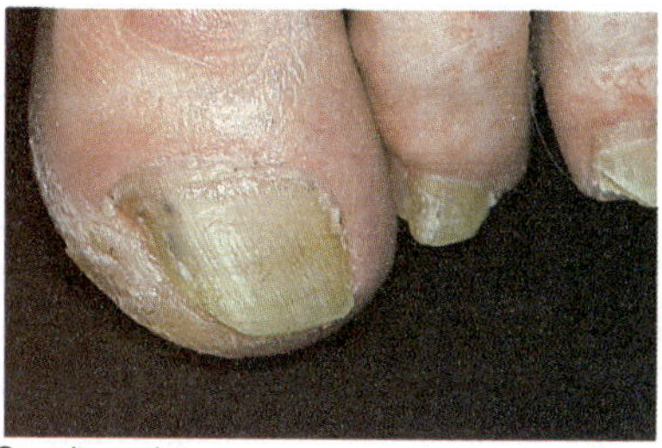
Onychomykose: Tinea unguium [3]

Onycho|phagie (↑; -phag*) **f:** Nägelkauen*.

Onychor|rhexis (↑; gr. ῥῆξις das Reißen, Zerbrechen) **f:** Aufsplitterung abnorm brüchiger Nägel in der Längsrichtung; **Urs.:** häufiges Waschen, Einwirkung alkal. u. fettlösender Flüssigkeiten, Nagellackentferner; selten Hypothyreose, Vitaminmangel.

Onycho|schisis (↑; gr. σχίσις Spaltung, Trennung) **f:** (engl.) onychoschizia; schichtweise Aufsplitterung der Nägel parallel zur Oberfläche; **Urs.:** unzweckmäßige Maniküre, häufige Einwirkung alkal. Waschmittel, Röntgenstrahlen, Ekzem u. a.; **Ther.:** Nagellack, Vitamin A, Cystin.

Onych|osen (↑; -osis*) **f pl:** (engl.) onychoses; Veränderungen der Finger- u. Zehennägel aufgrund angeb., mechan., chem. od. infektiöser Urs. sowie i. R. von Hautkrankheiten, inneren od. Allgemeinerkrankungen.

O'nyong-nyong-Fieber: (engl.) O'nyong-nyong fever; ostafrikan. Bez. f. starke Gelenkschmerzen, wie sie bei fieberhafter Inf. mit dem O'nyong-nyong-Virus auftreten; s. Arbovirosen (Tab.).

Oo-: Wortteil mit der Bedeutung Ei; von gr. ᾠόν.

Oo|genese (↑; -genese*) **f:** (engl.) oogenesis; auch Ovogenese, Entw. der Eizelle*; Urkeimzellen (s. Gametogenese) differenzieren sich beim weibl. Embryo in der 5. Woche zu **Oogonien** u. vermehren sich mitotisch bis zum 5. Monat, wo sie ihre maximale Anzahl (ca. 6 Mill.) erreichen. Die Mehrzahl der Oogonien geht bis z. Geburt zugrunde, ca. 700 000 bis 2 Mill. Oogonien differenzieren sich zw. dem 3. u. 7. Monat zu **primären Oozyten**, die sich b. der Geburt in einem Ruhestadium zw. Prophase u. Metaphase der ersten Reifungsteilung befinden (sog. Diktyotänstadium) und, v. Epithelzellen umgeben, Primärfollikel im Ovarium bilden. Bis zu Beginn der Pubertät vermindert sich die Anzahl primärer Oozyten auf ca. 40 000, v. denen im Lauf der folgenden Jahre bis z. Menopause ca. 400 nach Follikelreifung* i. R. des Ovarialzyklus* die erste Reifeteilung vollenden, wobei eine **sek. Oozyte** u. ein erstes **Polkörperchen** entstehen. Die zweite Reifeteilung beginnt unmittelbar danach u. wird nur abgeschlossen, wenn d. Eizelle befruchtet wird. Vgl. Befruchtung.

Oo|gonien (gr. ᾠογονία Eiablage) **n pl:** Ureier; s. Oogenese.

Oo|kinet (Oo-*; gr. κινητής Beweger) **m:** (engl.) ookinete; bewegl. Zygote mancher Sporozoen; s. Plasmodien.

O

Oo|lemma (↑; gr. λέμμα Schale, Rinde) n: syn. Membrana pellucida, Zona pellucida, Eihülle; Membran aus extrazellulären Glykoproteinen, die v. Follikelzellen des Ovars gebildet wird u. die Eizelle* umgibt; vgl. Follikelreifung.

Oo|phoritis (↑; -phor*; -itis*) f: Eierstockentzündung; Vork. selten isoliert, meist sekundär b. Salpingitis*; **Ätiol.:** aszendierende, lymphogene bzw. hämatogene Inf. (z. B. bei Sepsis), Peritonitis; **Formen: 1.** meist parenchymatöse Form (z. B. infolge Erkr. des Follikelapparats, Ausbildung von Follikel- u. Corpus-luteum-Abszessen od. entzündlicher Atrophie); **2.** exsudativ-interstitielle Form (serös, eitrig, hämorrhagisch); **Sympt.:** wie b. Salpingitis.

Oo|phoron (↑; ↑) n: (engl.) ovary; Eierstock, Ovarium*, Ovar.

Oo|zephalie (↑; Keph-*) f: syn. Sphenozephalie*.

Oo|zyste (↑, Kyst-*) f: (engl.) oocyst; Zygote der Sporozoen; vgl. Protozoen.

Oo|zyten (↑; Zyt-*) m pl: syn. Ovozyten; s. Eizelle.

Op.: Abk. f. **O**peration*.

Op-: auch Opt-, -opsie, -opie, Ops-; Wortteil mit der Bedeutung Auge, Angesicht; auch Sehen, Betrachtung; von gr. ὄψις.

opak (lat. opacus beschattet): undurchsichtig.

Opakifikation (↑) f: (engl.) opacification; (ophth.) verminderte Durchsichtigkeit der brechenden Medien des Auges; Vork. z. B. bei Leukom*.

Opales|zenz (lat. opalescere wie der Halbedelstein Opal schimmern) f: (engl.) opalescence; durch diffuse Lichtstreuung hervorgerufene Trübung, z. B. von kolloidalen Lösungen (Tyndall-Effekt); vgl. Kolloide.

Opazität (lat. opacitas Schatten, Dunkel) f: (engl.) opacity; optischer Durchlaßgrad eines Stoffes; Quotient aus einfallender u. durchscheinender Lichtintensität. Die O. einer photographischen Schicht hängt eng mit der optischen Dichte* zusammen. Der reziproke Wert der O. ist die Transparenz*.

OPD-Syn|drom n: Abk. f. **o**to-**p**alato-**d**igitales Syndrom*.

Open loop systems (engl. open loop offene Schleife, Schlinge) n pl: s. Insulininfusionssysteme.

Operabilität (nlat. operabilis operierbar) f: (engl.) operability; Operationsfähigkeit eines Pat. (vgl. Narkoserisiko) bzw. Möglichkeit zur op. Behandlung eines (pathol.) Befundes.

Operation (lat. operatio Bewerkstelligung, Bemühung) f: (engl.) operation, surgery; Abk. Op.; zu diagn. bzw. therap. Zwecken durchgeführter chir. Eingriff in den lebenden menschl. Organismus u. damit in die körperl. Integrität des Betroffenen. Die Op. gilt rechtl. als Körperverletzung*; ein operierender Arzt bedarf zu seiner Rechtfertigung daher grundsätzl. der Einwilligung* des Betroffenen zu einem Eingriff (vgl. Aufklärungspflicht). **Einteilung** nach dem Operationszeitpunkt: **1.** Notfalloperation bei vitaler Indikation*; **2.** dringliche Op.; **3.** Elektivoperation zum Zeitpunkt der Wahl (i. d. R. mit geringerem Letalitätsrisiko); **4.** Intervalloperation in der symptomfreien Zwischenphase nach Abklingen der akuten Symptomatik bei chron. rezidivierenden Erkrankungen.

Operationalisierung (↑): (engl.) operationalization; auch Operationaldefinition; Formulierung einer wissenschaftlichen Untersuchungsaufgabe mit dem Ziel der Erfaßbarkeit des Gegenstandes u. seiner Meßbarkeit durch die Angabe von Herstellungsregeln, von Meßvorschriften od. Prozeduren.

Operation, brust|erhaltende (↑) f: (engl.) breast-preserving operation; Op. kleiner Mammakarzinome m. dem Ziel der Erhaltung der Brust od. der Erleichterung einer späteren Rekonstruktion (s. Mammaplastik); **Formen: 1.** Tumorexzision, sog. Lumpektomie* bzw. Tylektomie; **2.** Segmentektomie; **3.** Quadrantenresektion*; **4.** subkutane Mastektomie*.

Operations|ileus (↑; Ileus*) m: (engl.) postoperative ileus; nach Op. im Bauchraum auftretender Ileus*, meist als paralytischer od. Strangulationsileus. Vgl. Darmatonie.

Operations|mikro|skop (↑; Mikr-*; Skop-*) n: (engl.) surgical microscope; Mikroskop* mit Lupenausstattung zur opt. Vergrößerung des Operationsfeldes bei Mikrochirurgie*.

Operation, stereo|taktische (↑) f: (engl.) stereotactic surgery; neurochir. Eingriff am Gehirn, bei dem nach Anlegen eines Bohrlochs best. Hirnstrukturen durch Punktion mit einer Zielsonde erreicht werden; die Zielpunkte werden durch Computertomographie* u. a. röntg. Verfahren, evtl. Ventrikulographie*, bestimmt bzw. anhand hirntopographischer Daten berechnet u. an einem spez. Gerät (Stereoenzephalotom) eingestellt, das am Kopf des Pat. fixiert ist. Die Einführung der Sonden erfolgt unter computertomographischer Kontrolle; intraoperativ kann bei Verw. von Nadelelektroden eine Stereoelektroenzephalographie* u. elektrische Stimulation der Zielpunkte durchgeführt werden. **Ind.:** Entnahme von Hirngewebe (Biopsie*) zur histol. Untersuchung, Ausschaltung bestimmter Hirnfunktionen v. a. durch Elektrokoagulation, z. B. bei Bewegungsstörungen durch Erkrankungen des extrapyramidalen Systems* (insbes. bei Hyperkinesen; bei Parkinson*-Syndrom kann v. a. ein einseitiger Rigor günstig beeinflußt werden), Implantation von Radionukliden* zur Strahlentherapie* von Hirntumoren, als stereotaktische Thalamotomie* zur Schmerztherapie. Vgl. Psychochirurgie.

Operator|gen (lat. operator Arbeiter, Verrichter; -gen*) n: (engl.) operator gene; Bez. f. eine DNA-Sequenz (ca. 20-40 Basenpaare), die einem Operon* bzw. einem Strukturgen* als Kontrollregion angehört; Bindungsort für das zugehörige Repressorprotein (vgl. Genregulation).

Operculum (lat.) n: Deckel.

Operculum fronto|parietale, temporale (↑) n: die Insel überdeckende Teile des Stirn- (Pars opercularis), Scheitel- u. Schläfenlappens des Gehirns.

Operon (lat. operari verrichten, arbeiten) n: Regulationseinheit, die sich aus Operatorgen u. Strukturgen zusammensetzt u. dessen Aktivität durch ein vom O. räumlich getrenntes Regulatorgen gesteuert wird.

Ophiasis (gr. ὀφίασις Haarausfall) f: s. Alopecia areata.

Ophryon (gr. ὀφρῦς Augenbraue) n: Mittelpunkt der Glabella*.

Ophthalm-: auch Ophthalmo-; Wortteil mit der Bedeutung Auge; von gr. ὀφθαλμός.

Ophthalmia (gr. ὀφθαλμία Augenkrankheit) f: ältere Allgemeinbez. für Augenentzündung; vgl. Panophthalmie.

Ophthalmia photo|electrica (↑) f: s. Keratoconjunctivitis photoelectrica.

Ophthalmia sym|pathica (↑) f: Bez. f. meist schwere Entz. der Uvea des ursprüngl. gesunden Auges nach schwerer Traumatisierung des anderen Auges; **Urs.:** Autoimmunisierung* gegen best., bei der Verletzung freigewordene Uveabestandteile; **Ther.:** Enukleation des traumatisierten Auges, Kortikoide, Immunsuppressiva; **Kompl.:** Erblindung durch Cataracta complicata, Sekundärglaukom, Ophthalmophthisis.

Ophthalmika (gr. ὀφθαλμικός die Augen betreffend) n pl: Augenheilmittel.

Ophthalmo|blennor|rhoe (Ophthalm-*; Blenn-*; -rhoe*) f: s. Blennorrhoe.

Ophthalmo|dynamo|graphie (↑; gr. δύναμις Kraft; -graphie*) f: (engl.) ophthalmo-dynamography; Abk. ODG; oszillograph. Messung (Ophthalmodynamometrie) u. Registrierung des Bulbus-Orbita-Pulses durch eine dem Orbitarand dicht anliegende Kapsel (Ophthalmodynamometer, z. B. nach Bailliart); Bestimmung von Druck u. Pulsationsvolumen der A. ophthalmica zur nichtinvasiven Diagn. einer zerebralen Durchblutungsstörung*.

Ophthalmo|logie (↑; -log*) f: (engl.) ophthalmology; Augenheilkunde.

Ophthalmo|meter (↑; Metr-*) n: Instrument zur Messung der Krümmungsflächen der Hornhaut.

Ophthalmo|myiasis (↑; gr. μυῖα Fliege; -iasis*) f: Madenkrankheit des Auges; s. Myiasis.

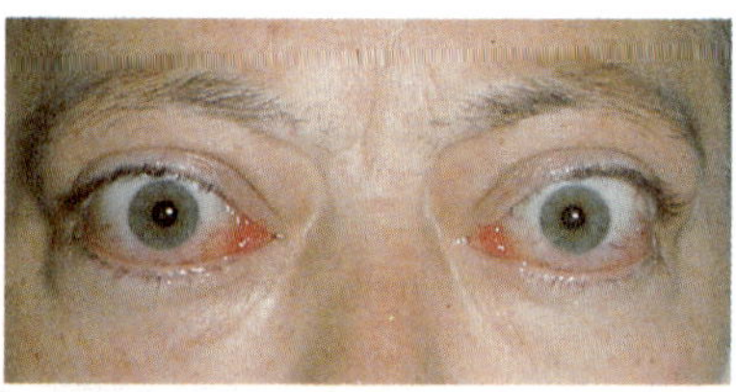

Ophthalmopathie, endokrine [362]

Ophthalmo|pathie, endo|krine (↑; -pathie*) f: (engl.) endocrinal ophthalmopathy; syn. endokrine Orbitopathie; überzufällig häufig bei Basedow*-Krankheit auftretende, meist beidseitig (z. T. asymmetrisch), gelegentlich auch einseitig lokalisierte, (wahrscheinlich) eigenständige Autoimmunkrankheit der Augenmuskeln u. des orbitalen Bindegewebes; **Sympt.:** Exophthalmus* mit starrem, glänzendem Blick, Stellwag*-Zeichen, Graefe*-Zeichen, Moebius*-Zeichen; **Stadieneinteilung:** s. Tab.; **Ther.:** ggf. Behandlung der Hyperthyreose; bei bösartiger Form u. U. Strahlentherapie od. Glukokortikoide, selten op. Orbitadekompression. Vgl. Myxödem, prätibiales.

Ophthalmopathie, endokrine
Stadieneinteilung und Symptomatik

Stadium	Symptome
0	keine
I	Oberlidretraktion, Konvergenzschwäche
II	zusätzlich Chemosis, Lidschwellung, Tränenfluß, Photophobie, retrobulbäres Druckgefühl
III	zusätzlich Exophthalmus; (Hertel-) Exophthalmometer über 20 mm
IV	zusätzlich Sehverschlechterung (Unscharf-, Verschwommensehen) u. Diplopie inf. Augenmuskelbeteiligung
V	zusätzlich Lagophthalmus mit Hornhautbeteiligung (Keratitis e lagophthalmo)
VI	Sehverlust inf. Sehnervenbeteiligung

Ophthalmo|phthisis (↑; gr. φθίσις Schwund) f: syn. Phthisis bulbi; Schrumpfung des Augapfels; **Urs.:** **1.** Panophthalmie* mit gewöhnlich reizlos zurückbleibendem Stumpf; **2.** mehrere Op. im Bereich der Netzhaut; **3.** niedriger Augeninnendruck nach chron. Entzündung; vgl. Hypotonia bulbi.

Ophthalmo|plegia (↑; -plegie*) f: Ophthalmoplegie; s. Augenmuskellähmung. **O. chronica pro|gressiva** (↑; ↑) f: beidseitige Ptose u. Augenmuskellähmung; wahrscheinl. sehr langsam progrediente Muskeldystrophie inf. Degeneration der motor. Augenmuskelnervenkerne; vgl. Kearns-Sayre-Syndrom. **O. externa** (↑; ↑) f: s. Okulomotoriuslähmung. **O. externa et interna** (↑; ↑) f: vollständige Okulomotoriuslähmung*. **O. interna** (↑; ↑) f: s. Okulomotoriuslähmung. **O. plus** (↑; ↑) f: syn. Kearns*-Sayre-Syndrom. **O. totalis** (↑; ↑) f: Lähmung sämtl. Augenmuskeln; neben der Unbeweglichkeit des Augapfels sind auch Pupille u. Akkommodation gelähmt.

Ophthalmo|plegie, inter|nukleäre (↑; ↑) f: Adduktionsparese eines od. beider Augen mit dissoziiertem Blickrichtungsnystagmus des abduzierten Auges; Vork. bei Multipler Sklerose u. Hirnstamminfarkten od. -tumoren nahe der Mittellinie; **Urs.:** Läsion im ipsilateralen Fasciculus longitudinalis medialis.

Ophthalmo|skopie (↑; -skopie*) f: (engl.) ophthalmoscopy; Funduskopie, sog. Augenspiegeln; Betrachtung des Augenhintergrunds* mit einem Augenspiegel; **Formen:** **1.** Untersuchung im umgekehrten Bild (indirekte O.) mit großem Überblick bei 4,5facher Vergrößerung; **2.** direkte O. im aufrechten Bild mit Darstellung eines kleinen Bereichs in 16facher Vergrößerung.

Ophthalmo|test (↑) m: (engl.) conjunctival test; Verf. zur Prüfung der klin. Aktualität einer in der Hauttestung ermittelten Allergie* vom Soforttyp (Verw. verdünnter Allergenlösung) od. einer anaphylaktoiden Reaktion* (Verw. der Originalkonzentration); bei pos. Ausfall kommt es innerhalb 15 Min. nach Träufelung in den äußeren Augenwinkel zu Juckreiz, Fremdkörpergefühl, Tränenfluß, Lidödem, konjunktivaler Injektion bzw. Rhinitis.

Opiat|antagonisten (Opium*; Antagonismus*) m pl: (engl.) opiate antagonists; auch Morphinantagonisten; synthetische Substanzen (z. B. Naloxon), die sich als kompetitive Antagonisten an Opiatrezeptoren binden u. damit die Wirkungen (z. B. Atemdepression) von Morphin u. morphinartigen Analgetika aufheben; **Verw.:** z. B. zur Narkoseausleitung (cave: erneutes Auftreten der Atemdepression inf. kürzerer Wirkungsdauer der O. im Vergleich zu den zu antagonisierenden Opiaten*), Ther. der (akuten) Opiatvergiftung.

Opiate (↑) n pl: (engl.) opiates; i. e. S. Morphin* u. a. Alkaloide des Opiums* mit morphinartigen Wirkungen, i. w. S. auch die sog. Opioide*; natürlich vorkommende O.: Morphin, Codein, Papaverin, Thebain; **Wirkungen** (u. a. durch reversible Bindung an Opiatrezeptoren*): meist euphorisierend, analgetisch, sedativ-hypnotisch, antitussiv, antiemetisch (Späteffekt), vegetative Beeinflussung (z. B. Atemdepression, verminderte Darm-Motilität, Übelkeit, Erbrechen als Früheffekt); **Verw.:** als Analgetika, Antitussiva. O. unterliegen dem Betäubungsmittelgesetz* (cave: Abhängigkeit).

Opiat|rezeptoren (↑; Rezeptoren*) m pl: (engl.) opiate receptors; spezif. Bindungsstellen für Endorphine* u. Opiate* im ZNS; bisher sind vier Typen von O. bekannt, die unterschiedl. Wirkungen vermitteln; die Hemmung od. Aufhebung der an den O. vermittelten Wirkung erfolgt durch Opiatantagonisten*.

Opioide (↑; -id*) n pl: (engl.) opioids; halb- u. vollsynthetische Pharmaka bzw. körpereigene Substanzen (s. Endorphine) mit morphinartiger Wirkung (s. Opiate); Verw.: s. Analgetika, Injektionsnarkotika.

Opioid|peptide (↑; ↑) n pl: s. Endorphine.

Opi|pramol (INN) n: 4-[3-(5H-Dibenz[b,f]-azepin-5-yl)-propyl]-1-piperazinethanol (IUPAC); Verw.: s. Antidepressiva.

Opisth|en|cephalon (gr. ὄπισθεν hinten, dahinter; Enkephal-*) n: Hinterhirn.

Opistho|genie (↑; gr. γένειον Kinn) f: Zurücktreten des Unterkiefers bei unauffälligem Oberkiefer; vgl. Opisthognathie.

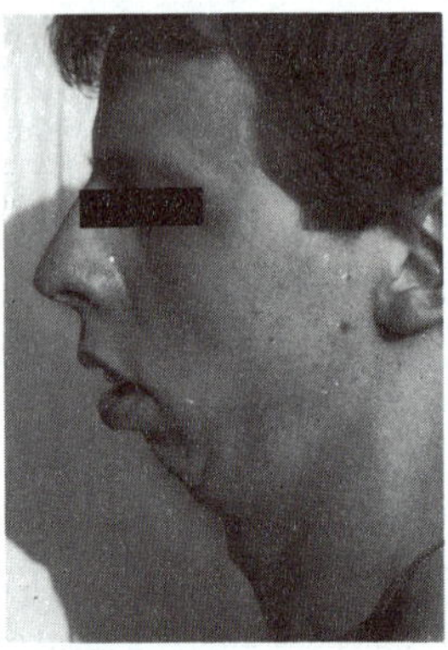

Opisthogenie [540]

Opistho|gnathie (↑; gr. γνάθος Kinnbacken) f: (engl.) opisthognatism, retrognathia; syn. Mikrognathie; Zurücktreten des Oberkiefers; i. w. S. auch syn. Retrognathie, Zurücktreten von Ober- u. Unterkiefer.

Opisth|orchiasis (↑; Orch-*; -iasis*) f: Befall der intra- u. extrahepatischen Gallengänge mit Leberegeln der Gattung Opisthorchis*; Übertragung durch Genuß roher od. ungenügend erhitzter Süßwasserfischgerichte; **Klin.:** meist asymptomatisch; evtl. Fieber, Müdigkeit, epigastrische Beschwerden, Durchfälle, Gallenwegverschluß, Leberabszeß, Pankreatitis; **Ther.:** Praziquantel; s. a. Trematodeninfektionen.

Opisth|orchis (↑; ↑) m: Gattung der Trematodes*; bis 25 mm lange u. 5 mm breite, blutsaugende Parasiten in d. Gallen-, seltener in den Pankreasgängen des Menschen u. fischfressender Säugetiere. Die für die Endwirte infektiösen Metazerkarien entwickeln sich in karpfenartigen Fischen (2. Zwischenwirte).

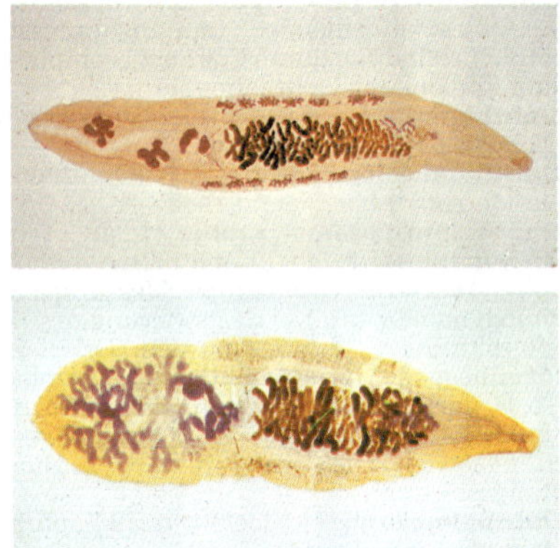

Opisthorchis:
O. felineus (2,2 × 11,3 mm, oben) mit gelappten Testes, terminal hintereinander gelegen, etwas diagonal verschoben; O. sinensis (4 × 13 mm, unten) mit verzweigten Testes, terminal hintereinander gelegen [524]

Opisth|orchis felineus (↑; ↑) m: Katzenleberegel; 1,5 mm × 8-12 mm; Testes (gelappt) im Körperhinterende; **Vork.:** Osteuropa, GUS (Ukraine, Westsibirien); Mensch gebietsweise sehr häufig infiziert (s. Opisthorchiasis); Endwirte v. a. Katzen.

Opisth|orchis guaya|quilensis (↑; ↑) m: syn. Amphimerus guayaquilensis (3 mm × 11 mm); ähnlich Opisthorchis felineus; Leberegel von Hund, Katze, Beutelratte; **Vork.:** Ecuador; menschl. Infektionen nur regional von Bedeutung.

Opisth|orchis sinensis (↑; ↑) m: syn. Clonorchis sinensis; chinesischer Leberegel (5 mm × 25 mm); Endwirte: Katze, Hund, Schwein, Mensch; **Vork.:** China, Korea, Taiwan, Japan; menschl. Infektionen gebietsweise sehr häufig; Lebensdauer 20-25 Jahre.

Opisth|orchis viverrinae (↑; ↑) m: morphol. von Opisthorchis* felineus nicht zu unterscheiden; **Vork.:** Thailand, Laos, Kampuchea, Vietnam.

Opistho|tonus (↑; Ton-*) m: Rückwärtsbeugung des Kopfes u. Überstreckung von Rumpf u. Extremitäten; **Vork.:** v. a. bei intrazerebraler Blutung, Einklemmung des Hirnstamms, Dezerebration, Meningitis, Tetanus.

Opitz-Frias-Syn|drom (John M. O., Humangenetiker, Madison, geb. 1935; Jaime F., Humangenetiker, Madison) n: syn. G*-Syndrom.

Opitz-Kaveggia-Syn|drom (↑) n: syn. FG*-Syndrom.

Opitz-Syn|drom (↑) n: s. Hypertelorismus-Hypospadie-Syndrom.

Opium (gr. ὄπιον Mohnsaft) n: Produkt des Schlafmohns (Papaver* somniferum); von med. Bedeutung sind unter den 25 bekannten, im O. enthaltenen Alkaloiden die Phenanthrenderivate Morphin* (ca. 10%) u. Codein* (0,5%) sowie die Isochinolinderivate Papaverin* (1%) u. Noscapin* (6%), die unterschiedl. od. keine Affinität zu Opioidrezeptoren besitzen; **Verw.:** bei schweren Schmerzzuständen (z. B. Morphin), als Antitussiva (z. B. Codein, Noscapin); in Form der Tinctura Opii früher als Antidiarrhoikum; vgl. Morphinvergiftung, Opiate.

Oppenheim-Krankheit (Hermann O., Neurol., Berlin, 1858-1919): syn. Myatonia congenita; s. Floppy infant.

Oppenheim-Turner-Syn|drom (↑; Henry H. T., Endokrinol., Oklahoma City, geb. 1892) **n:** (engl.) congenital muscular hypoplasia; nicht mehr gebräuchliche Bez. f. kongenitale, nicht progrediente muskuläre Hypotonie; s. Floppy infant.

Oppenheim-Zeichen (↑): s. Pyramidenbahnzeichen (Tab.).

op|ponens (lat.): gegenüberstellend.

Op|position (↑) **f:** Gegenüberstellung des Daumens gegen die anderen Finger, wichtigste Werkzeugfunktion der Hand.

Op|pressio (lat.) **f:** Beklemmung.

Opsin (Op-*) **n:** spezif. Eiweißkörper d. Retina; s. Dämmerungssehen.

OPSI-Syn|drom n: Abk. f. (engl.) **o**verwhelming **p**ostsplenectomy **i**nfection; v. a. bei Kleinkindern als Kompl. nach Splenektomie* auftretende, foudroyant verlaufende bakt. Infektionen u. Sepsis*; häufigste **Err.:** Streptococcus pneumoniae, Haemophilus influenzae; **Letalität:** ca. 50%; **Proph.:** möglichst organerhaltende Eingriffe im Kleinkindesalter, sonst Penizillinprophylaxe (drei Jahre) od. Impfung mit (23-valentem) Pneumokokkenimpfstoff.

Opso|klonus (Op-*; Klonus*) **m:** (engl.) opsoclonus, dancing eye; kurze, schnelle u. unregelmäßige Augenbewegungen in unterschiedl. Richtungen; **Vork.:** z. B. bei Enzephalitis, Kinsbourne-Syndrom, als paraneoplast. Symptom z. B. bei Neuroblastom u. Bronchialkarzinom, nach Hypoxie od. Sepsis, bei Multipler Sklerose od. anderen myoklonischen u. zerebellaren Syndromen.

Opsonine n pl: (engl.) opsonins; Bez. f. Plasmabestandteile, die durch Anlagerung an körperfremde antigene Substanzen u. Mikroorganismen (**Opsonisierung**) deren Elimination durch Phagozytose* begünstigen; z. B. Antikörper (v. a. IgG), Komplementproteine (C3b), Fibronektin, Akute-Phase-Proteine. Vgl. Bakteriotropine.

Opsonisierung: (engl.) opsonization; Anlagerung von Opsoninen* an Antigene, wodurch deren Elimination durch Phagozytose* begünstigt wird.

OPTG: Abk. f. **O**rtho**p**an**t**omo**g**raphie; s. Pantomographie.

Optico-: Wortteil mit der Bedeutung das Sehen betreffend; von gr. ὀπτικός.

opticus (↑): (engl.) optic; das Sehen betreffend; z. B. Nervus opticus (Sehnerv).

Optikus|a|trophie (↑; Atrophie*) **f:** (engl.) optic nerve atrophy; Atrophia nervi optici; Schwund des Sehnerven als Folge- od. Endzustand v. Krankheitsprozessen wie Stauungspapille, Glaukom, Trauma (z. B. Fraktur des Gesichtsschädels), Optikusneuritis, ischämische, toxische od. nutritive Optikusneuropathie, Kompression des N. opticus durch raumfordernde Prozesse, Ophthalmophthisis, selten bei Devic*-Krankheit sowie hereditär (s. Leber-Optikusatrophie, Behr-Syndrom I); **Formen: 1.** einfache O. mit scharfer Begrenzung, i. d. R. nichtentzündlicher Genese; **2.** postneuritische (sekundäre) O. mit unscharfen Grenzen, v. a. nach entzündlichen Prozessen des Sehnerven; **3.** partielle O. mit temporaler Abblassung* (z. B. nach retrobulbärer Neuritis); **Klin.:** zentraler Visusverfall, Abblassung u. grauweiße od. porzellanweiße Verfärbung der Papilla nervi optici.

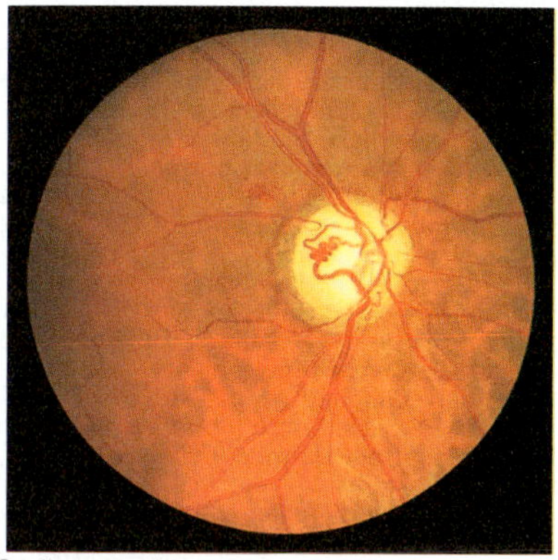

Optikusatrophie:
hier nach vorausgegangener Stauungspapille [362]

Optikus|gliom (↑; Glia*; -om*) **n:** (engl.) optic nerve glioma; häufigster Tumor des N. opticus; (histol.) pilozytäres Astrozytom vom juvenilen Typ; **Vork.:** insgesamt selten, bes. bei Mädchen unter 10 Jahren, auch in Komb. mit Neurofibromatose; **Klin.:** Sehminderung, Schielen, afferente Pupillenstörung, Sehnervenschwellung, Optikusatrophie; **Ther.:** op. Entfernung. Vgl. Hirntumoren.

Optikus|neuro|pathie, anteriore ischämische (↑; Neur-*; -pathie*) **f:** syn. Apoplexia papillae; arteriosklerot. od. entzündl. (Arteriitis temporalis) bedingte, unilaterale Durchblutungsstörung des Sehnervenkopfes mit leichtem bis schwerem Visusverlust.

Optochin|test m: (engl.) optochin test; in d. Routinediagnostik am häufigsten verwendetes Verfahren z. kulturellen Abgrenzung v. Streptococcus* pneumoniae gegen vergrünende Streptokokken (Nährmedium Optochinbouillon od. Optochin-imprägnierte Plättchen auf festen Nährböden). Optochin hemmt Pneumokokken-, jedoch nicht Streptokokkenwachstum.

Opto|typen (Op-*) **f pl:** (engl.) optotypes; Sehzeichen zur Bestimmung der Sehschärfe*; offizielle Standardoptotypen (z. B. für Gutachten) sind d. Landolt*-Ringe; in d. Praxis ebenfalls häufig gebrauchte O. sind Blockbuchstaben (Snellen*-Sehproben), Zahlen, E-Haken, Kinderbilder; vgl. Sehprobentafeln.

Or-: auch oro-, ora-, oral-; Wortteil mit der Bedeutung Mund, Gesicht, Augen; von lat. os, oris.

Ora (lat.) **f:** Rand, Saum.

oral (lat. os, oris Mund, Gesicht): oralis; mündl., zum Mund (zur Mundhöhle) gehörend, durch den Mund, vom Mund her.

Oral|phase (↑) **f:** s. Entwicklungsphasen.

Oral|verkehr (↑): (engl.) oral sex; orogenitaler Geschlechtsverkehr m. oraler Stimulation der Vulva (Cunnilingus*) od. des Penis (Fellatio*).

Orangen|schalen|haut: (engl.) orange peel skin; (frz.) peau d'orange; i. R. der Zellulitis* auftretende Veränderung des subkutanen Fettgewebes, v. a. in der Glutäal- u. Oberschenkelregion b. adipösen jüngeren Frauen. Die Haut wirkt beim Zusammenziehen induriert, die Follikelöffnungen sind vergrößert; im Bereich der Brust evtl. Zeichen eines Mammakarzinoms*.

Ora serrata (Ora*) **f:** die gezackte Grenze zw. lichtempfindl. u. lichtunempfindl. Teil der Retina. Vgl. Auge (Abb.).

orbicularis (lat.): kreisförmig.

Orbicularis-oculi-Re|flex (↑; lat. oculus Auge; Reflekt-*) **m:** syn. Glabellareflex; Fremdreflex mit Kontraktion der Mm. orbiculares oculi b. Beklopfen der Glabellagegend; fehlt schon bei Beginn einer Fazialislähmung*, verstärkt bei Läsion kortikopontiner Bahnen u. Erkr. des extrapyramidalen Systems.

Orbicularis-oris-Re|flex (↑; Or-*; ↑) **m:** s. Reflexe.

Orbiculus (lat.) **m:** kleiner Kreis; (anat.) der über dem M. ciliaris gelegene Teil des Ziliarkörpers*.

Orbikularis|re|aktion (orbicularis*) **f:** s. Lidschlußreaktion.

Orbita (lat.) **f:** Augenhöhle; Augapfel u. seine Hilfsorgane, orbitaler Fettkörper.

Orbita|de|kompression (↑; De-*; lat. compressio das Zusammendrücken) **f:** op. Erweiterung der knöchernen Augenhöhle durch Entfernung des kleinen Keilbeinflügels od. von Teilen der Siebbeinzellen zur Druckentlastung bei Sehnervenkompression od. massivem Exophthalmus*.

Orbital|phlegmone (↑; Phlegmone*) **f:** (engl.) orbital phlegmon, cellulitis; akute Entz. der Orbita; oft im Anschluß an eitrige Prozesse der Nasennebenhöhlen, des Gesichts (Lippenfurunkel) u. der Lider; **Sympt.:** entzündl. Schwellung der Lider u. Bindehaut, Rötung u. Bewegungseinschränkung des Bulbus; **Ther.:** hochdosiert Antibiotika, ggf. Herdsanierung; **Kompl.:** Neuritis, Stauungspapille, Atrophie der Sehnerven, Kavernosusthrombose, Meningitis (Lebensgefahr).

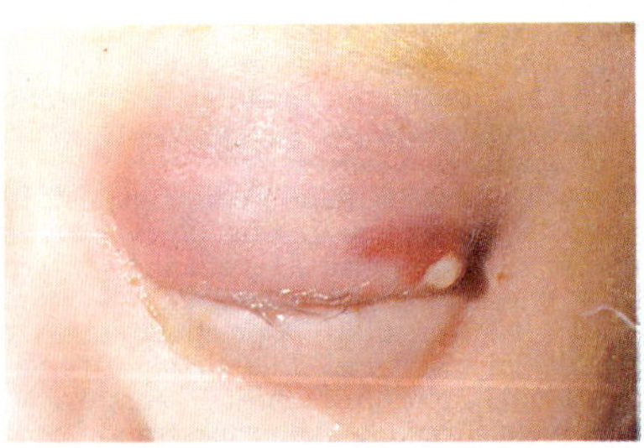

Orbitalphlegmone [362]

Orbita|tumor (↑; Tumor*) **m:** in der Orbita lokalisierter Tumor, ausgehend vom Orbitagewebe selbst, von Nachbarorganen od. als Metastase eines Primärtumors; **Formen: 1.** benigner O.: Dermoidzyste, Fibrom, Lipom, Chondrom, Hämangiom, Mukozele der Nasennebenhöhlen, Osteom, Keilbeinmeningeom; **2.** maligner O.: Non-Hodgkin- od. Hodgkin-Lymphom, Rhabdomyosarkom, Hämangioendotheliom, Osteosarkom, Karzinom der Nasennebenhöhlen, des Epipharynx od. der Lider, Mischtumor der Tränendrüse, uveales Melanosarkom, Retinoblastom; **3.** Metastase eines Hypernephroms, Mamma- od. Bronchialkarzinoms; **Sympt.:** meist einseitiger Exophthalmus*, Doppeltsehen inf. (mechan. bedingter) Augenmuskellähmung, u. U. Ausbildung einer Hypermetropie; **Diagn.:** CT, NMR, Ultraschalldiagnostik, ggf. Probeexzision; **Ther.:** je nach Grundtumor op. (z. B. Krönlein-Orbitalresektion, Exenteratio orbitae), evtl. Strahlentherapie.

Orbito|pathie, endo|krine (↑; -pathie) **f:** syn. endokrine Ophthalmopathie*.

Orbito|tomie (↑; -tom*) **f:** (engl.) orbitotomy; op. Eröffnung der Augenhöhle; **1.** von vorne durch die Lider (transseptal) od. bei geöffneten Lidern durch die Bindehaut (transkonjunktival); **2.** von temporal mit S-förmigem Hautschnitt u. vorübergehender Knochenresektion der lateralen Augenhöhlenwand (Krönlein-Orbitalresektion); **3.** von frontobasal über den Boden der vorderen Schädelgrube bzw. über das knöcherne Orbitadach.

Orbi|virus (lat. orbis Kreis; Virus*) **n:** Genus von ca. 60 hüllenlosen RNA-Viren der Fam. Reoviridae* (⌀ 60-80 nm, Innenkörper mit 32 ringförmig ikosaedrisch angeordneten Kapsomeren, Genom in 10 Segmenten doppelsträngiger RNA); **Übertragung** durch Mücken (v. a. Phlebotomus u. Culicoides) od. Zecken; humanpathogene Vertreter sind Serotypen der Colorado-„tick"-Fieber-Gruppe; vgl. Arbovirosen (Tab.).

Orcein **n:** Orzein; rotbraune amorphe Substanz, Hauptbestandteil des aus Flechten gewonnenen Orseillefarbstoffs.

Orch-: auch Orcheo-, Orchi-, Orchido-; Wortteil mit der Bedeutung Hoden; von gr. ὄρχις, ὄρχεως.

Orchido|meter (↑; Metr-*) **n:** Modelle (Ellipsoide) von bekanntem Volumen zur Bestimmung der Hodengröße.

Orchido|pexie (↑; -pexie*) **f:** (engl.) orchiopexy; syn. Orchipexie; op. Fixation eines od. beider Hoden am tiefsten Punkt des Skrotums nach Funikolyse; bei Maldescensus* testis od. Hodentorsion*.

Orchi|ek|tomie (↑; Ektomie*) **f:** (engl.) orchidectomy; syn. Orchidektomie; op. Entfernung eines Hodens (Semikastration*), z. B. bei Hodentumor, bzw. beider Hoden (op. Kastration), z. B. bei Prostatakarzinom.

Orchi|ek|tomie, plastische (↑; ↑) **f:** (engl.) subcapsular orchidectomy; op. Entfernung des eigentl. Keimgewebes unter Belassung der Hodenhüllen u. Anhangsgebilde.

Orchio|blastom (↑; Blast-*; -om*) **n:** (engl.) orchioblastoma; embryonales Karzinom des Hodens; s. Hodentumoren.

Orchis (↑) **m:** Hoden*.

Orchitis (↑; -itis*) **f:** syn. Didymitis; Entz. eines od. beider Hoden; **Vork.** meist i. R. von Allgemeininfektionen (Parotitis* epidemica nach der Pubertät häufigste Urs.), selten isoliert den Hoden betreffend (Virusorchitis), lokal bedingt durch Übergreifen einer Epididymitis* od. nach Trauma; **Sympt.:** plötzlich einsetzende Schmerzen, Schwellung, hohes Fieber, Rötung der Skrotalhaut. Vgl. Akuter Hoden.

Orci|prenalin (INN) **n:** (RS)-1-(3,5-Dihydroxyphenyl)-2-isopropylaminoethanol (IUPAC); Betasympathomimetikum; **Verw.:** als Bronchospasmolytikum, bei bradykarden Herzrhythmusstörungen.

Ordination (lat. ordinatio An-, Ordnung) f: **1.** Verordnung, Verschreibung; **2.** Sprechstunde.

Ordnungs|therapie f: s. Kneipp-Therapie.

Ordnungs|zahl: Abk. OZ; syn. Kernladungszahl*.

Orf-Virus (Virus*) n: Parapoxvirus ovis; s. Parapoxvirus.

Organ (gr. ὄργανον Werkzeug) n: Organon; aus Zellen u. Geweben zusammengesetzte Teile des Körpers, die eine Einheit m. best. Funktionen bilden.

Organ|dosis (↑; Dosis*) f: (engl.) organ dose; Strahlendosis für ein (kritisches) Organ; wird i. a. als mittlere Energiedosis* in einem Organ angegeben unter der vereinfachenden Annahme, daß die inkorporierte radioaktive Substanz in dem entspr. Organ gleichmäßig verteilt u. das Gewebe von einheitlicher Beschaffenheit ist.

Organe, branchio|gene (↑) n pl: (engl.) branchiogenous organs; Organe, die sich aus d. Kiemenspalten* entwickeln; z. B. Gaumenmandel, Epithelkörperchen, Thymus.

Organe, homo|loge (↑) n pl: (engl.) homologous organs; Organe mit gleicher entwicklungsgeschichtl. Anlage, jedoch (geschlechtsabhängig) versch. Funktion.

Organellen (Dim. ↑) f pl: s. Zellorganellen.

Organe, lympho|retikuläre (↑) n pl: (engl.) lymphoreticular organs; Organe des lymphatischen Systems*, deren Stroma aus retikulärem Bindegewebe besteht, in dessen Maschen massenhaft Lymphozyten eingelagert sind; z. B. Lymphknoten, Milz (v. a. weiße Pulpa).

Organisation (frz. organiser einrichten, ordnen) f: Demarkation u. Resorption mit Umbau u. Ersatz von nekrotischen Geweben, Thromben, Hämatomen u. (insbes. fibrinreichen) Ergüssen u. Exsudaten durch Granulationsgewebe*.

Organ|krisen, tabische (Organ*; gr. κρίσις Zwiespalt, Entscheidung) f pl: (engl.) tabetic visceral crises; heute seltenes Symptom bei Tabes* dorsalis mit anfallartig auftretenden Schmerzen, meist als sog. gastrische Krise mit Schmerzen im Epigastrium.

Organ, kritisches (↑) n: (engl.) critical organ; (radiol.) Organ(system) bzw. Gewebe, das aufgrund seiner bes. Strahlensensibilität od. seiner für den Gesamtorganismus wichtigen funkt. Bedeutung die bei Teilkörperbestrahlung applizierbare Strahlendosis limitiert bzw. in dem nach Inkorporation* von Radionukliden* in Abhängigkeit von deren biokinet. Verhalten (Verteilung, Anreicherung, Retention) die relative Körperdosis* den höchsten Wert erreicht od. das als Folge der Inkorporation die empfindlichste Reaktion erwarten läßt. Jedes Organ kann grundsätzlich ein k. O. sein; wichtige k. O. sind u. a. die Gonaden, das hämopoetische System, die Lungen u. die Schilddrüse.

Organ|neurose (↑; Neur-*; -osis*) f: (engl.) organ neurosis; sog. vegetative Neurose, psychogene funkt. Störung; Bez. f. körperl. Störung, die inf. eines verdrängten psych. Konflikts entsteht u. v. a. an Organen auftritt, die vom vegetativen Nervensystem gesteuert werden; **Vork.:** z. B. als Diarrhoe, Erbrechen od. Herzklopfen (s. Herzneurose). Vgl. Konversionsneurose, Syndrom, psychovegetatives.

Organo|genese (↑; -genese*) f: (engl.) organogenesis; (embryol.) Wachstum u. Differenzierung der Zellen der dreiblättrigen Keimscheibe* zu embryonalen Organanlagen in den ersten 12 Lebenswochen (s. Abb.).

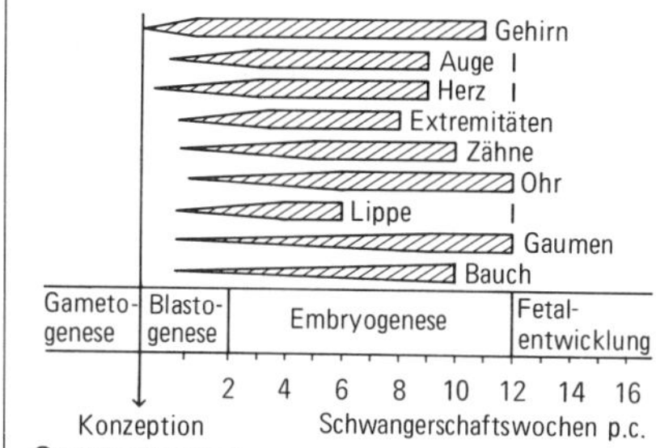

Organogenese: zeitlicher Ablauf [385]

Organon (↑) n: Organ. **O. spirale** (↑) n: Corti*-Organ. **O. vomero|nasale** (↑) n: s. Jacobson-Organ.

Organo|therapie (↑) f: (engl.) organotherapy; Organbehandlung; Behandlung mit tier. od. menschl. Organen, Organteilen, Zellen, Zellteilen od. extrazellulären Flüssigkeiten (Organtherapeutika i. S. des Arzneimittelgesetzes); i. R. alternativer Heilverfahren* Injektion heterologer, aus fetalen Organen od. Jungtieren gewonnener Zellen zur Anregung allg. Lebensprozesse u. Abwehrkräfte; risikoreich durch Antigengehalt des Materials (immun. Überempfindlichkeitsreaktionen) u. durch die Möglichkeit der Übertragung von Krankheiten, insbes. bei Präparaten von Schafen u. Ziegen. Der Nachweis therap. Erfolge konnte in klin. Versuchen bisher nicht erbracht werden; vor der Anw. entspr. Präparate wird nachdrücklich gewarnt; vermutet wird ein Placeboeffekt. Vgl. Nosode, Umstimmungstherapie.

organo|trop (↑; -trop*): auf ein (best.) Organ gerichtet bzw. wirkend.

Organo|tropie (↑; ↑) f: (engl.) organotropism; bezeichnet bei pharmak. u. tox. Effekten (z. B. auch bei der Karzinogenese) die Tatsache, daß sich die Toxizität* best. Agenzien innerh. eines gewissen Dosisbereichs zunächst überwiegend an einem Organsystem manifestiert. Bei Erhöhung der Dosis treten i. d. R. neue Wirkungen an weiteren Organsystemen hinzu. Vgl. Organtoxizität, Potential, toxisches.

Organ|spender (↑): (engl.) organ donor; **1.** durch Hirntod* Verstorbener, dem Organe (Nieren, Herz, Leber u. a.) zur Transplantation entnommen werden. Voraussetzung für die Organentnahme ist der zweifelsfreie Nachweis des eingetretenen irreversiblen Hirntods u. die Zustimmung zur Organspende durch den Verstorbenen (z. B. durch Organspenderausweis*) od. durch Angehörige. Vgl. Transplantationsgesetz; **2.** lebende Person, der Organe od. Gewebeteile zugunsten eines kranken Empfängers entnommen werden (vgl. Verwandtentransplantation). Als lebende O. kommen nur voll einwilligungsfähige Personen in Betracht. Setzt sich der Spender durch die Entnahme eines lebenswichtigen Organs einer erhebl. Eigengefährdung aus, ist seine Einwilligung in den Eingriff gemäß § 226 a StGB unwirksam. Med. Kontraind. für die Organspende sind Malignome (außer ZNS), Sepsis u. HIV-Nachweis.

Organ|spender|ausweis (↑): eine zu Lebzeiten abgegebene Einverständniserklärung zu einer Transplantatentnahme im Todesfall, die den

O

Ausweispapieren beigelegt werden kann. Vgl. Transplantationsgesetz, Patiententestament, Selbstbestimmungsrecht.

Organ, statisches (↑) n: s. Vestibularapparat.

Organ|toxizität (↑; Tox-*) f: (engl.) organ toxicity; Toxizität* eines Agens, die sich an einem charakterist. Organ manifestiert; qualitative Bez. z. B. Hepatotoxizität, Nephrotoxizität, Ototoxizität, Neurotoxizität. Vgl. Dosis/Wirkungsbeziehung, Organotropie.

Organ|trans|plantation (↑; Transplantation*) f: s. Transplantation.

Organ|wechsel (↑): (engl.) organ change; Entw. eines Lebewesens aus Jugendformen z. geschlechtsreifen Individuum in verschiedenen Organen desselben Wirtsorganismus; vgl. Wirtswechsel.

Orgasmus (gr. ὀργή Leidenschaft, Trieb) m: (engl.) orgasm; Höhepunkt u. (meist) Befriedigung sexueller Erregung, i. d. R. beim Geschlechtsverkehr* od. bei der Masturbation*; **physiol. Reaktionen:** unwillkürl. Muskelkontraktionen insbes. im Genitalbereich, aber auch im übrigen Körper; daneben Steigerung der Herzfrequenz, Blutdruckanstieg, Zunahme von Atemfrequenz u. -tiefe sowie versch. ausgeprägte Bewußtseinsveränderungen, bei Männern gefolgt von einer Refraktärperiode m. geringer sexueller Erregungsempfindlichkeit (s. Reaktionszyklus, sexueller). Beim männlichen Geschlecht sind Orgasmen m. Eintritt der Geschlechtsreife generell von einer Ejakulation* begleitet; beim weiblichen Geschlecht wird z. T. eine Sekretion paraurethraler Drüsen beobachtet (s. Gräfenberg-Zone). Vgl. Anorgasmie, Funktionsstörung, sexuelle.

Orgasmus|phase (↑) f: s. Reaktionszyklus, sexueller (Tab.).

Orgasmus|störung (↑): s. Funktionsstörung, sexuelle.

Orgo|tein (INN) n: syn. Superoxiddismutase; Kupfer u. Zink enthaltendes Enzym; **Verw.:** Antiphlogistikum (parenterale Anw.); **NW:** Überempfindlichkeitsreaktionen.

Orient|beule: syn. kutane Leishmaniase; s. Leishmaniasen.

Orientierung: (engl.) orientation; (psychol.) Fähigkeit, sich im Hinblick auf Zeit, Ort, Situation u. eigene Person (autopsychische O.) zurechtzufinden; Voraussetzungen sind u. a. ungestörtes Bewußtsein, Wahrnehmung, Aufmerksamkeit, Zeitsinn u. Gedächtnis; **Orientierungsstörungen** (inkonstante O.) u. Desorientiertheit (fehlende O.) betreffen zunächst v. a. die zeitliche, dann situative u. örtliche u. zuletzt die autopsychische O. **Vork.** von Orientierungsstörungen z. B. bei Bewußtseinsstörungen, Gedächtnisstörungen, Psychose, org. Psychosyndrom, Demenz od. Wahrnehmungsstörungen.

Ori|ficium (lat.) n: Mündung, Öffnung.

originär (lat. originarius ursprünglich): (engl.) original; (gyn.) Bez. f. das glatte Epithel der normalen, unveränderten Portioschleimhaut; s. Kolposkopie.

Origo (lat.) f: Ursprung.

Ormond-Syn|drom (John O., zeitgen. Urol., Detroit) n: s. Fibrose, retroperitoneale.

Orni|pressin (INN) n: Vasopressin-Analogon (s. ADH) mit v. a. vasokonstriktorischer Wirkung; Verw.: bei Ösophagusvarizenblutung*.

Ornithin n: eine Alpha-5-Diaminovaleriansäure; s. Eiweißfäulnis, Diaminosäuren, Putreszin.

Ornithin|ämie (gr. ὄρνις, ὄρνιθος Vogel; -ämie*) f: (engl.) ornithinaemia; syn. O. mit Gyratatrophie; sehr seltener autosomal-rezessiv erbl. Stoffwechseldefekt mit Störung der (reversiblen) Umwandlung von Glutaminsäure-Delta-semialdehyd zu Ornithin* inf. Mangels an Ornithin-Gammaaminotransferase; **Klin.:** Nachtblindheit, Gesichtsfeldeinschränkung ab dem 20. Lj., Katarakt, später Blindheit; **Diagn.:** erhöhte Ornithinkonzentration im Blut, Enzymnachweis in Fibroblasten; **Ther.:** Reduzierung der Eiweißzufuhr, Versuch mit Pyridoxin.

Ornithin|carb|amyl|trans|ferase f: Enzym, das in der Biosynthese des Harnstoffs* die Umwandlung von Ornithin in Citrullin katalysiert; **Vork.:** in der Leber; **Referenzbereich:** 0,1-3,5 U/l; erhöhte Werte z. B. bei Lebererkrankungen (s. Leberfunktionsproben).

Ornithin|trans|carb|amyl|ase-Mangel: (engl.) ornithine transcarbamylase deficiency; X-chromosomal vererbte Störung der Harnstoffsynthese; **Klin.:** schwere Hyperammonämie mit Lethargie, Tachypnoe, Krämpfen u. Hypothermie in den ersten Lebenstagen; männl. Hemizygote sterben meist wenige Tage nach der Geburt; weibl. Heterozygote haben entspr. der Enzymrestaktivität unterschiedl. stark ausgeprägte Symptome; Vork. einer milden Form mit Manifestation im Säuglings- od. Kleinkindesalter; **Diagn.:** Vermehrung von Ammoniak, Glutamin u. Alanin im Blut, von Orotsäure im Harn; **Ther.:** Senkung des Ammoniakspiegels. Vgl. Hyperammonämie.

Ornitho|dorus (gr. ὄρνις, ὄρνιθος Vogel; δόρυ Lanze) m: Gattung der Lederzecken (Argasidae*); Überträger des Zeckenrückfallfiebers (Borreliosen*), wobei jede Erregerart an best. O.-Arten angepaßt ist (z. B. Borrelia duttoni an O. moubata); vgl. Zecken.

Ornithose (↑; -osis*) f: (engl.) ornithosis; durch Vögel übertragene bakt. Infektionskrankheit, wird bei Inf. durch Papageien als Psittakose (sog. Papageienkrankheit) bezeichnet; schwere fieberhafte, grippeartige Allgemeinerkrankung (anzeigepflichtig) mit vorwiegender Beteiligung der Lungen (Bronchopneumonie); **Err.:** Chlamydia* psittaci; **Inkubationszeit:** 6-20 Tage; **Pathol./Anat.:** uncharakterist., bronchopneumon. Herde in bd. Lungen, stark vergrößerte, weiche Milz, kein typ. histol. Befund; **Klin.:** langsamer Beginn mit uncharakterist. Beschwerden, Gliederschmerzen, regelmäßig starker Schläfen- u. Stirnkopfschmerz u. Kreuzschmerzen, Fieberanstieg auf 39°C u. mehr (Kontinua über 1 Woche), häufig rel. Bradykardie; erst nach ca. fünf Tagen Lungenbefund, als frühzeitiger typ. Röntgenbefund zuerst einseitiges, keilförmiges Infiltrat, später über bd. Lungen verstreute wolkige Herde, dabei zunehmend schweres Krankheitsbild mit Apathie, Benommenheit, Unruhe, Schlaflosigkeit (an Typhus erinnernd); fast immer frühzeitig Zeichen der peripheren Kreislaufinsuffizienz, später (nach ca. 3 Wo.) einer Herzinsuffizienz inf. toxischer Schädigung des Myokards (Zyanose der Lippen, Orthopnoe, Venenstauung, Stauungspneumonie), in d. 4. Woche langsamer Rückgang des Fiebers u. langsame Erholung; völlige Genesung u. Normalisierung des Lungenbefundes erst nach vielen Wochen; besteht das Fieber länger als etwa 3 Wo., so ist die Prognose schlecht (Letalität 20-50%). **Diagn.:** im Harn Diazoreaktion oft positiv; im Blutbild Leukopenie (4000-6000/mm^3) mit Linksverschiebung, rel.

Lymphopenie, toxische Granulationen; serol. KBR; **Kompl.:** Kreislaufdekompensation; fast stets Thrombophlebitis; **Ther.:** Tetrazykline; **DD:** Grippe, Pneumonie, Typhus, Fleckfieber, Sepsis; **Immunität:** nach überstandener Krankheit viele Jahre.

Oro|pharyngeal|karzinom (Or-*; Pharyng-*; Karz-*; -om*) n: (engl.) oropharyngeal carcinoma; Karzinom des Mund-Rachenraums, in ca. 90% als verhornendes Plattenepithelkarzinom im Bereich der Zunge u. des Mundbodens; **Ätiol.:** häufig nach Syphilis, Leberzirrhose u. i. R. eines Plummer*-Vinson-Syndroms auftretend; karzinogene Kofaktoren sind Nicotin- u. Alkoholkonsum; Leukoplakie* als Präkanzerose; in Indien u. Sri Lanka bes. häufig aufgrund chron. Reizung durch Kauen von Tabak u. Betelblättern (Khaini-Karzinom) od. Rauchen von kleinen Zigaretten mit dem glühenden Ende im Mund (Chutta); **Ther.:** op. Entfernung, evtl. mit Neck* dissection, Nachbestrahlung; Chemotherapie nur palliativ.

Oro|pharyngeal|tubus (↑, ↑; Tubus*) m: s. Pharyngealtubus.

Orot|azid|urie, hereditäre (Azid-*; Ur-*) f: (engl.) hereditary orotic aciduria; erbl. Stoffwechselstörung der Pyrimidin-Biosynthese mit Ausscheidung von Orotsäure im Harn; **Sympt.:** Megaloblastenanämie, Leukopenie, Wachstumsverzögerung; **Ther.:** Gabe von Uridin.

Oro|tracheal|tubus (Or-*; Trachea*; Tubus*) m: Tubus* für die orotracheale Intubation*; vgl. Endotrachealtubus.

Orot|säure (INNv): 1,2,3,6-Tetrahydro-2,6-dioxopyrimidin-4-carbonsäure (IUPAC); physiol. Metabolit (s. Pyrimidine); vgl. Orotazidurie, hereditäre.

Oro|tubus (Or-*; Tubus*) m: (engl.) oral tube; Tubus* für d. Mund-zu-Mund-Beatmung m. Nasenklemme; im Ggs. zu einem Pharyngealtubus* besitzt der O. nur ein kurzes Ansatzstück z. Einführen in d. Mund.

Oroya|fieber: s. Bartonellose.

Orphan|viren (engl. orphan Waise; Viren*) n pl: s. ECHO-Viren.

Orphenadrin (INN) n: (RS)-N,N-Dimethyl-2-(α-2-tolylbenzyloxy)ethylamin (IUPAC); Muskelrelaxans mit anticholinerger Wirkung; vgl. Anticholinergika.

Orthese (Ortho-*) f: orthop. Apparat, der zur Stabilisierung, Entlastung, Ruhigstellung, Führung od. Korrektur von Gliedmaßen od. Rumpf dient; an den Gliedmaßen als Schienenschellenapparate (mit Riemen versehene Stahlschienen) bzw. Schienenhülsenapparate (die Glieder umfassende Walklederhülsen), am Rumpf als Leibbinden, Mieder od. Korsett; **Formen: I.** Beinorthese: **1.** stabilisierende O. bei Lähmungen od. Verkürzungen; **2.** entlastende O.: z. B. Thomas*-Schiene zur Entlastung von Hüfte u. Knie od. Allgöwer-Gehapparat bei Fersenbeinfraktur zur Entlastung von Sprunggelenk u. Fuß mit Abstützung an den Femurkondylen od. im Bereich des Tibiakopfes; **3.** ruhigstellende O. für die Hüfte als Beckenkorb mit einer Hüftschiene, die lateral am Oberschenkel befestigt wird, für Knie u. Sprunggelenk als gelenkübergreifende Metallschienen im Hülsen- od. Schellenapparat; **4.** führende O.: erlauben ein definiertes Bewegungsausmaß, z. B. als Knieführungsschiene; **5.** korrigierende O.: aufgebaut nach dem Dreikräfteprinzip, bei dem die korrigierende Kraft am Scheitelpunkt der zu korrigierenden Krümmung ansetzt u. distal u. proximal die Gegenkräfte wirken, z. B. als Klumpfußschiene; **II.** Armorthese: **1.** ruhigstellende O.: z. B. Mittelhandunterarmhülse bei Navikularpseudarthrose od. Lunatummalazie; **2.** führende O.: z. B. Oppenheimer-Splint zur Übungsbehandlung bei Radialisparese od. Serratusbandage bei Lähmung des N. thoracicus longus; **III.** Rumpforthese: **1.** Leibbinden: nach dem Bandageprinzip bei Schwäche von Rücken- u. Bauchmuskulatur; **2.** Mieder: halbstarre Stützvorrichtung mit schnür- od. schnallbarem Textilleib ohne festen Beckenkorb, z. B. Lindemann-Mieder bei Osteoporose, Hohmann-Überbrükkungsmieder bei Spondylolisthesis; **3.** Korsett: wirkt entlastend od. korrigierend, z. B. als Dreipunktkorsett* od. Hessing*-Korsett bei Wirbelfraktur bzw. Milwaukee*-Korsett, Ducroquet*-Extensionskorsett, Boston*-Korsett, Chenau*-Korsett bei Skoliose; **IV:** Spreizapparate* zur Ther. der kindl. Hüftgelenkluxation.

Ortho-: Wortteil mit der Bedeutung gerade, aufgerichtet, richtig; von gr. ὀρθός.

ortho-: (chem.) s. Benzol.

ortho|chromatisch (Ortho-*; Chrom-*): (engl.) orthochromatic; Bez. f. die Färbung einer Gewebeart entsprechend der Eigenfarbe des Farbstoffs.

Ortho|dia|graphie (↑; Dia-*; -graphie*) f: (engl.) orthodiagraphy; syn. Orthoröntgenographie; perspektivisch fehlerfreie Röntgendarstellung der Lage u. Größe von Organen (v. a. des Herzens) durch nahezu parallelen Strahlengang bei sehr großem Fokus-Objekt-Abstand (Fernaufnahme*).

Orth|odontie (↑; Odont-*) f: (engl.) orthodontia; vorwiegend in d. angloamerikan. Ländern eingeführte Bez. f. Kieferorthopädie*.

ortho|drom (↑; gr. δρόμος Lauf): (engl.) orthodromic; gleichläufig, in regulärer Richtung laufend, i. e. S. die der physiol. Leitungsrichtung entspr. Erregungsausbreitung in einem Nerven; vgl. antidrom.

ortho|grad (↑; lat. gradus Schritt, Tritt): (engl.) orthograde; voranschreitend; **1.** in der physiol. Richtung voranschreitend; Ggs. retrograd; **2.** (röntg.) in der Strahlenrichtung liegend.

Ortho|kerato|logie (↑; Kerat-*; -log*) f: (engl.) orthokeratology; Verf. zur Verringerung od. Beseitigung eines Brechungsfehlers der Augen durch Änderung der zentralen Hornhautkrümmung mittels bes. angepaßter Kontaktlinsen*.

Ortho|myxo|viridae (↑; Myx-*; Viren*) f pl: Familie verhüllter, helikaler, linear-einsträngiger RNA-Viren mit ca. 15 Genen; **zwei Formen:** sphärisch (⌀ 80-120 nm) od. fadenförmig (Länge bis zu einigen Mikrometern); einziges Genus der O. ist das Influenza*-Virus.

Ortho|pädie (↑; gr. παιδεία Erziehung) f: (engl.) orthopaedics; Fachgebiet der Medizin, das sich mit der Entstehung, Verhütung u. Behandlung angeb. od. erworbener Störungen u. Anomalien in Form od. Funktion des Stütz- u. Bewegungsapparates befaßt.

Ortho|pan|tomo|graphie (↑; Pan-*; -tom*; -graphie*) f: s. Pantomographie.

Ortho|phorie (↑; -phor*) f: (engl.) orthophoria; parallel verlaufende Gesichtslinie der Augen in Ruhelage.

Ortho|phosphor|säure: s. Phosphorsäuren.

Ortho|ploidie (Ortho-*; -ploid*) f: syn. Euploidie*.

Ortho|pnoe (↑; -pnoe*) f: (engl.) orthopnoea; höchste Atemnot (Dyspnoe*), die nur in aufrechter Haltung u. unter Einsatz der Atemhilfsmuskulatur* kompensiert werden kann. Vgl. Atmungstypen.

Ortho|pox|virus (↑; Virus*) **n:** (engl.) orthopox virus; Virengenus der Poxviridae*; im Unterschied zu Viren des Genus Parapoxvirus* Aufbau aus unregelmäßig angeordneten Filamenten, Hämagglutinin vorhanden; primär humanpathogene O. sind O. variola (Err. von Variola*), O. alastrim (Err. von Variola minor), O. vaccinia (Vacciniavirus*); primär für (andere) Säuger pathogene (auf Menschen übertragbare) O. sind O. bovis (Err. der Kuhpocken*), O. simiae (Err. der Affenpocken). Durch Vakzination erworbene Immunität gegenüber Variola schützt auch gegen die Orthopoxviren der Tiere, nicht jedoch gegen Viren des Genus Parapoxvirus.

Orth|optik (↑; Optico-*) **f:** (engl.) orthoptics; Bez. f. spez. Übungsbehandlung zur Förderung des binokularen Sehens (s. Pleoptik); i. w. S. Sammelbez. f. alle Meth. der Schielbehandlung; vgl. Strabismus.

Ortho|stase (↑; -stase*) **f:** aufrechte Körperhaltung.

Ortho|stase|syn|drom (↑; ↑) **n:** (engl.) orthostatic syndrome; Hypotonie* beim Übergang vom Liegen zum Stehen als orthostatische Kreislaufregulationsstörung mit nicht ausreichender Gegenregulation nach Blutverschiebung in Beine u. Splanchnikusgebiet; **Einteilung: 1.** sympathikotone Form mit isolierter Abnahme des systol. Blutdrucks um mehr als 15 mmHg bei starkem Pulsanstieg; **2.** asympathikotone Form mit Abfall von systol. u. diastol. Blutdruck sowie fehlender sympath. Gegenregulation (Tachykardie, Schwitzen); **Klin.:** v. a. Sympt. einer zerebralen Mangeldurchblutung (Schwarzwerden vor den Augen, Ohrensausen, Schwindel, ggf. Synkope); **Vork.** v. a. bei jüngeren Frauen u. Personen mit asthenisch-leptosomem Konstitutionstyp sowie bei längerer Immobilisation, Inf., hormonaler Dysfunktion; Objektivierung des O. durch den Schellong*-Test.

Ortho|stase|versuch (↑; ↑)**:** s. Schellong-Test.

ortho|top (↑; gr. τόπος Ort, Stelle)**:** s. Transplantation (Tab.).

Ortner-Syn|drom I (Norbert von O., Int., Innsbruck, Wien, 1865-1935) **n:** (engl.) Ortner's syndrome; linksseitige Rekurrensparese mit Heiserkeit inf. Kompression des N. recurrens durch Vergrößerung des linken Herzvorhofs (v. a. bei Mitralstenose) od. Erweiterung der linken A. pulmonalis; vgl. Kehlkopflähmung.

Ortner-Syn|drom II (↑) **n:** syn. Angina* abdominalis.

Ortolani-Einrenkungs|phänomen (Marino O., Päd., Ferrara) **n:** (engl.) Ortolani's click; sog. Schnapp-Phänomen; fühlbares od. sichtbares Einschnappen des (sub-)luxierten Femurkopfs in seine Gelenkpfanne beim Überführen des in der Hüfte gebeugten, leicht adduzierten u. einwärts rotierten Oberschenkels in Außenrotation u. maximaler Abduktion; Zeichen zur Frühdiagnose einer angeb. Hüftdysplasie* in den ersten Lebenstagen; sollte wegen der Gefahr der Hüftkopfschädigung nicht mehr ausgelöst u. durch Hüftgelenksonographie ersetzt werden.

Orts|dosis (Dosis*) **f:** (engl.) local dose; (radiol.) nach der Strahlenschutzverordnung* die Äquivalentdosis* für Weichteilgewebe, gemessen an einem bestimmten Ort; vgl. Dosimetrie.

Orts|dosis|leistung (↑)**:** Ortsdosis pro Zeiteinheit in Sievert pro Minute od. Stunde.

Orycenin **n:** Glutelin des Reises.

oryzoid (gr. ὄρυζα Reis; -id*)**:** reiskörnerähnlich; z. B. Corpora* oryzoidea (Reiskörperchen).

Orzein **n:** Orcein*.

Os: chem. Symbol f. Osmium*.

Os (lat. os Mund, Gesicht, Augen) (Genitiv Oris) **n:** (engl.) mouth; orifice; Mund, Mündung.

Os (lat. os Knochen) (Genetiv Ossis; pl Ossa) **n:** (engl.) bone; Knochen, Bein.

Os-: auch Ossi-; Wortteil mit der Bedeutung Knochen; von lat. os, ossis.

Os breve (↑) **n:** kurzer Knochen. **O. capitatum** (↑) **n:** Kopfbein, Handwurzelknochen der distalen Reihe. **O. centrale** (↑) **n:** gelegentlich zusätzl. Handwurzelknochen; die regelmäßig vorhandene knorpelige Anlage verschmilzt frühzeitig mit d. Anlage des Os scaphoideum.

Os coccygis (↑) **n:** Steißbein, sog. Kuckucksbein; proximaler Abschnitt des zurückgebildeten Schwanzskeletts; gebildet von i. d. R. drei bis fünf meist synostotisch verschmolzenen Wirbelrudimenten, meist insgesamt nach ventral gekrümmt; an der Hinterfläche des 2. Wirbels heftet sich das Filum terminale des Rückenmarks* an.

Os costale (↑) **n:** Rippenknochen. **O. coxae** (↑) **n:** Hüftbein, bestehend aus Ossa ilium, ischii, pubis. **O. cuboideum** (↑) **n:** Würfelbein; Fußwurzelknochen. **O. cunei|forme inter|medium (II), laterale (III), mediale (I)** (↑) **n:** mittleres, seitliches u. inneres Keilbein; Fußwurzelknochen.

Os ethmoidale (↑) **n:** Siebbein; bildet den kl. Teil der Schädelbasis (zw. den beiden Orbitae) u. der medialen Augenhöhlenwand, die obere u. mittl. Nasenmuschel, den oberen Teil der Nasenscheidewand. Teile: Lamina perpendicularis mit den beiden Seitenteilen: Labyrinthus ethmoidalis (enthalten d. Cellulae ethmoidales).

Os frontale (↑) **n:** Stirnbein; knöcherne Grundlage der Stirn, Dach der Augenhöhle, enthält d. Sinus frontalis; Teile: Squama frontalis, Partes orbitales, Pars nasalis.

Osgood-Krankheit (Robert B. O., Orthop., Chir., Boston, 1873-1956)**:** s. Schlatter-Osgood-Krankheit.

Os hamatum (Os*) **n:** Hakenbein; Handwurzelknochen* der distalen Reihe.

Os hyoideum (↑) **n:** Zungenbein.

Osiander-Zeichen (Johann F. O., Gyn., Göttingen, 1787-1855)**:** (engl.) Osiander's sign; Schwangerschaftszeichen*; deutl. fühlbare Pulsation am Zervixrand im ersten u. zweiten Schwangerschaftsmonat.

Os ilii (Os*) **n:** Darmbein; Teil des Os coxae; Teile: Corpus u. Ala ossis ilii. **O. in|cisivum** (↑) **n:** auch Os incisivum Goethe; Zwischenkiefer; beim Erwachsenen durch Verknöcherung der Sutura incisiva mit den Maxillen verschmolzen; trägt die oberen Schneidezähne. **O. inter|parietale** (↑) **n:** Variation, bei der der obere Teil des Os occipitale durch eine Quernaht abgetrennt ist; bes. häufig bei altperuan. Schädeln (sog. Inkabein).

-osis: auch -ose; aus dem Griech. übernommene Endung mit der Bedeutung Krankheit, krankhafter Zustand.

Os ischii (Os*) **n:** Sitzbein; Teil des Os coxae. Teile: Corpus u. Ramus ossis ischii.

Os lacrimale (↑) **n:** Tränenbein; Teil der medialen Wand der Augenhöhle.

Osler-Knötchen (Sir William O., Int., Oxford, Baltimore, 1849-1919)**:** (engl.) Osler's nodes; tox.-hyperergische Arteriolitis mit Gefäßwandnekrosen u. Blutungen; ca. 12-24 Stunden bestehende, schmerzhafte, für Endocarditis lenta (s. Endokarditis) pathognomon. Mikroembolien mit Lokalisation an Fingerkuppen u. Zehen.

Osler-Rendu-Weber-Krankheit (↑; Henri J. R., Int., Paris, 1844-1902; Frederick P. W., Arzt, London, 1863-1962): (engl.) Osler-Rendu-Weber disease; syn. hereditäre Teleangiektasie; autosomal-dominant vererbbare Erkr. mit Bildung multipler angiomatöser Teleangiektasien* in Form kleiner (⌀ 1-3 mm), flacher, rotbrauner Knötchen v. a. im Gesicht, unter den Fingernägeln, an der Nasen- u. Mundschleimhaut (oft sublingual) u. an den Lippen sowie an inneren Organen (endoskop. v. a. in Magen, Rektum u. Bronchialbaum nachweisbar), gelegentl. arteriovenöse Fisteln der Lunge; häufig Nasenbluten (Leitsymptom), aber auch rezidiv. Blutungen im Magen-Darm-Kanal od. aus den Bronchien mit Entw. einer chronischen Eisenmangelanämie; **Ther.**: symptomatisch (lokale Blutstillung, Eisenzufuhr, evtl. Bluttransfusion).

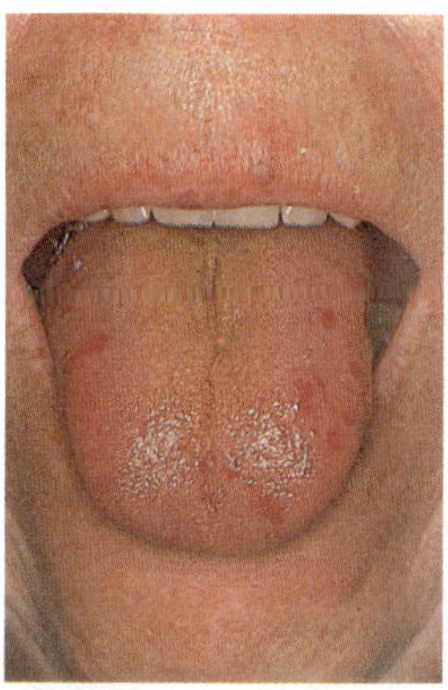
Osler-Rendu-Weber-Krankheit: Teleangiektasien auf der Zunge [3]

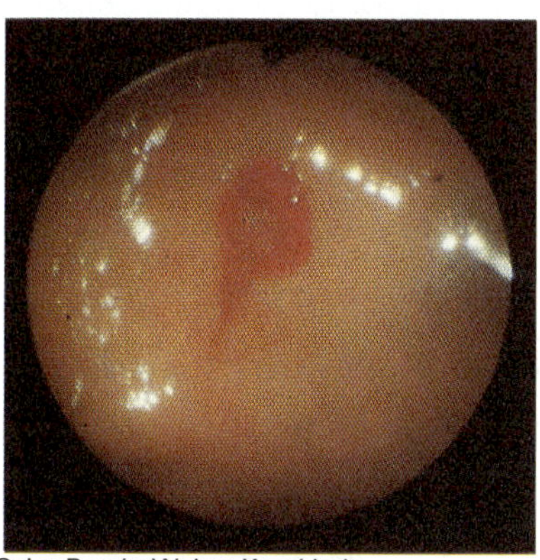
Osler-Rendu-Weber-Krankheit: Angiom im Magen, gastroskopischer Befund [62]

Os longum (Os*) n: langer Knochen.

Os lunatum (↑) n: Mondbein; Handwurzelknochen der proximalen Reihe.

OSMED: Abk. f. **o**to-**s**pondylo-**me**gaepiphysäre **D**ysplasie; s. Weissenbacher-Zweymüller-Phänotyp.

Osmium (gr. ὀσμή Geruch) n: chem. Element, Symbol Os, OZ 76, rel. Atommasse 190; zur Gruppe der Platinmetalle gehörendes, zwei, sechs- u. achtwertiges graublaues Metall; als Osmiumtetroxid (OsO_4, fälschl. auch Osmiumsäure) Anw. zum histol. Nachweis von Fetten u. Ölen (Schwarzfärbung), in der Mikrobiol. zur Fixierung v. Pilzen u. Strukturen des Kerngerüsts, in der Elektronenmikroskopie als Fixierungs- u. Färbemittel. Dämpfe des OsO_4 wirken stark schleimhautreizend (Rhinitis, Anosmie, Bronchitis und Keratokonjunktivitis); MAK-Wert 0,0002 ppm = 0,002 mg/m^3.

Osmolalität (gr. ὠσμός Stoß, Schub) f: (engl.) osmolality; Menge der gelösten Teilchen pro Kilogramm Wasser (Osmol/kg H_2O); Messung meist durch Osmometrie*.

Osmolarität (↑) f: (engl.) osmolarity; Menge der gelösten Teilchen pro Liter Lösung in Mol (Osmol/l), entspricht bei nichtdissoziierten Substanzen der Molarität, bei dissoziierten Substanzen der Molarität × Zahl der Ionen in 1 Mol. Die Plasmaosmolarität beträgt 290-300 mosm. Da der osmot. Druck proportional der Anzahl der gelösten Teilchen ist, bestimmt Na^+ (zus. mit den Anionen) im wesentl. die O. des Plasmas. In best. Situationen (diabet. Koma, Anurie) wird die O. durch hohe Konz. von Glukose bzw. Harnstoff wesentl. mitbestimmt. Regulation der O. u. Isotonie* über Osmorezeptoren im Hypothalamus durch ADH* u. über das Renin*-Angiotensin-Aldosteron-System. Messung der O. durch Osmometrie*.

Osmo|metrie (↑; Metr-*) f: (engl.) osmometry; Bestimmung der Osmolalität bzw. Osmolarität von Lösungen durch Messung der der Anzahl der gelösten Teilchen proportionalen Gefrierpunkterniedrigung (Kryoskopie*).

Osmo|regulation (↑; lat. regulare steuern, einrichten) f: Teil eines negativ rückgekoppelten physiol. Funktionskreises zur Regulation des Wasserhaushalts*, z. B. bei der Zufuhr nichtisotonischer Lösungen; s. Osmorezeptoren.

Osmo|re|zeptoren (↑; Rezeptoren*) m pl: (engl.) osmoreceptors; Zellareale im Hypothalamus (Nucleus supraopticus u. paraventricularis) u. in der Leber, die minimale Abweichungen der Plasmaosmolarität registrieren u. durch Beeinflussung der hypothalamischen ADH-Freisetzung u. wahrscheinl. auch des Durstgefühls einer Änderung der Plasmaosmolarität entgegenwirken.

Osmose (↑) f: (engl.) osmosis; Ausgleich der Konzentrationen von durch eine Membran getrennten Gasen od. Flüssigkeiten mittels Diffusion*; erfolgt bis zur Einstellung eines Gleichgewichts zw. dem äußeren (z. B. hydrostatischen) u. dem **osmotischen Druck** der Lösungen, der dem Druck entspricht, den der gelöste Stoff als (ideales) Gas bei gleichem Volumen u. gleicher Temperatur ausüben würde (Van't-Hoff-Gesetz). Vgl. Membran, semipermeable.

Osmo|therapie (↑) f: (engl.) osmotic diuresis; Infusion* einer hyperton. Lösung, z. B. 10-20%iger Mannitollösung, unter Kreislaufkontrolle. **Wirkungsmechanismus:** Hypertonische Lösungen erhöhen den osmot. Druck im Blut, durchdringen wegen ihrer Molekulargröße aber nur langsam d. Kapillarwände u. bewirken dadurch einen Einstrom von Gewebeflüssigkeit in d. Blut. **Anw.:** bei Hirnödem, zur forcierten Diurese; **Kontraind.:** nach Probeinfusion anhaltende Oliqurie od. Anurie, kardiale Dekompensation, Exsikkose, intrakranielle Blutungen.

Os nasale (Os*) n: Nasenbein; knöcherne Grundlage des Nasenrückens.

Os naviculare (↑) n: Kahnbein; in d. Fußwurzel zw. Talus u. Metatarsus; früher auch Bez. f. Os* scaphoideum der Handwurzel.

Os oc|cipitale (↑) n: Hinterhauptbein; knöcherne Grundlage des Hinterhaupts, bildet den größten Teil der hinteren Schädelgrube; grenzt an Os sphenoidale, Os temporale, Os parietale. Teile: Pars basilaris, Partes laterales, Squama (gruppieren sich um d. Foramen magnum).

Os palatinum (↑) n: Gaumenbein; bildet den hinteren Teil des harten Gaumens (Lamina horizontalis) u. einen Teil der medialen Wand der Oberkieferhöhle u. der Flügelgaumengrube (Lamina perpendicularis).

Os parietale (↑) n: Scheitelbein; Teil des Schädeldachs, grenzt an Os occipitale, Os sphenoidale, Os frontale u. Os temporale. **O. pisi|forme** (↑) n: Erbsenbein; Handwurzelknochen der proximalen Reihe. **O. planum** (↑) n: ein platter Knochen. **O. pneumaticum** (↑) n: ein Knochen mit lufthaltigen Kammern. **O. pubis** (↑) n: Schambein; Teil des Os coxae; Teile: Corpus, Ramus inferior u. superior.

Ossa carpi (↑) n pl: Handwurzelknochen; proximale Reihe: Os scaphoideum, Os lunatum, Os triquetrum, Os pisiforme; distale Reihe: Os trapezium, Os trapezoideum, Os capitatum, Os hamatum.

Ossa cranii (↑) n pl: Schädelknochen.

Os sacrum (↑) n: Kreuzbein*.

Ossa digitorum manus, pedis (↑) n pl: Finger- u. Zehenknochen. **O. faciei** (↑) n pl: Knochen des Gesichtsschädels ohne Stirnbein (Os frontale). **O. membri inferioris, superioris** (↑) n pl: Knochen der unteren bzw. oberen Extremität. **O. meta|carpi I-V, meta|tarsi** (↑) n pl: Mittelhand- u. Mittelfußknochen. **O. sesamoidea** (↑) n pl: Sesambeine; in Sehnen eingefügte Schaltknochen. **O. supra|sternalia** (↑) n pl: zwei selten vorkommende kleine rudimentäre Knochen am oberen Rand des Manubrium sterni; Reste des primordialen Episternum. **O. suturarum** (↑) n pl: Nahtknochen; gelegentliche Schaltknochen innerh. der Schädelnähte. **O. tarsi** (↑) n pl: Fußwurzelknochen; Calcaneus, Talus, Os naviculare, Os cuboideum, Ossa cuneiformia I-III.

Os scaphoideum (↑) n: Kahnbein; Handwurzelknochen der proximalen Reihe.

Ossicula auditus (lat. ossiculum Knöchelchen) n pl: auch Ossicula tympani; Gehörknöchelchen: Hammer, Amboß u. Steigbügel.

Ossi|desmosis hyper|trophica (Os*; gr. δεσμός Band, Fessel) f: generalisiert am Knochen u. Bandapparat auftretende Verknöcherungen.

Ossi|fikation (↑; lat. facere machen, tun) f: (engl.) ossification; syn. Osteogenese; Bildung von Knochengewebe*. Die normale O. beginnt beim Feten als **desmale O.** mit direkter Umwandlung von Bindegewebe in Knochen (z. B. Bildung von Clavicula u. Belegknochen des Schädels). Die zweite Ossifikationsform der Fetalperiode ist die **perichondrale O.** mit Bildung von Knochengewebe um die Knorpelstäbe der künftigen Röhrenknochen herum. Beim Erwachsenen wird die Erneuerung dieser Knochenmanschette (z. B. nach Frakturen) als **periostale O.** bezeichnet. Schließlich folgt während der Fetalperiode die **enchondrale O.**, die bis zum Abschluß des Längenwachstums stattfindet u. von der Grenze zw. Epiphyse u. der gefäßreichen Metaphyse ausgeht. Die lebenslange Knochenerneuerung (Knochengeweberemodellierung*) wird als **endostale O.** bezeichnet. **Pathol. O.** (ektope O.): Verknöcherung anderer Gewebearten (Knorpel, Bindegewebe, Muskulatur), z. B. bei Myositis* ossificans.

Ossi|fikations|kern (↑; ↑): (engl.) ossification centre; Knochenkern, von dem die enchondrale Ossifikation* ausgeht; Vork. z. B. in der Epiphyse der langen Röhrenknochen u. im Handskelett; kann nach Rö.-Untersuchung zur Bestimmung des Knochenalters* eines Kindes (u. U. auch zur Reifebestimmung des Neugeborenen) herangezogen werden.

Ossi|fikations|störungen (↑; ↑): (engl.) ossification disorders; Störungen der Ossifikation*; angeb. als Folge einer pränatalen Schädigung (genet. bedingt od. durch exogene Faktoren) od. erworben inf. einer postnatalen Erkr. Diese Einteilung ist bei best. Knochenerkrankungen (v. a. Knochentumoren) schwierig. **Formen: I. allgemeine O.: 1.** primäre, angeborene O.: **a)** Störungen der Knorpelbildung, führen zu Krkh., die bereits bei Geburt ausgeprägt sind u. i. d. R. nicht progredient verlaufen (z. B. Achondroplasie*, chondro-ektodermale Dysplasie bzw. Ellis*-Creveld-Syndrom, Enchondromatose* Ollier); **b)** Störungen der desmalen Ossifikation, bedingen desmale Dysostosen (s. Dysostosis); **c)** Störungen der enchondralen Ossifikation, führen zu den enchondralen Dysostosen, die erst im Lauf der ersten 2-3 Lj. (mit zunehmendem Knochenwachstum) manifest werden u. meist progredient verlaufen; **d)** Störungen der Osteoblastentätigkeit, führen inf. eines verminderten od. minderwertigen Knochenaufbaus zu Osteoporose* (z. B. Osteogenesis* imperfecta); **e)** Störungen der Osteoklastentätigkeit, führen zu einem verminderten Knochenabbau (z. B. bei der Marmorknochenkrankheit*); **f)** disseminiert auftretende O., können vorwiegend von der Spongiosa ausgehen (z. B. Jaffé*-Lichtenstein-Syndrom) od. sich auf den Bereich der Diaphysen der Röhrenknochen beschränken (z. B. Camurati*-Engelmann-Syndrom). Als disseminiert auftretende Knorpelstörungen können die multiplen kartilaginären Exostosen* u. die multiplen Enchondrome* angesehen werden. **2.** sekundäre, durch angeb. od. postnatal erworbene Erkr. bedingte allg. Störungen der Ossifikation: **a)** sekundäre Osteoporose; **b)** Osteomalazie*; **c)** sekundäre Osteosklerose*; **II. lokale O.: 1.** aseptische Knochennekrosen*; **2.** entzündl. Knochenerkrankungen: **a)** Osteomyelitis*; **b)** Tuberkulose (Knochentuberkulose*, Arthritis* tuberculosa u. a.); **c)** Syphilis*; **d)** Ostitis* multiplex cystoides Jüngling; **3.** Knochentumoren*.

Osso|veno|graphie (↑; Vena*; -graphie*) f: (engl.) ossovenography; Phlebographie* der venösen Gefäße des Wirbelkörpers; heute ersetzt durch Computertomographie*.

Os sphenoidale (↑) n: Keilbein; Knochen der Schädelbasis; grenzt an Os frontale, Os occipitale, Os temporale u. Os parietale; Teile: Corpus, Alae majores u. minores, Processus pterygoidei.

Ost-: auch Oste-, Osteo-; Wortteil mit der Bedeutung Knochen; von gr. ὀστέον.

Osteitis (↑; -itis*) f: s. Ostitis.

O

Os temporale (Os*) n: Schläfenbein; Knochen des Schädeldachs, grenzt an Os occipitale, Os sphenoidale u. Os parietale; Teile: Pars petrosa (mit Innenohr), Pars tympanica, Pars squamosa.

Ost|en|zephalitis-Virus (Enkephal-*; -itis*; Virus*) n: syn. RSSE-Virus; s. Arbovirosen (Tab.).

Osteo|akusis (Ost-*; gr. ἀκούειν hören) f: Knochenleitung; s. Hörprüfungen.

Osteo|arthritis (↑; Arthr-*; -itis*) f: vom Knochen auf ein Gelenk übergreifende Entz., z. B. bei Arthritis* tuberculosa.

Osteo|arthro|pathie (↑; ↑; -pathie*) f: syn. Osteoarthrose; Arthropathie* mit Knochenbeteiligung.

Osteo|arthro|pathie, hyper|ostotische (↑; ↑; ↑) f: (engl.) hyperostotic osteo-arthropathy; Arthropathie* mit im Vordergrund stehenden proliferativen Veränderungen (Knochenanbau), z. B. Hyperostosis* sternoclavicularis mit Pustulosis palmaris et plantaris, Spondylarthritis hyperostotica pustulo-psoriatica, rezidiv. multifokale chron. Osteomyelitis, Hyperostosis generalisata, hyperostotische Spondylosen.

Osteo|arthro|pathie, hyper|trophe (↑; ↑; ↑) f: (engl.) hypertrophic osteo-arthropathy; syn. Osteoperiostitis ossificans toxica, Pierre-Marie-Krankheit; Symptomenkomplex m. schmerzhaften Schwellungen im Diaphysenbereich der langen Röhrenknochen sowie gelegentl. arthrot. Gelenkveränderungen u. Trommelschlegelfingern in Verbindung mit chron. Erkrankungen der Lunge (Pneumonie, maligner Tumor), des Herzens od. der Leber (od. auch spontan); **Ther.**: Behandlung der Grundkrankheit, nichtsteroidale Antiphlogistika u. Analgetika; vgl. Akropachie, Pachydermoperiostose.

osteo|artikulär (↑; Articul-*): (engl.) osteo-articular; Knochen u. Gelenk betreffend.

Osteo|blasten (↑; Blast-*) m pl: (engl.) osteoblasts; Knochenbildner; aus Mesenchymzellen entstehende, in epithelartiger Anordnung dem Knochen an d. Anbauseite anliegende plasmareiche basophile Zellen; bilden die unverkalkte Interzellulärsubstanz (Osteoid) des Knochens, in die sie allmähl. eingeschlossen u. damit zu nicht mehr teilungsfähigen Osteozyten* werden; s. Knochengeweberemodellierung.

Osteo|blastom (↑; ↑; -om*) n: aus Osteoblasten aufgebauter, meist solitärer osteolytischer benigner Knochentumor, der histol. dem Osteoidosteom* ähnelt; **Lok.**: v. a. im Bereich der Wirbelsäule; **Ther.**: op. Entfernung.

Osteo|calcin n: syn. Gamma-Carboxy-Glutamat-Protein; Protein der Knochenmatrix (49 Aminosäurereste, MG 5800), das in den Osteoblasten gebildet wird u. Calcium bzw. Hydroxylapatit bindet; Serumspiegel alters- u. geschlechtsabhängig; spezif. Marker für osteoblastische Aktivität u. Ossifikationsstörungen*. Vgl. Calcitonin.

Osteo|chondritis (Ost-*; Chondr-*; -itis*) f: Knochen- u. Knorpelentzündung; z. T. auch syn. für Osteochondrose (degenerativer Prozeß) verwandt.

Osteo|chondritis syphilitica (↑; ↑; ↑) f: im Säuglingsalter auftretende Epiphysenlösung mit schlaff herunterhängendem Arm (sog. Parrot-Pseudoparalyse od. Wegner-Krankheit) als Erstmanifestation einer konnatalen Syphilis*. Vgl. Wegner-Zeichen.

Osteo|chondro|dys|plasie (↑; ↑; Dys-*; -plasie*) f: meist i. R. erbl. Fehlbildungssyndrome vorkommende Knochen- u. Knorpelanomalien; vgl. Kurzrippen-Polydaktylie-Syndrome.

Osteo|chondro|lyse (↑; ↑; Lys-*) f: (engl.) osteochondrolysis; Form der aseptischen Knochennekrosen*; Bildung eines freien Gelenkkörpers* durch Abstoßung eines subchondralen, nekrot. Knochenstücks mit bedeckendem Gelenkknorpel (kann Wachstumstendenz zeigen); **Urs.**: Trauma, sek. Knochenkerne bei d. Verknöcherung der Epiphyse u. a.

Osteo|chondrom (↑; ↑; -om*) n: (engl.) osteochondroma; Tumor aus Knochen- u. Knorpelgewebe, auch verknöcherndes Chondrom; kann maligne entarten (Osteosarkom*). Vgl. Knochentumoren, Enchondrom.

Osteo|chondromatosis (↑; ↑; ↑; -osis*) f: syn. Osteochondromatosis articularis, Gelenkchondromatose*.

Osteo|chondro|pathia de|formans coxae juvenilis (↑; ↑; -pathie*) f: s. Perthes-Calvé-Legg-Krankheit.

Osteo|chondrose (↑; ↑; -osis*) f: (engl.) osteochondrosis; Knochen- u. Knorpeldegeneration.

Osteo|chondrosen, a|septische (↑; ↑; ↑) f pl: s. Knochennekrosen, aseptische.

Osteo|chondrosis de|formans juvenilis (↑; ↑; ↑) f: s. Scheuermann-Krankheit, Panner-Krankheit.

Osteo|chondrosis dis|secans (↑; ↑; ↑) f: traumatisch bedingte, umschriebene subchondrale aseptische Knochennekrose, evtl. mit Herauslösung eines Knochen- u. Knorpelstücks aus einer Gelenkfläche sowie Bildung eines freien Gelenkkörpers u. sog. Mausbetts (muldenförmige Vertiefung in der Gelenkfläche); **Vork.**: in allen größeren Gelenken, häufig im Knie- u. Ellenbogengelenk; **Sympt.**: oft lange asympt., evtl. Einklemmungserscheinungen u. schmerzhafte Bewegungsbehinderung des Gelenks; u. U. Früharthrose; **Ther.**: mehrwöchige Entlastung bei noch nicht abgelöstem Dissekat, ggf. op. Replantation; vgl. König-Syndrom, Gelenkchondromatose.

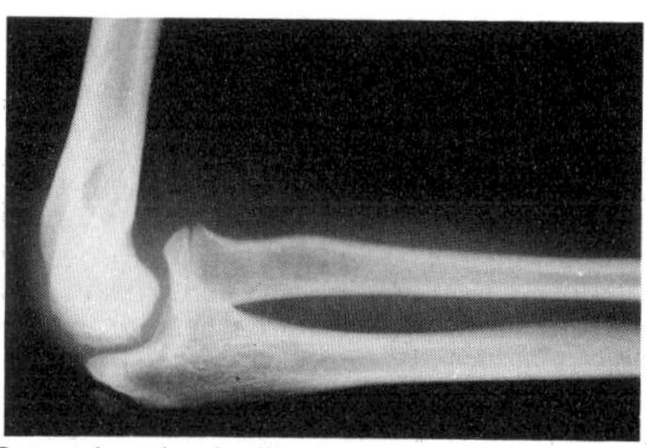

Osteochondrosis dissecans:
O. d. der Ulna (König-Syndrom) [540]

Osteo|chondrosis inter|vertebralis (↑; ↑; ↑) f: fortschreitender, degen. Bandscheibenschaden*; durch Quellung der Bandscheibe zunächst Verbreiterung des Zwischenwirbelraums, dann Verschmälerung inf. Faserzerstörung; Mitbeteiligung der Wirbelkörper als Osteosklerose* mit Bildung von Osteophyten (s. Abb.), evtl. Spondylosis* deformans; **Lok.**: v. a. im Bereich von HWK 5/6/7 u. LWK 4/5; **Sympt.**: Rückenschmerz, Bewegungseinschränkung der Wirbelsäule, Wurzelirritationssyndrom* u. a.; **Diagn.**: röntg. (z. B.

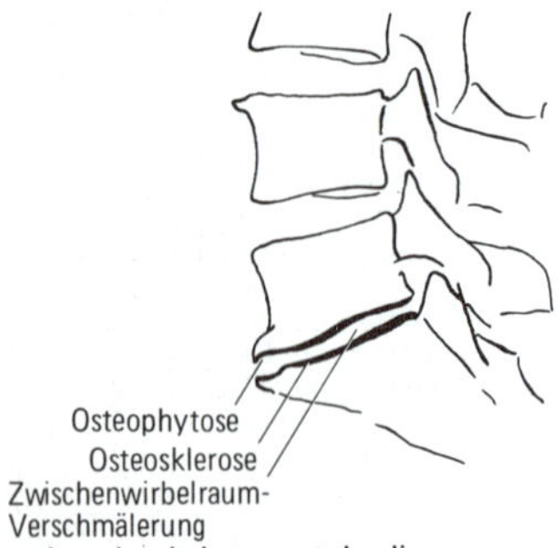

Osteochondrosis intervertebralis: Röntgenzeichen [459]

Baastrup*-Zeichen). Vgl. Bandscheibenvorfall, Wirbelsäulenaffektionen, Spondylosis hyperostotica.

Osteo|chondrosis ischio|pubica (↑; ↑; ↑) f: s. Neck-Odelberg-Syndrom.

Osteo|densito|metrie (↑; lat. densitas Dichte; Metr-*) f: (engl.) osteodensitometry; syn. Knochendichtemessung; Verfahren zur Bestimmung der Knochenmasse meist an Radius, proximalem Femur od. Lendenwirbelsäule zur Abschätzung des individuellen Frakturrisikos od. des Schweregrades einer Osteoporose*; die gängigen Methoden beruhen auf dem Prinzip der Photonenabsorption bzw. der Computertomographie. Erniedrigte Knochendichte bei Osteoporose, Osteomalazie u. a. lokalisierten od. generalisierten kalzipenischen Osteopathien.

Osteo|dys|trophia de|formans (↑; Dys-*; Troph-*) f: syn. Ostitis deformans, Paget-Krankheit; schleichend beginnende Erkr. mit Veränderungen eines od. mehrerer Knochen; betroffen sind meist Personen über 50 Jahre. **Ätiol./Pathol.:** möglicherweise erbl. Disposition u. Slow* virus infection der Osteoklasten; **Sympt.:** Verkrümmung u. Verdickung einzelner Röhrenknochen (s. Abb.), bei Beteiligung des Schädels Entw. einer Facies leontina mit u. U. heftigen (rheumatoiden) Schmerzen in den erkrankten Knochen; Neigung zu Spontanfrakturen, neurologische Symptome (z. B. Lähmungen, Rückenmarkkompression durch Druck deformierter Wirbel); im Spätstadium gekrümmte Körperhaltung; **Diagn.:** (röntg.) Pachy- u. Periostose, sklerotische Atrophie der Spongiosa, Aufblättern der Kompakta; in der Skelettszintigraphie Nachweis von Speicherherden (sog. Paget-Herde); (labordiagn.) starke Erhöhung von alkalischer Phosphatase u. Hydroxyprolin im Urin; **Kompl.:** in ca. 1% Entwicklung eines Osteosarkoms, seltener eines malignen Osteoklastoms; **Ther.:** Calcitonin, Bisphosphonate, symptomatische Behandlung.

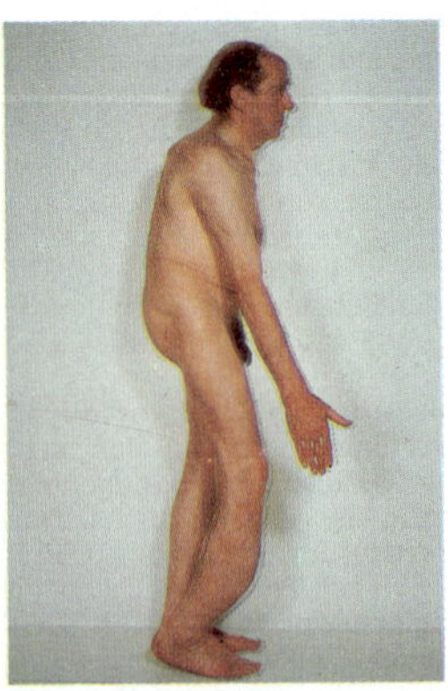
Osteodystrophia deformans [244]

Osteo|dys|trophia fibrosa generalisata (↑; ↑; ↑) f: syn. Ostitis fibrosa cystica generalisata, Recklinghausen-Krankheit; durch Überfunktion der Nebenschilddrüsen (Hyperparathyreoidismus) bedingte Systemerkrankung mit Störung des Calcium-Phosphat-Stoffwechsels u. Auftreten multipler Knochenzysten; **Klin.:** Hyperkalzämie u. Hypophosphatämie, häufig Nierensteine; regelloser Knochenumbau (Entkalkung u. lakunäre Resorption durch Osteoklasten) bei gleichzeitiger Knochenneubildung; Bildung von Granulationsgewebe mit Blutungsherden; Zystenbildung (s. Abb.) bes. an den langen Röhrenknochen, selten auch am Schädel; chronischer Verlauf mit häufig uncharakteristischen rheumatoiden Beschwerden; **DD:** Plasmozytom, fibröse Dysplasie, solitäre Knochenzysten, Osteodystrophia deformans, Pseudohyperparathyreoidismus. Vgl. Dialyse-Osteopathie, Polyadenomatose-Syndrome.

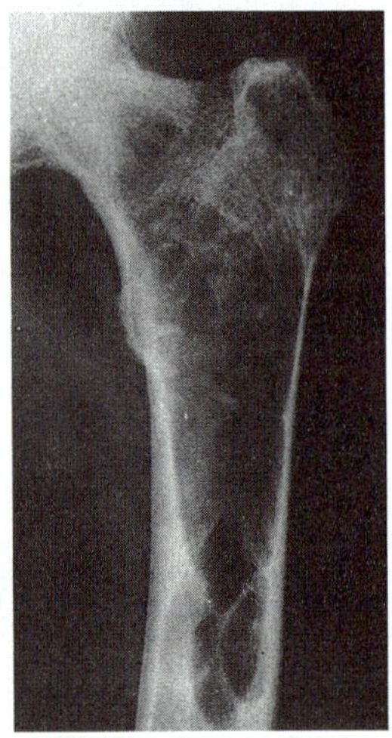
Osteodystrophia fibrosa generalisata: ausgeprägte gekammerte Zysten im linken Femur [406]

Osteo|dys|trophia fibrosa localisata (↑; ↑; ↑) f: juvenile Knochenzyste*.

Osteo|dys|trophia fibrosa uni|lateralis (↑; ↑; ↑) f: syn. Jaffé*-Lichtenstein-Syndrom.

Osteo|dys|trophie, renale (↑; ↑; ↑) f: s. Dialyse-Osteopathie, Rachitis renalis, Osteopathie, renale.

Osteo|ek|tomie (↑; Ektomie*) **f:** (engl.) osteoectomy; op. Entfernung eines Knochenstücks durch Ausmeißeln; vgl. Osteotomie.

Osteo|fibrom (↑; Fibr-*; -om*) **n:** (engl.) osteofibroma; seltener, benigner Tumor aus Knochen- u. Bindegewebe; **Sympt.:** Schmerzen, ggf. Spontanfraktur; **Ther.:** op. Ausräumung mit Defektauffüllung.

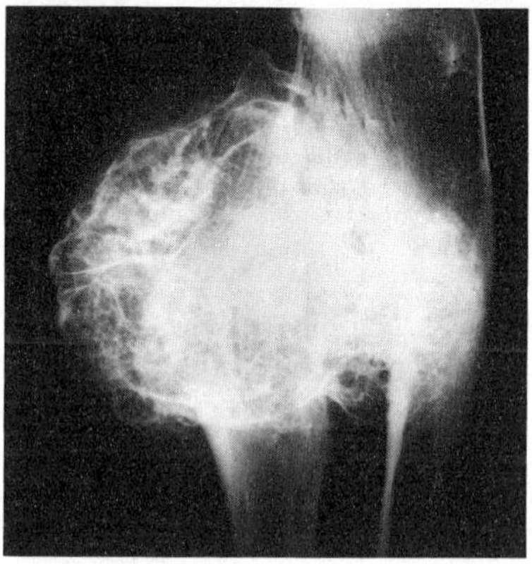

Osteofibrom der Fibula [540]

Osteo|fibrosis de|formans juvenilis (↑; ↑; -osis*) **f:** syn. Jaffé*-Lichtenstein-Syndrom.

Osteo|genesis (↑; -genese*) **f:** syn. Knochenbildung, Ossifikation*.

Osteo|genesis im|perfecta (↑; ↑) **f:** (engl.) brittle bone disease; sog. Glasknochenkrankheit; erbliche Bindegewebeerkrankung, die zu vermehrter Knochenbrüchigkeit führt; **Path.:** multiple Defekte in der Biosynthese von Typ-I-Kollagen; vier Verlaufsformen mit versch. Erbgängen werden klinisch unterschieden (s. Abb.); **Typ I** (Hoeve-Syndrom, Lobstein-Krankheit; autosomal-dominant) mit leichtem Verlauf, blauen Skleren, Dentinogenesis imperfecta, Schwerhörigkeit; **Typ II** a, b, c (Vrolik-Krankheit, genetisch heterogen), letal, bereits bei Geburt bestehende multiple Frakturen der Röhrenknochen, besonders der Rippen, starke Verbiegung der langen Knochen (Pseudomikromelie); **Typ III** (überwiegend autosomal-rezessiv) schwerer Verlauf mit dünnen, gebogenen Knochen; **Typ IV** (autosomal-dominant) variabler Verlauf, mit u. ohne Dentinogenesis imperfecta; **Ther.:** Versuch mit Calcitonin, Vitamin D, Magnesium, Fluor; chirurgische u. orthopädische Versorgung der Frakturen.

osteoid (↑; -id*): knochenähnlich.

Osteoidose (↑; ↑; -osis*) **f:** (engl.) osteoidosis; Bez. f. das histol. Erscheinungsbild der Osteomalazie*; unterschieden werden eine leichte (Oberflächenosteoidose) u. eine schwere Form (Volumenosteoidose).

Osteoid|osteom (↑; ↑; -om*) **n:** (engl.) osteoid osteoma; syn. Kortikalisosteoid; Bergstrand-Syndrom; benigner osteoblastischer Knochentumor, der sich röntg. als eine in der Kortikalis gelegene Aufhellungszone mit Randsaum (Sklerosezone) darstellt; unterschieden werden Kompakta- u. Spongiosatypen. **Lok.:** v. a. Femur u. Tibia; **Sympt.:** umschriebener (bes. nächtl.) Knochenschmerz, u. U. Weichteilschwellung; **Ther.:** chir. Entfernung.

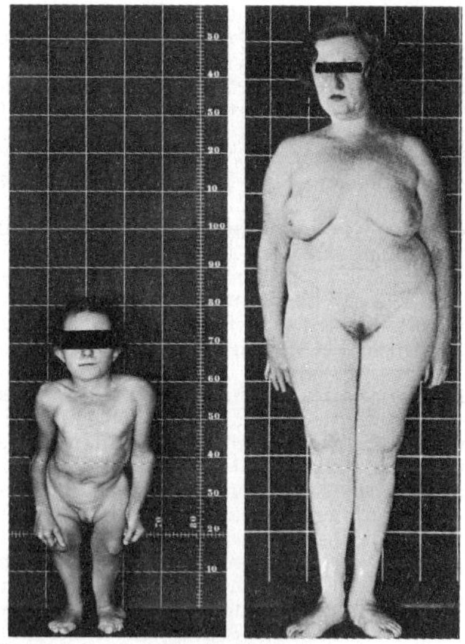

Osteogenesis imperfecta: Beispiele für die Heterogenität der Symptomatik und des Verlaufs; links: schwere progressiv deformierende Verlaufsform bei einem 14jährigen Mädchen mit Kleinwuchs und Dentinogenesis imperfecta; rechts: milde Verlaufsform bei einer 43jährigen Frau mit blauen Skleren, überstreckbaren Gelenken (Kyphoskoliose seit dem 13. Lebensjahr), Plattfüßen, Schwerhörigkeit seit dem 25. Lebensjahr und Tinnitus, Mitralklappenprolaps und progressiver Aorteninsuffizienz (Todesursache im 63. Lebensjahr); trotz radiologischer Osteoporose niemals Fraktur [477]

Osteo|klasie (↑; gr. κλάσις Zerbrechen, Bruch) **f:** (engl.) osteoclasia; **1.** (pathol.-anat.) vermehrter Abbau der Knochensubstanz durch Aktivierung der Osteoklasten z. B. bei Dialyse-Osteopathie od. primärem Hyperparathyreoidismus; i. w. S. Auflösung durch Tumorwachstum; **2.** (orthop.) Osteoklase: Beseitigung einer Achsenfehlstellung bei schlecht verheilter Fraktur od. rachit. Fehlform der langen Röhrenknochen durch Ausgradung (Frakturierung) über einem gepolsterten Keil u. anschließende Fixierung im Gipsverband.

Osteo|klasten (↑; ↑) **m pl:** (engl.) osteoclasts; aus dem Endothel sprossender Blutgefäße u. mesenchymalen Zellen entstehende vielkernige eosinophile Zellen, die Knochensubstanz abbauen (gewebetypische Makrophagen*), liegen häufig in den von ihnen gebildeten Howship*-Lakunen; vgl. Knochengewebe.

Osteo|klastom (↑; ↑; -om*) **n:** (engl.) osteoclastoma; seltener, semimaligner (Entartungsrate ca. 10%), v. a. an den Epiphysen der langen Röhrenknochen lokalisierter Riesenzelltumor*; **Klin.:** Manifestation gehäuft zw. dem 30. u. 40. Lj. mit uncharakterist. Schmerzen, u. U. Spontanfraktur; **Diagn.:** Rö., Knochenbiopsie;

Ther.: im Stadium I (inaktive) bzw. II (aktive gutartige Form) v. a. Ausräumung, im Stadium III (aggressiv bösartige Form) Segmentresektion mit Defektauffüllung, evtl. Amputation.

Osteo|klastose (Ost-*; ↑; -osis*) **f:** Bez. f. das histol. Erscheinungsbild der Osteodystrophia* fibrosa generalisata.

Osteo|lyse (↑; Lys-*) **f:** Auflösung u. Abbau von Knochengewebe; z. B. bei Knochentumoren od. -entzündung.

Osteom (↑; -om*) **n:** (engl.) osteoma; kompakte od. spongiöse, gutartige Neubildung des reifen Knochengewebes u. des Knochenmarks (meist Zufallsbefund); das kompakte O. ist häufig an Schädel u. Gesichtsknochen lokalisiert (reaktive Hyperostose* bei Meningeom*). Vgl. Knochentumoren.

Osteo|malazie (↑; -malazie*) **f:** (engl.) osteomalacia; erhöhte Weichheit u. Verbiegungstendenz der Knochen durch mangelhaften Einbau von Mineralstoffen in die normal od. überschießend gebildete Knochenmatrix (Osteoid) als sek. Ossifikationsstörung; häufigste **Urs.:** Rachitis*, Malabsorptionssyndrome, Vitamin-D-Stoffwechselstörung, primäre Phosphatstörungen*; **Klin.:** diffuse Skelettbeschwerden bis hin zu schmerzbedingter Immobilisation; **Diagn.:** (röntg.) Verlust der Darstellung trabekulärer Details, Verdünnung der Wirbelgrund- u. Wirbeldeckplatten, Aufblättern der Kompaktaschichten (v. a. an den Röhrenknochen der statisch nicht belasteten oberen Extremität) u. unscharfe Absetzung gegen die Markspongiosa, mitunter Looser*-Umbauzonen; Frühfälle sind röntg. nicht erkennbar; bei der Osteodensitometrie deutlich erniedrigte Werte; (labordiagn.) Hypokalzämie, evtl. Hypophosphatämie, Anstieg von alkalischer Phosphatase u. Parathormon; (histol.) Beckenkammbiopsie; **Ther.:** je nach Grunderkrankung orale Calcium- od. Phosphatzufuhr, Vitamin D bzw. Vitamin-D-Metabolite; bei Malabsorption Vitamin D parenteral.

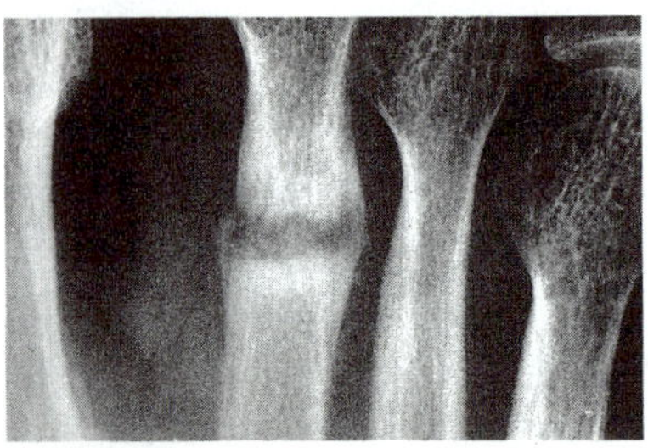

Osteomalazie:
Looser-Umbauzone am 2. Metatarsalknochen [406]

Osteo|medullo|graphie (↑; Medulla*; -graphie*) **f:** s. Medullographie.

Osteom, osteoides (↑; -om*) **n:** s. Osteoidosteom.

Osteo|myelitis (↑; Myel-*; -itis*) **f:** Knochenmarkentzündung; meist mit Knochenentzündung (Ostitis, Periostitis); **Formen: 1.** akute hämatogene O. inf. Streuung von (unspezif.) Bakterien aus lokalen Infektionsherden (Tonsillitis, Otitis, Pyodermien); **a)** Säuglingsosteomyelitis z. B. bei Nabelschnurinfektion, Impetigo, Pneumonie mit häufig untyp. Symptomatik; Neigung zu Arthritis (z. B. Koxitis*), hochgradige Sepsisgefahr; **b)** kindl. O. mit Lok. in den marknahen Anteilen der Metaphysen; **c)** adulte O.; eher selten (Ausnahme Spondylitis*); Klin.: Zeichen einer schweren Allgemeininfektion (Fieber, Schüttelfrost), Schmerzen, Schwellung u. Überwärmung des betroffenen Gliedmaßenabschnitts; Diagn.: erhöhte BKS, Leukozytose, Rö. (anfangs oft unauffällig), Szintigraphie (zur Frühdiagnose), möglichst Erregerisolierung durch Blutkultur bzw. Gewebepunktion; Ther.: Ruhigstellung der betroffenen Extremität, hochdosierte Antibiotikagabe, bei Kompl. op. Abszeßausräumung, Sequestrotomie, Einlage einer Saug-Spül-Drainage; Kompl.: subperiostaler Abszeß, Knochennekrosen mit Sequesterbildung, Markphlegmone; DD: u. a. Ewing-Sarkom, virale Arthritis, aseptische Knochennekrosen; **2.** akute exogene O. nach offener Fraktur* od. Knochenoperation; Klin.: wie bei 1.; Ther.: Antibiotika, op. Stabilisierung der Fraktur (ggf. unter Entfernung von Osteosynthesematerial und Ruhigstellung mit Fixateur* externe), Ausräumen von Infektherden; **3.** primär-chronische O. (nach hämatogener Streuung von Erregern mit geringer Virulenz bei guter Abwehrlage des Pat.); **a)** Brodie-Abszeß: zentral gelegene Abszedierung in den Metaphysen u. Epiphysen langer Röhrenknochen mit röntg. zentraler Aufhellung u. Sklerosierungssaum; **b)** sklerosierende O. (Osteomyelitis sicca Garré) in den Diaphysen langer Röhrenknochen mit Sklerosierung der Kortikalis, i. d. R. ohne Keimnachweis; **c)** plasmazelluläre O. mit Kavernenbildung, charakterist. Vork. von Plasmazellen, häufig ohne Keimnachweis; Ther.: Ausräumung von Abszeß und Skleroseherden, Auffüllen mit Spongiosa (ggf. unter Antibiotikagabe); **4.** sekundär-chronische O., meist als Folge von 2. mit intermittierend auftretenden entzündl. Schüben, eiternden Fisteln u. langwierigem Verlauf; Ther.: dauerhafte Herdsanierung (u. a. auch Einlage gentamycinhaltiger Antibiotikaketten), ggf. mit Zweiteingriffen (z. B. zur autologen Spongiosaplastik). Sonderformen: Zu den sog. spezifischen Formen zählen neben der syphilitischen v. a. die tuberkulöse O. (s. Knochentuberkulose).

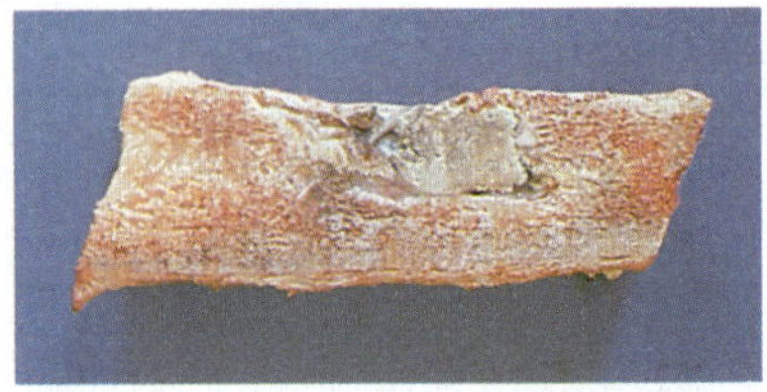

Osteomyelitis:
Eitermassen im Markraum eines aufgesägten Teilstückes des Oberschenkelröhrenknochens (Osteomyelitis purulenta) mit Knochenzerstörung durch eitrige Einschmelzung [471]

Osteo|myelitis sicca Garré (↑; ↑; ↑) **f:** (engl.) Garré's osteomyelitis; s. Osteomyelitis.

Osteo|myelo|fibrose (↑; ↑; Fibr-*; -osis*) **f:** (engl.) osteomyelofibrosis; syn. Osteomyelosklerose, myeloische Metaplasie; myeloproliferatives Syndrom* mit Fibrose u. Sklerose des Knochen-

O

marks u. extramedullärer Blutbildung; **Ätiol.:** Die O. kann ohne erkennbare Urs., als reaktive O. inf. Einwirkung chem. Noxen od. ionisierender Strahlung entstehen od. sich aus einer anderen zum myeloproliferativen Syndrom zählenden Erkr. (v. a. Polycythaemia* rubra vera) entwickeln. **Klin.:** Manifestation meist zw. 50. u. 60. Lj. mit ausgeprägter Splenomegalie u. häufig Hepatomegalie; im weiteren Verlauf progrediente (leuko-erythroblastische) Anämie, rezidivierende Inf., bei ca. 20% der Pat. terminaler Blastenschub; **Diagn.:** hämatol. Linksverschiebung* im Blutbild, mäßige Leukozytose (ca. 20 000/µl), evtl. Thrombozytose, histol. Nachweis von zellarmem Knochenmark in der Knochenmarkbiopsie* (Beckenkammstanze), Megakaryozytenanomalien; Sternalpunktion häufig unergiebig (Punctio sicca); labordiagn. normale od. erhöhte alkalische Leukozytenphosphatase; **Ther.:** evtl. Zytostatika bei exzessiver Thrombozytose, Strahlentherapie bei schmerzhafter Splenomegalie, ggf. anabole Steroide zur Stimulation der Erythropoese; **Progn.:** durchschnittliche Überlebenszeit ca. 6-8 Jahre; **DD:** chronisch-myeloische Leukämie*.

Osteo|myelo|graphie (↑; ↑; -graphie*) **f:** s. Medullographie.

Osteo|myelo|sklerose (↑; ↑; Skler-*; -osis*) **f:** s. Osteomyelofibrose.

Osteon (gr. ὀστέον Knochen) **n:** Baueinheit des Knochengewebes*; besteht aus den um die Havers-Gefäße angeordneten Knochenlamellen (Speziallamellen).

Osteo|nekrose (↑; Nekr-*; -osis*) **f:** s. Knochennekrose.

Osteo-onycho-Dys|plasie (↑; Onych-*; Dys-*; -plasie*) **f:** s. Nagel-Patella-Syndrom.

Osteo|pathia (↑; -pathie*) **f:** Osteopathie; allg. Bez. f. Knochenerkrankung. **O. con|densans dis|seminata** (↑; ↑) **f:** syn. Osteopoikilose*. **O. haemor|rhagica infantum** (↑; ↑) **f:** syn. Möller*-Barlow-Krankheit. **O. hyper|ostotica multiplex infantilis** (↑; ↑) **f:** syn. Camurati*-Engelmann-Syndrom. **O. hyper|trophicans toxica** (↑; ↑) **f:** s. Osteoarthropathie, hypertrophe. **O. ovari|priva** (↑; ↑) **f:** Knochenveränderungen i. S. einer Osteoporose* nach vorzeitigem Ausfall der endokrinen Ovarialfunktion.

Osteo|pathie (↑; ↑) **f:** allg. Bez. f. Knochenerkrankung.

Osteo|pathie, alimentäre (↑; ↑) **f:** (engl.) nutritional osteopathy; syn. Alimentärpsathyrose; sog. Hungerosteopathie; durch Mangelernährung (insbes. Protein-, Calcium-, Vitamin-D-Mangel) auftretende Brüchigkeit des Skeletts mit mangelhaftem periostalem u. endostalem Knochenanbau bei normalem Längenwachstum; pathogenet. relevant kann auch ein sek. Mangel an Sexualhormonen sein (z. B. bei Anorexia nervosa). **Sympt.:** Knochenschmerzen u. erhöhte Knochenbrüchigkeit i. S. einer Osteoporose* od. Osteoporomalazie* mit Looser*-Umbauzonen u. Muskelschwäche.

Osteo|pathie, in|testinale (↑; ↑) **f:** (engl.) intestinal osteopathy; Bez. f. Veränderungen des Skeletts aufgrund von Erkrankungen des Magen-Darm-Trakts mit Malabsorption*; (histol.) meist Kombination von Osteoporose* u. Osteomalazie*; s. Hyperparathyreoidismus.

Osteo|pathie, kalzi|penische (↑; ↑) **f:** Knochenveränderung inf. Calciummangels durch Malabsorption od. verminderte Zufuhr.

Osteo|pathie, renale (↑; ↑) **f:** (engl.) renal osteopathy; generalisierte Knochenstoffwechselstörung mit Osteomalazie* bzw. Osteodystrophia* fibrosa generalisata bei chron. kompensierter Niereninsuffizienz od. bei Pat. unter Dialyse-Behandlung (s. Dialyse-Osteopathie); **Urs.:** v. a. Störung des Metabolismus von Vitamin D (verminderte Bildung des aktiven Vitamins 1,25-Dihydroxycolecalciferol in der Niere) mit Verminderung der Calciumresorption aus dem Darm u. verzögerter Knochenmineralisation (s. Abb.); **Sympt.:** Gelenk- u. Knochenschmerzen, Spontanfrakturen, proximale Myopathie, Pruritus; **Ther.:** Calcitriol, Calcium, Calciumcarbonat; evtl. subtotale Parathyreoidektomie. Vgl. Aluminiumosteopathie, Osteoporose.

Osteo|pathie, toxische (↑; ↑) **f:** (engl.) toxic osteopathy; Knochenveränderungen, die durch tox. Einwirkung von anorg. u. org. Substanzen u. Medikamenten entstehen.

Osteo|penie (↑; -penie*) **f:** (engl.) osteopenia; Abnahme an Knochengewebe; **1.** Bez. f. die physiol. senile Skelettatrophie, die im hohen Alter von der Osteoporose als Krankheit praktisch

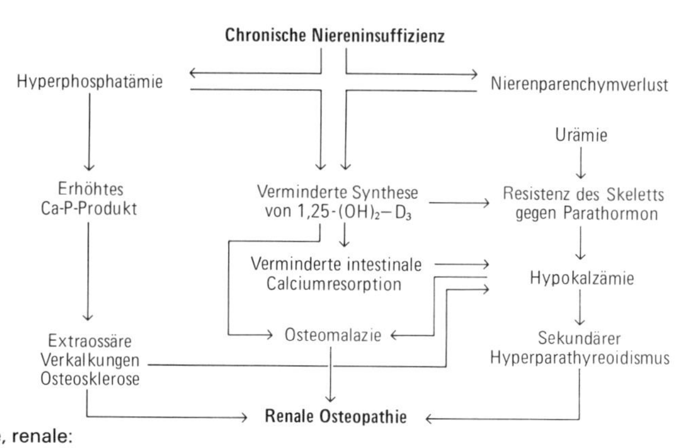

Osteopathie, renale: pathogenetische Mechanismen [406]

O

nicht zu trennen ist; **2.** (radiol.) Oberbegriff f. Osteopathien, die im Röntgenbild durch diffuse Kalksalzminderung auffallen u. ohne weitere Information nicht als z. B. Osteoporose, Osteomalazie od. Osteodystrophia fibrosa generalisata klassifiziert werden können; vgl. Osteopathie, kalzipenische.

Osteo|peri|ostitis ossi|ficans toxica (↑; Periost*; -itis*)´**f:** syn. hypertrophe Osteoarthropathie*.

Osteo|petrose (↑; gr. πέτρος Felsen; -osis*) **f:** syn. Marmorknochenkrankheit*.

Osteo|phyt (↑; Phyt-*) **n:** (engl.) osteophyte; vom Periost* ausgehende umschriebene, meist

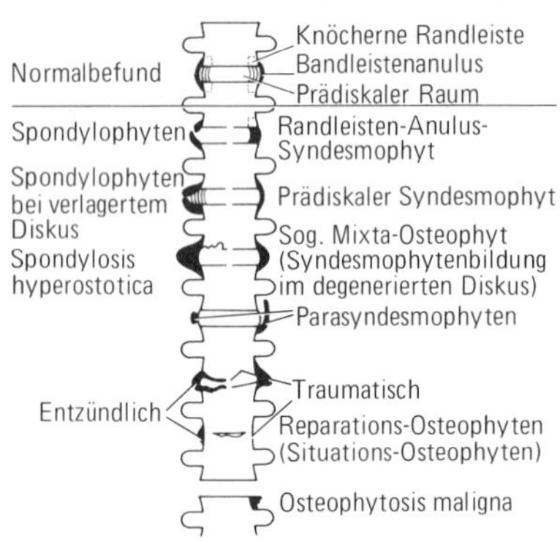

Osteophyt

reaktive Knochenneubildung in Form v. röntg. erkennbaren Spangen, Höckern, Randzacken od. flächenhaften Auflagerungen (Abb.), bes. bei Osteochondrosis* intervertebralis als Spondylophyten vorkommend.

Osteo|plasten (↑; Plast-*) m pl: s. Osteoblasten.

Osteo|plastik (↑; -plastik*) **f:** s. Knochentransplantation.

Osteo|poikilose (↑; gr. ποικίλος verschiedenartig, bunt; -osis*) **f:** (engl.) osteopoikilosis; syn.

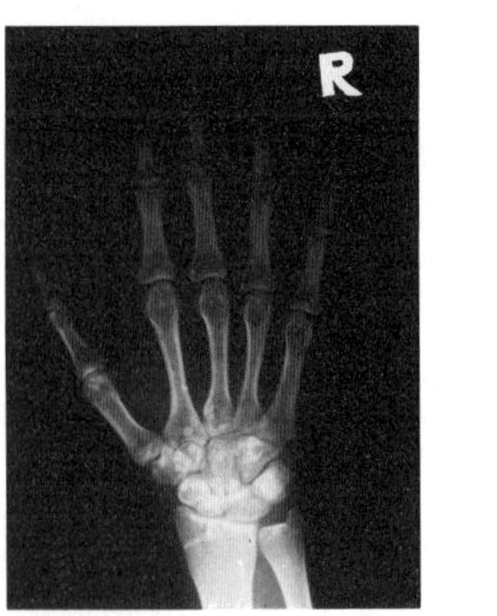

Osteopoikilose:
Handskelett (17jähriger Patient) [540]

Osteopathia condensans disseminata; seltene, vermutl. hereditäre Skelettsystemerkrankung ohne klin. Symptome, die meist zufällig im Röntgenbild durch vorwiegend im Bereich der Epi- u. Metaphysen der langen Röhrenknochen u. des Becken-, Fuß- u. Handskeletts auftretende Spongiosaverdichtungen auffällt.

Osteo|poro|malazie (↑; gr. πόρος Loch, Öffnung; -malazie*) **f:** (engl.) osteoporomalacia; Mischbild aus Osteoporose* u. Osteomalazie* mit verstärkter Knochenresorption u. gleichzeitiger Osteoidose; **Vork.:** z. B. bei alimentärer od. intestinaler Osteopathie*.

Osteo|porose (↑; ↑; -osis*) **f:** (engl.) osteoporosis; Erkrankung des Skelettsystems mit Verlust bzw. Verminderung von Knochensubstanz u. -struktur u. erhöhter Frakturanfälligkeit; **Ätiol.:** primäre O.: bisher weitgehend ungeklärt, als Teilfaktoren bei der postmenopausalen u. senilen O. sind Östrogenmangel u. Immobilisation be-

Osteoporose
Pathogenetische Einteilung

primäre Osteoporose
- idiopathisch
- postmenopausal (Typ I)
- senil (Typ II)

sekundäre Osteoporose
- endokrin, metabolisch (Cushing-Syndrom I, Hyperthyreose, Hypogonadismus, Hyperparathyreoidismus, Akromegalie, Diabetes mellitus, Homocystinurie)
- iatrogen, medikamentös (Glukokortikoide, Heparine, Schilddrüsenhormone, GnRH-Agonisten, Danazol, Glutethimid, Laxanzien, Colestyramin)
- myelogen, onkologisch (Plasmozytom, Mastozytose, lymphoproliferative Erkrankungen, diffuse Knochenmarkkarzinose)
- parainfektiös, immunogen (rheumatoide Arthritis, Enteritis regionalis Crohn)
- Inaktivität, Immobilisation (Bettruhe, Paraplegie, Hemiplegie)
- hereditäre Bindegewebeerkrankungen (Osteogenesis imperfecta, Marfan-Syndrom, Ehlers-Danlos-Syndrom)
- komplexe Osteopathien (renale Osteopathie, intestinale Osteopathie)

kannt; sekundäre O.: Grunderkrankungen: s. Tab. **Sympt.: 1.** präklin. O.: keine Frakturen od. Wirbelverformungen; signifikante Verminderung der Knochenmasse gegenüber alters- u. geschlechtsentsprechender Norm; **2.** manifeste O.: mindestens eine Wirbelfraktur bei inadäquatem od. fehlendem Trauma u. evtl. extravertebrale Frakturen; in ausgeprägten Fällen Rumpfverkürzung, Rundrücken, quere Hautfalten in der Flankenregion; chron. Schmerzsyndrom bes. im Rumpfbereich; **Diagn.:** (radiol.) Verminderung der Knochenmasse in der Osteodensitometrie*; Grund- u. Deckplatteneinbrüche der Wirbelkörper, Keilwirbel, Fischwirbel; (labordiagn.) Calcium, Phosphor, alkalische Phosphatase im Referenzbereich; (histol.) evtl. Beckenkammbiopsie; **Ther.:** physikalische Ther., Analgetika, optimale Calciumzufuhr, Stimulation der Osteoblasten mit Fluoriden, Hemmung der Osteoklasten mit Calcitonin*; **Proph.:** körperl. Aktivität, calcium-

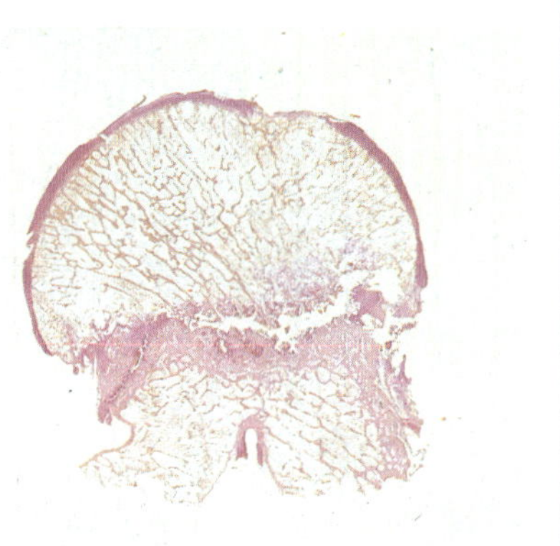

Osteoporose:
histologischer Schnitt durch einen subkapital gebrochenen Oberschenkelkopf bei fein- und grobmaschiger Auflockerung der Knochenbälkchenstruktur [471]

reiche Ernährung, evtl. Östrogen-Gestagen-Substitution in der Postmenopause.

Osteo|psathyrose (↑; gr. ψαθυρός spröde, brüchig; -osis*) **f:** (engl.) osteopsathyrosis; abnorme Knochenbrüchigkeit z. B. bei Osteogenesis imperfecta u. alimentärer Osteopathie*.

Osteo|radio|nekrose (↑; Radio-*; Nekr-*; -osis*) **f:** syn. Radioosteonekrose*.

Osteo|sarkom (↑; Sark-*; -om*) **n:** (engl.) osteosarcoma; zu den malignen Knochentumoren* gehörender primär osteogener maligner Tumor; **Formen: 1.** Sarkom*, das vom Knochen ausgeht (osteogenes Sarkom); **2.** Sarkom mit Neigung zur Verknöcherung od. zur Bildung osteoiden Gewebes (sog. Osteoidsarkom, osteoplastisches Sarkom); **Vork.:** häufigster maligner Knochentumor bei Kindern u. Jugendlichen; **Lok.** in über 65% der Fälle im Bereich der Metaphysen der langen Röhrenknochen, meist an der unteren Extremität (distaler Femur); **Klin.:** als Leitsymptom vorwiegend gelenknah lokalisierte, ziehende Schmerzen, die meist als rheumatisch fehlgedeutet werden; wenige Wochen später Auftreten einer knochenharten, leicht druckschmerzhaften Vorwölbung in dieser Region. Lungenmetastasen sind häufig bereits vorhanden, wenn der Primärtumor entdeckt wird (oftmals Todesursache). **Diagn.:** Biopsie; **Ther.:** radikale Operation, entw. Resektion od. Amputation (u. U. Exartikulation, ggf. Hemipelvektomie); Chemotherapie. Vgl. Chondrosarkom.

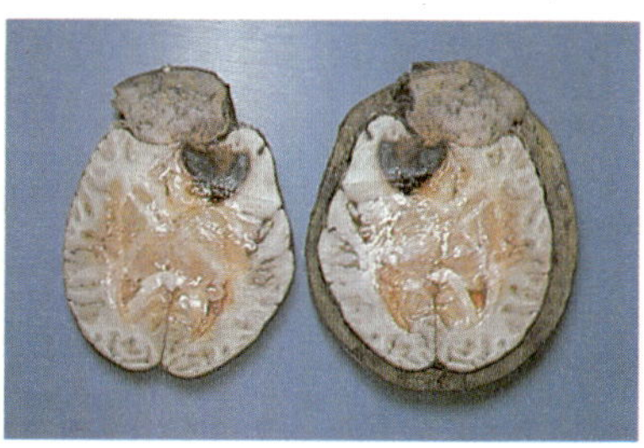

Osteosarkom:
osteogenes Sarkom der frontalen Schädelkalotte mit Einbruch des Tumors in das Frontalhirn und assoziierter Blutung bei zugrundeliegender Osteodystrophia deformans (sog. Paget-Sarkom); zu beachten ist die verdickte Schädelkalotte außerhalb des Tumors! [471]

Osteo|sclerosis con|genita dif|fusa (↑; Skler-*; -osis*) **f:** syn. Marmorknochenkrankheit*.

Osteo|sklerose (↑; ↑; ↑) **f:** (engl.) osteosclerosis; lokalisierte od. generalisierte Verdichtung des spongiösen Knochengewebes mit evtl. Verdickung der Kortikalis (Hyperostose*) i. R. versch. Skeletterkrankungen; erhöhte Knochenbrüchigkeit durch mangelnde Elastizität; (röntg.) vermehrte Schattendichte der Knochenstrukturen. Vgl. Ermüdungsbruch.

Osteo|syn|these (↑; gr. σύνθεσις Zusammensetzung) **f:** (engl.) osteosynthesis; operatives Verf. zur schnellstmöglichen Wiederherstellung der vollen Funktionsfähigkeit einer frakturierten Extremität, die frühfunktionelle, schmerzfreie Übungsbehandlung ermöglicht (keine Immobilisationsschäden, erniedrigte Thrombembolierate); **Prinzip:** anat. Reposition, Stabilisierung der Fraktur durch extra- od. intramedullär plazierte Kraftträger (s. umseitige Abb.), die i. d. R. später durch Zweitoperation entfernt werden; **Kompl.:** Knocheninfektion, Denudierung u. Durchblutungsstörung des Knochens, Materiallockerung.

Osteo|tomie (↑; -tom*) **f:** (engl.) osteotomy; op. Durchtrennung v. Knochen mit Meißel bzw. Säge, um Fehlstellungen auszugleichen (Korrekturosteotomie); z. B. als Umstellungsosteotomie zur Korrektur von Coxa vara od. valga, Keilosteotomie mit Entfernung eines Knochenkeils z. Korrektur von Fußdeformitäten u. a.; vgl. Hohmann-Operation, Myotomie.

Osteo|zyten (↑; Zyt-*) **m pl:** (engl.) osteocytes; Knochenzellen; liegen in Lakunen des Knochengewebes u. senden in die Knochenkanälchen verzweigte Protoplasmafortsätze aus, mit denen sie untereinander in Verbindung stehen. Vgl. Osteoblasten, Osteoklasten, Knochengewebe.

Ostien|kon|figuration (lat. ostium Öffnung, Mündung; Konfiguration*) **f:** (engl.) configuration of the ureteral orifices; Formen der Harnleiterostien: **1.** schlitzförmig (normal); pathol. Formen mit zunehmender Wahrscheinlichkeit eines vesikoureteralen Refluxes: **2.** hufeisenförmig, **3.** stadionförmig, **4.** golflochartig (s. Golflochostium). Vgl. Ureterfehlbildungen.

Ostio|folliculitis (↑; Follicul-*; -itis*) **f:** s. Folliculitis staphylogenes superficialis.

Ostitis (Ost-*; -itis*) **f:** auch Osteitis; Knochenentzündung. **O. con|densans** (↑; ↑) **f:** O. c. ilii; Knochensklerosierung unbekannter Ursache; Vork.: am Becken in d. Umgebung der Ileosakralgelenke, meist begrenzt auf d. Os ilium, gelegentl. im Bereich der Symphyse. **O. de|formans** (↑; ↑) **f:** s. Osteodystrophia deformans. **O. fibrosa** (↑; ↑) **f:** s. Jaffé-Lichtenstein-Syndrom, Osteodystrophia fibrosa generalisata. **O. fibrosa localisata** (↑; ↑) **f:** s. Knochenzyste.

Ostitis multi|plex cystoides Jüngling (↑; ↑) **f:** Knochenmanifestation der chron. Sarkoidose* mit Zystenbildung in den Röhrenknochen der Finger- u. Zehenphalangen (s. Abb. S. 1125); klin. meist inapparent.

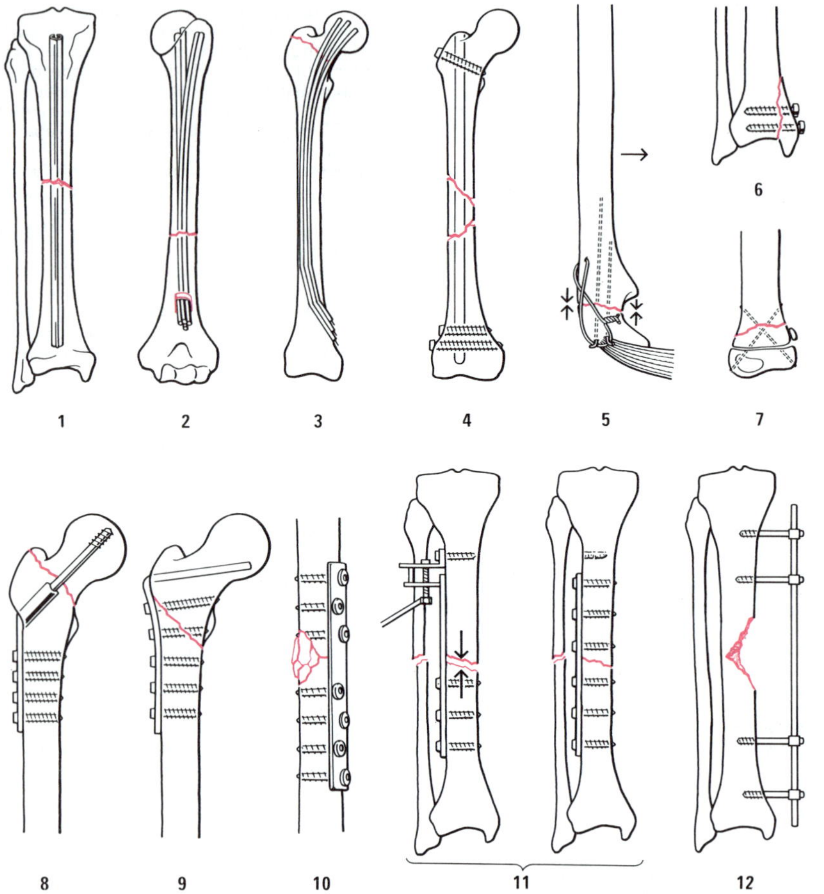

Osteosynthese:
Überblick über verschiedene Verfahren: 1: Marknagelung nach Küntscher; 2: Bündelnagelung nach Hackethal bei Humerusschaft-Querfraktur; 3: Federnägel nach Ender und Simon-Weidner bei per- oder subtrochantärer Fraktur; 4: Verriegelnagel bei Humerusschaftfraktur (Stückbruch); 5: Drahtzuggurtung einer Olekranonfraktur; 6: Verschraubung des Innenknöchels; 7: gekreuzte Spickdrahtosteosynthese bei kindlicher suprakondylärer Humerusfraktur; 8: dynamische Hüftschraube (DHS) bei pertrochantärer Schenkelhalsfraktur; 9: 95°-Kondylenplatte bei subtrochantärer Oberschenkelfraktur, 10: Kompressionsplatte bei Querfraktur mit Trümmerzone (evtl. kombiniert mit Spongiosaplastik); 11: Kompressionsplatte bei Pseudarthrose der Tibia (links Montage des Plattenspanngerätes, das nach Verschraubung der Platte wieder entfernt wird); 12: Fixateur externe als eindimensionaler äußerer Festhalter [256, 170, 155]

Ostitis necroticans pubis (↑; ↑) f: syn. Grazilissyndrom*. **O. ossi|ficans** (↑; ↑) f: s. Hyperostose. **O. purulenta** (↑; ↑) f: eitrige Entz. des Knochens, meist kombiniert mit Osteomyelitis* bzw. Periostitis*. **O. tuberculosa** (↑; ↑) f: s. Knochentuberkulose. **O. typhosa** (↑; ↑) f: Knochenentzündung bei Typhus* abdominalis, bes. an Sternum u. Rippen, meist mit Chondritis*.

Ostium (lat.) n: Mündung, Eingang. **O. abdominale tubae uterinae** (↑) n: Öffnung des Eileiters in die Bauchhöhle. **O. aortae** (↑) n: in die Aorta führende Öffnung der li. Herzkammer. **O. ap|pendicis vermi|formis** (↑) n: Mündung des Wurmfortsatzes in d. Caecum. **O. atrio|ventriculare dextrum, sinistrum** (↑) n: Eingang vom rechten bzw. linken Vorhof in die rechte bzw. linke Herzkammer. **O. ileo|caecale** (↑) n: Mündung des Ileums in d. Caecum. **O. pharyngeum et tympanicum tubae auditivae** (↑) n: Mündung der Ohrtrompete in d. Pharynx u. in d. Paukenhöhle.

Ostium-primum-Defekt (↑; lat. primus der erste) m: (engl.) ostium-primum defect; Vorhofseptumdefekt* vom Primum-Typ (ASD I).

Ostium-secundum-Defekt (↑; lat. secundus der zweite) m: (engl.) ostium-secundum defect;

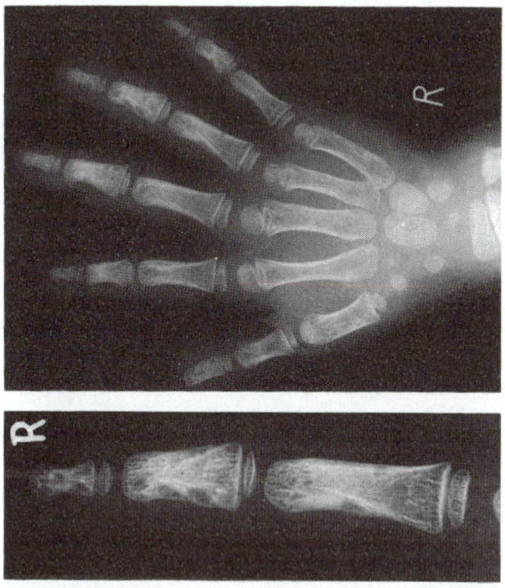

Ostitis multiplex cystoides Jüngling [540]

Vorhofseptumdefekt* vom Secundum-Typ (ASD II).

Ostium trunci pulmonalis (↑) n: in den Truncus pulmonalis führende Öffnung der re. Herzkammer. **O. ureteris** (↑) n: Einmündungsstelle des Harnleiters in d. Harnblase. **O. urethrae externum, internum** (↑) n: äußere bzw. innere Öffnung der Harnröhre. **O. uteri** (↑) n: äußerer Muttermund. **O. uterinum tubae uterinae** (↑) n: Öffnung des Eileiters in die Uterushöhle. **O. vaginae** (↑) n: die in den Scheidenvorhof mündende Scheidenöffnung. **O. venae cavae inferioris et superioris** (↑) n: Mündung der unteren u. oberen Hohlvene in den rechten Vorhof.

Os trapezium, trapezoideum (Os*) n: großes bzw. kleines Vieleckbein; Handwurzelknochen der distalen Reihe. **O. trigonum** (↑) n: gelegentlich selbständiges Tuberculum laterale des Processus posterior tali. **O. triquetrum** (↑) n: Dreiecksbein; Handwurzelknochen der proximalen Reihe.

Ostrum-Furst-Syn|drom (Hermann W. O., Arzt, Philadelphia; William F., Arzt, Philadelphia) n: Sprengel*-Deformität mit Abplattung der Schädelbasis; vgl. Klippel-Feil-Syndrom.

Oszillationen (lat. oscillatio Schaukeln, Schwingen) f pl: (engl.) oscillations; auch Fluktuationen; (gebh.) bei der instantanen Herzschlagregistrierung* des Feten auftretende, wehenunabhängige, kurzfristige Schwankungen der fetalen Herzschlagfrequenz; nach dem Ausmaß dieser Schwankungen (Bandbreite, Amplitude der Frequenzschwankungen) werden versch. Oszillationstypen unterschieden, die z. Erkennung intrauteriner Notsituationen geeignet sind. Weitere Unterteilung nach der Häufigkeit der O. (Zahl der Umkehrpunkte/Min.). Vgl. Kardiotokographie.

Oszillo|graphie (lat. oscillare schaukeln, schwingen; -graphie*) f: (engl.) oscillography; graph. Darstellung rasch veränderlicher Vorgänge in Abhängigkeit von der Zeit; Anw. in der Med. als nichtinvasives Verf. zum Nachweis u. zur Lok. von peripheren art. Durchblutungsstörungen durch graph. Registrierung der pulswellensynchronen Volumenveränderungen der Extremitäten mit Hilfe einer Druckmanschette u. einem Pulsabnehmer (in Ruhe u. nach körperl. Belastung); Aussagen über Durchflußvolumina sind nicht möglich.

Oszill|opsie (↑; Op-*) f: Bewegungsillusion von der Umwelt durch zu starke Bildbewegung auf der Retina; Vork.: bei Nystagmus, Opsoklonus, gesteigertem od. gestörtem vestibulookulärem Reflex i. R. von vestibulären Erkr. sowie als visuelle Aura bei Epilepsie.

Oszillo|skop (↑; Skop-*) n: (engl.) oscilloscope; elektron. Gerät zur optischen Darstellung zeitl. veränderlicher Vorgänge auf einem Monitor, z. B. von Pulsfrequenz, EKG, EEG; Anw. auch zum Bildaufbau der Gammakamera.

Os zygomaticum (Os*) n: Jochbein; Gesichtsknochen; bildet einen Teil der lateralen Wand der Augenhöhle u. mit dem Processus zygomaticus ossis temporalis zusammen den Jochbogen.

Ot-: auch Oto-; Wortteil mit der Bedeutung Ohr; von gr. οὖς, ὠτός.

Ot|algie (↑; -algie*) f: (engl.) otalgia, earache; syn. Otodynie; Schmerzen im Bereich des Ohrs, insbes. ins Ohr ausstrahlende Schmerzen bei krankhaften Prozessen in dessen Umgebung; **Vork.:** u. a. bei Costen-Syndrom, Erkr. der Parotis, Zahnerkrankungen, Lymphadenitis colli, Trigeminusneuralgie, Halswirbelsäulenveränderungen, Intermediusneuralgie u. als Frühsymptom bei Hypopharynxkarzinom.

Ota-Nävus (Masao O., Dermat., Tokio, geb. 1883; Nävus*) m: s. Mongolenfleck.

Ot|hämatom (Ot-*; Häm-; -om*) n: (engl.) othaematoma; subperichondrales Hämatom*, entsteht durch traumat. bedingte Ablösung der Haut bzw. des Perichondriums vom Knorpel der

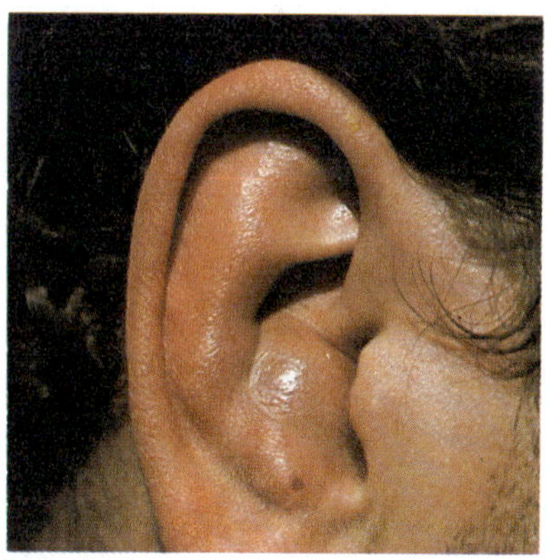

Othämatom [85]

Ohrmuschel; **Ther.:** Punktion u. Druckverband bzw. retroaurikuläre Inzision mit Knorpelfensterung.

oticus (↑): zum Ohr gehörend.

Otitis (↑; -itis*) f: Entz. von Teilen des Ohrs meist als O. externa od. O. media.

Otitis externa circum|scripta (↑; ↑) f: s. Ohrfurunkel.

Otitis externa diffusa (↑; ↑) f: Entz. des äußeren Ohres; **1.** bakteriell (als Erysipel) od. viral (Herpes zoster oticus) bedingt; u. U. phlegmonöse Entz. mit Perichondritis; **2.** allergisch/toxisch od. endogen bedingtes Gehörgangekzem; z. B. als Kontaktekzem, mikrobielles od. seborrhoisches Ekzem, lokale Manifestation eines atopischen Ekzems; **Sympt.:** Juckreiz, Rötung, Schuppen- u. Krustenbildung, Tragusdruckschmerz, Fieber, regionäre Lymphadenitis, evtl. retroaurikuläre Schwellung (sog. Pseudomastoiditis); bei exsudativer Entz. kann es zur sek. Besiedlung durch Bakterien (v. a. Staphylokokken) u. Pilzen (Otomykose*) kommen. **Ther.:** je nach ätiol. Faktor Spülung mit Alkohol-Glyzerin, kortikoidhaltige Tinkturen od. Salben, systemisch Antibiotika.

Otitis externa maligna (↑; ↑) f: syn. progressive nekrotisierende Otitis; Inf. mit Pseudomonas* aeruginosa im Bereich des äußeren Gehörgangs, meist bei älteren, männl. Diabetikern auftretend; **Sympt.:** v. a. starke Schmerzen; Granulationen, Otorrhoe, Sequesterbildung; **Kompl.:** Ausbreitung in umgebendes Weichteilgewebe, Einbruch in das Kiefergelenk, Osteomyelitis* der Schädelbasis mit multiplen Hirnnervenausfällen; **DD:** Plattenepithelkarzinom des Gehörgangs.

Otitis media (↑; ↑) f: Entz. des Mittelohrs; klin. **Formen: 1. akute O. m.:** Urs.: meist tubogen aszendierende Inf. aus dem Nasopharynx (v. a. durch Strepto-, Staphylo-, Pneumokokken u. Haemophilus influenzae), die im Kindesalter durch eine kurze, weite Tuba auditiva Eustachii begünstigt wird; auch nach Trommelfellruptur* u. (v. a. bei Kindern) hämatogen i. R. einer Sepsis* u. als Kompl. von Infektionskrankheiten, v. a. als akute nekrotisierende **Scharlachotitis** mit subtotaler Trommelfellperforation, Nekrose der Gehörknöchelchen u. evtl. Osteomyelitis, **Masernotitis** inf. bakterieller Sekundärinfektion mit purulenter Mastoiditis u. **Grippeotitis** mit Bildung hämorrhag. Bläschen auf dem Trommelfell; Klin.: Fieber, Ohrenschmerzen, evtl. Ohrgeräusche, Schwerhörigkeit, druckschmerzhafter Processus mastoideus; im Säuglings- u. Kleinkindesalter stehen häufig unspezif. Symptome wie Dyspepsie mit Erbrechen u. Gedeihstörungen u. evtl. Zeichen eines meningealen Syndroms* im Vordergrund. Verlauf: Im Anschluß an eine 1-2 Tage andauernde exsudative Entz. folgt eine Demarkationsphase (ca. 3-8 Tage) mit spontaner Trommelfellperforation meist im hinteren oberen Quadranten; Ausheilung innerh. von 2-4 Wo. mit Spontanverschluß des Defekts; Diagn.: in der Otoskopie* anfangs gerötetes u. vorgewölbtes Trommelfell (s. Abb.) mit pathol. Trommelfellreflex, evtl. Tragusdruckschmerz; in der Schüller-Schläfenbeinaufnahme meist Zeichen einer (Begleit-)Mastoiditis; Kompl.: Innenohrbeteiligung, Mastoiditis*, Zygomatizitis*, Fazialislähmung*, Meningitis*, Hirnabszeß*, otitischer Hydrozephalus*, seromuköse O. m. (s. u.); Ther.: schleimhautabschwellende Nasentropfen, Antibiotika (systemisch); bei starker Trommelfellvorwölbung u. persistierendem Fieber Parazentese*, evtl. Paukendrainage*; **2. chronische O. m.:** Pathogenese: multifaktoriell; begünstigende Faktoren sind u. a. Tubenfunktionsstörungen u. eine schlechte Pneumatisation* im Bereich des Schläfenbeins. Vork.: z. B. nach Rhinitis, Pharyngitis; **a)** chron. mesotympanale O. m.: chron. Entz. der Mittelohrschleimhaut m. zentralem Trommelfelldefekt; Sympt.: Schalleitungsschwerhörigkeit, Otorrhoe (meist geruchlos); Ther.: Reinigung u. Austrocknung des äußeren Gehörgangs, bei akuter purulenter Entz. Antibiotika (systemisch u. lokal); chir. Mastoidektomie, Tympanoplastik; **b)** chron. epitympanale O. m.: chron. Schleimhautentzündung mit granulierender Ostitis im Bereich des äußeren Gehörgangs u. randständigem Trommelfelldefekt, evtl. mit Ausbildung eines Cholesteatoms* (s. Abb.); Sympt.: langfristig persistierende fötide Otorrhoe, Schalleitungsschwerhörigkeit; Ther.: chir. Mastoidektomie, Tympanoplastik, evtl. Radikaloperation des Mittelohrs; **3. chronische seromuköse O. m.** mit Umwandlung der Epithelzellen der Mittelohrschleimhaut in sezernierende Becherzellen; Urs.: langdauernde Tubenventilationsstörungen; Sympt.: Druckgefühl, Schwerhörigkeit, Ohrgeräusche; Diagn.: in der Otoskopie retrahiertes Trommelfell, evtl. Paukenhöhlenerguß; Ther.: lokal Mukolytika, Hyaluronidase, Kortikoide, Alphachymotrypsin (auch systemisch), ggf. Antihistaminika, Hyposensibilisierung (bei Allergennachweis); evtl. Parazentese u. Paukendrainage. Vgl. Tubenkatarrh, Mukosus-Otitis.

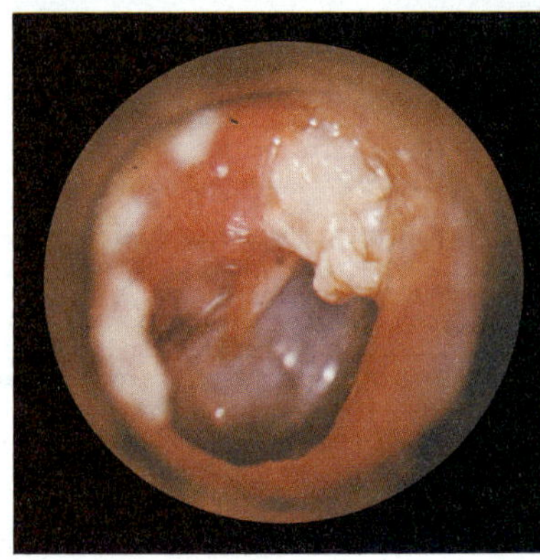

Otitis media chronica:
hier infolge eines Cholesteatoms (rechtes Ohr) [85]

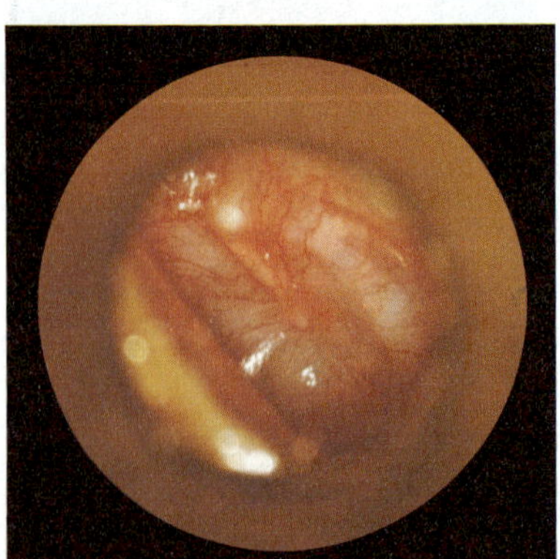

Otitis media acuta:
linkes Ohr [85]

Oto|lithen (↑; Lith-*) m pl: (anat.) Statolithen*.

Oto|logie (↑; -log*) f: Ohrenheilkunde.

Oto|myiasis (↑; gr. μυῖα Fliege; -iasis*) f: Myiasis* des Ohrs.

Oto|mykose (↑; Myk-*; -osis*) f: (engl.) otomycosis; Pilzinfektion im äußeren Gehörgang, oft nach längerer lokaler Antibiotikatherapie; **Err.:** häufig Aspergillus*; **Sympt.:** Juckreiz, evtl. Schmerzen; **Ther.:** lokal Antimykotika; oft chron. rezidivierender Verlauf.

Oto|pexie (↑; -pexie*) f: (engl.) otopexy; op. Korrektur abstehender Ohrmuscheln.

Oto|phym (↑; gr. φῦμα Gewächs, Geschwulst) n: (engl.) otophyma; seltene, von Bindegewebe u. Talgdrüsen ausgehende, benigne Hyperplasie der Ohrmuschel; vgl. Rhinophym.

Otor|rhoe (↑; -rhoe*) f: Ohrenfluß; seröse, eitrige, evtl. blutige Absonderung aus dem Ohr; **Vork.:** z. B. bei chron. Otitis media, Otitis externa, Ohrfurunkel, Fremdkörpern im äußeren Gehörgang, als Otoliquorrhoe nach Schädelbasisfrakturen.

Oto|sklerose (↑; Skler-*; -osis*) f: (engl.) otosclerosis; autosomal-dominant erbl., v. a. bei Frauen auftretende Erkr. der knöchernen Kapsel des Labyrinths*, die sich zw. dem 20. u. 40. Lj. manifestiert; Häufigkeit: ca. 1% der weißen Bevölkerung m. unterschiedl. Expressivität; als **Urs.** werden Störungen im Knochenstoffwechsel diskutiert. Die sklerot. Herde sind meist im Bereich des ovalen Fensters lokalisiert u. führen zur Fixierung des Steigbügels (Stapesankylose). **Sympt.:** zunächst meist einseitige, im weiteren Verlauf beidseitige, langsam progrediente Schwerhörigkeit, konstanter Tinnitus aurium, Paracusis Willisii (s. Parakusis); oft Verschlechterung während einer Schwangerschaft; **Diagn.:** in d. Audiometrie* in ca. 80% der Fälle Nachweis einer Schalleitungsstörung (in ca. 15% in Komb. m. einer Schallempfindungsstörung), in ca. 5% reine Schallempfindungsstörung; Gellé-Hörversuch pathol., Rinne-Versuch negativ, fehlender Stapediusreflex; **Ther.:** op. Stapesplastik* (Hörverbesserung in mehr als 90% d.Fälle), selten Tympanoplastik* (Typ IV od. V); evtl. Hörgeräte.

Oto|skopie (↑; -skopie*) f: (engl.) otoscopy; direkte Untersuchung des äußeren Gehörgangs u. des Trommelfells mittels Ohrtrichter od. Otoskop (Griff zum Einführen eines Ohrtrichters meist

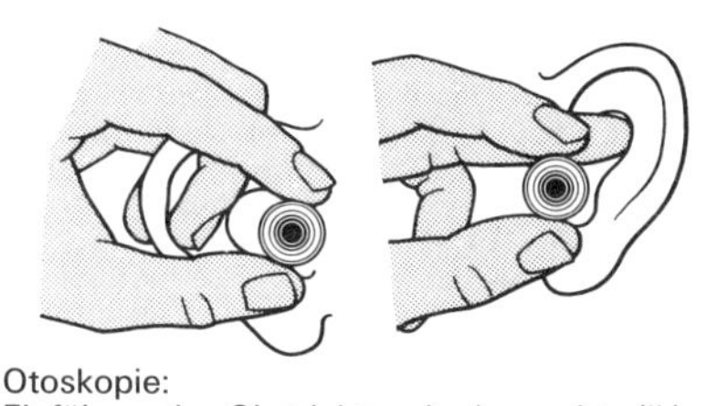

Otoskopie:
Einführen des Ohrtrichters in das rechte (li.) und linke (re.) Ohr [130]

mit Beleuchtungsquelle u. Lupe); s. Siegle-Ohrtrichter.

Oto|strobo|skopie (↑; gr. στρόβος Wirbel; -skopie*) f: (engl.) otostroboscopy; Verf. zur opt. Beurteilung der Trommelfellschwingungen.

Oto|toxizität (↑; Tox-*) f: (engl.) ototoxicity; Bez. f. die zu einer evtl. irreversiblen Schädigung des VIII. Hirnnerven, von Gehör u. Vestibularapparat führende tox. Wirkung versch. Substanzen; z. B. Aminoglykosid-Antibiotika, Chinin, Salicylsäure, Etacrynsäure, Furosemid, Cisplatin, Anilin, Arsen, Benzol, best. Quecksilber- u. Bleiverbindungen, auch Bakterientoxine. Endogene Ototoxine können bei best. Stoffwechselkrankheiten (z. B. Diabetes mellitus, Nierenerkrankungen) gebildet werden. Vgl. Neurotoxine.

Otto-Chrobak-Becken (Adolph W. O., Chir., Breslau, 1786-1845; Rudolf Ch., Gyn., Wien, 1843-1910): syn. Protrusio* acetabuli.

Ott-Zeichen: Maßzahl f. die Beweglichkeit der BWS; bei maximaler Vorwärtsneigung vergrößert sich normalerweise der Abstand zw. dem Dornfortsatz C_7 u. einem Punkt 30 cm weiter kaudal um ca. 8 cm; vgl. Schober-Zeichen.

Ouabain n: syn. g-Strophanthin; s. Strophanthin.

Ouchterlony-Test (Örjan O., Bakteriol., Göteborg, geb. 1914) m: syn. Doppelimmundiffusionstest nach Ouchterlony; Verf. zur qual. Analyse von Antigengemischen u. zur orientierenden Bestimmung von Verwandtschaftsgraden zw. versch. Antigenen (Reaktionsmuster: s. Abb.)

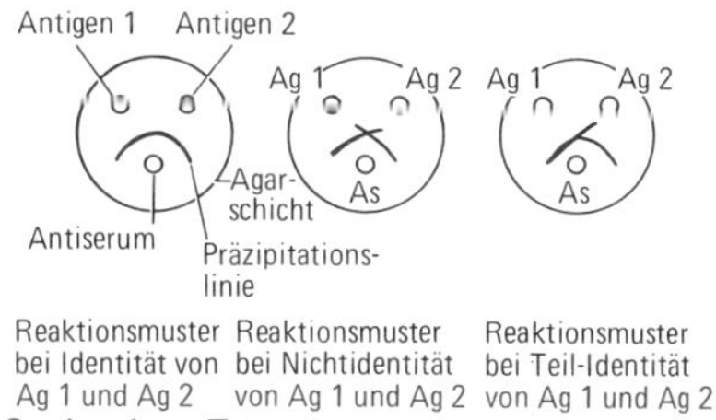

Ouchterlony-Test

nach dem Prinzip der radialen Immundiffusion*. Vgl. Elek-Ouchterlony-Test.

Oudin-Prä|zipitations|test (lat. praecipitare herabstürzen) m: (engl.) Oudin's test; einfache eindimensionale Immundiffusion* in einem mit (Agar-)Gel gefüllten Röhrchen.

Output (engl.) m: Ausgabe, Ausstoß, Ausschüttung; (kardiol.) Herzminutenvolumen.

Ov-: auch Ovo-; Wortteil mit der Bedeutung **1.** Ei; von lat. ovum; **2.** kleines Ei, Eizelle; von lat. ovulum.

Ovalär|schnitt (lat. ovalis eiförmig, oval): (engl.) oval incision; **1.** (chir.) Lappenschnitt* z. B. bei Amputation; **2.** Hautschnitt z. B. zur Exzision eines Tumors.

Ovalo|zytose (↑; Zyt-*; -osis*) m: s. Elliptozytose, hereditäre.

Ovar (lat. ovarium Eierstock) n: Oophoron, Eierstock; s. Ovarium.

Ovar|ek|tomie (↑; Ektomie*) f: (engl.) ovariectomy; op. Entfernung eines (sog. Semikastration) od. beider Eierstöcke (Kastration*).

Ovarial|ab|szeß (↑; Abszeß*) m: (engl.) ovarian abscess; eitrige Einschmelzung v. Ovarialgewebe durch hämatogene od. direkte (u. a. aszendierende od. „übergeleitete") Infektion, z. B. bei Salpingitis, Pelveoperitonitis, Appendizitis.

Ovarial|bi|opsie (↑; Bio-*; Op-*) f: (engl.) ovarian biopsy; Probeexzision aus dem Ovarium*

(v. a. als Stanzbiopsie unter laparoskop. Sicht od. als Keilexzision durch Laparotomie), z. B. zur histol. Klärung b. Verdacht auf Ovarialhypoplasie.

Ovarial|fibrom (↑; Fibr-*; -om*) n: (engl.) ovarian fibroma; benigner, vorwiegend einseitig auftretender mesenchymaler Tumor des Ovars (s. Ovarialtumoren), geht v. den Stromazellen aus u. besteht vorwiegend aus faserreichem Bindegewebe; **Vork.:** v. a. bei Frauen nach der Menopause. Das O. wächst langsam, kann Kindskopfgröße erreichen u. ist meist gestielt; größere Tumoren neigen zu Erweichung u. Ausbildung zyst. Hohlräume. Bei etwa einem Viertel der Pat. entwickelt sich ein Meigs*-Syndrom.

Ovarial|gravidität (↑; lat. graviditas Schwangerschaft) f: (engl.) ovarian pregnancy; Extrauteringravidität* im Ovar; meist bis zur 6.-7. SSW Ruptur (klin. als Akutes* Abdomen).

Ovarial|hormone (↑; Horm-*) n pl: (engl.) ovarian hormones; Bez. f. die im Eierstock gebildeten Hormone, v. a. Östrogene* u. Gestagene*, aber auch Androgene*.

Ovarial|hypo|plasie (↑; Hyp-*; -plasie*) f: (engl.) ovarian hypoplasia; seltene Form der primären Ovarialinsuffizienz* m. kleinen, parenchymarmen Ovarien u. Verminderung od. völligem Fehlen des Keimepithels; vorhandene Primärfollikel sprechen auf Gonadotropine nicht an, es werden keine od. nur geringe Mengen an Östrogenen* gebildet. **Folge:** Unterentwicklung des Genitale u. der sek. Geschlechtsmerkmale, hypergonadotrope Amenorrhoe*, Sterilität*.

Ovarial|in|suffizienz (↑; Insuffizienz*) f: (engl.) ovarian insufficiency; primäre (z. B. inf. Ovarialhypoplasie*) od. sekundäre (hypophysär-hypothalam., auch psychogen bedingte) Funktionsschwäche (Unterfunktion) der Ovarien; **Formen: 1.** generative O. mit Ausbleiben v. Follikelreifung, Follikelsprung, Ovulation u. Bildung des Corpus luteum; **2.** vegetative O. (höchster Grad der O.) mit Ruhen jeglicher inkretor. Leistung (Synthese weibl. Sexualhormone) u. Atrophie v. Uterus, Vagina, Vulva u. Mamma. Vgl. Amenorrhoe, Sterilität.

O

Ovarial|karzinom (↑; Karz-*; -om*) n: s. Ovarialtumoren.

Ovarial|kystom (↑; Kyst-*; ↑) n: Cystoma ovarii; s. Kystadenom.

Ovarial|syn|drom, poly|zystisches (↑) n: (engl.) polycystic ovary syndrome; auch PCO-Syndrom; multifaktorielles Krankheitsbild mit Amenorrhoe* od. anovulator. Zyklen u. Vergrößerung der Ovarien durch Bildung multipler subkapsulärer Zysten (polyzystische Ovarien*); **Ätiol.:** unklar; evtl. hypothalamisch-hypophysäre Fehlsteuerung od. primäre Störung der Steroidsynthese in den Ovarien mit vermehrter Bildung von Androgenen; **Sonderform:** Stein-Leventhal-Syndrom: zusätzlich ovarielle Androgenisierung mit Adipositas, Sterilität* u. meist auch Hirsutismus*; **Ther.:** bei Kinderwunsch Ovulationsinduktion*, evtl. chir. Keilexzision der Ovarien, bei Hirsutismus Antiandrogene; vgl. Hyperthecosis ovarii.

Ovarial|tumoren (↑; Tumor*) m pl: (engl.) ovarian tumours; echte Tumoren (Blastome) des Eierstocks (Ovarium*); **Einteilung: 1.** primäre epitheliale O. (über 70%): seröse, muzinöse, endometrioide u. klarzellige, sowohl benigne als auch (potentiell) maligne Tumoren, v. a. Kystadenom*, Kystadenokarzinom*, Brenner*-Tumor; eine bes. Gruppe bilden die undifferenzierten Ovarialkarzinome, deren Zellen histologisch keinem bestimmten Muttergewebe zuzuordnen sind. **2.** primäre mesenchymale O. (v. a. Ovarialfibrom*) u. Mischtumoren (v. a. Adenofibrom); **3.** Sex-cord-Tumoren, leiten sich von den Keimleisten ab; man unterscheidet weibliche (Granulosazelltumor*, Thekazelltumor*), männliche (Androblastom*) u. Mischformen (Gynandroblastom*); **4.** Keimzelltumoren, bestehen entw. aus unreifen Keimzellen (Dysgerminom*, Gynandroblastom) od. aus embryonalen (Teratom*, Dermoid*, Struma* ovarii, Embryonalkarzinom*, Polyembryom*) bzw. extraembryonalen Zellen (endodermaler Sinustumor*, malignes Chorionepitheliom*); **5.** metastat. entstandene sekundäre O., v. a. bei Mammakarzinom, Karzinomen des Gastrointestinaltrakts (Krukenberg*-Tumor), Korpuskarzinom; **Klin.:** O. verursachen zu Beginn ihrer Entw. unabhängig von ihrer Dignität keine charakteristischen Frühsymptome; faßbare Sympt. treten erst relativ spät auf, v. a. Zyklusstörungen*, Dysmenorrhoe* bzw. Blutungen in der Postmenopause (Leitsymptome b. hormonbildenden O.), unklare diffuse Unterleibsbeschwerden, Zunahme des Leibesumfangs u. Beeinträchtigungen des Allgemeinbefindens. **Diagn.:** bimanuelle Untersuchung, Ultraschalldiagnostik, Computertomographie, Kernspintomographie, Laparoskopie, Probelaparotomie; **Ther.:** Jeder klin. nachgewiesene Ovarialtumor muß operativ entfernt u. histol. beurteilt werden. Das Ausmaß des Eingriffs wird v. a. von der Art des Tumors bestimmt (u. U. Zweitoperation m. Entfernung beider Adnexe, Hysterektomie u. a.); ggf. adjuvante Ther. mit Zytostatika*. **Kompl.:** Stieldrehung*, Ruptur (u. U. Peritonealkarzinose*, Pseudomyxoma* peritonei); **DD:** Ovarialzysten, Uterusmyom, reguläre Schwangerschaft u. Extrauteringravidität, Darmtumoren. Vgl. Second look operation, Regad-Syndrom, Rosenfeld-Syndrom.

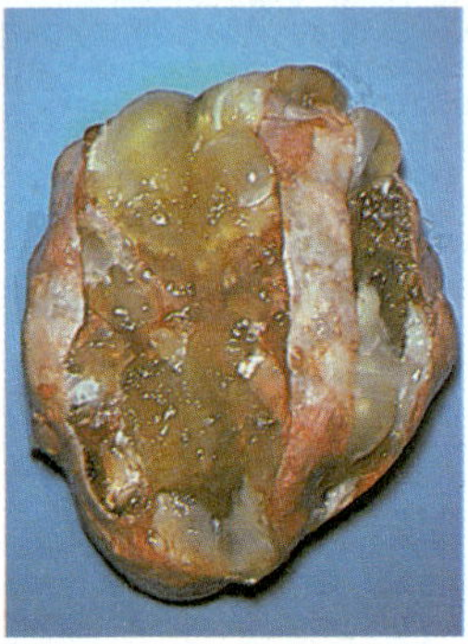

Ovarialtumoren:
von zäh-gallertigem Schleim gefülltes, multilokuläres muzinöses Kystadenom [471]

> Jeder dritte Ovarialtumor ist oder wird ein Karzinom.

Ovarial|zyklus (↑; Zykl-*) m: (engl.) ovarian cycle; v. a. unter dem Einfluß v. Gonadotropinen* im Ovarium stattfindender Prozeß der Follikelreifung* (Östrogenproduktion), Ovulation* u. Bildung des Corpus* luteum (Progesteronproduktion); vgl. Menstruationszyklus.

Ovarial|zysten (↑; Kyst-*) f pl: (engl.) ovarian cysts; im Ovarium* lokalisierte funktionelle bzw. Retentionszysten* unterschiedlicher Urs., insbes. Follikelzyste*, Corpus*-luteum-Zyste, Luteinzyste* u. Teerzyste*; die klinische Symptomatik ähnelt der b. echten zystischen Ovarialtumoren*, v. denen sie dd abzugrenzen sind. Vgl. Parovarialzysten, Ovarien, polyzystische.

Ovarien, poly|zystische (↑) n pl: (engl.) polycystic ovaries; syn. kleinzystische Degeneration der Ovarien; beidseitige Vergrößerung des Ovariums* auf das Zwei- bis Dreifache (bis etwa Hühnereigröße) durch zahlreiche, kirschkern- bis walnußgroße Zysten, dabei weißl. graue Oberfläche, Kapselverdickung; **Vork.:** bei genitalen Erkr., die mit Hyperämie einhergehen sowie bei versch. Typen adrenaler Hyperplasie (z. B. bei Cushing-Syndrom I). Das kombinierte Auftreten von p. O. mit Amenorrhoe, Sterilität u. maskulinem Typ bezeichnet man als polyzystisches Ovarialsyndrom*. Vgl. Ovarialtumoren.

Ovarium (↑) n: (engl.) ovary; Oophoron, Eierstock, weibl. Keimdrüse; pflaumengroßes Organ, paarig aufgehängt unterh. der Tube in einer schmalen Bauchfellduplikatur (Mesovarium) zw. Uterusfundus u. seitl. Beckenwand, besteht aus einer peripheren Rindenschicht (mit den Eifollikeln, kl. kugeligen bis erbsengroßen Gebilden) u. der zentralen Markschicht. Es ist zu unterscheiden zw. der generativen u. der vegetativen Funktion: **generative Funktion:** Produktion von befruchtungsfähigen Eiern (Follikelreifung, Follikelsprung, Ovulation, Gelbkörperbildung); **vegetative Funktion:** Hormonbildung; Bildung der Östrogene* u. Gestagene* (Progesteron) sowie geringer Mengen von Androstendion. Vgl. Eizelle, Ovarialinsuffizienz.

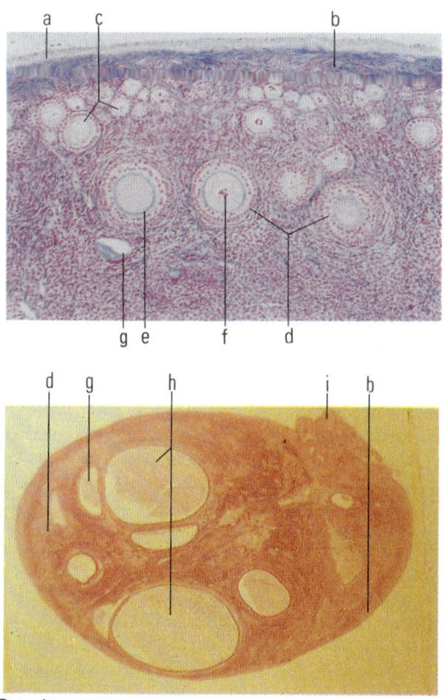

Ovarium:
histologische Schnitte; oben durch das Rindengebiet (starke Vergrößerung, Azanfärbung), unten durch das ganze Organ (schwache Vergrößerung, Hämatoxylin-Eosin-Färbung);
a: Oberflächenepithel; b: Tunica albuginea; c: Primärfollikel (Folliculi ovarici primarii) in verschiedenen Wachstumsphasen; d: Sekundärfollikel (Folliculi ovarici secundarii); e: Zona pellucida einer Eizelle; f: Kern einer Eizelle; g: atretische Follikel; h: Tertiärfollikel (Folliculi ovarici tertiarii); i: Mesovarium [134, 470]

Overhead extension (engl. overhead oben, Ober-; Extension*) f: Bez. f. eine senkrecht nach oben gerichtete Extension* bei 90° Beugung im Hüftgelenk u. schwebendem Becken; **Ind.:** kindl. Oberschenkelfraktur, Hüftkopfnekrose, u. U. Hüftgelenkluxation; vgl. Extensionsmethoden.

Overholt-Lagerung (Richard H. O., Chir., Boston, geb. 1901): (engl.) Overholt's positioning; präventive Maßnahme zur Vermeidung einer Keimverschleppung bei Lungenoperation (z. B. Segmentresektion, Lobektomie); Lagerung in Bauchlage mit Absenkung von Kopf u. erkrankter Seite.

Overprotection (engl. übermäßiger Schutz) n: Bez. f. eine überbesorgte Grundhaltung der Erziehungsperson gegenüber dem Kind, die dessen Entw. u. Verselbständigung hemmen u. Unsicherheit, Ängstlichkeit u. neurot. Symptombildung zur Folge haben kann.

Oversuppression syndrome (engl. übermäßige Unterdrückung) n: auch (engl.) post pill amenorrhoea; über 6 Mon. andauernde Amenorrhoe* nach Beendigung einer hormonalen Kontrazeption*; die Existenz eines O. s. (zu starke bzw. langdauernde Suppression der Ovarialfunktionen als Folge der Kontrazeption) ist umstritten, da es nach neueren Untersuchungen nicht häufiger vorkommen soll als sek. Amenorrhoen aus anderer Ursache.

Ovo|gonien (Oogonien*) n pl: syn. Oogonien, Ureier, s. Oogenese.

Ovo|testis (Ov-*; lat. testis Hoden) m: syn. Testovar; intraabdominal lokalisierte Gonadenanlage bei Hermaphroditismus* verus (weibl. u. männl. Keimzellen in unausgereiften Vorstadien), u. U. nur einseitig.

Ovo|zyten (↑; Zyt-*) m pl: syn. Oozyten; s. Eizelle.

Ovula Nabothi (↑; Martin Naboth, Anat., Leipzig, 1675-1721) n pl: (engl.) Naboth's follicles; Retentionszysten* auf der Portiooberfläche; entstehen durch Überwachsen v. Drüsenausführungsgängen ektropionierter Zervixschleimhaut mit Plattenepithel.

Ovulation (↑) f: die b. der geschlechtsreifen Frau mit einem 28tägigen Menstruationszyklus* normalerweise etwa am 15. Tag nach Einsetzen der Menstruation erfolgende Ausstoßung einer reifen Eizelle* aus dem Graaf*-Follikel des Ovariums nach Follikelsprung; vgl. Ovulationstests, Ovulationsinduktion, Konzeptionsoptimum, Phase, präovulatorische.

Ovulations|blutung (↑): (engl.) midcycle bleeding; syn. Mittelblutung; Sonderform der zyklischen Zwischenblutungen*, als geringe Blutung aus dem Endometrium z. Zeitpunkt der Ovulation, häufig in Verbindung m. einem Mittelschmerz* als Folge eines verstärkten Östrogenabfalls.

Ovulations|hemmer (↑): umgangssprachl. Bez. auch Antibabypille; s. Kontrazeption, hormonale.

Ovulations|in|duktion (↑; lat. inductio Hineinführen, -geleiten): (engl.) ovulation induction; (gyn.) Verfahren z. medikamentös-hormonalen Auslösung einer Ovulation* (z. B. einmalige Applikation v. 5000 I.E. HCG nach Stimulierung der Follikelreifung mit Clomiphen u./od. HMG, Cyclofenil od. Epimestrol); **Anw.:** v. a. bei weiblicher Sterilität* inf. Anovulation u. bestehendem Kinderwunsch, u. U. auch i. R. einer In*-vitro-Fertilisation.

Ovulations|methode (↑): syn. Zervixschleimmethode; s. Billings-Ovulationsmethode.

Ovulations|tests (↑) m pl: (engl.) ovulation tests; Untersuchungen u. klin. Beobachtungen zum Nachw. einer Ovulation*, z. B. Beobachtung v. Basaltemperatur*, Zervixschleim* (Spinnbarkeit, Farnkrautphänomen), Muttermundweite u. Hormonbestimmungen. Als sicherer Nachw. gilt nur d. direkte Beobachtung der Ovulation unter Laparoskopie bzw. indirekt mittels Ultraschalldiagnostik.

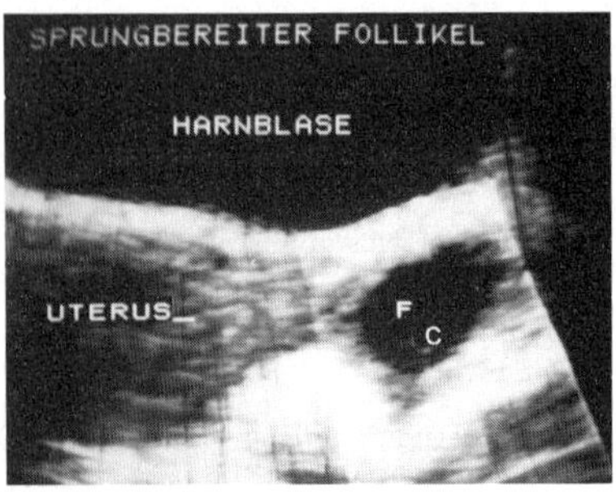

Ovulationstests:
Nachweis der Ovulation durch Ultraschall; Längsschnitt durch einen Follikel mit 2,1 cm Durchmesser (F); C: Cumulus oophorus [19]

Ovulations|zentrum (↑) n: (engl.) ovulation centre; im vorderen Hypothalamus lokalisiert; soll verantwortl. sein für die Steuerung der zykl. Ovarialfunktion durch rhythm. Freisetzung von LH* mit LH-Maximum zum Zeitpunkt der Ovulation*. Vgl. Sexualzentrum.

Ovulum (Dim. von lat. ovum Ei) n (pl Ovula): (engl.) ovule; kleines Ei; s. Ovula Nabothi.

Ovum (lat.) n: Ei; s. Eizelle.

Owren-Syn|drom (Paul A. O., Int., Oslo, geb. 1905) n: (engl.) Owren's disease; **1.** syn. Hypoproakzelerinämie*; **2.** Owren-Krise: passagere Knochenmarkaplasie*, tritt v. a. bei Sichelzellenanämie, hereditärer Sphärozytose, Pure red cell aplasia, auch nach Knochenmarkschädigung (z. B. bei hämolytischer Anämie) u. bei Allergie auf.

Ox-: auch Oxy-, Oxi-; Wortteil mit der Bedeutung 1. scharf, sauer von gr. ὀξύς; 2. Sauerstoff (Oxygenium).

Oxa|ceprol (INN) n: (-)-1-Acetyl-4-hydroxy-L-prolin (IUPAC); Verw.: s. Antiphlogistika.

Oxa|cillin (INN) n: 6-(5-methyl-3-phenyl-4-isoxazolcarboxamido)-penicillansäure (IUPAC); penizillinasefestes Antibiotikum; Verw.: s. Penizilline.

Oxalat|blut (gr. ὀξαλίς Sauerampfer): (engl.) oxalated blood; mit Oxalaten (z. B. Na-Oxalat) versetztes, ungerinnbares Blut, dem durch die Bildung von Ca-Oxalat Ca^{2+} entzogen wurde; dient der Gewinnung von Blutplasma; vgl. Zitratblut.

Oxalat|steine (↑): (engl.) oxalate stones; graue bis schwarze Harnsteine aus Calciumoxalat mit höckeriger und stacheliger Form; röntgenologisch darstellbar; Urs.: Oxalurie*. Vgl. Nephrolithiasis.

Oxal|bernstein|säure (↑): eine Tricarbonsäure; Zwischenprodukt des Zitronensäurezyklus*.

Oxal|essig|säure (↑): eine Dicarbonsäure, HOOC—CH_2—CO—COOH; wichtig im Zitronensäurezyklus*; vgl. CoA.

Oxalose (↑; -osis*) f: syn. Hyperoxalurie*.

Oxal|säure (↑): Kleesäure, Acidum oxalicum (HOOC—COOH); kristallisiert mit $2H_2O$; Nahrungsbestandteil, der im Darmlumen durch Komplexsalzbildung die Calciumresorption vermindert; giftig, LD ca. ab 5 g; Salze: Oxalate, z. B. Calciumoxalat.

Oxal|urie (↑; Ur-*) f: (engl.) oxaluria; vermehrter Gehalt des Harns an Oxalsäure (v. a. als Calciumoxalat); physiol. bis 300 mg/24 Std.; **Formen: 1.** primäre O. bei Hyperoxalurie*; **2.** sekundäre O. nach vermehrter Oxalatzufuhr (Rhabarber, Spinat, schwarzer Tee, Schokolade), gesteigerter Oxalatresorption (Enteritis regionalis Crohn) od. bei Leberfunktionsstörungen.

Oxamni|quin (INN) n: Anthelmintikum bei Befall m. Schistosoma mansoni (s. Schistosoma).

Oxatomid (INN) n: 1-[3-(4-Benzhydryl-1-piperazinyl)propyl]-2,3-dihydro-2-benzimidazolon (IUPAC); Antiallergikum (Mastzellstabilisator); Verw.: s. Antihistaminika.

Oxa|zepam (INN) n: 7-Chlor-2,3-dihydro-3-hydroxy-5-phenyl-1H-1,4-benzodiazepin-2-on (IUPAC); Benzodiazepinderivat mit mittellanger Halbwertzeit; Verw.: Tranquilizer; s. Benzodiazepinderivate.

Oxa|zolam (INN) n: (cis, ±)-10-Chlor-2,3,7,11b-tetrahydro-2-methyl-11b-phenyloxazolo[3,2-d][1,4]benzodiazepin-6(5H)-on (IUPAC); Benzodiazepinderivat; Verw.: Tranquilizer; s. Benzodiazepinderivate.

Oxazolidone n pl: korrekte Bez. Oxazolidindione; Derivate des Oxazolidins; therap. Verw. als Antiepileptika*.

Oxedrin n: 4-Hydroxy-α-(methylaminomethyl)benzylalkohol (IUPAC); syn. Synephrine; Alphasympathomimetikum; Verw.: Antihypotonikum.

Oxeta|cain (INN) n: N,N′-Bis(α,α-dimethylphenethyl)-N,N′-dimethyl-2-hydroxyethyliminodiacetamid (IUPAC); Lokalanästhetikum; Verw.: s. Lokalanästhetika.

Oxi|came n pl: Gruppe von nichtsteroidalen Antiphlogistika* mit langer Halbwertzeit; z. B. Piroxicam, Tenoxicam.

Oxi|conazol (INN) n: 2′,4′-Dichlor-O-(2,4-dichlorbenzyl)-2-(1-imidazolyl)-(Z)-acetophenonoxim (IUPAC); topisches Antimykotikum; Verw.: s. Antimykotika.

Oxid n: veraltete Schreibweise Oxyd; Verbindung eines Elements od. eines Radikals mit Sauerstoff; vgl. Oxidation.

Oxidasen f pl: Enzyme*, die Sauerstoff übertragen u. eine biol. Oxidation* von Intermediärprodukten des Stoffwechsels bewirken; z. B. Katalase, Xanthinoxidase, Peroxidasen, Aminosäureoxidasen. Vgl. Zytochrome.

Oxidase|nachweis: auf die Bakterienkolonie wird ein Tropfen Oxidasenachweis-Reagens (Dimethyl-paraphenylendiamin-Hydrochlorid und Alphanaphthol in wäßriger Lösung) pipettiert; pos. Reaktion: schwarzbraune Anfärbung der Kolonie innerh. weniger Minuten; gramneg. Kokken (z. B. Neisseria gonorrhoeae u. meningitidis) sind Oxidase-positiv, grampos. Kokken Oxidase-negativ.

Oxidase|re|aktion f: (engl.) oxidase test; syn. Peroxidasereaktion, Abk. POX; **1.** zytochemische Reaktion zur Unterscheidung von myeloisch-monozytären u. lymphozytären Zellen (u. Retikulumzellen) durch Darstellung von Eisenhämatinverbindungen mit Peroxidasen, die insbes. in den Granula der neutrophilen Granulozyten vork.; eine starke O. weisen v. a. Promyelozyten u. Myelozyten auf. Die O. wird in der Differenzierung versch. Formen von Leukämie* verwendet. **2.** Glukoseoxidase-Peroxidase-Reaktion; s. Blutzucker-Bestimmungsmethoden.

Oxidation (Ox-*) f: (chem.) als Redoxvorgang erfolgende, unter Energieentwicklung stattfindende Reaktion mit Sauerstoffbeteiligung, bei der ein Element od. eine Verbindung (Reduktionsmittel, Elektronendonator) unter Abgabe von Elektronen an den Reaktionspartner (Oxidationsmittel, Elektronenakzeptor) oxidiert wird. O. erfolgt durch Elektronenentzug, Reduktion* durch Elektronenzufuhr. Vgl. Redoxsystem.

Oxidations|wasser: (engl.) water of oxidation; Wasser, das bei d. Verbrennung der Kalorienträger im Stoffwechsel* entsteht; 1 g Glukose ergibt 0,6 g O.; pro Tag werden von Erwachsenen ca. 300 ml O. gebildet.

Oxido|reduktasen f pl: s. Enzyme.

Oxilo|frin (INNv) n: Erythro-p-Hydroxy-α[1-(methylamino)ethyl]benzylalkohol (IUPAC); syn. p-Hydroxyephedrin; Sympathomimetikum; Verw.: Antihypotonikum.

Oxitriptan (INN) n: 5-Hydroxy-L-tryptophan (IUPAC); s. L-Tryptophan.

Oxi|tropium|bromid (INN) n: 6β,7β-Epoxy-8-ethyl-3α-(-)-tropoyloxy-1αH,5αH-tropanium-bromid (IUPAC); Parasympatholytikum; Verw.: Bronchospasmolytikum, Antiasthmatikum.

Oxo|memazin (INN) n: (RS)-10-(3-Dimethylamino-2-methyl)-propyl-phenothiazin-5,5-dioxid (IUPAC); Histamin-H_1-Rezeptorenblokker (Phenothiazinderivat); Verw.: Antiallergikum; s. Antihistaminika.

Ox|prenolol (INN) n: (RS)-1-(2-Allylphenoxy)-3-isopropylamino-2-propanol (IUPAC); Verw.: s. Betarezeptorenblocker.

Oxy|buprocain (INN) n: 2-Diethylaminoethyl-4-amino-3-butoxybenzoat (IUPAC); Verw.: s. Lokalanästhetika.

Oxy|fedrin (INN) n: 3[βR,αS-(β-Hydroxy-α-methylphenethyl)amino]-1-(3-methoxyphenyl)-1-propanon (IUPAC); Koronardilatator mit schwacher betasympathomimet. Wirkung; Verw.: bei koronarer Herzkrankheit.

Oxy|genasen f pl: Enzyme*, die Sauerstoff auf ein Substrat übertragen; z. B. beim Abbau der cycl. Aminosäuren durch Spaltung des aromat. Rings.

Oxy|genation (Ox-*) f: syn. Oxygenierung; Sauerstoffsättigung, -zufuhr; s. Arterialisation; vgl. Sauerstoff-Überdrucktherapie.

Oxy|genator (↑) m: Bestandteil der Herz*-Lungen-Maschine, in dem das Blut mit Sauerstoff aufgesättigt wird; **Einteilung** nach dem Funktionsprinzip: **1.** Filmoxygenator, in dem das Blut zur Oberflächenvergrößerung flächenhaft ausgebreitet wird; **2.** sog. Bubble-O., bei dem das Blut mit Sauerstoff durchperlt wird; **3.** Membranoxygenator, in dem der Gasaustausch über eine Kunststoffmembran erfolgt.

Oxy|genierung (↑; Vena*): Arterialisation* von venösem Blut.

Oxy|genium (↑) n: Sauerstoff*.

Oxy|hämin (↑; Häm-*) n: s. Hämatin.

Oxy|hämo|globin (↑; ↑; Globin*) n: sauerstoffhaltiges Hämoglobin*.

Oxy|meta|zolin (INN) n: 6-tert-Butyl-3-(2-imidazolin-2-ylmethyl)-2,4-dimethylphenol (IUPAC); Alphasympathomimetikum (Imidazolinderivat); Verw.: lokaler Vasokonstriktor (in Rhinologika).

Oxy|metrie (Ox-*; -metrie*) f: (engl.) oxymetry; Bestimmung der prozentualen Sauerstoffsättigung des Hämoglobins mittels Spektralphotometrie; **Prinzip:** Beleuchtung (Reflexionsoxymetrie) od. Durchleuchtung (Transmissionsoxymetrie) einer Blutprobe (in Küvette) od. Körperstelle (kontinuierlich u. unblutig als sog. Pulsoxymetrie, z. B. am Ohrläppchen), Messung der Extinktion bei 640 nm (Oxyhämoglobin) u. 805-830 nm (Gesamthämoglobin) u. Berechnung der Konz. nach dem Lambert*-Beer-Gesetz; mit Hilfe der O. ist u. a. auch die Berechnung des Herzminutenvolumens nach der Fick*-Formel möglich.

Oxy|nervon n: Zerebrosid mit e. einfach ungesättigten Fettsäure mit Alphahydroxygruppe (Oxynervonsäure), s. Zerebroside.

Oxy|pertin (INN) n: 5,6-Dimethoxy-2-methyl-3-[2-(4-phenyl-1-piperazinyl)-ethyl]-indol (IUPAC); Verw.: s. Neuroleptika.

Oxyphen|butazon (INN) n: 4-Butyl-2-(4-hydroxyphenyl)-1-phenyl-3,5-pyrazolidindion (IUPAC); Verw.: s. Pyrazolonderivate.

oxy|phil (Ox-*; -phil*): syn. azidophil*.

Oxy|tetra|cyclin (INN) n: 4β-Dimethylamino-1,4,4a,5,5a,6,11,12a-octahydro-3,5β,6α,10,12,12aβ-hexahydroxy-6-methyl-1,11-dioxo-2-naphthacencarboxamid (IUPAC); syn. 5-Hydroxytetracyclin; Antibiotikum der Tetrazyklin-Gruppe; Verw.: s. Tetrazykline.

Oxy|tocin (INN) n: Oxytozin; Nonapeptid bekannter Struktur; Bildung im Nucleus supraopticus u. Nucleus paraventricularis des Hypothalamus, Speicherung im Hypophysenhinterlappen, Stimulation zur Ausschüttung durch Reizung der Genitalorgane, deren Dehnung b. der Geburt, den Saugakt sowie visuelle u. olfaktorische Reize; **Wirkungen:** Milchejektion, Kontraktion der myoepithelialen Elemente in den Ausführungsgängen der Milchdrüsen, Myometriumkontraktion; Östrogene* erhöhen die Uterusempfindlichkeit gegenüber O., Gestagene senken sie. Während einer Schwangerschaft ist d. Uterusempfindlichkeit gegenüber O. sehr gering, kurz vor, während u. nach der Geburt sehr hoch (s. Laktation). Der Abbau erfolgt durch Oxytocinase*. Therap. **Verw.:** zur vorzeitigen Geburtseinleitung, bei Wehenschwäche, zur Uteruskontraktion bei Schnittentbindung, bei Laktationsschwierigkeiten.

Oxy|tocinase f: L-Cystin-Aminopeptidase; wahrscheinl. in der Plazenta, während der Schwangerschaft in steigenden Mengen gebildetes, Oxytocin* abbauendes Enzym; das Verhältnis von O. zu Oxytocin im Organismus hat physiol. Bedeutung f. das Ingangkommen der Wehen. O. gilt als biochem. Parameter z. Prüfung der Plazentafunktion; verminderte Aktivität im mütterl. Serum bei intrauteriner Mangelentwicklung*, erhöhte bei Schwangerschaftsdiabetes* u. Rhesus*-Inkompatibilität.

Oxy|tocin|belastungs|test m: (engl.) oxytocin stress test; Abk. OBT; (gebh.) Meth. zur Früherkennung eines kindl. Sauerstoffmangels inf. chronischer Plazentainsuffizienz in der Spätschwangerschaft; **Prinzip:** Nachw. von Spättiefs (s. Wehenreaktionstypen) während Oxytocin-induzierter Uteruskontraktionen mittels Kardiotokographie*.

Oxy|tozin n: Oxytocin*.

Oxy|uriasis (Ox-*; gr. οὐρά Schwanz, Faden; -iasis*) f: s. Enterobiasis.

Oxy|uris vermicularis (↑; ↑) f: s. Enterobius vermicularis.

Oxy|zephalus (↑; Keph-*) m: Spitzschädel; s. Dyszephalie (Abb.).

OZ: Abk. f. Ordnungszahl; s. Kernladungszahl.

Ozäna (gr. ὄζειν stinken) f: (engl.) ozaena; Rhinitis atrophicans cum foetore, sog. Stinknase; gynäkotrope Erkr. unklarer Ätiol. mit Atrophie der Nasenschleimhaut, Borkenbildung u. Absonderung von übelriechendem Sekret; der starke Foetor, den die Pat. selbst nicht wahrnehmen, führt häufig zur sozialen Isolation. Diagn. u. Ther. wie bei Rhinitis* atrophicans.

Ozon n: (engl.) ozone; dreiatomiges Sauerstoffmolekül (O_3) von stark oxidierender Wirkung; je nach Konz. farbloses bis blaues Gas; entsteht durch starke UV-Strahlung aus Sauerstoff; ab 5-10 ppm, dem 50-100fachen MAK-Wert (0,1 ppm = 0,2 mg/m^3), Reizwirkung auf Augen u. Atemtrakt (Konjunktivitis, Tracheitis) bis zum Lungenödem; Geruchsschwelle 0,02 ppm. Vgl. Sauerstofftherapie.

Ozon|therapie f: s. Sauerstofftherapie.

P

P: **1.** (chem.) Symbol f. Phosphor*; **2.** Abk. f. **P**uls; **3.** (serol.) Symbol f. P*-Blutgruppen; **4.** (statist.) Abk. f. **P**erzentile.

P_n: P_1, P_2, P_3; s. Plättchenfaktoren.

p: **1.** Abk. f. Proton*; **2.** Formelzeichen f. Druck*.

PA: Abk. f. **1.** **P**rimär**a**ffekt der Syphilis*; **2.** **p**erniziöse **A**nämie*; **3.** **P**ulmonal**a**rterie.

Pa: **1.** chem. Symbol f. Protactinium*; **2.** Abk. f. Pascal*.

p.-a.: Abk. f. (röntg.) **p**osterior-**a**nterior; Strahlengang von hinten nach vorn in bezug auf das Organ bzw. den Körper.

PAA-Gel n: Abk. f. **P**oly**a**cryl**a**midgel; s. Elektrophorese.

Paar|bildung: (engl.) pair emission; einer der Wechselwirkungsprozesse ionisierender Photonenstrahlung mit Materie; Photonen* mit einer Energie von mind. der zweifachen Ruheenergie eines Elektrons, also 2 × 511 keV (1,02 MeV), können sich im Feld des Atomkerns od. der Hüllenelektronen spontan in ein Elektron/Positron-Paar umwandeln. Es entsteht also aus Energie Materie. Das Positron zerstrahlt anschließend, sowie es mit einem Elektron zusammentrifft, wiederum zu Energie (Paarvernichtung*). P. tritt v. a. bei der Strahlentherapie mit ultraharter Röntgenstrahlung auf, die mit Hilfe von Teilchenbeschleunigern erzeugt wird.

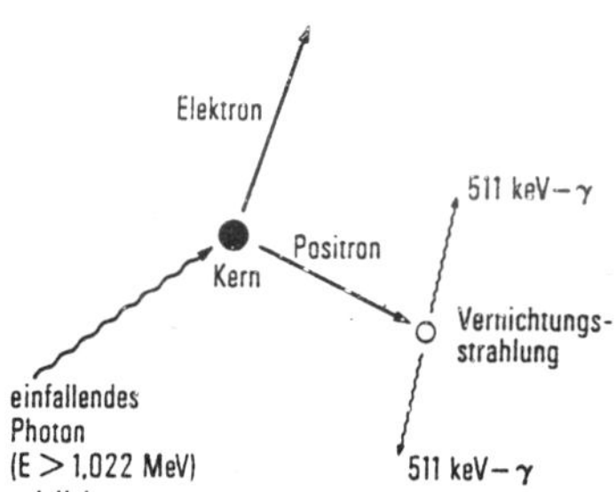

Paarbildung:
Die Hüllenelektronen sind nicht eingezeichnet.

Paar|therapie f: s. Sexualtherapie.

Paar|vernichtung: (engl.) pair destruction; syn. Paarzerstrahlung; Umwandlung der Ruhemasse eines Elementarteilchen/Antiteilchen-Paares (z. B. Elektron/Positron-Paar) in die Energie zweier Gammaquanten (je 511 keV, Vernichtungsstrahlung*).

PAB: Abk. f. **p**-**A**mino**b**enzoesäure*.

PABA: s. NBT-PABA.

Pacchioni-Granulationen (Antonio P., Anat., Rom, 1665-1726; Granulum*) f pl: s. Foveolae granulares.

Pacemaker (engl. Schrittmacher) m: s. Herzschrittmacher.

Pacemaker-Twiddler-Syn|drom (↑; engl. to twiddle herumdrehen) n: durch Rotation eines künstl. Herzschrittmachers* verursachte Sondendislokation mit Verquirlung od. Bruch der Elektrodensonde; Urs. können eine ungenügend fixierte Batterie sowie ausfahrende Armbewegungen sein.

Pachy-: Wortteil mit der Bedeutung dick, fest, hart; von gr. παχύς.

Pachy|akrie (↑; Akr-*) f: **1.** abnormes Dickenwachstum der Finger u. Zehen (Pachydaktylie); **2.** syn. Akromegalie*.

Pachy|dermia laryngis (↑; Derm-*; Laryng-*) f: **1.** P. l. circumscripta bzw. P. l. verrucosa: umschriebene, warzenförmige Epithelwucherung auf d. Stimmbändern; **2.** P. l. diffusa: ausgebreitete Wucherung des Epithels u. des Bindegewebes des Larynx; **Urs.:** chron. Entzündung.

Pachy|dermie (↑; ↑) f: (engl.) pachyderma; Pachydermia, angeb. Verdickung aller Hautschichten; s. Elephantiasis.

Pachy|dermo|peri|ostose (↑; ↑; Periost*; -osis*) f: (engl.) pachydermoperiostosis; syn. Touraine-Solente-Golé-Syndrom, Uehlinger-Syndrom; autosomal-dominant erbl., androtrope Erkr. der Haut u. Röhrenknochen; **Klin.:** Beginn in der Pubertät; Verdickung der Haut an Kopf u. Extremitäten (Cutis verticis gyrata), Periostose, diffuse Osteosklerose mit Verknöcherung der Bänder, oft Trommelschlegelfinger u. Uhrglasnägel, Akromegalie.

Pachy|gyrie (↑; gr. γῦρος Windung, Kreis) f: (engl.) pachygyria; Fehlbildung des Gehirns mit breiten u. plumpen Hirnwindungen.

Pachy|meningitis (↑; Mening-*; -itis*) f: Entzündung der Dura* mater (Pachymeninx); s. Meningitis.

Pachy|meningitis cervicalis hyper|trophica (↑; ↑; ↑) f: chron.-proliferative Pachymeningitis mit Bindegewebehyperplasie der Dura mater im Bereich des zervikalen Rückenmarks; **Vork.:** bei Lues cerebrospinalis, Tuberkulose, nach Trauma; **Sympt.:** Wurzelirritationssyndrom*, evtl. Sympt. einer Querschnittsläsion*, Syringomyelie od. Multiplen Sklerose; **DD:** andere Rückenmarkschädigungen*.

Pachy|meningitis externa (↑; ↑; ↑) f: Entzündung der Außenfläche der Dura mater, evtl. kombiniert mit Epiduralabszeß*.

Pachy|meningitis haemor|rhagica interna (↑; ↑; ↑) f: syn. Pachymeningosis haemorrhagica interna; flächenförmige, von Blutungen durchsetzte, gefäß- u. bindegewebereiche Auflagerungen an d. Innenfläche der Dura mater; **Urs.:** Schädelhirntrauma*, chron. Nierenerkrankungen, Arteriosklerose*, Thiaminmangel, hämorrhagische Diathese u. a.; **Sympt.:** wie bei subduralem Hämatom*.

Pachy|meninx (↑; ↑) f: syn. Dura mater encephali, harte Hirnhaut; s. Meningen.

Pachy|onychia con|genita (↑; Onych-*) f: syn. Jadassohn-Lewandowsky-Syndrom; autosomal-dominant erbl. Verhornungsstörung m. verdickten, stark gekrümmten Nägeln, palmoplantarer Keratose, Hyperhidrose u. Blasenbildung, fleckigen Hautpigmentierungen, Leukoplakien der Schleimhäute, angeb. Zähnen, Katarakt, Heiserkeit u. Intelligenzdefiziten. Vier Typen m. unterschiedlich starker Ausprägung der Sympt. werden unterschieden.

Pachy|onychie (↑, ↑) f: Verdickung des Nagels; vgl. Onychogryposis, Skleronychie.

Pachy|ostose (↑; Ost-*; -osis*) f: (engl.) pachyostosis; Hyperostose* mit Osteosklerose.

Pachy|tän (↑; gr. ταινία Streifen, Band) n: (engl.) pachytene; Stadium der ersten meiotischen Teilung, während dessen das Crossing* over stattfindet; s. Meiose.

Pachy|zephalie (↑; Keph-*) f: (engl.) pachycephaly; Stenozephalie* mit kurzem breitem Schädel inf. vorzeitiger Verknöcherung der Sutura lambdoidea.

Pacini-Körperchen (Filippo P., Anat., Florenz, 1812-1883): s. Vater-Pacini-Lamellenkörperchen.

Packung: (engl.) package, pack; kalte od. heiße Ganz-, Dreiviertel- (Arme u. Schulter freibleibend) od. Teilpackung (vgl. Kompresse) mit nassen Tüchern od. Peloiden; Temp. bei kalter P. 12-18°C, bei heißer P. 40-50°C; **Wirkungen:** Hyperämie, Analgesie (warm u. kalt), resorptionsfördernd (warm), detonisierend auf verspannte Muskeln (warm).

Päd|a|trophie (gr. παῖς Kind; Atrophie*) f: (engl.) paedatrophia; Auszehrung der Kinder durch rezidiv. Ernährungsstörungen, z. B. chron. Malnutrition, Maldigestion, Malabsorption. Vgl. Dystrophie.

Päd|audio|logie (↑; Audi-*; -log*) f: (engl.) paediatric audiology; päd. Fachgebiet, das sich mit Diagn. u. Ther. angeborener Hörstörungen im Säuglings- u. Kleinkindesalter unter Anw. besonderer diagn. Methoden beschäftigt, da die Verf. der konventionellen Audiometrie* erst im Lauf des Schulalters anwendbar werden; **1.** Reflexaudiometrie: Schreckreaktion, Lidschlag od. Kopfwendung zur Schallquelle bei lautem Geräusch; bis zum 2. Lj.; **2.** Spielaudiometrie: beim Wahrnehmen eines Prüftons soll das Kind eine Spielhandlung ausführen; ab 3. Lj.; **3.** Impedanzaudiometrie, Ableitung akustisch evozierter Potentiale*. Vgl. Schwerhörigkeit.

Päd|erastie (↑; gr. ἐραστής Liebhaber) f: (engl.) paederasty; Knabenliebe; liebende u. geschlechtl. Zuwendung einer Person männl. Geschlechts zu Knaben im Alter v. meist 12-18 Jahren (nicht zu verwechseln mit Pädophilie*).

Päd|iatrie (↑; -iatr*) f: (engl.) paediatrics, paediatry; Kinderheilkunde; Fachgebiet der Medizin, das sich mit Diagn. u. Ther. von Erkr. im Kindes- u. Jugendalter befaßt; vgl. Sozialpädiatrie.

Pädo|logie (↑; -log*) f: (engl.) paedology; Lehre von der physiol. u. psych. Entwicklung des Kindes u. dem Wachstum mit seinen veränderlichen Daten.

Pädo|philie (↑; -phil*) f: (engl.) paedophilia; sexuelles Interesse an Kindern, sexuelle Befriedigung an Kindern; findet sich b. hetero- u. homosexuellen Männern, seltener b. Frauen. Vgl. Päderastie.

Pärchen|egel: s. Schistosoma.

Pärchen|egel, japanischer: Schistosoma japonicum; s. Schistosoma.

Pätau-Syn|drom (Klaus P., zeitgen. Päd., Madison) n: syn. Trisomie* 13.

PAF: Abk. f. **1.** (engl.) **p**latelet **a**ggregating **f**actor; s. Plättchenfaktoren; **2. p**lättchen**a**ktivierender **F**aktor; stärkster der bekannten Mediatoren* in der Pathogenese des Asthma* bronchiale; in allen Entzündungszellen (Mastzellen, Makrophagen, Eosinophile, Neutrophile, Thrombozyten, Endothelzellen) vorkommendes Phospholipid mit breitem proinflammator. Wirkungsspektrum.

PAG: Abk. f. (engl.) **p**regnancy **a**ssociated **g**lycoproteine, schwangerschaftsassoziiertes Alpha-2-Glykoprotein; s. Schwangerschaftsproteine.

Page-Niere: Bez. f. eine Niere, deren Parenchym durch ein intrakapsuläres (organisiertes) Hämatom komprimiert wird, wodurch eine renale Hypertonie* (wahrscheinl. über Aktivierung des Renin*-Angiotensin-Aldosteron-Systems) ausgelöst wird.

Paget-Krankheit (Sir James P., Chir., London, 1814-1899): (engl.) Paget's disease; **1.** Osteodystrophia* deformans; **2.** sog. Krebsekzem der Brust, Paget-Krebs; sehr seltene, meist einseitig auftretende, langsam progrediente ekzemähnl. Veränderung der (weibl.) Brustwarze u. des Warzenhofs durch intraepidermale Ausbreitung v. Zellen eines Adenokarzinoms der Milchdrüsenausführungsgänge (Paget-Zellen), b. Männern extrem selten; **Sympt.:** initial scharf begrenzter, rundl. Herd mit geröteter, schuppender, nässender, evtl. krustöser Oberfläche, b. längerem Bestand sinkt d. Brustwarze ein. In einem Teil der Fälle findet sich gleichzeitig e. Mammakarzinom* durch Einwachsen in den Milchdrüsenkörper, gelegentl. Metastasierung in regionale Lymphknoten. **Progn.:** inf. langsamen Wachstums b. rechtzeitiger (chir.) Therapie günstiger als beim Mammakarzinom; seltene **Sonderform:** ·extramammäre P.-K.: sehr seltenes Karzinom der Ausführungsgänge apokriner Schweißdrüsen im Anogenitalbereich, in den Achselhöhlen

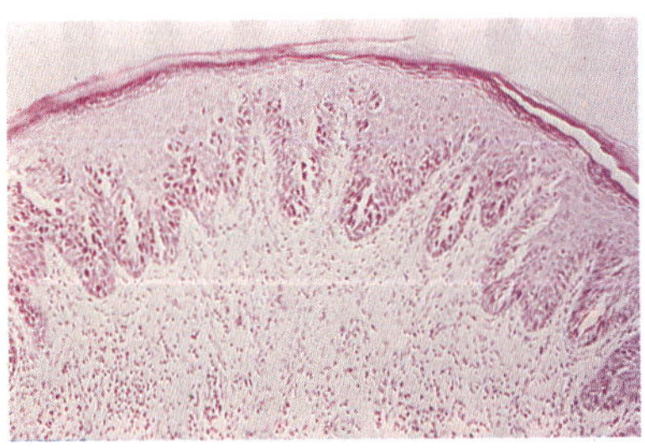

Paget-Krankheit:
extramammäre Lokalisation, sog. bowenoide Papulose; histologisches Präparat eines Befundes an der Vulva [65]

u. periumbilikal; bei anogenitaler Lok. sind nicht selten Genital- od. Intestinaltumoren gleichzeitig vorhanden. **DD:** Ekzem, Scabies, Bowen-Krankheit.

Paget-Schroetter-Syn|drom (↑; Leopold Ritter von Sch.-Kristelli, Int., Laryngol., Wien, 1837-1908) n: Armvenenthrombose, Achselvenenthrombose, akuter Achselvenenstau, (frz.)

thrombose d'effort (Überanstrengungsthrombose); Thrombose* der V. axillaris od. V. subclavia mit Prädilektionsstelle im Bereich der Enge zw. Schlüsselbein u. 1. Rippe, kann nach anstrengenden Betätigungen (z. B. Kegeln, Anstreichen), aber auch ohne erkennbare Urs. auftreten. **Klin.:** geschwollener u. oft livide verfärbter Arm mit Schwere- u. Spannungsgefühl, gefüllte oberflächl. Oberarmvenen, Druckgefühl in der Achsel; **Ther.:** bei ausbleibender spontaner Rückbildung Thrombolyse od. Thrombektomie.

Paget-Zellen (↑; Zelle*): (engl.) Paget cells; für die Paget*-Krankheit typ., große Zellen m. großem Zellkern u. hellem, glykogenhaltigem Zytoplasma; wachsen u. wandern zunächst im Stratum germinativum der Epidermis* u. durchbrechen erst spät d. Basalmembran.

-pagus: Wortteil mit der Bedeutung das Zusammengefügte, Festgewordene; von gr. πάγος.

PAH-Clearance f: Abk. f. **p**-**A**mino**h**ippursäure-Clearance; s. Clearance.

Painful arc (engl.) **n:** schmerzhafter (Abduktions-)Bogen bei Supraspinatussehnensyndrom; s. Periarthropathia humeroscapularis.

Palade-Granula (George E. P., Anat., Zytol., New York, geb. 1912; Granula*) **n pl:** s. Ribosomen.

Palae|encephalon (gr. παλαιός alt; Enkephal-*) **n:** Urhirn; phylogenet. alter Teil des Gehirns.

Palaeo|cerebellum (↑; Cerebello-*) **n:** Urkleinhirn; phylogenetisch alter Teil des Kleinhirns.

Palaeo|cortex (↑; Cort-*) **m:** phylogenet. alter Teil der Großhirnrinde; z. B. Hippocampus, Gyrus dentatus. Vgl. Allocortex.

Palaeo|striatum (↑; lat. striatus gestreift) **n:** der Globus* pallidus als phylogenet. älterer Abschnitt des Nucleus lentiformis.

Palatinose f: syn. Isomaltulose; Disaccharid, 6α-Glukosido-Fruktose.

Palato|plastik (Palatum*; -plastik*) **f:** (engl.) palatoplasty; operativer Verschluß einer Gaumenspalte*.

Palato|schisis (↑; gr. σχίσις Spaltung) **f:** Gaumenspalte*.

Palatum (lat.) **n:** Gaumen. **P. durum** (↑) **n:** der vordere, harte Teil des Gaumens. **P. fissum** (↑) **n:** s. Gaumenspalte. **P. molle** (↑) **n:** der weiche Gaumen, hinterer Teil des Gaumens (Gaumensegel).

Pali|lalie (gr. πάλιν wieder; λαλεῖν reden) **f:** (engl.) palilalia; Bez. f. mehrfache, unwillkürliche Wiederholung von Silben, Wörtern od. Satzteilen; Vork. z. B. bei postenzephalitischem Syndrom*, Parkinson*-Syndrom od. Demenz*.

Palin|opsie (↑; Op-*) **f:** syn. visuelle Perseveration; Form der visuellen Illusion* mit Bestehenbleiben od. wiederholtem Auftreten der Wahrnehmung eines visuellen Reizes nach dessen Entfernung; Vork. in amblyopen od. ausgefallenen Gesichtsfeldbereichen nach Okzipitalhirnschädigung.

Palladium n: chem. Element, Symbol Pa, OZ 46, rel. Atommasse 106,4; zur Gruppe der Platinmetalle gehörendes zwei- u. vierwertiges Edelmetall.

Pall|ästhesie (gr. πάλλειν schwingen; -ästhesie*) **f:** Vibrationsempfindung; vgl. Sensibilität.

Pall|an|ästhesie (↑; Anästhesie*) **f:** (engl.) pallanaesthesia; Fehlen der Vibrationsempfindung; vgl. Sensibilitätsstörungen.

Pall|hyp|ästhesie (↑; Hyp-*; -ästhesie*) **f:** (engl.) pallhypaesthesia; Herabsetzung des Vibrationsempfindens; vgl. Sensibilitätsstörungen.

Palliativa (lat. palliare mit einem Mantel bedecken) **n pl:** (engl.) palliatives; Mittel, die gegen Sympt., aber nicht gegen die Urs. einer Erkrankung wirken.

Palliativ|operation (↑) **f:** (engl.) palliative surgery; Operation* zur Erhaltung vitaler Funktionen u. zur Beseitigung best. Symptome, ohne die zugrundeliegende Erkr. beseitigen zu können; z. B. Anlegen eines Anus praeternaturalis bei inoperablem Rektumkarzinom.

Pallidum (lat. pallidus blaß) **n:** syn. Globus* pallidus.

Pallister-Teschler-Nicola-Killian-Syn|drom (Phil D. P., zeitgen. Päd., Humangenetiker, Helena) **n:** syn. Tetrasomie* 12p.

Pallium (lat.) **n:** (Hirn-)Mantel; den Hirnstamm umhüllender Teil der Hemisphären.

Pallor (lat.) **m:** Blässe, Bleichheit.

Palma (lat.) **f:** (engl.) palm; Handfläche.

Palma-Operation (↑) **f:** (engl.) Palma's operation; syn. Crossover-Plastik; venöse Umgehungsplastik bei einseitigem Beckenvenenverschluß (z. B. inf. Beckenvenenthrombose); **Technik:** Die V. saphena magna des nicht betroffenen Beins

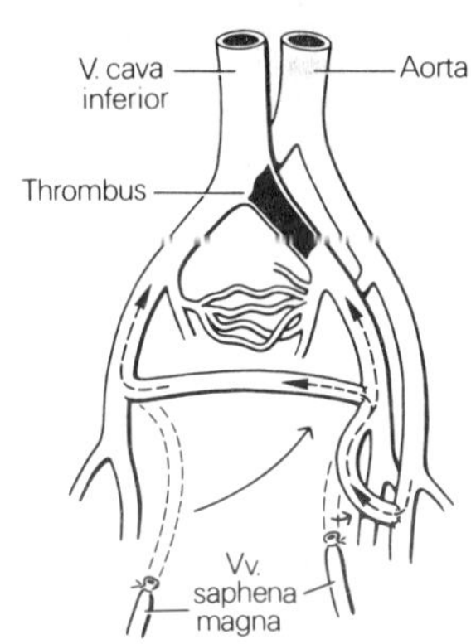

Palma-Operation:
femoro-femoraler In-situ-Venenbypass für die Korrektur von Beckenvenenverschlüssen in Kombination mit einer temporären arteriovenösen Fistel (Korbhenkel-Shunt)

wird oberh. der Symphyse durch einen subkutanen Tunnel auf die andere Seite hinübergezogen u. in die V. femoralis communis implantiert, wodurch eine venöse Drainage der gestauten Extremität zur gesunden Seite hin zustande kommt; zum Offenhalten des Venentransplantats wird peripher der Anastomosierung mit der V. femoralis eine arteriovenöse Fistel (sog. Korbhenkel-Shunt) für etwa 3-6 Mon. angelegt.

Palmar|apo|neurose (lat. palmaris zur Handfläche gehörig, fächerförmig; Apo-*; Neur-*; -osis*) **f:** (engl.) palmar aponeurosis; Aponeurosis palmaris; fächerförmige Sehnenplatte in d. Hohlhand; Fortsetzung der Sehne des M. palmaris longus.

Palmar|erythem (↑; Erythem*) **n:** (engl.) palmar erythema; Rötung der Handinnenfläche, bes. am Kleinfingerballen; sog. Leberhautzeichen (bei chron. Hepatitis u. Leberzirrhose).

Palmar|kon|traktur (↑; Kontrakt-*) **f:** s. Dupuytren-Kontraktur.

Palmar|re|flex (↑; Reflekt-*) m: palmarer Greifreflex; s. Reflexe, frühkindliche.

palmatus (lat.): palmenzweigähnlich.

Palmitin n: s. Fette.

Palmitin|säure: (engl.) palmitic acid; $C_{15}H_{31}COOH$; gesättigte höhere Fettsäure; s. Fettsäuren.

Palmo|mental|re|flex (Palma*; lat. mentum Kinn; Reflekt-*) m: pathol. Fremdreflex; s. Reflexe.

Palmo|plantar|keratosen, hereditäre (↑; lat. plantaris zur Fußsohle gehörig; Kerat-*; -osis*) f pl: (engl.) hereditary palmoplantar keratoses; syn. Keratoma palmare et plantare hereditarium; meist v. Kindheit an bestehende Hyperkeratosen an Handflächen u. Fußsohlen mit versch. Erbgang (s. Tab.); Unterscheidung in diffuse u. umschriebene, transgrediente (Übergreifen auf Hand- u. Fußrücken, Knöchel, Knie, Ellenbogen) u. nicht transgrediente Formen mit od. ohne assoziierte Symptome (Zahn-, Nagelveränderungen u. a.); **Ther.:** Retinoide (mit Ausnahme vom Typ Vörner).

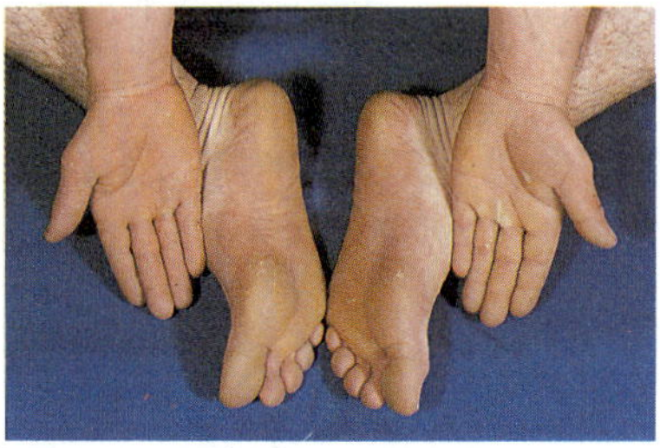

Palmoplantarkeratosen, hereditäre [60]

Palmure (frz. Schwimmhaut) f: angeb. Anomalie des Penis mit Ansatz der Skrotalhaut nicht an der Radix, sondern an den vorderen ventralen Abschnitten des Penis mit Behinderung der Erektion.

PALP: syn. PLP*.

Palpation (lat. palpare tasten) f: Untersuchung durch Betasten.

Palpebra (lat.) f: Augenlid.

Palpitatio cordis (lat. palpitatio Zucken; Cor*) f: sog. Herzrasen; Bez. f. subjektiv als unangenehm empfundenes Herzklopfen; meist durch Herzrhythmusstörungen* verursacht.

PAM: Abk. f. 2-**P**yridin**a**ldoxim**m**ethyliodid; syn. Pralidoximiodid; Antidot bei Alkylphosphatvergiftungen (z. B. durch E 605), Reaktivator der Cholinesterase*.

PAMBA: Abk. f. (engl.) **p**-**a**mino**m**ethyl**b**enzoic **a**cid; synthet. Antifibrinolytikum; vgl. Fibrinolyseinhibitoren.

pampini|formis (lat. pampinus Weinranke; -formis*): rankenförmig.

Pan-: auch Panto-; Wortteil mit der Bedeutung ganz, vollständig; von gr. πᾶς, πᾶσα, πᾶν.

Pan|ag|glutination (↑; Agglutination*) f: falschpositive Agglutination* bei serol. Bestimmungen (in vitro), i. e. S. Störung der Blutgruppenbestimmung durch Hämagglutination in allen Testansätzen; **Urs.: 1.** bakt. Kontamination od. Zersetzung von Testreagenzien od. (Blut-) Proben; **2.** Verw. panagglutinierender Erythrozyten (mit angeb. Membrandefekten bzw. freiliegenden Kryptantigenen*); **3.** Verw. panagglutinierender Seren (enthalten Kälteagglutinine od. Antikörper gegen ubiquitäre Erythrozytenantigene). Vgl. Pseudoagglutination, Polyagglutinabilität.

Pan|angiitis (↑; Angio-*; -itis*) f: (engl.) panangitis; Gefäßentzündung, die sämtliche Wandschichten erfaßt (Panarteriitis oder Panphlebitis).

Panaritium (lat. panaricium Nagelkrankheit) n: eitrige Entzündung der Finger (seltener Zehen) mit Gewebeeinschmelzung inf. infizierter Bagatellverletzungen; **Formen** (s. Abb.): **1.** P. cutaneum: blasenförmige Abhebung der Epidermis; Ther.: Abtragung u. genaue Inspektion auf mögliche Fistelgänge; **2.** P. subcutaneum: P. des Unterhautgewebes; kann als sog. Kragenknopfpanaritium mit der Kutis in Verbindung stehen; Ther.: seitl. Inzision unter Schonung des Gefäßnervenbündels u. der Fingerbeere, u. U. Gegeninzision mit Drainage, Ruhigstellung; **3.** P. ossale bzw. articulare: Knochen- bzw. Gelenkbeteiligung als Folge eines P. subcutaneum; Ther.: Ausräumung des infizierten Gewebes, Einlage von Antibiotikaketten, Drainage, Ruhigstellung; **4.** P. tendinosum: als Kompl. von 2. od. nach sekundär infiziertenVerletzungen; Klin.: Druck- u. passiver Bewegungsschmerz durch Drosselung der Beugesehnendurchblutung u. daraus folgender ischämischer Nekrose; Ther.: sofortige op. Eröffnung der Sehnenscheide, Spüldrainage, u. U. Entfernung der Sehne, Ruhigstellung; **5.** P. subunguale bzw. periunguale: P. des Nagelbetts bzw. des gesamten Nagelwalls bei Fortschreiten einer Paronychie*; **6.** V-Phlegmone: durch ein P. tendinosum entstehende Phlegmone* zw. dem ersten u. dem fünften Finger aufgrund einer bei ca. 50% der Bevölkerung bestehenden Verbindung zw. den Sehnenscheiden dieser beiden Finger in

Palmoplantarkeratosen, hereditäre

Einteilungskriterien	Typen	Erbgang
Diffuse Formen		
nicht transgredient	Typ Vörner	aut.-dom.
	Typ Unna-Thost	aut.-dom.
transgredient		
ohne assoziierte Smyptome	Typ Greither	aut.-dom.
	Mal de Meleda	aut.-rez.
mit assoziierten Symptomen	Typ Papillon-Lefevre	aut.-rez.
	Typ Vohwinkel	aut.-dom.
Umschriebene Formen	Keratosis palmoplantaris papulosa	aut.-dom.
	Richner-Hanhart-Syndrom	aut.-rez.

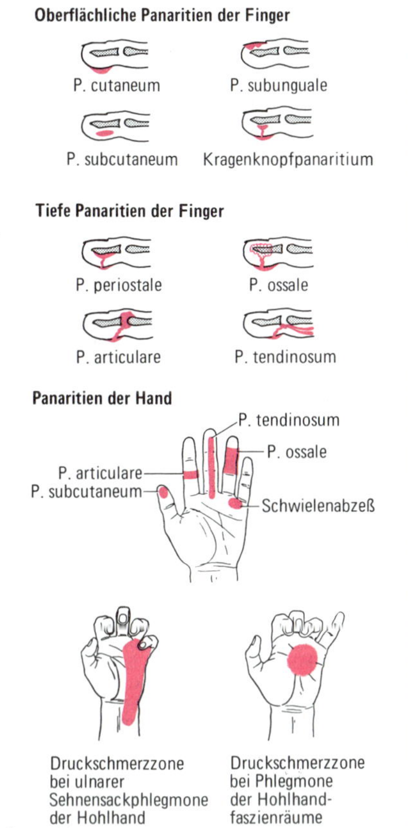

Panaritium [180]

Höhe des Karpaltunnels; **7.** Hohlhandphlegmone*.

Pan|arteriitis (Pan-*; Arteri-*; -itis*) **f:** (engl.) panarteritis; Entz. aller Schichten der art. Gefäßwand.

Pan|arteriitis nodosa (↑; ↑; ↑) **f:** syn. Periarteriitis* nodosa.

Pan|arthritis (↑; Arthr-*; ↑) **f:** Entz. aller Teile eines Gelenks; evtl. mit vollständiger Verödung des ganzen Kapselschlauchs, fibröser u. ossaler Ankylose, paraartikulärem Infiltrat. Vgl. Arthritis.

Pan|chondritis (↑; Chondr-*; ↑) **f:** s. Polychondritis, rezidivierende.

Pancoast-Tumor (↑; Tumor*) **m:** (engl.) Pancoast tumour; syn. Sulkus-superior-Tumor; peripher in der Lungenspitze lokalisiertes Bronchialkarzinom* mit schlechter Progn. aufgrund frühzeitiger Infiltration der umgebenden Strukturen (sog. Ausbrecherkrebs), z. B. in den Plexus brachialis (Schmerzen u. Parästhesien im Versorgungsgebiet des N. ulnaris), in das untere Zervikalganglion (Horner*-Symptomenkomplex) sowie Rippen, Muskulatur, Weichteile u. Wirbelkörper (unstillbare Schmerzen in Schulter u. Rükken häufig erstes Symptom); **Diagn.:** Kernspintomographie; **Ther.:** präoperative Bestrahlung, anschließend En-bloc-Resektion des befallenen Gewebes, Nachbestrahlung.

Pan|creas **n:** Pankreas*.

Pan|creas annulare (Pankreas*; lat. anulus Ring) **n:** angeb. Fehlbildung mit ringförmiger Umfassung des Duodenums durch Pankreasgewebe; führt u. U. zu einer Duodenalstenose* mit variabler Sympt. durch Behinderung der Darmpassage (evtl. Ileus); **DD:** Duodenalatresie, Pylorusstenose, ulkusbedingte Stenose, chron.-rezidivierende Pankreatitis od. Pankreaskarzinom im Bereich des Pankreaskopfes; **Ther.:** s. Abb.

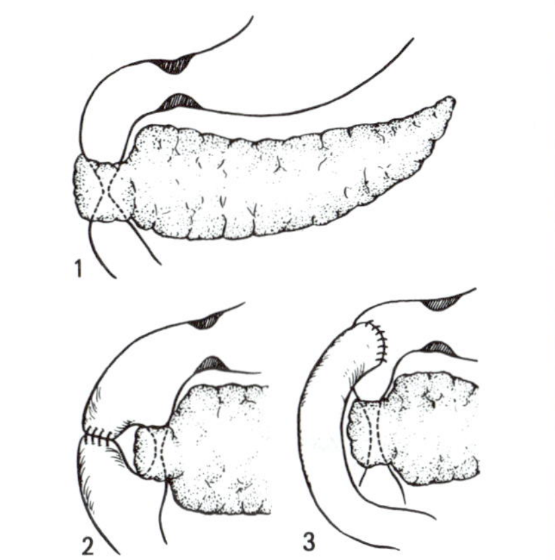

Pancreas annulare:
1: anatomische Verhältnisse; 2 u. 3: Operationsverfahren; 2: Duodenum-Duodenum-Anastomose; 3: Duodenojejunostomie [42]

Pan|creo|zymin **n:** syn. Pankreozymin, Cholecystokinin*.

Pan|creo|zymin-Secretin-Test **m:** Verfahren zur Prüfung der exokrinen Pankreasfunktion; Pankreasstimulation durch i. v. Zufuhr von Pancreozymin (s. Cholecystokinin) u. Secretin*, möglichst vollständige Absaugung des Pankreassekrets über eine Duodenalsonde u. Bestimmung von dessen Volumen u. Bicarbonatgehalt sowie der Aktivität der Pankreasenzyme; Verminderung aller Parameter spricht für eine globale, Verminderung von mind. zwei gemessenen Parametern für eine beginnende exokrine Pankreasinsuffizienz*.

Pan|curonium|bromid (INN) **n:** N,N′-[3α,17β-Bis(acetoxy)-5α-androstan-2β,16β-ylen-bis]-(1-methylpiperidiniumbromid) (IUPAC); nichtdepolarisierendes, peripheres Muskelrelaxans; vgl. Muskelrelaxation.

Pan|demie (Pan-*; gr. δῆμος Volk) **f:** (engl.) pandemia; Ausbreitung einer Infektionskrankheit über Länder u. Kontinente; z. B. Influenzapandemie.

Pandy-Re|aktion (Kálmán P., Psychiater, Neurol., Budapest, 1868-1944) **f:** (engl.) Pandy's test; orientierender Nachw. von Globulinen im Liquor cerebrospinalis; zu 1 ml Pandy-Reagens (H_2O-gesättigtes Phenol) werden in einem Uhrglasschälchen einige Tropfen Liquor gegeben; bei pathologischer Globulinvermehrung deutliche Opaleszenz, Trübung od. Fällung; vgl. Liquordiagnostik.

Pan|dys|auto|nomie (Pan-*; Dys-*; gr. αὐτόνομος selbständig) f: meist akut einsetzende Polyneuritis* mit ausschließl. od. weitgehendem Befall des autonomen Nervensystems; **Sympt.**: Tränen-, Speichel- u. Schweißsekretionsstörung, Lähmung der inneren Augenmuskeln, orthostatische Hypotonie, Störungen im Bereich des Magen-Darm-Trakts, der Blase u. der Genitalfunktionen; **Diagn.**: albumino-zytologische Dissoziation*; **Progn.**: ungünstig; vgl. Guillain-Barré-Syndrom.

Panel|studie f: syn. Longitudinalstudie*.

Pan|en|zephalitis (Pan-*; Enkephal-*; -itis*) f: (engl.) panencephalitis; subakut verlaufende Enzephalitis* mit Entz. der grauen u. weißen Substanz des Gehirns, **pathol.-anat.** mit Schädigung der Endothelzellen der Hirngefäße, evtl. Sinusthrombose* u. Ausbildung von Gliaknötchen* v. a. in der Großhirnrinde; **Vork.**: z. B. beim epidemischen Fleckfieber* ungeimpfter Erwachsener.

Pan|en|zephalitis, sub|akute sklerosierende (↑; ↑; ↑) f: (engl.) subacute sclerosing panencephalitis; Abk. SSPE; syn. Bogaert-Enzephalitis, einheimische Panenzephalitis, Einschlußkörperchenenzephalitis Dawson, Panenzephalitis Pette-Döhring; chronische progrediente Slow* virus infection des ZNS; **Verbreitung:** sehr selten (1-5 Fälle pro 1 Mill. Einwohner); betroffen v. a. Kinder u. Jugendliche, bes. in ländlichem Umfeld; **Err.**: Masern*-Virus; **Klin.**: Inkubationszeit 1-30 (durchschnittlich 7-8) Jahre nach akuter Masern-Infektion; **Stadien: 1.** allmählich fortschreitende intellektuelle u. psychische Veränderungen; **2.** neurol. Ausfallsymptome; Myoklonien, epilept. Anfälle; **3.** zunehmende Dezerebrationsstarre; Exitus letalis durchschnittlich nach 1-3 Jahren an terminalen Infektionen; auch akute Verlaufsformen (einige Monate) od. monatelange Remissionen mit langsamer Progredienz sind beschrieben; **Pathol./Anat.**: in befallenen Hirnregionen Entzündungsherde mit diffusen u. perivaskulären Infiltrationen; intranukleäre Einschlußkörperchen (Typ A u. B nach Cowdry) v. a. in Glia- u. Ganglienzellen, aus denen Masern-Virus-Nukleokapsid isoliert werden kann; **Diagn.**: im EEG periodische hochvoltige Slow-wave-Komplexe, synchron zu myoklonischen Krämpfen; in Serum u. Liquor exzessiv erhöhtes masernspezifisches IgG bei fehlenden Antikörpern gegen das Membranprotein des Masern-Virus.

Paneth-Körner|zellen (Josef P., Physiol., Wien, 1857-1890; Zelle*): (engl.) Paneth cells; Drüsenzellen mit typischer azidophiler Körnelung am Grund der Lieberkühn-Krypten des Dünndarms; haben wahrscheinl. eine funkt. Bedeutung im unspezif. Immunsystem des Darms.

Pan|hämo|zyto|penie (Pan-*; Häm-*; Zyt-*; -penie*) f: s. Syndrom, aplastisches.

Pan|hypo|pituitarismus (↑; Hyp-*; lat. pituita Schleim, zähe Flüssigkeit) m: (engl.) panhypopituitarism; Hypophysenunterfunktion mit vollständigem Mangel aller in der Hypophyse* gebildeten bzw. gespeicherten Hormone, manifestiert sich mit Sympt. der Hypophysenvorderlappen*-Insuffizienz, u. U. kombiniert mit einem Diabetes* insipidus.

Pan|karditis (↑; Kard-*; -itis*) f: (engl.) pancarditis; Karditis; Entz. aller Schichten der Herzwand; z. B. bei rheumatischem Fieber.

Pan|kreas (gr. πάγκρεας Bauchspeicheldrüse) n: (engl.) pancreas; Bauchspeicheldrüse; exokrine u. endokrine, 15-20 cm lange Drüse; Gewicht ca. 70-80 g; anat. (Abb.) unterscheidet man den Kopf (Caput pancreatis), der sich in die Konkavität der Duodenalschlinge schmiegt, den Körper (Corpus pancreatis), der die Wirbelsäule u. die Aorta in Höhe des 1. u. 2. Lendenwirbels überquert, u. den Schwanz (Cauda pancreatis), der bis zum Milzhilum reicht. Der Hauptausführungsgang, Ductus pancreaticus, mündet gemeinsam mit dem Ductus choledochus auf d. Papilla duodeni major in die Pars descendens des Duodenums; nicht selten zusätzl. Ductus pancreaticus accessorius m. Mündung auf d. Papilla duodeni minor. Die Vorderfläche des P. ist mit Bauchfell überzogen, die Hinterfläche sek. mit d. hinteren Bauchwand verwachsen (sek. retroperitoneal). Zugang bei op. Eingriffen: 1. durch das kl. Netz hindurch über d. Bursa omentalis; 2. nach Durchtrennung des großen Netzes entlang der großen Kurvatur des Magens; 3. durch das Mesocolon transversum hindurch; **Histol.**: das P. besteht aus einem exokrinen u. endokrinen Anteil. Das exokrine P. ist eine rein seröse Drüse von tubuloazinösem Bau, die aus den Endstücken (Acini), den Schaltstücken u. den Ausführungsgängen besteht (Abb.). Die in das Lumen der Endstücke eingeschobenen Schaltstückzellen werden als zentroazinäre Zellen bezeichnet. Die Drüsenzellen enthalten lumenwärts azidophile Zymogengranula, die eine Vorstufe des Trypsins darstellen. Das endokrine P. wird von d. Gesamt-

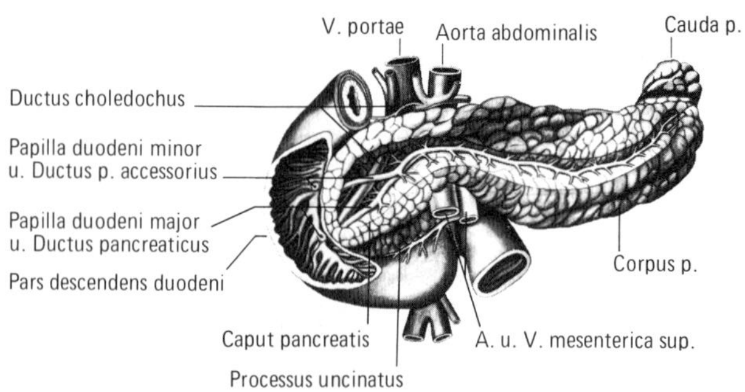

Pankreas:
makroskopische Anatomie [532]

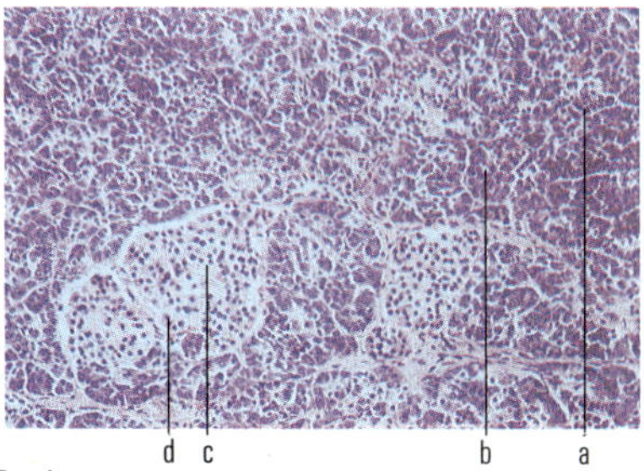

Pankreas:
histologischer Schnitt (Hämatoxylin-Eosin-Färbung); a: seröse Endstücke (Acini), exokriner Teil; b: zentroazinäre Zelle; c: Langerhans-Inseln, endokriner Teil; d: Inselkapillare [470]

heit der Langerhans-Inseln (Inselapparat) gebildet. **Embryol.:** Entwicklung aus dem Epithel des Darmrohrs (Entoderm). **Funktion: 1.** exokrine (sekretorische) Funktion: Produktion von Verdauungssaft mit alkalischer Reaktion u., neben Wasser u. Bicarbonat, das von den Schaltstücken abgegeben wird, v. a. Verdauungsenzymen der azinösen Zellen. Die 24-Std.-Produktion beträgt etwa 1-1½ l, die Steuerung erfolgt nerval (Vagus-Sympathikus) u. humoral-hormonell (vgl. Secretin); wichtigste Enzyme: **a)** eiweißspaltende Enzyme (Proteasen), v. a. Trypsin u. Chymotrypsin, außerdem Aminopolypeptidase, Dipeptidase, Prolinase, Carboxylpolypeptidase, Protaminase, Elastase; z. T. werden sie als Vorstufen in den Darm abgegeben u. dort aktiviert. **b)** Fett- und lipidspaltende Enzyme (Esterasen), v. a. die Pankreaslipase, außerdem Lecithinase A u. B, Phosphatase u. Cholinesterase; **c)** kohlenhydratspaltende Enzyme (Carbohydrasen), Amylase u. Maltase; **d)** nukleinsäurespaltende Enzyme (Nukleasen); **2.** endokrine Funktion: s. Langerhans-Inseln. Vgl. Pankreasinsuffizienz, Diabetes mellitus.

Pan|kreas|a|chylie (↑; A-*; Chyl-*) f: (engl.) pancreatic achylia; besser Pankreashypochylie; fehlende od. verminderte Absonderung des Pankreassaftes.

Pan|kreas|adenom (↑; Aden-*; -om*) n: (engl.) pancreatic adenoma; zystisches od. solides Adenom; kann in **drei Formen** auftreten: **1.** exkretorisch (tubulär; s. Kystadenom); **2.** exokrin (azinös); **3.** endokrin (trabekular); s. Insulinom.

Pan|kreas||adenom, gastrin|sezernierendes (↑; ↑; ↑) n: s. Zollinger-Ellison-Syndrom. **P.apoplexie** (↑; gr. ἀποπληξία Schlag, Schlaganfall) f: syn. Pankreasnekrose*. **P.arkade** (↑; frz. arcade Bogengang) f: s. Riolan-Anastomose.

Pan|kreas|dia|gnostik (↑) f: (engl.) pancreatic diagnostic tests; **1.** Bestimmung von Pankreasenzymen in Körperflüssigkeiten; v. a. Amylasen*, Triglyzeridlipasen*, Trypsin*; **2.** als bildgebende Verfahren Ultraschalldiagnostik, röntg. Abdomenübersichtsaufnahme, Computertomographie, selektive Angiographie, ERP* bzw. ERCP*; **3.** zur Untersuchung der exokrinen Pankreasfunktion z. B. Pancreozymin*-Secretin-Test, Test mit NBT*-PABA, Lipaseprovokationstest, Pankreolauryltest*; **4.** als Stuhluntersuchungen u. a. mikroskop. Fettnachweis, quant. Fettbestimmung, Chymotrypsintest*; **5.** histol. Untersuchung nach perkutaner Feinnadelbiopsie*.

Pan|kreas||dia|stase (↑; Dia-*; -stase*) f: (engl.) pancreatic diastase; Enzymkomplex im Pankreassaft; Hauptbestandteil Alphaamylase (Glykogenase), spaltet Stärke u. Glykogen in Alphamaltose; vgl. Amylasen. **P.ek|topie** (↑; gr. ἔκτοπος verlagert) f: s. Pankreasheterotopie. **P.fibrose, zystische** (↑; Fibr-*; -osis*; Kyst-*) f: (engl.) cystic pancreatic fibrosis; pathol.-anat. Bez. f. zystische Fibrose*. **P.gang** (↑): Ductus* pancreaticus.

Pan|kreas|hetero|topie (↑; Hetero-*; gr. τόπος Stelle, Ort) f: (engl.) aberrant pancreas; aberrierendes Pankreasgewebe; kongenitale Fehlbildung mit abnormer Lokalisation des Pankreas bzw. von Pankreasgewebe im Magen (häufig Canalis pyloricus), Dünndarm (meist Duodenum), auch in Meckel-Divertikeln; führt selten zu Kompl. wie Entz., Stenosen, Ulzerationen, oft schwierige DD gegenüber Tu., Polypen, Divertikel u. Ulkus.

Pan|kreas|insel|zell|adenom (↑; Zelle*; Aden-*; -om*) n: (engl.) pancreatic islet's cell adenoma; benigner Tu. des Pankreas; kann hormonaktiv u. -inaktiv sein. Beim hormonaktiven P. handelt es sich entw. um ein A-Zellen-Adenom (Glucagonom*) mit Glucagonüberproduktion u. Diabetes mellitus od. um ein B-Zellen-Adenom (Insulinom*) mit Hypoglykämie.

Pan|kreas|in|suffizienz (↑; Insuffizienz*) f: (engl.) pancreas insufficiency; Minderung der Pankreasfunktion, bes. der exokrinen Funktion; **Vork.:** bei chron. Pankreatitis, zystischer Fibrose, Pankreaskarzinom u. a.; **Urs.:** Zerstörung exkretorischen Gewebes; **Folge:** Verdauungsinsuffizienz (Maldigestion); **Klin.:** Fettstühle, Gewichtsverlust, Schwäche, Muskelschwund u. a.

Pan|kreas|karzinom (↑; Karz-*; -om*) n: (engl.) pancreas carcinoma; Karzinom* der Bauchspeicheldrüse, das mit einem Maximum zw. dem 50. u. 60 Lj. v. a. bei Männern auftritt; histol. meist Adenokarzinom*, das v. a. vom Gangepithel des Pankreas ausgeht u. früh in regionäre

Pankreaskarzinom
Symptome und Verlauf bei Pankreaskarzinom und bei chronischer Pankreatitis

Symptom	Pankreaskarzinom	Chronische Pankreatitis
Oberbauchschmerz	kontinuierlich	intermittierend
Gewichtsverlust	rasch progredient	langsam progredient
Pankreasinsuffizienz	selten	häufig
Ikterus	häufig bei Pankreaskopfkarzinom	selten
Anämie	häufig	selten
Verlauf	rasch progredient	oligosymptomatisch

Lymphknoten, Peritoneum u. hämatogen in Lunge u. Leber metastasiert; **Lok.:** in ca. 60% der Fälle Pankreaskopf od. im Bereich der Papilla duodeni major (sog. Papillenkarzinom), in ca. 30% Lok. im Korpus od. Pankreasschwanz; **Sympt.:** fast keine Frühsymptome (außer bei periampullären Karzinomen), später in den Rükken ausstrahlende Oberbauchbeschwerden, Gewichtsverlust und Appetitlosigkeit, Anämie, schmerzloser, progredienter Ikterus*, palpable Gallenblase (Courvoisier*-Zeichen), seltener Pankreasinsuffizienz*; evtl. Thrombophlebitis migrans u. Splenomegalie*; **Diagn.:** Ultraschalldiagnostik, Endoskopie mit ERCP* u. Computertomographie des Abdomens, ferner (röntg.) Magen-Darm-Passage bzw. hypotone Duodenographie* mit Nachweis von Frostberg-Zeichen u. Gutmann-Zeichen; ergänzend evtl. selektive Angiographie der Pankreasgefäße u. Probelaparotomie; **Ther.:** in Abhängigkeit von Lok. u. Tumorstadium Pankreasresektion (bei Korpus- od. Schwanzbefall) od. (sub-)totale Duodenopankreatektomie*, v. a. als Whipple*-Operation bei Kopf- od. Papillenkarzinom; oft sind jedoch nur noch Palliativeingriffe wie Gastroenterostomie* (bei Magenausgangstenose), biliodigestive Anastomose* bzw. endoskop. Intubation der Papille mit einer Kunststoffprothese (bei Verschlußikterus) möglich. **Progn.:** Fünf-Jahres-Überlebensrate ca. 0,5%; **DD:** chronisch-rezidiv. Pankreatitis (s. Tab. S. 1139). Vgl. Pankreastumoren.

Pan|kreas|lipase (↑; Lip-*) **f:** s. Lipasen.

Pan|kreas|nekrose (↑; Nekr-*; -osis*) **f:** (engl.) acute haemorrhagic pancreatic necrosis; syn. Pankreasapoplexie; Selbstverdauung des Pankreas, schwerste Verlaufsform der akuten Pankreatitis* mit weitgehender Zerstörung des Pankreasparenchyms; **Pathol./Anat.:** Pankreasödem, Blutungen, Kalkseifenbildung im Fettgewebe (röntg. sog. Kalkspritzer); **Klin.:** Spontandruckschmerz im Oberbauch, in d. Rücken ausstrahlend, Übelkeit, Erbrechen, Schock, Anurie, Peritonitis, Ileus, ggf. respirator. Insuffizienz, labordiagn. hoher Anstieg von Amylase u. Lipase im Serum; **Progn.:** sehr ernst.

P

Pan|kreas|ödem (↑; Ödem*) **n:** (engl.) pancreatic oedema; syn. Zöpfel-Ödem; Anfangsstadium vieler Pankreaserkrankungen; **Pathol./Anat.:** glasige Schwellung der Drüse m. prallgefüllten Kapillaren, eiweißreichem Exsudat in den perikapillären Räumen u. abgehobenen Drüsenepithelien.

Pan|kreas|steine (↑): (engl.) pancreatoliths; Ablagerung v. Kalkkonkrementen im Gangsystem des Pankreas bei Pankreatitis*; **Urs.:** Komb. von chron. Stauung u. Entz., evtl. mit bakt. Infektion, Pankreatitisschüben, Zysten- u. Abszeßbildung od. chron. Pankreasfibrose; **Klin.:** Dauerschmerz od. schwerste, linksseitige Oberbauchkoliken; **Diagn.:** (röntg.) quergelagerte Konkrementschatten in Höhe von Th_{12}-L_2 bds. der Wirbelsäule.

Pan|kreas|stuhl (↑): s. Steatorrhoe.

Pan|kreas|szinti|graphie (↑; Szinti-*; -graphie*) **f:** (engl.) scintigraphy of the pancreas; Szintigraphie* des Pankreas mit Se-75-Methionin zur Darstellung von Tumoren od. Zysten; heute durch andere bildgebende Verf. der Pankreasdiagnostik* ersetzt.

Pan|kreas|trans|plantation (↑; Transplantation*) **f:** (engl.) pancreas transplantation; meist heterotope Transplantation* des Pankreas bzw. eines Pankreassegments zur Übertragung von insulinproduzierendem Gewebe bei Diabetes* mellitus (Typ I), selten auch nach Pankreatektomie (bei bösartigen Pankreaserkrankungen) zur Vermeidung eines Diabetes mellitus; wird oft in Komb. mit einer Nierentransplantation* bei terminaler Niereninsuffizienz durch diabetische Glomerulosklerose* durchgeführt, da hier die erforderliche Immunsuppression* ohnehin erfolgt, die bei alleiniger P. ein inadäquat hohes Risiko darstellen kann. **Chir. Vorgehen:** unterschiedl. op. Techniken, am häufigsten Implantation kontralateral zur transplantierten Niere in die Fossa iliaca (transperitonealer Zugang), Gefäßanastomose des Truncus coeliacus u. der oberen Mesenterialgefäße mit den großen Iliakalgefäßen; entweder Okklusion des Pankreasganges mit Gewebekleber od. Anastomose des Ductus pancreaticus mit einer mobilisierten Jejunalschlinge bzw. Ableitung in die Harnblase; **postop. Immunsuppression:** Kortikosteroide, Ciclosporin; meist wie nach Nierentransplantation*; **Überwachung:** Glukosestoffwechsel, Insulin-C-Peptid, Inselzellantikörper, Alphaamylasen im Serum od. (bei Ableitung in die Harnblase) im Harn, Untersuchung von Peritonealflüssigkeit, Ultraschalldiagnostik; **Progn.:** Ein-Jahres-Funktionsrate 60-70%. Vgl. Inselzelltransplantation.

Pan|kreas|tumoren (↑; Tumor*) **m pl:** (engl.) pancreas tumours; **1.** maligne P.: s. Pankreaskarzinom; **2.** benigne P.: oft multiple, endokrin aktive, hormonproduzierende P., können ausgehen von den Alphazellen (Glucagonom*), den Betazellen (Insulinom*) u. den D-Zellen (Gastrinom*, Verner*-Morrison-Syndrom), Vork. auch i. R. einer multiplen endokrinen Adenomatose*; daneben kommen selten Fibrome, Fibroadenome u. Lymphangiome vor. **Diagn.:** Ultraschalldiagnostik, Computertomographie, Biopsie, evtl. Hormonuntersuchung; **Ther.:** Pankreasteilresektion, Pankreatektomie*. Vgl. Apudom.

Pan|kreas|zyste (↑; Kyst-*) **f:** (engl.) pancreatic cyst; im Pankreas lokalisierte Zyste*; **Formen: 1.** echte P.: mit Epithel ausgekleidete Zyste, die Flüssigkeit ohne Pankreasenzyme enthält; Vork.: selten, z. B. als solitäre dysontogenetische P., Retentionszyste nach Trauma od. inf. zystischer Erweiterung eines Pankreasganges nach Pankreatitis od. (auch multipel) bei zystischer Fibrose (als sog. Zystenpankreas, evtl. in Komb. mit Zystennieren); **2.** Pseudozyste ohne epitheliale Auskleidung, enthält häufig Blut u. enzymhaltige Flüssigkeit; Vork.: v. a. nach Trauma, Nekrose bei chron.-rezidivierender u. akuter hämorrhagischer Pankreatitis*; **Klin.:** in Abhängigkeit von der Größe evtl. in den Rücken ausstrahlende Oberbauchschmerzen u. Kolik, palpable Resistenz im Epigastrium; kleine P. bleiben oft asympomatisch. **Diagn.:** Ultraschalldiagnostik, Computertomographie, evtl. Angiographie; **Ther.:** wegen der Möglichkeit einer spontanen Rückbildung (v. a. bei P. nach akuter Pankreatitis) u. U. Verlaufsbeobachtung u. perkutane Entlastungspunktion; op. Ther. vorwiegend durch innere Drainage (z. B. Zystogastrostomie od. Zystojejunostomie), seltener durch äußere Marsupialisation* (bei frischer, nicht anastomosefähiger P.); **Kompl.:** Blutung, Perforation, Abszedierung, Ausbildung von Aszites od. Pleuraerguß, Duodenalstenose, bei Verlegung des Ductus choledochus Ikterus; **DD:** Pankreastumoren*.

Pan|kreat|ek|tomie (↑; Ektomie*) **f:** (engl.) pancreatectomy; partielle, subtotale od. totale Resektion des Pankreas; Resektion von Korpus bzw. Schwanz mit anschl. Pankreatojejunostomie*; Pankreaskopfresektion unter Schonung des Duodenums od. wie bei Totalexstirpation als Duodenopankreatektomie*.

Pan|kreatiko|graphie, retro|grade duo|deno|skopische (↑; -graphie*) **f:** s. ERP.

Pan|kreatitis (↑; -itis*) **f:** (engl.) pancreatitis; Entzündung des Pankreas aus versch. Ursachen; **Path.:** Autolyse* des Organs, pathol.-anat. je nach Schweregrad mit interstitiell ödematösen Veränderungen bis zur hämorrhag. Pankreasnekrose*; **Formen: 1.** akute P.: gehäuftes Auftreten bei Alkoholkrankheit, Gallenwegerkrankungen, Papillenstenose*, postop. nach chir. Eingriffen in d. Bauchhöhle, Hyperlipoproteinämien, Hyperparathyreoidismus, Ulcus ventriculi, Mumps u. nach Einnahme von Glukokortikoiden; in 20% der Fälle bleibt die Urs. unbekannt (immunologisch?). Bei persistierender Urs. verläuft die akute P. in Schüben (akute rezidivierende P.). Klin.: Auftreten in jedem Lebensalter; Sympt. reichen von Übelkeit, Erbrechen und unbestimmten Oberbauchbeschwerden bis zu schwersten Abdominalschmerzen mit Ausstrahlung in den Rücken, Meteorismus, Bauchdeckenspannung, Subileus, Ileus, Aszites, Ikterus, Kreislaufschock mit nachfolgender Oligurie bzw. Anurie, palpablem Oberbauchtumor, Fieber. Diagn.: (laborchem.) Hyperglykämie, Hypokalzämie, Lipase- u. Amylaseerhöhung in Blut u. Urin, Leukozytose; (röntg.) Abdomenübersichtsaufnahme (Zeichen des paralyt. Ileus mit vermehrter Gasfüllung u. Spiegelbildung einzelner Darmschlingen), Rö.-Thorax (Zwerchfellhochstand li., evtl. Plattenatelektasen u. Pleuraerguß); in der röntg. Magen-Darm-Passage sog. Gießkannenphänomen*; Computertomographie, Ultraschalldiagnostik (Verlaufsbeobachtung). Ther.: exkretor. Ruhigstellung des Organs durch Nahrungs- u. Flüssigkeitskarenz, Absaugen des Magensekrets u. Hemmung der Pankreassekretion durch Acetazolamid, Calcitonin, Glucagon, Cimetidin, Hymecromon; Schmerzbekämpfung; Schocktherapie durch Ersatz von Flüssigkeits- u. Plasmaverlust, evtl. Kortikoide, Aprotinin; Peritonealdialyse; Antibiotika; (chir.) ggf. Laparotomie (Abszeßeröffnung u. Nekrosenausräumung, Choledochusdrainage), u. U. partielle od. (sub-) totale Resektion des Pankreas, Sanierung der Gallenwege (Papillotomie); Progn.: Die Letalität variiert je nach Schweregrad zw. 15-20% (bei schweren Formen bis zu 80%). DD: Magenperforation, Mesenterialvenenverschluß, Cholezystitis, Milzinfarkt, Hinterwandinfarkt des Herzens; Kompl.: Abszedierung u. Sequestration des Pankreas, Pankreasnekrose, Blutung durch Arrosion von Gefäßen, Pankreaszyste* (Pseudozyste); **2.** chronische P.: Urs. wie bei akuter P., ferner angeboren u. bei zystischer Fibrose*; Folge der chron. P. ist eine Pankreasinsuffizienz* durch Zirrhose u. Sklerose des Organs od. eines Teils der Drüse (segmentäre P., meist Pankreasschwanz). Klin.: schmerzlos od. rezidiv. Schmerzen (chron.-rezidivierende P., insbes. anfangs ähnl. der akuten rezidiv. P. verlaufend), Gewichtsverlust, Fettunverträglichkeit, Meteorismus, Steatorrhoe, Zeichen eines Diabetes mellitus; Diagn.: (labordiagn.) gelegentl. Amylase- u. Lipaseerhöhung; pathol. ausfallender Pancreozymin*-Secretin-Test, Pankreolauryltest*; im Stuhl vermehrt Ausscheidung v. Fetten u. Eiweiß; (röntg.) Abdomenleeraufnahme (Verkalkungen im Pankreasbereich); bei retrograder Darstellung des Pankreasgangsystems mittels ERP* häufig Stenosen u. Strikturen nachweisbar; Ther.: im akuten Schub wie bei akuter P.; im Intervall od. bei primär symptomarmem Verlauf diätetisch (fettarme Kost, Vermeidung v. Alkohol, Kaffee, Tee), Antazida, hochdosierte Pankreasenzymgaben; (chir.) Beseitigung der Urs. (z. B. Cholelithiasis, Papillenstein, Stenosen bzw. Strikturen des Pankreasgangs), partielle Resektion, Drainageoperation; DD: Pankreaskarzinom*; oft erst intra- bzw. postop. (histol.) zu klären. Vgl. Pankreasdiagnostik.

Pan|kreato|duo|den|ek|tomie (↑; Duodenum*; Ektomie*) **f:** s. Duodenopankreatektomie.

Pan|kreato|graphie (↑; -graphie*) **f:** s. ERP.

Pan|kreato|graphie, endo|skopische retrograde (↑; ↑) **f:** Abk. ERP*.

Pan|kreato|jejuno|stomie (↑; jejunalis*; -stomie*) **f:** (engl.) pancreaticojejunostomy; Operationsverfahren bei chron. Pankreatitis* mit laterolateraler bzw. terminoterminaler (unter Teilresektion des Pankreasschwanzes) Anastomosierung von Pankreasgang u. Jejunumschlinge; bei Pankreaspseudozyste (s. Pankreaszyste) auch Zystojejunostomie mit Roux-Schlinge. Vgl. Pankreatektomie.

Pan|kreato|peptidase E f: syn. Proelastase 1; s. Elastase.

Pan|kreo|lauryl|test (Pankreas*) **m:** oraler Pankreasfunktionstest zur Prüfung der exokrinen Pankreasfunktion, insbes. zur Diagn. einer exokrinen Pankreasinsuffizienz* u. zur DD von Malabsorptionssyndrom u. Maldigestion; **Prinzip:** hydrolyt. Spaltung von oral aufgenommenen Fluoresceindilaurat durch Cholesterolesterhydrolase in Laurinsäure u. Fluorescein u. Nachweis von Fluorescein im Harn mittels Fluoreszenzphotometrie (Konz. direkt proportional zur Esteraseaktivität); Vorteil: einfacher u. weniger belastend als der Pancreozymin*-Secretin-Test u. Lundh*-Test; Nachteil: wie beim Test mit NBT*-PABA Urinsammelperiode von 6-10 Std. erforderlich.

Pan|kreo|lithiasis (↑; Lith-*; -iasis*) **f:** s. Pankreassteine.

Pan|kreo|zymin n: syn. Pancreozymin, Cholecystokinin*.

Pan|myelo|pathie (Pan-*; Myel-*; -pathie*) **f:** syn. aplastisches Syndrom*.

Pan|myelo|pathie, kon|stitutionelle infantile (↑; ↑; ↑) **f:** s. Fanconi-Anämie.

Pan|myelo|phthise (↑; ↑; Phthisis*) **f:** syn. aplastisches Syndrom*.

Panner-Krankheit (Hans J. P., Radiol., Kopenhagen, 1871-1930)**:** (engl.) juvenile osteochondrosis; Osteochondrosis deformans juvenilis des Capitulum humeri mit Druckschmerz u. Funktionsbehinderung des Ellenbogengelenks inf. Deformierung des Radiusköpfchens; Auftreten im frühen Schulalter, wird zu den aseptischen Knochennekrosen* gerechnet.

Panniculitis nodularis non sup|purativa febrilis et re|cidivans (Dim. von lat. pannus Lappen, Tuch; -itis*) **f:** syn. Pfeifer-Weber-Christian-Syndrom; seltene gynäkotrope Erkr. unklarer Ätiol. mit Fieber, Bauchschmerzen u. allg. Krankheitsgefühl; schubweise auftretende, u. U. mit Arthralgien u. Myalgien einhergehende, druckschmerzhafte, subkutane, manchmal erweichende u. blutig-seröse Flüssigkeit entleerende rötl. Knoten u. plattenartige Infiltrate unterschiedl. Größe, die nach Wochen konfluieren u. unter Bildung muldenförmiger Narben einschmelzen; **Lok.:** hauptsächlich Oberschenkel, Gesäß, Mammae, Oberarme; **Diagn.:** BKS oft stark erhöht, sonst keine typ. Befunde; **Ther.:** keine spezif. Ther. bekannt; **Progn.:** oft Spontanremissionen.

Panniculus (↑) m: Haut, Gewebe, Lage, Schicht.

Panniculus adiposus (↑) m: Unterhautfettgewebe, Fettpolster.

Pannikulitis (↑; -itis*) f: (engl.) panniculitis; Entzündung des Unterhautfettgewebes; **Einteilung: 1.** entzündl. Infiltration um das zentralarterielle System: lobäre P.: **a)** pankreatische P. (Fettgewebsnekrose bei Pankreatitis od. Pankreaskarzinom), selten, Androtropie; **b)** Panniculitis* nodularis non suppurativa febrilis et recidivans; **c)** Erythema* induratum; **d)** P. bei systemischer Vaskulitis, v. a. bei systemischem Lupus* erythematodes u. Periarteriitis* nodosa; **2.** entzündliche Infiltration um das venöse System: septale P.: **a)** Erythema* nodosum; **b)** subakute migratorische P.; **3.** diffuse entzündliche Infiltration: **a)** Inf. (v. a. tiefe Mykosen, Histoplasmose, atyp. Mykobakterien); **b)** Neoplasien (v. a. Leukämien, Lymphome, Langerhans-Zellhistiozytose); **4.** sonstige: **a)** traumatische Pannikulitis; **b)** Kältepannikulitis*; **c)** P. nach Steroidentzug; **d)** selbstinduzierte P. (sog. Panniculitis factitia).

Pannikulitis Typ Rothmann-Makai (↑; ↑) f: syn. Lipogranulomatosis subcutanea; spontan (oft sehr plötzlich) aufschießende, bis haselnußgroße, harte, schmerzhafte, tief subkutan gelegene Knoten, z. T. auch flache, auf dem tieferliegenden Gewebe verschiebliche Infiltrate; **Lok.:** Stamm, Extremitäten; **Klin.:** Fieber, keine Allgemeinsymptome; Spontanremission nach Monaten bis Jahren ohne Narbenbildung.

Pannus (lat. Lappen) m: **1.** (ophth.) Ausbildung eines gefäßhaltigen Granulationsgewebes zw. Epithel u. Bowman-Membran der Cornea (z. B. bei Trachom); **2.** (orthop.) von den Gelenkkapselrezessus ausgehende Proliferation der Synovialis bei chron. Synovitis*, v. a. bei rheumatoider Arthritis* mit Überzug, Invasion, Unterminierung u. Destruktion des Gelenkknorpels u. der kortikalen (knöchernen) Grenzlamelle sowie Einbruch in den subchondralen Markraum; röntg. Unschärfe der Grenzlamelle, Signalzysten, Erosionen.

P

Pan|ophthalmie (Pan-*; Ophthalm-*) f: (engl.) panophthalmitis; auch Panophthalmitis; eitrige Entz. des Augeninneren u. der Augenhüllen (oft auf die Orbita übergreifend) inf. septischer Metastasierung in die Uvea od. Retina bzw. als Verletzungsfolge.

Pan|orama|aufnahme (↑; gr. ὁρᾶν sehen): s. Pantomographie.

Pan|ostitis (↑; Ost-*; -itis*) f: (engl.) panosteitis; Entz. aller Gewebe eines Knochens (akute Periostitis, Ostitis u. Osteomyelitis diffusa).

Pan|otitis (↑; Ot-*; -itis*) f: Entz. des Mittel- u. Innenohrs, evtl. mit Mastoiditis; s. Otitis media.

Pan|phlebitis (↑; Phleb-*; -itis*) f: Entz. aller Schichten einer Vene.

Pan|sinusitis (↑; lat. sinus Ausbuchtung, Krümmung; -itis*) f: Entz. aller Nasennebenhöhlen; s. Sinusitis.

Panstrongylus megistus (↑; gr. στρογγύλος rund, sphärisch) m: eine brasilianische Raubwanze, Überträger von Trypanosoma* cruzi (Chagas*-Krankheit); vgl. Wanzen.

Panthenol (INN) n: (R,S)-2,4-Dihydroxy-N-(3-hydroxypropyl)-3,3-dimethylbutyramid (IUPAC); Vitamin der B-Gruppe; Verw.: Epithelisierungsmittel.

Pan|tomo|graphie (Pan-*; -tom*; -graphie*) f: (engl.) pantomography; auch Orthopantomographie, Abk. OPTG; spez. Röntgenschichtaufnahmeverfahren, bei dem durch orthoradiale Projektion eine den Kieferkrümmungen entspr. zylindermantelförmige Schicht von über 0,5 cm Dicke in einer Aufnahme abgebildet wird; Röhre u. Film rotieren dabei horizontal um den fixierten Kopf des Patienten. Das Ergebnis sind nahezu überlagerungsfreie Panoramaaufnahmen des gesamten Kieferbereichs einschl. aufsteigender Kieferäste u. -gelenke auf einer einzigen Aufnahme bei rel. geringer Strahlenbelastung. **Anw.:** v. a. zur Kontrolle des kieferorthop. Behandlungsverlaufs sowie zur Beurteilung von Mineralisation u. Entwicklungsstand des Ober- u. Unterkiefers, Zahnalter in Relation zum chronolog. u. skelettalen Alter b. Jugendlichen, Verlagerung u. Retention bleibender Zähne. Nur in Einzelfällen ist e. Ergänzung durch Zahnfilmaufnahmen der Frontzähne wegen aufnahmetechn. bedingter Überlagerungen erforderlich.

Pantothenol n: Alkohol, der im Organismus zu Pantothensäure* oxidiert werden kann.

Pantothen|säure: (engl.) pantothenic acid; hitzelabiles Vitamin, früher dem B-Komplex zugerechnet; kommt in fast allen tierischen u. pflanzl. Geweben vor, daher beim Menschen selten Mangel. Im Tierexperiment führt P.-Mangel zu Parästhesien, Reflexstörungen, Nebennierenrindeninsuff. u. Depigmentierungen des Haar- u. Federkleids. P. hat jedoch keine Wirkung auf das Grauwerden des menschl. Haares. P. ist Bestandteil des Coenzyms A (s. CoA) u. liefert die zentralen SH-Gruppen bei der Fettsäuresynthese. Vermuteter Bedarf: 6-8 mg/d.

pan|trop (Pan-*; -trop*): (engl.) pantropic; auch pantotrop; Bez. f. Krankheitserreger, Pharmaka usw. ohne besondere Affinität zu best. Geweben; z. B. pantrope Viren (im Ggs. zu neurotropen Viren u. a.).

Panum-Areale (Peter L. P., Physiol., Kopenhagen, 1820-1885) n pl: auch Panum-Raum; unmittelbar vor u. hinter dem Horopter* befindliche Zone, innerh. derer wahrgenommene querdisparate Netzhautbilder durch Fusion* zum stereoskopischen Sehen* führen u. noch keine Diplopie* verursachen.

Panzer|herz: Pericarditis calcarea; s. Perikarditis.

Panzer|krebs: Cancer* en cuirasse.

Pan|zyto|penie (Pan-*; Zyt-*; -penie*) f: (engl.) pancytopenia; starke Verminderung der Blutzellen aller Systeme (aplastisches Syndrom*).

Pap.: Abk. f. Papanicolaou*-Färbung.

Papageien|krankheit: syn. Psittakose; s. Ornithose.

Papain n: in Milchsaft u. unreifen Früchten des mexikan. Melonenbaums Carica papaya (neben Chymopapain u. Papaya-Lysozym) vorkommende, Peptide, Amine u. Ester hydrolysierende, SH-haltige Protease mit einem pH-Optimum um pH 5, die gegenüber chem. u. physik. Einflüssen (insbes. hohe Temp.) ungewöhnlich stabil ist kann durch SH-haltige Verbindungen (z. B. Cystein) aktiviert werden; **Anw.:** gereinigtes P. (Papayotin) als Digestivum bei Mangel an Pepsin*, i. R. des Enzymtests*, zur enzymat. Fragmentierung von Immunglobulinen*; als Chymopapain zur Chemonukleolyse*.

Papain|anti|körper: (engl.) papain antibodies; im Erwachsenenserum vorkommende Hämagglutinine (Kälteantikörper) gegen Oberflächenantigene (Kryptantigene*) von Erythrozyten, die unter Einwirkung von Papain* freigelegt werden; vgl. Enzymtest.

Papanicolaou-Abstrich (George P., Anat., Athen, New York, 1883-1962)**:** (engl.) Papanicolaou smear; zytologischer Abstrich mittels Watteträger v. Portiooberfläche u. Zervikalkanal mit anschließender Spezialfärbung (Papanicolaou*-Färbung); Technik u. Auswertung: s. Zytodiagnostik.

Papanicolaou-Färbung (↑): (engl.) Papanicolaou stain; 1942 v. Papanicolaou angegebene Spezialfärbemethode f. die Zytodiagnostik*; nach Fixierung der Abstriche in 96%igem Äthyl- od. 99%igem Isopropylalkohol Kernfärbung m. Hämatoxylin, gefolgt v. einer kombinierten Plasmafärbung m. Orange G6 u. Polychromfarbstoff. Die Kernfärbung ermöglicht die Beurteilung der Kernstrukturen (Größe, Form u. Chromatingehalt) z. Festlegung des Karyopyknoseindex* (Kernreifung) u. zur Karzinomdiagnostik, die Plasmafärbung die Bestimmung des Reifegrades des Zytoplasmas (Eosinophilieindex) aufgrund des Farbumschlags v. blaugrün nach rot.

Papa|verin n**:** 6,7-Dimethoxy-1-(3,4-dimethoxybenzyl)isochinolin (IUPAC); Opiumalkaloid (ohne Wirkung auf Opioidrezeptoren); myotropes Spasmolytikum.

Papaver somni|ferum (lat. papaver Mohn; somnus Schlaf; ferre bringen) n**:** Schlafmohn; Staudengewächs in Kleinasien, China, Japan, Persien u. Vorderindien; der nach Ritzen der unreifen Fruchtkapseln austretende Milchsaft wird getrocknet u. bildet das Rohopium; s. Opium.

Papel (lat. papula Bläschen) f**:** (engl.) papule; über dem Hautniveau liegendes, bis erbsgroßes Knötchen; Primäreffloreszenz; man unterscheidet: epidermale P. (Vermehrung der Epidermiszellen, z. B. Viruswarze), kutane P. (Zellvermehrung im Korium, z. B. bei sekundärer Syphilis*), epidermo-kutane P. (z. B. Lichen ruber). Herdförmige Konfluierung von Papeln nennt man Plaque. S. Effloreszenzen (Abb.).

Papier|chromato|graphie (Chrom-*; -graphie*) f**:** (engl.) paper chromatography; Verf. der Chromatographie* m. flüssiger mobiler u. flüssiger stationärer Phase, bei der ein Filterpapierstreifen, an dessen unterem Rand das Analysegemisch punkt- od. strichförmig aufgetragen ist, in ein Lösungsmittel gehängt wird. Das Lösungsmittel wandert unter spezif. (von Substanzaufnahme u. Lösungsmittelpolarität abhängiger) Mitnahme u. Verteilung der Einzelkomponenten kapillar nach oben. Vgl. Dünnschichtchromatographie.

Papier|elektro|phorese (Elektro-*; -phor*) f**:** s. Elektrophorese.

Papilla (lat. Warze, Bläschen, Knospe) f (pl Papillae)**:** warzenartige Erhebung, Papille.

Papilla duo|deni major (↑) f**:** syn. Papilla Vateri; in einer kleinen Schleimhautfalte liegende, v. ringförmigen M. sphincter ampullae hepatopancreaticae (Oddi) umschlossene, gemeinsame od. getrennte Einmündung v. Ductus choledochus u. Ductus pancreaticus (Wirsungi) in d. absteigenden Teil des Duodenums (s. Abb.); vgl. Pankreas.

Papilla duo|deni minor (↑) f**:** Einmündungsstelle eines evtl. vorhandenen Ductus pancreaticus accessorius in d. Duodenum; vgl. Pankreas.

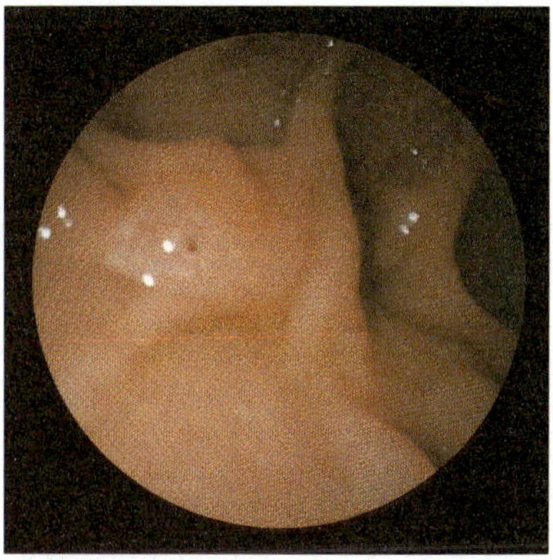

Papilla duodeni major: duodenoskopischer Befund [62]

Papillae fili|formes (↑) f pl**:** fadenförmige Papillen der Zunge. **Papillae foliatae (↑)** f pl**:** blattförmige Wärzchen der Zunge. **Papillae fungi|formes (↑)** f pl**:** pilzförmige Wärzchen der Zunge. **P. lacrimalis (↑)** f**:** kegelförmige Erhebung medial an d. Innenkante des Ober- u. Unterlids, auf deren Spitze d. Punctum lacrimale liegt. **P. mammaria (↑)** f. auch Papilla mammae; s. Brustwarze. **P. nervi optici** (JNA; ↑) f**:** s. Discus nervi optici. **Papillae renales (↑)** f pl**:** Nierenpapillen; s. Niere. **Papillae vallatae (↑)** f pl**:** Wallpapillen, 7-12 rundl. Papillen vor dem Sulcus terminalis (sog. V) der Zunge. Vgl. Geschmacksknospen. **P. Vateri** (↑; Abraham Vater, Anat., Wittenberg, 1684-1751) f**:** syn. Vater-Papille, Papilla* duodeni major.

Papillar|körper (↑): die mit Papillen versehene Oberschicht der Lederhaut; s. Korium.

Papillar|leisten (↑): syn. Papillarlinien; s. Hautleisten.

Papillar|muskeln (↑; Musculus*)**:** (engl.) papillary muscles; kegelförmige Muskelvorsprünge an d. Innenwand der Herzkammern (rechts 3, links 2); ihre Sehnenfäden ziehen zu den Klappen zw. Vorhof u. Kammern; vgl. Sehnenfädenabriß.

Papillen|di|latation (↑; Dilatation*) f**:** (engl.) papillary dilation; endoskop. Weitung der Papilla* duodeni major mit e. Ballonkatheter, ermöglicht die Entfernung von Gallensteinen bis zu einem Durchmesser von 8 mm aus dem Choledochus. Vgl. Papillotomie.

Papillen|karzinom (↑; Karz-*; -om*) n**:** s. Pankreaskarzinom.

Papillen|nekrose (↑; Nekr-*; -osis*) f**:** (engl.) papillary necrosis; Gewebeuntergang (Sequestrierung) im Nierenpapillenbereich bei Diabetes mellitus, chron. interstitieller Nephritis, Analgetika-Nephropathie u. chron. Pyelonephritis mit folgender Abstoßung (häufig mit Kolik); **Diagn.:** Ausscheidungsurographie; oft nicht erkennbar.

Papillen|stein (↑): (engl.) papillary stone; im Bereich der Papillae renales lokalisierter, meist Oxalatstein od. Uratstein infolge (intra- od.) extratubulärer Ablagerung von Calciumoxalat bzw. Harnsäure; vgl. Nephrolithiasis, Randall-Plaque.

Papillen|stenose (↑; Steno-*; -osis*) f: (engl.) papillary stenosis; Einengung der Mündungen des Ductus choledochus od. des Ductus pancreaticus im Bereich der Papilla duodeni major mit prästenotischer Gangerweiterung inf. Druckerhöhung u. Aufstau von Pankreassekret bzw. Galle; **Urs.:** v. a. Choledocholithiasis, Neoplasmen, Papillitis, Pankreatitis, Sklerose inf. Adenomyose u. Narbenbildung, iatrogen nach endoskop. bzw. chir. Eingriffen; **Klin.:** je nach Urs. Koliken, Maldigestion, Ikterus; **Diagn.:** ERCP* mit Biopsie u. röntg. Kontrastdarstellung, Ultraschalldiagnostik, Computertomographie; **Ther.:** je nach Ursache z. B. endoskop. bzw. chir. Papillotomie* od. Papilloplastik.

Papillitis (↑; -itis*) f: Entz. von Papillen unterschiedl. Lok.; **Formen: 1.** P. necroticans: Sonderform der Pyelonephritis* mit Nekrose u. Abstoßung von Papillen inf. Diabetes mellitus, Analgetikaabusus, eitriger Harnstauungsniere (häufiger bei Frauen); **2.** Form der Proktitis* mit Entz. von Analpapillen der Linea dentata, häufig in Komb. mit einer Kryptitis* der Morgagni-Krypten; evtl. Ausbildung von Analpolypen i. R. einer P. hypertrophicans; Sympt.: dumpfer Dauerschmerz im Analbereich; Ther.: antiphlogistische Suppositorien; **3.** Entz. der Papilla duodeni major evtl. mit Ausbildung einer Papillenstenose*; **4.** syn. Neuropapillitis optici (s. Neuritis Nervi optici).

Papillom (↑; -om*) n: (engl.) papilloma; vom Oberflächenepithel ausgehender, histol. meist benigner Tu. mit papillärem Aufbau, der häufig viel Bindegewebe enthält; **Lok.:** z. B. Mundschleimhaut, ableitende Harnwege (u. a. Blasenpapillom), Milchgänge (Milchgangpapillom), als Basalzellpapillom der Haut (Verrucae seborrhoicae), Kehlkopfpapillom. Vgl. Fibroepitheliom.

Papillomata (↑; ↑) n pl: s. Condylomata acuminata, Condylomata lata, Condylomata plana.

Papillomatosis cutis carcinoides Gottron (↑; ↑; -osis*; Cut-*; Karz-*; -id*) f: blumenkohlartige Wucherungen, meist symmetrisch an den Unterschenkeln, histol. gutartig; **Ätiol.:** gestörte Durchblutung u. mechan. Dauerreize fördern die Entstehung. **DD:** Plattenepithelkarzinom*, Pyodermia chronica papillaris et exulcerans.

Papillomatosis mucosae carcinoides (↑; ↑; ↑) f: floride orale Papillomatose; blumenkohlartige Wucherungen der Mundschleimhaut bei älteren Menschen; Präkanzerose*.

Papilloma vesicae (↑; ↑; lat. vesica Blase) n: s. Blasenpapillom.

Papilloma|virus (↑; ↑; Virus*) n: syn. Warzenvirus; Genus v. zur Familie der Papovaviridae* gehörenden DNA-Tumorviren (⌀ 55 nm, MG 5×10^6, zwei Strukturproteine); **Unterteilung:** mehr als 60 humane Papillomavirustypen (HPV), tierpathogene Typen; P. sind streng auf eine Wirtsspecies beschränkt u. können nur Epithelzellen infizieren. **Übertragung:** Kontaktinfektion der Basalzellen der Epidermis nach Mikrotraumen; **Klin.:** Die durch humane Papillomaviren verursachten benignen Tumoren der Haut u. Schleimhaut entstehen erst mehrere Monate nach Inf. u. verschwinden häufig spontan. Vermutlich sind auch best. Präkanzerosen u. maligne Tumoren mit spezif. HPV-Typen assoziiert (s. Tab.).

Papillom, invertiertes (↑; ↑) n: semimaligner endonasaler Tumor mit histol. gutartiger Struktur, lokal destruierendem Wachstum u. Rezidivneigung; vgl. Nasentumoren.

Papillomavirus

Tumor	Auslösende HPV-Typen
Hautviruswarzen	
Verrucae plantares	1, 2, 4
Verrucae vulgares	2, 4
Verrucae planae juveniles	3, 10
Epidermodysplasia verruciformis	5, 8, 17, 20, 36
Anogenitale Warzen	
Condylomata acuminata	6, 11
Condylomata plana	6, 16, 31
Bowenoide Papulose	16
Schleimhautwarzen	
Papillome an Larynx u. Mundschleimhaut	6, 11
fokale epitheliale Hyperplasie	13, 32
Maligne Tumoren	
Bowen-Krankheit	selten 2, 16, 34
Penis- u. Vulvakarzinom	6, 16, 18
Zervixkarzinom	16, 18
Larynxkarzinom	selten 16, 18, 30
Zungenkarzinom	selten 2, 16

Papillom Wegelin, malignes (↑; ↑) n: s. Schilddrüsentumoren.

Papillon-Léage-Psaume-Syn|drom (E. Pa.-L., zeitgen. Stomatologe, Frankreich; Jean Ps., zeitgen. Stomatologe, Paris) n: s. Syndrom, orofazio-digitales.

Papillon-Lefèvre-Syn|drom (M. M. P., frz. Dermat.; Paul L., zeitgen. Dermat., Frankreich) n: autosomal-rezessiv erbl. Palmoplantarkeratose m. Periodontopathie; psoriasiforme Hyperkeratosen an Ellenbogen u. Knien, Nageldystrophie, gehäufte bakt. Infekte; **Ther.:** Retinoide; vgl. Ektodermaldysplasie-Syndrome.

Papillo|tomie (Papilla*; -tom*) f: (engl.) papillotomy; syn. Sphinkterotomie; Spaltung der Papilla* duodeni major u. des Sphinkterapparats; **Formen: 1.** op. transduodenale Sphinkterotomie (ggf. mit Papillenplastik); **2.** endoskopische retrograde P. (ERPT) entspr. der ERP* bzw. ERC* (s. Abb.); **Ind.:** s. Papillenstenose.

Papova|viridae (Viren*) f pl: Kurzbez. aus **Pa**pilloma-, **Po**lyoma- u. Simian **Va**cuolating Virus 40 (SV 40); Familie extrem hitzestabiler, hüllenloser kubischer DNA-Viren (⌀ 45-55 nm, 72 Kapsomere, zyklisch doppelsträngige DNA mit 5-10 Genen); Unterteilung in die Genera **Papillomavirus*** u. **Polyomavirus***; P. sind weltweit verbreitet, Nachweis v. a. bei Mensch, Affe, Rind u. Nagern; **Übertragung:** Schmier- u. Tröpfcheninfektion; **Klin.:** Alle bekannten P. können unter best. Bedingungen benigne od. maligne (v. a. epitheliale) Tumoren verursachen.

Pappataci|fieber (ital. pappataci Stechmükken): (engl.) pappataci fever; syn. Dreitagefieber, Phlebotomusfieber, Sandfliegenfieber; zu den Arbovirosen* gehörende, akute, fieberhafte Erkr. mit günstiger Progn.; **Err.:** serol. verwandte Viren des Genus Phlebovirus der Bunyaviridae* (z. B. neapolitan. u. sizilian. Sandfliegenvirus); **Überträger:** Phlebotomus pappatasi; Sommerepidemien in Südeuropa, endem. in Asien u. Afrika;

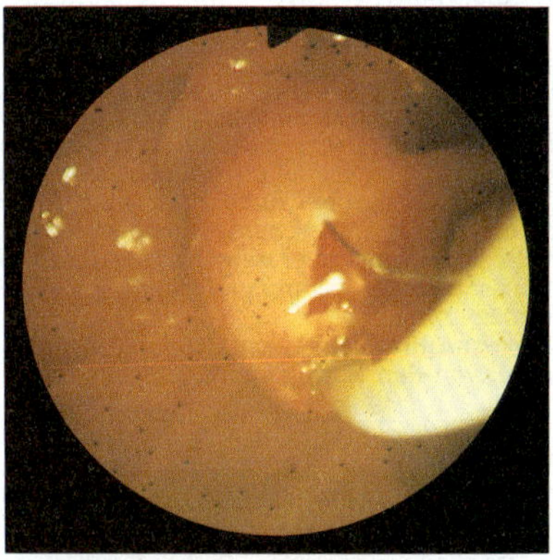

Papillotomie (ERPT):
Das Papillotom ist mit seinem Schneidedraht in die Papilla duodeni major eingeführt; duodenoskopischer Befund [62]

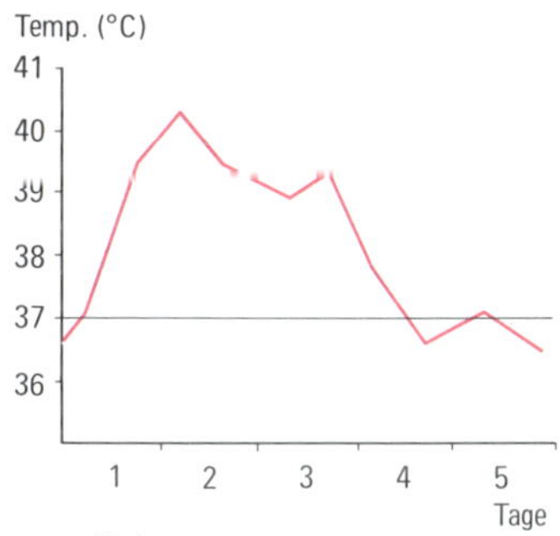

Pappatacifieber:
Verlauf der Fieberkurve [348]

Klin.: Inkubationszeit 7-10 Tage; Fieber, Rücken- u. (retroorbitaler) Kopfschmerz, Photophobie; Dauer 3-4 Tage; **Kompl.:** Meningitis, Hämorrhagien; **Ther.:** symptomatisch.

Pappenheim-Färbung (Artur P., Hämat., Berlin, 1870-1916): (engl.) Pappenheim's stain; syn. panoptische Kontrastfärbung; gebräuchlichste Färbung* eines Blutausstrichs; Präp. 3 Min. mit May-Grünwald-Lösung fixieren, mit gleicher Menge Aqua dest. verdünnen u. 3 Min. färben, Lösung abgießen u. anschl. 15-20 Min. mit verdünnter Giemsa-Lösung weiter färben, mit Aqua dest. spülen, lufttrocknen.

Papulose, bowenoide (lat. papula Bläschen; -osis*) f: (engl.) bowenoid papulosis; Inf. der Anogenitalregion mit Papillomavirus Typ 16; multiple flache Papeln, die histol. der Bowen*-Krankheit ähneln.

Papulosis a|trophicans maligna (↑; ↑) f: syn. Degos-Syndrom; sehr seltene, autosomal-rezessiv erbl. Erkr. mit schubweise auftretenden bis erbsgroßen Papeln, deren Zentrum in einigen Wo. einsinkt u. porzellanweiße Farbe annimmt. Wenige Mon. bis Jahre später treten anäm. Infarkte meist am Darm (mit nachfolgender Peritonitis), seltener im Gehirn auf. **Histol.:** Endarteriitis u. Kapillaritis mit Nekrosen u. sekundärer Mikrothrombosierung; **Progn.:** infaust.

papyraceus (gr. πάπυρος Papier): papierartig, pergamentartig.

Par-: auch Para-; Wortteil mit der Bedeutung neben, abweichend, teilweise, wechselseitig; von gr. παρά.

para-: (chem.) s. Benzol.

-para (lat. parere gebären): Wortteil: die Gebärende; z. B. Primipara (Erstgebärende).

Para-Amino-: p-Amino-; s. Amino-.

Para|ballismus (Par-*; gr. βαλλίζειν tanzen) m: doppelseitiger Ballismus*.

Para|blasten (↑; Blast-*) m pl: pathol. Vorstufen der roten (Paraerythroblasten) u. weißen (Paraleukoblasten, Paramyeloblasten, Paralymphoblasten) Blutzellen; Vork. meist bei akuter Leukämie*.

Para-Bombay-Blut|gruppen (↑): (engl.) Para-Bombay blood groups; Blutgruppe A_h u. B_h; seltene Varianten der ABNull*-Blutgruppen, bei denen die Blutgruppenantigene A, B u. H nur sehr schwach ausgeprägt sind (wahrscheinl. bedingt durch best. erbliche Varianten der H*-Substanz). Vgl. Bombay-Blutgruppe.

Para|casein n: s. Casein.

Para|centese (Par-*; Kent-*) f: Parazentese*.

para|centralis (↑; Centr-*): neben den Zentralwindungen des Gehirns liegend, parazentral.

Para|cetamol (INN) n: 4′-Hydroxyacetanilid (IUPAC); Verw.: Analgetikum u. Antipyretikum m. rel. geringen NW. Bei Vergiftungen durch extrem hohe Dosen von P. kommt es zu Leberschädigungen, u. U. mit tödl. Ausgang. Antidot: Acetylcystein*.

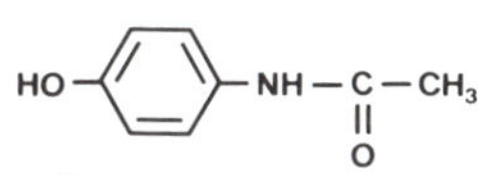

Paracetamol

Para|cholie (Par-*; Chol-*) f: Diffusionsikterus; s. Parapedese.

Para|coc|cidioides brasiliensis (↑; Kokzidien*; -id*) m: syn. Blastomyces brasiliensis; dimorpher, primärpathogener Pilz aus der Gruppe der Fungi* imperfecti; morphol. 10-40 µm große, doppelt konturierte, kugelige Zellen mit multiplen Sproßzellen auf Blutagar in der Hefephase

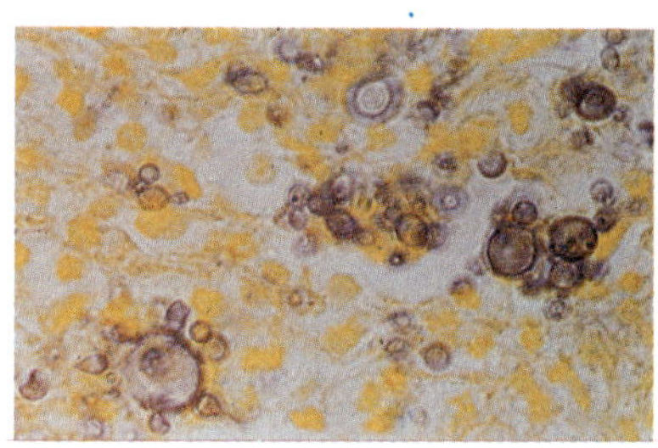

Paracoccidioides brasiliensis:
Erreger im histologischen Schnitt; multiple Sprossung (unten links Steuerradform);
Gridley-Färbung [285]

P

bei 37°C; Myzelphase bis 30°C, langsames Wachstum; Err. der südamerikanischen Blastomykose (s. Blastomykosen); **Übertragung:** Atemwege bzw. Lungen als Eintrittspforte. Nachweis von Sproßzellen: mikroskop. im ungefärbten Nativpräparat aus Eiter, Sputum od. anderen Exsudaten, auch als Lymphknotenhomogenisat nach Aufhellung mit 10% NaOH.

Para|coc|cidioides-Mykose (↑; ↑; ↑; Myk-*; -osis*) **f:** syn. südamerikanische Blastomykose*; s. Paracoccidioides brasiliensis, Mykosen.

para|colicus (↑; Kol-*)**:** neben d. Colon liegend.

Para|colpium (↑; Kolp-*) **n:** Gesamtheit des Bindegewebes um die Scheide.

Para|dent- (↑; lat. dens, dentis Zahn)**:** s. Parodont-.

Para|didymis (Par-*; -dymos*) **f:** sog. Beihoden; blind endende Kanälchen im Samenstrang in der Nähe des Kopfs des Nebenhodens*; Urnierenrest, entspricht dem Paroophoron* bei der Frau.

Para|dys|enterie|bakterien (↑; Dys-*; Enter-*; Bakt-*) **f pl:** historische Bez. f. Shigella flexneri; s. Shigella.

Para|erythro|blasten (↑; Erythr-*; Blast-*) **m pl:** (engl.) para-erythroblasts; pathol. Formen der Erythroblasten*; z. B. bei Erythroleukämie.

Par|ästhesie (↑; -ästhesie*) **f:** (engl.) paraesthesia; subjektive Mißempfindung, z. B. Kribbeln od. taubes, mit Schmerzkomponente brennendes Gefühl; s. Sensibilitätsstörungen.

Par|affin **n:** Paraffinum; festes (Paraffinum solidum) od. flüssiges (Paraffinum liquidum) Gemisch aus gesättigten aliphat. Kohlenwasserstoffen (Alkane); geringe chem. Reaktionsbereitschaft; (pharmaz.) Verw. für Salbengrundlagen, Paraffinöl als Laxans.

Par|affin|einbettung: (engl.) embedding in paraffin; Einlegen von biol. Materialien in Paraffin (nach Entwässern) vor mikroskop. bzw. histol. Untersuchung; Routineverfahren, bei dem durch Quellen, Schrumpfen od. Quetschen des Gewebes Artefakte erzeugt werden können; vgl. Kunststoffeinbettung, Mikrotom.

Par|affin|krebs: (engl.) paraffin cancer; durch langfristige Einwirkung von ungereinigtem Paraffin verursachtes Plattenepithelkarzinom* der Haut; bei Paraffinarbeitern meldepflichtige Berufskrankheit. Vgl. Karzinogene.

Par|affinom (-om*) **n:** s. Oleosklerom.

Para|form|aldehyd **m:** (engl.) paraformaldehyde; syn. Paraform; polymerisierter fester Formaldehyd* $(HCHO)_n$.

Para|ganglien (Par-*; Gangl-*) **n pl:** (engl.) paraganglia; zu den endokrinen Drüsen zählende Nebenorgane des peripheren Nervensystems; aufgebaut aus Zellsträngen u. -ballen, die in ein gefäß- u. nervenreiches Stroma eingelagert sind; **Einteilung: 1.** chromaffine P. (vgl. Gewebe, chromaffines): gehen aus d. Anlage des Sympathikus hervor u. bilden Adrenalin u. Noradrenalin; Lok.: Marksubstanz der Nebenniere (Paraganglion suprarenale). Beim Neugeborenen kommen im Ausbreitungsgebiet des Bauch- u. Beckensympathikus verstreut zahlreiche P. vor, deren größtes am Ursprung der A. mesenterica inf. als Paraganglion aorticum abdominale (Zuckerkandl-Organ) bezeichnet wird; weitgehende Rückbildung ab dem 2. Lj.; **2.** nicht chromaffine P.: gehen aus d. Anlage des Vagus u. Glossopharyngeus (parasympath.) hervor u. bilden Noradrenalin; bleiben zeitlebens erhalten; Lok.: Paraganglion (Glomus) caroticum an d. Teilungsstelle der A. carotis communis (s. Karotissinus-Nerv, Abb.), Paraganglion supracardiale (Glomus aorticum) im Bereich der Aorta ascendens, Paraganglion laryngeum in d. Taschenfalte des Kehlkopfs, Paraganglion jugulare (nodosum) u. Paraganglion tympanicum im Gebiet des Ganglion caudale, Nervi vagi u. im Felsenbein; Funktion der nicht chromaffinen P. unklar; im Glomus caroticum wahrscheinl. Chemorezeptoren, evtl. Beeinflussung depressor. Nerven durch Glomus caroticum u. Glomus aorticum. Vgl. Phäochromozytom.

Para|gangliom (↑; ↑; -om*) **n:** (engl.) paraganglioma; von den Paraganglien ausgehender Tumor; als chromaffines P. (s. Phäochromozytom) u. nichtchromaffines P. (s. Glomustumoren).

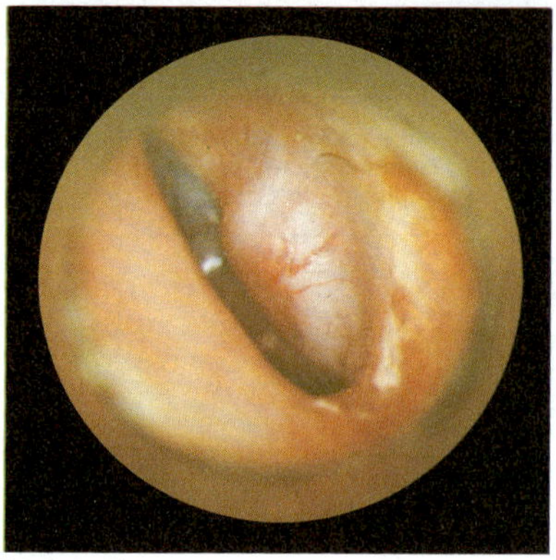

Paragangliom:
Tumor ausgehend vom Paraganglion jugulare [85]

Para|geusie (↑; gr. γεῦσις Geschmack) **f:** (engl.) parageusia; verfälschte Geschmacksempfindung durch Veränderung einer od. mehrerer Geschmacksqualitäten; Vork. z. B. nach Virusinfektionen, endokrin od. medikamentös bedingt; vgl. Hypogeusie, Kakogeusie.

Par|ag|glutination (↑; Agglutination*) **f:** s. Mitagglutination.

Para|gonimiasis (↑; gr. γόνιμος fruchtbar; -iasis*) **f:** syn. endemische Hämoptyse; Befall der Lungen mit Lungenegeln der Gattung Paragonimus (Inf. durch Genuß roher Süßwasserkrabben); **Sympt.:** Husten m. blutig tingiertem Sputum ohne wesentl. Krankheitsgefühl, Atemnot, Fieber. Zerebrale P. kann zu Sehstörungen, Kopfschmerzen, Meningitis u. Epilepsien führen. **Diagn.:** Wurmeier im Sputum u. Stuhl (durch verschlucktes Sputum), serol. (ELISA), Rö. (vermehrte Streifenzeichnung, evtl. Ringschatten); **Ther.:** Praziquantel; **DD:** Tuberkulose.

Para|gonimus (↑; ↑) **m:** Lungenegel, Gattung der Trematodes*; auffällig rot gefärbte, bohnenförmige Parasiten (18 mm lang, 8 mm breit u. ca. 3 mm dick); meist paarweise in bindegewebigen Kapseln in der Lunge (ektop. Ansiedlung beim Menschen in versch. Bauchorganen u. im Gehirn möglich); Metazerkarien* in Süßwasserkrebsen, v. a. Krabben (2. Zwischenwirt*); Endwirte karnivore u. omnivore Säugetiere; Inf. des Men-

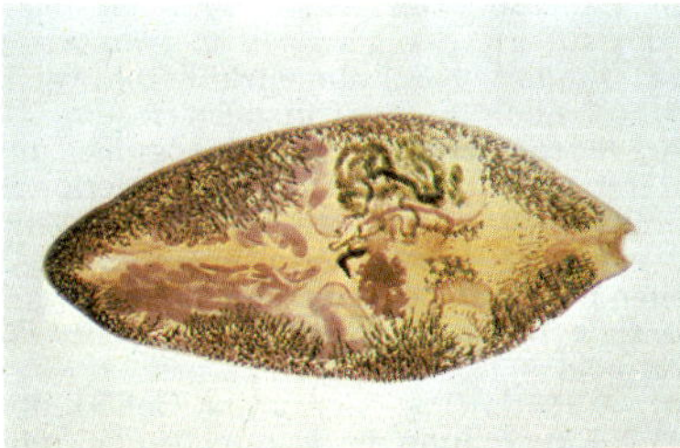

Paragonimus africanus [524]

schen durch Verzehr roher Krebstiere (vgl. Paragonimiasis).

Para|grammatismus (↑; gr. γραμματική Wort- u. Satzlehre) m: (engl.) paragrammatism; Störung des Satzbaus in Form von Satzverschränkungen (Zusammenziehen von zwei Sätzen od. aufeinanderfolgenden Satzstrukturen zu einem Satz), Satzabbrüchen, fehlerhaften Komb. od. Verdoppelung von Satzteilen; Vork. z. B. bei Aphasie*. Vgl. Dysgrammatismus.

Para|granulom (↑; Granulum*; -om*) n: (engl.) paragranuloma; histol. Typ der Lymphogranulomatose* mit rel. günstiger Prognose.

Para|graphie (↑; -graphie*) f: (engl.) paragraphia; Störung des Schreibvermögens, wobei Wörter (verbale P.) bzw. Buchstaben (literale P.) verwechselt werden; Vork. bei Aphasie*; vgl. Agraphie.

Para|hämo|philie (↑; Häm-*; -phil*) f: (engl.) parahaemophilia; syn. Hypoproakzelerinämie*.

Para|hidrosis (↑; Hidr-*; -osis*) f: Sekretion eines abnorm zusammengesetzten Schweißes; vgl. Chromhidrose, Urhidrosis.

Para|im|munität (↑; immun*) f: syn. Paramunität, Prämunität; erworbene, für kurze Zeit (7-12 Tage) unspezif. gesteigerte Abwehrbereitschaft eines Makroorganismus inf. einer nicht antigenspezif. Stimulation, z. B. durch Aktivierung von Phagozyten, Komplement u. natürlichen Killerzellen, Proliferation von Lymphozyten, Freisetzung von Interferonen, Lymphokinen u. a. Mediatoren. Eine P. kann durch best. Substanzen (z. B. Impfstoffe, Kombinationspräparate aus Bakterien- u. Virusbestandteilen od. pflanzl. Extrakten, Adjuvanzien, synthet. Polyanionen) induziert werden. Vgl. Immunität, Resistenz.

Para|in|fluenza|viren (↑; Influenza*; Viren*) n pl: (engl.) parainfluenza viruses; RNA-Viren des Genus Paramyxovirus der Paramyxoviridae*; 15 Serotypen bei Mensch, Rind, Schaf, Affe, Hund u. Maus (z. B. Sendai*-Virus); bisher sind vier humanpathogene P. (Typ 1-4) bekannt. **Epidemiol.:** weltweit verbreitet; sporadische Erkr., auch kleinere Epidemien (bes. im Winterhalbjahr); hohe Durchseuchung mit P.-Typ 3 bereits im 1. Lj., bei den übrigen Typen erst im Kleinkindes- u. Kindesalter; **Klin.:** Inkubationszeit 3-6 Tage; respiratorische Inf. unterschiedlichen Schweregrads: Pharyngitis, Rhinitis, Bronchitis, Bronchiolitis, Pseudokrupp* (v. a. durch Typ 1), Pneumonie (v. a. durch Typ 3); betroffen sind v. a. Kleinkinder; schwere Verläufe bei Erstinfektionen u. bei Erkr. von Säuglingen; P.-Reinfektionen verlaufen meist asymptomatisch; bei Erwachsenen i. d. R. nur milde verlaufende akute respiratorische Erkr. (ARE). **Diagn.:** Virusisolierung aus Rachenspülwasser; Züchtung auf Affennierenzellen od. primären humanen embryonalen Zellen; Antikörpernachweis.

Para|kasein n: s. Casein.

Para|keratose (Par-*; Kerat-*; -osis*) f: (engl.) parakeratosis; Verhornungsstörung der Epidermis mit kernhaltigen Keratinozyten im Stratum corneum u. weitgehend fehlendem Stratum granulosum; Vork. z. B. bei Psoriasis, Parapsoriasis

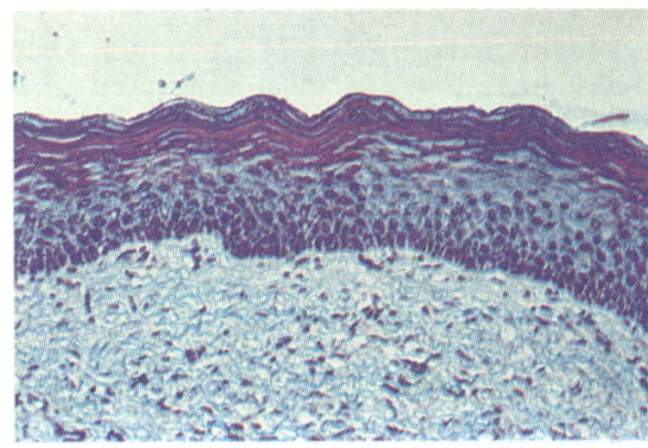

Parakeratose der Portio [65]

u. Ekzem; auch im Bereich der Vagina u. Portio bei Infektionen mit Herpes-simplex-Virus Typ 2.

Para|koli|bakterien (↑; Kol-*; Bakt-*) f pl: (engl.) paracoli bacteria; histor. Sammelbez. f. eine der Escherichia* coli ähnliche Species der Fam. Enterobacteriaceae* (z. B. Salmonella*, Citrobacter*, Providencia* u. Shigella*).

para|krin (↑; Krin-*): (engl.) paracrine; in die unmittelbar benachbarte Region absondernd; parakrine Drüsen* beeinflussen direkt umliegende Zellen.

Par|akusis (↑; gr. ἀκούειν hören) f: (engl.) paracusis; falsche akustische Wahrnehmung; Vork. als Paracusis loci (Störung des räumlichen Hörens u. falsche Lokalisierung der Schallquelle), Paracusis Willisii (besseres Verständnis von Sprache bei gleichzeitigem Lärm, weil Nebengeräusche nicht gehört werden, z. B. bei Otosklerose*) u. Paracusis duplicata (s. Diplakusis); vgl. Dysakusis.

Par|albumin (↑; Album-*) n: syn. Pseudomuzin*.

Par|aldehyd m: 2,4,6-Trimethyl-1,3,5-trioxan (IUPAC); polymerisierter Acetaldehyd; Verw.: Hypnotikum.

Para|leuko|blasten (Par-*; Leuk-*; Blast-*) m pl: s. Parablasten.

Par|allaxe (gr. παραλλάξ schräg hintereinander) f: (engl.) parallax; der Winkel, den die Verbindungslinien zw. zwei Bildpunkten u. dem Fokus bilden; betrachtet man vom Auge unterschiedl. weit entfernte, hintereinanderliegende Objekte, so ändert sich bei seitl. Verschiebung des Betrachtungsstandpunkts die Lage dieser Objekte zueinander; im Röntgenbild fallen in der Strahlenrichtung liegende, vom Fokus versch. weit entfernte Objektpunkte zusammen (Winkel 0°); wenn man diese Punkte getrennt abbilden will, muß der Fokus aus ihrer Verbindungslinie verschoben werden. Bei Zeigerinstrumenten kann die P. zu Ablesefehlern führen.

Parallel|zange: (engl.) parallel forceps; Form der Geburtszange*, z. B. Shute*-Zange.

Para|logie (Par-*; -log*) f: (engl.) paralogia; formale Denkstörung, bei der heterogene Sach-

P

verhalte ohne logischen Zus. miteinander verbunden u. best. Begriffe durch andere ersetzt werden. Vgl. Denkstörung, Paraphasie.

Para|lympho|blasten (↑; Lymph-*; Blast-*) m pl: s. Parablasten.

Para|lyse (gr. παραλύειν auf einer Seite lähmen, schwächen) f: vollständige Lähmung*.

Para|lyse, in|fantile (↑) f: (engl.) juvenile paresis; Form der progressiven Paralyse* inf. konnataler Syphilis*, die sich meist um das 6. Lj., gelegentlich erst um das 20. Lj. (juvenile Paralyse) manifestiert; psychopathol. meist als stumpf-demente Form mit ungünstiger Prognose.

Para|lyse, pro|gressive (↑) f: (engl.) general paralysis; Abk. PP; Spätform der Syphilis* des ZNS, die in ca. 8-10% der Fälle mit einer Latenzzeit von ca. 10 Jahren auftritt; **Pathol./Anat.:** chronische Polioenzephalitis des Großhirns, insbes. des Frontalhirns mit charakteristischen histologischen Veränderungen an den Gefäßen u. perivaskulärer Ablagerung von Eisenpigment (Paralyseeisen, s. Abb.), das mit der Spatz*-Stiefler-Reaktion nachweisbar ist; Hirnatrophie* u. Hydrozephalus*; **Klin.:** neben uncharakterist. Symptomen (Kopfschmerz, Schlafstörungen, Schwindel u. a.) bei ca. 10% der Pat. epileptische Anfälle, bei ca. 50% Pupillenstörungen, z. B. Anisokorie, fehlende Pupillenreaktionen od. Argyll*-Robertson-Zeichen; evtl. Steigerung der Reflexe, Nachweis von Pyramidenbahnzeichen, Optikusatrophie od. Hinterstrangsymptome wie bei Tabes dorsalis (sog. Taboparalyse), häufig Sprachstörungen (v. a. Dysarthrie); psychopathol. Symptome wie progrediente Demenz, Gedächtnisstörungen, Störungen der Affektivität, z. B. als Depression, evtl. Manie od. expansiver Wahn. Selten manifestiert sich die PP als sog. **Lissauer-Paralyse**, bei der neuropsychol. Herdsymptome wie Aphasie, Apraxie, evtl. Agraphie od. Amnesie im Vordergrund stehen. **DD:** Hirnatrophie anderer Urs., Hirntumoren. Vgl. Syndrom, hirnlokales.

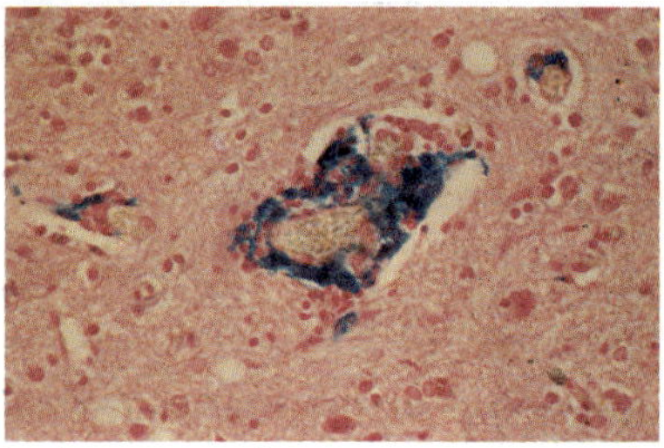

Paralyse, progressive:
histologischer Befund mit Ablagerungen von Eisenpigment um ein kleines Hirngefäß [89]

P

Para|lysis agitans (↑) f: s. Parkinson-Syndrom. **P. dia|phragmatica** (↑) f: Zwerchfelllähmung; s. Phrenikuslähmung. **P. infantum** (↑) f: s. Zerebralparese, infantile; Paralyse, infantile. **P. saturnina** (↑) f: Lähmung bei Bleivergiftung*. **P. spinalis as|cendens acuta** (↑) f: syn. Landry*-Paralyse. **P. spinalis spastica** (↑) f: spastische Spinalparalyse*.

para|lytisch (↑): gelähmt.

Para|median|stellung (Par-*; lat. medianus in der Mitte befindlich): s. Kehlkopflähmung.

Para|medizin (↑) f: Bez. f. med. Systeme mit diagn. u. therap. Prinzipien u. Erklärungsmodellen, die außerh. der gängigen u. naturwissenschaftl. fundierten Schulmedizin liegen; vgl. Erfahrungsheilkunde, Medizin, holistische.

Para|meter (↑; Metr-*) m: Meßgröße; unter mehreren (voneinander abhängigen) Merkmalen diejenige Größe, die zu Meßzwecken verwendet wird, von der ausgehend also ein komplexes Geschehen praktisch beurteilt wird.

Para|methason (INN) n: synthetisches Glukokortikoid; s. Kortikoide (Tab.).

Para|metritis (Par-*; gr. μήτρα Gebärmutter; -itis*) f: Entzündung des Parametriums*, meist i. R. einer Endometritis*, u. U. mit eitriger Einschmelzung u. Abszeßbildung (Phlegmone); Unterscheidung je nach Ausbreitung in P. dextra bzw. sinistra u. P. anterior bzw. posterior.

Para|metrium (↑; ↑) n: der Teil des im Spatium pelvis subperitoneale (unter dem Peritoneum) gelegenen Bindegeweberaumes, der die Cervix* uteri seitlich umgibt, einschl. des bindegewebigen Inhalts des Ligamentum* latum uteri; enthält unter anderem die Ureteren, zahlreiche Lymph- u. Blutgefäße mit Venengeflechten sowie glatte Muskulatur, die sich stellenweise gemeinsam mit strafferen Bindegewebezügen zu den Retinacula* uteri formiert. Das P. wird in seiner Gesamtheit auch als **Retinaculum uteri** bezeichnet.

Para|metro|pathia spastica (↑; ↑; -pathie*) f: (engl.) pelvic congestion; syn. Pelvipathia vegetativa; spast. Kontraktionen in den hinteren Teilen der Parametrien; **Urs.:** v. a. vegetativ-nervöse Störung.

Para|mnesie (↑; -mnese*) f: (engl.) paramnesia; Erinnerungsverfälschung* durch Illusionen od. Halluzinationen; Vork. z. B. bei Schizophrenie* u. org. Psychose*.

Para|myelo|blasten (↑; Myel-*; Blast-*) m pl: s. Parablasten.

Par|amyloidose (↑; gr. ἄμυλον Stärkemehl; -id*; -osis*) f: (engl.) paramyloidosis; Bez. f. eine primäre Amyloidose* mit atypischer Lok. der Amyloidablagerungen (z. B. in Haut, Lunge, Muskulatur).

Para|myo|klonus multi|plex (↑; My-*; Klonus*) m: ätiol. ungeklärte, meist anfallartig auftretende, blitzartige Zuckungen (Myoklonien*) versch., oft symmetr. Extremitäten- u. Rumpfmuskeln, v. a. der Schultermuskulatur. Vgl. Symptome, extrapyramidale.

Para|myo|tonia con|genita (↑; ↑; Ton-*) f: syn. Eulenburg-Syndrom, Myotonia congenita intermittens; autosomal-dominant vererbte Erkr. mit intermittierender, bes. bei Kälteexposition auftretender Muskelstarre (v. a. Gesichts- u. Handmuskulatur) u. nachfolgender schlaffer Parese; **Diagn:** Familienanamnese; EMG (myotone Entladungsbereitschaft), Muskelbiopsie (Verminderung der Typ-2B-Fasern); **DD:** Gamstorp*-Syndrom, Myotonia* congenita.

Para|myxo|viridae (↑; Myx-*; Viren*) f pl: Familie verhüllter, pleomorpher od. sphärischer RNA-Viren (Ø 150-300 nm, helikales Kapsid, einsträngige RNA mit ca. 50 Genen); strukturelle Ähnlichkeit u. Antigenbeziehung mit Orthomyxoviridae*; **Unterteilung** in drei Genera: **1.** Paramyxovirus mit sieben Serotypen aviärer Paramyxoviren (z. B. Newcastle* disease virus), Parainfluenzaviren* (15 Serotypen) u. dem Mumps*-Virus (Err. der Parotitis* epidemica); **2.** Morbillivirus mit Masern*-Virus, Hundestaupe-

Virus, Rinderpest-Virus u. Viren der sog. peste des petits ruminants; **3.** Pneumovirus mit RS*-Virus u. Mäusepneumonie-Virus; **Übertragung:** Tröpfcheninfektion.

Para|neo|plasie (↑; Neo-*; -plasie*) f: s. Syndrom, paraneoplastisches.

Para|nephritis (↑; Nephr-*; -itis*) f: syn. Epinephritis; meist hämatogene, aber auch von der Niere od. umgebenden Organen übergreifende Entz. der Nierenfettkapsel mit phlegmonöser Ausbreitung u. Tendenz zur Abszedierung; vgl. Perinephritis.

Para|noia (gr. παράνοια Wahnsinn) f: früher Bez. f. allg. Geistesstörung od. paranoide Verlaufsform der Schizophrenie* (sog. Paraphrenie); heute Bez. für Erkr. mit systematisiertem Wahn*, die nicht auf Schizophrenie, sondern als paranoide Entw. auf einer Charakterstörung beruht u. durch erlebnisreaktive (katathyme) Wahnentstehung mit Eifersuchts-, Verfolgungs- od. Beziehungswahn gekennzeichnet ist. Vgl. Beziehungswahn, sensitiver.

Para|osteo|arthro|pathie (Par-*; Ost-*; Arthr-*; -pathie*) f: syn. Myositis ossificans circumscripta neurotica; nach Schädigung des ZNS im Bereich gelähmter Körperteile auftretende Weichteilverkalkungen u. Verknöcherungen der Muskulatur (ossifizierende Fibromyopathie), z. B. im Bereich von Hüft- u. Kniegelenken bei Paraplegie. Vgl. Arthropathia neuropathica.

Para|oxon n: Diäthyl-p-nitrophenylphosphat; Insektizid, (tox.) Cholinesterasehemmstoff.

Para|paralyse (Par-*; Paralyse*) f: Paraplegie*.

Para|parese (↑; Parese*) f: (engl.) paraparesis; unvollständige Lähmung* (Parese) zweier symmetr. Extremitäten.

Para|pedese (↑; gr. πηδᾶν springen) f: (engl.) parapedesis; Paracholie, Diffusionsikterus; Übertritt von Galle in d. Blutgefäße ohne Stauung bei hepatogen bedingtem Ikterus*.

Para|pemphigus (↑; gr. πέμφιξ Bläschen, Pustel) m: s. Pemphigoid, bullöses.

Para|per|tussis (↑; Per-*; lat. tussis Husten) f: durch Bordetella* parapertussis verursachte Krankheit, die wie ein milder Keuchhusten* (Pertussis) verläuft.

Para|phasie (↑; gr. φάσις Sprechen) f: (engl.) paraphasia; Sprachstörung, die durch Ersetzen, Auslassen, Hinzufügen od. Umstellen einzelner Laute in einem Wort (phonematische P.) od. durch Verwechslung von (in ihrer Bedeutung u. U. ähnlichen) Wörtern (semantische od. verbale P.) gekennzeichnet ist; Vork. z. B. bei Aphasie*. Vgl. Sprachstörung.

Para|phimose (↑; Phimose*) f: (engl.) paraphimosis; sog. Spanischer Kragen; Einklemmung der zu engen phimotischen Vorhaut des Penis hinter d. Eichelkranz (s. Abb.) mit ödematöser Schwellung u. Durchblutungsstörung, die zu Nekrose der Glans penis u. Vorhautgangrän mit deformierender Narbenschrumpfung führen kann; **Ther.:** manuelle Reposition, Auspressen der Eichel, evtl. dorsale Inzision.

Para|phonie (↑; Phono-*) f: (engl.) paraphonia; Veränderung des Stimmklangs durch Wechsel in ein anderes Stimmregister; z. B. plötzl. Höhenwechsel (sog. Überschnappen der Stimme) im Stimmbruch (Paraphonia puberum).

Para|phrenie (↑; gr. φρήν Zwerchfell, Verstand) f: (engl.) paraphrenia; Bez. f. im Alter auftretende Psychose mit Wahn u. ausgestalteten (akustischen) Halluzinationen bei insgesamt gut erhaltener Persönlichkeit. Die P. wird z. T. als chron. Verlaufsform der Schizophrenie* angesehen.

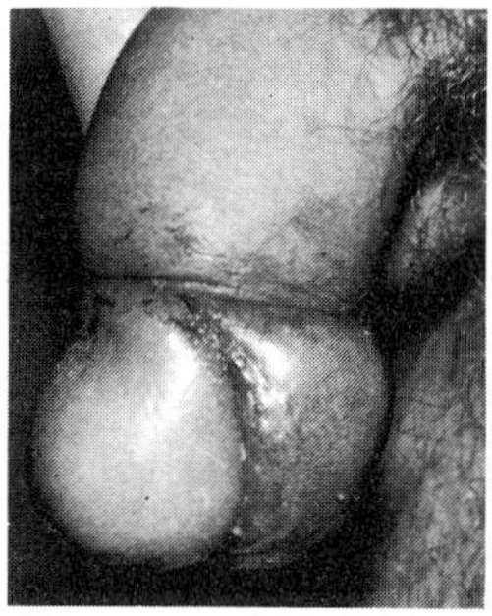

Paraphimose [549]

Para|phrenitis (↑; ↑; -itis*) f: Pleuritis diaphragmatica bzw. Peritonitis circumscripta des Peritonealüberzugs des Zwerchfells.

Para|plasma (↑; -plasma*) n: **1.** (histol.) syn. Alloplasma; Einschlüsse im Protoplasma des Zelleibs, die in d. Zellen gebildet od. gespeichert werden; z. B. Sekrete, Lipide, Pigmente, Glykogen, Proteide; **2.** (genet.) nichterbl. Plasma; Ggs. Idioplasma*.

Para|plegie (↑; -plegie*) f: (engl.) paraplegia; vollständige Lähmung* zweier symmetr. Extremitäten.

para|pneumonisch (↑; Pneum-*): im Verlauf einer Pneumonie auftretend, v. a. Pleuritis*; vgl. Empyem.

Para|pox|virus (↑; engl. pox Pocken; Virus*) n: veraltete Bez. Paravacciniagruppe; Genus von DNA-Viren der Poxviridae*; im Ggs. zu Viren des Genus Orthopoxvirus* Aufbau aus regelmäßig angeordneten Filamenten; primäre Träger sind Schaf u. Rind. Wichtige **Vertreter:** P. bovis 1: Err. der pustulösen Stomatitis des Rindes (s. BPSV); P. bovis 2: Err. des Melkerknotens*; P. ovis (Orf-Virus): Err. der Dermatitis pustulosa des Schafes, b. Menschen des Ecthyma* contagiosum.

Para|praxie (↑; gr. πρᾶξις Tun, Handeln) f: s. Apraxie.

Para|proktitis (↑; Prokt-*; -itis*) f: s. Periproktitis.

Para|protein|ämie (↑; Prot-*; -ämie*) f: (engl.) paraproteinaemia; Auftreten von monoklonalen (selten auch di-, tri- od. polyklonal gebildeten) Paraproteinen* im Blut (i. e. S. als sog. monoklonale Gammopathie); **Urs.:** pathol. Wucherung eines Klons immunglobulinproduzierender lymphoider Zellen (B*-Lymphozyten u. Plasmazellen) v. a. in Knochenmark u. Lymphknoten; **Formen: 1.** benigne (idiopathische) P. ohne Beziehung zu Erkr. des lymphoretikulären Systems u. ohne Krankheitssymptome (Paraproteine meist <10 g/l Serum, keine Paraproteinurie, Anämie, Hyperkalzämie u. Osteolysen, physiol. Immunglobulinproduktion nicht unterdrückt, in der Knochenmarkbiopsie keine wesentliche Vermehrung von Plasmazellen); Vork.: bei 1-2% aller Menschen über dem 65. Lj.; **2.** fakultative (sek., symptomatische) P. bei bösartigen Erkr. des lymphoretikulären Systems (v. a. lymphatische Leukämie, Haarzell-Leukämie, malignes Lymphom), auch in Zus. mit Karzinomen u. Sarkomen, Le-

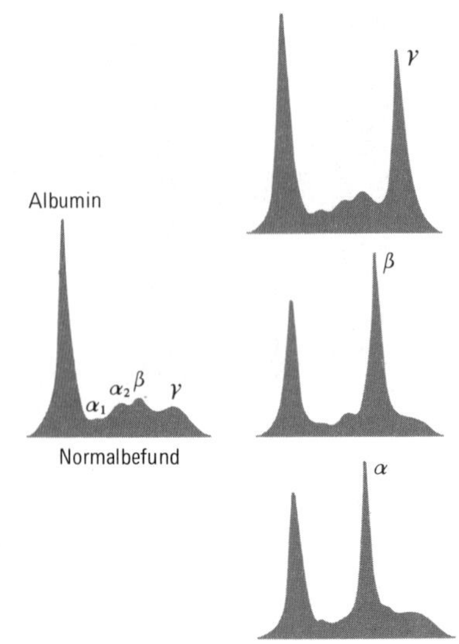

Paraproteinämie:
prinzipielle Lokalisationsmöglichkeiten
von Paraproteingradienten in der
Elektrophorese [251]

bererkrankungen u. Infektionskrankheiten auftretend; **3.** obligate (primäre, maligne) P. bei Plasmozytom* (als IgG-, IgA-, IgD- u. IgE-P. sowie Synthese leichter Ketten beim Bence*-Jones-Plasmozytom), Makroglobulinämie* (IgM-P.), Kälteagglutininkrankheit* (IgM-P.) u. H*-Ketten-Krankheit (Synthese schwerer Ketten od. Fc-Fragmente). Vgl. Immunelektrophorese.

Para|proteine (↑; ↑) n pl: (engl.) paraproteins; von einem Klon lymphoider Zellen synthetisierte, in ihrem strukturellen Aufbau normalen Immunglobulinen* bzw. Immunglobulinfragmenten entspr. Proteine meist ohne spezif. Antikörperfunktion (sog. monoklonale Immunglobuline); **Vork.:** bei Paraproteinämie*; **Einteilung** in P. der Klasse IgG (in ca. 50-60% der Fälle), IgA (ca. 25%), IgM (ca. 15%), IgD (sehr selten) u. IgE (wenige Fälle beschrieben) sowie aus isolierten leichten (Kappa, Lambda) od. schweren Ketten bzw. Fc-Fragmenten bestehende P.; **Nachweis:** in der Serumelektrophorese als schmales Band (sog. M*-Gradient) im Gamma-, Alpha- od. Betabereich, genaue Differenzierung mit Hilfe der Immunelektrophorese* möglich.

Para|proteinose (↑; ↑; -osis*) f: (engl.) paraproteinosis; durch eine Paraproteinämie* gekennzeichnete Erkrankung.

Para|protein|urie (↑; ↑; Ur-*) f: (engl.) paraproteinuria; Ausscheidung von Paraproteinen* mit dem Urin; z. B. als Bence*-Jones-Proteinurie.

Para|psoriasis (↑; gr. ψώρα Krätze, Räude; -iasis*) f: Schüppchenflechte; Bez. f. Hauterkrankungen mit psoriasisähnlichen Effloreszenzen; s. Parapsoriasis en plaques, Pityriasis lichenoides.

Para|psoriasis en plaques (↑; ↑; ↑; Plaque*) f: chron. verlaufende Hauterkrankung unklarer Ätiol.; **Formen: 1.** kleinfleckige P. e. p.: bräunl., leicht schuppende, bis zu 5 cm große Herde entlang den Hautspaltlinien am Stamm; **2.** großfleckige P. e. p.: bis zu 15 cm große atrophische Herde mit Pigmentverschiebung, Teleangiektasien (Poikilodermie), z. T. kleieförmiger Schuppung u. fein runzeliger Oberfläche an Stamm u. Extremitäten; oft starker Juckreiz; Übergang in eine Mycosis* fungoides möglich; **Vork.:** v. a. bei Männern; **Ther.:** PUVA. Vgl. Pityriasis lichenoides.

Para|psoriasis guttata (↑; ↑; ↑; lat. gutta Tropfen) f: s. Pityriasis lichenoides.

Para|quat n: Bispyridium-Verbindung; wichtigster Vertreter einer Gruppe von Herbiziden* (Kontaktherbizide) mit weltweiter Anwendung in der Landwirtschaft, daher Zunahme von **Intoxikationen**; niedrige chron. Toxizität; bei (berufl.) Kontakt mit flüssigen Zubereitungen kommt es v. a. zu Hautverätzungen, Schleimhautreizungen u. Augenschäden (Hornhautulzerationen); bei akuter Intoxikation nach suizidaler od. akzidenteller oraler Aufnahme (LD_{50} vermutl. 50 mg/kg KG) im Anschluß an eine bis zu 2 Tagen dauernde Latenzperiode phasenhaft ablaufendes Intoxikationsbild initial mit gastrointestinalen Sympt. (Gastritis mit Ulkusbildung, Enteritis), kurz darauf eine sog. hepatorenale Phase (toxische Nephritis, Leberparenchymschäden), nach ca. 10 Tagen pulmonale Manifestation (progressive Lungenfibrose, evtl. Tod durch Ersticken); **Ther.:** v. a. rasche Giftentfernung durch Magenspülung, beschleunigte Darmpassage, Anw. von Adsorbenzien, Hämoperfusion*. Die **Progn.** der akuten Vergiftung ist trotz der dadurch verbesserten Überlebenschancen nach wie vor ernst.

Para|rausch|brand|bazillus (Par-*; Bacill-*) m: historische Bez. f. Clostridium septicum; s. Clostridium perfringens.

Para|rektal|schnitt (↑; Rect-*): (engl.) pararectal incision; (chir.) Bauchschnitt parallel zum Außenrand des M. rectus abdominis in Längsrichtung; vgl. Schnittführung (Abb.), Kulissenschnitt.

Para|sexualität (↑) f: Übertragung genet. Information zw. Bakterien derselben Generation; vgl. Konjugation, Transformation.

Para|sit|ämie (Parasiten*; -ämie*) f: (engl.) parasitaemia; Vorhandensein von Parasiten* im Blut.

Para|siten (gr. παράσιτος Mitesser, Schmarotzer) m pl: (engl.) parasites; **1.** (mikrobiol.) Lebewesen, die ganz (obligate P.) od. teilweise (fakultative P.), ständig (stationäre P.) od. zeitweilig (temporäre P.) auf Kosten einer anderen Organismenspecies (als Ektoparasiten auf d. Oberfläche; Endoparasiten in tieferen Körperhöhlen, im Gewebe u. Blut) leben; für d. Menschen wichtige P.: **a)** (i. e. S.) tierische P. (Zooparasiten): Protozoen* (Urtierchen), Helminthes* (Würmer) u. Arthropoden* (Gliederfüßer); **b)** (i. w. S.) Bakterien*, Viren* u. pflanzl. P. (Phytoparasiten: Fungi*); **2.** (embryol.) Teile einer asymmetrischen Doppelfehlbildung bzw. Mehrfachbildung; der ungleich entwickelte, allein nicht lebensfähige Partner hängt dem nahezu normal entwickelten Autosit* insbes. an Gesicht, Thorax bzw. Abdomen an.

Para|siten|em|bolie (↑; Embolie*) f: (engl.) parasite embolism; Embolie* durch Wanderung v. Parasiten in ein best. Zielorgan od. Verschleppung im Blutstrom; z. B. von Zystizerken, Echinokokken, auch von Bakterien.

Para|siten|re|servoir (↑; frz. reservoir Behälter) n: s. Reservewirt.

Parasito|logie (↑; -log*) **f:** (engl.) parasitology; Lehre von den pflanzl. u. tierischen Parasiten*, i. e. S. von den Urtierchen (Protozoologie), Würmern (Helminthologie) u. Arthropoden (Entomologie).

Para|somnia (Par-*; lat. somnus Schlaf) **f:** s. Syndrom, apallisches.

Para|spadie (↑; gr. σπαδών Spalte) **f:** (engl.) paraspadia; seitl. Harnröhrenspalt, sehr selten; vgl. Epispadie, Hypospadie.

Para|spastik (↑; Spas-*) **f:** (engl.) paraspasm; spastische Hypertonie der Muskulatur zweier symmetr. Extremitäten; vgl. Spastik.

Para|stoffe (↑)**:** Sammelbez. f. Amine, die z. B. in Haarfärbemitteln, Kosmetika, Druckfarben, Fotokopiersystemen sowie als Konservierungsmittel in Sonnenschutz-, Arznei- u. Lebensmitteln vorkommen u. Kontaktallergien auslösen können.

Para|sym|pathikus (↑; Sympathikus*) **m:** (engl.) parasympathetic; physiol. u. pharmak. vom Sympathikus* abgrenzbarer Teil des vegetativen Nervensystems*; nach den Ursprungszentren in Mittelhirn, Brückenhaube, verlängertem Mark u. Sakralbereich des Rückenmarks auch als kraniosakrales System dem thorakolumbalen (Sympathikus) gegenübergestellt; im Ggs. zum Sympathikus keine morphol. Einheit, da sich die parasympath. Fasern mit wenigen Ausnahmen stets anderen Nervenstämmen anlagern (parasympath. System). Die synapt. Umschaltung der präganglionären auf d. postganglionären Neuren erfolgt außerh. des ZNS in den peripheren Ganglien od. in den Ganglien der intramuralen Geflechte. **Anat.** u. **Physiol.: 1.** kranialer Teil: Ursprung im kleinzelligen Kerngebiet des N. oculomotorius, im Nucleus salivatorius sup. u. inf. u. im Nucleus dorsalis nervi vagi; Verlauf mit d. N. oculomotorius (Umschaltung im Ganglion ciliare), im N. facialis (Umschaltung im Ganglion pterygopalatinum u. Ganglion submandibulare), im N. glossopharyngeus (Umschaltung im Ganglion oticum), im N. vagus (Umschaltung größtenteils in d. intramuralen Geflechten); Versorgung: M. sphincter pupillae, M. ciliaris, Tränendrüse, Speicheldrüsen, Schweißdrüsen, Rachen, Kehlkopf, Herz, Lungen, Magen-Darm-Kanal v. Ösophagus bis zum Cannon*-Böhm-Punkt des Colon transversum, Leber, Pankreas, Niere; Physiol.: Verengung der Pupille, Akkommodation, Sekretion dünnflüssigen Speichels u. Schweißes, Bradykardie, Bronchokonstriktion, Anregung der Peristaltik u. Drüsentätigkeit im Magen-Darm-Trakt usw.; **2.** sakraler Teil: Ursprung im (1.) 2.-4. (5.) Sakralsegment des Rückenmarks; Verlauf: Vorderwurzeln, 2.-4. Sakralnerv, Nn. splanchnici pelvici; Umschaltung in den Ganglien des Plexus pelvinus; Versorgung: Colon descendens, Rektum, Anus, Blase, Harnröhre, innere u. äußere Geschlechtsorgane; Physiol.: Entleerung der Blase u. des Mastdarms, Erektion usw.; **3.** spinaler Teil: im Bereich des gesamten Rückenmarks entspringen dünne markhaltige Fasern, die durch d. hinteren u. z. T. auch d. vorderen Wurzeln austreten. Physiol.: wahrscheinl. gefäßerweiternde, schweißhemmende u. pilomotorische Funktion. Vgl. Darmwandnervensystem.

Para|sym|patho|lytika (↑; ↑; gr. λυτικός fähig zu lösen) **n pl:** (engl.) parasympatholytics; syn. Parasympathikolytika, Muscarin(rezeptor)antagonisten (m-Cholinozeptorenblocker), Vagolytika; Substanzen, die die Erregungsübertragung an den parasympath. Nervenendigungen hemmen, indem sie die Wirkung des Acetylcholins* kompetitiv aufheben; z. B. natürl. Alkaloide (Atropin, Scopolamin), P. mit geringerer Wirkungsdauer als Atropin (z. B. Homatropin, Tropicamid), quartäre Ammoniumverbindungen mit ganglienblockierender Wirkungskomponente (z. B. Butylscopolamin, Ipratropium, Methantheliniumbromid), P. mit ausgeprägten zentralen anticholinergen Eigenschaften (z. B. Benzatropin, Orphenadrin, Procyclidin) u. Pirenzipin (M_1-selektiver Antagonist). Die meisten nichtquartären P. passieren im Ggs. zu den quartären Derivaten die Blut-Hirn-Schranke. **Verw.:** als Mydriatikum, Bronchospasmolytikum, bei Parkinson-Syndrom (z. B. Benzatropin), Reisekrankheit, zur Prämedikation bei Narkosen, bei bradykarden Herzrhythmusstörungen, Spasmen des Magen-Darm-Trakts u. der Gallen- u. Harnwege, als Antidot*; **NW:** Darmatonie, Miktions- u. Akkommodationsstörungen, intraokulärer Druckanstieg (v. a. bei engem Kammerwinkel), Mundtrockenheit, verminderte Schweißsekretion, Tachykardie, zentralnervöse Störungen. Vgl. Anticholinergika.

Para|sym|patho|mimetika (↑; ↑; mimetisch*) **n pl:** (engl.) parasympathomimetics; syn. Parasympathikomimetika, Cholinergika; Substanzen, die die Wirkung des Parasympathikus* nachahmen; **1.** direkt wirkende P.: reagieren ähnlich wie Acetylcholin* mit Muscarinrezeptoren, z. B. Carbachol, Pilocarpin (Muscarinrezeptoragonisten); **2.** indirekt wirkende P.: reversible u. irreversible Cholinesterasehemmer* (z. B. Neostigmin, Physostigmin, Pyridostigminbromid, Distigminbromid); **Verw.:** u. a. bei Blasen- u. Darmatonie, Glaukom (insbes. direkt wirkende P.), Myasthenia gravis pseudoparalytica (indirekt wirkende P.), in der Anästhesie zur Antagonisierung nichtdepolarisierender Muskelrelaxanzien sowie zur Ther. des zentralen anticholinergen Syndroms (nur Physostigmin ist hirngängig!); **NW:** Bradykardie, Blutdruckabfall, Broncho- u. Muskelspasmen, Diarrhoe, Speichelfluß, Sehstörungen, bei indirekt wirkenden P. Muskelfaszikulationen, Lähmungen (Depolarisationsblock); **Kontraind.:** z. B. Asthma bronchiale, Thyreotoxikose, Parkinsonismus; **Antidot:** Atropin*.

Para|sy|stolie (↑; gr. συστολή Zusammenziehung) **f:** (engl.) parasystolic rhythm; Sonderform der Interferenzdissoziation*, bei der das meist m. niedriger Frequenz arbeitende Reizbildungszentrum (meist ventrikulär) gegenüber den vom Sinusknoten stammenden Erregungen durch einen Block geschützt ist (die rhythmische Reizbildung des Parasystoliezentrums - meist ventrikulär - ist dadurch ungestört).

Para|tendinitis (↑; Tend-*; -itis*) **f:** syn. Paratenonitis; Entz. des Sehnengleitgewebes bei Sehnen ohne Sehnenscheide (z. B. Achillessehne); vgl. Tendopathie.

Parathion n: E 605; s. Phosphorsäureester.

Parat|hormon (Horm-*) **n:** (engl.) parathormone, parathyroid hormone; Abk. PTH; syn. Parathyrin; in den Nebenschilddrüsen* gebildetes Hormon (Protein aus 84 Aminosäuren, MG 9500), das in Abhängigkeit von d. Höhe der ionisierten Serumcalciumkonzentration ausgeschüttet wird; erniedrigte Calciumspiegel steigern, erhöhte senken d. Produktion u. Freisetzung von P. Wichtigste **Angriffspunkte** u. **Stoffwechselwirkungen: 1.** Skelett (Steigerung des Knochenab-

P

baus u. damit Freisetzung v. Calcium); **2.** Niere (Hemmung der Phosphatresorption, Erhöhung der Calciumresorption); **3.** begünstigt die Umwandlung von 25-Hydroxycholecalciferol zu 1,25-Hydroxycholecalciferol in der Niere u. damit die Calciumresorption aus dem Darm; **Folge:** Anstieg der Calcium- u. Absinken der Phosphatkonzentration im Blut (Phosphaturie) u. Aktivitätszunahme der alkal. Serumphosphatase. Calcitonin* wirkt bei der Regulation des Calciumhaushalts antagonistisch. Vgl. Hyperparathyreoidismus, Hypoparathyreoidismus.

Para|thymie (Par-*; gr. θυμός Gemüt) **f:** (engl.) parathymia; Bez. f. Affektstörung, bei der Affekte auftreten, die dem Denkinhalt nicht entsprechen od. entgegengesetzt sind; Vork. z. B. bei Schizophrenie*.

Para|thyreoidea (↑; Thyreo-*; -id*) **f:** auch Parathyroidea; s. Nebenschilddrüsen.

Para|thyreoidea|adenom (↑; ↑; ↑; Aden-*; -om*) **n:** (engl.) parathyroid adenoma; Adenom der Nebenschilddrüse; häufigste Urs. für den primären Hyperparathyreoidismus*.

para|thyreo|priv (↑; ↑; lat. privare rauben): (engl.) parathyroprival; durch Fehlen, Entfernen od. Ausfall der Nebenschilddrüsen bzw. der Parathormonproduktion bedingt.

Para|thyrin (↑) **n:** syn. Parathormon*.

Para|thyroidea (↑; Thyreo-*; id-*) **f pl:** s. Nebenschilddrüsen.

Para|top (↑; gr. τόπος Ort) **n:** syn. Antigenbindungsstelle; **1.** sterisch komplementär zur antigenen Determinante (Epitop*) geformter Teil des Antikörpers*; besteht aus den hypervariablen Teilen der H- u. C-Ketten im Fab-Fragment; **2.** der antigenbindende Teil der T-Zell-Rezeptoren. Vgl. Immunglobuline, Lymphozyten.

Para|trachom (↑; gr. τραχύς rauh, uneben; -om*) **n:** (engl.) paratrachoma, inclusion conjunctivitis; Sammelbez. f. die Schwimmbadkonjunktivitis* der Erwachsenen u. Einschlußkonjunktivitis* der Neugeborenen, bei denen sich in den Epithelien die gleichen Einschlüsse wie beim Trachom* finden.

Para|typhlitis (↑; gr. τυφλόν Blinddarm; -itis*) **f:** s. Perityphlitis.

Para|typhus (↑; Typhus*) **m:** (engl.) paratyphoid; typhusähnliche meldepflichtige Infektionskrankheit, die durch Salmonella paratyphi A, B od. C verursacht wird; **Epidemiol.:** im Prinzip wie bei Typhus; **Inkubationszeit:** unterschiedl. (P. A 8 Tage, P. B 8-12 Tage, P. C umstritten); **Klin.:** Verlauf des P. meist milder als b. Typhus abdominalis; zwei Verlaufsformen: septikämischer od. gastroenteritischer Typ; **DD:** Typhus* abdominalis, andere Salmonellosen*, Brucellosen*, Sepsis*, Pneumonie*, Miliartuberkulose*; **Bakteriol.** des P. A u. B prakt. wie b. Typhus abdominalis; P. C ist mikrobiol. weniger gut darstellbar.

Para|typhus A (↑; ↑) **m:** (engl.) paratyphoid A; hauptsächl. in wärmeren Ländern verbreitet; in Europa sog. Balkan-Krankheit.

Para|typhus B (↑; ↑) **m:** (engl.) paratyphoid B; global verbreitet; in Zentraleuropa die wichtigste Form des Paratyphus, klin. dem Typhus abdominalis sehr ähnlich.

Para|typhus C (↑; ↑) **m:** (engl.) paratyphoid C; nur in wärmeren Ländern endemische Inf. durch Salmonella parathyphi C.

Para|urethral|drüsen (↑; gr. οὐρήθρα Harnröhre): s. Gräfenberg-Zone, Skene-Gänge, Ejakulation.

Para|vaccinia|virus-Gruppe (↑; Vacci-*; Virus*): veraltete Bez. f. Parapoxvirus*.

Para|vertebral|an|ästhesie (↑; lat. vertebra Wirbel, Gelenk; Anästhesie*) **f:** (engl.) paravertebral anaesthesia; Form der Lokalanästhesie* mit

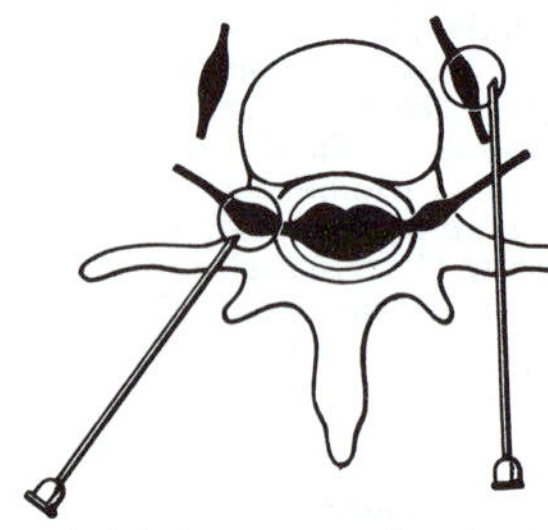

Paravertebralanästhesie [564]

Inj. von Lokalanästhetika in die Nähe der Austrittstelle der Spinalnerven.

Para|zentese (↑; Kent-*) **f:** (engl.) paracentesis; Inzision des Trommelfells im hinteren od.

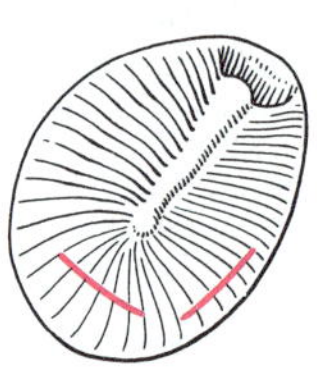
Parazentese:
Einschnittstelle im rechten Trommelfell

vorderen unteren Quadranten; v. a. bei purulenter Otitis* media od. Tubenkatarrh.

Para|zervikal|blockade (↑; Cerv-*) **f:** (engl.) paracervical block; Abk. PZB; (gebh.) Ausschaltung des Plexus pelvicus durch Inj. od. Dauerinfusion eines Lokalanästhetikums in das parazervikale Gewebe; **Ind.:** Schmerzminderung während der Eröffnungsperiode, in Verbindung m. Pudendusanästhesie* auch in der Austreibungsperiode der Geburt; **Kompl.: 1.** Bradykardie u. Azidose des Feten; **2.** allerg. u. tox. Reaktionen der Mutter; **3.** Hemmung der Wehentätigkeit.

Para|zystitis (↑; Kyst-*; -itis*) **f:** (engl.) paracystitis; Entz. des die Blase umgebenden Gewebes (Parazystium); vgl. Zystitis.

Pardee-Q (Harold E. P., Kardiol., New York, geb. 1886): tiefes Q in Ableitung III des EKG als wichtiger Hinweis auf Muskelschädigung im septumnahen Bereich der li. Kammerhinterwand (hauptsächl. nach Herzinfarkt* der Hinterwand); vgl. Elektrokardiographie.

Par|eidolie (Par-*; gr. εἴδωλον Bild) **f:** (engl.) pareidolia; opt. Sinnestäuschung*, bei der vorhandene Gegenstände zu neuen, phantastischen Erscheinungen umgeformt werden; wird nicht vom Affekt bestimmt u. verschwindet auch bei erhöhter Konzentration nicht.

Pareiitis granulomatosa (gr. παρειά Wange; -itis*; Granulum*; -om*) **f:** s. Melkersson-Rosenthal-Syndrom.

Par|en|chym (Par-*; -enchym*) n: (engl.) parenchyma; die spez. Zellen eines Organs, die dessen Funktion bedingen; im Ggs. zum interstitiellen od. Gerüstgewebe, das aus Bindegewebe mit Gefäßen u. Nerven besteht.

Par|enchym|chirurgie, selektive (↑; ↑; Chirurgie*) f: (engl.) selective parenchyme surgery; Meth. zur gezielten Präparation u. Skelettierung von anat. Strukturen u. Organteilen sowie von Neoplasien u. pathol. Gewebeveränderungen unter Erhaltung von Stroma u. Gefäßen; Dissektion von Zellen u. Gewebefragmenten durch Ultraschallsonde mit hoher Schwingungsamplitude. Vgl. Chirurgie, minimal-invasive.

Par|en|chym|em|bolie (↑; ↑; Embolie*) f: (engl.) parenchymal embolism; durch körpereigene Zellen verursachte Embolie* (meist Lungenembolie); z. B. durch Megakaryozyten des Knochenmarks, Leberzellen nach Leberquetschung, Plazentazellen (v. a. Synzytium) nach Geburt u. durch Tumorzellen.

Par|en|chymia (↑; ↑) f: s. Plathelminthes.

Par|en|chym|ikterus (↑; ↑; Ikterus*) m: intrahepatischer Ikterus*, bedingt durch Störungen des Bilirubintransports, der Konjugation od. Exkretion in der Leber.

Par|en|chym|stein (↑; ↑): Markzystenstein; s. Nephrolithiasis.

par|enteral (↑; Enter-*): unter Umgehung des Magen-Darm-Kanals; d. h. durch subkutane, i. m. oder i. v. Injektion bzw. Infusion; z. B. parenterale Ernährung.

Parese (gr. πάρεσις Erschlaffung) f: unvollständige Lähmung*.

Parier|fraktur (frz. parer einen Schlag abwehren; Fraktur*) f: Fraktur des Ulnaschafts, z. B. durch Schlag auf den zum Schutz des Kopfes erhobenen Arm; vgl. Unterarmfraktur.

Paries (lat.) m: Wand.

Paries membranaceus (↑) m: membranöse Rückwand der Trachea u. der Stammbronchien.

parietal (↑): **1.** seitlich, wandständig; z. B. Parietalthromben (wandständige Thromben in Herz u. Aorta); **2.** zum Scheitelbein (Os parietale) gehörig.

Parietal|lappen|syn|drom (↑) n: s. Syndrom, hirnlokales.

parieto|mental (↑; lat. mentum Kinn): in der Richtung vom Scheitel zum Kinn.

Parinaud-Kon|junktivitis (Henri P., Ophth., Paris, 1844-1905; Conjunctiva*; -itis*) f: (engl.) Parinaud's oculoglandular conjunctivitis; auch okuloglanduläres Syndrom; einseitige granulomatöse Konjunktivitis* mit Anschwellung der submandibulären u. präaurikulären Lymphknoten u. allg. Krankheitsgefühl; **Urs.:** versch. Infektionskrankheiten; z. B. Tularämie*, Katzenkratzkrankheit; Form des tuberkulösen od. luetischen Primärkomplexes.

Parinaud-Syn|drom (↑) n: s. Hirnstammsyndrome.

Parkes-Weber-Krankheit (Frederick Parkes W., Arzt, London, 1863-1962): syn. Sturge*-Weber-Krabbe-Krankheit.

Parkinson-Syn|drom (James P., Chir., Paläontologe, London, 1755-1824) n: (engl.) Parkinson's disease, parkinsonism; Parkinsonismus; extrapyramidales Syndrom mit Überwiegen cholinerger Reaktionen inf. Degeneration dopaminerger Neurone in der Substantia nigra, die auf cholinerge Neurone im Corpus striatum hemmend einwirken; häufigste neurol. Erkr. des fortgeschrittenen Lebensalters; Vork. bei ca. 1% der über 60jährigen, bes. bei Männern; häufig in Komb. mit Alzheimer*-Krankheit od. Amyotrophischer* Lateralsklerose; **Leitsymptom:** Trias (nicht obligat) aus: **1.** Akinese* od. Hypokinese: leise u. monotone Sprache, Verlangsamung aller Bewegungen (Bradykinese), Fehlen der physiol. Mitbewegungen, gebückte Haltung, kleinschrittiger, z. T. schlurfender Gang (marche à petits pas), während des Schreibens kleiner werdende Schrift (Mikrographie) u. unwillkürl., nicht beeinflußbare Bewegungsstörungen mit Fallneigung nach vorn (Propulsion), zur Seite (Lateropulsion) od. nach hinten (Retropulsion); **2.** Rigor*: kann unterschiedl. verteilt sein, z. B. beim postenzephalitischen P.-S. v. a. in der Nackenmuskulatur; **3.** Tremor*: grobschlägiger Ruhetremor mit einer Frequenz von 4-6 Schlägen pro Sek. mit wechselnder Intensität. Da der Tremor bei Bewegungen sistiert od. sich verringert, ist die Schrift eines Pat. mit P.-S. i. d. R. nicht zittrig. Weitere häufige **Sympt.:** vegetative Störungen (z. B. Seborrhoe*), trophische Störungen der Haut, Nachlassen der Sexualfunktionen; Stimmungslabilität u. Melancholie; **Formen: 1.** idiopath. bzw. primäres P.-S. (syn. Paralysis agitans, P.-S. i. e. S.): Ätiol. noch weitgehend ungeklärt, diskutiert werden Interaktionen von genet. u. Umweltfaktoren; **2.** symptomat. bzw. sekundäres P.-S.: **a)** hirnarteriosklerot. P.-S. bei Zerebralsklerose; **b)** postenzephalitisches P.-S., v. a. nach Encephalitis lethargica sive epidemica; **c)** toxisch bedingtes P.-S., z. B. durch Mangan od. Kohlenmonoxid, Methylalkohol; **d)** medikamentös bedingtes P.-S., z. B. durch Neuroleptika (oft ohne Tremor); **e)** seltenere Urs.: Schädelhirntrauma*, Boxerenzephalopathie, Stoffwechselerkrankungen (z. B. Taurin-Mangel) u. a. degenerative Erkr. des ZNS; **3.** Sonderformen: **a)** Parkinson-Demenz-ALS-Komplex auf d. Insel Guam; **b)** Parkinson-plus-Syndrom; s. Degeneration, striatonigrale; **Ther.:** Anticholinergika (z. B. Biperiden),

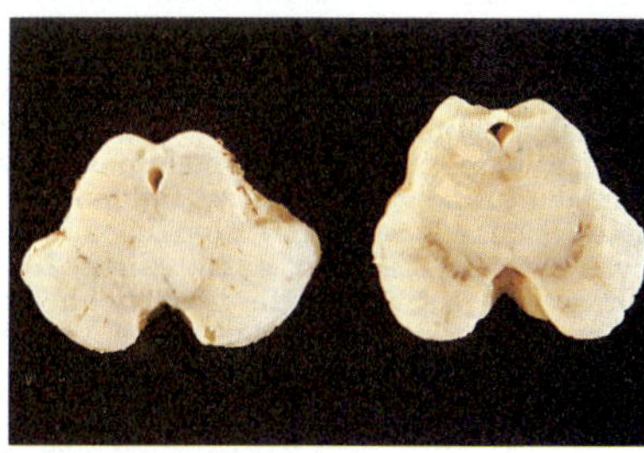

Parkinson-Syndrom:
Schnitt durch den Hirnstamm bei Paralysis agitans; die Substantia nigra im Mittelhirn (links) ist degeneriert und blaß; rechts Normalbefund mit deutlicher Pigmentierung [89]

Amantadin, Dopamin-Substitution mit Levodopa*, evtl. in Komb. mit Decarboxylasehemmern od. Dopaminagonisten (z. B. Bromocriptin, Lisurid), Monoaminoxidasehemmer (Selegilin); bei starkem Ruhetremor evtl. Betarezeptorenblokker*; Krankengymnastik u. psychosoziale Betreuung. Eine stereotaktische Operation* zur Ausschaltung von Teilen des Pallidums od. Thalamus ist nur selten (z. B. bei einseitigem P.-S.) indiziert.

P

Parkland-Formel: (engl.) Parkland's formula; Therapieschema für die initiale Flüssigkeits- u. Elektrolytsubstitution bei Verbrennung*; Tagesbedarf: 4 ml Ringer-Laktat-Lösung je kg Körpergewicht u. je Prozent verbrannter Körperoberfläche; gegeben werden davon 50% innerh. der ersten 8 Std., die restlichen 50% in den folgenden 16 Std. (Regel nach Baxter).

Park-Operation f: Op. zur Korrektur einer Aortenisthmusstenose*.

Par|odontitis apicalis (Par-*; Odont-*; -itis*) f: entzündl. Prozeß im Bereich der Wurzelspitze eines Zahnes, der auf die Wurzelhaut (Periodontium) u. knöcherne Umgebung übergreift; **Urs.:** meist infektiös durch Pulpitis bzw. abgestorbene (gangränöse) Pulpa; **Verlauf:** akut mit Abszeßbildung od. chron. mit der Bildung eines apikalen Granuloms* od. einer Zyste.

Par|odontitis marginalis (↑; ↑; ↑) f: entzündl., durch bakt. Beläge verursachte Erkr. aller Anteile des marginalen Parodontiums (Gingiva, Desmodont, Wurzelzement u. Alveolarknochen) mit fortschreitendem Verlust von Stützgewebe; kann einzelne, mehrere od. alle Zähne betreffen, dabei können unterschiedl. Stadien der Erkr. gleichzeitig vorliegen; schubweiser Verlauf. Schweregrad u. Verlauf können durch anat. (Engstand der Zähne), funkt. od. system. Faktoren beeinflußt werden; **Formen: 1.** P. m. superficialis mit Verlust des Stützgewebes bis zu einem Drittel der Wurzellänge; **2.** P. m. profunda mit Verlust des Stützgewebes von mehr als einem Drittel der Wurzellänge oder mit Furkationsbeteiligung; **Sympt.:** Rötung, Schwellung u. Blutungsneigung der marginalen Gingiva; Zahnfleischtaschen mit Verlust von Stützgewebe; als Spätsympt. erhöhte Zahnbeweglichkeit, Zahnwanderungen, Abszesse; **Progn.:** bei systemat. durchgeführter Behandlung u. ständiger Überwachung mit professionellen Zahnreinigungen i. d. R. günstig.

Par|odontium (↑; ↑) n: früher auch Paradentium, Zahnbett; der gesamte Zahnhalteapparat, bestehend aus Alveole, Zahnfleisch, Wurzelhaut u. Wurzelzement.

Par|odonto|pathien (↑; ↑; -pathie*) f pl: (engl.) parodontopathies; Sammelbegriff für alle Erkr. des Zahnhalteapparats; man unterscheidet entsprechend dem primären Entstehungsort zw. marginalen u. apikalen Parodontopathien.

Par|odontose (↑; ↑; -osis*) f: (engl.) parodontosis; veraltete Bez. f. nicht entzündliche Zahnbetterkrankungen; wird heute noch vielfach als Sammelbez. f. Zahnbetterkrankungen verwendet; vgl. Parodontopathien.

Paromo|mycin (INN) n: O-2,6-Diamino-2,6-didesoxy-β-L-idopyranosyl-(1→3)-O-β-D-ribofuranosyl-(1→5)-O-[2-amino-2-desoxy-α-D-glucopyranosyl-(1→4)]-2-desoxystreptamin (IUPAC); Aminoglykosid-Antibiotikum aus Kulturen von Streptomyces rimosus (forma paromomycinus) od. gleiche, auf anderem Weg hergestellte Verbindungen; lokal anwendbares Oligosaccharid-Antibiotikum der Neomycin-Gruppe; vgl. Aminoglykosid-Antibiotika; **Verw:** (nichtinvasiver) Amöbenbefall des Darms, portosystemische Enzephalopathie, präop. zur sog. Darmsterilisation.

Par|onychie (Par-*; Onych-*) f: (engl.) paronychia; sog. Nagelumlauf; häufigste Entz. der Hand; durch kleine Verletzungen entstehende umschriebene schmerzhafte Rötung u. Schwellung des Nagelwalls evtl. mit Eiter- bzw. Sekretentleerung auf Druck; **Ther.:** Ruhigstellung, Handbäder, lokale Antiseptika, u. U. op. durch Inzision, Drainage u. Teilentfernung des Nagels. Vgl. Panaritium.

Par|oophoron (↑; Oo-*; -phor*): platt-rundlicher, bräunlicher Körper, im kindlichen Alter neben der Extremitas tubaria des Ovariums innerh. der Plica lata, kaudal von d. Ansatzstelle des Mesovariums; Reste des kaudalen Abschnitts der Urniere, enthält Kanälchen u. Glomerula; kaudaler Anteil des Parovariums*.

Par|orexie (↑; gr. ὄρεξις Verlangen) f: (engl.) parorexia; Bez. f. sonderbare Eßgelüste bei Schwangeren.

Par|osmie (↑; gr. ὀσμή Geruch) f: (engl.) parosmia; häufig unangenehme Geruchstäuschung (Kakosmie); z. B. bei Hirntumoren, in d. Schwangerschaft, als olfaktorische Aura bei Epilepsie; vgl. Sinnestäuschung.

Par|ostosis (↑; Ost-*; -osis*) f: ektope Knochenbildung, z. B. im weichen Bindegewebe, Muskelgewebe.

Parotid|ek|tomie (↑; Ot-*; Ektomie*) f: (engl.) parotidectomy; partielle, subtotale od. totale Entfernung der Glandula parotidea, v. a. bei Parotistumoren*; **Kompl.:** Fazialislähmung*, aurikulotemporales Syndrom*.

Par|otis (↑; ↑) f: Glandula* parotidea, Ohrspeicheldrüse.

Par|otis|tumoren (↑; ↑; Tumor*) m pl: (engl.) parotid tumours; in der Glandula parotis lokalisierte Speicheldrüsentumoren*.

Par|otitis acuta (↑; ↑; -itis*) f: eitrige Entz. der Glandula parotidea, verursacht durch Oligosialie postoperativ bzw. bei Sondenernährung (marantische Parotitis) od. inf. einer schweren Allgemeinerkrankung (z. B. Diabetes mellitus) auftretend; **Err.:** Streptococcus Gruppe A, Staphylococcus; **Sympt.:** stark druckschmerzhafte Schwellung u. Rötung über der Parotisregion, Entleerung von Eiter aus dem Ausführungsgang der Ohrspeicheldrüse; **Ther.:** Antibiotika i. v., speichelfördernde Substanzen (Zitronensäure, Kaugummi); bei Abszeßbildung op. Inzision.

Par|otitis epi|demica (↑; ↑; ↑) f: syn. Mumps, sog. Ziegenpeter, Bauernwetzel, Wochentölpel; akute generalisierte Virusinfektion, gekennzeichnet durch nichteitrige Schwellung der Ohrspeicheldrüse; **Err.:** Mumps*-Virus, ein Paramyxovirus; kann in Blut u. Speichel von Erkrankten nachgewiesen werden; **Epidemiol.:** über die ganze Erde verbreitet, tritt epidemisch (seltener im Sommer) auf; **Übertragung:** ausschließlich von Mensch zu Mensch durch Tröpfchen- u. Schmierinfektion; Infektionsort ist Schleimhaut des Nasen-Rachen-Raums. Kontagionsindex ca. 40%; Häufigkeitsmaximum zw. 3. u. 8. Lj.; Jungen erkranken doppelt so häufig wie Mädchen, bei ca. 60% der Kinder verläuft die Erkr. asymptomatisch. **Klin.:** Inkubationszeit 21 (12-35) Tage; unter Fieberanstieg, Kopf- u. Gliederschmerzen zunächst überwiegend linksseitige Anschwellung der Ohrspeicheldrüse, in 75-80% der Fälle nach 1-3 Tagen auch der anderen Seite. Die druckempfindl. Schwellung findet sich vor u. unter dem Ohr, so daß das Ohrläppchen in typischer Weise abgehoben wird (vgl. Rilliet-Druckpunkte). Häufig entzündete Mundschleimhaut, von der sich bes. charakteristisch die noch stärker gerötete Mündungsstelle des Ausführungsgangs der Parotis abhebt (Ductus stenonianus); nach ca. 5-8 Tagen unter Fieberabfall Rückgang der Parotisschwellung. **Kompl.: 1.** nicht selten ist die Mitbeteiligung anderer drüsiger Organe

(Glandula submandibularis mit Schwellung u. Schmerz, Pankreas als Pankreatitis mit Bauchschmerzen und Erbrechen, Tränendrüsenbeteiligung; nach der Pubertät auch Orchitis* mit Gefahr der Sterilität). **2.** Schädigung des N. vestibulocochlearis mit Ertaubung; **3.** Miterkrankung des ZNS (häufiger Meningitis, seltener Enzephalitis) ist recht häufig u. tritt meist unter erneutem Fieberanstieg in der 2.-3. Krankheitswoche auf. Im Liquor finden sich bei bzw. nach jeder Mumpsinfektion Zell- u. Eiweißvermehrung. **Progn.:** falls keine Kompl. auftreten gut; **Proph.:** heute mögl. durch Schutzimpfung* ab 12.-18. Lebensmonat; vgl. Impfkalender.

Parotitis|pro|phylaxe (↑; ↑; ↑, Prophylaxe*) **f:** (engl.) parotitis prophylaxis; Maßnahmen zur Vorbeugung einer Parotitis* acuta u. Infektionen der Mundhöhle (z. B. Candida*-Mykosen) durch häufige u. sorgfältige Mundpflege: Säuberung der Mundhöhle von Speiseresten u. Bronchialsekret, Spülung bzw. Auspinselung mit desinfizierenden Lösungen, Anregung des Speichelflusses, Pflege von Lippen u. Schleimhäuten (z. B. mit Glyzerin u. zitronensäurehaltigen Lösungen). Vgl. Prophylaxe.

Par|ovarial|zysten (↑; mlat. ovarium Eierstock; Kyst-*) f pl: (engl.) parovarian cysts; dysontogenetische Zysten (Retentionszysten*), die vom Parovarium*, u. U. auch v. heterotopem Ovarialgewebe ausgehen u. immer innerh. des Ligamentum* latum uteri liegen; können auch gestielt wachsen. Vgl. Ovarialzysten.

Par|ovarium (↑; ↑) **n:** sog. Nebeneierstock; Rest des kranialen Wolff*-Gangs beim weibl. Geschlecht, unterh. der Tube zw. den beiden Blättern der Mesosalpinx* lokalisiert; sein kranialer Anteil wird auch als Epoophoron* (beim Mann dem Nebenhoden entsprechend) u. sein kaudaler Anteil als Paroophoron* (beim Mann der Paradidymis entsprechend) bezeichnet.

par|oxysmal (gr. παροξυσμός Anfall, Krampf): in Anfällen auftretend.

Parrot-Kaufmann-Syn|drom (Joseph Marie P., Päd., Paris, 1839-1883; Eduard K., Pathol., Basel, Göttingen, 1860-1931) **n:** syn. Achondroplasie*.

Parrot-Narben (↑): oberflächl. weiße Narben in den Mundwinkeln bei angeb. Syphilis*.

Parrot-Pseudo|paralyse (↑) **f:** s. Osteochondritis syphilitica.

Parrot-Zeichen (↑): (engl.) Parrot's sign; Erweiterung der Pupille bei Schmerz; z. B. auf Kneifen der Haut.

Pars (lat.) f (pl Partes): Teil. **P. annularis vaginae fibrosae** (↑) **f:** ringförmige Verstärkungszüge des bindegewebigen Teils der Sehnenscheiden an Fingern u. Zehen. **P. cardiaca** (↑) **f:** Kardia* des Magens. **P. ciliaris retinae** (↑) **f:** lichtunempfindl. Teil der Retina an d. Rückfläche des Ziliarkörpers. **P. cruci|formis vaginae fibrosae** (↑) **f:** kreuzförmige Verstärkungszüge des bindegewebigen Teils der Sehnenscheiden an Fingern u. Zehen. **P. flaccida** (↑) **f:** Shrapnell*-Membran des Trommelfells. **P. in|fundibularis** (↑) **f:** syn. Pars tuberalis; Trichterfortsatz der Hypophyse. **P. inter|cartilaginea** (↑) **f:** Stimmritzenschlitz zw. den Aryknorpeln; s. Larynx. **P. inter|media** (↑) **f:** Zwischenlappen der Hypophyse zw. HVL u. HHL. **P. inter|membranacea** (↑) **f:** Stimmritzenabschnitt zw. den Stimmlippen. **P. iridica retinae** (↑) **f:** lichtunempfindl. Teil der Retina an d. Rückfläche der Iris. **P. membranacea** (↑) **f:** s. Urethra. **P. optica retinae** (↑) **f:** der lichtempfindl., bis an d. Ora serrata reichende hintere Abschnitt der Retina. **P. petrosa ossis temporalis** (↑) **f:** Felsenbeinpyramide des Schläfenbeins.

Pars-planitis (↑; lat. planus flach; -itis*) **f:** Form der intermediären Uveitis*; Entz. der peripheren Retina, der Pars plana des Ziliarkörpers u. des darüberliegenden Glaskörpers mit weißen, präretinalen Auflagerungen; häufig im Kindesalter beginnend; **Ther.:** Glukokortikoide bei Sehschärfenminderung, in schweren Fällen Kryokoagulation.

Pars prostatica (↑) **f:** s. Urethra. **P. pylorica** (↑) **f:** Magenabschnitt vor d. Magenausgang. **P. spongiosa** (↑) **f:** s. Urethra. **P. tuberalis** (↑) **f:** s. Pars infundibularis. **P. uterina tubae** (↑) **f:** kurzer, innerh. der Uteruswand gelegener Tubenabschnitt, der mit dem Ostium uterinum tubae uterinae in das Cavum uteri mündet.

Partheno|genese (gr. παρθένος jungfräulich; -genese*) **f:** (engl.) parthenogenesis; sog. Jungfernzeugung; eingeschlechtliche Fortpflanzung mit Entwicklung unbefruchteter Eier bei verschiedenen Gruppen des Tierreichs. Vgl. Heterogonie.

Partial|druck (Pars*): (engl.) partial pressure; Teildruck eines Gases in einem Gasgemisch, nach d. Gesetz von Dalton (1803) so viel Prozent vom Gesamtgasdruck, wie es Volumenprozent von der Gesamtgasmenge besitzt; der P. des Sauerstoffs in d. Luft (ein Fünftel der Luft) beträgt ca. 150-160 mmHg = 20,0-21,3 kPa (20% des Gesamtluftdrucks von 760 mmHg = 101,3 kPa).

Partial|in|suffizienz, re|spiratorische (↑, Insuffizienz*) **f:** (engl.) respiratory partial insufficiency; Form der respiratorischen Insuffizienz* mit vermindertem arteriellem Sauerstoffpartialdruck bei normalem Kohlendioxidpartialdruck.

partialis (↑): syn. partiell, partial; teilweise.

Partial|pro|laps (↑; Prolaps*) **m:** s. Prolapsus uteri et vaginae.

Partikel (lat. particula) **f:** Teilchen.

Partitions|ko|ef|fizient (lat. partitio Verteilung; Co-*; lat. efficere bewirken, vollenden) **m:** s. Verteilungskoeffizient.

Parto|gramm (Partus*; -gramm*) **n:** (engl.) partogram; graphische Darstellung des Geburtsverlaufs anhand der Wehenmeßdaten, der kindl. Herztöne, der Weite des Muttermundes u. a. Aufzeichnungen.

Parts per million (engl.): Abk. ppm; insbes. im angloamerikan. Sprachraum noch übliche Einheit zur Konzentrationsangabe; Anzahl der Wirkstoffanteile auf 1 Million Lösungsstoffanteile; analog hierzu: **Parts per billion** (Abk. ppb): Anzahl der Wirkstoffanteile auf 1 Milliarde Lösungsstoffanteile; dieser Bezug kann auf Gewichts- od. Volumenteile, auch auf Molekülzahl erfolgen. Prakt. Bedeutung bei hohen Reinheitsgraden, hohen Verdünnungen bzw. extrem geringen Fremdanteilen, z. B. Fremdgas in Luft von Arbeitsräumen; vgl. MAK.

Partus (lat.) **m:** Geburt, Entbindung; post partum (Abk. p. p.): nach der Geburt; sub partu: unter (während) der Geburt. **P. prae|cipitatus** (↑) **m:** überstürzte Geburt, sehr schnell verlaufende Geburt; nicht zu verwechseln m. Sturzgeburt*. **P. prae|maturus** (↑) **m:** s. Frühgeburt. **P. serotinus** (↑) **m:** Spätgeburt bei überlanger Dauer der Schwangerschaft.

Parulis (gr. παρουλίς Geschwür am Zahnfleisch) **f:** Bez. f. eine Schwellung im Bereich der Kiefer, meist inf. einer akuten Exazerbation einer chron. Parodontitis* apicalis.

Parvi|semie (lat. parvus klein; Semen*) f: Bez. f. pathol. verkleinertes Ejakulatvolumen; s. Sperma-Untersuchung (Tab.).

Parvo|bakterien (↑; Bakt-*) f pl: historische Sammelbez. f. Bakt. der Gattung Brucella*.

Parvo|viridae (↑; Virus*; Idio-*) f pl: Fam. der kleinsten DNA-Viren (⌀ 18-26 nm, 32 Kapsomere, keine Hülle, linear-einsträngige DNA mit ca. sieben Genen, kub. Form); weltweit verbreitet b. Menschen, vielen Säugern u. Insekten; **Übertragung:** oral-fäkale Schmierinfektion; **Unterteilung** in drei Genera: **Densovirus** (v. a. bei Insekten); **Parvovirus** (Vermehrung in sich aktiv teilenden Zellen; meist latente, inapparente, bei Tieren mitunter letale Inf., z. B. Kilham rat virus). Humanpathogen sind das Norwalk-Agens u. verwandte Isolate (z. B. Montgomery-County-, Hawaii-, Ditchling-, Sapporo-, Otofuke-Agens). Sie verursachen v. a. in den Wintermonaten Gastroenteritiden bei Kindern im Schulalter, zumeist endem. u. von kurzer Dauer (zwei Tage). Zum Genus **Dependovirus** gehören die adenoassociated viruses (AAV-Gruppe, Satellitenviren), die für ihre Replikation Hilfsfunktionen von sich gleichzeitig in der Zelle vermehrenden Adeno- od. Herpesviren benutzen.

parvus (lat.): klein.

PAS: Abk. f. p-Aminosalicylsäure*.

Pascal (Blaise P., frz. Phys., 1623-1662) n: Abk. Pa; abgeleitete SI-Einheit des Drucks*:
1 Pa = 1 N/m^2 = 10^{-5} bar = 7,50 × 10^{-3} mmHg (Torr) = 9,87 × 10^{-6} atm = 1,02 × 10^{-4} mWS.

Paschen-Körperchen (Enrique P., Bakteriol., Pathol., Hamburg, 1860-1936): s. Poxviridae, Variolavirus.

Pasqualini-Syn|drom (Rodolfo P., zeitgen. Endokrinol., Buenos Aires) n: (engl.) fertile eunuch syndrome; fertiler Eunuchoidismus inf. eines isolierten LH- u. sek. Testosteron-Mangels mit hypoplast. Leydig-Zwischenzellen bei vorhandener Spermatogenese u. Fertilität (inkretorische Hodeninsuffizienz*). Die Hoden haben etwa normale Größe u. Konsistenz. Die erniedrigte Testosteronproduktion ist lokal ausreichend, systemisch aber zu gering, um einen eunuchoiden Habitus zu verhindern.

PAS-Re|aktion f: (engl.) PAS reaction; zytochem. Reaktion; mit Periodsäure-Schiff-Reagens werden glykogenhaltige Bestandteile der Zellen angefärbt; Kohlenhydrate werden mit Periodsäure oxidiert. Die entstehenden Aldehydgruppen ergeben m. fuchsinschwefliger Säure (Schiff-Reagens) eine charakterist. Rotfärbung. Nach Diastasevorbehandlung wird Glykogen gespalten, so daß nur noch Glykoproteine, Mukoproteine u. Mukopolysaccharide eine Farbreaktion mit PAS ergeben.

Passage f: **1.** Weiterzüchtung vermehrungsfähiger Mikroorganismen mittels Transfer (sog. Überimpfung) auf künstl. Nährböden, Gewebekulturen (einschließl. Eikultur) od. Versuchstiere; **2.** s. Magen-Darm-Passage.

Passow-Sym|ptomen|komplex (Adolf P., Otol., Berlin, 1859-1926) m: Dysrhaphiesyndrome* mit Horner*-Symptomenkomplex u. Heterochromie*.

Pasta (lat.) f: Paste*.

Pasta Zinci (↑) f: (engl.) zinc paste; Salbe mit Zinkoxid; adstringierende u. desinfizierende Wirkung.

Paste (↑) f: (pharmaz.) halbfeste Arzneizubereitung zur lokalen Anw. mit einem hohen Anteil (bis 50%) unlöslicher Pulver, die in einem zähflüssigen od. salbenartigen Trägerstoff homogen dispergiert sind; vgl. Lotion.

Pasteur-Ef|fekt (Louis P., Chem., Biol., Paris, 1822-1895) m: (engl.) Pasteur effect; Beobachtung, daß alkohol. Gärung* der Hefe in Anwesenheit von O_2 stark zurückgeht; gleicher Effekt in Zellen (Pflanze, Tier) mit Laktatbildung (Glykolyse*); Urs.: bei Anwesenheit von O_2 wird der in der Glykolyse entstehende Wasserstoff in der Atmungskette* unter hoher Energieausbeute (Speicherung in Form von ATP) verbraucht. Dabei kommt es durch hohe ATP-Spiegel zu einer alloster. Hemmung des Schlüsselenzyms Phosphofruktokinase u. zu einer Verlangsamung des Glukoseabbaus. Karzinomzellen zeigen den P.-E. nicht. Vgl. Allosterie.

Pasteurella (↑) f: Gattung gramnegativer, unbeweglicher fakultativ anaerober Stäbchenbakterien der Fam. Pasteurellaceae (vgl. Bakterienklassifikation); Färbung an den Polen stärker als in der Mitte; Oxidase-positiv; Parasiten der Schleimhäute des (oberen) Respirations- u. Intestinaltrakts von Säugetieren (selten Mensch) u. Vögeln; sechs Species, große veterinärmed. Bedeutung; **P. multocida** (syn. Bact. multocidum, Bact. septicaemiae haemorrhagicae) gilt als wichtiger opportunistischer Erreger*. **Epidemiol.:** weit verbreitet unter Haus- u. Stalltieren; Urs. humaner Inf. sind Kratz- od. Bißverletzungen bzw. längerer Kontakt mit infizierten Tieren. **Klin.:** Wundinfektionen (häufig mit Nekrosen, Lymphadenitis, Periostitis od. Osteomyelitis); Sinusitis, Meningitis od. Hirnabszesse (häufig nach Schädeltraumen od. -operationen); subakute oder chron. Infektionen des unteren Respirationstrakts; **Diagn.:** Erregernachweis auf Blutagar in CO_2-angereicherter Atmosphäre; Tierversuch: P. multocida ist für Mäuse u. Kaninchen pathogen; Antikörpernachweis gelingt selten. **Ther.:** Penizillin.

Pasteur-Impfung (↑): (engl.) Pasteur's vaccination; Bez. f. die Schutzimpfung* gegen Tollwut*.

Pasteurisieren (↑): (engl.) to pasteurize; schonendes Erhitzen hitzeempfindl. Flüssigkeiten (bes. Milch) zw. 62°C u. 85°C, um die vegetativen Formen der Bakt. abzutöten; als Dauererhitzung (30 Min. bei 62-65°C), Kurzzeiterhitzung (40 Sek. bei 71-74°C) od. Hocherhitzung (5-15 Sek. bei 85°C); anschl. schnelle Abkühlung u. kühle Aufbewahrung. Durch P. werden v. a. Tuberkelbakt., Salmonellen, Brucellen u. Eiterkokken vernichtet.

Pastillen (lat. pastillus Mehl-, Brotkügelchen) f pl: (engl.) pastilles; Pastilli; kleine, tablettenähnl. Arzneimittelzubereitungen.

pastös: aufgeschwemmt, gedunsen.

Patch-clamp-Technik (engl. patch Flicken; clamp Klammer) f: Verfahren, mit dem durch elektrische Abdichtung von Membranflecken mittels Glaspinzetten extrem kleine elektrische Ströme (10^{-12} Ampere) über Zellmembranen nachgewiesen werden können; Anw. in der Grundlagenforschung der (Patho-)Physiologie u. Pharmakologie zur Messung von Ionenströmen durch schleusenartige Kanäle in Zellmembranen unter unterschiedl. Bedingungen.

Patch-Plastik (↑; -plastik*) f: (gefäßchir.) Einnähen eines Venenwandstückchens (sog. Venenpatch) od. eines Gefäßimplantats (sog. patch graft) in ein eröffnetes Blutgefäß v. a. zur Abdekkung von Defekten u. Erweiterung des Gefäßlumens (z. B. zur Vermeidung nahtbedingter Stenosen, als Erweiterungsplastik). Vgl. Gefäßtransplantation.

Patella (lat. flache Schale) f: Kniescheibe.

Patella bi|partita (↑) f: s. Patella partita.

Patella|fesselung (↑): op. Verfahren zur Behandlung der habituellen Patellaluxation*; vgl. Ali-Krogius-Kapselplastik.

Patella|fraktur (↑; Fraktur*) f: (engl.) fracture of the patella; Fraktur* der Kniescheibe (mit od. ohne Diastase der Bruchstelle) durch direkte od. indirekte Gewalteinwirkung (z. B. plötzl. Kontraktion des M. quadriceps femoris); **Formen:** Quer- (ca. 80% der Fälle), Längs, Stern-, Trümmerfraktur, knöcherne Ausrisse; **Sympt.:** meist intraartikulärer Bluterguß und umgebende Weichteilschwellung. Die als Retinacula patellae seitl. entlang der Kniescheibe zu den Tibiakondylen ziehenden distalen Sehnenfasern der Mm. vasti lat. u. med., lateral verstärkt durch den

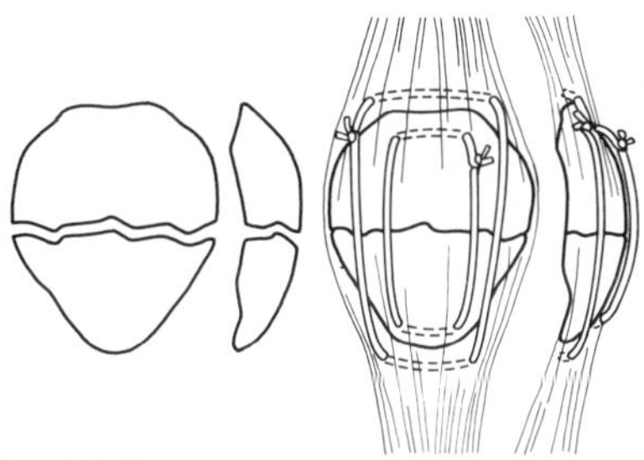

Patellafraktur:
Querfraktur der Patella; Zuggurtungsdraht und Sicherungsdraht liegen vor der Patella.
[256]

Tractus iliotibialis (sog. Reservestreckapparat), ermöglichen bei P. noch eine gewisse Streckung im Kniegelenk. **DD:** Ruptur der Quadrizepssehne, angeb. Patella bipartita; **Ther.:** Osteosynthese* (Zuggurtung), op. Versorgung des Bandapparats; **Kompl.:** Arthrose bzw. Pseudoarthrose.

Patella|hoch|stand, angeborener (↑): Lageanomalie der Patella, meist aufgrund einer angeb. Dysplasie des lateralen Femurkondylus bei Genu valgum; vgl. Patellaluxation, habituelle.

Patella|luxation, habituelle (↑; lat. luxare verrenken) f: (engl.) habitual dislocation of the patella; wiederkehrende, ein- od. beidseitige Verrenkung der Kniescheibe über das laterale Kondylenmassiv des Femurs nach seitwärts; **Urs.:** Abflachung des lateralen Femurkondylus u. Formveränderung der Patella sowie meist auch Insuff. des M. vastus medialis, Genu valgum, Patellahochstand (Blumensaat*-Linie), konstitutionelle Bindegewebeschwäche; bei häufiger Luxation Op. (je nach Ausgangsbefund u. Alter): laterale Retinakulumspaltung, Fesselungsoperationen der Patella, Umstellungsosteotomien, Medialisierung der Tuberositas tibiae.

Patella partita (↑) f: geteilte Kniescheibe; **Urs.:** Ausbleiben der knöchernen Verschmelzung der mehrfach angelegten Knochenkerne; bei Zweiteilung (Patella bipartita) meist mangelnde Verschmelzung des oberen äußeren Quadranten; klinisch i. d. R. keine Beschwerden; **DD:** Patellafraktur*.

Patellar|klonus (↑; Klonus*) m: s. Reflexe.

Patellar|sehnen|re|flex (↑; Reflekt-*) m: Abk. PSR; korrekte Bez. Quadrizepssehnenreflex (QSR); s. Reflexe (Tab.).

Patella, tanzende (↑) f: (engl.) patellar tap; Bez. f. einen Palpationsbefund bei Kniegelenkerguß; durch Auspressen des Recessus oberh. der Patella mit der einen Hand u. Druck auf die Patella mit den Fingern der anderen ist ein deutlicher Abstand zur Facies patellaris der Femurkondylen tastbar.

Paternitäts|gutachten (lat. paternitas Vaterschaft): s. Vaterschaftsfeststellung.

-pathie: auch -pathia; Wortteil mit der Bedeutung Schmerz, Krankheit; von gr. πάθος.

Patho-: auch Path-; Wortteil mit der Bedeutung Schmerz, Krankheit; von gr. πάθος.

patho|gen (↑; -gen*): (engl.) pathogenic; krankheitserregend, krankmachend.

Patho|genese (↑; -genese*) f: (engl.) pathogenesis; Krankheitsentstehung u. -entwicklung; vgl. Ätiologie.

Patho|genität (↑; -gen*) f: (engl.) pathogenicity; Fähigkeit von Mikroorganismen, chem. Noxen, Umwelteinflüssen usw., pathol. Zustände herbeizuführen; vgl. Virulenz.

patho|gnomonisch (↑; gr. γνωμικός maßgebend, normativ): für eine Krankheit kennzeichnend.

Patho|klise (↑; gr. κλίσις Neigung) f: (engl.) pathoclisis; nach C. u. O. Vogt die Disposition funkt. Einheiten des ZNS für spezif. Erkrankungen (sog. Systemerkrankungen).

Patho|logie (↑; -log*) f: (engl.) pathology; als Teilgebiet der Medizin die Lehre von den abnormen und krankhaften Veränderungen im (menschl.) Organismus, insbes. von den Ursachen (Ätiologie) sowie Entstehung u. Entwicklung (Pathogenese) von Krankheiten u. den durch sie verursachten organischen Veränderungen (pathologische Anatomie, Histopathologie) u. funktionellen Auswirkungen (Pathophysiologie). Die P. umfaßt ferner die systemat. Einordnung u. Beschreibung von Krankheiten (Nosologie) sowie deren theoret. Interpretation. Vgl. Humoralpathologie, Relationspathologie, Zellularpathologie.

patho|logisch (↑; ↑): krankhaft.

Patho|physio|logie (↑; gr. φύσις Wesen, Natur; -log*) f: (engl.) pathophysiology; Lehre von den krankhaften Lebensvorgängen und gestörten Funktionen im menschl. Organismus; zusammen mit der Pathobiochemie beschäftigt sie sich v. a. mit molekularbiol. Untersuchungen innerh. der Zellen zur Erklärung pathol. Abweichungen von physiol. u. biochem. Vorgängen.

Patient (lat. patiens leidend) m: allg. Bez. f. einen Kranken; i. e. S. ein an einer Erkr. bzw. an Krankheitssymptomen Leidender, der ärztl. behandelt wird; auch f. einen Gesunden, der Einrichtungen des Gesundheitswesens zu Diagn. od. Ther. in Anspruch nimmt.

Patienten|dosis (↑; Dosis*) f: (engl.) patient dose; (röntg.) die Strahlendosis, mit der ein Pat. bei radiol. Untersuchungen (Röntgenaufnahme, Röntgendurchleuchtung, nuklearmed. Untersuchungen) belastet wird (s. Flächendosisprodukt); wichtiger Faktor der Strahlenbelastung* ist die Gonadendosis*.

Patienten|karriere (↑) f: (soziol.) Bez. zur Beschreibung des Weges eines Menschen von der ersten Wahrnehmung von Krankheitssymptomen bis zur Genesung; vgl. Krankenrolle.

Patienten|rolle (↑): s. Krankenrolle.

P

Patienten|testament (↑) n: auch Living-will-Erklärung; schriftl. Erklärung des Pat. mit der Anweisung an zukünftig behandelnde Ärzte, das Leiden bzw. das Sterben verlängernde therap. Eingriffe zu unterlassen. Vgl. Sterbehilfe, Selbstbestimmungsrecht, Organspenderausweis.

Pauken|drainage (Drainage*) f: (engl.) tympanic drainage; Einlegung eines Kunststoff- od. Metallröhrchens in das Trommelfell zur Belüftung des Mittelohrs u. Trockenlegung der Paukenhöhlenschleimhaut; z. B. bei Otitis* media, Tubenkatarrh*.

Pauken|höhle: (engl.) tympanic cavity; syn. Cavum tympani, Tympanon; spaltförmiger, von

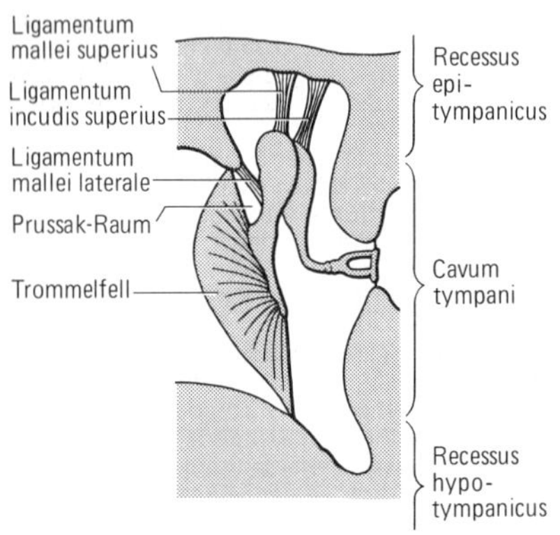

Paukenhöhle [172]

Schleimhaut ausgekleideter lufthaltiger Raum im Schläfenbein zw. Trommelfell u. Labyrinth, Teil des Mittelohrs*; schließt d. Gehörknöchelchen ein; topograph. Gliederung in drei Etagen (Abb.): **1.** Recessus epitympanicus (Atticus, Kuppelraum), der nach hinten oben mit dem Antrum mastoideum in Verbindung steht; **2.** Cavum tympani im eigentl. Sinn mit Abgang der Ohrtrompete nach vorn u. medianwärts; **3.** Recessus hypotympanicus.

Paul-Bunnell-Re|aktion (John R. P., Arzt, New Haven, 1893-1971; Walls W. B., Arzt, Farmington, 1902-1966) f: (engl.) Paul-Bunnell reaction; Agglutination von Schaferythrozyten durch heterophile Antikörper, die bei Mononucleosis* infectiosa im Serum der Pat. auftreten; positiv (ab einem Titer von 1 : 64) bei Kindern in ca. 50% u. bei Erwachsenen in ca. 90% der Fälle. Die Hämagglutinine werden ausschließlich durch Rindererythrozyten absorbiert (Ausbleiben der Hämagglutination), wodurch eine Abgrenzung gegen andere Schaferythrozyten-Agglutinine möglich ist (s. Hanganutziu-Deicher-Reaktion). Die P.-B.-R. ist heute durch spezif. Antikörpernachweismethoden ersetzt.

Pause, kom|pensatorische: (engl.) compensatory pause; (kardiol.) die rel. große Zeitspanne zw. einer vorzeitigen Extrasystole u. der nächsten regulären Herzmuskelkontraktion (Systole); **Urs.:** Ausfall der Herzmuskelerregung durch (normale) Reizbildung während der refraktären Phase; **Vork.:** häufig bei Kammerextrasystolie (nicht b. interponierten Extrasystolen).

Pause, prä|automatische: (engl.) preautomatic pause; (kardiol.) Zeitspanne zw. Eintreten eines totalen Herzblocks* u. Beginn des Ersatzrhythmus*; eine lange p. P. kann zum Adams*-Stokes-Syndrom führen.

Pautrier-Mikro|ab|szeß (Lucien M. P., Dermat., Lyon, 1876-1959; Mikr-*; Abszeß*) m: (engl.) Pautrier's microabscess; Ansammlung kleiner Lymphozyten in der Epidermis bei Mycosis* fungoides.

Pauwels-Klassifikation (Friedrich P., zeitgen. Chir., Aachen) f: s. Schenkelhalsfraktur.

Pavillon m: (engl.) pavilion; Bez. f. das trichterförmige Ende eines Katheters.

Pavlik-Bandage f: modifizierte Riemenzügelbandage; besteht aus einem Thoraxschultergurt, an dem die Beine durch Riemenzügel in 90° Hüftbeugung fixiert sind; **Ind.:** funktionelle Behandlung der angeb. Hüftgelenkluxation*; vgl. Spreizapparate.

Pavor nocturnus (lat. nächtliche Angst) m: sog. Nachtangst; während des Nachtschlafs auftretender plötzlicher Angstanfall, der zum Aufwachen, zu lautem Schreien sowie u. U. Verwirrtheit u. Somnambulismus* führt; Vork. bei Kindern i. R. der Verarbeitung entwicklungsbedingter Ängste im Vorschulalter, bei Jugendlichen u. Erwachsenen als Spätfolge traumatisierender Ereignisse (s. KZ-Syndrom); **DD:** fokale Anfälle mit komplexer Symptomatik (s. Epilepsie).

Pawlow-Re|flex (Iwan P., Physiol., St. Petersburg, 1849-1936) m: s. Konditionierung, klassische.

Payr-Darm|kom|pressorium (Erwin P., Chir., Leipzig, Greifswald, 1871-1946; Co-*; lat. pressio

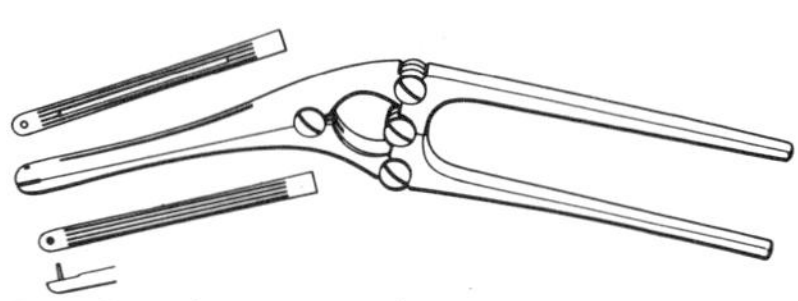

Payr-Darmkompressorium

Druck) n: (engl.) Payr's clamp; weichfassendes, stufenlos verstellbares Darmkompressorium z. Anastomosennaht.

Payr-Zeichen (↑): (engl.) Payr's sign; **1.** Schmerzen bei Druck auf die Innenseite der Fuß-

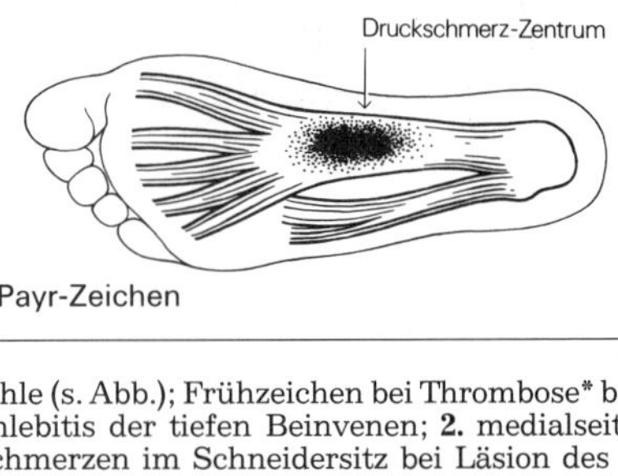

Payr-Zeichen

sohle (s. Abb.); Frühzeichen bei Thrombose* bzw. Phlebitis der tiefen Beinvenen; **2.** medialseitige Schmerzen im Schneidersitz bei Läsion des Innenmeniskus; vgl. Meniskusriß.

Pb: **1.** (chem.) Symbol f. Blei*; **2.** (zahnmed.) Abk. f. **P**rämolaren**b**reite; s. Distalbiß.

PBG: Abk. f. **P**orpho**b**ilino**g**en; s. Porphyrie.

PBI: Abk. f. (engl.) **p**rotein-**b**ound **i**odine; indirektes Maß für die Konz. der an Serumträgerproteine gebundenen Schilddrüsenhormone; das heute nur noch selten angewendete Bestimmungsverfahren (Präzipitation der Trägerproteine, Veraschung) ist unspezif., da auch alle anderen org. Iodverbindungen (z. B. nach Anw. iodhaltiger Röntgenkontrastmittel bzw. Medikamente) miterfaßt werden. Spezif. Verfahren: Radio-Immunassay, Enzym-Immunassay. Vgl. Schilddrüse, Schilddrüsendiagnostik, Serumiod.

P-Blut|gruppen: (engl.) P blood groups; seit 1927 bekanntes Blutgruppensystem, wurde von Landsteiner u. Levine gleichzeitig mit dem MNS-System entdeckt; neben den Phänotypen P_1 u. P_2 existieren drei weitere, sehr seltene Phänotypen (P_1^k, P_2^k, p); das Hauptantigen P_1 wird dominant vererbt, ist bei Geburt nur schwach ausgeprägt u. kommt (in versch. Stärkegraden) bei ca. 80% aller Mitteleuropäer vor, P_2 bei ca. 20%. Der Vererbungsmodus ist noch ungeklärt (Zwei-Gen-Hypothese, nach der die Biosynthese der P-Antigene von zwei Genloci gesteuert wird, die auf eine gemeinsame „Präkursorsubstanz" einwirken). P- bzw. P-ähnliche Substanzen wurden in versch. Pflanzen u. Tieren nachgewiesen (z. B. in Lindenblüten, Echinokokkuszysten, Würmern, Quallen, Blutegeln, Amphibien, Krebstieren, im Taubenblut). **Bedeutung:** Anti-P_1-Kältehämagglutinine (IgM) kommen rel. häufig bei P_2-Individuen, außerdem bei Inf. mit Echinococcus, Fasciola hepatica sowie bei Taubenzüchtern vor (nur selten Urs. von Transfusionszwischenfällen). Individuen mit dem Phänotyp P^k bilden i. d. R. Anti-P, solche mit dem Phänotyp p Anti-P, Anti-P_1 u. Anti-P^k (Anti-Tj^a); diese hämolysierenden Antikörper können zu Transfusionszwischenfällen führen. Durch Immunisierung induzierte (Komplement-bindende) Anti-P-Antikörper (IgG) können bei Schwangeren mit dem Phänotyp P^k od. p Aborte verursachen u. kommen als biphasische Kältehämolysine (Donath*-Landsteiner-Antikörper) bei paroxysmaler Kältehämoglobinurie* vor. Vgl. Blutgruppen, Tj^a.

PBZ: Abk. f. **p**rimär-**b**iliäre **Z**irrhose; s. Zirrhose, biliäre.

p. c.: Abk. f. **p**ost **c**onceptionem, nach der Befruchtung*.

PCA: Abk. f. (engl.) **p**atient **c**ontrolled **a**nalgesia, patientengesteuerte Analgesie*.

PCA-Re|aktion f: s. Anaphylaxie, passive kutane.

PCB: Abk. f. **p**oly**c**hlorierte **B**iphenyle*.

pCO_2: Symbol f. Kohlendioxidpartialdruck; s. CO_2-Partialdruck.

PCO-Syn|drom n: Abk. f. (engl.) **p**oly**c**ystic **o**vary (syndrome); s. Ovarialsyndrom, polyzystisches.

PCP: Abk. f. **p**rogredient-**c**hronische **P**olyarthritis; s. Arthritis, rheumatoide.

PcP: Abk. f. **P**neumo**c**ystis*-carinii-**P**neumonie.

PCR: Abk. f. (engl.) **p**olymerase **c**hain **r**eaction; s. Polymerase-Kettenreaktion.

Pd: chem. Symbol f. Palladium*.

PDA: Abk. f. **1.** **p**ersistierender **D**uctus **a**rteriosus; s. Ductus arteriosus apertus; **2.** **P**eri**d**ural**a**nästhesie*.

PDE-Hemmer: Kurzbez. f. **P**hospho**d**iesterasehemmer*.

P-dextro|cardiale n: s. P-pulmonale.

PDGF: Abk. f. (engl.) **p**latelet **d**erived **g**rowth **f**actor; von Thrombozyten, Endothelzellen, Makrophagen u. Fibroblasten gebildeter Wachstumsfaktor; beteiligt an Zellproliferation, Wundheilung u. Entstehung der Atherosklerose.

PE: Abk. f. **P**robe**e**xzision*.

Peak (engl. Spitze) n: Bez. f. Maximum, Spitze, Gipfel innerh. eines Kurvenverlaufs.

Peak flow (engl.) n: Abk. PF; syn. Peak expiratory flow (Abk. PEF); Begriff der Lungenfunktionsprüfung*; maximale Atemstromstärke bei forcierter Ausatmung in Liter/Sekunde.

Péan-Klemme (Jules E. P., Chir., Paris, 1830-1898): (engl.) Péan's forceps; Gefäßklemme; vgl. Instrumente, chirurgische.

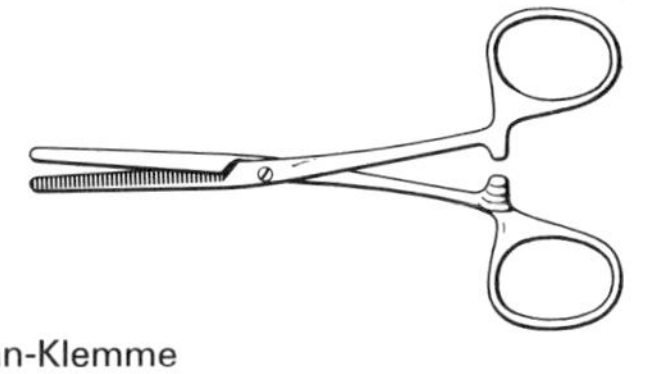

Péan-Klemme

Pearl-In|dex (Raymond P., Biol., Genet., Baltimore, 1879-1940) m: Abk. PI; Beurteilungsmaß für die Zuverlässigkeit von Methoden der Kontrazeption*: Zahl der ungewollten Schwangerschaften auf 1200 Anwendungsmonate (d. h. 100 sog. Frauenjahre: 100 Frauen wenden die Meth. 1 Jahr lang an).

Pearson-Syn|drom n: angeb. Pankreas- u. Leberinsuffizienz sowie Panzytopenie durch Stückverlust mitochondrialer DNA in Leukozyten; ungünstige Prognose.

Peau d'orange (frz.) f: syn. Orangenschalenhaut*.

Pecten (lat.) m: Kamm.

Pecten ossis pubis (↑) m: der obere Schambeinkamm.

pectoralis (lat.): zur Brust gehörend.

Pectoralis-minor-Syn|drom (↑; lat. minor kleiner) n: syn. Hyperabduktionssyndrom*.

Pectus (lat.) n: Brust.

Pectus carinatum (↑; lat. carina Kiel) n: syn. Pectus gallinatum; sog. Hühnerbrust, Kielbrust; kielartiges Vorspringen des Brustbeins mit muldenförmiger Eindellung der Thoraxseiten; bedingt durch Entwicklungsanomalie des Sternums (b. Silverman*-Syndrom) od. durch osteomalazische Prozesse (Rachitis*).

Pectus ex|cavatum (↑; lat. excavare aushöhlen) n: sog. Trichter- od. Schusterbrust; endogene Hemmungsfehlbildung (genetisch determinierte sternokostale Dysplasie) mit bogenförmiger Einziehung des kaudalen Teils des Brustbeins od. des Schwertfortsatzes in den Brustraum durch bindegewebige, strangförmige Verwachsungen zw. dem Centrum tendineum des Zwerchfells u. der Thoraxvorderwand; Rachitis nur ausnahmsweise von ätiol. Bedeutung; kardiopulmonale Auswirkungen nur bei stärkerer Ausprägung.

pediculatus (lat. gestielt, mit einem Füßchen versehen): gestielt.

Pediculus (Dim. von lat. pedis Laus) m: s. Läuse.

Pedikulose (↑; -osis*) f: (engl.) pediculosis; Befall der Haut durch Läuse*; **Formen:** **1.** Pediculosis pubis (syn. Phthiriasis): Filzlausbefall bes. im Genitoanalbereich; **2.** Pediculosis corpo-

P

ris: Kleiderlausbefall mit Aussparung der Kopf- u. Genitalregion; **3.** Pediculosis capitis: Kopflausbefall bes. am Hinterkopf u. hinter den Ohren; **Sympt.:** starker Juckreiz, gerötete bis tiefblaue (Taches bleues) Einstichstellen, oft ekzematisierte u. superinfizierte Kratzspuren; **Diagn.:** makroskopischer Nachw. der Nissen u. Läuse; **Ther.:** Aufsprühen od. Auftragen von Pyrethroiden bzw. Malathion, Entfernen der Nissen mit einem feinen Kamm nach Einweichen der Haare mit Essigwasser; Desinfektion der Kleidungsstücke.

Pedunculi cerebelli (lat. Füßchen, Stiele) m pl: (anat.) sog. Kleinhirnstiele, bestehend aus Pedunculus cerebellaris caudalis (inferior) als Verbindung des Kleinhirns* zur Medulla oblongata, Pedunculus cerebellaris medius als Verbindung zur Brücke u. Pedunculus cerebellaris rostralis (superior) als Verbindung zum Tegmentum.

Pedunculus cerebri (↑) m: (anat.) sog. Hirnstiel, bestehend aus den ventral vom Aquaeductus gelegenen Teilen des Mesencephalon; seine Pars dorsalis entspricht dem Tegmentum, die Pars ventralis enthält den Hirnschenkel (Crus cerebri) als neenzephalen Anbau für die langen Bahnen zur Brücke u. zum Kleinhirn, die Pyramidenbahn u. die Verbindungen zu den motorischen Hirnnervenkernen.

PEEP: Abk. f. (engl.) **p**ositive **e**nd**e**xpiratory **p**ressure, positiver endexspiratorischer Druck; Aufrechterhaltung eines supraatmosphärischen Drucks (i. d. R. 5-20 cm H_2O) auch während der endexspiratorischen Pause bei Beatmung*; wirkt v. a. der Kollapstendenz von Alveolen entgegen (bei ARDS, akutem Lungenödem u. a.); vgl. CPPV, CPAP.

Pefloxacin (INNv) n: 1-Ethyl-6-fluoro-1,4-dihydro-7-(4-methyl-1-piperazinyl)-4-oxo-3-chinolincarbonsäure (IUPAC); Antibiotikum; Verw.: s. Gyrasehemmer.

PEG: Abk. f. **p**erkutane **e**ndoskopische **G**astrostomie*.

Peitschen|schlag|phänomen n: s. Schleudertrauma. **P.wurm:** s. Trichuris trichiura. **P.wurm|in|fektion** (Infekt-*) f: syn. Trichuriasis*.

pekt|anginös (Pectus*; Angina*): Adj. zu Angina* pectoris.

Pektine n pl: (engl.) pectins; syn. Pektinstoffe; im Pflanzenreich in Wurzeln, Stämmen u. Früchten (Apfel, Zuckerrübe usw.; Zitronen- u. Orangenschale enthält bis zu 30% P.) vorkommendes Gemisch aus Polysacchariden (Araban, Galaktan) u. unterschiedl. stark (20-60%) mit Methanol veresterter Polygalakturonsäure (für die gelierenden Eigenschaften der P. verantwortlich); Abbau: durch Pektasen (hydrolisieren die Methylester) u. Pektinasen (spalten die glykosidischen Bindungen); Salze: Pektate, bilden unter geeigneten Bedingungen mit Zucker in höheren Konz. Gelee (z. B. Herstellung v. Marmelade); therap. Anwendung als Verdickungsmittel (z. B. Hämophobin).

Pektoral|fremitus (pectoralis*; Fremitus*) m: s. Fremitus.

Pelade f: syn. Alopecia* areata.

Pel-Ebstein-Fieber (Pieter K. P., Int., Amsterdam, 1852-1919): (engl.) Pel-Ebstein fever; manchmal bei Lymphogranulomatose* auftretende wellenförmige Temperaturschwankung.

Pelger-Huët-Kern|anomalie (Karel P., Päd., Amsterdam, 1885-1931; G. J. H., Päd., Holland, geb. 1879; Anomalie*) f: (engl.) Pelger-Huët nu-

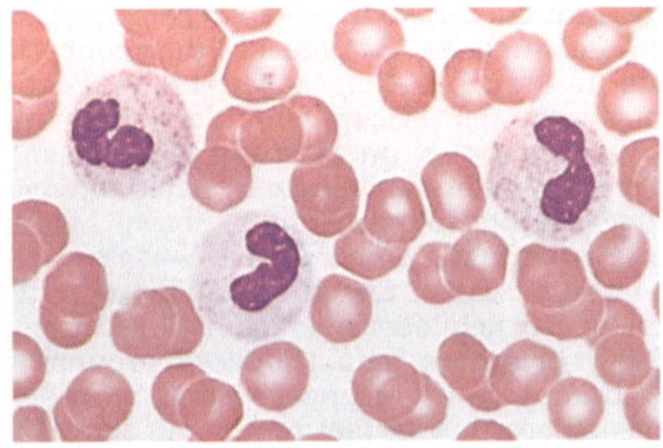

Pelger-Huet-Kernanomalie:
funktionell intakter Granulozyt mit nur zwei Kernsegmenten (Rucksack- bzw. Hantelform) im Blutausstrich (Pappenheim-Färbung)
[181]

clear anomaly; autosomal-dominant erbliche Kernanomalie der Leukozyten mit Mindersegmentierung der reifen Granulozyten (sog. pseudoregeneratives Blutbild) ohne klin. Krankheitswert; Häufigkeit ca. 1 : 6000; homozygote Träger der P.-H.-K. mit fast runden Zellkernen werden als Überpelger bezeichnet. Ähnliche Veränderungen treten i. R. eines schweren Infekts od. einer myeloproliferativen Erkr. auf (sog. Pseudopelger-Zellen).

Pelizaeus-Merzbacher-Krankheit (Friedrich P., Neurol., Kassel, 1850-1917; Ludwig M., Psychiater, Buenos Aires, Tübingen, 1875-1942): (engl.) Pelizaeus-Merzbacher disease; Form der orthochromatischen Leukodystrophie* mit X-chromosomal-rezessivem Erbgang; **Klin.:** Nystagmus, progressive psychomotor. Retardierung, gemischte neurol. Sympt. aufgrund zerebellarer u. pyramidaler Schäden; Beginn im 1. Lj., Tod im 2.-3. Lebensjahrzehnt.

Pella (lat.) f: Haut.

Pell|agra (↑; gr. ἄγρα Falle, in Zusammensetzungen: Gicht) f: durch Mangel an Nicotinamid* bzw. Nicotinsäure* u. meist multiplen Vitamin-B-Mangel entstehende Erkr.; **Urs.:** Malnutrition b. einseitiger Maisernährung, Malabsorption;

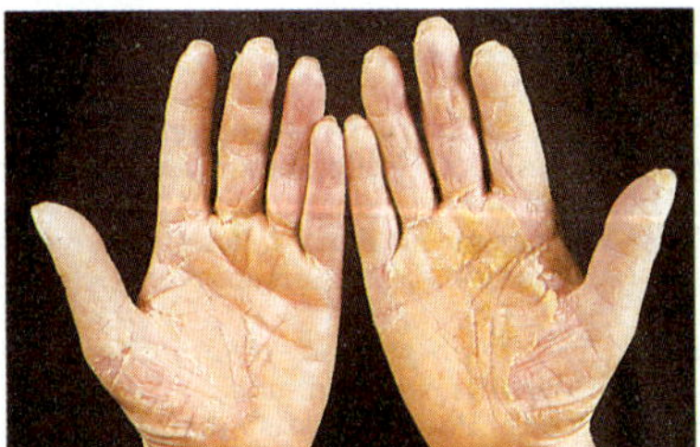

Pellagra:
Hyperkeratosen mit Rhagaden an den Händen [135]

Sympt.: **D**ermatitis m. Hyperpigmentierung im Bereich sonnenexponierter Haut, sog. Casal-Halsband (ringförmiges, bräunlich-rotes Erythem um den Hals); **D**iarrhoe; evtl. Polyneuropathie* u. **D**emenz (3D); **Ther.:** Nicotinamid, Nicotinsäure.

Pell|agra, hereditäre (↑; ↑) f: s. Hartnup-Krankheit.

Pellegrini-Schatten (Augusto P., zeitgen. Chir., Florenz): s. Stieda-Pellegrini-Schatten.

Pellis (lat.) f: Haut.

pel|lucidus (lat.): durchsichtig.

Peloid (gr. πηλός Schlamm; -id*) n: (engl.) peloid; Substanz terrestrischen od. pflanzlichen Ursprungs, die in feinkörnigem Zustand u. mit Wasser gemischt zu Bädern u. Packungen verwendet wird; z. B. Moor (Torf) u. feinkörnige Sedimente (Schlamm, Schlick, Fango*). Vgl. Adsorbenzien, Bad, Packung.

Pelv-: auch Pelvi-, Pelvio-; Wortteil mit der Bedeutung Becken; von lat. pelvis.

Pelveo|peri|tonitis (↑; Peritoneum*; -itis*) f: (engl.) pelvioperitonitis; auch Pelviperitonitis, Beckenbauchfellentzündung; auf das kl. Becken beschränkte Peritonitis* (z. B. bei akuter Salpingitis*).

Pelvi|graphie (↑; -graphie*) f: (engl.) pelviography; selten angewendete Methode zur röntg. Darstellung der Organe des kl. Beckens, i. e. S. nach Anlegen eines Pneumoperitoneums*.

Pelvi|pathia vegetativa (↑; -pathie*) f: syn. Parametropathia* spastica.

Pelvis (lat.) f: (anat.) Becken* mit **P. major** (großes Becken) u. **P. minor** (kleines Becken).

Pelvis angusta (↑; lat. angustus eng, schmal) f: enges Becken*; vgl. Beckenformen.

Pelvi|skopie (↑; -skopie*) f: (engl.) pelvioscopy; Laparoskopie* zur endoskop. Inspektion des Beckenraums; **Ind.:** als diagn. (gyn.) P. v. a. bei Erkr. von Beckenorganen (insbes. des weibl.

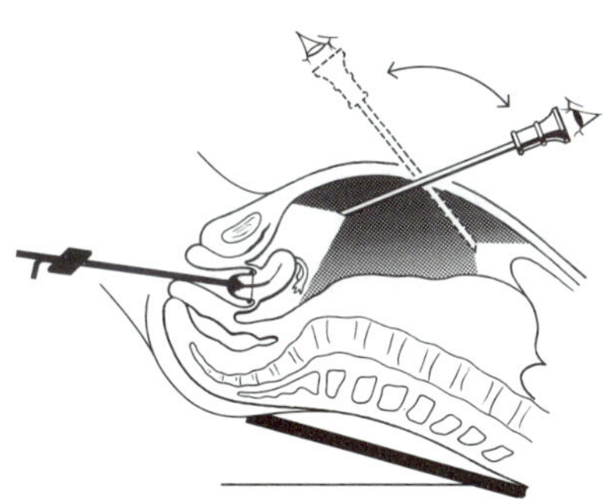

Pelviskopie [457]

inneren Genitale) mit der Möglichkeit zur Biopsie*, bei Verdacht auf Extrauteringravidität sowie zur Durchführung kleiner op. Eingriffe, z. B. Lösung von Verwachsungen, Fimbriolyse, Salpingostomatoplastik, ggf. in Komb. mit Chromopertubation, Salpingektomie od. Salpingotomie, Elektrokoagulation von Endometrioseherden; während der gynäkologischen P. (Durchführung in Beckenhochlagerung) wird der Uterus mit einer starren Vakuumportiokappe bzw. Vakuumintrauterinsonde mobilisiert. Vgl. Douglasskopie.

Pelvis nana (↑) f: Zwergbecken. **P. osteo|malacica** (↑) f: Kleeblattform des durch d. Schenkelköpfe eingedrückten Beckens bei Osteomalazie*. **P. plana** (↑) f: plattes Becken. **P. rachitica** (↑) f: Nierenform des Beckens durch Vorwölbung des Promontoriums bei rachitischer Lordose. **P. renalis** (↑) f: Nierenbecken. **P. spondyl-olisthetica** (↑) f: Verengung des Beckens inf. Spondylolisthesis* des fünften Lendenwirbels.

Pembe Yara: s. Hexachlorbenzol.

Pemolin (INN) n: (RS)-2-Amino-4,5-dihydro-4-phenyl-4-oxazolon (IUPAC); Verw.: Psychotonikum.

Pemphigoid, bullöses (gr. πέμφιξ Bläschen, Pustel; -id*) n: (engl.) bullous pemphigoid; syn. Alters- od. Parapemphigus; meist ab dem 7. Lebensjahrzehnt auftretende pralle, subepidermale, häufig unregelmäßig gestaltete, bis zu 10 cm große, nicht selten hämorrhagische Blasen (s. Abb.); Mundschleimhaut nur ausnahmsweise

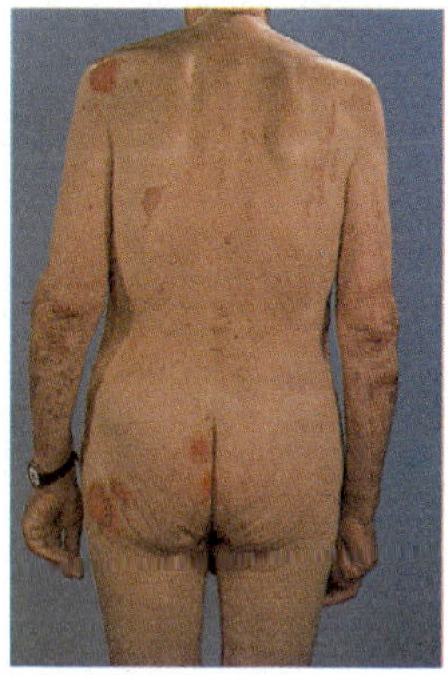

Pemphigoid, bullöses [3]

beteiligt; Auftreten oft in Zus. mit malignen Tumoren; **Diagn.:** bei über 60% der Pat. Autoantikörper gegen die Basalmembran, häufig erhöhtes IgE u. Eosinophilie; vgl. Tzanck-Test; **Ther.:** Glukokortikoide; **DD:** Dermatitis* herpetiformis Duhring, Pemphigus* vulgaris (fast immer auch Mundschleimhaut beteiligt).

Pemphigoid des Neugeborenen (↑; ↑) n: Pemphigus neonatorum; s. Impetigo contagiosa.

Pemphigus (↑) m: sog. Blasensucht; Bez. f. intraepidermal blasenbildende Hauterkrankungen; s. Pemphigus vulgaris, Pemphigus foliaceus.

Pemphigus brasiliensis (↑) m: syn. Fogo selvagem; in Brasilien fam. gehäuft vorkommende, dem Pemphigus* foliaceus ähnliche Hauterkrankung; möglicherweise infektiös bedingt.

Pemphigus chronicus benignus familiaris (↑) m: syn. Hailey-Hailey-Krankheit; autosomal-dominant vererbte Erkr. mit Blasenbildung der Haut durch Verhornungsstörungen der Epidermis; **Sympt.:** gruppierte, oft zirzinär angeordnete Blasen u. Bläschen, die sich zu schuppend-krustösen Herden umwandeln; **Lok.:** intertriginöse Bezirke, Nacken, Hals; **DD:** Intertrigo; Pemphigus vegetans Neumann; Darier-Krankheit.

Pemphigus con|junctivae (↑) m: s. Schleimhautpemphigoid, vernarbendes.

Pemphigus erythematosus (↑) m: Sonderform des Pemphigus* foliaceus mit erythematodesartigen Rötungen bes. im Gesicht.

Pemphigus foliaceus (↑) m: Bildung schlaffer subkornealer Blasen; wegen ihrer oberflächl. Lage kommt es nicht zu Epitheldefekten, sondern zur Exfoliation (erythematöse Flächen mit Schuppen u. Krusten); Beginn oft im Gesicht (sog. Schmetterlingsform) mit langsamer Ausdehnung auf den größten Teil od. das ganze Integument; nur selten Mundschleimhautbeteiligung; Auslösung möglicherweise durch Medikamente; **Ther.:** Glukokortikoide.

Pemphigus neo|natorum (↑) m: s. Impetigo contagiosa. **P. sebor|rhoicus** (↑) m: syn. Senear-Usher-Syndrom; auf die seborrhoischen Areale beschränkte, leichte Form des Pemphigus* foliaceus. **P. syphiliticus** (↑) m: Hautveränderungen bei Syphilis connata; s. Syphilis.

Pemphigus vegetans Hallopeau (↑; François H. H., Dermat., Paris, 1842-1919) m: syn. (frz.) pyodermite végétante Hallopeau; Variante des Pemphigus* vulgaris mit Bildung verruköser Vegetationen, die sich peripher ausbreiten, bes. an intertriginösen Stellen.

Pemphigus vegetans Neumann (↑) m: Variante des Pemphigus* vulgaris mit spontaner Entstehung von Blasen im Bereich der Mund- u. Genitalschleimhaut u. der Axilla; Epitheldefekte heilen unter Bildung von papillomatösen Wucherungen (Vegetationen) ab; die Erkr. zeigt längere Spontanremissionen als der Pemphigus vulgaris u. verläuft protrahierter.

Pemphigus vulgaris (↑) m: schwere Erkr. der Haut u. Schleimhaut mit auf meist unveränderter Haut entstehenden, i. d. R. schlaffen (intraepidermalen, akantholyt.) Blasen, die bald platzen u. schmerzhafte Erosionen sowie Krusten mit geringer Heilungstendenz hinterlassen; Beginn meist im Bereich der Mundschleimhaut; Übergang auf andere Schleimhäute, Kopfhaut u. gesamtes Integument, bes. auf die Stellen, die Druck u. Reibung ausgesetzt sind; narbenlose Abheilung unter der Ther. mit Glukokortikoiden u. Zytostatika; **Diagn.:** Nachweis von IgG-Antikörpern gegen epidermale Interzellulärsubstanz durch direkte u. indirekte Immunfluoreszenz; Akantholyse im Tzanck*-Test; Auslösung des Nikolski*-Phänomens auf klinisch unveränderter Haut; **Progn.:** chron. Verlauf, Spontanremissionen möglich, Mortalität unter 10%.

Pemplomer n: syn. Spike; Glykoproteinfortsatz der Außenhülle best. Viren*.

Penalisation (lat. poena Strafe) f: (engl.) penalization; Verf. zur Schielbehandlung (s. Strabismus), bei dem die Sehschärfe des sehtüchtigen Auges herabgesetzt wird; wirksam nur bei geringer Seitendifferenz der Sehschärfe; **Formen: 1.** P. mit Atropin-Augentropfen: die Akkommodationslähmung bewirkt eine unscharfe Netzhautabbildung für die Nähe; **2.** P. mit Brille (nur bei Hyperopie od. Emmetropie möglich): das Führungsauge erhält ein ca. 3 dpt zu starkes Plusglas; dadurch erhält es in der Ferne eine unscharfe Netzhautabbildung (Myopisierung); **3.** Komb. von Atropinbehandlung des Führungsauges mit Verstärkung des Brillenglases des amblyopen Auges um +3 dpt; bei alternierender Nah- u. Fernfixation wird das Führungsauge in der Ferne, das amblyope Auge in der Nähe benutzt. Vgl. Amblyopie.

Pen|butolol (INN) n: S-1-tert-Butylamino-3-(2-cyclopentyl-phenoxy)-2-propanol (IUPAC); Verw.: s. Betarezeptorenblocker.

Pendel|bestrahlung: s. Strahlentherapie.

Pendel|hoden: Normvariante der Beweglichkeit der Hoden, die spontan im Skrotum stehen, bei ausgelöstem Kremasterreflex (auch durch Kälte od. durch Schamgefühl begünstigt) jedoch durch die Kontraktion des M. cremaster in den Inguinalkanal hinaufsteigen. Die Hoden treten bei Nachlassen der Muskelanspannung ohne weitere Maßnahmen wieder in d. Skrotum. Vgl. Gleithoden, Maldescensus testis.

Pendel|luft: Atemluftanteil, der b. offenem einseitigem Pneumothorax* od. bei Rippenserienfraktur* mit Thoraxinstabilität aufgrund unterschiedl. Druckverhältnisse in beiden Thoraxhälften von einem Lungenflügel in den anderen strömt; vgl. Atmung, paradoxe.

Pendel|narkose|system (Narkose*) n: halbgeschlossenes Narkosesystem*, bei dem ein Teil der Exspirationsluft nach Absorption von Kohlensäure als Pendelluft rückgeatmet wird; veraltet, z. T. noch in der Kinderanästhesie gebräuchlich.

Pendel|nystagmus (Nystagmus*) m: s. Nystagmus.

Pendel|osteo|tomie (Ost-*; -tom*) f: keilartige Osteotomie* der Tibia unterhalb der Tuberositas tibiae unter Erhaltung einer inneren Spongiosabrücke, verbunden mit einer Fibulaosteoto-

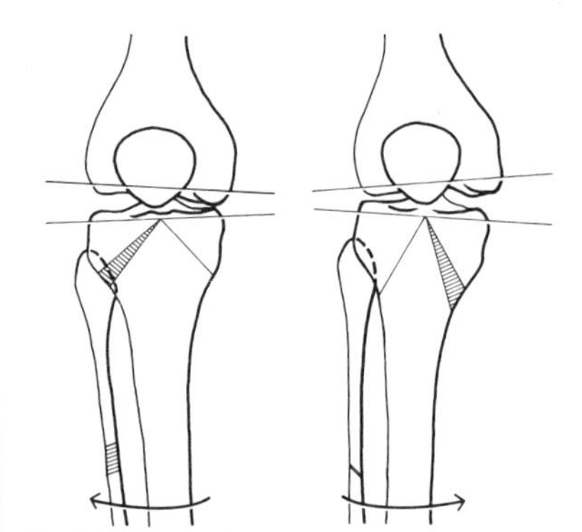

Pendelosteotomie

mie zur Korrektur eines Genu varum od. Genu valgum mit anschließender Ruhigstellung im Oberschenkelgips.

Pendel-Shunt (engl. shunt Nebenschluß, Weiche) m: Wechsel zw. Links-Rechts- u. Rechts-Links-Shunt bei Erhöhung des Lungengefäßwiderstands u. Druckangleichung an die Verhältnisse im Körperkreislauf bei angeborenen Herzfehlern* mit primärem Links-Rechts-Shunt; vgl. Eisenmenger-Reaktion.

Pendred-Syn|drom (Vaughan P., Arzt, London, geb. 1869) n: autosomal-rezessiv erbl. Kombination von angeb. Innenohrschwerhörigkeit bzw. -taubheit mit Enzymdefekt im Iodstoffwechsel u. dadurch bedingter Iodeinbaustörung in die Schilddrüsenhormone (Hypothyreose* aufgrund einer Iodisationsstörung); häufig Struma*.

Penetranz (lat. penetrare durchdringen) f: (engl.) penetrance; Manifestationshäufigkeit od. -wahrscheinlichkeit eines Gens, d. h. der Anteil der Merkmalträger bezogen auf d. Gesamtzahl der Genträger, die nach ihrer genet. Konstitution das betreffende Merkmal zeigen könnten. Unvollständige od. fehlende P., ausgelöst durch Umwelteinflüsse od. Interaktion mit anderen Genen, ist gerade b. dominanten Erbanomalien des Menschen sehr häufig. Vgl. Expressivität, Krankheiten, genetische.

Penetration (↑) **f:** Eindringen; z. B. eines pathol. Prozesses (Tumor, Ulkus) in angrenzende Gewebe od. Nachbarorgane od. von Mikroorganismen in einen Organismus bzw. dessen Zellen; sexualmed./rechtsmed. auch i. S. des Koitus* bzw. des anogenitalen Geschlechtsverkehrs*.

Penetrations|test (↑) **m:** (engl.) penetration test; syn. (Spermien-)Invasionstest; Test zur diagnostischen Abklärung einer Sterilität*; **Formen: 1.** Sims*-Huhner-Test (in vivo); **2.** Kurzrok*-Miller-Test (in vitro); **3.** Kapillar-Sperma-Penetrationstest (Abwandlung des Kurzrok-Miller-Tests); **4.** Sperma*-Zervikal-Mukus-Kontakttest.

Penfield-Syn|drom (Wilder G. P., Neurochir., Montreal, geb. 1891) **n:** paroxysmale Hypertonie b. Hirntumoren (v. a. im Thalamusbereich).

Pengi|toxin (INN) **n:** 16β-Acetoxy-14-hydroxy-3β-(tetraacetyl-tridigitoxosyloxy)-5β,14β-card-20(22)enolid (IUPAC); Verw.: Herzglykosid; vgl. Digitalisglykoside.

Penicill|amin (INN) **n:** D-3-Mercaptovalin (IUPAC); syn. D-Penizillamin; Chelatbildner; **Verw.:** (in einschleichender Dosierung) bei Metallintoxikationen (Hg, Pb, Zn, Co, Cu), hepatolentikulärer Degeneration, rheumatoider Arthritis, Cystinurie; **NW:** Störungen der Hämatopoese, Neuropathien (Skelett- u. Augenmuskelparesen), Geschmacksstörungen, allerg. Hautreaktionen, Nierenschäden (bei hohen Dosen).

Penicilline (lat. penicillus Pinsel) **n pl:** Penizilline*.

Peni|cillium (↑) **n:** Pinselschimmel; Gattungsbegriff f. weitverbreitete Fungi imperfecti; als Nebenfruchtform verzweigte Konidienträger mit Ketten von Konidiosporen* (vgl. Fungi); auf Agarplatten verschiedenfarbiger Rasen je nach Farbe der Sporen; einige Arten bilden Penizilline* bzw. Mykotoxine*; normalerweise Saprophyten auf org. Stoffen, Lebensmittelverderber, Verunreinigungen auf bakteriol. Nährböden; wichtige Arten: **1.** P. camemberti bei d. Käseherstellung (Camembert) zur Bildung von Geschmacksstoffen; **2.** P. glaucum: grüner Pinselschimmel, Lebensmittelverderber; **3.** P. notatum u. chrysogenum: bilden Penizillin; **4.** P. roqueforti: Roquefort-, Gorgonzola- u. Stilton-Käseschimmel.

-penie: auch -penia; Wortteil mit der Bedeutung Mangel, Not; von gr. πενία.

Penis (lat.) **m:** syn. Phallus, Membrum virile; das männliche Glied (s. Abb.). Vgl. Genitale.

Penis|block (↑): (engl.) penis block; Lokalanästhesie* des Penis durch radiäre Inj. eines Lokalanästhetikums (ohne Adrenalinzusatz) im Bereich der Peniswurzel entw. unter die Fascia penis profunda od. subkutan.

Penis|de|viation (↑; lat. devius abseits, abweichend) **f:** (engl.) penile deviation; Abknickung des erigierten Penis, die eine Kohabitation erschwert bzw. unmöglich macht; meist angeb. mit Krümmung nach ventral od. lateral (vgl. Epispadie, Hypospadie), erworben als Induratio* penis plastica.

Penis|elephantiasis (↑; gr. ἐλέφας Elephant; -iasis*) **f:** Lymphstauung im Abflußgebiet der Penislymphbahnen inf. Trauma, Phimose, Urethralstriktur od. -fistel, Balanitis, Lymphangitis, Erysipel, Tuberkulose, Lues, nach Exstirpation der inguinalen Lymphknoten, bei Bestrahlung, Herz- u. Nierenkrankheiten.

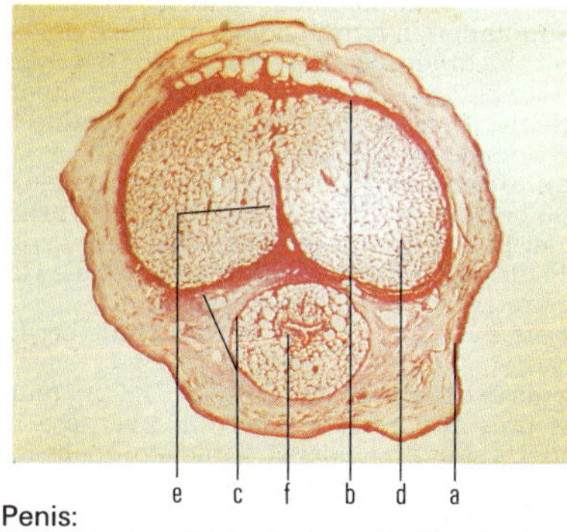

Penis:
Querschnitt, Histologie (Karmin-Elastika-Färbung); a: Fascia penis superficialis; b: Fascia penis profunda; c: Tunica albuginea; d: Corpus cavernosum penis; e: Septum penis; f: Corpus spongiosum penis mit Urethra [470]

Penis|erythro|plasie (↑; Erythr-*; -plasie*) **f:** s. Erythroplasie Queyrat.

Penis|fraktur (↑; Fraktur*) **f:** (engl.) penis (penile) fracture; auch Penisbruch; durch Quetschung des erigierten Penis entstandene Ruptur der Corpora cavernosa; **Ther.:** sofortige Op., kein Katheter (Penisphlegmone!).

Penis|gangrän (↑; Gangrän*) **f:** (engl.) penis gangrene; Nekrose des Penis von variabler Ausdehnung inf. Verletzung, mechan., chem., thermischer Schädigung, Strangulation, Paraphimose, Harninfiltration, Abszeß, Phlegmone, Allgemeinerkrankung.

Penis|in|duration (↑; lat. indurare verhärten) **f:** s. Induratio penis plastica.

Penis|karzinom (↑; Karz-*; -om*) **n:** (engl.) penis carcinoma; Karzinom des Penis, das mit einem Häufigkeitsgipfel zw. dem 50. u. 60. Lj. auftritt; histol. zu 90% Plattenepithelkarzinom*, 10% Basalzellkarzinom; häufigste Lok. am Sulcus coronarius des Penis; **Urs.:** möglicherweise Phimose* (mit chron. Balanitis) u. Retention von Smegma*; als Präkanzerosen gelten Leukoplakie* u. Erythroplasie* Queyrat. **Sympt.:** wie bei Balanitis od. Phimose, klare od. purulente Sekretion, Schwellung u. Induration von Glans u. Präputium, evtl. Kontaktblutung, in fortgeschrittenen Stadien u. U. Ulzeration des Tumors; **Diagn.:**

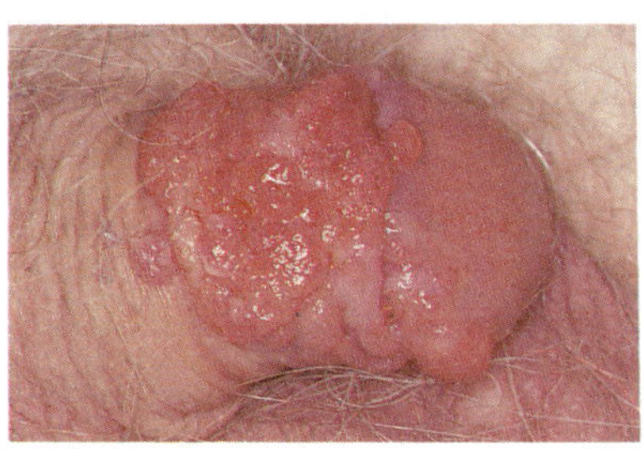

Peniskarzinom [27]

P

Biopsie; **Ther.** in Abhängigkeit vom Tumorstadium: evtl. lokale Exzision, bei fortgeschrittenem P. mit Lymphknotenmetastasen (partielle) Penisamputation u. Lymphadenektomie, Zytostatika, Strahlentherapie, Lasertherapie; **DD:** Syphilis, Lymphogranuloma venereum, Granuloma inguinale, Herpes simplex, Genitaltuberkulose, Condylomata acuminata.

Penis|luxation (↑; lat. luxare verrenken) f: (engl.) penis dislocation; nach Abriß der Vorhaut von der Eichel entstandene kraniale Verlagerung des Penis durch Zurückschlüpfen unter die Haut der Skrotal- od. Symphysengegend.

Penis palmatus (↑) m: flacher Penis bei Hypospadie*.

Penis|pro|thesen (↑; Prothese*) f pl: (engl.) penis prosthesis; in die Corpora cavernosa implantierte starre od. flexible Kunststoffstäbe bzw. durch präperitoneales Flüssigkeitsreservoir mittels Pumpbällchen im Skrotum auffüllbare Kunststoffzylinder zur Behebung einer erektilen Impotenz; vgl. Funktionsstörung, sexuelle.

Penis|torsion (↑; lat. torsio Drehung, Wendung) f: (engl.) torsion of the penis; Drehung des männl. Gliedes um seine Längsachse (angeb. Fehlbildung); das Frenulum liegt seitl. od. nach oben gewendet; meist mit anderen Genitalfehlbildungen wie Hypospadie*, Epispadie* u. a. verbunden; Harnstrahl normal, Erektion unbehindert.

Penizill|amin n: Penicillamin*.

Penizillan|säure: s. Penizilloinsäure.

Penizillasen f pl: s. Penizillinasen.

Penizillin|all|ergie (Penicillium*; Allergie*) f: (engl.) penicillin allergy; Allergie* vom Früh- od. Spättyp auf Penizilline u. mehr als einem Dutzend versch. antigen wirksamer Abbauprodukte; vgl. Arzneimittelallergie.

Peni|zillinasen (↑) f pl: (engl.) penicillinases; auch Penizillasen; korrekte Bez. Penizillinbetalaktamasen; von penizillinresistenten Staphylokokken, gramnegativen Bakt. u. a. gebildete Betalaktamasen*.

P

Peni|zilline (↑) n pl: (engl.) penicillins; von A. Fleming (1928) aus dem Schimmelpilz Penicillium notatum isolierte Stoffwechselprodukte mit antibakterieller Wirkung (Antibiotika*); ab 1938 durch Florey, Abraham, Chain u. a. (sog. Oxford-Kreis) Versuche z. Gewinnung u. Darstellung; ab 1940 therap. Anwendung u. Entwicklung zahlreicher Derivate; **Chemie:** P. sind Abkömmlinge der 6-Amino-Penicillansäure; allen gemeinsam ist der Betalaktamring (vgl. Betalaktam-Antibiotika); **Wirkungen** u. **Ind.:** bakterizide (u. bakteriostatische) Wirkung durch Hemmung der Zellwandsynthese im Proliferationsstadium empfindl. Bakterien bei guter Verträglichkeit u. großer Dosierungsspanne; Verw. bei Infektionen mit penizillinempfindlichen Erregern; Nachfolgepräparate der natürl. P. (Penizillin G, Penizillin V) unterscheiden sich z. T. im Wirkungsspektrum u. den pharmakokinet. Eigenschaften; **Penizillin G** (Benzylpenicillin, säurelabil) u. die säurestabilen (oral applizierbaren) sog. **Oralpenizilline** Penizillin V (Phenoxymethylpenicillin), Propicillin u. Azidocillin wirken v. a. gegen grampositive Bakterien u. best. gramnegative Kokken (Ausnahme: penizillinasebildende Stämme); Ind.: Streptokokken-Angina, Scharlach, Erysipel, Bronchitis, Otitis, Pneumonie; Penizillin G bei schwer verlaufenden Infektionen; **Depotpenizilline** (z. B. Benzylpenicillin-Benzathin, Benzylpenicillin-Clemizol, Benzylpenicillin-Procain) setzen Penizillin verzögert frei; wegen des Fehlens hoher Konzentrationsspitzen sind diese nur für sehr empfindl. Keime (z. B. bei Gonorrhoe od. zur Langzeitprophylaxe bei rheumat. Fieber) geeignet. **Penizillinasefeste P.** (sog. Staphylokokkenpenizilline), z. B. Oxacillin, Dicloxacillin, Flucloxacillin, sind wirksam gegen penizillinasebildende Staphylokokken. **P. mit weiterem Wirkungsspektrum** als Penizillin G, v. a. im gramnegativen Bereich, sind Amoxicillin, Pivampicillin u. Bacampicillin (werden nach oraler Gabe besser resorbiert als Ampicillin). **Breitband-P.** mit Wirkungsspektrum v. a. im gramnegativen Bereich (u. a. gegen Enterobacteriaceae, z. T. Bacteroides fragilis u. Pseudomonas aeruginosa) sind Acylamino-P. (Azlocillin, Mezlocillin, Piperacillin) u. Carboxy-P. (Temocillin u. a.); **NW:** Allergien, Hämostasestörungen; bei hohen Dosen: neurotox. Reaktionen (Krämpfe); indirekt: Jarisch*-Herxheimer-Reaktion, gastrointestinale Störungen.

Peni|zillin G n: syn. Benzylpenicillin; s. Penizilline.

Penizillin|säure: (engl.) penicillic acid; Mykotoxin (aus Penicillium verrucosum, Penicillium puberulum u. Penicillium stoloniferum), wirkt auf Mensch (u. Säugetiere) ähnlich wie die Aflatoxine*, kann Chromosomenaberrationen* auslösen (potentielles Karzinogen); **Vork.:** in Brot u. Mehl.

Penizillin V n: syn. Phenoxymethylpenicillin*.

Peni|zilloin|säure: durch Einwirkung bakt. Penizillinasen entstehendes Abbauprodukt des Penizillins; bei Abbau durch d. mikrobielle Enzym Penizillinalkylase entsteht 6-Amino-Penizillansäure.

pennatus (lat. penna Feder): gefiedert.

Penta|chlor|phenol n: $C_6(OH)Cl_5$; Schädlingsbekämpfungsmittel mit starker Reizwirkung auf Haut u. Schleimhaut; bei Vergiftung Leber- u. Nierenschäden, Lähmungen, Chlorakne*.

Penta|erithrityl|tetra|nitrat (INN) n: 2,2-Bis-(hydroxymethyl)-1,3-propandioltetranitrat (IUPAC); organisches Nitrat (s. Nitrate, organische); Verw.: bei Angina pectoris (nicht zur Anfallsbehandlung).

Penta|gastrin (INN) n: N-tert-Butyloxy-carbonyl-β-alanyl-L-tryptophyl-L-methionyl-L-aspartyl-L-phenylalaninamid (IUPAC); Verw.: Magensaftsekretionsdiagnostikum; vgl. Magensaftuntersuchung.

Penta|midin (INN) n: 4,4'-(Pentamethylendioxy)bisbenzamidin (IUPAC); **Verw.:** Antiprotozoikum (Mittel gegen Trypanosomen u. Leishmanien), zur Proph. u. Ther. der Pneumocystis*-carinii-Pneumonie, v. a. bei HIV*-Erkrankung; **NW:** Pankreatitis, Diabetes mellitus, Hypokaliämie bei Infusion, Husten, Bronchospasmus bei Inhalation.

Penta|stomida (gr. πέντε fünf; στόμα Mund, Öffnung; -id*) n pl: syn. Linguatulida (Zungenwürmer); degenerierte, wurmähnl. Endoparasiten, den Arthropoden* zugerechnet; charakterisiert durch zwei Hakenpaare nahe der Mundöffnung; adulte P. parasitieren in Respirationsorganen karnivorer Landwirbeltiere (selten Mensch), Larven in Leber, Milz u. a. Organen herbivorer Säugetiere (auch Mensch). **Gattungen:** Linguatula, Armillifer, Pentastomum. Vgl. Porozephalose.

Penta|stomum denticulatum (↑; ↑) n: syn. Pentastomum taenioides; Larve von Linguatula* serrata.

Penta|zocin (INN) n: (2R*,6R*,11R*)-2,3,4,5,6-Hexahydro-6,11-dimethyl-3-(3-methyl-2-butenyl)-2,6-methano-3-benzazocin-8-ol (IUPAC); Verw.: Opioid-Analgetikum.

Pent|dyo|pent n: Blutfarbstoffabbauprodukt aus Hämoglobin* u. dessen Abkömmlingen (Bilirubin, Biliverdin, Urobilin), das nach Reduzierung mit Natriumdithionit ($Na_2S_2O_4$) in alkal. Milieu rot gefärbt ist u. ein Absorptionsmaximum bei $\lambda = 525$ µm besitzt; Vork. im Harn z. B. bei Leberfunktionsstörungen.

Pentele (gr. πέντε fünf) n pl: Gruppenbez. f. die Elemente Stickstoff, Phosphor, Arsen, Antimon u. Bismut (Stickstoffgruppe, V. Hauptgruppe des Periodensystems* der Elemente).

Pen|tetrazol (INN) n: 6,7,8,9-Tetrahydro-5H-tetrazoloazepin (IUPAC); Verw.: Analeptikum (obsolet).

Pento|barbital (INN) n: (RS)-5-Ethyl-5-(1-methylbutyl)-barbitursäure (IUPAC); Verw.: Hypnotikum; s. Barbiturate.

Pentosane n pl: (engl.) pentosans; aus Pentosen aufgebaute Polysaccharide* (z. B. Xylan, Araban).

Pentose f: Zucker mit fünf C-Atomen; z. B. D-Xylose, D-Arabinose, D-Ribose u. 2-Desoxyribose (Aldosen*) sowie D-Xylulose, D-Ribulose (Ketosen*); Ribose u. Desoxyribose haben v. a. Bedeutung als Zuckerkomponenten von RNA* u. DNA* u. deren freien Nukleotiden*; die Monophosphatester (an C_5) v. D-Xylose, D-Ribose, D-Xylulose u. D-Ribulose sind Intermediärprodukte des Pentosephosphatzyklus*. Vgl. Monosaccharide.

Pentose|phosphat|zyklus m: (engl.) pentose phosphate cycle; syn. Hexosemonophosphatzyklus bzw. Hexosemonophosphat-Shunt, auch Warburg-Dickens-Horecker-Abbauweg (nach d. Entdeckern); geht aus vom Glukose-6-Phosphat (s. Kohlenhydratstoffwechsel); in der Summe entstehen drei C5-Zucker aus zwei C6- u. einem C3-Zucker durch eine Folge von Transaldolase- u. Transketolase-katalysierten Reaktionen. Im 1. u. 2. Schritt wird durch Oxidation (Dehydrierung) des Glukose-6-Phosphats (durch Glukose*-6-Phosphat-Dehydrogenase) u. des folgenden Glukonsäure-6-Phosphats (durch Glukonsäure-6-Phosphat-Dehydrogenase) NADPH gewonnen. Decarboxylierung der entstandenen Betaketosäure führt z. Ribose-5-Phosphat. **Bedeutung:** Bereitstellung **1.** von NADPH (zur Synthese von Fettsäuren, Cholesterin u. a.) u. **2.** von Pentosen* (Ribose) zum Aufbau der Nukleinsäuren* (bes. während des Wachstums). Bei Überangebot an Pentosen kann wieder Glukose entstehen.

Pentos|urie (Ur-*) f: (engl.) pentosuria; Auftreten von Pentosen im Harn; **Formen: 1.** alimentäre P. v. a. nach Verzehr von Obst; **2.** medikamentös bedingte P. nach Einnahme best. Medikamente (z. B. Chloralhydrat, Myrrhentinktur, Kampfer); **3.** benigne od. essentielle P.: autosomal-rezessiv erbl. Defekt der Xylulosedehydrogenase mit Ausscheidung großer Mengen L-Xylulose. Vgl. Melliturie.

Pent|oxifyllin (INN) n: 3,7-Dimethyl-1-(5-oxohexyl)-2,6(1H,3H)-purindion (IUPAC); vasoaktiver Stoff; **Verw.:** bei Durchblutungsstörungen; **NW:** u. a. gastrointestinale Störungen, Kopfschmerz, Schwindel, Schlafstörungen, nach parenteraler Gabe Blutdruckabfall.

Pent|oxyverin (INN) n: 2-(2-Diethylaminoethoxy)-ethyl-1-phenyl-cyclopentancarboxylat (IUPAC); Verw.: Antitussivum.

-pepsie: Wortteil mit der Bedeutung Verdauung, Kochung; von gr. πέψις.

Pepsin (↑) n: Verdauungsenzym (Protease) des Magensafts* in drei sich geringfügig voneinander unterscheidenden Formen (Pepsin I-III); optimale Wirkung bei pH 2; wird in den Hauptzellen der Magenmukosa als inaktive Vorstufe (Pepsinogen) gebildet u. sezerniert; Aktivierung durch Abspaltung mehrerer Peptide durch das saure Magenmilieu u. Autokatalyse. Das größte der Peptide wirkt als Pepsininhibitor, wird jedoch durch weitere Spaltung rasch unwirksam. P. spaltet im Inneren die Proteinmoleküle, v. a. vor u. nach aromat. Aminosäuren.

Pepsino|gen (↑; -gen*) n: inaktive Vorstufe des Pepsins*.

pepticus (gr. πεπτός gekocht): peptisch; **1.** die Verdauung fördernd; **2.** durch Verdauung entstanden; vgl. Ulcus pepticum.

Peptidasen f pl: syn. Exopeptidasen; s. Proteasen.

Peptid, atriales natri|uretisches n: Abk. ANP*.

Peptid|bindung: s. Eiweiße.

Peptide n pl: (engl.) peptides; chem. Verbindungen aus über Peptidbindungen verknüpften Aminosäuren*.

Peptid|hormone (gr. πεπτός gekocht, gar; Horm-*) n pl: s. Hormone.

Peptidyl|trans|ferase f: s. Proteinbiosynthese.

Peptisation f: Rückverwandlung v. Gelen in Sole; vgl. Kolloide.

Pepto|coccus (gr. πεπτός gekocht; Kokken*) m: Gattung grampositiver Haufenkokken der Fam. Peptococcaceae (vgl. Bakterienklassifikation); sechs streng anaerob wachsende Species; penizillinempfindlich; isoliert meist in Mischinfektionen mit anderen Anaerobiern bei dentogenen Abszessen, Lungenabszessen u. Pleuraempyemen, Osteomyelitis u. bei Abszessen im Bereich des weibl. Genitale; **P. anaerobius** (P. magnus) wird häufig bei sept. Arthritis (v. a. im Bereich künstlicher Gelenke) angetroffen.

Peptone n pl: (engl.) peptones; Spaltprodukte der Eiweiße*, die durch Einwirkung von Pepsin* entstehen; aufgrund des niedrigen Molekulargewichts nicht aussalz- u. koagulierbar; dienen u. a. zur Herstellung von Bakteriennährböden.

Pepto|strepto|coccus (Peptococcus*; Strept-*) m: Gattung grampositiver, obligat anaerober Kugelbakterien der Fam. Peptococcaceae (vgl. Bakterienklassifikation); fünf Species; isoliert aus der Genitalregion von (auch gesunden) Frauen, bei eitrigen Wundinfektionen, Appendizitis u. Puerperalfieber; penizillinempfindlich.

Per: Abk. f. **Per**chloräthylen*.

Per-: Wortteil mit der Bedeutung ringsum, umher, durch, hindurch, Zer-, Hin-, Ver-, völlig, sehr; von lat. per.

per|akut (↑; lat. acutus zugespitzt, gefährlich): sehr akut.

Perazin: 10-[3-(4-Methyl-1-piperazinyl)propyl]phenothiazin (IUPAC); Phenothiazinderivat; Verw.: s. Neuroleptika.

Per|chlor|äthylen n: (engl.) perchlorethylene; Kurzbez. Per; $Cl_2C{=}CCl_2$; zu den Halogenkohlenwasserstoffen* gehörende chem. Verbindung, weit verbreitet als Lösungsmittel in Industrie u. chem. Reinigungen; MAK-Wert 100 ppm (670 mg/m³); tox. Wirkung an ZNS, Herz, Leber, Nieren durch versch. Metabolite.

Per|chlorat n: s. Thyreostatika.

P

Per|forans|in|suffizienz (lat. perforare durchbohren; Insuffizienz*) f: s. Varizen.

Per|forans|venen (↑; Vena*) f pl: s. Venae perforantes.

Per|foration (↑) f: Durchbruch, Durchbohren; Eröffnung einer geschlossenen Körperhöhle od. Struktur, meist eines Hohlorgans; **1.** spontan inf. nekrotisch-entzündlicher Gewebeschädigung (z. B. Magenperforation*, Trommelfellperforation*); **2.** traumatisch bedingt (auch iatrogen, z. B. P. des Uterus bei Kürettage, des Ösophagus bei Ösophagoskopie). Vgl. Penetration.

Per|forations|peri|tonitis (↑; Peritoneum*; -itis*) f: (engl.) post perforation peritonitis; Peritonitis* nach Perforation eines abdominellen Organs, z. B. bei Appendizitis.

Perforin (↑) n: syn. Zytolysin; zytolytisches Protein, das in zytoplasmat. Granula der Killerzellen* u. natürlichen Killerzellen* gespeichert u. durch den Kontakt mit der Zielzelle freigesetzt wird; in einer calciumabhängigen Reaktion wird deren Membran perforiert, wodurch Wasser in die Zelle einströmen kann. Vgl. T-Lymphozyten.

Per|fusion (lat. perfundere, perfusus über-, durchströmen) f: Durchströmung, z. B. des Körpers od. einzelner Organe mit Flüssigkeit (Blut u. a.); auch i. S. von Hämoperfusion* od. künstl. Durchströmung, z. B. des Körpers mittels Herz*-Lungen-Maschine, u. zur radiol. Diagnostik.

Per|fusions|szinti|graphie (↑; Szinti-*; -graphie*) f: s. Lungenperfusionsszintigraphie.

Perhexilin (INN) n: (RS)-2-(2,2-Dicyclohexylethyl)-piperidin (IUPAC); Koronardilatator; Verw.: bei Angina pectoris; vgl. Calciumantagonisten.

Peri-: Wortteil mit der Bedeutung um ... herum, in der Umgebung von, überschreitend, übermäßig, über-; von gr. περί.

Peri|adenitis (↑; Aden-*; -itis*) f: Entz. des eine Drüse umgebenden Gewebes.

peri|apikal (↑; lat. apex Kuppe, Spitze, Gipfel): (engl.) periapical; in der Umgebung der Wurzelspitze des Zahns.

Peri|arteriitis (↑; Arteri-*; -itis*) f: (engl.) periarteritis; Entzündung der Adventitia der Arterien u. des umgebenden Bindegewebes.

Peri|arteriitis nodosa (↑; ↑; ↑; lat. nodus Knoten) f: Abk. PAN; syn. Panarteriitis nodosa, Polyarteriitis nodosa, Kussmaul-Meier-Syndrom; eine den Kollagenosen zuzuordnende systemische Vaskulitis* in Form einer nekrotisierenden Arteriitis; **Pathol./Anat.:** histol. akut-entzündliche Zellinfiltration u. fibrinoide Nekrose der Media, Adventitia u. des Endothels, die zu arteriellem Verschluß (Infarzierung) u. Aneurysmabildung (Rupturgefahr) führen können; **Sympt.:** v. a. Fieber, Gewichtsverlust, Niereninsuffizienz, Glomerulopathie, (renale) Hypertonie, Arthritis, Herzbeteiligung (Koronararteriitis, Herzrhythmusstörungen, Perikarditis); abdominelle Schmerzen, auch Mesenterialgefäßverschluß, Leberinfarkt, Polyneuropathie, ferner Hautsymptome (charakterist. Livedo racemosa, Urtikaria, Nekrosen); **Diagn.:** labordiagn. beschleunigte BKS, Leukozytose, Anämie, positive Rheumafaktoren (40%), zirkulierende Immunkomplexe (85%), Hepatitis-B-Antigen (5-80%); Sicherung der Diagn. durch Gefäßbiopsie mit Immunhistologie, viszerale Angiographie (nicht risikofrei; Aneurysmanachweis); **DD:** andere Vaskulitiden, Wegener-Klinger-Granulomatose, Small vessel disease, Kollagenosen; Sonderform: Kawasaki*-Syndrom.

Peri|arteriitis nodosa cutanea benigna (↑; ↑; ↑; ↑) f: Sonderform der Periarteriitis nodosa mit subkutanen, bis kirschgroßen entzündl. geröteten Knoten od. bis handtellergroßen Infiltraten (evtl. mit oberflächl. Ulzerationen), v. a. an den Beinen inf. einer isolierten Beteiligung kleiner od. mittlerer arterieller Hautgefäße (als Perivasculitis nodosa bei zusätzl. Beteiligung von Venen).

Peri|arthritis (↑; Arthr-*; -itis*) f: Entz. des ein Gelenk umgebenden Gewebes.

Peri|arthritis, akute kalzifizierende (↑; ↑; ↑) f: syn. Hydroxylapatitkristall*-Ablagerungskrankheit.

Peri|arthro|pathia humero|scapularis (↑; ↑; -pathie*) f: (engl.) freezing arthritis; Abk. PHS; syn. Periarthritis bzw. Periarthrosis humeroscapularis; zusammenfassende Bez. für versch. pathologische Prozesse im Bereich der Weichteile in der Umgebung des Schultergelenks, insbes. Insertionstendopathien, die zu einer schmerzhaften Bewegungseinschränkung führen; **Urs.:** v. a. mechanisch-traumatische, aber auch metabolische, zirkulatorische, thermische, infektiöse, toxische u. psychische Faktoren; **Pathol./Anat.:** primär degen. Veränderungen der Sehnen, Bursae u. Ligamente mit möglicher Verkalkung u. Ruptur; häufig knöcherne Reaktionen u. sekundär entzündliche Veränderungen; **Formen: 1.** P. h. tendopathica simplex mit nachts betonten, subakuten od. chron. Spontanschmerzen; Schmerzen bei best. Bewegungen, ggf. gegen Widerstand u. Druckschmerz an typischen Punkten, führt zur Unterscheidung von: **a)** Supraspinatussehnensyndrom (SSP-Syndrom) mit Schmerzen zw. 60° u. 120° bei Abduktion des Arms (sog. schmerzhafter Bogen, painful arc), begünstigt durch die physiol. Enge zw. Tuberculum majus u. Ligamentum coracoacromiale (vgl. Impingement-Syndrom), Schmerz bei Druck auf d. Supraspinatussehne unterh. des Akromions u. am Ansatz am Tuberculum majus; im Röntgenbild häufig Sklerosezone u. Aufrauhung des Tuberculum majus sowie Verkalkung in d. Umgebung; **b)** Bizeps-longus-Syndrom: Schmerzen bei Beugung u. Supination des Unterarms ggf. gegen Widerstand sowie bei Druck im Bereich der Sehne im Sulcus intertubercularis, der im Röntgenbild aufgerauht erscheinen kann; sonographisch verdickte Sehnenscheide u. ggf. Ruptur darstellbar; **c)** Bizeps-brevis-Syndrom: Schmerzen bei Adduktion u. Anteversion im Schultergelenk ggf. gegen Widerstand sowie bei Druck auf d. Ursprung am Processus coracoideus; **2.** P. h. acuta: akute Entzündungsreaktion um paratendinöse Kalkherde (meist Hydroxylapatitkristalle) mit plötzlich auftretenden heftigsten Dauerschmerzen; absolute schmerzbedingte Ruhigstellung, diffuse Schwellung u. Überwärmung; möglicher Kalkeinbruch in die Bursa subacromialis, selten in d. Gelenkkapsel; Nachweis von Erguß sonographisch bzw. von scholligen Verkalkungen im Röntgenbild; ggf. sonographischer od. arthrographischer Befund einer Rotatorenmanschettenruptur; **3.** P. h. pseudoparetica: s. Rotatorenmanschettenruptur; **4.** P. h. ankylosans (syn. fibröse Schultersteife, engl. frozen shoulder): komplette Blockierung bei passiver u. aktiver Bewegung durch fibröse Schrumpfung der Gelenkkapsel mit geringer Schmerzhaftigkeit; insbes. durch Ruhigstellung, auch durch neurologische Erkr. u. verschiedene Medikamente bedingt; ggf. Nachweis durch So-

Periarthropathia humeroscapularis (PHS)
Leitsymptome und Therapie verschiedener Formen

	PHS tendopathica simplex subakut	PHS tendopathica simplex chron.	PHS acuta	PHS pseudoparetica	PHS ankylosans
Leitsymptome					
Schmerz	++	+	+++	+	(+)
Bewegungseinschränkung	++	++	+++	++	+++
Physikalische Therapie					
Mobilisation	+	+++	–	+++	+++
Wärme	(+)	+++	–	–	+++
Kälte	+	–	+++	–	–
Elektrotherapie	+	+++	–	(+)	(+)
Medikamentöse Therapie					
Analgetika, NSAID	++	++	+++	+	+
lokale Injektionen[1]	++	+	++	(+)	–
Steroidstoß	–	–	++	–	–
Operationen	–	+	+	++	+

[1] Lokalanästhetika, Kortikosteroide (paratendinös, intraartikulär)

nographie u. Arthrographie; **5.** häufig Kombinationen der versch. Formen der PHS. Bei einem Drittel der Pat. besteht gleichzeitig ein Zervikalsyndrom, selten ein Sudeck-Syndrom der Hand (sog. Schulter-Arm-Syndrom). **Ther.:** s. Tab.; außer bei P. h. acuta steht intensive Mobilisierung im Vordergrund, die langfristig, ggf. unter analgetischen Maßnahmen, erfolgen muß; im Einzelfall Mobilisierung in Narkose (v. a. bei P. h. ankylosans). **Progn.:** notwendige Therapiedauer durchschnittlich 2,5 Monate, oft spontane Beschwerdefreiheit ohne Therapie; **Proph.:** Vermeidung von Über- u. Fehlbelastungen; korrekte Lagerung; **DD:** Arthrose, Arthritis, Polymyalgia rheumatica, Luxation, Fraktur, bösartige u. neurologische Erkrankungen. Vgl. Erkrankungen, rheumatische; Fibromyalgie; Zervikobrachialsyndrom.

Peri|bronchitis (↑; Bronchi-*; -itis*) **f:** eine in d. Umgebung der Bronchien ablaufende Entz.; fließende Übergänge z. Bronchopneumonie.

Peri|bronchium (↑; ↑) **n:** das die Bronchien umgebende Lungengewebe; besteht aus Binde-, Fett- u. Lymphoidgewebe.

Peri|carditis con|strictiva (↑; Kard-*; -itis*) **f:** Panzerherz; s. Perikarditis.

Peri|carditis epi|steno|cardica (↑; ↑; ↑) **f:** meist fibrinöse, evtl. hämorrhagisch-exsudative Perikarditis* nach Herzinfarkt mit charakterist. Reibegeräusch am 2. od. 3. Tag.

Peri|chol|angitis (↑; Chol-*; Angio-*; -itis*) **f:** Entz. des die interlobulären Gallengänge umgebenden Lebergewebes.

Peri|chole|zystitis (↑; ↑; Kyst-*; -itis*) **f:** (engl.) pericholecystitis; Entz. der Umgebung der Gallenblase; s. Cholezystitis.

Peri|chondritis (↑; Chondr-*; -itis*) **f:** Entz. des Perichondriums; **Vork.:** als rezidivierende Polychondritis*, Entz. der Ohrmuschel i. R. einer Otitis* externa diffusa od. inf. eines Othämatoms*; als Sonderform der Laryngitis*, z. B. durch Langzeitintubation od. Einwirkung ionisierender Strahlung.

Peri|chondrium (↑; ↑) **n:** Knorpelhaut; der bindegewebige Überzug des Knorpels.

Peri|ciazin (INNv) **n:** 10-[3-(4-Hydroxypiperidino)propyl]-2-phenothiazin-carbonitril (IUPAC); Phenothiazinderivat; Verw.: s. Neuroleptika.

Peri|de|ferentitis (Peri-*; De-*; lat. ferre bringen, tragen; -itis*) **f:** Entz. der Hüllen des Samenstrangs*.

Peri|dural|an|ästhesie (↑; lat. durus hart; Anästhesie*) **f:** (engl.) peridural anaesthesia; Abk. PDA, auch Epiduralanästhesie; Form der Lokalanästhesie* mit Punktion des Epiduralraums* im (selten) zervikalen bzw. thorakalen od. lumbalen (am häufigsten) Bereich, wird bei Punktion des Sakralkanals als Kaudalanästhesie* bez.; bewirkt eine temporäre segmentale

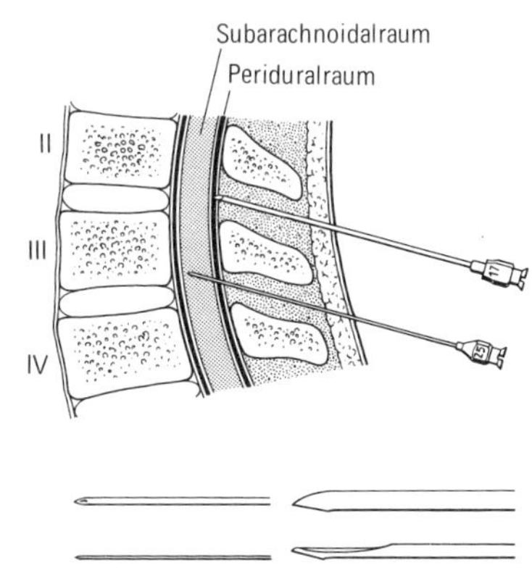

Periduralanästhesie:
schematische Darstellung der Punktion des Subarachnoidal- sowie des Epiduralraums bei Spinal- bzw. Periduralanästhesie; Spinalnadel (25 G) und Periduralnadel (Tuohy-Kanüle, 17 G) im Detail [154]

Periduralanästhesie
Periduralanästhesie und Spinalanästhesie im Vergleich

	Periduralanästhesie	Spinalanästhesie
Punktionsstelle	lumbal, kaudal, thorakal, zervikal	lumbal
Punktionstechnik	schwierig	einfach
Injektionsort	Epiduralraum	Subarachnoidalraum
Lokalanästhetikamenge	groß	gering
Wirkungseintritt	langsam	rasch
Wirkungsdauer	lang	weniger lang
Ausbreitung nach Injektion	weniger gut steuerbar	besser steuerbar (hyper- oder hypobare Technik)
Anästhesiequalität	weniger gut	sehr gut
motorische Blockade	geringer ausgeprägt	stark ausgeprägt
toxische Reaktionen auf Lokalanästhetikum	möglich	nicht zu erwarten
postspinale Kopfschmerzen	keine	bei ca. 0,2–24%

sympathische, sensorische u. motorische Nervenblockade an den Wurzeln der Spinalnerven; **Methoden: 1.** Einzelinjektionstechnik; **2.** Kathetertechnik: fraktionierte Inj. od. kontinuierliche Zufuhr eines Lokalanästhetikums od. Opiats (sog. kontinuierliche lumbale PDA) über einen Katheter; heute wegen besserer Steuerbarkeit bevorzugte Methode; **Anw.:** Schmerzausschaltung bei zahlreichen chir. Eingriffen (v. a. am Rumpf u. an den unteren Extremitäten), Geburtserleichterung (Dosisreduzierung bei Schwangeren), Schmerztherapie* u. a.; Vor- u. Nachteile im Vergleich zur Spinalanästhesie*: s. Tab.; **NW:** Gefäßerweiterung m. Blutdruckabfall im Anästhesiebereich; **Kontraind.:** u. a. Erkrankungen des ZNS, anat. u. neurol. Veränderungen, Inf. an der Punktionsstelle, Blutgerinnungsstörungen, schwere Hypotonie, Allergie gegen Lokalanästhetika*. Vgl. Tuohy-Kanüle.

Peri|dur<u>a</u>l|raum (↑; ↑): (engl.) peridural space; Bez. für die zervikalen, thorakalen u. lumbalen Anteile des Epiduralraums*.

peri|fok<u>a</u>l (↑; Focal-*): (engl.) perifocal; um d. Krankheitsherd herum.

Peri|folliculi̱tis c<u>a</u>pitis abs|c<u>e</u>dens et suf|f<u>o</u>diens (↑; Follicul-*; -itis*) f: s. Folliculitis suffodiens et abscedens.

Peri|follikul<u>i</u>tis (↑; ↑; ↑) f: (engl.) perifolliculitis; Entz. der Umgebung der Talgdrüsenfollikel der Haut.

Peri|hepat<u>i</u>tis (↑; Hepat-*; ↑) f: Entz. des Bauchfellüberzugs der Leber; vgl. Zuckergußleber.

Peri|hepat<u>i</u>tis ac<u>u</u>ta gonor|rh<u>o</u>ica (↑; ↑; ↑) f: syn. Fitz-Hugh-Curtis-Syndrom, Stajano-Syndrom; seltene gonorrhoische Entz. der Leberkapsel, gekennzeichnet durch ein umschriebenes peritonit. Bild m. heftigen rechtsseitigen Oberbauchschmerzen, Fieber (evtl. mit Schüttelfrost), u. U. auch Ikterus; frühe Kompl. od. Spätfolge einer (nicht ausreichend behandelten) Gonorrhoe*, insbes. bei akuter Salpingitis gonorrhoica jüngerer Frauen; **Diagn.:** Nachweis v. Neisseria gonorrhoeae im Urogenitalsekret. **DD:** Ein sehr ähnl. klin. Syndrom kann durch Inf. mit Chlamydia* trachomatis ausgelöst werden (Diagn. serologisch).

Peri|k<u>a</u>rd (↑; Kard-*) n: Herzbeutel; aus zwei Blättern bestehende bindegewebige Umhüllung des Herzens; äußeres fibröses parietales Blatt, Perikard i. e. S.; inneres seröses viszerales Blatt (Epikard), das durch d. subepikardiale Binde- u. Fettgewebe mit d. Myokard verbunden ist; zw. beiden ein Film seröser Flüssigkeit. Der Übergang des parietalen in d. viszerale Blatt erfolgt in zwei getrennten Umschlaglinien um die beiden Arterien (Aorta u. Truncus pulmonalis) u. um die Venen (re. u. li. Lungenvenen, V. cava sup. u. inf.). **Funktion:** Schutz der Herzmuskulatur gegen Überdehnung u. übergreifende Entzündung. Vgl. Herz, Perikarditis, Hydroperikard.

Peri|kard|ek|tom<u>ie</u> (↑; ↑; Ektomie*) f: (engl.) pericardiectomy; op. Entfernung des Perikards b. Behinderung der Herzaktionen, z. B. inf. Schwielen, Verkalkungen (bei konstriktiver Perikarditis*); vgl. Herzchirurgie.

Peri|k<u>a</u>rd|erguß (↑; ↑): (engl.) pericardial effusion; serofibrinöser, hämorrhag. od. eitriger Erguß (Exsudat) bei Pericarditis exsudativa; s. Perikarditis.

Peri|kardio|tom<u>ie</u> (↑; ↑; -tom*) f: (engl.) pericardiotomy; Eröffnung des Herzbeutels durch Schnitt; z. B. bei Pyoperikard.

Peri|kard<u>i</u>tis (↑; ↑; -itis*) f: (engl.) pericarditis; Entz. des Perikards, oft in Komb. mit Perikarderguß (Exsudat) u. Entz. subepikardialer Myokardschichten (Perimyokarditis); **Formen: 1.** Pericarditis sicca (fibrinosa): ohne Erguß mit zottenartigen Fibrinauflagerungen (Cor villosum, sog. Zottenherz); **2.** Pericarditis exsudativa (häufiger als 1.): P. mit serofibrinösem, hämorrhagischem od. eitrigem Erguß (Pericarditis serofibrinosa, hae-

Perikarditis
Übersicht über einige wichtige Ursachen

1. Infektionen (bakteriell, viral oder mykotisch); Ausbreitung hämatogen, lymphogen oder per continuitatem
2. Herzinfarkt, Myokarditis, rheumatische Pankarditis
3. Magendivertikel, Magenulkus
4. Pneumonie, Tuberkulose, Pleuritis, Abszesse und Empyeme von Lunge und Pleura (auch parasitär oder syphilitisch)
5. Urämie, nephrotisches Syndrom
6. Thoraxtrauma, Bestrahlung
7. Neoplasmen, Kollagenosen, Stoffwechselkrankheiten (Diabetes mellitus, Myxödem, Addison-Krankheit u. a.)

P

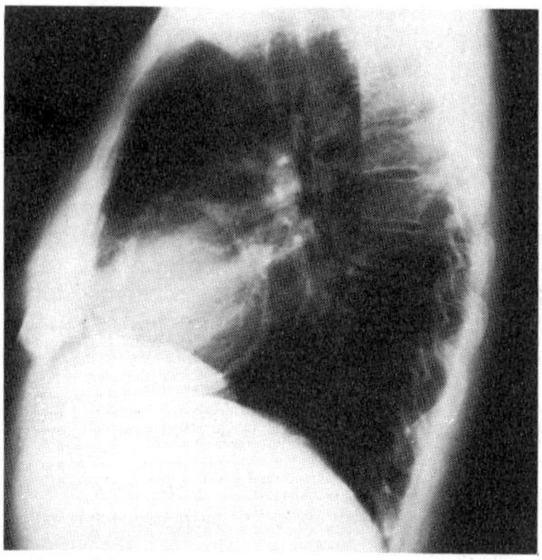

Perikarditis:
Pericarditis constrictiva (Panzerherz), seitlicher Strahlengang [530]

morrhagica, purulenta); **Ätiol.:** s. Tab.; **Sympt.: 1.** bei akuter P. (i. d. R. mit Perikarderguß): retrosternale Schmerzen (Verstärkung im Liegen), Fieber, Tachypnoe, perikardiales Reibegeräusch (sog. Lokomotivgeräusch); cave: bei sehr schneller Ausbildung eines (massiven) Ergusses evtl. Herzbeuteltamponade*! **2.** bei chronischer P. (über 3 Mon. bestehende P. mit chron. Perikarderguß): v. a. Dyspnoe, Herzinsuffizienz m. venösen Stauungszeichen, Hypotonie mit kleiner Blutdruckamplitude, seltener Thoraxschmerzen; durch narbige Konstriktion des Perikards Pericarditis constrictiva; bei zusätzl. Kalkeinlagerungen spricht man vom sog. Panzerherz (Pericarditis calcarea). **Diagn.:** Auskultation, Phonokardiographie, Echokardiographie (Nachweis eines Perikardergusses), Elektrokardiographie (typischerweise mit ST-Hebungen, evtl. Tachykardie, Arrhythmie, Niedervoltage*); bei Perikarderguß Jugularvenenstauung u. Anstieg des zentralen Venendrucks über +10 cm H_2O mit Pulsus paradoxus (ca. ein Drittel der Fälle in Komb. mit Pleurawinkelerguß li. > re.); röntg. häufig Größenzunahme (Bocksbeutelform) des Herzens ohne pulmonale Stauungszeichen (vgl. Stauungslunge); **Ther.:** Behandlung der Grunderkrankung, Schmerzstillung, evtl. Perikardpunktion; bei chron. konstriktiver P. chir. Dekortikation durch subtotale Perikardektomie; **DD:** Myokarditis, Herzinfarkt. Vgl. Postmyokardinfarktsyndrom, Postkommissurotomiesyndrom.

Peri|kard|punktion (↑; ↑; Punktion*) f: (engl.) pericardiocentesis; syn. Pericard(io)zentese; meist infrasternal, seltener parasternal links erfolgende Punktion des Herzbeutels, z. B. zur Entlastung einer ergußbedingten Einflußstauung od. zytol. bzw. bakt. Untersuchung des Punktats.

Peri|karyon (↑; Karyo-*) n: das um den Zellkern gelegene Zytoplasma der Nervenzelle.

Peri|kolitis (↑; Kol-*; -itis*) f: (engl.) pericolitis; auf das umgebende Gewebe übergreifende Entz. des Kolons od. des Sigmoids.

peri|korneal (↑; Cornea*): um den Rand der Hornhaut des Auges herum.

Peri|lymphe (↑; Lymph-*) f: (engl.) perilymph; die zw. dem häutigen u. knöchernen Labyrinth* befindl. klare, eiweißarme Flüssigkeit.

Peri|metrie (↑; Metr-*) f: (engl.) perimetry; Verf. zur Bestimmung des Gesichtsfeldes* u. evtl. vorhandener Skotome; **Formen: 1.** kinetische P.: meist manuelle Durchführung mittels Goldmann-Perimeter; Registrierung des Ortes der ersten Wahrnehmung eines Stimulus definierter Leuchtdichte, der von außen in das Gesichtsfeld hereingeführt wird; **2.** statische P.: computergesteuerte Durchführung; Messung der minimalen Leuchtdichte, die ein Stimulus haben muß, um an einem best. Ort bei einer definierten Hintergrundhelligkeit gerade eben erkannt zu werden.

Peri|metritis (↑; gr. μήτρα Gebärmutter; -itis*) f: Entzündung des Perimetriums*; durch anschl. intraperitoneale Verwachsungen kann es zu Verlagerungen des Uterus kommen. Vgl. Parametritis.

Peri|metrium (↑; ↑) n: der Bauchfellüberzug der Gebärmutter; s. Uterus, Douglas-Raum.

Peri|myo|karditis (↑; My-*; Kard-*; -itis*) f: s. Perikarditis.

Peri|mysium (↑; ↑) n: bindegewebige Hülle, die als P. internum mehrere Muskelfasern zu Primärbündeln zusammenfaßt, die wiederum durch d. P. externum zu Sekundärbündeln (makroskop. sichtbare sog. Fleischfaser) verbunden werden. Vgl. Muskelgewebe.

Peri|natal|in|fektion (↑; lat. natalis bei der Geburt; Infekt-*) f: (engl.) perinatal infection; Infektion des Kindes während der Perinatalperiode*; **1.** i. e. S. Allgemeininfektion: Ätiol.: aszendierende Inf. aus dem Genitaltrakt der Mutter vor od. unter der Geburt (z. B. bei vorzeitigem Blasensprung u. einer Geburtsdauer von mehr als 12 Std.); nosokomial bei Frühgeborenen; Err.: v. a. Bakterien der Gattungen Streptococcus, Klebsiella, Listeria; Klin.: respiratorische Adaptationsstörungen, muskuläre Hypotonie, Trinkschwäche, blasse Hautfarbe, rasche Verschlechterung des Allgemeinzustandes; Diagn.: Verdachtsdiagn. vor Auftreten erster Sympt. bei best. Risikokonstellationen (vorzeitiger Blasensprung, grünliches Fruchtwasser, Fieber der Mutter unter der Geburt); Bestätigung durch Blutbild (Granulozyto- u. Thrombopenie), CRP-Bestimmung, Rö.-Thorax, Blutkultur; Ther.: Beginn der parenteralen antibiotischen Behandlung vor Eintreten der Symptomatik verbessert die Prognose erheblich. **2.** i. w. S. auch lokale Infektionen, z. B. Nabelwundinfektionen, Chlamydien-Konjunktivitis, Gonoblennorhoe; vgl. Pränatalinfektion.

Peri|natal|medizin (↑; ↑) f: (engl.) perinatal medicine; interdisziplinäre Fachrichtung der Medizin, die auf Mutter u. insbes. das Kind u., in zeitl. Hinsicht, v. a. auf die Perinatalperiode* bezogene Aspekte der Geburtshilfe, Neonatologie u. Kinderheilkunde umfaßt.

Peri|natal|patho|logie (↑; ↑; Patho-*; -log*) f: (engl.) perinatal pathology; Teilgebiet der spez. Pathologie; Lehre von den Krankheiten des Kyems* (Kyematopathologie) u. des Neugeborenen (Neonatalpathologie).

Peri|natal|peri|ode (↑; ↑) f: (engl.) perinatal period; Zeitraum zw. dem Ende der 28. SSW u. dem 7. Lebenstag (einschließl.) nach der Geburt.

Perindo|pril (INN) n: (2S,3aS,7aS)-Perhydro-1-{(2S)-N-[(S)-1-ethoxycarbonylbutyl]alanyl}-2-indolcarbonsäure (IUPAC); ACE*-Hemmer; Verw.: Antihypertensivum.

Peri|neo|plastik (Peri-*; Neo-*; -plastik*) f: (engl.) perineoplasty; syn. Perineorrhaphie; künstl. Dammbildung; Naht eines Dammrisses*.

Peri|nephritis (↑; Nephr-*; -itis*) f: meist hämatogene, flächenhafte Entz. der Nierenkapsel u. Nierenoberfläche; **Formen: 1.** P. granularis mit Granulationsgewebe zw. Kapsel u. Nierenoberfläche; **2.** P. fibrosa mit Mangeldurchblutung der Niere durch Einbettung in Schwartengewebe; **3.** P. serosa mit rezidiv. Erguß zw. Kapsel u. Niere; **4.** P. haemorrhagica mit schweren Blutungen in das Nierenlager.

Perineum (gr. περίνεος Raum zw. After u. Genitalien) n: Damm*.

Peri|neurium (Peri-*; Neur-*) n: das die einzelnen Faserbündel eines peripheren Nerven* umgebende Bindegewebe.

Peri|ode (gr. περίοδος Sonnenumlauf) f: Umlauf, Kreislauf, Zeitabschnitt; i. e. S. Menstruation*. Vgl. Herzperiode.

Peri|oden|prä|valenz (↑; lat. praevalere Vorrang haben) f: s. Prävalenz.

Peri|oden|sy|stem der Elemente (↑) n: (engl.) periodic system; im Jahr 1869 unabhängig von D. I. Mendelejew u. L. Meyer aufgestellte Anordnung der chem. Elemente nach ihrer Ordnungszahl (s. Übersicht). Jedes Element* ordnet sich im P. d. E. in eine von sieben waagerechten Reihen (Perioden) u. acht senkrechten Reihen (Gruppen); die in einer Periode stehenden Elemente ändern ihre Eigenschaften in regelmäßiger Folge, die Elemente einer Gruppe ähneln sich hinsichtlich ihres physik. u. chem. Charakters. Im P. d. E. sind folgende **Hauptgruppen** zu unterscheiden: I Alkalimetalle*, II Erdalkalimetalle*, III Triele*, IV Tetrele*, V Pentele*, VI Chalkogene*, VII Halogene*, VIII Edelgase*.

Der Metallcharakter der einzelnen Elemente nimmt innerh. des P. d. E. von oben nach unten u. von rechts nach links zu; **Metalle** (elektropositive Elemente) werden von den **Nichtmetallen** (elektronegative Elemente) getrennt durch die **Halbmetalle** (Semimetalle, Metalloide), zu diesen zählen B, Si, Ga, Ge, As, Se, Sn, Sb, Te, Bi u. Po. Die dem Lanthan ähnelnden inneren Übergangselemente der 6. Periode mit den Ordnungszahlen 58-71 werden als **Lanthanoide***, die dem Actinium ähnelnden inneren Übergangselemente der 7. Periode mit den Ordnungszahlen 90-103 als **Actinoide*** bezeichnet. **Transurane*** heißen alle Elemente mit einer Ordnungszahl von 93 u. höher. Vgl. Isotope.

Peri|odontium (Peri-*; Odont-*) n: Wurzelhaut* der Zähne.

Per|iod|säure-Leuko|fuchsin-Re|aktion f: s. PAS-Reaktion.

Peri|oo|phoritis (Peri-*; Oo-*; Phor-*; -itis*) f: Entzündung des Eierstockbauchfellüberzugs (z. B. bei Adnexitis*), meist mit ausgedehnten Verwachsungen in der Bauchhöhle.

Peri|orchitis (↑; Orch-*; -itis*) f: Hodenscheidenhautentzündung nach Schlag, Quetschung od. Entz. (z. B. Gonorrhoe); **Formen:** P. serosa, P. purulenta, P. tuberculosa, P. haemorrhagica, P. adhaesiva, P. proliferans.

Peri|orchium (↑; ↑) n: Lamina parietalis tunicae vaginalis testis; parietales Blatt des Bauchfellüberzuges von Hoden u. Nebenhoden.

Peri|ost (gr. περιόστεος Knochenhaut) n: Knochenhaut; die den Knochen umgebende bindegewebige Haut; s. Knochengewebe, Kambiumschicht, Sharpey-Fasern.

Peri|ostitis (↑; -itis*) f: seröse od. eitrige, hämatogen, fortgeleitet (i. R. einer Osteomyelitis*) od. durch direkte äußere Einwirkung (nach sportlicher Überlastung, mediale Tibiakante bei Läufern) entstandene Knochenhautentzündung; als sog. P. hyperplastica (s. Osteoarthropathie, hypertrophe) od. P. ossificans mit Bildung mantelartiger Knochenauflagerungen, meist an hautnahen Knochen (Tibia, Clavicula, Schädelknochen) als Folge unspezif. Infektionen u. bei Syphilis* im Sekundär- (P. syphilitica) od. Tertiärstadium (P. gummosa). Vgl. Ostitis.

Peri|ostose (↑; -osis*) f: (engl.) periostosis; meist spindelartige Verbreiterung des Periosts* als Zeichen eines reaktiven Vorgangs, z. B. Kallusnarbe nach Fraktur od. subperiostaler Abszeßbildung. Vgl. Wirbelsäulenaffektionen.

Peri|ost|re|flex (↑; Reflekt-*) m: Radiusperiostreflex; s. Reflexe (Tab.).

peri|partal (Peri-*; Partus*): während der Schwangerschaft, unter der Geburt u. im Wochenbett auftretend.

peri|pher (gr. περιφερής kreisförmig um einen Punkt): außen, am Rande, weg od. fern v. Zentrum.

Peri|phlebitis (Peri-*; Phleb-*; -itis*) f: Entz. der Adventitia der Vene u. des umgebenden Bindegewebes.

Peri|phlebitis retinae (↑; ↑; ↑) f: s. Eales-Krankheit.

Peri|poritis (↑; gr. πόρος Öffnung, Pore; -itis*) f: bei dystrophen Säuglingen auftretende, durch Staphylococcus aureus verursachte Entz. der Ausführungsgänge der ekkrinen Schweißdrüsen mit Abszeßbildung; Abheilung mit Narben; vgl. Schweißdrüsenabszeß.

Peri|portal|felder (↑): syn. Glisson-Dreiecke; dreieckige Bindegewebefelder zw. benachbarten Leberläppchen, enthalten je einen Ast der Arteria u. Vena interlobularis u. einen Gallengang (Glisson-Trias); s. Leber.

Peri|proktitis (↑; Prokt-*; -itis*) f: (engl.) periproctitis; auch Paraproktitis; Entz. der Umgebung von Rektum u. After; **Urs.:** Verletzungen (Einläufe), Hämorrhoiden, Fisteln, Proktitis.

Peri|salpingitis (↑; Salpinx*; -itis*) f: Entzündung des Bauchfellüberzugs des Eileiters, i. d. R. im Rahmen einer Salpingitis*; neigt z. Bildung ausgedehnter Verwachsungen.

Peri|splenitis (↑; Splen*; -itis*) f: Entz. des Bauchfellüberzugs der Milz, häufig mit Bildung von Verwachsungen bes. am Zwerchfell.

Peri|staltik (gr. περισταλτικός festhaltend u. zusammendrückend) f: (engl.) peristalsis; fortschreitende Bewegung in Hohlorganen inf. meist ringförmiger Einschnürungen durch Muskelkontraktion, z. B. in Magen, Darm, Ureter; vgl. Darmwandnervensystem, Antiperistaltik.

Peri|stole (gr. περιστολή Umhüllung) f: tonische Umhüllung des Inhalts eines Hohlorgans; vgl. Systole, Diastole, Peristaltik.

Peri|tendineum (Peri-*; nlat. tendo Sehne) n: syn. Peritenonium; das die Sehnen umgebende lockere, gefäßhaltige Bindegewebe.

Peri|theliom (↑; gr. θηλή Brustwarze, Papille; -om*) n: (engl.) perithelioma; seltener Tumor, ausgehend von den Zellen des Peritheliums*.

Peri|thelium (↑; ↑) n: die das Endothelrohr der Blutgefäße (außer d. Kapillaren) umschließende sog. sekundäre Gefäßwand; Hauptelemente sind glatte Muskulatur u. elast. Fasern.

Peri|toneal|dia|lyse (Peritoneum*; Dia-*; Lys-*) f: (engl.) peritoneal dialysis; intrakorporales Blutreinigungsverfahren* zur Dialyse*-Behandlung als intermittierende (Abk. IPD) od. kontinuierlich ambulante P. (Abk. CAPD); **Prinzip:** nach Instillation von sterilem Dialysat* (ca. 2 l) über

Periodensystem der Elemente

Ordnungszahl: 3 — Atomgewicht[1]: 6,941 — Symbol[2]: Li — Name: Lithium

[1] Eingeklammerte Werte sind die Massenzahlen (Nukleonenzahlen) der stabilsten Isotope radioaktiver Elemente

[2] rot = gasförmig
blau = flüssig
schwarz = fest
licht = alle Isotope radioaktiv

Gruppe Ia	IIa	IIIb	IVb	Vb	VIb	VIIb	VIIIb	VIIIb	VIIIb	Ib	IIb	IIIa	IVa	Va	VIa	VIIa	VIIIa
1 H 1.008 Wasserstoff																	2 He 4,003 Helium
3 Li 6,941 Lithium	4 Be 9,012 Beryllium											5 B 10,811 Bor	6 C 12.011 Kohlenstoff	7 N 14,007 Stickstoff	8 O 15,999 Sauerstoff	9 F 18,998 Fluor	10 Ne 20,183 Neon
11 Na 22,990 Natrium	12 Mg 24,312 Magnesium											13 Al 26,982 Aluminium	14 Si 28,086 Silizium	15 P 30,974 Phosphor	16 S 32,064 Schwefel	17 Cl 35,453 Chlor	18 Ar 39,948 Argon
19 K 39,10 Kalium	20 Ca 40,08 Kalzium	21 Sc 44,96 Scandium	22 Ti 47,90 Titan	23 V 50,94 Vanadium	24 Cr 52,00 Chrom	25 Mn 54,94 Mangan	26 Fe 55,84 Eisen	27 Co 58,93 Kobalt	28 Ni 58,71 Nickel	29 Cu 63,54 Kupfer	30 Zn 65,38 Zink	31 Ga 69,72 Gallium	32 Ge 72,59 Germanium	33 As 74,92 Arsen	34 Se 78,96 Selen	35 Br 79,91 Brom	36 Kr 83,80 Krypton
37 Rb 85,47 Rubidium	38 Sr 87,62 Strontium	39 Y 88,91 Yttrium	40 Zr 91,22 Zirkon	41 Nb 92,91 Niob	42 Mo 95,94 Molybdän	43 Tc (98) Technetium	44 Ru 101,07 Ruthenium	45 Rh 102,91 Rhodium	46 Pd 106,4 Palladium	47 Ag 107,87 Silber	48 Cd 112,40 Kadmium	49 In 114,82 Indium	50 Sn 118,69 Zinn	51 Sb 121,75 Antimon	52 Te 127,60 Tellur	53 J 126,90 Jod	54 Xe 131,30 Xenon
55 Cs 132,91 Cäsium	56 Ba 137,34 Barium	57 La* 138,91 Lanthan	72 Hf 178,49 Hafnium	73 Ta 180,95 Tantal	74 W 183,85 Wolfram	75 Re 186,2 Rhenium	76 Os 190,2 Osmium	77 Ir 192,2 Iridium	78 Pt 195,1 Platin	79 Au 196,97 Gold	80 Hg 200,59 Quecksilber	81 Tl 204,37 Thallium	82 Pb 207,2 Blei	83 Bi 208,98 Wismut	84 Po (209) Polonium	85 At (210) Astat	86 Rn (222) Radon
87 Fr (223) Francium	88 Ra (226) Radium	89 Ac** (227) Actinium	104 Rf (261) Rutherford.	105 Ha (262) Hahnium													

*	58 Ce 140,12 Cer	59 Pr 140,91 Praseodym	60 Nd 144,24 Neodym	61 Pm (145) Promethium	62 Sm 150,35 Samarium	63 Eu 151,96 Europium	64 Gd 157,25 Gadolinium	65 Tb 158,93 Terbium	66 Dy 162,50 Dysprosium	67 Ho 164,93 Holmium	68 Er 167,26 Erbium	69 Tm 168,93 Thulium	70 Yb 173,04 Ytterbium	71 Lu 174,97 Lutetium
**	90 Th (232) Thorium	91 Pa (231) Protactinium	92 U (238) Uran	93 Np (237) Neptunium	94 Pu (244) Plutonium	95 Am (243) Americium	96 Cm (247) Curium	97 Bk (247) Berkelium	98 Cf (249) Californium	99 Es (254) Einsteinium	100 Fm (257) Fermium	101 Md (258) Mendelev.	102 No (259) Nobelium	103 Lr (260) Lawrencium

einen Katheter (v. a. Tenckhoff*-Katheter) in die freie Bauchhöhle erfolgt der Stoffaustausch (Dialyse*) über das Peritoneum als Membran; durch wiederholtes Wechseln des Dialysats (bei der IPD nach ca. 30-60 Min., bei der CAPD alle 4-8 Std.) kann ein hohes Konzentrationsgefälle u. damit die Diffusion von harnpflichtigen Substanzen* u. a. Stoffwechsel(end)produkten aus dem Blut in das Dialysat aufrechterhalten werden. Der Austausch von Natrium u. Wasser erfolgt über einen osmotischen Gradienten durch Zusatz von D-Glukose zum Dialysat (NW: Resorption von ca. 100 g Glukose/24 Std.). Gegenüber der Hämodialyse* ist kein spez. Gefäßzugang erforderlich; es besteht keine erhöhte Blutungsgefahr wegen der nicht notwendigen Heparinisierung. **Kompl.:** Peritonitis, Abszeßbildung, Auftreten abdomineller Hernien, Katheterobstruktion, Pleuraerguß.

Peri|toneal|karzinose (↑; Karz-*; -osis*) **f:** (engl.) peritoneal carcinosis; Ansiedlung zahlreicher Metastasen eines Karzinoms im Peritoneum; **Vork.:** v. a. bei intraabdominellen Karzinomen, z. B. Ovarialkarzinom, Magenkarzinom.

Peri|toneal|lavage (↑; frz. lavage Spülung) **f:** (engl.) peritoneal lavage; Spülung* der Bauchhöhle; **Formen: 1.** diagn. P. als einfache u. komplikationsarme Methode zum Erkennen intraabdominaler Blutungen bei Pat. mit stumpfem Bauchtrauma (ergänzend od. alternativ zur abdominellen Ultraschalldiagnostik); Prinzip: nach Punktion des Abdomens zwei Querfinger unterh. des Nabels in der Mittellinie wird über einen Katheter körperwarme Ringer-Lösung in den Peritonealraum infundiert. Die Spülflüssigkeit läßt man nach dem Heberprinzip in die Infusionsflaschen zurückfließen. Bei blutiger Spülflüssigkeit (positiver P.) ist i. d. R. eine sofortige Laparotomie indiziert. **2.** therap. P. zur Entfernung von Toxinen, Enzymen, Eiweißabbauprodukten u. a., z. B. bei akuter Pankreatitis, Peritonitis. Vgl. Peritonealdialyse, Etappenlavage.

Peri|toneal|tuberkulose (↑; Tuberkel*; -osis*) **f:** Peritonitis tuberculosa; s. Peritonitis, Tuberkulose.

Peri|toneal|tumoren (↑; Tumor*) **m pl:** (engl.) peritoneal tumours; im Bereich des Peritoneums lokalisierte Tumoren; sehr selten als primäre P. (v. a. malignes Mesotheliom*, benigne P. wie Fibrome, Lipome, Dermoide), meist sekundär inf. Metastasierung eines intraabdominalen Karzinoms (z. B. als Peritonealkarzinose*, Pseudomyxoma* peritonei). Benigne P. können retroperitoneal, Zysten (z. B. Mesenterial-, Urachus- od. Enterozysten) intraperitoneal lokalisiert sein.

Peri|toneo|skopie (↑; -skopie*) **f:** (engl.) peritoneoscopy; Verf. zur endoskop. Inspektion der Bauchhöhle, wobei im Ggs. zur Laparoskopie* kein Pneumoperitoneum angelegt, sondern die Bauchdecke durch eine Naht im Nabelbereich hochgehoben wird; **Anw.:** Grading* od. Nachweis intraabdominaler Metastasen, v. a. bei Ovarialkarzinom; vgl. Douglasskopie.

Peri|toneum (gr. περιτόναιον das Herumgespannte, Bauchfell) **n:** syn. Peritonaeum, Bauchfell; seröse Haut, die als P. parietale die Wand der Bauch- u. Beckenhöhle auskleidet u. als P. viscerale einen großen Teil der Bauch- u. Beckenorgane überzieht. Den Übergang zw. bd. Blättern bilden Peritonealduplikaturen (Gekröse, Mesenterium, Ligamenta).

Peri|tonismen (↑) **m pl:** (engl.) peritonism; Sympt. einer Peritonitis, durch toxisch bedingte Reizungen des Peritoneums; Vork. z. B. bei Infektionskrankheiten, Pleuritis diaphragmatica.

Peri|tonitis (↑; -itis*) **f:** sog. Bauchfellentzündung; akute od. chron. Entzündung des Peritoneums; **Urs.: 1.** infektiös (bakteriell) bedingt (ca. 95% der Fälle), meist sekundär durch endogene Kontamination mit aerob-anaeroben Bakt. der Darmflora nach Perforation eines Hohlorgans, Durchwanderung der Darmwand od. lymphogener Ausbreitung (sog. Durchwanderungsperitonitis*), auch intraoperative (postoperative P.), evtl. auch exogene Kontamination (z. B. Dialysat, Messerstichverletzung); selten primär durch hämatogene Streuung (z. B. von Pneumo- od. Streptokokken) od. aszendierende Infektion über die Eileiter (Gonokokken); **2.** chem.-toxisch bedingt durch lokale Einwirkung von sterilen, eine Entz. verursachenden Substanzen wie Galle (gallige Peritonitis*), Urin, Pankreassekrete, Chylus, Zysteninhalt, Mekonium, Blutgerinnsel, bariumhaltige Röntgenkontrastmittel, Fremdkörper (z. B. Nahtmaterial); **3.** strahlenbedingt (s. Strahlensyndrom); **Einteilung** der akuten P. nach der **Lok.: 1.** lokale P. (P. circumscripta) in der näheren Umgebung der Infektionsquelle, z. B. als Pelveoperitonitis bei Salpingitis od. epigastrische P. (s. Tab.) nach freier Ulkusperforation, bei akuter Pankreatitis od. als Kompl. von intraabdominellen Abszessen; **2.** diffuse P. (P. diffusa) mit rascher Ausbreitung in der gesamten Bauchhöhle; **pathol.-anat. Einteilung** in seröse, fibrinöse, hämorrhagische, purulente (eitrige), putride (jauchige) u. sterkorale (kotige) Peritonitis. Eine chron.-exsudative P. evtl. mit zuckergußähnl. Auf- bzw. Einlagerungen von Amyloid* in versch. intraabdominelle Organe kann i. R. einer Polyserositis (z. B. als sog. rheumatische P. nach Streptokokkeninfekt), durch Beteiligung des Peritoneums bei Darm-, Urogenital- od. retroperito-

Peritonitis

Hauptsymptome der epigastrischen Peritonitis
- akut auftretende Oberbauchschmerzen
- starker epigastrischer Druckschmerz
- deutliche epigastrische Abwehrspannung

Hauptursachen und **Symptome** der epigastrischen Peritonitis

Freie Ulkusperforation	**Akute Pankreatitis**
Vernichtungsschmerz im mittleren Oberbauch	Schmerzausbreitung in die linke Achselhöhle
brettharter Oberbauch	nachgiebige Abwehrspannung
Ausbreitung der Abwehrspannung nach rechts u. in den rechten Unterbauch	Ausbreitung der Abwehrspannung nach beiden Seiten, bes. links
peritonealer Schock: bleiches, livides Gesicht, initiale Pulsverlangsamung	toxischer Kollaps: Zyanose, Dyspnoe, Pulsbeschleunigung
Röntgen: subdiaphragmatische Luftsichel	erhöhte Alphaamylasewerte in den ersten Stunden

P

nealer Lymphknotentuberkulose (P. tuberculosa, heute selten) u. als sog. Pneumokokkenperitonitis (meist bei Kindern mit nephrotischem Syndrom) auftreten. **Stadieneinteilung** nach klin. Schweregraden (nach Teichmann): **Stadium I:** P. ohne Organausfall; **Stadium II:** Funktionseinschränkung von Organen bzw. Insuffizienz eines Organsystems; **Stadium III:** manifeste Insuffizienz von zwei od. mehr Organen (z. B. respiratorische, hämodynamische, Niereninsuffizienz); **Klin.:** bei akuter P. Akutes* Abdomen mit heftigen bewegungsabhängigen Bauchschmerzen als Leitsymptom, dabei zunächst eingezogenes, später aufgetriebenes Abdomen mit Obstipation u. Meteorismus, Übelkeit, Erbrechen, bei zwerchfellnaher Entz. Singultus, Exsikkose durch Flüssigkeitsverlust in die Bauchhöhle mit Hypotonie, Tachykardie, Facies abdominalis, ggf. Fieber u. septischer Schock* (v. a. bei Inf. durch gramnegative u. anaerobe Bakt. mit starker Endotoxinbildung); **Diagn.:** palpator. lokaler od. generalisierter Druckschmerz über dem Abdomen, Abwehrspannung, auskultator. klingende od. fehlende Darmgeräusche; zur dd Abklärung labordiagn. Untersuchungen einschl. Blutkultur, röntg. Abdomenleeraufnahme (freie Luft inf. Perforation, Darmspiegel bei Ileus?), Rö.-Thorax (Pleuraerguß, Pneumonie?), ggf. Ultraschalldiagnostik (z. B. bei Verdacht auf Cholezystitis) od. Computertomographie (nekrotisierende Pankreatitis), selten Angiographie (Mesenterialinfarkt), Laparoskopie* (v. a. bei gyn. Urs.) u. Peritoneallavage* (nach Bauchtrauma); bei diagn. Problemen großzügige Ind. zur Laparotomie; **Ther.:** i. d. R. operativ (möglichst einzeitig) mit Spülung, Drainage u. ggf. Beseitigung der Urs., evtl. sog. Etappenlavage*, bei schwerem Krankheitsbild intensivmed. Behandlung, ggf. Schockbehandlung; postoperativ Antibiotika, parenterale Ernährung, Streßulkusprophylaxe, ggf. Behandlung eines paralyt. Ileus; selten ausschließl. konservative Ther., z. B. mit Antibiotika u. symptomat. Maßnahmen bei Gonokokkenperitonitis; **Progn.:** Gesamtletalität 5-30% in Abhängigkeit von Err., Ausbreitung u. Abwehrlage des Pat., postop. (frühe) Letalität ca. 55%; häufige Spätfolgen sind intraabdominale Verwachsungen mit Gefahr der Entw. eines Ileus.

Peri|tonitis arenosa (↑; ↑) **f:** chron. Peritonitis* mit Bildung sandkornartiger Knötchen (Granulationsgewebe mit perikapillären Verkalkungen) auf dem Peritoneum.

Peri|tonitis carcinomatosa (↑; ↑) **f:** nicht korrekte Bez. f. Peritonealkarzinose*.

Peri|tonitis, gallige (↑; ↑) **f:** (engl.) biliary peritonitis; durch Übertritt von Galle in die freie Bauchhöhle verursachte, zunächst aseptische Peritonitis*; **Urs.:** meist Perforation der Gallenblase od. Verletzung der Gallenwege, selten als Durchwanderungsperitonitis* bei Cholezystitis sowie bei perforiertem Leberabszeß.

Peri|tonsillar|ab|szeß (Peri-*; Tonsilla*; Abszeß*) **m:** syn. Angina phlegmonosa, Peritonsillitis; s. Tonsillitis.

Peri|tricha (↑; Trich-*) **n pl:** Sammelbez. f. Bakt. mit zahlreichen, den Zelleib umgebenden Geißeln, sog. peritrich begeißelte Bakt.; z. B. die Gattungen Proteus u. Salmonella. Vgl. Monotricha, Lophotricha, Amphitricha.

Peri|typhlitis (↑; gr. τυφλόν Blinddarm; -itis*) **f:** auch Paratyphlitis; Entz. der Umgebung von Caecum u. Appendix vermiformis, meist bei Appendizitis*; vgl. Abszeß, perityphlitischer.

Peri|ureteritis fibrosa sive plastica (↑; gr. οὐρητήρ Harnleiter; -itis*) **f:** idiopathische retroperitoneale Fibrose*.

Peri|urethral|ab|szeß (↑; gr. οὐρήθρα Harnröhre; Abszeß*) **m:** (engl.) periurethral abscess; Abszeß als Folge einer Periurethritis*.

Peri|urethritis (↑; ↑; -itis*) **f:** Entz. des die Harnröhre umgebenden Bindegewebes, z. B. nach Harnröhrenverletzung* od. i. R. einer Dauerkatheterbehandlung.

Peri|vasculitis (↑; lat. vasculum kleines Gefäß; -itis*) **f:** Periarteriitis* u. Periphlebitis*.

Peri|vaskulär|raum (↑; ↑)**:** s. Virchow-Robin-Raum.

Peri|zyten (↑; Zyt-*) **m pl:** syn. Rouget-Zellen, Adventitiazellen*.

Per|kussion (lat. percussio Schlagen, Klopfen) **f:** (engl.) percussion; Beklopfen der Körperoberfläche, um aus den Verschiedenheiten des

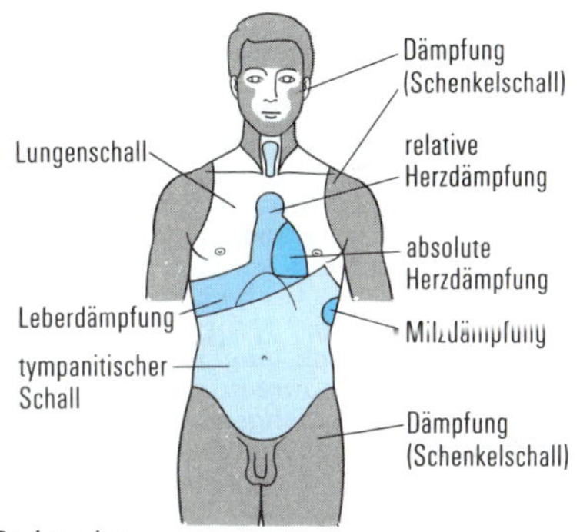

Perkussion:
Topographie verschiedener Schallqualitäten

Schalls (Abb.) auf die Ausdehnung u. Beschaffenheit darunterliegender Körperteile zu schließen; **Formen:** unmittelbare u. mittelbare P., letztere als Finger-P., Finger-Finger-P. (Abb.), Fin-

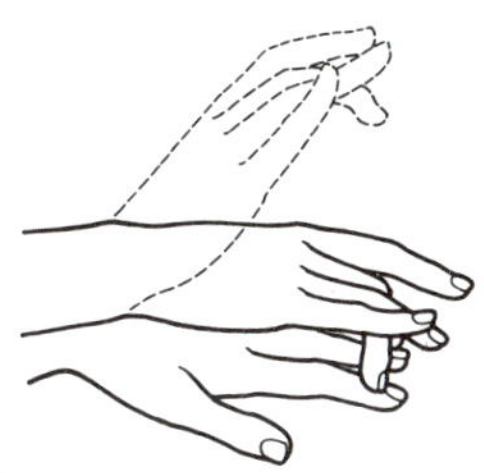
Perkussion:
Haltung der Hände bei der Finger-Finger-Perkussion

ger-Hammer-P., Plessimeter-P., palpator. P., Tastperkussion unter Berücksichtigung des Widerstandsgefühls; auskultator. P.: Stäbchenperkussion*, Schwellenwertperkussion*. Vgl. Herzdämpfung, Gerhardt-Schallwechsel.

Per|kussions|schall, tympanitischer (↑)**:** (engl.) tympanitic percussion sound; paukentonähnl. Schall über glattwandigen, luftgefüllten Hohlräumen; z. B. bei Meteorismus; vgl. Perkussion.

Per|kussions|versuch (↑): (engl.) percussion test; Venenfunktionsprüfung bei Varikose; beim stehenden Pat. werden mit e. Hand die Varizen des Unterschenkels in Höhe der Wade palpiert, mit der anderen am Oberschenkel beklopft. Werden die Varizen des Unterschenkels erschüttert, so liegt eine Klappeninsuffizienz der betr. Vene (bes. der V. saphena magna) vor; durch Doppler-Sonographie ersetzt.

Per|kussion, vergleichende (↑) f: (engl.) comparative percussion; Perkussion korrespondierender Stellen über bd. Lungen.

per|kutan (Per-*; lat. cutis Haut): durch die Haut hindurch.

per|kutorisch (Perkussion*): auch perkussorisch; durch Perkussion nachweisbar.

Perlèche (frz. pourlécher ringsherum ablekken) f: s. Angulus infectiosus oris.

Perl|geschwulst: s. Cholesteatom.

per|lingual (Per-*; lat. lingua Zunge): durch die Zunge bzw. Zungenschleimhaut hindurch (wirkend).

Perl|schnur|finger: (engl.) moniliform fingers; Bez. f. die Verdickung der Diaphysen der Fingerglieder b. Rachitis*.

Perl|sucht: Tuberkulose der Rinder mit großen, im Verlauf der Lymphgefäße aufgereihten Tuberkelknoten auf den serösen Häuten; **Err.:** Mycobacterium* bovis, kann beim Menschen die sog. bovine Tuberkulose* verursachen.

Per|manganate n pl: (engl.) permanganates; Salze der Permangansäure m. oxidierender Wirkung; z. B. Kaliumpermanganat*.

Per|meabilität (lat. permeare durchwandern) f: (engl.) permeability; Durchlässigkeit, z. B. von Membranen; abhängig von Porengröße, chem. Struktur, elektr. Ladung u. a.

Perna|krankheit: Kurzbez. f. **Per**chlor**na**phthalinkrankheit; s. Chlorakne.

Perniciosa (lat. perniciosus verderblich) f: Kurzbez. f. **1.** perniziöse Anämie*; **2.** schwere Malaria*.

Pernio (lat. Frostbeule) m: Frostbeule; chronische Kälteschaden an der Haut der Akren; rundliche, teigige, livide, bei Erwärmung juckende u. brennende Schwellung, u. U. im Zentrum Hämorrhagien, Blasen, Nekrosen, Geschwüre; vgl. Erfrierung.

Perniziosa|fleckung (Perniciosa*): syn. Maurer*-Körnelung.

Pero-: Wortteil mit der Bedeutung verstümmelt; von gr. πηρός.

Pero|melie (↑; -melie*) f: s. Dysmelie.

peronaeus (gr. περόνη Wadenbein): zum Wadenbein (Fibula*) gehörig (z. B. Musculus* peronaeus brevis u. longus); in der anat. Nomenklatur in versch. Zusammenhängen durch den Begriff „fibularis" ersetzt.

Peronäus|lähmung (↑): (engl.) peroneal nerve paralysis; Lähmung inf. Schädigung des N. peronaeus (fibularis) communis (L_4-S_2); **Urs.:** Drucklähmung im Bereich des Fibulaköpfchens (z. B. durch Gipsverband od. hockende Tätigkeiten), Lagerungsschaden, Fibulafraktur, Überanstrengung bei sportl. Betätigung; **Sympt.:** Spitzfußstellung u. Steppergang durch Lähmung der Dorsalextensoren von Fuß u. Zehen; der Pat. muß das Knie abnorm hoch heben, um d. Schleifen der Zehen auf d. Boden zu verhindern; Sensibilitätsstörungen am lateralen Fußrand u. Fußrücken; **DD:** Bandscheibenvorfall, Polyneuropathie, Muskelatrophie.

Peronäus|phänomen (↑) n: s. Fibularisphänomen.

per|oral (Per-*; Or-*): durch den Mund; z. B. die Einnahme von Arzneimitteln (**per os**).

Per|oxidase|mangel: s. Iodfehlverwertung.

Per|oxidasen f pl: (engl.) peroxidases; zu den Zellhäminen gehörende Enzyme, die oxidierend wirken, indem sie aus Peroxiden molekularen Sauerstoff freisetzen; **Vork.:** z. B. in Granulozyten (s. Leukozytenenzyme), auch in Monozyten u. Retikulozyten, nicht in Lymphozyten u. Plasmazellen (ermöglicht eine Unterscheidung dieser Zellen; s. Oxidasereaktion), ferner in Knochenmark, Milz, Lymphknoten, Sperma u. Milch. Vgl. Graham-Färbung.

Per|oxide n pl: (engl.) peroxides; Verbindungen, in denen eine Sauerstoffkette (Verbindung zweier Sauerstoffatome) vorliegt; z. B. H_2O_2 (Wasserstoffperoxid).

Per|oxi|somen (Per-*; Ox-*; Soma*) n pl: (engl.) peroxisomes; sog. Microbodies; kugelförmige, von einer Membran umgebene Zytosomen*, die sich v. a. in Hepatozyten u. in Zellen des Nierenepithels finden; werden vom rauhen endoplasmatischen Retikulum* abgeschnürt u. enthalten Peroxidasen*, Katalase* u. Uricase*.

Per|phenazin (INN) n: 2-{4-[3-(2-Chlor-10-phenothiazinyl)propyl]piperazinyl}ethanol (IUPAC); Phenothiazinderivat; Verw.: s. Neuroleptika.

Per|severation (lat. perseverare beharrlich bei etwas bleiben) f: sog. Haftenbleiben an Vorstellungen bzw. beharrliches Wiederholen von Bewegungen od. Wörtern; Vork. z. B. bei hirnlokalem Syndrom*, Epilepsie*. Vgl. Aphasie, Apraxie, Stereotypien.

per|sistent (lat. persistere hartnäckig verharren): persistierend; anhaltend, dauernd.

Per|sistenz (↑) f: Erhaltenbleiben eines früheren Zustands.

Per|sistenz von Erregern (↑) f: Bez. f. das Bestehenbleiben von Erregern (sog. Persistern) nach antibiot. Behandlung (z. B. in nekrot. Bezirken gelagerte Err., Wirkungsverlust des Antibiotikums durch das die Keime umgebende Milieu, temporäre indifferente Phase des Erregers gegenüber dem Antibiotikum), die sich bei geschwächter Abwehr wieder vermehren können; zur Persistenz neigen: Staphylococcus, Streptococcus (einschließl. Viridansgruppe), Mycobacterium, Enterobacteriaceae, Brucella. Klin. läßt sich Persistenz des Primärerregers häufig nicht von Erregerwechsel (Superinfektion) unterscheiden. Vgl. Resistenz.

Persönlichkeit: (engl.) personality; (psychol.) Bez. f. die Summe der psychophysischen Eigenschaften einer Person, die das individuelle Verhalten u. Erleben bestimmen. Individualpsychologie*, Psychoanalyse*, Tiefenpsychologie* u. Typenlehre* beschreiben versch. Dimensionen der Persönlichkeit. Vgl. Ich.

Persönlichkeit, ab|norme: (engl.) psychopathic personality; allg. Bez. f. alle Abweichungen von einer hypothetischen Durchschnittspersönlichkeit; s. a. Psychopathie, Charakterneurose.

Persönlichkeits|krise f: (engl.) personality crisis; in krit. Lebensphasen (Trotzalter, Pubertät, Klimakterium, Lebensmitte) interindividuell ähnl. erlebter Bewältigungskonflikt od. Störung der psychosozialen Identität (Identitätskrise, Ende der Reproduktionsfähigkeit) mit charakterist.

Reaktionen; im Unterschied zur neurot. Persönlichkeit ist d. Verhalten der Person in der Krise nicht abweichend, sondern typisch. Vgl. Lebensereignisse, kritische.

Persönlichkeits|psycho|logie (Psych-*; -log*) f: (engl.) personality psychology; Teilgebiet der Psychologie*, das intrapsychische Wahrnehmungs-, Verarbeitungs- u. Handlungsprozesse sowie die Wechselwirkung zw. intra- u. extrapsych. Prozessen untersucht.

Persönlichkeits|störung: (engl.) personality disorder; allg. Bez. f. Veränderung der Persönlichkeit; **Vork.:** z. B. als Charakterneurose, Psychopathie, schizophrener Defekt, schizotypische P., schizoide P., Borderline-Syndrom od. histrionische P.; vgl. Ich-Störung, Ich-Erlebensstörung.

Persönlichkeits|störung, schizoide: (engl.) schizoid personality disorder; Persönlichkeitsstörung, bei der Kontaktstörungen, Gleichgültigkeit, emotionale Störungen u. evtl. affektive Ambivalenz im Vordergrund stehen; Vork. z. B. als sog. schizoide Psychopathie*.

Persönlichkeits|störung, schizo|typische: Persönlichkeitsstörung, bei der Denkstörungen, Beziehungsideen, affektive Störungen u. Kontaktstörungen im Vordergrund stehen u. evtl. Symptome einer Psychose auftreten; im DSM III Abgrenzung von schizoider Persönlichkeitsstörung u. sensitivem Beziehungswahn. S. a. Schizophrenie.

Personen|dosis (Dosis*) f: (radiol.) die an einer für die Strahlenexposition einer (beruflich) strahlenexponierten Person als repräsentativ geltenden Stelle an der Körperoberfläche mit einem Film- od. Füllhalterdosimeter ermittelte Äquivalentdosis* für Weichteilgewebe.

Personen-Gray n: s. Kollektivdosis.

Personen-Sievert n: s. Kollektivdosis.

Per|sorption (Per-*; lat. sorbere verschlingen, verzehren) f: Durchtritt fester, ungelöster Nahrungspartikel (ø 5-150 µm) durch die intakte Epithelzellschicht des Darms.

Per|spiratio (↑; lat. spirare atmen) f: Hautatmung. **P. in|sensibilis** (↑; ↑) f: (engl.) insensible perspiration; unmerklicher, weitestgehend temperaturunabhängiger Wasserverlust über d. Haut u. Schleimhaut (Atmung) durch Diffusion u. Verdunstung ohne Beteiligung der Schweißdrüsen; ca. 0,5 ml/h pro kg Körpergewicht (500-1000 ml/d). **P. sensibilis** (↑; ↑) f: syn. Schweißsekretion*.

Perthes-Calvé-Legg-Krankheit (Georg C. P., Chir., Tübingen, 1869-1927; Jacques C., frz. Orthop., 1875-1954; Arthur T. L., Chir., Boston, 1874-1939): (engl.) Perthes' disease; Osteochondropathia deformans coxae juvenilis; ein- od. beidseitig im Bereich der Femurkopfepiphyse auftretende Form der aseptischen Knochennekrosen*; **Vork.** v. a. bei Jungen im 5.-12. Lj.; **Urs.:** unbekannt, erbliche Disposition möglich; **Sympt.:** langsam sich verstärkendes Hinken, Bewegungsschmerz, frühzeitige Einschränkung der Gelenkbeweglichkeit (bes. Rotation); **Diagn.:** Knochenszintigraphie (Speicherdefekte werden ca. 4 Mon. vor den röntg. Zeichen sichtbar); röntg. Gelenkspaltverbreiterung (Knorpelödem), Epiphysenkernsklerose (Nekrose), danach sog. scholliger Zerfall u. Reparationsphase mit Regenerationszeichen, z. T. auch zyst. Aufhellungen im epiphysennahen Schenkelhals-Metaphysenbereich sowie an der Gelenkpfanne (sog. Pfannen-Perthes); **Ther.:** Entlastung durch Thomas-Schiene bis zur radiol. nachgewiesenen Ausheilung (meist einige Jahre); intertrochantäre varisierende Umstellungsosteotomie; **Progn.:** v. a. vom Zeitpunkt der Erkennung abhängig; Ausheilung ohne Deformierung möglich, evtl. Walzen- od. Pilzform des Schenkelkopfs mit Abplattung der Hüftgelenkpfanne, Coxa plana u. Arthrosis deformans; **DD:** (asept.) Nekrosen der Femurkopfepiphyse durch Behandlung der angeb. Hüftgelenkluxation* (nicht korrekt oft als Luxations-Perthes bezeichnet) od. nach traumat. Hüftgelenkluxation im Kindesalter.

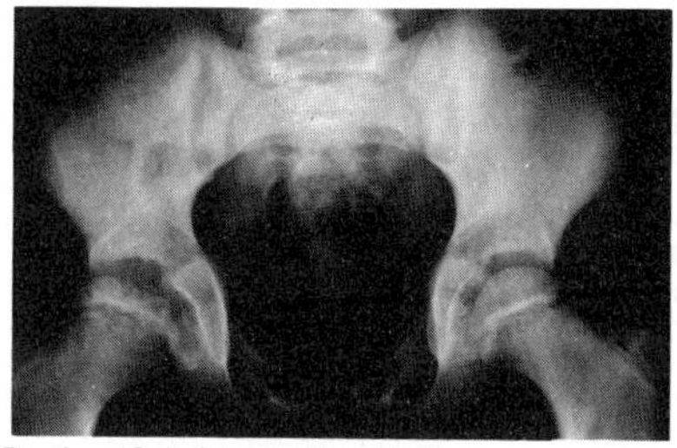

Perthes-Calvé-Legg-Krankheit [540]

Perthes-Test (↑) m: (engl.) Perthes' test; Prüfung der Durchgängigkeit der tiefen Beinvenen u. Kollateralen; nach Anlegen einer Staubinde oberh. von Varizen führt Umhergehen („Muskelpumpe") b. intakten Vv. perforantes u. durchgängigen tiefen Venen z. Entleerung der vorher prall gefüllten Krampfadern (**Perthes-Zeichen**, s. Abb.). Vgl. Trendelenburg-Test, Insuffizienz, chronisch-venöse.

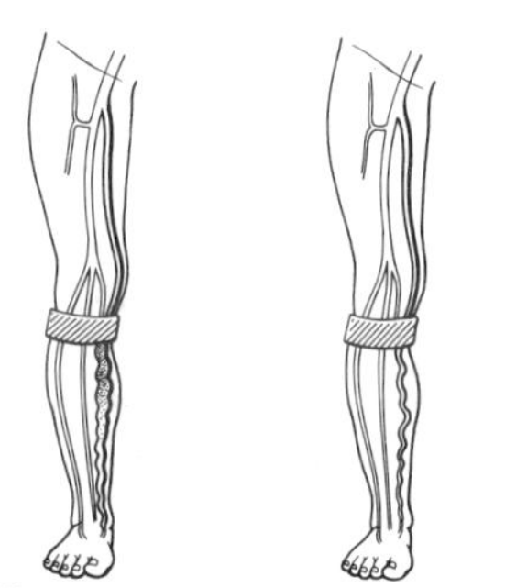

Perthes-Test [236]

Per|tubation (Per-*; Tube*) f: Insufflation, Tubenperflation; Durchblasung der Eileiter z. Feststellung der Durchgängigkeit. Vgl. Hydropertubation.

> Wegen der Gefahr einer tödlichen Luftembolie darf niemals mit Luft (z. B. bei Tubendurchblasung), sondern nur mit Kohlendioxidgas insuffliert werden.

Per|tussis (↑; lat. tussis Husten) f: s. Keuchhusten.

Peru-Balsam m: Balsamum* peruvianum.

Peruol n: Peruscabin (Benzoesäurebenzylester); ein wirksamer Bestandteil des Peru-Balsams in neutralem Öl gelöst; hochwirksames, reiz- u. farbloses Antiskabiosum.

Peru|vosid n: 3β-[(6-Desoxy-3-O-methyl-α-L-glucopyranosyl)oxy]-14β-hydroxy-19-oxo-5β,14β-card-20(22)-enolid (IUPAC); Herzglykosid; vgl. Digitalisglykoside.

Peru-Warze: s. Bartonellose.

Per|version (lat. perversus verdreht, widersinnig, falsch) **f:** ursprünglich religiöser Begriff f. Ketzerei; im 19. Jahrhundert auf „falsches" od. als schädl. angesehenes Sexualverhalten angewendet, heute noch in der Umgangssprache extrem abwertender Begriff, den die Sexualmedizin als wissenschaftl. nicht haltbar ablehnt, weil es ein natürl. vorkommendes, sozial erwünschtes „richtiges" Sexualverhalten nicht gibt. In der Psychopathologie wird daher der Begriff der sexuellen P. (auch forens.-psychiatrisch) höchstens beschränkt auf suchtähnl. eingeschränkte, spezialisierte Sexualpraktiken, unter der zusätzl. Bedingung, daß sexuelle Befriedigung u./od. Orgasmus ausschl. auf diesem Weg erlangt werden können. Vgl. Sexualverhalten, abweichendes.

per vias naturales (lat.)**:** auf natürlichem Weg; z. B. Abgang von verschluckten Fremdkörpern mit d. Stuhl.

Per|zentile (ital. per auf, von, Pro-; lat. centum hundert) **f:** (engl.) percentile; (statist.) Hundertstelwert; s. Quantile.

Per|zeption (lat. percipere wahrnehmen) **f:** Wahrnehmung.

Pes (lat.) **m:** Fuß; Formen: s. Abb.; bei normaler Fußform mit medialer u. lateraler Längs- so-

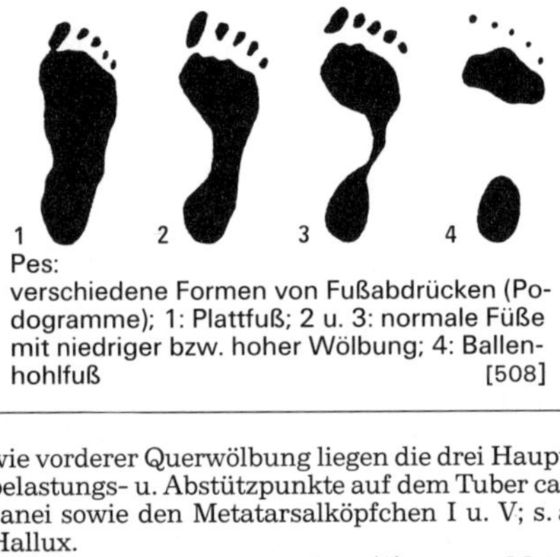

Pes:
verschiedene Formen von Fußabdrücken (Podogramme); 1: Plattfuß; 2 u. 3: normale Füße mit niedriger bzw. hoher Wölbung; 4: Ballenhohlfuß [508]

wie vorderer Querwölbung liegen die drei Hauptbelastungs- u. Abstützpunkte auf dem Tuber calcanei sowie den Metatarsalköpfchen I u. V; s. a. Hallux.

Pes ad|ductus con|genitus (↑) **m:** syn. Metatarsus varus congenitus, sog. Sichelfuß; angeb., häufig beidseitige Fußfehlform mit Adduktionsstellung des Vorfußes (s. Pes, Abb.) ohne supinatorische Komponente bei Valgusstellung des Rückfußes; Entstehung meist endogen bei latent rezessivem Erbgang; **Ther.:** redressierende Gipsverbände, evtl. mediale Kapsulotomie zw. Os cuneiforme mediale u. Os naviculare sowie im Lisfranc-Gelenk; starke Rezidivneigung.

Pes anserinus pro|fundus (↑) **m:** die in drei Zipfeln ausstrahlende Endsehne des Musculus* semimembranosus.

Pes anserinus super|ficialis (↑) **m:** sog. Gänsefuß; durch die verbreiterten Endsehnen des M. sartorius, M. gracilis u. M. semitendinosus gebil-

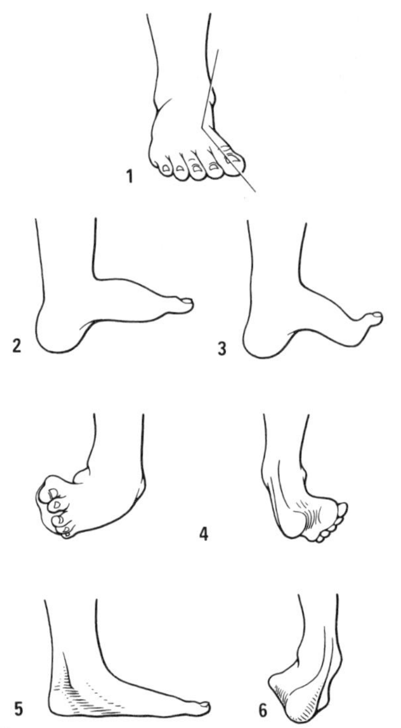

Pes:
1: Pes adductus congenitus; 2: Pes calcaneus; 3: Pes cavus; 4: Pes equinovarus; 5: Pes planus; 6: Pes valgus (linker Fuß)

dete Sehnenplatte an d. medialen Seite der Tibia, dicht unterh. des Kniegelenks.

Pes antice supinatus (↑) **m:** kongenitale Fußdeformität mit kontrakter Supinationsfehlhaltung des Vorfußes bei richtiger Stellung des Rückfußes.

Pes calcaneus (↑) **m:** sog. Hackenfuß; **Formen: 1.** angeb. (P. c. congenitus): intrauterine Belastungsdeformität, häufig bei Myelodysplasie* bzw. Spina* bifida, Myelozele u. a.; der Fuß ist im ganzen nach dorsal aufgebogen, Tiefstand der Ferse, abnorme Dorsalflexionsmöglichkeit (s. Pes, Abb.); **2.** erworben: steilaufgerichteter Kalkaneus, dessen Längsachse fast mit der des Unterschenkels zusammenfällt; die Metatarsalia sind stark nach plantar geneigt (sog. Hackenhohlfuß, P. c. excavatus). Urs.: Poliomyelitis epidemica anterior acuta, Trauma; **Ther.:** konservativ mittels Redressement*, selten operativ.

Pes cavus (↑) **m:** sog. Hohlfuß; Fußfehlbildung mit ausgeprägtem Längsgewölbe, Supination des Rückfußes u. Pronation des Vorfußes, häufig kombiniert mit Krallenzehen; stampfender Gang, Schwielenbildung, ggf. Arthrose; **Formen: 1.** einfacher Hohlfuß; **2.** Ballenhohlfuß (Pes excavatus); **3.** Hackenhohlfuß (Pes calcaneus excavatus); **Urs.:** dynamisch durch Störung des Muskelgleichgewichts, häufig inf. Myelodysplasie*, Friedreich*-Ataxie, neuraler Muskelatrophie, selten idiopathisch bzw. posttraumat.; Entwicklung meist erst im 5.-6. Lj.; **Ther.:** je nach Beschwerdebild u. Alter redressierende Verbände, Einlagen, orthop. Schuhe, u. U. op. Korrektur. Vgl. Pes (Abb.).

Pes equino|varus (↑) m: sog. Klumpfuß; **Formen: 1.** angeb. (P. e. congenitus): Spitzfußstellung des Gesamtfußes, Varus-(Supinations-) Stellung des Rückfußes u. Supinationsadduktionsstellung des Vorfußes (s. a. Pes adductus congenitus) u. Hohlfuß, da d. Vorfuß stärker als d. Rückfuß plantarflektiert ist; röntg. Verlauf der Längsachsen des Talus u. Kalkaneus annähernd parallel (normal: Winkel von ca. 40°) sowohl in der a.-p. wie auch in der seitl. Ebene; Urs.: latent rezessiv erbl., mit erhöhter Penetranz beim männl. Geschlecht (m : w = 2 : 1) od. durch Amnionschäden, Fruchtwassermangel, Raumbeengung bedingt; aufgrund der Ähnlichkeit mit d. embryonalen Fuß in der 5.-12. SSW wird ein Stehenbleiben auf früher embryonaler Entwicklungsstufe mit einer Entwicklungshemmung der Muskulatur (sog. Klumpfußwade) angenommen; **2.** erworben: neurogen (Myelodysplasie des Rükkenmarks), paralytisch (Poliomyelitis epidemica anterior acuta, periphere Nervenlähmung), spastisch, posttraumatisch, postinfektiös; **Ther.:** etappenweise Redressement* mit nachfolgender Ruhigstellung in Gips; u. U. auch op. mit Achillessehnenverlängerung u. Kapsulotomie im oberen u. unteren Sprunggelenk. Vgl. Pes (Abb.).

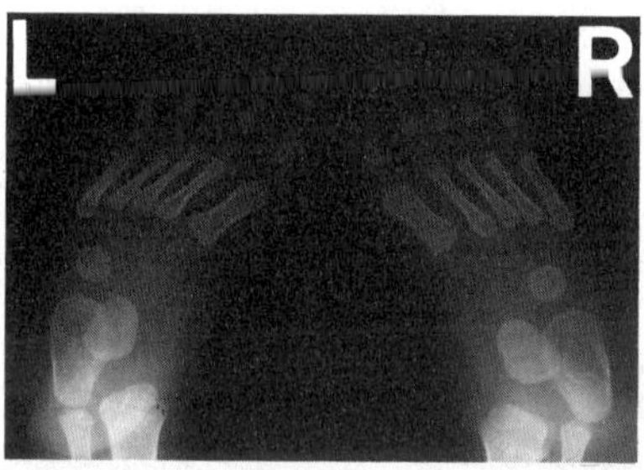

Pes equinovarus beidseits [540]

Pes equinus (↑) m: sog. Spitzfuß mit fixierter Plantarflexion im oberen Sprungelenk (Anhebung der Fußspitze unmöglich); **Ätiol.:** paralytisch, spastisch, posttraumatisch; **Ther.:** je nach Grunderkrankung kons. (Redressement, Krankengymnastik), orthop. Schuhe, Orthesen od. op. (Achillotenotomie, Tenodese, Korrekturosteotomie, Arthrodese).

Pes hippo|campi (↑) m: das tatzenartige Vorderende des Hippocampus. **P. meta|tarso|valgus** (↑) m: sog. Knick-Platt-Spreizfuß; Urs.: konstitutionell, rachitisch, statisch, paralytisch-spastisch, posttraumatisch, postinfektiös (Osteomyelitis, Tbc, Trauma); vgl. Pes transversus, Pes valgus. **P. meta|tarsus** (↑) m: sog. Spreizfuß; s. Pes transversus. **P. plano|valgus** (↑) m: sog. Knick-Plattfuß; s. Pes valgus.

Pes planus (↑) m: sog. Plattfuß; **Formen: 1.** angeb. seltene Fehlform (P. p. congenitus) mit leicht konvex gebogener Fußsohle, Abduktions- u. Pronationsstellung des Vorfußes, Valgusstellung des Rückfußes (Schaukelfuß nach Gocht); im seitl. Röntgenbild steht die Achse des Talus fast in Verlängerung des Unterschenkels; Ther.: Redressement*, Gipsschale, u. U. später op. Korrektur (od. Tripelarthrodese*); **2.** erworbener P. p.: oft kombinierte Fehlstellung, z. B. als Knick-Plattfuß (s. Pes valgus). Vgl. Pes (Abb.).

Pessar (gr. πεσσός ovales Steinchen, Stöpsel) n: (engl.) pessary; Ring od. Schale aus Hartgummi od. Kunststoff z. Pessarbehandlung*; vgl. Okklusivpessar, Intrauterinpessare.

Pessar|behandlung (↑): (engl.) pessary treatment; **1.** symptomat. Behandlung zur Korrektur v. Lageanomalien des inneren Genitale (Prolapsus* uteri et vaginae) mit ring- od. schalenförmigen Metall-, Gummi- od. Kunststoffkörpern, die in d. Scheide eingelegt werden; bei Harninkontinenz* z. Reposition der Blasenhalsregion (s. Streßinkontinenz) Verw. spez. Urethrapessare; **2.** Ther. der Zervixinsuffizienz*mit sog. Zervixpessaren (meist Arabin*-Pessar); **3.** Kontrazeption* mittels Okklusivpessar* od. Scheidendiaphragma*.

Pest (lat. pestis Seuche, Verderben): (engl.) plague, pestis; durch Yersinia* pestis verursachte Zoonose, die durch Flöhe* (Xenopsylla cheopis, Xenopsylla brasiliensis, Pulex irritans) von Nager zu Nager u. vom Nager auf den Menschen übertragen wird; **Verbreitung:** früher weltweit, heute auf einzelne enzootische u. epizootische Herde in Bergwald- u. Savannenregionen in Nord- u. Südamerika (Rocky Mountains, Brasilien, Venezuela), Zentral-, Ost-, Südafrika, Madagaskar, Zentral- u. Südostasien beschränkt; von diesen en- u. epizootischen Herden (sylvatische Pest) Ausbreitung u. Übertragung auf den Menschen; früher waren Wanderratte (Rattus norvegicus) u. Haus- u. Schiffsratte (Rattus rattus) wichtige Reservoire. **Klin.:** vier Formen: **1. Beulenpest** (syn. Bubonenpest): Inkubationszeit 2-10 Tage, plötzl. Beginn, hämorrhagisch-suppurierende, nekrotisierende u. sehr schmerzhafte Entz. der regionalen Lymphknoten proximal der Flohbißstelle (meist in der Leiste); geschwüriger Zerfall der Lymphknoten möglich; in 25-50% Übergang i. Sepsis u. Tod; **2. Lungenpest:** Pestpneumonie entw. als Folge einer Bakteriämie im Verlauf der Beulenpest od. als Folge einer direkten Tröpfcheninfektion mit Yersinia pestis von Mensch zu Mensch; bei primärer Lungenpest sehr kurze Inkubationszeit (1-2 Tage); stürmischer Beginn: Dyspnoe, Zyanose, Husten bei spärl. klin. Befund; später Lungenödem u. Kreislaufversagen; unbehandelt immer tödlich (2.-5. Krankheitstag); primäre Lungenpest ist für die rasche Ausbreitung von Pestepidemien von größter epidemiol. Bedeutung. **3. Pestsepsis:** fast immer tödl. Komplikation der P.; kann als Finalstadium einer Bubonenpest od. Lungenpest od. auch primär ohne nachweisbare Bubonen auftreten; **4. abortive P.:** klin. milde verlaufende Variante der P.; meist nur leichtes Fieber u. nur ein Bubo; **Diagn.:** Klinik, bakteriol.; sporadische primäre Lungenpest wird meist verkannt. **Ther.:** Tetrazykline, Chloramphenicol, Streptomycin u. Sulfadiazin in hohen Dosen; **Proph.:** Schutzimpfung (inaktivierte od. Lebendvakzine), Chemoprophylaxe m. Tetrazyklinen, Schutzkleidung, Rattenbekämpfung, Insektizide z. Flohbekämpfung.

Pest|bakterien (↑; Bakt-*) f pl: s. Yersinia.

Pest|floh (↑): Xenopsylla cheopis; s. Flöhe, Pest.

Pesti|zide (↑; -zid*) n pl: (engl.) pesticides; Sammelbez. f. chem. Substanzen zur Bekämpfung v. schädl. Tieren u. Pflanzen; Einteilung in Akarizide (gegen Milben), Fungizide (gegen Pilze; s. Antimykotika), Herbizide (gegen Unkräuter), Insektizide* (gegen Insekten), Molluskizide (gegen Schnecken), Nematizide (gegen Würmer) u. Rodentizide (gegen Nagetiere). Nach der Art ihrer Aufnahme unterscheidet man Atem-, Fraß- u. Kontaktgifte. Vgl. Umwelttoxikologie.

Pes trans|versus (Pes*) m: sog. Spreizfuß; häufig kombiniert mit Plattfuß (Pes transversoplanus); eingesunkenes Quergewölbe, Verbreiterung des Vorfußes, Absinken der Metatarsalköpfchen II-IV mit Spreizung der Metatarsale I u. V (häufig Hallux* valgus u. Hammerzehen) meist inf. statischer Überlastung; **Ther.:** konservativ z. B. durch Einlagen.

Pes valgus (↑) m: sog. Knickfuß; **Formen** (entspr. dem Alter): **1.** kindlicher (flexibler) Knick-Senkfuß: meist harmlose, bei Gehbeginn erkennbare verstärkte Valgusstellung der Ferse mit Abflachung des medialen Fußgewölbes, die im Zehenstand verschwindet; **2.** Adoleszenten-Knick-Plattfuß: bei Vorschädigung od. inf. Überbeanspruchung entstehender (zuerst muskulär, dann ligamentär bzw. ossär) fixierter, mit schmerzhaften Reizzuständen einhergehender P. v.; **3.** Knick- bzw. Knick-Plattfuß des Erwachsenen: oft mit geringerer Schmerzsymptomatik inf. arthrotischer Versteifung; **Ther.:** je nach Schweregrad kons. durch Fußgymnastik, Einlagen, orthop. Schuhe (bei Lähmungknickfuß ggf. Gehapparat), bei chron. starken Beschwerden u. U. operativ (z. B. Hoffa*-Plattfußoperation). Vgl. Pes (Abb.).

Pes varus (↑) m: ältere Bez. f. Pes* equinovarus.

PET: Abk. f. **P**ositronen**e**missions**t**omographie; s. Emissionscomputertomographie.

Petechien (ital. petecchie Blut-, Fieberflekken) f pl: s. Hautblutungen.

Peters-An|omalie (Albert P., Ophth., Bonn, 1862-1938; Anomalie*) f: angeb. zentrale Corneatrübung mit Defekt der Descemet-Membran, Sekundärglaukom, Mikrocornea u. Mikrophthalmie; DD: Rötelnembryopathie.

P

Pethidin (INN) n: Ethyl(1-methyl-4-phenyl-4-piperidincarboxylat (IUPAC); Verw.: Opioid-Analgetikum.

Petiolus (lat. Füßchen, Obststiel) m: Stiel.

Petiolus epi|glottidis (↑; Ep-*; Gloss-*) m: Kehldeckelstiel; durch d. Lig. thyroepiglotticum am Schildknorpel befestigt.

Petit-Dreieck (Jean L. P., Chir., Anat., Paris, 1674-1750): Trigonum* lumbale Petiti.

Petit-Hernie (↑; Hernie*) f: Hernia lumbalis; s. Hernie.

Petit-Kanal (François Pourfour du P., Anat., Chir., Ophth., Paris, 1664-1741): (engl.) Petit's canal; Spatia zonularia (Spatium apparatus suspensorii lentis); mit Lymphflüssigkeit gefüllte Räume zw. d. Fibrae zonulares des Auges.

Petit mal (frz. kleines Übel) n: nicht mehr gebräuchl. Bez. f. verschiedene Formen der Epilepsie* (z. B. Absence, Myoklonie, partieller Anfall).

Petri|fikation (gr. πέτρος Stein; lat. facere machen) f: (engl.) petrifaction, petrification; steinartige Umwandlung eines Gewebes durch gleichmäßige Calciumsalzablagerungen.

Petri-Schale (Julius R. P., Bakteriol., Berlin, 1852-1921): (engl.) Petri dish; runde Schale für Bakterienkulturen; heute überwiegend aus Kunststoffen.

Petrussa-Index m: Index z. Reifebestimmung des Neugeborenen* u. Abschätzung des Gestationsalters; vgl. Reifezeichen des Neugeborenen.

Petry-Syn|drom n: s. Silikoarthritis.

Petting (engl. to pet streicheln) n: wechselseitige Reizung der Geschlechtsteile ohne Koitus* bis zum Orgasmus.

Petz-Näh|apparat (Aladár de P., zeitgen. Chir., Ungarn): s. Nähapparate.

Peutz-Jeghers-Syn|drom (Johannes L. P., Int., Rotterdam, 1886-1957; Harold J., Int., Boston, geb. 1904) n: autosomal-dominant erbl. Erkr. mit Polyposis intestinalis u. im Kleinkindesalter auftretender perioraler Melaninpigmentation (s. Abb.); die von der Lamina muscularis

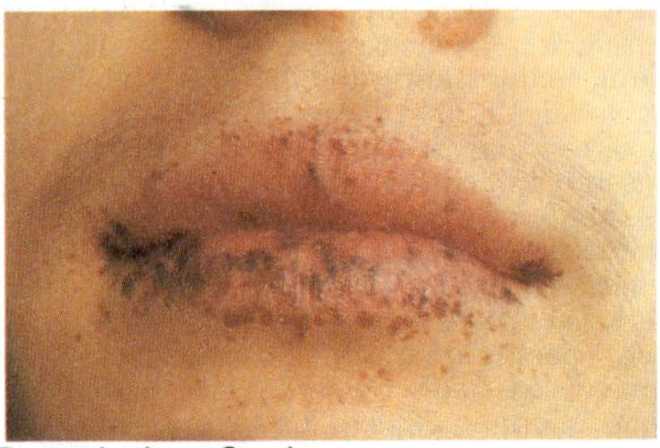

Peutz-Jeghers-Syndrom: periorale Pigmentationen [62]

mucosae ausgehenden polypösen Hamartome sind v. a. im Dünndarm, auch in Magen, Colon u. Rektum lokalisert u. entarten nur sehr selten maligne (s. Polyp-cancer sequence); Manifestation meist zw. 20. u. 30. Lj. mit rezidiv. kolikartigen Bauchschmerzen u. Magen-Darm-Blutungen. Als Kompl. können Invagination u. Ileus auftreten; ovarielle Tumoren in 10% der Fälle (Dysger-

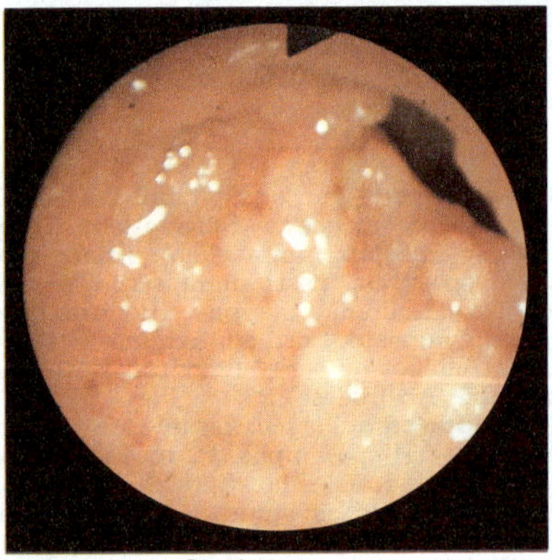

Peutz-Jeghers-Syndrom: endoskopischer Befund mit Polypen im Ileum [62]

minom, Granulosazelltumor, Kystadenom), Hodentumoren (Sertoli-Zelltumor u. a.), Mammakarzinome, Pankreasadenokarzinome; **Diagn.:** Endoskopie (s. Abb.) mit Biopsie, röntg. Magen-Darm-Passage; **Ther.:** bei Komplikationen Dünndarmresektion u. Enteroanastomose. S. Polyposis intestinalis (Tab.).

-pexie: Wortteil mit der Bedeutung das Befestigen; von gr. πῆξις.

Peyer-Plaques (Johann K. P., Anat., Schaffhausen, 1653-1712) f pl**:** Folliculi lymphatici aggregati; Haufen von Lymphfollikeln im Ileum; als Bestandteil des Immunsystems* haben die P.-P. eine wichtige Funktion bei der lokalen Immunität. Bei Typhus treten sie beetartig hervor u. zerfallen geschwürig.

Peyronie-Krankheit: syn. Induratio* penis plastica.

Pezzer-Katheter (Oscar de P., Chir., Paris, 1853-1917; Katheter*) m**:** (engl.) Pezzer's catheter; Blasenkatheter mit Spreizschnabel zur Fixierung.

Pfählungs|verletzungen: (engl.) impalement traumas; tief penetrierende Weichteilverletzungen im Bereich des Genitale u. der Dammregion durch Aufspießung, z. B. auf einen Pfahl, Deichsel (Roller), häufig mit Begleitverletzungen des Harntrakts (Harnröhrenabriß, Blasenläsion) bzw. des Rektosigmoids u. anderer Beckenorgane; vgl. Kohabitationsverletzungen.

Pfannen-Perthes (Georg C. P., Chir., Tübingen, 1869-1927)**:** s. Perthes-Calvé-Legg-Krankheit.

Pfannenstiel-Quer|schnitt (Hermann J. P., Gyn., Breslau, 1862-1909)**:** (engl.) Pfannenstiel's incision; auch suprapubischer Querschnitt, Faszienquerschnitt; (chir.) Bauchschnitt mit querer Durchtrennung von Haut, Unterhautgewebe u. Faszie etwa 2-3 Querfinger oberh. der Symphyse (kosmetisch günstig); vgl. Schnittführung.

Pfannen|wanderung: röntg. erkennbare, durch Zerstörung des Gelenks inf. tuberkulärer Koxitis, Osteomyelitis, angeb. Hüftgelenkluxation u. a. verursachte Ausweitung der Hüftgelenkpfanne u. Verlagerung des Femurkopfs meist nach oben hinten.

Pfanne, tiefe: (röntg.) Vorwölbung der Linea ilioischiadica über die Linea terminalis als Zeichen der Arthrosis deformans am Hüftgelenk; u. U. Protrusio* acetabuli.

Pfaundler-Hurler-Krankheit (Meinhard von P., Päd., München, 1872-1947; Gertrud H., Päd., München, 1889-1965)**:** syn. Dysostosis* multiplex.

PFC: Abk. f. (engl.) **1. p**ersistent **f**oetal **c**irculation; s. PFC-Syndrom; **2. p**laque **f**orming **c**ell (plaquebildende Zelle); s. Plaque-Test.

PFC-Syn|drom n**:** Kurzbez. nach (engl.) **p**ersistent **f**oetal **c**irculation syndrome; Syndrom der persistierenden fetalen Zirkulation, auch persistierende pulmonale Hypertension des Neugeborenen (Abk. PPHN); **Vork.** meist bei reifen Neugeborenen, häufig i. R. schwerer Grunderkrankungen mit Hypoxie u. Azidose (z. B. Mekoniumaspiration, Pneumonie, Lungenhypoplasie, Schock, Sepsis), selten idiopathisch; **Path.:** Persistenz fetaler Kreislaufverhältnisse mit Rechts-Links-Shunt über Foramen ovale, Ductus arteriosus u. intrapulmonale Kurzschlußverbindungen durch einen hohen pulmonalarteriellen Druck; **Klin.:** Zyanose (trotz reiner Sauerstoffbeatmung), Tachypnoe; **Diagn.:** im EKG Zeichen der Rechtsherzbelastung, im Rö.-Thorax helle Lungenfelder inf. verminderter Lungendurchblutung; **Ther.:** Sauerstoffzufuhr, maschinelle Hyperventilation, Alkalisierung, medikamentöse Senkung des Lungengefäßwiderstands (Alpharezeptorenblocker, Katecholamine), evtl. ECMO*; **Progn.:** Letalität 15-20%. Vgl. Hypertension, pulmonale.

Pfeffer|minze: s. Folia Menthae piperitae, Oleum Menthae piperitae.

Pfeifer-Weber-Christian-Syn|drom (Victor P., deutscher Arzt, 1846-1921; Frederick P. W., Arzt, London, 1863-1962; Henry A. Ch., Int., Boston, 1876-1951) n**:** syn. Panniculitis* nodularis non suppurativa febrilis et recidivans.

Pfeiffer-Drüsen|fieber (Emil P., Int., Wiesbaden, 1846-1921)**:** syn. Mononucleosis* infectiosa.

Pfeiffer-In|fluenza|bakterien (Richard F. P., Bakteriol., Königsberg, Breslau, 1858-1954; Influenza*; Bakt-*) f pl**:** s. Haemophilus influenzae.

Pfeiffer-Syn|drom (Rudolf A. P., Humangenetiker, Erlangen, geb. 1931) n**:** zu den Akrozephalosyndaktylie*-Syndromen gehörender, autosomal-dominant erbl. Fehlbildungskomplex m. Schädeldeformität inf. prämaturer Schädelnahtsynostose u. Syndaktylie II, III u. IV (selten auch präaxiale Verdoppelung der Großzehen); vgl. Akrozephalopolysyndaktylie-Syndrome.

Pfeiffer-Versuch (†)**:** (engl.) Pfeiffer's test; Tierversuch zum Nachweis von best. Bakterien (z. B. Vibrio cholerae) durch Infizierung zuvor aktiv od. passiv immunisierter Versuchstiere u. nicht-immuner Kontrollen.

Pfeiler|naht: (engl.) Czerny's suture; op. Verengung des Leistenkanals durch Vernähen zweier kanalparalleler Faszienfalten der Aponeurose des M. obliquus externus abdominis; v. a. zur op. Behandlung (Herniotomie*) einer angeb. Leistenhernie im Kindesalter.

Pfeiler|re|sektion (Resektion*) f**:** Form der Thorakoplastik*

Pfeiler|zellen (Zelle*)**:** s. Corti-Organ.

Pfeil|gift: s. Curare.

Pfeil|naht: (engl.) sagittal suture; Sutura sagittalis, Sagittalnaht; in der Mittellinie zw. beiden Scheitelbeinen.

Pferde|en|zephalitis (Enkephal-*; -itis*) f**:** (engl.) equine encephalitis; Enzephalomyelitis bei Pferden; b. Menschen gelegentl. epidemische Inf. mit v. a. bei Kindern u. Jugendlichen häufig letalen Verläufen. Wahrscheinl. wegen umfangreicher Impfmaßnahmen bei Pferden ist die P. für den Menschen z. Z. praktisch bedeutungslos. **Err.:** östl. (EEE: Eastern Equine Encephalitis), westl. (WEE: Western Equine Encephalitis) u. venezolan. (VEE: Venezuela Equine Encephalitis) Pferdeenzephalitisvirus, ein Alphavirus* der Togaviridae*; Übertragung durch Mücken (Culicinae). Vgl. Arbovirosen (Tab.).

PFK: Abk. f. **P**hospho**f**rukto**k**inase*.

Pflaster: s. Emplastrum, TTS, Verbände. **P.epi|thel** (Epithel*) n**:** s. Plattenepithel. **P.probe:** s. Epikutantest, Tuberkulintest.

Pflaumen|bauch|syn|drom n**:** s. Prune belly syndrome.

Pflaumer-Katheter (Eduard P., Urol., Erlangen, 1872-1957; Katheter*) m**:** (engl.) Pflaumer's catheter; Ureterkatheter* aus Weichgummi (Ø 7-10 Charrière); wird auf e. Katheterspanner (Fülldraht) aufgezogen u. in d. Niere hochgeführt.

Pflege|ana|mnese (Anamnese*) f**:** Informationssammlung über den Pat., die als Grundlage für die Pflegeplanung* dient; umfaßt **1.** die Personalien, **2.** Diagn. u. Ther. sowie die entspr. Verordnungen, **3.** den körperl. Zustand, **4.** individuelle Bedürfnisse (des Pat. u. seiner Angehörigen bzw. Freunde), **5.** das Ausmaß der Pflegebedürftigkeit, **6.** die Fähigkeit zur Mitarbeit.

Pflege|bedürftigkeit: 1. i. w. S. jeder Gesundheitszustand, in dem Pflege benötigt wird; **2.** i. e. S. ein nicht mehr durch ärztl. Intervention

P

beeinflußbarer Gesundheitszustand, der Pflege u. Versorgung durch paramed. Berufe bedarf u. aus dem Leistungsbereich der gesetzl. Krankenversicherung (GKV) ausgegrenzt ist (Leistungen der GKV setzen erst ein, wenn ärztl. Behandlung erforderlich ist od. durch best. Maßnahmen wie Prävention od. Rehabilitation verhindert werden kann; Ausnahme: P. inf. chron. psych. Erkrankungen); nach dem geltenden Sozialrecht kann sich niemand gegen das Risiko der P. absichern (Ausnahme: einige private Krankenversicherungen); nur i. R. der gesetzl. Unfallversicherung wird Haus- od. Anstaltspflege ohne zusätzl. ärztl. Behandlung gewährt (§ 558 RVO), in der GKV wird Pflege nur i. R. der Krankenbehandlung im Krankenhaus (einschl. Diagnosefindung) od. in einer Kur- od. Spezialeinrichtung (§§ 184, 184 a RVO) gewährt. Darüber hinaus erhalten Versicherte häusliche Krankenpflege* als Pflichtleistung nur, wenn Krankenhausbehandlung geboten, aber nicht ausführbar ist od. wenn Krankenhauspflege dadurch nicht erforderlich wird (§ 185 Abs. 1,2 RVO). Aufgrund der rapide steigenden Kosten für die Versorgung von Pflegebedürftigen u. der immer größer werdenden Anzahl v. a. alter pflegebedürftiger Menschen ist ein immer größerer Anteil der Bevölkerung auf Leistungen der Sozialhilfe angewiesen; daher ist eine gesetzl. Regelung zur Absicherung des Risikos der P. in Anbindung an die GKV in Vorbereitung.

Pflege|dokumentation f: Niederschrift aller Stufen des Pflegeprozesses*.

Pflege|planung: beinhaltet **1.** die generelle u. individuelle Problemstellung; **2.** die Festlegung der Pflegeziele; **3.** die Ausarbeitung der Pflegemaßnahmen. Die Pflegemaßnahmen haben Verordnungscharakter u. müssen eingehalten u. kontrolliert werden.

Pflege|prozeß m: geplante Krankenpflege* unter Einbeziehung ersichtl. u. zu erwartender Pflegeprobleme u. der Fähigkeiten u. Kräfte des Pat. u. evtl. seiner Angehörigen bzw. Freunde; besteht aus **1.** Informationssammlung (Pflegeanamnese*); **2.** Feststellung von Problemen, Bedürfnissen u. Fähigkeiten; **3.** Festlegung der Pflegeziele; **4.** Planung der Pflegemaßnahmen (s. Pflegeplanung); **5.** Durchführung der geplanten Maßnahmen; **6.** Beurteilung von Veränderungen u. evtl. Festlegung von neuen Zielen bzw. veränderten Pflegemaßnahmen.

Pflüger-Gesetz (Eduard F. P., Physiol., Bonn, 1829-1910): (engl.) Pflüger's law; sog. Zuckungsgesetz; gesetzmäßiges Verhalten der Muskelzukkungen bei Schließen u. Öffnen des elektr. Stromkreises in Abhängigkeit von der gewählten Reizelektrode (als Kathodenschließungszuckung durch Auftreten eines Katelektrotonus bzw. Anodenöffnungszuckung durch Aufheben eines Anelektrotonus) u. der Reizqualität (Stromstärke u. -richtung). Vgl. Elektrotonus.

Pflug|schar|bein: (anat.) Vomer.

Pfötchen|stellung: s. Tetanie.

Pfort|ader: (engl.) portal vein; Vena portae; die große Vene, die das gesamte aus d. Bauchhöhle zurückfließende venöse Blut sammelt; den Stamm bilden die Vv. gastricae (die auch das Blut aus dem unteren Ösophagusbereich zurückführen), die V. mesenterica sup. u. die V. splenica, in die d. V. mesenterica inf. mündet. Vgl. Anastomosen, portokavale; Hypertension, portale.

Pfort|ader|entzündung: s. Pylephlebitis.

Pfort|ader|gefäße der Hypo|physe (Hypophyse*): (engl.) portal vessels of the pituitary gland; Gefäßverbindung von bes. Bau zw. Hypothalamus u. Hypophysenvorderlappen (s. Abb.); leitet vermutl. humorale Stoffe (Releasing*-Hormone) vom Hypothalamus zum Hypophysenvorderlappen. Vgl. Zwischenhirn.

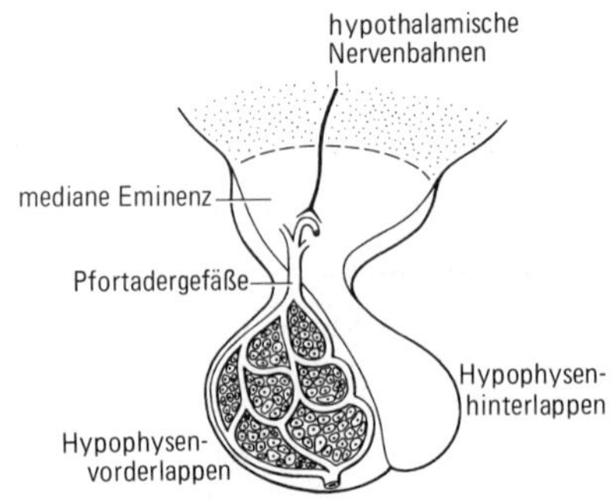

Pfortadergefäße der Hypophyse

Pfort|ader||hoch|druck: syn. portale Hypertension*. **P.stauung:** s. Hypertension, portale. **P.thrombose** (Thromb-*; -osis*) f: Pylethrombose*. **P.verschluß:** (engl.) occlusion of the portal vein; sog. zentraler prähepatischer Block; völliger Verschluß der Pfortader od. ihrer Äste durch komprimierende Prozesse (Tu.) od. Pylethrombose*.

Pfropf||arthritis (Arthr-*; -itis*) f: zu einer Polyarthrose* hinzutretende rheumatoide Arthritis*. **P.gestose** (lat. gestatio das Tragen, Ausgetragenwerden; -osis*) f: s. Gestose. **P.kern:** s. Nucleus emboliformis.

Pfropfung: (engl.) grafting; Hautpfropfung (Implantation); Verf. zur Deckung von ausgedehnten Hautdefekten, insbes. infizierten Wunden (große Ablederungen, tiefe Verbrennungswunden, Ulcera cruris u. a.); Einpflanzen kleinerer autogener Epidermisstückchen in Granulationsgewebe zur Beschleunigung der Epithelisierung od. zwischen allogenes Hautmaterial zur Verminderung der Abstoßungsreaktion*. Vgl. Hauttransplantat.

PG: Abk. f. **P**rosta**g**landine*.

pg: Abk. f. **P**iko**g**ramm; 1 pg = 10^{-12} Gramm* (g); vgl. Einheiten (Tab.).

PGA-Syn|drom n: Abk. f. **p**oly**g**landuläres **A**utoimmunsyndrom*.

6-PGD: Abk. f. 6-**P**hospho**g**lukonat**d**ehydrogenase*.

PGI: Abk. f. **P**hospho**g**lukose**i**somerase*.

PGK: Abk. f. **P**hospho**g**lyzerat**k**inase*.

PGluM: Abk. f. **P**hospho**gluk**o**m**utase*.

PGM: Abk. f. **P**hospho**g**lyzerat**m**utase*.

PGP: Abk. f. **P**hospho**g**lykolat**p**hosphatase*.

Ph_1: Kurzbez. f. Philadelphia*-Chromosom.

pH: Abk. f. Potenz (p, nach anderen pondus hydrogenii) u. Maß f. Wasserstoffionenkonzentration* (H); neg. dekadischer Logarithmus der Wasserstoffionenkonzentration: pH = -log [H^+].

Der pH-Wert zeigt die saure, neutrale od. alkal. Reaktion einer Lösung an. **pH akt:** Symbol f. aktuellen pH-Wert einer Blutprobe, der das Endprodukt aller Einflüsse auf die Azidität veranschaulicht; **pH qu 40:** pH-Wert einer Blutprobe, die mit 40 mmHg pCO_2 u. hohem pO_2 äquilibriert worden ist; veranschaulicht den metabol. Teil der Azidität (im Ggs. zum pH akt); pH-Werte einiger

Körperflüssigkeiten: Blut u. Serum 7,41; Duodenalflüssigkeit 8,0; Galle 7,4-7,7; Harn 4,8-7,9; Magensaft 1,77; Milch 6,5-6,9; Speichel 6,9. Vgl. Standardbicarbonat, Partialdruck.

PHA: Abk. f. **Phyth**ä**m**a**gglutinine***.

Phän (gr. φαίνεσθαι sich zeigen, erscheinen) **n:** Merkmal, das best. Genen od. Genkonstellationen zugeordnet werden kann.

Phäno|kopie (↑) **f:** (engl.) phaenocopy; eine durch Außenfaktoren, im Zusammenspiel m. den spez. Erbanlagen bewirkte Veränderung in der Merkmalbildung (Phänogenese) eines Genotyps, die z. Nachbildung des Manifestationsmusters eines anderen Genotyps führt; die entstehenden phänotyp. Modifikationen sind nicht erblich, d. h., der Genotyp selbst bleibt unbeeinflußt. Exogene Faktoren können während der Schwangerschaft zu intrauterinen Entwicklungsstörungen versch. kindlicher Organe od. Organsysteme führen, wenn sie vor Ablauf der Determinationszeit einwirken, z. B. Katarakt (durch rezessiven Erbgang bedingt od. durch Rötelninfektion bzw. Strahlenexposition in der Frühschwangerschaft), Warfarin-Embryopathie (klin. identisch mit der genet. bedingten Chondrodysplasia punctata). Vgl. Erkrankungen, pränatale; Krankheiten, genetische.

Phänomen, gusto|lakrimales (↑) **n:** s. Krokodilstränenphänomen.

Phänomeno|logie (↑; -log*) **f:** (med.) Lehre von den Krankheitszeichen.

Phäno|typus (↑; gr. τύπος Gepräge, Bild) **m:** (engl.) phenotype; Merkmalbild, Erscheinungsbild (im Ggs. zum Genotypus*, dem sog. Erb- od. Anlagenbild); Summe aller an einem Einzelwesen vorhandenen Merkmale (Phäne), sein äußeres Bild, seine äußere Erscheinungsform u. seine funkt. Eigenschaften, die durch den Genotypus im Zusammenwirken mit Umwelteinflüssen versch. Art geprägt werden. Der Grad der phänotyp. Ausprägung wird durch d. Expressivität* beschrieben.

Phäo|chromo|blastom (gr. φαιός grau; Chrom-*; Blast-*; -om*) **n:** (engl.) phaeochromoblastoma; unreifzellige Form des Phäochromozytoms* mit hämatogener od. lymphogener Metastasierung; Metastasen z. T. nicht chromaffin.

Phäo|chromo|zytom (↑; ↑; Zyt-*; -om*) **n:** (engl.) phaeochromocytoma; seltener, katecholaminproduzierender, in ca. 10% der Fälle maligner Tumor des chromaffinen Gewebes; sezerniert Adrenalin* u. Noradrenalin*; vermehrte Sekretion von Dopamin* v. a. bei malignem Ph.; **Vork.:** familiär gehäuft (oft extraadrenal lokalisierte sog. Paragangliome) sowie überdurchschnittl. häufig bei multipler endokriner Adenomatose* (Typ IIa u. IIb), Neurofibromatosis generalisata, Hippel-Lindau-Syndrom u. a.; **Lok.:** v. a. im Nebennierenmark (85%) od. im Bereich des abdominellen u. thorakalen Grenzstrangs (meist paraaortal); **Klin.:** Hypertonie (anfallsweise od. persistierend), Tachykardie, Kopfschmerz, Schweißausbrüche, Zittern, u. U. Hyperglykämie; auch symptomarmer Verlauf möglich; **Diagn.:** wiederholte Bestimmung von Katecholaminen (bzw. deren Metaboliten Vanillinmandelsäure od. Metanephrine) im 24-Std.-Sammelurin; Ultraschalldiagnostik, CT, Kernspintomographie, Szintigraphie mit 131-Iod-meta-Iodobenzylguanidin; **Ther.:** chir. Entfernung nach präop. medikamentöser Alpharezeptorenblockade (z. B. mit Phenoxybenzamin); bei hypertensiver Krise kontrollierte Blutdrucksenkung.

Phäo|derm (↑; Derm-*) **n:** ungebräuchl. Bez. f. graubraune bis schwärzl. Verfärbung der Haut; bedingt durch die Eigenfarbe ausgetrockneter, der Haut aufliegender Zellen, z. B. bei Ichthyose, Pityriasis versicolor, eingetrockneten Blasen.

Phag-: auch Phago-, -phagus, -phagie; Wortteil mit der Bedeutung verzehren; in Zusammensetzungen auch Speise-; von gr. φαγεῖν.

Phagedänismus, tropischer (gr. φαγέδαινα fressendes Geschwür) **m:** Auftreten von schlecht heilenden, chron. Geschwüren u. a. bei Leishmaniasen* u. tropischen Treponematosen*.

Phagen (Phag-*) **m pl:** (engl.) phages; Kurzbez. f. Bakteriophagen*.

Phagen|ad|sorption (↑; Ad-*; lat. sorbere verschlingen, einschlürfen) **f:** (engl.) phage adsorption; Anheftung eines Bakteriophagen* an best. Strukturen der Bakterienzellwandoberfläche (Rezeptoren); die Anheftung kann v. anorg. (z. B. Ca^{++}) od. org. (z. B. Tryptophan*) Kofaktoren, vom pH-Wert od. von der Temp. abhängig sein.

Phagen|kon|version (↑; lat. conversio Umwandlung, Veränderung) **f:** s. Konversion, lysogene.

Phagen|neutralisations|test (↑) **m:** (engl.) phage neutralization test; sehr empfindl. Methode zum Nachw. von Antikörpern, die geg. Phagen gerichtet sind od. geg. Substanzen, die an Phagen gekoppelt wurden; basiert auf der Tatsache, daß die Anwesenheit von spezif. Ak die Fähigkeit der Phagen beeinträchtigt, das Wirtsbakterium zu infizieren.

Phagen|typisierung (↑)**:** s. Lysotypie.

Phago|zyten (↑; Zyt-*) **m pl:** (engl.) phagocytes; sog. Freßzellen; Bez. f. die zur Phagozytose* befähigten, überwiegend sessilen Makrophagen* sowie die mobilen Monozyten* u. (neutro- u. eosinophilen) polymorphkernigen Granulozyten*.

Phago|zytose (↑; ↑; -osis*) **f:** (engl.) phagocytosis; Aufnahme fester Partikel (z. B. Gewebetrümmer, Fremdkörper, Mikroorganismen) in das Zellinnere von Phagozyten* mit intrazellulärem (enzymat., oxidativem) Abbau; nach Anlagerung an die Zellmembran (z. B. von opsonisierten Mikroorganismen durch Bindung an membranständige Fc- u. Komplementrezeptoren) kommt es zur Aktivierung kontraktiler Strukturen innerh. des Zytoplasmas mit Einschluß der Partikel in Zytoplasmavakuolen durch lokale Einstülpung der Zellmembran bzw. Ausformung von zellulären, die Partikel umfließenden Pseudopodien. Vgl. Zellmembran (Tab.), Metabolismus, oxidativer.

Phag|typ (↑) **m:** (engl.) phage type; syn. Lysotyp; Bez. f. Bakterienstämme, die mit Hilfe von spezif. Bakteriophagen* unterschieden werden können; vgl. Lysotypie.

Phak|ek|tomie (Phako-*; Ektomie*) **f:** auch Lentektomie; spez. Technik der Staroperation*; Ausschneiden der getrübten Linse samt Kapsel, Zonula u. vorderem Glaskörper bei geschlossenem Bulbus mit einem Vitrektomiegerät über einen Zugang am Limbus corneae od. über die Pars plana; **Ind.:** v. a. kongenitale u. juvenile Katarakt* sowie Cataracta traumatica bzw. complicata.

Phako-: Wortteil mit der Bedeutung Linse; von gr. φακός.

Phako|e|mulsi|fikation (↑; lat. emulgere, emulsus ab-, ausschöpfen; facere tun) **f:** (engl.) phakoemulsification; Methode der Staroperation*.

P

Phakomatosen (↑; -om*; -osis*) f pl: (engl.) phakomatoses; Oberbegriff für neurokutane Syndrome mit ektodermalen u./od. mesenchymalen Tumoren sowie kongenitalen Gefäßveränderungen an Haut, Augen u. ZNS (Angiophakomatosen); hierzu gehören Neurofibromatosis* generalisata, tuberöse Sklerose*, Hippel*-Lindau-Syndrom u. Sturge*-Weber-Krabbe-Krankheit (früher sog. 1.-4. Ph.), Basalzellnävussyndrom*, multiple Glomustumoren*, Kasabach*-Merritt-Syndrom, Ataxia* teleangiectasia, LEOPARD*-Syndrom, neurokutane Melanose*, Incontinentia* pigmenti, Osler*-Rendu-Weber-Krankheit, Pseudoxanthoma* elasticum, Peutz*-Jeghers-Syndrom.

Phalangen|zellen (Phalanx*; Zelle*): s. Corti-Organ.

Phalanx (gr. φάλαγξ) f: Finger- bzw. Zehenglied.

Phallo|graphie (Phallus*; -graphie*) f: (engl.) phallography; Verfahren zur Aufzeichnung der Häufigkeit von Erektionen; nächtl. Tumeszenzmessung zur Diagn. von Erektionsstörungen.

Phalloidin n: s. Mykotoxine.

Phallus (gr. φαλλός Penis) m: s. Penis.

Phantasma (gr. φάντασμα) n: (engl.) phantasm; Wahrnehmung einer nicht vorhandenen Szene in Form von Halluzination*, Illusion od. Pseudohalluzination.

Phantom|empfinden (frz. fantôme Trugbild, Sinnestäuschung): (engl.) phantom feeling; Projektion von Empfindungen in ein nach Amputation* nicht mehr vorhandenes Körperteil (z. B. Extremität, Mamma), das jedoch als noch vorhanden erlebt wird. Ph. kann durch Berührungsreize ausgelöst werden (insbes. bei Entw. von Amputationsneuromen) od. spontan v. a. als Schmerz, Juckreiz od. Empfindung für die Bewegung des Phantomglieds auftreten; therap. evtl. Nervenstimulation.

Phantom|schmerz (↑): s. Phantomempfinden.

Phantom|tumor (↑; Tumor*) m: (engl.) phantom tumour; (röntg.) Interlobärerguß in Form eines Rundherdes; Diagn.: (röntg.) Aufnahmen in zwei Ebenen; bei alleiniger Sagittalaufnahme Gefahr der Fehldeutung i. S. einer Neubildung.

Pharmako|dynamik (gr. φάρμακον Heilmittel; δύναμις Kraft) f: (engl.) pharmacodynamics; Teilgebiet der Pharmakologie*; untersucht den Einfluß von Arzneistoffen auf den Organismus (einschließlich Dosis/Wirkungsbeziehungen, Wirkungsmechanismus, Nebenwirkungen, Toxikologie). Vgl. Pharmakokinetik.

Pharmako|genetik (↑; Genetik*) f: (engl.) pharmacogenetics; Forschungsrichtung, die sich m. der Analyse der Reaktion genet. bedingter Varianten auf Pharmaka befaßt.

Pharmako|gnosie (↑; -gnos*) f: (engl.) pharmacognosy; Drogenkunde; Erkennung u. Bewertung der Arzneipflanzen (pharmaz. Biologie).

Pharmako|kinetik (↑; Kin-*) f: (engl.) pharmacokinetics; Teilgebiet der Pharmakologie*; untersucht den Einfluß des Organismus auf Arzneistoffe u. befaßt sich unter Erstellung **pharmakokinet. Modelle** am intakten Organismus mit der Kinetik der Resorption*, Verteilung*, Metabolisierung u. Ausscheidung von (Arznei-)Substanzen mit dem Ziel, Beziehungen zur Pharmakodynamik* herzustellen u. ein optimales Dosierungsschema zu entwickeln; s. Abb.

Pharmako|logie (↑; -log*) f: (engl.) pharmacology; Wissenschaft von den Wechselwirkungen zw. Arzneistoffen u. Organismus; Unterteilung in Pharmakodynamik* u. Pharmakokinetik*.

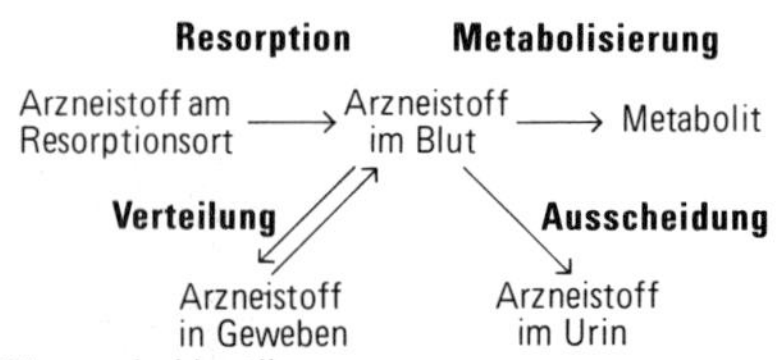

Pharmakokinetik: pharmakokinetische Grundvorgänge und wichtige Verteilungsräume

Pharmako|manie (↑; -manie*) f: alte Bez. f. Arzneimittelabhängigkeit; s. Abhängigkeit.

Pharmakon (gr. φάρμακον) n: (engl.) drug, pharmacon; **1.** Wirkstoff*; **2.** Arzneimittel*.

Pharmako|poe (↑; gr. ποιεῖν machen) f: (engl.) pharmacopeia; Arzneibuchsammlung anerkannter pharmaz. Regeln über Qualität, Prüfung, Lagerung, Abgabe u. Bez. von Arzneimitteln; muß in jeder Apopheke als wissenschaftl. Hilfsmittel vorliegen; z. Z. gültig sind das Deutsche Arzneibuch 10. Ausgabe (DAB 10) u. das Homöopathische Arzneibuch 1. Ausgabe (HAB 1).

Pharmako|radio|graphie (↑; Radio-*; -graphie*) f: (engl.) pharmacoradiography; röntg. Untersuchungsmethode, bei der die Funktion von Organen unter dem Einfluß von Pharmaka untersucht wird; z. B. Metoclopramid zur Anregung der Magenperistaltik.

Pharmako|therapie (↑) f: (engl.) pharmacotherapy; Behandlung mit Arzneimitteln.

Pharmazie (gr. φαρμακεία Gebrauch u. Herstellung von Arzneimitteln) f: (engl.) pharmacy; Bez. f. **1.** Arzneimittel betreffende naturwissenschaftl. Forschung u. Lehre, **2.** Herstellung u. Prüfung von Arzneimitteln, **3.** Arzneimittelhandel u. **4.** Abgabe in Apotheken.

Pharyng-: auch Pharyngo-; Wortteil mit der Bedeutung Kehle, Schlund; von gr. φάρυγξ.

Pharyngeal|tubus (↑; Tubus*) m: (engl.) pharyngeal tube; Rachentubus; gekrümmter Tubus* für die kurzfristige Intubation des Pharynx zum Freihalten der Atemwege bei Bewußtlosen; **Formen** (s. Abb.): **1.** Oropharyngealtubus nach Guedel od. Safar; **2.** Nasopharyngealtubus nach Wendl od. Magill; **cave:** falsch eingelegte P. können zu Verletzung u. Atemwegobstruktion führen bzw. Erbrechen auslösen. Vgl. Esmarch-Heiberg-Handgriff.

Pharyngismus (↑) m: s. Glossopharyngeuskrampf.

Pharyngitis (↑; -itis*) f: Entz. im Rachenbereich; **Formen: 1.** Ph. acuta (sog. akuter Rachenkatarrh): Urs.: v. a. virale Inf., oft mit bakt. Sekundärinfektion, seltener primär bakt. Infektion, physik. od. chem. Noxen (z. B. Verbrennung); Sympt.: Schluckschmerzen, Kratzen, Brennen u. Trockenheitsgefühl im Hals mit Rötung der Rachenschleimhaut, evtl. Fieber; Ther.: symptomat. Rachenspülung, warme Halswickel, Lutschtabletten; u. U. systemisch Antibiotika; vgl. Seitenstrangangina; **2.** Ph. chronica: Oberbegriff f. chron. Irritation im Rachenbereich; Urs.: konstitutionell bedingte Störung der Schleimhautfunktion, exogene Noxen (Tabakrauch, Alkohol), erniedrigte Luftfeuchtigkeit (z. B. durch Klimaanlagen, ständige Mundatmung), hormonelle (Hy-

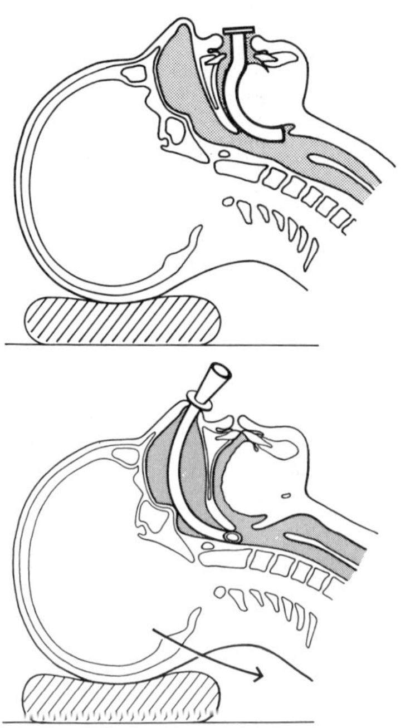

Pharyngealtubus:
Oropharyngealtubus nach Guedel (oben) und Nasopharyngealtubus nach Wendl (unten)
[80, 474]

pothyreose, Klimakterium) u. Stoffwechselstörungen (Diabetes mellitus), Allergie u. Strahlentherapie im Halsbereich; **a)** Ph. chronica simplex mit Hustenreiz, Globusgefühl u. Schluckbeschwerden ohne allg. Krankheitsgefühl u. Fieber; **b)** Ph. chronica hyperplastica (granulosa) mit Hyperplasie der Lymphfollikel der Rachenhinterwand u. Fremdkörpergefühl, Würgreiz, Räusperzwang; **c)** Ph. chronica sicca (atrophicans) mit trockener, atroph. u. firnisartig glänzender Schleimhaut, die mit zähem Sekret bedeckt ist; meist kombiniert mit Laryngitis od. Rhinitis; Ther.: nach Ausschluß exogener Noxen Inhalationen, Erhöhung der Luftfeuchtigkeit, Emser Salz, Lutschtabletten u. a.; **DD:** Sjögren*-Syndrom I, Plummer*-Vinson-Syndrom, Bursitis* pharyngealis.

Pharyngo|kon|junktival|fieber (↑; Conjunctiva*): (engl.) pharyngoconjunctival fever; v. a. durch Virustypen 2, 3, 7 u. 7a der Adenoviridae* hervorgerufene fieberhafte Erkr. mit Pharyngitis, ein- od. doppelseitiger follikulärer Konjunktivitis sowie Lymphknotenschwellung.

Pharyngo|spasmus (↑; Spas-*) m: syn. Pharyngismus; s. Glossopharyngeuskrampf.

Pharynx (gr. φάρυγξ) m: Rachen, Schlund; membranös-muskulärer, von Schleimhaut ausgekleideter Schlauch, der von d. Schädelbasis bis zum Ösophagusmund in Höhe des Ringknorpels reicht; gemeinsamer Teil des Atem- u. Speisewegs im Anschluß an Nasen- u. Mundhöhle bis zum Eingang in Trachea bzw. Ösophagus; Einteilung in drei Etagen: Pars nasalis (**Epipharynx**), Pars oralis (**Mesopharynx**), Pars laryngea (**Hypopharynx**).

Pharynx||stimme (↑): s. Ösophagusstimme. **Ph.tamponade** (↑; frz. tampon Pfropfen, Stöpsel) f: (engl.) pharyngeal tamponade; Streifentamponade des Rachens als zusätzl. Sicherung gegen Aspiration auch b. dicht sitzendem Manschettentubus bei kieferchir. Eingriffen. **Ph.tonsille** (↑; Tonsilla*) f: (engl.) pharyngeal tonsil; Tonsilla pharyngealis, Rachenmandel; gehört zu den sechs Tonsillen des lymphatischen Rachenrings*.

Phase (gr. φάσις Erscheinung) f: Abschnitt, Reihe, Wandlung.

Phase I, II, III der klinischen Prüfung (↑) f: s. Arzneimittelprüfung.

Phase, hyper|therme (↑) f: (engl.) hyperthermic phase; Phase der erhöhten Basaltemperatur*; entspricht der Corpus-luteum-Phase des weibl. Menstruationszyklus*. Die Länge der h. Ph. ist wichtig f. die Beurteilung der Fertilität.

Phase, kritische (↑) f: Zeitraum während der Blasto- u. Embryogenese, in dem Stoffwechselprozesse bei der Differenzierung von Blastemen leicht entgleisen können; vgl. Phase, sensible.

Phasen|kontrast|verfahren (↑): (engl.) phase-contrast method; mikroskop. Verfahren zur kontrastreichen Darstellung ungefärbter, transparenter, toter od. lebender Objekte; **Prinzip:** Licht wird bei Durchtritt durch ein optisch dichteres Medium in seiner Ausbreitungsgeschwindigkeit gehemmt. Es entstehen Gang- od. Phasenunterschiede zw. den einzelnen Lichtwellen. Diese Phasendifferenzen werden so umgewandelt, daß sie im mikroskop. Bild als Intensitätsdifferenzen erscheinen. **Anw.:** Beobachtung der lebenden Zelle (Vitalpräparate), Zellteilung, Wachstum u. Vermehrung von Zellen u. Geweben, zur Darstellung der Innenstrukturen von Bakt.; zur Erhebung zytol. Befunde.

Phasen||modell, psycho|ana|lytisches (↑) n: s. Entwicklungsphasen. **Ph.spezifität** (↑; lat. specificus eigentümlich) f: (engl.) phase specificity; Manifestation einer Genwirkung, die regelmäßig in einer best. Entwicklungsphase auftritt; vgl. Letalfaktor. **Ph.wechsel** (↑): s. Antigenwechsel.

Phaseolo|toxin A n: Hämagglutinin mit stark toxischer Wirkung aus schwarzen Bohnen; s. Hülsenfrüchte.

Phase, phallische (gr. φάσις Erscheinung) f: s. Entwicklungsphasen.

Phase, prä|ovulatorische (↑) f: (engl.) preovulatory phase; die letzten 3-4 Tage vor der Ovulation*; Phase des Menstruationszyklus* mit charakterist. Veränderungen des Zervixschleims*, die den Spermien die Durchwanderung des Zervikalkanals ermöglichen; vgl. Konzeptionsoptimum.

Phase, sensible (↑) f: Zeitraum während der Blasto- u. Embryogenese, selten auch der Fetogenese, in dem der Keim bzw. einzelne Organe od. Teile gegenüber exogenen Noxen (Teratogenen) sehr empfindlich sind; durch Eingriff in den Zellzyklus, Zellmembranschäden, Entkopplung von Reaktionsketten od. Enzym- u. Synthesehemmung kann die Normogenese in eine Teratogenese übergehen. Die s. Ph. besteht aus einem ansteigend empfindl. Bereich, einer maximalen Reaktionszeit u. einem Abschnitt nachlassender Reaktionen. Viele Organe besitzen mehrere s. Ph. in ihrer Entwicklung. Vgl. Embryopathie, Fetopathie, Fehlbildung, kongenitale.

P

Phase, vulnerable (↑) f: (engl.) vulnerable phase; Zeitabschnitt der Herzperiode*, in der ein einfallender Erregungsimpuls Kammerflattern od. -flimmern auslösen kann (relative refraktäre Phase des Herzmuskels); zeitgleich mit dem ersten Teil der T-Welle im EKG. Vgl. Elektrounfall, Starkstromverletzungen.

Phasin n: Hämagglutinin aus d. Speisebohne; s. Hülsenfrüchte.

Phen|acetin (INN) n: 4′-Ethoxyacetanilid (IUPAC); Antipyretikum, Antineuralgikum, Analgetikum; bei längerfristiger Anw. Nieren-, Blut- u. zentralnervöse Schäden (daher nicht mehr im Handel); vgl. Phenacetinniere.

Phen|acetin|niere (Spühler u. Zollinger, 1953): (engl.) phenacetin nephropathy; Bez. f. Analgetika*-Nephropathie nach Phenacetinabusus.

Phenazon (INN) n: 2,3-Dihydro-1,5-dimethyl-2-phenyl-1H-pyrazol-3-on (IUPAC); Verw.: s. Pyrazolonderivate.

Phenir|amin (INN) n: (RS)-(2-Dimethylaminoethyl)benzylpyridin (IUPAC); Histamin-H_1-Rezeptorenblocker; vgl. Antihistaminika.

Pheno|barbital (INN) n: 5-Ethyl-5-phenylbarbitursäure (IUPAC); Barbiturat mit langer Wirkdauer; Verw.: Antikonvulsivum, Hypnotikum (selten); bei chron. Anw. Enzyminduktion*.

Phenol n: syn. Phenolum, Acidum carbolicum; Karbolsäure, C_6H_5OH; Destillationsprodukt aus Steinkohle; Verw.: Desinfektionsmittel zur antisept. Wundbehandlung, Grob- u. Raumdesinfektion (Phenolum liquefactum); vgl. Desinfektion.

Phenol|oxidasen f pl: (engl.) phenoloxidases; oxidierende, Metall (Fe, Cu, Mn) enthaltende Enzyme*, die ein Monophenol hydroxylieren, wobei das entstehende Diphenol als Wasserstoffdonator wirkt; physiol. bedeutsam bei der Melaninsynthese (unter Beteiligung der sog. Tyrosinase).

Phenol|phthalein (INN) n: 3,3-Bis-(4-hydroxyphenyl)-phthalid (IUPAC); Verw.: Indikator mit d. Umschlag bei pH 8,2-10 (alkalisch rot, sauer farblos), Laxans.

Phenol|rot: (engl.) phenol red; syn. Phenolsulphophtalein; nicht mehr gebräuchl. Farbstoff zur Nierendiagnostik*; vgl. Clearance.

Phenol|vergiftung: (engl.) phenol poisoning; syn. Karbolsäure-Vergiftung; nach Trinken von 10-15 g lokale Verätzung, Bewußtlosigkeit, Krämpfe, Temperatursturz, Nierenentzündung, bei Einatmung Vergiftungserscheinungen wie Ohrensausen, Erbrechen, Schwindel, zentrale Erregung, Schlaflosigkeit.

Pheno|thiazin|derivate n pl: (engl.) phenothiazine derivatives; vom Phenothiazin abgeleitete Verbindungen; Verw. als Neuroleptika* od. Antihistaminika*; **1.** Ph. mit aliphatischer Seitenkette: stark sedierende Wirkung, starke vegetative Begleitsymptomatik; z. B. Alimemazin, Chlorpromazin, Levomepromazin, Promazin, Promethazin, Triflupromazin; **2.** Ph. mit Piperidylseitenkette: mittelgradig sedierende Wirkung; z. B. Periciazin, Thioridazin; **3.** Ph. mit Piperazinylseitenkette: gering sedierende Wirkung, stärkste antipsychotische Wirkung, ausgeprägte extrapyramidaler Symptomatik; z. B. Dixyrazin, Fluphenazin, Perazin, Perphenazin, Trifluoperazin.

Pheno|thiazin|in|toxikation (Intoxikation*) f: (engl.) phenothiazine intoxication; Intoxikation mit Phenothiazinderivaten* durch Überdosierung; **Sympt.:** Rigor, Tremor, Akinese (ähnlich dem Parkinson*-Syndrom), evtl. Hyperkinesen; **Ther.:** Anticholinergika (z. B. Biperiden).

Phenoxy|benz|amin (INN) n: (RS)-N-Benzyl-N-(2-chlorethyl)-(1-methyl-2-phenoxyethyl)-amin (IUPAC); nichtselektiver Alpharezeptorenblocker*; Verw.: bei Phäochromozytom (Blutdrucksenkung), neurogenen Blasenentleerungsstörungen (Verminderung des Blasenauslaßwiderstands); wegen der NW (ausgeprägte orthostat. Regulationsstörungen) keine Verw. als Antihypertensivum.

Phenoxy|methyl|penicillin (INN) n: (2S,5R,6R)-3,3-Dimethyl-7-oxo-6-(2-phenoxyacetamido-4-thia-1-azabicyclo[3.2.0]heptan-2-carbonsäure (IUPAC); syn. Penizillin V; säurestabiles, penizillinaseempfindliches (Oral-)Penizillin; vgl. Penizilline.

Phen|probamat (INN) n: 3-Phenylpropylcarbamat (IUPAC); Verw.: Tranquilizer*.

Phen|procoumon (INN) n: (RS)-4-Hydroxy-3-(1-phenylpropyl)-cumarin (IUPAC); Verw.: s. Cumarinderivate.

Phentol|amin (INN) n: 3-[N-(2-Imidazolin-2-ylmethyl)-4-methylanilino]phenol (IUPAC); kurzwirksamer, nichtselektiver Alpharezeptorenblocker*; Verw.: prä- od. intraoperative Blutdrucksenkung bei Phäochromozytom; wegen der NW (Tachykardie, orthostat. Regulationsstörungen) keine Verw. als Antihypertensivum.

Phenyl-: Bez. f. den einfachsten aromat. Rest C_6H_5—; Radikal des Benzols; Bestandteil vieler aromat. Verbindungen.

Phenyl|alanin n: (engl.) phenylalanine; essentielle Aminosäure, $C_6H_5CH_2$—$CH(NH_2)$—COOH; Abbau: Hydroxylierung zu Tyrosin u. oxidative Desaminierung zu Phenylbrenztraubensäure. Vgl. Genwirkkette, Phenylketonurie, Alkaptonurie.

Phenyl|alanin-Em|bryo|pathie (Embryo-*; -pathie*) f: s. Phenylketonurie.

Phenyl|amin n: s. Anilin.

Phenyl|brenz|trauben|säure: (engl.) phenylpyruvic acid; $C_6H_5CH_2$—CO—COOH; Ketosäure, entsteht beim Abbau des Phenylalanins.

Phenyl|brenz|trauben|säure-Oligo|phrenie (Olig-*; gr. φρήν Verstand) f: syn. Phenylketonurie*.

Phenyl|butazon (INN) n: 4-Butyl-1,2-diphenyl-3,5-pyrazolidindion (IUPAC); Verw.: s. Pyrazolonderivate.

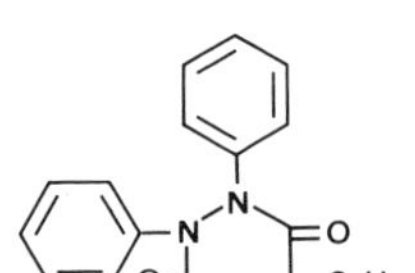

Phenylbutazon

Phenyl|carbinol n: syn. Benzylalkohol*.

p-Phenylen|diamin n: para-Phenylendiamin ($C_6H_4[NH_2]_2$); Farbstoff für Pelze, Haare, Nagellacke; starkes Allergen, das Kontaktekzem* u. Asthma* bronchiale verursachen kann.

Phenyl|ephrin (INN) n: (R)-1-(3-Hydroxyphenyl)-2-methylaminoethanol (IUPAC); syn. Neosynephrin; Alphasympathomimetikum; Verw.: Mydriatikum.

Phenyl|essig|säure: (engl.) phenylacetic acid; C_6H_5—CH_2—COOH; entsteht im Körper aus Carbonsäuren mit gerader Anzahl von C-Atomen.

Phenyl|hydr|azin n: C_6H_5—NH—NH_2; starkes Reduktionsmittel, das im menschl. Organismus als Metabolit des Anilins* entstehen kann; führt zur Methämoglobinämie* u. besitzt evtl. karzinogene Wirkung.

Phenyl|keton|urie (Ur-*) f: (engl.) phenylketonuria; Abk. PKU; syn. Fölling-Krankheit, Phenylbrenztraubensäure-Schwachsinn; autosomal-rezessiv erbl. Stoffwechselstörung (Häufigkeit in der Bundesrepublik Deutschland 1 : 10 000); **Urs.**: Mangel an Phenylalanin-Hydroxylase; die Störung des Umbaus von Phenylalanin zu Tyrosin führt zu vermehrter Bildung von Phenylbrenztraubensäure u. a. Metaboliten (s. Abb.), die im Urin ausgeschieden werden (mäuseartiger Geruch). **Klin.**: ohne Behandlung psychomotor. Retardierung mit Krampfneigung u. Mikrozephalie; Pigmentarmut (blonde Haare, blaue Skleren); Neigung zu Ekzemen; **Diagn.**: Neugeborenen-Screening am 4.-6. Lebenstag mit dem Guthrie*-Test; Erfassung von Heterozygoten u. pränatale Diagn. ist möglich; **Ther.**: phenylalaninarme Diät u. Aminosäurensubstitution mit Kontrolle des Phenylalanin-Blutspiegels (<6 mg/dl) evtl. lebenslang. Frauen mit Ph. müssen bes. im fertilen Alter die Diät einhalten, um eine Phenylalanin-Embryopathie (Dystrophie, Fehlbildungen, Mikrozephalie, Retardierung) zu verhindern (präkonzeptionelle Einstellung der Phenylalaninkonzentration unter 4 mg/dl). Vgl. Tetrahydrobiopterin-Mangel.

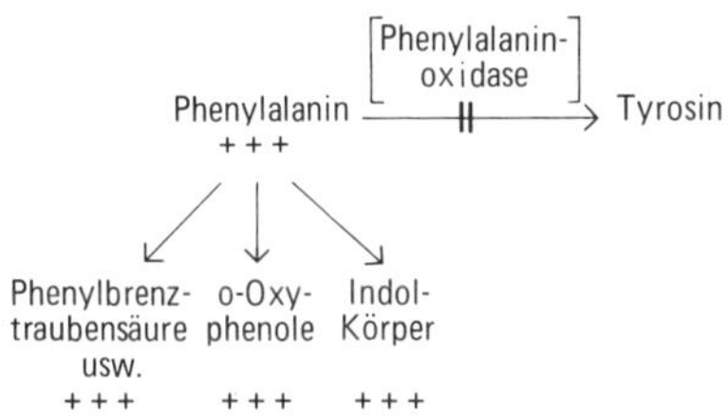

Phenylketonurie: Darstellung des Stoffwechselblocks [22]

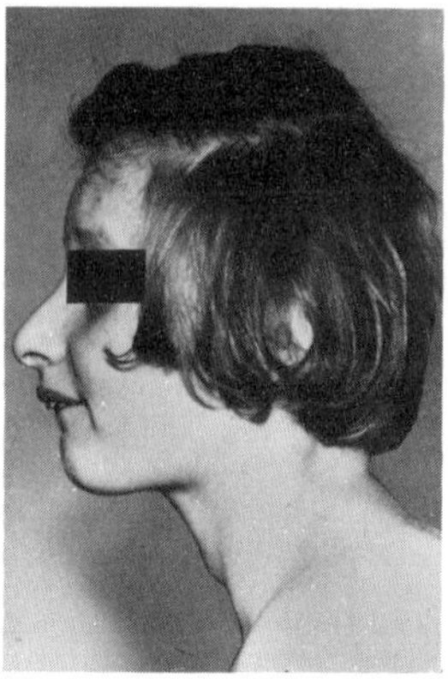
Phenylketonurie: unbehandelte Patientin mit erheblicher geistiger Retardierung und Mikrozephalie [540]

Phenyl|mercuri|borat (INN) n: Phenylquecksilber(II)-dihydrogenborat u. Phenylquecksilber(II)-hydroxid (1 : 1); Verw.: pharmaz. Hilfsstoff, Konservierungsmittel.

Phenyl|propanol|amin (INN) n: (±)-erythro-2-Amino-1-phenylpropanol (IUPAC); syn. DL-Norephedrin; indirekt wirkendes Sympathomimetikum; Verw.: Appetitzügler*, lokaler Vasokonstriktor.

Phenyl|thio|carb|amid-Schmecker: Individuen mit der dominant erbl. Fähigkeit, den bitteren Geschmack von Phenylthiocarbamid noch in einer Verdünnung von 1 : 20 000 wahrzunehmen (ca. 70% der Europäer).

Phenyl|tolox|amin (INN) n: 2-(2-Benzylphenoxy)-N,N-dimethylethylamin (IUPAC); Histamin-H_1-Rezeptorenblocker; Verw.: s. Antihistaminika.

Pheny|toin (INN) n: 5,5-Diphenylhydantoin (IUPAC); syn. Diphenylhydantoin; **Verw.: 1.** als Antiepileptikum (Dauer- u. Anfallsbehandlung); **2.** als Antiarrhythmikum (vom Lidocaintyp) bei digitalisbedingten ventrikulären u. supraventrikulären Herzrhythmusstörungen; **NW:** Schwindel, Nystagmus, Ataxie, Übelkeit; bei Dauertherapie u. a. Gingivahyperplasie, selten Hautreaktionen, Störungen der Hämatopoese, Leberfunktionsstörungen, Hirsutismus.

Pher-: auch Phero-; Wortteil mit der Bedeutung tragen, bringen; von gr. φέρειν.

Phero|gramm (↑; -gramm*) n: s. Elektrophorese.

Phero|mone (↑; lat. monere erinnern) n pl: (engl.) pheromones; sog. Soziohormone; artspezif. Wirkstoffe, die zur Informationsübermittlung zw. Individuen einer Population dienen (sog. Erkennungs- bzw. Sexuallockstoffe); beim Menschen möglicherweise u. a. Abbauprodukte des Testosterons u. die aus den apokrinen Schweißdrüsen abgegebenen Duftstoffe.

Phialo|phora spp. (gr. φιάλη Schild, Schale; -phor*) f: s. Mykosen.

Phialo|phora verrucosa (↑; ↑; lat. verrucosus warzenförmig) f: pathogener Hautpilz des Menschen; Err. der Chromomykose*; morphol. runde, 8-18 µm große, bräunl. dickwandige Zellen, z. T. in d. Mitte septiert, keine Sprossung; gelegentl. schmale septierte Hyphen; in d. Kultur Konidien an flaschenförmigen Hyphen (Konidienträger).

-phil: auch -philie, -philia; Wortteil mit der Bedeutung: **1.** lieben; von gr. φιλεῖν; **2.** Freundschaft, Zuneigung; von gr. φιλία.

Philadelphia-Chromo|som (Chrom-*; Soma*) n: (engl.) Philadelphia chromosome; Abk. Ph_1; kl. akrozentrisches Chromosom der G-Gruppe, das durch Translokation eines Teils des langen Arms auf Chromosom 9 (Defekt eines Chromosoms des 22. Paares) entstanden ist; Vork. in 80-90% der chron.-myeloischen Form der Leukämie*; Disomie von Ph_1 bedeutet bes. schlechte Prognose. Vgl. Fusionsgen.

Philtrum (gr. φίλτρον Liebreiz, Grübchen in der Oberlippe) n: **1.** Filter; **2.** die Rinne in der Mitte der Oberlippe.

Phimose (gr. φίμωσις Knebelung) f: (engl.) phimosis; Verengung der Vorhaut (Präputium) des Penis (bis zum 3. Lj. physiol. inf. Verklebung von Glans penis u. Präputium, die sich bis zum Eintritt der Pubertät vollständig löst); **Urs.:** angeb. od. erworben, z. B. entzündl. bedingt bei Balanitis, Lichen sclerosus et atrophicus u. a., auch als sek. Narbenphimose inf. verfrühter Retraktionsversuche im Kleinkindesalter; **Formen: 1.** vollständige Ph., bei der sich die Vorhaut bei erschlafftem Penis nicht über die Glans zurückziehen läßt; **2.** unvollständige Ph. mit Schwierigkeiten beim Zurückziehen der Vorhaut nur bei Erektion; **Kompl.:** Paraphimose*, Balanoposthitis; eine Ph. kann die Entstehung des Peniskarzinoms fördern. **Ther.:** Zirkumzision*; vgl. Plastic-bell-Methode.

PHLA: Abk. f. **p**ost-**H**eparin-**l**ipolytische **A**ktivität; syn. Heparinklärfaktor*.

Phleb-: Wortteil mit der Bedeutung Vene, Blutader; von gr. φλέψ, φλεβός.

Phleb|arteri|ek|tasie (↑; Arteri-*; -ektasie*) **f:** (engl.) phlebarteriectasia; fortschreitende Erweiterung der Venen u. Arterien der Hand- od. Fußfläche.

Phleb|ec|tasia laryngea (↑; -ektasie*; Laryng-*) **f:** Venenerweiterung an d. Stimmbändern; b. chron. Laryngitis.

Phleb|ektasie (↑; ↑) **f:** (engl.) phlebectasia; auch Venektasie; diffuse Erweiterung bzw. Weitstellung von Venen durch Erschlaffung ohne morphol. nachweisbare Wandveränderungen (im Ggs. zu Varizen*); vgl. Cutis marmorata teleangiectatica congenita.

Phleb|ek|tomie (↑; Ektomie*) **f:** op. (Teil-)Resektion einer Vene; z. B. bei Varizen*.

Phlebitis (↑; -itis*) **f:** Venenentzündung; s. Thrombophlebitis, Thrombose.

Phlebitis saltans (↑; ↑) **f:** Thrombophlebitis migrans sive saltans; s. Thrombophlebitis.

Phlebo|fibrose (↑; Fibr-*; -osis*) **f:** (engl.) phlebofibrosis; Verlust der normalen Venenmuskulatur u. Ersatz durch Bindegewebe; vgl. Phlebarteriektasie.

Phlebo|graphie (↑; -graphie*) **f:** (engl.) phlebography; syn. Venographie; s. Angiographie.

Phlebo|graphie, mediastinale (↑; ↑) **f:** (engl.) mediastinal phlebography; s. Kavographie.

Phlebo|lith (↑; Lith-*) **m:** Venenstein; verkalkter Venenthrombus; vgl. Calcinosis cutis dystrophica.

Phlebo|sklerose (↑; Skler-*; -osis*) **f:** (engl.) phlebosclerosis; bindegewebige Umwandlung der Venenwand mit weitgehend gleichmäßiger Gefäßwandverdickung, meist mit Phlebektasie.

Phlebo|skopie (↑; -skopie*) **f:** (engl.) phleboscopy; (röntg.) Beurteilung der Venenfunktion unter Durchleuchtungskontrolle während Kontrastmittelinjektion.

Phlebo|thrombose (↑; Thromb-*; -osis*) **f:** (engl.) phlebothrombosis; tiefe Venenthrombose; s. Thrombose.

Phlebo|tomie (↑; -tom*) **f:** syn. Venae* sectio.

Phlebo|tominae (↑; gr. τομός schneidend, scharf) **f pl:** Sandmücken; s. Mücken.

Phlebo|tomus|fieber (↑; ↑): s. Pappatacifieber.

Phlegmasia (gr. φλεγμασία) **f:** Entzündung*.

Phlegmasia alba dolens (↑) **f:** Becken- u. Oberschenkelvenenthrombose, meist nach Parametritis puerperalis; Schwellung des Beins m. hochgradiger Druckschmerzhaftigkeit u. reflektor. Blässe; Fieber.

Phlegmasia coerulea dolens (↑) **f:** fulminante tiefe Beinvenenthrombose; Pseudoembolie, akuter massiver Venenverschluß; **Urs.:** plötzl. Gerinnung des Bluts in allen Venen eines Beins mit reflektor. arterieller Minderdurchblutung nach Op., Infektion, Lungenerkrankung u. a.; **Sympt.:** heftiger Initialschmerz in einer Wade, rasche Anschwellung der Extremität, zunehmende Blaufärbung, u. U. Schock; **cave:** Lungenembolie u. Gangrän des Beins; **DD:** arterielle Embolie (hierbei ist das Bein blaß, nicht geschwollen).

Phlegmatiker (↑) **m:** s. Temperament.

Phlegmone (gr. φλεγμονή Entzündung) **f:** (engl.) phlegmon; diffuse, sich infiltrativ ausbreitende Entz. des interstitiellen Bindegewebes mit lokalen u. allg. Entzündungszeichen; **Err.:** v. a. hämolysierende Streptokokken, Staphylokokken (purulente Ph.), selten anaerobe Keime (putride Ph.); **Lok.:** kutan od. subkutan, inter- u. intramuskulär, mediastinal u. retroperitoneal; **Ther.:** Ruhigstellung, lokal Antiseptika, systemisch hochdosiert Antibiotika; bei purulenter Ph. u. U. mehrfache Inzision od. breite Eröffnung, Ausräumung der Nekrosen, Spülung, Drainage. Vgl. Holzphlegmone, Erysipel.

Phlogistika (gr. φλογοῦν entzünden) **n pl:** (engl.) phlogistics; entzündungsverursachende Mittel; z. B. physik. Noxen (Trauma, Strahlung, Elektrizität), Bakterientoxine, Viren, anorg. sowie org. Stoffe (Nerven-, Kapillar- bzw. Zellgifte).

Phlogosis (gr. φλόγωσις) **f:** Entzündung*.

Phlorizin n: Glykosid aus der Wurzelrinde von Obstbäumen, das eine Glukosurie* durch Hemmung der Rückresorption von D-Glukose im proximalen Nierentubulus bewirkt.

Phlyktaena (gr. φλύκταινα Brandblase) **f:** (engl.) phlyctaena, phlyctenule; s. Keratoconjunctivitis phlyktaenulosa.

Phob-: auch -phobie; Wortteil mit der Bedeutung Furcht, Flucht; von gr. φόβος.

Phobie (↑) **f:** (engl.) phobia; exzessive inadäquate Angstreaktion, die durch best. Gegenstände od. Situationen ausgelöst wird u. i. d. R. mit Einsicht in die Unbegründetheit verbunden ist; **Vork.:** z. B. bei neurotischer Persönlichkeitsentwicklung (vgl. Zwangsneurose), Depression od. Erschöpfung; **Formen:** z. B. Agoraphobie*, Klaustrophobie*, Tierphobie od. Erythrophobie*. Als Folge einer Ph. können u. a. Vermeidungsverhalten, Zwangshandlungen, zunehmende Einengung des Handlungsspielraums, u. U. Suizidalität auftreten. **Ther.:** Verhaltenstherapie, Gesprächstherapie u. a.; evtl. kurzzeitig Psychopharmaka. Vgl. Angst, Furcht.

Phoko|melie (gr. φώκη Robbe; -melie*) **f:** s. Dysmelie.

Phol|codin (INN) **n:** 3-0-(2′-Morpholinoethylmorphin) (IUPAC); Verw.: Antitussivum.

Pholedrin (INN) **n:** (RS)-4-(2-Methylaminopropyl)-phenol (IUPAC); Sympathomimetikum, lokaler Vasokonstriktor.

Phon (Phono-*) **n:** dimensionsloses Maß für die Lautstärke*, das die Frequenzabhängigkeit des menschl. Hörempfindens berücksichtigt u. der in Dezibel* (dB) angegebenen Schallintensität eines Tons der Frequenz 1 KHz (untere Hörschwelle*) entspricht. Zur Bestimmung der Lautstärke wird die Intensität eines 1 KHz-Prüftons entspr. der subjektiven Empfindung verändert. Angaben in Ph. sind heute weitgehend durch Angaben in dB(A) ersetzt. Vgl. Schall, Lärm.

Phon|asthenie (↑; Asthenie*) **f:** (engl.) phonasthenia; Stimmstörung mit leicht ermüdbarer, schwacher Stimme (sog. Stimmschwäche) ohne pathol. organischen Befund; als Urs. werden psychogene, konstitutionelle u. funktionelle Faktoren diskutiert. Als **Klesasthenie** wird eine Stimmstörung mit Schwäche der Rufstimme bez.; die Rufstimme trägt nicht, der Stimmklang ist rauh u. knarrend. Eine berufsbedingte Ph. wurde früher als Rhesasthenie bezeichnet. Vgl. Dysphonie.

Phonation (↑) f: Stimm- u. Lautbildung; Erzeugung von Tönen in unterschiedlicher Höhe durch Veränderung der Stimmritzenweite u. Stimmlippenspannung; vgl. Artikulation.

Phoneme (↑) n pl: (engl.) phonemes; **1.** akustische Halluzination*, bei der Wörter u. ganze Sätze gehört werden; **2.** kleinste bedeutungsunterscheidende Einheiten von Sprache* (z. B. **G**uß - **K**uß).

Phon|iatrie (↑; -iatr*) f: (engl.) phoniatrics; med. Fachgebiet, das Pathologie, Symptomatologie u. Therapie von Stimm-, Sprech- u. Sprachstörungen umfaßt. Vgl. Logopädie, Audiologie.

Phonieren (↑): hohes Anlauten der Stimme beim Kehlkopfspiegeln.

Phonismen (↑) m pl: akustische Synästhesie*.

Phono-: auch Phon-, Phoni-; Wortteil mit der Bedeutung Ton, Laut, Stimme, Sprechen; von gr. φωνή.

Phono|angio|graphie (↑; Angio-*; -graphie*) f: (engl.) phonangiography; Registrierung von Schallphänomenen über den großen Gefäßen, entspr. der Phonographie.

Phono|graphie (↑; -graphie*) f: (engl.) phonography; Registrierung von Schallphänomenen über Herz, großen Gefäßen, arteriovenösen Fisteln, stark durchbluteten Organen (Schwirren der Schilddrüse b. Hyperthyreose) u. a.; vgl. Phonokardiographie, Phonoangiographie.

Phono|kardio|graphie (↑; Kard-*; -graphie*) f: (engl.) phonocardiography; Aufzeichnung der Schallerscheinungen des Herzens mit Mikrophon u. Herzschallverstärker, meist in Komb. mit Elektrokardiographie*; Auswertung: der **1. Herzton** stellt die Schwingungen der gesamten Ventrikelwand beim Anlegen um d. inkompressiblen Kammerinhalt dar; d. Amplitude des 1. Tones ist bei Ableitung von der Herzspitze höher, bei Ableitung von der Herzbasis niedriger als die des 2. Tones. Der **2. Herzton** setzt sich aus zwei i. d. R. leicht abgrenzbaren Komponenten zusammen, die durch den Aorten- und Pulmonalschluß bedingt sind; durch den höheren Druck in der Aorta besitzt d. Aortenanteil bei Gesunden immer e. höhere Amplitude u. Frequenz als d. Pulmonalanteil (Abb.). Pathol. Schallbilder finden sich unter d. einzelnen angeb. u. erworbenen Herzfehlern. Vgl. Herztöne.

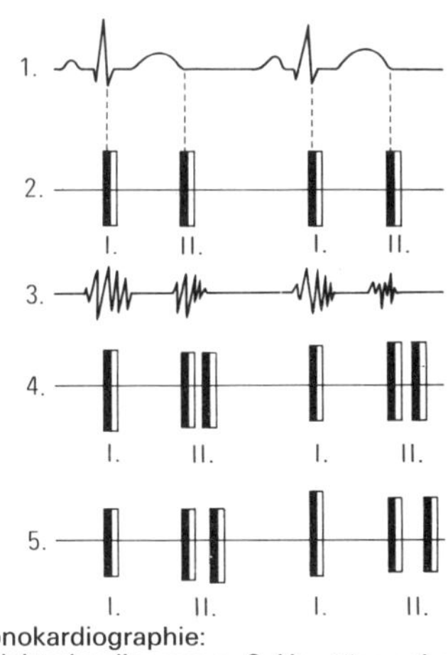

Phonokardiographie:
1: Elektrokardiogramm; 2: Herztöne schematisch; 3: Phonokardiogramm; 4: Herztöne mit gespaltenem 2. Herzton (Intervall <0,06 s); 5: Herztöne mit gedoppeltem 2. Herzton (Intervall >0,06 s) [531]

Phono|meter (↑; Metr-*) n: Apparat zum Messen der Stärke der Flüstersprache bei Hörprüfungen.

Phono|skop (↑; Skop-*) n: (engl.) phonoscope; Stethoskop* mit eingebautem Mikrophon; Verw. zu Unterrichtszwecken.

-phor: auch -phorese, -phorie; Wortteil mit der Bedeutung tragen; von gr. φορεῖν.

Phorbol|ester: s. Karzinogene.

Phorie (↑) f: s. Heterophorie.

Phor|opter (gr. φωρά Untersuchung; ὀπτήρ Kundschafter) n: (ophth.) Gerät zur Bestimmung der Refraktion* durch Komb. versch. Linsen, Zylindergläser, Blenden, Farbfilter usw.

Phos|gen (gr. φῶς Licht; -gen*) n: (engl.) phosgene; $COCl_2$; im 1. Weltkrieg Grünkreuzkampfstoff, kann durch offene Flammen aus (Tri-, Per-, Tetra-) Chlorkohlenwasserstoffen entstehen; **Sympt.** einer Phosgenvergiftung: 2-3 Std. nach Einatmung quälender Husten, bräunl. Sputum, Zyanose, Lungenödem; **Ther.:** in der Latenzzeit Hexamethylentetramin prophylakt. in hohen Dosen per os (3 g) und i. v. (20 ml einer 20%igen Lösung); **Kompl.:** Pneumonien, Embolien, Myokardschäden, Neuritiden. MAK-Wert 0,1 ppm = 0,4 mg/m^3, Nachw. durch Prüfröhrchen; s. Reizgasvergiftung.

Phospha|gene n pl: (engl.) phosphagens; energiereiche Phosphate (z. B. Kreatinphosphat), die bei Muskelkontraktion zur ATP-Bildung beitragen; s. Kreatinkinase.

Phosphatase, alkalische f: Abk. AP; s. Phosphatasen.

Phosphatase|mangel|rachitis (Rhachi-*; -itis*) f: s. Hypophosphatasie.

Phosphatasen f pl: (engl.) phosphatases; zur Gruppe der Hydrolasen gehörende Enzyme, die org. Phosphorsäuremonoester (Monoesterasen) od. -diester (Diesterasen) in ihre Komponenten spalten; bei den Phosphomonoesterasen unterscheidet man **saure Ph.** (Abk. SP) mit einem pH-Optimum um pH 5 (versch. Isoenzyme, kommen v. a. in der Prostata, auch in Erythro- u. Thrombozyten, Nieren, Leber, Pankreas u. Milz vor, im Serum erhöht v. a. bei Prostatakarzinom, Knochenmetastasen, Gaucher-Krankheit, versch. Osteopathien) u. **alkalische Ph.** (Abk. AP) mit einem pH-Optimum bei pH 7-8 (kommen v. a. in Leber, Knochen, Dünndarmschleimhaut u. Gallenwegepithel vor u. sind im Serum als Isoenzyme gleicher Substratspezifität nachweisbar, erniedrigt bei Hypophosphatasie, erhöht v. a. bei Knochenerkrankungen u. Knochenmetastasen mit gesteigerter Aktivität der Osteoblasten, Leber- u. Gallenwegerkrankungen, v. a. Verschlußikterus); **Bestimmung** von sauren u. alkal. Ph. v. a. unter Verw. des synthet. Phosphorsäureesters p-Nitrophenylphosphat als Substrat; die Menge des bei der enzymat. Spaltung neben Phosphat entstehenden p-Nitrophenol ist der Enzymaktivität proportional u. kann bei pH 10 als gelb gefärbtes p-Nitrophenolat photometrisch gemessen werden. Die Bestimmung kann in Ab-

P

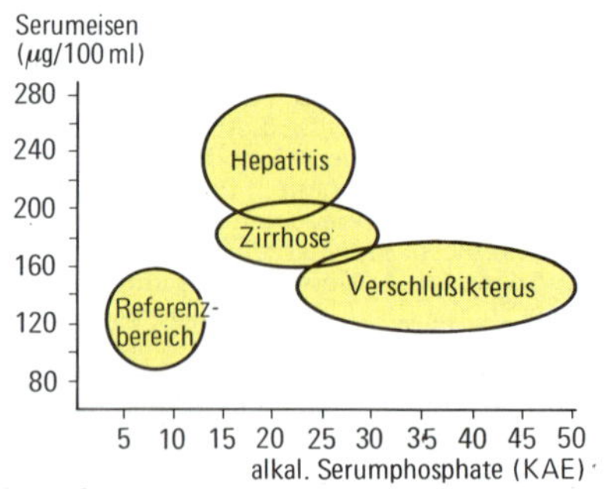

Phosphatasen:
Streubereich der alkalischen Serumphosphatase und des Serumeisens bei Gesunden und bei Fällen von Hepatitis, Leberzirrhose und Verschlußikterus

wesenheit u. in Gegenwart von Tartrat durchgeführt werden, um die durch Tartrat hemmbare Prostataphosphatase von der gesamten sauren Phosphatase zu differenzieren. Die Bestimmung nach Bodansky mittels enzymat. Spaltung von Glyzerinphosphat ist veraltet. Vgl. Referenzbereiche (Tab.), Enzymdiagnostik, Leberfunktionsproben, Leukozytenphosphatase, alkalische.

Phosphat|dia|betes (Diabet-*) **m:** s. Phosphatstörungen, primäre.

Phosphate n pl: (engl.) phosphates; Salze der dreibasigen Orthophosphorsäure (H_3PO_4); je nachdem, ob ein, zwei od. drei H-Atome durch Metalle ersetzt sind, unterscheidet man primäre, sek. u. tertiäre Phosphate; Anw.: z. B. zur Herstellung von Düngemitteln, als Zusatz zu Waschmitteln.

Phosphatidase f: syn. Phospholipasen*.

Phosphatid|bestimmung: (engl.) phosphatide assay; Methoden zur qual. u. quant. Bestimmung von Phosphatiden* im Serum; **1.** Ausfällung von Phosphatiden u. Serumproteinen mit Trichloressigsäure, oxidativer Aufschluß des Niederschlags mit Perchlorsäure u. H_2O_2, anschließend Phosphatbestimmung durch Farbreaktion mit Ammoniummolybdat/-vanadat (Phosphatgehalt der Phosphatide ca. 4%); Störung der Farbreaktion durch hämolytische Seren; **2.** Dünnschichtchromatographie; erhöhte Phosphatidwerte bei Cholestase. Vgl. Referenzbereiche (Tab.).

Phosphatide n pl: (engl.) phosphatides; syn. Phospholipide; komplexe Lipide*, enthalten Phosphorsäure in Esterform; z. B. Glyzerinphosphatide mit Glyzerin als Alkohol u. Sphingophospholipide (s. Sphingomyeline) mit d. langkettigen Aminoalkohol Sphingosin*. Durch Abspaltung der Basen entsteht Phosphatidsäure*. Vgl. Lipidosen.

Phosphatid|säure: (engl.) phosphatidic acid; Zwischenprodukt bei d. Synthese von Triglyzeriden u. Phosphatiden; s. Glyzeride.

Phosphat|puffer|system n: (engl.) phosphate buffer system; Regulationsmechanismus der Wasserstoffionenkonzentration durch primäres u. sek. Natriumphosphat; s. Pufferung.

Phosphat|störungen, primäre: (engl.) primary phosphate disorders; Stoffwechselanomalien, die aufgrund einer angeb. Störung der Nierenfunktion (Enzymdefekte?) entw. bei vermehrter Phosphatausscheidung zu einer erniedrigten Phosphatkonzentration im Blut od. bei verminderter Phosphatclearance zu erhöhten Phosphatwerten im Blut führen; die Symptomatik entspricht dem sog. Pseudohyperparathyreoidismus* (Phosphatdiabetes) bzw. dem Pseudohypoparathyreoidismus* (hyperphosphatämische renale Störung). **Formen: 1.** chron. Phosphatdiabetes (syn. genuine Vitamin-D-resistente Rachitis): Form der Rachitis* renalis, X-chromosomal-dominant erbl. Stoffwechselanomalie mit verminderter tubulärer Phosphatrückresorption u. einer Regulationsstörung im Vitamin-D-Stoffwechsel. Durch die verstärkte renale Phosphatausscheidung kommt es z. Hypophosphatämie. Die rachit. Skelettveränderungen treten meist erst nach dem 1. Lj. auf u. betreffen deshalb nicht den Schädel, sondern überwiegend die Extremitätenknochen u. den Rumpf; Komb. mit Hyperaminoazidurie u. Glukosurie möglich (Debré*-Toni-Fanconi-Syndrom). **2.** hyperphosphatämische renale Rachitis: durch glomeruläre bzw. tubuläre Störung der Phosphatausscheidung Erhöhung des Serumphosphatspiegels, meist zus. mit einer Azotämie*. Die Hyperphosphatämie bewirkt eine kompensator. Ausschüttung von Parathormon* (sek. Hyperparathyreoidismus*) mit der Folge einer Knochenentkalkung u. Erhöhung der alkal. Serumphosphatase unter dem klin. Bild einer Rachitis.

Phosphat|urie (Ur-*) **f:** (engl.) phosphaturia; syn. Kalkariurie; Ausfall von Calcium- od. Magnesiumphosphaten (bzw. Magnesiumcarbonaten) als milchartige Trübung im alkal. od. neutral reagierenden Harn bei quant. normaler Phosphorsäureausscheidung; **Vork.: 1. physiol.:** ca. 30 mmol/24 Std.; **2. pathol.:** bei alkal. Kost u. Alkalitherapie; bei Hunger u. erschöpfender Muskelarbeit, Rachitis u. Osteomalazie, Osteodystrophia deformans, Cushing-Syndrom, Akromegalie, Plasmozytom, Hyperparathyreoidismus, osteolyt. Metastasen.

Phosphat|urie|test (↑) **m:** s. Ellsworth-Howard-Test.

Phos|phen n: (engl.) phosphene; Lichterscheinung, die auf eine nicht adäquate Reizung des Sehorgans (z. B. Druck, elektr. Strom) zurückzuführen ist; vgl. Photopsie, Zeichen, digito-okuläres.

Phospho|amidasen f pl: (engl.) phosphoamidases; Phosphatasen*, die die Phosphorsäureester von Säureamiden hydrolytisch in ihre Komponenten spalten.

Phospho|di|ester **m:** syn. Phosphorsäurediester; Verbindung, in der Phosphorsäure mit zwei alkohol. Resten esterartig verknüpft ist, z. B. in Nukleinsäuren*. Die 3'-Hydroxylgruppe eines Nukleosids ist stets über ein Ph. mit der 5'-Hydroxylgruppe des folgenden Nukleosids verbunden.

Phospho|di|esterase|hemmer: (engl.) phosphodiesterase inhibitors; Kurzbez. PDE-Hemmer; Substanzen, die die Konz. von intrazellulärem cAMP erhöhen, indem sie dessen Abbau hemmen; verursachen eine Vasodilatation (inf. Tonusverminderung der glatten Muskulatur) u. wirken (unterschiedl. stark) positiv inotrop; nichtselektive Ph.: Methylxanthine (z. B. Theophyllin); selektive Ph.: Amrinon, Enoximon.

Phospho|di|esterasen f pl: (engl.) phosphodiesterases; Enzyme*, die die Phosphodiesterbindungen spalten; vgl. Nukleasen, AMP, Lipolyse.

1-Phospho|frukt|aldolase f: syn. Fruktose*-1-Phosphat-Aldolase.

Phospho|frukto|kinase f: Abk. PFK; Enzym der Glykolyse*, katalysiert die Phosphorylierung von Fruktose-6-Phosphat mit ATP zu Fruktose-1,6-Disphosphat (u. ADP); benötigt Mg^{2+}-Ionen als Cofaktor. PFK ist ein tetrameres Enzym, dessen Aktivität allosterisch reguliert wird u. einer komplexen Kontrolle unterliegt. Es ist eines der sog. Schrittmacherenzyme der Glykolyse. S. Kohlenhydratstoffwechsel, Pasteur-Effekt.

Phospho|frukto|kinase-Mangel: s. Erythrozytenenzymopathien.

Phospho|gluko|mutase f: (engl.) phosphoglucomutase; Abk. GluM; intrazelluläres Enzym, das Glukose-1-Phosphat u. Glukose-6-Phosphat ineinander umwandelt, wobei 1,6-Glukose-Diphosphat als Cofaktor wirkt (Verbindungsschritt zw. Glykogenolyse* u. Glykolyse*); aufgrund eines genet. Polymorphismus* (mind. drei Genorte auf Chromosom 1, 4 u. 6 mit zahlreichen Allelen) existieren versch. Enzymvarianten (für die Abstammungsbegutachtung* wichtig ist v. a. PGM 1-1, PGM 2-1 u. PGM 2-2).

6-Phospho|glukonat|de|hydro|genase f: Abk. 6-PGD; Enzym des Pentosephosphatzyklus*, das die oxidative Decarboxylierung von 6-Phosphoglukonat zu Ribulose-5-Phosphat katalysiert; aufgrund eines genet. Polymorphismus* lassen sich mind. drei Enzymmuster (PGD-A, PGD-AB u. PGD-B) differenzieren (für die Abstammungsbegutachtung* wichtig). Vgl. Enzymgruppen.

6-Phospho|glukonat|de|hydro|genase-Mangel: s. Erythrozytenenzymopathien.

Phospho|glukose|iso|merase f: (engl.) glucosephosphate isomerase; Abk. PGI; syn. Phosphohexoseisomerase; Enzym der Glykolyse* u. Glukoneogenese*, katalysiert die Umwandlung von Glukose-6-Phosphat in Fruktose-6-Phosphat u. umgekehrt; vgl. Kohlenhydratstoffwechsel.

Phospho|glykolat|phosphatase f: Abk. PGP; intraerythrozytäres Enzym, das durch Erhöhung der Sauerstoffaffinität von Hämoglobin* eine wichtige Rolle beim Sauerstofftransport spielt; aufgrund eines genet. Polymorphismus* lassen sich mind. sechs Enzymmuster (PGP 1, PGP 2-1, PGP 3-2, PGP 3, PGP 3-1) differenzieren (für die Abstammungsbegutachtung* wichtig). Vgl. Enzymgruppen.

Phospho|glyzerat|kinase f: (engl.) phosphoglycerate kinase; Abk. PGK; Enzym der Glykolyse* u. Glukoneogenese*, katalysiert Übertragung eines Phosphatrests von 1,3-Disphosphoglyzerat auf ADP, wodurch ATP u. 3-Phosphoglyzerat entstehen; benötigt Mg^{2+} als Cofaktor. PGK ist b. Menschen auf dem X-Chromosom lokalisiert.

Phospho|glyzerat|kinase-Mangel: s. Erythrozytenenzymopathien.

Phospho|glyzerat|mutase f: (engl.) phosphoglyceromutase; Abk. PGM; Enzym der Glykolyse* u. Glukoneogenese*, das die reversible Umwandlung von 3-Phosphoglyzerat in 2-Phosphoglyzerat katalysiert, wobei 2,3-Diphosphoglyzerat als Cofaktor wirkt; aufgrund eines genet. Polymorphismus* lassen sich versch. Enzymvarianten (v. a. von PGM_1 in Erythrozyten, von PGM_3 in Leukozyten, Spermien u. Plazentagewebe) differenzieren (für die Abstammungsbegutachtung* wichtig). Vgl. Enzymgruppen.

Phospho|glyzerin|säure: (engl.) phosphoglyceric acid; Zwischenprodukt des intermediären Kohlenhydratstoffwechsels*.

Phospho|lipasen f pl: (engl.) phospholipases; syn. Phosphatidasen; Enzyme*, die Phospholipide (Phosphatide*) hydrolytisch spalten (z. B. Lezithin, s. Abb.); nach dem Angriffsort werden Ph. A_1, A_2, B, C u. D unterschieden. Die unter dem Einfluß der Ph. A_1 u. A_2 entstehenden Spaltprodukte des Lezithins enthalten noch eine Fettsäure, werden als Lysolezithine (bzw. -kephaline) bezeichnet und wirken stark hämolytisch. Auf ihrer Freisetzung im Blut beruht ein Teil der Wirkung

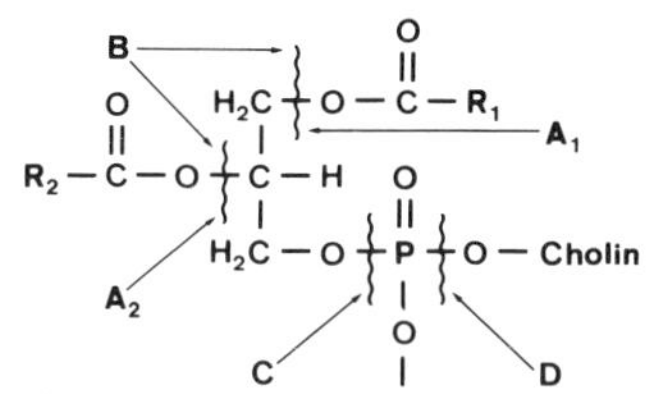

Phospholipasen:
Angriffsort der verschiedenen Phospholipasen am Beispiel des Lezithinmoleküls

v. Schlangen- u. Bienengift, die Ph. A_1 u. A_2 enthalten. **Vork.:** in verschiedenen Organen des menschlichen u. tierischen Organismus, in Mikroorganismen (Ph. C) u. Pflanzen (Ph. D). Die Ph. A u. B werden als inaktive Vorstufen mit dem Pankreassaft sezerniert u. durch Trypsin* aktiviert.

Phospho|lipide n pl: syn. Phosphatide*.

Phosphor (gr. φώς Licht; -phor*) m: (engl.) phosphorus; chem. Element, Symbol P, OZ 15, rel. Atommasse 30,97; zur Stickstoffgruppe gehörendes, drei- u. fünfwertiges, in mehreren Modifikationen vorkommendes Nichtmetall; bildet die physiol. wichtige Ortho- u. Pyrophosphorsäure. Vgl. Radiophosphortherapie.

Phosphoreszenz (↑; ↑) f: sog. Nachleuchten; s. Lumineszenz.

Phosphor|nekrose (↑; ↑; Nekr-*; -osis*) f: (engl.) phosphonecrosis; früher bei Arbeitern in d. Zündholzindustrie aufgetretene sekundäre Osteomyelitis bes. des Unterkiefers inf. chron. Phosphorvergiftung.

Phosphor|proteide n pl: (engl.) phosphoproteids; Orthophosphorsäure enthaltende Proteide*; Hauptvertreter: Casein*.

Phosphor|säure|ester m pl: (engl.) phosphoric ester; syn. Alkylphosphate; Ester der Phosphor-, Phosphon- od. Phosphinsäure; hochgiftige Verbindungen, die als Insektizide (Phosphatinsektizide, z. B. E 605), Schmierölzusatz (z. B. Trikresylphosphat, TCP) u. in chem. Kampfstoffen (Tabun, Sarin, Soman) verwendet werden. Toxische Wirkung durch Blockade der Cholinesterase (sog. endogene Acetylcholinvergiftung) u. a. Enzyme.

Phosphor|säure|ester|vergiftung: Vergiftung durch Aufnahme von Phosphorsäureestern; **Sympt.:** Übelkeit, Erbrechen, Durchfälle, Atembeklemmung, Kopfschmerz u. Schwindel; bei schwerer Vergiftung Speichel- u. Tränenfluß, Miosis, Koliken, Dyspnoe, Laryngo- u. Bronchospasmus, Muskelzuckungen, Krämpfe, Blutdruckabfall, Bradykardie, Lähmung, Koma, u. U. Tod; bei Vergiftungen mit Trikresylphosphat schmerzhafte Polyneuritis mit Lähmungen; **Ther.:** Emetika, Magenspülung, saline

P

Abführmittel, Atropin, Obidoxim; BK nach Nr. 1307 der BeKV.

Phosphor|säuren: (engl.) phosphoric acids; **1.** Orthophosphorsäure (H_3PO_4, Ph. i. e. S.); mittelstarke Säure, bildet drei Arten von Salzen (s. Phosphate); **2.** Polyphosphorsäuren ($H_{n+2}P_nO_{3n+1}$); **3.** Metaphosphorsäuren $(HPO_3)_n$. Ph. sind essentieller Bestandteil der Nukleinsäuren, Phosphatide, Phosphorproteide, des Knochengewebes sowie Puffersubstanz in Blut- u. Gewebeflüssigkeiten.

Phosphor|vergiftung: (engl.) phosphorus poisoning; Vergiftung durch Aufnahme von Phosphor (-verbindungen); **Sympt.:** Übelkeit, Erbrechen, Durchfälle, nach einigen Tagen akute Lebernekrose u. Störungen des ZNS, Koma; s. Phosphornekrose; vgl. Phosphorsäureestervergiftung.

Phosphor|wasser|stoff: (engl.) phosphine; PH_3, Phosphin; farbloses, nach faulen Fischen u. modrig riechendes Gas; Darstellung durch Einwirkung von Phosphor auf warme Kalilauge; in hohen Konz. sofort tödl. Stoffwechsel- u. Nervengift; Anw. früher zur Insektenbekämpfung.

Phosphor|wasser|stoff|vergiftung: (engl.) phosphine poisoning; Vergiftung durch Aufnahme von Phosphorwasserstoff; **Sympt.:** Übelkeit, Erbrechen, Benommenheit, Atemnot, Leber- u. Nierenschäden, u. U. Tod durch Lungenödem od. Kreislaufversagen; **Ther.:** Natriumthiosulfat, Calcium, Vitamin C i. v., Sauerstoffzufuhr, Kreislaufstützung; BK Nr. 1109 der BeKV.

Phosphorylase f: v. a. in Leber u. Muskeln vorkommendes, von Glykogen* unter Anlagerung von anorg. Phosphat (Phosphorolyse) Glukose-1-Phosphat abspaltendes Enzym.

Phosphorylierung: (engl.) phosphorylation; Anlagerung eines Phosphorsäurerests an org. Verbindungen; phosphorylierte energiereiche

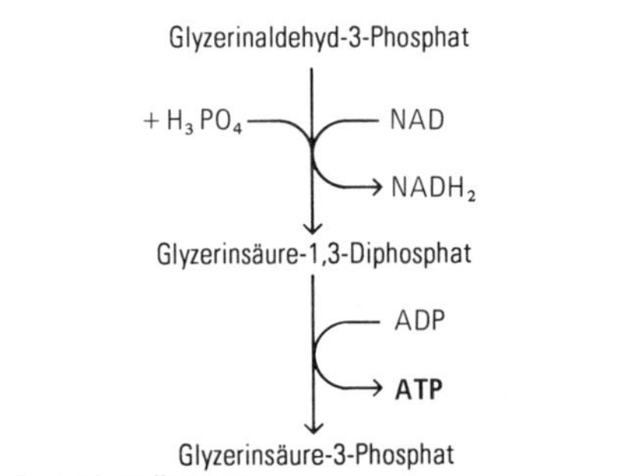

Phosphorylierung:
Schema der Bildung von ATP durch glykolytische Phosphorylierung von ADP

Verbindungen spielen im Organismus eine große Rolle (vgl. Kohlenhydratstoffwechsel). **Glykolytische Ph.** (Substratkettenphosphorylierung): Aufbau von ATP aus ADP u. anorg. Phosphat im Embden-Meyerhof-Schema. Die Energie wird durch Dehydrierung des Glyzerinaldehydphosphats erhalten.

Phosphorylierung, oxidative: (engl.) oxidative phosphorylation; syn. Atmungskettenphosphorylierung; Synthese von ATP zur Speicherung der bei der Oxidation in der Atmungskette* freiwerdenden Energie.

Phosphotion n: syn. Malathion*.

Phot-: auch Photo-, Foto-; Wortteil mit der Bedeutung Licht, Helligkeit; von gr. φῶς, φωτός.

Phot|ästhesin (↑; -ästhesie*) n: Farbstoff in den Außengliedern der Sehstäbchen der Netzhaut.

Photismen (↑) n pl: optische Synästhesie*.

Photo|bakterien (↑; Bakt-*) f pl: s. Leuchtbakterien.

Photo|chemo|therapie (↑; arab. al-kimija Chemie) f: s. PUVA.

photo|chromogen (↑; Chrom-*; -gen*): (engl.) photochromogenic; Bez. f. die Fähigkeit einiger Stämme atypischer Mykobakterien, b. Lichtzufuhr zeisiggelbes Pigment zu bilden; vgl. skotochromogen.

Photo|dermatitis pigmentaria (↑; Derm-*; -itis*) f: phototoxische Reaktion; s. Lichtdermatosen.

Photo|dermatosen (↑; ↑; -osis*) f pl: syn. Lichtdermatosen*.

Photo|ef|fekt (↑) m: (engl.) photoeffect; einer der Wechselwirkungsprozesse ionisierender Photonenstrahlung mit Materie; beim **inneren Ph.** wird die Energie eines Photons auf ein kernnahes Elektron übertragen (s. Abb.). Die Wahr-

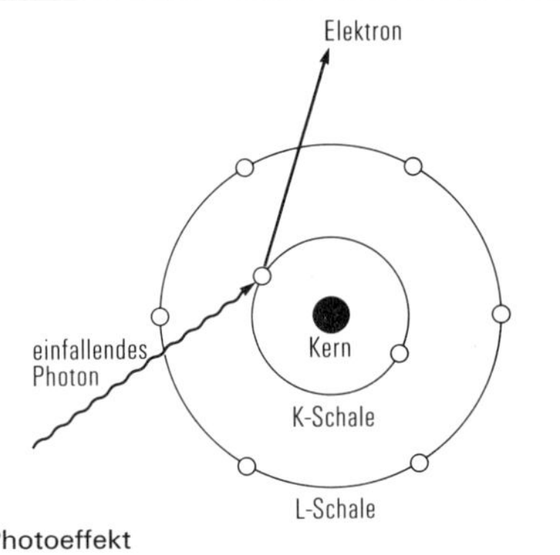

Photoeffekt

scheinlichkeit f. das Auftreten des Ph. nimmt mit steigender Ordnungszahl des Absorbermaterials stark zu u. mit zunehmender Photonenenergie ab. Das durch den Ph. entstandene Sekundärelektron verläßt die Atomhülle u. gibt seine Energie durch weitere Ionisationen an die Materie ab. Der Ph. ist in der Röntgendiagnostik für den Knochen/Weichteil-Kontrast verantwortlich; mit zunehmender Energie (Härte) der Röntgenstrahlung nimmt dieser Kontrast ab. Beim **äußeren Ph.** (lichtelektrischer Effekt) werden Elektronen aus Metalloberflächen durch Lichtquanten herausgelöst (Photokathode). Vgl. Kernphotoeffekt.

Photo|kat|hode (↑; Kathode*) f: (engl.) photocathode; Elektrode in einer Vakuumelektronenröhre, die mit spez. präparierten Alkalimetallen beschichtet ist, aus denen durch Photonen* bes. leicht Elektronen* freigesetzt werden; **Anw.:** z. B. in der Photozelle, im Photomultiplier u. Röntgenbildverstärker; vgl. Photoeffekt.

Photo|ko|agulation (↑; Koagul-*) f: Projektion eines Xenon-Lichtblitzes (Lichtkoagulation) od. Laserstrahls auf die Netzhaut bzw. Aderhaut mit thermischer Zerstörung der äußeren Retina u. inneren Choroidea; Meth. zur entzündl. Verklebung u. Vernarbung von Netzhautablösungen (s. Ablatio retinae), Zerstörung subretinaler bzw. Verhinderung retinaler Gefäßneubildungen; **Ind.:** Proph. der Netzhautablösung, senile Makuladegeneration, proliferative Retinopathie (z. B. bei diabetischer Retinopathie, retinalen Venenverschlüssen, Eales-Krankheit), kleinere Tumoren der Ader- od. Netzhaut. Vgl. Laserchirurgie.

Photo|meter (↑; Metr-*) n: opt.-elektr. Lichtmeßgerät, das aus einer Lichtquelle mit Monochromator*, Photozelle* od. Photomultiplier* u. einem Verstärker (zur Anzeige der Intensität bzw. Extinktion*) besteht; **Anw.:** zur Photometrie* bei definierten Wellenlängen, Spektralanalyse*.

Photo|metrie (↑; ↑) f: (engl.) photometry; Verf. zur Konzentrationsbestimmung von fein verteilten od. gelösten Stoffen in klin.-chem. Proben durch „Lichtmessung" (Bestimmung der beim Durchgang durch eine probenhaltige Küvette durch Streuung* od. Absorption* veränderten Lichtintensität im Vergleich zum Lösungsmittel) mit dem Photometer; Durchführung z. B. als Flammenemissionsphotometrie*, Fluoreszenzphotometrie*, Kolorimetrie*, Nephelometrie*. Vgl. Extinktion, Spektralanalyse, Test, optischer.

Photo|multi|plier (↑; engl. to multiply vervielfältigen) m: syn. Sekundärelektronenvervielfacher (Abk. SEV); Detektor für Licht mit hoher Nachweisempfindlichkeit, in dem Photonen* in elektr. Impulse umgewandelt u. auf das 10^6-10^8fache verstärkt werden; **Anw.:** z. B. in der Gammakamera, im Szintillationszähler, Photometer.

Photonen (↑) n pl: (engl.) photons; syn. Strahlungsquanten, Lichtquanten; Symbol γ; Energiequanten der elektromagnetischen Strahlung mit der Energie $E = h \times f$ (h = Planck-Wirkungsquantum, f = Frequenz); ein Photon entspricht dem kleinsten Energiebetrag, der in elektromagnetischen Wellen* transportiert wird. Bei der Emission* bzw. Absorption* der elektromagnetischen Wellen können nur die den einzelnen Ph. innewohnenden Energiebeträge ausgetauscht werden. Bei der Ausbreitung elektromagnetischer Wellen bewegen sich die Ph. mit Lichtgeschwindigkeit.

Photo|phobie (↑; Phob-*) f: Lichtscheu*.

Photopsie (↑; Op-*) f: (engl.) photopsia; elementare visuelle Halluzination*, bei der Licht, Farben, Blitze od. Funken wahrgenommen werden; **Vork.:** bei Läsion bzw. Stimulation des Okzipital- od. Temporallappens, Optikusneuritis od. als visuelle Aura bei Migräne u. Epilepsie; vgl. Phosphen.

Photo|sensibilität (↑; lat. sensibilis fähig zu empfinden) f: (engl.) photosensitivity; (dermat.) Lichtempfindlichkeit mit Auftreten von Hauterscheinungen nach Lichteinwirkung; s. Lichtdermatosen, Porphyrie; (neurol.) abnorme Reaktion auf intermittierende Lichtreize bei Epilepsie*; generalisierte Spikes u. Spike-wave-Muster im EEG auch nach Beendigung der Flackerlichtstimulation.

Photo|stimulation (↑; lat. stimulatio Reizung) f: (neurol.) Methode zur Provokation pathol. Veränderungen in der Elektroenzephalographie* durch Serien v. Lichtblitzen.

Photo|syn|these (↑) f: Umwandlung von Lichtenergie in chem. Energie durch Pflanzen mit Hilfe von Chlorophyll*.

Photo|szinti|graphie (↑; Szinti-*; -graphie*) f: (engl.) photoscintigraphy; Wiedergabeverfahren der Szintigraphie*, bei dem die gemessene Strahlungsverteilung mit einzelnen Lichtblitzen punktförmig auf einem Film abgebildet wird.

Photo|therapie (↑) f: (engl.) phototherapy; **1.** (dermat.) s. PUVA; **2.** Lichttherapie bei Hyperbilirubinämie* des Neugeborenen; aus wasserunlösl. indirektem Bilirubin* entsteht unter Einwirkung von sichtbarem Licht (Spektralbereich 410-530 nm) durch Isomerisierung wasserlösl., leicht ausscheidbares Photobilirubin in der Haut; dadurch können die Bilirubinkonzentrationen in vielen Fällen unter der für eine Austauschtransfusion* liegenden Grenze gehalten werden. **Ind.:** mittelschwere Hyperbilirubinämie (Serumbilirubinkonzentration von ca. 1/10 des Körpergewichts in µmol/l, jedoch nicht mehr als 280 µmol/l), bei Hinweisen auf Hypoxie, Azidose, Sepsis o. ä. schon bei niedrigerem Serumbilirubin. Die Ph. ist nur bei bereits vorhandenem Hautikterus wirksam (keine prophylaktische Anw.). Es sollte ein möglichst großer Teil der Körperoberfläche bei geringem Abstand zur Lichtquelle bestrahlt werden; dabei Temperaturkontrolle, vermehrte Flüssigkeitszufuhr wegen erhöhter Perspiratio insensibilis u. sorgfältige Überwachung des Neugeborenen; nach deutlichem Abfall der Serumbilirubinkonzentration intermittierende Ph.; **cave:** keine Ph. bei direkter Hyperbilirubinämie wegen Gefahr der Entw. eines sog. Bronze-Baby-Syndroms (Grauverfärbung der Haut).

Photo|toxizität (↑; Tox-*) f: s. Lichttoxizität.

Photo|zelle (↑; Zelle*): (engl.) photoelectric cell; Detektor, in dem Licht in elektr. Impulse umgewandelt wird; die beim Auftreffen von Photonen auf die Photokathode* freigesetzten Elektronen fließen mit einer Spannung von 20-200 V zur Anode u. können mit einem Photomultiplier* verstärkt werden.

Phrenes (gr. φρήν Zwerchfell) f pl: Zwerchfell*.

Phrenikus (↑) m: Kurzbez. f. Nervus* phrenicus.

Phrenikus|blockade (↑) f: (engl.) blocking of the phrenic nerve; Ausschaltung des N. phrenicus ein- od. beidseitig durch Lokalanästhesie; Anw. b. über längere Zeit bestehendem Singultus*.

Phrenikus|exhairese (↑; Exhairese*) f: (engl.) exeresis of the phrenic nerve; nicht mehr gebräuchl. Verfahren zur Ruhigstellung einer Lunge (z. B. bei Tuberkulose) durch Entfernung des peripheren Teils des N. phrenicus u. dauerhafte Lähmung einer Zwerchfellhälfte.

Phrenikus|lähmung (↑): (engl.) paralysis of the phrenic nerve; Lähmung des Zwerchfells inf. Schädigung des N. phrenicus (C_3-C_4); **Urs.:** Tumoren im Halsbereich u. Mediastinum, Polyneuropathie, Aneurysma der Aorta u. a.; **Sympt.:** bei einseitiger Ph. Zwerchfellhochstand, paradoxe Atmung*; beidseitige Ph. mit Dyspnoe, Zyanose, Auxiliaratmung; **Diagn.:** Rö.-Thorax, Thoraxdurchleuchtung (Hitzenberger-Schnupfversuch).

Phrenikus|neur|algie (↑; Neur-*; -algie*) f: (engl.) phreniconeuralgia; seltene Neuralgie* des N. phrenicus mit atemabhängigen Schmerzen, die vom Thorax in Hals, Schulter od. Arm ausstrahlen; **Urs.:** Reizung der sensiblen Fasern des N. phrenicus, z. B. bei Pleuritis, Perikarditis, Klavikulafraktur.

Phreno|kardie (↑; Kard-*) f: s. DaCosta-Syndrom.

Phrenosin n: auch Cerebron; Zerebrosid mit einer gesättigten Fettsäure mit Alphahydroxygruppe, häufig Cerebronsäure. Vgl. Zerebroside.

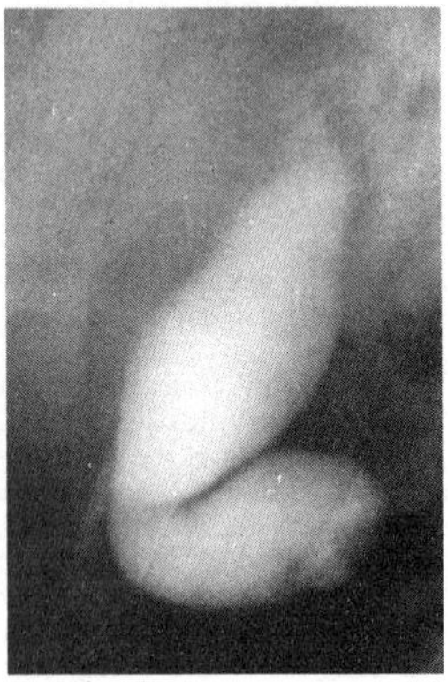

Phrygische Mütze [140]

Phrygische Mütze: Bez. f. eine angeb. Anomalie der Gallenblase in Form einer von den Phrygern getragenen, kegelförmigen Mütze mit nach vorn hängender Spitze; u. U. Urs. falschpositiver Gallensteindiagnose bei d. Ultraschalluntersuchung des Abdomens.

Phryno|dermie (gr. φρύνη Kröte; Derm-*) f: (engl.) phrynoderma; follikuläre Hyperkeratose* bei Vitamin-A-Mangel.

Phthal|säure: (engl.) phthalic acid; $C_6H_4(COOH)_2$; eine Benzol-Dicarbonsäure; vgl. Dicarbonsäuren.

Phthal|säure|an|hydrid n: (engl.) phthalic acid anhydride; $C_6H_4 (CO)_2O$; Ausgangsstoff für Polyester, Lacke, Weichmacher, verursacht starke Haut- u. Schleimhautreizung; MAK-Wert 5 mg/m^3.

Phthalyl|sulfa|thiazol (INN) n: N-[4-(2-Thiazolylsulfamoyl)phenyl]phthalamsäure (IUPAC); antiinfektiöser Wirkstoff; vgl. Sulfonamide.

Phthiriasis (gr. φθείρ Laus; -iasis*) f: s. Pedikulose.

Phthirus pubis (↑; lat. pubis Schamgegend) m: syn. Phthirus inguinalis, Filzlaus, Schamlaus; s. Läuse.

Phthisis (gr. φθίσις Schwund) f: Schrumpfung, Schwund; alte Bez. f. die durch Tuberkulose herbeigeführte allg. Auszehrung.

Phthisis bulbi (↑; gr. βολβός Zwiebel) f: s. Ophthalmophthisis.

Phyco|mycetes m pl: Algenpilze; taxonom. Klasse der sog. echten Pilze, zu denen die humanpathogenen Err. der Mukor*-Mykosen u. Entomophthoro*-Mykosen gehören.

Phyllo|chinone n pl: syn. Vitamin* K.

Phylo|genese (gr. φῦλον Stamm; -genese*) f: (engl.) phylogeny; Stammesentwicklung; Entstehung der versch. Pflanzen- u. Tierarten durch Evolution; vgl. Ontogenese.

Phyma (gr. φῦμα) n: Gewächs, Knolle.

Physikum (gr. φυσικός die Natur, -wissenschaft betreffend) n: frühere Bez. f. die ärztl. Vorprüfung; wird nach der Ärztlichen Ausbildungsordnung nach dem 4. Semester abgelegt. Nach bestandenem Ph. beginnen die klin. Semester.

Physio|gnomie (gr. φυσιογνωμονεῖν jemanden nach seiner Gesichtsbildung beurteilen) f: individueller Ausdruck u. Aussehen des Gesichts.

Physio|logie (gr. φύσις Natur; -log*) f: (engl.) physiology; Wissenschaft u. Lehre von den normalen Lebensvorgängen, insbes. von den physikalischen Funktionen des Organismus; vgl. Biochemie.

Physio|therapie (↑) f: (engl.) physiotherapy; auch physik. Therapie; allg. Anregung od. gezielte Behandlung gestörter physiol. Funktionen (Reiz-Reaktions-, Regulations-Adaptationstherapie) mit physik., naturgegebenen Mitteln; z. B. Wasser (Hydrotherapie*), Wärme u. Kälte (Thermotherapie), Licht (Lichttherapie*), Luft (Klimatherapie), statisch-mechan. (Massage*), mit dynamischen Kräften (Krankengymnastik*, Ergotherapie*), Heilquellen (Balneotherapie*), Elektrizität (Elektrotherapie*).

physisch (gr. φυσικός die Natur betreffend): körperlich; Ggs. psychisch.

Physo|stigmin n: (3aS,8aR)1,2,3,3a,8,8a-Hexahydro-1,3a,8-trimethylpyrrolo[2,3-b]indol-5-yl(methylcarbamat) (IUPAC); syn. Eserin; als Salicylat od. Sulfat in Wasser lösl. Alkaloid der Kalabarbohne; Cholinesterasehemmer*; Verw.: s. Parasympathomimetika.

Phyt-: auch Phyto-; Wortteil mit der Bedeutung Gewächs, Pflanze; von gr. φυτόν.

Phytan|säure: (engl.) phytanic acid; mehrfach verzweigte, gesättigte Fettsäure (3,7,11,15-Tetramethylhexadecansäure); s. Refsum-Syndrom.

Phytase f: Enzym, das Phytinsäure spaltet.

Phyt|häm|ag|glutinine (Phyt-*; Häm-*; Agglutination*) n pl: (engl.) phytohaemagglutinins; Abk. PHA; aus best. Pflanzen(samen) gewonnene Extrakte, die durch ihren Gehalt an Lektinen* zur Agglutination* menschl. Erythrozyten führen; wirken unspezif. od. als spezif. Hämagglutinine* mit den Blutgruppen-Isoantikörpern entspr. Eigenschaften; **Verw.** v. a. zur Differenzierung der A-Untergruppen der Blutgruppen A u. AB. Vgl. Concanavalin A.

Phyto|menadion (INN) n: 2-Methyl-3-phytyl-1,4-naphthochinon (IUPAC); Verw.: wie Vitamin K.

Phyton|zide (Phyt-*; -zid*) n pl: antibiotisch wirkende Substanzen in höheren Pflanzen (z. B. in Hopfen, Knoblauch, Zwiebel).

Phyto|photo|dermatitis (↑; Phot-*; Derm-*; -itis*) f: syn. Wiesengräserdermatitis; s. Lichtdermatosen.

Phyto|sterine (↑; Stear-*) n pl: (engl.) phytosterols; tetracyclische, lipophile Triterpenderivate mit Sterangrundgerüst aus höheren Pflanzen; z. B. Sitosterin*, Campesterol u. Stigmasterol in Kürbissamen, Sabalfrüchten, Brennesselwurzeln, Weideröschenkraut; **Verw.:** bei benigner Prostatahyperplasie; Wirkungsmechanismus möglicherweise Hemmung der Prostaglandinsynthese u. Beeinflussung der Östrogensynthese; vgl. Sterine.

Phyto|therapie (↑; gr. θεραπεία Pflege) f: (engl.) phytotherapy; Behandlung u. Vorbeugung von Krankheiten u. Befindensstörungen durch Pflanzen, Pflanzenteile u. deren Zubereitungen; Phytopharmaka bilden als Mehr- u. Vielstoffgemische eine wirksame Einheit u. müssen die Anforderungen des Arzneimittelgesetzes hinsichtlich Qualität, Wirksamkeit u. Unbedenklichkeit erfüllen; sie besitzen ein breites therap. u. pharmak. Wirkprofil, haben meist eine große therap. Breite u. sind oft nebenwirkungsärmer als synthetisch hergestellte Arzneimittel. Vgl. Homöopathie, Naturheilkunde.

Phytyl|men|achinon n: s. Vitamine.

PI: Abk. f. **1. P**earl*-**I**ndex; **2. P**roteaseinhibitoren*.

p. i.: Abk. f. **1. p**ost **i**nfectionem (nach Infektion); **2. p**ost **i**njectionem (nach Injektion).

Pia mater (lat. fromme Mutter) **f:** der gefäßführende Teil der weichen Hirnhaut (vgl. Leptomeninx), die als **P. m. encephali** der Hirnoberfläche u. als **P. m. spinalis** der Rückenmarkoberfläche dicht anliegt.

Pick-Krankheit (Arnold P., Neurol., Psychiater, Prag, 1851-1924)**:** (engl.) Pick's disease; umschriebene Hirnatrophie*, die häufiger bei Frauen mit einem Krankheitsbeginn zw. dem 40. u. 60. Lj. auftritt; **Ätiol.:** unbekannt; sporadisches u. fam. gehäuftes Vork.; **Pathol./Anat.:** Atrophie im Bereich des Frontalhirns u. der vorderen Anteile des Temporallappens, evtl. im Bereich von Nucleus caudatus, Putamen u. Thalamus; Schwellung der Nervenzellen (Pick-Zellen) u. argyrophile Einschlüsse (Pick-Körper); **Sympt.:** Veränderungen des Charakters u. der Persönlichkeit, emotionale Störungen (Reizbarkeit, Getriebenheit, Enthemmung), im weiteren Verlauf progrediente Demenz, evtl. Sprachstörungen u. Aphasie; **Diagn.:** in der kranialen Computertomographie kortikale Atrophie, Erweiterung des Ventrikelsystems; **Progn.:** durchschnittliche Krankheitsdauer ca. sieben Jahre; **DD:** Demenz* anderer Ätiol., Alzheimer*-Krankheit. Vgl. Niemann-Pick-Krankheit.

Pickwick-Syn|drom (nach der Romanfigur Little Joe in Dickens „Die Pickwickier") **n:** (engl.) pickwickian syndrome; sog. **kardiopulmonales** Syndrom der Adipösen, Form des Schlafapnoesyndroms*; Erkrankung mit hochgradiger Fettsucht, arterieller Hypoxämie, Hyperkapnie u. respirator. Azidose durch alveoläre Hypoventilation (pathol.-anat. exzessive Fettablagerung in der Umgebung der Lungen), Polyzythämie; inf. Hyperkapnie (CO_2-„Autonarkose") kommt es zu Somnolenz u. anfallsweise auftretenden Schlafzuständen. **Ther.:** Gewichtsreduktion; **DD:** Narkolepsie*.

Picorna|viridae (ital. pico klein; RNA*; Virus*; Idio-*) f pl**:** frühere Bez. Naniviren; Fam. der kleinsten RNA-Viren (⌀ 20-40 nm, keine Hülle, kub. Form, 32 Kapsomere, einsträngige RNA mit ca. 12 Genen); **Unterteilung** in die Genera Enterovirus*, Rhinovirus*, Aphthovirus u. Cardiovirus*; weltweit verbreitet; **Übertragung:** Schmier- u. Tröpfcheninfektion; **Klin.:** bei Mensch u. Tier meist asymptomat. verlaufende Inf. des Respirations- u. Gastrointestinaltrakts, z. T. mit Beteiligung des ZNS.

Picro|toxin n**:** (engl.) picrotoxin; Molekularverbindung von Picrotoxinin u. Picrotonin aus Kokkelskörnern (Fructus* Cocculi); Wirkungsspektrum ähnlich Strychnin*; durch kompetitive Verdrängung von GABA kann es zu klonisch-tonischen Krämpfen kommen.

Piebaldismus (engl. piebald buntscheckig) m**:** syn. Albinismus* congenitus circumscriptus partialis.

Piecemeal-Nekrosen (engl. piecemeal stückchenweise; Nekr-*; -osis*) f pl**:** sog. Mottenfraßnekrosen; Zellnekrosen im Bereich der Leberläppchenperipherie, zusätzl. meist entzündl. Infiltration der Portalfelder mit Übergreifen auf die Leberläppchen; typ. histol. Befund bei chron.-aggressiver Hepatitis.

Piedra (span. Stein) f**:** Trichosporie, Haarknötchen; in den Tropen vorkommende, steinharte Knötchen am Haar u. in der Haut; **Err.:** Trichosporon- (weiße P.) u. Piedraia-Arten (schwarze P.).

Piedraia hortai (↑) f**:** syn. Trichosporon hortai, Microsporum hortai; Haarpilze, systemat. Stellung Askomyzeten (vgl. Fungi); morphol. septiertes u. verzweigtes Myzel mit spindelförmigen Asken u. 2-8 Askosporen; Err. von Piedra nigra; **Übertragung.:** wahrscheinl. Kontaktinfektion z. B. beim Baden; **Nachw.:** s. Pilzdiagnostik.

Pierre-Marie-Krankheit (Pierre M., Neurol., Paris, 1853-1940)**:** syn. hypertrophe Osteoarthropathie*.

Pierre-Marie-Strümpell-Bechterew-Krankheit (↑)**:** s. Spondylitis ankylosans.

Pierre-Robin-Syn|drom (Pierre R., Zahnarzt, Paris, 1867-1950) n**:** s. Robin-Syndrom.

Pierson-Krankheit: syn. Grazilissyndrom.

Pigment|an|omalie (Pigmente*; Anomalie*) f**:** s. Incontinentia pigmenti.

Pigment|bildner (↑)**:** (engl.) pigment bacteria; syn. Farbstoffbakterien; Mikroorganismen, die best. Farbstoffe bilden (z. B. Pseudomonas aeruginosa, Serratia marcescens, Sarcina lutea). Pigmentbildung ist nicht immer ein konstantes Merkmal; b. einzelnen Bakterienspecies ist nur ein Teil der Stämme chromogen; die diagn. Wertigkeit der Farbstoffbildung ist daher begrenzt. Vgl. Prodigiosin, Pyozyanin, Fluoreszein.

Pigment|de|generation (↑; Degeneratio*) f**:** sog. Pigmententartung; pathol. Auftreten von Pigmenten*.

Pigmente (lat. pigmentum Farbe) n pl**:** (engl.) pigments; Farbstoffe im Körper; Einteilung. **I. endogene P.:** aus d. Körper stammende P. (z. B. Melanin): **1.** hämoglobinogene P. aus d. Blutfarbstoff entstehend: **a)** Hämatoidin*; **b)** Hämosiderin*, **c)** Bilirubin* (Malaria-P.: s. Malaria); vgl. Hämofuszin; **2.** autochthone, autogene P.: anderweitig im Körper entstehende P.: **a)** Lipofuszin, tritt in größeren Mengen bei Atrophie u. im Alter in versch. Organen auf (Pigmentatrophie, braune Atrophie), **b)** Melanine*; vgl. DOPA-Oxidase, Schwangerschaftspigmentierung; **II. exogene P.:** P., die von außen in d. Körper gelangen, z. B. Kohle, Tusche; s. Anthrakose, Pneumokoniosen; P. in Tumorzellen: s. Melanom, malignes; in Fettzellen: s. Lipochrome.

Pigment|em|bolien (↑; Embol-*) f pl**:** (engl.) pigmentary embolisms; bei Malaria* in Milz, Leber, Knochenmark, Gehirn u. Nieren auftretende Embolien durch Erythrozytenzerfallsprodukte; Folge der Zerstörung roter Blutkörperchen durch die Plasmodien.

Pigment||in|duration (↑; lat. indurare verhärten) f**:** (engl.) pigmentary induration; braune Induration der Lunge; Bindegewebewucherungen in d. Wänden der Lungenbläschen mit Ablagerung v. Pigmenten, bes. bei Mitralklappenfehlern. **P.kalk|stein** (↑)**:** (engl.) pigmentary concrement; Gallenstein aus Calciumsalz u. Bilirubin; vgl. Cholelithiasis. **P.mangel** (↑)**:** s. Depigmentierung. **P.nävus** (↑; Nävus*) m**:** Muttermal; s. Nävus.

Pigmento|phagen (↑; Phag-*) m**:** (engl.) pigmentophages; mit Pigment beladene Phagozyten*; z. B. bei Malaria.

Pigment||steine (↑)**:** (engl.) pigmentary concrements; Gallensteine, die hauptsächl. aus Bilirubin bestehen; vgl. Cholelithiasis. **P.zellen** (↑; Zelle*)**:** (engl.) pigmentophores; verzweigte, Melaninkörnchen enthaltende Zellen; Vork. in Choroidea, Pia mater u. in stark pigmentierten Hautstellen. **P.zirrhose** (↑; Zirrhose*) f**:** (engl.) pigment cirrhosis; Leberzirrhose* mit starker Speicherung von Hämosiderin; z. B. bei Bronzediabetes, Hämochromatose.

Pigtail-Katheter (engl. pig tail Schweineschwanz; Katheter*) m: röntgendichter Kunststoffkatheter mit schweineschwanzartiger Biegung eines od. beider Enden; Anw. bes. als Verweilureterkatheter zur temporären künstlichen Harnableitung* bei Hydronephrose; auch in der Arteriographie* od. zur palliativen Behebung eines Choledochusverschlusses.

PIH: Abk. f. (engl.) **P**rolactin **i**nhibiting **h**ormone, Prolactostatin; möglicherweise mit Dopamin* identisches, aus dem Hypothalamus stammendes Peptid unbekannter Struktur, hemmt d. Ausschüttung v. Prolaktin* aus dem Hypophysenvorderlappen; vgl. Releasing-Hormone.

Pikrin|säure: (engl.) picric acid; $C_6H_2(NO_2)_3OH$; Acidum picrinicum, Trinitrophenol; gelber, sehr giftiger u. explosiver Farbstoff; Verw. z. B. bei Esbach*-Probe u. Jaffé*-Probe.

pilaris (lat. pilus Haar): zu den Haaren gehörig.

Pili (lat.) m pl: Haare*.

Pille: (engl.) pill; **1.** (pharmaz.) Pilula*; **2.** s. Kontrazeption, hormonale.

Pillen|dreher|tremor (lat. tremor das Zittern) m: s. Tremor.

Pilo|ar|rektion (lat. pilus Haar; arrectus aufgerichtet) f: (engl.) piloerection; Aufrichten der Haare; sympathikusvermittelte Antwort auf Berührung, Kälte od. emotionelle Reize; s. Cutis anserina, Musculi arrectores pilorum.

Pilo|carpin n: (3S,4R)-3-Ethyl-4,5-dihydro-4-(1-methyl-5-imidazolylmethyl)-2(3H)-furanon (IUPAC); direkt wirkendes Parasymphathomimetikum; Verw.: v. a. in der Ophthalmologie (zu diagn. Zwecken, Glaukomtherapie).

Pilo|carpin|probe: (engl.) pilocarpine test; diagn. Verfahren zum Glaukomnachweis; Pilocarpinlösung (1%) wird zum Zeitpunkt des höchsten Wertes des Augeninnendrucks in der Tagesdruckkurve* eingeträufelt (meist um 8 Uhr morgens). Da nur das glaukomdisponierte Auge Pilocarpin-sensibel ist u. auf Pilocarpin mit Druckabfall reagiert, ist bei Abfall über 4 mmHg in den folgenden 90 Min. ein Glaukom* wahrscheinlich.

Pilo|matrikom (Pilus*; Matrix*; -om*) n: syn. Epithelioma* calcificans.

Pilo|motoren|re|aktion (↑; Mot-*) f: s. Piloarrektion.

Pilon|fraktur (frz. pilonner stauchen; Fraktur*) f: intraartikulärer Stauchungsbruch der distalen Tibia mit Spongiosadefekt; meist Trümmerfraktur mit ausgedehnter Gelenkzerstörung; vgl. Knöchelfrakturen.

Pilo|nidal|sinus (Pilus*; lat. nidus Nest; Sinus*) m: syn. Sinus pilonidalis, Steißbeinfistel, Steißbeinzyste, Haarnestgrübchen; vorwiegend bei jungen, stark behaarten Männern auftretender subkutaner, über d. Steißbeinspitze lokalisierter Epitheleinschluß; **Ätiol.: 1.** Penetration von Haaren od. Oberflächenepithel in die Subkutis; **2.** angeb. Hemmungsfehlbildung des sek. Neuroporus (Sinus* dermalis); **Klin.:** bei Entz. u. Abszeßbildung lokale Entzündungszeichen; **Ther.:** Exzision. Vgl. Dermoid.

Pilo|nidal|zyste (↑; ↑; Kyst-*) f: syn. Pilonidalsinus*.

Pilula (lat. Kügelchen) f: Pille; Arzneizubereitungen in Kugelform, v. a. zur Einnahme per os.

Pilus (lat.) m: **1.** Haar, s. Haare; **2.** (bakteriol.) s. Sexualpilus, Konjugation.

Pilz|asthma (Asthma*) n: (engl.) fungus asthma; Asthma* bronchiale durch IgE-, z. T. auch IgG-vermittelte Sensibilisierung der Bronchialschleimhaut gegenüber Pilzkonidien; oft mit zweigipfliger Reaktion nach 20-30 Min. u. 4-8 Std.; selten primäre Monoallergie, meist Sekundärsensibilisierung bei schon bestehender Pollen- od. Hausstauballergie.

Pilz|atropin n: Muscaridin; s. Mykotoxine.

Pilz|diagnostik f: (engl.) fungus diagnostics; Verf. zum Nachweis u. zur Bestimmung von Pilzen (s. Fungi); für die Gewinnung von Untersuchungsmaterial bei Mykosen* der Haut u. ihrer Anhänge wird empfohlen: reichl. Materialentnahme nur vom Rand des Herdes, gründl. Desinfektion vor der Probenahme u. steriles Arbeiten mit der Probe. Bei Fuß- u. Fingernägeln sind positive Nachweise meist nur dort möglich, wo der sichtbar befallene Bereich in scheinbar gesunde Partien übergeht. Vor jeder Kultur sollten mikroskop. Nativpräparate untersucht werden. Das **Nativpräparat** (hitzefixiert in 15% Kalilauge) erlaubt bei einer Dermatomykose* meist nur den Nachweis von Hyphen u. Sporen ohne Entscheidungshilfe f. geeignete therap. Maßnahmen; dies gilt insbes. für Nagelmykosen, die durch Dermatophyten, Hefen u. Schimmelpilze verursacht werden können. Err. von Systemmykosen lassen sich in **Biopsiematerial**, Punktaten, Morgensputum (nüchtern), aus Abszessen u. dem Liquor cerebrospinalis nur sehr selten aufgrund charakterist. Formelemente (aufgeschwemmt in Aqua dest. od. physiol. NaCl-Lösung) sicher bestim-

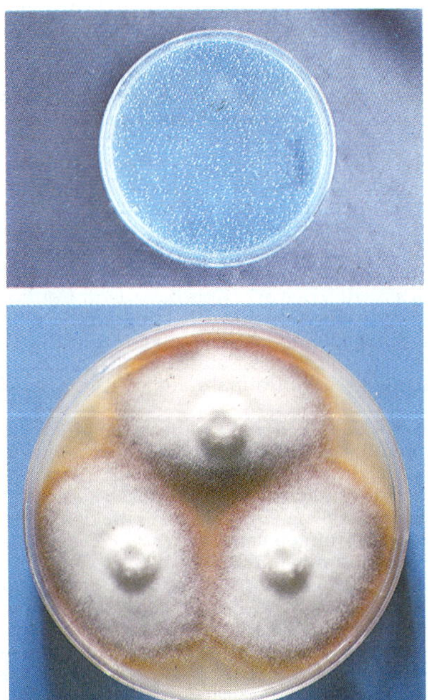

Pilzdiagnostik:
oben: Urinkultur mit Candida albicans auf CLED-Agar; unten: Kultur von Trichophyton rubrum auf Sabouraud-Glukoseagar [547,12]

men, z. B. bei Coccidioides-Mykose, Sporothrix-Mykose u. beim subkutanen Eumyzetom*; i. a. ist jedoch der Erregernachweis bei Systemmykosen außerordentlich problematisch u. erfolgt in der Praxis häufig erst post mortem. Proben aus dem art. Blut, Liquor u. Eiter sollten möglichst unmittelbar nach der Entnahme auf nährstoffreiche Agarplatten (pH-Wert 3,5-5,6) überimpft werden, um Bakterienwachstum zu unterdrükken. In der mykolog. Praxis kann als Standardnährboden Sabouraud-Glukoseagar mit Antibiotikazusatz sowie mit u. ohne Cycloheximid (zur Reduktion von Schimmelpilzwachstum) benutzt werden. Proben, die Err. von Systemmykosen enthalten können, werden bei 37°C inkubiert, in anderen Fällen sollten 22-28°C nicht überschritten werden (Inkubationsdauer für Dermatophyten 2-3 Wo.). **Interpretation:** Jeder kulturell positive Pilzbefund aus Blut, Blasenpunktion, Liquor u. Hautpunktaten ist pathognomonisch relevant (Pilzverunreinigungen ausschließen!), ebenfalls wiederholt best. hohe Keimzahlen von Sproßpilzen (10^4-10^5/ml) in Morgensputum, Rachengurgelwasser (Gesamtzahl), Mittelstrahlurin u. Stuhl. Bei Schimmelpilzen wie Aspergillus findet man wesentlich niedrigere Keimzahlen, meist nur 20-100/ml. Extreme Vorsichtsmaßnahmen sind bei Verdacht auf primärpathogene, dimorphe Pilze anzuwenden, z. B. bei Pat., die aus tropischen od. subtropischen Gebieten zurückkehren. In jedem Fall ist es angezeigt, positive Befunde durch zusätzliche serol. u. möglichst auch histol. Untersuchungen zu sichern. **Immunbiol. Testmethoden** zur Diagn. von Systemmykosen sind häufig problematisch, nicht zuletzt wegen der ausgeprägten Immunschwäche der Patienten. Vielfach werden mit handelsübl. Testbestecken zur Bestimmung agglutinierender, komplementbindender od. fluoreszierender Antikörper erst spät im Krankheitsverlauf Aufschlüsse über den Err. gewonnen. Deshalb ist es wichtig, bei ungeklärten Fieberschüben möglichst früh Titerverläufe aufzunehmen. In jüngster Zeit erweisen sich monoklonale Antikörper gegen Candida-Protease als wichtiges Hilfsmittel zur Diagn. der systemischen Candida-Mykose. Für die Cryptococcus-Mykose ist ein Latex-Agglutinationstest mit Cryptococcus-neoformans-Kapselantigenen eingeführt, der zu guten Ergebnissen führt (allerdings erst nach Dissemination des Erregers), für die Coccidioides-Mykose, Histoplasma-Mykose u. südamerikanische Blastomykose sind zuverlässige serol. Tests in Gebrauch. Neben Komplementbindungs- u. Präzipitationsreaktion werden auch Immundiffusion u. indirekter Hämagglutinationstest mit Erfolg eingesetzt.

Pilze: s. Fungi.

Pilz|erkrankungen: s. Mykosen.

Pilz|nähr|böden: (engl.) fungal culture media; Nährmedien zur Kultivierung u. Konservierung v. Pilzen (s. Fungi); Pilze bevorzugen im Ggs. zu Bakt. leicht saures Milieu; zur Unterdrückung des Wachstums v. Bakt. (Begleitflora im Untersuchungsmaterial) werden den P. Antibiotika zugesetzt. Heute meist Verwendung kommerzieller Fertignährböden auf d. Basis v. Sabouraud-Glukoseagar. Vgl. Pilzdiagnostik.

Pilz|sepsis (Sepsis*) **f:** s. Fungämie.

Pilz|vergiftung: (engl.) mushroom poisoning; Myzetismus; die durch Verspeisen giftiger od. verdorbener Pilze (Bildung toxischer Eiweißzersetzungsprodukte, z. B. durch Aufbewahren v. Pilzen in Plastiktüten od. Wiederaufwärmen v. Pilzgerichten) entstehenden Erkrankungen; **Sympt.:** Brechdurchfall, Gastroenteritis, Schock, Delirien, akute gelbe Leberatrophie, hämolyt. Ikterus, Koma; tödl. Vergiftung hauptsächl. durch sog. Giftpilze*, z. T. mit Sympt. wie bei Atropinvergiftung*.

Pimaricin **n:** syn. Natamycin*.

Pi-Mesonen (Mes-*)**:** (engl.) pi-mesons; π-Mesonen; instabile, entweder neutrale (π^0), negativ (π^-) od. positiv (π^+) geladene Elementarteilchen* aus der Gruppe der Mesonen*; entstehen u. a. beim Aufprall hochenerget. Teilchen od. Gammaquanten auf Materie; versuchsweise in der Strahlentherapie* eingesetzt.

Pimozid (INN) **n:** 1-{1-[4,4-Bis-(4-fluorphenyl)-butyl]-4-piperidyl}-2,3-dihydro-2-benzimidazolon (IUPAC); Butyrophenonderivat; Verw.: s. Neuroleptika.

Pinard-Zeichen (Adolphe P., Gyn., Paris, 1844-1934)**:** (engl.) Pinard's sign; Schwangerschaftszeichen*, i. d. R. nicht vor der 16. SSW nachweisbar: typ. passive Bewegung des Feten im Fruchtwasser nach Anstoßen des Uterus mit dem inneren Finger bei bimanueller Untersuchung.

Pindolol (INN) **n:** (RS)-1-(4-Indolyloxy)-3-isopropylamino-2-propanol (IUPAC); Verw.: s. Betarezeptorenblocker.

Pinea (lat. Fichtenzapfen) **f:** Zirbel; z. B. Glandula pinealis, Zirbeldrüse (Epiphyse*).

Pinealom (↑; -om*) **n:** s. Hirntumoren (Tab.).

Pineo|blastom (↑; Blast-*; -om*) **n:** (engl.) pinealoblastoma; Pinealoblastom; Medulloblastom der Glandula pinealis; s. Hirntumoren (Tab.).

Pineo|zyten (↑; Zyt-*) **m pl:** (engl.) pinealocytes; Zellen der Epiphyse; möglicherweise hormonal aktive Parenchymzellen (Bildungsort v. Melatonin*), eng verbunden mit nervalem Gewebe.

Pingran|liquose (lat. pinguis Fett; granum Korn; liquor Flüssigkeit; -osis*) **f:** meist bei älteren, adipösen Menschen auftretende Nekrose des subkutanen Fettgewebes; **Sympt.:** benigne, multiple, gut abgrenzbare, derbe, bis kastaniengroße Tu. aus flüssigem Fett, umgeben von einer bindegewebigen Kapsel, an Gesäß u. Unterbauch; spontane Rückbildung möglich.

Pinguecula (Dim. ↑) **f:** Lidspaltenfleck; harmlose Epithelverdickung, die fettähnlich aussieht.

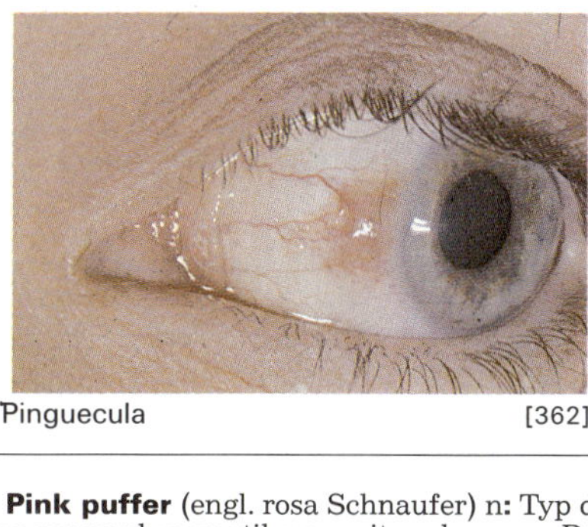

Pinguecula [362]

Pink puffer (engl. rosa Schnaufer) **n:** Typ des Lungenemphysematikers mit schwerer Dyspnoe, leichter Hypoxämie, Normokapnie, normalem Hämatokrit inf. von Lungenemphysem*; vgl. Blue bloater.

P

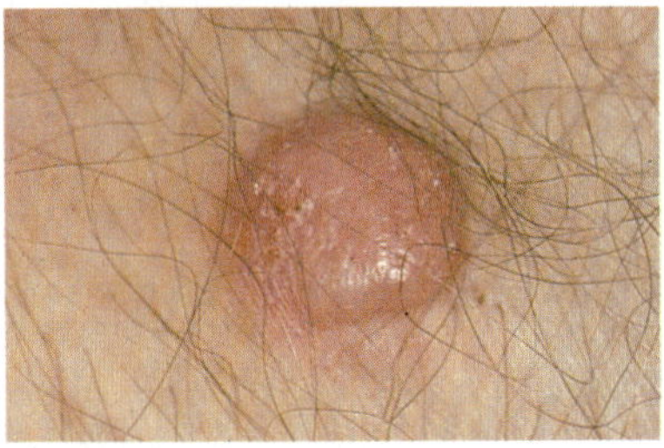

Pinkus-Tumor [3]

Pinkus-Tumor (Hermann P., Dermat., Detroit, geb. 1905; Tumor*) m: (engl.) Pinkus' tumour; syn. Fibroepithelioma Pinkus; sehr seltene, nicht invasive Variante des Basalioms* mit netzartiger basaloider Proliferation in einem dichten fibrösen Stroma.

Pino|zytose (gr. πίνειν trinken; Zyt-*; -osis*) f: (engl.) pinocytosis; Aufnehmen gelöster Stoffe ins Zellinnere; **Phasen:** Anlagerung an die Zellmembran; Kontraktion des angrenzenden Zytoplasmas, wodurch die Zellmembran mit d. Material bläschenförmig in d. Zelle eingestülpt wird (Endozytose); Auflösung der umgebenden Zellmembran; Verarbeitung der Stoffe im Zellstoffwechsel. Vgl. Phagozytose.

Pinsel|arterien (Arteri-*) f pl: s. Milz.

Pinsel|haare: syn. Trichostasis spinulosa; s. Haarveränderungen.

Pins-Zeichen (Emil P., Int., Wien, 1845-1913): s. Ewart-Zeichen.

Pinta (span. Fleck) f: syn. Carate, Mal de Pinto; durch Treponema* carateum verursachte chron. Infektionskrankheit der Haut; **Vork.:** in Zentral- u. Südamerika v. a. bei Kindern bis fünf Jahre u. jungen Erwachsenen; **Klin.:** dreiphasiger Verlauf m. Primäraffekt, Lymphknotenschwellungen u. makulopapulösen Effloreszenzen, Hyperkeratose, De- od. Hyperpigmentierungen; **Ther.:** Penizillin. Vgl. Treponematosen, tropische.

Pinzette f: (engl.) forceps; schmales zangenartiges Instrument; als **anat.** (stumpfe) od. **chir.** P. (mit Zähnen bzw. Haken) u. vielen Varianten (z. B. Ohrpinzette).

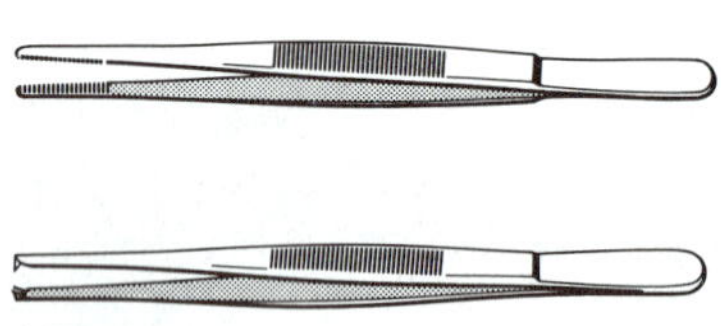

Pinzette:
anatomische (oben) und chirurgische Pinzette (unten)

Pipamperon (INN) n: 1'-[4-(4-Fluorphenyl)-4-oxobutyl]-1,4'-bipiperidin-4'-carboxamid (IUPAC); Butyrophenonderivat; Verw.: s. Neuroleptika.

Pipazetat (INN) n: 2-(2-Piperidinoethoxy)-ethyl-10H-pyrido[3.2-b] [1,4]benzothiazin-10-carboxylat (IUPAC); Verw.: Antitussivum.

Pipecolin|säure: Δ^1-Piperidin-δ-Carbonsäure; im Stoffwechsel beim Abbau von Lysin* entstehendes, cyclisches Intermediärprodukt; vgl. Hyperpipecolatämie.

Pipemid|säure (INN): 8-Ethyl-5,8-dihydro-5-oxo-2-(1-piperazinyl)pyrido-[2,3-d]pyrimidin-6-carbonsäure (IUPAC); Antibiotikum; Verw.: s. Gyrasehemmer.

Pipenzolat|bromid (INN) n: 3-Benziloyloxy-1-ethyl-1-methylpiperidiniumbromid (IUPAC); Parasympatholytikum; Verw.: Spasmolytikum.

Pipera|cillin (INN) n: (2S,5R,6R)-6-[(R)-2-(4-Ethyl-2,3-dioxo-1-piperazincarboxamido)-2-phenylacetamido]-3,3-dimethyl-7-oxo-4-thia-1-azabicyclo[3.2.0]heptan-2-carbonsäure (IUPAC); Acylamino-Penizillin, breites Anwendungsspektrum; vgl. Penizilline.

Piperonyl|butoxid n: 5-[2-(2-Butoxyethoxy)ethoxymethyl]-6-propyl-1,3-benzodioxol (IUPAC); Antiparasitikum; Verw.: gegen Läuse.

Pipette (frz.) f: Gerät mit vorgegebenem Füllungsvolumen (sog. Vollpipette) od. Graduierung zum genauen Abmessen von Flüssigkeiten.

Piprin|hydrinat (INN) n: Salz aus Diphenylpyralin u. 8-Chlortheophyllin; Verw.: s. Antihistaminika.

Pir|acetam (INN) n: 2-Oxo-1-pyrrolidinacetamid (IUPAC); Verw.: s. Nootropika.

Pir|buterol (INN) n: (RS)-{6-[2-(tert-Butylamino)-1-hydroxyethyl]-3-hydroxy-2-pyridyl}-methanol (IUPAC); Beta-2-Sympathomimetikum; Verw.: Bronchospasmolytikum.

Pirenoxin (INN) n: 1-Hydroxy-5-oxo-5H-pyridol[3,2-a]phenoxazin-3-carbonsäure (IUPAC); Verw.: Antikataraktikum.

Piren|zepin (INN) n: 6,11-Dihydro-11-[(4-methyl-1-piperazinyl)-acetyl]-5H-pyrido[2,3-b] [1,4]benzodiazepin-6-on (IUPAC); Verw.: spezif. Mittel zur Hemmung der Magensekretion.

Piretanid (INN) n: 4-Phenoxy-3-(1-pyrrolidinyl)-5-sulfamoylbenzoesäure (IUPAC); Schleifendiuretikum mit kurzer u. starker diuret. u. länger andauernder blutdrucksenkender Wirkung; Verw.: s. Diuretika.

Piri|bedil (INN) n: 2-[4-(1,3-Benzodioxo-5-yl-methyl)-1-piperazinyl]pyrimidin (IUPAC); vasoaktiver Stoff, dem neben einer vasodilatierenden Wirkung eine Wirkung an dopaminergen Rezeptoren zugeschrieben wird; Verw.: bei Durchblutungsstörungen.

piri|formis (lat. pirum Birne; -formis*): birnenförmig.

Piringer-Kuchinka-Syn|drom (Alexandra P.-K., Pathol., Wien, geb. 1912) n: subakute Lymphadenitis nuchalis et cervicalis; entzündl., leicht schmerzhafte Lymphknotenschwellung bis Walnußgröße mit Lok. vorwiegend im Hals-Nacken-Bereich; **Urs.:** meist Toxoplasmose*; **Klin.:** kein Fieber, Allgemeinbefinden kaum gestört; Rückgang in wenigen Monaten.

Piritr|amid (INN) n: 1'-(3-Cyan-3,3-diphenyl-propyl)-1,4'-bipiperidin-4'-carboxamid (IUPAC); Narkoanalgetikum, struktur- u. wirkungsverwandt mit Morphin*.

Pirogoff-Operation (Nikolai I. P., Chir., Dorpat, St. Petersburg, 1810-1881) f: (engl.) Pirogoff's amputation; syn. Amputatio pedis osteoplastica; tiefe Unterschenkelamputation knapp proximal der Sprunggelenkfläche; nach Absetzen des Tuber calcanei wird dieser mit seinem belastungsfähigen plantaren Weichteilmantel auf die verbliebene Tibia geklappt.

P

Piro|plasmose f: syn. Babesiose*.

Piroxi|cam (INN) n: 4-Hydroxy-2-methyl-N-2-pyridyl-2H-1,2-benzothiazin-3-carboxamid-1,1-dioxid (IUPAC); Verw.: s. Antiphlogistika, nichtsteroidale.

Pirquet-Re|aktion (Clemens Freiherr von P., Päd., Wien, 1874-1929) f: s. Tuberkulinreaktion.

pisi|formis (gr. πίσος Erbse; -formis*): erbsenförmig.

Piskaček-Ausladung (Ludwig P., Gyn., Gebh., Wien, 1854-1932): (engl.) Piskaček's sign; Schwangerschaftszeichen*; asymmetr. Formveränderungen des Uterus: Die Tubenecke, in der das Ei sitzt, ist stärker vorgewölbt (hormonal bedingte Hyperämie).

Pistill (frz. pistil Stempel) n: Stampfer; Keule des Mörsers.

Pi-System n: **P**rotease-**I**nhibitor-System, frühere Bez. Pr-System; autosomal-kodominant erbl. Serumgruppe des Serumproteins Alpha*-1-Antitrypsin (α_1-AT) inf. eines genet. Polymorphismus* (neben dem häufigen Gen Pi^M auf dem Chromosom 14 existieren zahlreiche seltenere Allele, u. a. Pi^S, Pi^Z u. Pi^F) mit mind. 20 Molekülvarianten u. zahlreichen Subtypen; **Bedeutung: 1.** (klin.) Erniedrigung der Serumkonz. von α_1-AT bei best Pi-Typen (v. a. homozygoter Defektzustand vom Pi-Typ ZZ), wobei eine Disposition zu chron. bronchopulmonalen Erkr. u. juvenilen Hepatopathien (v. a. Leberzirrhose) sowie eine Assoziation mit rheumatoider Arthritis u. Glomerulonephritis besteht; völliges Fehlen von α_1-AT durch das Null-Allel Pi^o; **2.** (genet.) für die Abstammungsbegutachtung" (v. a. Pi^M mit seinen Subtypen). Vgl. Serumgruppen, Alpha-1-Antitrypsinmangel.

Pituita (lat.) f: wäßriger, fadenziehender Schleim.

Pituitaria (↑) f: Kurzbez. f. Glandula pituitaria, Hypophyse*.

Pitui|zyten (↑; Zyt-*) m pl: (engl.) pituicytes; spezif. Gliazellen im Hypophysenhinterlappen; s. Hypophyse.

Pityriasis (gr. πίτυρον Kleie; -iasis*) f: feine, kleieförmige Schuppung. **P. alba** (↑; ↑) f: syn. Pityriasis simplex; rundl. bis ovale, zuweilen etwas gerötete Herde mit kleinlamellöser Schuppung bes. im Gesicht; **Vork.:** v. a. bei Kindern i. R. eines atopischen od. seborrhoischen Ekzems bzw. durch zu häufiges Waschen mit austrocknenden Waschmitteln. **P. amiantacea** (↑; ↑; gr. ἀμίαντος Asbest) f: syn. Tinea amiantacea, Tinea asbestina; die Kopfhaare umgebende, festhaftende, asbestartige Schuppung der Kopfhaut i. R. eines seborrhoischen Ekzems; **DD:** Psoriasis. **P. cachecticorum** (↑; ↑) f: kleieförmig schuppende Haut mit Schwund des subkutanen Fettgewebes bei Kachexie.

Pityriasis lichenoides (↑; ↑) f: Hautkrankung unklarer Ätiol. mit lichenoiden Exanthemen; **Formen: 1.** P. l. acuta (syn. Mucha-Habermann-Krankheit): in Zus. mit Atemweginfekten auftretende schuppende, linsengroße, bräunl. Papeln, z. T. mit hämorrhag. Bläschen, Nekrosen u. varioliformen Narben (s. Abb.); spontane Abheilung meist nach sechs Wochen; **2.** P. l. chronica (syn. Parapsoriasis guttata, Juliusberg-Krankheit): langandauerndes Krankheitsbild mit flachen, von Schuppen (sog. Deckelschuppen) bedeckten Papeln an Stamm u. Extremitäten; **Ther.:** PUVA. Vgl. Parapsoriasis en plaques.

Pityriasis rosea (↑; ↑) f: erythematosquamöse Hauterkrankung unklarer Ätiol. (möglicherweise

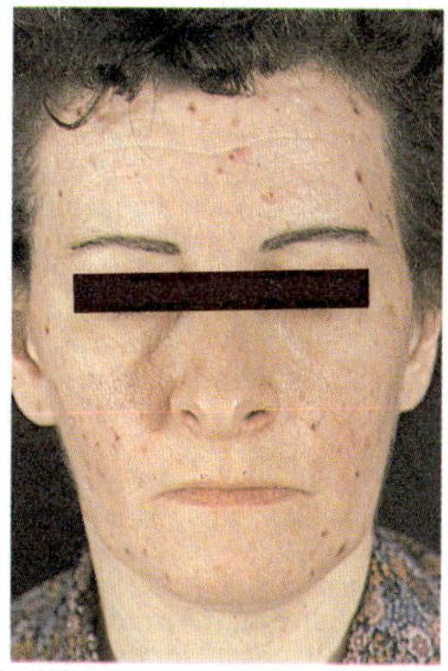

Pityriasis lichenoides acuta [3]

Virusinfektion); Beginn mit einem bis zu 5 cm großen rundl. Fleck (Primärmedaillon, frz. Tache mère), meist am seitl. Stamm, mit nach innen gerichteter Schuppenkrause (Collerette); nach einigen Tagen Bildung eines den Hautspaltlinien folgenden, fleckigen Exanthems; spontane Abheilung innerh. 2-12 Wochen; DD: Dermatomykose, Syphilis.

Pityriasis rubra Hebra-Jadassohn (↑; ↑; Ferdinand von H., Dermat., Wien, 1816-1880; Josef J., Dermat., Bern, Breslau, 1863-1936) f: nicht mehr gebräuchl. Bez. f. eine Erythrodermie mit Lymphknotenschwellung i. R. von Allgemeinerkrankungen (z. B. Leukämie, Lymphom, Tuberkulose). **P. rubra pilaris** (↑; ↑) f: sog. Stachelflechte; chron. verlaufende Hauterkrankung unklarer Ätiol. mit follikulären Keratosen bes. an den Finger- u. Handrücken, flächigen, kleieförmig schuppenden, zuweilen lichenifizierten Erythemen u. Palmoplantarkeratosen. **P. senilis** (↑; ↑) f: syn. Ichthyosis senilis; dünne, kleinlamellös schuppende, trockene Haut an bedeckt getragenen Körperstellen bei alten Menschen. **P. simplex** (↑; ↑) f: syn. Pityriasis* alba.

Pityriasis versi|color (↑; ↑) f: sog. Kleienpilzflechte; Infektion der Haut mit Malassezia furfur; gegenüber dem normalen Hautkolorit hellere od. dunklere Flecken bes. im Bereich der vorderen u. hinteren Schweißrinne, die konfluieren u. nach Kratzen kleieförmig schuppen (Hobelspanphänomen); **Diagn.:** rötl.-braune Fluoreszenz im Wood-Licht, mikroskop. Nachweis von

Pityriasis versicolor [12]

P

Sproßzellhaufen in Hautschuppen; **Ther.:** Selendisulfid, Antimykotika in Shampoos u. Seifen.

Pityro|sporum ovale n: syn. Malassezia* furfur.

Piv|ampi|cillin (INN) n: Ampicillin-(pivaloyloxymethyl)-ester (IUPAC); Verw.: penizillinaseempfindliches Penizillin; vgl. Penizilline.

PIVKA: Abk. f. (engl.) **p**rothrombin **i**nduced in **v**itamin **K** **a**bsence; Sammelbez. f. die in der Leber gebildeten Vorstufen des Prothrombinkomplexes*, die zwar mit Antikörpern gegen vollständig gebildete Faktoren reagieren, aber noch keine Ca-Ionen binden können; Vork. bei Vitamin-K-Mangel u. Ther. mit Cumarinderivaten; vgl. Blutgerinnung.

Pivot-Shift-Test m: (engl.) pivot-shift sign; sog. Dreh-Rutsch-Test b. vorderem Kreuzbandriß; am liegenden Pat. rutscht b. kniewärts gerichteter Kompression u. Innenrotation des Unterschenkels m. der einen Hand u. Valgisierung u. Beugung zw. 40° u. 60° m. der anderen Hand das Tibiaplateau deutl. spürbar u. für den Pat. schmerzhaft dorsalwärts. Vgl. Kniegelenkbandruptur, Schubladenphänomen.

Pix (lat.) f: Teer*.

Pizo|tifen (INN) n: 4-(9,10-Dihydro-4H-benzo[4,5]cyclohepta-[1,2-b]thien-4-yliden)-1-methyl-piperidin (IUPAC); Serotoninantagonist; **Verw.:** bei Migräne; **NW:** Appetitsteigerung u. a.

PK: Abk. f. **P**yruvat**k**inase*.

PKG: Abk. f. **P**hono**k**ardio**g**raphie*.

PKU: Abk. f. **P**henyl**k**eton**u**rie*.

PKV: Abk. f. **p**rivate **K**ranken**v**ersicherung; s. Krankenversicherung.

pk-Wert: neg. dekad. Logarithmus der Dissoziationskonstanten eines Elektrolyten; s. Henderson-Hasselbalch-Gleichung.

Placebo (lat. ich werde gefallen) n: Plazebo*.

Placenta (lat. Kuchen) f: s. Plazenta. **P. ac|creta** (↑) f: Plazenta, deren Chorionzotten m. der Uterusmuskulatur fest verwachsen sind. **P. ad|haerens** (↑) f: anhaftende Plazenta, die sich aus funktionellen Gründen nicht löst. **P. anularis** (↑) f: Ring- od. Gürtelplazenta; Plazenta, deren mittl. Partien als Folge des Fehlens der Decidua spongiosa u. Decidua compacta verödet sind.

Placenta bi|lobata (↑) f: auch Placenta bipartita, Lappenplazenta; Formanomalie, entsteht dadurch, daß sich das Ei im Bereich einer Uteruskante einnistet, die Plazenta auf der Vorder- u. Hinterwand des Uterus wächst u. dadurch zwei, u. U. auch drei (sog. **Placenta trilobata**) od. mehrere zusammenhängende Lappen (sog. **Placenta multilobata**) entstehen.

Placenta cervicalis (↑) f: s. Zervixplazenta. **P. circum|vallata** (↑) f: Placenta* marginata mit zirkulärer Taschenbildung der Eihäute u. aufgeworfenem Plazentarand. **P. extra|chorialis** (↑) f: Entwicklungsanomalie der Plazenta*, bei der die Zotten außerh. des Bereichs der Chorionplatte um den Plazentarand herumgewachsen sind u. die Eihäute* nicht am Rand der Plazenta, sondern weiter nabelschnurwärts ansetzen; vgl. Placenta marginata. **P. fenestrata** (↑) f: gefensterte Plazenta als Formanomalie (kein erhöhtes fetales Risiko). **P. in|carcerata** (↑) f: Einklemmung der gelösten Plazenta inf. eines Muttermundkrampfs; vgl. Zervixdystokie. **P. in|creta** (↑) f: Plazenta, deren Chorionzotten in die Uterusmuskulatur hineinwachsen; vgl. Placenta accreta, Placenta percreta.

Placental-site-Tumor (engl. ↑; site Lage; Tumor*) m: s. Chorionepitheliom, malignes.

Placenta marginata (↑) f: Placenta extrachorialis mit ringförmig verlaufendem, dem Ansatz entspr. weißlichen Fibrinstreifen; die fetale Fläche ist kleiner als die mütterliche; vgl. Placenta circumvallata. **P. membranacea** (↑) f: Bauanomalie der Plazenta*; die Plazentadicke ist sehr gering, so daß die Versorgung des Fetus mangelhaft sein kann. **P. multi|lobata** (↑) f: s. Placenta bilobata. **P. per|creta** (↑) f: Plazenta*, deren Chorionzotten bis z. Uterusserosa eingewachsen sind; s. Implantationsschäden.

Placenta prae|via (↑) f: atypische Lok. der Plazenta* im unteren Uterinsegment; dabei bedeckt ein mehr od. weniger großer Teil der Plazentafläche d. Innenwand des unteren Uterinsegments. Man unterscheidet **vier Grade**, wobei sich die Diagn. definitionsgemäß b. einem 3 cm eröffneten Muttermund (MM) stellen läßt: **1.** P. p. totalis: der innere MM ist vollständig bedeckt; liegt hierbei die Mitte der Plazenta über dem MM, so handelt es sich um eine P. p. centralis. **2.** P. p. partialis: der innere MM ist von der Plazenta nur teilweise bedeckt. **3.** P. p. marginalis: der untere Rand der Plazenta erreicht den inneren MM od. überragt ihn m. einem kl. Segment. **4.** tiefer Sitz der Plazenta: der im unteren Uterinsegment sitzende Teil der Plazenta rückt nicht an den inneren MM heran. **Vork.:** bei Mehr- u. Vielgebärenden, bes. nach aufeinanderfolgenden Geburten bzw. Kürettagen; **Sympt.:** v. a. Blutungen; ab 7. Schwangerschaftsmonat als sog. Warn- od. Ansageblutung, unter der Geburt bedrohl. mütterl. Blutung aus den eröffneten intervillösen Räumen u./od. kindl. Blutung durch Zerreißung v. Zottengefäßen im kindl. Teil der Plazenta; **DD:** u. a. vorzeitige Plazentalösung*, Zervixkarzinom, Zervixpolyp; **Gefahren der P. p.: 1. für die Mutter:** schwere Blutung bis zum Verbluten, Inf. mit Gefahr der Sepsis, Luftembolie; **2. für das Kind:** Hypoxie, posthämorrhag. Schock, Verblutungstod. Vgl. Zervixplazenta.

Placenta suc|centuriata (↑) f: Nebenplazenta; durch Teilung der Plazenta entstandende 2. Plazenta; vgl. Eihäute.

Placido-Scheibe (lat. placidus glatt, eben, ruhig): s. Keratoskop.

Plätscher|geräusch: (engl.) high pitched bowel sounds; auskultator. Plätschern; im Magen bes. bei aton. Erweiterung, vermehrt im Colon transversum bei Durchfall (b. Fehlen Ileusverdacht!), auch bei Seropneumothorax, bei Pneumoperikard u. a. Vgl. Ileozökalgeräusch.

Plättchen: Blutplättchen; s. Thrombozyten.

Plättchen|ag|gregation (lat. aggregare sich ansammeln) f: s. Thrombozytenaggregation.

Plättchen|ag|gregations|test (↑) m: (engl.) platelet aggregation test; Verf. zum Nachweis einer gesteigerten Zusammenballung der Thrombozyten* u. damit Erhöhung des Thromboserisikos; **Prinzip:** plättchenreiches Zitratplasma wird in einem silikonisierten rotierenden Glaskolben bewegt; bei gesteigerter Aggregationsneigung lagern sich die Thrombozyten zu kleineren od. größeren Aggregaten zusammen. Das Ausmaß der Aggregationsbildung wird nach Herstellung entsprechender Objektträgerpräparate mit bloßem Auge mikroskopisch od. photometrisch beurteilt u. je nach Anzahl in fünf Stufen eingeteilt. Vgl. Thrombose.

Plättchen|faktoren m pl: (engl.) platelet factors; syn. Thrombozytenfaktoren; bei der Thrombozytenaggregation* freigesetzte, gerinnungsaktive Substanzen; s. Tab.

Plättchenfaktoren

Plättchenfaktor	Funktion
1	ähnlich dem Faktor V der Blutgerinnung
2 fibrinoplastischer Faktor, Thrombinakzelerator	fördert Umwandlung von Fibrinogen zu Fibrin
3 gerinnungsaktives Phospholipid, partielles Thromboplastin	katalysiert nach Freisetzung aus Thrombozyten im Intrinsic-System die Aktivierung von Faktor X und Umwandlung von Prothrombin zu Thrombin
4 Heparininhibitor, Antiheparinfaktor	bindet Heparin

Plättchen|thrombus (Thromb-*) m: (engl.) platelet thrombus; aus Blutplättchen aufgebauter (weißer) Thrombus; s. Thrombozyten, Thrombose.

Plagio|zephalus (gr. πλάγιος schief; Keph-*) m: Schiefschädel; s. Stenozephalie.

Plako|pathie (gr. πλάξ Fläche, Falte; -pathie*) f: Endzustand einer Reifungsstörung der Plazenta, z. B. bei Diabetes mellitus, Morbus haemolyticus fetalis, Syphilis connata.

Planck-Wirkungs|quantum (Max P., Phys., Berlin, 1858-1947) n: (engl.) Planck's constant; Naturkonstante mit der Dimension einer Wirkung, d. h. einem Produkt aus Energie u. Zeit:

$$h = 6{,}63 \cdot 10^{-24}\,J \cdot s = 4{,}14 \cdot 10^{-15}\,eV \cdot s$$

Die Bedeutung des P.-W. hängt mit der Tatsache zusammen, daß viele atomare Größen nur gequantelt, d. h. in diskreten Stufen, auftreten können. Mit Hilfe des P.-W. wird auch die Beziehung zwischen der Photonenenergie E einer elektromagnetischen Strahlung und ihrer Frequenz ν hergestellt:

$$E = h \cdot \nu$$

Plani|graphie (lat. planus flach, eben; -graphie*) f: Form der Tomographie*.

Plankton|probe (gr. πλαγκτός umherschweifend, -irrend): (engl.) plankton test; (forens.) Nachw. von Plankton in d. aspirierten Flüssigkeit Ertrunkener.

Plano|zyten (lat. planus flach, eben; Zyt-*) m pl: (engl.) planocytes; syn. Leptozyten; flache Erythrozyten* mit einer Höhe von weniger als 2 µm, häufig kombiniert mit Hypochromasie*.

Planta (lat.) f: 1. (anat.) Fußsohle; 2. (botan.) Pflanze.

Plantar|flexion (lat. plantaris zur Fußsohle gehörig; flexio Biegung, Krümmung) f: (engl.) plantar flexion; Beugung in Richtung Fußsohle.

Plantar|re|flex (↑; Reflekt-*) m: s. Reflexe (Tab.).

Planum (lat. planus flach) n: Fläche; 1. (gebh.) Durchtrittsebene des Kopfs b. der Geburt, s. Kopfmaße; 2. (anat.) sog. P. alveolare: vollständige Atrophie des Alveolarfortsatzes des Unterkiefers.

Plaque (frz. Fleck, Platte) f: vorwiegend aus Bakterien bestehender Zahnbelag; s. Zahnstein, Zahnkaries.

Plaques (↑) f pl: flach erhabene, plattenartige Hautveränderung; s. Papel.

Plaques jaunes (↑) f pl: gelblichbraune Verfärbungen der oberflächlichen Großhirnwindungen als Endstadium nach Contusio* cerebri.

Plaques muqueuses (↑) f pl: Schleimhautpapeln bei sekundärer Syphilis*.

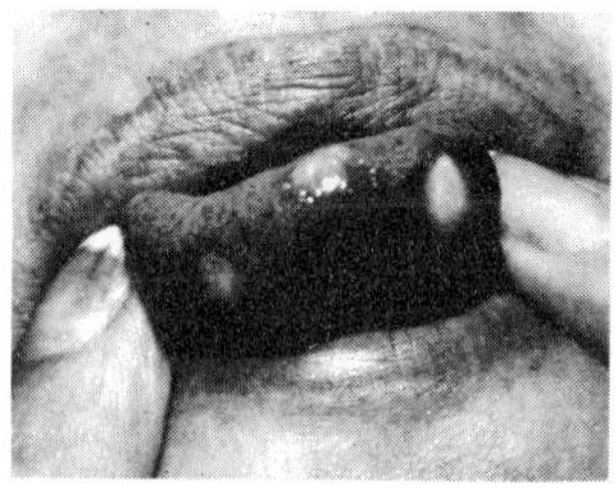

Plaques muqueuses an der Zunge [549]

Plaques opalines (↑) f pl: graue, flache Erhebungen der Schleimhaut bei sekundärer Syphilis*.

Plaques seniles (↑) f pl: s. Drusen.

Plaque-Test (↑) m: 1. (virol.) Methode zum quant. Nachw. von Viren; Viren können in einer Zellkultur unter geeigneten Versuchsbedingungen herdförmige Läsionen (Plaques) erzeugen u. anhand dieser quant. bestimmt werden. 2. (immun.) Methode zum quant. Nachw. Ak-sezernierender Zellen; spezif. sensibilisierte Zellen aus lymphat. Organen geben unter geeigneten Versuchsbedingungen in einem Agarmedium Antikörper ab; diese zerstören entspr. ihrer Spezifität Erythrozyten u. erzeugen dadurch sichtbare Hämolysehöfe (Plaques).

P

-plasie: auch -plasia; Wortteil mit der Bedeutung das Bilden, Formen; von gr. πλάσις.

Plasma (gr. πλάσμα Gebilde) n: 1. Protoplasma*; 2. Blutplasma; s. Blut; 3. (physik.) sog. vierter Aggregatzustand; als P. werden Gase, Flüssigkeiten od. auch Festkörper bezeichnet, in denen freie Ladungsträger (Ionen, ungebundene Elektronen) in solcher Anzahl vorkommen, daß die physik. Eigenschaften des Mediums wesentl. verändert sind.

-plasma: auch -plasmie; Wortteil mit der Bedeutung Gebilde; von gr. πλάσμα.

Plasma||ag|glutination (Plasma*; Agglutination*) f: (engl.) plasma agglutination; Schnellreaktion zur Unterscheidung pathogener u. apathogener Staphylokokken. **P.-Ak|zelerator-Globulin** (↑; lat. accelerare beschleunigen; Globuline*) n: syn. Proakzelerin*; Faktor V der Blutgerinnung*. **P.austausch** (↑): s. Plasmapherese.

Plasma|ersatz|stoffe (↑): (engl.) plasma substitutes; Lösungen aus natürl. od. synthet. Kolloiden* zum raschen Volumenersatz* bei Hypovolämie* od. Blutverlust (bis zu 20% des Blutvolumens) unter Kontrolle des zentralen Venendrucks; auch als Plasmaexpander bezeichnet, da ihre intravasale Volumenwirkung inf. des hohen

Plasmaersatzstoffe
Übersicht über gebräuchliche Plasmaersatzstoffe

Plasmaersatzstoffe	Mittleres MG	Volumeneffekt[1]	Dauer	Nebenwirkungen
Plasma-Protein-Lösungen (PPL), Serumkonserven, Fresh-frozen-Plasma (FFP), Trockenplasma	66 000	1,0	6–8 Std.	
Gelatine (3–5%ig)	30 000–35 000	0,8	3 Std.	leichtere allergische Reaktionen
Dextrane				
hochmolekular (6%ig)	60 000–70 000	1,0	6–7 Std.	Verzögerung der Blutgerinnung; z. T. schwere anaphylaktoide Reaktionen, daher vorher Hapten injizieren
niedermolekular (10%ig)	40 000	1,5	1,5–2,5 Std.	
Hydroxyäthylstärke				
niedermolekular (6%ig)	40 000	0,7	3–4 Std.	Verzögerung der Blutgerinnung (nicht so stark wie bei Dextranen); anaphylaktoide Reaktionen (nicht so schwer wie bei Dextranen)
mittelmolekular (6%ig)	200 000	1,3	4 Std.	
hochmolekular (6%ig)	450 000	1,0	6–8 Std.	

[1] Die Ziffer gibt an, das wievielfache Volumen an Plasmaersatz nötig ist, um ein bestimmtes Volumen Plasma zu ersetzen.

kolloidosmotischen Drucks (der einen intravasalen Einstrom von Flüssigkeit aus dem Interstitium bedingt) größer ist als das infundierte Volumen. **Einteilung: 1.** körpereigene P.: Plasmaproteinlösung, Albuminlösung, Serumkonserve, Fresh-frozen-Plasma, Trockenplasma; **2.** synthetische P.: Lösungen aus modifizierter Gelatine* (Polypeptidpolymerisate), Dextranen* (Glukopolysaccharide), Hydroxyäthylstärke (HÄS), Gemischen unterschiedl. Molekulargewichte (polydisperse Lösungen); weitere Unterscheidung nach kurzer (2-3 Std.), mittlerer (4 Std.) od. langer (6-8 Std.) Verweildauer sowie jeweiliger Volumenwirkung (s. Tab.); **Metabolismus:** nach Abbau in kleinere Bruchstücke Ausscheidung üb. Niere u. Darm (keine Speicherung); **NW:** u. U. allergische Reaktionen bis zum anaphylaktischen Schock, Störung der Blutgerinnung durch Verdünnung od. beeinträchtigte Thrombozytenfunktion (v. a. bei Überdosierung). Vgl. Plasmakonserve.

Plạsma|ex|pander (↑; lat. expandere auseinanderspannen) m pl: klin. Bez. f. Plasmaersatzstoffe*.

Plạsma|fluß, renaler (↑): (engl.) renal plasma flow; Plasmamenge, die pro Min. die Nieren durchfließt (normal 500-600 ml/min/1,73 m²); vgl. Clearance.

Plạsma|fraktionen (↑; lat. fractio Bruch, Bruchstück) f pl: (engl.) plasma fractions; **1.** PPL (pasteurisierte Plasmaproteinlösung); **2.** Albumin; **3.** Fibrinogen; **4.** antihämophiles Globulin (AHG); **5.** Gammaglobuline bzw. Immunglobuline (IgG, IgM, IgA); **6.** Gerinnungsfaktoren (I, VIII, II, VII, XI, IX). Vgl. Elektrophorese.

Plasma|koagulase|re|aktion (↑; Koagul-*) f: (engl.) plasma coagulase reaction; Reaktion z. Differenzierung pathogener u. apathogener Staphylokokken durch Nachweis von Staphylokinase.

Plạsma|konserve (↑) f: (engl.) plasma conserve; frisches, eingefrorenes od. gefriergetrocknetes (bes. lange haltbares) Blutplasma; **Verw.:** zur Transfusion als physiol. Volumenersatz, als frisch (innerh. von 6 Std.) eingefrorenes Plasma (Fresh-frozen-Plasma, Abk. FFP) zur Substitution von Blutgerinnungsfaktoren. Vgl. Blutkonserve.

Plạsma|lemm (↑; gr. λέμμα Rinde, Schale) n: syn. Zellmembran*.

Plasmal|färbung (↑): s. Feulgen-Plasmalfärbung.

Plạsma|pherese (↑; gr. φέρεσθαι sich fortbewegen, hingetragen werden) f: (engl.) plasmapheresis; (partieller) Plasmaaustausch; nach Blutentnahme erfolgende apparative Trennung von korpuskulären Elementen u. Plasma durch Plasmaseparation*; die korpuskulären Blutbestandteile werden nach vollständigem od. partiellem Volumenersatz des entzogenen Plasmas mit geeigneten Lösungen reinfundiert. **Anw.: 1.** zur Gewinnung v. Spenderplasma (als Plasmakonserve, zur Isolierung verschiedener Plasmafraktionen); **2.** als therap. Verfahren mit einfachem Plasmaaustausch durch Humanalbuminsubstitution od. als Apherese mit Entfernung spez. Plasmaproteine (z. B. LDL-Apherese bei familiärer Hypercholesterinämie); wichtige **Ind.:** s. Tab.

Plạsma|proteine (↑; Prot-*) n pl: s. Eiweiße, Elektrophorese, Globuline, Albumine, Fibrinogen.

Plạsma|separation (↑; lat. separare trennen) f: (engl.) plasma separation; Bez. f. unterschiedl. Verfahren zur Trennung von Plasma u. korpuskulären Blutbestandteilen, z. B. Zentrifugation,

Plasmapherese Indikationen
Hyperviskositätssyndrome
Makroglobulinämie
Plasmozytom
Raynaud-Syndrom
Immunologische Krankheiten
systemischer Lupus erythematodes
Immunkomplexkrankheiten
Periarteriitis nodosa
rheumatoide Arthritis
Glomerulonephritis mit Immunkomplexen
Wegener-Klinger-Granulomatose
Abstoßungsreaktionen bei Organtransplantationen
Goodpasture-Syndrom
Myasthenia gravis pseudoparalytica
Hämatologische Krankheiten
Rhesus-Inkompatibilität (Morbus haemolyticus)
Hemmkörperhämophilie
autoimmunhämolytische Anämie
Werlhof-Krankheit
aplastische Anämien
Hypogammaglobulinämie
Klinische Toxikologie
Vergiftungen
akute Leberinsuffizienz
Sonstige
Hypercholesterinämie
Neoplasmen
Hyperhydratation
Thyreotoxikose

Membranfiltration, Zellseparation. Für die Plasmaaustauschtherapie insbes. zur Elimination größerer Mengen von Antikörpern, Immunkomplexen od. Toxinen, werden heute v. a. Membranfilter (sog. Kapillarseparatoren) verwendet, deren Membranen für Moleküle mit einem MG von bis zu 3-4 Mill. Dalton (Großmoleküle) durchlässig sind u. die in einem extrakorporalen Kreislauf zwischengeschaltet sind (entsprechend den extrakorporalen Blutreinigungsverfahren*); das abgefilterte Plasma kann durch geeignete Ersatzlösungen substituiert od. nach Abtrennung der pathol. Bestandteile (z. B. durch Immunadsorption od. unter Verw. eines zweiten Membranfilters) reinfundiert werden. **Ind.:** s. Plasmapherese (Tab.).

Plasma skimming (engl. ↑; to skim abschöpfen) **n:** Form der Mikrozirkulationsstörung (z. B. im Schock*); bei verlangsamter Strömung nimmt die Suspensionsstabilität des Bluts ab; dadurch kann es an Verzweigungen von Kapillaren zur teilweisen od. vollständigen Trennung von Plasma u. zellulären Blutbestandteilen (skimming) kommen, so daß einzelne Kapillaren nur mit Plasma durchströmt werden; führt zu einer Beeinträchtigung der Sauerstoffversorgung des betroffenen Gewebes. Vgl. Sludge-Phänomen.

Plasma|thrombin|zeit (↑; Thromb-*)**:** syn. Thrombinzeit*.

Plasma thromboplastin antecedent (engl. ↑; ↑; Plast-*) **n:** Abk. PTA; syn. Rosenthal-Faktor; Faktor XI der Blutgerinnung*; vgl. PTA-Mangelsyndrom.

Plasma thromboplastin component (engl. ↑; ↑; ↑)**:** Abk. PTC; syn. Christmas*-Faktor; Faktor IX der Blutgerinnung*.

Plasma|volumen (↑) **n:** (engl.) plasma volume; Abk. PV; Gesamtvolumen des Blutplasmas (s. a. Blutvolumen), im Mittel etwa 42 ml/kg Körpergewicht; kann aus der Verdünnung radioaktiv (mit Iod-131) markierten Humanalbumins (RIHSA, Abk. f. engl. radio iodinate human serum albumin) im Plasma bei bekanntem Hämatokrit* berechnet werden.

Plasma|zellen (↑; Zelle*)**:** (engl.) plasma cells, plasmocytes; ovale Zellen (⌀ 14-20 µm) mit ungranuliertem Zytoplasma (reich an endoplasma-

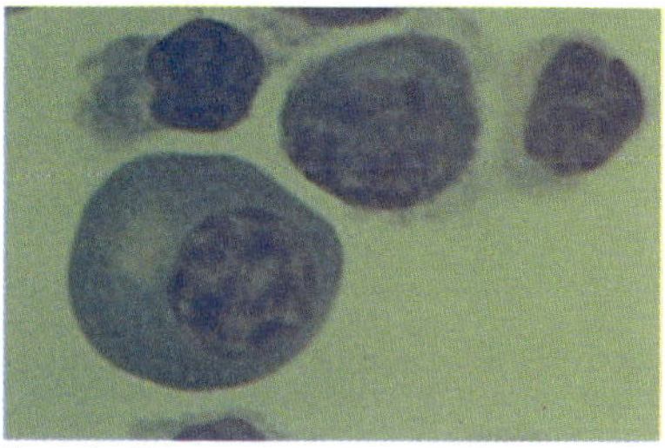

Plasmazellen [52]

tischem Retikulum u. Ribosomen), gut entwikkeltem Golgi-Apparat u. rel. kleinem, exzentr. gelegenem Kern mit sog. Radspeichenstruktur des Chromatins; Differenzierungsform der B*-Lymphozyten; Lebensdauer beim Menschen ca. vier Tage; **Vork.:** u. a. in der Umgebung kleinerer Blutgefäße, im lymphatischen System, Knochenmark, Stroma versch. Drüsen, in der Darmschleimhaut, während Menstruation u. Schwangerschaft in der Uterusschleimhaut; vermehrt z. B. bei chron. u. schweren viralen Inf., Plasmozytom, Leberzirrhose, vermindert bei Agammaglobulinämie; **Funktion:** als hauptsächl. Produzenten der Immunglobuline* Träger der humoralen Immunität, wobei zu einem Klon gehörende P. nur einen best. Antikörper* produzieren.

Plasma|zellen|hepatitis (↑; ↑; Hepat-*; -itis*) **f:** s. Hepatitis, lupoide.

Plasma|zellen|leuk|ämie (↑; ↑; Leuk-*; -ämie*) **f:** (engl.) plasma cell leukaemia; plasmazelluläre Neoplasie mit primär od. sek. (im Endstadium eines Plasmozytoms*) leukäm. Verlaufsform; da auch beim Plasmozytom Plasmazellen im Blut vorkommen können, sollte eine P. nur dann diagnostiziert werden, wenn eine erhebl. Plasmazellenvermehrung im Blut (mehr als 20% der Leukozyten) über längere Zeit besteht. Die **Sympt.** gleichen denen der akuten Leukämie*. **Progn.:** schlechter als beim Plasmozytom; **Ther.:** Zytostatika.

Plasmide (↑; -id*) **n pl:** (engl.) plasmids; extrachromosomale Elemente, die in Bakterienzellen als „autonome", ringförmig angeordnete, doppelsträngige DNA-Moleküle vorliegen u. auf denen best. Eigenschaften, die meist einen Selektionsvorteil bieten, kodiert sind; z. B. R-P. (s. R-Faktor), Col-P., Hly-P. (Alpha- u. Betahämolysin produzierend), Ent-P. (Enterotoxin produzierend), F-P. (s. F-Faktor), Pen/Cad-P. (Penizillinase produzierend u. Schwermetallresistenz bildend). P. kommen aber auch in höheren Zellen

P

vor. P., die sowohl innerh. als auch getrennt von einem Chromosom liegen können u. in d. Genom der Wirtszelle integriert werden können, nennt man Episomen. P. können von e. Zelle z. anderen (auch zw. versch. Species) übertragen werden. Man unterscheidet: **1.** infektiöse P. (selbst übertragbar), die d. Wirtszelle in e. Donorzustand versetzen (z. B. F-, U-, R-Faktoren) u. einen Mechanismus für d. Konjugation* mit e. Rezeptorzelle vermitteln (z. B. Ausbildung von Sexualpili; s. Sexualpilus); diese P. können chromosomale DNA des Wirts od. andere Plasmid-DNA dabei mitübertragen; **2.** nichtinfektiöse P. (nicht selbst übertragbar), die z. Austausch einen Transferfaktor* (F-, R-Faktor o. ä.) od. einen transduzierenden Bakteriophagen* benötigen. Manche P. liegen immer in nur einer Kopie, manche in bis zu 50 Kopien pro Zelle vor. Die P. sind für die Ausbildung einer Resistenz* in der Gentechnologie* von Bedeutung.

Plasmin n: proteolyt. Enzym mit breitem Wirkungsspektrum; entsteht i. R. der Fibrinolyse* aus Plasminogen; hydrolysiert Arginin-Lysin-Bindungen, bes. von Fibrin*, spaltet aber auch andere biol. wirksame Proteine u. Peptide; außerdem bewirkt P. eine Freisetzung v. Bradykinin aus Kininogen (s. Kinine) u. spielt damit eine wichtige Rolle in der vasomotor. Kontrolle.

Plasmino|gen n: in der Leber synthetisiertes Plasmaprotein (MG 91 000); inaktive Vorstufe von Plasmin*; vgl. Fibrinolyse, Thrombolyse.

Plasmino|gen|aktivatoren (-plasma*; -gen*; lat. activus tätig) m pl: (engl.) plasminogen activators; Abk. PA; Sammelbez. f. Substanzen, die Plasminogen zu Plasmin aktivieren u. damit die Fibrinolyse* einleiten; Unterscheidung in: **1.** intrinsische P.: Blutgerinnungsfaktoren XI u. XII, Präkallikrein, **2.** extrinsische P.: Lysokinasen aus versch. Körpergeweben (z. B. Urokinase aus Harnwegsepithelien, t*-PA aus Gefäßendothelzellen) u. **3.** therapeutische P.: v. a. (rekombinante) Streptokinase* u. rekombinantes humanes t-PA; vgl. Fibrinolytika, Thrombolyse.

Plasmino|gen|aktivator|inhibitoren (↑; ↑; ↑; Inhibition*) m pl: s. Antiplasmine, Fibrinolyseinhibitoren.

Plasmodien (Dim. ↑) f pl: (engl.) plasmodia; Gattung der Sporozoen (vgl. Protozoen); überwiegend intraerythrozytäre Parasiten des Menschen u. der Wirbeltiere; Err. der versch. Formen der Malaria*; Übertragung durch Gabelmücken (Anopheles*); **Entw.:** Generationswechsel verbunden mit Wirtswechsel; **1. präerythrozytäre** u. **exoerythrozytäre Schizogonie:** durch Mücke inokulierte Sporozoiten dringen in Leberparenchymzellen ein, bilden Hypnozoiten* od. wachsen zu Schizonten heran u. zerfallen zu Merozoiten, die in die Blutbahn gelangen. **2. erythrozytäre Schizogonie:** Merozoiten dringen in Erythrozyten ein, wachsen als Trophozoiten (mit zentraler Vakuole: Ringform) u. dann als Schizonten heran; diese zerfallen in artspezif. Anzahl von Merozoiten; letztere gelangen durch Lyse der Erythrozyten in die Blutbahn u. befallen erneut Erythrozyten; der unterschiedl. Rhythmus des Erythrozytenbefalls bedingt bei den versch. Plasmodienarten einen unterschiedl. Rhythmus der Fieberanfälle. **3. Gamogonie:** Ein Teil der Merozoiten wächst nicht zu Schizonten, sondern zu geschlechtl. differenzierten Mikro- u. Makroga-

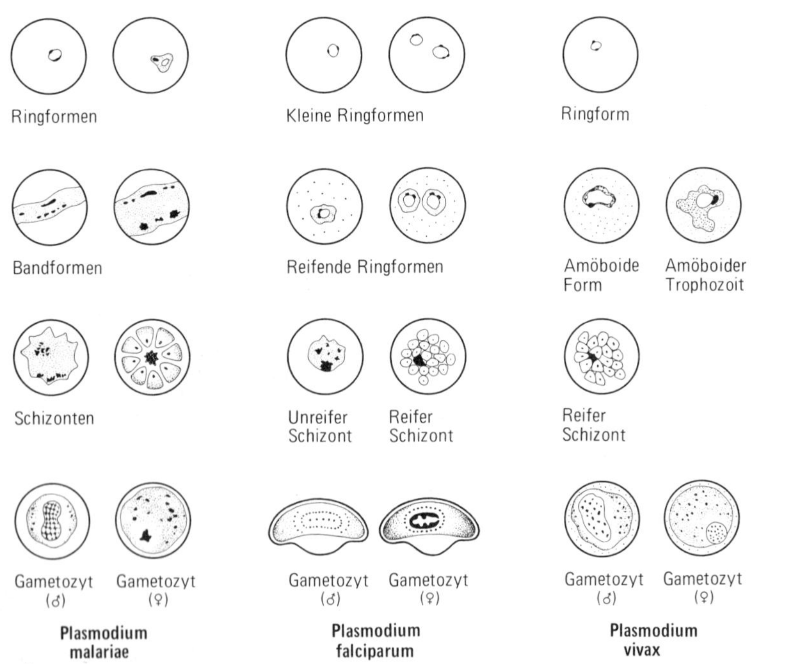

Plasmodien:
Entwicklungsstadien v. Plasmodium malariae, Plasmodium falciparum u. Plasmodium vivax

metozyten heran (s. Abb.), deren Weiterentwicklung nur im Darm der Anophelesmücke stattfindet (Befruchtung der Makrogameten durch Mikrogameten, Bildung eines Ookineten, der in die Magenwand einwandert u. zur Oozyste wird). **4. Sporogonie:** Die Oozysten wachsen unter starker Vermehrung des Parasitenmaterials heran, wobei Reduktionsteilungen erfolgen u. Sporozoiten entstehen; letztere werden frei, gelangen in die Speicheldrüse u. werden beim Stich v. Anopheles auf d. Menschen übertragen.

Plasmodium falci|parum (Dim. ↑) **n:** frühere Bez. Plasmodium immaculatum; Err. der Malaria* tropica; Entwicklungsdauer der Schizonten ca. 48 Std., intraerythrozytär kleine Ringformen (ca. ein Fünftel des Erythrozytendurchmessers),

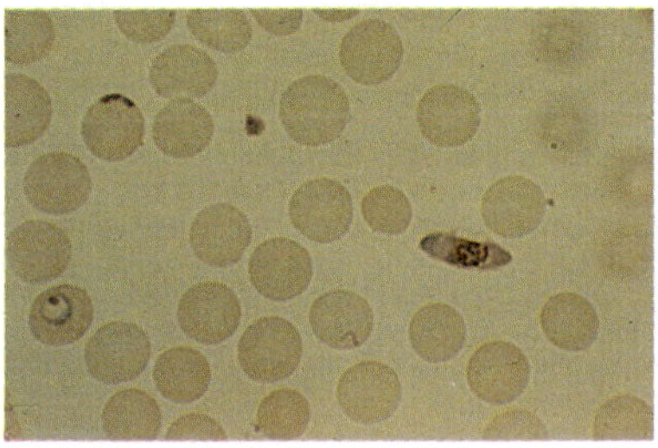

Plasmodium falciparum:
Blutausstrich mit Ringformen und Gametozyten [442]

Mehrfachbefall von Erythrozyten ist häufig; Heranwachsen u. Entstehen der Schizonten (sog. Morulaform) mit 16 (8-24) Merozoiten in Erythrozyten, die an Kapillarwänden festhaften; Trophozoiten od. Schizonten sind selten im peripheren Blut nachweisbar; Gametozyten erscheinen halbmondförmig (s. Abb.); **Vork.:** in Tropen u. Subtropen weit verbreitet; vgl. Maurer-Körnelung.

Plasmodium malariae (Dim. ↑) **n:** Err. der Malaria* quartana; Entwicklungsdauer der Schizonten beträgt 72 Std.; alle Formen in Erythrozyten des peripheren Blutes nachweisbar: Ringformen bis ein Drittel des Erythrozytendurchmessers groß, Trophozoiten manchmal bandförmig, erwachsene Schizonten mit 8 (-12) Merozoiten, Gametozyten kugelförmig; **Vork.:** in warmen Ländern (selten in Südamerika); früher auch in gemäßigten Klimazonen.

Plasmodium ovale (Dim. ↑) **n:** ähnl. Plasmodium* vivax, jedoch entstehen bei der Schizogonie nur 8 (-12) Merozoiten; typisch ist eine ovale Verformung der befallenen Erythrozyten m. grober Schüffner*-Tüpfelung; **Vork.:** Westküste Afrikas, Äthiopien.

Plasmodium vivax (Dim. ↑) **n:** Err. der Malaria* tertiana; Entwicklungsdauer der Schizonten beträgt 48 Std.; alle Formen in Erythrozyten des peripheren Bluts: Ringformen, amöboide Trophozoiten, unreife u. reife Schizonten (sog. Morula, Maulbeerform) mit 16 (12-24) Merozoiten, große kugelförmige Gametozyten (s. Plasmodien); Schüffner*-Tüpfelung der Erythrozyten; **Vork.:** in warmen Ländern, auch in gemäßigten Klimazonen.

Plasmo|zyten (-plasma*; Zyt-*) **m pl:** s. Plasmazellen.

Plasmo|zytom (↑; ↑; -om*) **n:** (engl.) multiple myeloma; syn. Kahler-Krankheit, multiples Myelom, sog. monoklonale Gammopathie; von einem Zellklon ausgehende Plasmazellvermehrung im Knochenmark mit Produktion von pathol. Immunglobulinen ohne Antikörperfunktion bzw. Paraproteinen* (in ca. 50% der Fälle IgG, in ca. 25% IgA, selten IgD, vereinzelt IgE u. ausschließl. L-Ketten beim sog. Bence*-Jones-Plasmozytom); **Vork.** meist jenseits des 50. Lj.; Männer sind häufiger betroffen, die Urs. der Erkr. ist unbekannt. Nach der Lok. werden das medulläre (primär vom Knochenmark ausgehende) u. das seltene extramedulläre (z. B. in Rachen, Lunge, Magen lokalisierte) P. unterschieden. **Sympt.:** lokale (belastungsabhängige) Schmerzen u. evtl. Spontanfrakturen durch osteolytische Skelettdestruktion mit multiplen Knochendefekten v. a. am Schädel (s. Abb.) u. im Bereich der Wirbelsäule inf. Plasmazellinfiltration; Hyperviskositätssyndrom* u. rezidivierende Inf. (Immundefekt), Abgeschlagenheit, Gewichtsverlust. Durch Ausscheidung von L-Ketten-Paraproteinen im Urin (Bence*-Jones-Proteinurie in ca. 60-80% der Fäl-

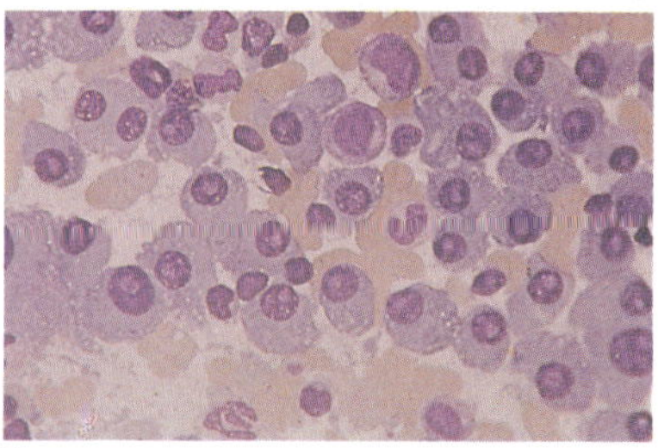

Plasmozytom:
Knochenmarkausstrich (Pappenheim-Färbung); diffuse Durchsetzung mit monomorphen Plasmazellen unter weitgehender Verdrängung regulärer Zellen der Hämatopoese [181]

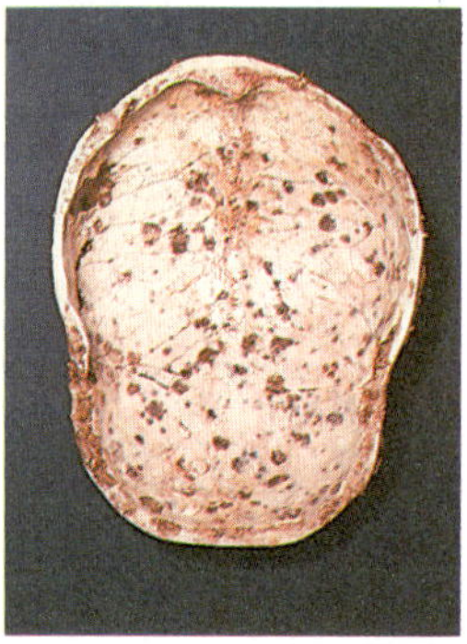

Plasmozytom:
makroskopisch erkennbare, multiple, kleine osteolytisch entstandene Knochendefekte in der Schädelkalotte durch den destruierend wachsenden Marktumor; sog. Schrotschußschädel [471]

P

le) kommt es in Komb. mit Hyperkalzämie u. evtl. Amyloideinlagerungen in das Nierenparenchym frühzeitig zum Auftreten einer Niereninsuffizienz*. Die fortschreitende Ausbreitung des P. im Knochenmark führt durch Verdrängung des blutbildenden Gewebes häufig zur Anämie, evtl. zur Granulozytopenie u. gelegentl. zu einer Thrombopenie (hämorrhag. Diathese). In späten Krankheitsstadien Übergang zur Plasmazellenleukämie* möglich. **Stadieneinteilung:** s. Tab.;

Plasmozytom
Stadieneinteilung

I	Hämoglobin >10 g/dl Calcium im Serum <12 mg/dl röntgenologischer Normalbefund des Skeletts oder nur eine solitäre Knochenläsion niedrige Konzentration v. Paraproteinen IgG <5 g/dl IgA <3 g/dl leichte Ketten im Urin <4 g/24 h
II	weder Stadium I noch Stadium III
III	Hämoglobin <8,5 g/dl Calcium im Serum >12 mg/dl fortgeschrittene osteolytische Knochendefekte hohe Konzentration von Paraproteinen IgG >7 g/dl IgA >5 g/dl leichte Ketten im Urin >12 g/24 h

Tumorzellmasse ($\times 10^{12}$ Zellen/m^2 Körperoberfläche):
Stadium I 0,6
Stadium II 0,6–1,2
Stadium III 1,2.

Subklassifikation:
A Kreatinin im Serum <2 mg
B Kreatinin im Serum >2 mg

Diagn.: **1.** Knochenmarkbiopsie* u. histol. Nachweis einer Vermehrung von Plasmazellen (s. Abb. S. 1203); **2.** Nachweis einer Paraproteinurie* mittels Immunelektrophorese*; **3.** röntg. Nachweis von osteolyt. Knochendefekten; labordiagn. stark beschleunigte BKS, Zeichen einer Niereninsuffizienz, Anämie; **Ther.:** in Abhängigkeit von Stadien u. klin. Sympt. Glukokortikoide u. Zytostatika, evtl. Strahlentherapie bei isolierten Knochenherden, bei pathol. Fraktur Osteosynthese; Schmerztherapie; **Progn.:** mittlere Überlebenszeit unter Chemotherapie ca. 3-4 Jahre. Vgl. Makroglobulinämie, H-Ketten-Krankheit.

Plasmo|zytose (↑; ↑; -osis*) **f:** (engl.) plasmocytosis; reaktives Auftreten von Plasmazellen* im Blut.

Plast-: auch -plast; Wortteil mit der Bedeutung gebildet, geformt; von gr. πλαστός.

Plastic-bell-Methode (engl. Plastikglocke) **f:** op. Beseitigung einer Phimose*, bei der in Kurznarkose eine Plastikglocke unter der gespreizten Vorhaut über die Glans penis geschoben u. die Vorhaut anschließend am Glockenring abgebunden wird, daraufhin nekrotisiert u. abfällt; wird v. a. im Kleinkindesalter (ambulant) durchgeführt. Vgl. Zirkumzision.

Plastik (gr. πλαστική τέχνη bildende Kunst) **f:** (engl.) plastic surgery; syn. plastische Operation; Wiederherstellung od. Verbesserung von Formen od. Funktionen durch Resektion*, Transplantation* od. Implantation*. Nach der Art des Spenders od. des Transplantats wird differenziert: **1.** Autoplastik: Ersatz von Gewebe innerhalb desselben Individuums; **2.** Isoplastik: Gewebeübertragung zw. Individuen derselben genet. Abstammung (eineiige Zwillinge); **3.** Homoio-, Homoplastik: Gewebe- od. Organverpflanzung von einem Individuum auf ein anderes derselben Art (z. B. von Mensch auf Mensch); **4.** Xeno-, Heteroplastik: Gewebeübertragung zw. Individuen versch. Species (z. B. von Tier auf Mensch); **5.** Alloplastik: Ersatz körpereigenen Gewebes durch Fremdmaterial wie z. B. Kunststoffe für den Ersatz von Gefäßen u. Sehnen, Metall od. Keramik für den Ersatz von Gelenken.

-plastik: auch -plastie; Wortteil mit der Bedeutung Bildnerkunst, Wiederherstellung; von gr. πλαστική.

Plasto|somen (gr. πλαστός geformt; Soma*) **n pl:** s. Mitochondrien.

Plateau|phänomen (frz. plateau Ebene, Fläche) **n:** (engl.) plateauing; wichtiges Zeichen, das auf einen bösartigen Prozeß in der weibl. Brust hinweist; durch Infiltration der Retinacula cutis kommt es zu einer Entrundung der Mamma (Plateaubildung). Im Anfangsstadium eines Mammakarzinoms* kann durch konzentr. Zusammenschieben der Haut über dem tastbaren Knoten häufig eine plateauartige Einziehung sichtbar gemacht werden (diagn. Test nach Jackson).

Plateau|phase (↑) **f:** **1.** für den Erregungsablauf in den Herzmuskelzellen typischer Zeitabschnitt zw. Depolarisation u. Repolarisation, in der der Herzmuskel auf Reize nicht ansprechbar ist; Dauer ca. 0,1 (Vorhofmyokard) bis 0,2 (Kammermyokard) Sek.; vgl. Herzperiode; **2.** s. Reaktionszyklus, sexueller (Tab.).

Plat|helminthes (gr. πλατύς flach, platt; ἕλμινς, ἕλμινθος Wurm) **f pl:** (engl.) platyhelminths; Plattwürmer (Parenchymia); dorsoventral abgeplattet; primäre Leibeshöhle von sog. Füllparenchym ausgefüllt; med. wichtige Klassen: Cestodes* u. Trematodes*.

Platin n: (engl.) platinum; chem. Element, Symbol Pt, OZ 78, rel. Atommasse 195,1; zur Gruppe der Platinmetalle gehörendes Edelmetall.

Platin|ek|tomie (frz. platine dünne Platte; Ektomie*) **f:** s. Stapesplastik.

Plat|onychie (gr. πλατύς flach; Onych-*) **f:** flache, ungewölbte Nägel.

Platten||a|tel|ektase (gr. ἀτελής unvollständig; -ektasie*) **f:** s. Atelektase. **P.dia|lysator** (gr. διάλυσις Auflösung, Trennung) **m:** s. Dialysator. **P.epi|thel** (Epithel*) **n:** (engl.) squamous epithelium; Epithel der äußeren Haut od. auch v. Schleimhäuten (Vagina, Mundhöhle usw.) aus flachen Zellen; s. Epithelgewebe.

Platten|epi|thel|karzinom (↑; Karz-*; -om*) **n:** syn. Epithelioma spinocellulare, Spinaliom, Plattenepithelkarzinom, Stachelzellenkrebs; maligner Tumor der Haut u. Schleimhaut; **Formen:** **1.** verhornendes P.: Entstehung meist auf chron. entzündeter (Lupuskrebs) od. strahlengeschädigter Haut (Sonnenexposition, Röntgenbestrahlung) u. auf straffen Narben; vgl. Altershaut, Seemannshaut, Xeroderma pigmentosum; **2.** nicht verhornendes P.: Lok. an den Schleimhäuten von

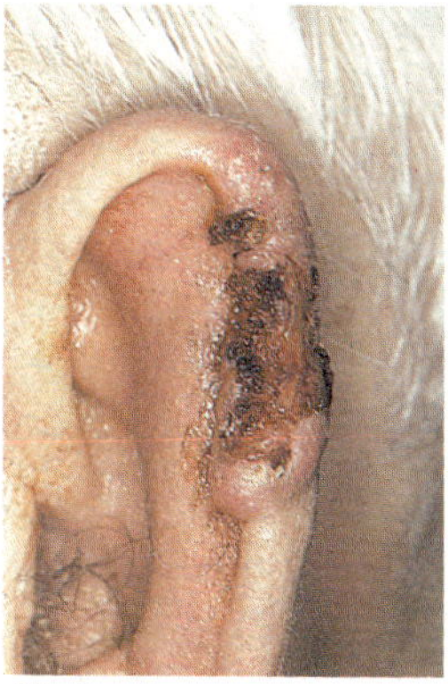

Plattenepithelkarzinom [3]

Harnröhre, Vagina (s. Vaginalkarzinom), After, Ösophagus, Zunge u. Konjunktiven; **Klin.:** harter, schmerzloser, exophytisch-papillomatös od. ulzerierend wachsender Tumor mit frühzeitiger lymphogener Metastasierung; histol. Einteilung in vier Grade nach der Prozentzahl der undifferenzierten Zellen; **Ther.:** chir. Exzision im Gesunden mit histol. Kontrolle, Untersuchung der regionären Lymphknoten. Vgl. Basaliom, Peniskarzinom, Vulvakarzinom.

Platten||kultur (lat. cultura Züchtung): s. Kulturverfahren. **P.osteo|syn|these** (Ost-*; gr. σύνθεσις Zusammensetzung) f: s. Osteosynthese. **P.thermo|graphie** (Therm-*; -graphie*) f: Verfahren der Thermographie*.

Platten|zähl|verfahren: Keimzahlbestimmung* in Flüssigkeiten u. Gasen auf Gelatinebzw. Agargußplatten; je 10 ml verflüssigten Nährboden mit je 1 ml der zu untersuchenden, evtl. verdünnten Flüssigkeit (z. B. Trinkwasser, Milch) mischen, 48 Std. bebrüten; Kolonien mit Lupe auszählen, Mittelwert bestimmen u. auf 1 ml Flüssigkeit unter Berücksichtigung der Verdünnung umrechnen; bei hohem Keimgehalt Wolffhügel-Zählplatte verwenden.

Platt|fuß: s. Pes planus, Pes valgus.

Platt|hand: (engl.) flat hand; Abflachung des Handgewölbes b. Subluxation des 1. Mittelhandknochens.

Platt|würmer: s. Plathelminthes.

Platy|basie (gr. πλατύς flach, eben; Bas-*) f: basale Impression*.

Platysma (gr. πλάτυσμα Platte): flacher Hautmuskel am Hals; entspringt oberh. des Unterkieferrandes in d. Gesichtshaut u. zieht zur Brusthaut in Höhe der 2. Rippe.

Platy|spondylie (gr. πλατύς flach, eben; σπόνδυλος Wirbel, Rückgrat) f: (engl.) platyspondyly; generalisierte Flachwirbelbildung mit charakterist., großbogiger Kyphosierung im unteren Abschnitt der Brustwirbelsäule bei enchondralen Dysostosen; s. Dysostosis.

Platz|angst: syn. Agoraphobie*.

Platz|bauch: (engl.) wound dehiscence; abdominale Wundruptur mit Vorfall von Baucheingeweiden nach Laparotomie; **Urs.:** postop. intraabdominelle Druckerhöhung (durch Husten, Niesen, Erbrechen), Wundinfektion, Adipositas, schlechter AZ, selten chir. Naht- u. Knotenfehler; **Ther.:** sofortige Wundrevision mit Nekrosenausräumung, Anfrischen der Wundränder, Anlegen von durchgreifenden Nähten u. Platzbauchnähten (s. Nahtmethoden).

Plaut-Vincent-Angina (Hugo C. P., Bakteriol., Hamburg, 1858-1928; Henri V., Bakteriol., Epidemiol., Paris, 1862-1950; Angina*) f: (engl.) Vincent's angina; sog. Angina ulcerosa, Angina ulceromembranacea, sog. Fusospirochätose, Fusospirillose; **Err.:** Fusobacterium fusiforme (s. Fusobacterium) in Symbiose* mit Treponema vincenti; **Epidemiol.:** überwiegend Einzelfälle, Gruppenerkrankungen in Familien, Anstalten u. Wohnheimen mögl. (dann Isolierung); keine Meldepflicht*; Pathogenese noch unklar; **Klin.:** meist einseitige ulzerierende Angina (s. Tonsillitis) mit Schwellung der regionären Kieferwinkel-Lymphknoten; scharf begrenztes Ulkus, schmierige grau-(gelb-)grünl. Beläge, z. T. Nekrosen, Foetor* ex ore; diphtheroide Verlaufsform möglich; Allgemeinbefinden kaum beeinträchtigt; meist kein Fieber; **Diagn.:** mikroskopisch nach Abstrichentnahme u. Färbung der Ausstriche m. verdünnter Karbolfuchsinlösung*, besser jedoch Giemsa*-Färbung. Da die kombiniert auftretenden Erreger zur normalen Flora der Mundhöhle gehören, ist nur massives Vorkommen beweisend. **DD:** Diphtherie, Streptokokken-Angina, infektiöse Mononukleose, Syphilis, Tuberkulose, Neoplasma; **Ther.:** Mittel der Wahl ist Penizillin G; ferner Lokalbehandlung mit Wasserstoffperoxid*.

Plaut-Vincent-Spirochäten (↑; ↑; gr. σπεῖρα Windung; χαίτη Haar, Mähne) f pl: s. Treponema (vincentii); s. a. Fusobacterium.

Playfair-Sonde (William S. P., Arzt, London, 1836-1903): Uterussonde.

Plazebo (lat. placebo ich werde gefallen) n: (engl.) placebo; sog. Scheinmedikament; pharmak. unwirksame, indifferente Substanz; Verw.: um einem subjektiven Bedürfnis nach medikamentöser Ther. zu entsprechen u. i. R. der klin. Erprobung neuer Medikamente (Doppelblindversuch); i. w. S. jede Maßnahme ohne naturwissenschaftl. Wirkungsnachweis, die ein besseres Befinden des Pat. bewirkt; vgl. Erfahrungsheilkunde, Psychosomatik.

Plazenta (lat. placenta Kuchen) f: (engl.) placenta; Placenta, Mutterkuchen, Nachgeburt (wird nach der Geburt der Frucht ausgestoßen); scheibenförmiges Organ v. 15-20 cm Durchmesser, 2-4 cm Dicke u. ca. 500 g Gewicht; **Lok.:** normalerweise hoch im Fundus an der Vorder- od. Hinterwand im Uteruskörper; **Aufbau:** Grundlage des kindl. Teils (**Pars fetalis**) ist die Chorionplatte, die an der fetalen Seite v. dem spiegelnd glatten Amnion überzogen wird; Ansatzstelle der Nabelschnur*. Die v. der uterinen Seite der Chorionplatte abgehenden, in zahlreiche Chorionzotten verästelten Zottenstämme verbinden sich mit dem mütterl. Teil (**Pars materna** od. **uterina**), der Basalplatte (Abkömmling der Decidua basalis, an der Gebärmutterwand haftend); hiervon gehen die Plazentarsepten aus, die das Organ in 15-20 höckerige Felder (Kotyledonen) unterteilen. Der Raum zw. den Zotten (intervillöser Raum) ist von mütterl. Blut durchströmt (**Placenta haemochorialis**); die fetalen Chorionzotten (m. den kindl. Blutgefäßen) tauchen in das Blut der Mutter ein, es besteht jedoch keine direkte Kommunikation zw. mütterlichem u. kindlichem Kreislauf (Plazentaschranke*). **Funktion:** Ernährung des Feten (Austausch v. Stoffwechselprodukten

u. Gasen zw. mütterlichem u. fetalem Blut), endokrine Drüse (s. Plazentahormone). Vgl. Plazenton, Plazentainsuffizienz, Plazentationsstörungen, Einheit, fetoplazentare.

Plazenta|dicken|messung, intra|uterine (↑): (engl.) intrauterine placental thickness measurement; Messung der Dicke der Plazenta mittels Ultraschalldiagnostik*; pathol. Verdickung v. a. in schweren Fällen v. Morbus* haemolyticus fetalis, dabei schnelle Dickenzunahme b. sich entwickelndem Hydrops fetalis u. drohendem intrauterinem Fruchttod* (Alarmzeichen u. Ind. zur fetalen Bluttransfusion bzw. Geburtseinleitung).

Plazenta|hormone (↑; Horm-*) n pl: (engl.) placental hormones; in der Plazenta* gebildete, hauptsächl. an den mütterl. Kreislauf abgegebene Hormone m. schwangerschaftserhaltenden Funktionen; **1.** Proteohormone: Choriongonadotropin (HCG*) u. Plazentalaktogen (HPL*); **2.** Steroidhormone: Östrogene* u. Progesteron*; s. Einheit, fetoplazentare.

Plazenta|in|suffizienz (↑; Insuffizienz*) f: (engl.) placental insufficiency; Störungen der Plazentafunktion inf. beeinträchtigter Diffusion u./od. Perfusion mit Störungen der fetoplazentaren Einheit*; **klin. Formen:** s. Tab. Je nach Grad der P. kann es zur intrauterinen Mangelentwicklung* od. zum intrauterinen Fruchttod* kommen. Hinweise auf eine P. gibt d. Bestimmung der Plazentahormone*.

Plazenta|lakto|gen (↑; Lact-*; -gen*) n: s. HPL.

Plazenta|lakto|gen, humanes (↑; ↑; ↑) n: s. HPL.

Plazenta|lösung (↑): (engl.) placental separation; physiol. Ablösung der Plazenta durch Kontraktion u. Retraktion des Uterus nach Geburt des Kindes (Nachgeburtswehen) nach dem Schultze*-Modus bzw. Duncan*-Modus der P.; vgl. Hämatom, retroplazentares.

Plazenta|lösung, manuelle (↑): (engl.) manual placental separation; wird b. Vorliegen von Plazentalösungsstörungen* vorgenommen (s. Abb.); vgl. Credé-Handgriff.

Plazenta|lösungs|störungen (↑): (engl.) anomalies of placental separation; Regelwidrigkeiten bei der Ablösung der Plazenta, die zu einer Verlängerung der Nachgeburtsperiode (Retentio* placentae) od. zu einer sog. verstärkten Lösungsblutung führen; eine verzögerte Plazentalösung liegt vor, wenn nach 30 Min. keine Lösungszeichen (s. Nabelschnurzeichen) vorliegen. **Urs.:** funktionell Uterusatonie m. Placenta* adhaerens

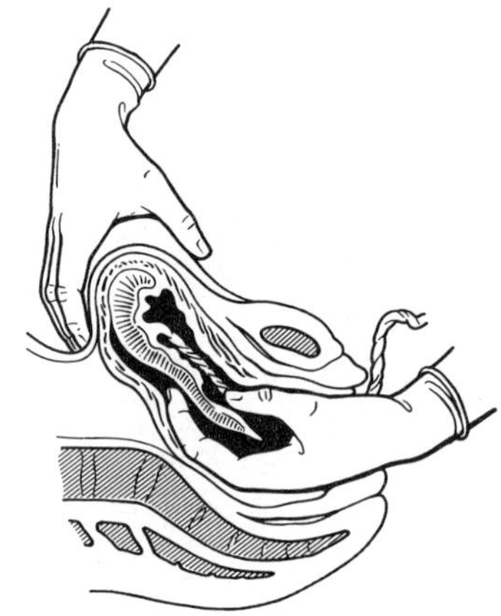

Plazentalösung, manuelle: Ablösung der sich nicht spontan lösenden Plazenta mit der Hand [385]

od. Verwachsung der Plazenta m. der Haftstelle; s. Implantationsschäden; **Ther.:** Wehenmittel, Blasenentleerung, evtl. Credé-Handgriff od. manuelle Plazentalösung; **DD:** Placenta* incarcerata b. Zervixspasmus.

Plazenta|lösungs|zeichen (↑): s. Schröder-Zeichen, Nabelschnurzeichen.

Plazenta|lösung, vorzeitige (↑): (engl.) premature placental separation; Abk. VL; syn. Ablatio placentae, Abruptio placentae; teilweise od. vollständige Ablösung der normal sitzenden Plazenta während der letzten Mon. der Schwangerschaft od. unter der Geburt (meist in der Eröffnungsperiode), wodurch es zu Blutungen aus mütterl. (u. kindl.) Gefäßen im Bereich der Haftfläche u. zur Bildung eines retroplazentaren Hämatoms* kommt; **Urs.:** meist Gestose*; **Sympt.:** plötzl. auftretender Schmerz im Unterbauch, Angstgefühl, Schwindel, Atemnot, evtl. Schock, Blutgerinnungsstörungen (Hypo- bzw. Afibrinogenämie); meist nur geringe vaginale Blutung. Die Schwangere fühlt oft keine Kindsbewegungen mehr. **Progn.:** Schon b. Ablösung eines Viertels der Plazentafläche kann es zu Sauerstoffmangel des Fetus u. intrauterinem Fruchttod*, b. Ablösung der Hälfte u. mehr zu lebensbedrohl. Blutverlusten von Mutter u. Kind kommen. **DD:**

Plazentainsuffizienz

Klinik	Gestörte Plazentafunktion	Häufiges morphologisches Substrat
akute respiratorische Plazentainsuffizienz	Diffusion u. Perfusion	akute Durchblutungsstörung; Plazentationsstörung mit unreifen Zottenstrukturen
subakute Plazentainsuffizienz	Diffusion (u. Perfusion)	subakute u. chron. Durchblutungsstörungen; Plazentationsstörung m. unreifen Zottenstrukturen
chron. respiratorische Plazentainsuffizienz	Diffusion	Plazentationsstörung m. unreifen Zottenstrukturen
chronische nutritive Plazentainsuffizienz	Perfusion (u. Diffusion)	chron. Durchblutungsstörung, unreife Zottenstrukturen u. Untergewicht der Plazenta

P

Placenta* praevia, Uterusruptur*. Vgl. Couvelaire-Syndrom.

Plazenta|lokalisation (↑) f: (engl.) placental localization; Feststellung des Plazentasitzes an der Uteruswand; zwei Verfahren: **1.** Ultraschalldiagnostik (Meth. der Wahl) zur Bestimmung von Sitz, Ausdehnung u. Dicke der Plazenta; **2.** früher Plazentaszintigraphie; **Ind.: 1.** Blutungen in der 2. Schwangerschaftshälfte (Verdacht auf tiefen Sitz der Plazenta, auf Placenta* praevia od. vorzeitige Plazentalösung*); **2.** vor Amniozentese*. Vgl. Plazentadickenmessung, intrauterine.

Plazenta|reste (↑)**:** (engl.) placental remnants; nach Ausstoßung der Plazenta in der Gebärmutterhöhle zurückgebliebene Plazentateile; Gefahr der Nachblutung* u. der Inf. (Endometritis) sowie der Entw. eines malignen Chorionepithelioms*, evtl. Laktationshemmung. Hinweis auf verbliebene P. ist eine nicht vollständige od. abgerissene Plazenta (z. B. bei Nebenplazenta). In Zweifelsfällen ist e. Nachtastung notwendig. Vgl. Plazentarpolyp.

Plazentar|in|farkt (↑; Infarkt*) m**:** (engl.) placental infarct; Abbauerscheinungen u. a. mit Fibrin- u. Fibrinoidablagerungen in nekrot. Bezirken der Plazenta; die entstehenden Fibrinknoten sind als weißl.-gelbe, flache Bezirke (**weiße Infarkte**) zu erkennen, die seltenen sog. **roten Infarkte** entstehen durch Thrombosierungen im intervillösen Raum. **Cave:** u. U. intrauteriner Fruchttod*.

Plazentar|polyp (↑; Polyp*) m**:** (engl.) placental polyp; in utero zurückgebliebener Plazentarest, der durch Organisation ein polypöses Aussehen annehmen kann.

Plazentar|re|tention (↑; lat. retentio das An-, Zurückhalten) f**:** (engl.) placental retention; verzögerte Ausstoßung der Nachgeburt; vgl. Plazentalösungsstörungen, Placenta incarcerata.

Plazenta|schranke (↑)**:** (engl.) placental barrier; biol. Barriere f. korpuskuläre u. großmolekuläre Teilchen zw. mütterlichem u. fetalem Blut; die diaplazentare Passage hängt u. a. ab von der Molekülgröße der Teilchen, ihrer Eiweißbindung, Lipidlöslichkeit, dem Dissoziationsgrad u. der elektr. Ladung. Neben der Diffusion existieren auch aktive Transportmechanismen.

Plazentation (↑) f**:** (engl.) placentation; Bildung u. Einnisten der Plazenta* mit Entw. der Plazentazotten, des Intervillosums u. der fetomaternen Kreislaufbeziehung; **Phasen: 1.** Formierung der Chorionzotten bis zu sog. Sekundärzotten; **2.** Reifung der sog. Tertiärzotten (Ersatz des Mesenchyms durch Zottenkapillaren). Vgl. Implantationsschäden.

Plazentations|störungen (↑)**:** (engl.) placentation disorders; qualitative u. zeitl. Abweichungen in Ausbildung u. Reifung der Plazentazotten; **Formen: 1.** Reifungsarretierung: Reifungshemmung (z. T. mit Fehldifferenzierung) im 1. Trimenon; Sonderform: Chorangiomatosis placentae (Mesenchymfehldifferenzierung: Gefäßproliferation); **2.** Reifungsretardierung: Reifungsverzögerung aller Zottenstrukturen im 2. Trimenon; **3.** dissoziierte Zottenreifungsstörungen: z. T. verzögerte, z. T. beschleunigte Reifung der Zotten in versch. Verzweigungsabschnitten; **4.** kompensatorische Reifungsabweichungen: arealweise beschleunigte (vorzeitige od. überschießende) Zottenreifung; **teratogenet. Aspekt:** b. Vergleich zw. terminationskrit. Phase einer spez. Fehlbildung u. zugehöriger Plazentationsstörung werden unterschieden: **1. harmon. Kyematopathie:** Synchronie der Plazentareifungsarretierung u. eines Vitium primae formationis (z. B. Persistenz embryonaler Zottenstrukturen u. dorsale Dysrhaphie); **2. disharmon. Kyematopathie:** vorgeschaltete Plazentareifungsstörung u. nachfolgende fetale Fehlbildung (bei diabet. Müttern; z. B. Persistenz embryonaler Zottenstrukturen u. Gliedmaßen-Digestionstraktfehlbildungen); **3. primäre Embryopathie:** lediglich fetal manifestierte (diaplazentare) Entwicklungsstörungen (z. B. Rötelnembryopathie); **4. komplexe Fehlbildungssyndrome:** z. T. vor-, z. T. nachgeschaltete Plazentationsstörungen u. Komb. mit primären u. sekundären Entwicklungsstörungen der Frucht (z. B. Dysmeliesyndrom).

Plazenton (↑) n**:** Bez. f. plazentare Funktionseinheit (funkt. Strömungseinheit des maternen Blutstroms), bestehend aus Lobuli (fetaler Anteil) m. zugehöriger Spiralarterie u. der sie umgebenden Dezidua. Vgl. Plazenta.

Plectridium|form (gr. πλέκειν flechten)**:** Bez. f. Bakterien mit endständigen, den Bakterienkörper auftreibenden Sporen*; z. B. die Gattung Bacillus*. S. a. Trommelschlegelform.

Plegie (gr. πληγή Schlag) f**:** vollständige Lähmung*.

-plegie: Wortteil mit der Bedeutung Schlag, Lähmung; von gr. πληγή.

Pleio|nexie (gr. πλείων mehr; lat. nexus Verknüpfung) f**:** Verlagerung der Sauerstoff*-Dissoziationskurve nach links.

Pleio|tropie (↑; -trop*) f**:** (engl.) pleiotropism; syn. Polyphänie; die gleichzeitige Beeinflussung u. Ausprägung mehrerer bis vieler Merkmale durch ein Gen, wobei die pleiotrope Mutation in bezug auf ein Merkmal rezessiv u. gleichzeitig in bezug auf ein anderes dominant sein kann; man unterscheidet v. a. die sog. **Mosaikpleiotropie** (Ausprägung der Merkmale unabhängig voneinander aufgrund der zelleigenen Konstitution) u. die **Relationspleiotropie** (Angriff des betreffenden Gens an übergeordneten Zentren; dadurch sek. Beeinflussung versch. Merkmalsbereiche), z. B. beim einfach dominant erbl. Marfan*-Syndrom mit Sympt. an Skelett, Auge, Gefäßsystem.

pleo|morph (↑; -morph*)**:** mehrgestaltig.

Ple|optik (↑; Optico-*) f**:** (engl.) pleoptics; aktive Übungsbehandlung des amblyopen Auges zur Förderung der normalen motorischen u. sensorischen Zusammenarbeit beider Augen, z. B. an haploskopischen Übungsgeräten (Synoptophor*). Vgl. Amblyopie.

Pleo|zytose (↑; Zyt-*; -osis*) f**:** (engl.) pleocytosis; erhöhte Zellzahl, i. e. S. im Liquor* cerebrospinalis (über 12/3 Zellen beim Erwachsenen); vgl. Liquordiagnostik, Drittelzellen, Reizpleozytose.

Plero|zerkoid (gr. πλήρης voll; κέρκος Schwanz; -id*) n**:** Vollfinne; vgl. Finne.

Plesio|monas shigelloides (gr. πλησίος nahe; μονάς einzeln) f**:** gramnegatives, lophotrich begeißeltes, fakultativ anaerobes Stäbchenbakterium der Fam. Vibrionaceae (vgl. Bakterienklassifikation); **Verbreitung:** Oberflächenwasser, Fische, Säugetiere; kann beim Menschen (v. a. in wärmeren Gegenden) Durchfallerkrankungen verursachen; extraintestinale Symptome (v. a. bei abwehrgeschwächten Pat.) selten. Vgl. Aeromonas.

Plessi|meter (gr. πλήσσειν schlagen; Metr-*) n**:** (engl.) pleximeter; Klopfplättchen, auf dem perkutiert wird; vgl. Perkussion, Stäbchenperkussion.

Plethora (gr. πληθώρα Fülle) **f:** Überfülle; Bez. f. vermehrtes Blutvolumen bei versch. Herz-Kreislauf- u. Atemwegerkrankungen sowie bei Polycythaemia* rubra vera; in der Erfahrungsheilkunde* konstitutionelles Merkmal, das Anlaß zu ausleitender Therapie* gibt.

Ple|thysmo|graphie (gr. πληθυσμός Vermehrung; -graphie*) **f:** s. Ganzkörperplethysmographie, Lungenfunktionsprüfung, Venenverschlußplethysmographie.

Pleur-: Wortteil mit der Bedeutung Seite des Körpers, Rippe, Brustfell; von gr. πλευρά.

Pleura (↑) **f:** Brustfell; besteht aus P. parietalis u. P. visceralis. Die P. parietalis heißt im Bereich der Thoraxwand P. costalis, im Bereich der mediastinalen Wand P. mediastinalis, im Bereich des die untere Abgrenzung der Pleurahöhle bildenden Zwerchfells P. diaphragmatica. Die P. visceralis (P. pulmonalis) hüllt die Lungen ein.

Pleura||bi|opsie (↑; Bio-*; Op-*) **f:** s. Lungenbiopsie. **P.drainage** (↑; Drainage*) **f:** (engl.) pleural drainage; Drainage der Pleurahöhle zur Ableitung von Luft u. pathol. Flüssigkeitsansammlungen, z. B. bei Pneumothorax* od. Hämatothorax; meist als Saugdrainage*, seltener als Heberdrainage*. **P.druck** (↑): (engl.) pleural pressure; Unterdruck im Pleuraspalt, der sich aus der hiluswärts gerichteten Retraktionskraft des Lungengewebes ergibt; vgl. Alveolardruck, Druck, intrapleuraler.

Pleura|em|pyem (↑; Empyem*) **n:** (engl.) pleural empyema; eitriger Erguß* in der Pleurahöhle; v. a. bei Lungenerkrankungen (Pneumonie, Bronchiektasen, Tumoren u. a.), selten fortgeleitet von Abszessen aus dem Bauchraum; **Lok.:** s. Abb.; **Ther.:** Spüldrainage, Antibiotika, u. U. Operation. Vgl. Pleuraerguß.

Pleura|endo|theliom (↑; Endothel*; -om*) **n:** s. Pleuramesotheliom.

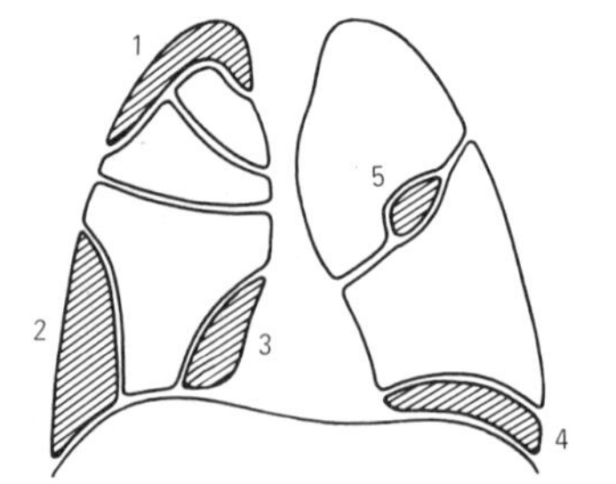

Pleuraempyem:
Lokalisation; 1: apikal; 2: parietal; 3: mediastinal; 4: basal; 5: interlobär [205]

Pleura|erguß (↑): (engl.) pleural effusion; Flüssigkeitsansammlung in der Pleurahöhle (s. Abb.) aus unterschiedl. Ursache (s. Tab.); **Diagn.:** Ultraschalldiagnostik, (Umlagerungs-)Perkussion, Röntgenthorax. Vgl. Pleuritis, Ellis-Damoiseau-Linie, Seropneumothorax.

Pleura|grenzen (↑): (engl.) pleural margins; Umschlagstellen der einzelnen Abschnitte der Pleura parietalis (s. Abb.).

Pleura|höhle (↑): (engl.) pleural cavity; Cavitas pleuralis; kapillärer, wenig seröse Flüssigkeit enthaltender Spalt zw. den bd. Blättern der Pleura*.

Pleura|karzinose (↑; Karz-*; -osis*) **f:** (engl.) pleural carcinosis; metastatischer Befall der Pleurablätter bei versch. Primärtumoren (z. B. Bronchial-, Mamma-, Prostatakarzinom) mit meist hämorrhagischem Pleuraerguß*; Ind. zur Pleurodese*; vgl. Pleuritis, Thorakoskopie.

Pleuraerguß
Charakteristische Befunde

Krankheit	Farbe	Blut	Zellen	Bakterien	Ergänzende Befunde
Herzinsuffizienz	klar	–	–	–	–
Pneumonie (postpneumon.)	klar	–	neutrophile Granulozyten	(+)	–
Karzinom	klar	++	Karzinomzellen	–	Biopsie/Zytologie in 40–60% der Fälle pos.
Tuberkulose	klar	–	Lymphozyten	+	Biopsie/Zytologie in 70–80% der Fälle pos.
Lungeninfarkt	klar	++	eosinophile Granulozyten, Mesothelzellen	–	–
Trauma	–	++	eosinophile Granulozyten	–	–
Emphysem	getrübt	–	neutrophile Granulozyten	+	–
Chylothorax	getrübt		–	–	hohe Fett- und Cholesterolkonzentration
rheumatische Krankheiten	klar	–	Lymphozyten	–	niedrige Zuckerkonz. (<20 mg/dl); hohe Fett- u. LDH-Spiegel; Rheumafaktor positiv
Pankreatitis	klar	–	–	–	hohe Amylasekonzentration

Die Proteinkonzentration erlaubt eine Differenzierung zwischen Transsudat (<20 g/l) und Exsudat (>30 g/l); Werte um 30 g/l sind allerdings häufig und schränken den differentialdiagnostischen Wert dieser Unterscheidung ein.

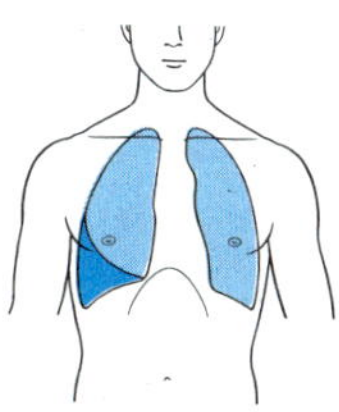

Pleuraerguß:
typischer Pleuraerguß, lateral ansteigend [126]

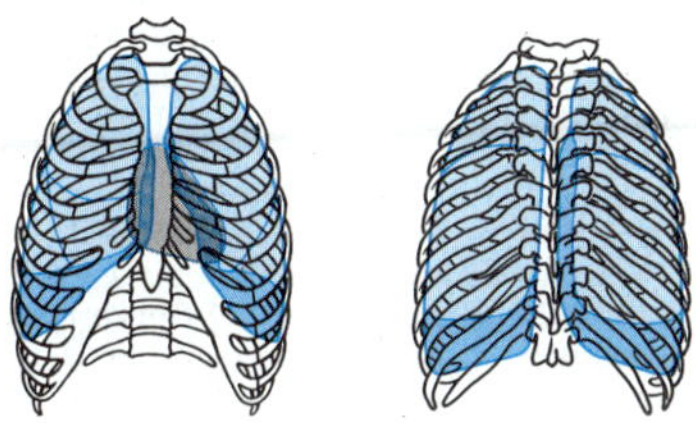

Pleuragrenzen:
Pleuragrenzen und Lungengrenzen, auf die Vorder- und Rückwand des Brustkorbs projiziert; grau: Herz, dunkelblau: Recessus pleurales

Pleura|kuppel (↑): (engl.) pleural dome; Cupula pleurae; der über d. Oberrand der Clavicula 2-3 cm hinausreichende Teil der Pleura; vollständig von d. Lungenspitze ausgefüllt.

Pleura|meso|theliom (↑; Mes-*; gr. θηλεῖν blühen, wachsen; -om*) n: (engl.) pleural mesothelioma; von den Mesothelzellen der Pleura ausgehender maligner Tumor mit kontinuierl., teils auch multilokulärem Wachstum im Bereich der Pleurablätter, des Zwerchfells u. des Mediastinums; Metastasierung in regionale Lymphknoten u. hämatogen; **Ätiol.:** in etwa der Hälfte der Fälle durch Asbest* verursacht (BK nach Nr. 4105 der BeKV), Latenzzeit 20-40 Jahre; **Sympt.:** Thoraxschmerzen, Dyspnoe, Pleuraerguß, Husten, Gewichtsabnahme, Fieber; **Diagn.:** Rö.-Thorax, Computertomographie, Pleurapunktion, Thorakoskopie, Immunhistologie; **Ther.:** Pleuropneumonektomie, Bestrahlung, Chemotherapie; **Progn.:** mittlere Überlebenszeit 7-16 Monate nach ersten Symptomen.

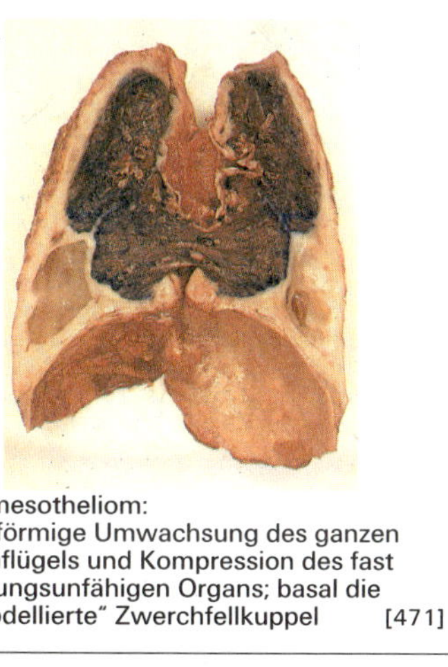

Pleuramesotheliom:
mantelförmige Umwachsung des ganzen Lungenflügels und Kompression des fast bewegungsunfähigen Organs; basal die „ausmodellierte" Zwerchfellkuppel [471]

Pleura|punktion (↑; Punktion*) f: (engl.) pleurocentesis; Punktion* der Pleurahöhle; **Ind.: 1.** als diagn. Probepunktion* od. zur therap. Entlastung bei Pleuraerguß* mit Punktion im 5.-8. ICR am oberen Rippenrand in der hinteren Axillarlinie, bei massiven Ergüssen evtl. fraktionierte Entlastung mittels Pleuradrainage*; **2.** zur Entlastung eines Ventilpneumothorax (s. Pneumothorax) mit P. im 2. od. 3. ICR in der Medioklavikularlinie.

Pleura|reiben (↑): (engl.) pleural friction sound; charakterist. Auskultationsbefund bei Pleuritis sicca, der durch das Aneinanderreiben der entzündeten Pleurablätter entsteht.

Pleura|schwarte (↑): (engl.) pleural fibrosis; syn. Pleuraschwiele, Fibrothorax; fibröse Verdikkung der Pleura, meist mit Verwachsung bd. Blätter, z. B. nach exsudativer Pleuritis*; kann zur Einschränkung der Vitalkapazität inf. Behinderung der Lungenentfaltung führen.

Pleura|sinus (↑; Sinus*) m: Sinus pleurae; s. Recessus pleurales.

Pleur|ek|tomie, partielle (↑; Ektomie*) f: (engl.) partial pleurectomy; Resektion von Teilen der Pleura parietalis u. Aufrauhung des verbliebenen Anteils zur chir. Ther. des Pneumothorax* u. Vermeidung eines Rezidivs durch Verklebung der Pleurablätter; vgl. Dekortikation.

Pleuritis (↑; -itis*) f: (engl.) pleurisy; Brustfellentzündung; **Ätiol.:** primäre P., äußerst selten; sekundäre P. bei Pneumonie, Lungeninfarkt, Pleuramesotheliom, Tuberkulose, Oberbauchererkrankungen (Pankreatitis, subphren. u. paranephrit. Abszeß, Tu.), Kollagenosen (bes. Erythematodes, seltener bei rheumat. Erkr.), Postmyokardinfarktsyndrom, Läsionen des Ductus thoracicus (mit Chylothorax); verläuft oft unbemerkt. **Formen: 1. P. fibrinosa, P. sicca:** trockene Form, oft Vorläufer der exsudativen Form; Sympt.: Beginn mit Rücken- od. Seitenschmerzen, Reizhusten ohne Auswurf, oberflächl., beschleunigte Atmung, Verkleinerung der erkrankten Brusthälfte, Nachschleppen der erkrankten Seite bei d. Atmung, Fieber oft fehlend; auskultator. charakterist. Reibegeräusch (oft nur kurze Zeit hörbar), entw. als feines Reiben od. (später) als grobes Lederknarren; (röntg.) verminderte Verschieblichkeit u. Hochstand des Zwerchfells; **2. P. exsudativa:** Sympt.: je nach Größe des Pleuraergusses* Atemnot, Druckgefühl auf der Brust, Schmerzen in der Schulter der betroffenen Seite, bes. bei Seitenlage (Phrenikusreiz), Temp. subfebril bis hohe Kontinua (selten ganz fehlend); bei Ergüssen über 300 ml nachweisbare Dämpfung (leise Perkussion!). Die Flüssigkeit sammelt sich inf. versch. Druckverhältnisse im Thorax zunächst in den hinteren u. seitl. Partien an; daher charakterist. Dämpfungsfigur (Ellis*-Damoiseau-Linie, Garland*-Dreieck, Grocco*-Rauchfuß-Dreieck). Bei größeren Ergüssen Erweiterung der kranken Thoraxhälfte; Nachschleppen der erkrankten Seite bei d. Atmung; Verdrängung des Herzens u. Mediastinums (verlagerter Spitzenstoß); im Bereich des Ergusses Aufhebung des Atemgeräuschs u. des Stimmfremitus; oberh. des Exsudats inf. Kompression u. Entspannung der Lunge Bronchialatmen; venöse Stauung im Bereich der Halsvenen; durch Sympathikusreiz manchmal Pupillendifferenz. Die **Probepunktion** (s. Pleurapunktion) gibt Aufschluß über die Art des Ergusses; häufig seröser Erguß von grünlich-gelber Farbe, spezif. Gew. meist 1,014-1,023; bei akuten Formen im Sediment reichlich Leukozyten, bei chron. (bes. früh bei Tuberkulose) überwiegen Lymphozyten; Eiweißgehalt 2,5-7,0%; pos. Moritz*-Rivalta-Probe; bakteriol. u. (bei Tumorverdacht) zytol. Untersuchung. Begleitergüsse b. Pankreatitis zeigen eine Erhöhung der Amylase; Vork. blutiger Ergüsse bes. bei Tbc u. Lungen- od. Pleuratumoren (P. carcinomatosa), auch bei Leukämie. Die mit Schwartenbildung einhergehenden Ausheilungsstadien werden als P. adhaesiva bezeichnet. **Lok.** (Röntgen, Ultraschall, Computertomographie): **1.** Interlobärpleuritis (sog. hängender Erguß): (röntg.) oft als Rundherd; Entz. der Pleura zwischen zwei Lungenlappen mit Schmerzen in der Achselhöhle, in Höhe des 4. Interkostalraums; **2.** basale P. (P. diaphragmatica): Schmerzen in der Gegend des Zwerchfellansatzes, im Oberbauch, Schluckbeschwerden, Singultus, Schulterschmerzen, Druckschmerz des N. phrenicus zw. den Teilen des M. sternocleidomastoideus; röntg. verminderte Verschieblichkeit u. Hochstand des Zwerchfells; **3.** P. mediastinalis (ant. u. post. od. kombiniert) mit Schmerzen neben dem Brustbein, Verlagerung des Herzens, Dyspnoe, Stridor, Schluckbeschwerden; bei Reizung des Vagus manchmal krampfartige Hustenanfälle, röntg. charakteristische Verschattung. Vgl. Pleuraempyem.

Pleuritis tuberculosa (↑; ↑; Tuberkel*; -osis*) f: s. Tuberkulose.

Pleuro|dese (↑; gr. δέσις Fesselung, Verbindung) f: (engl.) pleurodesis; medikamentöse Verklebung der Pleura visceralis mit der Pleura parietalis bei rezidiv. Pleuraerguß* nichtkardialer Genese (v. a. bei Pleurakarzinose* u. Pleuramesotheliom*) u. rezidiv. Spontanpneumothorax durch intrapleurale Instillation z. B. von Tetracyclin-Hydrochlorid od. Fibrinkleber. Vgl. Pneumothorax, Pleurektomie, partielle.

Pleur|odynie, epi|demische (↑; -odynie*) f: (engl.) epidemic pleurodynia; syn. Myalgia epidemica, Bornholmer Krankheit; Enterovirusinfektion; **Err.:** Coxsackie-Virus Typ B, seltener A; Auftreten b. Kindern u. Erwachsenen; **Klin.:** rasch ansteigendes Fieber, Schmerzen (anfallsweise) im Brustbereich, bes. bei d. Einatmung u. im Bauchbereich, manchmal bes. im Unterbauch (sog. Teufelsgriff); die betroffenen Muskelgruppen sind derb u. druckempfindlich; oft Komb. mit trockener Pleuritis*, seltener mit Perikarditis od. Peritonitis. **Progn.:** trotz häufiger Rückfälle insgesamt gut.

Pleuro|lyse (↑; Lys-*) f: endoskop. od. operative Lösung von Pleuraverwachsungen.

Pleuro|peri|karditis (↑; Peri-*; Kard-*; -itis*) f: (engl.) pleuropericarditis; syn. Perikarditis externa; basale Pleuritis mit sek. Perikarditis u. auskultator. extraperikardialem Reiben*.

Pleuro|peri|toneal|höhle (↑; Peritoneum*): (engl.) pleuroperitoneal cavity; gemeinsame Leibeshöhle in einem best. Entwicklungsstadium des Embryos.

Pleuro|pneum|ek|tomie (↑; Pneum-*; Ektomie*) f: (engl.) pleuropneumonectomy; Resektion einer Lunge einschl. der Pleura parietalis bei Pleuraschwarte od. ausgedehntem Bronchialkarzinom.

Pleuro|pneumonie (↑; ↑) f: Pneumonie* mit begleitender Pleuritis*.

-plexie: Wortteil mit der Bedeutung Schlag, Treffen; von gr. πλῆξις.

plexi|form (lat. plexus geflochten): geflechtartig.

Plexus (↑) m (pl Plexus): Geflecht; bes. die netzartige Verflechtung von Venen, Nerven od. Lymphgefäßen mit mehrfacher Teilung u. Zusammentreten von neuen Stämmen.

Plexus|an|ästhesie (↑; Anästhesie*) f: (engl.) plexus anaesthesia; Form der Lokalanästhesie* mit Injektion von Lokalanästhetikalösungen in die unmittelbare Nähe eines Nervenplexus (z. B. als Armplexusanästhesie*) zur Schmerzausschaltung od. als therap. Maßnahme bei Durchblutungsstörungen im Ausbreitungsgebiet.

Plexus aorticus ab|dominalis (↑) m: Nervengeflecht um d. Bauchaorta; setzt sich in d. Plexus hypogastricus sup. fort. **P. aorticus thoracicus** (↑) m: vegetatives Nervengeflecht um d. Brustaorta. **Plexus auto|nomici** (↑) m pl: die autonomen (sympath. u. parasympath.) Nervengeflechte. **P. basilaris** (↑) m: Gefäßgeflecht auf d. Klivus mit Verbindung zu d. Sinus cavernosi, petrosi inferiores u. den Venen des Wirbelkanals.

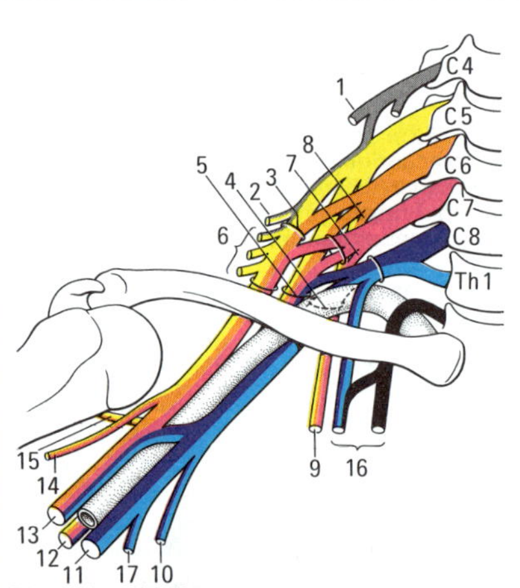

Plexus brachialis:
schematische Darstellung; 1: N. dorsalis scapulae; 2: N. suprascapularis; 3: Fasciculus lat.; 4: Fasciculus med.; 5: Fasciculus posterior; 6: kurze Plexusäste; 7: N. thoracicus longus; 8: N. subscapularis; 9: N. thoracodorsalis; 10: N. cutaneus brachii med.; 11: N. ulnaris; 12: N. radialis; 13: N. medianus; 14: N. musculocutaneus; 15: N. axillaris; 16: Nn. pectorales; 17: N. cutaneus antebrachii med. [470]

Plexus brachialis (↑) m: Armgeflecht, Armplexus; anat. Verhältnisse: s. Abb.

Plexus cardiacus (↑) m: Herzgeflecht; vegetatives Nervengeflecht aus Sympathikus- u. Vagusfasern um den Aortenbogen, den Truncus pulmonalis, zwischen Aorta u. Lungenvenen.

P. caroticus communis, ex|ternus et internus (↑) m: sympath. Nervengeflechte um die A. carotis communis, ext. u. int. u. deren Äste. **Plexus cavernosi concharum** (↑) m pl: weitlumige Venengeflechte, bes. im Bereich der unteren Nasenmuschel. **P. cervicalis** (↑) m: Halsgeflecht, gebildet von d. ventralen Ästen der Spinalnerven C_1-C_4. **P. choroidei** (↑) m: Adergeflechte; in d. Hirnventrikel eingestülpte gefäß- u. nervenreiche Bildungen der Pia mater, deren zottenbesetzte Oberfläche von Ependym überzogen ist; **Vork.**: am Dach des 3. u. 4. Ventrikels u. an einem Teil der medialen Wandung der Seitenventrikel; Entstehungsort des Liquor* cerebrospinalis. **P. coccygeus** (↑) m: Steißgeflecht, gebildet von d. ventralen Ästen des 4. u. 5. Sakralnerven u. des N. coccygeus. **P. coeliacus** (↑) m: syn. Plexus solaris (Sonnengeflecht); vegetatives Nervengeflecht mit zahlreichen Ganglien am Abgang des Truncus coeliacus aus d. Aorta; erhält Fasern aus den Nn. splanchnici u. dem N. vagus. **P. de|ferentialis** (↑) m: mit d. Samenleiter verlaufende efferente Fasern aus d. Plexus hypogastricus inf. **P. dentalis inferior et superior** (↑) m: dicht an d. Zahnwurzeln liegendes Nervengeflecht im Unter- bzw. Oberkiefer zur Versorgung von Zähnen u. Zahnfleisch. **P. entericus** (↑) m: Sammelbez. f. die vegetativen Nervengeflechte in der Wand des Magen-Darm-Trakts: Plexus subserosus, myentericus, submucosus. **P. femoralis** (↑) m: vegetatives Nervengeflecht um die A. femoralis. **Plexus gastrici** (↑) m pl: vegetative Nervengeflechte f. d. Magen, gebildet von N. vagus u. von mit d. Magenarterien verlaufenden sympath. Fasern aus d. Plexus coeliacus. **P. hepaticus** (↑) m: periarteriell vom Plexus coeliacus zur Leber ziehendes vegetatives Nervengeflecht. **P. hypo|gastricus inferior** (↑) m: Nervengeflecht aus sympath. u. parasympath. Fasern mit eingestreuten Ganglien zu beiden Seiten des Mastdarms. **P. hypo|gastricus superior** (↑) m: mediane Fortsätze des Plexus aorticus abdominalis in d. kleine Bekken; teilt sich unterh. des Promontorium in d. beiden Nn. hypogastrici, die zum Plexus hypogastricus inf. ziehen. **Plexus iliaci** (↑) m pl: Fortsätze des Plexus aorticus abdominalis auf die beiden Aa. iliacae communes. **P. inter|mesentericus** (↑) m: vegetatives Nervengeflecht, das d. Plexus mesentericus sup. u. inf. verbindet. **P. intra|parotideus** (↑) m: netzartige Verbindung der Gesichtsäste des N. facialis innerh. der Ohrspeicheldrüse.

Plexus|lähmung (↑): Lähmung inf. Schädigung mehrerer od. aller peripherer Nerven, die aus einem Nervengeflecht entspringen; z. B. Armplexuslähmung* bei Läsion des Plexus brachialis, mütterliche Entbindungslähmung* bei Läsion des Plexus lumbosacralis.

Plexus lumbalis (↑) m: Lendengeflecht, gebildet von d. ventralen Ästen der Spinalnerven L_1-L_4. **P. lumbo|sacralis** (↑) m: Sammelbez. f. die durch ventrale Äste aus L_4 verbundenen Plexus lumbalis u. sacralis. **P. lymphaticus** (↑) m: Lymphgeflecht. **P. mes|entericus inferior** (↑) m: Nervengeflecht, das die Äste der A. mesenterica inferior mit sympathischen Nervenfasern aus dem Plexus aorticus abdominalis u. Anteilen des sakralen Parasympathikus begleitet. **P. mesentericus superior** (↑) m: Nervengeflecht entlang der Äste der A. mesenterica superior mit sympathischen Nervenfasern aus dem Plexus coeliacus u. parasympathischen Anteilen des N. vagus. **P. my|entericus** (↑) m: Auerbach*-Plexus. **P. nervorum spinalium** (↑) m: Spinalnervengeflecht.

Plexus|neur|algie (↑; Neur-*; -algie*) f: Schmerzen im Bereich eines Nervengeflechts; vgl. Neuralgie.

Plexus oeso|phageus (↑) m: Nervengeflecht um d. Speiseröhre, gebildet von d. beiden Nn. vagi, im kranialen Bereich auch vom li. N. laryngeus recurrens. **P. ovaricus** (↑) m: vegetatives Nervengeflecht um d. A. ovarica; Fasern aus Plexus aorticus abdominalis u. Plexus renalis f. Eileiter, Eierstock u. (z. T.) Gebärmutter. **P. pampini|formis** (↑) m: rankenartiges Venengeflecht im Samenstrang. **P. pan|creaticus** (↑) m: Fortsatz des Plexus coeliacus auf d. Pankreasgefäße mit Fasern zur Bauchspeicheldrüse.

Plexus|papillom (↑; Papilla*; -om*) n: syn. Chorioidepitheliom; seltenes, verdrängend wachsendes Papillom* der Plexus* choroidei, bes. des 4. Hirnventrikels; vgl. Hirntumoren.

Plexus pelvinus (↑) m: s. Plexus hypogastricus inferior. **P. peri|arterialis** (↑) m: ein Nervengeflecht, das Arterien umgibt. **P. pharyngeus** (↑) m: **1.** Nervengeflecht f. Muskulatur u. Schleimhaut des Pharynx, gebildet von den Nn. glossopharyngeus u. vagus u. vom Halsgrenzstrang; **2.** Venengeflecht am Pharynx. **P. pro|staticus** (↑) m: efferente Fasern des Plexus hypogastricus inf. zur Versorgung der Prostata. **P. pterygoideus** (↑) m: Venengeflecht auf d. Mm. pterygoidei in d. Fossa infratemporalis; wichtige Verbindungen zum Sinus cavernosus, zu den Vv. facialis, retromandibularis, jugularis int., ophthalmica inf. u. a. **P. pulmonalis** (↑) m: Lungengeflecht, vor u. hinter d. Hauptbronchien; gebildet von N. vagus u. Sympathikus. **Plexus rectales inferiores medii** (↑) m pl: vegetative Nervengeflechte, die von den Plexus hypogastricus sup. bzw. inf. aus mit d. gleichnamigen Arterien zum Mastdarm gelangen. **P. rectalis superior** (↑) m: Nervengeflecht mit sympathischen Fasern, aus dem Plexus mesentericus inferior kommend unter Aufnahme sakraler parasympathischer Anteile zur Versorgung des Rektums. **P. renalis** (↑) m: vegetative Fasern des Plexus coeliacus, die mit der A. renalis zur Niere gelangen. **P. sacralis** (↑) m: Kreuzgeflecht, gebildet von ventralen Ästen der Spinalnerven L_5-S_3 u. einem Teil aus L_4 u. S_4. **P. solaris** (↑) m: s. Plexus coeliacus. **P. splenicus** (↑) m: vegetatives Nervengeflecht, das vom Plexus coeliacus aus mit der A. splenica zur Milz gelangt. **P. sub|clavius** (↑) m: sympath. Nervengeflecht um die A. subclavia. **P. sub|mucosus** (↑) m: Meissner*-Plexus. **P. subserosus** (↑) m: vegetatives Nervengeflecht unter d. Bauchfellüberzug von Magen u. Darm. **P. supra|renalis** (↑) m: vegetative Fasern des Plexus coeliacus, die mit d. Nebennierengefäßen verlaufen. **P. testicularis** (↑) m: vegetatives Nervengeflecht um d. gleichnamige Arterie; mit Fasern aus Plexus aorticus abdominalis u. evtl. Plexus renalis. **P. thyroideus impar** (↑) m: Venengeflecht unter d. kaudalen Rand der Schilddrüse vor d. Luftröhre, in das d. Vv. thyroidea inf. u. laryngea inf. einmünden. **P. tympanicus** (↑) m: Nervengeflecht in d. Schleimhaut der medialen Wand der Paukenhöhle, gebildet von N. tympanicus, Nn. caroticotympanici u. R. communicans cum plexu tympanico nervi facialis. **P. uretericus** (↑) m: Nervengeflecht entlang der Harnleiter mit Fasern aus Plexus aorticus abdominalis u. Plexus renalis. **P. utero|vaginalis** (↑) m: vegetatives Nervengeflecht im Parametrium mit Fasern aus d. Plexus hypogastricus inf. u. zahlreichen

Ganglien; Versorgung von Uterus, Vagina, Tube, Ovar. Vgl. Frankenhäuser-Ganglion. **P. vasculosus** (↑) m: netzartige Verbindung von Blutgefäßen. **Plexus venosi vertebrales ex|terni, in|terni** (↑) m pl: Venengeflechte an d. Außenfläche der Wirbelsäule bzw. im Wirbelkanal zw. d. Blättern der Dura mater spinalis. **P. venosus areolaris** (↑) m: Venengeflecht um d. Brustwarze. **P. venosus canalis hypo|glossi** (↑) m: Venengeflecht im Hypoglossuskanal. **P. venosus caroticus internus** (↑) m: Venengeflecht im Karotiskanal, Verbindung zw. Sinus cavernosus u. Plexus pterygoideus. **P. venosus foraminis ovalis** (↑) m: Venengeflecht im Foramen ovale, Verbindung zw. Sinus cavernosus u. Plexus pterygoideus. **P. venosus prostaticus** (↑) m: Venengeflecht um d. Prostata, verbunden mit Plexus venosus vesicalis. **P. venosus rectalis** (↑) m: den unteren Teil des Mastdarms umgebendes Venengeflecht. **P. venosus sacralis** (↑) m: Venengeflecht an d. vorderen Kreuzbeinfläche. **P. venosus sub|oc|cipitalis** (↑) m: Venengeflecht zw. Hinterhauptbein u. Atlas; Fortsatz in Plexus basilaris u. Plexus venosi vertebrales interni. **P. venosus uterinus** (↑) m: Venengeflecht zu bd. Seiten des Uterus im Parametrium. **P. venosus vaginalis** (↑) m: Venengeflecht zu bd. Seiten der Scheide. **P. venosus vesicalis** (↑) m: Venengeflecht am Blasengrund. **P. vertebralis** (↑) m: sympath. Nervengeflecht um die A. vertebralis. **Plexus vesicales** (↑) m pl: vegetative Nervengeflechte bds. der Harnblase; Fasern aus d. Plexus hypogastricus inf.

Plica (lat. plicare falten) f (pl Plicae): Falte. **Plicae alares** (↑) f pl: v. Corpus adiposum infrapatellare des Kniegelenks zu d. Seitenrändern der Patella ziehende Fettfalten. **P. ary|epi|glottica** (↑) f: Schleimhautfalte von d. Stellknorpelspitze zum seitl. Kehldeckelrand; s. Larynx. **P. axillaris anterior, posterior** (↑) f: vordere bzw. hintere Achselfalte. **Plicae caecales** (↑) f pl: Bauchfellfalten an d. Außenseite des Caecums. **P. caecalis vascularis** (↑) f: Bauchfellfalte um einen Ast der A. ileocaecalis vor d. Recessus ileocaecalis sup. **P. capitis et caudae epi|didymidis** (↑) f: s. Ligamentum epididymidis inferius et superius. **P. chordae tympani** (↑) f: durch d. Chorda tympani aufgeworfene Schleimhautfalte in d. Paukenhöhle. **Plicae ciliares** (↑) f pl: niedrige Falten im Bereich des Strahlenkranzes u. zw. den Ziliarfortsätzen des Ziliarkörpers. **Plicae circulares** (↑) f pl: s. Kerckring-Falten. **P. duo|deno|jejunalis** (↑) f: auch Plica duodenalis superior, Treitz-Band; Bauchfellfalte li. neben d. Flexura duodenojejunalis; enthält die V. mesenterica inf., begrenzt d. Recessus duodenalis sup. **P. duo|deno|meso|colica** (↑) f: auch Plica duodenalis inferior; Bauchfellfalte, die d. Recessus duodenalis inf. begrenzt. **P. epi|gastrica** (↑) f: s. Plica umbilicalis lateralis. **P. fimbriata** (↑) f: Falte seitl. neben d. Zungenbändchen. **Plicae gastricae** (↑) f pl: Schleimhautfalten des Magens. **P. gastro|pan|creaticae** (↑) f: durch die A. gastrica sinistra u. A. hepatica communis aufgeworfene Bauchfellfalten in d. Rückwand der Bursa omentalis. **P. glosso|epi|glottica lateralis, mediana** (↑) f: paarige laterale bzw. unpaare mediane Schleimhautfalte zw. Zungengrund u. Kehldeckel. **P. ileo|caecalis** (↑) f: Bauchfellfalte an d. Einmündung des Ileums in d. Caecum. **P. incudis** (↑) f: Amboßfalte; Schleimhautfalte zw. Amboß u. hinterer Paukenhöhlenwand. **P. inter|ureterica** (↑) f: quere Schleimhautfalte zw. den beiden Harnleitermündungen in d. Blase. **Plicae iridis** (↑) f pl: Fältelung des Pupillarrandes der Iris. **P. lacrimalis** (↑) f: Hasner*-Falte. **P. lata uteri** (↑) f: s. Ligamentum latum uteri. **P. longitudinalis duodeni** (↑) f: Längsfalte in d. Rückwand des Zwölffingerdarms; trägt d. Papilla duodeni major u. minor. **P. mallearis anterior, posterior** (↑) f: vordere bzw. hintere Hammerfalte in d. Paukenhöhle, von d. Basis des Hammerstiels z. vorderen bzw. hinteren Umfang des Annulus tympanicus. **P. mediastino|pulmonalis** (↑) f: s. Ligamentum pulmonale.

Plica|mycin (INN) n: syn. Mithramycin; Antibiotikum aus Kulturen von Streptomyces tanashiensis od. gleiche, auf anderem Weg hergestellte Verbindung; Verw.: Zytostatikum.

Plica nervi laryngei (lat. plicare falten) f: v. Ramus internus des N. laryngeus sup. aufgeworfene Schleimhautfalte im Recessus piriformis des Kehlkopfs. **P. neuro|pathica** (↑) f: zygomatische Falte; s. Gesicht. **Plicae palatinae transversae** (↑) f pl: quere Schleimhautfalten im vorderen Bereich des harten Gaumens. **P. palato|tubalis** (↑) f: s. Plica salpingopalatina. **Plicae palmatae** (↑) f pl: palmblattartig angeordnete Schleimhautfalten im Zervikalkanal des Uterus. **P. para|duo|denalis** (↑) f: nicht regelmäßig vorhandene Bauchfellfalte li. vom Duodenum. **P. pharyngo|tubalis** (↑) f: s. Plica salpingopalatina. **Plicae recto|uterinae** (↑) f pl: Bauchfellfalten zw. Rektum u. Uterus; seitl. Begrenzung des Douglas*-Raums. **P. salpingo|palatina** (↑) f: Schleimhautfalte zw. vorderer Lippe der pharyngealen Öffnung der Ohrtrompete u. nasaler Fläche des weichen Gaumens. **Plicae semi|lunares coli** (↑) f pl: mit d. Peristaltik wechselnde halbmondförmige Kontraktionsfalten zw. den Haustren des Kolons. **P. semi|lunaris** (↑) f: bogenförmige Falte zw. Arcus palatoglossus u. palatopharyngeus; kraniale Begrenzung der Gaumenmandelnische. **P. semi|lunaris con|junctivae** (↑) f: Bindehautfalte im medialen Augenwinkel. **P. spiralis** (↑) f: Heister*-Klappe. **P. stapedis** (↑) f: Schleimhautfalte von d. hinteren Paukenhöhlenwand z. Steigbügel. **P. sub|lingualis** (↑) f: von d. Caruncula sublingualis schräg nach hinten ziehender Schleimhautwulst im Boden der Mundhöhle über d. Glandula sublingualis. **P. syn|ovialis infra|patellaris** (↑) f: Synovialfalte, die d. Corpus adiposum des Kniegelenks in d. Fossa intercondylaris femoris anheftet. **Plicae trans|versales recti** (↑) f pl: drei zirkulär verlaufende Falten im Mastdarm, deren mittlere auch als Kohlrausch*-Falte bezeichnet wird. **P. tri|angularis** (↑) f: v. Arcus palatoglossus ausgehende dreieckige Falte vor d. Gaumenmandel. **Plicae tubariae** (↑) f pl: stark verzweigte Längsfalten der Schleimhaut des Eileiters. **Plicae tunicae mucosae vesicae biliaris** (↑) f pl: Schleimhautfalten der Gallenblase. **P. umbilicalis lateralis** (↑) f: auch Plica epigastrica; Bauchfellfalte an d. vorderen Bauchwand; enthält d. Vasa epigastrica inferiora. **P. umbilicalis medialis** (↑) f: durch die Ligamenta umbilicalia lateralia (obliterierte Aa. umbilicales) aufgeworfene Bauchfellfalte an d. vorderen Bauchwand; auch als Plica umbilicalis lateralis bezeichnet. **P. umbilicalis mediana** (↑) f: von d. Blasenspitze bis zum Nabel ziehende Bauchfellfalte; enthält d. Ligamentum umbilicale medianum (Rest des Urachus). **P. ventricularis** (↑) f: s. Plica vestibularis. **P. vesicalis trans|versa** (↑) f: quer über d. mäßig gefüllte Harnblase verlaufende Bauchfellfalte, die

b. voller Blase verstreicht. **P. vestibularis** (↑) f: Taschenfalte des Kehlkopfs; durch das Ligamentum vestibulare hervorgerufene sagittale Falte zw. Vestibulum u. Ventriculus laryngis. **Plicae villosae** (↑) f pl: zottenartige Erhebungen zw. den Mündungen der Magendrüsen. **P. vocalis** (↑) f: Labia vocalia; Stimmlippen.

-ploid: aus dem Griech. übernommene Endung mit der Bedeutung -fach; von gr. πλόος.

Ploidie|grad (↑) m: (engl.) ploidy; quant. Charakterisierung von vollständigen Chromosomensätzen (einfach od. ganzzahlig mehrfach) im Zellkern; von bes. Bedeutung für die Beurteilung der Proliferation von (malignen) Zellen; Einteilung in Euploidie (Diploidie), Triploidie, Tetraploidie u. Hypertetraploidie.

Plombe (frz. plomb Blei) f: (engl.) plombage; Verschluß; z. B. Füllung eines Zahns; vgl. Zahnkaries.

PLP: Abk. f. **P**yridoxa**l**phosphat; syn. PALP; Derivat des Pyridoxins* (Vit. B_6), das als Coenzym an zahlreichen Reaktionen des Aminosäurestoffwechsels u. der Glykogenolyse beteiligt ist. Die Aminosäure bildet dabei mit dem Pyridoxalphosphat eine sog. Schiff*-Base. Je nach Wirkungsspezifität des beteiligten Enzyms erfolgt eine Transaminierung, Decarboxylierung, Elimination eines Restes usw.

PLT-Gruppe: Kurzbez. für **P**sittakose-**L**ymphogranuloma-**T**rachom-Gruppe; s. Chlamydia.

Plumbum (lat.) n: Blei*.

Plummerung (Henry St. Plummer, Int., Endokrinol., Minnesota, 1874-1937): s. Iodidblokkade der Schilddrüse.

Plummer-Vinson-Syn|drom (↑; Porter P. V., Chir., Rochester, 1890-1959) n: syn. Kelly-Patterson-Syndrom, sog. sideropenische Dysphagie; Schluckbeschwerden (Dysphagie*) inf. Schleimhautatrophie im Bereich von Mund, Rachen u. Ösophagus bei gleichzeitig bestehender hypochromer Anämie (Eisenmangelanämie*); zusätzl. Cheilosis*, Zungenbrennen (Glossitis superficialis), Nageldystrophie; **Urs.:** neben Eisenmangel wahrscheinlich auch Vitaminmangelzustände; **Sonderform:** sog. postkrikoidale sideropenische Dysphagie inf. Ösophagusstenose durch intraösophageale Membranen (sog. webs), bes. bei älteren Frauen vorkommend (erhöhtes Risiko für die Entstehung eines Ösophaguskarzinoms!).

Pluri-: Wortteil mit der Bedeutung mehr, viele; von lat. plus, pluris.

pluri|glandulär (↑; lat. glandulae Halsmandeln, Drüsen): (engl.) pluriglandular; polyglandulär; mehrere Drüsen betreffend.

Plus|dys|trophie (lat. plus mehr; Dys-*; Troph-*) f: (engl.) plusdystrophy; mit Übergewicht einhergehende Dystrophie*.

Plus|gläser (↑): s. Konvexgläser.

Plus|koagulo|pathien (↑; Koagul-*; -pathie*) f pl: (engl.) pluscoagulopathies; Störungen der Blutgerinnung* i. S. einer vermehrten Tendenz zur Thrombose*; s. Koagulopathien.

Plutonium (gr. Πλούτων Gott der Unterwelt) n: chem. Element, Symbol Pu, OZ 94, rel. Atommasse 244; zur Gruppe der Actinoide* gehörendes vier-, selten drei-, fünf- u. sechswertiges, künstl., radioaktives Metall mit 15 radioaktiven Isotopen*; biol. Halbwertzeit auf den ganzen Körper bezogen durchschnittlich $7{,}3 \times 10^4$ Tage (200 Jahre). Im Tierversuch sind nach Bestrahlung mit Pu-Isotopen maligne Neoplasien in Lungen- u. (seltener) in Knochengewebe beobachtet worden. Vgl. Elemente, knochenaffine; Radiotoxizität.

Pm: chem. Symbol f. Promethium*.

p. m.: Abk. f. **1. p**ost **m**ortem: nach dem Tod; **2. p**unctum **m**aximum: Punkt bzw. Stelle der größten auskultator. Lautstärke; **3. p**ost **m**enstruationem: nach (Eintritt) der Menstruation.

P-mitrale: syn. P-sinistroatriale, P-sinistrokardiale; doppelgipflige od. biphasische, verbreiterte P-Welle (>0,10 Sek.) im EKG als Zeichen einer Druck- od. Volumenbelastung des linken Vorhofs bei Mitral- u. Aortenklappenfehlern, Hypertonie, Pericarditis constrictiva.

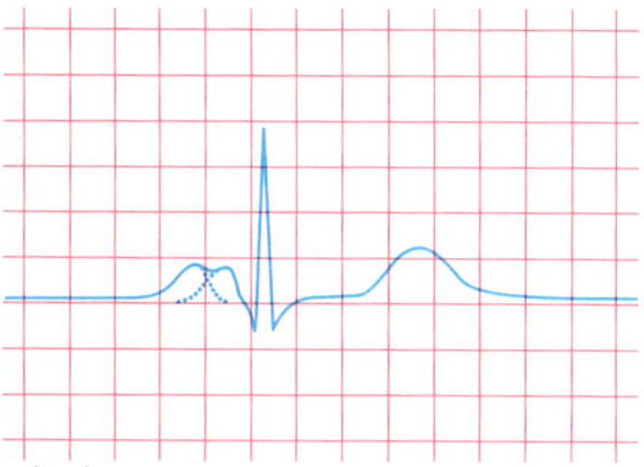

P-mitrale:
doppelgipflige u. verbreiterte P-Welle (Ableitung II) als Ausdruck zeitlich verschobener Vorhoferregungen (punktierte Linien); linke Welle: rechter Vorhof; rechte Welle: linker Vorhof

PML: Abk. f. **p**rogressive **m**ultifokale **L**eukenzephalopathie*.

PMMA: Abk. f. **P**oly**m**ethyl**m**et**a**crylat; s. Knochenzement.

PMS: Abk. f. **p**rä**m**enstruelles **S**yndrom*.

PMSG: Abk. f. (engl.) **p**regnant **m**are's **s**erum **g**onadotrophin; syn. Serumgonadotrophin*.

PN: Abk. f. **P**yelo**n**ephritis*.

PNA: **P**ariser **N**omina **A**natomica; heute gültige, 1955 auf dem 6. Internationalen Anatomenkongreß beschlossene Nomenklatur, die anat. Bez. nach BNA* u. JNA* ablöst.

Pneum-: auch Pneumo-, Pneumono-, Pneumat-; Wortteil mit der Bedeutung **1.** Luft, Atem; von gr. πνεῦμα, πνεύματος; **2.** Lunge; von gr. πνεύμων.

Pneum|arthrosis (↑; Arthr-*; -osis*) f: Luftansammlung in einem Gelenk.

Pneumatisation (↑) f: (engl.) pneumatization; die im Bereich einiger Schädelknochen physiol. Ausbildung lufthaltiger, mit Schleimhaut ausgekleideter Hohlräume, die mit der Nasen- bzw. Paukenhöhle in Verbindung stehen (z. B. Cellulae mastoideae, Cellulae ethmoidales u. a. Nasennebenhöhlen); Beurteilung der P. durch Schüller*-Schläfenbeinaufnahme möglich. Eine **Pneumatisationshemmung** im Bereich des Schläfenbeins ist ein Faktor in der Pathogenese der chron. Otitis* media.

Pneumatosis cystoides intestini (↑; -osis*; Kyst-*; -id*; Intestinum*) f: sog. Darmwandemphysem; gashaltige Zysten in den Lymphgängen der Darmwand, bes. im unteren Ileum; **Urs.:** wahrscheinl. gasbildende Bakterien.

Pneumato|zele (↑; -kele*) f: **1.** syn. Pneumozele; Lungenhernie*; **2.** P. der Nasennebenhöhlen; s. Pneumosinus dilatans.

P

Pneumato|zephalus (↑; Keph-*) m: (engl.) pneumatocephalus; Bez. f. traumatisch bedingte intrakranielle Luftansammlung, z. B. nach Schädelfrakturen mit Ruptur der Dura mater od. bei Nasennebenhöhlenfrakturen.

Pneumat|urie (↑; Ur-*) f: (engl.) pneumaturia; Ausscheidung von Gasen mit dem Urin; Vork. bei Harnweginfektion* mit gasbildenden Bakt. od. bei Blasenfistel*.

Pneum|ek|tomie (↑; Ektomie*) f: (engl.) pneumonectomy; auch Pneumonektomie; op. Entfernung eines Lungenflügels.

Pneum|en|zephalo|graphie (↑; Enkephal-*; -graphie*) f: röntg. Darstellung der Liquorräume des Gehirns nach Füllung mit Luft bzw. Gas durch Lumbal- bzw. Subokzipitalpunktion, heute weitgehend durch die Computertomographie* ersetzt.

Pneumo|broncho|graphie (↑; Bronchi-*; -graphie*) f: (engl.) pneumobronchography; **1.** Röntgendarstellung der Bronchien i. R. der Bronchographie*; die in d. Bronchien enthaltene Luft wirkt als neg. Kontrastmittel; **2.** Bez. f. eine deutliche Abgrenzbarkeit der luftgefüllten Bronchien von dem umgebenden infiltrierten u. verdichteten Lungenparenchym bei Pneumonie* im Rö.-Thorax.

Pneumo|coccus (↑; Kokken*) m: s. Streptococcus pneumoniae.

Pneumo|cystis carinii (↑; Kyst-*) f: vermutl. zu den Sporozoa (Protozoen*) od. Pilzen (Fungi*) gehörender, ubiquitär vorkommender, einzelliger Eukaryont (Entdecker Carini, 1911; taxonom. Zuordnung noch nicht endgültig); Parasit, opportunistischer Err. mit weitgehender Organspezifität für d. Lunge; Vork. in anderen Organen (Leber, Haut, Milz) ist beschrieben; mikroskop. Bild: s. Abb. Die Züchtung von P. c. gelingt bisher nur in immunsupprimierten Tieren. Der **Vermehrungszyklus** verläuft (extrazellulär) wahrscheinlich über die Entw. v. Zysten (⌀ 7-10 µm) mit acht kernhaltigen Körperchen, die nach Freisetzung zu Trophozoiten heranreifen, an Pneumozyten Typ I (s. Alveole) haften u. sich dort über Bildung sog. Präzysten jeweils erneut zu reifen Zysten entwickeln. Normalerweise parasitiert P. c. im Alveolarraum, kann jedoch bei Zerstörung der Alveolarzellen entzündl. Prozesse im Lungeninterstitium verursachen; Err. der interstitiellen plasmazellulären Pneumonie* bei Säuglingen (bis zum 5. Mon.) u. der Pneumocystis*-carinii-Pneumonie. Die **Durchseuchungsrate** mit P. c. ist außerordentlich hoch; über 90% aller Fünfjährigen weisen spezif. Antikörper auf (Übertragung wahrscheinlich aerogen).

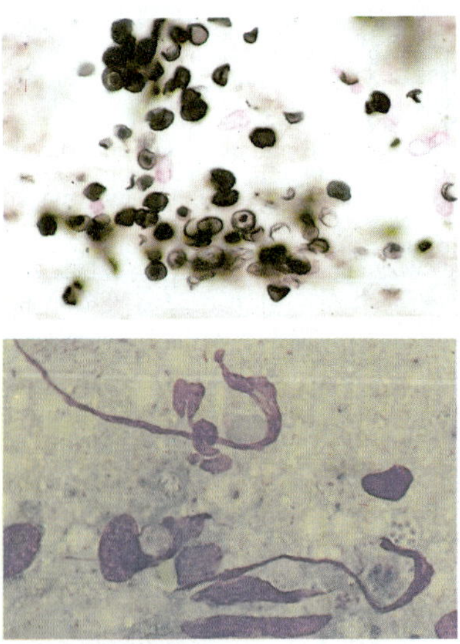

Pneumocystis carinii:
Isolat von einem Patienten mit AIDS, Grocott-Färbung (oben); nur Zystenwände werden dargestellt; unten: Lungentupfpräparat von einer immundefekten Ratte, auf dem intrazystische Körper zu erkennen sind, Giemsa-Färbung [455]

Pneumo|cystis-carinii-Pneumonie (↑; ↑) f: (engl.) pneumocystis carinii pneumonia; Abk. PcP; durch Pneumocystis carinii verursachte Pneumonie*; **Vork.:** v. a. bei angeb. od. erworbenen Immundefekten (insbes. bei HIV*-Erkrankung), i. R. einer immunsuppressiven bzw. zytostat. Therapie, bei chron. Infektionskrankheiten u. Mangelernährung; **Klin.:** z. T. schleichende Verlaufsform mit lange bestehenden uncharakterist. Sympt., z. T. (insbes. bei Immunsuppression) akut-fulminante Verlaufsform mit rascher Ausbildung eines schweren Krankheitsbildes u. hoher Letalität. Typisch ist die Diskrepanz zw. der Schwere des klin. Bildes (Dyspnoe) u. der (verzögerten) Ausprägung röntg. Befunde (pulmonale Infiltrationen, interstitielle Pneumonie); häufig Fehleinschätzung, progn. entscheidend ist die frühzeitige parasitolog. Diagnose (bronchoalveoläre Lavage, transbronchiale Biopsie); serol. Ak-Nachweis ist unsicher; **Ther.:** Cotrimoxazol, u. U. Aerosoltherapie mit Pentamidin-Isethionat, Atovaquon; **Proph.:** bei HIV-Infektion u. einer Anzahl von Helferzellen unter 250/µl wird Pentamidin-Inhalation, Cotrimoxazol od. Dapson empfohlen; evtl. ist Proph. auch mit Atovaquon möglich.

Pneumo|graphie (↑; -graphie*) f: (engl.) pneumography; syn. Pneumoradiographie; Röntgenkontrastdarstellung v. Körperhöhlen nach Insufflation von neg. Röntgenkontrastmitteln (Sauerstoff, Kohlendioxid, Lachgas, Luft u. a.); veraltetes Verfahren, durch die moderne Schnittbildtechnik (Computertomographie, Kernspintomographie) weitgehend ersetzt.

Pneumo|kokken|angina (↑; Kokken*; Angina*) f: s. Tonsillitis.

Pneumo|koniosen (↑; gr. κόνις Staub; -osis*) f pl: (engl.) pneumokonioses; Staublungenerkrankungen; entstehen durch Speicherung von anorg. od. org. Stäuben im Lungengewebe; **Einteilung: 1. benigne P.:** P. durch Eisenstaub (Lungensiderose*), Schwerspatstaub (Barytose*), reinen Kohlenstaub (Anthrakose*), Tabakstaub (Tabakose) ohne toxische, allerg. pathogene Reaktionen; **2. maligne P.:** P. mit fibrot. Veränderungen des Lungengewebes durch mineralische Stäube, z. B. Quarz (Silikose*), Asbest (Asbestose*), Talkum (Talkose) u. Kaolin, durch Metallstäube, z. B. Beryllium* (Berylliose), Aluminium (Aluminiumlunge*), Hartmetalle (Staub v. Sinter- u. Gußkarbiden) sowie durch Pilzsporen in Stäuben v. Getreide u. Gräsern (Farmerlunge*), Zuckerrohr (Bagassose); quarzhaltige Stäube führen zu nodulären Granulosen, fibrös-hyalinen Knötchen u. Schwielen, Silikate (Asbest, Talkum, Kaolin) u. Metallstäube verursachen eher eine alveoseptale Lungenfibrose*. Die Bewertung röntg. Veränderungen bei P. erfolgt nach der ILO*-Klassifikation. Vgl. Berufskrankheitenverordnung (Tab.).

Pneumo|koniose, rheumatische (↑; ↑; ↑) **f:** (engl.) rheumatoid pneumoconiosis; gleichzeitiges Auftreten von Quarz- od. Mischstaublunge u. Kollagenose; bes. häufig bei Bergarbeitern. Vgl. Kollagenosen.

Pneumo|lith (↑; gr. λίθος Stein) **m:** Lungenstein; Kalkablagerung bei chron. Lungenkrankheiten, um Fremdkörper usw.

Pneumo|logie (↑; -log*) **f:** sprachl. besser Pneumonologie*.

Pneumo|mediastinum (↑; Mediastinum*) **n:** s. Mediastinalemphysem.

Pneumo|myelo|graphie (↑; Myel-*; -graphie*) **f:** s. Myelographie.

Pneumonie (↑) **f:** (engl.) pneumonia; akute od. chron. Entz. des Lungenparenchyms, meist infektiöser, seltener allergischer, chemischer od. physikalischer Genese. P. stellen unter den Infektionskrankheiten in den industrialisierten Ländern die häufigste Todesurs. dar.

Einteilung: I. nach morphol. u. röntg. Befunden (sog. Verschattungen) in lobäre (auch alveoläre), lobuläre (bronchopneumonische), segmentale u. (diffus-)interstitielle Formen; **klassische Einteilung: 1.** Lobärpneumonie (typ. Erreger: Streptococcus pneumoniae), pathol.-anat. mit stadienhaftem Verlauf: seröse Exsudation in d. Alveolen (sog. Anschoppung) → Abscheidung v. Fibrinnetzen, Erythrozytenübertritt (sog. rote Hepatisation) → Leukozyteneinwanderung (sog. graue Hepatisation, s. Abb.) → proteolytische Verflüssigung des Exsudats (sog. gelbe Hepatisation); bei Ausbleiben der „Lösung" u. Resorption,

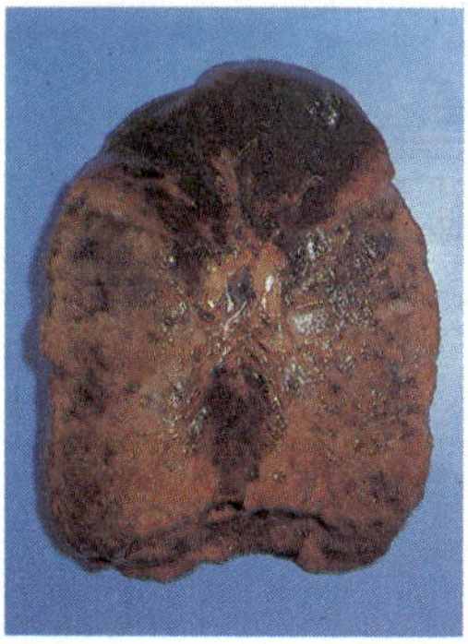

Pneumonie:
Lobärpneumonie im mittleren Stadium; aufgeschnittene Lunge in grau-rötlicher „Hepatisation". Nur das obere Drittel des Organs war noch belüftet und atmungsfähig. [471]

u. U. Organisation des Exsudats durch Granulationsgewebe (Karnifikation*); Formen der lobären P.: s. Abb.; **2.** Bronchopneumonie (unterschiedl. Erreger), pathol.-anat. als umschriebene od. multifokale Entz. (Herdpneumonie), die von d. Bronchiolen auf die peribronchialen Alveolen übergreift u. nicht streng an die anat. Begren-

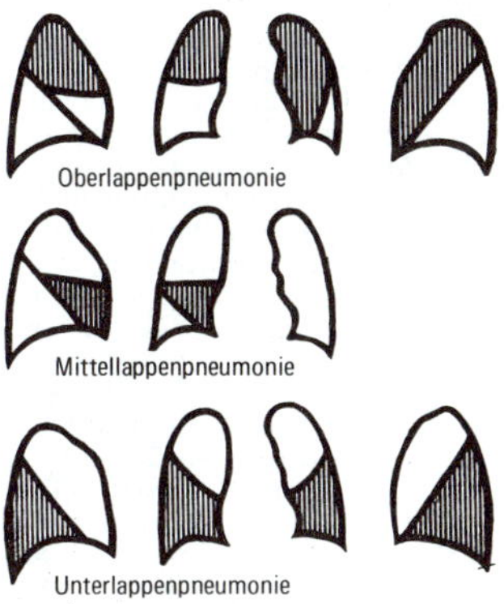

Pneumonie:
verschiedene Formen

zung der Lungenlappen gebunden ist; **3.** interstitielle P.: typischerweise Viruspneumonie u. a. Formen der atypischen Pneumonie*, pathol.-anat. v. a. im Lungeninterstitium ablaufende Entz. ohne od. mit nur geringer Beteiligung des Alveolarraums. **II.** nach der Ätiologie: **1.** ambulant erworbene P.: hier stehen unter den bakt. Erregern immer noch Pneumokokken (84 Typen, Typ III wegen schlechter Progn. von bes. Bedeutung) im Vordergrund, gefolgt v. Staphylokokken (P. mit Neigung zur Abszedierung), Haemophilus influenzae (bes. im Kindesalter) u. seltener Klebsiella pneumoniae (sog. Friedländer-P.). Mind. ebenso häufig u. offenbar im Ansteigen begriffen sind die sog. atypischen P., bei denen die Infektion meist aerogen aus der normalen mikrobiellen Flora des Nasen-Rachen-Raums u. des oberen Respirationstrakts (Autoinfektion) od. als Tröpfcheninfektion* durch andere Erkrankte erfolgt; hämatogene Infizierung der Lunge ist selten (z. B. durch sept. Embolie). **2.** nosokomiale (im Krankenhaus erworbene) P.: insbes. mit gramnegativen Keimen (Pseudomonas aeruginosa, Enterobacteriaceae) sowie Staphylokokken, Anaerobiern (Fusobacterium, Bacteroides) u. Pilzen (Lungenmykosen*); z. B. inf. (Dauer-)Intubation, Tracheotomie (Intensivpatienten); **3.** P. bei chron. Lungenerkrankungen (Bronchitis, Bronchiektasen); **4.** P. bei anderen Grundkrankheiten (Diabetes mellitus, Herz-, Niereninsuffizienz); **5.** P. durch Aspiration bei Erkr. des ZNS od. Ösophagus u. bei Alkoholabusus (vgl. Mendelson-Syndrom); **6.** P. bei immunsupprimierten Pat. (z. B. nach Transplantation, durch onkologische Erkr. u. deren Therapie, bei AIDS); **7.** P. i. R. anderer Infektionskrankheiten (z. B. Keuchhusten, Masern, Grippe, Leptospirosen, Malaria, Typhus); **8.** P. i. R. von Allgemeinerkrankungen (z. B. Kollagenosen); **9.** P. aus allerg. Urs. (z. B. eosinophiles Infiltrat*, exogen-allergische Alveolitis*); **10.** P. durch physik.-chem. Einflüsse, insbes. Inhalation v. Metalldämpfen (z. B. Berylliumvergiftung), Stäuben, Atemgiften u. a. inhalativen Noxen (z. B. Lipidpneumonie), durch Medikamente (Busulfan, Bleomycin, Nitrofurantoin u. a.), Einwirkung v. Strahlen (Strahlenpneumonitis*); **III.** nach dem Verlauf: akute u. chron. P.: als chron. P. bezeichnet man ätiol. u. pathogenet. unterschiedliche Formen der

P

P., bei denen länger als 6-8 Wo. (röntg.) pulmonale Infiltrationen nachweisbar sind. Chron. P. treten v. a. bei Pat. mit verminderter Immunabwehr, vorbestehenden pulmonalen Veränderungen, inf. verzögerter „Lösung“ sowie bei Pat. mit Diabetes mellitus u. bei Alkoholkranken auf.

Path.: Die Manifestation einer (infektiösen) P. ist abhängig von d. Leistungsfähigkeit des individuellen unspezif. (pulmonalen) Abwehrsystems u. von d. Virulenz der verantwortlichen Err.; begünstigend wirken u. a. eine Verminderung der Aktivität alveolärer Makrophagen (bes. nach vorausgegangener Virusinfektion) u. der mukoziliären Klärfunktion, Störung des Hustenreflexes, muköse Hypersekretion sowie Inhalation trockener Luft f. längere Dauer, zusätzl. Aspiration u. Einwirkung inhalativer Noxen (Zigarettenrauch). **Klin.:** Das klin. Bild der unbehandelten (lobären) Pneumokokken-P. verläuft parallel zu den pathol.-anat. Veränderungen der Lunge; meist akuter Beginn mit Schüttelfrost, gefolgt v. schnellem Temperaturanstieg (Febris continua um 39-40°C) u. Tachykardie (evtl. begleitende Myokarditis), Tachypnoe, inspirator. Nachschleppen der betroffenen Thoraxseite bei insgesamt oberflächl. Atmung, evtl. Nasenflügelatmen*, bei ausgedehntem Prozeß Zyanose; anfängl. oft pleurit. Reizerscheinungen, meist starker Hustenreiz u. zunächst uncharakterist. Auswurf, vom zweiten Tag an häufig typ. rostbraun m. kleinen Fibringerinnseln, u. U. Hämoptysen. Das Allgemeinbefinden ist meist deutl. beeinträchtigt, die Pat. schwitzen stark, häufig tritt ein Herpes labialis auf. Bei unkompliziertem Verlauf erfolgt am Ende der ersten Krankheitswoche unter Schweißausbruch krit. Abfall des Fiebers

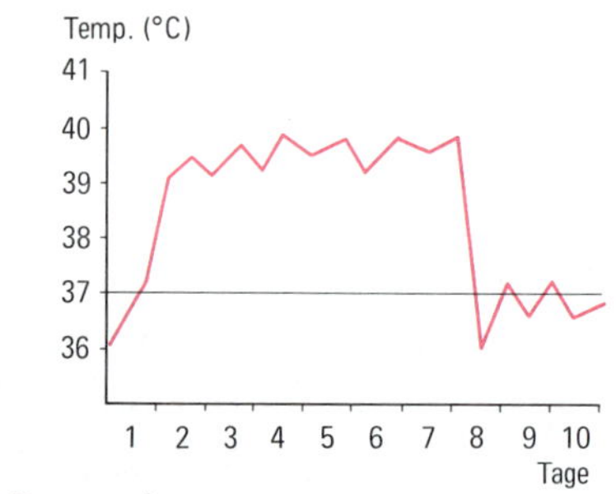

Pneumonie:
Fieberkurve bei lobärer Pneumonie

(sog. Krise, s. Abb.) mit Auftreten einer Bradykardie, u. U. auch lytische Entfieberung; auskultator. zunächst inspirator. Knisterrasseln (Crepitatio indux), zunehmende perkutor. Dämpfung m. verstärktem Stimmfremitus u. Bronchophonie*, später auskultator. Bronchialatmen u. mittelblasige Rasselgeräusche. Bei „Lösung“ Abnahme der perkutor. Dämpfung u. Wiederauftreten v. Knisterrasseln (Crepitatio redux). Seit der therap. Anwendung v. Chemotherapeutika sind derartige Verläufe selten geworden. Bei den häufigeren Bronchopneumonien tritt meist unregelmäßiges, langsam ansteigendes Fieber von unterschiedl. Dauer u. mit Neigung zu Rezidiven auf, der Auswurf ist schleimig-eitrig (selten blutig), das Allgemeinbefinden je nach Ausdehnung des pneumon. Prozesses unterschiedl. stark, oft nur rel. gering beeinträchtigt; auskultator. meist mittelblasige Rasselgeräusche, perkutor. Dämpfung nur über größeren konfluierenden bronchopneumon. Infiltraten. Bei Kindern verlaufen P. häufig m. heftigem Erbrechen, Krämpfen u. Zeichen eines meningealen Syndroms; oft werden v. der Pleura ausgehende Schmerzen in den Unterbauch lokalisiert. **Diagn.:** röntg. Nachweis eines pulmonalen Infiltrats, im Blutbild häufig Leukozytose m. Linksverschiebung, ggf. toxische Granulationen, außerdem stark beschleunigte BKS. Der Erregernachweis erfolgt mikrobiol. (Sputum, Pleuraexsudat, Bronchialsekret, Lungenbiopsie). Bei Verdacht auf nichtbakterielle (atyp.) P. sollten serol. Untersuchungen (KBR) vorgenommen werden. Eine Beurteilung des Ausmaßes v. Störungen der Atemmechanik u. des Gasaustauschs ist mittels Lungenfunktionsprüfung* u. Blutgasanalyse* möglich. **Ther.:** symptomat. mit allg. Maßnahmen wie körperl. Schonung, Luftbefeuchtung, reichl. Flüssigkeitszufuhr, Klopfmassagen u. ä., medikamentös Antitussiva (unproduktiver Reizhusten) od. Sekretolytika (produktiver Husten), evtl. Digitalisierung (Herzinsuffizienz), Sauerstoffzufuhr (Hypoxie) u. frühzeitige Beatmung bei mögl. Entwicklung einer Schocklunge (s. ARDS), ggf. Schockbehandlung; Chemother.: bei ambulanten Pat. mit Pneumokokken-P. ist Penizillin das Antibiotikum der Wahl. Bei allen anderen u. insbes. bei den im Krankenhaus auftretenden bakt. P. sollten prinzipiell vor einer Chemother. die Erreger isoliert u. eine Resistenzbestimmung der Bakterien mit Antibiogramm* durchgeführt werden. Die Einleitung der Ther. kann ohne bakteriol. Ergebnis nach der Wahrscheinlichkeit des Vorliegens des vermutl. ursächlichen Err. besonders unter Anw. von Breitband-Antibiotika od. als Kombinationstherapie erfolgen, bevor gezielt behandelt wird. **Kompl.:** Pleuritis, Pleuraempyem, Lungenabszeß, Bronchiektasen, Lungenfibrose, sept. Metastasen (Hirnabszeß, Osteomyelitis u. a.) u. extrapulmonale Entz. (Meningitis, Endokarditis u. Perikarditis usw.); **DD:** v. a. Lungentuberkulose, Lungentumoren (Bronchialkarzinom).

Pneumonie, atypische (↑) f: (engl.) atypical pneumonia; Form der Pneumonie*, die sich von der typ. Symptomatik einer bakt. Pneumonie unterscheidet; der Begriff der a. P. wurde im Lauf der Zeit unterschiedl. definiert: Pneumonie, die nicht durch Pneumokokken verursacht wird (Cole 1928); Pneumonie mit Nachw. von Kälteagglutininen im Blut (Eaton 1942); Pneumonie, die durch Mykoplasmen verursacht wird (sog. primär-a. P., Liu 1957), Pneumonie, die durch primär ultrafiltrierbare Krankheitserreger verursacht wird (Gsell 1967). Heute werden alle nichtbakt. infektiösen Pneumonien unter diesem Begriff zusammengefaßt. **Pathol.-anat.** handelt es sich z. T. um interstitielle Pneumonien (u. a. virale, Mykoplasmen-Pneumonien u. Pneumocystis-carinii-Pneumonien). Ihre Häufigkeit wird höher als die der bakt. Pneumonien geschätzt; oft sind Kinder u. junge Erwachsene betroffen, endem. u. epidem. Auftreten ist beschrieben. Als **Err.** kommen Viren (Influenza-, Parainfluenza-, Paramyxo-, Adenoviren u. a.), Chlamydien (Chlamydia psittaci), Mykoplasmen (Mycoplasma pneumoniae), Rickettsien (Coxiella burnetii) als bes. Bakteriengruppe, Pilze (Candida, Cryptococcus, Aspergillus, Mucor, außereurop. auch dimorphe Pilze) u. Parasiten (Helminthes, Protozoen wie

Pneumocystis carinii) in Frage. **Klin.:** verzögerter schleichender Beginn m. mäßigem Fieber ohne Schüttelfrost, trockener Reizhusten m. wenig (mukösem) Auswurf, allg. Kopf- u. Muskelschmerzen, rel. geringes Krankheitsgefühl; wenig auffälliger physik. Untersuchungsbefund (auskultator. oft nur umschriebene klingende Rasselgeräusche); **Diagn.:** im Rö.-Thorax meist diffuse, wenig abgegrenzte, rundliche od. streifige, zum Konfluieren neigende, homogene (milchglasartige) bis inhomogen-retikuläre Infiltrate rel. unabhängig v. anat. Lappengrenzen, seltener Hilusschwellung, Pleuraerguß, Atelektasen; im Blutbild fehlende od. nur geringe Leukozytose, u. U. Leukopenie, später oft rel. Lymphozytose; nur mäßig beschleunigte BKS; serol. bzw. virol. Untersuchungen (KBR) beweisen in ca. 50 % der Fälle (nachträgl.) die Ätiologie. **Ther.:** symptomat. (s. Pneumonie), u. U. Chemotherapie je nach verantwortl. Krankheitserregern; u. U. Virostatika*. **Progn.:** bei unkompl. Verlauf günstig.

Pneumonie, biliöse (↑) **f:** (engl.) bilious pneumonia; Pneumonie mit Ikterus* inf. vermehrter Hämolyse od. tox. Hepatopathie.

Pneumonie, inter|stitielle plasma|zelluläre (↑) **f:** (engl.) interstitial plasma cell pneumonia; früher vorwiegend bei Frühgeborenen u. Säuglingen, heute bes. bei immundefizienten Pat. vorkommende Lungenerkrankung; **Err.:** nicht einheitl., z. T. Pneumocystis* carinii; **Pathol./Anat.:** interstitielle Pneumonie, plasmazelluläre Infiltrate bes. um d. Bronchioli herum; **Klin.:** Tachydyspnoe, Zyanose; **Diagn.:** im Rö.-Thorax charakterist. diffuse milchglasartige Verschattung; **Ther.:** Cotrimoxazol; **Progn.:** unbehandelt hohe Letalität.

Pneumonie, primär-a|typische (↑) **f:** s. Pneumonie, atypische.

Pneumonie|pro|phylaxe (↑; Prophylaxe*) **f:** (engl.) pneumonia prophylaxis; Maßnahmen zur Vorbeugung einer Pneumonie durch: **1.** Verbesserung der Lungenventilation: Oberkörperhochlagerung, Abreiben, Abklopfen u. Erzeugung einer örtl. Hyperämie, Atemübungen, Atemgymnastik; **2.** Verhinderung von Sekretansammlungen in den Bronchien: Anfeuchtung der Atemluft (z. B. durch Ultraschallvernebler), Aufforderung zum Abhusten, Absaugen von Bronchialsekret u. Lagerungswechsel bei Bewußtlosen, Vibrations- u. Klopfmassage, Inhalation von sekretlösenden u. -verflüssigenden Medikamenten; **3.** Vermeidung einer Aspiration bei Bewußtseins- u. Schluckstörungen; **4.** Vermeidung von Keimverschleppung durch sorgfältige Mundpflege (s. Parotitisprophylaxe) u. regelmäßige Reinigung des Ultraschallverneblers; **5.** ausreichende Schmerzmedikation bei schmerzhaftem Atmen u. Abhusten (cave: bei Pneumoniegefahr keine atemdepressiven Analgetika verabreichen).

Pneumonie, toxische (↑) **f:** (engl.) toxic pneumonia; Pneumonie verursacht z. B. durch Beryllium*; vgl. Thomasmehllunge.

Pneumonitis (↑; -itis*) **f:** syn. Strahlenpneumonitis*; im angloamerikan. Sprachgebrauch häufige Bez. f. interstitielle plasmazelluläre Pneumonie*.

Pneumono|logie (↑; -log*) **f:** (engl.) pneumonology; sprachl. korrekte Bez. f. Pulmologie, Pulmonologie, Pneumologie; Lehre von den Erkr. der intrathorakalen Atmungsorgane.

Pneumono|mykose (↑; Myk-*; -osis*) **f:** Lungeninfektion durch Pilze; s. Lungenmykosen.

Pneumonose (↑; -osis*) **f:** (engl.) pneumonosis; Verdickung der Alveolarwände; z. B. bei Stauungslunge*, interstitieller Pneumonie*; führt zu Hypoxämie als Folge verminderten Gasaustauschs in den Lungenalveolen.

Pneumo|pelvi|graphie (↑; Pelv-*; -graphie*) **f:** (engl.) pneumopelviography; Röntgenkontrastdarstellung der Beckenorgane nach Insufflation v. gasförmigen Kontrastmitteln in d. Beckenraum; z. B. als Pneumoretroperitoneum*.

Pneumo|peri|kard (↑; Peri-*; Kard-*) **n:** meist traumatisch bedingte Luftansammlung im Herzbeutel; kann u. U. zur Herzbeuteltamponade* führen; vgl. Thoraxtrauma.

Pneumo|peri|toneum (↑; Peritoneum*) **n:** Gasansammlung im Peritonealraum; **Formen: 1.** pathologisches P.: durch traumat. Lufterguß in die Bauchhöhle, Inf. mit gasbildenden Bakt., nach Magen- od. Darmperforationen, Pertubation od. postop. nach intraabdominellen Eingriffen; **2.** diagn.-therap. P.: Insufflation v. Gas in die Bauchhöhle z. Abheben der Bauchdecken als Vorbereitung für eine Laparoskopie* bzw. Pelviskopie* od. i. R. einer Pneumographie* des Peritoneums.

Pneumo|retro|peri|toneum (↑; Retro-*; Peritoneum*) **n:** Retropneumoperitoneum; Gasansammlung im Retroperitonealraum*; durch traumat. bedingtes Eindringen v. Gasen v. außen od. aus gasenthaltenden Organen, auch durch Inf. mit gasbildenden Bakterien.

Pneumo|sinus di|latans (↑; Sinus*) **m:** auch Nasennebenhöhlenpneumozele; luftgefüllte Erweiterung einer Nasennebenhöhle, z. B. bei verschlossenem Ausführungsgang.

Pneumo|thorax (↑; Thorax*) **m:** Ansammlung von Luft im Pleuraraum mit Aufhebung des normalerweise negativen intrapleuralen Drucks; führt zu teilweisem od. komplettem Kollaps des betroffenen Lungenflügels; **Formen: 1.** idiopath. Spontanpneumothorax: häufigste Form, betrifft v. a. junge Männer zw. 15 u. 35 Jahren; Urs.: i. d. R. Ruptur kleiner, röntg. nicht erkennbarer, apikaler Emphysembläschen; **2.** symptomatischer Spontanpneumothorax: Urs.: z. B. bullöses Emphysem* bei obstruktiver Atemwegerkrankung*, Pleuraschädigung durch Narben (z. B. nach Tbc), Tumoren, Sarkoidose*, Lungenfibrose*, Langerhans*-Zellhistiozytose, zystische Fibrose*, extragenitale Endometriose*; Häufigkeitsgipfel zw. 55 u. 65 Jahren; Sympt.: plötzlicher Thoraxschmerz, Dyspnoe, Reizhusten; Ther.: Pleuradrainage*; bei rezidiv. P. u. U. Thorakotomie mit teilweiser Entfernung u. Aufrauhung der Pleura parietalis, evtl. Versuch der Pleurodese*; **3.** traumatischer P.: Urs.: Thoraxtrauma; bei Eindringen von Luft durch die offene Brustwand in die Pleurahöhle wird der P. als offener P. (mit Mediastinalflattern*, Pendelluft* u. kardiopulmonaler Insuff.) bez., im Gegensatz zum geschlossenen P. (z. B. bei Trachea- od. Bronchusriß); Ther.: Pleuradrainage, ggf. Thorakotomie, u. U. Intubation u. Beatmung; **4.** Spannungs- od. Ventilpneumothorax (lebensgefährl. Kompl. des P.): Urs.: Ventilmechanismus, der das Eindringen von Luft in den Pleuraspalt zuläßt u. das Ausströmen verhindert; Folge: zunehmender Überdruck mit Totalkollaps des betroffenen Lungenflügels, Mediastinalverdrängung zur gesunden Seite, Zwerchfelltiefstand, Verhinderung des Blutrückstroms in die großen thorakalen Venen; Sympt.: schwerste Dyspnoe, Zyanose, Einflußstauung, Schock; Ther.: sofortige Entlastungs-

P

punktion (3. ICR in der Medioklavikularlinie), Pleuradrainage bzw. Thorakotomie. Vgl. Hämatopneumothorax, Seropneumothorax, Pyopneumothorax.

> Bei Spannungspneumothorax ist die sofortige Druckentlastung des Pleuraraumes durch Punktion mit großkalibriger Kanüle lebensrettend.

Pneumo|zysten (↑; Kyst-*) f pl: s. Lungenzysten, Pneumocystis carinii.

Pneumo|zyten (↑; Zyt-*) m pl: s. Deckzellen, Nischenzellen.

PNH: Abk. f. **p**aroxysmale **n**ächtliche **H**ämoglobinurie*.

PNM-Syn|drom n: Kurzbez. f. Syndrom mit **p**eripherer Dysostose, **N**asenhypoplasie, **m**entaler Retardierung; syn. Akrodysplasie*.

-pnoe: Wortteil mit der Bedeutung Atem, Hauch; von gr. πνοή.

PNPV: Abk. f. (engl.) **p**ositive **n**egative **p**ressure **v**entilation; Wechseldruckbeatmung; positiv-negative Beatmung* mit wechselndem Druck; die Inspiration erfolgt durch Druckerhöhung, die im wesentlichen passive Exspiration wird durch einen subatmosphärischen negativen Druck unterstützt; wegen ungünstiger Auswirkung auf die Lungenfunktion (Air* trapping) unübliches Verfahren. Vgl. CPPV, IPPV.

Po: chem. Symbol f. Polonium*.

p. o.: Abk. f. per os.

pO_2: Symbol f. Sauerstoffpartialdruck*.

Pochhammer-Zeichen: (engl.) Pochhammer's sign; Unmöglichkeit, bei isolierter Fraktur des Trochanter minor des Femurs das Bein im Liegen bei gestrecktem Knie anzuheben; vgl. Oberschenkelfraktur.

Pocken: s. Variola. **P.lymphe** (Lymph-*) f: s. Vakzine. **P.-Viren** (Viren*) n pl: s. Poxviridae, Variola. **P., weiße:** Alastrim; s. Variola.

Pock|finnen (mhd. vinne Gestank) f pl: s. Acne necroticans.

Pod|agra (gr. ποδάγρα Fußgicht) f: Gichtanfall der großen Zehe; s. Gicht.

Podo|gramm (gr. πούς Fuß; -gramm*) n: Darstellung von Fußsohlenabdrücken, z. B. mit Stempelfarbe auf Papier; gibt Aufschluß über Form u. Belastung des Fußes; s. Pes (Abb.).

Podo|phyllin n: Pulver aus den Wurzeln von Podophyllum peltatum; enthält Podophyllotoxin* u. Peltatin.

Podo|phyllo|toxin n: 5,5a,6,8,8a,9-Hexahydro-5-(3,4,5-trimethoxyphenyl)-furo[3',4':6,7]-naphtho[2,3-d]-1,3-dioxol-6-on (IUPAC); Mitosehemmstoff; Verw.: Lokalbehandlung von Condylomata acuminata.

Podo|zyten (gr. πούς, ποδός Fuß; Zyt-*) m pl: (engl.) podocytes; Deckzellen des inneren Blatts der Bowman*-Kapsel; besitzen zahlreiche Füßchen, die von den Fortsätzen dieser Zellen ausgehen u. ineinandergreifend der Basalmembran aufsitzen.

Poelchen-Behandlung: (engl.) Poelchen's bandage; funkt. Behandlung der subkapitalen Humerusfraktur.

POEMS-Kom|plex m: (engl.) POEMS syndrome; syn. POEMS-Syndrom, Crow-Fukase-Syndrom; ätiol. heterogener Fehlbildungskomplex, dessen Bez. die häufigsten Anomalien zusammenfaßt: (progressive, periphere) **P**olyneuropathie mit Muskelschwäche, **O**rganomegalie (v. a. Hepato- u. Splenomegalie), **E**ndokrinopathie (u. a. Gynäkomastie, Impotenz, Hypothyreose), Dysglobulinämie (**M**-Gradient) u. Hautveränderungen (engl. **s**kin changes, z. B. Hyperpigmentierung, Hyperhidrose); weitere fakultative Sympt. sind Hirsutismus, periphere Ödeme, Aszites bzw. Pleuraerguß.

-poese: Wortteil mit der Bedeutung Bildung, Schöpfung; von gr. ποίησις.

Poikilo|dermie (gr. ποικίλος bunt; Derm-*) f: (engl.) poikiloderma; Bez. f. Hautveränderungen mit diffuser Atrophie, kleinfleckigen De- u. Hyperpigmentierungen, disseminierten Teleangiektasien, kleinfleckigen, z. T. konfluierenden Erythemen u. psoriasiformer Schuppung; **Formen: 1.** kongenitale P.: bei vielen erbl. Hauterkrankungen (z. B. Bloom*-Syndrom, Dyskeratosis* congenita, Goltz*-Gorlin-Syndrom, Rothmund*-Syndrom, Thomson*-Syndrom, Xeroderma* pigmentosum) auftretende Hauterscheinungen; **2.** symptomatische P. (syn. Poikilodermia acquisita): Folge- od. Spätzustand chron. Hauterkrankungen; z. B. bei Dermatomyositis*, Sklerodermie*, Mycosis* fungoides, chronischem diskoidem Lupus* erythematodes, Psoriasis*, auch inf. physik. Hautschädigung (Röntgenoderm*); **3.** idiopathische P.: evtl. aufgrund phototoxischer Reaktionen.

Poikilo|pikrie (↑; gr. πικρός bitter) f: (engl.) poikilopicria; als Spätsymptom bei Niereninsuffizienz* auftretende Unfähigkeit des Organismus, das Säure-Basen-Gleichgewicht unabhängig von der Zusammensetzung der Nahrung konstant zu erhalten.

Poikilo|thermie (↑; Therm-*) f: (engl.) poikilothermy; weitestgehende Abhängigkeit der Körpertemperatur von der Umgebungstemperatur; Vork. bei wechselwarmen Tieren (Reptilien), auch bei Frühgeborenen mit unreifen Temperaturregelungsmechanismen. Vgl. Wärmeregulation.

Poikilo|zytose (↑; Zyt-*; -osis*) f: (engl.) poikilocytosis; syn. Poikilozythämie; Vielgestaltigkeit der Erythrozyten, z. B. Birnen-, Keulenform usw. (Abb.); **Vork.:** bei schwerer Störung der Erythropoese (perniziöse Anämie u. a.). Vgl. Anisozytose.

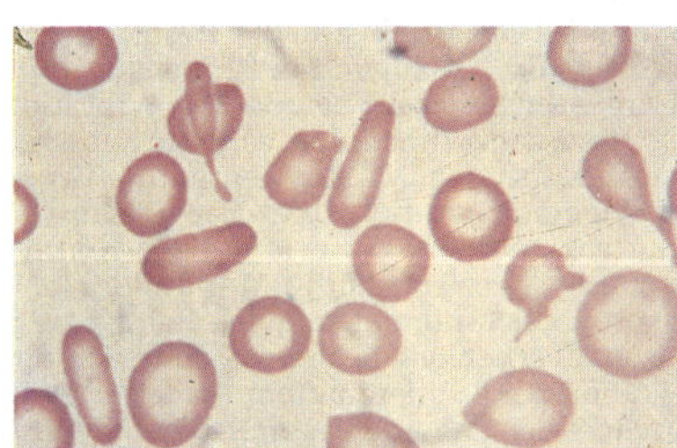

Poikilozytose [179]

Poiseuille-Gesetz (Jean L. P., Physiol., Paris, 1799-1869): s. Hagen-Poiseuille-Gesetz.

Polak-Syn|drom (Julia M. P., zeitgen. Ärztin, Großbritannien) n: Typ I des Zollinger*-Ellison-Syndroms inf. Hyperplasie der gastrinproduzierenden Zellen im Magenantrum. Vgl. Polyadenomatose-Syndrome.

Poland-Sym|ptomen|kom|plex (Alfred P., Chir., London, 1820-1872) m: (engl.) Poland complex; komplexe Fehlbildung aus dem Formenkreis der Brachydaktylie- u. mammorenalen Syndrome; **Ätiol.:** Disruption inf. frühembryonalen Verschlusses der A. subclavia; **Sympt.:** einseitige Anomalie der Hand (Syndaktylie, Synbrachydaktylie), homolaterale Aplasie des M. pectoralis u. fakultativ einseitige Hypo- od. Aplasie der Mamille od. Mamma, in diesem Fall häufig m. Hypo- od. Aplasie der homolateralen Niere assoziiert.

Polari|meter (gr. πόλος Achsenende; Metr-*) n: Gerät zur Erzeugung u. Messung von polarisiertem Licht, mit dem die spezifische Drehung* einer optisch aktiven Substanz gemessen werden kann; **Anw.:** zur Bestimmung von Konz. (dem Drehungswinkel proportional), heute weitgehend ersetzt durch genauere Verfahren. Vgl. Polarisation, Aktivität, optische.

Polarisation (↑) f: (engl.) polarization; **1.** P. von Licht: Umwandlung von natürl. Licht* (dessen Schwingungsebenen radial gleichmäßig verteilt sind) in Licht, das nur noch eine Schwingungsebene aufweist; polarisiertes Licht kann mit Hilfe sog. Polarisatoren (z. B. Nicol*-Prisma) u. a. durch Doppelbrechung, Reflexion u. Streuung erzeugt werden; **2.** elektrische P.: Verschiebung von elektr. Ladung mit Entstehung von Dipolen durch die Wirkung eines elektr. Feldes; **3.** elektrolytische P.: s. Elektrolyse; **4.** P. der Zellmembran: s. Membranpotential.

Polarisations|mikro|skop (↑; Mikr-*; Skop-*) n: (engl.) polarization microscope; Mikroskop, bei dem polarisiertes Licht durch ein Polarisationsfilter vor dem Objekt erzeugt u. durch ein weiteres Polarisationsfilter hinter dem Objekt analysiert wird; Anw. zur Untersuchung doppeltbrechender Substanzen u. zur Aufklärung des submikroskopischen Feinbaus anisotroper Substanzen.

Pol|gefäß, ak|zessorisches (↑): (engl.) accessory polar vessel; direkt aus Aorta od. V. cava inf. ventral od. dorsal des Ureters zum unteren Nierenpol ziehendes Gefäß; kann Hydronephrose (bes. des kaudalen Nierenbeckens) verursachen; Resektion nur bei Kompl.; strenge Ind. wegen Gefahr eines Drosselungshochdrucks (s. Goldblatt-Mechanismus), Inf. des infarzierten Gebiets, Nierenfistelbildung.

Polido|canol (INN) n: syn. Hydroxypolyethoxydodecan; Verw.: Verödungsmittel.

Poli|klinik (gr. πόλις Stadt; κλίνη Bett, Lager) f: (engl.) policlinic, outpatient's clinic; den klin. Fächern eines Universitätskrankenhauses jeweils angegliederte Abteilung zur ambulanten Behandlung bzw. mit Ärzten unterschiedl. Fachrichtung besetzte selbständige med. Einrichtung.

Polio|dys|trophia pro|gressiva corticalis (gr. πολιός grau; Dys-*; Troph-*) f: syn. Alpers*-Krankheit.

Polio|dys|trophie (↑; ↑; ↑) f: (engl.) poliodystrophy; fortschreitende Degeneration der grauen Substanz des Zentralnervensystems inf. von Enzymopathien*; häufig kommt es zur pathol. Speicherung von Lipiden. Vgl. Lipidosen, Leukodystrophie.

Polio|en|cephalitis acuta infantum (↑; Enkephal-*; -itis*) f: sog. zerebrale Kinderlähmung; s. Poliomyelitis epidemica anterior acuta.

Polio|en|cephalitis in|ferior (↑; ↑; ↑) f: auf die graue Substanz der Medulla* oblongata beschränkte Entz. mit klin. Symptomen der Bulbärparalyse*; Vork. v. a. nach Infektionskrankheiten.

Polio|en|cephalo|pathia haemor|rhagica superior (↑; ↑; -pathie*) f: syn. Wernicke*-Enzephalopathie.

Polio|en|zephalitis (↑; ↑; -itis*) f: (engl.) polioencephalitis; Entz. der grauen Hirnsubstanz; vgl. Enzephalitis.

Polio|en|zephalo|pathie, sub|akute prä|senile (↑; ↑; -pathie*) f: s. Creutzfeldt-Jakob-Krankheit.

Polio|myelitis epi|demica anterior acuta (↑; Myel-*; -itis*) f: syn. Heine-Medin-Krankheit, epidemische spinale Kinderlähmung; meldepflichtige Infektionskrankheit; **Err.:** Poliomyelitis*-Viren; **Übertragung:** fäkal-oral; **Verbreitung:** in Europa u. Nordamerika wegen des hohen Immunisierungsgrades durch Schutzimpfung* drastisch zurückgegangen, Wiederauftreten einzelner Fälle durch nachlassende Impfbereitschaft; in tropischen Ländern noch relativ häufig; es erkranken v. a. Kleinkinder, zunehmend auch ältere Kinder u. Erwachsene. **Inzidenz:** weltweit ca. 10 Erkr. auf 1 Mill. Einwohner; **Pathol./Anat.:** Entz. der Neurone der grauen Substanz u. Infiltration mit Leukozyten, Lymphozyten u. Plasmazellen; Gliazellreaktion, Abbau der Ganglienzellen, reaktives Ödem; **Klin.:** Inkubationszeit 3-14 Tage; phasenhafter Verlauf: s. ums. Abb.; **1.** inapparente P. e. a. a. (90-95% aller Poliomyelitisinfektionen); **2.** abortive P. e. a. a. (Initialstadium): bei ca. 5% der Inf. kommt es zu Sympt. eines grippalen Infekts; Gesundung innerh. weniger Tage; **3.** nach einigen symptomfreien Tagen (Latenzstadium) meningitisches Stadium; aseptische Meningitis mit schwerem meningealem Syndrom, nach wenigen Tagen vollständig abklingend, von anderen Enterovirus-Infektionen klin. nicht zu unterscheiden; **4.** paretisches Stadium (bei ca. 0,1% der Infizierten); nach präparalytischem Stadium mit katarrhal. Erscheinungen der oberen Luftwege od. des Darmkanals (Durchfall), mäßigem Temperaturanstieg (sog. Dromedartyp der Fieberkurve), Kopf-, Rücken- u. Gliederschmerzen, starkem Schwitzen, allg. Hyperästhesie u. meningitischen Zeichen, aber auch akut (sog. Morgenlähmung der abends gesund zu Bett gebrachten Kinder) Einsetzen des Lähmungsstadiums: unter Absinken der Temp. in rascher Folge auftretende asymmetr. schlaffe Paresen unterschiedl. Ausprägung (z. B. Klauen-, Flaggenhand) u. Verteilung (v. a. Paraplegien der unteren Extremitäten); in den gelähmten Partien Areflexie; keine Sensibilitätsstörungen (spinale Form); nach Entfieberung kein weiteres Fortschreiten der Lähmungen; bei Beteiligung v. a. der Kerne des IX. u. X. Hirnnerven (bulbopontine Form) od. rasch aufsteigender Lähmung u. Übergreifen auf Atem- u. Kreislaufzentrum ungünstige Progn. (Letalität 20-60%); **5.** Polioencephalitis acuta infantum (sog. zerebrale Kinderlähmung): seltene Form mit anhaltend hohem Fieber, Bewußtseinseintrübung, Krampfanfällen, spastischen Lähmungen, Kontrakturen; **Liquordiagnostik:** im präparalytischen Stadium meist albumino-zytologische Dissoziation* unter leichter Vermehrung der Liquorgammaglobuline (in 1. u. 2. Wo. vermehrt Albumine, ab 3. Wo. Pándy-Reaktion positiv); in späteren Stadien oft normaler Liquor; **Progn.:** Rückbildung der Sympt. bei der Mehrzahl der Pat. innerh. eines Jahres; als Residualschäden atrophische Lähmungen, trophische u. vasomotorische Störungen, Ske-

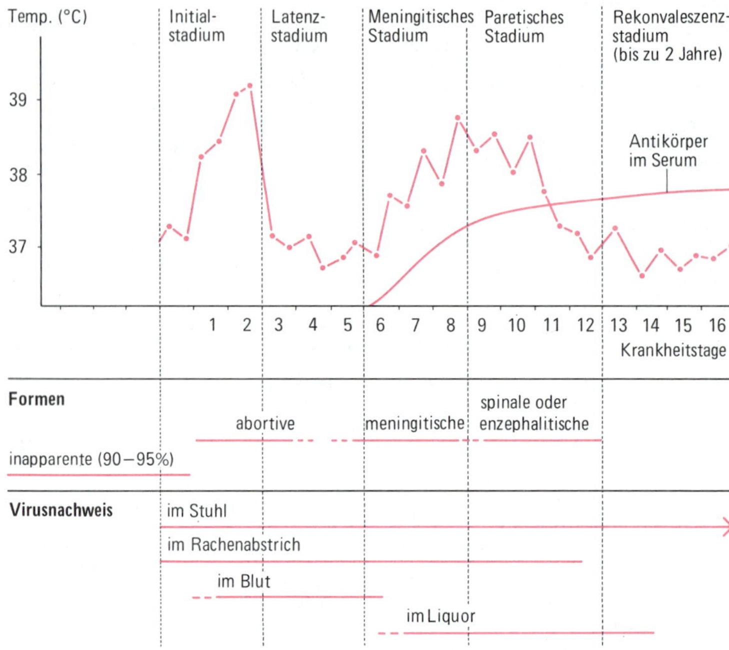

Poliomyelitis epidemica anterior acuta:
klinischer Verlauf, Stadien, Formen, Virusnachweis und Immunologie [139]

lett- u. Gelenkveränderungen (Fußdeformierung, Schlottergelenk, Skoliose) u. Zurückbleiben des Knochenwachstums einzelner Extremitäten; **Proph.:** s. Schutzimpfung, Impfkalender.

Polio|myelitis-Viren (↑; ↑; ↑; Viren*) n pl: (engl.) polioviruses; RNA-Viren (25-30 nm) des Genus Enterovirus* der Picornaviridae*; Err. der Poliomyelitis* epidemica anterior acuta (spinale Kinderlähmung); 1908 durch Popper u. Landsteiner entdeckt; seit 1934 **Unterteilung** in drei pathogenetisch u. immun. unterscheidbare Typen: Typ I (Brunhild, häufigster Erreger), II (Lansing) u. III (Leon); **Übertragung:** fäkal-oral; Eintrittspforte Verdauungskanal; hämatogene (evtl. auch neurogene) Verbreitung mit Befall v. a. der grauen Substanz der Neurone des Rükkenmarks, insbes. Vorderhornzellen; **Diagn.:** Erregernachweis aus dem Stuhl gelingt in den ersten beiden Krankheitswochen in 70% der Fälle; Serodiagnostik durch Neutralisationstest od. KBR; vermehrungsfähige, attenuierte Virusstämme aller drei Typen werden für die aktive orale Immunisierung eingesetzt; vgl. Schutzimpfung, Impfkalender.

Poliosis (↑; -osis*) f: s. Haarveränderungen.

Politano-Leadbetter-Operation (Guy W. L., Chir., Washington, 1893-1945) f: (engl.) Politano's operation; Harnleiterneuimplantation in die Harnblase zur Verhütung eines vesikoureteralen Refluxes* (z. B. bei Ureterfehlbildungen*) mit submuköser Verlagerung von 3, max. 5 cm des distalen Ureterabschnitts von intravesikal aus; vgl. Lich-Grégoire-Operation.

Politzer-Verfahren (Adam P., Otol., Wien, 1835-1920): (engl.) Politzer's test; sog. Luftdusche, qual. Tubenfunktionsprüfung; **Durchführung:** ein Gummiballon wird mit dessen Olive luftdicht auf ein Nasenloch aufgesetzt, das andere manuell verschlossen; während der Kompression des Ballons (Erhöhung des Luftdrucks im Nasen-Rachen-Raum) läßt man den Pat. schlukken od. „Kuckuck" sagen (Abschluß des Nasen-Rachen-Raums durch Anheben des Gaumensegels, Öffnung des Tubenostiums). Bei normaler

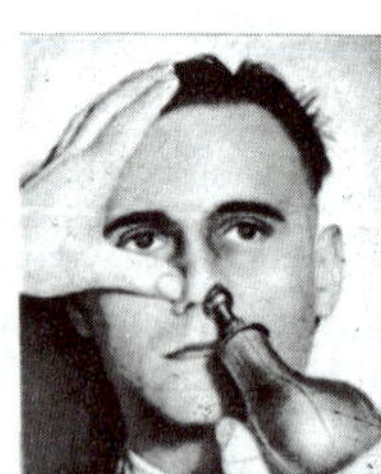

Politzer-Verfahren [250]

Tubendurchgängigkeit kann das Einströmen von Luft in die Paukenhöhle mit einem Hörschlauch auskultiert od. otoskopisch festgestellt werden. Vgl. Valsalva-Versuch.

Pol|körnchen (gr. πόλος Achsenende): s. Volutin, Neisser-Polkörnchenfärbung.

Pollakis-: Wortteil mit der Bedeutung oft, häufig; von gr. πολλάκις.

Pollakis|urie (↑; Ur-*) f: (engl.) pollakisuria; häufige Entleerung kleiner Harnmengen; Vork. z. B. bei Blasenhalsobstruktion, Zystitis, Störung der Blaseninnervation, postmenopausalem Östrogenmangel, Schrumpfblase. Vgl. Polyurie.

Pollen|al|lergie (lat. pollen feines Mehl; Allergie*) f: s. Heufieber.

Pollen|dermatitis (↑; Derm-*; -itis*) f: (engl.) pollen dermatitis; Bez. f. allergisches Kontaktekzem* durch Hautkontakt od. atopisches Ekzem* durch Inhalation von Pollen bei entspr. sensibilisierten Individuen.

Pollex (lat.) m: Daumen.

Pollex flexus (↑) m: syn. Pollex rigidus; anlagebedingte Behinderung der Gleitfähigkeit der Beugesehnen des Daumens durch Verengung der Pars annularis vaginae fibrosae od. Verdikkung der Beugesehnen über dem Grundgelenk beim Säugling od. Kleinkind: fixierte Beugestellung des Daumenendgliedes, die sich u. U. passiv überwinden läßt (deutl. Schnappen); **Ther.:** op. Durchtrennung des Ringbandes.

Pollinosis (lat. pollen feines Mehl; -osis*) f: s. Heufieber.

Pollution (lat. polluere beflecken) f: Samenerguß im Schlaf.

Pollutiones feminae (↑; lat. femina Frau) f pl: Sekretion der Bartholin*-Drüsen bei sexueller Erregung der Frau in der späten Erregungsphase (s. Reaktionszyklus, sexueller); nicht ident. mit der sog. weiblichen Ejakulation beim Orgasmus (vgl. Gräfenberg-Zone).

Polonium n: chem. Element, Symbol Po, OZ 84, rel. Atommasse 209; zur Gruppe der Chalkogene gehörendes Metall; die Polonium-Radionuklide tragen als Bestandteile des Tabakrauchs zur Strahlenbelastung des Bronchialsystems bei.

Polox|amer (INN) n: nichtionisches Polyoxyethylen-polyoxypropylen Copolymer; Verw.: pharmaz. Hilfsstoff.

Pol|star (gr. πόλος Achsenende; mhd. starblint blind): s. Katarakt.

Poltern: (engl.) battarism; syn. Battarismus, Tachyphemie; Sprechstörung, die als Störung od. Dyskoordination der Sprachgestaltung aufgefaßt wird; **Urs.:** psychische, somatische u. habituelle Faktoren; **Vork.:** z. B. nach Schädelhirntrauma*, während der Rückbildungsphase einer Aphasie*, in Verbindung mit Stottern* u. Paraphasie*; **Sympt.:** schnelles, überstürztes Sprechtempo in (intraverbal) od. zw. den Wörtern (interverbal) mit Auslassungen, Veränderungen u. Verschmelzung von Lauten, Silben od. Wörtern, Wortumstellungen u. Umschreibungen; monotone Prosodie*, Dyskoordination der Artikulationsmotorik mit Ausatmungs- u. Phonationsbewegungen. Im Ggs. zum Stottern tritt bei Konz. eine Verbesserung des Sprechablaufs ein; beim Pat. besteht i. d. R. kein Störungsbewußtsein od. Leidensdruck. **Ther.:** logopädisch, u. a. Artikulationstherapie.

Poly-: Wortteil mit der Bedeutung viel, zahlreich; von gr. πολύς.

Poly|adenomatose (↑; Aden-*; -om*; -osis*) f: (engl.) polyadenomatosis; Vork. multipler Adenome; s. Polyadenomatose-Syndrome.

Poly|adenomatose-Syn|drome (↑; ↑; ↑; ↑) n pl: (engl.) multiple endocrine adenomatosis syndromes; Sammelbez. f. familiär gehäuft auftretende (autosomal-dominant erbl.) Krankheitsbilder mit gleichzeitiger od. aufeinanderfolgender Entw. multipler (z. T. endokrin aktiver) Adenome sowie von Zysten, Angiomen, Lipomen u. Fibromen; **Formen: 1.** endokrin aktive P.-S.: v. a. Cowden*-Syndrom, MMN*-Syndrom, Osteodystrophia* fibrosa generalisata, Polak*-Syndrom, Sipple*-Syndrom, Wermer*-Syndrom, Zollinger*-Ellison-Syndrom; **2.** nicht endokrin aktive P.-S.: v. a. Blue* rubber bleb naevus syndrome, Cronkhite*-Canada-Syndrom, Hippel*-Lindau-Syndrom, Maffucci*-Syndrom, Neurofibromatosis* generalisata. Bei Akromegalie*, Cushing*-Syndrom I, Conn*-Syndrom u. Ménétrier*-Syndrom besteht eine erhöhte Tendenz zur Entwicklung einer Polyadenomatose. Vgl. MEN.

Poly|ag|glutinabilität (↑; Agglutination*) f: (engl.) polyagglutinability; Abk. PA; erhöhte Tendenz korpuskulärer Antigene zur Agglutination in vivo; i. e. S. PA von Erythrozyten u. a. Blutzellen des Menschen durch (alle od. viele) Normalseren aufgrund bes. Oberflächenantigene od. (häufiger) erworbener Veränderungen ihrer Oberfläche v. a. mit Freilegung antigener Strukturen (sog. Kryptantigene*) durch bakt. u. virale Enzyme, selten auch durch eine Synthesestörung membranständiger Oligosaccharide inf. eines erworbenen polyklonalen Enzymdefekts hämatopoetischer Stammzellen (sog. Tn-Syndrom). Aufgrund der Kohlenhydratstruktur der bekannten PA-Antigene ist eine Differenzierung mit Hilfe von Lektinen* rel. einfach. Vgl. Panagglutination.

Poly|amid|faser: (engl.) polyamide fibre; sehr feste, nicht od. nur schwer resorbierbare, gewebefreundl. Kunstfaser; Verw.: z. B. als chirurgisches Nahtmaterial*.

Poly|arthritis (Poly-*; Arthr-*; -itis*) f: polyartikuläre Arthritis*, gleichzeitige Entz. von fünf od. mehr Gelenken; vgl. Arthritis, rheumatoide.

Poly|arthritis, chronische (↑; ↑; ↑) f: Abk. cP; syn. rheumatoide Arthritis*.

Poly|arthrose (↑; ↑; -osis*) f: (engl.) polyarthrosis; syn. Polyarthrosis; schmerzhafte, gleichzeitig in mehreren od. vielen Gelenken auftretende Arthrose*; **Vork.:** bes. an den Knie- u. Hüftgelenken, Fingerend- (Heberden*-Polyarthrose), Fingermittel- (Bouchard*-Arthrose) u. Daumensattelgelenken (Rhizarthrose*).

Poly|asen (↑) f pl: Enzyme*, die zu d. Carboanhydrasen gehören u. Polysaccharide spalten (Amylasen, Hyaluronidase, Lysozym).

Poly|chondritis, re|zidivierende (↑; Chondr-*; -itis*) f: (engl.) relapsing polychondritis; syn. Meyenburg-Altherr-Uehlinger-Syndrom, Panchondritis, diffuse Perichondritis, systematisierte Chondromalazie; seltene, systemisch-entzündliche Erkr. des artikulären u. nichtartikulären Knorpelgewebes; Manifestationsgipfel 4.-6. Lebensjahrzehnt; **Urs.:** unbekannt, vermutlich Autoimmunkrankheit od. sekundär bei nachweisbarer Grunderkrankung (z. B. systemischer Lupus erythematodes, Sklerodermie, rheumatoide Arthritis); **Sympt.:** rezidivierende, manchmal auch anhaltende Entzündungsschübe v. a. des Knorpels von Ohren, Nase, Respirationstrakt u. Gelenken, in 60% Augenbeteiligung; **Verlauf:** häufig Spontanremissionen; bei schwerem Verlauf ausgeprägte entzündlich-destruierende Läsionen (typische Sattelnase, hängende Ohren, Taubheit bei Beteiligung des Innenohrs); als lebensbedrohliche **Kompl.** Tracheomalazie mit Trachealkollaps, Asphyxie bei bronchialer Wandinstabilität, Superinfektionen bei rezidivierender Bronchitis, Aorteninsuffizienz bei Klappenbeteiligung, rupturierende Aortendissektion bei Aortitis; **Ther.:** Kortikosteroide, Immunsuppressiva (Azathioprin, Ciclosporin), bei Kompl. Zytostatika (Alkylanzien); evtl. operativ.

Poly|chromasie (↑; Chrom-*) **f:** (engl.) polychromasia; Bez. f. unterschiedl. Anfärbbarkeit von Zellen; z. B. werden polychromatische Erythrozyten im Unterschied zu normalen Erythrozyten, die sich nur mit sauren Farbstoffen (Eosin) färben lassen, auch durch basische Farbstoffe (Methylenblau) angefärbt (Zeichen einer noch nicht abgeschlossenen Hämoglobinisation u. eines hohen RNA-Gehaltes); Vork. bei perniziöser Anämie u. a. schweren Anämien.

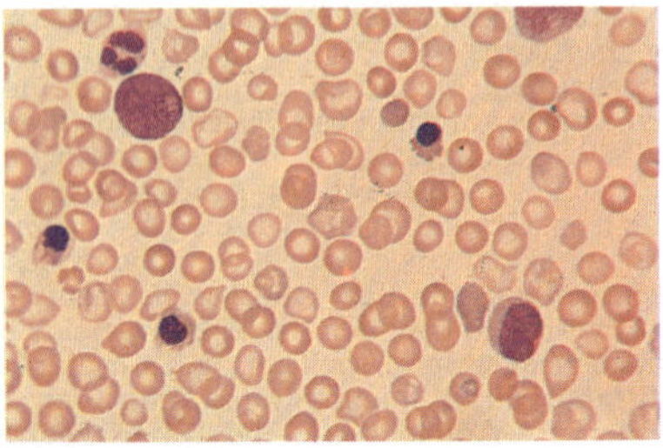

Polychromasie:
bläulich-violett angefärbte neben normalen Erythrozyten im Blutausstrich (Pappenheim-Färbung) [179]

Poly|cyt|haemia rubra hyper|tonica (↑; Zyt-*; -ämie*) **f:** syn. Gaisböck-Syndrom; v. a. im mittleren Lebensalter auftretende, benigne Polyzythämie mit Hypertonus ohne Milztumor.

Poly|cyt|haemia rubra vera (↑; ↑; ↑) **f:** syn. Morbus Vaquez-Osler; idiopath. myeloproliferatives Syndrom mit Vermehrung der Erythro-, Thrombo- u. Granulozytopoese bei hyperplast. Knochenmark mit annähernd normaler rel. Zusammensetzung; wird als erworbene klonale Erkr. der pluripotenten Stammzellen der Hämatopoese angesehen; Erkrankungsgipfel im 5. Lebensjahrzehnt; **Diagn.:** im Knochenmarkausstrich zahlreiche gr. Megakaryozytenformen, im Blut Vermehrung der Erythrozyten (meist auf 7-9 × 10^{12}/l bzw. 7-9 Mill./µl), Erhöhung des Hämatokrits u. des Hb-Gehalts (durchschnittl. auf 11-15 mmol/l Hb (Fe) bzw. 18-24 g/dl) sowie häufig Leukozytose (meist auf 10-20 × 10^9/l bzw. 10 000-20 000/µl mit rel. Lymphopenie) u. Thrombozytose (etwa bis 1000 × 10^9/l bzw. 1 Mill./µl); Index der alkalischen Leukozytenphosphatase* häufig erhöht; Blutvolumen durch vermehrtes Erythrozytenvolumen u. Blutviskosität entspr. dem Hämatokritwert erhöht; **Klin.:** Hautjucken (bes. nach warmem Bad), Kopfschmerz, Ohrensausen, Sehstörungen, Parästhesien, Atemnot u. Schmerzen in d. Extremitäten; psychopathol. häufig dysphorische od. depressive Stimmungslage; Haut u. Schleimhäute haben ein tiefrotes Aussehen (Plethora) mit rotblauer Zyanose; bei Ophthalmoskopie Fundus polycythaemicus (dunkelrot-bläulich gefärbt, erweiterte Gefäße); in den meisten Fällen Splenomegalie, häufig auch Hepatomegalie, Neigung sowohl zu Thrombosen als auch hämorrhag. Diathese, Magen- u. Duodenalulzera, Hypertonie. Der Krankheitsverlauf ist chronisch; häufig Entw. einer Herzinsuffizienz. Der Übergang in eine akute Leukämie* kommt vor. **Ther.:** Aderlässe, Phosphor-32 (Radiophosphortherapie*) u. Zytostatika*; **Progn.:** mittlere Überlebenszeit unter Ther. 10 Jahre. Vgl. Syndrom, myeloproliferatives.

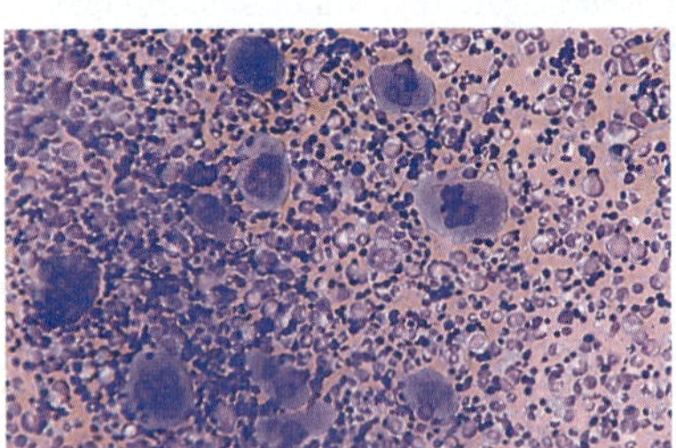

Polycythaemia rubra vera:
sehr zellreiches Knochenmark (Pappenheim-Färbung) mit auffälliger Vermehrung der Megakaryozyten [181]

Poly|daktylie (↑; Daktyl-*) **f:** (engl.) polydactyly; Vielfingerigkeit; Verdoppelung eines Fingerstrahls, oft im Komb. mit Syndaktylie, Hypotrichose, Hypertelorismus; unterschieden werden präaxiale P. (überzählige Finger od. Zehen daumen- bzw. großzehenseits) u. postaxiale (kleinfinger- bzw. kleinzehenseits) P.; Vork. bei zahlreichen Syndromen, z. B. bei Goltz-Gorlin-Syndrom, Bardet-Biedl-Syndrom; vgl. Akrozephalopolysyndaktylie-Syndrome.

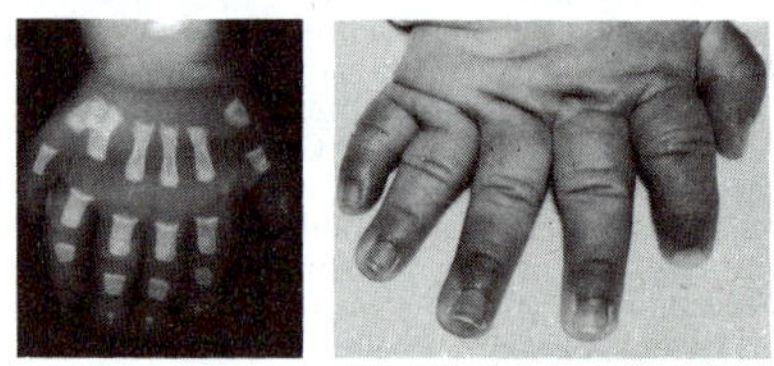

Polydaktylie [540]

Poly|daktylie, rudimentäre (↑; ↑) **f:** (engl.) rudimentary polydactyly; überzählige, erbsen- bis bohnengroße, rudimentäre Fingeranlage(n); können Knorpel- u. Nervengewebe enthalten u. haben ein Papillarleistenmuster; **Lok.:** Grundglied der kleinen Finger, meist beidseits; **DD:** erworbene digitale Fibrokeratome (können an jedem Finger auftreten, oft mit einer Hyperkeratose an der Spitze).

Poly|dipsie (↑; gr. δίψα Durst) **f:** (engl.) polydipsia; gesteigertes Durstempfinden u. vermehrte Flüssigkeitsaufnahme; **1.** psychogen, ohne vorausgehenden Anstieg der Plasmaosmolarität; **2.** reaktiv, als Folge erhöhter Plasmaosmolarität v. a. bei Diabetes* mellitus, Diabetes* insipidus, hyperosmolarem Koma, Hyperkalzämiesyndrom.

Poly|embryom (↑; Embryo-*; -om*) **n:** (engl.) polyembryoma; sehr seltener, hochgradig maligner Keimzelltumor des Ovars b. jungen Frauen; stammt v. pluripotenten malignen Embryonalzellen ab, die sich teratogen zu kl. Embryonen m. Embryonalscheibe, kl. Amnionhöhle u. Dottersack differenzieren; auch teratogene Strukturen kommen vor. Progn. infaust. S. Ovarialtumoren.

Polyen|säure: (engl.) polyenic acid; mehrfach ungesättigte Fettsäure; s. Fettsäuren, essentielle.

Poly|estradiol|phosphat (INN) n: polymerer Phosphorsäureester des Estradiols; Verw.: Östrogen.

Poly|geminie (Poly-*; lat. geminus doppelt) f: (engl.) polygeminy; Herzrhythmusstörung, bei der auf einen Normalschlag mehrere, aber nicht immer gleich viele Extrasystolen folgen; vgl. Bigeminie.

Poly|genie (↑; Gen*) f: (engl.) polygenia; Abhängigkeit eines Erbmerkmals von mehreren Genen; die meisten quant. variablen physiol. Eigenschaften sind polygen bedingt. Die beteiligten Gene werden auch als Polygene bezeichnet. Additive P. (Polymerie) liegt vor, wenn Abstufungen der Ausprägung eines Merkmals durch eine unterschiedl. Anzahl von aktivierten Genen bewirkt werden (z. B. Körpergröße, Hautfarbe).

Poly|globulie (↑; lat. globulus Kügelchen) f: (engl.) erythrocytosis; syn. Erythrozytose; Vermehrung der Erythrozyten im Blut; **Urs.:** gesteigerte Erythropoese* mit Anstieg der Erythrozytenmasse; **Vork.:** manchmal vorübergehend bei Osteomyelofibrose, Sauerstoffmangel (z. B. Höhenpolyglobulie, Herzfehler mit Rechts-Links-Shunt, chron. Lungenerkrankungen mit Ventilationsstörungen), bei gestörter Sauerstofftransportfunktion des Hämoglobins, vermehrter Erythropoetinbildung (z. B. bei Nierentumoren, Ther. mit Androgenen, auch bei dienzephalen Erkr.). Eine P. kann vorgetäuscht sein durch Verminderung des Plasmavolumens bei normaler Erythrozytenmasse (Pseudopolyglobulie) bei Exsikkosen aller Art. Bei der Polycythaemia* rubra vera ist neben der Erythrozytose auch eine Leuko- u. Thrombozytose vorhanden, nicht dagegen bei den übrigen Formen der P. (DD). Vgl. Störungen, rheologische.

Poly|globulie des Neugeborenen (↑; ↑) f: (engl.) polycythaemia of the newborn; physiol. Erhöhung der Erythrozytenzahl (5,5 Mill./µl) u. des Hämatokrits (bis 60 Vol.%) b. gesunden Neugeborenen; unter best. Bedingungen (intrauterine Dehydratation bei Übertragung, reaktive Polyglobulie inf. Plazentainsuffizienz, übermäßige Plazentanachtransfusion b. Spätabnabelung od. maternofetale Transfusion) kann es zu einer pathol. P. d. N. mit einem Hämatokrit über 70 Vol.% u. Hämoglobinwerten über 230 g/l kommen, die zu lebensgefährl. hämodynamischen Störungen sowie inf. der rel. Plasmavolumenabnahme u. a. zu Hypoglykämie führen kann; **Ther.:** ggf. Teilaustausch des kindl. Bluts gegen Plasma.

Poly|hydr|amnie (↑; Hydr-*; Amnion*) f: syn. Hydramnion*.

Poly|karyo|zyt (↑; Karyo-*; Zyt-*) m: (engl.) polykaryocyte; durch mehrmalige Kernteilung ohne nachfolgende Zellteilung entstehende vielkernige Riesenzelle; z. B. Osteoklast.

Poly|krotie (↑; gr. κρότος Klatschen, Schlagen) f: (engl.) polycrotism; Puls mit mehreren Erhebungen anstelle einer Nacherhebung; vgl. Dikrotie, Katakrotie.

Poly|mastie (↑; Mast-*) f: (engl.) polymastia; entspricht nach heutigem klin. Sprachgebrauch der aberrierenden Mamma*; vgl. Polythelie.

Poly|melie (↑; -melie*) f: (engl.) polymelia; überzählige Gliedmaßen; vgl. Dysmelie.

Poly|menor|rhoe (↑; gr. μήν Monat; -rhoe*) f: (engl.) polymenorrhoea; zu häufige Menstruation* v. normaler Stärke u. Dauer; das Zyklusintervall ist auf weniger als 25 Tage verkürzt; **Formen: Typ I:** biphas. Menstruationszyklus m. verkürzter Follikelreifungsphase; **Typ II:** biphas. Zyklus m. verkürzter Corpus-luteum-Phase; **Typ III:** P. bei anovulatorischem Zyklus*.

Poly|merase-Ketten|re|aktion (↑; gr. μέρος Teil) f: (engl.) polymerase chain reaction (Abk. PCR); Verf. der Gentechnologie*, bei dem selektiv best. DNA-Abschnitte amplifiziert werden; selektive DNA-Neusynthese von zw. zwei synthetischen Oligonukleotiden gelegenen DNA-Sequenzen mittels DNA*-Polymerase; durch die exponentielle Anreicherung, ausgehend von geringen Mengen DNA (10^{-9}-10^{-15} g), können nach mehrmaliger Wiederholung des Vorgangs die DNA-Abschnitte sichtbar gemacht od. für andere gentechnolog. Zwecke benutzt werden. Vgl. Ligase-Kettenreaktion.

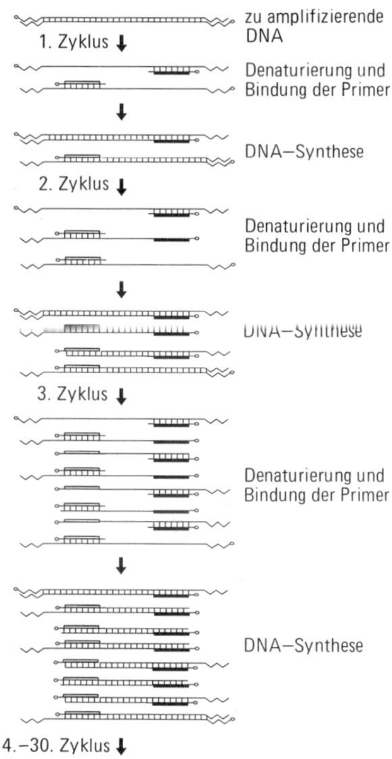

Polymerase-Kettenreaktion: exponentielle DNA-Synthese, bei der bereits synthetisierte Abschnitte als Matrizen dienen [401]

Poly|mere (↑; ↑) n pl: (engl.) polymers; **1.** (chem.) Verbindungen, die durch Addition od. Kondensation gleicher Moleküle gebildet werden; physiol. wichtige P. sind Polypeptide, Zellulose, Glykogen, Stärke u. Nukleinsäuren; **2.** (genet.) s. Polygenie.

Poly|merisation (↑; ↑) f: (engl.) polymerization; Vorgang, bei dem mehrere Einzelmoleküle zu einem großen Molekül zusammentreten; z. B. Glukose zu Glykogen.

Poly|methyl|met|acrylat (↑) n: s. Knochenzement.

Poly|morbidität (↑; lat. morbidus krank) f: syn. Multimorbidität; gleichzeitiges Bestehen von mehreren Krankheiten.

Poly|morphie (↑; -morph*) f: (engl.) polymorphism; Vielgestaltigkeit.

Poly|morphismus (↑; ↑) m: (engl.) polymorphism; Vielgestaltigkeit; **1.** (pharmak.) individuelle Unterschiede in d. Arzneimittelwirkung; **2.** (genet.) das gleichzeitige Vork. von unterschiedl. Phänotypen in einer Population, i. w. S. gehört dazu auch der Geschlechtsdimorphismus; unterschieden werden: **chromosomaler P.** mit lichtmikroskop. sichtbaren Strukturveränderungen auf heterochromat. Chromosomen ohne Krankheitswert. Beim **genetischen P.** gibt es für ein Gen mehrere Zustandsformen (Allele) mit den entsprechenden phänotypischen Ausprägungen. Je höher der Grad des P. ist, desto besser kann sich eine Population wechselnden Umweltbedingungen anpassen. Stabiler genetischer od. **balancierter P.** mit einem nicht allein der zufälligen Mutationsrate entspr. Häufigkeitsverhältnis liegt bei der Sichelzellenanämie vor. Homozygote Träger des Sichelzellgens haben zwar einen Selektionsnachteil (Manifestation der Sichelzellenanämie); heterozygote Träger sind aber weniger anfällig gegenüber Plasmodium falciparum, so daß die Häufigkeit des Sichelzellgens in Gebieten mit Malaria tropica erhöht ist. **3.** (chem.) Eigenschaft chem. Elemente (z. B. Eisen, Kohlenstoff, Schwefel), in festem Zustand in unterschiedlichen Raumstrukturen (Modifikationen) vorzuliegen.

poly|morph|kernig (↑; ↑): (engl.) polymorphonuclear; mit vielgestaltigem Kern versehen, v. a. Leukozyten.

Poly|my|algia rheumatica (↑; My-*; -algie*) f: ätiol. unklare, entzündl. Multiorganerkrankung, meist des älteren Menschen, mit enger Beziehung zur Arteriitis* temporalis; Inzidenz ca. 30-50 Fälle pro 100 000 (>50jährige); **Sympt.:** nächtliche, morgendliche u. nach Ruhepausen verstärkte, symmetrische Schmerzen in der Nacken-, Schulter- u. Beckengürtel- sowie proximalen Extremitätenmuskulatur, Muskelschwäche (keine Atrophien), Morgensteife bis zur Gehunfähigkeit; evtl. Gewichtsabnahme, Müdigkeit u. Depressivität; **Diagn:** charakteristisches klin. Bild, meist sehr stark erhöhte Akute-Phase-Proteine, die sich unter Kortikoidtherapie rasch normalisieren; **Histol.:** meist unspezifische Atrophie der Typ-II-Fasern, evtl. Rundzellinfiltrate u. Nachweis einer Riesenzellarteriitis im Muskel (u. bei ca. 20% der Pat. in biopsierter A. temporalis); **Ther.:** Kortikoide (initial 30-60 mg täglich), stufenweise Reduktion, Therapiedauer mind. 12 Mon., oft länger.

Poly|myositis (↑; ↑; -itis*) f: Autoimmunkrankheit mit Manifestation an der Muskulatur; Vork. meist zus. mit Dermatomyositis* als sog. Dermatomyositis-Polymyositis-Komplex, häufiger beim weibl. Geschlecht (w : m = 2 : 1), Altersgipfel um das 50. Lj., ca. 20% aller Fälle im Kindesalter; Assoziation mit Neoplasien fast ausschließlich bei Erwachsenen in bis zu 20% der Fälle; **Klin.:** Muskelschwäche und Muskelschmerzen, meist symmetrisch an Schulter-, Beckengürtel u. proximalen Extremitäten (Pat. kann nicht mehr aus dem Sitzen aufstehen), später Atrophie, evtl. mit Fieber u. allg. Krankheitsgefühl; **Diagn.:** klin. Bild, (labordiagn.) erhöhte Serumkreatinkinase (CPK), Muskelbiopsie (entzündl. Zellinfiltration u. degen. Muskelfaserveränderungen); **Ther.:** Glukokortikoide, Immunsuppressiva (z. B. Azathioprin).

Poly|myositis acuta (↑; ↑; ↑) f: akute Verlaufsform der Polymyositis* mit rasch progredienter Muskelschwäche und schwerem allg. Krankheitsgefühl; labordiagn. meist sehr hohe Serumkreatinkinase (bis zum 80fachen der Norm), Myoglobinurie (mit der Gefahr des akuten Nierenversagens) u. meist stark erhöhte BKS u. C-reaktives Protein*; **DD:** idiopathische Rhabdomyolyse, toxische Myopathien.

Poly|myxin B (INN) n: Peptidantibiotikum aus Kulturen von Bacillus polymyxa od. gleiche, auf anderem Weg hergestellte Verbindung, Gemisch aus Polymyxin B_1 u. B_2; s. Polymyxine.

Poly|myxine (Poly-*; Myx-*) n pl: (engl.) polymyxins; Gruppe von Antibiotika auf der Basis cycl. Polypeptide; therap. relevant sind Polymyxin B u. E (Colistin*); **Wirkungsspektrum:** gramneg. Bakt. (Pseudomonas aeruginosa, Enterobacteriaceae außer Proteus); Bakterizidie durch Störung der Zellmembranfunktion; nach oraler u. lokaler Gabe nur geringe Resorption; **Verw.:** zur Oropharynx- od. Darmdekontamination, Harnblasenspülung bei schweren Infektionen; **NW:** Neuro- u. Nephrotoxizität, daher nach Möglichkeit keine systemische Anwendung.

Poly|neuritis (↑; Neur-*; -itis*) f: Entz. des peripheren Nervensystems mit Degeneration peripherer Nerven (Neuritis*); **Sympt.:** Ausfälle peripherer Nerven wie bei Polyneuropathie* isoliert od. multipel, oft symmetrisch lokalisiert, bzw. von Wurzeln der Rückenmarknerven als Polyradikulitis (s. Guillain-Barré-Syndrom).

Poly|neuritis, as|zendierende (↑; ↑; ↑) f: s. Landry-Paralyse.

Poly|neuritis cranialis (↑; ↑; ↑; Krani-*) f: meist doppelseitige Polyneuritis mehrerer Hirnnerven.

Poly|neuritis, in|fektiöse (↑; ↑; ↑) f: (engl.) infectious polyneuritis; Polyneuritis bei Infektionskrankheiten; **Vork.:** z. B. bei Mononucleosis infectiosa, Röteln, Zoster, Diphtherie, Lepra, Bakterienruhr, Typhus abdominalis, Tuberkulose, Mykosen.

Poly|neuritis, peri|arteriitische (↑; ↑; ↑) f: (engl.) periarteritic polyneuritis; Polyneuritis bei Periarteriitis* nodosa, meist als Mononeuritis* multiplex.

Poly|neuritis, sero|genetische (↑; ↑; ↑) f: (engl.) serogenetic polyneuritis; nach Applikation von körperfremdem Eiweiß auftretende Polyneuritis (z. B. Schutzimpfung gegen Tetanus, selten nach Zelltherapie od. Bluttransfusion) mit asymmetrischer Verteilung der Ausfälle, oft im Bereich der oberen Extremität.

Poly|neuro|pathie (↑; ↑; -pathie*) f: (engl.) polyneuropathy; Erkr. der peripheren Nerven aus nichttraumatischer Urs.; **Sympt.:** distal betonte Parästhesie u. Sensibilitätsminderung, z. B. als strumpfförmige Hypästhesie u. Pallhypästhesie; Beginn meist an d. unteren Extremität (Abschwächung des Triceps-surae-Reflexes), im weiteren Verlauf schlaffe Lähmung, Areflexie, evtl. Muskelatrophie u. trophische Störungen der Haut. Typisch ist ein symmetrisches Verteilungsmuster der Sympt.; asymmetrischer Befall (Mononeuropathia multiplex, Schwerpunktpolyneuropathie) v. a. bei Diabetes mellitus u. Vaskulitis; **Einteilung** nach ätiol. Aspekten: **1.** genetisch bedingte P.: hereditäre sensible Neuropathie* (Abk. HSN) bzw. hereditäre motorisch-sensible Neuropathie* (Abk. HMSN), Refsum*-Syndrom,

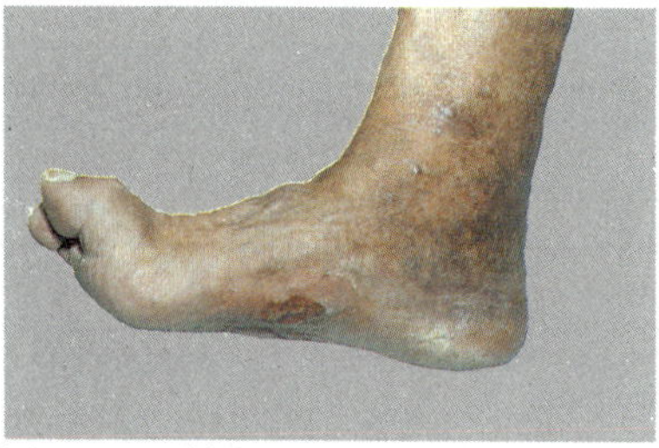

Polyneuropathie:
trophische Hautveränderungen mit Ulkus am Fußrand bei diabetischer Polyneuropathie [89]

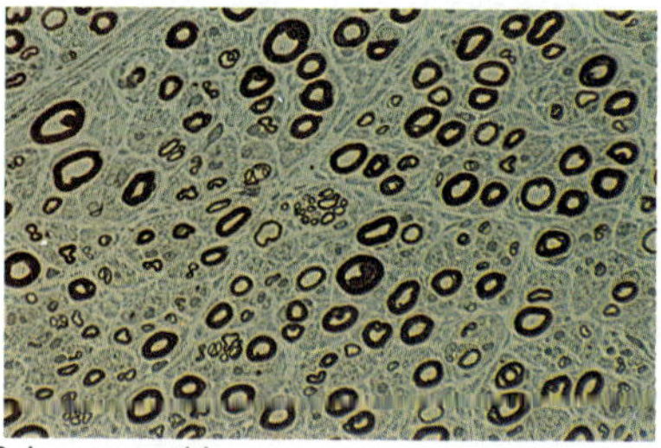

Polyneuropathie:
histologisch Reduktion der myelinisierten Fasern, in der Mitte „Regeneratgrüppchen" aussprossender Axone; nervenbioptischer Befund [89]

bei primärer Amyloidose, Porphyrie u. a.; **2.** bei Stoffwechselstörungen, z. B. Diabetes mellitus, Urämie; **3.** bei Malabsorption u. Malnutrition (Beriberi, Pellagra, Zöliakie u. a.); **4.** bei Infektionskrankheiten (Lepra, Borreliose, HIV-Erkrankung); vgl. Polyneuritis; **5.** bei endokrinen Erkr., z. B. Hypothyreose, Akromegalie; **6.** exogen-toxisch bedingte P. (u. a. bei Bleivergiftung, Thalliumvergiftung, durch Alkohol u. Medikamente, z. B. Isoniazid, Vinblastin, Nitrofurantoin); **7.** bei Kollagenosen u. immunologischen Erkr., z. B. Sarkoidose, Panarteriitis nodosa u. a. Vaskulitiden, rheumatoide Arthritis; **8.** bei paraneoplastischem Syndrom*; **9.** inf. Ischämie; **10.** bei Paraproteinämie*; **11.** idiopathische Polyradikuloneuritis (s. Guillain-Barré-Syndrom); **Diagn.:** Elektromyographie* (Denervierungsaktivität inf. Axonschädigung), Elektroneurographie* (Verlangsamung der Nervenleitungsgeschwindigkeit, verminderte Amplitude), Biopsie peripherer

> Häufigste Form ist die diabetische und alkoholische Polyneuropathie.

Nerven (Reduktion der markhaltigen Fasern, s. Abb.); **Ther.:** Behandlung der Grundkrankheit bzw. Ausschaltung von Noxen, Physiotherapie.

poly|nukleär (↑; Nucl-*): (engl.) polynuclear; vielkernig, mehrere Kerne enthaltend, von mehreren Kernen ausgehend.

Poly|nukleotid n: (engl.) polynucleotide; aus vielen, über Phosphodiesterbindungen miteinander verknüpften Nukleotiden* bestehendes Polymer; vgl. Nukleinsäuren.

Polyoma|virus (Poly-*; -om*; Virus*) n: syn. Miopapovavirus; Genus von zu den Papovaviridae* gehörenden onkogenen DNA-Viren; Polyomaviren sind kleiner (∅ 45 nm) u. leichter (MG: $3,6 \times 10^6$) als Viren des Genus Papillomavirus* u. besitzen ein zusätzliches Strukturprotein. **Klin.:** P. führen beim natürlichen immunkompetenten Wirt (Affe, Mensch, Maus) i. d. R. zu klin. inapparenten, persistierenden Inf.; nach experimenteller Induktion bei Versuchstieren (Hamster, Nachtaffe) können P. Sarkome, Karzinome u. Gliome verursachen (z. B. **Polyomavirus** der Maus, **SV40-Virus** des Rhesusaffen); SV40-Virus wurde über kontaminierte Polio- u. Adenovirusimpfstoffe (Impfstoffgewinnung auf der Grundlage von Affennierenzellkulturen) auf den Menschen übertragen, Hinweise auf Tumorentwicklung beim Menschen durch dieses Virus gibt es nicht. **BK-Virus** (benannt nach den Initialen des Pat., bei dem das Virus erstmals isoliert wurde) u. **JC-Virus** (Jakob-Creutzfeld-Virus) persistieren vorwiegend im Nierengewebe des Menschen. BK- u. JC-Virusinfektionen sind weltweit verbreitet u. erfolgen bereits in der Kindheit; klin. Symptome bleiben i. d. R. aus; sehr selten führt JC-Virus-Reaktivierung zur progressiven multifokalen Leukoenzephalopathie (PLM; vgl. Slow virus infection). Bis zu 30% der Erwachsenen tragen Antikörper gegen **LPV** (lymphotropes Papovavirus), das in seinem natürlichen Wirt (afrikanische grüne Meerkatze) streng auf B-Lymphozyten beschränkt ist.

Poly|opie (↑; Op-*) f: (engl.) polyopia; monokuläres Mehrfachsehen, meist Doppelt- od. Dreifachsehen bei beginnender Katarakt* od. Okzipitalhirnläsion.

Polyp (gr. πολύπους Vielfüßler, Tintenfisch) m: primär benigner, aus der Mukosa eines Hohlorgans hervorgehender u. in das Lumen wachsender gestielter od. breitbasig aufsitzender Tumor; kann einzeln, multipel od. massenhaft (Polyposis) vorkommen; i. w. S. auch Bez. f. mesenchymalen, gestielten Tumor (Lipom, Leiomyom, Fibrom, Neurinom); **Formen: 1.** nichtneoplastischer P.: **a)** metaplastischer P.: häufigste Form, histol. erhabene Mukosa; **b)** Hamartom: hyperplasiogener (syn. hyperplastischer) P., der sich

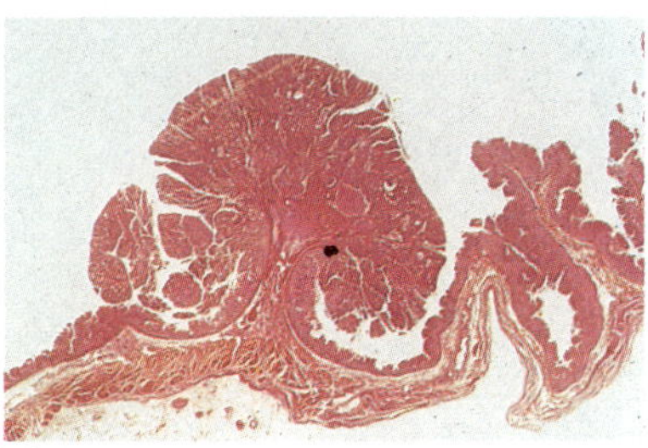

Polyp:
histologisches Präparat eines Dickdarmschleimhautpolypen (Großflächenschnitt) mit guter Zell- und Strukturdifferenzierung und ausschließlich exophytischem Wachstum [471]

P

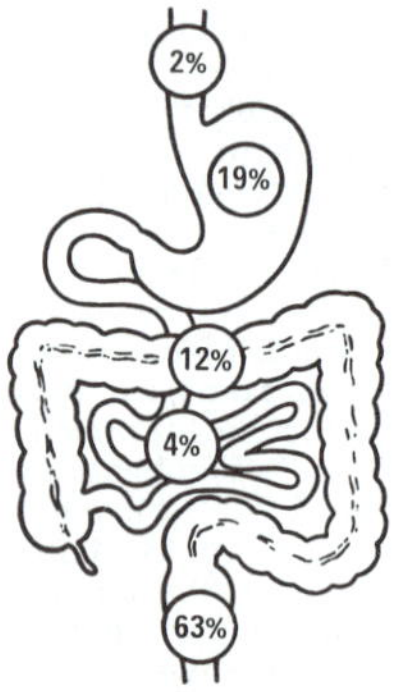

Polyp:
Häufigkeitsverteilung von Polypen im Gastrointestinaltrakt. Die Mehrzahl ist bereits mit einem einfachen starren Rektoskop zu erfassen. [366]

aus versch. Geweben zusammensetzt (z. B. bei Polyposis* juvenilis u. Peutz*-Jeghers-Syndrom; **c)** sog. Pseudopolyp entzündl. Genese wie bei Colitis ulcerosa, Enteritis regionalis Crohn; Lok.: u. a. Magen-Darm-Trakt, Uterus (Korpuspolyp*, Zervixpolyp*), Nase (adenoide Vegetationen*); **2.** neoplastischer P.: v. a. im Gastrointestinaltrakt lokalisiertes (s. Abb.) Adenom* mit hoher Entartungstendenz (vgl. Polyp-cancer sequence), die mit der Größe des P. zunimmt; Unterteilung nach WHO in: **a)** tubuläres Adenom: häufigste Form (75%) mit dichtem Drüsen- u. Kryptenbestand sowie tubulärer Struktur; Malignitätsrate ca. 5%; **b)** villöses Adenom (10%): fingerförmige, villöse Wucherung, makroskopisch papillenförmige, beetartige Geschwulst; Malignitätsrate ca. 50% (Präkanzerose); **c)** tubulär-villöses Adenom (15%): Mischform aus den beiden erstgenannten; Malignitätsrate ca. 25%; **Sympt.:** meist Zufallsbefund, je nach Lok. evtl. Blutung, Schleimsekretion, Schmerzen; **Diagn.:** Inspektion, Endoskopie mit Biopsie, evtl. Rö.; **Ther.:** bei Magenpolypen u. U. nur Zangenbiopsie zur histologischen Abklärung, bei Kolonpolypen endoskopische Polypektomie*; falls Abtragung nicht im Gesunden erfolgt Nachoperation; oft regelmäßige Nachkontrollen erforderlich. Vgl. Plazentarpolyp, Herzpolyp, Nasenrachen-Angiofibrom.

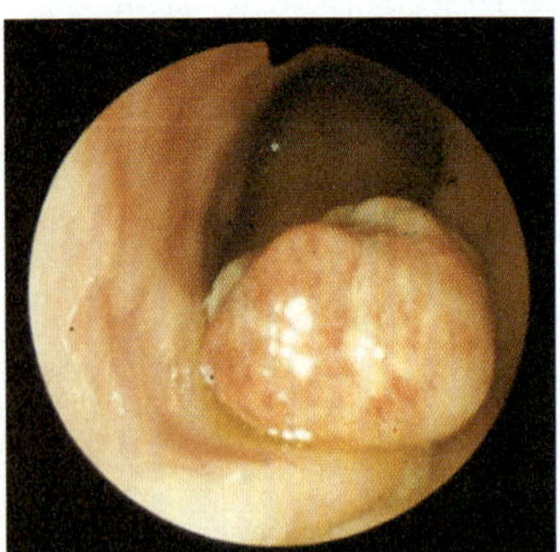

Polyp:
gastroskopischer Befund bei malignem Magenpolyp [62]

> Aufgrund der Entartungstendenz muß jeder Polyp des Darmtrakts in toto abgetragen und histologisch aufgearbeitet werden.

Poly|papilloma tropicum (Poly-*; Papilla*; -om*) **n:** syn. Frambösie*.

Poly|pathie (↑; -pathie*) **f:** syn. Multimorbidität; gleichzeitiges Bestehen von mehreren Krankheiten.

Polyp-cancer sequence (engl.) **f:** Reihenfolge der Vorgänge bei der Karzinomentstehung aus Adenomen; beginnende Zellatypien innerh. eines Adenoms, danach Durchbruch der atypischen Zellen durch die Basalmembran mit Infiltration der Lamina propria mucosae, schließl. Überschreitung der Muscularis mucosae bis zur Submukosa. Erst bei Infiltration der Submukosa wird die Veränderung als Karzinom mit Gefahr einer Metastasierung eingestuft.

Polyp|ek|tomie, endo|skopische (Polyp*; Ektomie*) **f:** (engl.) endoscopic polypectomy; Abtragung eines Polypen meist im Magen-Darm-Bereich mit dem Endoskop*, an dessen Spitze sich eine ausfahrbare Diathermieschlinge befindet.

Poly|peptide (Poly-*; gr. πεπτός gekocht, gar) **n pl:** s. Aminosäuren, Eiweiße.

Poly|peptid|hormone (↑; ↑; Horm-*) **n pl:** s. Hormone.

Poly|peptid, pan|kreatisches (↑; ↑; Pankreas*) **n:** (engl.) pancreatic polypeptide; Abk. PP; geradkettiges Polypeptid aus 36 Aminosäuren, das in den PP-Zellen des Pankreas* in sog. PP-reichen Langerhans*-Inseln synthetisiert wird; die Freisetzung von PP wird wahrscheinl. nerval gesteuert, seine physiol. Bedeutung ist noch unklar. In pharmak. Dosen hemmt PP den Gallefluß, die Darmmotilität u. bes. die exokrine Pankreassekretion. Bei chron. Pankreatitis ist der Basalspiegel vermindert, bei Diabetes* mellitus

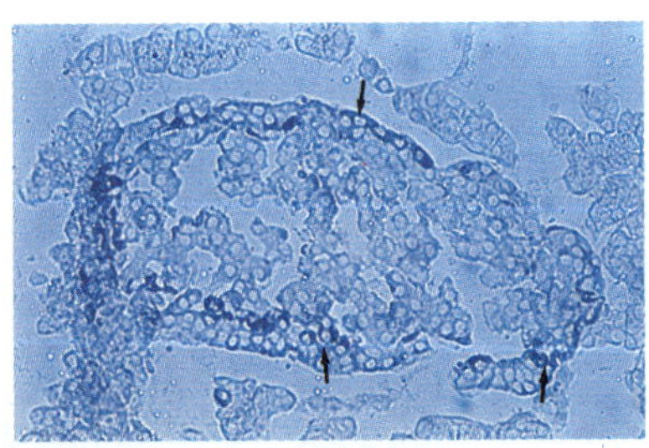

Polypeptid, pankreatisches:
immunhistochemischer Nachweis von PP-Zellen in einer Langerhans-Insel mit typischer Lokalisation an der Peripherie (Pfeile), in der Nachbarschaft von A- und B-Zellen [395]

(IDDM) u. endokrin aktiven Tumoren (Apudomen*) unregelmäßig erhöht.

Poly|phänie (↑; gr. φαίνεσθαι erscheinen, sich zeigen) f: syn. Pleiotropie*.

Poly|ploidie (↑; -ploid*) f: (engl.) polyploidy; numerische Chromosomenaberration mit einer Vervielfältigung des Chromosomensatzes über die normale (diploide) Anzahl hinaus (3n, 4n ...), die mit dem Leben nicht vereinbar ist; vgl. Ploidiegrad.

Polyposis (Polyp*; -osis*) f: Vork. zahlreicher Polypen in einem Hohlorgan; z. B. P. uteri, P. ventriculi, P. intestinalis; vgl. Polyp.

Polyposis familiaris (↑; ↑) f: syn. Adenomatosis* coli.

Polyposis in|testinalis (↑; ↑; Intestinum*) f: Vorhandensein von multiplen (i. e. S. von mehr als 100) Polypen im Darm bzw. im Magen-Darm-Trakt (**Polyposis gastrointestinalis**) bei versch., meist erbl. Erkr. (s. Tab.) mit unterschiedl. ausgeprägter Tendenz der Polypen zu maligner Entartung; **Sympt.:** Blutungen, Diarrhoe od. Obstipation; evtl. abdominelle Schmerzen, Kolik, Ileus u. Malabsorption; **Diagn.:** Endoskopie u. Biopsie, röntg. Magen-Darm-Passage (Doppelkontrastmethode); **DD:** insbes. Kolon- u. Rektumkarzinom, Colitis ulcerosa, Divertikulitis. Vgl. Polyp.

Polyposis juvenilis (↑; ↑) f: wahrscheinl. autosomal-rezessiv erbl., androtrope Erkr. mit Beginn im Kindesalter; Auftreten solitärer Polypen (Hamartome) im Dickdarm, bes. Rektum, mit rezidiv. Blutungen, Diarrhoe u. Ileus. Vgl. Polyposis intestinalis.

Polyposis nasi (↑; ↑) f: syn. Woakes-Syndrom; exzessiv wachsende, deformierende Nasenpolypen*, die nach op. Entfernung zu Rezidiven neigen, andererseits eine spontane Rückbildungstendenz haben.

Poly|pragmasie (Poly-*; gr. πρᾶγμα Tun, Beschäftigung) f: (engl.) polypragmasy; Vielgeschäftigkeit; spez. Behandlung m. zahlreichen Arzneimitteln.

Poly|radikulitis (↑; lat. radicula kleine Wurzel; -itis*) f: (engl.) polyradiculitis; syn. Polyradikuloneuritis; Polyneuritis* mit Entz. der Wurzeln der Spinalnerven; Vork. z. B. bei Diphtherie*, Syphilis* oder idiopathisch (s. Guillain-Barré-Syndrom).

Poly|ribo|somen (↑; Soma*) n pl: (engl.) polyribosomes; kurz Polysomen; Aggregat aus mehreren, gleichzeitig an eine Messenger-RNA gekoppelten Ribosomen*, wodurch eine erhöhte Proteinbiosyntheserate erzielt wird.

Poly|saccharide n pl: (engl.) polysaccharides; hochmolekulare Kohlenhydrate; glykosidische Verknüpfung einer Vielzahl von Monosacchariden*; je nach Art der Monosaccharide unterscheidet man: **1. Homoglykane*** (gleiche Monosaccharide), z. B. Glykogen* (aus Glukose); **2. Heteroglykane*** (aus versch. Arten von Monosacchariden); Aufbau: gerade od. verzweigte Kette, unterschiedl. Stellung der glykosidisch verknüpften OH-Gruppen u. Konformation (s. Disaccharide). Vgl. Stärke, Zellulose.

Poly|serositis (Poly-*; Sero-*; -itis*) f: gleichzeitige Entz. mehrerer od. aller seröser Häute; z. B. Perikarditis, Pleuritis u. Peritonitis (oft auch der Leberkapsel); Vork. bei rheumatischen Erkrankungen.

Poly|serositis, familiäre re|kurrierende (↑; ↑; ↑) f: syn. familiäres Mittelmeerfieber*.

Poly|sialie (↑; Sial-*) f: vermehrter Speichelfluß; s. Ptyalismus.

Poly|skler|adenitis (↑; Skler-*; Aden-*; -itis*) f: (engl.) polyscleradenitis; harte Schwellung vieler Lymphknoten; bes. bei sek. Syphilis*.

Poly|somen (↑; Soma*) n pl. (biochem.) Polyribosomen*.

Poly|somie (↑; ↑) f: (engl.) polysomy; Auftreten mehrerer homologer Chromosomen anstelle des normalerweise vorhandenen Paares; z. B. Trisomie*.

Polyspikes and waves (↑; engl. spike Spitze; wave Welle) n pl: s. Elektroenzephalographie.

Poly|thelie (↑; gr. θηλή Brustwarze) f: (engl.) polythelia; kongenitale Anomalie (Atavismus) mit Vorhandensein überzähliger Brustwarzen ohne darunterliegendes Drüsenparenchym im

P

Polyposis intestinalis
Erkrankungen mit multiplen Polypen im Magen-Darm-Trakt

Erkrankung (Histologie)	Lokalisation	Zusätzliche Symptome	Entartungsrisiko
Adenomatosis coli (adenomatöse Polypen)	Kolon, Rektum	keine	70 – 100%
Turcot-Syndrom (adenomatöse Polypen)	Kolon, Rektum	Tumoren des ZNS	ca. 70%
Gardner-Syndrom (adenomatöse Polypen)	Kolon, Rektum	Osteome (Schädel), Dermoidzysten, Atherome, Leiomyome, Fibrome	bis zu 85%
Peutz-Jeghers-Syndrom (Hamartome)	Dünndarm (v. a. Ileum)	Hyperpigmentation an Mundschleimhaut u. Gesicht	relativ gering
Cronkhite-Canada-Syndrom (adenomatöse Polypen)	Magen, Dünndarm (v. a. Jejunum)	Alopezie, Hyperpigmentation an Rumpf u. Armen, Nageldystrophie, Hypotrichose	gering
juvenile Polyposis	Magen, Dünndarm, Rektum	keine	0%
Blue rubber bleb naevus syndrome (Hämangiome)	gesamter Intestinaltrakt	Hämangiome an Haut, inneren Organen u. Muskulatur	?

Bereich der (doppelseitigen) Milchleiste* od. auch etwas weiter außerhalb; Ausschluß von Nierenanomalien durch Ultraschalldiagnostik erforderlich. Vgl. Mamma, aberrierende; Syndrom, mammorenales.

Poly|thiazid (INN) n: 6-Chlor-2-methyl-3-(2,2,2-trifluorethylthiomethyl)-3,4-dihydro-2H-1,2,4-benzothiadiazin-7-sulfonamid-1,1-dioxid (IUPAC); Thiaziddiuretikum; Verw.: s. Diuretika.

poly|top (Poly-*; gr. τόπος Ort): an mehreren Stellen (des Körpers) vorkommend.

Poly|toxiko|manie (↑; Tox-*; -manie*) f: (engl.) multiple drug dependency; veraltete Bez. f. Abhängigkeit* von verschiedenen Suchtstoffen.

Poly|trauma (↑; Trauma*) n: Mehrfachverletzung; gleichzeitig entstandene Verletzung mehrerer Körperregionen od. Organsysteme, wobei wenigstens eine Verletzung od. die Komb. mehrerer lebensbedrohlich ist; am häufigsten sind bei den Kombinationsverletzungen Schädelhirntrauma*, Thoraxtrauma* u. stumpfe Bauchverletzungen. Häufigste **Urs.**: Verkehrsunfälle; **Ther.**: Sofortmaßnahmen zur Aufrechterhaltung der Vitalfunktionen, Schockbehandlung, sofortige op. Versorgung lebensbedrohlicher Verletzungen (z. B. Blutung aus großen Gefäßen); weitere op. Eingriffe sind entspr. ihrer Dringlichkeit gleichzeitig od. schrittweise erst nach jeweiliger Stabilisierung der Organ- u. Systemfunktionen unter Anw. der Intensivmedizin* durchzuführen.

Poly|trichie (↑; Trich-*) f: syn. Hypertrichose*.

Poly|urie (↑; Ur-*) f: (engl.) polyuria; Ausscheidung eines pathol. erhöhten Harnvolumens (bis zu 10-20 l/d); Vork. bei Diabetes insipidus, Diabetes mellitus, best. Nierenerkrankungen, Hyperkalzämiesyndrom u. a. Vgl. Pollakisurie, Nykturie, Polydipsie.

Poly|vidon (INNv) n: Poly(1-vinyl-2-pyrrolidon) (IUPAC); Verw.: u. a. als Filmbildner (Resorptionsverzögerer).

Poly|vidon-Iod n: syn. Povidon-Iod, Polyvinylpyrrolidon-Iod; Poly(1-vinyl-2-pyrrolidon)-Iod-Komplex; Verw.: als Desinfiziens.

Poly|vinyl|chlorid n: Abk. PVC; s. Vinylchlorid.

Poly|vinyl|pyrrolidon-Iod n: syn. Polyvidon*-Iod.

Poly|zyt|hämie (Poly-*; Zyt-*; -ämie*) f: (engl.) polycythaemia; s. Polycythaemia rubra vera, Polyglobulie.

Poly|zyt|hämie, sekundäre (↑; ↑; ↑) f: (engl.) secondary polycythaemia; Form der Polyglobulie* inf. verminderter Sauerstoffversorgung des Gewebes.

POMC-Zellen: Kurzbez. f. **Proopiomelanocortin**-Zellen; in der Adenohypophyse vorkommende Zellpopulation, die Vorläufer für Betaendorphin, Alpha-MSH u. ACTH bilden kann; die erhöhte Sekretion der gemeinsam gebildeten Hormone erklärt die verstärkte Pigmentierung der Haut bei der Addison*-Krankheit.

Pompe-Krankheit (Johannes C. P., Pathol., Amsterdam, 1901-1945): Typ II der Glykogenosen*.

Pom|pholyx (gr. πομφόλυξ Blase, Wasserblase) f: s. Dyshidrose.

Pomum Adami (lat. Adamsapfel) n: Adamsapfel; der beim Mann stärker als bei der Frau hervortretende Schildknorpel des Kehlkopfs.

Ponçage (frz. das Schleifen) f: s. Dermabrasion.

Poncet-Krankheit (Antonin P., Chir., Lyon, 1849-1913): veraltete Bez. f. Rheumatismus* tuberculosus.

Pons (lat.) m: Brücke.

Pons|syn|drome (↑) n pl: s. Hirnstammsyndrome.

Pons Varolii (↑) m: Varolsbrücke, zum Metencephalon gehörender Hirnteil oberh. der Medulla oblongata; ventraler Teil, aufgebaut aus kreuzenden Fasern (Fibrae pontis transversae), den Brückenkernen (Nuclei pontis: Umschaltstationen) der Großhirn-Brücken-Kleinhirn-Bahn, dem Brückenabschnitt der Pyramidenbahn; dorsaler Teil, vorderer Abschnitt der Rautengrube, enthält neben Hirnnervenkernen versch. Bahnen (z. B. Schleifenbahnen, Fasciculus longitudinalis med. u. dors.) u. den Brückenteil der Formatio reticularis.

Pontiac-Fieber: (engl.) Pontiac fever; erstmals in Pontiac (USA) vorgekommene Form der Legionellose (s. Legionärskrankheit) m. grippalen Sympt. (Fieber, Kopf- u. Muskelschmerzen, keine Pneumonie); **Err.**: Legionella* pneumophila.

Pool|plasma (engl. pool Pfütze, Teich, Ansammlung; -plasma*) n: Bez. f. Mischplasma von versch. Blutspendern.

Popliteal|punkt (lat. poples Kniekehle): s. Valleix-Punkte.

Popliteal|zyste (↑; Kyst-*) f: s. Baker-Zyste.

Poppers n: s. Amylnitrit.

Population (lat. populus Volk) f: (statist.) Bez. f. die Gesamtheit v. Individuen (i. w. S. auch v. Tieren od. Mikroorganismen), die sich hinsichtl. best. Kriterien gleichen.

Pore (gr. πόρος Öffnung, Loch): Loch, Öffnung.

Por|en|zephalie (↑; Enkephal-*) f: (engl.) porencephaly; angeborener od. erworbener Defekt der Hirnsubstanz mit Lückenbildung u. kraterförmiger Einziehung der Gehirnoberfläche, die in der Tiefe mit dem Ventrikelraum kommunizieren kann; als Pseudoporenzephalie werden zystische Substanzdefekte inf. Narbenschrumpfung bezeichnet. **Urs.**: Kreislaufstörungen in der Embryonalzeit, Geburtstrauma od. Enzephalitis u. Meningitis. Vgl. Hydranenzephalie, Hirnschaden, frühkindlicher.

Porio|manie (gr. πορεία Reise; -manie*) f: (engl.) poriomania; syn. Dromomanie, Wanderdrang; Bez. f. impulsives, unvermittelt auftretendes Weglaufen od. Umherirren; Vork. z. B. bei endogener Depression, Epilepsie od. als Konfliktreaktion; vgl. Akathisie.

Poro|cephalus (gr. πόρος Öffnung, Loch; Keph-*) m: s. Pentastomida, Armillifer.

Poro|keratose (↑; Kerat-*; -osis*) f: (engl.) porokeratosis; Bez. f. klin. unterschiedliche, angeborene od. erworbene Hauterkrankungen mit einheitlichem histol. Bild (umschriebene Parakeratose*, fehlendes Stratum granulosum).

Poro|keratosis dis|seminata actinica super|ficialis (↑; ↑; ↑) f: verruciforme Papeln u. polyzyklische Ringformen mit einer keratot. Randleiste u. einem leicht atroph. Zentrum bes. an lichtexponierten Stellen.

Poro|keratosis Mibelli (↑; ↑; ↑) f: autosomal-dominant vererbte, seltene Verhornungsstörung der Epidermis mit zentrifugal sich ausbreitenden unregelmäßigen, girlandenförmigen, in der Mitte leicht atrophischen Flecken mit hornartigem Randwall; Übergang in ein Plattenepithelkarzinom* möglich; **Sonderformen: 1.** Porokeratosis linearis: zosterartige, den Blaschko-Linien folgende Anordnung; evtl. nur auf einer Körperhälfte (Porokeratosis unilateralis); **2.** Porokeratosis palmaris, plantaris et disseminata: symmetrisch verteilte, konfluierende, hyperkeratotische Papeln zuerst auf Handflächen u. Fußsohlen, später auch an Extremitäten u. Stamm.

Porom, ek|krines (↑; -om*) n: (engl.) eccrine poroma; bis 3 cm große, rote, feste, gutartige, von den intradermalen Schweißdrüsengängen ausgehende Geschwulst mit Lok. meist an der Fußsohle.

Porose (↑; -osis*) f: (engl.) porosis; **1.** Höhlenbildung in Organen (z. B. Porenzephalie*); **2.** Knochenrarefizierung (s. Osteoporose).

Poro|zephalose (↑; Keph-*; -osis*) f: (engl.) porocephalosis; in Europa nicht vorkommendes Krankheitsbild durch Inf. mit Zungenwürmern (Armillifer armillatus, Armillifer moniliformis); die Parasiten schmarotzen in Trachea u. Lungen großer Schlangen. Die Inf. des Menschen erfolgt durch Trinkwasser- und Nahrungsmittelverunreinigungen mit den Eiern. Die Larve schlüpft im Dünndarm, besiedelt von dort Leber, Niere, Milz u. a. Organe u. stirbt dort ab; subj. kein Krankheitswert, gelegentlich bei massivem Befall abdominelle Beschwerden. **Diagn.:** röntg. Darstellung sichelförmiger Kalkringe (verkalkte Granulome um den toten Parasiten).

Porphin n: Grundkörper der Porphyrine*, besteht aus vier über Methinbrücken miteinander verbundenen Pyrrolringen (Pyrrolderivat).

Porpho|bilino|gen n: Vorstufe in der Biosynthese der Porphyrine*; kommt im Harn u. a. bei akut-intermittierender hepatischer Porphyrie u. Bleivergiftung vor.

Porphyrie (gr. πορφύρα Purpur) f: (engl.) porphyria; angeborene od. erworbene Störung der Biosynthese von Häm* mit Überproduktion, Akkumulation od. vermehrter Exkretion von Porphyrinen* od. deren Vorstufen; **Übersicht** über die versch. Formen: s. Tab.

Porphyrie, erythro|hepatische (↑) f: syn. erythropoetische Protoporphyrie*.

Porphyrie, erythro|poetische (↑) f: (engl.) erythropoietic porphyria; syn. Günther-Krankheit, veraltete Bez. Porphyria congenita, Hämatoporphyrie; seltene, autosomal-rezessiv vererbte Störung der Biosynthese von Häm, die auf einer Störung der Uroporphyrinogen-III-Cosynthetase beruht u. zu einer Überproduktion von Uroporphyrin I (statt III) u. Koproporphyrin führt; **Sympt.** u. **Diagn.:** s. Porphyrie (Tab.); **Ther.:** Vermeidung von Lichtexposition; Colestyramin od. Aktivkohle oral, Transfusionen, Hämatininfusionen; bei hämolytischer Anämie Splenektomie; **Progn.:** ungünstig.

Porphyrie, hepatische (↑) f: (engl.) hepatic porphyria; Störung der Biosynthese von Häm* v. a. in den Parenchymzellen der Leber; **Formen:** **1.** akute intermittierende Porphyrie: schwere (z. T. lebensbedrohliche), autosomal-dominant erbl. Erkr. mit Defekt der Uroporphyrinogen-I-

Porphyrie
Differentialdiagnose der Porphyrie

Typ	Klinik	Chemische Befunde	Erbmodus und Manifestationsalter
Erythropoetische Porphyrie	schwere Lichtdermatose, Rotverfärbung der Zähne (Erythrodontie), hämolyt. Anämie, Splenomegalie, Hypertrichose	Uroporphyrin u. Koproporphyrin im Urin↑↑; roter Urin	autosomal-rezessiv; frühe Kindheit
Erythrohepatische Porphyrie	leichte Lichtdermatose, selten hämolyt. Anämie	Protoporphyrin in Erythrozyten u. im Stuhl↑↑	autosomal-dominant; Kindheit
Hepatische Porphyrie			
akute intermittierende Porphyrie	akute Abdominalkoliken, neurol. u. psychiatr. Sympt., Hypertonie	ALS und PBG im Urin↑; Watson-Schwarz-Test u. Hoesch-Test positiv im akuten Anfall	autosomal-dominant; meist nach Pubertät
hereditäre Koproporphyrie	Lichtdermatose, neurol. u. psychiatr. Sympt.	Koproporphyrin↑↑ im Stuhl u. Urin, evtl. ALS u. PBG im Urin ↑, Watson-Schwarz-Test u. Hoesch-Test positiv	autosomal-dominant; Kindheit und später
Porphyria variegata (gemischte Porphyrie)	leichte Lichtdermatose, evtl. Abdominalkoliken, neurol. u. psychiatr. Sympt.	Protoporphyrin u. Koproporphyrin im Urin u. Stuhl↑; ALS u. PBG im Urin nur bei akutem Anfall↑	autosomal-dominant; frühes Erwachsenenalter
Porphyria cutanea tarda (chronische hepatische Porphyrie)	Lichtdermatose	Uroporphyrin u. Koproporphyrin im Urin↑; brauner od. roter Urin	evtl. hereditärer Enzymdefekt? höheres Erwachsenenalter

↑ erhöht; ↑↑ stark erhöht; ALS: δ-Aminolävulinsäure; PBG: Porphobilinogen

Synthetase u. vermehrter Bildung von Deltaaminolävulinsäure u. Porphobilinogen; Sympt.: Abdominalkoliken (häufig ohne abdominelle Abwehrspannung), Polyneuropathie mit Lähmungen u. Sensibilitätsstörungen, bei Beteiligung des ZNS Bewußtseinsstörungen, Anfälle, evtl. Psychose. Die Sympt. treten in unregelmäßigen Abständen mit unterschiedl. Frequenz auf, prämenstruelle Schübe möglich; akute Attacken können z. B. durch Barbiturate, orale Kontrazeptiva, best. Antikonvulsiva, Sulfonamide, Alkohol, Infektionen u. a. ausgelöst werden, Tage bis Monate dauern u. sind meist vollständig reversibel. Diagn.: s. Porphyrie (Tab.); Ther.: Ausschalten von exogenen Noxen, Infusion von Glukose bzw. Hämatin; **2.** hereditäre Koproporphyrie: autosomal-dominant vererbte Erkr. mit partiellem Defekt der Koproporphyrinogenoxidase u. vermehrter Ausscheidung von Koproporphyrin* in Urin u. Stuhl; Sympt. u. Diagn.: s. Porphyrie (Tab.); **3.** Porphyria variegata (sog. gemischte Porphyrie): autosomal-dominant erbl. Erkr. mit Defekt der Protoporphyrinogenoxidase, die v. a. bei weißen Südafrikanern vorkommt; Sympt.: wie bei akuter intermittierender Porphyrie, zusätzl. Hyperpigmentation der Haut u. Lichtdermatose; Diagn.: s. Porphyrie (Tab.); **4.** Porphyria cutanea tarda (sog. chronische h. P., symptomatische Porphyrie): Erkr., bei der die Aktivität der Uroporphyrinogendecarboxylase vermindert ist, tritt häufig in Zus. mit einer Lebererkrankung od. bei Hämochromatose* auf. Als Urs. werden toxische Einflüsse und Heredität diskutiert. Sympt.: Lichtdermatose, erhöhte Vulnerabilität

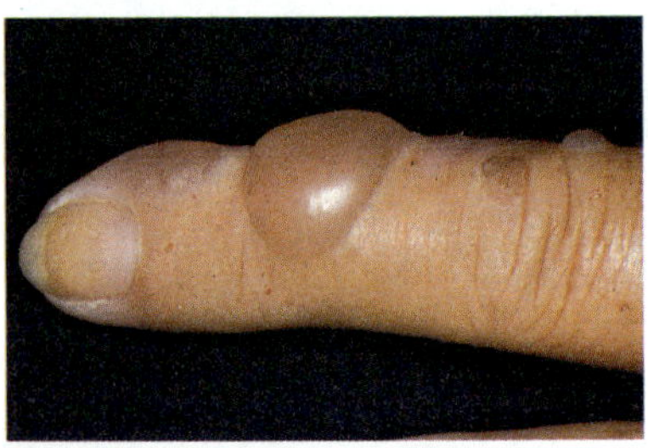

Porphyrie, hepatische:
Blasenbildung bei Porphyria cutanea tarda [3]

der Haut; Diagn.: s. Porphyrie (Tab.); Ther.: ggf. Elimination von Noxen, Alkoholabstinenz, evtl. Chelatbildner; **5.** sekundäre h. P.: heterogene Gruppe von Porphyrien, die durch Intoxikationen, z. B. Bleivergiftung*, auftreten.

Porphyrine (↑) n pl**:** (engl.) porphyrins; Gruppe von Farbstoffen, die aus Porphin* durch Substitution mit org. Radikalen entstehen; Porphyrin-Protein-Verbindungen liegen u. a. dem Hämoglobin*, Myoglobin*, den Zytochromen* u. dem Chlorophyll zugrunde. Mit Metallen (Eisen, Magnesium, Zink) bilden sie Chelate; Eisen-Porphyrin-Verbindungen (Hämoproteine) haben große Bedeutung für die biol. Oxidation. Die **Biosynthese** der P. erfolgt v. a. im Knochenmark: Succinyl-CoA u. Glycin kondensieren unter Abspaltung von Coenzym A zu Alphaaminobetaketoadipinsäure; sie wird zu Deltaaminolävulinsäure decarboxyliert, von der zwei Moleküle nach Abspaltung von H_2O Porphobilinogen bilden. Vier Moleküle Porphobilinogen vereinigen sich nach Desaminierung zu Uroporphyrinogen. Durch Decarboxylierung entsteht Koproporphyrinogen, aus dem durch Dehydrierung Koproporphyrin entstehen kann; durch Decarboxylierung u. Dehydrierung von Koproporphyrinogen entsteht Protoporphyrin, aus dem durch Einbau von Eisen durch die Ferrochelatase Häm* gebildet wird. Der **Abbau** der P. zu Gallenfarbstoffen* erfolgt v. a. in Leber, Knochenmark u. Milz. Störungen des Porphyrinstoffwechsels führen zur Porphyrie*.

Porphyrin|urie (↑; Ur-*) f**:** (engl.) porphyrinuria; Ausscheidung von Porphyrinen* (u. deren Vorstufen) im Harn; **Formen: 1.** primäre P. mit Ausscheidung v. a. von Uroporphyrinen bei hepatischer Porphyrie*; **2.** sekundäre P. bei chron. Lebererkrankungen, Bluterkrankungen, Eisenstoffwechselstörungen, Intoxikationen (v. a. Bleivergiftung), als NW von Medikamenten (z. B. Östrogene, Sulfonamide, Barbiturate). Der rote od. dunkelbraune Urin dunkelt bei Stehenlassen nach; unter UV-Licht Rotfluoreszenz nachweisbar, evtl. positiver Hoesch*-Test od. Watson*-Schwartz-Test.

Porphyr|milz (↑)**:** (engl.) porphyry spleen; sog.

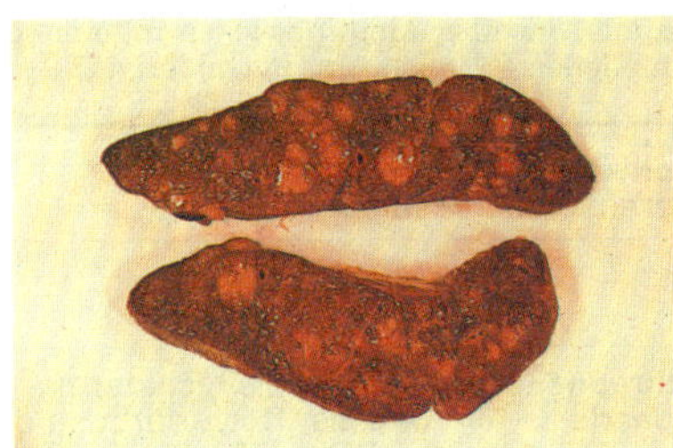

Porphyrmilz:
aufgeschnittene Milz mit typischen graugelben, knotigen Einlagerungen („Lymphogranulomherden") bei Lymphogranulomatose [471]

Bauernwurstmilz; vergrößerte Milz mit typischer Schnittfläche b. Lymphogranulomatose.

Porphyro|blasten (↑; Blast-*) m pl**:** s. Porphyrozyten.

Porphyr|opsin (↑; Op-*) n**:** Farbstoff in den Stäbchen* der Retina; s. a. Rhodopsin, Photästhesin.

Porphyro|zyten (↑; Zyt-*) m pl**:** (engl.) porphyrocytes; syn. Fluoreszyten; Erythrozyten*, die im ultravioletten Licht inf. ihres Gehalts an Protoporphyrin fluoreszieren; normal unter 1‰, vermehrt bei gestörtem Eiseneinbau in das Hämoglobinmolekül (Bleivergiftung, erythropoet. Porphyrie, sideroblast. Anämie). Die kernhaltigen Vorstufen im Knochenmark heißen Porphyroblasten.

Porrigo amiantacea (lat. porrigo Grind, Kopfgrind; gr. ἀμίαντος Asbest) m**:** nicht mehr gebräuchl. Bez. f. Pityriasis* amiantacea.

Porr|opsie (gr. πόρρω weit, fern; Op-*) f**:** s. Metamorphopsie.

Porta (lat.) f**:** Pforte.

Porta arteriarum (↑) f**:** Austrittstelle von Aorta u. Truncus pulmonalis an d. Kuppel des Herzbeutels.

Port-a-cath-System n: implantiertes, subkutan liegendes Kunststoffreservoir mit Anschluß an das Gefäßsystem (z. B. V. jugularis, V. cava superior); **Ind.:** Notwendigkeit eines langfristigen od. sehr häufigen Gefäßzugangs, lokale Chemotherapie (z. B. bei Lebermetastasen).

Porta hepatis (Porta*) f: Leberpforte.

Porta venarum (↑) f: Eintrittspforte der Venen (V. cava inf. u. sup., Vv. pulmonales) in d. Herzbeutel.

Porter-Silber-Farb|re|aktion f: (engl.) Porter-Silber chromogens test; Farbreaktion zum Nachweis von 17-Hydroxykortikosteroiden* in Serum od. Harn; Prinzip: nach Extraktion mit Chloroform erfolgt durch Phenylhydrazin Umwandlung in ein gelbes Derivat, dessen Konz. photometrisch bestimmt werden kann.

Portio (lat.) f: Teil, Anteil; i. e. S. Portio vaginalis cervicis (bzw. uteri), in die Vagina* hineinragender Teil des Gebärmutterhalses; s. Cervix uteri.

Portio|ad|apter (↑; lat. adaptare angleichen) m: (engl.) portio adapter; flexibles Instrument z. Abdichtung des Zervikalkanals unter Vakuum z. Pertubation, Hysterosalpingographie, Insemination, Menstrualblutgewinnung (z. B. zur Diagnose einer Genitaltuberkulose) u. Hydropertubation.

Portio|e|rosion (↑; Erosion*) f: (engl.) portio erosion; syn. Erosio vera, Erosio simplex; Bez. f. einen oberflächl. Epitheldefekt an der Portio; unklarer kolposkop. Befund, gilt b. regelmäßigem Verlauf der Kapillaren im freiliegenden Bindegewebe als unverdächtig (traumatisch od. entzündlich bedingt), begründet b. unregelmäßiger od. vermehrter Gefäßzeichnung jedoch den Verdacht auf e. beginnendes Zervixkarzinom* (Probeexzision!). Vgl. Kolposkopie.

Portio||kappe (↑): syn. Okklusivpessar*. **P.karzinom** (↑; Karz-*; -om*) n: (engl.) portio carcinoma; Karzinom der Ektozervix; s. Zervixkarzinom. **P.konisation** (↑; Konus*) f: s. Konisation.

Portio major et minor (↑; lat. maior größerer; minor kleinerer) f: Radix sensoria et motoria nervi trigemini; s. Nervus trigeminus.

Portio|polyp (↑; Polyp*) m: s. Zervixpolyp.

Portio supra|vaginalis (↑; Supra-*; Vagina*) f: oberh. der Scheide gelegener Abschnitt der Cervix* uteri.

Porto|graphie (Porta*; -graphie*) f: (engl.) portography; Röntgenkontrastdarstellung der Pfortader; meist i. R. einer Splenoportographie*.

Porus (gr. πόρος Loch) m: Öffnung. **P. acusticus externus, internus** (↑) m: äußere Öffnung des äußeren Gehörgangs an der Ohrmuschel (s. Ohr, äußeres) bzw. innere Öffnung des inneren Gehörgangs an der Hinterfläche des Felsenbeins. **P. gustatorius** (↑) m: Geschmacksporus; vgl. Geschmacksknospen. **P. sudori|ferus** (↑) m: Schweißpore; Mündung des Ausführungsgangs von Schweißdrüsen an d. Hautoberfläche.

Porzellan|gallen|blase: (engl.) porcelain gallbladder; durch schollige Verkalkung (Calciumeinlagerung) verdickte u. verhärtete Gallenblasenwand bei chron. Cholezystitis* (röntg. nachweisbar).

Positions|ef|fekt (lat. positio Stellung, Lage) m: (engl.) position effect; gegenseitige Beeinflussung benachbarter Gene; liegen mehrere dominante Allele dieser Gene, die die Ausprägung eines best. Merkmals bewirken, auf einem Chromosom des homologen Paares (Cis-Position), entsteht ein normaler Phänotyp; liegen sie auf beiden Chromosomen verteilt (Trans-Position), kann es zu Veränderungen des Phänotyps kommen; prakt. relevant ist z. B. die Abschwächung der Rhesus-Blutgruppeneigenschaft $Rh_0(D)$ bei Vorliegen des Genotyps Cde/CDe (DD zu D^u).

Positio uteri (↑; Uter-*) f: Stellung der Gebärmutter im Beckenraum; wird definiert durch das Verhältnis der Portiokuppe zu den drei Dimensionen des Raumes; mögliche Abweichungen: **1.** in der Sagittalen (gerader Durchmesser der Beckenmitte) nach vorn (Antepositio) od. hinten (Retropositio); **2.** in der Horizontalen (Interspinallinie) nach beiden Seiten: Latero-, Dextro- bzw. Sinistropositio; **3.** in der Vertikalen (Führungslinie) nach oben (Elevatio uteri) od. unten (Descensus* uteri et vaginae). Vgl. Uteruslagen.

Positiv||liste: erstmalig im Gesundheitsstrukturgesetz (vgl. Gesundheitsrecht) vorgesehene Liste von Fertigarzneimitteln, die zu Lasten der Krankenkassen verordnet werden dürfen; soll spätestens am 31.12.1995 in Kraft treten; vgl. Negativliste.

Positronen (aus **posi**tiv u. Elek**tron**) n pl: (engl.) positrons; Antiteilchen* der Elektronen* mit gleicher Ruhemasse u. (im Ggs. zu den Elektronen) mit positiver Elementarladung; Bez. e^+ bei Entstehung durch Paarbildung* od. Kernreaktion*, β^+ bei Entstehung durch Beta-plus-Zerfall (s. Betazerfall); P. sind nicht beständig, ein Positron zerstrahlt zusammen mit einem Elektron in zwei Gammaquanten von je 511 keV. Vgl. Paarvernichtung.

Positronen|e|missions|tomo|graphie (↑; lat. emittere, emissus aus-, entsenden; -tom*; -graphie*) f: (engl.) positron emission tomography; s. Emissionscomputertomographie.

Post-: Wortteil mit der Bedeutung nach, hinter, später; von lat. post.

Post|aggressions|syn|drom (↑; Aggression*) n: (engl.) postaggression syndrome; nach Schädigung von Körpergewebe durch äußere Gewalteinwirkung (Trauma, Polytrauma) od. operative Eingriffe auftretende Allgemeinveränderungen mit (in Abhängigkeit von der Schwere der Verletzungen) unterschiedl. ausgeprägter Symptomatik; häufig inf. Zelluntergangs katabole Stoffwechsellage mit negativer Stickstoffbilanz sowie Glukoseverwertungsstörungen (erhöhter Energiebedarf), sog. Resorptionsfieber*, Störungen des Zellstoffwechsels (Azidose, Freisetzung von K^+ u. hohe Kaliumausscheidung bei normaler bis subnormaler Serumkonz.), generalisierte periphere Durchblutungsstörungen u. Störung der Funktion minderperfundierter Organe (akutes Nierenversagen*, evtl. Crush*-Syndrom, sog. Streßulkus*), Blutgerinnungsstörungen (u. U. Verbrauchskoagulopathie*) u. respiratorische Insuffizienz. Vgl. Anpassungssyndrom, allgemeines.

Post|chole|zyst|ek|tomie|syn|drom (↑; Chol-*; Kyst-*; Ektomie*) n: (engl.) postcholecystectomy syndrome; klin. Sammelbez. f. die nach Cholezystektomie* beobachteten Folgeerkrankungen, unabhängig von ihrem ursächl. Zus. mit der vorausgegangenen Op.; diagn. Abklärung (z. B. ERCP*) zum Ausschluß nachweisbarer org. Veränderungen erforderlich; org. Beschwerden beruhen am häufigsten auf einer Komb. von Papillenstenose* und Cholelithiasis* (übersehene Steine!), evtl. auch einer sek. Papillenstenose bei Duodenaldivertikel* in Nähe der Papilla duodeni major; in solchen Fällen evtl. Resektion des

Postcholezystektomiesyndrom
Folgeerkrankungen u. rel. Häufigkeit

biliopankreatische Erkr.	ca. 5%
organische abdominelle Erkr. (z. B. Ulzera, extrabiliäre Karzinome, entzündliche Darmerkrankungen)	ca. 20%
abdominelle Beschwerden ohne org. Befund (z. B. Reizmagen, Reizkolon) und extraabdominelle org. Erkrankungen	ca. 75%

Divertikels therap. erfolgreich. Formen u. Häufigkeitsverteilung: s. Tab. Vgl. Mirizzi-Syndrom.

Post|disko|tomie|syn|drom (↑; Diskus*; -tom*) **n:** auch Postnukleotomiesyndrom; Bez. f. nach Bandscheibenoperation* z. T. erneut auftretenden Beschwerdekomplex mit Kreuz- u. Beinschmerzen, Parästhesien, Bewegungssperren; **Urs.:** peridurale Narbenbildung mit Verwachsungen, Segmentinstabilität, u. U. Rezidivprolaps od. Bandscheibenvorfall in einem anderen Segment, Diszitis; **Ther:** je nach Schweregrad Krankengymnastik, lokale Injektionstherapie, ggf. Spondylodese.

posterior (lat.)**:** der hintere.

posterior-anterior (lat. der hintere - der vordere)**:** Abk. p.-a.; Richtung von hinten nach vorn.

post|ganglionär (Post-*; Gangl-*)**:** (engl.) postganglionic; Bez. f. efferente (vegetative) Nervenfasern nach synaptischer Umschaltung in einem peripheren Ganglion*. Vgl. präganglionär.

Post|gastr|ek|tomie|syn|drom (↑; Gastr-*; Ektomie*) **n:** s. Syndrom, agastrisches.

post|hepatisch (↑; Hepat-*)**:** (engl.) posthepatic; im Pfortadersystem hinter der Leber gelegen (z. B. posthepatischer Block).

Posthitis (gr. πόσθιον Vorhaut; -itis*) **f:** Entz. des inneren Vorhautblatts, meist als Balanoposthitis; vgl. Balanitis.

Postikus|lähmung (lat. posticus hinten befindlich)**:** s. Kehlkopflähmung.

Post|in|farkt|syn|drom (Post-*; Infarkt*) **n:** s. Postmyokardinfarktsyndrom.

Post-Kala-Azar-Haut|leishmanoid **n:** (engl.) post-kala-azar dermal leishmanoid (Abk. PKDL); Hautaffektion nach überstandener viszeraler Leishmaniase; s. Leishmaniasen.

Post|kardio|tomie|syn|drom (Post-*; Kard-*; -tom*) **n:** s. Postkommissurotomiesyndrom.

Post|koital|test (↑; lat. coitus Zusammentreffen, Vereinigung) **m:** s. Sims-Huhner-Test.

Post|kom|missuro|tomie|syn|drom (↑; lat. commissura Verbindung, Fuge; -tom*) **n:** (engl.) postcommissurotomy syndrome; auch Postkardiotomiesyndrom, Postperikardiotomiesyndrom, Postthorakotomiesyndrom; nach herzchir. Eingriffen auftretende Spätkompl. (oft nach monatelangem beschwerdefreiem Intervall) mit retrosternalen Schmerzen, Fieber, Pleura- bzw. Perikarderguß, Leukozytose, erhöhter BKS, u. U. polyarthritische Schübe; **Ätiol.:** wahrscheinl. autoimmunologisch bedingt; **DD:** tuberkulöse Pleuritis bzw. Perikarditis. Vgl. Postmyokardinfarktsyndrom.

Post|mast|ek|tomie-Lymph|angio|sarkom (↑; Mast-*; Ektomie*; Lymph-*; Angio-*; Sark-*; -om*) **n:** s. Stewart-Treves-Syndrom.

Post|meno|pause (↑; gr. μήν Monat; παῦσις Ende) **f:** Abschnitt des Klimakteriums* nach der Menopause*.

Post|menstruum (↑; lat. menstruus monatlich wiederkehrend) **n:** s. Menstruationszyklus.

post|mortal (↑; lat. mortalis sterblich, den Tod betreffend)**:** nach dem Tod.

Post|myo|kard|infarkt|syn|drom (↑; My-*; Kard-*; Infarkt*) **n:** (engl.) postmyocardial infarction syndrome; syn. Dressler-Syndrom; seltene, etwa 10 Tage bis mehrere Wo. nach einem Herzinfarkt* auftretende, wahrscheinl. autoimmun. bedingte Erkr.; **Sympt.:** Fieber, asept. Perikarditis, evtl. zusätzl. hämorrhagischer Pleuritis u./od. Pneumonie mit blutigem Sputum u. Herzinsuffizienz; **Ther.:** Kortikoide.

post|natal (↑; lat. natalis die Geburt betreffend)**:** nach der Geburt.

Post|nukleo|tomie|syn|drom (↑; Nucl-*; -tom*) **n:** s. Postdiskotomiesyndrom.

post|partal (↑; lat. partus Geburt, Niederkunft)**:** korrekt: postpartual; (Zeitraum) nach der Geburt.

post partum (lat. nach der Niederkunft, Geburt)**:** Abk. p. p.; nach der Geburt.

Post|peri|kardio|tomie|syn|drom (Post-*; Peri-*; Kard-*; -tom*) **n:** s. Postkommissurotomiesyndrom.

post|prandial (↑; lat. prandium Mahlzeit)**:** nach der (den) Mahlzeit(en); z. B. postprandiale Schmerzen bei Angina* abdominalis.

Post|rhino|skopie (↑; Rhin-*; -skopie*) **f:** s. Rhinoskopie.

Post|tachy|kardie|syn|drom (↑; Tachy-*; Kard-*) **n:** (engl.) post-tachycardia syndrome; nach tagelang anhaltender Kammertachykardie in einzelnen Fällen vorübergehend zu beobachtende (funkt. reversible) Veränderungen im EKG i. S. eines Myokardschadens, deren Dauer von der Intensität der vorangegangenen Tachykardie abhängig ist.

Post|thorako|tomie|syn|drom (↑; Thorax*; -tom*) **n:** s. Postkommissurotomiesyndrom.

Post|trans|ferrine (↑) **n pl:** Bez. f. Serumproteine, die in der Elektrophorese langsamer als Transferrin wandern; vgl. Pt-System, Serumgruppen.

Post|trans|fusions|hepatitis (↑; Transfusion*; Hepat-*; -itis*) **f:** s. Hepatitis, akute.

post|traumatisch (↑; Trauma*)**:** nach einer Verletzung entstanden.

Post|vago|tomie|syn|drom (↑; Vagus*; -tom*) **n:** (engl.) postvagotomy syndrome; bei bis zu 15% aller vagotomierten Pat. (insbes. nach trunkulärer Vagotomie*) auftretende Symptomatik mit morgendl. Stuhldrang u. Diarrhoe (gestörte Gallensäurensekretion), Motilitäts- u. Entleerungsstörungen des Magens; Rückbildung der funkt. Störung meist einige Mon. post operationem.

Potentia (lat.) **f:** Fähigkeit. **P. co|eundi** (↑) **f:** Fähigkeit zum Vollzug des Koitus*. **P. con|cipiendi** (↑) **f:** Empfängnisfähigkeit; vgl. Impotentia concipiendi. **P. generandi** (↑) **f:** Zeugungsfähigkeit.

Potential (↑) **n:** Begriff aus der Elektrizitätslehre zur Charakterisierung der Eigenschaften eines elektr. Feldes; das P. an einem Punkt des elektr. Feldes gibt an, welche Energie aufgewendet werden muß, um die Ladungseinheit (1 Coulomb) aus dem Unendlichen bis zu diesem Punkt zu transportieren. Die Potentialdifferenz zw. zwei Punkten bez. man als elektrische Spannung*. Vgl. Membranpotential.

P

Potentiale, akustisch e|vozierte (↑) n pl: Abk. AEP; zw. Processus mastoideus u. Vertex ableitbare Reizantwort des ZNS auf akust. Reizung eines od. beider Ohren, z. B. durch regelmäßige „Klick“-Laute mit einer Lautstärke um 80 dB; nach Mittelwertbildung von ca. 2000 AEP stellen sich innerh. der ersten 8 ms eine Folge von fünf kurzen positiven Wellen dar, die im Verlauf der Hörbahn* entstehen u. bei deren Beeinträchtigung bzw. Schädigung (z. B. durch Akustikusneurinom, Hirnstammläsion, Multiple Sklerose) eine erniedrigte Amplitude aufweisen od. verzögert sind. Bei primär supratentorieller, kraniokaudal fortschreitender Hirnschädigung (z. B. Einklemmung) kann es zu einem schrittweisen Ausfall der Wellen V bis III kommen (Überwachung komatöser Pat.); bei Hirntod* treten nur noch die Wellen I u. II bzw. keine Wellen mehr auf. AEP mit später Latenz von mehr als 50 ms sind meist nach ca. 300 ms auftretende positive Wellen (P 300), die in Zus. mit der Lösung best. Aufgaben (z. B. Unterscheidung versch. Reize) abgeleitet werden.

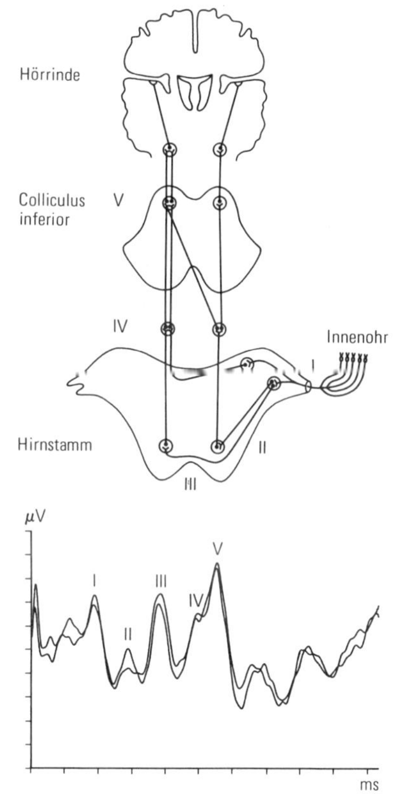

Potentiale, akustisch evozierte: normale frühe AEP mit den Wellen I, II, III, IV und V sowie (nicht markiert) VI und VII (Eichung 1 ms/div; 0,15 µV/div); oben: Strukturen der Hörbahn, in denen die AEP generiert werden [405]

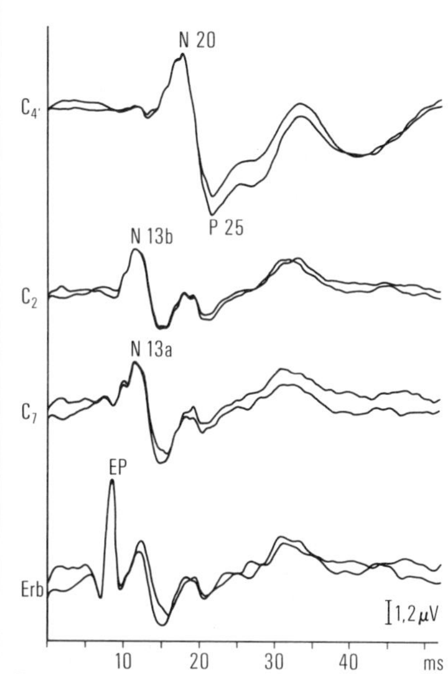

Potentiale, somatosensibel evozierte: normales SEP nach Medianus-Stimulation am Handgelenk mit Ableitung über dem Erb-Punkt, den zervikalen Dornfortsätzen C_7 und C_2 und dem kontralateralen Repräsentationsfeld der Hand über dem Kortex (C_4) [405]

Potentiale, somato|sensibel e|vozierte (↑) n pl: (engl.) somatosensory evoked potentials; Abk. SEP; nach elektr. Stimulation sensibler od. gemischter Nerven (z. B. der Hauptstämme des N. medianus od. des N. tibialis, auch als Dermatomstimulation) im Rückenmark (spinale SEP) u. Gehirn (kortikale SEP) entstehende Reizantwort, die über der unteren Rücken- u. Nackenpartie bzw. der sensiblen Großhirnrinde abgeleitet werden können; **Ind.:** objektiver Nachweis u. Lok. von Sensibilitätsstörungen bei proximal lokalisierten peripheren Nervenschädigungen u. pathol. Prozessen in Hirnstamm, Thalamus u. Großhirn mit Einbeziehung sensibler Leitungsbahnen u. Kerngebiete, DD von Erkr. des Rückenmarks mit primär axonaler (z. B. inf. Rückenmarktumoren) od. demyelinisierender Schädigung (z. B. bei Multipler Sklerose), Beurteilung der zerebralen Schädigung, z. B. nach schwerem Schädelhirntrauma, Prüfung der Funktion der spinalen Hinterstränge nach Rückenmark- u. Wirbeloperationen.

Potentiale, visuell e|vozierte (↑) n pl: (engl.) visual evoked potentials; Abk. VEP; über der Sehrinde* ableitbare Reizantwort des ZNS auf opt. Reizung der Augen, z. B. durch ein ständig i. S. eines Positivs u. Negativs wechselndes Schachbrettmuster (Musterumkehrstimulation) auf einem Monitor, bei komatösen od. nicht kooperativen Pat. durch Lichtblitze (Stroboskopie). Nach Mittelung von ca. 100 VEP stellt sich ein mehrgipfeliges Potential dar, dessen erste Auslenkung mit einer Latenzzeit von ca. 100 ms (P 100) auftritt. Eine Verlängerung der Latenz von P

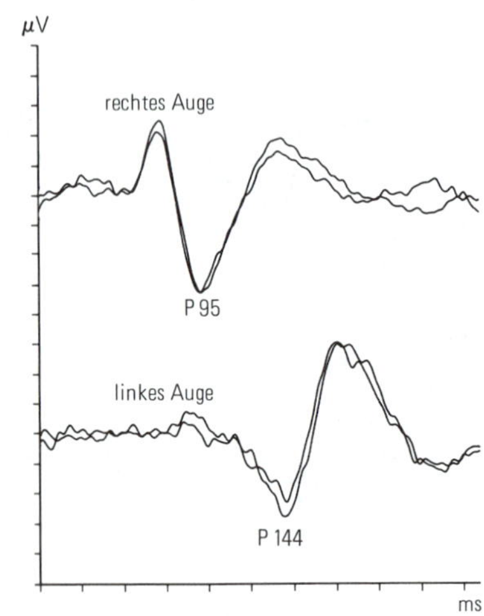

Potentiale, visuell evozierte:
obere Spur: normale Konfiguration und Latenz des VEP nach Musterumkehr-Stimulation des rechten Auges; untere Spur: ausgeprägte Latenzverzögerung (P 100 = 144 ms) nach Stimulation des linken Auges bei Neuritis Nervi optici (Eichung 25 ms/div; 2,5 µV/div) [405]

100 tritt bei demyelinisierenden Erkr. als Folge einer verzögerten Impulsleitung auf, bes. bei Neuritis* Nervi optici u. Multipler* Sklerose.

Potential, toxisches (↑) n: (engl.) toxic potential; prinzipielle Fähigkeit eines Agens, eine best. toxische Wirkung auszulösen.

Potentio|meter (↑; Metr-*) n: Instrument zur elektr. Messung z. B. des pH-Werts v. Lösungen.

Potenz (↑) f: (engl.) potency; Fähigkeit, Vermögen; in der Homöopathie* Bez. f. Verdünnung u. die Wirkungsverstärkung durch spez. Zubereitung der Substanzen.

Potenz|störung (↑): s. Erektionsstörung, Funktionsstörung, sexuelle.

Pott-Buckel (Percival P., Chir., London, 1713-1788): s. Kyphose.

Potter-Sequenz (Edith L. P., Chicago, geb. 1901) f: syn. Oligohydramnion-Syndrom; Fehlbildungskomplex aufgrund einer fetalen Nierenfunktionsstörung u. verminderter od. fehlender Amnionflüssigkeit; **Sympt.:** Potter-Facies (Hypertelorismus, Epikanthus, Ohrmuscheldysplasie, Mikrogenie), Lungenhypoplasie, Klumpfüße; fakultative Fehlbildungen der Wirbelsäule, Finger u. Zehen u. des Urogenitaltrakts; **Progn.:** infaust; empir. Wiederholungsrisiken je nach Nierenbefunden der Eltern. Vgl. Zystennieren.

Potter-Syn|drom (↑) n: s. Zystennieren.

Potus (lat.) m: das Trinken, der Trank.

Poupart-Band (François P., Anat., Chir., Paris, 1616-1708): (engl.) Poupart's line; Leistenband, Lig. inguinale; vgl. Ligamentum lacunare Gimbernati, Hernie (Hernia femoralis, Hernia inguinalis).

Pox|viridae (engl. pox Pocken; Virus*; Idio-*) f pl: syn. Pockenviren; Fam. der größten DNA-Viren (∅ 230-300 nm, komplexe Hülle, bikonkaver Innenkörper, 230 Kapsomere, doppelsträngige DNA mit ca. 400 Genen, meist Quaderform); Viren liegen als Einschlußkörperchen im Zytoplasma (Paschen-Körperchen); sehr wirtsspezifisch. **Übertragung:** direkte (Tröpfchen- u. Schmier-) u. indirekte Kontaktinfektion (über infizierte Gegenstände); **Klassifikation:** ca. 40 Serotypen in zwei Subfamilien: Entomopoxvirinae (ca. 20 Serotypen b. Insekten) u. Chordopoxvirinae m. den Genera **Avipoxvirus** (Geflügel- u. Kanarienpockenviren); **Leporipoxvirus** (Err. von Sarkomen u. Fibromen b. Hasen, Eichhörnchen u. Kaninchen; s. Sanarelli-Myxom); **Suipoxvirus** (Schweinepockenviren); **Capripoxvirus** (Err. von Ziegenpocken, Schafpocken, Lymph-skin-disease des Rindes); humanpathogene Vertreter finden sich in den Genera **Orthopoxvirus*** (Err. von Variola, Alastrim, Vaccinia, Kuhpocken u. Affenpocken) u. **Parapoxvirus*** (v. a. Erreger von Ecthyma contagiosum u. Melkerknoten). Den P. morphol. ähnlich, aber nicht klassifiziert, sind das onkogene Jaba-Monkey-Virus (Tumoren bei Affen) sowie das Molluscum-contagiosum-Virus.

pp: Abk. f. **p**ost**p**randial.

p. p.: Abk. f. **1. p**er **p**rimam (intentionem); s. Wundheilung; **2.** (gyn.) **p**ost **p**artum (nach der Geburt).

ppb: Abk. f. (engl.) **p**arts **p**er **b**illion; s. Parts per million.

PPD: Abk. f. (engl.) **p**urified **p**rotein **d**erivative; s. Tuberkuline.

PPHN: Abk. f. **p**ersistierende **p**ulmonale **H**ypertension des **N**eugeborenen; s. PFC-Syndrom.

PPL: Abk. f. **P**lasma**p**rotein**l**ösung; s. Plasmaersatzstoffe.

PPLO-Gruppe: Abk. f. (engl.) **P**leuro-**p**neumonia-**l**ike-**o**rganisms; historische Bez. f. Mycoplasma*.

ppm: Abk. f. (engl.) **P**arts* **p**er **m**illion.

PPSB: Abk. f. **P**rothrombin + **P**rokonvertin + **S**tuart-Prower-Faktor + antihämophiles Globulin **B**; therap. einsetzbarer Prothrombinkomplex*.

P-pulmonale (Pulmo*) n: syn. P-dextroatriale, P-dextrocardiale; erhöhte u. spitz positive P-Welle im EKG (Extremitätenableitungen >0,25 mV, s. Abb.; Brustwandableitungen >0,12 mV); sehr spezif., wenig sensitives Zeichen einer Druck- od. Volumenbelastung des rechten Vorhofs z. B. bei Cor pulmonale, Trikuspidalinsufffizienz, angeb. Herzfehlern.

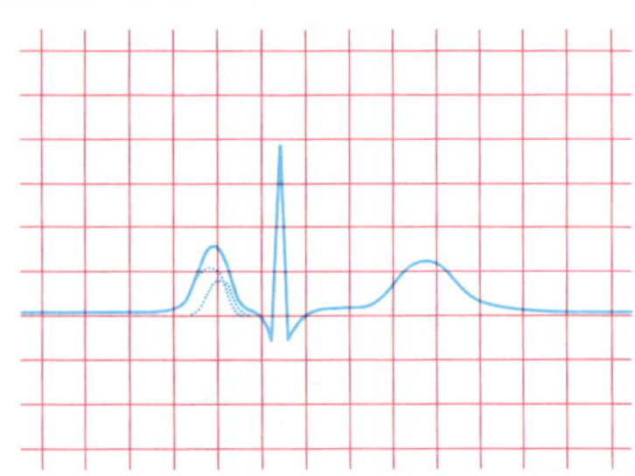

P-pulmonale:
erhöhte P-Welle (Ableitung II) als Zeichen größerer Aktivität des rechten Vorhofs; punktierte Linien: rechter (links) und linker Vorhof (rechts)

PP-Zellen (Zelle*): Kurzbez. f. pankreatisches Polypeptid* bildende Zellen; s. Langerhans-Inseln.

PQ-Zeit: Vorhof-Kammer-Überleitungszeit im EKG; setzt sich aus P-Welle u. Erregungsleitung im AV-Knoten u. His-Bündel zusammen; normal 0,12-0,2 Sek.; vgl. Elektrokardiographie.

Pr: chem. Symbol f. Praseodym*.

Prader-Labhart-Willi-Syn|drom (Andrea P., Päd., Endokrinol., Zürich, geb. 1919; Alfred L., Gyn., Basel, 1874-1949; Heinrich W., Päd., Zürich, 1900-1971) **n:** (engl.) Prader-Willi syndrome; kindl. Erkrankung m. geistiger Behinderung, Adipositas, Minderwuchs, Diabetes mellitus bei angeb. Muskelhypotonie m. verzögerter Entw. der stat. Funktionen, Akromikrie; meist auch Hypogenitalismus, Kryptorchismus; **Ätiol.:** heterogen; in sehr vielen Fällen minimale Deletion im proximalen Abschnitt des langen Arms eines väterlichen Chromosoms 15; vgl. Angelman-Syndrom.

Prä-: auch Prae-, engl. pre-; Wortteil mit der Bedeutung davor liegend, einen Vorzug (vor anderen) habend, vorzeitig; von lat. prae.

Prä|albumin **n:** in der Elektrophorese* vor der Albuminfraktion wanderndes Liquor- bzw. Serumprotein; Transportprotein f. Thyroxin; vgl. Liquordiagnostik.

Prä|arthrose (Prä-*; Arthr-*; -osis*) **f:** (engl.) pre-arthrosis; Oberbegriff für Vorgänge, die im makro- od. mikrostrukturellen Bereich die Gewebeanteile des Gelenks beeinträchtigen u. damit der eigentl. Arthrose* vorausgehen; zu den präarthrot. Deformitäten gehören z. B. die Varus- u. Valgusstellung; Auslösung auch durch Blutungen, (Mikro-)Traumen, Fehlbelastung, Immobilisation, metabol. Störungen, Entz. od. genet. Faktoren.

Prä|beta|lipo|proteine **n pl:** (engl.) pre-beta-lipo-proteins; Fraktion der Lipoproteine*, die in der Elektrophorese im Bereich der Alpha-2-Globuline wandert u. den Very low density lipoproteins (VLDL*) bei der Ultrazentrifugation entspricht. Vgl. Hyperlipoproteinämien, Hypolipoproteinämien.

Prä|calciferole **n pl:** (engl.) pre-calciferols; Vorstufe der Calciferole (Vitamin* D), die aus den Provitaminen D durch Ultraviolettstrahlung entstehen.

praecox (lat.)**:** vorzeitig, zu früh; s. Ejaculatio praecox, Pubertas praecox.

Prae|cuneus (Prä-*; lat. cuneus Keil) **m:** Vorkeil; vor dem Keil (Cuneus) liegendes Teil der Gehirnoberfläche.

Prä|delir (↑; lat. delirus wahnsinnig, mit gestörtem Bewußtsein) **n:** (engl.) predelirium; Bez. f. die Anfangsphase eines Delirs*, in der vegetative Sympt., Schlaflosigkeit, Angst, Konzentrationsstörungen u. Stimmungsveränderungen auftreten können u. evtl. Suizidgefahr besteht.

Prä|dia|betes (↑; Diabet-*) **m:** s. Diabetes mellitus.

Prä|di|lektions|stelle (↑; lat. diligere, dilectus hochschätzen)**:** bevorzugte Stelle, Lokalisation.

Prä|di|lektions|syn|drom, kon|natales (↑; ↑) **n:** (engl.) connatal predilection syndrome; syn. konnatales Vorzugshaltungssyndrom, eigentl. Prädilektionshaltungssyndrom; Oberbegriff für durch intrauterine Zwangshaltung verursachte Verformungen an Kopf, Gesicht, Kiefern u. Füßen m. Lagebelastungen u. meist einseitigen Impressionen an Weichteilen u. Knochen, vielfach inf. hochgeschlagener Beine u. Fußimpressionen; sekundär mitbetroffen ist auch die Wirbelsäule (Skoliosen u. atypische Torsionen, Abb.); mit der Kopfhaltung wird auch die Hirn- u. Gesichtsschädelbildung beeinflußt; bei rechtskonvexer Wirbelsäulentorsion linkskonkave Gesichtsskoliose m. Linksneigung u. Rechtsdrehung des Kopfes (u. umgekehrt). **Vork.:** in unterschiedl. ausgeprägter Form bei 15-20% der Neugeborenen. In der Neonatalperiode sind die Prädilektionshaltungen reversibel u. durch entspr.

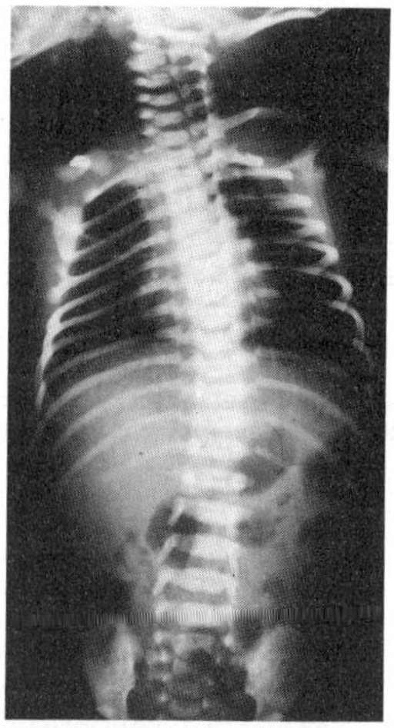

Prädilektionssyndrom, konnatales: Röntgenaufnahme der Wirbelsäule eines Säuglings mit deutlicher Torsion [540]

Lagerung entgegen der Lieblingshaltung zu beeinflussen. **DD:** Hemihypertrophien des Gesichts, Proteus*-Syndrom, Romberg-Syndrom (Hemiatrophia* faciei progressiva) u. orofaziale Hemikranien, aber auch muskuläre Dysplasien wie der angeb. Schiefhals.

Prä|dis|position (↑; lat. dispositio planmäßige Anordnung, Gliederung) **f:** Zustand, der eine Krankheit begünstigt.

Prä|ek|lampsie (↑; Eklampsie*) **f:** s. Gestose.

Prä|ex|zitations|syn|drom (↑; lat. excitare erregen, reizen) **n:** (engl.) preexcitation syndrome; syn. Antesystolie; vorzeitige Erregung v. Teilen der Kammermuskulatur des Herzens mit charakterist. EKG-Veränderungen u. Neigung zu Re-entry-Tachykardien bei unidirektionalem Block; s. WPW-Syndrom, LGL-Syndrom.

prä|ganglionär (↑; Gangl-*)**:** (engl.) preganglionic; Bez. f. efferente (vegetative) Nervenfasern vor synaptischer Umschaltung in einem peripheren Ganglion*. Vgl. postganglionär.

Prägung: (engl.) imprinting, conditioning; (psychol.) Bez. f. Lernvorgang, der im Unterschied zum Lernen* zu einem starrem, nicht mehr veränderbaren Verhalten führt; vgl. Ethologie.

prä|hepatisch (Prä-*; Hepat-*)**:** (engl.) prehepatic; im Pfortadersystem vor der Leber gelegen.

Prä|im|plantations|verlust (↑; lat. implantare pflanzen)**:** Bez. f. den Untergang der befruchteten Eizelle bzw. der Frühstadien auf dem Weg zum Uterus od. das Unvermögen der Blastozyste,

P

sich in die Uterusschleimhaut einzunisten; in der experimentellen Teratologie die Differenz der Corpora lutea zu den Implantationen in der Uterusschleimhaut; **Urs.:** mechan., hormonell, alimentär od. immun. bedingt.

Prä|in|farkt|syn|drom (↑; Infarkt*) n: (engl.) preinfarction syndrome; Bez. f. Symptome, die vor einem Herzinfarkt* bei einem Teil der Pat. auftreten; **1.** zunehmend häufigere Angina-pectoris-Anfälle mit erhöhter Schmerzintensität u. Abnahme der Nitroglyzerinansprechbarkeit; **2.** Verschlechterung der Dyspnoe u. Verminderung der Leistungsfähigkeit; **3.** nach vorangegange-

> Das Präinfarktsyndrom erfordert sofortige intensivmedizinische Abklärung.

nem Infarkt erneut auftretende Stenokardien. Vgl. Angina pectoris.

Prä|kallikrein n: syn. Fletcher*-Faktor.

Prä|kanzerose (Prä-*; Cancer-*; -osis*) f: (engl.) precancerosis; klinisch-morphol. (z. B. Leukoplakie, proliferierende Mastopathie) bzw. durch histol. Kriterien (zelluläre u. epitheliale Atypie, epitheliale Dysplasie u. a.) definiertes potentielles Vorstadium eines Karzinoms*; nach

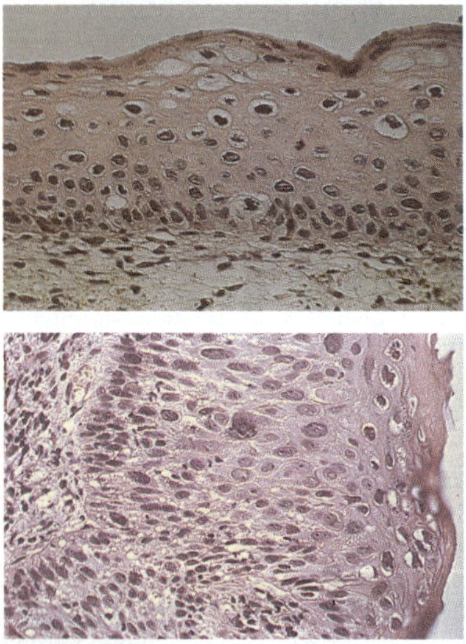

Präkanzerose:
leichte (oben) und schwere Dysplasie der Portio (unten) [65]

der statist. Wahrscheinlichkeit, m. der eine P. in einen malignen Tumor übergeht, werden **fakultative** (niedrige Entartungsfrequenz, z. B. Colitis* ulcerosa) u. **obligate** P. (Veränderungen m. hohem Entartungsrisiko in rel. kurzem Zeitintervall, z. B. Polyposis* intestinalis) unterschieden. Vgl. Carcinoma in situ.

Prä|kapillare (↑; kapillar*) f: Bez. f. Arteriola*.

prä|klinisch (↑; gr. κλίνη Lager, Bett): (engl.) preclinical; Bez. f. ein Krankheitsgeschehen, das klinisch noch nicht manifest geworden ist.

Prä|koma (↑; gr. κῶμα tiefer Schlaf) n: (engl.) precoma; Stoffwechselentgleisung ohne Bewußtseinsstörung, die in ein Koma* überzugehen droht; z. B. bei diabet. Pat. mit Ketonkörpern in Atemluft u. Harn.

prä|kordial (↑; lat. cor Herz): (engl.) precordial; in der Gegend vor dem Herzen.

Prä|kordial|angst (↑; ↑): (engl.) precordial pressure; Angstgefühl, das in der Herzgegend verspürt wird; vgl. Herzneurose.

Prä|kordial|schmerz (↑; ↑): s. Angina pectoris, Präkordialsyndrom, chondrokostales.

Prä|kordial|syn|drom, chondro|kostales (↑; ↑) n: (engl.) costochondral precordial syndrome; auch Präkordialchondrokostalsyndrom; extrakardial bedingte, meist linksseitige Thoraxschmerzen, verursacht durch e. Überlastung der Rippenknorpel II-IV in Zus. mit gleichförmigen Bewegungsabläufen; **DD:** Angina* pectoris.

Prä|leuk|ämie (↑; Leuk-*; -ämie*) f: (engl.) preleukaemia; Bez. f. das Vorstadium einer (akuten) Leukämie*, in dem die Diagn. nicht mit Sicherheit gestellt, sondern die Entw. nur vermutet werden kann; Dauer: Mon. bis einige Jahre; **Sympt.:** Leukopenie, Anämie bzw. Thrombopenie ohne erkennbare Ursache bei aplastischem, hyperplastischem od. normalem Knochenmark; Leukämiezellen sind nicht nachweisbar; Erythrozytenenzymdefekte, zytogenet. Veränderungen (Aneuploidie) u. morphol. Abweichungen (Ringsideroblasten, Pseudo-Pelger-Formen, sog. Mikrokaryozyten) können jedoch beobachtet werden. Vgl. Syndrom, myelodysplastisches.

Prä|luxation (↑; Luxation*) f: Vorstadium einer Luxation (z. B. bei Hüftgelenkluxation).

prae|maturus (↑; lat. maturus reif): vorzeitig, vor der Reife.

Prä|medikation (↑; lat. medicare Heilmittel zubereiten) f: (engl.) premedication; (anästh.) medikamentöse Narkosevorbereitung eines Pat. am Vorabend sowie am Operationstag; **Zweck:** psych. Dämpfung des Pat., Hemmung v. Speichel- u. Bronchialsekretion, Analgesie. Zur P. (häufig in Komb.) verw. Substanzen sind v. a. Tranquilizer, Hypnotika u. Sedativa (u. a. Benzodiazepinderivate, seltener Barbiturate), Analgetika (Opioide), Anticholinergika, Histamin-H_2-Rezeptorenblocker, Neuroleptika; Auswahl u. Dosierung der entspr. Pharmaka richten sich u. a. nach dem AZ des Pat. (s. Narkoserisiko) u. nach Art des op. Eingriffs.

Prä|men|arche (↑; gr. μήν Monat; ἀρχή Anfang, Beginn) f: (engl.) premenarche; wenig gebräuchl. Bez. f. den Entwicklungsabschnitt der Pubertät* vor Eintritt der Menarche* beim Mädchen, charakterisiert durch die Wirkung ovarialer Östrogene m. Auftreten sek. Geschlechtsmerkmale.

Prä|meno|pause (↑; ↑; gr. παῦσις Ende): (engl.) premenopause; Abschnitt des Klimakteriums* vor der Menopause.

Prä|menstruum (↑; lat. menstruus monatlich wiederkehrend) n: s. Menstruationszyklus.

Prä|molaren (↑; lat. molaris zum Mühlstein gehörig, Mahl-) m pl: (engl.) premolars; Kurzbez. f. Dentes praemolares; die nur im bleibenden Gebiß vorkommenden, zw. Eck- u. Mahlzähnen liegenden acht vorderen Backenzähne mit zwei Höckern (Bikuspidaten).

prä|monitorisch (↑; lat. monitor Mahner, Warner): warnend, vorhergehend, ankündigend.

prä|mortal (↑; lat. mortalis tödlich): vor dem Tod.

prä|natal (↑; lat. natalis die Geburt betreffend): vor der Geburt.

Prä|natal|dia|gnostik (↑; ↑) f: (engl.) prenatal diagnostics, prenatal screening; Untersuchung des ungeborenen Kindes; **Meth.** u. **Ind.: 1.** Ultraschalldiagnostik*: Routineverfahren, i. d. R. mindestens zweimal während jeder Schwangerschaft, gestattet neben deren Nachw. die Plazentalokalisation*, Bestimmung der Kindsgröße u. -form, Nachw. von Mehrlingen sowie evtl. die Beurteilung v. einzelnen Organen (Fehlbildungen); **2.** Fruchtwasserdiagnostik mittels Amnioskopie* bzw. Amniozentese*: Ind. in der Frühschwangerschaft bei Vorliegen eines genet. Defekts bei den Eltern bzw. deren Verwandten, früherer Geburt eines Kindes mit Chromosomenanomalien, genet. Krankheiten od. schweren angeb. Stoffwechselanomalien, denen ein in allen Zellen nachweisbarer Enzymdefekt zugrunde liegt, bei mütterl. Alter über 35 Jahre bzw. väterl. Alter über 50 Jahre. Eltern m. höherem Alter müssen auf das erhöhte Risiko v. Chromosomenaberrationen* (Tab.) u. die Möglichkeit der P. hingewiesen werden. Ind. in der Spätschwangerschaft: Ausschluß eines Morbus* haemolyticus fetalis, Verdacht auf Plazentainsuffizienz*; **3.** Chorionbiopsie*: entspricht der Amniozentese in der Frühschwangerschaft, kann jedoch früher durchgeführt werden; **4.** Hormonanalysen (z. B. Bestimmung v. Östriol); **5.** Kardiotokographie* mit u. ohne Belastung; **6.** pränatale Lungenreifediagnostik*; **7.** Mikroblutuntersuchung* am Feten unter der Geburt.

Prä|natal|in|fektion (↑; ↑; Infekt-*) f: (engl.) prenatal infection; intrauterine Inf. der Frucht m. Viren, Bakterien bzw. Protozoen; **Infektionswege:** aszendierend (meist nach Blasensprung), hämatogen (über d. Plazenta) od. deszendierend (aus den Eileitern); die Manifestation (prä- od. postnatal, u. U. sich erst in der Kindheit manifestierende Spätfolgen) u. die Art der Fruchtschädigung (Embryopathie, Fetopathie, angeborene Fehlbildungen) wird in der Frühschwangerschaft v. a. durch den Infektionstermin, ab der Fetalperiode auch v. der Erregerart bestimmt. Die wichtigsten P. sind unter dem Begriff TORCH*-Komplex zusammengefaßt. Vgl. Perinatalinfektion, IgM-Latextest.

Prä|natal|peri|ode (↑; ↑) f: (engl.) prenatal period; **1.** i. w. S. die gesamte Phase der vorgeburtlichen Entwicklung, von der Befruchtung bis zur Geburt; s. a. Embryonalperiode, Fetalperiode; **2.** i. e. S. der vorgeburtliche Anteil der Perinatalperiode*.

Prä|natal|toxiko|logie (↑; ↑; Tox-*; -log*) f: (engl.) prenatal toxicology; Bereich der Reproduktionstoxikologie*, in dem exogen ausgelöste pränatale Entwicklungsstörungen durch chem. od. physik. Noxen untersucht werden.

Prä|neo|plasie (↑; Neo-*; -plasie*) f: syn. Präkanzerose*.

Prä|ödem (↑; Ödem*) n: (engl.) preoedema; pathol. Flüssigkeitsansammlung im Gewebe vor Manifestation eines Ödems*; erstes klin. Zeichen des P. ist eine deutl. Gewichtszunahme, häufig leichte Schwellung der Augenlider (Gesicht wirkt verquollen), die Haut wird pastös-teigig u. zittert beim Beklopfen.

Prä|parate, radio|aktive (lat. praeparare zubereiten) n pl: (engl.) radioactive preparations; **1.** umschlossene r. P.: radioaktive Stoffe, die ständig von einer dichten, inaktiven, aber strahlendurchlässigen Umhüllung von der Umgebung abgeschlossen sind, wodurch Austritt des radioaktiven Stoffes selbst verhindert wird; Anw. der von umschlossenen r. P. emittierten ionisierenden Strahlung in Strahlentherapie* u. Technik (Materialprüfung); **2.** offene r. P.: alle nicht umschlossenen radioaktiven Stoffe in Form von Lösungen, Gasen od. auch in festem Zustand; **Verw.** u. a. in der Nuklearmedizin (Radiopharmaka*).

Prä|parier|mikro|skop (↑; Mikr-*; Skop-*) n: (engl.) dissecting microscope; binokulares Mikroskop* mit 2,5-40facher Vergrößerung für die stereoskop. Beobachtung großer Sehfelder bei weitem Arbeitsabstand.

prä|partal (Prä-*; Partus*): korrekt: präpartual; vor der Entbindung.

Prä|patenz (↑; lat. patere sichtbar sein) f: (engl.) prepatency; syn. Präpatentperiode (sprachl. nicht korrekt); Zeitraum zw. der Inf. des Endwirts mit Entwicklungsstadien von Helminthes* (Wurmeier od. Wurmlarven) u. der Nachweisbarkeit ihrer Vermehrungsprodukte: Eier, selten Larven in Stuhl, Urin, Sputum; Mikrofilarien* in Blut od. Haut.

prä|puberal (↑; lat. pubes erwachsen, geschlechtsreif): vor der Pubertät*.

Prä|pubertät (↑; lat. pubertas Geschlechtsreife) f: (engl.) prepuberty; Zeitraum vor dem Auftreten der ersten sekundären Geschlechtsmerkmale; vgl. Pubertät.

Prä|pubertäts|fett|sucht (↑; ↑): s. Pubertätsfettsucht.

Prä|putium (lat.) n: Vorhaut von Penis bzw. Klitoris.

prä|senil (Prä-*; lat. senilis greisenhaft): im Präsenium, vor d. Senium*.

Prä|sentations|zeit (lat. praesentare gegenwärtig machen, zeigen): Zeit, die ein Reiz mind. andauern muß, bevor ihm e. Reaktion folgt; vgl. Chronaxie.

Prä|servativ (Prä-*; lat. servare unversehrt erhalten, behüten) n: (engl.) condom; syn. Kondom; mechan. Mittel z. Kontrazeption* aus dünnem Kautschuk (Latex), das z. Geschlechtsverkehr über den Penis gestreift wird (oft m. Gleitmitteln od. Spermiziden* versehen). Ein Vorteil der P. ist ein gewisser Schutz gegen die Übertragung v. Geschlechtskrankheiten*, heute insbes. auch v. HIV. Nach neueren Statistiken ist d. Zuverlässigkeit bei Verwendung v. Markenpräservativen vor Erreichen des Verfalldatums u. bei korrekter Handhabung rel. hoch; Pearl-Index: um 3. Bei Latexallergie kann e. Kontaktekzem entstehen.

Prä|spermatiden (↑; Sperm-*; -id*) f pl: (engl.) prespermatids; auch Präspermien, Präspermiden; Bez. f. unausgereifte Spermien*; vgl. Spermatogenese.

Prä|stase (↑; -stase*) f: (engl.) prestasis; der Stasis* vorhergehende Phase; sehr langsame Strömung des Bluts.

praeter|naturalis (lat. praeter gegen, wider, un-; naturalis natürlich): unnatürlich; z. B. Anus* praeternaturalis.

Prä|thrombin n: (engl.) prethrombin; vermutetes Zwischenprodukt bei der Umwandlung v. Prothrombin in Thrombin, besitzt keine enzymat. Aktivität.

Prä|tibial|syn|drom (Prä-*; lat. tibia Schienbein) n: s. Myxödem, prätibiales.

Prä|toxikose (↑; Toxikose*) f: (engl.) pretoxicosis; Vorstadium der Säuglingstoxikose*.

Prä|valenz (lat. praevalere Übergewicht, Vorrang haben) f: (engl.) prevalence; Anzahl der Erkrankungsfälle einer best. Erkrankung bzw. Häufigkeit eines best. Merkmals zu einem best.

Zeitpunkt (Punktprävalenz) od. innerh. einer best. Zeitperiode (Periodenprävalenz); epidemiol. Maß z. Charakterisierung des Krankheitsgeschehens in einer best. Population; **Prävalenzrate:** Anzahl der Erkrankten bzw. Häufigkeit des Merkmals im Verhältnis zur Anzahl der untersuchten Personen. Vgl. Inzidenz.

Prä|vention (lat. praevenire zuvorkommen) f: (engl.) prevention; vorbeugende Maßnahme, bes. in d. Gesundheitspflege, Maßnahme der Präventivmedizin*; **Formen: 1.** primäre P.: Ausschaltung v. als gesundheitsschädigend geltenden Faktoren (s. Risikofaktoren); **2.** sekundäre P.: Sicherstellung frühestmöglicher Diagn. u. Ther. von Erkrankungen durch Vorsorgeuntersuchungen (vgl. Früherkennungsuntersuchungen); **3.** tertiäre P.: Begrenzung bzw. Ausgleich v. Krankheitsfolgen. Vgl. Rehabilitation.

Prä|ventiv|behandlung (↑): (engl.) preventive care; **1.** vorbeugende Behandlung: Prophylaxe*; **2.** Durchführung von allg. gesundheitsfördernden Maßnahmen (z. B. Wirbelsäulenbehandlung, Autogenes Training), durch die das Herausbilden einer manifesten Symptomatik verhindert werden soll.

Prä|ventiv|medizin (↑) f: (engl.) preventive medicine; Vorsorgemedizin; Teilgebiet der Medizin, das sich mit der Verhütung von Krankheiten durch vorbeugende Maßnahmen (s. Prävention) u. der Krankheitsfrüherkennung befaßt. Vgl. Vorsorgeuntersuchungen, Früherkennungsuntersuchungen, Kinderfrüherkennungsuntersuchungen, Krebsfrüherkennungsuntersuchungen.

Prä|ventiv|studie (↑) f: syn. Interventionsstudie*.

prae|vius (lat. vorausgehend): voraus (im Weg) liegend; z. B. Placenta praevia.

Prä|zession (lat. praecedere, praecessus vorangehen, überholen) f: (engl.) precession; (epidemiol.) Verschiebung der Erstinfektion in d. Säuglings- u. Kleinkindesalter; Beschleunigung der Durchseuchung; vgl. Retrozession.

P

Prä|zipitat (lat. praecipitare stürzen) n: (engl.) precipitate; **1.** Niederschlag; **2.** (ophth.) pathol. Beimengungen des Augenkammerwassers (Monozyten, Lymphozyten, Leukozyten), die bei seitl. Beleuchtung als Niederschlag an d. Hinterfläche der unteren Hornhautanteile erkennbar sind; Vork. z. B. bei Iritis, Keratitis; **3.** (pharmaz.) Hydrargyrum* praecipitatum album.

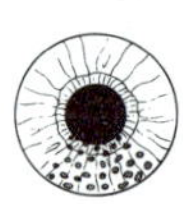

Präzipitat [504]

Prä|zipitation (↑) f: (engl.) precipitation; Bildung eines Präzipitats, Ausfällung aus Lösungen, Niederschlagsbildung, Sedimentation.

Prä|zipitations|re|aktion (↑) f: **1.** Fällungsreaktion insbes. biol. Moleküle durch Komplexbildung meist unter Wasserverdrängung (z. B. Aussalzen von Proteinen); **2.** Bildung u. Ausfällung unlösl. Immunkomplexe* i. R. einer Antigen*-Antikörper-Reaktion, in Lösungen als Niederschlag, in Gelen als weißl. Präzipitationslinie; am stärksten im Bereich eines best. Mengenverhältnisses zw. Antigen u. Antikörper (sog. Äquivalenzzone), bei Antikörperüberschuß abgeschwächt, bei Antigenüberschuß wegen Bildung lösl. Immunkomplexe vermindert (s. Abb.); Prinzip wichtiger immun. Untersuchungsmethoden (Immundiffusion, Ringtest) zur Messung von Antigen- od. Antikörperkonzentrationen. Vgl. Dean-Webb-Titration, Ramon-Titration, Präzipitine.

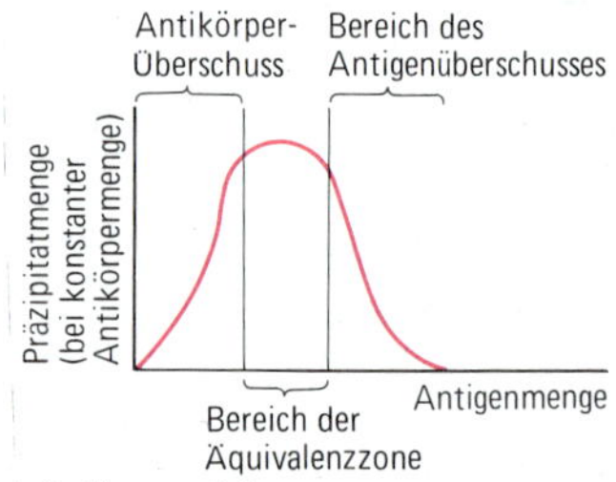

Präzipitationsreaktion: Prototyp einer Präzipitationskurve (sog. Heidelberger Kurve)

Prä|zipitine (↑) n pl: (engl.) precipitins; präzipitierende Antikörper; Mikroorganismen-Präzipitine: **1.** Streptokokkendiagnostik nach Lancefield, Meningokokken-Präzipitine im Liquor, s. Neisseria meningitidis; **2.** Thermopräzipitation* bei Pest u. Milzbrand; **3.** Präzipitation mit versch. Virusarten, ferner mit Extrakten aus Protozoen, Myzeten, Würmern. Weiter werden P. eingesetzt: zur Unterscheidung menschl. u. tier. Bluts in d. Gerichtsmedizin (Uhlenhuth-Verfahren); bei der Lebensmittelkontrolle zur Unterscheidung von Fleisch- u. Milchverfälschungen. Technik: Misch- od. Ringpräzipitation, sog. Alphaverfahren; vgl. Dean-Webb-Titration; sog. Betaverfahren: Ramon*-Tritration.

Prajmalium|bitartrat (INN) n: N-(Propyl)-ajmalinium-hydrogentartrat (IUPAC); membranstabilisierendes Antiarrhythmikum (mit verbesserter Resorption gegenüber Ajmalin); s. Antiarrhythmika.

Pramo|cain (INN) n: 4-[3-(4-Butoxyphenoxy)propyl]morpholin (IUPAC); Verw.: topisches Lokalanästhetikum.

prandial (lat. prandium Mahlzeit): Essen od. Mahlzeit betreffend.

Praseodym n: Symbol Pr, OZ 59, rel. Atommasse 140,9077; zur Gruppe der Lanthanoide* gehörendes chem. Element.

Prasteron (INN) n: 3β-Hydroxy-5-androsten-17-on (IUPAC); Anabolikum; s. Anabolika.

Pratt-Versuch (Gerald H. P., Chir., New York, geb. 1903): (engl.) Pratt's test; Venenfunktionsprüfung; mittels zweier elast. Binden u. eines Stauschlauchs werden jeweils ca. 5 cm breite Venengebiete vom Oberschenkel bis zum Fuß gestaut; bei Füllung der Venen zw. den Binden sind die entspr. Venae perforantes insuffizient. Vgl. Mahorner-Ochsner-Test.

Prausnitz-Küstner-Re|aktion (Carl W. P., Bakteriol., Immun., Breslau, 1876-1963) f: (engl.) Prausnitz-Küstner test; heute ungebräuchliche Methode zum Nachw. zirkulierender IgE-Antikörper durch Auslösung einer lokalen allerg. Gewebereaktion (Urtikaria, Erythem) in der Haut eines nicht sensibilisierten Probanden nach i. c. Injektion von Serum eines Pat. mit einer Allergie* vom Soforttyp (Typ I) u. 24 Std. später erfolgender Injektion des spezif. Allergens am gleichen Ort.

Prava|statin (INN) n: (+)-(βR,δR,1S,2S,6S,8-S,8aR)-1,2,6,7,8,8a-Hexahydro-β,δ,6,8-trihydroxy-2-methyl-8-[(S)-2-methylbutyryloxy]-1-naphthalinheptansäure (IUPAC); HMG-CoA-Reduktasehemmer; Verw.: s. Lipidsenker.

Pra|zepam (INN) n: 7-Chlor-1-(cyclopropylmethyl)-5-phenyl-1H-1,4-benzodiazepin-2(3H)-on (IUPAC); Benzodiazepinderivat mit langer Halbwertzeit; Verw.: Tranquilizer*.

Prazi|quantel (INN) n: 2-Cyclohexylcarbonyl-1,6,7,11b-tetrahydro-2H-pyrazino-[2,1-a]isochinolin-4-on (IUPAC); Verw.: Wurmmittel* bei Befall mit Trematodes od. Cestodes.

Prazosin (INN) n: 4-Amino-2-[4-(2-furoyl)-1-piperazinyl]-6,7-dimethoxychinazolin (IUPAC); Alpharezeptorenblocker (mit selektiver Blockade postsynapt. Alpha-1-Rezeptoren, dadurch art. u. venöser Gefäßerweiterung); Verw.: Antihypertensivum, bei peripheren Angiopathien (z. B. Raynaud*-Syndrom), Herzinsuffizienz (Senkung der Nachlast).

Precursor|substanzen (engl. precursor Vorläufer; Substantia*) f pl: s. ABNull-Blutgruppen.

Prediger|stellung: s. Hand.

Predni|carbat (INN) n: 11β,17,21-Trihydroxy-1,4-pregnadien-3,20-dion-17α-ethylcarbonat-21-propionat (IUPAC); Verw.: nichthalogeniertes Glukokortikoid.

Predni|mustin (INN) n: 11β,17,21-Trihydroxy-1,4-pregnadien-3,20-dion-21-[4-{4-[bis(2-chlorethyl)amino]phenyl}butyrat] (IUPAC); Verw.: Zytostatikum (Alkylans).

Predni|solon (INN) n: 11β,17,21-Trihydroxy-1,4-pregnadien-3,20-dion (IUPAC); Verw.: Glukokortikoid (dehydriertes Cortisol) mit ähnl. Wirkung wie Prednison*.

Predni|son (INN) n: 17α,21-Dihydroxy-1,4-pregnadien-3,11,20-trion (IUPAC); Verw.: Glukokortikoid (dehydriertes Cortison), 4-5mal stärker wirksam als Cortison*; beeinflußt in therap. Dosen den Mineral- u. Wasserhaushalt kaum.

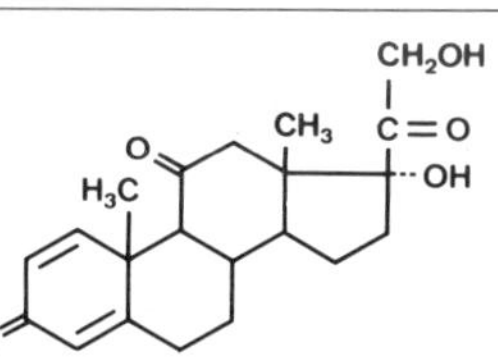

Prednison

Predny|liden (INN) n: 11β,17,21-Trihydroxy-16-methylen-1,4-pregnadien-3,20-dion (IUPAC); Verw.: Glukokortikoid.

Pregnandiol n: 3α,20α-Dihydroxy-5β-pregnan; durch Reduktion entstandenes, biol. weitgehend unwirksames Stoffwechsel- u. Hauptausscheidungsprodukt v. Progesteron*.

Pregnenolon n: 3-Hydroxypregn-5-en-20-on; gemeinsames Zwischenprodukt in der Biosynthese aller Steroidhormone*.

Prehn-Zeichen: (engl.) Prehn's sign; der Unterscheidung zw. Hodentorsion* u. Epididymitis* dienender Untersuchungsbefund beim Anheben des Skrotums: Abnahme des Schmerzes bei Epididymitis (P.-Z. positiv), Zunahme bei Hodentorsion (P.-Z. negativ).

Prellung: s. Kontusion.

Preload (engl. Vorbelastung, Vordehnung) n: mechan. Vorbelastung des Herzens, d. h. Dehnung bzw. Länge der Herzmuskelfasern des li. Ventrikels zu Beginn der Ventrikelkontraktion; steht in direktem Zus. mit dem enddiastol. Druck (sog. Füllungsdruck), der mittels Herzkatheterisierung bestimmt werden kann. Vom P. abhängig ist das enddiastol. Volumen. Die Faserverkürzung in der nachfolgenden Systole wird bestimmt von Preload u. Afterload* des Myokards. Vgl. Frank-Starling-Gesetz.

Prenox|diazin (INN) n: 1-{2-[3-(2,2-Diphenylethyl)-1,2,4-oxadiazol-5-yl]ethyl}piperidin (IUPAC); Verw.: Antitussivum.

Presby|akusis (gr. πρέσβυς alt; ἄκουσις das Hören) f: Altersschwerhörigkeit*.

Presby|kardie (↑; Kard-*) f: (engl.) presbycardia; senile Herzkrankheit, Altersherz*.

Presby|opie (↑; Op-*) f: (engl.) presbyopia; Alterssichtigkeit; Erschwerung des Nahsehens durch Elastizitätsverlust (Sklerosierung) der Linse u. nachlassender Fähigkeit zur Akkommodation*. Der Nahpunkt rückt mit zunehmendem Alter immer mehr in die Ferne; eine latente Hyperopie kann durch P. manifest werden. **Ther.:** Sammelgläser.

Preß|druck|versuch: (engl.) Valsalva's manœuvre; Valsalva-Versuch; Herzfunktionsprüfung durch ca. 10 Sek. starkes Bauchpressen u. Anspannung der Exspirationsmuskulatur nach max. Inspiration; Blutdruckmessungen am Anfang, am Ende u. danach; **Prinzip:** durch die intrathorakale Druckerhöhung kommt es zu einer Einflußhemmung ins re. Herz, wodurch das Schlagvolumen reduziert wird u. der Blutdruck etwas absinkt; danach durch vermehrten Zustrom vergrößertes Schlagvolumen u. Blutdruckanstieg. **Beurteilung:** Während bei normaler Herzfunktion der Blutdruck nur unwesentl. absinkt (5-10 mmHg) u. danach über den Ausgangswert ansteigt, kommt es bei latenter Herzinsuffizienz zu einem stärkeren Druckabfall während des Pressens u. danach zum Ausbleiben des reaktiven Druckanstiegs.

Preß|luft|erkrankung: (engl.) 1. vibration trauma induced disease, 2. Caisson's disease; **1.** Erkrankung durch Erschütterung bei Arbeit mit Druckluftwerkzeugen; s. Berufskrankheitenverordnung; **2.** s. Caisson-Krankheit.

Presso|re|zeptoren (lat. pressus Druck; Rezeptoren*) m pl: (engl.) pressoreceptors; Barorezeptoren, Blutdruckzügler, Depressoren; in der Wand der Aorta u. im Karotissinus lokalisierte Dehnungsrezeptoren; eine Blutdruckerhöhung führt zur Dehnung der Gefäßwände u. zur Aktivierung der P., deren Afferenzen über den N. vagus vermittelt werden; Folge: Vasodilatation, Blutdruckabfall, Bradykardie u. Verminderung des Herzminutenvolumens. Vgl. Blutdruckregelung.

Preß|wehen: (engl.) pushing; Wehen* unter Mitwirkung der Bauchpresse, vom Beginn der Austreibungsperiode an; dienen z. Überwindung der äußeren Weichteile.

PRH: Abk. f. (engl.) **P**rolactin **r**eleasing **h**ormone; Prolactoliberin; postuliertes hypothalam. Peptid unbekannter Struktur, fördert d. Ausschüttung v. Prolaktin* aus dem Hypophysenvorderlappen; vgl. Releasing-Hormone.

Priapismus (nach Priapos, dem Sohn der Aphrodite u. des Dionysos) m: (engl.) priapism; schmerzhafte Dauererektion des Penis ohne se-

P

xuelle Erregung; Blutfüllung der Corpora cavernosa, die unbehandelt zu Thrombose, Fibrose u. erektiler Impotenz führt; **Urs.:** idiopathisch, lymphatische Leukämie, Sichelzellenanämie, Psychopharmaka, Schwellkörper-Autoinjektionstherapie u. a.; **Ther.:** medikamentös durch intrakavernöse Inj. von Alphasympathomimetika, op. durch Gefäßanastomose der V. saphena mit dem Corpus cavernosum.

Price-Jones-Kurve (Cecil P.-J., Pathol., London, 1863-1943): (engl.) Price-Jones curve; graph. Darstellung der Größenverteilung der Erythrozytendurchmesser nach Messung im gefärbten Blutausstrich; vgl. Blutbild.

Prick-Test (engl. prick Stich) m: s. Intrakutantest.

Pridie-Bohrung: s. Arthrose.

Pridinol (INN) n: 1,1-Diphenyl-3-piperidino-1-propanol (IUPAC); Verw.: Antiparkinsonmittel, zentrales Muskelrelaxans mit anticholinergen Eigenschaften.

Prießnitz-Umschlag (Vinzenz P., Landwirt, Gräfenberg, 1790-1851): (engl.) Prießnitz compress; feuchter, kalter Leibumschlag, der sich unter trockener Wollumhüllung erwärmt.

Prilo|cain (INN) n: 2'-Methyl-2-propylaminopropionanilid (IUPAC); Lokalanästhetikum vom Amidtyp; Verw.: s. Lokalanästhetika.

primär (lat. primarius einer der ersten): erst, anfänglich, ursprünglich.

Primär|af|fekt (↑; lat. affectus Zustand, Neigung) m: (engl.) primary lesion; Abk. PA; Primärläsion, erste lokale Manifestation einer Inf., i. e. S. bei Syphilis*.

Primär|ef|floreszenz (↑; Effloreszenzen*) f: s. Effloreszenzen.

Primär|follikel (↑; Follicul-*) m pl: (engl.) primary follicles; **1.** (gyn.) s. Follikelreifung; **2.** Lymphfollikel des Neugeborenen ohne Reaktionszentrum, z. B. in Lymphknoten u. Milz.

Primär|harn (↑): (engl.) glomerular ultrafiltrate; der in den Glomeruli der Nieren aus dem Blutplasma abgefilterte, noch nicht konzentrierte Harn, der in seiner Zusammensetzung weitgehend dem eiweißfreien Blutplasma entspricht; enthält auch niedermolekulare Proteine u. Albumin, die während der proximal-tubulären Passage gespalten u. als Aminosäuren resorbiert werden; vgl. Nephron, Glomerulusfiltrat.

P

Primär|heilung (↑): s. Wundheilung.

Primär|kom|plex (↑; lat. complexus Umfang, Verknüpfung) m: s. Tuberkulose, Syphilis.

Primär|medaillon (↑) n: s. Pityriasis rosea.

Primär|naht (↑): s. Wundversorgung.

Primär|re|aktion (↑) f: primäre Immunantwort*.

Primär|strahlung (↑): (engl.) primary radiation; die gesamte, aus einem Strahler* austretende Strahlung*. Vgl. Streuung.

Primär|struktur (↑; lat. structura Zusammenfügung, Aufbau) f: Bez. f. die Aminosäurensequenz* von Peptiden u. Proteinen.

Primär|tuberkulose (↑; Tuberkel*; -osis*) f: s. Tuberkulose.

Primär|tumor (↑; Tumor*) m: (engl.) primary tumour; der zuerst entstandene Tumor; vgl. Metastase.

Prima|quin (INN) n: 8-(4-Amino-1-methylbutylamino)-6-methoxychinolin (IUPAC); Verw.: Antiprotozoikum, Malariamittel.

Primel|dermatitis (Derm-*; -itis*) f: allergisches Kontaktekzem durch Hautkontakt mit Pflanzenteilen der Becherprimel (Primula obconica) u. anderer Primelarten; Hauptallergen ist das Benzochinon Primin.

Primidon (INN) n: 5-Ethyldihydro-5-phenyl-4,6(1H,5H)-pyrimidindion (IUPAC); Verw.: Antiepileptikum.

Primitiv|re|aktion (lat. primitivus der erste in seiner Art) f: (engl.) primitive reaction; Bez. (Kretschmer) f. übertriebene affektive einfache (entwicklungsgeschichtl. frühe) Reaktionen wie z. B. Wutanfälle.

prim|ordial (lat. primordium Uranfang, Ursprung): ursprünglich, von Anfang an.

Prim|ordial|follikel (↑; Follicul-*) m pl: s. Primärfollikel.

PRIND: Abk. f. (engl.) **p**rolonged **r**eversible **i**schaemic **n**eurological **d**eficit; Stadium IIb der zerebralen Durchblutungsstörung*.

Pringle-Bourneville-Syn|drom (John J. P., Dermat., London, 1855-1922; Désiré-Magloire B., frz. Neurol., 1840-1909) n: syn. tuberöse Sklerose*.

Pringle-Manöver n: s. Leberruptur.

Prinzmetal-Angina (M. P., zeitgen. amerikan. Arzt; Angina*) f: (engl.) Prinzmetal's angina; syn. vasospastische Angina, Variantangina; seltene Variante der Angina* pectoris mit Angina-pectoris-Anfällen, die überwiegend in körperl. Ruhe u. ohne Provokation auftreten, im EKG typischerweise ausgeprägte konvexbogige od. plateauförmige ST-Hebungen (typ. Infarktzeichen), die nach kurzer Zeit verschwinden; **Urs.:** Koronarspasmus bei meist nur umschriebener Verengung eines Koronararterienhauptasts; Auftreten auch bei normalen Herzkranzgefäßen möglich. Vgl. Präinfarktsyndrom.

Prionen: (engl.) prions; Abk. f. (engl.) proteinaceus infectious particles (eigentl. Proinen); von Viren, Viroiden u. Plasmiden unterscheidbare infektiöse Partikel (MG 28 000, ⌀ 4-6 nm), erstmals aus Scrapie-infiziertem Gewebe isoliert; ähnliche Partikel sowie sog. Scrapie-associated fibrils (Abk. SAF, ⌀ 4-6 nm, 100-500 nm lang, häufig helikal verschlungen) wurden im ZNS von Pat. mit Creutzfeld-Jakob-Krankheit in amyloiden Plaques gefunden. **Biol. Eigenschaften:** keine Nukleinsäure nachweisbar; kein Hinweis auf Antigene od. Immunantwort des Wirts auf die Inf.; ungewöhnliche Resistenz gegenüber Nukleasen, Temperatur, UV- u. Röntgenstrahlung sowie chem. Einflüssen; vermutliche Err. subakuter spongiformer Enzephalopathien (Creutzfeldt-Jakob-Krankheit, Gerstmann-Sträussler-Syndrom, Kuru); vgl. Slow virus infection.

Prisma (gr. πρῖσμα das Zersägte, Prisma) n: (engl.) prism; dreikantiges Glasstück mit planen, in geneigtem Winkel zueinander stehenden Ebenen, in dem einfallendes weißes Licht* durch Dispersion* in Spektralfarben zerlegt wird; z. B. Maddox-Prisma, Nicol-Prisma. Vgl. Spektrum, Spektralanalyse.

Prismen|brille (↑): (engl.) prism glasses; Brille* zur Korrektur von Doppelbildern bei Heterophorie* (v. a. Hyper- bzw. Hypophorie) u. geringgradigem Strabismus*.

Prismen|di|optrie (↑; gr. διόπτρα optisches Instrument zur Höhen- u. Winkelmessung) f: nicht mehr gebräuchl. Maßeinheit der Ablenkung eines Lichtstrahls durch Prismenglas; ersetzt durch das Verhältnis von Ablenkung (cm) zu Distanz (m); 1 P. entspricht 1 cm/m. Vgl. Brillengläser, Dioptrie.

PRIST: Abk. f. (engl.) **p**aper **r**adio **i**mmuno **s**orbent **t**est; Verfahren zur Bestimmung der Gesamt-IgE-Konzentration im Serum; vgl. Radio-Allergo-Sorbent-Test.

Privat|anti|gene (Antigen*) n pl: s. Antigene, familiäre.

Pro-: Wortteil mit der Bedeutung vor(stehend), vorn, stellvertretend, vorzeitig; von lat. pro bzw. gr. πρό.

Pro|akzelerin (↑; lat. accelerare beschleunigen) n: (engl.) proaccelerin; syn. Plasma-Akzelerator-Globulin, labiler Faktor; Faktor V der Blutgerinnung*; wird durch Thrombin* zu Faktor Va (Akzelerin*) aktiviert u. ist als Bestandteil des Prothrombinaktivators* an der Umwandlung von Prothrombin zu Thrombin beteiligt. Vgl. Hypoproakzelerinämie.

pro|babilistisch (lat. probabilis wahrscheinlich): (statist.) an der Wahrscheinlichkeit orientiert; v. a. Bez. f. Wahrnehmungen, Theorien od. Modelle, deren Richtigkeit sich nicht durch einen Beweis, sondern nur durch Wahrscheinlichkeitsaussagen belegen läßt; viele psychol. Testverfahren beruhen z. B. auf probabilistischen Persönlichkeitsmodellen.

Proband (lat. probandus einer, der untersucht werden muß) m: Versuchsperson; z. B. bei der Arzneimittelprüfung*.

Probanden|schutz (↑): s. Arzneimittelgesetz.

probatorisch (lat. probare untersuchen, prüfen): (engl.) probatory; probeweise; z. B. Verfahren mit dem Ziel, eine nicht gesicherte Diagn. zu klären.

Probe|ex|zision (Exzision*) f: (engl.) excision biopsy; Abk. PE; op. Gewebeentnahme für diagn. Zwecke als Form der Biopsie*; z. B. offene Nierenbiopsie*.

Probe|laparo|tomie (gr. λαπάρα Weiche, Flanke; -tom*) f: (engl.) exploratory laparotomy; Eröffnung der Bauchhöhle zu diagn. Zwecken (Sicherung der Diagn., Klärung unklarer Befunde, z. B. der Operabilität eines bösartigen Prozesses).

Probe|necid (INN) n: 4-(Dipropylsulfamoyl)-benzoesäure (IUPAC); tubulär sezernierte Substanz, hemmt die tubuläre Sekretion versch. Arzneistoffe (z. B. Penizillin) u. die tubuläre Reabsorption von Harnsäure (urikosurische Wirkung); vgl. Urikosurika.

Probe|punktion (Punktion*) f: (engl.) exploratory puncture; diagn. Punktion* von physiol. (Körperhöhlen, Hohlorgane) od. pathol. Körperhohlräumen (v. a. Abszesse) zur Entnahme von Flüssigkeiten u. (zytol. od. mikrobiol.) Untersuchung des Punktats; z. B. Douglas*-Punktion.

Problem|in|fektion (Infekt-*) f: klin. Bez. f. bes. in Krankenhäusern auftretende Infektionen bei Pat. mit reduziertem AZ, verursacht durch opportunistische Erreger* (sog. Problemkeime), die aufgrund ihrer weiten Verbreitung u. ihrer Resistenz gegen viele Antibiotika u. Desinfektionsmittel therap. u. epidemiol. problematisch sind. Vgl. Nosokomialinfektionen, Hospitalismus, Naßkeime.

Pro|bucol (INN) n: 4,4'-(Isopropylidenbisthio)-bis(2,6-di-tert-butylphenol) (IUPAC); Verw.: Lipidsenker*; aufgrund der langen Verweildauer bzw. von Einzelbeobachtungen über QT-Verlängerungen im EKG keine Anw. bei Schwangerschaft u. Stillzeit bzw. schweren kardialen Erkrankungen.

Proc.: Abk. f. Processus.

Pro|cain (INN) n: 2-Diethylaminoethyl-4-aminobenzoat (IUPAC); Lokalanästhetikum vom Estertyp; Verw.: meist mit Adrenalinzusatz zur Lokalanästhesie* u. Neuraltherapie*; Verbindungen von P. mit anderen Pharmaka (z. B. Penizillin) sind schwer lösl. u. haben Depotwirkung. Vgl. Lokalanästhetika.

Pro|cain|amid (INN) n: 4-Amino-N-(2-diethylaminoethyl)benzamid (IUPAC); Substanz mit antiarrhythmischer (chinidinähnl.) Wirkung auf den Herzmuskel (vgl. Antiarrhythmika) u. schwacher lokalanästhet. Wirkung; aufgrund häufiger u. schwerer NW (u. a. Pseudo-Lupus-erythematodes-Syndrom) u. der kurzen Wirkungsdauer nur in Ausnahmefällen indiziert.

Pro|cain|peni|zillin G n: s. Penizilline.

Pro|carbazin (INN) n: N-Isopropyl-α-(2-methylhydrazino)-p-toluamid (IUPAC); Verw.: Zytostatikum.

Pro|carb|oxy|peptidase f: s. Carboxypeptidasen.

Pro|caterol (INN) n: (R*,S*)-8-Hydroxy-5-[1-hydroxy-2-(isopropylamino)butyl]-2(1H)-chinolinon (IUPAC); Beta-2-Sympathomimetikum; Verw.: Bronchospasmolytikum.

Processus (lat. processus Fortgang, Wachstum) m (pl Processus): Fortsatz. **P. ac|cessorius** (↑) m: rudimentärer Fortsatz an d. Wurzel des Proc. costalis der Lendenwirbel. **P. alveolaris maxillae** (↑) m: der die Zahnfächer tragende Alveolarfortsatz des Oberkiefers. **P. anterior mallei** (↑) m: vorderer dünner Fortsatz des Hammers. **P. articularis inferior, superior** (↑) m: unterer bzw. oberer Gelenkfortsatz am Wirbelbogen zur Artikulation mit d. Gelenkfortsätzen der Nachbarwirbel. **P. caudatus** (↑) m: Parenchymverbindung zw. Lobus caudatus u. Lobus dexter der Leber. **Processus ciliares** (↑) m pl: 70-80 radiär gestellte gefäßreiche Falten, welche d. Corona ciliaris des Ziliarkörpers aufbauen. **P. clinoideus anterior, medius, posterior** (↑) m: Knochenzacken des Keilbeins beiderseits der Hypophysengrube bzw. an deren Vorder- u. Rückwand. **P. cochleari|formis** (↑) m: löffelförmiger Knochenfortsatz am Ende des Semicanalis m. tensoris tympani in d. Paukenhöhle. **P. condylaris mandibulae** (↑) m: Gelenkfortsatz des Unterkiefers. **P. coracoideus** (↑) m: Rabenschnabelfortsatz des Schulterblatts. **P. coronoideus mandibulae** (↑) m: Kronen-(Muskel-)Fortsatz des Unterkiefers. **P. coronoideus ulnae** (↑) m: Kronenfortsatz der Elle. **P. costalis** (↑) m: Querfortsatz der Lendenwirbel; entspricht rudimentärer Rippe. **P. ethmoidalis** (↑) m: s. Concha nasalis. **P. falci|formis** (↑) m: sichelförmige Fortsetzung des Lig. sacrotuberale auf d. Innenseite des Sitzbeinasts. **P. frontalis maxillae** (↑) m: Stirnfortsatz des Oberkiefers. **P. intra|jugularis** (↑) m: Knochensporn an d. Incisura jugularis des Hinterhauptbeins u. an d. Pars petrosa des Schläfenbeins; Unterteilung des Foramen jugulare. **P. jugularis** (↑) m: Vorsprung an d. Pars lateralis des Hinterhauptbeins seitl. des Foramen jugulare. **P. lacrimalis** (↑) m: s. Concha nasalis. **P. lateralis mallei** (↑) m: kurzer lateraler Fortsatz am Ende des Hammerstiels. **P. lateralis tali** (↑) m: lateraler Fortsatz des Sprungbeins. **P. lateralis tuberis calcanei** (↑) m: lateraler Vorsprung am Tuber des Fersenbeins. **P. lenticularis** (↑) m: linsenförmiges Ende des langen Amboßschenkels; gelenkig mit d. Steigbügel verbunden. **P. mamillaris** (↑) m: Höcker am oberen Gelenkfortsatz der Lendenwirbel. **P. mastoideus** (↑) m: Warzenfortsatz des Schläfenbeins. **P. maxillaris** (↑) m: s. Concha nasalis. **P. medialis tuberis calcanei** (↑) m: medialer Vorsprung am Tuber des Fersenbeins. **P. muscularis** (↑) m:

dem Muskelansatz dienender lateraler Fortsatz des Aryknorpels. **P. orbitalis** (↑) m: an d. Augenhöhle angrenzender Fortsatz des Gaumenbeins. **P. palatinus maxillae** (↑) m: Gaumenfortsatz des Oberkiefers; bildet d. größten Teil des harten Gaumens. **P. papillaris** (↑) m: nach kaudal vorragender Teil des Lobus caudatus der Leber. **P. para|mastoideus** (↑) m: inkonstanter Fortsatz neben dem Proc. jugularis des Hinterhauptbeins. **P. posterior sive sphenoidalis** (↑) m: Fortsatz des Nasenscheidewandknorpels; kann bis zum Keilbein reichen. **P. posterior tali** (↑) m: breiter Höcker am hinteren Rand der Talusrolle. **P. pterygoideus** (↑) m: Flügelfortsatz des Keilbeins mit Laminae lat. u. med. **P. pterygo|spinosus** (↑) m: Vorsprung an d. hinteren Kante der Lamina lat. des Proc. pterygoideus. **P. pyramidalis ossis palatini** (↑) m: Fortsatz unten an d. hinteren Kante der Lamina perpendicularis des Gaumenbeins. **P. sphenoidalis ossis palatini** (↑) m: Fortsatz oben an d. hinteren Kante der Lamina perpendicularis des Gaumenbeins. **P. spinosus** (↑) m: Dornfortsatz der Wirbel. **P. styloideus ossis meta|carpalis III** (↑) m: Fortsatz an d. Basis des 3. Mittelhandknochens. **P. styloideus ossis temporalis** (↑) m: Griffelfortsatz des Schläfenbeins. **P. styloideus radii** (↑) m: Griffelfortsatz am distalen Ende der Speiche. **P. supra|condylaris** (↑) m: selten vorhandener Knochensporn oberh. des Epicondylus med. des Oberarmknochens. **P. temporalis** (↑) m: Fortsatz des Jochbeins, der mit d. Proc. zygomaticus des Schläfenbeins den Jochbogen bildet. **P. trans|versus** (↑) m: Querfortsatz der Wirbel. **P. uncinatus ossis ethmoidalis** (↑) m: hakenförmiger Fortsatz des Siebbeins; verschließt z. T. den Hiatus semilunaris. **P. uncinatus pan|creatis** (↑) m: hakenförmiger Fortsatz des Pankreaskopfs. **P. vaginalis ossis sphenoidalis** (↑) m: Fortsatz an d. Wurzel der Lamina med. des Proc. pterygoideus des Keilbeins. **P. vaginalis peritonaei** (↑) m: entwicklungsgeschichtl. Ausstülpung des Bauchfells in d. Hodensack; schnürt sich durch Verödung später von d. Bauchhöhle ab u. bildet Epi- u. Periorchium; bei Offenbleiben angeborener indirekter Leistenbruch; vgl. Hernie. **P. vocalis** (↑) m: vorderer Fortsatz des Aryknorpels für d. Ansatz des Stimmbands. **P. xiphoideus** (↑) m: Schwertfortsatz des Brustbeins. **P. zygomaticus maxillae** (↑) m: Jochfortsatz des Oberkiefers. **P. zygomaticus ossis frontalis** (↑) m: Jochfortsatz der Pars orbitalis des Stirnbeins. **P. zygomaticus ossis temporalis** (↑) m: Jochfortsatz des Schläfenbeins; bildet mit d. Proc. temporalis des Jochbeins den Jochbogen.

Proct|algia fugax (Prokt-*; -algie*; lat. fugax flüchtig, schnell) f: starke, anfallartige Schmerzen im Rektum, die einige Min. bis zu einer halben Std. andauern; **Urs.:** unbekannt, evtl. Spasmus des M. levator ani; **Vork.:** häufig bei ängstlichen u. überarbeiteten Menschen. Die Schmerzen werden ca. 5-10 cm oberhalb des Analkanals angegeben. **Ther.:** heiße Sitzbäder, Spasmolytika.

Pro|cyclidin (INN) n: 1-Cyclohexyl-1-phenyl-3-(1-pyrrolidinyl)-1-propanol (IUPAC); Verw.: Antiparkinsonmittel mit zentraler anticholinerger Wirkung; s. Anticholinergika.

pro die (lat.): täglich, pro Tag.

Prodigiosin n: alkohollöslicher, roter Lipidfarbstoff, gebildet von Bakt. der Gattung Serratia*; s. a. Pigmentbildner.

Prodigiosus|bakterien (lat. prodigiosus seltsam, unnatürlich, unheilvoll; Bakt-*) f pl: s. Serratia.

Pro|drom (gr. πρόδρομος Vorläufer) n: Prodromalerscheinung; Vorzeichen, Frühsymptom.

Pro|dromal|stadium (↑) n: Vorläuferstadium.

Pro|drug (engl.) n: Arzneistoff, der als Vorstufe bzw. Derivat appliziert u. im Organismus meist enzymat. zur Wirkform umgewandelt (aktiviert) wird.

Pro|en|zyme (Pro-*; Enzyme*) n pl: (engl.) proenzymes; inaktive Vorstufen von Enzymen*, gehen durch Aktivierung in das wirksame Enzym über; z. B. Chymotrypsinogen, wird durch begrenzte Spaltung in Chymotrypsin* überführt.

Pro|erythro|blasten (↑; Erythr-*; Blast-*) m pl: (engl.) proerythroblasts; Vorstufen der Erythrozyten*; s. Erythroblasten, Erythropoese.

Pro|erythro|zyten (↑; ↑; Zyt-*) m pl: s. Retikulozyten.

Pro|fibrino|lysin (↑; Fibr-*; Lys-*) n: veraltete Bez. f. Plasminogen*.

pro|fundus (lat.): tief, tiefliegend.

pro|fus (lat. profundere, profusus hervorströmen lassen, aufbieten): reichlich, sehr stark.

Pro|genie (↑; gr. γένειον Kinn) f: (engl.) progenia; umgekehrter Frontzahnüberbiß, bei dem einzelne Zahngruppen od. die gesamte untere Zahnreihe vor der oberen (Mesialbiß) steht; vorwiegend erblich bedingte Gebißanomalie mit typ. Facies progenea.

Pro|geria adultorum (↑; gr. γεραιός alt; lat. adultus erwachsen) f: syn. Werner-Syndrom; um das 20. Lj. einsetzende, rezessiv-erbl. Progerie mit Schwund des Fettpolsters, Atrophie u. Sklerosierung der Haut (Vogelgesicht), Alopezie, Poliosis, Hypogenitalismus, Katarakt u. a.

Pro|geria infantilis (↑; ↑) f: syn. Hutchinson*-Gilford-Syndrom.

Pro|gerie (↑; ↑) f: syn. Progeria; vorzeitige Vergreisung.

Pro|geroid (↑; ↑; -id*) n: vorgealterter (bis greisenhafter) Aspekt eines Kindes ohne Vorliegen des Hutchinson*-Gilford-Syndroms; z. B. bei Cockayne-Syndrom, Geroderma osteodysplastica, Hallermann-Streiff-Syndrom.

Pro|gesteron (INN) n: 4-Pregnen-3,20-dion (IUPAC); physiol. Gelbkörperhormon, wichtigstes natürl. Gestagen, wird vorwiegend im Corpus* luteum u. in der Plazenta (daneben, auch beim Mann, in der Nebennierenrinde) gebildet; wichtiger Vorläufer der Steroidhormone*, biol. Halbwertzeit ca. 20 Min. Der Hauptstoffwechselmetabolit Pregnandiol wird renal als Glukuronid ausgeschieden (wurde früher z. Feststellung einer Schwangerschaft bzw. Diagnose eines anovulator. Zyklus im Urin bestimmt). P. ist im Zusammenwirken mit bzw. nach vorheriger Einwirkung v. Östrogenen* auf d. Fortpflanzungsorgane an der Regulation nahezu aller weibl. Re-

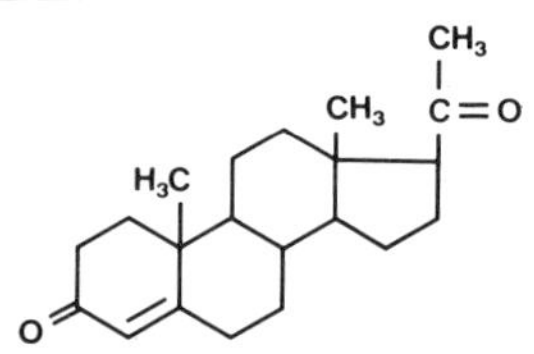

Progesteron

produktionsfunktionen beteiligt; es bestimmt die Lutealphase des Menstruationszyklus*, bereitet den Organismus auf e. Schwangerschaft vor, schafft wichtige Voraussetzungen für Konzeption u. Nidation, hat schwangerschaftserhaltende Wirkung u. induziert u. a. typische Veränderungen in der Zusammensetzung u. Beschaffenheit des Zervixschleims* u. am Vaginalepithel. P. besitzt unabhängig v. Östrogenen einen thermogenet. Effekt (Erhöhung der Körpertemperatur um ca. 0,6°C; s. Basaltemperatur).

Pro|gesteron|test m**:** s. Gestagentest.

Pro|glottiden (gr. προγλωσσίς Zungenspitze) m pl**:** (engl.) proglottides; Bandwurmglieder; vgl. Cestodes.

Pro|glu|metacin (INN) n**:** Molekülverbindung aus Indometacin* u. Proglumid*; Verw.: s. Antiphlogistika, nichtsteroidale.

Pro|glumid (INN) n**:** DL-4-Benzamido-N,N-dipropylglutaramsäure (IUPAC); Inhibitor des Gastrins*.

Pro|gnathie (Pro-*; gr. γνάθος Kiefer) f**:** (engl.) prognathism; anomal weiter Vorstand des Oberkiefers vor dem Unterkiefer; häufigste Bißanomalie, verursacht durch Engstand der Zähne, Daumenlutschen u. a., auch erblich bedingt.

Pro|gnose (gr. πρόγνωσις Vorherwissen) f**:** (engl.) prognosis; Vorhersage; Voraussicht auf den Krankheitsverlauf, Heilungsaussicht; die P. kann gut (bona), schlecht (mala), sehr schlecht (pessima), verzweifelt (infausta), zweifelhaft (dubia), ungewiß (incerta) sein; man spricht von prognosis quoad vitam, valetudinem, restitutionem (Aussicht in bezug auf Leben, Gesundung, Wiederherstellung).

pro|gredient (lat. progredi, progressus voranschreiten)**:** fortschreitend, progressiv.

Pro|gression (↑) f**:** Fortschreiten.

Pro|guanil (INN) n**:** 1-(4-Chlorphenyl)-5-isopropylbiguanid (IUPAC); Substanz zur medikamentösen Malariaprophylaxe; auch wirksam gegen die Gewebeformen v. Plasmodium falciparum in d. Leber.

Pro|hormone (Pro-*; Horm-*) n pl**:** (engl.) prohormones; Hormonvorstufen; z. B. Proinsulin, aus dem durch Abspaltung einer Polypeptidkette das eigentl. Hormon Insulin* freigesetzt wird; vgl. Angiotensine.

Pro|insulin (↑) n**:** biogenet. Vorläufer des Insulins*; aus einem Molekül P. entsteht jeweils ein Molekül Insulin u. ein Molekül C-Peptid.

Pro|jektion (lat. proicere hinauswerfen, voransetzen) f**:** (engl.) projection; Verlagerung; **1.** (neurophysiol.) Fortleitung eines Nervenimpulses; s. Projektionsbahnen; **2.** (physiol.) Lokalisation einer Wahrnehmung; s. Sensibilität; **3.** (psychol.) Abwehrmechanismus*, durch den unangenehme od. verbotene eigene Wünsche u. Gefühle in andere Personen verlagert, bei diesen wahrgenommen u. abgelehnt werden.

Pro|jektions|bahnen (↑)**:** (engl.) projection tracts; alle die Großhirnrinde mit subkortikalen Zentren in Hirnstamm (kurze P.) u. Rückenmark (lange P.) verbindenden, auf- u. absteigenden Nervenfasern (Projektionsfasern); bilden die Corona radiata der Capsula* interna.

Pro|karyonten (Pro-*; Karyo-*) m pl**:** (engl.) prokaryontes; Organismen, in denen das genetische Material* der Zellen in Form eines Pronukleus organisiert ist; dieser ist nicht durch eine Kernmembran* v. Zytoplasma* getrennt. Zu den P. gehören alle Bakterien*, Blaualgen, Mykoplasmen*; i. w. S. Mitochondrien* u. Chloroplasten (Zellorganellen von Organismen, die zur Photosynthese befähigt sind). Vgl. Eukaryont.

Pro|kollagen (↑) n**:** intrazellulär gebildete Kollagenvorstufe; dreikettige Protokollagenspiralen, die nach Ausschleusung aus der Zelle zu Kollagenfibrillen vernetzt werden.

Pro|konvertin n**:** (engl.) proconvertin, serum prothrombin conversion accelerator (Abk. SPCA); syn. stabiler Faktor, Prothrombinogen, Faktor VII der Blutgerinnung*; wird Vitamin-K-abhängig in der Leber gebildet; aktiviertes P. bewirkt im extrinsischen System die Umwandlung des Faktors X in Xa u. damit die Bildung des Prothrombinaktivators*. Vgl. Hypoprokonvertinämie.

Prokt-: auch Proct-; Wortteil mit der Bedeutung After, Steiß; von gr. πρωκτός.

Prokt|algie (↑; -algie*) f**:** (engl.) proctalgia; Schmerzen im Anus bzw. Rektum; vgl. Kokzygodynie, Proctalgia fugax.

Proktitis (↑; -itis*) f**:** (engl.) proctitis; Mastdarmentzündung; oft Folge bzw. Sympt. anderer Erkr., z. B. Enteritis regionalis Crohn, Dysenterie, Kolitis, Colitis ulcerosa, Gonorrhoe, Abszeß; **Sympt.:** dumpfer Druck od. Schmerzen im Anal- od. Rektumbereich, Stuhldrang od. Tenesmen, seröse, eitrige bzw. blutig-eitrige Sekretion; **Sonderformen:** Kryptitis* u. Papillitis*.

Prokto|deal|drüsen (↑; gr. ὁδός Weg, Bahn)**:** (beim Menschen) ektodermale Epithelgänge, die aus der Afterbucht (Proctodeum) hervorgegangen sein können; enden blind zw. dem inneren u. äußeren Schließmuskel u. sind evtl. Ursache v. Analfisteln.

Prokto|kol|ek|tomie (↑; Kol-*; Ektomie*) f**:** s. Kolektomie.

Prokto|logie (↑; -log*) f**:** (engl.) proctology; Lehre von den Mastdarmkrankheiten; vgl. Symptomenkomplex, analer.

Prokto|plastik (↑; -plastik*) f**:** s. Anoplastik.

Prokto|rekto|sigmoido|skopie (↑; Rect-*; sigmoideus*; -skopie*) f**:** (engl.) proctorectosigmoidoscopy; endoskop. Untersuchung des Analkanals, Rektums u. des Colon sigmoideum mit einem Spezialendoskop (Rektosigmoideoskop); **Ind.:** unklare Blutungen aus unteren Dickdarmabschnitten, Verdacht auf Darmpolypen u. -tumoren. Vgl. Endoskopie.

Prokto|skopie (↑; -skopie*) f**:** (engl.) proctoscopy; Inspektion des Analkanals u. des unteren Abschnitts des Rektums unter Verw. eines Proktoskops (vorn abgeschrägtes u. offenes od. geschlossenes u. seitl. gefenstertes röhrenfömiges Darmspekulum von 8-15 cm Länge mit Handgriff) od. eines starren od. flexiblen Spezialendoskops (Rektosigmoideoskop), evtl. (in Erweiterung) als Rektoskopie* bzw. Proktorektosigmoidoskopie*; **Ind.:** dd Abklärung proktologischer Erkrankungen; s. Symptomenkomplex, analer.

> Bei Darmblutungen muß stets eine Rektoskopie an die Proktoskopie angeschlossen werden.

Prokto|spasmus (↑; Spas-*) m**:** (engl.) proctospasm; schmerzhafter Krampf des Afterschließmuskels, häufig nach d. Defäkation; z. B. bei Analfissur.

Prokto|zele (↑; -kele*) f**:** syn. Rektozele*.

Pro|laktin (Pro-*; Lact-*) n**:** (engl.) prolactin; früher auch als luteotropes Hormon (Abk. LTH) bezeichnetes, einkettiges laktotropes Proteohormon aus 198 Aminosäuren, das in azidophilen Zellen des Hypophysenvorderlappens (Abk. HVL) gebildet wird; MG ca. 23 000, daneben kommen in der Hypophyse u. im Serum auch höhermolekulare Formen (sog. big prolactin bzw. big big prolactin) vor, deren physiol. Bedeutung noch nicht bekannt ist. P. stimuliert das Brustdrüsenwachstum u. setzt (unter Anwesenheit v. Cortisol) nach vorheriger Einwirkung v. Östrogenen u. Progesteron auf d. Brustdrüse die Milchproduktion (Laktation*) in Gang. Die Ausschüttung von P. aus dem HVL wird durch PIH gehemmt, durch PRH u. TRH, mechan. Brustwarzenreizung (Saugreiz) sowie durch Streß, op. Eingriffe u. Hunger gefördert. Die Prolaktinbestimmung im Serum erfolgt radioimmunologisch. Vgl. Hyperprolaktinämie, Prolaktinom.

Pro|laktin|hemmer (↑; ↑): (engl.) prolactin inhibitors; Dopaminagonisten, die sowohl die physiol. (postpartale) Laktation als auch die pathol. Galaktorrhoe hemmen; als physiologischer P. wirkt Dopamin über spezif. Rezeptoren in den prolaktinbildenden Zellen der Hypophyse*. Die Ergotaminderivate Bromocriptin*, Lisurid* u. Metergolin* dürften darüber hinaus auch noch einen hypothalam. Angriffspunkt besitzen. **Verw.:** bei prolaktinbedingten Fertilitätsstörungen, prämenstruellem Syndrom, Mastitis u. zum primären u. sekundären Abstillen; b. Mikroprolaktinom, Akromegalie u. Parkinson-Syndrom; **NW:** initial Übelkeit, Schwindel u. a., gelegentl. psychomotor. Störungen.

Pro|laktinom (↑; ↑; -om*) n: (engl.) prolactinoma; seltenes Makro- od. Mikroadenom des Hypophysenvorderlappens m. autonomer Sekretion v. Prolaktin* (Hyperprolaktinämie*); **Sympt.:** v. a. Amenorrhoe*, Galaktorrhoe*, Libido- u. Potenzstörungen; bei lokaler Raumforderung evtl. (partielle) Hypophysenvorderlappen*-Insuffizienz, Sehstörungen (Chiasma opticum) u. Kopfschmerz; **Diagn.:** (Computer-)Tomographie der Sella turcica, Prolaktinbestimmung im Serum (über 200 µg/l beweisend); **Ther.:** Prolaktinhemmer*, op. Entfernung (transsphenoidal bzw. -frontal), Strahlentherapie.

Prolamine n pl: (engl.) prolamins; Gruppe v. Getreideproteinen mit hohem Gehalt an Prolin* (bis 15%) u. Glutaminsäure* (30-45%), arm an essentiellen Aminosäuren* (als Nahrungsmittel daher v. minderem Wert); Bestandteil des Glutens*. P. lösen sich im Ggs. zu vielen anderen Proteinen in 50-70%igem Äthanol. Zu den P. gehören Gliadin (Weizen, Roggen), Hordein (Gerste), Zein (Mais); P. fehlen in Reis u. Hafer.

Pro|laps (lat. pro vor, vorn; lapsus Ausgleiten, Fallen, Fehler) m: Vorfall; Hervortreten von Geweben od. Organen.

Pro|lapsus ani (↑; ↑; lat. anus After) m: s. Analprolaps. **P. ani et recti** (↑; ↑) m: Vorfall der Pars ampullaris recti; s. Analprolaps. **P. iridis** (↑; ↑) m: s. Irisprolaps. **P. recti** (↑; ↑) m: s. Rektumprolaps.

Pro|lapsus uteri et vaginae (↑; ↑) m: Vorfall (von Teilen) der Genitalorgane aus der Vulva; stärkerer Grad eines Dencensus* uteri et vaginae; Vork. bes. in der Postmenopause bei altersatrophischem Uterus; **Formen: 1.** Partialprolaps: nur ein Teil des Uterus (z. B. nur die Portio) bzw. des Uterus u. der Scheide liegt außerh. der Vulva (vgl. Scheidenvorfall). **2.** Totalprolaps: Das ganze Scheidenrohr ist umgestülpt u. liegt vor der Vulva; gelegentlich bildet sich beim Prolaps ein Dekubitalgeschwür, aus dem es erheblich bluten kann. **Ther.:** meist op. Scheidenplastik (s. Kolporrhaphie), u. U. vaginale Hysterektomie; bei Inoperabilität Pessarbehandlung*.

Prolidase f: Imido-Dipeptidase, spaltet spezif. Dipeptide mit Prolin* als C-terminaler Aminosäure (X-Pro); Vork. in den Mukosazellen des Dünndarms.

Proli|feration (lat. proles Nachkomme; ferre bringen) f: Wucherung; vgl. Entzündung.

Proli|ferations|phase (↑; ↑) f: (engl.) proliferative stage; auch Follikelreifungsphase; s. Menstruationszyklus.

Prolin n: (engl.) proline; Pyrrolidinalphacarbonsäure, heterocyclische Aminosäure; wichtiger Eiweißbaustein; Abbau im Stoffwechsel über Zwischenprodukte zu Glutaminsäure*, Ornithin* od. direkt zu Hydroxyprolin*.

Prolinase f: Imino-Dipeptidase; spaltet spezif. Dipeptide mit Prolin* als N-terminaler Aminosäure (Pro-X); Vork. in den Mukosazellen des Dünndarms.

Pro|mazin (INNv) n: N,N-Dimethyl-3-(10-phenothiazinyl)propylamin (IUPAC); Phenothiazinderivat; Verw.: s. Neuroleptika.

Pro|mega|karyo|zyt (Pro-*; Mega-*; Karyo-*; Zyt-*) m: basophiler Megakaryozyt; vgl. Thrombozytopoese.

Pro|megalo|blasten (↑; ↑; Blast-*) m pl: (engl.) promegaloblasts; noch hämoglobinfreie Vorstufen der Megaloblasten*.

Pro|methazin (INN) n: N,N,1-Trimethyl-2-(10-phenothiazinyl)ethylamin (IUPAC); Phenothiazinderivat; Verw.: s. Antihistaminika, Neuroleptika.

Promethium (gr. Προμηθεύς mythologische Gestalt) n: Symbol Pm, OZ 61, rel. Atommasse 145; zur Gruppe der Lanthanoide* gehörendes chem. Element.

pro|minens (lat.): (engl.) prominent; vorstehend, vorragend; z. B. Vertebra prominens (Bez. für den 7. Halswirbel aufgrund seines nach hinten vorragenden Dornfortsatzes).

Pro|minentia (lat.) f: Vorsprung. **P. canalis facialis** (↑) f: durch d. Fazialiskanal bedingte Vorwölbung an d. medialen Wand der Paukenhöhle oberh. des Vorhoffensters. **P. canalis semi|circularis lateralis** (↑) f: durch d. lateralen Bogengang bedingte Vorwölbung an d. medialen Wand der Paukenhöhle oberh. des Vorhoffensters. **P. laryngea** (↑) f: syn. Pomum* Adami. **P. mallearis** (↑) f: durch d. lateralen Fortsatz des Hammers bedingte Vorwölbung an d. Außenseite des Trommelfells. **P. spiralis** (↑) f: durch d. Vas prominens (Vene) verursachte Bindegewebewulst an der seitl. Wand des Ductus cochlearis; s. Labyrinth (Abb.). **P. styloidea** (↑) f: durch d. Griffelfortsatz bedingte Erhebung im Boden der Paukenhöhle.

Pro|miskuität (lat. promiscuus gemischt, ohne Unterschied) f: (engl.) promiscuity; durch häufigen Partnerwechsel gekennzeichnetes Sexualverhalten; im Amtssprachgebrauch werden promiske Personen oftmals als HWG-Personen (Abk. f. Personen m. häufig wechselnden Geschlechtspartnern) bezeichnet; vgl. Hypersexualität.

Pro|montorium (lat. promonturium Vorgebirge, Vorsprung) n: nach ventral in das Becken ragender Vorsprung der Wirbelsäule an ihrem lumbosakralen Übergang; verursacht durch die deutliche Abwinkelung der Lendenwirbelsäule gegen das Kreuzbein (Angulus lumbosacralis).

Pro|montorium ossis temporalis (↑) n: durch d. basale Schneckenwindung verursachte Vorwölbung an d. medialen Wand der Paukenhöhle.

Pro|motion (lat. promovere, promotus befördern) f: Verfahren zur Erlangung des akadem. Grades eines Doktors (z. B. Dr. med.) einer Universität; setzt die Vorlage einer wissenschaftl. Arbeit (Dissertation) u. eine mündl. Prüfung (sog. Rigorosum bzw. Disputation) voraus; in der Bundesrepublik Deutschland keine Voraussetzung zur Beantragung der Approbation als Arzt. Vgl. Habilitation.

Pro|motor (↑) m: (engl.) promoter; **1.** (genet.) Bez. f. eine DNA-Sequenz, die als Erkennungs- bzw. Bindungsregion für die RNA*-Polymerase dient; vgl. Transkription, Genregulation; **2.** s. Karzinogene.

Pro|myelo|zyten (Pro-*; Myel-*; Zyt-*) m pl: (engl.) promyelocytes; größte Zellen der Granulozytopoese* (⌀ 16-27 µm); haben einen runden bis ovalen Zellkern, in dem 1-2 Nukleolen erkennbar sein können. Das basophile Zytoplasma besitzt häufig eine zentrale perinukleäre Aufhellung. Charakterist. ist die azurophile Granulation.

Pro|myelo|zyten|leuk|ämie (↑; ↑; ↑; Leuk-*; -ämie*) f: (engl.) promyelocytic leukaemia; Form der akuten myeloischen Leukämie*; Vermehrung enzymhaltiger Granula in den pathol. Promyelozyten, die eine schwere Blutungsneigung inf. Hyperfibrinolyse bzw. Verbrauchskoagulopathie* verursachen kann; wegen der Gefahr zerebraler Blutungen frühzeitige Zytostatikatherapie.

Pronase f: Gemisch versch. Proteasen* aus Streptomyces griseus; Anw. z. B. für blutgruppenserologischen Enzymtest*.

Pro|natio dolorosa (lat. pronare vorwärts neigen) f: s. Chassaignac-Lähmung.

Pro|nation (↑) f: Einwärtsdrehung; Drehung des Handtellers (bei herabhängendem Arm) nach hinten, wobei der Daumen einwärts gedreht wird, an den Füßen Senkung des inneren Fußrandes (Plattfußstellung); Ggs.: Supination*.

Pro|nations|fraktur (↑; Fraktur*) f: s. Knöchelfrakturen.

Pro|nephros (↑; Nephr-*) m: die entwicklungsgeschichtl. zuerst angelegte Vorniere; entsteht aus d. Gewebe der kranialen Ursegmentstiele (Nephrotome) in Form segmentaler Bläschen, die sich dann zum Wolff*-Gang vereinigen.

Pro|pafenon (INN) n: 2′-(2-Hydroxy-3-propylaminopropoxy)-3-phenylpropiophenon (IUPAC); Verw.: Antiarrhythmikum mit betarezeptorenblockierender Wirkung; s. Antiarrhythmika.

Pro|pagation (lat. propagare ausbreiten, fortpflanzen) f: Ausbreitung; z. B. von Erregern.

Properdin n: an der alternativen Aktivierung des Komplements* regulierend beteiligtes, glycinreiches Betaglykoprotein (MG ca. 220 000), das bei Serumelektrophorese in der Fraktion der Gammaglobuline wandert; Serumkonzentration 10-20 mg/l, HWZ ca. 80 Std.; aufgrund eines genet. Polymorphismus* existieren versch. erbl. Proteinvarianten (Properdinfaktor B bzw. Bf), die für genet. Untersuchungen von Bedeutung sein können.

Pro|phagen (Pro-*; Phag-*) m pl: (engl.) prophages; Bez. f. die DNA temperenter Phagen nach Integration in d. Bakterienchromosom; vgl. Lysogenie, Integration.

Pro|phase (↑) f: s. Mitose.

Pro|phylaxe (lat. pro für, zuvor, vor; gr. φυλάττειν behüten, beschützen) f: (engl.) prophylaxis; Verhütung von Krankheiten, Vorbeugung; z. B. als Schutzimpfung*, medikamentöse Embolieprophylaxe*; in der Krankenpflege Maßnahmen zur Vorbeugung bestimmter, meist in Zusammenhang mit Bettlägerigkeit u. Bewegungseinschränkung auftretender Erkrankungen u. Komplikationen; s. Dekubitusprophylaxe, Intimpflege, Kontrakturenprophylaxe, Parotitisprophylaxe, Pneumonieprophylaxe, Thromboseprophylaxe.

Propi|cillin (INNv) n: (2S,5R,6R)-3,3-Dimethyl-7-oxo-6-[RS]-2-phenoxybutyramido]-4-thia-1-azabicyclo[3.2.0]heptan-2-carbonsäure (IUPAC); penizillinaseempfindliches Oralpenizillin; vgl. Penizilline.

Propion|azid|ämie (Pro-*; gr. πῖον Fett; Azid-*; -ämie*) f: (engl.) propionic acidaemia; autosomal-rezessiv erbl. Stoffwechselstörung des Abbaus von Propionyl-Coenzym A zu d-Methylmalonyl-Coenzym A (vgl. Methylmalonsäure) durch Mangel an Propionyl-Coenzym-A-Carboxylase; Häufigkeit >1 : 50 000; **Klin.:** Azidose* (bis zum Koma), Erbrechen u. Muskelhypotonie im frühen Kindesalter; **Diagn.:** starke Erhöhung von Propionsäure*, Hydroxypropionsäure u. a. in Blut u. Urin; ketotische Zustände, häufig begleitet von Hyperammonämie* u. Hyperglycinämie*; pränatale Diagn ist möglich; **Ther.:** Eiweißreduktion unter Verw. von Aminosäuregemischen, denen Valin, Isoleuzin, Threonin u. Methionin fehlen; Gabe von Carnitin. Vgl. Carboxylasedefekt, multipler.

Propioni|bacterium (↑; ↑; Bakt-*) n: Gattung grampositiver, unbeweglicher, nicht sporenbildender, stark pleomorpher Stäbchenbakterien (acht Species, noch keiner Fam. zugeordnet; vgl. Bakterienklassifikation); **Charakteristika:** Indolpositiv; anaerob bis aerotolerant; Säurebildung (Propionsäure, Buttersäure); enzymaktiv (Lipase, Hämolysin, Neuraminidase, Hyaluronidase); Stimulierung des Monozyten-Makrophagen-Systems u. der Makrophagenaktivität; häufige Kontaminatoren anaerober Kulturen; **Epidemiol.:** P. acnes, P. granulosum u. P. avidum werden häufig auf Haut (Ausführungsgänge der Talgdrüsen u. Haare) u. Schleimhäuten (Mundhöhle u. Intestinaltrakt) nachgewiesen. P. acnes wird häufig allein (od. gemeinsam mit Staphylococcus* epidermidis) in Akneläsionen gefunden; eine Beteiligung an der Ätiol. der Acne vulgaris gilt als wahrscheinlich.

Propion|säure (↑; ↑): (engl.) propionic acid; gesättigte Fettsäure (Monocarbonsäure), $CH_3—CH_2—COOH$; Zwischenprodukt im Stoffwechsel von Fettsäuren* mit ungerader Kohlenstoffzahl u. einigen Aminosäuren (Isoleuzin*, Valin*, Threonin*), weiterer Abbau über Methylmalonyl-Coenzym A (s. Methylmalonsäure); Verw. als Konservierungsmittel.

Pro|pipo|cain (INN) n: 3-Piperidino-4′-propoxypropiophenon (IUPAC); Verw.: Lokalanästhetikum.

Pro|pofol (INN) n: 2,6-Diisopropylphenol (IUPAC); Injektionsnarkotikum zur Narkoseeinleitung u. -führung; NW: Hypotonie, Bradykardie, Apnoe, lokale Reaktionen u. a. Vgl. Injektionsnarkotika.

Proportional|zähler: Gerät zur Messung der Anzahl u. Energie von Photonen*; Konstruktion ähnlich der Ionisationskammer*; vgl. Dosimetrie.

P

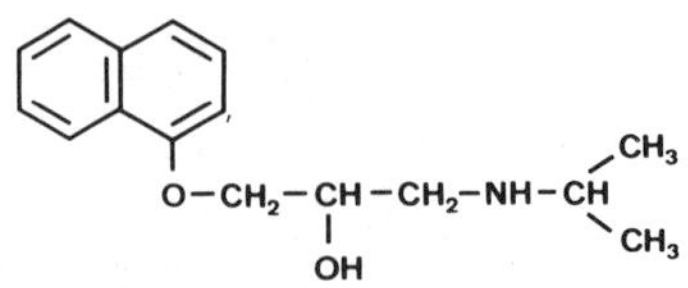

Propranolol

Pro|pranolol (INN) n: (RS)-1-Isopropylamino-3-(1-naphthyloxy)-2-propanolol (IUPAC); Verw.: s. Betarezeptorenblocker.

Proprio|rezeptoren (lat. proprius eigen; Rezeptoren*) m pl: (engl.) proprioceptors; Mechanorezeptoren, die die Wahrnehmung u. Kontrolle der aktuellen Lage des Körpers im Raum ermöglichen; v. a. Muskelspindeln, Sehnenspindeln, Gelenkrezeptoren, i. w. S. auch die Rezeptoren des Vestibularapparats. Vgl. Sensibilität.

Pro|pulsion (lat. propulsare Gefährliches abwenden, zurückschlagen) f: schnelle, überschießende Vorwärtsbewegung beim Gehen, verbunden mit Fallneigung; v. a. bei Parkinson*-Syndrom.

Pro|pulsiv-petit-mal-Epi|lepsie (↑; frz. petit mal kleines Übel; Epilepsie*) f: Form der Epilepsie*, z. B. bei West*-Syndrom.

Propyl|thiouracil (INN) n: 2,3-Dihydro-6-propyl-2-thioxo-1H-pyrimidin-4-on (IUPAC); Verw.: Thyreostatikum.

Propyl|phenazon (INN) n: 2,3-Dihydro-4-isopropyl-1,5-dimethyl-2-phenyl-1H-pyrazol-3-on (IUPAC); Verw.: Analgetikum, Antipyretikum; s. Pyrazolonderivate.

Pro|scillaridin (INN) n: 14-Hydroxy-3β-α-L-rhamnosyloxy-4,20,22-bufatrienolid (IUPAC); Verw.: Herzglykosid; vgl. Digitalisglykoside.

Pro|sektor m: **1.** Arzt, der Sektionen durchführt; **2.** Leiter der pathol.-anat. Abteilung (Prosektur) eines Krankenhauses. Vgl. Sektion.

Pros|en|cephalon (gr. πρός vor, neben, bei; Enkephal-*) n: Vorderhirn; besteht aus Telencephalon u. Diencephalon.

Pros|odie (gr. προσῳδία Stimmodulation, Aussprache) f: (engl.) prosody; Rhythmus, Melodie, Intonation, Wort- u. Satzakzent einer gesprochenen Sprache; Störungen der P. (Dysprosodie) mit Veränderung von Sprachmelodie, Wort- u. Satzakzent z. B. bei Aphasie*.

Prosop|a|gnosie (gr. πρόσωπον Gesicht; A-*; -gnos*) f: (engl.) prosopagnosia; Form der optischen Agnosie*, bei der ein Gesicht zwar als solches, jedoch nicht als das einer best. Person erkannt werden kann.

Prosop|algie (↑; -algie*) f: Gesichtsschmerz; s. Gesichtsneuralgie.

Proso|plasie (gr. πρόσω weiter; -plasie*) f: (engl.) prosoplasia; höhere Differenzierung, bes. bei Tumoren; im Ggs. zur Entdifferenzierung (Ana- u. Kataplasie).

Prosopo|schisis (gr. πρόσωπον Gesicht; σχίσις Spaltung) f: syn. Gesichtsspalte; s. Gesichtsspalten.

Pro|spektiv|studie (lat. prospicere, prospectus betrachten) f: (engl.) prospective study; epidemiol. Langzeitstudie zur Erfassung der Auswirkungen von Risikofaktoren*, z. B. für arteriosklerot. Gefäßerkrankungen, indem die Bedeutung versch. Parameter (Serumcholesterin, Nicotingebrauch, Blutdruck u. a.) daran gemessen wird, wie die im Verlauf der Studie an gesunden Probanden neu aufgetretenen arteriosklerot. Gefäßveränderungen u. deren Folgen (z. B. Herzinfarkt) mit d. einzelnen Parametern korrelieren. Die bekannteste derartige Studie wurde in d. amerikanischen Kleinstadt Framingham durchgeführt.

Prosta|glandine (Prostata*; lat. glandula Drüse) n pl: (engl.) prostaglandins; Abk. PG; Sammelbez. f. zahlreiche natürl. (od. teilsynthetisch hergestellte) hormonähnl. Substanzen (Gewebehormone bzw. Mediatorstoffe), die in ihrer Struktur geringfügig variieren, chem. Derivate der Prostansäure; wurden erstmals in der Samenflüssigkeit u. den Keimdrüsen, später in fast allen Organen nachgewiesen. Eine Vorstufe ist u. a. die Arachidonsäure*, die durch Phospholipasen aus Membranlipiden freigesetzt wird. Bisher sind mind. fünf Gruppen m. zahlreichen Untergruppen bekannt; physiol. wichtige PG sind PGE_1, PGE_2, $PGF_{2\alpha}$ u. PGI_2. **Wirkungen:** vielfältige, z. T. gegensätzliche Effekte u. a. auf d. Wirkung der Katecholamine, den Tonus der glatten Muskulatur u. das kardiovaskuläre System (blutdrucksenkende bzw. -steigernde Effekte),

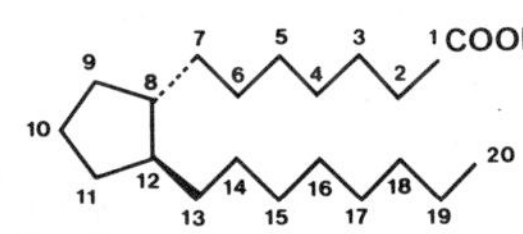

Prostaglandine: Prostansäure

Hemmung der Thrombozytenaggregation, Drosselung der Magensaftsekretion, Steigerung der Synthese u. Freisetzung best. Gewebehormone u. der Hormonsekretion versch. endokriner Organe (Schilddrüse, Nebenschilddrüse, Nebennierenrinde, Ovarium), zytoprotektive Effekte. PG spielen eine pathophysiol. Rolle b. der Entstehung v. Fieber, Schmerzen u. Entzündungsprozessen. Die Prostaglandinsynthese wird durch viele physiol. Substanzen gefördert, die z. T. ihrerseits durch PG vermehrt freigesetzt werden (z. B. Gewebehormone); zu den Hemmstoffen gehören u. a. die nichtsteroidalen Antiphlogistika*. **Verw.:** Ulcus ventriculi u. Ulcus duodeni (Misoprostol), periphere art. Durchblutungsstörungen der Stadien III u. IV (Alprostadil u. a.); zur Geburtseinleitung, Abortinduktion, bei atonischen Nachblutungen (Dinoproston, Sulproston u. a.), bei Uterusatonie (Dinoprost u. a.); **NW:** Übelkeit, kolikartige Schmerzen, Durchfälle, Kopfschmerz, Flush, Tachykardie u. a.; **cave** bei Asthma bronchiale, fieberhaften Infekten, vaginalen u. uterinen Infektionen, Lungen- u. Herzerkrankungen, Glaukom.

Pro|stata (gr. προστάτης Vorsteher) f: (engl.) prostate; Vorsteherdrüse; kastaniengroßes derbes Organ, das den Anfangsteil der männl. Harnröhre umgibt; die Basis liegt dem Blasengrund, die Spitze dem Diaphragma urogenitale an; die Hinterfläche ist der digitalen Untersuchung vom Mastdarm aus zugänglich. Aufbau (s. Abb.) aus 30-40 tubuloalveolären Drüsen, die in ein Stroma aus Bindegewebe u. glatter Muskulatur eingelagert sind. Lobus dexter u. sinister, Isthmus prostatae (Lobus medius) u. Ductus ejaculatorii münden auf d. Colliculus seminalis in d. Harnröhre (Pars prostatica). Entwicklungsgeschichtl.

u. funkt. lassen sich unterscheiden: Innendrüsen (unter Androgen-Östrogen-Einfluß), Außendrüsen (unter Testosteron-Einfluß); Absonderung eines dünnflüssigen, milchigen Sekrets (pH 6,4-6,8), das Phosphatasen* u. Spermin* enthält, bei

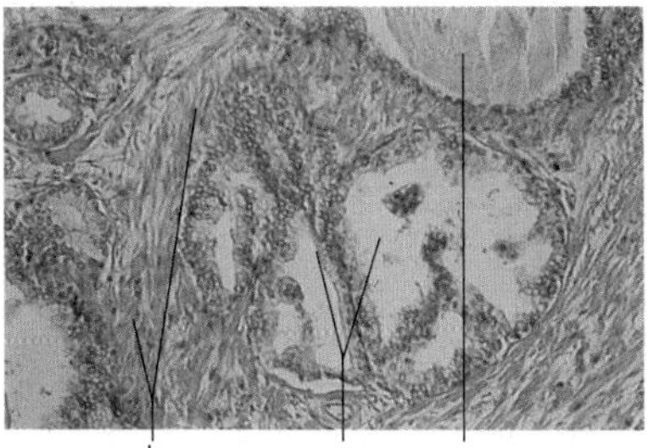

Prostata:
histologischer Schnitt (Hämatoxylin-Eosin-Färbung); a: tubuloalveoläre Einzeldrüse; b: Bindegewebesepten mit glatten Muskelzellen; c: Prostatasteine (eingedicktes Sekret) [470]

der Ejakulation dem Samen beigemischt wird u. bewegungsauslösend auf die Spermien wirkt; der Anteil am Ejakulat beträgt 30-40 Vol.%.

Pro|stata|ab|szeß (↑; Abszeß*) m: (engl.) prostatic abscess; eitrige Einschmelzung von Prostatagewebe bei Prostatitis*; Spontanperforation in Harnblase, hintere Harnröhre, Rektum, Damm möglich; **Sympt.:** Fieber, Schmerzen, evtl. Harnverhaltung; rektale Untersuchung sehr schmerzhaft, palpator. Fluktuation; **Ther.:** op. Eröffnung.

Pro|stata|adenom (↑; Aden-*; -om*) n: s. Prostatahyperplasie, benigne.

Pro|stata|adenom|ek|tomie (↑; ↑; ↑; Ektomie*) f: (engl.) prostatic adenomectomy; chir. Entfernung einer benignen Prostatahyperplasie*; **Ind.:** starke Beschwerden i. S. von Blasenentleerungsstörungen*, Bildung von Restharn*, u. U. mit chron. Harnweginfekt, erheblicher Dysurie, Makrohämaturie; **Verfahren: 1.** transurethrale Resektion* (am häufigsten angewendet); **2.** offene retropubische extravesikale P. nach Millin od. suprapubische transvesikale P. nach Freyer; **3.** perineale extravesikale P.; **4.** Kryochirurgie* der Prostata (veraltet); **5.** Laserbestrahlung unter sonographischer od. endoskopischer Kontrolle; **Kompl.:** Inkontinenz, retrograde Ejakulation u. evtl. Erektionsstörung. Vgl. Prostatektomie.

Pro|stata|bi|opsie (↑; Bio-*; Op-*) f: (engl.) prostate biopsy; Punktion* der Prostata mit Biopsie*; **Ind.:** histol. Abklärung einer Prostatavergrößerung; **Formen: 1.** transrektale Feinnadelbiopsie mit Aspiration von Prostatagewebe zur Prostatazytologie*; **2.** Stanzbiopsie mit Entnahme eines Gewebezylinders zur histol. Untersuchung als perineale P. in Lokal- od. Allgemeinanästhesie od. als transrektale P., evtl. unter Kontrolle durch transrektale Prostatasonographie*.

Pro|stata|hyper|plasie, benigne (↑; Hyper-*; -plasie*) f: Abk. BPH; histor. Bez. auch Prostataadenom, Prostatahypertrophie; Vergrößerung der Prostata* durch numerische Zunahme der Zellen u. Drüsen des Stromas; häufigste Urs. von Blasenentleerungsstörungen* bei Männern; **Ätiol.:** unbekannt, diskutiert werden eine Akkumulation von 5-Alpha-Dihydrotestosteron in der Prostata, eine Verschiebung des Androgen-Östrogen-Quotienten zugunsten der Östrogene bzw. eine veränderte Interaktion zw. Prostataepithel u. -stroma; **Klin.:** Beginn zw. dem 40. u. 50. Lj.; langsamer, schubweiser Verlauf; Auftreten von Beschwerden erst nach Jahren mit allmählicher Abschwächung des Harnstrahls u. verzögertem Miktionsbeginn. Die klin. manifeste BPH wird nach Alken in drei Stadien eingeteilt: **Stadium I:** Stadium der Kompensation mit leichter Dysurie u. Nykturie*; kein Restharn; bei jahrelanger Dauer evtl. Entw. einer Balkenblase* inf. chron. Überbeanspruchung der Blasenmuskulatur; **Stadium II:** beginnende Dekompensation des Detrusor* vesicae mit Restharnbildung bis 100 ml; **Stadium III:** Überlaufblase od. totaler Harnverhalt, Hydronephrose*, progrediente Niereninsuffizienz; **Diagn.:** rektale Untersuchung in Knie*-Ellenbogen-Lage bzw. in Steinschnittlage* zur Beurteilung von Größe (normal: kastaniengroß), Konsistenz (derb) u. Oberfläche (glatt) der Prostata sowie lokalen pathol. Veränderungen (von d. Umgebung abgrenzbar, verschieblich); Uroflowmetrie*, Restharnbestimmung, Ultraschalldiagnostik; **Ther.:** Linderung der Symptomatik durch dekongestiv wirkende Phytotherapeutika, 5-Alpha-Reduktasehemmer bzw. Alpha-1-Rezeptorenblocker; ansonsten op. Prostataadenomektomie*; **DD:** Prostatitis* (ungleichmäßige Konsistenz, schmerzhafte Druckpunkte, im exprimierten Sekret Eiterzellen), Prostatatu-

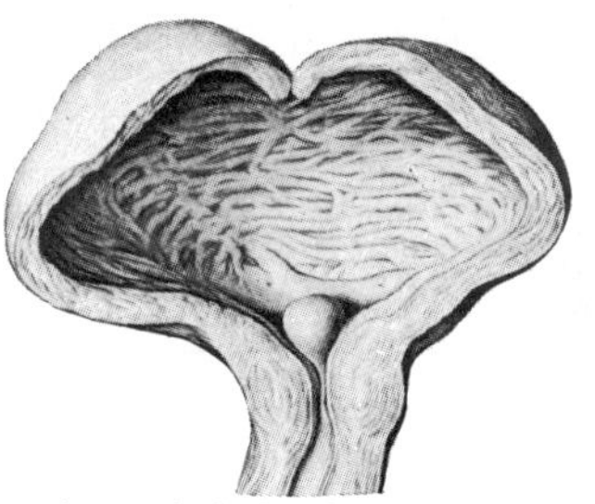
Prostatahyperplasie, benigne: Balkenblase

berkulose* (fluktuierende neben auffallend harten Partien), Prostatakarzinom* (bes. hart, evtl. höckerig); außerdem Blasensteine, Blasentumoren, Blasenlähmung, Harnröhrenverengung.

Pro|stata|karzinom (↑; Karz-*; -om*) n: (engl.) carcinoma of the prostate; Karzinom der Prostata; häufigster maligner Tu. des Urogenitaltrakts, der bei Männern v. a. zw. dem 50. u. 70. Lj. als dritthäufigster maligner Tu. auftritt; **Pathol./Anat.:** in der Mehrzahl Adenokarzinom, in

Eine Früherkennung des Prostatakarzinoms ist durch regelmäßige ärztliche Vorsorgeuntersuchung möglich. Nach dem 45. Lebensjahr sollte bei jedem Mann einmal im Jahr die Prostata untersucht werden.

P

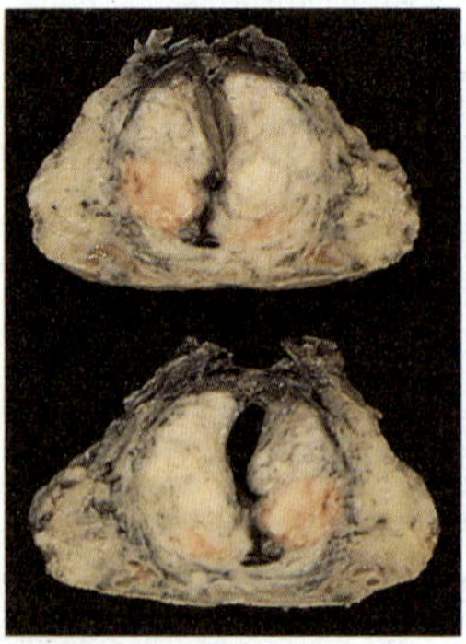

Prostatakarzinom:
Der Querschnitt zeigt die seitlichen Ausläufer des Tumors, die bei der rektalen Untersuchung palpabel sind. Der tiefe spaltenförmige Einschnitt ist durch die Präparation entstanden. [471]

ca. 30% anaplastisches, solides, selten kribriformes Karzinom; makroskop. als derbe, unscharf begrenzte, grau-weißliche od. gelbe Herde (s. Abb.). Das P. geht in ca. 75% von den hinteren od. seitl. Anteilen der Prostata, in ca. 10% von den Drüsen im Bereich der vorderen Kommissur aus; in ca. 10-20% ist der Ursprungsort nicht feststellbar. Ausbreitung durch infiltrierendes Wachstum zunächst innerh. der Prostata, später Infiltration von Bläschendrüsen u. Beckenbindegewebe, relativ selten auch von Rektum, Harnblase od. Urethra. Die **Metastasierung** erfolgt lymphogen in iliakale, retroperitoneale u. paraaortale Lymphknoten, hämatogen v. a. in Skelett, Leber u. Lunge. Ein sog. latentes P. wird erst i. R. einer Autopsie, ein inzidentes P. als Zufallsbefund bei Prostataoperation diagnostiziert. **Stadieneinteilung: 1.** klin. Einteilung (z. B. nach Flocks) von 0

P

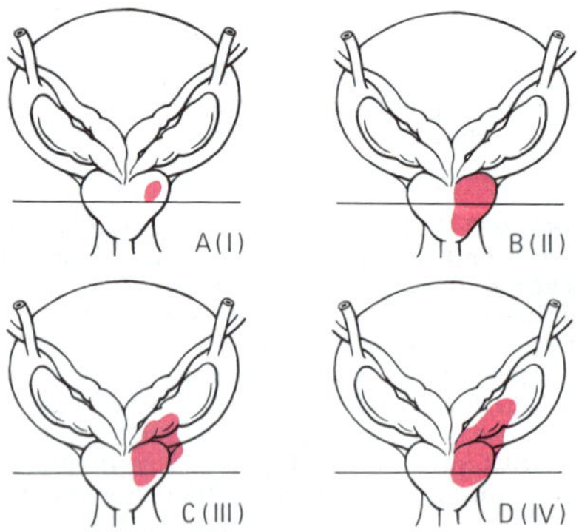

Prostatakarzinom:
klinische Stadien: A: rektal tastbarer kleiner Knoten; B: rektal tastbare Infiltration (multilokal), Kapsel nicht überschritten; C: rektal tastbare Infiltration über die Organgrenze hinaus; D: Fixierung der Prostata mit der Umgebung [108]

(nicht tastbar) bis IV bzw. D: s. Abb.; **2.** TNM-Klassifikation: s. Tab.; **Klin.:** Auftreten von Sympt. erst in fortgeschrittenen Stadien; v. a. Blasenentleerungsstörungen, Dysurie, evtl. Hämaturie, Kreuz- u. Rückenschmerzen ähnlich einem Ischiassyndrom; **Diagn.:** bei rektaler Untersuchung evtl. Verhärtung der Prostata, in fortge-

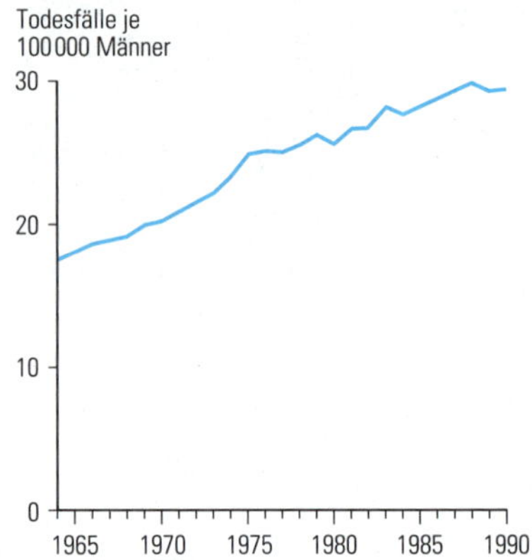

Prostatakarzinom:
Sterbefälle je 100 000 Männer in der Bundesrepublik Deutschland, 1964-1990 [476]

schrittenen Stadien unregelmäßige höckerige u. harte Oberfläche palpabel; bei Verdacht auf P. Durchführung einer Prostatabiopsie zur Prostatazytologie u. histol. Untersuchung sowie Ultraschalldiagnostik; (labordiagn.) Erhöhung der sauren Phosphatasen u. von PSA*, bei Knochenmetastasen evtl. auch der alkal. Phosphatase im Serum; zum Ausschluß von Metastasen Rö.-Thorax, Knochenszintigraphie, evtl. Rö.-Skelett, Kernspintomographie, Computertomographie (Lymphknotenmetastasen im Becken); **Ther.:** abhängig von histol. Differenzierungsgrad u. klin. Stadium; im Stadium A u. B nach Flocks mit kurativer Zielsetzung radikale Prostatektomie* mit regionaler Lymphknotenausräumung; im Stadium C u. D Entzug der männl. Sexualhor-

Prostatakarzinom
TNM-Klassifikation (Kurzfassung)

T1		„incidental“
	T1a	$\leq$3 Herde
	T1b	$>$3 Herde
T2		klinisch oder makroskopisch, auf die Drüse begrenzt
	T2a	$\leq$1,5 cm
	T2b	$>$1,5 cm, $>$ ein Lappen
T3		Invasion des Apex der Prostata, jenseits der Kapsel, in Blasenhals, Samenblasen, nicht fixiert
T4		fixiert oder Invasion anderer Nachbarstrukturen
N1		solitär $\leq$2 cm
N2		solitär $>$2 cm bis 5 cm, multipel $\leq$5 cm
N3		$>$5 cm

mone (op. durch Orchiektomie, medikamentös durch GnRH-Analoga od. Antiandrogene); bei sehr alten Pat. mit Stadium A u. hochdifferenzierter Histol. auch abwartende Strategie möglich; **Progn.:** abhängig vom Stadium; im Stadium A u. B nach radikaler Prostatektomie in ca. 90% Heilung; **DD:** benigne Prostatahyperplasie, chronische Prostatitis.

Prostata|kon|kremente (↑; lat. concremare in Asche verwandeln) n pl: (engl.) prostatic concrements; sog. Prostatasteine; **Formen: 1.** primäre P. aus induriertem Drüsensekret in den Azini u. Ausführungsgängen der Drüsen; **2.** sekundäre P. durch Verkalkung von nekrotischem Gewebe nach Entz. der Prostata; **3.** konzentrisch geschichtete Konkremente inf. Verkalkung der Corpora* amylacea; **4.** Ablagerung von Steinen in der Pars prostatica der Urethra bei Nephrolithiasis* (sehr selten); **Klin.:** meist keine Sympt., evtl. Beschwerden wie bei Prostatitis*.

Prostata|phlegmone (↑; Phlegmone*) f: (engl.) prostatic phlegmon; akute, phlegmonöse Entz. der Prostata mit starkem Begleitödem.

Prostata|punktion (↑; Punktion*) f: s. Prostatabiopsie.

Prostata|sono|graphie, trans|rektale (↑; lat. sonare ertönen; -graphie*) f: (engl.) transrectal sonography of the prostate; Ultraschalldiagnostik* der Prostata insbes. bei Verdacht auf Prostatakarzinom* sowie zur sonographisch kontrollierten Prostatabiopsie*; die Untersuchung erfolgt in Seiten- od. Steinschnittlage, wobei der von einem gelgefüllten Ballon umgebene Schallkopf ins Rektum eingeführt wird; beurteilt werden Größe, Form, Symmetrie u. Echostruktur der Prostata (s. Abb.).

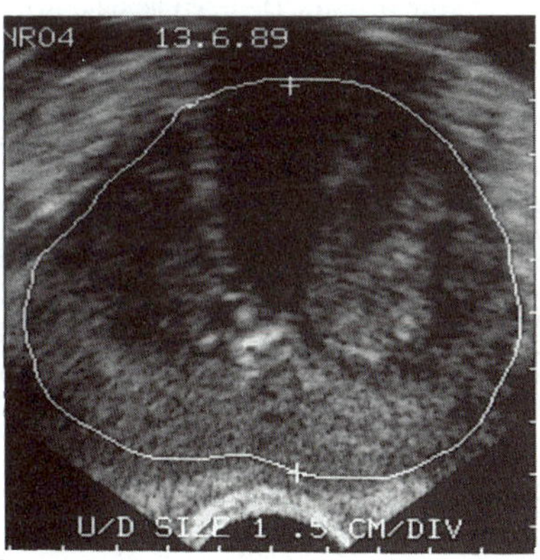

Prostatasonographie, transrektale:
Normalbefund [27]

Prostata|tuberkulose (↑; Tuberkel*; -osis*) f: (engl.) prostatic tuberculosis; meist hämatogen od. kanalikulär fortgeleitete Tuberkulose*, die als Manifestation einer Urogenitaltuberkulose oft in Verbindung mit einer Epididymitis* tuberculosa im Stadium II der (offenen) Nierentuberkulose* auftritt; **Sympt.:** meist keine Schmerzen, evtl. Pollakisurie, Dysurie od. Sekretausfluß; **Diagn.:** bei der rektalen Untersuchung harte u. höckerige Prostataoberfläche evtl. mit isolierten Knoten; Nachw. von Tuberkelbakterien in Harn u. Ejakulat; **Ther.:** medikamentös mit Antituberkulotika*; eine transurethrale Resektion* der Prostata ist nur selten indiziert.

Prostata|tumoren (↑; Tumor*) m pl: (engl.) prostatic tumours; v. a. Prostatakarzinom*, selten sog. ungewöhnliche Prostatakarzinome (Urothelkarzinom, Plattenepithelkarzinom, Prostatakarzinoid, kleinzelliges, papilläres, endometrioides u. muzinöses Prostatakarzinom), Prostatasarkom od. Lymphom; benigne P. gibt es nicht. Vgl. Prostatahyperplasie, benigne.

Prostata|zyto|logie (↑; Zyt-*; -log*) f: (engl.) prostatic cytology; zytol. Beurteilung der durch Prostatabiopsie* gewonnenen Zellen; ermöglicht: **1.** die mikroskopische Diagnose eines Prostatakarzinoms* (Treffsicherheit ca. 90%) u. die Bestimmung des Malignitätsgrads; **2.** die Therapiekontrolle bei konservativ behandeltem Prostatakarzinom; **3.** die Diagnose von Sekundärtumoren der Prostata (z. B. infiltrierendes Blasenkarzinom*). Vgl. Zytodiagnostik.

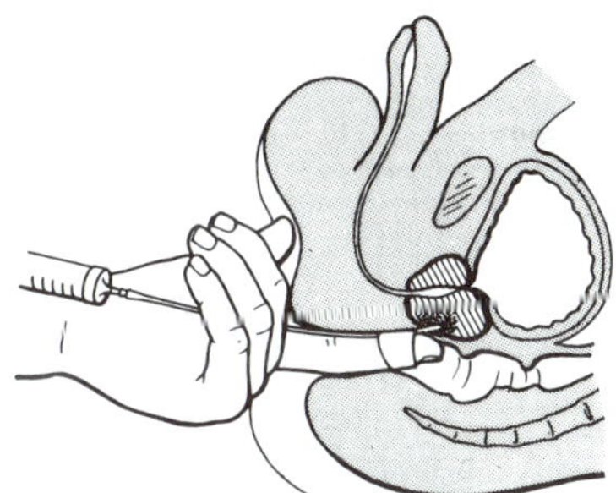
Prostatazytologie:
Technik der transrektalen Saugbiopsie [398]

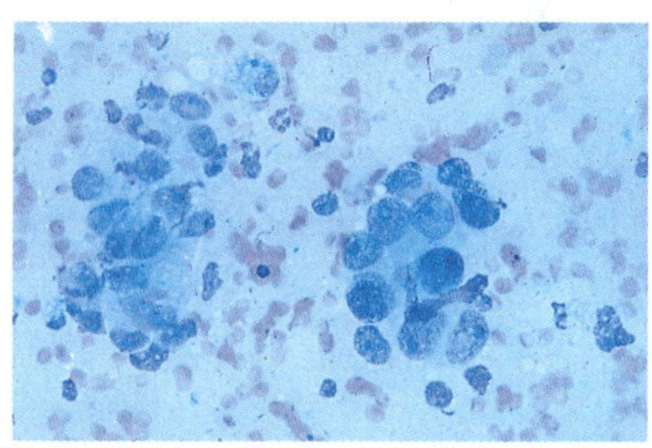
Prostatazytologie:
Befund eines niedrig differenzierten Karzinoms [27]

Pro|stat|ek|tomie (↑; Ektomie*) f: (engl.) prostatectomy; op. Entfernung der Prostata; **Formen: 1.** partielle P. (sog. Prostataenukleation): s. Prostataadenomektomie; **2.** radikale P.: über einen retropubischen od. perinealen Zugang (Zuckerkandl-Operation) durchgeführte vollständige Entfernung von Prostata, Bläschendrüsen u. Prostatakapsel (Prostatovesikulektomie); Durchführung bei Prostatakarzinom* im Stadium T_1 u. T_2 (Flocks A u. B) ohne Metastasen bei gutem AZ u. längerer Lebenserwartung des Pat.; **Kompl.:**

Letalität unter 3%; postop. in ca. 10% Harninkontinenz; Impotentia coeundi in der Mehrzahl der Fälle.

Pro|statitis (Prostata*; -itis*) **f:** akute od. chron. unspezif. Entz. der Prostata durch urogene od. hämatogene Inf. od. sehr selten Übergreifen einer Entz. der Nachbarorgane; **Sympt.:** Dysurie, Pollakisurie, Schmerzen bei der Defäkation; bei akuter P. auch Harnverhaltung möglich; **Diagn.:** Palpation, Exprimat- u. Harnsedimentuntersuchung nach Prostatamassage (Dreigläserprobe*), Ejakulatkultur.

Pro|stato|pathie (↑; -pathie*) **f:** (engl.) prostatopathy; sog. vegetatives Urogenitalsyndrom; chron., von d. Prostata ausgehender Beschwerdekomplex ohne nachweisbare org. Ursache m. Schmerzen im Dammbereich u. Ausstrahlung in Hoden bzw. Leistenregion, Brennen u. Juckreiz in d. Urethra u. perianal; **DD:** Prostatitis*.

Pro|stato|rrhoe (↑; -rhoe*) **f:** (engl.) prostatorrhoea; Entleerung eines trüben Prostatasekrets aus der Harnröhre während des Stuhlgangs od. b. Wasserlassen; Vork.: physiol. bei sexueller Karenz; häufig nach Prostatitis*. Vgl. Spermatorrhoe.

Prostato|vesikul|ek|tomie (↑; lat. vesica Harnblase; Ektomie*) **f:** s. Prostatektomie*.

Prosta|zyklin **n:** PGI_2; s. Prostaglandine.

Pro|stigmin|ef|fekt **m:** (engl.) prostigmin effect; Besserung der Symptome b. Myasthenia* gravis pseudoparalytica nach Gabe von Neostigmin*.

Pro|stitution (lat. prostituere öffentlich hinstellen, preisgeben) **f:** gewerbsmäßiges Sichanbieten z. Geschlechtsverkehr.

Pro|stration (lat. prosternere, prostratus niederwerfen) **f:** äußerste Erschöpfung der Körperkräfte; vgl. Adynamie.

Prot-: auch Prote-, Proto-; Wortteil mit der Bedeutung **1.** erster, vorderster, wichtigster; **2.** wichtigster Eiweißbaustein (Protein); von gr. πρῶτος.

Prot|actinium **n:** Symbol Pa, OZ 91, rel. Atommasse 231,036; zur Gruppe der Actinoide* gehörendes chem. Element.

Prot|amine **n pl:** (engl.) protamins; Polypeptide (MG ca. 5000); bestehen zu 75% aus Arginin u. 5-7 weiteren Aminosäuren. Vork. gemeinsam mit Nukleinsäuren in Fischspermien.

Protamin|sulfat (INN) **n:** (engl.) protamine sulphate; fast vollständig aus Diaminosäuren, insbes. Arginin, aufgebauter, in Fischspermien vorkommender u. stark basisch reagierender Eiweißkörper; Verw.: Antagonist von Heparin* (zur i. v. Applikation); P. ist ein Antithromboplastin u. wirkt bei alleiniger Applikation gerinnungshemmend.

Prot|an|omalie (Prot-*; Anomalie*) **f:** s. Farbenfehlsichtigkeit.

Prot|an|opie (↑; An-*; Op-*) **f:** s. Farbenfehlsichtigkeit.

Protease|in|hibitoren **m pl:** (engl.) protease inhibitors; Polypeptide, die die Aktivität v. Proteasen* hemmen; kommen häufig zus. mit den entsprechenden Proteasen vor (Schutzfunktion vor Selbstverdauung, z. B. Trypsin); viele Pflanzen (z. B. Bohnen, Erbsen, Kartoffeln, Rüben, Getreide) enthalten P., meist Hemmstoffe mit Spezifität für Trypsin*, aber auch für Chymotrypsin*, Carboxypeptidase B (vgl. Carboxypeptidasen), Plasmin* (Sojabohne, Erdnuß), Thromboplastin* (Sojabohne). Rohe Gemüse sind daher schwer verdaulich. Durch Erhitzen werden die P. unwirksam. P. im menschl. Serum: Alpha*-1-Antitrypsin, Alphaantichymotrypsin, Inter-Alpha-1-Trypsininhibitor, Antithrombin III, CI-Inaktivator, Alpha-2-Makroglobulin.

Protease-In|hibitor-System **n:** s. Pi-System.

Proteasen **f pl:** (engl.) proteases; Enzyme*, die den Abbau v. Proteinen u. Peptiden durch hydrolyt. Spaltung der Peptidbindung (Proteolyse) katalysieren (C-N-Hydrolasen); **Einteilung** nach dem Angriffsort: **1. Endopeptidasen:** spalten innerh. der Peptidkette, meist spezif. nach best. Aminosäuren (tierische Endopeptidasen, z. B. Trypsin*, Chymotrypsin*, Labferment*, Pepsin*, Thrombin*, Plasmin*; pflanzliche Endopeptidasen, z. B. Bromelain, Papain*); Spaltprodukte: Peptide versch. Länge; **2. Exopeptidasen:** spalten immer einzelne Aminosäuren v. Kettenende her ab; **a)** vom N-terminalen Ende her: Aminopeptidasen* (z. B. Leuzinaminopeptidase*); **b)** vom C-terminalen Ende her: Carboxypeptidasen (z. B. Carboxypeptidase A, B); **c)** Tri- u. Dipeptidasen spalten nur Tri- bzw. Dipeptide; **Vork.:** in allen Zellen, in bes. hoher Konz. **1.** in Lysosomen* für den intrazellulären Abbau von zelleigenen (Zellzerfall) od. durch Pino- od. Phagozytose* aufgenommenen Proteinen (meist Endopeptidasen, z. B. Kathepsin A-D); **2.** im Verdauungstrakt für den Abbau von Nahrungsprotein bis zu freien Aminosäuren (s. Verdauung); Sekretion im Magen (Gastricisin*, Pepsin*) u. im Pankreassekret (Trypsin*, Chymotrypsin*, Elastase*) in Form der inaktiven Vorstufen (Proenzyme, syn. Zymogene), Aktivierung durch Abspaltung eines od. mehrerer meist N-terminaler Peptide durch Autokatalyse od. eine spezif. Protease (z. B. Enteropeptidase für Trypsin); Di- u. Tripeptidasen (z. B. Prolidase, Prolinase*) sind in den Mukosazellen des Dünndarms lokalisiert. P. sind an der Blutgerinnung u. Fibrinolyse (Thrombin*, Plasmin*) beteiligt u. haben z. T. eine hohe Substratspezifität* für ein best. Protein (z. B. Plasmin, Thrombin, Labferment, Enteropeptidase), z. T. eine sehr geringe Substratspezifität (v. a. Verdauungsenzyme); letztere spalten v. a. nach bestimmten Aminosäuren (z. B. Trypsin, Chymotrypsin, Pepsin).

Proteide **n pl:** (engl.) proteids; zusammengesetzte Eiweiße; Verbindungen von einfachen Eiweißkörpern (Proteine) mit anderen (sog. prosthetischen) Stoffen; in der Natur viel weiter verbreitet als die Proteine; Hauptgruppen: Chromoproteide, Nukleoproteide, Phosphorproteide, Glykoproteide, Metallproteide, Lipoproteide. Die meisten Enzyme* sind P.

Protein|abbau (Prot-*)**:** s. Proteolyse, Verdauung.

Proteinase **f:** veraltete Bez. f. Endopeptidase; s. Proteasen.

Proteinasen|hemmer: s. Proteaseinhibitoren.

Protein|bio|syn|these (Prot-*; Bio-*; gr. συντιθῆναι zusammensetzen) **f:** (engl.) protein biosynthesis; Synthese spezif. Proteine anhand der (in der DNA*) gespeicherten genet. Information; vorgeschaltet ist die **Transkription*** der DNA, die zur Bildung einer spezif. Messenger*-RNA (Abk. mRNA) im Zellkern führt. **Translation:** Übersetzung der Information der mRNA in die programmierte Aminosäuresequenz mit Hilfe der Ribosomen* u. der Transfer*-RNA (Abk. tRNA) im Zytoplasma. Entspr. dem **genetischen Code*** ist die Aminosäurensequenz der zu synthetisierenden Polypeptidkette durch die Sequenz der zugehörigen **Basentripletts (Codons)** in der mRNA festgelegt (Prinzip der Kolinearität). Die aminosäurespezif. tRNAs sind die funkt. Bindeglieder zw. den bd. Ebenen. Sie tragen jeweils e. Aminosäure in aktivierter Form u. besitzen gleichzeitig mit ihrem sog. **Anticodon** eine Leseeinheit für das dieser Aminosäure zugehörige Codon. Mechanismus der P.: Ribosom u. mRNA bilden mit Hilfe mehrerer Faktoren einen Komplex, wodurch der Initiationspunkt f. die Peptidkette festgelegt wird. Das Ribosom besitzt zwei spezif. Bindungsstellen für die tRNA: sog. Peptidylort (P) u. sog. Aminoacylort (A). Zur Initiation besetzt die eigens dafür vorgesehene Initiator-tRNA den P-Ort, der ihr durch das Codon AUG signalisiert wird. Entspr. dem folgenden Codon, das im A-Ort exponiert ist, wird die zweite Aminoacyl-tRNA ausgewählt (Codon u. Anticodon erkennen sich durch spezif. Basenpaarung*). Das ribosomale Enzym Peptidyltransferase schließt zw. den bd. Aminosäuren eine Peptidbindung, so daß das gebildete Peptid zunächst an der tRNA im A-Ort gebunden bleibt. Diese Peptidyl-tRNA wird nun in den P-Ort weiterbewegt, wobei auch die mRNA im Ribosom um e. Einheit weiterrückt (Translokation); die Energie dafür stellt GTP. Damit wird der A-Ort frei; entspr. dem jetzt dort exponierten Codon kann die dritte Aminoacyl-tRNA akzeptiert werden. Der Vorgang der Peptidknüpfung kann wiederholt werden. Die jeweils v. Aminosäure entladene tRNA wird aus dem Komplex entlassen. Ist die mRNA bis zu einem Terminationscodon zu Ende gelesen, so wird das fertige Peptid m. Hilfe von spez. Terminationsfaktoren aus dem Ribosom freigesetzt.

Protein C (↑) n: wichtiger Inhibitor der plasmatischen Blutgerinnung*; wird Vitamin-K-abhängig in der Leber synthetisiert u. anschl. durch den Thrombin-Thrombomodulin-Komplex aktiviert (Protein Ca); nur die aktivierte Form wirkt antikoagulatorisch (Proteolyse der Faktoren Va u. VIIIa) u. profibrinolytisch. Vgl. Antithrombine.

Protein-C-Mangel (↑): (engl.) protein C deficiency; erniedrigte Protein-C-Konzentration im Serum; **Formen: 1.** kongenitaler P.-C-M.: autosomal-dominant erbl. (Inzidenz 1 : 16 000); ausgeprägte Thromboseneigung mit Verbrauchskoagulopathie bei homozygoten Neugeborenen; bei heterozygoten Merkmalträgern zw. dem 2. u. 4. Lebensjahrzehnt auftretende Thromboembolien bes. der tiefen Beinvenen u. Mesenterialvenen; **2.** erworbener P.-C-M. bei Leberparenchymschaden u. zu Beginn einer Ther. mit Antikoagulanzien. Vgl. Hyperkoagulabilität.

Protein, C-re|aktives (↑) n: (engl.) C-reactive protein; Abk. CRP; in der Leber synthetisiertes, elektrophoretisch zw. der Beta- u. Gammaglobulinfraktion lokalisiertes kohlenhydratfreies Protein, dessen Serumkonzentration bei bakteriellen sowie nichtinfektiösen entzündl. u. nekrot. Prozessen inf. einer gesteigerten u. wahrscheinl. durch humorale Faktoren (z. B. Interleukin-1) stimulierten Synthese innerh. von Std. bis zum 1000fachen ansteigen kann; **Referenzbereich:** bei gesunden Erwachsenen ca. 0,8 mg/l Serum. CRP besitzt die Fähigkeit, die typenunspezif. C-Pneumokokkenpolysaccharide zu präzipitieren u. Bakterien unspezif. zu opsonisieren. **Klin. Bedeutung:** empfindlicher, aber unspezif. Indikator für entzündl. Prozesse u. Gewebeschädigungen; eignet sich zur Frühdiagnose bakt. Erkr., zur Beurteilung des Krankheitsverlaufs u. des Behandlungserfolgs (normalisiert sich früher als die BKS), z. B. bei bakt. Inf. im Neugeborenen- (v. a. Sepsis u. Meningitis, bei Mekoniumaspiration) u. Kindesalter, bei Inf. immunsupprimierter Pat. mit Bakt. u. Pilzen, bei entzündl. Erkr. des rheumatischen Formenkreises (systemischer Lupus erythematodes, Dermatomyositis u. a.), Vaskulitiden, Enteritis regionalis Crohn u. Colitis ulcerosa (i. d. R. nur geringe Erhöhung der Serumkonzentration), akuter Pankreatitis, nach Operationen; **Bestimmung:** semiquantitativ mittels Latex-Test, quantitativ durch einfache radiale Immundiffusion, Elektroimmundiffusion, nephelometrischen Radio- od. Enzym-Immunassay. Vgl. Akute-Phase-Proteine.

Proteine (↑) n pl: allg. Bez. f. Eiweiße*; vgl. Proteide.

Proteine, a|typische (↑) n pl: s. Krankheiten, genetische.

Protein-Energie-Mangel|syn|drome (↑) n pl: (engl.) protein energy deficiency syndromes; Abk. PEM; syn. Marasmus; in den trop. Entwicklungsländern sehr häufige u. sozial äußerst bedeutende Ernährungskrankheiten, sehr häufig in Komb. mit Vitaminmangel; **Sympt.:** allg. Verfall, Kräfteschwund, verbunden mit hochgradiger Abmagerung (bei Kindern unter 60% des altersentsprechenden Gewichts) durch quant. Unterernährung (s. ums. Tab.). Nur ein Teil der Ernährungsstörungen wird klin. manifest. Sie tragen indirekt zu einer stark erhöhten Kinder- u. Säuglingssterblichkeit bei, indem sie die Widerstandskraft gegen (akute) Infektionskrankheiten schwächen. **Ther.:** Zuführung einer ausreichenden u. ausgewogenen Nahrung; **Proph.:** Verbesserung der sozialen Lage, Ernährungsberatung, Umstellung der Landwirtschaft. Vgl. Malnutrition, Eiweißmangeldystrophie.

Protein|in|toleranz, familiäre (↑) f: (engl.) lysinuric protein intolerance; auch lysinurische f. P.; autosomal-rezessiv erbl. Defekt des intestinalen u. renalen Transportmechanismus für dibasische Aminosäuren (Arginin, Lysin, Ornithin, Cystin); **Klin.:** Erbrechen u. Durchfall bei Übergang zur Kuhmilchernährung, Muskelatrophie, Minderwuchs (Osteoporose), Hepatosplenomegalie; postprandiale Hyperammonämie* (durch Argininmangel) u. Hyperaminoazidurie*; Abneigung gegen eiweißreiche Nahrungsmittel; **Ther.:** eiweißarme Kost mit Argininsubstitution.

Protein|kinasen (↑) f pl: (engl.) protein kinases; Enzyme*, die mit Hilfe von ATP andere (Enzym-)Proteine phosphorylieren, wobei ein Phosphatrest meist mit der Hydroxylgruppe eines Serinrests verestert wird. Dadurch wird die Aktivität des (Enzym-)Proteins verändert, wodurch eine Regulation erzielt werden kann (z. B. beim Abbau des Glykogens*, bei der Lipolyse*); vgl. Phosphorylierung.

Proteinose, mono|klonale (↑; -osis*) f: syn. Paraproteinose*.

Proteinose, pulmonale alveoläre (↑; ↑) f: s. Alveolarproteinose.

Protein S (↑) n: Inhibitor der plasmatischen Blutgerinnung*, wirkt als Cofaktor von aktiviertem Protein* C, indem es dessen Affinität für Phospholipidmembranen erhöht.

Protein-S-Mangel (↑): (engl.) protein S deficiency; autosomal-dominant vererbter Mangel an Protein S mit zw. dem 20. u. 30. Lj. auftretenden, rezidivierenden (v. a. venösen) Thromboembolien; **DD:** Protein-C-Mangel, Antikardiolipinsyndrom.

Protein|stoff|wechsel (↑): s. Eiweißstoffwechsel.

P

Protein-Energie-Mangelsyndrome
Abgrenzung zwischen Marasmus und Eiweißmangeldystrophie

Symptom	Reiner Marasmus	Reine Eiweißmangeldystrophie
Wachstumshemmung	+ + +	+ +, oft durch Ödeme kaschiert
Abnahme der Muskulatur	+ +, am besten gesehen und gefühlt am Oberarm	+ + +, oft durch Ödeme kaschiert, besser zu fühlen als zu sehen
Abnahme des Fettgewebes	+ + +, greisenhaftes Aussehen	+
Ödeme	keine	+ + bis + + +, typisch für die Diagnose
Serumalbumin	niedrig in schweren Fällen	i. a. <290 µmol/l (<2 g%)
Haare	gelegentlich weich und gerade	meist depigmentiert, weich, gerade und leicht ausfallend
Haut	oft normal	pellagroide Dermatose
Appetit	oft groß	gewöhnlich schlecht
Verhalten	ängstlicher Blick	apathisch, leises Wimmern
Durchfall u. Dehydratation	gelegentlich	häufig
Leber	normal	oft vergrößerte Fettleber
Vitaminmangel	gelegentlich	meistens

+: Symptom vorhanden; + +: Symptom stark ausgeprägt; + + +: Symptom sehr stark ausgeprägt

Protein|urie (↑; Ur-*) f: (engl.) proteinuria; Ausscheidung von Eiweiß im Urin; **Einteilung: 1.** physiol. P. mit Werten von 20-150 mg Eiweiß/24 Std. (stammt v. a. aus der Niere u. den ableitenden Harnwegen); **2.** prärenale P.: Vork. z. B. bei pathol. erhöhter Serumkonzentration best. Eiweiße mit Überschreiten der max. tubulären Rückresorptionskapazität (z. B. bei Plasmozytom, Myoglobinurie nach Trauma), bei Stauungsniere (z. B. inf. Rechtsherzinsuffizienz), in Zus. mit Gestose; **3.** renale P.: als glomeruläre P. bei erhöhter glomerulärer Permeabilität (z. B. bei Glomerulopathie) mit Ausscheidung von Eiweißen mit einem MG >70 000 (bis ca. 100 000 bei glomerulär selektiver P.) od. als tubuläre P. inf. einer Störung der tubulären Rückresorption glomerulär filtrierbarer Eiweiße (MG <70 000). Eine auf die Freisetzung renaler Eiweiße (z. B. Bürstensaum- u. Basalmembranproteine) bei Nierenerkrankungen (z. B. Nierentuberkulose, Nephritis, Nierenvenenthrombose, Nierenkarzinom) zurückzuführende P. wird als nephrogene P., eine renale P. mit Eiweißausscheidung von mehr als 3,5 g/24 Std. u. Auftreten von Ödemen als nephrotisches Syndrom* bezeichnet. **4.** postrenale P. inf. lokaler Produktion von Immunglobulinen u. entzündl. bedingter Eiweißfreisetzung bei Harnweginfektionen (z. B. Zystitis, Pyelitis) od. bei Blutungen im Bereich der Harnwege. Eine P. bei Hämaturie* bzw. Leukozyturie* wird (im Ggs. zur isolierten P.) als reaktive P. bezeichnet. Eine durch funkt. extrarenale Einflüsse bedingte sog. benigne reversible P. tritt z. B. als Anstrengungs- od. Arbeitsproteinurie (wahrscheinl. gesteigerte physiol. P.), orthostatische od. lordotische P., sog. Marschalbuminurie* sowie nach Streß, Kälteeinwirkung u. bei Fieber auf. **Nachweis** z. B. im Schnelltestverfahren mit Teststreifen od. durch Sodiumdodecylsulfat-Polyacrylamidgel-Elektrophorese. Vgl. Albuminurie, Bence-Jones-Proteinurie, Paraproteinurie, Eiweißbestimmungsverfahren.

Protein|urie, lordotische (↑; ↑) f: (engl.) orthostatic proteinuria; syn. orthostatische Albuminurie; leichte, in aufrechter Körperhaltung transitorisch auftretende Proteinurie* bei verstärkter Lordosierung der Wirbelsäule, v. a. bei Jugendlichen u. in der Schwangerschaft. Vgl. Marschalbuminurie.

Proteo|glykane (↑; Glyk-*) n pl: (engl.) proteoglycans; aus Mukopolysacchariden u. Proteinen bestehende Substanzen.

Proteo|hormone (↑; Horm-*) n pl: s. Hormone.

Proteo|lyse (↑; Lys-*) f: (engl.) proteolysis; Abbau v. Proteinen u. Peptiden durch hydrolyt. Spaltung der Peptidbindung mit Freisetzung der Aminosäuren: **1.** enzymatisch durch Proteasen*; **2.** nicht enzymatisch durch starke Säuren oder Basen unter längerem Erhitzen.

Proteus (Πρωτεύς Meergott der gr. Sage) m: Gattung gramnegativer, peritrich begeißelter, pleomorpher Stäbchenbakterien der Fam. Enterobacteriaceae*; vgl. Bakterienklassifikation; **Kultur:** anspruchsloses Wachstum auf d. gebräuchl. Nährböden; Proteuskeime neigen zum sog. Schwärmen, d. h., sie breiten sich rasch über d. Oberfläche eines festen Mediums aus. Hierdurch kann d. Reinzüchtung anderer Keime erschwert sein. Da P. häufig im Stuhl vorkommt, werden z. Isolierung von Salmonella- u. Shigella-Species Elektivnährböden* verwendet. Temperaturoptimum 34-37°C (Kühlschrankflora*); **Biochemie:** Voges*-Proskauer-Reaktion negativ; Glukoseabbau unter Säurebildung; Indol-negativ (außer P. vulgaris); Ureasebildung; s. Bunte Reihe; **Unterteilung** in drei Species: P. mirabilis (am häufigsten isoliert), P. vulgaris, P. myxofaciens. (Die Species P. morganii, P. rettgeri u. P. inconstans werden heute aufgrund ihrer DNA-Verwandtschaft den Gattungen Morganella bzw. Providencia zugeordnet.) **Serol.:** Unterschiede der H- u. O-Antigene ermöglichen Unterteilung der Proteusbakterien in zahlreiche Serovarianten, die jedoch keinen Eingang in die Routinediagnostik gefunden hat. Pat. mit Rickettsiosen* bilden einen Antikörper, der best. geißellose Proteusstämme (s. X-Bakterien) agglutiniert (s. a. Weil-Felix-Reaktion). **Epidemiol.:** primärer Standort ist d. Darmtrakt v. Mensch u. Tier; in d. Natur ubiquitär; Proteusbakterien sind d. wichtigsten aeroben Eiweißzersetzer u. an d. meisten Fäulnisprozessen (einschl. Lebensmittel) beteiligt; v. a. Indol-positive Stämme sind wichtige Hospitalismus-Keime u. opportunistische Erreger*. **Klin.:** am häufigsten Harnweginfekte, seltener Sepsis (s. Urosepsis) od. Infektionen anderer Organe (Empyem, Gallenweginfekte, Peritonitis, Gastroenteritis, Meningitis bei Kleinkindern); **Ther.:** P.-mirabilis-Stämme sind i. d. R. empfindlich gegenüber Ampicillin, Cephalosporin u. Aminoglykosiden; Indol-positive Stämme sind häufig multiresistent.

Proteus-Syn|drom (↑) n: durch Punktmutationen verursachtes, sporadisch auftretendes

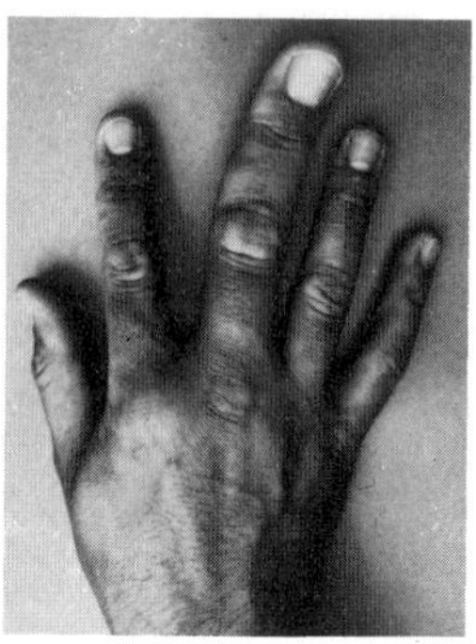

Proteus-Syndrom [540]

Dysplasiesyndrom; nur Träger eines genet. Mosaiks sind lebensfähig. **Sympt.:** partieller Riesenwuchs im Bereich der Hände u./od. Füße, Hemihypertrophie, Ossifikationsstörungen einzelner Knochen, subkutane u. abdominelle Tumoren (z. B. Lipome, Hämangiome), Pigmentnävi.

Pro|these (gr. προτιθέναι vorsetzen, an eine Stelle setzen) f: (engl.) prosthesis; künstl. Ersatz von Körperteilen, z. B. von Auge (s. Epithese), Gebiß, Gelenken (als Endoprothese*), amputierten Gliedmaßen. Hand-, Arm- u. Beinprothesen sind meist mit Gelenkvorrichtungen u. der Möglichkeit zur Bewegung durch Muskelzug od. pneumatische bzw. myoelektrische Kraftquellen versehen (s. Handersatz, myoelektrischer). Vgl. Mammaprothese, Penisprothese, Amputation.

Pro|thesen|rand|knoten (↑): chron. Entzündungsherde in d. Stumpfhaut, die durch Reibung des Prothesenrands u. einmassierte Fremdkörper entstehen.

Pro|thipendyl (INN) n: 10-(3-Dimethylaminopropyl)-10H-pyrido[3,2-b][1,4]benzothiazin (IUPAC); Azaphenothiazinderivat; Verw.: Neuroleptikum.

Pro|thrombin n: Faktor II der Blutgerinnung*; wird unter Einfluß von Vitamin K in der Leber gebildet u. durch Prothrombinaktivator* zu Thrombin* umgewandelt; vgl. PIVKA, Prothrombinkomplex.

Pro|thrombin|aktivator m: (engl.) prothrombin activator; syn. Prothrombinase, Thrombokinase; Lipoproteinkomplex (aktivierter Faktor X, Faktor V, Ca^{2++} u. Phospholipid), der i. R. der Blutgerinnung* Prothrombin in Thrombin umwandelt; je nach Herkunft des Phospholipids unterscheidet man einen extrinsischen (aus Gewebezellen) u. einen intrinsischen P. (aus Thrombozyten).

Pro|thrombinase f: syn. Prothrombinaktivator*.

Pro|thrombin|komplex m: (engl.) prothrombin complex; Gruppe der in der Leber in Abhängigkeit von Vitamin* K synthetisierten Blutgerinnungsfaktoren II (Prothrombin), VII, IX u. X; vgl. Blutgerinnung.

Pro|thrombin|komplex|mangel: (engl.) prothrombin complex deficiency; Synthesehemmung der Faktoren des Prothrombinkomplexes durch Mangel an bzw. Verwertungsstörung von Vitamin* K, z. B. bei Antikoagulanzientherapie mit Cumarinen, längerer parenteraler Ernährung, Resorptionsstörungen (Veränderungen der Darmflora, Gallenwegverschluß, Leberzirrhose u. a.); Ther.: PPSB*.

Pro|thrombin|kon|sumptions|test (lat. consumere verbrauchen) m: (engl.) prothrombin consumption test; Test zur Bestimmung des Prothrombinverbrauchs bei Spontangerinnung zum Nachw. seltener Thrombozytenfunktionsstörungen mit vermindertem Prothrombinaktivator*; vgl. Prothrombinkomplex.

Pro|thrombin|zeit: syn. Thromboplastinzeit*.

Protion|amid (INN) n: auch Prothionamid (Abk. PTH); 2-Propylisonicotinthioamid (IUPAC); Antituberkulotikum der zweiten Wahl; **Wirkungsspektrum:** bakteriostat. Wirkung auf Mycobacterium tuberculosis, bovis u. leprae u. atyp. Mykobakterien; **Verw.:** bei Tuberkulose (s. Antituberkulotika), Lepra, Inf. mit atypischen Mykobakterien; **NW:** gastrointestinale, neurotoxische u. psychische Störungen, Leberschäden u. a.; **Kontraind.:** Schwangerschaft, manifeste Leberschäden, Alkoholkrankheit, Epilepsie.

Pro|tirelin (INN) n: Glp-His-Pro-NH_2 (IUPAC); syn. thyreotropin releasing hormone (Abk. TRH*); Verw.: Schilddrüsen- u. Hypophysenfunktionsdiagnostikum; vgl. TRH-Test.

proto|dia|stolisch (Prot-*; gr. διαστολή Ausdehnung): zu Beginn der Diastole.

Proto|fibrillen (↑; Dim. von Fibr-*) f pl: Elementarfibrille; s. Filamentum, Kollagen.

Proto|kolla|gen n: (engl.) protocollagen; Kollagenvorstufe, die durch Hydroxylierung mit Ascorbinsäure u. O_2 als Cofaktor hauptsächlich aus Prolin gebildet wird; es entstehen Ketten mit unterschiedl. Aminosäurezusammensetzung, die sich in Dreiergruppen zu Prokollagen zusammenlagern.

Protonen (aus Prot-* u. Elektronen) n pl: (engl.) protons; positiv geladene, stabile Elementarteilchen*, Bausteine des Atomkerns (s. Atom), gehören zur Gruppe der Baryonen*. Die Ruhemasse eines Protons beträgt das 1836fache der Elektronenmasse (dies entspricht einer Energie von 938 MeV), die Ladung eines Protons entspricht einer positiven Elementarladung*. Die Anzahl der P. im Atomkern wird durch die Kernladungszahl* charakterisiert. **Bedeutung:** Bei der Kernspintomographie* wird die Protonendichte (Dichte der Wasserstoffkerne) im Körpergewebe zur bildlichen Darstellung genutzt.

Protonen|therapie (↑) f: Form der Strahlentherapie* mit hochenergetischen Protonen* (>100 MeV), die in einem Zyklotron* beschleunigt werden.

Proto|plasma (Prot-*; -plasma*) n: (engl.) protoplasm; gesamte Substanz der lebenden menschl., tier. u. pflanzl. Zelle*, die von der Zellmembran* umgeben ist; unterteilt in Zytoplasma (Zellplasma) u. Nukleoplasma (Kernplasma, Karyoplasma). Die in Wasser (75-95%) dispergierten Eiweißkörper bilden das lichtmikroskop. homogene Grundplasma (Hyaloplasma), in das die übrigen geformten u. ungeformten Zytoplasmabestandteile eingelagert sind: Zellorganellen*, Metaplasma*, Paraplasma*. Das Nukleoplasma bildet den Zellkern.

Proto|porphyrie, erythro|poetische (↑; gr. πορφύρεος purpurn) f: (engl.) erythropoietic protoporphyria; syn. erythrohepatische Porphyrie; autosomal-dominant vererbte Störung der Biosynthese von Häm* v. a. in den erythropoetischen Bereichen des Knochenmarks, bei der die Umwandlung von Protoporphyrin in Häm inf. herabgesetzter Aktivität der Ferrochelatase* ausbleibt. Es kommt zu einer Anreicherung von Protoporphyrin in Erythrozyten, Leber u. Blutplasma. **Klin.:** häufig asymptomatisch; evtl. (bereits in d. Kindheit auftretende) Lichtdermatose, selten Cholelithiasis od. Leberzirrhose; **Diagn.:** s. Porphyrie; **Ther.:** Betacarotin, Colestyramin.

Proto|porphyrin (↑; ↑) n: 1,3,5,8-Tetramethyl-2,4-divinyl-porphin-6,7-dipropionsäureporphin, als sog. P. III im Hämoglobin; vgl. Häm, Porphyrine.

proto|troph (↑; Troph-*): Bez. f. Mikroorganismen, bei denen alle Enzyme, die für die Synthese von Körperbausteinen notwendig sind, in den Zellen vorhanden sind (sog. Wildformen); Ggs. auxotroph*.

Proto|zoen (↑; gr. ζῷον Tier) n pl: (engl.) protozoa; Urtierchen, tierische Einzeller; Zytoplasma mit Pellicula, Mitochondrien u. Zentrosomen, Chromosomenkern (im Ggs. zu Bakterien*), Bewegungsorganellen (Geißeln, z. T. mit undulierender Membran, Wimpern, Pseudopodien), Nahrungs- u. Exkretionsvakuolen, Bildung v. Dauerformen durch Enzystierung; **Stoffwechsel:** eigene Enzymsysteme, Atmung (z. T. auf unbelebten Nährböden züchtbar, Aufnahme auch ungelöster Substanzen ins Zellinnere); **Fortpflanzung:** z. T. ungeschlechtl. (Zwei- od. Mehrfachteilung, Schizogonie), z. T. geschlechtl. (Gameten, Chromosomenapparat mit Reduktionsteilung, Kopulation); manchmal komplizierter Entwicklungszyklus über **Wirtswechsel** (geschlechtl. Vermehrung im Endwirt, ungeschlechtl. Vermehrung im Zwischenwirt); saprophytäre od. parasitäre Lebensweise; Krankheitserreger v. a. in den Subtropen u. Tropen. **Fünf Klassen: I. Mastigophora:** Geißeltierchen (Flagellata); Fortbewegung durch Geißeln (Flagellen), auch in Verbindung mit undulierender Membran; zwei Ordnungen mit med. Bedeutung: **1.** Protomonadina (eingeißelige Blut- u. Zellflagellaten) mit d. Gattungen Trypanosoma* u. Leishmania*; **2.** Polymastigina (mehrgeißelige Flagellaten des Darms u. der Genitalien) mit d. Gattungen Trichomonas*, Chilomastix, Lamblia; **II. Rhizopoda:** Wurzelfüßer; nackte Zellen mit wechselnder Gestalt, Fortbewegung durch Pseudopodien; med. relevante Ordnung: Amoebida (Amöben*); **III. Sporozoa:** Sporentierchen; Körperform meist unverändert; Fortbewegung zuweilen durch sog. Rückstoß (Stoffausscheidung durch kl. Poren); Blut- u. Gewebeparasiten; med. wichtige Fam. bzw. Gattungen: **1.** Sarcocystidae mit Toxoplasma* gondii u. Sarcocystis; **2.** Eimeriidae mit Isospora* u. Eimeria*; **3.** Haemosporina mit Plasmodium* u. a.; **4.** Piroplasmia mit Babesia* u. Theileria*; **5.** Cryptosporiidae mit Cryptosporidium*; **6.** Haplospora mit Pneumocystis (nicht gesichert); **IV. Cuidosporidia:** dickwandige Zysten mit mehreren Keimen; Parasiten bei Fischen u. Insekten; **V. Ciliata:** Wimperntierchen (Ciliophora, Infusoria); mit wenig veränderl. Gestalt, mit Zilien (Wimpern) bedeckte Körperoberfläche; Makronukleus (Stoffwechselkern) u. Mikronukleus (Geschlechtskern); med. wichtig die Ordnung Holotricha; Gattung Balantidium* coli.

Pro|trahierung (lat. protrahere hervor-, in die Länge ziehen): (engl.) protraction; in d. Strahlentherapie* Form der zeitl. Dosisverteilung, bei der eine best. Gesamtdosis kontinuierlich, jedoch innerh. einer langen Zeit (mit geringer Dosisleistung) appliziert wird; vgl. Fraktionierung.

Pro|trusio acetabuli (lat. protrudere, protrusus fortstoßen) f: pathol. Vorwölbung des Pfannenbodens ins kleine Becken mit Einsinken des Hüftkopfs in die vertiefte Pfanne (Otto-Chrobak-Becken); führt zur Einschränkung der Abduktion u. Rotation; **Formen: 1.** primäre P. a. durch endogene Wachstums- u. Verknöcherungsstörung, häufig beidseits; Vork. gehäuft familiär u. beim weibl. Geschlecht (m : w = 1 : 5); **2.** sekundäre P. a. bei lokalen Erkr. des Hüftgelenks od. Allgemeinerkrankung (Tuberkulose, Osteomyelitis, Infektarthritis, neuropathol. Arthropathie, zentrale Hüftgelenkluxation* mit Pfannenbruch), selten beidseitig; **Ther.:** Krankengymnastik, bei starker Schmerzsymptomatik u. U. Umstellungsosteotomie od. Totalendoprothese (bei älteren Pat.); **DD:** physiol. Pfannenprominenz als typische, temporäre Phase der Beckenentwicklung zw. dem 6. u. 15. Lj. mit vollständiger Rückbildung. Vgl. Pfanne, tiefe.

Pro|trusio bulbi (↑; gr. βολβός Zwiebel) f: Vorwölbung des Augapfels; s. Exophthalmus.

Pro|trusion (↑) f: Vortreibung; vgl. Artikulation.

Pro|tuberantia (Pro-*; lat. tuberare schwellen, wachsen) f: Hervorragung. **P. mentalis** (↑; ↑) f: Kinnvorsprung des Unterkiefers. **P. oc|cipitalis ex|terna** (↑; ↑) f: tastbarer Knochenvorsprung in d. Mitte der Schuppe des Hinterhauptbeins. **P. oc|cipitalis in|terna** (↑; ↑) f: Knochenerhebung an d. Kreuzungsstelle des Sulcus sinus sagittalis superioris u. des Sulcus sinus transversi an d. Innenseite der Schuppe des Hinterhauptbeins.

Pro|venienz (lat. provenire entstehen, hervorkommen) f: Herkunft.

P

Pro|vidẹncia (lat. providẹntia Voraus-, Vorsicht) f: Gattung gramnegativer, peritrich begeißelter, fakultativ anaerober Stäbchenbakterien der Fam. Enterobacteriaceae* (vgl. Bakterienklassifikation). Indol-positiv; Urease-Bildung; drei Species: P. alcalifaciens, P. stuartii, P. rettgeri; **Verbreitung:** ubiquitär, v. a. Intestinaltrakt; isoliert bei Harnweginfekten, Durchfallerkrankungen, Verbrennungen, Wundinfektionen u. Bakteriämie; wichtige Nosokomialerreger (v. a. nach Eingriffen im Urogenitaltrakt) u. opportunistische Erreger*; resistent gegen Penizillin u. Cephalosporin.

Pro|virus (Pro-*; Virus*) n: in das Genom der Wirtszelle integriertes Virusgenom (bzw. dessen DNA-Kopie).

Pro|vit|amin n: Vorstufe einer Substanz mit Vitamincharakter, die im Organismus in die biol. wirksame Form umgewandelt werden u. die diese daher ersetzen kann.

Pro|vokation (lat. provocatio Herausforderung) f: (engl.) provocation; das Hervorrufen; z. B. v. Erscheinungen durch Reizmethoden, Tests.

Pro|vokations|nystagmus (↑; Nystagmus*) m: s. Nystagmus.

Pro|vokations|test, in|halativer (↑) m: Untersuchung zum Nachw. **1.** einer bronchialen Hyperreaktivität* durch Inhalation bronchokonstriktorisch wirkender Substanzen (Histamin, Acetylcholin, Carbachol, Methacholin) od. **2.** einer in der Hauttestung* od. im Radio*-Allergo-Sorbent-Test aufgefallenen Sensibilisierung gegen spezif. Inhalationsallergene durch Messung von Sekundenkapazität* u. Atemwegwiderstand* vor, während u. nach der Inhalation.

Pro|vokations|test, kon|junktivaler (↑) m: Verf. zur Aktualitätssicherung einer Sensibilisierung gegen Allergene vom Typ I; nach Einträufeln einer Allergenlösung entwickelt sich bei vorhandener Allergie* innerh. von 10-20 Min. eine konjunktivale Injektion, ggf. mit Lidödem.

Pro|vokations|test, nasaler (↑) m: Verf. zur Sicherung einer in der Hauttestung* nachgewiesenen Sensibilisierung gegenüber einem spezif. Allergen* an der Nasenschleimhaut; bei pos. Ausfall Hypersekretion, Schleimhautödem, ggf. Anstieg des nasalen Atemwegwiderstands nach Applikation der Allergenlösung.

Prowazek-Zell|einschlüsse (Stanislaus von P., Bakteriol., Hamburg, 1875-1915; Zelle*): s. Halberstädter-Prowazek-Körperchen.

proximal (lat. prọximus sehr nahe): proximalis; zunächst, in der Nähe, rumpfwärts gelegener Teil einer Extremität; vgl. distal.

Proxy|meta|cain (INN) n: 2-Diethylaminoethyl-3-amino-4-propoxybenzoat (IUPAC); Lokalanästhetikum vom Estertyp; Verw.: (ophth.) Oberflächenanästhetikum.

Pro|zerkoid (Pro-*; gr. κέρκος Schwanz, Henkel; -id*) n: Vorfinne; vgl. Finne.

Pro|zeß, a|diabatischer (lat. procẹssus Fortschreiten, Fortgang) m: ohne Wärmeaustausch mit der Umgebung ablaufende thermodynamische Reaktion.

Pro|zẹsse, nicht|stochastische (↑; gr. στόχος Ziel) m pl: (engl.) non-stochastic processes; Vorgänge, die im Ggs. zu stochastischen Prozessen* anderen als mittels der Wahrscheinlichkeitstheorie beschreibbaren Gesetzmäßigkeiten unterliegen; hinsichtl. einer Dosis/Wirkungsbeziehung ist z. B. die Wahrscheinlichkeit des Eintretens einer schädl. Wirkung nicht direkt von der Dosis abhängig, sondern es existiert eine Schwellendosis*, unterhalb derer nicht mit Schäden zu rechnen ist u. oberhalb derer die Schwere des Schadens der Dosis proportional ist.

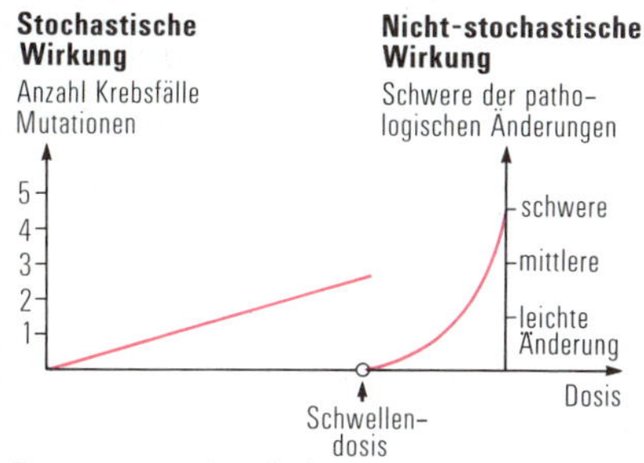

Prozesse, stochastische: stochastische und nichtstochastische Prozesse [120]

Pro|zẹsse, stochastische (↑; ↑) m pl: (engl.) stochastic processes; Vorgänge, deren Häufigkeit des Auftretens nur anhand der Beobachtung einer Vielzahl von Fällen (d. h. mittels Wahrscheinlichkeitstheorie) beurteilt werden kann; hinsichtl. einer Dosis/Wirkungsbeziehung ist z. B. die Wahrscheinlichkeit des Eintretens einer best. Wirkung (nicht aber das Ausmaß der Wirkung bzw. die Schwere des Schadens) der einwirkenden Dosis proportional (s. Abb.).

Pro|zonen|phänomen (Pro-*; gr. ζώνη Gürtel, Streifen) n: (engl.) prozone phenomenon; auch Zonen-, Hemmungs- od. Blockadephänomen; Ausbleiben einer Agglutination* bzw. Hemmung einer Präzipitationsreaktion*, v. a. inf. Bildung löslicher Immunkomplexe durch inkomplette Antikörper od. Überschuß agglutinierender Antikörper (wobei Antigene nur monovalent gebunden werden), bei Präzipitationshemmung auch Überschuß des Antigens (sog. Überschußhemmung), evtl. unspezif. durch Serumbestandteile (z. B. Albumine, Gallensäuren).

Prüfung, kalorische: s. Gleichgewichtsprüfungen.

Prüfung, thẹrmische: s. Gleichgewichtsprüfungen.

Prune belly syndrome (engl.) n: sog. Pflaumenbauchsyndrom; syn. Bauchdeckenaplasiesyndrom, Fröhlich-Obrinski-Syndrom; selte-

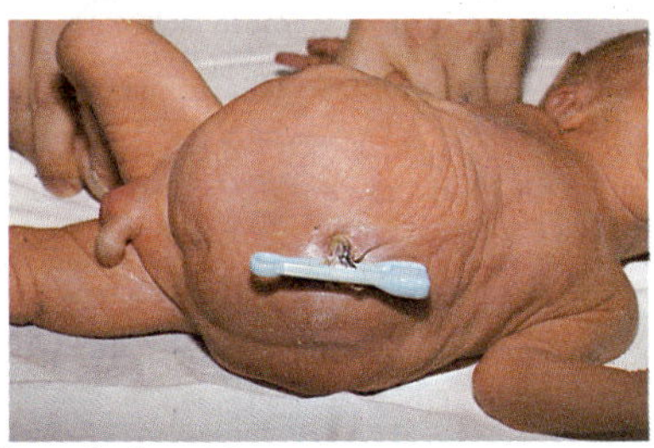

Prune belly syndrome: weit ausladende, schlaffe, faltige Bauchdecken [4]

ner (1 : 50 000 Neugeborene) Fehlbildungskomplex unklarer Ätiol. mit der Symptomentrias: Hypo- bzw. Aplasie der Bauchmuskulatur, Anomalien der Nieren u. ableitenden Harnwege, Kryptorchismus (ohne letzteres Sympt. auch beim weibl. Geschlecht beobachtet); u. U. zusätzl. Anomalien des Intestinaltrakts, Gelenkkontrakturen, Pes equinovarus, Hüftgelenkluxation, Trichterbrust, Spina bifida occulta, Meningomyelozele, Hydrozephalus, Gaumenspalte u. Herzfehler.

pruriginös (lat. prurigo Jucken, juckender Grind): juckend.

Prurigo (↑) **f:** Bez. f. ätiol. u. morphol. uneinheitliche Gruppe von Hauterkrankungen mit juckenden, teilweise urtikariellen Papeln, Seropapeln od. Knötchen.

Prurigo Besnier (↑; Ernest B., Dermatol., Paris, 1831-1909) **f:** s. Ekzem, atopisches.

Prurigo nodularis Hyde (↑; James N. H., amerikan. Dermat., 1840-1910) **f:** seltene, chron. Hauterkrankung unklarer Ätiol.; bis 3 cm große, juckende derbe Knoten mit rauher Oberfläche; Vork. bes. an den Extremitätenstreckseiten bei älteren Frauen.

Prurigo simplex acuta (↑) **f:** syn. Strophulus infantum, Lichen urticatus; bei Kindern an Stamm u. Extremitätenstreckseiten auftretende juckende, bis etwa 5 mm große Papeln auf urtikariellem Grund mit zentralem Bläschen; **Urs.:** meist Epizoonosen; möglicherweise auch allergische Reaktion auf Nahrungs- od. Arzneimittel.

Prurigo simplex sub|acuta (↑) **f:** syn. Prurigo temporanea Tomasoli, Urticaria papulosa chronica; schubweise auftretende, stark juckende, ca. 5 mm große hellrote, urtikarielle Papeln, die rasch aufgekratzt werden u. braunrote Krusten hinterlassen; **Lok.:** bes. Streckseiten der Extremitäten; **Urs.:** Magen-, Darm-, Leber-, Wurmerkrankungen, hormonelle Veränderungen (bes. Menarche, Schwangerschaft, Klimakterium), Leukämie, Lymphogranulomatose, Diabetes mellitus, Urämie u. a.

Pruritus (lat. prurire jucken) **m:** Hautjucken mit zwanghaftem Kratzen, an dessen Zustandekommen u. Verarbeitung die Schmerzrezeptoren, das vegetative System, die Hirnrinde u. Psyche, best. Mediatoren (z. B. Histamin, Trypsin, Kallikrein), das Gefäßsystem der Haut u. die inneren Organe beteiligt sind; durch Kratzen verursachte Hautveränderungen sind strichförmige Rötungen, Krusten, Hyperpigmentierung, Lichenifikation u. Pyodermie. **P. cum materia** (sekundärer P.): Juckreiz als Begleiterscheinung von Hauterkrankungen (z. B. atopisches Ekzem, Urtikaria, Dermatomykosen, Epizoonosen); **P. sine materia**: Juckreiz ohne primäre sichtbare Hautveränderungen; Vork. bei Erkr. innerer Organe (z. B. Cholestasesyndrom, biliäre Zirrhose, Niereninsuffizienz, Urämie, Diabetes mellitus, Leukämie, Lymphome u. a. maligne Tumoren) od. ohne nachweisbare auslösende Faktoren (ca. 50% der Fälle).

Pruritus ani (↑) **m:** Afterjucken; **Urs.:** z. B. Hämorrhoiden, Analekzem, Pilzinfektionen, Analprolaps, Anitis, Proktitis, Analfistel, Nahrungsmittelallergie, Enterobiasis, Kontaktallergie (Waschmittel, Toilettenpapier), psychogene Erkrankungen. Vgl. Symptomenkomplex, analer.

Pruritus gravidarum (↑) **m:** im letzten Trimenon der Schwangerschaft auftretender generalisierter Juckreiz; **Urs.:** wahrscheinl. Cholestase b. Prädisposition (u. U. cholestatischer Ikterus); verschwindet wenige Tage nach Entbindung; vgl. Icterus gravidarum.

Pruritus vulvae (↑) **m:** meist starker Juckreiz im Bereich der Vulva*, insbes. nachts inf. Kapillarerweiterung (Bettwärme); als **primärer** (essentieller, idiopath.) P. v. vermutlich psychosomat. bedingt od. **sekundär** als Symptom u. a. bei Diabetes mellitus, Östrogenmangel (Klimakterium, Postmenopause), Vulvadystrophie*, inf. Fluor* genitalis, Enterobiasis, Parasitosen (Filzläuse, Scabies), mangelnder od. übertriebener Hygiene.

Prussak-Raum (Alexander P., Otol., St. Petersburg, 1839-1897): (engl.) Prussak space; Recessus membranae tympani superior, obere Trommelfellbucht; Schleimhauttasche zw. Pars flaccida des Trommelfells (Shrapnell-Membran), Hals u. Proc. lateralis des Hammers u. Lig. mallei lat. Vgl. Paukenhöhle (Abb.).

PS: Abk. f. (engl.) **p**rogressive **s**troke; Stadium III der zerebralen Durchblutungsstörung*.

p. s.: Abk. f. **p**er **s**ecundam (intentionem); s. Wundheilung.

PSA: Abk. f. **p**rostata**s**pezifisches **A**ntigen; gewebespezif., sekretorisches Glykoprotein mit einem Molekulargewicht von 34 000 Dalton, das in den epithelialen Deckzellen der Acini u. Ductuli prostatici gebildet wird; Bestandteil des Spermas* (bewirkt dessen Verflüssigung nach Ejakulation); wird im Blut erst bei Erkr. der Prostata nachweisbar; quant. Bestimmung im Serum durch Radio- od. Enzym-Immunassay; Referenzbereich: <4 ng/ml; erhöhte Werte bei Prostatakarzinom*, benigner Prostatahyperplasie*, Prostatitis*. Vgl. Tumormarker.

Psalid|odontie (gr. ψαλίς, ψαλίδος Schere; Odont-*) **f:** s. Scherenbiß.

Psammom (gr. ψάμμος Sand; -om*) **n:** (engl.) psammoma; sog. Sandgeschwulst; sandartige Verkalkungen innerh. eines Tumors als regressive Veränderung; **Vork.:** z. B. bei Meningeom*, Kystadenokarzinom* des Ovars (sog. Psammokarzinom).

Psathyrose (gr. ψαθύρος spröde, brüchig; -osis*) **f:** s. Osteopsathyrose.

Pschyrembel-Zeichen (Willibald P., Gyn., Gebh., Autor, Berlin, 1901-1987): (engl.) Pschyrembel's sign; sog. Stock-Tuch-Zeichen; ein Schwangerschaftszeichen*, das ab dem 2.-3. Mon. nachgewiesen werden kann: man tastet an der Cervix uteri bei Schwangerschaft einen festeren Kern, umgeben v. einer weichen Hülle.

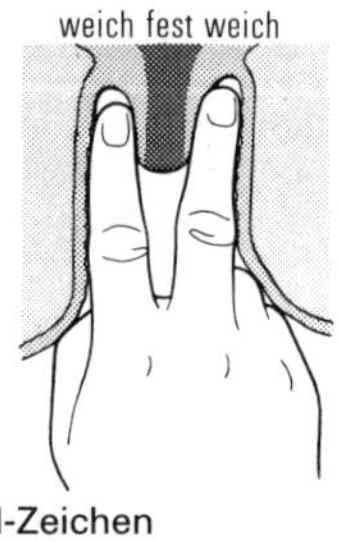

Pschyrembel-Zeichen [385]

Pseud-: auch Pseudo-; Wortteil mit der Bedeutung falsch, Lügen-, Schein-; von gr. ψευδής, ψεῦδος.

Pseud|arthrose (↑; Arthr-*; -osis*) f: (engl.) pseudarthrosis; syn. Fractura non sanata; falsche Gelenkbildung, Ausbleiben der knöchernen Überbrückung im Anschluß an eine Fraktur* (nach 6 Mon. od. länger); **Urs.:** mechan. Faktoren wie Interposition von Weichteilen in den Frakturspalt, starke Dislokation bzw. Distraktion, mangelhafte Ruhigstellung, verzögerte Kallusbildung od. Gewebeverlust; **Sympt.:** abnorme Beweglichkeit, Belastungsschmerz; **Diagn.:** Rö., Szintigraphie, ggf. bakteriol. Untersuchung; **Ther.:** bei aktiver P. Stabilisierung, bei atrophischer P. zusätzlich Spongiosaanlagerung, bei infizierter P. Herdsanierung (vgl. Osteomyelitis) mit anschließender Spongiosaauffüllung.

Pseudo|a|cholie (↑; A-*; Chol-*) f: (engl.) pseudoacholia; entfärbter Stuhl ohne Ikterus u. ohne Störung der Fettresorption durch Reduktion des Sterkobilins.

Pseudo|a|chondro|plasie-Syn|drom (↑; ↑; Chondr-*; -plasie*) n: (engl.) pseudoachondrodysplasia syndrome; autosomal-dominant erbl. Skelettdysplasie m. Ähnlichkeit zur Achondroplasie*; **Klin.:** disproportionierter Minderwuchs, kurze Extremitäten, langer Rumpf, normaler Gesichts- u. Hirnschädel; Körperendgröße 80-140 cm.

Pseudo|ag|glutination (↑; Agglutination*) f: (serol.) unspezif. Agglutination* von Testerythrozyten* (Quader- od. Geldrollenbildung*, körnige Agglutination); Auflösung der Agglutinate durch Zusatz isotoner Kochsalzlösung möglich; **Urs.:** meist Veränderungen in der Zusammensetzung der Serumbestandteile (z. B. bei Paraproteinämie). Vgl. Panagglutination.

Pseudo|akanthosis nigricans (↑; Akanth-*; -osis*) f: s. Akanthosis nigricans.

Pseudo|al|lergie (↑; Allergie*) f: s. Intoleranz.

Pseudo|aorten|in|suf|fizienz (↑; Aorta*; Insuffizienz*) f: funktionelle Aortenklappeninsuffizienz*.

Pseudo|appendizitis (↑; Append-*; -itis*) f: s. Appendizitis, Brenneman-Syndrom.

Pseudo-Bartter-Syn|drom (↑) n: hyporeninämischer, sekundärer Hyperaldosteronismus*; **Urs.:** oft verheimlichter Laxanzien- bzw. Diuretika-Abusus, meist b. Frauen; **Klin.** u. **Diagn.:** s. Bartter-Syndrom.

Pseudo|brady|kardie (↑; Brady-*; Kard-*) f: (engl.) pseudobradycardia; Vortäuschung eines langsamen Herzschlags durch Bigeminie*, wobei nur jeder zweite Pulsschlag an der A. radialis fühlbar ist.

Pseudo|bulbär|para|lyse (↑; gr. βολβός Zwiebel; Para-*; Lys-*) f: (engl.) pseudobulbar paralysis; Erkr. durch Schädigung der supranukleären Bahnen im Hirnstamm, die die Hirnnervenkerne mit Großhirn u. Stammganglien verbinden (Tractus corticonuclearis); **Urs.:** meist Arteriosklerose* der A. basilaris; **Sympt.:** Lähmung der Gesichts-, Zungen-, Mund- u. Rachenmuskulatur, evtl. Pyramidenbahnzeichen, Dysarthrie, Affektlabilität mit Zwangslachen od. Zwangsweinen, gesteigerter Masseterreflex u. Orbicularis-oris-Reflex; im Unterschied zur echten Bulbärparalyse keine Atrophie od. faszikuläre Zuckungen der Zungenmuskulatur.

Pseudo|cicatrices stellaires spontanées (frz.) f pl: sternförmige, streifige, weißliche, scharf begrenzte, unregelmäßige Narbenbildungen auf Altershaut*.

Pseudo|co|arctatio aortae (Pseud-*; Co-*; lat. das Zusammendrängen; Aorta*) f: (engl.) kinking; im Ggs. zur Aortenisthmusstenose* meist symptomlose Anomalie (Elongation u. Schlängelung) der thorakalen Aorta, häufig mit anderen Aortenfehlbildungen (v. a. bikuspidale Aortenklappe) kombiniert; selten Entw. eines Aortenaneurysmas mit Gefahr der Ruptur (Ind. zur Op.).

Pseudo-Conn-Syn|drom (↑) n: s. Conn-Syndrom.

Pseudo|de|menz (↑; lat. dementia Un-, Schwachsinn) f: (engl.) pseudodementia; Vortäuschen von Nichtwissen bei einfachsten Aufgaben; beruht oft auf situativer od. allg. Überforderung mit u. U. Krankheitswert u. Behandlungsbedürftigkeit; Vork. z. B. bei Rentenneurose*, Ganser*-Syndrom.

Pseudo|di|vertikel (↑; Divertikel*) n: falsches Divertikel*.

Pseudo|dys|enterie|bakterien (↑; Dys-*; Enter-*; Bakt-*) f pl: (engl.) pseudodysentery bacteria; Sammelbez. f. alle (im Ggs. zu Shigella dysenteriae) nur Endotoxin bildenden Species von Shigella*, die beim Menschen das Krankheitsbild der echten Ruhr verursachen können.

Pseudo|dys|trophia adiposo|genitalis (↑; ↑; Troph-*) f: syn. Pseudo-Fröhlich-Syndrom; s. Pubertätsfettsucht.

Pseudo|elephantiasis neuro|arthritica (↑; gr. ἐλέφας Elefant; -iasis*) f: syn. Meige-Krankheit; s. Lymphödem, hereditäres.

Pseudo|endo|krino|pathie (↑, End-*; -krin*; -pathie*) f: (engl.) pseudoendocrinopathy; Krankheitsbild, das auf dem Nichtansprechen der Erfolgsorgane auf Hormone bei normaler Hormonproduktion u. -sekretion beruht, z. B. Pseudohypoparathyreoidismus*.

Pseudo|ephedrin (INN) n: (1S,2S)-2-Methylamino-1-phenylpropanol (IUPAC); Verw.: Sympathomimetikum, Vasokonstriktor; vgl. Ephedrin.

Pseudo-Fröhlich-Syn|drom (Pseud-*; Alfred F., Neurol., Pharmak., Wien, 1871-1953) n: s. Pubertätsfettsucht.

Pseudo|gicht (↑): (engl.) pseudogout; s. Chondrokalzinose-Arthropathie.

Pseudo|glioma retinae (↑; gr. γλία Leim; -om*; lat. retina Netzhaut) n: sog. amaurotisches Katzenauge*, das nicht durch e. Glioma retinae bedingt ist, sondern andere Urs. hat (Ablatio retinae, Fehlbildung u. a.).

Pseudo|globulie (↑; Globuline*) f: syn. Pseudopolyglobulie; rel. Vermehrung der Erythrozyten* bei vermindertem Plasmavolumen. Vgl. Polyglobulie.

Pseudo|gono|kokken (↑; gr. γονή Abstammung, Samen; Kokken*) f pl: frühere Bez. f. gramnegative Diplokokken der Gattung Neisseria, die morphol. sehr leicht m. Neisseria* gonorrhoeae verwechselt werden.

Pseudo|gravidität (↑; lat. graviditas Schwangerschaft) f: Scheinschwangerschaft*.

pseudo|guttös (↑): s. Chondrokalzinose-Krankheit.

Pseudo|gynäko|mastie (↑; Gyn-*; Mast-*) f: (engl.) pseudogynaecomastia; Zunahme des Fettgewebes der Brust bei allg. Adipositas, bes. bei alten Männern; vgl. Gynäkomastie.

Pseudo|halluzination (↑; lat. alucinatio Verwirrung) f: s. Halluzination.

Pseudo|herm|aphroditismus (↑; gr. Ἑρμαφρόδιτος Zwitter, eigentl. Sohn des Hermes und der Aphrodite) m: (engl.) pseudohermaphroditism; Vorhandensein der Gonaden des ei-

P

nen u. der Genitalien u. sek. Geschlechtsmerkmale des anderen Geschlechts bei Übereinstimmung zw. gonadalem u. chromosomalem Geschlecht; beim **P. femininus** (Karyotyp 46,XX; Ovarien) ist der äußere Habitus vorwiegend männlich, z. B. beim kongenitalen adrenogenitalen Syndrom* od. inf. Androgeneinwirkung in der Schwangerschaft (Hormonbehandlung bzw. hormonproduzierender Tumor der Mutter); beim **P. masculinus** (Karyotyp 46,XY; Testes) sind äußeres Genitale u. sek. Geschlechtsmerkmale vorwiegend weiblich; u. a. bei testikulärer Feminisierung*, Swyer*-Syndrom u. bestimmten Formen des kongenitalen adrenogenitalen Syndroms. Vgl. Intersexualität.

Pseudo-Hurler-Krankheit (↑): syn. Fukosidose*.

Pseudo-Hurler-Poly|dys|trophie (↑; Poly-*; Dys-*; Troph-*) **f:** Typ III der Mukolipidosen*.

Pseudo|hyd|arthrosis genus (↑; Hydr-*; Arthr-*; -osis*: lat. genus Geschlecht, Art) **f:** seröse Bursitis* hinter der Kniescheibe ohne tanzende Patella; DD: Gelenkerguß*.

Pseudo|hyper|para|thyreoidismus (↑; Hyper-*; Para-*; Thyreo-*; -id*) **m:** (engl.) pseudohyperparathyroidism; unregelmäßig-dominant erbl. tubuläre Phosphatrückresorptionsstörung, die zu einer Verschiebung der Calcium-Phosphat-Relation im Blut führt wie beim Hyperparathyreoidismus*; Absinken des Serumphosphatspiegels inf. vermehrter Phosphatausscheidung in der Niere (Phosphatdiabetes). Die klin. Symptomatik eines primären Hyperparathyreoidismus kann teilweise auch durch paraneoplastische Sekretion von parathormonähnlichen Peptiden ausgelöst werden. Vgl. Phosphatstörungen, primäre.

Pseudo|hyper|trophie (↑; ↑; Troph-*) **f:** (engl.) pseudohypertrophy; scheinbare Hypertrophie* durch Vermehrung des interstitiellen Gewebes od. vermehrte Einlagerung von Fett; z. B. der Wadenmuskulatur bei Dystrophia* musculorum progressiva.

Pseudo|hypo|kali|ämie|syn|drom (↑; Hyp-*; arab. al-kalij kalzinierte Asche; -ämie*) **n:** syn. QT*-Syndrom.

Pseudo|hypo|para|thyreoidismus (↑; ↑; Para-*; Thyreo-*; -id*) **m:** (engl.) pseudohypoparathyroidism; unregelmäßig erbl. od. spontan auftretende Parathormonresistenz in Niere u. Skelett mit renaler Phosphatausscheidungsstörung u. charakterist. Veränderungen des Körperbaus (s. Albright-Osteodystrophie, hereditäre) inf. einer Störung des Parathormonrezeptors od. einer verminderten Aktivität des nukleotidbindenden Proteins u. cAMP-Synthese; **Diagn.:** labordiagn. Hypokalzämie, Hyperphosphatämie, normale od. erhöhte Serumkonzentration von Parathormon; Ellsworth*-Howard-Test; **Ther.:** Vitamin D od. Vitamin-D-Metaboliten. Vgl. Hypoparathyreoidismus, Pseudo-Pseudohypoparathyreoidismus.

Pseudo-Kaposi-Syn|drom (↑; Moritz K. K., Dermat., Wien, 1837-1902) **n:** syn. Akroangiodermatitis; Bez. f. morphol. einem Kaposi*-Sarkom ähnelnde, scharf begrenzte, livide, am Rand bräunlich pigmentierte Plaques an Unterschenkeln u. Füßen i. R. einer chronisch-venösen Insuffizienz*.

Pseudo-Klinefelter-Syn|drom (↑; Harry F. K., Endokrin., Baltimore, geb. 1912) **n:** (engl.) pseudo-Klinefelter syndrome; Entwicklung eines hypergonadotropen Hypogonadismus* inf. sklerosierender Hodenveränderungen m. Manifestationen im 3. bis 4. Lebensjahrzehnt, Verlust v. Libido u. Potenz sowie Aspermie. Die Urs. der Tubulussklerose m. Verlust androgenbildender Zellen ist unbekannt; die klinischen Sympt. ähneln in dieser Hinsicht denen des Klinefelter*-Syndroms. Der Karyotyp der Pat. ist normal (46,XY).

Pseudo|krupp (↑; Krupp*) **m:** (engl.) pseudocroup; syn. Laryngitis subglottica; Bez. f. versch., v. a. im (Klein-)Kindesalter auftretende Krankheitsbilder, die zu einer akuten subglottischen Einengung der Atemwege führen u. insbes. vom echten Krupp* bei Diphtherie sowie von einer Epiglottitis* u. Fremdkörperaspiration dd abzugrenzen sind; **Formen: 1.** Viruskrupp (Grippekrupp): häufigste Form, durch Influenza- u. Parainfluenzaviren ausgelöst; **2.** bakterieller Krupp: primäre od. sek. Infektion v. a. mit Haemophilus influenza u. Staphylococcus aureus; **3.** spastischer Krupp: wahrscheinl. allergisch bedingt in Zus. mit hoher Luftverschmutzung u. psychischen Einflüssen; **Sympt.:** Heiserkeit, bellender Husten, inspirator. Stridor, Zyanose, evtl. Fieber; die spastische Form manifestiert sich meistens nachts u. rezidiviert häufig. **Ther.:** Beruhigung, feuchte, kalte Luft, Sauerstoffzufuhr, Schleimhautabschwellung mit Epinephrin-Aerosol, evtl. Kortikoide, Antibiotika i. v., Intubation od. Tracheotomie.

Pseudo|kyesis (↑; gr. κύησις Schwangerschaft) **f:** syn. Scheinschwangerschaft*.

Pseudo|leber|zirrhose, peri|karditische (↑; Zirrhose*) **f:** (engl.) pericarditic pseudo-liver cirrhosis; einer Leberzirrhose* ähnl. Krankheitsbild als Folge einer Stauung im Leber- u. Pfortaderkreislauf durch Einengung der V. cava inf. bei obliterierender Perikarditis*; vgl. Cirrhose cardiaque.

Pseudo|leuk|ämie (↑; Leuk-*; -ämie*) **f:** s. Hyperleukozytose.

Pseudo|leuko|derm (↑; ↑; Derm-*) **n:** verminderte Pigmentierung erkrankter Hautareale; Vork. z. B. bei Pityriasis* versicolor nach Sonnenbestrahlung od. i. R. einer Cignolinbehandlung bei Psoriasis*.

Pseudo|limax bütschlii (↑; lat. limax Schnekke) **m:** s. Iodamoeba bütschlii.

Pseudo|logia phantastica (↑; -log*; gr. φανταστικός zum Vorstellen befähigt) **f:** Lügensucht, bei der märchenhafte Erlebnisse ausgedacht u. als wahre Ereignisse erzählt werden; **Vork.:** weniger aus übertriebener Phantasie u. starkem Geltungsbedürfnis, eher als Abwehr u. Kompensation eines neurot., charakterneurot. od. psychot. Selbstwertmangels.

Pseudo-Lupus-erythematodes-Syn|drom (↑; lat. lupus Wolf; Erythem*; -id*) **n:** (engl.) pseudo-lupus erythematosus syndrome; durch versch. Arzneimittel (z. B. Hydrazine, Hydantoine, Procainamid, Sulfasalazin) verursachtes, dem systemischen Lupus* erythematodes ähnl. Krankheitsbild, das nach Absetzen des betr. Medikaments sich meist rasch zurückbildet.

Pseudo|lymphome (↑; Lymph-*; -om*) **n pl:** (engl.) pseudolymphomas; Bez. f. gutartige u. rückbildungsfähige Proliferationen des lymphoretikulären Gewebes (lymphoretikuläre Hyperplasie), die klin. einem malignen Lymphom* ähneln; **Vork.:** im Bereich der Haut v. a. bei Lymphadenosis cutis benigna, aktinischem Retikuloid, Lymphogranulomatosis X, Kimura-Krankheit, dermopathischer Lymphadenopathie

u. als allerg. Hautreaktion auf Arzneimittel u. Arthropoden; am Magen als Hyperplasie u. Vermehrung der Lymphfollikel bzw. lymphoplasmazelluläre Infiltration unklarer Ätiol. bei best. Formen der chron. Gastritis; in der Mamma als wahrscheinl. reaktive lymphoide Hyperplasie; bei Sjögren-Syndrom (in ca. 10% der Fälle) als lymphozytäre Infiltration von Glandula parotidea, Lunge (nodulär) u. Lymphknoten.

Pseudo|lyssa (↑; gr. λύσσα Wut) f: s. Pseudowut.

Pseudo|mamma (↑; Mamma*) f: angeborenes Vorhandensein einer überzähligen Brustanlage m. Warze u. Areola, aber Fett anstelle von Drüsengewebe.

Pseudo|mangel|rachitis (↑; Rhachi-*; -itis*) f: (engl.) vitamin D-resistant rickets; autosomal-rezessiv erbl. Form der Vitamin-D-resistenten Rachitis* mit einer Störung der Hydroxylierung von Vitamin D_3 (Colecalciferol) u. fehlender Sensibilität der Zellrezeptoren gegenüber 1,25-Dihydroxycolecalciferol; **Klin.:** Manifestation im Säuglingsalter mit Entwicklungsrückstand u. ausgeprägter Tetanieneigung; **Diagn.:** erniedrigte Calcium- u. Phosphatkonzentration sowie stark erhöhte alkalische Phosphatase im Serum; **Ther.:** Substitution mit Calcitriol.

Pseudo-Meigs-Syn|drom (↑) n: s. Meigs-Syndrom.

Pseudo|membran (↑; lat. membrana dünnes Häutchen) f: (engl.) pseudomembrane; pseudomembranöse Entz. mit strukturloser Membranbildung (aus Fibrin u. Exsudat bestehende Auflagerung auf Schleimhäuten); **Vork.:** v. a. als **kruppöse** P. bei Diphtherie* des Rachens mit weißlich-grauen, über die Tonsillen hinausreichenden Belägen, wird bei gleichzeitiger flächenhafter Schleimhautnekrose als **diphtheroide** P. bezeichnet, auch im Darm z. B. bei Bakterienruhr. Vgl. Krupp, Colitis pseudomembranacea.

Pseudo|menstruation (↑; lat. menstruus monatlich wiederkehrend) f: menstruationsähnliche Abbruchblutung*, v. a. durch Östrogenabfall bzw. relativen Östrogenmangel in einem anovulatorischen Zyklus*.

Pseudo|mnesie (↑; -mnese*) f: (engl.) pseudomnesia; sog. positive Erinnerungsverfälschung; Gedächtnisstörung*, bei der vermeintlich stattgefundene Ereignisse erinnert werden.

Pseudo|monas (↑; gr. μονάς einzeln) f: Gattung gramnegativer, lophotrich begeißelter, aerober Stäbchenbakterien der Fam. Pseudomonadaceae (vgl. Bakterienklassifikation); Katalase-positiv, Indol-negativ; 149 Species; **Verbreitung:** ubiquitäre Boden- u. Oberflächensaprophyten; wichtige Funktion bei der Remineralisierung org. Substanzen; einige Species sind Lebensmittelverderber, echte Krankheitserreger u. opportunistische Erreger*.

Pseudo|monas aeruginosa (↑; ↑; lat. aerugo Grünspan) f: frühere Bez. Pseudomonas pyocyanea, Bact. pyocyaneum, Pyozyaneusbakterium; zarte, schlanke, lophotrich begeißelte, oft pleomorphe Stäbchen; in Kultur Freisetzung von Farbstoffen (Fluoreszein, Pyozyanin, Pyorubin, Pyomelanin); **Epidemiol.:** weit verbreiteter Boden- u. Wasserkeim; isoliert aus Pflanzen, Früchten, Lebensmitteln u. Intestinaltrakt von Mensch u. Tier; wichtiger Hospitalismuskeim (Vork. in Leitungswasser, Waschbecken, Spülmaschinen, Medikamenten, Desinfektionsmitteln) u. opportunistischer Erreger; Übertragung durch indirekte Kontaktinfektion; wichtigste **P.-a.-Manifestationen** sind: Wundinfektionen einschl. Brandwunden (sog. Erreger des blaugrünen Eiters), Sepsis, Endokarditis, Inf. des Urogenitaltrakts (z. B. Katheterwechsel, sog. Hauskeim in urol. Abteilungen), Inf. des Respirationstrakts einschl. Pneumonien, Empyeme, Pseudomonasruhr der Säuglinge, Inf. der Gallenwege, Augeninfektion (kontaminierte Augentropfen!), Otitis, Meningitis (otogen od. iatrogen b. Verwendung unsteriler Lumbalpunktionskanülen), Peritonitis; **Ther.:** schwierig (außerordentlich resistenter Keim); Betalaktam- u. Aminoglykosid-Antibiotika ggf. wirksam.

Pseudo|monas mallei (↑; ↑) f: früher als Malleomyces mallei bezeichnet; unbewegliches, pleomorphes, gramnegatives Stäbchen; obligat parasitär; Oxidase nur schwach positiv; Err. des Rotz (s. Malleus); **Epidemiol.:** natürliches Erregerreservoir bilden erkrankte Einhufer (Pferde, Esel od. Maultiere); Übertragung auf den Menschen durch Kontakt mit erkrankten Tieren.

Pseudo|monas pseudo|mallei (↑; ↑) f: früher als Actinobacillus whitmori od. Malleomyces pseudomallei bez., lophotrich begeißeltes Stäbchen; ungewöhnlich stark metabolisch aktiv; Err. der Melioidose*.

Pseudo|muzin (↑; Muc-*) n: (engl.) pseudomucin; syn. Metalbumin, Paralbumin; in muzinösen Kystadenomen* bzw. Kystadenokarzinomen* vorkommendes, durch Essigsäure nicht fällbares Mukoid.

Pseudo|my|asthenie (↑; My-*; Asthenie*) f: s. Lambert-Eaton-Rooke-Syndrom.

Pseudo|my|opie (↑; ↑; Op-*) f: (engl.) pseudomyopia; Scheinmyopie; scheinbare Kurzsichtigkeit durch Akkommodationskrampf; vgl. Myopie.

Pseudo|myx|oma peritonei (↑; Myx-*; -om*; Peritoneum*) n: sog. Gallertbauch; Ansammlung gallertiger Massen (Pseudomuzin*) in der Bauchhöhle m. Auftreibung des Leibes u. evtl. Störungen der Darmfunktion, meist nach Ruptur eines muzinösen Kystadenoms* bzw. Kystadenokarzinoms* des Ovars inf. Implantation schleimproduzierender Tumorzellen auf dem gesamten Peritoneum; führt (auch b. benignem Tumor u. wiederholten op. Entleerungen der Bauchhöhle) oft nach jahrelangem Verlauf inf. fortschreitender Kachexie zum Tod.

Pseudo|myzel (↑; Myzel*) n: (engl.) pseudomycelium; kettenförmig aneinandergelagerte Blastosporen von Sproßpilzen, die einem Myzel* ähneln.

Pseudo|neuritis optica (↑; Neur-*; -itis*) f: angeb. Anomalie der Sehnervenpapille mit intakter Sehfunktion, die ophthalmoskopisch einer Neuritis* Nervi optici ähnlich sein kann; Vork. selten auch bei Hypermetropie*.

Pseudo|ob|stipation (↑; Obstipation*) f: (engl.) pseudoconstipation; seltene Stuhlentleerung; **Vork.:** u. a. bei geringer Nahrungsaufnahme od. Erkr. mit häufigem Erbrechen (z. B. Pylorusstenose).

Pseudo|obstruktion (↑; Obstructio*) f: s. Ogilvie-Syndrom.

Pseudo|para|plegie (↑; ↑; -plegie*) f: (engl.) pseudoparaplegia; lähmungsartige Schwäche der Beine b. Rachitis* inf. Muskelhypotonie.

Pseudo|pelade (↑; frz. pelade Haarausfall) f: Bez. f. eine vernarbende Alopezie*, der eine bekannte Hauterkrankung zugrundeliegt; **Urs.:** chronischer diskoider Lupus erythematodes, Lichen ruber follicularis decalvans, Sclerodermia circumscripta, Mucinosis follicularis; physik. Schädigungen u. Infektionen der Haut, angeb. Dermatosen u. maligne Hauttumoren.

Pseudo|pelade Brocq (↑; ↑) f: syn. Alopecia atrophicans; erworbene, vernarbende Alopezie* der Kopfhaut mit kleinen, scharf begrenzten Herden (sog. Fußstapfen im Schnee), die konfluieren können; **Urs.**: unklar; betroffen sind bes. Frauen mittleren Alters.

Pseudo|peri|tonitis dia|betica (↑; Peritoneum*; -itis*) f: s. Koma, diabetisches.

Pseudo|phäo|chromo|zytom (↑; gr. φαιός grau; Chrom-*; Zyt-*; -om*) n: (engl.) pseudophaeochromocytoma; Erkr. mit Sympt. wie bei Phäochromozytom inf. erhöhter Katecholaminfreisetzung ohne Tu. der chromaffinen Zellen; **Urs.**: Druck auf d. Nebennierenmark, z. B. durch Tumor o. a. verdrängende Prozesse in d. Umgebung (Magendivertikel, Pankreastumoren u. a.).

Pseudo|phimose (↑; Phimose*) f: (engl.) pseudophimosis; physiol. Phimose* inf. Verklebung des Präputiums im Säuglingsalter; Harnstrahl wird nicht behindert.

Pseudo|podien (↑; gr. πούς, ποδός Fuß) n pl: (engl.) pseudopodia; Scheinfüßchen; lappenförmige Protoplasmaausstülpungen der Rhizopoden, dienen z. Fortbewegung u. Aufnahme von Nahrung; auch b. Leukozyten.

Pseudo|polio|myelitis-Virus (↑; gr. πολιός grau, weißlich; Myel-*; -itis*; Virus*) n: s. Coxsackie-Viren.

Pseudo|poly|globulie (↑; Poly-*; Globuline*) f: s. Pseudoglobulie.

Pseudo|polyposis lymphatica ilei (↑; Polyp*; -osis*; Lymph-*; Ile-*) f: nicht stenosierende Ileitis mit (röntg.) Aussparungen im Schleimhautbild durch Vergrößerung von Lymphfollikeln (keine Polypen); vgl. Enteritis regionalis Crohn.

Pseudo|por|enzephalie (↑; gr. πόρος Öffnung, Loch, Pore; Enkephal-*) f: s. Porenzephalie.

Pseudo-Pseudo|hypo|para|thyreoidismus (↑; Hyp-*; Para-*; Thyreo-*; -id*) m: (engl.) pseudo-pseudohypoparathyroidism; Bez. f. körperliche Auffälligkeiten der hereditären Albright*-Osteodystrophie ohne Parathormonresistenz od. Störungen des Calcium- u. Phosphatstoffwechsels; vgl. Pseudohypoparathyreoidismus.

Pseudo|pterygium (↑; gr. πτέρυξ Feder, Flügel) n: (ophth.) Narbenpterygium; Bindehautduplikatur, die sich nach Verbrennung od. Verätzung der Hornhaut über den Defekt schiebt; vgl. Pterygium.

Pseudo|pubertas praecox (↑; lat. pubertas Geschlechtsreife; praecox vorzeitig) f: periphere Form einer Pubertas* praecox mit iso- od. heterosexueller Frühentwicklung; **Urs.**: liegt nicht im Bereich der Hypophyse, sondern in anderen hormonproduzierenden Organen (Keimdrüsen, NNR); hierbei kommt es im Unterschied z. echten Pubertas praecox nicht zu einer Ovulation bzw. Spermatogenese. Vgl. Granulosazelltumor, Syndrom, adrenogenitales.

Pseudo|pyloro|spasmus (↑; gr. πυλωρός Pförtner; Spas-*) m: (engl.) pseudopylorospasm; unter dem klin. Bild einer Pylorusstenose verlaufendes adrenogenitales Salzverlustsyndrom bei jungen Säuglingen; s. Syndrom, adrenogenitales.

Pseudo|rabies (↑; lat. rabies Wut, Tollwut, Jähzorn) f: syn. Pseudowut*.

Pseudo|retino|pathia pigmentosa (↑; Retina*; -pathie*) f: erworbene (Trauma, Entz., toxische Schädigung), der Retinopathia* pigmentosa klin. ähnliche Netzhauterkrankung.

Pseudo|rheumatismus (↑; gr. ῥευματισμός das Fließen, Strömen) m: (engl.) pseudorheumatism; Bez. f. dem Rheumatismus ähnl. Sympt. aufgrund hochdosierter u. langdauernder Steroidtherapie: psych. Unruhe, Gefühlslabilität, Müdigkeit, Schmerzen in Muskeln, Knochen u. Gelenken; nicht selten werden diese Erscheinungen bes. dann beobachtet, wenn eine wegen rheumat. Erkr. durchgeführte Steroidtherapie zu plötzl. abgesetzt wird (Entzugssympt.); hierbei kann es auch zu einer Verschlechterung der Erkr. od. sogar zu einer malignen Verlaufsform (systemischer Lupus erythematodes od. Periarteriitis nodosa) kommen.

Pseudo|sklero|dermien (↑; Skler-*; Derm-*) f pl: (engl.) pseudosclerodermas; Erkrankungen mit der Sklerodermie* ähnlichen Hautveränderungen; **Vork.**: bei Lichen sclerosus et atrophicus, Lipatrophie, Porphyria cutane tarda, Dermatomyositis, Graft versus host reaction, Scleroedema adultorum, Skleromyxödem, Progeria adultorum, Sheehan-Syndrom.

Pseudo|sklerose (↑; ↑; -osis*) f: (engl.) pseudosclerosis; **1.** syn. Creutzfeldt*-Jakob-Krankheit; **2.** Westphal-Strümpell-Pseudosklerose; s. Degeneration, hepatolentikuläre.

Pseudo-SLE-Syn|drom (↑) n: s. Pseudo-Lupus-erythematodes-Syndrom.

Pseudo|strabismus (↑; gr. στραβίζειν schielen) m: (engl.) pseudostrabism; scheinbares Schielen, verursacht z. B. durch Epikanthus od. weite Pupillendistanz bei Abweichung der opt. von der anat. Achse. Das Reflexbild einer fixierten Lichtquelle befindet sich nicht in Hornhautmitte, sondern um den sog. Kappawinkel seitlich davon verschoben. P. schließt eine zusätzliche echte Schielstellung nicht aus. Vgl. Strabismus.

Pseudo|tabes peri|pherica (↑; lat. tabes Schwinden, Fäulnis) f: veraltete Bez. f. eine ausgeprägte Störung der Tiefensensibilität i. R. einer Polyneuropathie*.

Pseudo|tachy|kardie (↑; Tachy-*; Kard-*) f: (engl.) pseudotachycardia; Vortäuschung einer erhöhten Herzschlagfrequenz bei Dikrotie*.

Pseudo|tetanus|bazillen (↑; gr. τέτανος Spannung, Krampf; Bacill-*) f pl: (engl.) pseudotetanus bacilli; apathogene, anaerobe Bakterien, die wegen endständiger Sporenbildung morphol. leicht m. Clostridium* tetani verwechselt werden können; Unterscheidung: Bunte* Reihe, anaerobe Kulturverfahren, Mäuse-Tierversuch.

Pseudo|thalidomid-Syn|drom (↑) n: syn. Roberts*-Syndrom.

Pseudo|truncus aortalis (↑; Truncus*; Aorta*) m: Pulmonalatresie* mit Ventrikelseptumdefekt*; Vork. bei 5-10% aller Pat. mit Fallot*-Tetralogie; die Lungendurchblutung erfolgt nur über den persistierenden Ductus arteriosus u. a. aortopulmonale Kollateralen u. ist stark vermindert (starke Zyanose).

Pseudo|truncus arteriosus communis (↑; ↑) m: kaum noch gebräuchl. Bez. f. Herzfehlbildungen im Bereich des Truncus arteriosus mit Atresie der Aorta (Pseudotruncus pulmonalis; s. Linksherzhypoplasie-Syndrom) od. der Pulmonalarterie (s. Pseudotruncus aortalis).

Pseudo|tuberkel (↑; Tuberkel*) n: (engl.) pseudotubercle; der Tuberkulose ähnliche Gewebeveränderung v. a. der mesenterialen Lymphknoten bei Lymphadenitis* mesenterialis acuta.

Pseudo|tuberkulose (↑; ↑; -osis*) f: (engl.) pseudotuberculosis; Zoonose (Nagetiere), Erreger Yersinia pseudotuberculosis (s. Yersinia); **Sympt.:** septisch-typhöse Form, akut-subakute Appendizitis, akute Gastroenteritis u. akute bis chron. Enteritis; **Diagn.:** Serodiagnostik, Histologie; **Ther.:** bei sept.-typhöser Verlaufsform frühzeitig Tetrazykline, Chloramphenicol od. Streptomycin. Vgl. Lymphadenitis mesenterialis acuta.

Pseudo|tumor (↑; Tumor*) m: (engl.) pseudotumour; falscher Tumor, sog. Scheingeschwulst; z. B. Retentionszysten*.

Pseudo|tumor cerebri (↑; ↑) m: syn. benigne intrakranielle Hypertension; Bez. f. eine v. a. bei jüngeren adipösen Frauen vorkommende Erkr. mit Hirndrucksteigerung* u. Hirnödem* unbekannter Ursache; **Klin.:** Stauungspapille, Kopfschmerz, evtl. Bewußtseinsstörung, Doppelbilder; **DD:** Hirntumoren, Sinusthrombose.

Pseudo|tumor orbitae (↑; ↑; Orbita*) m: syn. Collier-Syndrom; unspezif. Entz. orbitaler Gewebe ohne ersichtl. lokale Urs.; ähnelt klin. einem echten Orbitatumor*; **Vork.** bei Kindern meist idiopathisch, bei Erwachsenen oft i. R. von Systemerkrankungen; **Diagn.:** v. a. Ultraschalldiagnostik; **Ther.:** Glukokortikoide.

Pseudo-Turner-Syn|drom (↑; Henry H. T., Endokrin., Oklahoma-City, geb. 1892) n: veraltete Bez. f. Noonan*-Syndrom.

Pseudo|uridin (↑) n: (engl.) pseudouridine; Ribonukleosid, in dem das Uracil* in Fünferstellung (statt in Einerstellung) m. Ribose verknüpft ist; häufig vorkommend v. a. in der Transfer-RNA.

Pseudo|wut (↑): (engl.) pseudorabies, mad itch; syn. Pseudorabies, Pseudolyssa, Aujeszky-Krankheit, infektiöse Bulbärparalyse, Tollkrätze, Juckseuche; Viruserkrankung vieler Haustiere (Hunde, Katzen, Rinder, Pferde, Schafe, Ziegen u. Schweine) mit geringer Pathogenität für d. Menschen; **Err.:** P.-Virus; Meningoenzephalitis mit versch. Sympt. je nach Lok. im ZNS, Tod innerh. 1-2 Tagen; charakterist. ist starkes Jucken (durch Befall der Hinterhörner); keine Lähmungen.

Pseudo|wut-Virus (↑; Virus*) n: (engl.) pseudo-rabies virus; syn. Scelus suillum; Ø 100-200 nm, aus der Alphasubfamilie der Herpesviridae*; Err. der Pseudowut*; keine Verwandtschaft mit Tollwut-Virus u. Lähmungswut-Virus.

Pseudo|xanthoma elasticum (↑; Xanth-*; -om*) n: syn. Grönblad-Strandberg-Syndrom, Elastorrhexis generalisata; seltene autosomal-rezessiv od. -dominant erbl. degenerative Systemerkrankung elastischer Gewebe in d. Haut mit gelbl., streifenförmigen, flachen Papeln bes. an den Halsseiten, großen Beugen, an Mund- u. Genitalschleimhaut, allg. Hypoelastizität u. kolloider Altersdegeneration, am Auge mit gefäßähnlichen schwärzl. Streifen radiär zur Papille durch Risse der Lamina vitrea der Aderhaut u. des Pigmentepithels (sog. Lacksprünge) mit Exsudation u. Makuladegeneration sowie in den art. Gefäßen mit Durchblutungsstörungen.

Pseudo|zirrhose (↑; Zirrhose*) f: s. Pseudoleberzirrhose, perikarditische.

Pseudo|zyanose (↑; Zyan-*; -osis*) f: (engl.) pseudocyanosis; abnorme bläul. Verfärbung der Haut u. Schleimhäute, die auf Plethora* od. einer Ablagerung v. körpereigenen Stoffen (z. B. Melanin, Hämosiderin) in d. Zellen der Haut beruht; bei Addison-Krankheit, Hyperthyreose, Leberzirrhose, Hämochromatose, Vitaminmangel, Tumorkachexie u. a.

Pseudo|zyste (↑; Kyst-*) f: s. Zyste.

Psilocybin n: 3-(2-Dimethyl-amino-äthyl)-indol-4-yl-dihydrogen-phosphat; Wirkstoff in Pilzen (Psilocybe mexicana); ruft Halluzinationen u. Krampfanfälle hervor.

Psilosis (gr. ψίλωσις Abziehen der Haare) f: Fehlen der Wimpern; vgl. Alopezie.

Psittakose (gr. ψίττακος Papagei; -osis*) f: s. Ornithose.

Psittakose-Lympho|granuloma-Gruppe (↑; ↑; Lymph-*; Granulum*; -om*): s. Chlamydia.

Psoas (gr. ψόα Lendenmuskel) f: Kurzbez. f. Musculus psoas. **P.ab|szeß** (↑; Abszeß*) m: (engl.) psoas abscess; am Psoasmuskel entlang absinkender, unter dem Poupart-Band nach außen tretender Senkungsabszeß; bei Spondylitis tuberculosa, selten Nierenabszeß. **P.hämatom** (↑; Häm-*; -om*) n: (engl.) psoatic haematoma; geschwulstartiges Hämatom im Bereich des Psoas, v. a. bei Hämophilie.

Psoas|rand|zeichen (↑): (engl.) psoatic margin phenomenon; syn. Psoasrandphänomen, Hutter-Zeichen; (röntg.) gradlinige Begrenzung des Nierenbeckens durch mediale Anlagerung an den M. psoas als Zeichen einer hypotonen Nierenbeckenerweiterung bei infektiös-toxischer Parenchymschädigung.

Psoas|zeichen (↑): s. Iliopsoassyndrom.

Psoralene n pl: (engl.) psoralens; in Doldengewächsen, Rautengewächsen u. a. Pflanzen vorkommende photosensibilisierende Furanocumarine*; therap. Verw. als Photosensibilisatoren (z. B. Methoxypsoralen, Ammoidin*) bei PUVA*.

Psoriasis (gr. ψώρα Krätze, Räude; -iasis*) f: syn. P. vulgaris, sog. Schuppenflechte; bei hellhäutigen Menschen häufige Hauterkrankung (Morbidität in Europa ca. 1-2%) mit multifaktorieller, polygener Vererbung; Beginn meist im 2. Lebensjahrzehnt, evtl. nach fieberhaften Infekten (Angina, Masern u. a.) u. Traumen mit fam. Häufung od. nach dem 50. Lj. ohne positive Familienanamnese; **Pathogenese:** überstürzte Epidermisbildung; Keratinozytenwanderzeit von der Basalschicht bis zur Hornschicht ca. 4 Tage (normalerweise 28 Tage); histol. Hyperparakeratose, Akanthose, Papillomatose; **Sympt.:** scharf begrenzte, erythematöse, mit silberweißen Schuppen bedeckte, zuweilen juckende Herde versch. Größe u. Gestalt, bes. an Ellenbogen (s. ums. Abb.), Knie, Kreuzbeingegend u. behaartem Kopf; als P. punctata (punktförmig), P. guttata (tropfenartig), P. nummularis (münzengroß), P. anularis (ringförmig), P. gyrata (girlandenartig),

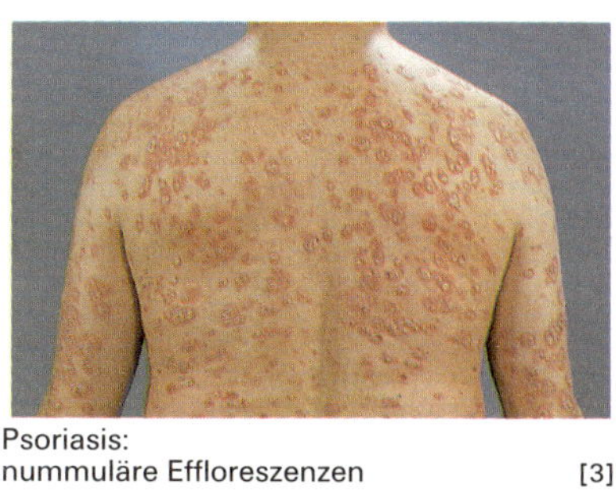

Psoriasis:
nummuläre Effloreszenzen [3]

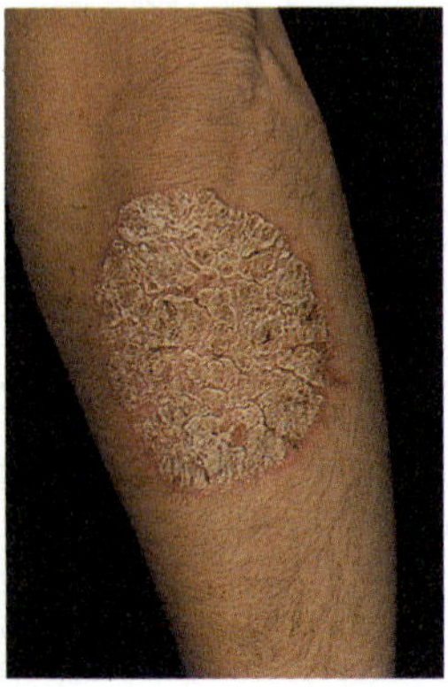

Psoriasis:
typischer Herd an der Streckseite des Ellenbogens [3]

P. geographica (landkartenähnlich). Die Schuppen treten beim Kratzen deutlicher hervor (sog. Kerzenfleckphänomen); darunter liegt eine dünne Epidermis (sog. letztes Häutchen), nach deren Entfernung eine punktförmige Blutung auftritt (sog. blutiger Tau, Auspitz-Phänomen). Häufig Nagelveränderungen, wie z. B. stecknadelkopfgroße, napfförmige Einziehungen (Tüpfelnägel), umschriebene, subunguale, gelbl. Verfärbungen inf. des Durchschimmerns von parakeratot. Nagelbettveränderungen (sog. Ölflecke), die am distalen Nagelbett zum Bild der Onycholysis semilunaris psoriatica führen; feine, längsgerichtete,

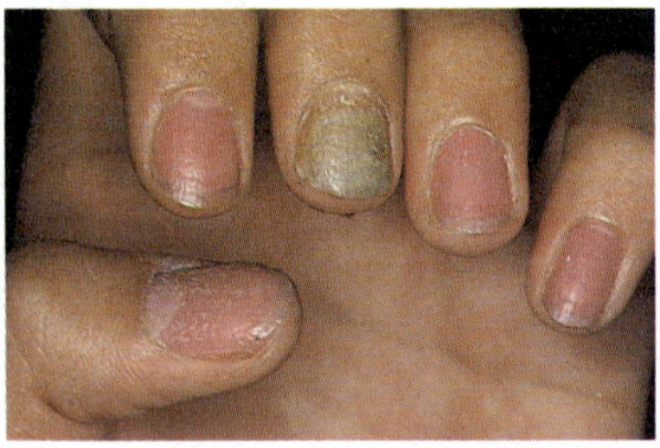

Psoriasis:
typische Nagelbefunde: Ölfleck und Tüpfelnägel [3]

bräunl. Streifen innerh. der Nagelmatrix (Splitterblutungen); beim psoriat. Krümelnagel ist die Nagelplatte völlig zerstört. **Ther.:** nach Entfernung der Schuppen mit Salicylsäure lokal Dithranol (Cignolin) in aufsteigenden Konzentrationen; selektive Ultraviolettphototherapie, PUVA, evtl. lokal Glukokortikoide od. Vitamin-D-Analoga; systemisch Methotrexat, Retinoide, Ciclosporin A.

Psoriasis-Arthro|pathie (↑; ↑; Arthr-*; -pathie*) **f:** (engl.) psoriatic arthropathy; syn. Arthritis psoriatica, Psoriasis arthropathica; bei ca. 5% der Pat. mit Psoriasis* (selten als Erstmanifestation: Arthritis psoriatica sine psoriase) auftretende Beteiligung des Bewegungsapparats; **Formen: 1.** peripherer Typ (Arthritis psoriatica i. e. S.): z. T. destruierende seronegative (Oligo-/Poly-) Arthritis mit typ. Gelenkbefallmuster (distal kleine Gelenke von Fuß u. Hand; Strahlbefall: Daktylitis), auch große Gelenke, insbes. Kniegelenk; bei Befall des Großzehengrundgelenks oft pseudoguttöse Attacken (wie bei Reiter*-Krankheit); cave: Verwechslung mit Gicht; Rö.: charakteristisch ist das Nebeneinander von oft asymmetrischen erosiven (Knochenabbau) u. proliferierenden (Knochenanbau) Veränderungen einschl. Periostreaktionen (Protuberanzen) mit Tendenz zur Mutilation u. Ankylose ohne die für die rheumatoide Arthritis* typische gelenknahe Entkalkung, daneben typ. Akroosteolysen, v. a. im Bereich des Nagelfortsatzes der Großzehe. **2.** zentraler Typ (Spondylitis psoriatica): vorwiegende Manifestation am Achsenskelett mit Sacroiliitis sowie Spondylitis* ankylosans; Rö.: typischerweise asymmetrische Sacroiliitis u. Parasyndesmophyten in charakteristischer sog. Stierhornform, paradiskale Ossikel.

Psoriasis erythro|dermica (↑; ↑) **f:** generalisierte Ausbreitung der Psoriasis mit Erythrodermie u. starker Schuppung; Vork. u. a. nach zu stark reizender äußerl. Behandlung od. bei Fokalinfekten (z. B. Pyelonephritis). **P. inter|triginosa** (↑; ↑) **f:** Variante der Psoriasis im Bereich der Gelenkbeugen sowie perianal, inguinal u. submammär; inf. Durchfeuchtung erosive, rote Herde mit nur geringer Schuppung. **P. in|versa** (↑; ↑) **f:** Psoriasis an Hautarealen, die sonst nicht betroffen sind, insbes. an Handtellern u. Fußsohlen (Psoriasis palmoplantaris).

Psoriasis pustulosa (↑; ↑) **f:** Sonderform der Psoriasis mit Pustelbildung; **Formen: 1.** P. p. generalisata (Typ Zumbusch): Pusteln auf gerötetem Grund am ganzen Körper mit Fieber u. schweren Allgemeinerscheinungen; **2.** P. p. palmaris et plantaris (Typ Königsbeck-Barber): Herde nur an Händen u. Füßen bei gutem Allgemeinbefinden; **3.** Akrodermatitis continua suppurativa (Typ Hallopeau): Pustelbildung an den Akren, bes. an den Fingern, mit Nagel- u. Haarverlust; evtl. Mutilation der Endglieder.

P/S-Quotient m: Verhältnis der in d. Nahrung zugeführten mehrfach ungesättigten (engl. **p**olyunsaturated) Fettsäuren* zu d. gesättigten (engl. **s**aturated) Fettsäuren; je höher die tägl. Zufuhr gesättigter Fettsäuren (bes. in tier. Fetten), also b. niedrigem P/S-Qu., desto höher d. Cholesterinwerte. Durch gesteigerte Zufuhr ungesättigter Fettsäuren sinken d. Cholesterinwerte ab. Daraus ergeben sich diätet. Konsequenzen b. Hyperlipoproteinämien* v. Typ II. Angestrebt wird e. hoher P/S-Qu. durch Vermeiden gesättigter Fette u. reichl. Zufuhr v. ungesättigten Fetten (in pflanzl. Fetten u. Ölen).

PSR: Abk. f. **P**atellar**s**ehnen**r**eflex; s. Reflexe (Tab.).

Psych-: auch Psycho-; Wortteil mit der Bedeutung Seele, Gemüt; von gr. ψυχή.

Psych|asthenie (↑; Asthenie*) **f:** s. Syndrom, psychovegetatives.

Psych|iatrie (↑; -iatr*) **f:** (engl.) psychiatry; Seelenheilkunde; Fachgebiet der Medizin, das alle Maßnahmen zur Diagn., nichtoperativen Ther., Prävention, Rehabilitation u. lebensbegleitenden Versorgung von Pat. mit psych. Störungen umfaßt. Teilgebiete der P. sind z. B. Psychopathologie, Pharmakopsychiatrie, biologische P. (vgl. Genetik, psychiatrische), Sozialpsychiatrie, forensische P. u. Gemeindepsychiatrie; s. a. Psychologie, Psychosomatik, Psychotherapie, Psychoanalyse.

Psych|iatrie, forensische (↑; ↑) **f:** (engl.) forensic psychiatry; Teilgebiet der Psychiatrie, das sich mit gerichtl. Aspekten psychischer Erkrankungen befaßt; dazu gehört u. a. die gutachterl. Stellungnahme zur Frage der Schuldfähigkeit*, Unterbringung*, Geschäfts- u. Testierfähigkeit u. Anordnung von Betreuung nach dem Betreuungsgesetz*.

Psycho|ana|lyse (↑; gr. ἀνάλυσις Auflösung) **f:** (engl.) psychoanalysis; wissenschaftl. Methode zur Untersuchung seelischer Vorgänge u. Therapie psych. Störungen (S. Freud, 1856-1939), die versucht, das Individuum in seinen kulturellen Kontextvariablen zu begreifen; nach dem psychoanalyt. Strukturmodell besteht d. Psyche aus den Instanzen Ich*, Es* u. Über*-Ich u. umfaßt die Bewußtseinsschichten bewußt, unbewußt (dem Bewußtsein unzugänglich) u. vorbewußt (dem Bewußtsein durch Reflexion zugänglich). Unverarbeitete Konflikte zw. diesen Instanzen bzw. Bewußtseinsschichten, die evtl. in kindl. Entwicklungsphasen* entstanden sind, können zu psych. Symptomen, Persönlichkeitsstörungen od. Neurosen u. Psychosen führen, die einen das Leben einengenden Kompromiß mit dem Konflikt darstellen. Als Form der Psychotherapie* werden in der P. psychische Vorgänge anhand der freien Assoziation des Pat. od. durch Traumdeutung analysiert. Auch unangenehme, scheinbar sinnlose od. unwichtige Bereiche sollen thematisiert werden (sog. psychoanalyt. Grundregel). D. **klassische P.** setzt Leidensdruck u. Fähigkeit zu Introspektion u. Verbalisierung voraus u. wird langfristig, v. a. bei Neurose, von Analytikern mit spez. Ausbildung (Lehranalyse) durchgeführt. Veränderungen des Analysanden werden durch Bewußtmachung u. Wiederbelebung des Verdrängten u. Bearbeitung der Übertragung* erreicht; **modifizierte Formen** der P.: z. B. Fokaltherapie als auf ein Thema konzentrierte Kurzzeittherapie, analyt. Gruppenpsychotherapie, Neopsychoanalyse. Vgl. Katharsis, Psychodynamik.

Psycho|chirurgie (↑; Chirurgie*) **f:** (engl.) psychosurgery; chir. Eingriff am morphol. unauffälligen Gehirn zur Veränderung der Erlebnis- u. Verhaltensweise des Pat., durchgeführt als stereotaktische Operation* od. (früher) Leukotomie*; eine gesicherte Ind. für derartige Eingriffe besteht nicht; wegen der Unsicherheit des Erfolgs u. ungünstigen Nebenwirkungen kaum noch durchgeführt.

psycho|delisch (↑)**:** auch psychedelisch; Bez. f. einen Zustand mit veränderter sensorischer Wahrnehmung, meist verursacht durch die Einnahme von Halluzinogenen*; kann mit wechselnd euphorischer od. depressiver Stimmungslage einhergehen.

Psycho|dia|gnostik (↑; Diagnose*) **f:** (engl.) psychodiagnostics; Bez. f. den Prozeß, der Suche u. Erkennen, Beschreibung u. Interpretation, Beurteilung u. Vorhersage von persönl. Merkmalen u. Handlungen, psych. Zuständen u. Vorgängen umfaßt; zur P. gehören die Testdiagnostik (vgl. Testverfahren, psychologische) mit qualitativen (z. B. Rorschach*-Test) u. quantitativen (z. B. Intelligenztest*) Tests, deren Anspruch auf Objektivität in den letzten Jahren zunehmend relativiert wurde, u. die Verhaltensbeobachtung u. Gesprächsdiagnostik (exploratives Gespräch).

Psycho|didae (gr. ψυχή Schmetterling) **f pl:** Schmetterlingsmücken; s. Mücken.

Psycho|drama (Psych-*) **n:** Inszenierung eines zwischenmenschl. Konflikts als Rollenspiel in der Gruppe i. R. einer Gruppenpsychotherapie*; vgl. Soziometrie.

Psycho|dynamik (↑; gr. δύναμις Kraft, Vermögen) **f:** (engl.) psychodynamics; Bez. f. dynam. Beziehungen u. Zusammenwirken von Persönlichkeitsanteilen (i. e. S. von Ich*, Es* u. Über*-Ich bzw. von Bewußtsein u. Unbewußtem). Durch die P. werden best. psych. Reaktionsformen (z. B. Fehlleistung, Abwehrmechanismus) erklärbar.

Psycho|dys|leptika (↑; Dys-*; gr. ληπτικός anpassend) **n pl:** (engl.) psychodysleptic agents; syn. Psychomimetika, Psychotomimetika; Substanzen, die beim Gesunden abnorme psychische Zustände bewirken können, z. B. Mescalin, LSD u. a.; vgl. Abhängigkeit.

psycho|gen (↑; -gen*)**:** (engl.) psychogenic; seelisch bedingt; i. e. S. Bez. f. Störungen, die v. a. auf psych. Bedingungen (Störungen der Erlebnisverarbeitung) zurückzuführen sind; ein Krankheitswert psychogener Störungen besteht erst bei dauernder bzw. ernsthafter Beeinträchtigung psych. od. org. Funktionen. Vgl. Psychosomatik, Syndrom, psychovegetatives.

Psycho|logie (↑; -log*) **f:** (engl.) psychology; Wissenschaft vom Erleben u. Verhalten des Menschen in bezug auf sich selbst sowie auf Personen, Ereignisse u. Objekte der Umwelt; bedient sich versch., häufig mehrdimensionaler Untersuchungs- u. Forschungsmethoden (z. B. Empirie, Statistik, deskriptive Verfahren, Kasuistik, Hermeneutik); **Hauptgebiete: 1.** allgemeine P.: versucht, allg. psychol. Gesetze zu beschreiben, untersucht kognitive u. motivationale Prozesse; **2.** Persönlichkeitspsychologie*; **3.** Entwicklungspsychologie*; **4.** Sozialpsychologie*; **5.** differentielle Psychologie*; zur angewandten P. gehören z. B. medizinische Psychologie* u. klinische Psychologie*. Vgl. Individualpsychologie, Psychoanalyse, Psychologie, analytische.

Psycho|logie, ana|lytische (↑; ↑) **f:** (engl.) analytic psychology; syn. komplexe Psychologie (C. G. Jung, 1875-1961); von der Psychoanalyse ausgehende Richtung der Psychologie. Das Selbst erscheint als Zentrum des Bewußtseins zw. Individuum u. Gesellschaft. Den beiden Verhaltenstypen Extraversion* u. Introversion* stehen die vier Funktionstypen Denken, Fühlen, Empfinden u. Intuieren gegenüber. Das Unbewußte ist in e. persönliches Unbewußtsein, das Vergessenes u. Verdrängtes beinhaltet, u. ein kollektives Unterbewußtsein (sog. Archetypen) mit der allgemeinen menschl., erblichen Determinante des Verhaltens unterteilt. Die Psyche schafft durch Kompensationen einen Ausgleich von Bewußtsein u. Unbewußtsein; eine Störung dieser Selbstregulation kann zur Ausbildung von Komplexen führen. Vgl. Komplex.

Psycho|logie, differentielle (↑; ↑) **f:** (engl.) differential psychology; Teilgebiet der Psychologie, das psych. Eigenarten u. Unterschiede hinsichtl. Typen-, Alters-, Gruppen- u. Geschlechtsunterschieden untersucht.

Psycho|logie, klinische (↑; ↑) **f:** (engl.) clinical psychology; Teilgebiet der angewandten Psychologie, das Ergebnisse u. Methoden psychol. Grundlagendisziplinen zur Diagn. u. Ther. von psychopathol. Phänomenen anwendet; gezielt eingesetzt werden u. a. Verhaltensanalyse, psychol. Gespräch, Psychodiagnostik* u. psychologische Testverfahren* sowie als Methoden der Psychotherapie* insbes. empirisch in ihrer Wirksamkeit untersuchte Verfahren, z. B. Verhaltenstherapie od. Gesprächspsychotherapie.

Psycho|logie, medizinische (↑; ↑) **f:** (engl.) medical psychology; allg. umfassender Begriff für die sich an med. Aufgaben orientierenden psychol. Methoden u. Erkenntnisse; Arbeitsgebiete sind Leib-Seele-Problematik (Psychosomatik*), Interaktion zw. Arzt u. Patient u. a.

Psycho|mimetika (↑; mimetisch*) n pl**:** syn. Psychodysleptika*.

Psycho|motorik (↑; lat. motor Beweger) **f:** (engl.) psychomotility; Gesamtheit der durch psych. Vorgänge beeinflußten Bewegungen, z. B. mimische Bewegungen*; Störungen der P. z. B. als psychomotorische Anfälle (s. Epilepsie).

Psycho|neurose (↑; Neur-*; -osis*) **f:** (engl.) psychoneurosis; **1.** Bez. f. psychogene Neurose*, die im Ggs. zur Organneurose v. a. zu psychischen Sympt. führt; **2.** (psychoanalyt.) Bez. f. Neurose, die als Ausdruck eines frühkindlichen Konflikts entsteht (Übertragungsneurose, narzißtische Neurose).

Psycho|pathie (↑; pathie-*) **f:** (engl.) psychopathy; Bez. f. Persönlichkeitsstörung, bei der Anpassungsschwierigkeiten an die Umwelt im Vordergrund stehen u. der Betroffene an der Abweichung bzw. die Gesellschaft an deren P. leidet (K. Schneider); als **Urs.** werden eine abnorme Entwicklung* sowie konstitutionelle u. soziale Faktoren diskutiert. **Sympt.:** überwiegend als negativ empfundene Besonderheiten der Affektivität, der Willensbildung u. der sozialen Beziehungen (sog. Soziopathie); **Ther.:** Soziotherapie, Psychotherapie.

Psycho|pathie, autistische (↑; ↑) **f:** s. Asperger-Syndrom.

Psycho|patho|logie (↑; Patho-*; -log*) **f:** (engl.) psychopathology; Lehre von den psychischen Erlebnis- u. Handlungsmöglichkeiten des Menschen, sofern diese als abweichend od. pathol. angesehen werden; umfaßt Beschreibung, nosolog. Klassifikation u. sinnhafte Bewertung der Störungen von Bewußtsein, Denken, Orientierung, Affekt, Ich-Erleben, Wahrnehmung, Antrieb, Persönlichkeit u. Verhalten unter Berücksichtigung des somat. Befundes u. des sozialen u. kulturellen Kontexts. Vgl. Psychiatrie, Soziotherapie.

Psycho|pharmaka (↑; gr. φάρμακον Heilmittel) n pl**:** (engl.) psychotropic drugs; syn. psychotrope Substanzen; Pharmaka, die v. a. die Aktivität des ZNS beeinflussen u. eine Wirkung auf psychische Funktionen haben; beeinflussen Stimmung, Affektivität, Emotionalität u. die integrative Funktion des ZNS; i. e. S. Antidepressiva*, Neuroleptika* u. Tranquilizer*, i. w. S. auch Lithium*, Schlafmittel* u. Sedativa*.

Psychose (↑; -osis*) **f:** (engl.) psychosis; syn. psychotische Störung (DSM III); allgemeine Bez. f. psychische Störung mit strukturellem Wandel des Erlebens (im Ggs. zum funkt. Wandel bei Neurose); **Einteilung: I.** organische P. (syn. symptomat., exogene, körperlich begründbare P., Funktionspsychose, exogener Reaktionstyp); **Formen: 1.** akute (reversible) organische P. (syn. akuter exogener Reaktionstyp): **a)** amentielles Syndrom*; **b)** Delir*; **c)** Dämmerzustand*; **d)** Durchgangssyndrom*; **2.** chronische (irreversible) organische P. (syn. organisches Psychosyndrom): **a)** frühkindl. exogenes Psychosyndrom (s. Hirnschaden, frühkindlicher); **b)** hirndiffuses Psychosyndrom (organisches Psychosyndrom i. e. S.); **c)** hirnlokales Psychosyndrom (s. Syndrom, hirnlokales); Urs.: anatomische bzw. funktionelle Veränderungen des ZNS; Vork.: bei Hirntumoren, Schädelhirntrauma, frühkindl. Hirnschaden, Intoxikationen (vgl. Alkoholpsychose, Korsakow-Syndrom), Infektionen (Enzephalitis, Meningitis; s. Infektionspsychose), Epilepsie, vaskulären Hirnerkrankungen, Hirnatrophie (vgl. Alzheimer-Krankheit), endokrinen Störungen (z. B. Hypothyreose, Hyperthyreose, Addison-Krankheit), als Folge psychotroper Medikamente; Sympt.: Bewußtseinsstörungen, Gedächtnisstörungen, Orientierungsstörungen, Ich-Erlebensstörungen, Wahn u. Halluzinationen; **II.** endogene P. (syn. körperlich nicht begründbare P.): P. ohne erkennbare organische Urs.; **Formen: 1.** schizophrene P. (s. Schizophrenie); **2.** affektive P. (endogene Depression*, Manie*, manisch-depressive Erkrankung*); **3.** schizoaffektive P.: Bez. f. Form der P., bei der sich Sympt. der schizophrenen u. der affektiven P. mischen; als Urs. werden ein komplexes Bedingungsgefüge körperlicher, seelischer u. sozialer Faktoren (vgl. Vulnerabilität) ebenso wie Störungen des Metabolismus u. der Neurotransmitter diskutiert. **Ther.:** Behandlung der Grunderkrankung, Ausschaltung nachteiliger Einflüsse, Psychotherapie, Soziotherapie, Psychopharmaka (z. B. Neuroleptika*, Lithium*, Thymoleptika; s. Antidepressiva). Vgl. Randpsychose, zykloide.

Psychose, a|typische (↑; ↑) **f:** s. Randpsychose, zykloide.

Psycho|sedativa (↑; lat. sedativus beruhigend) n pl**:** syn. Ataraktika, Sedativa*.

Psychose, experimentelle (↑; -osis*) **f:** (engl.) experimental psychosis; syn. Modellpsychose; Psychose, die zu wissenschaftl. Zwecken durch Psychodysleptika* herbeigeführt wird u. i. d. R. reversibel ist. **P., oneiroide** (↑; ↑) **f:** (engl.) oneiroid psychosis; Bez. f. Psychose, die durch traumähnl. Verworrenheit u. Bewußtseinsänderung charakterisiert ist; Vork. z. B. bei amentiellem Syndrom*. **P., post|traumatische** (↑; ↑) **f:** als Folge eines Traumas (z. B. Schädelhirntrauma) vorkommende Form der akuten organischen Psychose*.

Psycho|somatik (↑; Soma*) **f:** (engl.) psychosomatics; Bez. f. die Wechselwirkung von Körper u. Seele (Heinroth, 1818); im klin. Sprachgebrauch Bez. f. eine Krankheitslehre, die psych. Einflüsse auf somatische Vorgänge, z. B. die Entstehung von Asthma bronchiale, Colitis ulcerosa, Ulcus pepticum u. a. Erkrankungen, berücksichtigt; i. w. S. können alle psychogenen Erkrankungen, die, wie z. B. ein psychovegetatives Syndrom*, eine Organneurose* od. ein allgemeines Anpassungssyndrom*, zu somatischen Sympt. u. pathol.-anat. Veränderungen führen, als psychosomatische Krankheiten verstanden werden.

Psycho|stimulanzien (↑; lat. stimulare anstacheln) n pl**:** (engl.) psychostimulants; syn. Psychotonika; Bez. f. Pharmaka, die v. a. den Antrieb steigern u. psychisch anregend wirken; z. B. Cocain, Sympathomimetika vom Amphetamintyp (sog. Weckamine), Coffein (wirkt nicht euphorisierend); **Verw.:** z. B. von Methylphenidat beim Aufmerksamkeitsdefizitsyndrom*, bei Narkolepsie (kontroverse Beurteilung); mögliche **NW:** Tachykardie, Blutdruckanstieg, Schlaflosigkeit, Tremor, Kopfschmerz, bei Daueranwendung Psychosen, Gefahr der Abhängigkeit.

Psycho|syn|drom, hirn|lokales (↑) n: Bez. f. ein hirnlokales Syndrom* mit im Vordergrund stehenden Affekt- u. Antriebsstörungen.

Psycho|syn|drom, organisches (↑) n: **1.** syn. psychoorganisches Syndrom, hirndiffuses Psychosyndrom; s. Psychose; **2.** syn. amnestisches Psychosyndrom; s. Korsakow-Syndrom.

Psycho|therapie (↑; gr. θεραπεία Behandlung) f: (engl.) psychotherapy; allgemeine Bez. f. alle Formen der psychol. Behandlung von psych. u. psychosomat. (unter Einbeziehung körperl. Faktoren) Störungen u. Erkr.; **Formen:** z. B. Bioenergetik, Familientherapie, Gesprächstherapie, Gruppenpsychotherapie, Gestalttherapie, Hypnose, Bewegungstherapie, Mototherapie, Musiktherapie, katathymes Bilderleben, Logotherapie, Psychoanalyse, Sexualtherapie, Verhaltenstherapie. Vgl. Autogenes Training, Biofeedback, Ergotherapie, Soziotherapie.

Psycho|therapie, körper|orientierte (↑; ↑) f: s. Körpertherapie, Bewegungstherapie, konzentrative.

Psycho|tonika (↑; Tonika*) n pl: syn. Psychostimulanzien*.

Psychro|bakterien (gr. ψυχρός kalt; Bakt-*) f pl: (engl.) psychrobacteria; psychrophile Bakterien, Kältebakterien; Bakterien, deren optimale Wachstumstemperatur unter 37°C liegt u. die z. T. noch bei 4-5°C wachsen; (z. B. Pseudomonas* aeruginosa, Proteus*, Serratia* u. Salmonella*); von med. Bedeutung, da sie sich in feuchten Kühlschränken schnell vermehren u. Lebensmittel verderben können (Lebensmittelvergiftung*).

psychro|phil (↑; -phil*): kältefreundlich; vgl. Psychrobakterien.

P-System n: s. P-Blutgruppen.

PT: Abk. f. **1.** **p**aroxysmale **T**achykardie*; **2.** **P**ulmonal**t**on; s. Herztöne.

Pt: chem. Symbol f. Platin*.

PTA: Abk. f. **1.** **p**erkutane **t**ransluminale **A**ngioplastie*; **2.** (engl.) **p**lasma **t**hromboplastin **a**ntecedent; Faktor XI der Blutgerinnung*; **3.** **p**harmazeutisch-**t**echnischer **A**ssistent*.

PTA-Mangel|syn|drom n: (engl.) PTA-deficiency syndrome; syn. Hämophilie C, Rosenthal-Syndrom; autosomal-rezessiv erbl. hämorrhagische Diathese* mit hämophilieähnlichen Blutungen durch Mangel an Faktor XI; vgl. Hämophilie.

Ptarmus (gr. πταρμός Niesen) m: Nieskrampf; häufig wiederholtes Niesen, z. B. bei Rhinopathia vasomotorica allergica.

PTC: Abk. f. **1.** **p**erkutane **t**ranshepatische **C**holangiographie; röntg. Verf. der direkten Cholegraphie*, bei dem das Röntgenkontrastmittel mit Hilfe einer ultradünnen Hohlnadel in Lokalanästhesie perkutan u. unter Punktion der Leber in das Gallenwegsystem eingebracht wird; Bedeutung: alternatives Verf. zur ERC mit höherer diagn. Aussagekraft bei komplettem Verschluß des Ductus choledochus; vgl. PTD; **2.** **P**henyl**t**hio**c**arbamid; s. Phenylthiocarbamid-Schmecker; **3.** (engl.) **p**lasma **t**hromboplastin **c**omponent; syn. Christmas-Faktor; Faktor IX der Blutgerinnung*.

PTCA: Abk. f. **p**erkutane **t**ransluminale k(**c**)oronare **A**ngioplastie; s. Angioplastie.

PTC-Krankheit: syn. Hämophilie B, Christmas disease; s. Hämophilie.

PTD: Abk. f. **p**erkutane **t**ranshepatische (Cholangio-)**D**rainage (PTCD); Einlegen eines Drainagekatheters in d. Gallenwege, über den d. Galle b. einer intrahepat. Raumforderung nach außen abgeleitet wird.

Pteridine n pl: (engl.) pteridines; bicycl. Verbindungen (Pyrazin- u. Pyrimidinring), die als Bestandteil der Folsäure* Bedeutung haben.

Pteroyl|glutamin|säure: syn. Folsäure*.

Pterygium (gr. πτέρυξ Flügel, Feder) n: sog. Flügelfell; **Formen:** **1.** P. colli: Hautfalte am Hals zw. Warzenfortsatz u. Akromion; Vork. z. B. bei Bonnevie-Ullrich-Syndrom u. Turner-Syndrom;

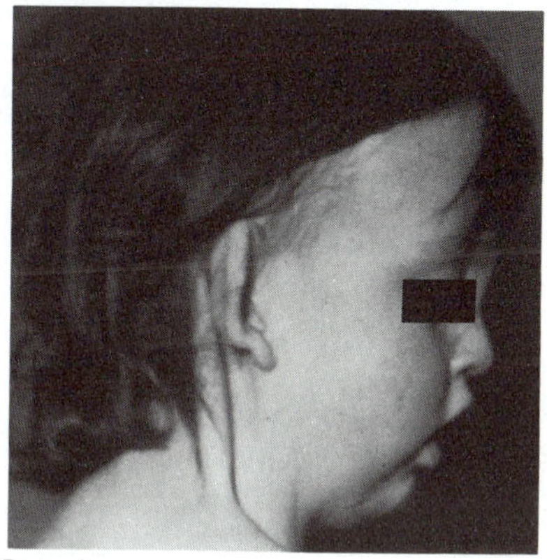

Pterygium:
Pterygium colli [540]

2. Hautmembran zw. einzelnen Fingern, Zehen u. im Bereich von Gelenken; **3.** Nagelpterygium: Wachstum eines Nagelhäutchens über die Nagelplatte; Vork. bei Raynaud-Syndrom, Lichen ruber planus u. Ektodermaldysplasie-Syndromen; **4.** dreieckige, gefäßreiche Bindegewebehaut zw.

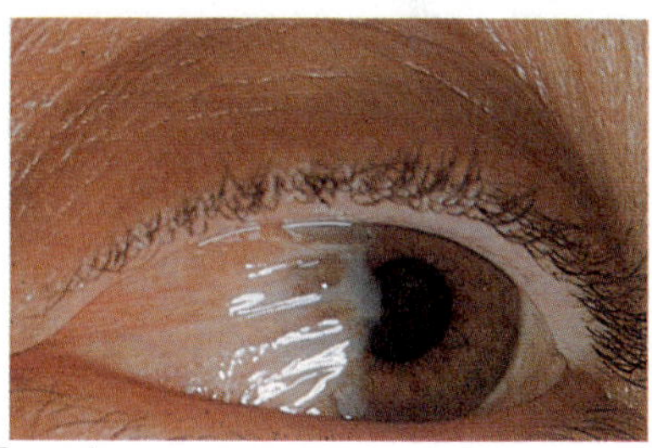

Pterygium:
Narbenpterygium (Pseudopterygium) mit strangförmigen Narbenzügen; Zustand nach Verätzung [362]

innerem, selten dem äußeren Augenwinkel u. Hornhaut.

Pterygium|syn|drom (↑) n: syn. Bonnevie*-Ullrich-Syndrom.

Pterygium|syn|drom, ante|kubitales (↑) n: syn. Turner-Kieser-Syndrom; autosomal-dominant erbl. Fehlbildungskomplex mit Pterygium der Ellenbeugen, Synostose von Humerus u. Ulna, Gesichtsdysmorphien bei normaler psychomotorischer u. intellektueller Entwicklung.

P

Pterygium|syn|drome, multiple (↑) n pl: Gruppe von Fehlbildungssyndromen mit angeb. Flügelfellen im Bereich des Halses, der Axillen, Ellenbeugen u. Kniekehlen; **Ätiol.:** sporadisch auftretend, autosomal-rezessiv od. -dominant erbl.; aufgrund assoziierter Fehlbildungen sind einige Formen mit dem Leben nicht vereinbar.

Pterygium|syn|drom, popliteales (↑) n: syn. Fèvre-Languepin-Syndrom; autosomal-dominant erbl. Fehlbildungssyndrom mit Flügelfell im Bereich der Kniekehlen, Unterlippenfisteln, Gesichtsspalten, Dysgenitalismus (Kryptorchismus, gespaltenes Skrotum, Hypoplasie der Labien u. des Uterus, Hyperplasie der Klitoris), häutigen Syndaktylien von Fingern u. Zehen bei meist normaler intellektueller Entwicklung.

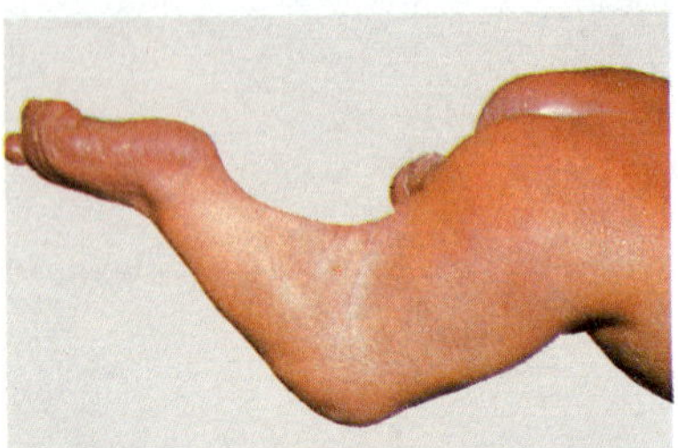

Pterygiumsyndrom, popliteales: Flügelfellbildung im Bereich der Kniekehlen [4]

pterygoideus (↑; -id*): flügelförmig; z. B. Processus pterygoideus des Keilbeins.

Pterygo|palatinum|syn|drom (↑; Dim. von Palatum*) n: s. Sluder-Neuralgie.

PTH: Abk. f. **1. Parathormon***; **2. Prothionamid**; s. Protionamid.

Ptilosis (gr. πτίλωσις Entzündung der Augenlider): syn. Madarosis*.

pTNM-Klassifikation f: (engl.) pTNM-classification; postoperative histopathol. Erweiterung der TNM*-Klassifikation.

-ptoe: auch -pty; Wortteil mit der Bedeutung Speichel; von gr. πτύσμα.

Ptomaine (gr. πτῶμα Leichnam) n pl: (engl.) ptomains; sog. Leichengifte; basische Stoffe, die bei Eiweißfäulnis* auftreten; ähnl. Wirkung u. Reaktionen wie d. Belladonna-Alkaloide; Berührung u. Inokulation ungefährlich. Vgl. Neurin, Kadaverin, Putreszin.

-ptose: auch -ptosis; Wortteil mit der Bedeutung Fall, Senkung; von gr. πτῶσις.

Ptosis (gr. πτῶσις Fall) f: auch Ptose; **1.** Herabhängen des Oberlids; Urs.: Lähmung des M. levator palpebrae superioris (z. B. durch Okulomotoriuslähmung*), angeb. durch unvollständige Anlage des M. levator palpebrae superioris od. fehlende Innervation, Myasthenia gravis pseudoparalytica; Altersptose durch Desinsertion od. Erschlaffung bzw. Überdehnung der Aponeurose des M. levator palpebrae superioris; bei Lähmung des sympathisch innervierten M. tarsalis nur mittelgradige P. (s. Horner-Symptomenkomplex); **2.** Senkung von Organen, z. B. Enteroptose, Gastroptose, Nephroptose, Descensus uteri et vaginae.

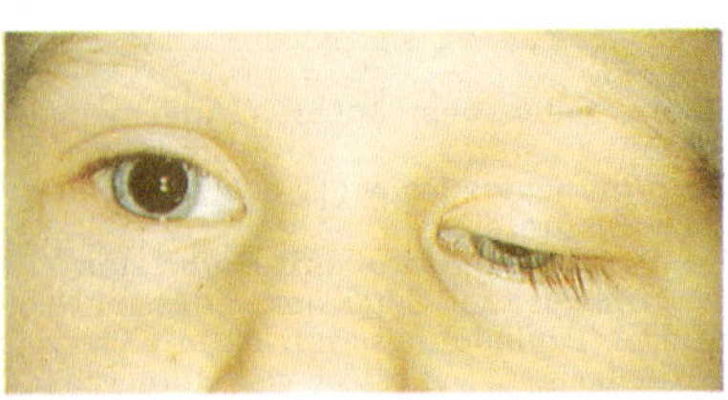

Ptosis [550]

Pt-System n: Kurzbez. f. **Posttransferrinsystem**, C3c-System; genetischer Polymorphismus* des Komplementproteins C3 mit autosomal-kodominanter Vererbung der Proteinvarianten (Serumgruppe); Nachweis (nach Konversion in C3c) durch gelelektrophoretische Auftrennung von Serumproben; **Bedeutung:** für genetische Untersuchungen. Vgl. Serumgruppen.

PTT: Abk. f. (engl.) **p**artial **t**hromboplastin **t**ime; partielle Thromboplastinzeit*.

Ptyalin (gr. πτύαλον Speichel) n: Speicheldiastase; s. Amylasen, Speichel.

Ptyalismus (↑) m: (engl.) ptyalism; syn. Sialorrhoe, Hypersalivation; abnorm gesteigerter Speichelfluß, z. B. bei Parkinson-Syndrom, als Frühsymptom eines Ösophaguskarzinoms, nach Verätzung der Mundschleimhaut, bei frühkindlichem Hirnschaden, Fazialislähmung, Botulismus, in der Schwangerschaft.

Ptyalismus gravidarum (↑; lat. gravida schwanger) m: vermehrter Speichelfluß in der Schwangerschaft (meist im 2.-4. Mon.); hängt wahrscheinl. mit einer verstärkten Parasympathikuswirkung zusammen.

PTZ: Abk. f. **P**lasma**t**hrombin**z**eit; s. Thrombinzeit.

Pu: chem. Symbol f. Plutonium*.

Pub|arche (lat. pubes Schamhaare, Schamgegend; gr. ἀρχή Anfang, Beginn) f: Beginn des Wachstums der Schamhaare (Androgenwirkung) i. R. der Pubertät*.

Pubertät (lat. pubertas Geschlechtsreife) f: (engl.) puberty; Entwicklungsperiode des Menschen vom Beginn der Ausbildung der sek. Geschlechtsmerkmale* bis zum Erwerb der Geschlechtsreife, die m. tiefgreifenden Veränderungen im körperl., seel. u. sozialen Bereich einhergeht; Auftreten (in Europa) b. Mädchen zw. 10 u. 15 Jahren, b. Knaben zw. 12 u. 17 Jahren; Gipfel der P. ist b. Mädchen d. Menarche*. Die **körperliche Entw.** ist neben der Herausbildung der sek. Geschlechtsmerkmale durch einen Wachstumsschub charakterisiert, der b. Mädchen im 12. u. bei Knaben im 14. Lj. liegt. Häufig tritt e. Acne* vulgaris auf. Die **seelische Entw.** ist durch Unsicherheitsgefühle bis zu Suizidtendenzen gekennzeichnet. Wesentlichen Einfluß auf die seelische Entw. haben Milieufaktoren. Vgl. Pubarche, Thelarche, Lebensabschnitte.

Pubertäts|fett|sucht (↑): (engl.) pubertal adiposity; meist exogen bedingte Fettsucht* b. Knaben u. Mädchen in der Zeit vor (Präpubertät) u. während der Pubertät, wobei wahrscheinl. auch konstitutionelle Faktoren eine Rolle spielen (z. B. Adiposogigantismus*); bei Knaben kann durch die abdominelle Fettverteilung ein Hypogenitalismus vorgetäuscht werden (früher auch als Pseudo-Fröhlich-Syndrom bzw. Pseudodystrophia adiposogenitalis bez.); endokrine Erkr. (z. B. Fröhlich*-Syndrom) als Urs. sind sehr selten; **Ther.:** Reduktionsdiät u. körperliche Aktivitäten, falls keine spontane Rückbildung erfolgt; ggf. Psychotherapie.

Pubertäts|gynäko|mastie (↑; Mast-*) f: (engl.) pubertal gynaecomastia; i. R. der Pubertät* bei ca. 50% der männl. Jugendlichen auftretende, ein- od. beidseitige Brustdrüsenschwellung, die sich spontan meist nach Mon. bis Jahren zurückbildet; vgl. Gynäkomastie.

Pubertäts|krise (↑) f: s. Persönlichkeitskrise.

Pubertäts|mager|sucht (↑): Anorexia* nervosa.

Pubertäts|struma (↑; Struma*) f: syn. Struma adolescentium sive juvenilis; v. a. in Iodmangelgebieten vorkommende euthyreote Schilddrüsenvergrößerung in der Pubertät; vgl. Struma.

Pubertas prae|cox (↑; lat. praecox vorzeitig) f: vorzeitige Geschlechtsentwicklung m. Auftreten v. Zeichen der sexuellen Reife, b. Mädchen vor dem 8., b. Knaben vor dem 10. Lj.; **Formen: 1.** zentrale P. p. (P. p. vera hypothalamica) m. isosexueller Frühentwicklung bei org. Prozessen im Zwischenhirn (z. B. Pinealom) od. idiopathisch (hypothalam. Fehlsteuerung); Konzeption ist möglich. **2.** periphere P. p.: s. Pseudopubertas praecox; **Ther.:** medikamentöse Hemmung der vorzeitigen Gonadotropinsekretion durch GnRH-Analoga. Vgl. McCune-Albright-Syndrom.

Pubertas tarda (↑; lat. tardus langsam, spät) f: verspätete Pubertät* (2-3 Jahre nach Altersmedian) m. umstrittenem Krankheitswert; **Urs.: 1.** idiopathische (häufig fam.) Reifungsverzögerung; **2.** Unterernährung, Allgemeinerkrankungen; **3.** primärer Hypogonadismus* (z. B. Gonadendysgenesie, Turner-Syndrom); **4.** sek. Hypogonadismus (zentrale Urs. wie hypothalamische Tumoren). Das Knochenalter* zeigt durch den fehlenden Einfluß der Sexualhormone einen Rückstand von zwei Jahren u. mehr gegenüber dem Altersdurchschnitt.

Pubes (lat. Geschlechtsreife, Scham-, Barthaare, Schamgegend) f: Schamhaare, Schamgegend.

Public Health (engl. public öffentlich; health Gesundheit) n: deutsche Bez. Gesundheitswissenschaften; nach der WHO (1975) die „Wissenschaft u. Praxis von Krankheitsverhütung, Lebensverlängerung u. Förderung physischen u. psychischen Wohlbefindens durch bevölkerungsbezogene Maßnahmen"; im multidisziplinären Forschungsverbund bezieht sich P. H. auf die Erforschung des gesundheitl. Versorgungssystems (einschl. dessen Steuerungs- u. Finanzierungselemente) u. der Lebens- u. Umweltbedingungen, unter denen Gesundheit* u. Krankheit* entstehen; damit ist P. H. eine Ergänzung des biomed. Modells der Krankheitsentstehung und -behandlung um ein sozialökolog. Konzept der Gesundheitsförderung. Mit der Bewertung von Umwelteinflüssen u. sozialen Verhaltensmustern können Risikofaktoren* u. gesundheitsfördernde Bedingungen erkannt u. in die Versorgung der Bevölkerung einbezogen werden.

Pudendum femininum (lat. pudendus dessen man sich zu schämen hat; femininus weiblich) n: weibliche Scham; die äußeren weiblichen Geschlechtsorgane; s. Genitale.

pudendus (↑): zur Schamgegend gehörend, die Schamgegend betreffend.

Pudendus|anästhesie (↑; Anästhesie*) f: (engl.) pudendal block; lokale Ausschaltung des N. pudendus (Segmente S_2-S_3) in der Gegend der Spina ischiadica; **Ind.:** vaginale, gebh.-gyn. Eingriffe; früher transperinealer, heute überwiegend transvaginaler Zugang unter Verw. einer Spezialnadel nach Saling als Führungsschiene (Abb); Nachteil: oft ungenügende Analgesie b. hohen Mengen an erforderl. Lokalanästhetika (20-25 ml) mit entspr. Toxizität; außerdem muß der N. genitofemoralis, der das vordere Drittel der Labia majora versorgt, durch lokale Infiltration zusätzl. ausgeschaltet werden. Vgl. Parazervikalblockade.

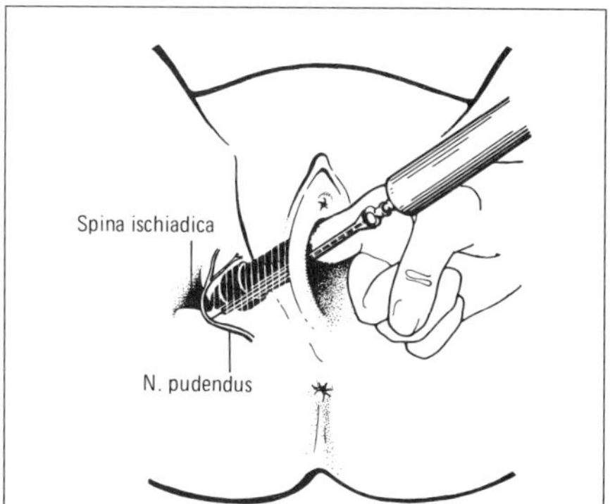

Pudendusanästhesie [385]

Pudendus|neur|algie (↑; Neur-*; -algie*) f: (engl.) pudendal neuralgia; Bez. f. umschriebenen Schmerzzustand im Genitalbereich.

Pudenz-Heyer-Drainage (Robert H. P., Neurochir., Pasadena) f: s. Ventrikeldrainage.

Puder: (engl.) powder; Streupulver zur äußerl. Anwendung; als reine Wirkstoffpulver od. Gemische mit Hilfsstoffen wie z. B. Talk, Zinkoxid u. Stärke, die die Haft-, Streu- u. Absorptionsfähigkeit des P. beeinflussen.

Puerilismus (lat. puerilis jugendlich, kindlich) m: (engl.) puerilism; Wiederauftreten kindl. Verhaltensweisen im Erwachsenenalter; Vork. z. B. bei Regression* od. Demenz*. Vgl. Infantilismus.

Puerperal|fieber (lat. puerpera Wöchnerin, Gebärende): (engl.) childbed fever; Kindbettfieber, Wochenbettfieber, kann sowohl nach Geburt als auch nach Abort auftreten; heute selten. Unter P. versteht man jeden fieberhaften Krankheitsprozeß, der durch Eindringen v. pathogenen Bakterien in eine der Geburtswunden entsteht. Die Inf. erfolgt meist unter der Geburt durch Hände od. Instrumente des Geburtshelfers. **Err.:** v. a. Streptokokken, auch Staphylokokken, Escherichia coli, Gonokokken, Anaerobier, Saprophyten (putride Infektion); **Ausbreitung: 1.** lokal begrenzte Inf. (z. B. Endometritis puerperalis); **2.** v. der infizierten Wunde (meist Plazentahaftstelle) aus v. a. hämatogen (septisches P., **Puerperalsepsis**); **Sympt.:** hohes, meist remittierendes Fieber m. Schüttelfrost, stark beschleunigter, weicher Puls, Tachypnoe, hochgradige Anämie m. Leukozytose u. Linksverschiebung; Benommenheit wechselnd m. Euphorie; bei ungünstigem Verlauf Kreislaufversagen u. Tod im sept. Schock (vgl. Sepsis).

Puerperal|psychose (↑; Psych-*; -osis*) f: s. Wochenbettpsychose.

Puerperal|sepsis (↑; Sepsis*) f: s. Puerperalfieber.

Puerperium (lat. puerperium Kindbett, Niederkunft, Geburt) n: Kindbett, Wochenbett; Zeitraum v. der Entbindung bis z. Rückbildung der

P

Schwangerschafts- u. Geburtsveränderungen b. der Mutter; Dauer: 6-8 Wochen (Frühwochenbett: die ersten sieben Tage p. p.); bei Stillbereitschaft beginnt das Stillen*. **Psychische Reaktionen:** Bei ca. der Hälfte der Wöchnerinnen tritt um den dritten Tag p. p. der sog. Heultag (auch Wochenbett-Blues, Syndrom des dritten Tages) auf; Dauer: einige Stunden bis wenige Tage; **Sympt.:** Energielosigkeit, Konzentrationsschwäche, Überempfindlichkeit sowie depressive Stimmungslage m. Weinerlichkeit; **Urs.:** Umstellung des Hormonhaushalts, insbes. rapider Abfall der Östrogene u. des Progesterons; **Ther.:** stützende Psychotherapie.

Puffer|basen f pl: (engl.) buffer bases; Summe der neg. geladenen, puffernden Anionen (Basen*) im Vollblut, angegeben in mmol/l; Referenzwert 48 mmol/l, metabol. Parameter des Säure*-Basen-Haushalts, seit der Einführung der Bestimmung der Basenabweichung* (Abweichung vom Wert der P.) ungebräuchlich geworden; im Vollblut liegen v. 48 mmol/l P. 20 mmol als Bicarbonat, 8,8 mmol als Hämoglobin u. der Rest als Protein u. Phosphat (19,2 mmol) vor. Klin. Bestimmung durch Astrup*-Methode; Erhöhung der Wasserstoffionenkonzentration (pH-Erniedrigung) bei metabol. Azidose od. Absinken der Hämoglobinkonzentration führt zur Verminderung der P.

Pufferung: (engl.) buffering; Regulationsmechanismus zur Vermeidung einer größeren Änderung z. B. der Wasserstoffionenkonzentration* (pH) der Körperflüssigkeiten (Blut, Lymphe) u. Gewebe; von größter Wichtigkeit für d. Ablauf des intermediären Stoffwechsels, da schon geringe Änderungen des pH lebensbedrohl. sind u. daher spez. **Puffersysteme** das Säure-Basen-Gleichgewicht aufrecht erhalten müssen. Puffersubstanzen enthalten entw. schwache Säuren u. deren Salze mit einem starken Kation od. schwache Basen u. deren Salze mit einem starken Anion, wodurch sie d. Wirkung von Säuren u. Basen auf den pH abfangen, bis d. Pufferkapazität aufgebraucht ist. Das **Blut** enthält folgende Puffersysteme: **1.** Bicarbonat/CO_2-System (s. Bicarbonatpuffer); **2.** Hämoglobinpuffer; **3.** Phosphatpuffer (wichtig intrazellulär u. bei d. Harnpufferung, nicht extrazellulär); **4.** Proteinpuffer im Plasma; vgl. Pufferbasen.

Pulex ir|ritans (lat. pulex Floh) m: Menschenfloh; s. Flöhe.

Pulikose (↑; -osis*) f: Flohbefall; vgl. Flöhe.

Pulmo (lat.) m: Lunge*.

Pulmo|logie (↑; -log*) f: besser Pneumonologie*.

pulmonal (↑): zur Lunge gehörend.

Pulmonal|arterio|graphie (↑; Arteri-*; -graphie*) f: s. Angiokardiographie.

Pulmonal|a|tresie (↑; Atresie*) f: (engl.) pulmonary atresia; Angiokardiopathie mit vollständigem Verschluß der Ausflußbahn des re. Ventrikels; **Formen: 1.** P. mit intaktem Ventrikelseptum; seltene Form (ca. 1%) der angeborenen Herzfehler*, meist in Komb. mit Hypoplasie des Pulmonalarterienhauptstammes bzw. des re. Ventrikels u. offenem Foramen ovale; Hämodynamik: vollständiger Rechts-Links-Shunt auf Vorhofebene, Versorgung des Lungenkreislaufs über den (meist dünnen) Ductus arteriosus u. Bronchialarterienanastomosen; Klin.: Auftreten von Zyanose u. Herzinsuffizienz bei Verschluß des Ductus arteriosus kurz nach der Geburt; Diagn.: im Rö.-Thorax deutlich verminderte Lungengefäßzeichnung; bei rascher Zustandsverschlechterung Herzkatheterisierung* u. selektive Angiokardiographie*; Ther.: Prostaglandininfusion zur Verhinderung des Verschlusses des Ductus arteriosus bis zur op. Korrektur (Valvulotomie nach Brock od. Blalock-Taussig-Operation); **2.** P. bei gleichzeitig bestehendem Ventrikelseptumdefekt (sog. Pseudotruncus* aortalis) als extreme Form der Fallot*-Tetralogie.

Pulmonal|dehnungs|ton (↑): (engl.) pulmonary ejection sound; umstrittene Bez. f. den durch verstärkte Anspannung der Pulmonalklappen u. vermehrte Auswurfleistung des re. Ventrikels in die A. pulmonalis entstehenden Herzton (p. m. im 2. u. 3. ICR li. parasternal); zeigt im Unterschied zum Aortendehnungston keine feste zeitl. Beziehung zur Karotispulskurve u. ist i. d. R. etwas früher als dieser hörbar. Vgl. Herztöne.

Pulmonal|in|suffizienz (↑; Insuffizienz*) f: (engl.) pulmonary valve insufficiency; auch Pulmonalklappeninsuffizienz; Schlußunfähigkeit der Pulmonalklappe; **Urs.:** selten angeb. (Klappenanomalie bzw. -aplasie), meist inf. Endokarditis* od. nach op. Korrektur einer valvulären Pulmonalstenose; auch als relative (funkt.) P. bei pulmonaler Hypertension* mit typ. Steell*-Geräusch. Vgl. Herzklappenfehler.

Pulmonalis|angio|graphie (↑; Angio-*; -graphie*) f: (engl.) pulmonary angiography; syn. Pulmonalarteriographie; s. Angiokardiographie.

Pulmonalis|bändelung (↑): s. Muller-Dammann-Operation.

Pulmonalis|hypo|plasie (↑; Hyp-*; -plasie*) f: (engl.) hypoplasia of the pulmonary artery; seltene angeb. Fehlbildung eines Haupt- od. Seitenasts der Pulmonalarterie mit der Folge von Minderdurchblutung u. emphysematösem Umbau des betreffenden Lungenabschnitts.

Pulmonalis|katheter (↑; Katheter*) m: (engl.) pulmonary catheter; transkutan über eine zentrale Vene in den Stamm der A. pulmonalis vorgeschobener Katheter zur Messung der Drucke im re. Herzen u. in der Pulmonalarterie, des Pulmonalarterienverschlußdrucks u. pulmonalen Kapillardrucks (Wedge*-Druck) des Herzminutenvolumens (bei Verw. eines Thermistorkatheters) sowie zu fiberoptischen Messung der zentralvenösen Sauerstoffsättigung. Vgl. Herzkatheterisierung.

Pulmonal|klappe (↑): (engl.) pulmonary valve; Valva trunci pulmonalis; besteht aus drei halbmondförmigen Taschenklappen (Valvula semilunaris anterior, dextra, sinistra) am Übergang der re. Herzkammer in den Truncus pulmonalis. Vgl. Herz.

Pulmonal|klappen|in|suffizienz (↑; Insuffizienz*) f: s. Pulmonalinsuffizienz.

Pulmonal|klappen|stenose (↑; Steno-*; -osis*) f: s. Pulmonalstenose.

Pulmonal|sklerose (↑; Skler-*; -osis*) f: (engl.) pulmonary sclerosis; Arteriosklerose der Pulmonalgefäße; **Formen: 1.** primäre Form (Morbus Ayerza): Urs. ungeklärt (primäre Sklerose, Endangiitis?); **2.** sekundäre Form bei konstanter Druckerhöhung im kleinen Kreislauf, z. B. bei Mitralklappenfehlern; **Sympt.:** (hochgradige) Zyanose, Dyspnoe, Herzinsuffizienz. Vgl. Hypertension, pulmonale.

Pulmonal|stenose (↑; Steno-*; -osis*) f: (engl.) pulmonary stenosis; angeb. od. (selten) erworbener Herzklappenfehler* mit Behinderung des Blutauswurfs aus dem re. Ventrikel; **Formen:**

P

1. valvuläre P. (Pulmonalklappenstenose mit od. ohne Infundibulumbeteiligung) in ca. 90% der Fälle; **2.** subvalvuläre P. (s. Infundibulumstenose) in ca. 10%; **3.** supravalvuläre, periphere Pulmonalarterienstenose, selten, z. B. bei Williams*-Beuren-Syndrom; **Vork.:** als isolierte P. mit intaktem Ventrikelseptum (ca. 10% aller angeborenen Herzfehler*) od. in Komb. mit zusätzl. Anomalien (z. B. mit offenem Foramen ovale bzw. echtem Vorhofseptumdefekt vom Secundum-Typ als sog. Fallot*-Trilogie) sowie als Teilsymptom komplizierter Angiokardiopathien (z. B. Fallot*-Tetralogie, Transposition* der großen Arterien); **Hämodynamik:** bei isolierter P. kann der Druck im re. Ventrikel den Systemdruck weit übersteigen u. zur Rechtsherzinsuffizienz* führen (kritische P.). **Klin.:** in Abhängigkeit vom Grad der P. u. U. periphere Zyanose* inf. verminderten Herzminutenvolumens, bei interatrialem Rechts-Links-Shunt Mischungszyanose, rechtsventrikuläre Pulsationen, evtl. sog. Herzbuckel*; **Diagn.:** auskultator. holosystol., von Schwirren begleitetes Preßstrahlgeräusch (vgl. Herzgeräusche) Grad 4-6/6 mit p. m. im 2./3. ICR li. u. Fortleitung nach lateral, reicht bei breiter Spaltung des 2. Herztons bis zum abgeschwächten P 2; im EKG Zeichen einer Rechtsherzhypertrophie, im Rö.-Thorax häufig poststenot. Erweiterung des Pulmonalarterienhauptstamms ohne wesentl. Verminderung der peripheren Lungengefäßzeichnung; Nachw. durch Echokardiographie, Herzkatheterisierung, Angiokardiographie; **Ther.:** bei valvulärer P. transluminale Ballondilatation (s. Ballonvalvuloplastie), op. Valvulotomie, ggf. Resektion einer Infundibulumstenose; vgl. Herzchirurgie.

Pulmonal|venen|trans|position (↑; Vena*; Trans-*; lat. positio Stellung, Lage) f: s. Lungenvenenfehlmündung.

Pulmono|logie (↑; -log*) f: besser Pneumonologie*.

Pulpa dentis (lat. pulpa Fleisch; dens, dentis Zahn) f: Zahnpulpa; die Pulpahöhle im Innern des Zahns ausfüllendes feinfaseriges Bindegewebe, reich an Blutgefäßen u. Nervenfasern. An d. Grenze zw. Pulpa u. Dentin liegt d. Odontoblastenschicht.

Pulpa splenica (↑) f: Pulpa der Milz*.

Pulpitis (↑; -itis*) f: Entz. der Pulpa* dentis; meist infektiös bedingt i. R. einer ausprägter Zahnkaries*, seltener durch physik. Reize ausgelöst; bei chron. Verlauf kann es zur Ausbildung von Pulpapolypen kommen.

pulposus (↑): pulpös; aus weicher Masse bestehend; z. B. Nucleus pulposus.

Puls (lat. pulsus Stoß) m: (engl.) pulse; durch den systol. Blutauswurf des Herzens im Kreislauf entstehende Druckwelle, i. e. S. die Pulswelle im art. Gefäßsystem, deren Fortleitungsgeschwindigkeit von der Dehnbarkeit des durchströmten Blutgefäßes abhängig ist (Aorta 4-6 m pro Sek., A. radialis 8-12 m pro Sek.) u. mit dem Alter inf. Elastizitätsverlusts zunimmt (vgl. Windkesselfunktion); klin. orientierende Untersuchung der Pulsqualitäten (Pulsfrequenz, -rhythmus, -amplitude, Druckanstieg sowie Spannung) durch Palpation der peripheren Pulse (z. B. der A. radialis). Vgl. Pulsus, Drahtpuls, Druckpuls, Kapillarpuls, Vaguspuls, Venenpuls, Pulsdefizit.

Puls|adern (↑): syn. Schlagadern, Arterien*.

Puls|amplitude (↑; lat. amplitudo Weiträumigkeit, Schwung) f: (engl.) pulse amplitude; Differenz zw. dem maximalen systol. u. dem minimalen diastol. Pulsdruck. Vgl. Puls, paradoxer.

pulsans (lat. pulsare heftig schlagen): pulsierend, dem Puls entspr. sich hebend u. senkend, schwellend u. abschwellend.

Pulsationen, epi|gastrische (↑) f pl: (engl.) epigastric pulsations; Pulsatio epigastrica; herzschlagsynchrone Erschütterungen der Oberbauchregion, physiol. bei asthen. Körperbau, Zwerchfelltiefstand, pathol. bei Rechtsherzhypertrophie.

Puls|de|fizit (Puls*) n: (engl.) pulse deficit; Differenz zw. peripherer Pulsfrequenz u. Herzfrequenz inf. frustraner Herzkontraktion*; z. B. bei Vorhofflimmern.

Pulseless disease (engl.) n: pulslose Krankheit; s. Aortenbogensyndrom.

Puls|frequenz (Puls*; lat. frequentia Häufigkeit) f: (engl.) pulse rate; Zahl der Pulsschläge pro Min., meist übereinstimmend mit der Herzfrequenz (vgl. Pulsdefizit); abhängig von Alter, Geschlecht u. a. Einflüssen (s. Tab.).

Pulsfrequenz
Werte nach Alter und Geschlecht

Neugeborene		~ 140/min
Kinder:	2 Jahre	120/min
	4 Jahre	100/min
	10 Jahre	90/min
	14 Jahre	85/min
Erwachsene:	Männer	62 – 70/min
	Frauen	75/min
	Senium	80 – 85/min

Pulsions|di|vertikel (lat. pulsare heftig schlagen; Divertikel*) n: s. Ösophagusdivertikel.

Puls|oxy|metrie (Puls*; Ox-*; Metr-*) f: (engl.) pulse oxymetry; transkutane (unblutige) Messung der art. Sauerstoffsättigung; s. Oxymetrie.

Puls, para|doxer (↑) m: (engl.) paradoxical pulse; Abnahme der Pulsamplitude um mehr als 10 mmHg während der Einatmung (normalerweise Verminderung des systol. Blutdrucks um max. 5 mmHg); Vork. z. B. bei Accretio* pericardii inf. Einengung der großen Gefäße.

Pulsus (lat. pulsus Schlag, Stoß) m: die wichtigsten Arten sind **P. aequalis:** gleichmäßig starker Puls; **P. alternans:** syn. Pulsus irregularis; **P. altus:** sog. hoher Puls mit großer Pulswelle, Vork. bei großer Blutdruckamplitude, z. B. bei Fieber od. Aortenklappeninsuffizienz, v. a. als P. celer et altus (schneller u. hoher Puls); **P. capricans:** Bocksprungpuls, überdikroter Puls mit Vorschlag zum eigentl. Schlag; **P. celer:** schnelles Ansteigen der einzelnen Welle; **P. contractus:** harter kl. Puls in der starr verengten Arterie; **P. deficiens, P. intermittens:** aussetzender Puls, wobei dem Herzschlag kein fühlbarer Puls an d. A. radialis usw. entspricht; s. Pulsdefizit; **P. dicrotus:** doppelschlägiger Puls; s. Dikrotie; **P. differens:** versch. Pulsqualität an re. u. li. Arm, z. B. bei Aortenaneurysma od. -insuffizienz; **P. durus:** harter Puls, der schwer zu unterdrücken ist; **P. filiformis:** syn. Pulsus undulosus; **P. fortis:** syn. Pulsus magnus; **P. frequens:** hoher Puls; **P. intermittens:** syn. Pulsus deficiens; **P. irregularis:** Arrhythmie, bei der die einzelnen Pulse nicht in gleichen Zeitabständen aufeinanderfolgen; **Formen: 1.** P. irregularis respiratorius: schnellerer u. kleinerer Puls bei d. Einatmung, langsamer

P

bei d. Ausatmung, abhängig v. Vaguserregungen, ohne Beziehung zum Zustand des Herzens; **2.** Extrasystolen*; **3.** P. irregularis perpetuus od. absolutus: dauernd unregelmäßiger Puls; regel- u. wahllose Schläge v. ungleicher Größe der einzelnen Pulse (P. irregularis u. inaequalis); Urs.: Herzmuskelerkrankungen, Störungen der Vorhoftätigkeit, Vorhoftachysystolie, Vorhofflattern od. ganz unregelmäßige Vorhofaktionen, Vorhofflimmern; **4.** P. alternans: abwechselnd eine große u. eine kleine Kontraktur, als Bigeminie od. P. pseudoalternans mit vorzeitigem Eintreten des kleineren Pulses, durch Extrasystolen od. als echter P. alternans ohne Störung des Rhythmus bei Erkr. des Herzmuskels; **5.** Herzblock*. **P. magnus:** syn. Pulsus altus; **P. mollis:** weicher Puls, der leicht zu unterdrücken ist; **P. oppressus:** syn. Pulsus contractus; **P. paradoxus:** s. Puls, paradoxer; **P. parvus:** kleiner Puls; **P. penetrans:** in die Venen durchdringender Puls, b. Weitstellung des Kapillargebiets, selten; **P. rarus:** niedriger Puls; **P. regularis:** regelmäßiger Puls; **P. tardus:** flach ansteigender Puls; **P. undulosus:** undulierender, d. h. unbestimmter od. fadenförmiger Puls; **P. vibrans:** schwirrender Puls mit fühlbarem od. hörbarem Schwirren der Gefäßwand.

Puls|wellen|lauf|zeit (↑): (engl.) pulse wave flow time; Begriff der Phonokardiographie*; Zeit von d. Aortenkomponente des 2. Herztons bis zur Inzisur der Karotispulskurve. Verkürzt im Alter u. bei Hypertonie.

Pulver|schmauch: (engl.) powder burn; grauschwärzliche Verfärbung einer Wunde durch verbrannte Pulverteile als Kennzeichen des Nahschusses. Vgl. Nahschußzeichen, Schußwunden.

Pulvinar (lat.) n: Polster; z. B. P. thalami, hinteres Endes des Sehhügels (Thalamus) im Gehirn.

Pulvis (lat.) m: Pulver.

Punch drunk encephalopathia (engl. punch Schlag; drunk betrunken) f: s. Boxerenzephalopathie.

Punctio sicca (lat. punctio Einstich) f: ungergiebige Punktion*, z. B. als Ergebnis einer Knochenmarkbiopsie* bei Osteomyelofibrose.

Punctum (lat.) n (pl Puncta): Punkt. **P. lacrimale** (↑) n: Tränenpunkt; grübchenförmiger Beginn des Tränenabflußsystems auf d. Papilla lacrimalis. **P. maximum** (↑) n: Abk. p. m.; Stelle, an der die in den einzelnen Herzteilen entstehenden Herztöne* u. Herzgeräusche* am deutlichsten zu auskultieren sind. **P. proximum** (↑) n: Nahpunkt* des deutlichen Sehens. **P. remotum** (↑) n: Fernpunkt* des deutlichen Sehens.

Punktion (lat. punctio Einstich) f: (engl.) puncture; Einstich einer Hohlnadel od. eines Trokars* in (Blut-)Gefäße, physiol. od. pathol. Körperhohlräume, Hohlorgane, parenchymatöse Organe od. in Tumoren (evtl. unter Ultraschall-, Röntgen- od. endoskop. Kontrolle) zur Entnahme von Flüssigkeiten (z. B. Blutentnahme*, als diagn. Probepunktion*, therap. zur Entlastung) bzw. Geweben (Biopsie*) od. zur Einbringung (Injektion* bzw. Infusion*) von Diagnostika (z. B. Röntgenkontrastmittel) od. Therapeutika.

Punktions|nadeln (↑): (engl.) puncture needles; Spezialnadeln (Kanülen) mit kurzem od. längerem Schaft u. 1-5 mm lichter Weite zur Punktion*; mit Mandrin für Lumbal- od. Subokzipitalpunktion, mit Hemmvorrichtung f. Sternal- od. Beckenkammpunktion, als Trokar für Bauchpunktion* u. a.

Punktions|zyto|logie (↑; Zyt-*; -log*) f: (engl.) puncture cytology; zytol. Untersuchung des nach Feinnadelbiopsie* auf einen Objektträger ausgespritzten Nadelinhalts auf karzinomverdächtige Zellen; diagn. Routinemethode, wenig belastender Eingriff, kann ambulant ausgeführt werden. Vgl. Zytodiagnostik.

Punkt, iso|elektrischer: (engl.) isoelectric point; Bez. f. denjenigen pH-Wert der Lösung amphoterer Stoffe*, bei dem d. meisten Zwitterionen vorliegen, d. h. die Dissoziation der basischen u. sauren Gruppe gleich stark u. damit die Summe der Ladungen der Partikel null ist; am i. P. besteht keine Wanderung im elektr. Feld, keine Pufferkraft, geringste Löslichkeit inf. geringster Hydratation, Minimum der Viskosität (b. Kolloiden). Der i. P. der meisten Körpereiweiße liegt im leicht sauren Bereich (pH <7,0).

Punkt|mutation (lat. mutatio Veränderung, Umwandlung) f: s. Mutation.

Punkt|prä|valenz (lat. praevalere Vorrang haben) f: s. Prävalenz.

Pupillar|block (lat. pupilla Pupille): syn. Irisblock; Verlegung des Spaltes zw. Iris u. Linse durch die Irisbasis u. Behinderung der normalen Kammerwasserzirkulation; führt zunächst zu Druckanstieg in der Augenhinterkammer u. Vorwölbung der peripheren Iris mit Anlagerung an das Trabekelwerk, was eine vollständige Blockade des Kammerwasserabflusses u. eine akute starke Augeninnendruckerhöhung zur Folge hat; vgl. Glaukom.

Pupillar|re|flex (↑; Reflekt-*) m: s. Pupillenreaktionen.

Pupille (↑) f: (engl.) pupil; das kreisrunde Sehloch, die Öffnung der Iris* des Auges.

Pupillen|dif|ferenz (↑) f: s. Anisokorie.

Pupillen|entrundung (↑): (engl.) irregular shape of the pupil; Abweichung von d. normalen Kreisform der Pupille; ist verdächtig auf Neurosyphilis, wenn nicht e. Augenkrankheit (Iritis, Adhäsionen an d. Linsenkapsel), Augenverletzung, Augenoperation od. ein Adie*-Syndrom (s. Pupillotonie) vorliegen; nicht selten aber auch angeb. u. ohne Bedeutung. Vgl. Anisokorie.

Pupillen|erweiterung (↑): s. Pupillenreaktionen, Mydriasis.

Pupillen|membran, per|sistierende (↑; lat. membrana dünne Haut; persistere verharren) f: (engl.) persistent pupillary membrane; häufige Fehlbildung aus Resten der fetalen Pupille, die als unregelmäßiges Netzwerk feiner Fäden von d. Iriskrause entspringt u. frei über d. Pupillarrand hinwegzieht.

Pupillen|prüfung (↑): (engl.) pupillary examination; Feststellung von Weite (z. B. Miosis*, Mydriasis*), Form (z. B. Pupillenentrundung*) u. Seitengleichheit bzw. Anisokorie* der Pupillen; neben quant. u. qual. Prüfung der Pupillenreaktionen* auf Licht u. U. pharmakologische P. durch diagn. Anwendung kurzwirksamer Miotika bzw. Mydriatika.

Pupillen|re|aktionen (↑) f pl: (engl.) pupillary reflexes; physiol. Veränderungen der Pupillenweite (Pupillomotorik); **Formen: 1.** Lichtreaktion (P. auf Lichteinfall): **a)** direkte Lichtreaktion: Pupillenverengung durch unmittelbare Belichtung des Auges (vgl. Helladaptation); **b)** indirekte (konsensuelle) Lichtreaktion: bei Belichtung nur einer Pupille verengt sich auch gleichzeitig die andere; fehlt bei zentralem Reflexbahnausfall u. bei Verwachsungen der Iris mit der Linsenvorderfläche. **2.** synergische P. (Naheinstellungsreaktion): Pupillenverengung bei Akkommodation* u. Konvergenzreaktion*; **3.** Lidschlußreaktion*; **4.** psychisch ausgelöste P.: Pupillenerweiterung bei gesteigertem Sympathikotonus, -verengung bei Überwiegen des Vagotonus; **5.** idiomotorische P.: Pupillenverengung bei der Vorstellung von „hell"; **6.** paradoxe P.: Pupillenverengung bei Helligkeitsreduktion bzw. -erweiterung bei vermehrtem Lichteinfall; Vork. bei kongenitalem Pendelnystagmus mit Hypoplasie des N. opticus od. Leber-Optikusatrophie; anat. Leitungsbahn: afferent: Photorezeptoren der Netzhaut, N. u. Tractus opticus, Corpus geniculatum lat., Prätektum des Mittelhirns, parasympath. Okulomotoriuskerne der gleichen u. der Gegenseite; efferent: parasympath. präganglionäre Fasern des N. oculomotorius, Umschaltung im Ganglion ciliare, in d. Nn. ciliares breves zum M. sphincter pupillae. Die konsensuelle Reaktion kann durch die partielle Kreuzung der Optikusfasern im Chiasma opticum u. die Verbindung mit beiden Okulomotoriuskernen erklärt werden. Vgl. Pupillenstarre, Pupillotonie.

Pupillen|re|aktion, hemi|an|opische (↑) f: (engl.) hemianopic pupillary reflex; bei Hemianopsie* durch Unterbrechung der zentralen Seh- u. Pupillenbahn im Tractus opticus od. Chiasma fehlende Lichtreaktion der Pupille (Pupillenstarre) bei seitl. Belichtung der „blinden" Netzhauthälfte (bei Belichtung der intakten Netzhauthälfte normal). Die Lichtreaktionen sind dagegen weniger beeinträchtigt, wenn die Schädigung im Bereich der Sehbahn zentralwärts der Abzweigung der Lichtreflexbahn (z. B. im Okzipitallappen) liegt.

Pupillen|starre (↑): (engl.) pupillary rigidity; pathol. Ausfall von Pupillenreaktionen*; **Formen: 1.** reflektorische P.: fehlende direkte u. konsensuelle Lichtreaktion (Lichtstarre) bei erhaltener Konvergenzreaktion*; Urs.: bei ausgeprägter Miosis v. a. Lues cerebrospinalis, Tabes dorsalis (sog. Argyll*-Robertson-Zeichen), bei fehlender Miosis Tumoren im Vierhügelbereich (vgl. Pupillenunruhe, Licht-Nah-Dissoziation); **2.** absolute (komplette) P.: Fehlen von Licht- u. Konvergenzreaktion (meist mit Mydriasis paralytica); bei gleichzeitiger Akkommodationslähmung besteht eine Ophthalmoplegia interna (s. Okulomotoriuslähmung); eine absolute P. mit Ausfall der Lidschlußreaktion wird auch als totale P. bezeichnet. Urs.: Prozesse im Mittelhirn bzw. an der Schädelbasis (Lues cerebrospinalis, Meningitis, Hirntumoren, Schädelhirntrauma, Intoxikationen u. a.; cave: auch bei Anw. von Mydriatika); **3.** amaurotische P.: bei Amaurose eines Auges Ausfall der direkten Pupillenreaktion mit erhaltener konsensueller Lichtreaktion (bei Belichtung des gesunden Auges) u. Konvergenzreaktion; **4.** s. Pupillenreaktion, hemianopische. Vgl. Pupillotonie, Horner-Symptomenkomplex.

Pupillen|störung (↑): Störung der ständigen Anpassung der Pupillenweite an die jeweiligen Lichtverhältnisse; **Formen: 1. a)** afferente P. durch Störung im lichtwahrnehmenden u. weiterleitenden Schenkel des Regelkreises (Netzhaut, Fasciculus opticus, Tractus opticus); **b)** relative afferente P. (Marcus-Gunn-Phänomen): Pupillendilatation des betroffenen Auges bei rasch wechselnder Beleuchtung durch einseitige Läsion des N. opticus; **c)** efferente P. durch Störung der Anpassung der Weite des parasympatisch innervierten M. sphincter pupillae an die wahrgenommene Lichtmenge (N. oculomotorius, Ganglion ciliare); **2.** Störung des sympathisch innervierten M. dilatator pupillae (s. Horner-Symptomenkomplex); **3.** morphol. Störung im Bereich der Pupillenmuskulatur z. B. durch Trauma od. Glaukom.

Pupillen|trägheit (↑)**:** s. Pupillotonie. **P.unruhe** (↑)**:** physiol., mit der Lupe sichtbares ständiges Schwanken der Pupillenweite; bei reflektor. Pupillenstarre* anfangs gesteigert, später abnorm vermindert. **P.verengerung** (↑)**:** s. Pupillenreaktionen, Miosis. **P.-Wechsel|belichtungstest** (↑) m**:** Prüfung der relativen Reaktion beider Pupillen auf Licht im Seitenvergleich zur Diagn. von Sehnervenschädigungen (z. B. Neuritis* Nervi optici). **P.weite** (↑)**:** s. Pupillenprüfung. **P.zeichen** (↑)**:** s. Pupillenreaktionen, Narkosestadien.

Pupillo|tonie (↑; Ton-*) f**:** (engl.) pupillotonia; Störung der Pupillenmotorik mit träger od. fehlender Licht- u. langsam tonisch ablaufender Konvergenzreaktion; meist ein-, selten beidseitig; Vork. bei Adie*-Syndrom u. nach Ganglionitis* ciliaris acuta; vgl. Anisokorie, Pupillenstarre.

Puppen|augen|phänomen n**:** okulozephaler Reflex; s. Reflexe, frühkindliche.

Puppen|gesicht: (engl.) doll's face; typische Physiognomie in der Neonatal- u. frühen Säuglingszeit z. B. bei Fröhlich-Syndrom, Wachstumshormonmangel, Pseudohypoparathyreoidismus u. Katzenschrei-Syndrom.

PUPPP: Abk. f. (engl.) **p**ruritic **u**rticarial **pa**pules and **p**laques of **p**regnancy; Schwangerschaftsdermatose m. juckendem Exanthem ungeklärter Ätiol. im letzten Schwangerschaftsdrittel.

Pure red cell aplasia (engl. pure rein, echt; red rot; cell Zelle; A-*; -plasie*) f**:** syn. Erythroblastopenie, Erythroblastophthise; normochrome, aplastische Anämie* inf. Verminderung der erythropoet. Zellen im Knochenmark mit Retikulozytopenie u. erhöhtem Serumeisen; **Formen: 1.** akute Form: passagere, spontan heilende aplastische Krise*; Urs.: häufig Virusinfekte (z. B. Parvoviridae, v. a. Parvovirus B19), Medikamente (z. B. Chinidin, Antituberkulotika), akutes Nierenversagen, fam. Blutkrankheiten, Knochenmarkschädigung; Ther.: u. U. Transfusion; **2.** chron. Form: **a)** angeborene chron. Form (Blackfan-Diamond-Anämie), führt zu einer schweren, schon im Säuglingsalter manifesten Anämie; zusätzl. multiple somat. Dysmorphien (Genitalfehlbildungen, Hypogonadismus, Dysphalangie), fakultativ geistige u. körperl. Retardierung; Ätiol.: unklar; **b)** erworbene chron. Form des Erwachsenen: Urs.: Thymom* (50%, evtl. Autoantikörper gegen Erythroblasten), idiopathisch (40%, Kaznelson-Syndrom) od. toxisch bedingt; Ther.: Thymomektomie, evtl. Glukokortikoide, Immunsuppression, Zytostatika, Plasmapherese, Knochenmarktransplantation; Progn.: häufig Rezidive, Heilung möglich.

Purin|des|aminasen f pl**:** (engl.) purine desaminases; Enzyme* (Desaminasen*), die die Desaminierung der Aminoderivate der Purine* bewirken, z. B. Adenylsäuredesaminase, Adenase, Guanase.

Purine n pl**:** (engl.) purines; Purinkörper; die wichtigsten **Purinbasen** f. den Aufbau der Nukleinsäuren* sind Adenin* u. Guanin* (6-Aminopurin bzw. 2-Amino-6-hydroxypurin: OH-Gruppen am Puringerüst sind zur Tautomerie* befähigt); die sog. seltenen Purinbasen leiten sich hiervon durch Substitution m. Methylgrup-

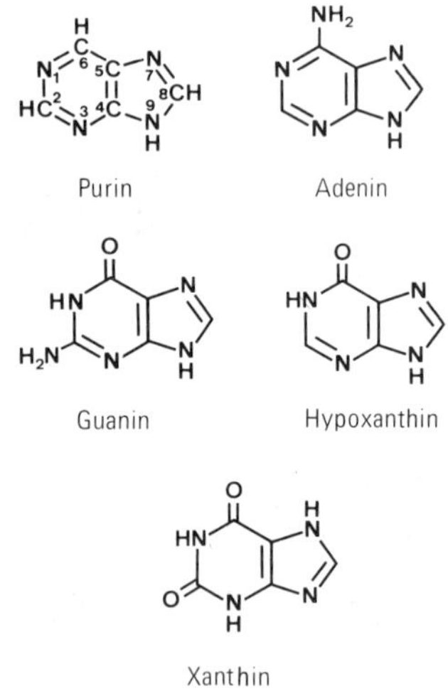

Purine

pen od. anderen Resten ab; kommen gehäuft in der Transfer-RNA vor. Die Biosynthese des Puringerüsts vollzieht sich an aktivierter Ribose (Phosphoribosylpyrophosphat); die Ringatome stammen v. Glycin (4,5,7), Glutamin (3,9), Asparaginsäure (2), Formyl-Tetrahydrofolsäure (2,8) u. CO_2 (6) ab. Wichtigste Zwischenstufen der weiteren Synthese zu AMP u. GMP ist das Inosinmonophosphat* (IMP). Abbau der Purinbasen größtenteils zu Harnsäure* (1,6,8-Trihydroxypurin) m. Hilfe v. Desaminasen* (D) u. Xanthinoxidase* (XO). Die Reutilisation der Purinbasen ist mögl. (Salvage pathway), außerdem können die Purinnukleotide auf mehreren Stufen ineinander umgebaut werden. Diese Vorgänge unterliegen einer vielfachen Regulation, z. T. beruhend auf Rückkopplung. Eine Reihe v. (meist genet. bedingten) Enzymdefekten ist bekannt, die meist z. Überproduktion v. Harnsäure (primäre Hyperurikämie) führen; z. B. Überproduktion v. Phosphoribosylpyrophosphat als wichtigem Regulativ; Störungen durch Enzymausfälle in Umbaureaktionen (beim Lesch-Nyhan-Syndrom); Zunahme der Xanthinoxidase-Aktivität. Die Purinbiosynthese kann an versch. Stellen gehemmt werden (Chemotherapie), z. B. durch Azauridin als Strukturanalogon des Glutamins; Amethopterin, hemmt die Folsäuresynthese (Dihydrofolat-Reduktase); Sulfonamide, hemmen die Folsäuresynthese als Strukturanaloga zur p-Aminobenzoesäure. **Pflanzl. P.** entstehen durch Methylierung am Grundgerüst, z. B. Coffein (1,3,7-Trimethylxanthin), Theophyllin (1,3-Dimethylxanthin), Theobromin (3,7-Dimethylxanthin). Vgl. Basenanaloga, Nukleotide, Pyrimidinbasen.

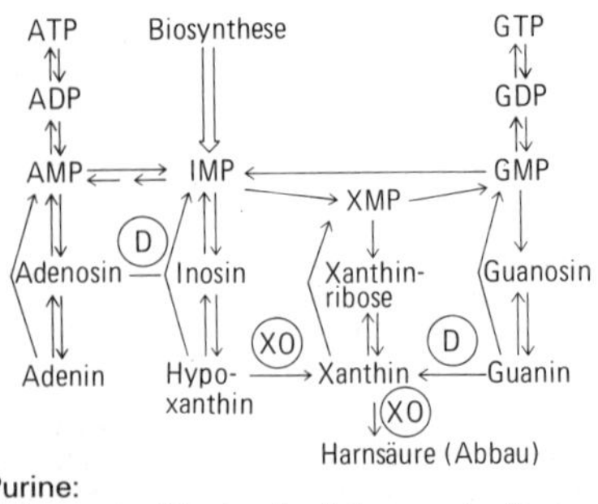

Purine:
Schema der Wechselbeziehungen im Purinstoffwechsel; D: Desaminase; XO: Xanthinoxidase

Purkinje-Erscheinung (Johannes E. von P., Physiol., Breslau, Prag, 1787-1869): (engl.) Purkinje's phenomenon; Bez. f. die Veränderung des Helligkeitsverhältnisses farbiger Dinge in der Dämmerung gegenüber dem Tageslicht; Blau ist am besten erkennbar.

Purkinje-Fasern (↑): s. Erregungsleitungssystem.

Purkinje-Zellen (↑; Zelle*): (engl.) Purkinje's cells; große, pyramiden- od. birnenförmige multipolare Ganglienzellen in der mittl. Schicht (Stratum neuronorum piriformium) der Kleinhirnrinde, deren Dendriten im Stratum moleculare enden u. deren Neuriten als einzige efferente Fasern die Kleinhirnrinde verlassen; erhalten Impulse von Kletterfasern* u. Korbzellen* u. wirken inhibitorisch auf Nervenkerne des Kleinhirns*.

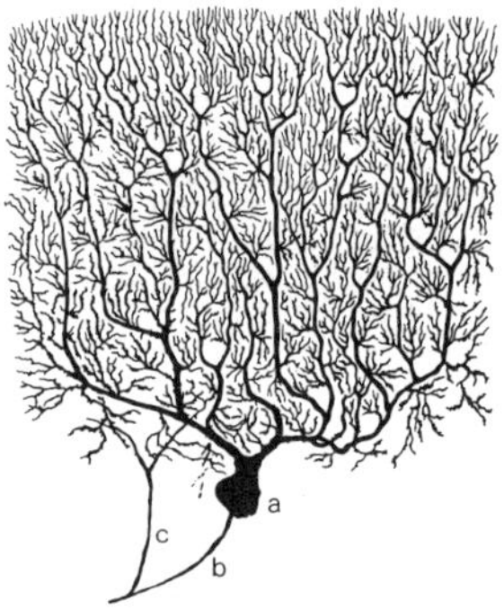

Purkinje-Zellen:
Purkinje-Zelle der Kleinhirnrinde;
a: Zelleib; b: Neurit; c: Kollaterale [24]

Purpura (lat. Purpurschnecke, Purpur) **f:** durch Störungen der Blutgerinnung*, Schädigungen der Gefäßwände od. des Bindegewebes sowie idiopathisch bedingte Hautblutungen*.

Purpura ana|phylactoides (↑) **f:** Bez. f. bei Vasculitis* allergica auftretende Hautblutungen; **Formen: 1.** hämorrhagischer Typ (Schoenlein*-Henoch-Syndrom); **2.** polymorph-nodulärer Typ (Trisymptom Gougerot) mit papulösen, urtikariellen, bullösen Effloreszenzen u. Blutungen; **3.** papulo-nekrotischer Typ mit Lok. v. a. an den Beinen; **4.** Purpura fulminans: schwerste Form der P. a.; meist nach Infekten auftretende Hämorrhagien in Haut, Schleimhaut u. inneren Organen mit nachfolgender Verbrauchskoagulopathie*.

Purpura anularis tele|angi|ectodes (↑) **f:** syn. Majocchi-Krankheit; gruppierte Teleangiektasien u. Petechien an d. Unterschenkeln, später an Stamm u. Armen; durch Abblassen des Zentrums entstehen Ringe. Urs.: unbekannt, evtl. Arzneimittel. **P. cerebri** (↑) f: punktförmige intrazerebrale Blutungen bei zerebraler Fettembolie*. **P. fulminans** (↑) f: s. Purpura anaphylactoides. **P. hyper|globulin|aemica** (↑) f: syn. Waldenström-Krankheit; schubweise auftretende Petechien bes. an den Beinen inf. Gefäßschädigung od. Gerinnungsstörung bei Paraproteinämie*; stark erhöhte BKS, häufig auch Splenomegalie. Vgl. Plasmozytom.

Purpura, idio|pathische thrombo|zyto|penische (↑) f: s. Werlhof-Krankheit.

Purpura jaune d'ocre (↑) f: syn. Purpura orthostatica; flächenhafte, unscharf begrenzte, okkergelbe bis dunkelbraune Pigmentierung an den distalen Unterschenkeln u. hinter den Knöcheln; Austritt von Erythrozyten aus den Gefäßen u. Hämosiderinablagerung in der oberen Dermis durch erhöhten intravasalen Druck, z. B. bei chronisch-venöser Insuffizienz*.

Purpura kryo|globulin|aemica (↑) f: s. Kryoglobulinämie.

Purpura pigmentosa pro|gressiva (↑) f: syn. Dermatitis pigmentaria progressiva, Schamberg-Krankheit; feinste petechiale Hautblutungen u. Pigmentierungen, Erytheme, staubförmige Schuppung, lichenoide bzw. ekzematoide Veränderungen, oft Juckreiz; **Lok.:** zunächst Beine, dann Gesäß, Stamm, Arme; **Urs.:** allergische Reaktion auf Arzneimittel, Lebensmittel od. Lebensmittelzusatzstoffe.

Purpura, post|trans|fusionelle (↑) f: (engl.) post transfusion purpura; einige Tage nach Bluttransfusion auftretende thrombozytopenische Purpura*; vgl. Transfusionszwischenfälle.

Purpura Schoenlein-Henoch (↑; Johann L. Sch., Int., Würzburg, Berlin, 1793-1864) f: s. Schoenlein-Henoch-Syndrom. **P. scorbutica** (↑) f: follikuläre Blutungen bei Skorbut*. **P. senilis** (↑) f: bis münzengroße Hautblutungen u. später bräunl. Flecken bes. an Handrücken, Unterarmen u. Unterschenkelstreckseiten älterer Menschen, meist inf. herabgesetzter Kapillarresistenz od. Bindegewebeatrophie. **P. thromb|a|sthenica Glanzmann** (↑) f: s. Thrombasthenie.

Purpura, thrombotisch-thrombo|zyto|penische (↑) f: s. Mikroangiopathie, thrombotische.

Purpura, thrombo|zyto|penische (↑) f: (engl.) thrombocytopenic purpura; Purpura bei Thrombopenie*, v. a. als idiopathische th. P. (Werlhof*-Krankheit).

Purtilo-Syn|drom n: (engl.) X-linked lymphoproliferative syndrome; syn. X-chromosomal vererbtes, lymphoproliferatives Syndrom; akut letal od. chron. verlaufende Sonderform einer Mononucleosis* infectiosa bei Pat. mit gestörter Immunreaktion auf das Epstein-Barr-Virus; **Sympt.:** atypische Lymphozytose, lymphatische Organinfiltration (u. U. B-Zell-Lymphom), aplastische Anämie, keine Antikörperbildung gegen das Kapsidantigen.

Purtscher-Netz|haut|schädigung (Otmar P., Ophth., Innsbruck, Klagenfurt, 1852-1927): s. Angiopathia retinae traumatica.

purulent (lat. purulentus): eitrig.

purus (lat.): rein.

Pus (lat.): Eiter*.

Pustula (lat. pustula Bläschen) f: (engl.) pustule; Pustel; mit Eiter gefülltes Bläschen im Rete Malpighii der Haut, oft follikulär sitzend u. von einem Haar durchbohrt; eine der primären Effloreszenzen*.

Pustula maligna (↑) f: Milzbrandpustel; s. Milzbrand.

Pustulosis palmaris et plantaris (↑; -osis*) f: syn. Andrews-Bakterid; schubweise auf geröteter Haut auftretende sterile Pusteln mit Schuppung an Handflächen u. Fußsohlen; Auftreten oft i. R. einer Fokalinfektion, u. U. kombiniert mit Hyperostosis* sternoclavicularis; **DD:** Mykose (Pilznachweis), Mykid, Akrodermatitis continua Hallopeau (beginnt an Fingern, Zehen), Psoriasis pustulosa.

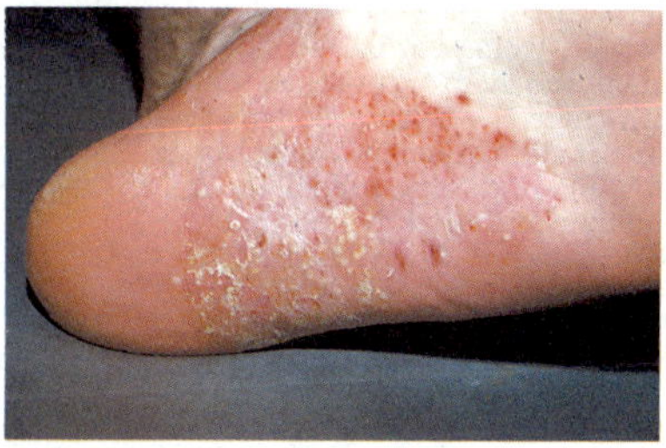

Pustulosis palmaris et plantaris: Befund der Fußsohle bei einem Patienten mit Hyperostosis sternoclavicularis und Pustulosis palmaris et plantaris [529]

Pustulosis sub|cornealis Sneddon-Wilkinson (↑; ↑; Ian B. S., Dermat., Großbritannien, geb. 1915; Darrell S. W., zeitgen. Dermat., Großbritannien) f: schubweise auftretende, rezidiv., gruppierte od. ringförmig angeordnete, unter dem Stratum corneum gelegene Pusteln auf klin. unveränderter od. gering erythematöser Haut; **Lok.:** bes. Axillen, Leistenbeugen, Bauch; **DD:** Dermatitis herpetiformis Duhring.

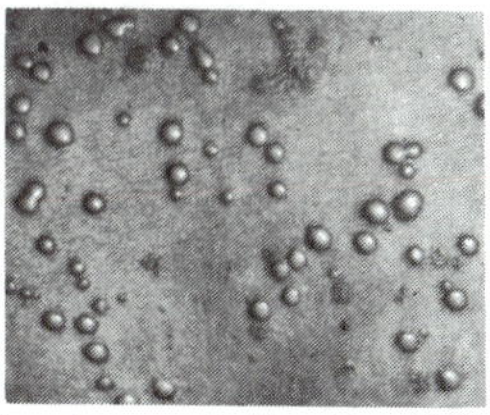

Pustulosis subcornealis Sneddon-Wilkinson [549]

Pustulosis varioli|formis acuta (↑; ↑) f: syn. Ekzema herpeticatum; s. Herpes simplex.

Putamen (lat.) n: Schale, Hülse; z. B. äußere Schicht des Linsenkerns im Endhirn.

Putreszenz (lat. putrescere verfaulen) f: Fäulnis*.

Putreszin (↑) n: (engl.) putrescine; Tetramethylendiamin, entsteht aus Ornithin* bei Eiweißfäulnis*; eines d. Leichengifte (Ptomaine*).

Putti-Syn|drom (Vittorio P., Orthop., Bologna, 1880-1940) n: lumbales Vertebralsyndrom*.

Putti-Trias (↑; Trias*) f: röntg. Frühsymptom bei angeb. Hüftgelenkluxation*: **1.** flache Gelenkpfanne; **2.** hypoplast. Femurkopfkern; **3.** proximales Femurende laterokranial verschoben.

Puusepp-Re|flex (Lyudvig M. P., Neurochir., Dorpat, 1875-1942; Reflekt-*) m: (engl.) Puusepp's reflex; langsame Kleinzehenabduktion bei leichtem Bestreichen des äußeren Fußrandes; pos. bei Erkr. des extrapyramidalen Systems u. bei Schädigung der Pyramidenbahn; vgl. Pyramidenbahnzeichen.

PUVA: Abk. f. **P**soralene plus **UV-A**; photoaktivierte Chemotherapie, v. a. zur Behandlung der Psoriasis, weiterhin bei Vitiligo u. Mycosis fungoides; vor dem Einwirken der ultravioletten Strahlen im Bereich von 360 nm (UV A) wird eine photosensibilisierende Substanz (z. B. Ammoidin*) lokal od. oral appliziert. Vgl. Ultraviolettphototherapie, selektive.

PV: Abk. f. **P**lasma**v**olumen*.

PVC: Abk. f. **P**oly**v**inyl**c**hlorid; s. Vinylchlorid.

PVC-Krankheit: s. Vinylchlorid.

PVP-Test m: Abk. f. **P**oly**v**inyl**p**yrrolidon-Test, syn. Gordon*-Test.

P-Welle: auch P-Zacke; s. Elektrokardiographie; vgl. P-mitrale, P-pulmonale.

Py-: Wortteil mit der Bedeutung Eiter; von gr. πύον.

Py|ämie (↑; -ämie*) f: (engl.) pyaemia; syn. Pyohämie; wiederholte transitor. Bakteriämie*, kann zu multiplen Abszessen führen; vgl. Sepsis.

Py|arthrose (↑; Arthr-*; -osis*) f: (engl.) pyarthrosis; eitrige Gelenkentzündung; vgl. Gelenkempyem.

Pyel-: auch Pyelo-; Wortteil mit der Bedeutung Becken, Trog; von gr. πύελος.

Pyel|ek|tasie (↑; -ektasie*) f: korrekte Bez. Pyelokalikektasie*.

Pyelitis (↑; -itis*) f: akut od. chron. verlaufende Entz. des Nierenbeckens inf. bakterieller Infektion, i. d. R. mit Beteiligung des Nierenparenchyms (Pyelonephritis* bzw. interstitielle Nephritis).

Pyelo|graphie (↑; -graphie*) f: (engl.) pyelography; röntg. Darstellung des Nierenbeckens i. R. einer Urographie*.

P

Pyelo|kalik|ek|tasie (↑; lat. calix Becher, Kelch; -ektasie*) f: (engl.) pyelocaliectasis; Erweiterung des Nierenbeckenkelchsystems inf. Harnabflußbehinderungen*.

Pyelo|litho|tomie (↑; Lith-*; -tom*) f: (engl.) pyelolithotomy; Pyelotomie* zur Entfernung eines Nierensteins.

Pyelo|neo|stomie (↑; Neo-*; -stomie*) f: (engl.) pyeloneostomy; Neueinpflanzung des Harnleiters in d. Nierenbecken am tiefsten Punkt bei Harnleiterabknickung mit Hydronephrose*.

Pyelo|nephritis (↑; Nephr-*; -itis*) f: Abk. PN; obere Harnweginfektion; bakterielle Entz. des Niereninterstitiums und Nierenbeckenkelchsystems; häufigste Nierenerkrankung, die bei Frauen 2-3mal häufiger als bei Männern, oft auch bei Kleinkindern bis zu drei Jahren vorkommt; **Err.:** v. a. Enterobacteriaceae, Pseudomonas, Enterokokken, Staphylokokken; **Path.** u. **Einteilung: 1.** primäre PN: Erkr. ohne Obstruktion o. a. lokale, begünstigende Faktoren; **2.** sekundäre PN: **a)** inf. mechan. Obstruktion der Harnwege od. Fehlbildungen m. Harnstauung; **b)** inf. hämatogener Infektion i. R. anderer entzündl. Prozesse; **c)** inf. prädisponierender Faktoren wie Schwangerschaft (Pyelonephritis* gravidarum), Stoffwechselkrankheiten (Diabetes mellitus, Gicht), Abusus peripher wirkender Analgetika, Immunsuppression od. funkt. Störungen (vesikoureteraler Reflux, Querschnittslähmung); **Klin.: 1.** akute PN: Fieber (evtl. Schüttelfrost), Flankenschmerz, Dysurie u. Pollakisurie, häufig Abgeschlagenheit u. Durstgefühl, u. U. Übelkeit, Erbrechen, Diarrhoe; **2.** chron. PN: oft symptomarm bis symptomlos (uncharakterist. Allgemeinsymptome wie Krankheitsgefühl, Appetitlosigkeit, Kopfschmerz); subfebrile Temp. in ca. 25% der Fälle; evtl. Blässe, Durst u. Polyurie; **Diagn.:** klinische Harnuntersuchung* (Nachw. einer Leukozyturie sowie einer signifikanten Bakteriurie*); bakteriol. Bestimmung v. Keimart, Keimzahl u. Antibiogramm; Ultraschalldiagnostik zum Nachw. einer Organvergrößerung in der akuten Entzündungsphase bzw. einer Harnstauung (Hydronephrose, Restharnbildung); (röntg.) nach Abklingen der akuten Phase Urographie*;

> Ausdruck der Mitbeteiligung des Nierenparenchyms an der Infektion der oberen Harnwege sind folgende röntgenologischen Symptome:
> 1. die Größenänderung des Gesamtorgans sowie seines Hohlraumsystems;
> 2. Veränderungen der Endkelche und der Papillen;
> 3. Auflockerung der pyelorenalen Sperre in Form gehäufter und vermehrter pyelorenaler Rückflüsse;
> 4. Reduktion des Nierenparenchyms und verminderte Durchblutung des Organs bei chronischer Pyelonephritis und pyelonephritischer Schrumpfniere.

bei Verdacht auf pyelonephrit. Veränderungen im Ausscheidungsurogramm (Deformierungen des Nierenbeckenkelchsystems, Parenchymnarben) Miktionszystographie (vesikoureteraler Reflux?); Nierendiagnostik* bei Verdacht auf Funktionseinschränkung der Niere; **Ther.:** Erzeugung einer Polyurie durch reichl. Flüssigkeitszufuhr, Gabe von Amoxicillin od. Cotrimoxazol, bei Fortbestehen des Fiebers (>3 Tage) gezielte antibiotische Ther. nach Resistenzbestimmung der Erreger, u. U. als Dauerprophylaxe; evtl. operative Beseitigung disponierender Faktoren; **Progn.:** die primäre akute PN hat bei rechtzeitiger Diagn. u. Ther. eine gute Prognose; bei sekundärer PN ohne Sanierung der prädisponierenden Faktoren Neigung zu Rezidiven; eine erst im Spätstadium erkannte (chron.) PN neigt z. Übergang in die pyelonephritische Schrumpfniere mit progredienter Niereninsuffizienz*. Vgl. Pyonephrose.

Pyelo|nephritis gravidarum (↑; ↑; ↑; lat. gravida schwanger) f: auch Pyelitis gravidarum; Schwangerschaftspyelonephritis, häufige Komplikation in der zweiten Hälfte der Schwangerschaft; **Urs.:** Exazerbation einer asymptomat. Bakteriurie inf.: **1.** mechan. Kompression der ableitenden Harnwege durch den sich vergrößernden Uterus; **2.** progesteronbedingter Ureteratonie u. verminderter -peristaltik; **3.** Kompression des Ureters durch den Plexus der V. ovarica; **4.** rascherer Vermehrung v. Bakterien im Schwangerenharn durch Verschiebung des pH-Werts u. den höheren Gehalt v. a. an Aminosäuren, Kreatinin, Glukose, Laktose.

Pyelo|plastik (↑; -plastik*) f: s. Nierenbeckenplastik.

Pyelo|stomie (↑; -stomie*) f: s. Nephrostomie.

Pyelo|tomie (↑; -tom*) f: (engl.) pyelotomy; op. Eröffnung des Nierenbeckens meist von dorsal; **Ind.:** Exploration, Anlegen einer Nierenfistel, Extraktion von Steinen.

Pyemotes tritici m: Kugelbauchmilbe; s. Milben.

Pykniker (gr. πυκνός zusammengedrängt, dicht, fest) m: s. Konstitution.

Pykno|dys|ostose (↑; Dys-*; Ost-*; -osis*) f: (engl.) pycnodysostosis; syn. Maroteaux-Lamy-Syndrom; Typ VI der Mukopolysaccharid*-Speicherkrankheiten.

Pykno|lepsie (↑; -lepsie*) f: veraltete Bez. f. die idiopathische Absence-Epilepsie des Schulkindesalters; s. Absence, Epilepsie.

Pyknose (↑; -osis*) f: Verdichtung, Verdikkung; s. Karyopyknose.

Pykno|zyten (↑; Zyt-*) m: veraltete Bez. f. Onkozyten*.

Pyle|phlebitis (gr. πύλη Pforte, Engpaß; Phleb-*; -itis*) f: Pfortaderentzündung; meist als septische P. bei bakt. Inf. im Bereich des Zuflußgebiets der Pfortader, z. B. bei Appendizitis, Ruhr, Leberabszeß, Omphalitis; **Sympt.:** hohe Temperaturen, Hepatosplenomegalie, Diarrhoe; häufig sekundäre Pylethrombose.

Pyle-Syn|drom (Edwin P., Chir., New York, 1891-1961) n: syn. metaphysäre Dysplasie; autosomal-rezessiv vererbte Erkr. mit Metaphysendysplasie der langen Röhrenknochen (röntg. kolbenförmigen Auftreibungen v. a. des distalen Femurs) sowie Gesichtsdysplasie, evtl. periphere Fazialislähmung; kein Minderwuchs, keine Intelligenzminderung. Vgl. Dysplasie, kraniometaphysäre.

Pyle|thrombose (gr. πύλη Pforte, Engpaß; Thromb-*; -osis*) f: (engl.) pylethrombosis; Thrombose der Pfortader bzw. der Vena lienalis, z. B. nach Pylephlebitis, perinataler Inf. der Umbilikalgefäße, i. R. einer Pankreatitis od. bei Pankreaskarzinom; kann zu Pfortaderverschluß u. einer portalen Hypertension* führen. Vgl. Zahn-Infarkt.

Pyloro|myo|tomie (gr. πυλωρός Pförtner; My-*; -tom*) f: (engl.) pyloromyotomy; Op. nach Weber-Ramstedt bei hypertrophischer Pylorusstenose* mit Längsspaltung der verdickten Pylorusmuskulatur bis auf die Mukosa unter Schonung der Schleimhaut (sog. extramuköse P.), u. U. zusätzl. quere Entlastungsinzision.

Pyloro|plastik (↑; -plastik*) f: (engl.) pyloroplasty; op. Erweiterung des Pyloruskanals zur Verbesserung der Magenentleerung; **Ind.:** narbige Pylorusstenose* bei Ulkuskrankheit, Ergänzungsoperation zur Vagotomie* (zur Aufhebung einer verlängerten Stase im denervierten Magen); **Formen: 1.** P. nach Heinecke-Mikulicz: Längsdurchtrennung der Vorderwand (Abb.), anschließend quere Vernähung zur Herstellung einer breiten Passage; **2.** Anastomosierungspyloroplastik nach Finney od. Jaboulay (Gastroduodenostomie*).

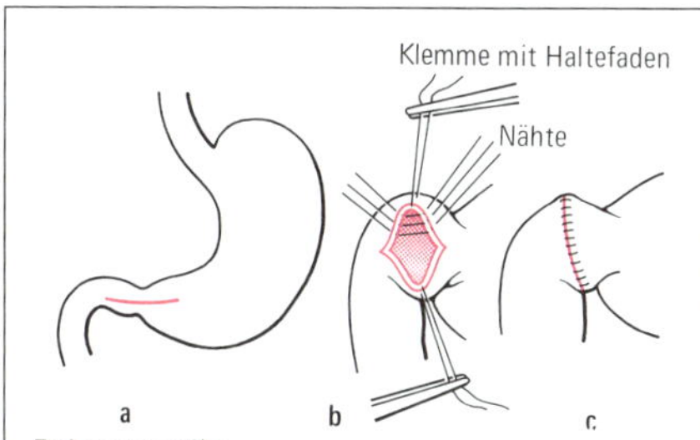

Pyloroplastik:
Verfahren nach Heinecke-Mikulicz [155]

Pyloro|spasmus (↑; Spas-*) m: (engl.) pylorospasm; funkt., neurogen od. mechan. bedingte (passagere) Muskelkontraktur des Magenpförtners mit den Sympt. der Pylorusstenose*.

Pylorus (gr. πυλωρός) m: Pförtner; Magenausgang; enge Übergangsstelle zw. Magen u. Duodenum mit verstärkter Ringmuskulatur; die Schleimhaut des P. ist durch lange trichterförmige Foveolae gastricae gekennzeichnet, in die kurze gewundene u. verzweigte mukoide Drüsen einmünden, die im Ggs. zu den Drüsen des Magenkörpers nur aus einer Zellart bestehen.

Pylorus|hyper|trophie (↑; Hyper-*; Troph-*) f: (engl.) pyloric hypertrophy; Muskelhypertrophie der Magenausgangsmuskulatur; **Urs.:** im frühen Säuglingsalter als hypertroph. Pylorusstenose*, beim Erwachsenen entw. funkt. bedingt inf. Dysfunktion des Canalis egestorius mit milderer Sympt. (saures Aufstoßen, Völlegefühl, Erbrechen) als beim Säugling od. als Folge einer org. (meist narbig) bedingten Pylorusstenose*.

Pylorus|re|flex (↑; Reflekt-*) m: (engl.) pyloric reflex; viszero-viszeraler Reflex zur Tonusregulierung des Pylorus; abhängig von Osmolalität, H^+- u. Fettsäure-Konzentration des in das Duodenum abgegebenen Chymus.

Pylorus|stenose (↑; Steno-*; -osis*) f: (engl.) pyloric stenosis; auch Magenausgangstenose; Einengung des Magenausgangs; **Urs.:** angeb. hypertrophische Pylorusstenose*, entzündl. Ödem bei floridem bzw. narbige Verziehung bei abgeheiltem (pylorusnahen) Ulcus* ventriculi od. Ulcus* duodeni, seltener tumorös od. funktionell (s. Pylorushypertrophie) bedingt; **klin. Einteilung: 1.** kompensierte P. mit aufrechterhaltener Magen-Darm-Passage durch verstärkte Peristaltik u. muskuläre Hypertrophie; **2.** dekompensierte P. mit atonischer Magenerweiterung, schwallartigem Erbrechen von Nahrungsresten, Flüssigkeits- u. Elektrolytverlusten mit hypochlorämischer Alkalose (cave: Niereninsuffizienz, tetanische Krämpfe durch Calciumverlust, Herzrhythmusstörungen inf. Hypokaliämie), u. U. Kachexie; **Diagn.:** (röntg.) in der Magen-Darm-Passage verzögerte Magenentleerung bei verlängertem Pyloruskanal u. deformiertem Bulbus duodeni, Gastrektasie; **Ther.:** Pyloromyotomie* bzw. Pyloroplastik*. Vgl. Sanduhrmagen.

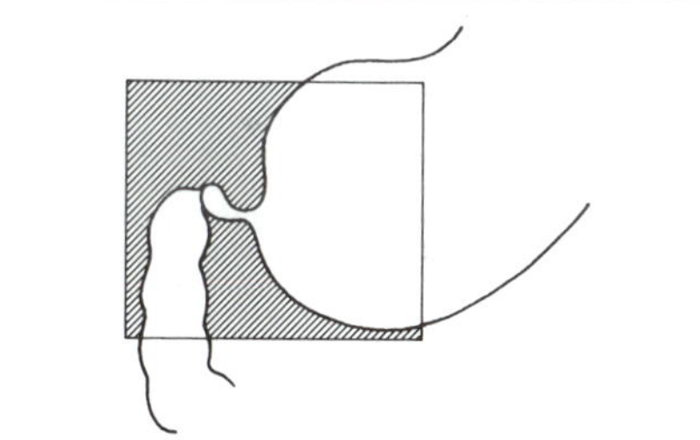
hochgradige Pylorusstenose [171]

Pylorus|stenose, hyper|trophische (↑, ↑; ↑) f: (engl.) hypertrophic pyloric stenosis; Magen-

P

ausgangstenose des Säuglings; **Vork.**: fam. Häufung (unklarer Erbgang), v. a. bei Knaben (80%); **Path.**: primäre, angeb. od. sekundäre (z. B. als Folge einer Achalasie*) Hypertrophie der Pylorusmuskulatur mit Ausbildung einer Stenose sowie prästenotischer Hypertrophie der Magenmuskulatur; **Klin.**: charakterist. schwallartiges Erbrechen postprandial bei gleichzeitigem Heißhunger meist in der 2.-4. Lebenswoche, Dehydratation, hypochlorämische Alkalose*, Gewichtsverlust, Dystrophie*, Pseudoobstipation; **Diagn.**: sichtbare retroperistaltische Wellen im Epigastrium nach Probefütterung, evtl. palpabler oliven-

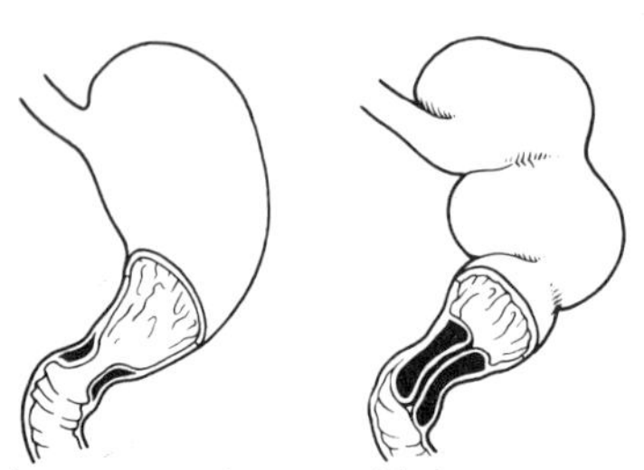

Pylorusstenose, hypertrophische:
li.: normale Antrum-Pylorus-Region;
re.: hypertrophische Pylorusstenose [468]

großer Tumor, Ultraschalldiagnostik; **Ther.**: Ausgleich von Wasser u. Elektrolytverlusten, Pyloromyotomie*; **DD:** u. a. Hiatushernie* (evtl. in Komb. mit h. P. als sog. Roviralta-Syndrom), funkt. Pylorospasmus, adrenogenitales Syndrom mit Salzverlust (auch Pseudopylorospasmus), membranöse Antrum- od. Pylorusstenose, Erbrechen bei Infektion.

Pyo|derma gangraenosum (Py-*; Derm-*) n: syn. Dermatitis ulcerosa, (frz.) Phagédénisme; Vaskulitis mit einzeln stehenden ovalären od. serpiginösen Geschwüren, die von 2-5 mm breiten, blauroten, druckschmerzhaften, unterminierten Rändern umgeben sind; Lok. bes. an den unteren Extremitäten; **Vork.** i. R. von Colitis ulcerosa, Enteritis regionalis Crohn, Paraproteinämie (fakultativ paraneoplastisches Syndrom bei multiplem Myelom); **Ther.**: Behandlung der Grunderkrankung; Azathioprin, Dapson, Glukokortikoide.

Pyo|dermia chancri|formis (↑; ↑) f: schankerähnl., rundliche, meist nässende Papel, bes. an Lippen u. Genitalien.

Pyo|dermia chronica papillaris et ex|ulcerans (↑; ↑) f: syn. Pyodermia vegetans; meist nach Verletzungen entstehende schwammige Gewebeverdichtung mit papillären, geschwürigen, unterminierten Hautwucherungen; **Lok.**: bes. Handrücken, Unterschenkel; **DD:** Tbc, Sporotrichose, Blastomykose, Bromoderm.

Pyo|dermien (↑; ↑) f pl: (engl.) pyodermas; Grind- od. Eiterausschläge; Infektion der oberflächl. od. tieferen Hautschichten u. der Hautanhangsgebilde (Haare, Nägel, Schweißdrüsen), verursacht meist durch Staphylo- od. Streptokokken: Impetigo*, Follikulitis*, Furunkel*, Karbunkel*, Acne* vulgaris, Hidradenitis, Periporitis*.

Pyo|kokken (↑; Kokken*) f pl: Eiterkokken; s. Erreger, pyogene.

Pyo|metra (↑; gr. μήτρα Gebärmutter) f: Eiteransammlung im Cavum uteri; u. a. bei Korpus- u. Zervixkarzinom, nach Endometritis, Kolpitis senilis u. intrakavitärer Strahlentherapie; **Ther.**: Dilatation des Zervikalkanals u. Einlage einer Drainage; vgl. Hämatometra.

Pyo|myositis, tropische (↑; My-*; -itis*) f: (engl.) tropical pyomyositis; Myositis tropica; durch die Entw. von einem od. mehreren Abszessen in der Skelettmuskulatur charakterisierte fieberhafte Erkr. in trop. Ländern; **Err.**: meist Staphylococcus aureus, andere Err. werden diskutiert; häufig ist eine Verletzung od. eine Virusinfektion vorausgegangen, schlechte Ernährungslage u. schlechter Allgemeinzustand begünstigen die Entw. **Ther.**: penizillinasefeste Penizilline u. Tetrazykline, Inzision; **Kompl.**: Sepsis, Fernmetastasen in Knochen, Lunge, Gehirn, Niere.

Pyo|nephrose (↑; Nephr-*; -osis*) f: (engl.) pyonephrosis; eitrige Einschmelzung von Nierengewebe; **Formen: 1.** primäre P. als Folge u. Endstadium einer Pyelonephritis bei kavernöser Vergrößerung des Nierenbeckens inf. Verbindung eines od. mehrerer Kelche mit einem Nierenabszeß; **2.** sekundäre P. als Folge einer infizierten Hydronephrose* bei obstruktiver Uropathie.

Pyo|peri|kard (↑; Peri-*; Kard-*) n: Eiteransammlung im Herzbeutel bei Pericarditis purulenta; vgl. Perikarditis.

Pyo|pneumo|kard (↑; Pneum-*; Kard-*) n: Pyoperikard mit Gasansammlung; z. B. bei Inf. mit Anaerobiern od. nach Lufteintritt; auskultator. typisch ist das sog. Mühlradgeräusch.

Pyo|pneumo|thorax (↑; ↑; Thorax*) m: Pneumothorax* b. eitrigem Erguß (z. B. durch Einbruch von tuberkulösen Lungenkavernen, Durchwanderungspleuritis). Vgl. Empyem.

Pyor|rhoe (↑; -rhoe*) f: Eiterfluß.

Pyo|salpinx (↑; Salpinx*) f: s. Salpingitis.

Pyo|spermie (↑; Sperm-*) f: (engl.) pyospermia; eitriges Sperma; Vork. bei Gonorrhoe*, Prostatitis* od. Entz. der Bläschendrüsen.

Pyo|thorax (↑; Thorax*) m: eitrige Pleuritis; Empyem* der Pleurahöhle.

Py|ovar (↑; mlat. ovarium Eierstock) n: Vereiterung des Eierstocks; s. Ovarialabszeß, Oophoritis.

Pyo|zele (↑; -kele*) f: eitrige Hydrozele*.

Pyo|zephalus (↑; Keph-*) m: Empyem* der Gehirnventrikel.

Pyozine (↑) n pl: s. Bakteriozine.

Pyo|zyaneus|bakterien (↑; Zyan-*; Bakt-*) f pl: s. Pseudomonas aeruginosa.

Pyo|zyanin (↑; ↑) n: (engl.) pyocyanin; blaugrüner, in Chloroform lösl. Farbstoff v. Pseudomonas* aeruginosa; vgl. Pigmentbildner.

Pyramide (gr. πυραμίς ägypt. Grabmonument, Pyramide) f: (engl.) pyramid; pyramidenförmige Vorwölbung der Medulla oblongata an d. ventralen Seite, die durch die Nervenfasern der Pyramidenbahn* zustande kommt.

Pyramiden|bahn (↑): (engl.) pyramidal tract; Fasciculus pyramidalis, auch Tractus corticospinalis; die Gesamtheit derjenigen absteigenden Leitungsbahnen des ZNS, die in d. Großhirnrinde entspringen u. bis zu den motor. Kernen der Hirnnerven od. zu d. Vorderhornzellen des Rükkenmarks ziehen; nach ihrem Ursprung v. a. im Gyrus praecentralis ziehen die Pyramidenfasern durch die innere Kapsel*, die Hirnschenkel u. die Brücke zur Medulla oblongata. Dort kreuzen (Decussatio pyramidum: **Pyramidenkreuzung**) ca. 80-90% aller Fasern auf d. andere Seite u. bilden hier d. **Pyramidenseitenstrangbahn** (Tractus corticospinalis lateralis). Die ungekreuzt bleibenden Fasern bilden d. **Pyramidenvorderstrangbahn** (Tractus corticospinalis ventralis) u. kreuzen erst im jeweiligen Segment zur Gegenseite. Beide endigen in d. versch. Höhen des Rückenmarks an d. Vorderhornzellen, direkt od. indirekt (üb. Interneurone) an den Alphamotoneuronen. Die P. ist eine der wichtigsten Leitungsbahnen, sie **leitet die willkürl. Bewegungsimpulse** für die Körpermuskulatur u. wirkt hemmend auf die Regulation des Muskeltonus u. auf das Zustandekommen der Muskeleigenreflexe. Sympt. bei Schädigung der P. (**Pyramidenbahnläsion**): spastische Lähmung, Hyperreflexie* u. Pyramidenbahnzeichen*. Die P. wird in ihrer Funktion durch e. Reihe von motor. Nebenbahnen, extrapyramidalen Faserzügen, unterstützt; ihre Ausgangspunkte (Nucleus ruber, Nucleus reticularis tegmenti, Deiters-Kern) weisen Verbindungen mit der motor. Großhirnrinde auf, so daß auch b. Ausschaltung der P. ein Teil der motor. Impulse auf Umwegen zu den Vorderhornzellen bzw. d. Muskulatur gelangen kann.

Pyramiden|bahn|zeichen (↑): (engl.) pyramidal signs; (neurol.) Sympt., die bei Läsion des 1. motor. Neurons (Pyramidenbahn*) auftreten, v. a. pathol. Mitbewegungen (s. Tab. u. Abb.) od. ein unerschöpflicher Klonus; vgl. Reflexe.

Pyramiden|frakturen (↑; Fraktur*) f pl: Felsenbeinfrakturen; s. Schädelbasisfrakturen.

Pyramiden|spitzen|zellen (↑; Zelle*): Regio petroapicalis; Teil des zum Mittelohr gehörenden pneumat. Systems an der seitl. Schädelbasis; operativ schwer zugänglich, bakt. Inf. kann zur Meningitis führen.

Pyramiden|zellen (↑, ↑): (engl.) pyramidal cells; pyramidenförmige, große multipolare Ganglienzellen in d. Pyramidenzellschicht der Großhirnrinde, deren Neuriten die Pyramidenbahn* bilden. Vgl. Rindenarchitektonik, Betz-Zellen.

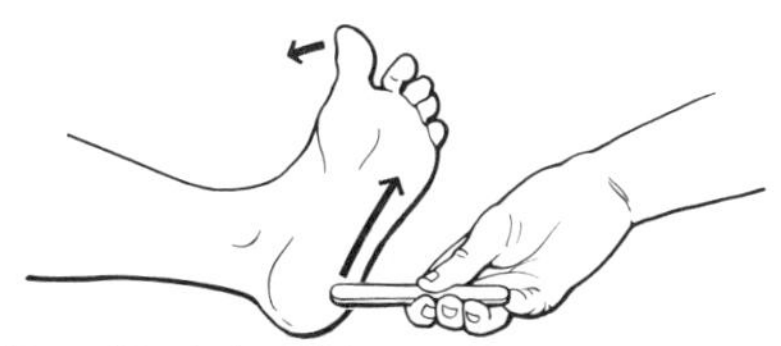

Pyramidenbahnzeichen: Babinski-Zeichen [159]

Pyramis renalis (↑) f: Nierenpyramide; s. Niere.

Pyramis vermis (↑) f: Teil des Kleinhirnwurms; s. Kleinhirn.

Pyran n: (engl.) pyrane; heterocyclische Verbindung (C_5H_6O); Sechserring, bei dem ein Kohlenstoffatom durch ein Sauerstoffatom ersetzt ist; Grundkörper der Pyranosen*.

Pyranosen f pl: (engl.) pyranoses; cyclische Formen v. Monosacchariden*, die durch Halbacetalbildung* entstehen.

Pyrantel (INN) n: 1,4,5,6-Tetrahydro-1-methyl-2-[trans-2-(2-thienyl)-vinyl]-pyrimidin (IUPAC); Verw.: Wurmmittel* bei Befall mit Nematodes (Enterobiasis, Befall mit Ascaris lumbricoides u. a.).

Pyrazin|amid (INN) n: Abk. PZA; Pyrazincarboxamid (IUPAC); Antituberkulotikum; **Verw.:** s. Antituberkulotika; **Wirkung:** bakterizide Wirkung gegen Mycobacterium tuberculosis; häufige Resistenzentwicklung bei mehr als achtwöchiger Anw.; **NW:** v. a. Leberschäden, Hyperurikämie; **Kontraind.:** akute Hepatitis, schwere Niereninsuffizienz, Gicht, Schwangerschaft, Stillzeit.

Pyrazolon|derivate n pl: (engl.) pyrazolone derivatives; analgetisch, antipyretisch u. teils antiphlogistisch wirkende Pharmaka; **NW:** v. a.

P

Pyramidenbahnzeichen

Bezeichnung	Auslösung	Wirkung
Léri-Vorderarmzeichen	passive Beugung der Finger u. des Handgelenks	(physiol.) Mitbewegung des Ellenbogens; einseitige Abschwächung pathol.
Wartenberg-Daumenzeichen	aktive Beugung des 2.–4. Fingers gegen Widerstand	Beugung des Daumens
Babinski-Zeichen	Bestreichen des lateralen Fußrands	Dorsalflexion der Großzehe, Plantarflexion u. Spreizung der 2.–5. Zehe
Gordon-Zeichen I	„Kneten" der Wade	wie Babinski-Zeichen
Oppenheim-Zeichen	Bestreichen der Tibiakante	wie Babinski-Zeichen
Chaddock-Zeichen	Druck auf den Malleolus externus	wie Babinski-Zeichen
Strümpell-Zeichen (Tibialisphänomen)	Beugung des Knies gegen Widerstand	Supination des Fußes
Bing-Reflex	Beklopfen des Fußrückens am Fußgelenk	Plantarflexion des Fußes
Mendel-Bechterew-Zeichen (Fußrückenzeichen)	Perkussion des lateralen Fußrands	Plantarflexion und Spreizung der Zehen
Marie-Foix-Zeichen	passive Plantarflexion der Zehen	Beugung von Knie und Hüfte
Monakow-Zeichen	Bestreichen des lateralen Fußrands	Hebung des lateralen Fußrands

Agranulozytose, daher Indikationseinschränkung f. Metamizol (starke Schmerzen), Phenylbutazon, Oxyphenbutazon, Bumadizon (kurzfristige Anw. bei akuten Schüben der Spondylitis ankylosans od. Gichtanfall); für andere P., z. B. Phenazon, Aminophenazon, wird das Risiko gravierender NW geringer eingeschätzt. Vgl. Antiphlogistika, nichtsteroidale.

Pyretika (gr. πυρετικός fiebernd) n pl: (engl.) pyretics; fiebererzeugende Mittel; Verw. zur Steigerung der Abwehrreaktionen; vgl. Antipyretika.

Pyr|exie (gr. πυρέσσειν Fieber haben) f: Fieber*.

Pyridin n: (engl.) pyridine; heterocycl. Verbindung (C_5H_5N); farblose, unangenehm (ab 30 ppm unerträgl.) riechende Flüssigkeit; Verw.: zur Denaturierung v. Äthylalkohol (Brennspiritus), als Lösungsmittel, Reagens bei der Fujiwara*-Reaktion u. a. P. wirkt haut- u. schleimhautreizend; bei Vergiftung durch perorale Aufnahme zentralnervöse Störungen mit Ataxie, neuritische u. pyramidale Symptome; MAK-Wert 5 ppm (15 mg/m^3).

Pyridin|aldoxim|methyl|iodid n: Abk. PAM*.

Pyrido|stigmin|bromid (INN) n: 3-(Dimethylcarbamoyl-oxy)-1-methyl-pyridiniumbromid (IUPAC); Cholinesterasehemmer*; Verw.: s. Parasympathomimetika.

Pyridoxamin n: s. Pyridoxin, Vitamine.

Pyri|doxin (INN) n: 4,5-Bis(hydroxymethyl)-2-methylpyridin-3-ol (IUPAC); syn. Vitamin B_6; umfaßt drei Wirkstoffe: Pyridoxol (Alkohol), Pyridoxal (Aldehyd) u. Pyridoxamin (Amin), die im Organismus leicht ineinander umgewandelt werden können; bes. hohe Konz. in Leber, Hefe, außerdem in Weizen, Mais, Eiern, Grüngemüse. Durch Phosphorylierung mit ATP entsteht d. Wirkform **Pyridoxalphosphat**, ein Coenzym des Aminosäurestoffwechsels (s. PLP). Beim Menschen kommt Pyridoxinmangel kaum vor; mögliche Sympt.: Dermatitis, hypochrome Anämie, Neuropathien, Hyperoxalurie u. Krämpfe; gesteigerter Bedarf während der Schwangerschaft; Substitution bei Gabe von P.-Antagonisten (z. B. INH). **Nachw.:** Tryptophanbelastungstest*, Bestimmung der Aktivität der AST in den Erythrozyten. Außerdem ist die Ausscheidung von P. nach Gabe einer hohen Dosis vermindert, da es bei Mangel verstärkt retiniert wird. Bedarf: ca. 2 mg/d; vgl. Vitamine.

Pyridoxin|abhängigkeit: s. Stoffwechselstörung, pyridoxinabhängige.

Pyridyl|carbinol n: syn. Pyridylmethanol*.

Pyridyl|methanol n: 3-Hydroxymethylpyridin (IUPAC); syn. Pyridylcarbinol, Nicotinylalkohol; Verw.: s. Lipidsenker. Vgl. Nicotinsäure.

Pyri|meth|amin (INN) n: 5-(4-Chlorphenyl)-6-ethyl-2,4-pyridindiamin (IUPAC); Dihydrofolsäurereduktasehemmer; hemmt v. a. extraerythrozytäre Plasmodienformen; **Verw.:** Antiprotozoikum, Malariamittel (Prophylaxe u. Therapie), auch bei Toxoplasmose (in Komb. mit Sulfadoxin* od. Sulfadiazin*); **NW:** Blutbildveränderungen (reversibel), gastrointestinale Störungen, Neurotoxizität.

Pyrimidin|basen f pl: (engl.) pyrimidine bases; die wichtigsten P. zum Aufbau der Nukleinsäuren* sind Uracil* (2,4-Dihydroxypyrimidin), Thymin* (2,4-Dihydroxy-5-methylpyrimidin) u. Cytosin* (4-Amino-2-hydroxypyrimidin); die Hydroxygruppen sind zur Tautomerie* befähigt. Durch Substitution entstehen die **seltenen P.**, die gehäuft in der Transfer-RNA vorkommen. 5-Hydroxymethylcytosin kommt in der DNA* versch. Organismen vor. Die P. werden über Orotsäure* (2,4-Dihydroxypyrimidin-6-carbonsäure) als Zwischenstufe aus Carbamylphosphat* u. Asparaginsäure* biosynthetisiert. Abbau der P. (Uracil) verläuft über die entspr. 5,6-Dihydroverbindungen (Dihydrouracil* bzw. Dihydrothymin*), weiter durch oxidierte Ringaufsprengung zu CO_2, NH_3 u. Betaalanin bzw. Betaaminoisobuttersäure.

Reutilisation der P. ist mögl., jedoch Zusammenhänge weniger gut untersucht als b. Purinbasen. Störungen im Pyrimidinstoffwechsel sind selten; z. B. hereditäre Orotazidurie (entsteht durch Ausfall der orotumwandelnden Enzyme). Basenanaloga* der P. werden für die Chemotherapie von Tumoren eingesetzt; z. B. 5-Fluorouracil. Vgl. Nukleotide, Purine.

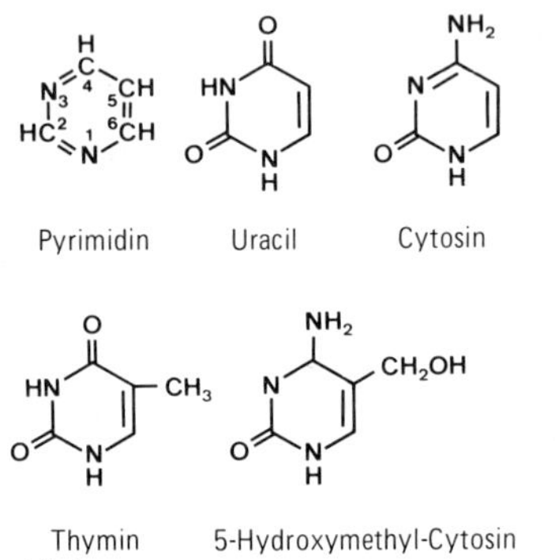

Pyrimidinbasen

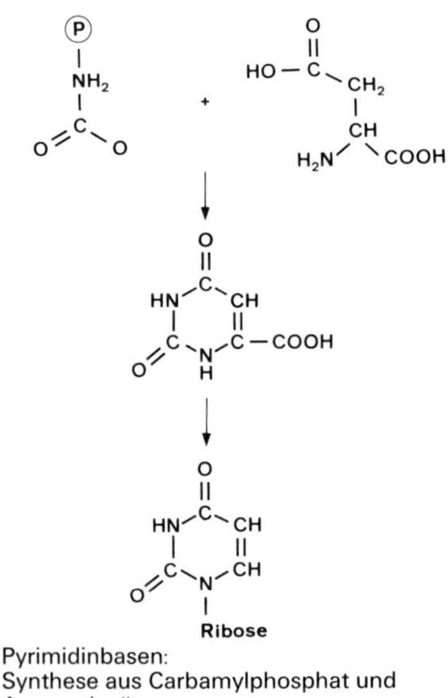

Pyrimidinbasen: Synthese aus Carbamylphosphat und Asparaginsäure

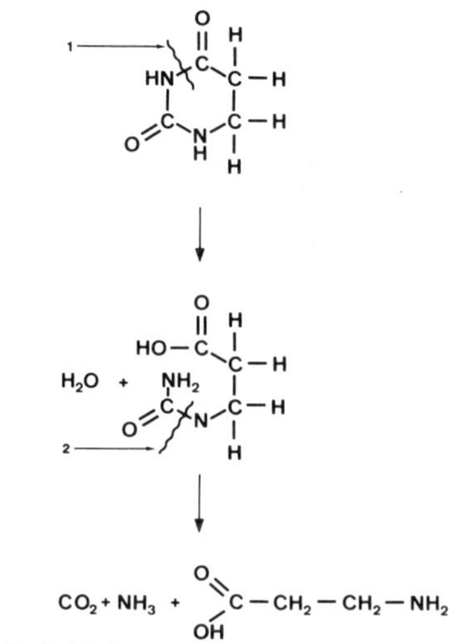

Pyrimidinbasen: Abbau

Pyrimidine n pl: (engl.) pyrimidines; m-Diazin; aromat., sich vom Benzol ableitende heterocycl. Verbindung (in Meta-Stellung stehen statt zwei CH-Gruppen zwei N-Atome); Vork.: in Pyrimidin- u. Purinbasen (s. Purine), Ureiden* (z. B. Barbiturate).

Pyri|thion-Zink (INN) n: Bis-(1-Hydroxy-2-(1H)-pyridin-thionato)-Zink (IUPAC); Verw.: Antiseborrhoikum.

Pyri|tinol (INN) n: 3,3'-(Dithiodimethylen)-bis(5-hydroxy-6-methyl-4-pyridinmethanol) (IUPAC); Verw.: Nootropikum, bei rheumatoider Arthritis.

Pyro|gallol n: Acidum pyrogallicum; Trioxybenzol (1,2,3); techn. Anw. als Reduktionsmittel, Entwickler in d. Photographie, zur Sauerstoffabsorption; therap. Anw. als Wirkstoff in Salben (obsolet, giftig!).

Pyro|gene (gr. πῦρ Feuer, Fieber; -gen*) n pl: (engl.) pyrogens; fiebererzeugende Stoffe, syn. pyrogene Substanzen; hitzebeständige, dialysierbare Stoffe von apathogenen u. pathogenen Bakt., Pilzen u. Viren, die in kleinsten Mengen (ca. 0,2 µg/kg Körpergewicht) bei höheren Tieren u. b. Menschen nach i. v. Injektion Fieber bewirken; P. wirken außerdem auf den Kreislauf, verschiedener Stoffwechselprozesse u. zelluläre Bestandteile des Bluts. Die am stärksten wirksamen P. sind diejenigen gramnegativer Bakterien. **Chem.:** Lipopolysaccharid-Protein-Lipid-Komplexe; Klin. **Bedeutung:** v. a. bei Injektion bzw. Infusion pyrogenhaltiger Flüssigkeiten, Stabilisatorlösungen, bei Verwendung bakteriell verunreinigter Blutkonserven, Injektionsspritzen, Infusionsgeräte usw.; vgl. Transfusionszwischenfälle.

Pyro|manie (↑; -manie*) f: (engl.) pyromania; sog. Brandstiftungstrieb; zwanghafter Impuls, Feuer zu legen; Vork. z. B. bei Psychopathie, Schizophrenie, geistiger Behinderung, Verhaltensstörung.

Pyro|phosphor|säure: (engl.) pyrophosphoric acid; $H_4P_2O_2$; Bestandteil vieler Nukleotide, z. B. ADP, TPP; entsteht bei der Spaltung energiereicher Verbindungen, z. B. ATP → AMP + Pyrophosphorsäure; durch Wasseraufnahme läßt P. sich in zwei Moleküle (Ortho-)Phosphorsäure zerlegen.

Pyrosis (gr. πύρωσις Brennen) f: s. Sodbrennen.

Pyrrol n: (engl.) pyrrole; farblose Flüssigkeit, Heteroaromat mit chloroformähnl. Geruch; Vork. in Steinkohlenteer u. Knochenöl. Der Pyrrolring ist der Grundkörper des Porphins* u. der Porphyrine*.

Pyrrolidin n: (engl.) pyrrolidine; Tetrahydropyrrol; Iminogruppe enthaltender heterocyclischer Grundkörper des Prolins* und Hydroxyprolins*.

Pyrrolidon n: Alphaketoderivat des Pyrrolidins; vgl. Polyvidon-Iod.

Pyruvat|bestimmung: (engl.) pyruvate assay; Pyruvat wird durch NADH + H^+ in einer von LDH katalysierten Reaktion zu Laktat u. NAD^+ reduziert; die NADH-Abnahme wird bei 334, 340 od. 365 nm photometrisch gemessen u. ist direkt proportional zur Pyruvatkonzentration. **Referenzbereich:** 0,5-1,5 mg/dl bzw. 0,06-0,17 mmol/l Serum.

Pyruvat|carb|oxylase|defekt m: autosomal-rezessiv erbl. Stoffwechselstörung im Abbau von Pyruvat (neonatale u. infantile Form); **Klin.:** kurz nach der Geburt Krampfanfälle, Hypertonie u. ausgeprägte metabolische Azidose; **Diagn.:** erhöhte Serumkonzentration von Laktat, Pyruvat u. Alanin, evtl. auch von Ammoniak, Zitrullin, Prolin u. Lysin; pränatale Diagn. ist möglich. **Ther.:** Versuch mit Thiamin-, Glutamin- u. Aspargingaben.

Pyruvat|de|carb|oxy|lase f: s. Decarboxylasen.

Pyruvat|de|hydrogenase|defekt m: (engl.) pyruvate dehydrogenase deficiency; syn. kongenitale Laktazidose; Sammelbez. f. autosomal-rezessiv erbl. Stoffwechselanomalien mit Störungen von drei mitochondrialen Enzymen (Pyruvatdecarboxylase bzw. Dihydrolipoatacetyltransferase od. Lipoamiddehydrogenase); **Sympt.:** postnatal Muskelhypotonie, Atem- u. Trinkstörungen, Laktatazidose*; später psychomotorische Retardierung mit Mikrozephlie, Ataxie, Optikusatrophie; **Ther.:** Diät (geringer Kohlenhydrat-, vermehrter Fettanteil) u. Substitution z. B. von Thiamin, Zitrat, Liponsäure u. Dichloroacetat.

Pyruvate n pl: Salze der Brenztraubensäure*.

Pyruvat|kinase f: (engl.) pyruvate kinase; Abk. PK; Enzym der Glykolyse*; katalysiert d. Übertragung des Phosphatrestes v. Phosphoenolpyruvat auf ADP, wobei ATP u. Pyruvat entstehen; benötigt Mg^{2+} als Cofaktor (dieser Schritt ist nicht reversibel).

Pyruvat|kinase|mangel: s. Erythrozytenenzymopathien.

Pyrvinium|embonat n: Verw.: Anthelminthikum.

Py|ureter (Py-*; gr. οὐρητήρ Harnleiter) m: gestauter, mit eitrigem Harn gefüllter Harnleiter; vgl. Hydroureter, Hydronephrose.

Py|urie (↑; Ur-*) f: (engl.) pyuria; Eiterbeimischung zum Harn mit makroskopisch schlieriger Trübung des Harns bei eitriger Entzündung im Bereich des Urogenitaltrakts; vgl. Harnweginfektion.

PZ: Abk. f. **P**ancreo**z**ymin; syn. Cholecystokinin*.

Q

Q-Fieber: (engl.) Q-fever; Abk. f. (engl.) query (Frage); syn. Balkan-Grippe, Krim-Fieber, Pneumorickettsiose; eine durch Rickettsien (Coxiella burnetii) verursachte Zoonose v. weltweitem Vorkommen m. regional sehr unterschiedl. Bedeutung; in der Bundesrepublik Deutschland nach d. Bundesseuchengesetz meldepflichtig; allein von 1948-1979 wurden 4300 Fälle mit mind. 40 Todesfällen gemeldet, die Dunkelziffer ist hoch. **Epidemiol.:** weltweite, meist berufsbedingt begrenzte Erkrankungsfälle (Landwirtschaft, Viehzucht, Schlachthof, Molkerei, häuteverarbeitende Industrie); Coxiella* wird hauptsächl. von Rindern, Pferden, Schafen, Ziegen, Hunden, Schweinen, Kamelen, Büffeln u. Ratten m. Kot, Urin, Lochien, Milch u. über die Plazenta ausgeschieden; hohe Kontagiosität. **Übertragung:** Die Err. bleiben wegen hoher Widerstandsfähigkeit lange infektiös u. werden in 90% der Fälle durch Inhalation kontaminierter Staubpartikel (getrockneter tier. Ausscheidungen) auf d. Menschen übertragen. Die übrigen Inf. erfolgen über kontaminierte Milch, perkutan durch Kontakt m. infizierten Organen, kontaminierter Wäsche od. durch infizierte Zecken; Übertragung v. Mensch zu Mensch ist selten. **Inkubationszeit:** unterschiedl. Angaben, 3-7 - 21-32 Tage; **Klin.:** akuter Beginn, hohes Fieber, starke Kopfschmerzen, Myalgien, Lungeninfiltrate, rel. Bradykardie; Exanthem fehlt fast immer, chron. Verlaufsformen sind selten. **Diagn.:** Erregerisolierung (Meerschweinchen-Tierversuch od. Eikultur) aus Zitratblut des Pat. vom 1.-3. Fiebertag, auch aus Liquor, Urin u. Gewebe; serol. KBR (nur Titeranstieg beweisend), außerdem Agglutinationstest m. aufgeschwemmten Coxiellen u. Patientenserum; keine Weil*-Felix-Reaktion; **DD:** Typhus, Fleckfieber, grippale Infekte, Leptospirosen*, Meningitis*, Tularämie*, Malaria*, Ornithose* u. Pneumonien jeder Genese (Viren, Bakt., Pilze); **Ther.:** Chloramphenicol, Tetrazykline; **Progn.:** geringe Letalität; in seltenen Fällen Kompl. wie z. B. Enzephalitis, Hepatitis, Pleuritis, Orchitis; **Proph.:** Ausschaltung der tier. Infektionsquellen, Milch-Pasteurisierung, Beachtung von mikrobiol. Arbeitsschutzvorschriften; Desinfektion der Ausscheidungen (Sputum, Urin) am Krankenbett; laufende Desinfektion erforderl. wegen hoher Resistenz der Erreger (höhere Wirkstoffkonz., längere Einwirkungszeiten). Impfprophylaxe für bes. Exponierte (z. B. Labor- u. Schlachthof-Personal, Tierärzte) möglich, jedoch nicht uneingeschränkt empfohlen.

Qi|gong n: therap. Verf. der traditionellen chinesischen Medizin* mit Elementen von Bewegungsübungen, Meditation u. Körpererleben (vergleichbar der Atemtherapie*), durch die „Energie" (Qi) in best. Körperbereiche u. Organsysteme geleitet werden soll.

QRS-Komplex m: (engl.) QRS-complex; sog. Kammerkomplex im EKG; s. Elektrokardiographie.

Q. s. (lat.): (Rez.) Abk. f. **q**uantum **s**atis od. quantum **s**ufficit; zur Genüge, soviel wie nötig.

Q-Streifen: s. Myofibrillen.

QT-Syn|drom n: syn. Pseudohypokaliämiesyndrom; seltene, hereditäre Störung der kardialen Erregungsleitung, u. a. mit Verlängerung der QT-Zeit im EKG; nicht selten verbunden mit synkopalen Anfällen, die z. Kammerflimmern führen können. Vgl. Jervell-Lange-Nielsen-Syndrom, Romano-Ward-Syndrom.

QT-Zeit: (engl.) QT-interval; Gesamtdauer des Kammerteils im EKG, d. h. Zeit vom Beginn von Q bis z. Ende von T (elektr. Systole); Dauer frequenzabhängig, normal 0,25-0,45 Sek. Vgl. Herzperiode, Elektrokardiographie.

Quaddel: (engl.) urtica, wheal; **1.** intra- bzw. subkutane Inj. zu diagn. od. therap. Zwecken; **2.** Urtica*.

Quadranten|an|opsie (lat. quadrare viereckig sein, machen; An-*; Op-*) f: Ausfall eines vom vertikalen u. horizontalen Meridian begrenzten Gesichtsfeldquadranten; homonym auf beiden Augen; je nach Lok. der Schädigung komplett od. inkomplett bzw. kongruent od. inkongruent; **Vork.:** bei Läsion der Sehbahn* zentral des Chiasma opticum; obere Qu. bes. bei hinterer Temporallappenläsion; vgl. Hemianopsie.

Quadranten|re|sektion (↑; Resektion*) f: (engl.) quadrant resection; sog. Mailänder Mammaoperation; Form der brusterhaltenden Operation* eines kleinen Mammakarzinoms*; Exstirpation des den Tumor enthaltenden Quadranten unter Mitnahme des zugehörigen Mamillensegments m. axillärer Lymphknotenausräumung u. anschl. Bestrahlung des Restdrüsenkörpers.

Quadranten|syn|drome (↑) n pl: (engl.) quadrant syndrome; vegetativ bedingte Schmerzsyndrome mit Sensibilitätsstörungen in einem Viertel der Körperoberfläche; vgl. Grenzstrang-Quadrantensyndrom.

quadri|ceps (lat. quattuor vier; -ceps*): vierköpfig; z. B. Musculus quadriceps (der große Streckmuskel am Oberschenkel).

quadri|geminus (lat.): vierfach.

Quadri|zeps|sehnen|re|flex (lat. quattuor vier; -ceps*; Reflekt-*) m: syn. Patellarsehnenreflex (Abk. PSR); s. Reflexe (Tab.)

Qualitäts|kontrolle (lat. qualitas Beschaffenheit): (engl.) quality control; Kontrolle der Richtigkeit u. Präzision med. Untersuchungen; **1.** laborchem. durch Vergleiche mit eigenen od. laborfremden Kontrollproben u. Teilnahme an Ringversuchen; **2.** röntg. nach § 16 der Röntgenverordnung durch Abnahmeprüfung, Sachverständigenprüfung u. monatl. Konstanzprüfung der Röntgenanlage sowie wöchentl. Prüfung der Filmverarbeitung; **3.** nuklearmed. nach § 42 der Strahlenschutzverordnung durch regelmäßige Prüfung der Konstanz von Gammakameras, Aktivimetern u. a. Geräten.

Quallen: (engl.) jellyfishes; zu den Nesseltieren (Cnidaria) gehörende marine Tiergattung;

durch ein Gift, das sich in den Nesselzellen der Tentakeln befindet, kann es beim Menschen zu lokalen Schwellungen m. Juckreiz (europäische Arten) bis hin zu kardiogenem Schock m. Todesfolge (Chironex fleckeri in Australien) u. sek. zu IgE-vermittelten allergischen Reaktionen kommen; **Ther.** nach Kontakt: Inaktivieren der nicht entladenen Nesselzellen durch Essig; Antihistaminika, Kortikoide, Antiserum gegen Chironex fleckeri.

Quant (lat. quantus so viel) n: (engl.) quantum; kleinster Energiebetrag elektromagnetischer Strahlung; die Art der Strahlung wird durch Bez. wie Lichtquant, Gammaquant, Röntgenquant usw. charakterisiert; vgl. Photonen.

Quanten|theorie (↑) f: (engl.) quantum theory; Theorie der Vorgänge im Bereich der Atomhülle (s. Atom), des Atomkerns u. der Elementarteilchen*, die zur Emission u. Absorption von Strahlung* führen. Dabei wird berücksichtigt, daß in diesem Bereich Energie nur in ganzzahligen (diskreten) Beträgen (Energiequanten; s. Planck-Wirkungsquantum) aufgenommen od. abgegeben werden kann.

Quanten|zahl (↑): (engl.) quantum number; Zahl, die den Zustand von Elementarteilchen, Atomkernen u. Elektronen in der Atomhülle kennzeichnet u. nur diskrete Werte annehmen kann.

Quantile (↑) f: (statist.) Parameter z. Beschreibung einer Verteilung; Wert, der eine nach d. Größe geordnete Reihe von Beobachtungs- bzw. Meßwerten in gleichgroße Teile teilt; der **Median** (s. Mittelwert) teilt die Reihe in Hälften (n = 2), die **Quartile** (n = 4) in Viertel, die **Quintile** (n = 5) in Fünftel, die **Dezile** (n = 10) in Zehntel, die **Perzentile** (n = 100) in Hundertstel usw.

Quarantäne (frz. quarante vierzig) f: (engl.) quarantine; befristete Isolierung ansteckungsverdächtiger bzw. an best. Infektionen erkrankter Personen; wichtige Maßnahme geg. Einschleppung u. Verbreitung von Infektionskrankheiten*. Die Dauer der Isolierung korrespondiert heute mit der Inkubationszeit* der betr. Erkrankung. Qu. bezieht sich seit 1951 (International Sanitary Regulations der WHO) hauptsächl. auf Pocken, Cholera, Gelbfieber, Pest, Fleckfieber, virusbedingtes hämorrhagisches Fieber (s. Arbovirosen) sowie Rückfallfieber u. bedeutet absolute Isolierung, in die ggf. auch Grundstücke, Gebäude, Transportmittel u. ä. einbezogen werden können.

Quartär|struktur (lat. quartus der vierte) f: (engl.) quaternary structure; Bez. f. die Anordnung der Polypeptidketten in einem aus mehreren Untereinheiten bestehenden Protein; s. Aminosäuren.

Quartana (lat. quartanus zum vierten gehörig) f: syn. Malaria* quartana.

Quarz: (engl.) quartz; Siliciumdioxid (SiO_2); chem. sehr beständiges u. sehr häufig vorkommendes Mineral; Vork. in Sand, in kristallisierter Form als Bergkristall; ist auch geschmolzen (Quarzglas) f. sichtbares Licht u. UV-Strahlung durchlässig; Hauptbestandteil vieler Schmucksteine u. von Glas.

Quarz|lampe: (engl.) quartz lamp; Quecksilberdampflampe in einem Quarzglasgehäuse zur Erzeugung von Ultraviolettstrahlung; Anw.: z. B. zur Desinfektion*, Lichttherapie*.

Quarz|staub|lungen|erkrankung: s. Silikose.

Queckenstedt-Versuch (Hans H. Qu., Neurol., Rostock, 1876-1918): (engl.) Queckenstedt's test; neurol. Methode zur Prüfung der Durchgängigkeit der Liquorpassage i. R. einer Lumbalpunktion*; bei unbehinderter Passage des Liquor cerebrospinalis kommt es nach Kompression der Venae jugulares zu einem meßbaren od. am zunehmenden Liquorabfluß aus der Punktionskanüle erkennbaren Anstieg des Liquordrucks. Störungen der Liquorpassage v. a. bei intraspinaler Raumforderung (z. B. Rückenmarktumoren) od. Sinusthrombose.

Queck|silber: (engl.) mercury; chem. Element, Symbol Hg (Hydrargyrum), OZ 80, rel. Atommasse 200, 59; zur Zinkgruppe gehörendes, ein- u. zweiwertiges, b. Raumtemperatur flüssiges u. verdunstendes (hohe biol. Toxizität durch Einatmen), silberglänzendes Metall; vgl. Amalgam. **Q.ausschläge:** Hydrargyrosis cutis; blaugraue Verfärbung der Gesichtshaut u. Hände durch Quecksilberablagerung nach jahrelanger Anwendung quecksilberhaltiger Salben. **Q.stomatitis** (Stoma*; -itis*) f: (engl.) mercurial stomatitis; Stomatitis mercurialis; nekrotisierende Entz. der Mundschleimhaut bei Quecksilbervergiftung*.

Quecksilber|vergiftung: (engl.) mercurialism, mercury poisoning; syn. Merkuralismus, Hydrargyrosis; Intoxikation durch Einatmen des b. Zimmertemperatur verdunstenden elementaren Hg (aus Thermometern, Batterien u. a.), Kontakt m. anorg. Hg-Verbindungen (Desinfektionsmitteln u. a.) od. durch Hg-haltige Medikamente. Hg ist ein Zell- u. Protoplasmagift, das in Leber, Nieren, Milz u. Gehirn gespeichert u. nur langsam wieder ausgeschieden wird (normaler Hg-Spiegel im Harn 0,5-5 µg/d). Sympt. bei akuter Qu.: Hypersalivation, Stomatitis, Gastroenteritis, ulzeröse hämorrhagische Kolitis m. Erbrechen, Koliken u. Diarrhoen, Nephritis m. Anurie u. Urämie; **Ther.:** BAL*, Chelatbildner*; bei chronischer Qu.: oft zunächst Mattigkeit, Kopf- u. Gliederschmerzen, Hypersalivation, Stomatitis und Gingivitis mit Zahnausfall, Diarrhoe, Albuminurie u. a., später zentralnervöse Sympt. einer Enzephalopathie* wie Stimmungslabilität, Angst, Erregung (Erethismus mercuralis), Muskelzucken (Tremor mercuralis), Seh-, Hör-, Sprach- u. Gangstörungen, Merkschwäche u. Persönlichkeitsabbau sowie Sympt. der sensiblen, distal betonten symmetrischen Polyneuropathie*. Vgl. Minamata-Krankheit.

Queensland-Zecken|fieber: (engl.) Queensland tick fever; syn. Nordqueensland-Zeckenfieber; durch Rickettsia* australis verursachte, von Zecken übertragene, akute Infektionskrankheit; **Vork.:** Australien (Provinz Queensland); nicht zu verwechseln mit Q*-Fieber. Vgl. Rickettsiosen.

Quellen, radio|aktive: (engl.) radioactive sources; Quellwässer mit einem best. Gehalt an Radon* u. Salzen des Radiums*, der meist zu gering ist, um nachweisbare Effekte im Körper hervorzurufen; es handelt sich entw. um Akratothermen od. Wässer, die noch andere Mineralsalze enthalten, z. B. Radiumsol- od. Radiumschwefelquellen.

Quellungs|re|aktion f: (engl.) quellung reaction; serol. Reaktion zur Typendifferenzierung v. Streptococcus pneumoniae.

Quengeln: allmähl. Lösen von Gelenkversteifungen durch redressierende Verbände, Spanner, Schrauben u. a. (s. Abb.); vgl. Redressement.

Quénu-Operation (Edouard A. Qu., Chir., Paris, 1852-1933) f: s. Miles-Operation.

Quer|bett|lagerung: s. Steinschnittlage.

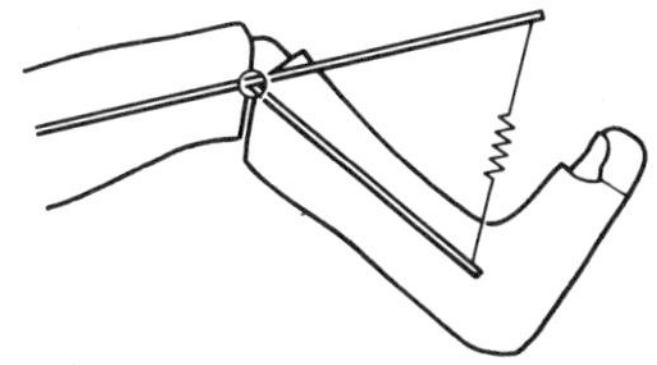

Quengeln:
Prinzip des Quengelns zur Überwindung von Kontrakturen [365]

Quercetin (lat. quercus Eiche) n: s. Flavonoide.

Quer|dis|paration (Disparation*) f: s. Disparation.

Quer|fortsatz: (engl.) transverse process; Processus transversus der Wirbel.

Quer|lage: (engl.) transverse lie; Kindslage* (bei ca. 1% aller Geburten), bei der die Hauptachse des Kindes m. der des mütterl. Körpers einen spitzen (Schräglage) od. rechten Winkel bildet (Abb.); gebärunfähige Lage, daher lebensgefährl. für Mutter u. Kind, wenn nicht rechtzeitig Maßnahmen wie Wendung* od. Schnittentbindung* eingeleitet werden; **cave:** bei verschleppter od. eingekeilter Qu. (s. Abb.) Gefahr der Uterusrup-

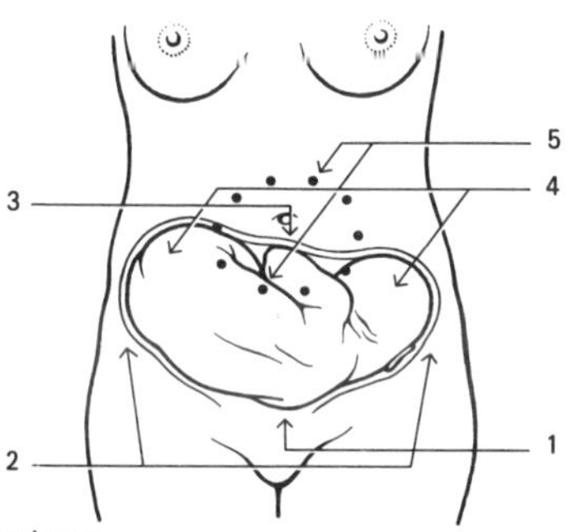

Querlage:
die fünf Kennzeichen der Querlage bei der äußeren Untersuchung: 1: vorangehender Teil fehlt; 2: Abdomen mehr quer als längs ausgedehnt; 3: Fundus steht auffallend tief; 4: große Teile auf den Seiten, auf der einen Seite der Kopf, auf der anderen der Steiß; 5: Herztöne am deutlichsten in der nächsten Umgebung des Nabels [384]

tur*. Sehr selten kann es zu einer Selbstwendung* od. Selbstentwicklung kommen.

Quer|schnitts|dia|gnose f: (neurol.) Diagnostik zur Segmentlokalisation (sog. Höhendiagnostik) eines pathol. Prozesses im Rückenmark (z. B. Querschnittsläsion, Rückenmarktumoren); vgl. Kennmuskel, Segment, spinales.

Quer|schnitts|lähmung: s. Querschnittsläsion.

Quer|schnitts|läsion (lat. laesio Verletzung) f: (engl.) transverse lesion; vollständige od. teilweise Schädigung des Rückenmarks u. a. nach Wirbelkörperfraktur bzw. -luxation, medialem Bandscheibenvorfall*, Rückenmarkkontusion,

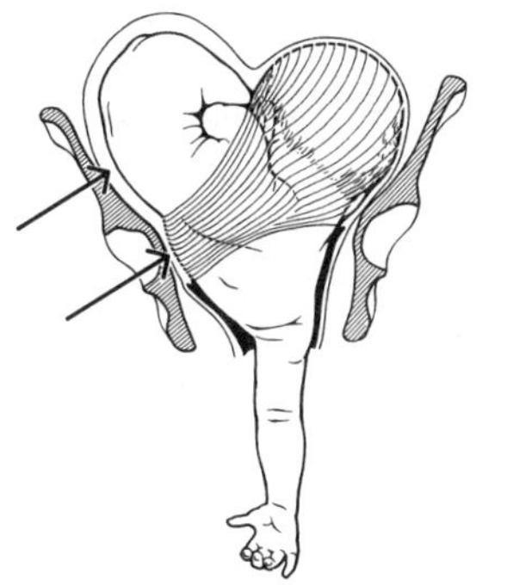

Querlage:
verschleppte Querlage: Die Schulter hat sich in das kleine Becken eingesenkt (mit oder ohne Armvorfall). Überdehnung des unteren Uterinsegmentes, Wehenkraft (Dauer, Amplitude) verstärkt sich. [385]

bei Syringomyelie*, Multipler* Sklerose u. spinalen Tumoren; **Sympt.:** unmittelbar nach der Qu. spinaler Schock*, im weiteren Verlauf meist Spastik mit positiven Pyramidenbahnzeichen*, Hyperreflexie u. evtl. pathologische Reflexe*, Störung der Blutdruckregelung u. der Trophik der Haut, Blasenlähmung*. Eine Qu. oberhalb von HWK 6 führt zur Tetraplegie, unterh. von BWK 1 zur Paraplegie. **Kompl.:** Pneumonie, paralytischer Ileus, Dekubitus, Kontrakturen der Muskulatur; **Diagn.:** klin. Befund, Kernspintomographie, Computertomographie, evtl. Myelographie; **Ther.:** je nach Grunderkrankung; u. U. neurochir. Dekompression des Rückenmarks u. Stabilisation der Wirbelsäule, z. B. mit Platte od. Fixateur* interne; frühzeitige Einleitung der Rehabilitation. Vgl. Konussyndrom, Kaudasyndrom, Rückenmarkschädigungen.

Quer|schnitts|myelitis (Myel-*; -itis*) f: Myelitis transversa; s. Myelitis.

Quer|schnitts|studie: (engl.) cross-sectional study; retrospektive, einzeitige, bevölkerungsbezogene epidemiol. Studie.

Quer|schnitts|syn|drom n: s. Querschnittsläsion.

Quer|schnitt, sub|umbilikaler: (chir.) s. Schnittführung (Abb.).

Quer|schnitt, supra|pubischer: (chir.) s. Pfannenstielquerschnitt.

Quer|stand, tiefer: (engl.) deep transverse arrest; (gebh.) Einstellungsanomalie; regelwidrige Kindsentwicklung unter der Geburt*, bei der die Pfeilnaht des auf dem Beckenboden stehenden Kopfs quer verläuft; **Folge:** Verzögerung des Geburtsverlaufs durch die fehlende Beugung u. Rotation des Kopfs; **Urs.:** Beckenanomalien.

Quer|streifung: s. Muskelgewebe.

Querulanz (lat. querulus sich beschwerend, jammernd) f: s. Rechtsneurose.

Quervain-Krankheit (Fritz de Qu., Chir., Bern, 1868-1940): s. Tendovaginitis stenosans; vgl. Thyreoiditis.

Quervain-Luxations|fraktur (↑; Luxation*; Fraktur*) f: Komb. von Navikularfraktur* mit Lunatumluxation*.

Quesen|band|wurm: Multiceps*.

Quetsch|präparat (lat. praeparare zubereiten) n: (engl.) crushed preparation; mikroskop. Nachw. von Mycobacterium tuberculosis im Sputum; eine stecknadelkopfgroße Schleimflokke auf e. Objektträger bringen, mit zweitem Objektträger quetschen u. diesen unter leichtem Druck seitlich verschieben.

Quetschung: s. Kontusion.

Quick-Test (Armand J. Qu., Arzt, Biochem., Milwaukee, 1894-1978) m: s. Thromboplastinzeit.

Quin-: Wortteil mit der Bedeutung der fünfte; von lat. quintus.

Quincke-Kapillar|puls (Heinrich I. Qu., Int., Kiel, 1842-1922; kapillar*; Puls*): s. Kapillarpuls.

Quincke-Lagerung (†): Tieflagerung des Oberkörpers durch Erhöhung des Fußendes des Betts bei Bronchiektasen od. Lungenabszeß, um das Aushusten des Kaverneninhalts zu erleichtern.

Quincke-Ödem (†; Ödem*) n: syn. Angioödem*.

Quin|iso|cain (INN) n: 3-Butyl-1-(2-dimethylaminoethoxy)-isochinolin (IUPAC); Verw.: topisches Lokalanästhetikum.

Quintana (lat. quintanus zum fünften gehörig) f: (engl.) quintan fever; Kurzbez. f. Febris quintana, Fünftagefieber; s. Fieber, wolhynisches; vgl. Rickettsiosen (Tab.).

Quinton-Scribner-Shunt (engl. shunt Nebenschluß, Weiche) m: s. Shunt zur Hämodialyse.

Quote f: (engl.) quota; (statist.) Kenngröße; Verhältnisausdruck einer Teilmenge zu ihrer Gesamtheit; z. B. Erwerbsquote: erwerbstätige Bevölkerung/Gesamtbevölkerung; vgl. Ziffer.

Quotidiana (lat. quotidianus täglich) f: (engl.) quotidian fever; Febris quotidiana, Malaria* mit tägl. einem Fieberanfall; entw. unregelmäßiger Verlauf einer Malaria* tropica od. tertiana duplex (Synchronismus* zweier Parasitengenerationen inf. Doppelinfektion an zwei aufeinanderfolgenden Tagen od. inf. atyp. Fieberverlaufs) od. Quartana triplex (sehr selten, Synchronismus dreier Quartanaparasiten-Generationen nach Mehrfachinfektion od. atyp. Fieberverlauf).

Quotient (lat. quotiens wie oft) m: Verhältnis zweier od. mehrerer Faktoren; z. B. **1.** assimilatorischer Qu.: Beziehung der Pflanzenatmung; $O_2/CO_2 = 1$, für jedes Molekül CO_2 wird ein Molekül O_2 gebildet; **2.** Qu. C/N: Verhältnis des Kohlenstoffs zu Stickstoff im Harn; normal ca. 0,4, bei Stoffwechselstörungen erhöht; **3.** Qu. D/N: Verhältnis von Glukose (früher Dextrose) zu Stickstoff im Harn bei Diabetes mellitus; **4.** kalorischer Qu.: s. Kalorie; **5.** oxidativer Qu.: Beziehung der bei d. Muskeltätigkeit insgesamt verbrauchten zu der oxidativ abgebauten Milchsäure; normal zw. 3 u. 6; **6.** respiratorischer Quotient*.

Quotient, re|spiratorischer (†) m: (engl.) respiratory quotient; Abk. RQ; Verhältnis von ausgeatmetem Kohlendioxid zu eingeatmetem bzw. verbrauchtem Sauerstoff:

$$RQ = \frac{CO_2\text{-Bildung}}{O_2\text{-Verbrauch}}$$

Der RQ ist u. a. abhängig von der Art der aufgenommenen Nahrung. Er beträgt für Glukose u. Stärke 1,0, tierisches Fett 0,7, Protein 0,8. Mittelwert bei gemischter Diät: 0,82. Vgl. Grundumsatz.

Q-Zacke: (engl.) Q-wave; Teil des QRS-Komplexes im EKG; s. Elektrokardiographie.

Q

R

R: Abk. f. **1.** (physik.) Röntgen*, Gaskonstante, Réaumur; **2.** (chem.) Radikal*, Ribose*.

R.: (anat.) Abk. f. Ramus, pl Rr. (Rami), Ast einer Arterie od. eines Nerven.

RA: Abk. f. **r**heumatoide **A**rthritis*.

Ra: chem. Symbol f. Radium*.

Raab-Variante (Wilhelm R., Pathol., Prag, Bermington, 1895-1970) **f:** röntg. Formvariante der Sella turcica mit verdicktem, hohem Dorsum sellae.

RAA-System n: Kurzbez. f. **R**enin*-**A**ngiotensin-**A**ldosteron-System.

Raben|schnabel: Bez. f. schnabelartige Zange zum Aufbiegen bzw. Entfernen von Gipsverbänden.

Raben|schnabel|fortsatz: Processus* coracoideus.

Rabies (lat. Tollwut, Wut) **f:** s. Tollwut.

Rabula in|flans (lat. rabula Schreier; inflare aufblasen) **m:** s. Mumps-Virus.

Racemasen f pl**:** s. Isomerasen.

Racemat n**:** (engl.) racemate; Gemisch opt. aktiver Verbindungen (selbst inaktiv!), das aus gleichen Teilen rechtsdrehender wie linksdrehender Substanzen besteht (Bez. von Acidum racemicum, da bei der Traubensäure erstmalig beobachtet); Zerlegung in die opt. aktiven Komponenten, u. a. durch Gärung möglich, wobei z. B. nur d. rechtsdrehende Form vergoren wird.

Rachen: Pharynx*.

Rachen|bräune: s. Diphtherie.

Rachen|dach|hypo|physe (Hypophyse*) **f:** (engl.) pharyngeal hypophysis; Reste von Hypophysenvorderlappengewebe an d. Stelle des Abgangs der entwicklungsgeschichtl. Hypophysentasche (s. Rathke-Tasche) in der Schleimhaut an d. Unterseite des Keilbeinkörpers.

Rachen||entzündung: Pharyngitis*. **R.mandel:** (engl.) pharyngeal tonsil; Tonsilla pharyngealis; Ansammlung von Drüsen u. Lymphknötchen am Rachendach zw. den Tubenmündungen; vgl. Vegetationen, adenoide; Rachenring, lymphatischer. **R.mandel|hyper|plasie** (Hyper-*; -plasie*) **f:** s. Vegetationen, adenoide. **R.reflex** (Reflekt-*) **m:** syn. Würgreflex; Fremdreflex; s. Reflexe (Tab.).

Rachen|ring, lymphatischer: (engl.) Waldeyer's tonsillar ring; lymphatisches Gewebe im Bereich des Pharynx: Gaumenmandel* (Tonsillae palatinae), Rachenmandel* (Tonsilla pharyngealis), Zungenmandel* (Tonsilla lingualis) u. solitäre Lymphfollikel an Rachenhinterwand u. weichem Gaumen (u. a. Tonsillae tubariae); vgl. System, lymphatisches.

Rachen|tubus (Tubus*) **m:** s. Pharyngealtubus.

Rachitis (Rhachi-*; -itis*) **f:** (engl.) rachitis, rickets; gestörte Mineralisation der Grundsubstanz (Matrix) des wachsenden Knochens inf. unzureichenden Calcium- bzw. Phosphatangebots; nach der therap. bzw. prophylakt. Wirkung von Vitamin* D unterscheidet man zwei **Formen:**

1. Vitamin-D-Mangel-R. (sog. Englische Krankheit, Glisson-Krankheit): im Kleinkindesalter, selten bei älteren Kindern (als R. tarda) auftretende, durch Mangel an Vitamin D bedingte Störung des Calcium- u. Phosphatstoffwechsels mit typ. Skelettveränderungen inf. ungenügender Verkalkung des Osteoids (Form der sekundären Ossifikationsstörungen*, entspricht der Osteomalazie* im Erwachsenenalter); **Urs.:** unzureichende photochem. Umwandlung von Vitamin D in Vitamin D_3 durch mangelnde UV-Bestrahlung (Anaktinose) od. unzureichende Vitamin-D_3-Zufuhr bzw. -Resorption; ohne ausreichende Vitamin-D-Substitution kommt es v. a. in den Wintermonaten zu einem Vitamin-D-Mangel. **Path.:** Verminderung der Calciumresorption aus dem Darm, der Rückresorption von Phosphat in den Nierentubuli u. des Calciumaustauschs zw. Skelett u. Blut; inf. Hypokalzämie sekundärer Hyperparathyreoidismus* mit verstärkter Calciummobilisation aus dem Knochen u. gesteigerter renaler Phosphatausscheidung; **Klin.:** Manifestation meist im 2.-3. Lebensmonat mit Unruhe, Schreckhaftigkeit, Schwitzen (bes. am Kopf), Hinterkopfglatze, im 3.-4. Mon. Muskelhypotonie, schlaffe Bauchdecken (sog. Froschbauch), Obstipation, evtl. Zeichen einer Tetanie u. Krämpfe sowie als Erstmanifestation der im Vordergrund stehenden (schmerzhaften) Skelettveränderungen meist abnorme Weichheit des Schädelknochens (sog. Kraniotabes*), später durch Abflachung des Hinterhaupts u. Epiphytenbildung im Bereich der Stirn- u. Scheitelbeine sog. Caput quadratum sowie Auftreibungen der metaphysären Wachstumszonen u. becherförmige Erweiterungen der distalen Enden der Röhrenknochen durch Störungen des Knorpelabbaus u. Anlagerung von nicht verkalktem Osteoid, an den Rippen als tast- u. später sichtbarer sog. rachitischer Rosenkranz inf. von Auftreibungen an der Knorpel-Knochen-Grenze, an den

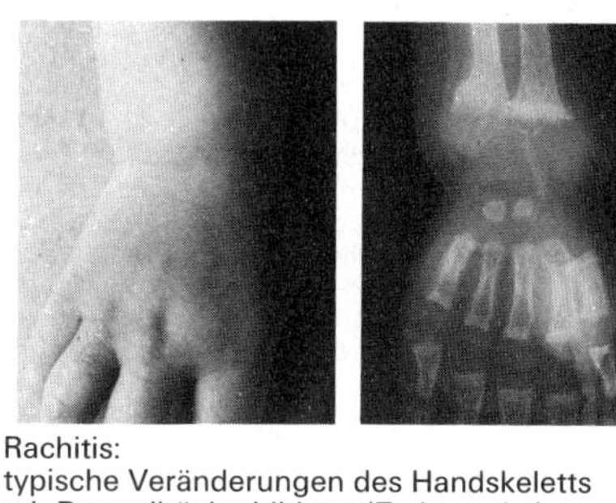

Rachitis:
typische Veränderungen des Handskeletts mit Doppelhöckerbildung (Zwiewuchs) an den distalen Enden von Ulna und Radius
[540]

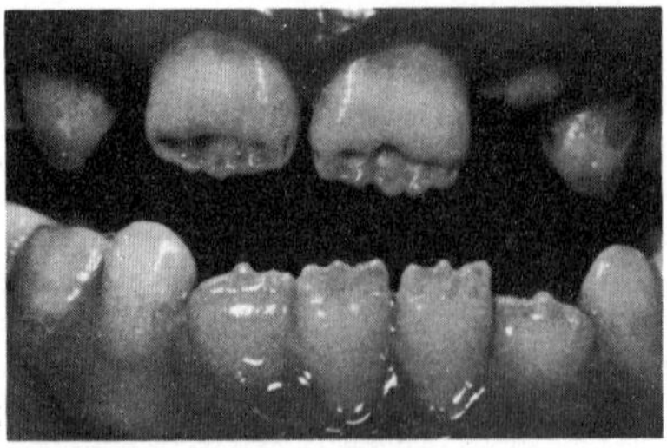

Rachitis:
Schmelzhypoplasien als Spätfolge der Vitamin-D-Mangel-Rachitis [540]

inneren Fußknöcheln als sog. Doppelknöchel (Marfan-Zeichen) u. als sog. Perlschnurfinger; am übrigen Skelett Knochenverformungen (u. a. Beckendeformierung, Kyphose, sog. Glockenthorax mit Harrison-Furche durch Einziehungen des Zwerchfellansatzes, Pectus carinatum, Beinverkrümmungen); verzögerter (Milch-) Zahndurchbruch mit Schmelzdefekten; **Diagn.:** röntg. Osteopenie, verspätete Ausreifung u. Verkalkung der Knochenkerne, verbreiterte u. unregelmäßige Epiphysenlinien, becherförmige Metaphysengrenzen, subperiostale Aufhellungen mit doppelter Konturierung, bandförmige Looser*-Umbauzonen im meta- u. epiphysären Bereich; labordiagn. alkalische Phosphatase erhöht, Serumcalcium im unteren Referenzbereich, im Spätstadium erniedrigt, Serumphosphat anfangs normal od. erhöht, später erniedrigt; im Spätstadium Hyperaminoazidurie, Hyperammoniurie; **Ther.:** orale (nur bei Resorptionsstörungen parenterale) Zufuhr von Vitamin D_3 unter Kontrolle der Röntgen- u. Laborbefunde; **Kompl.:** rachitogene Tetanie* (Spasmophilie), pathol. Frakturen (Grünholzfraktur). **Proph.:** durch systemat. Vitamin-D-Prophylaxe kann eine Vitamin-D-Mangel-R. verhindert werden. Den physiol. Erfordernissen entspricht am ehesten die protrahierte Gabe v. tägl. 400-1000 I.E. ab der 2. Lebenswoche; bei unkontrollierten Vitamin-D-Gaben evtl. Vitamin-D-Intoxikation (Nephrokalzinose); **2. Vitamin-D-resistente R.**, spricht auf Vitamin-D-Zufuhr in therap. Dosen nicht an u. kann versch. **Urs.** haben: primär Vitamin-D-resistente R. (chron. Phosphatdiabetes) od. hyperphosphatämische renale R. (s. Phosphatstörungen, primäre), Pseudomangelrachitis*, Rachitis* renalis, Hypophosphatasie*.

Rachitis renalis (↑; ↑; lat. renalis zur Niere gehörig) **f:** Form der Vitamin-D-resistenten Rachitis*, entsteht durch Störung der Reabsorption v. Phosphat bzw. Calcium im proximalen Tubulus, durch renale tubuläre Azidose* unterschiedlicher Ätiol. u. bei chron. Niereninsuffizienz; häufig liegen kombinierte Störungen vor (z. B. bei Cystinose*); **Ther.:** neben hohen Vitamin-D-Dosen Ausgleich einer evtl. bestehenden Azidose durch Alkalizufuhr.

Rad: Abk. f. (engl.) radiation absorbed dose; Kurzzeichen rd; ältere, bis Ende 1985 zugelassene Einheit der Energiedosis*. Die (seit 1975) gültige SI-Einheit ist Gray* (Gy). Vgl. Äquivalentdosis, Einheiten.

Rad.: Abk. f. Radix (Wurzel).

Rad|gelenk: s. Gelenkformen.

radiär (lat. radius Radspeiche, Kreishalbmesser)**:** strahlenförmig, dem Radius eines Kreises entsprechend.

Radiär|schnitt (↑)**:** (engl.) radial incision; (chir.) radiäre Schnittführung*; z. B. zur Entfernung eines benignen Tumors der Mamma.

radialis (↑)**: 1.** zum Radius* gehörend; **2.** daumenwärts.

Radialis|lähmung (↑)**:** (engl.) radial paralysis; Lähmung inf. Schädigung des N. radialis (C_5-C_8); **Urs.:** v. a. Drucklähmung (als sog. Parkbanklähmung od. Krückenlähmung), Plexus-brachialis-Läsion, Humerusschaftfraktur, selten Bleivergiftung; **Sympt.:** Fallhand durch Lähmung der Extensoren am Unterarm (vgl. Hand, Abb.), bei proximaler Läsion Lähmung des M. triceps brachii; Sensibilitätsstörungen an der radialen Seite des Unterarms u. am Daumenrücken; **Ther.:** bei traumatischer Schädigung evtl. frühzeitig Neurolyse; **DD:** v. a. Sehnenruptur des M. extensor pollicis longus.

Radialis|puls (↑; Puls*) **m:** (engl.) radial pulse; Blutdruckwelle, die über der A. radialis tastbar ist.

Radiatio (lat. radiatio Strahlen, Glanz) **f:** Bestrahlung; i. e. S. Röntgenbestrahlung; s. Strahlentherapie*. **R. acustica** (↑) **f:** sog. Hörstrahlung; s. Hörbahn. **R. corporis callosi** (↑) **f:** sog. Balkenstrahlung; vom Corpus callosum zur Großhirnrinde ziehende Nervenfasern. **R. optica** (↑) **f:** Gratiolet*-Sehstrahlung.

radicularis (lat. radicula kleine Wurzel)**:** zur Wurzel gehörend, die Wurzel betreffend.

Radier|gummi|phänomen n: Ablösung feiner Schüppchen durch kräftiges Streichen der Haut bei Fleckfieber; nicht typisch.

Radikal (lat. radix Wurzel) **n:** (engl.) radical; (chem.) stabile Atomgruppe mit spezif. Struktur innerh. eines Moleküls (Substituent, heute vorwiegend als Rest bez.); z. B. Arylradikal (aromatisches R., z. B. $C_6H_5\cdot$), Alkylradikal (aliphatisches R., z. B. $CH_3\cdot$). Die kurzzeitige Existenz stark reaktionsfähiger Freier* Radikale (10^{-3} s) ist nachgewiesen (intermediäre Reaktionsprodukte).

Radikal|operation des Mamma|karzinoms (↑; Mamma-*; Karz-*; -om*) **f:** s. Halsted-Operation, Mastektomie.

Radikal|operation des Mittel|ohrs (↑) **f:** (engl.) Stacke's operation; Stacke-Operation; radikale chir. Sanierung der Mittelohrräume bei ausgedehntem Cholesteatom* unter Schaffung einer weiten Verbindung zw. Mittelohr u. äußerem Gehörgang (sog. Radikalhöhle) u. radikale op. Entfernung aller pathol. Veränderungen, bei der konservativen Form der R. d. M. (Attikantrotomie) unter möglichst weitgehender Schonung aller funktionswichtigen Strukturen (Trommelfell, Gehörknöchelchen). Die offene Radikalhöhle erfordert ständige Säuberung u. Überwachung, daher wird heute nach Ausheilung u. Epidermisierung der Höhle i. d. R. eine Tympanoplastik* mit Verschluß der Paukenhöhle durchgeführt. Vgl. Antrotomie, Mastoidektomie.

Radiko|tomie (↑; -tom*) **f:** (engl.) radicotomy; chir. Durchtrennung der Rückenmarkwurzeln; s. Foerster-Operation.

radikulär (lat. radicula kleine Wurzel)**:** zur Wurzel gehörend, die Wurzel betreffend.

Radikulitis (↑; -itis*) **f:** (engl.) radiculitis; Entz. der Wurzeln* der Rückenmarknerven (Wurzelneuritis); **Sympt.:** Parästhesie, Sensibilitätsstörung, Lähmung, vegetativ-trophische Störung in dem entspr. Dermatom; vgl. Guillain-Barré-Syndrom, Neuritis, Polyradikulitis.

Radikulo|graphie (↑; -graphie*) f: (engl.) radiculography; röntg. Darstellung der Nervenwurzeln bei einer Myelographie*.

Radio-: Wortteil mit der Bedeutung Strahl, Stab, Speiche; von lat. radius.

Radio|aktivität (↑; lat. activus tätig) f: (engl.) radioactivity; Eigenschaft instabiler Nuklide (Radionuklide*), spontan unter Umwandlung des Atomkerns Korpuskularstrahlen* u. Gammastrahlung* od. nach Einfang eines Hüllenelektrons (Elektroneneinfang*) charakterist. Röntgenstrahlung* zu emittieren (Entdeckung 1896 durch Becquerel). Die von instabilen Nukliden in der Natur freigesetzte R. wird als natürliche R. bez. (s. Strahlenexposition, natürliche); die meisten u. praktisch alle in der Medizin verwendeten Radionuklide (Ausnahme: Ra-226) werden künstlich hergestellt. Die Stärke eines radioaktiven Präparats wird durch die Aktivität A = Anzahl der Zerfälle/Zeit charakterisiert. SI-Einheit der Aktivität* ist das Becquerel (Bq). Charakteristisch u. unveränderlich (d. h. von außen nicht beeinflußbar) sind für jede radioaktive Substanz die Zerfallsart (Alphazerfall, Betazerfall, Gammazerfall), Art u. Energie der emittierten Strahlung u. die Halbwertzeit des Zerfalls. Die Abnahme der Aktivität einer radioaktiven Substanz wird durch das Zerfallsgesetz, eine e-Funktion, beschrieben (e = Euler-Zahl = 2,718...). Ist A(O) bzw. A(t) die Aktivität zum Anfangszeitpunkt O bzw. einem späteren Zeitpunkt t, so gilt bzgl. der Halbwertzeit T für den zeitlichen Zusammenhang:

$$A(t) = A(0) \cdot e^{-\frac{\ln 2}{T} \cdot t}$$

Vgl. Zerfallsreihe, Strahlenwirkung.

Radio-Allergo-Sorbent-Test (↑; Allergie*) m: Abk. RAST; Radio*-Immunassay zur quant. Bestimmung von allergenspezifischem IgE im Serum i. R. der Allergiediagnostik unter Anw. der sog. Sandwich-Methode; eine Serumprobe wird mit dem an eine Trägersubstanz (z. B. Zellulose) kovalent gebundenen homologen Testantigen inkubiert; die in Abhängigkeit von der allergenspezifischen IgE-Serumkonzentration gebildeten (auf dem Träger fixierten) Immunkomplexe werden in einem nachfolgenden Schritt mittels radioaktiv markierter Anti-IgE-Antikörper nachgewiesen. Die Serumkonzentration des spezif. IgE ist proportional der Strahlungsintensität der trägerfixierten Immunkomplexe. Vgl. PRIST, Radio-Immuno-Sorbent-Test, Allergie, Asthma bronchiale.

Radio|dermatitis acuta (↑; Derm-*; -itis*) f: syn. Strahlendermatitis*.

Radio|dermatitis chronica (↑; ↑; ↑) f: syn. Röntgenoderm*.

Radio|fibrino|gen|test (↑; Dim. von Fibr-*; -gen*) m: diagn. Verfahren zum Nachweis klin. inapparenter, nicht obturierender tiefer Thrombosen der Wadenvenen; i. v. injiziertes Iod-125-markiertes Fibrinogen (Radiofibrin) wird in neu entstehende bzw. wachsende Thromben eingebaut; neben d. Lokalisationsbestimmung kann so die Größenzunahme des Thrombus szintigraph. über mehrere Tage verfolgt werden.

Radio|gold (↑): s. Gold-198, Goldseeds.

Radio-Im|mun|assay (↑; immun*; engl. assay Probe, Untersuchung) m: (engl.) radioimmunoassay; Abk. RIA; empfindl. u. spezif. In-vitro-Methode zum Nachweis u. zur quant. Bestimmung antigener Substanzen (z. B. Proteine, Hormone, Enzyme, Antikörper, Tumormarker, Viren u. a. Erregerantigene, Pharmaka) in Flüssigkeiten (z. B. Serum, Liquor cerebrospinalis); Immunassay* unter Verw. radioaktiv markierter spezif. Antikörper (bzw. der zu bestimmenden Substanz entspr. homologen Antigenen) od. spezif. Liganden; versch. Modifikationen, z. B. als Radio*-Immuno-Sorbent-Test (kompetitiver RIA) od. Radio*-Allergo-Sorbent-Test. Die Antigenkonzentration kann durch Messung der von den Immunkomplexen od. (nach deren Abtrennung) vom Lösungsrückstand ausgehenden Strahlungsintensität u. Vergleich mit Standards bekannter Aktivität ermittelt werden (Sättigungsanalyse). Vgl. Enzym-Immunassay.

Radio|im|mun|elektro|phorese (↑; ↑; Elektro-*; -phor*) f: (engl.) radioimmunoelectrophoresis; Immunelektrophorese* unter Verw. radioaktiv markierter Antigene od. Antikörper; Vorteil: Erhöhung der Empfindlichkeit. Die Auswertung erfolgt mittels Autoradiographie*.

Radio-Im|muno-Sorbent-Test (↑; ↑) m: Abk. RIST; kompetitiver Radio*-Immunassay zur quant. Bestimmung des Gesamt-IgE im Serum (v. a. bei Pat. mit allergischen Erkr.); **Technik:** eine definierte Menge radioaktiv markierter IgE-Antikörper wird einer Serumprobe zugesetzt u. mit Anti-IgE-Antikörpern inkubiert, die an eine Trägersubstanz (z. B. Zellulose) gebunden sind. Bei der Antigen*-Antikörper-Reaktion kommt es zur Einstellung eines Gleichgewichts zw. den Testantikörpern u. den in der Serumprobe vorhandenen (konkurrierenden) IgE-Antikörpern. Der Anteil der in den Immunkomplexen gebundenen (auf dem Träger fixierten) radioaktiv markierten Testantikörper ist umgekehrt proportional der Serumkonzentration von IgE. Nach dem Prinzip des RIST werden auch Serumkonzentrationen von Hormonen bestimmt. Vgl. Radio-Allergo-Sorbent-Test, Allergie.

Radio|iod|test (↑; gr. ἰοειδής veilchenfarben) m: (engl.) radioiodine uptake test; nuklearmed. Verfahren zur funkt. Schilddrüsendiagnostik*, wird wegen der für den Pat. unverhältnismäßig hohen Strahlenbelastung heute i. d. R. nur noch zur Vorbereitung (insbes. Berechnung der erforderl. Strahlendosis) einer Radioiodtherapie* angewendet; **Prinzip:** nach oraler Verabreichung von Iod-131 Messung der Kinetik des Anstiegs (Iodination*) u. des darauffolgenden Abfalls (entspricht dem Iodeinbau in die Schilddrüsenhormone) sowie Aktivitätsbestimmung (Gesamtserumiod*) nach 48 Std. im Serum (sog. Zweiphasenstadium); **Auswertung:** die Meßwerte sind Ausdruck des thyreoidalen Iodumsatzes (niedrig od. aufgehoben z. B. bei Hypothyreose* od. Iodidblockade* der Schilddrüse, beschleunigt v. a. bei Hyperthyreose*), nicht aber Maß der Hormonausschüttung. Eine gleichzeitig durchgeführte Szintigraphie* ermöglicht Beurteilung von Lok. u. Morphol. der Schilddrüse, als Ganzkörperszintigraphie ggf. den Nachweis hormonaktiver Metastasen bei Struma* maligna bzw. Schilddrüsenkarzinom*; vgl. Suppressionstest.

Radio|iod|therapie (↑; ↑) f: (engl.) radioiodine therapy; (nuklearmed.) Strahlentherapie (sog. Radioresektion) des Schilddrüsenparenchyms (besitzt selektive Affinität für Iod) durch Zufuhr von radioaktivem Iod-131; **Ind.: 1.** best. Formen des Schilddrüsenkarzinoms*; **2.** Hyperthyreose* mit diffuser Iodspeicherung bei Pat. über 45 Jahren; **3.** diffus speichernde euthyreote Strumen; **4.** Struma* basedowiana mit gleichmäßig verteilter Iodaufnahme; **5.** bei nichtoperablen Pat. mit schweren Herz- u. Kreislaufstörungen od. mit Tbc; **6.** bei Rezidivstrumen; **7.** bei Pat., die eine Op. ablehnen; **Kontraind.:** v. a. Schwangerschaft, juvenile Strumen.

Radio|iso|tope (↑; Iso-*; gr. τόπος Ort) n pl: s. Radionuklide.

Radio|iso|topen|nephro|graphie (↑; ↑; ↑; Nephr-*; -graphie*) f: (engl.) radioisotope renography; Abk. RIN; syn. Nierensequenzszintigraphie; nuklearmed. Verf. zur funktionellen Nierendiagnostik* mit parenteraler Zufuhr von radioaktiv markierten nierenpflichtigen Substanzen (^{99m}Tc-Mercaptoacetyltriglycin, ^{99m}Tc-Diäthylentriaminpentaacetat, ^{131}I-Hippuran) sowie Messung u. graph. Darstellung der zeitl. Radioaktivitätsschwankungen; die Darstellung einer Funktionskurve mit drei Phasen von renaler Durchblutung (vaskuläre Phase, 1. Min. post injectionem), Tubulusfunktion (tubuläre Phase, 3.-5. Min.) u. Entleerungsdynamik (exkretorische Phase, bis 30. Min.) erlaubt Rückschlüsse auf die Leistung der einzelnen Niere. **Ind.: 1.** orientierende Voruntersuchung; **2.** bei allen Nierenerkrankungen zur Bestimmung der erkrankten Seite u. zur Verlaufskontrolle; **3.** zur diagn. Abklärung einer Hypertonie (Treffsicherheit bei Nierenarterienstenose bis 90% nach Gabe von ACE-Hemmern); **4.** zur Differenzierung v. Abflußstörungen; **5.** zur frühen DD der Oligurie bzw. Anurie; **6.** zur Nierenfunktionsuntersuchung in der Schwangerschaft u. Pädiatrie; **7.** nach Nierentransplantation; **8.** zur Verlaufskontrolle während u. nach medikamentöser od. chir. Therapie; **9.** zur seitengetrennten Bestimmung der Clearance*. Vgl. Nierenszintigraphie.

Radio|kardio|graphie (↑; Kard-*; -graphie*) f: (engl.) radiocardiography; Form der Herzszintigraphie* zur Untersuchung des Herzkreislaufs mit Radionukliden (z. B. Iod-131, Technetium-99) u. graph. Aufzeichnung des Blutdurchflusses durch die Herzkammern; **Ind.:** z. B. zur Bestimmung des Herzminutenvolumens, Schlagvolumens, der Entleerungsrate des Ventrikels, des enddiastol. Volumens, Restvolumens, der Entleerungsrate des re. Vorhofs u. zur DD zw. konzentrischer Herzhypertrophie u. Herzdilatation mit hämodynam. Insuffizienz.

Radio|karpal|gelenk (↑; gr. καρπός Handwurzel) n: (engl.) radiocarpal articulation; proximales Handgelenk (Articulatio radiocarpalis).

Radio|kohlen|stoff (↑): s. Kohlenstoff-14.

Radio|logie (↑; -log*) f: (engl.) radiology; Strahlen(heil)kunde; Wissenschaft u. Lehre der medizinische Nutzbarmachung bestimmter Strahlungsarten in Diagn. u. Therapie; verschiedene Teilgebiete: Röntgendiagnostik*, Strahlentherapie*, Nuklearmedizin*; i. w. S. auch Anwendung anderer bildgebender Verfahren wie Ultraschalldiagnostik*, Kernspintomographie*.

Radio|lumineszenz (↑; Lumen*) f: s. Lumineszenz.

Radio|mimetika (↑; gr. μιμητικός nachahmend) n pl: (engl.) radiomimetics; Pharmaka, die wie ionisierende Strahlung eine mitosehemmende (tumorwachstumhemmende) Wirkung haben, z. B. alkylierende Substanzen, Zytostatika.

Radio|nephro|graphie (↑; Nephr-*; -graphie*) f: s. Radioisotopennephrographie.

Radio|nuklide (↑; Nucl-*) n pl: (engl.) radionuclides; auch Radioisotope (wenn sie zum gleichen chem. Element gehören); instabile bzw. sog. metastabile (angeregte, durch den Zusatz „m" beim Atomgewicht gekennzeichnete) Nuklide, die einer spontanen radioaktiven Umwandlung unterliegen bzw. unter Emission von Gammastrahlung* in ihren Grundzustand übergehen. Der Herkunft nach unterscheidet man natürliche u. künstliche R. Die Erzeugung künstlicher R. erfolgt durch Aktivierung* von stabilen Atomen od. durch Abtrennung u. Aufarbeitung von Spaltprodukten, die bei der Kernspaltung* entstehen. Anw. v. a. in der Nuklearmedizin* für diagn. u. therap. Zwecke sowie zur interstitiellen od. intrakavitären Strahlentherapie u. zur Herstellung von Radiopharmaka*. Vgl. Markierung, radioaktive; Präparate, radioaktive.

Radionuklide
Die wichtigsten in der Medizin verwendeten Radionuklide und ihre Halbwertzeiten

Nuklid	Halbwertzeit $T_{1/2}$	
^{11}C	20,4	min
^{13}N	9,96	min
^{15}O	2,03	min
^{18}F	109,7	min
^{32}P	14,3	d
^{51}Cr	27,8	d
^{59}Fe	44,6	d
^{60}Co	5,26	a
^{67}Ga	78	h
^{75}Se	121	d
^{99m}Tc	6	h
^{111}In	2,83	d
^{112m}Ag	1,2	min
^{113m}In	1,7	h
^{123}I	13,2	h
^{127}Xe	36,4	d
^{131}I	8,04	d
^{133}Xe	5,3	d
^{198}Au	2,7	d
^{201}Tl	73,5	h
^{203}Hg	47	d

Radio|nuklid|generator (↑; ↑; lat. generator Erzeuger) m: (engl.) radionuclide generator; Apparat zur Gewinnung best. Radionuklide* insbes. für die Anw. in der Nuklearmedizin* od. zur Herstellung von Radiopharmaka*; es eignen sich bes. solche Zerfallsreihen, in denen ein langlebiges

Radionuklidgenerator

Mutter-nuklid	HWZ	Tochter-nuklid	HWZ
^{68}GE	280 d	^{68}Ga	68 min
^{81}Rb	4,7 h	^{81m}Kr	13 s
^{87}Y	80 h	^{87m}Sr	2,8 h
^{99}Mo	67 h	^{99m}Tc	6,0 h
^{113}Sn	115 d	^{113m}In	1,7 h
^{115}Cd	2,3 d	^{115m}In	4,5 h
^{132}Te	3,2 d	^{132}J	2,3 h

Mutternuklid in kurzlebige Tochternuklide zerfällt (s. Tab.). Das Mutternuklid wird an einen Absorber (z. B. Aluminiumoxid) gebunden; frei werdendes Tochternuklid wird, nachdem es sich in hinreichender Menge gebildet hat, aus der Säule eluiert.

Radio|nuklid|ventrikulo|graphie (↑; ↑; Ventriculus*; -graphie*) f: (engl.) radionuclide ventriculography; Form der Herzszintigraphie* mit Technetium-99m-Serumalbumin od. markierten Erythrozyten zur Darstellung der Herzventrikel u. Untersuchung der Herzmuskelbewegungen (sog. Herzbinnenraumszintigraphie); Durchführung i. d. R. EKG-getriggert, in Ruhe od. unter Belastung; Anw. z. B. zum Nachw. von Wandbewegungsstörungen, Aneurysmen, zur Bestimmung definierter Kreislaufzeiten, des Volumens u. der Auswurfleistung des Herzens.

Radio|öko|logie (↑; gr. οἶκος Haus; -log*) f: (engl.) radioecology; Teilbereich der ökologischen Wissenschaften, der sich mit dem Verhalten von Radionukliden* in der Umwelt befaßt; radioökologische Untersuchungen basieren auf einer Einteilung der Umwelt in Kompartimente, zw. denen Radionuklide ausgetauscht werden. Der Austausch zw. Kompartimenten (z. B. innerh. einer Nahrungskette*) wird durch Transferfaktoren* beschrieben, die durch Messung ermittelt werden. Vgl. Ökologie.

Radio|osteo|nekrose (↑; Ost-*; Nekr-*; -osis*) f: (engl.) radioosteonecrosis; syn. Osteoradionekrose; nach externer Bestrahlung in Abhängigkeit v. der absorbierten Dosis der ionisierenden Strahlung* auftretende Knochennekrose inf. Schädigung der zellulären Elemente des Knochengewebes sowie der Bindegewebezellen der den Knochen versorgenden Blutgefäße; röntg. Veränderungen (Demineralisation, Strukturauflockerungen) sind oft erst nach Monaten bis Jahren erkennbar. Das pathol. veränderte Knochengewebe ist funktionell minderwertig u. statisch weniger belastbar (Spontanfrakturen!). **Vork.:** u. a. im Beckenbereich nach gyn. Bestrahlungen bei weibl. Genitalkarzinom, evtl. mit konsekutiver Schenkelhalsfraktur (rel. gute Heilungstendenz); vgl. Strahlenschäden.

Radio|pharmaka (↑; gr. φάρμακον Heilmittel) n pl: (engl.) radiopharmaceuticals; Arzneimittel*, die Radionuklide* enthalten u. deren Strahlungsaktivität diagn. od. therap. genutzt wird; hierbei finden v. a. Radionuklide mit kurzer Halbwertzeit* Verwendung, die entweder v. a. Gammastrahlung* (Anw. als Diagnostika wegen der guten extrakorporalen Meßbarkeit der Strahlung) od. v. a. Betastrahlung* emittieren (Anw. als Therapeutika wegen ihrer lokal begrenzten Strahlungswirkung; vgl. Gewebe-Eindringtiefe).

Radio|pharmako|kinetik (↑; ↑; Kin-*) f: (engl.) radiopharmacokinetics; Pharmakokinetik* von Radionukliden* bzw. von markierten Substanzen.

Radio|phosphor|therapie (↑) f: (engl.) radiophosphorus therapy; nur noch selten angewendetes Verf. mit Bestrahlung des Knochenmarks durch radioaktiven Phosphor (P-32, Betastrahler, Halbwertzeit 14,3 Tage), z. B. bei Polycythaemia* rubra vera od. Osteomyelofibrose*; Gefahr der Induktion sek. Leukämien.

Radio|photo|lumineszenz (↑; Phot-*; Lumen*) f: (engl.) radiophotoluminescence; Abk. RPL; Fähigkeit best. Gläser (z. B. Phosphatgläser), sichtbares Licht zu emittieren, wenn man sie zunächst ionisierender Strahlung* u. nachfolgend Ultraviolettstrahlung* aussetzt; prakt. Anw. z. B. in der Dosimetrie*.

Radio|syn|ovi|orthese (↑; Syn-*; Ov-*; Ortho-*) f: s. Synoviorthese.

Radio|toxizität (↑; Tox-*) f: (engl.) radiotoxicity; Bez. f. die schädliche Wirkung von inkorporierten Radionukliden* ausgehender ionisierender Strahlung*, nicht zu verwechseln mit der chem. Toxizität* des betreffenden Elements od. Moleküls. Für einzelne Radionuklide werden in der Strahlenschutzverordnung* Grenzwerte festgelegt, oberhalb derer mit R. zu rechnen ist.

Radio|xero|graphie (↑; gr. ξηρός trocken, dürr; -graphie*) f: s. Xerographie.

Radium (↑) n: chem. Element, Symbol Ra, OZ 88, rel. Atommasse 266,025; zweiwertiges Erdalkalimetall; natürl. Hauptvorkommen in der Pechblende (künstl. Erzeugung aus Uran); biol. Halbwertzeit* bezogen auf Knochen $1{,}6 \times 10^4$, auf versch. andere krit. Organe 10 u. auf den ganzen Körper durchschnittlich 800 Tage; physik. Halbwertzeit 1580 Jahre; vgl. Elemente, knochenaffine.

Radium|therapie (↑) f: (engl.) radium therapy; heute nur noch selten angewendete Form der Strahlentherapie* mit Radium-226 in Form v. Radiumnadeln, die in unmittelbaren Kontakt m. dem Tumorgewebe (v. a. gyn. Tumoren) gebracht werden, Anw. meist in Komb. mit perkutaner Telegammatherapie*.

Radius (lat.) m: Speiche; der auf d. Daumenseite liegende Unterarmknochen.

Radius|a|plasie (↑; A-*; -plasie*) f: (engl.) radial aplasia; Fehlen des Radius; als isolierte Fehlbildung mit X-chromosomalem bzw. autosomal-dominantem Erbgang; Vork. auch in Komb. mit Megakaryozytopenie u. thrombozytopenischer Purpura (s. TAR-Syndrom) sowie symptomatisch z. B. bei Holt-Oram-Syndrom, Fanconi-Anämie, Nager-Syndrom.

Radius|fraktur, typische (↑; Fraktur*) f: syn. Fractura radii loco typico sive classico, Colles-Fraktur, Radiusextensionsfraktur an typischer Stelle; typische distale Unterarmfraktur häufig mit Abbruch des Proc. styloideus ulnae inf. von Sturz auf die ausgestreckte, dorsalflektierte Hand; **Sympt.:** sog. Bajonettstellung der Hand bei Ansicht von der Beuge- u. Streckseite durch radiale Verschiebung des distalen Fragments, sog. Fourchette-Stellung (Gabelstellung) bei seitlicher Ansicht durch dorsale Achsenverschiebung (s. Abb.), Weichteilschwellung; **Sonder-**

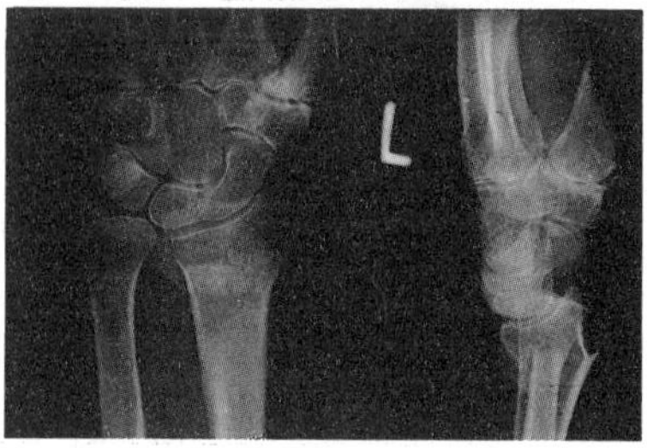

Radiusfraktur, typische:
im a.-p. Strahlengang erkennbare Bajonettstellung, in Seitenansicht Fourchette-Stellung (bei Colles-Fraktur)

R

form: Radiusflexionsfraktur (Smith-Fraktur) durch Sturz auf den gebeugten Handrücken mit Verschiebung des distalen Fragments nach palmar u. radial; vgl. Barton-Fraktur; **Ther.:** Reposition u. Ruhigstellung zunächst in dorsaler Unterarmgipsschiene; nach Abschwellung zirkulärer Gipsverband für 4-7 Wo. mit aktiven Bewegungsübungen der Finger, des Ellenbogen- u. Schultergelenks; bei offener, instabiler od. irreponibler Fraktur, Gelenkstufe, sekundärer Dislokation sowie evtl. bei Flexionsfraktur Osteosynthese mit Spickdrähten bzw. Platte u. Schrauben; bei Mehrfragment- od. Trümmerfrakturen Fixateur externe.

Radius|periost|re|flex (†; Periost*; Reflekt-*) m: Abk. RPR; s. Reflexe (Tab.).

Radix[1] (lat. Wurzel) f: (anat.) Ursprungsstelle eines Körperteils; z. B. Zahn, Nerv. **R. dentis** (†) f: Zahnwurzel. **R. dorsalis** (†) f: hintere sensible Wurzel der Spinalnerven; vgl. Rückenmark. **R. linguae** (†) f: Zungenwurzel. **R. mes|enterii** (†) f: Gekrösewurzel; Ursprungsstelle des Mesenterium an d. hinteren Bauchwand; zieht vom 2. Lendenwirbel zur rechten Fossa iliaca. **R. motoria** (†) f: motor. Anteil des N. trigeminus für d. Kaumuskulatur. **R. pili** (†) f: Haarwurzel. **R. pulmonis** (†) f: Lungenwurzel, bestehend aus d. Stammbronchien u. den Blutgefäßen des Lungenhilums. **R. sensoria** (†) f: sensibler Anteil des N. trigeminus. **R. unguis** (†) f: Nagelwurzel. **R. ventralis** (†) f: vordere motor. Wurzel der Spinalnerven; vgl. Rückenmark.

Radix[2] (†) f: Abk. Rad.; (biol.) unterirdischer Pflanzenteil zur Festigung der Pflanze u. Aufnahme von Wasser u. Mineralien. **R. Altheae** (†) f: Wurzel von Althea officinalis (Eibisch) mit Schleimstoffen, Stärke, Zucker u. Pektin; Verw.: bei Schleimhautreizungen im Mund- u. Rachenraum sowie leichten Entz. der Magenschleimhaut. **R. Bella|donnae** (†) f: Wurzel von Atropa* belladonna. **R. Colombo** (†) f: Kolombowurzel; Nebenwurzeln von Jateorhiza palmata; enthalten Alkaloide vom Berberintyp u. Bitterstoffe; Verw.: bei Verdauungsstörungen mit Diarrhoe. **R. Gentianae** (†) f: Wurzel u. Wurzelstock von Gentiana lutea (Gelber Enzian) mit Bitterstoffen; Verw.: als Bittermittel bei Appetitlosigkeit, Völlegefühl u. Blähungen; NW: selten Kopfschmerzen; Kontraind.: Ulcus ventriculi, Ulcus duodeni. **R. Ginseng** (†) f: Haupt-, Neben- u. Haarwurzel von Panax ginseng; enthält Ginsenoside, die als Tonikum bei Müdigkeitsgefühl, nachlassender Leistungs- u. Konzentrationsfähigkeit sowie in der Rekonvaleszenz verwendet werden. **R. Harpagophyti** (†) f: südafrikanische Teufelskrallenwurzel*. **R. Ipecacuanhae** (†) f: Brechwurz; Wurzel von Cephaelis ipecacuanha od. acuminata mit d. Alkaloiden Emetin* u. Cephaelin; Verw.: als Expektorans mit sekretolytischen u. sekretomotorischen Eigenschaften; in Sirupform u. hoher Dosierung als Emetikum bei Vergiftungen. **R. Levistici** (†) f: Wurzel u. Wurzelstock von Levisticum officinale (Liebstöckel); enthält ätherisches Öl mit spasmolytischer Wirkung u. Cumarinderivate; Verw.: bei Entz. der ableitenden Harnwege u. Proph. von Nierengrieß; Kontraind.: akute Entz. des Nierenparenchyms, eingeschränkte Herz- od. Nierenfunktion. **R. Liquiritiae** (†) f: Wurzel u. Ausläufer von Glycyrrhiza glabra (Süßholz); enthalten Glycyrrhinsäure, Flavonoide, Phytosterine u. Cumarin; Verw.: als Expektorans, Geschmackskorrigens u. bei Ulcus ventriculi; NW: bei längerer Anw. u. hoher Dosierung mineralokortikoide Effekte, selten Myoglobinurie. **R. Ononidis** (†) f: Wurzel u. Wurzelstock von Ononis spinosa (Hauhechel) mit Isoflavonoiden, Flavonoiden u. ätherischem Öl; Verw.: Diuretikum. **R. Primulae** (†) f: Primelwurzel; Wurzel u. Wurzelstock von Primula veris bzw. elatior mit Triterpensaponinen; Verw.: Expektorans; NW: evtl. Magenbeschwerden, Übelkeit. **R. Ratanhiae** (†) f: Wurzel von Krameria triandra; enthält Gerbstoffe mit adstringierender Wirkung; Verw.: lokal bei Entz. der Mund- u. Rachenschleimhaut. **R. Rhei** (†) f: unterirdische Teile von Rheum palmatum, officinale od. Hybriden (Medizinalrhabarber); enthalten 2,8-Dihydroxyanthracenderivate, Gerbstoffe, Flavone, Harze, Stärke, Salze; Verw.: Laxans vom Anthranoidtyp; s. Laxanzien. **R. Saponariae rubrae** (†) f: Rote Seifenwurzel; Wurzel, Wurzelstock u. Ausläufer von Saponaria officinalis mit bisdesmosidischen Triterpensaponinen; Verw.: Expektorans. **R. Senegae** (†) f: Senegawurzel; Wurzel von Poygala senega mit bisdesmosidischen Triterpenglykosiden; Verw.: Expektorans. **R. Valerianae** (†) f: Baldrianwurzel*.

Radon n: Zusammenziehung aus der veralteten Bez. **Rad**iumemanati**on**; Symbol Rn, OZ 86, rel. Atommasse 222; zu d. Edelgasen gehörendes radioaktives Element; entsteht aus in der Natur vorkommendem Radium-226 durch Zerfall u. macht einen Teil der natürlichen Strahlenexposition* aus; physik. Halbwertzeit 3,825 Tage; zerfällt entspr. der Uran-Radium-Zerfallsreihe in eine Reihe weiterer Nuklide; s. Zerfallsreihe.

Rad|speichen|kern: runder Zellkern mit grober Chromatinstruktur, die angedeutet radspeichenförmig angeordnet ist; Vork. in Plasmazellen u. polychromat. Erythroblasten.

Räude|milbe: s. Milben.

Räume, inter|villöse: (engl.) intervillous spaces; mit mütterl. Blut gefüllte Räume zw. den Chorionzotten der Plazenta.

Raillietina (A. Railliet, Parasitol., Frankreich, 1852-1930) f: Bandwurmgattung (s. Cestodes); Vork. mehrerer Arten beim Menschen (v. a. bei Kindern) in versch. tropischen Ländern nachgewiesen; tierische Endwirte sind Ratten.

Raketen|im|mun|elektro|phorese (immun*; Elektro-*; -phor*) f: s. Elektroimmundiffusion.

Rami|pril (INN) n: (2S,3aS,6aS)-1-{(S)-N-[(S)-1-Ethoxycarbonyl-3-phenylpropyl]alanyl}octahydrocyclopenta[b]pyrrol-2-carbonsäure (IUPAC); ACE*-Hemmer; Verw.: Antihypertensivum.

Ramon-Titration (Gaston L. R., frz. Bakteriol., 1886-1963; frz. titre Gehalt an einer Substanz) f: (engl.) Ramon's flocculation test; auch β-Verfahren; Methode zum semiquant. Nachweis präzipitierender Antikörper*. Einer konstanten Antigenmenge werden abnehmende Mengen des Antikörpers (Serumverdünnungen) zugesetzt u. die Serumkonzentration bestimmt, bei der zum erstenmal eine Präzipitation auftritt. Vgl. Dean-Webb-Titration, Präzipitationsreaktion.

Ramsay-Hunt-Syn|drom (James Ramsay H., Neurol., New York, 1872-1937) n: syn. Dyssynergia* cerebellaris myoclonica.

Ramstedt-Operation (Wilhelm C. R., Chir., Münster, 1867-1963) f: s. Pyloromyotomie.

Ramus (lat.) m (pl Rami): Abk. R., (pl Rr.); Ast, Zweig. **R. articularis** (†) m: Ast einer Arteria articularis, Vena articularis od. eines Nervus articularis. **R. auto|nomicus** (†) m: syn. Ramus visceralis; Ast eines Nervus* autonomicus.

Rami cardiaci cervicales superiores et inferiores (†) m pl: Äste des N. vagus (Halsteil) zum Plexus cardiacus. **R. circum|flexus** (†) m: Ast der A. coronaria sin. im Sulcus coronarius sin. des Herzens. **Rami communicantes** (†) m pl: Verbindungsäste des Grenzstrangs des Sympathikus von u. zu den Spinalnerven. **Rami communicantes albi** (†) m pl: verbinden das Rükkenmark mit d. Grenzstrang; enthalten vorwiegend markscheidenhaltige präganglionäre Fasern; Vork: nur im Bereich der Segmente C_8 - $L_{2/3}$. **Rami communicantes grisei** (†) m pl: verbinden den Grenzstrang mit den Spinalnerven; enthalten vorwiegend markarme postganglionäre Fasern für d. Peripherie; Vork.: in Höhe aller RM-Segmente; vgl. Segment, spinales. **R. cutaneus** (†) m: Ast eines Nervus* cutaneus. **R. dorsalis** (†) m: hinterer, schwächerer Ast eines selbst ganz kurzen Spinalnervs (s. Nervi spinales); innerviert Rückenhaut u. autochthone Rükkenmuskulatur*; führt sensible, motorische u. vegetative Fasern, teilt sich in R. medialis u. R. lateralis; vgl. Segment, spinales. **Rami inter|ganglionares** (†) m pl: aus weißen u. grauen Fasern bestehende Verbindungsäste zw. den Grenzstrangganglien. **R. inter|ventricularis anterior et posterior** (†) m: im Sulcus interventricularis ant. bzw. post. des Herzens verlaufender Ast der A. coronaria sin. bzw. dext. **R. meningeus** (†) m: rücklaufender Ast der Spinalnerven für d. Rükkenmarkshäute bzw. versch. Hirnnerven für d. Hirnhäute; spinales Segment* (Abb.). **R. muscularis** (†) m: Ast eines Nervus* muscularis. **R. sinus carotici** (†) m: Karotissinus*-Nerv. **R. ventralis** (†) m: vorderer, stärkerer Ast eines Spinalnervs (s. Nervi spinales); bildet im zervikalen u. lumbosakralen Bereich mit benachbarten Rr. ventrales Geflechte (Plexus cervicalis, brachialis, lumbalis, sacralis), an deren Bildung also nicht der gesamte Stamm des eigentlichen Spinalnervs teil hat; im Thoraxbereich verlaufen die Rr. ventrales ohne Geflechtbildung als Interkostalnerven. Vgl. Segment, spinales. **R. visceralis** (†) m: syn. Ramus* autonomicus.

Randall-Plaque (Alexander R., Urol., Philadelphia, 1883-1951; Plaque*) f: (engl.) Randall's plaque; aus einer geschädigten Nierenpapille pilzförmig in das Lumen ragende intratubuläre Kalzifikation; Kondensationskern f. Harnkonkremente; vgl. Nephrolithiasis.

Rand|keratitis (Kerat-*; -itis*) f: (engl.) marginal keratitis; syn. Keratitis marginalis; vorwiegend am Hornhautrand lokalisierte Keratitis*; Vork. häufig als immun. od. infektallergische Reaktion bei bakt. Keratokonjunktivitis sowie rheumatischen Erkr. od. Autoimmunkrankheiten.

Randle-Zyklus (Zykl-*) m: Glukose-Fettsäure-Zyklus; gegenseitige Beeinflussung des Stoffwechsels der freien Fettsäuren u. der Glukose*; bei erhöhtem Glukosespiegel im Serum (z. B. postprandial) ist die Fettsäurefreisetzung bzw. Glukoseverwertung (durch die energieverbrauchenden Zellen des Muskel- u. Fettgewebes) durch erhöhten freien Fettsäurespiegel gehemmt.

Randomisierung (engl. random Zufall): (engl.) randomization; (statist.) zufällige Auswahl; Zufallszuteilung zur Ausschaltung von systemat. Fehlern od. Einflüssen (Trends) in der statist. Auswertung; z. B. bei der Durchführung von Therapiestudien durch strikte Zufallszuteilung von Patienten auf Behandlungs- u. Kontrollgruppe.

Rand|psychose, zykloide (Psych-*; -osis*) f: (engl.) marginal psychosis; Mischpsychose, atypische Psychose; nicht allg. anerkannte Untergruppe der endogenen Psychose*, bei der Sympt. der Schizophrenie auftreten u. die Erkr. einen phasenhaften (zykloiden) Verlauf wie bei endogener Depression zeigt; **Vork.**: als Motilitätspsychose*, Angst*-Glück-Psychose, Verwirrtheitspsychose*.

Rand|schlingen|netz: den Hornhautrand umgebendes Gefäßnetz in d. Conjunctiva bulbi; gebildet von d. Aa. ciliares anteriores; Versorgung der gefäßlosen Hornhaut.

Rand|sinus (Sinus*) m: s. Lymphknoten.

Rand|zone (gr. ζώνη Streifen, Gürtel): (engl.) 1. border zone, 2. marginal zone; **1.** Lissauer*-Zone; **2.** plasmatische R. im strömenden Blut: in größeren Gefäßen (ca. 10 µm breit) mit schnellfließendem Blut enthält das nahe der Gefäßwand strömende Blut v. a. Leukozyten, während sich die Erythrozyten hauptsächl. im Achsenstrom befinden. In prä- u. postkapillären Gefäßen befinden sich die Leukozyten im Achsenstrom, peripher davon die Erythrozyten u. nahe der Gefäßwand die Thrombozyten. Bei langsamerer Blutströmung kommt es zur Geldrollenbildung der Erythrozyten im Achsenstrom mit Verdrängung der Leukozyten in die Randzone.

Rani|tidin (INN) n: N-[2-(5-Dimethylaminomethylfurfurylthio)ethyl]-N'-methyl-2-nitro-1,1-ethendiamin (IUPAC); Histamin*-H_2-Rezeptorenblocker.

Ranken||an|eurysma (Aneurysma*) n: Aneurysma racemosum; s. Aneurysma. **R.angiom** (Angio-*; -om*) n: s. Angioma racemosum. **R.neurom** (Neur-*; -om*) n: plexiformes Neurofibrom* mit unregelmäßiger, zylindrischer Auftreibung des Nerven; Vork. bei Neurofibromatosis* generalisata.

R-Anti|gen (Antigen*) n: syn. Rauhantigen; bei den Rauhformen* verschiedener Bakt. vorkommendes Antigen, das weniger thermostabil ist als das O*-Antigen u. mit spezif. Antikörpern (Agglutininen) körnig agglutiniert; neigt zur Spontanagglutination. Vgl. H-Antigen, M-Antigen, Kauffmann-White-Schema.

Ranula (Dim. von lat. rana Frosch) f: Retentionszyste der Glandula sublingualis; **Urs.**: angeborene Atresie od. durch rezidivierende Entz. entstandene Obliteration des Ausführungsganges.

Ranvier-Schnür|ringe (Louis A. R., Anat., Pathol., Paris, 1835-1922): (engl.) Ranvier segments; in regelmäßigen Abständen vorkommende ringförmige Einschnürungen der Myelinscheide* markhaltiger Nervenfasern; dienen der saltatorischen Erregung*. Vgl. Schwann-Scheide.

Raphe (gr. ῥαφή) f: (anat.) Naht. **R. penis et scroti** (†) f: entwicklungsgeschichtl. bedingte Hautnaht an d. Penisunterseite u. am Hodensack. **R. pharyngis** (†) f: Bindegewebestreifen dorsal in d. Mitte zw. re. u. li. Pharynxmuskulatur. **R. pterygo|mandibularis** (†) f: Sehnenstreifen zw. Hamulus pterygoideus u. Unterkiefer; dient dem M. buccinator u. Teilen des M. constrictor pharyngis sup. als Ursprung.

Rapid eye movement (engl. rasche Augenbewegung) n: Abk. REM; s. Schlaf.

Rapoport-Luebering-Shunt (Samuel M. R., Biochem., Berlin, geb. 1912; engl. shunt Nebenschluß, Weiche) m: syn. 2,3-Diphosphoglyzerat-Zyklus; Umgehung der Phosphoglyzeratkinase-Reaktion der Glykolyse*: 1,3-Diphosphoglyzerat wird durch eine Mutase in 2,3-Diphosphoglyzerat (2,3-DPG) umgewandelt, dann Abspaltung eines Phosphatrests (dabei wird kein ATP gebildet). Das entstandene 3-Phosphoglyzerat geht wieder in die Glykolyse ein. Der R.-L.-Sh. hat hauptsächl. Bedeutung in den Erythrozyten, da 2,3-DPG die Sauerstoffbindungsfähigkeit des Hämoglobins beeinflußt.

Rapoport-Test (†) m: veralteter Suchtest bei renovaskulären Krankheiten (Bestimmung der Natrium- u. Kreatininkonzentration im Urin beider Nieren nach selektiver Ureterenkatheterisierung); durch szintigraphische Messung der seitengetrennten Clearance* ersetzt.

Rappaport-Klassifikation f: (engl.) rappaport classification; Einteilung der sog. Non-Hodgkin-Lymphome des malignen Lymphoms*

Rappaport-Klassifikation
Klassifikation des malignen Lymphoms

Malignes Lymphom von niedrigem Malignitätsgrad:
- lymphozytisches, gut differenziertes, diffuses malignes Lymphom
- lymphozytisches malignes Lymphom mit Dysproteinämie
- lymphozytisches, gut differenziertes noduläres oder diffuses malignes Lymphom; gering differenziertes malignes Lymphom
- lymphozytisches, gut differenziertes malignes Lymphom
- lymphozytisches, schlecht differenziertes, noduläres oder diffuses malignes Lymphom
- lymphozytisch-histiozytisches malignes Lymphom
- histiozytisches malignes Lymphom

Malignes Lymphom von hohem Malignitätsgrad:
- histiozytisches, noduläres od. diffuses malignes Lymphom
- undifferenziertes noduläres oder diffuses malignes Lymphom
- undifferenziertes diffuses malignes Lymphom
- lymphozytisches, schlecht differenziertes malignes Lymphom
- histiozytisches diffuses malignes Lymphom

nach Rappaport (1966); s. Tab. Vgl. Kieler Klassifikation.

Raptus (lat. Fortreißen, Krampf) m: Bez. f. einen plötzlich einsetzenden Erregungszustand; Vork. z. B. als R. melancholicus bei Depression.

Rare|ficatio (lat. rarus selten; facere machen) f: (engl.) rarefaction; Gewebeschwund; Auflockerung bes. des Knochens.

Rash (engl. schnell) n: syn. Vorexanthem; flüchtiges Exanthem an der Innenseite beider Oberschenkel vor Ausbruch von Infektionskrankheiten (z. B. bei Varizellen, Masern, Scharlach, Röteln).

Rasier|flechte (lat. radere, rasus schaben, kratzen): umgangssprachl. Bez. f. Folliculitis* barbae od. Trichophytie* des Bartes.

Raspatorium (mlat. raspare schaben) n: (engl.) raspatory; Raspel; Schabeisen zum Abschieben der Knochenhaut (s. Abb.).

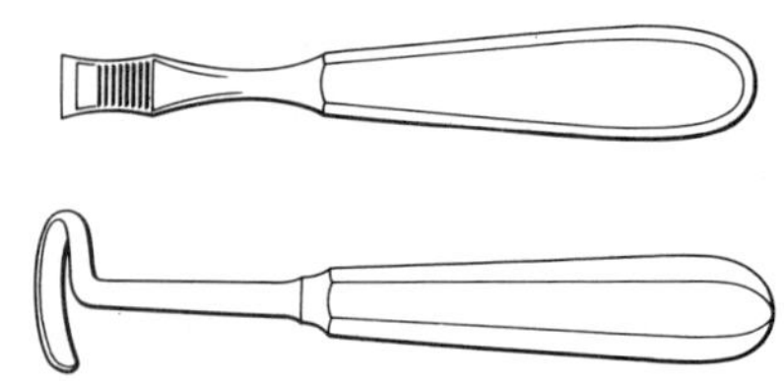
Raspatorien

Rasse: (engl.) race; **1.** (biol.) Population innerh. einer Species, die gegenüber einer anderen Gruppe von Individuen mind. einen gemeinsamen reinerbigen Unterschied besitzt; **2.** (anthrop.) (größere) Gruppe von Menschen mit vererbten gemeinsamen (relativ konstanten) körperl. Merkmalen u. meist gemeinsamem historischem u. kulturellem Hintergrund.

Rassel|geräusche: (engl.) rhonchi; Abk. RG; syn. Rhonchi; bei Auskultation fakultativ feststellbare Atmungsgeräusche*, die im Bereich der Bronchien entstehen; **Formen: 1.** trockene R. (Rhonchi sonores et sibilantes): v. a. exspiratorisch brummende, giemende, schnarchende, pfeifende oder zischende, kontinuierliche (>250 ms) Geräusche durch Verengung der Luftwege inf. Ödems bzw. Spasmus (bes. bei Asthma bronchiale); **2.** feuchte, diskontinuierliche (<20 ms) R. inf. von Sekretansammlungen; je nach Weite der Luftröhrenzweige groß-, mittel- od. kleinblasig; bei kleinsten Verzweigungen Knisterrasseln (s. Crepitatio) als **a)** nichtklingende (tieffrequente, ohrferne) R. (bei Herzinsuffizienz, Bronchitis), **b)** klingende (hochfrequente, ohrnahe) R. bei Infiltration (Pneumonie) bzw. **c)** metallisch klingende R. (über Pneumothorax u. brustwandnahen, großen Kavernen; vgl. Kavernensymptome).

RAST: geschützte Bez.; Abk. f. **R**adio*-**A**llergo-**S**orbent-**T**est.

Raster||aufnahme|tisch: (engl.) Bucky table; s. Bucky-Tisch. **R.blende:** nicht korrekte Bez. f. Streustrahlenraster*. **R.elektronen|mikroskop** (Elektro-*; Mikr-*; Skop-*) n: Abk. REM; s. Elektronenmikroskop.

Raster|mutation (Mutation*) f: Insertion od. Verlust einer od. mehrerer Basen; meist bewirkt durch Einlagerung v. bestimmten Farbstoffen (Actinomycine, Acridinfarbstoffe) in die DNA; für die Proteinbiosynthese bedeutet das eine Verschiebung des Triplettrasters, Ergebnis sind meist funktionsuntüchtige Genprodukte.

Raster|wand|gerät: syn. Vertikalstativ; für Röntgenaufnahmen am stehenden Pat. verwendete Halterung für ein bewegliches Streustrahlenraster* u. eine Röntgenfilmkassette; v. a. für Aufnahmen von Thorax, HWS u. BWS.

Rate: syn. Ziffer*.

Rathbun-Syn|drom (J. C. R., zeitgen. Päd., USA) n: syn. Hypophosphatasie*.

Rathke-Tasche (Martin H. R., Anat., Königsberg, 1793-1860): (engl.) Rathke's pouch; Hypophysentasche; ektodermale Ausstülpung des Dachs der Mundbucht, aus der sich d. Hypophysenvorderlappen entwickelt. Vgl. Rachendachhypophyse.

Rationalisierung (lat. ratio Rechnung): (engl.) rationalization; (psychoanalyt.) Abwehrmechanismus*, durch den die nichtrationale, affektive

u. tatsächliche Motivation einer Handlung durch eine rationale, logische Begründung ersetzt wird.

Ratschow-Lagerungs|probe (Max R., Int., Halle, Darmstadt, 1904-1964): (engl.) Ratschow's test; Test zur Erkennung arterieller Verschlußkrankheiten* der Beine; **Prinzip:** der auf dem Rücken liegende Proband hebt beide Beine senkrecht, wobei die Oberschenkel von den Händen gestützt werden. Der Gesunde kann in dieser Stellung die Füße über 10 Min. ohne Beschwerden kreisen lassen. Bei arterieller Durchblutungsinsuffizienz treten Abblassen der Hautfarbe u. Schmerzen auf. Nach dem Aufsitzen tritt an den hängenden Beinen normalerweise in 5 Sek. eine Rötung (reaktive Hyperämie) auf, nach weiteren 5 Sek. sind die Venen wieder gefüllt; bei Durchblutungsstörungen ist dies verzögert.

Ratten|band|wurm: Hymenolepis* diminuta.

Ratten|biß|krankheit: (engl.) 1. rat bite fever, 2. Haverhill fever; Infektion durch im Nasopharynx von Nagetieren physiol. vorhandene Err.; **Formen: 1.** Sodoku, Spirillen-Fieber: epidem., dem Rekurrensfieber u. der Malaria ähnl. Erkr. in China u. Japan; Err.: Spirillum* minus; Sympt.: 1-3 Wo. nach dem Biß Entz. der schon verheilten Wunde m. hohem Fieber, blau-rötl. Ausschlag u. Schwellung der zugehörigen Lymphknoten, dann Erytheme, Eosinophilie, Konjunktivitis, milde Uveitis; Dauer 1-3 Mon.; Progn.: Letalität ca. 10%; **2.** Haverhill-Fieber, Streptobazillen-Fieber: Err.: Streptobacillus moniliformis (s. Streptobacillus). Inkubationszeit: meist 1-2 Wochen, Krankheitsdauer etwa 6 Wo. mit Fieber, Erythem, Schüttelfrösten, Polyarthritis, Laryngitis. Massenerkrankungen sind beobachtet worden (z. B. durch infizierte Milch in Haverhill, USA, 1926). **Ther.:** Penizillin, Streptomycin, Tetrazykline.

Ratten||fleck|fieber: syn. murines Fleckfieber*. **R.floh:** s. Flöhe. **R.lungen|wurm:** Angiostrongylus* cantonensis.

Rauber-Zeichen: (röntg.) isolierte arthrotische Auswulstung der Gelenkkante der inneren Oberschenkelrolle bei Innenmeniskusschaden.

Raub|milben: Dermanyssidae*.

Raub|wanzen: Reduviidae; s. Wanzen.

Raucher|bein: (engl.) smoker's leg; Bez. f. die bei starken Rauchern an den unteren Extremitäten auftretenden, auf Gefäßveränderungen beruhenden (schweren) Durchblutungsstörungen; vgl. Thrombangiitis obliterans, Claudicatio intermittens.

Rauchfuß-Dreieck (Karl A. R., Int., St. Petersburg, 1835-1915): s. Grocco-Rauchfuß-Dreieck.

Rauchfuß-Schwebe (↑): Lagerung des Pat. auf breitem Gurt od. Tuch mit Vertikalzug, z. B. bei Beckenfrakturen; vgl. Extensionsmethoden.

Raucitas (lat. raucus heiser) f: Heiserkeit; syn. Raucedo; s. Dysphonie.

R-auf-T-Phänomen n: frühes Einfallen einer ventrikulären Extrasystole, deren R-Zacke auf die T-Welle des vorhergehenden Schlages trifft (s. Abb.); zu Beginn der Erregungsrückbildung (vulnerable Phase) reagiert das Myokard bes. empfindlich, Extrasystolen lösen dann leicht Salven von Extrasystolen od. Kammertachykardien (u. U. mit Übergang ins Kammerflimmern) aus.

Rauh|anti|gen (Antigen*) n: s. R-Antigen.

Rauh|formen: Bakterienwuchsformen auf festen Nährböden mit trockener, gekörnter Oberfläche u. gezackten Rändern der Kolonien; meist verbunden mit Verlust der Pathogenität u. Änderung der serol. Struktur (R*-Antigen); vgl. Antigenwechsel.

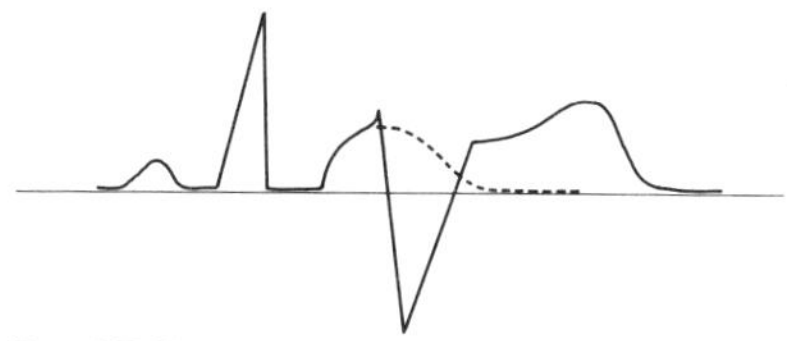

R-auf-T-Phänomen [531]

Raum|des|in|fektion (De-*; Infekt-*) f: (engl.) room disinfection; Abtötung v. Erregern auf Fußböden, an Wänden, auf Einrichtungs- u. Gebrauchsgegenständen; vgl. Desinfektion, Schlußdesinfektion.

Raum, dritter: s. Third space.

Raum|durch|gasung: (engl.) fumigation; Maßnahme zur Bekämpfung von Ungeziefer u. schädl. Kleintieren (Ratten, Mäuse) mit Hilfe von giftigen Gasen (Desinfestation); darf nur von ausgebildeten Fachkräften durchgeführt werden.

Raum|iso|merie (Iso-*; gr. μέρος Teil) f: s. Isomerie.

Raum, para|pharyngealer: (engl.) parapharyngeal space; Spatium parapharyngeum; auch Spatium lateropharyngeum; seitl. des Pharynx gelegener Bindegewebsraum, der nach lateral bis zum M. pterygoideus medialis, nach dorsal bis zur Lamina praevertebralis der Fascia cervicalis reicht.

Raum, peri|vitelliner: (engl.) perivitelline space; der spaltförmige Raum, der im Augenblick des Eindringens des Spermiums in d. Eizelle zw. Ovum u. umgebender Zona pellucida entsteht.

Raupen|dermatitis (Derm-*; -itis*) f: (engl.) insect dermatitis; durch Haare des Kiefernprozessionsspinners entstehende stark juckende Bläschen u. Quaddeln, gelegentl. mit Iritis od. Konjunktivitis.

Rausch: (engl.) intoxication, inebriation, drunkenness; i. e. S. Bez. f. Symptome, die bei akuter Alkoholvergiftung* auftreten; i. w. S. Bez. f. Zustand mit Veränderung von Erleben u. Gefühlen (z. B. Ekstase, Euphorie) nach Konsum von Rauschmitteln*; pathol. od. komplizierter R.: Bez. f. symptomatische Psychose, die inf. exzessiver Alkoholzufuhr v. a. bei Pat. nach Schädelhirntrauma od. mit zerebrovaskulärer Insuffizienz od. chron. Alkoholkrankheit auftritt; **Sympt.:** z. B. Dämmerzustand, Angst, Unruhe, Wut, Delir, Illusionen, Halluzinationen u. evtl. Terminalschlaf.

Rausch|mittel: (engl.) narcotics; Substanzen, die zur Erzeugung euphorischer od. rauschartiger Zustände angewandt werden; für die gesetzl. Auswirkungen (z. B. Straffreiheit bei Unzurechnungsfähigkeit) ist dabei weniger die Wirkung der Substanz an sich als die vom Einnehmenden beabsichtigte Wirkung entscheidend. Nach § 330 a StGB sind Mittel, die allein zur Schmerzstillung genommen werden u. nur dazu geeignet sind, keine berauschenden Mittel. Die Strafvorschrift betrifft nur Mittel, die zum Genuß, zur Hervorrufung lustbetonter Empfindungen od. Vorstellungen genommen werden können. Vgl. Abhängigkeit.

R

Rautek-Lagerung: (instabile) Seitenlagerung Bewußtloser, bei der d. Kopf z. tiefsten Punkt wird; Blut, Schleim u. Erbrochenes können nach außen abfließen. Vgl. Seitenlagerung, stabile.

Rautek-Rettungs|griff: Handgriff zur Rettung hilfloser Personen aus Gefahrenbereichen; Anw. sowohl bei sitzenden als auch bei liegenden, bewegungsunfähigen bzw. bewußtlosen Verletzten (Abb.). Vgl. Notfall, medizinischer.

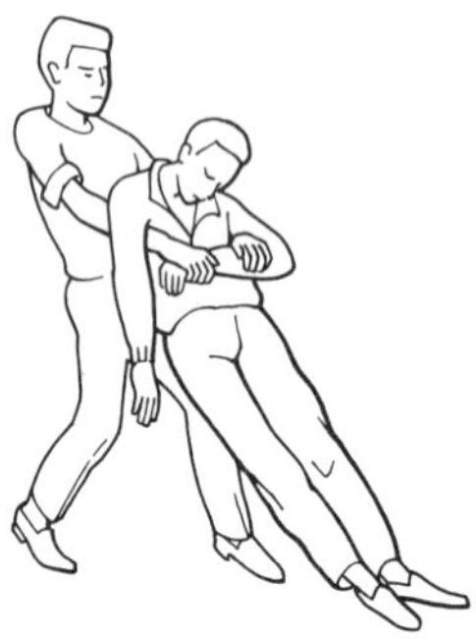

Rautek-Rettungsgriff

Rauten|grube: (engl.) rhomboid fossa; Boden des 4. Hirnventrikels.

Rauten|hirn: Rhombencephalon*.

Rauwolfia serpentina (Leonhard Rauwolf, Arzt, Augsburg, 1540-1596) f: Schlangenholz; liefert Radix Rauwolfiae, die zahlreiche wirkungsähnl. Alkaloide enthält; die therap. wichtigsten sind Reserpin* u. Ajmalin*; **Verw.** der Droge bei leichter, essentieller Hypertonie, Angst- u. Spannungszuständen, psychomotorischer Unruhe.

Rayleigh-Gleichung (Lord John W. R., Phys., London, Cambridge, 1842-1919): Mischungsverhältnis aus Rot u. Grün, das am Anomaloskop* Gelb ergibt; für Farbentüchtige ist dieses Verhältnis in engen Grenzen konstant; es dient zur Diagnostik der Farbenfehlsichtigkeit*.

Rayleigh-Streuung (↑): auch klassische Streuung; Ablenkung von Gammastrahlen geringer Energie beim Durchgang durch Materie ohne Energieverlust; vgl. Streustrahlung.

Raymond-Cestan-Syn|drom (Fulgence R., Neurol., Paris, 1844-1910; Étienne J. C., Frz. Neurol., 1872-1932) n: s. Hirnstammsyndrome (Tab.).

Raynaud-Syn|drom (Maurice R., Int., Paris, 1834-1881) n: durch Vasokonstriktion (Gefäßkrämpfe) bedingte, anfallsweise auftretende Ischämiezustände meist an d. Arterien der Finger (2-5); der Anfall ist gekennzeichnet durch Ischämie (Blässe), dann Zyanose u. schmerzhafte reaktive Hyperämie. Bei längerem Bestehen treten sek. Schädigung der Gefäßwände (Intimaverdickung, Kapillaraneurysmen) mit nachfolgender Nekrose u. Gangrän auf. **Formen: 1.** primäres R.-S. (syn. Raynaud-Krankheit): Auftreten der beschriebenen Sympt. ohne erkennbare Grunderkrankung; Mitwirken hormonaler Faktoren bei konstitutionell-hereditärer Labilität; Frauen sind häufiger betroffen als Männer (4 : 1); Auslösung durch endo- u. exogene Noxen sowie psych. Belastung möglich. **2.** sekundäres R.-S. (syn. Raynaud-Phänomen): Auftreten z. B. bei Thrombangiitis obliterans, progressiver Sklerodermie, Arteriosklerose, Halsrippen- u. Scalenus-anterior-Syndrom, Kryoglobulinämie, Kälteagglutininkrankheit, nach versch. Traumen (z. B. Preßlufthammerarbeit) u. Intoxikationen (z. B. durch Schwermetalle, Vinylchlorid).

Rb: chem. Symbol f. Rubidium*.

RBW: Abk. f. **r**elative **b**iologische **W**irksamkeit*.

rd: Kurzzeichen f. Rad*.

RDE: s. Neuraminidasen.

RDS: Abk. f. (engl.) **r**espiratory **d**istress **s**yndrome; s. ARDS, Atemnotsyndrom des Neugeborenen.

Re: chem. Symbol f. Rhenium*.

Re-: auch Red-; Wortteil mit der Bedeutung **1.** zurück, Rück-; **2.** in den früheren Zustand, an die richtige Stelle, Wieder-; von lat. re-.

Re|ab|sorption (↑; lat. absorbere verschlingen) f: s. Rückresorption.

Read-Formel (Jay M. R., Arzt, San Francisco, geb. 1889): (engl.) Read's formula; Formel zur Errechnung einer Grundumsatzabweichung (GUA) in % der Norm:

$$GUA = 0{,}75 \cdot (f + 0{,}74 \cdot a) - 72$$

(f = Pulsfrequenz, a = Blutdruckamplitude); vgl. Löhde-Formel.

Read-Verfahren (Grantley Dick-R., Gyn., London, 1890-1959): (engl.) Read's method; Verfahren zur Erzielung einer schmerzarmen Geburt u. a. durch Aufklärung über den Geburtsvorgang, gezielte Entspannungsübungen und Schwangerengymnastik*.

Re|agens (Re-*; lat. agere tun, vollbringen) n: (engl.) reagent; Prüfungsmittel; Stoff, der durch seine chem. Einwirkung d. Anwesenheit eines anderen erkennbar macht. Vgl. Indikator.

Re|agenz|glas (↑; ↑): Prüfröhrchen, Probeglas.

Re|agenz|papier (↑; ↑): (engl.) test paper; Prüfpapier; z. B. Lackmus-, Kurkuma-, Kongo-, Lyphan-, Stärkepapier; Anw. zur Prüfung auf saure u. alkal. Reaktion; vgl. Schnelltestverfahren.

Re|agibilität (↑; ↑) f: Reaktionsfähigkeit.

Re|agine (↑; ↑) n pl: (engl.) reagins; veraltete Bez. f. **1.** Antikörper* der Klasse IgE; **2.** Wassermann-Antikörper: v. a. bei Syphilis* vorkommende Antikörper, die mit Gewebelipiden reagieren; s. Wassermann-Reaktion.

Re|aktion (↑; ↑) f: (engl.) reaction; Gegenwirkung; **1.** (chem.) Umwandlung einer od. mehrerer Substanzen in andere; vgl. Kettenreaktion; mit Veränderung des pH-Werts als alkal. (s. Basen) od. saure R. (s. Säuren, Azidität); **2.** (physik.) Umwandlung von Atomkernen; vgl. Kettenreaktion; **3.** (physiol.) Muskelreaktion auf e. elektrischen Reiz; s. Reaktion, myotonische; **4.** (allergolog.) Überempfindlichkeitsreaktion; s. Allergie; **5.** (psychol.) passivste Form des Verhaltens*; u. a. als Antwort des Organismus auf spezif. Außenreize od. Auslöser; kann Generalisierung*, Diskrimination* u. Lernen* unterworfen werden, zusammengesetzt die Form eines Verhaltens annehmen od. in geschlossenes sinnvolles Handeln übergehen; **6.** (psychoanalyt.) Abwehrmechanismus*, der zu einem Verhalten führt, das e. verdrängten Wunsch entgegengesetzt ist.

Re|aktion, ana|phylaktische (↑; ↑) f: s. Anaphylaxie.

Re|aktion, ana|phylaktoide (↑; ↑) **f:** (engl.) anaphylactoid reaction; Sonderform der Intoleranz* mit einer der Anaphylaxie* ähnlichen klin. Symptomatik, die schon bei Erstkontakt ohne Sensibilisierungsphase auftreten kann; auslösende Faktoren: Analgetika (sog. Analgetika-Intoleranz, Analgetika-Asthma), histaminfreisetzende Medikamente (z. B. Codein), Nahrungsmittelzusatzstoffe, Röntgenkontrastmittel, dextranhaltige Plasmaersatzstoffe, Anästhetika.

Re|aktion, leukämoide (↑; ↑) **f:** s. Hyperleukozytose. **R., my|asthenische** (↑; ↑) **f:** (engl.) myasthenic reaction; kontinuierl. Amplitudenabnahme des Muskelsummenpotentials in der Elektromyographie* bei repetitiver supramaximaler Reizung; Vork. bei Myasthenia* gravis pseudoparalytica u. symptomatischer Myasthenie*. **R., myo|spastische** (↑; ↑) **f:** (engl.) myospastic reaction; minutenlang persistierende u. meist schmerzhafte Kontraktion der Muskulatur bei Faradisation*; Vork. bei Krampussyndrom*; vgl. Elektrodiagnostik.

Re|aktion, myo|tonische (↑; ↑) **f:** (engl.) myotonic reaction; Verzögerung der Muskelentspannung, die nach willkürl. Bewegungen (z. B. Faustschluß), bei Beklopfen des Muskels, nach direkter od. indirekter elektr. Reizung, Verschieben der Nadelelektrode od. spontan auftreten u. mittels Elektromyographie* nachgewiesen werden kann; bei wiederholter Prüfung meist Abnahme der m. R., bei Kälte Steigerung; **Vork.:** z. B. bei Myotonia* congenita, myotonischer Dystrophie* od. Paramyotonia* congenita.

Re|aktion, neuro|tonische (↑; ↑) **f:** (engl.) neurotonic reaction; langdauernde tetanische Muskelkontraktion bei Reizung des den Muskel innervierenden Nervenstamms; Vork. z. B. bei Myotonia* congenita od. Syringomyelie*; vgl. Elektrodiagnostik. **R., photo|al|lergische** (↑; ↑) **f:** s. Lichtdermatosen. **R., photo|toxische** (↑; ↑) **f:** s. Lichtdermatosen. **R.s|typ, akuter exo|gener** (↑; ↑) **m:** (engl.) acute brain syndrome; Bez. f. akute org. Psychose*; beinhaltet die Vorstellung, daß psychopathol. Erscheinungsbilder der org. Psychosen unspezif. in bezug auf die Ätiol. sind.

Re|aktions|zyklus, sexueller (↑; ↑; Zykl-*) **m:** (engl.) sexual response; physiol. Veränderungen bei Geschlechtsverkehr* u. Masturbation*, die als Abfolge v. Phasen eines Zyklus beschrieben werden (s. ums. Tab.); Frauen u. Männer durchlaufen trotz grundsätzl. Gleichartigkeit des phasenhaften Ablaufs den s. R. im Geschlechtsverkehr nicht notwendig synchron; viele sexuelle Funktionsstörungen können daher als Defizite im Umgang m. diesen physiol. Unterschieden interpretiert werden. Trotz rel. Konstanz des physiol. Prozesses variiert die Erlebnisqualität u. die erreichte Befriedigung intra- u. interindividuell in Abhängigkeit von psych. Faktoren erheblich.

Re|aktion, vitale (↑; ↑) **f:** (engl.) vital reaction; (forens.) Zeichen zur Unterscheidung, ob eine Körperverletzung im Leben od. nach d. Tod entstanden ist; bei Stoß einer Leiche tritt z. B. keine Einblutung in das Unterhautgewebe der betr. Gegend ein.

re|aktiv (↑; lat. activus tätig)**:** (engl.) reactive; in der serol. Diagnostik neuere Bez. f. positiv; entsprechend nicht r. für negativ.

Re|aktiv|bewegung (↑; ↑)**:** (engl.) reactive movement; Bewegung, die im Ggs. zu Spontanbewegungen als Reaktion auf einen körperlichen od. psychischen Reiz erfolgt. Ein Fehlen von R. kommt z. B. als Hypo- od. Akinese bei Parkinson*-Syndrom vor. Vgl. Symptome, extrapyramidale.

Real|angst (lat. realis sachlich, wesentlich)**:** s. Furcht.

Real-time-Verfahren (engl. real time tatsächliche, wirkliche Zeit)**:** (engl.) real-time method; syn. Echt-Zeit-Verfahren; **1.** allg. in d. EDV verwendeter Begriff z. Kennzeichnung der Betriebsart eines Rechnersystems, b. der sichergestellt ist, daß die Datenverarbeitung u. -präsentation quasi simultan z. Datenentstehung erfolgt; **2.** spez. bildgebendes Ultraschallverfahren, bei dem Bewegungsvorgänge, z. B. Kindsbewegungen, Atembewegungen, direkt auf e. Monitor beobachtet u. erfaßt werden können. Vgl. Ultraschalldiagnostik.

Re|ana|stomosierung (Re-*; Anastomose*)**:** (engl.) reanastomosis; Wiederherstellung der Kontinuität eines Hohlorgans (nach vorheriger op. Durchtrennung) durch Anastomose*, z. B. bei Rückverlegung eines Anus praeternaturalis; vgl. Vasostomie.

Re|animation (↑; lat. animatio Belebung) **f:** Wiederbelebung; notfallmäßige Sofortmaßnahmen nach Eintritt eines plötzlichen Herz*-Kreislauf-Stillstandes od. Atemstillstandes* mit Bewußtlosigkeit, die unbedingt innerh. der Wiederbelebungszeit* begonnen werden müssen; **Ziel:** Aufrechterhaltung vitaler Kreislauf- u. Atemfunktionen (u. damit der zerebralen u. myokardialen Sauerstoffversorgung). Die **Basismaßnahmen** zur kardiopulmonalen R. (Herz-Lungen-Wiederbelebung) können unverzüglich ohne medizintechn. Geräte durchgeführt u. von jedem erlernt werden (sog. Laienreanimation); entspr. dem ABC*-Schema umfassen sie primär: **1.** Freimachen der Atemwege durch Überstrecken des Kopfes u. Anheben des Kinns; führt als alleinige Maßnahme in vielen Fällen zum Wiedereinsetzen der Spontanatmung beim Bewußtlosen; **2.** Beatmung* durch Atemspende*; **3.** Herzdruckmassage* mit einer Kompressionsfrequenz von 80-100/min; beginnend mit 2-3 Insufflationen erhält der Erwachsene bei der Ein-Helfer-Methode zwei Beatmungen alle 15 Kompressionsstöße, bei der Zwei-Helfer-Methode eine Beatmung alle fünf Kompressionsstöße, die dadurch nicht unterbrochen werden. Ergänzende **Reanimationsmaßnahmen** erfolgen nach Eintreffen des Rettungsdienstes* bzw. unter Klinikbedingungen; dabei sollten die Basismaßnahmen nicht unterbrochen (max. 15 Sek. für die Intubation) u. die Wirksamkeit der Maßnahmen in kurzen Abständen regelmäßig kontrolliert werden. Eine R. wird so lange fortgeführt, bis Zeichen des irreversiblen Herzstillstandes eintreten od. die Blutzirkulation wieder selbständig aufrechterhalten wird. Die Diagn. des Hirntods* ist unter laufender R. nicht möglich; wiederbelebte Pat. werden intensivmed. überwacht. **Kompl.:** v. a. Verletzungen durch fehlerhafte Herzdruckmassage; Aspiration durch Regurgitation; **Progn.:** abhängig vom

Reanimation durch einen Helfer:
je 15 × Herzdruckmassage
2 × Beatmen

Reanimation durch zwei Helfer:
je 5 × Herzdruckmassage
1 × Beatmen

Reaktionszyklus, sexueller
Körperliche Veränderungen bei Frauen und Männern

Phase	Beide Geschlechter	Frauen	Männer
Erregungsphase	Zeichen beginnender körperlicher Erregung: Zunahme von Herzfrequenz, Blutdruck, Atemfrequenz und -tiefe	Lubrikation der Scheide Hyperämie der Beckenorgane Verlängerung und Erweiterung der Scheide Höhertreten der Zervix Umfangszunahme der Klitoris Vergrößerung und Öffnung der Labien Erektion der Mamillen Hautrötung (sog. Sex flush)	Erektion des Penis Elevation der Hoden Erweiterung des Orificium urethrae evtl. Erektion der Mamillen und Hautrötung (sog. Sex flush)
Plateauphase	Zeichen verstärkter körperlicher Erregung: erhöhter Muskeltonus zunehmender Kontrollverlust	Ausdehnung der Vagina (Zeltphänomen) Zurücktreten der Klitoris unter das Präputium Größenzunahme und hellrote Verfärbung der Labia minora (sog. Sex skin) Verengerung und Hyperämie des Scheideneingangs (Ausbildung der sog. orgastischen Manschette) Vergrößerung der Mamillen Sekretion der Bartholin-Drüsen	Vergrößerung und Rötung der Glans penis Sekretion der Cowper-Drüsen Vergrößerung und Rotation der Hoden Erweiterung der Pars prostatica der Urethra
Orgasmusphase	Höhepunkt der körperlichen Erregung: generalisierte Muskelkontraktionen verschieden ausgeprägte Bewußtseinsveränderungen	Rhythmische Kontraktionen der orgastischen Manschette, des Uterus und der Beckenmuskulatur evtl. Ejakulation aus paraurethralen Drüsen	Ejakulation mit rhythmischen Kontraktionen der Beckenmuskulatur
Rückbildungsphase	Verminderung von Herzfrequenz, Blutdruck, Atemfrequenz und Muskeltonus Rückbildung der Hautrötung	Verkleinerung von Klitoris und Labien Herabsinken von Scheidendach und Uterus, dabei Eintauchen der Zervix in einen u. U. vorhandenen Spermapool	Rückbildung der Erektion des Penis Verkleinerung und Herabsinken der Hoden
Refraktärperiode		(bei Frauen nicht ausgeprägt; unmittelbarer Eintritt in erneute Erregungs- oder Plateauphase möglich)	Individuell verschieden lang verminderte sexuelle Reizempfindlichkeit

Grundleiden, dem Zeitintervall bis zum Einsetzen der R. sowie deren Effizienz; neurol. Ausfälle inf. ischämischer Hirnschädigung mögl., u. U. apallisches Syndrom*; **Kontraind.:** bekanntes unheilbares Grundleiden im terminalen Stadium.

Re|animation, intra|uterine (↑; ↑) **f:** (engl.) intrauterine resuscitation; Behandlung einer fetalen Hypoxie während der Geburt durch medikamentöse Wehenhemmung (s. Tokolyse) u. Lageveränderung (Seitenlagerung, Beckenhochlagerung) zur Vermeidung bzw. zur Zeitüberbrückung bis zu einer gebh. Notoperation.

Re|animation, primäre (↑; ↑) **f:** (engl.) primary resuscitation; (gebh.) Maßnahmen z. Beseitigung eines Depressionszustands* des Neugeborenen unmittelbar nach der Geburt wie Absaugen von Mund- u. Rachenraum, Trachea, Magen, Intubation u. Beatmung (z. B. Zweiphasenmethode nach Semm u. Kriess: Entfaltung der asphykt. Lunge durch konstanten Überdruck, für 5-20 Sek., evtl. mehrfach; rhythm. Wechseldruckbeatmung), Puffertherapie, Schockbehandlung, Verhinderung v. Wärmeverlusten.

Rebound-Phänomen (engl. Rückstoß) **n:** (engl.) rebound phenomenon; Absetzphänomen; **1.** (neurol.) promptes Abbremsen u. kurze Rückstoßbewegung durch reflektor. Innervation der Muskelantagonisten, wenn der gegen den Widerstand des Untersuchers im Ellenbogengelenk rechtwinklig gebeugte Arm des Pat. plötzlich losgelassen wird; beim **pathol.** R.-Ph. kommt es zu einer ausfahrenden Bewegung des Arms; z. B. bei Erkr. des Kleinhirns*, Störungen der Koordination*; vgl. Symptome, zerebellare. **2.** (pharmak.) überschießende, der Wirkung entgegengesetzte Reaktion nach plötzl. Absetzen von Medikamenten nach länger dauernder Ther., z. B.

Tachykardie u. Blutdruckanstieg nach abruptem Absetzen von Betarezeptorenblockern.

Rec.: Abk. f. **1.** (Rez.) Recipe, nimm! **2.** (anat.) Recessus.

Receptaculum seminis (lat. receptaculum Behälter; semen Samen) n: sog. Samenbehältnis; Bez. f. das hintere Scheidengewölbe als Aufnahmeort für ejakuliertes Sperma bei Koitus.

Re|cessus (lat.) m (pl Recessus): Ausbuchtung, Vertiefung. **R. cochlearis** (↑) m: Ausbuchtung des Vorhofs des knöchernen Labyrinths; nimmt das untere Ende des Schneckengangs auf. **R. duo|denalis inferior, superior** (↑) m: untere bzw. obere Bauchfelltasche an d. Flexura duodenojejunalis; kann Anlaß zur Einklemmung von Dünndarmschlingen werden (Treitz-Hernie). **R. el|lipticus** (↑) m: längl. Mulde in d. Wand des Vestibulum des Innenohrs für d. Utriculus. **R. epitympanicus** (↑) m: syn. Atticus; Kuppelraum der Paukenhöhle*. **R. hypo|tympanicus** (↑) m: s. Paukenhöhle. **R. ileo|caecalis inferior, superior** (↑) m: Bauchfelltasche unter- bzw. oberh. der Einmündung des Ileums in das Caecum. **R. inferior omentalis** (↑) m: s. Bursa omentalis. **R. infundibuli** (↑) m: Ausbuchtung des 3. Hirnventrikels in d. Hypophysenstiel. **R. inter|sigmoideus** (↑) m: Bauchfelltasche links unterh. der Wurzel des Colon sigmoideum. **R. lateralis ventriculi quarti** (↑) m: paarige seitl. Ausbuchtung des 4. Hirnventrikels. **R. membranae tympani anterior, posterior** (↑) m: vordere bzw. hintere Trommelfelltasche zw. Trommelfell u. vorderer bzw. hinterer Hammerfalte. **R. membranae tympani superior** (↑) m: syn. Prussak*-Raum. **R. opticus** (↑) m: Ausbuchtung des 3. Hirnventrikels über d. Chiasma opticum. **R. para|duo|denalis** (↑) m: Bauchfelltasche hinter d. Plica paraduodenalis mit Öffnung nach rechts. **R. pharyngeus** (↑) m: Rosenmüller*-Grube. **R. pinealis** (↑) m: Ausbuchtung des 3. Hirnventrikels in d. Epiphyse. **R. piri|formis** (↑) m: Schleimhautbucht zw. Plica aryepiglottica u. Membrana thyrohyoidea bzw. Schildknorpel.

Re|cessus pleurales (↑) m pl: Pleurabuchten; Reserve- od. Komplementärräume der Pleurahöhle; Spalträume, in die bei maximaler Inspiration die Lungen ganz od. teilweise hineingleiten; nach d. begrenzenden Teilen der Pleura parietalis werden sie als Recessus costodiaphragmaticus, Recessus costomediastinalis u. Recessus phrenicomediastinalis bezeichnet.

Re|cessus retro|caecalis (↑) m: Bauchfelltasche hinter d. Caecum. **R. retro|duo|denalis** (↑) m: Bauchfelltasche hinter d. Duodenum mit Öffnung nach links. **R. sacci|formis** (↑) m: **1.** Aussackung der Gelenkkapsel des Ellenbogengelenks unterh. des Lig. annulare radii; **2.** proximale Ausstülpung der schlaffen Kapsel der Articulatio radioulnaris dist. **R. sphaericus** (↑) m: rundl. Mulde in d. medialen Wand des Vestibulums des Innenohrs für d. Sacculus. **R. spheno|ethmoidalis** (↑) m: Bucht der Nasenhöhle zw. oberer Nasenmuschel u. Vorderwand der Keilbeinhöhle. **R. splenicus** (↑) m: s. Bursa omentalis. **Recessus sub|hepatici** (↑) m pl: Spalten zw. Leber u. Colon transversum, Niere, Nebenniere. **Recessus sub|phrenici** (↑) m pl: Spalträume zw. Zwerchfell u. re. Leberlappen. **R. sub|popliteus** (↑) m: Schleimbeutel unter dem M. popliteus; kommuniziert stets mit d. Kniegelenkhöhle. **R. superior omentalis** (↑) m: s. Bursa omentalis. **R. supra|pinealis** (↑) m: Ausbuchtung des 3. Hirnventrikels oberh. der Epiphyse.

Rechen|schwäche: s. Akalkulie, Arithmasthenie.

Recht|eck|strom: Stromart der Reizstrombehandlung, bestehend aus steil ansteigenden u. abfallenden Impulsen mit gleichbleibender Stromstärke während des Stromflusses.

rechts|drehend: s. Isomerie.

Rechts|fähigkeit: bezeichnet ganz allgemein die Fähigkeit jedes Menschen, Träger von Rechten u. Pflichten zu sein; beginnt mit Vollendung der Geburt u. ist nicht zu verwechseln mit der Geschäftsfähigkeit*.

Rechts|herz|hyper|trophie (Hyper-*; Troph-*) f: (engl.) right ventricular hypertrophy; Muskelhypertrophie vorwiegend des re. Herzens, röntg. als sog. Holzschuhherz*; Vork. z. B. bei pulmonaler Hypertension*; EKG-Kriterien für R. (neben anderen): positiver Sokolow*-Index; vgl. Cor pulmonale, Herzhypertrophie.

Rechts|herz|in|suf|fizienz (Insuffizienz*) f: (engl.) right sided heart failure; Form der Herzinsuffizienz mit unzureichender Leistung des re. Ventrikels, die zu e. Rückstau des Bluts im großen Kreislauf mit Anstieg des Venendrucks führen kann; **Urs.:** Linksherzinsuffizienz, Herzinfarkt, Cor pulmonale, Lungenembolie, Kardiomyopathie, abgeborene od. erworbene Herzfehler; **Sympt.:** aufgrund des Blutrückstaus u. des erhöhten zentralen u. peripheren Venendrucks relative Trikuspidalklappeninsuffizienz, Halsvenenpulsationen, periphere Ödeme (prätibial, evtl. präsakral), Hepatomegalie u. Aszites (sog. Stauungsleber), gastrointestinale Störungen (u. a. sog. Stauungsgastritis); **Diagn.:** in der Echokardiographie Rechtsherzvergrößerung, evtl. Pleuraerguß*; EKG wenig typisch, evtl. Zeichen des akuten Cor pulmonale; labordiagn. evtl. Erhöhung der Transaminasen, Proteinurie; **Ther.:** s. Herzinsuffizienz.

Rechts|herz|katheter (Katheter*) m: s. Herzkatheterisierung, Pulmonaliskatheter.

Rechts-Links-Shunt (engl. shunt Nebenschluß, Weiche) m: s. Shunt, Herzfehler, angeborene.

Rechts-Links-Störung: (engl.) right-left disorientation; Form der Agnosie*; Unfähigkeit, rechts u. links unterscheiden zu können; Vork. z. B. bei Gerstmann*-Syndrom.

Rechts|medizin f: med. Spezialgebiet, das sich mit der Anwendung u. Beurteilung medizinisch-naturwissenschaftlicher Erkenntnisse i. R. der Rechtspflege (v. a. in den Bereichen Strafrecht, Arztrecht u. Versicherungsrecht) befaßt; umfaßt als forensische Tätigkeiten u. a. Obduktionen, Spurensicherung, Gutachtertätigkeit.

Rechts|neurose (Neur-*; -osis*) f: sog. Querulanz; Bez. f. ein ichbezogenes, forderndes u. rechthaberisches Verhalten, das oft ein reales Unrecht verallgemeinert u. sich bis zum Wahn* verselbständigen kann. Vgl. Rentenneurose.

Rechts|schenkel|block: (engl.) right bundle branch block; Herzrhythmusstörung mit Blokkierung im re. Schenkel des Erregungsleitungssystems; **Urs.:** oft Hypertrophie des re. Ventrikels od. Vorhofseptumdefekt; **Formen:** **1.** kompletter (klassischer) R.: gestörte Erregung des re. Ventrikels, QRS über 0,12 Sek. verbreitert, oberer Umschlagpunkt* in den parasternalen Brustwandableitungen des EKG verspätet, Kammerendteile rechts präkordial diskordant inf. sekundärer Repolarisationsstörungen; **2.** Wilson-Block: Sonderform des R. mit schlanker R- u. breiter S-Zacke; **3.** inkompletter R. (sog. Rechtsverspätung): nur

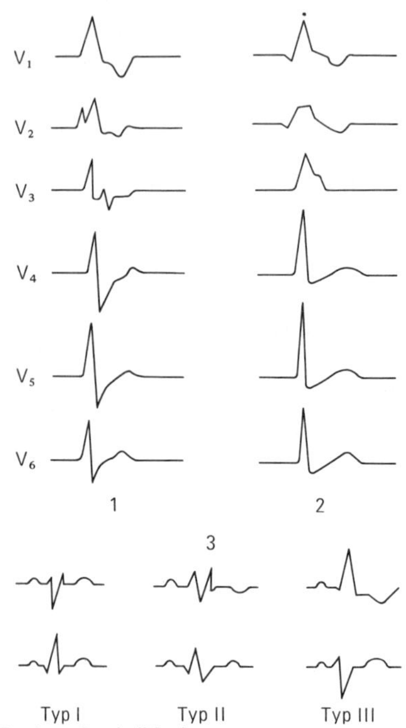

Rechtsschenkelblock:
klassische Form (1), Wilson-Block (2) und unvollständiger Rechtsschenkelblock (3) [531]

geringgradige Leitungsstörung im re. Ventrikel (QRS maximal 0,11 Sek.). Vgl. Hemiblock, Herzblock;

Rechts|typ: s. Lagetyp des Herzens (Tab.).

Rechts|typ, über|drehter: s. Lagetyp des Herzens (Tab.).

Rechts|verschiebung: (engl.) right shift; Übersegmentierung der neutrophilen Granulozyten* (mit mehr als fünf Kernsegmenten); Vork. z. B. bei perniziöser Anämie*. Vgl. Linksverschiebung.

Rechts|verspätung: (engl.) right ventricular conduction delay; im EKG erkennbare, verzögerte Erregungsausbreitung im rechten Ventrikel; am sichersten nachweisbar in den rechts-präkordialen Brustwandableitungen* nach Wilson V_1, V_2 durch die verspätet einsetzende, endgültige Negativitätsbewegung über dem re. Ventrikel (normal 0,01-0,03 Sek.); vgl. Rechtsschenkelblock, Umschlagpunkt, oberer.

Recklinghausen-Krankheit (Friedrich D. von R., Pathol., Königsberg, Straßburg, 1833-1910)**:** **1.** Neurofibromatosis* generalisata; **2.** Osteodystrophia* fibrosa generalisata.

Reclus-Krankheit (Paul R., Chir., Paris, 1847-1914)**:** früher gebräuchl. Bez. f. Mastopathia cystica fibrosa; s. Mastopathie.

Reclus-Phlegmone (↑; Phlegmone*) **f:** s. Holzphlegmone.

Recruitment (engl. Rekrutierung) **n: 1.** Wiedereintritt von ruhenden Zellen in den Zellzyklus (s. Zytokinetik); **2.** (otol.) Lautheitsausgleich im Fowler-Test; s. Audiometrie.

Rect-: auch Rekt-; Wortteil mit der Bedeutung **1.** gerade, aufrecht von lat. rectus; **2.** gerader Darm, Mastdarm (Intestinum rectum).

Rectum (lat. intestinum rectum gerader Darm, Mastdarm) **n:** Mastdarm; s. Rektum.

rectus (lat.)**:** gerade.

Recurring utterances (engl. wiederkehrende Äußerungen) **n pl:** Sprachautomatismen mit stereotyper Aneinanderreihung von Lauten u. Silben; Vork. bei globaler Aphasie*.

re|curvatus (lat.)**:** rückwärts gekrümmt; z. B. Genu recurvatum.

Redien (Francesco Redi, Arzt, Naturforscher, Pisa, Florenz, 1626-1697) **n pl:** (engl.) rediae; dritte Larvengeneration (mit Mundöffnung, Pharynx u. Blinddarm) mancher Trematodes*; entstehen parthenogenet. innerhalb Sporozysten u. erzeugen parthenogenet. Tochterredien od. Zerkarien*.

Redlich-Obersteiner-Zone (Emil R., Psychiater, Wien, 1866-1930; Heinrich O., Neurol., Wien, 1847-1922)**:** (engl.) Redlich-Obersteiner area; Eintrittstelle der Hinterwurzeln der Spinalnerven in d. Rückenmark; Grenze zw. peripherem u. zentralem Nervensystem. Vgl. Nageotte-Stelle.

Redon-Saug|drainage (Henri R., Kieferchir., Paris; Drainage*) **f:** (engl.) Redon's suction drainage; an eine Vakuumflasche angeschlossener, nicht komprimierbarer Kunststoffschlauch mit

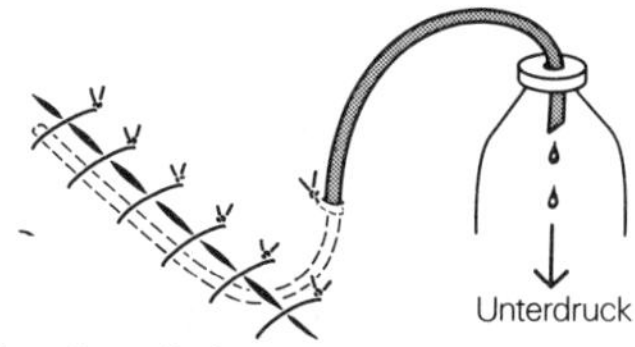

Redon-Saugdrainage:
Durch Dauersog wird die lockere Unterhautfettschicht adaptiert und bluttrocken gehalten. [400]

zahlreichen Öffnungen am Endteil, der zur postoperativen Drainage* für mehrere Tage in die Wunde eingelegt wird.

Red|ox|system n: (engl.) redox system; Abk. f. **Red**uktions**ox**idationssystem; System von zwei Substanzen, die durch Reduktion* bzw. Oxidation* ineinander überführbar sind (z. B. $Fe^{2+} \rightleftharpoons Fe^{3+}$); bringt man in die Lösung eines reversiblen R. eine indifferente Elektrode, stellt sich an dieser das **Redoxpotential** (Maß f. die Oxidations- bzw. Reduktionskraft) ein. Das System mit positiverem Potential wird das mit negativerem oxidieren, letzteres kann ersteres reduzieren. Die Messung kann elektr. od. mit sog. Redoxindikatoren (z. B. Neutralrot) kolorimetr. erfolgen. R. sind für den Energiehaushalt der Zelle sehr wichtig; sie wirken als Katalysatoren mit der Aufgabe, den bei der Dehydrierung freigesetzten Wasserstoff aufzunehmen u. wieder abzugeben, um eine stufenweise Freisetzung der Energie zu ermöglichen. Vgl. Atmungskette.

Redressement (frz. redresser berichtigen) **n:** Redression; konservative Ther. bei Deformitäten (X-Bein, Hackenfuß, Hohlfuß, Klumpfuß, Plattfuß, Spitzfuß) durch manuelle bzw. apparative Korrektur u. Überkorrektur mit anschließender

Fixation durch Verbände (Streifen-, Gipsverband usw.); vgl. Quengeln, Extensionsmethoden.

Re|duktion (lat. reductio Zurückführung) **f:** (engl.) reduction; **1.** (chem.) Vorgang, bei dem einem Stoff Sauerstoff entzogen od. Wasserstoff zugeführt wird; in elektrochem. Sinn ein Vorgang, bei dem Elektronen zugeführt werden u. sich die Wertigkeit erniedrigt; vgl. Oxidation, Redoxsystem; **2.** (chir.) Reduktionsplastik*.

Re|duktions|diät (↑; gr. δίαιτα Lebensweise, Kost) **f:** (engl.) weight reduction diet; Diät zur Gewichtsabnahme.

Re|duktions|mast|ektomie (↑; Mast-*; Ektomie*) **f:** syn. Reduktionsplastik; s. Mammaplastik.

Re|duktions|plastik (↑; -plastik*) **f:** (engl.) reduction plasty; chir. Methode zur Verkleinerung eines Organs; z. B. zur Verkleinerung der Brüste (Mammaplastik*).

Re|duktions|probe (↑)**:** (engl.) reduction test; auf Reduktion beruhender chem. Nachweis von Kohlenhydraten im Harn.

Re|duktions|teilung (↑)**:** syn. Meiose*.

Red|undanz (lat. redundantia Überfülle, Überströmen) **f:** mehrfach wiederholte Information bzw. Beschreibung.

Re|duplikation (Re-*; lat. duplicare verdoppeln) **f:** (engl.) reduplication; ident. Verdoppelung genet. Materials (DNA* od. RNA*); bei d. **doppelsträngigen DNA** normaler Zellen i. d. R. vor einer Zellteilung eintretende Neusynthese jeweils eines Tochterstrangs an den beiden Parentalsträngen als Matrize (semikonservative R.). Dadurch entstehen wieder zwei ident. Doppelstränge. Die R. **einzelsträngiger DNA** bzw. **RNA** (Bakteriophagen*) verläuft über eine replikative Zwischenform (Negativkopie), an der dann wiederum Positivstränge synthetisiert werden können. Die **RNA von Tumorviren** wird dadurch vermehrt, daß zunächst mit Hilfe der reversen Transkriptase die komplementäre DNA synthetisiert wird („Retrotranskription"), die dann der normalen Vermehrung unterliegt. **Mitochondriale DNA** besitzt die Fähigkeit zur Selbstreduplikation. Die In-vivo-R. erfordert energiereiche Substrate (dATP, dGTP, dCTP, dTTP) sowie ein komplexes Enzymsystem mit den DNA*-Polymerasen als wichtigsten Enzymen.

Re|duplikation, identische (↑; ↑) **f:** s. Nukleinsäuren.

Redux (lat. redux zurückführend) **m:** s. Crepitatio.

REDY-Niere: Kurzbez. f. **re**zirkulierende **D**ialyse-Niere; Gerät zur extrakorporalen Nierenersatztherapie auf Adsorptionsbasis mit Unabhängigkeit von einer Wasseraufbereitungsanlage für Reisen u. Heimdialyse; Adsorbenzien sind Zirkoniumverbindungen u. Aktivkohle; Blutzugang über peripheren arteriovenösen Shunt; vgl. Blutreinigungsverfahren.

Re-entry-Tachy|kardie (Re-*; engl. entry Eingang; Tachy-*; Kard-*) **f:** tachykarde Herzrhythmusstörung bei Vork. von anomalen Erregungsleitungsnebenwegen, die unter Umgehung des AV-Knotens eine Kammerkontraktion auslösen können, wenn ein sog. unidirektionaler Herzblock* vorliegt; ausgelöst wird die Tachykardie meist durch e. supraventrikuläre Extrasystole bei refraktärem anomalem Nebenweg u. erregbarem normalem Erregungsleitungsweg. Antegrad kommt es zur Kammerkontraktion, retrograd zur Depolarisation des Nebenwegs, von dem d. Erregung wieder in d. normale Erregungsleitungssystem eintritt (Re-entry-Phänomen). Die Tachykardie persistiert, wenn dieser Kreislauf nicht durch eine weitere supraventrikuläre Extrasystole od. eine Erregungsleitungsverzögerung unterbrochen wird. Vgl. Umkehrextrasystole.

Re|e|volution (↑; lat. evolvere, evolutus herauswälzen, sich entwickeln) **f:** Bez. f. die allmähl. Rückbildung der Bewußtseinsstörung nach epileptischem Anfall; vgl. Epilepsie.

REF: Abk. f. **r**enaler **e**rythropoetischer **F**aktor; s. Erythropoetin.

Re|ferenz|bereiche: (engl.) normal values, reference values; Wertebereiche f. physiol. u. Vitalparameter b. gesunden Menschen; ein Über- od. Unterschreiten der Grenzwerte deutet i. d. R. auf einen pathol. Befund, grenzwertige Parameter erfordern ggf. sorgfältige Kontrolle. Siehe **Übersicht** S. 1300.

Re|ferenz|dosis (Dosis*) **f:** Kurzzeichen D_R; Energiedosis* an einer definierten Stelle im bestrahlten Herdgebiet (Zielvolumen); früher auch als Herddosis bezeichnet.

Re|fertilisierung (Re-*; lat. fertilis fruchtbar)**:** s. Sterilitätsoperation.

Reflekt-: auch Reflect-, Reflex-; Wortteil mit der Bedeutung zurückbiegen; von lat. reflectere, reflexus.

Re|flekto|metrie (↑; Metr-*) **f:** (engl.) reflectometry; Methode zur quant. Analyse von Substraten u. Enzymen mit trägergebundenen Reagenzien durch Messung des reflektierten Lichts; z. B. zur Auswertung von Teststreifen bei Schnelltestverfahren.

Re|flektor (↑) **m:** (engl.) reflector; Reflektorspiegel; konkaver Beleuchtungsspiegel zur Untersuchung im reflektierten Licht (Ohrenspiegel, Ophthalmoskop).

re|flektorisch (↑)**:** als Reflex ablaufend, durch einen Reflex bedingt.

Re|flex, ano|rektaler (↑) **m:** (engl.) anal reflex; reflektor. Kontraktion der Sphinkteren (M. sphincter ani externus et internus) inf. Dehnung des Mastdarms, auch bei Erektion; Grundlage der Kontinenz.

Re|flex|bahnung (↑)**:** (engl.) reflex facilitation; Verkürzung der Gesamtleitungszeit in einem Reflexbogen* durch kurz aufeinander folgende Auslösung von zwei Reflexen; vor Abklingen des ersten Erregungsimpulses erreicht der zweite Reiz die Synapse. Klinische Anw. zur Bahnung von Eigenreflexen durch aktive Vorinnervation od. Jendrassik*-Handgriff.

Re|flex|blase (↑)**:** (engl.) reflex bladder; Bez. f. Miktionsstörung nach Rückenmarkschädigung oberh. Th_{12} bei noch erhaltenem Reflexbogen mit unwillkürlicher Miktion (Blasenautomatie); vgl. Blasenlähmung.

Re|flex|bogen (↑)**:** (engl.) reflex arc; neuronale Verschaltung des reflektor. Erregungsablaufs, der von den reizaufnehmenden Rezeptoren (z. B. Muskelspindeln, Hautrezeptoren) im Endorgan

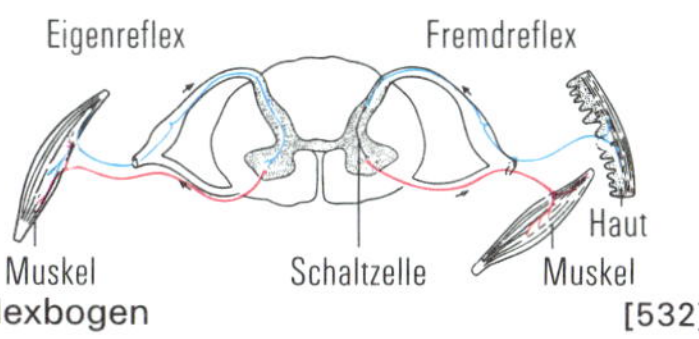

Reflexbogen [532]

R

Referenzbereiche
Serum, Plasma, Vollblut

Parameter	SI-Einheiten		alte Einheiten	
Ammoniak	12 – 55	µmol/l	20 – 94	µg/dl
Bilirubin gesamt	< 17	µmol/l	< 1	mg/dl
direkt	< 5,1	µmol/l	< 0,3	mg/dl
Calcium	2,25 – 2,6	mmol/l	4,5 – 5,2	mval/l
Chlorid	97 – 110	mmol/l	97 – 110	mval/l
Eisen Männer	10 – 28	µmol/l	59 – 158	µg/dl
Frauen	6,6 – 26	µmol/l	37 – 145	µg/dl
Ferritin	15 – 200	µg/l	15 – 200	ng/ml
Glukose	3,6 – 5,6	mmol/l	65 – 100	mg/dl
Harnsäure	120 – 400	µmol/l	2 – 6,7	mg/dl
Harnstoff	1,7 – 8,3	mmol/l	10 – 50	mg/dl
Kalium	3,6 – 5,4	mmol/l	3,6 – 5,4	mval/l
Kreatinin	50 – 110	µmol/l	0,57 – 1,24	mg/dl
Kupfer	11 – 24	µmol/l	70 – 152	µg/dl
Magnesium	0,73 – 1,03	mmol/l	1,9 – 2,5	mg/dl
Natrium	135 – 145	mmol/l	135 – 145	mval/l
Phosphor, anorganischer	0,8 – 1,5	mmol/l	2,5 – 4,6	mg/dl
Proteine (gesamt)	62 – 80	g/l	6,2 – 8	g/dl
Elektrophorese				
Albumine	35 – 52	g/l od. 55 – 64%	(rel. Anteil	
Globuline	22 – 36	g/l od. 35 – 45%	des Gesamteiweißes)[1]	
Alpha-1-Globulin	1,2 – 3,2	g/l od. 2 – 4%		
Alpha-2-Globulin	3,1 – 8	g/l od. 5 – 10%		
Betaglobulin	5 – 9,6	g/l od. 8 – 12%		
Gammaglobulin	7,4 – 16	g/l od. 12 – 20%		
Enzyme[2]				
Alaninaminotransferase (ALT, SGPT)	4 – 17	U/l		
Aspartataminotransferase (AST, SGOT)	4 – 22	U/l		
Aldolase	0,8 – 7	U/l		
Alphaamylase	30 – 155	U/l		
Cholinesterase	1900 – 8000	U/l		
Kreatinkinase	< 55	U/l		
Glutamat-Dehydrogenase (GLDH)	< 4	U/l		
Gammaglutamyltransferase (γ-GT)				
Männer	4 – 28	U/l		
Frauen	4 – 18	U/l		
Alphahydroxybutyrat-Dehydrogenase (α-HBDH)	< 150	U/l		
Laktatdehydrogenase (LDH)	< 195	U/l		
LDH_1	< 65	U/l		
Lipase	20 – 160	U/l		
Phosphatasen				
alkalische Phosphatase	20 – 180	U/l		
saure Phosphatase	< 12	U/l		
Lipide				
Cholesterin	2,62 – 7,67	mmol/l	115 – 260	mg/dl
Gesamtlipide	4,5 – 10	g/l	450 – 1000	mg/dl
Fettsäuren	8,5 – 15,5	mmol/l	240 – 440	mg/dl
Triglyzeride	0,45 – 1,7	mmol/l	40 – 150	mg/dl
Phosphatide	1,9 – 3,2		150 – 250	mg/dl

[1] Die SI-Einheit 1 (eins) ergibt sich durch Multiplikation der Prozentzahl mit 0,01.
[2] SI-Einheit für Enzyme ist das Katal (1 Mol Substratumsatz pro Sekunde). Da aber die „Internationale Einheit" (Unit) noch nicht einmal durchgehende Verbreitung gefunden hat, wurde auf die Angabe in Katal verzichtet. Umrechnung: (U) × 16,67 = (nkat). Referenzbereiche für Enzyme unterliegen großen Schwankungen und können daher nur einen ungefähren Anhaltspunkt geben.

ausgeht, über den afferenten Schenkel das (spinale) Reflexzentrum im ZNS erreicht u. unter Zwischenschaltung eines (monosynaptischer R.) od. mehrerer zentraler Neurone (polysynaptischer R.) über den efferenten Schenkel zum Erfolgsorgan (z. B. Muskel) verläuft. Vgl. Reflexe.

Re|flexe (↑) m pl: (engl.) reflexes; unwillkürlich u. regelhaft ablaufende Vorgänge als physiol. Reaktion eines Erfolgsorgans auf einen adäquaten Reiz; **Einteilung: 1.** monosynaptische R. od. Muskeleigenreflexe (Abk. MER): Reizort u. Erfolgsorgan sind identisch, der Reiz wird über einen monosynaptischen Reflexbogen* vermittelt. Der adäquate Reiz für einen MER ist die Dehnung der Muskelspindel*, Reflexantwort ist die Muskelkontraktion*. **Übersicht** über die klin.

Reflexe Tab. 1
Die wichtigsten physiologischen Fremdreflexe

Bezeichnung	Segmentale Zuordnung	Auslösung (A) und Effekt (E)
Pupillenreflex	N. opticus	A: Belichtung des Auges E: Verengung der Pupille
Kornealreflex	N. trigeminus	A: Betupfen der Kornea mit Wattebausch E: Lidschluß
Würgreflex (Gaumenreflex)	N. glossopharyngeus N. vagus	A: Berühren der Rachenhinterwand mit Spatel E: Hochziehen des Gaumens, Kontraktion der Pharynxmuskulatur
Bauchhautreflex (BHR) (Bauchdeckenreflex (BDR))	$Th_6 - Th_{12}$	A: kurzes Bestreichen der Bauchdecke mit spitzem Gegenstand E: Kontraktion der ipsilateralen Bauchmuskulatur
Kremasterreflex	$L_2 - L_3$	A: Bestreichen der Oberschenkelinnenseite E: Hochziehen des ipsilateralen Hodens
Analreflex	$S_3 - S_5$	A: Bestreichen der Dammhaut E: Kontraktion des M. sphincter ani ext.

Reflexe Tab. 2
Die wichtigsten pathologischen Fremdreflexe

Bezeichnung	Bedeutung	Auslösung (A) u. Effekt (E)
okulozephaler Reflex	diffuse Hirnschädigung	A: passive Drehung des Kopfes E: Zurückbleiben der Bulbi (Puppenaugenphänomen)
Orbicularis-oculi-Reflex (Glabella-, Nasopalpebralreflex)	Läsion kortikopontiner Bahnen, Erkr. des extrapyramidalen Systems	A: Schlag auf die Glabella E: Kontraktion des M. orbicularis oculi
Orbicularis-oris-Reflex (Schnauzreflex)	wie Orbicularis-oculi-Reflex	A: Perkussion der perioralen Muskulatur E: Kontraktion des M. orbicularis oris
Saugreflex	diffuse Hirnschädigung	A: Bestreichen des Mundbereichs E: Saug- u. Schluckbewegungen
Palmomentalreflex	diffuse Hirnschädigung, Erkr. des extrapyramidalen Systems	A: Bestreichen der Handinnenfläche mit spitzem Gegenstand E: Kontraktion der ipsilateralen Kinnmuskulatur

Reflexe Tab. 3
Die wichtigsten Eigenreflexe

Bezeichnung (Synonyme)	Segmentale Zuordnung Nebensegment in Klammern (peripherer Nerv)
Masseterreflex Masseter-Temporalisreflex	N. V_1 (N. trigeminus)
Skapulohumeralreflex	C_4-C_6 N. suprascapularis N. axillaris
Bizepssehnenreflex (BSR)	C_5/C_6 N. musculocutaneus
Radiusperiostreflex (RPR) Brachioradialreflex	C_5/C_6 N. radialis
Trizepssehnenreflex (TSR)	$C_6/C_7/C_8/(Th_1)$ N. radialis
Pronatorenreflex	$C_6/C_7/C_8$ N. medianus
Fingerbeugereflex Trömner-Zeichen Knipsreflex Kino-Reflex	$C_7/C_8/(Th_1)$ Nn. medianus und ulnaris
Quadrizepssehnenreflex Patellarsehnenreflex (PSR) (engl.) knee jerk	(L_2) L_3/L_4 N. femoralis

R

Auslösung (A) und Effekt (E)

A: Bei leicht geöffnetem Mund und entspanntem Unterkiefer wird der Zeigefinger des Untersuchers quer unterhalb der Lippen auf den Unterkiefer gelegt. Schlag auf den Zeigefinger (d. h. indirekt auf den Unterkiefer)
E: Mundschluß

A: Schlag auf den medialen Rand der unteren Skapula
E: Adduktion und Außenrotation des herabhängenden Arms

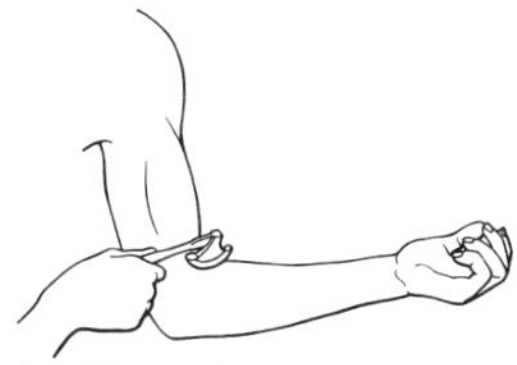

Auslösen des Bizepssehnenreflexes

A: bei leicht adduziertem Oberarm und angewinkeltem Unterarm Schlag auf die Sehne des M. biceps brachii

E: Beugung des Unterarms im Ellenbogengelenk

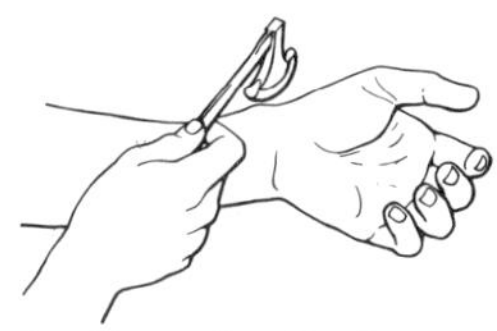

Auslösen des Radiusperiostreflexes

A: Haltung des Armes wie bei der Prüfung des BSR; Schlag auf die radiale Kante des Radiusköpfchens

E: Beugung des Unterarms im Ellenbogengelenk

A: Schlag auf die Sehne des M. triceps brachii oberhalb des Olecranons bei angewinkeltem Unter- und abgewinkeltem Oberarm
E: Streckung des Unterarms

A: Schlag auf die Beugeseite des Radiusköpfchens bei angewinkeltem Unterarm
E: Pronation der Hand und des Unterarms

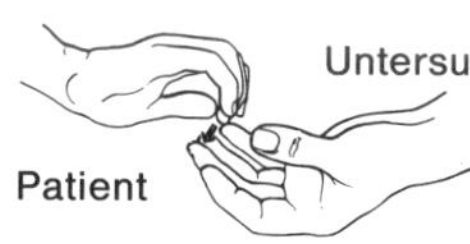

Auslösen des Fingerbeugereflexes nach Trömner

A: 1. Die zuverlässigste ist die von Wartenberg empfohlene Auslösungsart: Der Untersucher legt seinen Zeigefinger auf die locker und leicht angebeugten Finger des Patienten und schlägt mit dem Reflexhammer auf seinen Zeigefinger.

2. Bei Dorsalflexion der Hand schlagen die Finger des Untersuchers schnell und kräftig auf die Fingerbeeren des Patienten (Trömner-Variante).
3. Bei Dorsalflexion der Hand wird das Endglied des Mittel- oder Zeigefingers des Patienten von unten flektiert, die Nägel der genannten Finger werden vom Daumen des Untersuchers nach volar durch eine schnellende Bewegung „geknipst" (Hoffmann-Reflex, Knipsreflex).
E: Beugung der Finger I–V

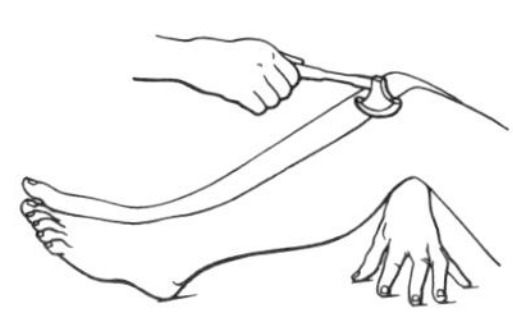

Auslösen des Quadrizepssehnenreflexes

A: Schlag auf die Sehne des M. quadriceps femoris unterhalb der Patella
E: Streckung im Kniegelenk

(Fortsetzung nächste Seite)

R

Reflexe (Fortsetzung) Tab. 3
Die wichtigsten Eigenreflexe

Bezeichnung (Synonyme)	Segmentale Zuordnung Nebensegment in Klammern (peripherer Nerv)
Adduktorenreflex	$(L_2)/L_3/L_4$ N. obturatorius
Triceps-surae-Reflex Achillessehnenreflex (ASR)	$(L_5)/S_1/(S_2)$ N. tibialis
Tibialis-posterior-Reflex	$(L_4)/L_5$
Zehenbeugereflex Rossolimo-Zeichen	S_1/S_2 N. tibialis

wichtigsten MER: s. Tab. 3. Eine Abschwächung od. Aufhebung von MER kommt v. a. bei peripherer Lähmung, Schädigung der Wurzeln der Spinalnerven od. Polyneuropathie vor, seltener als fam. (angeb.) Areflexie od. Adie*-Syndrom; Verlangsamung der Reflexantwort z. B. bei Hypothyreose. Die einseitige Steigerung (Hyperreflexie), meist mit Verbreiterung der Reflexzonen, ist ein Zeichen für eine Pyramidenbahnläsion od. zentrale Lähmung. Eine Hyperreflexie kann bei plötzlicher Dehnung eines Muskels zu rhythmischen Kontraktionen als erschöpflicher od. unerschöpflicher (kontinuierlicher) Klonus führen. Ein unerschöpflicher Klonus ist ein Pyramidenbahnzeichen*. **2.** polysynaptische R. od. Fremdreflexe: Reizort u. Erfolgsorgan sind verschieden, der Reiz wird über einen polysynaptischen Reflexbogen vermittelt; man unterscheidet (z. T. altersabhängig) physiol. u. pathol. Fremdreflexe. **Übersicht** über die klin. wichtigsten Fremdreflexe: s. Tab. 1 u. 2. Die seitendifferente Auslösbarkeit physiol. Fremdreflexe spricht für Schädigungen des zentralen od. peripheren Neurons, z. B. i. S. von Sensibilitätsstörungen; pathol. Fremdreflexe sind v. a. bei Schädigungen der Pyramidenbahn od. des Gehirns auslösbar. Vgl. Reflexe, frühkindliche. **3.** bedingte (konditionierte) R.: R., die nicht durch einen präformierten Reflexbogen vermittelt werden, sondern erst nach Konditionierung* ablaufen.

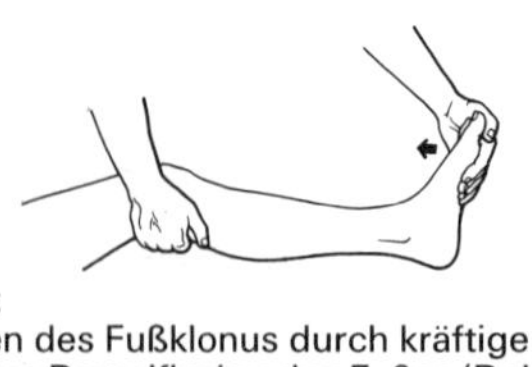

Reflexe:
Auslösen des Fußklonus durch kräftige ruckartige Dorsalflexion des Fußes (Dehnung der Wadenmuskulatur) [159]

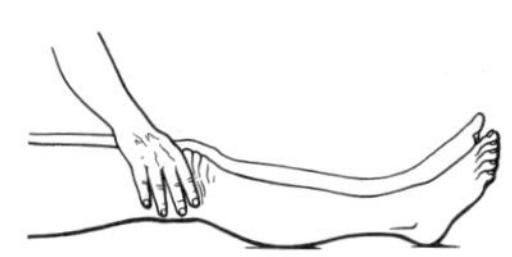

Reflexe:
Auslösen des Patellarklonus durch plötzlichen Druck der Patella nach distal (Reizung des M. quadriceps femoris) [159]

Auslösung (A) und Effekt (E)

A: Schlag auf den Epicondylus medialis
E: Adduktion des Beines

A: Schlag auf die Achillessehne bei abgewinkeltem Bein
E: Plantarflexion des Fußes

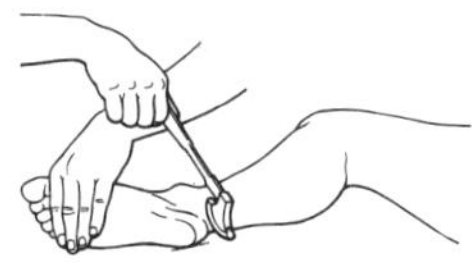

Auslösen des Triceps-surae-Reflexes

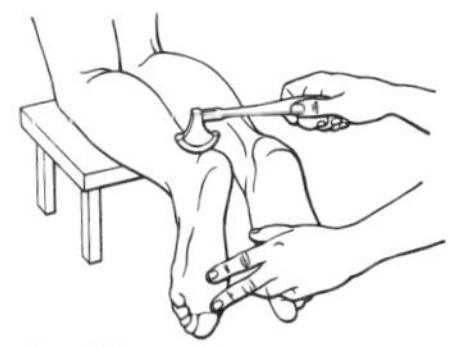

Auslösen des Triceps-surae-Reflexes nach der Methode von Babinski

A: Schlag unter den Malleolus medialis
E: Supination des Fußes
Beachte: schwellennah, deshalb nicht immer auslösbar, relevant ist die Seitendifferenz!

A: Der Untersucher schlägt mit seinen Fingern auf die Zehenkuppen.
E: Beugung der Zehen II–V
Beachte: Für das Rossolimo-Zeichen gilt wie für das Trömner-Zeichen: es handelt sich nicht um ein sicheres Pyramidenbahnzeichen.

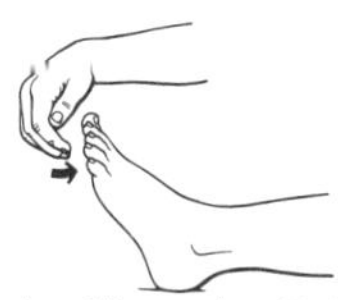

Auslösen des Zehenbeugereflexes nach Rossolimo

Re|flexe, früh|kindliche (Reflekt-*) m pl: (engl.) neonatal reflexes; syn. primitive Reflexe; in der Zeit der ersten Lebenswochen u. -monate physiol. auftretende Vielzahl v. Reflexen* u. Bewegungsautomatismen, die mit zunehmender Ausreifung stammesgeschichtlich jüngerer ZNS-Strukturen (Neostriatum, Großhirnrinde u. Pyramidenbahn) allmählich verschwinden. Charakteristisch für die f. R., deren Fehlen bzw. Seitenasymmetrie ebenso wie ihr verlängertes Bestehenbleiben auf eine zerebrale Störung hinweisen (vgl. Hirnschaden, frühkindlicher), sind die weiten reflexogenen Zonen u. die undifferenzierte Reizbeantwortung durch Bewegungskomplexe (Pallidumeigenschaft). Die Reize werden hauptsächl. von den Hautrezeptoren u. vom Labyrinth aufgenommen; der Reflexbogen läuft über Thalamus u. Pallidum ohne Beteiligung des Großhirns. Zu den f. R. zählen bes. Reflexe der Nahrungsaufnahme, des Lage- u. Bewegungssinns u. Halte- bzw. Stellreflexe.

1. F. R. der Nahrungsaufnahme sind u. a. **Suchreflex** (auch Rooting-Reflex, s. Abb.): Bestreichen der Wange führt zum Verziehen des Mundes u. zur Kopfbewegung in Richtung auf den Reiz; Berühren der Lippen führt zum Spitzen des Mundes (Mundphänomen) u. zu kräftigen Saugbewegungen, dem **Saugreflex**. Zu diesen f. R., die etwa im 3. Lebensmonat verschwinden, zählt auch der beim Füttern zu beobachtende **Schluckreflex**. **2.** F. R. des Lage- u. Bewegungssinns u. Haltereflexe sind u. a. **palmarer Greifreflex** (s. Abb.): Bestreichen der Handinnenflächen führt im 1. Lebenshalbjahr zu Fingerbeugung u. (unter Zug verstärktem) Faustschluß. Analog läßt sich (etwa bis zum 11. Lebensmonat) der **plantare Greifreflex** an der Fußsohle auslösen; **Schreitphänomen** (s. Abb.): Beim Berühren der Fußsohlen des aufrecht gehaltenen Kindes mit der Unterlage führt das Neugeborene (1. Lebensmonat) Schreitbewegungen aus (analog Kriechbewegungen in Bauchlage). Plötzl. Druck auf die Fußsohle bzw. Berührung in ihrer gesamten Fläche bewirkt Streckung aller Gelenke des entspr. Beins (Stehbereitschaft) bei gleichzeitiger Knie- u. Hüftbeugung des anderen, den sog. **Aufrichtungsreflex** (bis zum 6. Lebensmonat); **Galant-Rückgratreflex** (s. Abb.): Bestreichen des Rückens seitl. der Wirbelsäule führt zu deren Biegung, wobei die Konkavität der gereizten Seite zugewendet ist (verschwindet im 3.-6. Lebensmonat); **asymmetrischer tonischer Halsreflex** (bis zum 6. Lebensmonat): Seitwärtsdrehung des Kopfs bewirkt Streckung des dem Gesicht zugewandten Arms m. Tonuserhöhung bei gleichzeitiger Beugung u. Tonusverminderung des anderen Arms (Fechterstellung); häufig sind gleichsinnige Bewegungen auch an der unteren

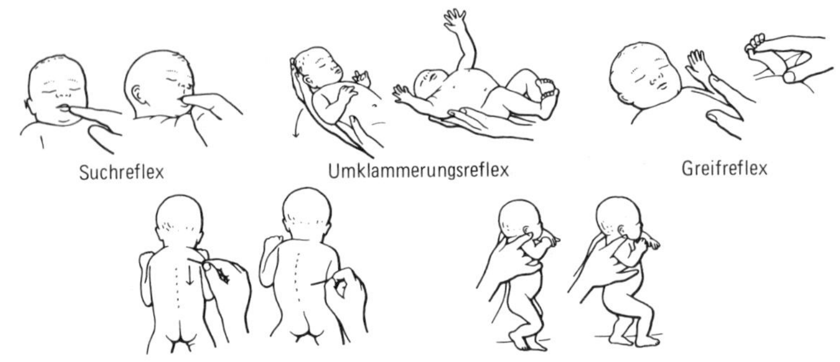

Reflexe, frühkindliche

Extremität nachweisbar; **symmetrischer tonischer Halsreflex:** Neigung des Kopfs nach hinten führt zu Streckung u. Tonuserhöhung der oberen mit gleichzeitiger Beugung u. Tonusverminderung der unteren Extremität. Bei Neigung des Kopfs nach vorn kommt es zur Umkehrung dieses Bewegungungskomplexes. Das Kind kann bei Persistieren dieses pathol. Reflexes nicht kriechen, nur froschartig hopsen; **tonischer Halsextremitätenreflex** (Magnus): passive Drehung des Kopfs bewirkt Anziehen des kontralateralen Beins (bis zum 6. Mon.). Diese **tonischen Halsreflexe** kommen durch Änderung der Kopfhaltung zum Rumpf, **tonische Labyrinthreflexe** durch Änderung von Kopf- u. Körperstellung im Raum zustande; zu letzteren zählen der **Moro-Umklammerungsreflex** (Erschütterungsphänomen, s. Abb.): Das Kind breitet bei lauten Geräuschen, plötzl. Erschütterung der Unterlage bzw. abruptem Zurückfallenlassen des Kopfs die Arme bei gespreizten Fingern aus (1. Phase) u. führt sie anschl. langsam wieder über der Brust zusammen (2. Phase); verschwindet im 3.-6. Lebensmonat; **okulozephaler Reflex** (bis zum 10. Lebenstag): Zurückbleiben der Bulbi bei passiver Drehung des Kopfs (sog. Puppenaugenphänomen). **Fluchtreflexe** lassen sich schon bei unreifen Frühgeborenen an der gesamten Körperoberfläche auslösen. Die b. Neugeborenen u. Säuglingen (immer seltener auch im Kleinkindesalter) zu beobachtende Reizbeantwortung des Plantarreflexes (Bestreichen der Fußsohle) besteht vor Ausreifung des Pyramidenbahnsystems aus d. Zurückziehen des Beins (Fluchtreflex), Heben des äußeren Fußrandes (Monakow-Zeichen) u. Dorsalflexion einer od. mehrerer Zehen; letzteres entspricht wahrscheinl. dem Babinski-Zeichen (I). Ab dem 6. Lebensmonat wird die Sprungbereitschaft (**Schaltenbrand-Reflex**) nachweisbar, die lebenslang erhalten bleibt: Rasches Absenken des Oberkörpers eines freischwebend in Bauchlage gehaltenen Kindes führt zum Vorstrecken der Arme u. Abstützen mit d. geöffneten Händen. Zu den im 2. Lebenshalbjahr besonders aktiven Stellreflexen zählen der **Halsstellreflex** (b. Seitwärtsdrehung des Kopfs folgt der Körper en bloc nach, ab. 2. Monat), **Körperstellreflex** auf d. Körper (der Kopfdrehung folgt zunächst d. Schultergürtel, dann das Becken) u. der **Labyrinthstellreflex** (ermöglicht d. Kopfheben in Bauchlage mit 2 Mon., in Rückenlage mit 4-6 Mon., sowie die normale Einstellung des Kopfs im Raum). Sie werden zum Ende des 1. Lj. schwächer, verschwinden od. werden (abgeändert) in willkürl. Bewegungen eingebaut. Vgl. Lagereaktionen.

Re|flex|epi|lepsie (↑; Epilepsie*) **f:** Form der Epilepsie*, bei der Anfälle durch einfache sensorische Reize (meist visuell), Bewegungen od. komplizierte mentale Prozesse (Entscheiden, Schreiben, Rechnen, Kartenspielen) ausgelöst werden.

Re|flexe, primitive (↑) m pl**:** s. Reflexe, frühkindliche.

Re|flexe, proprio|zeptive (↑) m pl**:** monosynaptische Reflexe; s. Reflexbogen.

Re|flexe, viszero|kutane (↑) m pl**:** (engl.) viscerocutaneous reflexes; bei Reizung, Erkr. od. Schädigung innerer Organe auftretende reflektor. Veränderungen der Haut in den entspr. Head*-Zonen, z. B. Vasokonstriktion od. -dilatation, auch Hyperästhesie, Hyperalgesie, Hyperpathie. Die Afferenzen der inneren Organe werden dabei über sympath. u. parasympath. Fasern zum Rückenmark u. über Rami communicantes zur Haut fortgeleitet.

Re|flex|in|kontinenz (↑; Inkontinenz*) **f:** (engl.) reflex incontinence; Harninkontinenz* inf. pathol. spinaler Reflexaktivität (sog. Reflexblase), z. B. durch kongenitale spinale Fehlbildungen (Meningomyelozele*) od. Querschnittsläsion*; vgl. Blasenlähmung.

Re|flexion (↑) **f:** (physik.) Zurückwerfen von Wellen*, z. B. von Licht, Schall.

Re|flex, okulo|kardialer (↑) **m:** (engl.) oculocardiac reflex; syn. Aschner-Dagnigni-Bulbusdruckversuch, Augendruckversuch; nach Druck auf d. geschlossenen Augen od. Zug an den Augenmuskeln kommt es reflektorisch zu Bradykardie od. Tachyarrhythmie, Hautblässe, Brechreiz, evtl. Kollaps. Vork. physiol. im Kindesalter, pos. bei ca. 50% der Erwachsenen.

Re|flex, psycho|galvanischer (↑) **m:** (engl.) psychogalvanic reflex; Änderung des elektr. Hautwiderstandes als Reaktion auf Schmerzreize u. in Abhängigkeit von der Affektivität (Messung als fragwürdiges Testverfahren, sog. Lügendetektor). **R., reno|renaler** (↑) **m:** (engl.) renorenal reflex; durch einseitige Nierenerkrankung reflektor. (wahrscheinlich über den N. splanchnicus thoracis minor) ausgelöste Schmerzen bzw. Nierenfunktionsstörung der gesunden Gegenseite. **R.tod** (↑)**:** Tod durch eine reflektor. Reaktion auf meist äußere Einwirkung; z. B. Asystolie* bei Schlag od. Druck auf den Karotissinus*, Bolustod*. **R.zonen|massage** (↑) f: s. Bindegewebemassage, Fußreflexzonenmassage.

Re|flux (lat. refluere, refluxus zurückfließen, überfließen) m: Rückfluß.

Re|flux, duo|deno|gastrischer (↑) m: (engl.) duodenogastric reflux; Rückfluß von Galle (Gallensäure) u. Lysolezithin aus d. Duodenum in d. Magen; Vork. sowohl bei Gesunden als auch bei Pat. mit Ulkuskrankheit u. nach Magenoperation, führt zu einer Schädigung der Magenschleimhaut i. S. einer chron.-atrophischen Gastritis* (sog. Refluxgastritis).

Re|flux|gastritis (↑; Gastr-*; -itis*) f: s. Gastritis, Reflux, duodenogastrischer.

Re|flux, gastro|ösophageal̲er (↑) m: (engl.) gastro-oesophageal reflux; Rückfluß v. Magenflüssigkeit in d. Speiseröhre; s. Refluxösophagitis.

Re|flux, hepato|jugulärer (↑) m: (engl.) hepatojugular reflux; Füllung der Jugularvenen bei Druck auf die inf. Herzinsuffizienz od. Pericarditis constrictiva gestaute Leber des m. dem Oberkörper um 30-45° hochgelagerten Pat. aufgrund des vermehrten Blutangebots vor dem rechten Herzen (Verstärkung der Einflußstauung* des Herzens); fehlt bei Hepatomegalie inf. Budd*-Chiari-Syndrom (posthepatischer Block).

Re|flux|öso|phagitis (↑; Ösophagus*; -itis*) f: (engl.) reflux oesophagitis; auch Refluxkrankheit; im unteren Ösophagusbereich lokalisierte peptische Ösophagitis* inf. gastroösophagealen Refluxes von Magensaft bei Kardiainsuffizienz, **Urs.**: fast immer axiale Hiatushernie*; **Sympt.**: Sodbrennen u. saures Aufstoßen insbes. im Liegen, beim Bücken sowie nach Mahlzeiten u. Genuß von Alkohol u. Nicotin, Dysphagie mit intermittierenden epigastrisch-retrosternalen und

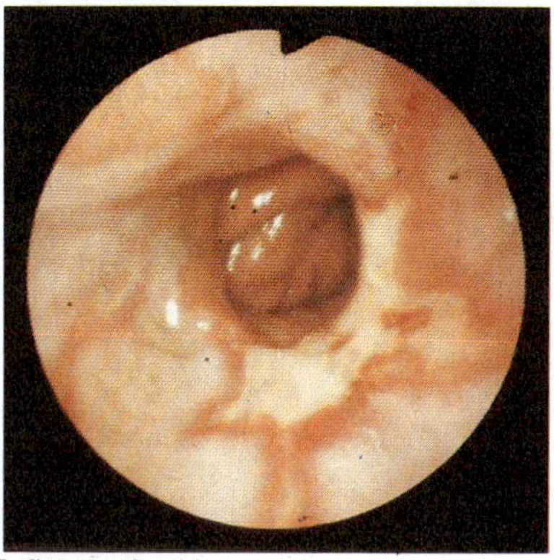

Refluxösophagitis: ösophagoskopischer Befund [62]

pharyngealen Schmerzen, Brennen u. Druckgefühl (s. Tab. 1); **Diagn.**: Ösophagoskopie* mit Biopsie, ggf. Ösophagusmanometrie*; **pathol.-anat. Einteilung** in vier endoskopisch unterscheidbare Schweregrade: s. Tab. 2. Die Veränderungen Grad I u. II können folgenlos ausheilen. **Ther.**: bei Grad I u. II zunächst konservativ mit fett u. eiweißarmer Kost, Verzicht auf Alkohol u. Nicotin, Antazida, Histamin-H_2-Rezeptorenblokker; operativ u. a. Fundoplicatio*, Teresplastik (Fixierung des Magens mit Hilfe des Lig. teres hepatis); **Kompl.**: Blutungen, bei chronisch-ulzeröser R. narbige Stenosierung im Bereich des gastroösophagealen Übergangs, Endobrachyösophagus*, erworbener Brachyösophagus*. Vgl. Schatzki-Ring.

Refluxösophagitis Tab. 1
Die zehn charakteristischen Symptome der unkomplizierten Refluxösophagitis

Pathognomonische Symptome
Aufstoßen von Säure ohne Übelkeit
Sodbrennen
retrosternales Brennen
pharyngeales Brennen
Schmerzen beim Schlucken

Häufige, aber nicht beweisende Symptome
epigastrischer Schmerz
retrosternaler Schmerz
retrosternales Engegefühl
Aufstoßen von Luft
Übelkeit, Brechreiz und Erbrechen

Refluxösophagitis Tab. 2
Stadieneinteilung ösophagealer Epitheldefekte

Grad I	nicht konfluierende Erosionen mit und ohne fibrinoide Nekrose
Grad II	konfluierende Epitheldefekte
Grad III	zirkulärer Epithelverlust durch Erosionen und Ulzera
Grad IV	peptische Striktur bzw. narbige Stenose, marginales Ulkus oft in Verbindung mit Zylinderzellersatz

Re|flux|plastik (↑; -plastik*) f: eigentl. Antirefluxplastik; (urol.) op. Korrektur der Ureterostien zur Verhinderung eines vesikoureteralen Refluxes; vgl. Lich-Grégoire-Operation, Politano-Leadbetter-Operation.

Re|flux, vesiko|renaler (↑) m: (engl.) vesicorenal reflux; Rückfluß von Harn aus der Blase in die (erweiterten) Harnleiter- u. Nierenbeckenkelchsysteme; **Klassifikation: Grad I:** v. R. erreicht nicht das Nierenbecken; **Grad II:** v. R. erreicht das Nierenbecken; **Grad III:** Dilatation des Ureters; **Grad IV:** Dilatation des Nierenbeckens; **Grad V:** Impression der Papillen; **Urs.:** angeb. unvollständige muskuläre Verankerung des Harnleiters mit dem Blasenboden. Das Harnleiterostium ist nach kranial u. lateral displaziert u. klafft hufeisen- od. stadionförmig bzw. golflochartig. **Folge:** mangelhafter od. fehlender Harnleiterostiumverschluß, z. B. während des Pressens bei der Miktion (Miktionsreflux); häufigste Urs. rezidiv. u. therapieresistenter Harnweginfekte im Säuglings- u. Kindesalter; **Diagn.:** (röntg.) nach retrograder Kontrastmittelfüllung der Blase Refluxzystogramm u. Miktionszystographie, evtl. Sonographie nach urethraler CO_2-Insufflation (Nachw. von Gasechos in den Ureteren); Isotopendiagnostik, Endoskopie.

Re|flux, vesiko|ureteraler (↑) m: (engl.) vesicoureteral reflux; ein- od. beidseitiges Zurückfließen von Harn aus der Blase in den Ureter bes. während der Miktion; **Urs.:** primär angeb. (z. B. bei Trigonuminsuffizienz) od. sekundär (z. B. bei

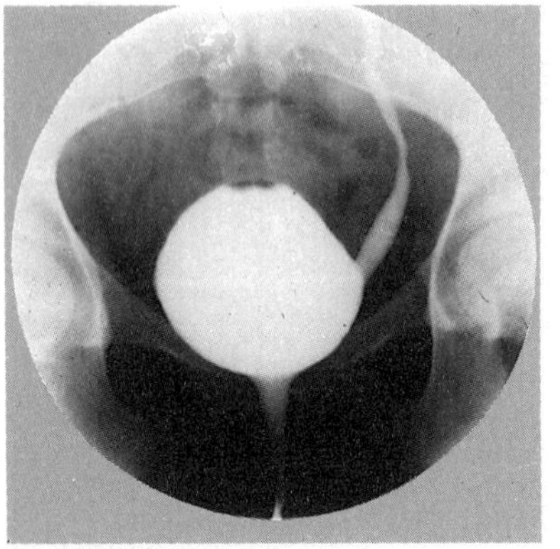

Reflux, vesikoureteraler: Miktionszystourethrogramm mit Reflux in den linken Harnleiter [27]

Zystitis); **Ther.:** ggf. Refluxplastik*; im Erwachsenenalter keine Therapie.

Re|fraktär|phase (lat. refractarius widerspenstig) **f:** (engl.) refractory phase; Zeit nach d. Depolarisation, in der reizbares Gewebe vollständig unerregbar (absoute R.) od. schwer u. schwächer erregbar (relative R., „vulnerable Phase") ist; die absolute R. des Herzmuskels beträgt 0,2-0,3 Sek., des Skelettmuskels wenige Millisekunden.

Re|fraktion (lat. refringere, refractus aufbrechen, hemmen) **f:** (engl.) refraction; Lichtbrechung; beim menschl. Auge d. Beziehung des Gesamtbrechungszustandes aller opt. Medien zur

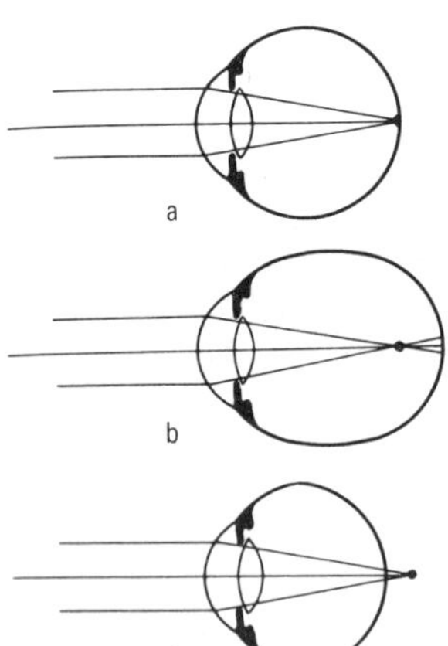

Refraktion:
a: Emmetropie; b: Myopie; c: Hypermetropie [125]

Achsenlänge des Auges, wobei der Fernpunkt des Auges normalerweise im Unendlichen liegt; vgl. Ametropie, Emmetropie.

Re|fraktions|an|omalie (↑; Anomalie*) **f:** (engl.) refractive anomalies, errors; Oberbegriff für die versch. Brechungsfehler der Augen; s. Ametropie.

Re|fraktion|bestimmung (↑): (engl.) refractometry, refraction; (ophth.) Bestimmung der Refraktion*, subjektiv durch Brillengläser, objektiv durch Skiaskopie* od. Refraktometer*. Vgl. Phoropter.

Re|frakto|meter (↑; Metr-*) **n:** (engl.) refractometer; opt. Instrument zur Bestimmung des Brechungsindexes eines Stoffes, meist durch Ermittlung des Grenzwinkels der Totalreflexion bzw. des streifenden Austritts; in der Ophth. angewendet zur Refraktionsbestimmung* des Auges.

Re|frigeratio (lat. Abkühlung) **f:** Erkältung.

Refsum-Syn|drom (Sigvald R., Neurol., Oslo, 1907-1991) **n:** (engl.) Refsum's disease; syn. Heredopathia atactica polyneuritiformis; autosomal-rezessiv erbl. Lipidstoffwechselstörung, bei der der Abbau von Phytansäure durch einen Phytansäure-Alpha-Hydroxylase-Mangel gestört ist u. es zur Speicherung von Tetramethylhexadekansäure kommt; **Klin.:** Manifestation v. a. zw. dem 10. u. 20. Lj. mit Ichthyose der Haut, Knochenanomalien, Retinitis pigmentosa, progredienter Schwerhörigkeit, Polyneuropathie u. zerebellaren Symptomen (v. a. Ataxie); **Diagn.:** Nachweis von Phytansäure in Blut u. Harn; **Ther.:** Diät ohne Gemüse, Obst u. Butter sowie Reduktion tierischer Fette; **Progn.:** unter Diät weitgehende Rückbildung der Sympt. möglich.

Regad-Syn|drom **n:** akut od. protrahiert auftretende, meist einseitige Stieldrehung* des Eileiters, i. d. R. in Zus. mit einem Ovarialtumor od. einer Ovarialzyste; variable **Sympt.** als Ausdruck der peritonealen Reizung bis zum peritonealen Schock, wobei ein druckdolenter Adnextumor palpabel ist; **Progn.:** bei Frühoperation (Acht-Stunden-Grenze) günstig.

Regel||an|omalien (Anomalie*) **f pl:** s. Zyklusstörungen. **R.biß:** s. Neutralbiß. **R.blutung:** Menstruation*.

Regel|kreis: (engl.) control system, feedback mechanism; Vorgang, b. dem ein vorgegebener (Sollwert) mit dem tatsächl. (gemessenen) Wert (Istwert) einer konstant zu haltenden Größe (Regelgröße) verglichen u. an ein regulierendes Zentrum (Regler) gemeldet wird; besteht eine Differenz (Regelabweichung) zw. Soll-Wert u. Ist-Wert der Regelgröße, so erfolgen Steuersignale an ei-

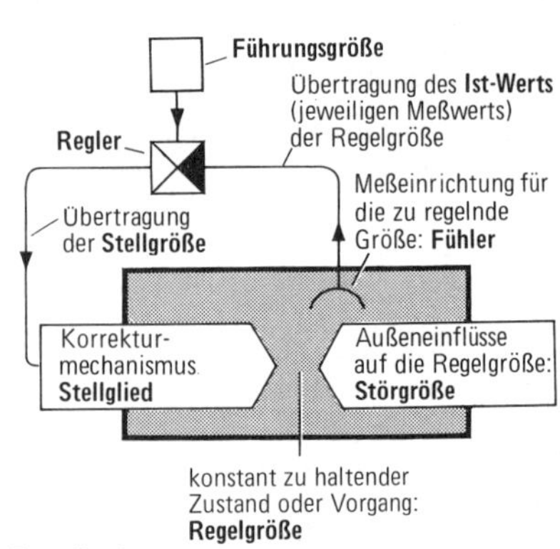

Regelkreis [168]

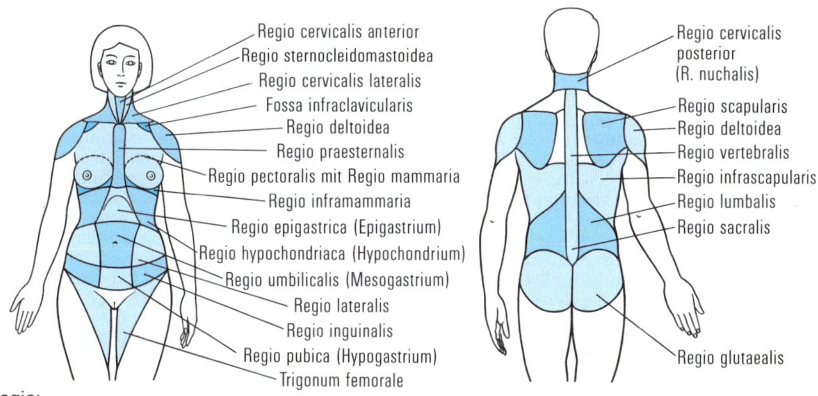

Regio:
wichtige anatomische Regionen des Körpers

nen Korrekturmechanismus; sie haben meist das umgekehrte Vorzeichen der Regelabweichung (negative Rückkopplung*). Die Steuerung durch R. ist ein Prinzip der Lebensvorgänge, z. B. zur Aufrechterhaltung des mittl. Blutdrucks, des mittl. Blutzuckerspiegels u. der Körperkerntemperatur, zur Regelung der Atmung u. von endokrinen Funktionen. Vgl. Kybernetik.

Regen|bogen|farben|sehen: Wahrnehmung von Farbringen um Lichtquellen im Glaukomanfall; Kontrolle des Augeninnendrucks ist unbedingt erforderlich. Vgl. Glaukom.

Regen|bogen|haut: s. Iris.

Re|generation (lat. regenerare von neuem hervorbringen) **f:** Heilung, Wiederherstellung, Ersatz.

Regio (lat.) f: Gegend; (anat.) Körpergegend (s. Abb.).

Region (↑) **f:** Gegend; bes. auch Gegend der Körperoberfläche; s. a. Bauchregionen.

regionär (↑)**:** best. Körpergegend betreffend.

Regional|an|ästhesie (↑; Anästhesie*) **f:** syn. Lokalanästhesie*.

Region, motorische (↑) **f:** (engl.) motor region; Gyrus praecentralis; vgl. Gehirn.

Re|gression (lat. regressio Rückkehr) **f: 1.** Rückbildung von Tumoren unter Therapie; **2.** (psychoanalyt.) Abwehrmechanismus* mit Zurücknehmen reifer u. differenzierter psychischer Verhaltensweisen auf frühkindl. od. entwicklungsgeschichtl. ältere Stufen zur Entlastung von einer als unerträglich empfundenen Situation; **Vork.:** bei Neurose, Schizophrenie, org. Psychose.

Re|gression, kaudale (↑) **f:** (engl.) caudal regression syndrome; Fehlbildungskomplex unbekannter Ätiol. mit Agenesie bzw. Hypoplasie der unteren Wirbelsäule, dysplastischem Becken u. hypoplastischen unteren Extremitäten (bis zur sog. Sirenomelie*) sowie assoziierten intestinalen (meist analen), urogenitalen bzw. kardialen Fehlbildungen; gehäuftes Vork. u. a. bei Kindern diabet. Mütter.

Re|gressions|grade (↑)**:** s. Korrelationskoeffizient.

Re|gressions|grading (↑; engl. to grade einstufen) **n:** histol. od. zytol. Beurteilung therapiebedingter Veränderungen eines konservativ behandelten malignen Tumors, insbes. bei inoperablem Prostatakarzinom.

Regulation, en|zymatische (lat. regula Richtschnur, Norm) **f:** (engl.) enzymatic regulation; Steuerung von Stoffwechselleistungen über die Aktivität spezif. Enzyme*; **1.** Beeinflussung der Enzymaktivität durch: **a)** Limitierung der Substratkonzentration; **b)** kompetierende Stoffe (bei Enzymketten z. B. Rückkopplung* durch Produkthemmung); **c)** Enzymkonkurrenz um das gleiche Substrat; **d)** alloster. Effektoren; **e)** Regulation am Schrittmacherenzym einer Enzymkette; **f)** enzymat. Modifizierung von Enzymen (häufig mit Hilfe von Kinasen), meist verbunden mit einer Regulation der modifizierenden Enzyme durch cyclisches AMP*; **2.** Kompartimentierung von Enzymen in subzellulären Strukturen; **3.** Regulation der Enzymsynthese, kontrolliert durch: **a)** Induktion* und Repression*; **b)** indirekte Kontrolle der Genaktivität über Hormone*.

Regulation, ortho|statische (↑) **f:** (engl.) orthostatic regulation; Mechanismus zur Regulierung des Blutdrucks beim Wechsel von liegender od. sitzender zu aufrechter Körperhaltung; Erhöhung der Herzfrequenz u. des peripheren Gefäßwiderstands, Aktivierung der Katecholaminausschüttung u. des Renin*-Angiotensin-Aldosteron-Systems als Reaktion auf hydrostatische Umverteilung des Blutvolumens. Vgl. Orthostasesyndrom.

Regulator|gen (↑; Gen*) **n:** zur Regulation der Proteinbiosynthese* notwendige DNA-Struktur, die ein dazugehöriges Operon* durch Bildung eines Repressors inaktivieren kann.

Re|gurgitation (Re-*; lat. gurges Schlund) **f:** Zurückströmen: **1.** v. Speisen in d. Mundhöhle, z. B. bei Ösophagusstenose od. Ösophagusdivertikel; **2.** v. Blut aus d. großen Arterien ins Herz od. aus d. Herzkammern in d. Vorhöfe (z. B. bei Herzklappeninsuffizienz mit entspr. systol. oder diastol. Herzgeräuschen).

Re|gurgitations|quotient (↑) **m:** (engl.) regurgitation quotient; Quotient aus Rückflußvolumen u. dem weiter beförderten effektiven Volumen; relevant b. Herzklappeninsuffizienz.

Re|gurgitations|welle (↑)**:** (engl.) regurgitation wave; positive Pulswelle vor einer insuffi-

R

zienten Herzklappe; z. B. hohe V-Welle im Jugularvenenpuls b. Trikuspidalinsuffizienz.

RehaAnglG: Abk. f. Gesetz über die **Angl**eichung der Leistungen der **Reha**bilitation; s. Rehabilitationsrecht.

Re|habilitation (Re-*; lat. habilis passend, tauglich) f: **1.** (allg.) Wiederherstellung, Eingliederung; **2.** Maßnahmen zur Vorbeugung bei bzw. zur Linderung od. Beseitigung von schweren gesundheitl. (seltener auch bei sozial sehr erhebl.) Störungen; i. e. S. die med., berufl. u. soziale Integration Behinderter (s. Behinderung) od. von Behinderung bedrohter Personen gemäß einem med.-sozialen Tatbestand u. bes., meist spez. rehabilitationsrechtl. typisierter Anspruchsgrundlagen (s. Rehabilitationsrecht) durch Rehabilitationsträger (Kranken-, Unfall-, Rentenversicherung, Kriegsopferversorgung u. -fürsorge, Bundesanstalt für Arbeit, Schwerbehindertenfürsorge, Kinder- u. Jugendhilfe, Sozialhilfe). Beim üblichen Fünf-Phasen-Modell der R. (med. Behandlung, Überleitung in die berufl., dann berufl. sowie familiäre u. soziale R.) handelt es sich um eine zuständigkeitsabhängige Konstruktion; demgegenüber postuliert das Normalisierungsprinzip* ein nahtloses u. unbürokratisches Verfahren, das in der Realität die Ausnahme darstellt. Vgl. Ergotherapie, Krankengymnastik, Prävention.

Re|habilitations|recht (↑; ↑): gesetzl. Regelungen mit dem Ziel der Integration Behinderter in Familie, Beruf u. Gesellschaft ohne Rücksicht auf die Urs. der Behinderung* (§ 1 RehaAnglG, § 10 SGB in Verbindung mit Art. 1 GG, Art. 2 Abs. 2 GG u. Art. 3 GG); angestrebt wird die annähernde materiale Gleichstellung mit Nichtbehinderten in vergleichbarer Lebenslage (sog. Finalitätsprinzip) nach Maßgabe der Art u. Schwere sowie der Auswirkungen der Behinderung. Dazu steht ein komplexes, sog. gegliedertes System mit Schutzbestimmungen zugunsten Behinderter (insbes. im Arbeitsleben u. im Verwaltungsverfahrensrecht) sowie von Dienst- u. Sachleistungen zur Verfügung, das durch konkrete Nachteilsausgleiche (z. B. steuerliche Nachlässe) sowie eingliedernde u. subsidiäre Hilfen ergänzt wird (Wirkung der Gesetzgebung nach 1974 i. S. des sog. Kausalitätsprinzips, z. B. beim Sonderschulrecht, bei Anerkennung von Berufskrankheiten). Das R. ist überwiegend **behinderungs- u. verwaltungskonform, nicht behindertengemäß** typisiert; die Handhabung des Gesamtplans der Rehabilitation (§ 5 Abs. 3 RehaAnglG, § 46 BSHG) ist i. d. R. Fortschreibungsprogramm einzelner, unterschiedl. Rehabilitationsleistungen mit dem Risiko von Spätleistungen, Anspruchsüberschneidungen od. Fehlleistungen. Wegen der subsidiären Zuständigkeit jedes aufklärungs- u. beratungspflichtigen Rehabilitationsträgers (v. a. Kranken-, Unfall-, Renten- u. Kriegsopferversorgung, ergänzend Sozialhilfe; ggf. schul. Rehabilitation nach Bundesversorgungsgesetz, GUV u. Kinder- u. Jugendhilfegesetz; berufl. Rehabilitation durch Bundesanstalt für Arbeit) ist die frühere ordnende Bedeutung der Einteilung nach Sozialversicherung, -versorgung u. -fürsorge komplex ausgewachsen. Bei der med. Rehabilitation grundlegend sind die SGBe V (mit Erprobungsregelungen, § 63), VI u. X, das II. Buch der RVO; schul- u. familienrechtl.: Sonderschulrecht der Länder u. § 27 Abs. 3,5 Kinder- u. Jugendhilfegesetz (Abk. KJHG) sowie die Ausführungsgesetze der Länder; berufsrechtl.: Schwerpunkte sind Schwerbehindertengesetz u. Durchführungsverordnungen, III. u. IV. Buch der RVO mit korrespondierenden Bestimmungen, das Gesetz über Sozialversicherung Behinderter, Anordnung des Verwaltungsrates der Bundesanstalt f. Arbeit über d. Arbeits- u. Berufsförderung Behinderter, BVG, Arbeitsförderungsgesetz; sozialrechtl.: BSHG mit Eingliederungshilfeverordnung; allg.: RehaAnglG, SGB I, z. T. auch III u. IV, steuerrechtl. u. Nachteilsausgleichsbestimmungen. Im EG-Recht ist das R. Teil des Sozialrechts u. gering ausgebildet; die nationalen Rechtsmaterien sind z. Z. (bei unterschiedl. Definitionen u. anderen Leistungsinstrumentarien) kaum kompatibel, zumal harmonisierendes EG-Recht fehlt.

Rehbein-Operation (Fritz R., Kinderchir., Göttingen, Bremen, geb. 1911) f: **1.** op. Resektion des aganglionären u. erweiterten Darmabschnitts bei kongenitalem Megakolon* mit Wiederherstellung der Darmkontinuität durch End-zu-End-Anastomosierung der verschiedenlumigen Darmabschnitte unter konischer Einengung des oralen Darmlumens durch Keilexzision u. evtl. Lumenerweiterung des aboralen Darms durch Inzision od. Dehnung; **2.** abdominoperineale Durchzugsoperation bei hohen Formen der anorektalen Fehlbildung*.

Rehn-Fowler-Lagerung (Ludwig R., Chir., Frankfurt a. M., 1849-1930): Beckentieflagerung; vgl. Fowler-Lagerung.

Rehn-Plastik (Eduard R., Chir., Düsseldorf, Freiburg, 1880-1972; -plastik*) f: s. Kutislappenplastik.

Reibe|geräusch: (engl.) attrition murmur, rub; kurz Reiben; durch die Auskultation über Pleura, Perikard od. Peritoneum wahrzunehmendes schabendes Geräusch, wenn eine seröse Haut durch entzündl. Auflagerungen rauh geworden ist u. sich bei Bewegung (Atmung, Herzaktion) am anderen Blatt reibt. Man unterscheidet das sog. extraperikardiale Reiben* u. ein perikardiales R. (s. Perikarditis). Vgl. Atmungsgeräusche, Lederknarren.

Reiben, extra|peri|kardiales: (engl.) extrapericardial rub; syn. pleuroperikardiales Reiben; Form des Reibegeräuschs* bei d. Auskultation; klingt wie Lederknarren u. entsteht durch gegenseitige Verschiebung entzündl. veränderter seröser Häute, z. B. Pleura parietalis gegen Pleura visceralis b. Pleuritis sicca; Pleura mediastinalis gegen Pleura pulmonalis od. Perikard (sog. Pericarditis externa) b. Mediastinitis*. Im ersten Fall ist d. Geräusch atemabhängig, im zweiten ist es auch b. Apnoe nachweisbar (Herzaktion).

Reib|test m: s. Intrakutantest.

Reichel-Syn|drom (Paul F. R., Chir., Chemnitz, 1858-1934) n: (engl.) Henderson-Jones syndrome; syn. Henderson-Jones-Syndrom, polytope Gelenkchondromatose; Bildung multipler, hyaliner, gestielter Knorpelknoten, die mit der Gelenkkapsel in Verbindung stehen, später verkalken, in das Gelenk abgestoßen werden u. zu einer sek. deformierenden Arthrose* führen können; **Ätiol.:** unklar; **Lok.:** v. a. im Knie-, Ellenbogen- u. Hüftgelenk.

Reichert-Knorpel (Karl B. R., Anat., Physiol., Dorpat, Berlin, 1811-1883): (engl.) Reichert's cartilage; Knorpel des 2. Kiemenbogens; liefert die Schenkel des Steigbügels, Griffelfortsatz u. kleine Hörner des Zungenbeins.

Reichs|versicherungs|ordnung: Abk. RVO; vom 19.7.1911 (RGBl. S. 509) in der Fassung vom

R

15.12.1924 (RGBl. I S. 779), häufig ergänzt u. geändert; bildete lange Zeit die einheitl. gesetzl. Grundlage der die Krankenversicherung*, Unfallversicherung* u. Arbeiterrentenversicherung (s. Rentenversicherung) umfassenden Sozialversicherung in der Bundesrepublik Deutschland; die Vorschriften über die Kranken- u. Rentenversicherung sind inzwischen weithin in das Sozialgesetzbuch* aufgenommen worden.

Reich|weite: Bez. f. die Wegstrecke, die ionisierende Teilchen in Materie zurücklegen, bis sie ihre gesamte Energie verloren haben; abhängig von der Art des Teilchens, seiner Primärenergie u. dem durchdrungenen Material; für Gammastrahlung entspricht die R. der Halbwertschichtdicke*, bei Elektronen der Hälfte der Energie (MeV) in cm.

Reife: (engl.) maturity; (lat.) Maturitas; Zustand der Vollendung u. Festigung der körperl. u. psych. Differenzierung u. Integrierung der Lebensanforderungen. Die körperliche R. als Abschluß der körperlichen Entw. wird in Mitteleuropa v. Frauen im Durchschnitt mit dem 17. Lj., v. Männern mit dem 21. Lj. erreicht. Das Erreichen der psych. u. sozialen R. ist demgegenüber ein zeitl. nicht eingrenzbarer, i. d. R. wesentlich länger andauernder, individueller Entwicklungsprozeß. Vgl. Entwicklungsphasen, Lebensabschnitte.

Reife|bestimmung, intra|uterine: (engl.) intrauterine maturity test; Reifebestimmung des ungeborenen Kindes, v. a. durch pränatale Lungenreifediagnostik*, Bestimmung der Fetalgröße* mittels Ultraschalldiagnostik*; vgl. Kephalometrie, intrauterine.

Reifenstein-Syn|drom (Edward C. R., amerikan. Endokrin., 1908-1973) n: s. Feminisierung, testikuläre.

Reife|teilung der Geschlechts|zellen (Zelle*): (engl.) maturation division; Phase während der Oogenese* u. Spermatogenese*, durch die die entstehenden Spermatiden u. die Oozyte II. Ordnung nur noch den einfachen (haploiden) Chromosomensatz enthalten; s. Meiose.

Reife|zeichen des Neugeborenen: (engl.) neonatal maturity signs; Kriterien der Geburtsreife eines Neugeborenen*: Körperlänge mind. 48 cm, Körpergewicht mind. 2500 g, Schulterumfang größer als Kopfumfang (Frank-Zeichen), rel. Kopfhöhe 25 cm (Stratz), rel. Brustumfang 33-35 cm (von Jaschke), subkutane Fettpolster prall, guter Hautturgor, Farbe rosig (nicht rot!), Kopfhaare mind. 2 cm lang, Lanugobehaarung nur noch an Schultern, Oberarmen u. oberem Rücken, Nägel bedecken od. überragen die Fingerkuppen, große Labien bedecken die kleinen, Hoden im Skrotum, Nasen- u. Ohrenknorpel fest. Zur Bestimmung der Schwangerschaftswoche stehen versch. Schemata zur Verfügung (z. B. Farr- od. Petrussa-Index); nach dem neurol. Entwicklungsstatus (s. Reflexe, frühkindliche) ist eine Schätzung möglich. Vgl. APGAR-Schema, Frühgeborenes.

Reifung: (engl.) maturation; autonomer Vorgang der körperlichen u. psychosozialen Differenzierung, der zur somatischen, psychischen u. sozialen Reife* führt u. in verschiedenen Lebensabschnitte* eingeteilt werden kann; vgl. Entwicklungsphasen.

Reifungs|dis|soziation (Dissoziation*) f: (engl.) maturation dissociation; Mißverhältnis im Reifegrad von Kern u. Zytoplasma einer Zelle; z. B. R. der oxyphilen Megaloblasten mit reifem Plasma bei noch unreifem, d. h. großem, nicht pyknotischem Kern bei perniziöser Anämie.

Reil-Finger (Johannes Ch. R., Anat., Halle, Berlin, 1759-1813): Digitus* mortuus.

Reil-Furche (↑): s. Beau-Reil-Querfurchen.

Reil-Insel (↑): s. Insel.

Reilly-Granulations|an|omalie (W. A. R., frz. Arzt; Granulum*; Anomalie*) f: s. Alder-Reilly-Anomalie.

Re|im|plantation (Re-*; In-*; lat. plantare pflanzen) f: s. Replantation.

Re|in|farkt (↑; Infarkt*) m: (engl.) reinfarction; (kardiol.) erneutes Auftreten eines Herzinfarkts*.

Re|in|fektion (↑; Infekt-*) f: (engl.) reinfection; erneute Infektion (Wiederinfektion) mit denselben Erregern nach bereits erfolgter Ausheilung; vgl. Superinfektion, Sekundärinfektion.

Reinke-Kristalle (Friedrich B. R., Anat., Rostock, 1862-1919): (engl.) Reinke's crystalloids; im Zytoplasma der Leydig-Zwischenzellen manchmal nachzuweisende stäbchen- od. keilförmige Eiweißkristalloide.

Reinke-Ödem (↑; Ödem*) n: (engl.) Reinke's oedema; subepitheliales, meist beidseitiges Ödem der Stimmlippen, vorwiegend bei Rauchern u. Personen mit starker Stimmbelastung auftretend, Frauen häufiger betroffen als Männer; **Sympt.:** Heiserkeit, Diplophonie, evtl. Stridor; **Diagn.:** Laryngoskopie; **Ther.:** mikrochir. Abtragung der Schleimhautschwellung, Logopädie.

Rein|kultur (lat. cultura Züchtung) f: (engl.) pure culture; Vorhandensein einer einzigen Bakterienart bei künstl. Züchtung; s. Kulturverfahren.

Reis|agar m: (engl.) rice grain culture medium; Pilznährboden für die Differenzierung v. Hefen insbes. für die Chlamydosporenentwicklung von Candida albicans.

Reise|diar|rhoe (Diarrhoe*) f: (engl.) traveller's diarrhoea; Sammelbez. f. Durchfallerkrankungen unterschiedl. u. häufig unbekannter Ätiol., die Stunden od. Tage nach einem Orts- od. Milieuwechsel auftreten können; sehr häufig bei Reisen in das tropische Ausland; **Urs.:** enterotoxinbildende E.-coli-Stämme (in ca. 50% der Fälle) sowie anderer darmpathogener Bakt. u. Parasiten. Die Auslösung einer R. wird begünstigt durch Faktoren, die mit der Reise in Zus. stehen: Verschiebung der Darmflora zugunsten pathogener E.-coli-Stämme, Milieuwechsel, Diätwechsel, Klimaumstellung, psych. Belastung. Die i. d. R. leichte Symptomatik klingt bei oraler Substitution der Wasser- u. Elektrolytverluste durch Glukose- od. Saccharose-haltige Elektrolytlösungen (3,5 g NaCl, 1,5 g KCl, 2,5 g $NaHCO_3$, 20 g Glukose bzw. Saccharose auf 1 l Wasser) meist nach einigen Tagen ab, evtl. zusätzl. symptomat. Behandlung mit Kohlepräparaten, Kieselsäure. Andernfalls ist gezielte bakteriol. u. parasitolog. Stuhluntersuchung u. ggf. spezif. Therapie erforderlich; Antibiotika u. desinfizierende Präparate sind bei d. unspezif. R. unzweckmäßig u. gefährlich.

Reise|krankheiten: s. Kinetosen.

Reis|feld|fieber: (engl.) rice-field fever; fieberhafte Erkr. mit d. Hauptsymptomen der Meningitis serosa; Erreger: Leptospira bataviae (s. Leptospira); s. Bataviafieber.

Reis|körperchen: s. Corpora oryzoidea.

Reissner-Membran (Ernst R., Anat., Dorpat, Breslau, 1824-1878; Membran*) f: (engl.) Reissner's membrane; Membrana vestibularis; obere

Begrenzung des Ductus cochlearis (häutige Schnecke); s. Labyrinth.

Reis|wasser|stühle: (engl.) rice-water stools; der reiswasser- od. mehlsuppenähnl. Stuhl bei Cholera*.

Reiter-Krankheit (Hans C. R., Hyg., Berlin, 1881-1969): (engl.) Reiter's syndrome; syn. urethro-okulo-synoviales Syndrom, Fiessinger-Leroy-Syndrom, Arthritis dysenterica; durch die Trias Arthritis (bes. der Fuß- u. Kniegelenke), unspezifische Urethritis u. Konjunktivitis (Beteiligung der Uvea möglich) charakterisierte Erkr.; wird zu den Spondylarthritiden gerechnet; Vork. meist bei Männern; **Klin.:** zu Beginn häufig hohes Fieber; negativer Rheumafaktor; als führendes Sympt. Balanitis* erosiva circinata; außerdem papulopustulöse parakeratotische Exantheme bes. an Fußsohlen u. Handinnenflächen (Keratoma blennorrhagicum, s. Abb.), subunguale

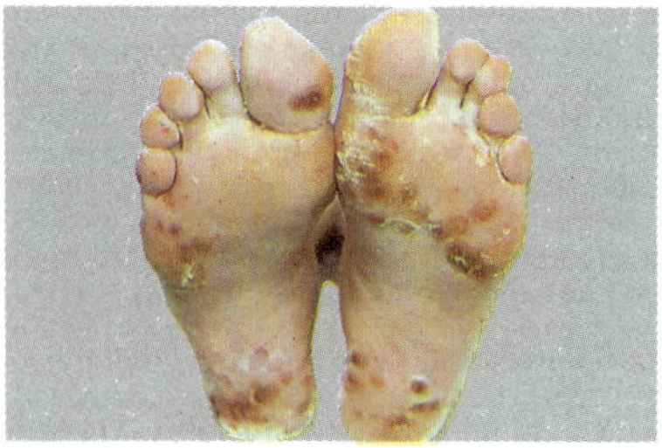

Reiter-Krankheit: Keratoma blennorrhagicum [529]

Keratosen, Onycholyse, Onychodystrophie; gelegentl. geht eine Enteritis voraus. Nach Wochen bis Jahren können Rezidive (Arthritis u. a. Symptome) auftreten. **Urs.:** Auslösung durch gramnegative Bakterien (Enteritis) od. Chlamydien (Urethritis); genet. Disposition als HLA-B27-Assoziation bei 70-80% der Patienten; **Ther.:** symptomatisch Antiphlogistika, Tetrazykline bei Chlamydiennachweis in der Urethra.

Reiter-Spirochäte (↑; gr. σπεῖρα Windung; χαίτη langes Haar) f: historisch als Treponema forans klassifizierte, heute nicht als eigene Species anerkannte, mit Treponema* pallidum antigenetisch eng verwandte (aber im Ggs. zu diesen einfach kultivierbare) Treponemenvarietät, die zur Herstellung von (nicht vollständig spezifischen) Antigenpräparationen für die Syphilisdiagnostik diente.

Reit|hosen|an|ästhesie (Anästhesie*) f: (engl.) saddle block; Sensibilitätsstörungen* (v. a. Anästhesie u. Hypalgesie) im Bereich der spinalen Segmente S_1-S_5 bei Schädigung des Conus medullaris od. der Cauda equina; Vork. v. a. bei Konussyndrom* sowie therap. i. R. von Kaudalanästhesie* u. Sattelblock*.

Reit|knochen: (engl.) rider's bone; Myositis ossificans localisata in d. Schenkelmuskeln bei Reitern.

Reit|therapie f: s. Hippotherapie.

Reiz: Stimulus; **1.** (physiol.) physik. bzw. chem. Prozeß in der Umwelt od. dem Körperinnern, der im Organismus auf Rezeptoren* wirkt u. bei Überschreiten der Reizschwelle* eine Erregung, Reaktion od. Wahrnehmung auslöst; **2.** (psychol.) Bez. f. einen Vorgang, der im Organismus eine Veränderung des psych. Zustands bewirkt; vgl. Konditionierung, Sensibilität.

Reiz|blase: (engl.) irritable bladder; unscharfer Begriff f. einen v. a. bei Frauen vorkommenden chron. Reizzustand des unteren Harntrakts m. vielen anderen Bez.: Zystalgie, Neuralgia vesicae, Blasenneurose; **Sympt.:** Dysurie, imperativer Harndrang, Pollakisurie, suprapubische diffuse Schmerzen beim Sitzen; häufig ausgeprägte Diskrepanz zw. Beschwerden u. Befunden; häufigste **Urs.:** Störungen des psychovegetativen od. endokrinen Systems (sog. neurohormonale R.); **Ther.:** neben der lokalen u. system. Östrogentherapie Beeinflussung der allg. psychovegetativen Regulation; **DD:** Harnweginfektion* u. Veränderungen des unteren Harntrakts, Erkr. benachbarter Beckenorgane, ZNS- u. Rückenmarkerkrankungen (z. B. Multiple Sklerose).

Reiz|ef|fekt, iso|morpher m: s. Koebner-Phänomen.

Reiz|formen: s. Lymphoidzellen.

Reiz|gas|vergiftung: durch versch. Gase, Rauch u. Nebel (z. B. Ammoniak, Chlor, Schwefeldioxid, Stickoxide, Ozon, Salzsäure, Phosgen, Formaldehyd, Phosphorchloride, Isocyanate) ausgelöste Intoxikationserscheinungen, insbes. Reizerscheinungen der Augen u. im Bereich des Respirationstrakts (Konjunktivitis, Tracheitis, Bronchitis bis z. Lungenödem). Vgl. Augenreizstoffe, Atemgifte.

Reiz|gelenk: Bez. f. akute bzw. reaktivierte Gelenkbeschwerden, die häufig mit einem Gelenkerguß* einhergehen; Vork., v. a. bei Kindern, z. B. als sog. Reizknie bei Gonarthritis* bzw. Reizhüfte bei Koxitis*, sowie traumat., degenerativ od. neurogen bedingt.

Reiz|körper|therapie f: (engl.) stimulation therapy; Therapieverfahren der Erfahrungsheilkunde* u. Naturheilkunde*, bei dem durch innere u. äußere Applikation stark reizender Substanzen (Crotonöl, Artemisia-Arten, Cantharidin, Eigenblut u. a.) heilende Effekte v. a. auf den Bewegungsapparat u. die Konstitution induziert werden sollen; vgl. Umstimmungstherapie.

Reiz|kolon (Kol-*) n: (engl.) irritable bowel syndrome; syn. irritables Kolon, Colon irritabile, spastisches Kolon; Syndrom aus Stuhlregulationsstörungen inf. gestörter Darmmotilität bzw. -sekretion; **Ätiol.:** wird den psychosomat. Erkr. zugerechnet u. tritt häufig bei vegetativ vulnerablen Personen auf; **Vork.:** häufig bei Frauen im mittl. Lebensalter, oft als Teil eines psychovegetativen Syndroms*; **Sympt.:** rezidiv. krampfartige Abdominalschmerzen, Diarrhoe od. Obstipation (auch alternierend), Völlegefühl, Blähungen, Flatulenz; anfallartiges Auftreten v. a. in Belastungssituationen; **Sonderformen: 1.** Colitis mucosa mit Abdominalkoliken u. abnormen Schleimbeimengungen zum Stuhl; **2.** Proctalgia* fugax; **Diagn.:** als schmerzhafter Strang palpabler, spastischer „Kolonrahmen"; Kolonkontrasteinlauf od. Koloskopie, bes. bei älteren Pat., kurzer Vorgeschichte, schlechtem AZ u. Blut im Stuhl (Ausschlußdiagnose); **Ther.:** diät. Stuhlregulierung, ggf. Korrektur eines Laxanzienabusus, Bauchdeckenmassage, evtl. Spasmolytika; aufdeckende Psychotherapie od. psychotherap. Betreuung mit Förderung der körperl. Aktivität, ggf. für kurze Zeit leichte Sedativa; **DD:** Amöbiasis, Kolonkarzinom, Colitis ulcerosa, Divertikulitis, Cholelithiasis, Enteritis regionalis Crohn; wegen der geringen Spezifität der Beschwerden u. U. auch klin. Fehlinterpretationen als Pleuritis, Magen-, Pankreas- od. Nierenerkrankung, Appendizitis od. Adnexitis möglich.

Reiz|leitungs|system n: s. Erregungsleitungssystem.

Reiz|magen: (engl.) non ulcer dyspepsia; Form der funktionellen Abdominalbeschwerden* mit Tonussteigerung, Hypermotilität des Magens u. erhebl. Hyperchlorhydrie*; im Ggs.

Reizmagen
Zweistufiges Diagnostikschema zum Ausschluß anderer abdomineller Erkrankungen

1. Gastroduodenoskopie mit Biopsie
   Oberbauchsonographie
   Labordiagnostik: Transaminasen, Lipase, Amylase, alkalische Phosphatase, BKS, Blutbild
2. ösophageale Langzeit-pH-Metrie
   Röntgendiagnostik: Abdomenübersichtsaufnahme, Magen-Darm-Passage, ERCP

zum Ulcus* duodeni treten die Beschwerden nicht periodisch, sondern episodisch auf. **Diagn.:** häufig Ausschlußdiagnose (s. Tab.); Biopsiebefund meist normal; gelegentl. leichte Oberflächengastritis u. auffallend viele Belegzellen. Es besteht eine Disposition für ein Ulcus duodeni. Vgl. Dyspepsie.

Reiz|pleo|zytose (gr. πλεῖος voll; Zyt-*; -osis*) f: durch unspezifische meningeale Reizung (z. B. intrakranielle Blutung) verursachte Pleozytose* im Liquor* cerebrospinalis. Vgl. Syndrom, meningeales; Liquordiagnostik.

Reiz|poly|globulie (Poly-*; Globuline*) f: (engl.) secondary polycythaemia; reaktive Polyglobulie* mit Erythrozytenvermehrung u. Anstieg des Hämoglobins; **Vork.:** z. B. nach längerdauernden Höhenaufenthalten, bei pulmonalen Ventilationsstörungen, vermehrter Produktion von Erythropoetin bei Nierenkarzinom.

Reiz|schwelle: Abk. RL (Abk. f. Reizlimen); auch Absolutschwelle; kleinster Reiz*, der bei Rezeptoren* eine Empfindung auslöst; bei diesen überschwelligen Reizen wird eine Unterschiedsschwelle (auch Differenzlimen, Abk. DL) definiert als derjenige Betrag, um den der vorherige Reiz größer sein muß, um als stärker wahrgenommen zu werden. Bei mittleren Reizstärken ist die Änderung der Reizintensität ein konstanter Bruchteil der Ausgangsreizintensität (sog. Weber-Gesetz). Vgl. Fechner-Gesetz, Schwellstrom, Alles-oder-Nichts-Gesetz.

Reiz||serum (Sero-*) n: zum mikroskop. Nachweis (Dunkelfelduntersuchung*) von Treponema* pallidum b. Syphilis verwendetes Exsudat, das nach Reiben v. Primäraffekten austritt. **R.strom:** (engl.) stimulation current; Bez. f. den v. a. in der Elektrodiagnostik* u. Elektrotherapie* angewendeten Exponentialstrom od. Rechteckstrom. **R.strom|behandlung:** s. Elektrotherapie. **R.therapie** f: s. Reizkörpertherapie. **R.über|flutung:** s. Angstüberflutung.

Re|jektion (lat. reiectio Ablehnung, Zurückstoßen) f: (engl.) rejection; Abstoßung, bes. von transplantierten Organen; s. Abstoßungsreaktion.

Re|kalzi|fizierungs|tetanie (Re-*; Calc-*; lat. facere machen, tun; gr. τέτανος Spannung, Krampf) f: (engl.) postoperative tetany; Tetanie* nach op. Entfernung eines Nebenschilddrüsenadenoms bei Hyperparathyreoidismus*; **Urs.:** Verminderung des Serumcalciums durch gesteigerte Calciumaufnahme in die Knochen.

Re|kalzi|fizierungs|zeit (↑; ↑; ↑): (engl.) recalcification time; nicht mehr gebräuchl. Parameter zum Nachweis einer Störung der Blutgerinnung*; durch die kombinierte Bestimmung von Thromboplastinzeit*, partieller Thromboplastinzeit* u. Thrombinzeit* ersetzt.

Re|kanalisierung (↑; Kanal*): (engl.) recanalization; **1.** (physiol.) Wiedereröffnung eines (thrombosierten) Gefäßlumens i. R. der Organisation von nekrotischem Gewebe; vgl. Revaskularisation; **2.** (therap.) Eröffnung eines verengten od. verschlossenen Gefäßes od. Hohlorgans, z. B. von Blutgefäßen durch Desobliteration*, Angioplastie*, Thrombolyse*; **3.** Refertilisierung: s. Sterilitätsoperation.

Re|klination (lat. reclinare rückwärtsbiegen) f: syn. Reclinatio; Rückwärtsbiegen, Zurückbiegen.

Re|kom|bination (Re-*; Co-*; lat. bini je zwei) f: (engl.) recombination; Bildung neuer Genkombination aus genet. versch. Genomen; bei der allg. R. lagern sich (homologe) DNA-Abschnitte der Genome nebeneinander, die DNA-Stränge werden enzymat. aufgeschnitten, die betr. Abschnitte ausgetauscht u. die DNA-Stränge wieder zusammengefügt. Bei höheren Zellen findet R. beim Crossing* over statt. R. ist auch mögl. zw. Wirts-DNA u. der DNA best. Viren* od. Plasmide*; die fremde DNA wird in d. Wirtsgenom integriert. Die Integration erfolgt in manchen Fällen an spezif. Stellen, in anderen zufällig. Bei Bakt. sind spezif. Gene, sog. rec-Gene, bekannt, die den Rekombinationsprozeß steuern. Durch Reduplikation* wird das neue genet. Material im Genom der Empfängerzelle fixiert; es kommt zu Änderungen im Phänotyp des betroffenen Organismus. Vgl. Transformation, Transduktion, Konjugation.

Re|kon|valeszenten|serum (lat. reconvalescere erstarken, sich erholen; Sero-*) n: (engl.) convalescent serum; von Menschen, die eine best. Infektionskrankheit überstanden haben, in der Rekonvaleszenz od. nach deren Genesung gewonnenes Serum, das durch seinen Gehalt an spezif. Antikörpern prophylaktisch (bei Infektionsgefährdung) od. therap. (bei Erkr.) i. S. einer passiven Immunisierung verwendet werden kann; vgl. Serumprophylaxe, Serumtherapie.

Re|konvaleszenz (↑) f: Genesung; letzte Phase einer Erkr. mit ausklingenden Krankheitserscheinungen bis zur Herstellung der Gesundheit (restitutio ad integrum); vgl. Remission.

Rekord|spritze: s. Injektionsspritzen.

Re|krudeszenz (Re-*; lat. crudescere heftiger werden, zunehmen) f: Wiederverschlimmerung; vgl. Exazerbation.

rektal (Rect-*): das Rektum betreffend.

Rektal|fistel (↑; Fistel*) f: s. Analfistel.

Rektal|temperatur (↑) f: (engl.) rectal temperature; die im Rektum gemessene Körpertemperatur (normal 37,0-37,4°C).

Rekto|pexie (↑; -pexie*) f: (engl.) rectopexy; op. intraabdominale Anheftung des Rektums im Bereich des Kreuz- od. Steißbeins bei Rektumprolaps*.

Rekto|sigmoido|skopie (↑; sigmoideus*; -skopie*) f: s. Proktorektosigmoidoskopie.

Rekto|skopie (↑; -skopie*) f: (engl.) rectoscopy; endoskopische Untersuchung des gasge-

R

füllten Rektums mit einem starren od. flexiblen Spezialendoskop (Rektosigmoideoskop) in Steinschnitt-, Knie-Ellenbogen- od. Seitenlage des Pat., ggf. (in Erweiterung) als Proktorektosigmoidoskopie*; **Ind.:** wichtigste Untersuchungsmethode zur Früherkennung eines Rektumkarzinoms (nach vorheriger rektaler Untersuchung), außerdem in der Diagn. anderer Enddarmerkrankungen u. bei weibl. Genitalkarzinomen zum Ausschluß einer Tumorinfiltration (z. B. bei Zervix- u. Vaginalkarzinom). Vgl. Endoskopie.

Rekto|vaginal|fistel (↑; Vagina*; Fistel*) f: (engl.) rectovaginal fistula; Mastdarm-Scheiden-Fistel; s. Darmfistel.

Rekto|zele (↑; -kele*) f: (engl.) rectocele; Aussackung der hinteren Scheidenwand kurz oberh. des Introitus vaginae inf. Schwäche des Septum rectovaginale bei Descensus* uteri et vaginae; häufig kombiniert m. einer Aussackung des Douglas-Raums m. Herniation v. Darmschlingen (Douglasozele, Enterozele).

Rektum (↑) n: (engl.) rectum; Mastdarm; 15-20 cm langer Abschnitt des Enddarms, der am kranialen Rand des 3. Sakralwirbels aus d. Sigmoid hervorgeht; beim Menschen zwei konstante

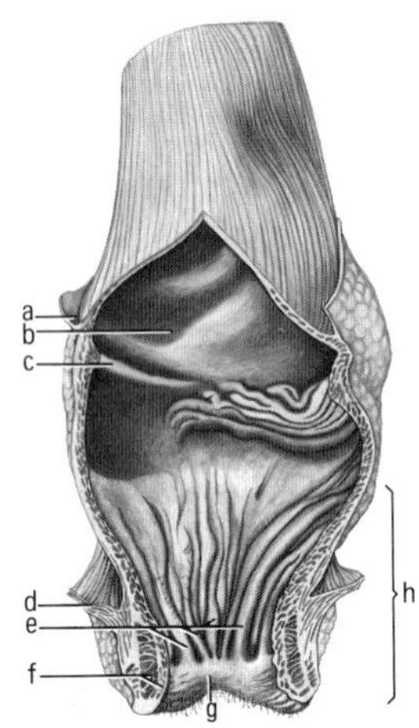

Rektum:
a: Peritoneum (Umschlagstelle); b: Ampulla recti; c: Plica transversalis; d: M. levator ani; e: Columnae anales; f: M. sphincter ani externus u. internus; g: Zona haemorrhoidalis; h: Canalis analis [532]

Krümmungen in d. Sagittalebene: Flexura sacralis, nach hinten konvex, legt sich d. Kreuzbeinkrümmung an, Flexura perinealis, nach vorn konvex. Oberh. der Kohlrausch*-Falte ist das R. vorn u. an bd. Seiten von Bauchfell überzogen (teilweise retroperitoneal), unterh. liegt es extraperitoneal. **Anat.:** s. Abb. Vgl. Darm.

Rektum|bi|opsie (↑; Bio-*; Op-*) f: (engl.) rectum biopsy; Biopsie* aus dem Rektum zur histol. Untersuchung, v. a. bei Verdacht auf maligne Tu., entzündl. Dickdarmerkrankungen u. zum Nachweis von Amyloid.

Rektum|blase (↑): Methode der endgültigen künstlichen Harnableitung*; die Harnleiter sind in das blind verschlossene Rektum eingepflanzt.

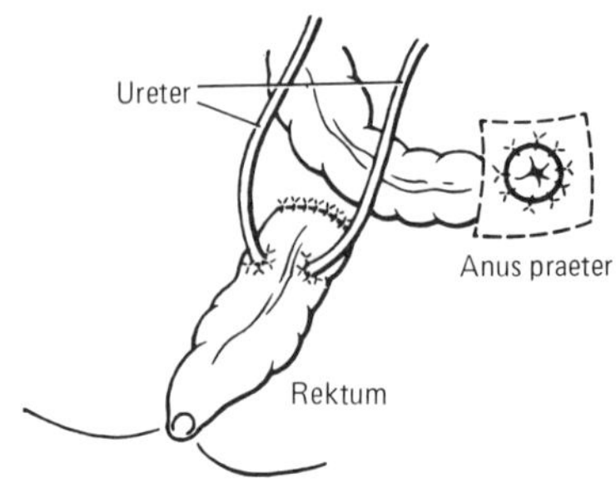

Rektumblase [433]

Die Stuhlentleerung erfolgt getrennt durch einen Anus praeternaturalis sigmoideus (s. Abb).

Rektum|karzinom (↑; Karz-*; -om*) n: s. Karzinom, kolorektales.

Rektum|polyp (↑; Polyp*) m: s. Polyp.

Rektum|pro|laps (↑; Prolaps*) m: (engl.) prolapse of the rectum; Prolaps aller Schichten des Rektums (Invagination), i. w. S. auch Gleithernie des Beckenbodens; **Vork.:** selten angeb., meist erworben (Schwächen des Beckenbodens) bei älteren Frauen u. Mehrgebärenden; **Klin.:** Darmvorfall, Nässen, Blut- u. Schleimabgang, Darminkontinenz; **Ther.:** abdominale Rektopexie*, bei Inkarzeration Resektion des Invaginats, bei Risikopatienten sublevatorische Implantation eines Drahtrings nach Tiersch. Vgl. Analprolaps.

Rektum|re|sektion (↑; Resektion*) f: (engl.) resection of the rectum; op. (Teil-)Resektion des Rektums, u. U. mit zusätzl. Resektion angrenzender Abschnitte des Kolons (v. a. Colon sigmoideum); z. B. Dixon*-Operation, Miles*-Operation, Hartmann*-Operation, Mason*-Operation, Hochenegg*-Durchzugverfahren. Vgl. Darmresektion, Kolektomie.

Rektus|dia|stase (↑; Dia-*; -stase*) f: (engl.) rectus diastasis; Auseinanderweichen der geraden Bauchmuskeln (Mm. recti abdominis) mit Verbreiterung u. ovalärer Vorwölbung der Linea alba; als angeb. Anomalie od. erworben, z. B. nach Bauchoperationen, Geburten. Vgl. Hernie. **R.rand|schnitt** (↑): s. Pararektalschnitt, Kulissenschnitt. **R.scheide** (↑): (engl.) rectus sheath; Vagina musculi recti abdominis; von d. Aponeurosen der platten Bauchmuskeln gebildete fibröse Scheide mit Lamina posterior, Lamina anterior u. Linea arcuata.

Re|kurrens|fieber (lat. recurrere zurückeilen, wiederkehren): s. Borreliosen. **R.parese** (↑; Parese*) f: s. Kehlkopflähmung. **R.spiro|chäten** (↑; gr. σπεῖρα Krümmung; χαίτη langes Haar) f pl: s. Borrelia (recurrentis).

Re|laps (lat. relabi, relapsus zurückfallen) m: Rückfall, Wiederauftreten einer Erkr. nach Besserung; v. a. gebräuchlich bei Abhängigkeit.

Re|lations|patho|logie (lat. relatio Beziehung; Patho-*; -log*) f: (engl.) relation pathology; Bez. f. eine von Ricker 1924 entwickelte Hypothese, wonach jedes Krankheitsgeschehen zu einer Funktionsänderung der Endstrombahn einer Region führt, die durch Ort u. Intensität des auslösenden Reizes bestimmt ist.

Re|laxanzien (lat. relaxare entspannen) n pl: (engl.) relaxants; Mittel zur Entspannung, z. B. Muskelrelaxanzien.

R

Relaxin n: v. a. in Uterus u. Plazenta während der Schwangerschaft gebildetes Polypeptidhormon, das u. a. die Lockerung des Symphysenfugenbindegewebes u. der Cervix uteri vor der Geburt bewirkt.

Release inhibiting factors (engl. to release freisetzen; to inhibit hemmen) m pl: s. Releasing-Hormone.

Releasing factors (↑) m pl: s. Releasing-Hormone.

Releasing-Hormone (↑; Horm-*) n pl: Abk. RH; Bez. f. die im Hypothalamus* z. Steuerung der Hypophysenvorderlappen-Hormone gebildeten, freisetzenden (Releasing factors, Liberine) u. hemmenden Hormone (Release inhibiting factors, Statine); s. Tab.; kurzkettige niedermolekulare Peptide, die in versch. hypothalamischen Kernregionen (Nucleus ventromedialis, Nucleus praemamillaris, Area praeoptica u. suprachiasmatica) synthetisiert werden. Die höchsten Konz. finden sich im Hypophysenstiel, wo die RH über d. neurovaskuläre Kette* in die Pfortadergefäße* der Hypophyse abgegeben werden. Die Wirkungen auf den Vorderlappen der Hypophyse* werden üb. Hormonrezeptoren vermittelt; RH stimulieren dort auch die Hormonsynthese.

Reliabilität (engl. reliable zuverlässig) f: (engl.) reliability; Gütekriterium für Testverfahren, das beschreibt, mit welcher Sicherheit eine Messung bei Wiederholung zu identischen Ergebnissen führt (sog. Retest-Stabilität), wie ähnlich eine Messung gegenüber solchen mit anderen Instrumenten ist (Paralleltest-Reliabilität) od. wie konsistent die Verteilung der Messungen einer nach dem Zufall in zwei Hälften geteilten Studiengruppe bei Vergleich beider Hälften ist (sog. innere Konsistenz); vgl. Validität, Objektivität.

Rem: Abk. f. (engl.) **r**oentgen **e**quivalent **m**an; Symbol rem; bis Ende 1985 zugelassene Einheit der Äquivalentdosis*. Die gültige SI-Einheit ist Sievert* (Sv).

Remak-Ganglien (Robert R., Neurol., Berlin, 1815-1865; Gangl-*) n pl: (engl.) Remak's ganglia; sympathische Ganglienzellen zw. Sinus venarum cavarum (Sinus venosus) u. der rechten Vorhofwand.

Re|manenzen (lat. remanere zurückbleiben) f pl: (engl.) remanences; Aktivierung von Engrammen u. dadurch Erinnerung an zeitlich länger zurückliegende Eindrücke durch neue Wahrnehmungen od. Sinnesreize; s. Gedächtnis; vgl. Déjà-vu-Erlebnis.

Re|medium (lat.) n: Heilmittel; vgl. Arzneimittel, Mittel, galenische.

Re|mission (lat. remissio Nachlassen) f: (vorübergehendes) Zurückgehen von Krankheitserscheinungen, z. B. Nachlassen des Fiebers; als **komplette R.** od. **Vollremission** wird ein Zustand nach Therapie (z. B. einer Leukämie) bezeichnet, der eine Diagnosestellung mit den übl. Mitteln nicht mehr ermöglicht. Der Pat. fühlt sich vollkommen gesund (scheinbare Heilung). Als **partielle R.** od. **Teilremission** wird eine deutl. Besserung von klin. Befunden u. des Allgemeinzustandes, jedoch ohne vollständige Normalisierung, bezeichnet.

Re|motio (lat.) f: Abtragung, Entfernung, Exstirpation.

Remoxi|prid (INN) n: (-)-(S)-3-Brom-N-[(1-ethyl-2-pyrrolidinyl)methyl]-2,6-dimethoxybenzamid (IUPAC); Dopamin-A_2-Antagonist; Verw.: Neuroleptikum (bei schizophrenen Psychosen).

REM-Phase f: s. Schlaf.

REM-Syn|drom n: Abk. f. **r**etikuläre **e**rythematöse **M**uzinose; netzartige, unscharf begrenzte u. leicht erhabene Hautrötungen am Thorax mit Juckreiz, verursacht durch Ablagerung mukoider Substanzen im Korium.

Ren (lat.) m: Niere*.

Ren-: auch Reno-; Wortteil mit der Bedeutung Niere; von lat. ren.

Ren arcuatus (↑) m: s. Hufeisenniere.

Releasing-Hormone

Hypothalamische Releasing-Hormone[1]	Hormone des Hypophysenvorderlappens	Wirkung
Somatotrope Hormone		
SRH/SIH	Somatotropin (STH)	Knochenwachstum; Mobilisierung der Fett- und Glykogen-Reserven
MRH	melanozytenstimulierendes Hormon (MSH)	Ausbreitung der Melanozyten
(PRH)/PIH	Prolaktin	Milchbildung; bei Tieren Brunst
Glandotrope Hormone		
gonadotrope Hormone		
LH (FSH)-RH	luteinisierendes und zwischenzellstimulierendes Hormon (LH/ICSH)	Bildung der Sexualhormone in Eierstock und Hoden
	follikelstimulierendes Hormon (FSH)	Entwicklung und Reifung der Geschlechtszellen
metabolotrope Hormone		
TRH	thyreotropes Hormon (TSH)	Bildung von Schilddrüsenhormonen
CRH	adrenokortikotropes Hormon (ACTH)	Bildung von Rindenhormonen in der Nebenniere

[1] Die Releasing-Hormone (RH) u. Release-inhibiting-Hormone (IH) tragen Kurzbezeichnungen, die von den Namen der zugehörigen Vorderlappenhormone abgeleitet sind.

R

Renculus (Dim. von lat. ren Niere) m: fetaler Nierenlappen, bestehend aus einer Markpyramide mit einem dazugehörigen Teil der Rindensubstanz; die Renculi sind an der Oberfläche der Neugeborenenniere noch durch tiefe Furchen voneinander getrennt, die im Lauf des Lebens verschwinden.

Rendell-Baker-Maske: anatomisch angepaßte Atemmaske* m. sehr geringem Totraum für d. Beatmung* v. Kleinkindern.

Rendu-Osler-Weber-Krankheit (Henri J. R., Int., Paris, 1844-1902): s. Osler-Rendu-Weber-Krankheit.

Ren e|longatus (Ren-*; Ex-*; lat. longus lang) m: sog. Langniere.

Renin n: proteolyt. Enzym unbekannter Struktur (MG 43 000), das v. a. von in den Gefäßwänden afferenter (u. efferenter?) Arteriolen gelegenen, granulierten Epitheloidzellen des juxtaglomerulären Apparats* der Nieren gebildet u. physiol. in geringen Konz. an Nierenblut u. -lymphe abgegeben wird; extrarenale Bildung erfolgt u. a. in Uterus, Leber, Gefäßwänden; Halbwertzeit ca. 30 Min. **Stimulation** der **Ausschüttung** von R. **1.** durch Minderdurchblutung der Nieren (z. B. bei akuter Abnahme des Blutdrucks bzw. des zirkulierenden Plasmavolumens od. inf. Nierenarterienstenose; vgl. Goldblatt-Mechanismus); **2.** durch eine best. Zusammensetzung (insbes. in Abhängigkeit von der NaCl-Konzentration) der Flüssigkeit im distalen Tubulus (Macula-densa-Theorie); verminderte Ausscheidung von NaCl durch Drosselung der Nierendurchblutung u. damit Verminderung des Glomerulusfiltrats*; **3.** über Beta-2-Rezeptoren, die auf zirkulierendes Adrenalin ansprechen, sowie über die sympathischen Nerven der Niere; **4.** bei vermindertem Kaliumspiegel im Blut; **Hemmung** der Reninfreisetzung v. a. durch Angiotensin II, das davon freigesetzte Aldosteron* u. Betarezeptorenblokker. Im Blutplasma setzt R. aus Angiotensinogen* das Angiotensin I frei, das durch das Angiotensin* converting enzyme in das wirksame Angiotensin II überführt wird (vgl. Renin-Angiotensin-Aldosteron-System, Angiotensine). **Bedeutung:** Beim Menschen findet man bei versch. Nierenerkrankungen erhöhte Plasmareninkonzentrationen (wichtig bei der renal bedingten Hypertonie*). Die Beobachtung, daß bei salzreicher Ernährung die Plasmareninaktivität niedrig u. umgekehrt bei salzarmer Ernährung hoch ist, steht dabei insofern im Widerspruch zu der klin.-therap. Erfahrung, daß sich eine Hypertonie i. d. R. durch Reduktion der Kochsalzzufuhr (trotz gleichzeitig erhöhter Reninaktivität im Plasma) günstig beeinflussen läßt.

Renin-Angio|tensin-Aldo|steron-System n: (engl.) renin-angiotensin-aldosterone system; Abk. RAAS; mehrfach, insbes. mit Renin*, rückgekoppeltes komplexes Regulationssystem z. Konstanterhaltung bzw. Normalisierung v. Plasmavolumen, -osmolarität u. Blutdruck, dessen biol. wirksame Substanzen Angiotensin II u. das von ihm aus der Nebennierenrinde direkt freigesetzte Aldosteron* sind (s. Abb.). Angiotensin II ist die am stärksten (peripher u. zentral) vaso-

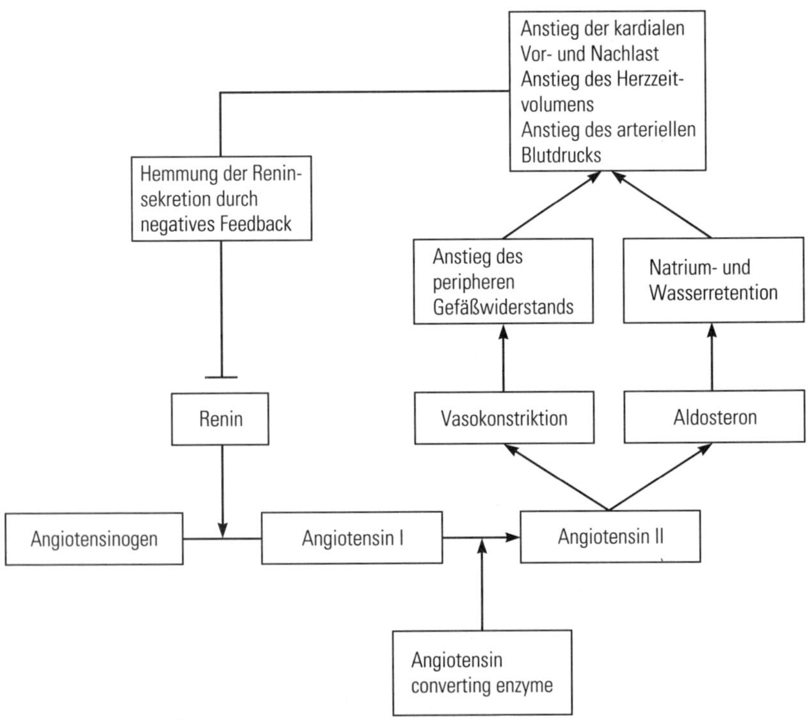

Renin-Angiotensin-Aldosteron-System [487]

R

konstriktor. wirkende physiol. Substanz u. führt an d. Nieren über eine Verminderung der renalen Durchblutung z. Abnahme der glomerulären Filtrationsrate. Aldosteron verstärkt diesen Effekt zusätzl. durch Na^+-Rückresorption u. Verminderung der Wasserausscheidung. Das RAAS wird (physiol.) aktiviert b. Abnahme des zirkulierenden Plasmavolumens (z. B. durch Blutverlust, Schock), Blutdruckabfall (Orthostase) u. a.; nach Salzentzug sowie bei best. Formen der Hypertonie* (maligne, renovaskuläre, evtl. auch primäre Hypertonie) ist das RAAS bei der Aufrechterhaltung des Blutdrucks über direkte Vasokonstriktion u. über Interaktion mit dem Sympathikus* mitbeteiligt. Hemmstoffe des RAAS, insbes. des Angiotensin* converting enzyme, werden als Antihypertensiva* eingesetzt. Komponenten des RAAS sind in versch. extrarenalen Geweben (Speicheldrüse, Arterienwand, Nebenniere, Uterus, auch im Gehirn) nachgewiesen; ihre biol. Bedeutung ist z. Z. noch unsicher. Vgl. Kallikrein-Kinin-System, Angiotensine.

Ren in|formis (Ren-*; In-*; -formis*) m: Klumpniere*.

Ren mobilis (↑; lat. mobilis beweglich) m: syn. Nephroptose*.

Reno-: s. a. Nieren-, Nephr-, Nephro-.

Reno|vaso|graphie (Ren-*; lat. vas Gefäß; -graphie*) f: (engl.) renoangiography; syn. Nierenangiographie; Röntgenkontrastdarstellung der Nieren; dabei kommen zunächst die Nierenarterien (arterielle Phase), dann das Nierenparenchym (Parenchymphase) u. der venöse Abfluß (venöse Phase) zur Darstellung; Durchführung meist als femorale Katheteraortographie (selektive Katheterisierung der Nierenarterien nach d. Seldinger*-Methode); **Ind.:** zur Beurteilung von Form-, Lage-, Gefäßanomalien u. Tumoren der Nieren sowie Nebennieren- u. Retroperitonealprozessen. Vgl. Angiographie, Subtraktionsangiographie, digitale.

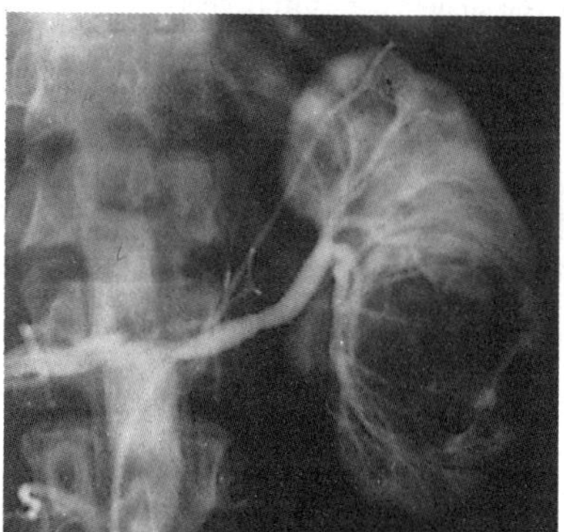

Renovasographie:
Gefäßdarstellung bei Nierentumor [27]

Ren scutulatus (↑; lat. scutulatus rautenförmig) m: sog. Kuchenniere; s. Nierenfehlbildungen.

Renshaw-Zellen (Birdsey R., engl. Neurophysiol., 1911-1948; Zelle*): (engl.) Renshaw cells; hemmende Interneuronen* zw. motor. Vorderhornzelle u. motor. Zelle, die d. Aktivität der motor. Zelle durch negative Rückkopplung bremsen bzw. unterdrücken (sog. **Renshaw-Hemmung**).

Renten|neurose (Neur-*; -osis*) f: (engl.) pension neurosis; sog. Unfallneurose, Begehrungsneurose; Reaktion auf Unfälle od. Kriegsverletzungen, die in vielgestaltigen seelischen bzw. körperl. Beschwerden (z. B. Depression, Gedächtnis- u. Antriebsstörungen, Schlaflosigkeit) auftritt; u. U. kommt ein unangemessen wirkender Entschädigungswunsch als Teil der neurotischen Verarbeitung der Schädigung hinzu. Vgl. Neurose.

Renten|versicherung: Versicherung, die von einem best. Zeitpunkt (z. B. Erreichen des Rentenalters) od. Ereignis (z. B. Tod des Versicherten) an regelmäßige Zahlungen i. d. R. bis zum Tod des Empfängers leistet; als Zweig der Sozialversicherung die gesetzliche R. mit Pflichtversicherung f. alle unselbständigen Arbeitnehmer u. Auszubildende u. freiwilliger Beitrittsmöglichkeit f. Nichtpflichtversicherte; neben der Rentengewährung zählen zu den Leistungen der R. best. Maßnahmen der Prävention u. Rehabilitation; Träger der gesetzlichen R. sind u. a. die Landesversicherungsanstalten u. die Bundesversicherungsanstalt für Arbeit.

Reo|viridae (Virus*; Idio-*) n pl: Abk. f. (engl.) **r**espiratory **e**nteric **o**rphan, frühere Bez. Diplornaviren; Fam. von ca. 100 hüllenlosen, kubischen RNA-Viren (Ø 60-80 nm, Genom aus 10-12 Segmenten linear-doppelsträngiger RNA mit ca. 40 Genen), humanpathogene R. finden sich in den Genera Reovirus (drei Serotypen), Rotavirus* (drei Serotypen) u. Orbivirus*. **Übertragung:** oral-fäkal, z. T. an Vektoren gebunden (Orbivirus), weltweite Verbreitung; **Klin.:** Inf. verlaufen häufig inapparent, sie werden eher bei Kindern u. Jugendlichen als bei Erwachsenen beobachtet u. verlaufen mit enteraler (Diarrhoe, Erbrechen) od. respirator. Symptomatik (z. B. Pharyngitis, Rhinitis).

Re|paration (lat. reparatio Erneuerung, Ausbesserung) f: (engl.) repair; (pathol.) Wiederherstellung mit Defektheilung; z. B. Ersatz von Herzmuskelgewebe durch Bindegewebe (Herzschwiele).

Re|paratur|sy|steme (lat. reparare ausbessern) n pl: (engl.) repair mechanisms; zelluläre, enzymatisch gesteuerte Reparaturmechanismen zur Behebung von Schäden an Molekülen der DNA* inf. Einwirkung von (nichtionisierender) Ultraviolettstrahlung* u. ionisierender Strahlung* auf Zellen; Reparatur durch: **1.** die lichtabhängige enzymatische Zerlegung von UV-induzierten Pyrimidin-Dimeren in Monomere (Photoreparatur); **2.** die sog. Ausschnittreparatur durch Zerschneiden der Nukleotidkette (Endonukleasen), Abbau der Pyrimidin-Dimere enthaltenden Nukleotide (Exonukleasen), Neusynthese des fehlenden Stücks (DNA-Polymerase) u. Schluß der Stranglücke (Ligasen). Durch genet. Defekte der R. kann es bei versch. autosomal-

Schäden korrespondierender Basen (Doppelbasenschäden) u. DNA-Strangbrüche benachbarter Abschnitte (Doppelstrangbrüche) stellen beim Menschen weitgehend irreparable Schäden der DNA dar.

R

rezessiv vererbbaren Krankheiten (Ataxia teleangiectatica, Bloom-Syndrom, Cockayne-Syndrom, Fanconi-Anämie, Xeroderma pigmentosum) zu vermehrtem Auftreten von Hautveränderungen u. Tumoren kommen.

Re|per|fusions|syn|drom (Re-*; lat. perfusio das Darübergießen) n: s. Tourniquet-Syndrom.

Repetitive strain injury (engl.) n: Abk. RSI; Bez. f. überlastungsbedingte schmerzhafte Bewegungseinschränkung der oberen Extremität inf. jahrelanger Tätigkeit an Tastenschreibgeräten.

Re|plantation (Re-*; lat. plantare pflanzen) f: **1.** Wiedereinpflanzen (Reimplantation) eines zuvor verlagerten Organs; **2.** Wiederannähen eines abgetrennten Körperteils (Bein, Arm, Hand, Finger); Voraussetzung f. den Erfolg einer R. ist die Wiederherstellung aller anat. Strukturen, v. a. der vaskulären Versorgung (s. Gefäßnaht, Nervennaht, Sehnennaht) mittels Mikrochirurgie*. Für d. Replantationsfähigkeit eines Amputats ist neben Art der Verletzung u. Zustand des abgetrennten Körperteils (günstig sind glatte Amputationen m. geringer Weichteilzerstörung) dessen sachgerechte Behandlung bis zur R. (s. Tab. 1) wichtig. **Ind.** zur R. von Amputaten: s. Tab. 2. Frühe **Kompl.** sind u. a. Gefäßverschlüsse (Thrombosen), Infektionen u. Nachblutungen; später auftretende u. zur Einschränkung der Gebrauchsfähigkeit führende Kompl. sind Verwachsungen, Sehnenrupturen, Pseudarthrosen, Ankylosen, Fehlstellungen, Osteomyelitis u. ausbleibende Nervenregeneration.

Replantation Tab. 1
Behandlung von Amputaten und Amputationsstümpfen bis zur Replantation

Amputationsstumpf
- keine Reinigungsversuche
- keine Unterbindungen (wenn möglich)
- sterile Kompressionsverbände

Amputat
- keine Reinigungsversuche
- kein Einlegen in irgendwelche Lösungen
- für den Transport in trockene sterile Kompressen oder Tücher einwickeln und in wasserdichtem Plastikbeutel auf Eis (in einem 2. Beutel) legen
- in der Klinik steril einwickeln und bei +4 °C aufbewahren

Replantation Tab. 2
Indikationen

Absolute Indikationen
- Amputation einzelner oder mehrerer Langfinger
- Amputation bei gleichzeitiger Verletzung mehrerer Langfinger
- Amputation des Daumens
- Amputation der Mittelhand
- Amputation der Hand
- Amputationsverletzungen bei Kindern

Relative Indikationen
- Amputation einzelner Endglieder
- Amputation von Langfingern und Zerstörung der Grund- und Mittelgelenke

Re|plikase f: (engl.) replicase; Enzym z. Reduplikation*.

Re|plikation (lat. replicare wieder auseinanderfalten) f: s. Reduplikation.

Re|polarisation (Re-*; gr. πόλος Achsenende) f: (engl.) repolarization; Wiederherstellung des Ruhemembranpotentials nach Depolarisation; vgl. Aktionspotential, Bahn, motorische.

re|ponibel (lat. reponere, repositus zurückstellen): zurückbringbar, einrichtbar; Ggs. irreponibel.

Re|position (↑) f: (engl.) reduction; Wiedereinbringung, Wiedereinrichtung: **1.** einer Fraktur* unter Zug u. Gegenzug nach vorheriger Schmerzausschaltung (ggf. op. als sog. blutige R. mit anschließender Osteosynthese); **2.** einer Luxation*; **3.** einer Hernie* (sog. Bruchtaxis); vgl. Inkarzeration.

Re|pression (lat. reprimere, repressus hemmen) f: Hemmung der Übertragung der genet. Information eines Gens* von der DNA auf die Messenger*-RNA durch einen Repressor; vgl. Proteinbiosynthese, Genexpression, Genregulation.

Re|pressor (lat. Unterdrücker) m: s. Genregulation.

Reprise (frz. Wiederholung) f: deutlich hörbares „ziehendes" Einatmen nach einem Hustenanfall bei Keuchhusten* vor Beginn der nächsten Hustenattacke.

Re|pro|duktions|toxiko|logie (Re-*; lat. producere, productus hervorbringen; Tox-*; -log*) f: (engl.) reproduction toxicology; Bereich der Toxikologie, in dem der Einfluß chem. u. physik. Noxen auf die Reproduktion (Fertilität, pränatale u. postnatale Entw. der Reproduktionsorgane) erforscht wird. Vgl. Pränataltoxikologie, Toxikologie.

Repro|terol (INN) n: (RS)-1,3-Dimethyl-7-{3-[β,3,5-trihydroxyphenethyl)amino]propyl}-2,6(1H,3H)-purindion (IUPAC); Beta-2-Sympathomimetikum; Verw.: Bronchospasmolytikum.

Reptilase f: syn. Batroxobin* (INN); die Blutgerinnung förderndes Gemisch proteolytischer Enzyme u. thromboplastin- u. thrombinähnlicher Faktoren.

Reptilase|zeit: (engl.) reptilase time; Bestimmung der Dauer bis zum Eintritt der Gerinnung in frischem Zitratplasma nach Zusatz von Reptilase-Reagens u. Inkubation bei 37°C; **Prinzip:** Abspaltung eines Peptids A vom Fibrinogen durch in der Reptilase enthaltene thrombinähnliche Endopeptidasen mit Bildung (u. Aggregation) atypischer Fibrinmonomere; **Referenzbereich:** bis zu 20 Sek., weitgehend unbeeinflußbar durch Heparin; verlängert bei A- od. Dysfibrinogenämie, Hyperfibrinolyse u. Verbrauchskoagulopathie, da in Anwesenheit der hochmolekularen Fibrin- bzw. Fibrinogenspaltprodukte X u. Y die Aggregation der atyp. Fibrinmonomere gehemmt ist.

RES: Abk. f. retikuloendotheliales System; s. Monozyten-Makrophagen-System.

Rescinn|amin (INN) n: Alkaloid aus Rauwolfia* serpentina; Verw.: Antihypertensivum (in Kombinationspräparaten).

Re|sectio (Re-*; Sectio*) f: (gebh.) erneute Schnittentbindung*.

Re|sektion (lat. resecare weg-, zurückschneiden) f: (engl.) resection; op. Entfernung von (kranken) Organteilen; z. B. Magen- od. Darmresektion (ggf. mit Wiederherstellung der Kontinuität), transurethrale Resektion, En*-bloc-Resektion. Vgl. Ektomie.

Re|sektion, trans|urethrale (↑) f: (engl.) transurethral resection; Abk. TUR; Elektroresektion* mittels einer durch die Harnröhre eingeführten elektr. Schlinge zu diagn. u. therap. Zwecken; **Ind.**: benigne Prostatahyperplasie, Blasentumoren oder Blasenhalsobstruktion; **Kompl.**: Blutungen, Einschwemmung von Spülflüssigkeit, Perforation, Urethrastriktur, Harninkontinenz. Vgl. Prostataadenomektomie, Sphinkterotomie.

Reserpin (INN) n: Methyl-[11,17α-dimethoxy-18β-(3,4,5-trimethoxybenzoyloxy)-3β,20α-yohimban-16β-carboxylat] (IUPAC); Hauptalkaloid aus Rauwolfia* serpentina mit sedierender

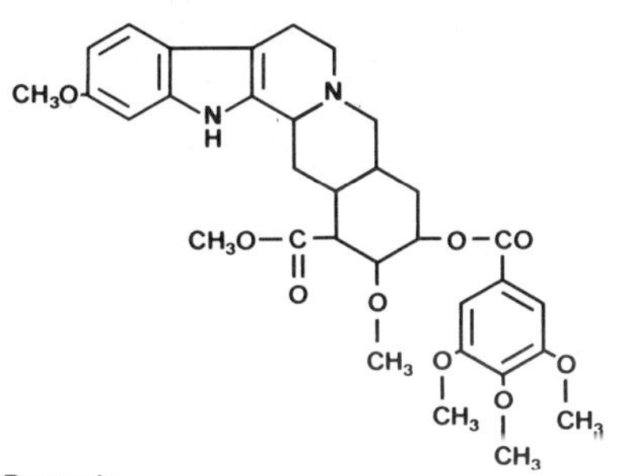

Reserpin

u. blutdrucksenkender Wirkung; Verw.: Antihypertensivum (Antisympathotonikum).

Re|serve|streck|ap|parat m: Retinacula am Kniegelenk; s. Patellafraktur.

Re|serve|volumen n: Abk. RV; s. Lungenvolumina.

Re|serve|wirt: (engl.) reservoir host; auch Parasitenreservoir; Organismus, der Parasiten od. ihre Entwicklungsstadien beherbergen kann, ohne natürlicher Zwischenwirt* od. Endwirt* zu sein (auch der Mensch); für die Ausbreitung von Parasitosen u. U. von großer Bedeutung; vgl. Wirtswechsel.

Re|serve|zell|hyper|plasie (Zelle*; Hyper-*; -plasie*) f: (engl.) reserve cell hyperplasia; von den Reservezellen des zylindr. Drüsen- u. Oberflächenepithels ausgehende doppelreihige bis mehrschichtige Hyperplasie; **Vork.**: hauptsächl. im Bereich der Zervixschleimhaut, insbes. unter gestagener Stimulation; gutartig, gelegentl. Weiterentwicklung zu einem Carcinoma* in situ vom Reservezelltyp.

re|sidual (lat. residuus): zurückbleibend.

Re|sidual|fraktion (↑; lat. fractio Bruch, Bruchstück) f: (engl.) residual fraction; Abk. RF; Verhältnis von endsystol. Restvolumen* zu enddiastol. Ventrikelvolumen; Bestimmung mittels Farbstoffverdünnungsmethode od. aus angiokardiograph. bestimmten Kammervolumina; erhöht b. Herzinsuffizienz.

Re|sidual|harn (↑): s. Restharn.

Re|sidual|kapazität, funktionelle (↑) f: Abk. FRK; s. Lungenvolumina.

Re|sidual|volumen (↑) n: (engl.) residual volume; Abk. RV; das nach maximaler Ausatmung in den Lungen verbleibende Luftvolumen (800-1700 ml); wichtiger als die absolute Größe ist d. Verhältnis aus R. zur Totalkapazität der Lungen (RV/TKL); normal ca. 30%. **Bestimmung: 1.** Fremdgasmischmethode*; **2.** Ganzkörperplethysmographie*; meist Berechnung aus der gemessenen funkt. Residualkapazität abzüglich des exspiratorischen Reservevolumens (s. Lungenvolumina); erhöht bei obstruktiven Atemwegerkrankungen*, z. B. Asthma* bronchiale (reversibel) u. Lungenemphysem (irreversibel).

Re|sidual|wahn (↑): (engl.) residual delusion; Bez. f. Persistieren einer Wahnidee, die i. R. einer Psychose* aufgetreten ist u. nach Rückbildung der Psychose weiter bestehen bleibt.

Re|siduum (lat.) n: Rückstand.

Resina (lat.) f: Harz.

Resine n pl: s. Ionenaustauscher.

Resistance (engl. Widerstand) f: s. Atemwegwiderstand.

Re|sistenz (lat. resistere widerstehen) f: (engl.) resistance; **1.** unspezif. Schutz von Organismen gegenüber Inf. od. Giften (vgl. Immunität); es bestehen Resistenzunterschiede der Arten (z. B. ausschl. menschenpathogene Err.), der Individuen (Konstitution, Alter, Umweltschäden), der Organe (Hautpilze, dermotrope Viren); Abnahme durch Kälteschäden (Erkältung), Nährschäden (Unterernährung, Vitaminmangel), Epithelschäden (Wunden, Verbrennungen), Stoffwechselstörungen (z. B. Diabetes mellitus), körperl. u. seelische Überanstrengungen; sie kann zunehmen durch ausgeglichene Lebensweise, Ernährung u. Abhärtung; vgl. Disposition. **2.** Widerstandsfähigkeit von Mikroorganismen gegen Antibiotika* bzw. Chemotherapeutika*; **a)** natürliche R.: natürliche Eigenschaften der Keime, z. B. Nalidixinsäureresistenz von Kokken, Colistin- bzw. Polymyxin-B-R. der Proteus-Keime od. Nitrofurantoinresistenz der Pseudomonas-Keime; **b)** erworbene R. durch Mutation* u. nachfolgende Selektion durch das antibakt. Mittel; bei Ein-Schritt-R. (Folge nur eines Mutationsvorgangs) sehr schnell therap. relevante Widerstandsfähigkeit der Keime; bei Mehr-Schritt-R. (d. h. inf. mehrerer nacheinander stattfindender Mutationen) stufenweise zunehmende R.; **c)** erworbene extrachromosomale R., infektiöse R., durch sog. Resistenzfaktoren (s. R-Faktor) bedingt; Vork. bei gramneg. Stäbchenbakterien (Enterobacteriaceae, Pasteurella, Yersinia, Pseudomonas-Keime sowie Vibrionen) als Folge des durch Konjugation* erhaltenen R-Faktors (vgl. Betalaktamasen); durch Staphylokokkenplasmide bedingt nur b. Staphylokokken vorkommend inf. Übertragung extrachromosomaler Elemente mit genet. Resistenzfaktoren geg. Streptomycin, Tetracyclin, Chloramphenicol, Kanamycin, Neomycin, Penizillin, Erythromycin, Oleandomycin, Lincomycin, Hg-Ionen, UV-Strahlung; die Übertragung erfolgt durch temperierte Bakteriophagen* (sog. Lysogenisation). **d)** R. gegen Penizilline* u. Cephalosporine* durch Bildung von L*-Formen.

Re|sistenz|bestimmung der Bakterien (↑; Bakt-*): (engl.) sensitivity testing; Bestimmung der Empfindlichkeit od. Resistenz von Bakterien gegenüber Chemotherapeutika u. Antibiotika, s. Antibiogramm.

Re|sistenz|bestimmung der Erythro|zyten (↑; Erythr-*; Zyt-*): (engl.) erythrocytes resistance tests; **1.** Bestimmung der osmotischen Resistenz (Grad der Widerstandsfähigkeit gegen die hämolysierende Wirkung hypotoner Salzlösun-

R

gen), von Bedeutung für die Unterscheidung versch. Formen der hämolytischen Anämie; normalerweise beginnende Hämolyse bei Inkubation der Erythrozyten mit 0,48-0,44%iger Kochsalzlösung, vollständig bei Inkubation mit 0,33-0,28%iger Kochsalzlösung; verminderte osmot. Resistenz bei hereditärer Sphärozytose u. a. Formen der hämolyt. Anämie, erhöht bei Thalassämie, Sichelzellenanämie, Verschlußikterus u. bestimmten Leberparenchymschäden; vgl. Inkubationsresistenz; **2.** Bestimmung der Säureresistenz durch Inkubation von Erythrozyten in verdünnter Säure bei steigendem pH-Wert; vgl. Säurehämolysetest, Zuckerwassertest.

Re|sistenz, epi|somale (↑) **f:** (engl.) R factor resistance; durch R*-Faktor bedingte Resistenz* von Bakterien; vgl. Plasmide.

Re|sistenz|faktoren (↑) m pl: s. R-Faktor.

Re|solvenzien (lat. resolvere lösen) n pl: (engl.) resolvents; lösende Mittel, Solvenzien.

Re|sonanz (lat. resonare widerhallen) **f:** (engl.) resonance; Mitschwingen eines schwingungsfähigen Systems bei periodischer Energiezufuhr mit einer Frequenz*, die der Eigenfrequenz des Systems entspricht (Resonanzfrequenz).

Re|sonanz|theorie (↑) **f:** s. Helmholtz-Resonanztheorie.

Re|sorbenzien (lat. resorbere wieder einschlürfen) n pl: (engl.) resorbents; Mittel z. Anregung der Resorption.

Resorcin **n:** Resorzin; 1,3-Benzoldiol, $C_6H_4(OH)_2$; Verw.: Keratolytikum, Konservierungsmittel.

Re|sorption (lat. resorbere wieder einschlürfen) **f:** Aufsaugung; **1.** Aufnahme von Stoffen (z. B. Nahrungsmittel, Medikamente) über die Haut od. Schleimhaut (Magen-Darm-Trakt, Atmungsorgane) od. aus Geweben (Exsudate, i. m. od. s. c. injizierte Arzneimittel) in die Blut- od. Lymphbahn; **2.** aktiver u. passiver Vorgang zur Rückgewinnung (Reabsorption) von Wasser u. vielen anorg. u. org. Substanzen aus dem Primärharn der Nierentubuli in die peritubulären Kapillaren.

Re|sorption, para|portale (↑) **f:** (engl.) paraportal resorption; Aufnahme v. Stoffen aus dem Darminhalt direkt in die Blutbahn unter Umgehung der Leber; bei anomaler Einmündung von Darmvenen in die V. cava inf. statt in die V. portae sowie über die häufigen Anastomosen an den Wurzeln der V. portae mit anderen Venengebieten; vgl. Pfortader, Anastomosen, portokavale.

Re|sorptions|fieber (↑): (engl.) aseptic fever; nach asept. Operationen od. Traumen sowie bei Resorption von Ergüssen, Blutungen od. nekrotischem Gewebe durch pyrogene Eiweißzerfallprodukte verursachtes, 2-5 Tage anhaltendes Fieber (s. Abb.) ohne Schüttelfrost (übersteigt nicht 38,5°C, dabei steiler Anstieg, Kontinuum u. langsamer gleichmäßiger Abfall). Vgl. Postaggressionssyndrom.

Re|sorptions|ikterus (↑; Ikterus*) **m:** (engl.) resorption jaundice; durch Rückresorption von bereits über die Leber ausgeschiedenen Gallenfarbstoffen entstehender posthepatischer Ikterus*.

Resorzin n: Resorcin*.

Re|spiration (lat. respiratio Atmung) **f:** s. Atmung. **R.s|trakt** (↑; lat. tractus Zug, Richtung, Gegend) **m:** Atemwege* u. Lunge*. **R.s|typ** (↑): **1.** abdominaler R. durch Kontraktion des Zwerchfells (Einatmung) u. der Bauchmuskeln (Ausatmung); **2.** kostaler bzw. thorakaler R. durch

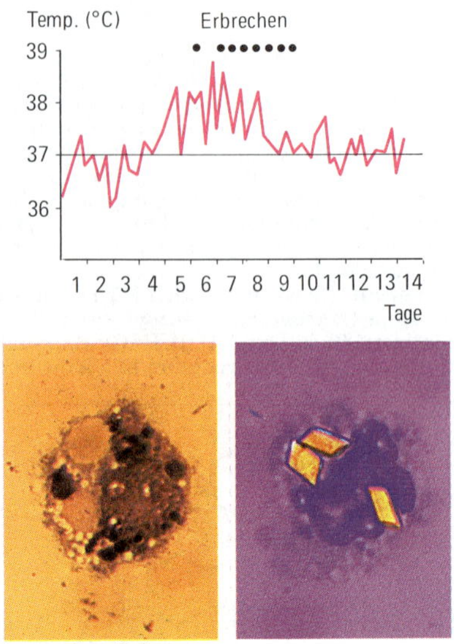

Resorptionsfieber:
klin. Verlauf nach Hirnprellung (Contusio cerebri) beim Säugling (oben); im Liquor cerebrospinalis Makrophagen mit Erythrozyten und Hämosiderin (Erythrophagen, unten links) und mit Hämatoidin-Kristallen (unten rechts)
[188]

Hebung (Einatmung) u. Senkung (Ausatmung) der Rippen; vgl. Atmung.

Re|spirator (lat. respirare atmen) **m:** Beatmungsgerät; pneumatisch od. elektrisch angetriebenes Gerät zur maschinellen Beatmung*; in der Inspirationsphase strömt das Atemgas durch Erzeugung eines Überdrucks in die Lungen; die Exspiration erfolgt durch die elast. Rückstellkräfte der Lungen u. des Thorax. Als Atemgas können Raumluft, ein Sauerstoff-Luftgemisch od. ein Narkosegasgemisch verwendet werden. **Einteilung: 1.** nach dem **Generatortyp** entspr. dem Verhalten der Gasströmung (Flow) während der Inspirationsphase: **a)** Stromgenerator (engl. constant flow generator) mit konstanter Stromstärke (sog. Rechteck-Flow); bewirkt konstantes Hubvolumen, unabhängig von Änderungen der Compliance* od. Resistance des Pat.; **b)** Druckgenerator (engl. constant pressure generator) mit konstantem vorwählbarem Arbeitsdruck; da mit Anstieg des Beatmungsdrucks die den Flow bestimmende Druckdifferenz abnimmt, sinkt der Flow während der Inspiration; dadurch einerseits bessere Verteilung des Hubvolumens in den Lungen durch dezelerierenden Flow, andererseits Abnahme des Hubvolumens bei Verschlechterung von Compliance od. Resistance des Pat. **2.** nach Art des **Umschaltmechanismus** (Steuerung) von der Inspiration auf die Exspiration bzw. umgekehrt: **a)** Zeitsteuerung: nach Ablauf der festgelegten Inspirationszeit; **b)** Volumensteuerung: nach Applikation des vorgewählten Hubvolumens; **c)** Drucksteuerung: nach Erreichen eines vorgegebenen Druckwertes; **d)** Flow-Steuerung (bei Druckgeneratoren): nach Unterschreiten eines best. Flow-Wertes; **e)** Patientensteuerung: bei assistierter Beatmung Auslösen (Triggern) der nächsten Inspiration durch den Einatemversuch des Pat. Moderne elektronische R. sind zeit- od. volumengesteuert mit wahlweise konstantem od. dezelerierendem Flow sowie intermittierender Seufzereinstellung. **Zusatzgeräte:** Narkosemittelverdampfer, Vernebler für Anfeuchtung u. Erwärmung des Atemgases, Medikamentenvernebler. Vgl. Eiserne Lunge.

Respiratory distress syndrome (engl. Atemnot) n: s. ARDS, Atemnotsyndrom des Neugeborenen.

Respiratory syncytial virus (engl. respiratory Atem-, Atmungs-; Syn-*; Zyt-*; Virus*) n: Abk. RS-Virus; häufiger Erreger von Inf. des Respirationstrakts im Kindesalter; **Morphol.:** keine feste Form (rundl., fädige od. unregelmäßige Formen), ⌀ 90-130 nm; züchtbar auf Affen- u. Menschenzellkulturen; **Klin.:** anfangs meist Rhinitis, später Übergang in Bronchitis, Bronchiolitis od. Bronchopneumonie.

Rest|harn: (engl.) residual urine; syn. Residualharn; nach Beendigung der Miktion in der Harnblase zurückbleibende Urinmenge; **Urs.:** Harnabflußbehinderungen unterschiedlicher

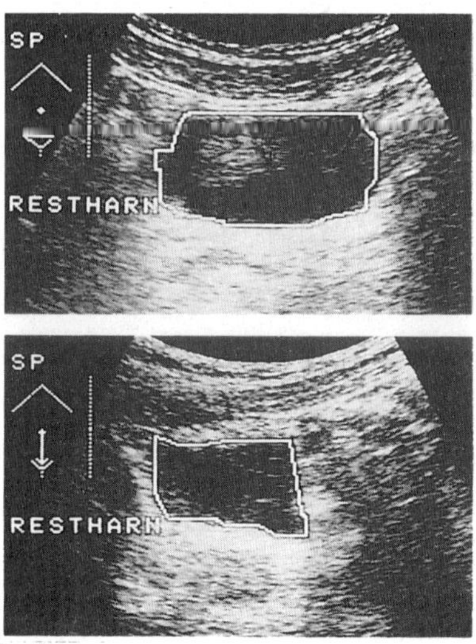

Restharn:
Bestimmung durch Ultraschalluntersuchung in zwei Ebenen: horizontal (oben) u. sagittal (unten) [27]

Ätiologie; bei Frauen als häufige Kompl. nach op. Eingriffen zur Behandlung einer Harninkontinenz* u. nach Radikaleingriffen im Bereich der Geschlechtsorgane (z. B. Wertheim*-Meigs-Operation); bei Männern v. a. inf. benigner Prostatahyperplasie*, Sphinktersklerose, Harnröhrenstriktur sowie b. neurogenen Blasenstörungen; **Diagn.:** Ultraschalldiagnostik, Ausscheidungsurographie, Zystographie, nuklearmed. Bestimmung. Ein R. von bis zu 100 ml gilt als Grenzwert, bis zu dem keine invasiven Meth. angewendet werden, wenn keine Rückstauungserscheinungen an Blase (Pseudodivertikelbildung) u. Niere (Hydronephrose) od. andere Kompl. (z. B. Harnweginfektionen) vorliegen.

Re|stitutio ad integrum (lat. Wiederherstellung des unversehrten Zustands) f: völlige Heilung; d. h. Wiederherstellung des früheren (normalen) Zustandes.

Restless legs (engl. unruhige Beine) n pl: syn. Anxietas tibiarum, Syndrom der unruhigen Beine, Wittmaack-Ekbom-Syndrom; gynäkotrope Erkr. unklarer Urs. mit fam. Häufung; **Sympt.:** meist nachts auftretende Dysästhesien u. Parästhesien im Bereich beider medialer Ober- u. Unterschenkel, evtl. lageabhängig; es besteht das Bedürfnis, die Beine zu bewegen. Die neurol. Untersuchung ergibt keinen pathol. Befund. **Ther.:** Phenobarbital, Vasodilatatoren.

Rest-N: s. Reststickstoff.

Re|striktion (lat. restringere, restrictus beschränken) f: (engl.) restriction; **1.** (klin.) Einschränkung; z. B. Lungenfunktionsstörung durch Verminderung des elast. Lungengewebes; s. Ventilationsstörungen; **2.** (genet.) Abwehrsystem der meisten Mikroorganismen gegen Hybridisierung*; Mechanismus z. Eliminierung einer von d. Zelle als fremd erkannten DNA. Die z. B. inf. Transduktion* m. einem Bakteriophagen*, für den diese Zelle keine Wirtszelle ist, durch Konjugation* od. Transformation in eine Bakterienzelle eingedrungene DNA wird aufgrund bes., symmetr. Tetra- od. Hexa-Nukleotid-Sequenzen v. (art-)spezif. Endonukleasen (Restriktionsenzyme*) erkannt u. anschl. in einzelne Stücke geschnitten, die dann v. unspezif., in jeder Zelle vorhandenen Nukleasen* weiter abgebaut werden; vgl. Gentechnologie.

Re|striktions|enzyme (↑; Enzyme*) n pl: (engl.) restriction enzymes; syn. Restriktionsendonukleasen; Enzyme*, die doppelsträngige DNA* spezif. spalten können; mittels aus Bakterien gewonnenen R. lassen sich Genome gezielt fragmentieren u. decodieren. Vgl. Gentechnologie, DNA-Klonierung.

Re|striktions|fragment|längen-Poly|morphismus (↑; Fragment*; Poly-*; -morph*) m: (engl.) restriction fragment length polymorphism; Abk. RFLP; allelischer DNA-Sequenzpolymorphismus, durch den die Erkennungssequenz für Restriktionsenzyme* zerstört od. neu gebildet wird; Entstehung von DNA-Fragmenten unterschiedl. Länge bei Spaltung der DNA durch Restriktionsenzyme an den Stellen der polymorphen Sequenz; Grundlage für den Nachweis versch. Allele mittels Polymerase*-Kettenreaktion od. Southern*-Blotting-Methode i. R. der indirekten Genanalyse* u. der Genkartierung.

Rest|stick|stoff: (engl.) rest nitrogen; kurz Rest-N; Gesamtgehalt des nicht an Eiweiß gebundenen Stickstoffs, der nach völligem Ausfällen von Eiweißen als Endprodukt v. a. des Protein-, Purin- u. Aminosäurestoffwechsels in Körperflüssigkeiten zurückbleibt; **Referenzwerte** u. **Zusammensetzung** in Serum u. Harn: s. ums. Tab.; Erhöhung des Rest-N u. a. bei eiweißreicher Kost, gesteigertem Gewebeabbau, insbes. bei Nierenerkr. mit Einschränkung der glomerulären Filtrationsrate (vgl. Niereninsuffizienz). Die Bestimmung des Rest-N ist weitgehend durch die Kreatininbestimmung*, Harnstoffbestimmung* u. Bestimmung der Harnsäure* ersetzt.

Rest|volumen n: (engl.) residual volume; (kardiol.) die normalerweise am Ende der Systole in d. Herzkammer verbleibende Blutmenge; vermehrt b. Herzdilatation; vgl. Residualfraktion.

R

Reststickstoff

Im menschlichen Plasma	11,95	mmol/l
davon:		
Harnstoffstickstoff	7,1	mmol/l
Aminosäurestickstoff	3,6	mmol/l
Harnsäurestickstoff	0,71	mmol/l
Kreatininstickstoff	0,36	mmol/l
Kreatinstickstoff	0,14	mmol/l
Ammoniakstickstoff	0,04	mmol/l
(Purine und Bilirubin)		
Im menschlichen Urin	142	mmol/d
davon:		
Kreatininstickstoff	40	mmol/d
Ammoniakstickstoff	36	mmol/d
Aminosäurestickstoff	36	mmol/d
Harnsäurestickstoff	14	mmol/d
Harnstoffstickstoff	9	mmol/d
Hippursäurestickstoff	7	mmol/d

Re|tard|ef|fekt (lat. retardare verzögern) m: substanzbedingter verzögerter Wirkungseintritt bzw. über die galenische Formulierung erreichte protrahierte Wirkstoffabgabe; s. Depotpräparate.

Re|tardierung (↑): (engl.) retardation; allgemeine Bez. f. Verzögerung od. Verlangsamung einer Bewegung od. Entwicklung; i. e. S. Verzögerung der körperlichen bzw. intellektuellen Entwicklung (sog. Retardation, Reifungsverzögerung) im Vergleich zum jeweiligen Lebensalter; vgl. Infantilismus, Behinderung, geistige.

Re|tard|präparate (↑; lat. praeparare zubereiten) n pl: s. Depotpräparate.

Rete (lat.) n: Netz. **R. arteriosum** (↑) n: Arteriennetz. **R. Malpighii** (↑; Marcello Malpighi, Anat., Bologna, Roma, 1628-1694) n: das Netzwerk von Leisten an d. Unterseite der Epidermis.

Rete mirabile (↑) n: Wundernetz; ein zw. arterielle Gefäßstrecken od. zw. kleine Venen eingeschaltetes Kapillarnetz; z. B. in der Niere: Arteriola glomerularis afferens → Glomerulus → Arteriola glomerularis efferens; in der Leber: V. interlobularis → Sinusoide → V. centralis.

Re|tentio (lat.) f: Zurückhaltung.

Re|tentio alvi (↑) f: Stuhlverhaltung, Obstipation*.

Re|tention (↑) f: (chir.) Ruhigstellung als Teil der Frakturbehandlung; z. B. mittels Gipsverband.

Re|tentions|azidose (↑; Azid-*; -osis*) f: s. Azidose.

Re|tentions|zysten (↑; Kyst-*) f pl: (engl.) retention cysts; durch Sekretverhaltung v. Drüsen od. Drüsenteilen entstandene (unechte) Zysten; z. B. Atherom, Mukozele, Ranula, Schleimzysten, Milchgangzyste, Ovarialzysten; s. Zyste.

Re|tentio placentae (↑; Plazenta*) f: verzögerte Ausstoßung der Plazenta nach der Geburt; vgl. Plazentalösungsstörungen. **R. testis ab|dominalis** (↑; lat. testis Hoden; Abdomen*) f: Form des Maldescensus* testis mit Retention des Hodens in der Bauchhöhle. **R. testis inguinalis** (↑; ↑; lat. inguen Leistengegend) f: Form des Maldescensus* testis mit Retention des Hodens im Leistenkanal. **R. urinae** (↑; Ur-*) f: s. Harnverhaltung.

Rete ovarii (Rete*; mlat. ovarium Eierstock) n: Netz solider od. hohler Epithelstränge am Hilum des Eierstocks (s. Ovarium); entspricht entwicklungsgeschichtlich dem Rete testis. **R. testis** (↑; lat. Hoden) n: Hodennetz; zw. Hodenkanälchen u. Ductuli efferentes eingeschaltetes Kanälchensystem im Mediastinum testis. **R. venosum** (↑; Vena*) n: Venennetz.

Reticulum (lat.) n: kleines Netz.

Retikulin|fasern (↑): (engl.) reticular fibres; dem Zellnetz des retikulären Bindegewebes eng anliegende Fasern; mit Silbersalzen imprägnierbare (argyrophile) Fasern (s. Gitterfasern), quellen nicht in Säuren u. werden von Alkalien nicht angegriffen.

Retikulo|endo|theliose (↑; Endothel*; -osis*) f: s. Histiozytose.

Retikulo|endo|theliose, leuk|ämische (↑; ↑; ↑) f: veraltete Bez. f. Haarzell*-Leukämie.

Retikulo|granulomatose (↑; Granulum*; -om*; -osis*) f: reaktive Retikulose; s. Langerhans-Zellhistiozytose.

Retikuloid, aktinisches (↑; -id*) n: (engl.) actinic reticuloid; photoallergische Kontaktdermatitis mit persistierender Lichtreaktion; **Sympt.**: schwere chronische Dermatitis an lichtexponierter Haut, später generalisierte Ekzeme, selten auch Erythrodermie; Vork. besonders bei älteren Männern; (histol.) aktinische Elastose, Infiltrate aus atypischen CD8-positiven T-Lymphozyten; vgl. Lichtdermatosen.

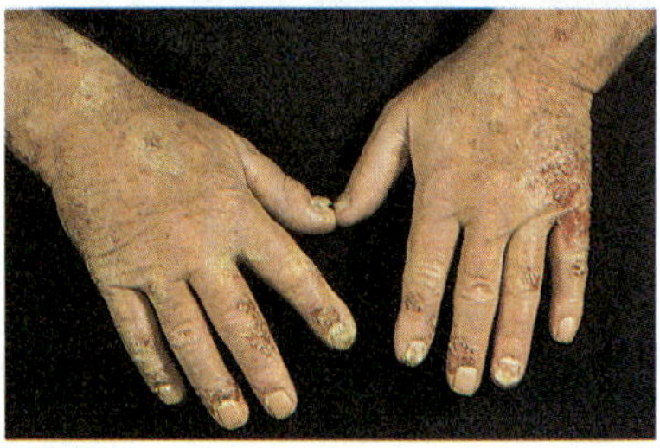

Retikuloid, aktinisches [3]

Retikulo|sarkom (↑; Sark-*; -om*) n: (engl.) reticulosarcoma; auch Retikulumzellensarkom, Retothelsarkom, Retikuloendotheliom; immunoblastisches malignes Lymphom* hoher Malignität (Kieler Klassifikation) mit Proliferation meist von B-Lymphozyten.

Retikulose (↑; -osis*) f: (engl.) reticulosis; syn. Retikulohistiozytose; veraltete Bez. f. Erkr., die mit einer Proliferation von Zellen des Monozyten*-Makrophagen-Systems einhergehen; **Formen: 1.** reaktive R. als Begleitreaktion bei entzündlichen Erkr. od. lipomelanotische R. bei juckenden Dermatosen; vgl. Langerhans-Zellhistiozytose; **2.** maligne R.: Vork. als histiozytisches Sarkom*, akute Monozytenleukämie* sowie als medullär histiozytäre R. (Robb-Smith-Krankheit, Form der malignen Histiozytose* mit basophilen, polymorphen Histiozyten); **3.** lymphoide R.: immunoblastisches malignes Lymphom (s. Lymphom, malignes); **4.** leukämische R.: Haarzell*-Leukämie.

Retikulose, lipo|melanotische (↑; ↑) f: syn. dermopathische Lymphadenitis*.

Retikulose, pagetoide (↑; ↑) f: (engl.) pagetoid reticulosis; syn. Woringer-Kolopp-Krankheit; kutanes T-Zell-Lymphom mit scharf begrenzten, bogig-konfigurierten, roten, schuppenden Herden an den Extremitäten.

R

Retikulo|zyten (↑; Zyt-*) m pl: (engl.) reticulocytes; syn. Proerythrozyten; junge Erythrozyten, die in der Entw. zw. den Normoblasten* u. den reifen Erythrozyten* stehen. Wahrscheinl. verlassen alle neugebildeten Erythrozyten das Knochenmark als R. In den kernlosen R. findet noch eine weitere geringe Hämoglobinbildung statt. Die dazu erforderl. Zellorganellen (Mitochondrien, Ribosomen, Reste des endoplasmat. Retikulums u. a.) lassen sich durch best. Färbemethoden (s. Retikulozytenfärbung) in Form einer netzartigen Struktur sichtbar machen (Abb.). Die zirkulierenden R. verlieren diese Substanz nach ca. 1-2 Tagen, die Reifung des Erythrozyten ist damit beendet. Referenzbereich: s. Blutbild (Tab.); physiol. Erhöhung beim Neugeborenen u. in den ersten Lebensmonaten; pathol. Erhöhung bei gesteigerter Erythropoese* (z. B. nach Blutverlusten, bei hämolytischer Anämie), Verminderung bei gedrosselter Erythropoese (z. B. bei aplastischer Anämie).

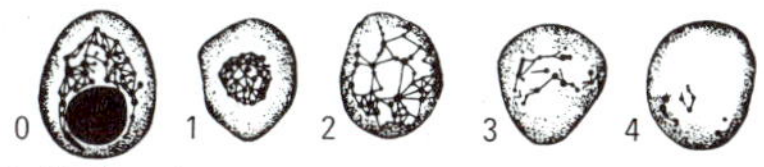

Retikulozyten:
Klassifizierung: Gruppe 0: kernhaltige Erythrozyten mit basophilem Netzwerk um den Kern herum; Gr. 1: Knäuelform; Gr. 2: Netzform; Gr. 3: unvollständige Netzform; Gr. 4: Körnchen- od. Ausreifungsform [173]

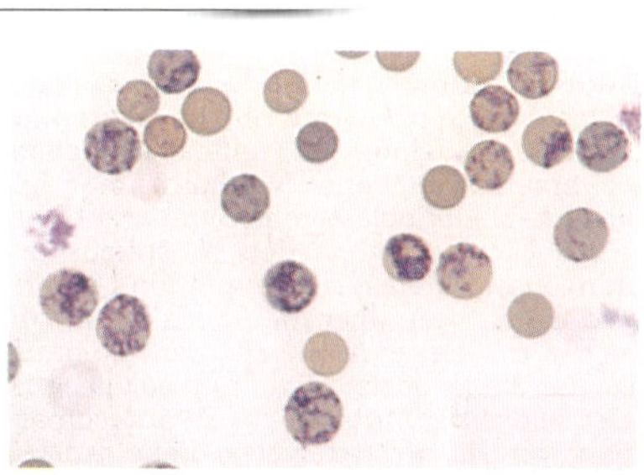
Retikulozyten:
Blutausstrich (Brillantkresylblau-Färbung) mit massiver Retikulozytose (500‰) infolge autoimmunhämolytischer Anämie [181]

Retikulo|zyten|färbung (↑; ↑): (engl.) reticulocyte staining; durch Einwirkung von Brillantkresylblau od. Nilblausulfat wird in Retikulozyten* eine Konglomeration bzw. Ausfällung von Ribonukleoproteinen bewirkt; dadurch werden die noch vorhandenen Reste der Zellorganellen als sog. Substantia reticulo-granulo-filamentosa sichtbar.

Retikulo|zyten|krise (↑; ↑) f: (engl.) reticulocytic crisis; vorübergehender Anstieg der Retikulozyten*; bes. bei Beginn der erfolgreichen Behandlung einer Vit.-B_{12}-Mangelanämie, aber auch bei Folsäure-, Vit.-B_6- od. Eisenmangelanämie; der Anstieg ist um so höher, je niedriger d. Zahl der Erythrozyten bei Beginn der Behandlung war.

Retikulo|zytose (↑; ↑; -osis*) f: (engl.) reticulocytosis; Vermehrung der Retikulozyten*; z. B. bei hämolytischen Anämien.

Retikulum, endo|plasmatisches (lat. reticulum kleines Netz) n: (engl.) endoplasmic reticulum; Abk. ER; elektronenmikroskop. sichtbares, im Grundplasma der Zelle gelegenes dreidimensionales Hohlraumsystem aus Bläschen, Kanälchen u. Zisternen, deren Membranen kontinuierl. mit d. äußeren Kernmembran u. z. T. auch mit dem Plasmalemm zusammenhängen; man unterscheidet ein mit Ribosomen* besetztes sog. rauhes (granuläres) ER u. ein ribosomenfreies glattes (agranuläres) ER; vgl. Zelle (Abb.). Das granuläre ER ist bes. reichlich vorhanden in Zellen, die an d. Proteinbiosynthese* beteiligt sind. Es entspricht überwiegend dem lichtmikroskop. sichtbaren Ergastoplasma*. Die seltenere agranuläre Form des ER kommt vor in quergestreiften Muskelfasern (sarkoplasmatisches Retikulum*), im Pigmentepithel der Netzhaut, in Steroidhormone produzierenden Zellen, in best. Funktionsstadien der Leberzellen.

Retikulum, sarko|plasmatisches (↑) n: (engl.) sarcoplasmic reticulum; glattes endoplasmatisches Retikulum* der quergestreiften Muskelfaser mit regelmäßigem, nach Sarkomeren gegliedertem Aufbau; ist zw. A- u. I-Streifen zu Terminalzisternen erweitert, von denen in Längsrichtung der Myofibrillen verlaufende Kanälchen (Sarkotubuli) ausgehen, die sich im Bereich des H-Streifens zu einem Maschenwerk vernetzen. In Höhe der A/I-Grenze verläuft jeweils ein transversaler Tubulus (T-System), der als röhrenförmige Ausstülpung des Sarkolemms in die Muskelfaser zieht u. eine Verbindung zum extrazellulären Raum herstellt. Die an d. Zellmembran ablaufenden elektr. Vorgänge werden wahrscheinl. über das T-System zu den kontraktilen Elementen geleitet. Vgl. Myofibrillen.

Retikulum|zellen (↑; Zelle*): (engl.) reticular cells; sternförmig verzweigte Zellen im retikulären Bindegewebe* von Milz, Lymphknoten, Tonsillen, Lamina propria des Darms u. rotem Knochenmark; ihre Bedeutung liegt in der Differenzierungsfähigkeit zu Hämozytoblasten, Lymphozyten, Monozyten, in der Fähigkeit zur Loslösung aus dem Zellverband u. Wanderung, zu Phagozytose u. in der Beteiligung an der Antikörperproduktion. Vgl. Monozyten-Makrophagen-System.

Retikulum|zell|sarkom (↑; ↑; Sark-*; -om*) n: s. Kaposi-Sarkom, Lymphom, malignes.

Retina (lat. rete Netz) f: Netzhaut des Auges; Tunica interna bulbi (innere Augenhaut), besteht aus einem **lichtempfindl.** Teil (Pars optica) u. einem **blinden** Teil (Pars ciliaris u. iridica); Grenze ist d. Ora serrata. Die Pars optica enthält die Sinnes-, Ganglien- u. Stützzellen u. ist als vorgelagerter Hirnteil anzusehen (s. ums. Abb.); i. d. R. finden sich drei Farbstoffe (Chromoproteide mit Carotinoiden als prosthet. Gruppe): Rhodopsin, Porphyropsin, Iodopsin. Vgl. Fovea centralis, Macula lutea.

Retinacula cutis (Retinaculum*) n pl: Bindegewebezüge zw. Stratum reticulare des Koriums u. den darunterliegenden Faszien. **R. unguis** (↑) n pl: senkrecht verlaufende Bindegewebezüge der Lederhaut, die d. Nägel unverschiebl. mit d. Endphalanx verbinden. **R. uteri** (↑) n pl: Haltebänder des Uterus*; die den Gebärmutterhals umgebenden, im subperitonealen Beckenbindegewebe (Parametrium*) verlaufenden, glatte

R

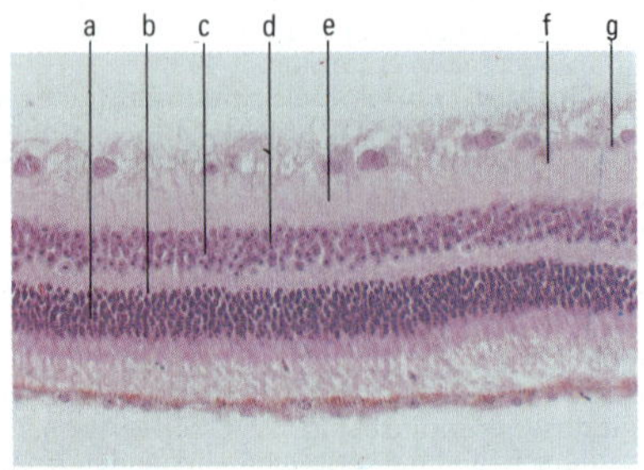

Retina:
histologischer Schnitt durch die Retina (Hämatoxylin-Eosin-Färbung); a: Stäbchen und Zapfen; b: Kerne der Stäbchen- und Zapfenzellen (äußere Körnerschicht); c: äußere plexiforme Schicht; d: Kerne der bipolaren Nervenzellen (innere Körnerschicht); e: innere plexiforme Schicht; f: Kerne der multipolaren Nervenzellen; g: Nervenfaserschicht [134]

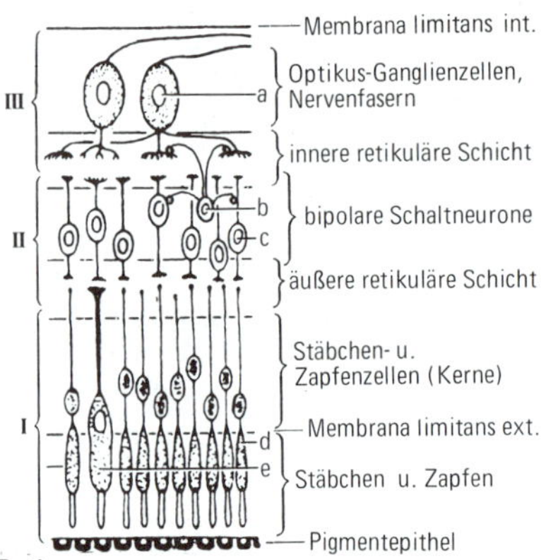

Retina:
mikroanatomischer Aufbau, I, II, III: 1., 2. und 3. Neuron; a: multipolare Ganglienzelle; b: amakrine Zelle; c: bipolare Ganglienzelle; d: Stäbchenzelle; e: Zapfenzelle [432]

Muskulatur enthaltenden, strafferen Bindegewebezüge; setzen v. a. an der Cervix* uteri an, um so die Gebärmutter flexibel zu verankern. Als wichtige paarige Zügel ziehen das Lig. cardinale uteri (s. Ligamentum latum uteri) fächerförmig zur seitlichen Beckenwand, das Ligamentum pubovesicale nach vorn u. die Plica recto-uterina (s. Douglas-Raum) nach hinten. Auch das nicht zu den eigentlichen parametranen R. u. zählende Ligamentum* teres uteri trägt zur Fixierung der Gebärmutter bei, indem es den Fundus nach vorn hält. Beim Geburtsvorgang verhindern die R. u. ein Ausweichen des Uterus während der Wehen nach oben.

Retinaculum (lat.) n (pl Retinacula): Halteband. **R. caudale** (↑) n: Bindegewebestrang zw. Steißbein u. Haut über d. Steißbeingrübchen. **R. ex|tensorum** (↑) n: querer Verstärkungszug der Unterarmfaszie über den Führungskanälen der Streckersehnen der Hand. **R. flexorum** (↑) n: den Canalis carpi u. die in ihm verlaufenden Sehnen der Fingerbeuger u. den N. medianus überbrückendes derbes Band. **R. musculorum extensorum inferius** (↑) n: Y- od. kreuzförmiges Halteband der Strecksehnen am Fußrücken; Verstärkung der Fußrückenfaszie. **R. musculorum ex|tensorum superius** (↑) n: quere Verstärkung der Unterschenkelfaszie oberh. des oberen Sprunggelenks; Halterung der Strecksehnen. **R. musculorum peronaeorum inferius, superius** (↑) n: unteres bzw. oberes Halteband der Sehnen der Mm. peronaei; Verstärkungszüge der Unterschenkel- u. Fußrückenfaszie. **R. patellae laterale, mediale** (↑) n: mit queren Zügen z. Kniescheibe u. mit Längszügen zu d. Tibiakondylen ziehende distale Sehnenfasern der Mm. vastus lateralis bzw. medialis; vgl. Patellafraktur.

Retina|nekrose, akute (Retina*; Nekr-*; -osis*) f: bei immunkompetenten Pat. auftretende, sich rasch ausbreitende Entz. der Retina u. des retinalen Pigmentepithels, die unbehandelt zur Erblindung führt; **Urs.:** Inf. mit Herpes-simplex-, Varicella-Zoster- od. Zytomegalie-Virus; **Ther.:** Acyclovir, Ganciclovir; Vitrektomie.

Retina|ödem (↑; Ödem*) n: s. Berlin-Ödem.

Retinin|säure: s. Vitamine.

Retinitis (Retina*; -itis*) f: Netzhautentzündung; meist durch Viren (Zytomegalie*-Retinitis, akute Retinanekrose*) od. Toxoplasma gondii verursachte, seltener bakteriell metastatische Entz.; vgl. Chorioretinitis, Retinopathia. **R. centralis serosa** (↑; ↑) f: s. Retinopathia centralis serosa. **R. pigmentosa** (↑; ↑) f: s. Retinopathia pigmentosa.

Retino|blastom (↑; Blast-*; -om*) n: (engl.) retinoblastoma; syn. Glioma retinae, Neuroblastoma retinae; im Kindes- u. (seltener) Jugendalter vorkommender maligner Netzhauttumor, histol. ähnl. dem Medulloblastom u. Sympathoblastom; direktes Einwachsen in den N. opticus u. die Meningen mit Metastasierung in die Liquorräume od. hämatogen über die Aderhaut in Lunge, Knochen u. Gehirn; **Ätiol.:** spontane somatische (85% der Fälle, meist einseitig) od. genetische (meist beidseitig) Mutation, in 5% autosomal-dominant vererbt mit reduzierter Penetranz; Auftreten auch in Zus. mit Deletion des langen Arms von Chromosom 13; **Klin.:** amaurotisches Katzenauge*, ggf. Strabismus, Pseudobuphthalmus, Schmerzen, Visusverlust; **Diagn.:** Ophthalmoskopie, Ultraschalldiagnostik, CT, Vorderkammerpunktion; **Ther.:** Strahlentherapie, Lichtkoagulation, ggf. zus. mit Chemotherapie; in fortgeschrittenen Fällen u. U. Enukleation; bei einseitigem Befall regelmäßige ophthalmoskop. Kontrolle des zweiten Auges.

Retino|chorioiditis (↑; Chorio-*; -id*; -itis*) f: (engl.) retinochoroiditis; Entzündung der Netz- u. Aderhaut; vgl. Chorioretinitis.

Retinoide n pl: (engl.) retinoids; synthet. Derivate der Vitamin-A-Säure, z. B. Isotretinoin u. Etretinat; **Verw.:** zur symptomat. Ther. bei best. Hauterkrankungen (Psoriasis, Acne conglobata, Darier-Krankheit, Lichen ruber planus); **NW:** Leberfunktionsstörungen, Teratogenität (daher restriktive Ind. u. sorgfältige Überwachung der Pat.), vermehrte Gewebeneubildung, Exantheme, Hautschuppung u. -abschälung, Juckreiz u. a.; **Kontraind.:** Frauen im gebärfähigen Alter, Leberfunktionsstörungen, Fettstoffwechselstörungen, Diabetes mellitus, Niereninsuffizienz; vgl. Retinoid-Embryopathie.

Retinoid-Embryo|pathie (Embryo-*; -pathie*) f: (engl.) foetal retinoic acid syndrome; nach Exposition des Feten mit Retinoiden* auftretende Embryopathie*; Vork. auch bei Konzeption nach Therapieende inf. einer sehr langen Verweildauer (Monate bis Jahre); **Sympt.:** Mikrozephalie mit schwerer geistiger Behinderung, Mikrophthalmie, Helixaplasie, Herzfehler, Thymusaplasie, Gesichtsdysmorphien.

Retinol (INN) n: (2E,4E,6E,8E)-3,7-Dimethyl-9-(2,6,6-trimethyl-1-cyclohexenyl)-2,4,6,8-nonatetraen-1-ol (IUPAC); syn. Vitamin-A_1; Verw.: wie Vitamin A.

Retino|pathia (Retina*; -pathie*) f: (engl.) retinopathy; nicht entzündl. bedingte Netzhauterkrankung.

Retino|pathia angio|spastica (↑; ↑) f: s. Retinopathia hypertensiva.

Retino|pathia centralis serosa (↑; ↑) f: syn. Chorioretinopathia centralis serosa; meist junge Männer betreffende, seröse Abhebung der zentralen Retina inf. eines Lecks im retinalen Pigmentepithel; **Klin.:** Metamorphopsie; häufig spontane Abheilung.

Retino|pathia dia|betica (↑; ↑) f: bei Diabetes* mellitus auftretende Mikroangiopathie des Augenhintergrunds; **Formen: 1.** nichtproliferative R. d. (syn. Hintergrundretinopathie): Netzhautblutungen, Mikroaneurysmen, harte Exsudate (Lipidablagerungen), Netzhautödem mit Sehschärfenverlust; meist beim Typ-II-Diabetes, verstärkt durch Hypertonie; Ther.: evtl. fokale Photokoagulation; **2.** proliferative R. d.: zusätzl. Auftreten von Cotton-wool-Herden, Gefäßneubildungen auf u. vor der Netzhaut mit rezidiv. Glaskörperblutungen inf. Netzhautischämie durch Gefäßverschlüsse; meist bei Typ-I-Diabetes (nach ca. 15 Jahren, abhängig von der Stoffwechseleinstellung); kann zu Traktionsamotio, neovaskulärem Glaukom u. Erblindung führen; Ther.: panretinale Photokoagulation, Kryokoagulation, evtl. Vitrektomie.

Retino|pathia hyper|tensiva (↑; ↑) f: syn. Retinopathia angiospastica; bei Hypertonie* WHO-Grad II/III u. maligner Hypertonie unterschiedl. Genese (häufig mit renaler Beteiligung) auftretende Netzhautveränderungen; Engstellung aller Gefäße, strichförmige Netzhautblutungen, harte Exsudate (Sternfigur der Makula), Cotton-wool-Herde, ischäm. Netzhaut- u. Papillenödem; Sehverschlechterung, die bei Einstellung der Hypertonie weitgehend reversibel ist. Vgl. Fundus hypertonicus, Fundus arterioscleroticus.

Retino|pathia hyper|tonica (↑; ↑) f: s. Fundus hypertonicus.

Retino|pathia nephritica albumin|urica (↑; ↑) f: bei nephrotischem Syndrom* u. Eklampsie* auftretende Retinopathia* hypertensiva mit zusätzl. zentraler seröser Netzhautablösung.

Retino|pathia pigmentosa (↑; ↑) f: nicht korrekt Retinitis pigmentosa; meist erblicher (evtl. in Komb. mit Fehlbildungen vorkommend), selten erworbener (sog. Pseudoretinopathia pigmentosa, z. B. nach Masern) degen. Prozeß mit Engstellung der Netzhautgefäße, Optikusatrophie, Untergang der nervalen Elemente der Netzhaut u. Ablagerung von Pigment (knochenkörperchenartige Pigmentation), die von der Peripherie her bis zum Zentrum fortschreitet; **Sympt.:** Nyktalopie, erhebliche Gesichtsfeldeinengung, Erblindung. Vgl. Alström-Hallgren-

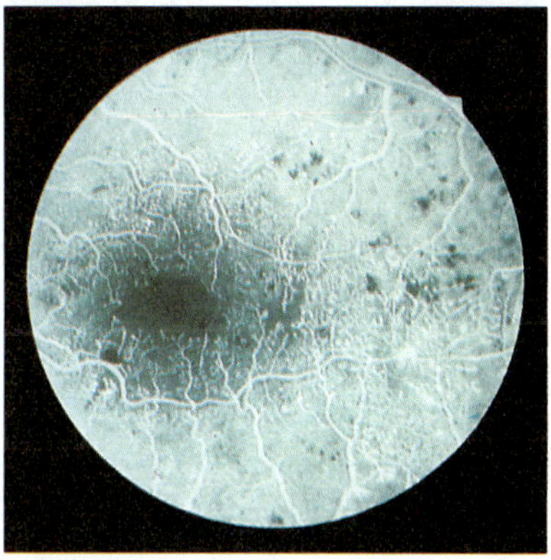

Retinopathia diabetica:
Darstellung von Mikroaneurysmen im Fluoreszenzangiogramm (weiße Strukturen) bei nichtproliferativer Form [550]

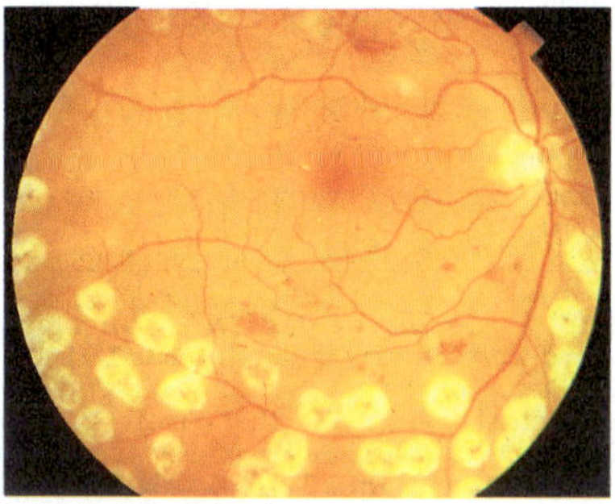

Retinopathia diabetica:
Zustand nach panretinaler Photokoagulation [550]

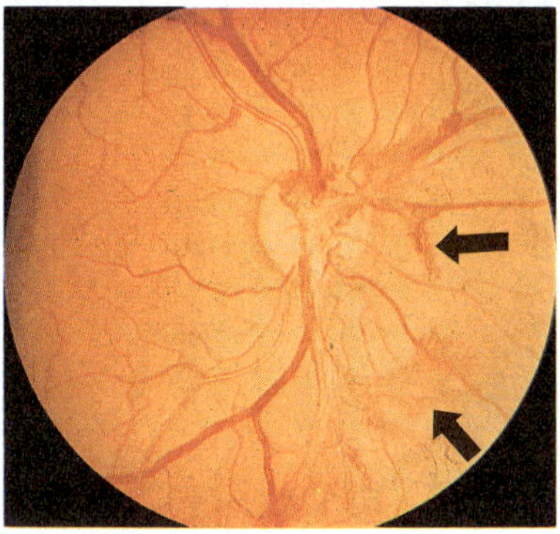

Retinopathia diabetica:
Retinitis proliferans mit Gefäßaussprossungen (Pfeile) [26]

R

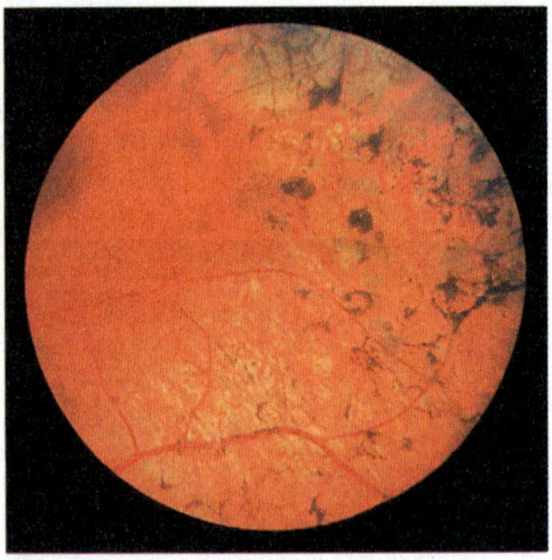

Retinopathia pigmentosa: knochenkörperchenähnliche Pigmentdegenerationen in der mittleren Netzhautperipherie [362]

Syndrom, Cockayne-Syndrom, Refsum-Syndrom, Usher-Syndrom.

Retino|pathia prae|maturorum (↑; ↑) f: fast ausschl. bei unreifen Frühgeborenen* mit einem Geburtsgewicht unter 1500 g vorkommende Netzhauterkrankung; **Urs.:** wahrscheinl. toxische Wirkung des Sauerstoffs auf unreife Netzhautgefäße bei therap. Sauerstoffzufuhr (vgl. Sauerstofftoxikose); **Klin.:** Demarkierung gefäßfreier peripherer von gefäßhaltiger zentraler Netzhaut; nach 2-8 Wo. (ggf. nach Absetzen der Sauerstofftherapie) Proliferation unreifer Gefäße im Bereich der Grenzlinie mit Blutungen, Glaskörperfibrose, Netzhauttraktion, zunehmender Ablatio* retinae; vermehrte Füllung u. Schlängelung der zentralen Netzhautgefäße; im Endstadium u. U. Ausbildung einer gefäßhaltigen Narbenplatte hinter der Linse (sog. retrolentale Fibroplasie); in den meisten Fällen zunächst spontane Abheilung mit später auftretenden Sympt. wie Nystagmus, Schielen, Sehschwäche, Myopie, Glaukom, Katarakt; in schweren progressiven Fällen Erblindung; **Ther.:** im Frühstadium Kälte- bzw. Lichtkoagulation der erkrankten Netzhaut, später Vitrektomie; **Proph.:** Kontrolle des art. Sauerstoffgehaltes bei Sauerstofftherapie, ophth. Untersuchung von Risikokindern.

Retino|pathia sclopetaria (↑; ↑) f: Netzhautschädigung durch schwerste tangentiale Bulbusprellung od. -verletzung (z. B. Orbitadurchschuß); ophth. unregelmäßige Pigmentierung, multiple Blutungen, Netzhautablösungen (s. Abb.); später Optikusatrophie, präretinale Membranen.

Retino|schisis (↑; gr. σχίσις Spaltung) f: primäre Netzhautspaltung; **1.** degen. senile Form, selten mit Ablatio* retinae; **2.** X-chromosomal-rezessiv erbl. juvenile Form mit fovealer R.

Retino|skopie (↑; -skopie*) f: s. Skiaskopie.

Retin|säure: s. Vitamin A.

Retorten|baby (lat. retortus zurückgedreht, umgekehrt): (engl.) test-tube baby; umgangssprachliche Bez. f. das Produkt einer Befruchtung im Reagenzglas; s. In-vitro-Fertilisation.

Reto|thel (lat. reticulum kleines Netz; Endothel*) n: Retikulumzellen des lymphat. Gewebes.

Reto|thel|sarkom (↑; ↑; Sark-*; -om*) n: s. Retikulosarkom.

Re|traktio|metrie (Retraktion*; Metr-*) f: s. Blutgerinnselretraktion.

Re|traktion (lat. retrahere, retractus zurückziehen) f: (engl.) retraction; Zurück- od. Zusammenziehen eines Organs (z. B. des Bulbus oculi b. okulopupillärem Syndrom) od. Gewebes (z. B. Narbengewebe), Blutgerinnselretraktion.

Re|traktions|nystagmus (↑; Nystagmus*) m: s. Nystagmus.

Re|trans|fusion (Re-*; Transfusion*) f: (engl.) autotransfusion; Reinfusion von Eigenblut; s. Transfusion, autologe.

Re|transplantation (↑; Transplantation*) f: wiederholte Ausführung einer (Organ-)Transplantation*; vgl. Explantation.

Retro-: Wortteil mit der Bedeutung zurück, hinter; von lat. retro.

Retro|bulbär|neuritis (↑; gr. βολβός Zwiebel; Neur-*; -itis*) f: s. Neuritis Nervi optici.

Retro|collis spasmodicus (↑; lat. collum Hals) m: s. Torticollis spasmodicus.

Retro|flexio uteri (↑; lat. flexus Krümmung; Uter-*) f: Abknickung des Gebärmutterkörpers gegen d. Zervix nach hinten; **Formen: 1.** R. u. mobilis (kann b. der bimanuellen Untersuchung aufgerichtet werden); **2.** R. u. fixata (läßt sich aufgrund v. Verwachsungen m. Nachbarorganen nicht aufrichten); **Urs.: 1.** vorausgegangene Entzündung; **2.** Endometriose*; Operationsindikation nur bei Beschwerden. Vgl. Flexio uteri, Uteruslagen.

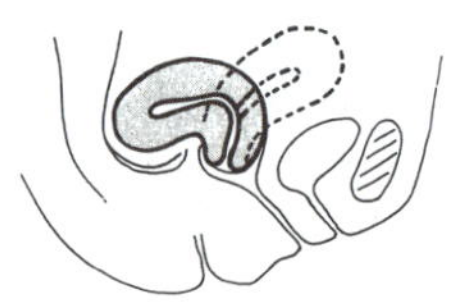

Retroflexio uteri: hier bei normaler Anteversiostellung des Uterus

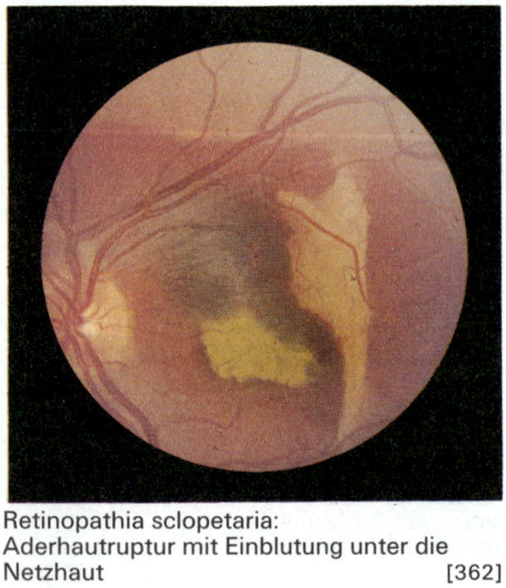

Retinopathia sclopetaria: Aderhautruptur mit Einblutung unter die Netzhaut [362]

Retro|flexio uteri gravidi (↑; ↑; ↑) **f:** Ausbleiben der Aufrichtung des Uterus bei Vorliegen einer Retroflexio* uteri nach Eintritt einer Schwangerschaft; Folge: u. U. Einklemmungserscheinungen (sog. R. u. g. incarcerata), Kompression der Urethra m. Ischuria* paradoxa.

retro|grad (↑; lat. gradi laufen, schreiten)**:** rückläufig, zeitl. od. örtl. zurückliegend, von hinten her (z. B. retrograde Koloskopie).

Retro|kardial|raum (↑; Kard-*)**:** (engl.) retrocardiac space; syn. Holzknecht-Raum; Bez. f. den Raum zw. Herzschatten (li. Vorhof u. Ventrikel randbildend) u. Wirbelsäule im seitl. Röntgenbild der Lunge.

Retr|olisthesis (↑; gr. ὀλίσθησις das Ausgleiten, Fall) **f:** seltene Form der Spondylolisthesis* mit kaudodorsaler Verschiebung eines Wirbels.

retro|peri|toneal (↑; Peritoneum*)**:** hinter dem Bauchfell gelegen; **primär r.** liegen Organe, die hinter dem Peritoneum parietale entstanden sind, **sekundär r.** Organe, die innerh. des Peritoneums angelegt werden, aber durch sek. Verwachsung mit d. dorsalen Leibeswand an einer Seite ihren peritonealen Überzug verloren haben (Duodenum, Pankreas, Colon ascendens u. descendens).

Retro|peri|toneal|raum (↑; ↑)**:** (engl.) retroperitoneal space; Spatium retroperitoneale; zw. Peritoneum parietale u. dorsaler Leibeswand; reicht nach kranial bis zum Zwerchfell u. hängt kaudal mit dem Subperitonealraum des Beckens zusammen; Inhalt (von Fett- u. Bindegewebe eingehüllt): Nieren, Nebennieren, Harnleiter, V. cava inf., Aorta abdominalis mit ihren paarigen Ästen u. den Wurzeln der unpaaren Äste, Bauchteil des Sympathikus, Ganglien, Nerven, Zusammenfluß der Lymphstämme, Lymphknoten.

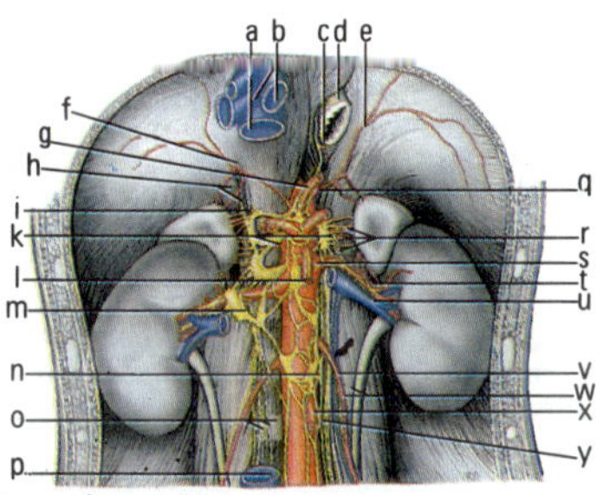

Retroperitonealraum:
a: V. cava inferior; b: Vv. hepaticae; c: Truncus vagalis posterior; d: Truncus vagalis anterior; e: A. phrenica inferior sinistra; f: A. phrenica inferior dextra; g: Hiatus aorticus; h: Aa. suprarenales superiores; i: N. splanchnicus major; k: Ggl. coeliacum (dextrum et sinistrum); l: Ggl. mesentericum superius; m: Ggl. renale; n: Ggl. mesentericum inferius; o: Truncus sympathicus dexter; p: V. cava inferior; q: A. gastrica sinistra; r: Plexus suprarenalis; s: A. mesenterica superior; t: A. renalis et Plexus renalis; u: V. renalis; v: Truncus sympathicus sinister; w: Vasa testicularia; x: Aorta abdominalis et Plexus aorticus; y: A. mesenterica inferior [532]

Retro|pharyngeal|ab|szeß (↑; Pharyng-*; Abszeß*) **m:** (engl.) retropharyngeal abscess; Abszeß* im Rachenbereich; **Vork.:** bei Kleinkindern

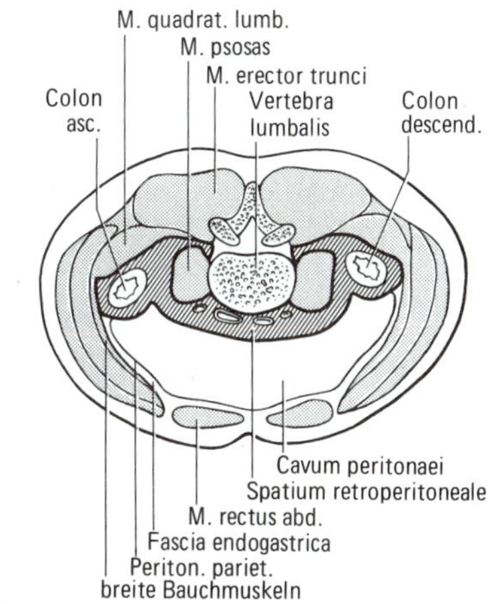

Retroperitonealraum

v. a. inf. abszedierender Lymphadenitis nach Pharyngitis* m. Schluckbeschwerden, Schmerzen, Fieber; bei Erwachsenen v. a. als prävertebraler Senkungsabszeß inf. Tuberkulose* der HWK mit Druckgefühl, Hustenreiz, Dysphagie; **Ther.:** bei fluktuierendem Abszeß Inzision; Antibiotika bzw. Antituberkulotika.

Retro|positio uteri (↑; lat. positio Lage, Stellung; Uter-*) **f:** s. Positio uteri.

retro|pubisch (↑; lat. pubes Schamgegend)**:** hinter der Symphyse gelegen.

Retro|pulsion (↑; Puls*) **f:** Zurückfallen bei d. Versuch, ein Rückwärtsgehen zu stoppen; Vork. v. a. bei Parkinson*-Syndrom.

Retro|pulsiv-Petit-mal (↑; ↑; frz. kleines Übel) **n:** generalisierter Anfall v. Absence-Typ m. ton. Retropulsivbewegung der Bulbi; s. Epilepsie.

retro|spektiv (↑; lat. spectare schauen)**:** zurückblickend.

Retro|sternal|hernie (↑; lat. sternum Brustbein; Hernie*) **f:** syn. Morgagni*-Hernie.

Retro|sternal|raum (↑; ↑)**:** (engl.) retrosternal space; (röntg.) Bez. f. den Raum zw. Brustbein u. vorderer Herzkontur in der seitlichen Thoraxaufnahme; eingeengt bei Trichterbrust, ausgefüllt bei Rechtsherzhypertrophie*, vergrößert bei Lungenemphysem*.

Retro|sternal|schmerzen (↑; ↑)**:** (engl.) retrosternal pain; Schmerzen in der Herzgegend bzw. hinter dem Brustbein; Vork. z. B bei Angina* pectoris od. funktionell bedingt; vgl. Präkordialsyndrom, chondrokostales.

Retro|vakzine (↑; Vacci-*) **n pl:** (engl.) retrovaccines; Vakzine*, die nach Impfung von Kälbern mit für den Menschen pathogenen Krankheitserregern gewonnen wurden; z. B. Pockenimpfstoff.

Retro|versio (lat. retrovertere, retroversus zurückwenden, umkehren) **f:** s. Versio uteri.

Retro|viridae (Retro-*; Viren*; Idio-*) **f pl:** frühere Bez. Retroviren, Oncoviren, Oncornaviren, Leukoviren; Fam. kugelförmiger, umhüllter RNA-Viren; einzige RNA-Viren mit onkogenem Potential; 1910 erstmals von Rous beschrieben (Rous*-Sarkom); **Unterteilung** nach morphol. Kriterien in die Subfamilien Spumavirinae (von lat. spuma Schaum; keine biol. Effekte in vivo bekannt), Oncovirinae* (z. B. HTLV 1) u. Lentivirinae* (z. B. HIV*); **Aufbau:** ⌀ 80-140 nm; zwei Hüllproteine, vier innere unglykolysierte Strukturproteine; Hülle mit ca. 8 nm langen Glykoproteinrezeptoren (sog. spikes, Enterhaken, Knöpfe); Innenkörper (core) mit ikosaedrischem Kapsid, zwei identischen, helikal-symmetrischen Einzelstrang-RNA-Molekülen (am 5-Ende verbunden) mit ca. 50 Genen, daran angeheftet 20-70 Moleküle des Enzyms reverse Transkriptase* (RNA-abhängige DNA-Polymerase); **Genetik:** Information für infektiöses Virus ist in drei Genen gespeichert: 5--gag-pol-env--3; Gag-Gen kodiert für die inneren Proteine (gruppenspezif. Antigen), Pol-Gen für die reverse Transkriptase (Polymerase), Env-Gen für Hüllproteine (Envelope) u. Typenspezifität. Diese Gene werden eingerahmt von nicht kodogenen repetitiven terminalen Sequenzen (engl. long terminal repeats, Abk. LTR). **Replikation:** Einsträngige Virus-RNA wird von der reversen Transkriptase in eine doppelsträngige DNA-Zwischenstufe transkribiert, diese wird als Provirus in das Genom der Wirtszelle eingebaut. Vom Provirus aus wird durch reguläre Transkription* die Bildung RNA-haltiger Virusnachkommen eingeleitet, die die Wirtszelle nach Knospung (budding) verlassen. **Verbreitung:** horizontal (exogene R.: von Individuum zu Individuum durch Inf.); vertikal (endogene R.: von Generation zu Generation als integrierte Bestandteile des Wirtsgenoms). Nachweis bisher in Bandwürmern, Insekten, Fischen, Reptilien, Vögeln u. Säugern. Als erstes infektiöses menschliches Retrovirus wurde 1978 HTLV 1 (human T-cell lymphotropic virus Typ 1) isoliert. **Klin.:** R. verursachen Leukämien, Lymphome, Sarkome u. a. Tumoren mesodermaler Herkunft (Mamma, Leber, Niere) sowie Autoimmunkrankheiten u. Immundepression (z. B. HIV*-Erkrankung u. AIDS).

retro|zäkal (↑; lat. intestinum caecum Blinddarm): retrozökal; hinter dem Blinddarm gelegen; z. B. retrozäkaler Abszeß.

Retro|zession (↑; lat. cedere, cessus weichen) f: (engl.) retrocession; (epidemiol.) Verschiebung der Erstinfektion in höhere Altersklassen; Verminderung der Durchseuchung; vgl. Präzession.

Rett-Syn|drom (Andreas R., zeitgen. Päd., Wien) n: wahrscheinl. X-chromosomal-dominant erbl. Erkr. mit Hirnatrophie, progredienter Demenz u. Hyperammonämie, die bisher nur bei Mädchen beobachtet wurde (Häufigkeit 1 : 15 000); **Klin.:** Manifestation zw. dem 6. Monat u. 4. Lj. mit Abnahme des Schädelwachstums, Verhaltensstörungen i. S. einer sozialen u. psychomotor. Regression mit Verlust bereits erworbener Fähigkeiten, Stereotypien (waschende, knetende Handbewegungen), Demenz, Gangstörungen, Apraxie u. Rumpfataxie, evtl. Krampfanfälle.

Rettungs|assistent m: Berufsbez. f. nichtärztl. Personal im Rettungsdienst* mit zweijähriger Fachausbildung.

Rettungs|dienst: Organisationsstruktur zur Optimierung der Behandlung u. des Transports von Notfallpatienten (akut Erkrankte od. Unfallpatienten); die Primärrettung stellt dabei die notfallmed. Versorgung vor Ort mit Transport in ein primärversorgendes Krankenhaus, die Sekundärrettung die evtl. erforderliche Verlegung in ein anderes (Spezial-)Krankenhaus dar. Je nach lokalen Gegebenheiten kommen zum Einsatz als Personal: Notarzt, Rettungsassistent, Rettungssanitäter, Rettungshelfer; als Spezialtransportmittel: Notarztwagen (Abk. NAW), Rettungshubschrauber (Abk. RTH) od. Ambulanzflugzeug mit obligater Arztbegleitung, Rettungswagen (Abk. RTW) ohne Arztbegleitung bzw. das Notarzteinsatzfahrzeug (Abk. NEF) als Notarztzubringer. Vgl. Katastrophenmedizin, Notfall, medizinischer.

Rettungs|sanitäter m: speziell ausgebildeter nichtärztl. Helfer im Rettungsdienst*.

Retzius-Raum (Anders A. R., Anat., Stockholm, 1796-1860): s. Spatium retropubicum.

Re|vaskularisation (Re-*; lat. vasculum kleines Gefäß) f: (engl.) revascularization; Revaskularisierung; **1.** (physiol.) Wiedereinsprossung von Kapillaren, z. B. in infarziertes Gewebe; **2.** (chir.) Verbesserung der Durchblutung minderversorgter Gewebe durch Verf. der Gefäßchirurgie, z. B. Vineberg*-Operation. Vgl. Rekanalisierung.

Reverdin-Nadel (Auguste R., Chir., Genf, 1848-1908; Albert R., Chir., Genf, 1881-1929): (engl.) Reverdin's needle; gestielte Nadel.

Reverdin-Trans|plantation (Jacques-Louis R., Chir., Genf, 1842-1908; Transplantation*) f: s. Hauttransplantat.

re|versibel (lat. reversio Umkehrung, Rückkehr): umkehrbar; heilbar.

Re|version (↑) f: s. Rückmutation.

Re|vertante (lat. revertere zurück-, umkehren) f: (engl.) revertant; Umkehrung eines Mutationsereignisses (s. Mutation) durch e. Rückmutation (häufiger b. Punktmutationen); gegenüber der spontanen Mutationsrate ist d. Reversionsrate mind. um den Faktor 1000 geringer.

Reye-Syn|drom (R. D. R., zeitgen. Arzt, Australien) n: akute Enzephalopathie* in Komb. mit fettiger Degeneration der Leber, pathol.-anat. Degeneration von Neuronen ohne entzündl. Reaktion, großtropfige Leberverfettung mit mitochondrialen Strukturveränderungen u. vermindertem Glykogengehalt der Leberparenchymzellen; **Vork.:** v. a. bei Kindern mit einem Maximum zw. dem 4. u. 9. Lj.; **Urs.:** unklar; Auftreten nach viralen Inf., Intox. u. Einnahme best. Medikamente (z. B. Acetylsalicylsäure) möglich, evtl. genet. Disposition; **Klin.:** Beginn mit unspezif. grippeähnlichen Sympt., Fieber u. Erbrechen, im weiteren Verlauf Delir u. Schläfrigkeit; in ca. 60% progredienter Verlauf mit Entw. eines Hirnödems, Hyperventilation, Bewußtseinsstörungen u. Apnoe; **Diagn.:** (labordiagn.) Erhöhung der Lebertransaminasen, Hypoprothrombinämie, Aminosäurestoffwechselstörungen u. Hypoglykämie; **Ther.:** symptomat.; intensivmed. Überwachung, evtl. künstliche Beatmung; **Progn.:** im Frühstadium evtl. Heilung mögl.; Letalität des Vollbilds ca. 70%.

Reynolds-Zahl (Osborne R., Phys., Belfast, 1842-1912): Abk. Re; aus Dichte (ρ), Strömungsgeschwindigkeit (v) u. Viskosität (η) einer Flüssigkeit u. dem Radius (r) des durchströmten Rohrlumens nach der Formel

$$Re = \frac{\rho \cdot v \cdot 2r}{\eta}$$

gebildete Kennzahl, die angibt, wann eine laminare in eine turbulente Strömung* übergeht (in der Kreislaufphysiologie relevant).

Rez-: s. a. Rec-.

R

Re|zept (lat. receptum Verpflichtung) n: (engl.) prescription, recipe; ärztl., zahnärztl. od. tierärztl. Anweisung zur Arzneianfertigung od. -ausgabe durch eine Apotheke.

Re|zeptoren (lat. recipere, receptus aufnehmen, empfangen) m pl: (engl.) receptors; Empfangs- bzw. Aufnahmeeinrichtungen des Organismus für best. (spezif.) Reize; **1. Zellen** mit bes. intrazellulären Strukturen zur Aufnahme spezif. (äußerer) od. endogener Reize (sog. Sinneszellen), z. B. Mechanorezeptoren* (Tastempfinden) u. Pressorezeptoren* (Druck), Thermorezeptoren* (Wärme- u. Kälteempfinden), Photorezeptoren (Zapfen* u. Stäbchen* in der Retina als R. für die Lichtempfindung), Chemorezeptoren* (Riechen, Schmecken, Regulation von Körperfunktionen, z. B. Atmung) u. Osmorezeptoren* (Wasserhaushalt); vgl. Sensibilität; **2. Membranrezeptoren:** in der Zellmembran lokalisierte R. zur Aufnahme u. intrazellulären (biochem.) Umsetzung best. (endogener) Signale, die durch spezif. humorale Wirksubstanzen (z. B. Hormone, Neurotransmitter, Mediatoren, Antikörper, Antigene, auch Pharmaka) vermittelt werden. Oberflächenrezeptoren bestehen meist aus Glykoproteinen, Glykolipiden u. einem gekoppelten Effektorprotein (meist ein Enzym); nach spezif. Bindung des Signalstoffs unter Bildung eines Rezeptor-Liganden-Komplexes erfolgt eine Konformitätsänderung des Rezeptorproteins, die zu einer intramolekularen Veränderung mit Aktivierung des Effektorproteins (z. B. Adenylcyclase*) u. Freisetzung eines zweiten (intrazellulären) Signalstoffs (Second messenger) führt (z. B. cAMP, wird an der Membraninnenseite gebildet). Eine Zelle besitzt häufig mehrere R. unterschiedl. Spezifität. **Bedeutung:** Die über R. gesteuerten physiol. u. biochem. Prozesse sind vielfältig; die Wirkung von Hormonen wird über Hormonrezeptoren* vermittelt, die von Neurotransmittern* u. a. über R. an der neuromuskulären Synapse, für Acetylcholin* z. B. zw. 10 000 u. 100 000 Bindungsstellen pro μm^2; das Pfeilgift Curare u. das Schlangengift Alphabungarotoxin besitzen eine wesentl. höhere Affinität zu diesen R. als Acetylcholin; vgl. Rezeptoren, adrenerge. Die Wirkung von bakt. Toxinen (z. B Cholera-, Diphtherie-, E.-coli-Toxin) wird über membranständige Glykolipide vermittelt; beim Choleratoxin z. B. führt die Translokation der A-Untereinheit des gebundenen Toxins von der Membranaußen- zur Membraninnenseite zu einer Erhöhung der Membranpermeabilität u. damit zum Verlust von größeren Mengen intrazellulärer Flüssigkeit. Die Wirkung von Opiaten* (z. B. Morphium, Heroin) sowie endogener Opioide* (Endorphine, Enkephaline) erfolgt nach Bindung an spezif. R. (v. a. im ZNS). Oberflächenrezeptoren (z. B. membranständige Antikörper, die Antigene spezif. binden, od. Rezeptoren für best. Antikörper) auf immunkompetenten Zellen (z. B. Lymphozyten) sind an der Induktion u. Regulation der Immunantwort beteiligt u. ermöglichen eine Zelldifferenzierung (s. Zellmarker). Lektine* binden Zuckerreste mit unterschiedl. Spezifität u. werden daher zum Nachweis best. membranständiger Zuckerreste (R.) auf Erythrozyten (Blutgruppenantigene*) bei der Blutgruppenbestimmung* verwendet; Lektine aus Limabohnen binden z. B. selektiv an N-Acetylgalaktosamin u. agglutinieren Blut der Blutgruppe A, Lektine aus Samen des Hornklees selektiv an Fucose u. agglutinieren Blut der Blutgruppe 0.

Re|zeptoren, adren|erge (↑) m pl: (engl.) adrenergic receptors; entspr. den qual. unterschiedl. Wirkungen der Katecholamine Adrenalin, Noradrenalin u. Isoprenalin an den einzelnen Organen nimmt man die Existenz versch. Rezeptoren an. Pharmaka, die spezif. an Alpha- u. Betarezeptoren **erregend** (Sympathomimetika*) od. **hemmend** (Sympatholytika*, Alpharezeptorenblocker* und Betarezeptorenblocker*) wirken, werden zur therap. Beeinflussung von Herz-Kreislauf-Funktionen verwendet.

Re|zeptoren||blocker (↑): s. Sympatholytika, Alpharezeptorenblocker, Betarezeptorenblocker, Antihistaminika. **R., hormonale** (↑) m pl: s. Hormonrezeptoren. **R., juxta|kapilläre** (↑) m pl: J-Rezeptoren; im Interstitium der Lunge neben d. Kapillaren liegende Nervenendigungen (Dehnungsrezeptoren).

re|zessiv (lat. recedere, recessus zurückgehen): s. Erbgang, rezessiver.

Re|zidiv (lat. recidere zurückfallen) n: (engl.) relapse, recurrence, recrudescence; Rückfall; Wiederauftreten einer Krkh. nach Abheilung; z. B. Rezidiv einer Inf. (Reinfektion), Tumorrezidiv (Wiederauftreten eines histol. gleichartigen Tumors am gleichen Ort od. im gleichen Organ nach vorausgegangener radikaler Behandlung). Vgl. Spätrezidiv.

Re|zirkulations|vitium (Re-*; lat. circulus Kreis, Zirkel; vitium Fehler, Mißgriff) n: angeborener Herzfehler* mit arteriovenösem (Links-Rechts-)Shunt; vgl. Herzkatheterisierung.

RF: Abk. f. **1.** (engl.) **r**eleasing **f**actor; **2.** **r**heumatisches **F**ieber*; **3.** **R**heuma**f**aktor*.

R-Faktor m: Kurzbez. f. **R**esistenzfaktor; bakterieller Konjugationsfaktor* m. Erbfaktoren f. Resistenzeigenschaften geg. eines od. mehrere Antibiotika bzw. Chemotherapeutika, auch gegen UV-Strahlung; übertragbar auf alle Arten der Enterobacteriaceae, außerdem auf Pseudomonas, Pasteurella, Yersinia u. Vibrio. R.-F. kodieren die Bildung spezif. Enzyme, die Antibiotika od. Chemotherapeutika destruieren (s. Betalaktamasen), ihren Eintritt in das Bakt. verhindern od. den intrazellulären Transport hemmen. Vgl. Plasmide.

RFLP: Abk. f. **R**estriktions**f**ragment**l**ängen*-**P**olymorphismus.

RG: Abk. f. **R**assel**g**eräusche*.

RGT-Regel: Abk. f. **R**eaktion-**G**eschwindigkeit-**T**emperatur-Regel; syn. Van't*-Hoff-Regel.

Rh: Symbol f. **1.** (chem.) Rhodium*; **2.** (serol.) Rhesus*-Blutgruppen.

Rh-: s. a. Rhesus-.

Rh_{null}: s. Rhesus-Blutgruppen.

Rhabdo|myo|lyse (gr. ῥάβδος Stab; My-*; Lys-*) f: (engl.) rhabdomyolysis; Myolyse* der quergestreiften (Skelett- u. Herz-)Muskulatur m. Muskelschwäche, Abschwächung der Muskeleigenreflexe, Muskelschmerzen u. Myoglobinurie*; **Urs.:** toxisch bedingt (v. a. durch Alkohol, versch. Medikamente u. Narkotika, auch Heroin), familiäre Disposition (autosomal-dominanter Defekt bekannt); Vork. auch i. R. einer malignen Hyperthermie*, der McArdle-Krankheit (s. Glykogenosen) od. einer akuten nekrotisierenden Myositis*, bei Hypokaliämie, Hypophosphatämie; nicht selten als idiopath. atraumat. Rh.; **Histol.:** Schwellung, Degeneration u. Nekrose v. Muskelfasern m. Verlust d. Querstreifung; **Diagn.:** (exzessive) Erhöhung der Serumenzyme CK, AST (GOT), ALT (GPT), LDH, HBDH, sowie von Kreatinin u. Myoglobin im Serum, Hy-

R

perkaliämie; **Ther.:** symptomat. (Hämodialyse, Kortikoide, Heparin, Elektrolytsubstitution u. a.); **Progn.:** unterschiedl. hohe Letalität, abhängig von d. Urs. (z. B. bei d. alkoholinduzierten Rh. ca. 20%, bei d. durch Inhalationsnarkotika induzierten Rh. ca. 60-70%). Die Rh. ist eine mögl. Urs. des akuten Nierenversagens*. Vgl. Crush-Syndrom.

Rhabdo|myom (↑; ↑; -om*) n: s. Myom.

Rhabdo|myo|sarkom (↑; ↑; Sark-*; -om*) n: (engl.) rhabdomyosarcoma; seltenes, von der quergestreiften Muskulatur ausgehendes Weichteilsarkom*; **Formen: 1.** embryonales Rh. mit unreifen, spindelförmigen Zellen; Vork. z. B. als Wilms*-Tumor, Sarcoma* botryoides; **2.** alveoläres Rh. mit multinukleären Riesenzellen u. Rhabdomyoblasten mit Querstreifungen im Zytoplasma; **3.** polymorphes Rh. mit abgerundeten, länglichen Zellkernen u. ausgeprägter Kernpolymorphie; **Sympt.:** in Abhängigkeit von der Lokalisation evtl. Schmerzen u. Funktionseinschränkungen; **Diagn.:** palpabler Tumor; Computertomographie u. Biopsie; **Ther.:** chir. Exzision, Chemotherapie u. Strahlentherapie; **Progn.:** ungünstig, da innerh. von 1 bis 2 Jahren häufig Rezidive auftreten. Vgl. Weichteiltumoren.

Rhabdo|viridae (↑; Viren*; Idio-*) f pl: Familie stabförmiger, verhüllter RNA-Viren (130-230 nm lang, ⌀ 50-95 nm, helikales Kapsid, einsträngige RNA mit ca. 20 Genen, Matrix-Protein); **Unterteilung** in die Genera Lyssavirus (u. a. mit Tollwut*-Virus, Duvenhage-, Mokola-Virus) u. Vesiculovirus; aufgrund ihrer Ökologie gehören einige R. zu den Arboviren*.

Rhachi-: auch Rachi-; Wortteil mit der Bedeutung Rücken, Rückgrat; von gr. ῥάχις.

Rhachio|tomie (↑; -tom*) f: s. Kolumnotomie.

Rhachi|schisis (↑; gr. σχίσις Spaltung) f: Wirbelspalt; s. Spina bifida.

Rhagade (gr. ῥαγάς, ῥαγάδος Riß) f: (engl.) fissure, rhagade; sog. Schrunde; meist narbenlos abheilender spaltförmiger Einriß der Haut inf. Überdehnung bei herabgesetzter Elastizität, z. B. an Lippen, Mund- u. Lidwinkel, Gelenkbeugen. Vgl. Effloreszenzen.

Rhago|zyten (gr. ῥάξ, ῥαγός Weinranke; Zyt-*) m pl: (engl.) ragocytes; (hyper-)segmentierte Leukozyten, Monozyten u. Makrophagen mit peripher angeordneten, überwiegend hellen (PAS-positiven) Granula (enthalten u. a. phagozytierte Immunkomplexe u. den Rheumafaktor), sehen im durchfallenden Licht wie Weinbeeren aus; **Vork.:** im Gelenkerguß v. a. bei rheumatoider Arthritis*, Reiter*-Krankheit, Psoriasis*-Arthropathie.

Rhamnose (gr. ῥάμνος Bez. f. versch. Dornenbüsche) f: 6-Desoxy-L-Mannose; findet sich in einigen Glykosiden*, z. B. Hesperidin*.

Rhamnus catharticus (↑) m: s. Fructus Rhamni cathartici.

Rhamnus frangula (↑) m: s. Cortex Frangulae.

Rhaph-: auch Raph-; Wortteil mit der Bedeutung Naht; von gr. ῥαφή.

Rhaphe (gr. ῥαφή) f: (anat.) Naht.

Rhenium n: chem. Element, Symbol Re, OZ 75, rel. Atommasse 186,2; zur Mangangruppe gehörendes Metall.

Rheo-: auch Reo-; Wortteil mit der Bedeutung Fluß, Strömung; von gr. ῥέος.

Rheo|base (↑; Bas-*) f: s. Chronaxie.

Rheo|dynamik (↑; gr. δύναμις Kraft) f: Strömungsdynamik; vgl. Rheologie.

Rheo|graphie (↑; -graphie*) f: (engl.) rheography; Untersuchungsmethode bei peripheren Gefäßprozessen; Registrierung von pulsator. Schwankungen des Durchflußvolumens im erfaßten Gefäßgebiet (im Ggs. z. Oszillographie*, die Druckschwankungen der größeren Arterien erfaßt).

Rheo|logie (↑; -log*) f: (engl.) rheology; Fließlehre; Wissenschaft von d. Fließeigenschaften flüssiger Substanzen; auch Wissenschaft von d. Deformierung plast. formbarer Stoffe.

Rhes|a|sthenie (gr. ῥῆσις Sprechen; ἀσθένεια Schwäche) f: s. Phonasthenie.

Rhese-Goalwin-Aufnahme: Röntgenspezialaufnahme der Foramina fasciculi optici.

Rhesus-Blut|gruppen: (engl.) rhesus blood groups; Symbol Rh (nach Wiener) bzw. CDE (nach Fisher u. Race); umfangreiches Blutgruppensystem, wurde 1939/40 von Landsteiner u. Wiener entdeckt, die feststellten, daß durch Immunisierung von Versuchstieren gewonnene Antikörper gegen Erythrozytenantigene von Rhesusaffen auch eine Agglutination menschl. Erythrozyten hervorriefen. Die wichtigsten Rh-Blutgruppenantigene sind D, die deutlich geringer immunogen wirksamen antithetischen Antigene C,c u. E,e sowie D^u; daneben sind 37 weitere hoch- u. niedrigfrequente Rh-Antigene bekannt. Aufgrund unterschiedl. Theorien über ihren Vererbungsmodus (autosomal-kodominante Vererbung mit multipler Allelie entweder eines Genlokus nach Wiener od., bezogen auf die Hauptantigene, dreier eng gekoppelter Genloci nach Fisher u. Race) existieren versch. Nomenklaturen (s. Tab.). Bei den Rh-Blutgruppenantigenen handelt es sich wahrscheinl. um Polypeptide. Das stärkste Rh-Antigen D (Rh_0) kommt bei ca. 85% der Weißen in Europa vor; diese Individuen werden als Rh-positiv bez. (Genotyp DD od. Dd). Die antigene Eigenschaft D setzt sich aus mehreren Partialantigenen (D^A, D^B, D^C, D^D) zusammen u. ist bei 1-2% aller Rh-positiven Individuen unvollständig (schwächer antigene Variante D^u). Individuen, denen das Antigen D fehlt, werden als Rh-negativ bez. (Genotyp dd); das Allel d verhält sich gegenüber D (u. D^u) rezessiv u. ist wahrscheinl. stumm, das Antigen d hypothetisch. Einige seltene sog. Rh-Defekttypen (Deletionshaplotypen) sind durch das Fehlen best. Rh-An-

Rhesus-Blutgruppen
Synopse verschiedener Nomenklaturen

Blutgruppenantigene Rosenfield	Wiener	Fisher/Race	Korrespondierende Antikörper Rosenfield	Fisher/Race
Rh 1	Rh_0, Rh	D	Anti-Rh 1	Anti-D
Rh 2	rh′	C	Anti-Rh 2	Anti-C
Rh 3	rh″	E	Anti-Rh 3	Anti-E
Rh 4	hr′	c	Anti-Rh 4	Anti-c
Rh 5	hr″	e	Anti-Rh 5	Anti-e
Rh 6	hr	f, ce	Anti-Rh 6	Anti-f
Rh 7	rh_i	Ce	Anti-Rh 7	Anti-Ce
Rh 8	rh^{wl}	C^w	Anti-Rh 8	Anti-C^w
Rh 10	hr^v	V, ce^s	Anti-Rh 10	Anti-V
Rh 12	rh^G	G	Anti-Rh 12	Anti-G
Rh 19	hr^s	–	Anti-Rh 19	Anti-hr^s
Rh 20	–	VS	Anti-Rh 20	Anti-VS

tigene bei gleichzeitig sehr stark antigenem D gekennzeichnet (z. B. CD-, -D-). Beim Phänotyp Rh_{null} (- - - /- - -) fehlen nicht nur alle Rh-, sondern auch andere Blutgruppenantigene (u. a. S, s, FyS); die Erythrozyten weisen z. T. Membrandefekte auf, die zu Formveränderungen (Stomatozytose) u. einer Verkürzung ihrer Lebensdauer (Anämie) führen können. **Bedeutung:** reguläre Rh-Antikörper (IgG od. IgM) sind sehr selten; Antikörper der Spezifität Anti-D (meist inkomplette Antikörper) sind die häufigsten irregulären Antikörper u. treten v. a. nach Transfusion Rh-inkompatiblen Bluts u. während Rh-inkompatibler Schwangerschaften auf. Die Transfusion Rh-inkompatiblen Bluts kann bei einem Empfänger mit Rh-Antikörpern zu schweren Transfusionszwischenfällen* führen, die häufig erst mit einer Verzögerung von 2-4 Std. auftreten. Individuen mit dem Genotyp D^ud od. dd, deren Erythrozyten das Antigen C u./od. E tragen, gelten als Blutspender Rh-positiv, als Empfänger Rh-negativ. Rh-Antikörper (v. a. Anti-D) bei Rh-negativen Schwangeren können einen Morbus* haemolyticus neonatorum bzw. fetalis hervorrufen (s. Rhesus-Inkompatibilität). Bei autoimmunhämolytischen Anämien kommen häufig mehrere versch. Autoantikörper gegen unterschiedliche Rh-Antigene vor. Vgl. Blutgruppen.

Rhesus-De|sensibilisierung (De-*; lat. sensibilis der Wahrnehmung fähig): s. Anti-D-Prophylaxe.

Rhesus-Erythro|blastose (Erythr-*; Blast-*; -osis*) f: s. Morbus haemolyticus neonatorum, Morbus haemolyticus fetalis.

Rhesus-In|kompatibilität (In-*; lat. compati mitleiden, zusammen ertragen) f: (engl.) rhesus incompatibility; blutgruppenserologische Unverträglichkeit im Rhesussystem; in der Gebh. von Bedeutung bei der Konstellation Rh-neg. Mutter und Rh-pos. Vater; bei Rh-pos. Feten u. vorausgegangener Sensibilisierung der Mutter besteht die Gefahr eines Morbus* haemolyticus fetalis; vgl. Mikrotransfusion.

Rheuma|faktor (gr. ῥεῦμα Fließen, Strömen) m: (engl.) rheumatoid factor; Abk. RF; Autoantikörper gegen den Fc-Teil des menschl. IgG; meist Antikörper der Ig-Klasse M (IgM), gelegentl. auch IgG od. IgA; **Nachw.** mit Latex*-Rheumafaktortest u. Waaler*-Rose-Test bei ca. der Hälfte der Pat. mit rheumatoider Arthritis* möglich; aber auch bei systemischem Lupus erythematodes, Mischkollagenosen, Sklerodermie, Sicca-Syndrom (vgl. Sjögren-Syndrom I) u. nichtrheumatischen chron.-entzündl. Erkrankungen, v. a. bei subakuter bakt. Endokarditis, Tuberkulose, Salmonellose, Syphilis, sowie akuten Virusinfektionen, Parasitosen, Neoplasien nach Bestrahlung od. Chemotherapie, Hypergammaglobulinämie. Der R. ist bei ca. 5% der gesunden Personen in der Bevölkerung unter 50 Jahren positiv, Anstieg mit zunehmendem Lebensalter (bis 15% bei 70jährigen Frauen, 10% bei Männern).

Rheuma|knoten (↑): (engl.) rheumatoid nodules; syn. Noduli rheumatici; v. a. bei seropositiver chronischer Polyarthritis (rheumatoider Arthritis*), bes. an Druckstellen (Streckseiten der Unterarme, Hinterkopf) auftretende, bis hühnereigroße, derbe, verschiebliche subkutane Knoten; Sonderform: Rh. mit pulmonaler Lok. als wichtige DD von Rundherden* der Lunge; i. d. R. Verkleinerung unter Steroidtherapie. Vgl. Aschoff-Geipel-Knötchen, Fieber, rheumatisches.

Rheuma|tests (↑) m pl: (engl.) rheumatoid arthritis tests; ungenaue Sammelbez. f. unterschiedl. serodiagn. Verfahren zum Nachweis rheumatischer Erkrankungen*; häufig Bez. f. den Nachweis des Rheumafaktors* im Waaler*-Rose-Test od. Latex*-Rheumafaktortest, früher auch f. Tests zum Nachweis einer Streptokokkeninfektion (v. a. Antistreptolysintiter-Bestimmung) in der Diagnostik des heute seltenen rheumatischen Fiebers*; nicht korrekt auch als Bez. f. die Bestimmung des C-reaktiven Proteins* verwendet.

Rheumatismus (gr. ῥευματισμός Fließen, Strömen) m: veraltete ungenaue Bez. f. Beschwerden am Bewegungsapparat mit fließenden, reißenden u. ziehenden Schmerzen (sog. **Rheuma**); vgl. Erkrankungen, rheumatische.

Rheumatismus, palin|dromischer (↑) m: (engl.) palindromic rheumatism; Sonderform der chron. Polyarthritis mit intermittierenden, wenige Tage anhaltenden u. symptomlos wieder abklingenden Attacken von Schmerzen u. Schwellungen der Gelenke (meist Handgelenke); wahrscheinl. häufig identisch mit der sog. episodischen chron. Polyarthritis*.

Rheumatismus tuberculosus (↑) m: veraltete Bez. Poncet-Krankheit; Gelenkerkrankung im Jugendalter, die klin. nur schwer von chron. entzündlich-rheumat. Erkrankungen (z. B. einer juvenilen chron. Arthritis) zu unterscheiden ist; Primärherd häufig in d. Lunge; Rückgang der Gelenkerscheinungen durch Antituberkulotika, nicht jedoch bei Anw. von Antirheumatika.

Rheumato|logie (gr. ῥεῦμα Fließen, Strömen; -log*) f: Lehre von der Entstehung, Behandlung u. Verhütung rheumatischer Erkrankungen*.

Rhexis (gr. ῥῆξις) f: Zerreißung; z. B. Rhexisblutung (Haemorrhagia per rhexin) inf. Gefäßzerreißung. Vgl. Diabrosis.

Rhin-: auch Rhino-, Rin-, Rino-; Wortteil mit der Bedeutung Nase; von gr. ῥίς, ῥινός.

Rhin|en|cephalon (↑; Enkephal-*) n: s. Riechhirn.

Rhinitis (↑; -itis*) f: Koryza, Schnupfen; oberflächl. Katarrh der Nasenschleimhaut, als häufig a- od. subfebril verlaufende, nach einem trockenen Vorstadium (allg. Krankheitsgefühl, Brennen u. Kitzeln in Nase u. Rachen, Niesreiz) auftretende **akute Rh.** mit zunächst seröser, später meist schleimig-eitriger Sekretion; **Err.:** v. a. Rhinoviren, aber auch zahlreiche andere Viren. Eine akute Rh. ist häufig Initialsymptom anderer Infektionskrankheiten (u. a. bei Masern, Virusgrippe, Keuchhusten). Als **chronische Rh.** (bzw. Rhinopathie) werden zu einer Volumenzunahme (Hyperämie u. Ödem od. Hypertrophie) der Schleimhaut v. a. im Bereich der Nasenmuscheln mit Behinderung der Nasenatmung führende chron. Irritations- bzw. Entzündungszustände der Nasenschleimhaut bezeichnet. **Urs.:** z. B. rezidivierende Entz., Nasenfremdkörper, Rhinolithen, Nasentumoren, chem. od. physik. Noxen, endokrin. Erkrankungen.

Rhinitis al|lergica (↑; ↑) f: syn. Rhinopathia allergica; **1.** saisonale allerg. Rhinopathie, verursacht durch Pflanzenpollen od. Konidien extramuraler Pilze; s. Heufieber; **2.** perenniale, nicht jahreszeitlich gehäuft auftretende allerg. Rhinopathie durch häusliche (Hausstaubmilben, intramurale Pilze, Haustierepithelien) od. Arbeitsplatzallergene (z. B. Mehl-, Holz-, Medikamenten-, Pflanzenstäube); als Berufskrankheit nach Nr. 4301 BeKV anerkannt. Vgl. Pilzasthma.

R

Rhinitis a|trophicans (↑; ↑) f: Atrophie der Nasenschleimhaut; gynäkotrope Erkr. unklarer Ätiol., die sich meist während der Pubertät manifestiert; **Diagn.:** in der Rhinoskopie* gelblich-grünliche bis bräunliche Borken; **Ther.:** Nasenspülungen, ölhaltige Nasentropfen; evtl. op. Verkleinerung der Nasenhöhlen; **Rhinitis atrophicans cum foetore:** s. Özäna.

Rhinitis hyper|plastica (↑; ↑) f: eigentl. Rhinitis hypertrophicans; Form der chron. Rhinitis*.

Rhinitis pseudo|membranacea (↑; ↑) f: s. Diphtherie.

Rhinitis sicca (↑; ↑) f: Form der chron. Rhinitis* mit Ekzem- u. Borkenbildung am Naseneingang u. an der Innenfläche der Nasenflügel; **Urs.:** chron. Schädigung der Nasenschleimhaut; **Sympt.:** Juckreiz, Trockenheitsgefühl, evtl. Epistaxis*; **Ther.:** Nasensalben.

Rhinitis vaso|motorica (↑; ↑) f: syn. Rhinitis nervosa, Rhinopathia* vasomotorica non allergica.

Rhino|blennor|rhoe (↑; Blenn-*; -rhoe*) f: eitrige Rhinitis.

Rhino|cladium n: syn. Sporothrix* schenckii.

Rhino|lalie (Rhin-*; gr. λαλεῖν reden) f: (engl.) rhinolalia; syn. Rhinophonie, sog. Näseln; Störung der Nasalität durch unphysiol. Luftstromführung beim Sprechen; **Formen: 1.** Rhinolalia aperta: „offenes" Näseln mit nasalem Stimmklang durch unvollständigen Abschluß des Nasenraums vom Mund, z. B. bei Gaumenspalten, Gaumensegellähmung, evtl. iatrogen verursacht nach fehlerhaft durchgeführter Tonsillektomie, auch psychogen; **2.** Rhinolalia clausa: „geschlossenes" Näseln mit dumpfem Stimmklang inf. Verlegung von Nasopharynx od. Nasennebenhöhlen, z. B. bei Rhinitis, Sinusitis, Nasentumoren, Nasenpolypen, adenoiden Vegetationen; **3.** Rhinolalia mixta: „gemischtes" Näseln, bei dem sowohl Sympt. der Rhinolalia aperta als auch der Rhinolalia clausa auftreten; **Diagn.:** Czermak*-Spiegelprobe, Gutzmann-Probe (bei Rhinolalia clausa klingen A u. I bei zugehaltener u. bei offener Nase gleich), Inspektion; **Ther.:** ggf. Behandlung einer Grundkrankheit u. logopädische Therapie.

Rhino|lith (↑; Lith-*) m: Nasenstein; verkrusteter Fremdkörper in der Nase, der zur Behinderung der Nasenatmung u. fötider Sekretion führen kann.

Rhino|mano|metrie (↑; gr. μανός gasförmig; Metr-*) f: (engl.) rhinomanometry; Verf. zur quant. Prüfung des nasalen Atemwiderstands i. R. eines nasalen Provokationstests bei Rhinitis* allergica od. als Therapiekontrolle nach Beseitigung eines endonasalen Hindernisses; anhand der nasalen Druckänderung u. der pro Zeiteinheit ein- bzw. ausgeatmeten Luftmenge wird die Durchgängigkeit der Nase untersucht.

Rhino|mykosis (↑; Myk-*; -osis*) f: (engl.) rhinomycosis; Inf. der Nasenschleimhaut durch Pilze, z. B. Paracoccidioides* brasiliensis.

Rhino|pathia a|trophicans (↑; -pathie*) f: Austrocknung der Nasenschleimhaut mit nur geringer Borkenbildung; vgl. Özäna.

Rhino|pathia medicamentosa (↑; ↑) f: durch übermäßigen Gebrauch von Nasenmedikamenten entstandene Schädigung der Nasenschleimhaut (bes. des Flimmerepithels der Muschel), die zu Schwellung u. Austrocknung führt.

Rhino|pathia vaso|motorica al|lergica (↑; ↑) f: unabhängig von der Jahreszeit vorkommende Form der Rhinitis* allergica.

Rhino|pathia vaso|motorica non al|lergica (↑; ↑) f: nicht durch Allergene*, sondern durch äußere (mechan., thermische od. chem.) od. innere (hormonale, psych.) Reize bedingte Überempfindlichkeit der Nasenschleimhaut; **Sympt.:** Anfälle von wäßriger Absonderung aus d. Nase, im Unterschied zum gewöhnl. Schnupfen plötzl. auftretend u. verschwindend, oft nur stundenweise am Tag (Hydrorrhoea nasalis).

Rhino|phonie (↑; Phono-*) f: syn. Rhinolalie*.

Rhino|phym (↑; gr. φῦμα Gewächs, Geschwulst) n: (engl.) rhinophyma; Pfundnase, Knollennase; Sonderform der Rosacea* mit knolliger Verdickung der Nase inf. Hyperplasie von

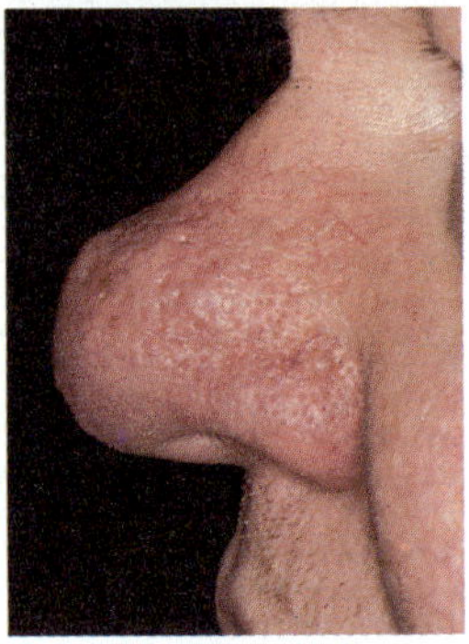

Rhinophym [3]

Talgdrüsen u. Bindegewebe; Vork. meist bei Männern; **Ther.:** je nach Ausprägung hochtouriges Abschleifen od. chir. Abtragung.

Rhino|plastik (↑; -plastik*) f: (engl.) rhinoplasty; Nasenplastik; **1. korrektive Rh.:** chir. Umformung der Nasenstruktur unter funkt. u. ästhet. Gesichtspunkten; z. B. Septumkorrektur, Korrektur einer Sattel- od. Höckernase, Totalverkleinerung der äußeren Nase, Behebung von Stenosen; **2. rekonstruktive Rh.:** chir. Wiederaufbau der Nase bei partiellem od. totalem Gewebedefekt mit Rekonstruktion der Weichteilstruktur durch Hautplastik* (z. B. Thiersch-Lappen od. Stiellappenplastik vom Oberarm) u. der knorpeligen Stützstruktur durch Composite* graft. Vgl. Epithese.

Rhinor|rhagie (↑; gr. rhagas Riß) f: heftiges Nasenbluten; vgl. Epistaxis.

Rhino|sklerom (↑; Skler-*; -om*) n: (engl.) rhinoscleroma; durch Klebsiella* pneumoniae (Subspec. rhinoscleromatis) verursachte granulomatöse Entzündung* der Schleimhäute der oberen Luftwege; **Vork.:** selten, v. a. in asiat. Ländern; **Klin.:** chron., knotige Verdickung von Nase, Mund u. Larynx mit fortschreitender bläulichroter, wulstiger Verdickung der Schleimhaut, evtl. bis zur Trachea absteigend; **Kompl.:** Pneumonie.

Rhino|skopie (↑; -skopie*) f: (engl.) rhinoscopy; instrumentelle Untersuchung der Nasenhöhle; als **vordere Rh.** (Rhinoscopia anterior) mit Nasenspekulum u. starker Lichtquelle zur Inspektion des Vestibulum nasi u. (nach Dorsalflexion des Kopfes des Pat.) des Locus Kiesselbachi, Ductus nasolacrimalis, der unteren Nasenmuschel u. unteren Septumanteile; als **mittlere Rh.**

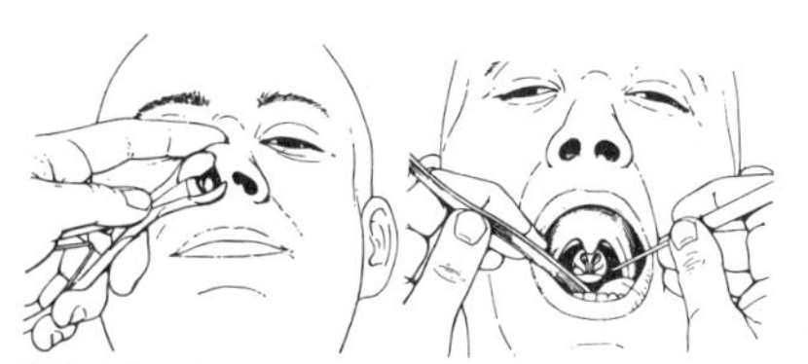

Rhinoskopie:
Rhinoscopia anterior (li.) und posterior (re.) [87]

(Rhinoscopia media) mit verlängertem Nasenspekulum od. als Nasenendoskopie in Lokalanästhesie zur Beurteilung der Ostien, des Infundibulum nasi u. der hinteren Nasengänge; als **hintere Rh.** (Rhinoscopia posterior, sog. Postrhinoskopie) mit Mundspatel u. Spiegel od. 70°-Optik zur Inspektion der Choanen, der hinteren Nasenmuschel- und Septumanteile sowie des Nasen-Rachen-Raums.

Rhino|sporidium-Mykose (↑; gr. σπόρος Samen, Keim; -id*; -osis*) **f:** (engl.) rhinosporidiosis; auch Rhinosporidiose; **Err.:** vermutlich Rhinosporidium* seeberi; **Vork.:** in Asien, Afrika, Amerika, neuerdings auch Europa (Italien, England); **Sympt.:** leicht blutende Schleimhautpolypen in Nase, Ohr, Augenbindehaut, Vagina u. Rektum.

Rhino|sporidium seeberi (↑; ↑; ↑) **n:** tierpathogener, fakultativ humanpathogener Pilz, vermutlich aus der Klasse der Zygomyzeten (s. Fungi); morphol. bis zu 300 μm große Sporangien mit zahlreichen Endosporen, aus denen bisher keine Reinkultur angezüchtet werden konnte.

Rhino|virus (↑; Virus*) **n:** frühere Bez. Coryzavirus, ERC-Virus; Genus kleiner (∅ 20-30 nm), säurelabiler RNA-Viren aus der Fam. der Picornaviridae*; bisher sind über 115 Serotypen bekannt. **Vork.:** v. a. im Nasen-Rachen-Raum, Temperaturoptimum bei 33°C; **Klin.:** häufigste bekannte Urs. des Schnupfens (s. Rhinitis) bei Mensch (häufiger bei Erwachsenen als bei Kindern vork.) u. Tieren.

Rhipi|cephalus (gr. ῥίψ, ῥιπός Rohrgeflecht; Keph-*) **m:** Gattung der Schildzecken; s. Zecken.

Rhiz|arthrose (gr. ῥίζα Wurzel; Arthr-*; -osis*) **f:** Form der Fingerarthrosen; Arthrose des Karpometakarpalgelenks (Daumensattelgelenk), u. U. mit in den Unterarm ausstrahlenden Schmerzen.

Rhizo|bium (↑; Bio-*) **n:** Gattung gramnegativer symbiont. Stickstoffbakterien; drei Species v. a. in Wurzelknöllchen (daher alte Bez. Knöllchenbakterien) von Schmetterlingsblütlern.

Rhizoide (↑; -id*) **n pl:** (engl.) rhizoids; wurzelähnl. Organe bei Pilzen; s. Rhizopus; vgl. Fungi.

Rhizoma Piperis Methystici (↑; -om*) **n:** Kava-Kava-Wurzelstock; Wurzelstock von Piper methysticum (Rauschpfeffer); enthält Kavapyrone mit anxiolytischer Wirkung; **Verw.:** bei nervösen Angst-, Spannungs- u. Unruhezuständen; **NW:** Verminderung der Sehleistung u. des Reaktionsvermögens; reversible Gelbfärbung der Haut, selten allerg. Hautreaktion; **Kontraind.:** Schwangerschaft, Stillzeit, endogene Depression.

Rhizoma Rusci aculeati (↑; ↑) **n:** Wurzelstock mit Wurzeln von Ruscus aculeatus (Mäusedorn); enthalten Steroidsaponine (Ruscin, Ruscosid); **Verw.:** unterstützend bei chronisch-venöser Insuffizienz u. Hämorrhoiden; **NW:** selten Magenbeschwerden, Übelkeit.

Rhizoma Tormentillae (↑) **f:** Wurzelstock von Potentilla erecta (Blutwurz) mit Gerbstoffen vom Catechin- u. Ellagitannintyp; **Verw.:** als Adstringens bei unspezifischer, akuter Diarrhoe u. leichten Entz. der Mund- u. Rachenschleimhaut.

Rhizoma Zingiberis (↑; ↑) **n:** Ingwerwurzelstock*.

Rhizo|poda (↑; gr. πούς, ποδός Fuß) **n pl:** Wurzelfüßer; s. Protozoen.

Rhizo|pus (↑; ↑) **m:** Wurzel-Kopfschimmel; weltweit verbreitete Pilzgattung der Ordnung Mucorales mit kugelförmigen Sporangien am Ende der Sporangienträger; med. wichtig als fakultativ pathogene Err. von Mukor*-Mykosen sind Rhizopus-Species (gegenüber den Arten Absidia* u. Mucor*), z. B. Rh. arrhizus, Rh. rhizopodiformis u. Rh. oryzae.

Rhizo|tomia posterior (↑; -tom*) **f:** syn. Foerster*-Operation.

Rhodium (gr. ῥόδεος rosenfarben) **n:** chem. Element, Symbol Rh, OZ 45, rel. Atommasse 102,9; zur Gruppe der Platinmetalle gehörendes Edelmetall.

Rhodnius m: s. Wanzen.

Rhod|opsin (gr. ῥόδεος rosenfarben; Op-*) **n:** Erythropsin; ein Chromoproteid; Bestandteil des Sehpurpurs (s. Vitamin A), hellt sich bei Lichteinwirkung auf (Helladaptation*, Farbstoff wird gelb) u. regeneriert sich im Dunkeln (Dunkeladaptation*). Zur Umwandlung von Lichtenergie in elektr. Impulse trägt eine Konformationsänderung am Farbstoffanteil (vom 11-cis- zum all-trans-Retinal) bei. Vgl. Dämmerungssehen, Photästhesin.

-rhoe: auch -rhö, -rhoea, -rhe; Wortteil mit der Bedeutung das Fließen, Strömung, Flut; von gr. ῥοή.

Rhomb|encephalon (gr. ῥόμβος Raute; Enkephal-*) **n:** Rautenhirn; bestehend aus Metencephalon u. Myelencephalon; s. Gehirn.

rhomboideus (↑; -id*): rautenförmig.

Rhonchi sonori et sibilantes (gr. ῥογχός Schnaufen, Schnarchen) **m pl:** s. Rasselgeräusche.

RHS: Abk. f. **r**etikulo**h**istiozytäres **S**ystem; s. Monozyten-Makrophagen-System.

Rhythmus (gr. ῥυθμός Gleichmaß, Takt) **m:** (engl.) rhythm; Takt, Zeitfolge, Schlagfolge, z. B. des Herzens; **rhythmisch:** gleichmäßig, in regelmäßigen Abständen.

Rhythmus|methode (↑) **f:** s. Kontrazeption, natürliche.

Rhythmus, zirka|dianer (↑; lat. dianus täglich) **m:** (engl.) circadian rhythm; tagesrhythmische Schwankungen von biol. Funktionen (z. B. Nierenfunktion, endokrine Regelkreise) bzw. deren Parametern (z. B. Pulsfrequenz, Blutdruck, Cortisol-Ausschüttung; s. ums. Abb.) unter dem Einfluß von Außenfaktoren, insbes. des Tag-Nacht-Wechsels (sog. Zeitgeber); werden auch bei Isolierung von der Außenwelt zunächst weiter aufrechterhalten.

RIA: Abk. f. **R**adio*-**I**mmuno**a**ssay.

Riba|virin (INNv) **n:** 1-β-D-Ribofuranosyl-1,2,4-triazol-3-carboxamid (IUPAC); Virostatikum; hemmt die Replikation mehrerer Virusarten; Verw.: bei Infektionen durch Respiratory* syncytial virus, ferner bei Lassa*-Fieber.

Ribbing-Krankheit (Seved R., Röntg., Uppsala, geb. 1902): syn. multiple epiphysäre Dysplasie*.

R

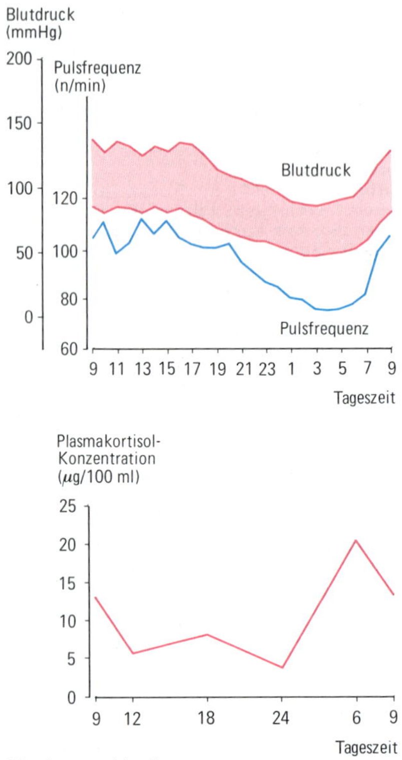

Rhythmus, zirkadianer:
Pulsfrequenz und Blutdruck von fünf gesunden Probanden sowie tageszeitabhängige Cortisolsekretion als Beispiele [324, 342]

Ribitol n: syn. Ribit; fünfwertiger Alkohol ($C_5H_{12}O_5$), Bestandteil des Riboflavins*.

Ribo|flavin (INN) n: 7,8-Dimethyl-10-(1-D-ribityl-2,4(3H,10H)-benzopteridindion (IUPAC); syn. Laktoflavin (nicht korrekt syn. Vitamin B_2); schlecht wasserlösliche, relativ hitzestabile, lichtempfindliche gelbe Substanz; **Vork.:** in Pilzen, Nüssen, Weizen, Milch, Leber; biologische Wirkung als Bestandteil der Coenzyme FMN* u. FAD* von wasserstoffübertragenden Enzymen (sog. Flavinenzyme, z. B. Glutathionreduktase, Glukoseoxidase). 70-90% des R. ist in Flavoproteinen gebunden; Überschüsse können nicht gespeichert werden. **Bedarf:** 1,6-2 mg/d f. Erwachsene; Schwangere u. Stillende mehr, Kinder u. Jugendliche weniger; vgl. Ariboflavinose, Vitamine.

Ribo|nukleasen f pl: s. Nukleasen.

Ribo|nuklein|säure: Abk. RNS; s. RNA.

Ribo|nukleoside n pl: (engl.) ribonucleosides; Nukleoside* aus einer Base u. D-Ribose, meist in N-glykosider Bindung; vgl. RNA.

Ribo|nukleotide n pl: (engl.) ribonucleotides; mit Phosphorsäure veresterte Ribonukleoside; s. Nukleotide (Abb.), RNA.

Ribose f: Zuckerbestandteil (Pentose) der Ribonukleinsäure (s. RNA).

Ribo|somen (Soma*) n pl: (engl.) ribosomes; syn. Palade-Granula; nur elektronenmikroskop. darstellbare, RNA-reiche Partikel (⌀ 10-20 nm), an denen die Proteinbiosynthese erfolgt; liegen entw. frei im Zytoplasma od. an die Membranen des (granulierten) endoplasmatischen Retikulums* gebunden vor; eukaryontische u. prokaryontische R. unterscheiden sich durch Größe u. Komplexität; bestimmte Zellorganellen (Mitochondrien* u. die Chloroplasten bei Organismen, die zur Photosynthese befähigt sind) haben eigene (prokaryontenähnliche) R. Aufbau prokaryontischer R.: 70S-Partikel, bestehend aus 30S- u. 50S-Untereinheit. Die große Untereinheit enthält 23S- u. 5S-ribosomale RNA sowie 34 Proteine; die kleine Untereinheit enthält 16S-ribosomale RNA u. 21 meist basische Proteine. Eukaryontische R. (80S) bestehen aus 40S- (mit 18S-rRNA) u. 60S-Untereinheiten (mit 28S-, 5,8S- u. 5S-ribosomaler RNA) sowie insgesamt ca. 80 versch. Proteinen. Durch versch. Antibiotika werden best. ribosomale Proteine v. a. von Prokaryonten in ihren Funktionen gehemmt, worauf z. B. die antibakt. Wirkung von Chloramphenicol, Tetrazyklinen u. Streptomycin beruht.

Ribulose f: s. Pentose.

Ricard-Haken: Form eines Bauchdeckenhalters.

Richner-Hanhart-Syn|drom (Hermann R., zeitgen. Ophth., Aarau; Ernst H., Int., Humangenetiker, Ascona, Zürich, 1891-1973) n: (engl.) oculocutaneous tyrosinosis; syn. Tyrosinose Typ II; autosomal-rezessiv vererbte Störung der Tyrosinaminotransferase mit Photophobie, Hornhautdystrophie, Keratoma palmare et plantare u. Tyrosinämie*; **Ther.:** phenylalanin- u. tyrosinarme Diät.

Richter-Linie (August G. R., Chir., Göttingen, 1742-1812): s. Monro-Punkt.

Richt|kon|zentration, technische f: Abk. TRK; Grenzkonzentration für gefährl. Arbeitsstoffe, für die aufgrund ihrer Kanzerogenität kein MAK-Wert festgesetzt werden kann, deren vollständige Elimination aus dem Arbeitsprozeß aber nicht möglich ist. Sie finden sich im Anhang der Arbeitsstoffverordnung*; vgl. MAK.

Ricin n: Phytotoxin aus den Samen von Ricinus communis; Aufnahme in die Zelle durch Endozytose, Anlagerung an Ribosomen u. Hemmung der Proteinsynthese; tödl. Vergiftungen bei Verzehr schon weniger Samen; bei Arbeitern in Rizinusmühlen kann es zu Kopf- u. Halsschmerzen, bronchialen Reizsymptomen, Fieber, Gliederschmerzen u. Urtikaria kommen; kalt gepreßtes Rizinusöl* enthält kein R. Vgl. Hülsenfrüchte.

Rickettsia (Howard T. Ricketts, Pathol., Chicago, 1871-1910) f: Gattung unbeweglicher aerober Stäbchen- od. Kugelbakterien der Fam. Rickettsiaceae* (s. Bakterienklassifikation); Err. von Rickettsiosen*. Vermehrung in Arthropoden*; bei Vertebraten im Zytoplasma (mitunter Nukleus) v. a. in Endothelzellen der kleinen Gefäße; **Unterteilung** der 12 Species in Fleckfiebergruppe (engl. Typhus-group, drei Species), Zekkenbißfiebergruppe (engl. Spotted fever-group, acht Species) u. Scrub-Typhus-Gruppe (R. tsutsugamushi mit drei Serovarianten); **Epidemiol.:** Übertragung auf den Menschen durch Arthropoden direkt beim Biß (Zecken, Milben) bzw. durch Einreiben des Kots (von Läusen u. Flöhen) in die Stichwunden; **Diagn.:** Erregernachweis durch Anzüchtung in Eikultur od. im

Versuchstier; serol. KBR; Weil-Felix-Reaktion positiv.

Rickettsia akari (↑) f: Erreger der Ricksettsienpocken*.

Rickettsia burneti (↑) f: jetzt in der Gattung Coxiella* (burnetii) klassifizierter Erreger des Q*-Fiebers.

Rickettsiaceae (↑) f pl: Fam. gramnegativer, stäbchen-, kokkoid- od. diplokokkusförmiger, häufig pleomorpher Bakt.; galten wegen ihrer geringen Größe (⌀ 0,2-0,5 µm) u. ihres obligaten Zellparasitismus lange als sog. Große Viren; eng assoziiert mit Arthropoden*; obligat intrazelluläres Wachstum; nicht auf zellfreien Medien kultivierbar (Ausnahme: Gattung Rochalimaea). Antigenstruktur u. Infektionsverhalten ermöglichen Unterteilung in die Gattungen Rickettsia*, Coxiella* u. Rochalimaea. Vgl. Rickettsiosen, Bakterienklassifikation.

Rickettsia conorii (↑) f: Erreger des Boutonneuse*-Fiebers. **R. mooseri** (↑) f: jetzt als Rikkettsia typhi klassifizierter Erreger des murinen Fleckfiebers*. **R. prowazekii** (↑) f: Erreger des (klass.) epidemischen Fleckfiebers*. **R. quintana** (↑) f: jetzt als Rochalimaea quintana klassifizierter Err. des sog. Fünf-Tage- bzw. wolhynischen Fiebers*. **R. rickettsii** (↑) f: Erreger des Rocky-Mountain-Fleckfiebers; s. Felsengebirgsfieber. **R. tsutsu|gamushi** (↑) f: Erreger der Tsutsugamushi*-Krankheit.

Rickettsien (↑) f pl: s. Rickettsiaceae, Rickettsia. **R.-Ag|glutinations|re|aktion** (↑; Agglutination*) f: (engl.) rickettsial agglutination reaction; Nachw. von Rickettsien-Agglutininen im Serum Fleckfieberkranker; hohe Spezifität; nicht mit Weil*-Felix-Reaktion zu verwechseln. **R.pocken** (↑): (engl.) rickettsial pox; durch Rickettsia akari verursachte Rickettsiose mit juckendem makulopapulösem u. vesikulopapulösem Exanthem, das unter Narbenbildung abheilt.

Rickettsiosen (↑; -osis*) f pl: (engl.) rickettsioses; Gruppe von versch., durch Bakterien der Fam. Rickettsiaceae* verursachten u. durch Arthropoden übertragenen, z. T. schweren Infektionskrankheiten; einzelne R. sind weltweit verbreitet, andere an bestimmte geographische Regionen gebunden. Einzelne Krankheitsbilder (s. Tab.): epidemisches Fleckfieber*, wolhynisches Fieber*, murines Fleckfieber*, Felsengebirgsfieber*, Boutonneuse*-Fieber, Q*-Fieber, Queensland*-Zekkenfieber, Zeckenbißfieber*, Tsutsugamushi*-Krankheit, Rickettsienpocken*. In ihrem klin. Verlauf zeigen alle R. Ähnlichkeiten. Im menschl. Organismus befallen die Rickettsien die Endothelien der Blutgefäße, wodurch es zu dem charakterist., mehr od. weniger ausgeprägten petechialen Exanthem kommt. Serol. bestehen zw. einzelnen R. enge Kreuzreaktionen; durch Agglutination von versch. Proteusstämmen (OX 19, OX 2, OX K; Weil*-Felix-Reaktion) od. KBR lassen sich aber verschiedene Rickettsiosengruppen unterscheiden (s. Rickettsia). **Ther.:** Breitband-Antibiotika (z. B. Tetrazykline, Chloramphenicol); **Proph.:** Bekämpfung der Überträger, z. B. Läuse.

Ricochet-Schuß: s. Schußwunden.

Rickettsiosen
Wichtige Rickettsiosen des Menschen

Krankheit	Erreger	Reservoir	Überträger	Klinische Besonderheiten
Felsengebirgsfleckfieber	R. rickettsii	Nager, Schildzecken	Schildzecken	schwerer Verlauf Enzephalitis, Nekrosen, Exanthem
Zeckenbißfieber-Gruppe Boutonneuse-Fieber	R. sibirica R. australis R. conorii	Schildzecken	Schildzecken	leichter Verlauf Lymphadenitis, stark ausgeprägte Primärläsion, Exanthem
Q-Fieber	Coxiella burnetii	Zecken, Nager, Schafe, Rinder, Ziegen	aerogen, oral, selten Zecken	leichter Verlauf atyp. Pneumonie
Ricksettsienpocken	R. akari	Hausmaus	Milben	leichter Verlauf stark ausgeprägte Primärläsion, Exanthem
Tsutsugamushi-Krankheit	R. tsutsugamushi	Nager, Milben	Milbenlarven	schwerer Verlauf Enzephalitis, Lymphadenitis, stark ausgeprägte Primärläsion, Exanthem
klassisches Fleckfieber	R. prowazekii	Mensch	Läuse	schwerer Verlauf Enzephalitis, Exanthem
murines Fleckfieber	R. typhi	Nager	Flöhe, Läuse	leichter Verlauf selten Enzephalitis, Exanthem
wolhynisches Fieber	Rochalimaea quintana	Mensch	Läuse	leichter protrahierter Verlauf, jahrelange Persistenz des Erregers

R

Riech|bahn: (engl.) olfactory tract; Gesamtheit der an der Geruchsempfindung beteiligten Strukturen; **Verlauf:** die Neuriten der Riechzellen (1. Neuron) verlaufen als Nn. olfactorii zu den Mitralzellen des Bulbus olfactorius (primäres Areal); über den Tractus olfactorius (2. Neuron) erreichen deren Neuriten den olfaktorischen Kortex (sekundäres Areal) mit Area subcallosa u. Pars corticomedialis des Corpus amygdaloideum; ab hier finden sich Projektionen zum basolateralen Teil des Corpus amygdaloideum u. zum Gyrus parahippocampalis (tertiäres Areal) sowie zu weiteren Anteilen des limbischen Kortex. Vgl. System, limbisches (Abb.).

Riech|hirn: Rhinencephalon; stammesgeschichtl. ältester Teil des Endhirns; vgl. Riechbahn.

Riech|schleim|haut: (engl.) olfactory mucosa; Schleimhaut der Regio olfactoria der Nase im Bereich der oberen Muschel u. des gegenüberliegenden Teils des Nasenseptums. Das hohe, mehrreihige **Riechepithel** setzt sich zusammen aus Stützzellen, Sinneszellen u. basalen Ersatzzellen. Die **Riechzellen** (primäre Sinneszellen) besitzen einen peripheren Sinnesfortsatz mit **Riechhärchen** (Rezeptoren für d. Geruchsreize) u. einen zentralen Fortsatz (Neurit). Die Neuriten aller Riechzellen ziehen als Nn. olfactorii durch die Lamina cribrosa des Siebbeins u. enden an d. Mitralzellen des Bulbus olfactorius. Vgl. Riechbahn.

Riech|störungen: (engl.) olfactory dysfunctions; Störung der Geruchswahrnehmung, als Anosmie* od. Hyposmie, selten Hyperosmie* od. Parosmie*; häufig kombiniert mit Geschmacksstörungen.

Riedel-Lappen (Bernhard M. R., Chir., Jena, 1846-1916)**:** (engl.) Riedel's lobe; zungenförmige Ausziehung der Leber vor d. Gallenblase bei Gewichtszunahme der letzteren, z. B. bei Cholelithiasis.

Riedel-Operation (↑) **f:** s. Stirnhöhlenoperation.

Riedel-Struma (↑; Struma*) **f:** (engl.) Riedel's thyroiditis; sog. eisenharte Struma durch Verschwielung bei chron. Thyreoiditis*.

Rieder-Formen (Hermann R., Röntg., Int., München, 1858-1932)**:** (engl.) Rieder's lymphocytes; atypische Lymphozyten mit stark eingebuchteten od. zweigeteilten Kernen; **Vork.:** bei bestimmten Formen der chronisch-lymphatischen Leukämie*.

R

Rieder-Magen|form (↑)**:** syn. Angelhakenform*.

Rieger-Syn|drom (Herwig R., Ophth., Wien, Prag, 1898-1986) **n:** autosomal-dominant erbl. Fehlbildungskomplex mit Irisatrophie (bzw. -hypoplasie), Korneatrübung, sek. Glaukom, Linsenektopie, Mikrophthalmie, Oligodontie, Mikrogenie mit vorstehender Unterlippe, Augenmuskelhypoplasie.

Riesen|kind: (engl.) large for date baby; Neugeborenes*, dessen Geburtsgewicht über d. 90. Perzentile der Standardgewichtskurve liegt; typ. Befund bei Schwangerschaftsdiabetes*; Frühfütterung wegen der Gefahr einer Hypoglykämie erforderlich; vgl. Mangelgeborenes.

Riesen|kondylome (Kondyl-*; -om*) **n pl:** s. Condylomata gigantea.

Riesen|meta|myelo|zyten (Met-*; Myel-*; Zyt-*) **m pl:** sog. Riesenstabkernige; große neutrophile Granulozytenvorstufen mit einem bes. großen, wurstförmig gestalteten Zellkern, der eine lockere Chromatinstruktur besitzt, u. z. T. noch unreifem Zytoplasma; **Vork.** bei Vit.-B_{12}-od. Folsäuremangel als Zeichen einer Reifungsstörung der Granulozytopoese.

Riesen||potentiale n pl**:** s. Elektromyographie. **R.wuchs:** s. Gigantismus. **R.wuchs, partieller:** s. Hochwuchs.

Riesen|zell|arteriitis (Zelle*; Arteri-*; -itis*) **f:** (engl.) giant cell arteritis; ätiol. unklares, gegen elast. (Arterien-)Gewebe gerichtetes, wahrscheinl. autoimmun. Geschehen mit typ. Histologie; nach Lok. u. Verlaufsform werden zwei z. T. ineinander übergehende Krankheitsbilder unterschieden, die meist im höheren Lebensalter vorkommen: **1.** Polymyalgia* rheumatica; **2.** Arteriitis* temporalis; eine weitere Form der R. ist die Takayasu-Krankheit, eine meist jüngere Frauen betreffende Form des Aortenbogensyndroms*.

Riesen|zellen (↑)**:** (engl.) giant cells; **1.** physiol. vorkommende, vielkernige Zellen, z. B. Megakaryozyten*, Osteoklasten*; **2.** durch Zellfusion entstandene R. wie z. B. Fremdkörperriesenzellen od. (z. B. bei Tuberkulose) Langhans-R.; **3.** durch Störung der Zellteilung entstandene R. wie z. B. Sternberg-Reed-R., Zwillingszellen (doppelkernige Riesenleukozyten bei Anämien, Leukämie), mehrkernige Tumorzellen, Leberzellen bei Riesenzellhepatitis.

Riesen||zell|geschwulst, kalzi|fizierende (↑)**:** s. Chondroblastom, epiphysäres. **R.zell|granulo|arteriitis** (↑; Granulum*; Arteri-*; -itis*) **f:** syn. Wegener*-Klinger-Granulomatose. **R.zellhepatitis** (↑; Hepat-*; -itis*) **f:** (engl.) giant cell hepatitis; durch d. Zytomegalie*-Virus verursachte Hepatitis; histol.: intraplasmatische Einschlußkörperchen u. Riesenkern.

Riesen|zell|tumor (↑; Tumor*) **m:** (engl.) giant-cell tumour; Granulationsgeschwulst (Granulom*) mit vielkernigen Riesenzellen; **Vork.: 1.** in d. Haut, meist mit starker Cholesterinspeicherung (Xanthom*); **2.** am Knochen: s. Osteoklastom; **3.** am Alveolarfortsatz als Epulis gigantocellularis (Riesenzellgranulom).

Rietti-Greppi-Micheli-Syn|drom (F. R., zeitgen. Hämat., Italien; Enrico G., Int., Florenz, geb. 1896; F. M., zeitgen. Hämat., Italien) **n:** syn. Thalassaemia* minor.

Rif|ampicin (INN) **n:** Abk. RMP; 3-(4-Methylpiperazin-1-yl-iminomethyl)-rifamycin SV; Antituberkulotikum der ersten Wahl; **Wirkungsspektrum:** sehr gute Wirkung gegen Mycobacterium tuberculosis (u. bovis) sowie gegen Meningokokken u. Staphylokokken, ferner gegen Mycobacterium leprae u. atypische Mykobakterien; nur selten primäre Resistenz von Tuberkelbakterien gegen R., keine Kreuzresistenz mit anderen Antituberkulotika; **NW:** gastrointestinale Störungen, häufig Anstieg der Transaminasen, selten Überempfindlichkeitsreaktionen (sog. Flu-Syndrom mit grippeähnl. Sympt., Exanthem, Asthma, Schock u. Nierenversagen); **Kontraind.:** schwere Leberschäden, Schwangerschaft (1. Trimenon). Vgl. Antituberkulotika.

Rift-Tal-Fieber: (engl.) rift valley fever; syn. Rift-Valley-Fieber; zu den Arbovirosen* gehörende akute, fieberhafte Erkr. bei Rind, Schaf u. Mensch mit günstiger Prognose; **Err.:** Rift-Tal-Fieber-Virus, ein Phlebovirus der Bunyaviridae*; **Übertragung:** v. a. durch Mücken, selten durch infiziertes Schlachtvieh; **Verbreitung:** in allen afrikan. Ländern südl. der Sahara, Ägypten; meist sporad., epidemisch bes. nach Regenfällen; **Klin.:** Inkubationszeit 3-4 Tage; Fieber (für 3-5

Tage), (retroorbitaler) Kopfschmerz, Myalgien, Übelkeit; selten Retinitis (mitunter vorübergehende Blindheit); sehr selten nach fieberfreiem Intervall Enzephalitis, Hämorrhagien, Leberzellnekrose; **Diagn.:** serol. Antikörpernachweis; **Ther.:** symptomatisch; ggf. Immunserum, Zidovudin, Ribavirin.

Riga-Geschwür (Antonio R., Arzt, Neapel, 1832-1919): s. Fede-Riga-Geschwür.

Righting-Re|flex (engl. to right sich aufrichten; Reflekt-*) m: Aufrichtungsreflex; s. Reflexe, frühkindliche.

rigide (lat. rigidus starr, fest, hart): steif, starr.

Rigiditas dorsalis myo|pathica (↑) f: muskuläre Rückenversteifung bei primärer Myositis*.

Rigid spine syndrome (engl. rigid starr; spine Wirbelsäule) n: Bez. f. im ersten Lebensjahrzehnt zunehmende Flexionsbehinderung der Wirbelsäule mit Hyperextension, hochgezogenen Schultern u. Muskelhypotonie; Vork. z. B. bei versch. Muskeldystrophien u. Myopathien sowie Friedreich-Ataxie.

Rigor (lat. Steifheit, Starre) m: rigide Erhöhung des Muskeltonus, die bei passiver Bewegung im Unterschied zur Spastik* während des gesamten Bewegungsablaufs bestehenbleibt u. an den beim Biegen einer Wachskerze auftretenden Widerstand erinnert; dabei oft ruckartiges Nachlassen des Widerstands (sog. Zahnradphänomen od. Negro-Zeichen) inf. einer Störung der reziproken Innervation; **Vork.:** bei Erkr. des extrapyramidalen Systems, v. a. Parkinson*-Syndrom.

Rigor mortis (↑) m: Totenstarre*.

Riley-Day-Syn|drom (Conrad M. R., Päd., New York, geb. 1913; Richard D., amerikan. Arzt, geb. 1905) n: syn. familiäre Dysautonomie*.

Rilliet-Druck|punkte: schmerzhafte Druckpunkte hinter dem Warzenfortsatz u. dem unteren Kieferwinkel sowie im Bereich der Glandula submandibularis bei Parotitis* epidemica vor Auftreten der Drüsenschwellung.

Rima (lat.) f: Spalte, Ritze. **R. ani** (↑) f: Gesäßfalte. **R. glottidis** (↑) f: Stimmritze; zw. den beiden Stimmlippen u. den Aryknorpeln des Kehlkopfs.

Riman|tadin (INN) n: chem. mit Amantadin* verwandtes Virostatikum.

Rima oris (↑) f: Mundspalte. **R. palpebrarum** (↑) f: Lidspalte. **R. pudendi** (↑) f: Schamspalte; zw. den großen Schamlippen (Labia majora pudendi). **R. vestibuli** (↑) f: Spalte zw. den beiden Taschenfalten des Kehlkopfs.

Rin-: s. a. Rhin-.

Rinde: (anat.) Cortex*.

Rinde, a|granuläre: (engl.) agranular cortex; vom übl. sechsschichtigen Aufbau abweichende Zonen der Großhirnrinde, in denen d. beiden Körnerschichten fehlen u. durch Pyramidenzellen* ersetzt sind; z. B. Gyrus praecentralis. Vgl. Rinde, granuläre.

Rinde, granuläre: (engl.) granular cortex; vom sechsschichtigen zytoarchitektonischen Grundplan abweichende Zonen d. Großhirnrinde; charakterisiert durch fehlende od. reduzierte Pyramidenschichten u. Verdickung d. Körnerschichten, z. B. Sehrinde. Vgl. Rinde, agranuläre.

Rinde, hetero|typische: (engl.) heterotypical cortex; Großhirnrindenareale ohne deutl. Sechs-Schichten-Aufbau mit d. Extremformen granuläre u. agranuläre Rinde*; vgl. Isocortex.

Rinde, homo|typische: (engl.) homotypical cortex; Großhirnrindenareale, die einen deutl. sechsschichtigen Aufbau erkennen lassen; vgl. Isocortex.

Rinden|archi|tektonik f: feingewebl. Aufbau der Gehirnrinde als morphol. Substrat seiner funkt. Differenzierung. Die Großhirnrinde kann histol. in e. große Anzahl von versch. Feldern (**Rindenfelder**, Areae) eingeteilt werden, die jeweils e. bes., von anderen Feldern unterscheidbare physiol. Bedeutung haben; **Lokalisation** der wichtigsten Rindenfelder: **1.** das **motorische Rindenfeld** ist v. a. in d. vorderen Zentralwindung (Gyrus praecentralis) vertreten; andere motor. Felder liegen in d. angrenzenden Teilen der oberen Stirnwindungen u. im Parazentrallappen, aber auch in d. hinteren Zentralwindung u. im oberen Scheitellappen; das motor. **Sprachzentrum** liegt b. Rechtshändern im hinteren Teil der linken unteren Stirnwindung. **2.** Das **sensible Rindenfeld**, die Vertretung der gesamten Oberflächen- u. Tiefensensibilität, liegt in d. hinteren Zentralwindung (Gyrus postcentralis) u. im oberen Scheitellappen; als sensible Nebenfelder können die vorderen Zentralwindungen u. die Fußregionen der bd. oberen Stirnwindungen angesehen werden. Die vorderen u. hinteren Zentralwindungen weisen eine weitgehende somatotopische Gliederung auf, d.h. die unteren Extremitäten sind dort im oberen, die oberen Extremitäten im mittleren u. d. Zungen- u. Gesichtsmuskeln im unteren Drittel repräsentiert. Die **optischen Rindenfelder** liegen im Hinterhauptlappen (Sulcus calcarinus), die **akustischen** Rindenfelder im hinteren Teil des oberen Schläfenlappens (Heschl-Querwindung). Vgl. Gehirn (Abb.), Hörbahn, Körperfühlsphäre, Riechbahn, Sehbahn.

Rinden|blindheit: (engl.) cortical blindness; Amaurose* durch beidseitige Zerstörung der Sehzentren* in den Hinterhauptlappen des Gehirns; **Urs.:** v. a. zerebrale Durchblutungsstörung, Apoplexie im Versorgungsgebiet der A. cerebri posterior, Hirntumoren.

Rinden|prellungs|herde: umschriebene Läsionen der Großhirnrinde als Folge einer Contusio* cerebri.

Rinder||band|wurm: Taenia* saginata. **R.galle:** (engl.) ox bile; Nährmedium zur Anreicherung von Salmonellen bzw. zur Differenzierung von Pneumokokken u. vergrünenden Streptokokken. **R.tuberkel|bakterien** (Tuberkel*; Bakt-*) f pl: s. Mycobacterium bovis.

Ring|chromo|somen (Chrom-*; Soma*) n pl: (engl.) ring chromosomes; Chromosomen in Form eines ringförmig geschlossenen DNA-Moleküls (Genome von Bakt., Mitochondrien, versch. Viren mit einzel- od. doppelsträngiger DNA; Plasmide*); kleinere R. liegen meist in Form einer Superhelix vor.

Ringel||haare: syn. Pili anulati; s. Haarveränderungen. **R.platten:** s. Granuloma anulare. **R.röteln:** syn. Erythema* infectiosum acutum.

Ringer-Lösung (Sidney R., Pharmak., London, 1835-1910): (engl.) Ringer's solution; isotonische Salzlösung (Natrium-, Kalium- u. Calciumchlorid sowie Natriumbicarbonat) als Nährmedium für Gewebekulturen; als modifizierte Ringer-Laktat-Lösung (Natriumchlorid und -laktat, Kalium-, Calcium- u. Magnesiumchlorid) zur Infusion*.

Ring|form: s. Plasmodien.

Ring|knorpel: Cartilago* cricoidea.

Ring|messer: syn. Adenotom; s. Adenotomie.

Ring|schatten: (röntg.) ringförmiger Schatten mit hellem Zentrum bei der Lungenuntersu-

R

chung; **Urs.:** tuberkulöse Kaverne*, bronchiektatische u. Infarktkaverne (eingeschmolzener Lungeninfarkt*), Emphysemblasen, (v. a. in den Lungenspitzen) lufthaltige Lungenzysten*; bei Lungenabszeß* od. Lungengangrän häufig R. mit Flüssigkeitsspiegel, bei Wabenlunge* multiple kleinere Ringschatten. Vgl. Rundherd.

Ring|sidero|blasten (gr. σίδηρος Eisen; Blast-*) m pl: s. Sideroblasten.

Ring|stripper (engl. to strip abstreifen) m: zur

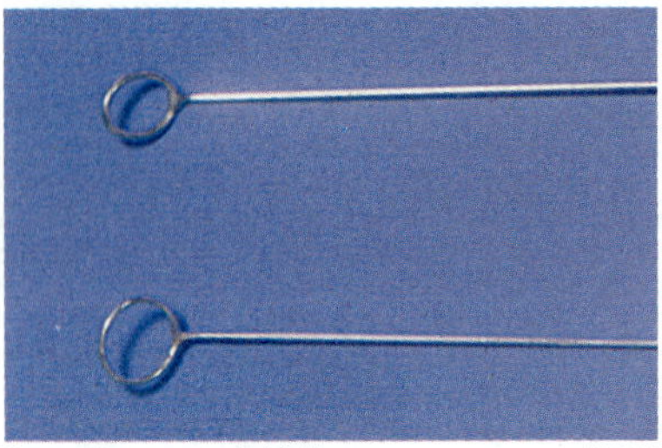
Ringstripper nach Vollmar [192]

Desobliteration* von Blutgefäßen verwendetes Spezialinstrument.

Ring|systeme, kon|densierte n pl: (engl.) condensed ring-combinations; (chem.) Verbindungen, bei denen jeweils zwei C- bzw. Hetero-Atome zwei Ringen gemeinsam sind.

Ring|test m: serol. Verfahren zum Nachw. präzipitierender Antikörper* durch Überschichten einer antigenhaltigen Lösung mit der flüssigen (Serum-)Probe, wobei im Bereich der Grenzfläche durch Präzipitationsreaktion* eine ringförmige Trübung entsteht; **Verw.:** zur Unterscheidung von menschl. u. tierischem Eiweiß (z. B. Uhlenhuth*-Verfahren), Klassifizierung hämolysierender Streptokokken nach Lancefield, Nachw. von Milzbrandantigenen (Ascoli*-Test).

Ring|wall|karzinom (Karz-*; -om*) n: (röntg.) schüsselförmiges ulzerierendes Karzinom mit od. ohne Wall; bes. Form des Magenkarzinoms*.

Rinne-Versuch (Heinrich A. R., Otol., Psychiater, Göttingen, Hildesheim, 1819-1868): s. Hörprüfungen.

Riolan-Ana|stomose (Jean R., Anat., Physiol., Paris, 1580-1657; Anastomose*) f: (engl.) Riolan's anastomosis; inkonstante Gefäßverbindungen zw. der A. mesenterica superior u. inferior über anastomosierende Endäste der A. colica media u. sinistra; bilden z. B. bei einem arteriellen Mesenterialgefäßverschluß* einen wichtigen Kollateralkreislauf* aus (s. Abb.).

Rippe: (engl.) rib; (anat.) Costa; vgl. Thorax, Halsrippen, Gabelrippen.

Rippen||bogen|rand|schnitt: s. Schnittführung (Abb.). **R.buckel:** Vorwölbung einer Thoraxseite bei Skoliose* der Brustwirbelsäule mit dadurch bedingter Verdrehung des Thorax. Vgl. Lendenwulst. **R.fell:** (engl.) parietal pleura; Pleura costalis; s. Pleura. **R.fell|entzündung:** s. Pleuritis.

Rippen|fraktur (Fraktur*) f: (engl.) rib fracture; Fraktur* einer Rippe, meist im mittl. Bereich des Thorax (6.-9. Rippe), sehr selten der letzten Rippe; **Sympt.:** Frakturschmerz beim Atmen u. Husten, Thoraxkompressionsschmerz, lo-

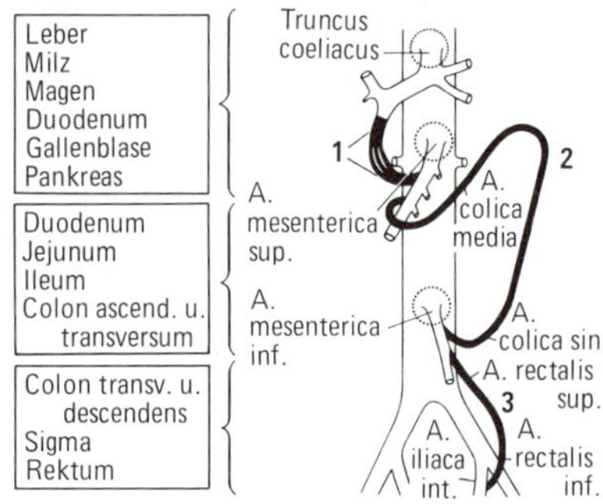

Riolan-Anastomose:
Übersicht der abdominalen arteriellen Anastomosen: pankreatikoduodenale Arkade (1), Riolan-Anastomose (2) und Verbindung der A. mesenterica inf. zur A. iliaca int. (3) [254]

kaler Druckschmerz, evtl. Stufe palpabel; **Ther.:** symptomatisch (Analgetika, interkostale Leitungsanästhesie); **Kompl.:** Pneumothorax, Hämatothorax, Lungenkontusion; vgl. Rippenserienfraktur.

Ein negativer Röntgenbefund schließt eine Rippenfraktur nicht aus.

Rippen|re|sektion (Resektion*) f: (engl.) rib resection; Entfernung eines Rippenstücks; bei Thorakotomie*, Thorakoplastik*.

Rippen|re|sektion, sub|periostale (↑) f: (engl.) subperiostal rib resection; syn. Heller-Operation; s. Thorakoplastik.

Rippen|serien|fraktur (Fraktur*) f: Fraktur von mind. drei Rippen derselben Thoraxseite mit Sympt. wie bei einfacher Rippenfraktur*; **Diagn.:** Rö.-Thorax (sog. knöcherner Hemithorax); zum Ausschluß eines Pneumothorax Aufnahmen in In- u. Exspiration; **Ther.:** symptomat., evtl. Intubation, Beatmung mit PEEP u. Bülau-Drainage; **Kompl.:** Thoraxinstabilität mit paradoxer Atmung u. respirator. Insuffizienz, Hämato- bzw.

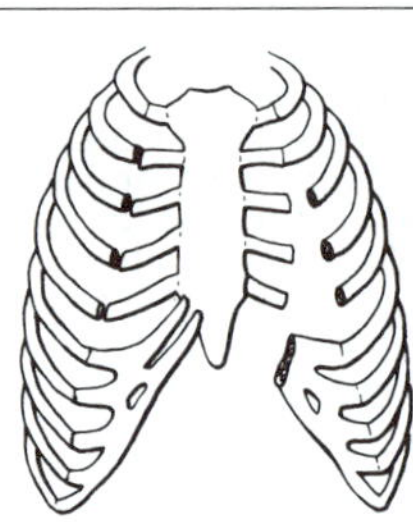
Rippenserienfraktur [223]

Pneumothorax, Lungen- bzw. Herzkontusion, Verletzung von Milz, Leber u. Zwerchfell. Vgl. Thoraxtrauma.

Rippen|usur (lat. usura Gebrauch, Benutzung) f: (engl.) rib erosion; oberflächlicher Konturdefekt von Rippen, z. B. durch Arrosion bei Tumoren (z. B. Pancoast-Tumor) od. druckbedingt am Rippenunterrand bei Aortenisthmusstenose. Vgl. Usur.

Risiko|abschätzung, toxiko|logische: (engl.) toxicological risk estimate; Abschätzung der zu erwartenden Häufigkeit einer gesundheitl. Schädigung im Verhältnis zur Exposition*, d. h. einwirkenden Dosis eines Agens auf der Grundlage von tierexperimentellen Daten od. von Beobachtungen beim Menschen. Reduzierung der Dosis bedeutet auch immer Verminderung des Risikos (bzw. der Inzidenz* einer best. Schädigung). Problematisch ist heute noch die Extrapolation zu extrem kleinen Inzidenzen, die in der betreffenden Population nicht nachweisbar sind, weil sie weit unter der Spontanrate* des betreffenden pathol. Zustands liegen. Vgl. No observed effect level.

Risiko|faktoren m pl: (engl.) risk factors; (epidemiol.) Bedingungen, die in Bevölkerungsstudien bei d. Untersuchung der Pathogenese best. Erkrankungen als krankheitsfördernde Umstände statist. gesichert wurden; unterschieden werden med. (anamnestische, befundmäßige u. a.) u. psychosoziale R.; so gelten für chron. Herz-Kreislauf-Erkrankungen Hypertonie, Hypercholesterinämie (LDL-Fraktion) u. Diabetes mellitus als med., Rauchen, Adipositas, Bewegungsmangel, best. Berufe od. berufl. Tätigkeiten als psychosoziale R. Da R. miteinander zusammenhängen können, ist d. Frage nach ihrem jeweiligen Einzelbeitrag zur Entstehung chron. Erkrankungen umstritten. Vgl. Prävention, Risikoindikatoren.

Risiko|familien, genetische: (engl.) genetic-risk families; Bez. f. Familien, in denen für die Nachkommen eine erhöhte Wahrscheinlichkeit für das Auftreten genetischer Krankheiten* besteht; vgl. Beratung, genetische.

Risiko|geburt: (engl.) high-risk birth; Geburt nach Risikoschwangerschaft* bzw. mit Sympt., die auf eine erhöhte Gefährdung des Feten u./od. der Mutter hinweisen, z. B. mekoniumhaltiges Fruchtwasser, abnorme fetale Herzfrequenz, Blutdruckerhöhung der Gebärenden, Blutung, protrahierter Geburtsverlauf.

Risiko|indikatoren m pl: (engl.) risk indicators; Parameter od. Merkmale zur Beschreibung eines Erkrankungsrisikos, die (im Ggs. zu Risikofaktoren*) selbst nicht unmittelbar zur Pathogenese beitragen; so kann z. B. Berufstätigkeit in der Schwangerschaft od. ausländische Nationalität ein erhöhtes Totgeburtenrisiko anzeigen, best. familiäre Konstellationen können R. für psych. Störungen sein; die Abgrenzung von R. zu Risikofaktoren ist in vielen Fällen nicht eindeutig möglich.

Risiko|neugeborenes: (engl.) high-risk neonate; Neugeborenes mit Sympt. bzw. Risikofaktoren, die auf e. erhöhte Gefährdung hinweisen; **1.** vorausgegangene intrauterine primär metabol. Azidose*; **2.** Depressionszustand (APGAR-Schema ≤6 Punkte, Saling-Hauptschema ≤6 Punkte); **3.** Mangelgeborenes*, Riesenkind*; **4.** mittelgradige od. schwere Gestose* od. Übertragung* (Clifford*-Syndrom); **5.** Schnittentbindung*, operative Entbindung* od. schwierige Entw. aus Beckenendlage; **6.** Morbus* haemolyticus fetalis (Neugeborenes m. Icterus praecox); **7.** Placenta* praevia, vorzeitige Plazentalösung*; **8.** Mehrlinge*; **9.** Diabetes* mellitus der Mutter; **10.** Amnioninfektionssyndrom*.

Risiko|schwangerschaft: (engl.) high-risk pregnancy; Schwangerschaft, b. der eine Gefährdung des Feten od. der Mutter besteht; Häufigkeit: ca. 30%; Risikofaktoren in der Schwangerschaft sind: **1.** Gestose*; **2.** Übertragung*; **3.** Morbus* haemolyticus fetalis; **4.** Diabetes* mellitus (manifest od. latent); **5.** drohende od. in Gang befindl. Frühgeburt*, Zervixinsuffizienz*; **6.** anamnestisch Früh- od. Totgeburten, Zustand nach Schnittentbindung od. schwierigen vaginalen op. Entbindungen; **7.** ältere Erst- (ab 30 J.) od. Mehrgebärende (ab 40 J.), junge Erstgebärende (unter 20 J.); **8.** organische Erkr.; **9.** schwere Schwangerschaftsanämie* (Hb unter 80 g/l); **10.** Lageanomalien* (Beckenendlage, Querlage), Mißverhältnis zw. kindlichem Kopf u. Becken, Mehrlingsschwangerschaft, Beckenanomalien; **11.** Adipositas; **12.** Infektionskrankheiten; **13.** Mißverhältnis zw. Größenzunahme des Uterus u. Schwangerschaftsdauer; **14.** Blutungen in der zweiten Schwangerschaftshälfte.

Riß|blutung: (gebh.) Blutung aus zerrissenen Weichteilen in der Nachgeburtsperiode*; **Urs.:** Zervixriß*, Scheidenriß*, Dammriß*, Klitorisriß*; **Ther.:** sofortige chir. Versorgung.

Risser-Hibbs-Operation (Joseph C. R., Chir., New York, geb. 1882; Russell A. H., Chir., New York, 1869-1932) f: (engl.) Hibbs' operation; Form der Spondylodese* bei Skoliose.

Riß|fraktur (Fraktur*) f: syn. Abrißfraktur*.

RIST: geschützte Bez.; Abk. f. **R**adio*-**I**mmuno-**S**orbent-**T**est.

Ristocetin-Co|faktor m: syn. Willebrand*-Faktor.

Risus sardonicus (lat. risus Lachen; gr. σαρδόνιος höhnisch, grimmig) m: sardonisches (verzerrtes) Lachen inf. einer Starre der Gesichtsmuskulatur bei Tetanus*, verbunden mit Trismus*.

RIT: Abk. f. **R**adio**i**od**t**est*.

Ritgen-Hand|griff (Ferdinand A. von R., Gyn., Gebh., Gießen, 1787-1867): (engl.) Ritgen's manœuvre; syn. Hinterdammgriff; (gebh.) Beschleunigung des Kopfaustritts durch Druck auf den durchschneidenden Kopf zw. Anus u. Steißbeinspitze.

Ritis-Quotient (F. de R., Hepatologe, Neapel) m: Verhältnis der Serum-Transaminasen GOT (AST) zu GPT (ALT) (normalerweise 2 : 1); Verkleinerung des R.-Q. inf. Erhöhung der GPT bei hepatozellulären Schäden (z. B. akute Hepatitis). Vgl. Transaminasen, Enzymdiagnostik.

Rito|drin (INN) n: 2-(4-Hydroxyphenethylamino)-1-(4-hydroxyphenyl)-propanol (IUPAC); Betasympathomimetikum; Verw.: uterusrelaxierendes Mittel.

Ritter-Krankheit (Gottfried Ritter von Rittershain, Päd., Görlitz, Prag, 1820-1883): syn. Dermatitis exfoliativa neonatorum; s. SSSS.

Rivalta-Probe (Fabio R., Pathol., Bologna, 1863-1959): s. Moritz-Rivalta-Probe.

Riva-Rocci-Ap|parat (Scipione R.-R., Päd., Int., Pavia, 1863-1937) m: (engl.) Riva-Rocci sphygmomanometer; einfacher Apparat z. unblutigen indirekten Blutdruckmessung* mit aufzublasender Oberarmmanschette u. Manometer.

RIVA-Stenose (Steno-*; -osis*) f: Kurzbez. f. **R**amus-**i**ntra**v**entricularis-**a**nterior-Stenose; (oft isolierte) Verengung des Ramus intraventricularis anterior der linken Koronararterie; s. Herzkrankheit, koronare.

Rizinus|öl: (engl.) castor oil; Oleum Ricini; durch kalte Pressung der geschälten Samen von

Ricinus communis (Christuspalme) gewonnenes fettes Öl von hoher Viskosität, das in Äthanol löslich ist; besteht aus Triglyzeriden aus Ricinolsäure (80-87%), Öl-, Linol-, Palmitin-, Stearin- u. Dihydroxystearinsäure; Ricinolsäure stimuliert die Prostaglandinsynthese im Dünndarm; Verw.: Laxans; vgl. Laxanzien, Ricin.

Rizo|lipase (INN) f: Lipase aus Rhizopus arrhizus var. Delemar (Phycomycetes); Verdauungsenzym.

RM: Abk. f. **R**ücken**m**ark*.

RMSF: Abk. f. (engl.) **R**ocky **M**ountain **s**potted **f**ever; syn. Felsengebirgsfieber*.

Rn: chem. Symbol f. Radon*.

RNA: Abk. f. (engl.) **r**ibo**n**ucleic **a**cid, Ribonukleinsäure (RNS); Polynukleotid, bestehend aus ribosehaltigen Nukleotiden* mit den Basen Adenin*, Guanin*, Cytosin* u. Uracil* (s. Abb.); in einem best. Prozentsatz u. meist in definierten Positionen der Polynukleotidkette liegen sog. seltene Nukleoside vor, die aus den üblichen Nukleosiden (nach der Biosynthese der RNA) durch spezif. modifizierende Enzyme entstehen. Die RNA liegt meist als Einzelstrang vor, bildet jedoch eine räuml. Struktur aus, indem best. (intramolekulare) komplementäre Abschnitte durch Basenpaarung* zu (kürzeren) helikalen Bereichen zusammengeschlossen werden; nicht gepaarte Bereiche bilden Schleifen. Die wichtigsten **Formen** der RNA im Zellstoffwechsel sind: **1.** Messenger*-RNA (mRNA); **2.** ribosomale RNA (s. Ribosomen); **3.** Transfer*-RNA. Vgl. Nukleinsäuren, Transkription, Proteinbiosynthese, Virusklassifikation (Tab.).

RNA-Poly|merase f: auch Transkriptase; Bez. f. ein Enzym, das eine Ribonukleinsäure an einer DNA* als Matrize aus den Nukleotidbausteinen (vgl. Transkription) synthetisiert; höhere Zellen besitzen mehrere, funkt. unterscheidbare RNA-Polymerasen, Bakt. u. Mitochondrien* jeweils nur eine; versch. DNA-Viren enthalten die genet. Information für eine virusspezif. RNA-Polymerase.

RNase: Abk. f. **R**ibo**n**ukle**ase**; s. Nukleasen.

RNA-Viren (Viren*) n pl: s. Viren, Virusklassifikation.

RNS: Abk. f. **R**ibo**n**uklein**s**äure; s. RNA.

Ro-: s. a. Rho-.

Robbins-Test m: s. Carter-Robbins-Test.

Robertshaw-Doppel|lumen|tubus (lat. lumen Licht, lichter Raum; Tubus*) m: s. Doppellumentubus.

Robertson-Kihara-Syn|drom n: s. Hyperreninismus, primärer.

Robertson-Zeichen (Douglas R., Ophth., Edinburgh, 1837-1907): s. Argyll-Robertson-Zeichen.

Roberts-Syn|drom n: syn. Pseudothalidomid-Syndrom; autosomal-rezessiv erbl. Fehlbildungskomplex mit hoher postnataler Letalität (50% Totgeburten); **Sympt.:** Tetraphokomelie (s. Dysmelie) mit variablen Strahlanomalien (Daumenhypo- bzw. -aplasie, Ektrodaktylie, Flexionskontrakturen der großen Gelenke), beidseitige Lippenkiefergaumenspalte, Exophthalmus, Mikrophthalmie; **DD:** TAR-Syndrom; vgl. Thalidomid-Embryopathie.

Robinow-Syn|drom (Meinhard R., Humangenet., Hamburg, Dayton, geb. 1909) n: (engl.) foetal face syndrome; autosomal-dominant erbl. Fehlbildungssyndrom mit Minderwuchs, großem Hirnschädel u. kleinem Gesicht, mesomeler Dysplasie der Unterarme, Mikropenis u. multiplen kleinen Skelettanomalien; **DD:** Aarskog-Syndrom.

Robinson-Re|flex (Reflekt-*) m: palmarer u. plantarer Greifreflex; s. Reflexe, frühkindliche.

Robin-Syn|drom (Pierre R., Stomatologe, Zahnarzt, Paris, 1867-1950) n: auch Robin-Sequenz; Fehlbildungskomplex mit Mikrogenie, Glossoptose, evtl. Mikroglossie u. Gaumenspalte.

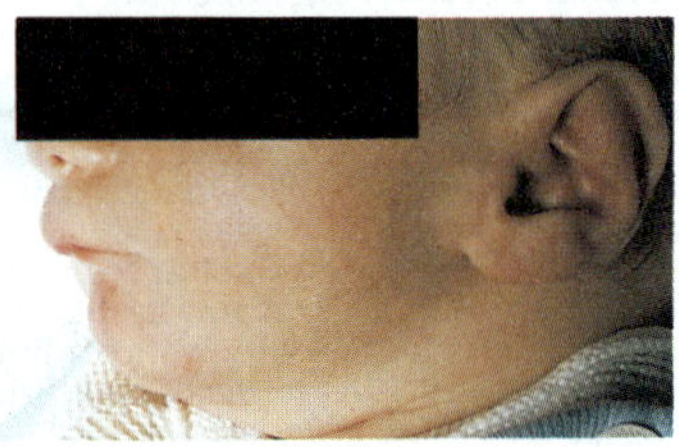

Robin-Syndrom:
Neugeborenes mit ausgeprägter Mikrogenie
[264]

Die Neugeborenen sind durch die Atmungsbehinderung sehr gefährdet, daher sofortige intermittierende Drahtextension des Unterkiefers mittels Drahtumschlingung in Kiefermitte.

Robison-Ester (Robert R., Chem., Großbritannien, 1884-1941) m: Glukose-6-Phosphat; s. Kohlenhydratstoffwechsel.

Roboranzien (lat. roborare stärken) n pl: (engl.) roborants; stärkende Mittel.

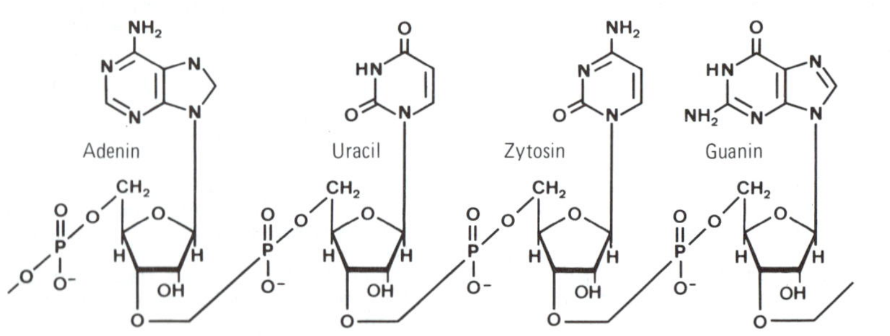

RNA

Rocher-Sheldon-Syn|drom (Joseph H. S., Arzt, Wolverhampton, 1893-1972) n: syn. Guérin-Stern-Syndrom; s. Arthrogryposis-multiplex-congenita-Syndrome.

Rocky-Mountain-Fleck|fieber: syn. Felsengebirgsfieber*.

rodens (lat.): nagend, fressend; z. B. Ulcus rodens.

Rodenti|zide (↑; -zid*) n pl: (engl.) rodenticides; Mittel gegen Nagetiere, insbes. Cumarinderivate (Warfarin); vgl. Pestizide.

Roederer-Kopf|einstellung (Johann G. R., Gebh., Göttingen, 1727-1763): (engl.) Roederer obliquity; (gebh.) bei allg. verengtem Becken max. Verkleinerung des kindl. Kopfes durch dessen extreme Beugung, so daß d. kleine Fontanelle schon im Beckeneingang in der Führungslinie steht.

Roederer-Selbst|entwicklung (↑): s. Conduplicato-corpore-Geburt, Selbstentwicklung.

Röhrchen|tests m pl: (engl.) tube tests; in (Mikro-)Reagenzröhrchen angesetzte serol. od. immun. (Schnell-)Tests; z. B. Hämagglutinationstest zur Blutgruppenbestimmung*, quant. Widal*-Reaktion (durch Zentrifugation vor Auswertung Erhöhung der Empfindlichkeit), Oudin*-Präzipitationstest. Vgl. Objektträgertest.

Röhren|spekulum (Spekulum*) n: (engl.) tube-shaped speculum; Spekulum* z. Betrachtung der Portio.

Roemheld-Syn|drom (Ludwig R., Int., Gundelsheim, 1871-1938) n: (engl.) Roemheld's syndrome; syn. gastrokardialer Symptomenkomplex; Verschiebung des Herzens nach oben re. inf. Zwerchfellhochstands (meist links) durch geblähten Magen od. Darm; Vork. bes. bei Männern. Nach tierexperimentellen Befunden kommt es dabei über einen viszeroviszeralen Reflex zu einer Verminderung der Koronardurchblutung. **Sympt.:** Herzbeschwerden, Extrasystolen, evtl. Angina pectoris, Magenschmerzen, Übelkeit.

Rönne-Sprung (Henning K. R., Ophth., Kopenhagen, geb. 1878): s. Sprung, nasaler.

Röntgen (Wilhelm C. R., Phys., Strasbourg, Würzburg, 1845-1923) n: Abk. R; bis Ende 1985 zugelassene Einheit der Ionendosis*; gültige SI-Einheit ist Coulomb* pro Kilogramm (C/kg); es besteht folgende Beziehung:
1 R = 2,58 × 10^{-4} C/kg; s. Einheiten.

Röntgen||anlage: (engl.) x-ray apparatus; Sammelbez. f. Röntgenstrahler*, Röntgengenerator* und Röntgenanwendungsgeräte (z. B. Bucky-Tisch, Rasterwandgerät, Durchleuchtungsgerät). **R.aufnahme:** s. Röntgenbild. **R.-Band|speicher-Verfahren:** Verfahren z. Speicherung v. Durchleuchtungsbildern auf Magnetbändern; s. Röntgenbildverstärker, Röntgendurchleuchtung.

Röntgen|bild: (engl.) radiograph, x-ray picture, roentgenogram; bei Durchstrahlung eines Körpers mit Röntgenstrahlung* aufgrund der unterschiedl. Absorption der durchstrahlten Gewebe entstehendes Schattenbild aus verschiedenen Grautonabstufungen; kann direkt auf einem strahlungsempfindl. Schirm sichtbar gemacht werden (Röntgendurchleuchtung*) od. auf einem Röntgenfilm* (zw. Verstärkerfolien* in einer Röntgenfilmkassette) aufgezeichnet werden. Durch Anw. der Subtraktionsmethode* od. das gezielte Einbringen v. Röntgenkontrastmitteln* in d. Körper können die Bildkontraste in diagn. relevanten Teilen verstärkt u. so die Aussagefähigkeit des Bildes verbessert werden (Röntgenkontrastdarstellung). Durch die zweidimensionale Darstellung werden räuml. hintereinanderliegende Strukturen des Körpers überlagert dargestellt, d. h., relevante Einzelinformationen können verlorengehen (s. Superposition); mittels **Tomographie*** können sich überlagernde Strukturen in isolierten Schichten (Tomogramm) dargestellt werden (vgl. Simultanschichtaufnahmen). In der **digitalen Röntgentechnik** werden die Absorptionsunterschiede gemessen, in einer Rechenanlage digital aufbereitet u. auf einem Bildschirm als Dichteverteilungsbild dargestellt; dabei können noch Dichteunterschiede v. Geweben dargestellt werden, die in der konventionellen photoopt. Technik homogen erscheinen. Vgl. Computertomographie; Verfahren, bildgebende.

Röntgen|bild|verstärker: (engl.) x-ray image amplifier; Abk. RBV od. BV; Einrichtung zur elektronenoptischen Verstärkung des Bildes bei Röntgendurchleuchtung* bei gleichzeitiger Senkung der Strahlenexposition des Pat. im Vergleich zur konventionellen Durchleuchtung mit Leuchtschirm; **Aufbau** u. **Bilderzeugung:** die (aus einem Glas- od. Metallgehäuse bestehende) evakuierte RBV-Röhre enthält einen Eingangsleuchtschirm, gekoppelt mit einer Photokathode; auftreffende Röntgenstrahlung wird in Licht umgewandelt, das in der Photokathode Elektronen freisetzt. Die Elektronen werden durch Elektronenlinsen* gebündelt u. durch eine angelegte Spannung auf den Ausgangsleuchtschirm hin beschleunigt; dort erzeugen sie ein helles Bild mit hohem Detailauflösungsvermögen, das auf unterschiedl. Weise weiterverarbeitet werden kann (Bildverstärker-Fernsehkette; digitale Subtraktionsangiographie*, Aufzeichnung mit einer Blattfilmkamera, Röntgenkinematographie*). Nach der Röntgenverordnung dürfen Durchleuchtungsuntersuchungen nur noch mit Röntgenbildverstärker, nach dem 1.1.1990 nur unter

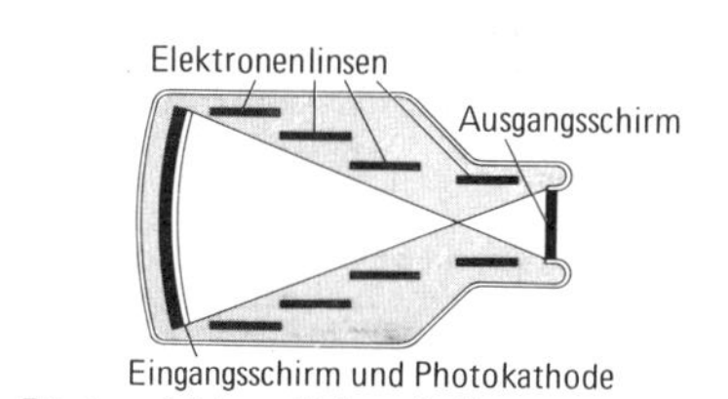

Röntgenbildverstärker, Aufbau [331]

Verw. einer automatischen Dosisleistungsregelung durchgeführt werden. Vgl. C-Bogen.

Röntgen||brems|strahlung: s. Röntgenstrahlung. **R.computer|tomo|graphie** (-tom*; -graphie*) f: s. Computertomographie. **R.dermatitis** (Derm-*; -itis*) f: s. Strahlendermatitis. **R.dermato|therapie** (↑) f: s. Oberflächentherapie. **R.dia|gnostik** f: (engl.) roentgen diagnostics, radiodiagnostics; Teilgebiet der Radiologie; Darstellung v. Organen bzw. Organteilen unter Anw. der Röntgenstrahlung*; s. Verfahren, bildgebende.

Röntgen|durchleuchtung: (engl.) dynamic x-ray; röntgendiagn. Meth. zur kontinuierlichen Beobachtung von funkt. Abläufen im Körper; die aus dem durchstrahlten Körper austretende (nicht absorbierte) Röntgenstrahlung wurde früher mit einem Leuchtschirm in ein Bild umgewandelt, das nach Dunkeladaptation direkt beobachtet werden konnte; sie wird heute mit einem Röntgenbildverstärker* in ein lichtstärkeres Bild mit höherer Detailauflösung umgewandelt. Bei dieser heute vorgeschriebenen Durchleuchtungstechnik ist die Strahlenexposition des Pat. niedriger u. die Detailerkennbarkeit höher als bei der Durchleuchtung mit Leuchtschirm, außerdem sind zahlreiche Möglichkeiten der (digitalen) Bildverarbeitung gegeben. **Anw.** insbes. in der Diagnostik des Magen-Darm-Trakts u. von intrathorakalen Organen, bei chir. Eingriffen (Knochennagelungen, Schrittmacherimplantationen u. a.), bei der Positionierung eines Katheters bei angiographischen Untersuchungen.

Röntgen|erythem (Erythem*) n: s. Strahlendermatitis.

Röntgen|filme: (engl.) x-ray films; in der Röntgenaufnahmetechnik verwendete Filme unterschiedlicher Empfindlichkeit, die in einer Filmkassette zw. zwei Verstärkerfolien* belichtet u. hauptsächlich durch das Fluoreszenzlicht der Verstärkerfolien geschwärzt werden; **Aufbau:** auf beiden Seiten eines Trägers ist eine Emulsionsschicht aufgebracht, die auf das Fluoreszenzlicht der Verstärkerfolien abgestimmte lichtempfindliche Silber-Halogen-Salze enthält; einseitig beschichtete Filme werden zur Dokumentation bei der Röntgendurchleuchtung* mit einer Blattfilmkamera od. der Mammographie* verwendet; folienlose Filme, die ausschließlich durch die Röntgenstrahlung direkt geschwärzt werden, sind wegen der höheren Strahlenexposition kaum noch in Gebrauch. Vgl. Röntgenbild.

Röntgen|filter: s. Filter.

Röntgen|fluoreszenz (engl. fluorescence das Schillern) f: (engl.) x-ray fluorescence; Anregung eines Atoms durch energiereiche Photonen- od. Korpuskularstrahlung z. Emission v. Röntgenstrahlung*; die Energie dieser Strahlung ist f. d. emittierende Atomart streng spezifisch.

Röntgen|fluoreszenz|analyse (↑; gr. ἀνάλυσις Auflösung) f: (engl.) x-ray fluorescence analysis; physik. Verfahren zur chem. Analyse von Proben unbekannter Zusammensetzung; die Probe wird mit Röntgenstrahlen bestrahlt, wodurch die Emission v. charakteristischer Röntgenstrahlung* angeregt wird; diese ergibt ein für jedes Element charakteristisches Linienspektrum, anhand dessen die Zusammensetzung der Probe ermittelt werden kann (Röntgenfluoreszenz*).

Röntgen|generator (lat. generator Erzeuger) m: Gerät zur Umformung der Netzspannung in die zur Erzeugung von Röntgenstrahlung* notwendige Hochspannung (25-250 kV); besteht aus dem Transformator, dem Hochspannungsgleichrichter sowie dem Schalttisch mit den dazugehörigen Schalt-, Meß- u. Regelvorrichtungen.

Röntgen||karzinom (Karz-*; -om*) n: s. Strahlenkrebs. **R.kastration** (lat. castrare entmannen) f: (engl.) radiation castration; (radiol.) Kastrationsbestrahlung; Ausschaltung der Funktion der Gonaden durch Röntgenstrahlung*; vgl. Menolyse. **R.kater:** syn. Strahlenkater; veraltete Bez. f. Strahlensyndrom*; vgl. Strahlenschäden. **R.kaustik** (gr. καῦσις Ausbrennen) f: obsolete Methode der Strahlentherapie* mit Anw. von Röntgenstrahlung zur Kauterisation*.

Röntgen|kinemato|graphie (gr. κίνημα Bewegung; -graphie*) f: (engl.) roentgencinematography; älteres röntg. Verf. zur Dokumentation von schnell veränderlichen Vorgängen bei Röntgendurchleuchtung*, indem das Bild des Ausgangsleuchtschirms gefilmt wird (Bildfolgefrequenzen bis zu 200 Bildern/Sekunde); Anw. z. B. in der Angiographie u. Kardiologie.

Röntgen|kon|trast|darstellung: (engl.) contrastroentgenography; röntg. Darstellung von Organen mit Hilfe v. Röntgenkontrastmitteln*.

Röntgen|kon|trast|mittel: (engl.) x-ray contrast media; Substanzen zur Verbesserung der röntg. Darstellung von Körperräumen, Hohlorganen u. Gefäßen; geeignet sind Substanzen, die Elemente mit hoher Ordnungszahl (Iod, Barium) enthalten (absorbieren Röntgenstrahlen bes. stark), od. Stoffe mit niedriger Dichte (Luft, Sauerstoff, Stickstoff; vorzuziehen sind nichtbrennbare Gase, z. B. N_2O, CO_2; bes. bei CO_2 ist die Gefahr einer Gasembolie sehr reduziert). R. ergeben positive od. negative Kontraste (sog. positive bzw. negative R.). Zufuhr als Aufschwemmung (z. B. Bariumsulfat), Lösung (iodhaltige Kontrastmittel, z. B. zur Pyelographie, Salpingographie, Bronchographie), in fester Form (z. B. zur oralen Gallendarstellung) od. gasförmig (z. B. Pneumoperitoneum). Vgl. Doppelkontrastmethode.

Röntgen||krebs: s. Strahlenkrebs. **R.kymographie** (gr. κῦμα Welle; -graphie*) f: s. Flächenkymographie. **R.nativ|aufnahme** (lat. nativus angeboren, natürlich, ursprünglich): s. Leeraufnahme.

Röntgeno|derm (Derm-*) n: (engl.) chronic radiation dermatitis; irreversible Spätschädigung der Haut nach Einwirkung ionisierender Strahlung* (kritische Dosis 6-8 Gy bzw. 600-800 rd), früher meist nach med. Anwendung von Röntgenstrahlung* beobachtet; **Klin.:** Poikilodermie*, Verlust der Hautanhangsgebilde, extrem gefäßarmes, derbes Bindegewebe. Nach kleinsten Traumen kann es inf. der mangelhaften regenerativen Kapazität der geschädigten Haut akut zum Auftreten eines Strahlenulkus* mit sehr schlechter Heilungstendenz kommen. Auf dem Boden der Bindegewebeveränderungen können sich nach Jahren maligne Tumoren entwickeln. **Ther.:** Exzision u. plastische Deckung. Vgl. Strahlendermatitis, Strahlenkrebs.

Röntgen|röhre: s. Röntgenstrahler.

Röntgen|star (mhd. starblint blind): durch Röntgenstrahlung induzierte Strahlenkatarakt*.

Röntgen|strahler: technische Vorrichtung zur Erzeugung von Röntgenstrahlung* für med. (diagn. od. therap.) od. nichtmedizinische Zwecke (z. B. Strukturanalysen in der Materialprüfung); besteht aus der Röntgenröhre u. einem Schutzge-

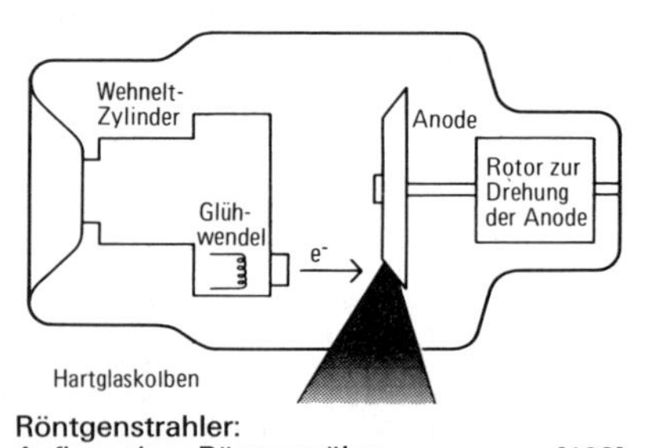

Röntgenstrahler:
Aufbau einer Röntgenröhre [103]

häuse. In der Röntgenröhre werden die von einer Glühkathode ausgehenden Elektronen beschleunigt u. erzeugen beim Aufprall auf die Anode (meist Drehanode mit bis zu 10 000 Umdrehungen/Min.) Röntgenstrahlung; das Schutzgehäuse dient dem Hochspannungs- u. Strahlenschutz sowie der Kühlung der Röntgenröhre. Nach der Röntgenverordnung vom 8.1.1987 müssen R. für einen genehmigungsfreien, aber anzeigepflichtigen Betrieb der Bauart nach zugelassen sein.

Röntgen|strahlung: (engl.) x-rays, roentgen radiation; von Wilhelm Conrad Röntgen 1895 entdeckter hochenergetischer Bereich des Spektrums elektromagnetischer Wellen* (andere Bez. X-Strahlen); die Quantenenergie med. angewandter R. beginnt bei einigen keV (Grenzstrahlen*) u. reicht bei den Teilchenbeschleunigern für die Strahlentherapie* bis ca. 40 MeV (ultraharte R.). **Formen: 1. Röntgenbremsstrahlung:** entsteht durch Abbremsung energiereicher Elektronen im Coulomb-Feld von Atomkernen (s. Abb.).

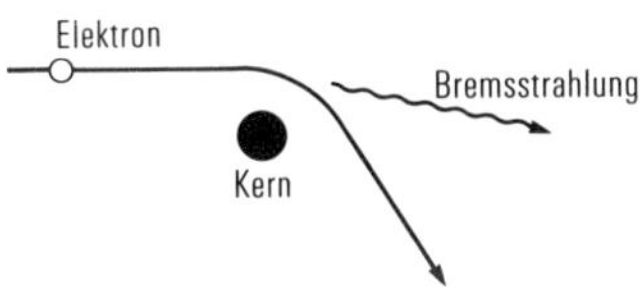

Röntgenstrahlung:
Entstehung von Bremsstrahlung; die Hüllenelektronen sind nicht eingezeichnet.

In der Röntgenröhre findet dieser Prozeß z. B. in den Wolframatomen des Anodenmaterials statt. Die hierbei entstehende R. besitzt ein kontinuierl. Spektrum, das durch Filterung (bevorzugte Absorption weicher Anteile) weiter verändert werden kann. **2. charakteristische R.:** wird emittiert, wenn ein Elektron im inneren Teil der Elektronenhülle eines Atoms* mit mittlerer bis hoher Ordnungszahl auf einen freien Platz einer tieferen Schale springt. Dieser Platz muß vorher durch einen geeigneten Vorgang (Photoeffekt*, Elektroneneinfang*, Elektronenstoß) freigemacht worden sein. Die charakteristische R. besitzt ein Linienspektrum; ihre Quantenenergie ist typisch für das betreffende Material. Dieser Anteil der R. ist med. von wesentlich geringerer Bedeutung (z. B. bei der Mammographie). **Eigenschaften:** R. ist eine durchdringende, indirekt ionisierende Strahlung*. Über Wechselwirkungsprozesse wird ein Teil der R. gestreut, ein anderer absorbiert u. der Rest von dem Material durchgelassen; dieser durchgelassene Rest wird (da abhängig von den unterschiedl. Gewebearten des durchstrahlten Körpers) für die röntgendiagn. bildgebenden Verfahren* genutzt. Der absorbierte Anteil bedingt in der Diagn. die Strahlenbelastung der Pat.; in der Strahlentherapie ist mit ihm der therap. Effekt verbunden. Streustrahlung* verschlechtert die Bildqualität u. belastet das medizinische Personal; man ist daher bestrebt, sie mit geeigneten Methoden zu reduzieren; vgl. Röntgenverordnung, Strahlenschutzverordnung.

Röntgen|therapie f: (engl.) roentgenotherapy; selten angewendete Form der Strahlentherapie* mit Röntgenstrahlung; **Ind.:** oberflächliche Läsionen; Schmerzbehandlung bei akut entzündlichen Gelenkprozessen.

Röntgen|verordnung: Abk. RöV; Verordnung über den Schutz vor Schäden durch Röntgenstrahlen vom 8.1.1987 (BGBl. I S. 114; zuletzt geändert durch Verordnung vom 19.12.1990, BGBl I S. 2949); regelt u. a. die Betriebsvoraussetzungen u. -vorschriften für Röntgenanlagen, die Anw. von Röntgenstrahlen am Menschen sowie die Schutzvorschriften für beruflich strahlenexponierte Personen. Sie enthält außerdem Festlegungen zur Qualitätssicherung in der Röntgendiagnostik.

Rössle-Syn|drom (Robert R., Pathol., Berlin, 1876-1956) n: nicht mehr gebräuchl. Bez. f. eine Gonadendysgenesie* bei phänotypisch weibl. Individuen mit unterschiedl. Karyotypus (X0, XX/X0 od. XY/X0).

Rössle-Zeichen: s. Thrombose.

Röteln: (engl.) rubella, German measles; syn. Rubeola; abgesehen v. der hohen Gefährdung der Frucht in utero insbes. während der ersten drei Schwangerschaftsmonate bei Erkr. der Mutter (s. Embryopathia rubeolosa) i. d. R. harmlose Virusinfektion; **Err.:** Röteln*-Virus; Übertragung durch Tröpfcheninfektion; **Verbreitung:** größte Erkrankungshäufung b. Kindern zw. dem 3. u. 10. Lj.; die Kontagiosität beginnt bereits wenige (2-4) Tage vor Ausbruch des typ. Exanthems u. dauert maximal bis zum Ende des Exanthemstadiums. Der Kontagionsindex* ist rel. gering. **Inkubationszeit:** ca. 12-21 Tage. **Klin.:** nach kurzem (inkonstantem) fieberhaftem Prodromalstadium (ca. zwei Tage) m. leichten katarrhalischen Sympt. im Bereich der oberen Atemwege Auftreten schmerzloser Lymphknotenschwellungen (erbs- bis bohnengroß, zunächst v. a. nuchal u. retroaurikulär, später generalisiert), gleichzeitig od. kurz darauf Auftreten eines Exanthems (zuerst im Gesicht, dann auf den Rumpf übergehend) in Form etwa linsengroßer, wenig erhabener u. nicht konfluierender rosaroter Flecken, u. U. mit hellem anämischem Hof, das nach 2-3 Tagen abblaßt. Im Rachen besteht währenddessen ein mittelfleckiges Exanthem. Fieber meist nur um 38°C über wenige Tage, in der Hälfte der Fälle Splenomegalie; keine bes. Beeinträchtigung des Allgemeinbefindens. Der Verlauf ist b. Kindern fast immer komplikationslos; vereinzelt kommen Enzephalitiden u. Arthralgien mehrerer Gelenke (v. a. bei Jugendlichen u. Erwachsenen) vor. Spätschäden u. Todesfälle sind sehr selten. In Einzelfällen wurde mit einer Latenz von mehreren Jahrzehnten (v. a. nach konnataler od. frühkindlicher Rötelninfektion) eine sog. **progressive Rötelnenzephalitis** mit Myoklonien, Krämpfen, zerebellarer Ataxie u. schlechter Progn. beobachtet, die vermutlich als Slow* virus infection zu interpretieren ist. **Diagn.:** klin. Bild, Blutbild (prodromal Leukozytose, in der klin. Phase Leukopenie mit rel. Lymphozytose insbes. mit Vermehrung der Plasmazellen); **Rötelnprophylaxe:** seit 1981 wird die **aktive Immunisierung** bei allen Kindern unabhängig vom Geschlecht gemeinsam mit der Masern-Mumps-Schutzimpfung (s. Impfkalender) empfohlen; im 10.-14. Lj. Wiederholung der Rötelnimpfung. Vor einer geplanten Schwangerschaft sollte bei Frauen in jedem Fall eine Kontrolle des Rötelnantikörpertiters (im Hämagglutinationstest 1 : 32 od. mehr) erfolgen; bei Fehlen von Rötelnantikörpern im Serum schwangerer Frauen ist (z. B. nach Kontakt m. einer an Röteln erkrankten Person) eine **passive Immunisierung** innerh. der ersten vier Tage der Inkubationsphase mit Rötelnhyperimmunglobulin möglich, das bei Inf. vor der 6. Schwangerschaftswoche nach 6 Wo. nochmals verabreicht werden muß. Vgl. Schutzimpfung.

Röteln|em|bryo|pathie (Embryo-*; -pathie*) f: Embryopathia* rubeolosa.

Röteln|pan|enzephalitis, pro|gressive (Pan-*; Enkephal-*; -itis*) f: Abk. PRP; s. Röteln, Slow virus infection.

Röteln-Virus (Virus*) n: (engl.) rubella virus; Rubivirus aus der Fam. der Togaviridae* (Durchmesser ca. 60 nm); Err. der Röteln*; **Übertragung:** v. a. Tröpfcheninfektion über Respirationstrakt; **Infektiosität:** eine Woche vor bis eine Woche nach Ausbruch des symptomatischen Stadiums; weniger kontagiös als Masern; **Diagn.:** Eikultur; serol.: Antikörper 2-3 Tage nach Exanthembeginn nachweisbar; lebenslange Immunität; Tierversuch: auf Affen übertragbar; **Proph.:** s. Schutzimpfung; vgl. Röteln.

RöV: Abk. f. **Rö**ntgen**v**erordnung*.

Roger-Syn|drom (Henri L. R., Int., Paris, 1809-1891) n: (engl.) Roger's disease; isolierter Ventrikelseptumdefekt* ohne schwerwiegende hämodynam. Auswirkungen; **Klin.:** scharf-schabendes systol. Preßstrahlgeräusch Grad 3-4/6 (s. Herzgeräusche) im 3./4. ICR li. parasternal, meist keine röntg. u. EKG-Veränderungen; **Progn.:** gut, keine operative Ther. erforderlich, aber Endokarditisprophylaxe.

Rohr-Fibrinoid (Karl R., Gyn., Bern, 1863-1930; Fibr-*; -id*) n: (engl.) Rohr's layer; oberer Fibrinstreifen der Plazenta; grenzt an den intervillösen Raum.

Rohr|zucker: syn. Saccharose*.

Roh|serum (Sero-*) n: Testserum vor Beseitigung von darin enthaltenen störenden Substanzen (z. B. Antikörper).

Roh|visus (lat. visus das Sehen) m: s. Sehleistung.

Rokitansky-Di|vertikel (Karl Freiherr von R., Pathol., Wien, 1804-1878; Divertikel*) n: (engl.) Rokitansky's diverticulum; Traktionsdivertikel des Ösophagus; s. Ösophagusdivertikel.

Rokitansky-Küster-Syn|drom (†; Hermann K., deutscher Gyn.) n: syn. Mayer-Rokitansky-Küster-Hauser-Syndrom; kongenitale Anomalie des weibl. Genitale inf. einer Hemmungsfehlbildung der Müller-Gänge (zweiter Embryonalmonat) unklarer Ätiol. (normaler XX-Karyotyp); **Sympt.:** Hypoplasie des äußeren Genitale, Vaginalaplasie bzw. -atresie, zweigeteilter rudimentärer Uterus (Uterus bicornis), der i. d. R. nur aus einem dünnen Gewebestrang (Uterusleiste) besteht u. keinen Hohlraum aufweist, hochstehende Ovarien; hieraus erklären sich e. primäre Amenorrhoe, d. Unfähigkeit z. normalen Kohabitation u. primäre Sterilität. Da die Ovarialfunktion nicht gestört ist, sind d. sekundären Geschlechtsmerkmale normal entwickelt; fakultativ Begleitfehlbildungen der Nieren (dystope Einzelnieren, Nierenaplasie) u. Harnwege. **Ther.:** Kolpopoese*.

Rokitansky-Lappen (†) m: syn. Nebenlunge; s. Lungensequestration.

Rokitansky-Trias (†; Trias*) f: Pulmonalstenose, subaortaler Septumdefekt u. Rechtsstellung der Aorta.

Rolando-Fraktur (Luigi R., Anat., Turin, 1773-1831; Fraktur*) f: Y-förmige Fraktur der Basis des Metakarpale I mit Einstrahlung des Frakturspaltes in die Gelenkfläche; vgl. Mittelhandfraktur.

Rolando-Furche (†): (engl.) fissure of Rolando; Mittelfurche, Sulcus cerebri centralis.

Roli|tetra|cyclin (INN) n: 4-Dimethylamino-1,4,4a,5,5a,6,11,12a-octahydro-3,6,10,12,12a-pentahydroxy-6-methyl-1,11-dioxo-N-(1-pyrrolidinylmethyl)-2-naphthacencarboxamid (IUPAC); parenteral anzuwendendes Antibiotikum der Tetrazyklin-Gruppe; Verw.: s. Tetrazykline.

Rollappen: auch Rundstiellappen; s. Hautplastik.

Roller coaster syndrome (engl.) n: sog. Berg-und-Talbahn-Syndrom; Veränderung der Nachschwankung im EKG: nach oben konvexe ST-Senkung u. eine zuerst neg., dann pos. diphasische T-Welle; relativ häufig bei Widerstandshypertrophie.

Rolle, soziale: (engl.) social role; Summe der vom Inhaber einer sozialen Rolle erwarteten Verhaltenweisen; **Rollenkonflikte** können zw. Anforderungen versch. Rollen einer Person (sog. Interrollenkonflikt) od. innerh. einer s. R. (sog. Intrarollenkonflikt) entstehen u. zu Nichterfüllung bzw. Verletzung der Rollenerwartung führen, die i. d. R. Sanktionen unterliegt. Wesentl. ist d. Unterscheidung zw. formeller u. informeller s. R. mit versch. Graden der Verbindlichkeit von Erwartungen.

Roll|höcker: syn. Rollhügel; s. Trochanter.

Roll|kur: bei Gastritis* u. Ulcus* ventriculi angewandte Behandlung, bei der d. liegende Pat. nach Einnahme einer adstringierenden Flüssigkeit (Kamille, Targesinlösung) sich langsam um seine Längsachse rollt (Bauchlage, Seitenlage, Rückenlage, andere Seitenlage); auf diese Weise soll die Magenschleimhaut allseitig benetzt werden.

Roll|pinzette f: Instrument zur Ausquetschung der Trachomkörner; an d. Pinzettenspitzen befinden sich kleine Röllchen, zw. denen d. Lid nach vorhergehendem Anstechen der Körner gepreßt u. ausgerollt wird.

Romaña-Zeichen (Cecilio R., zeitgen. Arzt, Tucumán, Argentinien): (engl.) Romaña's sign; einseitige Lidödeme u. später Konjunktivitis u. Dakryozystitis als frühes Sympt. bei Chagas*-Krankheit.

Romano-Ward-Syn|drom (C. R., zeitgen. Päd., Genua; O. C. Ward, zeitgen. Päd., Irland) n: syn. erbliches Syndrom der QT-Verlängerung, fam. QT-Syndrom, Pseudo-Hypokaliämie-Syndrom; seltene, autosomal-dominant vererbte synkopale Herzfunktionsstörungen mit Verlängerung des QT-Intervalls im EKG; Pathogenese ungeklärt; **Sympt.:** bei körperlicher od. psychischer Belastung Neigung zu synkopalen Anfällen mit od. ohne Bewußtseinsverlust, die inf. Kammerflimmerns zum plötzlichen Herztod führen können; Manifestation bereits im Kindesalter möglich; **Diagn.:** beträchtliche Verlängerung des QT-Intervalls im EKG; **Ther.:** Therapieversuch mit Phenytoin u. Betarezeptorenblokkern; **DD:** Variante des Jervell*-Lange-Nielsen-Syndroms, jedoch ohne Hörstörungen.

Romanowsky-Ef|fekt (Dimitri L. R., Int., St. Petersburg, 1861-1921) m: (engl.) Romanowsky's effect; Auftreten v. metachromat. Farbstoffen in sog. gereiften Methylenblaulösungen (lange stehende alkal. Lösungen), wichtig für den Nachw. v. Blutparasiten; fehlt bei May-Grünwald-Färbung.

Romanowsky-Färbung (†): (engl.) Romanowsky's stain; Kontrastfärbung von Blutausstrichen; Romanowsky-Leishman-Lösung (Eo-

R

sin u. Methylenblau in Methylalkohol gelöst) auf d. lufttrockene Präp. (Blutausstrich) einwirken lassen, dann d. doppelte Menge Aqua dest. zufügen u. mit d. Farblösung mischen; nach 5 Min. abspülen u. trocknen lassen. Vgl. Azurgranula.

Romanowsky-Giemsa-Färbung (†; Gustav G., Chem., Bakteriol., Hamburg, 1867-1948): Färbeverfahren zum Nachweis von Protozoen mit Giemsa-Lösung; Kerne, Blepharoblast u. Geißeln: rot; Protoplasma: blau; rote Blutkörperchen: gelblich-rosa. Vgl. Giemsa-Färbung.

Romberg-Phänomen (Moritz H. von R., Int., Neurol., Berlin, 1795-1873) n: s. Howship-Romberg-Phänomen.

Romberg-Syn|drom (†) n: syn. Hemiatrophia* faciei progressiva.

Romberg-Versuch (†): (engl.) Romberg test; (neurol.) Vergleich der Standunsicherheit (mit parallel dicht nebeneinander stehenden Füßen) bei offenen bzw. geschlossenen Augen; positiver R.-V.: überproportional starke Zunahme der Standunsicherheit (Standataxie) bei geschlossenen Augen, insbes. bei afferenter od. zerebellarer Ataxie.

Rooming in (engl.) n: Unterbringung v. Neugeborenem u. Mutter im selben Raum; ständiger Kontakt bereits in frühester Kindheit hat elementare Bedeutung für e. vertrauensvolle Mutter-Kind-Bindung. Auch der Kindesvater sollte oft anwesend sein können.

Roque-Zeichen: Pupillendifferenz b. Endocarditis serosa (reflektor., über das Centrum ciliospirale ausgelöste linksseitige Mydriasis).

Rorschach-Test (Hermann R., Psychiater, Herisau, 1884-1922) m: (engl.) Rorschach test; wenig objektives u. kaum zuverlässiges psychologisches Testverfahren*, bei dem die Deutung von Tintenklecksfiguren Auskunft über Gemütsverfassungen geben soll.

Rosacea (lat. rosaceus rosenfarben) f: auch Rosazea, nicht korrekt auch als Acne rosacea bezeichnet; sog. Kupferfinnen, Rotfinnen; chron. verlaufende Hauterkrankung im Gesicht mit unklarer Ätiol.; möglicherweise genet. Disposition, Labilität des Gefäßnervensystems, Kaffee-, Tee-, Alkoholgenuß, Magen-Darmstörungen, Reaktion auf Haarbalgmilben; **Sympt.:** Beginn meist im 5. Lebensjahrzehnt mit zunächst fleckförmigen Rötungen, Teleangiektasien, kleinlamellöser Schuppung; später Schübe von Papeln u. Pusteln, auch polsterartige Infiltrate (s. Rhinophym); gelegentl. Blepharitis, Konjunktivitis, Keratitis; **Ther.:** lokal Clindamycin, Erythromycin; systemisch Tetrazykline, in schweren Fällen Isotretinoin.

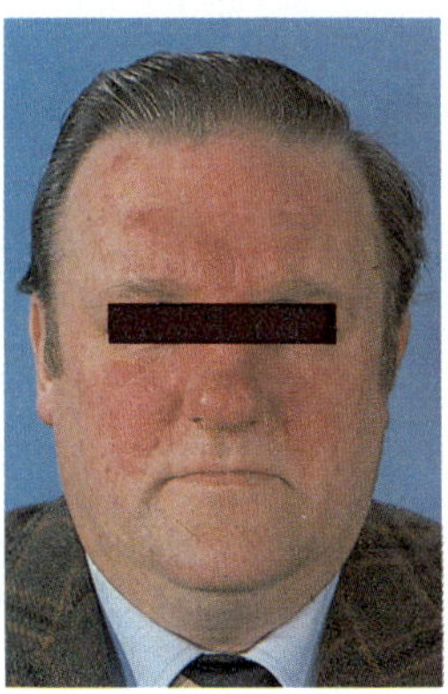

Rosacea [3]

Rosenfeld-Syn|drom (Eugene D. R., Arzt, New York) n: paraneoplastisches Syndrom mit hochgradiger paroxysmaler Hypoglykämie bei Pseudomyxomen des Ovars, der Appendix od. des Peritoneums, meist m. Aszites einhergehend; die Insulinkonzentration im Blut ist normal. **Path.:** unklar; möglicherweise Sekretion insulinähnlicher Substanzen.

Rosen|kranz: s. Rachitis.

Rosenmüller-Cloquet-Drüse (Johann Ch. R., Anat., Chir., Leipzig, 1771-1820; Baron Jules G. C., Chir., Paris, 1790-1883): (engl.) Rosenmüller's gland; kleiner Lymphknoten im Annulus* femoralis.

Rosenmüller-Grube (†): (engl.) Rosenmüller's fossa; Recessus pharyngeus in der seitl. Wand des Nasen-Rachen-Raums neben d. Ostium der Tuba auditiva.

Rosenmüller-Organ (†) n: syn. Epoophoron*.

Rosenthal-Faktor (R. L. R., zeitgen. Arzt, USA) m: Faktor XI der Blutgerinnung*; vgl. PTA-Mangelsyndrom.

Rosenthal-Fasern (Isidor R., Physiol., Erlangen, 1836-1915): aus Gliafilamenten gebildete Fasern, histol. typisch für Astrozytome Grad I; vgl. Hirntumoren (Abb.).

Rosenthal-Syn|drom (Curt R., Neurol., Breslau) n: **1.** s. Melkersson-Rosenthal-Syndrom; **2.** syn. PTA*-Mangelsyndrom.

Roseola (lat. roseus rosenfarben) f: Bez. f. kleinfleckige Hautrötung. **R. infantum** (†) f: syn. Exanthema* subitum. **R. syphilitica** (†) f: Roseola bei Syphilis*. **R. typhosa** (†) f: Roseola bei Typhus, bes. am Rumpf (am Ende der ersten Krankheitswoche auftretend).

Roser-Nélaton-Linie (Wilhelm R., Chir., Marburg, 1817-1888; Auguste N., Chir., Paris, 1807-1873): (engl.) Nélaton's line; Verbindungslinie zw. Spina iliaca anterior superior u. Tuber ossis ischii; bei normaler Stellung des Femurs liegt in dieser bei gebeugtem Hüftgelenk der Trochanter major.

Rosetten|star (lat. rosa Rose; mhd. starblint blind): rosettenförmige Katarakt*, meist nach Kontusion des Bulbus oculi.

Rosetten|test (†) m: (engl.) rosette assay; immun. Methode zur (mikroskop.) Differenzierung insbes. von Lymphozyten* in vitro inf. Bildung sog. Rosetten durch Anlagerung von jeweils mind. vier (vorbehandelten) Erythrozyten an Zellen der jeweiligen, spezif. Oberflächenstrukturen bzw. -rezeptoren aufweisenden Lymphozytenpopulation; **Verw.: 1.** Unterscheidung zw. humanen B- u. T-Lymphozyten durch spontane Bindung von Schaferythrozyten an den CD2-Rezeptoren der T-Zell-Membran; **2.** Identifizierung humaner B-Lymphozyten durch spontane Bindung an Mauserythrozyten (sog. Spontanrosettentest); **3.** Nachw. von Komplementrezeptoren auf B-Lymphozyten durch Bindung an immunkomplexbeladene Erythrozyten; **4.** Identifizierung Fc-Rezeptoren tragender Lymphozyten durch Erythrozyten, die mit entspr. Antikörpern beladen wurden. Vgl. Zellmarker.

Ros|oxacin (INN) n: 1-Ethyl-1,4-dihydro-4-oxo-7-(4-pyridyl)-3-chinolincarbonsäure (IUPAC); Antibiotikum; Verw.: s. Gyrasehemmer.

R

Rossi-Syn|drom (Ettore R., zeitgen. Päd., Bern) n: Kombination von angeborenen Gelenkfehlstellungen mit Pterygium colli; vgl. Arthrogryposis-multiplex-congenita-Syndrome, Bonnevie-Ullrich-Syndrom.

Roß|kastanie: Aesculus* hippocastanum.

Rossolimo-Zeichen (Grigorij I. R., Neurol., Moskau, 1860-1928) m: Zehenbeugereflex; s. Reflexe (Tab.).

Ross-River-Fieber: syn. epidemische Polyarthritis; zu den Arbovirosen* gehörende, akutfieberhafte Erkr. mit günstiger Prognose; **Err.**: Ross-River-Virus, ein Alphavirus* der Togaviridae*, übertragen durch versch. Aedes-Arten; **Vork.**: Australien, südpazif. Inseln; meistens jährl. auftretende Epidemien; **Klin.**: Inkubationszeit 3-9 Tage; abrupter Fieberanstieg, Myalgien u. Arthralgien; **Diagn.**: serol. Antikörpernachweis in Gelenkflüssigkeit u. Blut; **Ther.**: symptomatisch.

Ross-Syn|drom (Alexander T. R., Neurol., Indianapolis) n: s. Adie-Syndrom.

Rostellum (Dim. von lat. rostrum Schnabel) n: kontraktiler Stirnfortsatz am Skolex der Bandwürmer; vgl. Cestodes.

rostralis (lat. zum Vorderteil, Schnabel gehörig): zum vorderen Körperende hin gelegen.

Rostrum (lat.) n: Schnabel.

Rostrum corporis callosi (↑) n: vorderes Ende des Balkens.

Rotation (lat. rotatio Drehen) f: Torsion, Rollen, Drehen. **R.s|bestrahlung** (↑): Bewegungsbestrahlung als Form der Strahlentherapie*. **R.s|fraktur** (↑; Fraktur*) f: (engl.) spiral fracture; syn. Torsionsfraktur; s. Fraktur, vollständige.

Rotatoren|manschette (lat. rotare drehen) f: (engl.) rotator cuff; bildet das haubenförmige Dach des eigentl. Schultergelenks (Articulatio* humeri) u. setzt sich aus d. vier v. Schulterblatt z. Tuberculum majus bzw. minus des Oberarmknochens ziehenden Muskeln, dem M. supraspinatus, M. infraspinatus, M. subscapularis u. M. teres minor sowie deren Sehnen zusammen.

Rotatoren|manschetten|ruptur (↑; Ruptur*) f: (engl.) rotator cuff rupture; auch Periarthropathia humeroscapularis pseudoparetica; Sehneneinrisse (bis zur Totalruptur) der Rotatorenmanschette als Urs. von Schulterschmerzen u. Schultersteife; **Ätiol.**: traumat. bedingt, häufiger (v. a. bei älteren Menschen) aufgrund degen. Veränderungen; **Sympt.**: je nach Urs. u. Ausprägung langsam zunehmender od. (sub-)akut einsetzender Schulter- u. umschriebener Druckschmerz vorwiegend im Bereich der Supraspinatussehne (sog. Supraspinatussyndrom*), ggf. auch tastbare Muskellücke; der passiv abduzierte Arm kann nicht aktiv gehalten werden; bei Teilruptur schmerzhafte Bewegungsbehinderung; Muskelatrophie. **Diagn.**: funktionelle Schultergelenkuntersuchung*, Sonographie, Arthroskopie, Schultergelenkarthrographie; **Ther.**: bei frischer traumat. R. op. Versorgung, sonst i. d. R. zunächst konservativ-funktionell (Krankengymnastik, Physiotherapie); bei chron. Schmerzen u. U. op. Revision mit postop. Ruhigstellung u. physiotherap. Nachbehandlung; **DD:** Periarthropathia humeroscapularis, Zervikobrachialsyndrom.

Rota|virus (lat. rota Rad; Virus*) n: früher als Duovirus, Reovirus like virus bezeichnet; sog. Durchfallvirus; Genus hüllenloser RNA-Viren aus der Fam. Reoviridae* (Ø 68-75 nm, 11 Segmente doppelsträngiger RNA); in Doppellage angeordnetes Kapsid u. elektronendichter hexagonaler Viruskern ergeben elektronenmikroskop. ein radspeichenähnliches Aussehen); drei Serotypen nachgewiesen; **Verbreitung:** weltweit; häufigster Err. nicht bakt. Gastroenteritiden bei Säuglingen u. Kleinkindern; saisonal gehäuft in den Wintermonaten; **Übertragung:** oral-fäkal; **Klin.**: Inkubationszeit 24-72 Std.; keine Prodromi; wäßrige Durchfälle, Erbrechen (4-5 Tage lang); Fieber bis 39°C, isotone Dehydratation; gute Prognose; **Ther.**: symptomatisch, orale Glukose- u. Elektrolytsubstitution; **Proph.**: orale Vakzine in Erprobung.

Rot|blindheit: s. Farbenfehlsichtigkeit.

Rotes Kreuz: (engl.) Red Cross; **1.** nach d. Genfer Konvention (1864, 1906, 1929, 1949) Schutzzeichen f. Verwundete, Kranke u. Sanitätspersonal im Krieg; **2.** internationale Hilfsorganisation (mit nationalen Gesellschaften) zur Linderung von Kriegsfolgen, Betreuung von Kriegsgefangenen, Hilfe bei Katastrophen u. a. Das Deutsche R. K. ist Spitzenverband der Freien Wohlfahrtspflege u. unterhält einen Blutspendedienst, Suchdienst, Rettungsdienst, Krankentransport u. a.

Rot|finnen: s. Rosacea.

Rot|grün|blindheit: s. Farbenfehlsichtigkeit.

Roth-Flecke (Moritz von R., Pathol., Greifswald, Basel, 1839-1914): (engl.) Roth spots; ophthalmoskopische charakterist. rundl. Netzhautblutungen mit weißem Zentrum; Vork. bei Endocarditis lenta (septische Metastase), Retinopathia diabetica, AIDS-Retinopathie, Leukämie.

Rothmann-Makai-Krankheit (Max R., Arzt, Berlin; Endré M., zeitgen. Chir., Budapest): s. Pannikulitis Typ Rothmann-Makai.

Rothmund-Syn|drom (August J. von R., Ophth., München, 1830-1906) n: autosomal-rezessiv vererbte, zu den Ektodermaldysplasie*-Syndromen gehörende Erkr.; **Sympt.**: im 3.-12. Lebensmonat beginnendes Erythem, zunächst im Gesicht, später auch an Armen, Beinen u. Gesäß mit Übergang zur Poikilodermie*; meist hochgradige Lichtempfindlichkeit m. Blasenbildungen; Alopezie, Nagel- u. Zahnanomalien, proportionierter Minderwuchs, Akromikrie, Dysmelien (Radius- od. Ulnaaplasie), Hypogonadismus, zw. dem 3. u. 6. Lj. Entwicklung einer Katarakt; normale Intelligenz; vgl. Thomson-Syndrom.

Rot|lauf: (engl.) swine erysipelas; Schweinerotlauf, Erysipeloid (Erysipelas suum); hauptsächl. b. Arbeitern in Fleisch-, Geflügel- u. Fischbetrieben vorkommende Inf. durch Erysipelothrix rhusiopathiae im Anschluß an kleine Verletzungen (fast immer Hände od. Unterarme), enterale Inf. ist möglich. **Sympt.**: deutlich abge-

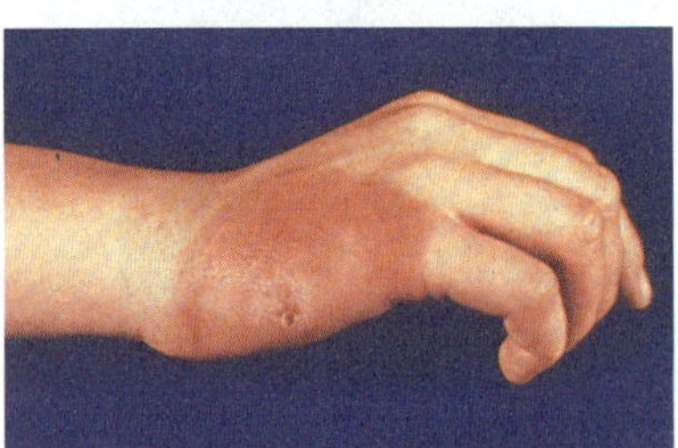

Rotlauf:
Befund nach Verletzung an der Hand [156]

grenzte juckende bläulichrote lokale Schwellungen m. Begleitlymphangiitis bzw. Lymphadenitis; Generalisation (Rotlaufseptikämie, Endokarditis) u. chron. Verlaufsformen selten; **Ther.:** Penizillin, evtl. Tetrazykline; **DD:** Erysipel.

Rotor-Syn|drom (Arturo R., zeitgen. Int., Manila) n**:** autosomal-rezessiv erbl. Störung des Bilirubinstoffwechsels mit gestörter Aufnahme des Bilirubins in die Leberzelle u. gestörter Ausscheidung; **Klin.:** chronischer Ikterus, Erhöhung des konjugierten u. unkonjugierten Bilirubins; vgl. Dubin-Johnson-Syndrom.

Rot|sehen: Erythropsie*.

Rotter-Halsted-Operation (Josef R., Chir., München, Berlin, 1857-1924) f**:** s. Halsted-Operation.

rotundus (lat.)**:** rund.

Rotz: s. Malleus.

Rotz|bakterien (Bakt-*) f pl**:** s. Pseudomonas mallei.

Rouget-Zellen (Charles M. R., Anat., Montpellier, 1824-1904; Zelle*)**:** s. Blutkapillaren.

Rouleau|bildung (frz. rouleau Rolle, Walze)**:** syn. Geldrollenbildung*.

Rous-Lösung (Francis P. R., Pathol., New York, 1879-1970)**:** wäßrige Lösung von Natriumzitrat u. Glukose zur Konservierung von Testerythrozyten*.

Rous-Sarkom (↑; Sark-*; -om*) n**:** (engl.) Rous sarcoma; durch Geschwulstfiltrate übertragbares Hühnersarkom; vgl. Oncovirinae.

Roussy-Levy-Syn|drom (Gustave R., Pathol., Paris, 1874-1948; Gabrielle L., Neurol., Paris, 1886-1934) n**:** syn. (frz.) dystasie aréflexique héréditaire; autosomal-dominant erbl. Krankheitsbild mit zerebellarer Ataxie*, Hohlfuß, Areflexie, Muskelatrophie der unteren Extremitäten; langsame Progredienz; **Path.:** hypertrophische Polyneuropathie, aber auch Hinterstrangveränderungen unter Mitbeteiligung der Hinterwurzeln; vgl. Neuropathie, hereditäre motorisch-sensible.

Rous-Virus (↑; Virus*) n**:** (engl.) Rous sarcoma virus; syn. Molitor tumoris; RNA-Tumorvirus der Oncovirinae* (⌀ ca. 100 nm) aus der Fam. Retroviridae*; Err. des Rous-Sarkoms der Hühner.

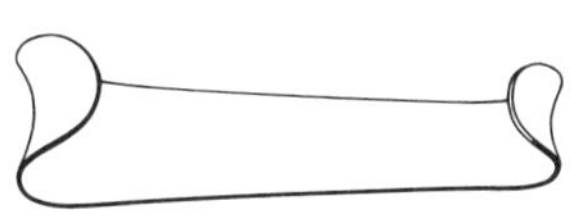

Roux-Bauchdeckenhaken

Roux-Bauch|decken|haken (Philibert J. R., Chir., Paris, 1780-1854)**:** (engl.) Roux abdominal retractor; chir. Instrument zum Aufhalten der Wunde (s. Abb.).

Roux-Operation (César R., Chir., Lausanne, 1857-1934) f**:** (engl.) Roux-Y anastomosis; Gastroenterostomie mit End-zu-Seit-Anastomosierung der stillgelegten Jejunum-Schlinge (sog. Roux-Schlinge, Y-Anastomose, Gastroenterostomia ypsiloniformis); vgl. Magenresektion, Ersatzmagenbildung.

Roviralta-Syn|drom (Emilio R., Kinderchir., Barcelona) n**:** Komb. von hypertrophischer Pylorusstenose* u. Hiatushernie* beim Säugling.

Rovsing-Syn|drom (Thorkild R., Chir., Kopenhagen, 1862-1927) n**:** Nabelschmerzen bei Hufeisenniere, die sich bei Dorsalflexion der Lendenwirbelsäule verstärken; vgl. Nierenfehlbildungen.

Rovsing-Zeichen (↑)**:** s. Appendizitis.

Roxa|tidin (INN) n**:** N-{3-[3-(Piperidinomethyl)phenoxy]propyl}glycolamid (IUPAC); Histamin*-H_2-Rezeptorenblocker; Verw.: v. a. bei Magen- u. Darmulzera.

Roxithro|mycin (INN) n**:** (E)-Erythromycin-9-{O-[(2-methoxyethoxy)methyl]oxim} (IUPAC); Derivat des Erythromycins*; Verw.: s. Makrolid-Antibiotika.

Rp.: Abk. f. (lat.) **r**eci**p**e (nimm) am Beginn eines Rezeptes.

RPL: Abk. f. **R**adio**p**hoto**l**umineszenz*.

RPR: Abk. f. **R**adius**p**eriost**r**eflex; s. Reflexe (Tab.).

RQ: Abk. f. **r**espiratorischer **Q**uotient*.

RR: Abk. f. mit dem **R**iva*-**R**occi-Apparat gemessene Blutdruckwerte.

Rr.: (anat.) Abk. f. Rami (Zweige, Äste).

RSI: Abk. f. (engl.) **R**epetitive* **s**train **i**njury.

RSSE-Virus (Virus*) n**:** Kurzbez. f. (engl.) **R**ussian **s**pring **s**ummer **e**ncephalitis virus; Flavivirus* der Togaviridae*; Err. der durch Zecken* (Ixodes ricinus, Dermacentor) übertragenen Russian spring summer encephalitis; **Verbreitung:** Osteuropa, Sibirien, Ferner Osten; vgl. Arboviren, Arbovirosen (Tab.), Zeckenenzephalitis.

RS-Virus (↑) n**:** Kurzbez. f. **R**espiratory* **s**yncytial virus; RNA-Virus des Genus Pneumovirus der Paramyxoviridae*; rundl. od. fädige Form, ⌀ 90-130 nm, züchtbar auf Affen- u. Menschenzellkulturen; häufiger Err. des Schnupfens (s. Rhinitis) u. (v. a. bei Kindern) von Krupp*, akuten respiratorischen Erkrankungen u. Bronchiolitis; häufigster Err. atypischer Pneumonien im Kleinkindesalter.

rT_3: Abk. f. **r**everses **T**riiodthyronin; alternativ od. parallel zu Triiodthyronin* (T_3) aus Thyroxin* (T_4) gebildetes inaktives T_3; Bestimmung mittels Radio*-Immunassay; Referenzbereich: 0,10-0,40 ng/ml bzw. 0,15-0,50 nmol/l Serum; erhöhte Werte beim Low* T_3-Syndrom u. Low* T_3-low T_4-Syndrom. Vgl. Schilddrüsendiagnostik.

RTA: Abk. f. **1.** **r**enale **t**ubuläre **A**zidose*; **2.** **r**adiologisch-**t**echnischer **A**ssistent; s. Assistenzberufe, medizinisch-technische.

rtPA: Abk. für (engl.) **r**ecombinant **t**issue **p**lasminogen **a**ctivator, rekombinierter (gentechnolog. hergestellter) Gewebeplasminogenaktivator; s. Plasminogenaktivatoren.

RT_3U: Abk. f. **R**adio-**T_3**-**u**ptake; s. T_3U-Test.

Ru: chem. Symbol f. Ruthenium*.

Rube|facienzien (lat. rubefacere röten) n pl**:** (engl.) rubefacients; hautrötende, hautreizende Mittel; vgl. Epispastika, Irritanzien.

Rubella (lat. rubellus rötlich) f**:** syn. Rubeola, Röteln*.

Ruben-Beutel (Henning R., Anästh., Kopenhagen, geb. 1914)**:** Handbeatmungsbeutel*.

Rubeola (lat. ruber rot) f**:** syn. Röteln*.

Rubeosis faciei (↑; -osis*; lat. facies Gesicht) f**:** dauernde Rötung des Gesichts, oft nur der Stirn od. der Wangen; z. B. bei Polyglobulie, Hypertonie, akuter Pankreatitis, Diabetes mellitus (Rubeosis diabetica), nach langfristigem Gebrauch steroidhaltiger Externa od. konstitutionell bedingt.

Rubeosis iridis (↑; ↑; Irid-*) f**:** Gefäßneubildungen auf der Iris inf. ischämischer Erkr. des Auges od. der Netzhaut (z. B. Retinopathia diabetica, Zentralvenenverschluß); führt unbehandelt zu neovaskulärem Glaukom mit Erblindung.

R

ruber (lat.): rot.

Ruber|syn|drom (↑) n: Nucleus-ruber-Syndrom; s. Hirnstammsyndrome (Tab.).

Rubidium (↑) n: chem. Element, Symbol Rb, OZ 37, rel. Atommasse 85,47; Alkalimetall.

rubiginös (lat. rubiginosus verrostet): rostfarben; z. B. Sputum bei Pneumonie.

Rubin|ikterus (lat. ruber rot; Ikterus*) m: intensiv gelbrote Hautverfärbung; v. a. bei hepatozellulärem Ikterus*.

Rubin|laser (↑): Laser* mit einem Rubin als Festkörper.

Rubinstein-Taybi-Syn|drom (Jack R., Päd., Kinderpsychiater, Cincinnati, geb. 1925; Hooshang T., Radiol., Indianapolis, San Francisco, geb. 1919) n: Fehlbildungskomplex mit geistiger

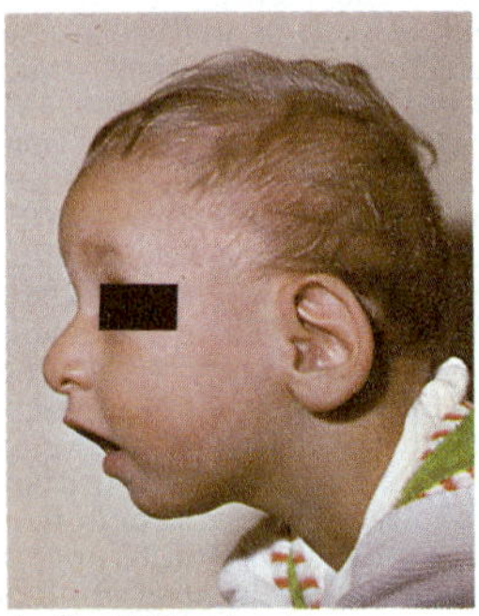

Rubinstein-Taybi-Syndrom:
typische Facies mit Balkonstirn, vorspringender Nase, vorverlagertem Nasenrücken und zurücktretendem Kinn [4]

Behinderung, Minderwuchs, breiten Daumen u. Großzehen mit Verdopplung der Phalangen, charakterist. kranio-mandibulo-faziale Dysplasie (sog. Vogelgesicht mit gebogener sog. Schnabelnase); die Diagn. kann als Blickdiagnose gestellt werden; fakultativ Mikrozephalie, Minderwuchs, Krampfanfälle, Herzfehler u. a.

Rubor (lat. Röte) m: entzündl. Hautröte; Symptom der Entzündung*.

Ruck|nystagmus (Nystagmus*) m: s. Nystagmus.

Ruck|sack|lähmung: (engl.) rucksack paralysis; obere Armplexuslähmung* durch chron. Druck, z. B. durch Gurte.

Ruck|sack|verband: (engl.) figure-of-8 bandage; Watte-Trikotschlauch-Verband zur Behandlung von Klavikulafrakturen durch Dehnung u. Extension des Schultergürtels; vgl. Extensionsmethoden.

Ructatio (lat. das Aufstoßen) f: syn. Ruktus*.

Ruderfuß|krebse: Copepoda; s. Hüpferlinge.

rudimentär (lat. rudimentum erster Versuch, Probestück): verkümmert, unentwickelt, verstümmelt; vgl. abortiv.

Rud-Syn|drom n: neuroektodermale Dysplasie mit wahrscheinlich X-chromosomal-rezessivem Erbgang; **Sympt.:** Ichthyose, meist leichte geistige Behinderung, epileptische Anfälle, Polyneuropathie u. Hypogonadismus; vgl. Sjögren-Larsson-Syndrom, Refsum-Syndrom.

Rüben|zucker: syn. Saccharose*.

Rück|bildung: syn. Involution*.

Rück|bildungs|phase f: (engl.) involutionary phase; **1.** (sexualmed.) syn. Resolutionsphase; s. Reaktionszyklus, sexueller (Tab.); **2.** (gebh.) Zeitraum, in dem sich die während der Schwangerschaft u. Geburt erfolgten Veränderungen des mütterl. Organismus zurückbilden; der erreichbare Rückbildungszustand entspricht in anat. u. funkt. Hinsicht nicht in jedem Fall den Verhältnissen vor der Schwangerschaft. Vgl. Puerperium.

Rücken: (engl.) back; (anat.) Dorsum; wird kranial von einer Horizontalen durch die Protuberantia occipitalis externa, seitlich durch den Rand des M. trapezius, durch die Ausdehnung der Scapula, durch die Lendengegend u. kaudal durch die Spitze des Steißbeins, die Gesäßmuskulatur u. den Darmbeinkamm begrenzt (s. Abb.).

Rücken|mark: (engl.) spinal cord; Abk. RM; Medulla spinalis; der im Wirbelkanal eingeschlossene Teil des ZNS; reicht vom Abgang des

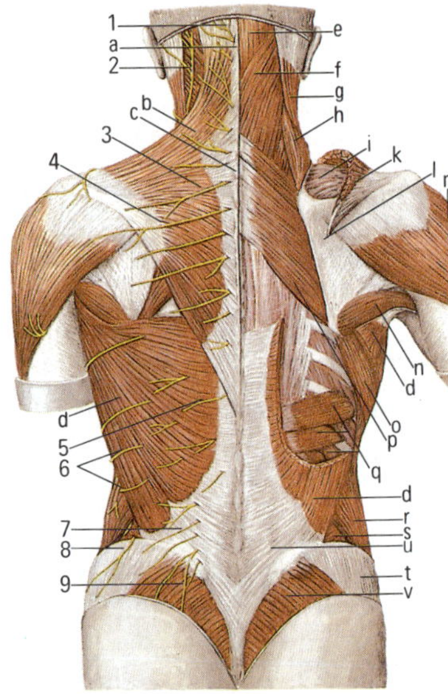

Rücken:
a: Ligamentum (Septum) nuchae; b: M. trapezius; c: Vertebra prominens; d: M. latissimus dorsi; e: M. semispinalis capitis (M. transversooccipitalis); f: M. splenius capitis; g: M. sternocleidomastoideus; h: M. levator scapulae; i: M. supraspinatus; k: M. trapezius (abgeschnitten); l: Fascia musculi infraspinati; m: M. deltoideus; n: M. teres major; o: M. serratus anterior; p: M. rhomboideus; q: M. serratus posterior inferior; r: M. obliquus abdominis externus; s: Trigonum lumbale; t: M. glutaeus medius; u: Aponeurosis thoracolumbalis (lumbodorsalis); v: M. glutaeus maximus;
1: N. occipitalis major (R. cutaneus dorsalis C II); 2: N. occipitalis minor (Plexus cervicalis); 3: C VIII; 4: Th I; 5: Th VII; 6: Rr. cutanei thoracales laterales (abgeschnitten); 7: R. dorsalis Th XII; 8: N. iliohypogastricus; 9: Nn. clunium superiores [532]

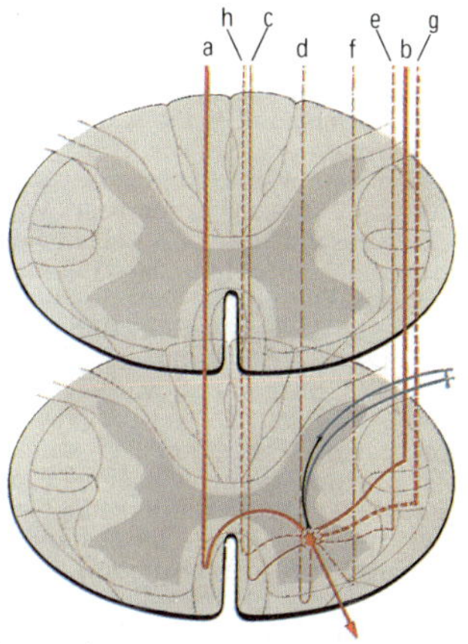

Rückenmark:
zwei Rückenmarkquerschnitte mit das periphere motorische Neuron beeinflussenden Bahnen;
a, b: Pyramidenbahn; a: Tractus corticospinalis ventralis; b: Tractus corticospinalis lateralis; c-g: extrapyramidale Bahnen; c: Tractus tectospinalis; d, e: Tractus vestibulospinalis; f: Tractus olivospinalis; g: Tractus rubrospinalis; h: Fasciculus sulcomarginalis [532]

1. Halsnerven bis zum Conus medullaris (beim Erwachsenem in Höhe des 1. od. 2. Lendenwirbels); setzt sich nach kaudal in das nervenzellfreie Filum terminale fort (Anheftung am 1. Steißwirbel). Die zentrale, im Querschnitt schmetterlingsförmige **graue Substanz** des RM (Substantia grisea) gliedert sich in Hintersäule (Columna dorsalis), Vordersäule (Columna ventralis) u. Seitensäule (Columna lateralis, nur im

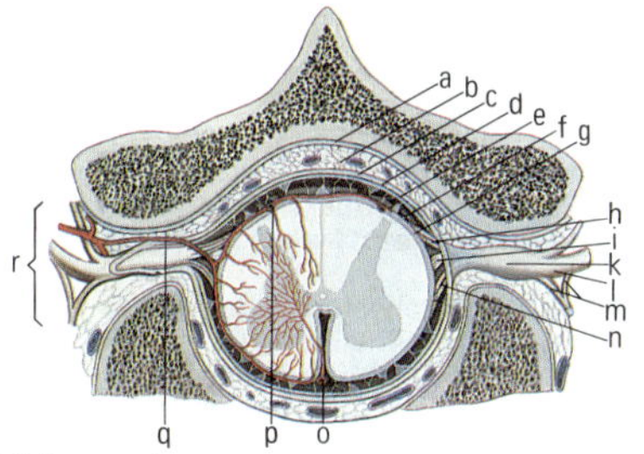

Rückenmark:
Querschnitt durch den Wirbelkanal in Höhe des 2. Brustwirbels;
a: Periost; b: Cavum epidurale; c: Dura mater; d: Cavum subdurale; e: Arachnoidea;
f: Cavum subarachnoidale; g: Pia mater;
h: Radix dorsalis; i: Ligamentum denticulatum; k: Ganglion spinale; l: N. spinalis; m: Rami communicantes; n: Radi ventralis; o: A. spinalis anterior; p: A. spinalis posterior; q: Ramus spinalis arteriae intercostalis; r: Foramen intervertebrale [532]

Bereich von C_8-$L_{1/2}$) u. ein zentrales Verbindungsstück, die Kommissur, mit d. Zentralkanal. Die graue Substanz enthält die Nervenzellen mit ihren Verzweigungen. Die **weiße Substanz** (Substantia alba) umgibt mantelartig die graue Substanz u. besteht im wesentl. aus markhaltigen Nervenfasern. Sie wird durch die vorderen u. hinteren Wurzeln der Spinalnerven unterteilt in Hinterstrang (Funiculus dorsalis), Seitenstrang (Funiculus lateralis) u. Vorderstrang (Funiculus ventralis). Innerh. der Funiculi sind die Fasern zu Bündeln (Tractus) zusammengefaßt (s. Abb.). Vom RM gehen 31 Nervenpaare ab. Es weist im Bereich des Abgangs der Extremitätennerven zwei Anschwellungen auf: Intumescentia cervicalis bzw. Intumescentia lumbosacralis. Vgl. Segment, spinales. **Physiol.:** Das R. hat e. zweifache Aufgabe: **1.** als selbständiger nervöser Zentralapparat dient es dem Zustandekommen der Reflexe (sog. Reflexorgan); vgl. Reflexe, Reflexbogen; **2.** als Leitungsapparat verbindet es d. höher gelegenen Teile des ZNS (verlängertes Mark u. Gehirn) mit d. peripheren Nervensystem (sog. Leitungsorgan).

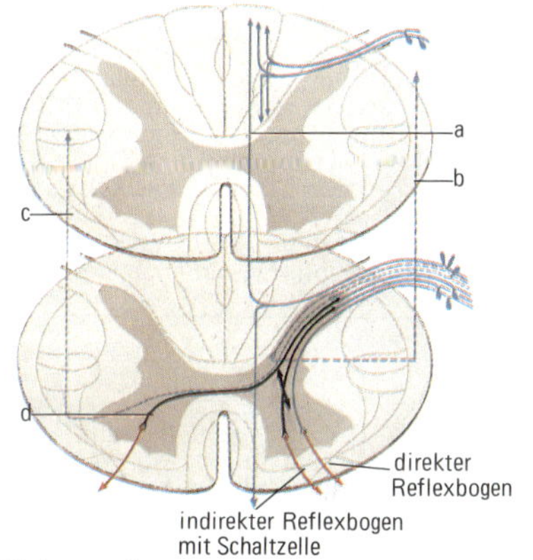

Rückenmark:
schematische Darstellung der Verbindungen der afferenten Hinterwurzelfasern;
a: Hinterstrangbahn; b: Kleinhirn-Seitenstrangbahnen; c: Tractus spinothalamicus lateralis (Schmerz und Temperatur);
d: Zwischenneuron einer Kommissurenzelle [532]

Rücken|mark||blutung: s. Hämatomyelie, Hämatorrhachis. **R.erschütterung:** (engl.) spinal cord concussion; Commotio spinalis; traumat. Schädigung des Rückenmarks mit reversiblen Sympt. einer Querschnittsläsion*. **R.häute:** s. Meningen. **R.kon|tusion** (Kontusion*) f: (engl.) spinal cord contusion; Contusio spinalis; mechan. Schädigung des Rückenmarks durch Kontusion*, evtl. mit Hämatomyelie*; **Sympt.:** spinaler Schock*, Querschnittsläsion*.

Rücken|mark|schädigungen: (engl.) spinal cord damages; **1.** vaskuläre R. durch Erkr. u. embolische Verschlüsse der Gefäße, z. B. Foix-Alajouanine-Syndrom, spinales Angiom, Arteria-spinalis-anterior-Syndrom; **2.** toxische R., z. B. inf. Triorthokresylphosphat-Vergiftung, Lathyrismus; **3.** traumatische R. mit Querschnittsläsion; **4.** metabolische R., z. B. funikuläre Myelose; **5.** infektiöse R., z. B. Myelitis, Poliomyelitis epidemica anterior acuta. Vgl. Systemerkrankungen des Rückenmarks.

Rücken|mark|tumoren (Tumor*) m pl: (engl.) spinal cord tumours; spinale Tumoren; **Einteilung** nach der Lok.: **1.** intramedulläre R., v. a. Astrozytom, Gliom, spinales Angiom; **2.** extramedulläre intradurale R., v. a. Meningeom u. Neurinom (sog. Sanduhrgeschwulst); **3.** extramedulläre extradurale R., v. a. Metastasen anderer Primärtumoren (insbes. Bronchialkarzinom, Mammakarzinom, Prostatakarzinom, Schilddrüsenkarzinom); **Sympt:** Rückenschmerzen, evtl. Wurzelkompressionssyndrom, dissoziierte Sensibilitätsstörungen, Brown-Séquard-Syndrom, Querschnittsläsion, Caudasyndrom u. a.; **Diagn.:** Rö.-Wirbelsäule, Computertomographie, Kernspintomographie; Liquorstop in der Lumbalpunktion (Nonne-Froin-Syndrom); **Ther.:** operativ, evtl. Strahlentherapie; **DD:** Bandscheibenvorfall, Hämatomyelie, spastische Spinalparalyse, Syringomyelie, Multiple Sklerose, Wirbelsäulenaffektionen. Vgl. Hirntumoren.

Rücken|mark|wurzel|durchschneidung: s. Foerster-Operation.

Rücken|muskulatur, auto|chthone (Musculus*; gr. αὐτόχθων Urbewohner) f: (engl.) autochtonous dorsal musculature; Muskulatur des Rückens, innerviert von d. Rami dorsales der Spinalnerven; vgl. Musculus erector spinae.

Rücken|schmerzen: s. Kreuzschmerz, Lumbago, Ischiassyndrom, Zervikobrachialsyndrom.

Rück|fall: Rezidiv*, Relaps*.

Rück|fall|fieber: (engl.) recurrent fever; durch Borrelien verursachte Krankheitsbilder (s. Borreliosen), die sich durch einen phasenhaften Fieberverlauf auszeichnen.

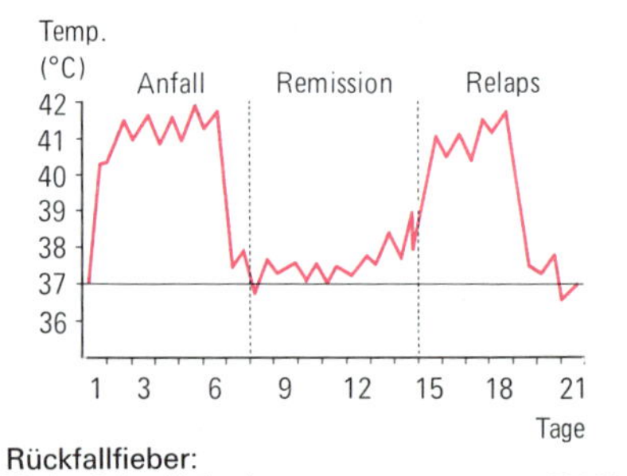

Rückfallfieber:
Verlauf der Fieberkurve [283]

Rück|kopplung: (engl.) feedback; aus der Regelungstechnik übernommener Begriff zur Beschreibung eines wesentlichen physiol. Selbstregulationsmechanismus. Die Selbstregulierung durch R. ist ein Grundprinzip aller lebenden Systeme; Voraussetzung ist ein in sich geschlossener Regelkreis*. Bei der **negativen R.**, der die meisten Regulationsvorgänge im Organismus unterliegen, wird das auslösende Signal durch die Antwort des Signalempfängers wieder verringert; z. B. die durch Ausschüttung hypophysärer Gonadotropine gesteigerte Synthese von Sexualhormonen in den Keimdrüsen mit Erhöhung der Hormonkonzentration im Blut, wodurch die Synthese u. Sekretion der entspr., die Gonadotropinfreisetzung fördernden hypothalamischen Releasing*-Hormone wieder vermindert wird. Bei der **positiven R.** verstärkt die Antwort des Signalempfängers dagegen das ursprünglich auslösende Signal, was zu einer weiteren Verstärkung der Antwort führt; so können z. B. die von den weibl. Keimzellen gebildeten Östrogene u. Gestagene unter best. Voraussetzungen die Ausschüttung von LH* aus dem Hypophysenvorderlappen induzieren - ein für die Auslösung der Ovulation* entscheidender Mechanismus (sog. Hohlweg-Effekt), der bei manchen Formen weibl. Sterilität therap. zur Ovulationsinduktion* ausgenutzt werden kann. Vgl. Rebound-Phänomen.

Rück|mutation (Mutation*) f: (engl.) backmutation; Rückgängigmachen einer Mutation*; eine echte R. tritt ein, wenn derselbe Genotypus durch Zweitmutation wiederhergestellt wird, also das durch die Erstmutation veränderte Triplett wieder die ursprüngliche Aminosäure kodiert; wenn nur der Phänotyp wiederhergestellt ist (z. B. erneut ein normal funktionierendes Enzym produziert wird), wird der Vorgang als Reversion bezeichnet.

Rück|re|sorption (lat. resorbere wieder einschlürfen, verzehren) f: (engl.) reabsorption; Wiederaufnahme von (Arznei-)Substanzen in ein bereits durchlaufenes Kompartiment; z. B. Übergang aus dem Primärharn in das Blut, aus dem Blut in den Magen. Vgl. Kreislauf, enterohepatischer.

Rück|stich|naht: s. Nahtmethoden.

Rück|stoß|phänomen n: s. Rebound-Phänomen.

Rügheimer-Tracheo|tomie|kanüle (Erich R., zeitgen. Anästh., Erlangen; Trachea*; -tom*; Kanüle*) f: Trachealkanüle* aus Silikon-Gummi mit einliegender Drahtspirale.

Rülpsen: s. Ruktus.

Ruffini-Körperchen (Angelo R., Anat., Bologna, Siena, 1864-1929): (engl.) Ruffini's corpuscles; Nervenendkörperchen im subkutanen Gewebe, dienen d. Wärmeempfindung (Thermorezeptoren).

Ruga (lat.) f: Runzel, Falte.

Rug|ek|tomie (↑; Ektomie*) f: (chir.) kosmetisch-plastische Op., bei der Haut- u. Weichteilfalten abgetragen werden; vgl. Face lifting.

rugosus (lat.): gerunzelt, rauh.

Ruhe||nüchtern|wert: s. Grundumsatz. **R.phase** f: s. Zellzyklus. **R.potential** n: s. Membranpotential. **R.stoff|wechsel:** s. Grundumsatz.

Ruhe|strom: (physiol.) Bez. f. das Ruhepotential nicht erregter Muskelzellen; bei der Messung fließt nur im Augenblick des Einstichs der Meßelektrode zw. dem Inneren einer Muskelzelle (verletzte Stelle = Querschnitt) u. der Oberfläche (unverletzte Stelle = Längsschnitt) ein „Verletzungsstrom“; das danach meßbare, konstante Potential zeigt eine andauernde Elektronegativität gegenüber der Zelloberfläche. Vgl. Membranpotential, Elektromyographie.

Ruhe|tremor (lat. tremor Zittern) m: s. Tremor.

Ruhe|umsatz: syn. Grundumsatz*.

Ruhr: (engl.) dysentery; Dysenterie; **1.** Bakterienruhr* (anzeigepflichtig); **2.** Amöbiasis*; vgl. Schutzimpfung, Bundesseuchengesetz. **R.amöbe** (Amöben*) f: syn. Entamoeba* histolytica. **R.bakterien** (Bakt-*) f pl: s. Shigella.

Ruktation (lat. ructare aufstoßen) f: syn. Ruktus*.

Ruktus (lat. ructus Aufstoßen) m: (engl.) ructus; syn. Ruktation, Efflation, Eruktation; Aufstoßen, bei dem in den Magen gelangte Luft entweicht (z. B. als sog. Bäuerchen der Säuglinge), erfolgt kontrolliert bei der Ösophagusstimme*. Vgl. Aerophagie, Singultus.

Rumination (lat. ruminatio Wiederkäuen) f: bewußte Regurgitation, erneutes Kauen u. Schlucken von Mageninhalt; **Vork.:** v. a. im Säuglingsalter als Sympt. einer Verhaltensstörung.

Rumor (lat.) m: Geräusch.

Rumpel-Leede-Test (Theodor R., Chir., Hamburg, 1862-1923) m: (engl.) Rumpel-Leede test; Prüfung der Kapillarresistenz, die abhängig ist von der Funktion der Gefäße u. von Zahl u. Funktion der Thrombozyten; **Prinzip:** mit einer Blutdruckmanschette, die um den Oberarm des Pat. gelegt ist, wird 5 Min. lang ein Druck, der 10 mmHg über dem diastol. Blutdruck liegt, aufrechterhalten. **Bewertung:** Petechien sind ein Hinweis auf Kapillarstörungen u. evtl. Thrombozytopenie.

Rumpf|a|taxie (Ataxie*) f: (engl.) truncal ataxia; Form der Ataxie*, bei der Störungen der Stabilisierung des Rumpfes auch beim Sitzen im Vordergrund stehen; **Urs.:** Erkr. des Kleinhirns, Vestibularisschädigung*; vgl. Gangstörungen, Symptome, zerebellare.

Rumpf|haut|basaliome (Bas-*; -om*) n pl: multiple Basaliome; s. Basaliom.

Rund|herd: (engl.) coin-shaped density; syn. Rundschatten; (röntg.) umschriebene, runde Verdichtungszone verschiedener Größe innerh. des Lungenparenchyms; zur **DD:** s. Tab. Eine röntg. Artdiagnose ist häufig nicht möglich. Vgl. Tuberkulom.

Rundherd
mögliche Ursachen

extrapulmonaler Herd
- Artefakte (Kontrastmittelflecke, Haarspange, Halskette, EKG-Elektrode u. a.), Hautveränderungen (Fibrom, Papillom, Lipom), Mamille, Mammatumor od. -verkalkung, Rippenosteom od. -knorpelkalk, Pleuroplaques od. -tumoren, Interlobärerguß

pulmonaler Herd
- neoplastisch:
  Metastase, Bronchialkarzinom, Hamartom, Adenom, Lymphogranulomatose, Plasmozytom, Sarkom
- entzündlich:
  Tuberkulom, Herdpneumonie, Abszeß, Aspergillom, Mukoid impaction, Silikom, Wegener-Klinger-Granulomatose
- vaskulär:
  Infarkt, Hämatom
- kongenital:
  bronchogene Zyste, Sequester
- Verschiedenes:
  orthograder Gefäßschatten, Rundatelektase

Rund|rücken: s. Kyphose, Haltungsstörungen.

Rund|stiel|lappen: s. Hautplastik.

Rund|würmer: s. Nemathelminthes.

Rund|zellen|sarkom (Zelle*; Sark-*; -om*) n: s. Sarkom.

Runge-Zeichen (Hans R., Gyn., Gebh., Heidelberg, 1892-1964): (engl.) postmaturity signs; (gebh.) objektive **Übertragungszeichen** des Neugeborenen: **1.** Gelbverfärbung der Körperhaut, der Eihäute od. der Nabelschnur; **2.** Waschfrauenhände; **3.** Abschälung od. Abschilferung der Epidermis; **4.** Rötung der Labien bzw. des Skrotums; **5.** fehlende Vernix caseosa; **6.** Dystrophie. Vgl. Übertragung.

Runt disease (engl. Zwergenkrankheit) n: Kümmerwuchskrankheit als Sonderform der Graft* versus host reaction; Auftreten bei immun. unreifen Versuchstieren nach Inj. von allogenen Lymphozyten; gekennzeichnet durch Minderwuchs, Infektanfälligkeit, Hepato- u. Splenomegalie, geringe Lebenserwartung; Vork. b. Menschen z. B. nach materno-fetalem Übertritt immunkompetenter Zellen.

Runyon-Gruppe: s. Mykobakterien, atypische.

Rupia (gr. ῥύπος Schmutz) f: syn. Rhypia; große, borkenbedeckte Ulzeration.

Ruptur (lat. ruptura Brechen, Reißen) f: Zerreißung, Durchbruch; z. B. Bandruptur, Aortenruptur.

Rusco|genin n: (25R)-Spirost-5-en-1β,3β-diol (IUPAC); Verw.: Hämorrhoidenmittel.

Ruß: bei der Verbrennung versch. org. Substanzen entstehender Rauchniederschlag, der große Mengen feinsten Kohlenstaubs enthält; kann bei starker beruflicher Exposition zum sog. Schornsteinfegerkrebs* od. Plattenepithelkarzinom* bzw. zur Anthrakose* führen; bei der Rußbeseitigung an erdölbetriebenen Anlagen ist zusätzlich e. Exposition gegenüber Vanadium* möglich.

Russell-Körperchen (William R., Int., Edinburgh, 1852-1940): (engl.) Russell's bodies; runde Einschlüsse in Plasmazellen*, die sich bes. mit sauren Farbstoffen anfärben lassen; Ansammlung von Immunglobulinen im aufgeweiteten endoplasmat. Retikulum (s. Abb.).

Russell-Syn|drom (Alexander R., Päd., London) n: syn. **1.** Silver*-Russell-Syndrom; s. Minderwuchs; **2.** dienzephal-tumoröses Abmagerungssyndrom*.

Ruthenium n: chem. Element, Symbol Ru, OZ 44, rel. Atommasse 101,07; zur Gruppe der Platinmetalle gehörendes Edelmetall.

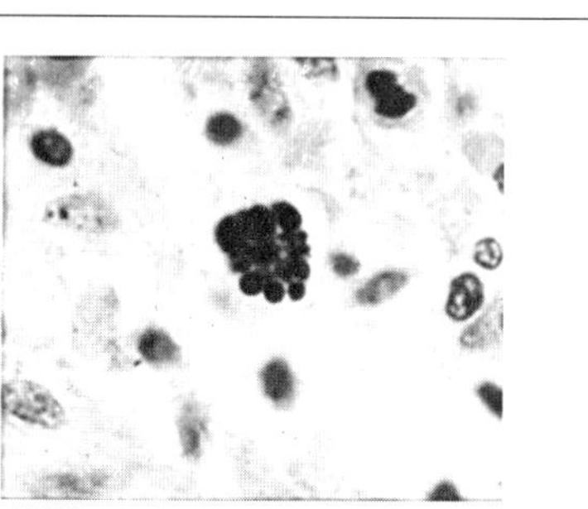

Russell-Körperchen:
Eiweißkoazervate in den Plasmazellen bei Plasmozytom [471]

Rutilismus (lat. rutilus rötlich) m: (engl.) rutilism; Errötungsneigung.

Rutin n: syn. Rutosid*.

Rutosid (INN) n: 5,7-Dihydroxy-2-(3,4-dihydroxyphenyl)-4-oxo-1-benzopyran-3-rutinosid (IUPAC); syn. Rutin; zugeschriebene Wirkung: Permeabilitätsverminderung (Ödemprotektion) im Bereich der Endstrombahn; vgl. Flavonoide.

RV: Abk. f. **R**esidual**v**olumen*.

RVO: Abk. f. **R**eichs**v**ersicherungs**o**rdnung*.

R-Zacke: (engl.) R wave; positive Zacke des QRS-Komplexes; s. Elektrokardiographie.

S

S: Symbol f. **1.** (chem.) Schwefel*; **2.** (serol.) ein Hauptantigen der MNSs*-Blutgruppen; **3.** (ophth.) Sehschärfe*.

S_n: Abk. f. sakrales spinales Segment* (S_1-S_5).

Sabal|früchte: Fructus Sabalis serrulatae; Frucht von Serenoa repens (syn. Sabal serrulata, Zwergsägepalme); enthält fettes Öl mit Phytosterinen u. Polysaccharide; **Verw.:** Miktionsbeschwerden bei benigner Prostatahyperplasie.

Sabin-Feldman-Test (Albert B. S., Bakteriol., New York, 1906-1993) m: s. Serofarbtest.

Sabin-Impfung (↑): s. Schutzimpfung.

SA-Block: Abk. f. sinuatrialer Block*.

Sabouraud-Pilz|agar (Raymond J. S., Dermat., Paris, 1864-1938) m: s. Pilznährböden.

Saccharase f: syn. Invertase, Betafruktofuranosidase; s. Invertzucker.

Saccharase|mangel: s. Kohlenhydratmalabsorption.

Saccharide n pl: s. Kohlenhydrate.

Saccharin n: Ortho-Benzoesäure-Sulfimid; Süßstoff (300-500fach so süß wie Saccharose*), wird unverändert ausgeschieden.

Saccharo|myces (Myk-*) m: Gattungsbegriff f. askosporenbildende Sproßpilze; vgl. Hefen, Fungi.

Saccharose f: syn. Rohrzucker, Kochzucker, Rübenzucker; Disaccharid aus Glukose* u. Fruktose; Vork.: Zuckerrohr, Zuckerrüben u. a. Pflanzen; Spaltung durch Disaccharidasen*; vgl. Invertzucker.

Saccharose|in|toleranz f: s. Kohlenhydratmalabsorption.

Saccharum (gr. σάκχαρ) n: Zucker*. **S. album** (↑) n: Saccharose*. **S. amylaceum seu uvarum** (↑) n: Glukose*. **S. lactis** (↑) n: Laktose*.

sacci|formis (lat. saccus Sack; -formis*): sackförmig.

Sacco|tomie (↑; -tom*): chir. Eröffnung u. Drainage des Saccus endolymphaticus, wird evtl. bei Menière*-Krankheit nach erfolgloser konservativer Ther. durchgeführt.

Sacculus (Dim. ↑) m: Säckchen; mit einem Sinnesfeld (Neuroepithel) ausgestattetes rundl. Bläschen im häutigen Labyrinth*. **S. alveolaris** (↑) m: Alveolensäckchen; blinde Enden der Alveolargänge; vgl. Bronchiolen. **S. laryngis** (↑) m: Blindsack des Ventriculus* laryngis.

Sac|cus (lat.) m: Sack. **S. con|junctivalis** (↑) m: Bindehautsack; Spalt zw. Tunica conjunctiva bulbi u. Conjunctiva palpebrarum. **S. endo|lymphaticus** (↑) m: zw. zwei Durablättern an d. Hinterfläche der Felsenbeinpyramide gelegenes blindes Ende des Ductus endolymphaticus; vgl. Labyrinth. **S. lacrimalis** (↑) m: Tränensack; vgl. Tränenorgane.

Sack|lunge: angeb. od. erworbene Bildung eines Hohlraums in d. Lunge. Vgl. Wabenlunge.

Sack|niere: s. Hydronephrose.

Sacks-Krankheit (Benjamin S., Int., Arzt, New York, geb. 1896): s. Libmann-Sacks-Syndrom.

sacralis (lat. heilig): sakral, zum Kreuzbein gehörend.

Sacrum arcuatum (↑) n: übermäßig nach hinten gewölbtes Kreuzbein; die oberen Sakralwirbel sind steil nach hinten gerichtet, die unteren biegen scharf nach unten um.

Sadismus (Marquis de Sade, frz. Schriftsteller, 1740-1814) m: (engl.) sadism; abweichendes Sexualverhalten*, b. dem sexuelle Erregung u. Befriedigung allein durch psych. Demütigung, Unterwerfung od. körperliche Mißhandlung, Züchtigung des Partners od. der Partnerin erreichbar ist. Therap. Notwendigkeit besteht nur bei evtl. Leidensdruck od. Gefährdung von Beteiligten. Zu unterscheiden ist zwischen S. im gegenseitigen Einvernehmen und S. gegen den Willen des Partners i. S. einer Vergewaltigung* od. Körperverletzung*. Ggs.: Masochismus*.

Sado|masochismus (↑) m: (engl.) sadomasochism; Oberbegriff f. Sadismus* u. Masochismus*; verdeutlicht, daß zw. beiden Verhaltensweisen kein unüberbrückbarer Gegensatz, sondern Komplementarität besteht. Einvernehmliche Sadomasochisten wechseln daher auch zw. beiden Rollen.

Säbel|scheiden|tibia (lat. tibia Schienbein) f: (engl.) sabre tibia; für Rachitis u. Syphilis connata pathognomon. Deformierung der Tibia mit Konvexität nach vorn; vgl. Genu varum.

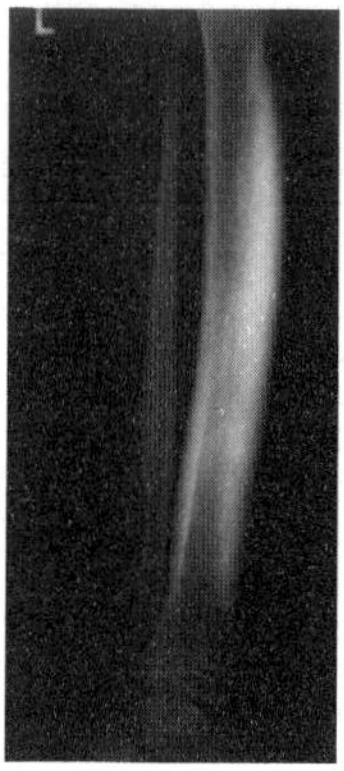

Säbelscheidentibia [540]

Säbel|scheiden|trachea (Trachea*) f: (engl.) scabbard trachea; meist durch Druck einer Struma plattgedrückte Luftröhre.

Saegesser-Zeichen (Max S., Chir., Bern, geb. 1902): Schmerzen bei Druck auf den sog. Milzpunkt zw. linkem M. sternocleidomastoideus u. M. scalenus bei Milzruptur*. Vgl. Kehr-Zeichen.

Sänger|knötchen: s. Stimmlippenknötchen.

Saethre-Chotzen-Syn|drom (Haakon S., Arzt, Oslo; F. Ch., Arzt, Breslau) n: zu den Akrozephalosyndaktylie*-Syndromen gehörender, autosomal-dominant erbl. Fehlbildungskomplex mit Schädeldeformität inf. prämaturer Kraniosynostose, Fehlbildungen des Gesichts, der Ohren u. Augen, kutaner Syndaktylie der Finger u. Zehen, Kleinwuchs.

Sättigungs|ana|lyse f: (engl.) saturation analysis; In-vitro-Verfahren der Nuklearmedizin* zur Best. der Konz. biol. Substanzen (z. B. Hormone, Antigene, Antikörper), die an Trägerproteine od. in Immunkomplexen gebunden sind; nach Zufügen einer radioaktiv markierten, mit der zu bestimmenden identischen Substanz zu der Probe u. Einstellung eines Gleichgewichts durch kompetitive Verdrängung kann (nach Durchführung von Trennungsverfahren od. bei Verw. von Trägersubstanzen) durch Messung der Strahlungsintensität die Konz. der gesuchten Substanz berechnet werden. Vgl. Immunassay, T_3/T_4-Test.

Sättigungs|dosis (Dosis*) f: die Menge eines herzwirksamen Glykosids, die bei Verabreichung innerh. von 2-3 Tagen (sog. mittelschnelle Sättigung) zur vollen Glykosidwirkung führt.

Säuerling: Bez. f. kohlensäurehaltiges Wasser mit mehr als 1 g CO_2/l; vgl. Balneotherapie.

Säugling: (engl.) infant, baby; Kind nach der Geburt bis z. Vollendung des 1. Lj.; die körperl. (statomotorische) u. geistige (psychische) Entw. des S. folgt innerh. normaler Schwankungsbreiten best. Altersregeln. Vgl. Lebensabschnitte.

Säuglings|ernährung: (engl.) infant nutrition; Nahrung bzw. Nahrungszufuhr des Säuglings; als ideale Ernährung bis zum 4. Lebensmonat die Muttermilch* (bzw. Frauenmilch); Alternativen i. R. der sog. künstl. S. sind v. a. (Fertig-) Präparate aus Kuhmilch*, deren Zusammensetzung der Frauenmilch mehr (adaptierte S.) od. weniger (teiladaptierte S.) angeglichen ist (ab 1993 wird entspr. den EG-Richtlinien zw. Anfangs- u. Folgemilch unterschieden); bei Kuhmilchallergie* ist eine sog. milchfreie Säuglingsnahrung* zu wählen. Meist genügen 5-6 Mahlzeiten täglich im Abstand von 4 Std., u. U. mit einer längeren Pause in der Nacht. Zur Kontrolle der ausreichenden Nahrungszufuhr (vgl. Budin-Zahl) kann die Gewichtsentwicklung* des Säuglings dokumentiert werden. Ab dem 5.-6. Mon. sollte mit der Zufütterung von Beikost (Löffelfütterung) begonnen werden (v. a. Reis, Gemüse-, Getreideflocken- u. Obstbrei); Fettzusätze (insbes. Pflanzenöl) sind als Energiequelle wichtig; geachtet werden muß außerdem auf eine ausreichende Eisenzufuhr (z. B. in Form von Fleisch). Mit der Verfütterung von Eiern sollte man im 1. Lj. zurückhaltend sein. Es ist weder erforderlich noch empfehlenswert, S. nachträglich zu süßen (Kariesgefahr). Bei häuslicher Zubereitung der Säuglingsnahrung sollte auf möglichst wenig schadstoffbelastete Zutaten geachtet werden (industriell hergestellte Produkte für die S. sind i. d. R. schadstoffkontrolliert). Für die Ernährung des kranken Säuglings gelten bes. Regeln, die sich nach Art u. Schwere der Erkr. richten. Vgl. Heilnahrung, Sondenernährung.

Säuglings|koxitis (Cox-*; -itis*) f: s. Koxitis.

Säuglings|nahrung: (engl.) baby food; für die Säuglingsernährung* benutzte Nahrungsmittel; in den ersten 4 Mon. Muttermilch* bzw. adaptierte od. teiladaptierte Flaschenmilch, danach zusätzl. Beikost (Brei, Gemüse, Säfte).

Säuglings|nahrung, milch|freie: Spezialnahrung f. Säuglinge, die Kuhmilch nicht vertragen (z. B. bei Galaktosämie*, Kuhmilchallergie*); hierzu zählen die Sojanahrung* sowie die sog. hypoallergene Säuglingsmilch aus hydrolisierten Proteinen (kleine Molekülgröße, meist nicht auf Kuhmilchbasis).

Säuglings|osteo|myelitis (Ost-*; Myel-*; -itis*) f: s. Osteomyelitis.

Säuglings|otitis (Ot-*; -itis*) f: s. Otitis media.

Säuglings|re|tikulose, akute (Reticulum*; -osis*) f: s. Letterer-Siwe-Krankheit.

Säuglings|schäl|flechte: syn. Erythrodermia* desquamativa Leiner.

Säuglings|skoliose (gr. σκολιός krumm, schief; -osis*) f: (engl.) infant scoliosis; Seitenabweichung der WS durch ständige Einnahme der Rückenschräglage während der ersten Lebensmonate; häufig mit einseitiger Verformung des Kopfs, Brustkorbs u. Beckens, sowie Kontrakturen der Hals-, Hüft- u. Fußmuskeln (Siebenersyndrom*). Vgl. Prädilektionssyndrom, konnatales.

Säuglings|skorbut (Skorbut*) m: s. Möller-Barlow-Krankheit.

Säuglings|sterblichkeit: (engl.) infant mortality; Zahl der im 1. Lj. gestorbenen Kinder bezogen auf 1000 Lebendgeborene des Sterbejahrs unter Berücksichtigung der jahreweise ansteigenden od. fallenden absoluten Zahlen von Lebendgeborenen; Einteilung der S.: s. Tab. Die S. zeigte in den letzten Jahrzehnten eine sinkende Tendenz u. betrug 1989 in der Bundesrepublik Deutschland 7,5; sie liegt über der S. vergleichbarer Industrienationen, weist regionale Differenzen auf u. ist in Großstädten höher als auf dem Land (1989: Baden-Württemberg 6,7, Nordrhein-Westfalen 8,2, Berlin (West) 8,6). Jungen haben eine höhere S. als Mädchen (1989: 8,45 gegenüber 7,44). Die wichtigsten **Todesursachen** bei der Frühsterblichkeit sind Folgen von Kompl. in der

Säuglingssterblichkeit
Terminologische Übersicht

Sterblichkeit im Zeitraum	Bezeichnung
1. Tag (24 Std.)	Neugeborenensterblichkeit
1.– 7. Tag	Frühsterblichkeit
8.–365. Tag	Spätsterblichkeit
1.– 28. Tag	Neonatalsterblichkeit
29.–365. Tag	Nachsterblichkeit

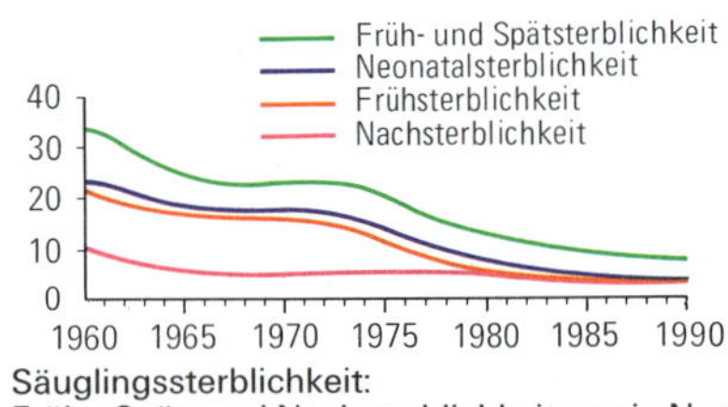

Säuglingssterblichkeit:
Früh-, Spät- und Nachsterblichkeit sowie Neonatalsterblichkeit in der Bundesrepublik Deutschland, 1959-1990 [64]

Schwangerschaft u. unter der Geburt sowie von verkürzter Schwangerschaftsdauer u./od. Untergewicht (Frühmangel- bzw. Mangelgeborene) u. Fehlbildungen. Bei der Spätsterblichkeit stehen außer den Folgen von Schwangerschafts- u. Geburtskomplikationen angeb. Fehlbildungen, infektiöse Erkr., plötzlicher Kindstod u. Unfälle im Vordergrund. Vgl. Tod, plötzlicher im Kindesalter; Sterblichkeit, perinatale.

Säuglings|tod, plötzlicher: s. Tod, plötzlicher im Kindesalter.

Säuglings|toxikose (Tox-*; -osis*) f: (engl.) severe infantile gastroenteritis; syn. Enzephaloenteritis; (päd.) schwere Verlaufsform einer Dyspepsie* mit tox. Sympt., z. T. inf. unzureichender Behandlung im Anfangsstadium; **Klin.:** Dehydratation* mit Exsikkosezeichen, metabolische Azidose, Elektrolytverschiebung, u. U. hypovolämischer Schock* u. (dyspeptisches) Koma. Vgl. Enzephaloenteritis.

Säulen|chromato|graphie (Chrom-*; -graphie*) f: (engl.) column chromatography; Verfahren der Chromatographie*, bei der sich die stationäre Phase in einer Säule befindet.

Säure|amide n pl: (engl.) acid amides; Verbindungen, die aus Carbonsäuren* entstehen, indem die OH-Gruppe der Carboxylgruppe durch NH_2 ersetzt wird; z. B. Acetamid ($CH_3CO—NH_2$) od. Benzamid ($C_6H_5CO—NH_2$), ferner Asparagin u. Glutamin.

Säure|an|hydride n pl: (engl.) acid anhydrides; Verbindungen, die aus den Sauerstoffsäuren durch Wasserabspaltung entstehen; z. B. aus Schwefelsäure (H_2SO_4) das Anhydrid SO_3.

Säure-Basen-Gleich|gewicht im Blut: (engl.) acid-base balance in blood; komplexer Mechanismus zur Aufrechterhaltung eines Blut-pH von

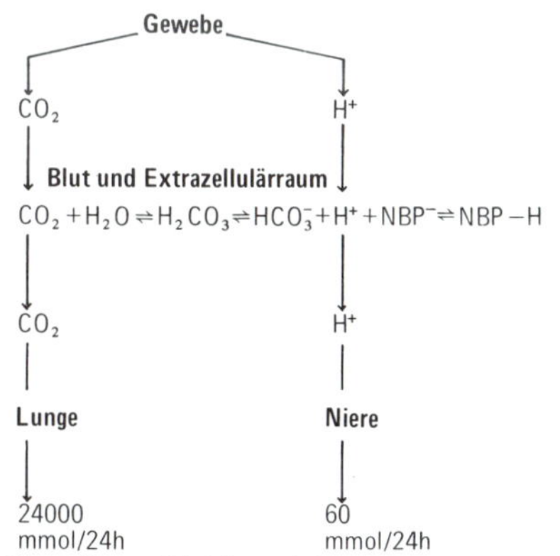

Säure-Basen-Gleichgewicht:
Die Eliminationswege und Bilanzen für CO_2 und für die Protonen fixer Säuren sind grundsätzlich voneinander getrennt. Ihre Verknüpfung zum Säure-Basen-Gleichgewicht erfolgt durch Puffersysteme (NBP: Nicht-Bicarbonat-Puffer). [334]

7,38-7,41; Schema der Regulierung durch Lunge u. Niere: s. Abb.; vgl. Säure-Basen-Haushalt.

Säure-Basen-Haushalt: (engl.) acid-base balance; allg. Bez. f. Regelvorgänge zur Aufrechterhaltung einer für den Stoffwechsel optimalen Wasserstoffionenkonzentration* im Extrazellulärraum mit einem art. pH-Wert von 7,4 (±0,02); die Regulation des S.-B.-H. u. damit die Ausscheidung der durch Stoffwechselvorgänge ständig anfallenden überzähligen nichtflüchtigen (Protonen) u. flüchtigen Säuren (CO_2) erfolgt nach kurzfristiger Pufferung* durch renale Elimination von sauren Valenzen (metabolische Regulation; vgl. Azidogenese) sowie durch Abatmen von CO_2 (respiratorische Regulation). Störungen des angestrebten Säure*-Basen-Gleichgewichts im Blut u. Gesamtorganismus führen zu Azidose* od. Alkalose* u. sind u. U. lebensbedrohlich. Vgl. Elektrolythaushalt.

Säure-Basen-Status m: (engl.) acid-base status; Sammelbez. f. physiol. Meßgrößen im Blut

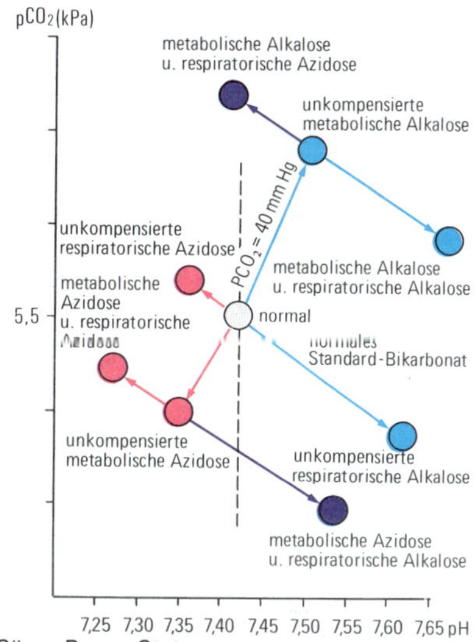

Säure-Basen-Status:
Beurteilung der Säure-Basen-Verhältnisse im Blut mit Hilfe eines Nomogramms, in dem als Koordinaten der pH-Wert und der CO_2-Partialdruck verwandt werden [54]

zur Beurteilung des Säure*-Basen-Haushalts u. zur Erfassung möglicher (respirator. od. metabol.) Störungen; umfaßt **1.** pH* als Parameter für

Säure-Basen-Status
Referenzbereiche im arteriellen Blut (früher gebräuchliche Angaben in Klammern)

Parameter	Referenzbereich
pH	7,38 – 7,42
Standard-bicarbonat	20 – 28 mmol/l (mval/l)
Basen-abweichung	−2 – +2 mmol/l (mval/l)
pO_2 (arteriell)	10 – 13 kPa (75 – 98 mmHg)
pCO_2	4,7 – 6,0 kPa (35 – 45 mmHg)
Sauerstoff-sättigung	95 – 97 %

die Wasserstoffionenkonzentration; **2.** CO_2*-Partialdruck als Parameter für respirator. Faktoren (vgl. Blutgasanalyse); **3.** Standardbicarbonat* u. Basenabweichung* als Parameter für metabol. Faktoren; **Referenzbereiche:** s. Tab.; Beurteilung der Säure-Basen-Verhältnisse: s. Abb.

Säure|hämo|lyse|test (Häm-*; Lys-*) **m:** (engl.) acidified serum test; syn. Säureserumtest; hämat. Test zur Resistenzbestimmung der Erythrozyten durch Inkubation in frischem, auf pH 6,5-7,0 eingestelltem Serum; positives Ergebnis, wenn nach einer Std. Hämolyse auftritt, v. a. bei paroxysmaler nächtlicher Hämoglobinurie*, auch bei hereditärer Sphärozytose, kongenitaler dyserythropoetischer Anämie (Typ II).

Säuren: (engl.) acids; anorg. od. org. Verbindungen, die in wäßriger Lösung ein od. mehrere Wasserstoffionen abspalten, also Protonen abgeben können. Die **Säurestärke** ist abhängig vom Dissoziationsgrad; man unterscheidet danach schwache u. starke S., letztere dissoziieren vollkommen. Vgl. Pufferung.

Säuren, zwei|basische: (engl.) dibasic acids; Endprodukte der Oxidation diprimärer Glykole, enthalten zwei Carboxylgruppen; z. B. Oxalsäure, Malonsäure, Alphaketoglutarsäure, Bernsteinsäure, Fumarsäure, Äpfelsäure, Oxalessigsäure.

Säure|rest: (engl.) acid residue; Anion einer Säure. **S., salpetrige:** (engl.) nitrous acid; Acidum nitrosum; HNO_2; Salze: Nitrite. **S., schweflige:** (engl.) sulfurous acid; Acidum sulfurosum; H_2SO_3; Anw. u. a. als Reagens u. Konservierungsmittel (Salze: Sulfite). **S.zahl:** (engl.) acid number; gibt an, wieviel mg Kaliumhydroxid zur Absättigung der freien Fettsäuren in 1 g Fett erforderl. sind; vgl. Verseifungszahl der Fette, Hübl-Iodzahl.

Safar-Tubus (Peter S., Anästh., Pittsburgh, geb. 1924; Tubus*) **m:** auch Doppelmundtubus; s. Pharyngealtubus.

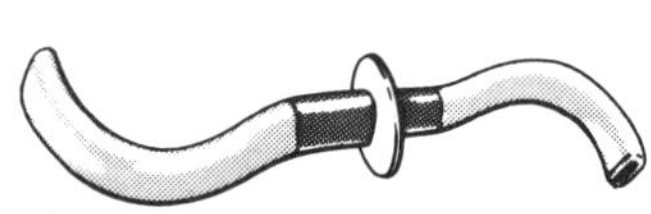

Safar-Tubus

Safranin|lösung: (engl.) safranine solution; Farbstoff zur Kapselfärbung* in der Bakteriendiagnostik.

Safran|leber: (engl.) saffron-yellow liver; Hepar crocatum; Bez. für die safrangelbe Verfärbung einer Fettleber* bei gleichzeitig bestehendem Ikterus*, auch bei akuter Lebernekrose*.

sagittal (lat. sagitta Pfeil)**:** sagittalis; in Pfeilrichtung.

Sagittal|ebene (↑) **f:** (engl.) sagittal plane; jede der sagittalen Medianebene parallele Ebene; vgl. Ebenen des Körpers.

Sagittal|typ (↑)**:** s. Lagetyp des Herzens (Tab.).

Sago|milz: (engl.) sago spleen; Amyloidose der Milz, bei der die Milzfollikel zu großen, sagoartigen Körnchen entartet sind; vgl. Schinkenmilz.

Sagrada|rinde: amerikan. Faulbaumrinde; Verw. als Laxans; s. Cortex Frangulae.

Sahli-Venen|kranz (Hermann S., Hämat., Bern, 1856-1933; Vena*)**:** feine Gefäßerweiterungen im Verlauf der unteren Thoraxapertur, bes. bei Männern nach d. 50. Lj.; **Urs.:** konstitutionell, chron. Lungenemphysem, auch bei oberer Einflußstauung.

Sainton-Scheutauer-Marie-Syn|drom **n:** syn. Dysplasia* cleidocranialis.

Saint-Trias (Charles F. S., zeitgen. Chir., Kapstadt; Trias*) **f:** (engl.) Saint's triad; kombiniertes Auftreten von drei im Alter recht häufigen Erkr. ohne erkennbaren ätiol. Zusammenhang: Hiatushernie, Cholelithiasis und Divertikulose des Dickdarms.

Sakkade (frz. saccade Ruck, Stoß) **f:** (engl.) saccade; ruckartige Augenbewegung; Vork.: z. B. beim Blickwechsel von einem Objekt auf ein anderes, bei Nystagmus.

sakkadiert (↑)**:** (engl.) interrupted; kurz abgesetzt, nicht kontinuierlich; z. B. das Atmungsgeräusch bei Pleuritis sicca od. Bronchitis.

Sakral|an|ästhesie (sacralis*; Anästhesie*) **f:** (engl.) sacral anaesthesia; **1.** (neurol.) Unempfindlichkeit im Gebiet der Sakralnerven; vgl. Kaudasyndrom; **2.** (anästh.) syn. Kaudalanästhesie*.

Sakral|dermoid (↑; Derm-*; -id*) **n:** (engl.) sacral dermoid; im Bereich des Kreuzbeins lokalisiertes Dermoid*; vgl. Pilonidalsinus.

Sakralisation (↑) **f:** (engl.) sacralization; angeb. knöcherne Verschmelzung des 5. Lendenwirbels mit d. Kreuzbein; häufige Urs. von Neuralgien in d. Kreuzbeingegend. Vgl. Lumbalisation, Kranialvariante.

Sakral|tumoren (↑; Tumor*) **m pl:** (engl.) sacral tumours; Bez. f. tumorähnliche Gebilde in der Sakralregion; z. B. Steißteratom*, Meningomyelozele*.

Sakro|iliakal|gelenk (↑; Ile-*)**:** (engl.) sacroiliac joint; Gelenk zw. Kreuzbein u. Darmbein.

Sakro|kox|algie (↑; Cox-*; -algie*) **f:** (engl.) sacrocoxalgia; durch Entzündung des Sakroiliakalgelenks bedingte Schmerzen; **Urs.:** meist Tuberkulose.

Sakrum (↑) **n:** Kurzbez. f. Os sacrum; s. Kreuzbein.

Sakto|salpinx (gr. σακτός vollgestopft; Salpinx*) **f:** s. Salpingitis.

Sal (lat.) **n:** Salz.

Salaam-Krämpfe: s. Epilepsie, West-Syndrom.

Salacet|amid (INN) **n:** N-Acetylsalicylamid (IUPAC); Derivat der Salicylsäure*.

Salazo|sulfa|pyridin (INNv) **n:** s. Sulfasalazin.

Salbe: (engl.) ointment; (pharmaz.) syn. Unguentum; halbfeste Arzneizubereitung zur lokalen Anw.; entw. als einphasige Zubereitung versch. Fette, Öle od. Wachse, mit denen die Wirkstoffe gemischt werden, od. als Emulsion* vom Typ Wasser-in-Öl.

Salben|gesicht: Glänzen der Gesichtshaut als Folge einer Vermehrung der Talgabsonderung; z. B. bei Parkinson*-Syndrom, Seborrhoe*.

Salben|stuhl: s. Steatorrhoe.

Sal|butamol (INN) **n:** (RS)-2-tert-Butylamino-1-(4-hydroxy-3-hydroxymethylphenyl)ethanol (IUPAC); Beta-2-Sympathomimetikum; Verw.: Bronchospasmolytikum.

Sal Carolinum factitium (lat. sal Salz) **n:** dem Karlsbader Salz nachgebildetes Gemisch aus Natrium- u. Kaliumsulfat, NaCl u. NaHCO; Verw.: als Abführmittel.

Sal Ems factitium (↑) **n:** dem Emser* Salz nachgebildetes Gemisch aus Na, K, Cl, SO_4 u. HCO_3; Verw. bei leichten Entz. der Atemwege.

Salicyl|amid (INN) **n:** 2-Hydroxy-benzamid (IUPAC); Derivat der Salicylsäure*.

Saling-Schema Tab. 1
Haupt- und Nebenschema

Hauptschema: Beim optimal lebensfrischen Kind 10–12 Punkte

Kriterium	Beurteilung 2 Pkt.	1 Pkt.	0 Pkt.
Nabelschnur	prall	mittelgradig gefüllt	schlaff
Hautfarbe am Stamm	rosig	blau	blaß
Tonus und Bewegungen	gut	herabgesetzt	fehlen
Atmung	ungestört	gestört	fehlt
Herzschlagfrequenz	über 100	unter 100	fehlt
Reaktion auf Reize	gut	herabgesetzt	fehlt

Nebenschema: Beim optimal lebensfrischen Kind 4 Punkte

Kriterium	Beurteilung 1 Pkt.	0 Pkt.
erster Atemzug	innerhalb 20 Sek.	später
erster Schrei	innerhalb 1¼ Min.	später
regelmäßige Atmung	innerhalb 1½ Min.	später
Hautrötung	innerhalb 5¼ Min.	später

Salicyl|säure: (engl.) salicylic acid; 2-Hydroxybenzoesäure (IUPAC); Substanz mit antipyretischer, analgetischer, antiphlogistischer u. keratolytischer Wirkung; **Verw.:** zur Schmerz- u. Rheumatherapie (Salicylate; s. Antiphlogistika, nichtsteroidale); als Keratolytikum; **NW:** Überempfindlichkeitsreaktionen (Ekzeme, Urtikaria, Bronchospasmen), gastrointestinale Blutungen, Thrombozytopenie; vgl. Acetylsalicylsäure.

Sali|diurese (lat. sal Salz; Dia-*; Ur-*) **f:** s. Salurese.

Saling-Schema (Erich S., Gyn., Berlin, geb. 1925) **n:** (engl.) Saling's score; Punkteschema f.

Saling-Schema Tab. 2
Umbilikalaziditätsschema

Aziditätsstatus	Blut-pH der Umbilikalarterie	Bezeichnung	
10	≥7,35	optimale	Azidität
9	7,30–7,34	optimale	Azidität
8	7,25–7,29	noch normale	Azidität
7	7,20–7,24	noch normale	Azidität
6	7,15–7,19	leichte	Azidose
5	7,10–7,14	leichte	Azidose
4	7,05–7,09	mittelgradige	Azidose
3	7,00–7,04	mittelgradige	Azidose
2	6,90–6,99	schwere	Azidose
1	6,80–6,89	schwere	Azidose
0	<6,80	schwere	Azidose

die Zustandsdiagnostik des Neugeborenen*; das sog. Hauptschema dient der Einfachstbeurteilung sofort nach der Geburt sowie 5 u. 10 Min. später, das sog. Nebenschema der Befundung der wichtigsten Adaptationsmerkmale (s. Tab. 1) unter Einbeziehung v. pH-Werten aus dem Nabelschnurblut (sog. Umbilikalaziditätsschema; s. Tab. 2); auf diese Weise ist die Differenzierung möglich, ob e. Depressionszustand* des Neugeborenen durch Hypoxie verursacht ist (keine Hypoxie ohne Azidose) od. andere Noxen (z. B. Narkotika, op. Eingriffe) eine Rolle spielen. Vgl. APGAR-Schema.

Salivation (lat. saliva Speichel) **f:** Speichelfluß; klin. häufig i. S. der Hypersalivation verwendete Bez.; s. Ptyalismus.

Salizyl-: s. a. Salicyl-.

Salk-Impfung (Jonas E. S., Arzt, Virol., Pittsburgh, geb. 1914)**:** Poliomyelitis-Erstimpfung bei Erwachsenen mit inaktivierter Vakzine; s. Schutzimpfung (Tab.).

Salla-Krankheit: syn. Neuraminsäure*-Speicherkrankheit.

Salmiak m: (engl.) salmiac; Ammoniumchlorid (NH_4Cl); u. a. Bestandteil der Mixtura solvens; Verw.: Expektorans, Diuretikum.

Salmonella (Daniel E. Salmon, amerikan. Bakteriol., 1850-1914) **f:** früher auch als TPE-Gruppe (sog. Typhus-Paratyphus-Enteritis-Gruppe) bez.; Gattung gramnegativer, beweglicher Stäbchenbakterien der Fam. Enterobacteriaceae* (vgl. Bakterienklassifikation); bilden Enterotoxine u. sind (von Ausnahmen abgese-

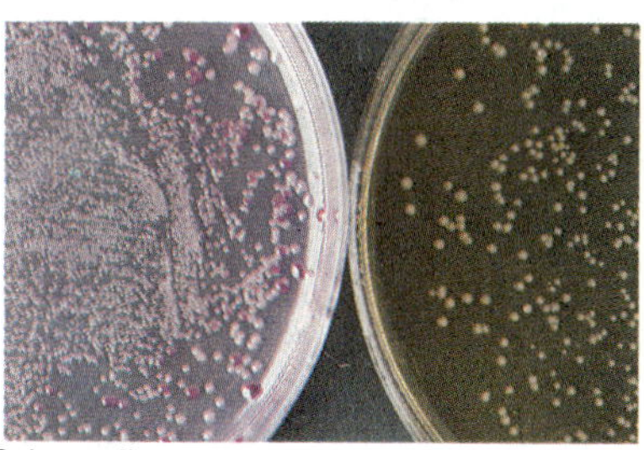

Salmonella:
Kulturen von S. typhimurium auf zwei verschiedenen Nährböden (wenig selektiver Endo-Agar links, selektiver Leifson-Agar rechts); rote Kolonien links: verunreinigende Kultur von Escherichia coli [547]

hen) peritrich begeißelt; bilden keine Sporen; **Unterteilung** in fünf Subgenera mit ca. 2000 Serovarianten (s. a. Kauffmann-White-Schema); wichtigste Species: S. typhi, Erreger des Typhus* abdominalis; S. paratyphi, Erreger des Paratyphus* (A, B u. C); S. enteritidis, S. typhimurium u. weitere Erreger von Enteritiden (akute Gastroenteritis) bei Mensch u. Tier (s. Salmonellosen); relativ resistent gegen Umwelteinflüsse; Abtötung durch Hitze von 55°C für eine Stunde (bzw. von 75°C f. kürzere Zeit) bzw. chem. Desinfektionsmittel. Vgl. Lebensmittelvergiftung.

Salmonella|krankheiten (↑): Typhus* abdominalis, Paratyphus* (A, B u. C) sowie Salmonellosen*.

Salmonellosen (↑; -osis*) f pl: (engl.) salmonelloses; durch Salmonellen (s. Salmonella) ausgelöste Infektionskrankheiten mit Meldepflicht bei Verdacht, Erkrankung u. Tod; i. e. S. Infektionen u. insbes. Lebensmittelvergiftungen durch Salmonellen der Enteritis-(also nicht Typhus- u. nicht Paratyphus-)Gruppe; **Hauptursache:** Konsum kontaminierter Lebensmittel (Fleisch u. Fleischwaren, Milch u. Milchprodukte, Eier u. mit Eiern hergestellte Produkte, z. B. Speiseeis, Backwaren), bes. nach hygienisch unzulängl. Zubereitung bzw. Verarbeitung (z. B. bei Verwendung roher od. zu kurz gekochter Eier, bei zu kurzer Erhitzung von Speisen in Mikrowellengeräten); Inf. der Schlachttiere auch durch kontaminiertes Futtermittel mögl.; **Klin.:** nach einer mittleren Inkubationszeit von 20-24 Std. Erbrechen u. wäßriger Durchfall; Schwere der Erkr. von Erregertyp u. Alter des Pat. abhängig; von seltenen Kompl. abgesehen (z. B. Sepsis, Meningitis, Osteomyelitis) i. d. R. kurze Krankheitsdauer (1-2 Tage) u. geringe Letalität; in jüngster Zeit bei zunehmenden Erkrankungsfällen allerdings häufig schwere Verläufe mit Todesfolge, insbes. bei alten u. abwehrgeschwächten Menschen; geringe postinfektiöse Immunität; im Ggs. zu Typhus* abdominalis u. Paratyphus* keine Dauerausscheidung; **Ther.:** symptomatisch, orale Flüssigkeitszufuhr; Antibiotika meist nicht notwendig; **Proph.:** Beachtung der Hygiene im Umgang mit evtl. kontaminierten Lebensmitteln (Händewaschen!); kein Verzehr von Lebensmitteln, die kontaminiert sein könnten.

Salpeter m: (engl.) saltpeter; anorg. Nitrat; z. B. Natriumnitrat ($NaNO_3$), Kaliumnitrat (KNO_3). **S.säure:** (engl.) nitric acid; Acidum nitricum, HNO_3; Salze: Nitrate. **S.säure|ester:** (engl.) nitric acid esters; Ester der Salpetersäure, z. B. Nitroglyzerin (s. Nitrate, organische).

Salpeter|säure|ester|vergiftung: durch Aufnahme von Salpetersäureestern verursachte, v. a. in der Sprengstoffindustrie vorkommende Vergiftung; **Sympt.:** Hitzegefühl, Gesichtsrötung, Brechreiz, Schlafstörung, Blutdruckabfall u. Bradykardie; BK nach Nr. 1309 der BeKV.

Salping|ek|tomie (Salpinx*; Ektomie*) f: (engl.) salpingectomy; op. Entfernung eines Eileiters.

Salpingitis (↑; -itis*) f: Eileiterentzündung; meist aszendierende Inf. aus den darunter liegenden Abschnitten des Genitale; Vork. fast ausschließl. im geschlechtsreifen Alter, insbes. zur Zeit der Menstruation (inf. geöffneten Zervikalkanals u. Veränderung des Scheidenmilieus) u. post partum (b. weit geöffnetem Zervikalkanal u. infizierten Lochien, Endometritis puerperalis) od. nach intrauterinen Eingriffen; **Err.:** Neisseria gonorrhoeae, aerobe u. anaerobe Bakt. (Mischinfektionen), Mykoplasmen, Chlamydien, selten (hämatogen) Mycobacterium tuberculosis (Salpingitis* tuberculosa); **Pathol./Anat.:** zunächst klin. stumm verlaufende Inf. der Tubenschleimhaut (Endosalpingitis), die folgenlos ausheilen kann; b. Epitheldefekten u. Ulzerationen sind fibrinöse Verklebungen möglich (Eitransportstörungen, Begünstigung einer Tubargravidität*); bei Übergreifen der Entz. auf die Muskulatur (S. i. e. S.) Hyperämie, leukozytäre Infiltration u. Anschwellung der Tubenwand, u. U. Verschluß der Tube (Saktosalpinx) u. Retention des serösfibrinösen (Hydrosalpinx) od. eitrigen Exsudats (Pyosalpinx), evtl. mit Einblutung (Hämatosalpinx); b. Chronifizierung weitere Ausbreitung (Adnexitis); **Klin.:** bei akuter S. Fieber, Schmerzen im Unterbauch, peritoneale Reizerscheinungen, umschriebene Abwehrspannung; palpatorisch typ. Portioschiebeschmerz, ggf. prallelastische druckdolente Resistenzen im Adnexbereich; labordiagn. Entzündungszeichen; bei chron. S. bindegewebige Organisation der Fibrinablagerungen u. Verklebungen (Defektheilung), häufig m. regionalen Adhäsionen u. Verwachsungen (z. B. Tuboovarialzyste), Fixierung der Tube u. Einschränkung der Uterusbeweglichkeit (Retroflexio uteri fixata); typische Sympt. sind Dysmenorrhoe, Algopareunie u. Schmerzen bei körperl. Betätigung u. Defäkation. **Ther.:** zunächst konservativ m. Breitband-Antibiotika, Glukokortikoiden, Antiphlogistika u. resorptionsfördenden physik. Maßnahmen; u. U. Salpingektomie; **Kompl.:** v. a. Oophoritis, Pelveoperitonitis, Douglas-Abszeß; **Progn.:** Sterilität* in 20-30% der Fälle.

Salpingitis pro|fluens (↑; ↑) f: Salpingitis m. zeitweiser (massiver) Entleerung des in einer Saktosalpinx gestauten Sekrets über e. Ventilstenose des uterinen Eileitersegments in den Uterus.

Salpingitis tuberculosa (↑; ↑) f: v. a. hämatogene Inf. meist beider Eileiter m. Mycobacterium* tuberculosis; Befall v. a. der Schleimhaut u. Übergang in Endometritis* tuberculosa. **Kompl.:** häufig Sterilität*, Extrauteringravidität*; vgl. Genitaltuberkulose.

Salpingo|graphie (↑; -graphie*) f: s. Hysterosalpingographie.

Salpingo|lyse (↑; Lys-*) f: (engl.) salpingolysis; op. Lösung v. regionalen Verklebungen u. Verwachsungen des Eileiters, v. a. bei Sterilität*.

Salpingo|ophor|ek|tomie (↑; Oo-*; -phor*; Ektomie*) f: (engl.) salpingo-oophorectomy; syn. Adnexektomie; op. Entfernung eines Eileiters m. dem zugehörigen Eierstock.

Salpingo|stomato|plastik (↑; Stoma*; -plastik*) f: (engl.) salpingostomaplasty; syn. Salpingostomie, Tubenplastik, Eileiterplastik, Fimbrioplastik; Entfernung des verschlossenen od. veränderten Tubenendes u. Rekonstruktion eines neuen Tubentrichters durch auskrempelnde Nähte; vgl. Fimbriolyse.

Salpingo|tomie (↑; -tom*) f: (engl.) salpingotomy; Eröffnung der Tubenwand, z. B. bei Tubargravidität*.

Salpinx (gr. σάλπιγξ Trompete) f: **1.** Muttertrompete (Eileiter*, Tube), nur in Zusammensetzungen gebräuchl. (Salping-, -salpinx); **2.** Ohrtrompete (Tuba auditiva), in Zusammensetzungen wie Plica salpingopharyngea.

Sal|salat (INN) n: O-Salicylosalicylsäure (IUPAC); Ester aus zwei Molekülen Salicylsäure; Verw.: s. Antiphlogistika, nichtsteroidale.

S

Salter-Einteilung (Robert S., zeitgen. orthop. Chir., Toronto): Einteilung der Epiphysenfrakturen bei Kindern von I-V, die den Aitken*-Frakturformen 0-IV entspricht.

Salter-Operation (↑) f: op. Auswärtskippung einer steilgestellten Flachpfanne des Hüftgelenks sowie v. Scham- u. Sitzbein nach vorn-unten durch horizontale Beckenosteotomie oberh. des Acetabulums; Modifikation der Chiari*-Operation zur Spätkorrektur einer Hüftgelenkluxation* im 2.-6. Lebensjahr.

Salt-losing-Nephritis (engl. salt Salz; to lose verlieren; Nephr-*; -itis*) f: s. Salzverlustsyndrom, renales.

Salurese (lat. sal Salz; Ur-*) f: (engl.) saluresis; syn. Salidiurese; vermehrte Ausscheidung von Natrium, Kalium, Chlorid u. Bicarbonat im Harn; vgl. Diuretika.

Saluretika (↑; ↑) n pl: s. Diuretika.

Salus-Kreuzungs|bogen (Robert S., Ophth., Prag, geb. 1877): Kreuzungsphänomen bei Fundus* arteriosclerotícus.

Salvage pathway (engl. Bergungsweg) n: s. Purine.

Salvia officinalis f: Salbei; s. Folia Salviae.

Salz|bäder: s. Solbäder.

Salze: (engl.) salts; anorg. od. org., meist wasserlösl. Verbindungen aus Anionen u. Kationen, die in festem Zustand Kristallgitter ausbilden; **Entstehung: 1.** durch Ersatz von Wasserstoff durch Metallionen, wobei neutrale S. durch den Ersatz sämtlicher ersetzbarer Wasserstoffatome, saure S. durch Ersatz eines Teils der Wasserstoffatome entstehen; aus Schwefelsäure (H_2SO_4) entsteht z. B. saures od. neutrales Natriumsulfat ($NaHSO_4$ bzw. Na_2SO_4); **2.** durch Ersatz der Hydroxylgruppen von Basen durch Säurereste, wobei vollständiger Ersatz neutrale S., teilweiser Ersatz basische S. ergibt; aus Calciumhydroxid ($Ca[OH]_2$) entsteht z. B. basisches od. neutrales Calciumchlorid ($Ca[OH]Cl$ bzw. $CaCl_2$).

Salze, harn|saure: s. Urate.

Salz||fieber: s. Kochsalzhyperthermie. **S.flekke:** leicht schuppende, rötliche, psoriasiforme Herde an Wangen-, Stirn- od. Brusthaut; b. seborrhoischem Ekzem*. **S.mangel|syn|drom** n: s. Salzverlustsyndrom, renales. **S.ödem** (Ödem*) n: (engl.) salt oedema; durch übermäßige Kochsalzzufuhr bei schlecht genährten, herz- u. nierengesunden Kindern entstehendes Ödem.

Salz|säure: (engl.) hydrochloric acid; Acidum hydrochloricum; wäßrige Lösung des Gases Chlorwasserstoff (HCl); klare, stechend riechende (in höherer Konz. rauchende) Flüssigkeit (Salze: Chloride); Vork. im Magensaft* in 0,3-0,5%iger Konz., Bildung in den Belegzellen der Korpus- u. Fundusdrüsen des Magens; **Wirkung:** Bakteriostase bzw. Bakterizidie, Hydrolyse des Zuckers, Aktivierung von Pepsin*. Neben der S. muß man im Magensaft noch d. Vorhandensein eines salzsauren Salzes annehmen, da Cl^- in größerer Menge vorhanden ist, als es seinem Äquivalentgewicht gegenüber H^+ entspricht. Die sog. Azidität des Magensafts wird bestimmt durch Titration mit n/10 NaOH, wobei man Phenolphthalein u. Methylorange (Dimethylaminoazobenzol) als Indikatoren verwendet; diejenige Menge n/10 NaOH, die 100 ml Magensaft zugefügt werden muß, um ihn gegen Methylorange zu neutralisieren, bezeichnet man als Titrationsgrad der **freien S.** (Methylorangeumschlag), die Menge n/10 NaOH, die zur Neutralisierung gegen Phenolphthalein erforderl. ist, als Titrationsgrad der

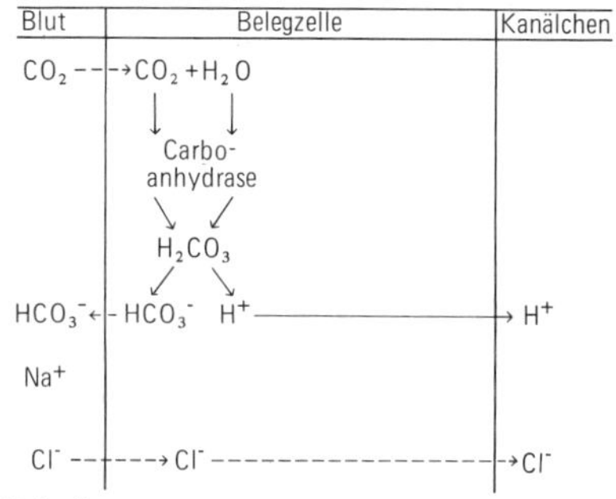

Salzsäure:
Produktion der Salzsäure in den Belegzellen der Korpus- und Fundusdrüsen des Magens
[261]

Gesamtazidität (Phenolphthaleinumschlag). Die gebundene Säure ergibt sich aus der Differenz der beiden Säurewerte. Vgl. Magensaftuntersuchung.

Salz|speicher|syn|drom, zentrales n: (engl.) cerebral salt-retention syndrome; syn. zerebrales Salzspeichersyndrom; Hypernatriämie* u. paradox niedrige renale Natriumausscheidung inf. Störung der zentralen Regulation des Natriumhaushalts u. der Osmoregulation*; Entw. einer hypertonen Hyperhydratation*; **Vork.:** bei Hirnerkrankungen (Schädelhirntrauma, Hirntumoren, intrakranielle Blutung, Enzephalitis u. a.).

Salz|verlust|syn|drom, ad|reno|genitales n: s. Syndrom, adrenogenitales.

Salz|verlust|syn|drom, renales n: (engl.) renal salt wasting syndrome; syn. Salt-losing-Nephritis, Diabetes salinus renalis; z. T. erheblicher Elektrolytverlust über die distalen Nierentubuli inf. mineralokortikoidresistenter Einschränkung des Natrium-Kalium-Austauschs; **Urs.:** interstitielle Nephropathie (Analgetika-Nephropathie, Urat-Nephropathie, chronische Pyelonephritis); **Sympt.:** Hypovolämie, Hypotonie, nächtliche Wadenkrämpfe, Hyperkaliämie, Azidose; vgl. Elektrolythaushalt.

Salz|verlust|syn|drom, zentrales zerebrales n: (engl.) cerebral salt-losing syndrome; Hyponatriämie* u. paradox hohe renale Natriumausscheidung inf. Störung der zentralen Regulation des Natriumhaushalts u. der Osmoregulation*; Entw. einer hypotonen Dehydratation*; **Vork.:** bei Hirnerkrankungen (Schädelhirntrauma, Hirntumoren, intrakranielle Blutung, Enzephalitis u. a.).

SAM: Abk. f. **S**-**A**denosyl**m**ethionin; s. Adenosylmethionin.

Samarium (V. E. Samarski, russ. Mineralologe) n: Symbol Sm, OZ 62, rel. Atommasse 150,4; zur Gruppe der Lanthanoide* gehörendes chem. Element.

Samen: s. Sperma.

Samen|bank: s. Sperma-Konservierung.

Samen|blasen: s. Bläschendrüsen.

Samen||epi|thel (Epithel*) n: syn. Keimepithel*. **S.erguß, vor|zeitiger:** syn. Ejaculatio* praecox. **S.fäden:** s. Spermien. **S.fluß:** s. Spermatorrhoe. **S.hügel:** Colliculus* seminalis. **S.leiter:** Ductus* deferens. **S.spender:** s. Insemination.

S

Samen|strang: (engl.) spermatic cord; Funiculus spermaticus; enthält Hodenhüllen (mit Ausnahme des Bauchfells), Samenleiter, zahlreiche Blutgefäße u. Nerven, die zum Hodensack u. seinem Inhalt ziehen od. von dorther kommen.

Samen|strang|torsion (lat. torquere, torsus drehen) f: s. Hodentorsion.

Samen|strang|tumoren (Tumor*) m pl: (engl.) spermatic cord tumours; Tumoren im Bereich des Funiculus spermaticus; **Formen: 1.** benigne S., z. B. Lipom, Fibrom, Fibromyom, Myxom, Neurom, Lymphangiom; **2.** maligne S., z. B. Sarkom, Metastasen von Hodentumoren*.

Samen|weg|verschluß: (engl.) occlusion of the seminal duct; angeborener, entzündl. (meist nach Epididymitis) od. iatrogener (Sterilisation) Verschluß der Kanälchen im Nebenhoden od. des Samenleiters; Azoospermie bei bds. Verschluß.

Sammel||linse: Konvexlinse; s. Linse.

Sanarelli-Myxom (Giuseppe S., Serol., Rom, 1864-1940; Myx-*; -om*) n: (engl.) infectious myxomatosis; epidem. Viruserkrankung südamerikan. Kaninchen, die selten auch beim Menschen auftritt u. zur Bildung von Myxomen führt; **Err.:** Leporipoxvirus myxomatosis aus der Fam. Poxviridae*.

Sanarelli-Shwartzman-Phänomen (↑; Gregory Sh., Bakteriol., New York, 1896-1965) n: (engl.) Shwartzman reaction; eigentl. Sanarelli-Shwartzman-Reaktion; tierexperimentelles Modell m. lokaler od. disseminierter intravasaler Gerinnung u. Blockierung der terminalen Strombahn durch fibrinreiche Präzipitate nach wiederholter Endotoxininjektion; zweimalige intrakutane bzw. intravenöse Inj. von Endotoxinen gramneg. Bakt. (im Abstand v. 12-72 Std.) lösen bei Tieren (Kaninchen) nach der zweiten Inj. lokal schwere Hautentzündungen u. Nekrosen an der ersten Injektionsstelle bzw. einen protrahierten Schock (s. Schock, septisch-toxischer) u. eine Verbrauchskoagulopathie* aus. Immunvorgänge spielen bei dieser sog. thrombohämorrhagischen Reaktion (Hyperkoagulabilität m. hämorrhagischer Diathese) prakt. keine Rolle; **pathol.-anat.** sind fibrinreiche Gerinnsel in den Blutgefäßen fast aller Organe (bes. Glomeruluskapillaren mit Nierenrindennekrose) charakteristisch. Dem S.-Sh.-Ph. äquivalent sind wahrscheinl. folgende Krankheitsbilder des Menschen: akutes Defibrinationssyndrom bei Aborten u. gebh. Komplikationen, thrombotische Mikroangiopathie*, Purpura* anaphylactoides, Waterhouse*-Friderichsen-Syndrom, Endzustände von Sepsis* u. Schock* m. Verbrauchskoagulopathie.

Sandalen|lücke: sog. Malayenfuß; Verbreiterung der Zwischenzehenlücke zw. 1. u. 2. Strahl; **Vork.:** z. B. bei Börjeson*-Forssman-Lehmann-Syndrom u. Down*-Syndrom.

Sand|bäder: (engl.) sand baths; Einhüllung des ganzen Körpers in Sand von 37-48°C für ½ Std., von einzelnen Körperteilen in Sand von 50-55°C. für 1 Std.; Wirkung: örtl. Hyperthermie; Anw.: z. B. bei Rheumatismus.

Sand||fliegen: (engl.) sand flies; besser: Sandmücken, (Unterfamilie Phlebotominae der Psychodidae); s. Mücken. **S.fliegen|fieber:** s. Pappatacifieber. **S.floh:** Tunga penetrans; s. Flöhe.

Sandhoff-Krankheit (Konrad S., Biochem., München, geb. 1939): Typ II (Variante 0) der G_{M2}-Gangliosidose; s. Gangliosidosen (Tab.).

Sandifer-Syn|drom n: syn. Torticollis-Hiatushernien-Syndrom; Erkr. unklarer Ätiol. mit Torticollis*, dystonen Bewegungen von Hals, Nacken u. evtl. Rumpf, rezidiv. Erbrechen u. evtl. Hiatushernie*; Manifestation im Neugeborenen- od. Kleinkindesalter; **DD:** Torticollis anderer Genese, Torsionsdystonie; vgl. Symptome, extrapyramidale.

Sand||körperchen: Corpora arenacea; s. Psammom. **S.uhr|geschwulst:** (engl.) hourglass tumour; Bez. f. durch die Foramina intervertebralia wachsende Rückenmarktumoren*; meist Neurinom*. **S.uhr|magen:** (engl.) hourglass stomach; (röntg.) Magen mit typischer Einengung etwa in der Mitte; als spastischer S. bei akutem Ulcus* ventriculi od. narbiger S. durch Schrumpfung der Magenwand.

Sandwich-Methode f: (engl.) sandwich method; immun. Testmethode, bei der das zu untersuchende Antigen von dem spezif. Antikörper u. einem (markierten) Anti-Antikörper in einem Dreier-Immunkomplex gebunden wird; z. B. beim Immunfluoreszenztest*. Vgl. Immunassay.

Sanfilippo-Syn|drom (Sylvester J. S., zeitgen. Päd., USA) n: Typ III der Mukopolysaccharid*-Speicherkrankheiten.

Sanguiniker (Sanguis*) m: s. Temperament.

sanguinolent (lat. sanguinolentus voller Blut): blutig.

Sanguis (lat.) m: Blut.

Sanitizing (engl.) n: Sammelbez. f. Reinigungsmethoden (v. a. im Rahmen der Krankenhaushygiene) zur Reduzierung der Anzahl pathogener u. apathogener Keime. Vgl. Nosokomialinfektionen, Desinfektion.

Santorini-Knorpel (Giovanni D. S., Anat., Venedig, 1681-1737): (engl.) Santorini's cartilage; Cartilago corniculata; dem Stellknorpel des Kehlkopfs aufsitzender kleiner elast. Knorpel.

Sapo (lat.) m: Seife.

Saponi|fikation (↑; lat. facere machen, tun) f: (engl.) saponification; Verseifung; s. Adipocire.

Saponine (↑) n pl: (engl.) saponins; zu d. Phytosterinen* gehörende oberflächenaktive Stoffe.

Sappey-Venen (Marie Ph. S., Anat., Paris, 1810-1896; Vena*) f pl: Venae* parumbilicales.

Sapr|ämie (gr. σαπρός faulig; -ämie*) f: (engl.) sapraemia; Sepsis durch Fäulnisbakterien.

Sapro|phyten (↑; Phyt-*) m pl: (engl.) saprophytes; Mikroorganismen, die ausschließlich (obligate S.) auf toter org. Substanz leben; fakultative S. können auch parasitieren (Parasiten*).

Sarco|cystis (Sark-*; Kyst-*) f: Protozoengattung der Gruppe der Kokzidien mit obligatem Wirtswechsel zw. Endwirt (z. B. Hund, Katze, Mensch) u. Zwischenwirt (z. B. Rind, Maus, Schwein); in der Humanmedizin relevant: S. bovihominis u. S. suihominis; **Entw.:** Inf. durch zystenhaltiges, unzureichend gekochtes Rind- bzw. Schweinefleisch; Gamogonie in Zellen der Lamina propria des Darms; Bildung von Oozysten, die noch im Wirt eine Sporogonie durchmachen; Ausscheidung mit dem Stuhl, meist als Sporozysten mit vier Sporozoiten (früher als Isospora hominis bezeichnet); Inf. der Zwischenwirte durch diese Sporozysten; **Klin.:** massive Inf. führen beim Menschen zu Diarrhoe von wenigen Tagen Dauer; Zystenausscheidung für Wochen möglich.

Sarcoid like lesions (engl. sarkoidartige Veränderungen) n pl: histol. der Sarkoidose* ähnelnde Granulome in Lymphknoten, die im Abflußgebiet von Karzinomen liegen. Vgl. Entzündung.

Sarco|lemma (Sark-*; gr. λέμμα Schale, Rinde) n: s. Sarkolemm.

S

Sarcoma botryoides (↑; -om*) n: embryonales Rhabdomyosarkom*, das durch traubenförmiges Wachstum gekennzeichnet u. v. a. im Urogenitalbereich lokalisiert ist; **Vork.** meist vor dem 6. Lj., gehäuft bei Jungen; bei Mädchen von der Zervix od. Vagina ausgehende juvenile Variante des malignen Müller-Mischtumors mit frühzeitiger lympho- u. hämatogener Metastasierung; **Ther.:** chir. Entfernung, Chemotherapie, u. U. Strahlentherapie.

Sarco|phaga (↑; Phag-*) f: Fleischfliege; s. Fliegen.

Sarc|optes scabiei f: Krätzmilbe; s. Milben.

Sarco|sporidia (Sark-*; Spora*; Idio-*) n pl: frühere Bez. f. das Zystenstadium von Protozoen der Gattung Sarcocystis*.

Sarg|deckel||kristalle m pl: (engl.) coffin lid crystals; nach ihrem mikroskop. Aussehen benannte Kristalle aus NH_4MgPO_4 im Harnsediment*.

Sarin n: Methylfluorphosphorsäureisopropylester; s. Phosphorsäureester.

Sark-: auch Sarc-; Wortteil mit der Bedeutung Fleisch; von gr. σάρξ, σαρκός.

Sarkoid Darier-Roussy (↑; -id*; Ferdinand J. D., Dermat., Paris, 1856-1938; Gustave R., Pathol., Paris, 1874-1948) n: (engl.) Darier-Roussy sarcoid, granulomatous lipomatosis; nosolog. nicht einheitliche sarkomähnliche Neoplasie mit subkutanen, schmerzlosen, nicht einschmelzenden u. gut abgrenzbaren Infiltraten v. a. an den Armen, seltener an den Beinen u. am Stamm; Vorkommen z. B. i. R. der Sarkoidose*.

Sarkoidose (↑; ↑; -osis*) f: syn. Boeck-Krankheit, Besnier-Boeck-Schaumann-Krankheit, Lymphogranulomatosis benigna, Lupus pernio; systemische, granulomatöse Erkr. unbekannter Ätiol. mit verstärkter zellulärer Immunaktivität in den betroffenen Organen; Manifestation immer in intrathorakalen Lymphknoten, zu über 90% auch in den Lungen; extrathorakal v. a. in Leber, Milz, peripheren Lymphknoten, Augen (Iridozyklitis, Konjunktivitis, Retinitis), Herz (Myokarditis*), Haut (knotige, braunrote Infiltrate, z. B. Angiolupoid*), Nervensystem (z. B. Enzephalitis*), Knochen (z. B. Ostitis* multiplex cystoides Jüngling), Speichel- u. Tränendrüsen, Tonsillen, Darm u. Nieren; **Epidemiol.:** Inzidenz ca. 50 : 100 000, Frauen erkranken etwas häufiger als Männer. **Pathol./Anat.:** nichtverkäsende Granulome aus Epitheloidzellen, Makrophagen, Langerhans-Zellen u. T-Lymphozyten; **Klin.:** akuter (als sog. Löfgren*-Syndrom) od. chron. Verlauf (weitaus häufiger); röntg. Unterscheidung in drei Stadien: Stadium I: bihiläre Lymphknotenvergrößerung ohne sichtbare Lungenbeherdung; Stadium II: Hiluslymphome u. Lungenparenchymbefall; Stadium III: Lungenparenchymbefall ohne Lymphknotenvergrößerung; **Sympt.:** bei der chronischen S. meist nur gering ausgeprägt; in Abhängigkeit vom Lungenbefall evtl. Reizhusten u. Belastungsdyspnoe, bei Übergang in das Fibrosestadium schwere Lungenfunktionsstörungen mit der Folge eines Cor pulmonale; **Diagn.:** Bronchoskopie mit bronchoalveolärer Lavage (CD4/CD8-Quotient erhöht), Biopsien aus Bronchialschleimhaut u. Lungenparenchym, evtl. Mediastinoskopie od. Thorakoskopie, Lungenfunktionsprüfung mit Ergospirometrie, Messung der pulmonalen Diffusionskapazität u. der pulmonalen Compliance, Tuberkulintest (meist negativ), Bestimmung des Angiotensin converting enzyme (meist erhöht); **Ther.:** Kortikosteroide nur bei Lungenfunktionsstörungen sowie Augen-, Herz-, Nieren- od. ZNS-Befall.

Sarkoid Spiegler-Fendt (↑; ↑; Eduard Sp., Chem., Dermat., Wien, 1860-1908) n: (engl.) Spiegler-Fendt sarcoid; sog. Sarcomatosis cutis; Bez. f. eine Variante der Lymphadenosis* cutis benigna mit Streuungsneigung der Tumoren an Gesicht, Rumpf u. Extremitäten.

Sarko|lemm (↑; gr. λέμμα Schale, Rinde) n: (engl.) sarcolemma; Umhüllung der quergestreiften Muskelfaser; verdicktes Plasmalemm, das mit einem Gitterfaserhäutchen verbunden ist. Vgl. Muskelgewebe.

Sarkom (↑; -om*) n: (engl.) sarcoma; von mesenchymalem Gewebe ausgehender maligner Tumor, der frühzeitig hämatogen metastasiert; eine sarkomatöse Entartung primär benigner mesenchymaler Tumoren, z. B. von Meningeomen (s. Hirntumoren), ist möglich. **Einteilung: 1.** differenziertes S. nach dem Muttergewebe, z. B. Angio-, Myo-, Lipo-, Myxo-, Osteo- u. Weichteilsarkom; **2.** undifferenziertes S. nach vorherrschendem Zelltyp, z. B. spindelzelliges, rundzelliges, polymorphzelliges Sarkom. Vgl. Knochentumoren, Tumoreinteilung.

Sarkoma idio|pathicum multi|plex haemor|rhagicum (↑; ↑) n: syn. Kaposi*-Sarkom.

Sarkomatose (↑; ↑; -osis*) f: (engl.) sarcomatosis; Bez. f. eine lokal ausgebreitete od. generalisierte Sarkombildung bzw. Metastasierung eines Sarkoms*; z. B. bei Kaposi*-Sarkom od. als Meningeosis* sarcomatosa.

Sarko|mer (↑; gr. μέρος Teil, Anteil) n: (engl.) sarcomere; der zw. zwei Z-Streifen gelegene, ca. 3 μm lange Abschnitt der Myofibrillen*.

Sarko|plasma (↑; -plasma*) n: (engl.) sarcoplasm; syn. Myoplasma; Zytoplasma der Muskelzelle; vgl. Muskelgewebe.

Sarkosin n: (engl.) sarcosine; Methylglykokoll, Methylglycin; im Muskel vorkommende N-Methylaminosäure, aus der durch intramolekulare Umlagerung Serin u. durch Demethylierung Glycin entsteht.

Sarko|somen (Sark-*; Soma*) n pl: (engl.) sarcosomes; Mitochondrien der Muskelfasern.

Sarko|tubuli (↑; Dim. von Tubus*) m pl: s. Retikulum, sarkoplasmatisches.

Sarko|zele (↑; -kele*) f: (engl.) sarcocele; entzündlich od. neoplastisch bedingte Schwellung von Hoden od. Nebenhoden.

Sartorius (lat. sartor Schneider) m: Kurzbez. f. Musculus sartorius, Schneidermuskel.

Satelliten (lat. satelles Begleiter) m pl: (engl.) satellites; **1.** Mantelzellen*; **2.** distal einer sekundären Einschnürung gelegene Chromosomenanhängsel; bei fünf menschl. Chromosomen (D 13-15, G 21+22). **S.virus** (↑; Virus*) n: s. Parvoviridae. **S.zellen** (↑; Zelle*): syn. Mantelzellen*.

Sattel|block: (engl.) saddle block anaesthesia; spez. Form der Spinalanästhesie*, bei der mittels spinaler Applikation eines hyperbar gelösten Lokalanästhetikums in sitzender Position nur die sakralen Spinalnerven (Segmente S_2-S_5) blokkiert werden; Ausbreitungsgebiet sattelförmig, für Eingriffe im Dammbereich geeignet; vgl. Kaudalanästhesie.

Sattel||gelenk: (engl.) saddle joint; Articulatio sellaris; s. Gelenkformen. **S.haken:** stumpfer Wundhaken nach Fritsche. **S.kopf:** (engl.) clinocephaly; syn. Kreuzkopf, Klinozephalie; bei Rachitis* vorkommende Einziehung der Kranznaht u. Vorquellen der Stirn- u. Hinterhauptge-

S

gend. **S.nase:** (engl.) saddle nose; sattelförmig eingesunkene Nase; **Urs.:** meist Trauma, Inf. (konnatale Syphilis*) od. postoperativ entstanden; **Ther.:** evtl. Rhinoplastik*.

Saturnismus m: s. Bleivergiftung.

Sauerbruch-Prothese (Ernst Ferdinand S., Chir., Berlin, Zürich, 1875-1951; gr. προτίθηναι vorsetzen) **f:** (engl.) Sauerbruch's prosthesis; nicht mehr gebräuchl. künstl. Greifarm, der durch Muskelplastik mit eingesetzten Stiften über Seilzüge willkürlich zu bewegen ist; vgl. Prothese.

Sauerbruch-Verfahren (†): s. Druckdifferenzverfahren.

Sauer|stoff: (engl.) oxygen; chem. Element, Symbol O (Oxygenium), OZ 8, rel. Atommasse 15,999; zweiwertiges, zur Gruppe der Chalkogene gehörendes, farb-, geruch- u. geschmackloses, zu 20,93 Vol.% in d. Luft enthaltenes Gas, das für d. meisten (f. alle höheren) Lebewesen lebensnotwendig ist. S. verbindet sich mit allen Elementen mit Ausnahme der Edelgase (s. Oxid, Oxidation). Dreiatomiger S.: Ozon*.

Sauer|stoff|af|finität (lat. affinitas enger Zusammenhang, Freundschaft) **f:** (engl.) oxygen affinity; Sauerstoffaufnahmevermögen des Hämoglobins* bei einem gegebenen Sauerstoffpartialdruck; Meßgröße: Halbsättigungsdruck (T_{50} od. P_{50}), d. h. Sauerstoffpartialdruck, bei dem 50%ige Sättigung des Hämoglobins erfolgt; normal (bei pH 7,4 u. 37°C): 26,6 mmHg (3,46 kPa). Vgl. Sauerstoff-Dissoziationskurve (Abb.).

Sauer|stoff|aufnahme: (engl.) oxygen uptake; Sauerstoffmenge, die pro Zeiteinheit vom Organismus aufgenommen wird; Bestimmung z. B. aus der in- u. exspiratorischen O_2-Konzentrationsdifferenz u. der Ventilationsgröße (s. Atemminutenvolumen). Die S. beträgt beim Erwachsenen in Ruhe 250-300 ml O_2/min; starker Anstieg bei körperl. Arbeit, Fieber u. a.

Sauer|stoff|ausnutzung: O_2-Entnahme aus 1 l Atemluft; normal in Ruhe 30-45 ml.

Sauer|stoff|bindungs|kurve: s. Sauerstoff-Dissoziationskurve.

Sauer|stoff|de|fizit **n:** (engl.) oxygen debt; syn. Sauerstoffschuld; die Menge Sauerstoff, die nach Beendigung v. Muskelarbeit durch Mehratmung zusätzl. aufgenommen werden muß; wird zur Resynthese von Glykogen aus Milchsäure (laktazide O_2-Schuld) verwendet.

Sauer|stoff|dif|ferenz, arterio|venöse **f:** (engl.) arteriovenous oxygen difference; Abk. $AVDO_2$; Unterschied im Sauerstoffgehalt zw. arteriellem (20 Vol.%) u. venösem (15 Vol.%) Blut; Referenzwert in Ruhe: 5 Vol.%; kann bei starker körperl. Anstrengung durch erhöhte Entsättigung auf über 10 Vol.% steigen.

Sauer|stoff-Dis|soziations|kurve (Dissoziation*)**:** (engl.) oxygen dissociation curve; syn. Sauerstoffbindungskurve; Beziehung zw. dem Sauerstoffpartialdruck u. der Sauerstoffsättigung* des Hämoglobins; abhängig von Temperatur, pH-Wert (Bohr*-Effekt) u. 2,3-Diphosphatkonzentration; Rechtsverschiebung bei Erhöhung der Körpertemperatur u. Azidose, Linksverschiebung bei Erniedrigung der Körpertemperatur u. Alkalose (s. Abb.). Vgl. Sauerstoffaffinität.

Sauer|stoff|gefälle: Abnahme des Sauerstoffpartialdrucks während der Kreislaufpassage (s. Abb.).

Sauer|stoff|kapazität **f:** (engl.) oxygen capacity; Bez. f. die Menge Sauerstoff, die bei einem Sauerstoffdruck von 150 mmHg (20 kPa), einem CO_2-Druck von 40 mmHg (5,3 kPa) u. einer Temperatur von 38°C an Hämoglobin gebunden ist. Die maximale S. beträgt in vivo 1,34 ml O_2/g Hb.

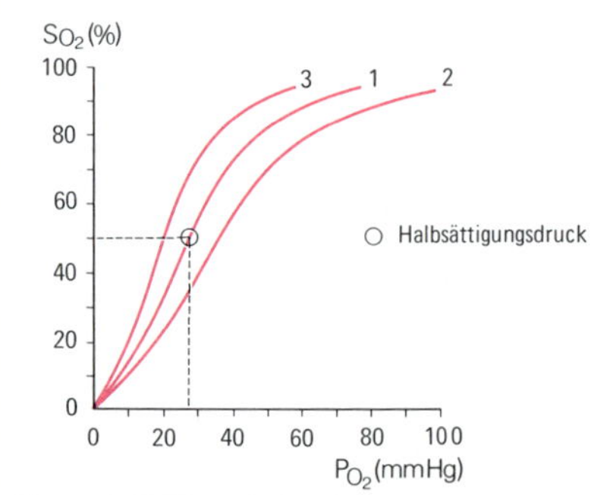

Sauerstoff-Dissoziationskurve:
1: normaler Verlauf; 2: sog. Rechtsverschiebung (z. B. Temperaturanstieg, pH-Abfall); 3: sog. Linksverschiebung (z. B. Temperaturabfall, pH-Anstieg)

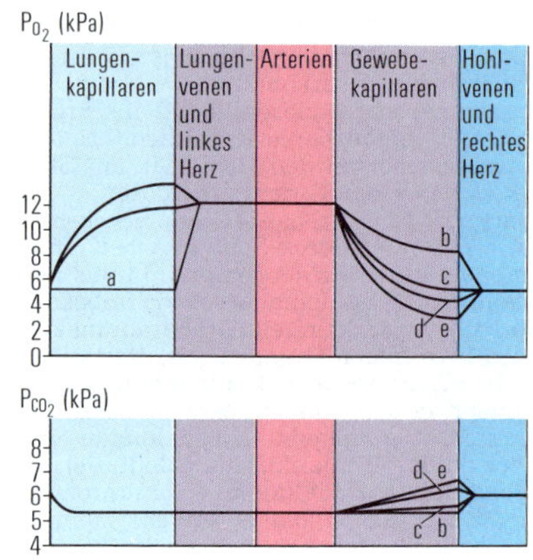

Sauerstoffgefälle:
Partialdruck von Sauerstoff (pO_2) und Kohlendioxid (pCO_2) in verschiedenen Abschnitten des Blutkreislaufs (Ruhebedingungen);
a: ein geringer Anteil des venösen Bluts wird in der Lunge nicht arterialisiert (intrapulmonaler Shunt); b: Nierenkapillaren; c: Skelettmuskelkapillaren; d: Gehirnkapillaren;
e: Herzmuskelkapillaren [437]

Sauer|stoff|konzentrator **m:** Gerät, in dem Luft durch ein Molekularsieb geleitet wird, das den Stickstoffgehalt der Luft absorbiert, Sauerstoff u. Edelgase jedoch passieren läßt, wodurch eine Sauerstoffkonzentration von bis zu 95,6 Vol.% erreicht werden kann; **Anw.:** sichere u. kostengünstige Alternative zur konventionellen Sauerstoffversorgung aus Gasflaschen z. B. bei der häusl. Sauerstofflangzeittherapie.

Sauer|stoff|mangel: s. Hypoxie, Anoxie.

Sauer|stoff-Mehr|schritt-Therapie **f:** Inhalation von sauerstoffangereicherter Atemluft bei körperlicher Aktivität nach vorheriger Gabe von Thiamin, Vitamin C, Dipyridamol u. Magnesiumorotat; der Energiestatus des Körpers bes. von untrainierten od. geschwächten Personen wird anhaltend erhöht, was universale Auswirkungen bei der Behandlung vieler Erkr. haben kann. S. Sauerstofftherapie.

Sauer|stoff|parti<u>a</u>l|druck (lat. parti<u>a</u>lis teilweise): (engl.) oxygen partial pressure; Symbol pO_2; Teildruck, unter dem Sauerstoff im Blut gelöst ist; normal: arteriell 12,6 kPa (95 mmHg), venös 5,3 kPa (40 mmHg); Messung mittels spez. Platinelektrode.

Sauer|stoff|sättigung: (engl.) oxygen saturation; Anteil des Oxyhämoglobins am Gesamthämoglobin; Referenzwert im art. Blut: 95-97%, im venösen Blut 73%. Vgl. Sauerstoff-Dissoziationskurve.

Sauer|stoff|schuld: s. Sauerstoffdefizit.

Sauer|stoff|therapie f: Sammelbez. f. die Behandlung mit Sauerstoff (Inhalation) bzw. Ozon (Injektion, Darminsufflation, äußerliche Anw.) i. R. alternativer Heilverfahren*; Anw.: zur Anregung der allg. Befindlichkeit, bei art. Durchblutungsstörungen u. chronisch-degenerativen Erkr.; naturwissenschaftl. konnten spezif. Wirkungen der S. nicht nachgewiesen werden.

Sauer|stoff|toxikose f: (engl.) oxygen toxicity; Bez. f. Schädigung der Lunge (wie bei ARDS*), des Zentralnervensystems (Sauerstoffkrämpfe) u. v. a. bei Frühgeborenen des Auges (Retinopathia* praematurorum) durch längerdauernde Atmung von Luft mit hohem Sauerstoffpartialdruck bei Sauerstoff-Überdrucktherapie; **Pathophysiol.:** Freisetzung von Sauerstoffradikalen im Gewebe, die bei längerer Einwirkung zur Erschöpfung der Antioxidationssysteme führt.

Sauer|stoff-Über|druck|therapie f: (engl.) hyperbaric oxygen therapy (Abk. HOT); syn. hyperbare Oxygenation; **Prinzip:** durch Einatmen von Sauerstoff in einer Überdruckkammer* gelingt es, die Sauerstoff-Transportkapazität des Bluts durch erhebl. Vermehrung des im Blut physik. gelösten Sauerstoffs zu steigern u. damit die Sauerstoffkonzentration in den Geweben zu erhöhen. **Ind.:** Gasödemerkrankung, Kohlenmonoxidvergiftung, ergänzende Maßnahme zur Strahlentherapie, um die Strahlenempfindlichkeit maligner Tu. (bes. im Tumorzentrum mit meist niedrigem O_2-Gehalt) ohne Mehrbelastung gesunden Gewebes zu verbessern. Bei längerer Anw. besteht die Gefahr einer Sauerstofftoxikose*.

Saug|bi|opsie (Bio-*; Op-*) f: (engl.) aspiration biopsy; Aspirationsbiopsie* zur Gewinnung von Zellmaterial (unter röntg. Kontrolle od. endoskop. Sicht) aus Hohlorganen (insbes. von Schleimhautpartikeln aus dem Ösophago-Gastrointestinaltrakt) zur histol. bzw. zytol. Untersuchung.

Saug|drainage (Drainage*) f: (engl.) suction drainage; Absaugen von Flüssigkeit mit Hilfe von Unterdruck od. durch Abpumpen; vgl. Bülau-Drainage, Redon-Saugdrainage, Monaldi-Saugdrainage, Saugkürettage.

Saug|glocke: s. Vakuumextraktion.

Saug|glocken|test m: (engl.) suction cup test; Test z. Erfassung einer Angiopathie; ist abhängig von Funktion der Gefäße u. Zahl u. Funktion der Thrombozyten; **Prinzip:** am Oberarm des Pat. erzeugt man mit Hilfe einer Saugglocke (Durchmesser 2 cm) einen Unterdruck von 200 mmHg, der 5 Min. aufrechterhalten wird. Nach Entfernen der Saugglocke untersucht man in diesem Bereich auf Petechien; beim Gesunden finden sich in diesem Bereich keine Petechien.

Saug|kürettage (Kürettage*) f: (engl.) suction curettage; syn. Vakuumkürettage; intermittierende Entleerung der Gebärmutterhöhle m. einem elektr. Absauggerät (schonender als d. Kürettage*); **Ind.:** Schwangerschaftsabbruch bis Ende der 12. SSW, Blasenmole, zweizeitiger Abort; vgl. Aspirationskürettage, Karman-Methode.

Saug|re|flex (Reflekt-*) m: s. Reflexe, frühkindliche.

Saug|schwäche: (engl.) sucking weakness; mangelhafte Ausbildung des Saugreflexes, z. B. bei Frühgeborenen, perinatal erworbener zerebraler Schädigung (z. B. intrakranielle Blutung, Kernikterus), Infektionen; u. U. auch Folge einer Medikamenteneinnahme der stillenden Mutter.

Saug|würmer: s. Trematodes.

Sauna f: syn. finnisches Bad; trockene Heißluftbehandlung (Temperatur 70-100°C, Luftfeuchtigkeit 5-20%) des ganzen Körpers, evtl. in Komb. mit Dampfaufgüssen; Dauer 10-20 Min., danach Abkühlung (Kaltwasserabgüsse, Freibad) u. Ruhepause; mehrmalige Wiederholung; Anw. zur Steigerung des Wohlbefindens u. der allg. Widerstandskraft gegen Infekte.

Saxi|tox<u>i</u>n n: sehr giftige hitzestabile Substanz best. im Meeresplankton (nicht im Mittelmeer, Roten Meer) vorkommender Dinoflagellaten, die von Muscheln im Meer aufgenommen werden können; der Genuß solcher Muscheln kann (selten) beim Menschen zu Vergiftungserscheinungen führen (20-30 Min. nach der Mahlzeit); Sympt.: Prickeln in d. Lippengegend, Starre der Mundmuskulatur, Lähmung der Extremitäten, Tod durch Atemlähmung (Letaldosis für den Menschen etwa 1 mg).

Sayk-Verfahren (Johannes S., Neurol., Rostock, geb. 1923): zytol. Analyse von Zellen im Liquor* cerebrospinalis nach Sedimentation in spez. Kammer; vgl. Liquordiagnostik.

Sayre-Kors<u>e</u>tt (Lewis A. S., Chir., New York, 1820-1900) n: orthop. Gipskorsett; vgl. Orthese.

Sb: chem. Symbol f. Antimon*.

SBR: Abk. f. Schaf-**B**lutkörperchen-Agglutinations**r**eaktion; s. Waaler-Rose-Test.

Sc: Symbol f. **1.** (chem.) Scandium*; **2.** (serol.) Scianna*-Blutgruppen.

s. c.: Abk. f. **s**ub**c**utaneus (subkutan).

Sc<u>a</u>bies (lat.) f: auch Skabies, sog. Krätze; durch Krätzmilben (Sarcoptes scabiei) verursachte Infektionskrankheit der Haut; **Sympt.:** winkelig geknickte, bis 1 cm lange Gänge, an deren Ende die weibl. Milbe in einer gelbl. Erhe-

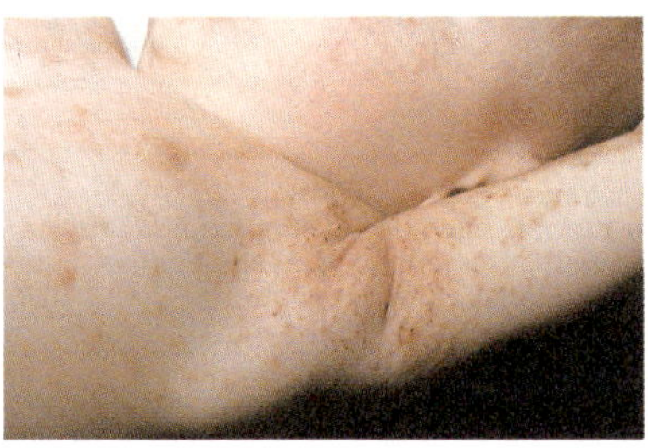

Scabies:
bakteriell sekundärinfiziert [179]

bung (Milbenhügel) sitzt; Lok.: bes. Finger, Interdigitalfalten, Beugeseiten der Handgelenke, vordere Achselfalten, Brustwarzenhof, Penis; juckendes, oft ekzemähnliches Exanthem mit Knötchen, Krusten, Kratzeffekten u. Pusteln an den genannten Stellen u. an der Vorderseite des Rumpfes; Rücken u. Kopf bleiben meist frei; bakt. Sekundärinfektion möglich. **Sonderformen: 1.** S. discreta: abortive Form bei Menschen, die sich häufig waschen, mit starkem Juckreiz bes. in d. Bettwärme; kaum Hautveränderungen; **2.** S. nodosa: bis erbsgroße, juckende, durch Ausscheidungen der Milben allerg. bedingte Knötchen, die monatelang trotz ausreichender antiskabiöser Behandlung bestehen bleiben können; bes. bei Kleinkindern; **3.** S. norvegica: Erythrodermie mit dicken Borkenbildungen an Händen u. Füßen, die massenhaft Milben enthalten; Vork. bes. bei Abwehrschwäche (z. B. HIV-Erkrankung), Kachexie od. ausgeprägter Polyneuropathie, sehr ansteckend; **Nachw.:** tangentiale Abtragung eines gangtragenden Hautstückchens u. mikroskop. Untersuchung nach Hinzufügen von 30% KOH; **Ther.:** Wäschewechsel; bei Erwachsenen Einreibung mit Lindan, bei Kindern, Schwangeren u. stillenden Müttern mit Benzylbenzoat an drei aufeinanderfolgenden Tagen; Untersuchung von Kontaktpersonen; Behandlung der S. nodosa mit lokalen Glukokortikoiden. Vgl. Acariasis.

Scabrities unguium (lat. scaber rauh, schäbig; unguis Nagel) **f:** krankhafte Zerfaserung der Nägel; vgl. Onychosen.

Scala (lat. scalae Stufen, Treppe) **f:** Treppe, Leiter, Gradeinteilung.

Scala tympani, vestibuli (↑) **f:** Pauken- bzw. Vorhoftreppe; Gänge in der knöchernen Schnekke, die Periplymphe enthalten; zw. ihnen liegen der Ductus cochlearis u. die wendeltreppenartig von der Schneckenachse (Modiolus) vorspringende Lamina spiralis ossea.

scalenus (gr. σκαληνός schief, ungerade): ungleichseitig-dreieckig.

Scalenus-anterior-Syn|drom (↑; lat. anterior der Vordere) **n:** (engl.) scalenus anterior syndrome; Zervikobrachialsyndrom* mit Kompression der A. subclavia u. der Nerven des Armplexus* in der Skalenuslücke*; **Urs.:** reflektorische Muskelverspannungen bei zervikaler Spondylarthrose*; **Sympt.:** Schmerzen in Halswirbelsäule, Schulter, Arm u. Hand (v. a. bei herabhängendem Arm), Parästhesien u. Hyperästhesie im Bereich des Arms; **DD:** Halsrippensyndrom*; vgl. Thoracic outlet syndrome.

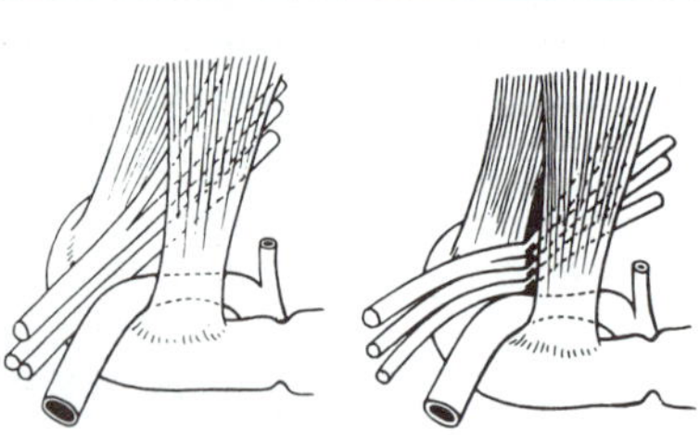

Scalenus-anterior-Syndrom:
li.: Kompression der A. subclavia; re.: Abknikkung des Nervenplexus über einem sehnigen Strang des Scalenus medius [323]

Scandium n: chem. Element, Symbol Sc, OZ 21, rel. Atommasse 44,96; zur Scandiumgruppe gehörendes Metall.

Scanner (engl. to scan absuchen) **m:** Gerät zur punktförmigen Abtastung eines Informationsträgers u. zur Registrierung u. Darstellung von Meßdaten, bestehend aus einem Detektor* u. einem Drucker als bildgebender Apparatur; **Anw.:** v. a. in der Nuklearmedizin; vgl. Szintigraphie.

Scanzoni-Manöver (Friedrich W. S., Gyn., Gebh., Würzburg, Prag, 1821-1891)**:** (engl.) Scanzoni's manœuvre; Zangenextraktion* m. zweimaligem Anlegen der Zange; dient zur Entw. einer hinteren Hinterhauptlage.

Scapha (gr. σκάφη Wanne, Boot) **f:** Nachen, Kahn (Os scaphoideum: Kahnbein); (anat.) Grube zw. Helix u. Anthelix der Ohrmuschel; s. Ohr, äußeres (Abb.).

Scapula (lat.) **f:** Schulterblatt.

Scapulae alatae (↑) f pl**:** flügelförmig abstehende Schulterblätter (s. Abb.); **Vork.:** z. B. bei leptosomem Körperbau, Serratuslähmung, Dystrophia* musculorum progressiva u. anderen Myatrophien des Schultergürtels.

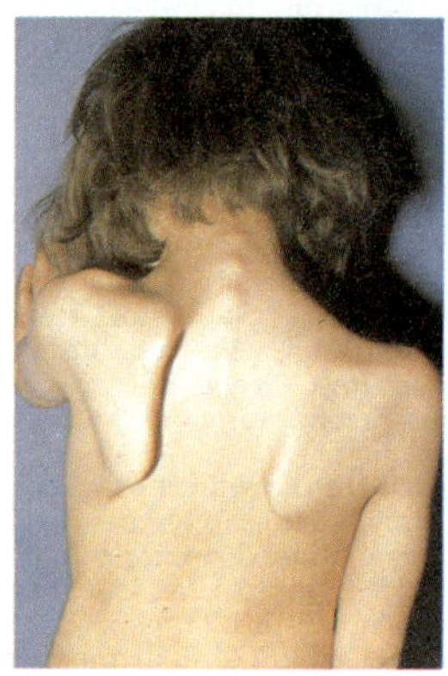

Scapulae alatae bei Myopathie [179]

Scapus (lat.) **m:** Stock, Schaft.

Scapus pili (↑) **m:** Haarschaft.

Scarff-Drainage (Drainage*) **f:** Form der Ventrikulozisternostomie; s. Ventrikeldrainage.

Scarlatina (lat. scarlatum rote Farbe, Scharlach) **f:** syn. Scharlach*.

Scarpa-Dreieck (Antonio S., Anat., Chir., Modena, 1752-1832)**:** s. Trigonum femorale.

Scelus suillum (lat. scelus Abweichung, Biegung, Verbrechen) **m:** s. Pseudowut-Virus.

Schach|brett-Titration (frz. titre Gehalt an fremden Stoffen) **f:** s. Kreuztitration.

Schachtel|ton: (engl.) bandbox resonance; sehr lauter od. tympanitischer Perkussionsschall bei Haut- od. Lungenemphysem.

Schad|stoffe: (engl.) contaminants, pollutants; v. a. in der Umwelttoxikologie gebrauchter Ausdruck für schädliche Substanzen in Luft, Gewässer, Erdboden u. Nahrungsmitteln.

Schädel: (engl.) skull; Cranium.

Schädel|basis (Bas-*) **f:** (engl.) skull base; Basis cranii externa (interna), äußere (innere) Schädelbasis; die äußere Sch. wird auch als Norma basilaris bezeichnet.

Schädel|basis|frakturen (↑; Fraktur*) f pl: (engl.) basal skull fractures; Schädelfrakturen* im Bereich der Schädelbasis; **Formen: 1.** frontobasale Frakturen im Bereich der Nasennebenhöhlen nach frontaler Gewalteinwirkung; Sympt.: nasale u. pharyngeale Liquorrhoe*, Brillenhämatom* u. Monokelhämatom, Hämatom am Rachendach (bei Keilbeinhöhlenfraktur), Blutung aus Nase od. Rachen, Hirnnervenlähmungen (v. a. Augenmuskellähmung*); Diagn.: Rö.-Schädel in mehreren Ebenen, evtl. Tomographie; Ther.: op. Duraplastik; Kompl.: Osteomyelitis od. Abszeß des Stirnbeins, Meningitis; **2.** Felsenbeinfrakturen: laterobasale Sch., Pyramidenbahnfrakturen durch seitl. stumpfe Gewalteinwirkung; **a)** Felsenbeinlängsfraktur bei Querbruch der Schädelbasis, vom Vorderrand der Felsenbeinpyramide durch Paukenhöhlendach, Antrum u. Os temporale verlaufend; Innenohr meist nicht geschädigt; Sympt.: Blutung aus dem Ohr, bei Duraverletzung Liquorrhoe, Blutung in den Nasen-Rachen-Raum durch die Ohrtrompete, Mittelohrschwerhörigkeit, Trommelfellruptur, Hämatotympanon*, Fazialislähmung*; Diagn.: Schüller-Schläfenbeinaufnahme; Ther.: ggf. Antibiotika, bei Liquorfistel op. Duraplastik; **b)** Felsenbeinquerfraktur, durch inneren Gehörgang u. Labyrinth verlaufend; Sympt.: meist totaler Labyrinthausfall mit Taubheit, Schwindel u. Spontannystagmus zur Gegenseite, Fazialislähmung, Hämatotympanon; Diagn.: Stenvers-Aufnahme, Otoskopie; Ther.: bei Liquorfistel op. Duraplastik; Kompl.: v. a. Infektionen, daher Antibiotikaprophylaxe. Vgl. Schädelhirntrauma, Aran-Gesetz.

Schädel|bruch, ir|radiierter: s. Schädelfrakturen, Aran-Gesetz.

Schädel|dach|frakturen (Fraktur*) f pl: (engl.) cranial vault fractures; Schädelfrakturen* im Bereich der Kalotte.

Schädel|frakturen (↑) f pl: (engl.) skull fractures; Schädelbrüche, in Abhängigkeit von der Lok. als Schädeldachfrakturen (Konvexitäts- od. Kalottenfrakturen) u. Schädelbasisfrakturen*; **Einteilung** nach der Entstehung in: **1.** Biegungs- od. Impressionsfrakturen (meist Schädeldach) mit Verlagerung von Knochenfragmenten in das Schädelinnere, z. B. Teevan*-Fraktur; Urs.: meist direkte u. umschriebene Gewalteinwirkung; Kompl.: Verletzung der Dura mater, offenes Schädelhirntrauma*; **2.** Berstungsbrüche, indirekte Sch., meist mit Fissuren u. ohne Dislokation von Bruchfragmenten, z. B. als irradiierte Brüche (s. Aran-Gesetz), Schädelbasisfrakturen, im Kindesalter als Growing* skull fracture od. Nahtsprengung insbes. der Sutura lambdoidea; Urs.: meist stumpfes Trauma; **Diagn.:** Rö.-Schädel in mehreren Ebenen; **Ther.:** bei Impressionsfrakturen Anhebung der Knochenfragmente, bei offenen Sch. Duraverschluß u. Antibiotikagabe. Vgl. Kieferfrakturen.

Schädel|hirn|trauma (Trauma*) n: Abk. SHT; Oberbegriff für gedeckte bzw. offene Schädelverletzungen mit Gehirnbeteiligung; **Einteilung** nach dem Schweregrad, bezogen auf die Dauer der posttraumatischen Bewußtlosigkeit, die Rückschlüsse auf die Progn. des SHT erlaubt. **SHT I:** Bewußtlosigkeit bis zu 30 Min. (vgl. Commotio cerebri); **SHT II:** Bewußtlosigkeit bis zu einer Std.; **SHT III:** längerdauernde Bewußtlosigkeit (vgl. Contusio cerebri); **Diagn.:** kraniale Computertomographie; **Ther.:** Erstversorgung mit Stabilisierung des Kreislaufs u. Sicherung

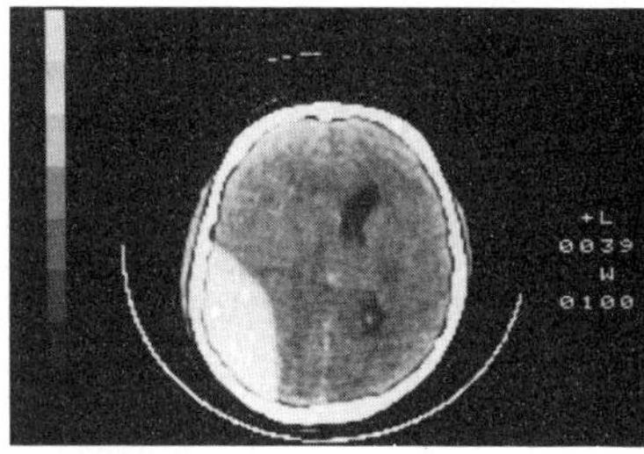

Schädelhirntrauma:
epidurales Hämatom (links temporo-parieto-okzipital) bei einem 39jährigen Patienten [273]

der Atmung, bei offenem SHT druckfreier Deckverband u. möglichst schnelle neurochirurgische Abdichtung der Dura mater; **cave:** bewußtlose Pat. sollten zum Transport in die Klinik intubiert u. ggf. beatmet werden. **Kompl.:** (allg.) posttraumatisches Hirnödem*, zerebrales Hyperperfusionssyndrom*, Einklemmung* u. Compressio* cerebri; bei gedecktem SHT insbes. intrakranielle Blutungen, v. a. epidurales Hämatom* mit typischem sog. freiem Intervall bzw. subdurales Hämatom*; bei offenem SHT insbes. Infektionen,

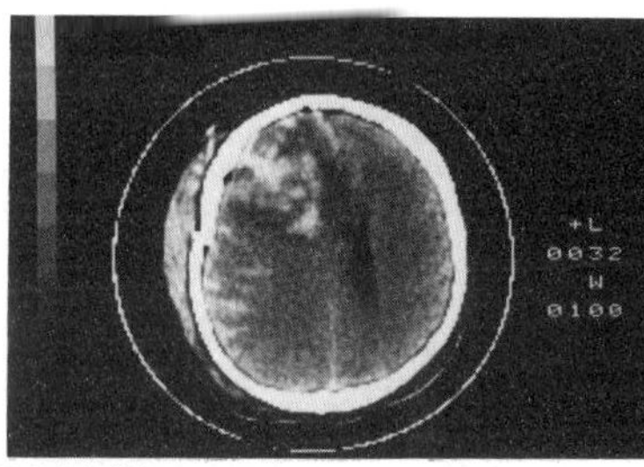

Schädelhirntrauma:
massive Hirnkontusion im linken Stirnhirnbereich bei Schädeldachimpression, traumatischer Subarachnoidalblutung und ausgedehntem Kopfschwartenhämatom bei einem 47jährigen Patienten; im Kontusionsherdbezirk erhöhte Dichte (Blut) und erniedrigte Dichte (Ödem) [273]

v. a. Meningoenzephalitis* od. Hirnabszeß*, Liquorfistel*, posttraumatische Epilepsie*, traumatische Hirnleistungsschwäche*. Vgl. Bewußtseinsstörung, Duret-Berner-Blutungen.

Schädel||in|dex m: (engl.) length-breadth index; Angabe der max. Schädelbreite in Prozent der max. Schädellänge. Vgl. Index. **Sch.lage:** Kopflage; s. Kindslage. **Sch.per|kussion** (lat. percussio Erschütterung, Schlagen) f: (engl.) cranial percussion; Perkussion* des Schädels als orientierende Untersuchung bei Verdacht auf intrakranielle Raumforderung. **Sch.topo|graphie** (gr. τόπος Ort, Stelle; -graphie*) f: (engl.) cranial topography; Bestimmung der topograph. Beziehung von Hirnarealen u. Rindenfeldern zur Schädeloberfläche, z. B. nach dem Krönlein*-Linienschema.

S

Schäl|blasen: s. Pemphigus, Impetigo contagiosa.

Schäl|flechte: s. Erythrodermia desquamativa Leiner.

Schäl|rötel|sucht: s. Dermatitis exfoliativa generalisata.

Schaf|haut: s. Amnion.

Schaf|pocken: s. Poxviridae.

Schall: (engl.) sound; mechan. Schwingungen im akustisch wahrnehmbaren Bereich v. 16-20 000 Hz, die sich wellenförmig ausbreiten; die Lautstärke* ist abhängig von der Amplitude, die Tonhöhe von der Frequenz* der Schallwellen. Die Schallqualität wird durch die Welleneigenschaften bestimmt; period. Schwingungen verursachen einen Ton od. Klang*, regellose Schwingungen ein Geräusch* od. Lärm*. Sch. unter 16 Hz wird als Infraschall, über 20 kHz als Ultraschall* u. über 10 GHz als Hyperschall bezeichnet. Vgl. Hörvermögen, Hörschwelle.

Schall|druck: (engl.) sound pressure; objektiv meßbarer, durch Schallwellen erzeugter Druck auf d. Trommelfell; angegeben in der SI-Einheit Pascal*. Vgl. Schall.

Schall|druck|pegel: Symbol L; Verhältnis des Drucks einer Schallwelle zu einem festgesetzten Bezugsschalldruck; vgl. Dezibel, Phon.

Schalleitung: (engl.) sound conduction; Übertragung von hörbaren Schwingungen über äußeren Gehörgang, Trommelfell, Gehörknöchelchen u. Fenestra vestibuli (Luftleitung) u. durch die Schädelknochen (Knochenleitung) auf das Innenohr. Vgl. Hörprüfungen.

Schalleitungs|schwer|hörigkeit: s. Schwerhörigkeit.

Schall|empfindungs|schwer|hörigkeit: s. Schwerhörigkeit.

Schall|geschwindigkeit: (engl.) sound velocity; Geschwindigkeit, mit der sich Schallwellen in einem Medium ausbreiten; abhängig von den elast. Eigenschaften des Mediums sowie dessen Dichte, Druck u. Temperatur. In Flüssigkeiten ist die Sch. höher als in Gasen; sie beträgt bei Zimmertemperatur in Luft ca. 332 m/s, in Wasser ca. 1490 m/s.

Schall|in|tensität f: (engl.) sound intensity; die pro Zeit- und Flächeneinheit einfallende Schallenergie; läßt sich durch Schalldruck* u. Schallwellenwiderstand beschreiben; in Abhängigkeit von der Tonfrequenz wird die Sch. vom Ohr als Lautstärke* empfunden. SI-Einheit: W/m^2.

Schall||trauma (Trauma*) n: Schädigung des menschlichen Innenohrs durch Einwirkung einer Lautstärke von ca. 130 dB(A); bei kurzzeitiger Einwirkung reversibel, bei längerer Einwirkung auch geringerer Lautstärken von mehr als 90 dB(A) irreversibel; vgl. Lärmschwerhörigkeit. **Sch.wechsel:** s. Gerhardt-Schallwechsel, Wintrich-Schallwechsel, Friedreich-Schallwechsel. **Sch.wechsel, re|spiratorischer:** s. Friedreich-Schallwechsel.

Schaltenbrand-Re|flex (Georges Sch., Neurol., Würzburg, geb. 1897; Reflekt*) m: s. Reflexe, frühkindliche.

Schalt|kerne: Kerngruppen im Thalamus, in denen die somatosensiblen u. die meisten sensorischen Bahnen synaptisch auf ein anderes Neuron umgeschaltet werden. Vgl. Assoziationsbahnen.

Schalt|lamelle (lat. lamella Plättchen) f: (engl.) interstitial lamella; zwischen Osteonen gelegene Knochenlamelle.

Schalt|stück: (engl.) intercalated duct; **1.** bei serösen Drüsen an das Endstück anschließendes, von niedrigem Epithel ausgekleidetes Röhrchen, welches das Sekret in d. intralobulären Ausführungsgänge leitet; **2.** s. Niere.

Schalt|wirbel: Störung der Vereinigung der mesenchymalen Wirbelkörperanlagen; halbseitige Ausbildung eines Wirbelkörpers, der keilförmig zw. zwei Wirbelkörperanlagen eingeschaltet ist (sog. metamere Segmentverschiebung); vgl. Wirbelsäulenspaltbildungen.

Scham: (engl.) 1. pudendum, 2. shame; **1.** syn. Vulva*; **2.** (psychol.) Gefühl des Versagthabens u. der Bloßstellung, z. B. bei Verletzung der Intimsphäre* durch med. Maßnahmen.

Schamanismus m: in der Medizin Bez. f. therap. Maßnahmen u. geistige Einflußnahme auf Erkr. durch Ausüben versch. Kulte od. Techniken (z. B. Handauflegen) mit Übergängen zu naivem Dilettantismus, Scharlatanerie u. Betrug; vgl. Ethnomedizin, Plazebo.

Scham|bein: Os* pubis.

Scham|berg: (anat.) Mons pubis, b. Frauen auch Mons veneris; die behaarte Gegend oberh. der vorderen Kommissur der großen Labien bzw. des Penis.

Schamberg-Krankheit (Jay F. Sch., Dermat., Philadelphia, 1870-1934): s. Purpura pigmentosa progressiva.

Scham||bogen|weite: (engl.) width of pubic arch; Winkel der unteren Schambogenäste, normalerweise ca. 90°; von Bedeutung in der gebh. Beckendiagnostik. **Sch.fuge:** (anat.) Symphysis pubica, Symphyse*. **Sch.haare:** (engl.) pubic hair; Pubes; Behaarung des Schambergs. **Sch.lippen:** große u. kleine Sch.; Labia majora u. minora pudendi; paarige Hautfalten, welche die Schamspalte begrenzen (große Sch.) bzw. den Scheidenvorhof umgeben (kleine Sch.).

Schanker: (engl.) chancre; Geschwür bei Geschlechtskrankheiten; harter Sch.: Primäraffekt bei Syphilis*; weicher Sch.: s. Ulcus molle.

Schanz-Schraube (Alfred Sch., Orthop., Dresden, 1868-1931): in den Knochen einzubringende, am unteren Ende mit einem Gewinde versehene Stahlschraube zur Anlage eines Fixateur* externe bzw. interne.

Schanz-Verband (↑): syn. Schanz-Krawatte; zirkulärer Verband aus Watte od. Schaumstoff zur Ruhigstellung der HWS nach Schleudertrauma* od. bei Zervikobrachialsyndrom*.

Scharbock: s. Skorbut.

Scharlach: (engl.) scarlet fever; syn. Scarlatina; akute Infektionskrankheit, die mit einer Angina u. einem charakterist. Exanthem einhergeht; Zweiterkrankung nach einem symptomfreien Intervall möglich; **Err.:** Streptococcus pyogenes (Gruppe A); **Übertragung:** hauptsächlich durch Tröpfcheninfektion, selten (bei Wundscharlach) durch Schmierinfektion; **Epidemiol.:** Häufigkeitsmaximum zw. dem 3. u. 10. Lj.; Säuglinge erkranken fast nie; Kontagionsindex 10-30%. Die Erkr. hinterläßt eine typenspezif. antibakterielle (Zweiterkrankung mit Streptokokken eines anderen Typs möglich) u. eine rel. antitoxische Immunität. **Inkubationszeit:** 3-4 (2-8) Tage; **Path.:** Scharlachstreptokokkentoxine führen aufgrund einer (direkten od. allerg. induzierten) Steigerung der Gefäßpermeabilität zum Scharlachexanthem (Hyperämie mit ausgetretenen, z. T. abgebauten Erythrozyten); die Pathogenese nicht eitriger Kompl. (rheumatisches Fieber*, Glomerulopathie*) ist ungeklärt (fragliche Auto-

S

immunkrankheit bzw. hypererge Reaktion). **Klin.:** gelegentl. 1-2 Tage vor Fieberbeginn zu beobachtendes flüchtiges Exanthem an der Innenseite der Oberschenkel; meist plötzl. Beginn ohne Prodromalerscheinungen mit Kopfschmerz, hohem Fieber (evtl. Schüttelfrost), Erbrechen, starkem Krankheitsgefühl, Lokalbeschwerden (Schluckschmerz) inf. Angina mit feuerrotem Rachen u. gerötetem weichem Gaumen (Enanthem); regionale Lymphknotenschwellungen; Beginn des Exanthems mit feinstfleckiger follikulärer bis diffuser Rötung am 2. Krankheitstag (seltener 1. od. 3.) in den Achseln u. Leisten (od. Innenseite der Oberschenkel) u. Ausbreitung über den Stamm; das Exanthem verschwindet charakteristischerweise unter Glasspateldruck, die Haut erscheint gelbl. (Subikterus); im Gesicht periorale Blässe (Facies scarlatinosa); anfangs belegte Zunge, dann Hervortreten der roten entzündeten Papillen (sog. Himbeerzunge); als Zeichen der Vasopathie positiver Rumpel*-Leede-Test; Abblassen des Exanthems nach 2-4 Tagen; bei unbehandelten Pat. nach ca. 8 Tagen lytische Entfieberung. In unregelmäßigem Abstand nach Ablauf der Krankheit (6 Tage bis 6 Wo.) tritt eine groblamellöse Schuppung an Rumpf u. besonders an Handtellern u. Fußsohlen auf (vgl. Masern). **Bes. Verlaufsformen: 1.** abortive Verlaufsform, kommt rel. häufig vor u. erschwert die klin. Diagnose, da sie im Grunde einer Streptokokken-A-Pharyngitis bzw. -Tonsillitis entspricht; **2.** septische Verlaufsform (ca. 1% der Fälle) mit massiver Streptokokkenvereiterung des Rachens (Angina necroticans mit Phlegmone), entspricht klin. einer Streptokokkensepsis; **3.** toxische Verlaufsform (Scarlatina fulminans), verläuft ähnl. der toxischen Diphtherie mit schlagartigem Beginn u. führt foudroyant zu schwersten, eitrigen Rachenbelägen u. tox. bedingten Kreislaufstörungen (Schock, häufig letaler Ausgang); heute selten; **Diagn.:** Nachweis betahämolysierender Streptokokken der Gruppe A im Rachenabstrich; labordiagn. im Blutbild charakterist. Eosinophilie neben e. Leukozytose (ca. 20 000-30 000/mm^3), serol. Anstieg des AST; Urobilinogenurie; **Ther.:** Penizillin; **Kompl.: 1.** eitrige Kompl. durch Erregerausbreitung, v. a. Otitis media, Lymphadenitis colli, Sinusitis, Peri- od. Retrotonsillarabszeß; **2.** nichteitrige Kompl., bes. rheumatisches Fieber (2-3 Wo. nach dem Sch. auftretend) u. Glomerulopathie (1-2 Wo. danach).

Scharlach|linie: s. Nagellinie.

Scharlach|strepto|kokken (Strept-*; Kokken*) f pl: Streptococcus pyogenes; s. Streptococcus.

Scharnier|gelenk: Ginglymus; vgl. Gelenkformen.

Schatzki-Ring (Richard Sch., Röntg., Boston, geb. 1901): (engl.) Schatzki's ring; auch Schatzky-Ring; syn. unterer Ösophagusring; membranartiger Ring am Übergang zw. Ösophagusschleimhaut (Plattenepithel) u. Magenschleimhaut (Zylinderepithel), der häufig in Zus. mit einer Hiatushernie vorkommt. Das Lumen des terminalen Ösophagus kann bis auf einen Durchmesser von 6-7 mm eingeengt sein. **Urs.:** Refluxösophagitis*; **Klin.:** intermittierende Dysphagie* beim Schlukken von festen od. größeren Nahrungsbestandteilen; u. U. Regurgitation mit Aspirationsgefahr; **Ther.:** konservativ durch Bougierung.

Schaudinn-Krankheit (Fritz R. Sch., Zool., Bakteriol., Hamburg, Berlin, 1871-1906): alte Bezeichnung für Syphilis*.

Schaufenster|krankheit: Bez. f. Claudicatio* intermittens.

Schaukel|diät (gr. δίαιτα Lebensweise, Kost): dreitägige abwechselnde Verabreichung von ansäuernder u. alkalisierender Kost bei bakt. Erkrankung der Harnwege (Änderung der Harnreaktion).

Schaumann-Krankheit (Jörgen Sch., Dermat., Stockholm, 1879-1953): s. Sarkoidose.

Schaum||organe n pl: schwammähnl. Veränderungen an Organen (z. B. Leber) nach d. Tod; durch gasbildende Bakterien. **Sch.ovulum** (Dim. von Ov-*) n: s. Spermizide. **Sch.zellen** (Zelle*): s. Xanthomzellen.

Schauta-Stoeckel-Operation (Friedrich Sch., Gyn., Wien, 1849-1919; Walter St., Gyn., Berlin, 1871-1961) f: (engl.) Schauta's operation; syn. Schauta-Amreich-Operation; nicht mehr gebräuchl. vaginale Radikalexstirpation des Uterus b. Zervixkarzinom*.

Schauta-Wertheim-Operation (↑; Ernst W., Gyn., Wien, 1864-1920) f: (engl.) Wertheim's operation; Uterusprolapsoperation; vgl. Prolapsus uteri et vaginae.

Scheide: (anat.) Vagina*.

Scheiden-: s. a. Kolp-, Vaginal-.

Scheiden||abstrich: s. Vaginalsmear. **Sch.bakterien** (Bakt-*) f pl: s. Scheidenflora. **Sch.damm|riß:** s. Dammriß. **Sch.dammschnitt:** s. Episiotomie.

Scheiden|dia|phragma (gr. διάφραγμα Zwischenwand, -haut) n: (engl.) vaginal diaphragm; syn. Mensinga-Pessar, Scheidenpessar, wiederverwendbares mechanisches Mittel zur Kontrazeption*; besteht aus einem Gummidiaphragma mit federndem Außenring, das im Ggs. zur Portiokappe (s. Okklusivpessar) bis zu 6 Std. vor

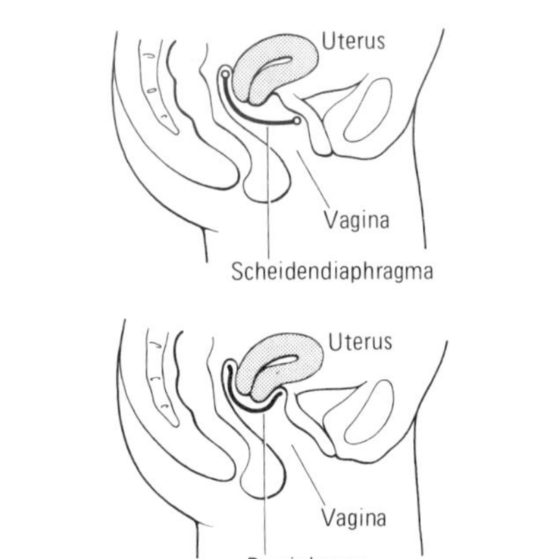

Scheidendiaphragma: Scheidendiaphragma (oben) und Portiokappe (unten) in situ [75]

dem Geschlechtsverkehr eingeführt wird; meist wird vorher ein spermizides Gel (s. Spermizide) aufgetragen; nach dem Geschlechtsverkehr sollte das Sch. noch mind. 6-8 Std. in situ verbleiben; keine NW bekannt; rel. zuverlässig; Pearl-Index: 2-4.

Scheiden|eingang: (anat.) Ostium* vaginae.

Scheiden|entzündung: s. Kolpitis.

Scheiden|flora (lat. Flora röm. Blumengöttin) f: (engl.) vaginal flora; weitgehend vom hormonell gesteuerten Glykogengehalt des Scheidenepithels abhängige natürl. mikrobielle Besiedlung (Flora) der Vagina; bis zur Pubertät überwiegen Staphylo- u. Streptokokken (alkal. Milieu), m. Pubertätsbeginn bis in die Postmenopause (bei saurem Milieu u. Glykogenablagerung auf der Vaginaloberfläche) v. a. Lactobacillus acidophilus (Döderlein-Flora, s. Lactobacillus) als sog. Schutzkeim. Daneben werden apathogene (Staphylococcus epidermis u. a. Staphylokokken, Korynebakterien), fragl. pathogene (Streptococcus viridans, nichthämolysierende u. mikroaerophile Streptokokken) sowie fakultativpathogene Mikroorganismen (Enterokokken, Escherichia coli, Proteus, Bacteroides, Mykoplasmen, Chlamydien) mit versch. Häufigkeit nachgewiesen.

Scheiden||gewölbe: (anat.) Fornix* vaginae. **Sch.karzinom** (Karz-*; -om*) n: syn. Vaginalkarzinom*. **Sch.krampf:** s. Vaginismus. **Sch.pessar** (gr. πεσσός Steinchen, Stöpsel) n: syn. Scheidendiaphragma*.

Scheiden|plastik (-plastik*) f: (engl.) vaginoplasty; plastische Op. mit Raffung des Blasenbodens z. Hebung des Blasenhalses (vordere Sch.) u. Raffung der Beckenbodenmuskulatur (hintere Sch.) zur Verstärkung des Damms b. Descensus bzw. Prolapsus uteri et vaginae.

Scheiden||riß: (engl.) colporrhexis; Kolporrhexis; Zerreißung der Scheidenhaut unter der Geburt, bei Koitus od. Abtreibung; vgl. Kohabitationsverletzungen. **Sch.schnitt:** s. Episiotomie. **Sch.senkung:** Tiefertreten der Scheide; kommt i. d. R. nicht isoliert, sondern in Komb. mit einer Gebärmuttersenkung vor; s. Descensus uteri et vaginae. **Sch.spekulum** (Spekulum*) n: s. Spekulum. **Sch.spülung:** (engl.) vaginal douche; Spülung der Vagina zu therap. Zwecken od. unmittelbar nach dem Geschlechtsverkehr zum Zweck der Kontrazeption*; hohe Versagerquote (Pearl-Index um 30). **Sch.vorfall:** (engl.) vaginal prolapse; Prolapsus vaginae, wobei d. Scheide vor die Vulva tritt (Kolpozele); meist verbunden m. Aussackung der Blase (Zystozele) od. des Mastdarms (Rektozele); s. Prolapsus uteri et vaginae. **Sch.vorhof:** Vestibulum* vaginae.

Scheie-Krankheit (Harold Sch., Ophth., Pittsburgh, geb. 1909): s. Mukopolysaccharid-Speicherkrankheiten.

Schein|my|opie (My-*; Op-*) f: s. Pseudomyopie.

Schein|schielen: s. Pseudostrabismus.

Schein|schwangerschaft: (engl.) pseudocyesis; auch Pseudogravidität, Graviditas imaginata, Graviditas nervosa, Pseudokyesis, (frz.) grossesse nerveuse; Bez. f. eingebildete Schwangerschaft; Wunschneurose m. schwangerschaftsähnlichen Sympt. (Ausbleiben der Menstruation, Auftreibung des Leibes).

Schein|tod: (engl.) apparent death; Vita reducta; Zustand tiefer Bewußtlosigkeit mit klin. nicht od. kaum nachweisbaren Lebenszeichen (Atmung, palpator. Puls, auskultator. Herztöne u. Atemgeräusche, Pupillenreaktionen u. a.), jedoch ohne sichere Todeszeichen*; im EKG u. EEG elektr. Aktivität nachweisbar. Die minimale Ventilation u. Durchblutung genügen, den Mindeststrukturumsatz der Ganglienzellen aufrechtzuerhalten; beim Einsetzen v. Atmung (spontan od. induziert) ist in vielen Fällen (in Abhängigkeit von d. Wiederbelebungszeit) vollständige Restitution möglich. Sch. kommt u. a. im Rahmen von (Schlafmittel-)Vergiftungen u. bei starker Unterkühlung vor.

Scheitel||bein: Os* parietale. **Sch.bein|einstellung:** Vorder- u. Hinterscheitelbeineinstellung*; s. Asynklitismus. **Sch.lage:** (engl.) vertex presentation; (gebh.) Haltungsanomalie; führender Teil ist d. Scheitelgegend; indifferente Kopfhaltung zw. Flexion u. Deflexion, bes. bei Akrozephalie*; s. Kindslage.

Schellen|hülsen|apparat m: s. Orthese.

Schellong-Test (Friedrich Sch., Int., Heidelberg, Münster, 1891-1953) m: Kreislauffunktionsprüfung zur Beurteilung von hypotonen u. hypodynam. Kreislaufregulationsstörungen; bestimmt werden die Veränderungen von Pulsfrequenz, Blutdruck sowie der QRS-Dauer im EKG in Ruhe, bei orthostat. Belastung (Orthostaseversuch, Sch.-Stehtest) u. bei Kniebeugenbelastung.

Schenkel||block: (engl.) bundle branch heart block; Störung der Erregungsleitung in den Schenkeln des His-Bündels (s. Erregungsleitungssystem); als Linksschenkelblock*, linksanteriorer Hemiblock* od. Rechtsschenkelblock*. Vgl. Herzblock. **Sch.bruch:** (engl.) 1. femoral fracture, 2. femoral hernia; **1.** Fraktur des Femurs; s. Oberschenkelfraktur; **2.** Hernia femoralis; s. Hernie. **Sch.hals:** (engl.) femur neck; (anat.) Collum femoris; Verbindungsstück zw. Oberschenkelkopf u. Schaft.

Schenkel|hals|fraktur (Fraktur*) f: (engl.) fracture of the femur neck; häufig im Alter, v. a. bei Frauen vorkommende Fraktur des Femurhalses; **Urs.:** Trauma, Prädisposition bei Altersosteoporose; **Formen: I. mediale** (intraartikuläre) **Sch.** mit Abbruch des Oberschenkelkopfs innerh. der Hüftgelenkkapsel; **Einteilungen: 1.** nach dem Frakturmechanismus: **a)** Abduktionsfraktur (10-20%), meist stabil mit Einstauchung des Kopfs auf das distale Fragment; **b)** Adduktionsfraktur (80-90%); **2.** nach Pauwels entspr. dem Winkel, den die Frakturebene mit der Horizontalen bildet; s. Abb.; **3.** nach Garden entspr. der Fragmentverschiebung: **a)** inkomplette Sch. (Garden I), **b)** Fraktur ohne (Garden II) od. **c)** mit partieller Dislokation (Garden III), **d)** komplette Dislokation (Garden IV, entspricht Pauwels III); **II. laterale** (extraartikuläre) **Sch.** mit Abbruch des Oberschenkelkopfs dicht am Trochantermassiv; **Sympt.:** Spontan-, Zug- u. Druckschmerz, bei

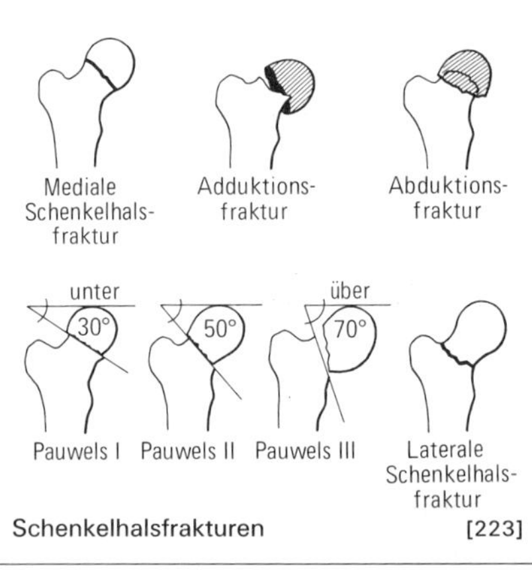

Schenkelhalsfrakturen [223]

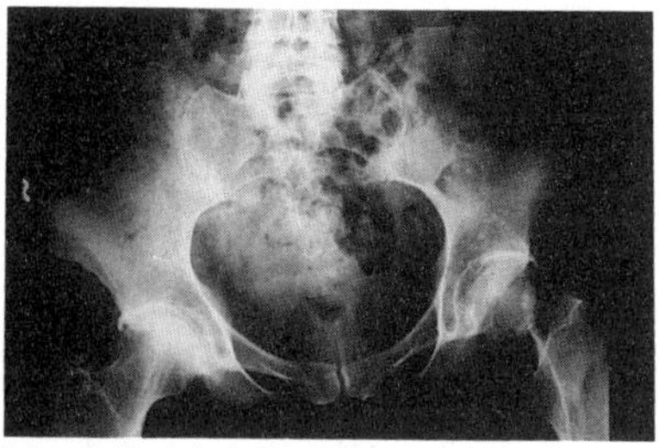

Schenkelhalsfraktur: mediale Schenkelhalsfraktur links (Röntgenbefund) [396]

nicht stabiler Fraktur Beinverkürzung, Außenrotationsstellung; **Diagn.:** Rö. in zwei Ebenen, bei Jugendlichen in Lauenstein-Technik (DD Epiphysenlösung); **Ther.:** bei stabiler eingestauchter Sch. funktionell mit frühzeitiger Belastung; bei dislozierter Fraktur jüngerer Pat. Osteosynthese*, bei älteren Pat. Implantation einer Endoprothese*; **Kompl.:** bei medialer Sch. Hüftkopfnekrose, Pseudarthrose. Vgl. Oberschenkelfraktur.

Schenkel|schall: gedämpfter, kurzer, hoher Klopfschall bei der Perkussion*.

Scheren|biß: (engl.) overbite; syn. Psalidodontie; leichter Überbiß der oberen Schneidezähne über die unteren. Vgl. Kreuzbiß.

Scheren|gang: spastischer Gang; s. Gangstörungen.

Schetismus m: Form der Dyslalie*, bei der Sch-Lautverbindungen fehlgebildet werden.

Scheuer|des|in|fektion (De-*; Infekt-*) **f:** (engl.) scrub disinfection; Desinfektion* v. Oberflächen (Möbel, Wände, Fußböden u. a.) mit Desinfektionsmitteln* unter Benutzung v. Bürsten, Aufwischtüchern u. a.; wichtiger Bestandteil der Schlußdesinfektion*.

Scheuermann-Krankheit (Holger W. Sch., Chir., Radiol., Kopenhagen, 1877-1960)**:** (engl.)

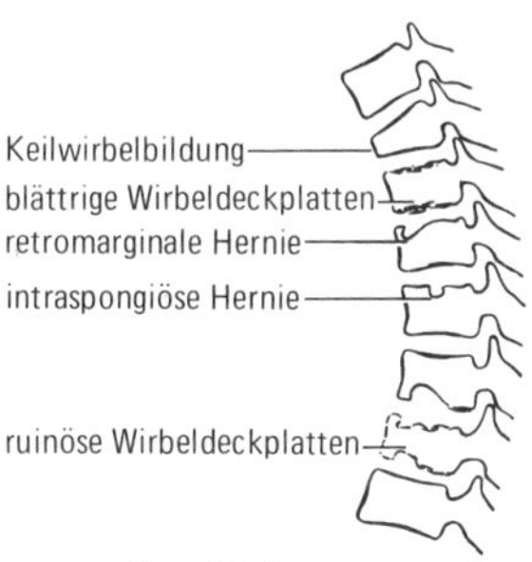

Scheuermann-Krankheit: typische Röntgensymptome [319]

Scheuermann's disease; syn. Adoleszentenkyphose, Osteochondrosis deformans juvenilis vertebralis dorsalis sive lumbalis; Form der aseptischen Knochennekrosen* mit röntg. nachweisbarer unregelmäßiger Kontur der Grund- u. Deckplatten einzelner Wirbelkörper (bes. mittl. u. untere BWS), Deckplatteneinbrüchen (Schmorl*-Knorpelknötchen), Keilwirbelbildung u. klin. fixiertem Rundrücken mit Haltungsinsuffizienz; **Urs.:** Wachstumsstörungen an der Wirbelkörper-Bandscheiben-Grenze aufgrund erblicher, konstitutioneller u. endokriner Veränderungen (Mißverhältnis zw. Belastung u. Tragfähigkeit); **Vork.:** häufigste Wirbelsäulenerkrankung im Jugendalter; verläuft nicht immer mit Schmerzen, eine Kyphose kann fehlen; die Erkr. ist nicht auf Adoleszenten beschränkt. **Diagn.:** (röntg.) im 1. Stadium Normalbefund od. geringfügige keilförmige Verformung von zwei od. drei Wirbelkörpern; im 2. Stadium Kyphose, unregelmäßige Deckplatten, Schmorl-Knorpelknötchen, im 3. Stadium v. a. keilförmige Verformung der Wirbelkörper. Der klin. Verlauf korreliert nicht immer mit den röntg. Befunden. **Ther.:** konservativ (Schwimmen, Bewegungsübungen, Krankengymnastik); ggf. Wuchslenkung bzw. Redression einer bereits fixierten Kyphose mittels spez. Rumpfgipse od. Korsett (z. B. Milwaukee*-Korsett), nur ausnahmsweise op. Aufrichtung.

Scheu|klappen|hemi|an|opsie (Hemi-*; An-*; Op-*) **f:** bitemporale Hemianopsie*.

Scheuthauer-Marie-Syn|drom (Gustav Sch., deutscher Chir., 1832-1894) **n:** s. Dysplasia cleidocranialis.

Schicht|aufnahme|verfahren: s. Tomographie.

Schicht|in|dex m: s. Schicht, soziale.

Schicht, soziale: (engl.) social stratum; (soziol.) Bez. f. eine nach hierarchisierenden Kriterien definierte Gesellschaftsgruppe, deren Mitglieder z. B. im Hinblick auf Lebensstandard, Einkommen, gesellschaftl. Rang in der gleichen Situation sind; Versuche der Messung sozialer Schichten werden mit **Schichtindizes** unternommen, in die neben anderen i. d. R. die Faktoren Einkommen, Bildung u. Berufsprestige eingehen. Vgl. Sozialisation, Status, sozialer.

Schicht|star (mhd. starblint blind)**:** (engl.) lamellar cataract; angeb. Linsentrübung; s. Katarakt.

Schick-Test (Béla Sch., Päd., Wien, New York, 1877-1967) **m:** Intrakutantest zum qualitativen Nachweis von Antikörpern gegen Toxine von Corynebacterium diphtheriae, insbes. zur Beurteilung der Notwendigkeit einer Schutzimpfung bzw. Auffrischimpfung gegen Diphtherie*; Technik: intrakutane Applikation einer Testflüssigkeit mit Toxinen in den einen Unterarm u. derselben Menge mit hitzeinaktiviertem Toxin in den anderen Unterarm (Kontrolle); als **positive** Reaktion nach 24-48 Std. Rötung u. Quaddelbildung (ø 1-2 cm). Eine pos. Reaktion im Bereich beider Injektionsstellen (sog. **pseudopositive** Reaktion) deutet auf das Bestehen einer zellvermittelten Immunität* hin (keine Schutzimpfung). Vgl. Moloney-Test.

Schieber|gang: s. Gangstörungen.

Schief|hals: s. Torticollis.

Schief|hals, spastischer: s. Torticollis spasmodicus.

Schief|schädel: syn. Plagiozephalus; s. Stenozephalie.

Schief|wuchs: s. Kyphose, Skoliose.

Schiel|behandlung: s. Okklusionstherapie, Orthoptik.

Schielen: s. Strabismus.

Schiel|häkchen: kleiner stumpfer einzinkiger Haken zum Fassen der Augenmuskeln bei Schieloperationen.

S

Schiel|syn|drom, früh|kindliches n: syn. kongenitale Esotropie; von Geburt an bestehender Strabismus*, abzugrenzen vom sog. Babyschielen inf. noch nicht ausgereifter Koordination der Augenbewegungen; **Sympt.**: großer konvergenter Schielwinkel, latenter Nystagmus, dissoziierte Vertikaldivergenz.

Schien|bein: (engl.) shin bone; (anat.) Tibia.

Schienen|hülsen|ap|parat m: s. Orthese.

Schienen|verbände: s. Böhler-Schiene, Braun-Schiene, Browne-Schiene, Cramer-Schiene, Kleinert-Gipsschiene, Volkmann-Schiene.

Schieß|scheiben|zellen (Zelle*): s. Targetzellen.

Schiff-Base (Ugo Sch., Chem., Florenz, 1834-1915; Bas-*) f: (engl.) Schiff's base; Kondensationsprodukt von Aldehyd od. Keton mit primärem Amin unter Wasseraustritt; s. a. PLP.

Schiffer|knoten: s. Knotentechnik.

Schiff-Re|agens (↑; Re-*; lat. agere tun, vollbringen) n: s. PAS-Reaktion.

Schild|drüse: (engl.) thyroid; Glandula thyroidea; **Anat.** u. **Topographie:** am Hals unterh. des Kehlkopfs liegende, die Luftröhre von ventral halbkreisförmig umfassende, schmetterlingsförmige Drüse innerer Sekretion, regelmäßig aus einem re. u. einem li. Lappen bestehend, die beide durch den etwa in Höhe des 2.-4. Trachealrings gelegenen Isthmus verbunden sind; der nicht selten vorkommende Lobus* pyramidalis entspricht dem kaudalen Rest des entwicklungsgeschichtl. wichtigen, normalerweise frühzeitig obliterierenden Ductus* thyroglossalis, in dessen gesamtem Verlauf ektopes Schilddrüsengewebe, z. B. als Zungengrundstruma* vorkommen kann (sog. Schilddrüsendystopie*). Die Sch. ist stark vaskularisiert u. hat eine hohe Durchblutungsrate (ca. 5 ml Blut/g/min). **Histol.**: von einschichtigem Epithel (einzelne Epithelzelle 15-500 µm Durchmesser) umgebene kolloidhaltige Follikel (Drüsenbläschen), in deren Lumen das von den Epithelzellen sezernierte Thyreoglobulin* mit den daran gebundenen Schilddrüsenhormonen gespeichert wird; daneben über die gesamte Sch. verteilt parafollikuläre, sog. wasserhelle Zellen (C*-Zellen, sezernieren Calcitonin*); **Biochemie:** aktiver Transport von anorg. Iodid aus dem Blut bzw. EZR in die Zelle (Iodination), Oxidation v. Iodid zu elementarem Iod durch eine Peroxidase in Gegenwart von H_2O_2 (Iodisation), Iodierung v. Tyrosinresten des Thyreoglobulins unter Bildung v. Mono- u. Diiodtyrosinresten, die durch Transaminasen, Tautomerasen u. Peroxidasen unter Freisetzung jeweils eines Alaninrests zu Triiodthyronin* (T_3) bzw. Tetraiodthyronin (Thyroxin*, T_4) oxidativ kondensiert werden (Kopplung); **Hormonsekretion:** Pinozytose* von gespeichertem Kolloid durch die Schilddrüsenzellen, hydrolytische Spaltung des Thyreoglobulins in Phagolysosomen unter Einfluß einer Protease u. Freisetzung von T_3, T_4 (u. biol. inaktiven Thyroninen) sowie von Mono- bzw. Diiodtyrosin in das Zytoplasma. Bis zu 50 µg T_3 u. etwa 80 µg T_4 werden pro Tag in die Blutkapillaren sezerniert. Die iodierten Tyrosine dagegen werden intrazellulär durch mikrosomale Iodtyrosindehalogenasen enzymatisch deiodiert u. das dabei freigesetzte Iodid z. T. für die Iodination wiederverwendet. **Hereditäre Enzymdefekte** können die Iodination, Iodisation, Kopplung od. Deiodierung betreffen u. Ursache v. Iodfehlverwertung* u. angeborener Hypothyreose* sein. **Regelkreis** (s. Abb.): Die Sch. produziert unter Einfluß von

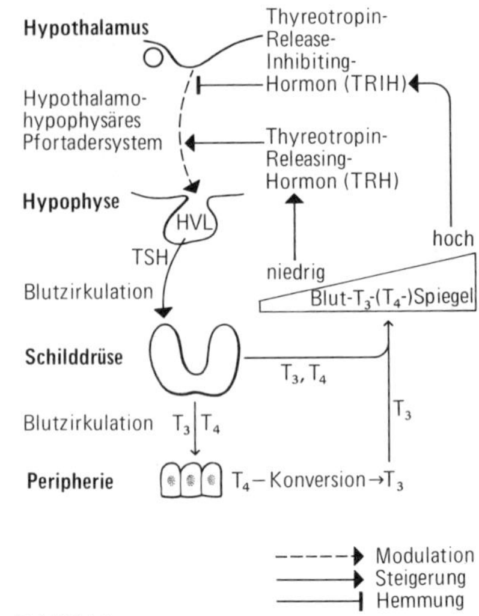

Schilddrüse:
Regelkreis der Schilddrüsenfunktion

TSH* (Steigerung v. Iodaufnahme, Iodeinbau in Thyreoglobulin u. Hormonsynthese) vermehrt Schilddrüsenhormone, was gleichzeitig zu einer Erhöhung der Hormonkonzentration von T_3 bzw. T_4 im Blut führt. In Abhängigkeit vom Blut-T_3-(T_4-)Spiegel, der eigentl. Regelgröße für die hormonelle Regulation der Schilddrüsenfunktion nach dem Prinzip der negativen Rückkopplung*, erfolgt im Hypothalamus* (bei niedrigem Hormonspiegel) die Bildung u. Sekretion von TRH* bzw. (bei hohem Hormonspiegel) die des mit STH* identischen Thyreotropin-release-inhibiting-Hormons (TRIH). Beide Releasing*-Hormone erreichen die TSH-produzierenden Betazellen im Hypophysenvorderlappen (HVL) über den hypothalamo-hypophysären Kreislauf. TRH steigert dort die TSH-Sekretion, TRIH wirkt antagonistisch (Modulation der TRH-Sekretion). **Metabolismus:** T_3 liegt zu 0,4%, T_4 sogar nur zu 0,04% als freies, biol. aktives Hormon im Plasma vor; über 99,5% der Schilddrüsenhormone dagegen sind reversibel an Proteine, insbes. an thyroxinbindendes Alphaglobulin (TBG, ca. 70%), Albumin (ca. 5-10% des T_4, ca. 25-30% des T_3) u. thyroxinbindendes Präalbumin (TBPA, ca. 15-20% des T_4) gebunden. Nur die freien Hormone regulieren die Rückkopplung im Regelkreis. An den peripheren Erfolgsorganen (z. B. Leber, Muskel, Niere) kann T_4 durch spezif. Deiodasen enzymatisch in das schneller u. außerdem biol. 3-8mal stärker wirksame T_3 umgewandelt werden (Konversion). Dabei fällt auch das hormoninaktive rT_3* (reverses T_3) an. **Stoffwechselwirkungen:** kalorigener Effekt i. S. der Steigerung von Sauerstoffverbrauch in den Geweben u. erhöhtem Grundumsatz, Wirkung auf den Stoffwechsel von Kohlenhydraten (Verminderung der Glukosetoleranz), Proteinen (anabole, in hohen Dosen katabole Wirkung) u. Lipiden (lipolytische Wirkung bei gleichzeitiger Erniedrigung der Blutlipide u. des Cholesterinspiegels), wachstumsfördernde Wirkung (Voraussetzung für die kindl. Entwicklung), Regulation der Katecholaminrezeptoren i. S. einer erhöhten Adrenalinempfindlichkeit.

Schild|drüsen|adenom (Aden-*; -om-*) n: s. Schilddrüsentumoren, Adenom, autonomes der Schilddrüse.

Schild|drüsen|anti|körper (Anti-*): (engl.) thyroid antibodies; Autoantikörper* gegen mikrosomales Antigen v. Schilddrüsengewebe (Abk. MAK), gegen Thyreoglobulin* (Abk. TAK) u. gegen den TSH-Rezeptor (Abk. TRAK, frühere Bez. LATS, wirkt wie TSH u. kann so eine Hyperthyreose* auslösen); **Vork.:** bei Autoimmunkrankheiten* der Schilddrüse; vgl. Immunthyreoiditis.

Schild|drüsen|a|plasie (A-*; -plasie*) f: s. Athyreose.

Schild|drüsen|dia|gnostik f: (engl.) thyroid diagnostics; **1. Anamnese:** Medikamente, vorausgegangene Schilddrüsenoperation, Radioiodtherapie bzw. Iodexposition, familiäre organspezif. Autoimmunkrankheiten?; **2. Lok.** u. **Morphol.** (Lokalbefund): Palpation (Größe, Konsistenz, Lage, Oberflächenbeschaffenheit, Verschieblichkeit beim Schlucken), Auskultation (Schwirren, Stridor), bei der körperl. Untersuchung auf palpable Lymphknoten, Einflußstauung, Heiserkeit (Rekurrensparese; s. Kehlkopflähmung) achten; Ultraschalldiagnostik* (Größe, Lage, Echomuster), Szintigraphie* (Größe, Lage, Aktivitätsverteilung), röntg. Beurteilung der Halsweichteile (Verdrängung od. Einengung v. Trachea od. Ösophagus); **3. Histol.:** Zytodiagnostik* (Punktionszytologie* gezielt unter Ultraschallkontrolle od. nach Szintigraphie) schließt bösartige Veränderungen bei negativem Befund nicht aus, ist aber vor jeder Op. eines sog. kalten Knotens od. malignomverdächtigen Bezirks durchzuführen, da sie hinsichtlich ihrer Aussagekraft der intraop. Schnellschnittdiagnostik* überlegen ist; genaue histol. Beurteilung des Operationspräparats grundsätzlich nach jeder Schilddrüsenoperation; **4. funktionelle Diagn.:** **a)** Schilddrüsenhormone: immun. Bestimmungsmethoden (RIA, EIA) für Gesamtthyroxin (TT_4, normal 65-140 nmol/l bzw. 5-11 µg/dl Serum) u. Gesamttriiodthyronin (TT_3, normal 1,2-2,8 nmol/l bzw. 80-180 ng/dl Serum); freie Hormone errechnet als Quotient aus Gesamthormon zu Bindungsparameter (T_4/TBG mit TT_4), als Indexwerte (T_3/T_4-Index, sog. fT_4-Index, normal 10-20 pmol/l bzw. 0,8-2,0 ng/dl Serum) od. direkte Bestimmung (FT_4); **b)** Schilddrüsenhormon-Bindungsparameter (Trägerproteinkapazität): Bestimmung von thyroxinbindendem Globulin (TBG-RIA), Messung der Thyroxin-Bindungskapazität v. TBG mittels T_3U*-Test; klin. wichtig, da quant. Veränderungen der Trägerproteine (insbes. von TBG, erniedrigt z. B. bei Hypoproteinämie, chron. Lebererkrankungen; erhöht z. B. bei akuter Hepatitis, akuter intermittierender Porphyrie, erhöhtem Östrogenspiegel in d. Schwangerschaft, bei hormoneller Antikonzeption) zu einer Erniedrigung bzw. Erhöhung der Gesamthormonwerte führen, die Werte für die freien Hormone aber normal bleiben; **c)** TSH*: immun. Bestimmungsmethoden (RIA, EIA), TSH*-Test, TRH*-Test; **d)** Suppressionsszintigraphie: eine Woche nach einmaliger oraler Applikation von 3 mg L-Thyroxin od. im Anschluß an die tägliche orale Gabe von 150 µg Triiodthyronin während einer Woche Szintigraphie der Schilddrüse mit Technetium-99m od. Iod-123 u. quantitative Berechnung der Speicherung bei gesichert negativem TRH-Test; Auswertung: erhöhte Aktivitätswerte über der gesamten Schilddrüse finden sich v. a. bei einer der TSH-Kontrolle entzogenen disseminierten Autonomie* der Schilddrüse, bei Hyperthyreose inf. Morbus Basedow (o. Thyreoiditis) mit Struma* diffusa parenchymatosa bzw. unifokal beim autonomen Adenom* der Schilddrüse. Normal niedrige Aktivität zeigt eine gute Suppressibilität (Unterdrückbarkeit) unter der Voraussetzung an, daß eine Iodidblockade* der Schilddrüse ausgeschlossen ist.

Zur **Primärdiagnostik** bei Funktionsstörungen der Schilddrüse: s. Tab. 1; zum Ausschluß bzw. zur Abklärung der Urs. einer Schilddrüsenerkrankung: s. ums. Tab. 2. Vgl. Suppressionstest, Übersteuerungsszintigraphie, T_3/T_4-Test, Radioiodtest, Schilddrüsenantikörper.

Schilddrüsendiagnostik Tab. 1
Primärdiagnostik bei Funktionsstörungen der Schilddrüse

	Anamnese, körperl. Unters.	Schilddrüsenhormone TT_4	TT_3	freie Hormone	TSH basal	TRH-Test
Nachweis Euthyreose	+++	–	–	–	–	++
Ausschluß Hyperthyreose[1]	+++	–	–	–	–	+++
Nachweis Hyperthyreose	+++	+++	+++[2]	+++	–	++
Ausschluß primäre Hypothyreose[3]	+++	–	–	–	+++	++
Neugeborenen-Hypothyreose-Screening	+++	–	–	–	+++[4]	–
Nachweis Neugeborenen-Hypothyreose[5]	+++	+++	+++	+++	+++	–
Nachweis Hypothyreose	+++	+++	–	+++	++	+

+++: unbedingt erforderlich; ++: empfehlenswert; +: diagnostische Ausweitung; –: nicht erforderlich.
[1] cave Altershyperthyreose!
[2] Diagnose der isolierten T_3-Hyperthyreose nur bei negativem TRH-Test
[3] cave Altershypothyreose!
[4] Filterpapierbestimmung am 5. Tag (beim Stoffwechsel-Screening)
[5] Rö.: Knochenkerne (Knie- u. Fußgelenke) verspätet

S

Schilddrüsendiagnostik Tab. 2
Primärdiagnostik zum Ausschluß bzw. zur Abklärung der Ursachen einer Schilddrüsenerkrankung

	Anamnese u. körperliche Unters.	Schilddrüsenantikörper MAK	TBIAb	Ultraschalldiagn. (Volumetrie)	Funktionsdiagn. in-vivo[1]	Szintigraphie	Zytodiagnostik (Punktionszytol.)	Röntgen	CT
Ausschluß einer Schilddrüsenkrankheit[2]	+ + +	–	–	+ + +	–	+	–	–	–
Primäre Hypothyreose[3][4]									
erworben	+ + +	+ + +[5]	–	+ +	+	+	+	–	–
angeboren	+ + +	–	–	–	–	+ +	–	+ + +[6]	–
Hyperthyreose[7]									
Morbus Basedow	+ + +[8]	+ +	+ +	+ + +	+[9][10]	+ +	+	+	–
autonomes Adenom u. multifokale/disseminierte Autonomie	+ + +	+	+	+ + +	+ +[10]	+ + +[11][12]	+	–	–
Thyreoiditis									
chronische Thyreoiditis	+ + +	+ + +[5]	– –	+ + +	–	–	+ + +	–	–
akute/subakute Thyreoiditis	+ + +	+ +[5]	–	+ + +	–	+	+ + +	–	–
Struma									
St. maligna[13]	+ + +	+	–	+ + +	–	+ + +[14]	+ + +	+ +	+
St. diffusa	+ + +	+	–	+ + +	–	+[10][15]	+	–	–
St. nodosa	+ + +	+	–	+ + +	+	+ + +[9][10]	+ +	+	+

+ + +: unbedingt erforderlich; + +: empfehlenswert; +: diagnostische Ausweitung; –: nicht erforderlich
[1] Kurztests, z. B. ^{123}I-uptake
[2] Nachweis Euthyreose s. Tab. 1
[3] Nachweis s. Tab. 1.
[4] Abklärung sekundärer Hypothyreosen schwieriger, da meist mit einer (in-)kompletten Hypophysenvorderlappen-Insuffizienz verbunden
[5] zusätzlich Antithyreoglobulin-Bestimmung
[6] klinisch beweisend: röntg. Knochenkerne (Knie- u. Fußgelenk) verspätet
[7] Nachweis s. Tab. 1
[8] endokrine Ophthalmopathie pathognomonisch
[9] Suppressionstest mit Triiodthyronin
[10] Radioiodtest nur vor Radioiodtherapie
[11] sog. Übersteuerungsszintigraphie zum Nachweis paranodulären Gewebes
[12] Suppressionsszintigraphie bei euthyreoter Autonomie bzw. entspr. Verdacht
[13] konsequente Frühdiagnostik entscheidend
[14] bei starkem Verdacht od. zytologischem Nachweis mit ^{131}I
[15] bei Pat. unter 30 Jahren u. U. entbehrlich

Schild|drüsen|dys|topie (Dys-*; gr. τόπος Ort, Stelle) f: (engl.) thyroid distopia; Vork. von ektopem Schilddrüsengewebe als Lageanomalie der Schilddrüse* od. als akzessorische Drüse inf. Versprengung v. Schilddrüsengewebe auf dem Weg der Wanderung v. Ursprungsort bis zu ihrer definitiven Position (z. B. Zungengrundstruma*, intrathorakale Struma); auch Bez. f. einen isolierten Lobus* pyramidalis; **Diagn.:** Schilddrüsen- bzw. Ganzkörperszintigraphie.

Schild|drüsen|erkrankungen: (engl.) thyroid diseases; **1.** Athyreose*; **2.** Hyperthyreose*; **3.** Hypothyreose*; vgl. Myxödem, Kretinismus; **4.** Struma*; vgl. Schilddrüsentumoren; **5.** Struma* maligna; vgl. Schilddrüsenkarzinom; **6.** Thyreoiditis*.

Schild|drüsen|hyper|plasie (Hyper-*; -plasie*) f: s. Struma.

Schild|drüsen|karzinom (Karz-*; -om*) n: (engl.) thyroid carcinoma; häufigste Form der malignen Schilddrüsentumoren*, macht nur ca. 1% aller Schilddrüsenneoplasien aus; **Einteilung: 1.** Karzinom der Thyreozyten: **a)** differenziert (follikulär, papillär od. gemischt); **b)** undifferenziert bzw. anaplastisch (spindelzellig, polymorph- od. kleinzellig); **2.** medulläres Karzinom der C*-Zellen (wahrscheinl. genetisch determiniert), evtl. assoziiert mit Sipple*-Syndrom od.

multipler endokriner Adenomatose*; **3.** Plattenepithelkarzinom; **Klin.:** ca. 95% aller Sch. manifestieren sich zuerst als knotige Vergrößerung der Schilddrüse (Struma* maligna); verdächtig sind schnelles Auftreten u. Wachstum eines Schilddrüsenknotens sowie Heiserkeit (Rekurrensparese; s. Kehlkopflähmung), Atemnot u. Schluckbeschwerden (Dysphagie*) insbes. bei Pat. vor dem 60. Lj.; hinweisende Untersuchungsbefunde sind palpatorisch derbe Konsistenz des Knotens, Verwachsungen mit der Haut, indolente Lymphknotenvergrößerungen, Horner*-Symptomenkomplex, Stridor*; anamnestisch verdächtig sind Bestrahlungen des Kopf-Hals-Brustbereichs in der Vorgeschichte (insbes. Kindheit)

Schilddrüsenkarzinom
TNM-Klassifikation (Kurzfassung)

T1	≤1 cm
T2	>1 bis 4 cm
T3	>4 cm
T4	Ausbreitung jenseits der Drüse
N1	regionär

des Patienten. **TNM-Klassifikation:** s. Tab.; **Diagn.:** Palpation, Sonographie (Größe, Lage, Knoten, Struktur), Szintigraphie der Schilddrüse (kalte Knoten, Metastasen, auch i. R. einer postop. Rezidiv- u. Metastasensuche als Ganzkörperszintigraphie), Feinnadelbiopsie mit Zytodiagnostik, Rö.-Thorax, evtl. CT od. NMR (cave: keine iodhaltigen Kontrastmittel, da durch Speicherung in Tumorgewebe ein szintigraph. Nachw. unmöglich wird); (labordiagn.) Calcitonin, Thyreoglobulin, evtl. CEA u. TPA (beim medullären Sch. erhöht) im Serum; **Ther.:** nach Dignität u. TNM-Stadium, meist Thyreoidektomie*, u. U. Hemithyreoidektomie mit subtotaler Resektion der Gegenseite, regionärer Lymphadenektomie bzw. Neck* dissection; palliativ Tumorresektion; adjuvant postop. Schilddrüsenhormonsubstitution, postop. Radioiodtherapie bei speicherndem Tumorrestgewebe od. Metastasen; perkutane Bestrahlung (Telekobalt) bei fehlender Iodspeicherung von Metastasen u. undifferenziertem Tumor; **Kompl.:** Hypoparathyreoidismus*; **Progn.:** Fünf-Jahres-Überlebensrate ca. 90% beim differenzierten, ca. 50% beim medullären u. ca. 10% beim undifferenzierten Karzinom.

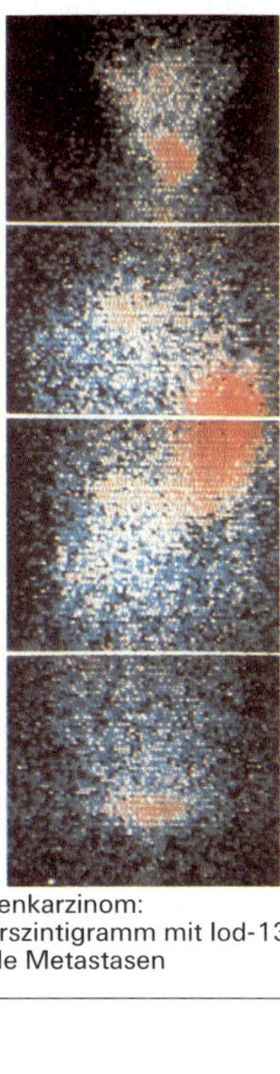
Schilddrüsenkarzinom:
Ganzkörperszintigramm mit Iod-131;
speichernde Metastasen [435]

Schild|drüsen|knoten: (engl.) thyroid nodule; Bez. f. abgrenzbare, auffällige Bezirke im Bereich der Schilddrüse; **Formen: 1.** kalter Knoten: Bezirk im Schilddrüsenszintigramm, der die radioaktive Substanz nicht od. vermindert (verglichen mit dem umgebenden Gewebe) speichert (auch sog. kühler Knoten); mögliche Urs.: Zysten, Blutung, Entz., Metastase, Verkalkung, Fibrosierung, Schilddrüsenkarzinom* u. hormonal inaktive Adenome; **2.** bei Normalfunktion spricht man vom warmen Knoten; er ist in der Szintigraphie wegen des fehlenden Unterschieds z. Gewebeumfeld nicht nachweisbar u. muß durch Palpation lokalisiert werden. **3.** heißer Knoten: Bezirk im Schilddrüsenszintigramm, der die radioaktive Substanz vollständig od. vermehrt (verglichen mit dem umgebenden Gewebe) speichert;

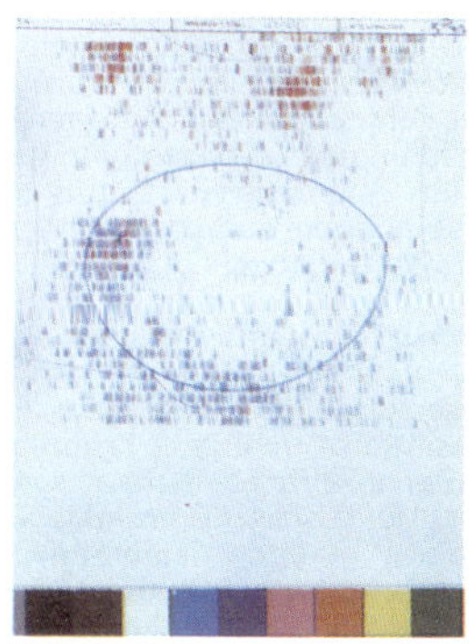
Schilddrüsenknoten:
Darstellung eines sog. kalten Knotens [13]

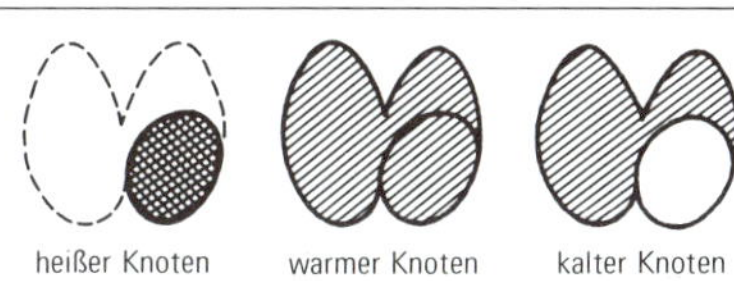

Schilddrüsenknoten:
Speicherungsformen von Radioiod bzw. Technetium-99m in der Schilddrüsenszintigraphie [137]

S

Urs.: dekompensiertes autonomes Adenom* der Schilddrüse. Vgl. Hyperthyreose, Struma nodosa.

Schild|drüsen|punktion (Punktion*) f: Feinnadelbiopsie* der Schilddrüse i. R. der Schilddrüsendiagnostik*.

Schild|drüsen|tuberkulose (Tuberkel*; -osis*) f: (engl.) tuberculosis of the thyroid; Tuberkulose* der Schilddrüse; seltene Form der Thyreoiditis* (sog. spezifische Thyreoiditis), die v. a. bei Miliartuberkulose auftritt u. im Beginn der Erkr. zu einer passageren Hyperthyreose (sog. vegetativ-endokrines Starlinger-Syndrom) führen kann.

Schild|drüsen|tumoren (Tumor*) m pl: (engl.) thyroid tumours; Neoplasien der Schilddrüse; **Formen: 1.** benigne Sch.: vom Follikelepithel sich ableitende, solitäre od. multiple Adenome unterschiedl. Reifegrads (trabekulär, tubulär, mikro-, normo- u. makrofollikulär) bei sonst unauffälligem Schilddrüsenparenchym; zelluläre Variante: Hürthle*-Tumor. Schilddrüsenadenome können endokrin aktiv sein (s. Adenom, autonomes der Schilddrüse) u. neigen nur selten zu maligner Entartung, lassen sich aber hinsichtlich ihrer Dignität histol. z. T. nur schwer einordnen: rein oxyphile follikuläre Formen werden auch beim Fehlen üblicher Kriterien der Bösartigkeit als malignitätsverdächtig angesehen; mikrofollikuläre Adenome sind häufig histol. nicht von einem Karzinom zu unterscheiden (sog. metastasierendes Adenom, s. u.); papilläre Adenome werden klin. stets als Karzinom angesehen. **2.** maligne Sch.: kommen bei Frauen etwa doppelt so häufig vor wie bei Männern; am häufigsten Schilddrüsenkarzinom*, seltener Sarkome, Hämangiosarkom*, malignes Lymphom*, Teratom*, maligner Hürthle-Tumor sowie in der Schilddrüse lokalisierte (Fern-)Metastasen extrathyreoidaler maligner Tumoren; **Sonderformen: 1.** sog. metastasierendes Adenom: entspricht einem Schilddrüsenkarzinom von sehr hoher Ausdifferenzierung u. wird erst bei Nachweis von hämatogenen Metastasen als ein solches erkannt; **2.** malignes Papillom Wegelin: entspricht einem papillären Schilddrüsenkarzinom; **3.** Langhans-Struma (sog. wuchernde Struma): adenomartige Geschwulst der nicht vergrößerten Schilddrüse mit mangelhaft ausgereiftem Parenchym, soliden Epithelsträngen sowie nur geringfügiger Kolloidbildung in den Follikeln u. setzt lymphogene (mediastinale, zervikale) sowie hämatogene (pulmonale) Metastasen, ohne dabei sichere histol. Zeichen der Malignität aufzuweisen (sog. organoides Karzinom, wird den follikulären Adenomen bzw. Karzinomen zugeordnet). Vgl. Schilddrüsenknoten, Struma, Graham-Tumor.

Schilder-Krankheit (Paul F. Sch., Neurol., Psychiater, Wien, New York, 1886-1940): syn. orthochromatische Leukodystrophie*.

Schild|knorpel: (engl.) thyroid cartilage; Cartilago thyroidea des Kehlkopfs; s. Larynx.

Schiller-Iod|probe (Walter Sch., Gyn., Pathol., Wien, Chicago, 1887-1960): (engl.) Schiller's iodine test; Methode zum Nachw. u. zur Lok. verdächtiger Epithelbezirke im Bereich der Portio vaginalis durch Betupfen m. 3-5%iger Lugol*-Lösung; ermöglicht die Unterscheidung von normalem glykogenhaltigem Plattenepithel (tiefbraune Färbung) u. glykogenarmem bzw. -freiem, nicht ausgereiftem Epithel (hellbraun bis okkerfarben, „iodnegativ") u. wird meist in Ergänzung z. Kolposkopie* sowie z. gezielten Probeexzision* angewendet.

Schilling-In|dex (Viktor Sch., Hämat., Rostock, Berlin, 1883-1960) m: s. Kernverschiebungsindex.

Schilling-Test (Robert F. Sch., Hämat., Madison, geb. 1919) m: s. Urinexkretionstest.

Schilling-Zähl|kammer (Viktor Sch., Hämat., Rostock, Berlin, 1883-1960): s. Zählkammer.

Schimmelbusch-Krankheit (Curt Sch., Chir., Berlin, 1860-1895): (engl.) Schimmelbusch's disease; sog. sklerosierende Adenose; s. Mastopathie.

Schimmelbusch-Maske (†): (engl.) Schimmelbusch's mask; Narkosemaske zum Auftropfen flüssiger Inhalationsanästhetika* (z. B. Diäthyläther) im offenen Narkosesystem*; nicht mehr gebräuchlich.

Schimmelpennig-Feuerstein-Mims-Syndrom (G. W. Sch., deutscher Neurol.; Richard C. F., amerikan. Arzt; Leroy C. M., amerikan. Arzt) n: (engl.) linear naevus sebaceus syndrome; syn. Naevus sebaceus Jadassohn; neuroektodermales Fehlbildungssyndrom (wahrscheinl. inf. frühembryonaler somatischer Mutation); **Sympt.:** linear angeordnete (oft unilaterale) Naevi sebacei im Kopf- u. Halsbereich mit partieller Alopezie, spastische Hemiparesen, zerebrale Krampfanfälle, geistige Retardierung, Kolobome, Nystagmus u. Mikrophthalmie.

Schimmel|pilze: (engl.) moulds; saprophytäre Pilze, die zu versch. systemat. Gruppen gehören (vgl. Fungi), überziehen org. Substrate mit einem watte- bis mehlartigen, weißen od. farbigen sporulierenden Myzel; zu Sch. gehören z. B. innerh. der Zygomyzeten: Köpfchenschimmel (Ordnung Mucorales); mit Askomyzeten verwandt sind die Fungi imperfecti Gießkannenschimmel (Aspergillus), Pinselschimmel (Penicillium) u. Brotschimmel (Neurospora). Arten der Gattungen Aspergillus u. Penicillium sind potente Mykotoxinbildner. Vgl. Mykotoxine.

Schimmel|pilz-Mykosen (Myk-*; -osis*) f pl: (engl.) mould-mycoses; Inf. durch fakultativ pathogene Schimmelpilze (Aspergillus*, Mucor*), v. a. Meningitis, Pneumonie, Bronchitis (Asthma bronchiale), Urogenitalinfektionen, Ophthalmie, Otomykose u. Mykosen der Nebenhöhlen u. Fingernägel; vgl. Lungenmykosen, Mykosen, Systemmykosen, Dermatomykose, Aspergillose.

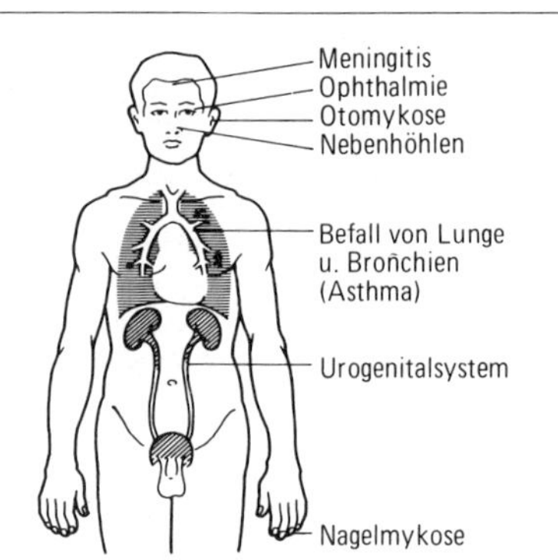

Schimmelpilz-Mykosen: häufige Lokalisationen [426]

Schinken|milz: (engl.) bacon spleen; (pathol.) die bei Amyloidose der Milzpulpa derbe, feste, rote u. im Aussehen rohem geräuchertem Schinken ähnliche Milz. Vgl. Sagomilz.

Schinnen: kleieförmige Kopfschuppen.

Schiötz-Tono|meter (Hjalmar Sch., Ophth., Oslo, 1850-1927; Ton-*; Metr-*) n: (engl.) Schiötz tonometer; Instrument zur Messung des Augeninnendrucks* (Impressionstonometrie) durch Aufsetzen eines Stempels, der mit versch. Gewichten belastet werden kann, auf die anästhesierte Hornhaut; vgl. Tonometrie.

Schipper|krankheit: durch ungewohnte schwere Anstrengungen (Schippen, dauerndes Schaufeln) verursachter Abriß meist des 7. Halswirbel- od. 1. Brustwirbeldornfortsatzes als Form des Ermüdungsbruchs* mit Dislokation des peripheren Knochenfragments durch Muskelzug nach distal; BK Nr. 2107 der BeKV.

Schirm|bild|aufnahme: (engl.) photofluorography; Verfahren zur Röntgenreihenuntersuchung des Thorax; dabei wird mit einer extrem lichtstarken Spezialkamera das Leuchtbild eines (konventionellen) Fluoreszenzschirms ohne Zwischenschaltung eines Röntgenbildverstärkers* abphotographiert (Format meist 100 × 100 mm); i. d. R. ausreichende Bildqualität u. wirtschaftliches Verfahren zur Suche nach Erkr. an Lungentuberkulose; Alternativen: Großbildverstärker, Rö.-Thorax. Vgl. Röntgenbild.

Schirmer-Test (Otto W. Sch., Ophth., Greifswald, 1864-1917) m: (engl.) Schirmer's test; Einlage eines Filterpapierstreifens an der Unterlidkante zur Prüfung der Tränensekretion, nach 5 Min. sind normalerweise 10-20 mm des Streifens befeuchtet; pathol. Sch.-T. (Werte unter 5 mm, Seitendifferenz von mehr als 30%) z. B. bei (peripherer) Fazialislähmung, Xerophthalmie bzw. beim Sicca-Syndrom i. R. des Sjögren*-Syndroms I. Vgl. Tränensekretion, verminderte.

Schisto|pros|opie (gr. σχιστός gespalten; πρόσωπον Gesicht) f: syn. Gesichtsspalte; s. Gesichtsspalten.

Schisto|soma (↑; Soma*) n: syn. Bilharzia; Gattung getrenntgeschlechtl. Trematodes*; ♂ (6-12 mm) ventral mit Längsrinne, in der das fadenförmige ♀ (7-15 mm) liegt (Pärchenegel!); Geschlechtsdimorphismus; Err. der Schistosomiasis* (Bilharziose) in Tropen u. Subtropen; **Entw.:** die charakterist. Eier mit End- od. Seitenstachel werden mit Urin od. Stuhl des Wirts ausgeschieden; Mirazidien* schlüpfen im Wasser aus; Weiterentwicklung in spezif. Wasserschneckenarten als einzige Zwischenwirte; durch ungeschlechtl. Vermehrung entstehende Zerkarien* werden in das Wasser abgegeben; sie penetrieren die Haut des Endwirts u. gelangen über den Blutkreislauf in Venensysteme von Leber, Darm od. Blase. Entw. zu Adulten in 2-3 Mon.; Lebensdauer viele Jahre; **Übertragung:** Kontakt mit zerkarienhaltigem Wasser b. Baden u. Trinken; häufig bei Reisbauern; **Diagn.: 1.** Wurmeiernachweis* in Urin bzw. Stuhl; **2.** Mirazidienschlüpfversuch*; **3.** CHR, KBR, PHA, IFT; med. wichtige Sch.-Arten: Sch. haematobium, Err. der Urogenitalschistosomiasis (Afrika, Madagaskar, Vorderasien bis Irak), Sch. mansoni: (Afrika, Madagaskar, Arabien, Brasilien, einige Karibische Inseln), Sch. intercalatum (Kamerun, Gabun, Zaire), Sch. japonicum (Japan, China, Philippinen), Sch. mekongi (Laos, Kampuchea, Vietnam), Err. der Darm- u. hepatolienalen Schistosomiasis.

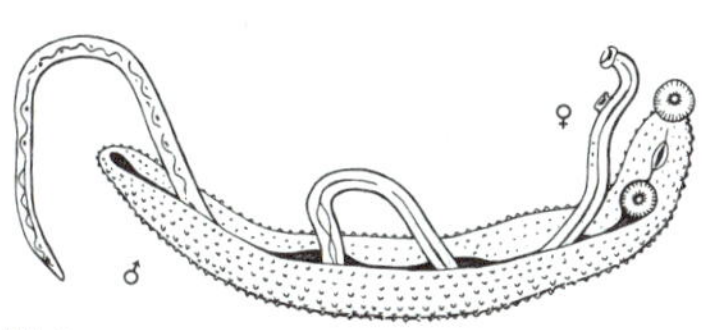

Schistosoma

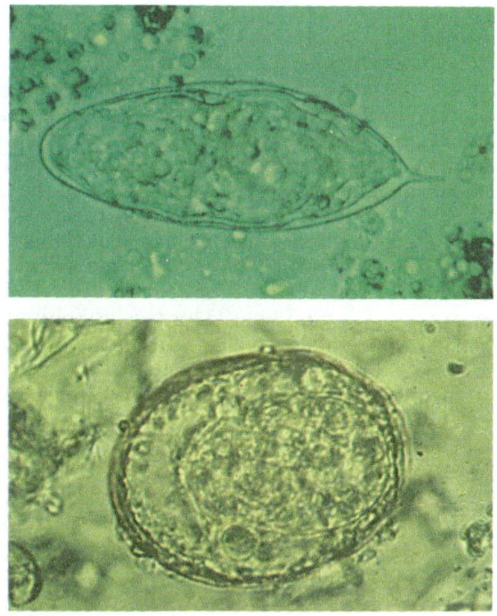
Schistosoma:
Eier von Sch. haematobium (oben) und Sch. japonicum (unten) [442]

Schisto|somiasis (↑; ↑; -iasis*) f: syn. Bilharziose; durch Trematoden (Saugwürmer) der Gattung Schistosoma* verursachte chron. Infektionskrankheit; **Vork.:** in Tropen u. Subtropen wegen der nur dort in warmen Gewässern vorkommenden notwendigen Zwischenwirte (Schnekken); ca. 300 Mill. Erkrankte auf der Welt; **Klin.:** Sympt. werden im wesentl. durch die Gewebereaktion auf die Eiablage verursacht; Penetration der Zerkarien* durch die Haut verursacht innerh. 24 Std. eine Zerkariendermatitis* (invasive Phase, sog. swimmers itch) mit Pruritus, nach Sensibilisierung makulopapulöse Dermatitis. Sie kann auch durch Zerkarien nicht menschenpathogener Schistosomen (Vogel- u. Säugetierschistosomen) hervorgerufen werden; Zerkarien, für die der Mensch Fehlwirt ist, lösen oft heftigere Hautreaktionen aus als humanpathogene Arten. Die akute Phase der Sch. führt nach 3-12 Wo. je nach Art bei entspr. massivem Befall zu Fieber, Urtikaria, angioneurotischem Syndrom, Eosinophilie, Bronchitis, Bronchopneumonie mit hämorrhagischem Sputum (vgl. Katayama-Syndrom). Bei Bewohnern von Endemiegebieten verläuft diese Phase meist unerkannt. In der chron. Phase, frühestens 30-90 Tage nach der Inf., kommt es aufgrund der versch. Lokalisation der Adulten u. unterschiedl. Menge produzierter Eier für die Dauer von bis zu 10 Jahren zu unterschiedl. Sympt. u. Folgekrankheiten. **Urogenitalschistosomiasis:** 3-6 Mon. nach Infektion Zystitis, Hämaturie, zystoskopisch sog. Eituberkel,

S

später ulzeröse Zystitis, Fibrose u. Kalzifikation der Blasenwand mit Einengung der Ostien, Hydroureter, Hydronephrose, in Endemiegebieten oft schon im Kindesalter sek. Pyelitis, Pyelonephritis, Urämie, Blasenkarzinom; **Darmschistosomiasis:** häufig ohne Beschwerden; bei massiver Inf. führen die zu 50% in der Darmmukosa u. -submukosa lokalisierten Eier zu einer granulomatösen Reaktion (Pseudotuberkel, Pseudopapillom), ulzerösen hämorrhagischen Kolitis, Polyposis, Darmstenosierung, in seltenen Fällen zu einem Kolonkarzinom. **Hepatolienale Sch.:** in Endemiegebieten durch massive Inf. u. Eiabschwemmung in die Leber (Mensch ist Fehlwirt); oft schon im Kindesalter granulomatöse-tuberkuloide Reaktion des Leberparenchyms u. Zirrhose mit den Sympt. der portalen Hypertension, dabei Entwicklungshemmung sowie Invasion von Eiern in andere Organe, v. a. Lunge u. Gehirn; bei einer zerebrospinalen Aussaat kommt es zu entspr. Herderscheinungen (Mono-, Hemiparesen, Aphasie, tumorähnl. Bilder, Querschnittslähmung). **Diagn.:** in Endemiegebieten Einachweis im Stuhl (MIFC*) u. Harnsediment (Mittagsurin); Darm- u. Blasenschleimhautbiopsie, Leberbiopsie, Mirazidienschlüpfversuch*; serodiagn. Intradermaltest mit Zerkarienantigen u. Zerkarienhüllenreaktion (CHR) zum Ausschluß der Frühphase (sehr empfindlich, aber nicht spezif.), IFT, KBR zum Ausschluß der akuten u. chron. Phase; **Ther.:** Mittel der Wahl Praziquantel; Niridazol, Oxamniquin, Metrifonat; **Proph.:** Schneckenbekämpfung (chem., mechan., ökologisch), Unterbrechung des Entwicklungszyklus, Massentherapie, Aufklärung; **Progn.:** im Frühstadium günstig.

Schisto|zyten (↑; Zyt-*) m pl: (engl.) schistocytes; abnorm geformte Erythrozyten inf. mechan. Schädigung; u. a. bei Hämolyse durch künstl. Herzklappen, Marschhämoglobinurie u. mikroangiopath. hämolyt. Anämie.

Schizo|gonie (gr. σχίζειν spalten, trennen; γονή Sproß) f: (engl.) schizogony; Merogonie; vegetative Vermehrung bei den Sporozoen (z. B. Toxoplasma, Plasmodium), d. h. Zerfall der Schizonten* in Merozoiten.

schizoid (↑; -id*): s. Persönlichkeitsstörung, schizoide.

Schizo|myzeten (↑; Myk-*) m pl: (engl.) schizomycetes; sog. Spaltpilze; historische Bez. f. Bakterien*.

Schizont (↑) m: syn. Meront; vegetatives Teilungsstadium der Sporozoa (vgl. Protozoen); zerfällt meist in viele Merozoiten; vgl. Plasmodien.

Schizo|onychie (↑; Onych-*) f: (engl.) onychoschizis; Zersplitterung der Nägel durch Trockenheit, bes. im Alter.

Schizo|phrenie (↑; gr. φρήν Verstand) f: (engl.) schizophrenia; veraltete Bez. Spaltungsirresein, Dementia praecox; Form der endogenen Psychose*, die durch ein Nebeneinander von gesunden u. veränderten Erlebnis- u. Verhaltensweisen gekennzeichnet ist; nach M. Bleuler bedeutet Sch. „in den meisten Fällen die besondere Entwicklung, den besonderen Lebensweg eines Menschen unter besonders schwerwiegenden inneren u. äußeren disharmonischen Bedingungen, welche Entwicklung einen Schwellenwert überschritten hat, nach welchem die Konfrontation der persönlichen inneren Welt mit der Realität u. der Notwendigkeit zur Vereinheitlichung zu schwierig u. zu schmerzhaft geworden ist u. aufgegeben worden ist.“ **Urs.:** unbekannt; diskutiert wird eine in jedem Einzelfall andere, für den Betroffenen ungünstige Komb. z. B. biographisch-psychischer, hirnorganischer, sozialer u. genetischer Bedingungen, von denen keine die entscheidende Einzelbedingung ist (vgl. Vulnerabilität). **Epidemiol.:** Prävalenz 1%, Inzidenz 1 : 1000; Manifestation v. a. zw. Pubertät u. 30. Lebensjahr; **Einteilung:** ohne eine allgemein akzeptierte Einteilung unterscheidet man nach Verlauf, Symptomatik, Ersterkrankungsalter u. a.: Borderline*-Syndrom, Hebephrenie*, Katatonie*, Paranoia*, Paraphrenie* u. schizoaffektive Psychose. **Sympt.:** Denkstörungen, Antriebsstörungen, Wahn, Halluzinationen, psychomotor. Störungen, Affektstörungen, Ich-Erlebensstörungen. Eine Einteilung in Sympt. ersten u. zweiten Ranges ist veraltet; die **Diagn.** kann nur aus einem längeren Verlauf gestellt werden. **Ther.:** bei großer Erregung, Suizidalität od. Wahn mit panischer Angst stationäre Aufnahme; Neuroleptika, Psychotherapie, Arbeitstherapie u. Beschäftigungstherapie, u. U. Einbeziehung der Angehörigen (vgl. Angehörigengruppe); Progn. u. Verlauf sind abhängig von Krankheitsbeginn u. Symptomatik: ein Drittel der Ersterkrankten heilt aus, ein Drittel kann mit Beeinträchtigungen im privaten u. berufl. Bereich leben, ein Drittel benötigt langfristige, u. U. dauerhafte Betreuung (evtl. ambulant; vgl. Gemeindepsychiatrie).

Schizo|phrenie, zön|ästhetische (↑; ↑) f: (engl.) coenaesthesic schizophrenia; psych. Erkrankung, bei der körperliche Mißempfindungen im Vordergrund stehen, die im Ggs. zur Hypochondrie keine Überbewertung geringfügiger körperlicher Beschwerden darstellen, sondern einer umfassenderen, strukturellen (schizophrenen) Erlebnisveränderung entstammen.

schizo|thym (↑; gr. θυμός Gemüt): (engl.) schizothymic; Bez. E. Kretschmers f. eine Veranlagung zur Schizophrenie*; vgl. Vulnerabilität.

Schizo|trichie (↑; Trich-*) f: syn. Trichoschisis; s. Haarveränderungen.

Schizo|trypanum cruzi (↑; gr. τρύπανον Bohrer) n: s. Trypanosoma cruzi.

Schizo|zyten (↑; Zyt-*) m pl: syn. Fragmentozyten*.

Schlacken|kost: (engl.) roughage diet; Kost, die große Mengen an Ballaststoffen* enthält; Anw. bei Obstipation*.

Schläfen|bein: Os* temporale.

Schläfen|lappen|ab|szeß (Abszeß*) m: (engl.) temporal lobe abscess; fortgeleiteter Hirnabszeß* als Komplikation v. a. bei Otitis, Osteomyelitis, Schädelhirntrauma; vgl. Syndrom, hirnlokales.

Schlaf: (engl.) sleep; v. a. nachts regelmäßig wiederkehrender physiol. Erholungszustand mit Veränderung von Bewußtseinslage (stark verminderte Spontanaktivität, herabgesetzte Reaktion auf äußere Reize, jedoch im Ggs. zur Narkose jederzeitige Weckbarkeit) u. Körperfunktionen (Überwiegen des Parasympathikus); der Schlaf-Wach-Rhythmus beruht auf endogenen Aktivitätsschwankungen mit Schrittmachern im ZNS. **Schlafqualität** läßt sich mit dem EEG, EMG u. EOG differenzieren. Man unterscheidet orthodoxen (Non-REM-Sch.) u. paradoxen Sch. (REM-Sch.). Der Wachzustand leitet über eine **SEM-Phase** (Abk. f. engl. slow eye movements, langsame Augenbewegungen beim Einschlafen) den orthodoxen Sch. mit den Stadien B, C, D, E od. I-IV (entspr. der Schlaftiefe) ein; v. a. während des paradoxen Schlafs od. der **REM-Phase** (Abk. f. engl. rapid eye movements) mit raschen Augen-

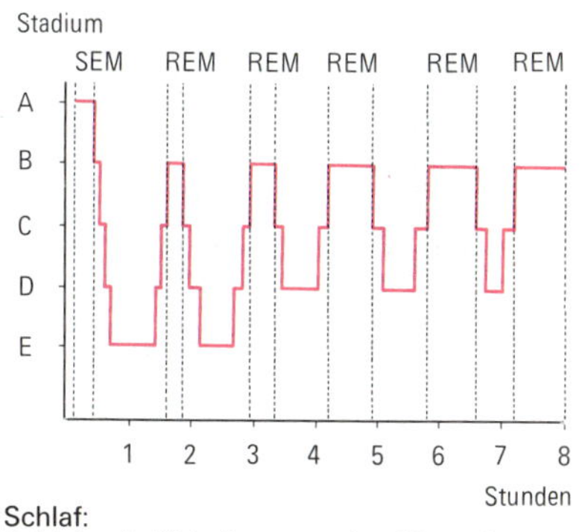

Schlaf:
Schlafperiodik beim gesunden Menschen
SEM: slow eye movements
REM: rapid eye movements

bewegungen, erhöhter Herz- u. Atemfrequenz treten die Traumphasen auf.

Die Phasen vom Wachsein (A) bis zum Tiefschlaf (E) werden in durchschnittlich 35-40 Min. durchlaufen, der Tiefschlaf variiert von 30-60 Min. (in der ersten Schlafperiode) bis zu weni-

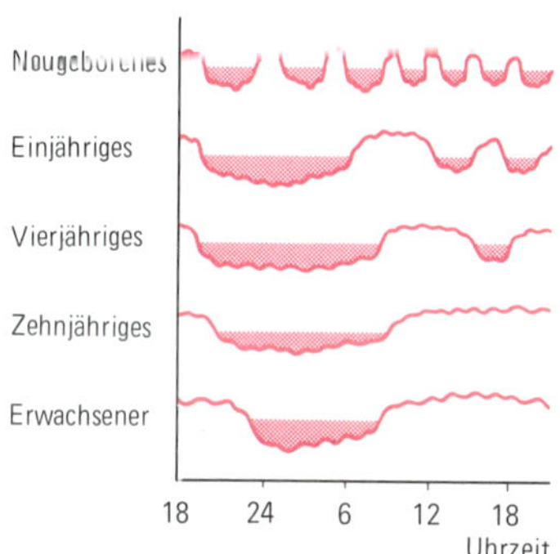

Schlaf:
Schlaf-Wach-Rhythmus. Die Flächen kennzeichnen Schlafperioden, die Linien Wachperioden. [247]

gen Min. (in der letzten Schlafperiode); der REM-Schlaf zeigt eine Verlängerung der Traumdauer von 10-50 Min. Träume treten bei Erwachsenen drei- bis sechsmal pro Nacht auf u. entsprechen nahezu 25% des Gesamtschlafs. Vgl. Elektroenzephalographie, Chronobiologie.

Schlaf|anfälle: (engl.) narcoleptic attacks; anfallsweise, ohne Ermüdung eintretender Schlaf; **Vork.:** bei Kleine*-Levin-Syndrom, Narkolepsie*; **DD:** bestimmte Formen der Epilepsie*, periodische Lähmung, z. B. bei Gamstorp*-Syndrom.

Schlaf|a|pnoe|syn|drom (A-*; -pnoe*) n: (engl.) sleep apnoea syndrome; anfallsweises Auftreten von mehr als 10 Sekunden dauernden Atemstillständen v. a. während des Non-REM-Schlafs; Entw. einer pulmonalen Hypertension* (vgl. Euler-Liljestrand-Reflex), von Herzrhythmusstörungen u. evtl. Ausprägung eines Cor* pulmonale inf. chron. Sauerstoffmangels u. Hypoxämie; betroffen sind v. a. übergewichtige Männer zw. 40 u. 60 Jahren; Alkohol wirkt begünstigend. **Formen: 1.** obstruktives Sch. (häufigste Form) mit inspirator. Kollaps der Pharynxwände inf. muskulärer Hypotonie mit erhaltenen Kontraktionen der Atemmuskulatur im Bereich der unteren Thoraxapertur u. des Zwerchfells; **2.** zentrales Sch.: syn. Undine*-Syndrom; **3.** Komb. von 1 u. 2; **Sympt.:** nächtl. Schnarchen, morgendl. Kopfschmerz, Tagesmüdigkeit mit Einschlafneigung (Gefahr der Verursachung von Verkehrsunfällen), Persönlichkeitsveränderungen, Herzrhythmusstörungen, art. u. pulmonale Hypertonie, Polyglobulie; **Diagn.:** Polysomnographie (Registrierung der Schlafstadien, EEG, EKG, EMG, EOG, Messung der O_2-Sättigung, Atemfluß an Mund u. Nase sowie Thoraxbewegungen am schlafenden Pat.); **Ther.:** Gewichtsreduktion, Theophyllin, nasale Überdruckbeatmung (CPAP*).

Schlaf||druck|lähmung: (engl.) pressure paralysis in sleep; Drucklähmung* von Nerven während des Schlafs, u. a. begünstigt durch Intoxikationen (Schlafmittel, Alkohol). **Sch.entzug, therapeutischer:** (engl.) therapeutic sleep deprivation; Verhinderung des Nachtschlafs als Ther. bei depressivem Syndrom*; bewirkt (kurzfristige) Stimmungsaufhellung u. Antriebssteigerung. **Sch.epi|lepsie** (Epilepsie*) f: Auftreten symptomatischer epileptischer Anfälle während des Schlafs; s. Epilepsie. **Sch.hämo|globin|urie** (Häm-*; Globin*; Ur-*) f: s. Hämoglobinurie, paroxysmale nächtliche. **Sch.krankheit:** s. Trypanosomiasis, afrikanische.

Schlaflosigkeit: (engl.) insomnia; syn. Agrypnie, Asomnie, Insomnie; Störung des Schlafs; **Formen: 1.** Einschlafstörungen; Urs.: primär (bei Erkr. der Schlafzentren) od. sekundär (Einwirkung von Licht, Lärm usw. od. bei Schmerzen, Sorgen, Angst usw.); **2.** Durchschlafstörungen: Vork. bes. häufig im Alter u. bei hohem Fieber; vorzeitiges Aufwachen meist i. R. eines depressiven Syndroms*.

Schlaf|mittel: (engl.) somnifacients, soporifics, hypnotics; syn. Hypnotika; Pharmaka, die zur Beeinflussung von Schlafstörungen verwendet werden; v. a. Benzodiazepinderivate*, gelegentl. Chloralhydrat*, selten Barbiturate*. Sch. verändern die Dauer der einzelnen Phasen des Schlafs* durch Veränderung der Aktivität des sog. Wachsystems in der Formatio reticularis; ihre **Anw.** bei Einschlaf- u. Durchschlafstörungen ist eine symptomat. Ther., daher restriktive Ind. u. Versuch einer kausalen Behandlung, auch wegen der Gefahr der Gewöhnung u. Abhängigkeit*. **NW:** u. a. Herabsetzung des Reaktionsvermögens, sog. hangover mit Schläfrigkeit am folgenden Morgen (v. a. bei Barbituraten), Verstärkung der Wirkung von Alkohol u. zentralwirksamen Pharmaka, als paradoxe Reaktion bei älteren Pat. Erregungszustände.

Schlaf||spindeln: s. Elektroenzephalographie. **Sch.stadien** n pl: s. Schlaf, Elektroenzephalographie. **Sch.wandeln:** s. Somnambulismus. **Sch.zentren** n pl: (engl.) sleep centres; Regionen im ZNS zur Schlafregulation; neben kortikalen Arealen v. a. Formatio reticularis u. Anteile von Mittelhirn, Thalamus u. Hypothalamus.

Schlag||ader: Arterie. **Sch.anfall:** s. Apoplexie. **Sch.volumen** n: (engl.) stroke volume; die Blutmenge, die d. Herz bei jeder Kontraktion (Systole) auswirft; normal ca. 80 ml bei Ruhe.

S

Schlamm: s. Peloid.
Schlamm|bad: (engl.) mud bath; syn. Schlickbad; Ganz- od. Teilbad unter Anw. feinkörniger Sedimente (Heilschlamm) aus stehenden Gewässern (Binnenseen, Wattenmeer, Quellmund der Mineralquellen); als Dickschlamm (Peloid*) für Wärmepackungen (hohe Wärmekapazität), dünnbreiig für Bäder (Sorption chem. Inhaltsstoffe); **Ind.:** s. Moorbad, Fango.
Schlamm|fieber: s. Leptospira.
Schlangen|biß: (engl.) snake bite; Verletzung der Haut durch die zwei Zähne giftiger Schlangen; drei Gruppen ubiquitär verbreiteter Giftschlangen werden unterschieden: Elapidae (Landschlangen: Kobra, Mamba, Giftnatter, Korallenschlange), Hydrophiidae (Seeschlangen) u. Viperidae (versch. Arten Vipern, Klapperschlangen u. Ottern). **Klin.:** Vergiftungserscheinungen sind abhängig von Schlangenart u. Menge des Giftes, das aus versch. Neurotoxinen (Elapidae), Kardiotoxinen (Elapidae, Viperidae), Myotoxinen (Hydrophiidae), Nephrotoxinen (alle drei Gruppen) u. Hämorrhaginen (Viperidae) besteht; lokale (Schwellung, Nekrose) u. systemische Effekte (Schock, innere u. äußere Blutung, Lähmung, Myalgie, akutes Nierenversagen) kommen in 20-70% vor; Letalität 1-15%. **Ther.:** Beruhigung des Opfers, Immobilisierung der gebissenen Extremität; intensive Überwachung über Tage, Inzision der Bißwunde nicht sinnvoll; bei systemischer Vergiftung i. v. Infusion von spezif. od. polyvalentem Schlangengiftserum unter Adrenalinschutz.
Schlangen||gift|zeit: s. Reptilase, Reptilasezeit. **Sch.kopf|phänomen** n: (röntg.) Bez. f. typische Form der Ureterozele* bei der Urographie*. **Sch.serum** (Sero-*) n: s. Serumprophylaxe, Serumtherapie.
Schlange-Zeichen (Hans Sch., Chir., Hannover, 1856-1922): verstärkte Darmgeräusche oberh. der Passagebehinderung als Zeichen eines beginnenden mechan. Ileus*.
Schlatter-Operation (Carl Sch., Chir., Zürich, 1864-1934) f: Gastrektomie* mit End-zu-Seit-Ösophagojejunostomie.
Schlatter-Osgood-Krankheit (↑; Robert B. O., Orthop., Chir., Boston, 1873-1956): (engl.) Osgood-Schlatter disease; vorwiegend bei Jungen zw. dem 10. u. 15. Lj. vorkommende asept. Nekrose der Tibiaapophyse mit Druckschmerz im Bereich des Tibiakopfs; röntg. grobe Zerklüftung u. Strukturauflockerung des Knochenkerns (s. Abb.); **Ther.:** Schonung des Kniegelenks, ggf. Entlastung u. Ruhigstellung. Vgl. Knochennekrosen, aseptische.

Die Diagnose ist nur aufgrund einer Röntgenuntersuchung mit Sicherheit zu stellen, wobei eine Vergleichsaufnahme der gesunden Seite erforderlich ist.

Schlauch||pilze: s. Askomyzeten; vgl. Fungi.
Sch.verband: rundgestrickter, elast. Trikotschlauch zur Befestigung von Wundauflagen; vgl. Verbände. **Sch.würmer:** Aschelminthes; s. Nemathelminthes.
Schleife, laterale: s. Lemniscus lateralis.
Schleife, mediale: s. Lemniscus medialis.
Schleifen|bahn: s. Lemniscus lateralis.
Schleifen|diuretika (Dia-*; Ur-*) n pl: s. Diuretika.

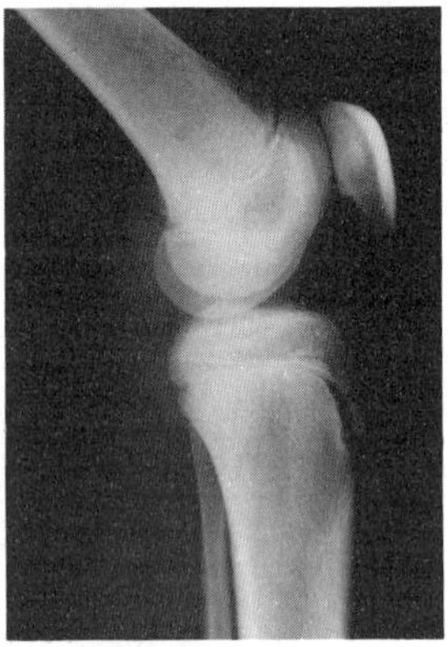
Schlatter-Osgood-Krankheit [540]

Schleim: (engl.) 1. mucus, 2. gruel; **1.** Mucus; wird in den Schleimdrüsen produziert u. besteht im wesentl. aus Muzinen; **2.** (päd.) Polysaccharid (Amylose u. Amylopektin), das aus aufgeschlossenen Getreidekörnern (Flocken) durch Kochen mit Wasser gewonnen wird; früher häufige Verw. als sog. zweites Kohlenhydrat bei der künstl. Säuglingsernährung*, hauptsächl. als Reisschleim (leicht stopfende Wirkung) od. als Haferschleim (leicht abführende Wirkung).
Schleim||beutel: (anat.) Bursa* synovialis. **Sch.beutel|entzündung:** Bursitis*. **Sch.drüsen:** (engl.) mucous glands; Glandulae mucosae, muköse Drüsen*; sondern schleimiges Sekret ab. **Sch.drüsen|re|tentions|zyste** (lat. retentio Zurückhaltung; Kyst-*) f: s. Mukozele, Ranula.
Schleim|granulom (Granulum*; -om*) n: (engl.) mucous granuloma; bis kirschgroßer, meist bläulich-glasiger Tu. im Bereich der Unterlippenschleimhaut, histol. Fremdkörpergranulom*; **Urs.:** lokaler Fremdkörperreiz durch das nach Ruptur eines Schleimdrüsenausführungsgangs in das umliegende Bindegewebe austretende Sekret (epithelialer Schleim).
Schleim|haut: (engl.) mucosa, mucous membrane; Tunica mucosa, Mukosa; die das Innere von Hohlorganen auskleidende Schicht, wird durch Drüsensekrete feucht gehalten; besteht aus Epithel u. der darunter gelegenen bindegewebigen Lamina propria. Die Sch. des Magen-Darm-Kanals wird durch eine bes. Muskelschicht (Lamina muscularis mucosae) von d. Submukosa getrennt.
Schleim|haut|an|ästhesie (Anästhesie*) f: s. Oberflächenanästhesie.
Schleim|haut|naht: s. Nahtmethoden.
Schleim|haut|pemphigoid, vernarbendes (gr. πέμφιξ Hautbläschen, -id*) n: Form des bullösen Pemphigoids mit subepidermaler Blasenbildung bes. der Schleimhaut; **Klin.:** Befall der Mundschleimhaut, der Konjunktiven (Pemphigus conjunctivae) mit mögl. Erblindung (s. Abb.), seltener der Schleimhaut von Genitalien, Ösophagus u. Larynx sowie der Haut; Abheilung mit Narben; **Ther.:** Glukokortikoide, evtl. chir. Korrektur der Strikturen.
Schleim||körperchen: (engl.) mucus corpuscles; glasige Kügelchen im katarrhalischen Sekret (gequollene Epithelien und Leukozyten).

Sch.kolik (Kolik*) f: Colitis mucosa; s. Reizkolon. **Sch.pfropf:** (engl.) mucus plug; aus Zervixschleim* bestehender Verschluß des Zervikalkanals. **Sch.zyste** (Kyst-*) f: s. Mukozele, Ranula.

Schlemm-Kanal (Friedrich S. Sch., Anat., Berlin, 1795-1858; Kanal*): (engl.) Schlemm's canal; Sinus venosus sclerae an der vorderen Grenze u. inneren Wand der Sklera; steht mit d. Venensystem u. Lymphapparat des Bulbus in Verbindung u. ermöglicht d. Abfluß des Kammerwassers; s. Kammerwinkel (Abb.).

Schlesinger-Probe (Wilhelm Sch., Int., Wien, 1869-1947): s. Urobilin.

Schlesinger-Syn|drom (Bernard Sch., Päd., London, geb. 1896) n: s. Fanconi-Schlesinger-Syndrom.

Schleuder|trauma (Trauma*) n: (engl.) whiplash injury; syn. HWS-Schleudertrauma, Peitschenschlagphänomen; durch Auffahrunfall bedingte reine Weichteilverletzung der HWS (z. B. Distorsion* od. Einriß des vorderen Längsbandes evtl. mit Diskusläsion, Unterblutung); **Sympt.:** evtl. nach beschwerdefreiem Intervall (Std. bis Tage) auftretende Nackenschmerzen mit Ausstrahlung in den Hinterkopf, Haltlosigkeit des Kopfes, Dysphagie bei retropharyngealem Hämatom, Tinnitus, Übelkeit, Schwindel; **Diagn.:** durch Anamnese u. Sympt., Rö. der HWS (Ausschluß knöcherner Läsionen, evtl. Steilstellung); **Ther.:** Schanz*-Verband, Wärmeanwendung, krankengymnast. Übungen.

Schlick|bad: s. Schlammbad.

Schließ|muskel (Musculus*): (anat.) Sphinkter.

Schlingen|ex|traktion (lat. extrahere, extractus herausziehen) f: (engl.) loop extraction of stone; Entfernung eines Uretersteins mit einer unter endoskop. Kontrolle in den Ureter hochgeschobenen u. um den Stein gelegten Schlinge (z. B. Zeiss*-Schlinge, Dormia*-Schlinge). Die Steine werden je nach Mobilität sofort od. durch langsamen Zug mit einem Gewicht über mehrere Tage herausgezogen.

Schlingen|operation f: (engl.) sling procedure; Op. zur Beseitigung der Harninkontinenz* der Frau durch Rückverlagerung der Blasenhalsregion in eine intraabdominale Position; **Kompl.:** obstruktive Miktionsbeschwerden u. Dranginkontinenz* inf. Überkorrektur.

Schloffer-Operation (Hermann Sch., Chir., Prag, Innsbruck, 1868-1937) f: **1.** dreizeitige Dickdarmresektion (s. Kolektomie) als Notfalleingriff bei akutem Ileus, Peritonitis, komplizierter Divertikulitis; **2.** Phimoseoperation.

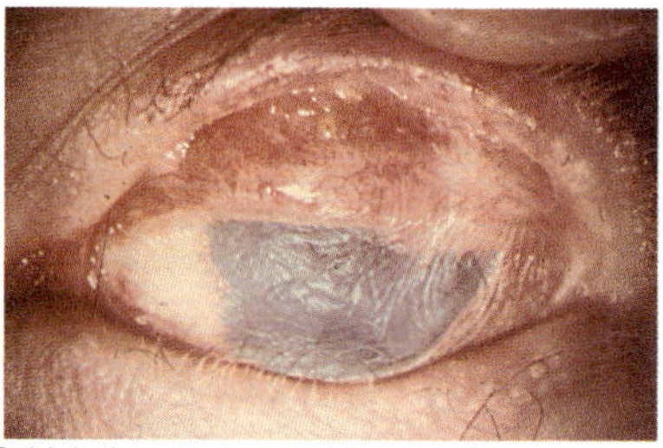

Schleimhautpemphigoid, vernarbendes: fortgeschrittene Narbenbildung auf Binde- und Hornhaut (Xerosis corneae) [362]

Schloffer-Tumoren (↑; Tumor*) m pl: (engl.) Schloffer's tumours; im Bereich der Bauchdekken lokalisierte, chron.-entzündl. bedingte granulomatöse Tumoren (bindegewebige Hypertrophie), die selten nach Bauchoperation (bes. nach Appendektomie u. Bruchop.) auftreten; **Urs.:** wahrscheinlich chron. Fremdkörperreiz (Faden usw.).

Schlotter|gelenk: (engl.) flail joint; abnorm loses Gelenk; **Urs.: 1.** Kapsel- u. Bandüberdehnung, z. B. bei chron. Gelenkerguß*; **2.** Veränderungen an den Knochen, z. B. durch Trauma, Entz.; **3.** Lähmung der Muskulatur; **4.** neurogene Arthropathie, z. B. bei Tabes dorsalis. Vgl. Luxation.

Schluck|auf: s. Singultus.

Schluck|beschwerden: s. Dysphagie.

Schluck|impfung: s. Schutzimpfung.

Schluck|lähmung: (engl.) deglutition paralysis; Lähmung der von den Nn. glossopharyngeus, vagus u. hypoglossus versorgten Muskulatur von Zunge, Larynx u. Pharynx; **Sympt.:** Dysphagie* mit Gefahr der Aspiration*; **Vork.:** Bulbärparalyse, Pseudobulbärparalyse, Syringobulbie; vgl. Hirnstammsyndrome, Mendelson-Syndrom.

Schluck|re|flex (Reflekt-*) m: (engl.) swallowing reflex; durch mechanische Reizung der Pharynxschleimhaut u. des Zungengrunds ausgelöste reflektor. Kontraktion der Pharynxmuskulatur mit gleichzeitigem Verschluß des Nasen-Rachen-Raums u. Kehlkopfs; afferente Bahnen: Nn. IX, X; Schluckzentrum in der Medulla oblongata; efferente Bahnen: Nn. V, VII, X, XII, C_1 C_3.

Schlüssel|bein: (anat.) Clavicula.

Schlund: (anat.) Pharynx*. **Sch.krampf:** s. Glossopharyngeuskrampf. **Sch.lähmung:** s. Schlucklähmung. **Sch.taschen:** s. Kiemenspalten.

Schlupf|warze: syn. Hohlwarze*.

Schluß|biß: (engl.) terminal occlusion; Stellung der oberen u. unteren Zahnreihen zueinander bei angespannter Kaumuskulatur.

Schluß|des|in|fektion (De-*; Infekt-*) f: (engl.) terminal disinfection; von staatl. geprüften Desinfektoren vorgenommene gründl. Desinfektion* des Krankenzimmers; **Technik:** Scheuerdesinfektion mit vorausgehender od. anschließender Formalindampfdesinfektion des Raumes. Vgl. Formalinverdampfungsapparat.

Schluß|leisten: (engl.) terminal bars; lichtmikroskop. sichtbare, bandförmige Haftleisten an d. freien Oberfläche prismatischer Epithelien, die den Interzellulärspalt abschließen; elektronenmikroskopisch kann man im oberflächl. Abschnitt eine Zonula occludens, in der die benachbarten Zellmembranen miteinander verschmolzen sind, u. eine darunterliegende Zonula adhaerens, in der ein Interzellulärspalt besteht, unterscheiden; daran anschließend können noch Desmosomen* (Macula adhaerens) ausgebildet sein.

Schmal|spektrum-Anti|biotika (Spektrum*; Anti-*; Bio-*) n pl: (engl.) narrow-spectrum antibiotics; Antibiotika*, deren Wirkungsspektrum auf wenige Bakterienspecies begrenzt ist (z. B. Vancomycin bei Staphylokokkeninfektionen).

Schmarotzer: s. Parasiten.

Schmauch|höhle: Nahschußzeichen; Höhle unter der Haut, wobei unverbrannte u. verbrannte Pulverreste (Schmauch) in d. Wandung eingelagert sind. Vgl. Schußwunden.

Schmeiß|fliegen: s. Fliegen.

Schmelz: Zahnschmelz; s. Zahn.

Schmelz|bildner: s. Adamantoblasten.

S

Schmelz|hypo|plasien (Hyp-*; -plasie*) f pl: (engl.) enamel hypoplasias; Fehlstellen im Zahnschmelz, die sich in Form v. Grübchen u. Ringen v. a. an den Schneidezähnen u. den ersten Molaren manifestieren; **Urs.:** Mineralisationsstörungen durch in der entspr. Entwicklungsphase des Zahns (also vor dem Durchbruch) überstandene Allgemeinerkrankungen, v. a. Rachitis; seit Durchführung einer allg. Rachitisprophylaxe weitgehend zurückgegangen.

Schmelz|ober|häutchen: (engl.) enamel cuticle; der Schmelzoberfläche des Zahns aufliegende membran- od. filmartige Strukturen unterschiedl. (exogener) Herkunft; da diese Schichten auch evtl. in die Mundhöhle hineinragende Teile der Wurzel bedecken können, auch als Zahnoberhäutchen bezeichnet.

Schmelz|organ n: (engl.) enamel organ; im 2. Embryonalmonat aus d. Zahnleiste auswachsende Epithelwucherungen, welche später als Sch. die mesenchymale Zahnpapille glockenförmig umfassen; das an die Papille grenzende innere Schmelzepithel differenziert sich zu den Adamantoblasten.

Schmerz: (engl.) pain; Dolor; komplexe Sinneswahrnehmung unterschiedlicher Qualität (z. B. stechend, ziehend, drückend), die i. d. R. durch Störung des Wohlbefindens als lebenswichtiges Symptom von Bedeutung ist u. in chronischer Form einen eigenständigen Krankheitswert erlangt; **Formen** u. **Ätiol.: 1.** Nozizeptorenschmerz mit Erregung von Schmerzrezeptoren u. Weiterleitung der Impulse an das ZNS (s. Schmerzleitung); **2.** neuropathischer Sch. inf. Schädigung des peripheren od. zentralen Nervensystems (z. B. nach Amputation, Querschnittslähmung, Zoster, bei diabetischer Polyneuropathie); **3.** Sch. inf. funktioneller Störungen (z. B. Migräne durch vaskuläre Fehlregulation, Rückenschmerzen durch körperliche Fehlhaltungen) einschließlich psychosomatischer Vorgänge (z. B. Sympathikusaktivierung bei Angst, Muskelverspannung bei emotionalem Streß); auch psychosoziale Einflüsse können schmerzverstärkend od. chronifizierend wirken (vermehrte Zuwendung bei Schmerzverhalten als sekundärer Krankheitsgewinn) u. sind bei Schmerztherapie* zu berücksichtigen. Vgl. Nozizeption, Schmerzsyndrome.

Schmerzen, lanzinierende: (engl.) lancinating pains; blitzartig einsetzende Schmerzen bei Tabes* dorsalis.

Schmerzen, phlebo|gene: (engl.) phlebogenous pains; auf Erkr. von Venen beruhende Schmerzen; z. B. bei Phlebitis, Varizen.

Schmerz|leitung: (engl.) pain conduction; Erregungsleitung von Schmerzimpulsen, die nach Aktivierung spezif. Schmerzrezeptoren (z. B. durch Bradykinin, Histamin od. Prostaglandine) auf potentiell schädigende, äußere (elektrische, mechan., chem.) od. innere (z. B. entzündliche) Reize best. Intensität (sog. Schmerzschwelle) hin erfolgt; die nozizeptiven Afferenzen werden aus der Peripherie in gemischten Nerven, aus den inneren Organen über das vegetative Nervensystem geleitet, wobei zwei Fasersysteme unterschieden werden: die schnell leitenden A-Delta-Nervenfasern (helle Schmerzqualität) u. die langsam leitenden C-Fasern (dumpfer Schmerz), die im Tractus spinothalamicus zu spezif. Thalamuskernen ziehen, wo eine Umschaltung auf das limbische System (Wahrnehmung als unange-

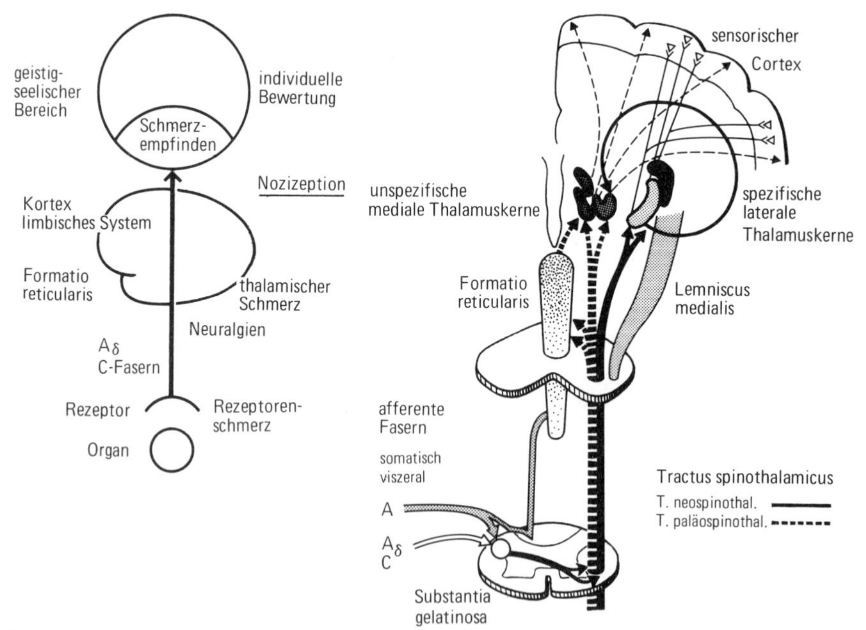

Schmerz:
schematische Darstellungen der für Schmerzleitung und -verarbeitung wichtigen neuronalen Strukturen mit Berücksichtigung der sog. spezifischen und unspezifischen Schmerzsysteme [542, 479]

nehme Empfindung) u. zum Cortex (Schmerzinterpretation) erfolgt. Die neuronale Information über Schmerzereignisse kann im ZNS vielfach moduliert werden (physiol. v. a. durch hemmende Mechanismen wie z. B. Ausschüttung von Endorphinen, Serotonin, GABA); die hemmende Beeinflussung ist ein Ansatzpunkt der Schmerztherapie* (z. B. bei der Pharmakotherapie, Elektrostimulation od. rückenmarknahen Analgesie). Vgl. Head-Zonen, Schmerz.

Schmerz|mittel: Analgetika*.

Schmerz|syn|drome n pl: (engl.) pain syndromes; Oberbegriff für Beschwerdebilder, die mit chron. (d. h. seit mehr als 6 Mon. bestehenden, dauernden od. rezidiv.) Schmerzen einhergehen (sog. Schmerzkrankheit); die Beschreibung von Sch. erfolgt nach einheitlicher Nomenklatur (International Association for the Study of Pain, International Headache Society) v. a. unter Angabe von Körperregion bzw. Organsystem (z. B. Kopfschmerz, Schmerzen des Bewegungsapparats, viszerale Schmerzen, projizierte bzw. übertragene Schmerzen), Zeitmuster des Auftretens, Schweregrad u. Dauer nach Angaben des Pat. sowie Angaben zur Ätiologie. **Formen: 1.** Entzündungsschmerzen: beruhen auf der Erregung von spezialisierten Nozizeptoren (Schmerzrezeptoren), wobei chem. Entzündungs- bzw. Schmerzmediatoren stark erregungsfördernd mitwirken; z. B. Schmerzen bei entzündl. Erkr. wie rheumatoider Arthritis, Polyarthritis, Myositis, Appendizitis, Pankreatitis, Zahnschmerzen, Wundschmerz; **2.** spastische Schmerzen: beruhen auf der Erregung von Nozizeptoren durch übermäßige Kontraktion von glatter Muskulatur innerer Organe; dabei können eine Vielzahl von Auslösemechanismen mitwirken, z. B. mechan. Irritation eines Hohlorgans (Kolik durch Gallenstein), tox. Substanzen (chron. Gastritis), Ischämie (ischämische Kolitis), Nahrungsmittelallergie, Inf., übersteigerte Reflexe des enteralen Nervensystems (Reizkolon); **3.** Nervenschmerzen, auch als neuropathische Schmerzen od. Neuralgie bezeichnet: beruhen auf Irritation od. Schädigung peripherer Nerven od. zentralnervöser Strukturen, ohne Beteiligung von Nozizeptoren; z. B. Amputationsschmerzen (vgl. Phantomempfinden), Trigeminusneuralgie, Schmerzen bei Engpaßsyndromen wie Karpaltunnelsyndrom od. Bandscheibenvorfall, Schmerzen bei Polyneuropathien (Diabetes mellitus), Schmerzen nach Rückenmarkverletzungen; **4.** Fehlregulationsschmerzen: beruhen auf einer unangemessenen Funktion eines physiol. od. biochem. Regulationssystems, z. B. unangepaßte motor. Steuerung der Skelettmuskulatur (Hartspann, Schmerzen bei Fehlhaltung), Fehlfunktion des sympathischen Nervensystems (sympathische Algodystrophie, Ischämie durch Vasospasmus), Fehlregulation von Neutrotransmitterwirkungen auf die Gehirngefäße (Migräne); **5.** psychosomat. Schmerzen: körperl. Äußerungen von unbewältigten psych. od. psychosozialen Problemen. Schmerzen können auch begünstigt werden durch operante Konditionierung* bei sozialen Vorteilen durch Schmerzäußerung (sog. sekundärer Krankheitsgewinn); z. B. konversionsneurotische Schmerzen, Migräne nach psychischer Belastung, kindl. Bauchschmerzen zum Aufrechterhalten der mütterl. Zuwendung. Beim Somatisierungsprozeß können Mechanismen der Fehlregulation (z. B. psychisch ausgelöste Muskelverspannung) mitwirken.

Schmerz|syn|drom, myo|fasziales n: (engl.) myofascial pain syndrome; Schmerzen im Bereich einzelner Muskeln od. Muskelgruppen, die spontan od. bei Druck auf einen typischen Punkt (Triggerpunkt) innerh. eines Hartspanns auftreten u. sich distal projizieren; normale Laborwerte, keine spez. histol. Befunde; häufigste **Lok.:** Nackenmuskulatur, Schulter- u. Beckengürtel, Kaumuskeln; **Urs.:** akute od. chron. Überbeanspruchung der Muskeln, Trauma, Kälte, degen. od. entzündliche rheumatische Erkr., Krankheiten innerer Organe, psychische Belastungen; **Ther.:** physikalische Ther., Inj. von Lokalanästhetika. Vgl. Fibromyalgie, Myogelose.

Schmerz|therapie f: (engl.) pain therapy; Anw. verschiedener therap. Prinzipien zur Beeinflussung akuter u. chron. Schmerzzustände (Schmerzsyndrome*); **1.** kausale od. palliative Behandlung der Schmerzursache (exakte Diagn. des Schmerzes*!) mit dem Ziel der Schmerzaufhebung bzw. -reduktion; **2.** Beseitigung nervöser od. neurohumoraler Fehlregulationen, v. a. einer sympathischen Fehlsteuerung mit Selbstunterhaltung chron. Schmerzen (vgl. Algodystrophie, sympathische); **3.** symptomatische Sch. durch: **a)** Verringerung der Erregung von Schmerzrezeptoren (vgl. Schmerzleitung); **b)** Blockade der Nervenleitung; **c)** Hemmung der zentralnervösen Schmerzinformation; **d)** Beeinflussung des Schmerzerlebnisses; zum (kombinierten) Einsatz kommen: Pharmakotherapie (v. a. Analgetika* neben Spasmolytika, zentral wirksamen Muskelrelaxanzien, Calciumantagonisten, Betarezeptorenblockern, Antikonvulsiva sowie Psychopharmaka, bes. Antidepressiva), therap. Lokalanästhesie, rückenmarknahe Analgesie, Neurolyse (vgl. Nervenblockade), physik. bzw. radiol. Therapie, Elektrostimulationsanalgesie*, Akupunktur, neurochir. Schmerzoperationen (z. B. Chordotomie*), psychol. Verfahren (z. B. Biofeedback, Verhaltenstherapie). Zur subjektiven Dokumentation der Wirksamkeit ist das Führen eines Schmerztagebuchs durch die Pat. empfehlenswert. Vgl. Analgesie, patientengesteuerte.

Schmetterlings|dermatitis (Derm-*; -itis*) f: Sammelbez. f. primär irritativ-toxische, bei Mehrfachexposition auch allergische (Typ I u. IV) Hautreaktion durch Kontakt mit Schmetterlingen bzw. deren Raupenstadien (z. B. Goldafterraupe, Mexikanisches Nachtpfauenauge). Vgl. Kontaktekzem, Urtikaria.

Schmetterlings|erythem (Erythem*) n: Hautrötung, die sich vom Nasenrücken ausgehend symmetrisch auf die Jochbein- u. Wangenregion ausdehnt; Vork. bei systemischem Lupus* erythematodes, z. T. bei chronischem diskoidem Lupus* erythematodes u. Erysipel* des Gesichts.

Schmetterlings|gliom (gr. γλία Leim; -om*) n: bilaterales entdifferenziertes Glioblastom; s. Hirntumoren (Tab.).

Schmetterlings|hämatom (Häm-*; -om*) n: (engl.) butterfly haematoma; schmetterlingsförmiges Hämatom am Damm; typisch bei Beckenfraktur mit Harnröhrenverletzung* im hinteren Abschnitt bzw. Verletzung des M. bulbocavernosus.

Schmetterlings|mücke: s. Mücken.

Schmetterlings|wirbel: (engl.) butterfly vertebra; Wirbelfehlbildung mit sagittaler Spaltbildung inf. Ausbleibens der Verschmelzung der Wirbelhälften. Vgl. Wirbelsäulenspaltbildungen.

Schmidt-Lanterman-Einkerbungen (Henry D. Sch., Anat., New Orleans, 1823-1888)**:** (engl.)

Schmidt-Lanterman incisures; lichtmikroskop., regelmäßig aufeinanderfolgende schräge Inzisuren in d. Markscheide der peripheren Nervenfasern; elektronenmikroskop. ist eine Auflockerung der sonst eng aneinanderliegenden Myelinlamellen sichtbar. Als Ausdruck einer Schädigung der Nervenfaser, auch als vorübergehende stoffwechselbedingte Erscheinung gedeutet.

Schmidt-Probe|kost (Adolf Sch., Int., Bonn, Dresden, 1865-1918): s. Stuhluntersuchungen.

Schmidt-Syn|drom (Martin B. Sch., Pathol., Göttingen, 1863-1949) n: gleichzeitig auftretende primäre Schilddrüsen- u. Nebennierenrindeninsuffizienz (Autoimmunerkrankung?).

Schmier|blutung: (engl.) spotting; schwache genitale Blutung b. der Frau; **Urs.:** bei zykl. Auftreten häufig org. Veränderungen am Genitale (Uterusmyom, Polypen u. a.), auch Störungen der Blutgerinnung; prä- u. postmenstruelle Sch. u. eine Ovulationsblutung* sind meist endokrin bedingt (z. B. Corpus-luteum-Insuffizienz). Vom Menstruationszyklus* unabhängige Sch. treten oft in Zus. mit einer gestörten Schwangerschaft (drohender Abort, Extrauteringravidität) sowie b. bösartigen Veränderungen am Genitale (Karzinom) auf. Als mechanische Urs. kommen u. a. Intrauterinpessare und Kohabitationstraumen (Kontaktblutung) in Betracht. Bei hormonaler Kontrazeption treten Sch. insbes. zu Beginn der Hormonzufuhr auf.

Schmier|in|fektion (Infekt-*) f: s. Kontaktinfektion.

Schmincke-Tumor (Alexander Sch., Pathol., Heidelberg, 1877-1953; Tumor*) m: nicht mehr gebräuchl. Bez. f. das lymphoepitheliale undifferenzierte Karzinom des Epipharynx; s. Epipharynxtumoren.

Schmorl-Knorpel|knötchen (Christian G. Sch., Pathol., Dresden, 1861-1932): (engl.) Schmorl's nodes; bei d. Scheuermann*-Krankheit vorkommende knorpelig umgewandelte Bandscheibeneinbrüche in d. Wirbelkörperdeckplatte.

Schnaken: Schnauzenmücken, Stelzmücken; zweiflügelige Insekten der Ordnung Diptera, Familie Tipulidae; weltweit verbreitete, 15-25 mm große, schlanke Mücken* mit langen, dünnen Beinen u. Fühlern; nicht blutsaugend; ernähren sich pflanzlich u. verpuppen sich im Erdboden.

Schnapp|atmung: (engl.) gasping breathing; langsame, von größeren Pausen unterbrochene Atmung, bei Schädigung des Atemzentrums* inf. zerebraler Hypoxie; **Vork.:** v. a. präfinal als sog. agonale Atmung. Vgl. Atmungstypen.

Schnapp-Phänomen n: s. Ortolani-Einrenkungsphänomen.

Schnarchen: (engl.) to snore, snoring; atemabhängige Geräusche, die während des Schlafs durch Flatterbewegungen des erschlafften Gaumensegels od. Zurücksinken der Zunge hervorgerufen werden; häufig lageabhängig, nach Alkoholgenuß u. bei behinderter Nasenatmung, z. B. durch adenoide Vegetationen, Nasenpolypen.

Schnecke: (anat.) Innenohrschnecke; s. Cochlea; auch knöcherne Sch.; s. Labyrinth.

Schnecke, häutige: Schneckengang; s. Ductus cochlearis.

Schnecken: (engl.) snails, slugs; (zool.) Gastropoda; Klasse der Weichtiere (Mollusca); Lungenschnecken (Pulmonata) u. Vorderkiemer (Prosobranchia) sind Zwischenwirte von Trematodes*.

Schnee|ball|knirschen: knirschendes Geräusch: **1.** als Sympt. bei Haut- u. Mediastinalemphysem*; **2.** als Hinweis auf eine Arthropathie*; **3.** bei Hygrom*; auch als fühlbares Reiben; **4.** bei rektaler Palpation der Prostata, wenn sich um Prostatakonkremente* herum kleine Sekretzonen entwickelt haben.

Schneeberger Lungen|krebs: (engl.) Schneeberg cancer; seit 300 Jahren in den Grubenrevieren des westl. Erzgebirges bekannte Erkr. mit ca. 400 Toten von 1869-1939; Urs. wahrscheinl. radonhaltige Grubenluft u. zusätzl. Staubbelastung; **Pathol./Anat.:** verhornendes Plattenepithelkarzinom; vgl. Bronchialkarzinom.

Schnee|blindheit: s. Keratoconjunctivitis photoelectrica.

Schneider-Fischer-Syn|drom (Wilhelm Sch., Dermat., Tübingen, geb. 1910; Herbert F., Dermat., Tübingen, geb. 1919) n: klin. Zeichen der Beckenvenenthrombose*; Beinödem, Caput medusae in der Leiste, in der Fesselgegend Dermatosklerose u. Hämosiderose.

Schneide|zähne: (engl.) incisors; Dentes incisivi; die vorderen vier Zähne in jeder Zahnreihe.

Schnell|entbindung, medikamentöse: (engl.) induced delivery; (frz.) perfusion toulousaine; umstrittene gebh. Methode zur beschleunigten Entspannung u. Erweiterung der Zervix in der Eröffnungsperiode durch ein i. v. injiziertes Narkotikum, wobei die Wehentätigkeit durch eine Infusion von Oxytocin reguliert wird. Der Muttermund ist in kurzer Zeit so erschlafft, daß er mit den Fingern leicht auf Vollständigkeit gedehnt u. die Geburt z. B. mit Hilfe der Vakumextraktion schnell beendet werden kann.

Schnell|in|fusion (Infusion*) f: (engl.) rapid infusion; sog. Schußinfusion; sehr rasche intravenöse Infusion* zum Auffüllen eines hypovolämischen Kreislaufs bei Volumenmangel.

Schnell|in|jektion (Injektion*) f: (engl.) rapid injection; syn. Bolusinjektion; i. v. Injektion innerh. weniger Sekunden.

Schnell|schnitt|dia|gnostik f: (engl.) rapid section diagnostics; histol. Untersuchung von Gewebeproben unmittelbar nach Entnahme noch während einer Op.; das op. Vorgehen wird vom histol. Befund abhängig gemacht u. nicht von der unsicheren makroskop. Beurteilung; s. Gefrierschnitt.

Schnell|test|verfahren: (engl.) rapid testing methods; schnell u. einfach durchführbare u. auszuwertende, meist standardisierte (optimierte) chem. od. enzymat. Analyseverfahren zur Untersuchung flüssiger biol. Proben (z. B. Harn, Serum, Blut) mit Hilfe von Testreagenzien, die auf spez. Trägern (Teststreifen) aufgebracht sind od. in Pulverform, als Tabletten od. Lösungen angewendet werden; **Auswertung:** qualitativ (meist Farbreaktionen) od. (semi-)quantitativ, z. B. mittels Kolorimetrie, Reflektrometrie, Absorptionsphotometrie.

Schnell|trans|fusion (Transfusion*) f: (engl.) rapid transfusion; durch Überdruck (Kompression des Blutbeutels) beschleunigte Bluttransfusion* bei hämorrhagischem Schock*.

Schnitt|bild|methode f: Verfahren zur schichtweisen Abb. des Körpers in versch. Ebenen; s. Computertomographie, Kernspintomographie, Ultraschalldiagnostik.

Schnitt|entbindung: (engl.) caesarean section; abdominale Sch., Sectio caesarea, Kaiserschnitt; op. Beendigung der Schwangerschaft od. der Geburt unter op. Eröffnung des Uterus b. ho-

S

hem mütterlichem u. kindlichem Risiko, wird in Inhalationsnarkose od. mit Periduralanästhesie in leichter Linkslagerung (Vermeidung eines Vena*-cava-inferior-Syndroms) ausgeführt; **Formen: 1.** primäre Sch.: vor Geburtsbeginn.; Ind.: u. a. absolutes Mißverhältnis*, Placenta* praevia, vorzeitige Plazentalösung*, Risikoschwangerschaft* mit erhebl. fetaler Gefährdung, Zustand nach Hysterotomie (frühere Sch.), Querlage*; **2.** sekundäre Sch.: unter der Geburt notwendig werdende Sch., z. B. bei Fetal* distress, rel. Mißverhältnis, protrahiertem Geburtsverlauf, drohender Uterusruptur; **op. Verfahren: 1.** intraperitoneale suprazervikale Sch. meist mit Uteruseröffnung durch bogenförmigen Querschnitt im unteren Uterinsegment od. (als sog. klassische Sch.) durch Längsschnitt (erhöhte Rupturgefahr b. erneuter Gravidität); **2.** extraperitoneale (abdominale) Sch.: Eröffnung des unteren Uterinsegments nach Ablösung vom Peritoneum; **3.** Sch. nach Porro: Uteruseröffnung mittels Längsschnitt, Entw. des Kindes, supravaginale Uterusamputation unter Belassung der Plazenta (z. B. bei Uterusruptur).

Eine Sch. kann b. erneuter Schwangerschaft ggf. wiederholt (Resectio) und u. U. mit einer Sterilisation* kombiniert werden; ein Schwangerschaftsabbruch* unter Anw. von Verf. der abdominalen Sch. wird nur noch selten durchgeführt. Ein durch Sch. entwickeltes Kind gilt als Risikoneugeborenes*. Vgl. Sektiosyndrom, Narkoserisiko.

Schnitt|führung: (engl.) type of incision; Verlauf von Schnitten zur Durchtrennung von Haut u. Geweben bei op. Eingriffen (s. Abb.); die gewählte Sch. sollte eine optimale Freilegung des Operationsgebiets u. evtl. eine intraoperative Erweiterungsmöglichkeit bieten u. der Hautschnitt entlang der Hautspaltlinien (Langer-Linien) verlaufen, um nach Abheilung ein kosmetisch möglichst günstiges Ergebnis zu erzielen.

Schnüffel|stellung: s. Jackson-Lagerung.

Schnüffel|sucht: (engl.) sniffing; gewohnheitsmäßige Inhalation leicht flüchtiger org. Substanzen (z. B. Benzin, Trichloräthylen, Lösungsmittel von Klebstoffen, Haushaltsreinigern, Farben) zur Rauscherzeugung; meist b. Kindern u. Jugendlichen; **Sympt.:** evtl. toxisch bedingte Enzephalopathie*, Polyneuropathie*, Leber-, Nieren- u. Knochenmarkschädigung.

Schnür|furchen: s. Stränge, amniotische.

Schnupfen: Koryza; s. Rhinitis.

Schnupfen-Virus (Virus*) n: s. Rhinovirus.

Schober-Zeichen (Paul Sch., Arzt, Stuttgart, Wildbad, 1865-1943)**:** Maßzahl für die Beweglichkeit der LWS; bei maximaler Vorwärtsneigung vergrößert sich der Abstand zw. dem Dornfortsatz S_1 u. einem Punkt 10 cm weiter kranial normalerweise um 4-6 cm; geringere Entf. bei Bewegungseinschränkung der Wirbelsäule, z. B. bei Spondylitis ankylosans. Vgl. Ott-Zeichen.

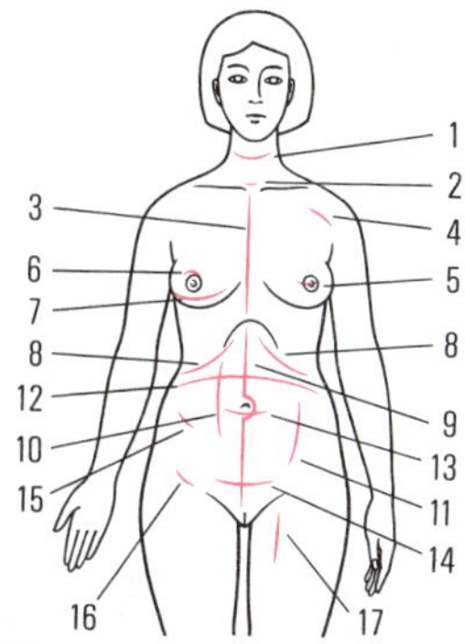

Schnittführung:
Bezeichnung verschiedener Hautschnitte und Anwendungsbeispiele; 1: Kocher-Kragenschnitt (Struma); 2: Mediastinoskopie; 3: Sternotomie (Herz); 4: Zugang zu A. u. V. subclavia (Bypass); 5: Transmamillarschnitt (Gynäkomastie); 6: Mamillenrandschnitt; 7: Thorakotomie; 8: Rippenbogenrandschnitt; 9: Ober- u. Unterbauch-Medianschnitt; 10: Transrektalschnitt; 11: Pararektalschnitt; 12: Oberbauchquerschnitt; 13: subumbilikaler Querschnitt (Nabelhernie); 14: suprapubischer Querschnitt (Pfannenstiel-Querschnitt); 15: Wechselschnitt (Appendektomie); 16: suprainguinaler Schnitt (Leistenhernie); 17: inguinaler Längsschnitt (Bypass) [154]

Schock: (engl.) shock; **I.** i. e. S. Kreislaufschock; akut bis subakut einsetzendes, fortschreitendes generalisiertes Kreislaufversagen,

> Jeder Schock bedeutet höchste Lebensgefahr und muß zügig und gezielt behandelt werden.

gekennzeichnet durch Störung der Mikrozirkulation; **Pathophysiol.:** durch verschiedene Urs. entstandenes, akutes Mißverhältnis zw. Herzminutenvolumen (Abk. HMV) u. peripherem Bedarf, d. h. Verminderung der Gewebedurchblutung mit zunächst reversiblen (hypoxischen)

S

Schock Tab. 1
Klinisches Bild verschiedener Schockformen

Klinischer Parameter	Hypovolämischer Schock	Kardiogener Schock	Septischer Schock
Hauttemperatur	kalt	kalt	warm
peripherer Kreislauf	Vasokonstriktion	Vasokonstriktion	Vasodilatation
periphere Zyanose	häufig	häufig	meist nicht
Puls	schwach, fadenförmig	schwach, fadenförmig	gespannt
zentraler Venendruck	erniedrigt	erhöht	nicht erhöht
Auskultation des Herzens	unauffällig	Galopp, Geräusche, Reiben	unauffällig

Schock Tab. 2
Ätiologische Einteilung

Hypovolämie
Flüssigkeitsverlust nach außen
– Blutungen
– gastrointestinaler Flüssigkeitsverlust (z. B. Erbrechen, Diarrhoe)
– renaler Flüssigkeitsverlust (z. B. Diabetes mellitus, Diabetes insipidus, Diuretika, Polyurie nach akutem Nierenversagen)
– Flüssigkeitsverlust über die Haut (z. B. Verbrennungen, exsudative Hauterkrankungen, starkes Schwitzen ohne adäquate Wasserzufuhr)

Flüssigkeitsverlust nach innen
– Weichteilblutungen (z. B. nach Frakturen, besonders Oberschenkel- und Beckenfrakturen, retroperitoneal)
– Flüssigkeitssequestration bei Peritonitis, Pankreatitis, Leberzirrhose, Ileus
– Hämatothorax, Hämatoperitoneum

Kardiovaskuläre Ursachen
– akuter Myokardinfarkt
– Arrhythmien
– primäre und sekundäre Kardiomyopathien
– akute Herzklappeninsuffizienz (z. B. bei Endokarditis, nach Trauma)
– obstruktive Läsionen (z. B. Mitral- und Aortenstenose, Vorhof- oder Ventrikeltumoren)
– Lungenembolie
– Perikardtamponade, konstriktive Perikarditis
– Mikrozirkulationsstörungen

Endokrinologische Ursachen
– Diabetes mellitus (ketoazidotisches und hyperosmolares Koma)
– Addison-Krise
– hypo- und hyperthyreotes Koma
– Koma bei Hypo- und Hyperparathyreoidismus
– Hypoglykämie (z. B. bei Insulinom oder iatrogen)

Metabolisch-toxische Ursachen
– Endstadien chronischer Organerkrankungen
– globale respiratorische Insuffizienz
– Schwermetallvergiftungen
– dekompensierte Leberzirrhose
– Urämie u. a.

Septisch-toxischer Schock

Anaphylaktischer Schock

Neurogener Schock

Veränderungen des Zellstoffwechsels, anfangs kompensiert durch sympathoadrenerge Gegenregulation u. Kreislaufzentralisation*, was jedoch bei längerem Fortbestehen der peripheren Minderdurchblutung zur Erhöhung der Blutviskosität mit Stase des Bluts (s. a. Sludge-Phänomen), ggf. mit Mikrothrombenbildung, hypoxisch bedingter Azidose* u. inf. positiver Rückkopplung durch Freisetzung von Mediatoren über eine Aktivierung des Komplement- u. Gerinnungssystems zu einer zusätzlichen Verbrauchskoagulopathie* führt; im Stadium der Dekompensation manifestieren sich Organschäden v. a. an Niere (Schockniere), Herz, Lunge (Schocklunge) u. Leber. **Formen/Ätiol.** (s. Tab. 2): **1.** hypovolämischer Schock* durch vermindertes Blutvolumen inf. Blut-, Plasma-, Wasser- u. Salzverlust (bzw. -sequestration); **2.** kardiogener Schock* durch primäres Versagen der Herzfunktion; **3.** sog. Widerstandsverlustschock inf. Dysregulation des peripheren Kreislaufs mit primärer Vasodilatation u. daraus resultierendem Mißverhältnis zw. Blutvolumen u. Fassungsvermögen des Gefäßsystems (z. B. beim septisch-toxischen Schock* u. anaphylaktischen Schock*); es werden weiter eine hypozirkulatorische (hypodyname) Verlaufsform mit erniedrigtem HMV (z. B. beim hypovolämischen u. kardiogenen Sch.) u. ein hyperzirkulatorisches (hyperdynames) Stadium (anfangs beim septisch-toxischen Sch.) mit erhöhtem HMV unterschieden. **Klin.:** schwerkranke, kaltschweißige Pat. mit blaß-zyanotischen Akren, art. Hypotonie (RR systol. unter 90 mmHg bzw. um mehr als ein Drittel des Ausgangswerts gefallen), Tachykardie, Tachy- bzw. Dyspnoe, metabolischer Azidose, Oligurie, erniedrigtem zentralem Venendruck bzw. pulmonalkapillärem Verschlußdruck (PCWP; Ausnahme: kardiogener Sch., hyperdynames Stadium b. septisch-toxischem Sch.), starker Temperaturdifferenz zw. Haut- u. Kerntemperatur, ggf. Bewußtseinsstörungen (s. Tab. 1); **Ther.:** im Vordergrund stehen Sofortmaßnahmen zur Beseitigung der vitalen Bedrohung u. der auslösenden Grunderkrankung: flache Lagerung u. Volumen- bzw. Blutersatz, Sauerstoffzufuhr, ggf. Intubation u. Beatmung zur Beseitigung schockbedingter Lungenfunktionsstörungen u. Prophylaxe eines ARDS, Korrektur der Störungen des Säure-Basen-Haushalts; medikamentöse Ther.: Gabe vasoaktiver Pharmaka (z. B. Katecholamine u./od. Vasodilatanzien), Analgesie u. Sedierung; währenddessen Intensivüberwachung mit (kontinuierl.) Kontrolle von EKG, Blutdruck (möglichst direkte Blutdruckmessung), zentralem Venendruck (ggf. auch des PCWP u. HMV), Atemfrequenz u. -typ, Blutgasanalyse u. Säure-Basen-Status, Diurese, Haut- u. Rektaltemperatur, Bewußtseinslage; **Progn.:** stark abhängig von der Dauer des Schockzustands, bei erfolgreicher Durchbrechung des Schocks entscheidend bestimmt durch sek. Organschäden (v. a. von Nieren u. Lunge).

> Die Zentralisation ist als der wesentliche Kompensationsvorgang eines Organismus im Schock aufzufassen.

II. (psychol.) Sch. i. w. S.: starke (seelische) Erschütterung durch ein plötzlich hereinbrechendes, bedrohliches Ereignis (z. B. Unfall, Naturkatastrophe); häufig mit vegetativen Begleiterscheinungen wie Schwitzen, Herzrasen bis hin zur vasovagalen Synkope (Ohnmacht).

Schock, ana|phylaktischer: (engl.) anaphylactic shock; Schock inf. generalisiert auftretender, schwerer Anaphylaxie*; tritt unmittelbar (Sek. bis Min.) nach Zufuhr von allergenen Substanzen (v. a. nach parenteraler Gabe von Medikamenten, tierischen Antiseren od. Insektenstichen) dosisunabhängig auf (Überempfindlichkeitsreaktion vom Soforttyp, Typ I der Allergie*); **Pathophysiol.:** durch Freisetzung gefäßaktiver Mediatoren (Histamin, Leukotriene, Prostaglandine, Thromboxane, Serotonin, Kallikrein/Bradykinin u. a.) kommt es zu Kapillarlähmung u. Venenspasmus mit tiefer Hypotonie, Abnahme von Herzminutenvolumen (entspr. einem hypovolämischen Schock), Bronchospasmus, Angioödem, Kehlkopfödem, Konvulsionen u. in schwersten Fällen zu Herz- u. Atemstillstand. **Sofortmaßnahmen** nach der sog. AABC-Regel: Adrenalin s. c., i. v. od. mit Dosier-Aerosol, Antihistaminika, Bronchospasmolytika (Reproterol, Terbutalin), Kortikosteroide (100-500 mg Prednisolonäquivalent); ggf. Volumenersatz, Intubation, Tracheotomie u. Beatmung.

Schock, bakteriẹller: s. Schock, septisch-toxischer.

Schock|behandlung: (engl.) shock therapy; **1.** Behandlung bei Schock*; **2.** heute nur in seltenen Ausnahmefällen gerechtfertigte Behandlungsmethode der Psychiatrie, die mit elektr. Strom durchgeführt wird (z. B. bei Schizophrenie u. endogener Depression). Vgl. Elektrokrampftherapie, Insulinschockbehandlung.

Schock||blase: (engl.) shock bladder; schlaffe Blasenlähmung* mit Harnverhaltung u. Überlaufinkontinenz* nach Unterbrechung der Faserverbindungen zu den sakralen Reflexzentren; vgl. Blasenautonomie. **Sch., endo|kri̲ner:** extreme (Stoffwechsel-)Entgleisung bei endokrinol. Grunderkrankung wie Addison*-Krankheit, Phäochromozytom*, Hyperthyreose (thyreotoxische Krise*) od. Diabetes mellitus (diabetisches Koma*). **Sch., hämor|rha̲gischer:** (engl.) haemorrhagic shock; Schock inf. starker äußerer od. innerer Blutung; wichtigste Form des hypovolämischen Schocks*.

Schock, hypo|glyk|ä̲mischer: (engl.) hypoglycaemic shock; auch Coma hypoglycaemicum, hypoglykämisches Koma; durch Absinken der Blutzuckerkonzentration (Hunger, Insulin) plötzlich einsetzende Bewußtlosigkeit mit Krampfneigung, Hyperreflexie, feuchter blasser Haut u. Neigung zum Schwitzen. Im Unterschied zum diabetischen Koma* fehlt eine (starke) Exsikkose. **Ther.:** rasche Besserung durch Glukosezufuhr. Vgl. Hypoglykämie.

Schock, hypo|vol|ä̲mischer: (engl.) hypovolaemic shock; Volumenmangelschock; durch Verminderung des zirkulierenden Blut- od. Plasmavolumens ausgelöster Schock; **Ätiol.:** absolute Verminderung des Blutvolumens durch äußere od. innere Blut-, Flüssigkeits- od. Plasmaverluste; auch eine rel. Verminderung des Blutvolumens inf. ausgeprägter Vasodilatation (z. B. in Haut, Magen-Darm-Trakt) kann zum h. Sch. führen (bei anaphylaktischem od. toxisch-septischem Schock, Hitzschlag u. a.). Eine orientierende Einschätzung des Volumenmangels ist anhand des Schockindexes* möglich.

Schock|in|dex m: (engl.) shock index; Quotient aus Pulszahl u. systol. Blutdruck z. Abschätzung des Volumendefizits im Schock* (s. Tab.); **cave:** ein rechnerischer Wert unter 1 schließt einen hämorrhagischen Schock nicht aus.

Schock, kardio|ge̲ner: (engl.) cardiogenic shock; durch Herzversagen (verminderte Kontraktionsfähigkeit der Herzmuskulatur) ausgelöster Schock; häufige **Urs.:** Herzinfarkt, schwere Herzrhythmusstörungen, Myokarditis, terminale Herzinsuffizienz, Herztamponade, Lungenembolie. Im Ggs. zu anderen Schockformen Erhöhung des enddiastolischen Drucks im rechten bzw. linken Ventrikel (sog. Stauungsschock).

Schockindex

Wert	Bewertung	Bedeutung
0,5	normal	Blutverlust unter 10%
1	drohender Schock	Blutverlust unter 20–30%
1,5	manifester Schock	Blutverlust über 30–50%

Schock|lunge: (engl.) shock lung; Bez. f. eingeschränkte pulmonale Mikrozirkulation mit respirator. Insuffizienz bei Schock; s. ARDS.

Schock, neuro|ge̲ner: (engl.) neurogenic shock; inf. gestörter neuraler Kontrollmechanismen der Kreislaufregulation eintretender Schock (selten), gekennzeichnet durch verminderten venösen Rückfluß bei vermindertem bzw. normalem peripherem Gefäßwiderstand; **Vork.:** bei Hirnstamm- od. Rückenmarktrauma (z. B. als Querschnittsläsion; s. Schock, spinaler), Spinal- od. Periduralanästhesie, medikamentöser Intoxikation (z. B. mit Barbituraten, Narkotika, Tranquilizern).

Schock|niere: (engl.) shock kidney; **1.** klin. Bez. f. akutes Nierenversagen*; **2.** (pathol.) Bez. f. große, in der Schnittfläche blasse Nieren mit verwaschener Rindenmarkgrenze bei Schock als Todesursache.

Schock, sẹptisch-tọxischer: (engl.) septic shock; syn. infektiös-toxischer Schock, bakterieller Schock, Endotoxinschock; durch (bakterielle) Endo- od. Ektotoxine (s. Toxine) ausgelöster Schock; **Vork.:** in 20-25% der Bakteriämien mit gramnegativen Erregern, bei weniger als 5% der Bakteriämien mit grampositiven Erregern, wobei Erregerspektrum u. prädisponierende Faktoren denen bei Sepsis* weitgehend entsprechen; **Verlauf:** häufig hyperzirkulatorisches (hyperdynames) Anfangsstadium mit gesteigertem Herzminutenvolumen (Abk. HMV), Tachykardie, erniedrigtem peripherem Gefäßwiderstand, zunächst normalem, später erniedrigtem art. Blutdruck, Hyperventilation, beginnender respirator. Insuffizienz, gefolgt vom hypozirkulatorischen Spätstadium mit erniedrigtem HMV, hohem peripherem Gefäßwiderstand, niedrigem art. Blutdruck, Verbrauchskoagulopathie, akutem Nierenversagen, ARDS; **Klin.:** Schock, zusätzl. Zeichen einer Allgemeininfektion mit meist hohem Fieber od. Schüttelfrost; **Ther.:** neben der Schockbehandlung gezielte Antibiotikatherapie. Vgl. Sanarelli-Shwartzman-Phänomen, Schocksyndrom, toxisches.

Schock, spina̲ler: (engl.) spinal shock; Diaschisis; unmittelbar nach einer traumat. Querschnittsläsion* od. bei Apoplexie auftretender totaler Verlust der Sensibilität mit schlaffer Paraplegie, Reflexminderung, Lähmung v. Blase u. Mastdarm, keine Pyramidenbahnzeichen; bei Schädigung oberh. Th_5 kann es durch zusätzl. Ausfall der sympath. Innervierung des Herzens zu Frequenzabnahme, Kontraktilitätsverminderung bis zum klin. ausgeprägten Schock kommen. Diese Phase kann Stunden bis Tage, selten Wochen dauern. **Ther.:** Dekubitusprophylaxe

S

durch häufiges Umlagern der Pat., Legen eines Blasenkatheters bzw. einer suprapubischen Blasenfistel, medikamentöse Behandlung der Darmatonie, Krankengymnastik, Einleitung der Rehabilitation.

Schock|syn|drom, toxisches n: (engl.) toxic shock syndrome (Abk. TSS); auch Syndrom des toxischen Schocks; Syndrom m. hohem Fieber, Haut- u. Schleimhautsymptomen (Konjunktivitis, scarlatiniformes Exanthem, später palmoplantare Desquamation), hypovolämischem Schock*, u. U. mit Diarrhoe u. Erbrechen, Bewußtseinstrübung, Leber- u. Niereninsuffizienz; erstmals 1978 in den USA bei jungen Frauen in zeitl. Zus. mit der Anw. von Tampons aus synthet. Material (sog. Tamponkrankheit) beobachtet; Vork. b. beiden Geschlechtern, häufig nach Staphylokokkeninfektionen; **Urs.:** vermutlich Toxine v. a. von Staphylococcus* aureus (Enterotoxin F, Exotoxin C); **cave:** schwere Verläufe u. Todesfälle sind beschrieben. **Ther.:** Schockbehandlung (Volumen- u. Elektrolytsubstitution), Antibiotika, Gammaglobuline. Vgl. Schock, septisch-toxischer.

Schock, traumatischer: (engl.) traumatic shock; durch Blutverlust inf. körperlicher Verletzung ausgelöster hypovolämischer Schock, ggf. verschlimmert durch zusätzliche vasovagale Synkope; bei ausgedehnten Weichteil- u. Muskelquetschungen Gefahr des Crush*-Syndroms.

Schoenberg-Krankheit (Heinrich Albers-Sch., Röntg., Chir., Hamburg, 1865-1921): s. Marmorknochenkrankheit.

Schoenlein-Henoch-Syn|drom (Johann L. Sch., Int., Würzburg, Berlin, 1793-1864) n: syn. Purpura Schoenlein-Henoch, rheumatoide Purpura, Immunkomplexpurpura, hämorrhagischer Typ der Purpura* anaphylactoides; meist im Vorschulalter, gehäuft bei Jungen auftretende (Infekt-, Arzneimittel-, Nahrungsmittel-, evtl. autoimmun-)allergische Vaskulitis*; **Sympt.:** Hautpurpura (insbes. an d. Streckseiten der Extremitäten), Arthralgien, Abdominalschmerzen, evtl.

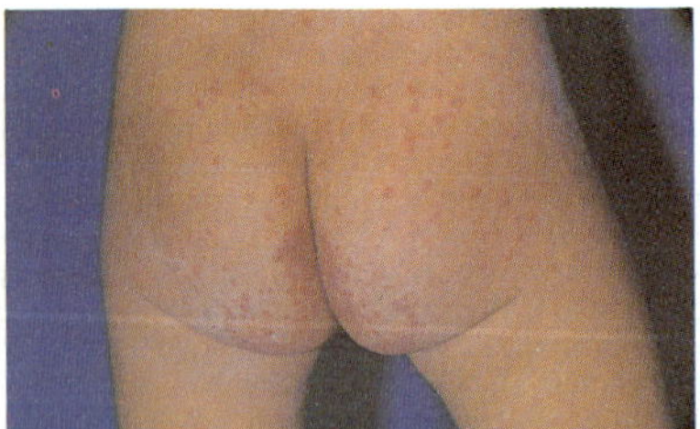

Schoenlein-Henoch-Syndrom: Purpuraexanthem [179]

Darmblutungen (Purpura abdominalis) od. Ileus, Glomerulopathie (häufig m. Makrohämaturie); **Ther.:** symptomat., bei abdominellen Koliken Glukokortikoide; **Progn.:** bei möglicherweise schubweisem Verlauf langfristig gut; selten chron. Glomerulopathie.

Schokoladen|zyste (Kyst-*) f: s. Teerzyste.

Scholander-Ap|parat m: (engl.) Scholander's apparatus; Gerät zur volumetrischen Bestimmung der Sauerstoff- u. Kohlendioxidkonzentration in Gasgemischen; z. B. in Eichgasen, die für d. Astrup*-Methode od. zur pO_2-Bestimmung verwendet werden.

Scholte-Syn|drom n: s. Karzinoidsyndrom.

Schon|haltung: s. Haltungsstörungen.

Schon|stimme: reflektorisch od. psychisch bedingte Schonhaltung von Stimmlippen bzw. Gaumensegel; z. B. bei Laryngitis* od. nach Tonsillektomie*.

Schorf: (engl.) scab, eschar; Wunddecke aus geronnenem Blut u. Wundsekret. Vgl. Wundheilung.

Schornstein|feger|krebs: (engl.) chimney sweep's cancer; Carcinoma asbolicum; Karzinom der Hodenhaut, das sich bei Schornsteinfegern durch d. Reiz des Rußes entwickelt; Vork. auch bei Teer-, Paraffin-, Brikettarbeitern; meldepflichtige Berufskrankheit.

Schräg|lage: (gebh.) Form der Querlage*.

Schräg|röhrchen: in Röhrchen schräg erstarrender Nährboden (Schrägagar); insbes. für Fortzüchtung von Bakterienreinkulturen (s. Mykobakterien, atypische, Abb.).

Schräg|rohr|methode f: veraltete u. ungenaue Methode (Schnellverfahren) zur Bestimmung der Blutkörperchensenkung* in einem um 60° geneigten Röhrchen.

Schrauben|osteo|synthese (Ost-*; gr. σύνθεσις Zusammensetzung) f: s. Osteosynthese.

Schreck|starre: syn. Emotionsstupor*.

Schreib|hand|stellung: Pfötchenstellung der Hand bei Tetanie*.

Schreib|krampf: s. Krämpfe.

Schreib-Lese-Schwäche: s. Legasthenie.

Schreib|zentrum n: s. Lese-Schreib-Zentrum.

Schrei|knötchen: s. Stimmlippenknötchen.

Schritt|macher: s. Herzschrittmacher.

Schröder-Zeichen (Karl L. Sch., Gyn., Berlin, 1838-1887): (engl.) Schröder's sign; Zeichen der Plazentalösung*; Hochsteigen des Fundus uteri über den Nabel hinaus (meist rechts), wobei der Fundus schmal u. kantig wird.

Schröpfen: (engl.) cupping; örtl. Blutableitung, indem mit Hilfe einer auf die Haut aufgesetzten Glocke aus Glas od. Gummi (Schröpfkopf) durch Unterdruck Blut in die Haut gesogen wird od., nach Skarifikation der Haut, nach außen abfließt (trockenes od. blutiges Sch.); vgl. Therapie, ausleitende.

Schroetter-Syn|drom (Leopold Ritter von Sch.-Kristelli, Int., Laryngologe, Wien, 1837-1908) n: s. Paget-Schroetter-Syndrom.

Schroth-Kur (Johannes Sch., Naturheilkundler, Niederlindewiese, 1800-1856): (engl.) Schroth's treatment; Form der naturheilkundl. Ernährungstherapie* zur Umstimmung u. Entschlackung des Organismus; kohlenhydratbetonte Diät (Getreide, Trockenobst, Vollkornbrötchen) mit periodischem Wechsel von Durst- u. Trinktagen (an denen nur Wein getrunken werden darf) sowie feuchtwarmen Packungen.

Schrot|kugel|brust: Bez. f. eine meist beidseitige Mastopathie* m. ausgeprägten zystisch-knotigen Verhärtungen.

Schrumpf|blase: (engl.) contracted bladder; Verkleinerung der Harnblase mit Abnahme des Fassungsvermögens bis auf 50 ml u. weniger; **Urs.:** fibröse Umwandlung der Muskelschichten der Blasenwand nach chron. (evtl. tuberkulöser) Zystitis; Vork. auch bei Trägern von Dauerkathetern; **Sympt.:** hochgradige Pollakisurie; **Diagn.:** Zystoskopie, Zystographie.

Schrumpf|gallen|blase: (engl.) contracted gallbladder; Verkleinerung der Gallenblase durch chron. entzündl. Prozesse (meist Cholelithiasis).

Schrumpf|leber: s. Leberzirrhose.

Schrumpf|magen: s. Linitis plastica.

Schrumpf|niere: (engl.) contracted kidney; Sammelbez. f. alle Nierenveränderungen, bei denen es durch Untergang von Nephronen u. Ersatz durch Narbengewebe zur Verkleinerung der Nieren kommt; nach der **Urs.** werden pyelonephritische, glomerulonephritische u. vaskuläre Sch. unterschieden; s. Niereninsuffizienz.

Schubladen|phänomen n: (engl.) drawer sign; abnorm weite Verschieblichkeit des Unterschenkels gegen d. Oberschenkel bei Kreuzbandriß; durch die Ruptur der Ligg. cruciata, die der vorderen u. hinteren Stabilisierung des Kniegelenks dienen, kann sich die Tibia auf dem Femur nach vorn bzw. hinten verschieben (s. Abb.); vgl. Lachman-Test, Pivot-Shift-Test.

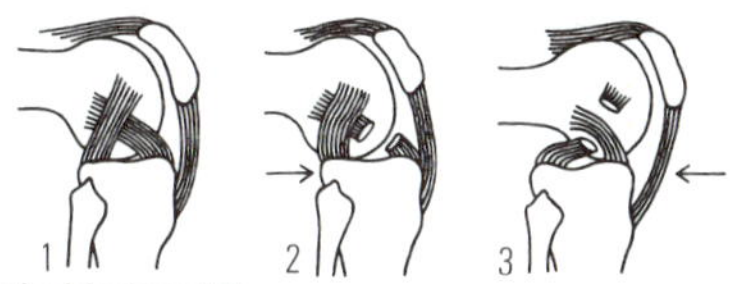

Schubladenphänomen:
1: normale Situation; 2: Beweglichkeit bei Zug nach vorn; 3: Beweglichkeit bei Druck nach hinten

Schubladen|test m: s. Schultergelenkuntersuchungen, funktionelle.

Schuchardt-Schnitt (Karl A. Sch., Chir., Stettin, Breslau, 1856-1901): (engl.) Schuchardt's incision; nicht mehr gebräuchl. Scheiden-Damm-Beckenbodenschnitt als Hilfsschnitt bei großen gebh. Eingriffen; vgl. Episiotomie.

Schüffner-Tüpfelung (Wilhelm A. Sch., Pathol., Tropenarzt, Amsterdam, Sumatra, 1867-1949): (engl.) Schüffner's dots; bei der Malaria tertiana auftretende feine Granulierung in den Erythrozyten (Produkte des Hb-Abbaus); bei Giemsa-Färbung rot.

Schüller-Christian-Hand-Krankheit (Arthur Sch., Neurol., Wien, 1874-1958): s. Hand-Schüller-Christian-Krankheit.

Schüller-Schläfen|bein|aufnahme (↑): seitliche Röntgenaufnahme des Schädels (das betroffene Ohr auf die Filmkassette, Zentralstrahl 30° nach oben ausgelenkt) zur Darstellung v. a. des Processus mastoideus, Sinus sigmoideus u. Kiefergelenks; **Ind:** Beurteilung der Pneumatisation* des Schläfenbeins, Verdacht auf Erkrankung des Mittelohrs, Mastoiditis*, Cholestetom*, Schädelbasisfrakturen* (Pyramidenlängsfraktur); vgl. Stenvers-Aufnahme.

Schürzen|tamponade (frz. tampon Stöpsel) f: s. Mikulicz-Tamponade.

Schüttel|frost: (engl.) shaking chills; Kältegefühl, das mit Zittern des ganzen Körpers einhergeht; bewirkt eine schnell steigende Körpertemperatur. Vgl. Fieber.

Schüttel|mixtur (lat. mixtura Vermischung) f: s. Lotion.

Schüttel|test m: s. Lungenreifediagnostik, pränatale.

Schuh|einlagen, ortho|pädische: (engl.) arch supports; künstl. Hilfsmittel zur Korrektur, Stützung od. Entlastung von Fußfehlstellungen; Anfertigung aus Kork, Leder, Kunststoff od. Metall/Leder nach Gipsabdruck des Fußes od. Ausmessung.

Schuhe, ortho|pädische: maßgefertigte orthop. Hilfsmittel zur Ther. von funkt. Beeinträchtigungen der Füße; zur Bettung (z. B. bei Fersenbeinfraktur mit Arthrose im unteren Sprunggelenk), Stützung (z. B. bei ausgeprägtem Pes planus), Feststellung (z. B. bei Peronäuslähmung), Polsterung von Knochenvorsprüngen (z. B. bei Hallux valgus), Korrektur von Defekten (z. B. nach Amputation im Fußbereich) od. als Abrollhilfe (z. B. bei Arthrodese des oberen Sprunggelenks).

Schuh|form des Herzens: s. Aortenkonfiguration.

Schul|angst: (engl.) school phobia; vor od. während des Schulbesuchs auftretende Angst* vor der Schulsituation, die u. U. Verhaltensstörungen zur Folge hat; **Vork.:** z. B. bei Lernstörungen, Schulversagen*, als Reaktion auf Fehlverhalten der Pädagogen.

Schuld|fähigkeit: Fähigkeit eines Täters, das Unrecht einer Tat einzusehen od. nach dieser Einsicht zu handeln. Sie fehlt bei den zur Tatzeit noch nicht 14jährigen (§ 19 StGB). Nach §§ 20, 21 StGB (Schuldunfähigkeit wegen seelischer Störungen, verminderte Schuldfähigkeit) ist ferner ohne Schuld, wer wegen krankhafter seelischer Störungen, tiefgreifender Bewußtseinsstörung, Schwachsinns od. einer schweren anderen seelischen Abartigkeit nicht in der Lage ist, das Unrecht der Tat einzusehen und nach dieser Einsicht zu handeln; sind aus diesen Gründen die Einsichts- od. Steuerungsfähigkeit erhebl. vermindert, so kann die Strafe gemildert werden. Vgl. Alkoholdelikt, Rausch.

Schul|fähigkeit: sog. Schulreife; körperlicher, psychischer u. sozialer Entwicklungszustand, der durchschnittlich mit 5-6 Jahren erreicht ist; **Kriterien** zur Beurteilung der Sch.: körperliche Entw. u. physische Belastbarkeit, Entw. kognitiver u. intellektueller Fähigkeiten (z. B. Mengen- u. Formauffassung, Differenzierungsfähigkeit, Konzentrationsvermögen), Sprachentwicklung, Selbständigkeit u. Fähigkeit zur Einordnung in eine Gruppe.

Schul|kind: s. Lebensabschnitte (Tab.).

Schul|medizin f: Bez. f. die allg. anerkannte u. an den med. Hochschulen gelehrte Medizin i. S. einer angewandten Naturwissenschaft; vgl. Heilverfahren, alternative.

Schul|reife: s. Schulfähigkeit.

Schulter|a|myo|trophie, neur|algische (A-*; My-*; Troph-*) f: (engl.) neuralgic shoulder amyotrophy; Schultergürtelsyndrom; Oberbegriff für e. Zervikobrachialsyndrom* mit Schmerzen, Muskelatrophie u. Polyneuropathie im Schulterbereich; **Urs.:** serogenetische Polyneuritis*, Diabetes* mellitus, Polyneuropathie*, Wurzelkompressionssyndrom C_5-C_6, Neuritis nach Impfungen, Infektionen od. bei Hodgkin-Krankheit.

Schulter-Arm-Syn|drom n: s. Zervikobrachialsyndrom.

Schulter||blatt: (anat.) Scapula. **Sch.blatthoch|stand, angeborener:** s. Sprengel-Deformität. **Sch.dys|tokie** (Dys-*; Toko-*) f: (engl.) shoulder dystocia; gestörter Geburtsverlauf, b. dem nach Geburt des kindl. Kopfes die vordere Schulter über der Symphyse hängen bleibt. **Urs.:** häufig sog. Riesenkind*. **Sch.eck|gelenk:** Articulatio* acromioclavicularis. **Sch.gelenk:** Articulatio* humeri.

Schulter|gelenk|luxation (Luxation*) f: Luxation* des Schultergelenks, meist nach unten vorn (Luxatio axillaris) od. vorn (Luxatio subcoracoidea) durch Sturz auf den Arm; u. U. begleitend knöchere Ein- od. Abrißfrakturen (z. B. Bankart-Läsion), Nerven- bzw. Gefäßverletzungen; **Sonderform:** habituelle Sch. mit wiederholtem Herausspringen des Humeruskopfes ohne adäquates Trauma, z. B. inf. angeb. Pfannendysplasie; **Diagn:** Zwangshaltung des Arms mit federnder Bewegungseinschränkung, leere Gelenkpfanne palpabel; Rö. in zwei Ebenen; **Ther.:** Reposition (z. B. Kocher*-Reposition, Reposition nach Arlt od. Hippokrates), Ruhigstellung im Desault-Verband; bei irreponibler Sch. Operation. Vgl. Luxatio acromioclavicularis.

Schulter|gelenk|untersuchungen, funktionelle: klin. Tests zum Nachweis von Veränderungen im Schultergelenk; **1.** Impingement-Test nach Neer: Provokationsschmerzen im subakromialen Raum durch Flexion im Schultergelenk mit fixierter Skapula bei Impingement*-Syndrom; **2.** Horizontaladduktionstest: Schmerzen im Akromioklavikulargelenk durch passive Flexion der Schulter zur Gegenseite bei Bandläsion (s. Rotatorenmanschettenruptur); **3.** isometrische Funktionstests: **a)** drop arm sign (Halten in 90° Abduktion unmöglich), Null-Grad-Abduktionstest (fehlende od. schmerzhafte Abduktion gegen Widerstand) und Supraspinatustest (Schmerzauslösung durch abwärtsgerichteten Druck auf den gestreckten, 90° abduzierten u. 30° nach vorn gerichteten Arm mit Innenrotation), positiv bei Supraspinatussehnenläsion (s. Periarthropathia humeroscapularis); **b)** Yergason-Test: Schmerzprovokation bei Läsion der langen Bizepssehne durch Supination gegen Widerstand bei rechtwinklig gebeugtem Ellenbogen; **c)** Nachweis von Muskelläsionen der Rotatorenmanschette durch Abduktion gegen Widerstand (M. supraspinatus), Außenrotation gegen Widerstand bei hängendem Arm u. gebeugtem Ellenbogen (M. teres minor, M. infraspinatus), Innenrotation gegen Widerstand bei hängendem Arm u. gebeugtem Ellenbogen (M. subscapularis); **4.** Stabilitätsprüfung bei Schultergelenkluxation* bzw. -subluxation: **a)** Apprehensionstest: schmerzhafte Subluxation des Humeruskopfes bei passiver Abduktion u. Außenrotation des Arms mit Druck auf den Glenoidalrand; **b)** hinterer Schubladentest nach Gerber: palpable dorsale Schublade bei passiver Adduktion mit axialem Druck (aus 100° Abduktion mit 30° Anteflexion bei gebeugtem Ellenbogen); **c)** unterer Schubladentest, Sulkuszeichen: distal des Akromions palpable Delle bei axialem Zug am hängenden Arm. Vgl. Neutral-Null-Methode.

Schulter||gürtel|syn|drom n: s. Schulteramyotrophie, neuralgische. **Sch.lage:** (gebh.) Form der Querlage*. **Sch.steife:** s. Periarthropathia humeroscapularis. **Sch.verrenkung:** s. Schultergelenkluxation.

Schultz-Angina (Werner Sch., Int., Berlin, 1878-1947; Angina*) f: Angina* agranulocytotica.

Schultz-Charlton-Zeichen (†; Willy Ch., Arzt, Berlin, geb. 1889): s. Auslöschphänomen.

Schultze-Komma (Max J. Sch., Anat., Bonn, 1825-1874) n: (engl.) Schultze's bundle; Fasciculus interfascicularis; absteigende Hinterwurzelfasern, die im Hals- u. Brustmark zw. d. Goll- u. Burdach-Strang verlaufen u. dort in einem auf d. Querschnitt kommaförmigen Bündel angeordnet sind; gehören zum Eigenapparat des Rückenmarks.

Schultze-Modus (Bernhard S. Sch., Gyn., Jena, 1827-1919; lat. modus Art, Weise) m: (engl.) Schultze's mechanism; Ablösung der Plazenta in ihrer Mitte; Austritt becherartig m. der fetalen Seite voran (s. Abb.); häufigere Form der Plazentalösung* als der Duncan*-Modus.

Schul|versagen: Bez. f. Minderung der schulischen Leistung eines Kindes; **Vork.:** z. B. inf. zu früher Einschulung, bei Intelligenzdefizit, Legasthenie, Arithmasthenie, Apraxie, Konzentrationsstörungen, verminderter Belastbarkeit bei Erkr., Schulangst* od. Neurose. Vgl. Schulfähigkeit.

Schulz-Gesetz (Hugo Sch., Pharmak., Greifswald, 1853-1932): s. Arndt-Schulz-Gesetz.

Schuppen: (engl.) scales, dandruff; Squamae; von der Hautoberfläche sich sichtbar ablösende Teile der Hornschicht; versch. Formen, z. B. kleieförmige (pityriasiforme), plättchenförmige (psoriasiforme), blätterförmige (lamellöse), schildchenförmige (ichthyosiforme) Schuppung; vgl. Effloreszenzen.

Schuppen|flechte: s. Psoriasis.

Schuppen|ring|wurm: s. Tinea imbricata.

Schuppung, ichthyosi|forme (gr. ἰχθύς Fisch; -formis*): (engl.) ichthyosiform desquamation; rundl. bis viereckige, linsengroße od. größere Schildchen, die im Zentrum festsitzen u. sich von außen her ablösen; Vork. insbes. bei Ichthyosis vulgaris.

Schuppung, membranöse: (engl.) membranous desquamation; syn. Desquamatio membranacea, Desquamatio lamellosa; Ablösung der obersten Hornhautschicht in zusammenhängenden Fetzen, z. B. bei Scharlach* nach Abblassen des Exanthems.

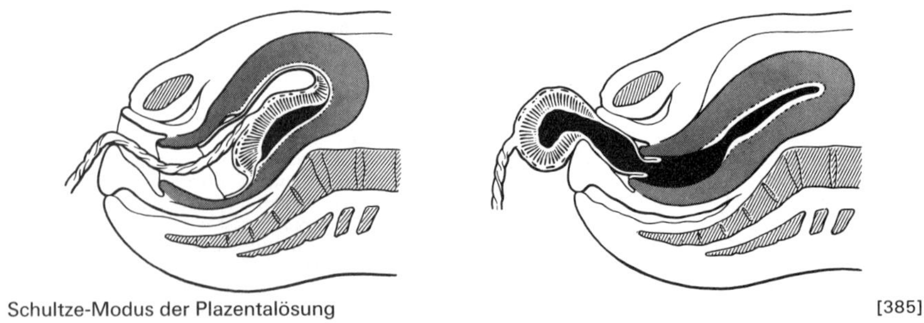

Schultze-Modus der Plazentalösung [385]

Schuppung, pityriasi|forme: (engl.) pityriasiform desquamation; syn. Desquamatio furfuracea; Abstoßung feiner, kleieförmiger Schuppen*, z. B. bei Pityriasis* rosea, Pityriasis* versicolor od. Masern* im Rekonvaleszenzstadium.

Schuß|wunden: (engl.) gunshot wounds; Vulnera sclopetaria; durch Projektile verursachte Verletzungen; **Formen: 1.** Prellschuß: durch ein von der Haut abprallendes, nicht eindringendes Projektil verursachtes subkutanes Hämatom o. ä.; **2.** Tangentialschuß mit oberflächl. (Streifschuß) bzw. hohlrinnenartiger Hautverletzung (Rinnenschuß) od. kurzstreckig unter der Haut verlaufendem Schußkanal (Haarseilschuß); **3.** Durchschuß; **4.** Steckschuß (mit bes. Infektionsgefahr); **5.** Ringel- od. Konturschuß: an einer anat. Struktur (z. B. Rippe) entlanggeführtes Projektil; **6.** Winkelschuß: durch Auftreffen auf Knochen im Körper abgelenktes Projektil; **7.** Gellerschuß (sog. Ricochet-Schuß): durch ein auf seiner Flugbahn (z. B. durch einen Ast) abgelenktes u. dadurch in seiner Ballistik beeinträchtigtes Projektil verursachte, u. U. besonders schwere Verletzung; **8.** Prallschuß: durch ein von einem Gegenstand abgeprallte Projektil (sog. Auf- od. Querschläger) verursachte (leichte) Verletzung od. Prellschuß. Vgl. Nahschußzeichen.

Schuster|brust: s. Pectus excavatum.

Schutz|frist: im Mutterschutzgesetz* festgelegte Frist f. Beschäftigungsverbote berufstätiger Frauen vor u. nach der Entbindung*; beträgt 6 Wo. vor der Entbindung bis 8 Wo., bei Früh- u. Mehrlingsgeburten 12 Wo. nach der Entbindung. Schwangere können in den letzten 6 Wo. vor der Entbindung beschäftigt werden, wenn sie sich z. Arbeitsleistung ausdrücklich bereit erklärt haben; diese Erklärung kann jederzeit widerrufen werden. Das Beschäftigungsverbot nach der Entbindung gilt ohne Ausnahmen.

Schutz|impfung: (engl.) protective immunization; Erzeugung einer Immunität* zur individuellen u. kollektiven Vorbeugung gegen Infektionskrankheiten (s. ums. Tab.); vgl. Impfkalender (Tab.); **I. aktive Immunisierung: 1.** künstl. Erzeugung einer abgeschwächten Erkr. durch Einverleibung vermehrungsfähiger, virulenzabgeschwächter Krankheitserreger bzw. Impfkeime (Vakzination*); Ziel: belastbare Krankheitsimmunität; **2.** parenterale Gabe von nicht vermehrungsfähigen bakt. od. viralen Antigenen; Ziel: Bildung antibakt. od. antiviraler Antikörper; belastbare Krankheitsimmunität; **3.** lokale Gabe (oral, nasal, kutan, Inhalation) von vermehrungsfähigen, lebenden Impfkeimen od. nicht vermehrungsfähigen mikrobiellen Antigenen; Ziel: Aufbau einer lokalen Infektabwehr an Schleimhäuten durch Bildung sekretor. Antikörper u. durch Erhöhung der Makrophagenaktivität; **4.** Injektion von Toxoiden (Anatoxine, inaktivierte Toxine giftbildender Bakterien); Ziel: Bildung von antitoxischen Antikörpern; Neutralisierung der bei einer Erkr. gebildeten Toxine; belastbare Krankheitsimmunität.

II. Passive Immunisierung: Einspritzung von Immunglobulinpräparationen (spezif. Antikörper) od. Serum aktiv immunisierter Menschen bzw. Tiere; Ziel: Übertragung v. antiinfektiösen od. antitoxischen Antikörpern zur Vorbeugung od. Behandlung von Infektionskrankheiten; s. Serumprophylaxe, Serumtherapie.

A. Vermehrungsfähige Erreger: I. lokale Anwendung: 1. Pocken: älteste aktive Immunisierung, sog. Vakzination* (Edward Jenner, 1796); Impfstoff: vermehrungsfähiges, in seiner natürl. Aktivität erhaltenes Vaccinia-Virus, das beim Menschen nur abgeschwächte Sympt. verursacht; seit Ausrottung der Pocken (1979) besteht weltweit keine Impfpflicht mehr. **2. Poliomyelitis:** Der Lebendimpfstoff nach Sabin enthält abgeschwächte vermehrungsfähige Viren, gezüchtet auf Affennierenzellkultur, heute trivalent (Typ I, II u. III kombiniert); Impfung: dreimal Schluckimpfung im Abstand v. 6-8 Wo. od. zweimal Schluckimpfung im Abstand von 6-8 Wo. u. Wiederimpfung nach 1 Jahr, Wiederholungen alle 10 Jahre, bes. vor Reisen in endemische Gebiete; Impfschutz: ca. 5-10 Jahre; **3. Typhus abdominalis:** Lebendimpfstoff aus abgeschwächten u. vermehrungsfähigen Err. vom Impfstamm Ty 21a Berna; Impfung: 1 Kapsel oral an den Tagen 1, 3 u. 5; Wiederimpfung bei bestehender Exposition nach 1 Jahr; Impfschutz: ca. 1 Jahr.

II. Parenterale Anwendung: 1. Gelbfieber: aus Virusstamm 17-D nach Vorschrift der WHO hergestellter, gut wirksamer u. verträglicher Impfstoff; Impfung: 10 Tage vor Einreise in Endemiegebiete; Technik: 0,5 ml s. c. od. i. m.; Impfschutz: 10 Jahre; **2. Masern:** Impfstoff aus vermehrungsfähigen, virulenzabgeschwächten Masern-Viren; Impfung: Kleinkinder ab 15. Lebensmonat; Technik: 0,5 ml i. m. od. s. c.; Impfschutz: langjährig, vermutlich lebenslang; **3. Mumps:** Impfstoff aus vermehrungsfähigen, in ihrer Neurovirulenz abgeschwächten Mumps-Viren; Impfung: Kleinkinder ab 15. Lebensmonat; Technik: 0,5 ml i. m. od. s. c.; Impfschutz: langjährig, vermutlich lebenslang; **4. Röteln:** Impfstoff aus vermehrungsfähigen, virulenzabgeschwächten Röteln-Viren, Stamm Wistar, auf Human-Diploidzellen gezüchtet (HDC-Impfstoff); Impfung: Kleinkinder ab 15. Lebensmonat, v. a. Mädchen vor der Pubertät u. ungeschützte Frauen im gebärfähigen Alter zum Schutz vor einer Embryopathia* rubeolosa; Technik: 0,5 ml i. m. od. s. c.; Impfschutz: langjährig, vermutlich lebenslang; Kontraind.: Schwangerschaft; **5. Tuberkulose:** Impfstoff BCG (Abk. f. Bacille Calmette-Guérin, 1921), enthält lebenden Rindertuberkulosestamm, der nach 230 Passagen auf Gallekartoffel in seiner Virulenz soweit abgeschwächt ist, daß zwar noch ein tuberkulöser Primärkomplex am Ort der Impfung entsteht, jedoch keine fortschreitende Tuberkulose; Impfung: tuberkulosegefährdete Neugeborene u. tuberkulinnegative Personen; nach 3 Mon. Prüfung des Impferfolgs durch Tuberkulintestung; bei neg. Ergebnis evtl. Wiederholung der Impfung; Technik: 0,1 ml streng intrakutan; Impfschutz: ca. 10 Jahre; Kompl.: größere Ulzerationen der Impfstelle u. eiternde Lymphknoten; Auftreten meist nach fehlerhafter Anwendung; Kontraind.: bei tuberkulinpositiven Personen; angeborene, erworbene od. therapiebedingte Immundefekte u. akute Inf.; **6. Varizellen:** Lebendimpfstoff aus abgeschwächten u. vermehrungsfähigen Impfviren Stamm OKA des Varizella-Zoster-Virus (Abk. VZV); Impfung: nur für Risikokinder, bes. bei Erkr. mit Beeinträchtigung des Immunsystems od. bei immunsuppressiver Ther.; Technik: 0,5 ml s. c.; bleibt der Impfling nach 3 Mon. seronegativ, ist eine Wiederimpfung bei Risikokindern angezeigt, sinken die Serumantikörper nach der Impfung ab, kann eine Auffrischimpfung nötig werden. Impfschutz: noch nicht genau bekannt.

B. Abgetötete bzw. inaktivierte Erreger: I. lokale Anwendung: 1. bakterielle Inf. der oberen

Schutzimpfung
Impfungen für Erwachsene, modifiziert nach Empfehlungen der Ständigen Impfkommission des Bundesgesundheitsamtes[1]

Impfung gegen	Kategorie[2]	Indikation bzw. Reiseziele	Bemerkungen[3] (Anwendungen u. a.)
Cholera	R	nur, wenn Impfung vom Einreiseland verlangt wird	1× 0,5 ml, 1× 1,0 ml im Abstand von 1–4 Wochen
Diphtherie	S	bei Ausbrüchen oder regional erhöhter Morbidität	stark reduzierte Dosis (2–5 I.E.) subkutan
	A, R	bei Tetanusauffrischimpfungen[4]	in Kombination mit Tetanusimpfstoff (Td)
FSME (Frühsommer-Meningoenzephalitis)	RS, S	Naturherde in Österreich, Südosteuropa, Süddeutschland u. Südschweden	Grundimmunisierung: 2 Injektionen im Abstand von 1–3 Monaten, 3. Injektion im Abstand von 9–12 Monaten; Auffrischimpfungen
Gelbfieber	R	Mittel- und Südamerika, Afrika zwischen 17° nördlicher und 17° südlicher Breite[5]	Lebendimpfung: Wiederholung im Bedarfsfall in zehnjährigem Abstand; nur in hierfür staatlich zugelassenen Impfstellen
Hepatitis A	R, S	südlicher und östlicher Mittelmeerraum, Albanien, Bulgarien, Rumänien, GUS, Naher Osten, Indien, Südostasien, alle Gebiete Afrikas, Lateinamerikas u. des Fernen Ostens mit hygienisch risikoreichen Bedingungen Personen mit beruflich erhöhter Exposition	2× i. m. im Abstand von 2–4 Wochen, dritte Injektion nach 6–12 Monaten; bei Reisenden mindestens zwei Impfungen vor Anreise; Impfschutz 2–3 Wochen nach Impfbeginn; im Zweifelsfall besser Immunglobuline; Vortestung auf HAV-Antikörper nur bei über 40jährigen od. bei unklarem Ikterus in der Anamnese
Hepatitis B	S	präexpositionell: 1. HB-gefährdetes medizinisches u. zahnmedizinisches Personal; 2. Dialysepatienten, Patienten mit häufiger Übertragung von Blut oder Blutbestandteilen, vor ausgedehnten chirurgischen Eingriffen (z. B. Operationen unter Verwendung der Herz-Lungen-Maschine); 3. Patienten in psychiatrischen Anstalten od. vergleichbaren Fürsorgeeinrichtungen für Zerebralgeschädigte oder Verhaltensgestörte, einschließlich des Pflegepersonals; 4. Personen mit engem Kontakt mit HBsAg-positiven Personen (z. B. Wohngemeinschaft); 5. besondere Risikogruppen wie z. B. Prostituierte, Homosexuelle, Drogenabhängige, länger einsitzende Strafgefangene; 6. Reisende in HB-Endemiegebiete bei engem Kontakt zur einheimischen Bevölkerung	Hepatitis-B-Impfung nach den Vorschriften der Hersteller
		postexpositionell: 1. medizinisches Personal, bei Verletzungen mit erregerhaltigen Gegenständen (z. B. Spritzen); 2. Neugeborene HBsAg-positiver Mütter	gleichzeitige passive Immunisierung mit Hepatitis-Immunglobulin

(Fortsetzung nächste Seite)

S

Schutzimpfung (Fortsetzung)
Impfungen für Erwachsene, modifiziert nach Empfehlungen der Ständigen Impfkommission des Bundesgesundheitsamtes[1]

Impfung gegen	Kategorie[2]	Indikation bzw. Reiseziele	Bemerkungen[3] (Anwendungen u. a.)
Influenza	S	Personen über 60 Jahre und Personen mit best. Grundleiden; infektionsgefährdetes Personal[5] medizinisches u. Pflegepersonal mit direktem Kontakt zu Risikopatienten	jährliche Impfung im Spätsommer u. Herbst mit einem Impfstoff mit aktueller Antigenkombination
	A	bei Pandemien durch Erregerwechsel größere Personenkreise	abhängig von der epidemischen Situation
Meningokokkeninfektionen	RS	exponierte Personen, z. B. Entwicklungshelfer im Meningitisgürtel Afrikas, Brasilien, Südhimalaya	Impfung gegen Serotyp A und C nach Angaben der Hersteller
Pneumokokkeninfektionen	S	Risikopatienten, z. B. bei chronischen Lungen- und Herzkrankheiten, Diabetes mellitus, Leberzirrhose, Krankheiten der Milz, der Nieren, der blutbildenden Organe usw.	1 Injektion, bei Kindern 2 Injektionen im Abstand von 6 Monaten. Eine Auffrischimpfung wird wegen schwerer lokaler Reaktionen nicht empfohlen; falls im Einzelfall angezeigt, frühestens nach 5 Jahren
Poliomyelitis	A, R, S	nach Grundimmunisierung im Kleinkindesalter und Wiederimpfung im 10. Lebensjahr; Reisende jeden Alters in warme Länder, wenn letzte Impfung länger als 10 Jahre zurückliegt; Riegelungsimpfung bei Ausbrüchen[5]	nach vollständiger Immunisierung grundsätzlich 1 Impfschluck; bei Erwachsenen, die noch niemals eine Schluckimpfung erhalten haben, kann aus Sicherheitsgründen (minimal erhöhtes Impfschadenrisiko) auch mit inaktivierter Vakzine (nach Salk) begonnen werden (2 Injektionen im Abstand von 4 Wochen); danach soll sich eine dreimalige trivalente Schluckimpfung anschließen (Mindestabstand zwischen den Impfschlucken: 6 Wochen)
Röteln	A	Frauen im gestationsfähigen Alter ohne Rötelnantikörper[5]	nach der Impfung ist eine Konzeptionsverhütung für 2 Zyklen empfohlen; Wochenbettimpfung; Impferfolgskontrolle erforderlich
Tetanus	A, R	alle Personen 10 Jahre nach der letzten Tetanusimpfung[4]; bei Exposition (Verletzung)	bei Grundimmunisierung jeweils 1 Injektion, möglichst mit Td-Impfstoff; bei fehlender oder mangelhafter Grundimmunisierung simultane passive und aktive Immunisierung; bei ausreichender Grundimmunisierung aktive Auffrischimpfung, wenn letzte Tetanusimpfung länger als 5 Jahre zurückliegt
Tollwut	S	Zellkultur-Impfstoff präexpositionell bei Laboratoriumspersonal, Tierärzten, Jägern und ähnlichen Risikogruppen[5]	im empfohlenen Dosierungsschema
		postexpositionell	ggf. gleichzeitig passive Immunisierung

(Fortsetzung nächste Seite)

Schutzimpfung (Fortsetzung)
Impfungen für Erwachsene, modifiziert nach Empfehlungen der Ständigen Impfkommission des Bundesgesundheitsamtes[1]

Impfung gegen	Kategorie[2]	Indikation bzw. Reiseziele	Bemerkungen[3] (Anwendungen u. a.)
Tuberkulose	S	ansteckungsgefährdete tuberkulinnegative Personen einschl. Neugeborene	BCG-Impfung
Typhus	S	Indikationsimpfung bei Reisen in Endemiegebieten	nach Angaben der Hersteller
Varizellen	S	Patienten, für die die Varizellen-Infektion eine besondere Gefährdung darstellt (Pat. mit immunsuppressiver Therapie, mit Immundefekten); bei Exposition passive Immunprophylaxe mit Varizella-Zoster-Immunglobulin	

Besondere Hinweise: Maximalabstände für Totimpfstoff-Impfungen gibt es nicht. Bei erfolgter Grundimmunisierung ist nach Ablauf von 10 Jahren eine erneute Grundimmunisierung nicht erforderlich.

[1] Diese Liste ist keine öffentliche Empfehlung im Sinne des § 14 Abs. 3 des Bundes-Seuchengesetzes. Dafür sind allein die obersten Landesgesundheitsbehörden zuständig.
[2] Da die Erwachsenenimpfungen in ihrer praktischen Bedeutung sehr unterschiedlich sind, werden sie im folgende Kategorien eingeteilt: A: Impfung mit breiter Anwendung und erheblichem Wert für die Volksgesundheit; S: Impfungen in Sonderfällen; R: Reiseimpfungen, von der WHO veröffentlichte Infektionsgebiete beachten; RS: Reiseimpfungen in Sonderfällen.
[3] Beipackzettel beachten
[4] Eine Auffrischimpfung ohne Verletzungsfälle sollte nicht häufiger als im Abstand von 10 Jahren erfolgen. Die Ständige Impfkommission des BGA hält einen Abstand von 10 – 15 Jahren für ausreichend.
[5] Merkblätter des BGA und des Deutschen Grünen Kreuzes

Luftwege: Impfstoff: polyvalente Bakterienlysate von Keimarten, die bei Inf. der oberen Luftwege häufig angetroffen werden; Impfung: Prophylaxe von bakt. Infektionen der oberen Luftwege, Therapie von chron. Bronchitiden einschl. der bakt. bedingten Asthmabronchitis; Technik: häufig wiederholte Inhalationen nach Vorschrift; Impfschutz: einige Mon.; **2. eitrige Inf. der Haut:** Impfstoff: polyvalente Bakterienantigene in Salben od. Lotionen; Impfung: bei bakt. infizierten, ekzematösen Hauterkrankungen; Technik: häufig wiederholtes Auftragen des Präparats auf erkrankte od. zu schützende Hautpartie; Impfschutz: noch nicht sicher bekannt; **3. Bakterienruhr:** Impfstoff: inaktivierte Shigellen in Drageeform; Impfung: gefährdete Personen in Epidemiegebieten od. Laboratorien, Kleinkinder in Gemeinschaftseinrichtungen; Technik: orale Einnahme der Dragées an 10 aufeinanderfolgenden Tagen morgens nüchtern mit Flüssigkeit; Impfschutz: 6 Mon.; **II. parenterale Anwendung: 1. Cholera:** Impfstoffe: chemisch od. thermisch inaktivierte Bakterien, meist Mischung aus Serotypen Ogawa u. Inaba u. die jeweiligen Biotypen El Tor; Impfung: 0,5 ml, nach 1-4 Wo. 1,0 ml s. c.; Abschluß möglichst eine Woche vor Reisen in Endemiegebiete; Impfschutz: höchstens 6 Mon.; **2. Fleckfieber:** Impfstoff: meist formalininaktivierte Rickettsien, gezüchtet auf bebrüteten Hühnereiern; Impfung: in Endemiegebieten jährl. Auffrischimpfung; heute in Europa nicht mehr indiziert; Technik: 2-3 × 1,0 ml s. c. im Abstand von 10-30 Tagen; Impfschutz: ca. 1 Jahr; **3. FSME** (Frühsommer-Meningoenzephalitis): Impfstoff: auf Hühnerembryonalzellen gezüchtete, formalininaktivierte FSME-Viren an Aluminiumhydroxid adsorbiert; Impfung: aktive Immunisierung gegen die durch Zecken übertragene FSME, bes. für Personen ohne Immunschutz, die in Endemiegebieten wohnen od. in diese Gebiete reisen; Technik: Zur Grundimmunisierung werden zwei Impfungen zu 0,5 ml i. m. im Abstand von 1-3 Mon. u. eine dritte Impfung 9-12 Mon. nach der 2. Impfung durchgeführt. Auffrischimpfung 3-5 Jahre nach der letzten Impfung i. R. der Grundimmunisierung; Impfschutz: bereits nach zwei Impfungen Serokonversionsrate von 95%; nach drei Impfungen fast 100%, Schutzdauer mind. 3 Jahre; **4. Influenza:** Impfstoff aus inaktivierten Influenza-Viren, meist A u. B kombiniert, od. Subunitimpfstoff aus Virusbestandteilen (Spaltimpfstoff) od. Virusantigenbestandteilen (Neuraminidase, Hämagglutinin); Impfstämme sollen mit epidemiol. relevanten Err. möglichst identisch od. nahe verwandt sein (dauernde Antigendrift bei beiden Influenza-Virustypen). Impfung: möglichst vor Beginn der Influenzasaison; Technik: 0,5 ml i. m., vorzugsweise am Oberarm; Kinder von 6 Mon. bis 6 Jahren 2 × 0,25 ml i. m. im Abstand von 4-6 Wo.; jährl. Wiederimpfung; Impfschutz; ca. 1 Jahr; **5. Infektion mit Haemophilus influenzae**

Typ b: Konjugatimpfstoff: Kapselpolysaccharid (od. -oligosaccharid), gekoppelt mit Trägerproteinen (Diphtherietoxoid, nichttoxische Mutante eines Diphtherietoxins, Außenmembranprotein von Neisseria meningitidis, Tetanustoxoid). Durch die Koppelung wird eine verstärkte Immunantwort durch Einbeziehung der T-Zellen erreicht. Impfung: zweimal i. m. im Abstand von mind. 6 Wo. ab dem 3. Lebensmonat, dritte Impfung nach dem 13. Lebensmonat; **6. Keuchhusten:** Adsorbatimpfstoff aus inaktivierter Bordetella pertussis; Impfung: ab 3. Lebensmonat, als Kombinationsimpfstoff mit Diphtherie- u. Tetanuskomponente; Technik: 3 × 0,5 ml (DPT) i. m. im Abstand von 4-6 Wo., vierte Impfung nach 1 Jahr; Impfschutz: ca. 5 Jahre nach vier Impfungen; **7. Pneumokokken:** polyvalenter Polysaccharid-Impfstoff aus versch. Kapseltypen von Streptococcus pneumoniae, in der Bundesrepublik Deutschland ein 23- u. 17valenter Impfstoff; Impfung: die Impfung ist bes. für Personen angezeigt, bei denen ein erhöhtes Morbiditäts- u. Mortalitätsrisiko durch Pneumokokkenerkrankungen besteht: Kinder u. Erwachsene mit chron. Erkrankungen od. mit beeinträchtigter Immunabwehr u. ältere Menschen. Technik: 0,5 ml s. c. od. i. m. vorzugsweise am Oberarm; Risikokinder von 6 Mon. bis 2 Jahre erhalten 2 × 0,25 ml im Abstand von 6 Mon.; Auffrischimpfungen frühestens nach 5 Jahren; Impfschutz: ca. 5 Jahre. Bei Risikopatienten, bes. mit Immundefekten, kann eine Wiederimpfung schon nach ca. 3 Jahren notwendig werden. **8. Poliomyelitis** (Salk u. Mitarbeiter, 1953): Impfstoff: auf Gewebekultur* (Affennierenzellen in synthet. Medium) gezüchtete Poliomyelitis-Viren aller drei Typen; Abtötung durch Formaldehyd u. Wärme; Impfung: Grundimmunisierung mit zwei Inj. im Abstand von 8 Wo.; cave: nicht in eine Epidemie hinein impfen! Technik: Inj. zu je 1 ml s. c. od. i. m., vorzugsweise in den Oberarm; Impfschutz: 10 Jahre; **9. Tollwut:** Impfstoff: chem. inaktiviertes Virus fixe (Louis Pasteur, 1885), gezüchtet in humanen, diploiden Zellkulturen (HDC-Impfstoff) u. Hühnerfibroblastenzellkulturen (PCEC-Impfstoff); Impfung möglichst frühzeitig nach Exposition, bei Bißverletzung gleichzeitig mit erster Impfung Tollwut-Immunglobulin spritzen: insgesamt 20 IE/kg KG möglichst lokal um die Bißstelle, den Rest i. m.; beide Impfstoffe: 1 ml i. m., vorzugsweise in den Oberarm, an den Tagen 0, 3, 7, 14, 30 u. 90; Impfung vor Exposition: drei Impfungen an den Tagen 0, 28 u. 56; Schnellprophylaxe dreimal an den Tagen 0, 7 u. 21; Impfschutz: ca. 4 Mon.; **10. Typhus - Paratyphus** (Pfeiffer u. Kolle, 1896): Impfstoff: inaktivierte Salmonella-typhi- u. Salmonella-paratyphi-A- u. -B-Bakterien als TAB-Kombinationsimpfstoff; Impfung: exponiertes Laborpersonal, Reisen in Endemiegebiete; cave: nicht im Epidemiegebiet impfen! In der Bundesrepublik Deutschland nur Schluckimpfstoff; Technik: 2 × 1,0 ml i. m. im Abstand von 4 Wo., mind. 10 Tage; bei fortdauernder Exposition Wiederimpfung nach 1 Jahr; Impfschutz: höchstens 1 Jahr; **11. Hepatitis A:** Impfstoff: inaktiviertes, an Aluminiumhydroxid adsorbiertes Hepatitis-A-Virus, gezüchtet auf humanen diploiden Zellen; Impfung: 2 × 1 ml im Abstand von 2-4 Wo., dritte Impfung 6-12 Mon. nach der ersten Impfung; Ind.: Reisen in Endemiegebiete, Personal in Infektions- u. päd. Abteilungen, Krippen u. Kindergärten, Kanalisationsarbeiter, Küchenpersonal von Großküchen, Personen mit häufig wechselnden Sexualpartnern u. a. exponierte Personen; **12. Hepatitis B:** Hepatitis-B-Impfstoffe sind Subunit-Impfstoffe, die hochgereinigtes, chem. inaktiviertes u. an Aluminiumhydroxid adsorbiertes HBsAg (HB-Oberflächenantigene) enthalten; in der Bundesrepublik Deutschland gibt es die Plasmaimpfstoffe (aus dem Blut klin. gesunder HBsAg-Träger gewonnen) u. die mit gentechnolog. Methoden (in Hefezellen) hergestellten Impfstoffe; Impfung: v. a. für Angehörige von med. Berufsgruppen, Pat., die häufig Bluttransfusionen od. Blutprodukte erhalten, Kontaktpersonen von HB-Kranken, Drogenabhängige, Personen mit häufig wechselnden Sexualpartnern u. Personen, die sich längere Zeit in Endemiegebieten aufhalten; Technik: je 1 ml i. m., vorzugsweise am Oberarm, im Abstand von 1 Mon., 3. Impfung 6 Mon. nach der ersten. Schutzdauer: Die Dauer des Impfschutzes ist nicht genau bekannt. Auffrischimpfungen werden empfohlen, wenn der Antikörpertiter unter 10 IE/l abgefallen ist. **13. Meningokokkeninfektionen:** Impfstoff: Kapselpolysaccharide von Neisseria meningitidis, Gruppen A u. C; Impfung: Personen, die sich in den sog. Meningitisgürteln von Südamerika, Afrika u. Asien aufhalten; Technik: 0,5 ml s. c. Schutzdauer: nicht genau bekannt; Antikörpertiter persistieren über viele Jahre, Wiederimpfungen werden frühestens nach Ablauf von 5 Jahren durchgeführt.

C. Toxoide (entgiftete Bakterientoxine): **1. Diphtherie** (Behring, 1913): Impfstoff: Diphtherie-Toxoid, hochgereinigt, durch Formaldehyd inaktiviert, an Aluminiumhydroxid adsorbiert (sog. Aluminium-Formol-Toxoid); Impfung: zwei i. m. Injektionen im Abstand von 4-6 Wo., 3. Impfung nach 12 Mon. mit dem Impfstoff für Kinder in folgender Dosierung: ab 3. Lebensmonat bis 6. Lj. 0,5 ml u. Kinder vom 6. bis zum 7. Lj. 0,3 ml; für Säuglinge u. Kleinkinder vorwiegend Kombinationsimpfstoffe; für Impfungen bei Kindern ab 7. Lj. u. Erwachsenen dient ein spez. für diese Altersgruppen hergestellter Diphtherie-Adsorbat-Impfstoff für Erwachsene, auch in Komb. mit Tetanus-Toxoid: sog. Td-Impfstoff; Auffrischimpfungen: im 7. u. im 15./16. Lj., gleichzeitig gegen Tetanus mit dem Td-Impfstoff; danach alle 10 Jahre, ggf. mit Td-Impfstoff; Impfschutz: ca. 10 Jahre; **2. Tetanus** (Bazy, 1917): Impfstoff: hochgereinigtes Tetanus-Toxoid, durch Formaldehyd inaktiviert, an Aluminiumhydroxid adsorbiert; Impfung: grundsätzlich bei allen Menschen, im Verletzungsfall Impfung bei nicht od. nicht vollständig immunisierten Personen, zusätzlich Tetanus-Immunglobulin erforderlich (Simultanimpfung); für Säuglinge und Kleinkinder Grundimmunisierung vorwiegend mit Kombinationsimpfstoffen; Technik: 2 × 0,5 ml i. m. im Abstand von 4-8 Wo., nach 6-12 Mon. 3. Impfung, Auffrischimpfungen alle 10 Jahre; Impfschutz: ca. 10 Jahre.

D. Schutzimpfungen im internationalen Reiseverkehr: durch internationale Vorschriften (WHO: Vaccination Certificate Requirements for International Travel) u. nationale Bestimmungen vorgeschriebene od. zu empfehlende Impfungen vor Antritt einer Reise. Eine **Pockenimpfung** wird im internationalen Reiseverkehr nicht mehr gefordert. **Gelbfieberimpfung:** einmalige Impfung mit attenuiertem lyophilisiertem Virus (Stamm 17 D); 10 Jahre Gültigkeit; Schwangere u. Säuglinge dürfen nicht geimpft werden. Kontraind.: Hühnereiweißallergie, Immundefekt (HIV-Infektion); erforderlich für Reisen nach Afrika, Mittel- u. Südamerika sowie für viele Länder bei Einreise aus Endemiegebieten; **Choleraimpfung:** 1-2 Injektionen einer Suspension formalininaktivierter Choleravibrionen; 6 Mon. Gültigkeit; für Reisen nach Afrika u. Asien manchmal erforderlich; weitere empfohlene od. anzuratende Impfungen: Diphtherie-, FSME-, Hepatitis-A-, Poliomyelitis-, Tetanus-, Tollwut-, Tuberkulose- u. Typhusschutzimpfung; weitere Schutzmaßnahmen im internationalen Reiseverkehr: Malariaprophylaxe*, evtl. Hepatitis-A-Proph. mit Immunglobulinen; vgl. Vakzinationsschäden.

Schwabach-Versuch (Dagobert Sch., Otol., Berlin, 1846-1920): s. Hörprüfungen.

Schwach|sichtigkeit: s. Amblyopie.

Schwach|sinn: s. Behinderung, geistige.

Schwäche|zustand, hyper|ästhetisch-e|motionaler: **1.** i. w. S. Bez. f. gereizte Stimmung u. Affektlabilität*; **2.** i. e. S. Bez. f. Durchgangssyndrom*.

Schwächung: (engl.) attenuation; (radiol.) Intensitätsabnahme einer Strahlung beim Durchdringen v. Materie inf. von Absorption* u. Streuung*, bei Photonenstrahlung höherer Energie zusätzl. durch Paarbildung*. **Sch.s|gesetz:** s. Lambert-Beer-Gesetz. **Sch.s|gleich|wert:** s. Bleigleichwert.

Schwächungs|ko|ef|fizient (Co-*; lat. efficere bewirken, vollbringen) **m:** Symbol μ; Wert zur Angabe der Abnahme der Quantenanzahl im Strahlenbündel durch Schwächung; er ist abhängig von der Energie (E) der Strahlung sowie von der Dichte u. Ordnungszahl der schwächenden Substanz u. setzt sich aus Photoeffekt*, Compton*-Effekt, Paarbildung* u. Streuung* zusammen. Der **Massenabsorptionskoeffizient** μ/ρ ist dagegen nicht von der Dichte u. dem Aggregatzustand des Absorbermaterials abhängig.

Schwärzung: Formelzeichen S; s. Dichte, optische.

Schwamm|niere: s. Markschwammniere.

Schwanen|hals|de|formität (lat. deformitas Verunstaltung) **f:** (engl.) swan-neck deformity; Überstreckung eines Langfingers im Mittel- u. Beugung im Endgelenk z. B. bei chron. Polyarthritis.

Schwangeren|gymnastik f: spez. gymnast. Übungen in der Schwangerschaft zur Geburtsvorbereitung (u. a. nach Lamaze u. Read), i. d. R. ab dem 6. Schwangerschaftsmonat; z. B. schonendes Kreislauftraining, Übungen zur Dehnung des Beckenbodens, Preß- u. Entspannungsübungen mit Erlernen der Atemtechnik zur Unterstützung der Wehen, Schwimmen.

Schwangeren|vorsorge: (engl.) prenatal care; Beratung der Schwangeren u. Überwachung der Schwangerschaft durch Arzt u. Hebamme m. dem Ziel, Abweichungen vom normalen Schwangerschaftsverlauf (s. Risikoschwangerschaft) früh zu erkennen u. Dauerschäden während od. nach der Schwangerschaft vorzubeugen; vgl. Mutterschaftsrichtlinien.

Schwangerschaft: (engl.) pregnancy; Graviditas, Gravidität; Zustand der Frau von der Konzeption bis zum Eintritt der Geburt*; Veränderungen von Uterusschleimhaut u. Ovarium in der Frühschwangerschaft: s. Abb.

Schwangerschaft, eingebildete: s. Scheinschwangerschaft. **Sch., ek|tope:** s. Extrauteringravidität. **Sch., inter|stitielle:** s. Tubargravidität.

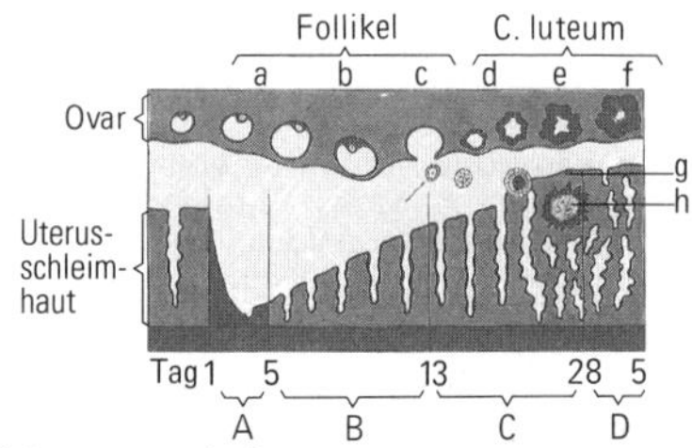

Schwangerschaft:
Veränderungen der Uterusschleimhaut und des Ovars bei Eintritt einer Schwangerschaft;
a: wachsend; b: sprungreif; c: gesprungen; d: Bildung; e: Blütestadium; f: Corpus luteum graviditatis; g: Verschlußpfropf;
h: Keimling
A: Desquamation; B: Proliferation;
C: Sekretion; D: Schwangerschaft [532]

Schwangerschafts|abbruch: (engl.) induced abortion, termination of pregnancy; Abtreibung; absichtl. herbeigeführte Beendigung einer Schwangerschaft vor Erreichen der extrauterinen Lebensfähigkeit von Embryo od. Fetus; **Methoden: 1. instrumentell:** Dilatation des Gebärmutterhalskanals, anschl. Saugkürettage*, Kürettage* od. Komb. der beiden Verfahren; **2. pharmak.:** zur Wehenerzeugung m. Spontanausstoßung der Frucht, führen zumindest z. Öffnung des Zervikalkanals; zur Anw. kommen v. a. Prostaglandine* (je nach Schwangerschaftsalter intravaginale, intrazervikale, retroamniale od. intraamniale Applikation); zahlreiche Kompl. (zurückbleibende Reste, Uterusverletzungen u. -entzündungen, Sterilität; Todesfälle sind beschrieben); **3. chir.:** analog der Schnittentbindung*; selten, z. B. bei Sch. nach der 16. SSW u. Ind. zur Sterilisation od. Hysterektomie (z. B. bei Uterusmyom). Die Anw. der einzelnen Meth. richtet sich v. a. nach Schwangerschaftsalter u. Alter der Schwangeren.

Rechtslage: Im wieder vereinten Deutschland galt seit dem 3.10.1990 ein gespaltenes Abtreibungsstrafrecht: Nach dem Einigungsvertrag vom 31.8.1990 (BGBl. II S. 889) bestand die reine Fristenlösung der ehem. Deutschen Demokratischen Republik (§§ 153-155 StGB-DDR) in den neuen Bundesländern für eine Übergangsfrist (längstens bis z. 31.12.1992) fort; die alten Bundesländer einschl. West-Berlins orientierten sich weiterhin an den §§ 218 ff StGB; der Sch. war danach grundsätzlich strafbar (§ 218 StGB). Nach § 218 a StGB war er zulässig, „wenn 1. die Schwangere einwilligt u. 2. der Abbruch der Schwangerschaft unter Berücksichtigung der gegenwärtigen u. zukünftigen Lebensverhältnisse der Schwangeren nach ärztl. Erkenntnis angezeigt ist, um eine Gefahr f. das Leben od. die Gefahr einer schwerwiegenden Beeinträchtigung des körperl. oder seel. Gesundheitszustandes der Schwangeren abzuwenden, u. die Gefahr nicht auf eine andere für sie zumutbare Weise abgewendet werden kann“ (sog. Indikationslösung). Bei Vorliegen der embryopath., kriminolog. u. der Notlagenindikation galt der sozialmed. Tatbestand als erfüllt, sie blieben aber - u. a. im Hinblick auf die Fristen - selbständig zu prüfen; in den Fällen der embryopath. Indikation durften seit der Empfängnis nicht mehr als 22 Wo., b. der kriminolog. u. der Notlagenindikation nicht mehr als 12 Wo. verstrichen sein. Ein rechtmäßiger Sch. erforderte nach §§ 219, 219 a StGB die schriftl. **Feststellung über die Indikationsvoraussetzungen** durch einen anderen als den den Eingriff vornehmenden Arzt sowie nach § 218 b StGB eine **med. u. soziale Beratung der Schwangeren** durch einen nicht selbst den Eingriff vornehmenden Arzt od. eine anerkannte Beratungsstelle. Die sog. Freistellungsklausel stellte dem einzelnen Arzt die Teilnahme an einem Sch. frei.

Eine f. das gesamte Deutschland einheitl. Regelung des Sch. sollte das Schwangeren- u. Familienhilfegesetz (SFHG) v. 27.7.1992 (BGBl. I S. 1398) schaffen: Der Sch. bleibt danach weiterhin grundsätzl. strafbewehrt (§ 218 StGB n. F.); zudem sollen flankierende Maßnahmen sozialpolit. Art (u. a. Anspruch auf Beratung in Fragen der Sexualaufklärung, Verhütung u. Familienplanung sowie des Sch. durch wohnortnahe Beratungsstellen; für in der GKV Versicherte ferner auf ärztl. Beratung über Fragen der Empfängnisregelung u. bis zum vollendeten 20. Lj. auf Versorgung mit empfängnisverhütenden Mitteln) dem Lebensschutz der Leibesfrucht eine Stütze geben. Nach § 218 a StGB n. F. ist der Sch. innerh. einer Frist von 12 Wo. unabhängig vom Vorliegen einer Indikation nicht rechtswidrig, „wenn 1. die Schwangere den Sch. verlangt u. dem Arzt durch eine Bescheinigung nach § 219 Abs. 3 S. 2 nachgewiesen hat, daß sie sich mind. drei Tage vor dem Eingriff hat beraten lassen (Beratung der Schwangeren in einer Not- u. Konfliktlage), u. 2. der Sch. von einem Arzt vorgenommen wird“. Die Pflichtberatung nach § 219 StGB n. F. soll die Schwangere nach umfassender med., sozialer u. jurist. Information (unter Anerkennung des hohen Wertes des vorgeburtl. Lebens u. der Eigenverantwortung der Frau) in die Lage versetzen, eine verantwortungsbewußte eigene Gewissensentscheidung zu treffen. Das Gesetz anerkennt darüber hinaus neben der (unbefristeten) med. auch die embryopath. Ind. bis zum Ende der 22. Wo. seit der Empfängnis; in bd. Fällen macht sich der Arzt strafbar, der ohne die schriftl. Feststellung eines anderen Arztes über die Indikationsvoraussetzungen den Sch. vornimmt (§ 218 b StGB n. F.).

Das Bundesverfassungsgericht hat das Inkrafttreten wesentl. strafrechtl. Vorschriften des SFHG durch Urteil v. 28.5.1993 verhindert. Als nichtig verworfen wurden § 218 a StGB n. F., weil dieser einen Sch. auf der Grundlage eines Beratungssystems für „nicht rechtswidrig“ erklärt, sowie die Vorschriften des § 219 StGB n. F. über Inhalt u. Organisation der Pflichtberatung. Verfassungsmäßig könne eine Fristenlösung auf Beratungsbasis für die ersten 12. Wo. der Schwangerschaft nur sein, wenn der Sch. grundsätzl. als Unrecht angesehen werde; ein Rechtfertigungsgrund lasse sich insoweit allein für die med., embryopath. u. kriminolog. Ind. begründen. Die ohne Feststellung einer Ind. nach einem zu verbessernden Beratungssystem vorgenommenen Sch. dürften ledigl. für straflos erklärt werden; ein Anspruch auf Leistungen der GKV gemäß § 24 b SGB V sei für sie ausgeschlossen, nicht jedoch die Gewährung von Sozialhilfe u. die Fortzahlung des Arbeitsentgelts. Den um einen Sch. ersuchten Arzt träfen strenge Schutzpflichten zugunsten des ungeborenen Lebens; er habe die Schwangere umfassend aufzuklären und zu beraten, auch genau zu dokumentieren. Das Bundesverfassungsgericht hat auf dieser Grundlage die für nichtig erklärten Bestimmungen des SFHG bis zu einer gesetzl. Neuregelung m. Wirkung ab 16.6.1993 durch eine Übergangsregelung ersetzt.

Schwangerschafts|an|ämie (Anämie*) f: (engl.) anaemia of pregnancy; multifaktorielle Anämie* während der zweiten Hälfte der Schwangerschaft; bedingt durch Hydrämie, Eisen- u./od. Folsäuremangel.

Schwangerschafts|dauer: (engl.) gestation, duration of pregnancy; Tragzeit; **1. post conceptionem** (Abk. p. c.): tatsächliche od. echte Sch.; Zeit v. der Konzeption (Empfängnis) bis zum Geburtstermin: 263-273 Tage (durchschnittl. 266 Tage = 38 Wochen = 9½ Lunarmonate zu 28 Tagen); **2. post menstruationem** (p. m.): Zeit vom ersten Tag der letzten Regel bis zum Tag der Geburt, etwa 280 Tage (40 Wochen, 10 Lunarmonate); s. Naegele-Regel; **Abweichungen:** zu kurze Sch.: **1.** Abort* (Frühabort bzw. Spätabort); **2.** Frühgeburt*; zu lange Sch.: **3.** Übertragung*. Vgl. Tragzeitgutachten.

Schwangerschafts|de|pression (Depression*) f: (engl.) depression of pregnancy; während einer Schwangerschaft auftretende, meist reaktive Depression* od. endogene Depression*.

Schwangerschafts|dermatosen (Derm-*; -osis*) f pl: (engl.) dermatoses of pregnancy; durch die Schwangerschaft bedingte Hautveränderungen wie Schwangerschaftspigmentierung*, Hypertrichose u. Gefäßveränderungen (Palmarerythem, Naevi aranei), i. e. S. Pruritus* gravidarum, Herpes* gestationis, Impetigo* herpetiformis, Prurigo gestationis, Autoimmunprogesterondermatitis in der Schwangerschaft, PUPPP*, papulöse Schwangerschaftsdermatose*; daneben Verschlechterung bestehender Hauterkrankungen, Lupus erythematodes, Neurofibromatose, Porphyria cutanea tarda.

Schwangerschafts|dermatose, papulöse (↑; ↑) f: (engl.) papulous dermatosis of pregnancy; Auftreten jeweils weniger, stark juckender, nach einigen Tagen wieder abheilender Papeln am ganzen Integument während der gesamten Dauer der Schwangerschaft, die nach Entbindung spontan abklingen; verbunden mit hohem Abortrisiko. **Ätiol.:** nicht geklärt, möglicherweise unbekanntes Plazentaantigen; evtl. Sonderform der Prurigo* simplex subacuta.

Schwangerschafts|dia|betes (Diabet-*) m: (engl.) gestational diabetes; Manifestation eines bisher latenten od. Verschlechterung eines klin.-manifesten Diabetes* mellitus während der Schwangerschaft inf. verminderter Insulinwirkung durch insulinantagonisierende Plazentahormone*, den verstärkten Insulinabbau in der Plazenta sowie einen Anstieg der Serumcortisolkonz.; **cave:** je stärker fortgeschritten der Diabetes u. je schlechter die Stoffwechseleinstellung der Mutter, desto geringer die fetale Überlebenserwartung. **DD:** physiol. Schwangerschaftsglukosurie. Vgl. Embryofetopathia diabetica.

Schwangerschafts|dia|gnose f: s. Schwangerschaftstests.

Schwangerschafts|erbrechen: s. Emesis gravidarum.

Schwangerschafts|glukos|urie (Glyk-*; Ur-*) f: s. Glukosurie, renale.

Schwangerschafts|ikterus (Ikterus*) m: s. Icterus gravidarum.

Schwangerschafts|pigmentierung (Pigmente*): (engl.) chloasma gravidarum; Melaninablagerung im Gesicht (s. Chloasma), an Brustwarzen, Linea alba, Vulva u. Anus während der Schwangerschaft. Vgl. Striae cutis atrophicae, Schwangerschaftsdermatosen.

Schwangerschafts|proteine (Prot-*) n pl: (engl.) gestational proteins; ausschl. od. vorwiegend während einer Schwangerschaft im mütterl. Organismus (z. B. PAG) od. in der Plazenta (z. B. SP-1, SHBG, SP-3) gebildete Proteine.

Schwangerschafts|protein|urie (↑; Ur-*) f: (engl.) pregnancy kidney; deutliche Proteinurie* in der Schwangerschaft; vgl. Gestose.

Schwangerschafts|psychose (Psych-*; -osis*) f: (engl.) psychosis of pregnancy; syn. Gestationspsychose; Psychose, die während der Schwangerschaft auftritt, häufig in Form einer Depression*; **Vork.:** selten, u. U. langer Verlauf u. zweifelhafte Progn.; psychische Störungen treten i. a. häufiger nach Entbindung auf (vgl. Wochenbettpsychose), da eine Schwangerschaft (bes. im 2. Trimenon) psych. eher stabilisierend zu wirken scheint. **Ther.:** je nach Krankheitsbild Neuroleptika* bzw. Thymoleptika (s. Antidepressiva) unter Beachtung v. Kontraindikationen (diaplazentare Passage!).

Schwangerschafts|pyelitis (Pyel-*; -itis*) f: s. Pyelonephritis gravidarum.

Schwangerschafts|streifen: Striae gravidarum; s. Striae cutis atrophicae.

Schwangerschafts|tests m pl: (engl.) pregnancy tests; immun. Verfahren zum Nachweis einer Schwangerschaft (Antigen-Antikörper-Reaktionen); Zuverlässigkeit ≥ 95%; **1.** Hämagglutination-Hemmtest: Prinzip: im Harn von schwangeren Frauen enthaltenes HCG* wird von Anti-HCG (enthalten in einem durch Sensibilisierung von Kaninchen gegenüber menschlichem HCG gewonnenen Antiserum) gebunden. Daher erfolgt anschließend keine Ag-Ak-Reaktion mit zugefügten HCG-beladenen Hammelerythrozyten; sie sinken im Röhrchen zu Boden u. bilden einen scharf begrenzten, dunklen Ring (positives Ergebnis, frühestens ca. 10-14 Tage nach Ausbleiben der Menstruation). Bei Untersuchung HCG-freien Urins reagiert das im ersten Reaktionsansatz dagegen noch vorhandene Anti-HCG mit den später zugefügten Erythrozyten, sie bleiben in Suspension (Ergebnis negativ). **2.** Latexagglutination-Hemmungstest: beruht auf dem gleichen Prinzip, es werden jedoch anstelle von Erythrozyten mit HCG beladene Latexpartikel verwendet. Erfolgt keine Reaktion zw. ihnen u. Anti-HCG (HCG-haltiger Schwangerenurin), so bleibt der Reaktionsansatz trübe (positiv); bei HCG-freiem Urin reagiert das noch vorhandene Anti-HCG mit den Latexpartikeln, es kommt zu einer sichtbaren körnigen Agglutination auf dem Objektträger (negativ). **3.** radioimmun. Nachweis von Beta-HCG (bereits vor Ausbleiben der Menstruation positiv), auch mit monoklonalen Antikörpern.

Schwangerschafts|toxikose (Toxikose*) f: nicht mehr gebräuchl. Bez. f. schwangerschaftsinduzierte Hypertonie; s. Gestose.

Schwangerschafts|unterbrechung: s. Schwangerschaftsabbruch.

Schwangerschafts|verhütung: s. Kontrazeption, Interzeption.

Schwangerschafts|wehen: (engl.) painless contractions; während der gesamten Schwangerschaft auftretende schmerzlose Kontraktionen; physiol. Sch. sind ab der 20. SSW Alvarez-Wellen (lokale Kontraktionen mit niedriger Amplitude u. hoher Frequenz) u. Braxton-Hicks-Kontraktionen (bis zu drei pro Std.). Vgl. Wehen.

Schwangerschafts|zeichen: (engl.) pregnancy signs; **1. sichere Sch.: a)** kindl. Herztöne; **b)** sichere Wahrnehmung der Kindsbewegungen; **c)** sicheres Fühlen von Kindsteilen; **d)** Nachweis des Embryos mittels Ultraschalldiagnostik* ab der 6.-8. Woche; **e)** Nachw. von HCG* im Schwangerenurin (s. Schwangerschaftstests); **2. wahrscheinliche Sch.: a)** livide Verfärbung des Introitus u. der Vagina; **b)** Aufrauhung u. Auflockerung der Vagina; **c)** die Vagina ist weiter u. dehnbarer; **d)** Vergrößerung des Corpus uteri (s. Fundusstand, Abb.); **e)** Auflockerung des Corpus; **f)** sog. Schwangerschaftswehen*; **g)** Piskaček*-Ausladung; **h)** Hegar*-Zeichen; **i)** Gauss*-Zeichen; **j)** Pschyrembel*-Zeichen; **k)** Osiander*-Zeichen; **l)** Schwellung der Brüste, Bildung v. Kolostrum; **3. unsichere Sch.:** Zunahme des Leibesumfangs, Striae gravidarum, Pigmentierung, Erbrechen, Pollakisurie, Kollapsneigung, nervöse Störungen.

Schwank|schwindel: s. Schwindel.

Schwannom (-om*) n: syn. Neurinom*.

Schwann-Scheide (Friedrich Th. Sch., Anat., Physiol., Berlin, Lüttich, 1810-1882): (engl.) Schwann's sheath; syn. Neurolemm; von peripheren Gliazellen (**Schwann-Zellen**) gebildete Hülle des Achsenzylinders der peripheren Nervenfaser; in Abhängigkeit vom Myelingehalt der Sch.-Sch. unterscheidet man markreiche u. markarme Nerven; bei markreichen Nerven umhüllt jede Schwann-Zelle einen Teil nur eines einzigen Achsenzylinders, bei markarmen sind mehrere Achsenzylinder vom Zytoplasma einer Schwann-Zelle umschlossen. Vgl. Nervenfaser, Ranvier-Schnürringe, Myelin.

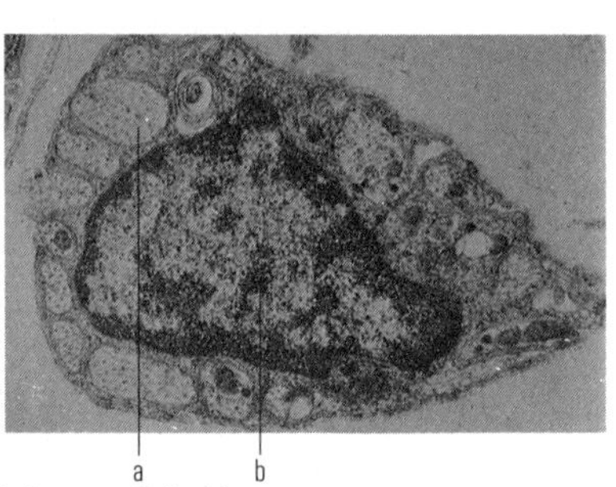

Schwann-Scheide:
in eine Schwann-Zelle invaginierte marklose Achsenzylinder (a); b: Zellkern (elektronenmikroskopische Aufnahme) [395]

Schwarte: narbige, breite Verwachsungen der Pleurablätter durch bindegewebige Organisation des Exsudats bei längerem Bestehen einer Pleuritis*, speziell nach Hämatothorax*.

Schwartz-Bartter-Syn|drom (William Sch., zeitgen. Kardiol., Boston) n: syn. Syndrom* der inadäquaten ADH-Sekretion; vgl. Hypoproteinämie, kongenitale idiopathische.

Schwartz-Jampel-Syn|drom (Oscar Sch., amerikan. Päd., geb. 1919; Robert St. J., amerikan. Päd., geb. 1926) n: syn. Chondrodystrophia myotonica; autosomal-rezessiv erbl. Erkr. mit angeb. od. im Kleinkindesalter auftretender Dysplasie langer Röhrenknochen sowie myopathischen (fehlende Mimik, Blepharophimose, Schluckstörungen, später staksiger Gang) u. okulären (Katarakt, Myopie) Störungen.

Schwarzenbach-Hand|griff: (engl.) Schwarzenbach's manœuvre; (gebh.) diagn. Untersuchungsgriff, bei dem der auf dem Beckenboden befindl. Kindskopf zw. Steißbeinspitze u. Anus zu tasten ist.

Schwarz|wasser|fieber: s. Malaria tropica.

Schwarz|wucher|haut: s. Akanthosis nigricans.

Schwebung: Interferenz zweier harmonischer Wellen od. Schwingungen mit nur gering versch. Frequenzen; die Frequenz der Sch. (f_s) berechnet sich aus der Formel: $f_s = f_1 - f_2 = 1/T_s$.

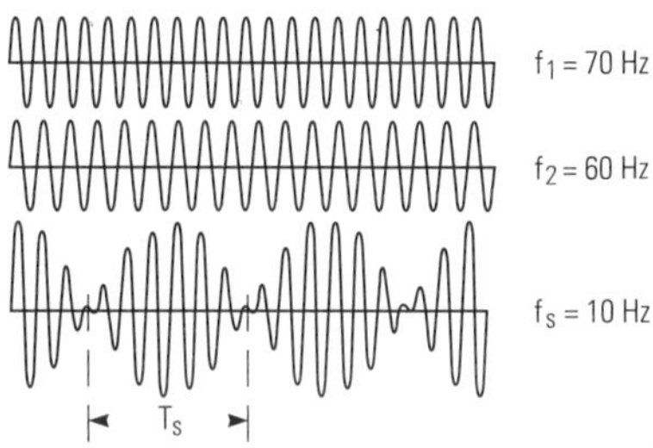

Schwebung [397]

Die Amplitude ändert sich von Null bis zur Summe der beiden Ausgangswerte.

Schwefel: (engl.) sulphur; chem. Element, Symbol S (Sulfur), OZ 16, rel. Atommasse 32,06; zur Gruppe der Chalkogene gehörendes zwei-, vier- u. sechswertiges Nichtmetall; Bestandteil einiger Aminosäuren*; Anw. z. B. bei der Herstellung von Farbstoffen u. Arzneimitteln.

Schwefel|bäder: (engl.) sulphur baths; **1.** natürliches Schwefelbad: s. Schwefelquellen; **2.** künstliches Schwefelbad: durch Zusatz von 100-200 g Schwefelsalz (Kalium sulfuricum) zubereitetes Vollbad.

Schwefel|di|oxid n: (engl.) sulphur dioxide; SO_2; Anhydrid der schwefligen Säure; Anw. u. a. zur Ungezieferbekämpfung (Raumdurchgasung*, 100 g/m^3, Einwirkungszeit 4-6 Std.; greift Metalle u. Spiegel an).

Schwefel|kohlen|stoff: (engl.) carbon disulphide; Kohlenstoffdisulfid, Alcohol sulfuris, CS_2; leicht flüchtige, faulig riechende Flüssigkeit mit brennbaren u. explosiven Dämpfen; Verw. u. a. als Lösungs-, Extraktions- u. Schädlingsbekämpfungsmittel sowie in der Gummi- u. Viskoseindustrie.

Schwefel|kohlen|stoff|vergiftung: (engl.) carbon disulphide poisoning; Vergiftung durch Einatmung der Dämpfe inf. Lipoidlöslichkeit von Schwefelkohlenstoff; **Sympt.** bei akuter Vergiftung: Hautrötung, Erregungszustände, Bewußtlosigkeit, evtl. Atemlähmung; bei chron. Vergiftung: Kopfschmerz, Schlaflosigkeit, Polyneuritis, Seh-, Hör- u. Gleichgewichtsstörungen, Verwirrtheitszustände, Impotenz, Arteriosklerose der Hirn- u. Nierengefäße; letale Dosis für Erwachsene: ab 10,0 g peroral bzw. 2000 ppm; MAK-Wert 20 ppm (60 mg/m^3); BK nach Nr.1305 der BeKV.

Schwefel|milch: Sulfur praecipitatum, Lac sulfuris, feinverteilter Schwefel; lokale Anw. in Salben, Pudern usw. als Dermatikum z. B. bei Ekzem, Scabies.

Schwefel|quellen: (engl.) sulphur springs; gelösten (H_2S) bzw. ionogen gebundenen Schwefelwasserstoff sowie Sulfide enthaltende Quellen; Mindestanforderung an eine Heilquelle: 1 mg Gesamtschwefel/l Wasser; **Heilanzeigen:** entzündl. u. degenerative Gelenkerkrankungen, Gicht, Hauterkrankungen (keratolyt. Effekt). Vgl. Sulfatwässer.

Schwefel|säure: (engl.) sulfuric acid; Acidum sulfuricum; H_2SO_4; starke Säure (Salze: Sulfate); vgl. Ätherschwefelsäuren.

Schwefel|wasser|stoff: (engl.) hydrogen sulphide; H_2S; farbloses, giftiges Gas, schwerer als Luft, mit typ. Geruch nach faulen Eiern (Salze: Sulfide); entsteht bei der Eiweißfäulnis aus schwefelhaltigen Aminosäuren; Anw.: z. B. in der Zellstoffindustrie, in Labors zur Analyse (Kipp-Apparat); Nachweis: z. B. durch Bleiacetatpapier (Schwarzfärbung).

Schwefel|wasser|stoff|vergiftung: (engl.) hydrogen sulphide poisoning; Vergiftung durch Einatmung von H_2S (blockiert schwermetallhaltige Enzyme u. lähmt die intrazelluläre Atmung); **Sympt.:** bei geringer bis mittl. H_2S-Konzentration (ab ca. 100 ppm) Kopfschmerz, Schwindel, Appetitlosigkeit, Übelkeit mit Brechreiz, Diarrhoe, Schlaflosigkeit, Reizung der Schleimhäute der Augen u. des Atemtrakts; Geruchsschwelle 10^{-7} Vol.% (0,1 ppm)! **Cave:** bei stärkerer H_2S-Konzentration Geruchslähmung (Anosmie); bei akuter Vergiftung starke Schleimhautreizung durch Alkalisulfidbildung, Atemnot, Bewußtlosigkeit; hohe Konz. (>1000 ppm) wirken unmittelbar tödlich.

Schweif|kern: s. Nucleus caudatus.

Schweige|pflicht: ethische u. rechtliche (Berufsgeheimnis §§ 203, 204 StGB) Pflicht des Arztes, Verschwiegenheit über alles (auch nichtmed. Sachverhalte) zu wahren, was ihm b. Ausübung seines Berufes bekannt wird. Schon die Tatsache des Arztbesuches fällt unter d. Schweigepflicht. Die Sch. ist die Grundlage des Vertrauens zw. Patienten u. Arzt; sie gilt auch gegenüber selbst Schweigepflichtigen u. nach dem Tod des Geheimnisträgers; sie kann durchbrochen werden b. Vorliegen einer gesetzl. Offenbarungspflicht*, eines gesetzl. Anzeigerechts*, eines rechtfertigenden Notstands gemäß § 34 StGB, ferner bei Entbindung des Arztes von der Sch. durch den Patienten. Nach § 203 StGB gilt die Sch. für den Arzt, Zahnarzt, Apotheker od. Angehörigen eines anderen Heilberufs, der eine staatl. geregelte Ausbildung erfordert, also z. B. auch für Krankenschwestern u. -pfleger, Hebammen u. Entbindungpfleger, Masseure, Krankengymnasten, Angehörige med.-technischer Assistenzberufe, med. Dokumentare u. Informatiker; nicht erfaßt werden die Heilpraktiker. Eine Verletzung der Sch. u. die unbefugte Verwertung v. Geheimnissen werden mit Freiheits- od. Geldstrafe bedroht.

Schweine|brucellose (-osis*) f: durch Brucella suis (Hauptwirt Schwein) verursachte Form der Brucellosen*.

Schweine|finnen|band|wurm: Taenia* solium.

Schweine|hüter|krankheit: (engl.) swineherd's disease; syn. Bouchet-Gsell-Krankheit;

Leptospirose; **Err.:** Leptospira pomona; Infektionsquelle: Schweine, Rinder. Vork. in Europa, USA, Australien; **Klin.:** nach einer Inkubationszeit von ca. 8-10 Tagen plötzl. Fieberanstieg, Kopfschmerz, Myalgie u. meningeales Syndrom*; die Sympt. persistieren ca. 3-6 Tage, klingen dann ab u. treten nach ca. 1 Woche erneut auf. In der zweiten Phase der Erkr. kommt es zu einer lymphozytären Meningitis* u. evtl. Ikterus* inf. Leberbeteiligung. **Diagn.** u. **Ther.:** s. Leptospira; **DD:** s. Meningitis.

Schweine|insulin n: s. Insulin.

Schweine|rot|lauf: s. Rotlauf.

Schweiß: (engl.) sweat, perspiration; flüssige Absonderung der Schweißdrüsen* der Haut; besteht aus Wasser (99%), Kochsalz, Harnstoff, Immunglobulinen, flüchtigen Fettsäuren u. Cholesterin; vgl. Schweißsekretion.

Schweiß|drüsen: (engl.) sweat glands; Glandulae sudoriferae; Anhangsgebilde der Haut, kleine Knäueldrüsen mit merokriner Sekretion u. große apokrine Duftdrüsen (nur in d. Achselhöhle, zirkumanal u. -genital, Warzenhof, äußerer Gehörgang); vgl. Moll-Drüsen.

Schweiß|drüsen|ab|szeß (Abszeß*) m: (engl.) sweat gland abscess; syn. Hidradenitis suppurativa; meist chron.-rezidivierend verlaufende abszedierende Entz. der Ausführungsgänge apokriner Schweißdrüsen; **Sympt.:** druckschmerzhafte furunkuloide Knoten in geröteter infiltrierter Umgebung mit Neigung zu Fistelbildung u. narbiger Abheilung; ggf. schmerzhafte Bewegungseinschränkung u. systemische Entzündungszeichen; **Err.:** Staphylokokken; **Vork.:** v. a. bei Männern mit Acne* vulgaris (insbes. im Bereich der Achselhöhlen, Genital- u. Analregion), sehr selten u. (sub-)akut verlaufend bei abwehrgeschwächten Neugeborenen (v. a. an Hinterkopf, Rücken u. Gesäß); **Ther.:** lokal Antiseptika, systemisch Antibiotika; Inzision u. Drainage bei Fluktuation, Exzision u. plastische Deckung bei ausgedehnten Prozessen.

Schweiß||drüsen|adenom (Aden-*; -om*) n: s. Hidradenom. **Sch.drüsen|entzündung:** Hidradenitis; s. Schweißdrüsenabszeß. **Sch.drüsenfriesel:** s. Miliaria. **Sch.nase:** s. Granulosis rubra nasi. **Sch.re|tentions|zysten** (lat. retentio Zurückhaltung; Kyst-*) f pl: s. Hidrozystome. **Sch.rinne:** Brustbeingegend (vordere Sch.) u. Furche zw. den Schulterblättern (hintere Sch.).

Schweiß|se|kretion (Sekret*) f: (engl.) perspiration; vom Sympathikus* gesteuerte Absonderung von Schweiß* aus ekkrinen Drüsen; dient v. a. der Wärmeregulation* u. ist abhängig von Nahrungsaufnahme, psych. Belastung (Angstschweiß), körperl. Anstrengung u. a. Schweißzentren liegen im Zwischenhirn, in der Medulla oblongata u. der Columna lateralis des Rückenmarks. Vgl. Perspiratio insensibilis, Anhidrose, Hypohidrose, Hyperhidrose.

Schweizer Typ: (engl.) Swiss-type agammaglobulinaemia; Sonderform des schweren kombinierten Immundefekts* mit Agammaglobulinämie bei normaler Anzahl der zirkulierenden B-Lymphozyten u. Verminderung der T-Lymphozyten; vgl. Immundefekte (Tab.).

Schwellen|dosis (Dosis*) f: (engl.) threshold dose; angenommene od. empirisch festgestellte Dosis od. Dosisbereiche, unterh. derer eine definierte pharmak. od. toxische Wirkung beim einzelnen Individuum od. in einer Population nicht mehr nachweisbar ist; in bezug auf die schädigende Wirkung von ionisierender Strahlung* wird definitionsgemäß die Existenz einer Sch. ausschl. für sog. nichtstochastische Strahlenwirkungen (Strahlensyndrom*, Strahlenschäden*) angenommen. Die internationalen Strahlenschutzrichtlinien u. die Strahlenschutzverordnung* folgen aus Gründen der Risikobegrenzung der Auffassung, Mutagenese u. Karzinogenese durch ionisierende Strahlung seien als stochastische Prozesse* zu betrachten, u. eine Sch. könne daher nicht postuliert werden.

Schwellen|wert|per|kussion (lat. percussio Schlag, Stoß) f: (engl.) threshold percussion; sehr leise Perkussion* (mit e. Orthoplessimeter) z. B. zur Bestimmung der inspirator. Verschiebung der Lungenränder od. der relativen u. absoluten Herzdämpfung*.

Schwell|körper: (engl.) spongy body; (anat.) Sammelbez. f. Corpora cavernosa penis u. Corpus spongiosum penis bzw. Corpus cavernosum clitoridis u. Bulbus vestibuli. **Sch.-Auto|injektionstherapie** (Auto-*; Injektion*) f: (engl.) intracavernous auto-injection therapy; Abk. SKAT; Einspritzung gefäßwirksamer Medikamente (z. B. Papaverin/Phentolamin od. Prostaglandin E_1) in den Penisschwellkörper zur Erektionsauslösung; vgl. Erektionsstörung. **Sch.fibrose** (Fibr-*; -osis*) f: (engl.) fibrosis of the corpus cavernosum; Fibrosierung des Schwellkörpergewebes mit nachfolgender erektiler Impotenz bei Priapismus*, gelegentlich bei Schwellkörper-Autoinjektionstherapie. **Sch.schwielen:** s. Induratio penis plastica.

Schwell|strom: Folge von Gleichstromimpulsen; jede der an- u. abschwellenden Frequenzen besteht aus einer Reihe von Einzelimpulsen mit kontinuierlich an- u. wieder absteigender Intensität. Damit werden nacheinander die Muskelfasern mit entspr. Reizschwelle stimuliert; es entstehen nicht Zuckungen, sondern anschwellende Kontraktionen, d. h. fließende Bewegungen. Vgl. Elektrotherapie, Niederfrequenztherapie.

Schwellung, trübe: (engl.) cloudy swelling; mikroskop. Schwellung u. vakuolige Degeneration des endoplasmatischen Retikulums u. der Mitochondrien durch Wassereinstrom in die Zellen inf. Membranschäden; makroskop. Trübung der Schnittfläche des Organs; **Vork.:** bei funkt. Beanspruchung od. Zellschädigung, z. B. durch Intoxikation, Hypoxie u. Strahlenschäden. Vgl. Degeneration.

Schwenk|einlauf: s. Darmreinigung.

Schwer|behinderung: s. Behinderung.

Schwere-Ketten-Krankheit: s. H-Ketten-Krankheit.

Schwer|hörigkeit: (engl.) deafness; Hebetudo auris; herabgesetztes Hörvermögen*; **Formen: 1.** Schalleitungsschwerhörigkeit inf. einer gestörten Schalleitung im Gehörgang (z. B. durch Zerumen), Mittelohr (z. B. bei Otitis media) od. am ovalen Fenster (z. B. bei Otosklerose); **2.** Schallempfindungsschwerhörigkeit bei Störungen am Innenohr (z. B. Hörsturz, Menière-Krankheit, Ototoxikose, Schalltrauma), Hörnerven (z. B. Akustikusneurinom) od. Zentralnervensystem. Sch. kommt angeboren u. a. bei Jervell*-Lange-Nielsen-Syndrom, Dysostosis* multiplex, Alport*-Syndrom u. Waardenburg*-Syndrom vor. **Diagn.:** Hörprüfungen*, insbes. Audiometrie*; **Ther.:** ggf. hörverbessernde Op. (z. B. Stapesplastik* od. Tympanoplastik* bei Schalleitungsstörungen, Cochlear* implant bei Schallempfindungsschwerhörigkeit) od. Hörgeräte*. Vgl. Dysakusis.

Schwer|metalle n pl: (engl.) heavy metals; Metalle mit einem spezif. Gewicht über 5; vgl. Periodensystem der Elemente.

Schwer|mut: s. Depression, endogene.

Schwiele: durch physik. Belastung entstandene Proliferationshyperkeratose bes. an Füßen u. Händen; s. Clavus, Melkerschwielen; vgl. Herzschwiele.

Schwielen|ab|szeß (Abszeß*) m: (engl.) callous abscess; subkutane Eiterung unter einer Hohlhandschwiele, seltener auch am Fuß im Bereich des Großzehenballens; vgl. Panaritium.

Schwielen|kopf|schmerz: s. Knötchenkopfschmerz.

Schwimm|bad|granulom (Granulum*; -om*) n: (engl.) swimming pool granuloma; Inf. der Haut mit atypischem Mycobacterium* (Mycobacterium marinum od. kansasii) nach Verletzungen beim Baden od. Hantieren in Aquarien; **Sympt.:** Granulom v. a. an Fingern, Handrücken od. Knien, das der Tuberculosis* cutis ähnelt, evtl. zentral schuppt u. atrophiert, gelegentl. auch exulzeriert; Ausbildung subkutaner Knoten entlang der ableitenden Lymphwege mögl.; **Ther.:** Antituberkulotika, Tetrazykline; evtl. Kryotherapie, chir. Exzision.

Schwimm|bad|kon|junktivitis (Conjunctiva*; -itis*) f: (engl.) swimming pool conjunctivitis; durch Chlamydia* trachomatis (Serotyp D-E-K) bedingte Konjunktivitis* mit Einschlußkörperchen*; Übertragung durch Badewasser (selten in Schwimmbädern) u. feuchte Wäsche infizierter Pat.; Inkubationszeit 8-12 Tage; **Klin.:** Anfangsstadium wie bei Trachom* (sog. Paratrachom), gelegentl. zusätzl. Rhinopharyngitis u. Tubenkatarrh, selten oberflächl. Hornhautentzündung; Abheilung unter geringer Pannusbildung ohne Narben; **Ther.:** Erythromycin, Tetrazykline.

Schwimm|haut|bildung: (engl.) webbing; geringster Grad der kutanen Syndaktylie*, wobei die Grundphalangen nicht ganz voneinander geschieden sind.

Schwimm|kapseln: s. Depotpräparate.

Schwind|ausschläge: alte Bez. f. Tuberculosis* cutis.

Schwindel: (engl.) dizziness, vertigo; syn. Vertigo; Oberbegriff f. subjektive Störungen der Orientierung des Körpers im Raum (Scheinbewegung von Körper u. Umwelt), klin. charakterisiert durch Nystagmus* (nur systematischer Sch.), Übelkeit, Erbrechen u. Ataxie*; **Vork.:** physiol. nach Stimulation des Vestibularapparats (z. B. durch kalorische od. rotatorische Reize bei Gleichgewichtsprüfungen*) od. als sog. Höhenschwindel inf. visueller Destabilisierung der Körperbalance, pathol. als sog. Läsionsschwindel bei nicht kompensierbarer Dysfunktion des vestibulären, visuellen od. somatosensor. Systems; **Formen** des pathol. Sch.: **1.** systematischer Sch., Ohrschwindel, Vestibularisschwindel, labyrinthärer Sch.: Vork. als **a)** Drehschwindel mit scheinbarer Drehbewegung von Umwelt u. eigenem Körper; **b)** Schwankschwindel mit dem Gefühl, als ob der Boden schwanke; **c)** Liftschwindel mit dem Gefühl, zu sinken od. gehoben zu werden. Nach Dauer der Sympt. werden ein Anfallschwindel u. ein Dauerschwindel unterschieden. **Urs.:** Labyrinthitis, Menière-Krankheit, Lermoyez-Syndrom, Vestibularisausfall, Vestibularisschädigung, zentral-vestibuläre Läsionen im Hirnstamm od. Kleinhirn, toxische Schädigung der Pars vestibularis des N. vestibulocochlearis, z. B. durch Streptomycin od. Acetylsalicylsäure; **Sonderformen:** gutartiger paroxysmaler Lagerungsschwindel (durch Ablagerung schwerer Partikel auf den Statolithen bei best. Kopfhaltungen) u. zentraler Lagerungsschwindel (durch Schädigungen im Bereich der Nuclei vestibulares, begleitet von einem Nystagmus, der bei Änderung der Kopfhaltung seine Schlagrichtung ändert); **2.** asystematischer Sch., diffuser Sch., Hirnschwindel: Sch. mit Gefühl der Unsicherheit beim Gehen, Stehen u. Sitzen, evtl. Schwarzwerden vor den Augen; **Urs.:** Störung des vestibulo-okulären Reflexes od. der Integration somatosensor., vestibulärer u. visueller Afferenzen, z. B. bei bilateraler Vestibularisschädigung, Akustikusneurinom, Hirnstammsyndromen; auch unspez. bei zerebrovaskulärer Insuffizienz, Enzephalitis, Meningitis, Hirntumoren, Hirnabszeß, orthostatischer Hypotonie. In der epilept. Aura kann bei Vorliegen eines Fokus im Temporallappen Sch. auftreten. **3.** Visueller Sch.: in Zus. mit Sehstörungen bei Augenmuskellähmung, Heterophorie, Metamorphopsie od. Aniseikonie auftretende Schwindelempfindungen, wahrscheinlich inf. einer Diskrepanz zw. visuellen Reizen u. Körperbewegungen; vgl. Kinetosen; **4.** psychogener Sch., kann als Ausdruck von Angst od. Phobie (sog. phobischer Attackenschwindel) auftreten; **Diagn.:** Anamnese, neurol. Prüfung der Koordination u. Sensibilität, evtl. Nystagmusprüfung durch Elektronystagmographie, Gleichgewichtsprüfungen; **Ther.:** wenn möglich Behandlung der Grundkrankheit; symptomat. Ther. evtl. mit Sedativa, Antiemetika, antivertiginösen Medikamenten (z. B. Antihistaminika) möglichst kurzfristig nur in der Akutphase; vestibuläres Schwindeltraining, evtl. durchblutungsfördernde Infusionen. Vgl. Gleichgewichtsstörungen.

Schwind|sucht: veraltete Bez. f. Tuberkulose*.

Schwingung: zeitl. periodischer Vorgang; eine harmonische Schwingung läßt sich mit der

Schwindel
Symptomatik bei systematischem und asystematischem Schwindel

Schwindelempfindungen	Schwindelarten
Drehschwindel Schwankschwindel Liftschwindel Pulsion Taumelgefühl	systematischer Schwindel (Vestibularisschwindel)
Taumelgefühl Unsicherheitsgefühl Schwarzwerden vor den Augen	asystematischer Schwindel (diffuser Hirnschwindel)

S

Formel $A_t = A_0 \times \sin(\omega \times t + \phi)$ darstellen (A_t = Elongation zur Zeit t, A_0 = maximale Elongation = Amplitude, ω = Kreisfrequenz, ϕ = Phasenverschiebung vom Nullpunkt).

Schwirren: (engl.) thrill, fremitus; (frz.) frémissement; tastbare Vibrationen; Vork.: z. B. im Bereich der Brustwand bei lauten Herzgeräuschen* mit einem großen Anteil an niederfrequenten Schwingungen.

Schwur|hand: charakterist. Handstellung bei Medianuslähmung*; vgl. Hand.

Scianna-Blut|gruppen: (engl.) Scianna blood groups; Symbol Sc; seit 1963 bekanntes Blutgruppensystem; die Vererbung der Allele Sc 1 (früher Sm) u. Sc 2 (früher Bu^a) erfolgt autosomal-kodominant; der Phänotyp Sc (1-2-) wurde beschrieben (vier Phänotypen). Häufigkeit des Sc 1-Antigens bei Weißen 99%, des Sc 2-Antigens (mittelstarkes Ag) 0,6-0,8%. Die Bildung von Sc-Antikörpern (v. a. gegen Sc 2-Ag) kann durch Bluttransfusionen u. i. R. von Schwangerschaften induziert werden. Vgl. Blutgruppen.

SCID: Abk. f. (engl.) severe combined immunodeficiency; s. Immundefekt, schwerer kombinierter.

Scilla maritima (lat. scilla kleiner Krebs, Krabbe) f: s. Meerzwiebel.

Scimitar-Syn|drom (ital. scimitarra Krummsäbel) n: partielle Lungenvenenfehlmündung* in die untere Hohlvene mit charakterist. krummsäbelartiger Verschattung parallel zum rechten Vorhofrand im Rö.-Thorax.

Scint-: s. a. Szint-.

scintillans (Szinti-*): funkelnd, flimmernd.

Scirrhus (gr. σκίρρος harte Schwellung, Tumor) m: szirrhöses Karzinom*.

Scl-70: Autoantikörper* gegen nukleäres Protein (kein Histon, wahrscheinlich DNA-Topoisomerase I), der fast ausschließlich bei Pat. mit progressiver systemischer Sklerose* auftritt; wird selten bei anderen Autoimmunerkrankungen beobachtet.

Scler-: s. a. Skler-.

Sclero|dermia (Skler-*; Derm-*) f: s. Sklerodermie.

Sclero|dermia circum|scripta (↑; ↑) f: syn. Morphaea; umschriebene, kutane u. subkutane Form der Sklerodermie ohne od. mit nur geringer Beteiligung der inneren Organe; **Sympt.:** einzeln stehende, rundliche Herde mit wachsartigem, derbem Zentrum, das oft Hyper- od. Depigmentierungen aufweist u. einen blau-violetten Saum (Lilac ring) besitzt, der sich langsam peripher ausdehnt. An der Stirn sind die Herde oft säbelhiebartig (Sclérodermie en coup de sabre) angeordnet, darunterliegende Muskeln u. Knochen sind in den Prozeß der Fibrose u. Entz. miteinbezogen; an den Extremitäten oft bandförmige Hautveränderungen (Sclérodermie en bandes), selten mit Melorheostose*; evtl. auch generalisiert vorkommend mit bullösen u. ulzerierenden Veränderungen; **Diagn.:** Nachweis von antinukleären Antikörpern (bei 40% der Pat.) u. Antikörpern gegen Borrelia burgdorferi (30%); **Ther.:** fettende Salben, Physiotherapie; **Progn.:** günstig, wenn system. Entzündungszeichen u. antinukleäre Antikörper fehlen; Übergang in eine progressive systemische Sklerose* sehr selten. Vgl. Fasciitis, eosinophile.

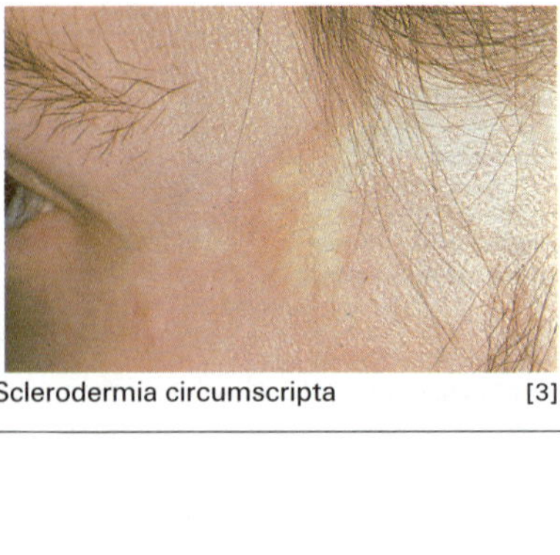

Sclerodermia circumscripta [3]

Sclero|dermia dif|fusa seu pro|gressiva (↑; ↑) f: syn. progressive systemische Sklerose*.

Scler|oedema ad|ultorum (↑; Ödem*) n: seltene, diffuse, teigig-ödematöse Schwellung mit Spannungsgefühl (evtl. Bewegungseinschränkung) im Gesicht, am Hals u. Stamm; nach Mon. oft spontane Abheilung; Ätiol. unklar, evtl. Inf. mit Borrelia burgdorferi. Vgl. Pseudosklerodermien.

Scler|onychia ac|quisita (↑; Onych-*; lat. acquirere, acquisitus erwerben) f: s. Skleronychie.

Sclerosis multi|plex (↑; -osis*) f: s. Multiple Sklerose.

Scoliosis (gr. σκολιός krumm, gebogen; -osis*) f: s. Skoliose.

Scoliosis capitis et faciei (↑; ↑; lat. caput, capitis Kopf; Facies*) f: asymmetrische Gesichts- bzw. Kopfform, z. T. intrauterin erworben (bes. in Zus. mit Beckenendlage, dann spontan reversibel) od. bei Torticollis*.

Scopol|amin n: 6β,7β-Epoxy-3α(1αH,5αH)-tropanyl-(S)-tropat (IUPAC); in Nachtschattengewächsen vorkommendes Alkaloid mit parasympatholyt. Wirkung; Verw.: Mydriatikum, Proph. der Reisekrankheit (transdermale Anw.).

Scorbut (lat. scorbutus Bez. der Mangelkrankheit) m: s. Skorbut.

Score (engl. Rechnung, Punktzahl) n: Bewertungsziffer, Maßzahl, Wertpunkt; vgl. Cervix score.

Scotoma (gr. σκότος Finsternis, Dunkelheit; -om*) n: s. Skotom.

Scrapie f: bei Schafen u. Ziegen vorkommende Form der subakuten spongiformen Enzephalopathie; s. Slow virus infection.

Scratch-Test (engl. scratch Schramme) m: Kratztest; s. Intrakutantest.

Screening-Verfahren (engl. screen Sieb): (engl.) screening test; syn. Vortest, Suchtest, Siebtest; zeit- u. kostengünstiger Suchtest, z. B. zur ersten Identifizierung von gefährl. Stoffen (vgl. Ames-Test); als epidemiol. Untersuchungsmethode insbes. zur Erfassung eines klin. symptomlosen od. prämorbiden Krankheitsstadiums, z. B. Reihenuntersuchung auf Lungentuberkulose, Diabetes mellitus; auch eingesetzt als sog. Neugeborenen-Screening i. R. der Kinderfrüherkennungsuntersuchungen* zur Frühdiagnose gut therapierbarer, unerkannt aber schwer verlaufender Erkrankungen (z. B. Hüftdysplasie, Stoffwechselanomalien).

Scribner-Shunt (engl. shunt Nebenschluß, Weiche) m: s. Shunt zur Hämodialyse.

Scrobiculus cordis (Dim. von lat. scrobis Höhle, Loch; Cor*) m: Herzgrube.

Scrofulo|derma ulcerosum (lat. scrofulae Halsdrüsen, -geschwulst; Derm-*; Ulc-*) n: s. Tuberculosis cutis.

Scrophulosis (↑; -osis*) f: s. Skrofulose.

Scrotum (lat.) n: Hodensack.

S

Scrub typhus (engl. scrub Gestrüpp, Zwerg; gr. τῦφος Bez. f. versch. Fiebererkrankungen) m: syn. Tsutsugamushi*-Krankheit.

Scutulum (Dim. von lat. scutum Haut, Leder, Schild) n: s. Favus.

Scybala (gr. σκύβαλον Unrat) n: s. Skybala.

SDS-PAGE: Abk. f. Sodiumdodecylsulfat*-Polyacrylamidgel-Elektrophorese.

Se: 1. chem. Symbol f. Selen*; **2.** (serol.) s. Sekretorsystem.

Seat belt syndrome (engl. Sitzgurt) n: durch stumpfes Bauchtrauma inf. eines Autounfalls auftretende Verletzung des Pankreas mit Zeichen der Pankreatitis* bzw. Peritonitis*; Vork. v. a. bei Verw. nichtautomatischer Sicherheitsgurte.

SEA-Test m: Abk. f. Schaf-Erythrozyten-Agglutinationstest; veraltete Bez. f. Waaler*-Rose-Test.

sebaceus (lat. sebum Talg): talgig, fettig; z. B. Glandulae sebaceae, Talgdrüsen.

Sebor|rhoe (↑; -rhoe*) f: (engl.) seborrhoea; sog. Schmerfluß; gesteigerte Sebumproduktion der Talgdrüsen bes. am behaarten Kopf, im Gesicht u. im Bereich der vorderen u. hinteren Schweißrinne; **Urs:** idiopathisch od. erworben (z. B. bei Parkinson-Syndrom od. durch Arzneimittel); Auftreten auch i. R. von Acne* vulgaris u. seborrhoischem Ekzem*; **Sympt.:** ölige Beschaffenheit der Haut (Seborrhoea oleosa), kleieförmige, fettige Schuppung (Seborrhoea sicca).

Sebo|stase (↑; -stase*) f: (engl.) sebostasis; verminderte Talgproduktion mit trockener Haut u. glanzlosen Haaren; Vork. z. B. bei atopischem Ekzem*, Ichthyosis* vulgaris u. versch. Ektodermaldysplasie*-Syndromen.

Sebo|zystomatose (↑; Zyst-*; -om*; -osis*) f: s. Steatokystom.

Sebum (lat.) n: Talg.

Secale|alkaloide n pl: s. Ergotamine.

Secale cornutum (lat. secale Roggen; cornutus gehörnt) n: Mutterkorn; bis 35 mm lange, schwärzlich violette Dauerform (Sklerotium) von Claviceps* purpurea, die v. a. auf Roggen parasitiert; enthält neben über 30 Alkaloiden (z. B. Ergometrin, Ergotamin, Ergotoxin) fettes Öl, Farbstoffe, Amine u. Ergosterin; Verw. zur Gewinnung der Reinalkaloide od. Alkaloidfraktionen; s. Ergotamine.

Sec|buta|barbital (INN) n: (RS)-5-Ethyl-5-sec-butylbarbitursäure (IUPAC); Verw.: Hypnotikum.

Sechs|jahr|molar (lat. molaris zum Mahlen geeignet) m: s. Molaren.

Sechste Krankheit: syn. Exanthema* subitum.

Seckel-Syn|drom (Helmut P. G. S., amerikan. Päd., geb. 1900) n: autosomal-rezessiv erbl. Erkr. mit proportioniertem, primordialem Minderwuchs, Hypodontie, Anomalien von Skelett u. Urogenitaltrakt, kraniofazialen Dysmorphien (sog. Vogelkopf), Mikrozephalie u. geistiger Behinderung.

Se|clusio pupillae (lat. secludere, seclusus absperren, trennen) f: Abschluß der vorderen von d. hinteren Augenkammer durch entzündl. Verwachsung der Iris mit d. Linsenkapsel (360° umfassende Synechie*); führt zu Napfkucheniris*.

Seco|barbital (INN) n: (RS)-5-Allyl-5-(1-methylbutyl)-barbitursäure (IUPAC); Verw.: Hypnotikum.

Second look operation (engl. zweiter Blick) f: geplanter Zweiteingriff nach Primäroperation (meist nach 6 Mon.) bei meist frühzeitig rezidiv. Malignomen (z. B. Magen-, Kolon-, Ovarialkarzinom) zur Entfernung neuer, häufig asymptomatischer Karzinomrezidive bzw. Lymphknotenmetastasen; i. w. S. jeder op. Zweiteingriff zur Revision u. Früherkennung progredienter lebensbedrohlicher Erkr. (z. B. stumpfes Bauchtrauma, Mesenterialinfarkt, nekrotisierende Pankreatitis).

Second messenger (engl. zweiter Bote) n: s. Rezeptoren, Hormonrezeptoren.

Second set reaction (engl. zweiter Satz) f: Zweitabstoßungsreaktion; s. Abstoßungsreaktion.

Se|cretin (INNv) n: gastrointestinales Hormon; Polypeptid aus 27 Aminosäuren; wird im Duodenum inf. Säureübertritts aus dem Magen freigesetzt u. bewirkt vorwiegend eine Erhöhung der Bicarbonatproduktion des Pankreas, ferner auch eine Steigerung der Galle- u. Bicarbonatproduktion in der Leber sowie eine Hemmung der gastrinstimulierten Magensekretion u. Magenmotilität; Verw.: Diagnostikum zur Pankreasfunktionsprüfung (s. Pancreozymin-Secretin-Test), bei akut blutenden Streßulzera.

Se|cretin-Pan|creo|zymin-Test m: syn. Pancreozymin*-Secretin-Test.

Secretory piece (engl. Sekret*; piece Teil) n: Transportstück*.

Secretum (↑) n: s. Sekret.

Sectio (lat. Einteilung) f: Schnitt. **S. alta** (↑) f: sog. hoher Blasenschnitt; extraperitoneale Eröffnung der Harnblase (Zystostomie) vom Bauch her, z. B. zur Entfernung von Blasensteinen. Vgl. Schnittführung. **S. caesarea** (↑) f: Kaiserschnitt, bessere Bez. Schnittentbindung*. **S. legalis** (↑) f: gerichtl. Sektion*. **S. parva ab|dominalis** (↑) f: abdominale Hysterotomie* zum Schwangerschaftsabbruch*.

Sedativa (lat. sedativus beruhigend) n pl: (engl.) sedatives; sog. Beruhigungsmittel; Psychopharmaka, die relativ unspezif. eine dämpfende Wirkung auf Funktionen des ZNS haben; Verw. finden u. a. Schlafmittel* (in nicht hypnot. Dosierung), z. B. Tranquilizer* u. Barbiturate*, ferner best. Antihistaminika* (Phenothiazinderivate* u. a.)

Sediment (lat. sedimentum) n: Bodensatz; z. B. Harnsediment.

Sedo|heptulose f: s. Heptosen.

See|bäder: (engl.) seaside resorts; Kurorte am Meer; Wirkung auf den Organismus durch Komb. der Schon- u. Reizfaktoren des Klimas u. der Bäder: reine, allergenarme Luft, maritimes Aerosol, geringe Tagesschwankungen der Temp., Abkühlungsreize, Wind, Sonne, mechan. u. Solereize der Bäder; **Heilanzeigen:** Atemweg- u. Hauterkrankungen, Allergien, vegetative Dystonie.

Seeds (engl. Samenkörner) n pl: kleine, radioisotopenhaltige Nadeln od. Körner (z. B. Goldseeds*) z. interstitiellen Strahlentherapie*.

See|krankheit: (engl.) motion sickness; durch Schiffsbewegungen verursachte Übelkeit u. Erbrechen inf. Reizung des N. vestibularis; s. Kinetosen.

Seele: (engl.) soul; Psyche; das unmittelbare Erleben, die Gesamtheit der geistig-seelischen Erscheinungen (Fühlen, Denken u. Wollen).

Seelen|blindheit: visuelle Agnosie*.

Seelen|taubheit: auditive Agnosie*.

See|manns|haut: (engl.) sailor's skin; auch Landmannshaut; präsenile Hautatrophie; früh-

S

zeitige, ab dem 30. Lj. auftretende aktinische Keratose*, bes. an Gesicht, Handrücken, Unterarmen (Präkanzerose); vgl. Retikuloid, aktinisches.

Sée-Syn|drom (Georges S., zeitgen. Päd., Paris) n: s. Marie-Sée-Syndrom.

Segel|klappen: (engl.) atrioventricular valves; Atrioventrikularklappen; die segelförmigen Klappen zw. den Vorhöfen u. Kammern des Herzens: Valva atrioventricularis dextra (tricuspidalis, dreisegelig) u. sinistra (bicuspidalis, mitralis, zweisegelig); s. Herz.

Segment (lat. segmentum) n: Abschnitt; z. B. Lungensegment.

Segmentation (↑) f: Segmentbildung; z. B. bei Leukozytenkernen; s. Segmentkernige.

Segment|dia|gnose (↑) f: s. Querschnittsdiagnose.

Segment, inter|anuläres (↑) n: (engl.) interannular segment; syn. Internodium; Nervenfaserabschnitt zw. zwei Ranvier*-Schnürringen.

Segment|kernige (↑): (engl.) segmented granulocytes; (hämat.) Kurzbez. f. reife Granulozyten* (∅ 10-15 µm) mit einem segmentierten Kern, dessen 2-5 Kernsegmente durch Kernfäden miteinander verbunden sind; segmentkernige neutrophile Granulozyten sind die häufigsten Leukozyten im Blut (s. Blutbild).

Segment, spinales (↑) n: (engl.) spinal segment; syn. neurales Segment, Nervensegment;

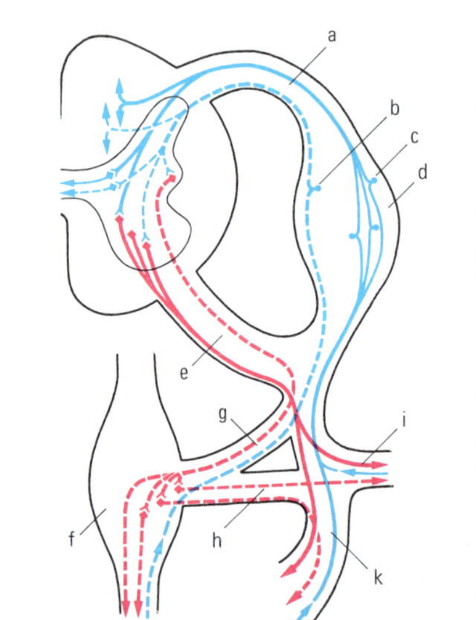

Segment, spinales:
a: Radix dorsalis; b: B-Zelle; c: A-Zelle; d: Ganglion spinale; e: Radix ventralis; f: Ganglion trunci sympathici; g: R. communicans albus; h: R. communicans griseus; i: R. dorsalis; k: R. ventralis [532]

gesamtes Areal, das ein einzelner Spinalnerv m. seinen Ästen versorgt; dazu gehören d. segmentale Haut-, Muskel- u. Eingeweideinnervation (s. Abb.).

Segment|therapie (↑) f: (engl.) cutaneovisceral reflex therapy; Reizbehandlung erkrankter innerer Organe über die Haut unter Nutzung kuti-viszeraler Reflexe, die sich aus der metamer-segmentalen Gliederung des Körpers ergeben; Innervationszonen der Haut, des Unterhautbindegewebes sowie des Periosts (Dermatome) u. der Skelettmuskeln (Myotome) sind mit inneren Organen (Viszerotome) auf den segmentalen Ebenen des Rückenmarks verschaltet. **Meth.:** Bindegewebemassage, therm. u. elektrotherap. Reize, lokale Infiltrationen; vgl. Neuraltherapie, Reizkörpertherapie.

Se|gregation (lat. segregare entfernen, trennen) f: Aufspaltung; (genet.) Trennung der homologen Chromosomen in der Meiose* u. Verteilung auf die Gameten* (Aufspaltung von Genotypen in aufeinanderfolgenden Generationen), auch irreguläre Chromosomenverteilung auf die Tochterzellen bei gestörter Mitose* (sog. somatische Segregation). Vgl. Mendel-Gesetze.

Seh|bahn: (engl.) optic tract; Gesamtheit der an visueller Wahrnehmung u. deren Verarbei-

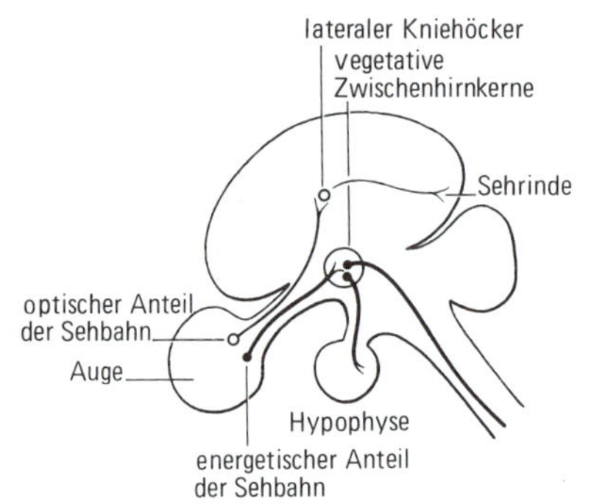

Sehbahn:
optischer und energetischer Anteil [206]

tung beteiligten neuronalen Strukturen; **Verlauf:** die Erregung wird in der Netzhaut von Stäbchen- u. Zapfenzellen üb. bipolare Zellen zu den Optikusganglienzellen weitergeleitet; deren Neuriten verlaufen üb. die Sehnervenkreuzung* als Tractus opticus zu den subkortikalen Sehzentren (Corpus geniculatum laterale, Colliculus rostralis des Tectum mesencephali, Pulvinar thalami). Vom Corpus geniculatum laterale zieht die Gratiolet*-Sehstrahlung (Radiatio optica) zur Sehrinde* im Gebiet des Sulcus calcarinus im Hinterhauptlappen (s. Abb.). Vgl. Sehzentren.

Von diesem opt. Anteil der S. kann ein energet. Anteil der S. unterschieden werden (s. Abb.); im Bereich der Sehnervenkreuzung zweigen Nervenfasern ab und vermitteln dem Zwischenhirn-Hypophysen-System Lichtreize. Diese können über das autonome Nervensystem nachweisbare Wirkungen auf Stoffwechsel, Hormonhaushalt, Blutbildung usw. entfalten (z. B. Tag-Nacht-Rhythmus u. a.).

Sehen, bin|okulares: (engl.) binocular vision; Binokularsehen, beidäugiges (Einfach-)Sehen; die Anlage beider Augen als Doppelorgan mit korrespondierenden Netzhautpunkten* u. der Fähigkeit zur Fusion* (binokulare Integration) bildet die Voraussetzung für binokulares Einfachsehen (Simultansehen) u. für räumliche optische Wahrnehmung (stereoskopisches Sehen*). Vgl. Diplopie.

S

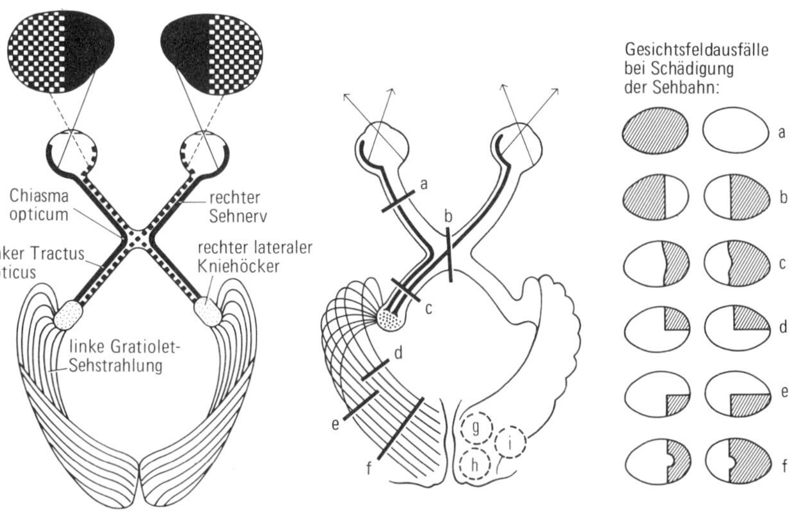

Sehbahn:
li.: schematische Darstellung des Sehbahnenverlaufs mit zugehörigen Gesichtsfeldern; Mitte u. re.: Schädigungen der Sehbahn mit entsprechenden Gesichtsfeldausfällen;
a: Blindheit eines Auges; b: bitemporale (heteronyme) Hemianopsie; c: bilaterale (homonyme) Hemianopsie; d: Schädigung der linken unteren Sehstrahlung mit Quadrantenanopsie oben rechts; e: Schädigung der linken oberen Sehstrahlung mit Quadrantenanopsie unten rechts; f: Schädigung des okzipitalen Kortex mit bilateraler Hemianopsie ohne Beteiligung der Makula; g: Area striata (Area 17, primäre Sehrinde); h: Area parastriata (sekundäre Sehrinde); i: Area peristriata (tertiäre Sehrinde)

Sehen, stereo|skopisches: (engl.) stereoscopic vision; Fähigkeit zu räumlichem bzw. plastischem Tiefensehen; beruht auf der zentralen Informationsverarbeitung querdisparater Netzhautabbildungen (s. Disparation) auf nicht korrespondierenden Netzhautpunkten innerh. der Panum-Areale mit Hilfe der Fusion*. Vgl. Sehen, binokulares.

Seh|hügel: s. Thalamus.

Seh|leistung: (engl.) uncorrected visual acuity; Visus naturalis, Rohvisus; Sehvermögen ohne korrigierendes Glas; vgl. Sehschärfe.

Sehne: (engl.) tendon, sinew; (anat.) Tendo; aus parallelfaserigem kollagenem Bindegewebe aufgebautes, makroskop. weißl. glänzendes Endstück des Muskels, dient dem Ursprung u. Ansatz am Knochen u. überträgt dort die Zugwirkung des Muskels.

Sehnen|fäden: (engl.) tendinous cords; **1.** Chordae tendineae; **2.** sog. falsche S.: quer durch die Herzkammern ziehende Fasern des Erregungsleitungssystems des Herzens.

Sehnen|fäden|abriß: (engl.) rupture of the tendinous cords; Ruptur der Chordae tendineae; **Folge:** Papillarmuskeldysfunktion, Herzklappeninsuffizienz; **Diagn.:** Echokardiographie, Phonokardiographie; **Sympt.:** wie bei Mitralklappenprolapssyndrom* (DD!).

Sehnen|flecke: (engl.) white patches; Maculae tendineae, Maculae lacteae; entzündl. bedingte Schwielen im Bereich des Epikards.

Sehnen|knötchen: s. Finger, schnellender.

Sehnen|naht: (engl.) tenorrhaphy; chir. Wiedervereinigung von spontan gerissenen od. traumat. durchtrennten Sehnen unter Verw. von nicht resorbierbarem chirurgischem Nahtmaterial* od. Draht zum Erreichen einer ausreichenden mechan. Belastbarkeit der S. u. unter absolut atraumat. Vorgehen zur Wiedererlangung einer guten Gleitfähigkeit der Sehne (sonst später Tendolyse* erforderlich); **Formen:** s. ums. Abb. Glatt durchtrennte Sehnen u. offene Sehnenverletzungen werden i. d. R. primär genäht, bei stark verschmutzten Wunden, größeren zusätzl. Weichteilverletzungen u. bei Metzgerverletzungen erfolgt eine Sekundärnaht. Bei Sehnendurchtrennungen im Handbereich werden häufig spezielle handchir. Maßnahmen (z. B. Sehnentransplantation*) erforderlich.

Sehnen||plastik (-plastik*) **f:** (engl.) tenoplasty; Bez. f. Sehnenverlängerung u. Sehnenüberpflanzung; s. Sehnentransplantation. **S.reflex** (Reflekt-*) **m:** s. Reflexe. **S.ruptur** (Ruptur*) **f:** (engl.) tendon rupture; offene traumatische od. geschlossene durch Überbeanspruchung u. degen. Vorschädigung verursachte Zerreißung einer Sehne.

Sehnen|scheide: (engl.) tendon sheath, theca; Vagina tendinis; Gleitröhre der Sehnen an best. funktionell erforderl. Stellen (z. B. in Gelenknähe); besteht aus einer äußeren bindegewebigen Schicht (Stratum fibrosum), die mit dem Knochen einen osteofibrösen Kanal bildet, u. der inneren Synovialhaut (Stratum synoviale), die auch die Sehne überzieht. Im Gleitspalt befindet sich Synovia*. Vgl. Mesotendineum.

Sehnen|scheiden|entzündung: Tendovaginitis; s. Tendopathie.

Sehnen|trans|plantation (Transplantation*) **f:** (engl.) tendon transplantation; syn. Tendo- od. Sehnenplastik; sekundäres Rekonstruktionsverfahren bei Durchtrennung von Beugesehnen der

S

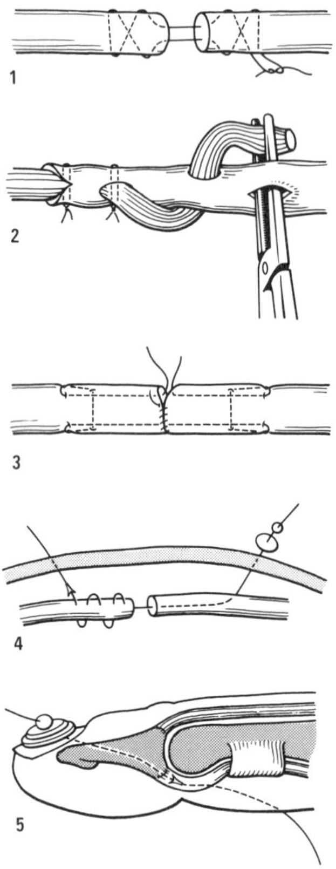

Sehnennaht:
Formen: 1: Schnürsenkelnaht nach Bunnell; 2: Durchflechtungsnaht nach Pulvertaft; 3: Kirchmayr-Kessler-Naht; 4: entlastende Lengemann-Drahtnaht; 5: transossäre Ausziehnaht [256, 170, 155]

Hand durch Transplantation* einer autologen Sehne (z. B. vom M. plantaris od. M. palmaris longus); bei intaktem Gleitlager einzeitige sofortige S.; bei Gleitlagerläsion zweizeitig, durch Schaffung eines Gleitlagers mittels Platzhalter (Silastikstab) u. S. nach ca. 6-8 Wo.; Nachbehandlung mittels Kleinert*-Gipsschiene.

Sehnen|verknöcherung: (engl.) tenostosis; Ossifikation in einer Sehne; vgl. Kalkaneussporn, Sesambeine.

Seh|nerv (Nervus*)**:** Nervus* opticus; vgl. Sehbahn.

Seh|nerven|a|trophie (↑; Atrophie*) **f:** s. Optikusatrophie.

Seh|nerven|entzündung (↑)**:** s. Neuritis Nervi optici.

Seh|nerven|kreuzung (↑)**:** (engl.) optic chiasm; Chiasma opticum; in d. Gegend der Sella turcica vor d. Infundibulum gelegene Vereinigung der beiden Nn. optici, aus d. nach hinten jeweils ein Tractus opticus hervorgeht; Teil der Sehbahn; nur die aus den nasalen Netzhauthälften stammenden Fasern werden gekreuzt, die aus den temporalen Netzhauthälften dagegen bleiben ungekreuzt. Vgl. Hemianopsie; s. Sehbahn (Abb.).

Seh|proben|tafeln: Texte in versch. Schriftgröße als Leseproben zur Prüfung der Sehschärfe* in der Nähe (z. B. Birkhäuser-Tafeln, Nieden-Tafeln); vgl. Optotypen.

Seh|purpur m: s. Rhodopsin.

Seh|rinde: (engl.) visual cortex; zusammenfassende Bez. des optischen Kortex in der Nähe des Sulcus calcarinus im Hinterhauptlappen des Gehirns, wo optische Wahrnehmungen zu bewußten Empfindungen werden; in der **Area striata** (Area 17) befindet sich das primäre Sehzentrum als Schalt- od. Assoziationssystem: oberh. des Sulcus calcarinus für die Fasern aus der oberen Netzhauthälfte, unterh. für die Fasern der unteren Netzhauthälfte; die Makulafasern (sog. makuläres Bündel) sollen nahe dem Okzipitalpol bikortikal repräsentiert sein. Die optischen Erinnerungsfelder liegen in der näheren Umgebung als **Area parastriata** (Area 18) für den Fixationsmechanismus u. als **Area peristriata** (Area 19) für die Assoziation zu anderen Hirnrindengebieten u. für das optische Erkennen. Vgl. Sehbahn, Rindenarchitektonik.

Seh|schärfe: (engl.) visual acuity; syn. Visus; Auflösungs- od. Sehvermögen mit optimal korrigierendem Glas; beschreibt die Fähigkeit der Netzhaut, zwei Punkte eben noch als getrennt zu erkennen (Minimum* separabile); zur Bestimmung der S. dienen für die Ferne (in 5 m Entfernung projizierte) Optotypen*, für die Nähe Sehprobentafeln*. Vgl. Sehleistung.

Seh|schule: Institution, in der unter augenärztl. Leitung schielende od. sehschwache Kinder pleoptische u. orthoptische Übungen durchführen; vgl. Orthoptik.

Seh|schwäche: s. Asthenopie.

Seh|schwindel: Schwindelgefühl inf. Diplopie*; vgl. Schwindel.

Seh|strahlung: syn. Gratiolet*-Sehstrahlung; s. Sehbahn.

Seh|vermögen: (engl.) visual function; Gesamtleistung des Sehorgans (Visus, Gesichtsfeld, Farben-, Dunkelsehen); vgl. Sehschärfe, Blindheit.

Seh|zentren n pl: (engl.) visual centres; diejenigen Hirnregionen, in denen die Fasern des Tractus opticus u. die Fasern der Gratiolet-Sehstrahlung enden; **1.** subkortikale S.: Corpus geniculatum laterale, Colliculus rostralis im Tectum mesencephali, Pulvinar thalami; **2.** kortikales Sehzentrum: in den optischen Rindenfeldern im Hinterhauptlappen des Großhirns. Vgl. Sehbahn, Sehrinde.

Seifen: (engl.) soaps; Alkalisalze der höheren Fettsäuren*; z. B. feste Natron- u. dickflüssige Kaliseifen (Schmierseifen). S. werden aus Talg, Palmfett, Tran, die feinsten S. aus Olivenöl durch Kochen mit Laugen gewonnen (Verseifung*).

Seifen|abort (Abort*) **m:** (engl.) soap abortion; Abort, b. dem Seife als Abortivum benutzt wird; kann zu schwersten allg. Krankheitserscheinungen m. Todesfolge führen; nach Neuregelung des § 218 StGB (s. Schwangerschaftsabbruch) absolute Rarität.

Seifen|stuhl: s. Kalkseifenstuhl.

Seiten|ketten|theorie f: (engl.) sidechain theory; histor. Theorie der Antikörperbildung von Paul Ehrlich; die durch spezif. Bindung von Antigenen an die Seitenketten (haptophore Gruppen, sog. Rezeptoren) des Protoplasmas antikörperproduzierender Zellen sog. verbrauchten Rezeptoren werden nicht nur ersetzt, sondern überschießend als freie (zirkulierende) Antikörper produziert. Vgl. Klonselektionstheorie.

Seiten|lagerung, stabile: (engl.) lateral recumbent position; Lagerung* von spontan atmenden Bewußtlosen, um freie Atemwege zu sichern (s. Abb.) u. eine Aspiration* zu verhindern;

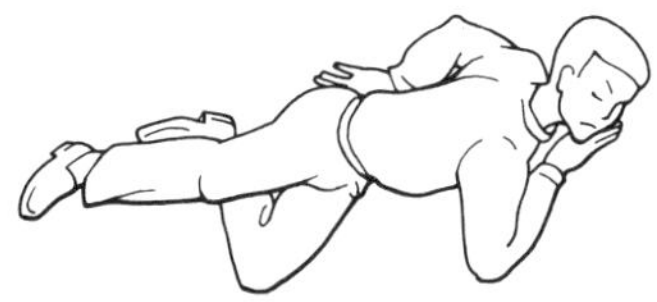

Seitenlagerung, stabile

der Kopf wird zum tiefsten Punkt, so daß Erbrochenes, Blut od. Schleim nach außen abfließen können. **Cave:** zusätzliche Schädigungen durch ungeeignete Lagerungsmanöver möglich, insbes. bei Pat. mit Wirbelsäulenverletzungen.

Seiten|stechen: (engl.) stitch in the side; unter ungewohnter körperl. Belastung unter dem Rippenbogen auftretende stechende Schmerzen inf. mangelhafter Sauerstoffversorgung des Zwerchfells.

Seiten|stränge: **1.** Funiculi laterales; seitl. Bahnen in der weißen Substanz des Rückenmarks zw. Vorder- u. Hintersäule; **2.** lymphat. Stränge in d. Plica salpingopharyngea (Falte im Pharynx, die v. Tubenwulst abwärts zieht).

Seiten|strang|angina (Angina*) **f:** Angina lateralis; Form der akuten bakteriellen Pharyngitis*, bes. häufig nach Tonsillektomie* auftretend; **Sympt.:** Schluckbeschwerden, Trockenheit u. Kratzen im Hals, Hustenreiz, in die Ohren ausstrahlende Schmerzen, Schwellung, Rötung u. evtl. gelbe Beläge im Bereich der Seitenstränge; **Ther.:** warme Halswickel, ölige Nasentropfen, Lutschtabletten, Rauch- u. Alkoholverbot; evtl. Antibiotika nach Antibiogramm. Vgl. Tonsillitis.

Seiten|ventrikel (Ventriculus*) **m:** Ventriculus lateralis; s. Hirnventrikel.

Seit-zu-Seit-Ana|stomose (Anastomose*) **f:** s. Anastomose.

Se|kret (lat. secretus abgesondert) **n:** Absonderungsprodukt; i. e. S. Produkt der Sekretion*.

Se|kretin n: Secretin*.

Se|kretion (lat. secretio) **f:** (engl.) secretion; Absonderung von Molekülen od. Flüssigkeiten aus Zellen; **Formen: 1.** äußere od. exokrine S.: Abgabe eines Produkts von Drüsen* (Sekret) durch einen Ausführungsgang nach außen (Haut, Schleimhaut); **2.** innere od. endokrine S. (syn. Inkretion): Abgabe des Sekrets aus endokrinen Drüsen an die Blutbahn; **3.** parakrine S.: Abgabe des Sekrets an die Nachbarzelle; **4.** autokrine S.: extrazelluläre Wirkung des Produkts einer Zelle auf diese selbst; **5.** intrakrine S.: intrazelluläre Wirkung des Produkts einer Zellorganelle auf die Zelle selbst; s. Abb. Vgl. Hormone, Mediatoren, Wachstumsfaktoren.

Se|kretions|phase (↑) **f:** s. Menstruationszyklus.

Se|kreto|lytika (Sekret*; gr. λυτικός fähig zu lösen) **n pl:** s. Expektoranzien.

Se|kretor|system (↑) **n:** Einteilung der Menschen nach ihrer (erbl.) Eigenschaft, lösliche ABH-Substanzen (Blutgruppenantigene) in Körperflüssigkeiten (z. B. Speichel, Tränenflüssigkeit, Sperma, Fruchtwasser) zu sezernieren od. nicht; wird durch das dominante Gen Se u. sein (rezessives) Allel se gesteuert u. unabhängig von den Genen für die ABH-Substanzen vererbt; **Häufigkeit:** ca. 75-78% aller in Europa lebenden Menschen sind sog. Sekretoren (Ausscheider) mit dem Genotyp Se/Se od. Se/se; Individuen mit dem Genotyp se/se werden als Non-Sekretoren (Nicht-Ausscheider) bezeichnet. **Bedeutung:** u. a. zur Blutgruppenbestimmung bei Sekretoren mit schwacher od. fehlender Ausprägung von Blutgruppenantigenen der ABNull*-Blutgruppen auf ihren Erythrozyten.

Sektion (lat. sectio Einteilung, Zerschneiden) **f:** (engl.) 1. caesarean section, 2. autopsy; **1.** (gyn.) syn. Sectio caesarea; s. Schnittentbindung; **2.** (pathol.-anat.) syn. Autopsie, Obduktion, innere Leichenschau, Nekropsie; **a)** gesetzlich vorgeschrieben b. Verdacht auf einen unnatürl. Tod auf richterl. Veranlassung im Beisein eines Richters u. zweier Ärzte, von denen einer Gerichtsmediziner sein muß (§§ 87 ff. StPO), zur Feststellung infektiöser Krkh. aus seuchenhygienischen Gründen (§ 32 BSeuchG) u. zur Erteilung der Genehmigung zur Feuerbestattung; **b)** gesetzlich nicht geregelte, klinische S. zur Feststellung v. Todesursachen u. Krankheitszusammenhängen, zur Überprüfung der ärztl. Behandlung, i. R. der Unfallversicherung zur Klärung des Zus. zw. Tod

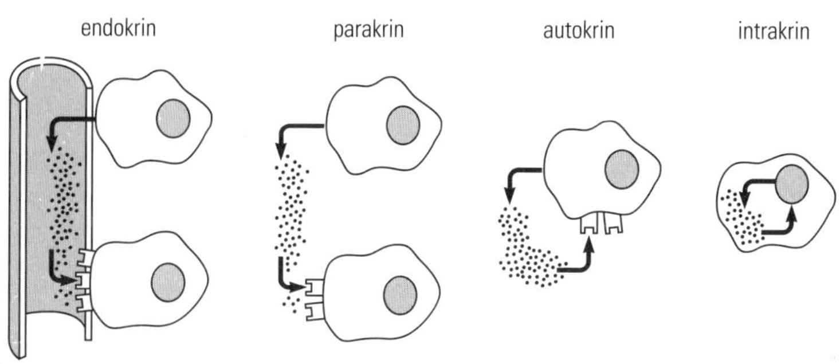

Sekretion:
verschiedene Wege der Abgabe und Wirkung von Sekret [245]

u. Unfallereignis, zu Forschungszwecken; **c)** anatomische S. i. R. von Lehre u. Ausbildung. Soweit eine S. nicht gesetzl. vorgeschrieben ist, darf d. Leichenöffnung nur mit zu Lebzeiten gegebener Einwilligung des Verstorbenen bzw. bei fehlender Willensäußerung m. Einwilligung* der nächsten Angehörigen durchgeführt werden; eine zu Lebzeiten getroffene Entscheidung des Verstorbenen geht dem Willen der Angehörigen grundsätzlich vor.

Sektio|syn|drom (↑) **n:** Auffälligkeiten u. Störungen beim Neugeborenen*, die in zeitlichem u. offensichtlich ursächl. Zusammenhang m. einer Schnittentbindung* stehen; z. B. gehäuftes Auftreten von Saugschwäche*, Membransyndrom*, Wet* lung syndrome.

sekundär (lat. secundarius von der zweiten Sorte, der zweite)**:** zweiten Ranges, nachfolgend, abhängig.

Sekundär|ef|floreszenz (↑; Effloreszenzen*) **f:** s. Effloreszenzen.

Sekundär|elektronen (↑; Elektro-*) **n pl:** Elektronen, die bei der Wechselwirkung von direkt u. indirekt ionisierender Strahlung* aus der Materie durch Ionisierung* ausgelöst werden.

Sekundär|elektronen|vervielfacher (↑; ↑)**:** Abk. SEV; s. Photomultiplier.

Sekundär|follikel (↑; Follicul-*) **m:** s. Eizelle, Lymphknoten.

Sekundär|glaukom (↑; gr. γλαυκός grau-blau; -om*) **n:** s. Glaukom.

Sekundär|heilung (↑)**:** s. Wundheilung.

Sekundär|in|fektion (↑; Infekt-*) **f:** (engl.) secondary infection; Inf. eines bereits von einem (Mikro-)Parasiten befallenen Organismus, wobei dem zweiten Erreger der Weg u. die Ansiedlungsmöglichkeit durch d. ersten vorbereitet wurde. Vgl. Superinfektion, Reinfektion.

Sekundär|krankheit (↑)**:** (engl.) secondary disease; **1.** zu einem primären Krankheitsbild hinzutretende zweite Erkr.; **2.** Sekundärreaktion; s. Graft versus host reaction.

Sekundär|naht (↑)**:** s. Wundversorgung.

Sekundär|struktur (↑) **f:** s. Aminosäuren.

Sekunde (lat. secundus der zweite) **f:** (engl.) second; Abk. s; atomphysikalisch definierte SI-Basiseinheit der Zeit.

Sekunden|kapazität (↑) **f:** (engl.) forced expiratory volume per second; **1.** absolute S.: Gasvolumen (in Liter), das nach einer max. mögl. Inspiration in einer Sekunde max. ausgeatmet werden kann (sog. Atemstoßtest); **2.** relative S.: absolute S. im Verhältnis (Angabe in %) zur Vitalkapazität der Lunge.

Sekunden|volumen (↑) **n:** die vom Herzen in einer Sekunde ausgeworfene Blutmenge; vgl. Schlagvolumen, Herzminutenvolumen.

Selbst|bestimmungs|recht: im Grundgesetz (Art. 1 u. 2) fundiertes Recht, das im Arzt-Patient-Verhältnis insbes. das Recht auf freie Arzt- u. Therapiewahl u. das Recht, zu diagn. od. therap. Eingriffen, zu Transplantatentnahmen (s. Organspender) u. ggf. zu einer nicht gesetzl. angeordneten Sektion* seine Einwilligung* zu geben od. zu verweigern, umfaßt. Das S. bildet Rechtsgrund u. Maßstab der ärztl. Aufklärungspflicht*; die ärztl. Schweigepflicht*, das Einsichtsrecht* u. der datenschutzrechtl. Auskunftsanspruch* sichern das informationelle S. Vgl. Patiententestament, Organspenderausweis, Zwangsbehandlung.

Selbst|entwicklung: (engl.) spontaneous evolution; (gebh.) Spontangeburt einer Querlage* bei

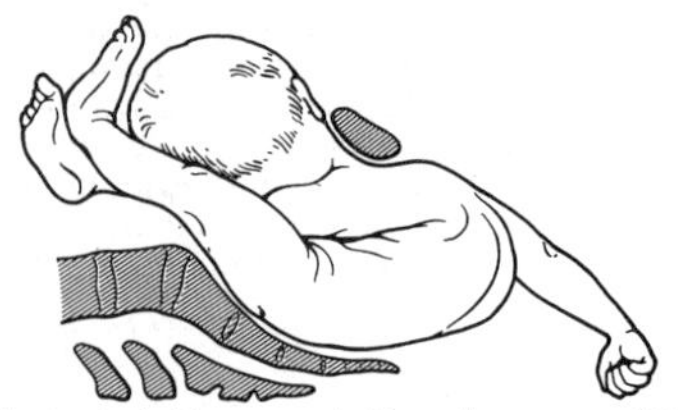
Selbstentwicklung nach Douglas [385]

bes. günstigen Raumverhältnissen, sehr kräftigen Wehen u. unreifem Kind, indem sich Teile des abnorm verformten u. stark abgeknickten Kindskörpers an anderen, schon im kleinen Becken befindl. Teilen vorbeischieben; selten; **Formen: 1.** Douglas*-Selbstentwicklung; **2.** Denman*-Selbstentwicklung; **3.** Roederer-Selbstentwicklung (s. Conduplicato-corpore-Geburt).

Selbst|erfahrungs|gruppe: (engl.) self-experience group; **1.** Form der Gruppenpsychotherapie*, bei der durch Konfrontation des einzelnen Teilnehmers mit den Reaktionen der Gruppe selbstreflexive Prozesse initiiert werden sollen; **2.** Gruppe von med.-therap. tätigen Personen, die durch den Austausch eigener Erfahrungen ein Verständnis für die Motivation des eigenen Handelns (z. B. i. R. einer Psychotherapie) gewinnen; s. a. Balint-Gruppe, Sensitivity-Training, Interaktion, themenzentrierte.

Selbst|hilfe|gruppe: (engl.) self-help group; aus eigener Initiative, meist ohne professionelle Unterstützung entstandener Zusammenschluß Betroffener, die in regelmäßigen Zusammenkünften durch Erfahrungsaustausch ihre bes. Lebenssituation zu bewältigen suchen. S. gibt es z. B. für Krebs-, Rheuma- u. Infarktkranke, für Alkoholkranke (z. B. Anonyme Alkoholiker), neurotisch Erkrankte, psychotisch Erkrankte (sog. Psychiatrie-Erfahrene), Drogenabhängige, für Eltern behinderter Kinder, Angehörige v. Alkoholikern (Alanon, Alateen), für Menschen m. Eßproblemen (Overeaters Anonymous). Vgl. Angehörigengruppe.

Selbst|konzept n: (engl.) self-concept; **1.** (psychol.) allgemeine Bez. f. die Gesamtheit von Auffassungen u. Überzeugungen in bezug auf die eigene Person; Veränderungen des S., bei denen eine Anpassung an e. neue Situation erforderlich ist, treten z. B. bei Erkr. od. krit. Lebensereignissen auf u. können zu psych. Konflikten führen. **2.** (sozialpsychol.) uneinheitlich verwendete Bez. f. Selbstwertgefühl u. Selbsteinschätzung. Vgl. Ich-Bewußtsein.

Selbst|mord: Selbsttötung; s. Suizid.

Selbst|toleranz (lat. tolerantia Duldsamkeit) **f:** s. Immuntoleranz.

Selbst|verdauung: s. Autolyse.

Selbst|vergiftung: s. Autointoxikation.

Selbst|wendung: (engl.) spontaneous version; (gebh.) spontane Umwandlung einer Querlage* in Längslage; s. Selbstentwicklung.

Selbst|wert|gefühl: Empfindung vom eigenen Selbst als eines Wertes; vgl. Minderwertigkeitsgefühl.

Seldinger-Methode f: (engl.) Seldinger technique; ursprünglich für die Angiographie* der Aorta u. ihrer Äste entwickelte, auch z. B. für die Herzkatheterisierung* und Einbringung eines Shaldon*-Katheters geeignete Methode zur re-

S

trograden Gefäßkatheterisierung; **Technik:** nach perkutaner Punktion eines größeren peripheren Gefäßes wird durch die liegengebliebene Kanüle eine elast. Führungssonde (Drahtspirale) in das Gefäß eingeführt, dann die Kanüle entfernt u. über die Führungssonde ein röntgenpositiver Katheter unter Röntgenkontrolle in das Gefäßsystem vorgeschoben, durch den (nach Entfernung der Führungssonde) z. B. Röntgenkontrastmittel injiziert, Blut entnommen od. eine Druckmessung vorgenommen werden kann.

Sele|gilin (INN) n: (R)-(-)-N-Methyl-N-(1-phenyl-2-propyl)-2-propinylamin (IUPAC); selektiver Monoaminoxidasehemmer*; Verw.: Antiparkinsonmittel (meist zus. mit Levodopa).

Selektine (Selektion*) n pl: (engl.) lectin cell adhesion molecules (Abk. LEC-CAM); zu den Adhäsionsmolekülen* gehörende Gruppe von lektinähnlichen Transmembranproteinen; Aufteilung in: **1.** Leukozytenselektin (Abk. LECAM-1 f. engl. leukocyte endothelial cell adhesion molecule-1); exprimiert auf Granulozyten, Monozyten, Lymphozytensubpopulationen; steuert u. a. die Einwanderung von T-Zellen in periphere Lymphknoten (engl. homing); **2.** vaskuläre Selektine: **a)** E-Selektin: syn. ELAM-1 (Abk. f. engl. endothelial leukocyte adhesion molecule-1); **b)** P-Selektin: syn. GMP-140 (Abk. f. engl. granule membrane protein-140), PADGEM (Abk. f. engl. platelet activation dependent granule membrane protein), CD62; exprimiert auf aktivierten Endothelzellen u. Thrombozyten; steuert die Bindung von Neutrophilen an Endothel u. Thrombozyten. Vgl. Integrine.

Se|lektion (lat. selectio Auswahl, Auslese) f: (engl.) selection; **1.** (bakt.) Auslese best. Genotypen od. Mutanten aus einer Population; z. B. Vermehrung von zur Streptomycinresistenz mutierten Kolibakterien unter dem Einfluß v. Streptomycin mit der Folge der Entstehung einer streptomycinresistenten Population; ökologische S.: antibiotikabedingte Auslese resistenter Species aus polybakterieller Assoziation (z. B. bei Mischinfektionen) od. aus ursprünglich nichtinvasiver Flora (mit der Gefahr einer Superinfektion durch resistente Erreger); **2.** (soziol.-stat.) Auswahl von Probanden nach best. Kriterien, kann zu Verzerrungen des Untersuchungsergebnisses führen.

Se|lektions|theorie, klonale (↑) f: s. Klonselektionstheorie.

se|lektiv (↑): auswählend, abtrennend, getrennt dargestellt; z. B. selektive Angiographie.

Se|lektiv|nähr|böden (↑): s. Elektivnährböden.

Selen (gr. selene Mond) n: (engl.) selenium; Symbol Se, OZ 34, rel. Atommasse 78,96; zwei-, vier- u. sechswertiges, zur Gruppe der Chalkogene gehörendes chem. Element; Vork. in zwei metastabilen, nichtmetallischen Formen u. als graues Metall (spezif. Gewicht 4,80); essentielles Spurenelement, in Knochen u. Zähnen enthalten; Anw.: z. B. in Photozellen (Änderung der elektrischen Leitfähigkeit beim Belichten); selenige Säure (H_2SeO_3) wirkt wie Arsenik.

Self demand feeding (engl. Ernährung nach eigenem Bedarf) n: s. Feeding on demand.

Seligmann-Krankheit: s. H-Ketten-Krankheit.

Sella (lat.) f: Sattel, Sessel.

Sella|brücke (↑): Bez. f. röntg. nachweisbare knöcherne Verbindung zw. einzelnen Abschnitten der Sella turcica; Normvariante.

Sella turcica (↑) f: Türkensattel; Vertiefung d. Schädelhöhlenbasis, in der d. Hypophyse liegt.

Sellik-Hand|griff: (engl.) Sellik manœuvre; manuelle Aspirationsprophylaxe* durch Druck auf den Ringknorpel (Krikoiddruck) während der Narkoseeinleitung; führt zum Verschluß des Ösophagus.

Seltene-Erden-Folien: (engl.) rare earth filters; Verstärkerfolien* in der Röntgenaufnahmetechnik, bei denen das konventionelle Calciumwolframat durch Verbindungen von Elementen aus der Gruppe der Seltenen Erden ersetzt ist; wesentl. höherer Wirkungsgrad der Umwandlung v. Röntgenstrahlen in Licht (ermöglichen daher Aufnahmen mit geringerer Strahlendosis).

Selye-Syn|drom (Hans S., Physiol., Montreal, 1907-1982) n: syn. allgemeines Anpassungssyndrom*.

Semélaigne-Syn|drom (Georges S., Päd., Paris, geb. 1892) n: (engl.) Debré-Semélaigne syndrome; syn. Kocher-Debré-Semélaigne-Syndrom; sog. Athletentypus (gedrungener Körperbau in Komb. mit starker Muskelhypertrophie) b. Hypothyreose*.

Semen (lat.) n: Samen; s. Sperma.

Semen Cucurbitae (↑) n: Kürbissamen*.

Semen Lini (↑) n: Leinsamen; Samen von Linum usitatissimum u. versch. Cultivars; enthält fettes Öl, Proteine, Schleim- u. Ballaststoffe sowie cyanogene Glykoside (Linustatin, Linamarin); schleimhautabdeckende u. laxierende Wirkung; **Verw.:** bei Gastritis u. Enteritis sowie habitueller Obstipation; äußerlich als Kataplasma bei lokalen Entzündungen.

Semen Psyllii (↑) n: Flohsamen*.

Semi-: Wortteil mit der Bedeutung halb; von lat. semis.

Semi|canalis musculi tensoris tympani, tubae auditivae (↑; Canalis*) m: obere bzw. untere Abteilung des Canalis musculotubarius für d. M. tensor tympani bzw. d. Ohrtrompete.

Semi|carb|azid n: (engl.) semicarbazide; $H_2N—NH—CO—NH_2$; einsäurige Base, salzsaures Salz; entsteht im Harnstoff durch Ersetzung einer Aminogruppe durch den Rest des Hydrazins; Reagens auf Ketone u. Aldehyde (Semicarbazone, schwer löslich).

Semi|kastration (Semi-*; lat. castrare entmannen) f: (engl.) unilateral orchiectomy; einseitige op. Entfernung der Gonaden*; vgl. Orchiektomie, Ovarektomie.

Semi|lunar|klappen (↑; lat. lunaris zum Mond gehörig): (engl.) semilunar valves; Valvulae semilunares, Taschenklappen; je drei halbmondförmige Klappen am Ursprung der Aorta (Valva aortae) u. des Truncus pulmonalis (Valva trunci pulmonalis). Vgl. Pulmonalklappe, Herz.

Semi|malignität (↑; lat. malignitas Bösartigkeit) f: s. Tumoreinteilung.

semi|membranosus (↑; lat. membrana dünnes Häutchen) m: halbhäutig, halbsehnig.

Seminom (lat. semen Samen; -om*) n: (engl.) seminoma; vom Keimgewebe ausgehender maligner Hodentumor (Germinom); s. Hodentumoren; wegen der weitgehenden histol. Ähnlichkeit auch Bez. f. das Dysgerminom* der Frau.

Semio|logie (gr. σημεῖον Zeichen; -log*) f: syn. Semiotik.

Semiotik (↑) f: (med.) Lehre von den Krankheitszeichen (Symptomatologie).

semi|per|meabel (Semi-*; lat. permeare hindurchgehen): (engl.) semipermeable; halbdurchlässig; z. B. semipermeable Membran*.

semi|spinalis (↑; Spina*): halb zum Dorn(Fortsatz) gehörend; z. B. Musculus semispinalis, Halbdornmuskel.

semi|tendinosus (↑; Tend-*): halbsehnig; z. B. Musculus semitendinosus, Halbsehnenmuskel.

Semmelweis-Verfahren (Ignaz P. S., Gyn., Wien, Budapest, 1818-1865): Händedesinfektion (ursprüngl. mit Chlorkalk) vor Untersuchung der Gebärenden zur Proph. des Puerperalfiebers*.

SEM-Phase f: s. Schlaf.

Sendai-Virus (Virus*) n: syn. Parainfluenzatyp 1; Parainfluenzavirus der Paramyxoviridae*; verursacht bei Laboratoriumsmäusen endemische Pneumonien.

Senear-Usher-Syn|drom (Francis E. S., Dermat., Chicago, 1889-1958; Barney U., kanad. Dermat., geb. 1899) n: syn. Pemphigus* seborrhoicus.

Senf|gas: Lost*.

Senf|mehl: (engl.) mustard flour; gemahlene, entölte schwarze Senfsamen (Semen Sinapis nigrae) von Brassica nigra; hyperämisierende Wirkung durch enthaltenes Senföl; **Verw.:** als starkes Hautreizmittel, z. B. in Form von Senfwickel od. Senfbad.

Senf|öle: (engl.) mustard oils; Alkyle bzw. Alkylderivate (R—N=C=S) der nicht frei vorkommenden Isothiocyansäure (H—N=C=S).

Sengstaken-Blakemore-Sonde (Robert W. S., Neurochir., Garden City, N. J., geb. 1923) f: s. Ballonsonde.

senil (lat. senilis greisenhaft): alt, gealtert.

Senilismus (↑) m: syn. Progerie; vorzeitige Vergreisung.

Senilitas (↑) f: Greisenalter; vgl. Senium.

Senilitas prae|cox (↑; lat. praecox vorzeitig) f: vorzeitige Vergreisung; vgl. Alzheimer-Krankheit, Hutchinson-Gilford-Syndrom, Progeria adultorum.

Senium (lat. Altersschwäche) n: Senilitas, Greisenalter; Alterungsvorgänge finden während des gesamten Lebens statt, überwiegen m. fortschreitendem Alter gegenüber Wachstums- u. Erneuerungsvorgängen u. betreffen v. a. Veränderungen in der Gewebezusammensetzung (z. B. Elastizitätsverlust an Haut, Kreislauf- u. Bewegungsorganen, Involution der inneren Organe) u. eine Abnahme der Leistungsfähigkeit. Genetische Faktoren, Umwelteinflüsse, Risikofaktoren (Genußmittel, Stoffwechselstörungen, Hypertonie, Streß) u. die psychosoziale Situation beeinflussen den Alterungsprozeß. Das S. wird durch das vermehrte Auftreten altersbedingter Erkr. und eine verminderte Kompensationsfähigkeit der Organsysteme geprägt; sein Beginn hat sich in den Industrienationen auf den Lebensabschnitt jenseits des 70.-80. Lj. verschoben. Vgl. Altern, Lebensabschnitte.

Senk|fuß: (engl.) flat foot; Plattfuß leichten Grades; vgl. Pes planus.

Senk|niere: s. Nephroptose.

Senkrecht|strahl: (röntg.) lotrechte Verbindung zw. dem Fokus der Röntgenröhre u. der Bildebene; vgl. Zentralstrahl.

Senkung: Ptosis, Descensus.

Senkungs|ab|szeß (Abszeß*) m: (engl.) hypostatic abscess; vom Entstehungsort entfernt auftretender, u. U. an die Körperoberfläche durchbrechender Abszeß, der sich durch Abfließen des i. R. eines lokalen Entzündungsprozesses entstandenen Eiters entlang präformierter Bahnen (zw. Muskeln, Sehnen, Faszien, Gefäß- u. Nervensträngen) bildet; z. B. bei Mastoiditis* (sog. Bezold-Mastoiditis) od. Knochentuberkulose* der Wirbelsäule im Bereich der HWS als Retropharyngealabszeß*, der LWS als Psoasabszeß*.

Senkungs|hyper|ämie (Hyper-*; -ämie*) f: s. Hypostase.

Senkungs|re|aktion f: s. Blutkörperchensenkung.

Senk|waage: s. Aräometer.

Senk|wehen: (engl.) false labour; Wehen*, die das Kind in den Beckeneingang verlagern (Tiefertreten des Fundus uteri); vgl. Fundusstand.

Sennes|blätter: s. Folia Sennae.

Seno|logie (frz. sein Mamma; -log*) f: (engl.) senology; Lehre von den Erkrankungen der weibl. Brust.

sensibel (lat. sensibilis der Empfindung fähig): empfindlich, Empfindungen betreffend, aufnehmend, weiterleitend.

Sensibilisierung (↑): (engl.) sensitization; **1.** (immun.) durch Kontakt mit einem Antigen induzierte (primäre), bei erneutem Antigenkontakt verstärkte (sekundäre) Immunantwort* bzw. Überempfindlichkeitsreaktion (Allergie*) eines Organismus; vgl. Schutzimpfung; **2.** (serol.) Beladung von Zellen mit gegen sie gerichteten Antikörpern (z. B. von Erythrozyten mit Anti-Erythrozyten-Antikörpern), wodurch sie bei Einwirkung von Komplement* lysiert werden; vgl. Komplementbindungsreaktion.

Sensibilität (↑) f: (engl.) sensibility; Fähigkeit zur Wahrnehmung versch. Reize, die durch Rezeptoren*, über afferente Nerven u. Rückenmarkbahnen zur sensiblen Hirnrinde (Sinneszentren*) vermittelt u. auf dieser Strecke moduliert werden; **Unterscheidung** nach H. Head in: **1.** epikritische S. mit Wahrnehmung feiner Reize (Berührung); **2.** protopathische S. mit Wahrnehmung von Schmerz- u. Temperaturreizen; **3.** propriozeptive S. (Tiefensensibilität); klin. unterscheid- u. untersuchbare Qualitäten der S.: s. Tab. Die Prüfung der S., bei der Intensität u. Qualität der Wahrnehmung eines adäquaten Reizes untersucht wird, ist abhängig von der Kooperation des Pat. u. schließt auch die orientierende Gesichtsfeld- u. Visusprüfung, Riechprüfung, Hörprüfungen u. Geschmacksprüfung ein. Vgl. Fechner-Gesetz, Sensibilitätsstörungen.

Sensibilitäts|störungen (↑): (engl.) sensory disturbances; veränderte Wahrnehmung von Sinnesreizen; **Formen: 1.** quantitative S.: völliges Fehlen (Anästhesie, Analgesie), Herabsetzung (Hypästhesie, Hypalgesie, Hypopathie) od. Steigerung (Hyperästhesie, Hyperalgesie, Hyperpathie) der Sensibilität; **2.** qualitative S. (Dysästhesie): andersartige Wahrnehmung, z. B. ungenaue Reizlokalisation (Allästhesie) od. dumpf brennende Schmerzwahrnehmung (Kausalgie*); **3.** dissoziierte S.: Störung der Schmerz- u. Temperaturempfindung bei erhaltener Tiefensensibilität u. Berührungsempfindung durch Schädigung des Tractus spinothalamicus, z. B. beim Brown*-Séquard-Syndrom. Von den objektiven S. sind subjektive Mißempfindungen (Parästhesien) zu unterscheiden. Im Bereich des peripheren Nervensystems entspricht die Ausdehnung von S. bei Schädigung der Wurzeln der Spinalnerven dem betroffenen Dermatom, bei Schädigung eines peripheren Nerven dessen Innervationsgebiet; Verteilungsmuster von S. bei Schädigung im Bereich des ZNS: s. Hirnstammsyndrome, Hinterstrangsymptome, Hinterhornsyndrom, Syndrom, hirnlokales. Vgl. Funktionswandel.

Sensibilität
Prüfung der epikritischen und protopathischen Sensibilität

Empfindungsqualität	Untersuchungsmethode
Tastsinn	
Berührung	Bestreichen der Haut mit einem Wattebausch
Diskrimination (spitz-stumpf)	Applikation verschiedener Reize (z. B. mit dem spitzen und stumpfen Ende einer Sicherheitsnadel)
Zahlenerkennen	Schreiben von Zahlen auf die Haut
Zweipunktdiskrimination	Aufsetzen eines Zirkels oder Diskriminators auf die Haut
Lagesinn	
Positionsrezeption	passive Bewegung einer Extremität
Lokalisationsvermögen	seitenvergleichende Prüfung identischer Reize an verschiedenen Orten, simultan und sukzessiv
Stereognosie	Ertasten eines Gegenstands
Vibrationsempfindung (Pallästhesie)	Aufsetzen einer schwingenden Stimmgabel über oberflächlichen Knochen
Temperatursinn	Aufsetzen einer Peltierthermode, von Kunststoff- und Metallobjekten oder mit heißem Wasser bzw. Eiswasser gefüllten Reagenzgläsern auf die Haut
Schmerz	Berührung der Haut mit spitzem Gegenstand (z. B. Nadel) oder Kneifen

sensitiv (lat. sensere empfinden, fühlen): empfindlich; überempfindlich.

Sensitivität (↑) f: (engl.) sensitivity; Fähigkeit eines diagn. Tests, Personen mit der fragl. Erkrankung vollständig herauszufiltern; ist definiert als d. Verhältnis der Personen mit pos. Testergebnis zu den tatsächl. Kranken (zu denen auch die Falschnegativen gehören); s. falschnegativ. Die **Spezifität** ist d. Fähigkeit, ausschließlich Personen mit fragl. Erkrankungen zu erfassen, u. definiert als das Verhältnis der Personen mit neg. Testergebnis zu den Nichtkranken. S. u. Spezifität von Tests stehen meist in umgekehrtem Verhältnis zueinander, d. h., je spezifischer ein Test ist, desto unvollständiger ist die Erfassung u. umgekehrt. Vgl. Validität, Screening-Verfahren.

Sensitivity-Test (engl. ↑) m: s. DST-Agar.

Sensitivity-Training (engl. ↑) n: gruppendynamische Übung mit dem Ziel der Vermittlung von Einblicken, welchen Einfluß individuelle u. fremde Einstellungen sowie die Gruppenzusammensetzung z. B. auf die Lösung einer gemeinsamen Aufgabe haben. Vgl. Gruppenpsychotherapie, Gruppendynamik.

Sensorium (↑) n: Bewußtsein.

sensorius (↑): der Empfindung dienend.

SEP: Abk. f. **1.** saure **E**rythrozyten**p**hosphatase*; **2.** **s**omatosensibel **e**vozierte **P**otentiale*.

Sepsis (gr. σῆψις Fäulnis) f: Septikämie, sog. Blutvergiftung; Allgemeininfektion m. Krankheitserscheinungen, die inf. konstanter od. periodischer Aussaat von Mikroorganismen (meist Bakterien, seltener Pilze, Viren od. Parasiten) von einem Herd aus in die Blutbahn (Bakteriämie, Fungämie, Virämie, Parasitämie) auftreten; mögliche **Sepsisherde:** Nabel (bei Neugeborenen), häufig Urogenitaltrakt (Harnweginfektionen, postpartale Infektionen u. a.), Haut (Wundinfektion, Pyodermien u. a.), HNO-Bereich (z. B. Tonsillitis, Sinusitis, Otitis), Lunge (z. B. Pneumonie), Darm (z. B. Peritonitis), Gallenwege (z. B. Cholangitis); **prädisponierende Faktoren** sind u. a. immunsuppressive u. Zytostatikatherapie, vorausgegangene Op., Implantate bzw. liegende Katheter (z. B. Blasen-, Venenverweilkatheter), Diabetes mellitus, Malignome, Leberzirrhose. **Err.:** vorwiegend gramnegative Bakterien wie Escherichia* coli u. andere Enterobacteriaceae* (wie Klebsiellen, Proteus, Enterobacter), Pseudomonas aeruginosa, Meningokokken, Bacteroides, weniger häufig grampositive Bakterien wie Staphylococcus aureus, Streptococcus pneumoniae u. a. Streptokokken, wobei die Erregerwahrscheinlichkeit u. a. von der Eintrittspforte u. dem Lebensalter abhängt (im Säuglingsalter gehäuft Haemophilus influenzae b, im Kindesalter höherer Anteil an Neisseria meningitidis); bei Vorliegen von Nosokomialinfektionen* können auch sog. fakultativ pathogene Err. (z. B. Serratia, Hafnia u. Candida albicans) eine (u. U. therapieresistente) S. verursachen. **Klin.:** typischerweise hohes, intermittierendes Fieber, Schüttelfrost, deutlich beeinträchtigtes Allgemeinbefinden bis zur Verwirrtheit, bei Kleinkindern u. U. Fieberkrämpfe; häufig grau-blasses Hautkolorit, ggf. petechiale Blutungen od. Exantheme, im weiteren Verlauf (weiche) Milz- u. Lebervergrößerung sowie infektiös-toxische Schädigungen an inneren Organen (Niere, Lunge, Herz); septische Metastasen können eine Meningitis od. einen Hirnabszeß, Lungenabszeß, eine Arthritis

> Das „Angehen“ einer Sepsis, d. h. die Streuung der Erreger mit nachfolgenden Krankheitssymptomen, wird durch primäre oder sekundäre Abwehrschwäche begünstigt.

> Intermittierendes Fieber steigt rasch an, fällt innerhalb von 24 Stunden auf normale Temperaturen und steigt erneut an.

od. Osteomyelitis verursachen. Bei Säuglingen u. alten geschwächten Pat. kommen symptomarme Verläufe, evtl. sogar ohne Fieber, vor. **Diagn.:** (mehrfache) Abnahme einer Blutkultur* u. Urinkultur, bei entspr. Verdacht auch von Sputum, Stuhl od. ggf. Wundsekreten zur Erregeridentifizierung m. Resistenzbestimmung vor Beginn der Antibiotikatherapie; im Blutbild anfangs auffällige Granulozytose m. starker Linksverschiebung bei Leukopenie od. (später) Leukozytose, Thrombopenie, u. U. Entwicklung einer Anämie, erhöhte BKS, Gerinnungsstatus zur Erfassung einer Verbrauchskoagulopathie*, Säure-Basen-Status zur Abschätzung der metabol. (Lakt-)Azidose; **Ther.:** unverzüglicher (evtl. auch schon bei klin. Verdacht, wobei eine negative Blutkultur eine S. nicht ausschließt) Beginn der antibiot. Behandlung; die Wahl des Antibiotikums (häufig Cephalosporine od. penizillinasefeste Penizilline in Komb. m. einem Aminoglykosid) richtet sich bei noch unbekanntem Err. nach der zu erwartenden Erregerhäufigkeit, bei bekanntem bakteriol. Ergebnis nach dem Antibiogramm*; zur Kreislaufstabilisierung Volumensubstitution, ggf. Vasopressoren, Sicherstellung der Atmung, Ausgleich der metabolischen Azidose, anfängliche Kortikoidtherapie, Hyperimmunglobulin; Herdlokalisation u. soweit möglich chir. Sanierung; **Kompl.:** eitrige Organmetastasen, septisch-toxischer Schock*, Streßulkus*; **Progn.:** trotz intensivmed. Maßnahmen weiter ernst (Letalität um 50%), bes. ungünstig bei spätem Therapiebeginn od. nicht lokalisierbarem Infektionsherd, konsumierender Grunderkrankung sowie Auftreten eines Multiorganversagens* im Lauf der Behandlung. Vgl. Antibiotika, Fokalinfektion.

> Mit einer wirkungsvollen antimikrobiellen Behandlung darf nicht gewartet werden. Vor Beginn der Chemotherapie müssen jedoch (mehrere) Blutkulturen angelegt werden.

Sepsis lenta (↑) f: frühere Bez. der Endocarditis lenta; s. Endokarditis.

Sepsis, tonsillo|gene (↑) f: s. Tonsillitis.

Sepsis tuberculosa acutissima (↑) f: syn. Thyphobazillose Landouzy; foudroyant verlaufende Mykobakteriensepsis, häufig letale Form der Primärtuberkulose bei Immundefekten; meist mit Erregernachweis im Blut; schweres Krankheitsbild mit hohem Fieber, Milzschwellung, Kopfschmerz, röntg. meist keine Lungenbeteiligung nachweisbar.

Septik|ämie (↑; -ämie*) f: syn. Sepsis*.

Septula testis (Dim. pl von Septum*) n pl: vom Mediastinum testis ausstrahlende bindegewebige Scheidewände zw. d. Hodenkanälchen.

Septum (lat. saeptum Zaun, Schranke) n: (anat.) Scheidewand. **S. atrio|ventriculare** (↑) n: über d. Wurzel des septalen Segels der re. Atrioventrikularklappe gelegener Abschnitt des membranösen Teils der Kammerscheidewand. **S. canalis musculo|tubarii** (↑) n: knöcherne Trennwand zw. Semicanalis musculi tensoris tympani u. Semicanalis tubae auditivae. **S. cervicale inter|medium** (↑) n: von der Pia mater ausgehendes bindegewebiges Septum zw. Goll- u. Burdach-Strang des Rückenmarks.

Septum|defekt (↑) m: s. Vorhofseptumdefekt, Ventrikelseptumdefekt.

Septum|de|viation (↑; lat. devius abseits, abweichend) f: (engl.) deviated septum; Abweichen der Nasenscheidewand von der Medianebene; **Urs.:** traumatisch od. wachstumsbedingt; **Sympt.:** meist einseitige Behinderung der Nasenatmung, Neigung zu Nasenbluten, Sinusitis, Tubenkatarrh, Pharyngitis, Tonsillitis; **Ther.:** Septumplastik* od. submuköse Septumresektion* in Komb. mit Konchotomie u. ggf. Nasennebenhöhlenoperation.

Septum femorale (↑) n: bindegewebiger Verschluß des Annulus femoralis. **S. inter|alveolare** (↑) n: **1.** Knochenscheidewand zw. den Zahnfächern; **2.** die zwei benachbarten Lungenbläschen gemeinsame Alveolarwand. **S. inter|atriale** (↑) n: Scheidewand zw. re. u. li. Vorhof. **S. intermusculare** (↑) n: Bindegewebeseptum zw. einzelnen Muskelgruppen. **S. inter|radiculare** (↑) n: Knochenkamm innerh. einer Zahnalveole zw. den Zahnwurzeln.

Septum inter|ventriculare (↑) n: Kammerscheidewand; Grenze zw. re. u. li. Herzkammer; besteht aus einem oberen kl. bindegewebigen Anteil (Pars membranacea) u. einem dicken muskulären Anteil (Pars muscularis).

Septum linguae (↑) n: mediansagittales Bindegewebeseptum in d. Zunge. **S. nasi** (↑) n: Nasenscheidewand; mit einem knöchernen, knorpeligen u. häutigen Anteil. **S. orbitale** (↑) n: den vorderen Abschluß der Augenhöhle bildende bindegewebige Platte, die von d. Augenhöhlenrändern unter dem M. orbicularis oculi zu den äußeren Rändern der Tarsi zieht. **S. pellucidum** (↑) n: Scheidewand zw. den Vorderhörnern der Seitenventrikel des Gehirns.

Septum-pellucidum-Zyste (↑; lat. perlucidus durchsichtig; Kyst-*) f: (engl.) pellucid septum cyst; zyst. Erweiterung des Septum pellucidum (sog. 5. Ventrikel), evtl. mit Fortsetzung nach dorsal als Cavum vergae; ohne pathol. Bedeutung, meist Zufallsbefund bei kranialer Computertomographie; DD: Hirntumoren.

Septum penis (↑; lat. männl. Glied) n: unvollständige bindegewebige Trennwand zw. d. beiden Corpora cavernosa penis.

Septum|per|foration (↑; lat. perforare durchbohren) f: (engl.) perforated septum; Perforation der Nasenscheidewand; **Urs.:** meist Trauma, seltener Kompl. nach submuköser Septumresektion od. Folge einer Rhinitis sicca anterior, Entz. u. a.; **Sympt.:** Krustenbildung in der Nase, Foetor, evtl. Epistaxis*; bei kleinen Perforationen evtl. pfeifendes Geräusch beim Atmen; **Ther.:** op. Deckung des Defekts durch Transplantat.

Septum|plastik (↑; -plastik*) f: (engl.) septoplasty; op. Verlagerung der Nasenscheidewand in die Medianebene; als Ther. bei Septumdeviation* u. i. R. einer korrektiven Rhinoplastik*.

Septum recto|vaginale (↑) n: Bindegewebeplatte zw. Rektum u. hinterer Scheidenwand.

Septum recto|vesicale (↑) n: Bindegewebeplatte zw. Rektum u. Harnblase (beim Mann).

Septum|re|sektion, sub|muköse (↑; Resektion*) f: op. Ther. bei Septumdeviation* im hinteren Abschnitt; nach Mobilisation der Nasenschleimhaut werden die abweichenden Knorpel- u. Knochenteile unter Beibehaltung eines Knorpelrahmens entfernt. **Kompl.:** Septumperforation. Vgl. Septumplastik.

Septum scroti (↑) n: medianes Bindegewebeseptum im Hodensack. **S. sinuum frontalium, spheno|idalium** (↑) n: knöcherne Trennwand zwischen re. u. li. Stirnhöhle, bzw. re. u. li. Keilbeinhöhle. **S. vesico|vaginale** (↑) n: Bindegewebeschicht zw. Harnblase u. vorderer Scheidenwand.

Sequential|methode (lat. sequentia Folge) f: s. Kontrazeption, hormonale.

Sequenz (↑) f: Aufeinanderfolge; z. B. Aminosäurensequenz; bei Krankheitsbildern Bez. f. Syndrome mit bekannter Pathogenese.

Sequenz|ana|lyse (↑) f: (engl.) sequence analysis; Ermittlung der Reihenfolge z. B. der Aminosäuren in einer Peptidkette od. der Nukleotide in einer Nukleinsäure; ist (neben d. Ermittlung der räuml. Struktur) eine der Voraussetzungen, um die molekulare Konfiguration eines Makromoleküls angeben u. Beziehungen zw. Struktur u. Funktion herstellen zu können.

Se|quester (lat. sequestrare absondern) n: abgestorbenes Gewebe; z. B. Knochenstück, das vom gesunden Gewebe rundherum abgetrennt (demarkiert) ist. Vgl. Osteomyelitis.

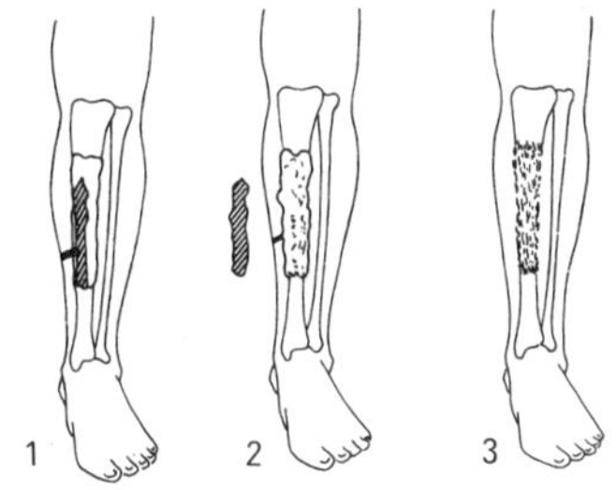

Sequester:
Ausstoßung eines Knochensequesters;
1: Fistel mit Sequester; 2: entfernter Sequester; 3: ausgeheiltes Stadium [344]

Se|questration (↑) f: Dissektion, Demarkation; Ablösung toten Gewebes vom lebenden.

Serien|fraktur (Fraktur*) f: s. Rippenserienfraktur.

Serin n: (engl.) serine; Aminosäure, Alpha-amino-Betahydroxypropionsäure; Vork. in den Serinkephalinen (Gruppe der Phosphatide*); durch Decarboxylierung entsteht Colamin*.

Sermo|relin (INN) n: Wachstumshormon-RF human-(1-29)-peptidamid (IUPAC); Analogon des SRH*; Verw.: Diagnostikum bei Verdacht auf Wachstumshormonmangel.

Sero-: auch Serum-; Wortteil mit der Bedeutung Molke, Blutwasser; von lat. serum.

Sero|at|tenuation (↑; lat. attenuare verdünnen, vermindern) f: (engl.) seroattenuation; passive Immunisierung m. Masern-Rekonvaleszentenserum in einer geringeren Dosis als zur Erzielung eines vollständigen passiven Impfschutzes erforderl. ist; führt zu sog. mitigierten Masern mit bleibender aktiver Immunität.

Sero|dia|gnostik (↑) f: (engl.) serodiagnostics; (serol.) Untersuchungen zum Nachweis von (physiol. od. pathol.) Serum- od. Liquorbestandteilen, insbes. zur Bestimmung der Konzentration (des Titers) von Antikörpern im (Blut-)Serum mit Hilfe physik.-chem. (z. B. Elektrophorese) od. immun. Verfahren (Prinzip: Antigen*-Antikörper-Reaktion); **Anw.:** v. a. in der Diagn. von Infektionskrankheiten (z. B. Rheumatests, Syphilis- u. Virusserologie, Widal-Reaktion) u. Autoimmunkrankheiten, auch zur Bestimmung von Blutgruppen, i. R. einer Abstammungsbegutachtung u. a. forensischer, genetischer u. anthrop. Untersuchungen. Vgl. Enzymdiagnostik.

serös (↑): **1.** auf Serum bezogen; **2.** vorwiegend (od. ganz) aus Serum bestehend; z. B. Ergüsse, Punktate, Wundsekretion.

Sero|farb|test (↑) m: (engl.) Sabin-Feldman test; Abk. SFT (nach Sabin-Feldman-Test); serol. Methode zum quant. Nachw. von Antikörpern gegen Toxoplasma* gondii; **Prinzip:** Bestimmung der Anzahl der Toxoplasmen, die in Anwesenheit eines sog. Akzessorserums u. einer Methylenblaulösung bei pH 11 durch toxoplasmenantikörperhaltiges Serum an der Färbung gehindert werden; dann wird diejenige Serumverdünnung (Titer) festgestellt, bei der 50% der Toxoplasmen ungefärbt sind.

sero|fibrinös (↑; Fibr-*): (engl.) serofibrinous; aus Serum u. Fibrin bestehend; vgl. Entzündung.

Sero|genetik (↑; Genetik*) f: (engl.) serogenetics; Vererbung von Merkmalen, die sich auf den Erythrozytenmembranen (Blutgruppen*) u. im Blutserum (Serumgruppen*) befinden; wichtig bei Abstammungsbegutachtung* u. forensischer Spurenuntersuchung.

Sero|kon|version (↑; lat. conversio Umwandlung, Umdrehung) f: (engl.) seroconversion; **1.** erstmaliges Auftreten von erregerspezifischen Antikörpern im Serum nach Infektion od. Schutzimpfung* (Umwandlung einer neg. in eine pos. Seroreaktion); **2.** Übergang von einer frühen (IgM) in eine späte (IgG) Immunantwort im Verlauf einer Infektionskrankheit. Vgl. Immunglobuline.

Sero|logie (↑; -log*) f: (engl.) serology; Teilgebiet der Immunologie*, das sich mit den physiol. Eigenschaften u. pathol. Veränderungen von Bestandteilen des Blutserums (i. w. S. auch anderer Körperflüssigkeiten, z. B. Liquor cerebrospinalis) befaßt, die mit Hilfe von Antigen-Antikörper-Reaktionen in vitro nachgewiesen werden können. Vgl. Blutgruppenserologie, Serodiagnostik.

Serom (↑; -om*) n: (engl.) seroma; **1.** Ansammlung von Lymphe od. Blutflüssigkeit (nach weitgehender Resorption des Hämoglobins) in nicht präformierten Gewebehohlräumen; **2.** Verhaltung von Wundsekret im Bereich einer oberflächlich verschlossenen Wunde* (z. B. postoperativ).

Sero|muko|tympanon (↑; Myk-*; Tympanon*) n: chron. seromuköse Otitis* media; vgl. Tubenkatarrh.

sero|negativ (↑): (engl.) seronegative; auch nichtreaktiv; Bez. f. das negative Ergebnis einer Seroreaktion.

Sero|papel (↑; Papel*) f: kleine Quaddel mit zentralem derbem Bläschen; vgl. Effloreszenzen.

Sero|pneumo|thorax (↑; Pneum-*; Thorax*) m: Pneumothorax* in Komb. mit serösem Pleuraerguß*; **Vork.:** u. U. nach diagn. Pleurapunktion; **Diagn.:** im Rö.-Thorax horizontaler bzw. entsprechend der Körperlage veränderlicher Flüssigkeitsspiegel (im Ggs. zur reinen Pleuritis exsudativa mit parabelförmiger Ellis*-Damoiseau-Linie).

sero|positiv (↑): (engl.) seropositive; auch reaktiv; Bez. f. das positive Ergebnis einer Seroreaktion.

sero|purulent (↑; lat. purulentus eitrig): serös-eitrig; s. Entzündung.

Sero|re|aktion (↑) f: (engl.) seroreaction; allg. Bez. f. Nachweis- bzw. Bestimmungsmethoden der Serodiagnostik*.

Serositis (↑; -itis*) f: Entzündung seröser Häute; z. B. Pleuritis*, Perikarditis*, Peritonitis*; s. Polyserositis.

serosus (↑): serös.

Sero|therapie (↑) f: syn. Serumtherapie*.

Sero|thorax (↑; Thorax*) m: Bez. f. eiweiß- u. fibrinreichen Pleuraerguß* (Exsudat); meist inf. entzündl. od. tumoröser Erkr. der Pleura. Vgl. Hydrothorax.

Sero|tonin (↑; Ton-*) n: 5-Hydroxytryptamin; biogenes Amin, Mediatorsubstanz, Neurotransmitter; Bildung aus der Aminosäure Tryptophan, wird nach Abbau zu 5-Hydroxyindolessigsäure im Harn ausgeschieden; **Vork.**: in enterochromaffinen Zellen der Darmschleimhaut, Thrombozyten, ZNS (v. a. Hypothalamus), Granula der basophilen Granulozyten; **Wirkungen:** Bedeutung der physiol. Serotoninausschüttung nicht ausreichend geklärt; (pharmak.) Arteriolenkonstriktion (Lunge, Niere), Arteriolendilatation (Skelettmuskulatur), pos. inotrope u. chronotrope Effekte am Herzen, Erregung der glatten Muskulatur (fördernd u. hemmend) in Gastrointestinaltrakt, Bronchien, Uterus (gering). Die Freisetzung von S. verursacht wahrscheinlich Migräne*. Vgl. Karzinoidsyndrom.

Sero|tonin|granula (↑; ↑; Granula*) n pl: serotoninhaltige Organellen in Thrombozyten*.

Sero|tympanon (↑; Tympanon*) n: s. Tubenkatarrh.

Sero|typen (↑; gr. τύπος Gepräge, Form): (engl.) serotypes; **1.** (mikrobiol.) antigenetisch unterschiedliche Entitäten innerh. einer Species von Mikroorganismen; z. B. Einteilung der Salmonellen nach dem Kauffmann-White-Schema; **2.** (serol.) s. Blutformel.

Sero|vakzination (↑; Vacci-*) f: s. Simultanimpfung.

Sero|zele (↑; -kele*) f: (engl.) serocele; Bez. f. abgekapselte Ergüsse, die seröse Flüssigkeit enthalten; Vork. meist im Bauchraum.

serpens (lat. serpens Kriechtier, Schlange): kriechend, bogenförmig fortschreitend, serpiginös; z. B. Ulcus serpens corneae.

Serpentinen|venen (lat. serpentinus schlangenartig; Vena*) f pl: dünne, meist subfaszial gelegene, eng geschlängelte Venen um u. zw. postthrombotisch veränderten Gefäßen.

serpiginös (lat. serpere kriechen, schleichen): girlanden-, schlangenförmig.

Serpigo (↑) f: s. Flechte.

Serra|peptase (INN) f: proteolytisches Enzym aus Serrata sp. E15; Verw.: Antiphlogistikum.

Serratia (Seratino Serrati, ital. Arzt) f: Gattung gramnegativer, peritrich begeißelter fakultativ anaerober Stäbchenbakterien der Fam. Enterobacteriaceae*; Voges*-Proskauer-Reaktion positiv; Desoxyribonuklease-, Bakteriozin- u. Endotoxinbildung; einige Stämme bilden roten Farbstoff (Prodigiosin). **Verbreitung:** Wasser, Boden, Nahrungsmittel; sechs Species, med. wichtig: **S. marcescens** (syn. Bact. prodigiosum, Hostienpilz, Wunderbazillus), **S. liquefaciens**, **S. rubideae**; isoliert als wichtige Hospitalismuskeime u. opportunistische Erreger* bei Harn-, Atemweg- u. Wundinfektionen sowie bei Sepsis (durch Verabreichung kontaminierter Infusionslösungen, Dauerkatheter, Trachealkatheter).

Serratus|lähmung (lat. serratus gesägt, mit gezacktem Rand versehen): (engl.) paralysis of the serrate muscle; durch Schädigung des N. thoracicus longus (C_5-C_7) bedingte Lähmung des M. serratus ant.; **Urs.:** Drucklähmung, Trauma, Neuritis; **Sympt.:** Arm kann nicht über d. Horizontale erhoben werden, abstehendes Schulterblatt (Scapula alata); keine Sensibilitätsstörung; **DD:** Dystrophia musculorum progressiva. Vgl. Schulteramyotrophie, neuralgische.

Sertoli cell only syndrome (Enrico S., Physiol., Histol., Mailand, 1842-1910) n: s. Castillo-Syndrom.

Sertoli-Leydig-Zell|tumor (↑; Zelle*; Tumor*) m: s. Androblastom.

Sertoli-Zellen (↑; ↑): (engl.) Sertoli cells; Fußzellen; breitbasig der Basalmembran der Hodenkanälchen (Tubuli seminiferi contorti) aufsitzende Stützzellen des Samenepithels, zw. denen die versch. Stadien der Keimzellen liegen; dienen der Ernährung der reifenden Samenzellen.

Sertoli-Zell|tumor (↑; ↑; Tumor*) m: (engl.) Sertoli cell tumour; von den Sertoli-Zellen ausgehender, meist benigner Tumor; in ca. 10% maligne Entartung; vgl. Hodentumoren.

Serum (Sero-*) n: der durch Blutgerinnung von Fibrin* u. korpuskulären Bestandteilen (Blutkörperchen u. Thrombozyten) befreite (daher ungerinnbare), wäßrige u. (v. a. durch Bilirubin u. vereinzelt hämolysierte Erythrozyten) leicht gelb gefärbte Bestandteil des Bluts* (Blutserum), i. w. S. auch des Liquor* cerebrospinalis. Vgl. Normalserum, Antiserum, Rohserum, Immunserum, Testserum.

Serum|ak|zelerator (↑; lat. accelerare beschleunigen) m: s. Akzelerin.

Serum|cholin|esterase (↑) f: (engl.) serum cholinesterase; Pseudocholinesterase, unspezifische Cholinesterase; Enzym, das in der Leber gebildet wird u. depolarisierende periphere Muskelrelaxanzien* vom Typ des Suxamethoniums in Bernsteinsäure u. Cholin abbaut.

Serum|eisen (↑): s. Eisen, Eisenbindungskapazität.

Serum|elektro|phorese (↑; Elektro-*; -phor*) f: s. Elektrophorese.

Serum|en|zyme (↑; Enzyme*) n pl: (engl.) serum enzymes; im Serum normalerweise nachweisbare Enzyme; **1.** Sekretionsenzyme, werden von best. Organen gebildet u. sezerniert (z. B. Cholinesterase, Amylase, Lipasen, Proteasen des Gerinnungssystems); **2.** Zellenzyme: intrazellulär lokalisierte Enzyme, die im Serum meist nur eine geringe Aktivität aufweisen; eine erhöhte Aktivität im Serum spricht für eine Zellschädigung. Vgl. Enzymdiagnostik.

Serum-Glutamat-Oxal|acetat-Trans|aminase f: Abk. SGOT; neue Bez. Aspartataminotransferase* (Abk. AST).

Serum-Glutamat-Pyruvat-Trans|aminase f: Abk. SGPT; neue Bez. Alaninaminotransferase* (Abk. ALT).

Serum|gonado|trophin (INN) n: syn. pregnant mare's serum gonadotropin (Abk. PMSG); aus dem Serum trächtiger Stuten gewonnenes Gonadotropin mit FSH- u. LH-Wirkung; Anw. wegen immun. NW (Antikörperbildung) heute obsolet.

Serum|gonado|tropin n: syn. Serumgonadotrophin* (INN); auch Sammelbez. f. Gonadotropine* im Serum.

Serum|gruppen (Sero-*): (engl.) serum groups; die auf Grundlage eines genetischen Polymorphismus* beim Menschen vorkommenden erblichen strukturellen Varianten (Allotypen) von Serum- bzw. Plasmaproteinen, die sich v. a. in Molekülgröße u. -form, elektr. Ladung u. antigenen Eigenschaften unterscheiden u. in gruppenspezif. Systemen vergleichbar den Blutgruppen* zusammengefaßt werden können. Ein erkennbarer Erbgang ist bisher bei 20 Serumproteinen nachgewiesen. **Übersicht** über wichtige S.:

Serumgruppen
Auswahl einiger Serumproteine mit genetischem Polymorphismus

Serumprotein	Serumgruppe
Alpha-1-Antitrypsin	Pi-System
Glykoproteine	Gc-System
Haptoglobin	Hp-System
Immunglobuline	Gm-System
	Km-System
	Am-System
Komplementprotein C3	Pt-System
Lipoproteine	Ag-System
Transferrin	Tf-System

s. Tab.; **Bedeutung:** v. a. für die Abstammungsbegutachtung* u. a. forensische, genetische u. anthrop. Untersuchungen.

Serum|harn|stoff (↑): s. Harnstoffbestimmung.

Serum|hepatitis (↑; Hepat-*; -itis*) f: s. Hepatitis, akute.

Serum|iod (↑) n: (engl.) serum iodine; im Blut zirkulierendes Iod; **1.** anorg. Iodid: Referenzbereich 8,0-41,0 nmol/l (0,1-0,52 µm/dl); **2.** org. Iod in Thyreoglobulin, freiem Triiodthyronin u. Thyroxin in Spuren; **3.** Iod in proteingebundenem Triiodthyronin u. Thyroxin (PBI): Referenzbereich 276-630 nmol/l (3,5-8 µg/dl) Serum.

Serum|kon|serve (↑) f: frisches od. gefriergetrocknetes (bes. lange haltbares) Blutserum; vgl. Plasmakonserve.

Serum|krankheit (↑): (engl.) serum sickness; akute Immunkomplexkrankheit, die durch eine Überempfindlichkeitsreaktion vom Arthus-Typ (Typ III der Allergie*) v. a. gegenüber artfremden (Serum-)Eiweißen, Arzneimitteln (z. B. Penizilline, Sulfonamide) u. a. antigenen Substanzen verursacht wird u. meist zw. dem 6. u. 12. Tag nach erstmaliger, v. a. aber nach wiederholter parenteraler Zufuhr insbes. hoher Antigendosen auftritt. Das klin. Bild wird durch entzündl. Gewebeschäden bestimmt, die durch Ablagerung zirkulierender Immunkomplexe mit Aktivierung von Komplement verursacht werden. **Sympt.:** Fieber, Lymphknotenschwellung, u. U. lokal (an der Injektionsstelle) Rötung, Ödem, Juckreiz u. evtl. Arthus-Reaktion, Vaskulitis, Arthritis, Glomerulonephritis, Polyserositis, durch Histaminfreisetzung aus Mastzellen generalisierte Urtikaria, evtl. anaphylaktische Reaktionen; Rückbildung der klin. Sympt. (meist innerh. einer Woche) mit Beseitigung der Antigene v. a. durch Phagozytose der Immunkomplexe; **Ther.:** symptomat. Antihistaminika, Glukokortikoide; **Proph.:** sorgfältige Anamnese, möglichst. Anw. von humanen Serumpräparaten bei Serumtherapie*.

Serum|kreatinin (↑) n: s. Kreatininbestimmung.

Serum|labilitäts|re|aktionen (↑; lat. labi gleiten, stürzen) f pl: (engl.) serum lability reactions; unspezif. Reaktionen zur Prüfung der Fällbarkeit von Serumproteinen (Trübung, Ausflokkung) als Hinweis auf Veränderungen in ihrer Zusammensetzung od. das Vorliegen pathol. Eiweiße (z. B. als Thymoltrübungstest od. Formolgelreaktion); heute durch spezif. Methoden (z. B. Serumelektrophorese) ersetzt.

Serum|lipo|proteine (↑; Lip-*; Prot-*) n pl: s. Lipoproteine.

Serum|nähr|böden (↑): (engl.) serum cultures; Serumbouillon und Serumagar zur Anzüchtung anspruchsvoller Keime, z. B. von Streptokokken, Pneumokokken, Gonokokken u. Meningokokken.

Serum, pan|ag|glutinierendes (↑) n: s. Panagglutination.

Serum|phosphatase (↑) f: s. Phosphatasen.

Serum, poly|valentes (↑) n: s. Antiserum.

Serum|pro|phylaxe (↑; Prophylaxe*) f: (engl.) serum prophylaxis; Vorbeugung vor Infektionskrankheiten durch Applikation eines spezif. antiviralen, antibakt. od. antitoxischen Immunserums* bei infektionsgefährdeten Menschen; wiederholte Seruminjektionen derselben Tierart können Anaphylaxie* auslösen (Versuch einer Desensibilisierung durch s. c. Injektion von 0,5-1,0 ml Serum als Vorspritze mit nachfolgender Inj. des Rests nach 4-6stündigem Intervall). Heute werden möglichst nur noch menschl. Serumpräparate mit hohem Antikörpergehalt (Hyperimmunglobulin*) eingesetzt. Vgl. Serumtherapie.

Serum|säure|test (↑) m: s. Säurehämolysetest.

Serum|therapie (↑; gr. θεραπεία Behandlung) f: (engl.) serum therapy; Behandlung infizierter od. vergifteter Pat. mit spezif. Immunserum* bzw. (Hyper-)Immunglobulinen (passive Immunisierung); im Vergleich zur aktiven Immunisierung (Schutzimpfung*) beginnt die Schutzwirkung sofort, hält aber nur 2-4 Wo. an. Die klin. Anwendung erfolgt häufig aus prophylakt. Gründen (Serumprophylaxe*). **Beispiele** für spezif. Immunseren bzw. (Hyper-)Immunglobuline: **1.** Anaerobierimmunserum (Pferdeserum gegen Clostridium perfringens, Clostridium septicum, Clostridium novyi, Clostridium histolyticum): lokale, i. m. od. i. v. Injektion; **2.** Anti-D-Immunglobulin (Humanpräparat): unmittelbar nach der Entbindung einer rhesusnegativen (d) Mutter v. einem rhesuspositiven (D) Kind zur Immunprophylaxe einer Rhesus-Inkompatibilität (Anti*-D-Prophylaxe); **3.** Botulismusimmunserum (Tier-, meist Pferdeserum): i m. od. i. v. Injektion, Wiederholung nach 12-14 Std.; evtl. lumbal nach Ablassen entspr. Liquormengen; **4.** Diphtherieimmunserum (Tierserum von Pferd, Rind od. Hammel); **5.** Gasödemimmunserum (Pferdeserum): polyvalent od. monovalent gegen Clostridium perfringens; lokale u. i. v. Injektion; **6.** Hepatitis-B-Immunglobulin (Humanpräparat): 1 ml des US-Standardpräparats bindet 80 000-100 000 ng Hepatitis-B-Antigen (vgl. Hepatitis-B-Vakzine). **7.** Masernimmunglobulin (Humanpräparat): zur Verhütung einer Inf. bis 5 Tage nach Kontakt; bei Masernlebendimpfung zur Verhütung von NW (i. m.); **8.** Milzbrandimmunserum ad usum humanum (Rinderserum): i. m. od. i. v.; Erfolg unsicher; **9.** Mumpsimmunglobulin (Humanpräparat): zur Verhütung einer Inf. (Infektionskomplikation) od. als Therapieversuch einer Enzephalitis (i. m.); **10.** Pertussisimmunglobulin (Humanpräparat): zur (unsicheren) Proph. sofort nach der Exposition i. m. injizieren; **11.** Poliomyelitisimmunserum (Rekonvaleszentenserum); **12.** Rötelnimmunglobulin (Humanpräparat): Sofortprophylaxe innerh. der ersten vier Tage nach Exposition bei seronegativen Schwangeren im 1. Trimenon od. Dauerprophylaxe bei seronegativen Schwangeren (i. m.); **13.** Rotlaufimmunserum ad usum humanum (antibakt. Pferdeserum): i. m. Injektion, u. U. wiederholen; **14.** mono- od. polyvalentes Schlangenimmunserum (Tier-, meist Pferdeserum): in der Bundesrepublik Deutschland wichtig Kreuzotterserum (i. v. Infusion, i. m. Injektion, u. U. wiederholen); **15.** Tetanusimmunglobulin (Humanpräparat): sofort nach Infektion bzw. Infektionsverdacht bei nichtimmunisierten Verletzten u. in den darauffolgenden Tagen, i. d. R. als Simultanimpfung* (i. m.); **16.** Tollwutimmunglobulin (Humanpräparat): bei begründetem Infektionsverdacht Simultanimpfung; die sofortige Umspritzung der tollwutverdächtigen Wunde mit Immunserum soll günstig wirken. **17.** Varicella-Zoster-Immunglobulin (Humanpräparat): zur Proph. gefährdeter Personen od. von nichtimmunen Schwangeren (i. m.).

Sesam|beine: (engl.) sesamoid bones; syn. Ossa sesamoidea; in Sehnen, Bänder od. Gelenkkapseln eingefügte rundl. Schaltknochen, z. B. Kniescheibe, aber auch regelmäßig am Metakarpophalangealgelenk des Daumens u. am Metatarsophalangealgelenk der gr. Zehe. Vgl. Fabella.

Setariose (-osis*) **f:** Enzephalomyelitis durch d. Larve der Filarie Setaria digitata in Ostasien b. Haustieren; Übertragung auf d. Menschen möglich.

Seuche: (engl.) epidemic; histor. Bez. f. eine plötzl. Erkrankung zahlreicher Menschen an einer schweren Infektionskrankheit; nach der Art der zeitl. u. örtl. Gebundenheit unterscheidet man Endemie*, Epidemie* u. Pandemie*.

Seuchen|bekämpfung: s. Bundesseuchengesetz.

Seuchen|gesetze: s. Bundesseuchengesetz.

Seufzer|atmung: (engl.) sigh respiration; physiol. 1-2 mal pro Min. auftretender tiefer Atemzug, der durch verbesserte Füllung schlecht ventilierter Lungenbezirke die Entstehung von Atelektasen* verhindert. In Analogie wird bei modernen Respiratoren in regelmäßigen Abständen das Hubvolumen verdoppelt od. ein positiver endexspiratorischer Druck (intermittierender PEEP*) eingeschaltet (Seufzereinstellung). Vgl. Beatmung.

SEV: Abk. f. Sekundärelektronenvervielfacher; s. Photomultiplier.

Sever-Krankheit (James W. S., orthop. Chir., Boston, 1878-1912)**:** syn. Apophysitis* calcanei.

Seveso-Gift (Seveso, Stadt in Italien)**:** sog. Dioxin; s. Dioxine, TCDD.

Seveso-Richt|linien (↑)**:** s. Störfallverordnung.

Sex|chromatin (lat. sexus Geschlecht; Chrom-*) **n:** s. Geschlechtschromatin.

Sex-cord-Tumoren (↑; engl. cord Strang; Tumor*) **m pl:** s. Ovarialtumoren.

Sex|duktion (↑; lat. ducere führen) **f:** Austausch genet. Materials; s. F-Faktor, Sexualpilus.

Sex|faktor (↑) **m:** syn. Konjugationsfaktor*; s. F-Faktor, Sexualpilus.

Sexual-: Wortteil mit der Bedeutung das Geschlecht betreffend; von lat. sexualis.

Sexual|hormone (↑; Horm-*) **n pl:** (engl.) sex hormones; Geschlechtshormone; Hormone, die der Geschlechtsfunktion (Fortpflanzung) dienen u. die Ausbildung der männl. u. weibl. Geschlechtsmerkmale* verursachen; **Einteilung: 1.** weibliche S. (Steroidhormone): Östrogene u. Progesteron (Gestagene), werden im Ovarium, in der Plazenta u. in geringen Mengen auch in der Nebennierenrinde sowie in der fetoplazentaren Einheit gebildet; **2.** männliche S. (Steroidhormone): Androgene, insbes. das Testosteron, werden in den Leydig-Zwischenzellen der Hoden, in geringem Maß auch im Ovarium u. in der Nebennierenrinde gebildet. Die S. unterliegen der Selbststeuerung durch das Hypothalamus*-Hypophysen-System (s. Abb.) u. umfassen i. w. S. auch die Gonadotropine* u. Releasing*-Hormone. Vgl. Hormonrezeptoren, Rückkopplung, Regelkreis.

Sexual|pilus (↑; lat. pilus einzelnes Haar) **m:** (engl.) sex pilus; durch Konjugationsfaktoren gramnegativer Stäbchenbakterien gebildeter, aus Proteinen bestehender Fortsatz (Protoplasmaschlauch), der eine Konjugation* dadurch einleitet, daß er einen kompetenten Partnerkeim einfängt u. zur Bildung einer Protoplasma-Brükke führt, in welcher Erbsubstanz von d. Spenderzelle z. Empfängerzelle transferiert wird. Die versch. Konjugationsfaktoren bilden unterschiedl. Sexualpili; einige Konjugationsfaktoren enthalten einen Repressor, der d. Ausbildung der Sexualpili hemmt, so daß nur jede tausendste Wirtszelle ihn realisiert. Die Wirtskeime unreprimierter Konjugationsfaktoren enthalten lückenlos Sexualpili, weshalb ihre Konjugationshäufigkeit erhebl. größer ist als die der ersteren.

Sexual|steroide (↑; Stereo-*; -id*) **n pl:** s. Sexualhormone.

Sexual|störung (↑)**:** s. Funktionsstörung, sexuelle.

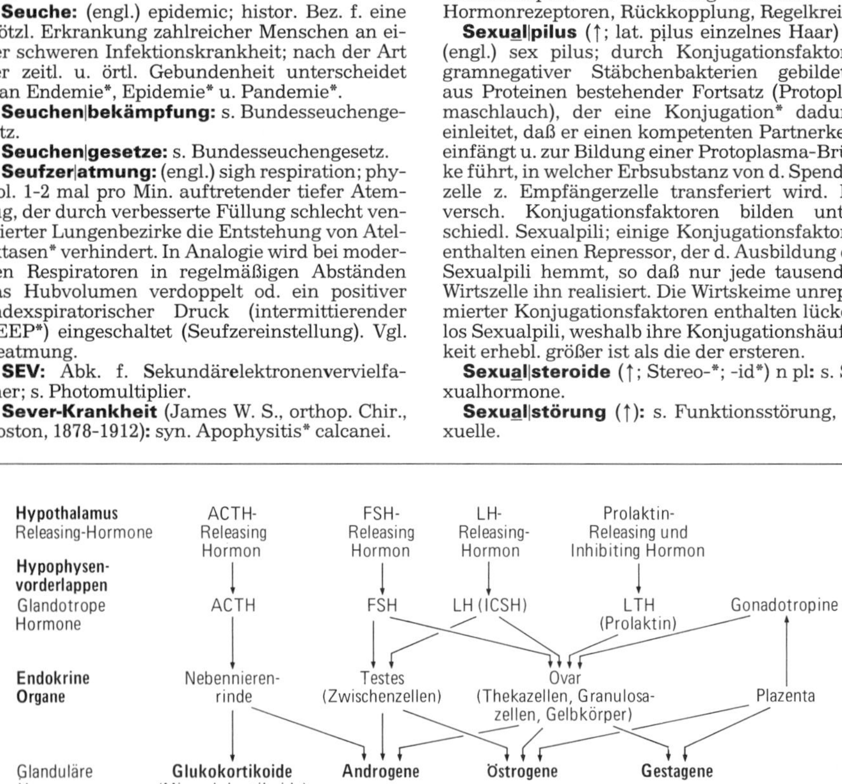

Sexualhormone: hormonelle Steuerung ihrer Synthese [40]

Sexual|therapie (↑) f: (engl.) sex therapy; Bez. f. psychol.-therap. od. beratende Maßnahmen z. Modifikation einer sexuellen Funktionsstörung*, soweit diese von Betroffenen od. Partnern als behandlungsbedürftig erlebt wird, u. abweichendem Sexualverhalten*, sofern Leidensdruck, süchtige Entw. od. Gefährdung eines Beteiligten besteht; typische sexualtherap. Techniken: Bearbeitung des Körperselbstbildes, selbsterkundende Masturbation, systemat. Desensibilisierung v. (komplementären) Ängsten in der Partnerschaft, affektives Kommunikationstraining, zeitweises Koitusverbot, Trennungshilfen; u. U. Bearbeitung (vgl. Verhaltenstherapie, Psychotherapie) der zugrundeliegenden Konfliktlage. Da sich diese in vielen Fällen nicht auf ein Individuum beschränkt, sondern sich eine Beziehungsstörung herausgebildet hat, wird S. häufig in Form der **Paartherapie** durchzuführen sein.

Sexual|trieb (↑): (engl.) sex drive; Geschlechtstrieb, Nisus sexualis, Libido sexualis; auf die sexuelle Befriedigung gerichteter Trieb*, wegen der prinzipiellen Bisexualität* des Menschen nicht notwendig gegengeschlechtl. orientiert.

Sexual|verhalten (↑): (engl.) sex behaviour; Begriff z. Beschreibung der sexuellen Aktivität v. Menschen nach unterschiedl. (früher oft wertenden, heute zunehmend rein deskriptiven) Kriterien: **1.** nach der Ausrichtung am Objekt des sexuellen Interesses (z. B. als Heterosexualität*, Homosexualität*, Fetischismus*); **2.** nach der Art der gewählten Aktivität (s. Geschlechtsverkehr, Masturbation, Exhibitionismus, Voyeurismus); **3.** nach dem Prozeß der sexuellen Einzelhandlung (s. Reaktionszyklus, sexueller; Funktionsstörung, sexuelle); **4.** nach dem Auftreten sexueller Aktivität (Frequenz; kumulatives Vork. in der sexuellen Biographie; vgl. Promiskuität); **5.** nach der individuellen Variationsbreite sexueller Möglichkeiten (s. Perversion); **6.** nach der Intensität sexueller Bedürfnisse (Sexualtrieb, Alibidinie, Hypersexualität); **7.** nach dem Grad der erreichten sexuellen Befriedigung. Ausgehend von einer statist. definierten Norm des S. werden best. Abweichungen von dieser Norm als psychopathol. relevant angesehen (s. Sexualverhalten, abweichendes).

Sexual|verhalten, ab|weichendes (↑): (engl.) deviant sex behaviour; als Abweichung von einer definierten Norm bez. Sexualverhalten, das früher in Medizin u. Sexualwissenschaften häufig als psychopathol. relevant u. daher therapiebedürftig betrachtet od. mit wertenden u. moralisierenden Begriffen bez. wurde (s. Perversion); mittlerweile wird a. S. als eine praktizierte Sexualität verstanden, in der Befriedigung (ausschl.) auf hochspezialisierten Wegen zustande kommt u. gängige sexuelle Signale ohne erregende Wirkung sind (z. B. Bevorzugung v. sexuellem Verkehr mit Tieren od. sexuelle Befriedigung ausschl. unter Schmerz, Qual od. Demütigung; s. Masochismus). Demgegenüber wird die auf Partner gleichen Geschlechts spezialisierte Homosexualität* auch deshalb nicht mehr als a. S. gedeutet, weil kein Therapiebedürfnis besteht. A. S. stellt im Unterschied zur sexuellen Funktionsstörung* eine funktionierende, lediglich im Triebziel eingeengte Form der Sexualität dar. Vgl. Kontaktstörung.

Sexual|zentrum (↑) n: (engl.) sex-behaviour centre; im Hypothalamus* gelegenes, f. die Steuerung der Sexualfunktionen wichtiges hypophysennahes Gebiet des Tuber cinereum; seine Nervenendigungen haben Kontakt mit dem Pfortadersystem der Hypophyse u. erhalten steuernde Signale u. a. aus dem übergeordneten limbischen System; Bildungsort von Releasing*-Hormonen, die die Gonadotropine* steuern. Vgl. Genitalzentren.

Sézary-Syn|drom (Albert S., Dermat., Paris, 1880-1956) n: seltenes, meist bei älteren Menschen auftretendes kutanes T-Zell-Lymphom unbekannter Ätiol. mit chron. Verlauf u. langfristig infauster Progn., das klin. durch eine generalisierte Erythrodermie mit Pigmentierungsneigung, Lymphadenopathie, diffuser Hyperkeratose (v. a. palmar, plantar u. subungual), Alopezie, Onychodystrophie u. starken Pruritus gekennzeichnet ist; auffallend ist eine entzündl. ödematöse Infiltration der Gesichtshaut (ähnlich einer Facies leontina). **Diagn.:** histol. monomorphes Infiltrat der Haut mit großen u. kleinen Sézary- bzw. Lutzner*-Zellen; **DD:** andere primäre u. sekundäre Erythrodermien; **Ther.:** wie bei Mycosis fungoides (weniger erfolgreich). Vgl. T-Zell-Lymphome, kutane.

Sézary-Zellen (↑; Zelle*): syn. Lutzner*-Zellen.

sezernieren (lat. secernere): absondern.

sezieren (lat. secare schneiden): kunstgerechtes Öffnen einer Leiche; vgl. Sektion.

SF-Nähr|boden: Abk. f. **S**treptococcus-**f**aecalis-Nährboden; Spezialmedium zur Differenzierung v. Enterokokken.

S-Form: von (engl.) smooth glatt; Bez. f. kulturelle (Wachstum mit glatter Oberfläche) u. serol. sog. Glattformen der Bakt.; Ggs. Rauhformen*; vgl. Antigenwechsel.

SFT: Abk. f. **S**abin-**F**eldman-**T**est; s. Serofarbtest.

SGB: Abk. f. **S**ozial**g**esetz**b**uch*.

SGOT: Abk. f. **S**erum-**G**lutamat-**O**xalacetat-**T**ransaminase; neuere Bez. Aspartataminotransferase*.

SGPT: Abk. f. **S**erum-**G**lutamat-**P**yruvat-**T**ransaminase; neuere Bez. Alaninaminotransferase*.

Shaldon-Katheter (Katheter*) m: (engl.) Shaldon's catheter; Kunststoffkatheter (Länge ca. 35 cm) für die Hämodialyse*; wird nach der Seldinger*-Methode z. B. in die V. subclavia, inguinalis externa od. femoralis eingeführt. Die Hämodialyse kann nach der Single*-needle-Methode od. mittels eines zweiten Sh.-K. (als „arterielles" Anschlußstück) veno-venös durchgeführt werden. **Ind.:** akut erforderliche Hämodialyse, Funktionsausfall eines Shunts* zur Hämodialyse.

Sharpey-Fasern (William Sh., Anat., Edinburgh, London, 1802-1880): (engl.) Sharpey's fibres; vom Periost in die Grundsubstanz des Knochens eintretende kollagene Bindegewebefasern; bes. am Ansatz von Bändern u. Sehnen. Der Zahn ist durch Sh.-F., die von d. Wurzelhaut (Periodontium) in d. Zement einstrahlen, federnd in d. Alveole aufgehängt.

Sharp-Syn|drom (G. C. Sh., zeitgen. amerikan. Int.) n: (engl.) mixed connective tissue disease, sog. Mischkollagenose; Autoimmunkrankheit mit rel. günstiger Progn., die durch Sympt. versch. Kollagenosen* (v. a. Arthralgien, Arthritiden, Hand- u. Fingerschwellungen, sek. Raynaud-Syndrom, proximal betonte Myositiden; in 80-90% Lungenbeteiligung mit Pleuritis, diffusen interstitiellen Infiltraten, Vaskulitis u. pulmonaler Hypertonie) gekennzeichnet ist; zerebrale u. renale Störungen treten selten auf. **Diagn.:** hoher Titer von antinukleären Autoantikörpern; **Ther.:** Glukokortikoide.

Sharp waves (engl. spitze Wellen) n pl: steile Wellen; s. Elektroenzephalographie.

SHBG: Abk. f. (engl.) **s**ex **h**ormone **b**inding **g**lobuline (sexualhormonbindendes Globulin); auch SP-2; in der Leber gebildetes Betaglobulin (MG 52 000), bindet ca. 70-80% der im Blut zirkulierenden Sexualhormone*.

Sheehan-Syn|drom (Harold L. Sh., amerikan. Pathol., geb. 1900) **n:** nach der Geburt bei Müttern auftretende Hypophysenvorderlappen*-Insuffizienz.

Sheldon-Freeman-Syn|drom (Joseph H. Sh., Arzt, Wolverhampton, 1893-1972) **n:** syn. Dysplasia* cranio-carpo-tarsalis.

Shenton-Linie (Thomas E. Sh., Radiol., London, 1872-1955)**:** Ménard-Shenton-Linie; s. Hüftgelenkluxation.

SH-En|zyme (Enzyme*) n pl**:** (engl.) sulphydryl enzymes; Enzyme* u. Enzymkomplexe m. freien Sulfhydryl-(SH)-Gruppen, deren Intaktheit für ihre Wirkung notwendig ist; insbes. Dehydrogenasen, Hydrolasen, gruppenübertragende Enzyme. Die Aktivität dieser Enzyme kann (reversibel) durch Cu^{2+}, Hg^{2+} od. Ag^{+} bzw. (irreversibel) durch Iodacetamid u. N-Äthylmaleinimid gehemmt werden; die reversible Inhibition läßt sich durch starke Komplexbildner (z. B. EDTA) wieder aufheben.

Sherman-Kriterien n pl**:** zur Identifizierung der Enterokokken (Streptococcus faecalis) dienende Kriterien; Keimwachstum bei 10°C u. 45°C, Resistenz gegen 40% Galle, Wachstum bei einem NaCl-Gehalt von 6,5% u. in Bouillon mit pH 9,6; Reduktion u. Gerinnung von Lackmus-Milch sowie Säuerung von Mannit, Sorbit u. Glyzerin.

Sherren-Drei|eck (James Sh., brit. Chir., 1872-1945)**:** (engl.) Sherren's triangle; von Nabel, Symphyse u. re. Darmbeinstachel gebildetes Dreieck, in dem diagn. wichtige Druckschmerzpunkte bei Appendizitis* lokalisiert sind.

Sherrington-Gesetz (Sir Charles S. S., Physiol., Oxford, 1857-1952)**:** (engl.) Sherrington's law; **1.** jedes Dermatom* wird aus 2-3 benachbarten Rückenmarksegmenten innerviert, wobei sich die Innervationsbezirke der sensiblen Spinalnervenwurzeln teilweise überlagern. **2.** Gesetz der reziproken Innervation; Aktivierung der Motoneurone der Agonisten bei gleichzeitiger Hemmung der Motoneurone der Antagonisten.

S

SH-Gruppe: Kurzbez. f. **S**ulf**h**ydrylgruppe*.

Shiatsu n**:** in Japan entwickelte, aus der traditionellen chinesischen Medizin* hervorgegangene Form der Massage* mit Ausübung von Druck auf best. Hautbereiche, durch die ein Ausgleich u. eine Harmonisierung energetischer Ströme innerh. des Organismus angestrebt werden sollen; vgl. Akupressur.

Shigella (Kiyoshi Shiga, japan. Bakteriol., 1870-1957) **f:** Gattung gramnegativer, aerober, unbeweglicher Stäbchenbakterien der Fam. Enterobacteriaceae* (vgl. Bakterienklassifikation); Err. von Shigellosen (Dysenterie; s. Bakterienruhr); **Charakteristika:** plumpe, sporenlose Stäbchen; keine Milchzuckervergärung, Säurebildung ohne Gasbildung, Endotoxinbildung, einige Species bilden zusätzlich Exotoxine (Neurotoxin, Zytotoxin); serol. **Unterteilung** in vier Species (Gruppen): **Gruppe A, Sh. dysenteriae:** 10 Serovarianten; verbreitet v. a. in Tropen u. Subtropen; Serovariante 1 (Shiga-Kruse-Bakterium) bildet Exotoxin (Neurotoxin) u. führt meist zu schweren Krankheitsbildern; Serovariante 2 (Sh. ambigua, Schmitz-Bakterium, ebenfalls Exotoxinbildner) führt zu leichteren Verläufen. **Gruppe B, Sh. flexneri** (Sh. paradysenteriae): weltweit verbreitet; sechs Serovarianten; kein Exotoxin; Sh.-flexneri-Erkrankungen verlaufen i. a. leichter als die der Gruppe A. **Gruppe C, Sh. boydii:** Verbreitung v. a. in Vorderasien u. Nordafrika; 13 Serovarianten; Boyd-Erkrankungen sind selten u. durch leichten Verlauf charakterisiert. **Gruppe D, Sh. sonnei** (Kruse-Sonne-Gruppe): in Mitteleuropa die (v. a. bei Kindern) am häufigsten vorkommenden Shigellen; zwei Serovarianten, die kein Exotoxin bilden; Err. der flüchtigen u. harmlosen sog. Sommer-Diarrhoe; **Epidemiol.:** der Mensch ist das einzige Erregerreservoir; Übertragung über fäkal-orale Kontaktinfektion, kontaminiertes Wasser bzw. Lebensmittel; Verbreitung durch Fliegen; epidemische Ausbreitung unter schlechten hygienischen Bedingungen; **Diagn.:** Züchtung der Err. aus Stuhlproben in Elektivnährböden (z. B. MacConkey-Agar), direkte Verarbeitung (Transportmedium mit 30% Glyzerin in 0,6%iger Kochsalzlösung); serol. Antikörpernachweis von geringer Bedeutung. Eine überstandene Shigellose hinterläßt gegen Err. des gleichen Typs eine gewisse Immunität.

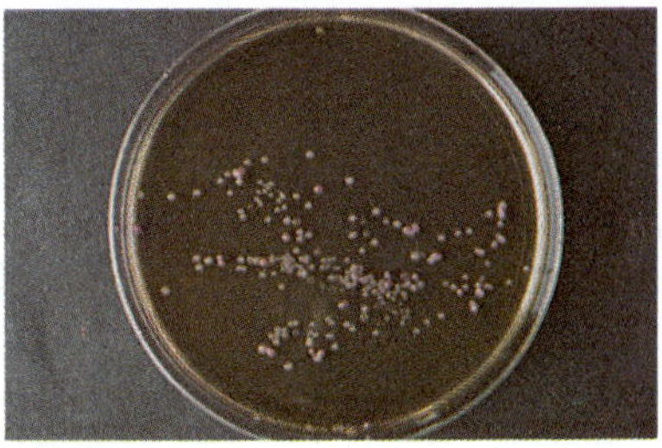

Shigella:
Kultur von Sh. sonnei auf einem selektiven Nährboden (Leifson-Agar); rote Kolonien: verunreinigende Kultur von Escherichia coli [547]

Shigellen (↑) f pl**:** s. Shigella.

Shigellose (↑; -osis*) **f:** s. Bakterienruhr.

Shirodkar-Operation f: s. Cerclage.

Shoemaker-Linie (Jan Sh., Chir., Den Haag, 1871-1940)**:** (engl.) Shoemaker's line; Verbindung zw. Spina iliaca anterior superior u. oberem Rand des Trochanter major; in d. Verlängerung norma-

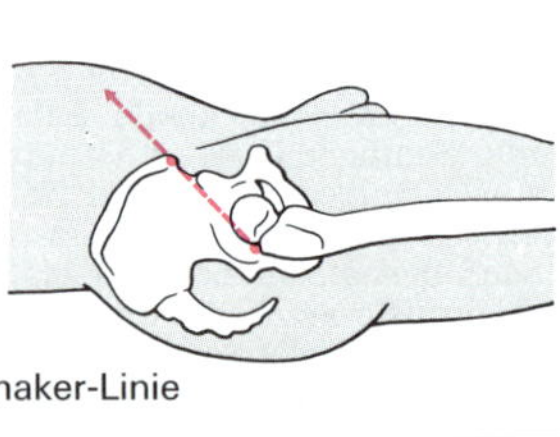

Shoemaker-Linie

lerweise z. Nabel od. darüber zielend, b. Trochanterhochstand aber darunter (s. Abb.).

Shôshin (jap.) n: Bez. f. eine akute kardio-vaskuläre Insuffizienz bei Beriberi*; meist tödlich.

Shouldice-Operation f: op. Standardverfahren zur Ther. einer Leistenhernie (s. Hernie) unter Doppelung der zuvor gespaltenen Fascia transversalis zur Verminderung von Rezidiven; vgl. Bassini-Operation.

Shrapnell-Membran (Henry J. Sh., Anat., Chir., London, 1761-1841) f: (engl.) Shrapnell's membrane; syn. Pars flaccida membranae tympani; der kleine, schlaffere Teil des Trommelfells* oberh. des Hammervorsprungs.

SHT: Abk. f. Schädel**h**irn**t**rauma*.

Shulman-Syn|drom n: syn. eosinophile Fasciitis*.

Shunt (engl. Nebenschluß, Weiche) m: Kurzschlußverbindung zw. arteriellen u. venösen Blutgefäßen bzw. Gefäßsystemen (z. B. zw. großem u. kleinem Kreislauf); auch klin. Kurzbez. f. Shuntvolumen*; **Einteilung: 1.** physiol. Sh. v. a. über Bronchialvenen, pulmonale arteriovenöse Anastomosen u. Vv. cardiacae minimae (anat. extraalveolärer Sh.), über die nicht arterialisiertes Blut als venöse Beimischung neben nur gering arterialisiertem Blut aus wenig belüfteten Lungenbezirken (intrapulmonaler alveolärer Sh.) in den großen Kreislauf gelangt (ca. 2-5% des HZV); **2.** pathol. Sh., z. B. bei angeborenen Herzfehlern* (in Abhängigkeit von den Druckverhältnissen in den Herzkammern als Links-Rechts-, Rechts-Links-Sh. bzw. vorübergehend als Pendelshunt) sowie bei arteriovenösem Aneurysma*; **3.** op. angelegter (gefäßchir.) Sh., z. B. als Shunt* zur Hämodialyse, portosystemischer Shunt*. Vgl. Anastomose, arteriovenöse; Fistel, arteriovenöse.

Shunt, arterio|venöser (↑) m: s. Shunt.

Shunt-Bili|rubin (↑; Bili-*; lat. ruber rot) n: s. Shunt-Hyperbilirubinämie.

Shunt-Hyper|bili|rubin|ämie (↑; Hyper-*; Bili-*; lat. ruber rot; -ämie*) f: sehr seltene, fam. gehäuft auftretende vermehrte Bildung indirekten Bilirubins durch vorzeitigen Abbau von Erythrozytenvorstufen im Knochenmark; Vermehrung der Retikulozyten bei normaler Erythrozytenlebensdauer im Blut. Vgl. Bilirubin, Ikterus.

Shunt|in|fektion (↑; Infekt-*) f: (engl.) shunt infection; Entz. im Bereich der Gefäßanastomose bzw. im Implantationsgebiet der Kunststoffteile eines Shunts* zur Hämodialyse; **Err.:** meist Staphylokokken (ca. 80%); **Ther.:** systemisch Antibiotika; **Kompl.:** thrombotischer Shuntverschluß, Sepsis.

Shunt, peritoneo|venöser (↑) m: op. hergestellte Verbindung zw. Bauchraum u. V. cava superior zur Aszitesableitung; vgl. Denver-Ventil.

Shunt, porto|kavaler (↑) m: s. Shunt, portosystemischer (Tab.).

Shunt, porto|systemischer (↑) m: (engl.) portosystemic shunt; gefäßchir. angelegte Kurzschlußverbindung (Shunt*) zw. Vena portae u. ihren Ästen bzw. der Vena cava inferior zur Druckentlastung bei portaler Hypertension*; **Formen:** s. Tab.

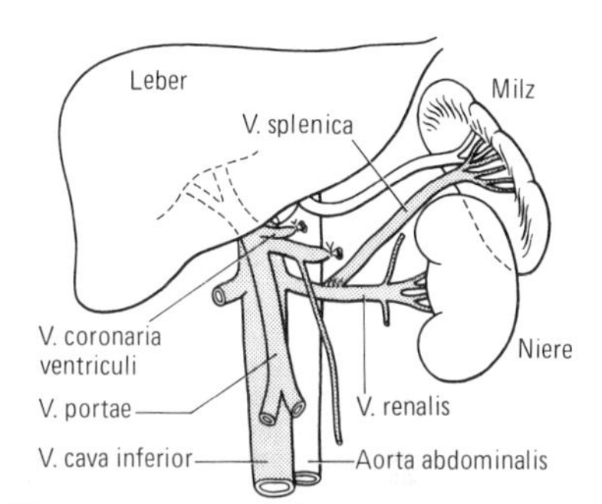

Shunt, portosystemischer: distale splenorenale Anastomose nach Warren [439]

Shunt, spleno|renaler (↑) m: s. Shunt, portosystemischer. **Sh.umkehr** (↑): (engl.) reversed shunt; Umkehrung der Strömungsrichtung innerh. eines Shunts* durch Änderung der Druckverhältnisse; z. B. bei Eisenmenger-Reaktion. **Sh., ventrikulo|atrialer** (↑) m: s. Ventrikeldrainage. **Sh.volumen** (↑) n: (engl.) shunt volume; Bez. f. das Blutvolumen, das pro Zeiteinheit durch einen Shunt* fließt; vgl. Herzkatheterisierung.

Shunt zur Hämo|dia|lyse (↑; Häm-*; Dia-*; Lys-*) m: (engl.) haemodialysis shunt; op. angelegte Kurzschlußverbindung zw. einer gut zugänglichen Extremitätenarterie u. einer Vene, die

S

Shunt, portosystemischer

Shuntform	Anastomose zwischen
Komplette Shunts	
portokavaler Shunt	Stamm der V. portae und V. cava inferior (End-zu-Seit, selten Seit-zu-Seit)
portokavaler Shunt mit Arterialisation der Leber	Stamm der V. portae und V. cava inferior; zusätzlich A. iliaca und Stumpf der abgesetzten V. portae durch Gefäßtransplantat
mesenterikokavaler Shunt (H-Shunt, Clatworthy-Operation)	V. mesenterica superior und V. cava inferior durch Interposition einer Gefäßprothese
zentraler splenorenaler Shunt (nach Linton oder Cooley)	V. splenica und V. renalis sinistra (End-zuSeit oder Seit-zu-Seit)
Inkomplette Shunts	
peripherer splenorenaler Shunt (Warren-Shunt)	V. splenica und V. renalis sinistra (End-zu-Seit, Ligatur der V. coronaria ventriculi)
koronariokavaler Shunt	V. coronaria ventriculi und V. cava inferior

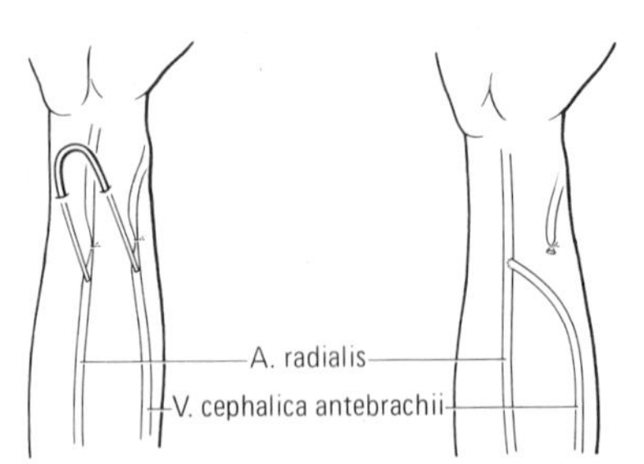

Shunt zur Hämodialyse:
li.: Quinton-Scribner-Shunt; re.: Brescia-Cimino-Fistel [462]

eine ausreichende Blutentnahme für den zur Durchführung einer Hämodialyse* erforderl. extrakorporalen Blutkreislauf ermöglicht; **Formen:** **1.** interner Shunt (subkutane arteriovenöse Fistel): **a)** Brescia-Cimino-Fistel: gefäßchir. Anastomosierung v. a. der. A. radialis mit einer größeren benachbarten Vene am distalen Unterarm; ein analoges op. Vorgehen ist am proximalen Unterarm, Oberarm u. am Oberschenkel möglich. **b)** subkutane Shuntanlage unter Verwendung von biol. (Gefäßtransplantation*) od. prothet. Material zur Gefäßüberbrückung bei schlecht ausgebildeten od. thrombosierten Gefäßen. Durch das stark erhöhte Stromzeitvolumen erfolgt innerh. ca. 2-3 Wo. eine Aufdehnung der arterialisierten Vene bzw. des Transplantats mit guter Punktionsmöglichkeit. Kompl.: Blutung, thrombotischer Shuntverschluß, Shuntinfektion*, Aneurysmabildung; **2.** externer Shunt (arteriovenöser Bypass außerh. des Körpers) unter op. Einbringung einer Kunststoffprothese in die arteriellen u. venösen Gefäße, z. B. als Quinton-Scribner-Shunt an den Extremitäten; gegenüber den internen Shunts erhöhtes Infektions- u. Thrombosierungsrisiko; daher Anwendung v. a. bei akut erforderl. Hämodialyse. Vgl. Shaldon-Katheter, Nakayama-Gefäßnaht.

Shute-Zange: (engl.) Shute's forceps; eine Geburtszange*, sog. Parallelzange; zeichnet sich durch leichte Anpassung an jede Form u. Größe des Kopfes sowie durch verminderten biparietalen Druck aus.

S

Shwachman-Diamond-Syn|drom (Harry Sh., zeitgen. Päd., Boston; Louis K. D., Hämatol., Boston, geb. 1902) **n:** autosomal-rezessiv vererbte Erkr. mit exogener Pankreasinsuffizienz, Neutropenie, Thrombozytopenie u. Anämie; ferner in über der Hälfte der Fälle Minderwuchs u. metaphysäre Dysostosen; Beginn der Erkr. meist bereits in d. Säuglingszeit.

Shwartzman-Sanarelli-Phänomen (Gregory Sh., Bakteriol., New York, 1896-1965) **n:** syn. Sanarelli*-Shwartzman-Phänomen.

Shy-Drager-Syn|drom (George M. Sh., Neurol., London, Montreal, 1919-1967; Glenn A. D., amerikan. Neurol., geb. 1917) **n:** Multisystemdegeneration* mit autonomer Dysregulation; ätiol. unklare Erkr., die sich meist nach dem 50. Lj. mit orthostat. Synkopen, Blasen- u. Potenzstörungen u. Anhidrose manifestiert; im weiteren Verlauf Entw. eines akinetisch-rigiden Parkinson*-Syndroms, von Spastik, Ataxie u. Demenz.

Si: chem. Symbol f. Silicium*.

SIADH: Abk f. Syndrom der **i**nadäquaten Sekretion des **a**nti**d**iuretischen **H**ormons; s. Syndrom der inadäquaten ADH-Sekretion.

Sial-: Wortteil mit der Bedeutung Speichel; von gr. σίαλον.

Sial|adenitis (↑; Aden-*; -itis*) **f:** Speicheldrüsenentzündung.

Sial|adenom, pleo|morphes (↑; ↑; -om*) **n:** s. Mischtumoren.

Sial|agoga (↑; -agoga*) n pl: speichelflußanregende Mittel.

Sialidasen f pl: syn. Neuraminidasen*.

Sialidose (Sial-*; -osis*) **f:** (engl.) cherry-red spot-myoclonus syndrome; syn. Neuraminidasemangel, Mukolipidose Typ I; autosomal-rezessiv erbl. Speicherkrankheit mit lysosomaler Anhäufung neuraminsäurehaltiger Oligosaccharide inf. defekter Neuraminidase; **Sympt.:** Hydrops fetalis (bei frühinfantiler Verlaufsform), Gesichtsveränderungen wie bei Mukopolysaccharid*-Speicherkrankheiten (bei spätinfantiler bzw. juveniler Verlaufsform), Hepatosplenomegalie, Dysostose, kirschroter Fleck am Augenhintergrund (Makuladegeneration bei juveniler u. adulter Verlaufsform), unterschiedl. ausgeprägter Intelligenzabbau (je nach Manifestationszeitpunkt); vgl. Neuraminsäure-Speicherkrankheit, Mukolipidosen.

Sialin|säuren f pl: (engl.) sialic acids; Neuraminsäure* u. ihre N- u. O-Acylderivate.

sialo|gen (Sial-*; -gen*): Speichelfluß anregend, speichelflußerregend.

Sialo|graphie (↑; -graphie*) **f:** (engl.) sialography; Röntgenkontrastdarstellung der Glandula parotis u. der Glandula submandibularis; **Ind.:** chron. Entzündungen mit Steinbildung; Tumoren (Ausdehnung des tumorösen Prozesses im Hinblick auf den Nervus facialis).

Sialo|lithen (↑; Lith-*) m pl: (engl.) sialoliths; Speichelsteine; meist aus Calciumphosphat od. -carbonat bestehende, am häufigsten in der Glandula submandibularis lokalisierte Konkremente, wahrscheinl. inf. einer Dyschylie*; **Sympt.** einer **Sialolithiasis** entstehen, wenn S. die Ausführungsgänge von Speicheldrüsen partiell od. vollständig verlegen; intermittierend, v. a. beim Essen auftretende Schmerzen u. Schwellung der Drüse, evtl. mit sekundärer Sialadenitis. **Diagn.:** enorale Palpation, Sondierung der Drüsenaus-

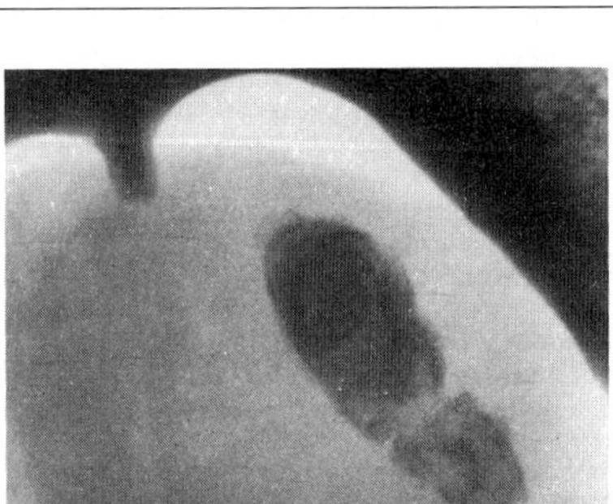
Sialolithen der Submandibulardrüse [540]

führungsgänge, Röntgen (s. Abb.), evtl. Sialographie*; **Ther.:** bei Lokalisation im vorderen Anteil der Ausführungsgänge op. Schlitzinzision des

Ganges, bei tiefliegenden S. u. Sialadenitis Exstirpation der Speicheldrüse.

Sialome (↑; -om*) n pl: Speicheldrüsentumoren*.

Sialor|rhoe (↑; -rhoe*) f: Hypersalivation, Ptyalismus*.

Sialose (↑; -osis*) f: (engl.) sialosis; nicht entzündliche Speicheldrüsenerkrankung; **Urs.:** Stoffwechsel- u. Sekretionsstörungen des Drüsengewebes; **Sympt.:** schmerzlose, doppelseitige teigige Schwellung bes. der Parotis.

sibilans (lat. sibilare pfeifen, zischen): pfeifend; z. B. Rhonchi sibilantes (Rasselgeräusche).

Sicca-Syn|drom n: Sjögren*-Syndrom I.

siccus (lat.): trocken.

Sichel||band: Ligamentum* falciforme hepatis. **S.fuß:** s. Pes adductus congenitus. **S.keim:** syn. Sporozoit; s. Plasmodien.

Sichel|zellen|an|ämie (Zelle*; Anämie*) f: (engl.) sickle cell anaemia; syn. Drepanozytose; fast ausschl. bei Schwarzen vorkommende, autosomal-rezessiv erbl., nur bei Homozygotie sich klin. manifestierende Hämoglobinopathie mit Austausch einer Aminosäure in Position 6 der Betakette (Glu → Val) unter Bildung des sog. Sichelzellenhämoglobins (Hb-S). Die dieses abnorme Hämoglobin enthaltenden Erythrozyten nehmen bei absinkender Sauerstoffspannung eine gestreckte (sichelförmige) Form an (sog. Sichelzellen), was durch Erhöhung der Blutviskosität zu Stase des Bluts in den kleinen Gefäßen, Infarzierung (u. a. von Niere, Lunge, Knochen, Milz) u. a. Organschäden führt. Der Anteil des Hb-S beträgt bei Homozygotie ca. 70-99%; heterozygote Träger der Sichelzellenanlage sind meist symptomfrei (Anteil des Hb-S unter 50%, Sichelzellenbildung in vitro nachweisbar), nur gelegentlich tritt Hämaturie auf. **Klin.:** chron. hämolytische Anämie*, häufig abdominelle kolikartige Schmerzanfälle, Knochen- u. Gelenkschmerzen, Ulcus cruris, Niereninfarkte, Fibrosierung u. Verkalkung der Milz, neurol. Ausfälle; häufig hämolytische u. aplastische Krisen sowie mit Fieber einhergehende, mehrere Tage andauernde sog. Schmerzkrisen nach Anstrengung u. Infektion; **Diagn.:** (hämat.) starke Anisozytose, Polychromasie, Nachweis von Sichelzellen, Targetzellen u. Normoblasten, Erythrozytenzahl meist um 2-3 Mill./mm^3, oft Leuko- u. Thrombozytose, charakterist. Hämoglobinelektrophorese; röntg. evtl. Bürstenschädel, Demineralisation im Bereich der Wirbelsäule; **Ther.:** Vermeidung von Sauerstoffmangel, Austauschtransfusionen, Analgetika, Hämodilution; **Progn.:** bei Homozygoten ungünstig; nur unter intensiver Ther. Erreichen des Erwachsenenalters; bei Heterozygoten normale Lebenserwartung. Hb-S-Träger sind relativ resistent gegen Malaria* tropica (leichterer Krankheitsverlauf, Selektionsvorteil). Kombinationen der Sichelzellenanlage mit anderen Hämoglobinopathien u. mit der Thalassämie sind beschrieben. Vgl. Hämoglobin-S-C-Krankheit, Hämoglobin-S-Betathalassämie.

Sichel|zellen-Beta|thalass|ämie (↑; gr. θάλασσα Meer; -ämie*): syn. Hämoglobin*-S-Betathalassämie.

Sichel|zellen|hämo|globin (↑; Häm-*; Globin*) n: Hb-S; s. Sichelzellenanämie.

Sichel|zellen-Hb-C-Krankheit (↑): Hämoglobin*-S-C-Krankheit.

Sichel|zellen|retino|pathie (↑; Retina*; -pathie*) f: durch Sichelzellenanämie ausgelöste Mikrozirkulationsstörung der Retina mit Gefäßverschlüssen u. -neubildungen; führt zu Glaskörperblutungen u. neovaskulärem Glaukom; vgl. Retinopathia.

Sick-building-Syn|drom (engl. sick krank; building Gebäude) n: Bez. f. gesundheitliche Schäden (z. B. Reizungen von Augen, Atemwegen, Haut), die einer schadstoffbelasteten Innenraumluft zugeschrieben werden, u. a. durch Ausdünstung polychlorierter Biphenyle* aus Fugendichtmassen bei Fertigbauweise von Gebäuden; mögliche additive od. kumulative Wirkung durch die Langzeitexposition gegenüber niedrigen Dosen potentieller Schadstoffe. Vgl. Umwelttoxikologie.

Sick-Sinus-Syn|drom (↑) n: syn. Sinusknoten-Syndrom, Bradykardie-Tachykardie-Syndrom; Syndrom des kranken Sinusknotens; **Urs.:** degen. Erkrankungen (Koronarsklerose), Myokarditis; gelegentl. findet sich eine fibrinöse Umwandlung des Herzmuskels zw. Sinusknoten u. Erregungsleitungssystem; **Sympt.:** mangelnde Zunahme der in Ruhe normalen Sinusfrequenz nach (phys., psych., pharmak.) Belastung auf max. 80-90 Schläge pro Min.; persistierende, schwere Sinusbradykardie, evtl. mit Ersatzrhythmen od. AV-Leitungsstörungen; Sinusbradykardie inf. Vorhofflimmern od. nach Kardioversion von Vorhofflimmern bzw. -flattern; Bradykardie-Tachykardie-Syndrom, evtl. mit Auslösung arterieller Embolien bei Rhythmuswechsel; SA-Blocks; u. U. Adams-Stokes-Syndrom; **Diagn.:** Ruhe-, Langzeit- u. Belastungs-EKG, ggf. intrakardiale u. His*-Bündel Elektrokardiographie; **Ther.:** bei Sympt., insbes. Auftreten v. Synkopen, Implantation eines künstl. Herzschrittmachers; zusätzl. zur Unterdrückung tachyarrhythmischer Phasen medikamentöse Behandlung mit Digitalis, Chinidin, Verapamil, Ajmalin bzw. Betarezeptorenblockern. Die medikamentöse Ther. ausschl. bradykarder Formen z. B. mit Atropin od. Sympathomimetika allein genügt nur selten. **DD:** Karotissinus-Syndrom.

Sidero|blasten (gr. σίδηρος Eisen; Blast-*) m pl: (engl.) sideroblasts; Erythroblasten mit einigen (1-4) Eisengranula im Protoplasma; Darstellung mittels **Eisenfärbung** (Berliner*-Blau-Reaktion) möglich; im normalen Knochenmarkausstrich enthalten 20-60% der Erythroblasten Eisengranula. Die Zahl der S. ist vermehrt bei hämolyt. Anämien u. vermindert bei Eisenmangelanämien. Bei Eisenverwertungsstörung, bes. bei sideroachrestischen Anämien, findet man viele S. (bis zu 100% der Erythroblasten), die dann zahlreiche u. grobe, ringförmig um den Kern der Zelle angeordnete Eisengranula enthalten (Ringsideroblasten). Vgl. Siderozyten.

Sidero|penie (↑; -penie*) f: (engl.) sideropenia; Eisenmangel; vgl. Eisenmangelanämie.

Sidero|phagen (↑; Phag-*) m pl: Herzfehlerzellen*.

Sidero|philie (↑; -phil*) f: s. Hämochromatose.

Sidero|philin (↑; ↑) n: syn. Transferrin*.

Siderose (↑; -osis*) f: (engl.) siderosis; Eisenablagerung.

Siderosis bulbi (↑; ↑; gr. βολβός Zwiebel) f: Ablagerung von Zersetzungsprodukten eisenhaltiger intraokulärer Fremdkörper in versch. Augengeweben; **Folgen:** Grünverfärbung der Iris (Heterochromie), Augeninnendrucksteigerung durch Schädigung des Trabekelwerks, pigmentierte Flecken unter der vorderen Linsenkapsel (s. ums. Abb.), Untergang der Photorezeptoren der Netzhaut.

S

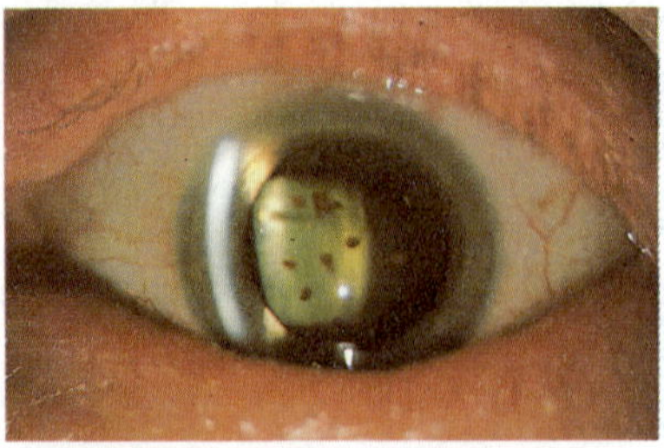

Siderosis bulbi:
rotbraune Niederschläge von Eisenderivaten auf Regenbogenhaut und Linse [362]

Siderosis cutis (↑; ↑) f: durch Einsprengung von Eisenpartikelchen in die Haut entstandene okkergelbe Flecken, v. a. an Händen u. Unterarmen.

Siderosis pulmonum (↑; ↑) f: sog. Eisenlunge; s. Lungensiderose.

Sidero|somen (↑; Soma*) n pl: (engl.) siderosomes; eisenhaltige Granula in Siderozyten* u. Thrombozyten*.

Sidero|zyten (↑; Zyt-*) m pl: (engl.) siderocytes; Erythro- u. Retikulozyten mit einigen (ca. 4-8) kleinen Eisengranula; es handelt sich dabei um nicht an Hämoglobin gebundenes, ionisierbares Eisen, das durch die Berliner*-Blau-Reaktion sichtbar gemacht werden kann. Normal 0-3 ‰ der Erythrozyten. Beim Gesunden werden die Eisenkörner bei der Passage der S. durch die Milz aus den Erythrozyten entfernt; nach Splenektomie ist die Zahl der S. erhöht. Vgl. Sideroblasten.

SIDS: Abk. f. (engl.) **s**udden **i**nfant **d**eath **s**yndrome; s. Tod, plötzlicher im Kindesalter.

Sieb|bein: Os* ethmoidale. **S.höhlen|entzündung:** Ethmoiditis; s. Sinusitis. **S.zellen** (Zelle*): Cellulae* ethmoidales; vgl. Bulla ethmoidalis.

Siebener|syn|drom n: Bez. f. sieben fakultative, nacheinander auftretende u. meist spontan wieder zurückgehende leichte Krankheitszeichen des Bewegungsapparats im jungen Säuglingsalter; hieraus können sich in seltenen Fällen Haltungsschäden od. Körperdeformitäten des späteren Lebensalters entwickeln, daher möglichst frühe orthop. Beratung u. Betreuung; **1.** Hackenfüße; **2.** ovaläre Verformung des Kopfs mit Abflachung einer Hinterhauptseite (Plagiozephalie); **3.** gleichseitige Rückenabflachung mit Fixation der WS, wobei die Konvexität zur kontralateralen Seite gerichtet ist; **4.** gleichseitige Abflachung des Beckens; dabei erscheint die eine Hälfte weniger sagittal u. etwas höher gestellt. **5.** Schiefhaltung des Kopfs wie beim angeb. Schiefhals; **6.** Abspreizbehinderung der Beine inf. Kontraktur der Hüftadduktoren mit leichter Hüftdysplasie; **7.** fixierte lumbodorsale Kyphose der Wirbelsäule.

Sieben|tage|fieber: (engl.) 1. swineherds disease, 2. Dengue fever; **1.** australische Schweinehüterkrankheit; Err.: Leptospira* (Leptospira interrogans var. pomona u. var. mitis); **2.** Dengue*-Fieber.

Sieben|tage|fieber, japanisches: durch Bakterien der Gattung Leptospira* (Leptospira hebdomadis) verursachte Leptospirose ähnlich dem Feldfieber*.

Sieb|haut: s. Dezidua.

Siegel|ring|zellen (Zelle*): (engl.) signet-ring cells; (histol.) große schleimbildende Zellen mit randständigem sichelförmigem Kern u. Vakuolen im Zytoplasma, charakterist. für eine spez. Form des Adenokarzinoms*; s. Magenkarzinom, Krukenberg-Tumor.

Siegle-Ohr|trichter (Emil S., Otol., Stuttgart, 1833-1900): (engl.) Siegle's otoscope; mit Lupe u. Gummiballon versehener sog. pneumat. Ohrtrichter zur Beurteilung der Trommelfellbewegungen u. Diagn. einer Trommelfellperforation.

SI-Einheiten: (engl.) SI units; Kurzbez. f. Einheiten nach dem **S**ystème **I**nternational d'Unités; s. Einheiten.

Siemens-Bloch-Sulzberger-Pigment|dermatose (Hermann W. Si., Dermat., Berlin, Leiden, 1891-1969; Bruno B., Dermat., Basel, Zürich, 1878-1933; Marion Baldur Su., amerikan. Dermat., 1895-1983; Pigmente*; Derm-*; -osis*) f: syn. Incontinentia* pigmenti.

Siemens-Touraine-Syn|drom (↑) n: s. Christ-Siemens-Touraine-Syndrom.

Sievert (Rolf S., Stockholm, 1866-1966) n: Kurzzeichen Sv; seit 1985 verbindlich eingeführte Einheit für die Äquivalentdosis*, ersetzt die frühere Einheit Rem*. Vgl. Gray, Dosis.

Sigma (gr. σῖγμα S) n: **1.** Colon sigmoideum; s. Colon; **2.** Kurzzeichen (σ) f. statistischen Fehler.

Sigma-Conduit (↑; engl. conduit Röhre) m: syn. Sigmablase; Methode der endgültigen künstlichen Harnableitung* in den Darm; chir. **Vorgehen:** ein ca. 15 cm langes Sigmastück, in das die beiden Ureteren implantiert werden, wird aus der Darmkontinuität ausgeschaltet, oral blind verschlossen u. aboral durch die Bauchdekke nach außen geführt; zum Auffangen des Harns ist ein Plastikbeutel erforderlich. Vgl. Ileum-Conduit, Kolon-Conduit.

Sigmatismus (↑) m: (engl.) sigmatism; sog. Lispeln; häufigste Form der Dyslalie* mit Fehlbildung des S-Lautes u. a. Zischlaute; in Abhängigkeit von der Position der Zunge werden S. addentalis, S. interdentalis u. S. lateralis mit Austritt von Luft zw. den Molaren unterschieden.

sigmoideus (↑; gr. -ειδής Wortteil mit der Bedeutung aussehend wie): S-förmig, S-ähnlich; Colon sigmoideum: S-förmig gekrümmter Teil des Dickdarms; vgl. Colon, Darm.

Sigmoiditis (↑; -itis*) f: Entzündung des Colon sigmoideum, evtl. mit umschriebener Peritonitis (Perisigmoiditis); s. Kolitis.

Sigmoido|skopie (↑; -skopie*) f: (engl.) sigmoidoscopy; endoskop. Untersuchung des Colon sigmoideum, erfolgt meist i. R. einer Proktorektosigmoidoskopie* od. Koloskopie*.

Signa mortis (lat. Todesanzeichen) n pl: die Todeszeichen*; vgl. Leiche.

Signi|fikanz (lat. significantia Bedeutung, Anschaulichkeit) f: (engl.) significance; (statist.) die aufgrund eines statist. Testverfahrens mögl. Ablehnung der Nullhypothese („kein Unterschied") mit zahlenmäßig vorgegebener, als Signifikanzniveau bez. Irrtumswahrscheinlichkeit, die i. d. R. 5% nicht überschreiten darf.

Signum (lat. Kennzeichen, Merkmal) n: Zeichen.

Signum mali ominis (↑; lat. Zeichen mit übler Vorbedeutung) n: böses Zeichen, üble Vorbedeutung; z. B. Lymphozytensturz.

SIH: Abk. f. (engl.) **s**omatotropin release **i**nhibiting **h**ormone; auch growth hormone release inhibiting hormone (Abk. GH-RIH); syn. Somatostatin*.

Silben|stolpern: (engl.) stuttering; Störung des Sprechvorgangs mit Auslassen, Wiederholen od. Verwechseln von Silben od. Wörtern; Vork. z. B. bei progressiver Paralyse. Vgl. Poltern, Stottern.

Silber n: (engl.) silver; chem. Element, Symbol Ag (Argentum), OZ 47, rel. Atommasse 107,87; zur Kupfergruppe gehörendes, ein- u. (seltener) zweiwertiges, weißglänzendes Edelmetall (spezif. Gewicht 10,50 g/cm^3).

Silber|draht|arterien (Arteri-*) f pl: s. Fundus arterioscleroticus.

Silber|katarrh (Katarrh*) m: s. Argentumkatarrh.

Silber|nitrat n: Argentum* nitricum.

Silent period (engl. Schweigeperiode) f: elektromyographisch nachweisbare kurzdauernde „Innervationsstille" im Muskel nach einer reflektor. od. elektr. induzierten Muskelkontraktion; fehlt z. B. bei Tetanus*.

Silfverskiöld-Syn|drom (Nils S., Orthop., Schweden) n: epimetaphysäre Dysostose mit Veränderungen der Röhrenknochen (Mikromelie, pilzartige Deformierung der Epiphysen, Verbiegungen der Knochendiaphysen) u. disproportionierter Nanosomie (Platyspondylie, Wirbelsäulenverkrümmungen).

Sili|binin (INN) n: 3,5,7-Trihydroxy-2-[3-(4-hydroxy-3-methoxyphenyl)-2-(hydroxymethyl)-1,4-benzodioxan-6-yl] (IUPAC); Verw.: Lebertherapeutikum (auch bei Intoxikation durch Knollenblätterpilze).

Silicium (lat. silex Kiesel, Feuerstein) n: (engl.) silicon; chem. Element, Symbol Si, OZ 14, rel. Atommasse 28,086; zur Kohlenstoffgruppe gehörendes zwei- u. vierwertiges Halbmetall; nach dem Sauerstoff das meist verbreitete Element; Vork. in Sand, Quarz, Bergkristall; leitet elektr. Strom; wichtige Verbindung: Kieselsäure; Spurenelement (im Organismus v. a. in Lipoiden gebunden); Si-Mangel führt zu Hauterkrankungen (chron. Ekzeme, Pruritus u. a.).

Silikatose (↑; -osis*) f: (engl.) silicatosis; veraltete Sammelbez. f. durch silikathaltige Stäube (z. B. Asbest, Talkum, Kaolin) verursachte Lungenfibrosen; vgl. Pneumokoniosen.

Siliko|arthritis (↑; Arthr-*; -itis*) f: (engl.) Caplan syndrome; syn. Caplan-Colinet-Petry-Syndrom; Komb. v. Silikose* u. rheumatoider Arthritis*, röntg. multiple Rundherde von 0,5-5 cm Durchmesser in d. Lunge. Vgl. Pneumokoniose, rheumatische.

Siliko|arthrose (↑; ↑; -osis*) f: gleichzeitiges Auftreten von Silikose* u. Arthrosis deformans (s. Arthrose).

Silikose (↑; -osis*) f: (engl.) silicosis; syn. Quarzstaublunge; Pneumokoniose durch Einwirkung lungengängigen, kieselsäurehaltigen Staubes, v. a. bei Bergleuten, Steinmetzen, Porzellan- u. Glasarbeitern, Sandstrahlern, Gießereiarbeitern u. Industrieofenmaurern; inhalierter siliciumdioxidhaltiger Staub (SiO_2) wie Quarz, Cristobalit, Tridymid in Korngrößen von <5 µm erzeugt in den Lungen bindegewebige Knötchen u. fibrot. Veränderungen; Prädisposition f. Tuberkulose. **Sympt.:** Reizhusten m. Auswurf, später zunehmende Atemnot m. Brustschmerz u. Rechtsherzbelastung; meist restriktive, häufig auch komb. Ventilationsstörungen*, langfristig Entw. von pulmonaler Hypertonie u. Cor* pulmonale; **Diagn.:** (röntg.) Herdsetzungen versch. Form u. Größe, Streifenschatten, Schrumpfung, grobschollige Verkalkungen an Pleura u. Lymphknoten, die durch die ILO*-Klassifikation beschrieben werden; für S. besteht Meldepflicht; entschädigungspflichtige Berufskrankheit (Nr. 4101 der BeKV). Vgl. Silikoarthritis, Lungenfibrose.

Siliko|tuberkulose (↑; Tuberkel*; -osis*) f: (engl.) silicotuberculosis; gleichzeitiges Vork. von Silikose* u. Tuberkulose*; BK nach Nr. 4102 der BeKV.

Silting effect (engl. to silt verschlammen) m: Mikroembolisierung kleinster Gefäße durch Nahrungspartikel; die Emboli werden aus dem Darmlumen über den Ductus thoracicus in die Blutbahn eingeschleust (Herbst-Effekt).

Silverman-Syn|drom (Frederic S., Päd., New York, geb. 1917) n: Entwicklungsanomalie des Sternums; durch embryonale Synostose aller sternalen Knochenkerne sek. Ausbildung einer Kiel- bzw. Hühnerbrust, oft kombiniert mit angeb. Herzfehlbildungen.

Silver-Russell-Syn|drom (Henry K. S., Päd., Denver; Alexander R., Päd., London) n: sporadisch auftretendes Fehlbildungssyndrom mit intrauteriner Dystrophie, reduzierter Körperlänge (Endgröße ca. 150 cm) u. rel. Makrozephalie, charakterist. Gesichtsform, Klinodaktylie der 5. Finger u. Asymmetrien; vgl. Minderwuchs.

Silvestrini-Corda-Syn|drom n: Oberbegriff für Störungen der endokrinen u. geschlechtsspezif. Funktionen inf. eines gestörten Metabolismus der Östrogene u. Androgene bei Leberzirrhose, die b. der Frau zum hepatoovariellen Syndrom* u. beim Mann zum hepatotestikulären Syndrom führen.

Sily|marin n: Flavonoidkomplex aus den Früchten von Silybum marianum (Mariendistel); wirkt antagonistisch gegenüber versch. die Leber schädigenden Stoffen (z. B. Gifte des grünen Knollenblätterpilzes, Lanthanoide, Tetrachlorkohlenstoff, Galaktosamin, Thioacetamid, Kaltblütlervirus FV_3) durch Veränderung der Zellmembranstruktur der Hepatozyten u. Stimulierung der Polymerase-A-Aktivität mit gesteigerter Proteinsynthese; **Verw.:** bei Fettleber, Hepatitis, Leberzirrhose; in hoher Dosierung als Antidot bei Vergiftungen mit Knollenblätterpilzen.

Simethicon n: Dimeticon-Siliciumdioxid; s. Dimeticon.

Simian-Virus (engl. simian Affe; Virus*) n: s. Polyomavirus.

Similia similibus curentur (lat.): „Ähnliches sollte durch Ähnliches geheilt werden"; grundlegendes Therapieprinzip der Homöopathie* (sog. Ähnlichkeitsprinzip).

Simmonds-Krankheit (Morris S., Pathol., Hamburg, 1855-1925): syn. Hypophysenvorderlappen*-Insuffizienz.

Simonart-Bänder (Pierre J. S., Gyn., Brüssel, 1817-1847): s. Stränge, amniotische.

Simon-Herde (Georg S., zeitgen. Päd., Düsseldorf): (engl.) Simon's foci; in d. Primärperiode der Tuberkulose* meist beidseitig hämatogen entstandene, verkalkende (Spitzen-)Streuherde in apikodorsalen Oberlappensegmenten, selten auch im apikalen Unterlappensegment (röntg. kleine Rundschatten); meist stationär bleibend, bei Reaktivierung Ausgangspunkte der postprimären Lungentuberkulose, Entw. zum sog. Frühinfiltrat *.

simplex (lat.): einfach.

Sims-Huhner-Test (Harry M. S., Gyn., Boston) m: syn. Postkoitaltest; Form des Penetrationstests* zur orientierenden Beurteilung der

S

männlichen Zeugungsfähigkeit; nach Kohabitation in der präovulatorischen Phase wird Zervixschleim auf das Vorhandensein u. die Anzahl bewegl. Spermien untersucht. Bei reichlich bewegl. normalen Spermien ist das Sperma des Mannes wahrscheinl. als fertil anzusehen (Test positiv). Bei mehrfach negativem Ausfall kann eine „Unverträglichkeit der Sekrete" (bei normalem Spermiogramm u. ungestörter Ovarialfunktion) vorliegen; weitere Klärung m. Hilfe des gekreuzten Invasionstests in vitro (s. Kurzrok-Miller-Test).

Sims-Spekulum (James M. S., Gyn., New York, 1813-1883; Spekulum*) n: (engl.) Sims' speculum; Doppelspekulum f. die vaginale Untersuchung.

Sims-Uterus|sonde (↑; Uter-*) f: (engl.) Sims' uterus probe; Sonde mit Graduierung z. Messung der Länge des Uterus.

Simulation (lat. simulatio Verstellung, Täuschung) f: Verstellung, Vortäuschung v. Krankheitszuständen; vgl. Dissimulation, Aggravation.

Simulator (lat. Nachahmer) m: (röntg.) in der Strahlentherapie* verwendetes Durchleuchtungsgerät zur genauen Lok. der Bestrahlungsfelder am Pat. unter Berücksichtigung aller geometrisch-physik. Daten des Bestrahlungsplans; die eingestellten Felder werden mit wasserfester Farbe auf der Haut markiert.

Simuliidae f pl: Kriebelmücken; s. Mücken.

simultan (lat. simul): gleichzeitig.

Simultan|impfung (↑) f: Form der Schutzimpfung* als **1.** gleichzeitige Impfung gegen mehrere Infektionskrankheiten; **2.** Impfung gegen Infektionskrankheiten u. Toxine gleichzeitig; **3.** gleichzeitige Gabe von Antigenen u. Antikörpern.

Simultan|in|fektion (↑; Infekt-*) f: (engl.) polyinfection; gleichzeitiges Vorliegen zweier Infektionskrankheiten; z. B. Virushepatitis u. Syphilis.

Simultan|kon|trast (↑) m: (engl.) simultaneous contrast; syn. Grenzkontrast; die bei opt. Wahrnehmung von Leuchtdichteunterschieden auftretende, subjektiv verstärkte Kontrastierung von Hell-Dunkel-Grenzen; vgl. Mach-Effekt.

Simultan|schicht|aufnahmen (↑): (röntg.) Schichtaufnahmeverfahren, Mehrschichtdarstellung (Simultantomographie); Anfertigung mehrerer übereinanderliegender Körperschichtbilder in einem Aufnahmevorgang; Vorteile: verminderte Strahlenbelastung der Pat., Röhrenschonung. Vgl. Tomographie.

Simultan|sehen (↑): einfache Wahrnehmung eines Objektes bei binokularem Sehen*.

SIMV: Abk. f. (engl.) **s**ynchronized **i**ntermittent **m**andatory **v**entilation; s. IMV.

Sim|vastatin (INN) n: (1S,3R,7S,8S,8aS)-1,2,3,7,8,8a-Hexahydro-3,7-dimethyl-8-{2-[(4R,6R)-tetrahydro-4-hydroxy-2-oxo-2H-pyran-6-yl]ethyl}-1-naphthyl 2,2-dimethylbutyrat (IUPAC); syn. Synvinolin; HMG-CoA-Reduktasehemmer; Verw.: s. Lipidsenker.

Sin|ciput (lat.) n: Vorderkopf.

Sindbis-Fieber: (engl.) sindbis fever; zu den Arbovirosen* gehörende akute Erkr. mit kurz andauerndem, heftigem Fieber, mitunter Arthralgien u. Exanthem; gute Prognose; **Err.:** Sindbis-Virus, ein Alphavirus* der Togaviridae*; **Übertragung:** Mücken* (Culicinae); **Verbreitung:** Ägypten, Südafrika, Indien, Australien, Philippinen, Malaysia, Skandinavien (dort als Ockelbo*-Krankheit bezeichnet).

Sinding-Larsen-Krankheit: s. Larsen-Johansson-Krankheit.

Singh-In|dex m: siebenstufiges Einteilungsschema, das auf der röntg. Beurteilung der Trabekelstruktur des Schenkelhalses beruht u. eine versch. starke Ausprägung einer Osteoporose* widerspiegelt; vgl. Osteodensitometrie.

Single-needle-Methode (engl. einzelne Nadel) f: sog. Einzelnadelmethode der Hämodialyse*; erlaubt den Anschluß an den extrakorporalen Kreislauf mit nur einer Punktionskanüle unter Verw.: **1.** eines Y-förmigen Ansatzstücks, wobei Blutentnahme u. Blutrückfluß über elektromagnet. Abklemmvorrichtungen gesteuert werden, **2.** von Doppelblutpumpen, die alternierend arbeiten od. **3.** von großkalibrigen Doppellumenkanülen, die in Richtung des Blutflusses in das Gefäß eingestochen werden müssen, um eine Rezirkulation zu vermeiden.

Single-Photon-E|missions|computer|tomographie (engl. single einzeln; Phot-*; lat. emissio das Herausschleudern; -tom*; -graphie*) f: (engl.) single photon emission computed tomography; Abk. SPECT; s. Emissionscomputertomographie.

singularis (lat.): einzeln, singulär.

Singultus (lat. Schluchzen, Röcheln) m: sog. Schluckauf; durch unwillkürl. schnelle Kontraktion des Zwerchfells verursachte tönende Inspiration mit nachfolgendem plötzlichem u. geräuschvollem Glottisschluß; **Vork.:** meist vorübergehend ohne pathol. Bedeutung; org. **Urs.** sind z. B. eine durch lokale Krankheitsprozesse od. op. Eingriffe bedingte Reizung des Zwerchfells, des Mediastinums od. intraabdominaler Organe u. zentralnervöse Erkr. (z. B. Enzephalitis, Schädelhirntrauma). **Ther.:** evtl. medikamentös (z. B. mit Methylphenidat), selten chir. Phrenikusblockade.

sinister (lat.): links.

Sinistro|positio (↑; lat. positio Stellung, Lage) f: s. Positio uteri.

Sinistro|versio (↑; lat. vertere, versus drehen, wenden) f: s. Versio uteri.

Sinnes|reiz: (engl.) sensory stimulus; adäquater Reiz für ein Sinnesorgan; durch die Aktivierung der Rezeptoren* wird ein S. in eine Erregung umgewandelt. Die Integration von S. in Sinneszentren* ermöglicht deren Wahrnehmung. Vgl. Empfindung, Sensibilität.

Sinnes|täuschung: (engl.) misperception, illusion; allg. Bez. f. Trugwahrnehmung; Vork. als Halluzination*, Illusion*, Pareidolie* od. Pseudohalluzination. Vgl. Wahrnehmung.

Sinnes|zentren n pl: (engl.) sensory centres; (neurophysiol.) Felder der Großhirnrinde zur Rezeption u. Integration spezif. Sinnesreize (kortikale Repräsentation eines Sinnes); z. B. als Sehrinde* u. Hörzentrum* Endgebiete sensibler Bahnen (Sehbahn* bzw. Hörbahn*). Die Läsion von S., z. B. durch Trauma od. bei Apoplexie, führt zu Agnosie*. Vgl. Rindenarchitektonik, Rindenblindheit.

Sino|skopie (Sinus*; -skopie*) f: s. Sinuskopie.

Sinu|bronchitis (↑; Bronchi-*; -itis*) f: syn. sinubronchiales Syndrom; gleichzeitig od. in enger zeitlicher Folge auftretende Sinusitis* u. Bronchitis* mit absteigendem, seltener auch aufsteigendem Infektionsweg; begünstigt die Chronifizierung der jeweiligen Grunderkrankung.

Sinus (lat. Krümmung, Ausbuchtung) m (pl Sinus): Vertiefung, Höhle; (anat.) auch für geschlossene Kanäle, Erweiterungen von Venen u. Lymphgefäßen u. für lufthaltige Räume in Knochen. **Sinus anales** (↑) m pl: Vertiefungen zw. den Columnae anales (im Canalis analis; vgl. Rektum). **Sinus aortae** (↑) m pl: auch Sinus Valsalvae; Ausbuchtungen der Aortenwand hinter den Aortenklappen.

Sinus|ar|rhythmie (↑; A-*; gr. ῥυθμός gleichmäßige Bewegung, Takt) f: (engl.) sinus arrhythmia; unregelmäßige Schlagfolge des Herzens inf. unregelmäßiger Reizbildung des Sinusknotens; physiol. als **respiratorische S.** (periodische S., an die Atmung gebunden), pathol. als **regellose S.** bei org. Herzerkrankungen; **Diagn.:** im EKG Abstand PP größer als 0,16 Sek. u. unregelmäßig.

Sinus|brady|kardie (↑; Brady-*; Kard-*) f: s. Bradykardie.

Sinus caroticus (↑) m: s. Karotissinus.

Sinus cavernosus (↑) m: zu beiden Seiten der Sella turcica im Innern des Schädels verlaufender venöser Blutleiter, steht mit d. Augenhöhlenvenen u. durch diese mit den Gesichtsvenen in Verbindung; daher sind Nasenfurunkel u. U. lebensgefährlich. Vgl. Kavernosusthrombose.

Sinus-cavernosus-Thrombose (↑; Thromb-*; -osis*) f: s. Kavernosusthrombose.

Sinus coronarius (↑) m: an d. Hinterfläche des Herzens an d. Vorhof-Kammergrenze gelegene Sammelvene, die den größten Teil der Herzvenen aufnimmt u. in den re. Vorhof mündet. **S. dermalis** (↑) m: syn. Dermalsinus; angeb. dysrhaphische Störung mit Bildung einer epithelausgekleideten Fistel; Lok. v. a. im Sakralbereich, oft mit abnormer Pigmentierung u. Behaarung. Vgl. Pilonidalsinus, Spina bifida. **S. durae matris** (↑) m: Hirnsinus*; venöse Blutleiter der Dura mater encephali. **S. epi|didymidis** (↑) m: nach lateral offener seröser Spalt zw. Hoden u. Nebenhoden. **S. ethmoidalis** (↑) m: neuere Bez. Labyrinthus* ethmoidalis. **S. frontalis** (↑) m: Stirnhöhle; Nasennebenhöhle im Stirnbein, die unter der mittl. Nasenmuschel in d. Nasenhöhle mündet. **Sinus inter|cavernosi** (↑) m pl: s. Hirnsinus.

Sinusitis (↑; -itis*) f: Entz. eines Sinus; **1.** akute od. chronische Entz. der Nasennebenhöhlen* (im Kindesalter am häufigsten des Sinus ethmoidalis, bei Erwachsenen des Sinus maxillaris) mit Eiterung u. evtl. Empyembildung; **Urs.:** aus der Nasenhöhle fortgeleitete Inf. v. a. mit Viren, Streptococcus pneumoniae, Haemophilus influenzae, Strepto- u. Staphylokokken u. a. (häufig Mischinfektion); bei Sinusitis maxillaris auch dentogene Inf.; **Sympt.:** allg. Abgeschlagenheit, Gesichts- u. Kopfschmerzen, (einseitige) Behinderung der Nasenatmung; die chron. S. verläuft oft symptomarm. **Diagn.:** Rhinoskopie, Diaphanoskopie, Ultraschalldiagnostik, Röntgen (s. Abb.), Sinuskopie, Probepunktion, ggf. Beck-Bohrung u. bakt. Untersuchung des Sekrets; **Ther.:** abschwellende Nasentropfen, Kamillendampfbad, Wärmeapplikation, Antibiotika, Sinuspunktion u. -spülung, ggf. op. Sanierung (vgl. Caldwell-Luc-Operation, Stirnhöhlenoperation); **Kompl.:** Perforation in äußere Weichteile, in d. Orbita od. Schädelhöhle, Osteomyelitis; **2.** Entz. eines Hirnsinus (Sinusphlebitis); s. Sinusthrombose.

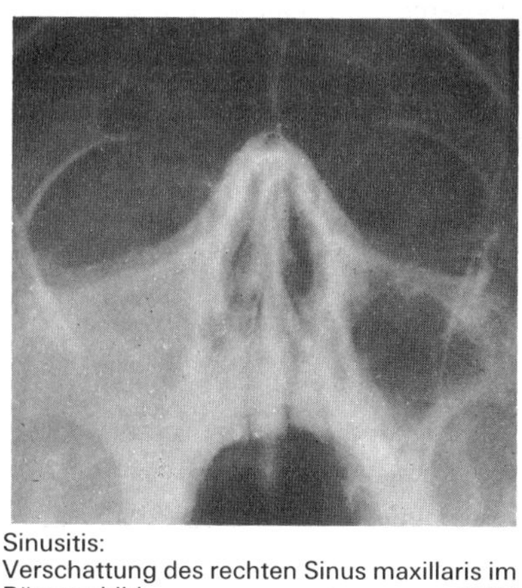

Sinusitis:
Verschattung des rechten Sinus maxillaris im Röntgenbild [502]

Sinus|katarrh (↑; Katarrh*) m: (engl.) sinus catarrh; unspezif. chron. Entzündung der Lymphsinus in den Lymphknoten* mit Proliferation von Retikulumzellen.

Sinus|knoten (↑): (engl.) sinoatrial nodes; syn. Sinoatrialknoten (Abk. SA-Knoten), Keith-Flack-Knoten; sog. Sinuszentrum, der physiol. Schrittmacher des Herzens; Anhäufung spezif. Herzmuskelgewebes am sog. Venensinus, im re. Vorhof zw. den beiden Vv. cavae; Entstehungsort der normalen Kontraktionsreize, von dem aus die sog. Sinuserregung über d. Aschoff-Tawara-(AV-)Knoten dem His-Bündel zugeleitet wird. Vgl. Erregungsleitungssystem.

Sinus|knoten|krankheit (↑): syn. Sick*-Sinus-Syndrom.

Sinus|knoten|syn|drom (↑) n: s. Sick-Sinus-Syndrom.

Sinu|skopie (↑; -skopie*) f: endoskop. Untersuchung der Nasennebenhöhlen* (Sinus paranasales), meist Antroskopie*; vgl. Endoskopie.

Sinus lacti|feri (↑) m pl: s. Ductus lactiferi.

Sinus maxillaris (↑) m: syn. Sinus Highmori, Kieferhöhle; Nasennebenhöhle im Oberkiefer, die unter der mittl. Nasenmuschel in d. Nasenhöhle mündet.

Sinus|nerv (↑; Nervus*): syn. Karotissinus*-Nerv.

Sinus obliquus peri|cardii (↑) m: von den Umschlagsfalten des Herzbeutels zw. den Vv. pulmonales u. der V. cava inf. umfaßte Bucht.

Sinus oc|cipitalis (↑) m: s. Hirnsinus.

Sinusoide (↑; -id*) n pl: (engl.) sinusoids; weite Blutkapillaren, z. B. in der Leber.

Sinus para|nasales (↑) m pl: die Nasennebenhöhlen*: Labyrinthus ethmoidalis, Sinus frontalis, maxillaris, sphenoidalis.

Sinus petrosus inferior, superior (↑) m: s. Hirnsinus.

Sinus|phlebitis (↑; Phleb-*; -itis*) f: s. Sinusthrombose.

Sinus pilonidalis (↑) m: s. Pilonidalsinus.

Sinus|pleuritis (↑; Pleur-*; -itis*) f: Entz. der vorderen u. unteren seitl., selten der hinteren unteren Pleurasinus mit Sympt., die auf Magen- od. Herzerkrankung deuten: Schmerzen unter dem Processus xyphoideus (bes. bei tiefer Inspiration), Aufstoßen, Erbrechen, Herzklopfen, manchmal Schüttelfrost, kontinuierl. Fieber; auskultator. Reibegeräusch meist am li. Sternalrand in Höhe der 4.-5. Rippe, meist nur bei max. Inspiration.

Sinus posterior (↑) m: Grube am hinteren Teil der medialen Wand der Paukenhöhle.

S. pro|staticus (↑) m: Rinne zu beiden Seiten des Colliculus seminalis der männl. Harnröhre m. den Mündungen der Prostatadrüsen. **S. rectus** (↑) m: s. Hirnsinus.

Sinus|re|flex (↑; Reflekt-*) m: s. Karotissinus-Druckversuch.

Sinus renalis (↑) m: von Nierengewebe umfaßter, vom Nierenhilum her zugänglicher, mit Fett u. Bindegewebe erfüllter Raum, in dem Nierenbecken u. Nierengefäße liegen. Vgl. Niere.

Sinus|rhythmus (↑) m: (engl.) sinus rhythm; der vom Sinusknoten* bestimmte physiol. Herzrhythmus.

Sinus sagittalis inferior, superior (↑) m: s. Hirnsinus. **S. sigmoideus** (↑) m: s. Hirnsinus. **S. sphenoidalis** (↑) m: Keilbeinhöhle; Nasennebenhöhle im Keilbeinkörper, die im Recessus sphenoethmoidalis in d. Nasenhöhle mündet. **S. spheno|parietalis** (↑) m: s. Hirnsinus. **S. splenicus** (↑) m: Milzsinus; s. Milz.

Sinus|tachy|kardie (↑; Tachy-*; Kard-*) f: s. Tachykardie.

Sinus tarsi (↑) m: Grube lateral zw. Talushals u. Kalkaneus.

Sinus|thrombose (↑; Thromb-*; -osis*) f: (engl.) sinus thrombosis; syn. Hirnvenenthrombose; Thrombose* eines venösen Hirnsinus; **Urs.:** meist fortgeleitete Inf. bei Osteomyelitis des Schädels od. Furunkel im Gesichtsbereich, Hyperkoagulabilität des Blutes, Thrombophlebitis u. a.; **Sympt.:** Kopfschmerz, Bewußtseinsstörung, meningeales Syndrom, Fieber, Hirndrucksteigerung u. a.; **Diagn.:** Allgemeinveränderungen im EEG, Xanthochromie des Liquors; Nachweis der S. durch zerebrale Angiographie. Vgl. Kavernosusthrombose, Hydrozephalus, otitischer.

Sinus trans|versus (↑) m: s. Hirnsinus. **S. trans|versus peri|cardii** (↑) m: Spaltraum des Herzbeutels (Perikard) zw. Aorta u. Truncus pulmonalis einerseits u. Lungenvenen u. V. cava sup. andererseits. **Sinus trunci pulmonalis** (↑) m pl: Ausbuchtungen der Wand des Truncus pulmonalis hinter d. Pulmonalklappen.

Sinus|tumor, endo|dermaler (↑; Tumor*) m: (engl.) endodermal sinus tumour; syn. Dottersacktumor; sehr maligner Keimzelltumor (des Ovars); **Pathol./Histol.:** makroskop. solider bis kleinzystischer, oft gallertiger Tu.; Lok. meist im Ovar, seltener extragonadal (Retroperitoneum, kleines Becken, Mediastinum, Gehirn, Leber); histol. mikrozystisch, myxomatös, solidzellig, alveolär-drüsig od. polyvesikulär-vitellin; **Vork.:** v. a. im Kindes- u. Jugendalter; metastasiert frühzeitig lympho- u. hämatogen u. bildet Alphafetoprotein*; **Ther.:** chir. Entfernung, meist in Komb. mit Zytostatika; **Progn.:** gut. Vgl. Ovarialtumoren.

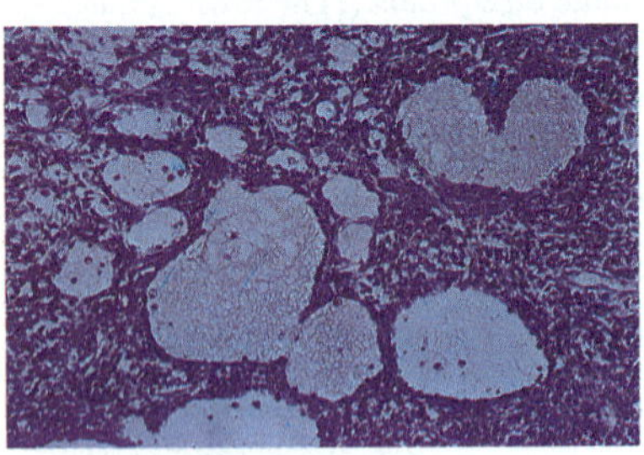

Sinustumor, endodermaler: polyvesikuläre Form, Ovar [65]

Sinus tympani (↑) m: tiefe Grube hinter d. Promontorium u. der Fenestra cochleae in d. Paukenhöhle. **S. unguis** (↑) m: Nageltasche, in die sich d. Nagelwurzel einschiebt. **S. uro|genitalis** (↑) m: vorderer Abschnitt der embryonalen Kloake; Weiterentwicklung z. Harnblase, Urethra und, beim weibl. Geschlecht, zum Vestibulum vaginae. **S. Valsalvae** (↑; A. M. Valsalva, italien. Anat., 1666-1723) m: s. Sinus aortae.

Sinus-Valsalvae-An|eurysma (↑; ↑; Aneurysma*) n: Aneurysma der Aortenwand im Bereich des Sinus Valsalvae, das bei Ruptur zu einer Shuntfistel in den re. Vorhof od. in den re. Ventrikel führen kann; Vork. meist als angeb. Fehlbildung oft in Komb. mit Ventrikelseptumdefekt u. Aortenklappenanomalien, seltener nach Endokarditis; s. Herzchirurgie.

Sinus venarum cavarum (↑) m: Erweiterung an der Einmündung der Hohlvenen in den rechten Vorhof.

Sinus-venosus-Defekt (↑) m: s. Vorhofseptumdefekt.

Sinus venosus sclerae (↑) m: Schlemm*-Kanal.

Siphon|aptera (gr. σίφων Blutsauger; ἄπτερος ohne Flügel) f pl: s. Flöhe; vgl. Arthropoden.

Sipple-Syn|drom (John H. S., zeitgen. Arzt, Syracuse) n: syn. multiple endokrine Neoplasie (Abk. MEN) Typ II; zu den Polyadenomatose*-Syndromen gehörende familiär-erbliche Erkr. (wahrscheinlich autosomal-dominanter Vererbungsmodus mit hoher Penetranz u. variabler Expressivität), die durch das kombinierte Auftreten von Phäochromozytom (meist bilateral, histol. i. d. R. benigne) u. medullärem Schilddrüsenkarzinom (meist bilateral mit rel. hoher Metastasierungsneigung) sowie fakultativ von Adenomen der Nebenschilddrüse (mit primärem Hyperparathyreoidismus) gekennzeichnet ist (sog. multiple endokrine Adenomatose Typ II a), gelegentl. zusätzl. weitere Adenome, Hämangiome sowie endokrine Störungen (v. a. Diabetes mellitus u. Cushing-Syndrom); klin. Manifestation meist zw. dem 20. u. 60. Lebensjahr. Vgl. Adenomatose, multiple endokrine.

Sireno|melie (gr. Σειρήν Sirene, Fabelwesen aus Mensch u. Vogel; -melie*) f: (engl.) sirenomelus; Sonderform der kaudalen Regression* mit Fusion der Beine, Analatresie u. Nierenagenesie.

SISI-Test: Abk. f. (engl.) short increment sensitivity index; s. Audiometrie.

Siso|micin (INN) n: Aminoglykosid-Antibiotikum zur parenteralen Anw. m. gleichem Wirkungsspektrum u. ähnl. Pharmakokinetik wie Gentamicin*.

sistieren (lat. sistere aufhalten, stehenbleiben): aufhören.

Sitis (lat.) f: Durst, Verlangen.

Sito|sterin n: 5-Stigmasten-3β-ol (IUPAC); syn. β-Sitosterin; pflanzliches, strukturell mit Cholesterin verwandtes Sterin; Verw.: als Lipidsenker*, bei Prostatahyperplasie.

Situs (lat.) m: Lage; z. B. der Organe im Körper od. des Feten im Uterus.

Situs inversus viscerum (↑) m: Heterotaxie; partielle (z. B. als Dextrokardie*) od. totale spiegelbildliche Umkehrung der Lage der Eingeweide (z. B. beim Kartagener*-Syndrom).

Sitz|bein: Os* ischii.

Sitz|höhe: (engl.) sitting height; Größe am aufrecht sitzenden Pat. vom Scheitel bis zur Sitzfläche.

Sitz|kyphose (gr. κυφός gebeugt, gebückt; -osis*) **f:** rachit. Kyphose im dorsolumbalen Übergang der Wirbelsäule des Kleinkinds; sog. Skoliosenkeim. Vgl. Skoliose.

Siwe-Krankheit (Sture A. S., Päd., Lund, geb. 1897)**:** s. Letterer-Siwe-Krankheit.

Sjögren-Larsson-Syn|drom (Karl G. S., Psychiater, Stockholm, geb. 1896; Tage K. L., Psychiater, Stockholm, geb. 1905) **n:** autosomal-rezessiv erbl., neuroektodermale Dysplasie inf. einer reduzierten Aktivität des Langkettenalkohol-NAD-Oxidoreduktasekomplexes bzw. der zugehörigen Aldehyddehydrogenase; **Sympt.:** konnatale ichthyosiforme Erythrodermie u. später auftretende, meist schwere geistige Behinderung, spastische Di- od. Tetraplegie u. Netzhautdegenerationen; vgl. Ichthyosis congenita, Rud-Syndrom.

Sjögren-Syn|drom I (Henrik S. S., Ophth., Jönköping, 1859-1939) **n:** syn. Dakryo-Sialo-Adenopathia atrophicans, Dakryo-Sialo-Cheilopathia; ursprüngl. Assoziation von: **1.** Sicca-Syndrom (Keratoconjunctivitis sicca u. Xerostomie, evtl. mit Vergrößerung von Tränen- bzw. Speicheldrüsen) u. **2.** Polyarthritis; Terminologie nicht einheitlich. Als S.-S. wird heute entweder das **Sicca-Syndrom** ohne Arthritis od. auch die **Sicca-Symptomatik** bei rheumatischer Arthritis* u. entzündlichen Bindegewebeerkrankungen, v. a. systemischem Lupus* erythematodes, Kollagenosen*, progressiver systemischer Sklerose*, Periarteriitis* nodosa od. Polymyositis*, bezeichnet. **Sympt.:** Versiegen der Sekretion von Speichel-, Tränen- u. Talgdrüsen, Hypoazidität des Magens, exokrine Pankreasinsuffizienz, Parotitis, Pankreatitis; **Pathol./Anat.:** lymphozytäre u. plasmazelluläre azinäre u. periduktale Infiltration mit Verlust des sekretorischen Epithels, azinärer Atrophie u. periduktaler Fibrose; **Diagn.:** Schirmer*-Test, ggf. histol. Untersuchung einer Probeexzision der Mundschleimhaut. Vgl. Mikulicz-Krankheit I.

Sjögren-Syn|drom II (↑) **n:** rezessiv vererbte Erkr. mit kombiniertem Auftreten von geistiger Behinderung u. angeb. Katarakt; weitere **Sympt.:** Mikrophthalmie, somatische Retardierung, Gangstörungen, Muskelhypotonie, Hypomimie, Antriebsminderung, pathol. veränderte Hirnräume, Hydrocephalus internus, Nystagmus; pathol. Aminosäurenausscheidung im Harn, evtl. als Hinweis auf eine zugrundeliegende Stoffwechselstörung.

Skabies (lat. scabies Krätze) **f:** s. Scabies.

Skala (lat. scalae Treppe, Stufen) **f:** Stufenleiter; Gradeinteilung.

Skalen (↑) **f pl:** (engl.) scales; Stufenfolgen; Meßinstrumente zur (meist eindimensionalen) Abbildung von Meßwerten; je nach gemessenem Sachverhalt werden versch. Formen unterschieden: **Nominalskalen** bilden (als einfachste Form der S.) Meßwerte ab, die zueinander nicht in eine Reihenfolge hinsichtlich ihrer Größe gebracht werden können, sondern die lediglich zu homogenen Gruppen klassifizierbar sind (z. B. nach Berufszugehörigkeit); als „Mittelwert" läßt sich nur der häufigste Wert (das sog. Dichtemittel, der Modalwert) bestimmen. **Ordinalskalen** bilden die Rangposition von Meßwerten zueinander ab (Rangskalen), ohne daß die Abstände zw. den Rangplätzen gleich sein müssen (z. B. Schulzensuren); als Mittelwert wird der Median berechnet. **Intervallskalen** bilden Meßwerte ab, die definierte (in Zahlenwerten beschreibbare) Abstände voneinander haben, die aber über keinen (od. einen fiktiven) Nullpunkt verfügen (z. B. Temperaturskala nach Celsius); als Mittelwert wird das arithmetische Mittel gebildet. **Verhältnisskalen** bilden Meßwerte ab, die über definierte Abstände zu einem absoluten Nullpunkt u. zueinander verfügen (Absolutskalen, z. B. Längenmaße, Gewichte u. a. physik. Meßgrößen); als Mittelwert kann das geometrische Mittel gebildet werden. Vgl. Mittelwert.

Skalenus|bi|opsie (gr. σκαληνός schief, ungerade; Bio-*; Op-*) **f:** (engl.) supraclavicular lymph node biopsy; Entfernung v. Lymphknoten aus d. Fossa supraclavicularis (Lymphonodi cervicales profundi, infra- od. supraclaviculares) zur histol. Untersuchung bes. beim Bronchialkarzinom*; bei makroskop. nicht faßbaren Lymphknoten evtl. Entfernung v. Fettgewebe u. Herstellung von Serienschnitten (Daniels*-Biopsie).

Skalenus|lücke (↑)**:** (engl.) scalenus gap; Lücke zw. dem M. scalenus ant. u. M. scalenus medius; durch diese Lücke treten hindurch: A. subclavia u. Plexus brachialis; s. Thoracic outlet syndrome.

Skalenus|syn|drom (↑) **n:** s. Scalenus-anterior-Syndrom, Thoracic outlet syndrome.

Skalierung (lat. scalae Treppe, Stufen)**:** (engl.) scaling; (statist./soziol.) Verf., um beobachtete Eigenschaften quantitativ abgestuft meßbar zu machen unter Verw. von Skalen* unterschiedl. Meßgenauigkeit u. unterschiedl. Maßeinheiten.

Skalp (engl. scalp Kopfhaut) **m:** (engl.) scalp; Kopfschwarte (Galea aponeurotica) u. Kopfhaut.

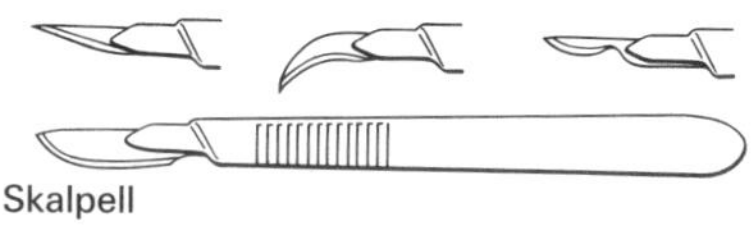

Skalpell

Skalpell (lat. scalpellum) **n:** (engl.) scalpel; chir. Messer; vgl. Instrumente, chirurgische.

skaphoideus (gr. σκάφη Wanne, Boot; -id*)**:** kahnförmig.

Skaphoid|fraktur (↑; Fraktur*) **f:** (engl.) scaphoid fracture; anat. korrekte Bez. f. Navikularfraktur*.

Skapho|zephalus (↑; Keph-*) **m:** s. Stenozephalie.

Skapula|fraktur (Scapula*; Fraktur*) **f:** selten vorkommende Fraktur des Schulterblattes (Abrißfraktur des Processus coracoideus od. des Akromions), meist als Teil einer Kombinationsverletzung durch direkte Gewalteinwirkung bei Sturz auf die Schulter; **Sympt.:** lokaler Druckschmerz u. Bewegungseinschränkung; **Diagn.:** Rö.; **Ther.:** Ruhigstellung, bei Dislokation od. Abrißfraktur op. Fixation.

Skari|fikation (lat. scarificatio Ritzen, Schröpfen) **f:** (engl.) scarification; Hautritzung; z. B. beim Scratch-Test (s. Intrakutantest).

Skari|fikations|test (↑) **m:** Scratch-Test; s. Intrakutantest.

Skatol (gr. σκῶρ, σκατός Kot) **n:** (engl.) skatole; β-Methyl-Indol, (C_9H_9N); Abbauprodukt des nicht resorbierten Tryptophans durch die intestinale Mikroflora; bedingt u. a. den Kotgeruch;

S

bei Ileus od. Tryptophanstoffwechselstörung (Hartnup*-Krankheit) im Harn nachweisbar. Vgl. Eiweißfäulnis.

Skelett (gr. σκελετός ausgetrockneter Körper, Mumie) n: (engl.) skeleton; auch Skelet; Gerippe, Knochengerüst.

Skelett|hand (↑): (engl.) skeleton hand; skelettartige Hand durch Muskelatrophie, z. B. bei Syringomyelie*.

Skelettierung (↑): (engl.) skeletization; Freimachung, Freilegung; chir. Durchtrennung von Verbindungen eines Organs zu seinen Nachbarstrukturen, z. B. des Magens bei Magenresektion*.

Skelett|szinti|graphie (↑; Szinti-*; -graphie*) f: (engl.) total body bone scintigraphy; Szintigraphie* zur Untersuchung der Knochen bzw. des ganzen Skeletts nach Verabreichung eines osteotropen Radiopharmakons bzw. Radionuklids; als Tracersubstanz werden bevorzugt Technetium-99m-Phosphatverbindungen verwendet; dargestellt werden röntg. u. U. noch nicht nachweisbare Zonen vermehrter Knochenstoffwechselaktivität u. Durchblutung. **Ind.:** Suche nach Knochenmetastasen (v. a. bei Mamma-, Bronchial- u. Prostatakarzinom), primäre Knochentumoren*, Osteomyelitis*.

Skene-Gänge (Alexander J. S., Gyn., Brooklyn, 1838-1900): (engl.) Skene's tubules; die der Prostata entspr. drüsigen Ausstülpungen bei der Frau des ursprüngl. Sinus urogenitalis, hinter der äußeren Harnröhrenmündung.

Skew deviation (engl. schräge Abweichung) f: s. Hertwig-Magendie-Syndrom.

Skia|skopie (gr. σκιά Schatten; -skopie*) f: (engl.) skiascopy; Verf. zur Messung der Refraktion eines Auges u. qualitativen Beurteilung von Trübungen der optischen Medien.

Ski|daumen: klin. Bez. f. eine Bandruptur* des ulnaren Kollateralbands am Daumengelenk bei extremer Abspreizung des Daumens; typische Skisportverletzung durch Hängenbleiben des Daumens am Skistock; **Ther.:** Bandnaht.

Skimming (engl. to skim abschöpfen) n: s. Plasma skimming.

Skin expander (engl. skin Haut; expander Ausbreiter, Strecker) n: s. Mammaprothese.

Skip lesions (engl. Sprungverletzungen) n pl: Bez. f. prästenot. Dilatationen bei Enteritis* regionalis Crohn.

Skirrhus (gr. σκίρρος harte Schwellung, Tumor) m: Szirrhus, szirrhöses Karzinom*.

Skler-: auch Scler-; Wortteil mit der Bedeutung hart, trocken; von gr. σκληρός.

Sklera (↑) f: (engl.) sclera; Lederhaut des Auges; äußere feste Hülle des Augapfels aus derbem kollagenem Bindegewebe; vgl. Auge.

Skler|adenitis (↑; Aden-*; -itis*) f: Lymphknotenverhärtung; s. Bubo.

Sklera|ruptur (↑; Ruptur*) f: (engl.) scleral rupture; meist traumat. bedingte offene od. subkonjunktivale Zerreißung der Sklera.

Skler|ek|tasie (↑; -ektasie*) f: (engl.) sclerectasia; umschriebene Ausbuchtung der verdünnten u. narbigen Sklera nach Entz. bzw. bei absolutem Glaukom; vgl. Staphyloma.

Skler|ek|tomie (↑; Ektomie*) f: (engl.) sclerectomy; Herausschneiden eines Streifens aus d. Sklera bei Glaukom* zur Verbindung von Vorderkammer u. subkonjunktivalem Raum.

Sklerema (↑) n: (engl.) sclerema; sklerodermieähnliche Erkr. der Haut; meist mit Ödem (Sklerödem); vgl. Pseudosklerodermien.

Sklerema adiposum neo|natorum (↑) n: syn. Fettsklerem des Neugeborenen; sehr seltene, in den ersten 10 Lebenstagen v. a. bei Frühgeborenen u. Kindern mit schweren Erkr. auftretende, meist von Oberschenkeln u. Gesäß ausgehende Verhärtung von Haut u. Unterhaut unklarer Pathogenese; progn. ungünstiges Zeichen.

Sklerema oedematosum neo|natorum (↑) n: Sklerödem des Neugeborenen; meist in den ersten Lebenstagen sich entwickelnde teigig-ödematöse Schwellung der Haut mit schlechter Progn.; Vork. v. a. bei hypotrophen Frühgeborenen.

Skleren, blaue (↑) f pl: blaue Färbung der Skleren; Vork.: physiol. bei 20% aller Neugeborenen bis zum 5. Lj.; persistierend z. B. bei Osteogenesis* imperfecta.

Skleren|ikterus (↑; Ikterus*) m: (engl.) scleral jaundice; Gelbfärbung der Skleren, z. B. bei akuter Hepatitis*.

Skleritis (↑; -itis*) f: (engl.) scleritis; diffuse od. lokalisierte Lederhautentzündung des Auges, oberflächlich (Episkleritis*) bzw. tief, anterior od. posterior gelegen; **Urs.:** Kollagenosen, rheumatoide Arthritis, Infektionen (Tuberkulose, Lues, Herpes), Sarkoidose, Gicht; vgl. Tenonitis.

Sklero|daktylie (↑; Daktyl-*) f: (engl.) sclerodactyly; Akrosklerose; Symptom der progressiven systemischen Sklerose* mit dünnen, blassen, verhärteten Fingern.

Sklero|dermie (↑; Derm-*) f: (engl.) scleroderma; Autoimmunkrankheit des Gefäß- u. Bindegewebesystems, die in einer systemischen (progressive systemische Sklerose*) u. einer lokalisierten Form (Sclerodermia* circumscripta) auftritt; vgl. Pseudosklerodermien.

Skler|ödem (↑; Ödem*) n: s. Sklerema.

Sklero|kornea (↑; Cornea*) f: (engl.) sclerocornea; angeborene, nicht entzündl. Vaskularisation u. Vernarbung der Hornhaut, meist im Bereich der Hornhautperipherie, selten auch der gesamten Hornhaut.

Sklerom (↑; -om*) n: s. Rhinosklerom.

Sklero|malazie (↑; -malazie*) f: (engl.) scleromalacia; schwere Form einer nekrotisierenden Skleritis* mit umschriebener Skleraverdünnung u. blau durchscheinender Uvea bei älteren Pat. mit rheumatoider Arthritis.

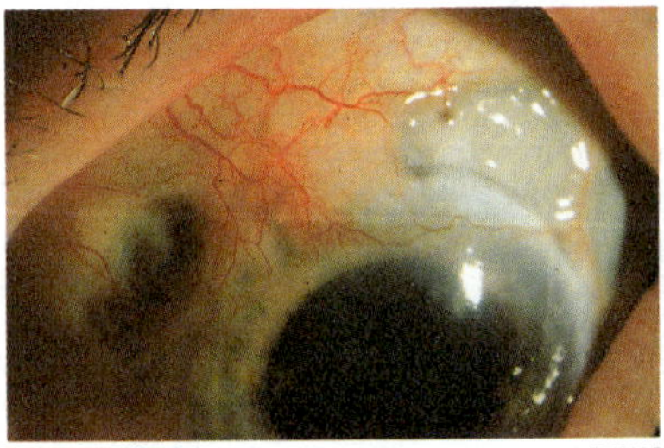

Skleromalazie [362]

Sklerom|bakterien (↑; -om*; Bakt-*) f pl: s. Klebsiella pneumoniae; vgl. Rhinosklerom.

Sklero|myx|ödem (↑; Myx-*; Ödem*) n: (engl.) scleromyxoedema; syn. Myxoedema lichenoides et papulosum, Lichen myxoedematosus, Mucinosis papulosa; Muzinablagerung in der Dermis; **Ätiol.:** unklar; **Sympt.:** stecknadelkopf-

bis erbsgroße, halbkugelige, pralle, derbe, hautfarbene bis rötliche Knötchen, v. a. an den Extremitätenstreckseiten, Juckreiz, monoklonale Gammopathie; später diffuse Verhärtung der gesamten Haut.

Skler|onychie (↑; ↑) f: (engl.) scleronychia; erhebl. Verdickung, Verhärtung u. Gelbfärbung der Nagelplatte mit Onycholyse u. verstärkter konvexer Verkrümmung; als erworbene (Scleronychia acquisita) od. angeb. Nagelveränderung; vgl. Skleronychiesyndrom.

Skler|onychie|syn|drom (↑; ↑) n: syn. (engl.) yellow nail syndrome; Skleronychie, verlangsamtes Nagelwachstum, Lymphödem, bronchit. u. asthmoide Erscheinungen inf. Hypoplasie der peripheren Lymphgefäße.

Sklero|proteine (↑; Prot-*) n pl: s. Gerüsteiweiße.

Sklerose (↑; -osis*) f: (engl.) sclerosis; krankhafte Verhärtung eines Organs; vgl. Fibrose, Arteriosklerose, Koronarsklerose. **S. der knöchernen Labyrinth|kapsel** (↑; ↑) f: s. Otosklerose. **S., dif|fuse** (↑; ↑) f: s. Hirnsklerose, diffuse. **S., konzentrische** (↑; ↑) f: syn. Baló*-Krankheit. **S., maligne** (↑; ↑) f: s. Nephrosklerose. **S., multiple** (↑; ↑) f: s. Multiple Sklerose. **S., noduläre** (↑; ↑) f: s. Lymphogranulomatose.

Sklerose, progressive systemische (↑; ↑) f: (engl.) progressive systemic sclerosis; Abk. PSS; syn. Sclerodermia diffusa seu progressiva, progressive Sklerodermie, systemische Form der Sklerodermie*; chron.-entzündl. Erkrankung des Gefäß- u. Bindegewebesystems der Haut u. innerer Organe; **Formen: Typ I:** akrosklerotische PSS mit Befall der Akren (Zehen selten); Sonderform des Typ I ist das CREST*-Syndrom; **Typ II:** proximal-aszendierende PSS mit Ausdehnung von den Akren auf die gesamten Extremitäten u. den Rumpf; **Typ III:** diffuse PSS mit Beginn am Rumpf u. frühzeitiger Beteiligung innerer Organe; **Klin.:** zu Beginn Hand- u. Fingerödeme, Raynaud-Syndrom, Hyperpigmentierung, Teleangiektasien. Die Haut wird später wachsartig hart, die Finger werden dünn (sog. Madonnenfinger), unbeweglich u. in Beugestellung fixiert (Sklerodaktylie, Akrosklerose); die Fingerkuppen zeigen „rattenbißartige" Nekrosen. Die Veränderungen dehnen sich zentripetal langsam aus. Im weiteren Verlauf entwickelt sich das charakterist. sog. Maskengesicht mit Teleangiektasien u. Mikrostomie, glatter Zungenoberfläche, verkürztem Zungenbändchen; gelegentlich Auftreten subkutaner Kalkablagerungen (Calcinosis cutis, Thibièrge-Weissenbach-Syndrom), bes. über Ellenbogen u. Kniegelenken; häufig sek. Sjögren-Syndrom. Für den Krankheitsverlauf ist die Mitbeteiligung innerer Organe entscheidend: Ösophagusbeteiligung (Dysphagie) bei fast allen Pat., Lungenfibrose (Dyspnoesymptomatik) mit pulmonaler Hypertonie u. Rechtsherzbelastung, Malabsorptionssyndrom bei Magen- u. Dünndarmbeteiligung, Myokardfibrose u. Koronarsklerose, Nierensklerose u. evtl. Polymyositis. **Diagn.:** serol. meist (>95%) Nachweis von Autoantikörpern*, z. B. Scl*-70, antinukleoläre Antikörper (gegen PM-Scl, RNA-Polymerase I u. a.), Antizentromer-Antikörper; Verlaufskontrolle der Beteiligung der inneren Organe; Nachweis der obliterativen Vaskulopathie durch Kapillarmikroskopie*; **Ther.:** nur wenig beeinflußbar; Verbesserung der Mikrozirkulation (Calciumantagonisten, Prostazykline, Acetylsalicylsäure), Entzündungshemmung (Glukokortikoide, evtl. Immunsuppressiva, nichtsteroidale Antiphlogistika), Physiotherapie; **Progn.:** abhängig vom Typ; günstig (Typ I) bis rasch progredient u. infaust (Typ III).

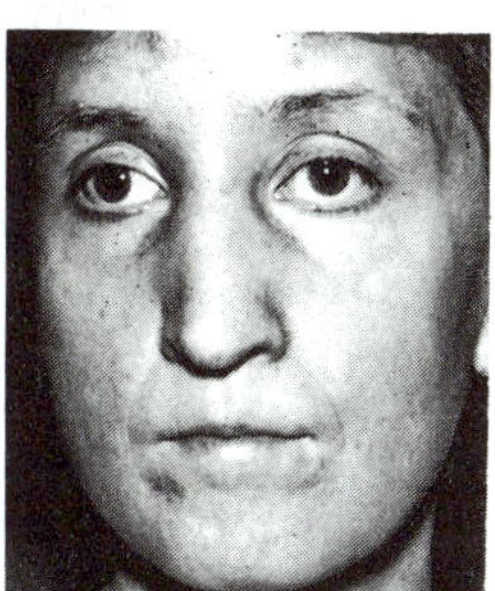

Sklerose, progressive systemische: Maskengesicht [549]

Sklerose, tuberöse (↑; ↑) f: syn. Bourneville-Pringle-Syndrom, Epiloia; autosomal-dominant erbl. Phakomatose*; in ca. 80% sporadisches Auftreten, Häufigkeit 1 : 20 000-1 : 40 000; sehr variable Ausprägungen möglich; **Sympt.:** charakterist. Trias mit Adenoma sebaceum, Epilepsie u. progressiver geistiger Behinderung; multiple Angiofibrome im Gesicht u. subungual (Koenen-Tumoren), Hypopigmentierungen der Haut (sog. white spots; s. ums. Abb.), Bindegewebenävi; epileptiforme Anfälle bereits in den ersten Lj. (Propulsiv-Petit-mal, BNS-Krämpfe); Hamartome des Herzens (Rhabdomyom), der Niere, Lunge, Leber u. Milz; Netzhauttumoren, Hirnventrikeltumoren, Knochenzysten; **Ther.:** symptomat. mit Antikonvulsiva u. Antiarrhythmika, Dermabrasion der Angiofibrome; **Progn.:** progredienter Verlauf, bei ausgeprägten Sympt. verkürzte Lebenserwartung.

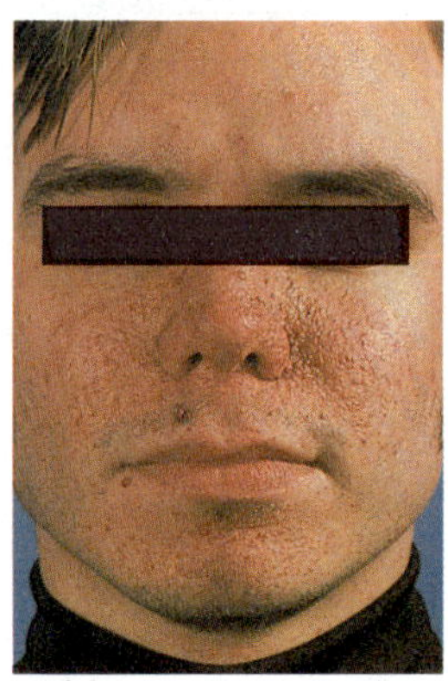

Sklerose, tuberöse: Adenoma sebaceum symmetricum des Gesichts [3]

Sklerosierung von Venen (↑; ↑; Vena*): s. Venenverödung.

S

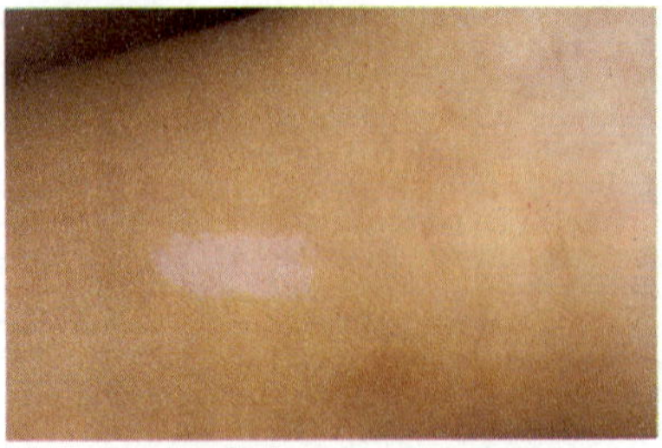
Sklerose, tuberöse: Hypopigmentierung in Hautspaltenrichtung (sog. White spot) [4]

Sklero|tome (↑; -tom*) n pl: (engl.) sclerotomes; aus d. Ursegmenten hervorgehende Anlagen der Wirbelsäule.

Sklero|tomie (↑; ↑) f: (engl.) sclerotomy; Eröffnung der Sklera bei Vitrektomie* über die Pars plana corporis ciliaris.

Skolex (gr. σκώληξ Wurm) m: Bandwurmkopf; vgl. Cestodes.

Skoliose (gr. σκολιός krumm, gebogen; -osis*) f: (engl.) scoliosis; fixierte, seitl. Verbiegung der Wirbelsäule mit Drehung der einzelnen Wirbelkörper (Torsion) u. Versteifung in diesem Abschnitt; **Formen:** totale od. C-förmige S. (Krümmung nach einer Seite ohne Gegenkrümmung), zusammengesetzte od. S-förmige S. (Krümmung mit Gegenkrümmung), Trippelskoliose (Krümmung mit kompensator. Gegenkrümmung nach kranial u. kaudal); **Einteilung** nach Schweregraden (entspr. dem röntg. ermittelten Skoliosewinkel nach Cobb; s. Abb.): S. **1. Grades**: Winkel bis 40° (leichte S.), **2. Grades**: 40-60° (mittelschwere S.), **3. Grades**: 60-80° (schwere S.), **4. Grades**: über 80° (sehr schwere S.); **Ätiol.: 1.** symptomat. S.: **a)** angeboren inf. Fehlbildung der Wirbelkörperanlagen, Rippen od. anderer statischer Elemente; **b)** nach metastatischen, traumatischen od. entzündlichen Wirbeldeformierungen; **c)** bei Lähmungen, Muskel- u. Bindegewebeerkrankungen (z. B. Ehlers-Danlos-Syndrom); **d)** statisch bedingt durch Längendifferenz der unteren Extremitäten od. Veränderungen im Bereich des Beckens (Hüftluxation u. a.); **e)** inf. eines rachitischen Erweichungsherdes (sog. Skoliosekeim); **2.** idiopathische S.: häufigste (ca. 80%), z. T. stark progrediente Form mit Manifestation vor der Pubertät, v. a. bei Mädchen (m : w = 3 : 1); **3.** Säuglingsskoliose: im 1. Lj. vorkommende, i. d. R. ohne strukturelle Veränderungen mit guter Rückbildungstendenz; **Diagn.:** Inspektion, bes. im Vornüberneigen erkennbarer Rippenbuckel bzw. Lendenwulst; Rö. (Achsenabweichung, Rotationsgrad, Rigidität, Skelettreife), bei schweren Formen Lungenfunktionsprüfung; **Ther.:** Krankengymnastik, ggf. Orthese (z. B. Milwaukee*-Korsett od. Boston*-Korsett), op. (Spondylodese*) zur Konservierung redressierender Maßnahmen (z. B. mittels Haloextension*); **Progn.:** ungünstig bei infantiler S., hoch gelegener Krümmung, starker Achsenkrümmung, nicht abgeschlossenem Wachstum; Erfolgsquote der op. Korrekturen 50-60%.

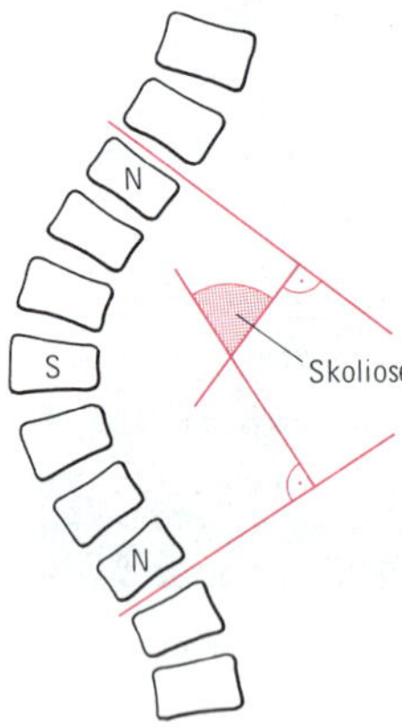

Skoliose: Bestimmung des Skoliosewinkels nach Cobb; N: Neutralwirbel, S: Scheitelwirbel [560]

Skoliosen|keim (↑; ↑): s. Sitzkyphose.

Skombro|toxismus (gr. σκόμβρος Makrele; Tox-*) m: (engl.) scombroid poisoning; Histaminvergiftung nach Genuß v. Makrelenarten, z. B. Thunfisch; bei tiefgefrorenen Skombriden bildet sich nach Unterbrechung der Kühlkette bzw. bei Verzögerung der Zubereitung nach d. Auftauen sog. Skombrotoxine (versch. Decarboxylasen), die zu einer Histaminanreicherung führen; bei Thunfischen z. B. statt der normalen Konz. v. 50 µg/g bis zu 5 mg/g; **Sympt.:** Fieber, Übelkeit, Erbrechen, Hautrötungen an Kopf u. Stamm, Lippenödem, Urtikaria, Herzklopfen, Bauchschmerzen, Harndrang; **Ther.:** Detoxikation m. Medizinalkohle u. Glaubersalz. Vgl. Massenvergiftung, Fischvergiftung.

Skop-: Wortteil mit der Bedeutung betrachten, untersuchen; von gr. σκοπεῖν.

-skopie: Wortteil mit der Bedeutung Umschau, Spähen; von gr. σκοπία.

Skopo|philie (Skop-*; -phil*) f: syn. Voyeurismus*.

Skorbut (mlat. scorbutus) m: (engl.) scurvy; Scharbock; eine der am längsten bekannten Avitaminosen; **Urs.:** Mangel an Vitamin C (Ascorbinsäure*); als Folge der gestörten Bindegewebesynthese kommt es zu einer Brüchigkeit der Blutgefäße mit allg. Blutungen, Ausfallen der Zähne u. Gingivitis, verzögerter Wundheilung; bei Kleinkindern außerdem Störungen des Knochenwachstums (Möller*-Barlow-Krankheit).

Skorpione (gr. σκορπίος): (engl.) scorpions; in warmen Ländern vorkommende, z. T. giftige Spinnentiere (s. Arthropoden); 650 Arten von 2-25 cm Größe mit einem Giftstachel an d. Spitze des mehrgliedrigen Schwanzes. Durch den Stich kann es zu Schmerzen u. Parästhesien kommen,

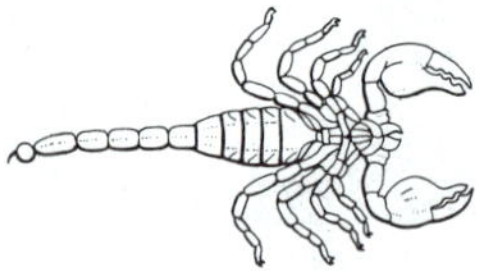
Skorpion

die nach wenigen Std. abklingen; selten, bei Kindern u. Alten, Erregungszustände u. Koma mit tödlichem Ausgang. **Ther.:** Analgetika lokal u. systemisch; spez. Antiserum.

skoto|chromo|gen (gr. σκότος Dunkelheit; Chrom-*; -gen*): (engl.) scotochromogenic; Bez. f. die Fähigkeit einiger Stämme atypischer Mykobakterien*, auch im Dunkeln einen Farbstoff (Orange) zu bilden; vgl. photochromogen.

Skotom (↑; -om*) n: (engl.) scotoma; umschriebener Gesichtsfeldausfall; Empfindlichkeitsherabsetzung an einer Stelle innerh. des Gesichtsfeldes*, z. B. zentrales S. (s. Abb.) od. peripheres halbmondförmiges S. bei erhaltenen Außengrenzen; **Formen: 1.** relatives S.: Objekte im Bereich des S. sind abgeschwächt. **2.** absolutes S.: Objekte werden nicht erkannt. **3.** positives od. subjektives S.: vom Pat. selbst wahrnehmbar; **4.** negatives od. objektives S.: nur durch ophth. Untersuchung feststellbar; **Sonderformen:** Bjerrum*-Zeichen bei Glaukom, Rot-Grün-Skotom bei Sehnervenerkrankungen, Zentralskotom bei Neuritis Nervi optici. Vgl. Flimmerskotom, Gesichtsfeldeinengung, Kampimetrie.

Skrofulo|derm (lat. scrofulae Halsdrüsen, -geschwulst; Derm-*) n: s. Tuberculosis cutis.

Skrofulose (↑; -osis*) f: (engl.) scrofula; histor. Begriff, der früher mit der (Disposition zur) Tuberkulose* in Zus. gebracht wurde (vgl. Diathese, exsudative); nach heutiger Auffassung handelt es sich um eine sehr seltene Haut- u. Lymphknotenerkrankung im Kindesalter auf allerg. Grundlage. Die häufigsten **klin. Erscheinungen** sind chron.-katarrhal. Entzündungen, z. B. Rhinitis, Blepharitis, Konjunktivitis, Keratitis (Facies scrophulosa), Lymphadenitis.

Skrotal|elephantiasis (lat. scrotum Hodensack; gr. ἐλέφας Elefant; -iasis*) f: Ausbildung eines chron. Lymphödems im Bereich des Skrotums; Vork. u. U. nach rezidiv. Erysipel, Ausräumung der inguinalen Lymphknoten, Filariosen; vgl. Elephantiasis.

Skrotal|hernie (↑; Hernie*) f: (engl.) scrotal hernia; sog. Hodenbruch (Hernia scrotalis), Form der Hernia inguinalis; s. Hernie.

Skrotal|re|flex (↑; Reflekt-*) m: (engl.) scrotal reflex; Zusammenziehung der Tunica dartos mit Runzelung der Hodensackhaut beim Berühren od. Bestreichen der Haut des Hodensacks od. der Umgebung; nicht identisch mit dem Kremasterreflex.

Skrotum (↑) n: Hodensack, Scrotum.

Skutula (lat. scutulum kleiner Schild) n pl: s. Favus.

Skybala (gr σκύβαλον Kot) n pl: harte Kotballen; vgl. Koprom.

SLE: Abk. f. systemischer Lupus* erythematodes.

SLE-Virus (Virus*) n: Abk. f. St.-Louis-Encephalitis-Virus; s. Arbovirosen (Tab.).

Slow reacting substances (engl. langsam reagierend; Substantia*) f pl: Abk. SRS; auch slow reacting substances of anaphylaxis (Abk. SRS-A); sog. langsam reagierende Substanzen der Anaphylaxie; i. R. IgE-vermittelter Überempfindlichkeitsreaktionen (Typ I der Allergie*) von aktivierten Mastzellen u. Monozyten gebildete, zu den Leukotrienen* gehörende Substanzgruppe (aus LTC_4 entstehen LTD_4, LTE_4, LTF_4, die zus. mit Lipoxygenasefaktoren Protein-Lipid-Komplexe bilden); an der frühen Phase der Entz. beteiligte, später als Histamin* wirksam werdende Mediatoren*, die zu einer Erhöhung der Gefäßpermeabilität u. zu einer relativ langsam einsetzenden u. im Vergleich zur Histaminwirkung länger anhaltenden Bronchokonstriktion führen sowie chemotaktisch auf neutro- u. eosinophile Granulozyten u. Monozyten wirken.

Slow spikes and waves (engl. slow langsam; spike Spitze; wave Welle) n pl: s. Elektroenzephalographie.

Slow starter (↑; engl. to start beginnen) m: Form der primären Wehenschwäche*; regelmäßige, spontane Wehentätigkeit im Wechsel m. Perioden uteriner Inaktivität ohne nennenswerten Geburtsfortschritt über 24 Std. (in 2-3% aller Geburten).

Slow virus infection (↑; engl. Virus*; Infekt-*) f: Abk. SVI; auch Slow infection; nicht genau definierte Sammelbez. f. eine Gruppe von Viruserkrankungen, die durch monate- bis jahrelange Inkubationszeit, langsam progredienten Krankheitsverlauf mit ungünstiger Prognose u. Beschränkung auf ein einzelnes Organsystem (meist das ZNS) charakterisiert sind; **Urs.:** besondere Wirt-Virus-Wechselwirkung; verringerte Immunabwehr des Wirtsorganismus; **Err.:** Viren u. wahrscheinlich Prionen*; Krankheitsbilder mit beschriebener Ätiologie: s. ums. Tab. Diskutiert wird die Möglichkeit, daß weitere chronisch degenerative ZNS-Erkrankungen zu den SVI gehören, z. B. Multiple Sklerose, Amyotrophische Lateralsklerose, Parkinson-Syndrom, Pick-Krankheit, Alzheimer-Krankheit.

Sluder-Neur|algie (Neur-*; -algie*) f: (engl.) Sluder's neuralgia; syn. Sphenopalatinumsyndrom, Pterygopalatinumsyndrom; Gesichtsneuralgie* bei Schädigung des Ganglion pterygopala-

S

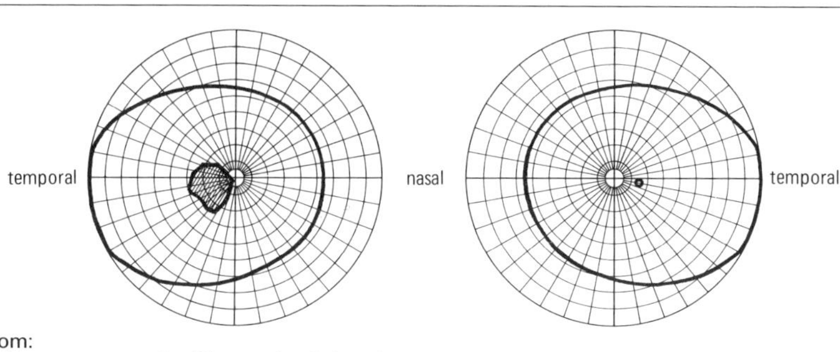

Skotom:
einseitiges parazentrales Skotom des linken Auges

Slow virus infection
Wichtige derzeit bekannte Krankheitsbilder

Krankheit	Erreger (Genus)	Wirt	Inkubationszeit	Anmerkungen
Subakute chronische Enzephalomyelitis				
Visna/Maedi	Visna-Virus (Lentivirinae)	Schaf		Enzephalomyelitis; chronisch progrediente Pneumonie
Staupeenzephalomyelitis	Staupe-Virus (Morbilli-Virus)	Hund u. a.		
subakute sklerosierende Panenzephalitis (SSPE)	Masern-Virus (Morbilli-Virus)	Mensch	2–20 J.	v. a. bei Kindern und Jugendlichen; 5 Fälle pro 1 Mill. Masernerkrankungen
progressive Rötelnpanenzephalitis (PRP)	Röteln-Virus (Togaviridae)	Mensch		sehr selten; Fälle v. a. bei Kindern und Jugendlichen; ähnlicher Verlauf wie bei SSPE
progressive multifokale Leukoenzephalopathie (PML)	BK- und JC-Virus (Papovavirus)	Mensch	unbekannt	fast nur bei Immundefekten (Lymphome, Leukämie, AIDS)
Subakute spongiforme Enzephalopathie				
Scrapie	(Prionen?)	Schaf Ziege	1–4 J.	(auch Rida); erstmals 1954 auf Island bei Karakulschafen beobachtet
Nerzenzephalopathie	(Prionen?)	Nerz		
Kuru	(Prionen?)	Mensch	4–20 J.	bisher nur bei Eingeborenen Ost-Neuguineas; Übertragung durch rituellen Kannibalismus
Creutzfeld-Jakob-Krankheit	(Prionen?)	Mensch		sporadisch, familiär gehäuft, Altersgipfel: 35–65 Jahre

tinum mit brennendem Schmerz in Nase u. innerem Augenwinkel, evtl. Tränensekretion.

Sludge-Phänomen (engl. Schlamm, Matsch) n: (engl.) sludge phenomenon; Form der Mikrozirkulationsstörung mit reversibler (d. h. nicht durch Fibrin stabilisierter) Aggregation von Erythrozyten inf. Strömungsverlangsamung (z. B. im Schock*); kann zur Stase des Bluts u. damit zur erhebl. Beeinträchtigung der Sauerstoffversorgung in den Geweben führen; Vork. bes. bei Hyperviskositätssyndrom*. Vgl. Plasma skimming.

Small lung syndrome (engl. small klein; lung Lunge) n: Verkleinerung des Lungenvolumens durch schrumpfende Prozesse wie Atelektasen od. Lungenfibrose; z. B. bei rheumatischen Erkr. u. Kollagenosen.

Smallpox (engl. Pocken) n pl: Variola major; s. Variola.

Small vessel disease (engl. small klein; vessel Gefäß; disease Krankheit) n: Erkr. der kleinen Gefäße; s. Koronarinsuffizienz.

Sm-Anti|gen (Antigen*) n: Glykoprotein der Zellkerne; s. Autoantikörper, Lupus erythematodes, systemischer.

Smear (engl. to smear schmieren) n: s. Vaginalsmear.

Smegma (gr. σμῆγμα Salbe, Seife) n: Bez. f. die Absonderung der Eichel- u. Vorhautdrüsen beim Mann bzw. Ansammlung von Sekreten im Bereich von Klitoris u. kleinen Schamlippen bei der Frau; kann bei mangelnder Genitalhygiene zur Entz. führen. Vgl. Peniskarzinom, Zirkumzision.

Smegma|bakterien (↑; Bakt-*) f pl: Mycobacterium smegmatis; s. Mykobakterien, atypische.

Smegma embryonum (↑; Embryo-*) n: Vernix* caseosa.

Smith-Fraktur (Sir Robert W. S., Chir., Dublin, 1807-1873; Fraktur*) f: Radiusflexionsfraktur; s. Radiusfraktur, typische.

Smith-Lemli-Opitz-Syn|drom (David W. S., Päd., Seattle, 1926-1981; Luc L., zeitgen. Päd., Madison; John M. O., zeitgen. Päd., Humangenet., Madison) n: Fehlbildungssyndrom mit Beeinträchtigung der körperl. (Mangelgeburt, Minderwuchs, Muskelhypotonie) u. geistigen Entw. (Mikrozephalus, geistige Retardierung) sowie sichtbaren Anomalien, typischerweise Dystrophie u. Entwicklungsanomalien des Genitale; evtl. breite Nasenwurzel, hoher Gaumen, Mikrognathie, Ptosis, nach lateral fallende Schrägstellung der Lidspalten, tiefer Ohransatz, Vier-Finger-Furche, Syndaktylie zw. 2.-3. Zehe, Hypospadie u. Kryptorchismus (s. Abb.); **Vork.** v. a. bei Jungen, familiäre Häufung; Urs. unbekannt.

Smog (aus engl. **smo**ke Rauch u. **fog** Nebel) m: v. a. bei Inversionswetterlagen (bodennahe kalte Luft mit darüberliegender, den Luftaustausch verhindernder Warmluft) auftretender Nebel, der schädl. Stoffe aus Rauch u. Auspuffgasen enthält (Staub-, Ruß- u. Ascheteilchen, Schwefeldioxid aus schwefelhaltigen Brennstoffen, Kohlenwasserstoffe, Kohlenmonoxid u. Stickstoffoxide aus Auspuffgasen, Chlorwasserstoff aus Müllverbrennungsanlagen u. a.); bei S. können die MIK*-Werte um ein Mehrfaches überschritten werden

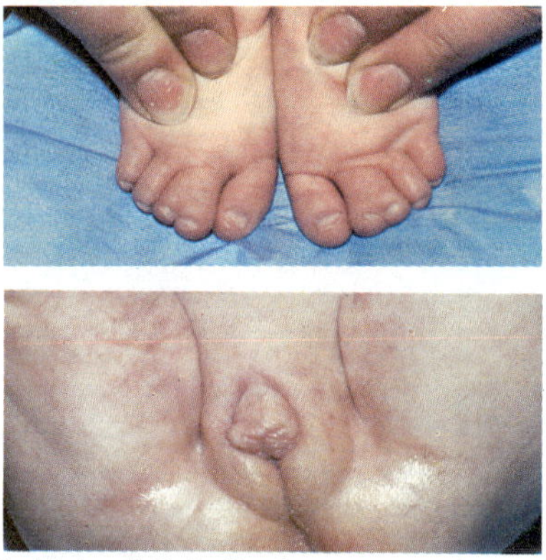

Smith-Lemli-Opitz-Syndrom: Syndaktylie der 2. und 3. Zehen, Genitalfehlbildung mit hochgradiger Hypospadie, Kryptorchismus und einem geteilten Skrotum [4]

u. dadurch gesundheitl. Schädigungen, bei extremen Werten u. U. sogar Todesfälle auftreten.

SMON-Krankheit: (engl.) SMON disease; Kurzbez. f. (engl.) subacute-**m**yelo-**o**ptico-**n**europathy-Krankheit; v. a. in Japan nach hochdosierter Einnahme von halogenierten Hydroxychinolinen (z. B. Clioquinol*) aufgetretene akut bis subakut verlaufende Erkr.; **Klin.:** Abdominalkoliken u. Diarrhoe, Polyneuropathie an den unteren Extremitäten, Sehstörungen u. evtl. Erblindung, Grünfärbung der Zungenschleimhaut, des Urins u. Stuhls; **Pathol./Anat.:** Untergang von Spinalganglienzellen u. Vorderhornzellen, Degeneration der Hinterstränge u. spinozerebellaren Bahnen sowie peripherer Nerven u. des N. opticus.

Sn: chem. Symbol f. Zinn*.

Sneddon-Syn|drom (Ian B. S., Dermat., Sheffield, geb. 1915) **n:** syn. Livedo racemosa generalisata mit zerebrovaskulären Störungen inf. subintimaler Hyperplasie der Arterien u. Lumeneinengung; meist sporadisch auftretend mit vorwiegend kutaner (Livedo* racemosa) u. zerebraler Symptomatik (z. B. Hemiparesen, Hemianopsie, Sprachstörungen, Epilepsie).

Snellen-Seh|proben (Hermann S., Ophth., Utrecht, 1834-1908)**:** (engl.) Snellen's charts; gedruckte Buchstaben von best. Form in versch. Größen zur Sehprüfung; vgl. Optotypen.

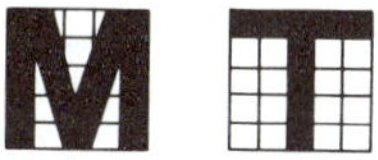

Snellen-Sehproben

S-Niere: S-förmige Verschmelzungsniere; s. Nierenfehlbildungen.

SNOMED: Abk. f. (engl.) **S**ystematized **No**menclature **of** **Med**icine; auf den Prinzipien von SNOP* aufbauende erweiterte umfangreichste Nomenklatur der Medizin, umfaßt ca. 45 000 Begriffe; vgl. Internationale Klassifikation der Krankheiten.

SNOP: Abk. f. (engl.) **S**ystematized **N**omenclature **o**f **P**athology; vierstellige Nomenklatur für die Pathologie m. den Dimensionen Topographie (T), Morphologie (M), Ätiologie (E für etiology) u. Funktion (F). Jedem vierstelligen Code wird d. Anfangsbuchstabe der Dimension vorangesetzt, z. B. Txxxx, Mxxxx, Exxxx bzw. Fxxxx. Vgl. Internationale Klassifikation der Krankheiten, SNOMED.

Soda f: Natriumcarbonat*.

Soda|bad: Vollbad mit 250-400 g Soda (Natrium carbonicum); Wassertemperatur u. Badedauer im Verlauf einer Badeserie langsam steigern; **Heilanzeige:** Psoriasis.

Sod|brennen: (engl.) heart burn; brennende Empfindung in d. Magengegend durch gastroösophagealen Reflux; vgl. Refluxösophagitis.

Sodium|dodecyl|sulfat-Poly|acryl|amid|gel-Elektro|phorese (Elektro-*; -phor*) **f:** Abk. SDS-PAGE; Trennungsverfahren für Eiweiße; im Harn entspr. ihrem Molekulargewicht zur qualitativen u. quantitativen Bestimmung bei Proteinurie*.

Sodoku n: s. Rattenbißkrankheit.

Sodomie (nach der bibl. Stadt Sodom) **f:** (engl.) sodomy; sexuelle Handlungen (i. S. v. Geschlechtsverkehr) m. Tieren.

Sölder-Linien (Friedrich von S., Neurol., Wien, 1867-1943)**:** (engl.) Sölder's lines; zwiebelschalenförmig um Mund- u. Nasenöffnung verlaufende Begrenzungslinien der Versorgungsbereiche der Trigeminuskerne; begrenzen entspr. Ausfallzonen.

Sofort|re|aktion f: s. Allergie.

Soft tissue (engl. soft weich, zart; tissue Gewebe) n: s. Weichteiltumoren.

Soja|nahrung: (engl.) soymilk diet; Form der milchfreien Säuglingsnahrung* aus Sojamehl als Eiweiß u. Olivenöl als Fett sowie Reismehl als Kohlenhydrat; eine Zerstörung des Trypsininhibitors der Sojabohnen (s. Proteaseinhibitoren) durch Erhitzen ist erforderlich; Entw. eines Vitamin-A-Mangels u. einer Nahrungsmittelallergie* gegen Sojaprotein ist möglich.

Sokolow-In|dex m: EKG-Kriterium f. Herzhypertrophie*; bei **Linksherzhypertrophie** ist die Summe aus R-Zacke in V_5 od. V_6 u. S-Zacke in V_1 od. V_2 größer als 3,5 mV; bei **Rechtsherzhypertrophie** ist die Summe aus R-Zacke in V_1 od. V_2 u. S-Zacke in V_5 od. V_6 größer als 1,05 mV.

Sol (lat. solutio Lösung) **n:** ein Lösungszustand der Kolloide*.

Solanin n: (engl.) solanine; giftiges Steroid-Alkaloid-Glykosid in versch. Solanumarten, bei der Kartoffel z. B. in Blättern, Blüten u. Beerenfrüchten; bes. hohe Konz. in Kartoffelkeimen u. ergrünten Teilen der Knollen; sachgerecht gelagerte Kartoffelknollen enthalten unter 0,01% S. Durch Lichteinwirkung steigt der Gehalt an u. kann zur Solaninvergiftung führen.

Solanin|vergiftung: (engl.) solanine poisoning; syn. Solanismus; toxische Dosis für den Menschen ca. 25 mg, tödl. Dosis (bei Kindern) über 400 mg; beim Erwachsenen keine Todesfälle beschrieben; **Sympt.:** Brennen im Hals, Kopfschmerz, Mattigkeit, Bauchschmerzen, Erbrechen, Durchfälle usw.

Solanum n: Gattung der Solanaceae (Nachtschattengewächse).

solaris (lat.)**:** Wortteil: Sonnen-; z. B. Plexus solaris.

Solar|plexus|schock (↑; Plexus*)**:** Bez. für eine durch Druck auf den Plexus coeliacus (z. B.

S

stumpfes Bauchtrauma) reflektor. ausgelöste vagovasale Synkope*.

Sol|bäder: (engl.) salt-water resorts; Orte mit kochsalzhaltigen Quellen; Solbadekuren üben eine starke Reizwirkung auf die Haut (osmotische Anregung des Hautstoffwechsels) u. auf die Grundeinstellung (parasympathikoton) des vegetativen Nervensystems aus; **Heilanzeigen:** Infektanfälligkeit bei Kindern, rheumatische Erkrankungen.

Soleus (lat. solea Sandale) m: Wadenmuskel; s. Musculus soleus.

Solidar|prin|zip (frz. solidaire wechselseitig, für das Ganze haftend) n: Bez. f. die Grundlage der von den Sozialversicherten gebildeten Solidargemeinschaft z. kollektiven Selbsthilfe mit d. Ziel des Ausgleichs best. kalkulierbarer Risiken wie Krankheitsfall, Alter u. Unfall. Im Ggs. zu d. sonst bei Versicherungen übl. **Äquivalenzprinzip** (Beitragsbemessung entspr. dem eingebrachten Risiko u. Leistung nach der Beitragshöhe) richtet sich der Beitrag der Sozialversicherung nach der Leistungskraft (dem Arbeitseinkommen) der Versicherten. Sachleistungen werden unabhängig von der Höhe des Beitrags gewährt, d. h. Gruppen m. höherem Einkommen finanzieren Leistungen an Gruppen mit geringerem Einkommen mit. Vgl. Krankenversicherung, Rentenversicherung, Unfallversicherung

solidus (lat.): fest.

solitär (lat. solitarius einzeln, allein): vereinzelt, Einzel-.

Solitär|bündel (↑): syn. Tractus* solitarius.

Solitär|follikel (↑; Follicul-*) m: s. Folliculi lymphatici solitarii.

Solitär|tuberkel (↑; Tuberkel*) m: (engl.) conglomerate tubercle; erbsen- bis apfelgroßes Konglomerattuberkel durch Zusammenballung u. Verschmelzung von Tuberkeln*; meist derb, von einer Kapsel umschlossen, mit Verkäsung u. Neigung zur Verkalkung; **Vork.:** bes. in Gehirn, Leber, Milz, Niere.

Soll-Gewicht: Körpergewicht*, das der 50. Perzentile eines gegebenen Alters entspricht; vgl. Broca-Formel.

solubilis (lat.): löslich.

Solubisierung (↑): der Einschluß von Molekülen, festen Teilchen, Flüssigkeiten od. Gasen in od. auf Mizellen* unabhängig von deren elektr. Ladung, der eine Lösung der Partikel in der Flüssigkeit vortäuscht.

Solum (lat.) n: Boden, Grund.

Solutio (lat. Auflösung, Erschlaffung) f: Lösung; z. B. eines Salzes.

Solutio retinae (↑; Retina*) f: s. Ablatio retinae.

solutus (lat.): gelöst.

Solvenzien (lat. solvere auflösen) n pl: (engl.) solvents; lösende Mittel; als Expektoranzien* bei Husten.

Soma (gr. σῶμα) n: Körper.

Soman n: Methylfluorphosphorsäurepinalkolylester; s. Phosphorsäureester.

somatisch (Soma*): körperlich.

somato|gen (↑; -gen*): körperlich bedingt.

Somato|gramm (↑; -gramm*) n: (engl.) somatogram, growth chart; Diagramm zur Beurteilung der Beziehung zw. Alter u. Körperlänge* sowie zw. Alter u. Körpergewicht* (s. Abb.); bes. in d. kinderärztl. Praxis gebräuchlich.

Somato|liberin n: s. SRH.

Somato|medin n: syn. (engl.) Insulin-like growth factor (Abk. IGF); Polypeptid (MG ca. 7500), das in zwei Formen vorkommt: S. C (auch IGF-I) u. S. A (auch IGF-II); S. wird unter Einfluß v. STH* in Leber, Niere u. Bindegewebe gebildet; wirkt als Mediator des STH über spezif. Rezeptoren auf Osteoblasten*, Fibroblasten* u. Knorpelgewebe (Einbau von Schwefel); Beteiligung am Glukosestoffwechsel durch Bindung an Insulinrezeptoren.

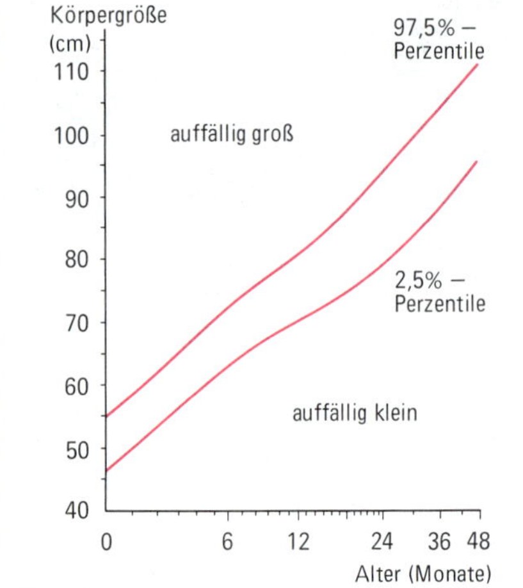

Somatogramm: Diagramm zur Beurteilung der Körpergröße von Kindern nach dem Alter [335]

Somato|statin (INN) n: (engl.) somatotropin release inhibiting hormone (Abk. SIH); im Hypothalamus u. in den D-Zellen der Langerhans-Inseln des Pankreas nachgewiesenes Tetradekapeptid, das u. a. die Ausschüttung von Somatotropin (STH*), TSH*, ACTH*, Insulin, Glucagon u. gastrointestinalen Hormonen sowie die Motilität des Magen-Darm-Trakts hemmt; **Verw.:** Antihämorrhagikum bei schweren ösophagogastralen Blutungen; **NW:** initial passagerer Blutzuckerabfall, Blutzuckeranstieg nach 2-3 Std.; bei zu rascher Injektion Brechreiz u. Hitzegefühl.

Somato|statinom (Soma*; statisch*; -om*) n: (engl.) somatostatinoma; sehr seltener, Somatostatin* u. ggf. weitere Hormone produzierender Tumor des Pankreas; häufig Lebermetastasen.

Somato|tropin n: syn. STH*.

Somiten (Soma*) n pl: syn. Ursegmente*.

Sommer||diar|rhoe (Dia-*; -rhoe*) f: (engl.) summer diarrhoea; in den heißen Monaten bes. bei Säuglingen gehäuft vorkommende Durchfälle; s. Enteritis, Dyspepsie. **S.en|zephalitis** (Enkephal-*; -itis*) f: s. Zeckenenzephalitis. **S.en|zephalitis, japanische** (↑; ↑) f: (engl.) Japanese B encephalitis; Enzephalitiserkrankung in östl. Teilen Asiens durch Enzephalitis-B-Virus; Übertragung durch Zecken v. Nagetieren; vgl. FSME. **S.sprossen:** s. Ephelides.

Somn|ambulismus (lat. somnus Schlaf; ambulare wandern) m: (engl.) somnambulism; syn. Noktambulismus, Lunatismus, Schlafwandeln, Nachtwandeln, Mondsüchtigkeit; schlafähnl. Zustand, in dem d. Betroffene ähnl. handelt wie ein Wachender u. z. B. das Bett verläßt u. schlafend komplizierte Handlungen verrichtet, für die

S

beim Erwachen eine retrograde Amnesie* besteht. Vgl. Dämmerzustand.

Somni|fera (↑; lat. ferre bringen) n pl: s. Schlafmittel.

Somni|loquie (↑; lat. loqui sprechen) f: (engl.) somniloquism; Sprechen im Schlaf.

Somno|lenz (lat. somnolentia Schläfrigkeit) f: (engl.) somnolence; Form der quant. Bewußtseinsstörung*; schläfriger Zustand, aus dem der Pat. durch äußere Reize weckbar ist.

Somogyi-Ef|fekt (Michael S., Biochem., St. Louis, 1883-1971) m: (engl.) Somogyi effect; Auslösung von Hypoglykämien u. reaktiven (über erhöhte Adrenalinausschüttung) Hyperglykämien durch zu hohe Insulindosen; meist bei Pat. mit schwer einzustellendem Diabetes* mellitus.

Sonde f: stab- od. röhrenförmiges, starres od. elast. Instrument aus Metall od. Kunststoffen zum Einführen in natürl. Hohlorgane (v. a. des Gastrointestinal- u. Urogenitaltrakts) zu diagn. od. therap. Zwecken bzw. zum Aufspüren, Austasten, Auffüllen od. Entleeren von pathol. Hohlräumen (Wundhöhlen, Fistelgänge u. a.); z. B. als Knopf-, Hohl-, Verweil-, Doppelballon-, Ernährungssonde. Vgl. Katheter.

Sonden|ernährung: (engl.) tube feeding; Form der künstlichen Ernährung* mit Einführung von dünnbreiiger od. flüssiger Nahrung (i. d. R. vollbilanzierte, stoffwechseladaptierte Formeldiäten unterschiedl. Zusammensetzung) durch eine Magensonde (v. a. bei kürzerer Verweildauer) od. Duodenal- bzw. Jejunalsonden (v. a. bei längerer Verweildauer), z. T. auch kontinuierliche Zufuhr durch Infusions- u. Pumpsysteme. Anw. bei unzureichender Nahrungsaufnahme (z. B. bei Frühgeborenen, Säuglingen), Nahrungsverweigerung (vgl. Zwangsernährung), Erkr. des Ösophagus, Schlucklähmungen u. a.

Sonden|phänomen n: leichtes Eindringen einer Sonde in eine Hautläsion bei Tuberculosis* cutis; dd Kriterium zur Abgrenzung einer Sarkoidose.

Sondierung: (engl.) probing; Einführen der Sonde zur Untersuchung; z. B. Divertikelsonde; vgl. Bougierung.

Sonnen|al|lergie (Allergie*) f: s. Lichtdermatosen.

Sonnen|brand: s. Lichtdermatosen.

Sonnenburg-Punkt (Eduard S., Chir., Berlin, 1848-1915): häufigste Abgangsstelle des Wurmfortsatzes am rechtsseitigen Drittelpunkt der Linie, die bd. Darmbeinstachel verbindet.

Sonnen|geflecht: (engl.) solar plexus; (anat.) Plexus solaris.

Sonnen|stich: s. Hitzeschäden.

Sonnen|untergangs|phänomen n: (engl.) sunset phenomenon; (päd.) teilweises „Versinken" unterer Korneaanteile hinter d. Unterlid (s. Abb.); physiol. bei Frühgeborenen m. Megazephalus, pathol. Frühzeichen bei kindl. Hydrozephalus.

Sonnen|urtikaria (lat. urtica Brennessel, Juckreiz) f: s. Lichturtikaria.

Sono|graphie (lat. sonare tönen; -graphie*) f: s. Ultraschalldiagnostik.

sonor (lat. sonor Ton, Geräusch): volltönend; z. B. sonorer Schall; vgl. hypersonor.

Soor|granulom (Granulum*; -om*) n: s. Candida-Granulom. **S.kolpitis** (Kolp-*; -itis*) f: s. Vulvovaginitis candidomycetica. **S.mykose** (Myk-*; -osis*) f: s. Candida-Mykosen. **S.ösophagitis** (Ösophagus*; -itis*) f: (engl.) candida oesophagitis; Ösophagitis* durch Candida* albicans; Vork. insbes. bei immundefekten Pat., v. a. bei HIV*-Erkrankung; **Ther.:** Azolderivate, z. B. Fluconazol, evtl. Ketoconazol; **Progn.:** häufig Rezidive bei HIV-Erkrankung; Indikatorkrankheit für AIDS. **S.pro|phylaxe** (Prophylaxe*) f: s. Parotitisprophylaxe. **S.vulvitis** (lat. vulva Gebärmutter, Scheide; -itis*) f: s. Vulvovaginitis candidomycetica.

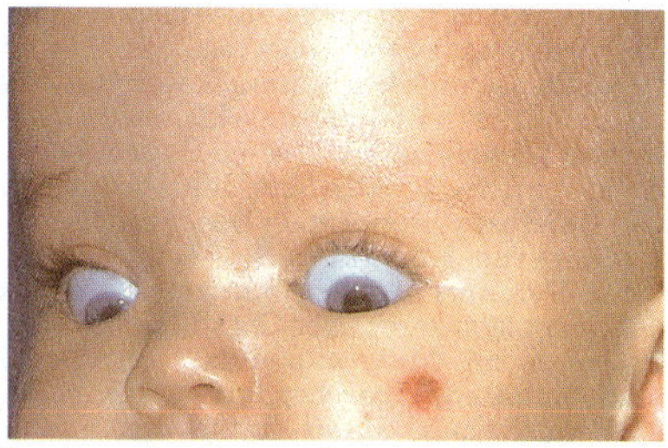

Sonnenuntergangsphänomen: bei Hydrozephalus (auf der linken Wange ein Hämangiom) [179]

Sopor (lat. tiefer Schlaf) m: auch Topor; Form der quant. Bewußtseinsstörung*; schlafähnlicher Zustand, aus dem der Pat. durch äußere Reize nicht mehr voll erweckbar ist u. nur stärkste Stimuli (z. B. Schmerzreize) Reaktionen (z. B. Abwehrbewegungen) auslösen.

Sorbin|säure: (engl.) sorbic acid; Acidum sorbicum; in Pflanzen vorkommende 2,4-Hexadiensäure; Konservierungsmittel; vgl. Konservierung.

Sorbit: (engl.) sorbitol; Zwischenprodukt bei der Umwandlung v. Fruktose in Glukose im Organismus; wird techn. durch Druckhydrierung v. Glukose hergestellt, u. a. Ausgangsprodukt für die techn. Synthese von Ascorbinsäure*. S. kann in der Leber durch die Sorbitdehydrogenase* in Fruktose umgewandelt werden und dadurch in den Insulin-unabhängigen Fruktosestoffwechsel eingehen; Verw.: pharmazeutischer Hilfsstoff, Geschmackskorrigens, Süßstoff für Diabetiker, zur parenteralen Ernährung, osmotischen Diurese*.

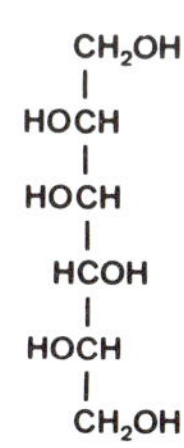

Sorbit

Sorbit|de|hydro|genase f: (engl.) sorbitol dehydrogenase; Abk. SDH; Enzym, das die Umwandlung von Fruktose* in Sorbit* reversibel katalysiert; NAD wirkt als Coenzym. **Vork.:** v. a. in der Leber; **Referenzbereich:** <1 U/l Serum; erhöht bei Lebererkrankungen. Vgl. Leberfunktionsproben.

Sorgfalts|pflicht: s. Behandlungsfehler.

Sorgius-Lymph|knoten|gruppe (Lymph-*): Nodi* lymphatici pectorales am freien Rand des M. pectoralis major; nehmen v. a. die Lymphe der Brustdrüse auf; bei Mammakarzinom frühe Metastasierung in diese Lymphknoten.

Sotalol (INN) n: (RS)-4'-(1-Hydroxy-2-isopropylaminoethyl)-methansulfonanilid (IUPAC); Betarezeptorenblocker* mit repolarisationsverlängernder Wirkung.

Sotos-Syn|drom (Juan F. S., amerikan. Päd., geb. 1927) n: syn. zerebraler Gigantismus; angeb. Makrosomie mit Makrozephalus, Vergrößerung der Extremitäten, Hydrocephalus internus, geistiger Retardierung; Manifestation durch erhöhtes Geburtsgewicht od. Beschleunigung des Wachstums in den ersten 4 Lj.; **Urs.**: ungeklärt; STH-Produktion normal.

Southern-Blotting-Methode (Edwin S., Molekulargenet., Oxford, geb. 1938; engl. blot Fleck) f: Verf. der Gentechnologie*, bei dem DNA* nach elektrophoret. Auftrennung u. Aufschmelzen des Doppelstrangs auf flexible Membranen übertragen u. immobilisiert wird; anschließend Hybridisierung mit einer Gensonde*; **Anw.**: quantitativer Nachw. von strukturellen od. numerischen Chromosomenaberrationen; im Ggs. zur Polymerase*-Kettenreaktion auch große Mutationen nachweisbar, aber zeitaufwendiger u. größere Mengen DNA (3-10 μg) erforderlich.

Sozial|daten|schutz (lat. socialis die Gemeinschaft, Gesellschaft betreffend): Datenschutz* bei der Verarbeitung der Sozialdaten durch die Sozialleistungsträger nach § 35 SGB I sowie §§ 79-85 SGB X; als **Sozialgeheimnis** geschützt sind im Ggs. zum Datengeheimnis nach den Datenschutzgesetzen auch nichtpersonenbezogene Daten wie Betriebs- u. Geschäftsgeheimnisse. Vgl. Schweigepflicht.

Sozial|forschung, em|pirische (↑): (engl.) empirical social research; auf die Analyse sozialer Wirklichkeit durch Datenerhebung bezogene Richtung innerh. der Sozialwisenschaften; erfolgt qual. mit nicht standardisierten Erhebungsmethoden (Beobachtung*, Leitfaden- od. unstrukturiertes Interview*) u. quant. durch Verw. ident. Stimuli (zumeist geschlossene Fragen m. vorgegebenen Antwortmöglichkeiten) f. eine größere Anzahl v. Personen.

Sozial|gesetz|buch (↑): Abk. SGB; von den zehn beabsichtigten Büchern dieser umfassenden Kodifikation des Sozialrechts, das z. Z. in zahlreiche Einzelgesetze zersplittert ist, sind realisiert: **SGB I** Allgemeiner Teil (11.12.1975 BGBl. I S. 3015), **SGB IV** Gemeinsame Vorschriften f. die Sozialversicherung (23.12.1976 BGBl. I S. 3845), **SGB V** Gesetzliche Krankenversicherung (20.12.1988 BGBl. I S. 2477), **SGB VI** Gesetzliche Rentenversicherung (18.12.1989 BGBl. I S. 2261, ber. I S. 1337), **SGB VIII** Kinder- u. Jugendhilfe (26.6.1990 BGBl. I S. 1163) u. **SGB X** Verwaltungsverfahren (s. a. Sozialdatenschutz) 1. u. 2. Kapitel (18.8.1980 BGBl. I S. 1469) u. 3. Kapitel (4.11.1982 BGBl. I S. 1450); die übrigen Bücher werden enthalten: II. Buch: Ausbildungsförderung, III. Buch: Arbeitsförderung, VII. Buch: Kindergeld u. IX. Buch: Sozialhilfe.

Sozialisation (↑) f: (engl.) socialization; (soziol.-psychol.) Prozeß der Eingliederung eines Individuums in die bestehende gesellschaftl. Ordnung; in der primären S. werden dem Säugling u. Kleinkind die normativen Regelungen des umgebenden sozialen Milieus vermittelt. Die später in Schule u. Beruf einsetzenden Sozialisationsprozesse werden als sekundäre S. bezeichnet. Vgl. Schicht, soziale; Status, sozialer; System, soziales.

Sozial|medizin (↑; Medizin*) f: (engl.) social medicine; Teilgebiet der Medizin, das sich insbes. mit den durch die soziale Umwelt verursachten Gesundheitsstörungen u. deren Prävention befaßt; vgl. Public Health.

Sozial|öko|logie (↑; gr. οἶκος Haus; -log*) f: (engl.) social ecology; Zweig der Sozialwissenschaften, der vor allem die regionalen Strukturen (meist der Städte) als Ausdruck u. historisch gewachsenes Ergebnis sozialer Differenzierungsprozesse betrachtet. Es werden v. a. Studien betrieben, in denen ein Zusammenhang zw. biol. Parametern (z. B. Mortalität*, Erkrankungshäufigkeit) u. sozialen Merkmalen (z. B. soziale Schicht, Nationalität) vermutet wird, wobei in erster Linie die Wohnregion als Indikator für d. sozialen Status einer Person angesehen wird.

Sozial|päd|iatrie (↑; gr. παῖς Kind; -iatr*) f: (engl.) social paediatrics; interdisziplinäres Arbeitsgebiet der Kinderheilkunde unter Einbeziehung von Psychologie, Sozialpädagogik, Kinderkrankenpflege, Logopädie, Spieltherapie, Krankengymnastik u. a.

Sozial|psych|iatrie (↑; Psych-*; -iatr*) f: (engl.) social psychiatry; Arbeitsrichtung der Psychiatrie, die in Zusammenarbeit mit Soziologie, Ökologie u. Sozialpsychologie den Einfluß sozialer Faktoren auf Entstehung u. Verlauf psychiatrischer Erkrankungen untersucht; Arbeitsgebiete sind Epidemiologie, Soziotherapie*, Herstellung eines flächendeckenden Netzes von Versorgungseinrichtungen, Einführung sozialpsychiatrischer Dienste (Instanz für die gemeindepsychiatr. Pflichtversorgung; vgl. Gemeindepsychiatrie).

Sozial|psycho|logie (↑; ↑; -log*) f: (engl.) social psychology; Teilgebiet der Psychologie*, das die spez. sozialen Determinanten (z. B. kulturelle u. gesellschaftl. Normen) psych. Prozesse untersucht.

Sozio|genese (↑; -genese*) f: (engl.) sociogenesis; Bez. f. die Verursachung versch. Phänomene durch soziale Bedingungen; z. B. Krankheitsverursachung durch Not, Hunger, Armut, entfremdete Arbeit, Isolierung, Ablehnung u. a.; ist v. a. Funktion von sozialer Abhängigkeit, von Zugehörigkeit zu einer sozialen Schicht od. zu einer isolierten u. unterprivilegierten Gruppe.

Sozio|gramm (↑; -gramm*) n: s. Soziometrie.

Sozio|logie (↑; -log*) f: (engl.) sociology; Wissenschaft, die sich im wesentl. mit Strukturen, Funktionen u. Entw. sozialer Institutionen befaßt; im Mittelpunkt des Interesses steht ein Verband, eine Gruppe, wobei deren Eigentümlichkeiten u. bes. Systematik im Hinblick auf ihre unterschiedl. Arten u. Formen wissenschaftl. untersucht werden.

Sozio|logie, medizinische (↑; ↑) f: (engl.) medical sociology; syn. soziolog. Medizin, Medizinsoziologie; interdisziplinäres Forschungsgebiet von Soziologie, Sozialpsychologie u. Medizin, das die Frage nach den Beziehungen zw. dem einzelnen Menschen u. der Gesellschaft sowie der Bedeutung dieser Interaktion für Krankheitsentstehung, -verlauf u. -häufigkeit in den Mittelpunkt stellt u. damit Krankheit als sozial mitbeeinflußtes Geschehen begreift. Bes. Bedeutung haben in diesem Zus. auch Fragen des Inanspruchnahmeverhaltens, des Krankheitsverständnisses u. des Gesundheitsverhaltens* sowie der Evaluation von Angeboten des Gesundheitssystems.

Sozio|metrie (↑; Metr-*) **f:** (engl.) sociometry; in d. Sozialpsychologie* Bez. f. ein von J. L. Moreno entwickeltes Verf. der Messung der sozialen Distanz zw. den Mitgliedern einer Gruppe; ursprüngl. f. Gruppentherapien entwickelt, wurde das Verf. auf andere Situationen, z. B. Arbeitsgruppen, übertragen. Die Teilnehmer werden befragt, welche der anderen Gruppenmitglieder sie mögen bzw. nicht mögen, od. m. welchen sie best. Aktivitäten durchführen möchten od. nicht. Die Ergebnisse werden in **Soziogrammen** dargestellt; die Verbindungslinien zw. den Personen spiegeln d. positiven bzw. negativen Wahlen u. damit d. Stellung des einzelnen in d. Gruppe. Neuere Verf. sind Matrixanalyse u. Indexkonstruktionen.

Sozio|therapie (↑; Therapie*) **f:** (engl.) sociotherapy; Bez. f. alle Verfahren, mit denen eine Erkr. durch Veränderung des sozialen Kontexts des Pat. günstig beeinflußt werden soll; dazu gehört u. a. die Einbeziehung der Angehörigen in den therap. Prozeß (vgl. Angehörigengruppe), die Schaffung eines Netzes sozialer Beziehungen u. Wohnungs- u. Arbeitsplatzsicherung bzw. -beschaffung. Bei der **Milieutherapie** als Form der S. wird durch Umgebungsveränderung eine positive Wirkung auf die Erkr. angestrebt.

SP: Abk. f. saure **P**hosphatase; s. Phosphatasen.

SP-1: Abk. für Schwangerschafts**p**rotein-1; Beta-1-Glykoprotein (MG ca. 90 000), das in den Synzytiotrophoblasten der Plazenta gebildet wird; Verw. als Tumormarker* bei Tumoren mit trophoblast. Zellanteilen (z. B. Hodentumoren, Mammakarzinom, Blasenmole, malignes Chorionepitheliom); vgl. HCG, Alphafetoprotein.

SP-2: syn. SHBG*.

SP-3: schwangerschaftsassoziiertes Alpha-2-Glykoprotein mit immunsuppressiver Wirkung; bei Schwangerschaft, Östrogenzufuhr u. chron. Erkrankungen im Blut nachweisbar.

Sp.: Abk. f. Species* (Art).

Spät|abnabelung: s. Abnabelung.

Spät|abort (Abort*) **m:** (engl.) late abortion; Abort* nach der 16. SSW; u. U. Frühgeburt*.

Spät|ab|szeß, traumatischer (Abszeß*) **m:** (engl.) delayed traumatic abscess; Hirnabszeß* nach offener Hirnverletzung, der u. U. erst nach Jahren zu klin. Symptomen führt; vgl. Schädelhirntrauma.

Spät|de|zeleration (De-*; lat. celer schnell) **f:** Spättief; s. Wehenreaktionstypen.

Spät|epi|lepsie (Epilepsie*) **f:** (engl.) tardy epilepsy; Epilepsia tarda; nach dem 30. Lj. erstmalig auftretende, meist symptomatische epileptische Anfälle; **Urs.:** v. a. Hirntumoren, Veränderungen der Hirngefäße, Hirnatrophie, Intoxikationen od. Schädelhirntrauma (traumatische Sp.); vgl. Epilepsie.

Spät|gestose (lat. gestare tragen; -osis*) **f:** s. Gestose.

Spät|rachitis (Rhachi-*; -itis*) **f:** Rachitis tarda; s. Rachitis.

Spät|re|aktion f: 1. s. Allergie; **2.** s. Lepromintest.

Spät|rezidiv (lat. recidivus rückfällig) **n:** (engl.) late recurrence; nach längerem zeitl. Intervall auftretendes Rezidiv* einer Erkr.; in der Onkologie Bez. für einen nach klin. Remission eines Primärtumors frühestens nach 5 Jahren wiederauftretenden Tumor mit identischer Histologie.

Spät|schmerz: Magenschmerzen, die 2-4 Std. u. später nach d. Essen auftreten; rel. charakterist. für Ulcus duodeni; vgl. Hungerschmerz.

Spät|sterblichkeit: s. Säuglingssterblichkeit (Tab.).

Spät|syn|ov|ek|tomie (Syn-*; Ov-*; Ektomie*) **f:** s. Synovektomie.

Spät|tetanus (gr. τέτανος Spannung, Krampf) **m:** Monate nach einer Inf. durch Aktivierung der Erreger auftretender Tetanus*; z. B. aufgrund einer Resistenzminderung.

Spät|tief: s. Wehenreaktionstypen.

Spät|toxikose (Toxikose*) **f:** s. Gestose.

Spät|typ m: s. Allergie.

Spalt||blase: s. Blasenekstrophie. **Sp.bruch:** (engl.) fissure fracture; Knochenfissur, unvollständige Fraktur*. **Sp.hand:** (engl.) cleft hand; angeb. Entwicklungsstörung der Hand (auch des Fußes, sog. Spaltfuß) mit Aplasie od. Hypoplasie der Hand-(Fuß-)Binnenstrahlen, bes. des 3. Strahls. **Sp.haut|trans|plantat** (Transplantat*) **n:** s. Hauttransplantat. **Sp.impf|stoff:** syn. Spaltvakzine; Impfstoff, der nur aus Bestandteilen des Krankheitserregers od. dessen Toxinen besteht; vgl. Schutzimpfung (Influenza).

Spalt|lampe: (engl.) slit lamp; Lampe, die ein spaltförmig begrenztes parallelstrahliges Lichtbündel emittiert; **Anw.** in der Ophthalmologie zur mikroskop. Untersuchung der vorderen Abschnitte u. brechenden Medien des Auges sowie (mit Zusatzgeräten) von Kammerwinkel, Glaskörper, Netzhaut.

Spalt|pilze: (engl.) schizomycetes; sog. Schizomyzeten; historische Bez. f. Bakterien*.

Spalt|pro|dukte (lat. producere, productus hervorbringen) **n pl:** (engl.) fission products; Radionuklide*, die bei der Kernspaltung* von Atomen mit sehr hoher Ordnungszahl (z. B. $^{235}_{92}U$) entstehen; es handelt sich dabei um eine Fülle versch. radioaktiver Elemente u. Isotope mit sehr unterschiedl. Halbwertzeiten.

Spaltung der Herz|töne: (engl.) splitting of heart sounds; auskultator. Spaltung (Verdoppelung) der Herztöne*; bei Herzgesunden Spaltung des 2. Herztons (Abk. HT) häufiger als die des 1. HT. Die **Spaltung des 1. HT** entsteht durch Auseinanderweichen des Hauptsegments bei asynchroner Tätigkeit des re. u. li. Ventrikels (der erste Anteil des Hauptsegments bzw. des gespaltenen 1. HT entsteht i. d. R. linksventrikulär). Vork.: rel. häufig bei Störungen der intraventrikulären Erregungsausbreitung (Schenkelblock) u. bei verlängerter Umformungszeit des re. Ventrikels. Die **Spaltung des 2. HT** entsteht durch ungleichzeitigen Schluß der Aorten- u. Pulmonalisklappe; das Intervall zw. Beginn des Aortenanteils u. des Pulmonalisanteils kann bei Gesunden bis zu 0,07 Sek. betragen u. ist verlängert bei Rechtsschenkelblock, linksventrikulären Extrasystolen, isolierter Pulmonalstenose u. vergrößertem Schlagvolumen des re. Ventrikels (dabei sog. fixierte, d. h. atemunabhängige Spaltung; die physiol. Spaltung ist dagegen atemabhängig u. nimmt inspiratorisch zu). Zu einer **invertierten** od. **paradoxen Spaltung** mit vorangehendem Pulmonalisanteil u. inspirator. Verkleinerung des Spaltungsintervalls kann es bei Linksschenkelblock mit starker Volumen- u. Druckbelastung des li. Ventrikels kommen.

Spaltungs|irre|sein: veraltete Bez. f. Schizophrenie*.

Spalt|zunge: (engl.) bifid tongue; Glossoschisis, Lingua bifida; angeb. Längsspaltung der

Zunge als Hemmungsfehlbildung inf. fehlender Vereinigung beider Zungenhälften.

Spanischer Kragen: s. Paraphimose.

Spannung, elektrische: (engl.) electric potential; Formelzeichen U; die zw. zwei in best. Abstand zueinander stehenden elektr. Ladungen mit entgegengesetztem Vorzeichen auftretende Potentialdifferenz, definiert als Arbeit* pro Ladung in einem elektr. Feld; SI-Einheit ist das Volt*.

Spannungs|kopf|schmerz: (engl.) tension headache; syn. essentieller Kopfschmerz, psychogener Kopfschmerz, Muskelkontraktionskopfschmerz; häufige, episodisch od. chron. auftretende Kopfschmerzform; Vork. bes. bei Frauen u. in Komb. mit Migräne*; **Klin.:** beidseitiger, vom Hinterkopf zur Stirn od. in die Schultern ausstrahlender, dumpf drückender Kopfschmerz*; vermehrte Anspannung der Kopf- u. Nackenmuskulatur.

Spannungs|pneumo|thorax (Pneum-*; Thorax*) m: s. Pneumothorax.

Sparganose (gr. σπάργανον Windeln; -osis*) f: (engl.) sparganosis; Infektion mit Larven (Plerozerkoid) einiger Fischbandwurm-ähnlicher Bandwürmer der Gattung Spirometra, die im Menschen als Fehlwirt an variablen Orten (Niere, Pleurahöhle, Subkutis, Auge) in Form von 1-30 cm langen Spargana parasitieren; Aufnahme durch Trinken von verseuchtem Wasser u. Essen von rohen Fröschen u. Schlangen; **Ther.:** chir. Exzision.

Sparganum proli|ferum (↑) n: Plerozerkoid einer Spirometra-Art (Cestodes*); verursacht Sparganose des Menschen in Südostasien.

Spartein (INN) n: L-(-)-Perhydro-7,14-methanodipyrido[1,2-a:1′,2′-e][1,5]diazocin (IUPAC); Verw.: Antiarrhythmikum.

Spas-: auch Spasm-, Spastik-; Wortteil mit der Bedeutung Krampf, Zuckung; von gr. σπασμός.

spasmo|gen (↑; -gen*): krampferzeugend.

Spasmo|lytika (↑; gr. λυτικός fähig zu lösen) n pl: (engl.) spasmolytics; Pharmaka, die den Tonus der glatten Muskulatur (Magen-Darm-Kanal, Gefäße, Bronchien u. a.) durch Rezeptorblockade (z. B. Parasympatholytika*) od. Rezeptoraktivierung (z. B. Betasympathomimetika*) bzw. über andere Mechanismen (myotrope S., z. B. Papaverin*, Nitroglyzerin*) herabsetzen.

Spasmo|philie (↑; -phil*) f: syn. rachitogene Tetanie*.

Spasmus (↑) m: Krampf; unwillkürliche Muskelkontraktion. **Sp. cynicus** (↑) m: s. Risus sardonicus. **Sp. facialis** (↑) m: tonische Kontraktion der Gesichtsmuskulatur bei Tetanus*. **Sp. glottidis** (↑) m: s. Stimmritzenkrampf. **Sp. mobilis** (↑) m: rascher Wechsel zw. Hypo- u. Hypertonie der Muskulatur; Vork. bei Erkr. des extrapyramidalen Systems, z. B. Athetose, Torsionsdystonie, Torticollis spasticus. **Sp. nictitans** (↑) m: Blinzelkrampf; s. Niktation. **Sp. nutans** (↑) m: s. Halsmuskelkrämpfe, Nystagmus. **Sp. palatinus** (↑) m: Gaumensegelkrampf*. **Sp. rotatorius** (↑) m: Drehkrampf; s. Halsmuskelkrämpfe.

Spastik (↑) f: (engl.) spasticity; Vermehrung des Muskeltonus mit meist gleichzeitig gesteigerten Muskeleigenreflexen, Pyramidenbahnzeichen u. pathol. Mitbewegungen; Vork. als Hemispastik (halbseitige Sp.), Paraspastik (Sp. zweier symmetrischer Extremitäten) od. Tetraspastik (Sp. aller Extremitäten); Urs.: Schädigung des 1. motor. Neurons, z. B. durch Hirninfarkt od. Trauma im Bereich von Gehirn u. Rückenmark. Vgl. Lähmung, Rigor, Taschenmesserphänomen.

Spatium (lat.) n (pl Spatia): Raum, Zwischenraum. **Sp. anguli irido|cornealis** (↑) n: Lücke zw. den Faserbündeln des Retinaculum trabeculare, über die das Kammerwasser in d. Schlemm*-Kanal abfließt. **Sp. epi|sclerale** (↑) n: syn. Spatium intervaginale; Gleitraum zw. Augapfel u. Tenon*-Kapsel. **Sp. inter|costale** (↑) n: Zwischenrippenraum. **Sp. inter|osseum** (↑) n: Zwischenraum zw. Mittelhand- u. Mittelfußknochen. **Sp. inter|vaginale** (↑) n: s. Spatium episclerale. **Sp. para|pharyngeum** (↑) n: s. Raum, parapharyngealer. **Sp. peri|choroideale** (↑) n: lymphat. Spalträume in d. Lamina suprachoroidea der Aderhaut; vgl. Choroidea. **Sp. peri|lymphaticum** (↑) n: Perilymphräume des Innenohrs. **Sp. perinei pro|fundum** (↑) n: Raum zw. den beiden Faszien des Diaphragma urogenitale. **Sp. perinei super|ficiale** (↑) n: Raum zw. d. Faszie des Damms u. d. unteren Faszie des Diaphragma urogenitale. **Sp. retro|peritoneale** (↑) n: s. Retroperitonealraum. **Sp. retro|pubicum** (↑) n: auch Spatium praevesicale, Cavum Retzii; mit lockerem Bindegewebe angefüllter extraperitonealer Verschiebespalt zw. Harnblase u. vorderer Bauchwand, durch den bei der klassischen Sectio alta die Blase extraperitoneal eröffnet werden kann. **Spatia zonularia** (↑) n pl: von Kammerwasser durchflossene Spalträume zw. den Aufhängefasern der Linse.

Spatz-Stiefler-Re|aktion (Hugo Sp., Neuropathol., Berlin, 1888-1969; Georg St., Neurol., Linz, Innsbruck, 1876-1939) f: Nachweis von Eisenpigmentablagerungen in den Gliazellen des Gehirns bei progressiver Paralyse* durch Schwarzfärbung mit Schwefelammonium. Vgl. Berliner-Blau-Reaktion.

SPCA: Abk. f. (engl.) serum prothrombin conversion accelerator; syn. Prokonvertin*.

Species (lat. Anblick, Erscheinung, Ideal) f: **1.** Art; Begriff aus d. Taxonomie*; setzt sich nach d. internationalen Nomenklatur zus. aus d. allgemeineren Gattungsnamen (s. Genus) als Substantivum u. dem Speciesnamen als Attribut, entw. als Adjektiv (Pseudomonas aeruginosa) od. absoluter Nominativ (Pseudomonas tomato) od. in d. Genitivform nach der entspr. Erkrankung od. dem Erstbeschreiber Pseudomonas mallei od. Pseudomonas delafieldii; vgl. Bakterienklassifikation; **2.** (pharmaz.) Kräuter als Teegemische, z. B. Sp. pectoralis (Brusttee), Sp. diuretica (harntreibender Tee).

Speck||haut|gerinnsel: (engl.) postmortem clot; Cruor phlogisticus; s. Blutgerinnsel. **Sp.leber:** (engl.) amyloid liver; speckähnl. Aussehen der anämischen Leberquerschnittfläche bei Amyloidose. **Sp.milz:** (engl.) bacon spleen; homogen glasiges, speckähnl. Aussehen der Milzschnittfläche bei Pulpaamyloidose u. gleichzeitig bestehender Anämie; bei Blutreichtum als Schinkenmilz* bezeichnet. **Sp.niere:** (engl.) amyloid kidney; speckähnl. Aussehen der Nierenquerschnittfläche bei Amyloidose*.

SPECT: Abk. f. Single-Photon-Emissionscomputertomographie; s. Emissionscomputertomographie.

Spectino|mycin (INN) n: 4α,β,7β,9α-Trihydroxy-2α-methyl-6β,8β-bis(methylamino)-5αβ,9aα,10αβ-perhydropyrano [2,3-b][1,4]benzodioxin-4-on (IUPAC); Aminoglykosid-Antibiotikum aus Kulturen von Streptomyces spectabilis od. gleiche, auf anderem Weg hergestellte Verbindung; Verw.: bei Gonorrhoe u. bestehender Penizillinallergie; s. Aminoglykosid-Antibiotika.

Speculum n: s. Spekulum.

Speiche: (anat.) Radius.

Speichel: (anat.) Saliva; Sekret der Speicheldrüsen (Glandula parotidea, submandibularis u. sublingualis) sowie zahlreicher kl. Drüsen in der Mundhöhle; **Menge:** 1-2 Liter pro Tag; **Zusammensetzung** (variiert in Abhängigkeit vom Funktionszustand der Speicheldrüsen): enthält v. a. Kalium, Natrium u. Calcium, Chlorid, Phosphat u. Bicarbonat sowie u. a. die Enzyme Lysozym*, Speichelamylase (s. Amylasen) u. Aprotinin*, Muzine* u. Immunglobuline* (v. a. IgA); pH-Wert ca. 7. Mit der Speichelsekretion erfolgt Exkretion von körpereigenen (z. B. Blutgruppensubstanzen; s. Sekretorsystem) u. fremden Stoffen (z. B. Iod) sowie von Viren. **Funktion:** Schutz von Mundschleimhaut u. Zahnschmelz, mechan. Reinigung, immun. Abwehr, Lösungsmittel für die Geschmacksknospen stimulierende Moleküle, Beginn der enzymat. Aufspaltung von Stärke. Die **Regulation der Speichelsekretion** erfolgt reflektorisch u. kann durch bedingte Reflexe gesteigert werden. Erregung des Parasympathikus führt zu einer Sekretion (v. a. der Gl. parotidea), des Sympathikus zur Sekretion von mukösem Sp. (v. a. der Gl. submandibularis). **Störungen der Speichelsekretion** als verminderte (Oligosialie*, Asialie) od. gesteigerte Sekretion (Ptyalismus*).

Speichel||amylase f: neuere Bez. f. Speicheldiastase; s. Speichel. **Sp.dia|stase** (Dia-*, -stase*): veraltete Bez. f. Speichelamylase. **Sp.drüsen:** (engl.) salivary glands; Glandulae salivariae majores: Gl. parotidea, Gl. sublingualis, Gl. submandibularis; Bauchspeicheldrüse: s. Pankreas.

Speichel|drüsen|tumoren (Tumor*) m pl: (engl.) tumours of the salivary glands; Tumoren der Speicheldrüsen (Sialome); häufigste Lok. ist die Glandula parotidea; **1. benigne Sp.:** langsames, schmerzloses Wachstum m. Induration der betroffenen Speicheldrüsen; die Funktion des N. facialis ist meist nicht eingeschränkt. **a)** pleomorphes Adenom: sehr langsam wachsender, gynäkotroper Tu. mit Proliferation von Epithelgewebe u. mesenchym- u. knorpelähnlichen Anteilen (sog. Mischtumoren); die Entw. eines Karzinoms innerh. des pleomorphen Adenoms ist möglich. **b)** monomorphes Adenom, meist Kystadenolymphom (sog. Warthin-Tumor): androtroper Tu., der aus m. Flüssigkeit gefüllten Zysten in lymphoretikulärem Gewebe aufgebaut ist; **c)** Hämangiom, Lymphangiom: angeborene od. im 1.-2. Lj. auftretende Tu. mit spontaner Rückbildungstendenz; **2. maligne Sp.:** schnelles, infiltratives Wachstum, Schmerzen, Fazialislähmung; **a)** adenoidzystisches Karzinom (ältere Bez. Zylindrom): Proliferation von Epithelgewebe u. Myoepithelzellen* entlang der Nervenscheiden, frühe lymphogene u. hämatogene Metastasierung in regionale Lymphknoten, Lunge, Skelett; **b)** Mukoepidermoidtumoren: histol. durch verhornende muköse Zellen charakterisierte gut differenzierte Tu. von niedrigem (ca. 75%) od. undifferenzierte Tu. von hohem Malignitätsgrad; **c)** andere maligne Sp. sind Azinuszelltumoren, Adenokarzinome u. Plattenepithelkarzinome. **Ther.** der benignen Sp. ist die operative Entfernung der betroffenen Speicheldrüse (z. B. Parotidektomie* unter Schonung des N. facialis); bei malignen Tu. zusätzlich Neck* dissection u. evtl. Strahlentherapie.

Speichel|drüsen-Virus|krankheit (Virus*): s. Zytomegalie.

Speichel|fistel (Fistel*) f: (engl.) salivary fistula; angeb. od. traumat. bzw. entzündl. entstandene, äußere (Haut-) od. innere (intraoral mündende) Fistel, die von einer Speicheldrüse od. deren Ausführungsgängen ausgehen kann; Speicheldrüsenfisteln verschließen sich häufig von selbst, bei Speichelgangfisteln evtl. op. Exstirpation erforderlich.

Speichel||fluß: s. Salivation. **Sp.kern:** Nucleus salivatorius inferius u. superius. **Sp.körperchen:** (engl.) salivary corpuscles; kugelige Gebilde aus Leukozyten im Speichel. **Sp.steine:** Sialolithen*.

Speichen|bruch: s. Radiusfraktur, typische.

Speicher|krankheiten: s. Thesaurismosen.

Speicher|zellen (Zelle*): zur Speicherung von Glykogen, Fett, Proteinen u. a. befähigte Phagozyten*.

Speise|röhre: (anat.) Ösophagus*.

Speise|röhren||entzündung: Ösophagitis*. **Sp.erweiterung:** s. Megaösophagus. **Sp.krampf:** s. Ösophagospasmus, diffuser.

Speise|salz, iodiertes: (engl.) iodized salt; Speisesalz mit zugefügtem Iod; gleicht bei langfristiger Verw. einen Mangel an Iod in Trinkwasser u. Nahrung aus u. beugt dadurch in Endemiegebieten dem Iodmangelkropf u. dem endemischen Kretinismus* vor.

Spektral|ana|lyse f: (engl.) spectrum analysis; **1.** (physik.) Verfahren zur Identifikation von Atomen u. zur Ermittlung ihres Anteils in (auf hohe Temperaturen u. in gasförmigen Zustand gebrachten) Substanzen anhand ihres Absorptionsspektrums* bzw. Emissionsspektrums* durch Analyse der Lage der Frequenzen (Wellenlängen) sowie Bestimmung der Intensitäten der einzelnen Spektrallinien. Bei der Absorptionsspektralanalyse (auch Atomabsorptionsspektroskopie) wird ein Lichtstrahl mit engem variablem Spektralbereich durch das Gas geleitet, wobei an den den Spektrallinien entspr. Stellen Absorptionslinien entstehen. Bei der Emissionsspektralanalyse werden die Wellenlängen u. Intensitäten der einzelnen Spektrallinien des emittierten Lichts mit Hilfe eines Spektrometers ausgemessen. **2.** (neurol.) rechnergestützte quantifizierende EEG-Analyse, bei der das Spektrum der EEG-Grundaktivität (sog. Leistungs- od. Powerspektrum) mit Hilfe der Fast-Fourier-Transformation sowie der Beitrag der einzelnen Frequenzkomponenten am Gesamtspektrum der Potentialschwankungen berechnet u. dargestellt wird; s. Elektroenzephalographie.

Spektral|filter n: (engl.) spectrum filter; Filter zur Erzeugung von monochromatischem Licht durch Absorption best. Wellenlängen (z. B. mit Hilfe farbiger Gläser od. Folien) od. Interferenz. Vgl. Interferenzfilter.

Spektro|photo|metrie (Phot-*; Metr-*) f: (engl.) spectrophotometry; auch **Spektralphotometrie**; Photometrie* mit Messung der Intensität von monochromatischem Licht beim Durchgang durch klinisch-chemische Proben u. Spektralanalyse*; **Anw.:** z. B. als Fruchtwasser*-Spektrophotometrie, Mikrospektrophotometrie*.

Spektrum (lat. spectrum Bild, Vorstellung) n: (engl.) spectrum; Bereich; **1.** (physik.) Intensitätsverteilung elektromagnetischer Wellen* in Abhängigkeit ihrer Frequenz, Wellenlänge, Energie od. (bei Korpuskularstrahlen) Masse; ein kontinuierliches Sp. enthält alle, ein diskontinuierli-

S

ches dagegen nur best. Frequenzen bzw. Energien (Linien- od. Bandenspektrum). Nach Art der Entstehung werden im Bereich des sichtbaren Lichts* das Absorptionsspektrum* u. Emissionsspektrum* unterschieden; weißes Licht setzt sich aus den Spektralfarben Rot, Orange, Gelb, Grün, Blau u. Violett zusammen, die z. B. nach Dispersion* od. Beugung* sichtbar werden. Vgl. Spektralanalyse. **2.** (pharmak.) Wirkungsspektrum eines Arzneimittels; **3.** (mikrobiol.) Erregerspektrum; Bez. f. die Gesamtheit der Mikroorganismen, die als Err. einer Inf. in Frage kommen.

spekulativ (lat. speculari umherschauen): auf Vermutungen beruhend.

Spekulum (lat. speculum Handspiegel) n: (engl.) speculum; Spiegel; trichter- od. röhrenförmiges Instrument, das in d. natürl. Öffnungen des Körpers zur Untersuchung eingeführt wird; z. B. Nasen-, Ohren-, Mund-, Scheiden-, Mastdarmspekulum.

Sperm-: auch Spermato-, Spermio-, Spermati-; Wortteil mit der Bedeutung Samen; von gr. σπέρμα.

Sperma (↑) n: Samen, Samenflüssigkeit, Semen; Ejakulat des Mannes, bestehend aus Spermien* u. Sekreten von Bläschendrüse, Prostata u. Nebenhoden; weißlich-opaleszierende Flüssigkeit mit klebriger Konsistenz u. charakterist. Geruch; Dichte 1,027-1,045 g/cm^3, pH 7-7,8; i. a. werden 3-5 ml Sp. ejakuliert; Bestandteile: s. Tab.; vgl. Spermiogramm.

Sperma-Anti|gene (↑; Antigen*) n pl: s. Spermienantigene. **Sp.-Anti|körper** (↑; Anti-*): s. Spermienantigene. **Sp.-Konservierung** (↑): (engl.) sperm conservation; Einfrieren u. Aufbewahren von Sperma in flüssigem Stickstoff (-196°C) zum Zweck einer späteren Insemination*. **Sp.-Plasma** (↑; -plasma*) n: (engl.) sperm plasma; zellfreier Anteil des Sperma*.

spermaticus (↑): zum Samen od. Samenstrang gehörig.

Spermatiden (↑; -id*) f pl: (engl.) spermatids; Vorstufe der Spermien; s. Spermatogenese.

Spermatikus|neur|algie (↑; Neur-*; -algie*) f: s. Neuralgia spermatica.

Spermato|genese (↑; -genese*) f: (engl.) spermatogenesis; Entw. der Spermien*; während der Embryogenese u. bis zur Pubertät werden beim männl. Geschlecht d. **Urkeimzellen** (s. Gametogenese) durch mitotische Teilung in **Spermatogonien** mit diploidem Chromosomensatz umgewandelt, aus denen sich danach lebenslang im Keimepithel der Tubuli seminiferi contorti der Hoden **primäre Spermatozyten** entwickeln. Nach einer ersten Reifeteilung werden diese zu **sek. Spermatozyten** (Präspermatiden), aus denen sich durch eine zweite Reifeteilung zwei **Spermatiden** m. einfachem Chromosomensatz entwickeln. Anschließend erfolgt d. Differenzierung zu reifen Spermien (Spermiogenese). Versch. Substanzen (z. B. Nitrofurane, Thiophene, Schwermetalle, Gossypol) können die Sp. i. S. einer pharmakotoxischen Wirkung unterdrükken.

Spermato|gonien (↑; gr. γονή Keim, Sproß) f: Ursamenzellen; vgl. Spermatogenese.

Spermator|rhoe (↑; -rhoe*) f: (engl.) spermatorrhoea; Samenausfluß aus d. Harnröhre ohne geschlechtl. Erregung inf. Insuffizienz des Ductus ejaculatorius, bes. bei Stuhlgang u. Urinieren (Defäkations-, Miktionssyndrom); **Urs.:** psych. Störungen, chron. Gonorrhoe, selten Querschnittsläsion des Rückenmarks. Vgl. Prostatorrhoe.

Sperma|toxin (↑; Tox-*) n: Bez. f. Spermienantikörper; s. Spermienantigene.

Spermato|zele (↑; -kele*) f: (engl.) spermatocele; Samenbruch; inf. Trauma od. Entz. Ausbildung einer intra- od. extravaginalen Samenretentionszyste im Nebenhoden od. Samenstrang, gefüllt mit eiweißreicher, spermienhaltiger Flüssigkeit; glatt begrenzt, von Hodengewebe abgrenzbar, i. d. R. asymptomatisch; DD: Nebenhodentumor.

Spermato|zele, allo|plastische (↑; ↑) f: dem Nebenhoden aufgenähtes Kunststoffreservoir, in dem sich Sperma sammelt, das durch Abpunktion zur homologen Insemination verwendet werden kann; Anw. z. B. bei Agenesie od. langstreckigen Stenosen des Ductus deferens sowie nach Vasoresektion; vgl. Vasostomie.

Spermato|zoon (↑; gr. ζῷον Lebewesen) n: Spermium, Samenfaden; s. Spermien.

Spermato|zyst|ek|tomie (↑; Kyst-*; Ektomie*) f: (engl.) spermatocystectomy; op. Entfernung einer od. bd. Bläschendrüsen*.

Spermato|zystitis (↑; ↑; -itis*) f: (engl.) spermatocystitis; syn. Vesikulitis; akute od. chron. Entzündung der Bläschendrüsen; hämatogene bzw. urogene Infektion inf. Gonorrhoe, chron. Prostatitis, Urethritis posterior, Orchitis, Epididymitis.

Spermato|zyten (↑; Zyt-*) m pl: (engl.) spermatocytes; syn. Spermiozyten; Reifungsstadium der Spermien während der Spermatogenese*.

Spermat|urie (↑; Ur-*) f: (engl.) seminuria; Seminurie; Vorhandensein von Spermien im Harn; **Urs.:** retrograde Ejakulation inf. Insuffizienz des inneren Blasenschließmuskels, z. B. nach Prostataoperationen.

Sperma-Untersuchung (↑): (engl.) sperm analysis; Untersuchung des nach 3- bis 5-tägiger

Sperma
Zusammensetzung

Spermien	etwa 3–5% des Gesamtvolumens; durchschnittlich 60 Mill./ml mit über 50% Beweglichkeit, im Akrosom Hyaluronidase und Akrosin; einzelne Spermatogonien, Spermatozyten
Sekret von	
Bläschendrüsen	50–60% des Gesamtvolumens; enthält Fruktose (1,2-6,5 mg/ml), Phosphorylcholin, Ergothionin, Ascorbinsäure, Prostaglandine, Proteine
Prostata	30–40% des Gesamtvolumens; enthält Spermin, saure Phosphatase, Zitronensäure, Cholesterin, Phospholipide, Fibrinolysin, Glutaminsäure, Zink
Nebenhoden	Carnitin, Glycerylphosphorylcholin

S

Sperma-Untersuchung

Parameter	Befunde und Terminologie			
	normal	nicht vorhanden	Verminderung	Vermehrung
Ejakulatvolumen	Normosemie 2–6 ml	Aspermie	Parvisemie <2 ml	Multisemie >6 ml
Spermiendichte	Normozoospermie 20–120 Mill./ml	Azoospermie	Kryptozoospermie <1 Mill./ml Oligozoospermie <20 Mill./ml	Hyperzoospermie >120 Mill./ml
Spermienmotilität	Normokinospermie >50%	Nekrozoospermie	Asthenozoospermie <50%	
Fehlformenrate				Teratozoospermie ≥40%

Karenz durch Masturbation gewonnenen Ejakulats im Hinblick auf die Befruchtungsfähigkeit; beurteilt werden Aspekt: gelblich-grau u. trüb, Geruch: kastanienblütenartig, pH: 7,0-7,8 (Veränderung des Wertes z. B. bei Prostatitis), Sperma-Verflüssigungszeit: 10-20 Min., Ejakulatvolumen, Spermiendichte, -motilität u. Fehlformenrate (s. Tab.). Beweglichkeitsbestimmung 30 u. 120 Min. nach Ejakulation; normalerweise sind anfangs über 50% sehr gut beweglich, nach 2 Std. soll der Beweglichkeitsverlust nur gering sein (<15%). Eosinfärberate: dient der Unterscheidung lebender (bleiben ungefärbt) u. membrangeschädigter abgestorbener Spermien (färben sich rot an). Fruktosegehalt: Werte unter 1,2 mg/ml weisen auf eine Insuffizienz der Bläschendrüsen hin. Zitratgehalt: Funktionsparameter der Prostata; Werte unter 2,5 mg/ml bedeuten Minderung der sekret. Funktion, z. B. bei chronischer Prostatitis. Carnitingehalt: Werte unter 0,04 mg/ml bei Samenwegverschlüssen u. Funktionseinschränkung des Nebenhodens. Eine Hodenbiopsie (stets bds.) ist bei Azoospermie u. Oligozoospermie (<10 Mill/ml) angezeigt. Bakteriol. Ejakulatuntersuchung bei Verdacht auf Entz. der Genitalorgane; Nachweis von Spermienantikörpern bei Verdacht auf immun. bedingte Infertilität (vgl. Penetrationstest); zusätzlich evtl. endokrin. u. genet. Untersuchungen.

Sperma-Zervikal-Mukus-Kontakt|test (↑; Cerv-*; Muc-*) m: Penetrationstest zum Nachw. von Spermienantikörpern im Sperma od. Zervikalsekret.

Spermiden (↑; -id*) f pl: syn. Spermatiden*.

Spermidin n: (engl.) spermidine; Vorstufe von Spermin*.

Spermien (Sperm-*) n pl: (engl.) spermia; reife Samenfäden, Spermatozoen (s. Abb.); die im keimbildenden Epithel der Hodenkanälchen entstehenden männl. Samenzellen; Länge ca. 60 µm. 20% der Sp. eines normalen Ejakulats sind unreif u. unbeweglich; weisen mehr als ein Viertel der Sp. Veränderungen am Kopfteil auf (s. ums. Abb.), ist die Spermatogenese* gestört. **Referenzbereiche:** s. Sperma-Untersuchung.

Spermien|anti|gene (↑; Antigen*) n pl: (engl.) sperm antigens; Antigene auf menschlichen Spermien, v. a. auf Kopf- u. Schwanzteil; dagegen gebildete Antikörper (nachweisbar im Serum infertiler Männer u. Frauen bzw. im Zervixschleim) können bei Sterilität* eine Rolle spielen, indem sie Spermien verklumpen od. direkt immobilisieren. Vgl. Sperma, Sims-Huhner-Test.

Spermien||anti|körper (↑; Anti-*): s. Spermienantigene. **Sp.färbung** (↑): Eosin-Nigrosin-Färbung; ermöglicht Differenzierung der lebenden von den abgestorbenen Spermien, die weniger Farbstoff aufnehmen; vgl. Sperma-Untersu-

S

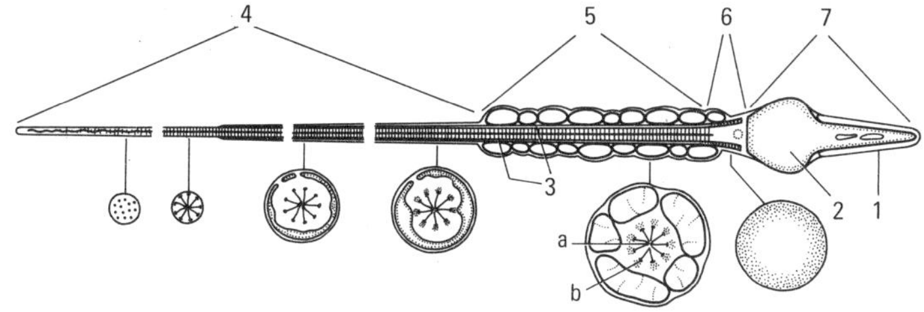

Spermien:
Morphologie des menschlichen Samenfadens: 1: Akrosom; 2: Zellkern; 3: Achsenfaden: vom Hals bis zum Schwanzende längsverlaufendes Fibrillensystem, das aus zwei Zentralfibrillen (a) besteht, die von einem Mantel aus neun Doppelfibrillen (b) umgeben sind; 4: Schwanz; 5: Mittelstück mit Mitochondrien; 6: Hals; 7: Kopf
[532]

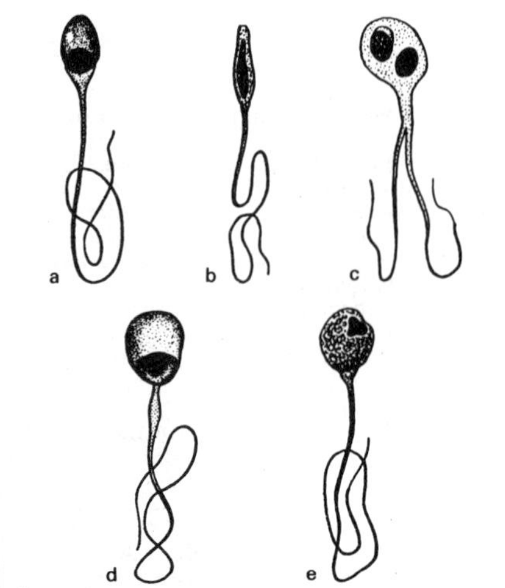

Spermien:
a: normales ovales Spermatozoon;
b-e: abnorme Spermatozoen; b: spitz zulaufende Form; c: Doppelform; d: Riesenform;
e: amorphe Form

chung. **Sp.in|vasions|test** (↑; lat. invasio Angriff, Eindringen) **m:** s. Penetrationstest, Kurzrok-Miller-Test.

Spermien|motilität (↑; lat. motio Bewegung) **f:** (engl.) sperm motility; Bewegungsfähigkeit der Spermien*; Dauer der Sp. u. Anteil bewegl. Spermien sind Hauptkriterien f. die Befruchtungsfähigkeit des Spermas*. Vgl. Sperma-Untersuchung.

Spermien|stoff|wechsel (↑)**:** s. Fruktolysetest.

Spermin n: (engl.) spermine; Diaminopropylputreszin, $C_{10}H_{24}N_4$; ein in der Prostata* gebildetes Polyamin im Sperma* mit charakterist. Geruch; wirkt strukturstabilisierend auf DNA.

Spermio|genese (Sperm-*; -genese*) **f:** s. Spermatogenese.

Spermio|gramm (↑; -gramm*) **n:** (engl.) spermiogram; Übersicht über die bei der Sperma*-Untersuchung erhobenen Befunde bzgl. Spermienzahl, -motilität u. -morphologie.

Spermio|zyten (↑; Zyt-*) **m pl:** syn. Spermatozyten*.

Spermium (↑) **n:** Samenfaden; s. Spermien.

Spermi|zide (↑; -zid*) **n pl:** (engl.) spermicides; Spermien abtötende Mittel z. Kontrazeption*, enthalten v.a. Nonoxinol* 9; auch in Komb. mit mechan. Mitteln anwendbar; Zuverlässigkeit im mittleren Bereich.

Sperr|arterien (Arteri-*) **f pl:** Arterien mit Längsmuskelwülsten in d. Intima, die bei d. Kontraktion die Gefäßlichtung verengen können; Regulierung der Organdurchblutung bei wechselndem Blutbedarf; Vork. z. B. in Schilddrüse, Lunge, Uterus, Nabelstrang, Schwellkörper.

Sperr|liquor (lat. liquor Flüssigkeit) **m:** s. Liquorstop.

Sperrung: (engl.) blocking; **1.** Bez. (Kraepelin) f. Bewegungsstörung bei Katatonie; s. Stupor; **2.** sog. schizophrene Denkstörung (E. Bleuler): Abreißen eines Gedankens u. Entstehung von Denkpausen ohne äußeren Anlaß u. oft mitten im Wort bei Schizophrenie*. Die Sp. wird vom Pat. häufig als Gedankenentzug* erlebt. **3.** sog. Blockierung: Störung des Denkablaufs in emotional bes. belastenden Situationen (z. B. Examen).

Sperr|venen (Vena*) **f pl:** Venen mit zirkulären glatten Muskelfasern zur reversiblen Verminderung des venösen Abflusses; Vork. z. B. in Nebennierenmark, Schilddrüse, Uterus, Schwellkörpern, Samenstrang.

Spezialitäten f pl**:** Fertigarzneimittel*, die unter einer herstellerspezif. geschützten Warenbezeichnung in den Handel kommen, häufig Kombinationspräparate. Vgl. Generika.

Spezies (lat. species Anblick, Vorstellung, Gestalt) **f:** Species*.

spezifisch (mlat. specificus eigentümlich)**:** artgemäß; vgl. Spezifität.

Spezifität (↑) **f:** (engl.) specificity; **1.** (immun.) selektive Reaktion eines Antikörpers od. immunkompetenter Zellen* mit einem best. Antigen; vgl. Kreuzreaktion; **2.** (statist.) s. Sensitivität.

Sphacelus (gr. σφάκελος Brand, Fäulnis) **m:** s. Sphakelus.

sphaericus (gr. σφαῖρα Kugel, Ball)**:** (kugel-) rund.

Sphäroid|gelenk (↑; -id*)**:** (engl.) sphaeroidal joint; Kugelgelenk, wobei d. Pfanne weniger als die Hälfte des Gelenkkopfs umfaßt; z. B. Schultergelenk; vgl. Gelenkformen.

Sphäro|phakie (↑; Phako-*) **f:** (engl.) sphaerophakia; kugelförmig gewölbte Linse der Augen; Vork. zus. mit Mikrophakie z. B. bei Marchesani*-Syndrom, mit defekter Zonula u. Linsenluxation bei Marfan*-Syndrom und Homocystinurie*.

Sphaero|phorus funduli|formis (↑; -phor*) **m:** s. Fusobacterium.

Sphaero|phorus-funduli|formis-Krankheit (↑; ↑)**:** s. Buday-Krankheit.

Sphaero|plasten (↑; Plast-*) **m pl:** (engl.) sphaeroplasts; syn. Protoplasten; durch (enzymatische) Entfernung der Zellwand inf. des internen osmotischen Drucks kugelige Zellen. Durch Einbringen in hypertone Medien platzt die Zellmembran; auf diese Weise können Zellorganellen u. Zytosol schonend voneinander getrennt werden.

Sphäro|proteine (↑; Prot-*) **n pl:** s. Eiweiße.

Sphäro|trichie (↑; Trich-*) **f:** s. Drusen.

Sphäro|zyten (↑; Zyt-*) **m pl:** s. Kugelzellen.

Sphäro|zytose, hereditäre (↑; ↑; -osis*) **f:** (engl.) hereditary sphaerocytosis; Minkowski-Chauffard-Krankheit, sog. Kugelzellenanämie, Kugelzellenikterus, fam. hämolytischer Ikterus; autosomal-dominant erbliche hämolytische Anämie* inf. eines Defekts der Erythrozytenmembran. Durch Aufnahme von Natrium u. Wasser quellen die Erythrozyten u. nehmen Kugelform an (Sphärozyten); sie werden in der Milz vorzeitig abgebaut (sog. lienale Hämolyse*). **Klin.:** mikrozytäre, normochrome Anämie, Ikterus, Splenomegalie; bei schweren Krankheitsverläufen aplast. Krisen, Gallensteine, Ulcera cruris; durch vermehrte Osteoblastenaktivität Skelettveränderungen möglich (Turmschädel, breite Nasenwurzel, spitzer Gaumen); **Diagn.:** im Blutausstrich Sphärozyten (s. Abb.), weisen eine verminderte osmotische Resistenz auf (s. Resistenzbestimmung der Erythrozyten); **Ther.:** Splenektomie*; führt zu weitgehender klin. Normalisierung u. sollte auch bei leichter hämolyt. Anämie u. zur

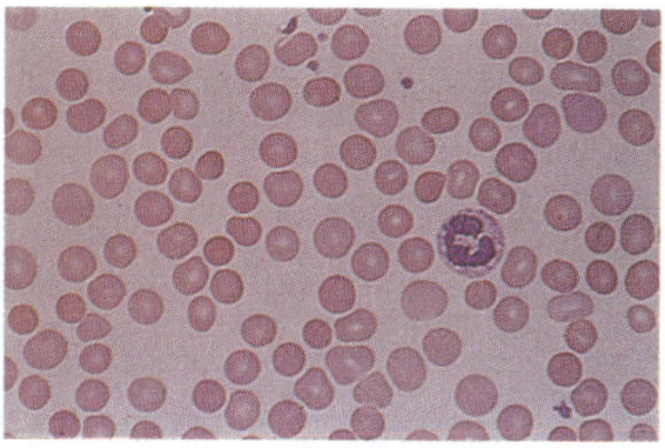

Sphärozytose, hereditäre:
kugelförmige Erythrozyten (Sphärozyten) mit kleinem Durchmesser („Mikrosphärozytose") im Blutausstrich (Pappenheim-Färbung)
[181]

Vermeidung mögl. Kompl. evtl. schon im Kindesalter (5.-12. Lj.) vorgenommen werden.

Sphakelus (gr. σφάκελος Brand, Fäulnis) m: feuchter Brand, Gangrän*.

S-Phase f: s. Zellzyklus.

Spheno|palatinum|syn|drom (gr. σφήν Keil; Palatum*) n: syn. Sluder*-Neuralgie.

Spheno|zephalie (↑; Keph-*) f: (engl.) sphenocephaly; syn. Oozephalie, Trigonozephalie; Stenozephalie* mit keil- bzw. eiförmiger Kopfform inf. vorzeitiger Synostose der Stirnbeine u. der Pfeilnaht, oft mit fehlender Mandibula u. Veränderungen an Maxilla u. Ohren verbunden; vgl. Dyszephalie.

Sphingo|lipide (gr. σφίγγειν schnüren; Lip-*; -id*) n pl: (engl.) sphingolipids; komplexe Lipide*; enthalten den langkettigen Alkohol Sphingosin; z. B. Sphingomyeline* oder Glykosphingolipide (enthalten Kohlenhydrate), Zerebroside*, Sulfatide*, Ganglioside*, Sphingoplasmalogene*; Sp. sind am Aufbau der Zellmembran beteiligt. Vgl. Lipidosen.

Sphingo|lipidosen (↑; ↑; ↑; -osis*) f pl: (engl.) sphingolipodoses; erbl. Lipidosen* mit Speicherung von Sphingolipiden inf. versch. Enzymdefekte; größte Gruppe der Fettspeicherkrankheiten, zu der die Sphingomyelinosen (Niemann*-Pick-Krankheit), Zeramidosen (Zeramidasemangel*, Angiokeratoma* corporis diffusum), Zerebrosidosen (Globoidzellen*-Leukodystrophie, Gaucher*-Krankheit), Gangliosidosen* u. Sulfatidosen (metachromatische Leukodystrophie*) gehören.

Sphingo|myeline (↑; Myel-*) n pl: (engl.) sphingomyelins; komplexe Lipide*, zu der Gruppe der Sphingolipide* gehörend; Zusammensetzung aus Sphingosin*, langkettigen Fettsäuren (gesättigt, ein- od. zweifach ungesättigt), Phosphorylcholin; Speicherung von Sp. z. B. bei Niemann*-Pick-Krankheit.

Sphingo|myelinose (↑; ↑; -osis*) f: syn. Niemann*-Pick-Krankheit.

Sphingo|phospho|lipide (↑; Lip-*; -id*) n pl: s. Sphingomyeline, Phosphatide.

Sphingo|plasmalo|gene n pl: komplexe Lipide*; gehören zur Gruppe der Glykosphingolipide, enthalten als charakteristisches Merkmal einen Vinyläther (C3 des Sphingosins) in einer Zerebrosidstruktur. Vgl. Sphingolipide.

Sphingosin n: (engl.) sphingosine; langkettiger, ungesättigter Aminoalkohol; Bestandteil der Sphingolipide*.

Sphinkter (gr. σφιγκτήρ) m: Schließmuskel; z. B. Oddi-Sphinkter. **Sph.dehnung** (↑): (engl.) anal dilation; Dehnung des Afterschließmuskels m. beiden Zeigefingern bei Sphinkterkrampf; vgl. Analfissur. **Sph.ek|tomie** (↑; Ektomie*) f: (engl.) sphincterectomy; zentrale Ausschneidung eines Irisstückchens mit Teilen des M. sphincter pupillae zur Erweiterung der Pupille. **Sph.fibrose** (↑; Fibr-*; -osis*) f: s. Papillenstenose.

Sphinkter|hyper|tonie (↑; Hyper-*; Ton-*) f: (engl.) hypertonic sphincter; konstante Hypertonie u. Hypertrophie des M. sphincter vesicae; mit Bindegewebeeinlagerungen zw. d. Muskelfasern; **Urs.:** degen. Veränderungen im Sympathikus od. ZNS.

Sphinktero|metrie (↑; Metr-*) f: syn. Urethrometrie; Messung des Öffnungsdrucks des inneren u. äußeren Harnröhrensphinkters i. R. einer Blasenfunktionsprüfung; meist im Anschluß an die Zystomanometrie*.

Sphinktero|tomie (↑; -tom*) f: (engl.) sphincterotomy; op. Schließmuskeldurchtrennung; **1.** (chir.) S. des M. sphincter ani internus bei Hämorrhoiden mit Sphinkterspasmus od. bei Analfissur; **2.** (urol.) **a)** S. des Sphincter internus vesicae durch transurethrale Resektion* der hypertrophierten Plica interureterica od. transvesikale Keilexzision des Blasenhalses (Uvula) nach Marion bei Sphinktersklerose, Multipler Sklerose, diabet. Polyneuropathie; **b)** S. des Sphincter externus vesicae bei Reflexblase. Vgl. Pyloromyotomie, Kardiomyotomie.

Sphinktero|tomie, trans|duo|denale (↑; ↑) f: s. Papillotomie.

Sphinkter|plastik (↑; -plastik*) f: (engl.) sphincteroplasty; operative Wiederherstellung der Schließmuskelfunktion zur Ther. einer Stuhl- od. Harninkontinenz durch frei transplantierte Skelett- (Grotte*-Operation) od. Darmmuskulatur als Sphinkterersatz. Vgl. Inkontinenz.

Sphinkter|sklerose (↑; Skler-*; -osis*) f: (engl.) sphincter sclerosis; **1.** (urol.) Sphinkterstarre, Blasenschließmuskelstarre, Starre des inneren Schließmuskelrings der Blase mit Blasenentleerungsstörungen*; Vork. v. a. bei Männern; Urs.: angeboren od. chron. Entz. von Prostata, Bläschendrüsen u. Nebenhoden mit Hypertrophie des Detrusor vesicae u. des Blasenhalses (innerer Sphinkter) sowie allmähl. Umwandlung in fibrös-sklerotisches Gewebe; Sympt.: Dysurie (verzögerte Miktion, dünner Harnstrahl, abnehmende Projektion), Pollakisurie, erhebl. Restharnbildung; Diagn.: Zystoskopie, Urethroskopie; Prostata palpator. nicht vergrößert; Ther.: transurethrale Elektroresektion des Blasenhalses; DD: benigne Prostatahyperplasie; vgl. Blasenhalsstenose; **2.** S. des Choledochus: s. Papillenstenose.

Sphinkter|tonus (↑; ↑) m: (engl.) sphincter tonus; die Spannung der Schließmuskeln der Blase, des Mastdarms usw.

Sphinx|gesicht (Σφίγξ Figur aus der gr. Mythologie): s. Facies myopathica.

Sphygmo|gramm (gr. σφυγμός Pulsschlag; -gramm*) n: (engl.) sphygmogram; durch Pulsschreiber (Sphygmograph) aufgezeichnete Pulskurve (s. ums. Abb.); z. B. Karotispulskurve.

Spica (lat. Kornähre) f: Kornährenverband; kreuzförmiger Rollbindenverband für Gelenke, wird in Achtertouren auf- u. absteigend angelegt; z. B. Sp. humeri am Oberarm-Schultergelenk, Sp. manus am Handgelenk (s. ums. Abb.), Sp. perinei in der Damm-Kreuzbein-Gegend.

S

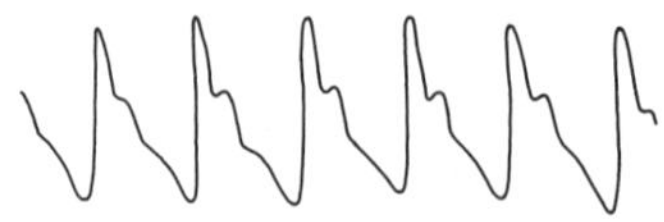

peripheres Sphygmogramm

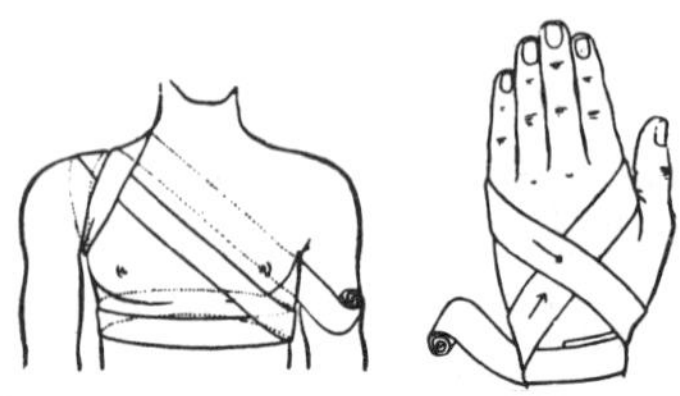

Spica:
Spica humeri (li.) und Spica manus (re.)

Spick|draht|osteo|synthese (Ost-*; gr. σύνθεσις Zusammensetzung) f: s. Osteosynthese.

Spick|methode f: Form der interstitiellen Strahlentherapie*.

Spiculae (lat. spiculum Spitze, Stachel) f pl: (röntg.) Bez. f. **1.** feine Knochenzacken bei malignen Knochentumoren* u. am Schädel als reaktive Hyperostose bei Meningeom; **2.** feinzipfelige Ausziehungen der Darmschleimhaut im fortgeschrittenen Stadium der Colitis* ulcerosa.

Spider naevus (engl. spider Spinne; Naevus*) m: s. Naevus araneus.

Spiegel|bildung: (engl.) mirror imaging; (röntg.) waagerechte kontrastierende Linie an einer Flüssigkeitsluftgrenze; z. B. bei Seropneumothorax, Ileus.

Spieghel-Hernie (Adriaan van den Sp., genannt Spigelius, Anat., Botaniker, Venedig, Padua; Hernie*) f: Form der Hernia ventralis; s. Hernie.

Spiegler-Tumor (Eduard Sp., Chem., Dermat., Wien, 1860-1908; Tumor*) m: syn. Zylindrom*.

Spiel|abhängigkeit: (engl.) gambling addiction; sog. Spielsucht; Abhängigkeit* von kommerziellen Glücksspielen od. Wetten, die dadurch gekennzeichnet ist, daß ein immer größeres Spielrisiko eingegangen wird u. die Kontrolle über d. Spielverhalten i. S. einer süchtigen Entw. verloren geht; Häufigkeit: in der Bundesrepublik Deutschland ca. 200 000 abhängige Spieler. Die sog. Anonymen Spieler haben sich in therap. Selbsthilfegruppen zusammengeschlossen.

Spielmeyer-Vogt-Krankheit (Walter Sp., Psychiater, Neurol., München, 1879-1935; Heinrich V., Neurol., Bad Pyrmont, 1875-1936): juvenile Form der Zeroidlipofuszinose*.

Spike (engl.) n: Spitze, Kurvenzacke; s. Elektroenzephalographie, Pemplomer.

Spikes and waves (↑; engl. wave Welle) n pl: Spitzen-Wellen-Komplex; s. Elektroenzephalographie.

Spin (engl. Drall) m: Eigendrehimpuls von Elementarteilchen* u. Atomkernen (Kernspin, s. Atom), der für eine best. Teilchenart charakteristisch ist; je nach Ladungsverteilung ist mit dem Sp. ein mehr od. weniger starkes magnetisches Moment verknüpft. Elementarteilchen bzw. Atomkerne verhalten sich also wie kleine Magnete, die sich um ihre eigene Achse drehen. Vgl. Magnetresonanz.

Spina (lat.) f: **1.** (anat.) Dorn, Stachel; Sp. iliaca anterior inferior, superior: vorderer unterer bzw. oberer Darmbeinstachel; Sp. iliaca posterior inf., sup.: hinterer unterer bzw. oberer Darmbeinstachel; Sp. ischiadica: Sitzbeinstachel, am hinteren Rand des Sitzbeins nach innen gerichteter Knochendorn; gebh. von großer Bedeutung; Sp. scapulae: Schulterblattgräte; Knochenkamm an d. Hinterfläche der Skapula, läuft lateral in d. Akromion aus. Vgl. Interspinallinie. **2.** (pathol.) Wirbelsäule, Rückenmark, z. B. Spina* bifida.

Spina bi|fida (↑; lat. bifidus zweigeteilt) f: sog. Spaltwirbel, Wirbelspalt; angeb. Spaltbildung im hinteren (Sp. b. posterior) od. vorderen (Sp. b. anterior) Teil der Wirbelsäule, meist dorsal im Lumbal- od. Sakralbereich; Hemmungsfehlbildung mit unvollständigem Verschluß der Medullarrinne; **Urs.:** mechanische, infektiöse, alimentäre od. toxische intrauterine Schädigung; **Formen: 1.** Sp. b. totalis: vollständige Spaltung der Wirbelsäule (Rhachischisis) einschl. des Rückenmarks (Myeloschisis); mit dem Leben nicht vereinbar; **2.** Sp. b. partialis: Teilspaltung best. Abschnitte der knöchernen Wirbelsäule u. der entsprechenden Rückenmarkanteile; Unterteilung in **a)** Sp. b. aperta: offene Form mit Freiliegen des Rückenmarks, evtl. mit einer weichen Haut überzogen od. zystisch vorgewölbt (Sp. b. cystica); s. Meningozele, Meningomyelozele; **b)** bei der geschlossenen Form ist die Haut über dem Defekt intakt; **3.** Sp. b. occulta: äußerlich nicht sichtbare Spaltung der Neuralbögen der Wirbel, meist im lumbosakralen Bereich, mit weitgehend

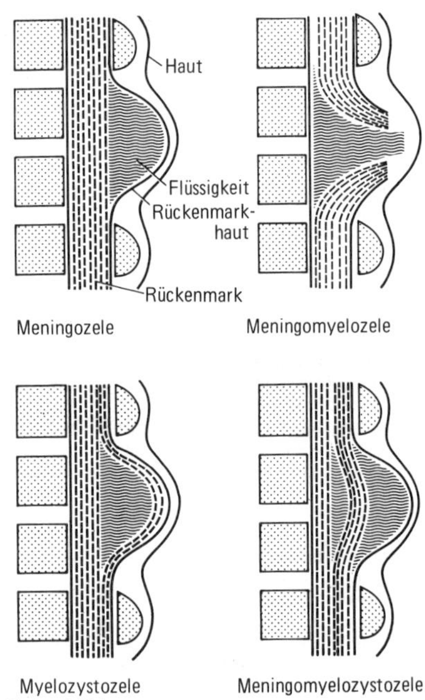

Spina bifida:
Formen der Spina bifida partialis

normaler Anlage u. Funktion des Rückenmarks u. der Weichteile über dem Knochendefekt; oft mit abnormer Behaarung, Pigmentierung bzw. Grübchenbildung im betr. Bereich; **Klin.**: bei Sp. b. occulta oft keine Sympt.; bei Sp. b. partialis meist neurol. Sympt., z. B. Sensibilitätsstörungen, neurogene Blasenentleerungsstörungen, Lähmungen od. trophische Störungen, Fußdeformitäten; **Diagn.**: Inspektion u. Rö.-Wirbelsäule; **Ther.**: neurochir. Primärversorgung mit Verschluß des Defekts; orthop. Ther. zur Korrektur von Fußdeformitäten, Proph. von Kontrakturen u. Fehlstellungen. Vgl. Dysrhaphiesyndrome.

spinal (lat. spinalis zum Rückgrat gehörig): zur Wirbelsäule, zum Rückenmark gehörend.

Spinal|an|ästhesie (↑; Anästhesie*) **f:** (engl.) spinal anaesthesia; Form der Lokalanästhesie* mit Inj. eines Lokalanästhetikums in den spinalen Subarachnoidalraum (s. Lumbalpunktion) z. temporären, segmentalen Nervenblockade (sympathisch, sensorisch, motorisch); man unterscheidet eine **hohe** u. eine **tiefe Sp.** (Lumbalanästhesie, Sattelblock*). **Anw.**: chir. Eingriffe im Abdomen unterh. des Nabels (v. a. in Gyn. u. Urol.) sowie Op. an den unteren Extremitäten; Alternative zur Vollnarkose bei Risikopatienten; Vor- u. Nachteile: s. Periduralanästhesie (Tab.). Vgl. Hemispinalanästhesie.

Spinal|erkrankung, funikuläre (↑)**:** s. Myelose, funikuläre.

Spinal|ganglion (↑; Gangl-*) **n:** (engl.) spinal ganglion; im Bereich der Foramina intervertebralia gelegene spindelförmige Ansammlung pseudounipolarer, vorwiegend somatosensibler Nervenzellen, deren periphere (afferente Impulse aus der Körperperipherie leitende) Fortsätze über die Spinalnerven verlaufen u. deren zentrale Fortsätze durch die Hinterwurzeln in das Rükkenmark* eintreten. Vgl. Ganglia craniospinalia, Segment, spinales.

Spinaliom (↑; -om*) **n:** syn. Plattenepithelkarzinom*.

Spinal|nerven (↑; Nervus*)**:** (engl.) spinal nerves; Nervi spinales, sog. Rückenmarknerven; 31 segmentale Paare, davon acht zervikale Sp. (bilden den Plexus* cervicalis), 12 thorakale Sp., die segmental angeordnet bleiben (s. Innervation, segmentäre), fünf lumbale Sp. (bilden den Plexus* lumbalis) u. fünf sakrale Sp. sowie ein kokzygealer Spinalnerv (bilden den Plexus* sacralis u. Plexus* coccygeus). Vgl. Rückenmark, Segment, spinales.

Spinal|para|lyse, spastische (↑; Paralyse*) **f:** (engl.) spastic spinal paralysis; syn. Diplegia spinalis progressiva, Erb-Charcot-Krankheit; seltene, zu den Systemerkrankungen* des Rückenmarks gehörende, langsam progrediente Erkr. inf. Degeneration des 1. motor. Neurons; **Sympt.**: bereits im Kindesalter einsetzende Spastik der Beine, Paraspastik mit Hyperreflexie; dabei Pyramidenbahnzeichen* nachweisbar; **Ther.**: symptomatisch, v. a. Krankengymnastik nach Bobath-Methode.

Spina|punktion (Spina*; Punktion*) **f:** Bekkenkammpunktion*.

Spina ventosa (↑; lat. ventosus windig) **f:** Winddorn; relativ gutartige Form der kindl. Knochentuberkulose* mit blasenförmigen, periostalen Auftreibungen der Finger- od. Zehenknochen.

Spindel|apparat: (engl.) spindle; syn. Kernspindel; Proteinstruktur (Mikrotubuli*) im Zytoplasma der Zelle* während der Mitose*; sog. polare Tubuli des Sp. werden (ausgehend von den Zentriolen*) an den beiden Zellpolen gebildet u. überlappen den Zelläquator; sog. chromosomale Tubuli reichen von den Zentromeren der Chromosomen* bis zum Zentroplasma*, ihre Verkürzung in der Anaphase bewirkt die Verlagerung der Chromosomen zu den Zentren der beiden entstehenden Zellen.

Spindel||gifte: (engl.) mitotic poisons; Mitosehemmstoffe* (durch Blockade des Spindelapparats in der Metaphase); vgl. Zytostatika. **Sp.haare:** syn. Monilethrix; s. Haarveränderungen. **Sp.zell|sarkom** (Zelle*; Sark-*; -om*) **n:** s. Sarkom.

Spine sign (engl. spine Rückgrat; sign Zeichen) **n:** syn. Kniekußphänomen*.

Spinnbarkeits|test m: s. Zervixschleim.

Spinnen: (engl.) spiders; (zool.) Araneae; Ordnung der Klasse Spinnentiere im Stamm Gliederfüßer (Arthropoden*); besitzen Beißwerkzeuge, die mit Giftdrüsen in Verbindung stehen; für den Menschen gefährliche Arten sind Mitglieder der Latrodectus- (z. B. sog. schwarze Witwe) u. Atrax-Gruppe mit neurotoxisch sowie der Loxosceles-Gruppe mit hämorrhagisch-nekrotisch wirkenden Giften; Todesfälle sind beschrieben; Vork. v. a. in wärmeren Regionen. **Ther.** bei Spinnenbissen: Antiserum, Calciumglukonat, Muskelrelaxanzien, evtl. Antihistaminika, Glukokortikoide, Betarezeptorenblocker, Atropin.

Spinnen|fingrigkeit: (engl.) arachnodactyly; syn. Arachnodaktylie; Symptom des Marfan*-Syndroms.

Spinnen|gewebe|gerinnsel: (engl.) spiderweb clot; spinnengewebeähnliche Fäden bzw. Schleier (Fibringerinnsel), die sich v. a. bei tuberkulöser Meningitis* im abpunktierten, längere Zeit stehenden Liquor* cerebrospinalis bilden u. in denen (nach Lufttrocknung u. Ziehl*-Neelsen-Färbung) der direkte mikroskop. Nachweis von Mykobakterien mögl. ist.

Spinnen|nävus (Nävus*) **m:** syn. Naevus* araneus.

Spinnen|zellen (Zelle*)**:** (engl.) astrocytes, stellate cells; Bez. f. **1.** Tumorzellen eines Rhabdomyoms; **2.** Astrozyten.

Spintherismus (gr. σπινθήρ Funke) **m:** (engl.) spintherism, photopsia; auch Spintheropie, Funkensehen (Photopsie), Lichtsehen.

Spiral|arterien (gr. σπεῖρα Windung; Arteri-*) **f pl:** (engl.) spiral arteries; die in der Sekretionsphase stark erweiterten u. gefüllten Gefäße des Endometriums; s. Menstruationszyklus.

Spirale (↑) **f:** (engl.) intrauterine device; umgangssprachl. Bez. f. die versch. Intrauterinpessare*.

Spiral|fraktur (↑; Fraktur*) **f:** (engl.) spiral fracture; Torsionsfraktur an langen Röhrenknochen mit spiralig verlaufender Bruchlinie; s. Fraktur, vollständige.

Spira|mycin (INN) **n:** Makrolid-Antibiotikum aus Kulturen von Streptomyces ambofaciens od. gleiche, auf anderem Weg hergestellte Verbindung; Verw.: s. Makrolid-Antibiotika.

Spirem (gr. σπεῖρα Windung, Krümmung) **n:** (engl.) spireme; Chromosomenknäuel in der Prophase der Kernteilung; vgl. Dispirem.

Spirillen (Dim. ↑) **f pl:** (engl.) spirilla; Gattung gramnegativer, starrer, spiralförmiger Bakt. (Spirillum; noch keiner Fam. zugeordnet; vgl. Bakterienklassifikation); lophotrich begeißelt, mikroaerophil, Oxidase-positiv, Katalase-negativ; Vork. in stagnierendem Frischwasser; einzige anerkannte Species: Spirillum volutans; nicht pathogen.

Spirillum minus (↑) n: syn. Spirochaeta muris; taxonomisch noch nicht eingeordnete, gramnegative, schraubenförmige Bakterienspecies; polar begeißelt; auf künstlichen Nährböden nicht züchtbar; Err. der Rattenbißkrankheit*, Vork. v. a. im Fernen Osten.

Spirillum-minus-Krankheit (↑): syn. Sodoku; s. Rattenbißkrankheit.

Spiritus (lat. Windhauch, Geist, Seele) m: Weingeist, Äthylalkohol. **Sp. camphoratus** (↑) m: Kampferspiritus; Zusammensetzung: Campher crist. 1 Teil, Äthanol 90% (V/V) 7 Teile, Wasser 2 Teile; Verw.: als hyperämisierende Einreibung bei rheumatischen Beschwerden. **Sp. di|lutus** (↑) m: verdünnter Weingeist, Äthanol 70%; zur Hände- u. Gerätedesinfektion. **Sp. Vini gallici** (↑) m: Franzbranntwein; Zusammensetzung: aus unterschiedl. Anteilen von Äthanol, Wasser, Farb- u. Aromastoffen; Verw.: äußerlich zur Dekubitusprophylaxe, Lockerungsmassage u. bei Muskelkater. **Sp. Vini recti|ficatissimus** (↑) m: Äthanol 96%. **Sp. Vini rectificatus** (↑) m: Äthanol 70%.

Spiro|chaetaceae (gr. σπεῖρα Windung; χαίτη langes Haar) f pl: Fam. flexibler Schraubenbakterien (keine starre, konstante Gestalt) mit ungewöhnlicher Länge (5-250 µm); Fortbewegung durch Fibrillen bzw. Fibrillenbündel; **Vork.:** stagnierende Gewässer, Intestinaltrakt von Mensch u. Tier; **vier Gattungen:** Cristispira, Spirochaeta u. die humanmed. wichtigen Species Treponema* u. Borrelia*.

Spiro|chaetales (↑; ↑) f pl: Sammelbez. (Ordnung; vgl. Bakterienklassifikation) f. schlanke spiralförmige Bakt. der Fam. Leptospiraceae (s. Leptospira) u. Spirochaetaceae*.

Spiro|chäten (↑; ↑) f pl: s. Spirochaetales.

Spiro|chäten|fieber (↑; ↑): (engl.) spirochaete fever; Fieber durch Leptospira pyrogenes; s. Feldfieber.

Spiro|chätosen (↑; ↑; -osis*) f pl: (engl.) spirochaetoses; Sammelbez. f. Infektionen, die durch Mikroben der Ordnung Spirochaetales* verursacht werden.

Spiro|ergo|metrie (↑; Erg-*; Metr-*) f: s. Ergospirometrie.

Spiro|graphie (↑; -graphie*) f: s. Spirometrie.

Spiro|metra (↑; gr. μέτρον Länge) n: Gattung der Cestodes*; **Entw.:** Prozerkoid in Cyclops; Plerozerkoid (Sparganum) bes. in Amphibien u. Reptilien; Übertragung auf Menschen führt nicht zu Weiterentwicklung, sondern verursacht durch Wanderung Sparganose*; nach oraler Aufnahme plerozerkoidhaltiger zweiter Zwischenwirte Adultwurm im Darm des Endwirts (Hund, Katze); Sp. mansoni in Ost- u. Südostasien, Sp. mansonoides in Nordamerika.

Spiro|metrie (↑; Metr-*) f: (engl.) spirometry; Messung u. graph. Darstellung (Spirogramm) von Lungenvolumen u. Ventilationsgrößen; s. Ergospirometrie, Lungenfunktionsprüfung, Lungenvolumina (Abb.).

Spirono|lacton (INN) n: 7-α Acetylthio-3-oxo-17α-pregn-4-en-21,17-carbolacton (IUPAC); synthet. Steroidverbindung, die kompetitiv die Wirkung des Aldosterons an dessen Erfolgsorgan (distaler Nierentubulus) ohne Beeinflussung od. Rückwirkung auf die normale Sekretion der Nebennierensteroide hemmt; steigert die Na^+- u. senkt die K^+-Ausscheidung (diuret. Effekt, der hinsichtl. anderer Diuretika rel. gering ausfällt);

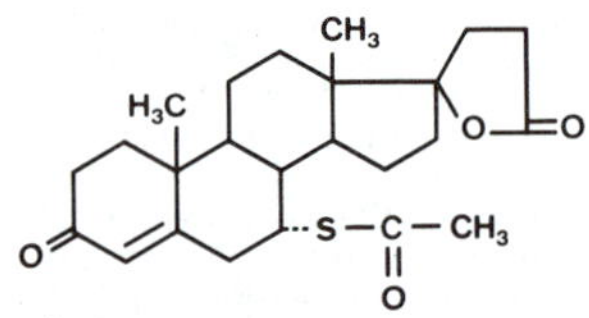

Spironolacton

Verw.: bei Ödemen od. Aszites bei gleichzeitig vorliegendem sek. Hyperaldosteronismus (z. B. Leberzirrhose, Herzinsuffizienz), bei primärem Hyperaldosteronismus; **NW:** u. a. Tendenz zu hyperchlorämischer Azidose und Hyperkaliämie, Gynäkomastie, Impotenz, Zyklusstörungen. Vgl. Diuretika.

Spitz|bauch: am Ende der Schwangerschaft Hinweis auf enges Becken*, bes. bei einer Primipara.

Spitzen|stoß: s. Herzspitzenstoß.

Spitzen|stoß, hebender: deutlich fühlbarer u. evtl. sichtbarer verstärkter Herzspitzenstoß* bei Linksherzhypertrophie, läßt sich mit d. palpierenden Finger nicht unterdrücken.

Spitz|fuß: s. Pes equinus.

Spitz-Holter-Drainage (Drainage*) f: s. Ventrikeldrainage.

Spitz|sakrum n: s. Sacrum arcuatum.

Spitz-Tumor (Tumor*) m: (engl.) Spitz naevus; syn. Nävus Spitz; sog. juveniles Melanom; Spindelzellnävus, Variante des Nävuszellnävus*;

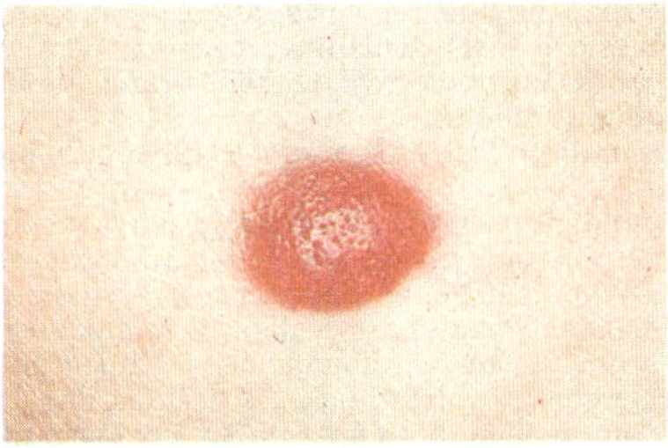

Spitz-Tumor [3]

meist bis erbsgroßer, benigner, rasch wachsender Tumor von rötl. Farbe m. glatter od. warziger Oberfläche, die oft Teleangiektasien aufweist; histol. besteht z. T. große Ähnlichkeit mit d. malignen Melanom*; Vork. i. d. R. vor dem 9. Lj., bei Erwachsenen selten. **Lok.:** meist im Gesicht, bes. Wangen.

Spitzy-Operation (Hans Sp., Orthop., Wien, 1872-1956) f: Op. zur Beseitigung eines Nabelbruchs*; nach halbkreisförmiger Umschneidung des Nabels op. Ablösung des Bruchsacks vom Hautnabel, Lösung u. Reposition des Bruchinhalts u. Verschluß der Bruchpforte nach Abtragung des Bruchsacks.

Splanchnikus (gr. σπλάγχνον Eingeweide) m: (engl.) splanchnic nerve; Kurzbez. f. Nervus splanchnicus; Eingeweidenerv, Teil des Sympathikus*.

Splanchnikus|blockade (↑) f: (engl.) splanchnic nerve block; Form der Sympathikusblokkade* mit Leitungsanästhesie* des N.

splanchnicus durch transkutane (von dorsolateral) bzw. intraoperative (von ventral) Inj. eines Lokalanästhetikums zur Schmerzausschaltung im Bereich des oberen Abdomens, auch als Vorstufe einer neurolytischen Nervenblockade*.

Splanchnikus|parese (↑; Parese*) **f:** (engl.) splanchnic nerve paralysis; Funktionsausfall der Nervi splanchnici mit Schocksymptomen, z. B. nach Bauchtrauma.

Splanchno|cranium (↑; gr. κρανίον Schädel) **n:** Gesichts- u. Eingeweideschädel; s. Cranium.

Splanchno|megalie (↑; Mega-*) **f:** (engl.) splanchnomegaly; abnorme Vergrößerung der inneren Organe; z. B. bei Akromegalie*.

Splen (gr. σπλήν) **m:** Lien, Milz*.

Splen|ek|tomie (↑; Ektomie*) **f:** (engl.) splenectomy; Milzexstirpation; op. Entfernung der Milz*; **Ind.: 1.** (chir.) v. a. bei Milzruptur*, Milzabszeß, primären Milztumoren; **2.** (hämat.) **a)** bei nachgewiesener lienaler Hämolyse*, v. a. bei hereditärer Sphärozytose*, seltener bei anderen Formen der hämolytischen Anämie; **b)** bei Werlhof*-Krankheit (wenn Kortikoide therap. ohne Erfolg bleiben); **c)** bei Lymphogranulomatose* i. R. der Staging-Laparotomie; **d)** in bes. Fällen der Osteomyelofibrose*; **e)** bei Hypersplenismus* mit Zytopenie (z. B. bei Felty*-Syndrom); **f)** evtl. bei mechan. bedingten Beschwerden inf. Splenomegalie*. Eine Sp. sollte wegen der Gefahr der Entw. eines OPSI*-Syndroms nicht vor dem 5. Lj. vorgenommen werden. **Folgen:** vorübergehende Vermehrung der Erythroblasten, Leukozyten u. Thrombozyten; bleibend Jolly*-Körperchen in den Erythrozyten, Erhöhung der Siderozyten*, evtl. Targetzellen* im Blut.

Splenisation (↑) **f:** milzartige Verdichtung v. Lungengewebe; b. Lungenödem u. Atelektase.

Splenitis (↑; -itis*) **f:** Entzündung der Milz* mit Splenomegalie, u. U. Abszeßbildung.

Splenium (gr. σπλήνιον) **n:** Wulst, Pflaster, Kompresse.

Splenium corporis callosi (↑) **n:** (anat.) hinteres freies verdicktes Ende des Balkens.

Spleno|graphie (gr. σπλήν Milz; -graphie*) **f:** (engl.) splenography; Röntgenkonstrastdarstellung der Milz; meist i. R. einer Splenoportographie*.

Spleno|hepato|megalie (↑; Hepat-*; Mega-*) **f:** (engl.) splenohepatomegaly; Milz- u. Lebervergrößerung.

Splenom (↑; -om*) **n:** (engl.) splenoma; seltener, benigner Milztumor, bestehend aus Milzgewebe (Pulpa, lymphat. Gewebe).

Spleno|megalie (↑; Mega-*) **f:** (engl.) splenomegaly; Milzschwellung, sog. Milztumor; Vergrößerung der Milz; **Vork.: 1.** bei Blut- u. lymphat. Erkrankungen, z. B. Osteomyelofibrose, Leukämie, Lymphogranulomatose, malignem Lymphom, hereditärer Sphärozytose u. a. hämolyt. Anämien, Polycythaemia rubra vera; **2.** bei hepatolienalen Erkr., z. B. Cholangitis, akuter Hepatitis, toxischem Leberzellschaden, Leberzirrhose (Banti-Syndrom); **3.** als mechanisch bedingte Sp., z. B. bei portaler Hypertension, Staungsmilz, Wandermilz; **4.** bei Kollagenosen u. rheumat. Erkrankungen, z. B. Felty-Syndrom, Still-Krankheit, Reiter-Krankheit, systemischem Lupus erythematodes; **5.** bei Speicherkrankheiten, z. B. Lipoidosen, Glykogenosen, Hämochromatose, Wilson-Krankheit, Amyloidose; **6.** bei akuten Infektionskrankheiten, z. B. Typhus, Paratyphus, Brucellose, Leptospirosen, Virushepatitis, infektiöse Mononukleose, Röteln, Viruspneumonie, Rickettsiosen, Toxoplasmose, Kala-Azar, Bilharziose, Histoplasmose, Malaria; **7.** bei chron. Infektionskrankheiten, z. B. Endocarditis lenta, Sarkoidose, Miliartuberkulose, Malaria, sek. Syphilis; **8.** als isolierte Sp., z. B. inf. von Milztumoren (Sarkom, Lymphangiokavernom), Milzzysten, Echinokokkuszysten, Milzabszeß; **Nachweis** durch Palpation, Ultraschalldiagnostik u. radiol. Verfahren (Magen-Darm-Passage, Splenoportographie, Angiographie, Computertomographie, Szintigraphie u. a.); **DD:** Tumoren der li. Niere u. Nebenniere, des Pankreasschwanzes, Magens, linken Leberlappens u. Kolons.

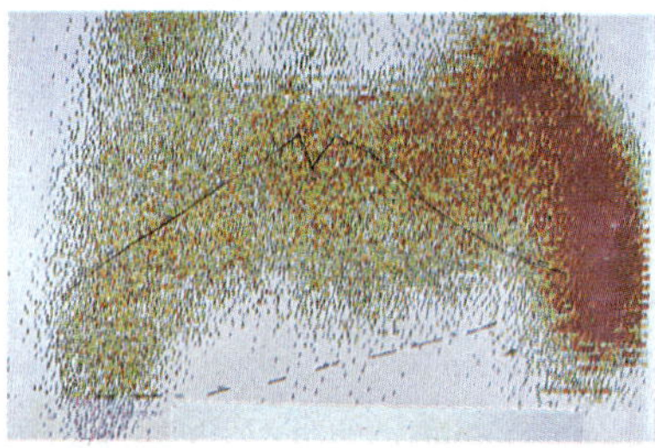

Splenomegalie:
Szintigramm bei stauungsbedingter Splenomegalie (z. B. bei Leberzirrhose) [535]

Spleno|megalie, tropische (↑; ↑) **f:** (engl.) tropical splenomegaly; Splenomegalie unbekannter Ätiol.; Vork. bes. häufig in Regionen mit hoher Malariaverbreitung, oft mit IgM-Vermehrung, Panzytopenie, Hypovolämie, Hepatomegalie. Weitere mögliche Urs.: viszerale Leishmaniase od. Schistosomiasis.

Spleno|pexie (↑; -pexie*) **f:** (engl.) splenopexy; nur noch selten ausgeführte op. Fixation einer Wandermilz* in Höhe der Normallage.

Spleno|porto|graphie (↑; Porta*; -graphie*) **f:** (engl.) splenoportography; Röntgenkontrastdarstellung der Milzvene u. Pfortader m. ihren intrahepat. Verzweigungen; **Technik:** Einbringen des Kontrastmittels vorzugsweise indirekt durch perkutane Punktion der A. femoralis od. A. axillaris u. Sondierung der A. coeliaca bzw. A. mesenterica sup.; seltener direkt laparoskop.; **Ind.:** Diagn. v. Strombahnhindernissen, portaler Hypertension, Splenomegalie, Budd-Chiari-Syndrom. Vgl. Splenographie, Portographie.

Splenose, peri|toneale (↑; -osis*) **f:** (engl.) peritoneal splenosis; Auftreten zahlreicher, kleiner, benigner, aus Milzgewebe bestehenden Tumoren im Peritoneum u. Mesenterium; **Urs.:** Ansiedlung von Milzfragmenten nach Milzruptur. Zufallsbefund bei Laparotomie.

Split-brain-Operation (engl. split Spaltung; brain Gehirn) **f:** neurochir. Durchtrennung des Balkens (Corpus* callosum) u. a. Kommissurenbahnen; v. a. bei Epilepsie* zur Unterbrechung der Erregungsausbreitung von einer auf die andere Großhirnhemisphäre.

Splitter|fraktur (Fraktur*) **f:** vollständige Fraktur* mit mehreren Bruchfragmenten.

Spondyl|arthritis (gr. σπόνδυλος Wirbel; Arthr-*; -itis*) **f:** auch Spondarthritis; Gruppe von entzündlich-rheumatischen Erkr. mit Veränderungen vorwiegend der Wirbelsäule (Sakro-

S

iliitis, Spondylarthritis); **diagn. Kriterien:** kein Nachweis von Rheumafaktor u. antinukleären Faktoren, nichtsymmetrische Oligoarthritiden großer Körpergelenke (meist der unteren Extremitäten), fam. Häufung, extraartikuläre Manifestationen an Haut od. Auge, häufiger Nachweis des HLA-B27-Antigens; **Krankheitsbilder:** Spondylitis* ankylosans, Reiter*-Krankheit, Psoriasis*-Arthropathie, Arthritis bei Enteritis regionalis Crohn u. Colitis ulcerosa, reaktive Arthritis, Behçet*-Krankheit.

Spondyl|arthritis ankylo|poetica (↑; ↑; ↑) **f:** s. Spondylitis ankylosans.

Spondyl|arthrose (↑; ↑; -osis*) **f:** (engl.) spondylo-arthrosis; reaktive Arthrose* der kleinen Wirbelgelenke bei fortgeschrittenem, degen. Bandscheibenschaden*.

Spondylitis (↑; -itis*) **f:** Wirbelentzündung; **Formen: 1.** lokale Sonderform der akuten unspezif. Osteomyelitis* mit hämatogener, selten exogener (durch Eingriffe an der Wirbelsäule) Absiedelung von Eitererregern (meist Staphylococcus aureus); Vork. vorwiegend zw. 20.-30. Lj. im Bereich der unteren BWS u. LWS; **2.** spezifische Sp.: **a)** Sp. tuberculosa, häufigste Form der Knochentuberkulose*; kann in allen Abschnitten der Wirbelsäule auftreten; **b)** Sp. brucellosa i. R. von Brucellosen*; **3.** Sp. bei entzündl.-rheumatischen Erkr., Malignomen, Leukämie (bei Kindern); **Lok.: 1.** Sp. anterior superficialis: abszedierende, z. T. konfluierende kleine Herde an d. Vorderseite der Wirbelkörper, u. U. Fistelbildung; **2.** Sp. posterior: an d. Wirbelbögen mit Druckschmerz u. Abszeßbildung im Bereich der Dornfortsätze; **3.** Malum suboccipitale: Sp. im Atlanto-Okzipitalbereich; bei Destruktion Dislokation des Kopfs gegen d. Epistropheus; **Diagn.:** Blutkultur, ggf. Erregernachweis durch Punktion, Rö. (charakterist. keilförmige Deformierung mit Bandscheibenverschmälerung), Szintigraphie, u. U. CT u. Kernspintomogaphie; **Ther.:** Ruhigstellung der gesamten Wirbelsäule (Gipsliegeschale), evtl. op. durch Spondylodese*, bei infektiöser Genese Antibiotika; **Kompl.:** Senkungsabszeß*. Vgl. Wirbelsäulenaffektionen.

Spondylitis ankylosans (↑; ↑; Anky-*) **f:** syn. Spondylarthritis ankylosans, Spondylitis ankylopoetica, Bechterew-Strümpell-Marie-Krankheit; chronisch-entzündlich-rheumatische Erkr. des Achsenskeletts (Wirbelsäule, Iliosakralgelenke, Schambeinfugen, kleine Wirbelgelenke), der Extremitätengelenke u. Sehnenansätze; **Formen:** idiopathische Form od. kombiniert mit chronisch-entzündlichen Darmerkrankungen, Reiter-Krankheit, Psoriasis, selten als Spätfolge nach reaktiver Arthritis; **Pathol./Anat.:** chronisch-proliferierende Synovitis an den Gelenken mit Kapselfibrose u. Ankylose, am Bandapparat der Wirbelsäule Schrumpfungen u. Ossifikationen; als viszerale Manifestationen Iritis, Mesaortitis u. Erregungsleitungsstörungen des Herzens; **Urs.:** unbekannt; genetische Disposition, häufige Assoziation mit HLA-B27; **Vork.:** v. a. bei Männern (ca. 90%), Manifestation zwischen dem 15. u. 30. Lj.; **Klin.:** Beginn meist als Sakroiliitis mit morgendlicher Steifigkeit u. nächtlichen Schmerzen im Bereich der LWS, nicht selten auch Arthritis der Gelenke der unteren Extremitäten; bei Beteiligung des Achillessehnenansatzes quälender Fersenschmerz, häufig auch Fersensporn; fortschreitende Einschränkung der Beweglichkeit von Wirbelsäule (Schober-Zeichen) u. Thorax; im Endstadium völlige Versteifung der gesamten Wirbelsäule in thorakolumbaler Kyphose (s. Abb.); **Diagn.:** (labordiagn.) BKS im Schub beschleunigt, Rheumafaktor negativ, serol. Nachweis von HLA-B27 in 90% der Fälle mögl.; (röntg.) bilaterale Sklerosierung der Iliosakralgelenke (Stadium I), gelenknahe Usuren u. Erosionen (Stadium II), Usuren u. teilweiser Durchbau (Stadium III), Ankylose (Stadium IV); Ossifikationen der Bandscheibenringe, Längsbänder u. Kantenausziehungen an den Wirbelkörpern (sog. Bambusstabwirbelsäule); **Ther.:** symptomat. mit Analgetika u. Antiphlogistika; lebenslang regelmäßige krankengymnastische Übungen.

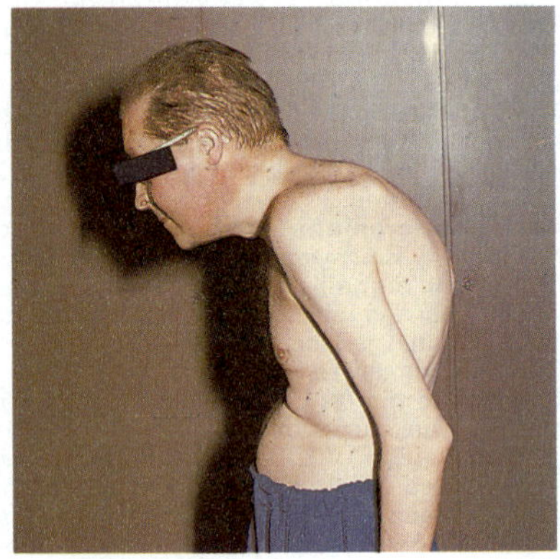
Spondylitis ankylosans [364]

Spondylo|dese (↑; gr. δέσις Bindung, Fesselung) **f:** (engl.) spondylodesis; op. Versteifung best. Wirbelsäulensegmente durch Anfrischen der kleinen Wirbelgelenke u. autoplast. Spongiosaanlagerung od. durch interne Fixation mit Metallstäben; **Ind.:** Wurzelkompressionssyndrom*, Spondylolisthesis*, progrediente Skoliose*.

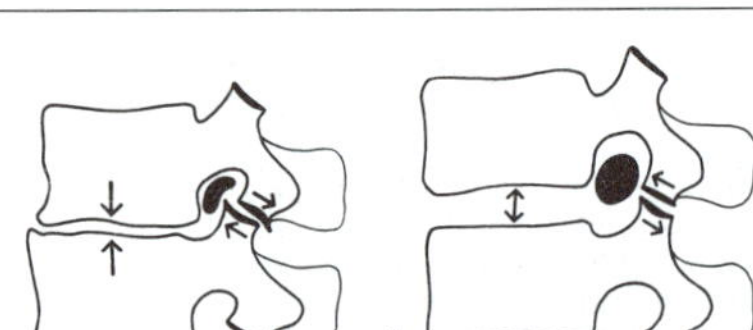

Spondylodese:
a: präoperative Verschmälerung des Bandscheibenraums mit drohender Wurzelkompression; b: postoperative Dekompression durch Aufrichtung [330]

Spondylo|diszitis (↑; Diskus*; -itis*) **f:** (engl.) spondylodiscitis; Entz. des Bandscheibenraums u. des angrenzenden Wirbelknochens; **Urs.:** meist bakterielle Inf. (Tuberkulose, aber auch Staphylokokken, selten Brucella-Species), entzündlich-rheumat. Erkr. (v. a. rheumatoide Arthritis u. Spondylitis ankylosans), chem. Noxen (z. B. nach enzymatischer Chemonukleolyse), selten nach Bandscheibenoperation. Vgl. Spondylitis.

Spondyl|olisthesis (↑; Olisthesis*) **f:** auch Olisthesis; Wirbelgleiten; meist als sog. Pseudospondylolisthesis, röntg. in d. Seitenaufnahme als bewegungsunabhängig fixierte Verschiebung eines (meist lumbalen) Wirbelkörpers; **Klin.:** oft asymptomatisch, selten Wurzelkompressionssyndrom* inf. Einengung des Wirbelkanals u. der Foramina intervertebralia; **Ther.:** kons. durch entlordosierende Wirbelsäulengymnastik, ggf.

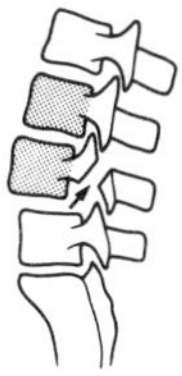

Spondylolisthesis: Wirbelgleiten, Abgleiten eines Lendenwirbels, z. B. Verlagerung von LWK_4 gegenüber LWK_5 ventralwärts. Voraussetzung für die Spondylolisthesis ist die Spondylolyse (Pfeil). [67]

Lindemann-Mieder, bei persistierenden Beschwerden bzw. neurol. Ausfällen u. U. op. (z. B. Spondylodese*). Vgl. Retrolisthesis.

Spondylo|lyse (↑; Lys-*) **f:** (engl.) spondylolysis; degenerativ, entzündlich, tumorös, dysontogenetisch od. traumatisch bedingte Erkr. der Wirbelsäule mit Defektbildung im Bereich der Wirbelbögen; vgl. Wirbelsäulenaffektionen.

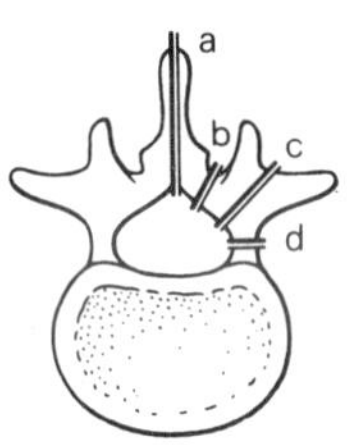

Spondylolyse: a: Spina bifida medialis; b: retroisthmische Spalte (selten); c: Spondylolyse (relativ häufige Spalte im Zwischengelenkstück); d: retrosomatische Spalte (selten) [35]

Spondylo|malazie (↑; -malazie*) **f:** Spondylopathie inf. Osteomalazie*; traumat. Sp.: s. Kümmell-Verneuil-Krankheit.

Spondylo|phyt (↑; Phyt-*) **m:** knöcherne Randzacke am Wirbelkörper als Ausdruck degen. Prozesse; s. Osteophyt.

Spondylo|ptose (↑; -ptose*) **f:** (engl.) spondyloptosis; Ventralgleiten eines Wirbelkörpers, meist des 5. LWK auf dem Kreuzbeinplateau; vgl. Spondylolisthesis.

Spondylo|retr|olisthesis (↑; Retro-*; Olisthesis*) **f:** s. Retrolisthesis.

Spondylose (↑; -osis*) **f:** syn. Spondylosis* deformans.

Spondylosis de|formans (↑; ↑) **f:** Spondylose, Spondylopathie; degenerative Erkrankung der Wirbelkörper (Arthrose*) u. Bandscheibenschaden; röntg. Erhebungen, Zacken (Osteophyten) u. Osteosklerose* an den Wirbelkörpern; **Sympt.:** ausstrahlende Schmerzen, Bewegungseinschränkung der Wirbelsäule. Vgl. Wirbelsäulenaffektionen.

Spondylosis hyper|ostotica (↑; ↑) **f:** auch ankylosierende Hyperostose* der Wirbelsäule; ausgeprägte Form degenerativer Wirbelsäulenaffektionen* mit breiten zuckergußartigen Knochenanlagerungen an d. Vorderflächen der Wirbelkörper u. groben intervertebralen Knochenspangen mit Wirbelankylose; **Vork.:** z. B. bei Scheuermann*-Krankheit, Diabetes* mellitus, Gicht*; **DD:** Spondylitis ankylosans.

Spondylosis unco|vertebralis (↑; ↑) **f:** syn. Unkovertebralarthrose, Unkarthrose; degenerative Erkr. der Wirbelsäule (insbes. Halswirbelsäule) mit Einengung der Foramina intervertebralia durch Osteophyten*; **Sympt.:** Rückenschmerzen, evtl. Wurzelirritationssyndrom u. a. Vgl. Wirbelsäulenaffektionen, Spondylarthrose.

Spondylus (↑) **m:** Wirbel, Vertebra.

Spongio|blasten (gr. σπογγιά Schwamm; Blast-*) **m pl:** (engl.) spongioblasts; wenig differenzierte Gliazellen; vgl. Glioblasten.

Spongio|blastom (↑; ↑; -om*) **n:** s. Hirntumoren.

Spongiosa (↑)**:** Kurzbez. f. Substantia spongiosa des Knochengewebes*.

Spongiosa|plastik (↑; -plastik*) **f:** (engl.) spongiosaplasty; Form der Knochentransplantation* mit Übertragung meist autogener Spongiosa in einen knöchernen Defekt; häufigster Entnahmeort ist der Beckenkamm (größtes Reservoir u. größte osteogenet. Potenz). Spongiosa wird im Vergleich z. Kortikalis* schneller revaskularisiert u. hat eine dreimal höhere Umbaurate; Stabilität wird häufig erst durch Osteosynthese* erreicht.

Spongiose (↑; -osis*) **f:** (engl.) spongiosis; (histol.) interzelluläres Ödem, durch das die Zellen eines Organs auseinandergedrängt werden; Vork. z. B. in der Epidermis bei Ekzem; vgl. Status spongiosus.

Spongiosierung (↑)**:** (engl.) spongiosis; Form der Knochenatrophie, wobei d. Kompakta der Spongiosa ähnlich wird.

spongiosus (↑)**:** schwammig, spongiös.

spontan (lat. spontaneus)**:** freiwillig, von selbst entstanden.

Spontan|ab|ort (↑; Abort*) **m:** nicht beabsichtigter Abort*.

Spontan|amputation (↑; lat. amputatio das Abschneiden) **f:** s. Ainhum.

Spontan|atmung (↑)**:** (engl.) spontaneous breathing (Abk. SB); durch zentralnervöse Atemantriebe gesteuerte Ventilation; bei insuffizienter Sp. ist u. U. assistierte Beatmung* notwendig.

Spontan|bewegungen (↑)**:** (engl.) spontaneous movements; unwillkürl. Bewegungen; z. B. bei Erkr. des extrapyramidalen Systems; s. Symptome, extrapyramidale.

Spontan|fraktur (↑; Fraktur*) **f:** pathologische Fraktur*.

Spontan|keloid (↑; -kele*; -id*) **n:** s. Keloid.

Spontan|nystagmus (↑; Nystagmus*) **m:** s. Nystagmus.

Spontan|pneumo|thorax (↑; Pneum-*; Thorax*) **m:** s. Pneumothorax.

Spontan|rate (↑)**:** (engl.) spontaneous mutation rate; Häufigkeit des Auftretens eines best. pathol. Zustands (Inzidenz* von Tumoren, kongenitalen Fehlbildungen usw.) in einer Population; ein erheblicher Teil der spontan auftreten-

S

den Fälle beruht möglicherweise auf endogenen Ursachen (spontane Fehler im Organismus, die nicht repariert worden sind). Jeder exogen ausgelöste Effekt kann nur als zusätzlicher Effekt zu dieser Sp. beurteilt werden; dies setzt voraus, daß die Sp. in der betreffenden Population möglichst genau bekannt ist. Ist der postulierte zusätzliche, exogen bedingte Effekt klein, so fällt er in die Streubreite der Sp. u. ist nicht zu verifizieren; ein Kausalzusammenhang mit einer mögl. Exposition ist dann nicht herzustellen. Vgl. Schwellendosis.

Spontan|verformung (↑)**:** (engl.) spontaneous deformation; akut od. schleichend auftretende Verformung der Wirbelkörper (z. B. Blockwirbel) u. Extremitätenknochen inf. Strukturveränderung ohne adäquates Trauma; **Urs.:** alimentär od. endokrin bedingte Stoffwechselstörungen (z. B. Osteoporose, Rachitis, Osteodystrophia deformans); Metastasen maligner Tumoren (z. B. Prostatakarzinom, Plasmozytom); medikamentös bedingt (z. B. nach Langzeittherapie mit Glukokortikoiden); vgl. Osteomalazie, Fraktur, pathologische.

Spora (gr. σπόρος Samen, Saat, Keim) f pl**:** s. Sporen.

sporadisch (gr. σποράς zerstreut)**:** vereinzelt auftretend.

Spor|angien (Spora*; Angio-*) n pl**:** (engl.) sporangia; aus der Botanik übernommene allg. Bez. f. spezialisierte sporenbildende Zellen bei Pilzen (s. Fungi), in denen entweder nur ungeschlechtlich mitotische Teilungen stattfinden od. geschlechtliche Vermehrung (Meiose). Sp. sind häufig charakteristisch in Form, Öffnungs- u. Entleerungseinrichtung u. werden zur Taxonomie der Pilze herangezogen. Vgl. Asken, Basidien.

Sporen (↑) f pl**:** (engl.) spores; Vermehrungs- u. Dauerformen bei Mikroorganismen; **1. Bazillensporen:** von Bakt. der Fam. Bacillaceae* gebildete Dauerformen mit prakt. ruhendem Stoffwechsel u. hoher Resistenz geg. physik. u. chem. Einwirkungen; mittels Sp. überstehen die Bazillen ungünstige Lebensbedingungen; unter günstigen Bedingungen keimt die Spore zu einem neuen Individuum aus. Wegen ihrer hohen Widerstandsfähigkeit geg. schädl. Umwelteinflüsse werden Sp. zur Sterilisationsprüfung verwendet (vgl. Testkeime). **2. Aktinomyzetensporen:** Vermehrungs- u. Dauerformen einiger Fadenbakterien; entstehen durch Zerfall od. Abschnürung der Fäden u. färben sich im Ggs. zu den Bazillensporen mit den übl. Anilinfarben; **3. Pilzsporen:** einzellig, im Sporangium gebildet od. direkt aus Hyphen (z. B. durch Abschnürung, Sprossung), häufig als Konidien bezeichnet, dienen der vegetativen od. sexuellen Fortpflanzung. Eukaryontische Pilzsporen sind im Ggs. zu bakteriellen Sp. nicht hitzeresistent. Ungeschlechtlich nach mitotischen Teilungen entstandene Sp. sind Arthrosporen*, Blastosporen*, Chlamydosporen*, Konidiosporen* (Mikro- u. Makrokonidien). Auf geschlechtlichem Weg, nach Plasmogamie, Karyogamie u. Meiose gebildete Sp. sind Zygosporen (bei Zygomycetes), Askosporen (bei Askomycetes) u. Basidiosporen (bei Basidiomycetes); vgl. Fungi, Asken, Basidien.

Sporen|bildner (↑)**:** (engl.) spore-forming organisms; Bez. f. die Bakteriengattungen Bacillus* (aerobe Sp.) u. Clostridium* (anaerobe Sp.) aufgrund der genetisch verankerten Fähigkeit zur Bildung v. Sporen* (s. Abb.); der Vorgang

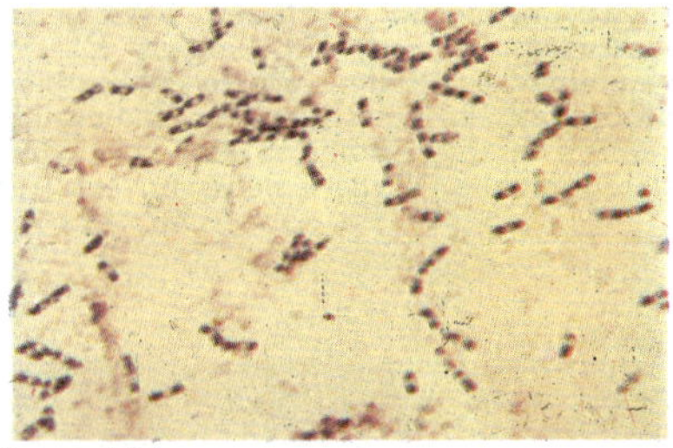

Sporenbildner:
aerober Keim mit mittelständiger Sporenbildung (Gram-Färbung) [547]

selbst wird endogen gesteuert u. vor allem von best. Umweltbedingungen ausgelöst.

Sporen|färbung (↑)**:** (engl.) spore staining; Färbung hitzefixierter Präparate m. Karbolfuchsinlösung*, Natriumthiosulfat- u. Methylenblaulösung (Sporen leuchtend rot, Zellen blau) od. Ziehl*-Neelsen-Färbung für säurefeste Stäbchen.

Sporen|tierchen (↑)**:** syn. Sporozoa; s. Protozoen.

Sporo|gonie (↑; gr. γονή Entstehung) f**:** (engl.) sporogony; Bildung der Sporozoiten bei den Sporozoa (z. B. Plasmodium, Toxoplasma); schließt an die Gamogonie u. die Befruchtung (Zygotenbildung) an.

Sporo|thrix-Mykose (↑; Trich-*; Myk-*; -osis*) f**:** (engl.) sporotrichosis; syn. Beurmann-Gougerot-Krankheit; Pilzinfektion von Mensch u. Tier (Pferd, Hund, Ratte) als Folge von Verletzungen, verursacht durch Sporothrix* schenckii, mit überwiegend chron. Krankheitsverlauf; **Formen: 1.** kutan u. subkutan granulomatöse Form: langsame Bildung einer aufsteigenden Lymphangitis u. -adenitis mit schmerzlosen, harten

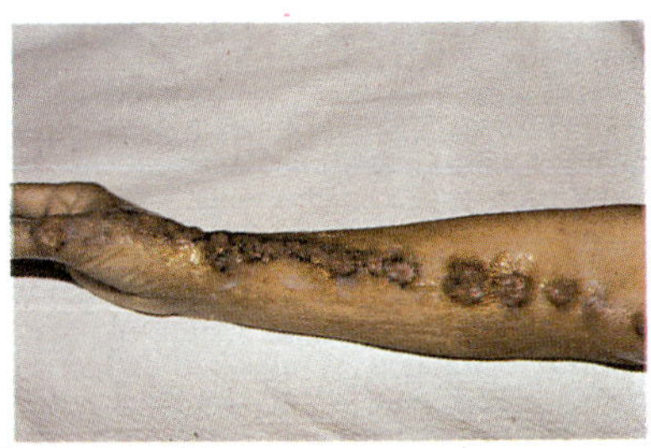

Sporothrix-Mykose:
kutane Form mit Befall von Hand und Unterarm [285]

Knoten in Kutis u. Subkutis, die erweichen u. spontan nach außen unter Entleerung schleimig-serösen Eiters aufbrechen; **2.** disseminiert-knotige Form: seltener vorkommende sekundäre Sp.-M. durch Ausbreitung auf dem Lymph-Blut-Weg in Lunge, Muskeln, Knochenhaut u. -mark, Gelenken, Hoden, Hirnhäuten, Brustdrüsen; Entw. exanthemartiger sog. Sporotrichoside mögl. (s. Mykid); **Vork.:** ubiquitär, v. a. USA u. Frankreich; **Ther.:** Amphotericin B. Vgl. Mykosen.

Sporo|thrix schenckii (↑; ↑) f: syn. Rhinocladium schenckii; ubiquitärer, dimorpher Pilz, imperfektes Stadium des Askomyzeten Ceratocystis stenoceras; Err. von Verletzungsmykosen

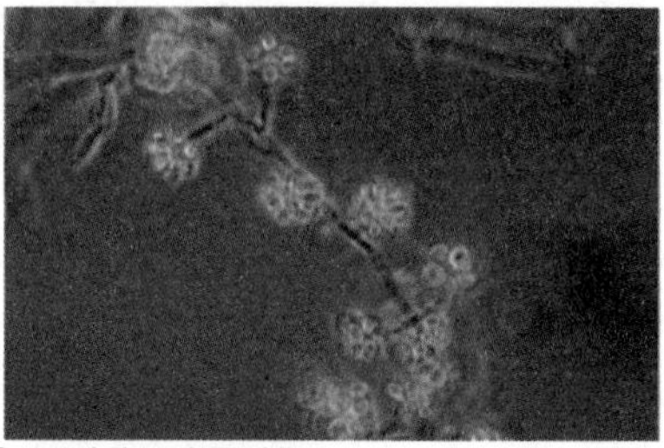

Sporothrix schenckii:
Myzelphase mit Konidienbildung; phasenkontrastmikroskopische Aufnahme [285]

(Sporothrix*-Mykose) inf. von Hautverletzungen durch Dornen, Holzsplitter usw.; vgl. Mykosen.

Sporo|zoa (↑; gr. ζῷον Lebewesen) n pl: Sporentierchen; Klasse der Protozoen*.

Sporo|zoit (↑; ↑) m: (engl.) sporozoite; Infektionsstadium der Sporozoa; entsteht i. R. der Sporogonie aus der Zygote (in der Oozyste) entw. im Überträger (z. B. Plasmodium) od. im Darmtrakt des spezif. Wirts bzw. nach Ausscheidung mit dem Stuhl (z. B. Isospora, Toxoplasma).

Sporo|zyste (↑; Kyst-*) f: (engl.) sporocyst; **1.** Keimschlauch; aus Mirazidium entstehendes Larvenstadium der Trematodes*, das parthenogenetisch Redien*, Zerkarien* od. weitere Sporozysten hervorbringt; **2.** Entwicklungsstadium von Sporozoen, in dem Sporozoiten gebildet werden (z. B. Plasmodium, Toxoplasma).

Sport|hämo|globin|urie (Häm-*; Globin*; Ur-*) f: s. Marschhämoglobinurie.

Sport|herz: s. Leistungsherz.

Sport|medizin f: (engl.) sports medicine; interdisziplinärer Bereich der Medizin, der sich aus Orthopädie (Sporttraumatologie, Sportschäden, Rehabilitation nach Sportverletzungen), Innerer Medizin (Physiologie, Leistungsdiagnostik, Rehabilitation z. B. nach Myokardinfarkt) sowie den Sportwissenschaften (Trainingslehre, sportspezif. Kenntnisse) entwickelt hat; **Aufgaben:** Leistungsdiagnostik u. Trainingssteuerung, Prophylaxe von Überlastungen, Beratung u. Betreuung von Breiten- u. Leistungssportlern, Diagn. u. Ther. von Sportverletzungen u. Sportschäden, Tauglichkeitsuntersuchungen für best. Sportarten, Rehabilitation. Die Zusatzbezeichnung Sp. kann von e. approbierten Arzt nach entspr. Weiterbildung geführt werden (sog. Sportarzt).

Sport|schäden: (engl.) sports injuries; langsam u. zunächst unbemerkt eintretende Schäden des Stütz- u. Bewegungsapparats, die ihre Urs. in einer ständig wiederkehrenden Beanspruchung im Grenzbereich der Gewebetoleranz haben (Mißverhältnis zw. Belastung u. Belastbarkeit) u. zu Degenerationen nach ständig sich wiederholenden Mikrotraumen führen; **Entstehung** durch: **1.** ungewöhnl. hohe Belastungen; **2.** normale Belastungen unter unphysiol. Bedingungen; **3.** unphysiol. Bewegungsabläufe; **4.** verminderte Belastbarkeit des Gewebes; **Beispiele:** Epikondylitis*, Überanstrengungsperiostose, Peritendinitis der Achillessehne, Myogelose in d. Laufmuskulatur, periostale Reaktionen am Kapselbandansatz z. B. des oberen Sprunggelenks b. Springern u. Fußballspielern (sog. Talusnasen), Arthrose z. B. der Grundgelenke bei Kugelstoßern.

Sport|therapie f: Behandlungsmethode zur Rehabilitation von Pat. mit Herz-Kreislauf-Erkrankungen, Schädigungen des Bewegungsapparats od. psychosomat. Störungen unter gruppendynam., sportpädagog. u. sportwissenschaftl. Gesichtspunkten.

Sporulation (Spora*) f: Sporenbildung; vgl. Sporen.

Spotted disease (engl. Fleckfieber) n: syn. Rocky Mountain spotted fever; s. Felsengebirgsfieber.

Spotting (engl. to spot mit Flecken versehen) n: s. Schmierblutung.

Sprach|audio|metrie (Audi-*; Metr-*) f: s. Audiometrie.

Sprach|automatismen (Automatismen*) m pl: s. Verbigeration, Recurring utterances.

Sprache: (engl.) speech; allg. Bez. f. verbale u. nonverbale Formen der Kommunikation (z. B. „Zeichensprache"), i. e. S. ein System von Wörtern, das best. Strukturregeln unterliegt u. auf einer Konvention von akustischen Bedeutungs- u. Ausdruckszeichen beruht; die Semantik betrifft die Wortbedeutung, die Grammatik die formale Struktur einer Sp. u. die Pragmatik ihren kommunikativen Aspekt. Sp. ermöglicht verbale Kommunikation, Information u. Abstraktion als Schriftsprache (graph. Umsetzung von Sp.) od. gesprochene Sp. (s. Sprechen). Die Fähigkeit zum Erlernen der Sp. u. damit zum Sprachverständnis ist beim Menschen angeboren. Vgl. Sprachentwicklung, Wortschatz.

Sprach|entwicklung: (engl.) speech development; nach best. Gesetzmäßigkeiten ablaufender Erwerb von Sprachstrukturen unterschiedl. Komplexität im Kindesalter; das Erlernen von Sprache* erfolgt u. a. durch Imitation des Sprachmodells, das dem Kind v. a. von Eltern u. a. Bezugspersonen als sprachl. Vorbild angeboten wird. Die Sprachentwicklung steht in engem Zus. mit psychischer, motorischer u. sensorischer Entw. u. kann in versch. **Phasen** unterteilt werden; im **1. Lj.:** beginnendes Sprachverständnis u. präverbale Phase (Lallen u. Imitation gehörter Sprachlaute), erste Wörter; ab **2. Lj.:** Verständnis kurzer Aufträge, Sprechen von Zwei-Wort-Sätzen, Wortschatzerweiterung; ab **3. Lj.:** Verständnis komplexerer Fragen u. Zusammenhänge, Sprechen von Fünf- bis Sechs-Wort-Sätzen; **4. Lj.:** schnelle Zunahme des Wortschatzes u. weitere Differenzierung der grammatischen Kompetenz; vgl. Lernen.

Sprach|entwicklung, verzögerte: (engl.) delayed speech development; Beeinträchtigung der normalen Sprachentwicklung, die als Rückstand gegenüber der Altersnorm od. als strukturell inhaltliche Störungen aufgefaßt wird u. sich z. B. als Dyslalie, Dysgrammatismus, Sprachstörung, Sprachverständnisstörung u. durch Wortschatzdefizite manifestieren kann; **Urs.:** Hör- od. Sehstörungen, Anomalien des Sprechapparats, frühkindliche Hirnschäden, hirnlokale Syndrome, auditive Differenzierungsschwäche, allg. Entwicklungsverzögerung, familiäre Bedingungen od. genetische Faktoren. Eine logopädische u. sprachheilpädagogische Ther. sollte möglichst früh u. unter Berücksichtigung der jeweiligen

S

Ursachen erfolgen. Ein mögliches Verf. ist z. B. das corrective feedback als positives Sprachmodellverhalten, bei dem vom Kind fehlerhaft gesprochene Sätze od. Wörter fehlerfrei wiederholt werden, ohne die Fehler zu benennen.

Sprache, skandierende: (engl.) scanning speech; langsame, schleppende Sprechweise, bei der die einzelnen Silben abgehackt, durch Intervalle voneinander getrennt u. explosionsartig ausgesprochen werden; Vork. z. B. in Zus. mit zerebellaren Symptomen*, Dysarthrie*, Aphasie*.

Sprach|region f: in der dominanten Hemisphäre des Gehirns* lokalisierte motor. (Broca*-Zentrum) u. sensor. Region (Wernicke*-Zentrum), deren Schädigung zu einer zentralen Sprachstörung* führt. Die Sp. stellt die kortikale Repräsentation von Sprache* u. Sprechen* dar.

Sprach|störung: (engl.) speech disorder; frühere Bez. Logopathie; Störung der Sprache*, z. B. bei verzögerter Sprachentwicklung* od. zentrale Sprachstörung nach frühkindlichem Hirnschaden, bei Schädigung der Sprachregion (Aphasie) u. Taubstummheit*. Vgl. Sprechstörung, Legasthenie.

Sprach|störung, zentrale: (engl.) cerebral speech disorder; durch eine zerebrale Schädigung verursachte Sprachstörung; **1.** Audimutitas, sog. Hörstummheit: vor Abschluß des Spracherwerbs auftretende Sprachentwicklungsstörung trotz ungestörten Hörvermögens, intakter peripherer Sprechwerkzeuge, altersentsprechendem Sprachverständnis u. normaler Intelligenz, häufig in Komb. mit anderen Entwicklungsstörungen (z. B. der Motorik, Sensibilität) auftretend; Urs.: meist frühkindlicher Hirnschaden*; Sympt.: Dysgrammatismus, Wortschatzdefizit, Artikulationsstörungen, evtl. Verweigerung jeglicher sprachl. Äußerungen u. Verständigung über Gestik; häufige Folgen sind soziale Isolation u. Verhaltensstörungen. Ther.: frühzeitige logopädische Behandlung u. a. Förderungsmaßnahmen (z. B. Elternberatung, entspr. Betreuung im Kindergarten); Progn.: wesentlich günstiger als bei zentraler Hörstörung; DD: Hörstörung (insbes. Taubstummheit); **2.** nach Abschluß des Spracherwerbs v. a. als Aphasie*.

Sprach|zentrum n: s. Sprachregion.

Sprechen: (engl.) speaking; Artikulation von Sprache*, die durch eine koordinierte Leistung von motor. u. sensor. Sprachregion, Sprechapparat u. Stimme ermöglicht wird; die normale Sprechgeschwindigkeit beträgt 90 Wörter pro Minute, bei normaler „Sprechflüssigkeit" werden Sätze mit einer durchschnittlichen Länge von mehr als fünf Wörtern bei wenigen Unterbrechungen gebildet. Vgl. Sprechstörung.

Sprech|hilfen: (engl.) speaking aids; Apparate zur Bildung einer Ersatzstimme*, die nach vollständiger Laryngektomie das Sprechen wieder ermöglichen, falls die Ausbildung einer Ösophagusstimme* nicht möglich ist; **Prinzip:** der zur Vokalbildung erforderliche Klang wird extern erzeugt. Es gibt Halsgeräte (Elektrolarynx) mit elektron. Tonerzeugung, Schlauchgeräte (Pipa di Ticchioni), bei denen der Klang durch Anblasen eines mechan. Vibrators erzeugt wird, u. intraorale Geräte, die jedoch technisch noch nicht ausgereift sind.

Sprech|störung: (engl.) speaking disorder; frühere Bez. Lalopathie; Störung des Sprechens*, die zu einer Beeinträchtigung der verbalen Verständigung führen kann; z. B. als Artikulationsstörung, Poltern, Silbenstolpern, Stottern, zentrale Sp. (s. Dysarthrie); Komb. mit Sprachstörung* (z. B. Aphasie) möglich.

Spreiz|apparate m pl: orthop. Apparate zur Abspreizbehandlung bei kongenitaler Hüftgelenkluxation*; können im Ggs. zur Spreizhose* ständig getragen werden; **Formen:** z. B. Forrester*-Brown-Schiene, Hoffmann*-Daimler-Schiene, Hanausek*-Apparat, Pavlik*-Bandage.

Spreiz|fuß: s. Pes transversus.

Spreiz|hose: (engl.) abduction pant; über einer Windelhose anlegbares Trägerhöschen mit eingearbeiteten, gepolsterten, querverlaufenden Stahlstreben, die beide Oberschenkel in Lorenz*-Stellung halten; Verw. bei angeb. Hüftdysplasie* od. Hüftgelenkluxation*; vgl. Spreizapparate.

Sprengel-Deformität (Otto G. Sp., Chir., Braunschweig, 1852-1915; lat. deformitas Verunstaltung) f: (engl.) Sprengel's deformity; erbl.

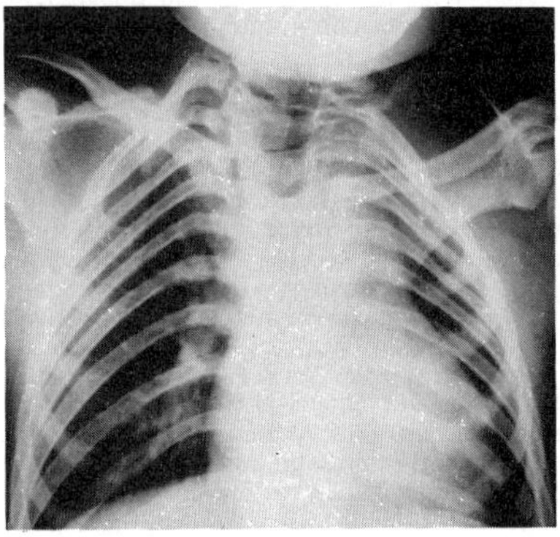

Sprengel-Deformität [540]

Fehlbildungssyndrom vorwiegend im Bereich des Schultergürtels mit Hemmung der Deszension (Abstieg) der Schulterblattanlage; **Klin.:** fixierter Schulterblatthochstand, ein- od. beidseitige Kyphoskoliose der BWS mit starker Bewegungseinschränkung im Schulterbereich; weitere fakultative Fehlbildungen am Skelettsystem möglich (Wirbelsäule, Rippen); **DD:** Skoliose (kein seitendifferenter Größenunterschied des Schulterblatts). Vgl. Klippel-Feil-Syndrom.

Sprengel-Schnitt (↑): s. Wechselschnitt.

Spring|seuche: syn. (engl.) louping ill; Inf. mit Louping-ill-Virus; s. Arbovirosen (Tab.).

Sprinz-Nelson-Syn|drom n: syn. Dubin*-Johnson-Syndrom.

Spritze: s. Injektionsspritzen.

Sproß|pilze: s. Hefen.

Sprue, einheimische f: (engl.) non-tropical sprue; das der Zöliakie* entspr. Krankheitsbild b. Erwachsenen.

Sprüh|des|in|fektion (De-*; Infekt-*) f: (engl.) spray disinfection; Desinfektion* von Oberflächen (wie Fußböden, Wände, Möbel) durch Aufsprühen von Desinfektionsmitteln; wirksam sind v. a. Formaldehyd- u. Chlorpräparate in Zus. mit der Scheuerdesinfektion*.

Sprue, tropische f: (engl.) tropical sprue; allg. Malabsorptionssyndrom* in vielen trop. Ländern, hauptsächlich in Südostasien u. in der Karibik, mit unklarer Ätiol.; enterotoxinproduzierende coliforme Bakt. werden für die pathol. Veränderungen in Jejunum u. Ileum verantwortlich gemacht. **Klin.:** voluminöse Stühle, Durchfälle, Psilosis linguae (Lackzunge), Sympt. der Protein*-Energie-Mangelsyndrome, Anämie (Folsäure-, Vitamin-B_{12}-Mangel), dermat., endokrin. u. neurol. Störungen durch Elektrolyt- u. Vitaminmangel, Kachexie; chron. Verlauf; **Diagn.:** Ausschlußdiagnose; **Ther.:** Folsäure, Vitamin B_{12}, Tetrazykline; **DD:** Zöliakie*, chronische Pankreatitis*, Whipple*-Krankheit, Enteritis*, intestinale Wurmerkrankungen (Strongyloidiasis*, Giardiasis*), Darmtuberkulose u. a.

Sprung||bein: Talus. **Sp.bereitschaft:** Schaltenbrand-Reflex; s. Reflexe, frühkindliche. **Sp.gelenk:** (engl.) talocalcanean joint; **1.** oberes Sp.: Articulatio talocruralis; **2.** unteres Sp.: Articulatio talocalcaneonavicularis, dessen hintere Abteilung als Articulatio subtalaris bezeichnet wird. **Sp.gelenk|frakturen** (Fraktur*) f pl: s. Knöchelfrakturen.

Sprung, nasaler: (engl.) nasal step; syn. Rönne-Sprung; für beginnende Schädigung durch Glaukom* typischer, umschriebener Gesichtsfeldausfall, bei dem sich die Empfindlichkeit im nasalen Gesichtsfeld* im Bereich des horizontalen Meridians sprunghaft ändert.

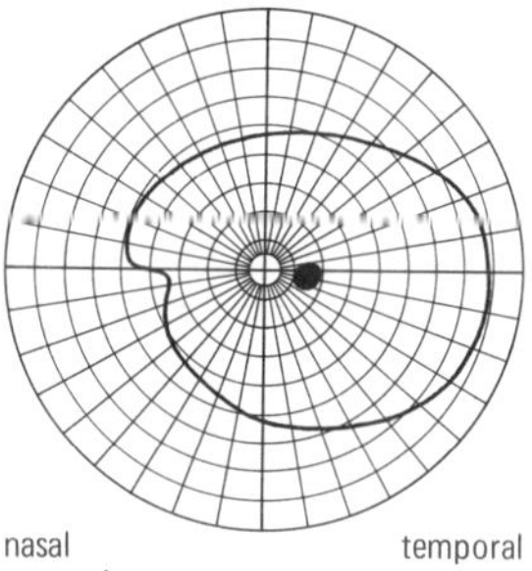

Sprung, nasaler: bei Perimetrie [550]

Spülung: (engl.) irrigation; (frz.) lavage; Durch- bzw. Ausspülung von (pathol.) Hohlräumen od. Hohlorganen (nach Sondierung bzw. Einlage eines Katheters) mit einer Spülflüssigkeit (v. a. physiol. Kochsalzlösung) zu diagn. Zwecken (z. B. Lavagezytologie*, i. R. der kalorischen Gleichgewichtsprüfungen*) od., evtl. unter Zusatz geeigneter Therapeutika (Kamillenextrakt, Antiseptika, Chemotherapeutika u. a.) zur Spülflüssigkeit, zu therap. Zwecken (z. B. Sp. der Nasennebenhöhlen zur Beseitigung von Sekreten, der Blase zur Ausschwemmung von Blut od. Blutgerinnseln); in der Chir. häufig in Komb. mit der Anlage einer Drainage* (z. B. bei Osteomyelitis*). Vgl. Bronchiallavage, Peritoneallavage, Magenspülung, Darmreinigung.

Spul|wurm: Ascaris* lumbricoides.

Spuren|elemente n pl: (engl.) trace elements; Elemente, die in sehr geringen Mengen (unterschiedl. Kriterien: Anteil an der Körpermasse kleiner als 0,01 % bzw. geringer als der Eisenanteil d. h. 0,1-0,001 %; Menge v. 10^{-6}-10^{-12} g pro g Körpergewicht) im Organismus vorkommen (Tab. 1); einige Sp. haben physiol. Bedeutung (essentielle Sp.), ein Entzug ruft Mangelerscheinungen hervor (ums. Tab. 2). Sp. werden mit Trinkwasser, Nahrung u. Atemluft aufgenommen. Die übermäßige Zufuhr an sich physiol. nützlicher Sp. sowie die (z. B. inf. Umweltverschmutzung) vermehrte Aufnahme einiger Elemente (toxische Sp.) kann schädlich wirken.

spurius (lat. unehelich, falsch)**:** falsch, unecht.

Sputum (lat.) n**:** Auswurf, Expektoration; expektoriertes Bronchialsekret, enthält normalerweise Leukozyten, Epithelzellen, Staubteilchen, Rauchpartikel u. evtl. Mikroorganismen; vermehrt u. makroskop. verändert bei Lungenerkrankungen, als weißlich-schleimiges Sp. z. B. bei Pertussis, rotbraunes Sp. u. a. bei Pneumonie, Bronchialkarzinom, Lungeninfarkt u. Tuberkulose, gelblich-grünliches (eitriges) Sp. bei akuter Bronchitis, Bronchopneumonie, Lungenabszeß, Bronchiektasen u. a., bei Asthma bronchiale häufig sog. Ausgußanteile (z. B. Charcot-Leyden-Kristalle, Curshmann-Spiralen) enthaltend. Die allg. Sputumuntersuchung erfolgt makroskop., mikroskop. (s. Sputumzytologie) u. bakteriologisch. Vgl. Hämoptyse.

Sputum|zyto||logie (↑; Zyt-*; -log*) f**:** (engl.) sputum cytology; diagn. Methode bei Verdacht auf Bronchialkarzinom*; das Sputum wird u. a. durch bronchoalveoläre Lavage u. Kathetersaugbiopsie während der Bronchoskopie gewonnen.

Spurenelemente Tab. 1
Übersicht über beim Menschen nachgewiesene Spurenelemente
(nicht berücksichtigt sind radioaktive Isotope)

Physiologische Funktion bekannt	möglich	keine	toxisch
Chrom	Brom	Aluminium	Antimon
Eisen	Cadmium	Barium	Arsen
Iod	Fluor	Beryllium	Blei
Cobalt	Nickel	Bor	Quecksilber
Kupfer	Silicium	Caesium	Lanthanoide
Magnesium	Strontium	Edelgase	Thallium
Mangan		Gold	
Molybdän		Lithium	
Selen		Platinmetalle	
Vanadium		Rubidium	
Zink		Silber	
Zinn		Tellur	
		Titan	

S

Spurenelemente Tab. 2
Essentielle Elemente des menschlichen Organismus (Auswahl)

Element	Körperbestand (g)	Tagesbedarf (mg)	Hauptsächliche Mangelerscheinungen
Eisen	3,5 – 4,5	0,5 – 5[1]	mikrozytäre Anämie
Zink	1,4 – 2,3	0,4 – 6[1]	Wachstumsstörungen, Haarausfall, verzögerte Wundheilung
Kupfer	0,08 – 0,12	1 – 2,5[1]	mikrozytäre Anämie, Wachstumsstörungen
Mangan	0,012 – 0,020	2 – 5[1]	Sterilität, Knochenfehlbildungen (Chondrodystrophie)
Molybdän	~0,020	~0,4	bei Menschen keine bekannt
Iod	0,010 – 0,020	0,1 – 0,2	Hypothyreose, Kretinismus
Cobalt	~0,005	<0,005	makrozytäre Anämie[2]
Chrom	<0,006	<0,005	bei Menschen keine bekannt
Selen	nicht bekannt	>0,05	Leber-, Muskel- u. Herzfunktionsstörungen, Verminderung der Aktivität des Immunsystems u. der Resistenz gegen Pathogene (z. B. Viren u. Umweltgifte)

[1] abhängig v. Alter, Geschlecht u. Funktionszustand des Organismus (Schwangerschaft usw.)
[2] Vitamin B_{12}-Mangel

SPV: Abk. f. selektive proximale Vagotomie*.

Squama (lat.) **f: 1.** (anat.) Schuppe; z. B. Schläfen- od. Hinterhauptschuppe; **2.** (dermat.) s. Schuppen.

squamosus (lat.): geschuppt, schuppenreich.

squarrosus (lat. mit Grind, Schorf überzogen): borkig.

Squatting (engl. to squat kauern, hocken) **n:** s. Hockerstellung.

Squeeze-Technik (engl. to squeeze quetschen) **f:** Meth. zur Unterdrückung des Ejakulationsreflexes durch manuellen Druck auf Glans penis, bei Ejaculatio* praecox; vgl. Reaktionszyklus, sexueller.

SR: Abk. f. Sinusrhythmus*.

Sr: chem. Symbol f. Strontium*.

Srb-An|omalie (Anomalie*) **f:** (engl.) Srb anomaly; knöcherne Vereinigung der bd. oberen Rippen.

SRH: Abk. f. (engl.) somatotropin releasing hormone; syn. (engl.) growth hormone releasing hormone/factor (Abk. GRH/GRF), Somatoliberin; im Hypothalamus gebildetes Hormon, das die Bildung u. Sekretion von STH* stimuliert. Vgl. Releasing-Hormone (Tab.).

SRS: Abk. f. (engl.) Slow* reacting substances.

SSM: Abk. f. superfiziell spreitendes Melanom; s. Melanom, malignes.

SSPE: Abk. f. subakute sklerosierende Panenzephalitis*.

SSSS: Abk. f. (engl.) staphylococcal scalded skin syndrome; syn. staphylogenes Lyell*-Syndrom; generalisierte Ablösung des Stratum corneum; verursacht durch von Staphylokokken der Phagengruppe II, bes. Typ 71, gebildetes exfoliatives Toxin; **Vork.:** bei Neugeborenen (Dermatitis exfoliativa neonatorum), Kindern, Pat. unter Immunsuppression od. mit hochgradiger Niereninsuffizienz; **Klin.:** Blasen mit erregerfreier Flüssigkeit auf geröteter Haut (Nikolski-Phänomen positiv), Fieber; narbenfreie Rückbildung; **Ther.:** penizillinasefeste Penizilline; Lokaltherapie der Blasen wie bei Verbrennungen; **Progn.:** Letalität unter 5%. Vgl. Impetigo contagiosa.

Ss-System **n:** s. MNSs-Blutgruppen.

SSVO: Abk. f. Strahlenschutzverordnung*; s. Strahlenschutz.

SSW: Abk. f. Schwangerschaftswoche.

Stab|dosi|meter (Dosis*; Metr-*) **n:** s. Füllhalterdosimeter.

Stabilisator (↑) **m:** (engl.) stabilizing agent; **1.** (pharmaz.) Mittel zur Stabilisation von Arzneizubereitungen; **2.** gerinnungshemmende, die Bluteigenschaften nicht verändernde Substanz zur Blutkonservierung; als einfacher St. z. B. Natriumzitrat in 3,8%iger Lösung; als zusammengesetzter St. z. B. ACD*-Stabilisator.

Stab|kernige: (engl.) stab cells; Kurzbez.: Stäbe; (hämat.) Granulozyten* mit einem stabförmigen chromatindichten Kern, der zwar Einschnürungen, jedoch noch keine fadendünnen Brücken bzw. Kernsegmente wie der Segmentkernige* aufweist; bei Linksverschiebung* sind die St. vermehrt. Vgl. Blutbild.

Stab|kranz: Corona* radiata.

Stabsichtigkeit: s. Astigmatismus.

Stachel|zellen (Zelle*): (engl.) prickle cells; Epithelzellen mit stachligem Aussehen inf. der zw. ihnen bestehenden Interzellulärbrücken (Desmosomen, Tonofibrillen); vgl. Epidermis.

Stachel|zellen|krebs (↑): syn. Plattenepithelkarzinom*.

Stacke-Operation (Ludwig St., Otol., Erfurt, 1859-1918) **f:** Radikaloperation* des Mittelohrs.

Stack-Schiene: Hyperextensionsschiene zur Behandlung bei Fingerstrecksehnenabriß* an der Endphalanx.

Stadien|einteilung: s. TNM-Klassifikation, Grading; vgl. Regressionsgrading.

Stäbchen: (engl.) rods; **1.** schlanke Fortsätze (mit Innen- u. Außengliedern) der Netzhautganglienzellen, die das Dämmerungssehen* vermitteln; die Außenglieder enthalten Rhodopsin*. **2.** Kurzbez. f. stäbchenförmige Bakterien*.

Stäbchen|per|kussion (Perkussion*) **f:** (engl.) pleximetric percussion; Beklopfen des Plessimeters* mit einem Stäbchen od. mit dem Hammerstiel; zum Nachweis des Metallklangs über lufthaltigen Hohlräumen in der Lunge. Vgl. Perkussion.

Stäbchen|saum: syn. Bürstensaum*.

Stärke: (engl.) starch; Amylum; pflanzl. Stärke, Gemisch aus Amylose* u. Amylopektin* (beides Polysaccharide* aus D-Glukose); Hauptreservestoff des Kohlenhydratstoffwechsels*, findet sich in allen Zellen höherer Pflanzen, deckt d. Hauptteil des Kohlenhydratbedarfs b. Menschen; Abbau durch Amylasen*; **Amylum oryzae:** Reisstärke, **Amylum solani:** Kartoffelstärke, **Amylum tritici:** Weizenstärke; vgl. Verdauung.

Stärke|in|toleranz (lat. intolerantia Unverträglichkeit) f: s. Kohlenhydratmalabsorption.

Staging (engl. to stage auf die Bühne bringen) n: Bestimmung der Ausdehnung eines malignen Tumors durch operative Exploration bzw. Biopsie u. Zuordnung zu den Stadien der TNM*-Klassifikation, die für diesen Zweck als **pTNM-Stadien** (pathologische bzw. postoperative Stadien) notiert werden. Vgl. Grading.

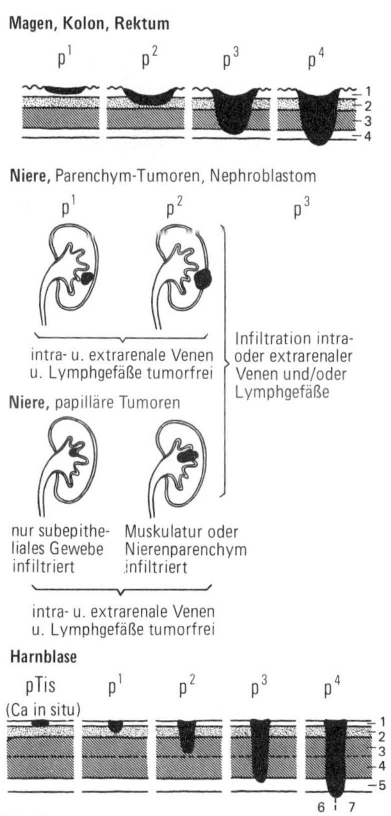

Staging:
Beispiele für die Stadieneinteilung von malignen Tumoren nach UICC (pT); bei Magen, Kolon, Rektum: 1: Mukosa; 2: Submukosa; 3: Muscularis propria; 4: Subserosa; bei Harnblase: 1: Epithel; 2: Tunica propria mucosae; 3: innere Hälfte der Muskulatur; 4: äußere Hälfte der Muskulatur; 5: Adventitia; 6: Prostata; 7: extravesikales Gewebe [186]

Stagnation (lat. stagnare zum Stehen bringen) f: Stauung, Stockung. **St.s|hyp|oxie** (↑; Hyp-*; Ox-*) f: (engl.) stagnant hypoxia; lokale od. generalisierte Hypoxie* als Folge von Durchblutungsstörungen bei mechan. Gefäßverschlüssen, Schock u. a. **St.s|thrombus** (↑; Thromb-*) m: bei vollständigem Stillstand der Blutströmung durch dann bes. rasch ablaufende Blutgerinnung* entstehender roter Gerinnungsthrombus; vgl. Thrombus, Thrombose.

Stainton-Syn|drom n: syn. Capdepont*-Syndrom.

Stakkato|husten (ital. staccato abgestoßen, abgerissen): (engl.) staccato cough; rasche Aufeinanderfolge mehr od. weniger schwerer Hustenstöße; typ. für Keuchhusten*.

Stamm: (engl.) 1. trunk, stem, 2. phylum; **1.** (anat.) Rumpf; **2.** (biol.) Einteilungskategorie in der Systematik der Botanik und Zoologie (syn. Phylum, Abteilung).

Stammeln: s. Dyslalie.

Stamm|ganglien (Gangl-*) n pl: (engl.) basal ganglia; syn. Basalganglien; subkortikale Kerne des Endhirns, i. e. S. Striatum mit Nucleus caudatus u. Putamen (Teil des Linsenkerns), Claustrum, Corpus amygdaloideum; i. w. S. auch Pallidum, Nucleus subthalamicus, Nucleus ruber, Substantia nigra, Formatio reticularis. Vgl. System, extrapyramidales.

Stamm||hirn|syn|drom n: s. Hirnstammsyndrome. **St.lösung:** (engl.) primary solution; konzentrierte (haltbare) Lösung zur Herstellung von verdünnten Lösungen für den Gebrauch. **St.zellen** (Zelle*): (engl.) stem cells; **1.** (biol.) Zellen, aus denen durch Teilung jeweils wiederum eine Stammzelle u. eine zur Differenzierung fähige Zelle entstehen; **2.** (hämat.) basophile Zellen mit bläschenförmigem Kern als 1. Stufe der Leukozytenentwicklung (Leukopoese).

Stamm|zellen des Knochen|marks (↑): (engl.) bone marrow stem cells; Blutstammzellen, aus denen sich alle Blutkörperchen entwickeln; neben undeterminierten pluripotenten Stammzellen existieren determinierte unipotente Stammzellen, aus denen sich nur noch eine einzige Blutzellinie entwickeln kann; morphol. gleichen die Stammzellen den Lymphozyten. S. Blutbildung.

Stamm|zellen|leuk|ämie (↑; Leuk-*; -ämie*) f: (engl.) stem-cell leukaemia; syn. akute undifferenzierte Leukämie (AUL); Form der akuten Leukämie* mit zytochem. u. morphol. undifferenzierten Zellen.

Stamm|zellen|pool (↑; engl. pool Behälter) m: syn. Stammzellenspeicher; s. Blutbildung.

Stamm|zell|faktor (↑) m: (engl.) stem cell factor (Abk. SCF); syn. Mastzellwachstumsfaktor; zu den Zytokinen gehörendes Glykoprotein (MG 28 000-30 000), das in T-Lymphozyten, Fibroblasten, der Leber u. dem Stroma des Knochenmarks gebildet wird; **Funktion:** durch Aktivierung früher Vorläuferzellen Einfluß auf die Hämatopoese, auf Melanogenese u. Gametogenese; synergistische Wirkung mit Interleukinen, CSF u. Erythropoetin.

Standard|ableitungen: Bez. f. die routinemäßig bei einer Elektrokardiographie* untersuchten Potentialschwankungen in versch. Achsen; umfassen die bipolaren Extremitätenableitungen nach Einthoven (I, II, III), die unipolaren Extremitätenableitungen nach Goldberger (aVR, aVL, aVF) sowie die unipolaren Brustwandableitungen* nach Wilson (V_1-V_6).

Standard|abweichung: (engl.) standard deviation; (statist.) Abk. S; syn. Streuung, mittlere Abweichung; Maß f. die Abweichung v. Einzelmeßwerten einer Meßreihe v. ihrem arithmet. Mittelwert*; definiert als d. positive Wert der Wurzel aus d. Varianz*. Bei einer Normalverteilung liegen 68% aller Werte zw. x-s u. x+s u. 95% aller Werte zw. x-2s u. x+2s. Wenn keine Normalverteilung vorliegt, beschreibt man eine Stichprobe besser durch den Median x u. geeignete (z. B. 10. u. 90.) Perzentilen.

Standard|bi|carbonat n: (engl.) standard bicarbonate; Bez. f. die Bicarbonatkonzentration des Bluts; Meßgröße zur Beurteilung metabolischer Einflüsse auf den Säure*-Basen-Haushalt; ermittelt unter Standardbedingungen (volle Sauerstoffsättigung, 37°C, CO_2-Partialdruck 5,3 kPa); **Referenzbereich:** ca. 24 mmol/l; erhöht bei metabolischer Alkalose, erniedrigt bei metabolischer Azidose; vgl. Basenabweichung.

Standard|zulassung: Zulassung von Arzneimitteln*, die best. Standardmonographien entsprechen u. vom Arzneimittel-Zulassungsverfahren nach dem Arzneimittelgesetz* freigestellt werden (vgl. § 36 AMG, wonach die St. erleichtert wird).

Stand-by-Schritt|macher (engl. to stand by in Bereitschaft stehen): (engl.) stand-by pacemaker; Herzschrittmacher* mit patientenadaptierter Verzögerung von Vorhof- u. Kammerimpuls zur gezielten bidirektionalen AV-Knotenerregung.

Standes|recht: s. Ärztekammer.

Standort|varietät (lat. varietas Verschiedenheit, Buntheit) f: s. Variation.

Stanger-Bad (Johann St., Gerbermeister, Ulm, 1843-1909; Heinrich St., Gerbermeister, Ulm, geb. 1854): (engl.) hydro-electric bath; hydroelektr. Vollbad zur galvan. Durchströmung des Körpers (längs od. quer) in auf- od. absteigender Stromrichtung mit komplexer **Wirkung** auf motorische (Tonusänderung der Muskeln), sensorische (Analgesie) u. vasomotorische (Hyperämie) Nervenfasern; dazu (elektrophoret.) Resorption antirheumat. Badezusätze (ursprüngl. Gerberlohe) u. muskuläre Entspannung durch Auftrieb u. Wärme im Bad; **Ind.:** rheumatische, nervale (Lähmungen, Schmerzen) u. peripherangiopathische Erkrankungen.

Stansfeld-Webb-Verfahren: (engl.) Stansfeld-Webb method; quant. Bestimmung der Zellen des frischen Urins durch Auszählung in einer Zählkammer u. Angabe der Zellzahl pro µl Mittelstrahlurin, analog zur Blutzellzählung; Leukozyturie*: normal <10 Zellen/µl, Pyelonephritisverdacht bei 10-20 Zellen/µl, pathol. >20 Zellen/µl; Erythrozyturie: normal <5 Zellen/µl, pathol. >10 Zellen/µl. Vgl. Addis-Count, Harnsediment, Hämaturie.

Stanz|bi|opsie (Bio-*; Op-*) f: (engl.) punch biopsy; Biopsie* mit Entnahme eines Gewebezylinders unter Anw. einer Hohlnadelstanze; z. B. Prostatabiopsie*. Vgl. Knochenmarkbiopsie.

Staped|ek|tomie (mlat. stapes Steigbügel; Ektomie*) f: s. Stapesplastik.

Stapedius|re|flex|messung (↑; Reflekt-*): (engl.) stapedius reflex measurement; Untersuchungsmethode der Impedanzaudiometrie*; Schallreize, die mehr als 70 dB über der Hörschwelle liegen, führen zu einer Kontraktion des M. stapedius u. einer meßbaren Änderung der akustischen Impedanz*. Pathol. Befunde z. B. bei Adhäsionen u. Unbeweglichkeit des Trommelfells, Trommelfellperforation, Otosklerose, Paukenhöhlenerguß, Schallempfindungsschwerhörigkeit; wichtige diagnostische Methode in der Pädaudiologie*.

Stapes (↑) m: (anat.) Steigbügel; Gehörknöchelchen*.

Stapes|ankylose (↑; Anky-*; -osis*) f: s. Otosklerose.

Stapes|plastik (↑; -plastik*) f: (engl.) stapedioplasty; hörverbessernde Op. bei Otosklerose*; **1.** Platinektomie: Entfernung der Stapesfußplatte u. Verschluß des ovalen Fensters durch Faszientransplantat; **2.** Stapedektomie: Extraktion des Stapes u. Ersatz durch Kunststoff- bzw. Drahtprothese od. Knorpeltransplantat.

Staphylococcal scalded skin syndrome (engl.) n: Staphylokokken-Schälsyndrom; Abk. SSSS*.

Staphylo|coccus (gr. σταφυλή Weintraube; Kokken*) m: Gattung grampositiver, unbeweglicher, traubenförmig gelagerter Kugelbakterien der Fam. Micrococcaceae (vgl. Bakterienklassifikation); drei Species: Staphylococcus aureus, Staphylococcus epidermidis; Staphylococcus saprophyticus.

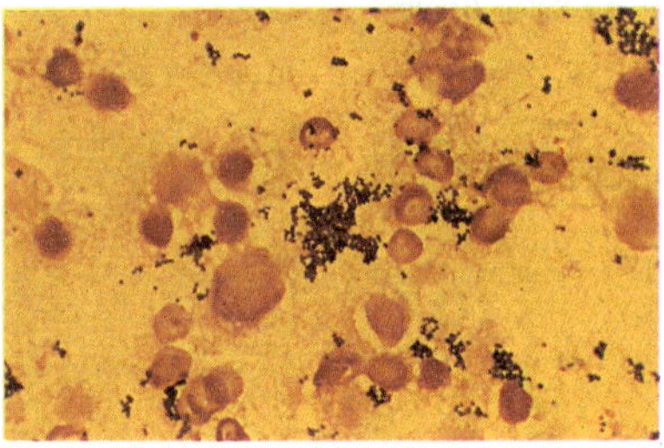

Staphylococcus: Eiterausstrich (Gram-Färbung) [547]

Staphylo|coccus aureus (↑; ↑) m: syn. Micrococcus aureus, Micrococcus pyogenes varietas aureus, Staphylococcus citreus; **Morphol.:** kleine Kugelbakterien, Lagerung paarweise, in Kurzketten od. in unregelmäßigen Haufen (sog. Traubenform); als wichtige Virulenzfaktoren sind regelmäßig Oberflächenprotein A, Clumpingfaktor (Agglutination in Zitratplasma) u. mitunter eine Polysaccharidkapsel vorhanden. **Kultur:** fakultativ anaerob; geringe Nährbodenansprüche; große, leicht gewölbte Kolonien, gelb od. weiß pigmentiert; Betahämolyse; **extrazelluläre Produkte:** Plasmakoagulase; Hämolysine u. Toxine (s. Staphylotoxine), Bakteriozine; **Epidemiol.:** Besiedlung des menschl. oberen Nasen-Rachen-Raums kurz nach der Geburt (Keimträgerrate bei Erwachsenen 10-40%, im Krankenhausbereich generell höher); Voraussetzung für eine klin. apparente Inf. ist lokale (z. B. Gewebeschädigung) bzw. allgemeine Abwehrschwäche. **Klin.:** Abszeß* (oft beginnend als Panaritium, Furunkel od. Karbunkel), Mastitis* puerperalis, Osteomyelitis*, postoperative Wundinfektionen, Mischinfektionen mit Streptococcus pyogenes bei Impetigo* contagiosa, Endokarditis* (foudroyant, Klappenzerstörung), Pneumonie* (als Superinfektion bei pulmonalen Virusinfektionen), Sepsis*. Erkrankungen durch Enterotoxine: Lebensmittelvergiftung, Enterokolitis*, toxisches Schocksyndrom*; durch epidermolytische Toxine (Exfoliazin): SSSS*; **Diagn.:** Nachweis von Koagulase bzw. Clumpingfaktor, ggf. von Toxinen; Lysotypie*; **Ther.:** chir. Sanierung; bei Penizillinresistenz Oxacillin, Clindamycin, Erythromycin, Cefalotin, Vancomycin.

Staphylo|coccus epi|dermidis (↑; ↑) m: historisch syn. Staphylococcus albus, Micrococcus epidermidis; Morphol. wie Staphylococcus* aureus; Plasmakoagulase-negativ; Saprophyt der Haut u. Schleimhäute; opportunistischer Erreger von Endokarditiden (v. a. nach Herzoperationen), Wundinfektionen (nach Endoprothesenoperationen) sowie Urs. septischer Krankheitssymptome bei dauernd od. vorübergehend in den Körper eingebrachten Kunststoffen (Venenkatheter, Ventrikeldrainage).

Staphylo|coccus sapro|phyticus (↑; ↑) m: bei Harnweginfektionen nachgewiesene Staphylokokkenspecies; Plasmakoagulase-negativ.

Staphylo|dermien (↑; Derm-*) f pl: (engl.) staphylodermas; Sammelbez. f. durch Staphylococcus* verursachte Pyodermien*; z. B. Furunkel, Karbunkel, Impetigo contagiosa, SSSS.

Staphylo|kinase f: s. Plasminogenaktivatoren.

Staphylo|kokken (gr. σταφυλή Weintraube; Kokken*) f pl: s. Staphylococcus.

Staphylo|kokken, hämo|lysierende (↑; ↑) f pl: s. Staphylococcus aureus; vgl. Staphylotoxine.

Staphylo|lysine n pl: s. Staphylotoxine.

Staphyloma (gr. σταφυλή Weintraube; -om*) n: sog. Beerengeschwulst; Vorwölbung am Augapfel inf. verdünnter Sklera od. Hornhaut; **Formen: 1.** St. posticum: Ausbuchtung des hinteren Pols bei exzessiver Myopie; **2.** interkalares St.: Vorwölbung zw. Iris u. Ziliarkörper nach Entz. (Skleritis, Hornhautnarbe) od. degen. Veränderungen.

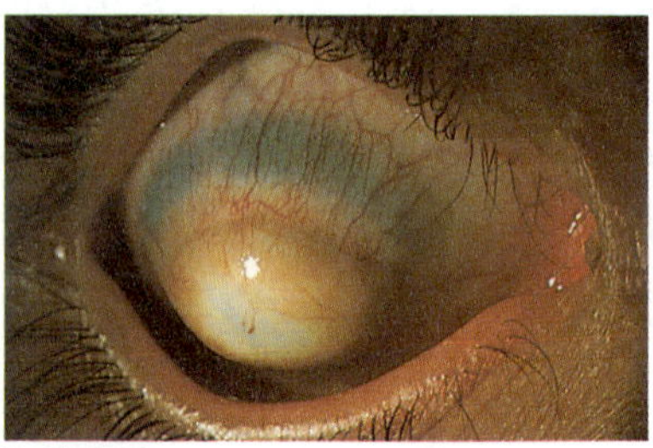

Staphyloma:
nach Keratoskleritis mit fettiger Degeneration der Hornhaut und „blauer Sklera" im Ziliarkörperbereich [362]

Staphylo|plastik (↑; -plastik*) f: s. Uranoplastik.

Staphylo|schisis (↑; gr. σχίσις Spaltung) f: unvollständige hintere Gaumenspalte*.

Staphylo|toxine (↑; Tox-*) n pl: (engl.) staphylotoxins; Sammelbez. f. von Staphylococcus* aureus gebildete Toxine: **1.** Hämolysine (alpha, beta, gamma, delta), schädigen auch andere humane Zellen; **2.** Leukozidin, schädigt selektiv Leukozyten u. Makrophagen; **3.** Exfoliazine (epidermolytische Toxine), führen zu subkornealer Blasenbildung (s. SSSS); **4.** Enterotoxine A-E (sehr hitzeresistent), Urs. der Staphylokokken-Lebensmittelvergiftung und des toxischen Schocksyndroms*.

Stapler (engl.) n: Bez. f. Klammernahtgerät; s. Nähapparate.

Star|brille (mhd. starblint blind): s. Aphakie.

Stargardt-Syn|drom (Karl B. St., Ophth., Marburg, 1875-1927) n: (engl.) Stargardt's disease; syn. juvenile Makuladegeneration; vom retinalen Pigmentepithel ausgehende, autosomal-rezessiv erbl. Makuladystrophie* mit starker, in der Adoleszenz beginnender Sehschärfenminderung; in 50% der Fälle zus. mit kleinen, sternförmigen weißl. Flecken am hinteren Augenpol (Fundus flavimaculatus).

Star||glas (mhd. starblint blind): Korrekturlinse bei Aphakie* nach Staroperation*; starkes Sammelglas von meist +12 dpt; eine Anpassung ist wegen Aniseikonie* nur bei beidseitiger Aphakie möglich. **St., grauer** (↑): s. Katarakt. **St., grüner** (↑): s. Glaukom.

Stark|strom|verletzungen: (engl.) high-voltage current lesions; inf. eines Elektrounfalls* mit Starkstrom verursachte, v. a. vom Stromweg innerhalb des Körpers abhängige Schädigungen; **Sympt.:** Verbrennungen, Herzrhythmusstörungen. Wird der Elektrounfall primär überlebt, kann es zu Muskelnekrosen u. akutem Nierenversagen kommen (intensivmed. Überwachung u. Behandlung erforderlich).

Starlinger-Syn|drom, vegetativ-endo|krines n: s. Schilddrüsentuberkulose.

Starling-Gesetz (Ernest H. St., Physiol., London, 1866-1927): s. Frank-Starling-Gesetz.

Starling-Kräfte (↑): Kräfte, die den Flüssigkeitsaustausch zw. dem intravasalen u. interstitiellen Raum bewirken (hydrostatischer u. kolloidosmot. Druck in den Kapillaren).

Star|operation (mhd. starblint blind) f: (engl.) cataract operation; vollständige od. teilweise Entfernung der durch Katarakt* getrübten Augenlinse; **Formen: 1.** extrakapsuläre Kataraktextraktion unter Belassung der hinteren Linsenkapsel; Entfernung der weichen Rindenanteile im Saug-Spülverfahren nach Expression des harten Kerns od. Zertrümmerung durch Ultraschall (Phakoemulsifikation); Linsenimplantation* einer Hinterkammerlinse; häufig Ausbildung eines Nachstars* inf. Wiedereintrübung der Hinterkapsel; **2.** intrakapsuläre Kataraktextraktion (ggf. nach enzymatischer Zonulolyse*) unter Entfernung der Linse samt Kapsel mittels Kryostab od. Pinzette; kein Nachstar, jedoch nur Implantation von Vorderkammerlinsen möglich, die gehäuft zu Spätkomplikationen führen; **3.** Lentektomie (Phakektomie): Ausschneiden der gesamten Linse mit einem Vitrektomiegerät bei geschlossenem Auge über einen kleinen Zugang am Limbus corneae od. im Bereich der Pars plana; Anw. v. a. bei angeborenen, kindlichen, traumatischen bzw. komplizierten Katarakten; **4.** Diszision (Eröffnung der Linsenvorderkapsel) u. Absaugung (mit einer Spritze nach Quellung der Linsenfasern); heute nicht mehr gebräuchliches Verfahren; optische Korrektur: s. Aphakie, Starglas.

Starr-Edwards-Klappe (Albert St., Chir., Portland, geb. 1926): (engl.) Starr-Edwards prosthesis; künstl. Herzklappe in Form einer Kugelklappe; s. Herzklappen, künstliche.

Starr|krampf: s. Tetanus.

-stase: auch -stasie; Wortteil mit der Bedeutung Stillstand, Stauung; von gr. στάσις.

Stasis (†) f: Stockung, Stauung, Stase, z. B. des Bluts bei hämodynamischen Störungen.

stationär (lat. statio Stillstehen): bleibend, feststehend; eine Station einer Klinik betreffend.

statisch (gr. στατικός stehend, zum Stehen bringend): auf das Stehen (od. Gleichgewicht) bezogen.

Statistik f: (engl.) statistics; Aufbereitung u. Bearbeitung von aus zahlreichen Einzelbeobachtungen gewonnenen Daten u. ihre Analyse m. Hilfe spez. mathemat. Verfahren, um über die Beobachtung von Einzelfällen hinausgehende Regelhaftigkeiten zu erkennen. Vgl. Epidemiologie, Wahrscheinlichkeit, Ziffer.

Stato|lithen (statisch*; Lith-*) m pl: (engl.) statoliths; syn. Statoconia, Otolithen; sog. Gleichgewichtssteinchen, Gehörsand; prismat. Kristalle aus Calciumcarbonat, die in die Statolithenmembran des Vestibularapparats* eingebettet sind u. durch ihre Trägheit bei Bewegungen die Zilien der Sinneszellen verschieben.

Status (lat.) m: Zustand. **St. anginosus** (†) m: schwerer, länger als 20 Min. andauernder Angina-pectoris-Anfall; kann in einen Herzinfarkt übergehen. **St. arthriticus** (†) m: Magen-Darm- u. nervöse Störungen vor einem Gichtanfall. **St. asthmaticus** (†) m: sehr häufige, akute, schwere oder lang anhaltende Asthma-bronchiale-Anfälle. **St. dys|rhaphicus** (†) m: s. Dysrhaphiesyndrome. **St. epi|lepticus** (†) m: s. Epilepsie. **St. idem** (†) m: gleicher (i. S. von unveränderter) Befund.

Status|in|kon|sistenz (†; In-*; lat. consistere zur Ruhe kommen, stehenbleiben) f: s. Status, sozialer.

Status lacunaris (†) m: Bez. f. multiple lakunäre Infarkte bei Binswanger*-Krankheit.

Status marmoratus (†) m: syn. Vogt-Syndrom; extrapyramidales Syndrom als Folgeerscheinung eines frühkindlichen Hirnschadens* (v. a. nach Hypoxie od. Entz.); **Pathol./Anat.:** multiple konfluierende Narben (fibrilläre Gliose, Verkalkung von Neuronen, Vermehrung myelinisierter Fasern) in Putamen, Nucleus caudatus, seltener im Thalamus; **Sympt.:** progrediente Choreoathetose* od. Athétose* double.

Status nascendi (†) m: (chem.) meist reaktiver Zustand zum Zeitpunkt des Entstehens od. des Freiwerdens eines Elements bzw. einer Verbindung im Verlauf einer chem. Reaktion; z. B. naszierender Wasserstoff. **St. praesens** (†) m: der gegenwärtige Zustand, klinischer (Untersuchungs-)Befund. **St. pykno|lepticus** (†) m: veraltete Bez. f. Absence-Status; s. Epilepsie.

Status, sozialer (†) m: (engl.) social status; Bez. f. die soziale Position, die ein Gesellschaftsmitglied im Schichtengefüge einnimmt; im Ggs. zum zugeschriebenen Status (z. B. Adel in ständischen Gesellschaften) ist in modernen Industriegesellschaften der (z. B. durch Aus- u. Weiterbildung) erworbene Status vorherrschend. Häufig zu beobachten u. psychosomat. relevant ist das Phänomen der **Statusinkonsistenz**, die Zugehörigkeit einer Person hinsichtl. versch. Statusmerkmale (z. B. Einkommen, Berufsprestige, Bildung) zu versch. Ebenen (z. B. hohe Schulbildung, niedriges Einkommen), die Urs. f. psychosomat. Reaktionen sein kann. Liegen d. Statusmerkmale auf einer Ebene, spricht man von Statuskristallisation od. Statuskonsistenz. Vgl. Sozialisation, Schicht, soziale.

Status spongiosus (†) m: wabige Struktur der Hirnrinde. **St. typhosus** (†) m: der benommene Zustand bei Typhus. **St. varicosus** (†) m: s. Insuffizienz, chronisch-venöse.

Staub: (engl.) dust, powder; in der Luft schwebende, kleine, feste, anorg. (Gesteinssplitter, Sand- u. Lehmteilchen, Ruß- u. Aschepartikel) u. org. (Pflanzenteilchen, Pollenkörner, Pilzsporen, Mikroorganismen, Milben- u. Insektenpartikel, Säugetierepithelien, Federfragmente u. a.) Teilchen. Bei einer Größe von weniger als 5 µm sind Staubteilchen lungengängig. Vgl. Aerosole.

Staub|lungen|erkrankungen: s. Pneumokoniosen.

Staub, siliko|gener: (engl.) silicogenic dust; Kieselsäure-(SiO_2-)haltiger lungengängiger Feinstaub; vgl. Silikose.

Stauffer-Syn|drom (Maurice St., zeitgen. Int., Rochester) n: Komb. von Leberfunktionsstörungen u. Nierenkarzinom; **Befunde:** erhöhte Aktivität der alkal. Phosphatase (aktive Sekretion durch Hypernephrom), Verlängerung der Prothrombinzeit (hohe Spiegel fibrinoider Spaltprodukte), erhöhte Bromsulphthaleinretention u. Dysproteinämie (lebertoxische Einwirkungen durch Hypernephrom?).

Staupe-Körnchen: s. Staupe-Virus.

Staupe-Virus (Virus*) n: (engl.) distemper virus; RNA-Virus der Paramyxoviridae*, eng mit dem Masern-Virus verwandt; verursacht bei jungen Hunden (od. alten Hunden mit nachlassender Immunität) das Krankheitsbild der Hundestaupe.

Stauungs|a|trophie (A-*; Troph-*) f: (engl.) congestion atrophy; Schwund von Parenchym inf. chron. venöser Blutstauung.

Stauungs|bronchitis (Bronchi-*; -itis*) f: s. Stauungslunge.

Stauungs|erguß: meist bei Linksherzinsuffizienz auftretender Pleuraerguß*, oft rechtsseitig, bei schwerer Herzinsuffizienz auch beidseitig; vgl. Stauungslunge.

Stauungs|gallen|blase: s. Gallenblasenhydrops.

Stauungs|hydr|ops (gr. ὕδρωψ Wassersucht) m: s. Ödem.

Stauungs|ikterus (Ikterus*) m: s. Ikterus.

Stauungs|leber: (engl.) stasis liver; Veränderungen der Leber inf. Abflußbehinderung des Bluts (venöse Hyperämie); **Urs.:** allg. (z. B. Herzinsuffizienz) od. lokal (Thrombose od. Kompression ableitender Blutwege); **drei Stadien: 1. akute St.** (blutige Anschoppung): Leber blaurot u. vergrößert; **2. chron. St.** (zyanotische Atrophie): Zellatrophie durch Druckerhöhung u. Hypoxie, beginnend im Zentrum der Leberläppchen; bei gleichzeitiger peripherer Verfettung entsteht die sog. Muskatnußleber*; Leber meist vergrößert. **3. chron. Stauungsinduration** (Leberumbau): Ersatz zugrunde gegangener Leberzellen durch kollagenes Bindegewebe (Leberfibrose), daneben auch kompensator. Leberzellwucherungen; das gestaute Blut tritt aus d. Bluträumen aus (Stauungsstraßen); Leber verkleinert u. von vermehrter Konsistenz, u. U. Aszites. Der Übergang in eine **kardiale Leberzirrhose** ist selten u. erfolgt wahrscheinl. erst nach Einwirkung einer weiteren Noxe. **Sympt.:** Schmerzen im re. Oberbauch, Subikterus, Zyanose, Vermehrung von Urobilinogen u. Urobilin (später auch Bilirubin), direktes Serumbilirubin pos., evtl. Splenomegalie u. beschleunigte BKS.

Stauungs|lunge: (engl.) congested lung; Veränderungen an der Lunge inf. venöser Hyperämie u. pulmonaler Hypertonie* bei dekompensierter Linksherzinsuffizienz* (z. B. bei Mitralfehler); **Pathol./Anat.:** pralle Füllung der Blutkapillaren, bei längerem Bestehen Vermehrung des Bindegewebes, Blutaustritt u. Hämosiderinablagerung (braune Stauungsinduration, Herzfehlerlunge, Lungenstarre); Folge: Erschwerung der Sauerstoffdiffusion mit Hypoxämie; **Sympt.:** Stauungsbronchitis mit Dyspnoe, Husten u. Herzfehlerzellen* im Sputum, feuchte u. nicht

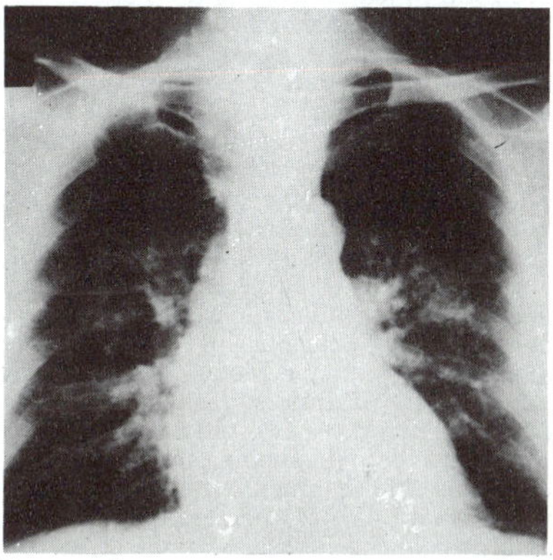

Stauungslunge [530]

klingende Rasselgeräusche, Zyanose, evtl. Asthma cardiale, Lungenödem u. Stauungserguß.

Stauungs|milz: (engl.) congested spleen; Splenomegalie* mit zunehmend festerer Konsistenz u. bindegewebiger Induration der Milz inf. venöser Hyperämie durch Abflußbehinderung; Vork. bei Herzinsuffizienz, portaler Hypertension.

Stauungs|niere: (engl.) 1. hydronephrosis, 2. congested kidney; **1.** Harnstauungsniere: s. Hydronephrose; **2.** Blutstauungsniere (häufiger) v. a. bei (Rechts-)Herzinsuffizienz u. Nierenvenenthrombose, führt zu Störungen der Nierenfunktion; **Pathol./Anat.:** Vergrößerung des Organs, festere Konsistenz, dunkelrote Farbe, Dilatation der Gefäße; **Klin.:** Albuminurie, Oligurie, Natriumretention bes. bei Rechtsherzdekompensation.

Stauungs|ödem (Ödem*) n: s. Ödem.

Stauungs|papille (Papilla*) f: (engl.) choked disk, papilloedema; Veränderung des Augenhintergrunds mit Schwellung, knopfförmiger Vorwölbung (Bestimmung der Prominenz in Dioptrien) u. glasiger Trübung der Sehnervenpapille mit Verlust ihrer scharfen Begrenzung (Vergrößerung des blinden Flecks), Erweiterung u. Schlängelung der Venen u. Verengung der Arterien; **Ätiol.:** Fortpflanzung erhöhten intrakraniellen Drucks in die Sehnervenscheiden; anfangs Stauung des axonalen Transportes, später auch Gefäßstauung u. Ödem; **Vork.:** bei Hirntumoren (in ca. 60% der Fälle), abhängig von der Tumorlokalisation (bei Tumoren der Hirnbasis seltener als bei Tumoren der hinteren Schädelgrube), bei epi-, subduralen sowie subarachnoidalen Blutungen, Hydrozephalus u. maligner Hypertonie; **Sympt.:** bei frischer St. keine od. nur geringe Sehstörung, nach monatelangem Bestehen allmähliche Optikusatrophie* mit schweren Gesichtsfeldausfällen; **Ther.:** rasche Druckentlastung

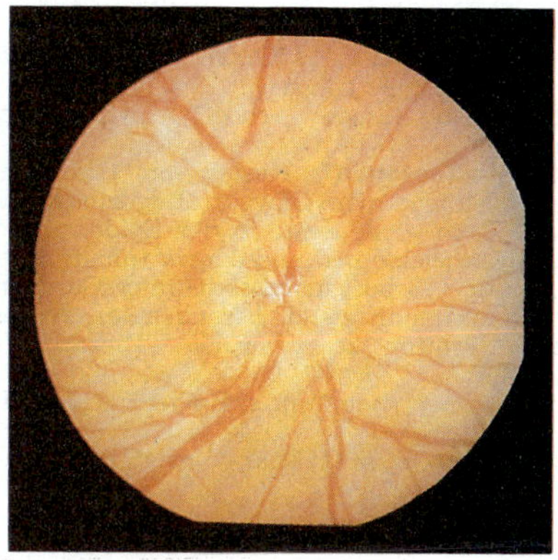

Stauungspapille [550]

durch Behandlung der Grunderkrankung; **DD:** anteriore Neuritis* Nervi optici (meist einseitige Prominenz unter 3 dpt, frühzeitige Visusverschlechterung), anteriore ischämische Optikusneuropathie*, Drusenpapille.

STD: Abk. f. (engl.) **s**exually **t**ransmitted **d**iseases; WHO-Begriff f. durch Sexualkontakt übertragene Krkh., zu denen außer den meldepflichtigen sog. klassischen Geschlechtskrankheiten* noch andere durch Bakt. (unspezif. Urogenitalentzündungen durch Chlamydia trachomatis, Mykoplasmen, Gardnerella vaginalis u. a.), Viren (Herpes genitalis, Zytomegalie, Hepatitis A u. B, Condylomata acuminata, HIV-Erkrankung), Pilze (Candida-Mykosen), Protozoen (Trichomoniasis, Amöbiasis, Giardiasis) u. Ektoparasiten (Scabies, Pediculosis pubis) verursachte Erkr. gehören.

Steady state (engl. gleichbleibender Zustand) n: Fließgleichgewicht*.

Steady-state-Blut|spiegel (↑): (engl.) steady state blood level; bei Dauerinfusion bzw. wiederholter Applikation sich einstellende, innerh. bestimmter Grenzen konstante Konzentration einer Substanz im Blut; ist erreicht, wenn Geschwindigkeiten von Invasion* u. Elimination* gleich sind.

Steal, ileo-femoraler (engl. to steal stehlen, zuvorkommen) m: (engl.) ileo-femoral steal; Kollateralkreislauf* zw. A. mesenterica inferior u. A. iliaca interna mit Steal*-Phänomen bei Verschluß der A. iliaca communis od. Leriche-Syndrom; **Sympt.:** krampfartige Bauchschmerzen (Angina* abdominalis) unter körperlicher Belastung; vgl. Mesenterialgefäßverschluß.

Steal-Phänomen (↑) n: (engl.) steal phenomenon; syn. Steal-Effekt, Entzugs- od. Anzapfsyndrom; Störung der Hämodynamik mit Umverteilung des Bluts, das einem Versorgungsgebiet zugunsten eines anderen Gefäßsystems entzogen wird; **Urs.:** Kollateralkreislauf, Stenose, Arterienverschluß. Das Auftreten klin. Symptome inf. St.-Ph. wird als Steal-Syndrom bezeichnet; z. B. Subclavian* steal syndrome, diastolisches Aortenanzapfsyndrom*. Vgl. Verschlußkrankheiten, arterielle.

Ste|apsin n: im Pankreas gebildetes fettspaltendes Enzym (Lipase); Aktivierung durch das Gallensekret.

Stear-: auch Steat-; Wortteil mit der Bedeutung festes Fett, Talg; von gr. στέαρ, στέατος.

Stearin n: s. Fette.

Stearin|säure: $C_{17}H_{35}COOH$; eine der gesättigten höheren Fettsäuren*.

Stear|rhoe (Stear-*; -rhoe*) f: syn. Steatorrhoe*.

Steato|kystom (↑; Kyst-*; -om*) n: (engl.) steatocystoma; syn. Ölzyste, Talgdrüsenzyste; bis zu 3 cm große Zyste in der Epidermis mit Talgdrüsenelementen und öligem Inhalt; solitär od. multipel (Sebozystomatose Günter, Gardner*-Syndrom I) auftretend, besonders an Axillen, Hals, Skrotum u. ventralem Thorax. Vgl. Atherom.

Steatom (↑; -om*) n: s. Epidermalzyste, Lipom.

Steato|nekrose (↑; Nekr-*; -osis*) f: syn. Fettgewebenekrose*.

Steator|rhoe (↑; -rhoe*) f: (engl.) steatorrhoea; Stuhlfettausscheidung über 7 g/d als Folge eines Mißverhältnisses zw. oraler Fettaufnahme u. Fettverdauung; tritt auf als Fettdurchfall (sog. Butterstuhl, Salbenstuhl, Pankreasstuhl), bei d. ungespaltenes Fett in großen Mengen als flüssige, beim Abkühlen erstarrende Masse abgeschieden wird; **Urs.:** Maldigestion, Malabsorption, gestörter enterozytärer Fettstoffwechsel, gestörter Lymphabfluß, Zöliakie; **Nachw.:** gravimetrische od. titrimetrische Stuhlfettbestimmung; vgl. Pancreozymin-Secretin-Test.

Steator|rhoe, idio|pathische (↑; ↑) f: s. Zöliakie.

Steatosis (↑; -osis*) f: Verfettung.

Steato|zele (↑; -kele*) f: s. Adipozele.

Stech|apfel: s. Datura stramonium.

Stech|apfel|form: (engl.) crenocyte, burr cell, echinocyte; **1.** morgensternartige Form der Erythrozyten; **Vork.:** z. B. als Akanthozyten* im Blut, im eintrocknenden mikroskop. Präparat; **2.** Kristallform von harnsaurem Ammoniak im Harnsediment.

Steele-Richardson-Olszewski-Syn|drom (John C. St., ; John C. R., geb. 1919; Jerzy O., 1913-1966) n: syn. progressive supranukleäre Blicklähmung; Multisystemdegeneration* des Zentralnervensystems, die sich zw. dem 40. u. 70. Lj. manifestiert; **Sympt.:** supranukleäre, zunächst vertikale, später auch horizontale Blicklähmung mit akinetisch-rigidem Parkinsonsyndrom, bulbären u. zerebellaren Symptomen, Pyramidenbahnzeichen u. Demenz.

Steell-Geräusch (Graham St., Int., Manchester, 1851-1942): (engl.) Steell murmur; auskultator. leises, hochfrequentes, frühdiastol. Decrescendogeräusch mit p. m. im 3. ICR links parasternal, das sich dem Pulmonalton P_2 anschließt (s. Herztöne); **Vork.:** häufig bei sog. relativer od. funkt. Pulmonalinsuffizienz* inf. pulmonaler Hypertonie bei Mitralklappenfehlern, Eisenmenger*-Komplex, Cor* pulmonale; vgl. Herzgeräusche.

Steh|feld|bestrahlung: Form der Strahlentherapie* mit konstantem Bestrahlungsfeld u. -winkel bei unbewegter Strahlenquelle (im Ggs. zur Pendelbestrahlung).

Steh|re|aktion, tonische f: s. Reflexe, frühkindliche.

Steh|versuch: s. Schellong-Test.

Steig|bügel: (anat.) Stapes.

Steil|typ: s. Lagetyp des Herzens (Tab.).

Stein|auflösung, medikamentöse: syn. Chemolitholyse; s. Urolitholyse, Cholelitholyse.

Stein|bildung: s. Konkrement, Nephrolithiasis, Cholelithiasis.

Steinbrinck-Chediak-Granulations|an|omalie (Granulum*; Anomalie*) f: s. Chediak-Higashi-Syndrom.

Steiner-Voerner-Syn|drom (Gabriel St., Psychiater, Heidelberg) n: s. Karzinoidsyndrom.

Stein-Leventhal-Syn|drom (Irving F. St., Gyn., Chicago, geb. 1887; Michael L. L., zeitgen. Gyn., USA) n: Sonderform des polyzystischen Ovarialsyndroms*.

Steinmann-Nagel|ex|tension (Fritz St., Chir., Bern, 1872-1932; Extension*) f: s. Extensionsmethoden.

Steinmann-Zeichen (↑): (engl.) Steinmann's sign; diagn. Zeichen bei Meniskusschaden; **Steinmann I:** Schmerzangabe im gebeugten Kniegelenk bei Außendrehung des Unterschenkels spricht für Schädigung des inneren Meniskus, bei Innendrehung des Unterschenkels für Schädigung des äußeren Meniskus. **Steinmann II:** Wanderung der Druckempfindlichkeit bei Kniebeugung am inneren Gelenkspalt von vorn nach hinten.Vgl. Meniskusriß.

Stein|mole (lat. mola Mondkalb, verunstalteter Embryo) f: s. Blutmole.

Stein|pro|phylaxe (Prophylaxe*) f: (engl.) lithoprophylaxis; allgemeine, diätetische u. medikamentöse Maßnahmen zur Verhinderung eines Steinrezidivs bei (behandelter) Nephrolithiasis*; reichliche Flüssigkeitszufuhr, körperliche Bewegung, Stuhlregulierung, ausgewogene Ernährung, Vermeidung starker Flüssigkeitsverluste (Sauna, Dauerbesonnung); Voraussetzung für die spez. S. ist die Steinanalyse: bei Calciumuratsteinen Alkalisierung des Harns, bei Calciumoxalatsteinen Einstellung einer schwach alkalischen bis neutralen Harnreaktion, Vermeiden oxalsäurehaltiger Nahrungsmittel (Kakao, Spinat, Rhabarber) u. übermäßiger Zufuhr von Vitamin C; bei Calciumphosphat- u. Calciumcarbonatsteinen säuernde Ernährung (Fisch, Fleisch), Einschränkung von Milch, Eiern, Gemüse u. Obst, evtl. harnsäuernde Medikamente bzw. Thiazide zur Herabsetzung der Calciumausscheidung; bei Harnsäuresteinen Neutralisierung des Harns, Allopurinol, purinarme Kost; bei Magnesiumammoniumphosphat-Steinen Harnansäuerung mit Methionin od. Ammoniumchlorid.

Stein|schnitt|lage: (engl.) lithotomy position; auch Querbettlagerung; Rückenlage des Pat. mit gespreizten u. im Hüft- u. Kniegelenk gebeugten Beinen (Hervorziehen des Gesäßes bis an den

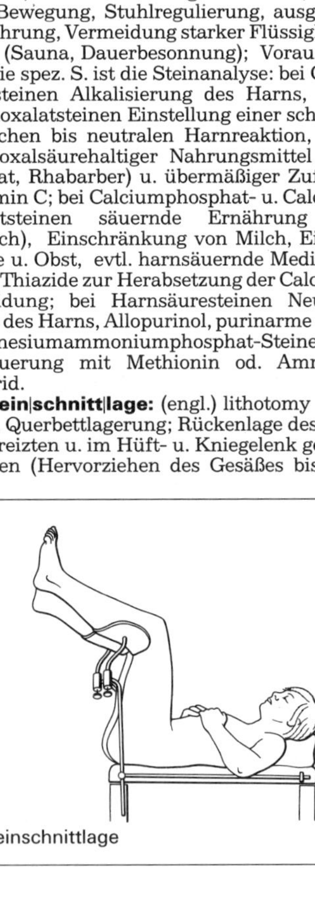

Steinschnittlage

Rand der Unterlage) für diagnostische u. therapeutische Eingriffe im Vaginal- u. Anorektalbereich.

Steinthal-Stadien (Karl St., Chir., Heidelberg, 1859-1927) n pl: (engl.) Steinthal's classification; ältere Stadieneinteilung des Mammakarzinoms*; **I:** auf den Drüsenkörper beschränkt; **II:** lokal infiltrierend; **III:** Metastasierung in die regionalen Lymphknoten (axillär, supraklavikulär, mediastinal); **IV:** Fernmetastasen.

Steiß||bein: (anat.) Os* coccygis. **St.bein|fistel** (Fistel*) f: s. Pilonidalsinus. **St.fuß|lage:** s. Beckenendlage. **St.lage:** s. Beckenendlage. **St.schmerz:** s. Kokzygodynie.

Steiß|teratom (gr. τέρας, τέρατος Ungeheuer; -om*) n: (engl.) coccygeal teratoma; am Beckenende lokalisiertes Teratom*; ein angeborenes St. kann aufgrund seiner Größe ein Geburtshindernis darstellen. **Ther.:** chir. Entfernung.

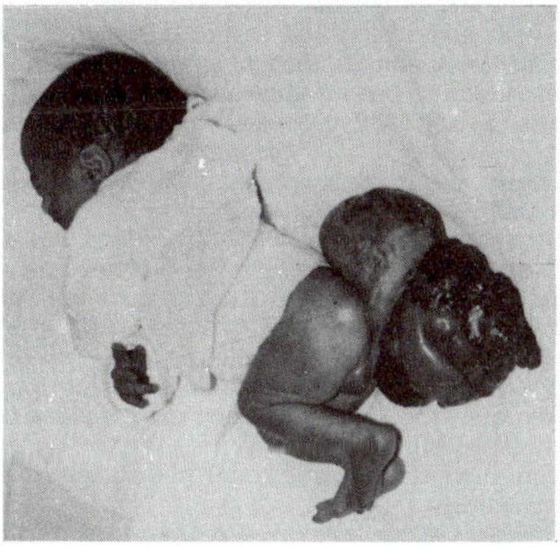

Steißteratom [540]

Stella (lat. Stern) f: Stern- od. Kreuzverband, z. B. um Brust u. Schulter (St. pectoris).

Stellatum|blockade (stellatus*) f: (engl.) stellate block; Halsgrenzstrangblockade; Form der Sympathikusblockade* mit Ausschaltung des Ganglion cervicale, inferius u. thoracale I (Ganglion stellatum); **Ind.:** Migräne, halbseitige Kopfschmerzen, postkommotionelle Beschwerden, Osteochondrose der HWS, Periarthritis humeroscapularis, Brachialgia nocturna, Hyperemesis gravidarum, Trigeminus- u. Zosterneuralgie. Als Zeichen des Wirkungseintritts kommt es zum Horner*-Symptomenkomplex.

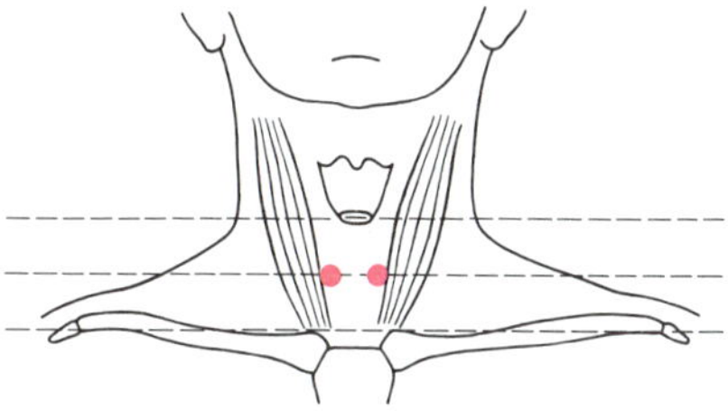

Stellatumblockade:
Die beiden Punkte markieren die Injektionsstellen.

stellatus (lat.): sternförmig.

Stell|knorpel: (engl.) arytenoid cartilage; Cartilago arytaenoidea des Kehlkopfs; s. Larynx.

Stell|re|flexe (Reflekt-*) m pl: (engl.) startle reflexes; v. a. auf der Ebene des Mittelhirns integrierte Reflexe* bzw. Reflexketten, die der Aufrechterhaltung bzw. Wiederherstellung einer balancierten Körperstellung, Kopfhaltung u. koordinierten Augenstellung dienen. Die Afferenzen stammen aus dem Vestibularapparat, von Rezeptoren (v. a. Druckrezeptoren) der Körperoberfläche u. Propriorezeptoren der Muskulatur, aus Muskelspindeln v. a. der Halsmuskulatur u. aus dem Sehorgan mit Integration in der Großhirnrinde. Als frühkindliche Reflexe* werden St. zur Beurteilung der kindlichen Reife herangezogen; pathol. Steigerung als sog. Streckkrämpfe v. a. bei apallischem Syndrom. Vgl. Haltungsreflexe.

Stellwag-Zeichen (Carl St. von Carion, Ophth., Wien, 1823-1904): (engl.) Stellwag's sign; langsamer, seltener Lidschlag bei Hyperthyreose*.

Stell|wehen: (engl.) early labour; diejenigen Vorwehen, die den vorliegenden Kindsteil z. Einstellung* bringen.

Stenger-Versuch (Hans-Heinrich St., Otol., Göttingen, geb. 1914): s. Hörprüfungen.

Steno-: Wortteil mit der Bedeutung eng, schmal; von gr. στενός.

stenök (↑; gr. οἶκος Haus): Bez. f. Organismen, die nur unter streng definierten, nicht wechselnden Umweltbedingungen leben können; Ggs. euryök*.

Steno|kardie (↑; Kard-*) f: s. Angina pectoris.

Steno|korie (↑; gr. κόρη Pupille) f: s. Miosis.

Stenose (↑; -osis*) f: (engl.) stenosis; angeb. od. erworbene Verengung, Enge, Einengung v. Hohlorganen od. Gefäßen. **St.di|latation** (↑; ↑; lat. dilatare ausbreiten, erweitern) f: s. Angioplastie. **St.geräusch** (↑; ↑): s. Gefäßgeräusch, Herzgeräusche. **St.kopf|schmerz** (↑; ↑): (engl.) stenotic headache; Kopfschmerz* bei behindertem Abfluß des Nasensekrets; z. B. bei Septumdeviation*.

Stenose, tubuläre mit Hypo|kalz|ämie (↑; ↑) f: autosomal-dominant erbl. Skelettdysplasie mit Minderwuchs, hypokalzämischer Tetanie, Myopie bzw. Hyperopie, Hyperphosphatämie, verengten Knochenmarkkanälen sowie Verkalkungen von Basalganglien, Kornea, Retina u. a.

Steno|zephalie (↑; Keph-*) f: (engl.) stenocephaly; syn. Kraniostenose; Form der Dyszephalie* mit pathol. Verkleinerung des Schädelumfangs bei meist normalem Rauminhalt (keine Mikrozephalie*); **Urs.:** verfrühte Synostose einer od. mehrerer Schädelnähte, wodurch es zu einer Deformierung des Schädels (Dyskranie) kommt; **Einteilung: 1.** Akrokranium (Turmschädel) inf. primärer Hypoplasie der Schädelbasis mit vorzeitiger Verknöcherung der Sutura coronalis (Kranznaht); tritt in einer zylindrischen Form (Turrizephalus) od. in einer konischen Form (Pyrgozephalus) auf; **2.** Skaphozephalus (Kahnschädel) inf. vorzeitiger Verknöcherung der Sutura sagittalis (Pfeilnaht); **3.** Plagiozephalus (Schiefschädel) inf. (seltener) vorzeitiger Synostose nur eines Teils einer Naht (z. B. rechte Kranznaht); dadurch völlige Asymmetrie; **4.** Trigonozephalus (Dreiecksschädel) inf. vorzeitiger Verknöcherung beider Stirnbeine (s. Sphenozephalie); **5.** Kleeblattschädel*; vgl. Dysostosis craniofacialis.

S

Stensen-Gang (Niels St., Anat., Kopenhagen, 1638-1686): syn. Ductus* parotideus.

Stent (1. engl. to stent ausdehnen; 2. Charles St., Zahnarzt, London, gest. 1885) m: **1.** (chir.) selbstexpandierende Endoprothese aus versch. Materialien u. mit unterschiedl. Formen zur Offenhaltung gangartiger Strukturen (z. B. Gallengang-, Gefäß-, Ösophagus-, Tracheastent); Anw. bei chir. Anastomosierung sowie als palliative Maßnahme bei Verengungen durch Druck von außen (z. B. durch Tumoren) od. Verschluß (z. B. bei Arteriosklerose); **2.** (zahnmed.) Bez. f. einen thermoplastischer Werkstoff zur Präparationsabformung.

Stenvers-Aufnahme (Hendrik St., Neurol., Utrecht, geb. 1889): (engl.) Stenvers' projection; Felsenbeinaufnahme; sagittale röntg. Darstellung der Felsenbeinpyramide mit innerem Gehörgang, Labyrinth u. Processus mastoideus; der um 45° zur erkrankten Seite gedrehte Kopf liegt mit dem Orbitarand der Filmkassette an; Zentralstrahl um 12° nach unten abweichend. Zur Beurteilung ist immer die Vergleichsaufnahme der gesunden Seite erforderlich. Vgl. Schüller-Schläfenbeinaufnahme, Mayer-Aufnahme.

Stepper|gang (engl. to step schreiten, tanzen): s. Peronäuslähmung.

Step|test (↑) m: s. Master-Test.

Steran n: s. Steroide.

Sterbe|begleitung: Betreuung Sterbender, die die Linderung der Beschwerden mit allen zur Verfügung stehenden Mitteln, individuelle Zuwendung u. Befriedigung der Bedürfnisse Sterbender beinhaltet.

Sterbe|hilfe: (engl.) euthanasia; Bez. f. ein Handeln, das bestimmt u. geeignet ist, den erleichterten u. schmerzgelinderten Tod eines unheilbar schwerkranken Menschen zu ermöglichen. Dabei ist d. Hilfe **beim** Sterben (sog. Leidhilfe) v. der aktiven u. passiven Hilfe **zum** Sterben zu unterscheiden. Die ärztl. Hilfe beim Sterben durch bloße Schmerzlinderung ohne Lebensverkürzung ist zulässig u. vielfach geboten; dies gilt auch, wenn d. Medikation zu Bewußtseinsstörungen führt. Die **aktive St.** als gezielte Lebensverkürzung ist grundsätzl. unzulässig u. zwar selbst dann, wenn der zum Tod führende Eingriff einem ausdrückl. u. ernstl. Verlangen des Pat. folgt (§ 216 StGB). Straflos bleibt andererseits die Beihilfe z. Selbsttötung. Die jurist. Grenzen können allerdings im Einzelfall problematisch sein. Zulässig ist ferner ein Eingriff, der allein die Schmerzlinderung zum Ziel hat, als unbeabsichtigte Nebenfolge aber zugleich eine unbeträchtl. Lebensverkürzung bewirken kann (sog. indirekte St.). Vor schwierige Abwägungen stellt den Arzt die **passive St.**, das Sterbenlassen durch Verzicht auf lebensverlängernde Maßnahmen, wenn die Weiterbehandlung aussichtslos erscheint u. eine agonale Leidensverlängerung bewirkt, wenn sie also letztl. nicht eine weitere Lebensspanne eröffnet, sondern nur das Sterben protrahiert. Dem Wunsch des Kranken nach einem Fortgang der Behandlung soll sich der Arzt nicht verschließen, auch wenn diese nicht mehr indiziert erscheint. Nach sorgfältiger ärztl. Beratung u. Dokumentation stets zulässig ist der einverständl. Behandlungsverzicht. Fehlt eine aktuelle Willensäußerung des Pat., so handelt der Arzt korrekt, der die sinnlos gewordene Ther. abbricht u. sich auf palliative Maßnahmen beschränkt. Eine Intensivbehandlung über den Zeitpunkt des Hirntodes hinaus ist grundsätzl. unzulässig.

S

Sterbe|klinik (gr. κλίνη Bett) f: s. Hospiz.

Sterben: (engl.) dying; Vorgang des Erlöschens der Lebensfunktionen bis zum Tod*; vgl. Todeszeitpunkt.

Sterbe|tafel, allgemeine: vom Statistischen Bundesamt regelmäßig veröffentlichte Tab., in der f. jeden Geburtsjahrgang die statist. Wahrscheinlichkeit angegeben ist, das Ende des betreffenden Jahres zu erleben. Man kann sie heranziehen, um bei epidemiol. Studien zur Sterblichkeit an best. Krankheiten die beobachtete von d. erwarteten Überlebensrate* unterscheiden zu können. Vgl. Lebenserwartung.

Sterblichkeit: s. Mortalität, Letalität, Säuglingssterblichkeit, Müttersterblichkeit. **St., feto|infantile:** (engl.) feto-infantile mortality; Zahl der Totgeborenen u. im 1. Lj. Gestorbenen je 1000 Lebend- u. Totgeborenen; vgl. Säuglingssterblichkeit. **St., peri|natale:** (engl.) perinatal mortality; Zahl der Totgeborenen u. in den ersten sieben Lebenstagen Gestorbenen je 1000 Lebend- u. Totgeborene; betrug in der Bundesrepublik Deutschland 1989 6,4; vgl. Säuglingssterblichkeit.

Sterc-: auch Sterko-; Wortteil mit der Bedeutung Kot; von lat. stercus.

Stercus (↑) n: Kot.

Stereo-: auch Stero-, -sterie; Wortteil mit der Bedeutung **1.** starr, fest, hart; **2.** massiv, einen Raum ausfüllend; von gr. στερεός.

Stereo|a|gnosie (↑; A-*; -gnos*) f: s. Agnosie.

Stereo|an|ästhesie (↑; Anästhesie*) f: (engl.) stereoanaesthesia; Störung der epikritischen und Tiefensensibilität mit Unfähigkeit, Objekte durch Betasten zu erkennen; vgl. Sensibilitätsstörungen.

Stereo|elektro|en|zephalo|graphie (↑; Elektro-*; Enkephal-*; -graphie*) f: (engl.) stereoelectroencephalography; Ableitung von Hirnstromwellen aus subkortikalen Strukturen mit Hilfe langer, dünner, in das Gehirn eingestochener Nadelelektroden; z. B. zur Lok. eines Herdes bei fokaler Epilepsie. Vgl. Elektroenzephalographie, Operation, stereotaktische.

Stereo|en|zephalo|tom (↑; Enkephal-*; -tom*) n: (engl.) stereo-encephalotome; i. R. einer stereotaktischen Operation* verwendetes, am Schädel des Pat. fixiertes Gerät, das die gezielte Sondierung von Hirnbereichen erlaubt.

Stereo|gnosie (↑; -gnos*) f: (engl.) stereognosis; Fähigkeit, Gegenstände allein durch Betasten zu erkennen; vgl. Sensibilität.

Stereo|iso|merie (↑; Iso-*; gr. μέρος Teil, Anteil) f: s. Isomerie.

Stereo|mikro|skop (↑; Mikr-*; Skop-*) n: (engl.) stereomicroscope; Gerät für stereoskop. Betrachtung u. Photoaufnahmen von mikroskop. Objekten (s. Stereoskop); am bekanntesten ist das Greenough-St., das aus zwei getrennten, vollständigen Mikroskopen besteht, deren optische Achsen gegeneinander geneigt sind.

Stere|opsis (↑; Op-*) f: syn. stereoskopisches Sehen*.

Stereo|skop (↑; Skop-*) n: (engl.) stereoscope; optisches Gerät, mit dem gleichzeitig zwei unter verschiedenen Blickwinkeln angefertigte Photographien od. Röntgenaufnahmen betrachtet werden, so daß ein räumlicher Eindruck entsteht.

Stereo|typ (↑; gr. τύπος Gepräge, Bild) n: (engl.) stereotype; Bez. f. vereinfachende, zu Konformität neigende Beurteilung z. B. von sozialen Gruppen; als **Autostereotyp** wird das S.

hinsichtl. der eigenen Gruppe, als **Heterostereotyp** das S. hinsichtl. anderer Gruppen bezeichnet.

Stereo|typien (↑; ↑) f pl: (engl.) stereotypies; verbale Äußerungen od. Bewegungen u. Handlungen, die oft über lange Zeit u. immer in d. gleichen Weise wiederholt od. beibehalten werden; St. können stark von Außenreizen abhängig sein u. in der Form einer auf den eigenen Körper bezogenen Stimulation od. als autoaggressives Verhalten auftreten. **Formen:** z. B. Echolalie*, Logoklonie*, Palilalie*, Verbigeration*, Automatismen*; **Vork.:** u. a. bei Schizophrenie*, Demenz*, geistiger Behinderung*, Verhaltensstörung*, Aphasie*. Vgl. Perseveration, Iteration.

Stereo|zilien (↑; lat. cilium oberes Augenlid, Wimpern) n pl: (engl.) stereocilia; unbewegl. Fortsätze am freien Zellende; stehen in Beziehung zur Sekretabsonderung u. Resorption; **Vork.:** Nebenhodengang, Amnionepithel.

steril (lat. sterilis unfruchtbar): **1.** keimfrei, sterilisiert; **2.** infertil, unfruchtbar.

Sterilisation (↑) f: **I.** Herbeiführung der Unfruchtbarkeit eines Menschen (Sterilität*) durch einen chir. Eingriff, bei dem die Ei- bzw. Samenleiter unterbrochen od. funktionsunfähig gemacht werden; im Unterschied z. Kastration* bleiben die Gonaden u. damit Libido u. Fähigkeit z. Sexualverkehr erhalten; **Meth.:** **1.** St. der Frau: Tubensterilisation*; **2.** St. des Mannes: Vasoresektion*; die Zeugungsfähigkeit erlischt erst nach Wochen. Der Eingriff beim Mann ist wesentl. einfacher als die St. der Frau; daher wird die St. des Mannes in manchen Ländern bevorzugt ausgeführt. **Gesetzliche Vorschriften:** Eine Zwangssterilisation ist nach den Artikeln 1 u. 2 des Grundgesetzes unzulässig u. gilt nach § 225 StGB als beabsichtigte schwere Körperverletzung; die freiwillige St. ist nach Ansicht des Bundesgerichtshofs in der Bundesrepublik Deutschland durch keine Strafvorschrift bedroht; die Muster-Berufsordnung für die deutschen Ärzte hält die St. für zulässig, wenn sie aus med., genet. od. sozialen Gründen indiziert ist. Das am 1.1.1992 in Kraft getretene „Gesetz zur Reform des Rechts der Vormundschaft u. Pflegschaft für Volljährige“ (Betreuungsgesetz*) vom 12.9.1990 (BGBl. I S. 2002) verbietet die St. Minderjähriger vollständig (§ 1631 c BGB) u. schließt f. einwilligungsunfähige Betreute Zwangsmaßnahmen u. Gefälligkeitseingriffe aus (§ 1905 BGB). **Aufklärungspflicht:** Vor einer St. muß der Arzt den Sterilisanden insbes. bzgl. des angestrebten Erfolgs u. der Reversibilitätschancen bes. sorgfältig u. eindringlich aufklären; nach der Rechtsprechung braucht er sich b. Verheirateten nicht der Einwilligung auch des Ehepartners zu versichern.

II. Maßnahme, die eine völlige Keimfreiheit bezweckt; nach dem DAB heißt St. (Entkeimung): „Abtöten od. Entfernen aller lebensfähigen Vegetativ- u. Dauerformen von pathogenen u. apathogenen Mikroorganismen in Stoffen, Zubereitungen od. an Gegenständen“.

Sterilität (↑) f: (engl.) sterility; **I.** Zustand der Unfruchtbarkeit; klinisch relevant als ungewollte Kinderlosigkeit eines Paares über (ein bis) zwei Jahre trotz regelmäßiger ungeschützter Kohabitationen; verantwortlich ist zu ca. 50% eine St. der Frau, zu ca. 35% eine St. des Mannes, der Rest betrifft beide Partner od. bleibt ungeklärt. **Formen:** **1.** St. der Frau: **a)** primäre St. ohne bisherige Konzeption; **b)** sekundäre (erworbene) St. nach bereits vorangegangener Schwangerschaft (vgl. Infertilität); zu berücksichtigen ist die mit dem Alter abnehmende Fertilität der Frau (s. Fruchtbarkeitsziffer). **Urs.** (funktionell od. organisch): ovariell bedingt (primäre od. sekundäre Ovarialinsuffizienz*), tubar bedingt (Tubenverschluß nach Salpingitis* od. Tubenverwachsungen, bei Endometriose*, Motilitätsstörungen), uterin bedingt (Uterusfehlbildung*, Uterusmyome, Asherman*-Fritsch-Syndrom, hormonal bedingte Nidationsstörung), zervikal bedingt (pathol. Zervixfaktor*, Zervizitis*, anat. Veränderungen, z. B. Konisation, Emmet-Riß, Spermienantikörper im Zervixschleim der Frau), vaginal bedingt (vaginale Fehlbildungen, Kolpitis*); extragenitale Urs.: Diabetes mellitus, Störungen der Schilddrüsenfunktion, Fettsucht, Magersucht, hypophysäre Störungen, Genußgifte (z. B. Alkohol, Nicotin) u. a.; psychogene Urs.: Frigidität, Vaginismus, Neurosen, Dyspareunie; **Diagn.:** Sexualanamnese, gyn. Untersuchung, zytol. Abstrich, Kolposkopie, bakteriol. Abstrich; zur Prüfung der Ovarialfunktion Basaltemperaturmessung, Kolpozytologie, Best. von Zervixfaktor* u. Reinheitsgrad der Scheidenflora*, Penetrationstest*, Gestagentest* u. Östrogentest*, evtl. Endometriumbiopsie (Strichkürettage*), Hysterosalpingographie*, Pelviskopie* sowie Gonadotropinbestimmung (DD zw. primär ovariellen u. primär zentralen Störungen). Bei der Frau sollte keine invasive Untersuchung ausgeführt werden, bevor nicht die Zeugungsfähigkeit des Mannes festgestellt wurde. **2.** St. des Mannes (syn. Impotentia generandi): **Urs.:** gestörte Spermatogenese durch Maldescensus testis, Hodenhypoplasie, Zustand nach Hodenverletzung od. -infektion, Varikozele, hormonale Störungen (Hypothyreose, hormonaktive NNR-Tumoren, Hypopituitarismus); Verlegung der Samenwege, meist entzündl. bedingt inf. Epididymitis, Prostatitis, Urethritis, evtl. Hypospadie od. nach Vasoresektion; i. w. S. auch Kohabitationsstörungen (Impotentia* coeundi); **Diagn.:** Sperma*-Untersuchung, Best. von FSH, LH, Testosteron zur Unterscheidung einer primären u. sek. Hodenschädigung, evtl. Hodenbiopsie*. In etwa einem Fünftel der ungeklärten Fälle spielen wahrscheinl. (Auto-)Antikörper eine ursächl. Rolle (vgl. Spermienantigene). Nach Ausschluß nicht beeinflußbarer Sterilitätsursachen (z. B. gonadal bedingt beim Turner- od. Klinefelter-Syndrom) sollte eine Beratung über das Konzeptionsoptimum* erfolgen sowie evtl. eine Insemination* bzw. In*-vitro-Fertilisation od. eine Adoption zur Erfüllung des Kinderwunsches in Erwägung gezogen werden. **II.** (mikrobiol.) Keimfreiheit; vgl. Sterilisation.

Sterilitäts|operation (↑) f: (engl.) infertility operation; (mikrochir.) Operationsverfahren zur Wiederherstellung der Fertilität nach erkrankungsbedingter od. op. erzielter Sterilität* (sog. Refertilisierung); **1.** bei der Frau: Wiederherstellung der Eileiterdurchgängigkeit z. B. durch Ovario-, Fimbrio- u. Salpingolyse, Salpingostomatoplastik*, End-zu-End-Anastomose, Tubenimplantation; dabei Erfolgsquote von über 50% bei allerdings deutlich erhöhtem Risiko für eine Extrauteringravidität*; **2.** beim Mann: Vasostomie*.

Sterine n pl: (engl.) sterols; im Tier- u. Pflanzenreich vorkommende (stickstofffreie) polycyclische, hydro-aromat. sek. einwertige Alkohole, die sich vom Steran (Cholestan*) ableiten; je nach Herkunft unterscheidet man zw. Zoosterinen (tierisch), Phytosterinen (pflanzl.) u. Mykosterinen (Pilz-St.). Das bekannteste Sterin ist das Cholesterin* (ein Zoosterin). Zu d. Phytosterinen gehört Ergosterin (ein Provitamin D aus Mutterkorn u. Hefen). Vgl. Steroide.

Sterko|bilin (Sterc-*; Bili-*) n: s. Gallenfarbstoffe.

Sterko|bilino|gen (↑; ↑; -gen*) n: (engl.) stercobilinogen; eine der drei unterschiedl. optisch aktiven Formen des Urobilinogens* (l-Urobilinogen); vgl. Gallenfarbstoffe.

Sterko|bilin|urie (↑; ↑; Ur-*) f: (engl.) stercobilinuria; pathol. Ausscheidung v. Sterkobilin im Urin; **Urs.:** vermehrte Bilirubinbildung; vgl. Urobilin.

sternal (gr. στέρνον Brust, Brustbein): zum Brustbein gehörend.

Stern|algie (↑; -algie*) f: Brustbeinschmerz; oft projiziert, z. B. bei Aneurysma der Aorta, Angina pectoris.

Sternal|linie (↑): (engl.) sternal line; rechts bzw. links durch d. Seitenränder des Brustbeins gezogene topograph. Linie.

Sternal|punktion (↑; Punktion*) f: (engl.) sternal puncture; Punktion des Brustbeins zur mikroskop. Untersuchung des Knochenmarks; wichtig für d. Beurteilung u. Prognose zahlreicher Blutkrankheiten u. zum Nachw. v. Tumorzellen im Knochenmark bei Neoplasmen. Vgl. Knochenmarkbiopsie.

Sternberg-Reed-Riesen|zellen (Karl von St., Pathol., Wien, 1872-1935; Zelle*): (engl.) Sternberg-Reed cells; auffällig große, immunoblastenähnliche, mehrkernige Zellen; Vork. bei Lymphogranulomatose*; vgl. Hodgkin-Zellen.

Sternheimer-Malbin-Zellen (Richard St., Arzt, Chicago; ↑): (engl.) Sternheimer-Malbin cells; im Harnsediment* bei Harnweginfektionen vorkommende leukozytäre Zellen unterschiedl. Größe u. Form, deren Protoplasmagranula eine charakterist. Beweglichkeit aufweisen; ohne diagn. Bedeutung.

Stern|himmel|zellen (↑): Makrophagen, die sich in den Lymphknotenkeimzentren entwickeln; **Vork.:** bei unspezif. Lymphknotenhyperplasien, Burkitt-Tumor.

Stern|nävus (Nävus*) m: syn. Naevus* araneus.

Sterno|tomie (Sternum*; -tom*) f: (engl.) sternotomy; op. Durchtrennung (Spaltung) des Brustbeins i. R. intrathorakaler Eingriffe. Vgl. Schnittführung.

Stern-Syn|drom n: s. Arthrogryposis-multiplex-congenita-Syndrome.

Sternum (gr. στέρνον) n: Brustbein.

Sternum|spalte (↑): (engl.) sternoschisis; Hemmungsfehlbildung mit Spaltbildung im Brustbein; es treten vollständige u. unvollständige Spaltenbildungen auf, letztere können am oberen od. am unteren Ende lokalisiert sein.

Sternutatio (lat.) f: Niesen; s. Ptarmus.

Stern|zellen (Zelle*): s. Kupffer-Sternzellen.

Steroid|dia|betes (Stereo-*; -id*; Diabet-*) m: (engl.) steroid diabetes; Entw. einer Glukosurie bzw. eines Diabetes mellitus bei zu hoch dosierter Langzeitbehandlung mit Kortikosteroiden; die Häufigkeit schwankt zw. 1% u. 23% der Behandelten. Eine Häufung wird bei Pat. mit Lebererkrankungen beobachtet. Das Auftreten des St. korreliert nicht so sehr mit der Gesamtdosis, sondern v. a. mit der Höhe der Tagesdosis.

Steroide (↑; ↑) n pl: (engl.) steroids; umfangreiche Gruppe von Verbindungen mit dem

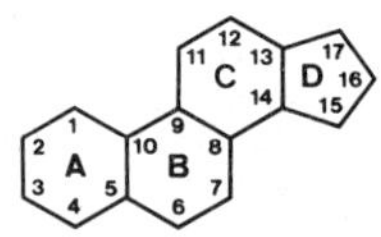

Steroide:
Gonan-Grundgerüst

Grundgerüst des Cyclopentanoperhydrophenanthrens (Abb.), einer Verbindung von drei Sechserringen mit einem Fünferring (Trivialname Gonan, früher Steran). Es gibt natürlich auftretende u. synthetisch gewonnene St. Die Ringe werden mit A, B, C u. D bezeichnet. Die St. enthalten 18-30 C-Atome, die fortlaufend numeriert werden. Die sechs bzw. fünf C-Atome der Ringe tragen jeweils zwei H-Atome, sind also perhydriert. Die C-Atome 10 u. 13 tragen eine Methylgruppe (CH_3), die meist nur durch einen senkrechten Strich angedeutet wird. Vom Gonangerüst leiten sich zahlreiche St. ab. In den meisten Fällen findet sich die in der Abb. dargestellte Verknüpfung der Ringe A/B, B/C u. C/D. Obwohl die St. sehr versch. biol. Eigenschaften u. Wirkungen haben, unterscheiden sie sich in ihrer Struktur oft nur sehr geringfügig.

Versch. Eigenschaften entstehen durch die Zahl der C-Atome, ferner dadurch, daß H-Atome durch Seitenketten (Methyl-, Hydroxyl- u. Ketogruppen) ersetzt od./u. das Grundgerüst durch Doppelbindungen verändert wird. Zu den St. gehören Sterine, Gallensäuren, NNR- u. Sexualhormone, D-Vitamine, Herzglykoside, Pheromone,

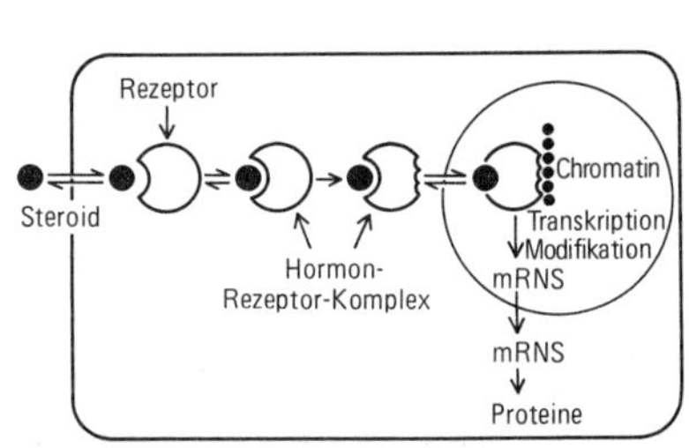

Steroide:
Wirkungsmechanismus: Das Steroid durchdringt die Zellmembran und bindet sich an einen spezifischen Rezeptor. Nach Aktivierung des Rezeptor-Steroid-Komplexes kann dieser im Zellkern mit DNA interagieren und führt zur Proteinbiosynthese.

Steroidalkaloide. Einteilung versch., z. B. nach Anzahl der C-Atome: C17- (Gonan: Grundkörper), C18- (Östran; natürl. Östrogene), C19-(Androstan; alle natürl. Androgene), C21- (Pregnan; Kortikoide*), C24- (Cholan; Gallensäuren), C27- (Cholestan; viele Sterine). H-Atome od. OH-Gruppen, die nach oben herausragen, werden als cis-(beta-)-, nach unten stehende als trans-(alpha-)konfiguriert bezeichnet.

Steroid|glykoside (↑; ↑; Glyk-*; -id*) n pl: (engl.) steroid glycosides; Glykoside*, die neben einem od. mehreren Zuckern ein Aglukon mit Steroidstruktur besitzen; z. B. herzwirksame Glykoside, Saponine.

Steroid|hormone (↑; ↑; Horm-*) n pl: (engl.) steroid hormones; Hormone*, deren Struktur sich vom Steran (s. Steroide, Abb.) ableitet; zu den St. gehören Östrogene*, Gestagene*, Androgene*, Glukokortikoide*, Mineralokortikoide*, Colecalciferol u. Abkömmlinge. Die **Biosynthese** (s. Nebenniere, Abb.) wird vom Hypothalamus*-Hypophysen-System kontrolliert, wobei sowohl eine pos. (Hohlweg-Effekt) als auch eine neg. Rückkopplung* zu beobachten ist. Die Wirkung der St. wird über Hormonrezeptoren* an den Zielorganen vermittelt. **Metabolismus:** St. werden in der Leber zunächst inaktiviert u. in eine wasserlösl. Form überführt (Hydroxylierung, Konjugierung, Methylierung). Die **Ausscheidung** erfolgt zu 30-60% üb. die Niere u. zu 10% über den Darm. Der Rest wird im enterohepat. Kreislauf rückresorbiert.

Steroid|kata|rakt (↑; ↑; gr. καταρράκτης Wasserfall, -sturz) f: (engl.) steroid cataract; Bez. f. eine Katarakt*, die nach langdauernder system. od. lokaler Anwendung von Glukokortikoiden* entstehen kann (hintere, subkapsuläre Linsentrübung).

Steroid|myo|pathie (↑; ↑; My-*; -pathie*) f: (engl.) steroid myopathy; syn. Kortikosteroidmyopathie; Atrophie isolierter Muskelgruppen inf. hoch dosierter Langzeitbehandlung mit Kortikoiden. Die Sympt. gleichen denen bei Hypokaliämie; die Kreatinkinase (CK) ist erhöht, die Kreatinausscheidung vermehrt.

Steroid|osteo|porose (↑; ↑; Ost-*; gr. πόρος Loch, Öffnung, Pore, -osis*) f: (engl.) steroid-induced osteoporosis; nach langfristiger, hochdosierter Behandlung mit Kortikoiden auftretende Osteoporose* mit schweren Veränderungen des Skeletts v. a. an der Wirbelsäule, an Rippen, Femur, Beckenskelett u. Schädel; führt gelegentl. auch zu akuter Epiphysennekrose (Femurkopf).

Steroid|oxy|genasen f pl: (engl.) steroid oxygenases; Hydroxylasen, die die Einführung von OH-Gruppen in ein Steroidmolekül katalysieren; sie sind streng spezif. bezüglich der Stellung am Steroidgerüst, in die die OH-Gruppe eingeführt wird (z. B. 17-Oxygenase, 21-Oxygenase, 11-Oxygenase).

Steroid|pseudo|rheumatismus (Stereo-*; -id*; Pseud-*; Rheumatismus*) m: s. Pseudorheumatismus.

Steroid|rosacea (↑; ↑; lat. rosaceus Rosen-, rosenartig) f: (engl.) steroid rosacea; persistentes Gesichtserythem mit Teleangiektasien, Atrophie, evtl. Papeln u. Pusteln nach langdauernder Anw. von halogenierten Kortikoid-Externa.

Steroid|ulkus (↑; ↑; Ulc-*) n: (engl.) steroid ulcer; meist im Antrum unter Langzeitkortikoidtherapie auftretendes Ulcus* ventriculi mit (röntg.) scharf begrenztem, wie ausgestanzt aussehendem Schleimhautdefekt.

Stertor (lat. stertere schnarchen) m: röchelndes Atmen bei Ansammlung von Schleim, Auswurf u. ä. in Bronchien u. Trachea; vgl. Stridor.

Stetho|skop (gr. στῆθος Brust; Skop-*) n: (engl.) stethoscope; Instrument zur Auskultation; vgl. Phonoskop.

Stevens-Johnson-Syn|drom (Albert M. St., amerikan. Päd., 1884-1945; Frank C. J., amerikan. Päd. 1894-1934) n: syn. Erythema exsudativum multiforme majus, Dermatostomatitis Baader, (frz.) Ectodermose érosive pluriorificielle Fiessinger-Rendu; Infekt- od. Medikamentenallergisch bedingte Hauterkrankung; **Klin.:** akuter Beginn, schwere Störung des Allgemeinbefindens, hohe Temperaturen; Hautveränderungen wie bei Erythema* exsudativum multiforme, Schleimhautbeteiligung mit schmerzhafter Blasenbildung im Mund- u. Genitalbereich, erosive Konjunktivitis; **Ther.:** Glukokortikoide. Vgl. Lyell-Syndrom.

Stewart-Treves-Syn|drom (Fred W. St., zeitgen. amerikan. Pathol.; Norman T., amerikan. Chir., 1894-1964) n: sehr malignes angioplast. Sarkom inf. eines chron. Lymphödems* der Extremitäten (v. a. nach Mastektomie u. Bestrahlung wegen Mammakarzinom); **Klin.:** ca. 5-20 Jahre nach Op. Auftreten von rasch wachsenden (bis 5 cm ⌀), lividroten Knötchen, die geschwürig zerfallen u. blutig-seröse Flüssigkeit entleeren; petechiale Blutungen, Teleangiektasien; **Ther.:** Exartikulation (des Armes), Zytostatika; **Progn.:** infaust. Vgl. Elephantiasis.

STH: Abk. f. somatotropes Hormon; syn. Somatotropin, sog. Wachstumshormon, (engl.) human growth hormone (Abk. HGH); im Hypophysenvorderlappen gebildetes artspezif. Proteohormon (MG ca. 22 000), dessen Bildung u. Sekretion durch die Releasing-Hormone SRH* u. Somatostatin* kontrolliert werden (s. ums. Abb.); Steigerung der Freisetzung z. B. bei Hypoglykämie u. erhöhtem Glucagonspiegel, Verminderung u. a. durch Glukose, Cortisol u. im Schlaf; **Wirkungen:** v. a. Steigerung der DNA-Synthese (Wachstumsimpuls) über Somatomedin*, Anregung der Proteinbiosynthese u. Hemmung der Lipidsynthese, Ausschüttung von Glucagon, Erhöhung des Blutzuckerspiegels durch insulinantagonistische Wirkung, Steigerung der Glukoneogenese in der Leber. STH-Mangel führt zur Nanosomie (s. Minderwuchs), pathol. erhöhte STH-Serumkonzentration (meist inf. von Hypophysenadenomen) zur Akromegalie*. Die therap. STH-Substitution (gentechnisch hergestelltes Somatotropin) erhöht evtl. das Malignomrisiko (z. B. akute lymphoblastische Leukämie) u. erfordert daher sorgfältige Indikationsstellung.

Stich|kultur (lat. cultura Züchtung) f: (engl.) stab culture; Einbringen bakterienhaltigen Materials mittels Platinnadel bis auf den Boden eines Nähragar- bzw. Nährgelatineröhrchens (fester Nährboden in hoher Schicht); dient zur Fortzüchtung von Reinkulturen* (vgl. Dauerkulturen), zur Prüfung auf Beweglichkeit, auf Wachstumsform (z. B. bei aeroben Sporenbildnern) u. auf Wachstumsbedingungen (aerob-anaerob).

Stich|probe: (engl.) random sample; (statist.) Auswahl von Individuen aus einer Population (Grundgesamtheit) od. von Elementen aus einer Menge mit dem Ziel, aus Messungen der St. Aussagen über die Grundgesamtheit zu treffen. Voraussetzung hierfür ist die Übereinstimmung der St. mit der Grundgesamtheit hinsichtlich möglichst vieler Merkmale, die die Verteilung der zu messenden Variablen beeinflussen könnten (**Repräsentativität**). St. können entw. als zufällige Auswahl zusammengestellt werden (**Zufallsstichprobe**), od. die Grundgesamtheit wird (nach vorher festgelegten Kriterien) statistisch verzerrt abgebildet (sog. **geschichtete St.**), z. B. um seltene Ausprägungen der Zielvariablen in der St. in hinreichender Anzahl vorzufinden.

Stickler-Syn|drom (Gunnar B. St., amerikan. Päd., geb. 1925) n: syn. erbliche progressive Arthro*-Ophthalmopathie.

Stick|oxid n: syn. Stickstoffmonoxid; NO; zu den nitrosen Gasen* gehörendes farbloses Gas, das bei Reaktion mit Sauerstoff NO_2 bildet.

S

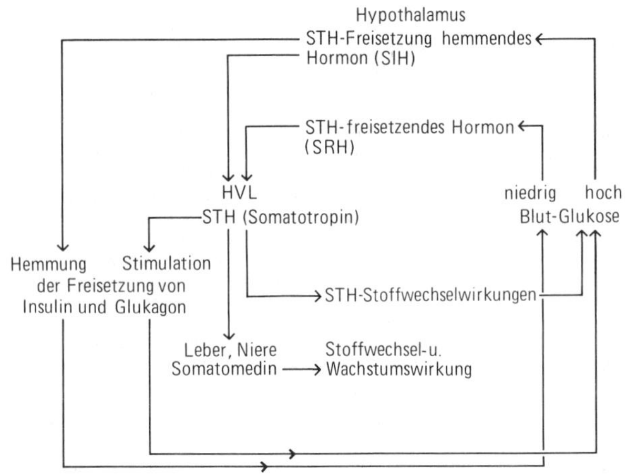

STH: Regelkreis [40]

Stick|oxidul n: ältere Bez. f. N_2O, Lachgas*.

Stick|stoff: (engl.) nitrogen; Symbol N (Nitrogenium), OZ 7, rel. Atommasse 14,007, ein- bis fünfwertiges chem. Element; farb-, geruch- u. geschmackloses, reaktionsträges (inertes), in der Luft zu 78,1 Vol.% vorkommendes Gas; reagiert mit Wasserstoff (bei 500°C u. 200 Atm.) zu dem in wäßriger Lösung basisch reagierenden Gas Ammoniak (NH_3). Vgl. Aminosäuren.

Stick|stoff|bakterien (Bakt-*) f pl: (engl.) nitrogen bacteria; Bakt., die am Stickstoffkreislauf der Natur beteiligt sind; einerseits durch Assimilation von freiem Luftstickstoff, andererseits durch Mineralisierung von org. gebundenem St. (Aminogruppen der Eiweiße) aus toter org. Substanz zu Nitriten u. Nitraten.

Stick|stoff|bilanz f: (engl.) nitrogen balance; Differenz von Stickstoff-Aufnahme (Eiweiße) u. Stickstoff-Abgabe (v. a. Harnstoff); bei pos. St. wird mehr Stickstoff aufgenommen als ausgeschieden, bei neg. St. mehr ausgeschieden als aufgenommen; die funktionelle St. berücksichtigt diejenige Stickstoffmenge, die dem Körper zur Erhaltung einer optimalen Leistungsfähigkeit zugeführt werden muß. Vgl. Eiweißminimum, physiologisches.

Stick|stoff|di|oxid n: (engl.) nitrogen dioxide; NO_2 (bräunl. Gas), bei niedriger Temp. N_2O_4 (farblos); ätzende, giftige, gasförmige Verbindung, entsteht z. B. durch Einwirkung von Salpetersäure auf Metalle; Inhalation kann nach einigen Stunden zum Lungenödem führen.

Stick|stoff|gleich|gewicht: (engl.) nitrogen equilibrium; Gleichgewicht von Stickstoffaufnahme u. Stickstoffabgabe in der Stickstoffbilanz*.

Stick|stoff|lost m: N-Lost; s. Lost.

Stickstoffmonoxid: syn. Stickoxid*.

Stick|stoff|narkose (Narkose*) f: (engl.) nitrogen anaesthesia; Bewußtlosigkeit, die bei Tieftauchern durch einen erhöhten Stickstoffpartialdruck in der komprimierten Atemluft hervorgerufen werden kann; tritt nach einem Übergangsstadium mit Euphorie (sog. Tiefenrausch) ein. Vgl. Caisson-Krankheit.

Stieda-Pellegrini-Schatten (Alfred St., Chir., Königsberg, 1869-1945; Augusto P., Chir., Florenz, geb. 1877): (röntg.) schalenförmige Kalkschatten in Höhe des medialen Femurepikondylus des Kniegelenks im Bereich des Ansatzes des inneren Seitenbands; tritt posttraumat. u. nach Verletzung des medialen Seitenbands auf.

Stiel|drehung: (engl.) torsion; Torsion eines Gefäßstiels, z. B. als Hodentorsion*; häufigste Kompl. bei gestielten Tumoren, bes. Ovarialtumoren*; führt u. U. zu Drosselung des venösen Rückflusses, Blutüberfüllung (Stauung), Nekrose; bei Verwachsungen mit dem Darm Keimeinwanderung in den Tumor möglich (Akutes* Abdomen, Lebensgefahr); op. Revision erforderlich.

Stiel|knollen: s. Granuloma pediculatum.

Stiff man syndrome (engl. stiff steif; man Mann) n: seltene androtrope Erkr., die sich meist im mittleren Lebensalter manifestiert; **Sympt.:** progrediente, anhaltende Muskelsteifigkeit v. a. der Nacken- u. Rückenmuskulatur, die auf die Extremitäten übergreift; keine Sensibilitätsstörungen. Nach exogenen Reizen treten evtl. schmerzhafte Muskelspasmen u. Hyperhidrosis auf. **Ätiol.:** möglicherweise Autoimmunkrankheit mit Ausfall zentraler inhibitorischer Neurone; in der Elektromyographie permanente Entladung normaler Aktionspotentiale, die im Schlaf, in Allgemeinnarkose, bei Spinalanästhesie u. nach Nervenblockade verschwinden. Vgl. Neuromyotonie.

Stift|gliose (Glia*; -osis*) f: seltene Form der Syringomyelie*.

Stigma (gr. στίγμα Stich, Punkt) n: Stippchen, Wundmal, Merkmal, Kennzeichen.

Stigmatisierung, soziale (↑): Zuschreibung einer allg. od. gruppenspezif. negativ bewerteten Eigenschaft durch d. soziale Umgebung; stigmatisierende Kennzeichnungen (z. B. vorbestraft, nichtehelich, Alkoholiker, Schizophrener) führen zu sozialer Diskreditierung u. können auch die therap. Interaktion belasten.

Stilbene n pl: (engl.) stilbenes; Derivate des Alpha-, Betadiphenyläthylen; synthet., nichtsteroidale Östrogene*; stimmen in den meisten biol.

Wirkungen mit den natürl. Östrogenen überein. Das bekannteste St. ist das Diäthylstilböstrol*.

Stilb|östrol-Syn|drom n: (engl.) stilboestrol syndrome; Stilböstrol-Adenosis-Karzinom-Syndrom; gleichzeitiges Vork. von Endometriose* u. sog. Clear-cell-Adenokarzinom der Scheide bei Mädchen, deren Mütter in den ersten Monaten der Schwangerschaft Diäthylstilböstrol* eingenommen haben.

Stillen: (engl.) breast feeding; syn. Brusternährung; natürl. Säuglingsernährung* an der Brust der Mutter m. Muttermilch*; Voraussetzung f. das St. ist die **Stillfähigkeit** der Mutter, die in über 80% der Fälle vorhanden ist. In einigen Fällen wird das St. durch psychol. (Zweifel, Unentschlossenheit, fehlende Bereitschaft) od. physiol. **Stillhindernisse** (Flach-, Hohlwarzen, Rhagaden, Mastitis), behindert od. unmöglich gemacht, z. B. inf. Einnahme milchgängiger Medikamente durch die Mutter (s. Muttermilch, Tab.); ein absolutes Stillhindernis ist die Erkr. der Mutter an Tuberkulose (bei Tbc Trennung von Mutter u. Kind, bis das Kind wirkungsvollen BCG-Schutz hat, ca. 6 Wochen). Stillhindernisse von seiten des Kindes sind seltener (Frühgeborenes*, einige Erkr. des Neugeborenen). Bes. die Stillversuche in den ersten Lebenstagen erfordern Geduld, bis der Säugling m. dem Mund den ganzen Warzenhof erfaßt u. kräftig saugt (vgl. Reflexe, frühkindliche). Vgl. Abstillen, Agalaktie, Hypogalaktie, Feeding on demand.

Still-Geräusch (Sir George F. St., Päd., London, 1868-1941): (engl.) Still's murmur; akzidentelles, niederfrequentes Herzgeräusch von musikal. Charakter mit p. m. über dem unteren li. Thorax; kaum von der Körperlage abhängig; vgl. Herzgeräusche.

Stilling-Kern (Benedict St., Anat., Chir., Kassel, 1810-1879): Nucleus ruber; s. Clarke-Säule.

Stilling-Tafeln (Jakob St., Ophth., Strasbourg, 1842-1915): (engl.) Stilling's colour plates; pseudoisochromatische Tafeln zur Diagn. der Farbenfehlsichtigkeit*, basierend auf Mustern aus Verwechslungsfarben; vgl. Nagel-Farbtäfelchen.

Stilling-Türk-Duane-Syn|drom (↑; Siegmund T., schweizer. Ophth.; Alexander D., Ophth., New York, 1858-1926) n: syn. Retraktionssyndrom nach Stilling-Türk-Duane; autosomal-dominant erbl. Aplasie des N. abducens u. Fehlinnervation des M. rectus lateralis von Fasern des N. oculomotorius; **Sympt.:** Ab- u. Adduktionseinschränkung, Bulbusretraktion mit sekundärer Lidspaltenverengung bei Adduktion; nur geringe Schielstellung bei Geradeausblick. Vgl. Augenmuskellähmung.

Still-Syn|drom (Sir George F. St., Päd., London, 1868-1941) n: (engl.) Still-Chauffard syndrome; syn. Chauffard-Ramon-Still-Krankheit; schwere Verlaufsform der juvenilen chronischen Arthritis* mit im Vordergrund stehender hoher systemischer entzündlicher Aktivität u. extraartikulären Organmanifestationen; **Urs.:** unbekannt, virale Genese wird diskutiert wegen oft hoher Antikörpertiter gegen Rötelnviren. **Klin.:** Beginn in der frühen Kindheit mit Maximum vom 1.-3. Lj.; intermittierendes hohes Fieber (>39°C) vom septischen Typ, schwere Allgemeinsymptomatik mit Myalgien u. Arthralgien, starke Erhöhung der BKS, Leukozytose bis 50 000/ml, Dysproteinämie, Hepatosplenomegalie, generalisierte Lymphadenopathie, Iridozyklitis, seltener Pleuritis, Perikarditis; an den Gelenken eher ankylosierende als erosive Veränderungen; manchmal schwere systemische **Kompl.**, insbes. sekundäre Amyloidose (häufige Todesursache), daneben Erblindung inf. rezidivierender Iridozyklitis; **Ther.:** nichtsteroidale Antiphlogistika, bei schweren Verläufen Kortikosteroide, bei Amyloidose u. U. Zytostatika (Alkylanzien); **Progn.:** ungünstig, Frühletalität um 5%, Spätletalität nach dem 10. Krankheitsjahr um 10%; **Sonderform:** St.-S. im Erwachsenenalter (möglicherweise Beziehung zur Subsepsis* allergica Wissler); **Klin.:** ähnlich wie bei juveniler Form, jedoch i. d. R. keine Iridozyklitis u. Amyloidose; häufige Urs. für Fieber unklarer Genese; Beginn oft mit einer stark schmerzhaften Pharyngitis ohne adäquates klin. Korrelat; anfangs typischerweise keine Arthritis, die manchmal erst sehr spät im Verlauf auftritt (nach bis zu 1 Jahr); **Diagn.:** klin. Bild; pathognomonisch ist eine Trias aus hohem Fieber mit Maximum am späten Nachmittag, begleitendem flüchtigem, selten pruriginösem, makulösem od. makulopapulösem, oft mit einer Arzneimittelallergie verwechseltem Exanthem u. Arthralgie bzw. Arthritis; **Ther.:** hochdosiert nichtsteroidale Antiphlogistika, Kortikosteroide; bei persistierender Arthritis u. U. langwirkende Antirheumatika; **Progn.:** günstiger als die der juvenilen Form; nur in Einzelfällen letal verlaufend, bei etwa einem Achtel der Pat. selbstlimitierender Verlauf. Vgl. Arthritis, rheumatoide.

Stimm|band: Ligamentum vocale; s. Stimmlippen.

Stimm|bruch: (engl.) change of voice; syn. Mutation, Stimmwechsel in der Pubertät* durch hormonell gesteuerte Stimmlippenverlängerung (bei Jungen ca. 1 cm, bei Mädchen 3-4 mm) u. -verbreiterung mit Änderung des Stimmregisters, Stimmumfangs* u. Absinken der mittleren Sprechstimmlage (bei Jungen ca. 1 Oktave, bei Mädchen 1 Terz). Vgl. Stimme, Mutationsfistelstimme.

Stimme: (engl.) voice; Lautbildung durch den Stimmapparat; Schwingungen der Stimmlippen* verursachen einen Primärklang, der aus Grund- u. Obertönen zusammengesetzt ist; durch Resonanz in Pharynx, Mund- u. Nasenhöhle erfolgt eine Verstärkung von Teiltönen. Der Stimmklang ist abhängig von der Intensität der Teiltöne. Stimmklänge gleicher Klangfarbe werden als Stimmregister bez.; man unterscheidet eine tiefe Bruststimme von einer hohen Kopfstimme mit wenigen Obertönen. Bei Männern kommt oberh. der Kopfstimme das sog. Falsett mit obertonarmer Stimme u. unterh. der Bruststimme die Baßstimme vor. Bei Frauen schließt oberh. an die Bruststimme das Flageolett an. Vgl. Stimmumfang, Dysphonie.

Stimmen|hören: s. Halluzination.

Stimm|fremitus (lat. fremitus Lärm, Rauschen, Schnauben) m: s. Fremitus.

Stimm|gabel|prüfungen: s. Hörprüfungen.

Stimm|lippen: (engl.) vocal folds; Stimmfalten, Plicae vocales; Bez. f. die von d. Rückfläche des Schildknorpels zum Proc. vocalis des Stellknorpels ziehenden Falten, die Stimmband (Lig. vocale) u. Stimmuskel (M. vocalis) enthalten (s. ums. Abb.). Sie dienen der Stimmbildung (Phonation); abhängig von Stellung u. Spannung der St. werden Töne mit unterschiedlichen Frequenzen erzeugt.

Stimm|lippen|knötchen: meist symmetr. bindegewebige Schleimhautverdickung am Übergang vom vorderen zum mittl. Drittel der Stimmlippen (s. Abb.); **Urs.:** chron. Stimmüber-

S

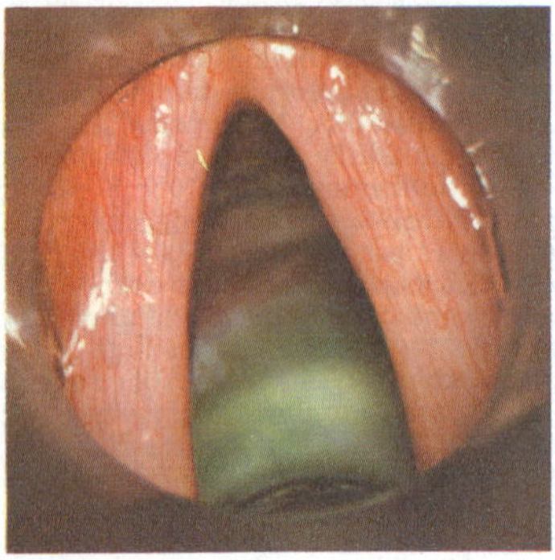

Stimmlippen:
laryngoskopischer Normalbefund [279]

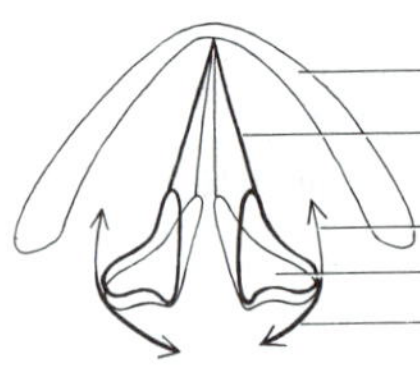

Stimmlippen:
Stellung der Aryknorpel und Stimmbänder bei Postikuswirkung (dick ausgezogene Linien) und Lateraliswirkung (dünne Linien);
1: Schildknorpel; 2: Stimmband; 3: M. cricoarytaenoideus lateralis; 4: Aryknorpel;
5: M. cricoarytaenoideus posterior [532]

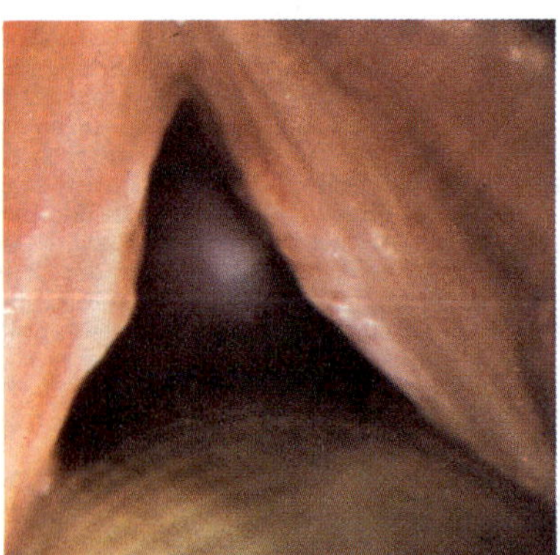

Stimmlippenknötchen [279]

lastung bei berufl. die Stimme einsetzenden Personen (Sängerknötchen) od. laut schreienden Kindern (Schreiknötchen); **Sympt.:** Heiserkeit, verkürzte Tonhaltedauer; **Ther.:** Stimmschonung, logopädische Ther., bei größeren, fibrosierten St. mikrochir. Entfernung. Vgl. Kehlkopfpolypen.

Stimm|lippen||lähmung: s. Kehlkopflähmung. **St.ödem** (Ödem*) n: s. Reinke-Ödem. **St.polyp** (Polyp*) m: s. Kehlkopfpolypen.

Stimmlosigkeit: syn. Aphonie*.

Stimm|ritze: (anat.) Rima* glottidis.

Stimm|ritzen|krampf: (engl.) laryngospasm; Laryngospasmus, Spasmus glottidis; krampfartige Kontraktion der Kehlkopfmuskulatur mit Einengung der Glottis, häufig psychogen mit Dysphonie* od. v. a. bei Tetanie* im Kindesalter mit inspirator. Stridor u. Zyanose.

Stimm|störung: s. Dysphonie.

Stimm|umfang: (engl.) vocal range; der individuelle Stimmbereich eines Menschen, beträgt vor dem Stimmbruch* ca. 1½ Oktaven, bei Erwachsenen ca. 2 bis max. 3 Oktaven; vgl. Stimme.

Stimulanzien (lat. stimulare anstacheln, antreiben) n pl: (engl.) stimulants; anregende Pharmaka wie Analeptika, Psychotonika (s. Psychopharmaka), Halluzinogene (s. Psychodysleptika).

Stimulation (↑) f: Anregung, Reizung, Erregung.

Stimulations|elektro|myo|graphie (↑; Elektro-*; My-*; -graphie*) f: (engl.) stimulation electromyography; Form der Elektromyographie* zum Nachweis einer neuromuskulären Überleitungsstörung im Bereich der motor. Endplatten durch repetitive elektr. Stimulation eines Nerven mit Ableitung des resultierenden evozierten Muskelaktionspotentials; niederfrequente Stimulation führt u. a. bei Myasthenia* gravis pseudoparalytica, Lambert*-Eaton-Rooke-Syndrom u. Botulismus* zu einer signifikanten Amplitudenabnahme (Decrement), hochfrequente Stimulation bei den beiden letzten Erkr. zu einer Amplitudenzunahme (Increment).

Stimulus (lat. Stachel, Anreiz, Qual) m: Reiz*.

Stink|nase: s. Ozäna.

Stippchen|gallen|blase: (engl.) stippled gallbladder; syn. Erdbeergallenblase; Bez. f. makroskop. sichtbare gelbe Flecken in der Gallenblasenschleimhaut bei Cholesteatose*.

Stippled epiphyses (engl. to stipple tüpfeln, stechen; Ep-*, gr. φύεσθαι wachsen) f pl: s. Chondrodysplasia-punctata-Syndrome.

Stirn: (anat.) Frons. **St.bein:** Os* frontale. **St.hirn|ab|szeß** (Abszeß*) m: (engl.) frontal lobe abscess; im Lobus frontalis lokalisierter Hirnabszeß*; u. a. als Kompl. bei eitriger Sinusitis, Bronchiektasen, nach Schädelhirntrauma*. **St.hirn|syn|drom** n: s. Syndrom, hirnlokales. **St.höhle:** Stirnbeinhöhle, Sinus* frontalis; vgl. Nasennebenhöhlen, Sinusitis.

Stirn|höhlen|operation f: (engl.) frontal sinus surgery; chir. Eingriff am Sinus frontalis v. a. bei Sinusitis frontalis sowie i. R. der op. Versorgung frontobasaler Frakturen (s. Schädelbasisfrakturen); **Formen: 1.** Methode nach Jansen-Ritter: Fensterung des Stirnhöhlenbodens u. Anlage ei-

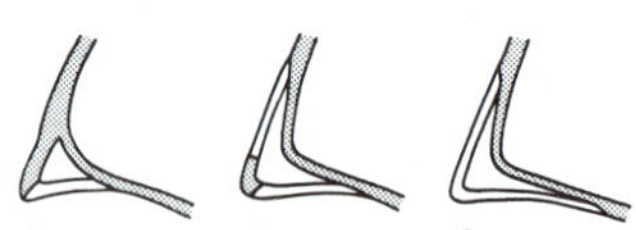

Stirnhöhlenoperation:
resezierte Knochenbezirke an Vorderwand und Boden; der belassene Knochen ist schraffiert. 1: nach Jansen-Ritter; 2: nach Killian; 3: nach Riedel

nes Zugangs zur Nasenhaupthöhle; **2.** Methode nach Killian: Resektion von orbitaler u. frontaler Stirnhöhlenwand u. Fensterung der Stirnhöhle; **3.** Methode nach Riedel: Abtragung von Stirnhöhlenboden u. -vorderwand; **4.** osteoplastische Op.: Bildung eines temporären Knochendeckels.

Stirn|lage: (engl.) brow presentation; Deflexionslage, sehr selten (1 : 2000-3000 Geburten), bei der die Stirn in Führung bleibt, bis der Kopf geboren ist; inf. des dabei größten Umfangs des Durchtrittsplanums (35-36 cm) u. des für einen Anpassungsvorgang (Asynklitismus*) wenig geeigneten Kopfabschnittes ist die St. die ungünstigste und gefährlichste aller gebärfähigen Schädellagen bei vaginaler Entbindung. Vgl. Kindslage.

Stirn|naht: Sutura* frontalis (metopica).

St.-Jude-Medical-Klappe: Abk. SJM; s. Herzklappen, künstliche.

St.-Louis-En|zephalitis (Enkephal-*; -itis*) f: s. Arbovirosen (Tab.).

stochastisch (gr. στοχαστικός im Vermuten geschickt, scharfsinnig): (engl.) stochastic; (statist.) von den Gesetzen des Zufalls abhängig; z. B. werden best. mutagene od. karzinogene Effekte ionisierender Strahlung od. chemischer Noxen als ausschließlich zufallsabhängige, stochastische Prozesse* aufgefaßt; vgl. Strahlenwirkung.

Stöchio|metrie (gr. στοιχεῖον Element, Urbestandteil, Zeiger der Sonnenuhr; Metr-*) f: (engl.) stoichiometry; die auf chem. Gleichungen (Reaktionsgleichungen) basierende Berechnung des Umsatzes von Materie (Massen- u. Volumenverhältnisse) bei chem. Reaktionen; z. B. zur Berechnung der erforderlichen Mengen der Ausgangssubstanzen u. der Mengen der entstehenden Reaktionsprodukte. Die Menge einer chem. einheitlichen Substanz (Element od. Verbindung) kann ausgedrückt werden als Masse m (in kg), Volumen V (in Liter) od. in Mol* (SI-Einheit).

Stoeckel-Syn|drom (Walter St., Gyn., Gebh., Marburg, 1871-1961) n: die Erweiterung glattmuskulärer Hohlorgane (z. B. Uterus, Darm, Ureteren) in der Schwangerschaft inf. Progesteronwirkung; vgl. Pyelonephritis gravidarum.

Stör|fall|verordnung: umgangssprachl. Bez. auch Seveso-Richtlinien; nach d. Seveso-Katastrophe (s. Dioxine) in Kraft getretene 12. Verordnung zur Durchführung des Bundes-Immissionsschutzgesetzes in der Fassung vom 20.9.1991 (BGBl. I S. 1891); enthält eine Störfallmeldepflicht u. verlangt von d. Betreibern genehmigungspflichtiger, mit gefährl. Chemikalien (z. B. Benzol, Phosgen, Chlor) arbeitender Anlagen eine Sicherheitsanalyse m. Schutzmaßnahmen gegen Störfälle u. vorgesehenen Maßnahmen b. Störfällen, insbes. müssen Dekontaminationspläne erarbeitet werden.

Stör|strahler: zum Teil genehmigungspflichtige Geräte, Anlagen od. Vorrichtungen, in denen Röntgenstrahlung* erzeugt wird, ohne daß sie zu diesem Zweck betrieben werden (z. B. Elektronenmikroskope, Hochspannungsgleichrichter, Kathodenstrahlenröhren in Fernseh- u. Datensichtgeräten). Der Anteil zur jährl. Strahlenexposition der Bevölkerung aufgrund von Fernseh- u. Datensichtgeräten wird auf weniger als 10 µSv (1 mrem) geschätzt.

Störungen, funktionelle: s. Syndrom, psychovegetatives.

Störungen, rheo|logische: (engl.) rheological disorders; (allg.) Veränderung der Fließbarkeit einer Flüssigkeit; i. e. S. der des Bluts; wichtige rh. St. des Bluts sind: **1.** hämodynamische Störungen (z. B. Wirbelbildung inf. von Störungen der laminaren Strömung, Abfall des lokalen Perfusionsdruckes); **2.** Veränderungen der Blutzellen (z. B. Aggregation u. erhöhte Rigidität der Erythrozyten, Sichelzellenanämie, Polyglobulie, Thrombozytenaggregation, Mikrothromben, Mikroembolie); **3.** plasmapathol. Störungen (z. B. Hyperglykämie, Hyperlipoproteinämien, Hyperfibrinogenämie, intravasale Mikrokoagulation). Vgl. Mikrozirkulationsstörungen.

Stoffe, amphotere (gr. ἀμφότεροι beide): (engl.) amphoteric substances; Elektrolyte, die je nach dem pH der Lösung als Anion od. Kation auftreten; d. h. Stoffe, die zugleich basische wie auch saure Natur besitzen (**Ampholyte**); z. B. Aminosäuren u. Eiweiße (bas. Aminogruppe u. saure Carboxylgruppe). A. St. können Laugen u. Säuren ohne deutl. Reaktionsänderung binden (Pufferung). Vgl. Punkt, isoelektrischer.

Stoffe, an|organische: (engl.) anorganic substances; Substanzen, die keinen Kohlenstoff enthalten (mit nur wenigen Ausnahmen: einfache C-haltige Verbindungen, z. B. Carbonate); bilden d. Grundlage der unbelebten Natur.

Stoffe, organische: (engl.) organic substances; chem. Verbindungen des Kohlenstoffs, bilden die Grundlage der belebten Natur.

Stoff|wechsel: (engl.) metabolism; syn. Metabolismus; die gesamten Vorgänge des Abbaus u. der Umwandlung von Substraten (Nahrungsmittel, Sauerstoff) sowie des Zerfalls u. Ersatzes der Körperbestandteile, s. Assimilation, Dissimilation, Stoffwechsel, intermediärer.

Stoff|wechsel|an|omalien (Anomalie*) f pl: (engl.) metabolic anomalies; auch Stoffwechselstörungen; pathol. Abweichungen der Stoffwechselvorgänge, die häufig durch genetisch bedingten Enzymmangel verursacht sind (s. Enzymopathien); sie können sich in jedem Alter (auch schon in utero) manifestieren. Die Krankheiten sind pathogenetisch gekennzeichnet durch: **1.** Erhöhung von Stoffwechselzwischenprodukten (z. B. Alkaptonurie*, Porphyrinurie*, Phenylketonurie*, Methylmalonazidurie*); **2.** Speicherung von Stoffwechselprodukten (Thesaurismosen*); **3.** Produktion von ungewöhnlichen Metaboliten (z. B. Dicarbonsäuren bei Fettsäurenoxidationsstörungen); **4.** Defekte des Transports von Substanzen (z. B. Cystinurie*, Hartnup*-Krankheit). St. ohne klin. Relevanz (z. B. hereditäre Form der Fruktosurie*, Iminoglycinurie*, Betaaminoisobuttersäure*-Ausscheidung) sind beschrieben worden.

Stoff|wechsel, inter|mediärer: (engl.) intermediary metabolism; Zwischenstoffwechsel; Teil des Stoffwechsels, der zw. den Ausgangs- u. Endstufen der Assimilation* u. Dissimilation* liegt. Vgl. Adenosinphosphorsäuren.

Stoff|wechsel|krankheiten: s. Stoffwechselanomalien.

Stoff|wechsel|störung, pyridoxin|abhängige: (engl.) pyridoxin-dependent metabolic disorder; autosomal-rezessiv vererbte Erkrankung des Neugeborenen mit Krampfanfällen; **Path.:** wahrscheinlich Defekt der Glutamatdecarboxylase im Gehirn mit Mangel an GABA*; auch als pyridoxinabhängige Homocystinurie, Xanthurenazidurie, Kynureninurie u. Cystathioninurie, bei denen pyridoxalphosphatsensible Enzyme betroffen sind; **Ther.:** Besserung durch erhöhte Zufuhr von Pyridoxin (bis zum Hundertfachen des Tagesbedarfs).

S

Stokes-Kragen (Sir William St., Chir., Dublin, 1839-1900): (engl.) collar of Stokes; Erweiterung der Hautvenen der oberen Körperhälfte mit Zyanose, Hautödem u. Dickenzunahme des Halses bei oberer Einflußstauung*.

Stoma (gr. στόμα Mund, Mündung, Öffnung, Gesicht) n: (chir.) op. hergestellte Öffnung an einem Hohlorgan, z. B. Gastrostoma, Anus praeternaturalis.

Stomachika (gr. στόμαχος Magen) n pl: (engl.) stomachics; sog. Magenmittel; Arzneimittel b. Magenbeschwerden.

Stomachus (↑) m: (engl.) stomach; Magen.

Stomatika (Stoma*) n pl: Mund- u. Rachentherapeutika.

Stomatitis (↑; -itis*) f: Entz. der Mundschleimhaut unterschiedlicher Ätiol., häufig in Verbindung mit einer Gingivitis* auftretend; **Urs.**: mangelnde Mundhygiene, reduzierter AZ, Immunsuppression, Infektionen u. a.; **Formen:** **1.** St. simplex: im Anschluß an Inf. des Magen-Darm-Trakts auftretende Stomatitis; **2.** St. aphthosa: s. Gingivostomatitis herpetica; **3.** St. ulcerosa: St. mit Übergang in eine ulzerierende Entz.; Sympt.: starke Schmerzen, Fieber, Sialorrhoe, Gewebedestruktion u. Foetor ex ore; Vork. insbes. bei Sepsis, Agranulozytose, Immunsuppression; **4.** St. allergica: St. als orale Manifestation einer Kontaktallergie; **5.** St. epidemica: St. bei Maul*- und Klauenseuche; **6.** St. gangraenosa: syn. Noma*; **7.** St. aphthosa recurrens: s. Aphthen. Vgl. Candidose der Mundschleimhaut.

Stomatitis mycotica (↑; ↑) f: Candidose* der Mundschleimhaut.

Stomato|logie (↑; -log*) f: (engl.) stomatology; Lehre von den Krankheiten der Mundhöhle.

Stomato|mykosis (↑; Myk-*; -osis*) f: s. Candidose der Mundschleimhaut.

Stomato|plastik (↑; -plastik*) f: (engl.) stomatoplasty; **1.** op. Erweiterung einer verengten Mundspalte; **2.** Salpingostomatoplastik*.

Stomato|schisis (↑; gr. σχίσις Spaltung) f: syn. Makrostoma; vgl. Gesichtsspalten.

Stomato|skop (↑; Skop-*) n: (engl.) stomatoscope; opt. Gerät (10-15fache Vergrößerung) zur Erkennung pathol. Veränderungen der Mundschleimhaut.

Stomato|zyten (↑; Zyt-*) m pl: (engl.) stomatocytes; Erythrozyten*, die im gefärbten Ausstrich eine medial gelegene, schlitz- od. mundförmige Aufhellung zeigen; Vork. bei Stomatozytose*, Lebererkrankungen.

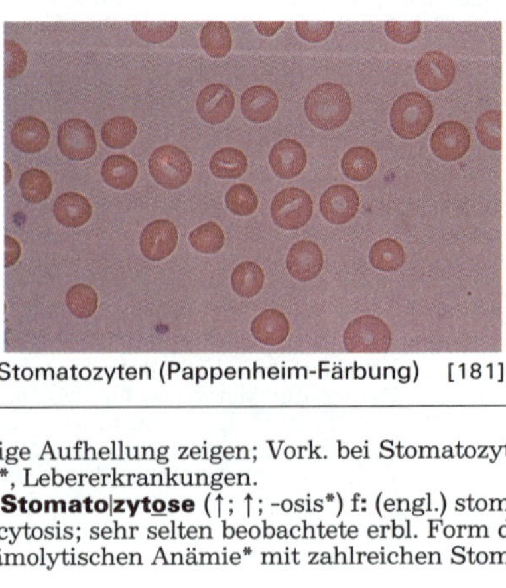

Stomatozyten (Pappenheim-Färbung) [181]

Stomato|zytose (↑; ↑; -osis*) f: (engl.) stomatocytosis; sehr selten beobachtete erbl. Form der hämolytischen Anämie* mit zahlreichen Stomatozyten* im Blutausstrich; die Erythrozytenmembran weist eine erhöhte Permeabilität für Natrium auf.

-stomie: Wortteil mit der Bedeutung Öffnung, operative Bildung einer Einmündung; von gr. στόμα.

Storchen|biß: s. Nävus Unna-Politzer.

Stoß|wellen|litho|tripsie (Lith-*; gr. τρῖψις Reibung, Härte) f: s. Lithotripsie.

Stottern: (engl.) stuttering; syn. Balbuties, Psellismus, Dysphemie; Störung des Redeflusses, die häufig situationsabhängig insbes. bei mitteilendem Sprechen auftritt u. bei emotionaler Beteiligung zunimmt; als Urs. werden genetische, psychologische, neurol. u. a. Faktoren sowie Entwicklungsstörungen diskutiert. St. kommt v. a. beim männl. Geschlecht (m : w = 5 : 1) vor. Als **Primärsymptome** treten Wiederholungen von Lauten, Silben od. Wörtern als sog. Klonus od. Blockierung des Sprachablaufs als sog. Tonus, als **Sekundärsymptome** Dyskoordination zw. Atmung u. Stimmgebung, Sprechangst, Vermeidungsverhalten u. Mitbewegungen auf. Ein sog. **Entwicklungsstottern** bei Kindern im Vorschulalter wird als Ausdruck einer Entwicklungskrise, Störung der Interaktion od. Diskrepanz zw. Sprech- u. Sprachvermögen, Denkvermögen u. Mitteilungsbedürfnis interpretiert. **Ther.:** interdisziplinär u. individuell abgestimmte Komb. psychologischer, pädagogischer, med. u. logopädischer Verfahren. Vgl. Poltern, Silbenstolpern.

STPD: Abk. f. (engl.) **s**tandard **t**emperature **p**ressure, **d**ry; Standardbedingungen f. die Bestimmung von Gasvolumina: T = 273 K, P = 100kPa (760 mm Hg), Wasserdampfpartialdruck 0 Pa. Vgl. BTPS.

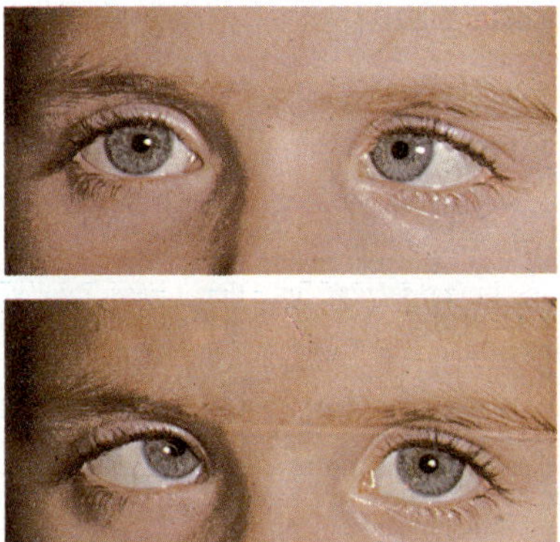

Strabismus:
Strabismus convergens concomitans alternans: abwechselndes Einwärtsschielen bei Rechtsfixation (oben) und bei Linksfixation (unten) [362]

Strabismus (gr. στραβισμός) m: Schielen; Abweichung der Augenachsen von der Normalstellung; diese treffen sich nicht im Fixierpunkt u. weichen von der normalen Parallelstellung ab. I. e. S. wird unter manifestem Schielen der **St. concomitans** (Begleitschielen) verstanden, wobei das Schielauge dem Führauge bei Augenbewe-

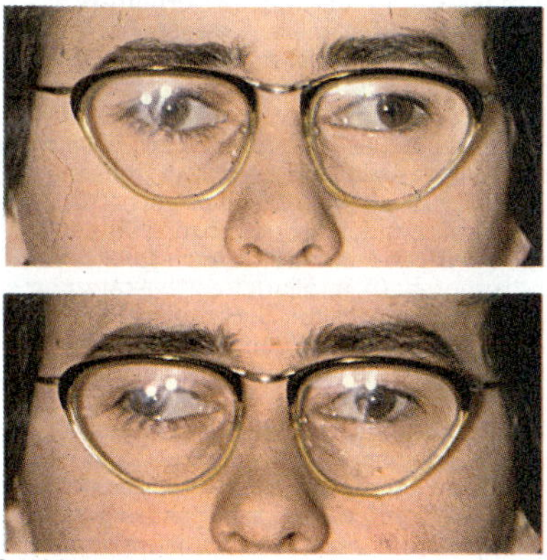

Strabismus:
Strabismus divergens concomitans alternans: Rechtsfixation (oben) und Linksfixation (unten) [362]

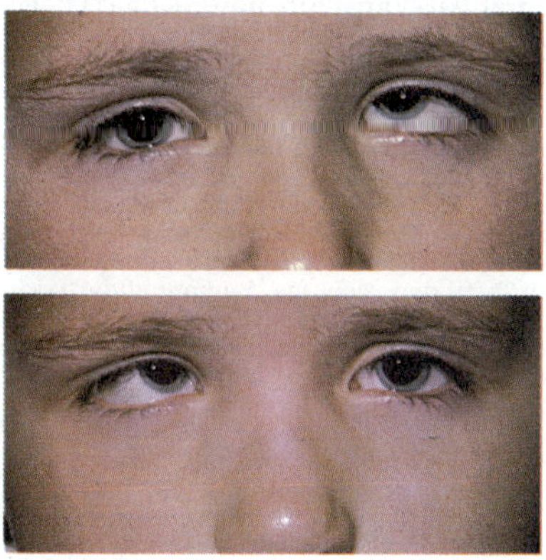

Strabismus:
Strabismus concomitans sursoadductorius: abwechselndes Einwärts- und Höhenschielen bei Rechtsfixation (oben) und bei Linksfixation (unten) [362]

gungen in alle Richtungen folgt. **Vork.:** in den ersten sechs Lebensmonaten bei frühkindlichem Schielsyndrom*, bei erworbenem St. Häufigkeitsgipfel im 2. Lj.; **Urs.:** erbl. Disposition, erworbene Fusionsschwäche, z. B. nach Infektionskrankheiten, bei Hypermetropie, inf. Muskelanomalien; **Formen: 1.** St. convergens (Konvergenz-, Einwärtsschielen, Esotropie), häufigste Form; **a)** unilateraler St. (St. monocularis) mit einseitiger Fixation, Schielstellung des kontralateralen Auges; Gefahr der Ausbildung einer Schielamblyopie (s. Amblyopie); **b)** St. alternans mit wechselnder Fixation u. Schielstellung; **2.** St. divergens (Auswärtsschielen, Exotropie): Abweichen des schielenden Auges nach außen; tritt häufig nur intermittierend auf, keine Doppelbildwahrnehmung u. kaum Amblyopie; **3.** St. verticalis (Höhenschielen): Abweichen des nicht fixierenden Auges nach oben bzw. unten; **a)** Hypertropie od. positive Vertikaldivergenz: Höherstand des rechten Auges gegenüber dem linken; **b)** Hypotropie od. negative Vertikaldivergenz: Tieferstand des rechten Auges gegenüber dem linken; **c)** St. sursoadductorius bzw. sursoabductorius (schräges Höhenschielen): Höherstand des nicht fixierenden Auges in Ad- bzw. Abduktion sowie St. deorsoadductorius bzw. -abductorius: Tieferstand des nicht fixierenden Auges in Ad- bzw. Abduktion; **d)** dissoziierte Vertikaldivergenz (divergente Vertikaldeviation, Abk. DVD): Abweichung des nicht fixierenden Auges nach oben (Höherstand des linken Auges bei Rechtsfixation u. umgekehrt); **Sonderformen: 1.** Mikrostrabismus: Schielwinkel unter 5°; **2.** scheinbares Schielen: s. Pseudostrabismus; **3.** latentes Schielen: s. Heterophorie; **4.** St. paralyticus: s. Augenmuskellähmung; **Diagn.:** möglichst frühzeitige Abklärung durch Abdecktest*, Schielwinkelbestimmung (z. B. mittels Synoptophor*); **Ther.:** Korrektur von Refraktionsanomalien durch Brille (bes. beim dynamisch akkommodativen St. inf. Hypermetropie, ggf. durch Prismenbrille bei Höhenschielen), Behandlung bzw. Vermeidung einer Schielschwachsichtigkeit durch Okklusionstherapie*, Euthyskopie*, u. U. Penalisation*, später aktive Schulungsbehandlung (Pleoptik*); ggf. Schieloperation.

Stränge, amniotische: (engl.) amniotic band syndrome; syn. Simonart-Bänder; Verwachsung des Amnions* m. der Haut des Feten, die zu Strängen od. Fäden auseinandergezogen wird; u. U. Stumpfbildung an den Extremitäten inf. Durchtrennung (Schnürfurchen, intrauterine Selbstamputation) od. Verklebung (Syndaktylie*).

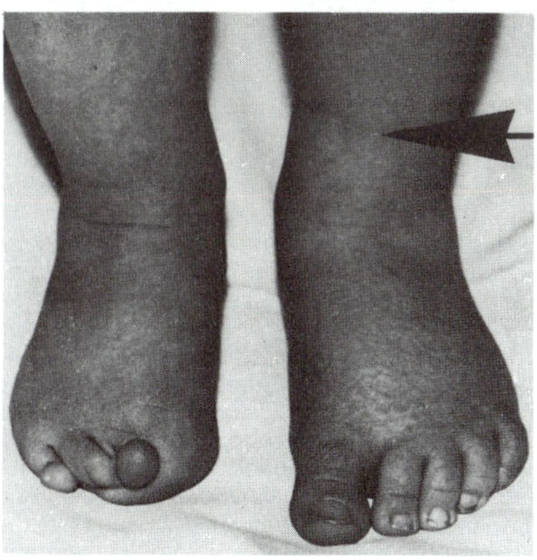

Stränge, amniotische:
typische Schnürfurche am linken Unterschenkel [540]

Strahl: (engl.) ray; (anat.) zusammenfassende Bez. f. einen Finger u. den zugehörigen Mittelhandknochen bzw. Zeh- u. Mittelfußknochen; Numerierung erfolgt von radial nach ulnar bzw. medial nach lateral, z. B.: 1. Strahl: Daumen mit Os metacarpale I.

Strahl|de|fekte m pl**:** (engl.) ray defects; Fehlbildung einzelner Unterarm- bzw. Unterschenkelknochen sowie Finger u. Zehen; vgl. Dysmelie.

Strahlen: s. Strahlung.

S

Strahlen-: s. a. Radio-.

Strahlen|belastung: (engl.) radiation exposure; diejenige Dosis an ionisierender Strahlung*, die ein Mensch durch die versch. natürlichen u. zivilisationsbedingten (künstl.) Strahlungsquellen erhält; setzt sich zusammen aus: **1.** der natürlichen St. aufgrund der natürlichen Strahlenexposition*; **2.** der St. aus zivilisator. u. techn. Strahlenquellen durch Kontamination* von Umwelt u. Lebensmitteln; **3.** der St. inf. med.-radiol. Strahlenanwendungen; letztere ist anhand von Dosisberechnungen u. Erfahrungswerten relativ gut abschätzbar u. macht in den zivilisierten Ländern statistisch gesehen einen Anteil von 50 mrem der St. eines Individuums aus. Sie liegt etwa in der gleichen Größenordnung wie die natürliche Strahlung. Vgl. Strahlenschutz.

Strahlen|blase: (engl.) radiation bladder; funktionelle u. morphol. Folgen an der Harnblase nach perkutaner od. intrakavitärer Strahlentherapie* des kl. Beckens mit Schädigung der Schleimhaut (Ulzera u. Nekrosen mit Hämaturie), fibrot. Veränderung der muskulären Anteile der Blasenwand (Entstehung einer Schrumpfblase*); u. U. Fistelbildung (Blasenfistel, Urogenitalfistel).

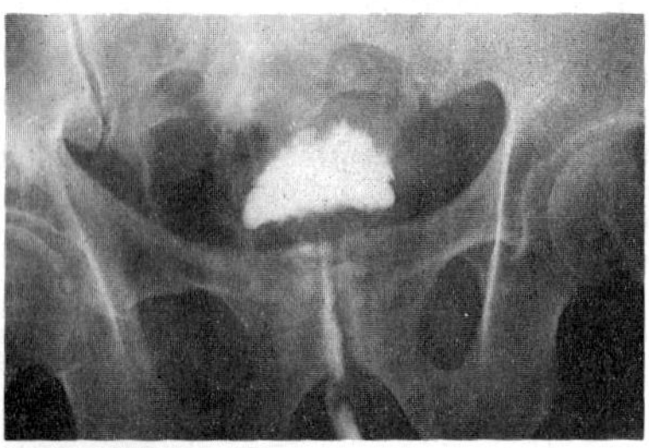

Strahlenblase:
Zustand nach Strahlentherapie eines Prostatakarzinoms [27]

Strahlen|dermatitis (Derm-*; -itis*) **f:** (engl.) radiation dermatitis; syn. Radiodermatitis acuta; nach Einwirkung ionisierender Strahlung* auf die Haut auftretende Strahlenreaktion, deren Symptome sich nach unterschiedl. Latenzzeiten entwickeln; in Abhängigkeit von der Höhe der verabfolgten Strahlendosis unterscheidet man klinisch drei Schweregrade: **St. 1. Grades:** bei 3-4 Gy (300-400 rd) tritt nach wenigen Std. ein reversibles **Früherythem** auf, das bei Strahlendosen ab 6 Gy (600 rd) in ein düster-rotes Erythem (Maximum nach 2 Wo.) mit vorübergehender Blockierung der Talgdrüsenfunktion übergeht; bereits ab 3,8 Gy (380 rd) kommt es zu passagerem Haarausfall (4-8 Wo.). Nach ca. 6 Wo. resultiert eine fleckige od. diffuse, über Jahre bestehende Hyperpigmentierung der bestrahlten Haut. **St. 2. Grades:** Bei Strahlendosen von 8-10 Gy (800-1000 rd) tritt eine schwere Hautreaktion mit entzündl. Rötung, Ödem- u. Bläschenbildung (feuchte Desquamation) auf. Als Folge einer Schädigung der Hautkapillaren kommt es 3-4 Wochen nach Strahlenexposition zum sog. **Haupterythem**, im weiteren Verlauf zur Hautatrophie mit bleibendem Verlust der Haare, Talgdrüsen u. Nägel. **St. 3. Grades:** Bei noch höheren Strahlendosen kommt es nach wenigen Std. zu einer toxischen Strahlenschädigung der Haut mit Flüssigkeitsabsonderungen (Dermatitis exsudativa) sowie tiefer primärer Gewebenekrotisierung (akutes Strahlenulkus) mit schlechter Heilungstendenz; es resultieren zusätzlich irreparable Schäden der Haarbälge (ab 16 Gy bzw. 1600 rd) u. der Schweißdrüsen (ab 25 Gy bzw. 2500 rd). Im Abheilungszustand ist die Haut trocken, dünn, unelastisch, leicht verletzlich u. weist Teleangiektasien* auf; auf dem Boden chron. Bindegewebeveränderungen können sich nach Jahren maligne Hauttumoren (u. a. Plattenepithelkarzinome u. Basaliome) entwickeln. S. Strahlenulkus, Strahlenkrebs, Strahlenschäden.

Strahlen|dosis (Dosis*) **f:** (radiol.) Dosis an ionisierender Strahlung*; vgl. Dosisgrenzwerte.

Strahlen|dosis|meß|gerät (↑): syn. Dosimeter; s. Dosimetrie.

Strahlen|ex|position (lat. expọsitus offen daliegend) **f:** (engl.) radiation exposure; allg. Bez. f. die Aussetzung gegenüber ionisierender Strahlung*; i. e. S.: Strahlenbelastung*; berufliche St. besteht nach der Strahlenschutzverordnung dann, wenn Personen bei der Berufsausübung od. -ausbildung einer Strahlung ausgesetzt sind, bei der best. Dosisgrenzwerte überschritten werden können; ist nach unterschiedl. Verfahren zu überwachen (vgl. Dosimetrie)

Strahlen|exposition, natürliche (↑) **f:** (engl.) natural radiation exposure; das Ausgesetztsein der auf den Menschen einwirkenden ionisierenden Strahlung* aus natürl. Quellen; besteht aus der kosmischen, der terrestrischen u. der durch den Zerfall von natürl. radioaktiven Stoffen entstehenden Strahlung, die mit Trinkwasser, Nahrung u. Atemluft in den Körper aufgenommen werden. So sind z. B. im menschl. Organismus ständig ca. 4000 Bq Kalium-40 enthalten. In der Luft befinden sich die Radionuklide Tritium, Kohlenstoff-14 u. v. a. die Edelgase Radon-222 u. Radon-220 mit ihren kurzlebigen Tochternukliden. Nach dem effektiven Dosiskonzept, in dem auch die relativ hohe Lungendosis berücksichtigt wird, ergibt sich für die n. St. eine mittlere effektive Äquivalentdosis* von 2 mSv pro Jahr, wobei die angegebenen Dosiswerte einer großen regionalen Schwankungsbreite unterliegen (Beeinflussung der kosmischen Strahlung durch die Höhenlage eines Ortes, der terrestrischen Strahlung u. des Radionuklidgehalts von Nahrung u. Trinkwasser durch die geolog. Beschaffenheit des Untergrunds). Auch zivilisator. Einflüsse wie die Verw. von Baumaterial mit unterschiedl. Radionuklidgehalt tragen zur Schwankung der n. St. bei. Für die Bundesrepublik Deutschland setzt man die Schwankungsbreite der Gonadendosis* mit 0,5 mSv pro Jahr an, weltweit sind weit höhere Werte bekannt.

Strahlen|fibrose (Fibr-*; -osis*) **f:** (engl.) radiation fibrosis; Gewebefibrosierung nach Einwirkung ionisierender Strahlung* i. S. eines irreparablen Strahlenspätschadens; s. Lungenfibrose, Strahlenpneumonitis, Strahlenblase, Strahlenschäden.

Strahlen|genetik (Genetik*) **f:** (engl.) radiation genetics; Forschungsrichtung innerh. der Genetik, die sich mit der Wirkung ionisierender Strahlung* auf die Erbanlagen befaßt. Vgl. Strahlenschäden.

Strahlen|härte: syn. Strahlenqualität*.

Strahlen|hygiene (Hygiene*) **f:** Lehre von der Gefährdung des Menschen u. der Umwelt durch ionisierende Strahlung* sowie von den gebotenen Schutzmaßnahmen; vgl. Strahlenschutz, Strahlenschutzverordnung.

Strahlen|kastration (Kastration*) f: s. Röntgenkastration.

Strahlen|kata|rakt (gr. καταρράκτης Wasserfall, -sturz) f: (engl.) radiation cataract; syn. Strahlenstar; Katarakt* als Strahlenspätschaden der Augenlinse (empfindlichster Teil des Auges) nach Einwirkung ionisierender Strahlung* (>3-4 Gy bzw. >300-400 rd) mit dosisabhängiger Latenz von ca. zwei Jahren bzw. von Infrarotstrahlung* (s. Feuerstar); am empfindlichsten ist die jugendl. Linse (St. nach Anw. von Röntgenstrahlung* bereits ab 200 Röntgen möglich). **Sympt.:** subkapsuläre Vakuolenbildung u. später scheibenförmige hintere Poltrübung; **Proph.:** bei med. Strahlenanwendungen im Kopfbereich Abdekken der Augen mit strahlenabsorbierendem Material; zum Arbeitsschutz Verwendung von Brillen mit Bleiglas.

Strahlen|kater: (engl.) radiation sickness; auch Strahlenintoxikation; umgangssprachl. Bez. f. ein geringgradig ausgeprägtes Strahlensyndrom*, wie es (meist frühzeitig) i. R. einer Strahlentherapie* od. bereits wenige Stunden nach einer Ganzkörperbestrahlung mit Dosen auch unterh. 0,5 Gy (50 rd) beobachtet werden kann; **Sympt.:** Störungen des Appetits, Übelkeit, Erbrechen, Kopfschmerz, Schwindelgefühl; **Ther.:** symptomatisch.

Strahlen|körper: Corpus ciliare; s. Ziliarkörper.

Strahlen|krankheit: syn. Strahlensyndrom*.

Strahlen|krebs: (engl.) radiation carcinoma; allg. Bez. f. alle beim Menschen auftretenden Formen maligner Neoplasien, deren Entstehung ursächl. mit der Einwirkung ionisierender Strahlung* in Zus. gebracht wird (wichtigster Strahlenspätschaden) u. die sich klin. mit unterschiedl. langer Latenz nach Strahlenexposition manifestieren; bekannt sind z. B. das Auftreten von malignen Lungentumoren nach Inhalation radioaktiver Gase bzw. Stäube (vgl. Schneeberger Lungenkrebs), das Auftreten von Knochentumoren u. Leukämien inf. berufl. Umgangs mit Radium (in den 20er Jahren bei Leuchtzifferblatt-Malerinnen), eine Häufung von Plattenepithelkarzinomen u. Basaliomen der Haut sowie von Leukämien bei med. Personal in den frühen Jahren der radiol. Anw. der Röntgenstrahlung unter unzureichenden Strahlenschutzvorkehrungen (sog. Röntgenkrebs bzw. Röntgenkarzinom). Nach medizinischen Strahlenanwendungen konnten u. a. Schilddrüsenkarzinome (nuklearmed. Anwendung von Iod-131) u. unterschiedl. Sarkome (Osteo-, Chondro-, Fibro- u. Myosarkome) beobachtet werden. Bei den Überlebenden von Hiroshima u. Nagasaki wurden neben Leukämien versch. solide maligne Tumoren beobachtet (Schilddrüsen- u. Mammakarzinome, maligne Tumoren der Lunge, des Ösophagus, des Magens, Kolons u. des Urogenitalsystems). Die biol. Mechanismen der onkogenen Strahlenwirkung* u. genaue Dosis/Wirkungsbeziehungen sind für den Menschen nicht ausreichend bekannt. Vgl. Strahlenrisiko, Strahlenschäden.

Strahlen|meno|lyse (gr. μήν Monat; Lys-*) f: s. Menolyse.

Strahlen|myelo|pathie (Myel-*; -pathie*) f: (engl.) radiation myelopathy; durch ionisierende Strahlung verursachte Rückenmarkschädigung, z. B. als Folge einer Strahlentherapie (insbes. im Hals- und Mediastinalbereich); **Sympt.:** (unvollständige) Querschnittsläsion* mit Sensibilitätsstörungen, evtl. progrediente Para- od. Tetraparese.

Strahlen|nephritis (Nephr-*; -itis*) f: (engl.) radiation nephritis; tubulointerstitielle Nephritis durch Einwirkung ionisierender Strahlung* auf die Nieren (kritische Dosis 35 Gy bzw. 3500 rd), meist inf. einer Strahlentherapie* retroperitonealer Tumoren; akute u. chron. Formen der St. entsprechen klin. einer Glomerulonephritis; als Spätfolge kann eine renale Hypertonie u. Niereninsuffizienz auftreten.

Strahlen|pilze: (engl.) ray fungi; historische Bez. f. Fadenbakterien mit echten Verzweigungen; s. Actinomycetales.

Strahlen|pneumonitis (Pneum-*; -itis*) f: (engl.) radiation pneumonitis; Bez. f. eine nach großvolumiger Lungenbestrahlung (kritische Dosis 30 Gy bzw. 3000 rd) mit ionisierender Strahlung* bzw. Röntgenstrahlung* auftretende interstitielle Pneumonie*; **Sympt.:** Kurzatmigkeit, Husten, geringer Auswurf u. mäßiges Fieber; im weiteren Verlauf kommt es inf. fortschreitender Fibrosierung u. Gefäßsklerosierung meist zur Lungenfibrose*. **Ther.:** Kortikosteroide. Vgl. Strahlenfibrose.

Strahlen|qualität f: (engl.) quality of ionizing radiation; syn. Strahlenhärte; allg. strahlenphysik. Begriff zur Charakterisierung ionisierender Strahlung* hinsichtlich ihrer Durchdringungsfähigkeit u. damit ihrer biol. Wirkung; vgl. Strahlenwirkung.

Strahlen|re|aktion f: (engl.) radiation reaction; Bez. f. die nach Einwirkung ionisierender Strahlung* auf den menschl. Organismus auftretenden Sympt. als Ausdruck komplexer biol. Reaktionen auf zellulärer Ebene; die unmittelbar nach Strahlenexposition klin. zu beobachtenden Sympt. sind v. a. Folge struktureller Veränderungen an Zellorganellen od. Zellmembran (Frühreaktion), während Veränderungen am Zellkern erst i. R. folgender Zellteilungen erkennbar werden; vgl. Strahlenschäden, Strahlensyndrom.

Strahlen|risiko n: (engl.) radiation hazard; Wahrscheinlichkeit des Eintretens einer nachteiligen Strahlenwirkung* bei Individuen od. Populationen; wird im Bereich hoher Strahlungsdosen v. a. durch nichtstochastische Prozesse* geprägt; im Bereich niedriger Strahlendosen (<1 Sv) überwiegen stochastische Prozesse*, so daß die (theoretische) Möglichkeit einer Schädigung (Karzinogenese* u. Mutagenität*) auch durch niedrigste Strahlungsdosen besteht. Da im Bereich sehr niedriger Strahlungsdosen karzinogene u. mutagene Wirkungen empirisch nicht nachgewiesen werden können, werden zur Abschätzung des St. je nach Zweck unterschiedl. Konsequenzen gezogen: **1.** Für Zwecke des Strahlenschutzes wird davon ausgegangen, daß eine sicher unschädl. Schwellendosis* u. U. nicht existiert, nach Strahlenbelastungen also grundsätzl. mit nachteiligen Wirkungen zu rechnen ist u. daher der Umgang mit ionisierenden Strahlen u. ihre med. Anwendung auf das absolut erforderl. Mindestmaß beschränkt werden sollte. **2.** Für Zwecke der individuellen Risikoabschätzung wird demgegenüber berücksichtigt, daß die natürliche Strahlenexposition* ein in seiner Größe nicht näher quantifizierbares u. differenzierbares Grundrisiko darstellt, mit dem zusätzliche (med. od. umweltbedingte) Strahlenbelastungen in bezug gesetzt werden müssen; daraus wird gefolgert, daß individuelle schädl. Folgen einer

Strahlenbelastung unterh. von Dosen im Bereich der natürl. Strahlenexposition nicht zu erwarten sind. Schätzungen des St. auf Bevölkerungsebene sind in ihrer Gültigkeit umstritten, da sie auf Extrapolationen von höheren auf niedrigste Dosen beruhen. International weitestgehend anerkannt ist die Vermutung, einer effektiven Äquivalentdosis von 10 mSv könne ein Risiko für strahlenbedingte Karzinome u. Leukämien von 10-13 Fällen je 100 000 der Bevölkerung entsprechen. Vgl. Kollektivdosis.

Strahlen|schäden: (engl.) radiation damages; pathol. Folgeerscheinungen nach Einwirkung ionisierender Strahlung* auf den menschl. Organismus; zu unterscheiden sind schon durch kleinste Strahlendosen induzierbare onkogene u. mutagene Effekte u. die von einem best. Dosisschwellenwert an nachweisbaren somatischen St.; **Klin.:** unmittelbar nach einem Strahleninsult (sub-)akut auftretende Frühschäden (Strahlenkater*, insbes. Strahlensyndrom*, akute Strahlendermatitis*, akute Strahlenpneumonitis* u. a.) u./od. nach monate- bis jahrelanger Latenzzeit auftretende chron. Strahlenspätschäden i. S. einer Degeneration, Atrophie, Fibrosierung od. Nekrose (Röntgenoderm*, Strahlenfibrose*, Strahlenulkus*, Radioosteonekrose* u. a.). St. können nicht nur durch entsprechend hohe ein- od. mehrmalige Strahlenexposition, sondern auch durch Summation sehr kleiner Strahlendosen über längere Zeiträume hinweg entstehen, da zwischenzeitlich in den bestrahlten Geweben Erholungsvorgänge auf zellulärer Ebene (s. Reparatursysteme) sowie durch Zellersatz nur begrenzt wirksam werden. Wesentlich für die Entstehung von St. ist daher die integrale Dosis u. ihre räumliche u. zeitliche Dosisverteilung (s. Strahlenwirkung). Wichtigster Strahlenspätschaden ist der inf. onkogener Effekte entstehende, sich jedoch erst nach Jahren manifestierende sog. Strahlenkrebs*. Vgl. Strahlenrisiko.

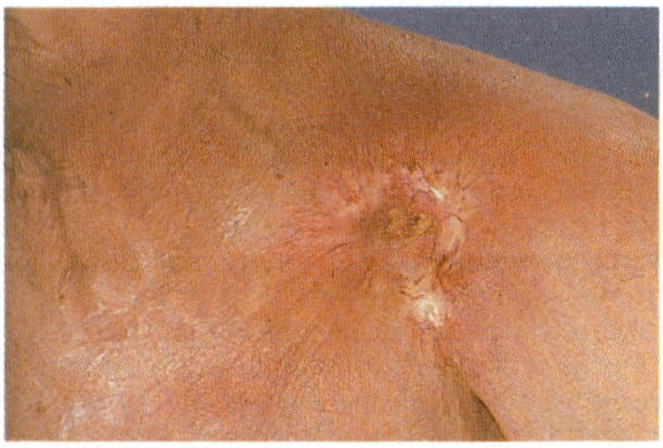

Strahlenschäden:
Strahlenulkus an der Schulter [3]

Strahlen|schutz: (engl.) radiation protection; Schutz von Personen, Sachgütern u. Umwelt vor der schädigenden Einwirkung radioaktiver Stoffe u. ionisierender Strahlung*; Schutz vor externer Bestrahlung durch Abschirmung* der Strahlenquelle u. Beschränkung des Zugangs, Abstand von der Strahlenquelle (s. Abstandsquadratgesetz), Begrenzung der Expositionsdauer, Schutz vor interner Bestrahlung durch Einschluß der Stoffe in dichte Transport-, Lagerungs- od. Arbeitssysteme od. die Verw. geeigneter Schutzkleidung; med. Anw. ionisierender Strahlung nach dem Rechtfertigungsprinzip (Anw. muß med. gerechtfertigt sein) u. Minimierungsprinzip (die verwendete Dosis ist so gering wie möglich zu halten bzw. bei diagn. Maßnahmen ist der weniger belastenden der Vorzug zu geben). Den rechtl. Rahmen des Strahlenschutzes in der Bundesrepublik Deutschland bilden (auf der Basis von Empfehlungen versch. internationaler Gremien) u. a. das Atomgesetz*, die Strahlenschutzverordnung*, die Röntgenverordnung* u. das Strahlenschutzvorsorgegesetz*. Vgl. Dosisgrenzwerte.

Strahlen|schutz|kleidung: bleihaltige Gummikleidung (Schürzen, Handschuhe, Gonadenschutzschilde), die das Personal sowie die nicht untersuchten Körperteile des Pat. vor Röntgenstrahlung*, v. a. der Streustrahlung* schützen sollen; vgl. Bleigleichwert.

Strahlen|schutz|plakette f: s. Filmdosimeter.

Strahlen|schutz|verordnung: Abk. StrlSchV; „Verordnung über den Schutz vor Schäden durch ionisierende Strahlen" in der Neufassung vom 30.6.1989 (BGBl. I S. 1321); Rechtsverordnung, die aufgrund des Atomgesetzes* erlassen wurde, regelt alle notwendigen Maßnahmen zum Schutz von Personen, Sachgütern u. der Umwelt vor den Gefahren durch ionisierende Strahlung* (Ausnahme: Röntgenstrahlung; hier gilt die Röntgenverordnung*). Ziel aller Schutzmaßnahmen ist die Einhaltung bzw. Unterschreitung von Dosisgrenzwerten*, die in der St. festgelegt sind. Die StrlSchV zieht insbes. auch dem Einsatz radioaktiver Stoffe in der med. Forschung Grenzen u. macht ihn genehmigungspflichtig (§ 41). Keiner bes. behördl. Genehmigung bedürfen allein solche diagn. Maßnahmen, die in jedem Einzelfall u. ohne Rücksicht auf die klin. Studie voll indiziert sind.

Strahlen|schutz|vorsorge|gesetz: Abk. StrVG; „Gesetz zum Schutz der Bevölkerung gegen Strahlenbelastung" vom 19.12.1986 (BGBl. I S. 2610); ordnet an, zum Schutz der Bevölkerung die Radioaktivität in der Umwelt zu überwachen u. die Strahlenexposition* der Menschen u. die Kontamination der Umwelt so gering wie möglich zu halten.

Strahlen|sensibilität (sensibel*) f: (engl.) radiosensitivity; Empfindlichkeit von Zellen u. Geweben gegenüber der Einwirkung ionisierender Strahlung*; in der Strahlenbiologie gilt als Maß der St. die Teilungsfähigkeit der Zellen, die diese (unabhängig von ihrer tatsächl. Teilungsaktivität) potentiell besitzen u. unter Strahlenexposition dosisabhängig verlieren. Unter der Vorraussetzung, daß man sie zur Teilung anregen kann, erweisen sich dann Zellen versch. menschlicher Gewebe als fast gleich strahlensensibel. In der Strahlentherapie* gilt als Maß der St. die Häufigkeit der Manifestation nichtstochastischer strahleninduzierter Störungen der Zellfunktion. Da diese Störungen insbes. die Teilungsfähigkeit betreffen, manifestieren sie sich v. a. in Geweben mit hoher Proliferationsrate, wo faßbare Zellschädigungen frühzeitiger auftreten als in Zellen mit niedriger Proliferationsrate. Die Möglichkeiten der Strahlentherapie von Tumoren beruhen weitgehend auf diesen Unterschieden der Manifestation von Strahlenschäden, da Tumorgewebe in vielen Fällen eine höhere Proliferationsrate u. in diesem Sinn eine höhere St. aufweist als gesundes Gewebe. Vgl. Bergonié-Tribondeau-Gesetz.

Strahlen|syn|drom n: (engl.) radiation syndrome; auch Strahlenkrankheit, Strahleninsult;

S

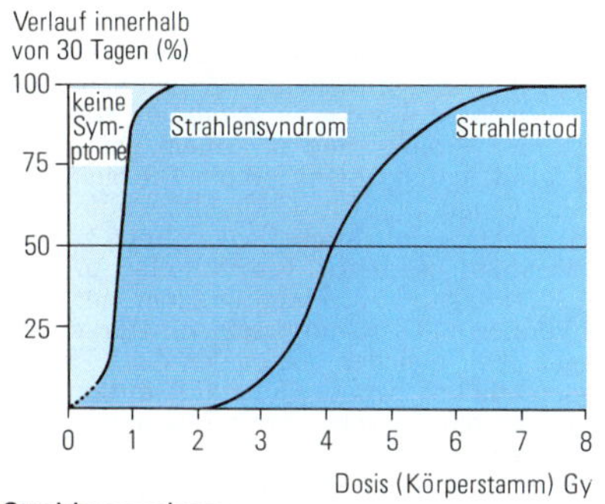

Strahlensyndrom:
Wahrscheinlichkeit des Eintretens und des letalen Verlaufs in Abhängigkeit von der Dosis bei einmaliger kurzzeitiger Ganzkörperexposition [133]

als Folge einer Ganzkörper-(od. großvolumigen Teilkörper-)Bestrahlung bereits mit rel. kleinen Strahlendosen (sub-)akut auftretende Sympt. als Zeichen eines somat. Frühschadens, deren Schweregrad, klin. Verlauf, Progn. u. Letalität von Art u. Dosis der ionisierenden Strahlung* abhängig ist; **Sympt.:** anfangs allg. Schwäche- u. Krankheitsgefühl, Appetitlosigkeit, Übelkeit, Erbrechen (Prodromalphase), gefolgt von einer Periode rel. Wohlbefindens (Latenzphase) mit unterschiedl., der Strahlenexposition indirekt proportionaler Dauer; im Verlauf der dann folgenden Tage bis Wo. kann es nach Auftreten von Fieber, Inf., Durchfällen u. Blutungen, Haarausfall, oropharyngealen Ulzerationen u. Hirnödem entw. zum Tod der Pat. od. zu einer langen Rekonvaleszenz mit graduellem Rückgang u.

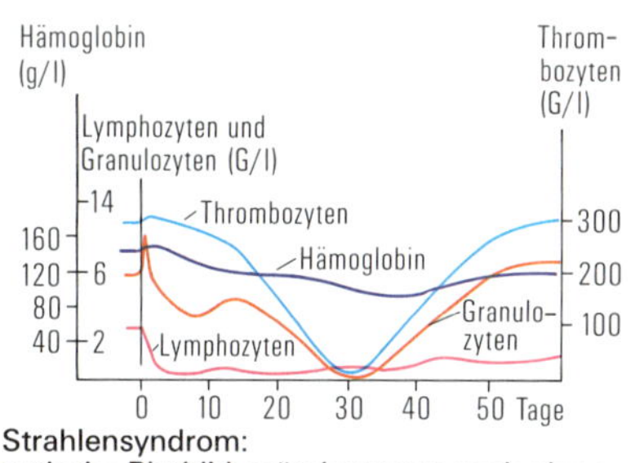

Strahlensyndrom:
typische Blutbildveränderungen nach einer Strahlenexposition von 3-4 Gy (300-400 rd) [288]

schrittweisem Verschwinden der Sympt. kommen. **Ther.:** symptomatisch; wird das St. überlebt, können sich nach einem mehrmonatigen od. jahre- bis jahrzehntelangen Intervall chron. Strahlenschäden* manifestieren. Vgl. Strahlenwirkung.

Strahlen|therapie f: (engl.) radiotherapy; **I.** i. e. S. Anwendung ionisierender Strahlung* zur (kurativen od. palliativen) Behandlung maligner (selten auch benigner) Neoplasien, allein od. kombiniert mit chir. od. chemotherap. Maßnahmen; **Ziele:** maximale Schädigung des Tumorgewebes bei gleichzeitiger maximaler Schonung des umgebenden gesunden Gewebes; hierzu muß entw. das Tumorgewebe eine höhere Strahlensensibilität* aufweisen als gesundes Gewebe (dies ist v. a. bei schnellwachsenden, entdifferenzierten Tumoren der Fall), od. die Strahlendosis im Tumor muß durch Wahl einer geeigneten Bestrahlungsgeometrie selektiv erhöht werden: z. B. interne od. externe Bestrahlung; Verwendung von Strahlung unterschiedl. Reichweite, Gewebe*-Eindringtiefe u. Strahlenqualität*; Verwendung fixer od. beweglicher Strahlenquellen. Bei der sog. Bewegungs- od. Pendelbestrahlung treffen sich z. B. die von einer beweglichen Strahlenquelle emittierten Strahlenbündel im Tumorgebiet, während das umgebende Gewebe geschont wird; bei der sog. Gegenfeldbestrahlung erfolgt die Bestrahlung von zwei gegenüberliegenden Feldern, was eine homogenere Dosisverteilung im Tumorgebiet ermöglicht. Die sog. Stehfeldbestrahlung wird mit unverändertem Einstrahlfeld durchgeführt u. ist daher v. a. zur St. oberflächlicher Tumoren geeignet. Schließlich kann durch Wahl der zeitlichen Dosisverteilung (z. B. Fraktionierung*, Protrahierung) eine höhere Schädigung des Tumorgewebes erreicht werden. Für die Bestrahlungsplanung sollte computergestützt ein präziser Isodosenplan* erstellt werden. Die **perkutane St.** wird meist mit hochenergetischer Photonen- od. Elektronenstrahlung durchgeführt (sog. Hochenergie-, Hochvolt bzw. Supervolt-St.): **1. Photonenstrahlung:** ultraharte Röntgenstrahlung od. Gammastrahlen (z. B. Cobalt-60); ermöglicht eine hohe relative Tiefendosis bei verminderter Hauptbelastung u. wenig Streustrahlung außerhalb des Nutzstrahlbündels; ihre Maximalenergie liegt meist bei 20 MeV. **2. Elektronenstrahlung** bietet den Vorteil einer mit der Energie regelbaren Gewebe-Eindringtiefe (z. B. 5 cm bei 10 MeV, 10 cm bei 20 MeV) u. eines steilen Dosisabfalls hinter der praktischen Reichweite; ihre Maximalenergie liegt bei ca. 50 MeV. Daneben werden auch Neutronen-, Pi-Mesonen- u. Protonenstrahlung eingesetzt, in best. Bereichen auch Alphastrahler. Zu den **NW** der St.: vgl. Strahlenwirkung; s. a. Telegammatherapie, Afterloading-Verfahren, Kontaktbestrahlung, Tiefendosis; **II.** i. w. S. jede Anwendung elektromagnetischer Wellen* zu therap. Zwecken (z. B. Mikrowellen, Infrarotstrahlung, sichtbares Licht).

Strahlen|therapie, inter|stitielle f: (engl.) interstitial radiotherapy; Form der Strahlentherapie; Durchführung als Spickmethode mit Implantation von radionuklidhaltigen Nadeln in das Gewebe, z. B. mit Goldseeds*. Vgl. Kontaktbestrahlung.

Strahlen|therapie, intra|kavitäre f: (engl.) intracavitary radiotherapy; Bestrahlung durch in Körperhöhlen eingebrachte Radionuklide; s. Afterloading-Verfahren.

Strahlen|ulkus (Ulc-*) n: (engl.) radiation ulcer; nach Einwirkung ionisierender Strahlung* akut auftretende Gewebenekrotisierung (s. Strahlendermatitis) od. auf dem Boden chron. Strahlenschäden* der Haut entstehend (kritische Dosis 6-8 Gy bzw. 600-800 rd); s. Röntgenoderm.

Strahlen, ultra|harte: (engl.) ultrahard radiation; Röntgenstrahlung* mit einer Photonengrenzenergie oberh. 1000 keV; wird zur Anwendung in der Strahlentherapie* mit Teilchenbeschleunigern* erzeugt.

S

Strahlen|wirkung: (engl.) radiation effect; Bez. f. die Wirkung ionisierender Strahlung* beim Durchgang durch Materie; **1. direkte St.:** Hydroxylierung, Decarboxylierung, Reduktion od. Oxidation der Moleküle führt durch Abspaltung von Teilen zur Zerstörung des Moleküls od. durch Veränderung der Sekundär- od. Tertiärstruktur von Makromolekülen (z. B. von Enzymen od. Hormonen) zum Verlust der biol. Funktion; **2. indirekte St.:** Ionisierung intrazellulärer Wassermoleküle (70-80% der Zellsubstanz) führt zu freien Hydroxyl- u. Sauerstoffradikalen, die als Freie* Radikale od. als stabilere (also über weitere Distanz in der Zelle wirksame) reaktive Produkte (z. B. Wasserstoffperoxid) zu den gleichen chem. Veränderungen an org. Molekülen (inf. Verlusts von Bindungselektronen) führen können wie direkt absorbierte Strahlungsenergie. Der größte Teil der biol. St. ist Folge indirekt ausgelöster chem. Reaktionen. **St. auf zellulärer Ebene: 1.** Schäden der DNA (Basenschäden, Einzelstrang- u. Doppelstrangbrüche), können in Körperzellen mit onkogenen Effekten verbunden sein (Karzinogenese), zu zellulären Funktionsstörungen führen (Mutagenese), den Untergang der Zelle bewirken u. in Keimzellen genet. Schäden bei den Nachkommen zur Folge haben; vgl. Reparatursysteme; **2.** Veränderungen der Struktur u. Funktion aller anderen Zellbestandteile (sog. somat. Strahlenschäden), führen zu Störungen bis zum Zelltod u. machen sich v. a. bei der nächstfolgenden Zellteilung bemerkbar. Daher sind Zellen mit schnellem Wachstum u. hoher Teilungsrate strahlungsempfindl. als Zellen mit langsamer Proliferation u. hohem Differenzierungsgrad; vgl. Strahlentherapie. Die biol. St. der verschiedenen (natürl. u. künstl.) Radioisotope wird nicht ausschl. durch die von ihnen emittierten Strahlen bestimmt. Biozyklische Anreicherungsvorgänge in einzelnen Organen od. Geweben können u. U. zu unterschiedl. starken Wirkungen bei gleicher Äquivalentdosis führen, Wassergehalt, Temp. u. Sauerstoffsättigung von Organismen u. Geweben beeinflussen ebenso die biol. St. (Verminderung der Wirkung ionisierender Strahlung durch Sauerstoffmangel). Ionisierende Strahlen verstärken vermutlich die Wirkung einer Reihe chem. Substanzen (z. B. best. Karzinogene), physik. Noxen (z. B. Mikrowellen) u. best. onkogener Viren. Umgekehrt verstärken best. chem. Substanzen die Strahlensensibilität von Geweben (relevant bei der Strahlentherapie von Tumoren). Für Zwecke des Strahlenschutzes* ist es erforderlich, die komplexen Zus. zw. einwirkender Energiedosis (bzw. der Aktivität radioaktiver Stoffe) u. ihrer biol. Wirkung zu bestimmen. Vgl. Äquivalentdosis.

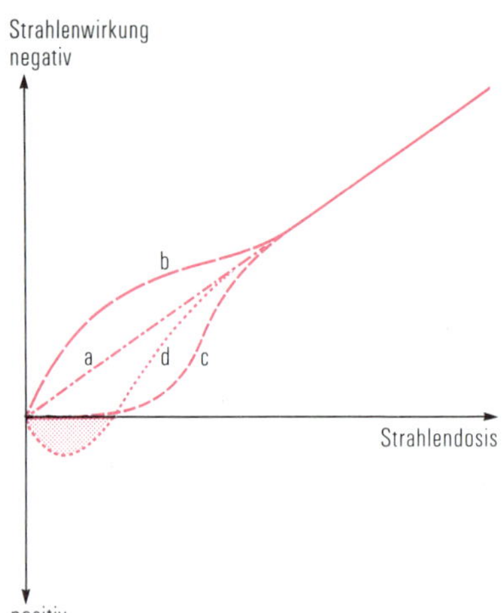

Strahlenwirkung:
Die Unmöglichkeit der Messung von Wirkungen niedrigster Strahlendosen führt in diesem nicht meßbaren Bereich zu folgenden vier theoretisch denkbaren Dosis/Wirkungsbeziehungen:
- a: lineare Beziehung; kein Schwellenwert bei Extrapolation gegen Null
- b: Kleinste Dosen wirken relativ stärker schädigend als große Dosen.
- c: Kleinste Dosen wirken relativ schwächer schädigend als große Dosen; es existiert ein Schwellenwert.
- d: Kleinste Dosen (z. B. im Bereich der natürlichen Strahlenexposition) haben positive biologische Effekte (gerasterte Fläche: sog. Strahlenhormesis). [137]

Strahler: (engl.) radiator; (radiol.) Vorrichtung, die ionisierende Strahlung* emittieren kann; z. B. Röntgenstrahler* (Röntgenröhre mit Schutzgehäuse), Radionuklide* (offen od. in umschlossener Form, d. h. mit inaktiver Umhüllung), Teilchenbeschleuniger* (zur Erzeugung von ultraharter Röntgenstrahlung od. Elektronenstrahlung), Neutronengenerator; vgl. Störstrahler.

Strahlung: (engl.) radiation; (physik.) Form der Energieausbreitung; in der Medizin unterscheidet man wegen der verschiedenartigen Mechanismen der Energieübertragung auf Gewebe u. der damit verbundenen biol. Strahlenwirkung* zw. ionisierender Strahlung* u. nichtionisierender Strahlung. Bei der nichtionisierenden St. handelt es sich um langwellige elektromagnetische St. (s. Wellen, elektromagnetische) bis einschließlich des Wellenlängenbereichs des sichtbaren Lichts*. Wichtige med. Anwendungsgebiete sind die Thermographie* (Infrarotstrahlung*) u. Kernspintomographie* (Bereich der Rundfunkwellen). Schall* u. Ultraschall* benötigen einen materiellen Träger zur Ausbreitung; med. Anw. in der Ultraschalldiagnostik*.

Strahlung, homo|gene: (engl.) homogenic radiation; sog. monochromatische Strahlung; Strahlung einheitl. Wellenlänge bzw. Energie.

Strahlung, ionisierende: (engl.) ionizing radiation; elektromagnetische Wellenstrahlung bzw. Korpuskularstrahlung, die so energiereich ist, daß beim Durchgang durch Materie eine Ionisierung* der Moleküle stattfindet. **Direkt i. St.** besteht aus geladenen Korpuskeln (β^-, β^+, α usw.), diese können wegen ihrer Ladung beim Durchgang durch Materie mit den Atomen direkt in Wechselwirkung treten u. über Anregungs- u. Ionisierungsprozesse Energie abgeben. **Indirekt i. St.** besteht aus Photonen* (Gammastrahlung*, Röntgenstrahlung*) od. ungeladenen Korpuskeln (Neutronen*); diese können wegen ihrer fehlenden Ladung nicht direkt mit den Atomen des Absorbermaterials in Wechselwirkung treten. Sie ionisieren vielmehr über die Bildung eines geladenen Sekundärteilchens (Sekundärelektronen* bei Photonenstrahlung). **Locker** bzw. **dicht i. St.** unterscheiden sich im räuml. Abstand der Ionisierungsvorgänge, diese liegen bei dicht i. St. (Alphastrahlung, Neutronen) wesentlich enger als bei locker i. St. (Gammastrahlung, Röntgenstrahlung, Betastrahlung). Mit dieser unterschiedl. Ionisationsdichte ist eine unterschiedl. biol. Wirksamkeit verknüpft. Vgl. Wirksamkeit, relative biologische.

Strahlung, kosmische: s. Strahlenexposition, natürliche.

Strahlungs|de|tektoren (lat. detegere, detectus entdecken) m pl: (engl.) radiation detectors; Vorrichtungen zum Nachweis ionisierender Strahlung*; enthalten Substanzen, in denen ionisierende Teilchen inf. Energieübertragung nachweisbare Effekte verursachen, z. B. Lichtimpulse im Szintillatorkristall eines Szintillationszählers*, die Ionisierung von Luft in einer Ionisationskammer*, strahleninduzierte chem. Umsetzungen im Fricke*-Dosimeter, die Sichtbarmachung der Bahnspuren energiereicher Teilchen in der Nebelkammer. St. dienen u. a. zur Teilchenregistrierung u. zur Ermittlung von Teilcheneigenschaften (Energie, Masse, Ladung). Viele St. liefern elektrische Impulse, die in nachgeschalteten Strahlungsmeßgeräten* weiterverarbeitet werden können.

Strahlungs|meß|geräte: (engl.) radiation measurement devices; Apparate zur Teilchenzählung (z. B. Messung der Aktivität*, Halbwertzeit*) u. zur Bestimmung der Energie von Teilchen ionisierender Strahlung*; meist handelt es sich um Strahlungsdetektoren* u. nachgeschaltete elektronische Einrichtungen, die eine Registrierung u. Weiterverarbeitung der vom Detektor gelieferten elektrischen Impulse gestatten, z. B. Zählrohr*, Szintillationszähler*, Impulshöhenanalysator*, Ganzkörperzähler*. Vgl. Dosimetrie.

Strahlungs|meß|größen: (engl.) radiation parameters; **1.** Aktivität* eines Radionuklids in Becquerel*, früher in Curie; **2.** Energiedosis* in Gray, früher in Rad bzw. Röntgen; **3.** Äquivalentdosis* in Sievert, früher in Rem.

Strahlung, terrestrische: s. Strahlenexposition, natürliche.

Strahlung, weiche: (engl.) soft radiation; Bez. f. Röntgenstrahlung* mit Erzeugungsspannung unter 100 kV; vgl. Strahlenqualität.

Strandberg-Syn|drom (James V. St., Dermat., Stockholm, 1883-1942) n: s. Pseudoxanthoma elasticum.

Strang, kom|plementärer: durch spezif. Basenpaarung* zu einem DNA- od. RNA-Strang passender Gegenstrang; die In-vitro-Synthese erfolgt u. a. zur Herstellung radioaktiv markierter Transkripte, z. B. für Hybridisierungen (sog. cDNA od. cRNA). Vgl. Reduplikation, Transkription.

Strangulation (lat. strangulare würgen, erdrosseln) f: **1.** innere Einklemmung von Organen od. Organteilen; s. Ileus; **2.** Tod durch Erhängen, Erdrosseln od. Erwürgen.

Strangulations|marke (↑): (engl.) mark of strangulation; der blaurote Ring (durch Strick) od. Druckmarken am Hals des Toten.

Strang|urie (gr. στραγγουρία) f: (engl.) strangury; Harnzwang; Schmerzen bei od. nach der nicht zu unterdrückenden Miktion, v. a. bei Entz. von Blase u. Harnröhre; vgl. Dysurie.

Strang|zellen (Zelle*): dendritenreiche Zellen der grauen Substanz, deren Neuriten in die weiße Substanz gelangen, in Strängen auf- od. absteigen u. so Kerngebiete verbinden.

Strassmann-Operation (Paul F. St., Gyn., Berlin, 1866-1938) f: Form der Metroplastik*, v. a. bei Uterus duplex mit od. ohne Septum; s. Uterusfehlbildung.

Strassmann-Zeichen (↑): s. Nabelschnurzeichen.

Stratum (lat. stratus ausgestreckt) n: Schicht, Lage; z. B. Schichten der Epidermis, des Koriums, der Kleinhirnrinde.

Streck|apparat, ak|zessorischer m: auch Reservestreckapparat; s. Patellafraktur.

Streck|krämpfe: (engl.) extension spasms; tonische Krämpfe* mit Hypertonie der Muskulatur, v. a. der Extensoren; **Urs.:** apallisches Syndrom, Hirndrucksteigerung, Schädelhirntrauma, Enzephalitis, toxische Enzephalopathie.

Streckung: (engl.) 1. growth spurt, 2. extension; **1.** (päd.) wenig gebräuchl. Bez. f. Wachstumsperioden*, in denen das Längenwachstum rel. zur Zunahme des Körpergewichts überwiegt; **2.** (orthop.) s. Extension.

Streck|verband: s. Extensionsmethoden.

Streifen|hügel: s. Corpus striatum.

Streifen|plastik (-plastik*) f: s. Patch-Plastik.

Strepitus coriarius (lat. strepitus Lärm, Geräusch) m: syn. Strepitus coriaceus; Lederknarren*.

Strept-: auch Strepto-; Wortteil mit der Bedeutung gewunden, geflochten, gedreht; von gr. στρεπτός.

Strepto|bacillus (↑, Bacill*) m: Gattung gramnegativer, fakultativ anaerober, unbeweglicher, pleomorpher Stäbchenbakterien (vgl. Bakterienklassifikation); spontane Bildung von L*-Formen; zwei Species; med. relevant: St. moniliformis (syn. Actinobacillus muris, Haverhillia moniliformis): Bewohner des Nasen-Rachen-Raums von Ratten; kann nach Rattenbiß beim Menschen eine Form des Rattenbißfiebers, nach Ingestion kontaminierter Milch das Haverhill-Fieber verursachen (s. Rattenbißkrankheit); **Kompl.:** Endokarditis, Hirnabszeß, Amnionitis, Bronchitis, Pneumonie, chron. Arthritis; **Ther.:** empfindlich gegenüber Penizillin, Streptomycin.

Strepto|bakterien (↑; Bakt-*) f pl: s. Haemophilus ducreyi, Streptobacillus.

Strepto|coccus (↑; Kokken*) m: Gattung grampositiver, i. d. R. unbeweglicher Kugelbakterien der Fam. Streptococcaceae (vgl. Bakterienklassifikation); **Morphol.:** runde bis länglich ovale Kokken in Paaren od. Ketten; keine Sporenbildung; **Kultur:** fakultativ anaerobes Wachstum; hohe Nährbodenansprüche (Eiweißzusatz in

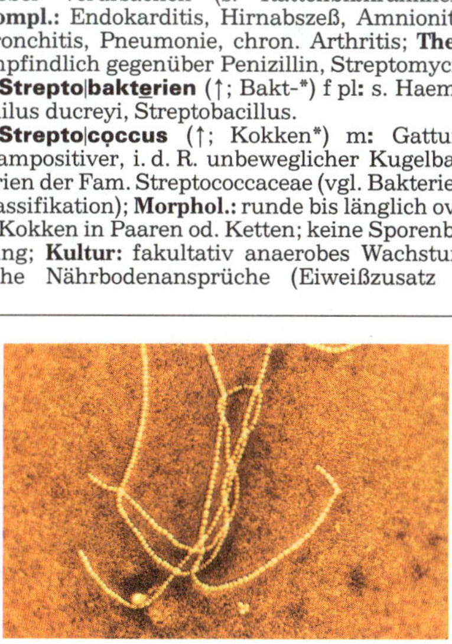

Streptococcus:
Darstellung im Tuschepräparat [547]

S

Form von Blut od. Serum); Katalase-negativ auf hämfreien Nährböden; Unterteilung der 21 Species in vergrünende (Alphahämolyse), hämolysierende (Betahämolyse) u. nichthämolysierende (Gammahämolyse) Streptokokken, sowie aufgrund gruppen- u. typenspezif. Zellwand- bzw. Oberflächenantigene in Sero-Gruppen A-Q (nach Lancefield).

Gruppe A (Streptococcus pyogenes): Betahämolyse; Bildung von Hämolysinen (Streptolysin-O u. -S; s. Streptolysine), Enzymen (Hyaluronidase, Streptokinase, Desoxyribonuklease) u. von erythrogenen (pyrogenen) Exotoxinen; Klin.: akute Inf. des oberen Respirationstrakts (Streptokokkenpharyngitis, Otitis* media, Scharlach*) u. der Haut (Pyodermie, Erysipel*); Sepsis; Folgeerkrankungen: akutes rheumatisches Fieber* (nur nach Inf. des Respirationstrakts), akute Poststreptokokkennephritis (auch nach Hautinfektionen; vgl. Glomerulopathie); Diagn.: Erregernachweis, verschiedene Antikörpernachweise; Ther.: Penizillin.

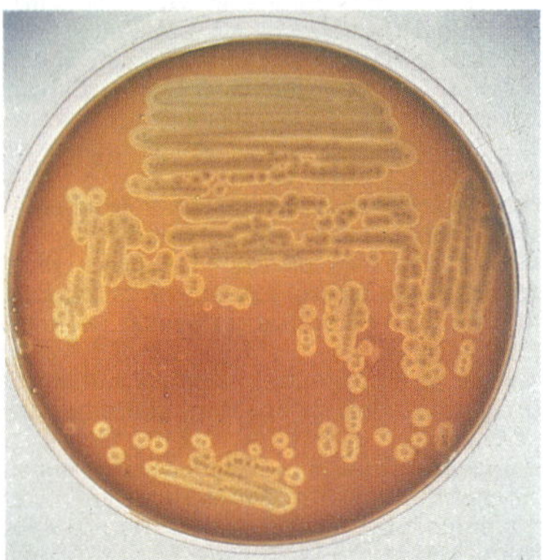

Streptococcus:
Alphahämolyse („Vergrünen") von Blutagar
[156]

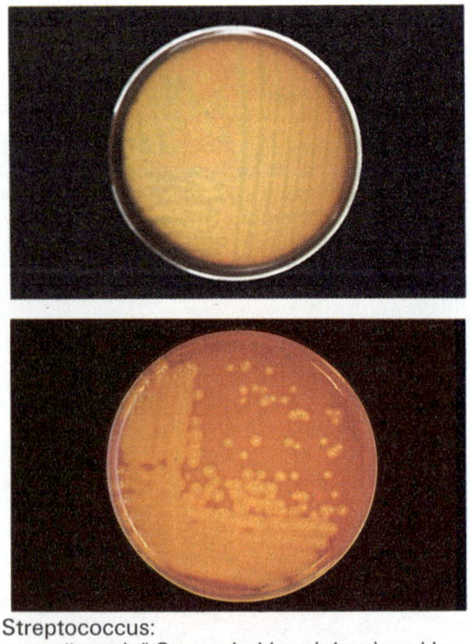

Streptococcus:
„vergrünende" Streptokokken (oben) und betahämolysierende Streptokokken (unten) auf Blutagar [547]

Gruppe B (Streptococcus agalactiae, Streptococcus mastitidis): tierpathogen (gelber Galt bei Kühen); pathogene Bedeutung für den Menschen: Inf. des Orogenitaltrakts, der Mund- u. Rachenhöhle, Meningitis, Wundinfektionen, Sepsis (v. a. bei abwehrgeschwächten Pat.) sowie perinatal erworbene Neugeboreneninfektionen (engl. early onset type): Allgemeininfektion innerh. der ersten Lebenswoche mit foudroyantem, häufig letalem Verlauf; (engl.) late onset type (ab der 2. Lebenswoche) meist als Meningitis mit relativ guter Progn.: häufig Defektheilungen; Diagn.: immun. Nachweis von B-Streptokokken-Gruppenantigenen im Urin od. Liquor des Neugeborenen; Ther.: Penizillin, Gentamicin, ggf. Austauschtransfusion.

Gruppe C (Streptococcus equisimilis): Betahämolyse; Morphol., Kultur, Diagn. u. Ther. ähnlich den Species der Serogruppe A; isoliert bei Pharyngitis u. Wundinfektionen, fragl. Beteiligung an der Genese von Scharlach u. akutem rheumatischem Fieber; septische Inf. bei abwehrgeschwächten Patienten.

Gruppe D: med. relevant ist die früher zu den Streptokokken gerechnete Gattung Enterococcus der Fam. der Streptococcaceae; Darmsaprophyten von Mensch u. Tier, die außerh. ihres natürlichen Standorts (aerobe Dünndarmflora) pathogen werden können; Nachweis des nichthämolysierenden Enterococcus faecalis sowie (seltener) des vergrünenden Enterococcus faecium bei ca. 4% aller Harnweginfekte u. ca. 10% aller ulzerösen Endokarditiden; gelegentlich beteiligt an eitrigen Wundinfektionen (gemeinsam mit Species der Enterobacteriaceae) v. a. im Bauchbereich; hohe Resistenz gegenüber Antibiotika sowie chem. u. physik. Einflüssen; Ther.: Kombination von Ampicillin u. Gentamicin, bei Penizillinallergie od. Resistenz Vancomycin.

Gruppe F u. **G:** St. anginosus kann Infektionen des Respirationstrakts verursachen (selten primär atypische Pneumonie).

Streptokokken **ohne** obligat vorhandenes **Gruppenantigen:** vergrünend (alte Bez. Viridansgruppe) od. nichthämolysierend; vgl. Streptococcus pneumoniae; natürlicher Standort: Mundhöhle („orale Streptokokken"); Klin.: v. a. die dextranbildenden Species (St. bovis, St. mutans, St. sanguis u. St. mitior) sind an der Pathogenese von Karies beteiligt sowie Ursache von ca. 40% aller Endokarditiden (Infektion meist rheumatisch vorgeschädigter Herzklappen; s. Endokarditis); Diagn.: Blutkultur, Abszeßmaterial-Kultur in CO_2-angereicherter Atmosphäre; Ther.: Kombination von Penizillin u. Aminoglykosid-Antibiotika.

Strepto|coccus-faecalis-Nähr|boden (↑; ↑): s. SF-Nährboden.

Strepto|coccus pneumoniae (↑; ↑; Pneum-*) m**:** syn. Streptococcus lanceolatus, Diplococcus pneumoniae; in der Mehrzahl auch als Pneumokokken bezeichnet (s. Abb.); **Morphol.:** ovale bis lanzettenförmige, unbewegliche Einzelkokken; Lagerung meist in Paaren, gelegentlich in kurzen Ketten; pleomorphe Kapsel-

S

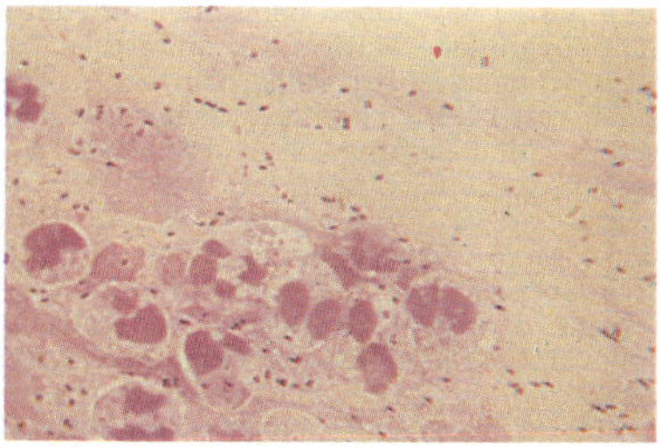

Streptococcus pneumoniae: Pneumokokken in einem Liquorpräparat (Gram-Färbung) [547]

bildung (üb. 80 Typen); **Kultur:** Serum od. Blut enthaltende Nährböden; Wachstumsoptimum bei 37°C; Kolonien auf Blutagarplatten mittelgroß, glattrandig; bei älteren Kulturen zentrale Delle; Alphahämolyse, H_2O_2-Bildung; fakultativ anaerob; **Epidemiol.:** ca. 50% der gesunden Bevölkerung sind St.-p.-Keimträger (Rachenabstrich); Übertragung durch Tröpfcheninfektion. **Klin.:** Lobärpneumonie (v. a. bei Pat. mit Malignom, Leukämie, Sichelzellenanämie, nephrotischem Syndrom od. nach Milzexstirpation); Ulcus* corneae (serpens), Peritonitis (v. a. bei weib-

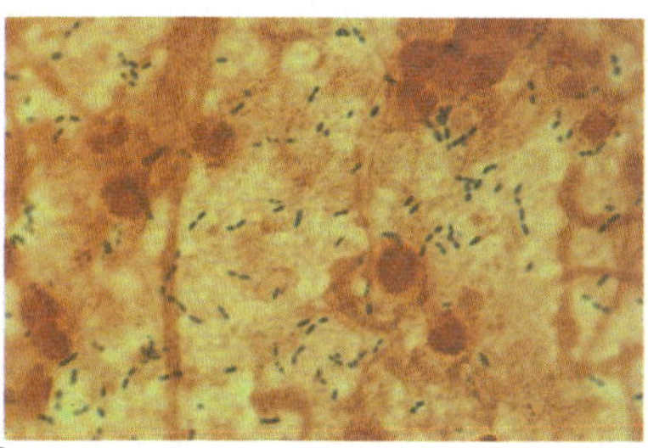

Streptococcus pneumoniae: Sputumausstrich [156]

lichen Kindern), Bronchopneumonie, Otitis media, Sinusitis u. Meningitis; **Diagn.:** mikroskop.; Anzüchtung; Nachw. des Kapselpolysaccharids; Blutkultur; **DD** gegen andere vergrünende (Alphahämolyse) Streptokokken: St. p. ist gallelöslich u. optochinempfindlich. **Ther.:** Penizillin.

Strepto|dermien (↑; Derm-*) f pl: (engl.) streptodermias; Sammelbez. f. durch Streptococcus* verursachte Pyodermien*; z. B. Ecthyma*, Erysipel*.

Strepto|dornase (INN) f: Desoxyribonuclease; wird in Komb. mit Streptokinase zur Behandlung von Ödemen, Schwellungen u. Hämatomen eingesetzt; vgl. Fibrinolytika.

Strepto|kinase (INN) f: Protein aus betahämolysierenden Streptokokken, induziert im Plasma vermutl. über einen inaktiven Plasminogen-Proaktivator die Umwandlung von Plasminogen in Plasmin; Verw.: zur lokalen u. system. Fibrinolyse* (nach Streptokinaseresistenztest*); vgl. Fibrinolytika.

Strepto|kinase|re|sistenz|test (Strept-*; Kin-*; lat. resistere Widerstand leisten) m: (engl.) streptokinase resistance test; Test auf Antikörper gegen Streptokinase* vor Beginn einer thrombolyt. Ther., da die Streptokinaseinitialdosis höher sein muß als die durch evtl. vorhandene Antikörper neutralisierte Menge. Antikörper gegen Streptokinase können z. B. nach früheren Streptokokkenerkrankungen od. Streptokinasebehandlungen vorhanden sein. **Prinzip:** Zitratplasma wird nach Zusatz steigender Streptokinasemengen mit Thrombin zur Gerinnung gebracht. Streptokinase führt über Aktivierung der Fibrinolyse* zur Auflösung des Gerinnsels; je nach Gehalt an Antikörpern gegen Streptokinase führt eine geringe od. höhere Dosis zur vollständigen Lyse. Die kleinste, innerhalb 10 Min. zur Lyse führende Dosis wird als Grenzdosis bez. u. dient z. Berechnung der therap. notwendigen Dosierung; i. d. R. 5-40 E SK/ml Blut.

Streptokokken (↑; Kokken*) f pl: s. Streptococcus. **St., hämo|lysierende** (↑; ↑) f pl: s. Streptococcus, Streptolysine. **St., vergrünende** (↑; ↑) f pl: s. Streptococcus.

Strepto|lysine (↑; Lys-*) n pl: (engl.) streptolysins; von Bakt. der Gattung Streptococcus* gebildete Hämolysine*: **Streptolysin-O** (gebildet v. a. von Streptococcus pyogenes, Streptococcus equisimilis u. Streptococcus pneumoniae) bewirkt als Vollantigen (Bildung spezif. O-Antistreptolysine) eine Schädigung von Erythrozyten- (Hämolyse) u. a. Zellmembranen. **Streptolysin-S** (gebildet von Streptococcus pyogenes, nicht antigen wirksam) führt zur Schädigung v. Zellmembranen.

Strepto|myces (↑; Myk-*) m pl: Gattung grampositiver, nicht säurefester, aerober, zur Verzweigung neigender Bakt. der Fam. Streptomycetaceae (Ordnung Actinomycetales; vgl. Bakterienklassifikation); Myzelbildung ohne

Streptomyces
Einige Vertreter der Gattung und von ihnen gebildete Antibiotika

Species	Antibiotikum
Streptomyces aureofaciens	Aureomycin,
Streptomyces erythreus	Tetracyclin
Streptomyces fradii	Erythromycin
Streptomyces griseus	Neomycin
	Actinomycin
	Novobiocin
Streptomyces mediterranei	Streptomycin
Streptomyces noursei	Rifamycin
Streptomyces rimosus	Nystatin
Streptomyces venezuelae	Oxytetracyclin
	Chloramphenicol

Zerfall in Stäbchen; Luftsporen durch Abschnürung; **Verbreitung:** ubiquitär in Erde, Staub, Getreide; über 460 Species (einige humanpathogen, s. Aktinomyzetom); Bildung wichtiger Antibiotika: s. Tab.

Strepto|mycin (INN) n: 2,4-Diguanidino-3,5,6-trihydroxycyclohexyl-5-desoxy-2-O-(2-desoxy-2-methylamino-α-L-glucopyranosyl)-3-formyl-β-L-lyxo-pentanofuranosid (IUPAC); von Streptomyces griseus gebildetes, bakterizid wirkendes Aminoglykosid-Antibiotikum; **Wirkungsspektrum:** Mycobacterium tuberculosis, Brucellen, Haemophilus ducreyi, z. T. atypische Mykobakterien, Streptokokken, Enterokokken,

Staphylokokken, E. coli, Klebsiellen, Proteus-Species, Pseudomonas pyocyanea u. Actinomyces israeli; resistent sind Clostridien, Bacteroides u. Rickettsien, häufig sekundäre Resistenzentwicklung. **Verw.:** beschränkt auf die Kombinationsbehandlung der Tuberkulose sowie der Endocarditis lenta (bes. durch Enterokokken), Tularämie, Brucellosen; vgl. Aminoglykosid-Antibiotika; **NW:** v. a. Oto- u. Nephrotoxizität, allerg. Reaktionen, Neurotoxizität; **Kontraind.:** schwere Niereninsuffizienz, Schwangerschaft, Schädigung des Vestibular- od. Cochlearorgans.

Streß (engl. stress Druck, Belastung, Spannung) **m:** Zustand des Organismus, der durch ein spezif. Syndrom (erhöhte Sympathikusaktivität, vermehrte Ausschüttung v. Katecholaminen,

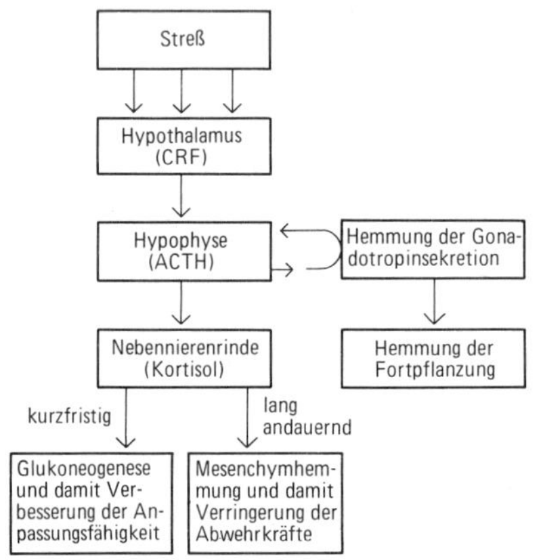

Vorgänge bei Streß [164]

Blutdrucksteigerung u. a.) gekennzeichnet ist, jedoch durch verschiedenartige unspezif. Reize (Infektionen, Verletzungen, Verbrennungen, Strahleneinwirkung, aber auch Ärger, Freude, Leistungsdruck u. a. Streßfaktoren) ausgelöst werden kann. Unter St. kann man auch äußere Einwirkungen verstehen, an die d. Körper nicht in genügender Weise adaptiert ist, z. B. Operationen, Vergiftungen, Schwangerschaft. Psychischer St. entsteht inf. einer Diskrepanz zwischen spezif. Anforderungen u. subjektivem Bewältigungsverhalten (Coping*). Persistierender St. kann zu Allgemeinreaktionen i. S. eines allgemeinen Anpassungssyndroms* führen.

Streß|faktoren (↑) **m pl:** (engl.) stress factors; syn. Stressoren; versch. Faktoren wie z. B. Umwelteinflüsse, seelische u. körperliche Belastungen, die Streß* auslösen können.

Streß|in|kontinenz (↑; Inkontinenz*) **f:** (engl.) stress incontinence; auch Belastungsinkontinenz; unfreiwilliger Urinabgang bei intraabdomineller Druckerhöhung z. B. durch Pressen od. Husten; häufigste Form der weibl. Harninkontinenz*; **Urs.:** Tiefertreten der Beckeneingeweide bei insuffizienter Beckenmuskulatur, dadurch Verkürzung der funktionalen Harnröhre u. Öffnen des urethralen Schließmechanismus; Veränderungen der glatten u. quergestreiften Muskulatur, der Elastizität der Urethra u. schlechte Füllung des periurethralen Venenplexus b. Hormonmangel (v. a. in der Postmenopause).

Streß-Milch|säure|azidose (↑; Azid-*; -osis*) **f:** (engl.) stress lactacidosis; seltener Fruktose-1,6-Diphosphatase-Mangel, manifestiert sich bes. im Kindesalter bei Streß, Hunger u. a. Belastungen mit Hypoglykämie u. Ketonurie durch Störung der Bildung von Fruktose-1,6-Diphosphat bzw. von Glukose i. R. der Glukoneogenese aus Fett- u. Aminosäuren sowie aus Dihydroxyaceton od. Glyzerinaldehyd.

Stressoren (↑) **m pl:** s. Streßfaktoren.

Streß|proteine (↑; Prot-*) **n pl:** als Abwehrreaktion auf plötzliche Milieuänderung (z. B. Temperaturerhöhung) von Zellen aller Organismen schnell u. koordiniert verstärkt exprimierte Proteine mit einem hohen Grad an Sequenzhomologie bei Pro- u. Eukaryonten; **Einteilung** in Hitzeschockproteine (Abk. hsp) u. glukoseregulierte Proteine (Abk. grp); **Funktion** i. R. der Immunantwort* z. B. bei der Antigenpräsentation, Immunglobulin-Assembly, bei der Zellproliferation u. Proteintranslokation sowie bei Autoimmunkrankheiten (molekulares Mimikry* zw. bakteriellen u. körpereigenen St.).

Streß|syn|drom, post|traumatisch-psychoreaktives (↑) **n:** (engl.) posttraumatic-psychoreactive stress syndrome; psychisches Anpassungssyndrom, das u. U. erst mehrere Jahre nach dem Erleben extremer Situationen (z. B. Geiselhaft, Folter, Terrormaßnahmen, Lagerhaft; vgl. KZ-Syndrom) vorkommt; **Sympt.:** allg. unspezif. Leistungsschwäche, Konzentrations- u. Denkstörungen, Kontaktstörungen, phobische Ängste, Depression, Suizidalität; **Ther.:** psycho- u. soziotherap. Betreuung, evtl. Sedativa.

Streß|ulkus (↑; Ulc-*) **n:** (engl.) stress ulcer; i. d. R. auf d. Boden einer plötzl. einsetzenden schweren Grundkrankheit (Polytrauma, Verbrennungen, Sepsis, Schock u. a.) akut entstehendes Ulkus, meist als Ulcus* ventriculi im Magenkorpus lokalisiert; pathogenetisch führt vermutlich e. Beeinträchtigung der Mikrozirkulation zur Entstehung der typ. zahlreichen Erosionen u. der auch auf d. Submukosa übergreifenden kleinen flachen Ulzerationen (ohne Randwall). **Cave:** schwere gastrointestinale Blutung*; **Proph.:** frühzeitige parenterale Ernährung (Hyperalimentation), Antazida, Histamin-H_2-Rezeptorenblocker.

Streu|strahlen|raster n: (engl.) scattered radiation grid; aus vertikal in gleichen Abständen angeordneten (Blei-)Lamellen bestehender Ra-

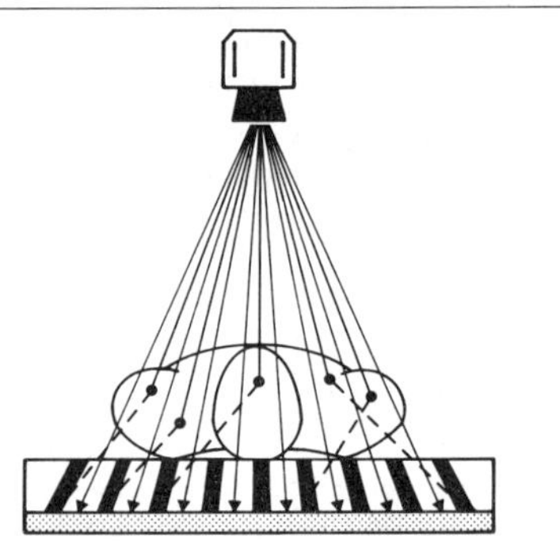

Streustrahlenraster: prinzipieller Aufbau eines fokussierten Rasters [331]

ster zw. Pat. u. Röntgenfilm; dient bei Röntgenaufnahmen zur Verminderung der auf die Bildebene fallenden Streustrahlung* (Parallelraster) bzw. zur Fokussierung der Röntgenstrahlung (Fokussierraster, s. Abb.) u. damit zur Erhöhung des Bildkontrasts.

Streu|strahlung: (engl.) scatter radiation; aus Primärstrahlung inf. von Streuung* (verbunden mit Richtungsänderung u. evtl. Energieverlust) entstandene Strahlung, die bei bildgebenden Verfahren u. im Strahlenschutz eine wichtige Rolle spielt; wirkt kontrastverschlechternd u. muß deshalb möglichst weitgehend eliminiert werden (z. B. durch Streustrahlenraster*). Sie bewirkt daneben eine Strahlenbelastung des Pat. außerhalb des Nutzstrahlenbündels u. macht in Patientennähe Strahlenschutzmaßnahmen beim Personal erforderlich (z. B. Strahlenschutzkleidung*).

Streuung: (engl.) 1. mean error, 2. diffraction, scattering; **1.** (statist.) Maß für die Abweichung von Meßwerten in einer Serie, z. B. ausgedrückt durch die Standardabweichung*; **2.** (radiol.) Richtungsänderung eines Teils der Primärstrahlung durch Wechselwirkungsprozesse beim Durchgang durch Materie. Die St. kann elastisch (ohne Energieverlust) od. inelastisch (mit Energieübertragung an die Materie) erfolgen. Vgl. Streustrahlung.

Stria (lat.) f (pl Striae): Streifen.

Striae cutis a|trophicae (↑; Cut-*; A-*; Troph-*) f pl: syn. Striae distensae, sog. Hautdehnungsstreifen; zunächst blaurötliche, später

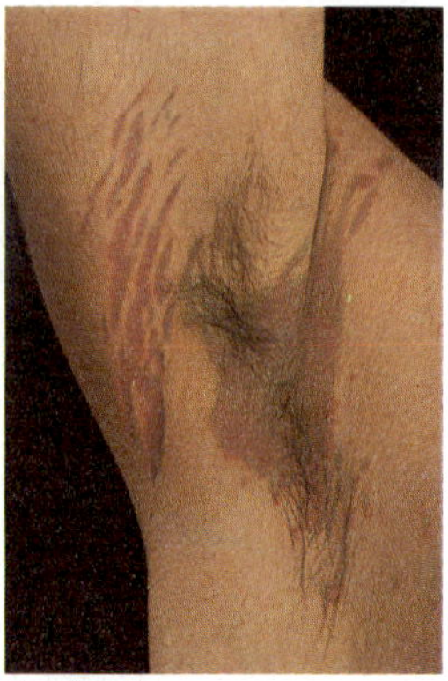

Striae cutis atrophicae: typische Streifen nach Steroidbehandlung [3]

gelblichweiße Streifen bes. an Bauch, Hüften, Mammae; **Urs.:** Schädigung der elastischen Fasern unter dem Einfluß von Glukokortikoiden; **Vork.:** nach Kortikoidbehandlung, bei Cushing-Syndrom, Infektionskrankheiten, Op., Adipositas, in der Pubertät u. Schwangerschaft (Striae gravidarum).

Striae distensae (↑) f pl: syn. Striae* cutis atrophicae.

Striae gravidarum (↑) f pl: sog. Schwangerschaftsstreifen; s. Striae cutis atrophicae.

Stria mallearis (↑) f: heller Streifen auf d. Außenseite des Trommelfells; entspricht dem durchschimmernden, mit d. Trommelfell verwachsenen Hammergriff. **St. medullaris thalami** (↑) f: markhaltiges Faserbündel auf d. Thalamus, das sich in d. Habenulae der Epiphyse fortsetzt. **Striae medullares ventriculi quarti** (↑) f pl: markhaltige, querverlaufende, zum Kleinhirn führende Faserzüge an d. breitesten Stelle der Rautengrube. **Striae olfactoriae** (↑) f pl: fächerförmig am Trigonum olfactorium ausstrahlende Faserzüge des Tractus olfactorius. **St. terminalis** (↑) f: Längsstreifen markhaltiger Fasern im Winkel zw. Thalamus u. Nucleus caudatus.

Striatum (lat. striatus gestreift, gefaltet) n: Kurzbez. f. Corpus* striatum.

Stria vascularis (Stria*) f: reich vaskularisiertes, hohes, mehrreihiges Epithel an d. äußeren Wand des Schneckengangs (Ductus cochlearis), dem d. Bildung der Endolymphe zugeschrieben wird; vgl. Labyrinth.

Strich|ab|rasio (lat. abrasio Ausscheren, Auskratzen) f: auch Strichkürettage*.

Strich|kürettage (Kürettage*) f: (engl.) sample curettage; syn. Endometriumbiopsie, Strichabrasio; Entnahme einer Schleimhautlamelle von der Vorder- u. Hinterwand des Cavum uteri mit spez. Kürette zur histol. Untersuchung u. Beurteilung der Östrogen- u. Gestagenwirkung auf das Endometrium*. Vgl. Kolpozytologie.

Strich|kultur (lat. cultura Züchtung) f: (engl.) streak culture; bakt. Kultur durch Abstreifen des Materials auf e. festen Nährboden.

Strictura (lat. das Zusammenziehen) f: Striktur*.

Strictura urethrae (↑) f: Harnröhrenverengung*.

Stridor (lat. Zischen, Pfeifen) m: pfeifendes Atemgeräusch bei Verengung od. Verlegung der oberen Luftwege; Symptom z. B. der sog. Säbelscheidentrachea bei Struma*, exspiratorisch bei Asthma* bronchiale, inspiratorisch z. B. bei Pseudokrupp*. Vgl. Stertor.

Stridor con|natus (↑) m: Stridor congenitus; von Geburt an bestehender inspirator. Stridor inf. abnormer Weichheit des Knorpelgerüsts des unreifen Larynx (bildet sich i. d. R. bis zum 2. Lj. zurück); auch als Sympt. bei Struma neonatorum, Tracheomalazie, doppeltem Aortenbogen, Arteria lusoria u. Stimmlippenlähmung.

Stridor thymicus (↑) m: selten vorkommender in- u. exspirator. Stridor bei Thymushyperplasie*.

Striktur (lat. strictura das Zusammenziehen) f: (engl.) stricture; hochgradige Verengung eines Hohlorgans; z. B. der Harnröhre nach traumatisierenden Eingriffen od. Gonorrhoe, des Ösophagus nach Verätzung, des Pylorus durch Ulkusnarben od. Karzinom; auch als funkt. bedingte spastische St.

Stripping (engl. to strip ab-, ausziehen) n: s. Venenstripping.

StrlSchV: Abk. f. **Strahlenschutzverordnung***.

Strobo|skopie (gr. στρόβος Wirbel, Drehung; -skopie*) f: (engl.) stroboscopy; Methode zum Sichtbarmachen schneller period. Bewegungsabläufe mit Hilfe eines **Stroboskops**, das in regelmäßigen Abständen kurze Lichtblitze erzeugt, deren Frequenz variiert werden kann; med. Anwendung z. B. als **Laryngostroboskopie** zur laryngoskop. Beurteilung der Stimmlippenschwingungen; dabei wird die Frequenz der Lichtblitze mit den bei Intonation eines Tones auftretenden regelmäßigen Stimmlippenschwingungen über ein Kehlkopfmikrophon synchroni-

S

siert, wobei der Eindruck eines scheinbaren Stillstands, bei Änderung der Blitzfrequenz der eines stark verlangsamten Schwingungsablaufs entsteht. **Ind.:** zur funkt. Untersuchung der Stimme (z. B. bei Dysphonie), Beurteilung der Stimmlippen (u. a. Ausschluß einer entzündl. od. tumorös bedingten Infiltration).

Strömung: (engl.) flow, current; Bewegung von Flüssigkeit od. Gasen; als **laminare** St. ohne Vermischung von Flüssigkeits- bzw. Gasschichten od. als **turbulente**, durch Wirbelbildung u. Turbulenzen charakterisierte St., die bei Durchströmung eines Rohrs ab einer kritischen Strömungsgeschwindigkeit auftritt u. inf. einer Zunahme der inneren Reibung zur Erhöhung des

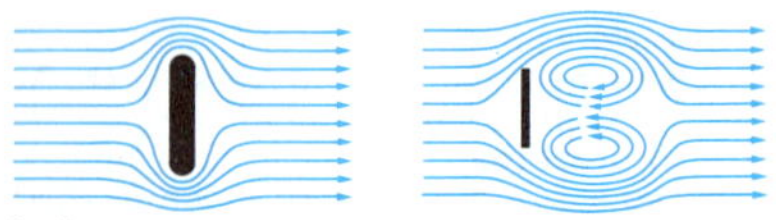

Strömung:
li.: laminare Strömung; re.: turbulente Strömung [516]

Strömungswiderstandes führt. Der Übergang einer laminaren in eine turbulente St. wird durch die Reynolds*-Zahl beschrieben. Vgl. Hagen-Poiseuille-Gesetz, Viskosität.

Stroke (engl. Schlag) n: Schlaganfall; s. Apoplexie.

Stroma (gr. στρῶμα das Ausgebreitete, Decke, Lager) n: Gerüst, bindegewebiges Stützgewebe eines Organs bzw. eines Tumors.

Stroma|hyper|plasie (↑; Hyper-*; -plasie*) f: (engl.) stromahyperplasia; (histol.) einseitige Hyperplasie der Stromazellen des Endometriums* m. Auseinanderdrängen der endometrialen Drüsen; prämaligne Form der Endometriumhyperplasie, selten.

Stroma|sarkom (↑; Sark-*; -om*): s. Uterussarkome.

Stromatose (↑; -osis*) f: (engl.) stromatosis; **1.** syn. Stromaadenomyose; Herde v. Endometriumstroma ohne Drüsenanteile im Myometrium, u. U. mit Übergreifen auf d. Serosa; Rarität (DD Stromasarkom); **2.** Bez. f. das verdichtete Ovarialstroma b. polyzystischen Ovarien*.

Strom|bahn, terminale: s. Endstrombahn.

Strom, galvanischer: s. Elektrodiagnostik.

Strom|marke: (engl.) electric burn; an den Kontaktstellen mit stromführenden Gegenständen entstehende Hautveränderungen; durch therm. Stromwirkung bedingte Verkürzung u. Verdickung v. kollagenen Fasern im Korium sowie Wabenbildung in d. Epidermis, als oft kaum stecknadelkopfgroße, rundl. bis unregelmäßige, u. U. verkohlte Einsenkung der Haut, die teilweise od. ganz v. einem Wall umgeben ist. Vgl. Elektrounfall, Starkstromverletzungen.

Strom|stärke, elektrische: (engl.) amperage; Formelzeichen I; SI-Basisgröße, entspricht der elektrischen Ladung*, die pro Zeiteinheit durch einen Leiterquerschnitt fließt; Basiseinheit ist das Ampere*. Vgl. Ohm-Gesetz.

Strongyloides stercoralis (gr. στρογγύλος rund, bauchig; -id*; Sterc-*) m: Zwergfadenwurm, Kotälchen (vgl. Nematodes); Err. der Strongyloidiasis*; **Entw.:** Larven (bis 2,2 mm lang) dringen perkutan in den Wirt ein; auf dem Blutweg gelangen sie über die Lunge, Trachea u. den Pharynx in den Darm; dort kommt es zur Eiablage u. Entwicklung neuer infektionsfähiger Larven; durch Endo- (Durchdringen der Darmwand) od. Exoautoinfektion (Durchdringen der perianalen Haut od. Ingestion) kann es zu starker Verseuchung kommen; Präpatenz* mindestens 17 Tage.

Strongyloidiasis (↑; ↑; -iasis*) f: syn. Strongyloides-stercoralis-Infektion; durch den Befall des Darms mit Strongyloides* stercoralis verursachte Erkrankung; **Vork.:** v. a. in tropischen Ländern; in Europa bei Grubenarbeitern (Berufskrankheit); **Klin.:** juckende papulöse-pustulöse Dermatitis (sog. Bodenkrätze) inf. sekundärer bakt. Verunreinigung der von den Larven durchbohrten Hautstellen; akute Pneumonie bei Migration der Larven durch die Lunge; Eosinophilie, Darmsymptome (Erbrechen, Diarrhoe); bei massivem Befall Abmagerung, Anämie, Ileus; **Diagn.:** Nachweis der Larven des Wurms im Stuhl, Duodenalsaft od. Sputum; **Ther.:** Albendazol, Tiabendazol.

Strontium n: chem. Element, Symbol Sr, OZ 38, rel. Atommasse 87,62; zweiwertiges Erdalkalimetall; biol. Halbwertzeit* bezogen auf Knochen $1{,}8 \times 10^4$ u. auf den ganzen Körper durchschnittlich $1{,}3 \times 10^4$ Tage; vgl. Elemente, knochenaffine.

Stroph|an|thin n: Herzglykosid zur parenteralen Anw. aus Strophanthus gratus (g-Strophanthin) bzw. Strophantus Kombé (k-Strophanthin); vgl. Digitalisglykoside.

Strophulus (Dim. von gr. στρόφος Strick, Band) m: syn. Prurigo* simplex acuta.

Strümpell-Zeichen (Adolf G. von St., Int., Wien, Leipzig, 1853-1925): s. Pyramidenbahnzeichen (Tab.).

Struktur (lat. structura Zusammenfügung, Ordnung, Aufbau) f: Bau. **St.gen** (↑; Gen*) n: (engl.) structural gene; Bez. f. dasjenige Gen* (in einem Operon*), das die Synthese einer spezif. Peptidkette determiniert. **St.iso|merie** (↑; Iso-*; gr. μέρος Teil, Anteil) f: s. Isomerie. **St.protein** (↑; Prot-*) n: s. Fibronektin.

Struma (lat. Drüsenschwellung am Hals, Geschwulst) f: auch Kropf; Bez. f. jede Vergrößerung der gesamten Schilddrüse* od. von Teilen des Organs unabhängig von Pathogenese, Funktionslage u. Dignität; eine St. kann sowohl mit

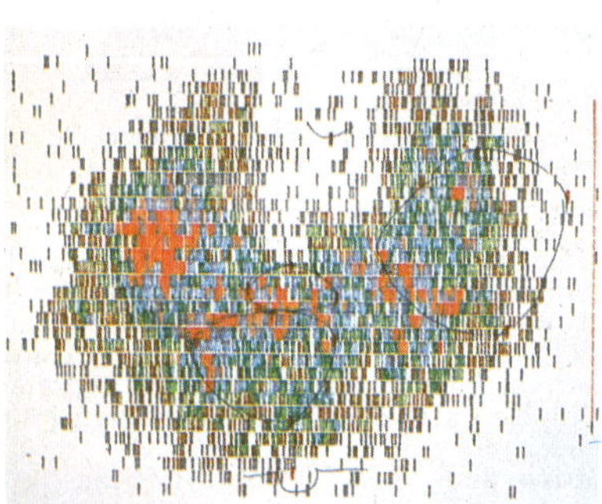

Struma:
szintigraphischer Befund bei mehrknotiger Struma mit kalten Knoten (Kreise) [518]

S

Struma Tab. 1
Größenklassifikation (nach WHO)

Stadium		Größe
0		keine Struma
I		tastbare Struma
	Ia	tastbare, auch b. Reklination des Kopfes nicht sichtbare Struma od. kleiner Strumaknoten
	Ib	tastbare, nur b. Reklination des Kopfes sichtbare Struma
II		auch ohne Reklination des Kopfes sichtbare Struma
III		sehr große Struma, bereits aus größerer Entfernung sichtbar, m. lokalen Komplikationen (Behinderung v. Blutzirkulation u. Atmung) od. substernalem Strumaanteil

euthyreoter Stoffwechsellage als auch mit Hypothyreose* bzw. Hyperthyreose* einhergehen, dabei histol. benigne sein od. von maligne entarteten Schilddrüsenzellen ausgehen (St. maligna). Die Bez. **blande St.** für eine benigne St. bei klin. Euthyreose* umfaßt eine morphol. u. pathogenetisch außerordentlich heterogene Krankheitsgruppe u. ist daher problematisch. **Größenklassifikation der St.** (nach WHO): s. Tab. 1; **Klassifikation der St.** (nach der „Sektion Schilddrüse der Deutschen Gesellschaft für Endokrinologie"): **1. Befunddeskription** (Topographie u. Morphologie): **a)** eutope Lokalisation (im Halsbereich, sub-

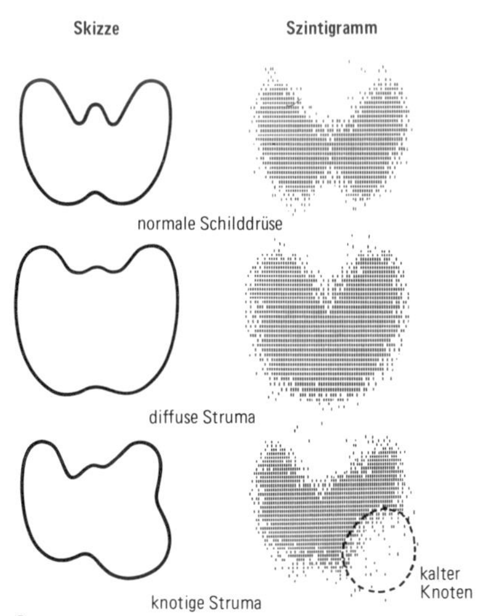

Struma [212]

sternal); diffus vergrößert (α), einknotig (β) od. mehrknotig (γ, s. Abb.); **b)** dystope Lokalisation intrathorakal (α) od. als Zungengrundstruma* (β); **2. Path.: a)** inf. Iodmangels; **b)** durch strumigene Substanzen; **c)** mit Autonomie; **d)** bei Zystenbildung, z. B. inf. Blutung, posttraumatisch (St. cystica); **e)** bei Immunthyreopathien (s. Thyreoiditis); **f)** bei anderen Entzündungen; **g)** bei benignen od. malignen Schilddrüsentumoren*; **h)** inf. paraneoplastischer Produktion von TSH* bzw. TSH-ähnlichen Substanzen (z. B. bei Hypophysenadenom, Blasenmole); **i)** bei Akromegalie*; **j)** bei Enzymdefekten (Iodfehlverwertung*); **k)** bei Hormonresistenz (peripher); **l)** inf. Beteiligung der Schilddrüse bei extrathyreoidalen bzw. systemischen Erkr. (z. B. Karzinommetastasen, Lymphome, Sarkoidose, Befall mit Parasiten); **m)** andere Ursachen; **Diagn.:** Schilddrüsendiagnostik* (Anamnese, körperliche Untersuchung, Schilddrüsenfunktionslage), Ultraschalldiagnostik* (Sonographie) mit Volumenberechnung (Volumetrie), Szintigraphie* mit Iod-123 od. Technetium-99m u. quantitativer Berechnung der Isotopenaufnahme („uptake"); bei Pat. unter 30 Jahren mit palpatorisch u. sonographisch sicher diffusen homogenen Strumen (Größenstadium I, evtl. auch II) kann auf die szintigraphische Untersuchung verzichtet werden. Palpatorisch, sonographisch bzw. szintigraphisch malignomverdächtige Bezirke (derbe, echoarme bzw. „kalte" Schilddrüsenknoten*) müssen nach ge-

Das Symptom „Struma" bedarf grundsätzlich der umfassenden differentialdiagnostischen Abklärung.

zielter Feinnadelbiopsie* zytol. untersucht werden (Punktionszytologie*, Zytodiagnostik*); läßt sich der Verdacht auf St. maligna nicht ausräumen, so ist die op. Strumektomie* mit histol. Untersuchung des Operationspräparats, ggf. die totale Thyreoidektomie* indiziert. Bei Verdacht auf Autonomie diagn. Vorgehen wie bei autonomen

Struma Tab. 2
Zur Diagnose „Struma mit Euthyreose" erforderliche Ausschlußdiagnostik

Ausschluß	Rationelles Programm
Hypothyreose	TSH basal
Hyperthyreose	TRH-Test
autonomes Adenom der Schilddrüse	Szintigraphie, Übersteuerungsszintigraphie
multifokale bzw. disseminierte Autonomie der Schilddrüse	Suppressionsszintigraphie
Thyreoiditis, chronische	Schilddrüsenantikörper
Thyreoiditis, akut-subakute	BKS usw.
knotige Veränderungen einschließlich Struma maligna	Ultraschalldiagnostik, Szintigraphie, gezielte Feinnadelbiopsie, Zytodiagnostik

Adenom* der Schilddrüse; bei lokalen Kompressionserscheinungen (obere Einflußstauung*, Stridor*) Röntgendiagnostik (Thorax, Trachea, Ösophagus); ggf. Lungenfunktionsprüfung* mit Fluß*/Volumen-Kurve u. Ganzkörperplethysmographie* mit Bestimmung des Atemwegwiderstands; Radioiodtest nur vor Einleitung einer Radioiodtherapie. Zur Diagnose „St. mit Euthyreose" erforderliche Ausschlußdiagnostik: s. Tab. 2. **Langzeitüberwachung:** neben der regelmäßigen körperlichen Untersuchung insbes. lokaler Tastbefund, sonographisch Volumetrie u. Kontrolle der Schilddrüsenfunktion (euthyreote Strumen können autonom werden!), ggf. Szintigraphie mit Suppression bzw. Übersteuerungsszintigraphie*; **Ther.** bei euthyreoter benigner St.: Iod od. Schilddrüsenpräparate mit dem Ziel der Verkleinerung der St.; nach ein- bis eineinhalbjähriger Schilddrüsenhormon-Suppressionsbehandlung ist mit keiner weiteren Strumaverkleinerung mehr zu rechnen, danach nur noch medikamentöse Behandlung mit Iod bzw. reduzierte Schilddrüsenhormongabe zur Rezidivprophylaxe; ggf. auch Strumektomie mit Rezidivprophylaxe, seltener Radioiodtherapie.

Struma adolescentium sive juvenilis (↑) **f:** s. Pubertätsstruma.

Struma basedowiana (↑) **f:** auch Struma basedowificata; diffus-parenchymatöse Struma mit reichl. Gefäßentwicklung, flüssigem Kolloid u. Epithelwucherung, charakterist. für Basedow-Krankheit; s. Thyreoiditis.

Struma, blande (↑) **f:** s. Struma.

Struma colloides (↑) **f:** Struma mit deutl. Kolloidvermehrung in großen (St. c. macrofollicularis) od. kleinen (St. c. microfollicularis) Follikeln; als Struma diffusa parenchymatosa od. Struma nodosa. **St. con|nata** (↑) **f:** syn. Struma* neonatorum. **St. dif|fusa par|en|chymatosa** (↑) **f:** diffus-parenchymatöse Struma, histol. mit gleichmäßiger Drüsenwucherung; z. B. Struma adolescentium sive juvenilis, Struma basedowiana, best. Formen der Struma colloides. Vgl. Struma nodosa.

Struma, eu|thyreote (↑) **f:** Struma mit euthyreoter Stoffwechsellage.

Struma fibrosa (↑) **f:** histol. hauptsächlich aus Bindegewebe aufgebaute Struma. **St. intratrachealis** (↑) **f:** Struma* mit Lok. im unteren Larynx u. in d. oberen Trachea; meist inf. Keimversprengung. **St. lymphomatosa** (↑) **f:** St. l. Hashimoto; s. Thyreoiditis.

Struma maligna (↑) **f:** maligne Struma, die entw. bindegewebiger (St. m. sarcomatosa, meist spindel- od. polymorphzellig), häufiger aber epithelialer (St. m. carcinomatosa; s. Schilddrüsenkarzinom) Herkunft ist; vgl. Schilddrüsentumoren, Schilddrüsenknoten.

Struma mollis (↑) **f:** histol. vorwiegend aus Schilddrüsenparenchymzellen aufgebaute weiche Struma.

Struma neo|natorum (↑) **f:** syn. Struma connata, sog. Neugeborenenstruma; Schilddrüsenvergrößerung beim Neugeborenen; **Vork.:** endem. in Iodmangelgebieten (s. Kretinismus), nicht endemisch inf. erhöhter Iodexposition während der Schwangerschaft (durch iodhaltige Medikamente, iodhaltige Röntgenkontrastmittel); seltener inf. Hypothyreose* bzw. thyreostatischer Behandlung der Mutter, bei Hyperthyreose des Neugeborenen od. bei kongenitalen Enzymdefekten (Iodfehlverwertung). Bei ca. 50% der Neugeborenen m. Struma* liegt eine hypothyreot. Stoffwechsellage vor. **Ther.:** Iodid bei Iodmangel, sonst L-Thyroxin.

Struma nodosa (↑) **f:** sog. Knotenstruma; anfangs meist euthyreote knotige Struma; im weiteren Verlauf (häufig nach Jahren) klin. u. labordiagn. Zeichen einer Hyperthyreose*, dabei histol. oft Zysten (St. n. colloides cystica), Blutungen (St. n. haemorrhagica) od. Verkalkung (St. n. calcificata); häufigste Kropfform. Vgl. Schilddrüsenknoten, Struma diffusa parenchymatosa.

Struma ovarii (↑) **f:** einkeimblättriges Teratom* aus Schilddrüsengewebe im Ovar.

Struma post|branchialis (↑) **f:** syn. Hürthle*-Tumor.

Struma retro|sternalis (↑) **f:** hinter dem Brustbein bzw. den Schlüsselbeinen lokalisierte Struma; vgl. Tauchkropf.

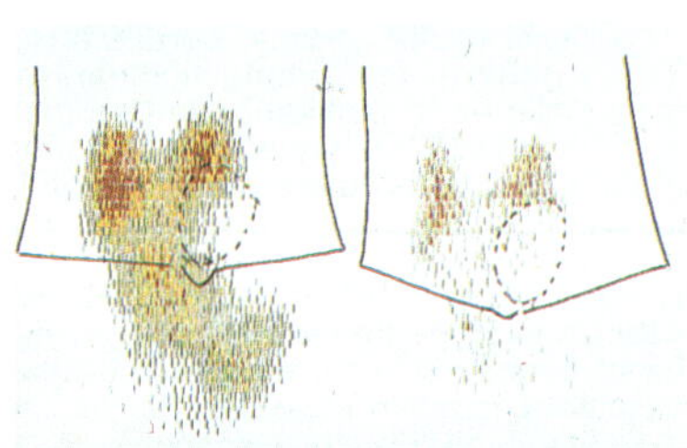

Struma retrosternalis:
retrosternale Struma rechts mit kaltem Knoten links; Schilddrüsenszintigramme mit Iod-123 (linke Abb.) und mit Technetium-99m (rechte Abb.) [13]

Struma vasculosa (↑) **f:** sehr gefäßreiche, meist hyperthyreote Struma, evtl. mit pulsierenden od. mit varikös erweiterten Gefäßen (Struma varicosa).

Strum|ek|tomie (↑; Ektomie*) **f:** (engl.) strumectomy; auch Strumaresektion; op. Entfernung von Schilddrüsengewebe bei vergrößerter Schilddrüse (Struma*), meist als subtotale St. unter beidseitiger Belassung eines daumengliedgroßen Rests u. der Nebenschilddrüsen, evtl. Enukleation einzelner Adenomknoten bei autonomem Adenom* der Schilddrüse, bei Struma* maligna Totalresektion (Thyreoidektomie); **Kompl.:** Schädigung des N. recurrens (in ca. 2-3% der Fälle), postop. Tetanie*. In Abhängigkeit von Grunderkrankung u. histol. Befund (obligat) sind häufig längerfristige Nachkontrollen (Palpation, Ultraschalldiagnostik, Schilddrüsenfunktion) u. evtl. eine Substitutionstherapie mit Schilddrüsenhormonen (Rezidivprophylaxe) erforderlich.

Strumitis (↑; -itis*) **f:** Kropfentzündung; s. Thyreoiditis.

Strumitis Hashimoto (↑; ↑; Hakaru H., Pathol., Japan, 1881-1934) **f:** Struma lymphomatosa Hashimoto; s. Thyreoiditis.

StrVG: Abk. f. **Str**ahlenschutz**v**orsorge**g**esetz*.

Strychnin n: (engl.) strychnine; Alkaloid aus dem Samen von Strychnos nux vomica (Brechnuß); Reflexkrampfgift durch Lähmung hemmender Synapsen. Vgl. Interneuronengifte.

Strychnismus m: (engl.) strychnism; Vergiftung mit Strychnin od. mit Brechnuß; **Sympt.:** Krämpfe wie bei Tetanus, evtl. Tod an Erstickung inf. Beteiligung der Atemmuskulatur.

ST-Strecke: (engl.) S-T segment; Segment zw. dem Ende des QRS-Komplexes u. dem Einsetzen der T-Welle im EKG; s. Elektrokardiographie.

Stuart-Medium (Med-*) n: halbfestes Transportmedium für bakterienhaltiges Untersuchungsmaterial, das aus 0,3% Agar, Natriumthioglykolat, Calciumchlorid, Natriumglyzerinphosphat u. Methylenblauzusatz besteht.

Stuart-Prower-De|fekt m: sehr seltene, hämophilieähnliche Erkr. inf. autosomal-rezessiv erbl. Mangels an Faktor X der Blutgerinnung* (Stuart-Prower-Faktor); s. Hämophilie.

Stuben|fliege: Musca; s. Fliegen.

Stucco|keratosis (ital. stucco Stuck, Gipsverzierung; Kerat-*; -osis*) f: syn. Keratoelastoidosis verrucosa; Sonderform der Verrucae* seborrhoicae mit leicht erhabenen, bis linsengroßen, mit rauhen Schuppen bedeckten (an Stuck erinnernden) Papeln; die Schuppen lassen sich leicht ablösen, ohne daß eine Blutung auftritt. **Lok.:** bes. Fuß-, Handrücken, Unterarme, Unterschenkel bei älteren Menschen.

Studie, epi|demio|logische (gr. ἐπίδημος im Volk verbreitet; -log*) f: (engl.) epidemiological study; bevölkerungsbezogene Untersuchung der Epidemiologie*; z. B. als Survey*, Screening*-Verfahren, retrospektive Studie (z. B. als Querschnittsstudie* u. Fallkontrollstudie*), prospektive Studie (s. Longitudinalstudie), Kohortenstudie*, Interventionsstudie*.

Stütz|gewebe: Sammelbez. f. die Körperform erhaltene Strukturen; s. Bindegewebe, Knorpel, Knochengewebe.

Stütz|re|aktion f: Schaltenbrand-Reflex; s. Reflexe, frühkindliche.

Stufen|test m: s. Master-Test.

Stuhl: Faeces, Kot*.

Stuhl|untersuchungen: (engl.) scatoscopies; **1.** Beurteilung der Konsistenz: geformt od. ungeformt, flüssig v. a. bei Diarrhoe, schafskotähnlich-bröckelig v. a. bei Obstipation, dünnbleistiftförmig z. B. bei tiefsitzender Kolonstenose; **2.** Beurteilung der Färbung: graue Verfärbung bei vermehrter Fettausscheidung, schwarz bei Teerstuhl*, weiß inf. von Acholie*; **3.** Stuhlgewicht: normal zw. 100-200 g/24 h, erhöht u. a. bei Malabsorption, Zöliakie, Steatorrhoe; **4.** Stuhlgeruch: übelriechend, faulig z. B. bei Fäulnisdyspepsie*, scharfriechend z. B. bei Gärungsdyspepsie*; **5.** pathol. Beimengungen: **a)** Blut im Stuhl, makroskopisch erkennbar (s. Blutstuhl) od. als okkultes Blut* im Stuhl; **b)** Schleimauflagerungen z. B. bei Reizkolon, Enteritis; **c)** Eiterbeimengungen; **d)** Nahrungsmittelbestandteile (z. B. Fleischfasern bei Maldigestion od. Malabsorption); **6.** Untersuchung der Ausscheidungen: **a)** Fettbestimmung nach van de Kamer: eine Stuhlprobe wird mit Kaliumhydroxid verseift, mit Salzsäure hydrolysiert u. freie Fettsäuren u. Fettsäureester nach Extraktion u. Lösung in Äthanol titrimetrisch bestimmt; erhöhte Werte (>7 g/24 h) v. a. bei Malassimilation. **b)** Eiweißausscheidung nach intravenöser Injektion von ^{131}I-PVP (Gordon-Test) od. ^{51}Cr-Albumin u. Messung der Exkretion im Stuhl; erhöhte Werte z. B. bei exsudativer Enteropathie*; **c)** Ausscheidung von Enzymen, z. B. Chymotrypsintest* bei exokriner Pankreasinsuffizienz; **7.** bakteriol. u. parasitol. Untersuchungen: z. B. Stuhlkultur, elektronenmikroskop. od. fluoreszenzmikroskop. Nachweis von Err., Analabstrich, Wurmeiernachweis*.

Stuhl|zäpfchen: Suppositorium* mit abführender Wirkung.

Stummheit: syn. Mutitas, Mutismus*.

Stumpf|karzinom (Karz-*; -om*) n: (engl.) stump cancer; Karzinom, das nach chir. Teilresektion eines Organs am zurückgebliebenen Organteil entsteht; z. B. Magenstumpfkarzinom*.

Stumpf|schmerz: s. Phantomempfinden.

Stupor (lat. Erstarrung) m: Bez. f. Zustand ohne erkennbare psychische u. körperliche Aktivität mit Akinese, Amimie, Mutismus bei wachem Bewußtsein und u. U. extremer innerer Anspannung; **Vork.:** z. B. bei Katatonie (sog. Sperrung), endogener Depression, Epilepsie od. Intoxikationen; **Ther.:** Versuch der Beziehungsaufnahme, Neuroleptika. Vgl. Antriebsstörung, Emotionsstupor.

Sturge-Weber-Krabbe-Krankheit (William A. St., Arzt, London, 1850-1919; Frederick P. W., Arzt, London, 1863-1962; Knud K., Neurol., Kopenhagen, 1885-1961): (engl.) Sturge-Weber syndrome; syn. enzephalofaziale Angiomatose; Phakomatose m. kavernösem Angiom* im Bereich der Meningen (v. a. über dem Parietallappen) u. einem Naevus* flammeus meist im Bereich des 1. u. 2. Trigeminusastes der ipsilateralen Gesichts-

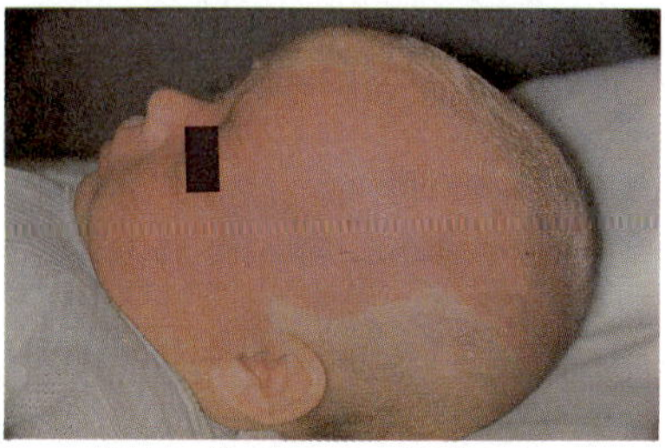

Sturge-Weber-Krabbe-Krankheit: Naevus flammeus im Bereich aller drei Trigeminusäste [179]

hälfte (s. Abb.), evtl. kombiniert mit Hydrophthalmus* und Fehlbildungen anderer Organe; **Sympt.:** fokale epileptische Anfälle, evtl. Hirnatrophie mit geistiger Behinderung inf. zerebraler Durchblutungsstörungen durch Verkalkung der Angiome; **Diagn.:** Rö.-Schädel (Doppelkonturierung der verkalkten Gefäße), kraniale Computertomographie (Hirnatrophie); **Ther.:** symptomat. Antikonvulsiva; **DD:** Epilepsie, Hirntumoren, andere Phakomatosen.

Sturmdorf-Bonney-Plastik (Arnold St., Gyn., 1861-1934; William F. B., Gyn., London, 1872-1953; -plastik*) f: (engl.) Sturmdorf's operation; bes. Nahttechnik z. Deckung exzidierter Muttermundlippen, z. B. nach Konisation* bzw. Portioamputation.

Sturz|geburt: (engl.) precipitate delivery; Geburt, bei der das Kind inf. einer ungünstigen Stellung der Mutter aus dem Geburtskanal heraus zu Boden stürzt; gerichtsmed. relevant, sagt nichts über die Dauer der Geburt aus. Vgl. Partus praecipitatus.

Stuttgarter Hunde|seuche: s. Kanikolafieber.

Styli (gr. στῦλος Säule, Pfeiler, Stütze) m pl: Stifte.

Styloiditis radii (↑; -id*; -itis*; lat. radius Speiche) f: Entzündung des Processus styloideus radii mit Sympt. ähnlich der Epikondylitis*.

S

Stypsis (gr. στῦψις Zusammenziehung, Verdichtung) f: Blutstillung*; vgl. Hämostyptika.

Styptika (gr. στυπτικός verstopfend, verdikkend) n pl: (engl.) styptics; **1.** Hämostyptika*; **2.** Antidiarrhoika*.

Sub-: Wortteil mit der Bedeutung unter, unterhalb, nahe bei; von lat. sub.

sub|akut (↑; lat. acutus spitz, scharf, gefährlich): nicht ganz akut, weniger akut, weniger heftig verlaufend.

Sub|aorten|stenose, idio|pathische hypertrophische (↑; Aorta*; Steno-*; -osis*) f: (engl.) idiopathic hypertrophic subaortic stenosis; funkt., nur während der Systole bestehende Einengung der Ausflußbahn des li. Ventrikels durch eine Myokardhypertrophie des Septums u. evtl. auch der Ventrikelwand (hypertrophische obstruktive Kardiomyopathie*).

sub|arachnoidal (↑; gr. ἀράχνη Spinne; -id*): (engl.) subarachnoid; unter d. Arachnoidea encephali bzw. A. spinalis liegend; vgl. Arachnoidea.

Sub|arachnoidal|blutung (↑; ↑; ↑): (engl.) subarachnoid haemorrhage; akute Blutung in den Subarachnoidalraum, fast immer aus einem basalen Aneurysma* (bes. A. communicans ant.), seltener aus einem Angiom*; **Sympt.:** spontanes Auftreten (im Schlaf od. nach körperl. Anstrengung); meningeales Syndrom* ohne Fieber, heftiger, meist okzipitaler Kopfschmerz, Hirndrucksteigerung inf. Massenverschiebung, Bewußtseinsstörung; **Einteilung** nach dem Schweregrad: s. Tab.; **Diagn.:** Lumbalpunktion (blutiger Liquor), kraniale Computertomographie, zerebrale Angiographie; **Ther.:** bei S. Grad I-III Op. innerhalb 24 Std., Grad IV u. V zunächst kons. mit Sedierung u. Calciumantagonisten zur Beseitigung zerebraler Angiospasmen; neurochir. Ausschaltung eines Aneurysmas durch Metallclips, ggf. Embolisation eines Angioms zur Prophylaxe einer Rezidivblutung. Vgl. Hämatom, subdurales.

Subarachnoidalblutung
Einteilung nach klinischem Zustand in Schweregrade (Hunt und Hess 1968)

Grad I	leichter Kopfschmerz, leichte Nackensteifigkeit
Grad II	Kopfschmerz, Nackensteifigkeit, Hirnnervenausfälle, keine Bewußtseinsstörung
Grad III	Bewußtseinstrübung, noch ansprechbar, neurol. Herdsympt.
Grad IV	Somnolenz od. Sopor, Hemiparese, evtl. Streckkrämpfe
Grad V	Koma, Streckkrämpfe, gestörte vitale Funktionen

Sub|arachnoidal|raum (↑; ↑; ↑): (engl.) subarachnoid space; Cavitas subarachnoidea; Liquorraum zw. Arachnoidea u. Pia mater.

Sub|arachnoidal|zyste (↑; ↑; ↑; Kyst-*) f: s. Arachnoidalzyste.

Sub|azidität (↑; Azid-*) f: (engl.) subacidity; verminderter Gehalt des Magensafts* an (freier) Salzsäure; bei org. u. funkt. Magenerkrankung; vgl. Anazidität, Achylia gastrica.

Sub|clavia (↑; lat. clavis Schlüssel) f: Kurzbez. f. Arteria* subclavia.

Subclavian steal syndrome (engl. ↑; ↑; to steal stehlen) n: Anzapfsyndrom der A. subclavia; intermittierende Mangeldurchblutung des Gehirns, bes. bei körperl. Belastung, durch proximale Stenose od. Verschluß der A. subclavia mit Strömungsumkehr in d. ipsilateralen A. vertebralis zugunsten des ipsilateralen Armes; **Sympt.:** Schwindel, plötzliches Hinfallen ohne Bewußtlosigkeit (Drop attack), Ataxie, schmerzhafte Bewegungseinschränkung der Armmuskulatur, zentrale Parästhesien; **Diagn.:** Pulsabschwächung auf d. betroffenen Seite, seitendifferente Blutdruckwerte, Stenosegeräusch b. Auskultation der A. subclavia, positive Faustschlußprobe; Ultraschalldiagnostik (Doppler-Sonographie), Angiographie; **Ther.:** Bypass*-Operation, evtl. Angioplastie*; **DD:** Aortenbogensyndrom. Vgl. Durchblutungsstörung, vertebrobasiläre; Verschlußkrankheiten, arterielle.

sub|dia|phragmatisch (↑; gr. διάφραγμα Zwischenwand, -haut): s. subphrenisch.

sub|dural (↑; lat. durus hart): unter d. Dura* mater (zw. Dura u. Arachnoidea*) gelegen.

Suber|ose (lat. suber Korkeiche; -osis*) f: s. Korkstaublunge.

sub|febril (Sub-*; lat. febris Fieber): (engl.) subfebrile; leicht fieberhaft; subfebrile Temperaturen* von 37,1-38,0°C (axillar gemessen).

Sub|hämo|philie (↑; Häm-*; -phil*) f: (engl.) subhaemophilia; milde Form der Hämophilie* mit 5-25% Restaktivität von Faktor VIII bzw. IX; klin. Manifestation meist erst im Erwachsenenalter.

Sub|ileus (↑; Ileus*) m: syn. Präileus; beginnender, unvollständiger Ileus*.

Sub|in|volutio uteri (↑; lat. involutio Windung; Uter-*) f: mangelhafte Rückbildung der Gebärmutter (Involutio* uteri) im Wochenbett.

Sub|klavia (↑; lat. clavis Schlüssel) f: Arteria (Vena) subclavia; die unter d. Schlüsselbein verlaufende Arterie bzw. Vene.

Sub|klavia|punktion (↑; ↑; Punktion*): (engl.) puncture of the subclavian artery; perkutane,

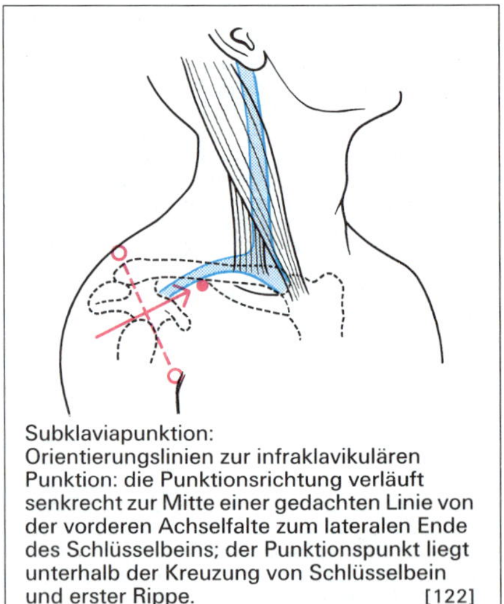

Subklaviapunktion:
Orientierungslinien zur infraklavikulären Punktion: die Punktionsrichtung verläuft senkrecht zur Mitte einer gedachten Linie von der vorderen Achselfalte zum lateralen Ende des Schlüsselbeins; der Punktionspunkt liegt unterhalb der Kreuzung von Schlüsselbein und erster Rippe. [122]

supra- od. infraklavikuläre Punktion der V. subclavia zum Einführen eines zentralvenösen Katheters v. a. in die V. cava (s. Kavakatheter); **Ind.:** **1.** Unmöglichkeit der Punktion einer peripheren Vene (z. B. bei Kreislaufzentralisation); **2.** parenterale Ernährung insbes. m. hyperosmolaren Lösungen; **3.** Messung des zentralen Venendrucks*; **Kompl.:** Luftembolie*, lokales Hämatom, Verletzungen der Pleura, Pneumothorax*, lokale Inf., sog. Kathetersepsis. Bei frustraner Punktion ist ein Punktionsversuch auf der Gegenseite kontraindiziert. Vgl. Pulmonaliskatheter.

Sub|klavikular|geräusch (↑; ↑)**:** (engl.) subclavicular murmur; **1.** Gefäßgeräusch in der A. subclavia; entw. b. Aneurysma od. fortgeleitet b. Herzklappenfehler; **2.** blasendes Geräusch, das bei tiefer Ein- u. Ausatmung, manchmal nur auf d. Höhe der Atmung, in d. Gegend des Schlüsselbeins auskultierbar ist (Verdacht auf Lungentuberkulose).

Sub|korakoid-pectoralis-minor-Syn|drom (↑; gr. κόραξ Rabe; -id*, Pectus*; lat. minor der Kleinere) n**:** s. Hyperabduktionssyndrom.

sub|kortikal (↑; Cortex*)**:** unterhalb der Gehirnrinde, im Marklager oder Hirnstamm gelegen.

Sub|kultur (↑; lat. cultura Züchtung) f**:** (engl.) subculture; von einer Bakterien- od. Pilzkultur abgeimpfte u. in weiteren Kulturpassagen fortgezüchtete Mikroorganismen; vgl. Kulturverfahren.

sub|kutan (↑; lat. cutis Haut)**:** (engl.) subcutaneous; Abk. s. c.; unter d. Haut.

Sub|kutan|naht (↑; ↑)**:** s. Nahtmethoden.

Sub|kutis (↑; ↑) f**:** (engl.) subcutis; Unterhautzellgewebe; fast den gesamten Fettanteil der Haut* enthaltende Gewebeschicht mit Bindegewebesepten, in die träubchenförmige Fettzellhaufen, Blutgefäße u. Nerven eingelagert sind.

sub|leuk|ämisch (↑; Leuk-*; -ämie*)**:** (engl.) subleukaemic; Bez. f. das Vork. von Leukämiezellen (z. B. Myeloblasten) im Blut bei normaler Gesamtleukozytenzahl.

Sub|limat (lat. sublimis in der Luft befindlich, schwebend, erhaben) n**:** (engl.) sublimate; Hydrargyrum bichloratum (corrosivum); Quecksilber-II-chlorid, ($HgCl_2$); früher Anw. als Desinfiziens u. Ätzmittel; s. Sublimatvergiftung.

Sub|limation (↑) f**:** **1.** (chem.) direkter Übergang fester Stoffe in Gasform, ohne d. flüssigen Aggregatzustand zu bilden; **2.** (psychoanalyt.) s. Sublimierung.

Sub|limat|vergiftung (↑)**:** (engl.) sublimate intoxication; Intoxikation mit Sublimat (toxische Dosis 0,1-0,2 g, tödl. Dosis ca. 0,5 g); akute Quecksilbervergiftung* mit heftigen, brennenden Schmerzen in Ösophagus u. Magen, Erbrechen schleimiger, blutiger Massen, Sublimatnephrose, Urämie.

Sub|limierung (↑)**:** (engl.) sublimation; syn. Sublimation; Abwehrmechanismus*, durch den ein ursprünglich auf ein sexuelles Ziel gerichteter Trieb auf ein „höheres", nicht sexuelles Ziel (z. B. ein soziales Handlungsziel, bei Freud künstlerische od. intellektuelle Arbeit) umgelenkt wird.

sub|limis (↑)**:** oberflächlich, erhaben.

sub|lingual (Sub-*; lat. lingua Zunge, Sprache)**:** unter d. Zunge liegend.

Sub|lingual|tablette (↑; ↑; frz. tablette Täfelchen) f**:** (engl.) sublingual tablet; kl. Tablette, die man unter d. Zunge zergehen läßt zur Ausnutzung der Resorption in der Mundhöhle unter Umgehung des Magen-Darm-Trakts; z. B. bei der Anfallsbehandlung der Angina pectoris.

Sub|luxatio lentis (↑; Luxation*; lat. lens, lentis Linse) f**:** Lageveränderung der Linse, ohne daß diese ganz aus dem Halteapparat gelöst ist; (Zonulafasern teilweise zerrissen); Vork. bei Marfan-Syndrom, Marchesani-Syndrom, Ehlers-Danlos-Syndrom, Homocystinurie od. nach Trauma bzw. Entz.; vgl. Linsenektopie.

Sub|luxation (↑; ↑) f**:** unvollständige Verrenkung, wobei die Gelenkflächen z. T. in Berührung bleiben; vgl. Luxation.

Sub|luxatio radii per anularis (↑; ↑; lat. radius Speiche) f**:** s. Chassaignac-Lähmung.

Sub|mersion (↑; lat. mergere, mersus ein-, untertauchen) f**:** Untertauchen eines Objektes unter Wasser, z. B. zur Volumenbestimmung; auch Bez. f. die ausschl. externe Bestrahlung von Organismen durch ionisierende Strahlung bzw. Radionuklide in Erde u. Luft (Ggs. Inkorporation).

Sub|mers|kultur (↑; ↑; lat. cultura Züchtung) f**:** (engl.) submersed culture; sog. Tiefenkultur, bei der die Mikroorganismen im gesamten (flüssigen) Nährmedium wachsen; Ggs.: Oberflächenkultur.

sub|mikro|skopisch (↑; Mikr-*; Skop-*)**:** (engl.) submicroscopic; mit d. gewöhnl. Mikroskop nicht sichtbar; im Anwendungsbereich des Elektronenmikroskops liegend.

Sub|mineralisation, alimentäre (↑; lat. aes minerale Grubenerz; alimentarius Nahrungs-) f**:** (engl.) alimentary submineralization; durch einseitige Ernährung bedingter Mangel an Mineralien (Phosphorsäure, Calcium u. a.).

sub|mucosus (↑; Muc-*)**:** (engl.) submucous; unter einer Schleimhaut liegend.

sub|ok|zipital (↑; lat. occiput Hinterkopf)**:** (engl.) suboccipital; suboccipitalis: unter dem Hinterhaupt gelegen.

Sub|ok|zipital|punktion (↑; ↑; Punktion*) f**:** (engl.) cisternal puncture; Zisternenpunktion; Punktion der Cisterna cerebellomedullaris zur Gewinnung von Liquor cerebrospinalis; Einstich in der Mitte der Verbindungslinie zw. Protuberantia occipitalis ext. u. dem Dornfortsatz des Epistropheus in Richtung Nasenwurzel; **Kompl.:** Verletzung der Medulla oblongata u. aberrierender Gefäße. Vgl. Lumbalpunktion.

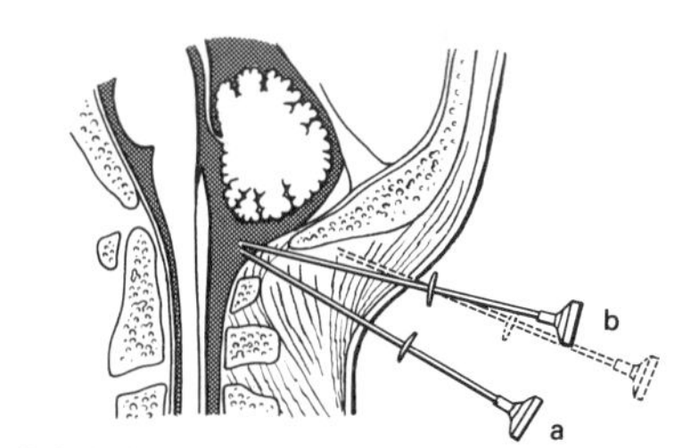

Subokzipitalpunktion:
a: direkte Methode; b: indirekte Methode mit Entlangtasten an der Okzipitalschuppe [456]

sub|ok|zipito-bregmatisch (↑; ↑; gr. βρέγμα vorderer Teil des Kopfes)**:** (engl.) suboccipitobregmatic; Richtung v. unterh. des Hinterhaupts zum Scheitel (große Fontanelle).

sub|parietalis (↑; lat. paries Wand)**:** unter d. Lobus parietalis des Gehirns liegend.

S

sub partu (lat.): unter (während) der Geburt.

Sub|pektoral|phlegmone (Sub-*; Pectus*; Phlegmone*) f: (engl.) subpectoral abscess; zwischen bzw. unter den Pektoralismuskeln gelegene, meist von Kopf, Hals, Brustdrüse od. oberen Extremitäten fortgeleitete Phlegmone*.

sub|peri|toneal (↑; Peritoneum*): besser retroperitoneal*.

sub|phrenisch (↑; gr. φρήν Zwerchfell): (engl.) subphrenic; unter d. Zwerchfell gelegen.

Sub|sepsis all|ergica Wissler (↑; Sepsis*; Allergie*; Hans W., Päd., Zürich, 1906-1983) f: syn. Wissler-Fanconi-Syndrom, Subsepsis hyperergica; Sonderform des Still*-Syndroms mit rezidiv., polymorphen, makulösen u. urtikariellen Exanthemen, nur wenige Std., evtl. aber auch monatelang anhaltendem intermittierendem Fieber bis über 40°C, flüchtigen Gelenkschwellungen u. -schmerzen; Vork. bes. zw. dem 2. u. 10. Lebensjahr.

sub|serosus (↑; Sero-*): (engl.) subserous; unter der Tunica serosa befindlich, subserös.

Sub|stantia (lat. Wesen, Beschaffenheit, Stoff) f: Substanz. **S. alba** (↑) f: weiße Substanz; Marksubstanz* des Gehirns u. Rückenmarks. **S. com|pacta** (↑) f: Kompakta; s. Knochengewebe. **S. grisea** (↑) f: die aus Nervenzellen aufgebaute graue Substanz des Gehirns u. Rückenmarks; vgl. Höhlengrau, zentrales. **S. nigra** (↑) f: melaninhaltige Nervenzellen enthaltender Kern zw. Pedunculus cerebri (Pars ventralis) u. Tegmentum des Mittelhirns; vgl. Mesencephalon, System, extrapyramidales. **S. ossea** (↑) f: Cementum; Zement des Zahns. **S. reticulo-granulo-filamentosa** (↑) f: s. Retikulozyten. **S. spongiosa** (↑) f: Spongiosa; s. Knochengewebe.

Sub|stanzen, anti|keto|gene (↑) f pl: (engl.) antiketogenic substances; Stoffe, die die Bildung v. Ketonkörpern* in der Leber verhindern; z. B. Glykogen, Glukose u. einige Aminosäuren (Methionin).

Sub|stanzen, gluko|plastische (↑) f pl: (engl.) glucoplastic substances; Nichtzuckerstoffe (Aminosäuren, Äthylalkohol, Glyzerin, Carbonsäuren), aus denen im intermediären Stoffwechsel Kohlenhydratverbindungen gebildet werden können; vgl. Kohlenhydratstoffwechsel, Eiweißstoffwechsel.

Sub|stanzen, harn|pflichtige (↑) f pl: endogen gebildete Stoffwechselzwischen- bzw. -endprodukte, die obligatorisch über die Nieren ausgeschieden werden (s. Tab.) u. deren Serumkonzentration bei Störungen bzw. Ausfall der exkretorischen Nierenfunktion in unterschiedl. Ausmaß ansteigen; i. e. S. Harnstoff* als Endprodukt des Eiweißstoffwechsels, Harnsäure* als Endprodukt des Purinstoffwechsels sowie Kreatin* bzw. Kreatinin* als Produkte des Muskelstoffwechsels; vgl. Harn, Niereninsuffizienz, Clearance.

Substanzen, harnpflichtige

Substanz	Renaler Anteil an der Gesamtausscheidung in %
Ammoniak	100
Calcium	30
Chlorid	95
Harnsäure	65
Harnstoff	80
Kalium	92
Kreatinin	95
Magnesium	40
Natrium	95
Phosphat	65
Wasser	60
Wasserstoff (gesamt)	100

Sub|stanzen, kanzero|gene (↑) f pl: s. Karzinogene.

Sub|stanzen, lipo|trope (↑) f pl: (engl.) lipotropic substances; Stoffe, bei deren tierexperimenteller Anw. eine Prävention bzw. Besserung bei Leberverfettung nachgewiesen wurde; hierzu zählen Cholin*, versch. sog. Methyldonatoren, z. B. Methionin*, u. Vitamin B_{12} in Komb. mit Homocystein*. In der Ther. der Fettleber haben sie keine wesentliche klin. Bedeutung.

Sub|stitution (lat. substituere ersetzen) f: (chem.) Ersatz von Atomen od. Atomgruppen einer Verbindung durch andere Atome od. Atomgruppen, die sog. Substituenten; vgl. Kondensation.

Sub|stitutions|therapie (↑) f: (engl.) replacement therapy; Behandlung einer Erkr. durch Verabreichung von fehlenden, normalerweise im Organismus vorkommenden Substanzen, z. B. bestimmten Hormonen; auch Bez. f. den Einsatz von Drogenersatzstoffen (vgl. Levomethadon).

Sub|strat (lat. substernere, substratus unterbreiten, unterlegen) n: (engl.) substrates; Grundlage, wesentl. Bestandteil; bei Enzymreaktionen diejenigen Substanzen, die umgesetzt (abgebaut, verändert, umgebaut, verbraucht) werden.

Sub|strat|bestimmungen (↑): (engl.) substrate assays; quant. Bestimmung der Konz. von Substraten, z. B. mit Hilfe von Enzymen entspr. Substratspezifität im optischen Test*.

Sub|strate, chromo|gene (↑) n pl: (engl.) chromogenic substrates; synthetische Peptide, die zur Bestimmung von Enzymaktivitäten durch photometrische Bestimmung enzymatisch abgespaltener chromogener Anteile (z. B. p-Nitroanilin) verwendet werden. Vgl. Kalorimetrie.

Sub|strat|spezifität (↑; mlat. specificus eigentümlich) f: (engl.) substrate specificity; Fähigkeit eines Enzyms, nur ein best. Substrat anzulagern u. umzusetzen od. die gleiche Reaktion mit mehreren, räumlich ähnlich angeordneten Molekülen durchzuführen (z. B. Glukokinase, Hexokinase). Vgl. Enzyme, Hemmung, kompetitive.

sub|tilis (lat.): fein.

Sub|tilisin (↑) n: sehr unspezif. Protease aus Bakterien (Bacillus subtilis); kann aufgrund der Unempfindlichkeit gegenüber Detergenzien Waschmitteln zugesetzt werden (erhöhte Gefahr der Allergisierung).

Sub|traktions|angio|graphie, digitale (lat. subtractio das Abweichen; Angio-*; -graphie*) f: (engl.) digital subtraction angiography; Abk. DSA; Röntgenkontrastdarstellung von Gefäßen (Arterien, Venen, Lymphgefäße) unter Anw. der digitalen Subtraktionsmethode; **Formen: 1.** intraarterielle DSA: Punktion zentraler od. auch peripherer Arterien mit kleinen Kathetern bzw. Feinnadeln; im Vergleich zur Angiographie* kontrastreichere Bilder bei geringerem Kontrastmittelverbrauch; **2.** intravenöse DSA: wenig invasive Methode mit Kontrastmittelapplikation (Bolus) zentralvenös od. in den rechten Herzvorhof; nach Lungenpassage des Bolus Darstellung von Körper- u. proximalen Extremitätenarterien;

S

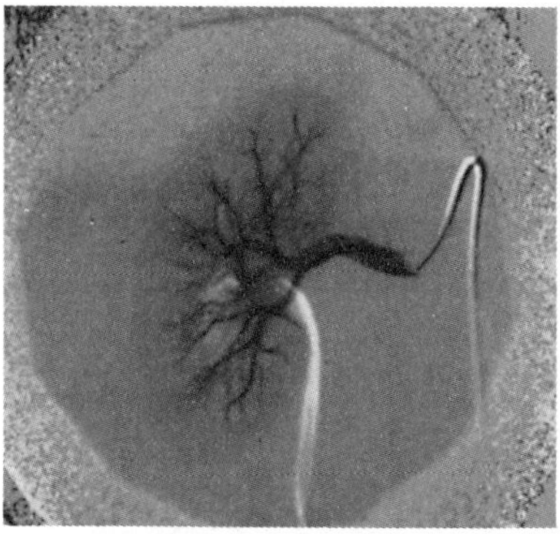

Subtraktionsangiographie, digitale: Normalbefund der rechten Niere; die Nierenarterie ist dunkel, der Harnleiter ist hell dargestellt. [27]

bei Myokardinsuffizienz bzw. Lungenperfusionsstörungen eingeschränkte Aussage durch geringe Kontrastierung.

Sub|traktions|azidose (↑; Azid-*; -osis*) f: s. Azidose.

Sub|traktions|methode (↑) f: (engl.) subtraction method; (röntg.) Verf. zur isolierten Darstellung des unterschiedl. Informationsanteils zweier deckungsgleicher Aufnahmen durch Addition der Helligkeitswerte des Negativs der einen u. des Positivs der anderen Aufnahme; z. B. Röntgenleeraufnahme u. Angiographie der gleichen Körperregion, wobei als Ergebnis nur noch die kontrastmittelgefüllten Gefäße zur Darstellung kommen; **Verfahren: 1.** photographische Subtraktion; Vorteil: hohes Auflösungsvermögen, z. B. zur Darstellung bes. kleiner kontrastarmer Gefäße; **2.** Videosubtraktion: deckungsgleiche Bilder werden mit zwei Kameras aufgenommen, die Videosignale voneinander subtrahiert u. das Differenzsignal auf einem Monitor wiedergegeben. **3.** digitale Subtraktion: durch Anw. spezieller Rechenoperationen wird überflüssige Information auf digital aufgezeichneten Bildern beseitigt; z. B. digitale Subtraktionsangiographie*.

sub|trochantär (Sub-*; gr. τροχαντήρ Rollhügel, Knochenfortsatz): (engl.) subtrochanteric; unterh. des Trochanters gelegen.

Succinimid|derivate n pl: als Antiepileptika* verwendete Substanzen, z. B. Ethosuximid*.

Succino|de|hydro|genase f: (engl.) succinate dehydrogenase; wichtiges Enzym im Zitronensäurezyklus*, wandelt Bernsteinsäure durch Dehydrieren in Fumarsäure um; wird durch Malonsäure gehemmt.

Succinyl- n: der Bernsteinsäurerest: $—CO—CH_2—CH_2—CO—$.

Succinyl|cholin|chlorid n: syn. Suxamethoniumchlorid*.

Succus Liquiritiae (Sucus*) m: eingedickter, wäßriger Süßholzsaft; s. Radix Liquiritiae.

Suc|cussio Hippocratis (lat. succussio Erschütterung) f: Auskultationsbefund bei Seropneumothorax*; Plätschergeräusch nach Erschütterung des Thorax.

Such|re|aktionen f pl: Sammelbez. f. unspezif. Verf. der Syphilisserologie zum Nachweis von Reaginen*, z. B. TPHA-Test, FTA-ABS; reaktiver Ausfall erfordert weitere spez. Untersuchungen z. Beurteilung der Aktivität bzw. Behandlungsbedürftigkeit der Syphilis*.

Sucht: umgangssprachliche Bez. f. Abhängigkeit*.

Sucralfat (INN) n: basisches Aluminiumsaccharosesulfat; nicht resorbierbares Ulkustherapeutikum, das m. dem Fibrinschorf im Ulkusgrund eine Bindung eingeht; NW: u. a. Obstipation.

suculent (lat. suculentus): saftig.

Sucus (lat.) m: auch Succus; Saft.

Sudamina (lat. sudare schwitzen) n pl: Schweißbläschen; s. Miliaria.

Sudan-Blindheit: s. Onchozerkose.

Sudan|färbung: (engl.) Sudan stain; Fettfärbung, meist unter Verw. des Sudan III (Sudan-Rot + Sudan-Orange + Sudan-Gelb). Vgl. Färbung.

Sudden death in infancy (engl.) n: syn. plötzlicher Tod* im Kindesalter.

Sudeck-Syn|drom (Paul H. S., Chir., Hamburg, 1866-1945) n: (engl.) Sudeck-Leriche syndrome; auch Sudeck-Dystrophie; posttraumatische Dystrophie bzw. Atrophie von Extremitäten (bes. Hand u. Unterarm); Vork. v. a. bei Frauen; **Urs.:** nach Frakturen u. Weichteilverletzungen, mehrfacher Reposition, mangelhafter Ruhigstellung od. traumatisierender Operationstechnik auftretende neurovegetative Dysregulation mit Stoffwechsel- u. Durchblutungsstörungen; **klin. Einteilung: Stadium I:** teigige Weichteilschwellung, livide, häufig feuchte Haut, starker Dauerschmerz (bes. nachts u. bei passiver Bewegung); **Stadium II:** Schmerzrückgang, zunehmende Dystrophie u. Atrophie von Weichteilen u. Knochen (röntg. feinfleckige Entkalkung, später Kortikalisrarefizierung), Bewegungseinschränkung; **Stadium III:** vollständige, nicht mehr rückbildungsfähige, schmerzlose Atrophie aller Strukturen mit Gelenkeinsteifung; **Ther.:** Prophylaxe durch schonende Behandlung; im Stadium I u. II konsequente Ruhigstellung, Antiphlogistika, Analgetika, Calcitonin; im Stadium III Krankengymnastik, Eisbehandlung, Sympathikusblockade, evtl. Operation.

Sudor (lat.) m: Schweiß*.

Sudori|fera (↑; lat. ferre bringen) n pl: (engl.) sudorifics; Diaphoretika; schweißtreibende Mittel.

Süß|stoffe: (engl.) artificial sweeteners; Zuckerersatzstoffe mit z. T. mehrhundertfach stärkerer Süßkraft als Saccharose; z. B. Aspartam*, Saccharin*, Cyclamate*; vgl. Sorbit.

suf|fizient (lat. sufficere hinreichen, genügen, unterbauen): (engl.) sufficient; genügend; z. B. in bezug auf d. Funktion eines Organs od. Organsystems.

Suf|focatio (lat.) f: Erstickung*.

Suf|fusion (lat. suffundere, suffusus unter etwas gießen, strömen) f: s. Hautblutungen.

Sug|gestion (lat. suggestio Eingebung, Einflüsterung) f: Übertragbarkeit der Affekte; **Autosuggestion:** Wirkung der Affektivität auf d. eigene Logik u. auf Körperfunktionen; damit z. B. therap. nutzbar. **Fremd-** od. **Heterosuggestion:** Beeinflussung des Seelenlebens durch andere Personen, z. B. in Form der Hypnose*; **posthypnotische S.:** S. einer erst nach dem Erwachen aus der Hypnose auszuführenden Handlung.

Sugillation (lat. sugillare braun u. blau schlagen) f: s. Hautblutungen.

Sui|zid (lat. sui seiner, gegen sich; -zid*) m: (engl.) suicide; sog. Selbstmord, Freitod; absichtliche Selbsttötung, die als Reaktion auf e. Lebenskrise (vgl. Bilanzsuizid), Identitätskrise od. Ausdruck einer Autoaggression verstanden werden kann; der S. ist straflos, ebenso der Versuch u. die Teilnahme Dritter daran. Als erweiterter S. od. Mitnahmeselbstmord wird ein S. bezeichnet, dem die Tötung anderer Personen (v. a. naher Angehöriger) vorangeht. **Häufigkeit:** starke regionale u. interkulturelle Unterschiede; in der Bundesrepublik Deutschland 1991 14 014 Suizide, v. a. von Männern (Suizidrate bei Männern mehr als doppelt so hoch wie bei Frauen). Das Suizidrisiko nimmt bei Männern mit steigendem Alter zu, bei Frauen ab. Tageszeitliche Häufung v. a. am frühen Morgen u. frühen Abend; jahreszeitliche Häufung von März bis Mai. Ein gesteigertes Suizidrisiko besteht bei best. psychischen Erkr. (z. B. endogene Depression, depressives Syndrom, Schizophrenie), bei rassisch, politisch od. religiös Verfolgten, Suchtmittelabhängigen, unheilbar kranken Pat. u. sozial isolierten Menschen. Vgl. Syndrom, präsuizidales; Suizidprophylaxe.

Sui|zidalität (↑; ↑) f: (engl.) suicidal tendency; Neigung zum Suizid*; vgl. Syndrom, präsuizidales.

Sui|zid|prophylaxe (↑; ↑; Prophylaxe*) f: (engl.) suicide prevention; Maßnahmen z. Verhinderung eines Suizids u. Betreuung v. Suizidgefährdeten; v. a. in Form möglichst ununterbrochen erreichbarer Ansprech- u. Anlaufstellen (z. B. Telefonseelsorge, Beratungsstellen, an Kliniken angeschlossene Kriseninterventionsstationen). Für d. S. ist von Bedeutung, daß in den meisten Fällen eine ernsthafte Selbsttötungsabsicht vorher in irgendeiner Form geäußert wird. Ultima ratio der S. ist die Unterbringung*. Vgl. Suizid, Syndrom, präsuizidales.

Sui|zid|versuch (↑; ↑): (engl.) tempted suicide; Selbsttötungsversuch ohne tödlichen Ausgang; Häufigkeit in der Bundesrepublik Deutschland über 100 000/Jahr, v. a. bei Frauen (w : m = 2 : 1); **Formen: 1.** S. mit Selbstmordgesten ohne Selbsttötungsabsicht; **2.** S. mit ausgeprägter Ambivalenz, sog. Nicht-Leben- u. Nicht-Sterben-Können; **3.** überlegter S., der auf Selbsttötung abzielt, aber nur zufällig nicht tödlich ausgeht. Der Bundesgerichtshof sieht im S. einen Unglücksfall nach § 323 c StGB; eine Behandlungspflicht* ist beim freiverantwortlichen S. aber erst dann anzunehmen, wenn der Suizident die Kontrolle über das Geschehen verloren hat. Auch der scheinbar „demonstrative" S. ist ernstzunehmen. Vgl. Syndrom, präsuizidales.

S

Suk|zessiv|reize (lat. successivus nachfolgend): schnell aufeinanderfolgende Reize (z. B. mit einer Nadel) an einem Ort der Haut; verschmelzen b. Funktionswandel* zu einem Dauerreiz; vgl. Sensibilität.

Sukzinyl-: s. a. Succinyl-.

Sul|bactam (INN) n: (2S,5R)-3,3-Dimethyl-7-oxo-4-thia-1-1azabicyclo[3.2.0]heptan-2-carbonsäure 4,4-dioxid (IUPAC); Betalaktamaseninhibitor; s. Betalaktamaseninhibitoren.

Sulcus (lat.) m (pl Sulci): Furche, Rinne. **S. ulnaris** (↑; Ulna*) m: Knochenrinne am Epicondylus humeri medialis, in der der N. ulnaris verläuft. **Sulci arteriosi** (↑) m pl: Rinnen an d. Innenwand des Schädels für die Aa. meningeae. **S. calcarinus** (↑) m: tiefe Furche, die vom Pol des Hinterhauptlappens nach vorn verläuft u. in deren Umgebung die Sehrinde* lokalisiert ist. **S. carpi** (↑) m: Rinne zw. den Tubercula des Os scaphoideum u. trapezium auf d. radialen u. dem Hamulus des Os hamatum u. dem Os pisiforme auf d. ulnaren Seite der Handwurzel; wird durch das Retinaculum flexorum zum Canalis carpi geschlossen. **S. centralis** (↑) m: Furche zw. Gyrus prae- u. postcentralis, Grenze zw. Stirn- u. Scheitellappen des Gehirns. **Sulci cerebri** (↑) m pl: die Furchen zw. den Hirnwindungen. **S. coronarius** (↑) m: Kranzfurche des Herzens an d. Vorhof-Kammergrenze. **S. hypo|thalamicus** (↑) m: Furche zw. den medialen Flächen von Thalamus u. Hypothalamus. **S. inter|tubercularis** (↑) m: Rinne zw. Tuberculum majus u. minus des Humerus, in der die lange Bizepssehne gleitet. **S. inter|ventricularis anterior, posterior** (↑) m: an d. Vorder- bzw. Hinterfläche des Herzens gelegene Rinne mit dem R. interventricularis ant. bzw. post. der Aa. coronariae. **S. lateralis** (↑) m: Fissura Sylvii; tiefe Furche zw. Schläfenlappen sowie Stirn- u. Scheitellappen des Gehirns. **S. naso|labialis** (↑) m: Nasolabialfurche. **S. nervi radialis** (↑) m: Rinne an d. Hinterseite des Humerus für den N. radialis. **S. nervi ulnaris** (↑) m: Rinne für den N. ulnaris an d. Rückseite des Epicondylus medialis des Humerus. **Sulci paracolici** (↑) m pl: inkonstante flache Bauchfellnischen lateral von Colon ascendens u. descendens. **S. parieto|oc|cipitalis** (↑) m: tiefe Furche zw. Hinterhaupt- u. Scheitellappen des Gehirns. **S. postcentralis, prae|centralis** (↑) m: die die entspr. Hirnwindungen abgrenzenden Furchen.

Sulcus-ulnaris-Syn|drom (↑) n: s. Ulnarislähmung.

Sulf|acet|amid (INN) n: N-Sulfanilylacetamid (IUPAC); schnell resorbierbares Kurzzeit-Sulfonamid z. topischen Anw.; s. Sulfonamide.

Sulfa|diazin (INN) n: N^1-(2-Pyrimidinyl)sulfanilamid (IUPAC); mittellangwirkendes Sulfonamid; Verw.: in Komb. mit Pyrimethamin* bei Toxoplasmose, in Komb. mit Tetroxoprim* v. a. bei Infektionen der Atem- u. Harnwege.

Sulfa|doxin (INN) n: N^1-(5,6-Dimethoxy-4-pyrimidinyl)-sulfanilamid (IUPAC); Langzeit-Sulfonamid; Verw.: zur Malariaprophylaxe* in Komb. mit Pyrimethamin*.

Sulfa|ethidol (INN) n: N^1-(5-Ethyl-1,3,4-thiadiazol-2-yl)-sulfanilamid (IUPAC); Sulfonamid.

Sulfa|guanol (INN) n: N^1-[(4,5-Dimethyl-2-oxazolyl)-amidino]-sulfanilamid (IUPAC); Sulfonamid.

Sulfalen (INNv) n: N^1-(3-Methoxy-2-pyrazinyl)-sulfanilamid (IUPAC); Langzeit-Sulfonamid; Verw.: zur Malariaprophylaxe* in Komb. mit Pyrimethamin*.

Sulfa|loxin|säure (INN): 2-[4-(3-Hydroxymethylureidosulfonyl)-phenylcarbamoyl]-benzoesäure (IUPAC); schwer resorbierbares Sulfonamid.

Sulfa|methizol (INN) n: N^1-(5-Methyl-1,3,4-thiadiazol-2-yl)-sulfanilamid (IUPAC); Verw.: Kurzzeit-Sulfonamid.

Sulfa|methox|azol (INN) n: N^1-(5-Methyl-3-isoxazolyl)-sulfanilamid (IUPAC); Mittelzeit-Sulfonamid; Verw. in Kombination m. Trimethoprim* (Cotrimoxazol*).

Sulfa|met|oxy|diazin (INN) n: N^1-(5-Methoxy-2-pyrimidinyl)-sulfanilamid (IUPAC); Langzeit-Sulfonamid.

Sulfa|metrol (INN) n: N^1-(4-Methoxy-1,2,5-thiadiazol-3-yl)-sulfanilamid (IUPAC); Kurzzeit-Sulfonamid; Verw. in Komb. mit Trimethoprim*.

Sulfa|moxol (INN) n: N^1-(4,5-Dimethyl-2-oxazolyl)-sulfanilamid (IUPAC); Mittelzeit-Sulfonamid; Verw. in Komb. mit Trimethoprim*.

Sulfanil|säure: (engl.) sulphanilic acid; p-Aminobenzolsulfosäure; Grundsubstanz aller Sulfonamide*.

Sulfa|pyridin (INN) n: N^1(2-Pyridyl)sulfanilamid (IUPAC); Kurzzeit-Sulfonamid; vgl. Sulfasalazin.

Sulfa|salazin (INN) n: 5-{4-[(2-Pyridyl)sulfamoyl]phenylazo}salicylsäure (IUPAC); Verbindung aus 5-Aminosalicylsäure (Mesalazin*) u. Sulfapyridin*; **Verw.:** bei Colitis ulcerosa, Enteritis regionalis Crohn, rheumatoider Arthritis; **NW:** u. a. gastrointestinale Störungen, selten Blutbildveränderungen, allerg. Reaktionen.

Sulfate (lat. sulfur Schwefel) n pl: (engl.) sulphates; Salze der Schwefelsäure*.

Sulfatide n pl: komplexe Lipide*, gehören zu d. Glykosphingolipiden (s. Sphingolipide); Schwefelsäureester der Zerebroside* (Veresterung der Schwefelsäure mit C_3 der Galaktose), bes. in der (weißen) Marksubstanz des Gehirns enthalten.

Sulfatidose (lat. sulfur Schwefel; -osis*) f: Sulfatidlipidose; s. Leukodystrophie, metachromatische.

Sulfat|kristalle m pl: (engl.) sulphate crystals; farblose, lange Nadeln od. Prismen (Rosetten) aus Calciumsulfat; sehr selten im Harnsediment* bei stark saurem Harn.

Sulfat|wässer: (engl.) sulphate waters; nach ihren metallischen Kationen (Na-, Mg-, Ca-, Fe-, Al-Sulfat) u. weiteren charakterisierenden Ionen (z. B. Chlorid-, Hydrogenkarbonationen) der Mineralquelle benannte Wässer; **Heilanzeigen:** Leber-, Gallenblasen-, Darmstörungen, Diabetes mellitus.

Sulf|hämo|globin (lat. sulfur Schwefel; Häm-*; Globin*) n: (engl.) sulphhaemoglobin; Abkömmling des Hämoglobins*; entsteht durch Einwirkung von Schwefelwasserstoff (H_2S); durch oxidativ-reduktive Vorgänge wird das Hb dabei irreversibel verändert u. für d. Sauerstofftransport unbrauchbar. S. ist keine Hb-Schwefelverbindung.

Sulf|hämo|globin|ämie (↑; ↑; ↑; -ämie*) f: (engl.) sulphhaemoglobinaemia; Vork. von Sulfhämoglobin* im Blut; entsteht durch Einatmung von Schwefelwasserstoff, nach langer Anw. von Sulfonamiden.

Sulf|hydryl|gruppe: (engl.) sulphhydryl group; SH-Gruppe; chem. ähnl. der Hydroxylgruppe (—OH), in vielen biochem. wichtigen Verbindungen enthalten; z. B. Mercaptane (Thioalkohole*), Mercaptopurin*, Glutathion*, SH*-Enzyme.

Sulfide n pl: Salze des Schwefelwasserstoffs*; z. B. Natriumsulfid (Na_2S).

Sulfin|pyrazon (INN) n: 1,2-Diphenyl-4-(2-phenylsulfinylethyl)-3,5-pyrazolidindion (IUPAC); **Verw.:** Thrombozytenaggregationshemmer, Urikosurikum (obsolet); **NW:** gastrointestinale Störungen, Exantheme, Urtikaria, Ödeme, selten Leuko- bzw. Thrombopenie.

Sulfite n pl: Salze der schwefligen Säure*; z. B. Natriumsulfit (Na_2SO_3).

Sulfit|oxidase-Mangel: (engl.) sulfit oxidase deficiency; autosomal-rezessiv erbl. Mangel an Sulfitoxidase mit erhöhter Ausscheidung von Sulfit, S-Sulfocystein u. Thiosulfat im Urin; **Sympt.:** schwere geistige Retardierung, Linsenektopie; **DD:** Homozystinurie.

Sulfo|gaiacol (INN) n: syn. Guajakolsulfonsäure, Kaliumsalz; Phenolderivat, dem expektorierende Eigenschaften zugeschrieben werden.

Sulfon|amide n pl: Sammelbez. f. Amide aromatischer Sulfonsäuren; werden v. a. als antibakt. Chemotherapeutika* (Sulfanilamidtyp, S. i. e. S.), orale Antidiabetika (Sulfonylharnstoffe*), Diuretika* u. Carboanhydrasehemmer* therap. angewendet (Einführung der S. in die Therapie bakt. Infektionen 1935 durch G. Domagk); **Wirkung:** bakteriostat. Wirkung auf proliferative Keime durch Hemmung der Folsäuresynthetase (bakt. Enzym, das die Bildung von Folsäure aus p-Aminobenzoesäure katalysiert), z. T. auch durch Inaktivierung anderer Enzyme m. nachfolgender Hemmung des Bakterienstoffwechsels; **Wirkungsspektrum:** rel. breite Wirkung gegen grampos. u. gramneg. Keime (bei zunehmender Resistenzentwicklung), ferner gegen best. Protozoen; frühere Einteilung der system. verfügbaren S. nach der Halbwertzeit in Kurzzeit-, Mittelzeit-, Langzeit- u. Ultralangzeit-Sulfonamide; **Verw.:** Kurzzeit-S. nur in topisch wirksamen Zubereitungen; Mittelzeit-S. (z. B. Sulfadiazin) bei Nokardiosen u. Trachom; schwer resorbierbare S. z. B. bei Colitis ulcerosa (vgl. Sulfasalazin); in Komb. mit Pyrimethamin* bei Toxoplasmose u. Malaria; in Komb. mit Trimethoprim* od. Tetroxoprim* u. a. bei Harn- od. Atemweginfektionen (vgl. Cotrimoxazol); **NW:** gastrointestinale Störungen, lokale (selten generalisierte) allerg. Reaktionen, selten Neuro-, Hepato- bzw. Hämatotoxizität; indirekt. Superinfektionen; **Kontraind.:** Sulfonamidallergie, schwere Leber- u. Nierenfunktionsstörungen, Schäden des blutbildenden Systems einschließl. Hämoglobinanomalien, Schwangerschaft (3. Trimenon), Neugeborenenperiode (Kernikterus).

Sulfone n pl: chem. Verbindungen mit einer Sulfongruppe (—SO_2—).

Sulfonyl|harn|stoffe: (engl.) sulphonyl ureas; antidiabetisch wirksame Pharmaka mit der Grundstruktur R_1—SO_2—NH—CO—NH—R_2, die nach oraler Applikation die Blutzuckerkonzentration herabsetzen, z. B. Tolbutamid, Glibenclamid. Die primäre Wirkung beruht auf der Freisetzung von endogenem Insulin durch Stimulation der Betazellen des Pankreas. **Verw.:** bei Pat. mit insulinunabhängigem Diabetes mellitus Typ II, bei denen Diät u. Gewichtsreduktion zur Stoffwechseleinstellung nicht ausreichen. **Cave:** S. ersetzen weder die notwendige Diät noch eine ggf. erforderl. Insulintherapie! **NW:** Hypoglykämien, gastrointestinale Störungen, selten allerg. Reaktionen u. Blutbildveränderungen.

Sulfo|salicyl|säure|probe: (engl.) sulphosalicylic acid test; Probe zum Eiweißnachweis; heute weitgehend ersetzt durch Schnelltestverfahren*.

Sulfur (lat.) m: Schwefel*.

Sulpirid (INN) n: N-[(1-Ethyl-pyrrolidinyl)-methyl]-2-methoxy-5-sulfamoylbenzamid (IUPAC); Neuroleptikum (Benzamidderivat); Verw.: bei Psychosen.

Sul|proston (INN) n: (5Z,8R,11R,12R,-13E,15R)-11,15-Dihydroxy-N-methylsulfonyl-9-oxo-16-phenoxy-17,18,19,20-tetranorprostanamid (IUPAC); Prostaglandin-E_2-Derivat; s. Prostaglandine.

Sultami|cillin (INN) n: (2S,5R)-3,3-Dimethyl-4,4,7-trioxo-4-thia-1-azabicyclo[3.2.0]heptan-2-carbonyloxymethyl (2S,5R,6R)-6-[(R)-2-amino-2-phenylacetamido]-3,3-dimethyl-7-oxo-4-thia-1-azabicyclo[3.2.0]heptan-2-carboxylat (IU-

S

PAC); Verbindung eines Betalaktamaseninhibitors (Sulbactam*) mit Ampicillin*; vgl. Penizilline.

Sulzberger-Syn|drom (Marion Baldur S., amerikan. Dermat., 1895-1983) n: s. Incontinentia pigmenti.

Suma|triptan (INN) n: Serotonin-(5-HT_1)Rezeptoragonist zur oralen bzw. parenteralen (s. c. Injektion) Anw.; hemmt wahrscheinl. (neben einer vasokonstriktor. Wirkung) die perivaskuläre Entz. der Hirnarterien; **Verw.:** bei akuten Migräneanfällen u. Clusterkopfschmerz; **NW:** Kribbeln, Schmerzen, Hitze-, Schwere-, Druck- u. Engegefühle, Müdigkeit, Muskelschmerzen, Flush, u. U. pektanginöse Beschwerden, Übelkeit, Erbrechen; **Kontraind.:** ischäm. Herzerkrankungen, Zustand nach Herzinfarkt, Hypertonie, Prinzmetal-Angina, koronare Vasospasmen, Raynaud-Syndrom, Schwangerschaft, Stillzeit u. a.

Summations|gifte (lat. summa Ansammlung, Summe): (engl.) cumulative poisons; Sammelbez. für Schadstoffe, die sich aufgrund bes. schlechter Abbaubarkeit bzw. ungenügender Ausscheidung in Organismen in immer höheren Konz. anreichern; z. B. DDT, Cadmium-, Blei-, Quecksilberverbindungen, chlorierte Kohlenwasserstoffe (z. B. PCB). Vgl. Nahrungskette.

Sumpf|fieber: durch Fieber gekennzeichnete Erkr., deren Err. od. Überträger v. a. in Sümpfen leben; **1.** Protozoen: z. B. Plasmodien*; **2.** Viren: z. B. Gelbfieber*-Virus; **3.** Bakterien: z. B. best. Serovarianten der Gattung Leptospira*.

Super-: Wortteil mit der Bedeutung über (hinaus), oben; von lat. super.

Super|anti|gene (↑; Antigen*) n pl: unspezif., bakterielle od. virale Proteine (z. B. Enterotoxine von Staphylococcus aureus, Toxine A u. C der betahämolysierenden Streptokokken), die in bes. Maß (unabhängig von einer Antigenspezifität) zur T-Zell-Stimulation befähigt sind. S. binden als intakte Moleküle an Klasse-II-Moleküle des HLA*-Systems von Monozyten/Makrophagen od. B-Lymphozyten einerseits u. dem T-Zell-Rezeptor andererseits u. induzieren so eine polyklonale Proliferation von T-Lymphozyten. Die folgende massive Freisetzung von Lymphokinen* (insbes. TNF-α u. Il-1) löst ein Schocksyndrom aus. Der initialen T-Zell-Stimulation folgt die Suppression der mit den S. reagierenden Klone (Anergie). Vgl. Immunantwort.

Super|azidität (↑; Azid-*) f: s. Hyperchlorhydrie.

Super|cilium (lat.) n: Augenbraue.

Super|fecundatio (Super-*; lat. fecundare befruchten) f: (engl.) superfecundation; Befruchtung eines zweiten Eis im gleichen Menstruationszyklus aus versch. Begattungsakten, führt zu zweieiigen Zwillingen*; vgl. Superfetatio.

Super female syndrome (↑; engl. female Frau) n: syn. Triplo*-X-Syndrom.

Super|fetatio (↑; lat. fetare befruchten) f: (engl.) superfetation; Überbefruchtung, Befruchtung eines zweiten Eis nach Follikelsprung bei bereits bestehender Schwangerschaft; aufgrund der Undurchdringlichkeit des Zervixschleims in der Schwangerschaft ist die S. beim Menschen unwahrscheinlich; vgl. Superfecundatio.

super|ficialis (lat.): oberflächlich, superfiziell.

Superficial spreading melanoma (engl. ↑; to spread ausbreiten; Melan-*; -om*) n: s. Melanom, malignes.

Super|ficies (lat.) f: Oberfläche.

Super-GAU: s. GAU.

Super|helix (Super-*; gr. ἕλιξ alles Gewundene) f: syn. (engl.) supertwist, supercoil; entsteht aus der Doppelhelix der DNA* durch weiteres Verdrillen (Tripelhelix).

Super|in|fektion (↑; Infekt-*) f: (engl.) superinfection; bei noch bestehendem Primärinfekt u. unvollständiger Immunität neuerliche Inf. mit d. gleichen Erreger; vgl. Sekundärinfektion, Tuberkulose.

Super|in|volution (↑; lat. involutio Windung) f: im Vergleich zur physiol. Involution übermäßige Zurückbildung eines Organs; z. B. Superinvolutio uteri.

superior (lat.): der, die, das weiter oben Gelegene; in anat. Bez. zunehmend durch cranialis bzw. rostralis ersetzt.

Super|oxid|dis|mutase f: (engl.) superoxide dismutase; Abk. SOD; syn. Orgotein*.

Super|position (Super-*; lat. positio Stellung, Lage) f: **1.** (allg.) Überlagerung; **2.** (röntg.) Darstellung dreidimensionaler Objekte als zweidimensionales Schattenbild (Summationsbild); dabei kommt es zu Überlagerungen v. Strukturen aus versch. Objekttiefen (sog. Superpositionsbilder). Vgl. Tomographie.

Super|vision (↑; lat. visio Sehen, Blicken, Ansicht) f: Beobachtung u. Analyse des Verhaltens eines Therapeuten durch e. Supervisor zur Aufdeckung u. Korrektur von method. Fehlern u. Behandlungsstörungen u. zur Beurteilung der Kompetenz des Therapeuten; Anw. v. a. in der Ausbildung i. R. der Psychotherapie; vgl. Balint-Gruppe.

Supination (lat. supinare rückwarts-, nach oben beugen) f: Auswärtsdrehung; z. B. der Hand u. des Vorderarms bzw. Hebung des inneren Fußrands.

Supinations|fraktur (↑; Fraktur*) f: s. Knöchelfrakturen.

Supinator (↑) m: Auswärtsdreher.

Supinator|tunnel|syn|drom (↑) n: Radialislähmung* durch Druck auf den Nervus radialis beim Durchtritt durch den M. supinator.

Supp.: Abk. f. Suppositorium*.

Supplement|test (lat. supplementum Ergänzung, Verstärkung) m: s. Kolloidtest.

Sup|positorium (lat. etwas, das von unten eingeschoben wird) n: (engl.) suppository; Abk. Supp.; Zäpfchen; kegel-, walzen- od. torpedoförmige Arzneiform aus bei Körpertemperatur schmelzenden Substanzen (z. B. Kakaobutter, Glyzeringelatine); als Arzneiträger zur rektalen Applikation, z. B. bei proktol. Erkr., als Vaginalzäpfchen u. Stuhlzäpfchen.

Sup|pression (lat. suppressio) f: Unterdrükkung; **1.** (immun.) s. Immunsuppression; **2.** (genet.) Unterdrückung der phänotypischen Auswirkungen einer Mutation* durch eine sog. Suppressormutation desselben (intra-) od. eines anderen Genlokus (intergenetische S.); vgl. Rückmutation.

Sup|pressions|szinti|graphie (↑; Szinti-*; -graphie*) f: s. Schilddrüsendiagnostik.

Sup|pressions|test (↑) m: (engl.) suppression test; Verfahren zur funkt. Schilddrüsendiagnostik*; **Prinzip:** Bestimmung der (Radio-)Iodaufnahme nach 4-8tägiger Prämedikation des Pat. mit Triiodthyronin* (T_3), Thyroxin* (T_4) bzw. Kombinationspräparaten; **Beurteilung:** bei intakter Rückkopplung zw. Schilddrüse* u. Hypophyse sinkt die Iodaufnahme um mehr als 30% ab (Test positiv), bei Hyperthyreose* unterbleibt dieser Suppressionseffekt. Vgl. Radioiodtest.

S

Sup|pressor|gene (↑; Gen*) n pl: (engl.) suppressor genes; Gene, die d. phänotyp. Manifestierung anderer, nicht alleler Gene unterdrükken.

Sup|pressor|zellen (↑; Zelle*): (engl.) suppressor cells; auch T_S-Lymphozyten; T*-Lymphozyten der $CD8^+CD4^-$-Subklasse, deren CD8-Zellmarker (ein 32-kD-Glykoprotein) Rezeptor f. Histokompatibilitätsantigene* der Klasse I ist; **Funktion:** Unterdrückung der Immunantwort anderer T- (v. a. Helfer-) u. B-Lymphozyten, entweder über direkten Zellkontakt od., nach Stimulation durch ein Antigen, über Sekretion von Lymphokinen* (sog. Suppressorfaktoren), die auf die Antigen-präsentierenden Zellen* übertragen werden u. die Aktivität entspr. T-Lymphozyten-Klone hemmen; möglicherweise Bedeutung f. die immun. Kontrolle der HIV-Infektion (zunächst Anstieg, dann Abfall im Verlauf der HIV*-Erkrankung). Vgl. Immunantwort, Helferzellen, Killerzellen.

Sup|puranzien (lat. suppurare forteitern, zum Eitern bringen) n pl: eiterableitende bzw. einschmelzende Mittel.

Sup|puration (↑) f: Eiterung; suppurativ: eitrig.

Supra-: Wortteil mit der Bedeutung oberhalb, über; von lat. supra.

Supra|inguinal|schnitt (↑; Inguen*): s. Schnittführung (Abb.).

Supra|klavikular|grube (↑; Clavicula*): Fossa supraclavicularis.

supra|kondylär (↑; Kondyl-*): (engl.) supracondylar; oberh. der Kondylen; z. B. suprakondyläre Fraktur.

Supra|leitung (↑): (phys.) Eigenschaft einiger chem. Elemente (z. B. Zink, Zinn, Quecksilber, Niob-Titan), unterh. einer kritischen Temperatur ihren elektrischen Widerstand zu verlieren; in einem geschlossenen Leiterkreis aus supraleitendem Material kann ein einmal eingespeister Strom beliebig lange fließen; Verw. in der Medizin v. a. zur Erzeugung starker Magnetfelder (z. B. für die Kernspintomographie*), wobei die erforderlichen niedrigen Temperaturen durch Kühlung mit flüssigem Stickstoff od. Helium erreicht werden.

supra|renal (↑; Ren-*): über der Niere gelegen, die Nebenniere betreffend; z. B. Glandula suprarenalis (Nebenniere*).

Supra|spinatus|sehnen|syn|drom (↑; Spina*) n: s. Periarthropathia humeroscapularis.

Supra|spinatus|syn|drom (↑; ↑) n: Symptomenkomplex b. meist ansatznahem Riß der Sehnenplatte des M. supraspinatus mit plötzl. in den M. deltoideus ausstrahlendem Schmerz; bei vollständiger Ruptur ist d. aktive Abduktion* schmerzbedingt nicht mehr, die passive fast schmerzfrei möglich; vgl. Rotatorenmanschettenruptur.

supra|vital (↑; lat. vitalis lebensfähig): überlebend, über den Tod hinaus; vgl. Leben, intermediäres.

Supra|vital|färbung (↑; ↑): (engl.) supravital staining; Anfärbung v. nach Lösung aus dem Zellverband noch lebenden Zellen; z. B. am frischen Blutstropfen.

Sura (lat.) f: Wade.

Suralis|bi|opsie (↑; Bio-*; Op-*) f: (engl.) sural biopsy; Biopsie* des N. suralis zur Ursachenklärung einer Polyneuropathie*.

Suramin|natrium n: (engl.) suramin sodium; Substanz mit Wirkung insbes. gegen Trypanosoma* brucei gambiense; Verw.: bei afrikan. Schlafkrankheit; zahlreiche NW möglich.

Surditas (lat.) f: Taubheit*. **S. psychica** (↑) f: Seelentaubheit; akustische Agnosie*. **S. verbalis** (↑) f: Worttaubheit; sensorische Aphasie*.

Surdo|mutitas (lat. surdus taub; mutus stumm) f: Taubstummheit*.

Surface (engl.) n: Oberfläche, Hülle.

Surface-Ag (↑): HB_S-Antigen; s. Hepatitis-Viren.

Surfactant n: aus (engl.) **surf**ace **act**ive **a**ge**nt** (oberflächenaktive Substanz) zusammengesetzter Begriff; syn. Antiatelektasefaktor; Emulsion aus versch. Phospholipiden, Proteinen u. Kohlenhydraten; vermehrte Bildung i. R. der fetalen Lungenreifung* ab der 35. SSW in den Pneumozyten II (vgl. Alveole) u. filmartige Ausbreitung auf der Alveolaroberfläche; nachweisbar auch im Bronchialsekret*; **Funktion:** Erleichterung der ersten Entfaltung der noch vollständig kollabierten Alveolen beim Neugeborenen; Teil der Schutz- u. Selbstreinigungsmechanismen des Bronchialsystems (vgl. Clearance, mukoziliäre), Verhinderung des exspirator. Kollapses von Alveolen u. terminalen Bronchiolen durch Minderung der Oberflächenspannung, Schutz der Alveolen vor Austrocknung, Aktivitätsbeeinflussung der Alveolarmakrophagen, Erleichterung der Phagozytose von Bakterien u. Schmutzpartikeln sowie der Schichtung u. des adoralen Transports des Bronchialsekrets; therap. **Verw.:** endobronchiale Instillation von natürlichem (von Kalb, Rind, Schwein) od. künstlichem (Phospholipidgemisch) S. führt beim Membransyndrom* zur raschen Besserung der Oxygenierung u. Ventilation u. damit zur signifikanten Senkung der Frühgeborenenmorbidität u. -mortalität.

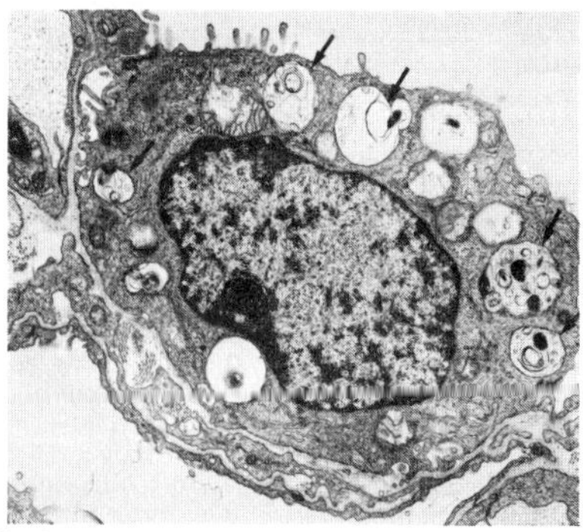

Surfactant: elektronenmikroskopische Aufnahme eines Pneumozyten II: intrazyptoplasmatische Speicherform des Surfactants als osmiophile Lamellenkörper (Pfeile); auf der Zelloberfläche typische Mikrovilli erkennbar, denen Rezeptorfunktion zugeschrieben wird [329]

Surfactant-Mangel|syn|drom n: syn. Membransyndrom*.

Sur|rogat (lat. surrogatus an die Stelle eines anderen gewählt, ergänzt) n: (engl.) surrogate; Ersatzstoff.

S

Survey (engl. Überblick, Gutachten, Besichtigung) n: epidemiol. Überblickstudie, in der zu best. Fragekomplexen Einstellungen u. Verhaltensweisen definierter Bevölkerungsgruppen erfaßt werden.

Sus|pension (lat. suspendere, suspensus aufhängen, in die Höhe heben, schweben lassen) f: **1.** Aufhängung in d. Schwebe, z. B. einzelner Glieder zur Entlastung; s. Extensionsmethoden; **2.** Aufschwemmen von feinen, nicht löslichen Teilchen in e. Flüssigkeit; s. Kolloide.

Sus|pensorium (lat.) n: (engl.) suspensory; Tragbeutel, Tragvorrichtung; z. B. für Hodensack od. Mamma.

Sus|tentaculum (lat.) n: Stütze; z. B. Sustentaculum tali (Knochenvorsprung an der Innenseite des Calcaneus, sog. Talusstütze).

Susurrus aurium (lat.) m: Ohrensausen; s. Ohrgeräusche.

Sutton-Nävus (Richard L. S., amerikan. Dermat., 1878-1952; Nävus*) m: s. Halonävus.

Sutura (lat.) f: Naht; unbewegl. Knochenverbindung, wobei zwei nahe Knochenränder durch schmale Bindegewebeplatten während des Wachstums miteinander verbunden sind; bes. an den Knochen des Schädeldachs. **S. coronalis** (†) f: Kranznaht zw. Stirn- u. beiden Scheitelbeinen. **S. frontalis** (†) f: Stirnnaht zw. beiden Stirnbeinhälften, verwächst meist frühzeitig. **S. lambdoidea** (†) f: Lambdanaht zw. Hinterhauptbein u. beiden Scheitelbeinen. **S. plana** (†) f: ebenflächige Naht. **S. sagittalis** (†) f: Pfeilnaht zw. re. u. li. Scheitelbein. **S. serrata** (†) f: Sägenaht. **S. squamosa** (†) f: Schuppennaht.

Suxa|methonium|chlorid (INNv) n: 3,8-Dioxa-4,7-dioxodecanmethylen-1,10-bis(trimethylammonium)dichlorid (IUPAC); syn. Succinylcholinchlorid; Verw.: depolarisierendes, peripheres Muskelrelaxans; vgl. Muskelrelaxanzien, periphere.

Sv: Symbol f. Sievert*.

SVI: Abk. f. (engl.) **S**low* **v**irus **i**nfection.

SW: Abk. f. Sakralwirbel (Os sacrum).

Swan-Ganz-Katheter (Katheter*) m: (engl.) Swan-Ganz catheter; vierlumiger Einschwemmkatheter mit Temperaturfühler u. endständigem Ballon, der über einen venösen Zugang bis in die Pulmonalarterie vorgeschoben wird; dient zur Messung des rechten Vorhofdrucks, Pulmonalarteriendrucks, pulmonalen Kapillardrucks u. (über Thermodilution*) des Herzminutenvolumens.

Swanson-Syn|drom n: Typ IV der hereditären sensiblen Neuropathie*.

Sweet-Syn|drom (R. D. S., zeitgen. Dermat., Plymouth) n: syn. akute febrile neutrophile Dermatose; bes. bei Frauen im mittleren Lebensalter auftretende Erkrankung mit Fieber, neutrophiler Leukozytose u. scheibenförmigen, gelegentlich vesikulösen u. pustulösen exanthematischen Plaques v. a. an Gesicht u. Oberarmstreckseiten; bei 50% der Patienten treten Arthralgien u. asymmetrische nichterosive Polyarthritis größerer Gelenke auf; in 10% der Fälle Assoziation mit myeloproliferativen Erkrankungen, v. a. akuter myeloischer u. myelomonozytärer Leukämie; **Diagn.:** (histol.) ausgeprägtes Ödem u. dichte Infiltration der Dermis mit polymorphkernigen neutrophilen Granulozyten; **Ther.:** Glukokortikoide.

S-Wert: (engl.) S-value; Sedimentationskonstante (Svedberg), 1 S = 10^{-13} s; Maß f. Molekülgröße; vgl. Ultrazentrifuge.

Swimmer's itch (engl. to swim schwimmen; itch Juckreiz) n: syn. Zerkariendermatitis*.

Swyer-James-Syn|drom (Paul R. S., kanad. Arzt, geb. 1921; G. C. J., zeitgen. Arzt, USA) n: syn. McLeod-Syndrom, Syndrom der einseitig hellen Lunge, unilaterales bzw. unilobäres Emphysem; Emphysem* eines Lungenlappens od. -flügels, meist inf. einer in der Kindheit durchgemachten Bronchiolitis obliterans (s. Bronchiolitis); **Sympt.:** häufig gering, evtl. Dyspnoe u. rezidiv. respirator. Infekte; **Diagn.:** (röntg.) vermehrte Transparenz u. Gefäßrarefizierung in dem betr. Lungenabschnitt, exspirator. keine Volumenverminderung, Nachweis von zylindrischen Bronchiektasen* in der Bronchographie, stark verminderte bis aufgehobene Durchblutung in der Lungenperfusionsszintigraphie*; **DD:** Pulmonalishypoplasie, kongenitales Lobäremphysem.

Swyer-Syn|drom (G. J. S., zeitgen. Endokrinol., Großbritannien) n: (engl.) pure gonadal dysgenesis; syn. XY-Gonadendysgenesie; Gonadendysgenesie* bei phänotypisch weibl. Individuen mit männl. Karyotypus (46,XY); **Klin.:** Manifestation in der Pubertät m. Ausbleiben der Sexualentwicklung (genitaler Infantilismus), primärer Amenorrhoe u. Sterilität; meist Normwuchs, in Einzelfällen eunuchoidaler Hochwuchs; nicht nachweisbare Gonaden, jedoch vorhandene Keimleisten, die häufig zu maligner Entartung neigen; **Diagn.:** endokrin. Befunde entspr. eines hypergonadotropen Hypogonadismus*.

Sycosis (gr. σῦκον Feige; -osis*) f: nicht mehr gebräuchl. Bez. f. Follikulitis*. **S. lupoides** (†; †) f: s. Folliculitis sycosiformis atrophicans. **S. tricho|phytica** (†; †) f: s. Trichophytie.

Sydenham-Chorea (Thomas S., Arzt, London, 1624-1689) f: s. Chorea.

Sym|biose (gr. συμβίωσις Zusammenleben) f: (engl.) symbiosis; Zusammenleben artverschiedener Organismen zu gegenseitigem Nutzen; z. B. Mensch-Darmflora, Bereitstellung von Nahrung gegen Synthese von Vitamin K. Vgl. Parasiten.

Sym|biose|lenkung (†): s. Therapie, mikrobiologische.

Sym|blepharon (Syn-*; Blephar-*) n: Lidverwachsung mit dem Augapfel; Synechie der Lid- u. Sklerabindehaut; **Vork.:** bei Trachom, Verbrennungen, Hornhautverätzung u. a.; **DD:** Ankyloblepharon. Vgl. Pterygium.

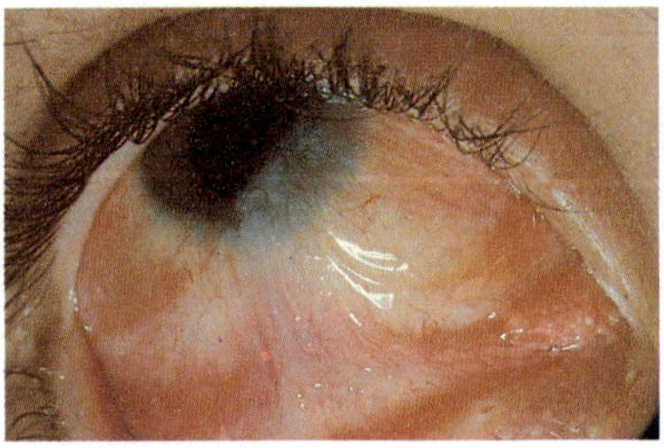

Symblepharon:
Zustand nach Verätzung; Verwachsung und Narbenstränge zwischen Conjunctiva bulbi und Conjunctiva tarsi des Unterlids [362]

Sym|bol (gr. σύμβολον) n: Merkmal, Abzeichen, Sinnbild.

Sympath-: Wortteil mit der Bedeutung mitempfinden, in Wechselwirkung stehen; von gr. συμπαθεῖν.

Sym|path|algie (↑; -algie*) f: veraltete Bez. f. Gesichtsneuralgie*.

Sym|path|ek|tomie (↑; Ektomie*) f: (engl.) sympathectomy; Grenzstrangresektion; partielle od. vollständige chir. Durchtrennung des Sympathikus* als offene od. endoskop. (thorakoskop.) thorakale S. in Höhe Th_{2-3} (Kux-Operation), lumbale S. in Höhe L_{3-5} od. periarterielle S. (Leriche-Brüning-Operation); **Ind.:** bei arteriellen Verschlußkrankheiten*, falls eine rekonstruktive Gefäßchirurgie nicht möglich ist; evtl. bei Raynaud-Syndrom, Hyperhidrosis u. als Schmerztherapie bei Kausalgie. Durch die S. wird eine Weitstellung der kleinsten Arterien, Senkung des peripheren Widerstands u. Erhöhung der Hautdurchblutung erreicht; die präoperativ durchgeführte pharmak. Grenzstrangblockade erlaubt Aussagen über deren Effektivität.

Sym|pathiko|blastom (↑; Blast-*; -om*) n: s. Sympathoblastom.

Sym|pathiko|lyse (↑; Lys-*) f: (engl.) sympathicolysis; pharmak. Hemmung der Wirkungen des Sympathikus* durch Sympatholytika*.

Sym|pathiko|tomie (↑; -tom*) f: syn. Sympathektomie*.

Sym|pathiko|tonie (↑; Ton-*) f: (engl.) sympathicotonia; klin. Bez. f. das Überwiegen od. eine erhöhte Erregbarkeit des Sympathikus*, führt u. a. zu Tachykardie, Mydriasis, Hyperhidrose, Verringerung der Peristaltik. Vgl. Vagotonie.

Sym|pathikus (gr. συμπαθεῖν mitleiden, mitempfinden) m: syn. Orthosympathikus, N. sympathicus; Pars sympathica des vegetativen Nervensystems*, die morphol. aus dem Grenzstrang* (Truncus sympathicus) mit d. zugehörigen sympath. Nerven, Geflechten u. peripheren (prävertebralen) Ganglien besteht. Die Neurone des S. liegen in den Seitenhörnern (Nucleus intermediolateralis) der Rückenmarksegmente C_8-L_3 (thorakolumbales System des vegetativen Nervensystems). Die markhaltigen Neuriten verlaufen als präganglionäre Fasern über die ventralen Wurzeln u. weiter über die Rami communicantes albi zum Grenzstrang. In den Grenzstrangganglien erfolgt Umschaltung eines Teils der Fasern. Die postganglionären Fasern erreichen über die Rami communicantes grisei u. die Spinalnerven das Erfolgsorgan, ein Teil wird weiter peripher in den prävertebralen Ganglien (Ganglion coeliacum, mesentericum sup. u. inf.) od. in den intramuralen Ganglien auf d. postganglionäre Neuron umgeschaltet. Der S. enthält afferente viszerosensible Fasern für d. Schmerzempfindung der Eingeweide. Die Erregung des S. führt zu Blutdruckanstieg, Tachykardie, Tachypnoe, Mydriasis, Piloerektion, Hyperhidrose sowie zu einer Herabsetzung der Motilität des Gastrointestinaltrakts u. der Sekretion innerer Drüsen. **Pharmak.** Wirkungen auf den S.: **1.** erregend: Adrenalin, Noradrenalin, Ephedrin u. a. Sympathomimetika*; **2.** hemmend: Ergotoxin, Ergotamin, Yohimbin (Nicotin) u. a. Sympatholytika*. Vgl. Halssympathikus, Parasympathikus.

Sym|pathikus|blockade (↑) f: (engl.) sympathetic block; vegetative Nervenblockade; Leitungsanästhesie* des Grenzstrangs (sog. Grenzstrangblockade*) od. seiner Gangliengeflechte (z. B. Splanchnikusblockade*) mittels Lokalanästhetika, meist i. R. der Schmerztherapie; vor neurolytischer Nervenblockade* (selten) bzw. chir. Sympathektomie* sollte unbedingt eine prognostische S. zur Überprüfung des erwünschten Effekts ausgeführt werden. **Ind.:** Gefäßschmerzen inf. arterieller Verschlußkrankheiten, Kausalgie, Spasmen glatter Muskulatur (Hohlorgane), Neuralgien bei Zosterinfektionen, Tumorschmerzen (Pankreas- u. Retroperitonealregion) u. a.; eine funktionelle S. wird i. R. einer Spinal- od. Periduralanästhesie erzielt.

Sym|patho|blastom (↑; Blast-*; -om*) n: (engl.) sympathicoblastoma; syn. Sympathikoblastom; v. a. im Kleinkindesalter vorkommendes Neuroblastom*, das in Nebennierenmark od. Sympathikus lokalisiert ist. Die Metastasierung erfolgt frühzeitig in Leber (Typ Pepper) od. Knochenmark u. Skelett (Typ Hutchinson). **Sympt.:** Schmerzen, Anämie, evtl. Fieber, Durchfall, Anorexie; **Diagn.:** Ultraschalldiagnostik u. Computertomographie des Abdomens, Biopsie; **Ther.:** op. Entfernung, Strahlentherapie u. Chemotherapie; **Progn.:** im Säuglingsalter günstiger als im Kleinkindesalter, insgesamt jedoch schlecht.

Sym|patho|lytika (↑; gr. λυτικός fähig zu lösen) n pl: (engl.) sympatholytics; auch Sympathikolytika, Adrenolytika; Substanzen, die durch Blockade adrenerger Rezeptoren* die Erregungsübertragung von den sympathischen Nervenendigungen auf die sympathischen Effektorzellen hemmen; s. Alpharezeptorenblocker, Betarezeptorenblocker.

Sym|patho|mimetika (↑; mimetisch*) n pl: (engl.) sympathomimetics; syn. Sympathikomimetika, Adrenozeptoragonisten; Substanzen, die die Wirkung des Sympathikus* nachahmen; **1.** direkt wirkende S.: erregen (wie Adrenalin* u. Noradrenalin*) postsynaptisch die adrenergen Rezeptoren*; **2.** indirekt wirkende S.: führen zu einer Freisetzung von Noradrenalin aus den Vesikeln präsynaptischer adrenerger Neurone; vgl. Alphasympathomimetika, Betasympathomimetika.

Sym|phon|allaxis (gr. σύμφωνος zusammentönend, Mitlaut; ἀλλάττειν vertauschen) f: Vertauschung von Konsonanten.

Sym|physe (gr. συμφύεσθαι zusammenwachsen) f: (engl.) symphysis; Verwachsung; Knochenverbindung durch Faserknorpel, i. e. S. Symphysis pubica, Scham(bein)fuge. Vgl. Synarthrose.

Sym|physen|sprengung (↑): (engl.) disruption of symphysis pubis; Symphysenruptur; unter der Geburt od. bei Beckenringbruch vorkommende Zerreißung der Schambeinfuge; s. Bekkenfrakturen.

Sym|physis pubica (↑) f: s. Symphyse, Discus interpubicus.

Symphytum officinale n: s. Beinwellwurzel.

Sym|plasma (Syn-*; -plasma*) n: (engl.) symplasm; Protoplasma* mit vielen Kernen als Folge v. Zellteilungen mit degenerativem Charakter.

Sym|ptom (gr. σύμπτωμα Begleiterscheinung) n: Beschwerde, faßbares Krankheitszeichen.

Sym|ptom|atologie (↑; -log*) f: Lehre von d. Krankheitszeichen.

Sym|ptome, ak|zessorische (↑) n pl: (engl.) accessory symptoms; veraltete Bez. (E. Bleuler) f. Symptome, die bei Schizophrenie, aber auch bei anderen Erkr. vorkommen können; z. B. Sinnestäuschungen, Wahn, Gedächtnisstörungen, Persönlichkeitsstörungen, Sprechstörungen, Stereotypien, Echopraxie od. Automatismen. Vgl. Grundsymptome.

S

Sym|ptome, extra|pyramidale (↑) n pl: (engl.) extrapyramidal symptoms; Symptome, die bei Erkr. des extrapyramidalen Systems* auftreten u. mit einer Störung automat. Bewegungsabläufe u. der Regulation des Muskeltonus einhergehen; **Urs.:** degen. Systemerkrankungen des ZNS, pathol. Ablagerung von Substanzen (z. B. bei Mukolipidosen, Zeroidlipofuszinose), zerebrovaskuläre Insuffizienz, gestörter Metabolismus od. Fehlen von Neurotransmittern, Intoxikationen (z. B. Mangan- od. Kohlenmonoxidvergiftung), als NW von Medikamenten (z. B. Neuroleptika) u. a.; **Einteilung** nach klin. Symptomen in: **1.** hyperkinetisch-hypotone Form mit Hyperkinesen, Tremor, Spasmus mobilis, Hypotonie der Muskulatur; Vork.: z. B. bei Athetose, Ballismus, Chorea, Torsionsdystonie, Status marmoratus; **2.** hypokinetisch-rigide Form mit Hypokinesen, evtl. Akinese, Verminderung der Spontanaktivität, Erhöhung des Muskeltonus bis zum Rigor, unwillkürlichen Bewegungen u. Dyskinesen; Vork.: z. B. bei Parkinson-Syndrom, Hallervorden-Spatz-Erkrankung, als Dyskinesia tarda od. dystones Syndrom.

Sym|ptomen|kom|plex (↑) m: syn. Syndrom*.

Sym|ptomen|kom|plex, analer (↑) m: (engl.) anal symptom-complex; zusammenfassende Bez. f. versch. Symptome u. Erkr. im Analbereich, z. B. Pruritus* ani, Analekzem*, Analprolaps*, Analfistel*, Analfissur*, perianale Thrombose*, periproktitischer Abszeß*; häufig Übergang zw. od. Komb. von versch. Formen; meist fam. Disposition; Vork. oft in Zus. mit Hämorrhoiden*; **Diagn.:** rektale Untersuchung, Rektoskopie, ggf. Koloskopie u. röntg. Doppelkontrastuntersuchung; **DD:** Anal- od. Rektumkarzinom.

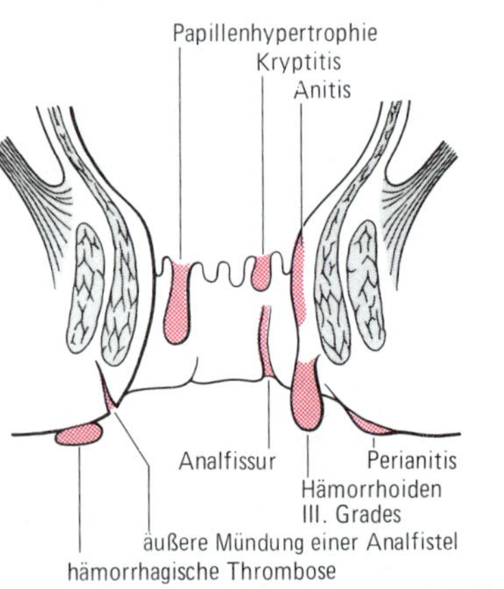

Symptomenkomplex, analer [349]

Sym|ptomen|kom|plex, gastro|kardialer (↑) m: syn. Roemheld*-Symptomenkomplex. **S., spastischer** (↑) m: Sammelbez. f. Erkr. des zentralen Nervensystems mit spastischer Lähmung*, z. B. traumatisch, vaskulär, neoplastisch bedingte Läsionen, frühkindlicher Hirnschaden*, Multiple Sklerose. **S., striärer** (↑) m: s. Symptome, extrapyramidale. **S., variköser** (↑) m: (engl.) varicose symptom-complex; klin. Bez. f. Symptome u. mögl. Folgeerkrankungen einer Varikose* der unteren Extremitäten; s. Insuffizienz, chronisch-venöse.

Sym|ptome, zerebellare (↑) n pl: (engl.) cerebellar symptoms; Sympt., die bei Schädigungen des Kleinhirns* od. dessen afferenten u. efferenten Leitungsbahnen (z. B. Tractus cerebellothalamicus, Tractus olivocerebellaris) auftreten; **Urs.:** hereditäre od. idiopathische Kleinhirnatrophie, ischämischer u. hämorrhag. Kleinhirninsult, Kleinhirntumoren, Kleinhirnbrückenwinkeltumoren, Intoxikationen (z. B. Alkohol, Hydantoine), Kleinhirnabszeß u. a. Entz. im Bereich des Kleinhirns (z. B. Multiple Sklerose), Phakomatosen (z. B. Ataxia teleangiectatica), paraneoplastische zerebellare Degeneration; **Sympt.:** Störungen der Koordination* von Bewegungen (s. Ataxie), bei akuter Kleinhirnschädigung pathol. Rebound-Phänomen, Hypotonie der Muskulatur mit Überstreckbarkeit der Gelenke, leichte Muskelschwäche, Reflexabschwächung.

Symptom|verschiebung (↑): (engl.) shift of symptoms; (psychol.) Bez. f. das Auftreten eines neuen Symptoms nach Verschwinden der vorhanden gewesenen Symptome, z. B. nach Abschluß einer Psychotherapie*; u. U. Anzeichen der stabilisierenden Funktion psych. Symptome.

Syn-: auch Sym-; Wortteil mit der Bedeutung mit, zusammen, zugleich; von gr. σύν.

Syn|ärese (gr. συναιρεῖν zusammennehmen, -fassen) f: (engl.) synaeresis; Abscheidung hydrophiler Kolloide* bei längerem Stehen kolloidaler Lösungen.

Syn|ästhesie (Syn-*; -ästhesie*) f: (engl.) synaesthesia; Mitempfindung in e. Sinnesorgan bei Reizung eines anderen; z. B. Farbempfindung bei best. Hörempfindungen.

Syn|algie (↑; -algie*) f: (engl.) synalgia; Mitempfindung von Schmerzen in e. nicht erkrankten Körperteil fern vom Krankheitsherd.

Syn|apse (gr. σύναψις Verbindung) f: Umschaltstelle für die diskontinuierl. Erregungsübertragung von einem Neuron* auf ein anderes od. auf das Erfolgsorgan (z. B. Muskelzelle). Die Erregungsübertragung erfolgt beim Menschen v. a. biochemisch mit Hilfe von Überträgersubstanzen (sog. Neurotransmitter*), die durch den

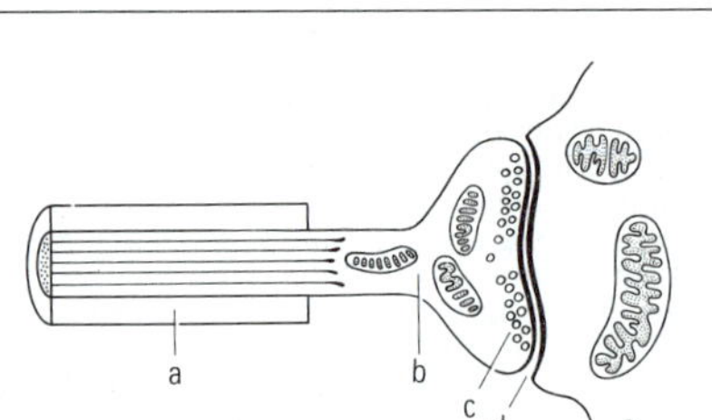

Synapse:
a: präsynaptische Faserstrecke mit Neurofibrillen; b: synaptische Endstrecke mit Mitochondrien; c: Endfüßchen mit synapt. Bläschen, liefern die Überträgerstoffe, die bei d. Weitergabe von Impulsen freigesetzt werden u. die Permeabilität der synapt. Membranen u. ihr elektr. Potential ändern; d: Synapsenspalt, wird von den dickeren prä- u. postsynapt. Membranen begrenzt u. trennt d. Endstrecke der Nervenfaser vom Perikaryon der Nervenzelle (e) [16]

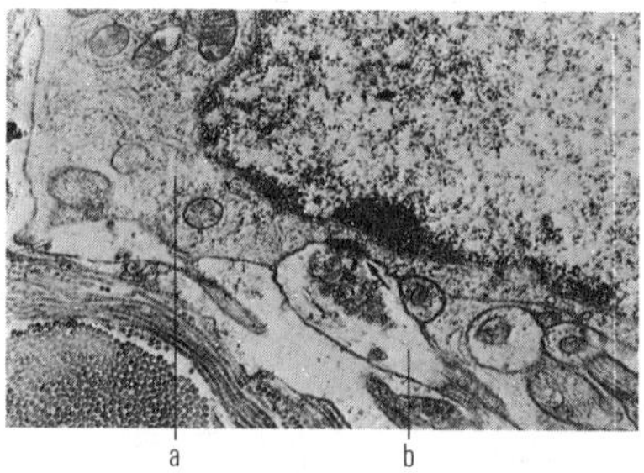

Synapse:
axosomatische Synapse mit typischer Konstellation: enger Synapsenspalt, Membranverdickungen (Pfeil), Vesikelakkumulation innerhalb des Achsenzylinders (a); b: Ganglienzelle mit Zellkern (elektronenmikroskopische Aufnahme) [395]

Erregungsimpuls aus den Endigungen des präsynaptischen Axons freigesetzt werden u. die Permeabilität der postsynaptischen Membran verändern. An einigen S. erfolgt sie elektrisch durch Depolarisation od. Stabilisation der postsynaptischen Membran, die zur Modulation der neuronalen bzw. zellulären Aktivität führt. S. sind die Wirkorte vieler Pharmaka.

Syn|apse, neuro|muskuläre (↑) **f:** syn. motorische Endplatte; s. Bahn, motorische.

Syn|arthrose (Syn-*; Arthr-*; -osis*) **f:** (engl.) synarthrosis; sog. Fuge, Haft; die ununterbrochene u. unbewegl. Verbindung zweier Knochen ohne Gelenkhöhle (Ggs. Diarthrose, Articulatio synovialis, Gelenk); man unterscheidet nach d. Art des die Verbindung herstellenden Gewebes: Synchondrosen, Symphysen (Knorpelfuge, -haft), Syndesmosen (S. tibiofibularis, d. Nähte zw. d. Schädelknochen, Suturae) u. Synostosen (Verbindung zweier Skeletteile durch Knochen, z. B. Kreuzbein).

Syn|chilia (gr. συγχειλίαι Verbindungspunkte der Lippen) **f:** Verwachsung der Lippen.

Syn|chisis albescens nivea (gr. συγχεῖν zusammengießen, mischen) **f:** im Alter auftretende, perlschnurartig aneinandergereihte, weißleuchtende, aus Kalkseifen bestehende Kügelchen u. Scheibchen im Glaskörper des Auges, die an Schneeflocken erinnern.

Syn|chisis corporis vitrei (↑) **f:** Glaskörperverflüssigung bei Glaskörperdestruktion*.

Syn|chisis scintillans (↑) **f:** Glaskörperglitzern; meist kaum bemerktes (vorwiegend bilaterales) Auftreten zahlreicher glitzernder Cholesterinkristalle unklarer Ätiol. im Glaskörper.

Syn|chondrose (Syn-*; Chondr-*; -osis*) **f:** (engl.) synchondrosis; Verbindung zweier Knochen durch hyalinen Knorpel (z. B. Rippenknorpel od. Epiphysenknorpel); vgl. Synarthrose.

syn|chron (gr. σύγχρονος): gleichzeitig.

Syn|chronismus (↑) **m:** (engl.) synchronism; gleichzeitige, stundengenaue Entwicklung der Malariaplasmodien im menschl. Blut; Folge davon ist der charakterist. Wechselfiebertyp; vgl. Malaria.

Syn|cretio (Syn-*; lat. crescere, cretus wachsen) **f:** syn. Concretio; Zusammenwachsen, z. B. Syncretio pericardii (Perikardverwachsung).

Syn|cytium (↑; Zyt-*) **n:** s. Synzytium.

Syn|daktylie (↑; Daktyl-*) **f:** (engl.) syndactyly; angeb. Entwicklungsstörung mit Verwachsungen bzw. Nichttrennung von Zehen- od. Fingeranlagen, als kutane, ossäre od. totale S.;

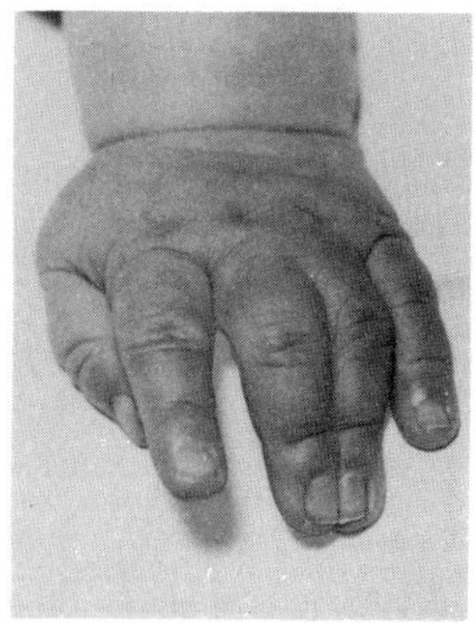

Syndaktylie [540]

Ther.: op. Trennung meist vor dem 3. Lj.; vgl. Dysmelie.

Syn|desmo|phyten (↑; gr. δεσμός Band, Fessel; Phyt-*) **m pl:** (engl.) syndesmophytes; Verknöcherungen hauptsächl. im Bereich des Anulus fibrosus der Bandscheibe; vork. z. B. bei Spondylitis ankylosans; vgl. Wirbelsäulenaffektionen (Abb.).

Syn|desmosis (↑; ↑; -osis*) **f:** bandhafte Verbindung zweier Knochen durch kollagenes od. elast. Bindegewebe; z. B. S. tibiofibularis (zw. d. distalen Enden von Tibia u. Fibula), Ligg. flava; vgl. Synarthrose.

Syn|drom (gr. σύνδρομος mitlaufend, begleitend) **n:** (engl.) syndrome; Symptomenkomplex; Gruppe von Krankheitszeichen, die für ein best. Krankheitsbild mit meist uneinheitlicher od. unbekannter Ätiologie bzw. Pathogenese charakteristisch sind.

Syn|drom, adiposo|hypo|genitales (↑) **n:** s. Bardet-Biedl-Syndrom.

Syn|drom, ad|reno|genitales (↑) **n:** (engl.) adrenogenital syndrome; Abk. AGS; Oberbegriff für versch., meist autosomal-rezessiv erbl. Enzymopathien mit Störung der adrenalen Steroidsynthese u. vermehrter Bildung v. Androgenen* in der Nebennierenrinde (Abk. NNR); betroffene Enzyme sind meist die 21-, seltener auch 11-β- bzw. 17-Hydroxylase od. 3-β-Steroiddehydrogenase; **Formen: 1.** kongenitales AGS: Häufigkeit ca. 1 : 10 000; klassische Form mit verminderter Cortisolbildung bei 21-Hydroxylasedefekt, vermehrter ACTH-Ausschüttung m. nachfolgender NNR-Hyperplasie u. vermehrter Bildung v. Cortisolvorläufern u. Androgenen in der Zona reticularis; kann ohne od. mit Salzverlustsyndrom einhergehen; Sympt.: bei Mädchen Pseudohermaphroditismus femininus (s. Abb.), bei Jungen Pseudopubertas praecox; erst Übergröße, dann Minderwuchs durch Beschleunigung der Knochenreifung, starke Ausbildung der Muskulatur; unbehandelt Hemmung der Keimdrüsenentwicklung durch verminderte Gonadotropinbildung inf. hohen Androgenspiegels; führt zu primärer Amenorrhoe od. zu Hodenatrophie m. Azoospermie; im Harn hohe 17-Ketosteroid-, ge-

S

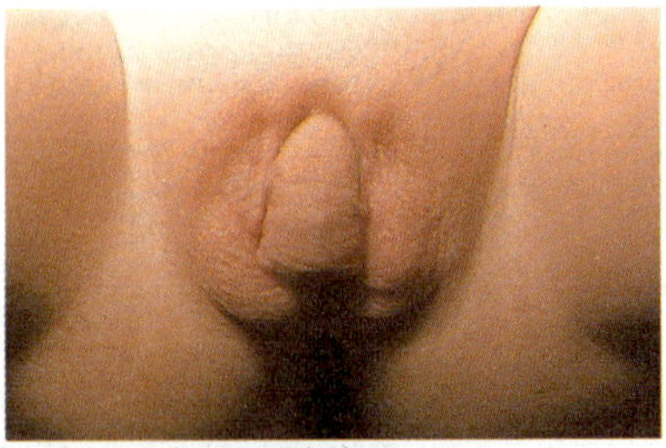

Syndrom, adrenogenitales: kongenitales AGS bei einem vierjährigen Mädchen [179]

ringe 17-Hydroxykortikosteroidkonzentration, im Serum erhöhte Hydroxyprogesteronwerte. Bei nichtklassischer Form mit geringerer Ausprägung (spätmanifestes od. late onset AGS) od. erworbenem AGS (z. B. postpuberal) kommt es bei Jugendlichen zur prämaturen Pubarche bei beschleunigtem Längenwachstum mit verfrühtem Epiphysenschluß, bei Frauen zu unterschiedl. Graden v. Hirsutismus u. Zyklusstörungen (Amenorrhoe, anovulator. Zyklen), bei Männern zu Oligo- bis Azoospermie. Ther.: Hydrocortison, bei Erwachsenen Prednison od. Dexamethason (z. Normalisierung der ACTH-Ausschüttung u. damit z. Reduzierung der Androgenüberproduktion der NNR); **2.** erworbenes AGS: fast immer androgenbildender NNR- od. Gonadentumor als Urs.; rasche Entw. der Sympt., keine ACTH-Erhöhung, keine od. nur geringe 17-Ketosteroiderniedrigung durch Kortikoide (vgl. Dexamethason-Kurzzeittest); Ther.: operativ; **3.** adrenogenitales Salzverlustsyndrom: kongenitales AGS m. gleichzeitiger Störung der Mineralokortikoidbiosynthese; Sympt.: addisonartige Krisen (vgl. Addison-Krankheit) b. Neugeborenen od. jungen Säuglingen m. renalem Natriumverlust u. Kaliumretention (Gefahr von Herzrhythmusstörungen); Ther.: noch vor Abschluß der Diagn. Cortisol- u. Aldosterongabe; **4.** adrenogenitales Hypertoniesyndrom bei 11-β- od. 17-Hydroxylasemangel mit Hypertonie u. Kaliumverlust; bei 11-β-Hydroxylasemangel Virilisierungserscheinungen wie beim klassischen AGS, bei 17-Hydroxylasemangel fehlende Virilisierung* auch bei männl. Feten.

S

Syn|drom, a|gastrisches (↑) n: (engl.) postgastrectomy syndrome; syn. Postgastrektomiesyndrom; durch Gastrektomie* (selten auch partielle Magenresektion*) bedingte klin. Sympt. unterschiedl. Ausprägung, v. a. Hypoproteinämie, Anämie, Wasserretention, Steatorrhoe, Neigung zu Hypoglykämie, alimentäre Glukosurie, Gewichtsverlust, Inappetenz (s. Abb.); **Urs.:** Maldigestion u. Malabsorption, v. a. inf. ungenügender Reservoirfunktion, ausgeschlossener Duodenalpassage u. zu rascher Dünndarmpassage; **Proph.:** postop. häufige kleine Mahlzeiten, eiweißreiche, kohlenhydratarme Diät, Pankreasfermente, Substitutionstherapie zur Vermeidung eines Eisen- u. Vitamin-B_{12}-Mangels inf. gestörter Resorption. Vgl. Magenoperationsfolgen.

Syn|drom, a|kinetisch-a|bulisches (↑) n: (engl.) akinetic-abulic syndrome; nach längerfristiger Einnahme von Neuroleptika* auftretende Sympt. mit Amimie, Antriebsschwäche, Hypo- u.

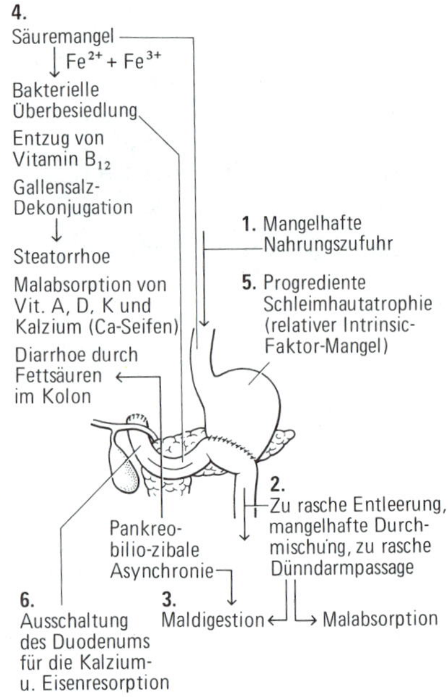

Syndrom, agastrisches: pathophysiologische Mechanismen für die Entstehung von Mangelzuständen nach B-II-Magenresektion [77]

evtl. Hyperkinese. Vgl. Syndrom, malignes neuroleptisches.

Syn|drom, akro|kollosales (↑) n: autosomal-rezessiv vererbter Corpus-callosum-Mangel mit schwerer psychomotor. Retardierung sowie Polydaktylie u. kraniofazialer Dysmorphie.

Syn|drom, a|mentielles (↑) n: (engl.) amentia; Form der akuten organischen Psychose* mit Bewußtseinstrübung, Desorientiertheit, Denkstörungen (Inkohärenz), Ratlosigkeit, Ängstlichkeit u. motorischer Unruhe bis zu ausgeprägten Erregungszuständen; Vork. z. B. bei vaskulären Hirnerkrankungen, Schädelhirntrauma; vgl. Demenz.

Syn|drom, angio-osteo|hyper|trophisches (↑) n: syn. Klippel*-Trénaunay-Syndrom.

Syn|drom, anti|cholin|erges zentrales (↑) n: (engl.) anticholinergic syndrome; durch Blockade zentraler cholinergischer Synapsen ausgelöstes Syndrom mit Bewußtseinsstörung, Verwirrtheit, Halluzinationen, verlängertem postnarkotischem Nachschlaf; **Urs.:** unerwünschte Wirkung v. a. von Anticholinergika*, Narkotika*, best. Antihistaminika* u. tricyclischen Antidepressiva; Antidot: Physostigmin.

Syn|drom, apallisches (↑) n: (engl.) apallic syndrome; syn. Dezerebrationssyndrom, Mittelhirnsyndrom; sog. Enthirnungsstarre; Funktionsausfall der Großhirnrinde inf. Anoxie des Gehirns, z. B. nach Schädelhirntrauma*, Intoxikationen, Schock, Reanimation; **Sympt.:** Bewußtseinsstörung*, z. B. als Koma* od. schlafähnlicher Zustand mit offenen Augen (Coma vigile), bei dem der Pat. wach ist, jedoch keine sinnvollen

Reaktionen, Blickfixierung od. Spontanäußerung erfolgen; pathol. Reflexe*, z. B. Greifreflexe, Stellreflexe, Pyramidenbahnzeichen*, Rigor u. Hypertonie der Muskulatur, evtl. Streckkrämpfe*; Störung der Atmung, Temperaturregulation u. Kreislauffunktion; **Ther.:** intensivmed. Überwachung, evtl. Beatmung, Ther. eines Hirnödems*; **Progn.:** entweder letaler Ausgang nach längerdauerndem a. S. inf. Komplikationen (v. a. Infektionen) od. (evtl. vollständige) Remission; mit zunehmender Dauer Verschlechterung der Prognose.

Syn|drom, a|plastisches (↑) n: (engl.) panmyelophthisis; syn. Panmyelophthise, Panmyelopathie, Panzytopenie; Knochenmarkinsuffizienz mit Störung aller drei Zellreihen der Hämopoese (Blutbildung*) u. hoher Letalität (um 50%); **Ätiol.: 1.** idiopathische Formen, angeboren (Fanconi*-Anämie) od. erworben (bei etwa der Hälfte aller Pat. sog. leere Anamnese); **2.** toxische (sekundäre) Formen inf. Exposition gegenüber exogenen Noxen, insbes. Chemikalien (z. B. Benzol), Medikamenten (Chloramphenicol, Phenylbutazon, Goldpräparate sowie viele andere, die potentiell zu einer Knochenmarkschädigung führen können), seltener i. R. von immun. Erkrankungen (Evans-Syndrom, chronischer diskoider Lupus erythematodes), Infektionskrankheiten (Virushepatitis, Miliartuberkulose), Pankreaserkrankungen, inf. neoplastischer Knochenmarkinfiltrationen (malignes Lymphom, Plasmozytom, Karzinommetastasen) u. bei Schwangerschaft; die Markschädigung nach Verabreichung von Zytostatika od. Einwirkung ionisierender Strahlung* ist dosisabhängig. **Path.:** Schädigung der pluripotenten hämopoetischen Stammzellen od. des Markstromas; **Klin.:** Blässe von Haut u. Schleimhäuten, Leistungsschwäche, Dyspnoe, Tachykardie (Anämiesymptomatik), Neigung zu lokalen u. septischen Inf. (Granulozytopenie), hämorrhagische Diathese* (Thrombozytopenie); die Sympt. sind Folge der Panzytopenie u. abhängig von deren Ausmaß. Akute (oft tödliche) Krankheitsverläufe kommen vor, monate- od. jahrelange Verläufe sind jedoch typischer; der Übergang in eine akute Leukämie ist möglich. **Diagn.:** (hämat.) Knochenmarkbiopsie*; typischerweise zellarmes Knochenmark (Fettmark) mit wenigen Retikulum-, Plasmazellen u. Lymphozyten. Trotz einer gelegentlich zu beobachtenden herdförmig verteilten Hyperplasie von hämopoetischem Markgewebe ist die Erythropoese immer ineffektiv. Es resultiert eine normochrome, normo- od. makrozytäre Anämie mit verkürzter Erythrozytenlebensdauer* u. niedriger Retikulozytenzahl im peripheren Blutbild. Der Eisenumsatz ist i. d. R. erniedrigt; (laborchem.) erhöhte Serumwerte für Eisen u. Ferritin, Erythropoetin charakteristischerweise in Serum u. Urin stark erhöht. **Ther.:** symptomatisch; Versuch der Stimulierung der Blutbildung mit Testosteronderivaten, Antithymozytenglobulin, Ciclosporin A u. Glukokortikoiden (mind. vier Monate), bei schwerer Panzytopenie Substitution der zellulären Blutbestandteile (Erythro-, Granulo- bzw. Thrombozytenkonzentrate) möglichst HLA-identischer Spender, bei Infektionen frühzeitig Antibiotika bzw. Antimykotika; in manchen Fällen Heilung durch Knochenmarktransplantation* möglich; **Progn.:** ernst; häufig therapierefraktär; Spontanremissionen kommen nur in etwa 10% der Fälle vor. Weitere **DD:** aplastische, perniziöse od. Folsäuremangelanämie, Leukämie, paroxysmale nächtliche Hämoglobinurie, Hypersplenismus.

Syn|drom, auri|kulo|temporales (↑) n: (engl.) auriculotemporal syndrome; syn. Frey-Syndrom; Neuralgie des N. auriculotemporalis mit brennenden Schmerzen präaurikulär, ausstrahlend in Wange u. Schläfe beim Kauen; dabei Rötung u. Hyperhidrosis dieser Region; **Urs.:** fehlgeleitete Reinnervation der Schweißdrüsen nach Unterbrechung des N. auriculotemporalis durch Tumoren, Entz. od. Operation der Glandula parotidea.

Syn|drom, de|pressives (↑) n: (engl.) depressive syndrome; Sammelbez. f. die bei Depression* auftretenden psychischen, somatischen u. psychosozialen Sympt.: **1. psychisch:** niedergeschlagene Verstimmung (nicht obligat; s. Depression, larvierte), Freudlosigkeit, Interesselosigkeit, Energielosigkeit, innere Unruhe od. psychomotor. Hemmung, Mutlosigkeit, Minderwertigkeitsgefühle, Angstzustände, Zwänge, Überempfindlichkeit, Reizbarkeit, Konzentrationsstörungen, Grübelneigung, Entscheidungsunfähigkeit, Schuldgefühle, Beziehungsstörungen, Verarmungsideen, hypochondrische Befürchtungen, leichtere paranoide Fehldeutungen sowie Entfremdungserlebnisse; **2. somatisch:** Schlaf- u. Appetitstörungen, Gewichtsverlust, gastrointestinale Beschwerden, Kopfschmerz, Blasenstörungen, Atemenge, Herzsensationen, Globusgefühl, Kreislaufstörungen, diffuse Beschwerden in Bereich v. Muskulatur u. Skelettsystem, Sekretionsstörungen (z. B. Mundtrockenheit, Versiegen der Tränensekretion), Hitzewallungen, Kälteschauer, Libido- u. Potenzstörungen, Beeinträchtigung v. Stimme (leise, monoton), Psychomotorik (vornübergebeugt, kraftlos, schleppender Schritt); **3. psychosozial:** Rückgang zwischenmenschlicher Kontakte, Isolationsneigung; Probleme m. Partnern, Kindern, Vorgesetzten; Leistungsabfall, Gefahr der Versetzung, Herabstufung od. des Arbeitsplatzverlustes u. a.; **Urs.:** verschiedene Formen der Depression (psychogene, endogene, somatogene od. anaklitische Depression).

Syn|drom der blinden Schlinge (↑) n: (engl.) blind loop syndrome; syn. Blindsacksyndrom; Malassimilation u. Malabsorption von Fetten, Kohlehydraten, Vitaminen u. Mineralien bei ausgeschalteten od. ausgesackten Darmabschnitten (z. B. Divertikel, früher gebräuchl. Seit-zu-Seit-Anastomosen); **Pathophysiol.:** Dekonjugation von Gallensäuren u. Konsumption von Vit. B_{12} inf. stasebedingter Keimbesiedlung; **Klin.:** Bauchschmerzen, Übelkeit; (chologene) Diarrhoe, Steatorrhoe sowie Hypokalzämie u. perniziöse Anämie; **Ther.:** Blindsackabtragung, ggf. Umwandlung in End-zu-End-Anastomose.

Syn|drom der eingedickten Galle (↑) n: syn. Gallepfropfsyndrom*.

Syn|drom der einseitig hellen Lunge (↑) n: s. Swyer-James-Syndrom.

Syn|drom der Ersten Rippe (↑) n: s. Thoracic outlet syndrome.

Syn|drom der in|adäquaten ADH-Se|kretion (↑) n: (engl.) syndrome of inappropriate ADH secretion; Abk. SIAD; syn. Schwartz-Bartter-Syndrom; vermehrte ADH-Sekretion od. Bildung ADH-ähnl. Substanzen mit hypotoner Hyperhydratation*, Natriurese, inadäquat erhöhter Urinosmolalität (>100 mOsm/kg) trotz erniedrigter Serumosmolalität u. Hyponatriämie; **Urs.: 1.** zerebral: Tumor, Aneurysma, Meningitis, Enze-

S

phalitis, Schädelhirntrauma; **2.** paraneoplastisch: v. a. bei Bronchialkarzinom, ferner Pankreas- u. Prostatakarzinom; **3.** pulmonal: Tuberkulose, Pneumonie; **4.** medikamentös: Vincristin, Cyclophosphamid, Morphin, Barbiturate, Indometacin; **Ther.:** Behandlung der Grunderkrankung, forcierte Diurese (Furosemid), NaCl-Infusionen, Wasserrestriktion. Vgl. Syndrom, paraneoplastisches; Salzverlustsyndrom, renales.

Syn|drom der kaudalen Re|gression (Syndrom*) n: s. Regression, kaudale.

Syn|drom der mammo|renalen Über|zahl (↑) n: s. Syndrom, mammorenales.

Syn|drom der zuführenden Schlinge (↑) n: (engl.) afferent loop syndrome; Stauung von Darminhalt in der zuführenden Schlinge nach Billroth II (s. Magenresektion), bedingt durch eine Stenose an der Anastomose (Typ I, auch als **Syndrom der abführenden Schlinge** bez.) od. eine zu lang angelegte zuführende Schlinge (Typ II); **Sympt.:** Völlegefühl, Galleerbrechen, Ikterus u. Gefahr der Durchwanderungsperitonitis inf. Stase mit anschließender Keimbesiedlung; **Ther.:** Enteroanastomose zw. gestautem Duodenum u. abführender Schlinge. Vgl. Magenoperationsfolgen.

Syn|drom des fragilen X-Chromo|soms (↑; lat. fragilis zerbrechlich; Chrom-*; Soma*) n: syn. Marker-X-Syndrom, Martin-Bell-Syndrom; überwiegend beim männl. Geschlecht vorkommende Erbkrankheit mit auffälliger Fazies (Mittelgesichtshypoplasie, große prominente Ohren, Progenie), Hodenvergrößerung, Hyperaktivität u. Verzögerung der motor. u. geistigen Entw. unterschiedl. Ausmaßes (Sprachentwicklungsstörungen, Aggressivität, Autismus), Epilepsie; Häufigkeit 1 : 2000 männl. Neugeborene. Selten kann d. Anlage über phänotyp. gesunde Männer u. deren Töchter weitergegeben werden. Weibl. Überträgerinnen sind i. d. R. symptomfrei, können jedoch auch (sehr variable) Intelligenzminderungen aufweisen. **Ätiol.:** Störung der Transkription eines Gens an der brüchigen Stelle des X-Chromosoms mit mögl. genetischer Antizipation*; **Diagn.:** Nachw. der brüchigen Stelle am X-Chromosom (fra(X)(q)) im Karyogramm od. durch Genanalyse; Pränataldiagnostik durch Amniozentese od. Chorionzottenbiopsie möglich; **Ther.:** symptomatisch, evtl. Versuch m. Folsäureverbindungen.

Syn|drom des kleinen Magens (↑) n: s. Magenoperationsfolgen.

Syn|drom des pfeifenden Gesichts (↑) n: syn. Dysplasia* cranio-carpo-tarsalis.

Syn|drom des toxischen Schocks (↑) n: s. Schocksyndrom, toxisches.

Syn|drom, dys|kinetisches (↑) n: (engl.) dyskinetic syndrome; fehlerhafte Bewegungsabläufe, z. B. als extrapyramidales Symptom bei Dyskinesia* tarda od. dystonem Syndrom*.

Syn|drom, dys|tones (↑) n: extrapyramidale Bewegungsstörung mit langanhaltenden unwillkürlichen tonischen Kontraktionen in einzelnen Muskeln od. Muskelgruppen; verschwinden im Schlaf u. bei Narkose; **Formen:** fokal, segmental, generalisiert; z. B. Blepharospasmus*, Meige*-Syndrom, Torsionsdystonie*, Torticollis* spasmodicus.

Syn|drom, ex|pansiv-kon|fabulatorisches (↑) n: Form der org. Psychose* mit Neigung zu Selbstüberschätzung u. Konfabulationen. **S., extra|pyramidales** (↑) n: Sammelbez. f. Erkr. des extrapyramidalen Systems; s. Symptome, extrapyramidale. **S., hämo|lytisch-ur|ämisches** (↑) n: s. Mikroangiopathie, thrombotische.

Syn|drom, hepato|genitales (↑) n: (engl.) hepatogenital syndrome; Pseudopubertas* praecox im Kindesalter b. Gonadotropine bzw. gonadotropinähnliche Substanzen bildendem, primärem Leberzellkarzinom*; vgl. Syndrom, paraneoplastisches.

Syn|drom, hepato|ovariëlles (↑) n: (engl.) hepato-ovarian syndrome; Sammelbez. f. Menstruationsstörungen inf. eines Hyperöstrogenismus b. Leberfunktionsstörungen; **Path.:** gestörter Metabolismus der Östrogene* in der Leber; **Sympt.:** Manifestation im Präklimakterium od. Klimakterium m. Dysmenorrhoe od. Hypermenorrhoe, verspäteter Menopause; Veränderung der Uterusschleimhaut, insbes. in Form einer glandulär-zystischen Hyperplasie*, manifeste od. latente Leberfunktionsstörungen (anamnest. oft Hepatitis, Cholezystopathie).

Syn|drom, hepato|renales (↑) n: (engl.) hepatorenal syndrome; rasch progrediente Niereninsuffizienz* i. R. schwerer, primärer Lebererkrankungen (z. B. dekompensierte Leberzirrhose, Hepatitis) bzw. nach Op. im Bereich der Leber u. Gallenwege; **Urs.:** möglicherweise Sequestration von extrazellulärer Flüssigkeit in den Bauchraum od. mangelnde Aldosteroninaktivierung in der Leber; **Sympt.:** Zeichen der Leberinsuffizienz, Ödeme, arterielle Hypotonie, Hyponatriämie u. mangelnde Natriumausscheidung; **Ther.:** Behandlung der Grundkrankheit, strikte Kochsalzrestriktion, u. U. peritoneovenöser Shunt (Le Veen); **Progn.:** bei Fortbestehen des Leberversagens letaler Ausgang.

Syn|drom, hirn|lokales (↑) n: Sammelbez. f. versch. Kombinationen von Sympt., die aus einer umschriebenen Schädigung des Gehirns resultieren, wobei unterschiedliche Urs. zugrunde liegen, z. B. Hirntumoren, Hirnabszeß, Hirnatrophie, intrazerebrale Blutung, zerebrale Durchblutungsstörung; **Formen: 1.** Frontalhirnsyndrom (Stirnhirnsyndrom): **a)** Schädigung der frontalen Konvexität: Antriebsminderung, die sich auf alle Lebensbereiche erstreckt, Perseveration, Echolalie, Echopraxie, Greifautomatismen, frontale Ataxie, Abasie, Astasie, motorische Aphasie (sofern die dominante Hemisphäre betroffen ist), epileptische Anfälle; **b)** Schädigung des orbitalen Frontalhirns: Anosmie, Affektlabilität, Witzelsucht, gelegentlich Steigerung (seltener Hemmung) des Antriebs; **2.** Temporalhirnsyndrom: sensorische Aphasie (sofern die dominante Hemisphäre betroffen ist), epileptische Anfälle (insbes. psychomotor. Anfälle), homonyme Hemianopsie zur kontralateralen Seite, evtl. diskrete kontralaterale Hemiparese, Gedächtnisstörungen, depressiv-hypochondrische Verstimmung (s. Depression, hypochondrische) evtl. mit Enthemmung; **3.** Parietallappensyndrom: sensible u. motorische kontralaterale Ausfälle, Apraxie, Störungen der räumlichen Orientierung (bei Lok. in der nicht dominanten Hemisphäre), Neglect, homonyme Hemianopsie zur Gegenseite, epilept. Anfälle (Jackson-Anfälle); **4.** Okzipitallappensyndrom: kontralaterale homonyme Hemianopsie, z. T. mit Photopsien sowie visuellen Illusionen u. Halluzinationen; bei Läsion der dominanten Hemisphäre u. Beteiligung von Corpus-callosum-Fasern Farbbenennungsstörung u. Alexie ohne Agraphie (sog. hinteres Diskonnektionssyndrom), selten epilept. Anfälle.

Syn|drom, hirn|organisches (†) n: syn. organisches Psychosyndrom, chronische organische Psychose*. **S., hyper|aktives** (†) n: s. Aufmerksamkeitsdefizitsyndrom. **S., hyper|kinetisch-hypo|tonisches** (†) n: Kombination von Hyperkinesen u. Hypotonie der Muskulatur; v. a. bei Chorea*. **S., hyper|osmolares** (†) n: s. Dehydratation, Säuglingstoxikose. **S., hypo|thalamisches** (†) n: syn. Fröhlich*-Syndrom. **S., intermediäres** (†) n: s. Angina pectoris. **S., kardio|auditives** (†) n: syn. Jervell*-Lange-Nielsen-Syndrom. **S., kardio|digitales** (†) n: s. Holt-Oram-Syndrom. **S., kardio|kutanes** (†) n: syn. LEOPARD*-Syndrom. **S., kino|statisch-hypotensives** (†) n: s. Vena-cava-inferior-Syndrom. **S., kosto|zervikales** (†) n: s. Thoracic outlet syndrome. **S., lakrimo-aurikulo-dento-digitales** (†) n: syn. LADD*-Syndrom. **S., lympho|proliferatives X-chromosomal vererbtes** (†) n: syn. Purtilo*-Syndrom. **S., malignes neuro|leptisches** (†) n: (engl.) malignant neuroleptic syndrome; als Nebenwirkung von Neuroleptika* vorkommender Symptomenkomplex mit Rigor, Stupor, Fieber u. Bewußtseinsstörungen. Vgl. Katatonie.

Syn|drom, mammo|renales (†) n: (engl.) mammorenal syndrome; Sammelbez. f. versch. kongenitale Syndrome m. Anomalien von Mamma, Brustwarze u. Niere (Nierendysplasie); die überzufällige Komb. deutet auf eine gemeinsame Entwicklungsstörung hin, deren Genese jedoch nicht näher bekannt ist. Systematisierung nach der Anzahl der Mamillen (medial od. im Bereich der Medioklavikularlinie lokalisiert) u. deren Abstand voneinander: **1.** ein- od. beidseitige Polythelie* od. Polymastie* m. homo- od. bilateralen Doppelnieren (Syndrom der mammorenalen Überzahl); **2.** Poland*-Symptomenkomplex; **3.** mammorenale Dysplasie bei versch. Chromosomenaberrationen (z. B. Komb. von überweitem Mamillenabstand u. Hufeisennieren bei Turner*-Syndrom).

Syn|drom, manisches (†) n: (engl.) maniac syndrome; Bez. f. Zustand gehobener od. reizbarer Stimmung, oft mit Überaktivität, Ideenflucht, unkritischem od. gesteigertem Selbstwertgefühl, vermindertem Schlafbedürfnis u. Ablenkbarkeit; **Vork.:** z. B. in der manischen Phase einer manisch-depressiven Erkrankung*. Vgl. Manie.

Syn|drom, meningeales (†) n: (engl.) meningeal syndrome; Komb. von Sympt., die durch eine Erkr. der Meningen* verursacht werden, insbes. Kopfschmerz, Lichtempfindlichkeit, Opisthotonus*, Chien*-de-fusil-Stellung, positives Lasègue*-Zeichen, Nackenzeichen* u. Kernig*-Zeichen, vegetative Störungen (z. B. Bradykardie, Erbrechen), Hyperpathie der Haut, evtl. psych. Veränderungen; **Formen: 1.** akut auftretendes m. S. bei Meningitis* od. Meningoenzephalitis*, i. R. einer Subarachnoidalblutung*, als aseptische entzündl. Begleitreaktion bei akuten Allgemeininfektionen, bei Entz. in der Nachbarschaft der Meningen (sympathische Meningitis), nach Lumbalpunktion*, starker Sonneneinstrahlung (Insolation); **2.** chronisches m. S. bei chronischen Meningitiden, Lues* cerebrospinalis, Meningeosis* carcinomatosa u. a.

Syn|drom, myelo|dys|plastisches (†) n: (engl.) myelodysplastic syndrome; potentiell maligne Veränderung der Blutbildung* mit Knochenmarkhyperplasie u. morphol. Veränderungen von einer, zwei od. drei Zellreihen; langsam progrediente Erkr.; bei 50% der Pat. nach zwei Jahren Übergang in eine myeloische od. myelomonozytäre Leukämie; Einteilung nach der FAB-Klassifikation (s. Tab.); **DD:** Panmyelopathie, megaloblastäre Anämie.

Syn|drom, myelo|proli|feratives (†) n: (engl.) myeloproliferative syndrome; zusammenfassende Bez. f. chron. verlaufende Erkr. des blutbildenden Gewebes m. möglicherweise ähnl. Pathogenese u. fließenden Übergängen zw. den zu diesem Syndrom zählenden Formen: Polycythaemia* rubra vera, Osteomyelofibrose*, chronisch-myeloische Leukämie*, essentielle Thrombozythämie (s. umseitige Abb.).

Syn|drom, myo|tonisches (†) n: s. Myotonia congenita, Paramyotonia congenita, Dystrophie, myotonische.

Syn|drom, nephrotisches (†) n: (engl.) nephrotic syndrome; Bez. f. einen bei primären u. sekundären Nierenerkrankungen auftretenden Symptomenkomplex aus: **1.** großer Proteinurie* (3,5-50 g/24 h); **2.** Hypo- u. Dysproteinämie* mit Abnahme der Plasmaalbumine (<2,5 g/dl) u. Anstieg der Alpha-2- u. Betaglobuline (s. ums. Abb.); **3.** Hyperlipidämie* u. Hypercholesterinämie* mit Lipidurie (Fetttröpfchen od. -zylinder im Urin; Cholesterinester stellen sich im polarisierten Licht als sog. Malteserkreuze dar); **4.** ausgeprägten Ödemen (Leitsymptom); bei Erwachsenen treten zuerst Unterschenkelödeme auf, bei schwerer Hypoproteinämie auch Aszites u. Pleuraergüsse; bei Kindern anfangs meist Lidödeme; **Path.:** erhöhte Durchlässigkeit der glomerulären Basalmembran für normale (od. auch pathol.) Bluteiweiße u. massive selektive od. nichtselektive Proteinurie; **Urs.:** u. a. Antigen-Antikörper-Reaktionen bzw. Ablagerung von Immunkomplexen entlang der Basalmembran, Toxine, starke Dehnung der Glomeruluskapillaren (z. B. bei Nierenvenenthrombose), Amyloidablagerungen;

Syndrom, myelodysplastisches
Morphologische Einteilung nach der FAB-Klassifikation

	Knochenmark-Kriterien	Blut-Kriterien
refraktäre Anämie (RA)	Blasten $<5\%$	Blasten $\leq 1\%$
refraktäre Anämie mit Ringsideroblasten (RARS)	Blasten $<5\%$ Ringsideroblasten $>15\%$	Blasten $\geq 1\%$
refraktäre Anämie mit Exzess an Blasten (RAEB)	Blasten 5 – 20%	Blasten $<5\%$
chronische myeolomonozytäre Leukämie (CMML)	Blasten $<20\%$ vermehrt Promonozyten	Monozyten $>1 \times 10^9$/l Blasten $<5\%$
RAEB in Transformation (RAEB-T)	Blasten 21 – 30% Auerstäbchen	Blasten $>5\%$

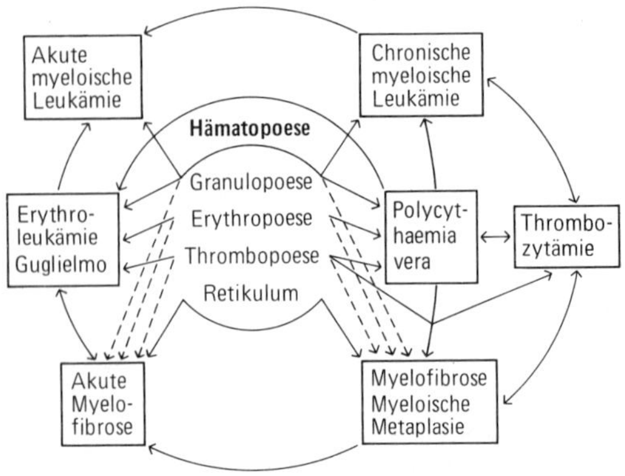

Syndrom, myeloproliferatives:
schematische Darstellung möglicher Beziehungen zwischen den einzelnen Formen des myeloproliferativen Syndroms. Vom Zentrum ausgehende Pfeile bezeichnen die jeweils bevorzugt betroffenen Zellsysteme. Pfeile zwischen den Krankheitsbildern weisen auf bisher beobachtete Umwandlungen hin. [431]

Vork.: bei Glomerulopathien, Kollagenosen, Stoffwechselerkrankungen, Paraproteinämie, Kreislaufstörungen, Inf., Intoxikationen.

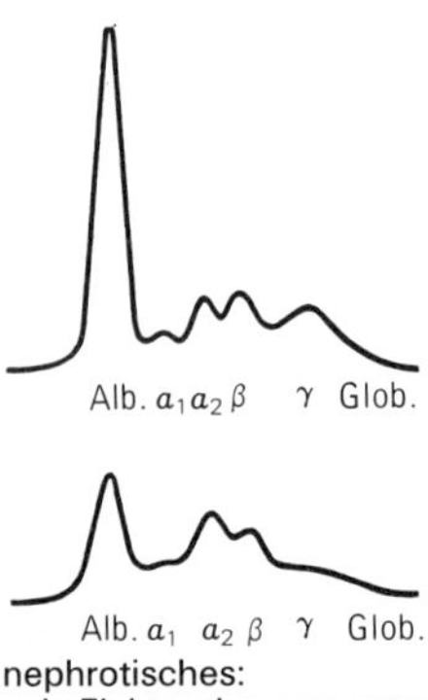

Syndrom, nephrotisches:
oben: normale Elektrophorese; unten: Elektrophorese bei nephrotischem Syndrom

Syn|drom, neur|asthenisches (↑) n: syn. psychovegetatives Syndrom*. **S., okulo-aurikulo-vertebrales** (↑) n: s. Goldenhar-Symptomenkomplex. **S., okulo|glanduläres** (↑) n: s. Parinaud-Konjunktivitis. **S., okulo|pupilläres** (↑) n: s. Horner-Symptomenkomplex.

Syn|drom, okulo|vertebrales (↑) n: (engl.) oculovertebral syndrome; syn. Weyers-Thier-Syndrom; frühembryonale Entwicklungsstörung mit Bulbushypoplasie u. anderen Augenfehlbildungen, die zus. mit Wirbelsäulenanomalien auftreten; vgl. Goldenhar-Symptomenkomplex, Aicardi-Syndrom.

Syn|drom, okulo-zerebro-renales (↑) n: (engl.) oculocerebrorenal syndrome; syn. Lowe-Syndrom; X-chromosomal-rezessiv vererbte Stoffwechselanomalie, an der nur männl. Individuen erkranken; **Sympt.:** Hyperaminoazidurie* bei normalem Aminosäurespiegel im Blut mit Albuminurie wahrscheinl. inf. Tubulopathie der Nieren; zusätzl. regelmäßig Augenfehlbildungen (Katarakt, angeb. Glaukom mit Hydrophthalmus), muskuläre Hypotonie mit Areflexie u. geistige Behinderung; **Progn.:** meist letaler Ausgang vor dem 10. Lebensjahr.

Syn|drom, olfakto|genitales (↑) n: (engl.) olfactogenital syndrome; syn. Morsier-Syndrom, Kallmann-Syndrom; bes. bei Männern auftretende, dysrhaphische olfakto-ethmoido-hypothalamische Fehlbildung mit **Sympt.** des hypogonadotropen Hypogonadismus* inf. Gonadotropinmangels, Anosmie inf. Aplasie des Bulbus olfactorius, Schädeldysplasie, Epilepsie u. geistige Behinderung; **Diagn.:** verminderte Testosteron- bzw. Östrogen- sowie fehlende Gonadotropinsekretion.

Syn|drom, oro-fazio-digitales (↑) n: (engl.) orofaciodigital syndrome; Abk. OFD-Syndrom; angeb. Fehlbildungskomplex mit Fehlbildungen des Mundes (Zungenlappung, verdicktes Frenulum, Spaltung der Alveolarkämme u. des Gaumens), der Zähne, des Gesichts (Oberlippenspalte, Hypoplasie der Nasenknorpel) sowie der Finger bzw. Zehen (Syn-, Brachy-, Klinodaktylie), Alopezie u. geistige Behinderung; weitere Fehlbildungen möglich (polyzystische Fehlbildungen der Nieren u. a.); **Formen: Typ I** (syn. Papillon-Léage-Psaume-Syndrom): X-chromosomal-dominanter Erbgang mit stark variabler Expressivität; **Typ II** (syn. Mohr-Syndrom): autosomal-rezessiver Erbgang; zusätzliche Polydaktylie; **Typ III** u. **IV** mit weiteren Fehlbildungen des Skeletts, Genitaltrakts u. Zentralnervensystems sind möglicherweise Unterformen des Typ II.

Syn|drom, oto-palato-digitales (↑) n: Abk. OPD-Syndrom; X-chromosomal vererbte, androtrope Erkr. mit variabler klin. Symptomatik; **Formen: Typ I:** Minderwuchs, geistige Retardierung, Schalleitungsschwerhörigkeit, faziale Dysmorphien, Gaumenspalte, verbreiterte Endphalangen u. Sandalenfurche; **Typ II:** syn. Pseudotrisomie 18; der Trisomie* 18 ähnliche Erkr. mit Mikrozephalie, Mikrostomie, antimongoloider Lidachse, Gaumenspalte, Flexionskontrakturen der Finger, postaxialer Polydaktylie u. hypoplastischen Daumen sowie gebogenen unteren Extremitäten.

Syn|drom, para|neo|plastisches (↑) n: (engl.) paraneoplastic syndrome; syn. Paraneoplasie; Sammelbez. f. Funktionsstörungen od. Krankheitszustände, die in Zus. mit Neoplasien auftreten, weder metastat. noch durch direkte Tumorinvasion zustandekommen u. einem klin. nachweisbaren Tu. vorausgehen können; **Ätiol.**: noch wenig geklärt. Eine wichtige Untergruppe stellen die **paraendokrinen Syndrome** dar, bei denen Tumoren Substanzen freisetzen können, die als Antigene wirken (z. B. Alphafetoprotein*, CEA*), Hormonen entsprechen (s. Tab.) od. Störungen des Nervensystems (Fieber, Myopathien, degenerative Störungen), der Haut (Dermatomyositis, Acanthosis nigricans), des Bluts (aplast. Anämie,

Syndrom, paraneoplastisches
Ektop gebildete Hormone

Substanz	Tumorart bzw. Tumorlokalisation[1]
ACTH	Bronchialkarzinom (50%), Thymuskarzinom (10%), Pankreaskarzinom (10%), Tumoren des sympathischen Grenzstranges
MSH	wahrscheinlich ähnliche Verteilung wie ACTH
Gonadotropine	Chorionkarzinom, Chorionadenome, Blasenmole (90%), Bronchialkarzinom (9%), Teratome (1%)
Vasopressin	hauptsächlich Bronchialkarzinom
Parathormon	Bronchialkarzinom (35%), Nierenkarzinom (24%), Ovarialkarzinom (8%) u. a.
Hypoglykämie-produzierender Faktor	mesenchymale Tumoren[2] (65%), Lebertumoren (20%), NNR-Karzinome (6%) u. a.
Erythropoetin	Nierenkarzinom (46%), zerebellare Hämangioblastome (21%), Uterusfibrome (6%) u. a.[3]
TSH	Chorionkarzinom, Blasenmole (90%), testikuläre Teratome

Weitere ektop gebildete humorale Faktoren wurden beschrieben: CRH, STH, Prolaktin, Gastrin, Kinine, Prostaglandine, Sekretin, Glucagon, Hypophosphatämie-produzierender Faktor.

[1] Die Werte in Klammern geben die relative Häufigkeit an.
[2] Fibrosarkome, Mesotheliome, Neurofibrome, Neurosarkome, Spindelzellsarkome u. a.
[3] Bei Hydronephrose und Nierenzysten wird ebenfalls Erythropoetin gebildet.

Betaglobulin-Synthesestörungen) u. der Kreislauforgane (Thrombophlebitis, abakterielle Endokarditis) auslösen. Vgl. Lambert-Eaton-Rooke-Syndrom, Syndrom der inadäquaten ADH-Sekretion, Syndrom, hepatogenitales.

Syn|drom, para|noides (↑) n: (engl.) paranoid syndrome; Syndrom, bei dem Wahnphänomene im Vordergrund stehen; nosologisch nicht einer best. Erkr. zuzuordnen; vgl. Paranoia, Wahn.

Syn|drom, poly|zystisches (↑) n: s. Zystennieren.

Syn|drom, post|en|zephalitisches (↑) n: (engl.) postencephalitic syndrome; nach Enzephalitis* auftretendes neurol.-psychiatr. Syndrom; nach viraler Enzephalitis evtl. als org. Psychose*, evtl. mit Gedächtnisstörungen u. epileptischen Anfällen; nach Encephalitis lethargica sive epidemica als Parkinson*-Syndrom.

Syn|drom, post|kom|motionelles (↑) n: Bez. f. Allgemeinbeschwerden nach Commotio* cerebri, die Mon. bis Jahre anhalten können u. sich allmählich zurückbilden; **Sympt.**: Apathie, diffuser Kopfschmerz, Schwindel, Übelkeit, rasche Ermüdbarkeit, vermehrtes Schwitzen, Reizbarkeit; Persistenz der Sympt. möglicherweise durch neurot. Fehlverarbeitung od. bewußte Ausgestaltung.

Syn|drom, post|punktionelles (↑) n: s. Liquorunterdruck. **S., post|thrombotisches** (↑) n: s. Insuffizienz, chronisch-venöse. **S., post|traumatisches** (↑) n: s. Postaggressionssyndrom.

Syn|drom, prä|menstruelles (↑) n: (engl.) premenstrual syndrome, Abk. PMS, charakterist. körperliche u. psychische Veränderungen v. individuell unterschiedl. Intensität, die ca. 7-10 Tage vor der Menstruation* eintreten u. mit ihrem Beginn verschwinden; **Sympt.**: Nervosität, Affektlabilität, seelische Verstimmung, Depressionen, schmerzhafte Spannungen u. Schwellungen der Brust, Völlegefühl, Verdauungsbeschwerden, Kopf- u. Rückenschmerzen, Hautveränderungen, Hitzewallungen, Gewichtszunahme, Gelenkschwellungen; **Urs.**: weitgehend ungeklärt, vermutlich psychodynam. und endokrine Faktoren.

Syn|drom, prä|sui|zidales (↑) n: (engl.) presuicidal syndrome; Bez. f. Symptome, die einem Suizid* vorausgehen (E. Ringel 1953); z. B. Einengung des Denkens auf Suizidgedanken, Aggressionshemmung u. Autoaggression, Ankündigung des Suizids, konkrete Suizidphantasien u. vorangegangener Suizidversuch. Vgl. Suizidprophylaxe.

Syn|drom, pseudo|my|asthenisches (↑) n: syn. Lambert*-Eaton-Rooke-Syndrom.

Syn|drom, pseudo|neur|asthenisches (↑) n: (engl.) pseudoneurasthenic syndrome; Syndrom einer org. Psychose* mit gesteigerter Erregbarkeit u. Asthenie (Konzentrationsschwäche, abnorme Ermüdbarkeit); **Vork.**: v. a. bei posttraumatischen, postenzephalitischen u. postdystrophischen Hirnschäden sowie bei vaskulären Hirnerkrankungen; oft dd Probleme gegenüber neurot. Entwicklung. Vgl. Hirnleistungsschwäche, traumatische; Syndrom, psychovegetatives.

Syn|drom, psycho|vegetatives (↑) n: (engl.) psychovegetative syndrome; syn. vegetative Dystonie, vegetative Labilität, neurasthenisches Syndrom, vegetatives Syndrom, Psychasthenie, vasoneurotisches Syndrom, neurozirkulatorische Dystonie; polysymptomatisches Beschwerdebild ohne pathophysiol. od. anat. nachweisbare Urs. bzw. Korrelate (funkt. Störungen); **Urs.**:

psych. Belastungen, v. a. Streß, Konfliktsituationen; Auftreten häufig im 30. bis 40. Lj.; **Sympt.:** häufig Kopfschmerz, Magenbeschwerden, Herzbeschwerden, Herzstolpern, Schwindelgefühle, Atembeschwerden, Kreuz- od. Rückenschmerzen, Müdigkeit, sexuelle Funktionsstörungen, larvierte Depression u. a. Diagnostisch wichtig ist der (zeitl.) Zus. von Beschwerden u. Konfliktsituationen ohne nachweisbare org. Erkrankungen. **Ther.:** Psychotherapie. Vgl. Streßsyndrom, posttraumatisch-psychoreaktives.

Syndrome-shift (engl. Syndrom*; shift Wechsel) m: syn. Syndromwechsel*.

Syn|drom, sinu|bronchiales (↑) n: syn. Sinubronchitis*.

Syn|drom, stylo-kerato-hyoidales (↑) n: (engl.) styloid syndrome; angeb., u. U. als derbe Resistenz oberh. des Kehlkopfs palpable, einseitige Verknöcherung des Ligamentum stylohyoideum, die zu Globusgefühl u. Schmerzen beim Schlucken, neuralgiformen Beschwerden u. insbes. durch best. Kopfbewegungen auslösbaren Sympt. wie Schweißausbrüche, Schwindel u. Bewußtseinsstörungen führen kann; **Diagn.:** Röntgen; **Ther.:** op. Resektion.

Syn|drom, surdo|kardiales (↑) n: syn. Jervell*-Lange-Nielsen-Syndrom.

Syn|drom, toxisch-epi|demisches (↑) n: (engl.) toxic-epidemic syndrome; Abk. TES; Bez. f. ein 1981 in Spanien anläßlich einer Massenerkrankung beschriebenes Syndrom mit mehr als 19 000 Erkrankten u. über 300 Todesfällen. Ein Kausalzusammenhang mit der Ingestion von mit Anilinzusätzen denaturiertem Rapsöl wird als wahrscheinlich angenommen, die pathogenet. Rolle der Oleoanilide* ist jedoch nicht endgültig geklärt (toxische Wirkung?, allergische Vaskulitis? immunsuppressive Wirkung u. Inf. mit Mycoplasma pneumoniae?). **Klin.** sind zwei Phasen der Erkr. zu unterscheiden: **1.** wenige Tage dauernde Akuterkrankung mit pneumonischen Symptomen, Exanthem, gastrointestinalen Beschwerden, Myalgien usw.; **2.** Späterkrankung nach 2-3 Mon. mit v. a. neuromuskulären Symptomen, Muskelkrämpfen, Myalgien, Muskelatrophien und Lähmungen. Die Ther. ist ausschließlich symptomatisch.

Syn|drom, urethro-okulo-syn|oviales (↑) n: s. Reiter-Krankheit. **S., vaso|neurotisches** (↑) n: s. Syndrom, psychovegetatives. **S., vegetatives** (↑) n: s. Syndrom, psychovegetatives.

Syn|drom|wechsel (↑): syn. (engl.) syndrome-shift; Bez. f. den Übergang von einer Erkr. in eine andere; z. B. Übergang von einer somatischen in eine psychische Erkr. od. umgekehrt, von einer psychischen bzw. psychosomatischen in eine andere psychische bzw. psychosomatische Erkrankung.

Syn|drom X (↑) n: (engl.) angina with angiographically normal coronaries; Auftreten pektanginöser Beschwerden bei unauffälligem Befund in der Koronarangiographie u. normaler Herzfunktion in Ruhe. Vgl. Angina pectoris.

Syn|drom, zerebro-hepato-renales (↑) n: syn. Zellweger*-Syndrom.

Syn|echie (gr. συνέχεια das Zusammenhängen) f: (engl.) synechia; Verwachsung; **1.** (ophth.) Verwachsung der Iris mit der Hornhauthinterfläche (vordere S.), z. B. nach perforierender Verletzung od. perforiertem Hornhautulkus, od. mit der Linse (hintere S.) inf. Iritis*; führt bei Pupillenerweiterung zur Entrundung; medikamentöse Sprengung meist nur kurzfristig nach Entstehung möglich; **2.** (gyn.) S. des Cavum uteri: Verklebung bis Verwachsung der Uteruswände, u. U. mit Nekrose des Endometriums; Urs.: Genitaltuberkulose, Asherman*-Fritsch-Syndrom, Verätzungen.

Syn|ergie (Syn-*; Erg-*) f: (engl.) synergy; Zusammenwirken; z. B. von Muskeln, innersekretorischen Drüsen. Vgl. Asynergie, Antagonismus.

Syn|ergismus (↑; ↑) m: (engl.) synergism; **1.** (pharmak.) gegenseitige Beeinflussung mehrerer Arzneimittel i. S. einer additiven od. potenzierten, u. U. auch neuartigen Wirkung; **2.** (bakteriol.) Bez. f. die bei Antibiotika-Kombinationstherapie u. U. bereits bei 25% od. weniger der in der Einzeltestung benötigten Konz. eintretende Wirkung; Nachw. in der sog. Checkerboard-Technik der Kombinationstestung.

syn|gen (↑; -gen*): syn. isogen; s. Transplantation (Tab.).

Syn|karzino|genese (↑; Karz-*; -genese*) f: (engl.) cocarcinogenesis; Karzinomentstehung durch Zusammenwirken versch., zu Mutationen führender Faktoren; vgl. Karzinogenese.

Syn|kinese (↑; Kin-*) f: Mitbewegung.

Syn|klitismus (gr. συγκλίνεσθαι gleichermaßen beugen, sich neigen) m: (engl.) synclitism; (gebh.) achsengerechte Einstellung des kindlichen Kopfs; bei dem im Beckeneingang stehenden od. schon mit einem kleinen Segment eingetretenen Kopf findet man die querverlaufende Pfeilnaht in der Führungslinie des Beckens. Vgl. Asynklitismus.

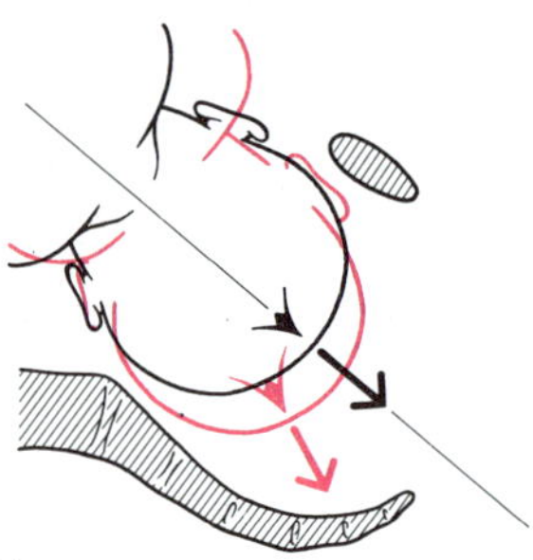

Synklitismus: achsengerechte (synklitische) Einstellung des Kopfes im Beckeneingang; gerade: Führungslinie des Beckens; rot: Einstellung bei Asynklitismus [385]

Syn|kope (gr. συγκοπή plötzlicher Kräfteverlust) f: (engl.) syncope; sog. Ohnmacht; kurzdauernder Bewußtseinsverlust (Sek. bis Min.) aus unterschiedlichen **Urs.:** **1.** kardial bedingt bei Herzrhythmusstörungen, Herzinsuffizienz, Cor pulmonale, Herzinfarkt, Karotissinussyndrom, hypertrophischer obstruktiver Kardiomyopathie, Herzfehlern u. Herztumoren (Vorhoftumoren); **2.** vaskulär bedingt inf. peripherer Vasodilatation (sog. Vasomotorenkollaps), als vagovasale (vasodepressorische) S. (s. Kreislaufstörungen, funktionelle), bei orthostatischer u. konstitutioneller Hypotonie, als pressorisch-postpressorische S. (Husten, Lachen, Niesen, Pressen bei der Defäkation u. Miktion, Heben schwerer Gewichte) insbes. bei Vorliegen eines Lungenemphysems; **3.** zerebrovaskulär bedingt als Sympt. bei

TIA, inf. arterioarterieller Mikroembolien, bei Stenosen u. Aneurysmen zerebraler Gefäße (A. carotis, A. vertebralis, A. basilaris), Aortenbogensyndrom, Subclavian-Steal-Syndrom, dissezierendem thorakalem Aortenaneurysma, Wallenberg-Syndrom; **4.** zerebral bedingt bei Epilepsie, Narkolepsie, Hysterie, Eklampsie; **DD:** metabolisch od. toxisch verursachte (komatöse) Bewußtseinsstörung*, psychogene Anfälle. Vgl. Kollaps, Koma, Schock.

Syn|ophrys (Syn-*; gr. ὀφρύς Augenbraue) **f:** zusammengewachsene Augenbrauen als anlagebedingte Besonderheit ohne pathognomonische Bedeutung od. bei versch. Fehlbildungssyndromen (Chromosom-9p⁻-Syndrom, Lange-Syndrom I, Waardenburg-Syndrom).

Syn|ophthalmus (↑; Ophthalm-*) **m:** s. Zyklopie.

Syn|opsis (gr. σύνοψις Übersicht, Betrachtung) **f:** zusammenfassende bzw. vergleichende Übersicht.

Syn|opto|phor (Syn-*; Op-*; -phor*) **m:** (engl.) synoptophore; stereoskop. Gerät zur Bestimmung des subjektiven u. objektiven Schielwinkels, der Fusionsbreite, Netzhautkorrespondenz u. des räuml. Sehens sowie zur Übungsbehandlung bei Strabismus*.

Syn|orchidie (↑; Orch-*) **f:** (engl.) synorchism; angeb. Verschmelzung beider Hoden.

Syn|ostose (↑; Ost-*; -osis*) **f:** (engl.) synostosis; (anat.) knöcherne Verbindung, z. B. der Kreuzwirbel zum Kreuzbein; (klin.) posttraumatisch od. postinfektiös bes. im Bereich der Hand- u. Fußwurzel. Vgl. Synarthrose.

Syn|ov|ek|tomie (↑; Ov-*; Ektomie*) **f:** (engl.) synovectomy; syn. Synovialektomie; op. (auch arthroskopische) Entfernung der erkrankten Synovialhaut eines Gelenks, meist des Kniegelenks; wichtigste **Ind.: 1.** rheumatoide Arthritis*; präventiv orientierte Frühsynovektomie (Hinauszögern der arthritischen Gelenkdestruktion) vor radiol. Nachweis erosiver Veränderungen; symptomatisch orientierte Spätsynovektomie (Schmerzminderung) bei fortgeschrittener Erkr. mit hoher, durch sonstige Therapiemaßnahmen unbeeinflußbarer lokaler entzündl. Aktivität; **2.** bakterielle Arthritis, die nicht innerh. von 3-5 Tagen auf kons. Maßnahmen (Gelenkpunktion, systemische Antibiotikatherapie) anspricht. Vgl. Synoviorthese.

Syn|ov|ek|tomie, chemische (↑; ↑; ↑) **f:** ungenaue Bez. f. chem. Synoviorthese*.

Syn|ovia (↑; ↑) **f:** Gelenkschmiere; von der Synovialis* gebildete fadenziehende Flüssigkeit, die Fetttröpfchen, Eiweiß, Hyaluronsäure u. Zelltrümmer enthält.

Syn|ovial|hernie (↑; ↑; Hernie*) **f:** s. Baker-Zyste.

Syn|ovialis (↑; ↑) **f:** Kurzbez. f. Membrana synovialis; aus lockerem, zellreichem Bindegewebe aufgebaute Innenschicht der Gelenkkapsel, die stellenweise einen endothelartigen Belag aufweist; besitzt zottenartige Erhebungen (Synovialzotten), die reich an Blutgefäßen, sensiblen Nerven u. freien Bindegewebezellen sind; sondert die Gelenkschmiere (Synovia*) ab. Vgl. Gelenk.

Syn|ovialitis (↑; ↑; -itis*) **f:** syn. Synovitis*.

Syn|ovialom (↑; ↑; -om*) **n:** (engl.) synovioma; von der Synovialis ausgehender Tumor; **Lok.:** v. a. am Kniegelenk; **Formen: 1.** benignes S.: xanthomatöser Riesenzelltumor mit Xanthomzellen, Riesenzellen u. Spindelzellen; **2.** malignes S.: meist Entartung eines benignen S. mit frühzeitiger Metastasierung, z. B. als Synovialsarkom; **Diagn.:** Arthrographie, ggf. Angiographie, Szintigraphie; **Ther.:** Synovektomie, bei Knochenbeteiligung Resektion (u. U. Amputation) in Komb. mit Zytostatika- u. Strahlentherapie. Vgl. Weichteiltumoren.

Syn|ovial|sarkom (↑; ↑; Sark-*; -om*) **n:** s. Synovialom.

Syn|ovi|orthese (↑; ↑; Ortho-*) **f:** (engl.) synoviorthesis; intraartikuläre Injektion von Osmiumtetroxid, Natriummorrhuat-Benzylalkohol-Mischung (chemische S.) od. von Radionukliden (Radiosynoviorthese) bei chronischer Synovitis* zur therapeutischen Entfernung bzw. Zerstörung der entzündeten Synovialis. Vgl. Synovektomie.

Syn|ovitis (↑; ↑; -itis*) **f:** syn. Synoviitis, Synovialitis; Entz. der Synovialmembran; **Formen: 1.** akute S.: vorwiegend granulozytäre Infiltration des Stratum synoviale u. subsynoviale, Hyperämie, gesteigerte Gefäßpermeabilität mit Ödem der Synovialmembran u. nachfolgendem Gelenkerguß, Exsudation von Fibrin; **2.** chronische S.: vorwiegend lymphomonozytäre u. plasmazelluläre Infiltration, „palisadenförmige“, z. T. zottige (villöse) Proliferation der synovialen Deckzellen, Ausbildung von Pannusgewebe (v. a. bei rheumatoider Arthritis*); vgl. Arthritis.

Syn|ovitis fungosa (↑; ↑; ↑) **f:** synoviale Gelenktuberkulose; s. Arthritis tuberculosa.

Syn|these (gr. σύνθεσις) **f:** (engl.) synthesis; Zusammensetzung; Aufbau, künstl. Darstellung einer chem. Verbindung aus Elementen od. einfacheren Bausteinen.

Syn|thetasen f pl: (engl.) synthetases; Enzyme*, die die Verknüpfung von zwei Molekülen unter Spaltung energiereicher Phosphatbindungen (z. B. ATP) katalysieren.

syn|thetisch (gr. σύνθεσις Zusammensetzung)**:** (engl.) synthetic; vereinigt; bei Arzneimitteln: künstl. hergestellt.

Syn|thymie (Syn-*; gr. θυμός Gemüt) **f:** (engl.) synthymia; **1.** Ausgeglichenheit der Stimmung ohne Neigung zur Schizothymie od. Zyklothymie; **2.** einer Grundstimmung entspr. Äußerung eines Affekts; Vork. als sog. synthyme Wahnbildung bei best. Formen von Wahn*, z. B. Auftreten eines ängstlichen Beziehungswahns bei starker Angst als Grundstimmung.

syn|ton (↑; Ton-*)**:** (engl.) syntonic; Bez. f. eine Charakterstruktur, die durch e. ruhige, gütige, offene u. abgerundete Wesensart, Tatkraft, Aufgeschlossenheit sowie Einheitlichkeit im Fühlen, Denken u. Handeln gekennzeichnet ist.

Syn|tonine n pl: s. Azidalbumine.

Syn|tropie (Syn-*; -trop*) **f:** (engl.) syntropy; überzufälliges gemeinsames Vork. von versch. Erkrankungen.

Syn|urie (↑; Ur-*) **f:** (engl.) synuria; Ausscheidung von Fremdstoffen mit dem Harn.

Syn|zytio|tropho|blast (↑; Zyt-*; Troph-*; Blast-*) **m:** s. Trophoblast.

Syn|zytium (↑; ↑) **n:** (engl.) syncytium; Zellverband, der durch Verschmelzung v. Einzelzellen od. durch Endomitose* entstanden ist u. keine Zellgrenzen aufweist; kommt im menschl. Organismus z. B. in Form des Synzytiotrophoblasten der Plazenta u. in den quergestreiften Muskelfasern vor.

Syphilid n: Bez. f. verschiedenartigste H-
u. Schleimhauterscheinungen im Sekun-
Tertiärstadium der Syphilis*.

Syphilid, korymbi|formes n: gruppierte Papeln bei Syphilis* (Sekundärstadium).

Syphilis f: syn. Lues (venerea), sog. harter Schanker; eine der meldepflichtigen Geschlechtskrankheiten*; **Err.:** Treponema* pallidum; **Übertragung** i. d. R. beim Geschlechtsverkehr, nur ausnahmsweise indirekt.

Klin.: Unterschieden werden die erworbene S. (S. acquisita) u. die sog. angeborene S. (S. connata).

I. Erworbene S.: Einteilung in Frühsyphilis mit Primär- u. Sekundärstadium, Spätsyphilis mit Tertiär- u. sog. Quartärstadium (Neurosyphilis; s. Tab.). Im folgenden wird die typische Symptomatik der unbehandelten S. beschrieben, die allerdings immer seltener angetroffen wird (durch epidemiol. Gestaltwandel, antibiotische Anbehandlung u. a. Faktoren). **1. Frühsyphilis: Primärstadium** (Lues I): Schon wenige Std. nach Inf. finden sich Err. im Blut. Nach einer Inkubation von durchschnittlich 3 Wo. entwickelt sich an der Eintrittsstelle aus einer schnell zerfallenden Papel das typischerweise etwa münzgroße, indurierte (harter Schanker), schmerzlose Primärulkus, der syphilitische Primäraffekt (Abk. P. A.). Der P. A. (selten mehrere) kann an jeder Körperstelle ohne od. mit Begleitödem auftreten, ist jedoch meist an den Genitalien od. im Mund-

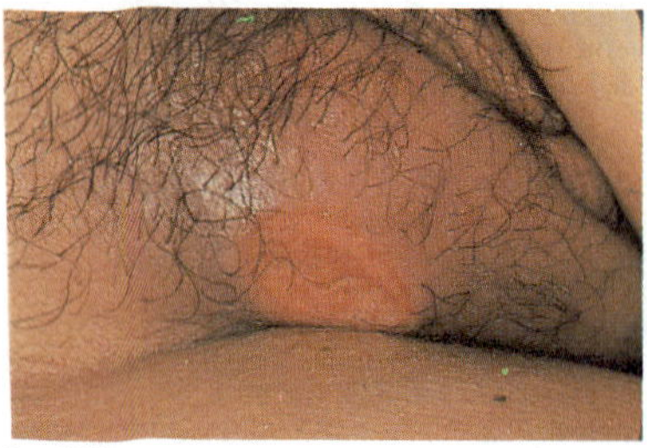

Syphilis:
Primäraffekt [3]

bereich lokalisiert. Ca. 6 Wo. p. i. kommt es zum Anschwellen regionaler Lymphknoten (derb, schmerzlos, beweglich, deutlich voneinander abgrenzbar): syphilitischer Primärkomplex. **Sekundärstadium** (Lues II): ab der 8. bis 12. Wo. p. i., dauert ca. zwei Jahre; Sympt. des frühen Sekundärstadiums (ca. 3 Mon.): Allgemeinerscheinungen (Kopf- u. Gliederschmerzen, BKS-Beschleunigung, Fieber, allg. Krankheitsgefühl); generalisierte Lymphknotenschwellung (Polyskleradenitis); makulöses, nicht juckendes Exanthem (Roseola); seltener Arteriitis, Meningoenzephalitis (dem Sekundärstadium zugehörige Form der Lues cerebrospinalis), Periostitis, Iritis u. a. Augenerscheinungen, Icterus syphiliticus praecox; Sympt. des späten Sekundärstadiums: anfangs generalisierte, später eher umschriebene makulo-papulöse (seltener -squamöse od. -pustulöse) Hautausschläge; Palmoplantarsyphilid (fleckenförmiger psoriasiformer Ausschlag an Handtellern u. Fußsohlen); nässende, breitbasig aufsitzende, wuchernde, treponemenreiche Papeln perianal u. -genital, die hochinfektiösen ondylomata* lata u. Schleimhauteffloreszenzen aques muqueuses); Angina syphilitica, Alo- specifica, syphilitisches Leukoderm (v. a.

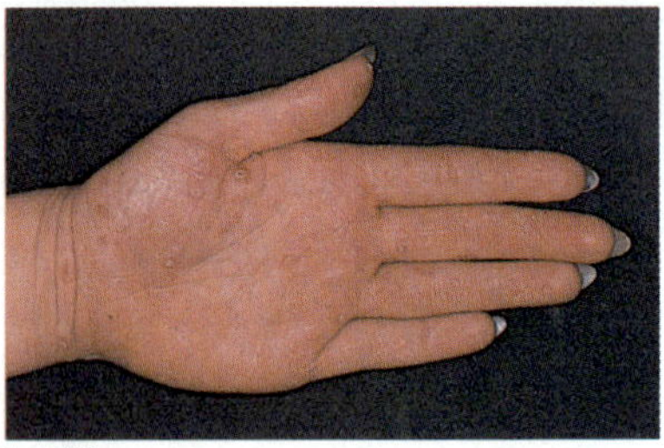

Syphilis:
Effloreszenzen des Sekundärstadiums auf der Handfläche [3]

am Hals: sog. Collier de Venus); **spez. Formen des Sekundärstadiums:** S. decapitata od. S. d'emblée: z. B. durch Bluttransfusion übertragene S., wobei gleich Erscheinungen des Sekundärstadiums einsetzen (kein P. A.!); S. latens (seropositiva): ca. zwei Jahre p. i. klingen alle klin. Erscheinungen des Sekundärstadiums i. d. R. folgenlos ab, u. die S. ist nur noch serol. nachweisbar. Rezidive sind allerdings möglich (meist spärlichere Hauterscheinungen, dabei aber größere Einzelherde, Ringformen u. a.). Es muß wahrscheinlich nur bei einem Teil der Pat. mit S. latens (ca. 30%) mit syphilitischen Spätmanifestationen gerechnet werden. **2. Spätsyphilis: Tertiärstadium** (Lues III): Beginn ca. fünf Jahre p. i., wird heute nur noch selten gesehen (Zufallsbefund); i. d. R. stark positive serol. Reaktionen (Hyperergie) im Blut. Treponemen sind in den granulomatösen Veränderungen z. T. nachweisbar, die Pat. sind dennoch nicht kontagiös. Haut, Schleimhaut- u. Organsymptome: Knotensyphilide an Haut, seltener Schleimhäuten (kutane bzw. subkutane Syphilide) mit Tendenz zu Ulzeration u. narbiger Abheilung, können als sog. Gummen (zu Einschmelzung u. Defektbildung neigende Granulome) prinzipiell jedes innere Organ, v. a. Knochen (Periostitis gummosa), Nasenseptum, harten u. weichen Gaumen, befallen (DD: Tuberculosis* cutis); interstitielle fibröse Entz. (Glossitis, Orchitis u. a.). Eine erst ca. 30 Jahre p. i. auftretende Spätkomplikation ist die Mesaortitis luica (histol.: Wandnekrosen im Bereich von Adventitia u. Media mit Zerstörung der glatten Muskel- u. der elastischen Fasern), die v. a. am aufsteigenden Ast der Aorta mit sich allmählich ausbildender Aortenektasie (Aneurysma*) lokalisiert ist; gefährliche Kompl.: Ruptur! **Quartärstadium** (Neurosyphilis): Sympt. der S. des ZNS treten ca. 10-20 Jahre p. i. auf. Formen: latente Neurosyphilis bei neurol. unauffälligen Pat. od. Pat. mit abnormen neuropsychiatrischen Befunden, die eine positive Liquorserologie aufweisen; Tabes* dorsalis (syphilitischer Befall des Rückenmarks); progressive Paralyse* (Untergang grauer Hirnsubstanz); syphilitische Hirngefäßerkrankungen (zerebrospinale bzw. meningovaskuläre S.) u. gummöse Hirnsyphilis bieten je nach Sitz der Erkrankungsherde eine sehr unterschiedliche neurol. Symptomatik u. werden als Lues* cerebrospinalis zusammengefaßt.

II. S. connata: intrauterin erworbene, d. h. diaplazentar auf den Fetus durch die erkrankte u. unzureichend behandelte Mutter übertragene S. (Fetopathia syphilitica), u. zwar erst ab 5.

Syphilis
Orientierungsschema für den Ablauf der erworbenen Syphilis

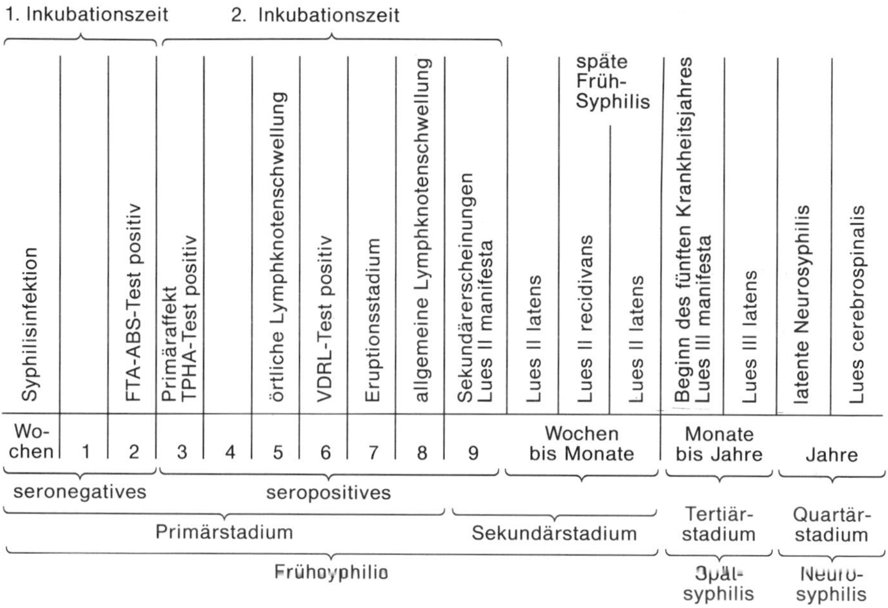

Schwangerschaftsmonat. Erfolgt die Inf. bei florider Lues I od. II der Mutter zu einem früheren Zeitpunkt (fetale S.), kommt es zum Absterben der Frucht in utero u. Frühtotgeburt (Frucht, Fruchtwasser u. Plazenta sehr treponemenreich) im 6.-7. Monat; Aborte in den ersten Schwangerschaftsmonaten beruhen nie auf einer S. Sympt. der Säuglingssyphilis (bei weniger geschädigten, lebend geborenen Kindern): Pemphigus syphiliticus (bullöse u. ulzeröse Exantheme bes. an Handflächen u. Fußsohlen); Parrot-Furchen durch narbige Abheilung krustöser Papeln u. radiärer Einrisse um den Mund; Coryza syphilitica (eitriger, sog. schnarchender Schnupfen durch Nasenschleimhautbefall); Leber- u. Milzvergrößerung, Anämie. Sympt. der S. connata tarda (bei Manifestation der S. im späten Kindesalter): Hutchinson-Trias mit Innenohrschwerhörigkeit*, Keratitis* parenchymatosa u. Hutchinson*-Zähnen; Säbelscheidentibia u. Sattelnase durch Knochenbeteiligung; selten Spätmanifestationen i. S. einer Neurosyphilis od. Mesaortitis luica.

Diagn.: mikroskopischer Direktnachweis von Treponema pallidum im Reizserum des Primäraffekts bzw. im Lymphknotenpunktat mittels Dunkelfelduntersuchung*; **Serol.: 1.** TPHA-Test: wird ca. 3 Wo. p. i. reaktiv; Prinzip: im pos. Fall makroskopisch sichtbare Agglutination der mit dem Patientenserum zusammengebrachten Testerythrozyten (angelagerte Treponemen); i. a. allein zur Routinediagnose ausreichend (Richtlinien f. die Serodiagnose der S. des Bundesgesundheitsamtes 1979); **2.** FTA-ABS-Test: wird 2 Wo. p. i. reaktiv; Prinzip: abgetötete Treponemen werden auf einem Objektträger mit Patientenserum zusammengebracht u. die Reaktion ggf. vorhandener Antikörper mittels fluoreszenzmarkiertem Antihumanglobulin mikroskopisch sichtbar gemacht. Beide Tests haben eine hohe Spezifität u. bleiben auch nach Ausheilung einer S. oft lebenslang reaktiv. Sie sind deshalb nur zum Nachweis von Treponemeninfektion (auch tropischen Treponematosen*) u. nicht zur Beurteilung des Therapieerfolgs geeignet. Biol. falschpos. Ergebnisse (ca. 0,1-0,2%) wurden beschrieben u. a. bei Autoimmunkrankheiten (Lupus erythematodes, rheumatoide Arthritis) u. Mononucleosis infectiosa. **Beurteilung der Aktivität** einer S. (Behandlungsbedürftigkeit) mittels: **1.** VDRL-Test (in d. Veneral Disease Research Laboratories, USA, entwickelt): wird etwa ab der 5. Woche reaktiv. Nachw. von unspezifischen Lipoid-AK (Reagine*) mittels standardisiertem (Rinderherz-)Kardiolipinantigen (Mikroflokkungsreaktion); falschpos. Ergebnisse v. a. bei Erkr., die mit starken Veränderungen der Bluteiweiße einhergehen u. bei Schwangerschaft. **2.** Ein vergleichbares Verfahren ist die Kardiolipin-Komplementbindungsreaktion (Abk. KBR) nach Kolmer. Beurteilung des Therapieerfolges anhand des Antikörperverlaufs (der Titer fällt bei erfolgreicher Ther. nach einigen Mon. ab, wird jedoch nicht immer negativ). **3.** In Zweifelsfällen sowie grundsätzlich zur Abgrenzung einer S. connata wird der IgM-FTA-Test in der Modifikation des 19S-IgM-FTA-ABS-Tests angewandt, der den Nachweis treponemenspezifischer IgM-Antikörper ermöglicht. Bei allen, heute eher atypisch verlaufenden Fällen der Neurosyphilis findet sich eine meist deutlich reaktive Luesserologie in Blut u. Liquor. Bei Verdacht auf Neurosyphilis: Luesserologie mit Liquor* cerebrospinalis, außerdem neben der üblichen Liquordiagnostik,

S

der klin.-neurol., HNO-ärztlichen u. ophth. Untersuchung zusätzlich Nachw. u. Bewertung lokaler Antikörperproduktion im ZNS mittels Immundiffusion* sowie die Registrierung akustisch evozierter Potentiale*, EEG u. ggf. Computertomographie.

Ther.: Ziel ist bei der Frühsyphilis u. S. latens die Aufhebung der Infektiosität u. Verhinderung des Auftretens spätsyphilitischer Erscheinungen; bei der Spätsyphilis Verhinderung des weiteren Fortschreitens der Erkr. (bereits entstandene Defekte sind irreversibel); Antibiotikum der Wahl ist Penizillin. Bei der Frühsyphilis genügen tägliche i. m. Injektionen eines Mittelzeitdepotpräparats (z. B. Benzylpenicillin-Clemizol) über 14 Tage, auch ausreichend hoch dosierte einzeitige i. m. Injektionen eines Langzeitdepotpräparats (z. B. Benzylpenicillin-Benzathin); Auftreten einer Jarisch*-Herxheimer-Reaktion od. eines Hoigné*-Syndroms möglich. Bei S. latens u. Tertiärsyphilis wird Verlängerung der Behandlung auf 3-4 Wo. empfohlen (bzw. dreimalige i. m. Injektion eines Langzeitdepotpräparats in wöchentlichem Abstand). Neurosyphilis: hochdosierte Penizillininfusionen für ca. 10 Tage u. anschl. Injektionsbehandlung; alternative Chemotherapeutika (z. B. bei Penizillinallergie): Cephalosporine, Tetrazykline, Erythromycin (wegen ihrer geringeren Wirksamkeit im Vergleich zu Penizillin empfiehlt sich eine Verlängerung der Behandlungsdauer auf 3-4 Wochen); Kontrolle des Therapieerfolges: serologisch (VDRL-Test, s. o.).

Syphilis, en|demische f: (engl.) endemic syphilis; syn. Bejel; durch Treponema* pallidum (Typ II od. Treponema endemicum) verursachte, nichtvenerische chron. Infektionskrankheit; **Vork.:** Trockengebiete des Vorderen Orients, Afrikas, Zentralasiens; Kinder erkranken gehäuft. **Sympt.:** meist keine Primärläsionen, Schleimhautläsionen am Mund, feuchte Effloreszenzen der Haut, später in der Anogenitalregion; Sekundär- u. Tertiärläsionen ähnlich wie bei Frambösie*; **Ther.:** Penizillin; vgl. Treponematosen, tropische.

Syphilis, quartäre f: Bez. f. das Quartärstadium der Syphilis*.

Syphiloid (-id*) n: abgeschwächte Formen endemischer Syphilis*.

Syphilom (-om*) n: syn. Gumma*.

Syring|ek|tomie (gr. σῦριγξ Hirtenflöte; Ektomie*) f: (engl.) syringectomy; op. Entfernung einer Fistel.

S

Syringitis (↑; -itis*) f: Entz. der Ohrtrompete; vgl. Tubenkatarrh.

Syringo|bulbie (↑; gr. βολβός Zwiebel) f: s. Syringomyelie.

Syringom (↑; -om*) n: gutartige Fehlbildung der Schweißdrüsenausführungsgänge; gruppiert stehende, hautfarbene Papeln (s. Abb.) bes. an Unterlidern u. Hals; vgl. Hidradenom, Naevus syringo-cystadenomatosus papilliferus.

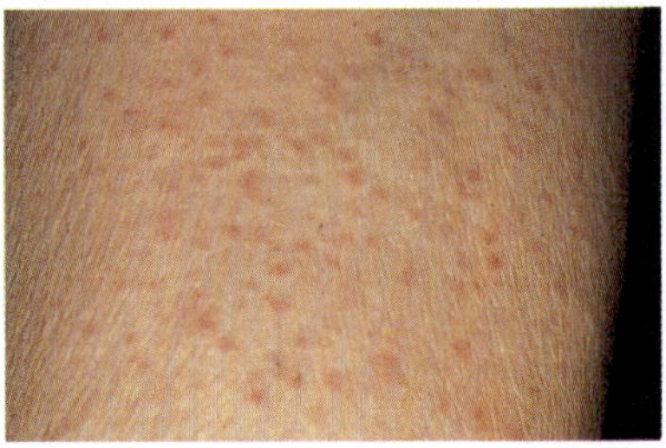

Syringom [3]

Syringo|myelie (↑; Myel-*) f: (engl.) syringomyelia; Dysrhaphiesyndrom mit Höhlenbildung innerh. der grauen Substanz insbes. zervikaler u. thorakaler Abschnitte des Rückenmarks, evtl. im Bereich der Medulla oblongata u. Pons (Syringobulbie), sowie Hydromyelie* u. degen. Veränderungen der Neuroglia*; evtl. Überwiegen stiftförmiger Wucherungen der Neuroglia (Gliosis spinalis, sog. Stiftgliose) im Bereich des Canalis centralis; Vork. bei Männern etwa doppelt so häufig wie bei Frauen; Manifestation zw. dem 20. u. 40. Lj.; **Sympt.:** diffuser Schulter-Arm-Schmerz, dissoziierte Sensibilitätsstörungen* inf. Läsion des Tractus spinothalamicus, trophische Störungen der Haut, Schwellung der Hand (sog. Tatzenhand, main succulente), Entkalkung der Knochen, Arthropathie, Frakturen, Thoraxdeformität (Kahnthorax), Kyphoskoliose; Horner*-Symptomenkomplex, Anhidrose u. Morvan*-Syndrom inf. Läsion des Sympathikus im Seitenhorn des Rückenmarks, Lähmungen u. Inaktivitätsatrophie der Muskulatur inf. Läsion der Vorderhörner; bei **Syringobulbie** Nystagmus, dissoziierte Sensibilitätsstörungen des Gesichts u. Lähmungen der Hirnnerven; **Diagn.:** röntg. Erweiterung des Spinalkanals der Wirbelsäule; Computertomographie u. Kernspintomographie (Lok. u. Ausdehnung der Höhlenbildung); **Ther.:** evtl. neurochir. Drainage von Hohlräumen; **DD:** Zervikobrachialsyndrom, Rückenmarktumoren, Systemerkrankungen des Rückenmarks, Wirbelsäulenaffektionen; Vork. morphol. ähnlicher Veränderungen auch in Verbindung mit intramedullären Rückenmarktumoren, Arnold-Chiari-Syndrom u. Dandy-Walker-Krankheit.

Syringo|tomie (↑; -tom*) f: (engl.) syringotomy; op. Spaltung einer Fistel.

Syringo|zyst|adenom (↑; Kyst-*; Aden-*; -om*) n: s. Naevus syringo-cystadenomatosus papilliferus.

Système International d'Unités (frz.) m: internationales System der Einheiten; Kurzbez. SI-Einheiten; s. Einheiten.

System, aufsteigendes retikuläres aktivierendes n: (engl.) reticular activating system; Abk. ARAS; in d. Formatio* reticularis des Hirnstamms gelegenes System, das von versch. sensiblen (afferenten) Erregungen unspezif. angeregt wird u. daraufhin über seine Impulse d. Großhirnrinde aktiviert. Ausdruck hierfür ist u. a. das Verschwinden des Ruherhythmus (Alpharhythmus) bei Augenöffnen in der Elektroenzephalographie.

System|erkrankungen des Rücken|marks: (engl.) system diseases of the spinal cord; auf best. Fasersysteme od. einen Abschnitt der grauen Substanz des Rückenmarks beschränkt bleibende degen. Veränderungen des Nervengewebes; **Urs.:** unbekannt, evtl. hereditäre Erkr.; als Systemerkrankungen mit überwiegendem Befall: **1.** der Vorderhörner des Rückenmarks: Amyotrophische* Lateralsklerose, spinale Muskelatrophie*; **2.** des Hinterstrangs: Friedreich*-Ataxie; **3.** der Pyramidenbahn: spastische Spinalparalyse*. Vgl. Rückenmarkschädigungen.

System|erkrankungen, zerebellare: hereditäre od. idiopathische Degeneration insbes. zerebellarer Strukturen, evtl. unter Einbeziehung auch anderer Teile des Nervensystems von Anfang an od. im Verlauf hinzutretend (s. Multisystemdegeneration); **Pathol.:** unterschiedl. stark ausgeprägte Kleinhirnatrophie*; **Sympt.:** Ataxie*; klin. **Einteilung: 1.** spinozerebellare Degeneration (z. B. Friedreich-Ataxie); **2.** zerebellare Atrophie; **3.** olivopontozerebellare Atrophie.

System, extra|pyramidales n: (engl.) extrapyramidal system; Bez. f. alle motor. Kerngebiete in kortikalen u. subkortikalen Bereichen des ZNS mit den zugehörigen Bahnen, die nicht d. Pyramidenbahn* angehören; **anat. Kerngebiete:** Corpus striatum (Nucleus caudatus u. Putamen), Globus pallidus, Claustrum, Corpus amygdaloideum, Nucleus subthalamicus (Luysi), Substantia nigra, Nucleus ruber, Nuclei tegmenti (Formatio reticularis), Nucleus vestibularis lat., Nucleus dentatus (Kleinhirn), Nucleus olivaris. Von allen diesen Kernen entspringen Bahnen, die im Vorderseitenstrang des Rückenmarks absteigen u. an den motor. Vorderhornzellen enden. **Funktion:** Regulierung des Muskeltonus, der unwillkürl. u. Koordinationsbewegungen, der Körperhaltung, der Ausdrucks- u. Abwehrbewegungen, des Gleichgewichts. Vgl. Symptome, extrapyramidale.

System, hämo|lytisches n: s. Komplementbindungsreaktion.

systemisch: (engl.) systemic; ein ganzes Organsystem (z. B. Blut, Muskulatur, ZNS), i. w. S. den ges. Organismus betreffend; auch i. S. von generalisiert.

System, limbisches (lat. limbus Saum, Rand) n: (engl.) limbic system; phylogenetisch altes, zum Archipallidum zählendes funkt. System des ZNS; umfaßt den limb. Kortex (Hippocampus, Indusium griseum, Gyrus parahippocampalis u. des Gyrus cinguli, Corpus amygdaloideum, Corpus mammillare, Nucleus habenulae; s. Abb.), das limb. Mittelhirn u. extra- u. intramurale limb. Fasern; empfängt Erregungen vom Thalamus, von d. Formatio reticularis u. indirekt vom Neokortex. Die efferenten Bahnen laufen über den Fornix u. bilden größtenteils Rückmeldekreise mit den zuführenden Fasern. **Funktionen:** Das l. S. ist die dem Hypothalamus direkt übergeordnete Zentrale des endokrinen u. vegetativ-nervösen Regulationssystems. Vom limb. Kortex können angeb. Trieb- u. Instinkthandlungen ausgelöst u. beeinflußt werden. Das gesamte l. S. ist wesentl. für die affektive Tönung des Gesamtverhaltens, für emotionelle Reaktionen (Wut, Furcht, Zuneigung) u. spielt wahrscheinl. auch eine Rolle für die Gedächtnis- u. Lernfunktion des Gehirns.

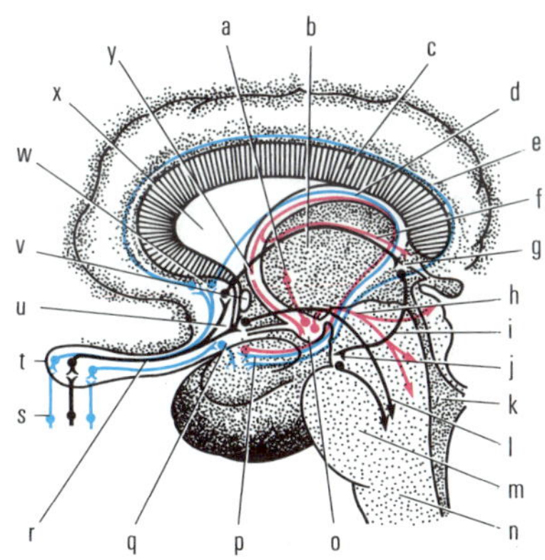

System, limbisches:
Schema wichtiger Bahnen des olfaktorischen und limbischen Systems; a: Tractus (Tr.) mamillothalamicus; b: Ventriculus III; c: Corpus callosum; d: Crus fornicis; e: Stria longitudinalis; f: Stria medullaris thalami; g: Nucleus habenulae; h: Tr. mamillotegmentalis; i: Tr. habenulointerpeduncularis; j: Nucleus interpeduncularis; k: Ventriculus IV; l: Tr. olfactomesencephalicus; m: Pons; n: Medulla oblongata; o: Corpus mamillare; p: Uncus; q: Stria olfactoria lat.; r: Tr. olfactorius; s: Riechzellen; t: Bulbus olfactorius; u: Trigonum olfactorium; v: Commissura anterior; w: Gyrus paraterminalis; x: Septum pellucidum; y: Tr. olfactohabenularis [532]

System, lymphatisches n: (engl.) lymphatic system; Bez. f. die am Immunsystem* beteiligten, in Gewebeverbänden (Anhäufungen von diffusem lymphatischem Gewebe) u. Organen mit bindegewebiger Kapsel zusammengefaßten Zellen (Lymphozyten, Epithel- u. Stromazellen); in den **primären** (zentralen) lymphoepithelialen Organen (Knochenmark, Thymus, Äquivalent der Bursa Fabricii) findet die Lymphozytopoese*, in den **sekundären** (peripheren) lymphatischen Organen (Milz, Lymphknoten, Tonsillen u. Adenoide, MALT*) die Reaktion der Lymphozyten* mit den Antigenen u. der Kontakt zw. versch. Lymphozytenpopulationen u. Phagozyten* statt.

System|mykosen (Myk-*; -osis*) f pl: (engl.) systemic mycoses; Mykosen*, die im Unterschied zu Dermatomykosen, Vaginalmykosen u. subkutanen Mykosen innere Organe befallen, i. d. R. nach Dissemination der Err. aus den Atemwegen (insbes. der Lunge) od. aus dem Verdauungstrakt; häufigste S.: Candida*-Mykosen, verursacht durch opportunistische Hefen der Gattung Candida bei immunsupprimierten Pat., seltener Aspergillus-Mykose durch opportunistische Aspergillus-Arten od. Mukor*-Mykosen durch Mucorales. In Nord- u. Südamerika sowie in weiteren subtropischen u. tropischen Gebieten sind dimorphe Err. von S. endemisch, die je nach (inhalierter) Infektionsdosis u. Funktion des Immunsystems asymptomat. Lungeninfiltrate bis lebensbedrohliche S. verursachen können: **1.** Histoplasma*-Mykose; **2.** Coccidioides*-Mykose; **3.** nordamerikanische Blastomykose; **4.** südamerikanische Blastomykose (s. Blastomykosen). Lebensbedrohliche S., verursacht durch dimorphe Pilze od. Cryptococcus neoformans, treten gehäuft bei Pat. mit AIDS auf (s. Cryptococcus-Mykose). Vgl. Mykosen, Pilzdiagnostik.

Viele Systemmykosen bleiben zu Lebzeiten der Patienten undiagnostiziert. Daher sind bei Verdacht intensive diagnostische Bemühungen erforderlich.

System, retikulo|endo|theliales n: Abk. RES; veraltete Bez. f. Monozyten*-Makrophagen-System.

System, retikulo|histio|zytäres n: Abk. RHS; veraltete Bez. f. Monozyten*-Makrophagen-System.

System, soziales n: (engl.) social system; (soziol.) Bez. f. eine aus einer Vielzahl von sozialen Einheiten (Personen, Organisationen, Institutionen) bestehende Gesamtheit; das Konzept des s. S. wurde in Analogie zur Biologie entwickelt u. stellt Probleme der Systemerhaltung, des Systemgleichgewichts u. der System-Umwelt-Beziehung in den Vordergrund.

System, striäres n: syn. striopallidäres System*. **S., strio|pallidäres** n: zusammenfassende Bez. f. Corpus* striatum u. Globus* pallidus des extrapyramidalen Systems*. **S., tubero|infundibuläres** n: s. Tractus tuberoinfundibularis.

Sy|stole (gr. συστολή das Zusammenziehen) f: **1.** Kontraktion eines muskulären Hohlorgans, i. e. S. des Herzmuskels; Vorhofsystole geht der Kammersystole (hämodynam. S.) zeitlich voraus; **2.** Bez. f. die Gesamtdauer der Kammererregung im EKG (elektr. S.); s. Herzperiode; vgl. Diastole.

Sy|stolia alternans (↑) f: syn. Hemisystolie; vgl. Extrasystolen.

S-Zacke: (engl.) S-wave; Teil des QRS-Komplexes im EKG; s. Elektrokardiographie.

Szent-Györgyi-Quotient (Albert S.-G. von Nagyrapolt, Biochem., Szeged, 1893-1986) m: Quotient, der die Wechselwirkungen zwischen Kalium, Phosphaten u. Bicarbonat einerseits u. Calcium, Magnesium u. Wasserstoffionen andererseits ausdrückt:

$$\frac{(K^+)\,(HPO_4^{2-})\,(HCO_3^-)}{(Ca^{2+})\,(Mg^{2+})\,(H^+)}$$

Rel. Zunahme der Zählerwerte ist mit einer Steigerung der nervösen Erregbarkeit (u. U. Tetanie), rel. Zunahme der Nennerwerte mit einer Herabsetzung der nervösen Erregbarkeit korreliert.

Szinti-: Wortteil mit der Bedeutung funkeln, glimmen; von lat. scintillare.

Szinti|gramm (↑; -gramm*) n: (engl.) scintiscan, scintigram; Bilddarstellung von i. R. einer Szintigraphie* applizierten Radionukliden u. ihrer Verteilung im Körper.

Szinti|graphie (↑; -graphie*) f: (engl.) scintigraphy; nuklearmed. bildgebendes Verfahren unter Verw. möglichst kurzlebiger Radionuklide* (v. a. sog. Gammastrahler) bzw. Radiopharmaka*, die sich nach Inkorporation (parenterale od. orale Zufuhr) in den zu untersuchenden Organen od. Geweben (z. B. Tumoren) entweder relativ selektiv anreichern od. nicht gespeichert werden (z. B. Darstellung „heißer" u. „kalter" Knoten in der Schilddrüse mit Iod-131 möglich). Die räumliche Verteilungsdichte (Aktivitätsverteilung) der aus dem Körper austretenden emittierten Strahlung kann mit entspr. Registriereinrichtungen als zweidimensionales Szintigramm* registriert werden; als statisches Einzelbild mit einem Scanner* v. a. zur Lokalisationsdiagnostik bei ruhendem Objekt; als Serie von Szintigrammen mit einer Gammakamera* v. a. zur Funktionsdiagnostik.

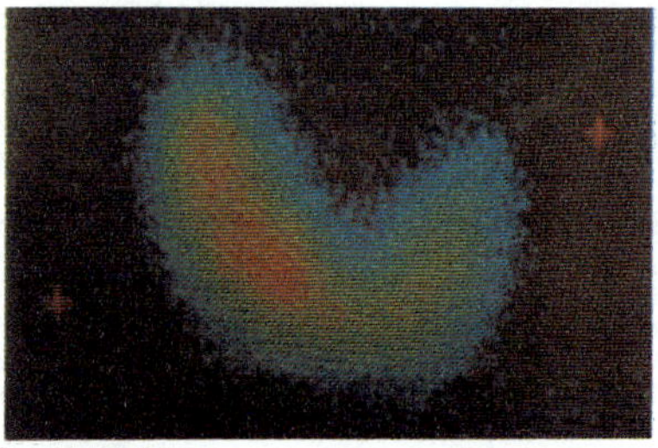

Szintigraphie:
Darstellung der Schilddrüse (bei Thyreoiditis Hashimoto mit Minderspeicherung links) im Szintigramm mit Iod-123 [13]

Szintillations|kamera (↑; lat. camera Raum) f: syn. Gammakamera*.

Szintillations|zähler (↑): (engl.) scintillation counter; Nachweis- u. Meßgerät für ionisierende Strahlung*; besteht aus einem Szintillator (ein von einem Bleimantel u. Reflektor umgebener Kristall, z. B. NaI), einem nachgeschalteten Photomultiplier* u. einer Registrierelektronik. Die von der einfallenden ionisierenden Photonenstrahlung durch Energieabgabe an den Kristall im S. freigesetzten Lichtquanten werden von dem Photomultiplier in elektrische Impulse umgewandelt und auf das 10^6-10^8fache verstärkt; mit Hilfe der Registrierelektronik können diese verstärkten Signale weiterverarbeitet werden. Da die Impulshöhe dieser Signale der absorbierten Energie proportional ist, sind S. zur Spektrometrie (Energiebestimmung) geeignet. **Med. Anw.** v. a. in der Nuklearmedizin* (u. a. zur Szintigraphie*, Emissionscomputertomographie*). Vgl. Scanner, Gammakamera.

Szirrhus (gr. σκίρρος harte Schwellung, Tumor) m: szirrhöses Karzinom*.

T

T: Abk. f. Thymin* u. Thyminrest.

T_3: Abk. f. Triiodthyronin*.

T_4: Abk. f. Tetraiodthyronin (Thyroxin*).

2,4,5-T: Abk. f. 2,4,5-Trichlorphenoxyessigsäure; aus Trichlorphenol hergestelltes Herbizid; enthält geringe Mengen (max. 0,1 ppm durch Rechtsvorschrift) des 2,3,7,8-TCDD, das vorwiegend die schädigenden Wirkungen des 2,4,5-T ausmachen soll; unterliegt in der Bundesrepublik Deutschland einer Anwendungs- u. zeitlichen Zulassungsbeschränkung; 2,4,5-T ist Bestandteil des im Vietnam-Krieg z. Entlaubung eingesetzten und zu schweren Umwelt- u. Gesundheitsschäden führenden Herbizids **Agent orange.** Die **akute Toxizität** des 2,4,5-T liegt b. einigen 100 mg pro kg Körpergewicht; es werden motor. Störungen wie Lethargie, Schluckstörungen, allg. Muskelschwäche, Inaktivität, Reizung des Verdauungstrakts m. Erbrechen sowie Nasen-, Augen- u. Rachenreizungen beobachtet; bei **chron. Exposition** kommt es zu Haut- u. Schleimhautreizungen, Konjunktivitis, Chlorakne, chron. Bronchitis, Leberzellfunktionsstörungen durch Pigmenteinlagerungen in die Leber, schmerzhaften Veränderungen des Muskelstoffwechsels m. Schwächen u. Paresen, auch Herzmuskelschäden; ferner wurden Veränderungen der Psyche u. des vegetativen Nervensystems beobachtet. 2,4,5-T gilt als im Tierversuch nicht kanzerogen, jedoch als fetotoxisch u. teratogen. Vgl. TCDD.

Ta: chem. Symbol f. Tantal*.

TAB: Abk. f. **T**yphus-Paratyphus-**A**- u. -**B**-Impfstoff; vgl. Schutzimpfung.

Tabak: getrocknete Blätter der Tabakpflanze (Nicotiana tabacum); im Tabakrauch sind N-Nitrosoverbindungen, polycyclische u. aromatische Kohlenwasserstoffverbindungen wie Formaldehyd, Blausäure, Cadmium u. a. Schwermetalle, Nicotin* u. Kohlenmonoxid enthalten. Versch. **Karzinogene** im Tabakteer können m. einer Latenzzeit von 15-20 Jahren Karzinome in Mundhöhle, an Larynx u. Bronchien sowie in Lunge, Ösophagus, Magen, Darm u. Harnblase erzeugen, **schleimhautreizende Substanzen** (Aldehyde, Phenole, Säuren u. Ammoniak) verursachen bei chron. Einwirkung chron. Bronchitis (Raucherhusten) u. chron. Gastritis, **Kohlenmonoxid** (im Rauch von Zigaretten 1-3%, Pfeife 2% u. Zigarre bis 6%, im Blut b. mäßigem Rauchen ca. 5% CO-Hb, b. starkem Rauchen bis zu 15%) führt zu einer Herabsetzung der körperl. Leistungsfähigkeit. Rauchen in der Schwangerschaft erhöht das Risiko f. Frühgeburten u. ein vermindertes Geburtsgewicht des Neugeborenen. Beim Mann ist eine Schädigung der Spermiogenese möglich.

Tabak|beutel|gesäß: s. Dystrophie.

Tabak|beutel|naht: s. Nahtmethoden.

Tabak|mosaik-Virus (Virus*) **n:** (engl.) tobacco mosaic virus; Abk. TMV; RNA-haltiges pflanzenpathogenes Virus mit helikaler Struktur u. Größe von 15 × 300 nm; Err. der Blattfleckkrankheit des Tabaks u. a. Pflanzen. Beim Studium des TMV gewonnene Erkenntnisse erwiesen sich als wegbereitend für die virologische Forschung. 1892 bewies Iwanowski die Filtrierbarkeit des TMV. Aufgrund der am TMV untersuchten Eigenschaften u. Wirkungen schlug Beijerinck 1898 für diese „neuen" Err. den Begriff Virus vor. Ebenfalls am TMV erkannte Iwanowski 1902 die korpuskuläre Natur des Err. u. beschrieb erstmalig sog. Viruskristalle. Durch den Einsatz der Röntgenstrukturanalyse wurde schließl. die Struktur des TMV aufgeklärt (Watson, 1954; Franklin, 1957). Damit war das allg. Bauprinzip für helikal strukturierte Viren aufgeklärt worden. Vgl. Viren.

Tabanidae (lat. tabanus Pferdebremse; Idio-*) **f pl:** Bremsen; s. Fliegen.

Tabardillo|fieber (span. tabardillo rotes Mäntelchen)**:** (engl.) tabardillo; syn. endemisches Fleckfieber, mexikanisches Fleckfieber; Rickettsiose in Mittelamerika; **Err.:** Rickettsia* mooseri.

Tabatière (frz. Schnupftabakdose) **f:** (engl.) snuff box; (anat.) Fovea radialis; bei gestrecktem u. abduziertem Daumen distal des Processus styloideus des Radius auftretende Vertiefung; begrenzt durch d. Sehnen des M. abductor pollicis longus, M. extensor pollicis brevis u. d. Sehne des M. extensor pollicis longus. Den Boden der Grube bilden Processus styloideus des Radius u. Os scaphoideum, wo auch der Puls der A. radialis tastbar ist.

Tabes (lat. Auszehrung, Schwinden, Schwindsucht) **f:** veraltete Bez. f. Schwindsucht (Tuberkulose).

Tabes dorsalis (↑) **f:** sog. Rückenmarkschwindsucht; Form der Neurosyphilis im Spätstadium der Syphilis* mit Degeneration der Hinterstränge des Rückenmarks u. Infiltration der Wurzeln der Rückenmarknerven durch Lymphozyten u. Plasmazellen; Auftreten in ca. 2-3% mit einer Latenzzeit von ca. 8-12 Jahren; **Sympt.:** Pupillenstörungen (z. B. Anisokorie, fehlende Pupillenreaktion, Miosis, in ca. 80% positives Argyll-Robertson-Zeichen), Augenmuskellähmungen, Sensibilitätsstörungen* (v. a. Analgesie u. Hypästhesie) mit Bildung trophischer Ulzerationen bes. an den Fußsohlen (Malum perforans pedis), Parästhesien, anfallartig auftretende, plötzlich einschießende Schmerzen u. schmerzhafte tabische Organkrisen*, Areflexie, Hypotonie der Muskulatur mit pathol. überstreckbaren Gelenken (z. B. Genu recurvatum), tabische Arthropathie, Hinterstrangsymptome* mit Ataxie u. Gangstörungen, Blasen- u. Mastdarmstörungen, Erektionsstörung; **Diagn.** u. **Ther.:** s. Syphilis; **DD:** Adie-Syndrom, Polyneuropathie.

Tabo|para|lyse (↑; gr. παραλύειν auf einer Seite lähmen, schwächen) **f:** (engl.) taboparesis; gemeinsames Vork. von Tabes* dorsalis u. progressiver Paralyse*.

Tabula (lat.) **f:** Tafel; T. externa u. interna: die beiden Platten des Schädeldachs; die innere wird wegen ihrer glasartig springenden Beschaffenheit auch als T. vitrea (gläserne Tafel) bez.; vgl. Teevan-Fraktur.

Tabun n: Dimethylaminozyanphosphorsäureäthylester; s. Phosphorsäureester.

Tacaribe-Viren (Viren*) n pl: (engl.) tacaribe viruses; Gruppe von RNA-Viren (Fam. Arenaviridae*); **Übertragung:** Exkremente infizierter Nager u. Fledermäuse (natürliche Wirte; vgl. LCM-Virus); bekannte **Vertreter:** Tacaribe- (Jamaica), Machupo- (Bolivien), Junin- (Argentinien), Ampari- (Brasilien), Latino- (Bolivien), Parana- (Panama), Bichinde- (Kolumbien) u. Tamiani-Virus (Florida); Junin- u. Machupo-Virus werden häufig bei Pat. mit hämorrhag. Fieber isoliert.

Tache mère (frz. tache Fleck; mère Mutter) f: s. Pityriasis rosea.

Taches bleues (↑; frz. bleu blau) f pl: (engl.) bluish spots; syn. Maculae caeruleae; blaue Flekken an d. Stichstellen v. Filzläusen, entstehen durch enzymat. Umwandlung des Hämoglobins in e. blaugrünen Farbstoff.

Taches laiteuses (↑; frz. laiteux milchig) f pl: (engl.) milky spots; Milchflecken; hauptsächl. aus Histiozyten u. Lymphozyten bestehende, makroskop. sichtbare, kapillarreiche Zellhaufen im Omentum majus; bedeutsam für die Abwehr peritonealer Inf., können sich nach Auswanderung der freien Zellen in Fettorgane umwandeln.

Taches vierges (↑; frz. vierge jungfräulich) f pl: sterile Flecken auf festen Bakterienrasen bei Anwesenheit von Bakteriophagen*.

Tachisto|skopie (gr. τάχιστος sehr schnell; -skopie*) f: (engl.) tachistoscopy; Beurteilung von visuellem Gedächtnis, Perzeptions- u. Reaktionsfähigkeit durch kurzfristige Darbietung von visuellen Reizen mit einem Projektionsgerät (sog. Tachistoskop).

Tachy-: Wortteil mit der Bedeutung schnell, plötzlich; von gr. ταχύς.

Tachy|ar|rhythmie (↑; A-*; gr. ῥυθμός Gleichmaß, Takt) f: (engl.) tachyarrhythmia; absolute Arrhythmie vom schnellen Typ; vgl. Vorhofflimmern.

Tachy|kardie (↑; Kard-*) f: (engl.) tachycardia; Anstieg der Herzfrequenz auf über 100/min; Einteilung nach dem EKG-Befund: **1.** vom Sinusknoten ausgehende T. (Sinustachykardie): Vork. physiol. im Kindes- u. Jugendalter, pathol. z. B. bei Herzinsuffizienz, Myokarditis, Intoxikationen od. Fieber; **2.** supraventrikuläre T. mit Erregungsursprung in den Vorhöfen; **3.** Vorhoftachykardie; s. Vorhofflattern, Vorhofflimmern; **4.** vom AV-Knoten ausgehende supraventrikuläre T.; **5.** Kammertachykardie: ventrikuläre T. mit Erregungsursprung in den Herzkammern; s. Kammerflattern, Kammerflimmern; **6.** anfallsweise auftretende T.: s. Tachykardie, paroxysmale. Eine T. mit unregelmäßiger Schlagfolge wird als Tachyarrhythmie* bezeichnet. Vgl. Herzrhythmusstörungen, Re-entry-Tachykardie, Torsade de pointes.

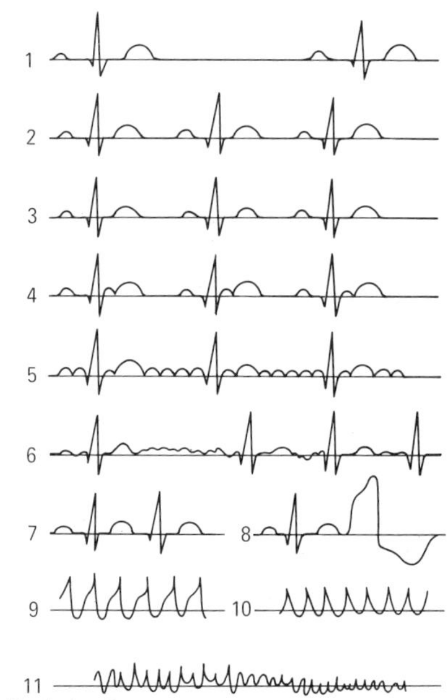

Tachykardie:
Synopsis tachykarder Herzrhythmusstörungen: 1: normaler Sinusrhythmus; 2: Sinustachykardie; 3: supraventrikuläre Tachykardie; 4: Vorhoftachykardie (2:1-Überleitung); 5: Vorhofflattern; 6: Vorhofflimmern; 7: supraventrikuläre Extrasystolie oder Tachykardie; 8: ventrikuläre Extrasystole; 9: ventrikuläre Tachykardie; 10: Kammerflattern; 11: Kammerflimmern [531]

Tachykardie
EKG-Befunde bei ventrikulärer Tachykardie

- Frequenz: 150 bis 180 Schläge/min
- meist regelmäßig, geringe Unregelmäßigkeit möglich
- Nachweis einer atrioventrikulären Dissoziation
  - Der fehlende Nachweis schließt eine ventrikuläre Tachykardie aber nicht aus!
- „capture beats"
- Fusionsschläge
- QRS-Komplex breiter als 0,14 Sekunden
- Linkstyp oder überdrehter Linkstyp
- konkordantes Bild in den Brustwandableitungen V_1 bis V_6
- bei Rechtsschenkelblock: in V_1 mono- oder biphasischer QRS-Komplex
- triphasischer QRS-Komplex in V_1

Tachy|kardie, par|oxysmale (↑; ↑) f: (engl.) paroxysmal tachycardia; anfallsweise auftretende, Min. (bis Tage) andauernde Tachykardie* mit einer Frequenz meist zw. 130 u. 220/min u. Sympt. wie Angina pectoris, Dyspnoe, Schwindel u. Synkopen; Einteilung nach d. klin. Bild in zwei **Formen: 1.** Typ Bouveret-Hoffmann (essentielle p. T.) mit völlig überraschendem Anfallsbeginn; **2.** Typ Gallaverdin (extrasystolische p. T.) mit Einleitung der Tachykardie durch einzelne Extrasystolen; **Einteilung: 1.** supraventrikuläre p. T., überwiegend v. Typ Bouveret-Hoffmann, ausgehend v. einem od. mehreren ektopen Reizbildungszentren (s. Erregung, ektope) im Bereich der Vorhöfe od. des AV-Knotens (EKG: abnorme P-Wellen m. fester zeitl. Beziehung zu den normal geformten QRS-Komplexen, meist regelmäßige Frequenz); Urs.: häufig vegetative Fehlregulationen, in ca. 30% durch Erkr. des Myokards m. Überlastung der Vorhöfe (z. B. Myokarditis, Herzinsuffizienz) bedingt, auch Folge einer Digitalisintoxikation*; Ther.: reflektor. Vagusreizung, Antiarrhythmika, evtl. elektr. Defibrillation*; **2.** ventrikuläre p. T., meist v. Typ Gallaverdin, kommt seltener als die supraventrikuläre p. T. vor u. nimmt ihren Ursprung von d. Kammern od. vom His-Bündel (EKG: ohne feste zeitl. Beziehung durch die wie bei Schenkelblock* deformierten QRS-Komplexe wandernde P-Welle); spontanes Sistieren selten, Übergang in Kammerflattern* od. Kammerflimmern* mögl.; Urs.: meist schwere Herzmuskelschädigungen (z. B. Herzinfarkt od. Herzfehler); Ther.: medikamentös od. elektr. Defibrillation.

Tachy|phylaxie (↑; gr. φύλαξις Bewachen, Beobachtung) **f:** (engl.) tachyphylaxis; (pharmak.) Wirkungsminderung eines Pharmakons bei mehrfacher Applikation in kurzen Zeitabständen; vgl. Gewöhnung.

Tachy|pnoe (↑; -pnoe*) f: (engl.) tachypnoea; beschleunigtes Atmen; in schweren Fällen bis zu 100 Atemzüge pro Minute; **Urs.:** erhöhter Sauerstoffbedarf (Fieber, körperl. Belastung) od. erniedrigtes Sauerstoffangebot; vgl. Atmungstypen.

Tachy|sterin (↑; Stear-*) **n:** (engl.) tachysterol; ein Sterin; entsteht als Nebenprodukt bei d. Ultraviolettbestrahlung des Ergosterins*.

Tactus (lat. Berührung, Wirkung, Einfluß) **m:** Gefühl, Tastsinn.

Taenia (gr. ταινία Band) f (pl Taeniae): Gattung der Cestodes* (Fam. Taeniidae); Darmparasiten von Säugetieren; zwei Arten ausschl. im

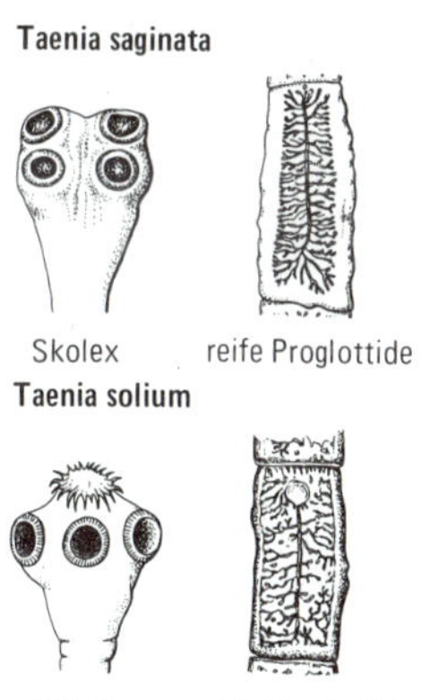

Taenia

Menschen: T. saginata (Rinderbandwurm) u. T. solium (Schweinebandwurm); Inf. durch Genuß von rohem, finnenhaltigem Fleisch; Finnen (Zystizerkus*) nur in Säugetieren (Zwischenwirte); **Entw.:** s. Cestodes; **Vork.:** beide Arten Kosmopoliten; in der Bundesrepublik Deutschland durch gesetzl. Fleischbeschau u. Hygiene selten geworden; **Nachw.:** Proglottiden* im Stuhl, Eier selten (s. Taeniasis). Vgl. Zystizerkose.

Taenia choroidea (↑) **f:** Anheftungslinie des Plexus choroideus des Seitenventrikels an d. Thalamus.

Taenia echino|coccus (↑) **f:** s. Echinococcus granulosus.

Taeniae coli (↑) f pl: die in drei Streifen angeordnete Längsmuskelschicht des Kolons; **1.** Taeniae liberae: an d. freien Oberfläche; **2.** Taeniae mesocolicae: dem Ansatz des Mesokolons (am Colon transversum) entsprechend; **3.** Taeniae omentales: der Anheftung des Omentum majus (am Colon transversum) entsprechend.

Taenia fornicis (↑) **f:** Anheftungslinie des Plexus choroideus des Seitenventrikels am Rand des Fornix.

Taenia|rhynchus saginatus (↑) m: syn. Taenia* saginata.

Taenia saginata (↑) f: syn. Taeniarhynchus saginatus, Rinderbandwurm (besser Rinderfinnenbandwurm); Länge 5-10 m, Skolex Ø 1-2 mm, vier Saugnäpfe, kein Hakenkranz; gravide Proglottiden* 5-10 mm × 15-20 mm, Uterus beidseitig mit 20 u. mehr Seitenästen; tägl. werden ca. fünf mit Eiern gefüllte Proglottiden abgestoßen (s. Abb.). **Verbreitung:** Kosmopolit; häufigster Bandwurm des Menschen in der Bundesrepublik Deutschland. Inf. durch finnenhaltiges Rindfleisch; Finne (Cysticercus bovis) nur beim Rind

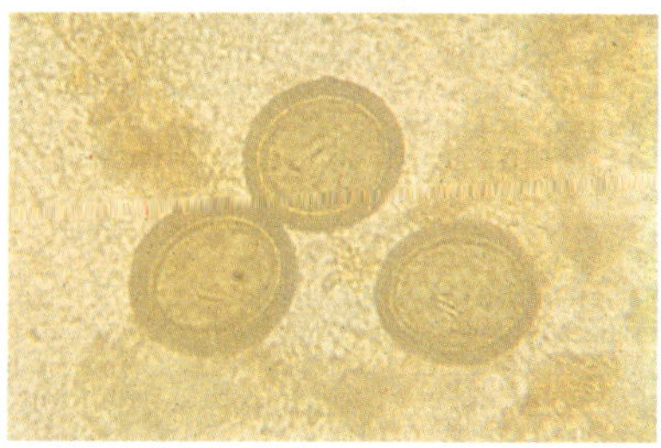
Taenia saginata:
Eier [547]

(nicht im Menschen, vgl. Taenia solium) in der gesamten Skelettmuskulatur, bes. Kaumuskeln.

Taeniasis (↑; -iasis*) **f:** syn. Bandwurmbefall, Tänienbefall; Befall der Menschen durch: **1.** den Rinderbandwurm Taenia* saginata; Mensch ist einziger Endwirt. Inf. durch Genuß rohen, finnenhaltigen Rindfleischs (Tatar); die Finne entwickelt sich im menschl. Darm zum adulten Wurm. **Sympt.:** Bauchschmerzen (nicht obligat), gesteigerter Appetit, Gewichtsverlust, Schwäche, Abgang aktiver Proglottiden*, mäßige Eosinophilie; Zystizerkose des Menschen wird nicht beobachtet. **Diagn.:** Proglottiden im Stuhl, bei mikroskop. Untersuchung meist keine Wurmeier; **Ther.:** Niclosamid, Praziquantel, Mebendazol; **Proph.:** Fleischbeschau, Vermeidung rohen Rindfleischs; **2.** Befall des Menschen durch den Schweinebandwurm Taenia* solium; Mensch ist einziger Endwirt. Inf. durch Genuß rohen, finnenhaltigen Schweinefleischs; Symptome, Diagn., Therapie u. Prophylaxe wie bei Taenia saginata; akzidentelle Aufnahme von Schweinebandwurmeiern führt zur Zystizerkose* des Menschen.

Taenia solium (↑) **f:** Schweinebandwurm, besser Schweinefinnenbandwurm; Länge 3-5 m, Skolex Ø ca. 1 mm, vier Saugnäpfe und doppelter Hakenkranz; gravide Proglottiden* 5-8 mm × 10-15 mm, Uterus beidseitig mit 5-12

T

Seitenästen; Abstoßen der graviden Proglottiden einzeln od. zu mehreren (Kette), nur wenig beweglich; **Vork.:** Kosmopolit; Hauptendemiegebiete in Osteuropa, China, Madagaskar, Südafrika, Mexiko bis Südamerika; Inf. des Menschen durch finnenhaltiges Schweinefleisch; Finnen (Cysticercus cellulosae) v. a. in Skelettmuskulatur, ferner in Leber, Lunge u. Gehirn; Mensch kann ebenfalls Träger von Finnen werden, also zugleich Zwischen- u. Endwirt für T. s. sein. Vgl. Zystizerkose, Taeniasis.

Taenia thalami (↑) **f:** Anheftungsstelle des Dachs des 3. Hirnventrikels am Thalamus.

Taeni|fuga (↑; lat. fugare in die Flucht schlagen) n pl**:** syn.Taenicida; bandwurmabtreibende Mittel.

Tätowierung: (engl.) tattooing; syn. Tatauierung; Einbringen von Pigmenten in die Haut; **Formen: 1.** Schmucktätowierung; Einstichelung von Farbstoffen aus kosmet. Gründen; **2.** Schmutztätowierung; Verbleib von Schmutzpartikeln nach Verletzungen; **3.** Pulvertätowierung; Einsprengung von Rußteilchen durch Schußverletzungen od. explodierende Feuerwerkskörper; Entfernung durch hochtouriges Abschleifen od. Hauttransplantation.

Tafeln, pseudo|iso|chromatische: s. Stilling-Tafeln, Ishihara-Tafeln.

Tag|blindheit: s. Hemeralopie.

Tage, fruchtbare: s. Konzeptionsoptimum.

Tages|druck|kurve: (engl.) diurnal pressure curve; (ophth.) graph. Darstellung des Augeninnendrucks* im Verlauf von 24 Std. zur Frühdiagnose u. Verlaufskontrolle des Glaukoms*; vgl. Tonometrie.

Tages|profil n**:** (engl.) diurnal profile; graph. Darstellung der Konz. von best. Substanzen in Blut od. Harn im Verlauf v. 24 Std.; z. B. des Blutzuckers (wichtig zur Stoffwechseleinstellung bei Diabetes mellitus).

Tages|rhythmus m**:** s. Rhythmus, zirkadianer.

T-Ag|glutinine (Agglutination*) n pl**:** s. T-Antigen.

Tag|larven|filarie (lat. larva Hülle, Maske; Filarien*) f**:** s. Loa loa.

Tahyňa-Virus (Virus*) n**:** von der Stechmükkengattung Aedes* übertragenes Virus der Bunyaviridae*; benannt nach der slowak. Ortschaft Tahyňa (dort 1958 erstmals isoliert); **Sympt.:** Fieber, Kopfschmerz, Erbrechen, Pharyngitis, seltener interstitielle Pneumonie.

Takahara-Krankheit (Shigeo T., zeitgen. Arzt, Okayama)**:** (engl.) Takahara's disease; syn. Akatalasämie*.

Takayasu-Krankheit (Michishige T., Ophth., Japan, geb. 1872)**:** Form des Aortenbogensyndroms*.

taktil (lat. tactum Berührung)**:** (engl.) tactile; tactilis; das Tasten, die Berührung, den Tastsinn betreffend.

Tal|algie (lat. talus Ferse, Knöchel; -algie*) f**:** (engl.) talalgia; Fersenschmerz; Sympt., das zu erhebl. funkt. Störungen führen kann; **Urs.: 1.** statische Störungen (Senkfuß, Varus- od. Valgusstellung des Fußes); **2.** arthrot. Veränderungen (s. Arthrose); **3.** entzündl. rheumatische Erkr. (Reiter-Krankheit, ankylosierende Spondylarthritis, Psoriasis arthropathica); **4.** Gicht.

Talg|drüsen: (engl.) sebaceous glands; Glandulae sebaceae; holokrin sezernierende Drüsen der Haut (z. B. am Haar), die Talg (Gemisch aus Fetten, Zellen, freien Säuren u. a.) absondern (s. Abb.); Funktion: Schutz der Haut gegen Austrocknung; s. Zeis-Drüsen.

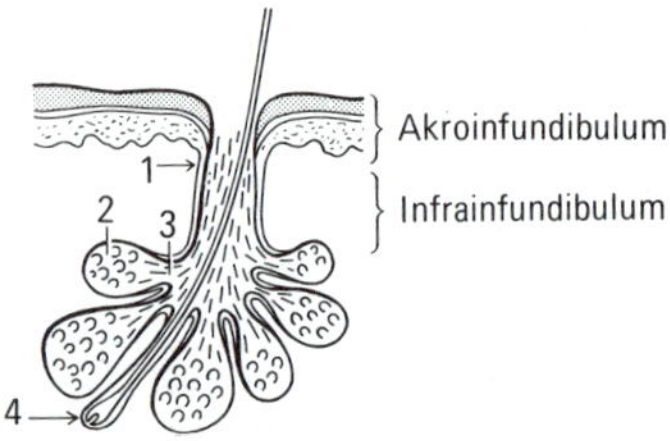

Talgdrüsen:
1: Übergangsstelle zwischen Verhornung vom Typ der Epidermisoberfläche (mit festhaftenden Hornlamellen) zum Infrainfundibulum-Typ (mit lose flottierenden, fragilen Hornzellen); 2: Talgdrüsenläppchen; 3: Talgdrüsen-Ausführungsgang; 4: Vellus-Haar [316]

Talg|drüsen|adenom (Aden-*; -om*) n**:** s. Adenoma sebaceum senile.

Talg|drüsen, hetero|tope: (engl.) heterotopic sebaceous glands; ektopische, freie, d. h. nicht an Haare gebundene, Talgdrüsen; s. Fordyce-Drüsen.

Talg|drüsen|hyper|plasie, senile (Hyper-*; -plasie*) f**:** (engl.) senile sebaceous gland hyperplasia; für die Altershaut* typische Hautveränderung mit meist isolierten, gelblichen, zentral gedellten Knötchen, v. a. an der Stirn.

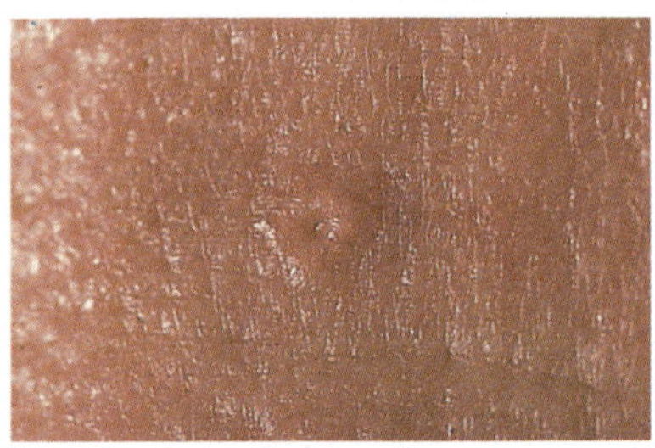

Talgdrüsenhyperplasie, senile [3]

Talg|drüsen|nävus (Nävus*) m**:** s. Naevus sebaceus.

Talg|retentions|zyste (Retentio*; Kyst-*) f**:** s. Atherom.

Talinolol (INN) n**:** (RS)-1-{4-[3-(tert-Butylamino)-2-hydroxypropoxy]phenyl}-3-cyclohexylurea (IUPAC); Beta-1-selektiver Betarezeptorenblocker*.

Talkose (arab. talk Speckstein; -osis*) f**:** s. Talkumlunge.

Talkum (↑) n**:** (engl.) talc; Magnesiumsilikat, Speckstein; Grundlage für Puder.

Talkum|granulom (↑; Granulum*; -om*) n**:** (engl.) talc granuloma; (histol.) tuberkuloides Fremdkörpergranulom* um Talkumpartikel bei Talkumlunge, auch postop. im Wundbereich (gepuderte Operationshandschuhe).

Talkum|lunge (↑)**:** (engl.) pulmonary talcosis; Lungenfibrose* inf. Staubinhalation von Talkum od. seinem Brennprodukt Steatit; Verunreinigungen des Staubes durch Quarz od. Asbestfasern führen zu unterschiedl. **Formen: 1.** knötchenförmige T. (Silikosetyp); **2.** diffus interstitielle T. mit Pleurabeteiligung (Asbestosetyp). Vgl. Pneumokoniosen.

Talma-Operation (Sape T., Chir., Utrecht, 1847-1918) **f:** syn. Omentopexie; bei Ösophagusvarizen u. Aszites (v. a. durch Leberzirrhose) selten angewandtes op. Verfahren zum Induzieren kollateraler Gefäßverbindungen zw. Pfortader- u. großem Kreislauf durch breitflächige Anheftung des Omentum majus an das Peritoneum der Bauchwand.

Talus (lat. Ferse, Knöchel) **m:** Sprungbein; ein Fußwurzelknochen.

Tamm-Horsfall-Muko|protein (Igor T., amerikan. Virol., geb. 1922; Frank L. H., amerikan. Virol., 1906-1971; Muc-*; Prot-*) **n:** syn. Uromodulin; Glykoprotein, das im distalen Tubulus sezerniert wird u. gelbildend bei saurer Harnreaktion ist; mengenmäßig wichtigstes Urineiweiß (Ausscheidung 20-200 mg/24 Std.); Bestandteil hyaliner Zylinder; wirkt vermutl. immunmodulatorisch u. regulierend auf Zytokine (IL-1, IL-2, TNF). Vgl. Harnsediment, Proteinurie.

Tamoxifen (INN) **n:** (Z)-2-(4-(1,2-diphenyl-1-butenyl)-phenoxy)-N,N-dimethylethylamin; als trans-Isomer synthet., nichtsteroidales Antiöstrogen m. östrogenen Partialwirkungen (beim Cis-Isomer fehlt d. antiöstrogene Wirkungskomponente); bewirkt eine kompetitive Hemmung v. Östrogenrezeptoren u. eine Stimulation v. Progesteronrezeptoren; Verw.: bei Mammakarzinom; vgl. Antiöstrogene, Zytostatika.

Tampon (frz. Stöpsel) **m:** Bausch aus Watte, Gaze u. ä.; **Anw.:** z. B. für d. Wundbehandlung, Menstruationshygiene der Frau; vgl. Schocksyndrom, toxisches.

Tamponade (↑) **f: 1.** (chir.) Ausstopfen von Körperhohlräumen, Hohlorganen, Wundhöhlen od. Wundkanälen durch Einlegen von Tampons od. Gazestreifen, z. B. zur Blutstillung; **2.** (kardiol.) s. Herzbeuteltamponade.

Tampon|krankheit (↑)**:** unzutreffende umgangssprachl. Bez. für das toxische Schocksyndrom*.

Tangier-Krankheit (nach der Insel Tangier vor der amerikan. Ostküste)**:** syn. Analpha*-Lipoproteinämie.

Tanner-Stadien n pl**:** (engl.) Tanner's stages; Stadieneinteilung der Brustentwicklung u. der Pubesbehaarung (Schambehaarung) des heranwachsenden Mädchens; vgl. Thelarche.

Tannin **n:** Acidum tannicum, Gerbsäure; Gemisch aus Estern der D-Glukose mit Gallussäure; wird aus Galläpfeln gewonnen; Verw.: s. Gerbstoffe.

Tannin|beizen: Gemische aus Tannin u. Chromsäure z. Geißelfärbung od. aus Tannin u. Karbolsäure z. Spirochätenfärbung.

Tantal **n:** (engl.) tantalum; chem. Element, Symbol Ta, OZ 73, Atomgewicht 180,95; zur Vanadiumgruppe gehörendes, gegen Säuren sehr widerstandsfähiges Schwermetall (spezif. Gewicht 16,69, Schmelzpunkt 3030°C); Verw.: in Legierungen zur Herstellung med. Instrumente, als alloplast. Material in der Chirurgie u. Zahnheilkunde. Das Isotop Ta-182 wird in der Strahlentherapie verwendet.

T-Anti|gen (Antigen*) **n:** (serol.) Thomsen-Friedenreich-Antigen, sog. T-Rezeptor; durch enzymat. Abspaltung von endständiger Neuraminsäure (v. a. unter Einfluß bakt. od. viraler Neuraminidasen) auf der Oberfläche von Erythrozyten freigelegtes heterophiles Kryptantigen (subterminale Betagalaktose od. N-Acetyl-D-Galaktosamin); kann in vivo zur Polyagglutinabilität* durch regelmäßig im Erwachsenenserum vorkommendes heterophiles Anti-T (agglutinierende IgM-Antikörper), in vitro zur Panagglutination* führen (Hübner-Thomsen-Friedenreich-Phänomen). Die Agglutination der Erythrozyten mit best. Lektinen* ist möglich. Vgl. Kryptantigene.

tapeto|retinal (lat. tapetum Decke, Wandbehang; Retina*)**:** die Pigmentschicht der Netzhaut des Auges betreffend; vgl. Retina.

Tapetum (↑) **n:** (anat.) das einfallende Licht reflektierende Schicht unter der Netzhaut. **T. lucidum** (↑) **n:** lichtreflektierende Schicht in den Augen vieler Säugetiere (Katzenauge). **T. nigrum** (↑) **n:** Pigmentschicht der Netzhaut zur Lichtreflexion; besitzt außerdem Transport- u. Abwehrfunktionen (Phagozytose).

Tape-Verband (engl. tape Band)**:** sog. funktioneller Verband; Stützverband aus klebenden Binden u. Pflastern zur Prophylaxe bzw. Therapie von Kontusion, Distorsion (z. B. im Hand-, Knie-, oberen Sprunggelenk) od. Muskelfaserriß; selektive Ruhigstellung bei Erhaltung anderer Bewegungsfunktionen.

Tapezier|nagel|phänomen **n:** s. Lupus erythematodes, chronischer diskoider.

Tapia-Syn|drom (Antonio G. T., Otolaryngologe, Madrid, 1875-1950) **n:** Form der Hirnstammsyndrome* bei Läsion der lateralen Medulla oblongata; **Sympt.:** ipsilaterale Parese von Gaumensegel, Rachenhinterwand, Stimmlippe u. Zunge, kontralateral motor. Hemiparese u. Hemihypästhesie.

Tapir|lippe: (engl.) tapir mouth; syn. Tapirschnauze; Vorstülpung der Lippen als Sympt. bei Dystrophia* musculorum progressiva.

Tarantel **f:** s. Spinnen.

Tardieu-Flecken (Auguste A. T., Gerichtsmediziner, Paris, 1818-1879)**:** (engl.) Tardieu spots; (pathol.) stecknadelkopfgroße Blutaustritte in Pleura, Herzbeutel usw.; bei Erstickten, Ertrunkenen, Erhängten, nach Hirnverletzung u. nach Tod im epilept. Anfall.

tardus (lat. langsam)**:** syn. tardivus; langsam od. später eintretend; z. B. Rachitis tarda.

Target (engl. Ziel, Treffbereich) **n:** (radiol.) Bez. f. einen Bereich, der mit ionisierender Strahlung bestrahlt wird, um dort best. (Kern) Reaktionen auszulösen; Anw. bei der Erzeugung ultraharter Röntgenstrahlung* im Linearbeschleuniger* od. bei der Erzeugung von Radionukliden für die Nuklearmedizin: z. B. wird beim Beschuß eines ^{124}Xe-T. mit Protonen über weitere Zwischenstufen das Radionuklid ^{123}I erzeugt.

Target|zellen (↑; Zelle*)**:** (engl.) target cells; **1.** (hämat.) dünne hypochrome Erythrozyten mit erhöhter osmot. Resistenz u. abnormer Hämoglobinverteilung im Zentrum u. Randbereich mit dazwischenliegendem blassem Ring (sog. Schießscheibenzellen, Kokardenzellen); Vork.: v. a. bei Thalassämie, auch bei anderen Hämoglobinopathien, schwerer Eisenmangelanämie, best. Formen der hämolyt. Anämie; **2.** (immun.) Zielzellen; Zellen versch. Gewebe, die durch aktivierte immunkompetente Zellen (v. a. Lymphozyten u. Makrophagen) zerstört werden.

tarsal (gr. ταρσός Fußsohle)**:** zum Lidknorpel gehörend; zur Fußwurzel gehörend.

Tars|algie (↑; -algie*) **f:** Fersenschmerz*.

Tarsal|tunnel|syn|drom (↑) n: (engl.) tarsal tunnel syndrome; Kompression des N. tibialis unter dem Retinaculum musculi flexorum nach Fraktur, Distorsion od. ohne spezif. Ursache; **Sympt.:** Hyp- u. Parästhesien, evtl. Dysästhesie im Fußbereich, Paresen der Fußmuskulatur, Druckschmerz im distalen Verlauf des N. tibialis; **Ther.:** Spaltung des Retinaculum, Neurolyse.

tarseus (↑): syn. tarsalis, tarsal; **1.** zur Platte des Augenlids gehörend; **2.** (i. e. S.) zur Fußwurzel gehörend.

Tarsitis (↑; -itis*) f: Entz. des Lidknorpels.

Tarsor|rhaphie (↑; gr. ῥαφή Naht) f: (engl.) tarsorrhaphy; syn. Blepharorrhaphie*.

Tarsus (↑) m: **1.** Bindegewebeplatte des Augenlids; **2.** Fußwurzel.

TAR-Syn|drom n: Kurzbez. nach (engl.) **t**hrombocytopenia-**a**bsent **r**adius-syndrome; syn. Radiusaplasie-Thrombozytopenie-Syndrom; autosomal-rezessiv erbl. Fehlbildungssyndrom; **Sympt.:** bilaterale Radiusaplasie (Daumen vorhanden), Ulna- und Humerusfehlbildungen, Thrombopenie* inf. verminderter Megakaryozytenproduktion mit starker Blutungsneigung in den ersten Lebensmonaten, leukämoide Reaktionen u. Eosinophilie, Kuhmilchunverträglichkeit im Kleinkindesalter; fakultativ Fehlbildungen der unteren Extremitäten (in über 50%) u. angeborene Herzfehlern (in ca. 30%).

Tart-Zellen (Zelle*): (engl.) tart cells; Monozyten* mit phagozytiertem, meist von Lymphozyten stammendem Kernmaterial; **Vork.:** v. a. bei Lupus erythematodes (nicht identisch mit LE-Zellen).

Taschen|band: (engl.) vestibular fold, false vocal cord; (anat.) Plica vestibularis, falsche Stimmlippe oberh. des eigentl. Stimmbandes; Schleimhautfalte, die Fett, Drüsen u. Muskelfasern enthält.

Taschen|klappen: s. Semilunarklappen.

Taschen|messer|phänomen n: (engl.) clasp-knife phenomenon; (neurol.) **1.** im Verlauf einer passiven Bewegung plötzl. nachlassende Verminderung einer spastischen Tonusvermehrung*; Vork. bei spastischer Lähmung u. als Pyramidenbahnzeichen*; **2.** abnorme Beugefähigkeit, z. B. des gestreckten Beins im Hüftgelenk beim liegenden Pat., so daß d. Extremität an die Klinge eines geschlossenen Taschenmessers erinnert; Vork. bei Hypotonie* der Muskulatur, Distorsion* u. a.

Tasi|kinesie (gr. τάσις Spannung, Schwungkraft; Kin-*) f: (engl.) tasikinesia; Bez. f. Bewegungsdrang, der v. a. als NW nach Langzeitbehandlung mit Neuroleptika vorkommt.

Tast|blindheit: Stereoagnosie; s. Agnosie.

Tast|körperchen: (engl.) tactile corpuscles; Tastrezeptoren der Haut; s. Meissner-Tastkörperchen.

Tast|lähmung: taktile Agnosie*.

Tast|leisten: s. Hautleisten.

Tatzen|hand: s. Syringomyelie.

Tauben|milben|krätze: s. Gamasidiosis.

Tauben|zecken|dermatitis (Derm-*; -itis*) f: erysipelartiges, schmerzhaftes Erythem evtl. mit Lymphangitis u. Lymphadenitis nach Biß der Taubenzecke (Argas reflexus).

Tauben|züchter|krankheit: s. Vogelzüchterlunge.

Taubheit: (engl.) deafness; **1.** Bez. f. Sensibilitätsstörungen i. S. einer Hyp- od. Anästhesie; **2.** Kophosis, Surditas, Anakusis: ein- od. beidseitig fehlendes Hörvermögen, als **absolute** T. für alle Schallreize od. **praktische** T. mit noch erhaltener Wahrnehmung einzelner Töne od. Geräusche; **angeboren** z. B. als autosomal-dominant od. -rezessiv-erbl. Form, bei Hypoplasie des Innenohrs od. Aplasie des Corti-Organs, Cockayne*-Syndrom, LEOPARD*-Syndrom, Pendred*-Syndrom, Dysostosis* mandibulofacialis, Hyperprolinämie*, als Folge einer Embryopathia* rubeolosa, Meningitis*, Parotitis* epidemica; **erworben** (u. akut auftretend) z. B. bei Hörsturz*, Cogan*-Syndrom, Pyramidenquerfrakturen, nach Innenohrverletzungen u. Labyrinthitis*, ferner als sog. Rindentaubheit bei Schädigung des Hörzentrums*, evtl. im Verlauf einer chron. progredienten Schwerhörigkeit* bei Otosklerose* u. bei Altersschwerhörigkeit* auftretend od. durch tox. Schädigung des Gehörorgans (s. Ototoxizität) verursacht. Eine angeb. od. in der frühen Kindheit erworbene beidseitige T. führt zur Taubstummheit (Surdomutitas).

Taub|stummheit: (engl.) deaf-mutism; syn. Surdomutitas; veraltete Bez. f. fehlenden Spracherwerb (od. Sprachverlust) bei intaktem Sprechapparat inf. Taubheit*. Vgl. Sprachstörung.

Taucher|krankheit: s. Caisson-Krankheit.

Tauch|kropf: (engl.) diving goitre; bewegl. Struma*, die bei der Einatmung vorübergehend in den Brustkorb herabtritt.

Taurin n: (engl.) taurine; Aminoäthylsulfonsäure; Derivat der schwefelhaltigen Aminosäure Cystein, wird mit Chol- bzw. Desoxycholsäure u. a. Gallensäuren* gekoppelt zur Taurochol- bzw. Taurodesoxycholsäure.

Tauro|chol|säure: s. Gallensäuren, Taurin.

Taussig-Bing-Syn|drom (Helen B. T., Päd., Kardiol., Baltimore, 1898-1988; Richard B., Chir., USA, geb. 1909) n: seltener angeborener Herzfehler; Sonderform einer inkompletten Transposition* der großen Arterien, bei der die Aorta aus der rechten Kammer entspringt, während die Pulmonalis über einem Ventrikelseptumdefekt* reitet u. das Blut aus beiden Kammern aufnimmt.

Taussig-Snellen-Albers-Syn|drom (↑; H. A. S., zeitgen. Kardiol., Leiden; F. H. A., zeitgen. Arzt, Niederlande) n: kaum noch gebräuchl. Bez. f. die häufigste Variante der totalen Lungenvenenfehlmündung* mit Einmünden der Pulmonalvenen in die persistierende li. obere Kardinalvene in Komb. mit Vorhofseptumdefekt.

Tauto|merie (gr. ταὐτά auf dieselbe Weise; μέρος Teil, Anteil) f: (engl.) tautomerism; Isomerie* eines Wasserstoffatoms, das zwischen zwei (benachbarten) Bindungen wechseln kann; z. B. Keto-Enol-Tautomerie:

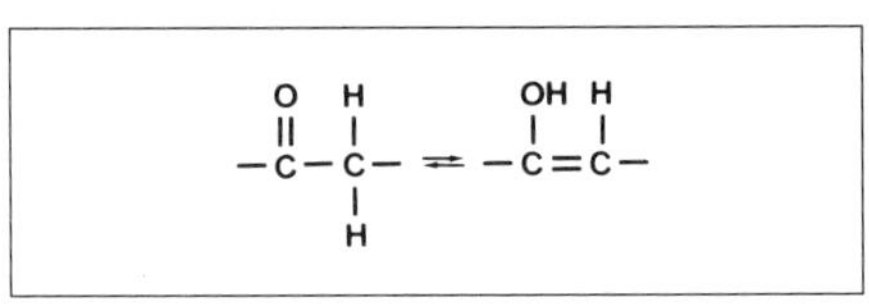

od. T. bei Purinen u. Pyrimidinen im Ring:

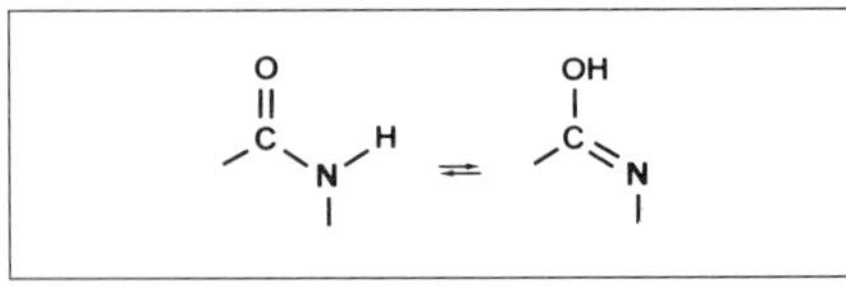

tauto|mọrph (↑; -morph*): kongruent, größenrichtig.

Tawara-Knoten (Sunao T., Pathol., Tokio, Marburg, 1873-1952): s. Erregungsleitungssystem.

Tạxis (gr. τάξις Aufstellung, Anordnung) f: **1.** gezielte Bewegung auf einen Reiz hin; z. B. Chemotaxis; **2.** Reposition*.

Tạxon (↑) n: Bez. f. taxonomische Rangstufen (Kategorien); unterschieden werden Reich (Regnum), Abteilung (Divisio; zoolog. Phylum), Klasse (Classis), Ordnung (Ordo), Familie (Familia), Gattung (Genus) u. Art (Species), ggf. noch infra- od. subspezifische Entitäten (z. B. Sero- od. Biovarietäten, sog. Sero- od. Biovars innerh. einer Species).

Taxo|nomie (↑; gr. νόμος Gesetz) f: (engl.) taxonomy; die Wissenschaft der Klassifizierung von Organismen; med. von bes. Bedeutung: Systematik der Mikroorganismen (Bakterienklassifikation*, Virusklassifikation*) aufgrund phänotypischer Merkmale u. phylogenet. Zusammenhänge; Teilbereiche der T. sind **Klassifizierung** (wissenschaftl. Beschreibung des Taxons* u. Einordnung in das System), **Identifizierung** (Diagnostik v. Erregern, meist bis zum Species-Niveau) u. **Nomenklatur** (korrekte Bez. der Taxa, in der Bakteriol. z. B. nach den Regeln des International Code of Nomenclature of Bacteria).

Taylor-Syn|drom (E. W. T., kanad. Arzt) n: okulopharyngeale Typ der Dystrophia* musculorum progressiva.

Tay-Sachs-Syn|drom (Warren T., Ophth., London, 1843-1927; Bernard S., Neurol., New York, 1858-1941) n: infantile Form (auch Variante B) der G_{M2}-Gangliosidose; s. Gangliosidosen (Tab.).

Tb: chem. Symbol f. Terbium*.

Tbc: auch Tb., Tbk.; Abk. f. Tuberkulose*.

TBG: Abk. f. **t**hyroxin**b**indendes Alpha**g**lobulin; s. Schilddrüse.

TBI: Abk. f. (engl.) **t**hyroxin **b**ounded **i**odine (thyroxingebundenes Iod).

TBPA: Abk. f. **t**hyroxin**b**indendes **P**rä**a**lbumin; s. Schilddrüse.

Tc: chem. Symbol f. Technetium*.

TCDD: Abk. f. **t**etra**c**hlorierte **D**ibenzo-p-**d**ioxine (eigentl. CDDs); toxische Stoffgruppe v. 22 Isomeren; extrem toxisch u. hoch persistent ist das 2,3,7,8-substituierte TCDD (2,3,7,8-TCDD; sog. Dioxin, Seveso-Gift); diese Substanz besitzt eine extrem hohe **akute Toxizität** (giftigste bisher synthetisierte Substanz, s. Tab.); toxische Effekte treten bereits im ng/kg-Bereich auf; das erste Symptom einer Vergiftung ist d. Chlorakne*; kennzeichnend sind ferner verzögert auftretende Vergiftungssymptome; selbst nach hohen Dosen tritt im Tierversuch der Tod erst nach 2-4 Wochen ein, meist m. recht unspezif. Symptomatik (wasting syndrome) u. mit wesentlichen Beeinträchtigungen der Allgemeinfunktion. Bei **chron. Exposition** zeigen sich neben einer Beeinträchtigung des Allgemeinzustands Chlorakne, Leberschäden u. Erhöhung der Leberenzymwerte, Thymusatrophie, Veränderungen hämatol. Parameter, Störung des Fettstoffwechsels, Schädigung des Atemwegsystems, der Bauchspeicheldrüse, Herzkranzgefäße, Harnwege, sensorische Störungen, Depression usw.; 2,3,7,8-TCDD ist im Tierversuch eindeutig kanzerogen u. embryotoxisch, es gilt als schwach mutagen. Vgl. Dioxine.

TCGF: Abk. f. (engl.) **T-c**ell **g**rowth **f**actor; syn. Interleukin-2; s. Interleukine.

TDP: Abk. f. **T**hymidin-**dip**hosphat; s. Thymin.

T-Drain (frz. drain Abfluß) m: T-förmiges Gummirohr; z. B. zur postop. Drainage des Ductus choledochus nach Gallengangrevision bei Choledocholithiasis.

Te: chem. Symbol f. Tellur*.

TEA: Abk. f. **1.** **T**hromb**e**nd**a**rteriektomie*; **2.** **T**etraä(**e**)thyl**a**mmonium*; **3.** **T**ri**e**thanol**a**min (Puffersubstanz); **4.** **t**horakale **e**pidurale **A**nalgesie (s. Periduralanästhesie).

TEBK: Abk. f. **t**otale **E**isen**b**indungs**k**apazität; s. Eisenbindungskapazität.

Technetium (gr. τεχνητός künstlich) n: chem. Element, Symbol Tc, OZ 43, rel. Atommasse 98,9; zur Mangangruppe gehörendes vier-, sechs- u. siebenwertiges, künstlich erzeugtes Metall; biol. Halbwertzeit* auf einzelne Organe (z. B. Leber) bis zu 30 Tage, bezogen auf den ganzen Körper ca. 1 Tag.

Technetium-99m (↑) n: chem. Element, Symbol ^{99m}Tc; **m**etastabiles, unter Emission von Gammastrahlung in den Grundzustand (Technetium-99) übergehendes Isotop des Technetiums; Entstehung durch radioaktiven Zerfall des Mutternuklids Molybdän-99 (vgl. Radionuklidgenerator); wegen der kurzen physik. Halbwertzeit (6 Std.) u. des für den Nachweis mit Gammakameras bes. geeigneten Energiespektrums von 140 keV vielfältige Anw. in der Nuklearmedizin; dabei wird T., je nach den untersuchungstechn.

TCDD
Die Toxizität des TCDD im Vergleich zu einigen ausgewählten toxischen Substanzen

Substanz	Molekulargewicht	Minimale Letaldosis mol/kg KG	µg/kg KG
Botulinustoxin A	9×10^{5}	$3{,}3 \times 10^{-17}$	0,00003
Tetanustoxin	1×10^{5}	$1{,}0 \times 10^{-15}$	0,0001
Diphtherietoxin	$7{,}2 \times 10^{4}$	$4{,}2 \times 10^{-12}$	0,3
TCDD	322	$3{,}1 \times 10^{-9}$	1
Saxitoxin	372	$2{,}4 \times 10^{-8}$	9
Tetrodotoxin	319	$2{,}5 \times 10^{-8}$	8–20
Bufotoxin	757	$5{,}2 \times 10^{-7}$	390
Curare	696	$7{,}2 \times 10^{-7}$	500
Strychnin	334	$1{,}5 \times 10^{-6}$	500
Muscarin	210	$5{,}2 \times 10^{-6}$	1 100
Diisopropylfluorophosphat	184	$1{,}6 \times 10^{-5}$	3 100
Natriumcyanid	49	$2{,}0 \times 10^{-4}$	10 000

T

Erfordernissen, an versch. Trägermoleküle gekoppelt. Vgl. Gammastrahler.

Tectum mes|en|cephali (lat. tectum Dach) n: Teil des Mesencephalons*.

Tee|pause: Absetzen der Nahrung bei Dyspepsie* im Säuglingsalter; stattdessen für maximal 24 Std. Tee mit Traubenzucker.

Teer: (engl.) tar; Pix; gewonnen durch trockene Destillation von Holz, Steinkohle od. bituminösem Schiefer, enthält e. Reihe aromat. Verbindungen (u. a. Kohlenwasserstoffe, Phenole) u. harzähnl. Substanzen (u. U. auch Karzinogene*); wirkt juckreizstillend, wundepithelisierend, resorbierend, austrocknend; Verw. als Externum bes. bei subakuten u. chronischen Ekzemen, Psoriasis u. a.

Teer||akne (Akne*) f: s. Acne venenata.

T.krebs: (engl.) tar cancer; syn. Teerkarzinom; Plattenepithelkarzinom* bei Teerarbeitern inf. chron. Hautreizung; BK nach Nr. 5102 der BeKV. Vgl. Schornsteinfegerkrebs, Paraffinkrebs.

T.sonnen|dermatitis (Derm-*; -itis*) f: s. Lichtdermatosen.

Teer|stuhl: (engl.) tarry stool; schwärzlich gefärbter, evtl. teerartig-klebriger Stuhl bei Blutungen aus dem Magen od. aus oberen Darmabschnitten (ab ca. 100 ml); die dunkle Verfärbung kommt v. a. durch Abbau des Hämoglobins zustande. Bei Blutung im Bereich unterer Abschnitte des Gastrointestinaltrakts ist das Blut dem Stuhl dunkel- od. hellrot beigemischt (sog. Blutstuhl*). Vgl. Blutung, gastrointestinale.

Teer|zyste (Kyst-*) f: (engl.) chocolate cyst; auch Schokoladenzyste; häufig m. der Umgebung verwachsene, teerartig eingedickte, Blutabbauprodukte enthaltende (beidseitige) Endometriosezyste im Ovarium; vgl. Ovarialzysten, Endometriose.

Teevan-Fraktur (William F. T., Chir., London, 1834-1887; Fraktur*) f: (engl.) Teevan's fracture; Splitterfraktur der Tabula interna des Schädeldachs bei intakter Tabula externa; meist Folge direkter Gewalteinwirkung. Vgl. Schädelfrakturen.

TEG: Abk. f. Thrombelastographie*.

Tegmentum mes|en|cephali (lat. tegmentum Decke) n: Teil des Mesencephalons*.

Tegmen tympani (lat. tegmen Dach, Decke) n: knöchernes Dach der Paukenhöhle.

Tegmen ventriculi quarti (↑) n: Dach des 4. Hirnventrikels.

Teichmann-Kristalle (Ludwig C. T.-Stawiarski, Anat., Krakau, Göttingen, 1825-1895) m pl: (engl.) Teichmann's crystals; aus Chlorhämin bestehende, rhombische, gelb-rote Kristalle unterschiedl. Größe, die beim Erhitzen von Hämoglobin mit Kochsalz u. Eisessig (Teichmann-Häminprobe) entstehen u. zum mikroskop. Blutnachweis* geeignet sind.

Teichon|säuren (gr. τεῖχος Wand): (engl.) teichoic acids; Bestandteil der Bakterienzellwand; über Phosphodiesterbindungen sind Ribit (Ribitol-T.) od. Glyzerin* (Glyzerin-T.) zu Polymeren verbunden. An d. freien Hydroxylgruppen dieser Alkohole sind N-Acetylglukosamin (glykosidisch) u. D-Alanin (esterartig) gebunden.

Teich|opsie (↑; Op-*) f: (engl.) teichopsia, scintillating scotoma; syn. Teichoskopie; Zackensehen; s. Flimmerskotom.

Teico|planin (INN) n: Antibiotikum aus Kulturen von Actinoplanes teichomyceticus od. gleiche, auf anderem Weg hergestellte Verbindung (WHO); dem Vancomycin* ähnl. Glykopeptid-Antibiotikum.

Teilchen|beschleuniger: (engl.) particle accelerator; Anlagen zur Beschleunigung von Elementarteilchen* auf hohe Geschwindigkeiten u. damit hohe Energien; die Beschleunigung erfolgt im Vakuum auf geraden (Linearbeschleuniger*) od. kreisförmigen (Betatron*, Zyklotron*, Synchrotron) Teilchenbahnen. **Anw.** in der physik. sowie med.-biol. Forschung, in der Strahlentherapie* u. zur Erzeugung von Radionukliden für die Nuklearmedizin.

Teilchen|strahlung: (engl.) corpuscular radiation; ionisierende Strahlung*, die aus Korpuskeln* od. Photonen* bestehen kann.

Tela (lat.) f (pl Telae): Gewebe, Bindegewebe.

Telae choroideae (↑) f pl: aus dem Dach des 3. u. 4. Hirnventrikels u. der Pia mater gebildete Grundlage der Plexus choroidei. **T. depurata** (↑) f: Verbandmull. **T. sub|cutanea** (↑) f: syn. Subkutis*. **T. sub|mucosa** (↑) f: Bindegewebeschicht zw. Lamina muscularis mucosae u. Tunica muscularis; z. B. im Magen-Darm-Trakt. **T. sub-serosa** (↑) f: Bindegewebeschicht unter dem Peritonealüberzug der Bauchorgane.

Tele-: auch Tel-; Wortteil mit der Bedeutung Ende, Ziel; von gr. τέλος.

Tele|angi|ek|tasia hereditaria haemor|rhagica (↑; Angio-*; -ektasie*) f: s. Osler-Rendu-Weber-Krankheit.

Tele|angi|ek|tasien (↑; ↑; ↑) f pl: (engl.) teleangiectases; bleibende Erweiterung kleiner, oberflächl. Hautgefäße; selten angeb. (z. B. bei Bloom-Syndrom u. Osler-Rendu-Weber-Krankheit), meist erworben, z. B. im Gesicht (witterungsbedingt), in der Nase (Locus Kiesselbachii, Nasenbluten), auch bei Rosacea, Sklerodermie sowie nach mehrwöchiger Anw. von halogenierten Kortikoidexterna; entlang dem Rippenbogen bei Lungen- u. Herzerkrankungen, an den Unterschenkeln bei chronisch-venöser Insuffizienz u. a.; vgl. Poikilodermie.

Tele|cobalt|therapie (gr. τῆλε fern) f: s. Telegammatherapie.

Tele|gamma|therapie (↑) f: (engl.) telegammatherapy; Sammelbez. von (nur noch selten angewendeten) Verf. der Strahlentherapie*, bei denen der Abstand zw. Strahler u. Haut mind. 50-80 cm beträgt; verwendet wird v. a. Cobalt-60 (sog. Telecobalttherapie); Vorteile liegen in der Möglichkeit zur Bewegungsbestrahlung (Schonung des gesunden Gewebes) u. (durch Verw. energiereicher Strahlen) einem geringen Energieverlust b. zunehmender Tiefe im Gewebe m. gleichzeitig geringerer Streustrahlung (dadurch niedrige Hautdosis).

Tele|gramm|stil (↑; -gramm*): s. Agrammatismus.

Tele|metrie (↑; Metr-*) f: (engl.) telemetry; Fernübertragung von Meßgrößen.

Tel|en|cephalon (Tele-*; Enkephal-*) n: Endhirn mit beiden Hemisphären des Großhirns, Balken, Lamina terminalis, Kommissurenbahnen, Seitenventrikel u. Regio olfactoria sowie Stammganglien*; vgl. Gehirn.

Tele|neuron (↑; Neur-*) n: das periphere motorische Neuron*.

Tel|en|zephalisation (↑; Enkephal-*) f: (engl.) telencephalization; Ausbildung des Endhirns beim Kind (Beginn der willkürl. Bewegungen, vorher sog. Thalamuswesen).

Teleo|logie (↑; -log*) f: Zwecklehre, Zweckbegriff, Zwecksinnigkeit.

Tele|opsie (gr. τῆλε fern; Op-*) f: s. Metamorphopsie.

Tele|strahlen|therapie (↑) f: (engl.) teleroentgen therapy; alle Formen der Strahlentherapie*, bei denen der Fokus-Haut-Abstand rel. groß (größer als 10 cm) ist, wie z. B. bei der Tiefentherapie*; vgl. Telegammatherapie.

Tele|thermo|graphie (↑; Therm-*; -graphie*) f: s. Thermographie.

Tellur (lat. tellus Erde) n: (engl.) tellurium; chem. Element, Symbol Te, OZ 52, rel. Atommasse 127,6; zur Gruppe der Chalkogene gehörendes Halbmetall.

Tellur-Nähr|böden (↑): s. Clauberg-Nährböden.

Telo|dendron (Tele-*; gr. δένδρον Baum) n: markscheidenfreie Endverzweigung einer Nervenfaser*.

Telo|phase (↑) f: s. Mitose.

Tema|zepam (INN) n: (RS)-7-Chlor-3-hydroxy-1-methyl-5-phenyl-1H-1,4-benzodiazepin-2(3H)on (IUPAC); Benzodiazepinderivat mit mittellanger Halbwertzeit; Verw.: Hypnotikum; vgl. Benzodiazepinderivate.

Temo|cillin (INN) n: N-[(2S,5R,6S)-2-Carboxy-6-methoxy-3,3-dimethyl-7-oxo-4-thia-1-azabicyclo[3.2.0]hept-6-yl]-3-thiophenmalonamsäure (IUPAC); Breitspektrum-Penizillin; Verw.: s. Penizilline.

Temperament (lat. temperamentum richtiges Maß, gute Mischung, Mäßigung) n: individueller, an die Persönlichkeitsstruktur gebundener Ablauf seelischer Vorgänge; nach Hippokrates u. Galen wurden je nach Mischung der Körpersäfte (Säftelehre) vier Temperamente unterschieden: der Choleriker (heftig, leicht aufbrausend, jähzornig), der Melancholiker (trübsinnige Gemütsverfassung, Grübelneigung, Verstimmung, Gehemmtheit), der Phlegmatiker (langsam, zäh) u. der Sanguiniker (gesteigerte Erregbarkeit, Heiterkeit, Gereiztheit, reaktionsschnell).

Temperatur (lat. temperatura Wärme, Wärmemischung) f: (engl.) temperature; Wärmegrad; SI-Basiseinheit ist das Kelvin* (K), Angaben in Grad Celsius* (°C) sind zulässig. Vgl. Körpertemperatur, Nullpunkt, absoluter.

Temperatur|methode (↑) f: (engl.) temperature method; rel. zuverlässige Meth. der natürlichen Kontrazeption* (Pearl-Index: 1-3); Eigenbeobachtung der Basaltemperatur* der Frau z. Bestimmung der fruchtbaren u. unfruchtbaren Tage innerh. des Menstruationszyklus*.

Temperatur|sinn (↑): durch Thermorezeptoren* vermittelte Fähigkeit der Haut zur Temperaturunterscheidung; vgl. Sensibilität.

Temperatur|zentrum (↑) n: s. Wärmezentren.

temperent (lat. temperare eine richtige Begrenzung vornehmen): (engl.) temperate; Bez. f. Bakteriophagen*, die nicht allein einem virulenten Zyklus unterstehen, sondern sich auch für best. Zeit in d. Chromosom der Wirtsbakterien eingliedern u. als dessen Teil vermehrt werden.

temporär (lat. temporarius den Umständen angepaßt, kurzzeitig): nur eine gewisse Zeit dauernd, vorübergehend, zeitweise.

temporal (lat. tempus, temporis Schläfe): temporalis, Schläfen-, zur Schläfe gehörend.

Temporal|hirn|syn|drom (↑) n: s. Syndrom, hirnlokales.

Temporal|lappen|epi|lepsie (↑; Epilepsie*) f: Epilepsie* mit epileptogenem Herd im Temporalhirn.

Ten|algia crepitans (Teno-*; -algie*) f: schmerzhaftes Sehnenknarren; s. Tendovaginitis crepitans.

Tenazität (lat. tenacitas Festhalten) f: (engl.) tenacity; **1.** (mikrobiol.) Widerstandsfähigkeit bzw. Haftvermögen von Mikroorganismen; **2.** (psychiatr.) Fähigkeit, seine Aufmerksamkeit kontinuierlich auf einen Gegenstand zu richten; vgl. Vigilität.

Tenckhoff-Katheter (Katheter*) m: (engl.) Tenckhoff's catheter; spez. f. die Peritonealdialyse* entwickelter Bauchhöhlen-Verweilkatheter aus gewebeverträglichem Kunststoff.

Tend-: auch Tendo-, Tens-; Wortteil mit der Bedeutung spannen, ausdehnen; von lat. tendere.

tendineus (↑): sehnig, Sehnen-.

Tendinitis (↑; -itis*) f: Sehnenentzündung; s. Tendopathie.

Tendinose (↑; -osis*) f: s. Tendopathie.

tendinosus (↑): sehnenreich.

Tendo (nlat.) m: Sehne, Tenon; s. a. Teno-.

Tendo calcaneus (↑) m: auch T. c. Achilles; s. Achillessehne.

Tendo|lyse (↑; Lys-*) f: (engl.) tendolysis; op. Lösung von Verklebungen od. Verwachsungen zw. einer Sehne u. den sie umgebenden Geweben zur Wiedererlangung der Gleitfähigkeit.

Tendo|myo|pathie (↑; My-*; -pathie*) f: s. Fibromyalgie.

Tendo|pathie (↑; -pathie*) f: (engl.) tendopathy; syn. Insertionstendopathie, Enthesiopathie; zusammenfassende Bez. f. abakterielle Entz. der Sehnen bzw. Sehnenscheiden in Ansatznähe (Tendovaginitis) od. degen. Veränderungen an Sehnenursprüngen u. -ansätzen (Tendinose), oft kombiniert mit Epikondylitis*; **Urs.:** chron. Überlastung, Mikrotraumen, Stoffwechsel- od. Durchblutungsstörungen; **Ther.:** physikalische (Wärme- od. Kälte-)Anwendungen, Antiphlogistika, evtl. Ruhigstellung im Gips, ggf. op. Spaltung des Sehnengleitgewebes.

Tendo|plastik (↑; -plastik*) f: s. Sehnentransplantation.

Tendo|vaginitis (↑; Vagina*; -itis*) f: abakterielle Entz. der Sehnen bzw. Sehnenscheiden am Sehnenansatz; s. Tendopathie.

Tendo|vaginitis crepitans (↑; ↑; ↑) f: Tendovaginitis mit schmerzhaftem Knirschen od. Reiben der Sehne nach Überlastung od. stumpfem Trauma; histol. ödematöse Verquellung, Infiltration mit Leukozyten u. Plasmazellen sowie Kapillarsprossung u. Fibrinauflagerung.

Tendo|vaginitits hyper|trophicans (↑; ↑; ↑) f: knotige Anschwellungen der Strecksehnen am Vorderarm bei Radialislähmung (sog. Klavierspielerkrampf).

Tendo|vaginitis purulenta (↑; ↑; ↑) f: infektiöse Sehnenscheidenentzündung, Panaritium tendinosum; s. Panaritium.

Tendo|vaginitis stenosans (↑; ↑; ↑) f: syn. Quervain-Krankheit; chron.-entzündl. Veränderungen im Bereich der Sehnenscheidenringbänder am Handgelenk mit schmerzhafter Hemmung der Gleitfähigkeit der Sehnen (v. a. des M. extensor pollicis brevis u. M. abductor pollicis longus), evtl. Schnapp-Phänomen.

Tenesmus (gr. τεινεσμός vergeblicher Harndrang) m: beständiger schmerzhafter Stuhl- od. Harndrang. **T. ani** (↑) m: syn. Tenesmus alvi; schmerzhafter Stuhldrang bei sehr geringer od. fehlender Entleerung; **Urs.:** Krampf der Verschlußmuskeln bei entzündl. Reizung, Blasenkatarrh, Proktitis, Ruhr usw. **T. vesicae** (↑) m: schmerzhafter Harndrang durch Krampf der Blasenmuskulatur bei Zystitis*; vgl. Strangurie.

T

Teni|posid (INN) n: 4'-Demethylepipodophyllotoxin-9-(4,6-O-2-thenyliden-β-D-glucopyranosid) (IUPAC); Verw.: Zytostatikum (Mitosehemmstoff).

Tennis|ellen|bogen: umgangssprachl. Bez. f. eine Epicondylitis humeri radialis bei Tennisspielern; s. Epikondylitis.

Tennis|ferse: s. Black heel.

Teno-: Wortteil mit der Bedeutung Sehne; von gr. τένων; vgl. Tend-.

Teno|dese (↑; gr. δέσις Bindung, Fesselung) f: (engl.) tenodesis; Sehnenfesselung; op. Fixation von Sehnen am Knochen zur teilweisen od. völligen Aufhebung der Gelenkbeweglichkeit, bes. bei schlaffer Lähmung zur Funktionsverbesserung (v. a. an der oberen Extremität); am Bein besser als belastungsfähigere Arthrodese*.

Tenon (gr. τένων) m: Sehne, Tendo.

Tenonitis (↑; -itis*) f: Entz. der Tenon-Kapsel, meist sekundär bei Skleritis*.

Tenon-Kapsel (Jacques R. T., Ophth., Paris, 1724-1816): (engl.) Tenon's capsule; Vagina bulbi; Bindegewebehülle des Augapfels.

Tenon-Raum (↑): (engl.) Tenon's space; Spatium episclerale (intervaginale); Gleitraum zw. Vagina bulbi u. Sklera.

Tenor|rhaphie (Teno-*; gr. ῥαφή Naht) f: s. Sehnennaht.

Teno|syn|ovitis (↑; Syn-*; Ov-*; -itis*) f: syn. Tendovaginitis; s. Tendopathie.

Teno|tomie (↑; -tom*) f: (engl.) tenotomy; op. Sehnendurchtrennung; s. Achillotenotomie, Adduktorentenotomie.

Ten|oxi|cam (INN) n: 4-Hydroxy-2-methyl-N-(2-pyridyl)-2H-thieno[2,3-e] [1,2]thiazin-3-carboxamid-1,1-dioxid (IUPAC); nichtsteroidales Antiphlogistikum; vgl. Oxicame, Antiphlogistika, nichtsteroidale.

TENS: Abk. f. **t**ranskutane **e**lektrische **N**ervenstimulation; s. Elektrostimulationsanalgesie.

Tenside n pl: (engl.) tensides; syn. Detergenzien; oberflächenaktive chem. Substanzen; z. B. Aniontenside, Kationtenside, Amphotenside, Niotenside; Verw.: u. a. als Wasch- u. Reinigungsmittel, Emulgatoren.

Tensio (lat.) f: Spannung.

Tension (↑) f: Spannung, Druck; (ophth.) Augeninnendruck*.

Tension headache (engl. ↑; headache Kopfschmerz) n: s. Spannungskopfschmerz.

Tensor (↑) m: Spanner.

Tentamen (lat.) n: Versuch.

Tentamen sui|cidii (↑; Suizid*) n: Selbsttötungsversuch; s. Suizidversuch.

Tentorium cerebelli (lat. tentorium Zelt) n: Kleinhirnzelt; zw. oberer Kante der Felsenbeinpyramide u. Sinus transversus über dem Kleinhirn ausgespanntes Durablatt.

Tentorium||riß (↑): (engl.) tentorial tear; Einriß des Tentorium cerebelli od. der Falx cerebri durch Verschiebung der Schädelknochen unter der Geburt; Vork. v. a. bei Frühgeborenen (intrakranielle Blutungen!). **T.schlitz** (↑): (engl.) tentorial incisure; rundl. Öffnung im Tentorium für d. Hirnstamm. **T.schlitz|einklemmung** (↑): Einklemmung* v. Temporallappen- od. Kleinhirnteilen im Tentoriumschlitz (sog. obere Einklemmung).

tenuis (lat.): dünn, zart.

TEP: Abk. f. Totalendoprothese*.

Terato|genese (gr. τέρας, τέρατος Ungeheuer; -genese*) f: (engl.) teratogenesis; Entstehung von Fehlbildungen.

Terato|genität (↑; -gen*) f: (engl.) teratogenicity; Fähigkeit eines Agens, eine grobstrukturelle Abnormität auszulösen; s. Embryotoxizität, Fehlbildung, kongenitale.

Terato|karzinom (↑; Karz-*; -om*) n: (engl.) teratocarcinoma; syn. Carcinoma embryonale; malignes, entdifferenziertes Teratom v. a. des Hodens; s. Hodentumoren.

Teratom (↑; -om*) n: (engl.) teratoma; angeborene, aus Abkömmlingen der drei Keimblätter bestehende, am häufigsten in den Gonaden u. entlang der Keimbahn vorkommende Mischgeschwulst, stammt (durch Parthenogenese nach der ersten meiot. Teilung) von Keimzellen ab u. ist zu den parasitären Doppelfehlbildungen zu zählen; man unterscheidet das aus differenzierten Gewebeanteilen bestehende, reife T. (Teratoma adultum, häufig als Dermoid*) u. das undifferenzierte, Organanlagen enthaltende, primär maligne solide T. (Teratoma embryonale); vgl. Steißteratom, Struma ovarii.

Terato|zoo|spermie (↑; Sperm-*) f: Bez. f. erhöhte Fehlformenrate der Spermien; s. Sperma-Untersuchung (Tab.).

Tera|zosin (INN) n: 1-(4-Amino-6,7-dimethoxy-2-chinazolinyl)-4-(tetrahydro-2-furoyl)-piperazin (IUPAC); Derivat des Prazosins*; selektiver Alpha-1-Rezeptorenblocker; Verw.: Antihypertensivum.

Terbinafin (INN) n: (E)-N-(6,6-Dimethyl-2-hepten-4-inyl)-N-methyl-1-naphthylmethylamin (IUPAC); insbes. gegen Dermatophyten wirksames Antimykotikum zur oralen Anw.; Verw.: bei schweren Dermatophytosen, die einer externen Behandlung nicht ausreichend zugänglich sind; nicht wirksam bei Hefepilzerkrankungen, verursacht durch Candida, Malassezia furfur usw. Vgl. Antimykotika.

Terbium n: Symbol Tb, OZ 65, rel. Atommasse 158,93; zur Gruppe der Lanthanoide* gehörendes chem. Element.

Ter|butalin (INN) n: (RS)-2-tert-Butylamino-1-(3,5-dihydroxyphenyl)-ethanol (IUPAC); Beta-2-Sympathomimetikum; Verw.: Bronchospasmolytikum.

Ter|conazol (INN) n: (±)-1-(4-{(cis)-2-(2,4-Dichlorphenyl)-2-(1H-1,2-4-triazol-1-ylmethyl)-1,3-dioxolan-4-yl]methoxy}phenyl)-4-isopropylpiperazin (IUPAC); Verw.: Antimykotikum.

teres (lat.): länglichrund.

Teres|plastik (↑; -plastik*) f: s. Refluxösophagitis.

Ter|fenadin (INN) n: (RS)-1-(4-tert-Butylphenyl)-4-[4-(α-hydroxybenzhydryl)piperidino]butanol (IUPAC); Histamin-H_1-Rezeptorenblocker ohne zentrale NW; Verw.: Antihistaminikum.

Terizidon (INN) n: 4,4-[p-Phenylenbis(methylenamino)]di(1,2-oxazolidin-3-on) (IUPAC); chem. mit Cycloserin* verwandtes Antituberkulotikum (Reservemittel wegen neurotox. NW).

Terli|pressin (INN) n: Analogon des Vasopressins (s. ADH) mit insbes. vasokonstriktor. Wirkung; Verw.: bei Ösophagusvarizenblutung.

terminal (lat. terminus Grenze, Ende, Schluß): auch terminalis; das Ende bzw. eine Grenze betreffend, endgültig, final.

Terminal|haare (↑): s. Haare.

Terminal|zisterne (↑; lat. cisterna unterirdischer Wasserbehälter) f: s. Retikulum, sarkoplasmatisches.

Termination (lat. terminare bestimmen, festsetzen) f: Kettenabbruch in der Transkription* bzw. in der Proteinbiosynthese*; vgl. Suppression.

Terminations|faktoren (↑) m pl: s. Proteinbiosynthese.

Terminator|codon (↑; engl. code Chiffrierung, Verschlüsselung) n: s. Code, genetischer.

Terminus (lat.) m: Grenze, Bezeichnung; z. B. Terminus technicus (Fachausdruck).

Terni|dens de|minutus (lat. terni dreifach; dens Zahn; deminutus verkleinert) m: Fadenwurm (Nematodes*) im Dickdarm von Affen; in Afrika (bes. Simbabwe) Vork. auch bei Menschen.

Terpene n pl: (engl.) terpenes; große Gruppe von Naturstoffen, die aus Isopreneinheiten aufgebaut sind; z. B. Carotinoide.

Terpentin n: (engl.) terpentine; Terebinthina; Sammelbez. f. die Harzbalsame der Koniferen; Gemisch aus Harzsäuren u. Terpenen; Verw.: lokal in Pflastern u. Salben als Hautreizmittel; häufiges berufl. Allergen bei Malern.

Terrain-Kur (frz. terrain Gebiet, Gelände): kurmäßige Anw. der am Kurort herrschenden klimatischen Einflüsse zus. mit körperl. Aktivität; s. Balneotherapie, Thalassotherapie.

Terry-Linien: (engl.) Terry's lines; helle Linien auf den Fingernägeln; Form der Leukonychie (Nagelband), unspezif. Hinweis auf Eiweißmangel.

Tert|atolol (INN) n: (RS)-1-(tert-Butylamino)-3-(1-thiochroman-8-yloxy)-2-propanol (IUPAC); nichtselektiver Betarezeptorenblocker*; Verw.: Antihypertensivum.

tertiär (lat. tertius der dritte): das 3. Stadium betreffend; z. B. bei der Syphilis.

Tertiär|follikel (↑; Follicul-*) m: s. Eizelle.

Tertiär|struktur (↑) f: (engl.) tertiary structure; dreidimensionale Anordnung einer Polypeptidkette, entspricht i. d. R. dem Zustand der größten Stabilität u. wird u. a. durch kovalente, Wasserstoffbrücken-, Disulfid- u. ionale Bindungen stabilisiert; vgl. Aminosäuren.

Tertiana (lat. tertianus am dritten Tag) f: syn. Malaria* tertiana.

TES: Abk. f. toxisch-epidemisches Syndrom*.

Test|bakterien (Bakt-*) f pl: s. Testkeime.

Test|erythrozyten (Erythr-*; Zyt-*) m pl: (engl.) test red blood cells; gewaschene u. in geeigneten Stabilisatorlösungen (z. B. Rous*-Lösung) konservierte, evtl. speziell präparierte (mit best. Antigenen od. Antikörpern beladene, „sensibilisierte") tierische od. menschl. Erythrozyten, die als Indikatorzellen bei immun.-serol. Tests verwendet werden; u. a. zum Nachweis von Hämagglutininen u. Hämolysinen im Serum (z. B. Antikörpersuche, Blutgruppenbestimmung), im Rosettentest, in der Komplementbindungsreaktion, bei Schwangerschaftstests.

Testes|a|genesie (lat. testes Hoden; A-*; -genese*) f: (engl.) testicular agenesis; angeb. Fehlen der Keimdrüsen (Gonadendysgenesie*) bei chromosomal männl. Geschlecht; bei normalem männl. Phänotyp besser als Testesaplasie (auch sog. vanishing testes syndrome) bezeichnet, da in der frühen Entw. eine Gonadenanlage zur männl. Differenzierung vorhanden gewesen sein mußte.

Testiculus (lat.) m: Testikel, Hoden*.

Testier|fähigkeit (lat. testari versichern, bekunden): Fähigkeit, ein rechtsgültiges Testament zu errichten; nach § 2229 BGB kann kein Testament errichten, wer wegen krankhafter Störung der Geistestätigkeit, wegen Geistesschwäche od. Bewußtseinsstörung nicht in d. Lage ist, die Bedeutung einer von ihm abgegebenen Willenserklärung einzusehen u. nach dieser Einsicht zu handeln. Vgl. Patiententestament.

Testis (lat.) m: Hoden*.

Testis mobilis (↑; lat. mobilis beweglich) m: s. Gleithoden.

Test|keime: (engl.) test agents; Bakt. zur Prüfung der Wirkung von antibakt. Substanzen (Antibiotika, Chemotherapeutika, Desinfektionsmittel) od. Maßnahmen (Desinfektion, Sterilisation; hierfür meist Bakteriendauerformen, Sporen).

Testo|lacton (INN) n: 17α-Oxa-D-homo-1,4 androstadien-3,17-dion (IUPAC); Androgen mit geringer androgener Aktivität; Verw.: bei Mammakarzinom.

Test, optischer m: (engl.) optical test; einfache u. genaue laborchem. Methode zur Bestimmung von Enzymaktivitäten u. Substratkonzentrationen; **Prinzip:** bei enzymat. Reaktionen, bei denen NAD (bzw NADP) zu NADH (bzw. NADPH) reduziert od. umgekehrt oxidiert wird, kann die Änderung der Extinktion* bei 334 nm (bzw. 366 nm) photometrisch gemessen u. mit Hilfe des Lambert*-Beer-Gesetzes die Enzymaktivität, der Substratumsatz bzw. die Substratkonzentration berechnet werden. Enzymreaktionen, bei denen kein NADH (bzw. NADPH) entsteht oder verbraucht wird, können mit einer entspr. Indikatorreaktion gekoppelt werden (zusammengesetzter o. T.). Mit dem o. T. können sehr geringe Enzymmengen od. Substratkonzentrationen bestimmt werden; es genügen Probenvolumina von wenigen µl bis ml.

Testo|steron (INN) n: 17β-Hydroxy-4-androsten-3-on (IUPAC); stärkstes natürl. Androgen

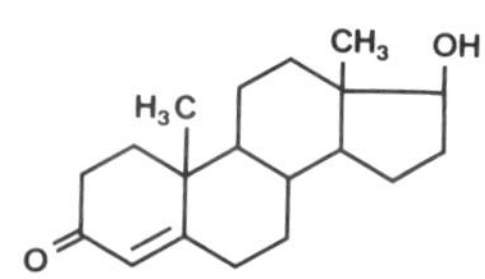

Testosteron

(für die Entw. des männl. Individuums von ausschlaggebender Bedeutung); wichtigste Bildungs- u. Transportform der Androgene*.

Test|ovar (lat. testis Hoden; mlat. ovarium Eierstock) n: syn. Ovotestis*.

Test, psycho|ana|lytischer m: s. Testverfahren, psychologische.

Test, sequentieller m: (engl.) sequential test; Bez. f. einen Test, der im Ggs. zu statist. Tests mit zuvor festgelegter Stichprobengröße die Möglichkeit bietet, den Umfang der Testpopulation flexibel zu halten u. während der Durchführung des Tests jederzeit über Fortsetzung od. Beendigung des Versuchs zu entscheiden. Vor Untersuchungsbeginn werden Grenzwerte f. eindeutige Annahme od. Ablehnung der Ausgangshypothese festgelegt. Solange die Untersuchungsergebnisse innerh. des durch die beiden Grenzwerte markierten Bereichs bleiben, wird der Test fortgesetzt; sobald die Summe der Einzelergebnisse einen Wert außerh. eines der bd. Grenzwerte ergibt, gilt er als entschieden. S. T. sollten dann angewendet werden, wenn ein Ziel die Minimierung des Umfangs der Testpopulation ist (z. B. Tierversuche, klin. Medikamentenprüfung).

T

Test|serum (Sero-*) n: (engl.) test serum; monospezif. od. polyvalentes, homo- od. heterologes Antiserum mit bekanntem Gehalt (Titer) an spezif. Antikörpern*; wird bei serol. (Serodiagnostik, z. B. Blutgruppenbestimmung), immun. (z. B. Gewebetypisierung mit Antilymphozytenserum), bakt. u. virol. Untersuchungen (z. B. Bakterienagglutination, Komplementbindungsreaktion, Neutralisationstest) verwendet. Vgl. Alloantiserum, Heteroserum, Immunserum.

Test|streifen: s. Schnelltestverfahren.

Testudo (lat. Schildkröte) f: Schildkrötenverband; dachziegelartiger Rollbindenverband für winklig stehende Gelenke (z. B. T. cubiti am Ellenbogen).

Test|verfahren, psycho|logische: (engl.) psychological tests; Verf. zur wissenschaftl. Ermittlung von individuell variierenden Leistungen, Fähigkeiten od. Eigenschaften von Probanden im Vergleich zu einer normierten Population mit bekannter Testleistung (sog. Eichstichprobe). Die meisten p. T. messen eine komplexe Eigenschaft durch Messung mehrerer zu ihr beitragender Einzelleistungen mit mehreren Aufgaben od. Fragen (sog. Items). Das Gesamttestergebnis (z. B. Intelligenz) ergibt sich aus der Gesamtheit der Ergebnisse der Einzelleistungen (z. B. Raumvorstellung, schlußfolgerndes Denken, Merkfähigkeit, Sprachflüssigkeit). Methodisch leistungsfähige p. T. sind hochstandardisiert u. erfüllen best. Gütekriterien (Validität, Objektivität, Reliabilität): z. B. Intelligenztests wie HAWIE, HAWIK, IST; Konzentrationsleistungstests wie KLT, Pauli-Test; Persönlichkeitstests wie FPI, Gießen-Test u. MPI. P. T., die e. umfangreiche Interpretation erfordern u. nicht alle Gütekriterien erfüllen (z. B. sog. projektive p. T. wie Rorschach-Test, TAT, Wartegg-Zeichentest od. PFT) sollten zurückhaltender angewendet werden. Anwendungsbezug, Gültigkeit u. Relevanz von p. T. werden z. T. kontrovers diskutiert. Vgl. Psychodiagnostik.

Test|verfahren, statistische: (engl.) statistical tests; Rechenverfahren zur Bestimmung der Irrtumswahrscheinlichkeit* eines Testergebnisses; die Wahl des Testverfahrens ist abhängig von der zu prüfenden Fragestellung, u. U. auch von dem bereits vorhandenen Vorwissen über die Verteilungsform der Daten. Häufig verwendete st. T. sind der Vorzeichentest, der U-Test von Wilcoxon u. der Kontingenztest.

Tetanie (gr. τέτανος Spannung, Krampf) f: (engl.) tetany; anfallartige Störung der Motorik u. Sensibilität als Zeichen einer neuromuskulären Übererregbarkeit; pathogenet. **Einteilung** nach der Calciumkonz. im Blut in normo- u. hypokalzämische T.; **Urs.:** s. Tab.; **Formen: 1.** manifeste T. mit schmerzhaften tonischen Krämpfen der Muskulatur, evtl. Pfötchenstellung der Hand (s. Abb.), Karpopedalspasmen od. Equinovarusstellung der Füße, Kontraktion der mimischen Muskulatur (sog. Tetaniegesicht mit gespitzten Lippen), idiomuskulärer Kontraktion*, Parästhesien insbes. im Bereich der Arme, evtl. Sensibilitätsstörungen (v. a. Anästhesie u. Hypopathie); **2.** latente T. mit uncharakterist. psychische Störungen, Antriebsstörung* (Minderung), evtl. Parästhesien u. Sensibilitätsstörungen; **3.** chronische T.: zusätzl. zu den Sympt. der manifesten T. Katarakt, Migräne, Konjunktivitis u. Lichtscheu, Candida-Mykosen der Haut, Onychomykosen, evtl. intrakranielle Verkalkungen; **Diagn.:** Chvostek-Zeichen, Fibularisphänomen, Pool-Schlesinger-Zeichen, Trousseau-Zeichen u. Zungenphänomen nachweisbar; (labordiagn.) Bestimmung des Szent-Györgyi-Quotienten u. von Calcium, Magnesium, Kalium, Phosphat u. Chlorid im Serum, evtl. der Calcium- u. Phosphatausscheidung im Urin (Ellsworth-Howard-Test), Blutgasanalyse; im EKG bei hypokalzämischer T. evtl. Verlängerung der QT-Dauer; in der Elektromyographie evtl. repetitive Entladungen (Doubletten od. Tripletten); **Ther.:** im akuten Anfall bei Hypokalzämie i. v. Injektion einer Calciumlösung (cave: bei digitalisierten Pat. kontraindiziert!); **DD:** Epilepsie, Krämpfe, psych. Erkrankungen. Vgl. Neugeborenentetanie.

Tetanie
Pathogenetische Einteilung

Hypokalzämische Tetanie
Hypoparathyreoidismus
Rachitis
Cystinose
chronische Niereninsuffizienz
Calciumresorptionsstörungen
Malabsorptionssyndrom
Oxalatinjektion
Zitratinjektion
Pankreatitis
Normokalzämische Tetanie
Magnesium-Mangelsyndrom
Hyperventilationstetanie
idiopathische Tetanie
Hypochlorämie
Erbrechen
Schädelhirntrauma
Hirntumoren

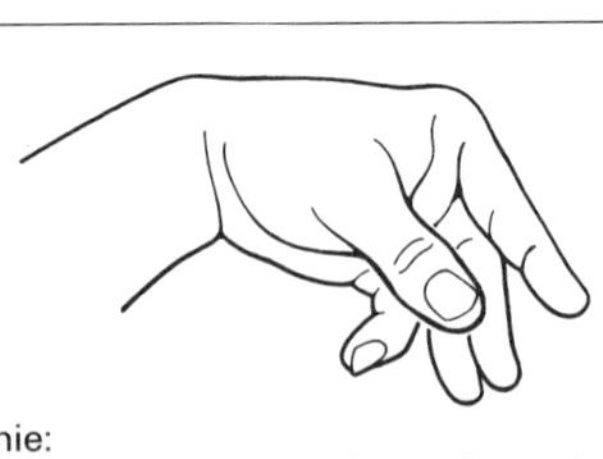

Tetanie:
Geburtshelfer- oder Pfötchenstellung der Hand

Tetanie, rachito|gene (↑) f: (engl.) rickets-induced tetany; syn. Spasmophilie; i. R. der Rachitis* auftretende hypokalzämische Tetanie* im Kindesalter; Auftreten bes. in der spontanen Heilungsphase im Frühjahr (sog. Heilungskrise). Durch die Frühjahrssonne od. auch durch kleine Dosen eines Vitamin-D-Präparats wird offenbar die Calciumaufnahme des wachsenden Skeletts stärker als die Calciumresorption im Darm stimuliert, wodurch es zu einer Hypokalzämie* kommt. Die r. T. kann aber auch im Anfangsstadium eines Vitamin-D-Mangels auftreten, wenn der gegenregulator. sek. Hyperparathyreoidismus* noch nicht genügend wirksam ist (z. B. bei Säuglingen im ersten Trimenon). Außerdem führt ein schwerer Vitamin-D-Mangel durch Überwiegen des Parathormons gelegentl. zu einer Balancestörung des Ca/P-Haushalts mit stärkerer Hypokalzämie.

tetani|form (↑; -formis*): tetanoid, tetanusähnlich.

Tetanus (gr. τέτανος Spannung, Krampf) m: Wundstarrkrampf; akute schwere Infektionskrankheit, die verursacht wird durch das Toxin von Clostridium* tetani, das meist mit verunreinigter Erde v. Gärten u. Feldern in die Wunden u. damit in den Körper gelangt; **Inkubationszeit:** 4-14 Tage, selten mehrere Monate; **Sympt.:** tonischer Krampf zunächst der Kiefer- u. Zungenmuskeln (Trismus, Risus sardonicus) u. der Nakken-, dann auch der Rücken- (Opisthotonus) u. Bauchmuskeln; zwischendurch schmerzhafte klon. Muskelkrämpfe; seltener ist d. Rumpf nach der Seite (Pleurothotonus), nach vorn (Emprosthotonus) od. gerade (Orthotonus) gestreckt. Die Extremitäten bleiben meist unbeteiligt (im Ggs. zum Strychnintetanus nach Strychninvergiftung, bei dem zw. den Anfällen auch Trismus u. Nackenstarre aufhören). **Ther.:** chir. Sanierung der Eintrittspforte; humanes antitox. Tetanusserum, simultan Tetanustoxoid an anderer Körperstelle (Wiederholung nach 14 Tagen); Antibiotika zur Bekämpfung von Sekundärinfektionen; **Proph.:** aktive Immunisierung mit Tetanus-Toxoid-Adsorbatimpfstoff schon im Kindesalter (Immunschutz für 5-10 Jahre, s. Schutzimpfung, Impfkalender); Tetanus-Klassifikationen: s. Tab.

Tetanus|bazillus (↑; Bacill-*) m: s. Clostridium tetani.

Tetanus neo|natorum (↑; Neo-*; lat. natus geboren) m: Wundstarrkrampf des Neugeborenen, Nabeltetanus; durch Infektion des Nabels mit Clostridium tetani verursachte Form des Tetanus*; **Klin.:** Beginn mit Allgemeinsymptomen wie Unruhe, Trinkunlust, gefolgt v. typischen Symptomen des Tetanus; sehr hohe Letalität. Ein ausreichender Impfstatus der Mutter schützt das Kind bis zur eigenen Immunisierung. Vgl. Impfkalender.

Tetanus uteri (↑; Uter-*) m: s. Wehen.

Tethered cord (engl. to tether anbinden; cord Schnur, Band) n: tiefstehender Conus medullaris mit gestörter Rückenmarkaszension durch Adhäsion des Filum terminale an der Durawand; Vork. bei 20% aller Pat. mit Meningomyelozele; **Sympt.:** Pes equinovarus, motorische u. sensible Störungen im Bereich der unteren Extremitäten, von Blase u. Rektum; **Diagn.:** Ultraschalldiagnostik, CT, Kernspintomographie; **Ther.:** op. Durchtrennung des Filum terminale. Vgl. Dysrhaphiesyndrome.

Tetra-: Wortteil mit der Bedeutung vier; von gr. τετράς.

Tetra|äthyl|ammonium n: (engl.) tetraethylammonium; quartäre Ammoniumbase; ganglienblockierende Substanz, führt (experimentell) u. a. zu Blutdrucksenkung, Verbesserung der peripheren Durchblutung, Atonie von Darm u. Harnblase, Mydriasis; vgl. Ganglienblocker.

Tetra|cain (INN) n: 2-Dimethylaminoethyl-4-butylaminobenzoat (IUPAC); Verw.: top. Lokalanästhetikum.

Tetra|chlor|kohlen|stoff: (engl.) carbon tetrachloride; Tetrachlormethan (CCl_4); farblose Flüssigkeit (Halogenkohlenwasserstoff) mit chloroformähnl. Geruch, Lösungsmittel mit leber- u. nierentoxischer Wirkung; LD 20-25 ml p. o., MAK-Wert 10 ppm = 65 mg/m³; Vergiftung mit T. ist BK nach Nr. 1302 der BeKV.

Tetra|cos|actid (INN) n: β^{1-24}-Corticotropin (IUPAC); synthet. ACTH*; Verw.: zur Funktionsdiagnostik der Nebennierenrinde.

Tetra|cyclin (INN) n: 4β-Dimethylamino-1,4,4a,5,5a,6,11,12a-octahydro-3,6α,10,12,12α,β-pentahydroxy-6-methyl-1,11-dioxo-2-naphthacencarboxamid (IUPAC); Antibiotikum der Tetrazyklin-Gruppe; Verw.: s. Tetrazykline.

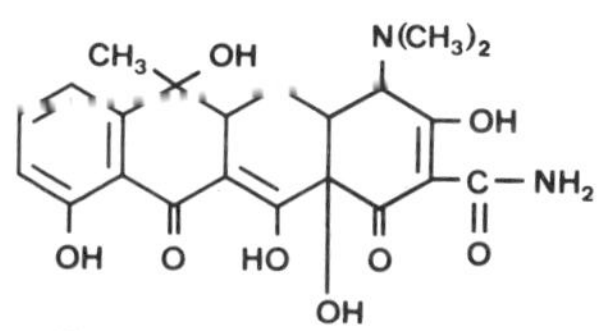

Tetracyclin

Tetraden (gr. τετράς Vierzahl) f pl: (engl.) tetrads; die vor der ersten meiotischen Teilung in je zwei Schwesterchromatiden längsgespaltenen, nebeneinanderliegenden homologen Chromosomen. Vgl. Meiose.

Tetra|hydro|bi|opterin-Mangel: (engl.) tetrahydrobiopterin deficiency; syn. maligne Phenyl-

Tetanus
Tetanus-Klassifikationen

Schema nach Eyrich

Grad I	Muskelrigidität, Trismus, Opisthotonus, Schluckbeschwerden
Grad II	erhebliche Muskelrigidität bis fast zur Ateminsuffizienz, leichte Krampfneigung
Grad III	starke Muskelrigidität, Ateminsuffizienz, generalisierte Krämpfe, Kreislauflabilität

Schema nach Garnier

leichter Tetanus	Trismus
mäßiger Tetanus	Trismus, Spontankrämpfe, Opisthotonus
schwerer Tetanus	Trismus, Spontankrämpfe, Opisthotonus, Ateminsuffizienz

Schema nach Patel u. Joag

Grad 1	Kieferklemme
Grad 2	Kieferklemme, Spasmen
Grad 3	Kieferklemme, Spasmen, 38 °C bei Aufnahme
Grad 4	Kieferklemme, Spasmen, 38 °C bei Aufnahme, Inkubationszeit 7 Tage
Grad 5	Kieferklemme, Spasmen, 38 °C bei Aufnahme, Inkubationszeit 7 Tage, „interval of onset“ 48 Std.

ketonurie; autosomal-rezessiv erbl. Stoffwechselerkrankung inf. einer Störung der Tetrahydrobiopterin-Synthese (Coenzym der Phenylalanin-, Tyrosin- und Tryptophan-Hydroxylase) mit Anstieg der Phenylalanin-Konzentration im Blut u. Neurotransmittermangel; **Sympt.** entsprechen denen bei Phenylketonurie* mit zusätzl. neurol. Ausfällen (z. B. Schluckstörungen, Choreoathetose); **Diagn.**: positiver Guthrie-Test (dd Abgrenzung zur Phenylketonurie durch Bestimmung der Phenylalanin-Konz. nach Tetrahydrobiopterin-Gabe); **Ther.**: Substitution von Tetrahydrobiopterin u. Neurotransmittern (DOPA), evtl. phenylalaninarme Diät.

Tetra|hydro|fol|säure f: (engl.) tetrahydrofolic acid; biologisch aktive Form der Folsäure*; Coenzym für die Übertragung von C_1-Resten; vgl. Vitamine.

Tetra|iod|thyronin n: Abk. T_4; syn. Thyroxin*.

Tetra|logie (Tetra-*; -log*) f: s. Fallot-Tetralogie.

Tetra|odon|toxin n: syn. Tetrodotoxin*.

Tetra|para|lyse (Tetra-*; Para-*; Lys-*) f: syn. Tetraplegie*.

Tetra|parese (↑; Parese*) f: (engl.) tetraparesis; inkomplette Lähmung* aller vier Extremitäten.

Tetra|plegie (↑; -plegie*) f: (engl.) tetraplegia; komplette Lähmung* aller vier Exremiäten.

Tetra|ploidie (↑; -ploid*) f: s. Ploidiegrad.

Tetra|somie 12p (↑; Soma*) f: (engl.) tetrasomy 12p; syn. Pallister-Teschler-Nicola-Killian-Syndrom; Chromosomenaberration mit überzähligem Isochromosom des kurzen Arms von Chromosom 12 als Mosaik; **Sympt.**: schwere geistige Retardierung, Epilepsie, faziale Dysmorphie mit betonter Stirn, kutane Pigmentanomalien, urogenitale Fehlbildungen, Brachymelie.

Tetra|vakzine (↑; Vacci-*) n pl: (engl.) tetravaccine; Kombinationsimpfstoff gegen Cholera, Typhus, Paratyphus B u. C bzw. A u. B; vgl. Schutzimpfung.

Tetra|zepam (INNv) n: 7-Chlor-5-(1-cyclohexenyl)-1-methyl-1H-1,4-benzodiazepin-2(3H)-on (IUPAC); Benzodiazepinderivat; Verw.: Myotonolytikum; vgl. Muskelrelaxanzien, zentrale.

Tetra|zykline (Tetra-*; Zykl-*) n pl: (engl.) tetracyclines; Sammelbez. f. Breitband*-Antibiotika mit einem Naphthacen-Ringsystem; die Derivate Tetracyclin, Oxytetracyclin u. Chlortetracyclin (T. der ersten Generation), Demeclocyclin, Rolitetracyclin (T. der zweiten Generation), Minocyclin u. Doxycyclin (T. der dritten Generation) unterscheiden sich in bezug auf ihre pharmakokinet. Eigenschaften, haben jedoch ein nahezu gleiches Wirkungsspektrum. **Wirkung:** bakteriostatische Wirkung durch Hemmung der Proteinbiosynthese*; **Wirkungsspektrum:** relativ breite Wirkung gegen grampositive u. gramnegative Keime, ferner gegen Chlamydien, Rickettsien, Mykoplasmen, Brucellen, Propionibacterium acnes; **Verw.:** Infektionen von Mund, Rachen, Intestinal- (Cholera, Ruhr u. a.) u. Urogenitaltrakt (Inf. durch Chlamydien u. a.), ferner der Haut (Acne vulgaris, Lyme-Borreliose) sowie u. a. bei Brucellosen, Leptospirosen, Pest, Rikkettsiosen, Melioidose; **NW** (system.): gastrointestinale Störungen, Photodermatosen, sehr selten intrakranielle Drucksteigerung, allerg. Reaktionen; bei Kindern: selten Zahnverfärbung, Störungen der Zahnbildung, Knochenwachstumsverzögerung; **Kontraind.:** Schwangerschaft, Stillzeit, Alter unter acht Jahren, Leberschaden, Niereninsuffizienz; **cave:** keine Komb. mit potentiell lebertoxischen Medikamenten. Vgl. Muttermilch.

Tetrele (↑) n pl: Gruppenbez. f. die Elemente Kohlenstoff, Silicium, Germanium, Zinn u. Blei (Kohlenstoffgruppe, IV. Hauptgruppe des Periodensystems* der Elemente).

Tetr|odo|toxin n: Toxin des japanischen Puffer- od. Kugelfischs (Sphaeroides rubripes), kommt auch in der Haut u. den Eiern kalifornischer Molche (Taricha torosa) vor; blockiert selektiv den spannungsabhängigen Natriumtransport durch die Zellmembran u. führt bei Intoxikation v. a. zu motor. u. sensiblen Lähmungen. Letaldosis etwa 10μg/kg Körpergewicht; spezif. Ther. nicht bekannt.

Tetrosen f pl: (engl.) tetroses; Zucker mit vier C-Atomen; z. B. Threose, Erythrose (Aldosen*) u. Erythrulose (s. Ketosen). Erythrose-4-Phosphat ist ein Intermediärprodukt des Pentosephosphatzyklus*. Vgl. Monosaccharide.

Tetr|oxo|prim (INN) n: 2,4-Diamino-5-[3,5-dimethoxy-4-(2-methoxyethoxyl)-benzyl]-pyrimidin (IUPAC); Verw.: Chemotherapeutikum (in Komb. mit Sulfasalazin*).

Tetry|zolin (INN) n: 2-(1,2,3,4-Tetrahydro-1-naphthyl)-2-imidazolin (IUPAC); Alphasympathomimetikum; Verw.: lokaler Vasokonstriktor.

Teufels|krallen|wurzel, süd|afrikanische: Radix Harpagophyti; sekundäre Speicherwurzel von Harpagophytum procumbes; enthält Bitterstoffe mit appetitanregender, choleretischer, antiphlogistischer u. schwach analgetischer Wirkung; **Verw.:** bei Appetitlosigkeit, dyspeptischen Beschwerden u. degenerativen Erkr. des Bewegungsapparats.

Teutschländer-Krankheit (Otto T., Pathol., Heidelberg, 1874-1950): syn. Lipokalzinogranulomatose*.

Textur (lat. textura Gewebe) f: (engl.) texture; Gewebe.

Tf: Abk. f. **T**rans**f**errin*.

Tf-System n: autosomal-kodominant erbl. Serumgruppe des Serumproteins **T**rans**f**errin*, inf. eines genet. Polymorphismus* mit versch. phänotypischen Molekülvarianten, die sich durch jeweils eine einzelne Aminosäure unterscheiden (in Mitteleuropa Haupttyp Tf C mit mehreren Subtypen); als Merkmal v. a. für anthropologische Untersuchungen, für die Abstammungsbegutachtung nur bei Differenzierung von Subtypen geeignet. Vgl. Serumgruppen.

TGA: Abk. f. (kardiol.) **T**ransposition* der **g**roßen **A**rterien.

TGF: Abk. f. (engl.) **t**ransforming **g**rowth **f**actor; zu den Zytokinen zählender Wachstumsfaktor; **Formen: 1.** TGF-α: wird v. a. in Tumorzellen autokrin sezerniert; stimuliert Zellproliferation u. Neovaskularisierung; **2.** TGF-β: Vork. in zahlreichen Geweben, v. a. in Thrombozyten; moduliert Zellwachstum u. -phänotyp sowie Immunantwort*, verstärkt Bindegewebeneubildung u. Wachstum neoplastischer Zellen; Nachw. einer Überexpression z. B. bei Lymphogranulomatose, Glioblastom, T-Zell-Leukämie, AIDS u. chron. Polyarthritis.

TH_n: Abk. f. thorakales spinales Segment* (Th_1-Th_{12}).

Th: chem. Symbol f. Thorium*.

Thalam|encephalon (gr. θάλαμος Kammer; Enkephal-*) n: Teil des Zwischenhirns, wo Thalamus, Sub-, Epi- u. Metathalamus gemeinsam dem Hypothalamus gegenüberstehen.

Thalamo|tomie (↑; -tom*) **f:** (engl.) thalamotomy; stereotaktische Operation* mit Koagulation von Kerngebieten des Thalamus bei sonst unbeeinflußbaren Schmerzen, v. a. Anaesthesia dolorosa, Zoster-Neuralgie, Phantomschmerzen, Kausalgie, Schmerzen durch Karzinom; **Kompl.:** Schädigung der Pyramidenbahn, Dysästhesie, Ataxie, Apathie.

Thalamus (↑) **m:** früher Th. opticus, Sehhügel; größte graue Kernmasse des Zwischenhirns, die durch Marklamellen in vordere, mediale u. laterale Kerngruppen unterteilbar ist u. die über entspr. Fasersysteme mit anderen Teilen des ZNS, v. a. mit d. Großhirnrinde, d. extrapyramidalen System, d. Kleinhirn u. d. Rückenmark, in Verbindung steht; zudem dient der Th. als Umschaltstation für opt. u. akust. Bahnen. **Begrenzung:** ventral Hypothalamus, lateral Capsula interna; die mediale Sehhügelfläche bildet den oberen Teil der Seitenwand des 3. Ventrikels, die dorsale Fläche (Pulvinar) liegt frei; hier schließt sich der Metathalamus mit den Corpora geniculata an (Abb.). **Funktionen:** zentrale subkortikale Sammel- u. Umschaltstelle für alle der Großhirnrinde zufließenden sensibel-sensor. Erregungen aus d. Umwelt u. Innenwelt (sog. Tor zum Bewußtsein) u. ein wichtiges selbständiges Koordinationszentrum, in dem d. exterozeptiven (Berührungs-, Schmerz-, Temperatur-)Empfindungen eine somatotopische Gliederung in spezif. Kernen aufweisen. Die propriozeptiven (Geschmacks-, Eingeweide-, Gleichgewichts-)Empfindungen werden in nichtspezifischen Thalamuskernen miteinander verknüpft u. können so affektbetont erscheinen (Lust, Unlust). In Verbindung mit d. extrapyramidalen System ist der Th. außerdem am Zustandekommen von Ausdrucksbewegungen od. Psychoreflexen beteiligt, die als motor. Reaktionen (Abwehr-, Fluchtreflexe u. Schmerzäußerungen) bei schmerzhaften od. affektbetonten Impulsen auftreten.

Thalamus|hand (↑)**:** (engl.) thalamic hand; Haltungsanomalie der Hand bei Thalamussyndrom* mit Pronation des Unterarms, Beugung der Hand u. der Finger im Grundgelenk, Streckung der Finger in d. übrigen Gelenken.

Thalamus|syn|drom (↑; Déjérine, Roussy) **n:** Krankheitsbild bei Schädigung des Thalamus; **Sympt.:** heftige, auf Analgetika nicht ansprechende Schmerzen in der kontralateralen Körperhälfte mit Sensibilitätsstörungen* (Hemianaesthesia dolorosa), Hemianopsie, Hyperkinesen u. Hemiparese, evtl. Thalamushand*; **Urs.:** v. a. zerebrale Durchblutungsstörung*, seltener Hirntumoren* (Astrozytom, Oligodendrogliom).

Thalass|aemia major (gr. θάλασσα Meer; -ämie*) **f:** syn. Cooley-Anämie; klin. Manifestation der Thalassämie bei Homozygotie; **Sympt.:** schwere chron. hämolytische Anämie mit Hepatosplenomegalie, Bürstenschädel u. Wachstumsverzögerung; im Blutausstrich Anisozytose, Hypochromie der Erythrozyten, basophil punktierte Erythrozyten, Targetzellen* u. Normoblasten (s. ums. Abb.), erhöhte osmotische Resistenz der Erythrozyten.

Thalass|aemia minor (↑; ↑) **f:** klin. Manifestation der Thalassämie bei Heterozygotie; **Sympt.:** gesteigerte Hämolyse mit meist leichter hypochromer Anämie, z. T. kompensierte Hämolyse, häufig geringe Splenomegalie; im Blutausstrich Veränderungen weniger ausgeprägt als bei Thalassaemia major (s. ums. Abb.).

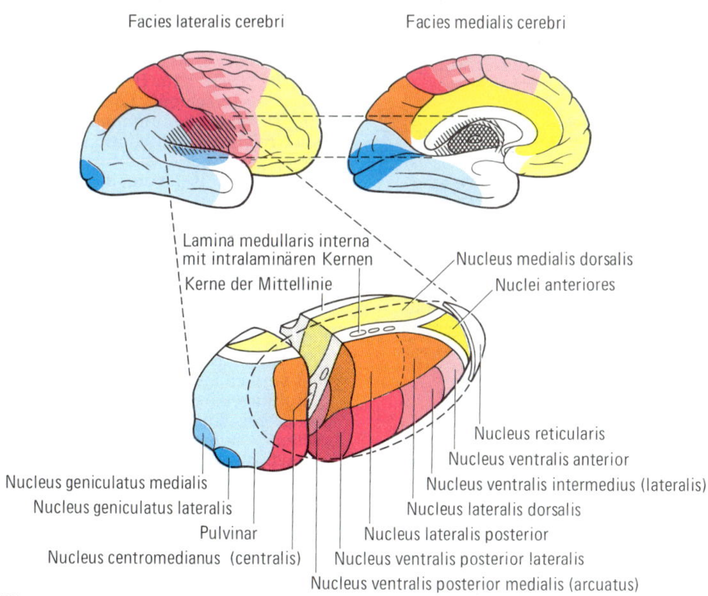

Thalamus:
Schema der wichtigsten Kerne und ihrer Projektion auf die Großhirnrinde; gestrichelt: Anteile des Nucleus reticularis. Nicht dargestellt sind die Projektionen des Nucleus centromedianus, der intralaminären Kerne und des Nucleus reticularis. [546]

T

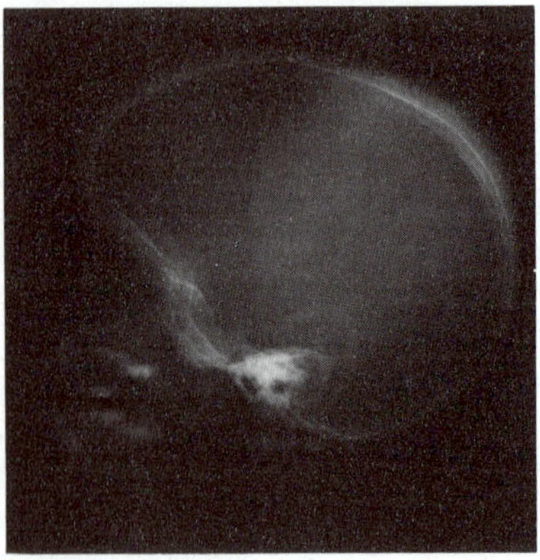

Thalassaemia major:
Bürstenschädel [540]

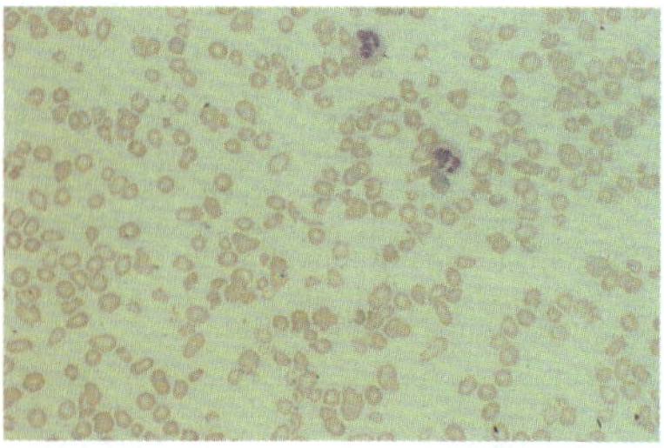

Thalassämie:
Thalassaemia major (homozygote Betathalassämie): Blutausstrich (Wright-Färbung) mit Anisozytose, Poikilozytose und Targetzellen [183]

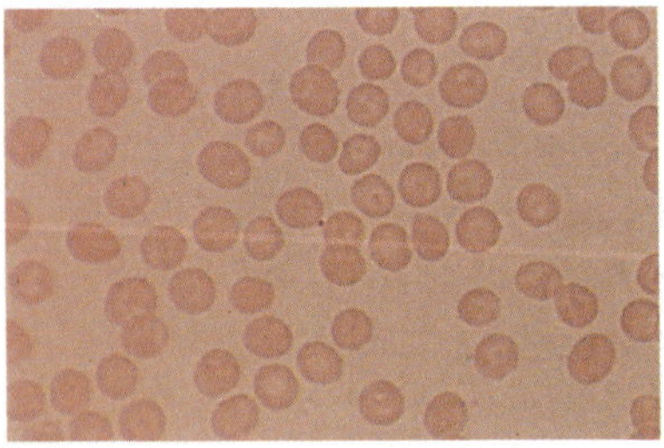

Thalassämie:
Thalassaemia minor, Blutausstrich (Pappenheim-Färbung) mit zahlreichen Targetzellen [181]

Thalass|ämie (↑; ↑) f: (engl.) thalassaemia; Mittelmeeranämie; autosomal-dominant erbl. hämolytische Anämie*, die bei Homozygotie der Anlage einen schweren Verlauf (Thalassaemia* major) nimmt u. bei heterozygoten Merkmalträgern in einer milden Form (Thalassaemia* minor) auftritt; **Vork.:** bes. verbreitet bei der Bevölkerung des Mittelmeerraums, aber auch in Vorderasien, wo nicht selten auch erbl. bedingte Komb. mit versch. Hämoglobinopathien* (Hb S, C, E u. a.) vorkommen. Der Th. liegt eine quant. Störung der Globinsynthese zugrunde, wobei entw. die Alpha- od. die Betakette in ungenügender Menge produziert wird; am häufigsten ist die Betakette betroffen (Betathalassämie). In diesen Fällen findet man bei der Hämoglobinelektrophorese eine Verminderung von Hb A ($\alpha_2\beta_2$) u. eine Vermehrung von Hb A_2 ($\alpha_2\delta_2$) u. Hb F ($\alpha_2\gamma_2$). **Ther.:** bei Thalassaemia minor nicht erforderlich, bei Thalassaemia major möglichst frühzeitig allogene Knochenmarktransplantation* von HLA-identischen Geschwistern (Umwandlung in Heterozygotenstatus); Versuch mit Deferoxamin, um der Siderose der Organe entgegenzuwirken; bei steigendem Transfusionsbedarf evtl. Splenektomie; **Progn.:** nach Knochenmarktransplantation deutliche Besserung bei ca. 90%; bes. bei Betathalassämie multiple Insuffizienz endokriner Organe (verzögerte Pubertät, Diabetes mellitus) u. letaler Ausgang inf. der Organsiderose (Herz) im frühen Erwachsenenalter.

Thalasso|therapie (↑; gr. θεραπεία Behandlung) f: (engl.) thalossotherapy; kurgemäße Nutzung der den Meeresküsten eigenen Reizfaktoren: Klima (Strahlung, Aerosol), Bäder (Sole, Brandung); vgl. Balneotherapie.

Thalidomid-Embryo|pathie (Embryo-*; -pathie*) f: (engl.) thalidomide embryopathy; syn. Wiedemann-Dysmeliesyndrom, Wiedemann-Lenz-Syndrom, Contergan-Syndrom; embryopath. Fehlbildungssyndrom mit im Vordergrund stehenden schweren Extremitätenanomalien nach Einnahme v. Thalidomid (ein Schlafmittel, Handelsname Contergan) in der Frühschwangerschaft; trat zw. 1958 u. 1963 häufig auf, wurde nach Verbot thalidomidhaltiger Pharmaka nur noch selten beobachtet; **Ätiol./Path.:** teratogene Wirkung v. Thalidomid (Alphaphthalimidoglutarimid) in der 4. bis 6. Embryonalwoche; **Sympt.:** Dysmelie* insbes. im Bereich der oberen Extremitäten unterschiedl. Lokalisation u. Ausprägung, v. isolierten minimalen Hypoplasien bis z. Amelie reichend; Fehlbildungen im Kopfbereich: Dysotie bis Anotie (häufig m. Taubheit), Mikrophthalmie, Kolobom, multiple Hirnnervenstörungen (III., IV., VI., VII.); Naevus flammeus im Mittelgesicht; Fehlbildungen innerer Organe; geistige Entwicklung i. d. R. unbeeinträchtigt; **Progn.:** hohe Letalität in der frühen Kindheit.

Thallium (gr. θάλλειν blühen) n: chem. Element, Symbol Tl, OZ 81, rel. Atommasse 204,37; zur Borgruppe gehörendes ein- u. dreiwertiges Metall; das Radionuklid Thallium-201 wird als Thalliumchlorid v. a. in der Myokardszintigraphie* verwendet.

Thallium|vergiftung (↑): (engl.) thallium poisoning; bei akuter Th. Diarrhoen, schweres Erbrechen, Leberschädigung, Polyneuropathie, nach ca. zwei Wochen vollständiger Haarausfall, Auftreten von Mees-Streifen; BK nach Nr. 1106 der BeKV.

THAM: Abk. f. **T**ris(-**H**ydroxymethyl)-**A**mino**m**ethan; s. Tris-Puffer.

Thanato|logie (gr. θάνατος Tod; -log*) f: (engl.) thanatology; Wissenschaft von d. Ursachen u. Umständen des Todes.

Thayer-Martin-Medium (William S. Th., amerikan. Arzt, 1864-1932) n: Elektivnährboden; Schokoladenagar m. Zusatz v. Antibiotika u. Antimykotika, die d. Wachstum anderer Keime als

Neisseria* gonorrhoeae u. Neisseria* meningitidis unterdrücken; bes. geeignet zur Gonokokkenzüchtung.

Thebain n: (engl.) thebaine; Hauptalkaloid in Papaver bracteatum; Verw. zur Herstellung von Codein*.

Thebesius-Klappe (Adam Ch. Th., Anat., Hirschberg, 1686-1732): (engl.) Thebesian valve; Valvula sinus coronarii.

Theca folliculi (gr. θήκη Behälter, Kiste; Follicul-*) **f:** ovarielles, den Graaf-Follikel umgebendes Bindegewebe; differenziert sich während der Follikelreifung in eine innere, den Follikel umschließende östrogenproduzierende Schicht (Theca interna) u. eine äußere, in das Ovarialstroma übergehende fibröse Schicht (Theca externa).

Theileria f: Gattung der Sporozoa (vgl. Protozoen); durch Zecken übertragene, intraerythrozytäre Parasiten; Err. der Piroplasmosen der Tiere; vgl. Babesiose.

Thein n: s. Coffein.

Theka|zellen (gr. θήκη Behälter, Kiste; Zelle*): (engl.) theca cells; Bindegewebezellen der Theca* folliculi.

Theka|zell|tumor (↑; ↑; Tumor*) **m:** (engl.) theca cell tumour; syn. Thekom; seltener (östrogenbildender) Sex-cord-Tumor des Ovariums (s. Ovarialtumoren), histol. aus gewucherten, oft lipoidreichen Thekazellen u. Fibroblasten bestehend (bei Überwiegen der Fibroblasten **Thekofibrom**, bei Komb. mit proliferierten Granulosazellen **Granulosa-T.**), selten maligne Entartung; **Vork.:** überwiegend in der Postmenopause, nie vor der Pubertät; die klin. Sympt. entsprechen denen bei Granulosazelltumor*. **DD:** Hyperthecosis* ovarii. Vgl. Luteom.

Theko|matose (↑; -om*; -osis*) f: s. Hyperthecosis ovarii.

Thel|algie (gr. θηλή Brustwarze; -algie*) **f:** (engl.) thelalgia; Schmerzen in der Brustwarze.

Thel|arche (↑; gr. ἀρχή Beginn) **f:** allmähliche Entw. der weibl. Brustwarze (u. Brustdrüse) in der Pubertät* unter zunehmender Östrogeneinwirkung; vgl. Pubarche, Menarche, Tanner-Stadien.

Thelor|rhagie (↑; gr. ῥαγάς Riß) **f:** (engl.) thelorrhagia; Blutung aus der Brustwarze; s. Mamma, blutende.

Thenar (gr. θέναρ Handfläche) **n:** Daumenballen.

Theo|bromin n: (engl.) theobromine; 3,7-Dimethylxanthin; Purinderivat, coffeinähnl. Alkaloid der Kakaobohne (Theobroma cacao), wirkt diuretisch, positiv inotrop. Vgl. Theophyllin.

Theo|drenalin (INN) n: (RS)-7-{2-[2-(3,4-Dihydroxyphenyl)-2-hydroxyethylamino]-ethyl}-1,3-dimethyl-2,6(1H,3H)-purindion (IUPAC); Verw.: Antihypotensivum.

Theo|phyllin n: (engl.) theophylline; Purinderivat (Methylxanthin), im Tee in geringer Menge vorkommend; **Wirkungen:** positiv inotrope u. diuret. Wirkung, Relaxation der glatten Muskulatur (Vasodilatation, Bronchodilatation), Senkung des pulmonalen Gefäßwiderstands, Steigerung des Atemantriebs, Stimulation der mukoziliären Klärfunktion, Hemmung der Freisetzung v. Mediatoren*; **Verw.:** bei chron. obstruktiven Atemwegerkrankungen.

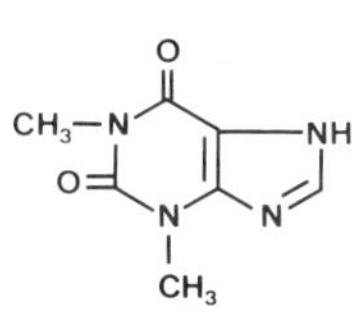

Theophyllin

Theo|phyllin-Ethylen|di|amin n: (engl.) theophylline ethylendiamine; Additionsverbindung von Theophyllin (1,3-Dimethyl-2,6(1H,3H)-purindion) mit Ethylendiamin (2 : 1); syn. Aminophyllin; Verw.: Bronchospasmolytikum, Antiasthmatikum.

Theo|phyllin-Natrium|glycinat n: (engl.) theophylline sodium glycinate; Gemisch von Theophyllin-Natrium und Aminoessigsäure; Verw.: Bronchospasmolytikum.

therapeutisch: die Behandlung betreffend, Behandlungs-.

Therapie (gr. θεραπεία Pflege, Heilung) **f:** Behandlung von Krankheiten, Heilverfahren.

Therapie, ableitende (↑) **f:** Begriff aus der Humoralpathologie*, der die Vorstellung wiedergibt, daß durch versch. Behandlungen (z. B. temperaturansteigendes Fußbad bei Migräne od. Erkältungskrankheiten) falsch verteilte od. gestaute Körpersäfte u. Energie umverteilt od. abgeleitet werden können.

Therapie, aktivierende (↑) **f:** in der Physiotherapie* u. Naturheilkunde* gebräuchl. Bez. f. eine anregende körperl. Behandlung (z. B. Bewegungstherapie) mit psych. u. sozialen Wirkungen, die Möglichkeit zu Eigenbehandlung u. Förderung der Persönlichkeit des Pat. bietet.

Therapie, ausleitende (↑) **f:** Bez. f. Behandlungsmethoden der Humoralmedizin (s. Humoralpathologie), bei denen Körpersäfte u. -gifte vermehrt zur Ausscheidung gebracht werden sollen; z. B. Aderlaß, Blutegeltherapie, Schröpfen, Darmbad sowie Anregung der Diurese u. Schweißsekretion.

Therapie, endo|lymphatische (↑) **f:** (engl.) endolymphatic therapy; Applikation eines Iod-131- od. Phosphor-32-haltigen Kontrastmittels bei der Lymphographie*; durch Speicherung dieser öligen Flüssigkeiten in den Lymphknoten ist eine hohe lokale Strahlenwirkung zu erzielen. Anw. v. a. bei malignem Lymphom* u. Melanom* der unteren Extremitäten.

Therapie, kontra|hormonale (↑) **f:** (engl.) contrahormonal therapy; Behandlung weiblicher Pat. mit männl. Sexualhormonen (Androgenen) od. Antiöstrogenen* bzw. männlicher Pat. mit weibl. Sexualhormonen (Östrogenen, Gestagenen) od. Antiandrogenen*, meist als zusätzliche od. palliative Behandlung b. hormonsensiblen malignen Tumoren (s. Hormonrezeptoren) od. zur hormonalen (pharmak.) Kastration.

Therapie, mikro|biologische (↑) **f:** Form alternativer Heilverfahren*, durch die die mikrobiol. Besiedlung des Darms günstig beeinflußt u. dadurch die immun. Abwehr (insbes. bei Erkr. der Harn- u. Atemwege) verbessert werden soll; Anw. finden z. B. spez. Diäten, anorg. Substanzen (Heilerde) u. Präparationen aus versch. Bakterien (sog. Symbioselenkung).

Therapie, physikalische (↑) **f:** s. Physiotherapie. **Th., rektale** (↑) **f:** Verabreichung von Medikamenten über das Rektum; Sonderform der enteralen Anw.; vgl. Suppositorium. **Th.studie** (↑) **f:** (engl.) treatment trial, drug trial; Bez. f. die klinische Wirksamkeitsprüfung von Medikamenten i. R. der Arzneimittelprüfung*.

Therm-: auch Thermo-; Wortteil mit der Bedeutung Wärme, Hitze; von gr. θερμός.

Therm|an|ästhesie (↑; Anästhesie*) f: (engl.) thermanaesthesia; Verlust der Temperaturempfindung; vgl. Sensibilitätsstörungen.

Thermen (↑) f pl: (engl.) thermal springs; Heilwässer (zu Bädern u. Trinkkuren), deren Temp. an der Quelle stets über 20°C bleibt; mineralarme Th.: s. Wildwässer.

Therm|hyp|ästhesie (↑; Hyp-*; -ästhesie*) f: (engl.) thermhypaesthesia; herabgesetzte Empfindung von Temperaturreizen; vgl. Sensibilitätsstörungen.

Therm|hyper|ästhesie (↑; Hyper-*; -ästhesie*) f: (engl.) thermhyperaesthesia; gesteigerte Empfindung von Temperaturreizen; vgl. Sensibilitätsstörungen.

Thermistor (↑) m: Temperaturfühler, Wärmefühler; s. Swan-Ganz-Katheter.

Thermo|aktino|myzeten (↑; gr. ἀκτίς, ἀκτῖνος Strahl; Myk-*) m pl: thermophile, sporenbildende Untergruppe der Gattung Actinomyces*, deren Sporen e. exogen-allergische Alveolitis* verursachen können.

Thermo|chrome (↑; Chrom-*) n pl: (engl.) thermochromes; chem. Farbindikatoren, die für d. Prüfung v. Sterilisatoren (vgl. Sterilisation) Verw. finden; Verbindungen (meist komplementäre Salze versch. Metalle), die b. einer best. Temperatur bzw. innerh. eines Temperaturbereichs eine andere Farbe annehmen.

Thermo|di|lution (↑; lat. diluere, dilutus verdünnen, ausspülen) f: zu den Indikatorverdünnungsmethoden* gehörendes Verf. z. Bestimmung des Herzminutenvolumens durch Einbringen einer auf 9°C abgekühlten physiol. Kochsalzlösung als Indikator in d. Blutbahn (sog. Kälteverdünnungsmethode).

Thermo|graphie (↑; -graphie*) f: (engl.) thermography; Wärmebild; bildgebendes Verfahren, das die Wärmestrahlung von Körpern sichtbar macht; **Prinzip:** die Absoluttemperatur u. die Temperaturverteilung auf der Hautoberfläche werden bis zu geringsten Differenzen (von ca. 0,08°C) erfaßt u. registriert. Bei der **Telethermographie** wird die von d. Körperoberfläche emittierte Infrarotstrahlung* mit einer spez. Infrarotkamera aufgezeichnet, was insbes. die Erkennung von Temperaturdifferenzen u. sog. hot spots (heißer Flecke) im Rechts-Links-Vergleich ermöglicht. Die **Plattenthermographie** (Kontaktthermographie) beruht darauf, daß bestimmte Flüssigkristalle (z. B. Cholesterinkristalle) innerh. eines engen Bereichs bei versch. Temperaturen unterschiedl. Farben annehmen. Eine mit Flüssigkristallen gefüllte Platte bzw. Folie wird auf die betreffende Körperregion aufgelegt u. zur Dokumentation abphotographiert. Zur Darstellung kommen v. a. pathologische Gefäßmuster sowie hot spots. Die Plattenthermographie wurde v. a. als Zusatzmethode zur Mammographie* eingesetzt. Die Temperaturunterschiede kommen durch unterschiedl. Gefäßdurchblutung z. B. inf. arterieller Durchblutungsstörungen, entzündl. Knochenprozesse od. maligner Tumoren zustande.

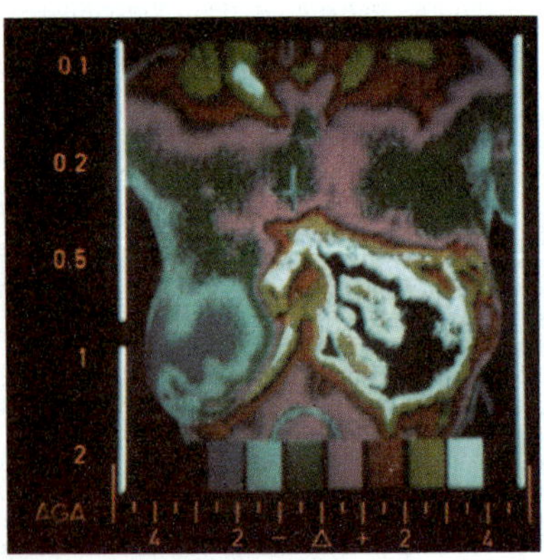

Thermographie:
Farb-Infrarot-Thermographie bei Entzündung und Abszeßbildung der linken Mamma. Die Skalierung der Farben ist unten im Bild angegeben. Zwei benachbarte Farben bilden jeweils eine Temperaturdifferenz von ca. 1°C ab. [551]

Thermo|kauter (↑; gr. καυτήρ Brenner, Brenneisen) m: (engl.) thermocautery; Elektrokauter; meist schlingenförmiges Instrument für die Elektrochirurgie*, bei dem durch niederfrequenten Strom ein Widerstand erhitzt u. die Hitze auf den aktiven Teil des Instruments übertragen wird; Verw. zur Durchtrennung von Gewebe mit gleichzeitiger Blutstillung.

thermo|labil (↑; lat. labi ausgleiten, stürzen): (engl.) thermolabile; nicht wärmebeständig; Ggs. thermostabil.

Thermo|lumineszenz (↑; Lumen*) f: (engl.) thermoluminescence; Abk. TL; Fähigkeit best. Kristalle (z. B. Lithiumfluorid), sichtbares Licht zu emittieren, wenn man sie ionisierender Strahlung* aussetzt u. nachfolgend erhitzt. Das emittierte Licht kann mit einem Photomultiplier gemessen werden. Anw. z. B. beim Thermolumineszenzdosimeter im Strahlenschutz. Vgl. Dosimetrie, Lumineszenz.

Thermo|meter (↑; Metr-*) n: Temperaturmeßgerät.

Thermo|prä|zipitation (↑; lat. praecipitare herabstürzen) f: (engl.) thermoprecipitation; serol. Untersuchungsmethode zum Nachw. von Milzbrandantigenen.

Thermo|re|zeptoren (↑; Rezeptoren*) m pl: (engl.) thermoreceptors; Rezeptoren*, die die Temperatur bzw. Temperaturänderungen (Wärme, Kälte) registrieren; z. B. Ruffini-Körperchen u. Krause-Endkolben in der Haut sowie Neuronen im Hypothalamus zur Überwachung der Bluttemperatur.

Thermo|rhizo|lyse, per|kutane (↑; gr. ῥίζα Wurzel; Lys-*) f: (engl.) percutaneous thermorhizolysis; Ausschaltung sensibler Nervenfasern durch Elektrokoagulation* der Wurzeln* der Spinalnerven als palliativer neurochir. Eingriff zur Schmerztherapie*.

thermo|stabil (↑; lat. stabilis feststehend): (engl.) thermostabile; wärmebeständig; Ggs. thermolabil.

Thermo|taxis (↑; gr. τάξις Aufstellung, Anordnung) f: durch Wärme verursachte Bewegung.

Thesaurismosen (gr. θησαύρισμα Vorrat, Schatz; -osis*) f pl: (engl.) thesaurismoses; durch Stoffwechselanomalien* u. Anhäufung von Stoffwechselprodukten bedingte Speicherkrankheiten; z. B. Mukopolysaccharid*-Speicherkrankheiten, Lipidosen*, Glykogenosen*, Amyloidose*, Hämochromatose*, Leukodystrophie*, hepatolentikuläre Degeneration*, Cystinose*.

Theta|wellen (gr. θῆτα Th)**:** Zwischenwellen; s. Elektroenzephalographie.

Thevetin n**:** Herzglykosid aus den Nüssen von Thevetia neriifolia Jussieu; vgl. Digitalisglykoside.

Thia|butazid n**:** syn. Butizid*.

Thia|mazol (INN) n**:** 1-Methyl-2-imidazolthiol (IUPAC); syn. Methimazol; Verw.: Thyreostatikum.

Thi|amin n**:** (engl.) thiamine; syn. Vitamin B_1; hitzelabiles Pyrimidinderivat; **Vork.:** in kl. Mengen in allen pflanzl. u. tier. Nahrungsmitteln; in Körnerfrüchten in Keim u. Aleuronschicht, deshalb starke Abnahme des Thiamingehalts durch Ausmahlen v. Mehl od. Polieren von Reis; oft künstl. Anreicherung von Mehlprodukten mit Th.; **biol. Wirkung:** Art der Substituenten am Pyridinring wichtig für die biol. Wirkung; als Cocarboxylase* Coenzym der oxidativen Decarboxylierung von Alphaketosäuren (z. B. Pyruvat, Alphaketoglutarat); außerdem Coenzym der Transketolase*; bei Mangel steigt die Konz. der Pentosephosphate in den Erythrozyten an. **Bedarf:** ca. 0,3-2,0 mg/d (Kinder - Erwachsene); **Avitaminose:** Beriberi*; u. U. Thiaminmangel bei Malabsorption u. bei ungenügender Zufuhr von Th., z. B. bei Alkoholkranken; s. Wernicke-Enzephalopathie; **Nachw.** durch herabgesetzte Aktivität der Transketolase in den Erythrozyten u. ihre stärkere Aktivierbarkeit durch TPP; **cave:** i. v. Injektion kann u. U. einen tödl. anaphylaktischen Schock auslösen. Vgl. Vitamine.

Thi|aminasen|krankheit: Auftreten v. Bact. thiaminolyticus Matsukawa et Misawa im Darm, das das Enzym Thiaminase bildet u. Vitamin B_1 (Thiamin*) vor dessen Resorption aufspaltet u. unwirksam macht; **Klin.:** Zeichen einer B_1-Hypovitaminose, die sich bis zur B_1-Avitaminose (s. Beriberi) steigern kann.

Thi|amin|hydro|chlorid (INN) n**:** Verw.: wie Vitamin B_1.

Thi|amin|nitrat (INN) n**:** Verw.: wie Vitamin B_1.

Thi|amin|pyro|phosphat n**:** Abk. TPP; Derivat des Thiamins*; s. Cocarboxylase.

Thi|amphenicol (INN) n**:** 2,2-Dichlor-N-[(αR,-βR)-β-hydroxy-α-(hydroxymethyl)-4-methylsulfonylphenethyl]acetamid (IUPAC); Antibiotikum mit ähnl. Wirkungsspektrum wie Chloramphenicol*.

Thi|azid|di|uretika (Dia-*; Ur-*) n pl**:** syn. Thiazide*; vgl. Diuretika.

Thi|azide n pl**:** (engl.) thiazides; syn. Thiaziddiuretika; Gruppe mittelstark u. protrahiert wirkender Diuretika (Benzothiadiazinderivate: Sulfonamidderivate, aus den Carboanhydrasehemmern entwickelt), z. B. Hydrochlorothiazid, Trichlormethiazid, sowie thiazidanaloge Verbindungen, z. B. Chlortalidon, Clopamid, Mefrusid; **Wirkung:** Hemmung der Na- u. Cl-Resorption im frühdistalen Tubulus der Niere mit der Folge einer erhöhten Ausscheidung von Elektrolyten u. (sekundär) Wasser; bei Niereninsuffizienz (GFR <40 ml/min) nicht mehr wirksam; **Verw.:** s. Diuretika; **NW:** Hyperurikämie, Verringerung der Glukosetoleranz, Kopfschmerz, Überempfindlichkeitsreaktionen, gastrointestinale Störungen, sek. Hyperaldosteronismus u. a.; bei längerer Anw. Gefahr der Entw. einer Hypokaliämie*; **Kontraind.:** Niereninsuffizienz, akute Glomerulonephritis, schwere Leberfunktionsstörungen, schwere Hypokaliämie, schwere Hyponatriämie, Hyperkalzämie, Gicht, Schwangerschaft (1. Trimenon), Stillzeit u. a.

Thiazin n**:** schwefelhaltiges Ringsystem, von dem sich d. Farbstoff Methylenblau* ableitet; vgl. Phenothiazinderivate.

Thibièrge-Weißenbach-Syn|drom (Georges Th., Dermat., Paris, 1856-1926) n**:** progressive systemische Sklerose* mit subkutanen Calciumcarbonateinlagerungen.

Thiel-Stadien (Hans J. Th., zeitgen. Ophth., Kiel) n pl**:** nicht mehr gebräuchl. Einteilungsschema für Fundusveränderungen bei art. Hypertonie bzw. Arteriosklerose; vgl. Fundus hypertonicus, Retinopathia hypertensiva.

Thiemann-Krankheit (H. Th., deutscher Chir.)**:** (engl.) Thiemann's disease; aseptische Knochennekrose im Bereich der Phalangen der Finger u. Zehen mit Deformierung der angrenzenden Gelenkflächen; Erkrankung des Wachstumsalters, u. U. Früharthrose. Vgl. Knochennekrosen, aseptische.

Thiersch-Trans|plantat (Karl Th., Chir., Erlangen, Leipzig, 1822-1895; Transplantat*) n**:** dünnes Spalthauttransplantat; s. Hauttransplantat.

Thi|ethyl|perazin (INN) n**:** 2-Ethylthio-10-[3-(4-methyl-1-piperazinyl)-propyl]-phenothiazin (IUPAC); Verw.: Antiemetikum; s. Phenothiazinderivate.

Thigmo|taxis (gr. θίγμα Berührung; τάξις Aufstellung, Anordnung) f**:** taktile (Tast-)Reize, Reizung durch mechan. Berührung.

Thio-: Wortteil: Schwefel-.

Thio|alkohole m pl**:** (engl.) thioalcohols; Mercaptane; nicht mehr verwendete Bez. f. Thiole der allg. Formel R—SH.

Thio|bacillus (Bacill-*) m**:** Gruppe nicht eindeutig klassifizierter, gramneg., polar begeißelter Bakt. in Boden u. Wasser; die meisten Th. oxidieren reduzierte Schwefelverbindungen (S, H_2S, $H_2S_2O_3$) zu Sulfat od. Schwefelsäure (H_2SO_4). Einige Th.-Species oxidieren Eisen (Fe^{2+} zu Fe^{3+}), z. B. Th. ferrooxidans.

Thio|bacterium (Bakt-*) n**:** Gruppe stäbchenförmiger Schwefelbakterien; im Ggs. zur Gruppe Thiobacillus* unbewegliche, in gelatinöser Masse eingebettete Stäbchen; noch nicht in Reinkultur züchtbar.

Thio|barbiturate n pl**:** (engl.) thiobarbiturates; kurzwirksame Injektionsnarkotika*, hergestellt aus Malonsäure u. Thioharnstoff.

Thi|oct|säure: syn. Alphaliponsäure*.

Thio|glykolat-Nähr|medium n**:** (engl.) thioglycolate culture medium; Nährmedium zur Züchtung fakultativer u. obligater Anaerobier. Vgl. Nährböden.

Thio|guanin n**:** Tioguanin*.

Thio|harn|stoff: syn. Thiocarbamid, Thiourea (IUPAC); $H_2N—CS—NH_2$; wichtiges Derivat: Thiouracil*.

Thionin n**:** $C_{12}H_{10}ClN_3S$; basischer Farbstoff (Redoxindikator).

Thio|pental-Natrium (INN) n**:** Mischung aus (RS)-5-Ethyl-5-(1-methylbutyl)-2-thiobarbitursäure, Na-Salz u. Natriumcarbonat; Verw.: Injektionsnarkotikum (wird langsamer eliminiert als andere zur i. v. Kurznarkose verwendeten Barbiturate*).

Thio|ridazin (INN) n**:** (RS)-10-[2-(1-Methyl-2-piperidyl)ethyl]-2-(methylthio)phenothiazin (IUPAC); Phenothiazinderivat; Verw.: s. Neuroleptika.

T

Thio|säuren: (engl.) thioacids; anorg. Säuren, die sich von den entspr. Sauerstoffsäuren durch Ersatz des Sauerstoffs durch Schwefel ableiten.

Thio|semi|carb|azon n: (nicht im Handel befindl.) Antituberkulotikum der Reserve; vgl. Antituberkulotika.

Thio|tepa (INN) n: N,N′,N″-Triethylen-thiophosphorsäuretriamid (IUPAC); Verw.: Zytostatikum, alkylierende Substanz.

Thio|uracil n: 2-Mercapto-4-hydroxypyrimidin; cyclisches Derivat des Thioharnstoffs; med. Anw. v. a. als Propylthiouracil*.

Thiram (INNv) n: Tetramethylthiuramdisulfid (IUPAC); Verw.: Antiseptikum.

Third space (engl. dritter Raum) n: transzellulärer Flüssigkeitsraum, der Körperflüssigkeit enthält, die sich den Regulationsmechanismen des Elektrolyt- u. Wasserhaushalts entzieht (sog. Flüssigkeitssequestration); gehört daher i. e. S. weder zum intrazellulären noch zum extrazellulären Raum. Zu den Flüssigkeiten des Th. sp. gehören Sekrete des Magen-Darm-Trakts, Urin, Liquor, Augenkammerwasser; pathol. Vermehrung nach Verbrennungen, bei Ödemen, Ileus, Aszites, Peritonitis u. a.; Verdacht auf Flüssigkeitsansammlungen im Th. sp. bei pos. Wasser- u. Natriumbilanz u. gleichzeitig auftretenden Zeichen des Volumenmangels. Vgl. Wasserhaushalt.

Thixo|tropie (gr. θίξις Berührung; -trop*) f: (engl.) thixotropy; mechan. bedingter Übergang vom Sol- in d. Gelzustand; Gegenteil: Rheopexie.

Thomas-Hand|griff: (engl.) Thomas test; orthop. Untersuchungsmethode zum Ausschluß von Beugekontrakturen im Hüftgelenk; am liegenden Pat. führt die max. passive Beugung eines Beines im Hüftgelenk zum Ausgleich der Lendenlordose; normalerweise kann das andere Bein in der Hüfte gestreckt werden.

Thomas|mehl|lunge: Erkr. durch Thomasschlackenmehl (Abfallprodukt b. der Thomasstahlerzeugung, Verw. als Düngemittel, enthält Kalk, Eisenoxide, Mangan- u. Vanadiumoxide sowie Phosphate, Schwefel u. Magnesiumverbindungen); Inhalation führt zu akuter Tracheitis u. Bronchitis. Überwachungsuntersuchung nach der Arbeitsstoffverordnung*; BK nach Nr. 4108 der BeKV.

Thomas-Schiene: (engl.) Thomas splint; entlastender Schienenschellenapparat mit Tuber-

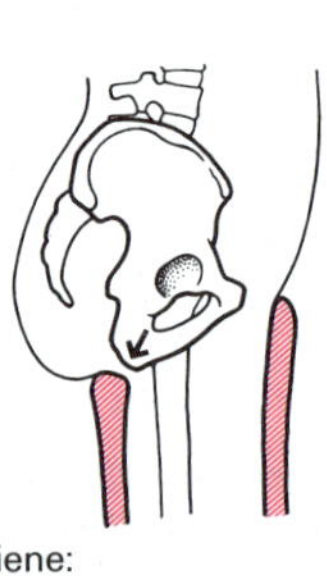

Thomas-Schiene: Tuberaufsitz

aufsitz (Abstützungsfläche für das Tuber ischiadicum); Anw. bei Perthes*-Calvé-Legg-Krankheit zur Entlastung der Hüftkopfepiphyse; s. Orthese.

Thomayer-Zeichen (Josef Th., Int., Prag, 1853-1927): (engl.) Thomayer's sign; Schrumpfung des Mesenteriums mit Rechtsverlagerung des Dünndarms u. Tympanie inf. Peritonitis tuberculosa.

Thoma-Zeiss-Zähl|kammer (Richard Th., Pathol., Heidelberg, Dorpat, Magdeburg, 1847-1923; Carl Z., deutscher Optiker, 1816-1888): s. Zählkammer.

Thompson-Nelson-Grobelny-Syn|drom n: Mukopolysaccharidose Typ VII; s. Mukopolysaccharid-Speicherkrankheiten (Tab.).

Thompson-Test m: Test z. Abklärung b. Verdacht auf Achillessehnenruptur*; durch Zusammendrücken der Wadenmuskulatur des knieenden od. bäuchlings liegenden Pat. wird über eine intakte Achillessehne mechan. eine Plantarflexi-

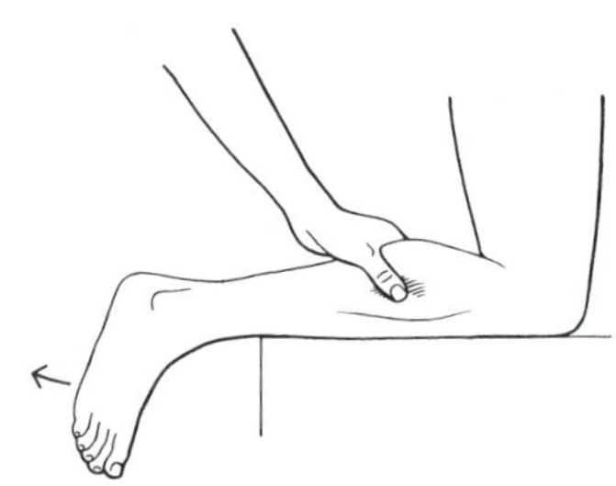

Thompson-Test

on des Fußes ausgelöst, die b. Kontinuitätsunterbrechung der Sehne nicht provoziert werden kann (Th.-T. positiv).

Thompson-Tubus (Tubus*) m: s. Endobronchialtubus.

Thomsen-Phänomen (Oluf Th., Bakteriol., Kopenhagen, 1878-1940) n: s. T-Antigen.

Thomsen-Schiene (Wilhelm Th., Orthop., Bad Homburg, Frankfurt a. M., 1901-1974): s. Hallux-valgus-Nachtschiene.

Thomsen-Syn|drom (Asmus J. Th., Arzt, Kappeln, 1815-1896) n: syn. Myotonia congenita.

Thomsen-Zeichen (↑): (engl.) Thomsen's sign; **1.** bei passiver Beugung des Beins (90° im Hüftgelenk u. stark im Kniegelenk) ist in d. Kniekehle der N. ischiadicus deutlich tastbar; Anzupfen bei Ischiasneuritis stark schmerzhaft mit typ. Irradiationen; **2.** bei Epicondylitis humeri radialis (s. Epikondylitis) auftretende Schmerzverstärkung am ulnaren bzw. radialen Epicondylus humeri bei passiver Streckung der gebeugten Hand bzw. passivem Herabdrücken der geschlossenen Faust gegen den Widerstand des Patienten.

Thomson-Syn|drom (Matthew S. Th., Dermat., London, 1894-1969) n: Variante des Rothmund*-Syndroms mit progredienten poikilodermieartigen Hautveränderungen, palmoplantaren Hyperkeratosen u. Skelettanomalien, ohne Katarakt, Genital-, Nagel- od. Zahnanomalien.

Thoracic outlet syndrome (engl. Thorax; outlet Auslaß, Abfluß) n: Oberbegriff für versch. neurovaskuläre Kompressionssyndrome im Bereich der oberen Thoraxapertur; **Bezeichnung** u. **Einteilung** nach d. Pathophysiologie: s. Tab. Vgl. Zervikobrachialsyndrom.

thoracicus (Thorax*): thorakal, zum Brustkorb gehörend.

Thoracic outlet syndrome

Ort der Kompression	Syndrom	Neurovaskulärer Provokationstest
Skalenuslücke	Halsrippensyndrom Syndrom der 1. Rippe Scalenus-anterior-Syndrom	Adson-Test: der sitzende Patient neigt den Kopf nach hinten u. zur erkrankten Seite; gleichzeitig tiefe Inspiration.
Kostoklavikularspalt	Kostoklavikular-syndrom	Am stehenden Patienten werden Schulter u. gestreckter Arm passiv nach dorsal bewegt („Military exercise").
Korakopektoralraum	Hyperabduktions-syndrom	Adduktion gegen Widerstand der über den Kopf gehobenen Arme; Faustschlußprobe bei über den Kopf gehobenem Arm

Thorako|plastik (↑; -plastik*) **f:** (engl.) thoracoplasty; nur noch selten angewandte, kosmetisch entstellende Methode zur op. Behandlung einer Pleuraempyemresthöhle; Rippen(teil)resektion u. teilweise Ausfüllung des Defekts mit Weichteilen der Thoraxwand; postoperativ kardiorespiratorische Dysfunktion möglich; **Formen: 1.** extrapleurale Rippenresektion nach Estlander; **2.** intrapleurale Rippenresektion nach Heller (sog. Jalousieplastik) mit Entfernung von parietaler Pleuraschwarte und Interkostalmuskeln. Vgl. Dekortikation.

Thorako|schisis (↑; gr. σχίσις Spaltung) **f:** (engl.) thoracoschisis; angeb. Spaltbildung im Bereich der vorderen Thoraxwand; vgl. Ektopia cordis.

Thorako|skopie (↑; -skopie*) **f:** (engl.) thoracoscopy; endoskop. Untersuchung der Pleurahöhle mit einem Spezialendoskop (Thorakoskop) u. der Möglichkeit zur Entnahme von Gewebe (Biopsie) zur histol., zytol. u. bakteriol. Untersuchung; wichtige diagn. Methode der Untersuchung v. Lunge, Brustwand, Zwerchfell u. äußerem Mediastinum ähnl. der Laparoskopie* nach Herstellung eines Pneumothorax (Füllung des kapillären Pleuraspalts mit Kohlensäure od. Lachgas). Vgl. Endoskopie.

Thorako|tomie (↑; -tom*) **f:** (engl.) thoracotomy; chir. Eröffnung der Brusthöhle zu diagn. u. therap. Zwecken durch lateralen Zugang od. mediane Sternotomie; vgl. Schnittführung (Abb.).

Thorako|zentese (↑; Kent-*) **f:** (engl.) thoracocentesis; Bruststich; Punktion der Brusthöhle, z. B. als Pleurapunktion.

Thorax (gr. θώραξ Rumpf, Brustraum) **m:** Brustkorb; **faßförmiger Th.** bei Lungenemphysem, inf. starrer Erweiterung durch Rippenknorpelveränderungen u. a. Vgl. Pectus. **Th.-Diadem-gips|verband** (↑; gr. διάδημα Stirnbinde)**:** Rumpf, Hals u. Kopf einschließender Gipsverband* mit Stirnring zur Ruhigstellung des Kopfs in einer best. Stellung (z. B. bei Schiefhals- u. nach Halswirbeloperation). **Th.drainage** (↑; Drainage*) **f:** s. Pleuradrainage.

Thorax|hals-Gips|verband (↑)**:** syn. Minerva-Gips; Gipsverband* zur Anschlußbehandlung einer instabilen Wirbelkörperfraktur od. Spondylitis im Bereich der HWS unter Einbeziehung des Unterkiefers, der Hinterhauptschuppe u. des Thorax.

Thorax|in|stabilität (↑; In-*; lat. stabilis feststehend) **f:** (engl.) flail chest; abnorme Beweglichkeit des (knöchernen) Thorax, v. a. nach Rippenserienfraktur*; führt zu paradoxer Atmung* mit respiratorischer Insuffizienz* u. erfordert u. U. eine intensivmed. Behandlung mit Beatmung.

Thorax|magen (↑)**:** s. Hiatushernie.

Thorax|pumpe (↑)**:** (engl.) respiratory pump; Bez. f. die durch respirator. (Unter-)Druckschwankungen im Thorax bedingte „Pumpwirkung", die den venösen Rückstrom zum Herzen fördert.

Thorax|trauma (↑; Trauma*) **n:** (engl.) chest trauma; stumpfe od. offene Verletzung des Brustkorbs meist als (Verkehrs-)Unfallfolge; häufig Polytrauma* mit Brustkorbprellung od. -quetschung, Rippenserienfraktur*, Sternumfraktur, Verletzungen des Tracheobronchialsystems (z. B. Bronchusriß), Pneumothorax*, Hämatothorax*, Lungenkontusion*, Herzkontusion*. Vgl. Dash board injury.

Thorium (nach dem altnord. Gott Thor) **n:** chem. Element, Symbol Th, OZ 90, rel. Atommasse 232,038; zur Gruppe der Actinoide* gehörendes radioaktives Metall; in der Natur vorkommend als Isotop Thorium*-232, daneben sind weitere 24 instabile Isotope bekannt.

Thorium-232 n: ^{232}Th; instabiles, unter Bildung des Tochternuklids Radium-228 u. Emission von Alphastrahlung zerfallendes Isotop des Thoriums*; physik. Halbwertzeit $1{,}4 \times 10^{10}$ Jahre. Vgl. Thorotrastose.

Thorotrastose (-osis*) **f:** Bez. f. nach mehrjähriger Latenz auftretende Spätschäden durch Speicherung des seit 1955 nicht mehr verwendeten Röntgenkontrastmittels $^{232}ThO_2$ (Warenzeichen Thorotrast; vgl. Thorium-232): Gewebeindurationen, chron. Entz., Abszedierungen u. Fistelbildungen durch paravasale Ablagerungen, myeloproliferative Erkr., primäres Leberzellkarzinom, aplastische Anämie, Thrombopenie u. a.

Threonin n: (engl.) threonine; Alphaamino-Betahydroxybuttersäure; essentielle Aminosäure.

Thromb-: auch Thrombo-; Wortteil mit der Bedeutung dicker Tropfen, Blutpfropf; von gr. θρόμβος.

Thromb|ag|glutination (↑; Agglutination*) **f:** syn. Thrombozytenagglutination*.

Thromb|angiitis ob|literans (↑; Angi-*; -itis*; lat. obliterare auslöschen) **f:** syn. Thrombendangiitis obliterans, Endangiitis obliterans, Winiwarter-Buerger-Krankheit; gehäuft bei Männern (meist starke Raucher) zw. dem 20. und 40. Lebensjahr auftretende, schubweise verlaufende chronisch-entzündliche Gefäßerkrankung typischerweise mit segmentaler Beteiligung kleiner u. mittlerer distaler Extremitätenarterien (Unterschenkel, Fuß, Unterarm, Hand) u. peripheren

Durchblutungsstörungen inf. gefäßobliterierender Thrombenbildung. Meist sind gleichzeitig od. bereits vorher auch Venen betroffen (Thrombophlebitis* migrans bzw. saltans in ca. 40% der Fälle). **Ätiol.:** wahrscheinlich autoimmune Genese; v. a. Rauchen u. Kälteeinwirkung beschleunigen den Verlauf. **Sympt.:** Kältegefühl, Parästhesien, brennende Schmerzen, sekundäres Raynaud*-Syndrom, Neigung zu peripheren Ödemen u. akralen Nekrosen, selten Claudicatio intermittens; **Diagn.:** Sicherung der klin. Verdachtsdiagnose durch histol. Untersuchung; **Ther.:** Verzicht auf Nicotinkonsum; medikamentöse (z. B. mit Reserpin) od. operative Sympathikolyse (thorakale od. lumbale Sympathektomie*), medikamentöse Verbesserung der Fließeigenschaften des Bluts (z. B. mit Ancrod, Acetylsalicylsäure); **Progn.:** im Hinblick auf die Lebenserwartung gut, auf die Erhaltung der Extremitäten jedoch ungünstig, insbes. wenn die Pat. weiter rauchen.

Thromb|arteriitis (↑; Arteri-*; -itis*) **f:** (engl.) thrombarteritis; zu einer Thrombose* führende od. als deren Folge auftretende Entz. einer Arterie; vgl. Thrombangiitis obliterans, Aortenbogensyndrom.

Thromb|a|sthenie (↑; Asthenie*) **f:** (engl.) thrombasthenia; syn. Glanzmann-Naegeli-Syndrom; seltene, angeb., autosomal-rezessiv vererbte Erkr. mit hämorrhagischer Diathese* inf. gestörter Thrombozytenfunktion bei normaler Thrombozytenzahl; Ausbreitung u. Aggregation der Thrombozyten sind gestört, die Blutungszeit ist verlängert, die Blutgerinnselretraktion vermindert. **Urs.:** ATP-Mangel der Thrombozyten inf. Störung der Glykolyse, Verminderung von Thrombasthenin*; **Klin.:** Manifestation im frühen Säuglingsalter mit petechialen Haut- u. Schleimhautblutungen, auch Auftreten von ausgedehnten Hämatomen, kein Milztumor; chron. Krankheitsverlauf.

Thromb|a|sthenin (↑; ↑) **n:** syn. Plättchenaktomyosin; kontraktiler Glykoproteinkomplex der Thrombozytenmembran; vermindert bei Thrombasthenie*. Vgl. Blutgerinnung.

Thromb|ek|tomie (↑; Ektomie*) **f:** (engl.) thrombectomy; op. Entfernung eines (venösen) Thrombus durch intraluminale Desobliteration*; **Prinzip** (bei Bein- bzw. Beckenvenenthrombose): Freilegung der V. femoralis communis in der Leiste, Entfernung der Thromben durch Auswicklung des betr. Beins in zentripetaler Richtung sowie mit Hilfe des Fogarty*-Ballonkatheters, bei Beckenvenenthrombose evtl. Anlage eines Korbhenkelshunts (s. Palma-Operation); zur Prophylaxe einer Lungenembolie* Anti-Trendelenburg-Lagerung (erhöhter Oberkörper), Überdruckbeatmung, evtl. Blockade der V. cava inf.; postop. Bandagierung des betr. Beins, Frühmobilisation, Antikoagulanzientherapie. Vgl. Embolektomie.

Thromb|elasto|graphie (↑; gr. ἐλαστός biegsam; -graphie*) **f:** Methode zur Beurteilung des Ablaufs von Blutgerinnung* u. Fibrinolyse* mit graphischer Darstellung von Reaktionszeit bis zum Gerinnungseintritt (r), Bildungszeit (Geschwindigkeit der Gerinnung, k) u. Elastizität (Maximalamplitude, ma) des Thrombus* (s. Abb.).

Thromb|end|arteri|ek|tomie (↑; End-*; Arteri-*; Ektomie*) **f:** (engl.) thrombo-endarterectomy; Abk. TEA, syn. Endarteriektomie, Intimektomie, sog. Ausschälplastik; intramurale Desobliteration* zur Ausschälung arteriosklerot. Plaques unter Mitnahme der anhaftenden Gefäßinnenwand, als **direkte** (offene) TEA nach Arteriotomie mit Fixierung der entstandenen Intimastufe durch Naht u. Verschluß der eröffneten Arterie meist durch Patch*-Plastik od. als **indirekte** (halbgeschlossene) TEA unter Verw. von Spezialinstrumenten (z. B. Ringstripper*, Fogarty*-Ballonkatheter); zur Vermeidung einer Rethrombosierung anschließende Antikoagulanzientherapie; **Ind.:** chron. arterielle Verschlußkrankheiten (v. a. Arteriosklerose, Thrombangiitis obliterans).

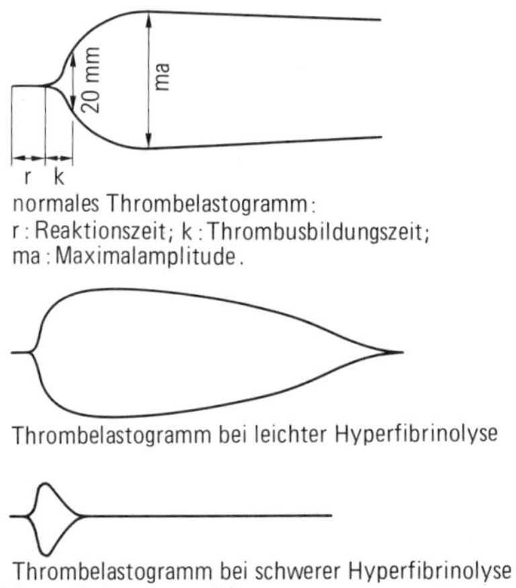

Thrombelastographie: verschiedene Befunde

Thrombin (↑) **n:** Faktor IIa der Blutgerinnung*; MG ca. 35 500; aus Prothrombin* entstehendes Enzym im Blutplasma; löst Thrombozytenaggregation u. Freisetzung von Plättchenfaktoren aus u. wandelt Fibrinogen in Fibrin um.

Thrombin|ak|zelerator (↑; lat. accelerare beschleunigen) **m:** s. Plättchenfaktoren.

Thrombin|hämo|lyse|test (↑; Häm-*; Lys-*) **m:** syn. Crosby-Test; diagn. Test zum Nachweis der paroxysmalen nächtlichen Hämoglobinurie*; **Prinzip:** zu einer angesäuerten Erythrozyten-Serum-Suspension wird Thrombin zugegeben; der Test ist pos., wenn eine Hämolyse auftritt (wenig spezif. Reaktion).

Thrombin|in|hibitoren (↑; lat. inhibere verhindern) **m pl:** (engl.) thrombin inhibitors; Substanzen, die die Bildung bzw. Wirkung von Thrombin im Blutplasma hemmen; **Formen: 1.** physiol. Th.: s. Antithrombine; **2.** pathol. Th.: Proteoglykane bei Myelom od. akuter Monoblastenleukämie, IgG bei Leberzirrhose.

Thrombin|ko|agulase|zeit (↑; Koagul-*): Parameter zur Differenzierung der Antithrombine* u. zum schnellen Nachweis von gerinnungshemmenden Fibrinopeptiden, die inf. Hyperfibrinolyse* durch Hemmung der Fibrinbildung bedrohl. Blutungen verursachen können; **Bestimmung** durch Umwandlung von Fibrinogen in Fibrin nach Zugabe von thrombinähnlicher Substanz (z. B. Staphylokokkenkoagulase), die sich mit Prothrombin zur sog. Thrombinkoagulase verbindet; **Referenzbereich:** 15-24 s; die Th. ist verlängert bei Dysfibrinogenämie od. Afibrinogenämie sowie bei Auftreten von Antithrombinen vom Antipolymerasetyp.

Thrombin|zeit (↑): Abk. TZ; syn. Plasmathrombinzeit (PTZ); Bez. f. die 2. Phase der Blutgerinnung*, deren Länge von der Plasmakonzentration an Fibrinogen, Antithrombin III u. Heparin abhängt; **Bestimmungsmethode:** Messung der Gerinnungszeit im Zitratplasma nach Zugabe einer definierten Thrombinlösung zur Überwachung einer Heparin- od. Fibrinolytikatherapie od. Erfassung von Fibrinsynthese- u. -polymerisationsstörungen; Referenzbereich: s. Blutgerinnung (Tab.); vgl. Fibrinolyse, Thromboplastinzeit.

Thrombo|em|bolie (↑; Embolie*) f: (engl.) thromboembolism; akuter venöser od. arterieller Gefäßverschluß durch einen verschleppten Thrombus*; häufigste Form der Embolie*. Vgl. Thrombose, Lungenembolie.

Thrombo|globulin (↑; Globuline*) n: s. Betathromboglobulin.

Thrombo|kinase (↑) f: syn. Prothrombinaktivator*.

Thrombo|lyse (↑; Lys-*) f: (engl.) thrombolysis; intravasale Auflösung eines Thrombus* od. Embolus* durch Fibrinolytika*, die entweder systemisch od. mittels Gefäßkatheter direkt an der Verschlußstelle appliziert werden; evtl. in Komb. mit Angioplastie*. An die meist nur kurzzeitige T. schließt sich eine Therapie mit Antikoagulanzien* an. **Ind.:** arterielle u. venöse Thromboembolien (Myokardinfarkt, Lungenembolie), arterielle Verschlußkrankheiten*; **Kontraind.:** hämorrhagische Diathese, Schwangerschaft (bis 18. Woche), Hypertonus, Apoplexie, Gefahr von Blutungen aus Ulzera, Tumoren, großen Wunden; vorausgegangene Operationen, Alter über 75 Jahre (s. Abb.).

Thrombo|lyse, koronare (↑; ↑) f: (engl.) coronary thrombolysis; intravenöse Infusion von Fibrinolytika* zur Rekanalisierung einer durch Thrombose akut verschlossenen Koronararterie als Urs. eines Herzinfarkts*; die Rekanalisierung kann bei intrakoronarer Lyse nach Herzkatheterisierung* auch zusätzl. mechanisch (s. Angioplastie) unterstützt werden. **Ziel** der k. Th. ist es, die Ausdehnung des infarzierten Myokardgewebes möglichst klein zu halten, da Kurz- u. Langzeitprognose von Infarktpatienten wesentl. von der Größe der Myokardnekrose abhängig sind. Nach Wiedereröffnung des Gefäßes (z. B. durch frühzeitige Kurzzeitinfusion von 500 000 IE Streptokinase über 30 Min.) kommt es klin. neben einer subjektiven Besserung u. a. zur schnelleren Rückbildung typ. EKG-Befunde (ST-Hebungen), bei der seriellen CK-MB-Serumaktivitätsbestimmung zum vorzeitigen Auftreten des Maximalwerts (vgl. Enzymdiagnostik). Vgl. Bypass, aortokoronarer.

Thrombo|modulin (↑; lat. modulari rhythmisch abmessen) n: spezif. Thrombinrezeptor am Gefäßendothel; aktiviert als Cofaktor im Thrombin-Thrombomodulin-Komplex in Gegenwart von Ca^{++} u. Phospholipiden Protein* C zu Protein Ca; gleichzeitig wird Thrombin inaktiviert. Vgl. Fibrinolyseinhibitoren.

Thrombo|pathie (↑; -pathie*) f: (engl.) thrombopathy; syn. Thrombozytopathie; i. w. S. jede Veränderung der Thrombozyten*, i. e. S. Störung der Plättchenfunktion bei normaler Thrombozytenzahl; **Urs.:** hereditär bedingt: **1.** Thrombasthenie*; **2.** makrothrombozytäre Thrombopathie*; **3.** May*-Hegglin-Anomalie. Eine erworbene Th. kommt vor bei chron. Niereninsuffizienz, Makroglobulinämie u. nach Einnahme best. Medikamente, die die Thrombozytenaggregation* reversibel hemmen (z. B. Salicylsäurederivate). Vgl. Diathese, hämorrhagische.

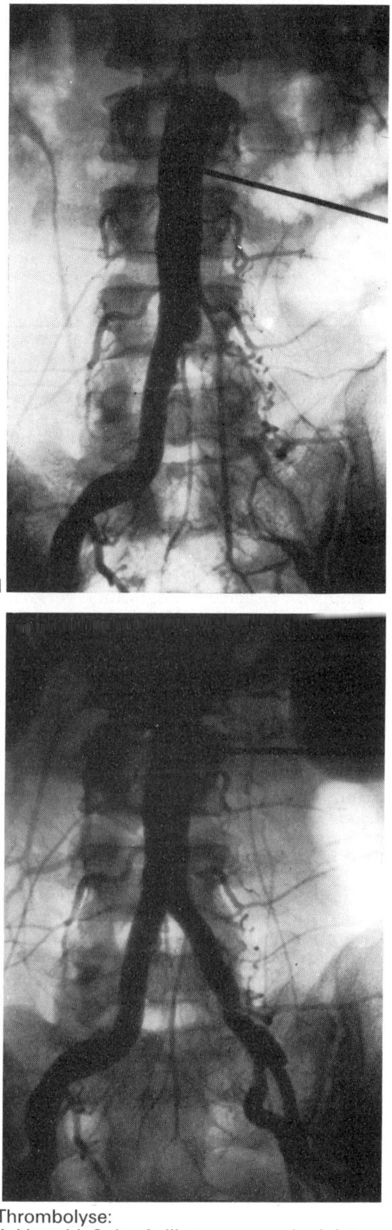

1

2

Thrombolyse:
1: Verschluß der A. iliaca communis sinistra;
2: 14 Monate nach erfolgreicher thrombolytischer Therapie [443]

T

Thrombo|pathie, makro|thrombo|zytäre (↑; ↑) f: syn. Bernard-Soulier-Syndrom; sehr seltene, autosomal-rezessiv vererbte Erkr. mit überwiegend großen Thrombozyten (Ø über 4,3 μm bei 80% aller Thrombozyten) u., bei Homozygotie, Neigung zu petechialen Blutungen.

Thrombo|penie (↑; -penie*) f: (engl.) thrombopenia; syn. Thrombozytopenie; verminderte Zahl der Thrombozyten* (<150 000/mm^3); **Urs.: 1.** Bildungsstörung im Knochenmark: **a)** angeb.: Wiskott*-Aldrich-Syndrom, Th. mit Radiusaplasie (s. TAR-Syndrom), Fanconi*-Anämie, May*-Hegglin-Anomalie; **b)** erworben: Panmyelopathie, proliferierende Knochenmarkerkrankungen (z. B. Leukämie, Plasmozytom), medikamentös-toxische (z. B. nach Anw. von Zytostatika) od. physik. Knochenmarkschädigung (durch ionisierende Strahlung), Reifungsstörung der Thrombozyten (mit ineffektiver Thrombozytopoese) bei Vitamin-B_{12}- u. Folsäuremangel, akute Alkoholintoxikation; **2.** verkürzte Thrombozytenlebensdauer: durch Alloantikörper (nach Bluttransfusion, u. U. bei Schwangerschaft), allergisch induzierte Antikörper (Medikamente, z. B. Diuretika, Goldpräparate, Streptomycin, Penizilline), Autoantikörper (bei chron.-lymphat. Leukämie, systemischem Lupus erythematodes, Werlhof-Krankheit als häufigste Urs. der Th.), verstärkte intravasale Blutgerinnung (Verbrauchskoagulopathie, Riesenhämangiome), mechanische Thrombozytenschädigung (künstl. Herzklappen); **3.** Verteilungsstörung: vergrößerter Thrombozytenmilzpool bei Splenomegalie (s. Hypersplenismus); **4.** Komb. versch. Störungen; **5.** autoimmun. Phänomene bei HIV-Erkrankten (häufig in frühen Stadien der HIV*-Erkrankung vorkommend); **Sympt.:** bei Thrombozytenzahlen über 30 000/mm^3 i. a. keine manifeste hämorrhagische Diathese*, bei niedrigeren Werten Petechien, Verletzungsblutungen, kleine Hämatome u. Schleimhautblutungen.

Thrombo|penie-Häm|angiom-Syn|drom (↑; ↑; Häm-*; Angio-*; -om*) n: syn. Kasabach*-Merritt-Syndrom.

Thrombo|philie (↑; -phil*) f: (engl.) thrombophilia; Neigung zur Thrombose* inf. Hyperkoagulabilität*; vgl. Antithrombin-III-Mangel, Nygaard-Brown-Syndrom.

Thrombo|phlebitis (↑; Phleb-*; -itis*) f: akute Thrombose* oberflächl. Venen mit entzündl. Reaktion der Gefäßwand, häufig im Bereich variköser Veränderungen (Varikophlebitis).

Thrombo|phlebitis migrans sive saltans (↑; ↑; ↑) f: multifokale Thrombophlebitis ohne Varikose, über Monate u. Jahre rezidivierend; Vork. v. a. bei jungen Männern; **Urs.:** idiopathisch, i. R. von Infektionen sowie als Frühsymptom einer Thrombangiitis* obliterans od. Behçet-Krankheit.

Thrombo|plastin (↑) n: Sammelbez. f. versch. Intermediärprodukte während der Blutgerinnung*; **1.** Gewebethromboplastin: Faktor III der Blutgerinnung; aus verletzten Gewebezellen freigesetztes Phospholipoprotein, bes. in Gehirn, Lunge u. Plazenta vorkommend; aktiviert im extrinsischen System Faktor VII zu VIIa; **2.** Plasmathromboplastin: Komplex aus Faktor VIIIa, IXa, Ca^{2++} u. Plättchenfaktor 3; aktiviert Faktor X zu Xa; vgl. Thromboplastinzeit; **3.** partielles Th.: prokoagulatorisch wirkendes Phospholipid aus Thrombozyten u. a. Zellen, die auf der Zellmembran große Komplexe bilden, an die sich Gerinnungsfaktoren anlagern können.

Thrombo|plastin|bildungs|test (↑) m: s. Plättchenfaktoren.

Thrombo|plastin|zeit (↑): (engl.) prothrombin time; Abk. TPZ, syn. Prothrombinzeit; Parameter zum Nachweis von Störungen im exogenen System der Blutgerinnung* (Faktor II, V, VII, X) bei Cumarintherapie, Leberparenchymschäden, Vitamin-K-Mangel u. -Resorptionsstörungen, Fibrinogenopenie; **Bestimmung** durch Messung der Gerinnungszeit nach Inkubation von Zitratplasma mit Gewebethromboplastin u. Ca-Ionen (sog. **Quick-Test**); Meßwert in Prozent der normalen Zeit; Referenzbereich: s. Blutgerinnung (Tab.). Vgl. Thrombotest, Thrombinzeit.

Thrombo|plastin|zeit, partielle (↑): (engl.) partial thromboplastin time (Abk. PTT); Parameter zum Nachweis von Störungen im endogenen System der Blutgerinnung* (Faktor I, II, V, VIII, IX, X, XI, XII) bei Verdacht auf Hämophilie* od. andere angeborene od. erworbene Blutgerinnungsstörungen, zur Überwachung einer Heparin- od. Fibrinolytikatherapie od. Suche nach pathol. Inhibitoren; **Bestimmung** durch Messung der Gerinnungszeit nach Inkubation von Zitratplasma mit einem Aktivator (Kaolin) u. Phospholipid (partielles Thromboplastin); Referenzbereich: s. Blutgerinnung (Tab.).

Thrombo|poese (↑; -poese*) f: syn. Thrombozytopoese*.

Thrombo|poetin (↑; ↑) n: (engl.) thrombopoietin; auch thrombozytopoesestimulierender Faktor (Abk. TSF); im Blut zirkulierende hormonähnl. Substanz unbekannter Herkunft u. Struktur, die die Bildung u. Reifung von Megakaryozyten aus pluripotenten Stammzellen fördert. Vgl. Thrombozytopoese.

Thrombose (↑; -osis*) f: (engl.) thrombosis; lokalisierte Blutgerinnselbildung durch intravitale Blutgerinnung* in Venen od. Arterien; **Path.:** Komb. von drei wesentlichen Faktoren (Virchow-Trias): **1.** Gefäßwandschaden (durch Entz., Arteriosklerose, Trauma) mit Aktivierung des Blutgerinnungsfaktors XIIa, Thrombozytenaggregation* und Bildung eines weißen Abscheidungsthrombus; **2.** veränderte Blutströmung (Wirbelbildung durch Varizen, Aneurysma od. Stenose, Strömungsverlangsamung bei Herzinsuffizienz, Stase im Schock) mit Bildung eines roten Gerinnungsthrombus; **3.** veränderte Blutzusammensetzung (pathol. Zellvermehrung, z. B. bei Leukämien, Thrombozythämie, Polyglobulie; Vermehrung von Blutgerinnungsfaktoren postoperativ u. postpartal; Abnahme gerin-

Thrombose
Schema des Verlaufs bei Phlebothrombose

1.–3. (5.) Tag	Thrombosebeginn; Stadium der größten Emboliegefahr, höchste Thrombus-Mobilität
3. (5.) – 14. Tag	Auftreten der ersten klinischen Symptome; geringe Emboliegefahr, herabgesetzte Thrombus-Mobilität
ab 14. Tag	vollständige Thrombus-Organisation; keine Emboliegefahr mehr

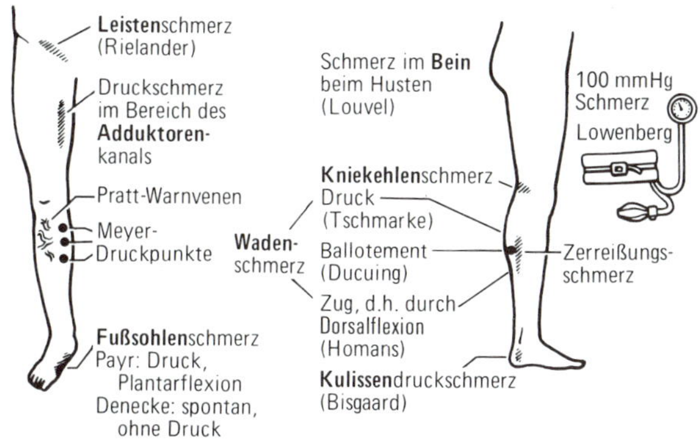

Thrombose:
Schmerzpunkte und Früherkennungszeichen bei Phlebothrombose

nungshemmender Faktoren, z. B. durch Lebererkrankungen, Antithrombin-III-Mangel) mit Hyperkoagulabilität. Die Thromboseentstehung wird ferner durch hohes Lebensalter, Adipositas u. hormonelle Veränderungen (Kontrazeptiva, Schwangerschaft, Cushing-Syndrom) begünstigt. Eine Th. entsteht häufig inf. (längerer) Bettruhe des Pat.; sie ist eine gefürchtete postop. Kompl. mit Gefahr einer (Lungen-)Embolie. **Lok.:** häufig im Bereich der unteren Extremitäten; eine Th. der tiefer gelegenen Beinvenen (Phlebothrombose) verläuft symptomärmer, jedoch mit wesentl. größerer Emboliegefahr als die Th. der oberflächl. Beinvenen (Thrombophlebitis); Th. der Armvenen: s. Paget-Schroetter-Syndrom. **Klin.:** Allgemeinsymptome wie Fieber, BKS-Anstieg, Leukozytose, Tachykardie; lokale **Sympt.:** **1.** Thrombophlebitis: im Bereich des verhärtet tastbaren Venenstrangs Entzündungszeichen, kein Ödem der Extremität; **2.** Phlebothrombose (Verlauf s. Tab.): Überwärmung, Schwellung (Umfangsdifferenz >1,5 cm), livide Verfärbung des herabhängenden Beines, oberflächliche Kollateralvenen (sog. Warnvenen), u. U. spontane Schmerzen im Bereich des Venenverlaufs, bei Husten zunehmend; **Diagn.:** Untersuchung versch. Druckschmerzpunkte (s. Abb.), Phlebographie*, Ultraschalldiagnostik*, selten Radiofibrinogentest; **Proph.:** s. Thromboseprophylaxe; **Ther.:** **1.** Thrombophlebitis: kühlende Umschläge mit Alkohol od. Heparin-Salbe, Kompressionsverband, Pat. darf umhergehen. **2.** Phlebothrombose: strenge Bettruhe, zunächst Antikoagulation mit Heparin*, dann Umstellung auf Cumarinderivate; u. U. Thrombolyse* od. Thrombektomie*; **Kompl.:** Embolie* oder Defektheilung (chronisch-venöse Insuffizienz*). Vgl. Beckenvenenthrombose, Sinusthrombose, Phlegmasia coerulea dolens.

Thrombose, peri|anale (↑; ↑) f: (engl.) perianal thrombosis; akut auftretende Thrombose* mit Thrombophlebitis* in den subkutanen Venen des Analrandes, palpator. als harter, sehr druckempfindl. Knoten (s. Abb.); bei Venenruptur Ausbildung eines perianalen Hämatoms; Rückbildung nach 1-2 Wo., Abheilung unter Ausbildung schlaffer Hautfalten (Marisken*); **Ther.:** Stichinzision, Ausdrücken des Thrombus; bei länger als vier Tage bestehender p. T. konservativ. Vgl. Symptomenkomplex, analer.

Thrombose|pro|phylaxe (↑; ↑; Prophylaxe*) f: (engl.) thrombosis prophylaxis; vorbeugende Maßnahmen zur Verhinderung einer Thrombose* nach Op., Geburt, Traumen, bei Immobilisation sowie bei chron.-venöser Insuffizienz u. nach Lungenembolie; **1.** physik.: u. a. durch Kompressionsbehandlung* (Gummistrümpfe, elast. Binde), Hochlagerung der Beine, frühe Mobilisation*, aktive Atem- u. Beingymnastik; **2.** medikamentös: durch Hämodilution, Low-dose-Heparinisierung, Thrombozytenaggregationshemmer od. Antikoagulanzien; **3.** Prävention durch Gewichtsreduktion. Vgl. Embolieprophylaxe.

Thrombo|test (↑) m: Abk. TT; Modifikation der Bestimmung der Thromboplastinzeit* unter Verw. von spez. aufbereitetem Thromboplastin; Anw. bei Gabe von Cumarinderivaten; erfaßt zusätzlich den Faktor IX der Blutgerinnung u. einen ggf. vorhandenen gerinnungsinaktiven Prothrombinkomplex (PIVKA*); **Referenzbereich:** 70-130%; bei Cumarinmedikation: 5-12%.

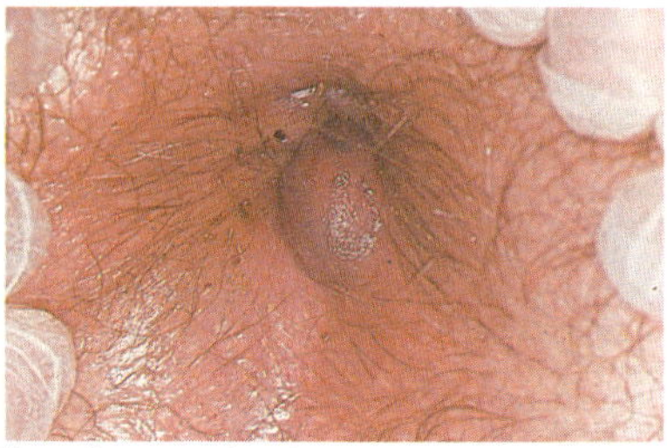
Thrombose, perianale [3]

Thromboxane (↑) n pl: (engl.) thromboxanes; Gruppe von Gewebehormonen, die wie Prostaglandine* von der Arachidonsäure abstammen; werden v. a. in den Thrombozyten*, aber auch in Lunge u. Milz synthetisiert u. dienen der Thrombozytenaggregation*; physiol. Antagonisten sind die Prostazykline.

Thrombo|zyten (↑; Zyt-*) m pl: (engl.) thrombocytes, platelets; syn. Blutplättchen; von den Megakaryozyten im Knochenmark gebildete kernlose, scheibenförmige korpuskuläre Blutbestandteile mit einem Durchmesser von 2-3,5 µm u. einer Dicke von 0,5-0,75 µm; sie werden von einer Zellmembran umschlossen, die vom endoplasmat. Retikulum der Megakaryozyten abstammt; zentral liegt das Granulomer, das vom Hyalomer umgeben wird. Im Granulomer werden Alpha- (Lysosomen?), Beta- (Mitochondrien), Gamma- (Tubuli u. Mikrobläschen), Delta- (Siderosomen) u. Epsilongranula (Glykogen) unterschieden. Die Plättchenfaktoren* 1 u. 3 befinden sich membrangebunden in der Granulomerfraktion, die Plättchenfaktoren 2 u. 4 im Hyalomer. Th. enthalten die Enzyme der Glykolyse, des Pentosephosphatzyklus, des Zitronensäurezyklus u. der Atmungskette sowie mehrere ATPasen. Außerdem sind im Hyalomer biol. aktive Amine (Serotonin) vorhanden. Die Th. können kolloidale Partikel phagozytieren. Die Hauptfunktion der Th. liegt in der Aufrechterhaltung der Hämostase*. Durch Einwirkung versch. Substanzen (Kollagen, Thrombin, Immunkomplexe u. a.) aggregieren u. degranulieren die Th. Dabei geben sie ihre Plättchenfaktoren frei, die die Blutgerinnung* im endogenen System einleiten, u. bilden einen Thrombus*, der sich durch Aktivierung von Thrombasthenin* kontrahiert. Abbau der Th. in der Milz; Lebensdauer 8-12 Tage; Referenzbereich: s. Blutbild (Tab.). Vgl. Thrombozytopoese.

Thrombo|zyten|ag|glutination (↑; ↑; Agglutination*) **f:** syn. Thrombagglutination; Verklumpung von Thrombozyten durch agglutinierende, gegen Thrombozytenantigene gerichtete Antikörper; z. B. durch Immunisierung nach Thrombozytentransfusion od. i. R. von Allergie od. Anaphylaxie. Vgl. Thrombozytenaggregation.

Thrombo|zyten|ag|gregation (↑; ↑; Aggregation*) **f:** (engl.) thrombocyte aggregation; Zusammenballung der Thrombozyten i. R. der Blutgerinnung*; Ablauf in zwei Phasen: **1.** reversible Phase: verstärkte Thrombozytenadhäsion durch Kontakt mit freien Kollagenfasern (verletzte Gefäßwand) u. ADP od. Immunkomplexen; die entstehenden Thrombozytenaggregate können wieder zerfallen; **2.** irreversible Phase: Beginn intrazellulärer Prostaglandinsynthese, Freisetzung von vasoaktiven Substanzen (Serotonin, Adrenalin, Thromboxane), Phospholipiden u. Plättchenfaktoren; Membranverschmelzungen u. Bildung eines Thrombus*. Vgl. Thrombose, Thrombolyse.

Thrombo|zyten|ag|gregations|hemmung (↑; ↑; ↑): (engl.) thrombocyte aggregation inhibition; Abk. TAH; Hemmung der irreversiblen Thrombozytenaggregation; medikamentös meist durch Hemmung der Prostaglandinsynthese, z. B. durch Acetylsalicylsäure, Antirheumatika; vgl. Plättchenaggregationstest, Thromboseprophylaxe, Antikoagulanzien.

Thrombo|zyten|anti|gene (↑; ↑; Antigen*) **n pl:** (engl.) thrombocyte antigens; für Thrombozyten spezif. (bisher sechs diallele Systeme bekannt) sowie z. T. auch auf anderen Zellen vorkommende erbl. antigene Determinanten (z. B. des ABNull- u. HLA-Systems) auf der Thrombozytenmembran; werden (wie die meisten Blutgruppenantigene) autosomal-kodominant vererbt. **Bedeutung:** Antikörper gegen Th. können die Lebensdauer transfundierter Thrombozyten erheblich verkürzen, diaplazentar auf den Feten übertragene mütterl. Thrombozytenantikörper postnatal eine passagere Thrombopenie beim Neugeborenen (neonatale Purpura mit günstiger Progn., meist Spontanheilung) verursachen.

Thrombo|zyten|faktor (↑; ↑) **m:** s. Plättchenfaktoren.

Thrombo|zyten-Komplement|fixations|test (↑; ↑) **m:** s. Gewebetypisierung.

Thrombo|zyten|kon|zentrat (↑; ↑) **n:** (engl.) platelet concentrate; aus Frischblut gewonnene, durch Volumeneinengung von thrombozytenreichem Plasma hergestellte Blutkonserve*; 50 ml enthalten ca. 10^{11} Thrombozyten; Zellseparation (Thrombapherese) ermöglicht die Gewinnung mehrerer Th. eines Einzelspenders, wodurch die Gefahr einer Immunisierung des Empfängers (gegen fremde Thrombozytenantigene) vermindert wird. Sind wiederholte Transfusionen nötig, müssen histokompatible Spender gesucht werden. **Ind.:** schwerste Thrombopenie* mit manifester Blutung i. R. von Störungen der Thrombozytopoese (aplast. Anämie, Leukämien, Knochenmarkkarzinose); unter intensiver Zytostatikatherapie auch Anw. zur Blutungsprophylaxe. Haltbarkeit 3-5 Tage.

Thrombo|zyten|lebens|dauer (↑; ↑): (engl.) platelet lifespan; Zeitspanne zw. Synthese u. Abbau der Thrombozyten; normal 7-12 Tage; kann beim Menschen durch die Untersuchung der Zirkulationsdauer radioaktiv markierter (meist mit Chrom-51) Thrombozyten bestimmt werden. Verkürzung der Th. durch antithrombozytäre Antikörper, Vergrößerung des Milzpools (reversible Speicherung), beschleunigte Thrombozytolyse. Vgl. Werlhof-Krankheit.

Thrombo|zyten-Release-Protein (↑; ↑; engl. to release freilassen; Prot-*) **n:** (engl.) platelet release protein; Bez. f. Betathromboglobulin* u. Plättchenfaktor 4; erhöht bei thrombembolischen Erkrankungen.

Thrombo|zyten|zählung (↑; ↑): (engl.) platelet count; Bestimmung der Thrombozytenzahl mit dem Phasenkontrastmikroskop in der Zählkammer* od. mit Hilfe eines Blutkörperchenzählautomaten*; Referenzbereich: s. Blutbild (Tab.).

Thrombo|zyt|hämie (↑; ↑; -ämie*) **f:** (engl.) thrombocythaemia; dauernde Erhöhung der Thrombozytenzahl über 1 Mill./mm^3; als **1.** hämorrhagische (essentielle) Form des myeloproliferativen Syndroms* od. als Vorläufer einer solchen Erkr., od. **2.** sek. Form als Begleitsymptom anderer Erkr. (z. B. metastasierende Karzinome); **Sympt.:** Splenomegalie u. hämorrhagische Diathese*; **Ther.:** 32-Phosphor, Zytostatika. Vgl. Thrombozytose.

Thrombo|zyto|lyse (↑; ↑; Lys-*) **f:** (engl.) thrombocytolysis; Abbau v. Thrombozyten; erfolgt v. a. in der Milz; komplementvermittelte Th. bei medikamenteninduzierten Anti-Thrombozyten-Antikörpern; s. Thrombopenie.

Thrombo|zyto|pathie (↑; ↑; -pathie*) **f:** s. Thrombopathie, Diathese, hämorrhagische.

Thrombo|zyto|penie (↑; ↑; -penie*) **f:** syn. Thrombopenie*.

Thrombo|zyto|penie, essentielle (↑; ↑; ↑) **f:** syn. Werlhof*-Krankheit.

Thrombo|zyto|poese (↑; ↑; -poese*) **f:** (engl.) thrombocytopoiesis; syn. Thrombopoese; Bildung u. Entwicklung der Thrombozyten*; durch Differenzierung aus pluripotenten Knochenmarkstammzellen entstehen zunächst Megakaryoblasten*, dann durch mitotische Teilung Promegakaryozyten u. schließlich die reifen Megakaryozyten, die in den Knochenmarksinus durch Abschnürung von Zytoplasmaausläufern

T

Thrombozyten an das Blut abgeben. Die Regulation der Th. wird durch stimulierende Faktoren (Thrombopoetin*, megakaryocytic stimulating factor, CSF-m) beeinflußt.

Thrombo|zytose (↑; ↑; -osis*) **f:** (engl.) thrombocytosis; reaktive, vorübergehende Vermehrung der Thrombozytenzahl im Blut (i. a. nicht über 1 Mill./mm^3); **Vork.:** nach Splenektomie*, größeren Blutverlusten u. Op., in der Regenerationsphase des Knochenmarks nach Ther. einer perniziösen Anämie od. akuten Leukämie, auch nach Entbindungen u. Infektionskrankheiten. Vgl. Thrombozythämie.

Thrombus (↑) **m:** durch Blutgerinnung in Gefäßen u. an der Herzwand (z. B. als Vorhofthrombus*) intravital entstandenes Blutgerinnsel; **Formen: 1.** Abscheidungsthrombus (weißer Th.): entsteht durch Anlagerung von Thrombozyten an einen Endotheldefekt; besteht aus einem Gerüst von Thrombozytenbalken, die von Fibrin umgeben sind (durch den pulsierenden Blutstrom geriffeltes Aussehen der Oberfläche), sitzt der Gefäßwand fest an, kommt selten isoliert vor; **2.** Gerinnungsthrombus (roter Th., Schwanzthrombus): entsteht durch Blutgerinnung bei zu langsam fließendem Blut bzw. Stase; zw. den dem Gefäß parallel verlaufenden Fibrinlamellen finden sich Erythrozyten u. Leukozyten in derselben Verteilung wie im Blut. Der Gerinnungsthrombus füllt das Gefäßvolumen vollständig aus (Gefäßverschluß, Gefäßobliteration), haftet aber der Gefäßwand nicht an, daher können sich Stücke von ihm leicht ablösen (Emboliegefahr). **3.** gemischter Th.: kombinierter Th., besteht aus einem Kopfteil (Abscheidungsthrombus) u. einem Schwanzteil (Gerinnungsthrombus). Vgl. Thrombose, Thrombolyse.

Thulium **n:** Symbol Tm, OZ 69, rel. Atommasse 168,93; zur Gruppe der Lanthanoide* gehörendes chem. Element.

Thym|ek|tomie (Thymus*; Ektomie*) **f:** (engl.) thymectomy; op. Entfernung des Thymus*, z. B. bei Thymom*.

Thym|eretika (gr. θυμός Gemüt; ἐρεθίζειν reizen, anreizen) **n pl:** s. Antidepressiva.

Thymian|kraut: s. Herba Thymi.

Thymidin **n:** (engl.) thymidine; vom Thymin* abgeleitetes Nukleosid; bildet mit Phosphorsäure die Nukleotide **TMP** (Thymidinmonophosphat), **TDP** (Thymidindiphosphat) u. **TTP** (Thymidintriphosphat); wird durch Methylierung von Uridin* mit Hilfe der Methylentetrahydrofolsäure gebildet; die Umwandlung erfolgt auf der Stufe der 5′-Desoxyribosemonophosphate: 5′-UMP → 5′-TMP. 5′-TTP (5′-Desoxyribothymidintriphosphat) ist Baustein für die DNA-Synthese. In Transfer*-RNA kommt das Nukleosid Ribothymidin vor.

Thymin **n:** (engl.) thymine; 2,4-Dihydroxy-5-methyl-pyrimidin, Pyrimidinbase; mit Desoxyribose bildet Th. das Nukleosid Thymidin*. Vgl. Pyrimidinbasen.

Thymol **n:** 3-Methyl-6-isopropylphenol; Hauptbestandteil des ätherischen Öls von Herba* Thymi.

Thymo|leptika (gr. θυμός Gemüt; ἀναληπτικός wiederherstellend, erfrischend) **n pl:** s. Antidepressiva.

thymo|leptisch (↑; ↑): stimmungshebend.

Thymom (Thymus*; -om*) **n:** (engl.) thymoma; vom Thymus ausgehender Tumor, der sich meist im Kindes- od. Jugendalter manifestiert; **histol. Einteilung: 1.** lymphoepitheliales Th. mit Lymphozyten u. diffuser Proliferation von Epithelzellen (häufigste Form); **2.** epitheliales Th. mit neoplast. Epithelzellen; **3.** Spindelzelltumor mit fusiformen Zellen. Eine maligne Entartung der epithelialen Zellelemente ist möglich (Thymuskarzinom). **Sympt.:** evtl. inspirator. Stridor, Dyspnoe u. Dysphagie durch Kompression intrathorakaler Organe, in ca. 40% Myasthenia* gravis pseudoparalytica; **Diagn.:** im seitl. Rö.-Thorax Verschattung im vorderen Mediastinum, thorakale Computertomographie; **Ther.:** chir. Exstirpation; **Progn.:** abhängig von der Dignität des Th.; **DD:** einfache Thymushyperplasie mit spontaner Rückbildungstendenz. Vgl. Mediastinaltumoren.

Thymo|plegika (gr. θυμός Gemüt; gr. πληγή Schlag) **n pl:** s. Antidepressiva.

Thymo|poietin (Thymus*); gr. ποιητός gemacht, hergestellt) **n:** s. Thymusfaktoren.

Thymo|psyche (gr. θυμός Gemüt; Psych-*) **f:** Bez. f. die Emotionen u. Affekte umfassende Seite der Psyche; vgl. Noopsyche.

Thymosin **n:** zu den Thymusfaktoren* gehörendes Gemisch niedermolekularer (synthetisch herstellbarer) Polypeptide; Immunmodulator, der im Tierexperiment die Reifung des Immunsystems gesunder Mäuse in den ersten Lebenswochen beschleunigt, die Proliferation von lymphatischem Gewebe bei keimfrei aufgezogenen Tieren, die Ausdifferenzierung der sonst undifferenzierten T-Lymphozyten nach Thymektomie u. die Aktivität der Suppressorzellen fördert. Der Nachweis einer therap. nutzbaren Wirksamkeit von Th. ist noch nicht erbracht.

Thymo|stimulin (INN) **n:** Polypeptid aus der Thymusdrüse von Säugetieren; **Verw.:** Umstimmungsmittel, Immunstimulans; **NW:** allerg. Reaktionen.

Thymo|zyten (Thymus*; Zyt-*) **m pl:** (engl.) thymocytes; Bez. f. im Thymus vorkommende, von pluripotenten Stammzellen des Knochenmarks abstammende lymphoide Zellen (Prothymozyten, funktionell unreife Th.), die sich unter dem Einfluß von Thymusfaktoren* zu T*-Lymphozyten differenzieren.

Thymus (gr. θύμος Brustdrüse) **m:** im vorderen Mediastinum hinter dem Sternum gelegenes, aus zwei versch. geformten Lappen bestehendes lymphoepitheliales Organ, geht am Ende des 1. Embryonalmonats aus dem Epithel der 2. u. 3. Kiemenspalte (Entoderm) hervor; Wachstum im Kindesalter u. der Pubertät bis zum Eintritt der Geschlechtsreife, dann Rückbildung (physiol. Involution) u. Umwandlung in Fettgewebe (im Erwachsenenalter retrosternaler Fettkörper). Das funktionstüchtige Organ ist in Läppchen gegliedert, die von einem zentralen Markstrang durchzogen werden u. eine Rindenzone besitzen. Das Grundgerüst bildet ein Netz (Retikulum) aus sternförmig verzweigten u. über Zytoplasmafortsätze miteinander in Verbindung stehenden epithelialen Zellen, die in der Markzone Zellstränge u. kugelige, zwiebelschalenartig geschichtete Zellhaufen (Hassall*-Körperchen) bilden u. sich an der Läppchenoberfläche epithelartig zusammenlagern. In der Rindenzone sind zahlreiche kleine Lymphozyten (Thymozyten*) dichtgedrängt eingelagert, in der Markzone kommen neben wenigen Lymphozyten eosinophile Granulozyten u. Mastzellen vor. **Funktion:** als ein primäres Organ des lymphatischen Systems* von grundlegender Bedeutung für Entw. u. Differenzierung der für die zellvermittelte Immunität*

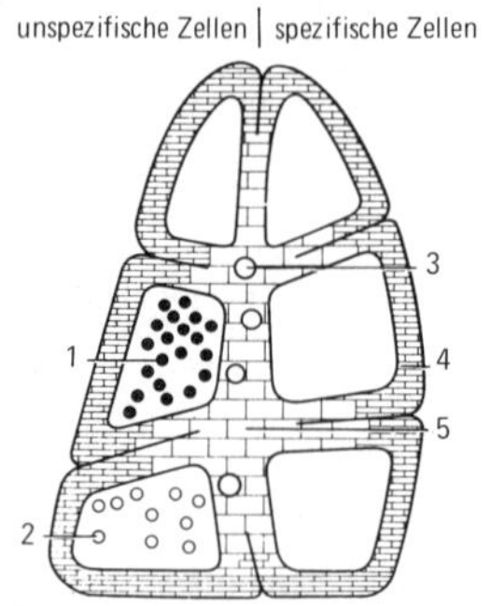

Thymus:
schematische Darstellung der Thymus-Struktur;
1: Thymuslymphozyten; 2: retikuloendotheliale Zellen: Histiozyten, Makrophagen, Endothelialzellen; 3: Hassall-Körperchen; 4: längliche Epithelialzellen als Auskleidung von Blutgefäßen und Kapsel; 5: Epithelialzellen des Marks [325]

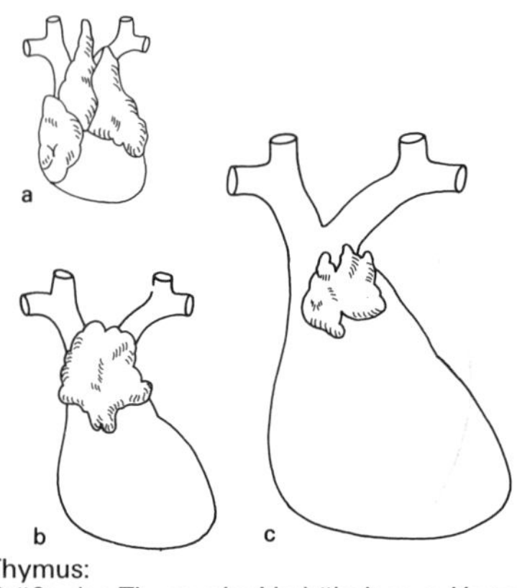

Thymus:
Größe des Thymus im Verhältnis zum Herzen nach dem Alter; a: beim Neugeborenen; b: beim 2 Jahre alten Kind; c: beim Erwachsenen

verantwortlichen (thymusabhängigen) T*-Lymphozyten (u. a. durch endokrin. Bildung von Thymusfaktoren*), daneben Einfluß auf Körperwachstum u. Knochenstoffwechsel.

Thymus anularis (↑) m: Fehlbildung des Thymus mit ringförmiger Umklammerung der V. cava superior.

Thymus|a|plasie (↑; A-*; -plasie*) f: (engl.) thymus aplasia; fehlende Thymusentwicklung; Vork. z. B. beim DiGeorge-Syndrom u. anderen Chromosomopathien, bei Retinoid-Embryopathie, Ataxia teleangiectasia, Wiskott-Aldrich-Syndrom sowie beim schweren kombinierten Immundefekt.

Thymus|faktoren (↑) m pl: sog. Thymushormone; von retikulären od. epithelialen Zellen des Thymus gebildete Polypeptide (z. B. Thymopoietin I u. II, Thymosin*), die wahrscheinl. die Differenzierung von Thymozyten* zu T*-Lymphozyten stimulieren; Nachweis z. B. mittels Radio*-Immunassay. Der Mangel od. das Fehlen von Th. führt zu Immundefizienz; bei Kindern mit schwerem kombiniertem Immundefekt* wird z. B. die Substitution mit synthet. Thymuspräparaten therap. erprobt.

Thymus|hyper|plasie (↑; Hyper-*; -plasie*) f: (engl.) thymus hyperplasia; im frühen Säuglingsalter auftretende, meist spontan zurückgehende (partielle) hyperplastische Vergrößerung des Thymus; kann zu mechan. Verdrängungserscheinungen an benachbarten Organen (v. a. an Trachea u. Bronchien mit Atemnot, Stridor) führen. Ein früher vermuteter Zus. mit dem plötzlichen Tod* im Kindesalter (sog. Status thymicolymphaticus) besteht wahrscheinl. nicht. Vgl. Thymussyndrom.

Thymus|karzinom (↑; Karz-*; -om*) n: s. Thymom.

Thymus|lympho|zyten (↑; Lymph-*; Zyt-*) m pl: syn. T*-Lymphozyten.

Thymus|syn|drom (↑) n: Oberbegriff für das kombinierte Auftreten von (primären) pathol. Veränderungen des Thymus (Hyper-, Aplasie, Thymom) mit best. Begleiterkrankungen, z. B. Myasthenia gravis pseudoparalytica, Pure red cell aplasia, DiGeorge-Syndrom, Agammaglobulinämie, systemischer Lupus erythematodes.

Thymus|trans|plantation (↑; Transplantation*) f: (engl.) thymus transplantation; Transplantation* von fetalem od. kindl. Thymus (nach Gewebetypisierung); wird u. U. bei Kleinkindern ausgeführt, bei denen keine Thymusfaktoren* nachweisbar sind u. kein Defekt der Stammzellen des Knochenmarks vorliegt, sowie bei Kindern mit DiGeorge*-Syndrom. Vgl. Knochenmarktransplantation.

Thymus|tumoren (↑; Tumor*) m pl: s. Thymom.

Thyreo-: Wortteil mit der Bedeutung Schild, Schilddrüse; von gr. θυρεός.

Thyreo|calcitonin (↑; Calc-*) n: (engl.) thyrocalcitonin; beim Menschen insbes. in den C*-Zellen der Schilddrüse gebildetes Calcitonin*.

Thyreo|chondro|tomie (↑; Chondr-*; -tom*) f: syn. Thyreotomie*.

Thyreo|globulin (↑; Globuline*) n: (engl.) thyroglobulin; (physiol.) in d. Schilddrüse* gebildetes Glykoprotein (MG 660 000), aus dem nach Iodierung v. Tyrosinresten u. intermediärer Bildung v. Iodthyronylresten unter Einwirkung einer Protease die Schilddrüsenhormone Thyroxin* u. Triiodthyronin* (u. ihre biol. intakten Formen) freigesetzt u. an das Blut abgegeben werden. Th. liegt kolloidal in d. Schilddrüsenfollikeln vor u. macht ca. 75% des Gewichts der Schilddrüse aus. **Pathol. Bedeutung:** Bestimmung von Th. im Serum als Tumormarker* beim differenzierten Schilddrüsenkarzinom*.

> Die Höhe des Thyreoglobulinspiegels im Serum bildet bei der Mehrzahl der Patienten mit differenziertem Schilddrüsenkarzinom das progressive Tumorwachstum direkt ab.

Thyreoidea (↑; -id*) f: s. Thyroidea.

Thyreoid|ek|tomie (↑; ↑; Ektomie*) f: (engl.) thyroidectomy; op. Entfernung der gesamten

Schilddrüse, meist bei Schilddrüsenkarzinom*; vgl. Strumektomie.

thyreoideus (↑; ↑): schildförmig.

Thyreoiditis (↑; ↑; -itis*) f: (engl.) thyroiditis; Entz. der Schilddrüse*; nach Empfehlung der „Sektion Schilddrüse der Deutschen Gesellschaft für Endokrinologie" werden folgende **Formen** der Th. unterschieden: **1. akute Th.** (eitrig bzw. nichteitrig, z. B. strahlenbedingt), selten; **2. akut-subakute Th. de Quervain** (syn. granulomatöse Th.): wahrscheinlich viral bedingte seltene Form der Th.; Sympt.: Fieber, Halsschmerzen, Abgeschlagenheit, initial Zeichen der Hyperthyreose*; nach Abklingen der Entz. hypothyreote Phase; Spontanremission nach einigen Wo.; Diagn.: palpatorisch druckschmerzhafte Schilddrüse; (labordiagn.) beschleunigte BKS, Erhöhung von Thyroxin* (T_4) u. Triiodthyronin* (T_3), Veränderung der Schilddrüsenhormon-Bindungsparameter i. S. der Hyperthyreose, TRH*-Test negativ, verminderte Iod-123- od. Tc-99-Speicherung in der Szintigraphie*, Schilddrüsenantikörper* meist nicht nachweisbar; Punktionszytologie* (Riesenzellen); Ther.: rein symptomatisch, z. B. mit Acetylsalicylsäure, in schweren Fällen Kortikoide; Progn.: Rezidive nicht selten; **3. chronische Th.: 3. 1.** Immunthyreopathien; **3. 1. 1.** Struma lymphomatosa Hashimoto (Hashimoto-Th., Autoimmunthyreoiditis): über Jahre zunehmende fokale od. diffuse lymphozytäre u. plasmazelluläre Infiltration der Schilddrüse unter Ausbildung von Lymphfollikeln u. Keimzentren, die mittels Punktionszytologie nachgewiesen werden können u. für diese Form der Th. typisch sind. Dabei zunehmende Fibrosierung bis zum Verschwinden des Schilddrüsenparenchyms unter gleichzeitiger Ausbildung einer derben Struma* ohne Knoten. Die Hashimoto-Th. tritt häufig in Komb. mit anderen Autoimmunkrankheiten* (z. B. Myasthenie, perniziöse Anämie, atrophische Gastritis) auf. Klin.: unauffälliger Verlauf mit mehr od. minder ausgeprägten Zeichen der Hypothyreose*, beschleunigter BKS, evtl. Lymphozytose u. Immunglobulinvermehrung; Diagn.: Nachweis v. Schilddrüsenantikörpern (Erhöhung von MAK, TAK initial erhöht), Zytodiagnostik* (s. o.); Ther.: Substitutionsbehandlung mit Schilddrüsenhormonen; DD: Struma anderer Urs.; insbes. Struma* maligna ausschließen! **3. 1. 2.** Morbus Basedow (sog. Basedow-Hyperthyreose, Basedow-Krankheit): Autoimmunthyreoiditis mit klin. Zeichen der Hyperthyreose bei unterschiedl. ausgeprägter Struma* diffusa parenchymatosa, häufig in Komb. mit endokriner Ophthalmopathie*; neigt bei chron. Verlauf sowohl zu Spontanremissionen als auch zu häufigen Rezidiven. Assoziation mit anderen Autoimmunkrankheiten (Vitiligo, rheumatoide Arthritis, Enteritis regionalis Crohn, Diabetes mellitus Typ I usw.) kommt vor. Diagn.: Nachweis von Schilddrüsenantikörpern gegen den TSH-Rezeptor der Schilddrüse (TRAK) gelingt bei ca. 60-80% der Pat.; oft auch mikrosomale Antikörper (MAK) u. Thyreoglobulinantikörper (TAK); Ther.: s. Hyperthyreose; Ziel ist es, die übermäßige Sekretion v. Schilddrüsenhormonen u. deren Folgen einzudämmen. Gelegentlich kann eine Basedow-Hyperthyreose in eine Hyperthyreose mit Hashimoto-Th. übergehen (sog. Hashitoxikosis), was die engen Beziehungen u.

Thyreoiditis
Klassifikation der Thyreoiditiden

akute Thyreoiditis (diffus oder fokal)
- eitrig
- nichteitrig (bakteriell, viral, strahlenbedingt, traumatisch)

subakute Thyreoiditis (diffus oder fokal)
- infektiös mit Riesenzellen: Thyreoiditis de Quervain
- parainfektiös

chronische Thyreoiditis
- Immunthyreopathien (lymphozytär, z. B. Hashimoto-Thyreoiditis)
- ohne Struma
- mit Struma (Morbus Basedow)
- fibrös (Riedel-Struma)
- perithyreoidal
- spezifisch (Tuberkulose, Lues)

seltene Schilddrüsenkrankheiten
- Lymphogranulomatose
- Sarkoidose
- Parasitenbefall
- Mykosen

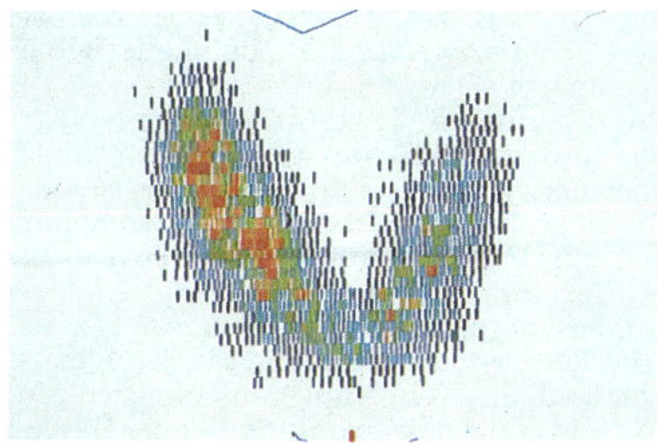

Thyreoiditis:
Minderspeicherung rechts im Schilddrüsenszintigramm mit Iod-123 [13]

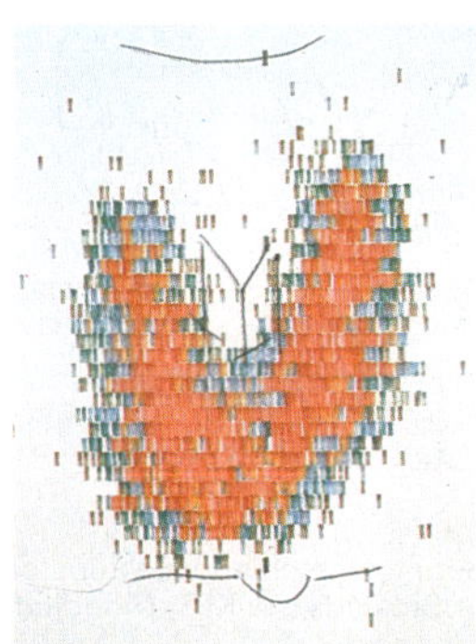

Thyreoiditis:
diffus vergrößerte, diffus speichernde Struma (hier bei M. Basedow; differentialdiagnostisch: disseminierte Autonomie) [518]

T

z. T. fließenden Übergänge zw. den einzelnen Formen der Immunthyreopathien verdeutlicht. **3. 2.** invasiv-sklerosierende Th. (sog. Riedel-Struma, eisenharte Struma): Fibrosierung der Schilddrüse, geht über das Organ hinaus u. schließt die umliegenden Muskeln u. anderen Gewebe mit ein (perithyreoidale Th.); **3. 3.** spezifische Th., z. B. bei Tuberkulose, Sarkoidose; **4.** andere Formen der Th., z. B. sog. silent thyreoiditis, postpartale Th.

Thyreo|statika (↑; statisch*) n pl**:** (engl.) antithyroid drugs; Substanzen, die die Schilddrüsenhormonsynthese, die Hormonsekretion od. den Einbau von Iod in deren Vorstufen hemmen; Substanzgruppen (s. Abb.): **1.** Thioharnstoffderivate (Carbimazol, Propylthiouracil, Thiamazol), hemmen kompetitiv die Peroxidasen* (notwendig für den Einbau von Iod in die Schilddrüsenhormone u. die Koppelung der Vorstufen Monoiodtyrosin u. Diiodtyrosin); Verw.: bei Basedow-Krankheit, vor u. nach Radioiodtherapie*, präoperativ, bei thyreotoxischer Krise; NW: u. a. Überempfindlichkeitsreaktionen (Urtikaria, Fieber, selten Agranulozytose), Struma*, Hypothy-

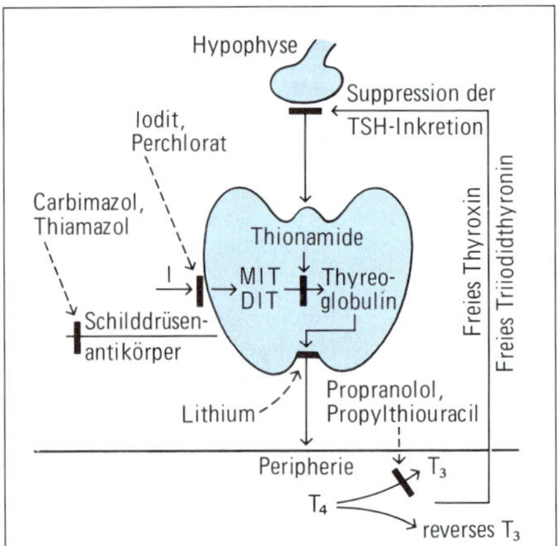

Thyreostatika:
Angriffspunkte verschiedener Substanzgruppen in der Schilddrüse; MIT: Monoiodtyrosin; DIT: Diiodtyrosin [382]

reose*; **2.** Perchlorat, hemmt den Iodidtransport in die Schilddrüse; Aufhebung der Wirkung durch hohe Iodkonzentrationen (daher keine gleichzeitige Gabe von Iod); geringe therap. Breite, daher nur eingeschränkte Verw.; **3.** Iodide (u. Lithium*), hemmen in hohen Dosen die Hormonsekretion; Verw.: präoperativ in Komb. mit Thioharnstoffderivaten; NW: bei Überdosierung Iodakne, Iodismus, Hyperthyreose (>1 mg), Struma, Hypothyreose (>10 mg); Verw. von Lithium nur bei thyreotox. Krise bei Versagen anderer Maßnahmen.

Thyreo|tomie (↑; -tom*) f**:** (engl.) thyrotomy; auch Thyreochondrotomie; op. Zugang z. Kehlkopfinneren durch Spaltung des Schildknorpels (Cartilago thyroidea); vgl. Kehlkopfoperationen.

Thyreo|toxikose (↑; Toxikose*) f**:** veraltete Bez. f. Hyperthyreose*.

Thyreo|tropin (INN) n**:** syn. TSH*.

Thyroidea (Thyreo-*; -id*) f**:** auch Thyreoidea; Kurzbez. f. Glandula thyroidea; Schilddrüse*.

Thyroxin n**:** (engl.) thyroxine; syn. Tetraiodthyronin, Abk. T_4; β-[3,5-Diiod-4-(3',5'-diiod-4'-hydroxyphenoxy)-phenyl-]α-amino-propionsäure, L-Thyroxin; in der Schilddrüse* gebildetes Hormon, biol. weniger wirksam als Triiodthyronin* (T_3); Verw.: allein (Levothyroxin*-Natrium) od. zusammen mit Triiodthyronin zur oralen Ther. von Schilddrüsenerkrankungen; vgl. D-Thyroxin.

Ti: chem. Symbol f. Titan*.

TIA: Abk. f. **1. t**ransitorische **i**schämische **At**tacken; Stadium IIa der zerebralen Durchblutungsstörung*; **2. t**urbidimetrischer **I**mmun**as**say*.

Tia|prid (INN) n**:** N-[2-Diethylamino)ethyl]-5-(methylsulfonyl)-2-methoxybenzamid (IUPAC); Neuroleptikum (Benzamidderivat); Verw.: bei Dyskinesien unterschiedl. Ätiologie.

Tia|profen|säure (INN)**:** (RS)-2-(5-Benzoyl-2-thienyl)propionsäure (IUPAC); Verw.: s. Antiphlogistika, nichtsteroidale.

Tibia (lat.) f**:** Schienbein.

Tibia|fraktur (↑; Fraktur*) f**:** (engl.) tibial fracture; Bruch des Schienbeins; **Formen: 1.** stabile T. (Quer-, kurze Schrägfraktur): Ther.: i. d. R. konservativ durch geschlossene Reposition u. Gipsverband; **2.** instabile T. (z. B. Trümmerfraktur, gleichzeitige Frakturierung der Fibula): Ther.: Streckverband bzw. Fixateur externe od. op. Reposition, ggf. mit Osteosynthese* u. Knochentransplantation*; wegen der geringen Weichteildeckung der Tibia sind offene T. (osteosynthet. Versorgung) nicht selten. **3.** Tibiagelenkfraktur: s. Knöchelfrakturen, Pilonfraktur.

Tibialis-anterior-Syn|drom (lat. tibialis zum Schienbein gehörig; anterior der Vordere) n**:** (engl.) anterior tibial syndrome; Muskelkompressionssyndrom mit Ischämie der prätibialen Muskulatur (Extensorengruppe) durch Kompression der A. tibialis ant. innerh. der Faszienloge nach Überanstrengung, Kontusion od. Fraktur des Unterschenkels; **Ther.:** frühzeitige Faszienspaltung. Vgl. Kompartmentsyndrom.

Tibialis|lähmung (↑)**:** (engl.) tibial nerve paralysis; Lähmung der Waden- u. Fußmuskulatur inf. einer Schädigung des N. tibialis (L_4-S_3); **Sympt.:** Plantarflexion des Fußes u. Kniebeugung eingeschränkt, gleichzeitig Sensibilitätsstörungen im Bereich des lateralen Unterschenkels u. der Fußsohle; **Urs.:** Trauma (v. a. dislozierte Tibiafraktur*), Bandscheibenvorfall*.

Tibialis|phänomen (↑) n**:** syn. Strümpell-Zeichen; s. Pyramidenbahnzeichen.

Tibialis-posterior-Re|flex (↑; lat. posterior der Hintere; Reflekt-*) m**:** s. Reflexe (Tab.).

Tibia|pseud|arthrose (Tibia*; Pseud-*; Arthr-*; -osis*) f**:** s. Crus curvatum.

Tibia vara (↑) f**:** s. Blount-Krankheit.

Tibio|fibular|gelenk (↑; Fibula*)**:** (engl.) tibiofibular joint; oberes T. proximal zw. Schien- u. Wadenbein, unteres T. distal zw. Tibia u. Fibula (Syndesmose).

Tic (frz. Gesichts-, Nervenzucken) m**:** Tick; meist automat., gelegentlich willkürlich beeinflußbare, plötzlich einsetzende, rasche Muskelzuckungen i. S. einer Stereotypie mit zwanghaften Ausdrucks-, Abwehr- od. Reflexbewegungen; **Urs.:** meist psychogen, z. B. bei Konversionsneurose*; in Zus. mit Erkr. des extrapyramidalen Systems, z. B. bei Gilles*-de-la-Tourette-Syndrom od. als Blepharospasmus* auftretend; **DD:** plötzlich einschießende Bewegungen bei Chorea* (minor).

Ticar|cillin (INNv) n: (2S,5R,6R)-6-[2-Carboxy-2-(3-thienyl)acetamido]-3,3-dimethyl-7-oxo-4-thia-1-azabicyclo[3.2.0]heptan-2-carbonsäure (IUPAC); Verw.: Breitband-Penizillin; s. Penizilline.

Tic convulsif (frz. krampfartiges Gesichts-, Nervenzucken) m: (engl.) convulsive tic; syn. Tic facial, sog. Fazialiskrampf; Krämpfe der mimischen Gesichtsmuskulatur; **Vork.:** bei Läsionen des Corpus* striatum, Gilles*-de-la-Tourette-Syndrom. Vgl. Blickkrampf, Chorea.

Tic douloureux (Tic*) m: s. Trigeminusneuralgie.

Tic impulsif (↑) m: s. Gilles-de-la-Tourette-Syndrom.

Ticlo|pidin (INN) n: 5-(2-Chlorbenzyl)-4,5,6,7-Tetrahydrothieno[3,2-c]pyridin (IUPAC); Thrombozytenaggregationshemmer; **Verw.:** bei Dialysepat. mit Shuntkompl. (u. Unverträglichkeit gegenüber Acetylsalicylsäure); **NW:** Hautausschlag, Diarrhoe, Blutbildveränderungen.

Tidal-Drainage (engl. tidal Flutwelle; Drainage*) f: regelmäßig abwechselnde Füllung u. Entleerung der Blase über einen Dauerkatheter bei Blasenlähmung* inf. Querschnittsläsion*; weitgehend ersetzt durch intermittierende Katheterisierung mit einem Blasenkatheter*.

Tiefen|blende: s. Blende.

Tiefen|dosis (Dosis*) f: (engl.) depth dose; v. a. in der Strahlentherapie* verwendeter Dosisbegriff; gibt die Energiedosis* in einer anzugebenden Tiefe des bestrahlten Objekts auf der Achse des Nutzstrahlenbündels (Zentralstrahl) an u. wird für die Bestrahlungsplanung benötigt. Häufig wird die prozentuale bzw. relative Tiefendosis* angegeben.

Tiefen|dosis, re|lative (↑; lat. referre, relatus beziehen) f: (engl.) relative depth dose; Verhältnis der Tiefendosis an einer anzugebenden Stelle in dem bestrahlten Objekt zur Oberflächen- bzw. Maximaldosis im Nutzstrahlenbündel.

Tiefen|psycho|logie (Psych-*; -log*) f: (engl.) depth psychology; Bez. f. die von der Psychoanalyse ausgehenden bzw. von ihr abweichenden psychol. Arbeitsrichtungen von Psychologie u. Psychotherapie, bei denen das Unbewußte eine zentrale Bedeutung besitzt. Vgl. Individualpsychologie, Psychologie, analytische.

Tiefen|sensibilität (lat. sensibilitas Fähigkeit zu empfinden) f: (engl.) proprioceptive sensibility; Empfindung für Lage, Bewegung und Vibration; s. Sensibilität.

Tiefen|therapie f: (engl.) deep therapy; (röntg.) Form der Strahlentherapie* mit Verwendung von ionisierender Strahlung von einer Gewebe*-Halbwerttiefe von 7 cm u. mehr, bei der das Dosismaximum in die Körpertiefe verlagert wird; Anw. z. B. zur Strahlentherapie intrakorporaler Tumoren; vgl. Tiefendosis.

Tief, variables: s. Wehenreaktionstypen.

Tiegel-Ventil (Max T., Chir., Trier, geb. 1877) n: Ventil zur Entlastung eines Spannungspneumothorax; ermöglicht den freien Austritt von Luft aus dem Pleuraraum, ohne daß Luft von außen in den Thorax gelangen kann. Vgl. Heimlich-Ventil.

Tiemann-Katheter (Georg T., Instrumentenmacher, New York; Katheter*) m: s. Blasenkatheter.

Tiemonium|iodid (INN) n: (RS)- 4-[3-Hydroxy-3-phenyl-3-(2-thienyl)propyl]-4-methylmorpholiniumiodid (IUPAC); Parasympatholytikum; Verw.: Spasmolytikum.

Tier|fell|nävus (Nävus*) m: s. Naevus pigmentosus et pilosus.

Tier|kohle: s. Aktivkohle.

Tier|passage (frz. passage Übergang) f: (engl.) animal passage; Verimpfung infektiösen Materials von e. Tier auf ein anderes; vgl. Tierversuch.

Tier|pocken: s. Poxviridae.

Tier|versuch: (engl.) animal experiment; experimenteller Einsatz v. lebenden Tieren in Pharmak., Physiol. u. a. Disziplinen; **1.** zur Prüfung v. Wirkungen u. Sicherheit neuer Arzneimittel; **2.** zur Diagn. best. Infektionskrankheiten (Anzucht v. isolierten Keimen wie Bakt. od. Viren, Nachweis v. Toxinen, DD nahe verwandter Erreger); **3.** zur Produktion diagn. od. therap. Seren; **4.** zur Darstellung physiol. od. pathol. Vorgänge (Grundlagenforschung); **5.** für biochem. Zwecke (z. B. zur Analyse v. Stoffwechselwegen in Leber, Muskeln). Der Einsatz v. lebenden Tieren zu Versuchszwecken ist nur unter Beachtung der Vorschriften des Tierschutzgesetzes zulässig.

Tietze-Syn|drom (Alexander T., Chir., Breslau, 1864-1927) n: Chondropathia tuberosa; schmerzhafte Verdickung der Rippenknorpel am Sternalansatz (inbes. der 2. u. 3. Rippe) unklarer Ursache; Ther.: nichtsteroidale Antiphlogistika, ggf. Infiltrationen mit Lokalanästhetika.

Tiffeneau-Test (Robert T., Arzt, Paris) m: Atemstoßtest z. Bestimmung der Sekundenkapazität*.

Tiger|herz: (pathol.) tigerfellartige Zeichnung der Herzmuskulatur; insbes. der Papillarmuskeln b. Fettherz inf. Sauerstoffmangels.

Tiger|moskito m: s. Mücken.

Tight junction (engl. enge Verbindung) n: interzelluläre Verbindungsstelle mit Verschmelzung der jeweils äußersten Schichten der Zellmembranen; der Raum zw. zwei Zellen kann netzartig verschlossen sein u. eine Permeationsschranke darstellen; vgl. Gap junction.

Tilidin (INNv) n: Ethyl-t-2-dimethylamino-1-phenyl-3-cyclohexen-r-1-carboxylat (IUPAC); entfernt mit Morphin* verwandtes Opioid-Analgetikum (im Handel in Komb. m. Naloxon*).

Tilt-Test (engl. tilt Neigung, Kippe) m: sog. Kipptischtest als orientierende Untersuchungsmethode bei funktionellen Kreislaufstörungen* u. orthostatischer Hypotonie* mit Beurteilung des Pulsfrequenzanstiegs bei passivem Aufrichten des Pat. aus dem Liegen um 45°.

TIM: Abk. f. Triosephosphatisomerase*.

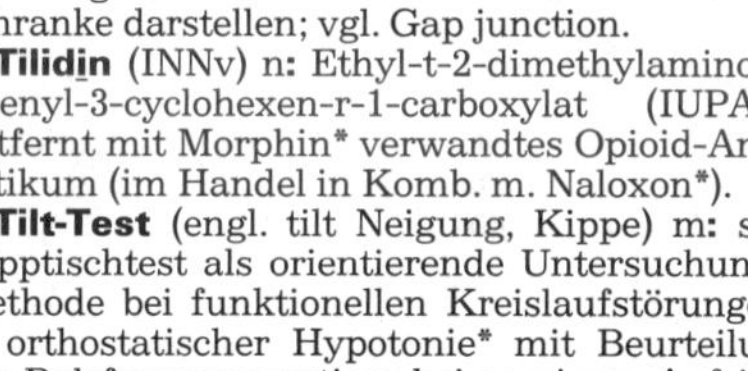

Time-motion-Verfahren:
Die Abstandsänderung bei pulsierenden Grenzflächen wird durch zeitliche Verschiebung in der x-Achse als Wellenlinie aufgezeichnet. Beispiel: Echokardiographie

Time-motion-Verfahren (engl. Zeit-Bewegung): (engl.) time-motion scan; syn. TM-Scan, M-Scan (Prinzip s. Abb.); spez. Verfahren der Ultraschalldiagnostik*.

T

Timolol (INN) n: (-)-3-tert-Butylamino-1-[(4-morpholino-1,2,5-thiadiazol-3-yl)-oxy]-2-propanol (IUPAC); Verw.: s. Betarezeptorenblocker.

Tinctura (lat. das Färben) f: Tinktur; durch Mazeration od. Perkolation hergestellter Auszug aus getrockneten Arzneipflanzen mit Äthanol (meist 70%); Bez. auch für Lösung von Trockenextrakten in Äthanol-Wasser-Gemischen mit entspr. Konzentration.

Tinea (lat. Motte, Holzwurm) f: i. e. S. durch Dermatophyten* verursachte oberflächliche, d. h. auf die Epidermis beschränkte, Dermatomykose* u. Onychomykose*; Benennung unter zusätzl. Angabe der jeweiligen Körperregion (T. barbae, capitis, corporis, faciei, inguinalis, manuum, pedis, unguium); i. w. S. auch Bez. f. Hefe- u. Schimmelpilzmykose.

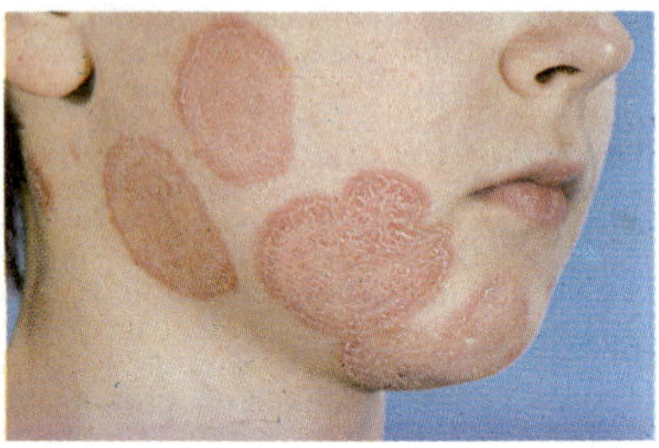

Tinea:
typische Tinea faciei [3]

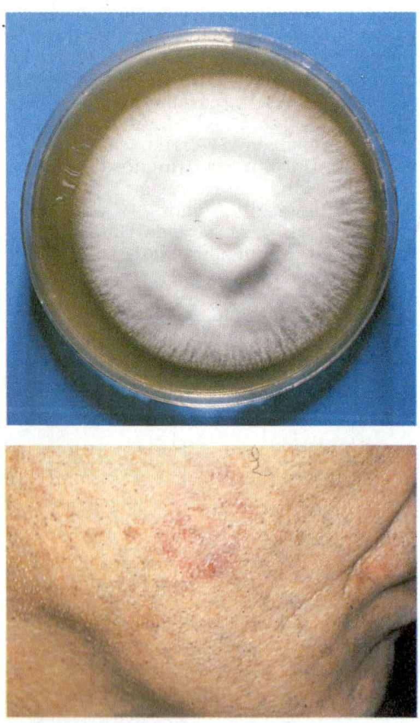

Tinea:
Trichophyton mentagrophytes in Kultur (oben) und als Erreger der sog. Tinea barbae follicularis (unten) [12]

Tinea amiantacea (↑) f: syn. Pityriasis* amiantacea. **T. cruris follicularis** (↑) f: follikuläre Trichophytie der Unterschenkel mit follikulären, roten, bis erbsgroßen, schuppenden, juckenden Knötchen an den Unterschenkeln meist bei Frauen; Err.: v. a. Trichophyton rubrum u. mentagrophytes. **T. favosa** (↑) f: s. Favus. **T. imbricata** (↑) f: tropische Mykose; Sympt.: juckende, sich ausbreitende, konzentr., bräunliche Ringe ohne Entzündungsreaktion bes. am Stamm; Err.: Trichophyton concentricum; vgl. Trichophytie. **T. nigra** (↑) f: tropische Mykose durch Exophilia* werneckii; vgl. Chromomykose.

Tinel-Hoffmann-Zeichen (Jules T., Neurol., Paris, 1879-1952): (engl.) Tinel sign; Schmerzen bei Perkussion des über einem geschädigten (durchtrennten) peripheren Nerven liegenden Hautareals als Zeichen der beginnenden Regeneration des Achsenzylinders*; vgl. Axonotmesis.

Tine-Test m: s. Tuberkulintest.

tingiert (lat. tingere färben): gefärbt; z. B. blutig tingiert: mit geringer Blutbeimengung.

Tini|dazol (INN) n: 1-[2-(2-Ethylsulfonyl)-ethyl]-2-methyl-5-nitroimidazol (IUPAC); Nitroimidazol-Chemotherapeutikum (zur oralen Anw.) gegen Trichomonaden, Lamblien, Amöben sowie Anaerobier; vgl. Metronidazol.

Tinktur (lat. tinctura das Färben) f: Tinctura*.

Tinnitus aurium (lat. tinnitus Geklingel; aures Ohren) m: s. Ohrgeräusche.

Tio|guanin (INN) n: 2-Amino-6-purinthiol (IUPAC); Verw.: Zytostatikum (purinanaloger Antimetabolit).

Tio|pronin (INN) n: (RS)-N-(2-Mercaptopropionyl)glycin (IUPAC); Verw.: Antidot bei Metallintoxikationen, Lebertherapeutikum.

Tio|tixen (INN) n: (Z)-N,N-Dimethyl-9-[3-(4-methyl-1-piperazinyl)-propyliden]-thioxanthen-2-sulfonamid (IUPAC); Neuroleptikum; Verw.: bei Psychosen.

Ti|oxolon (INN) n: 6-Hydroxy-1,3-benzoxathiol-2-on (IUPAC); Verw.: Antiseborrhoikum.

TISS: Abk. f. (engl.) therapeutic intervention scoring system; Bewertungssystem zur Abschätzung des Krankheitsverlaufs u. der Prognose bei intensivmed. Behandlung anhand der erforderlichen therap. Maßnahmen; vgl. APACHE.

Tissue factor (engl. tissue Gewebe) m: Abk. TF; syn. Gewebethromboplastin; s. Thromboplastin.

Tissue polypeptide antigen (↑; Antigen*) n: Abk. TPA*.

Titan n: (engl.) titanium; chem. Symbol Ti, OZ 22, rel. Atommasse 47,90; zur Titangruppe gehörendes zwei-, drei- u. vierwertiges Metall.

Titer (frz. titre Feingehalt des Goldes) m: **1.** (chem.) Gehalt einer zur Titration* verwendeten Lösung an einem gelösten Reagenz (in Val/l); **2.** (serol.) Menge eines Antikörpers bzw. Antigens (meist bezogen auf die Verdünnungsstufe der zu untersuchenden Lösung), die noch eine deutlich positive Reaktion mit dem Reaktionspartner bewirkt (z. B. Agglutination, Präzipitation, Komplementbindung, Farbsignal beim Enzym*-Immunassay).

Titration (↑) f: **1.** (chem.) s. Maßanalyse; **2.** (immun.) quant. Bestimmung des Titers von Antikörpern (seltener Antigenen), z. B. durch stufenweise Komb. einer Verdünnungsreihe des einen mit einer konstanten Konz. des anderen Partners od. als Kreuztitration*.

T

Tixo|cortol (INN) n: 11β,17-Dihydroxy-21-mercapto-4-pregnen-3,20-dion (IUPAC); Verw.: nichthalogeniertes Glukokortikoid.

Ti|zanidin (INN) n: 5-Chlor-4-(2-imidazolin-2-ylamino)-2,1,3-benzothiadiazol (IUPAC); Benzodiazepinderivat; Verw.: zentrales Muskelrelaxans.

Tj^a: mit den P*-Blutgruppen in Beziehung stehendes Blutgruppenantigen; Individuen mit Anti-Tj^a-Antikörpern besitzen keine P-Antigene (Anti-Tj^a entspricht Anti-P, Anti-P_1 u. Anti-P^k). Anti-Tj^a wird als mögliche Urs. für habituelle Aborte angesehen.

TK: Abk. f. **T**otal**k**apazität der Lungen; s. Lungenvolumina.

TL: Abk. f. **t**uberkuloide **L**epra*.

Tl: chem. Symbol f. Thallium*.

T-Lympho|zyten (Lymph-*; Zyt-*) m pl: (engl.) T-lymphocytes; **t**hymusabhängige Lymphozyten, kurz T-Zellen; Population der Lymphozyten* (ca. 75% der Blutlymphozyten) mit dem Leukozytenantigen CD3 auf der Zellmembran, deren Reifung u. immun. Differenzierung (u. a. die Fähigkeit zur Erkennung von körpereigenen Strukturen als sog. Selbst) unter dem Einfluß des Thymus* in der Perinatalperiode u. Kindheit geprägt (durch Thymusfaktoren gefördert) werden u. die sich nach ihrer Ausdifferenzierung während der sog. Thymuspassage als Träger der zellvermittelten Immunität* größtenteils in den sek. Organen des lymphatischen Systems (Milz u. Lymphknoten) ansiedeln. T-L. werden in vivo v. a. durch Interleukine* u. bei Kontakt mit Antigenen bzw. Antigen-präsentierenden Zellen*, in vitro durch Phythämagglutinine u. a. Mitogene unter Transformation zu Immunoblasten* aktiviert. Neben den immun. aktiven zytotoxischen T-L. (Effektorzellen: Killerzellen*, natürliche Killerzellen*) u. den funkt. inaktiven T-Gedächtniszellen (Memory* cells) werden zwei Subklassen der T-L., die sog. Helferzellen* u. Suppressorzellen* (auch T-Regulatorlymphozyten), unterschieden, die für die Regulation der Immunantwort* wichtig sind u. deren Anzahl als immun. Verlaufsparameter bei HIV*-Erkrankung u. a. Immundefekten* eine Rolle spielt.

Tm: chem. Symbol f. Thulium*.

TMD: Abk. f. **t**ägliche **M**aximal**d**osis; maximale Arzneidosis pro Tag; vgl. Dosis.

TMP: Abk. f. **T**hymidin-5-**m**ono**p**hosphat.

TMTD: Abk. f. **T**etra**m**ethyl**t**hiuram**d**isulfid; org. Schwefelverbindung, die ein Ekzem* auslösen kann.

TNF: Abk. f. **T**umor*-**N**ekrose-**F**aktor.

TNM-Klassifikation f: (engl.) TNM-staging; von der Union internationale contre le cancer (UICC) vorgeschlagene Stadieneinteilung von malignen Tumoren; dabei beschreibt **T** (Tumor) die Ausdehnung des Primärtumors, **N** (Nodulus) das Fehlen bzw. Vorhandensein von (juxta-)regionären Lymphknotenmetastasen u. **M** (Metastase) das von Fernmetastasen. Durch Hinzufügen von Zahlen (z. B. T1, T2 ..., N0, N1 ..., M0, M1) wird die anat. Ausdehnung des malignen Prozesses angegeben. **Formen: 1.** prätherap. klin. TNM-Klassifikation unter Zugrundelegung der Ergebnisse der klin., radiol., endoskop. u. a. relevanten Untersuchungen, ggf. einer chir. Exploration. Der Grad der Befundsicherung kann zusätzl. durch die Kategorie C (für engl. certainty) angegeben werden (s. ums. Tab. 2). **2.** Postoperative histopathol. Klassifikation (pTNM-Klassifikation) unter Ergänzung od. Abänderung der prätherap. TNM-Klassifikation durch die bei einem definitiven chir. Eingriff u. bei der histopathol. Untersuchung des Resektionspräparates gewonnenen Erkenntnisse (s. Tab. 1); z. B. durch die Kategorie P (histol. Stadienbestimmung am Operationspräparat) u. die Kategorie G (histol. Best. des Malignitätsgrades); **Beispiel** für die TNM-Klassifikation eines 2-5 cm großen, leicht mit der Haut bzw. dem M. pectoralis verwachsenen Mammakarzinoms bei ausgedehnten u. verwachsenenen Lymphknotenmetastasen u. mit Fernmetastasen: T2 N3 M1. Die auf gyn. Tumoren anzuwendenden TNM-Kategorien wurden so definiert, daß sie mit den von der FIGO* anerkannten Stadien übereinstimmen. Vgl. Tumoreinteilung.

TNM-Klassifikation Tab. 1
Postoperative histopathologische Klassifikation (pTNM)[1]

pT	Primärtumor (pTis, pT0 – pT4, pTX)
G	histopathologisches Grading (G1 – G3, GX)
L	Einbruch in das Lymphsystem (L0 – L2, LX)
V	Einbruch in die Venen (V0 – V2, VX)
pN	regionäre Lymphknoten (pN0 – pN4, pNX)
pM	Fernmetastasen (pM0, pM1[2], pMX)
Präfix y	Dem definitiven chirurgischen Eingriff ging eine andere Therapiemethode voraus.
Präfix r	Rezidive (können auch nach dem TNM-System klassifiziert werden)

[1] Die Kategorien pT, pN und pM werden grundsätzlich, die übrigen optional angewendet.
[2] pM1 kann wie M1 des TNM-Systems spezifiziert werden.

Tobra|mycin (INN) n: O-3-Amino-3-desoxy-α-D-glucopyranosyl-(1→4)-O-[2,6-diamino-2,3,6-tridesoxy-α-D-ribohexopyranosyl-(1→6)]-2-desoxystreptamin (IUPAC); Aminoglykosid-Antibiotikum aus Streptomyces tenebrarius od. gleiche, auf anderem Weg hergestellte Verbindung mit ähnl. Wirkungsspektrum wie Gentamicin*; vgl. Aminoglykosid-Antibiotika.

Tob|sucht: veraltete Bez. f. psychiatrische Erkr. mit hochgradigem Erregungszustand, z. B. Manie*.

To|cainid (INN) n: (RS)-2-Amino-N-(2,6-dimethylphenyl)propionamid (IUPAC); Verw.: (chem. mit Lidocain* verwandtes) Antiarrhythmikum.

Tochter|geschwulst: s. Metastase.

Toco-: s. a. Toko-.

Toco|pherol|acetat n: D-α-2,5,7,8-Tetramethyl-2-(4,8,12-trimethyltridecyl)-6-chromanyl-acetat (IUPAC); Verw.: wie Vitamin E; vgl. Tokopherole.

Toco|pherol|nicotinat n: D-α-2,5,7,8-Tetramethyl-2-(4,8,12-trimethylethyltridecyl)-6-chromanylnicotinat (IUPAC); Verw.: wie Vitamin E, Lipidsenker; vgl. Tokopherole, Nicotinsäure.

Tod: (engl.) death; Ende des Lebens von Individuen; med. beschrieben als Abfolge irreversibler Funktionsverluste des Atmungs-, Kreislauf- u. Zentralnervensystems; verläuft i. a. in vier **Phasen**: **1.** klinischer T.: völliger Kreislaufstill-

TNM-Klassifikation Tab. 2
Prätherapeutische klinische Klassifikation (TNM)[1]

T	**Primärtumor**
Tis	präinvasives Karzinom (Carcinoma in situ)
T0	keine Evidenz für einen Primärtumor
T1, T2, T3, T4	Evidenz zunehmender Größe u./o. lokaler Ausdehnung des Primärtumors
TX	Die Minimalerfordernisse zur Bestimmung des Sitzes oder Ausbreitungsgrades des Primärtumors liegen nicht vor.
N	**Regionäre Lymphknoten**
N0	keine Evidenz für einen Befall regionärer Lymphknoten
N1, N2, N3	Evidenz zunehmenden Befalls regionärer Lymphknoten
N4	Evidenz des Befalls juxta-regionärer Lymphknoten (wo anwendbar)
NX	Die Minimalerfordernisse zur Beurteilung der regionären Lymphknoten liegen nicht vor.
M	**Fernmetastasen**
M0	keine Evidenz für Fernmetastasen
M1	Evidenz für Fernmetastasen[2]
MX	Die Minimalerfordernisse zur Beurteilung des Vorhandenseins von Fernmetastasen liegen nicht vor.
C	**Befundsicherung[3] (Certainty)**
C1	Evidenz allein aufgrund klinischer Untersuchung
C2	Evidenz unter Zuhilfenahme spezieller diagnostischer Hilfsmittel
C3	Evidenz allein aufgrund chirurgischer Exploration
C4	Evidenz der Krankheitsausdehnung nach erfolgter definitiver chirurgischer Behandlung einschließlich der vollständigen Untersuchung des therapeutisch gewonnenen Resektionspräparates
C5	Evidenz aufgrund der Autopsie
Präfix r	**Rezidive** (können auch nach dem pTNM-System erfaßt werden)

[1] Die Kategorien T, N und M werden grundsätzlich, die übrigen optional angewendet.
[2] Die Kategorie M1 kann wie folgt spezifiziert werden:

Lunge:	PUL	Knochenmark:	MAR
Knochen:	OSS	Pleura:	PLE
Leber:	HEP	Haut:	SKI
Hirn:	BRA	Augen:	EYE
Lymphknoten:	LYM	Andere:	OTH

[3] Der Parameter C kann hinter die Kategorien T, N und M gesetzt werden. C4 entspricht der pTNM-Klassifikation.

stand (Fehlen von Karotispulsationen u. Atmung, max. Pupillenerweiterung, zyanot. Verfärbung von Haut u. Schleimhäuten) mit potentiell reversibler (durch Reanimation* u. intensivmed. Behandlung) Aufhebung jeder zerebralen Aktivität (s. Wiederbelebungszeit); **2.** zerebraler T.: auch kortikaler od. Großhirntod (s. Koma); **3.** Hirntod*: kortikaler T. mit zusätzlicher Nekrose von Klein-, Mittel- u. Stammhirn; gilt als Kriterium für den T. eines Individuums; **4.** biologischer T.: T. aller Organe. Vgl. Sterben.

Todes|art: (engl.) cause of death; Angabe über die Todesumstände i. R. der Leichenschau*; **Einteilung: 1.** natürlicher Tod: aus inneren Urs., d. h. krankheits- od. altersbedingt eingetretener Tod; **2.** unnatürlicher Tod: Eintritt des Todes aufgrund äußerer Faktoren, z. B. Unfall, Selbsttötung od. sonstige Gewalteinwirkung; vermuteter unnatürl. Tod muß polizeilich angezeigt werden.

Todes|bescheinigung: (engl.) certificate of death; landesrechtlich, meist aufgrund der Bestattungsgesetze geregeltes Dokument, das durch den den Tod feststellenden Arzt ausgestellt werden muß; besteht i. a. aus einem **offenen Teil** mit administrativen Daten für ordnungsbehördliche Verwaltungszwecke u. einem **vertraulichen Teil** (Leichenschauschein) mit med. Angaben zur Todesursache als Grundlage für die amtl. Todesursachenstatistik*. Vgl. Leichenschau.

Todes|ursachen|statistik f: (engl.) cause of death statistics; in der Bundesrepublik Deutschland auf der Basis der Todesbescheinigungen nahezu vollständig geführte, unikausal aufbereitete Statistik über Todesfälle u. ihre Ursachen; macht neben Aussagen über die Mortalität auch Aussagen über das Krankheitsgeschehen bzgl. letal verlaufender Krankheiten (s. Abb.). Vgl. Morbidität.

Todes|zeichen: (engl.) signs of death; **1. sichere T.:** kräftig ausgebildete konfluierende Totenflecke*, Totenstarre* u. Fäulnis; **2. unsichere T:** Blässe der Haut, Abkühlung bes. der Extremitäten, Areflexie, keine erkennbare Atmung, Radialispuls nicht tastbar, Herztöne auskultator. nicht wahrnehmbar. Vgl. Todeszeitpunkt, Scheintod.

Todes|zeit|punkt: (engl.) time of death; med. heute definiert als Zeitpunkt des Hirntods*, der

> Der Zeitpunkt des Todes ist unabhängig von der Herz- und Atemfunktion definiert als derjenige Zeitpunkt, zu dem die Hirnfunktion erlischt (Hirntod).

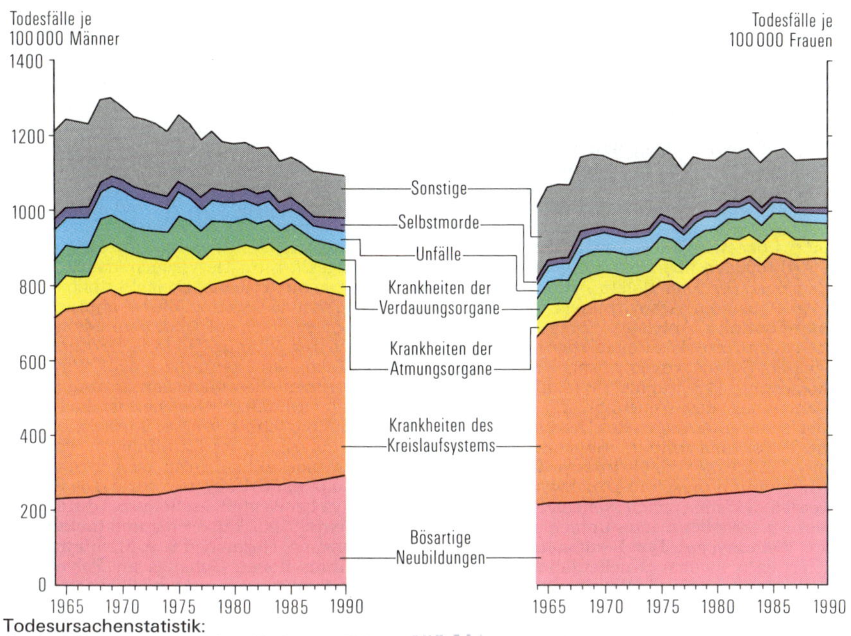

Todesursachenstatistik:
Sterbefälle an ausgewählten Todesursachen je 100 000 Männer (links) und Frauen (rechts) in der Bundesrepublik Deutschland, 1964-1990 [476, 44]

Todeszeitpunkt

Erscheinung	Eintritt nach
Unsichere Todeszeichen	
Trübung der Kornea	
– bei offenem Auge	ca. 1 Std.
– bei geschlossenem Auge	ca. 24 Std.
spürbare Abkühlung	
– unbedeckte Körperteile	ca. 1–2 Std.
– bedeckte Körperteile	ca. 4–5 Std.
Leichenerscheinungen	
Totenflecke	
– an abhängigen Partien	ab ca. 30 Min.
– am übrigen Körper	ca. 1 Std.
– deutlich konfluierend	ca. 2 Std.
– voll ausgeprägt und konfluiert	ca. 4 Std.
– wegdrückbar (Fingerdruck)	bis 10 Std.
– nicht wegdrückbar	12 Std.
– bei Umlagerung wandernd	bis 4 Std.
– bei Umlagerung unvollständig wandernd	6–12 Std.
Totenstarre	
– am Kiefergelenk	ca. 2–3 Std.
– am ganzen Körper	ca. 8–10 Std.
– nach gewaltsamer Lösung wiederauftretend	ca. 7–8 Std.
– Beginn der spontanen Lösung	ca. 2 Tage
– vollständige Lösung	ca. 3–4 Tage

u. U. zeitlich **vor** dem Aufhören von Atmung u. Herzaktion (sog. klinischer Tod) liegen kann; zeitliches Auftreten von Todeszeichen*: s. Tab. Vgl. Reanimation.

Tod, plötzlicher im Kindes|alter: (engl.) sudden infant death syndrome (Abk. SIDS); sog. Krippentod; plötzlich u. unvermutet eintretender Tod im Säuglings- u. Kleinkindesalter, bei dem keine ausreichend erklärende Todesursache nachgewiesen werden kann; **Häufigkeit:** in der Bundesrepublik Deutschland ca. 1000-1500 Fälle pro Jahr, ca. 2 : 1000 Lebendgeborene; **Vork.:** v. a. bei Säuglingen zw. dem 2. u. 6. Lebensmonat; **Urs.:** möglicherweise verlängerte Schlafapnoe sowie eine Unreife best. Hirnstammareale (Formatio reticularis) mit instabilen Regulationsmechanismen für Muskeltonus u. Atmung; **Risikofaktoren:** Tod von Geschwistern inf. SIDS, Frühgeburt (insbes. mit Untergewicht), verlängerte Schlafapnoephasen; **Prävention:** evtl. Heimüberwachung mit kardiopulmonalem Monitoring bei Kindern mit entspr. Risikofaktoren; eine kardiopulmonale Reanimation ist dann ggf. möglich; bei Kindern ohne Risikofaktoren muß nach gelungener Reanimation eine Ausschlußdiagnostik (z. B. Myokarditis, angeborener Herzfehler, Enzephalitis, Hyperkaliämie bei nicht diagnostiziertem adrenogenitalem Syndrom) durchgeführt werden. Vgl. Säuglingssterblichkeit.

Tötungs|hemmung: (biol./psychol.) angeborene Verhaltensdisposition, die an der Tötung von Artgenossen hindert; kann (nach Lorenz) beim Menschen durch Verwendung von Waffen außer Kraft gesetzt werden; vgl. Aggression, Ethologie.

Toga|viridae (lat. toga Mantel, Umhang; Virus*; Idio-*) f pl: Fam. verhüllter, kub. RNA-Viren mit e. Durchmesser von 40-70 nm u. einsträngiger RNA mit 15 Genen; **Verbreitung** u. **Klin.:** T. verursachen weltweit, vornehml. in trop., wasserreichen Gebieten, aber auch in Steppen, Savannen u. Vorgebirgsbiotopen, endem. u. epidem. fiebrige Infekte, z. T. mit Exanthem, Polyarthritis, Enzephalitis u. hämorrhag. Fieber. **Übertragung:** v. a. durch Arthropoden (Mücken* u. Zecken*), aber auch nosokomial u. über Blutkontakt von Mensch zu Mensch; **Unterteilung** in vier Genera: **Alphavirus*** (früher Arbo A) u. **Flavivirus*** (früher Arbo B); vorläufig auch die nicht durch Arthropoden übertragenen Genera **Rubivirus** (einziger Vertreter Röteln*-Virus) u. **Pestivirus.** Vgl. Arboviren, Arbovirosen (Tab.).

Token-Test m: s. Aphasie.

Toko-: auch Toco-; Wortteil mit der Bedeutung das Gebären, Geburt; von gr. τόκος.

Toko|graphie (↑; -graphie*) f: (engl.) tocometry; Darstellung des Wehenablaufs; Registrierung der Tonusänderungen des Uterus, entw. als **externe T.** von den mütterl. Bauchdecken (rel. Druckwertänderung) od. als **interne T.** aus dem Uterusinnenraum (absolute Druckwerte). Beurteilt werden d. Wehen* nach Wehenstärke, -dauer, -pause u. -frequenz; man unterscheidet **drei physiol. Wehentypen: Typ I** mit allmählichem Druckanstieg u. steilem Druckabfall (überwiegt b. den Eröffnungswehen); **Typ II** mit gleichförmigem Druckanstieg u. -abfall (kommt in der Eröffnungs- u. Austreibungsperiode vor); **Typ III** mit steilem Druckanstieg u. langsamem Druckabfall (überwiegt in der Austreibungsperiode). Vgl. Kardiotokographie.

Toko|logie (↑; -log*) f: (engl.) tocology; Lehre von der Geburt, Geburtshilfe.

Toko|lyse (↑; Lys-*) f: (engl.) tocolysis; Wehenhemmung in der Schwangerschaft bei vorzeitiger od. übermäßiger Wehentätigkeit; **1.** Langzeitmedikation mit Beta-2-Sympathomimetika (Fenoterol), evtl. zusätzlich Prostaglandinhemmer, Sedativa, Spasmolytika, Progesteron (Sensibilisierung adrenerger Betarezeptoren), Magnesiumsulfat i. v. (kardioprotektive u. tokolytische Wirkung); **Ind.:** v. a. bei vorzeitigen Wehen, Op. am Uterus (z. B. Cerclage, fetale Bluttransfusion), drohender Frühgeburt; **2.** Kurzzeitmedikation mit Beta-2-Sympathomimetika; **Ind.:** v. a. bei Geburtskomplikationen durch Wehendystokie* u. intrauteriner Reanimation*); **Kontraind.:** s. Tab.

Tokolyse Kontraindikationen
Fieber
vaginale Blutungen
Verdacht auf vorzeitige Plazentalösung
Hyperthyreose, Thyreotoxikose, ausgeprägte Struma
Herzvitien, entzündliche Herzerkrankungen (Myokarditis)
Tachykarde Herzrhythmusstörungen
Diabetes mellitus
Hyperkalzämie
Hepatitis
Nierenerkrankungen (Wasserretention)
EPH-Gestose
Erreichen d. Schwangerschaftswoche 37/38
Muttermund 4 cm und mehr

Toko|lytika (↑; gr. λυτικός fähig zu lösen) n pl: (engl.) tocolytic agents; Arzneimittel, die wehenhemmend wirken; s. Tokolyse.

Toko|pherole n pl: (engl.) tocopherols; syn. Vitamin E; Gruppe von Verbindungen, die aus einem Chromanring (wesentl. für die Vitaminwirkung) u. einer gesättigten (T.) bzw. ungesättigten (Tokotrienole) Kohlenwasserstoffseitenkette bestehen; Unterschiede bestehen in den Substituenten am Chromanring. T. sind hitzestabil u. kommen hauptsächl. in Pflanzenölen vor (v. a. Weizenkeimöl). Die biol. Wirkung ist noch weitgehend ungeklärt. Im Tierversuch lassen sich u. a. Wirkungen auf Fruchtbarkeit, Blutbild, Muskulatur, Gehirn nachweisen, die bei einzelnen Tierarten sehr unterschiedl. sind. Beim Menschen ist kein sicheres Vitamin-E-Mangel-Symptom bekannt. Tokopherol kann die schädl. Wirkung einer experimentellen Mangelernährung (Tierversuch) z. T. verhindern. Gesichert ist die Funktion als Oxidationsschutz, v. a. bei ungesättigten Fettsäuren (Polyensäuren), Carotinoiden, Thiolgruppen. Die biol. aktive Form ist vermutl. Tokochinon, das als Redoxsystem wirkt. Die Peroxide, die in vivo bei Wegfall des Schutzes durch T. entstehen, wirken stark toxisch durch Inaktivierung von Enzymen, Hormonen u. a. Membranen sind wegen ihres hohen Gehaltes an Polyensäuren bes. empfindlich gegen Peroxidbildung, die eine Veränderung der Membranstruktur zur Folge hat. Eine ähnl. Wirkung wie die T. haben z. T. auch synthet. Antioxidanzien, außerdem Selen. Normaler **Blutspiegel:** 11,61 µmol/l bzw. 0,5 mg/dl; **Bedarf:** ca. 15-30 mg/d Alphatokopherol. Vgl. Vitamine.

Toko|trienole n pl: s. Tokopherole.

Tolaz|amid (INN) n: 3-(1-Azepanyl)-1-tosylurea (IUPAC); Verw.: orales Antidiabetikum; vgl. Sulfonylharnstoffe.

Tol|azolin (INN) n: 2-Benzyl-4,5-dihydroimidazol (IUPAC); Verw.: peripherer Vasodilatator mit mäßiger blockierender Wirkung auf Alpharezeptoren; vgl. Alpharezeptorenblocker.

Tolbut|amid (INN) n: 1-Butyl-3-tosylurea (IUPAC); Verw.: orales Antidiabetikum; vgl. Sulfonylharnstoffe.

Tolbut|amid|test m: (engl.) tolbutamide tolerance test; nur noch selten angewendeter Provokationstest zur Diagn. eines Insulinoms; dem nüchternen Pat. (Blutglukose >50 mg/dl) wird 1 g Tolbutamid infundiert; anschl. über 3 Std. Bestimmung von Glukose, Insulin bzw. C-Peptid; bei Insulinom* übernormale Insulinsekretion u. Hypoglykämie. Wegen der Gefahr eines hypoglykämischen Schocks* ist die strenge Überwachung des Pat. notwendig.

Tol|ciclat (INN) n: O-(1,2,3,4-Tetrahydro-1,4-methano-6-naphthyl)N,3-dimethylthiocarbanilat (IUPAC); Verw.: top. Antimykotikum.

Toleranz (lat. tolerantia Duldung) f: (engl.) tolerance; **1.** (pharmak.) vermindertes Ansprechen, z. B. auf Pharmaka; vgl. Enzyminduktion; **2.** (immun.) s. Immuntoleranz.

Toleranz|dosis (↑; Dosis*) f: Begriff aus der Strahlentherapie über die Wahrscheinlichkeit des Auftretens bestrahlungsbedingter Spätschäden; angegeben wird die Energiedosis, bei der best. Organe bei 5% (5/5) bzw. 50% (5/50) der exponierten Personen nach fünf Jahren bei einer Standardfraktionierung geschädigt sein können; so beträgt z. B. die T. (5/5) der Niere 23 Gy (fünf

Jahre nach Bestrahlung mit 23 Gy kann bei 5% der Pat. eine Nierennekrose auftreten); die T. (5/50) ist 28 Gy. Die entspr. Werte für die Haut sind 55 bzw. 70 Gy. Vgl. Strahlenschäden.

Toll|kirsche: Atropa* belladonna.

Toll|wut: (engl.) rabies; syn. Hundswut, Lyssa, Rabies, Hydrophobie; durch Hundebiß, selten durch Biß von Wolf, Fuchs, Katze übertragene Infektionskrankheit; **Klin.:** Inkubationszeit 3 Wo. bis 3 Mon., selten bis zu 1 Jahr; Beginn m. Rötung der Bißnarbe, Kopfschmerz; dann ton. Krämpfe der Schlund-, Kehlkopf- u. Atemmuskulatur m. Erstickungsgefühl, Atemnot, starkem Speichelfluß bei qualvollem Durst, ohne schlukken zu können (Wasserscheu); Herzlähmung (im Ggs. zu Tetanus Fehlen v. Trismus u. Fazialislähmung); **Err.:** Tollwut*-Virus, gelangt von d. Bißwunde auf d. Weg der endoneuralen Lymphbahnen in d. graue Substanz des Zentralnervensystems. Vgl. Schutzimpfung.

Toll|wut-Virus (Virus*) n: (engl.) rabies virus; syn. Rabies-Virus; zur Fam. der Rhabdoviridae* gehörendes RNA-Virus des Genus Lyssa-Virus (Größe 175 nm × 70 nm, Form eines einseitig abgerundeten Stabes, sog. Geschoßform, ätherempfindlich aufgrund der Lipidhülle des spiralig angeordneten Nukleokapsids), bei Warmblütern, insbes. Carnivoren (silvat. Tollwut) u. Haustieren (urbane Tollwut) vorkommend; Err. der Tollwut*; häufigste **Übertragung** durch Biß; hohe Affinität zum Nervensystem (Ausbreitung entlang der Nervenbahnen, Zielorgan ZNS), frühzeitige Ausscheidung mit dem Speichel. Als Straßenvirus (virus des rues) werden die von natürl. infizierten Wirtstieren angezüchteten Virusstämme bezeichnet, als virus fixe ein nach fortgesetzter Passage im Kaninchengehirn erhaltenes Virus, das als Vakzinevirus verwendet wird. Zur Immunisierung des Menschen dienen inaktivierte T.-V., versch. synthet. Impfstoffe sind in der Erprobung. **Diagn.: 1.** Nachw. von Negri-Körpern (bes. im Ammonshorn auftretende pathognomon. intraplasmat. Einschlußkörperchen) durch histol. Färbungen od. die Immunfluoreszenztechnik; **2.** Nachw. von T.-V. (aus Hirngewebe, Liquor, Speichel od. Tränenflüssigkeit) im Tierversuch (i. c. Inokulation 1-3 Tage alter weißer Mäuse) od. in Zellkulturen.

Tol|metin (INN) n: 1-Methyl-5-(4-methylbenzoyl)-2-pyrrolessigsäure (IUPAC); Verw.: s. Antiphlogistika, nichtsteroidale.

Tol|naftat (INN) n: O-2-Naphthyl N-methyl-N-(m-tolyl)-thiocarbamat (IUPAC); Verw.: top. Antimykotikum.

Tolonium|chlorid (INN) n: 3-Amino-7-dimethylamino-2-methylphenothiazinylium-chlorid (IUPAC); Phenothiazinfarbstoff; Verw.: Antidot bei Vergiftungen durch Methämoglobinbildner; als Toluidinblau z. B. bei der Toluidinblau*-Probe.

Tolosa-Hunt-Syn|drom (Eduardo T., Neurochir., Barcelona; William E. H., Neurol., Neurochir., Minneapolis, geb. 1921) n: Gesichtsneuralgie* mit einseitigen retrobulbären Schmerzen u. Ophthalmoplegia externa inf. Okulomotoriuslähmung*; **Urs.:** Entzündung im Bereich des Sinus cavernosus.

Tol|prop|amin (INN) n: (RS)-N,N-Dimethyl-3-phenyl-3-(4-tolyl)-propylamin (IUPAC); Verw.: Histamin-H_1-Rezeptorenblocker; Verw.: Antihistaminikum.

Toluidin|blau-Probe: (engl.) toluidine blue test; syn. Collins-Test; gyn. Nativfärbemethode zum klin. Nachweis von Veränderungen der Vulvaoberfläche für die nachfolgende Probeexzision u. histol. Untersuchung od. zur Verlaufskontrolle; **Durchführung:** Auftragen einer 2%igen Toluidinblau-Lösung u. Abwaschen der Lösung nach 2-3 Min. Einwirkzeit mit verdünnter Essigsäure; positive Reaktion (Blaufärbung) als unspezif. Hinweis auf Dyskeratose u. a. Atypien des verhornten Epithels.

Toluidin|methode f: s. Blutzucker-Bestimmungsmethoden.

Toluol n: (engl.) toluene; Methylbenzol, $C_6H_5CH_3$; Lösungsmittel für Farben, Lacke, Klebstoffe, Gummi u. Kunststoffe, häufig mit Benzol* verunreinigt; Toluolvergiftung ist BK nach Nr. 1303 der BeKV.

-tom: auch -tomie, Tomo-; Wortteil mit der Bedeutung Schnitt, Abschnitt; von gr. τομή.

Tomes-Fasern (Sir John T., Kieferchir., London, 1815-1895): (engl.) Tomes' fibres; Fortsätze der Odontoblasten im Dentin.

Tomo|graphie (-tom*; -graphie*) f: (engl.) tomography; Schichtaufnahmeverfahren der Röntgendiagnostik; **Prinzip:** von drei Teilen des Systems Röhre-Objekt-Film erfolgt eine gekoppelte Bewegung entw. gegenläufig von Röhre u. Film bei unbewegtem Pat. od. gleichsinnig von Pat. u. Film bei stehender Röhre. Dadurch gelangt ein bestimmter vorgewählter Tiefenbereich des Objekts auf derselben Stelle des Films zur Darstellung, während die höher und tiefer gelegenen Objektteile auf ständig wechselnde Punkte projiziert, d. h. verwischt werden. Die Schichttiefe wird aufgrund von Übersichtsaufnahmen u. topograph. Erfahrungswerten festgelegt. Der Schichtwinkel ist das Ausmaß der Bewegung

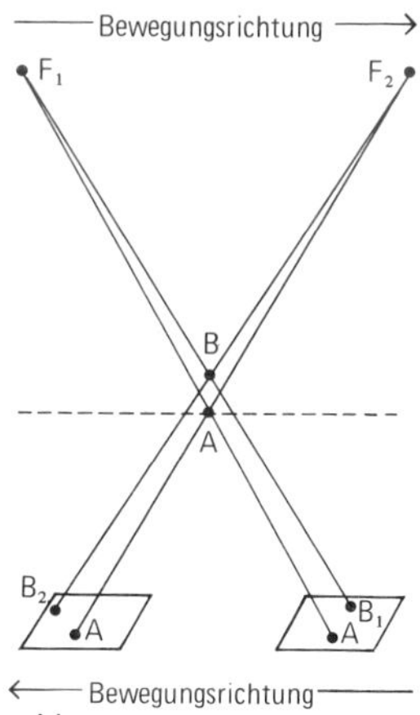

Tomographie:
tomographische Röntgenaufnahmen mit linearer Verwischung; Röhre und Filmkassette bewegen sich linear in entgegengesetzter Richtung. Dabei werden alle Punkte, die in der Schichtebene liegen, jeweils an derselben Stelle auf dem Film abgebildet, erscheinen also scharf (Punkt A). Punkte, die außerhalb der Schichtebene liegen, werden an verschiedenen Orten auf dem Film abgebildet, sie werden also unterbelichtet und kontrastarm (Punkt B). [103]

T

von Röhre u. Film u. bestimmt die Schichtdicke (großer Winkel = dünne Schicht, kleiner Winkel = dicke Schicht). Es ist möglich, mit einem einzigen Schichtablauf des Geräts mehrere Schichtbilder (Tomogramme) von Körperschichten verschiedener Tiefe herzustellen (Simultanschichtverfahren). Die T., heute durch die Computertomographie* weitgehend ersetzt, hat den Wert einer ergänzenden Untersuchung; im thorakalen Bereich Darstellung von Kavernen u. kl. Tumoren; bei der Infusionscholegraphie überlagerungsfreie Darstellung aller Abschnitte der extrahepat. Gallengänge; i. R. der Ausscheidungsurographie eindeutige Beurteilbarkeit des Nierenhohlraumsystems; in der Skelettdiagnostik Darstellung destruierender Prozesse.

Ton-: auch Tono-; Wortteil mit der Bedeutung Spannung, von gr. τόνος.

Ton|audio|metrie (Audi-*; Metr-*) **f:** s. Audiometrie.

Ton|erde: (engl.) alumina; Aluminiumoxid; essigsaure Tonerdelösung: Liquor aluminii acetici; vgl. Adsorbenzien, Heilerde.

Tonika (gr. τονικός dehnbar, dehnend) **n pl:** (engl.) tonics; kräftigende Mittel (Roboranzien).

tonisch (↑): (engl.) tonic; **1.** (pharmak.) stärkend; **2.** (physiol.) den Tonus betreffend.

Toni-Syn|drom (Giovanni de T., Päd., Genua, 1896-1973) **n:** syn. Caffey*-Silverman-Syndrom.

Tonnen|karzinom (Karz-*; -om*) **n:** s. Zervixkarzinom.

Tono|fibrillen (Ton-*; Fibrilla*) **f pl:** (engl.) tonofibrils; faserige metaplasmat. Differenzierungen bes. der Zellen des Stratum spinosum mehrschichtiger Plattenepithelien; T. bestehen aus Keratin, strahlen in die Interzellulärbrücken ein u. sind in den Desmosomen verankert. Vgl. Epithelgewebe.

Tono|meter (↑; Metr-*) **n:** (engl.) tonometer; Druckmesser: **1.** für den Augeninnendruck* (Ophthalmotonometer), z. B. zur Diagnostik des Glaukoms; **2.** für den Blutdruck*; vgl. Riva-Rocci-Apparat; **3.** Gerät zur Äquilibrierung* bei der Blutgasanalyse*.

Tono|metrie (↑; ↑) **f:** (engl.) tonometry; Messung bzw. kurzzeitig fortlaufende Registrierung (Tonographie) des Augeninnendrucks* durch Aufsetzen eines Tonometers, z. B. Schiötz*-Tonometer, Applanationstonometer*, Elektrotonometer; vgl. Tagesdruckkurve.

Tonsilla (lat.) **f** (pl Tonsillae)**:** (anat.) Tonsille, Mandel; lymphoretikuläres Gewebe im Bereich des Übergangs der Mund- u. Nasenhöhle in den Pharynx; vgl. Rachenring, lymphatischer. **Tonsillae cerebelli** (↑) **f pl:** Kleinhirntonsillen*. **T. lingualis** (↑) **f:** Zungenmandel*. **T. palatina** (↑) **f:** Gaumenmandel*. **T. pharyngealis** (↑) **f:** Rachenmandel*. **T. tubaria** (↑) **f:** lymphat. Gewebe in der Umgebung der pharyngealen Öffnung der Tuba auditiva.

Tonsill|ek|tomie (↑; Ektomie*) **f:** (engl.) tonsillectomy; vollständige op. Entfernung der Gaumenmandeln u. ihrer Kapsel in Lokalanästhesie am halbsitzenden Erwachsenen od. Intubationsnarkose am mit rekliniertem Kopf liegenden Pat. Wegen der immun. Funktion der Tonsillen sollte eine T. i. d. R. erst nach dem 4. Lj. durchgeführt werden. **Ind.:** mehrmals jährlich auftretende, eitrige Tonsillitis*, bei lokalen Kompl. einer Tonsillitis (z. B. Peritonsillarabszeß, tonsillogene Sepsis, erhebliche Hyperplasie mit Beeinträchtigung von Atmung u. Nahrungsaufnahme); **Kontraind.:** Agranulozytose, Immundefektzustände; als relative Kontraind. gelten eine offene Gaumenspalte u. Pharyngitis sicca. **Kompl.:** postop. Nachblutung (bis zu 14 Tagen), passagere Geschmacksstörungen (Dysgeusie); später evtl. Auftreten einer Seitenstrangangina*.

Tonsillitis (↑; -itis*) **f:** syn. Angina, sog. Mandelentzündung; Entz. der lymphoepithelialen Gewebe des lymphatischen Rachenrings, insbes. der Gaumenmandeln; **Formen: 1. T. acuta:** akute Angina tonsillaris, wird meist durch betahämolysierende Streptokokken der Gruppe A (s. Streptococcus), seltener durch Staphylo- u. Pneumokokken od. viral verursacht; pathol.-anat. Infiltration der Tonsillen mit Leukozyten, Mikroabszesse in Parenchym u. Krypten, Austritt von fibrösem Exsudat; **Klin.:** meist plötzl. Beginn mit hohem Fieber (evtl. Schüttelfrost), Halsschmerzen (bes. beim Schlucken), kloßige Sprache, Druckschmerzhaftigkeit u. Schwellung der submandibulären Lymphknoten, dabei Rötung u. Schwellung der Tonsillen (Angina catarrhalis), häufig einzelne Beläge (sog. Stippchen) an den Kryptenmündungen (Angina lacunaris) od. über Lymphfollikeln (Angina follicularis), selten konfluierende Beläge, die u. U. über die Tonsillen hinausreichen (bei Pneumokokkenangina); **Ther.:** Bettruhe, lokal Analgetika u. Desinfizienzien, warme Halswickel, systemisch Antibiotika; evtl. Tonsillektomie*; **DD:** T. bei Scharlach, Syphilis, Tuberkulose u. Diphtherie, Herpangina, Angina agranulocytotica, Plaut-Vincent-Angina, Mononucleosis infectiosa, orale Candidose; **2. T. chronica:** chron. Angina tonsillaris, wird meist durch eine Mischinfektion mit anaeroben u. aeroben Err. unter Beteiligung betahämolysierender Streptokokken der Gruppe A verursacht; pathol.-anat. Retention von Zelldetritus, Kryptenabszesse, Fibrosierung u. Nekrose des Parenchyms; **Klin.:** anamnest. häufig rezidiv. Anginen; geringe Beschwerden (sog. Halskratzen), vergrößerte submandibuläre Lymphknoten, Foetor ex ore, dabei gerötete Tonsillen mit narbiger u. zerklüfteter Oberfläche, peritonsillärer Druckschmerz, bei Spateldruck auf den vorderen Gaumenbogen Entleerung von Eiter u. Zelldetritus aus den Krypten; **Ther.:** Antibiotika, evtl. Tonsillektomie; **Kompl.** der T.: **1.** Begleitkrankheiten: Dyspnoe, Kehlkopfödem, Otitis media; **2.** lokale Kompl.: Peritonsillarabszeß; Peritonsillitis mit fortgeleiteter Entz. u. Abszedierung im Bereich der Halsweichteile, die nach einem symptomfreien Intervall auftritt; Sympt.: hohes Fieber, starke Halsschmerzen u. Schluckbeschwerden, peritonsillärer Druckschmerz, Schwellung u. Vorwölbung der geröteten Tonsillen u. des Gaumensegels, evtl. Kieferklemme; Ther.: bei beginnender Abszedierung Antibiotika, bei fluktuierendem Abszeß Tonsillektomie u. Abszeßspaltung; **3.** Folgeerkrankungen: v. a. tonsillogene Sepsis durch hämatogene, lymphogene od. kontinuierl. Fortleitung in die Halsweichteile mit Beteiligung der V. jugularis interna, rheumatisches Fieber, Endo-, Myo- u. Perikarditis, Glomerulonephritis, Pustulosis palmaris et plantaris, eruptive Psoriasis des Kindes, chron. Urtikaria, Thrombangiitis obliterans, Vaskulitis.

Tonsillitis lingualis acuta (↑; ↑) **f:** akute Entz. der Zungenmandel mit Schluckbeschwerden, Fieber u. allg. Krankheitsgefühl; in der Laryngoskopie* gerötete u. geschwollene Tonsilla lingualis; **Vork.:** meist bei Pat. mit entfernten Gaumenmandeln; **Kompl.:** Abszeßbildung u. sekundäres Kehlkopfödem.

Tonus (Ton-*) m: Anspannungszustand eines Organs od. Organteils, z. B. von Muskeln, Gefäßen od. Nerven; vgl. Hypotonie, Hypertonie, Sympathikotonie, Vagotonie.

Tonus|dif|ferenz, zentrale (↑) f: Überwiegen des Nystagmus* zu einer Seite bei der vergleichenden kalorischen Labyrinthprüfung u. bei der Drehprüfung; **Urs.:** Vestibularisschädigung, Ausfall eines Labyrinths, pontomedulläre Hirnstammläsion.

Tonus|verlust, af|fektiver (↑): Anfall mit plötzl., kurz andauerndem (<2 Min.) Tonusverlust der Kopf- od. (seltener) der gesamten Körpermuskulatur (Kataplexie*); **Ätiol.:** idiopathisch od. als Folge einer Enzephalitis* unterschiedl. Ursache; **Sympt.:** plötzl. Augenlidschluß, evtl. Sturz, erloschene Muskeleigenreflexe, dabei erhaltene Augenmotilität; kein Bewußtseinsverlust; EEG oft unauffällig, evtl. REM-Schlafmuster; **Ther.:** evtl. Imipramin. Vgl. Narkolepsie.

Tonus|vermehrung, spastische (↑): erhöhter Spannungszustand der Muskulatur, z. B. bei zentraler Lähmung*.

Tophus (gr. τοφιών Tuffstein) m: Knoten; z. B. Tophus arthriticus (Gichtknoten).

topisch (gr. τόπος Ort): (engl.) topical; örtlich; z. B. topische Anwendung eines Heilmittels.

Topor (lat. sopor Todesschlaf, Betäubung) m: s. Sopor.

TORCH-Komplex m: (engl.) TORCH complex; mnemotechn. Bez. f. die wichtigsten pränatalen Inf. des Menschen: **T**oxoplasmose*, **o**ther (andere wie Syphilis*, Listeriose*), **R**öteln*, **C**ytomegalie (Zytomegalie*), **H**erpes* simplex; s. Pränatalinfektion, Perinatalinfektion.

Torcular Herophili (lat. torcular Kelter, Presse) n: syn. Confluens* sinuum.

torisch (lat. torus Wulst, Knoten): (engl.) toric; Bez. f. zylindrische Brillengläser* mit zwei zueinander im Winkel stehenden Krümmungen von versch. Radius; Verw. zum Ausgleichen eines Astigmatismus*.

Torkildsen-Drainage (Drainage*) f: s. Ventrikeldrainage.

Tornwaldt-Krankheit (Gustav L. T., Arzt, Danzig, 1843-1910): syn. Bursitis* pharyngealis.

torpid (lat. torpidus erstarrt, betäubt): schlaff, träge, langsam.

Torre-Muir-Syn|drom n: autosomal-dominant erbl. Erkr. mit Auftreten von multiplen benignen u. malignen Talgdrüsentumoren sowie Karzinomen innerer Organe, insbes. des Kolons, im frühen Erwachsenenalter.

Torsade de pointes (frz. Zopf aus Spitzen) f: sog. Kammeranarchie; ventrikuläre Tachykardie* mit passagerem Kammerflimmern* u. typischen spindelförmigen EKG-Veränderungen (sog. Spindeltachykardie, s. Abb.); **Urs.:** z. B. Elektrolytstörungen, Hypomagnesiämie, Intoxikationen. Vgl. Herzrhythmusstörungen.

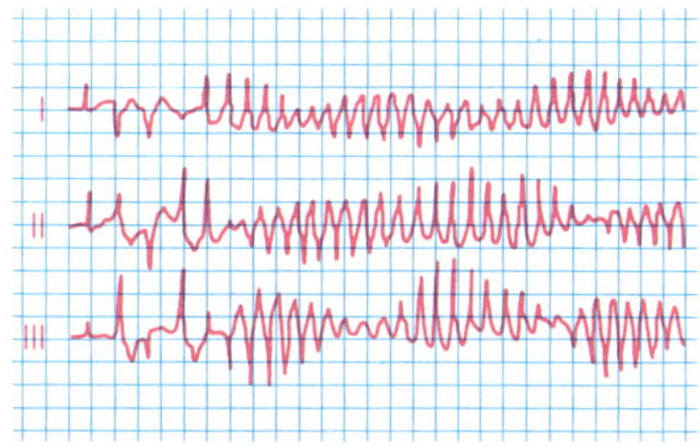

Torsade de pointes: Das EKG zeigt unterschiedliche QRS-Komplexe, polymorphe ventrikuläre Extrasystolen und typische Spindelform. [466]

Torsion (lat. torsio) f: Drehung, Achsendrehung; z. B. Hodentorsion.

Torsions|dys|tonie (↑; Dys-*; Ton-*) f: (engl.) torsion dystonia; syn. Dystonia musculorum deformans; Erkr. mit Störung der Regulation des Muskeltonus u. der Bewegungsabläufe; **pathol.-anat.** mit unterschiedl. morphol. Veränderungen im Putamen u. a. Kerngebieten; **Formen: 1.** autosomal-dominant od. -rezessiv erbl. T. (syn. Ziehen-Schwalbe-Oppenheim-Syndrom); Manifestation meist zw. dem 10. u. 20. Lj.; **2.** symptomat. T. in Zus. mit anderen Erkr. (z. B. hepatolentikuläre Degeneration, Chorea Huntington, Hallervorden-Spatz-Erkrankung, bei Hirntumoren od. postenzephalitischem Syndrom); **Sympt.:** rotierende Bewegungen von Kopf u. Rumpf, athetotische Fingerbewegungen mit Schreibkrampf, evtl. Torticollis spasmodicus u. Gangstörungen; oligosymptomat. Verlaufsformen, bei denen nur Tremor, Tic, Blepharospasmus o. ä. auftreten, kommen relativ häufig vor; **Ther.:** Versuch mit Anticholinergika, Haloperidol, Diazepam, Biofeedback. Vgl. Syndrom, dystones.

Torsions|fraktur (↑; Fraktur*) f: s. Fraktur, vollständige.

Torsten-Sjögren-Syn|drom (Karl T. S., zeitgen. Psychiater, Stockholm) n: s. Sjögren-Syndrom II.

Torti|collis (lat. tortus gedreht, gekrümmt; collum Hals) m: syn. Schiefhals, Caput obstipum; Fehlstellungen des Kopfes; **Urs.:** am häufigsten muskulär durch Verkürzung des M. sternocleidomastoideus einer Seite inf. bindegewebig organisierten Geburtshämatoms, Druckatrophie u. ä.; aber auch ossär (s. Klippel-Feil-Syndrom), neural (Akzessoriuslähmung*), rheumatisch, okulär (T. ocularis) od. otogen bedingt.

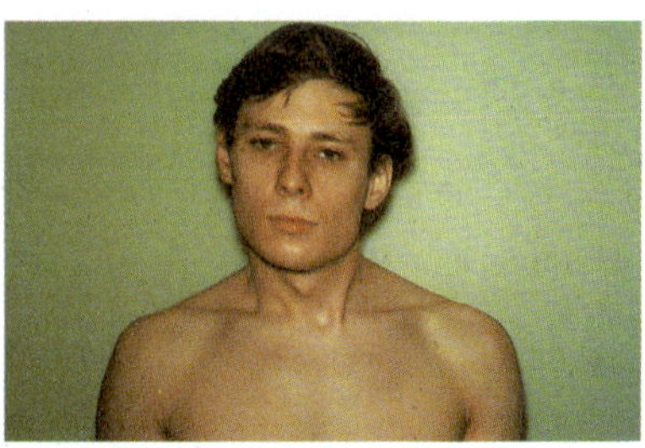

Torticollis: muskulärer Schiefhals [244]

Torti|collis ocularis (↑; ↑) m: Schiefhalten des Kopfs zur Vermeidung von Doppelbildern v. a. bei Trochlearislähmung* (Ausfall des M. obliquus sup.). Vgl. Kopfzwangshaltung, okuläre.

Torti|collis spasmodicus (↑; ↑) m: auch Torticollis spasticus; spastischer Schiefhals; extrapyramidales Syndrom mit Krämpfen u. Hyperkinesien, die einseitig die Hals- u. Kopfmuskulatur betreffen; **Sympt.:** seitliche Drehung u. anschließend Neigung des Kopfes; **Vork.:** als

T

hereditäre Erkr. od. in Zus. mit anderen extrapyramidalen Syndromen, insbes. Torsionsdystonie*; seltener nach Schädelhirntrauma od. bei postenzephalitischem Syndrom*; **DD:** Tic, Torticollis anderer Genese.

Tortuositas vasorum (lat. tortuosus gewunden; vas Gefäß) **f:** ophthalmoskopisch auffallende Schlängelung der Netzhautgefäße; meist ohne Krankheitswert; Vork. z B. bei Hyperviskositätssyndromen, Retinopathia praematurorum, Hypertonie u. beginnendem Zentralvenenverschluß.

Torus (lat.) **m:** Wulst. **T. levatorius** (↑) **m:** durch den M. levator veli palatini bedingte Wulst unter d. pharyngealen Tubenöffnung. **T. palatinus** (↑) **m:** ausgeprägte knöcherne Vorwölbung (Exostose) in der Mitte des harten Gaumens, die

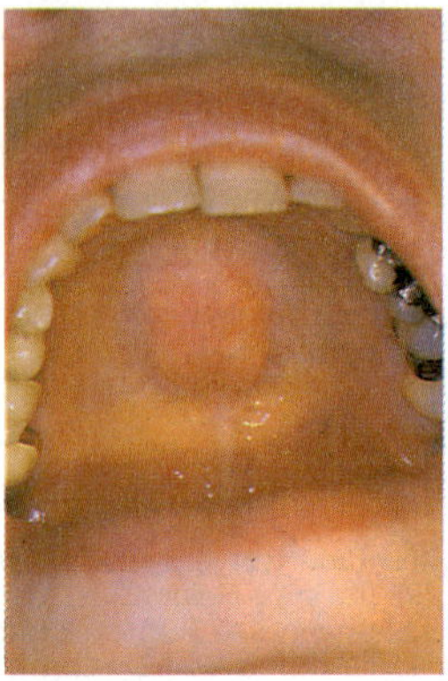

Torus palatinus [257]

von normaler Schleimhaut überzogen ist; Vork. bei Frauen häufiger als bei Männern; Ther.: evtl. op. Abschleifen aus prothetischen Gründen. **T. tubarius** (↑) **m:** Tubenwulst; hervorgerufen durch d. dorsomediale Lippe des Tubenknorpels.

Tossy-Einteilung: s. Luxatio acromioclavicularis.

Tosyl|chlor|amid-Natrium (INN) **n:** Natrium-N-chlor-p-toluolsulfonamid (IUPAC); Verw.: Antiseptikum, Desinfektionsmittel.

total (lat. totus ganz, Gesamt-)**:** gänzlich.

Total|endo|pro|these (↑; End-*; gr. προτιθέναι davorsetzen) **f:** (engl.) arthroplasty; Abk. TEP; alloplastische Endoprothese* zum Ersatz eines ganzen Gelenks (beider Gelenkteile), v. a des Hüfgelenks (s. Abb.), auch des Knie-, Fuß-, Finger- u. Schultergelenks. Die Komponenten werden mit Knochenzement* im Knochen fixiert od. zementfrei verankert (sog. Hybridprothese bei kombiniertem Vorgehen). **Kompl.:** Infektion, sekundäre Lockerung der T. (meist nach 5-7 Jahren), daher regelmäßige röntg. Kontrollen, ggf. Prothesenwechsel bzw. sehr selten Arthrodese (z. B. als Girdlestone*-Hüfte) erforderlich.

Total|ex|stirpation (↑; lat. exstirpare ausrotten) **f:** (engl.) total extirpation; op. Entfernung eines ganzen Organs od. Organsystems.

Total|kapazität (↑) **f:** Abk. TK; i. e. S. Totalkapazität der Lungen; s. Lungenvolumina.

Total|pro|laps (↑; Prolaps*) **m:** s. Prolapsus uteri et vaginae.

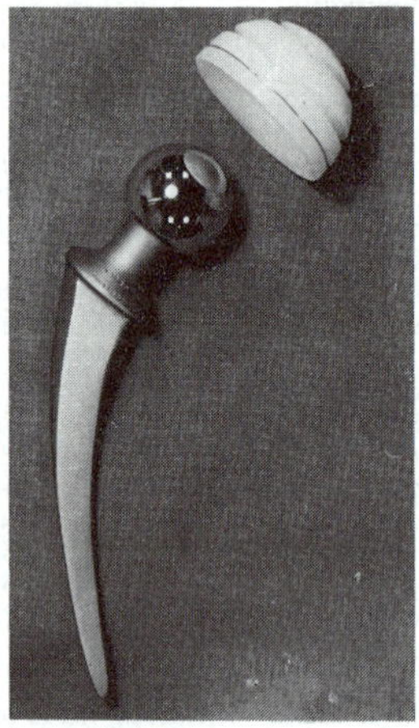

Totalendoprothese:
Endoprothese zur intramedullären Verankerung; die Pfannenkomponente besteht aus Polyäthylen, der Kopfanteil aus Metall. [177]

Toten|flecke: (engl.) postmortem lividity; Leichenflecke, Livores; inf. Absinken des Bluts in d. tiefer gelegenen Teile der Leiche (Hypostase) auftretende rötl.-zyanot. Flecke, entstehen meist ½-1 Std. nach Todeseintritt u. sind häufig bereits während der Agonie zu sehen; Konfluieren der T. innerh. der ersten 12 Std. nach Todeseintritt; **Lok.:** abhängige Körperpartien mit Ausnahme der Aufliegestellen. Vgl. Sterben.

Toten|kranz: s. Corona mortis.

Toten|lade: (engl.) sequestrum in a cavity; die bei Nekrose eines Knochenstücks im Periost entstehende Aussparung, die den Sequester* aufnimmt.

Toten|starre: (engl.) postmortem rigidity; Rigor mortis, Leichenstarre; beginnt meist 4-12 Std. nach Eintritt des Todes an Unterkiefer-, Hals- u. Nackenmuskeln, steigt abwärts u. verschwindet nach 1 bis 6 Tagen bei Eintritt der Fäulnis in derselben Reihenfolge; **Urs.:** postmortaler Abbau von ATP.

Toten|starre, kata|leptische: (engl.) cataleptic postmortem rigidity; Auftreten der Totenstarre im Moment des Todes, meist nach vorheriger extremer Erschöpfung (ATP-Mangel), auch nach Gehirn- u. RM-Verletzungen, Läsionen der Umgebung des Nucleus ruber. Vgl. Totenstarre.

Tot|geburt: (engl.) stillbirth; ein Kind gilt in der Bundesrepublik Deutschland als totgeboren, wenn es nach der Trennung vom Mutterleib keines der für eine Lebendgeburt* maßgebl. Zeichen (Herzschlag, natürl. Lungenatmung, Pulsation der Nabelschnur) u. ein Gewicht von mind. 1000 g aufweist. Für Totgeborene besteht standesamtl. Meldepflicht (Eintragung in die Personenstandsbücher).

Toti-Operation (Addeo T., Ophth., Florenz, 1861-1935) **f:** syn. Dakryocystorhinostomia externa; Form der Dakryorhinostomie* zur Herstellung einer direkten Verbindung zw. Tränensack u. Nasenhöhle b. verschlossenem Tränen-Nasen-Gang; Resektion eines Knochenstücks der lateralen Nasenwand u. teilweise Vernähung der lateralen Nasenschleimhaut mit der medialen Tränensackschleimhaut.

Tot|raum: (engl.) dead space; (physiol.) Raum des Respirationstrakts, der am Gasaustausch nicht beteiligt ist; **Einteilung: 1.** anatomischer T. des oberen Respirationstrakts vom Mund bis zu den Bronchiolen; dient der Reinigung, Erwärmung u. Anfeuchtung der Atemluft sowie der Sprachbildung u. entspricht beim Gesunden i. d. R. dem **2.** funktionellen T. (auch totaler, physiologischer T.), der bei best. Erkrankungen (z. B. Emphysem, Lungenfibrose) zusätzlich **3.** den sog. alveolären T. mit umfaßt: Alveolargebiete, die inf. Minderbelüftung, -durchblutung bzw. Membranschädigung am Gasaustausch nicht teilnehmen. Vgl. Clearance, mukoziliäre.

Tot|raum|ventilation (lat. ventilare Luft zufächeln) f: (engl.) dead-space ventilation; Differenz zw. Atemminutenvolumen (Abk. AMV) u. alveolärer Ventilation (funktioneller Totraum × Atemfrequenz); Berechnung nach der Enghoff-Gleichung: Totraumventilation/Atemminutenvolumen = arterieller pCO_2-mittlerer pCO_2 in der Ausatemluft/arterieller pCO_2; bei Atemtherapie* vermehrte T. durch künstliche Totraumvergrößerung (z. B. mittels Giebel*-Rohr) zur Stimulation der Atemantriebe*.

Tot|vakzine (Vacci-*) f: (engl.) dead vaccine; syn. Totimpfstoff; Impfstoff, der aus abgetöteten Krankheitserregern (Bakt., Viren) besteht; vgl. Schutzimpfung.

Touchieren (frz. toucher berühren): (engl.) 1. digital examination, 2. to cauterize; **1.** mit dem Finger untersuchen; **2.** mit dem Ätzstift ätzen.

Touraine-Solente-Golé-Syn|drom (Albert T., Dermat., Paris, 1883-1961; G. S., zeitgen. Arzt, Frankreich; L. G., zeitgen. Arzt, Frankreich) n: syn. Pachydermoperiostose*.

Tourette-Syn|drom n: s. Gilles-de-la-Tourette-Syndrom.

Tourniquet-Presse (frz. tourniquet Drehkreuz): (engl.) tourniquet; veraltetes Verf. zur provisorischen Blutstillung* bei Gefäßverletzungen durch Abschnüren einer Extremität mit einer Schlauchbinde.

Tourniquet-Syn|drom (↑) n: syn. Reperfusionssyndrom; Auftreten von Muskelödem, Hyperkaliämie, Azidose, u. U. Schock u. Verbrauchskoagulopathie nach rascher Aufhebung einer länger bestehenden Ischämie* (z. B. nach Embolektomie) inf. Einschwemmung angestauter tox. Metabolite nach Wiederfreigabe des Blutstroms.

Touton-Riesen|zellen (Karl T., Dermat., Breslau, Wiesbaden, geb. 1858; Zelle*): (engl.) Touton giant cells; (histol.) mehrkernige Xanthomzellen* bei Hand-Schüller-Christian-Krankheit u. bei sog. xanthomatösen Entzündungen (Fremdkörperriesenzellen*).

Towey-Krankheit: s. Ahornrinden-Krankheit.

Tox-: auch Toxo-, Toxiko-; Wortteil mit der Bedeutung Gift (eigentl. Pfeilgift); von gr. τοξικὸν φάρμακον.

Tox|ämie (↑; -ämie*) f: (engl.) toxaemia; Toxikämie; **1.** Toxinämie; Auftreten von Bakterientoxinen im Blut, z. B. bei Diphtherie; **2.** toxisch bedingte Blutbildveränderungen.

Tox|ascaris leonina (↑; gr. ἀσκαρίς Eingeweidewurm) f: im Dünndarm v. Hund, Katze u. a. Raubtieren parasitierender Spulwurm (Nematodes*); Larven gehören zu den Erregern der Larva* migrans (visceralis) des Menschen.

Toxi|dermie (↑; Derm-*) f: nicht mehr gebräuchl. Bez. f. toxisch bedingte Arzneimittelexantheme*.

Toxiko|logie (↑; -log*) f: (engl.) toxicology; Lehre von d. Giften, d. h. die Lehre von den schädl. Wirkungen chem. Substanzen auf lebende Organismen.

Toxiko|manie (↑; gr. μανία Wut) f: veraltete Bez. f. Abhängigkeit*.

Toxikose (gr. τοξικόν φάρμακον Gift; -osis*) f: (engl.) toxicosis; durch exogene od. endogen gebildete toxische Substanzen verursachte Erkrankung i. S. einer Intoxikation (Vergiftung*) bzw. Autointoxikation*; z. B. Schwangerschaftstoxikose (s. Gestose), Säuglingstoxikose* u. Neurotoxikose*, Thyreotoxikose (s. Hyperthyreose).

Toxin|ämie (↑; -ämie*) f: s. Toxämie.

Toxine (↑) n pl: (engl.) toxins; meist immunogen wirkende, wasserlösl. Giftstoffe von Mikroorganismen, Pflanzen od. Tieren mit nach unterschiedl. Inkubationszeiten auftretender spezif. Wirkung (im Unterschied zu chem. definierten Giften); bei d. Bakterien unterscheidet man die thermolabilen, eiweißartigen, von lebenden Bakt. abgesonderten **Ektotoxine** (z. B. Diphtherie-, Tetanus-, Botulinus-, Gasbrandtoxine; ferner Ektotoxine bei Staphylokokken, Scharlachstreptokokken, Ruhr- u. Typhusbakterien, Kolibakterien) von d. thermostabilen, an die zellulären Substanzen gebundenen u. erst nach Auflösung der Bakt. freiwerdenden, glukolipoidartigen **Endotoxinen** (z. B. der gramneg. Bakt.), hochmolekularen Komplexen aus einer Polysaccharid-, Protein- u. Lipidkomponente. Die tox. Komponente ist die Lipidgruppe (toxophore Gruppe). Endotoxine induzieren weniger stark die Bildung von Antikörpern (Präzipitine) als Ektotoxine u. werden durch antitox. Immunseren weniger wirksam neutralisiert. **Nachw.:** im Tierversuch od. serol. mittels Präzipitation. Vgl. Enterotoxine.

Toxin|schock|syn|drom (↑) n: s. Schocksyndrom, toxisches.

toxisch (↑): (engl.) toxic; giftig.

Toxizität (↑) f: (engl.) toxicity; giftige, u. U. gesundheitsschädigende, grundsätzlich von der Dosis abhängige Eigenschaft u. Wirkung von chem. Substanzen u. physik. Faktoren; angegeben wird die T. bezogen auf das Körpergewicht od. die Körperoberfläche; unterschieden werden u. a. Organtoxizität*, Karzinogenität (s. Karzinogene), Mutagenität*, Embryotoxizität* u. Teratogenität*; vgl. Risikoabschätzung, toxikologische.

Toxo|cara (↑; lat. carus lieb, wert) f: Spulwurmgattung (Nematodes*); Larven gehören zu den Erregern der Larva* migrans (visceralis) des Menschen. **T. canis** (↑; ↑) f: s. Hundespulwurm. **T. cati** (↑; ↑) f: syn. Toxocara mystax; Katzenspulwurm.

Toxo|cara-Ophthalmie (↑; ↑; Ophthalm-*) f: s. Toxocariasis.

Toxo|cariasis (↑; ↑; -iasis*) f: Invasion mit Larven von Toxocara cati od. canis (s. Toxocara); **Sympt.:** meist symptomlos, gelegentlich Bauchschmerzen, Eosinophilie, Lungeninfiltrate, bei Beteiligung des Auges Chorioretinitis u. a. Augensymptome, u. U. zur Erblindung führend (Toxocara-Ophthalmie); **Ther.:** Tiabendazol. Vgl. Larva migrans.

Toxoide (↑; -id*) n pl: (engl.) toxoids; syn. Anatoxine; durch Formaldehyd u. Erwärmung (z. B. 39-41°C für 3-4 Wo.) entgiftete Toxine; behalten ihre immunisierenden Eigenschaften (er-

T

halten gebliebene haptophore Gruppe, zerstörte toxophore Gruppe); Anw. bei d. aktiven Schutzimpfung* gegen Diphtherie u. Tetanus; vgl. Seitenkettentheorie.

Toxo|plasma gondii (↑; -plasma*) n: länglichovale, sichelförmige Sporozoen m. meist exzentr. gelegenem Kern (s. Abb.); 3 × 5 µm; Erreger der Toxoplasmose*; Vermehrung durch Endodyogenie od. Endopolygenie; **zyklische Entw.** mit Schizogonie (Agamogonie) u. Gamogonie im Dünndarmepithel des Endwirts (nur Katzen!); Ausscheidung v. Oozysten mit dem Kot, Sporogonie (Reduktionsteilung) im Freien; azyklische Entw. mit proliferativer Phase (Tachyzoiten: Pseudozysten) u. Zystenphase (Bradyzoiten) im Zwischenwirt (Mensch, Hund, omni- u. herbivore Säuger u. Vögel); **Inf.** des Menschen durch: **1.** Aufnahme v. Zysten mit Nahrungsmitteln (rohes od. ungenügend gekochtes Fleisch); **2.** Oozysteninfektion m. Katzenkot; **3.** pränatal (diaplazentar); **Nachw.: 1.** (serol.) Serofarbtest (Sabin-Feldman-Test, Abk. SFT), indirekter Immunfluoreszenztest (Abk. IFT), KBR, ELISA, direkte Agglutination; **2.** Erregernachweis: direkter Nachw. nur ausnahmsweise möglich (Liquorsediment, Sternalpunktat, Lymphknotenbiopsie); mikroskop. Ausstrichpräparat; empfindlicher ist der Tierversuch (weiße Mäuse, Goldhamster); Parasitennachweis mikroskopisch u. serologisch; Sektionsmaterial (auch Totgeburt): Gehirn, Augen, Leber, Milz, Lunge; eine Organprobe fixiert, eine zweite unfixiert zur histol. Untersuchung.

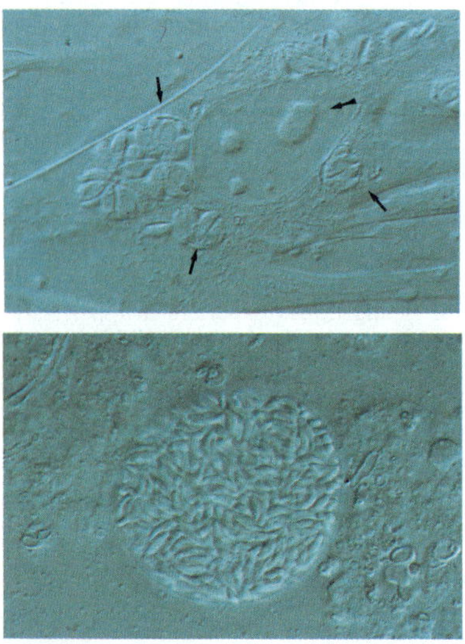

Toxoplasma gondii:
oben: Trophozoiten (Pfeile) in einer Wirtszelle (breiter Pfeil: Zellkern der Wirtszelle); unten: Zyste in einem Mäusegehirn (Interferenzkontrast-Mikroskopie) [455]

Toxo|plasmin (↑; ↑) n: Toxoplasmaantigen für spezif. Intrakutantest auf Toxoplasmose*.

Toxo|plasmose (↑; ↑; -osis*) f: (engl.) toxoplasmosis; durch Inf. mit Toxoplasma* gondii verursachte Zoonose. Eine hochgradige Durchseuchung der Bevölkerung m. starken regionalen Schwankungen ist serol. nachgewiesen. Seit 1979 ist lediglich die angeb. Form meldepflichtig. **Pathol./Anat.:** Der Erreger lebt intrazellulär; neben Einzelparasiten gibt es Parasitenanhäufungen in parasitophoren Vakuolen (Pseudozysten) od. in echten Zysten (von einer Zystenwand umschlossen). Er erzeugt umschriebene herdförmige Entz. u. Nekrosen. Es besteht eine Affinität zum ZNS (zerebrale Form), bes. in der Fetalperiode u. im Kindesalter. Gehirnläsionen des Feten können mit röntg. nachweisbaren Verkalkungen ausheilen. **Klin.:** Die Mehrzahl der Inf. verläuft asymptomatisch u. führt nicht zu Erkrankungen. Bei **akutem** u. **subakutem Verlauf** Lymphknotenschwellung u. Lymphadenitis, bes. am Hals, uncharakterist. Fieber, Angina, grippeähnl. Symptome, bei schweren Fällen Kopfschmerz, Meningismus u. Meningoenzephalitis; bei **chron. Verlauf** (sehr selten) Fieber (schubweise), evtl. m. Gelenkbeschwerden, Kopfschmerzen; psych. Alteration, Organmanifestation in Lymphknoten, Leber, Milz, Auge (Iridozyklitis, Chorioretinitis, s. Abb.), ZNS.

T. u. **Schwangerschaft:** Bei einer Schwangeren m. Parasitämie, d. h. wenn Erstinfektion während der Schwangerschaft erfolgt, können die Err. über Plazenta u. Nabelschnur in den kindl. Organismus gelangen. Der Erregerübertritt, der vorwiegend im zweiten u. dritten Trimenon zustande kommt, kann z. Fetopathia toxoplasmotica führen (Früh- od. Totgeburten). **Sympt. 1.** der konnatalen T.: Hydrozephalus, Chorioretinitis, Verkalkungen im Gehirn, Ikterus, Vergrößerung der Leber u. Milz; **2.** der sog. latenten konnatalen T.: anhaltend hoher serol. Titer über längere Zeit ohne Krankheitserscheinungen bei der Geburt. Erst im Lauf v. Wochen u. Monaten auftretende typ. Erscheinungen: Chorioretinitis, leichter Hydrozephalus, Krampfneigung, Nystagmus, Rigidität der Extremitäten, Athetosen, Trinkfaulheit u. retardierte geistige Entwicklung. **Leitsätze:** Eine Gefährdung der Frucht ist nur b. einer erstmaligen Toxoplasmoseinfektion während der Schwangerschaft möglich, im ersten Trimenon jedoch nur selten. Mit einer erstmaligen Inf. der Schwangeren ist zu rechnen, wenn der anfäng-

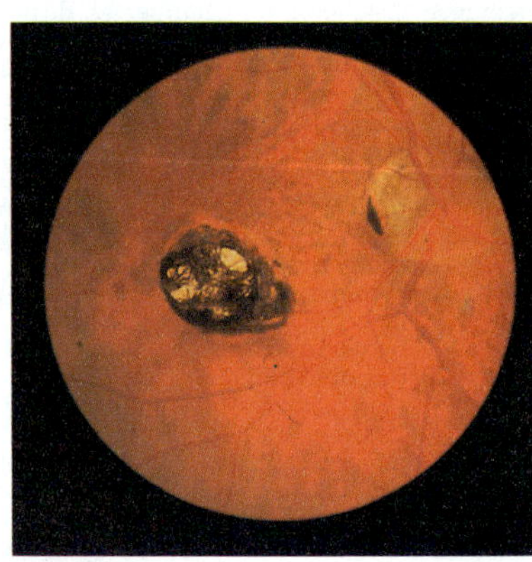

Toxoplasmose:
parazentraler chororetinaler Narbenherd
[362]

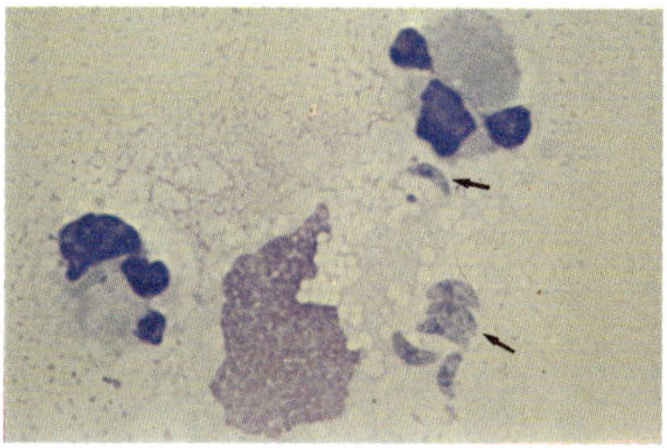

Toxoplasmose:
Tachyzoiten von Toxoplasma gondii (Pfeile) in einem Sedimentpräparat des Liquor cerebrospinalis (May-Grünwald-Giemsa-Färbung) [89]

lich neg. Titer während der Schwangerschaft pos. wird. In diesem Fall sollte eine Chemotherapie durchgeführt werden, obwohl eine ernste Erkr. des Kindes fraglich ist. **Prävention:** Zu vermeiden ist rohes od. ungenügend gekochtes Fleisch (Vorsicht auch b. der Zubereitung) u. der Umgang m. Katzen, v. a. Katzenkot.

T. u. **Immunsuppression:** Bei Immundefekten (z. B. zytostatische Behandlung, HIV-Infektion) kann es zur Reaktivierung einer latenten Toxoplasmoseinfektion kommen, meist als Toxoplasmoseenzephalitis, seltener als generalisierte T. mit Erregernachweis in Leber, Lunge, Nebenniere u. a. Organen; Diagn.: ringförmige Kontrastmittelanreicherungen im CCT (Serologie bei HIV-Erkrankten unbedeutend); Ther.: Pyrimethamin in Komb. mit Sulfadiazin od. Clindamycin, evtl. Atovaquon; zusätzl. Dexamethason beschleunigt die Symptomregression; nach Abheilung Dauerbehandlung mit Pyrimethamin (evtl. in Komb. mit Clindamycin), um ein erneutes Auftreten der Läsionen zu verhindern.

TPA: Abk. f. (engl.) **t**issue **p**olypeptide **a**ntigen; auf der Zellmembran best. Tumorzellen vorkommendes Polypeptid; s. Tumorantigene.

t-PA: Abk. f. (engl.) **t**issue-type **p**lasminogen **a**ctivator; Plasminogenaktivator, der physiol. durch vasoaktive Substanzen u. Thrombin aus Blutgefäßendothelien freigesetzt wird; therap. Anw. von rekombinantem t-PA v. a. zur koronaren Thrombolyse*; durch direkte Bindung an Fibrin höhere Spezifität als Streptokinase od. Urokinase; vgl. Fibrinolyse, Blutgerinnung.

TPE-Gruppe: (engl.) TPE-group; Abk. f. **Ty**phus-**P**aratyphus-**E**nteritis-Gruppe; veraltete Bez. f. Salmonella*.

TPHA-Test m: **T**reponema-**p**allidum-**H**ämagglutinationstest; s. Syphilis.

TPI: Abk. f. **T**riose**p**hosphat**i**somerase*.

TPI-Test m: Abk. f. **T**reponema-**P**allidum-**Im**mobilisationstest; syn. Nelson-Test; nicht mehr gebräuchl. Verf. zum Nachw. spezifischer Antigene gegen Treponemen; in der Diagn. der Syphilis* durch TPHA- u. FTA-ABS-Test ersetzt.

TPN: Abk. f. **T**riphospho-**p**yridin-**n**ucleotid; heute NADP.

TPP: Abk. f. **T**hiamin**p**yro**p**hosphat*.

T-P-Phänomen n: EKG-Veränderung mit rel. Verlängerung der ST-Strecke, so daß die P-Welle unmittelbar im Anschluß an die T-Welle der vorhergehenden Herzaktion folgt, u. U. auch in d. abfallenden T-Schenkel fällt.

TPR: Abk. f. (engl.) **t**otal **p**eripheral **r**esistance; s. Widerstand, peripherer.

TPZ: Abk. f. **T**hrombo**p**lastin**z**eit*.

Trabecula (lat.) f (pl Trabeculae): Bälkchen, Trabekel. **Trabeculae carneae** (↑) f pl: in das Herzlumen vorspringende Muskelbälkchen; vgl. Musculi pectinati. **Trabeculae corporum cavernosorum, corporis spongiosi** (↑) f pl: v. glatter Muskulatur durchsetztes Bindegewebegerüst der Penisschwellkörper. **T. septo|marginalis** (↑) f: v. der Wurzel des vorderen Papillarmuskels der Trikuspidalklappe zum Kammerseptum des Herzens ziehende Muskelleiste; enthält den re. Schenkel des His-Bündels des Erregungsleitungssystems. **Trabeculae splenicae** (↑) f pl: v. der Kapsel u. v. Hilum aus in d. Milz einstrahlende Bindegewebebalken.

Trabeculum corneo|sclerale (↑) n: bindegewebiger Verdichtungsring im Bereich des Limbus corneae.

Trabekel|blase (↑): s. Balkenblase.

Trabekul|ek|tomie (↑; Ektomie*) f: (engl.) trabeculectomy; Herausschneiden eines Streifens der Sklera zus. mit dem Schlemm-Kanal, um eine Verbindung zw. Vorderkammer u. subkonjunktivalem Raum herzustellen (fistulierende Glaukomoperation). Vgl. Goniotomie.

Tracer (engl. trace Spur) m: künstliche od. spez. (meist radioaktiv) markierte physiol. Substanz, die nach Einbringung in lebende Organismen verschiedenste Untersuchungen ermöglicht od. erleichtert, ohne dabei die natürl. Körperfunktionen zu beeinflussen. Vgl. Marker, Markierung, Radionuklide.

Trachea (gr. τραχύς, τραχεῖα rauh, uneben, zottig) f: Luftröhre; 10-12 cm langer Abschnitt der Atemwege, beginnt unterh. des Ringknorpels

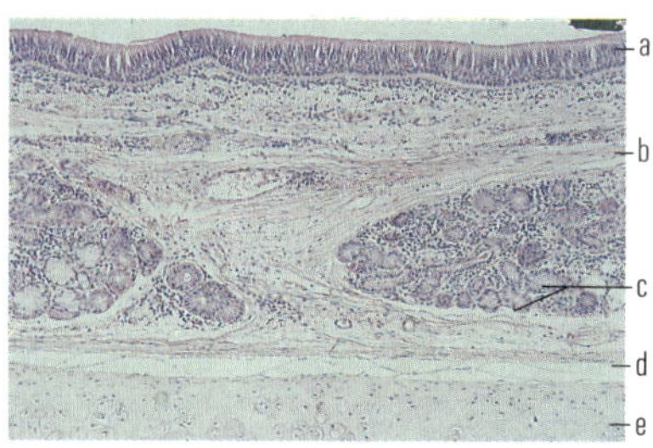

Trachea:
histologischer Schnitt (Hämatoxylin-Eosin-Färbung); a: mehrreihiges Flimmerepithel; b: Lamina propria mucosae; c: Glandulae tracheales (seromukös); d: Perichondrium; e: Cartilago trachealis [470]

u. endet mit d. Aufzweigung in d. beiden Stammbronchien (Bifurcatio tracheae); ist aufgebaut aus 16-20 hufeisenförmigen, nach hinten offenen hyalinen Knorpelspangen (Cartilagines tracheales), deren Enden durch eine Bindegewebemembran (Paries membranaceus) mit vorwiegend querverlaufenden glatten Muskelzügen verbunden sind; zw. den einzelnen Knorpelspangen sind die Ligg. annularia ausgespannt.

Tracheal|kanüle (↑; Kanüle*) f: (engl.) tracheostomy tube; nach Tracheotomie* in die Trachea eingeführte Kanüle zum Offenhalten des Tracheostomas; zur Beatmung* werden meist T.

aus Kunststoff m. aufblasbarem Cuff* (z. Blokkung), vergleichbar dem Endotrachealtubus*, verwendet; spezielle T. erlauben spontan atmenden tracheotomierten Pat. das Sprechen (Sprechkanülen).

Tracheal|rasseln (↑): (engl.) tracheal rale; aus der Entfernung hörbares, grobblasiges Atemgeräusch bei Schwerstkranken od. Sterbenden; durch retiniertes Trachealsekret bedingt.

Tracheal|ruptur (↑; Ruptur*) **f:** (engl.) tracheal rupture; Einriß od. Abriß der Luftröhre durch stumpfes od. penetrierendes Thoraxtrauma*; **Sympt.:** Mediastinalemphysem*, Pneumothorax*, Atelektase*; **Ther.:** Operation.

Tracheal|stenose (↑; Steno-*; -osis*) **f:** (engl.) tracheal stenosis; Einengung der Luftröhre; **Urs.:** Druck von außen (Tumor, Schilddrüse), intraluminales Tumorwachstum, endotracheale Membranbildung, posttraumat. od. als Intubationsfolge; **Sympt.:** Reizhusten, Dyspnoe, in- bzw. (bei intrathorakaler Stenose) exspirator. Stridor; **Diagn.:** Tracheaschichtaufnahmen, Bronchoskopie, Lungenfunktionsprüfung; **Ther.:** endoskop. bzw. op. Beseitigung der Stenose.

Tracheal|ton (↑): (engl.) William's sign; tympanitischer Klang bei Perkussion* des 1.-2. ICR paratracheal; Vork. bei Infiltration od. Kompression der Lungenspitzen.

Tracheal|tubus (↑; Tubus*) **m:** Endotrachealtubus*; vgl. Trachealkanüle.

Tracheata (↑) **f pl:** Tracheentiere; s. Arthropoden.

Tracheitis (↑; -itis*) **f:** infektiös, allergisch od. chemisch-irritativ bedingte Entz. der Luftröhre; **Vork.:** selten isoliert, meist in Komb. mit Rhinitis*, Laryngitis*, Bronchitis*; **Formen: 1.** akute T.: häufig durch Virusinfektion verursacht; Sympt.: Heiserkeit, Husten, retrosternales Brennen; vgl. Grippe; **2.** chronische T.: länger als drei Mon. bestehende T. mit Reizhusten; Urs.: chron. Inhalationsschäden (Raucher), mechan. Hindernisse, Stenosen, Tracheomalazie*; Indikation zur Bronchoskopie.

Tracheo|bronchitis (↑; Bronchi-*; -itis*) **f:** Entz. von Luftröhre u. großen Bronchien, meist i. R. eines grippalen Infekts; vgl. Grippe, Tracheitis, Bronchitis.

Tracheo|broncho|megalie (↑; ↑; Mega-*) **f:** syn. Mounier*-Kuhn-Syndrom.

Tracheo|broncho|pathia chondro|osteo-plastica (↑; ↑; -pathie*) **f:** Bildung von knöchernen od. knorpeligen Plaques auf der Schleimhaut der Luftröhre u. der großen Bronchien; Vork. bei Männern mittleren u. höheren Alters; kann zu Stridor u. Dyspnoe führen; u. U. endoskop. Abtragung der Plaques.

Tracheo|laryngo|tomie (↑; Laryng-*; -tom*) **f:** syn. Laryngotracheotomie*.

Tracheo|malazie (↑; -malazie*) **f:** (engl.) tracheomalacia; angeb. od. erworbener Stabilitätsverlust der Luftröhre durch Erweichung der Knorpelringe (Panchondritis), Druck von außen (Struma, Gefäße) od. Entz. der Trachealwand (z. B. als Beatmungsfolge); **Sympt.:** v. a. inspirator. Stridor, bitonaler Husten, evtl. Synkopen; **Diagn.:** Rö., Bronchoskopie, Lungenfunktionsprüfung (Fluß/Volumen-Kurve); **Ther.:** u. U. Trachealplastik.

Tracheo-Ösophageal|fistel (↑; Ösophagus*; Fistel*) **f:** s. Ösophagotrachealfistel.

Tracheo|skopie (↑; -skopie*) **f:** (engl.) tracheoscopy; Inspektion der Trachea*; als **direkte T.** i. R. einer Bronchoskopie* od. als **indirekte T.** der oberen Anteile der Luftröhre bei der indirekten Laryngoskopie*.

Tracheo|stoma (↑; Stoma*) **n:** (engl.) tracheostoma; op. angelegte Öffnung der Luftröhre nach außen, i. d. R. zur Einlage einer Trachealkanüle*; vgl. Tracheotomie.

Tracheo|tomie (↑; -tom*) **f:** (engl.) tracheotomy; Luftröhrenschnitt; op. Eröffnung der Trachea, meist als obere T., v. a. nach vorheriger längerfristiger endotrachealer Intubation* mit Einbringen einer Trachealkanüle* in das Tracheostoma; **Ind.:** Langzeitintubation u. -beatmung, mechan. Behinderung der Atmung im Bereich des Kehlkopfs od. in der oberen Trachea; **cave:** in extremen Notsituationen ist der (komplikationsreichen) Nottracheotomie eine Koniotomie* vorzuziehen.

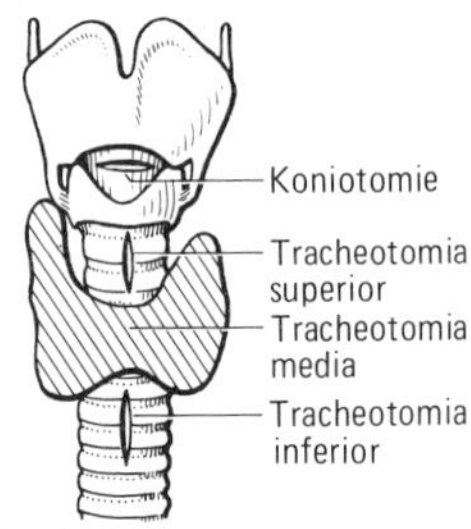

Tracheotomie [420]

Tracheo|zele (↑; -kele*) **f:** (engl.) tracheocele; Luftröhrenbruch; Vorwölbung der Trachea am Hals bei starkem Husten inf. Divertikel.

Trachom (gr. τραχύς rauh; -om*) **n:** (engl.) trachoma; Körnerkrankheit, Conjunctivitis (granulosa) trachomatosa, trachomatöse Einschlußkonjunktivitis; durch Chlamydia* trachomatis (Serotyp A-C) verursachte chron. Keratokonjunktivitis, die durch sehr langsamen Verlauf, follikuläre, papilläre Hyperplasie, kornealen Pannus u. spätere Vernarbung gekennzeichnet ist; im Endstadium Erblindung durch Übergreifen auf die Hornhaut; **Vork.:** verbreitet in allen trop. u. subtrop. Regionen mit mangelhafter Hygiene; insgesamt sind 400-500 Millionen Menschen auf der Erde erkrankt. Das T. ist die häufigste Urs. der Erblindung. **Progn.:** bei Frühbehandlung gut; **Ther.:** Tetrazykline u. Sulfonamid-Augensalbe, ggf. chir. Therapie; **Proph.:** Verbesserung der hygienischen Verhältnisse.

Tractus (lat.) m (pl Tractus): Zug, Strang, Bahn, bes. die Nervenbahnen des Gehirns u. Rückenmarks; vgl. Fasciculus, Rückenmark. **T. bulbo|thalamicus** (↑) **m:** s. Lemniscus medialis. **T. cerebello|rubralis** (↑) **m:** durch den Pedunculus cerebellaris rostralis zum Nucleus ruber ziehende Fasern aus dem Nucleus dentatus des Kleinhirns.

Tractus cerebello|thalamicus (↑) **m:** auch Tractus dentatothalamicus; Fasern aus dem Nucleus dentatus, die im Pedunculus cerebellaris rostralis verlaufen u. nach Kreuzung auf die Gegenseite im Nucleus ventralis thalami enden; ein Teil der Fasern zieht von da zum Gyrus praecentralis.

Tractus cortico|hypo|thalamicus (↑) **m:** Faserzüge vom Riechhirn u. Lobus frontalis zum Hypothalamus.

Tractus cortico|nuclearis (↑) **m:** Teil der Pyramidenbahn* bis zu den motorischen Hirnnervenkernen.

Tractus cortico|pontini (↑) **m:** Großhirnbrückenbahnen: Tractus fronto-, parieto-, temporo- u. occipitopontinus; von der Rinde des Stirn-, Scheitel-, Schläfen- u. Hinterhauptlappens (v. a. über die Capsula* interna) kommende Fasern zu den Brückenkernen. Außerdem Bahnen des Mittelhirns zur Brücke. Das 2. Neuron kreuzt als Brückenfaserung (Fibrae pontis transversae) zur Gegenseite u. geht als Pedunculus cerebellaris medius zur Kleinhirnrinde (Tractus pontocerebellaris).

Tractus cortico|spinalis ventralis, lateralis (↑) **m:** syn. Tractus pyramidalis; s. Pyramidenbahn.

Tractus ilio|tibialis (↑) **m:** syn. Maissiat-Streifen; sehniger Verstärkungszug der Fascia lata an d. Außenseite des Oberschenkels vom Darmbeinkamm bis zum Condylus lateralis des Schienbeins, in den d. M. tensor fasciae latae u. M. glutaeus maximus einstrahlen.

Tractus mes|encephalicus nervi tri|gemini (↑) **m:** Trigeminusfasern zum Nucleus tractus mesencephalici nervi trigemini im Mittelhirn. **T. olfactorius** (↑) **m:** vom Bulbus olfactorius ausgehender Abschnitt der Riechbahn. **T. olivo|cerebellaris** (↑) **m:** durch den Pedunculus cerebellaris caudalis ziehende Bahn von d. Olive zum Kleinhirn. **T. olivo|spinalis** (↑) **m:** vom Nucleus olivaris zu d. Vorderwurzelzellen (vorwiegend im Halsmark) ziehende Bahn. **T. opticus** (↑) **m:** Abschnitt der Sehbahn zw. Chiasma opticum u. Corpus geniculatum laterale. **T. pyramidalis** (↑) **m:** syn. Tractus corticospinalis; s. Pyramidenbahn. **T. reticulo|spinalis** (↑) **m:** im Vorderstrang des Rückenmarks verlaufende Fasern aus d. Formatio reticularis der Brücke u. der Medulla oblongata zu den Vorderhornzellen. **T. rubro|spinalis** (↑) **m:** Monakow-Bündel, im Seitenstrang des Rückenmarks verlaufende Fasern vom Nucleus ruber zu den Vorderhornzellen. **T. solitarius** (↑) **m:** Solitärbündel; Geschmacksfasern der Hirnnerven VII, IX u. X zum Nucleus solitarius im Rautenhirn. **T. spinalis nervi tri|gemini** (↑) **m:** Trigeminusfasern zum Nucleus spinalis nervi trigemini in d. Medulla oblongata u. im Halsmark. **T. spino|cerebellaris ventralis, dorsalis** (↑) **m:** s. Gowers-Bündel, Flechsig-Bahn. **T. spino|olivaris** (↑) **m:** im Bereich des Halsmarks im Vorderseitenstrang zum Nucleus olivaris aufsteigende Bahn. **T. spino|tectalis** (↑) **m:** im Tractus spinothalamicus ventralis zu den Colliculi rostrales verlaufende Reflexbahn. **T. spino|thalamicus ventralis, lateralis** (↑) **m:** von den Zellen des Hinterhorns ausgehende u. im Vorderseitenstrang aufsteigende Bahnen für Druck-, Berührungs-, Schmerz- u. Temperaturempfindung. **T. supra|optico|hypo|physialis** (↑) **m:** von den Nuclei supraopticus, paraventricularis u. tuberalis in den Hypophysenhinterlappen ziehende Nervenfasern; vgl. Neurosekretion. **T. tecto|spinalis** (↑) **m:** im Vorderseitenstrang verlaufende Bahn aus dem Mittelhirndach, die optisch u. akustisch ausgelöste Flucht- u. Abwehrreflexe leitet.

Tractus tegmentalis centralis (↑) **m:** zentrale Haubenbahn; hauptsächl. im Nucleus ruber u. den Nuclei tegmenti entspringende Fasern; übertragen die efferenten Impulse der höheren extrapyramidalen Zentren auf die motor. Wurzelzellen der Gehirn- u. Rückenmarknerven.

Tractus tubero|in|fundibularis (↑) **m:** im wesentl. im Hypophysenstiel (Infundibulum) verlaufende Verbindungsbahn zw. wichtigen vegetativen hypothalamischen (neurosekretor.) Kernen des Tuber cinereum.

Tractus vestibulo|spinalis (↑) **m:** Held-Bündel; im Nucleus vestibularis lat. entspringende u. im Vorderstrang zu den Vorderwurzelzellen verlaufende Fasern.

Träger|elektro|phorese (Elektro-*; -phor*) **f:** s. Elektrophorese.

Träger|gas: (engl.) excipient gas; Gasgemisch (z. B. Lachgas-Sauerstoffgemisch), das als sog. Träger für Inhalationsanästhetika* dient.

Tränen|bein: Os* lacrimale.

Tränen|drüse: (engl.) lacrimal gland; Glandula lacrimalis; zusammengesetzte tubulöse Drüse in der Fossa glandulae lacrimalis des Stirnbeins; sondert die Tränenflüssigkeit ab; vgl. Epiphora.

Tränen|flüssigkeit: (engl.) tear fluid; klare, alkalische, leicht salzig schmeckende Flüssigkeit m. geringem Eiweißgehalt, dient der Befeuchtung u. Reinigung der Konjunktiven u. Cornea u. hält die physiol. Quellung des Corneaepithels aufrecht; bakterizide Wirkung durch Lysozym*.

Tränen||gas: s. Augenreizstoffe. **T.organe** **n pl:** (engl.) lacrimal apparatus; Tränendrüse, Tränenpunkt, Tränenröhrchen, Tränensack, Tränennasengang (Ductus nasolacrimalis). **T., paroxysmale:** s. Krokodilstränenphänomen.

Tränen|sekretion, verminderte (Sekretion*) **f:** sog. trockenes Auge; unzureichende Benetzung der Augen durch Störung einer od. mehrerer Phasen des Tränenfilms mit möglicher Entw. einer Konjunktivitis* od. Keratitis* sicca; **Formen: 1.** Störung der Schleimschicht (z. B. bei Vitamin-A-Mangel, nach Verätzung); **2.** Störung der wäßrigen Phase (z. B. bei Sjögren*-Syndrom I); **3.** Störung des Lipidfilms (z. B. bei Entz. der Meibom-Drüsen); **4.** verfrühtes Aufreißen des Tränenfilms (z. B. inf. Lidfehlstellung od. Veränderung der Bindehaut- u. Hornhautoberfläche).

Tränen|wege: (engl.) tear passages; Abflußwege der Tränenflüssigkeit; von den 6-12 Ausführungsgängen der Tränendrüse in den Bindehautsack u. durch den Lidschlag zum medialen Lidwinkel in den Tränensee (Lacus lacrimalis). Durch die beiden Tränenpunkte des Ober- u. Unterlids wird das Sekret von den Tränenkanälchen angesaugt und in den (durch Bindegewebezüge stets offen gehaltenen) Tränensack (Saccus lacrimalis) hinter dem Lig. palpebrale mediale geleitet; Abfluß durch den Ductus nasolacrimalis in den unteren Nasengang. Vgl. Dakryostenose.

Tragi (gr. τράγος Ohrecke) **m pl:** Haare im äußeren Gehörgang; vgl. Haare.

Tragus (↑) **m:** knorpelige Erhebung vor dem Gehörgang; s. Ohr, äußeres (Abb.).

Tragus|druck|schmerz (↑)**:** (engl.) tragus pain; Schmerzen bei Palpation des Tragus; z. B. bei Otitis* externa diffusa.

Trag|zeit|gutachten: (engl.) attestation of gestation time; syn. gebh.-gyn. Gutachten; im Rahmen der med. Vaterschaftsfeststellung vom Gericht beim Geburtshelfer angeforderte Begutachtung über die Übereinstimmung zw. Reifezeichen* des Neugeborenen u. der angebl. Tragzeit (Schwangerschaftsdauer*), ggf. unter Berücksichtigung von Zyklusdaten (fruchtbare u. unfruchtbare Zyklusabschnitte). Die biostatistische Auswertung ergibt Unter- bzw. Überschreitungswahrscheinlichkeiten. Vgl. Abstammungsbegutachtung.

Trajektorien (lat. traicere, traiectus über etwas hinziehen) f pl: (engl.) trajectories; graphisch darstellbare Linien des größten Drucks u. Zugs; die Spongiosabälkchen des Knochens sind diesen Hauptspannungslinien entspr. angeordnet, die bei Belastung des Knochens entstehen.

Traktions|di|vertikel (lat. tractus Zug, Strang; Divertikel*) n: s. Ösophagusdivertikel.

Traktions|re|aktion (↑) f: syn. Aufziehreaktion; Lagereaktion zur Prüfung der Koordination* bei Säuglingen; ab der 6. Lebenswoche hält der Säugling seinen Kopf (relativ) stabil, wenn er an seinen Händen hochgezogen wird.

Trakto|tomie (↑; -tom*) f: (engl.) tractotomy; offene oder perkutane Durchtrennung des Tractus* spinalis nervi trigemini bei sonst therapieresistenten Schmerzen im Versorgungsgebiet des Nervus trigeminus (z. B. inf. Trigeminusneuralgie od. Karzinom); führt zur unilateralen Aufhebung der Schmerz- u. Temperaturempfindung; **Kompl.:** in ca. 30% der Fälle Rezidive inf. unvollständiger T., evtl. Ataxie, Hemiparese, Anaesthesia dolorosa.

Tra|madol (INN) n: (±)-trans-2-(Dimethylaminomethyl)-1-(3-methoxy-phenyl)-cyclohexanol (IUPAC); synthet. Morphinderivat mit schwächerer Wirkung als Morphin*; Verw.: Opioid-Analgetikum.

Trama|zolin (INN) n: 2-(5,6,7,8-Tetrahydro-1-naphthylamino)-2-imidazolin (IUPAC); Alphasympathomimetikum; Verw.: lokaler Vasokonstriktor.

Trance (frz.) f: **1.** Bez. f. hypnoseähnlichen Zustand; **2.** veraltete Bez. f. Dämmerzustand*.

Tranexam|säure (INN): trans-4-aminomethylcyclohexan-1-carbonsäure (IUPAC); Plasminogenaktivatorinhibitor; Verw.: bei Blutungen mit primär gesteigerter Fibrinolyse; vgl. Fibrinolyseinhibitoren.

Tranquilizer (engl. to tranquilize beruhigen) m pl: syn. Tranquillanzien, Anxiolytika, Ataraktika; **1.** T. i. e. S., minor tranquilizer: chem. heterogene Gruppe von Substanzen, die je nach Wirkstoff od. Dosierung eine beruhigende, anxiolytische, schlafferdernde, zentral muskelrelaxierende od. antikonvulsive Wirkung haben. Verw. finden v. a. Benzodiazepinderivate*, seltener Carbaminsäurederivate (z. B. Meprobamat), Diphenylmethanderivate (z. B. Hydroxyzin). **Verw.:** zeitl. begrenzt bei Angst- u. Spannungszuständen; Toleranzentwicklung u. Gefahr einer Abhängigkeit; restriktiver Umgang ist zu empfehlen, T. sind kein Ersatz für Psychotherapie. **Cave:** Verstärkung der Wirkung von Alkohol, Hypnotika, Psychostimulanzien, Analgetika u. a.; **2.** T. i. w. S.: die sog. major tranquilizer mit antipsychotischer Wirkung; s. Neuroleptika.

Tranquilli-Leali-Plastik (-plastik*) f: s. V-Y-Plastik.

Trans-: Wortteil mit der Bedeutung hinüber, hindurch; von lat. trans.

Trans|aktions|analyse (↑; lat. actio Handlung) f: (engl.) transaction analysis; Form der Psychotherapie*, bei der das Selbsterleben des Klienten u. sein Verhalten gegenüber anderen analysiert wird; Ziel ist die Selbstakzeptanz („Ich bin o. k.").

Trans|aldolase f: Enzym des Pentosephosphatzyklus*, das eine 3-Kohlenstoffeinheit („aktives" Dihydroxyaceton) von einer Ketose abspaltet u. auf eine Aldose überträgt.

Trans|aminasen f pl: (engl.) transaminases; Enzyme* mit der prosthetischen Gruppe Pyridoxalphosphat, die Aminogruppen von einer Substanz auf eine andere übertragen (Transaminierung); z. B. Aspartataminotransferase* (AST) od. Alaninaminotransferase* (ALT); vgl. Ritis-Quotient, Enzymdiagnostik, Eiweißstoffwechsel.

Trans|cobal|amin n: (engl.) transcobalamine; Cobalamin-bindende Proteine des Plasmas; **T. I:** Alpha-1-Globulin, vermutlich Speicherform; **T. II:** Betaglobulin, eigentl. Transportform.

Trans|cortin (Trans-*; Cortex*) n: (engl.) corticosteroid binding globulin (Abk. CBG); Alpha-1-Globulin, das eine bes. Affinität zu Cortisol* hat u. unter physiol. Bedingungen 90% des Plasmacortisols bindet; kongenitaler Transcortinmangel ist beschrieben.

trans|dermal (↑; Derm-*): durch d. Haut hindurch; z. B. transdermale Medikamentenapplikation durch wirkstoffabgebende Pflaster.

Trans|duktion (↑; lat. ducere, ductus führen) f: (engl.) transduction; Übertragung eines Bruchstücks des genet. Materials des Bakterienwirts durch Bakteriophagen*; dieses Bruchstück kann durch Rekombination* in das Genom der neuen Bakterienzelle eingebaut werden u. zum Gewinn einer neuen Eigenschaft führen. T. spielt bei d. Entstehung von Hospitalismus-Staphylokokken eine große Rolle u. bewirkt die Übertragung v. Staphylokokkenplasmiden sowie anderen nichttransferablen Plasmiden*.

Trans|fer (lat. transferre hinübertragen) m: **1.** Übertragung; z. B. Embryonentransfer*; **2.** (genet.) s. Transformation.

Trans|ferasen (↑) f pl: (engl.) transferases; Enzyme*, die best. Gruppen (Methyl-, Aminogruppen u. a.) von einem Substrat auf ein anderes übertragen; z. B. Transaminasen.

Trans|fer|faktoren (↑) m pl: (engl.) transfer factors; (ökol.) empirisch ermittelte Rechengrößen zur Beschreibung der Austauschvorgänge in bezug auf chem. Substanzen zw. Kompartimenten* der Umwelt; i. e. S. (radioökol.) dimensionslose Wichtungsfaktoren zur Bewertung des Übergangs von Radionukliden* aus dem Boden in Pflanzen u. die nachfolgenden Glieder der Nahrungskette*; vgl. Dosisfaktoren.

Trans|ferrin n: Abk. Tf; syn. Siderophilin; in der Leber gebildetes Glykoprotein (MG um 90 000), das elektrophoretisch in der Fraktion der Betaglobuline lokalisiert ist u. freies Eisen im Serum bindet (zwei Fe^{3+}-Ionen an getrennten Bindungsstellen) u. transportiert; **Referenzbereich:** 2-4 g/l (200-400 mg/dl); normalerweise wird nur ca. ein Drittel der Bindungskapazität des Gesamt-Tf ausgenutzt, der Rest wird als freie Eisenbindungskapazität* bezeichnet. Erhöhung: u. a. bei Eisenmangel, in der Schwangerschaft; Verminderung: u. a. bei infektiösen u. neoplastischen Erkr., Lebererkrankungen. Für Tf ist ein genet. Polymorphismus* nachgewiesen. Vgl. Tf-System.

Trans|fer-RNA (Transfer*) f: kurz tRNA; RNA* mit geringem MG (23 000-30 000) u. kleeblattförmiger Molekülstruktur (s. Abb.), dient als Überträger je einer Aminosäure in der Proteinbiosynthese*; für jede der 20 Aminosäuren gibt es in der Zelle mind. eine spezif. tRNA, meist jedoch sind mehrere (isoakzeptierende) tRNA vorhanden, z. T. auf die Degeneration des genet. Codes zurückgehend. Als Moleküle m. gleicher Funktion zeigen alle tRNA verwandte Strukturmerkmale. Die Aminosäure wird immer an eine 3'-terminales CCA-Sequenz gebunden; diese Reaktion wird (unabhängig von der Proteinbiosyn-

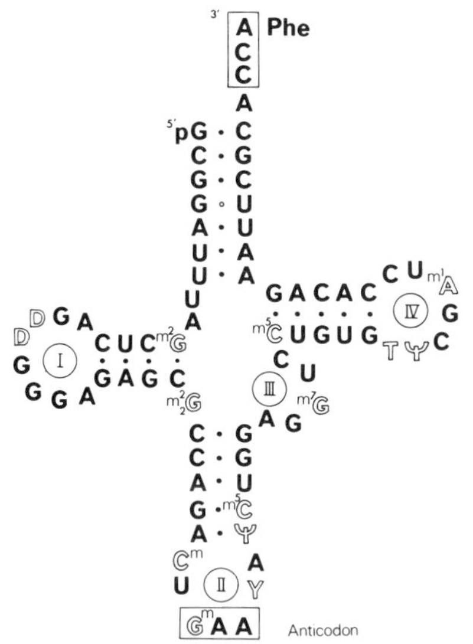

Transfer-RNA:
„Kleeblatt"-Modell der Phenylalanin-spezifischen tRNA aus Hefe; seltene Nukleoside sind durch „leere" Symbole bezeichnet. [101]

these) von einer zugehörigen Aminoacyl-tRNA-Synthetase (tRNA-Ligase) unter Beteiligung von ATP katalysiert; erkannt wird die betr. tRNA als ganze Struktur. Die drei aufeinanderfolgenden Basen des Anticodons bilden die Leseeinheit für das entspr. Codon in der Messenger*-RNA. Die tRNA (Kettenlänge je nach Species 73-85 Nukleotide) enthält einen hohen Anteil an seltenen Nukleotiden*, über deren Funktion noch wenig bekannt ist.

Trans|formation (lat. transformatio Umbildung, Verwandlung) f: **1.** (genet.) Übertragung von genet. Informationen zw. Bakt. durch Aufnahme von DNA-Bruchstücken (nur zw. Bakt. verwandter Species möglich); auch Aufnahme einer Virus-DNA od. -RNA in eine tier. Zelle, führt zu einer Veränderung der Zelle (z. B. der Membranoberfläche, Bildung sog. T-Antigene), ohne daß es notwendigerweise zur Virusproduktion kommt. Bei einigen T. (z. B. durch SV-40-Virus, Adenoviren) ist die Integration* der DNA ins Wirtsgenom nachgewiesen. **2.** (gyn.) Umwandlung des durch Östrogene proliferierten Endometriums in der Sekretionsphase durch Gestagenwirkung; **3.** (psychoanalyt.) Abwehrmechanismus* mit Umsetzung sexueller Triebregungen in andere seelische Erscheinungen, z. B. in Angst; **4.** maligne Entartung v. eukaryontischen Zellen (in vitro) durch chem. od. physik. Noxen od. onkogene Viren; **5.** (immun.) s. Lymphozytentransformationstest.

Trans|formations|zone (↑; gr. ζώνη Streifen, Gürtel): s. Umwandlungszone.

Trans|fusion (lat. transfusio das Hinübergießen) f: Bluttransfusion*.

Trans|fusion, auto|loge (↑) f: (engl.) autologous transfusion; Bluttransfusion* von Eigenblut bzw. (aufbereiteten) Eigenblutbestandteilen; z. B. intra- bzw. postoperative Retransfusion von Blut, das dem Pat. vor einem geplanten op. Eingriff abgenommen wurde, od. intraoperative Retransfusion von gewaschenen Erythrozyten, die aus dem während der Op. in einem Reservoir (unter Zusatz von Antikoagulanzien) gesammelten Patientenblut mit Hilfe eines Zellseparators gewonnen wurden (erfolgt v. a. zur Kompensation größerer Blutverluste); **Vorteile:** keine immun. bedingte Transfusionszwischenfälle*, keine Übertragung von Krankheitserregern. Vgl. Autotransfusion, Hämodilution.

Trans|fusion, feto|fetale (↑) f: s. Zwillingstransfusionssyndrom.

Trans|fusion, feto|maternale (↑) f: (engl.) foetomaternal transfusion; auf einem Plazentadefekt beruhender Übertritt von kindl. Blut in den mütterl. Kreislauf während der Schwangerschaft od. Geburt; kann zur Anämie des Kindes sowie bei entspr. Konstellation u. ggf. nicht durchgeführter Anti*-D-Prophylaxe zu einer Sensibilisierung der Mutter führen. Vgl. Mikrotransfusion.

Trans|fusion, intra|uterine (↑) f: s. Bluttransfusion, fetale. **T.s|hämo|lyse** (↑; Häm-*; Lys-*) f: s. Transfusionszwischenfälle. **T.s|hämo|siderose** (↑; ↑; gr. σίδηρος Eisen; -osis*) f: s. Transfusionssiderose. **T.hepatitis** (↑; Hepat-*; -itis*) f: s. Hepatitis, akute.

Trans|fusions|siderose (↑; gr. σίδηρος Eisen; -osis*) f: (engl.) transfusion siderosis; syn. Transfusionshämosiderose; Erhöhung des Eisenbestandes des Organismus als Folge zahlreicher Bluttransfusionen bei Pat. mit gestörter Erythrozytenbildung. Die Eisenspeicherung findet überwiegend im retikuloendothelialen System, bes. der Milz, statt u. unterscheidet sich so v. Speicherungsmuster b. Hämochromatose*.

Trans|fusions|zwischen|fälle (↑): (engl.) transfusion reactions; durch eine Bluttransfusion* beim Empfänger verursachte pathophysiol. Reaktionen; **1.** immun. bedingte T.: **a)** durch Blutgruppenantikörper* im Empfängerblut; bei AB0-Inkompatibilität als sofort einsetzende Hämolyse* mit anaphylaktischem Schock, Herz- u. Kreislaufstörungen inf. Hyperkaliämie, evtl. akutem Nierenversagen u. Verbrauchskoagulopathie, bei Vorliegen von inkompletten Antikörpern gegen Rhesus- u. a. Blutgruppen verzögert (nach Std.) auftretende larvierte Hämolyse mit Fieber, Hämoglobinämie u. -urie, leichtem Ikterus, evtl. akutem Nierenversagen; **b)** durch Alloantikörper des Empfängers gegen Leukozyten (Fieber, evtl. Schüttelfrost), Thrombozyten (evtl. lebensbedrohl. hämorrhagische Diathese) od. Plasmabestandteile (als anaphylaktische Reaktion); **c)** Graft* versus host reaction bei immunsupprimierten od. immundefizienten Pat. durch Lymphozyten im Spenderblut; **2.** nicht immun. bedingte T.: **a)** durch Pyrogene (v. a. bakt. Lipopolysaccharide), bakt. Endotoxine od. Bakt. im Spenderblut mit hohem Fieber, Schock, Verbrauchskoagulopathie, akutem Nierenversagen; **b)** Hypervolämie durch zu rasche Transfusion zu großer Volumina mit Herzinsuffizienz, Lungenödem; **c)** Luftembolie*; **d)** physik. od. chem. bedingte Hämolyse von Spendererythrozyten vor Transfusion mit Gefahr des Auftretens einer Verbrauchskoagulopathie; **e)** Zitrat- (u. Natrium-)Intoxikation mit Störungen des Säure-Basen-Haushalts (Azidose); **f)** Hämosiderose* bei häufigen Bluttransfusionen; **3.** Übertragung von Krankheitserregern, z. B. Hepatitis-Viren (sog. Transfusionshepatitis v. a. durch Hepatitis-C-Vi-

T

rus), Treponema pallidum (Syphilis), Malariaplasmodien, HIV (HIV-Erkrankung); **4.** Sensibilisierung gegen Alloantigene (v. a. Blutgruppenantigene) des Spenders.

Trans|fusion, trans|abdominale (↑) f: s. Bluttransfusion, fetale.

Trans|glykosidasen f pl: (engl.) transglycosidases; zu den Transferasen* gehörende Enzyme*, die d. Synthese verzweigter Glykogenmoleküle katalysieren; z. B. wird das endständige Glukosemolekül einer Polysaccharidkette aus der 4-Stellung in die 6-Stellung eines kernnahen Glukoserests übertragen u. somit eine Seitenkette geschaffen. Vgl. Glykogenosen.

trans|ient (lat. transire hinübergehen, vorübergehen): kurzdauernd, vorübergehend, flüchtig.

Trans|illumination (Trans-*; lat. illuminare erleuchten) f: s. Diaphanoskopie.

Trans|ition (lat. transitio Übergang) f: s. Mutation.

trans|itorisch (↑): vorübergehend (auftretend).

Trans|ketolase f: Enzym des Pentosephosphatzyklus*, das eine 2-Kohlenstoffeinheit („aktiver" Glykolaldehyd, gebunden an das Coenzym Thiaminpyrophosphat) v. einer Ketose abspaltet u. auf die Aldehydgruppe einer Aldose überträgt; benötigt Mg^{2+} als Cofaktor.

Trans|kon|figuration (Trans-*; Konfiguration*) f: syn. Trans-Alpha-Konfiguration; s. Steroide.

Trans|konio|skopie (↑; Konus*; -skopie*) f: endoskop. Inspektion der Glottis* u. des subglottischen Raums mit Zugang durch das Lig. cricothyroideum (Lig. conicum); **Ind.:** v. a. zur Beurteilung der Ausdehnung von Kehlkopftumoren. Vgl. Endoskopie.

trans|kortikal (↑; Cortex*): die Verbindung zw. den einzelnen Feldern der Gehirnrinde betreffend.

Tran|skriptase (lat. transcriptio Übertragung, Überschreibung) f: s. RNA-Polymerase.

Tran|skriptase, reverse (↑) f: (engl.) reverse transcriptase; syn. RNA-abhängige DNA-Polymerase, reverse DNA-Polymerase; Enzym der Retroviren für die reverse Transkription* von viraler RNA in eine komplementäre DNA-Sequenz (sog. DNA-Provirus), die in die DNA der Wirtszelle integriert wird (s. Abb.); vgl. Retroviridae.

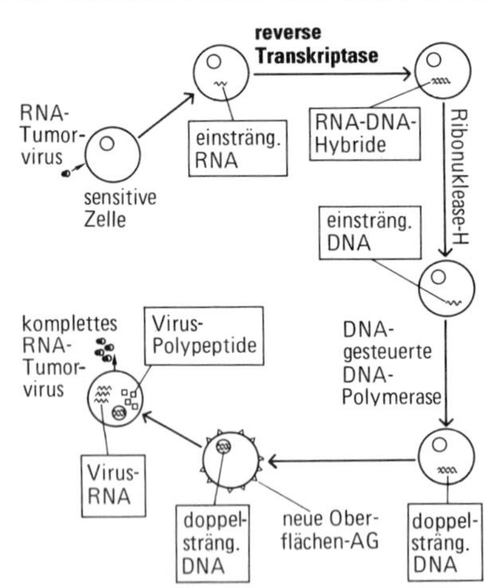

Transkriptase, reverse:
Integration eines RNA-Tumorvirus in die Zell-DNA [72]

Tran|skription (↑) f: (engl.) transcription; Synthese von RNA*, insbes. Messenger*-RNA, an einem Gen*, wobei die Basensequenz entspr. dem Gen nachgebildet wird; das diesen Prozeß katalysierende Enzym heißt RNA*-Polymerase. Vgl. Viren, Genregulation.

trans|kutan (Trans-*; Cut-*): perkutan, transdermal; durch die Haut hindurch.

Trans|lation (lat. translatio Übertragung, Versetzung, Verpflanzung) f: Übersetzung der durch die Transkription* in die Messenger*-RNA umgeschriebene genet. Information der DNA* in die Aminosäurensequenz* der Proteine m. Hilfe der Transfer*-RNA.

Trans|lokation (Trans-*; lat. locare stellen, setzen, legen) f: (engl.) translocation; **1.** (genet.) Umlagerung eines Bruchstücks eines Chromosoms an ein anderes Chromosom (s. Abb.); s. Chromosomenaberrationen; **2.** (biochem.) s. Proteinbiosynthese.

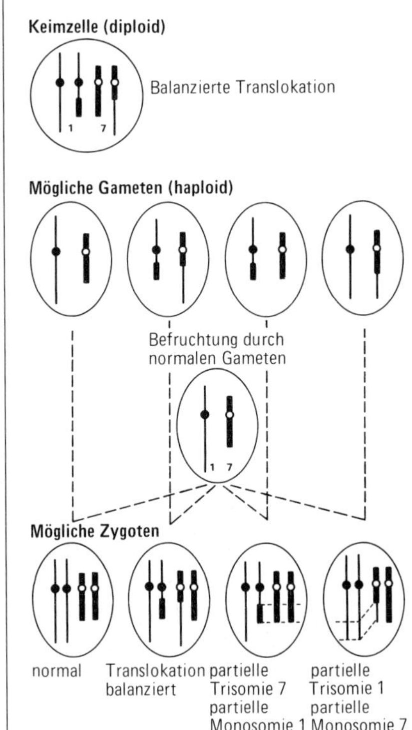

Translokation:
Beispiel der balancierten Translokation 1-7
[34]

Trans|lokations|tri|somie 21 (↑; ↑; Tri-*; Soma*) f: (engl.) translocation trisomy 21; pathogenetische Sonderform des Down*-Syndroms; das

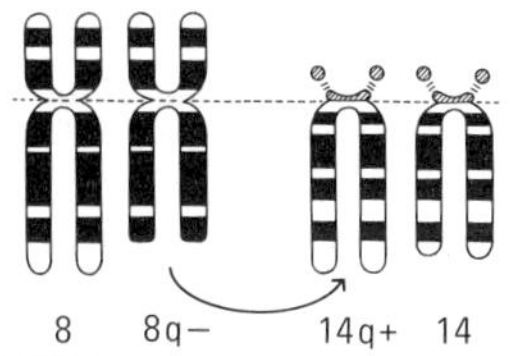

Translokation:
schematische Darstellung der Translokation eines Stücks des langen Arms (q) eines Chromosoms 8 an das Ende des langen Arms eines Chromosoms 14 und daraus resultierende Marker-Chromosomen 14q+ und 8q— [110]

überzählige Chromosom ist mit einem anderen (meist Chromosom 14, aber auch 21 od. 22) verbunden.

trans|luminal (↑; lat. lumen Licht, lichter Raum)**:** durch das Lumen hindurch.

Trans|mamillar|schnitt (↑; Mamilla*)**:** s. Schnittführung (Abb.).

Trans|migration (lat. transmigrare hinüber-, wegziehen) **f:** Auswandern von Blutzellen, bes. von Granulozyten, aus den Gefäßen.

Trans|mineralisation (Trans-*; lat. aes minerale Grubenerz) **f:** (engl.) transmineralization; Aufnahme mineral. Stoffe unter gleichzeitiger Ausscheidung anderer Mineralien.

Trans|mission (lat. transmissio Übersendung) **f:** Übertragung; z. B. von Krankheitserregern.

Trans|mitter (lat. transmittere hinüberschikken) **m:** Überträgersubstanz; i. e. S. Neurotransmitter*.

trans|mural (Trans-*; lat. murus Mauer)**:** durch die Wand hindurch, die ganze Wand erfassend; z. B. transmuraler Herzinfarkt*.

Trans|parenz (↑; lat. parere erscheinen) **f:** (engl.) transparency; Verhältnis der durchgelassenen zur einfallenden Lichtmenge; reziproker Wert der Opazität*; vgl. Dichte, optische.

Tran|spiration (↑; lat. spirare atmen) **f:** Schwitzen; s. Schweißsekretion.

Trans|plantat (lat. transplantatus verpflanzt) **n:** (engl.) transplant, graft; transplantiertes od. zu transplantierendes Organ od. Gewebe; vgl. Implantate.

Trans|plantation (lat. transplantare verpflanzen) **f:** Übertragung von Zellen, Geweben od. Organen auf ein anderes Individuum (od. an eine andere Körperstelle; s. Tab.) zu therap. Zwecken, z. B. Bluttransfusion*, T. von Cornea (s. Keratoplastik), Gefäßen, Haut, Nieren, Leber, Knochenmark, Herz, Lungen, endokrinen Organen (z. B. Inselzell- od. Pankreastransplantation), Knochen, Thymus, Dünndarm; **immun. Grundlagen:** der Erfolg einer T. ist im wesentl. durch Art u. Umfang der Immunreaktion des Empfängers bestimmt. Diese wird induziert durch (genetisch determinierte) sog. Histokompatibilitätsantigene* des Spendergewebes. Unterschiede im Antigenmuster bei Spender u. Empfänger rufen in letzterem eine Immunantwort* gegen das Transplantat hervor, da im Spendergewebe gewisse Antigene vorhanden sind, die beim Empfänger nicht vorkommen u. daher als fremd erkannt werden; diese veranlassen die Bildung spezif. sensibilisierter Lymphozyten* (zellvermittelte Immunität), die gegen das Transplantat zytotoxisch wirken, u. das Auftreten von Antikörpern* (humorale Immunität), die u. a. als zytotox. Antikörper, jedoch auch als sog. enhancing antibodies auftreten können; letztere verlängern die Überlebenszeit des Transplantats (immun. Enhancement*). Ob bzw. in welchem Ausmaß eine Abstoßungsreaktion* bei einer best. Spender-Empfänger-Kombination zu erwarten ist, kann durch entspr. Testverfahren nur teilweise geprüft werden (u. a. Gewebetypisierung*, Lymphozytenmischkultur*). Sie kann (postop.) durch (meist medikamentöse) Immunsuppression* gehemmt werden. Mit ihrem Ausbleiben ist nur bei genet.

Transplantation
Nomenklatorische Übersicht; in Klammern: nicht mehr gebräuchliche Nomenklatur

Übereinstimmung von Spender und Empfänger	
Empfänger u. Spender identisch	**autogene** od. autochthone (autologe, Auto-)Transplantation
genetisch identische Individuen (z. B. eineiige Zwillinge oder Tiere desselben Inzuchtstammes)	**syngene** (syngenetische, isogene, isologe, Iso-)Transplantation
genetisch differente Individuen, die jedoch derselben Species angehören	**allogene** (allogenetische, homogene, homologe, Homo-) Transplantation
Individuen verschiedener Species	**xenogene** (xenogenetische, heterogene, heterologe, Hetero-)Transplantation
Übereinstimmung von Explantations- und Transplantationsort	
örtliche und gewebliche Übereinstimmung	**isotope** Transplantation
örtliche Übereinstimmung	**orthotope** Transplantation
keine örtliche Übereinstimmung	**heterotope** Transplantation
Funktion des Transplantats	
volle Funktionstüchtigkeit und Vitalität des Transplantats soll erhalten bleiben	**allovitale** Transplantation
mechanische oder zeitlich begrenzte Funktion des Transplantats wird angestrebt	**allostatische** Transplantation
Unterstützung eines funktionskranken Organs	**auxiliäre** Transplantation
Ersatz für ein funktionsunfähiges Organ	**substitutive** Transplantation

T

Identität von Spender u. Empfänger zu rechnen (also bei Autotransplantation od. T. zw. eineiigen Zwillingen; vgl. Verwandtentransplantation) od. auch, wenn eine T. in Bereichen des Organismus erfolgt, in denen durch das Fehlen von Lymphgefäßen der Kontakt zw. Transplantat u. Immunsystem des Empfängers erschwert wird (z. B. in der vorderen Augenkammer, im ZNS). Werden immunkompetente Zellen von einem genet. nicht ident. Individuum übertragen (z. B. auf Pat., die eine hohe Dosis ionisierender Strahlung zur Tumorbehandlung erhalten haben, auch bei Kindern mit angeb. Immundefekten*), so kommt es zur Reaktion dieser Zellen des Transplantats gegen den Empfängerorganismus (sog. Graft* versus host reaction). **Chir. Vorgehen:** Explantation*, ggf. mit Konservierung u. Transport (in kalter Ischämie) des Spenderorgans nach Zuweisung eines geeigneten Empfängers (u. U.

> Vor jeder Organtransplantation ist zur Vermeidung einer hyperakuten Rejektion ein Cross-match durchzuführen.

durch supranationale Organaustauschorganisationen); op. Einbringen in den Empfängerorganismus, bei substitutiver T. nach vorangegangener Explantation des zu ersetzenden Organs.

Trans|plantations|anti|gene (↑; Antigen*) n pl: s. Histokompatibilitätsantigene.

Trans|plantations|gesetz (↑): seit langem zur Diskussion stehendes Gesetz zur Regelung der Entnahme u. Verteilung von Organen bzw. Geweben, insbes. hinsichtlich der Willenserklärung durch den (lebenden od. verstorbenen) Spender u. der Feststellung seines Todes vor Organentnahme. Ein Ende der siebziger Jahre vorgelegter Regierungsentwurf (mit einer Widerspruchslösung) u. ein vom Bundesrat unterbreiteter Gegenentwurf (zugunsten einer Zustimmungslösung) verfielen nach Ablauf der Legislaturperiode; weitere Gesetzgebungspläne wurden 1981 auf Empfehlung der Bundesärztekammer zurückgestellt. Ein neuerer ausgleichender Vorschlag sucht die Kluft zw. Widerspruchs- u. Zustimmungslösung durch ein Informationsmodell zu überbrücken. Vgl. Explantation, Transplantation, Organspenderausweis.

trans|plazentar (Trans-*; Plazenta*): durch die Plazenta* hindurch; vgl. Plazentaschranke.

Trans|port (lat. transportare hinüberschaffen) m: Mechanismus zum Stoffaustausch durch Zellmembranen, trans- u. parazellulär durch Epithelien, interzellulär in Zellverbänden u. intrazellulär zw. Zellorganellen einer Zelle; **passiver T.** (passive Diffusion): Konzentrationsausgleich eines Stoffs mittels Diffusion durch die Membran; gilt hauptsächl. für Wasser u. einige lipophile Substanzen; **erleichterter T.** (erleichterte Diffusion): einige Substanzen (z. B. Glukose) passieren die Membran schneller, als es der freien Diffusion entsprechen würde, mit Hilfe eines spezif., in die Zellmembran eingebauten Carrierproteins. Der erleichterte T. läuft nur bis zum Konzentrationsausgleich (Sättigungskinetik), jedoch mit hoher Spezifität. Er kann durch Hormone (z. B. Insulin) beeinflußt werden u. ist durch analoge Substanzen hemmbar. **Aktiver T.** durch Membranen erfolgt mit Hilfe eines energieverbrauchenden Mechanismus. Er kann deshalb entgegen e. elektrochem. Gradienten erfolgen. Auf diese Weise werden z. B. geladene Ionen (vorwiegend Kationen) u. Aminosäuren transportiert, in den Darmmukosa- u. Nierentubuluszellen auch Glukose. Der beteiligte Carrier* ist auch hier streng spezifisch; s. ATPase, Membranpotential; vgl. Zellmembran (Tab.), Konvektion.

Trans|port|maximum, tubuläres (↑; lat. maximus der Größte) n: (engl.) tubular transportation maximum; Abk. Tm; größtmögliche Menge einer Substanz, die pro Zeiteinheit von den Nierentubuluszellen rückresorbiert bzw. sezerniert werden kann; wird beeinflußt von Glomerulusfiltration, Nierendurchblutung. Vgl. Clearance.

Trans|port|meta|bolite (↑; metabolisch*) m pl: s. Coenzyme.

Trans|port|stück (↑): (engl.) secretory piece; auch Sekretstück, sekretorische Komponente; von Epithelzellen synthetisierter Bestandteil des sekretorischen IgA* (sIgA) mit einem MG von etwa 70 000, das von dessen beiden Untereinheiten (über eine J*-Kette verbundene IgA-Monomere) aktiv gebunden wird, wenn sIgA epitheliale Zellschichten durchdringt; erleichtert den Transport in seromuköse Sekrete u. schützt vor Proteolyse.

Trans|position (lat. transponere, transpositus hinüberbringen, versetzen) f: (genet.) Umstellung von genetischem Material* innerh. eines Chromosoms od. Übertragung auf andere Chromosomen od. Plasmide; Bakterien besitzen sog. transponierbare DNA-Elemente, die das häufige Auftreten neuartiger Resistenzkombinationen gegen Antibiotika bewirken. Vgl. Transposon.

Trans|position der großen Arterien (↑) f: (engl.) transposition of the great vessels; Abk. TGA; auch Transposition der großen Gefäße; Angiokardiopathie inf. embryonaler Rotationsstörung mit Ursprung der Aorta aus dem re. u. der Pulmonalarterie aus dem li. Ventrikel; **Vork.:** im Säuglingsalter häufigster zyanotischer Herzfehler (insgesamt über 5% aller angeborenen Herzfehler*, m : w = 2-3 : 1); **Formen: 1.** komplette TGA (auch dextro-TGA bzw. d-TGA): Parallelschaltung von Lungen- u. Körperkreislauf, wobei die aus dem re. Ventrikel entspringende Aorta vor der dorsal aus der li. Herzkammer abgehenden Pulmonalarterie liegt; Klin.: unterschiedl. ausgeprägte Zyanose, abhängig von (lebensnotwendigen) Shuntverbindungen in Form von Septumdefekten bzw. eines Ductus arteriosus apertus sowie einer u. U. zusätzl. vorliegenden Pulmonalstenose; Tachykardie mit stark hebenden präkordialen Pulsationen, ggf. globale Herzinsuffizienz mit Dyspnoe, Azidose u. Schock in den ersten Lebenstagen; Diagn.: Echokardiographie*, Herzkatheterisierung* (evtl. mit palliativer Ballonatrioseptostomie*), Angiokardiographie*; im Rö.-Thorax meist Kardiomegalie mit verstärkter Lungengefäßzeichnung; EKG anfangs normal, später Zeichen der Rechtsherzhypertrophie; Ther.: op. Korrektur durch Vorhofumkehr (nach Senning, Mustard), „arterial switch" (nach Jatene) od. Op. nach Rastelli; Progn.: Letalität ohne Op. 50% im 1. Lebensmonat, 70% innerh. des ersten Halbjahres, nur 10% überleben das 1. Lj.; nach Op. ca. 85% Überlebensrate; **2.** korrigierte TGA (auch laevo-TGA bzw. l-TGA): inf. zusätzlicher Ventrikelinversion kommt es neben der ventrikulo-arteriellen Diskordanz auch zu einer atrio-ventrikulären Diskordanz; der re. Vorhof ist mit dem anat. li. Ventrikel u. der Pulmonalarterie, der li. Vorhof mit dem anat. re. Ventrikel u. der Aorta verbunden, wodurch es zu hämo-

T

dynamisch normalen Verhältnissen kommt; immer auch Inversion der AV-Klappen u. des Reizleitungssystems, häufig in Komb. mit weiteren Herzfehlern (v. a. Ventrikelseptumdefekt, Pulmonalstenose); Klin.: keine Zyanose; Sympt. abhängig von zusätzl. Anomalien; Diagn.: im EKG Linkstyp mit tiefem Q in Ableitung III sowie in V_1, V_2 u. fehlendem Q in V_6, häufig Herzrhythmusstörungen (auch totaler AV-Block); im Röntgenbild des Thorax typische Silhouette durch die anstelle des Pulmonalbogens aszendierende Aorta; seltene **Sonderformen:** inkomplette TGA (engl. double outlet ventricle), kommt immer in Komb. mit weiteren Herzfehlern vor; Unterformen: **1.** Ursprung beider großer Gefäße aus dem re. Ventrikel mit vollständiger Transposition der Aorta u. unvollständiger Verlagerung der Pulmonalarterie; **2.** umgekehrte Situation mit Ursprung beider großen Gefäße aus dem li. Ventrikel, Vork. wesentl. seltener; op. Ther. möglich. Vgl. Taussig-Bing-Syndrom, Herzchirurgie.

Trans|positio viscerum (↑; Viscera*) **f:** s. Situs inversus viscerum.

Trans|poson (engl. to transpose umstellen, versetzen) **n:** (genet.) DNA-Abschnitt eines Chromosoms, z. B. bei Bakterien, der herausgelöst u. an anderer Stelle des Genoms eingefügt, auch z. B. auf Plasmide od. Phagengenome übertragen werden kann; s. Transposition.

Trans|rektal|schnitt (Trans-*; Rect-*)**:** s. Schnittführung (Abb.).

Trans|sexualität (↑; Sexual-*) **f:** (engl.) transsexuality; Entw. einer Geschlechtsidentität, die zum somat. Geschlecht* im Widerspruch steht. Transsexuelle sind somat. eindeutig männlichen bzw. weiblichen Geschlechts (vgl. Intersexualität), fühlen sich jedoch psych. in jeder Hinsicht dem anderen Geschlecht zugehörig. T. kommt bei beiden Geschlechtern vor u. ist streng zu trennen von Homosexualität* u. Transvestismus*; Transsexuelle empfinden sich i. d. R. als heterosexuell, häufig besteht ein erhebl. Leidensdruck. **Diagn.** u. **Ther.:** interdisziplinär durch erfahrene Arbeitsgruppen; Hormonbehandlungen u. op. Techniken der plast. Chirurgie dienen zu einer v. vielen Transsexuellen angestrebten **Geschlechtsumwandlung***, die aber langfristig nicht immer zu befriedigenden Ergebnissen führt. Durch das Transsexuellengesetz* wird den personenstandsrechtl. Implikationen der T. Rechnung getragen.

Trans|sexuellen|gesetz (↑; ↑)**:** Abk. TSG; „Gesetz über die Änderung des Vornamens u. die Feststellung der Geschlechtszugehörigkeit in besonderen Fällen" vom 10.9.1980 (BGBl. I S. 1654); beim Vorliegen best. Voraussetzungen kann ein Transsexueller, ohne daß bereits eine op. Geschlechtsumwandlung erfolgt ist u. trotz einer ggf. bestehenden Ehe, den Vornamen ändern (§ 1 TSG); nach einer Operation u. nach Auflösung einer ggf. bestehenden Ehe kann e. Personenstandsänderung u. damit eine Geschlechtsänderung im Geburtenbuch beantragt werden (§ 8 TSG). Vgl. Transsexualität.

trans|sphenoidal (↑; gr. σφήν Keil; -id*)**:** durch das Os* sphenoidale (Keilbein); z. B. transsphenoidaler Zugang bei der neurochir. Entfernung von Hypophysentumoren.

Trans|sudat (↑; lat. sudare schwitzen) **n:** (engl.) transsudate; nicht entzündl. Erguß in Körperhöhlen u. Gewebe; entsteht aufgrund allg. od. lokaler Stauungen inf. abnormer Durchlässigkeit der Kapillaren od. pathol. Zusammensetzung des Bluts u. der Körperkolloide; zeichnet sich aus durch Zellarmut u. geringen Eiweißgehalt (unter 3%) u. ist meist serös, selten (z. B. bei hämorrhag. Diathese) bluthaltig. Das spezif. Gewicht, das vornehml. vom Eiweißgehalt abhängt, liegt zw. 1,005 u. 1,015. Ggs. Exsudat*. Vgl. Aszites, Hydrops.

Trans|sudation (↑; ↑) **f: 1.** s. Transsudat; **2.** (gyn.) physiol. T. (sog. Lubrikation*) durch das Vaginalepithel, neben der Sekretion der Bartholin*-Drüsen f. die Gleitfähigkeit des Introitus vaginae von Bedeutung.

Trans|urane n pl**:** (engl.) transuranes; syn. Uranoide; Bez. f. die im Periodensystem* der Elemente hinter dem Uran (OZ 92) stehenden Elemente der Ordnungszahlen 93-103; vgl. Actinoide.

Trans|versal|ebene: (engl.) transverse plane; horizontale Ebene durch den Körper; vgl. Ebenen des Körpers.

Trans|vers|ek|tomie (lat. transversus quer liegend; Ektomie*) **f:** op. Entfernung des Proc. transversus eines Wirbels.

Trans|version (lat. transvertere, transversus umwandeln) **f:** s. Mutation.

Trans|verso|sigmoideo|stomie (lat. transversus quer liegend; sigmoideus*; -stomie*) **f:** (engl.) transverso-sigmoidostomy; End-zu-End-Anastomosierung von Colon transversum u. Colon sigmoideum nach Hemikolektomie links (Colon descendens); vgl. Kolektomie.

trans|versus (↑)**:** auch transversarius, transversalis; quer verlaufend.

Trans|versus|lähmung (↑)**:** s. Kehlkopflähmung.

Trans|vestismus (Trans-*; lat. vestis Kleidungsstück) **m:** (engl.) transvestism; Tragen v. Kleidung des anderen Geschlechts; i. e. S. das mit sexueller Erregung verbundene Bedürfnis danach; T. ist von Transsexualität* u. Homosexualität* zu unterscheiden u. weitaus häufiger bei Männern als bei Frauen; die meisten Transvestiten verhalten sich heterosexuell. Vgl. Fetischismus.

Tranyl|cypromin (INN) **n:** (±)-trans-dl-2-Phenylcyclopropylamin (IUPAC); Monoaminoxidasehemmer*; Verw.: Antidepressivum.

trapezius (gr. τραπέζιον schmale Fläche, Trapez)**:** trapezförmig; z. B. Musculus trapezius, der sog. Kappenmuskel.

Trapezius|lähmung (↑)**:** Lähmung des M. trapezius inf. Akzessoriuslähmung*.

Traube-Doppel|ton (Ludwig T., Int., Berlin, 1818-1876)**:** (engl.) Traube's murmur; Auskultationsphänomen bei Aortenklappeninsuffizienz*, das durch die schnelle Querschnittverkleinerung der Aorta in der Diastole u. erneute Schwingungen der Aortenwand ausgelöst wird; vgl. Duroziez-Doppelgeräusch.

Trauben|an|eurysma (Aneurysma*) **n:** s. Aneurysma.

Trauben|kokken (Kokken*) **f pl:** s. Staphylococcus.

Trauben|zelle (Zelle*)**:** (engl.) grape cell; Plasmazelle, deren Zytoplasma angefüllt ist mit kugeligen Einschlüssen, die aus neutralen Mukoproteinen bestehen u. sich bei Giemsa-Färbung tiefblau anfärben.

Trauben|zucker: syn. Glukose*.

Trauer|re|aktion f: (engl.) mourning sorrow; Reaktion auf den Verlust einer Person od. eines Objekts; man unterscheidet die normale T. mit Schuldgefühlen, Verstimmung u. körperl. Beschwerden (Atembeschwerden, Appetitstörungen, Erschöpfung) u. die pathol., verspätet (u. U. nach Monaten) auftretende T. mit Überaktivität, scheinbar fehlender Betroffenheit, Störungen der Affektivität u. Aggressivität u. evtl. Übergang in eine Depression*.

Traum: (engl.) dream; **1.** (physiol.) Erlebnisse, die während der REM-Phasen im Schlaf* auftreten u. an die im Wachzustand evtl. e. Erinnerung besteht; **2.** (psychoanalyt.) im Schlaf erlebter u. durch Traumarbeit umgeformter (symbolischer) Ausdruck einer unbewußten Phantasie od. (infantilen) Triebregung. Die Psychoanalyse* versucht, durch Traumdeutung u. Interpretation von Traumerinnerungen einen Zugang zum Unbewußten zu finden. **3.** (analyt. Psychologie) Vorwegnahme einer zukünftigen Leistung u. kompensatorische psych. Funktion, durch die (unbewußte) Gegensätze zu bewußten Einstellungen zum Ausdruck kommen.

Trauma (gr. τραῦμα) n**:** Verletzung, Gewalteinwirkung in körperl. od. psych. Hinsicht. Vgl. Polytrauma, Wunde.

Traumato|logie (↑; -log*) f**:** (engl.) traumatology; Teilgebiet der Chirurgie*, das sich mit den Auswirkungen sowie der Behandlung (u. Verhütung) von Traumen befaßt (sog. Unfallmedizin).

Traum|phase f**:** s. Schlaf, Traum.

Trazodon (INN) n**:** 2-{3-[4-(3-Chlorphenyl)-1-piperazinyl]-propyl}-1,2,4-triazolo[4,3-a]pyridin-3(2H)-on (IUPAC); Verw.: Antidepressivum.

Treacher-Collins-Syn|drom (Treacher C., Chir., London, 1862-1932) n**:** syn. Dysostosis* mandibulofacialis.

Treffer|theorie (gr. θεωρία Anschauung) f**:** (engl.) target theory; frühe (1922) strahlenbiol. Theorie zur Beschreibung des stochast. Charakters der Wirkung ionisierender Strahlung* auf Zellen u. Gewebe; geht davon aus, daß Strahlenschäden („Treffer") jeweils dann resultieren, wenn best. vulnerable Regionen der Zelle getroffen werden u. daß dieser Vorgang einem Alles-oder-Nichts-Gesetz folgt. Inf. genauerer Kenntnis von Reparatursystemen* u. Erholungsprozessen hat die T. als Erklärung der Strahlenwirkung* nur noch eingeschränkte Bedeutung. Vgl. Strahlenrisiko.

T-Regulator|lympho|zyten (lat. regula Norm, Maßstab; Lymph-*; Zyt-*) m pl**:** (engl.) T-regulator lymphocytes; zusammenfassende Bez. f. Helferzellen* u. Suppressorzellen*.

Treitz-Band (Wenzel T., Pathol., Krakau, Prag, 1819-1872)**:** s. Plica duodenojejunalis.

Treitz-Hernie (↑; Hernie*) f**:** (engl.) Treitz hernia; sog. innere Hernie (Hernia retroperitonealis) mit Verlagerung von Darmschlingen od. Netz in eine vergrößerte Bauchfelltasche im Bereich der Flexura duodenojejunalis. Vgl. Hernie.

Trema (gr. τρῆμα Loch, Öffnung, Lücke) n**:** **1.** (nicht angeb.) Zahnlücke; vgl. Diastema; **2.** (psychiatr.) Bez. (K. Conrad) für Erlebensweise der Initialphase der akuten Schizophrenie mit Stimmung des Verändertseins, Angst, Unruhe, evtl. Depersonalisation od. Derealisation. Vgl. Apophänie.

Trematoden|in|fektionen (gr. τρηματώδης eine Öffnung habend für einen Kanal zu den Eingeweiden; Infekt-*) f pl**:** (engl.) trematodiases; Befall durch Trematodes* (Saugwürmer, Egel); Inf. meist durch Verzehr roher tier. od. pflanzl. Nahrungsmittel, die Zwischenwirte od. Träger der Metazerkarien sind; Eier werden meist mit dem Stuhl ausgeschieden, die Verbreitung der T. hängt daher vom Stand der allg. Hygiene u. Lebensmittelhygiene ab. Intensität der Sympt. je nach Befallstärke; **Diagn.:** Nachw. der Eier im Stuhl od. Sputum (Paragonimiasis); einzelne T.: Schistosomiasis, Clonorchiasis, Opisthorchiasis, Fasciolopsiasis, Fascioliasis, Echinostomiasis, Heterophysiasis, Paragonimiasis, Darm-Distomatose.

Trematodes (↑) f pl**:** Saugwürmer; parasit. Plathelminthes* (s. a. Helminthes) mit zwei Saugnäpfen; Zwitter (Ausnahme: Schistosoma); Fortpflanzung über Generationswechsel (Heterogonie) u. Wirtswechsel*; med. wichtige **Gattungen:** Schistosoma; Leberegel: Fasciola, Dicrocoelium, Opisthorchis; Darmegel: Fasciolopsis, Gastrodiscoides, Heterophyes, Metagonimus, Echinostoma; Lungenegel: Paragonimus; **Adultwürmer** (Endwirt: Mensch, Säugetiere, Vögel) legen **Eier**, die ins Freie gelangen; im Wasser (od. nach oraler Aufnahme im Darm des Schnecken-Zwischenwirts) Ausschlüpfen von Wimpernlar-

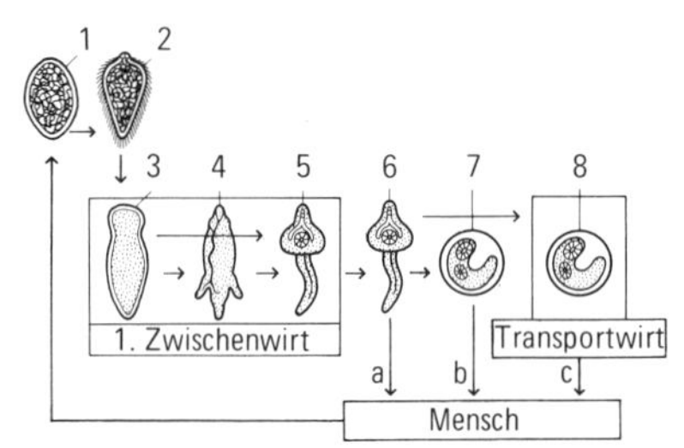

Trematodes:
Schema der Trematodenentwicklung im Freien;
1: Ei; 2: Wimpernlarve (Mirazidium); 3-5: Entwicklung im Zwischenwirt; 3: Sporozyste; 4: Stablarve; 5: Zerkarie; 6, 7: Entwicklung im Freien; 6: freischwimmende Zerkarie; 7: enzystierte Metazerkarie; 8: enzystierte Metazerkarie im Transportwirt
Die Infestation kann durch freischwimmende Zerkarien direkt erfolgen (a), durch enzystierte Metazerkarien im Freien (b) oder über den Transportwirt (c). [37]

ven (Mirazidien*), Eindringen in den ersten Zwischenwirt (Schnecken) u. Umwandlung zum **Keimschlauch** (Sporozyste*; ohne Darm), parthenogenet. Bildung weiterer Sporozystengenerationen od. von **Stablarven** (Redien* mit Darm), parthenogenet. Bildung weiterer Rediengenerationen od. von **Schwanzlarven** (Zerkarien*, die auch direkt aus Sporozysten hervorgehen können); nach Verlassen des 1. Zwischenwirts entw. aktives Einbohren durch die Haut des Endwirts (Gattung Schistosoma) od. Weiterentwicklung zur **Metazerkarie*** im od. am 2. Zwischenwirt u. deren passive orale Aufnahme durch den Endwirt; zweite Zwischenwirte: Wasserpflanzen (bei den Gattungen Fasciola, Fasciolopsis, Gastrodiscoides), Schnecken u. Muscheln (Echinostoma*), Krebse (Paragonimus), Fische (Opisthorchis, Heterophyes, Metagonimus). Vgl. Hirudinea.

Tremor (lat.) m**:** Zittern; unwillkürl. auftretende, weitgehend rhythmisch aufeinanderfolgende Kontraktionen antagonistisch wirkender Muskeln mit unterschiedl. Frequenz, bezogen auf d. Amplitude des Ausschlags als grob-, mittel- od.

feinschlägiger T.; **Formen: 1.** physiol. T.: normalerweise nicht sichtbarer u. nur in d. Elektromyographie* nachweisbarer T., der jede Willkürbewegung begleitet (Frequenz altersabhängig abnehmend zw. 5 u. 15 Schlägen/s); **2.** pathol. T.: **a)** Ruhetremor: häufigster extrapyramidaler T. mit einer Frequenz von 4-6/s, der kurzfristig willkürlich unterdrückt werden u. bei aktiver Innervation od. Intentionsbewegungen abnehmen kann; Beginn i. d. R. an den distalen Abschnitten der oberen Extremitäten, evtl. Ausdehnung auf Gesichts-, Hals-, Schluck-, Rumpf- u. Beinmuskulatur; typisch ist der sog. Pillendrehertremor od. Münzenzählertremor (T. der antagonistischen Beuge- u. Streckmuskeln von Daumen u. Zeigefinger); Vork.: v. a. bei Parkinson*-Syndrom; **b)** seniler, im Alter auftretender T., meist als Ruhetremor, evtl. kombiniert mit Halte- od. Intentionstremor, v. a. an Kopf (sog. „Ja"- od. „Nein"-T.) u. Gesichtsmuskulatur; **c)** Haltetremor bei tonischer Innervation der betroffenen Muskeln (z. B. bei vorgehaltenen Händen), verschwindet bei völliger Entspannung der Muskulatur; Vork.: als verstärkter physiol. T. (Angst- od. Ermüdungszittern), bei Intoxikationen, Hyperthyreose, Alkoholkrankheit, als NW von Neuroleptika, bei zerebellaren Erkr., als seniler od. hereditärer essentieller T. u. a.; **d)** Aktionstremor, tritt bei allg., nicht gezielten Bewegungen auf; Vork.: z. B. bei Parkinson-Syndrom, als hereditärer essentieller T. od. in Zus. mit zerebellaren Symptomen; **e)** Intentionstremor, tritt v. a. bei Zielbewegungen mit der größten Amplitude unmittelbar vor dem Ziel auf u. ist typisch für Erkr. des zerebellaren Systems (vgl. Symptome, zerebellare); **f)** (engl.) flapping tremor (Flattertremor, Asterixis, „Flügelschlagen"): meist symmetrischer, distal betonter, unregelmäßiger T. der Arme mit groben Beugebewegungen der Handgelenke u. oszillierendem Fingertremor variabler Amplitude bei unregelmäßigen Fingerbewegungen, der insbes. bei vor- od. seitwärtsgestreckten Armen beobachtet werden kann; Vork.: z. B. bei hepatolentikulärer Degeneration, schweren Hepatopathien, Urämie; **g)** hereditärer essentieller T.: meist autosomal-dominant erbl. Erkrankung mit Manifestation im Kindesalter bis ins Erwachsenenalter, gekennzeichnet durch eine Mischform aus Halte-, Aktions-, Ruhe- u. Intentionstremor; **h)** psychogener T.: Vork.: in versch. Formen, z. B. als gesteigerter physiol. T. od. bei Simulation.

Trénaunay-Weber-Syn|drom (Paul T., Neurol., Paris, geb. 1875; Frederick P. W., Arzt, London, 1863-1962) **n:** s. Klippel-Trénaunay-Syndrom.

Trendelenburg-Lagerung (Friedrich T., Chir., Rostock, Bonn, Leipzig, 1844-1924): Bekkenhochlagerung bei Kopftieflage; vgl. Lagerung.

Trendelenburg-Operation (↑) **f:** pulmonale Embolektomie* bei schwerer Lungenembolie*; wird heute i. d. R. unter Anw. der Herz*-Lungen-Maschine insbes. bei bestehender Kontraindikation für eine Thrombolyse* durchgeführt.

Trendelenburg-Test (↑) **m:** Verfahren zur Diagn. venöser Klappeninsuffizienzen; am hochgelagerten Bein wird d. Venenblut aus Varizen* ausgestrichen, die V. saphena magna unterh. der Leistenbeuge m. einer Staubinde komprimiert u. d. Bein anschließend gesenkt; füllen sich d. Venen nach ca. 30 Sek. nur langsam (od. nicht), dann sind d. Venae* perforantes intakt (T.-T. negativ). Die Füllung der Varizen innerh. kürzerer Zeit deutet auf insuffiziente Verbindungsvenen hin (T.-T. positiv). Dabei ermöglicht die rapide Füllung nach distal v. einer best. Stelle an u. U. die Lokalisation der insuffizienten Perforansvene. Schlagartige Füllung der Krampfader v. der dekomprimierten Mündungsstelle der V. saphena magna aus tritt b. deren Mündungsklappeninsuffizienz auf (T.-T. doppelt positiv). Vgl. Venenklappen, Perthes-Test, Insuffizienz, chronisch-venöse.

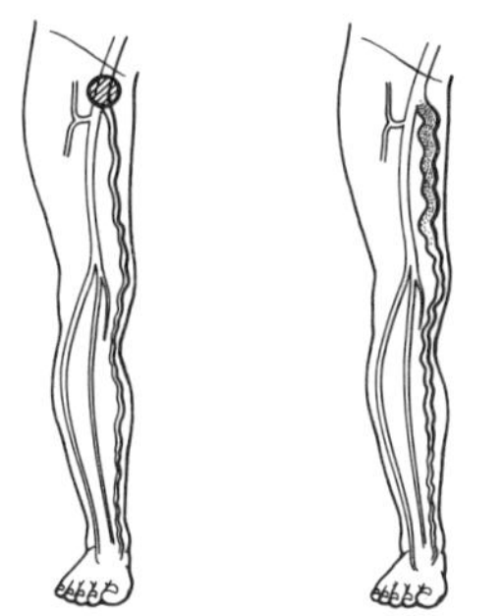

Trendelenburg-Test:
li.: positiv; re.: doppelt positiv [236]

Trendelenburg-Zeichen (↑): (engl.) Trendelenburg's sign; Absinken der gesunden Beckenseite beim Stehen auf d. kranken Bein u. Anheben des in Hüfte u. Knie gebeugten gesunden Beines; beim Stehen auf d. gesunden Bein kann das Becken horizontal gehalten werden; positiv bei Lähmungen der Mm. glutaei, angeb. Hüftgelenkluxation*.

Treo|sulfan (INN) **n:** L-threo-2,3-Dihydrotetramethylen-bis(methansulfonat) (IUPAC); Verw.: Zytostatikum (bei Ovarialtumoren).

Trepan (frz. trépan) **m:** Bohrer; chir. Instrument zur Trepanation (Zylinder mit Sägezähnen am unteren Ende, rotierende Kreissäge od. Kugelfräse).

Trepanation (↑) **f: 1.** neurochir. Verfahren zur Eröffnung des Schädels; bei der **osteoplastischen** T. wird der ausgesägte Knochendeckel replantiert, während bei der **osteoklastischen** T. der knöcherne Defekt durch Muskelgewebe, Galea od. Kunststoffimplantate gedeckt wird; bei der **sellaren** T. wird der Boden der Sella turcica von der Nase (Keilbeinhöhle) bzw. von der Augenhöhle (Siebbein) aus eröffnet. **Ind.:** als Zugang bei intrakraniellen Eingriffen od. als sog. Entlastungstrepanation bei Hirndrucksteigerung*; **2.** (odontol.) Eröffnung des Cavum dentis bei purulenter Pulpitis od. zur Wurzelbehandlung; **3.** (ophth.) s. Elliot-Trepanation.

Trepo|nema (gr. τρέπειν drehen; νῆμα Garn, Faden) **n:** Gattung gramnegativer, peritrich begeißelter, spiralförmiger, anaerober (mikroaerophiler) Stäbchenbakterien der Fam. Spirochaetaceae* (vgl. Bakterienklassifikation); **Verbreitung:** Oral-, Intestinal- u. Genitaltrakt von Mensch u. Tier; 13 Species; med. wichtig: Treponema pallidum mit den Subspecies T. pallidum pallidum (Err. der Syphilis) u. T. pallidum pertenue (Err. der Frambösie*), Treponema carateum (Err. der Pinta*), sowie Treponema vincentii (gemeinsam mit Species der Gattung Fusobacterium* Err. der Plaut*-Vincent-Angina); **Übertra-**

gung: direkter Kontakt von Mensch zu Mensch.

Trepo|nema carateum (↑; ↑) n: syn. Treponema pinta; Err. der heute seltenen tropischen Treponematose Pinta*; ist von Treponema pallidum morphol. u. serol. nicht zu unterscheiden. **T. forans** (↑; ↑) n: historische Bez. f. die sog. Reiter*-Spirochäte. **T. macro|dentium** (↑; ↑) n: morphol. Treponema pallidum ähnliche, jedoch apathogene, bisher unklassifizierte Spirochäte der Mundhöhle.

Trepo|nema pallidum (↑; ↑) n: historisch syn. Spirochaeta pallida, sog. Syphilisspirochäte, in

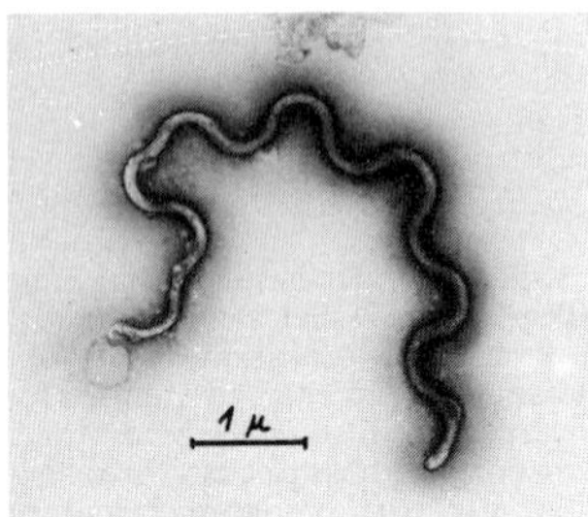

Treponema pallidum: elektronenmikroskopische Aufnahme [267]

der neuen Nomenklatur als T. p. subspec. pallidum (vgl. Treponema pertenue) klassifiziert; **Morphol.:** 6-24 regelmäßige steile Windungen (wie Zähne einer Säge), typ. rotierende Bewegungen um die Längsachse; **Nachw.:** im Reizserum* (Primärstadium der Erkrankung) durch mikroskop. Dunkelfelduntersuchung*; serol. Nachweis: s. Syphilis; **Epidemiol.:** Infektionsquelle ist der Mensch, Übertragung ganz überwiegend durch Geschlechtsverkehr, sehr selten über Gegenstände.

Trepo|nema per|tenue (↑; ↑) n: syn. Treponema pallidum subspec. pertenue; Err. der Frambösie*; morphol. u. serol. Abgrenzung geg. Treponema pallidum subspec. pallidum nicht möglich.

Trepo|nematosen, tropische (↑; ↑; -osis*) f pl: (engl.) tropical treponematoses; in feuchtwarmen Regionen häufige, nicht venerische Treponematosen: Frambösie*, Pinta*, endemische Syphilis*; alle Treponematosen sprechen gut auf Penizillin-Behandlung an; serol. sind sie nicht voneinander zu unterscheiden.

Tre|tinoin (INN) n: Vitamin-A(A_1)-säure, all-trans-3,7-Dimethyl-9-(2,6,6-trimethyl-1-cyclohexenyl)-2,4,6,8-nonatetraen-säure (IUPAC); Retinoid (s. Retinoide); Verw.: Keratolytikum (Aknemittel).

Tret|versuch: s. Unterberger-Tretversuch.

Trevor-Syn|drom (David T., zeitgen. Orthop., London) n: s. Dysplasia epiphysealis hemimelica.

TRH: Abk. f. (engl.) **t**hyreotropine **r**eleasing **h**ormone; im Hypothalamus gebildetes Tripeptid; stimuliert die Freisetzung von TSH* u. möglicherweise auch Prolaktin* aus dem Hypophysenvorderlappen. Vgl. Releasing-Hormone.

TRH-Test m: (radioimmun.) Bestimmung der TSH-Konzentration im Blut vor (TSH* basal zw. 0,3-3,5 mU/l) u. 30 Min. nach intravenöser Applikation von 200 µg TRH*, selten auch nach oraler (40 mg) od. nasaler (2 mg) TRH-Gabe; **Auswertung:** normal (TRH-Test positiv): Anstieg der TSH-Konzentration um mind. 2,5 mU/l auf maximal 25 mU/l; pathol. (TRH-Test negativ): TSH-Anstieg <2,5 mU/l, bei supprimierter Hypophyse i. R. einer klin. manifesten od. latenten Hyperthyreose* od. bei Hypophysenvorderlappen*-Insuffizienz. Bei Hypothyreose* ist das basale TSH bereits erhöht (>6 mU/l), u. die TRH-Antwort erfolgt überschießend (>25 mU/l). Vgl. Schilddrüsendiagnostik.

Tri: Abk. f. **Tri**chloräthylen*.

Tri-: Wortteil mit der Bedeutung drei; von gr. τρεῖς, τρία.

Triage (frz. Auslese) m: Zuordnung zu Gruppen, Auswahl; i. e. S. Einteilen von Verletzten (unter Kriegs- u. a. Katastrophenbedingungen, d. h. bei nicht hinreichend gewährleisteter med. Versorgung) nach zunehmender Verletzungsschwere mit dem Ziel, verfügbare Behandlungskapazität v. a. denjenigen Pat. zukommen zu lassen, deren Überlebenschancen durch die Behandlung am wahrscheinlichsten verbessert werden.

Tri|am|cinolon (INN) n: 9-Fluor-11β-16α,17,21-tetrahydroxy-1,4-pregnadien-3,20-dion (IUPAC); halogeniertes Glukokortikoid.

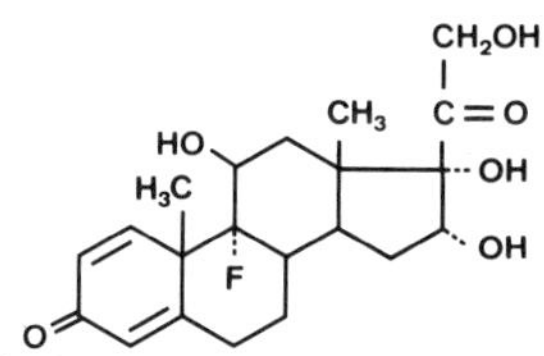

Triamcinolon

Tri|am|cinolon|hex|acetonid (INN) n: syn. Triamcinolon-21-(3,3 dimethylbutyrat); s. Triamcinolon.

Tri|amteren (INN) n: 2,4,7-Triamino-6-phenyl-pyrazino[2,3-d]pyrimidin (IUPAC); mildes Diuretikum, hemmt im Bereich des distalen Tubulus die Resorption von Natrium bei gleichzeitiger mäßiger Kaliumretention (kaliumsparendes Diuretikum); **Verw.:** in Komb. mit Saluretika (zur Vermeidung einer Hypokaliämie); vgl. Diuretika; **NW:** bei Niereninsuffizienz Gefahr der Hyperkaliämie.

Tri|angulum (lat.) n: Dreieck, Trigonum.

Trias (gr. τρίας Dreizahl, dreifache Erscheinung) f: drei Symptome, die e. Krankheit bzw. ein Syndrom kennzeichnen; z. B. Merseburger* Trias.

Tria|toma megista (Tri-*; -tom*) f: frühere Bez. f. Panstrongylus* megistus; vgl. Wanzen.

Triatominae (↑; ↑) f pl: Unterfamilie der Raubwanzen (Reduviidae) mit den Species Triatoma, Panstrongylus u. Rhodnius; vgl. Wanzen.

Tri|azolam (INN) n: 8-Chlor-6-(2-chlorphenyl)-1-methyl-4H-1,2,4-triazolo[4,3a][1,4]-benzodiazepin (IUPAC); Benzodiazepinderivat mit kurzer Halbwertzeit; **Verw.:** Hypnotikum; **NW:** u. U. Gedächtnisstörungen, Verhaltensauffälligkeiten; vgl. Benzodiazepinderivate.

Tri|basilar|syn|ostose (Tri-*; Bas-*; Syn-*; Ost-*; -osis*) f: (engl.) tribasilar synostosis; vorzeitige Verschmelzung der drei Schädelbasisknochen mit Verkürzung der Basis; führt zu mangelhafter Gehirnentwicklung; vgl. Stenozephalie.

Tri|benosid (INN) n: Ethyl-3,5,6-tri-O-benzyl-D-glucofuranosid (IUPAC); Verw.: Venenmittel.

Tribo|lumineszenz (Lumen*) f: s. Lumineszenz.

Tribus (lat. Bezirk) m: (engl.) tribe; i. w. S. Untergruppe (Taxon*) zw. taxonomischen Rängen, meist Unterfamilie, also zw. Familie u. Gattung stehend; i. e. S. auch Bez. f. Varietät (Varietas*).

Tri|carbon|säuren: (engl.) tricarboxylic acids; Carbonsäuren*, die drei Carboxylgruppen besitzen; z. B. Akonitsäure*, Zitronensäure*.

tri|ceps (lat.): dreiköpfig, z. B. Muskeln.

Tri|ceps-surae-Re|flex (↑; Sura*; Reflekt-*) m: s. Reflexe (Tab.).

TRIC-Erreger: (engl.) TRIC agents; Erreger der (engl.) **tr**achoma **i**nclusion **c**onjunctivitis; s. Trachom.

Trich-: auch Tricho-, -thrix; Wortteil mit der Bedeutung Haar; von gr. θρίξ, θριχός.

Trichiasis (↑; -iasis*) f: Einwärtskehrung der Wimpern u. Reiben auf d. Cornea; meist durch Entropium* od. bei Distichiasis*.

Trichi|lemmal|zyste (↑; λέμμα Schale, Rinde; Kyst-*) f: vom infraseboglandulären Anteil des Haarfollikels ausgehende Zyste, fast ausschließlich an der behaarten Kopfhaut; histol. Aufbau der Zystenwand entspr. der äußeren Haarwurzelscheide ohne Stratum granulosum; der Zysteninhalt besteht aus Keratinmassen. **Ther.:** Exzision. Vgl. Epidermalzyste.

Trichinella spiralis (Dim. ↑) f: Trichine; parasitärer Fadenwurm (Nematodes*); ♂ 1,5 mm, ♀ 4 mm lang, ⌀ 0,04-0,06 mm; **Entw.** über Wirts- u. Organwechsel; adulte **Darmtrichine** (Inkubationsstadium) im Dünndarm v. Mensch u. Tier (Haus-, Wildschwein, Dachs, Fuchs, Ratte, Maus, Hund, Katze, Bär, Nerz); begattete ♀ bohren sich ab 7. Tag p. i. in d. Darmwand u. gebären 1000-2000 Jungtrichinen (Larven); letztere durchbohren als Wandertrichine ab 9. Tag d. Darmwand u. gelangen mit d. Lymphstrom über d. Ductus thoracicus ins Blut, von hier über Herz u. Lungenkreislauf in d. Körperkreislauf; befallen bes. die quergestreifte Muskulatur (Ausnahme Herzmuskel) u. rollen sich unter Längenzunahme u. bindegewebiger Einkapselung (Gewebereaktion des Körpers) zu **Muskeltrichinen** zusammen (0,25 mm × 0,4 mm, s. Abb.). Verkalkung der Muskeltrichinen ab 6. Mon., Dauer 1-2 Jahre (Ruhestadium; Lebensdauer der verkalkten Trichinen 10-30 Jahre); **Vork.:** bei Carnivoren kosmopolit.; Befall des Menschen führt zur **Trichinose***; in der Bundesrepublik Deutschland jetzt selten wegen obligator. Trichinenschau; **Nachw.: 1.** Trichinen: mikroskop. in **a)** Blut (ab 9. bis ca. 28. Krankheitstag); **b)** exzidierten Muskelstückchen (M. pectoralis in d. vorderen Axillarlinie, M. biceps, frühestens ab 10. Krankheitstag); **c)** entspr. von Tieren bei d. Fleischbeschau (Quetschpräparat, Trichinoskop); **d)** durch Tierversuch; **2.** Antikörper (Nachw. ab 3. Krankheitswoche mögl.): **a)** Patientenserum: KBR, Präzipitation, IFT, Latextest; **b)** Intrakutantest (90% der Fälle im Lauf der 2. Krankheitswoche positiv).

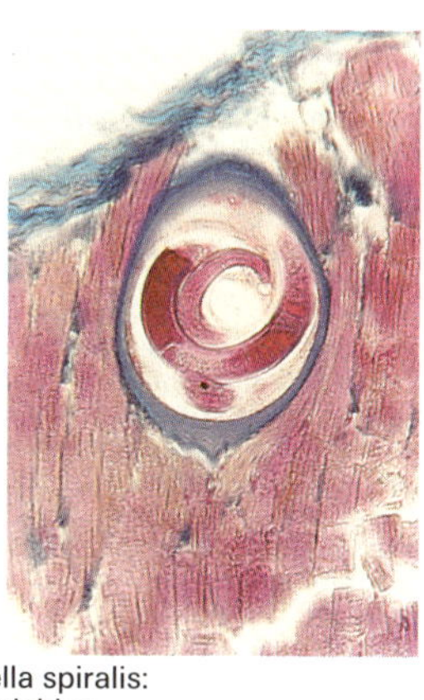

Trichinella spiralis:
Muskeltrichine [194]

Trichinose (↑; -osis*) f: (engl.) trichinosis; syn. Trichinellose, Trichinelliasis; Trichinenbefall, Wurmerkrankung des Menschen; **Err.:** zu den Nematodes* zählende Trichinella* spiralis, die (als Larven oral aufgenommen) sich in der Dünndarmschleimhaut zu Adultwürmern entwickeln u. deren Larven in die Muskelgewebe wandern (s. Abb.); Infektion durch Verzehr von nicht ausreichend erhitztem, Larven enthaltendem (Schweine-)Fleisch; **Inkubationszeit** (ggf. mit gastrointestinalen Symptomen): 5-10 Tage (evtl. bis 46 Tage); **Klin.:** allergische Sympt. zum Krankheitsbeginn (die ggf. zu schweren Verläufen mit Herz-Kreislauf- u. Nebenniereninsuffizienz führen können), gefolgt von Lid- u. Gesichtsödem, später auch Hand-u. Fußrückenödem, hohem Fieber, extremer Eosinophilie, Muskelverhärtung, -schmerzen, -schwellungen; hohe Letalität bei Befall der Interkostal- u. Zwerchfellmuskulatur, Myokarditis; **Diagn.:** Anamnese, Muskelbiopsie, serol. Nachweis (IFT, ELISA); **Ther.:** in den ersten Tagen nach Inf. schwächt das Anthelminthikum Tiabendazol den weiteren Verlauf ab; Mebendazol eliminiert Trichinella spiralis auch in späteren Stadien. **Proph.:** Kochen bzw. Durchbraten des Fleisches, Fleischbeschau.

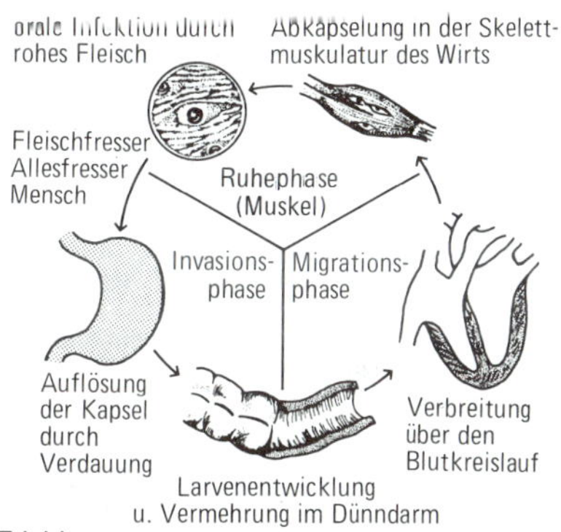

Trichinose:
Entwicklungskreislauf der Trichinen [481]

Tri|chlor|äthylen n: (engl.) trichloroethylene; auch Trilen, Abk. Tri; Äthylentrichlorid ($Cl_2C{=}CHCl$), nicht brennbare Flüssigkeit mit chloroformähnl. Geruch; durch Hitze u. Ultraviolettstrahlung Phosgen-Bildung; **Verw.:** als Lösungsmittel in der Industrie; früher auch als Inhalationsanästhetikum; **Nachw.:** im Harn Fujiwara*-Reaktion, in d. Luft durch Prüfröhrchen; MAK-

T

Wert 50 ppm = 260 mg/m³. Vgl. Halogenkohlenwasserstoffe.

Tri|chlor|äthylen|vergiftung: (engl.) trichloroethylene poisoning; Vergiftung durch Einatmung von Trichloräthylen; **Sympt.:** bei akuter T. Rausch, Narkose, Tod durch Atemlähmung; bei chron. T. Kopfschmerz, Benommenheit, Alkoholintoleranz, tox. Enzephalose, Leberzellschaden; Suchtgefahr (BK nach Nr. 1302 der BeKV).

Tri|chlor|essig|säure: (engl.) trichloro-acetic acid; Acidum trichloraceticum (CCl_3COOH); Ätzmittel, Eiweißfällungsmittel.

Tri|chlor|methan n: s. Chloroform.

Tri|chlor|methiazid (INN) n: (RS)-6-Chlor-3-dichlormethyl-3,4-dihydro-2H-1,2,4-benzothiadiazin-7-sulfonamid-1,1-dioxid (IUPAC); Verw.: Thiaziddiuretikum; vgl. Thiazide.

Tri|chlor|phen|oxi|essig|säure: s. 2,4,5-T.

Tricho|adenom (Trich-*; Aden-*; -om*) n: (engl.) trichoadenoma; syn. Trichom; seltener solitärer, rot-gelblicher, benigner Tumor (⌀ 3-15 mm), der sich aus den infundibulären Epithelzellen des Haarfollikels entwickelt.

Tricho|bezoar (↑) m: s. Gastrolith.

Tricho|bilharzia (↑) f: Gattung v. a. Wasservögel befallender Trematodes* (Schistosomatidae), die u. U. Menschen infizieren können (Zwischenfehlwirt); vgl. Zerkariendermatitis.

Tricho|epi|theliom (↑, Epithel*; -om*) n: (engl.) trichoepithelioma; sog. Haarbalgfehlknötchen; hautfarbener, bis zu 5 mm großer, benigner Tumor der Haarwurzelscheide mit Hornzysten; solitäres od. multiples Auftreten bes. im Gesicht; s. Epithelioma adenoides cysticum Brooke.

Tricho|epi|thelioma papulosum multi|plex Jarisch (↑; ↑; ↑) n: syn. Epithelioma* adenoides cysticum Brooke.

Tricho|gramm (↑; -gramm*) n: s. Haarwurzelstatus.

Tricho|kinesis (↑; Kin-*) f: s. Haarveränderungen.

Tricho|klasie (↑; gr. κλάσις Zerbrechen, Bruch) f: s. Haarveränderungen.

Trichom (↑; -om*) n: syn. Trichoadenom*; auch Bez. f. den sog. Weichselzopf*.

Tricho|malazie (↑; -malazie*) f: s. Haarveränderungen.

Tricho|monas (↑; gr. μονάς einzeln) f: Gattung mehrgeißeliger birnenförmiger Flagellaten; versch. Arten, kommen in den Körperhöhlen des Menschen vor; vgl. Protozoen.

Tricho|monas hominis (↑; ↑) f: syn. Trichomonas intestinalis; 2-5 × 15 µm mit Achsenstab u. 3-5 freien Geißeln (s. Abb.); keine Zysten; apathogener Kommensale im Dickdarm v. Mensch u. Haustieren; gelegentl. stark vermehrt bei Diarrhoe bzw. Achlorhydrie im Magensaft (z. B. bei Magenkarzinom); **Nachw.:** mikroskop. im frischen Stuhl, im Hängenden* Tropfen od. Giemsa-Ausstrichpräparat.

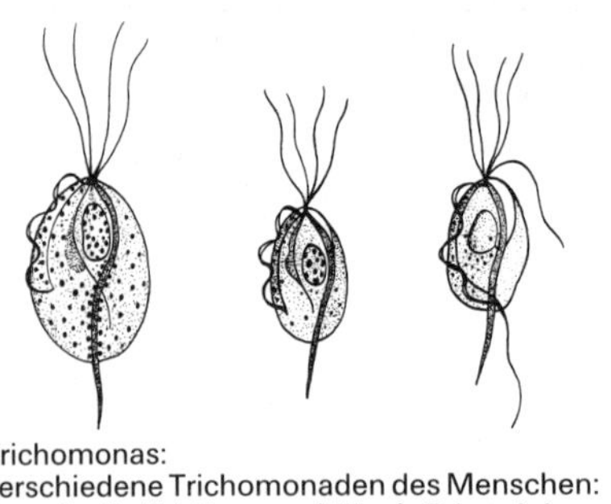

Trichomonas:
verschiedene Trichomonaden des Menschen: T. vaginalis (li.); T. tenax (Mitte); T. hominis (re.) [255]

Tricho|monas tenax (↑; ↑) f: syn. Trichomonas buccalis, Trichomonas elongata; vermutl. apathogener Parasit ähnl. Trichomonas hominis; Kommensale der Mundhöhle; vermehrt in kariösen Zähnen, bei Stomatitis ulcerosa u. a.

Tricho|monas uro|genitalis (↑; ↑) f: syn. Trichomonas vaginalis; 8-12 × 15-30 µm großer, fakultativ pathogener Kommensale der weibl. u. männl. Genitalorgane; Err. der Trichomoniasis*; Übertragung v. a. beim Geschlechtsverkehr; **Nachw.: 1.** mikroskop. Untersuchung von Vaginal- u. Urethralabstrichen (nativ od. nach Giemsa-Färbung); **2.** serologisch: KBR, IFT; **3.** Kultur.

Tricho|moniasis (↑; ↑; -iasis*) f: urogenitale Erkr. durch Infektion v. a. von Harnblase u. Vagina mit Trichomonas* urogenitalis; **Sympt.:** beim Mann Zystitis, Urethritis, Prostatitis (häufig blander Verlauf), bei der Frau v. a. Kolpitis* mit eitrigem, schaumigem, übelriechendem Fluor* genitalis und quälendem Juckreiz; **Ther.:** Trichomonazida (v. a. Metronidazol); Partnerbehandlung. Vgl. STD.

Tricho|mycosis nodosa (↑; Myk-*; -osis*) f: syn. Piedra*.

Tricho|mycosis palmellina (↑; ↑; ↑) f: auch Trichomycosis palmellina flava; knotige gelbe, rote od. schwarze, aus Nocardia tenuis u. pigmentbildenden Mikrokokken bestehende, die Haare umscheidende Auflagerungen bes. bei Blonden u. Rotblonden mit Hyperhidrosis; **Lok.:** Axillen, selten Schamgegend; **DD:** Chromhidrose, Nissen, Trichorrhexis nodosa.

Tricho|nodosis (↑; Nodus*; ↑) f: s. Haarveränderungen.

Tricho|phytid (↑; Phyt-*; -id*) n: allergische Hautreaktion durch Resorption v. Pilzantigenen bei Trichophytie; s. Mykid.

Tricho|phytie (↑; ↑) f: (engl.) trichophytosis; Infektionskrankheiten der Haut durch Pilze der Gattung Trichophyton*; klin. werden eine oberflächl. u. eine tiefe Form unterschieden. Die oberflächl. Form kann überall am Körper, insbes. auf der vellusbehaarten Haut auftreten. Es bilden sich ringförmige entzündl. Herde (engl. ringworm lesions; s. Abb.). Das Haar wird ektoendotrich befallen (Lanugo-, Bart- u. Kopfhaar). Die tiefe T. kommt vorwiegend auf dem behaarten Kopf u. im Bartbereich (Tinea barbae) vor u. führt zu Knoten u. Abszessen. Nachweis: kulturell nur in Hautschuppen von den Rändern der Herde u. in Haarstümpfen. Vgl. Tinea, Mykosen, Onychomykose.

Tricho|phyton (↑; ↑) n: Gattung von Fungi imperfecti, die mit Askomyzeten verwandt sind; häufigste Err. der Dermatophytose* (s. Abb.); bildet in der parasitären Phase nur Hyphen* u. Arthrosporen*, in der saprophytären auch Luftmyzel, Mikro- u. Makrokonidien sowie Pigmente. Wichtigstes morphol. Merkmal der Gattung T. sind mehrkammerige, meist spindelförmige, glattwandige Makrokonidien u. rundliche od. birnenförmige Mikrokonidien. Vgl. Dermatophyten.

Tricho|ptilosis (↑; gr. πτίλωσις eine Erkrankung der Augenlider) f: syn. Trichoschisis; s. Haarveränderungen.

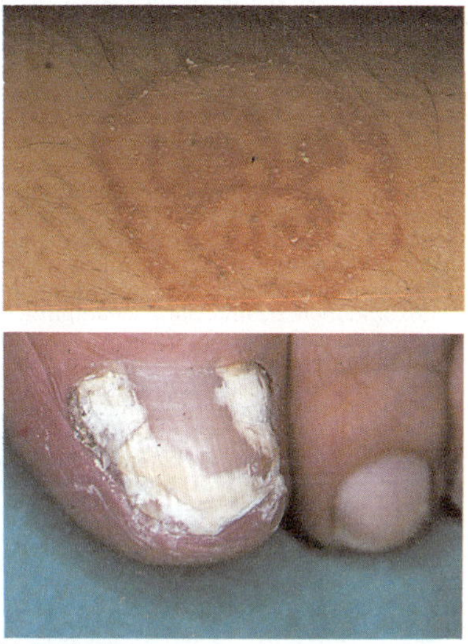

Trichophytie:
Tinea mit typischer sog. Ringworm-Struktur (oben) und Onychomykose durch Trichophyton rubrum (unten) [12]

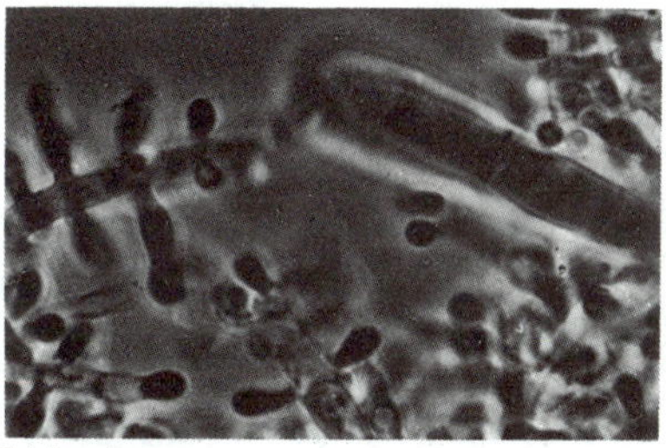

Trichophyton:
Mikrokonidien und eine Makrokonidie von T. tonsurans; phasenkontrastmikroskopische Aufnahme eines Kulturpräparats [285]

Trichor|rhexis in|vaginata (↑; gr. ῥῆξις Brechen, Platzen) **f:** s. Haarveränderungen.

Trichor|rhexis nodosa (↑; ↑) **f:** s. Haarveränderungen.

Tricho|schisis (↑; gr. σχίσις Spaltung, Trennung) **f:** syn. Trichoptilosis; s. Haarveränderungen.

Trichosis (↑; -osis*) **f: 1.** (ophth.) Trichiasis*; **2.** (dermat.) Bez. f. Veränderung der Haardichte (Hyper-, Hypotrichose, Atrichie); vgl. Haarveränderungen.

Tricho|sporon (↑; Spora*) **n:** Gattung ubiquitärer Sproßpilze aus der Gruppe der Fungi imperfecti, verwandt mit den Basidiomycota (vgl. Fungi); bildet Pseudomyzel u. Myzel, das leicht in Arthrosporen zerfällt. **T. cutaneum:** Err. der weißen Piedra am Barthaar; vgl. Mykosen (Tab.).

Tricho|stasis spinulosa (↑; -stase*) **f:** s. Haarveränderungen.

Tricho|strongyliasis (↑; gr. στρογγύλος rund; -iasis*) **f:** durch Nematodes* der Gattung Trichostrongylus* (T. orientalis, T. colubriformis) verursachte Darminfektion; meist milder Verlauf mit Anämie, Abmagerung; **Ther.:** Tiabendazol.

Tricho|strongylus (↑; ↑) **m:** Gattung der Nematodes*; 5-10 mm lange Parasiten in Duodenum u. Jejunum v. Wiederkäuern; mehrere Arten auch b. Menschen (bes. T. orientalis in Asien); Err. der Trichostrongyliasis.

Tricho|tillo|manie (↑; gr. τίλλειν Haare zupfen, ausreißen; -manie*) **f:** syn. Haarausreißen*.

Tri|chromasie (Tri-*; Chrom-*) **f:** s. Farbensehen.

Trichter: (anat.) Infundibulum. **T.becken:** (engl.) funnel pelvis; hohes Becken, querer Durchmesser des Beckenausgangs stark verkürzt (ähnlich dem männl. Becken); vgl. Beckenformen. **T.brust:** s. Pectus excavatum.

Trich|uriasis (Trich-*; gr. οὐρά Schwanz; -iasis*) **f:** syn. Peitschenwurminfektion; Inf. des Darms mit Trichuris* trichiura; Kinder erkranken häufiger als Erwachsene; **Sympt.:** häufig symptomlos, bei starkem Befall Diarrhoe, Tenesmen, Rektokolitis, Analprolaps; **Ther.:** unbefriedigend, Tiabendazol, Mebendazol, Einläufe mit Piperazin od. Hexylresorcin. Vgl. Nematodeninfektion.

Trich|uris trichi|ura (↑; ↑) **f:** syn. Trichocephalus dispar, Peitschenwurm; Parasit (Nematodes*) im Blinddarm u. Wurmfortsatz, Dickdarm, sehr selten Dünndarm des Menschen; ♂ 35-45 mm lang, Hinterende eingerollt, ♀ 40-50 mm lang, ⌀ 1 mm; Körper im hinteren Drittel verdickt, vordere zwei Drittel dünn u. fadenförmig (Abb.); **Entw.** ähnlich Ascaris, jedoch ohne Or-

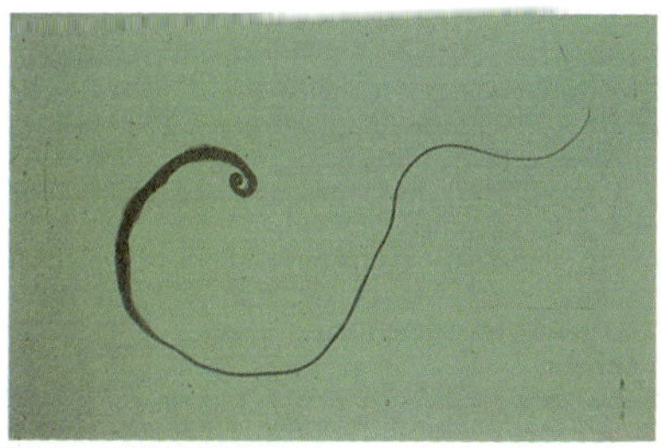

Trichuris trichiura:
männlicher Peitschenwurm [442]

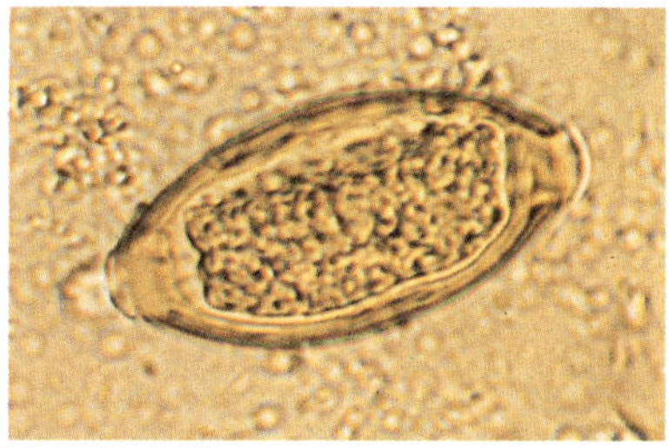

Trichuris trichiura:
Ei [547]

ganwechsel (Larvenwanderung): **Eier** gelangen mit d. Kot ins Freie, Entw. zu infektionsfähigen **Larven** bei Luftzutritt u. ausreichender Feuchtigkeit (bei 26°C ca. 3-4 Wo.); **Inf.** des Menschen peroral durch larvenhaltige Eier; innerhalb 1-3 Mon. Heranwachsen zu Adultwürmern; Massenbefall des Menschen führt zur Trichuriasis*. **Nachw.:** Wurmeiernachweis*.

Tri|clo|carban (INN) n: 1-(4-Chlorphenyl)-3-(3,4-dichlorphenyl)-urea (IUPAC); Verw.: Desinfiziens.

Tri|closan (INN) n: 5-Chlor-2-(2,4-dichlorphenoxy)-phenol (IUPAC); Verw.: Desinfiziens.

Tricula f: Wasserschneckenart, gehört zur Unterfamilie Triculinae der Hydrobiidae. T. aperta (2-4 mm) ist Zwischenwirt f. Schistostoma* mekongi.

tri|cuspidalis (lat. tricuspis drei Spitzen habend, dreizackig): dreizipflig; z. B. Valvula tricuspidalis (jetzt: Valva atrioventricularis dextra): Segelklappe zw. der re. Herzkammer u. dem re. Vorhof.

Trieb: (engl.) drive; **1.** (psychol.) syn. primäres Motiv; Bez. f. körperlich fundierte Strebung, die der Befriedigung vitaler Bedürfnisse, der Erhaltung u. dem Schutz des Individuums dient; z. B. Hunger, Durst, Brutpflege; z. T. auch Sexualität u. Bedürfnis nach Schlaf; **2.** (psychoanalyt.) Reiz, der seinen Ursprung in einer körperlichen Erregung hat; (dualistische) Einteilung in Lebenstrieb (sog. Eros) mit Tendenz zur Selbsterhaltung u. Todestrieb (sog. Thanatos) mit Selbstzerstörungstendenz. S. a. Libido, Autoaggression.

Trieb|entwicklung: s. Entwicklungsphasen.

Trief|auge: syn. Lippitudo*.

Triele (Tri-*) n pl: Gruppenbez. f. die Elemente Bor, Aluminium, Gallium, Indium u. Thallium (Borgruppe, III. Hauptgruppe des Periodensystems* der Elemente).

Tri|fluo|perazin (INN) n: 10-[3-(4-Methyl-1-piperazinyl)-propyl]-2-trifluormethylphenothiazin (IUPAC); Phenothiazinderivat; Verw.: s. Neuroleptika.

Tri|flu|peridol (INN) n: 4′-Fluor-4-[4-hydroxy-4-(3-trifluormethylphenyl)piperidino]butyrophenon (IUPAC); Verw.: Neuroleptikum (Butyrophenon).

Tri|flu|promazin (INN) n: 10-(3-Dimethylaminopropyl)-2-trifluormethylphenothiazin (IUPAC); syn. Phenothiazine; Phenothiazinderivat; Verw.: als Antiemetikum u. Neuroleptikum; s. Neuroleptika.

Tri|fluridin (INN) n: 2′-Desoxy-5-trifluormethyluridin (IUPAC); Verw.: Virostatikum (Nukleosidanalogon) zur top. Anw. bei Infektionen mit Herpes-Viren.

Tri|geminie (lat. trigeminus dreifach) f: (engl.) trigeminy; Herzrhythmusstörung, bei der auf einen Normalschlag zwei Extrasystolen folgen. Vgl. Bigeminie.

Tri|geminus (↑) m: (engl.) trigeminal nerve; Kurzbez. f. Nervus trigeminus (V. Hirnnerv).

Tri|geminus|neur|algie (↑; Neur-*; -algie*) f: (engl.) trigeminal neuralgia; anfallartig, meist einseitig auftretende Schmerzen im Versorgungsgebiet des N. trigeminus (V. Hirnnerv), evtl. mit Kontraktion der mimischen Gesichtsmuskulatur (Tic douloureux), Rötung des Gesichts, Tränen- und Schweißsekretion; **Formen:** **1.** idiopath. od. essentielle T.: Auftreten meist nach dem 50. Lj., bes. bei Frauen; betroffen sind v. a. der N. maxillaris u. N. mandibularis (2. u. 3. Ast des N. trigeminus); Sympt.: spontan auftretende sekundenlange Schmerzattacken; Auslösung durch versch. Reize (Kälte, Sprechen, Niesen, Berührung best. Hautareale, sog. Trigger-Zonen); schmerzfreie Intervalle zw. den Anfällen; Hyperpathie u. evtl. Hyperästhesie, Druckschmerzhaftigkeit der Nervenaustrittspunkte; Ther.: medikamentös, v. a. mit Carbamazepin*, evtl. Analgetika od. Psychopharmaka; bei Versagen der konservativen Ther. evtl. Thermokoagulation des Ganglion Gasseri od. op. Dekompression in der hinteren Schädelgrube (nach Jannetta); **2.** symptomat. T.: Auftreten meist vor dem 40. Lj. bei Erkr. der Augen (z. B. Glaukom) od. Zähne, Sinusitis, Kollagenosen, Stoffwechselkrankheiten, Intoxikationen, bei mechan. Schädigung des Nerven durch Fraktur, Kompression, Hirntumoren, i. R. von Infektionen (z. B. Gradenigo*-Syndrom); möglicherweise in Zus. mit vaskulären Erkr. u. Multipler Sklerose; Sympt.: Schmerzanfälle u. U. doppelseitig u. v. a. auch im Bereich des N. ophthalmicus; meist Dauerschmerz nach deren Abklingen; evtl. Sensibilitätsstörungen u. neurol. Ausfälle; **DD:** s. Gesichtsneuralgie.

Trigger (engl.) n: Auslöser.

Trigger-Faktoren (↑) m pl: (engl.) trigger factors; Faktoren, die eine Reaktion od. einen Anfall (z. B. Trigeminusneuralgie) auslösen.

Trigger-Finger (↑): s. Finger, schnellender.

Trigger points (↑; engl. Punkte) n pl: Reizpunkte, deren Berührung Schmerzen auslösen; z. B. bei Gesichtsneuralgien.

Trigger-Zone (↑): s. Trigeminusneuralgie.

Tri|glyzeride n pl: (engl.) triglycerides; syn. Triacylglyzerine, Glyzerinester, Neutralfette; Glyzeride*, die aus drei an Glyzerin gebundenen Fettsäuren* bestehen; exogene T. werden mit der Nahrung aufgenommen; endogene T. werden v. a. in Leber, Niere u. Herzmuskel aus L-Glyzerin-3-Phosphat über Phosphatidsäure* u. Diglyzerid* synthetisiert. Der Transport im Blut erfolgt in Lipoproteinen*, v. a. Chylomikronen* u. VLDL*. Durch Hydrolyse können freie Fettsäuren entstehen, durch Abbau (pankreatische Triglyzeridlipase) entstehen Monoglyzeride. Physiol. Bedeutung v. a. als Energielieferant; pathol. Erhöhung der T.: s. Hypertriglyzeridämie, Hyperlipoproteinämien (Typ IV); Erniedrigung: s. Hypotriglyzeridämie. Vgl. Fettstoffwechsel, Lipolyse, Referenzbereiche.

Tri|glyzerid|lipasen f pl: (engl.) triglyceride lipases; Enzyme (Esterasen*), die Triglyzeride* in Glyzerin u. freie Fettsäuren spalten; **1. Verdauungsenzyme:** Magenlipase hydrolysiert v. a. Triglyzeride aus kurzkettigen Fettsäuren (Butterfette), ist deshalb bes. von Bedeutung für die Verdauung der Fette beim Säugling. Pankreaslipase hydrolysiert nur durch Gallensäuren* emulgierte Triglyzeride, spaltet bevorzugt die endständigen Fettsäuren (α- u. α′-ständig) ab. Durch eine dritte Lipase, die von den Dünndarmmukosazellen sezerniert wird, werden die mittl. (β-ständigen) Fettsäuren abgespalten. Reich an T. sind gewisse Pflanzensamen, z. B. Ricinus. **2. Stoffwechsel des Fettgewebes:** hydrolyt. Spaltung von Triglyzeriden durch spezif. hormonsensitive Tri-, Di- u. Monoglyzeridlipasen; s. a. Lipolyse.

Tri|gono|zephalie (gr. τρίγωνος dreieckig; Keph-*) f: syn. Sphenozephalie*.

Tri|gonum caroticum (↑) n (pl Trigona): Karotisdreieck, begrenzt von Musculus sternocleidomastoideus, hinterem Bauch des M. digastricus u. oberem Bauch des M. omohyoideus. **T. colli**

laterale (↑) n: seitl. Halsdreieck. **T. deltoideopectorale** (↑) n: s. Mohrenheim-Grube. **T. femorale** (↑) n: auch T. f. scarpae; von M. sartorius, M. adductor longus u. Leistenband begrenzte Region am Oberschenkel; kranial die vom Leistenband, dem M. sartorius u. dem M. pectinus begrenzte Regio subinguinalis. **Tri|gona fibrosa** (↑) n pl: zwei bindegewebige Zwickel des Herzskeletts zw. den Faserringen der Aortenklappe u. den bd. Atrioventrikularklappen. **T. habenulae** (↑) n: dreieckiges Feld beidseits der Habenulae der Zirbeldrüse. **T. inguinale** (↑) n: zw. lateralem Rand des M. rectus abdominis, Leistenband u. Plica umbilicalis lateralis. **T. lumbale Petiti** (↑) n: Lendendreieck; begrenzt von d. Rändern des M. obliquus ext. abdominis u. des M. latissimus dorsi sowie dem Darmbeinkamm. **T. lumbo|costale** (↑) n: s. Bochdalek-Dreieck. **T. olfactorium** (↑) n: Verbreiterung am Ende des Tractus olfactorius. **T. omo|claviculare** (↑) n: vom unteren Bauch des M. omohyoideus, Clavicula u. M. sternocleidomastoideus begrenzte Region.

Tri|gonum vesicae Lieutaudi (↑; Joseph Lieutaud, Anat., Paris, Montpellier, 1703-1780) n: dreieckiges Feld am Blasengrund zw. den Einmündungen der Harnleiter u. dem Abgang der Harnröhre, in dem die Schleimhaut fest mit d. Muskulatur verbunden ist u. daher keine Falten aufweist.

Tri|hexy|phenidyl (INN) n: (RS)-1-Cyclohexyl-1-phenyl-3-piperidinopropanol (IUPAC); Verw.: Antiparkinsonmittel m. zentralen anticholinergen Eigenschaften (wirksam v. a. gegen Rigor).

Tri|hydroxy|propan n: syn. Glycerol*.

Tri|iod|thyronin n: (engl.) triiodothyronine; Abk. T_3; L-Triiodthyronin, in der Schilddrüse*, zu 80% aber extrathyreoidal durch Deiodierung von Thyroxin* gebildetes Hormon, wirkt schneller u. stärker als Thyroxin; wird an Thyreoglobulin gebunden im Kolloid der Schilddrüsenfollikel gespeichert, im Blut vorwiegend an Globulin gebunden; therap. Anw. bei Hypothyreose.

Tri|iod|thyronin|test m: (engl.) triiodothyronine test; syn. T_3-Test; radioimmun. Bestimmung v. Triiodthyronin* (T_3-RIA), auch frühere (irreführende) Bez. f. den T_3U*-Test. Vgl. Schilddrüsendiagnostik.

Tri|karbon|säuren: Tricarbonsäuren*.

Tri|kresyl|phosphat n: s. Phosphorsäureester.

Tri|kresyl|phosphat-Vergiftung: (engl.) tricresyl phosphate poisoning; häufig durch Verwendung von Trikresylphosphat als Speiseöl od. durch Gebrauch von Gegenständen (z. B. Schläuche) aus trikresylphosphathaltigem Kunststoff verursachte Intoxikation; **Sympt.:** anfangs gastrointestinale Störungen (Erbrechen, Durchfall), nach 3 bis 30 Tagen Polyneuritis mit vorwiegend motor. Ausfällen, im weiteren Verlauf Rückenmarksympt. (Spasmus, Babinski-Reflex usw.); tödl. Ausgang durch Bulbärparalyse mögl. Auch d. Apiolvergiftung u. d. sog. Ginger-Polyneuritis entstehen durch Verunreinigung mit Trikresylphosphat.

tri|krot (Tri-*; gr. κρότος Geräusch): dreischlägig.

Tri|kuspidal|a|tresie (lat. tricuspis drei Spitzen habend; Atresie*) f: (engl.) tricuspid valve atresia; Form der Angiokardiopathie (1-2% aller angeborenen Herzfehler*) mit Agenesie der Trikuspidalklappe u. persistierendem Foramen ovale, seltener echtem Vorhofseptumdefekt; **Klassifizierung** nach immer vorhandenen zusätzlichen Anomalien ohne od. mit Transposition* der großen Arterien (Abk. TGA), fast immer mit Ventrikelseptumdefekt (Abk. VSD); in der Hälfte der Fälle ist der VSD mit einer Pulmonalhypoplasie u. Infundibulumstenose kombiniert, in einem Drittel mit TGA; **Hämodynamik:** interatrialer Rechts-Links-Shunt, führt im li. Vorhof zu arteriovenösem Mischblut, das über den li. Ventrikel in Aorta u. Pulmonalarterie gelangt; meist deutlich reduzierte Lungendurchblutung; nur bei TGA ohne Pulmonalstenose verstärkte Lungendurchblutung; **Klin.:** Zyanose (i. d. R. sofort nach der Geburt auftretend), frühzeitig Entw. von Trommelschlegelfingern u. Uhrglasnägeln, verminderte Leistungsfähigkeit inf. Hypoxämie; **Diagn.:** häufig systolische Herzgeräusche*; im EKG typischerweise überdrehter Linkstyp mit Linksherzhypertrophie und P-dextrocardiale, im Rö.-Thorax u. U. eingezogene Herztaille u. verminderte Lungendurchblutung; Echokardiographie*, Herzkatheterisierung*, Angiokardiographie*; **Ther.:** bei verminderter Lungendurchblutung palliative Blalock*-Taussig-Operation od. Glenn*-Operation; op. Korrektur mittels kavopulmonaler Anastomosierung durch Einsatz eines klappentragenden Conduits (Op. nach Fontan) bei älteren Kindern. Vgl. Herzchirurgie.

Tri|kuspidal|in|suf|fizienz (↑; Insuffizienz*) f: (engl.) tricuspid valve insufficiency; mangelhafter Schluß der Valvula tricuspidalis; **Vork.:** sehr selten angeboren, häufiger erworben, meist in Komb. mit anderen Herzklappenfehlern* (vgl. Ebstein-Anomalie) auftretend; als relative T. bei Dekompensation des re. Ventrikels mit Dilatation des AV-Klappenrings inf. chron. Rechtsherzüberlastung (z. B. als Kompl. einer schweren Mitralstenose* mit konsekutiver pulmonaler Hypertonie); **Sympt.:** venöse Einflußstauung mit positivem Jugularvenenpuls u. Lebervenenpuls, Hepatomegalie; **Diagn.:** auskultator. systolisches Herzgeräusch über dem unteren Sternum; im EKG Zeichen einer rechtsseitigen Vorhofbelastung und Rechtsherzhypertrophie; Nachweis durch Echokardiographie* mit Doppler-Technik, evtl. Herzkatheterisierung u. Dextrokardiographie; **Ther.:** konservativ, evtl. klappenerhaltende op. Korrektur.

Tri|kuspidal|klappe (↑): (engl.) tricuspid valve; Valva atrioventricularis dextra; dreizipflige Segelklappe zwischen re. Vorhof u. re. Herzkammer; s. Herz.

Tri|kuspidal|öffnungs|ton (↑): (engl.) tricuspid opening snap; frühdiastol. Extraton bei Trikuspidalstenose*; nimmt inspiratorisch zu.

Tri|kuspidal|stenose (↑; Steno-*; -osis*) f: (engl.) tricuspid valve stenosis; Verengung der Valvula tricuspidalis; **Formen: 1.** angeborene T.: Vork. als isolierte T. extrem selten, meist in Komb. mit Pulmonalatresie u. Hypoplasie des re. Ventrikels o. a. angeborenen Herzfehlern*; bei offenem Foramen ovale u. U. dd Abgrenzung von der Trikuspidalatresie* schwierig; Klin.: häufig rasche Entw. einer Herzinsuffizienz mit venöser Stauung u. Zyanose; Diagn.: Herzkatheterisierung u. Angiokardiographie; Ther.: bei Neugeborenen Offenhalten des Ductus arteriosus durch Prostaglandininfusionen, palliativ Ballonatrioseptostomie*; bei assoziierten Herzfehlern u. U. frühzeitige Operation; **2.** erworbene T.: Vork. sehr selten isoliert nach abgelaufener rheumatischer od. bakterieller Endokarditis*; Klin.: venöse Einflußstauung mit peripherer Zyanose, Ödemen, Aszites u. Hepatomegalie; auskultator. proto-mesodiastolisches u. präsystolisches Crescendogeräusch (s. Herzgeräusche) am linken unteren Sternalrand (zunehmende Intensität bei tiefer Inspiration); Diagn.: im EKG P-dextrocardiale, im Rö.-Thorax Dilatation des rechten Vorhofs; Echokardiographie; **3.** relative T. durch Zunahme des Schlagvolumens bei Vorhofseptumdefekt* mit großem Links-Rechts-Shunt. Vgl. Herzklappenfehler.

Tri|menon (Tri-*; gr. μήν Monat) n**:** Zeitraum v. drei Monaten; vgl. Schwangerschaftsdauer.

Tri|methadion (INN) n**:** 3,5,5-Trimethyl-2,4-oxazolidindion (IUPAC); Verw.: Antiepileptikum.

Tri|metho|prim (INN) n**:** 5-(3,4,5-trimethoxybenzyl)-2,4-Diaminopyrimidin (IUPAC); bakteriostatisch wirkendes Chemotherapeutikum, das kompetitiv in den Bakterienstoffwechsel (Hemmung der bakt. Folsäuresynthese) eingreift; breites Wirkungsspektrum; **Verw.:** fast ausschließl. in Komb. mit einem Sulfonamid (meist Sulfamethoxazol*).

Tri|metozin (INN) n**:** 4-(3,4,5-Trimethoxybenzoyl)-morpholin (IUPAC); Verw.: Hypnotikum, Sedativum.

Tri|mipr|amin (INN) n**:** (RS)-5-(3-Dimethylamino-2-methyl-propyl)-10,11-dihydro-5H-dibenz[b,f]azepin (IUPAC); Verw.: Antidepressivum.

Trink|wasser: (engl.) potable water; soll folgenden Anforderungen genügen: **1.** nicht krankmachend (frei von anorg. u. org. Giften, Fäulnisstoffen u. a. sowie von krankheitserregenden Mikroorganismen u. Parasiten); **2.** appetitlich (klar, farblos, geruchlos, geschmacklos, erfrischend; Temp. 7-11°C, mäßige Härte); **3.** in ausreichender Menge (3-5 l pro Kopf u. Tag für Speisen u. Getränke, 100 l für Waschzwecke ohne Schwemmkanalisation, 200 l mit Schwemmkanalisation). Vgl. Chlorwasser.

Trink|wasser|fluoridierung: s. Kariesprophylaxe.

Trink|wasser|verordnung: vom 31.1.1975; legt u. a. Grenz- u. Richtwerte f. die zulässige Belastung des Trinkwassers* m. Schwermetallen u. a. gesundheitsschädlichen Stoffen fest; 1985 ergänzt durch Anpassung an Richtlinie der Europäischen Gemeinschaft.

Triosen f pl**:** (engl.) trioses; Zucker mit drei C-Atomen, z. B. D-Glyzerinaldehyd (Aldose) u. Dihydroxyaceton (Ketose), Dehydrierungsprodukte des Glyzerins; beide treten in phosphorylierter Form als Zwischenprodukte des Glukosestoffwechsels auf. Vgl. Monosaccharide.

Triose|phosphat|iso|merase f**:** (engl.) triosephosphate isomerase; Enzym der Glykolyse* u. Glukoneogenese*; katalysiert die reversible Isomerisierung von Glyzerinaldehydphosphat zu Dihydroxyacetonphosphat; Mangel: s. Erythrozytenenzymopathien.

Tripel|arthro|dese (lat. triplex dreifach; Arthr-*; gr. δεσις das Binden) f**:** op. Versteifung von unterem Sprunggelenk, Kalkaneokuboid- u. Talonavikulargelenk bei schmerzhaften arthrot. Veränderungen in diesem Bereich (z. B. bei angeb. Plattfuß im Erwachsenenalter od. posttraumat. nach Fersenbeinfraktur) u. bei schlaffen Lähmungen (z. B. nach Poliomyelitis).

Tri|pelenn|amin (INN) n**:** N-Benzyl-N-2-pyridyl-N′,N′-dimethyl-ethylendiamin (IUPAC); Histamin-H_1-Rezeptorenblocker; Verw.: Antihistaminikum.

Tripel|impfung (lat. triplex dreifach)**:** Dreifachimpfung; vgl. Schutzimpfung.

Tripel|phosphat n**:** (engl.) triple phosphate; NH_4MgPO_4; Magnesium-Ammoniumphosphat; im alkal. Harn in Form von sog. Sargdeckelkristallen ausfallend; vgl. Harnsediment.

Tripel|vakzine (lat. triplex dreifach; Vacci-*) n pl**:** Dreifachimpfstoff; z. B. DPT.

Tri|peptidase f**:** s. Aminopeptidasen.

Tri|phalangie (Tri-*; gr. φάλαγξ, φάλαγγος Reihe) f**:** (engl.) triphalangia; Dreigliedrigkeit eines normalerweise nur zweigliedrigen Fingers (Daumen) od. Zehs; seltene isolierte Fehlbildung mit autosomal-dominanter Vererbung; Vork. auch i. R. versch. genetischer Syndrome.

Tri|phospho|pyridin|nukleotid n**:** (engl.) triphosphopyridine nucleotide; Abk. TPN; Codehydrogenase II, Coenzym II, Codehydrase II; neue Bez.: Nicotinamiddinukleotidphosphat (NADP).

Triplett (frz.-lat. triplus dreifach) n**:** Code; s. Code, genetischer.

Tri|ploidie (Tri-*; -ploid*) f**:** (engl.) triploidy; Zustand von Zellen od. Individuen mit drei haploiden Chromosomensätzen; vgl. Polyploidie, Ploidiegrad.

Triplo-X-Syn|drom (↑; ↑) n**:** (engl.) triple-X syndrome; zu den Trisomiesyndromen* gehörende Genommutation m. dreifachem X-Chromosom inf. Non*-disjunction; **Sympt.:** Frauen mit weibl. Phänotyp (oft fertil, aber auch mit Hypogonadismus u. Hypogenitalismus) u. meist normaler bis grenzwertiger Intelligenz; oft Verhaltensstörung u. psychiatrische Erkr., z. B. Psychosen; u. U. epileptiforme Anfälle u. weitere Organfehlbildungen; männliche Nachkommen fertiler Pat. haben oft ein Klinefelter*-Syndrom.

Tripper (ndt. drippen tropfen)**:** umgangssprachliche Bez. f. Gonorrhoe*.

Tri|prolidin (INN) n**:** (E)-2-[3-(1-Pyrrolidinyl)-1-(p-tolyl)-propenyl]-pyridin (IUPAC); Verw.: Antihistaminikum.

Tripto|relin (INN) n**:** 5-Oxo-prolyl-histidyl-tryptophyl-seryl-tyrosyl-D-tryptophyl-leucyl-arginyl-prolyl-glycinamid (IUPAC); synthet. GnRH*; Verw.: bei hormonabhängigem Prostatakarzinom.

Tri|pus Halleri (Tri-*; gr. πούς Fuß) m**:** Aufteilungsstelle des Truncus coeliacus in seine drei Äste: A. gastrica sinistra, A. hepatica communis, A. splenica.

tri|quetrus (lat.)**:** dreieckig; z. B. Os triquetrum, das sog. Dreieckbein.

Trismus (gr. τρίζειν knirschen) m**:** sog. Kiefersperre; tonischer Krampf der Kaumuskeln; **Vork.:** z. B. bei Kälte, als Sympt. bei Allgemeinerkrankungen (z. B. Tetanus, Tetanie) od. selten reflektor., z. B. bei Entz. im Bereich des Kiefergelenks (Periostitis, Parotitis u. a.). Vgl. Krämpfe, Kieferklemme.

Tri|somie (Tri-*; Soma*) f**:** (engl.) trisomy; Genommutation, bei der neben dem normalen diploiden Chromosomensatz ein (**einfache** T.) od. mehrere (**doppelte** T. usw.) Chromosomen dreifach vorhanden sind; **Ätiol.:** durch fehlerhafte Reifungsteilung der Eizelle od. des Spermiums (Non*-disjunction) resultieren neben Gameten mit hypohaploider Chromosomenzahl (22) Tochterzellen mit hyperhaploider (24), bei deren Vereinigung mit einer normalen haploiden Gamete (23) des anderen Geschlechts das betroffene Chromosom dreifach vertreten ist. Vgl. Trisomiesyndrome.

Tri|somie 3q (↑; ↑) f**:** (engl.) trisomy 3q; Chromosomenaberration mit dreifachem Vorhandensein des distalen Abschnitts des langen Arms von

Chromosom 3; **Sympt.:** pränatale Dystrophie, Minderwuchs, geistige Retardierung, Trigonozephalie, Synophrys, mongoloider Lidachsenverlauf, Glaukom, Kolobom, Genitalanomalien, postaxiale Polydaktylie.

Tri|somie 9p (↑; ↑) **f:** (engl.) trisomy 9p; Chromosomenaberration mit dreifachem Vorhandensein des kurzen Arms von Chromosom 9; **Sympt.:** Wachstums- u. psychomotor. Retardierung (verzögerte Sprachentwicklung), faziale Dysmorphien, Brachydaktylie u. assoziierte Fehlbildungen.

Tri|somie 10p (↑; ↑) **f:** (engl.) trisomy 10p; numerische Chromosomenaberration mit dreifachem Vorhandensein des kurzen Arms von Chromosom 10; **Sympt.:** intrauterine Wachstumsverzögerung, Minderwuchs, Dolichozephalie, faziale Dysmorphien mit schmalem Gesicht u. hoher Stirn, verminderte Fingerbeweglichkeit, Hüftluxation, Klumpfüße, Lippenkiefergaumenspalte, angeb. Herzfehler.

Tri|somie 12p (↑; ↑) **f:** (engl.) trisomy 12p; numerische Chromosomenaberration mit dreifachem Vorhandensein des distalen Anteils vom kurzen Arm von Chromosom 12; **Sympt.:** Mittelgesichtshypoplasie, Brachydaktylie u. -tarsie, Linksherzhypoplasie-Syndrom, psychomotor. Retardierung.

Tri|somie 13 (↑; ↑) **f:** syn. Pätau-Syndrom; komplexes Fehlbildungssyndrom inf. einer numerischen Aberration des Chromosoms 13 durch Teilungsfehler in der Meiose (Häufigkeit ca. 1 : 10 000); **Sympt.:** multiple Hirnfehlbildungen, Gesichtsdysmorphien, Lippenkiefergaumenspalte, Mikrophtalmie, Iriskolobom, Ohrmuscheldeformitäten, postaxiale Hexadaktylie, Herzfehler, Zystenniere; **Progn.:** infaust, Lebensdauer meist nur wenige Monate.

Tri|somie 18 (↑; ↑) **f:** (engl.) trisomy 18; syn. Edwards-Syndrom; komplexes Fehlbildungssyndrom inf. einer autosomalen Trisomie der Chromosomengruppe F (Chromosom 18); **Häufigkeit:** ca. 1 : 5000 Lebendgeborene; **Sympt.:** Die Variabilität u. Komplexität der Anomalien ist außerordentl. groß, so daß konstante diagn. Kriterien nicht festzulegen sind; hervorzuheben sind primordialer Minderwuchs, typ. Gesichtsdysmorphien u. eine eigenartige Fingerhaltung m. Beugekontrakturen der Fingergelenke, wobei Daumen u. Kleinfinger d. anderen Finger überkreuzen; schwere psychomotor. Retardierung. **Progn.:** infaust; d. Letalität beträgt 90% im 1. Lebensjahr. Vgl. Trisomiesyndrome, Syndrom, oto-palato-digitales.

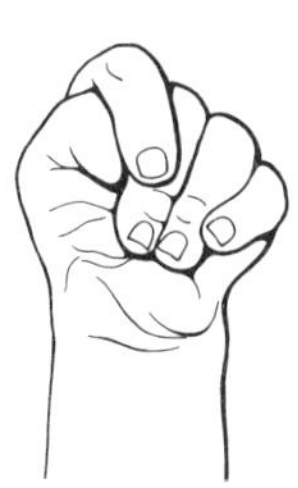

Trisomie 18:
charakteristische Handstellung in Flexionskontraktur

Tri|somie 21 (↑; ↑) **f:** s. Down-Syndrom.

Tri|somie|syn|drome (↑; ↑) **n pl:** Sammelbegriff f. Krankheitsbilder, denen eine chromosomale Trisomie* zugrundeliegt; eine autosomale Trisomie wirkt i. d. R. als Letalfaktor u. ist nur in Einzelfällen m. dem Leben vereinbar; zu den klin. wichtigsten **autosomalen** T. zählen das Pätau-Syndrom (Trisomie* 13), Edwards-Syndrom (Trisomie* 18) u. Down*-Syndrom (Trisomie 21). Klinisch wichtige **gonosomale** T. sind das Klinefelter*-Syndrom (Trisomie XXY), das Triplo*-X-Syndrom u. Trisomie XYY. **Sympt.:** Während das Down-Syndrom u. das Klinefelter-Syndrom durch eine rel. spezif. Symptomatik charakterisiert sind, weisen die anderen T. ein wenig charakterist., vielgestaltiges Bild auf u. gehen fakultativ m. sehr variablen Begleitanomalien einher. Die gemeinsame Grundsymptomatik der T. umfaßt - allerdings in variabler Ausprägung - Anomalien des Gehirns (geistige Behinderung, epilept. Anfälle u. Tonusstörungen der Muskulatur), des Herzens (mit od. ohne Zyanose), der Nieren, der Genitalorgane, der Augen, des Skeletts, der Hände u. Füße (insbes. Hexadaktylie); u. U. Vierfingerfurche, kraniofaziale Dysplasie u. Ohrmuscheldysplasie.

Tris-Puffer: (engl.) TRIS buffer; syn. Tris-(Hydroxymethyl-)Aminomethan (Abk. THAM), Trometamol (INN); bei Azidose* therap. verwendete Pufferlösung; meist gleichzeitige Zufuhr von Glukose, da T.-P. eine Hypoglykämie verursachen kann; i. d. R. werden von einer 4%igen Tris-Pufferlösung mit 10% Glukose ca. 10 ml je kg Körpergewicht langsam (ca. 5 ml/min) infundiert.

Trit|an|omalie (gr. τρίτος dritter; Anomalie*) **f:** s. Farbenfehlsichtigkeit.

Trit|an|opie (↑; An-*; Op-*) **f:** s. Farbenfehlsichtigkeit.

Tritium (↑) **n:** instabiles Isotop des Wasserstoffs*; physik. Halbwertzeit 12,26 Jahre; effektive Halbwertzeit bei einmaliger Aufnahme ca. 10 Tage. T. kann bei allen Stoffwechselprozessen Wasserstoff ersetzen; keine Anreicherung über die Nahrungskette*. **Entstehung:** durch Einwirkung von kosmischer Strahlung u. in kerntechnischen Anlagen; **Verw.:** insbes. zur radioaktiven Markierung* von Arzneimitteln u. Testsubstanzen; vgl. Deuterium.

Tri|toqualin (INN) **n:** 4,5,6-Triethoxy-7-amino-3-(8-methoxy-2-methyl-6,7-methylendioxy-1,2,3,4-tetrahydroisochinolin-1-yl)-phthalid (IUPAC); Verw.: Antiallergikum (soll Histidindecarboxylase hemmen).

Tri|zeps|sehnen|re|flex (lat. triceps dreiköpfig; Reflekt-*) **m:** s. Reflexe (Tab.).

TRK: Abk. f. **t**echnische **R**icht**k**onzentration* (Arbeitsmedizin).

tRNA: s. Transfer-RNA.

Trochanter (gr. τροχαντήρ Rollhügel, Knochenvorsprung) **m:** Rollhügel; am Oberschenkelknochen als T. major (außen-) u. T. minor (einwärtsliegend); vgl. Roser-Nélaton-Linie.

Trochlea (gr.-lat. τροχιλεία Winde, Seilzug) **f:** Rolle; (anat.) rollenförmiges Gebilde; z. B. T. humeri: Gelenkwalze am distalen Humerusende für d. Ulna; T. musculi obliqui superioris: rinnenförmiges Knorpelstückchen an d. medialen Augenhöhlenwand zur Umlenkung der Sehne des Muskels; T. tali: Talusrolle, für d. Artikulation mit dem Unterschenkel.

Trochlearis|lähmung (↑)**:** (engl.) trochlear nerve palsy; Form der Augenmuskellähmung*;

T

Lähmung des M. obliquus superior inf. Schädigung des N. trochlearis (IV. Hirnnerv); **Sympt.:** Abweichen des Auges nach innen u. oben, Doppelbilder, kompensator. Kopfschiefhaltung mit Neigung zur Gegenseite (Torticollis* ocularis; Bielschowsky*-Zeichen positiv); **Urs.:** isolierte T. selten, z. B. nach Trauma, bei Diabetes mellitus, Hypertonie u. Tumoren; in Komb. mit anderen Hirnnervenlähmungen, bei Erkr. der Schädelbasis u. des Hirnstamms, z. B. Fissura*-orbitalis-superior-Syndrom.

Trocken|eis: Kohlensäureschnee; s. Kohlendioxid.

Trocken|nähr|böden: (engl.) dry culture media; syn. Fertignährböden; industriell hergestellte bakteriol. Nährböden*, die nach Auflösen m. Wasser, anschl. Sterilisation u. evtl. Zusatz best. Stoffe (z. B. Blut) gebrauchsfertig sind.

Trocken|pinselung: Auftragen einer Schüttelmixtur (s. Lotion) auf die Haut; nach Verdunsten der Flüssigkeit bleibt ein fein verteilter Puderbelag zurück, der nässende Hautläsionen austrocknet.

Trocken|prä|parate (lat. praeparare zubereiten) n pl: (engl.) dry preparations; auf d. Deckglas durch Erwärmen evtl. mit Alkohol aufgetrocknete Bakterien-, Blut- u. a. Präparate, werden anschließend gefärbt u. mit Kanadabalsam auf d. Objektträger befestigt.

Trocken|sterilisation (lat. sterilis unfruchtbar) f: s. Sterilisation.

Trocken|sub|stanz (lat. substantia Beschaffenheit, Wesen) f: (engl.) dry substance; Masse einer Substanz, die nach Entfernung des gesamten nicht chem. gebundenen Wassers zurückbleibt; Messung in Gewichtsteilen.

Troell-Junet-Syn|drom (Nils A. T., Arzt, Stockholm, 1881-1954; Robert J., Int., Genf, geb. 1907) n: toxisches Schilddrüsenadenom mit Akromegalie, Diabetes mellitus, Schädelhyperostose.

Trömner-Zeichen (Ernest L. T., deutscher Neurol., geb. 1868): s. Reflexe (Tab.).

Tröpfchen|in|fektion (Infekt-*) f: (engl.) aerosol infection; durch erregerhaltige, von Infizierten beim Husten od. Niesen ausgestoßene kleinste Tropfen übertragene Infektion*.

Tro|fosf|amid (INN) n: 3-(2-Chlorethyl)-2-[bis-(2-chlorethyl)-amino]1,3,2-oxazaphosphinan-2-oxid (IUPAC); Verw.: Zytostatikum (alkylierende Substanz).

Trokar (frz. trois quarts dreikantig) m: auch Troicart; in einer Röhre steckende, dolchartige starke Nadel mit Griff u. dreikantiger Spitze; die Nadel kann nach d. Einstechen in Körperhöhlen unter Zurücklassung der Röhre entfernt werden. Vgl. Punktion.

Trolard-Vene (Paulin T., Anat., Algier, Paris, 1842-1910; Vena*) f: s. Vena anastomotica superior.

Tro|mantadin (INN) n: N-(Tricyclo[3.3.1^{3,7}]-decyl)-2-(2-dimethylaminoethoxy)acetamid (IUPAC); Verw.: Virostatikum zur lokalen Anw. bei Herpes simplex.

Trombicula f: s. Milben.

Trombikulose (-osis*) f: (engl.) trombiculosis; auch Trombidiose; Ernte-, Heukrätze, Beiß, Erythema autumnale; bes. an den Beinen auftretende, heftig juckende Quaddeln u. Papeln, verursacht durch Milbenlarven mehrerer Arten der Gattung Trombicula; **Ther.:** symptomatisch mit Antihistaminika u. Glukokortikoiden. Vgl. Milben.

Tro|metamol (INN) n: Tris(hydroxymethyl) aminomethan; syn. Tris*-Puffer.

Trommel|bauch: (engl.) drum belly; umgangssprachl. Bez. f. ein (z. B. infolge von Meteorismus*) geblähtes Abdomen mit erhöhter Bauchdeckenspannung u. tympanischem Klopfschall.

Trommel|fell: (engl.) eardrum; (anat.) Membrana tympani (s. Abb.); die sehnige Haut zw. äußerem Gehörgang u. Paukenhöhle; dreischichtig

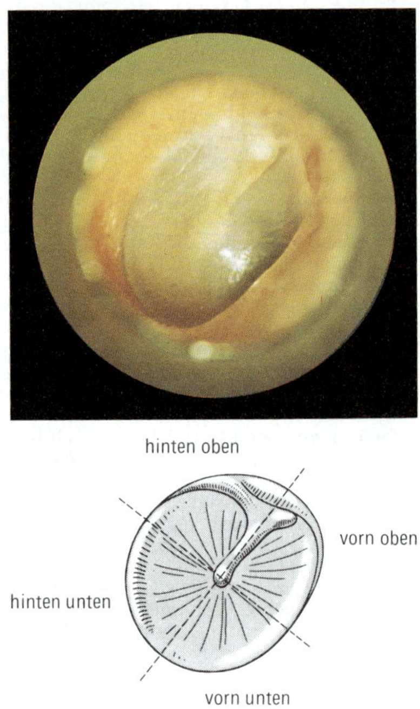

Trommelfell:
rechtes Trommelfell (Normalbefund, oben) und schematische Darstellung mit Orientierungslinien. Eine parallel dem Hammergriff verlaufende Linie teilt das Trommelfell in einen vorderen und einen hinteren Abschnitt, eine Linie senkrecht zu ihr begrenzt vier Quadranten. [85]

(mittl. Schicht, Lamina propria, fehlt in der Shrapnell*-Membran).

Trommel|fell|entzündung: Myringitis*.

Trommel|fell|per|foration (lat. perforare durchbohren) f: (engl.) eardrum perforation; punkt- bis nierenförmiger, zentraler Trommelfelldefekt (s. Abb.) bei akuter od. chron. Otitis*

Bei Verdacht auf Trommelfelldefekt ist eine Ohrspülung kontraindiziert.

media; randständige Perforation bei Cholesteatom*; **Sympt.:** Schalleitungsschwerhörigkeit; evtl. (eitrige) Otorrhoe, meist keine Schmerzen; **Ther.:** Nasentropfen, Antibiotika, Tympanoplastik. Vgl. Trommelfellruptur, Parazentese.

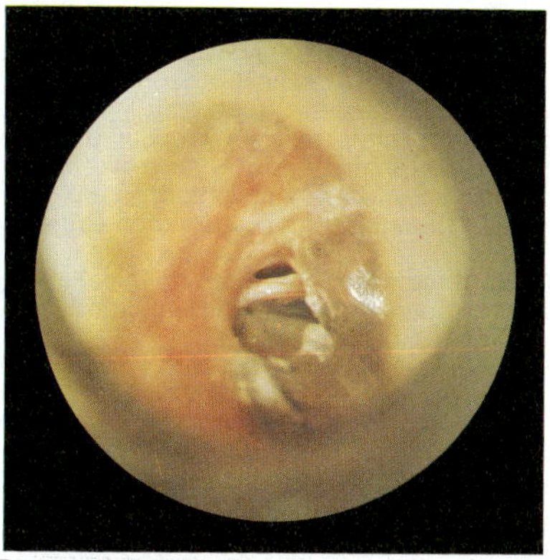

Trommelfellperforation:
Durch die zentrale Perforation ist die Sehne des M. stapedius sichtbar. [85]

Trommel|fell|re|flex (Reflekt-*) m: (engl.) eardrum reflex; bei der Otoskopie* sichtbarer heller Lichtreflex im vorderen unteren Quadranten des normalen („differenzierten") Trommelfells.

Trommel|fell|ruptur (Ruptur*) f: (engl.) eardrum rupture; traumat. bedingte Zerreißung des Trommelfells; **Urs.:** i. R. einer Felsenbeinlängsfraktur, als Barotrauma (Detonation, Schlag auf das Ohr, Badeunfall, Behinderung des Druckausgleichs beim Fliegen u. Tauchen) od. durch direkte Verletzung mit Fremdkörpern (Wattestäbchen, iatrogen); mögl. Schädigung des Innenohrs durch gleichzeitige Ruptur der Membrana tympani secundaria; **Sympt.:** leichte Ohrblutung, Schmerzen, Schalleitungsschwerhörigkeit, gezackter Trommelfelldefekt mit Einblutungen; **Ther.:** abschwellende Nasentropfen, Trommelfellschienung mit Silikonfolie, Zigarettenpapier o. ä., evtl. Tympanoplastik*, Antibiotika. Vgl. Trommelfellperforation.

Trommel|schlegel|finger: (engl.) clubbed finger, drumstick finger; auch Kolbenfinger, Digiti hippocratici; hyperostot. Auftreibung der Fingerendphalangen bei gleichzeitiger hochgradiger Weichteilverdickung (vgl. Osteoarthropathie, hypertrophe), häufig mit Uhrglasnägeln*; Vork. v. a. bei chron. Hypoxie inf. von Herz- u. Lungenerkrankungen, z. B. bei Bronchiektasen; einseitige T. bei Aneurysma* der großen Armarterien od.

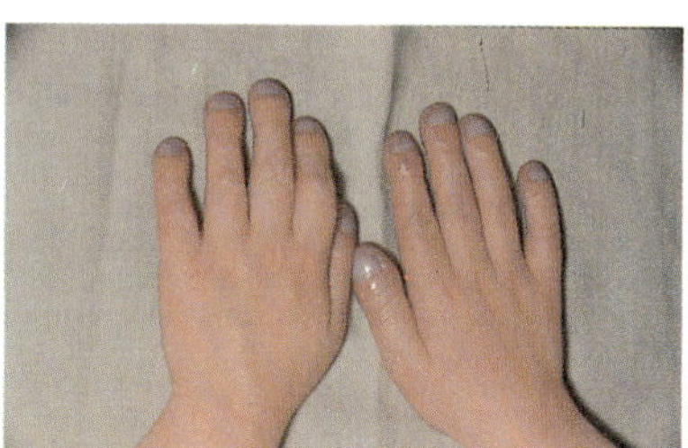

Trommelschlegelfinger:
bei Herzfehler (vierjähriges Kind) [179]

arteriovenösen Aneurysmen an der betr. Extremität; Pathogenese unklar.

Trommel|schlegel|form: (engl.) drumstick form; durch Ausbildung endständiger Sporen* entstehende Form der Bakterienzelle; s. Clostridium tetani (Abb.); vgl. Plectridiumform.

Trommler|lähmung: (engl.) drummer's palsy; Ausfall der Daumenextension nach Ruptur der Sehne des M. extensor pollicis longus („Trommlersehne"); vgl. Radialislähmung.

Trompeten|bakterien (Bakt-*) f pl: Mycobacterium phlei; s. Mykobakterien, atypische.

-trop: auch -tropie; Wortteil mit der Bedeutung auf etwas gerichtet, auf etwas wirkend, bevorzugt auftretend; von gr. τρέπειν.

Tro|palpin n: (2-Dimethylaminoethyl)-benzilat (IUPAC); Parasympatholytikum; Verw.: Spasmolytikum.

Tropen|klima n: (engl.) tropical climate; Klima innerh. der 20°C-Jahresisotherme; die Tagesschwankungen der Temp. sind größer als die jahreszeitl. Schwankungen; Trocken- u. Regenzeit wechseln sich ab. Von den drei Klimatypen tropisch-humid, tropisch-arid u. dem trop. Höhenklima ist das tropisch-humide für den Organismus bes. belastend (Wärmestau). Vgl. Tropentauglichkeit.

Tropen|krankheiten: (engl.) tropical diseases; Krankheiten, deren Erreger od. Überträger an best. trop. od. subtrop. Klimabedingungen u./od. an Umwelt- od. sozioökonom. Bedingungen gebunden sind, die charakterist. für trop. Entwicklungsländer sind, z. B. Schlafkrankheit, Leishmaniasen*, Onchozerkose*, Filariosen*, Schistosomiasis*. Einige der heute als T. bezeichneten Erkrankungen kamen früher auch in Europa bzw. kosmopolitisch vor (z. B. Pest*, Cholera*, Lepra*, Malaria*). Für einen großen Teil der Morbidität u. Frühmortalität in trop. Entwicklungsländern sind Lebensbedingungen u. Erkr. verantwortl., die in gemäßigten, entwickelten Zonen selten geworden sind (Mangelernährung, Kinderkrankheiten, Tuberkulose, respirator. Erkr., Poliomyelitis).

Tropen|medizin f: (engl.) tropical medicine; Fachgebiet der Medizin, das sich mit Tropenkrankheiten* u. mit in den Tropen gehäuft vorkommenden ubiquitären Krankheiten beschäftigt.

Tropen|tauglichkeit: Eignung eines Menschen aus gemäßigten Klimazonen, sich den zusätzl. Gesundheitsbelastungen in den Tropen ohne größeres Risiko auszusetzen; da es eine spezif. T. nicht gibt, müssen bei der Beurteilung sowohl die individuelle Verfassung des Ausreisenden (körperl. u. seelische Gesundheit, Grund der Ausreise) als auch die ihn erwartenden Lebensumstände in den Tropen berücksichtigt werden (Klima, ärztl. Versorgung, Art der Tätigkeit, Lebensstandard, u. U. Trennung von der Familie, Möglichkeit u. Fähigkeit zu sozialen Kontakten, Dauer des Aufenthalts). Je nach Schwierigkeiten der Umweltbedingungen lassen sich die Anforderungen an die T. nach vier Belastungsgruppen unterscheiden: **Gruppe I:** ungünstige klimat. Bedingungen, unzugängl. Gebiet, Isolierung (z. B. Entwicklungshelfer, Missionare); **Gruppe II:** ungünstige klimat. Bedingungen, aber gute Kommunikationsmöglichkeiten u. ärztl. Versorgung (reisende Experten, Angehörige internationaler Organisationen mit Aufenthalt in ländl. Regionen usw.); **Gruppe III:** trop. Klima mit vorhandenen Einrichtungen der Hygiene u. Zivilisation

(Aufenthalt in Großstädten); **Gruppe IV:** kurzfristige Reisen unter komfortablen Bedingungen (Geschäftsreisen, Tourismus).

Tropfen|herz: (engl.) suspended heart; (röntg.) tropfenförmiges kleines Herz, das nicht wie normalerweise schräg, sondern senkrecht u. median gelagert u. leicht verschiebl. ist; z. B. bei asthenischem Körperbau od. bei Lungenemphysem*.

Tropf|glas: Vitrum patentatum; Flasche mit Tropfstopfen.

Troph-: auch -troph, -trophie; Wortteil mit der Bedeutung das Ernähren, Nahrung; von gr. τροφή.

Trophik (↑) f: Ernährungszustand eines Gewebes od. Organs; Stoffwechselzustand.

Tropho|blast (↑; Blast-*) m: (engl.) trophoblast; (embryol.) Blastoderm; zellige Außenwand der Blastozyste*, die b. der Nidation* in das Uterusendometrium eindringt u. sich in zwei Schichten differenziert: Synzytiotrophoblast als äußere vielkernige Schicht u. Zytotrophoblast* als innere Schicht einkerniger Zellen. Durch Umwandlung der Kapillargefäße des Endometriums entsteht im T. am 11.-12. Tag nach Befruchtung

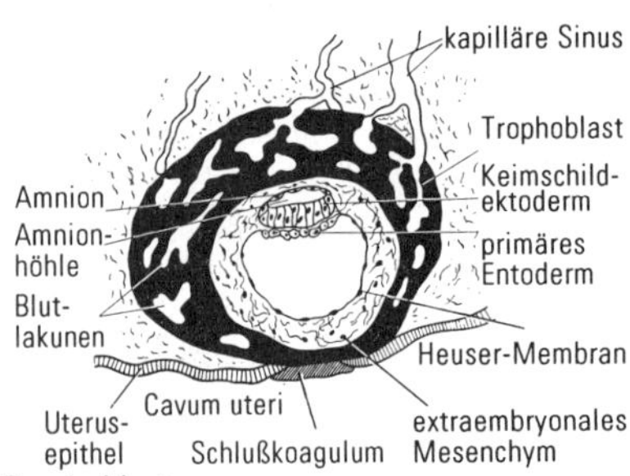

Trophoblast:
schematische Darstellung eines 12 Tage alten menschlichen Keims [187]

der uteroplazentare Kreislauf. Vgl. Langhans-Zellen.

Tropho|blast|tumoren (↑; ↑; Tumor*) m pl: (engl.) trophoblast tumours; von Zellen des Synzytio- od. Zytotrophoblasten (Trophoblast*) der Plazenta* od. den Keimzellen beider Geschlechter ausgehende Tumoren; b. den schwangerschaftsbedingten T. werden drei Hauptformen unterschieden: Blasenmole*, Chorionadenoma* destruens u. malignes Chorionepitheliom*.

Tropho|dermato|neurose (↑; Derm-*; Neur-*; -osis*) f: s. Akrodynie.

Troph|ödem (↑; Ödem*) n: s. Lymphödem, hereditäres.

Tropho|neurose (↑; Neur-*; -osis*) f: veraltete Bez. f. trophische Störungen, die inf. einer neurol. Erkr. auftreten, z. B. bei Syringomyelie*.

tropho|trop (↑; -trop*): auf die Ernährung (Nahrung) gerichtet, wirkend; vgl. ergotrop.

Tropho|zoit (↑; gr. ζῷον Lebewesen) m: (engl.) trophozoite; Bez. f. die vegetative Form bei Protozoen*.

Tropic|amid (INN) n: (RS)-N-Ethyl-N-(4-pyridylmethyl)-tropamid (IUPAC); Parasympatholytikum; Verw.: Mydriatikum.

Tropin|benzilat n: 3α(1αH,5αH)-Tropanylbenzilat (IUPAC); Parasympatholytikum; Verw.: Spasmolytikum.

Tropismus (-trop*) m: (engl.) tropism; Beeinflussung der Wachstumsrichtung auf einen äußeren Reiz (Licht, Schwerkraft) hin; vgl. Taxis.

Troponin n: ein in den dünnen Filamenten des Muskels enthaltenes Protein, das aus drei Untereinheiten besteht; Troponin T bindet die anderen Troponinformen an Tropomyosin, Troponin I hemmt die Actin-Myosin-Wechselwirkung bei der Muskelkontraktion*, Troponin C bindet Ca^{++}, wodurch die Kontraktion eingeleitet wird.

Trospium|chlorid (INN) n: 3α-Benziloyloxyspiro[nortropan-8,1′-pyrrolidinium]chlorid (IUPAC); Verw.: Spasmolytikum.

Trousseau-Zeichen (Armand T., Int., Paris, 1801-1867): (engl.) Trousseau's sign; Pfötchen- od. Geburtshelferstellung der Hand bei Tetanie*.

Troxe|rutin (INN) n: 7,3′,4′-Tris-[O-(2-hydroxyethyl)]-rutin (IUPAC); Verw.: Vasoprotektor bei Venenerkrankungen.

Trübungs|messung: Messung der Dichte einer Suspension mit Hilfe optischer Methoden; z. B. Bestimmung des Streulichts, das von d. Suspension erzeugt wird (Nephelometrie*), od. Messung der Absorption der Lichtstrahlen durch die Suspension (Turbidimetrie*, Kolorimetrie*).

Trübungs|re|aktionen f pl: s. Flockungsreaktionen.

Trübungs|test, kinetischer m: s. Fibrinogenbestimmung.

Trümmer|fraktur (Fraktur*) f: s. Fraktur, vollständige.

Trug|wahrnehmung: s. Sinnestäuschung.

Truncus (lat.) m (pl Trunci): Stamm, Rumpf; gemeinsamer Gefäß-, Lymph- od. Nervenstamm.

Truncus arteriosus com|munis (↑) m: seltene Form der Angiokardiopathie (ca. 1% aller angeborenen Herzfehler*), bei der aus den beiden Herzkammern nur ein gemeinsames Gefäß mit vier Taschenklappen über einem großen Ventrikelseptumdefekt entspringt; der Abgang der Pulmonalarterien erfolgt als Stamm von der Hinterwand des Truncus (Typ I) od. mit getrennten Ästen dorsal (Typ II) bzw. lateral (Typ III) vom Truncus, bei Typ IV sind nur aortopulmonale Kollateralen vorhanden (von der Fallot*-Tetralogie mit Pulmonalatresie dd kaum zu unterscheiden). Eine palliative u. korrektive op. Ther. ist möglich.

Truncus brachio|cephalicus (↑) m: aus dem Aortenbogen entspringender gemeinsamer Arterienstamm, der sich in die A. subclavia dextra u. die A. carotis communis dextra teilt. **T. broncho-mediastinalis dexter, sinister** (↑) m: Lymphstamm, der Lymphe aus d. Lunge u. dem Mediastinum aufnimmt; mündet re. in den Ductus lymphaticus dexter, li. in den Ductus thoracicus. **T. cerebri** (↑) m: s. Hirnstamm. **T. coeliacus** (↑) m: gemeinsamer Stamm der Aa. gastrica sinistra, hepatica communis u. splenica, der in Höhe des 12. Brustwirbels aus der Aorta abzweigt. **T. corporis callosi** (↑) m: s. Corpus callosum. **T. costo|cervicalis** (↑) m: gemeinsamer Stamm der Aa. cervicalis profunda u. intercostalis suprema; entspringt hinter dem M. scalenus ant. aus d. A. subclavia. **Trunci intestinales** (↑) m pl: Lymphstämme, die die Lymphe der unpaaren Bauchorgane aufnehmen; münden in d. Cisterna chyli. **T. jugularis** (↑) m: Lymphstamm, der entlang der V. jugularis int. zum Angulus venosus verläuft u. die Lymphe aus dem Hals- u. Kopfbereich sammelt. **T. lumbalis dexter, sinister** (↑) m: Lymphstämme, die die Lymphe der unteren Extremitäten, des Beckens, des Urogenitalsystems, der paarigen Baucheingeweide u. von Teilen der Bauchwand zur Cisterna chyli bringen. **T. lumbo|sacralis** (↑) m: Nervenstamm, der Plexus lumbalis u. sacralis verbindet; gebildet aus L_5 u. einem Teil von L_4. **Trunci plexus brachialis** (↑) m pl: die von einem od. zwei ventralen Spinalnervenästen gebildeten drei Primärstränge des Armnervengeflechts; Truncus superior aus C_5 u. C_6, Truncus medius aus C_7, Truncus inferior aus C_8 u. Th_1. **T. pulmonalis** (↑) m: gemeinsamer Stamm der Lungenarterien; reicht von d. re. Herzkammer bis zur Aufzweigung in d. A. pulmonalis dextra u. sinistra. **T. sub|clavius** (↑) m: die Lymphe des Arms sammelnder Lymphstamm; mündet re. in d. Ductus lymphaticus dexter, li. in d. Venenwinkel. **T. sym|pathicus** (↑) m: Grenzstrang des Sympathikus*. **T. thyro|cervicalis** (↑) m: gemeinsamer Stamm der Aa. thyroidea inf., cervicalis ascendens, transversa colli u. suprascapularis; entspringt am medialen Rand des M. scalenus ant. aus der A. subclavia. **T. vagalis anterior, posterior** (↑) m: vorderes bzw. hinteres Nervengeflecht auf dem unteren Brustteil der Speiseröhre mit Fasern aus beiden Nn. vagi.

Trypan|farb|stoffe (gr. τρύπανον Bohrer): (engl.) trypan dyes; Gruppe von Azofarbstoffen, z. B. Trypanrot, Trypanblau.

Trypano|soma (↑; Soma*) n: Gattung schlanker eingeißeliger Flagellaten, 2-3 × 15-30 µm mit Kinetoplast* (vgl. Protozoen); liegen extrazellulär (im Blut u. Liquor cerebrospinalis) als **trypomastigote Form** (Trypanosomaform) vor (Kinetoplast am Hinterende, Geißel mit langer undulierender Membran), nach Eindringen in Zellen Verlust der Geißel: **amastigote Form** (Leishmaniaform b. T. cruzi); im Überträger (Insekt) Umwandlung in die **promastigote Form** (Leptomonasform), dann Verlagerung des Kinetoplasten unmittelbar vor den Kern: **epimastigote Form** (Crithidiaform); Entw. mit Wirtswechsel (Insekten-Warmblüter bzw. auch Kaltblüter; Ausnahme: T. equiperdum); Vermehrung durch Längs- u. Mehrfachteilung. T. entzieht sich der Immunabwehr durch Wechsel der Oberflächenantigene, dadurch Tendenz zu rezidiv. Krankheitsverlauf; menschenpathogen als Err. der Chagas*-Krankheit u. afrikanischen Trypanosomiasis*.

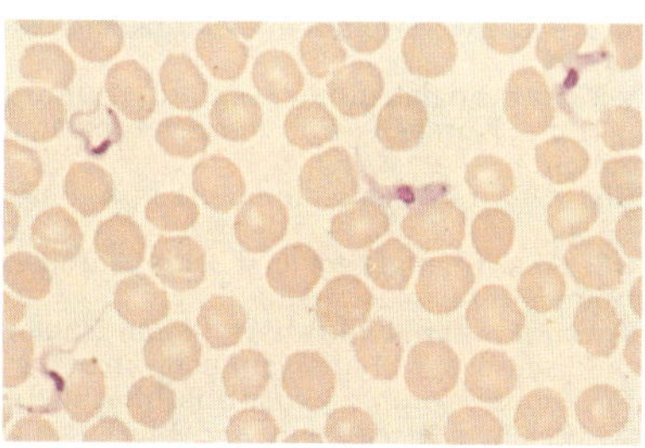

Trypanosoma: Blutausstrich (Pappenheim-Färbung); zwischen den Erythrozyten liegen Trypanosomen. [181]

Trypano|soma brucei brucei (↑; ↑) n: Erreger der Nagana der Wiederkäuer u. Pferde in Afrika; **Übertragung** durch blutsaugende Tsetsefliegen (Glossina; s. Fliegen). Erregerreservoir: Antilopen.

Trypano|soma brucei gambiense (↑; ↑) n: Erreger der westafrikan. Schlafkrankheit (s. Trypanosomiasis, afrikanische) des Menschen; ähnl. Trypanosoma brucei brucei; **Übertragung:** durch waldbewohnende Fliegen der Gattung Glossina (Tsetsefliegen, bes. Glossina palpalis); Entwicklungsdauer in den Fliegen ca. 1 Mon.; **Nachw.: 1.** mikroskop. Erregernachweis im Gewebesaft des Primäraffekts (Glossinenstich) als Frühdiagnose; Dicker* Tropfen von Patientenblut nach Giemsa-Färbung, Nativ-Präparat, Blutausstrich; Lymphknotenpunktat; Sternalpunktat; Liquor (in Spätfällen mit Beteiligung d. ZNS); im Tierversuch pathogen f. die übl. Laboratoriumstiere; **2.** Antikörper: IFT u. ELISA pos., u. U. noch Mon. nach erfolgreicher Behandlung.

Trypano|soma brucei rhodesiense (↑; ↑) n: Erreger der ostafrikan. Schlafkrankheit (s. Trypanosomiasis, afrikanische) des Menschen; Übertragung durch Savanne-bewohnende Glossina-Arten, z. B. Glossina morsitans (vgl. Fliegen); **Nachw.:** wie Trypanosoma brucei gambiense.

Trypano|soma cruzi (↑; ↑; Osvaldo Cruz, Bakteriol., Rio de Janeiro, 1872-1917) n: syn. Schizotrypanum cruzi; Err. der Chagas*-Krankheit in Mittel- u. Südamerika; Übertragung durch Kot v. geflügelten blutsaugenden Raubwanzen (bes. Gattung Triatoma, Panstrongylus u. Rhodnius; vgl. Wanzen); Erregerreservoir: Gürteltier, Hund u. a. Säugetiere; **Nachw.: 1.** mikroskop. Erregernachweis im Blut, Dicker* Tropfen u. Anreicherung im Zentrifugierverfahren; meist nur im akuten Frühstadium; Tierversuch durch Inj. größerer Mengen Patientenserum ist bei chron. Fällen sicherer; Xenodiagnose: Aufnahme von Patientenblut durch flagellatenfreie Wanzen; Nachw. der Trypanosomen nach 3 Wo. im Wanzendarm; Liquor; Sektionsmaterial: Herzmuskel; **2.** Antikörper: IFT, Präzipitation, KBR; **3.** Intrakutanreaktion (Antigen aus Kulturen von T. c. - sog. Cruzin - pos. nach 24-48 Std. - Papel v. 2-4 cm ∅), Frühreaktion nach wenigen Min.: Quaddel mit rotem Hof; Kreuzreaktion nur bei Leishmania zu erwarten.

Trypano|somatidae (↑; ↑; Idio-*) f pl: Familie der Flagellaten (s. Protozoen); charakterist. Merkmale: Besitz eines Kinetoplasten* sowie bei einigen Vertretern Formwechsel inf. Verlagerung v. Kinetoplast u. Geißelansatz; wichtigste Gattungen: Leishmania*, Trypanosoma*.

Trypano|somiasis, afrikanische (↑; ↑; -iasis*) f: (engl.) African trypanosomiasis; syn. afrikanische Schlafkrankheit; Klinik u. Epidemiologie werden durch das Wirt-Erreger-Überträger-Verhältnis bestimmt. **Formen:**

1. Westafrikanische Form: **Err.:** Trypanosoma* brucei gambiense; Überträger: Glossina-palpalis-Gruppe; **Klin.:** 1. Phase: 2-3 Wochen nach infizierendem Stich Primäraffekt an der Stichstelle (Trypanosomenschanker) m. Erregervermehrung; allmähl. Beginn eines uncharakterist., unregelmäßig rezidiv. Fiebers, Lymphknotenschwellung bes. nuchaler Lymphknoten; geringe bis mäßige Parasitämie, Pruritus, Hepatosplenomegalie, Tachykardie; 2. Phase: Eindringen der Erreger ins ZNS, selten vor dem 6. Monat, meist zwei u. mehr Jahre nach Beginn der 1. Phase schleichend beginnende diffuse Meningoenzephalitis od. Meningomyelitis mit sehr variablen neurol. u. psychischen Sympt. wie Kopfschmerz,

Schlafstörungen, Narkolepsie, Apathie, Anorexie, Kachexie; **Diagn.:** Parasitennachweis im Primäraffekt, Lymphknotenpunktat, Liquor u. Blut, ELISA, IgM-Erhöhung im Serum; **Ther.:** s. u. **Progn.:** unbehandelt infaust, Dauer 9 Monate bis mehrere Jahre.

2. Ostafrikanische Form: **Err.:** Trypanosoma* brucei rhodesiense; Überträger: Glossina-morsitans-Gruppe (klin. Verlauf beim Menschen rasch) od. Glossina-palpalis-Gruppe (klin. Verlauf beim Menschen protrahiert); unterschiedl. Überträger modifizieren die Virulenz des Erregers. **Klin.:** 1. Phase: Primäraffekt ausgeprägt u. häufiger als bei Trypanosoma gambiense; Inkubationszeit kürzer, Beginn plötzl. mit hohem Fieber, oft starke Parasitämie, akute Myokarditis, Polyserositis; 2. Phase: ZNS-Befall mit Nachweis der Erreger im Liquor cerebrospinalis schon nach Wochen, doch stehen ZNS-Sympt. nicht im Vordergrund; kurzer Verlauf 3-9 Mon., häufige Todesursache ist Herzversagen. **Diagn.:** Parasitennachweis im Primäraffekt u. Blut, ELISA, im Serum IgM-Erhöhung; **Ther.:** in der 1. Phase Suramin, evtl. Pentamidin, ggf. kombiniert (nicht liquorgängig) od. Diminazen; in der 2. (liquorpositiven) Phase Melarsoprol, Nitrofurazon, Eflornithin; bei Rückfällen nach Ther. ebenfalls Melarsoprol (evtl. Kombination m. Nitrofurazon), da überlebende Trypanosomen wahrscheinl. aus intrazellulären Formen (Ependymzellen der Plexus choroidei) stammen; **Proph.:** Chemoprophylaxe m. Pentamidin zur Massenprophylaxe empfehlenswert; zur Individualprophylaxe weniger empfehlenswert, da die Initialsymptomatik verschleiert, der Liquorbefall aber nicht sicher verhindert wird; Insect repellents u. ökolog. Insektenbekämpfung.

Trypano|somiasis, süd|amerikanische (↑; ↑; ↑) **f:** syn. Chagas*-Krankheit.

Trypsin (gr. θρύψις Erweichung) **n:** Verdauungsenzym, das Proteine spaltet (Protease); wird als inaktive Vorstufe (Trypsinogen) im Pankreas gebildet; Aktivierung durch Abspaltung eines Peptidrests aus sechs Aminosäuren (Hexapeptid) im Dünndarm mittels Enteropeptidase*, einer dafür spezif. Protease, u. durch bereits vorhandenes T. in Gegenwart v. Calciumionen. T. spaltet als Endopeptidase in der Peptidkette nach den Aminosäuren Arginin u. Lysin. Es entstehen hauptsächlich Oligopeptide. pH-Optimum 7,5-8,5. T. kann auch bei der Freisetzung der Kinine* mitwirken.

Trypsin|in|hibitoren (↑; lat. inhibere, inhibitus hemmen, hindern) **m pl:** (engl.) trypsin inhibitors; Hemmstoffe von Trypsin*, blockieren Trypsin u. schützen vor dessen proteolyt. Wirkung; physiol. Vork. z. B. in den sekretbildenden Zellen des Pankreas, im Blutplasma u. in zahlreichen Organen. In versch. Pflanzen kommen T. (v. a. Proteaseinhibitoren*) vor, die bei Aufnahme mit der Nahrung die Verdauungsaktivität des Trypsin hemmen. Ein therap. eingesetzter Trypsininhibitor (z. B. bei Erkr., bei denen die Freisetzung von Kininen* eine Rolle spielt, z. B. Schock, akute Pankreatitis) ist das Aprotinin* (hemmt auch Kallikrein*).

Trypt|amin **n:** (engl.) tryptamine; biogenes Amin aus Tryptophan*; entsteht durch Decarboxylierung.

Trypto|phan **n:** Abk. Trp; Indolalanin, essentielle (aromat.) Aminosäure, aus der bei Eiweißfäulnis im Darm Skatol u. Indol entstehen; Störung der Resorption von T. in Darm u. Nieren bei Hartnup*-Krankheit u. Blue* diaper syndrome. Vgl. Aminosäuren, L-Tryptophan.

Trypto|phan|abbau: (engl.) tryptophan catabolism; aus Tryptophan* entstehen im Organismus Nicotinamid* u. Nicotinsäure* als Vorstufe der Coenzyme NAD u. NADP; diese Synthese läuft weitgehend dem T. parallel; außerdem ist Tryptophan Ausgangssubstanz der biogenen Amine* Serotonin u. Tryptamin u. des Hormons Melatonin.

Trypto|phan|belastungs|test **m:** (engl.) tryptophan tolerance test; Gabe von 10 g Tryptophan führt bei Mangel an Riboflavin* zu einer gesteigerten Ausscheidung von Kynurenin u. Anthranilsäure, bei Mangel an Pyridoxin* von Xanthurensäure, Hydroxykynurenin u. B-Hydroxychinaldinsäure im Urin.

Tschernobyl-Kata|strophe **f:** (engl.) Chernobyl catastrophe; nicht beherrschter Störfall (sog. Super-GAU; s. GAU) in einem sowjetischen Atomreaktor bei Tschernobyl (Ukraine) im April 1986 mit Freisetzung von vermutlich 3-4% des Kerninventars. Die freigewordene Aktivität wird offiziell auf $3,6 \times 10^{18}$ Bq ± 50% (50-200 Millionen Ci, davon etwa die Hälfte als Edelgase) geschätzt. In der Folge sind weite Landstriche in der Umgebung des Reaktors als langfristig verseucht zu betrachten.

Tsetse|fliegen: (engl.) tsetse flies; Glossina; s. Fliegen.

TSH: Abk. f. **t**hyreoideastimulierendes **H**ormon, syn. Thyreotropin; von den basophilen Betazellen des Hypophysenvorderlappens sezerniertes Proteohormon, dessen Ausschüttung durch negative Rückkoppelung mit T_3 u. durch TRH (Hypothalamus) reguliert wird. TSH stimuliert die Schilddrüse* (Iodeinbau, Hormonsekretion, Follikelwachstum). Vgl. TRH-Test, TSH-Test.

TSH-Test **m:** Bestimmung der TSH-Serumkonzentration mittels versch. immun. Methoden (Radio-, Enzym-, Lumineszenz-Immunassay); Referenzbereich: 0,3-3,5 mU/l; erhöhte Werte bei primärer (thyreogener) Hypothyreose; vgl. TRH-Test, Schilddrüsendiagnostik.

TSI-Agar **m:** Abk. f. (engl.) **t**riple **s**ugar **i**ron Agar; Fertignährboden z. Differenzierung v. Enterobacteriaceae* (Weiterentwicklung des Kligler*-Agar).

Ts-Mutanten (lat. mutare verändern, umwandeln) **f pl:** Kurzbez. für **t**emperatur**s**ensitive Mutanten.

TSR: Abk. f. **T**rizeps**s**ehnen**r**eflex; s. Reflexe (Tab.).

TSS: Abk. f. (engl.) **t**oxic **s**hock **s**yndrome; s. Schocksyndrom, toxisches.

Tsutsugamushi-Krankheit: (engl.) tsutsugamushi disease; syn. Tsutsugamushi-Fieber, Milbenfleckfieber, Scrub typhus (Buschfleckfieber); durch Rickettsia tsutsugamushi (Rickettsia orientalis) verursachte u. durch Milben* (Trombicula akamushi, Trombicula deliensis) übertragene akute Infektionskrankheit mit hohem Fieber, Myalgie, Photophobie, Husten; **Vork.:** Asien, Pazifik; **Ther.:** Tetrazykline. Vgl. Rickettsiosen.

T-System **n:** s. Retikulum, sarkoplasmatisches.

TT: Abk. f. **T**hrombo**t**est*.

TT_3: Abk. f. Gesamt-(**T**otal-)Triiodthyronin (T_3); s. Schilddrüsendiagnostik.

TT_4: Abk. f. Gesamt-(**T**otal-)Thyroxin (T_4); s. Schilddrüsendiagnostik.

T_3-Test **m:** syn. Triiodthyronintest*.

TTH: Abk. f. thyreotropes Hormon; neue Bez.: TSH*.

T_3/T_4-In|dex m: auch fT_4-Index (freier T_4-Index); Quotient aus Gesamtthyroxin (TT_4) u. dem Ergebnis des T_3U*-Tests, korreliert gut (zu ca. 90%) mit dem freien (biologisch aktiven) Thyroxin* im Serum; vgl. Schilddrüsendiagnostik.

TTP: Abk. f. Thymidintriphosphat.

T_4/T_8-Quotient m: s. CD4/CD8-Quotient.

TTS: Abk. f. transdermales therapeutisches System; selbstklebendes Plaster, das ein (lipidlösliches) Pharmakon in einer Speichermatrix enthält u. kontinuierlich (über 24 Std. od. länger) über die Haut in den Körper abgibt (z. B. Nitroglyzerin, Nicotin).

T_3/T_4-Test m: Verf. nach dem Prinzip der kompetitiven Verdrängung v. radioaktiv markiertem Hormon aus seiner Eiweißbindung zur Messung des Iodstoffwechsels der Schilddrüse; mit spez. Testkits wird die Bindung von Triiodthyronin (T_3) bzw. Thyroxin (T_4) an das thyroxinbildende Globulin (TBG) gemessen. Vgl. Schilddrüsendiagnostik, PBI.

Tu.: Abk. f. Tumor*.

Tuamino|heptan (INN) n: (RS)-2-Heptylamin (IUPAC); Sympathikomimetikum; Verw.: lokaler Vasokonstriktor.

Tuba auditiva (lat. tuba Trompete; Audi-*) f: auch T. a. Eustachii, Ohrtrompete.

Tubar|ab|ort (↑; Abort*) m: s. Tubargravidität.

Tubar|gravidität (↑; lat. graviditas Schwangerschaft) f: (engl.) tubal pregnancy; Eileiter- od. Tubenschwangerschaft; häufigste Form der Extrauteringravidität* (ca. 95%); bei der häufigeren Implantation* des befruchteten Eis im ampullären Teil des Eileiters kommt es nach wenigen Wochen zum **Tubarabort** (sog. innerer Fruchtkapselaufbruch) mit Ausstoßung der Frucht in die Bauchhöhle (Hämatozele peritubar u. im Douglas*-Raum, meist schwache Blutung nach außen); bei Implantation im isthmischen od. intramuralen Teil (interstitielle Schwangerschaft) zur **Tubarruptur** (sog. äußerer Fruchtkapselaufbruch) mit Perforation des Eileiters u. starker (u. U. lebensbedrohlicher) Blutung in die Bauchhöhle inf. proteolytischer Andauung der Tubenwand mit Arrosion von Ästen der A. ovarica u. A. uterina; **Sympt.:** plötzliche Schmerzen (peritoneale Reizung), hämorrhagischer Schock, Akutes Abdomen; **Ther.:** Douglas-Punktion, Laparotomie od. laparoskop. Op.; möglichst tubenerhaltende Op., ggf. Salpingektomie.

Tubar|ruptur (↑; Ruptur*) f: s. Tubargravidität.

Tuba uterina (↑; Uter-*) f: auch T. u. Fallopii; s. Eileiter.

Tube (lat. tuba Trompete) f: Kurzform f. **1.** Tuba uterina, Eileiter*; **2.** Ohrtrompete*.

Tuben||durchblasung (↑): Pertubation*. **T.entzündung** (↑): Salpingitis*. **T.im|plantation** (↑; In-*; lat. plantare pflanzen) f: (engl.) tubal implantation; Wiedereinpflanzung des Eileiters nach Resektion eines obliterierten isthmischen Tubenanteils ins Uteruskavum; vgl. Sterilitätsoperation.

Tuben|katarrh (↑; Katarrh*) m: (engl.) inflammation of the auditory tube; Tubenfunktionsstörung mit Verschluß der Ohrtrompete meist durch adenoide Vegetationen bei Schulkindern, auch durch Tu. des Nasenrachenraums, Schleimhautschwellung inf. Allergie od. fortgeleiteter Entz. (z. B. bei Rhinitis, Sinusitis, Tonsillitis, Pharyngitis); **Formen: 1.** akuter T. (Serotympanon): in Zus. mit Erkältungskrankheiten auftretend mit Druckgefühl im Ohr, evtl. Schwerhörigkeit, Schmerzen u. Ohrgeräuschen; in der Otoskopie* Retraktion des Trommelfells, bei Paukenhöhlenerguß Flüssigkeitsspiegel durch das Trommelfell sichtbar, in der Tympanometrie* pathol. Impedanzkurve; **2.** chron. T. (Mukotympanon): Eindicken des Sekrets u. Umwandlung der Mittelohrschleimhaut mit Vermehrung von Becherzellen; **Ther.:** abschwellende Nasentropfen, Adenotomie, Parazentese, Paukendrainage über mehrere Monate. Vgl. Otitis media.

Tuben|sterilisation (↑; lat. sterilis unfruchtbar) f: (engl.) tubal sterilization; op. Unterbrechung der Eileiter nach Laparotomie od. unter Pelviskopie* durch Ligatur, Anbringen v. Metall- od. Plastikklemmen, Elektrokoagulation, Teilexzision, Fimbriektomie*, Totalexstirpation der Eileiter (Salpingektomie); s. Sterilisation.

Tuber (lat.) n: **1.** (anat.) Höcker, (knöcherner) Vorsprung; **2.** (dermat.) primäre Effloreszenz; vgl. Effloreszenzen; **3.** (pharmaz.) Wurzelknolle.

Tubera Aconiti (↑) n pl: s. Aconitum napellus.

Tuber|aufsitz (↑): s. Thomas-Schiene.

Tuber calcanei (↑) n: Fersenbeinhöcker.

Tuber cinereum (↑) n: hinter dem Infundibulum am Boden des 3. Hirnventrikels gelegener grauer Höcker des Hypothalamus; vgl. Zwischenhirn.

Tuberculosis cutis (Tuberkel*; -osis*; Cut-*) f: primär erworbene od. hämatogen, lymphogen bzw. per continuitatem (über Fistelgänge) hervorgerufene Tuberkulose* der Haut; **Err.:** Mycobacterium tuberculosis, seltener Mycobacterium bovis; **Formen: 1.** bei anerg. Reaktionslage (mangelhafte Immunität): **a)** T. c. primaria (tbk. Primärkomplex): etwa drei Wo. p. i. Entwicklung von Papeln, Ulzerationen u. regionäre Lymphadenitis bes. bei Kleinkindern, die noch keinen Kontakt mit Tuberkelbakterien gehabt haben; **b)** T. c. miliaris (akute Miliartuberkulose der Haut): stecknadelkopfgroße, z. T. hämorrhag. Papeln bei disseminierter Miliartuberkulose; **c)** T. c. ulcerosa: Ulzerationen an Lippen, Zunge, Vulva, Anus, Orificium urethrae durch tuberkelbakterienhaltige Ausscheidungen; **2.** bei normerg. Reaktionslage: **a)** T. c. colliquativa (Skrofuloderm): häufigste Form der T. c.; blaurote, von den Lymphknoten ausgehende, subkutane Knoten, die einschmelzen, nach außen aufbrechen u. unter Narben- u. Fistelbildung abheilen; Vork. bes. an Hals u. Extremitäten bei jungen u. alten abwehrgeschwächten Pat.; **b)** T. c. luposa (Lupus vulgaris): melde- u. behandlungspflichtige Form der T. c. mit zunächst bräunl.-rötl., kaum erhabe-

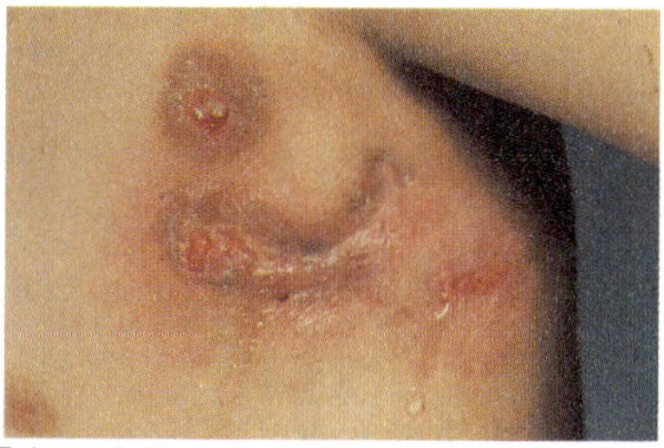

Tuberculosis cutis [156]

nen u. zur Verhornung neigenden Granulomknötchen, die im weiteren Verlauf meist konfluieren u. durch Zerfall umfangreiche ulzeröse Läsionen, später Narbenfelder u. schwere Mutilationen verursachen können (Lupus mutilans); Lok.: v. a. Gesicht (einschl. Schleimhäute) u. Extremitäten. Massive Hyperkeratosen sind als Präkanzerosen anzusehen (Bowen*-Krankheit, Basaliom*, Plattenepithelkarzinom*). DD: Sarkoidose, tertiäre Syphilis, chronischer diskoider Lupus erythematodes; **c)** T. c. verrucosa: warzenartige Veränderungen, bes. an den Händen von Tierärzten u. Metzgern durch Inf. mit Mycobacterium tuberculosis bovis sowie von Sektionsgehilfen (Verruca necrogenica, Leichentuberkel) u. Pat. mit Lungentuberkulose durch Inf. mit dem eigenen bazillenhaltigen Sputum; **3.** bei hypererg. Reaktionslage: s. Tuberkulide.

Tuberculosis in|durativa (↑; ↑) f: s. Tuberkulide.

Tuberculosis lichenoides (↑; ↑) f: s. Tuberkulide.

Tuberculosis lupoides miliaris dis|seminata faciei (↑; ↑) f: syn. Lupus miliaris disseminatus faciei; bis hanfkorngroße, blaurote, vorwiegend follikuläre Knötchen; **Lok.:** meist Gesicht; **Urs.:** wahrscheinl. polyätiol. Hautreaktion ohne Beziehung zur Tuberkulose.

Tuberculosis luposa (↑; ↑) f: s. Tuberculosis cutis. **T. papulo|necrotica** (↑; ↑) f: s. Tuberkulide. **T. ulcerosa** (↑; ↑) f: s. Tuberculosis cutis. **T. uro|genitalis** (↑; ↑) f: s. Genitaltuberkulose, Nierentuberkulose. **T. verrucosa** (↑; ↑) f: s. Tuberculosis cutis.

Tuberculum (lat.) n (pl Tubercula): kleiner Höcker, Knötchen, kleine Geschwulst. **T. an|omale Carabelli** (↑) n: zusätzlicher (fünfter) Höcker des ersten oberen Molaren. **T. anterius** (↑) n: **1.** vorderer Atlashöcker; **2.** vorderer Muskelansatzhöcker des 2.-7. Halswirbelquerfortsatzes. **T. articulare** (↑) n: vor der Fossa mandibularis gelegener Gelenkhöcker des Schläfenbeins für d. Kiefergelenk. **T. caroticum** (↑) n: bes. ausgeprägtes Tuberculum anterius des 6. Halswirbels. **T. corniculatum** (↑) n: Höckerchen in d. Plica aryepiglottica über der Cartilago corniculata. **T. costae** (↑) n: Rippenhöcker an der Außenfläche zw. Rippenhals und -körper; trägt bei den oberen zehn Rippen eine Gelenkfläche für die Verbindung mit d. Brustwirbelquerfortsatz. **T. cuneiforme** (↑) n: Höckerchen in d. Plica aryepiglottica über der Cartilago cuneiformis. **T. epi|glotticum** (↑) n: Vorwölbung der Schleimhaut des Vestibulum laryngis über d. Petiolus der Epiglottis. **T. infraglenoidale** (↑) n: Höcker für den Ansatz des M. triceps unterh. der Cavitas glenoidalis. **T. majus, minus** (↑) n: größerer bzw. kleinerer Muskelansatzhöcker seitl. bzw. vorn am proximalen Humerusende. **Tubercula Montgomery** (↑) n pl: s. Areola mammae. **T. nuclei cuneati et nuclei gracilis** (↑) n: durch den lateralen bzw. medialen Hinterstrangkern bedingte Vorwölbung an der dorsalen Fläche der Medulla oblongata. **T. pharyngeum** (↑) n: Höckerchen an der Unterseite der Pars basilaris des Hinterhauptbeins zur Anheftung der Raphe pharyngis. **T. posterius** (↑) n: **1.** hinterer Atlashöcker, Rudiment des Dornfortsatzes; **2.** hinterer Muskelansatzhöcker des 2.-7. Halswirbelquerfortsatzes. **T. pubicum** (↑) n: Schambeinhöcker seitl. der Symphyse. **T. supra|glenoidale** (↑) n: Höcker für den Ansatz des M. biceps oberh. der Cavitas glenoidalis.

Tuber frontale (lat. tuber Höcker, Schwellung; lat. frons, frontis Stirn) n: Stirnhöcker.

Tuber|gelenk|winkel (↑): (engl.) tuber angle; Winkel zw. Tuber calcanei u. der Gelenkfläche des unteren Sprunggelenks im seitl. Röntgenbild; normalerweise 30-40°, bei Fersenbeinfraktur* verkleinert.

Tuber ischiadicum (↑) n: Sitzbeinhöcker.

Tuberkel (lat. tuberculum kleiner Höcker, kleine Schwellung) m: (engl.) tubercle; **1.** (anat.) syn. Tuberculum*; **2.** (pathol.) knötchenförmige Gewebeveränderung (s. Granulom); i. e. S. tuberkulöses Granulom, typ. histol. Befund; s. Tuberkulose (Abb.).

Tuberkel|bakterien (↑; Bakt-*) f pl: s. Mycobacterium tuberculosis.

Tuberkulide (↑; -id*) n pl: (engl.) tuberculids; Id-Reaktion der Haut auf antigenes Material von Tuberkelbakterien bei allergisch-hyperergischer Reaktionslage des Organismus ohne Erregernachweis in den Läsionen; **Formen: 1.** Tuberculosis cutis indurativa (Erythema induratum Bazin): plattenartige, oft ulzerierende Indurationen an den Waden, bes. bei jungen Frauen; **2.** Tuberculosis cutis lichenoides (syn. Lichen scrofulosorum, sog. Schwindknötchen): 1-2 mm große, gruppen- od. ringförmig angeordnete, blaßgelbe bis blaßrote, Schüppchen tragende, häufig follikuläre Knötchen bes. am Rumpf bei Kindern; meist narbenlose Abheilung; **3.** Tuberculosis cutis papulonecrotica (sog. Schwindpocken): blaurote, bis erbsgroße, mit einer Kruste bedeckte Knötchen, die zentral nekrotisch zerfallen u. mit runden, näpfchenförmigen Narben abheilen; Vork. bes. bei Jugendlichen an d. Streckseiten der Extremitäten. Vgl. Mikrobid.

Tuberkuline (↑) n pl: (engl.) tuberculins; gelöste Toxine u. Zerfallsstoffe der Tuberkelbakterien; Alttuberkuline (Tuberkulin-Original-Alt, Abk. TOA): Stoffwechselprodukte u. lösl. Extrakte von Tuberkelbakterien; Neutuberkuline: in Kugelmühle pulverisierte Tuberkelbakterien, 3 mg Bakterienpulver in 1 ml Glyzerin-Kochsalzlösung aufgeschwemmt; gereinigte T. (engl. purified protein derivates, Abk. PPD): Proteinfraktion, die durch Ausfällung mit Trichloressigsäure od. Ammoniumsulfat aus einem synthet. Medium gewonnen wird, in dem Tuberkelbakterien gezüchtet wurden; Anw.: s. Tuberkulintest.

Tuberkulin|re|aktion (↑) f: (engl.) tuberculin reaction; die bei spezif. sensibilisierten (BCG-geimpften od. an Tuberkulose* erkrankten) Personen ca. 24 Std. nach (subkutaner) Injektion von Tuberkulinen* auftretende u. 48-72 Std. nach Tuberkulinapplikation max. ausgeprägte Hautreaktion (Schwellung u. Verhärtung durch starke Infiltration mit mononukleären Zellen), evtl. mit Allgemeinreaktion (Krankheitsgefühl u. Fieber), u. U. Herdreaktion (Reaktivierung bzw. Verstärkung einer lokalen tbk. Infektion, z. B. eines Lungenherdes), als Form der zellvermittelten Überempfindlichkeitsreaktion vom verzögerten Typ (Typ IV der Allergie*); vgl. Tuberkulintest.

Tuberkulin|test (↑) m: (engl.) tuberculin test; Hautreaktion nach Applikation von Tuberkulinen*; klass. Beispiel einer immun. Spätreaktion, beruht auf einer zellulären Immunität gegenüber Tuberkuloprotein; **Histol.:** perivaskuläre, mononukleäre Zellinfiltration mit ca. 80% Lymphozyten u. 20% Makrophagen; **Klin. Anw.:** Tuberkulinapplikation: kann kutan eingebohrt (v. Pirquet), perkutan eingerieben (Moro), mittels Pflaster aufgetragen (Hamburger) werden. Heute

T

i. d. R. entw. mit einem Multipunkturstempel intrakutan appliziert (Tine-Test; Standardwirkdosis v. 5 I.E. gereinigtem Tuberkulin) od. z. genaueren Austestung der Tuberkulinreizschwelle intrakutan injiziert (Mendel-Mantoux; 1 Tuberkulineinheit entspricht 0,1 ml Tuberkulin der Stärke 1). Als pos. Ausfall gilt die deutl. tastbare Infiltration (meist mit Rötung) über 6 mm Durchmesser. Nach einigen Std. setzt sie ein, erreicht ein Maximum nach 48 Std. u. bildet sich innerh. weniger Tage wieder zurück. **Bewertung:** Nach Tuberkuloseschutzimpfung ist in 90% mit einem pos. T. zu rechnen, der in 3-5 Jahren allmähl. neg. wird. Tbc-Infektionsverdacht bei sehr starker Testreaktion (über 13 mm) u. bei Testkonversion (bei Ersttestung neg., bei Wiederholungstestung pos.).

Tuberkulom (↑; -om*) n: (engl.) tuberculoma; **1.** (pathol.) tuberkulöses Granulom*; s. Tuberkulose (Abb.); **2.** (röntg.) Rundherd* (⌀ 1-5 cm) aus tuberkulösem Gewebe meist mit Verkalkung; selten Einschmelzung u. Vergrößerung (käsiger Kern, bindegewebiger Mantel).

Tuberkulose (↑; -osis*) f: (engl.) tuberculosis; Abk. Tb., Tbk., Tbc; weltweit verbreitete bakt. Infektionskrankheit, die chron. verläuft u. v. a. in den Atemorganen lokalisiert ist, jedoch grundsätzlich alle Organe befallen kann. Es besteht Meldepflicht* bei Erkr. u. Tod.

Häufigkeit ist wesentlich von sozialen Faktoren abhängig. Für die Vergleichbarkeit epidemiol. Aussagen ist die Unterscheidung folgender Gruppen, bezogen auf eine best. Zahl (i. d. R. 100 000) Einwohner, wichtig: Neuerkrankungen (Inzidenz), Bestand an Tbc-Kranken (Prävalenz), Sterbefälle an Tbc (Mortalität), Rate der Tuberkulinreagenten (Tuberkulinindex). In einigen **Entwicklungsländern** (Afrika, Asien, Ozeanien) schwankt die durchschnittl. Inzidenz um 200 jährl. Neuerkrankungen auf 100 000 Einwohner. In **Mitteleuropa** hat die Tbc ihren ernsten, lebensbedrohl. Charakter verloren; die durchschnittl. Inzidenz liegt trotzdem immer noch bei 30 jährl. Neuerkrankungen, bezogen auf 100 000

> Die Tuberkulose zählt in Europa trotz des erheblichen Rückgangs ihrer Sterblichkeit in den letzten 100 Jahren immer noch zu den häufigsten bakteriellen Infektionskrankheiten.

Einwohner, in der Bundesrepublik Deutschland bei ca. 20. **Err.:** Mycobacterium* tuberculosis, sehr selten Mycobacterium bovis; **Infektionsquelle** ist v. a. der erkrankte Mensch; erkrankte Rinder (Milch) od. infizierte Haustiere (Hund, Katze, Geflügel) sind epidemiol. nicht von Bedeutung. **Übertragung:** durch Tröpfcheninfektion über die Atemwege, seltener oral (Milch), noch seltener über Haut, Augen. **Pathogenet.** können im wesentl. zwei Tbc-Formen unterschieden werden: **1.** Primär-Tbc, die nach einer Erstinfektion entsteht; **2.** postprimäre Tbc, die als Reaktivierungs-Tbc nach Abheilung der Primär-Tbc auftreten od. sich als Superinfektions-Tbc durch erneute exogene Inf. entwickeln kann. Die **Ausbreitung** einer Inf. kann grundsätzl. hämatogen, lymphogen od. kanalikulär (z. B. bronchogen) erfolgen. **3.** Eine (Sonder-)Form der Tbc ist die extrem seltene konnatale Verlaufsform, bei der die Err. von der infizierten Mutter über das Nabelblut in die fetale Leber od. unter der Geburt über das Fruchtwasser in die Neugeborenenlunge gelangen können. **Pathol./Anat.:** Typisch für eine Tbc ist der Tuberkel; im Zentrum ist er nekrotisch (sog. tuberkulöser Käse), ringsum befinden sich Epitheloidzellen*, die von Riesenzel-

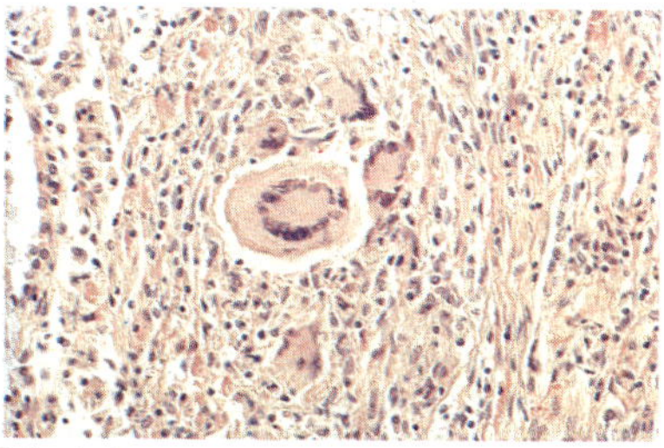

Tuberkulose:
histologischer Befund eines Tuberkels [156]

len (Langhans*-Zellen) ergänzt werden; außen ist der Tuberkel von Bindegewebe umgeben, das mit Lymphozyten durchsetzt ist; Plasmazellen u. Gefäße fehlen. Im Abheilungsstadium beginnt nach ca. 8-9 Mon. die Verkalkung im Zentrum; darin können Tbc-Bakterien über Jahre lebensfähig bleiben (sog. Persister). **Inkubationszeit** (vom Eindringen der Tbc-Bakterien bis zur Tuberkulinkonversion): 4-6 Wochen; **Klin.:** der Verlauf wird von der Menge u. Virulenz der Err. sowie bes. von der Widerstandskraft (Resistenz, Immunität, Allergie) des Organismus bestimmt. Die sehr unterschiedl. klin. Verläufe der Tbc machen eine exakte Beschreibung des Krankheitszustands erforderlich; hierzu gehören Aussagen über die Pathogenese (primär od. postprimär), Immunsituation (Tuberkulinreaktion u. evtl. -konversion), Aktivitätsgrad (aktiv, unbestimmt, zum Stillstand neigend, inaktiv), Entwicklungstendenz (in Rückbildung, stationär, fortschreitend), bakteriol. Status (offen, geschlossen) u. Röntgenbefunde mit Art u. Lok. des Prozesses. **Formen: 1. Primär-Tbc:** häufigste Form im Kindesalter; Lok. meist in der Lunge (Lungentuberkulose*), seltener in Halslymphknoten, Darm, Haut (extrapulmonale Tbc); Beginn mit dem Primärkomplex (Primärherd, Lymphbahn u. regionärer Lymphknoten). Der Verlauf einer Primär-Tbc ist symptomarm mit über 3-4 Wo. bestehenden subfebrilen Temp., manchmal Erythema nodosum, Ermüdbarkeit, Appetitlosigkeit, Ge-

> Ca. 90% aller Primärtuberkulosen laufen pulmonal ab.

wichtsabnahme, Schwitzneigung; BKS mittelmäßig beschleunigt. **2. postprimäre Tbc:** entsteht durch Streuung von Tuberkelbakterien im Organismus, die entw. aus einem frischen Primärkomplex (subprimäre Tbc, Frühformen einer postprimären Tbc) od. aus alten Herdbildungen (Spätformen einer postprimären Tbc) stammen können (vgl. Simon-Herde); unter ungünstigen Abwehrbedingungen kann eine starke Streuung (Generalisation), bes. bei Erstinfektion, auftreten. Beispiele f. **Frühformen:** Miliartuberkulose*

T

mit miliaren Herden im ganzen Organismus, dabei meist hohes, langanhaltendes Fieber, schweres Krankheitsgefühl, Milzvergrößerung; gelegentl. Hauttuberkulide; Diagn.: Rö.-Thorax (zahlreiche kleinste Fleckschatten), Augenhin-

> Die klinische Symptomatik der Lungentuberkulose ist meist uncharakteristisch; für den Patienten ist es entscheidend, daß der Arzt an die Möglichkeit einer spezifischen Erkrankung denkt.

tergrunduntersuchung (Choroideatuberkel). In ca. 50% der Fälle kommt es zu einer Meningitis tuberculosa meist mit hohem Fieber, Erbrechen, Kopfschmerz, manchmal Wesensveränderungen. Diagn. durch Lumbalpunktion (Eiweißvermehrung, Spinngewebsgerinnsel, mittl. Zellzahlvermehrung von einigen hundert Drittelzellen, stark erniedrigte Zuckerwerte). Cave: nur frühzeitige, intensive Ther. ist lebensrettend. Eine Pleuritis tuberculosa entwickelt sich aus pleuranahen Herden, gelegentl. aber auch hämatogen; Sympt.: plötzl. Fieber, Schmerzen beim Luftholen, Reizhusten. Diagn. durch Pleurapunktion*. Eine Peritonitis tuberculosa ist fast stets eine Durchwanderungsperitonitis u. verläuft mit Fieber, Bauchschmerzen, Anschwellung des Abdomens, Aszites. Diagn. durch Aszitespunktion. Hauttuberkulose: s. Tuberculosis cutis, Tuberkulide. Beispiele für **Spätformen** (zw. Erstinfektion u. Spätmanifestation können Jahre liegen): Knochentuberkulose* u. Gelenktuberkulose (Arthritis* tuberculosa), v. a. im Bereich der Wirbelsäule, Hüft- u. Kniegelenke, bei Kindern nicht selten kleinere Herde an Hand- u. Fußknochen (Spina ventosa); Sympt.: Schwellung, Schmerzen, Bewegungseinschränkung, häufig Spätschäden; Urogenitaltuberkulose: schleichender, symptomarmer Verlauf, der unbehandelt über eine tbk. Pyelonephritis zur Niereninsuffizienz* sowie beim Mann durch tbk. Epididymitis u. (seltener) bei der Frau durch tbk. Adnexitis zur Sterilität* führen kann.

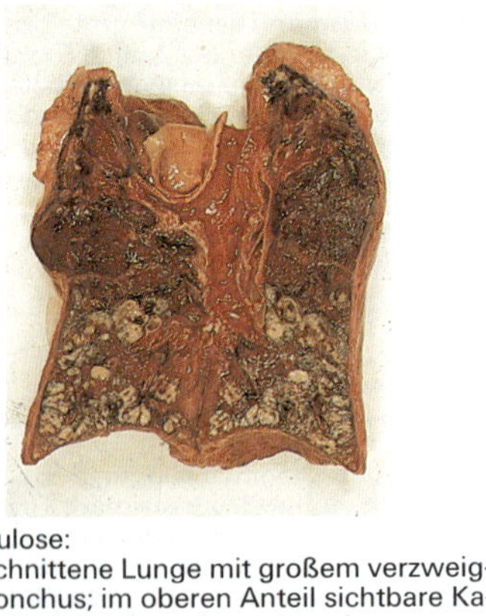

Tuberkulose:
aufgeschnittene Lunge mit großem verzweigtem Bronchus; im oberen Anteil sichtbare Kavernen, Drainagebronchus, pleurale Verwachsungsschwiele und zahlreiche azinös-nodöse tuberkulöse Gruppenstreuherde im Unterlappen (infolge bronchogener Streuung) [471]

Diagn.: **1.** direkter mikroskop. Erregernachweis (s. Ziehl-Neelsen-Färbung, Fluoreszenzmikroskopie); **2.** bakteriol. Kultur von Sputum (mind. drei Sputumproben an möglichst aufeinanderfolgenden Tagen), Bronchialsekret, Magensaft, Urin, Liquor u. a.; **3.** Tierversuch (nur noch in Ausnahmefällen); **4.** Tbc-spezif. Immunreak-

> Der sicherste Nachweis einer tuberkulösen Erkrankung ist der positive Erregerbefund in Kultur („offene" Tbc). Ein negativer Befund schließt aber eine Tuberkulose nicht aus (evtl. „geschlossene" Tbc).

tionen (s. Tuberkulinreaktion); **5.** histol. (u. bakteriol.) Untersuchung v. Biopsiematerial (z. B. Halslymphknoten); **6.** Röntgendiagnostik, z. B. Rö.-Thorax, Ausscheidungsurographie.

Ther.: ambulante (bei geschlossener Tbc) bzw. stationäre (bei offener Tbc od. Kompl. durch Nebenerkrankungen) Behandlung mit einer Komb. von Antituberkulotika* der ersten Wahl (i. d. R. über 6 Mon.); u. U. auch primärer Einsatz von Gyrasehemmern; bei Unverträglichkeiten, Kompl., Begleiterkrankungen od. Resistenzentwicklung verlängert sich die Therapiedauer auf 8, 12 od. ggf. 24 Mon.; regelmäßige Überwachung der Ther. ist erforderlich.

Proph.: Expositionsprophylaxe durch Vermeidung von Kontakt mit Tbc-Kranken u. a. mögl. Infektionsquellen, Dispositionsprophylaxe durch hyg. Lebensbedingungen u. Förderung der allg. (Ernährung) u. spezif. (BCG-Impfung) Abwehrlage. Eine Chemoprophylaxe wird mit INH über mind. 3 Mon. durchgeführt, z. B. bei Kindern, die noch nicht infiziert, aber einer Inf. ausgesetzt sind, od. bei Personen, bei denen ohne eigentliche Erkr. eine Tuberkulinkonversion beobachtet wurde (präventive Chemotherapie). Vgl. Schutzimpfung, Impfkalender.

Tuberkulo|statika (↑; statisch*) n pl: s. Antituberkulotika.

Tuber maxillae (lat. tuber Höcker, Schwellung) n: Vorwölbung an d. hinteren Fläche des Oberkieferknochens. **T. omentale hepatis** (↑) n: Vorwölbung am li. Leberlappen. **T. omentale pan|creatis** (↑) n: auf der Höhe der Wirbelsäule vorspringender Teil des Pankreaskörpers.

Tuberositas (↑) f: (engl.) tuberosity; Rauhigkeit, (knöcherner) Vorsprung mit rauher Fläche, häufig Muskelansatz.

Tuber parietale (↑) n: Scheitelhöcker.

Tuber vermis (↑) n: Teil des Kleinhirns*.

Tubo|curarin|chlorid (INN) n: nichtdepolarisierendes, peripheres Muskelrelaxans; vgl. Muskelrelaxanzien, periphere.

Tubo|ovarial|ab|szeß (Tube*; mlat. ovarium Eierstock; Abszeß*) m: (engl.) tubo-ovarian abscess; (gyn.) kombinierter Abszeß v. Ovarium u. Eileiter, ausgehend v. einem Ovarialabszeß* od. einer Pyosalpinx; entsteht inf. Durcheiterung der trennenden Wandschichten od. durch Inf. eines gesprungenen Follikels inf. Verwachsungen zw. Pyosalpinx u. Ovarium.

Tubo|ovarial|zyste (↑; ↑; Kyst-*) f: (engl.) tubo-ovarian cyst; Verschmelzung einer Ovarialzyste mit dem entzündeten Eileiter (meist Saktosalpinx) unter Bildung eines gemeinsamen zyst.

Hohlraums; meist Folge einer chronischen Adnexitis*.

tubulär (Dim. ↑): tubulös; schlauch- bzw. röhrenförmig.

Tubulo|pathie (Dim. ↑; -pathie*) f: (engl.) tubulopathy; angeb. od. erworbene Störung einzelner od. mehrerer tubulärer Partialfunktionen der Nieren, die ohne primäre Störung der glomerulären Filtration einhergeht; klin. Bilder reichen von harmlosen Verläufen bis zu schweren Veränderungen der inneren Homöostase, z. B. Diabetes insipidus renalis, Debré-Toni-Fanconi-Syndrom, renale tubuläre Azidose.

Tubulus (lat.) m (pl Tubuli): Röhrchen. **Tubuli mitochondriales** (↑) m pl: s. Mitochondrien. **T. renales contorti, recti** (↑) m pl: gewundene bzw. gerade Nierenkanälchen; s. Niere, Nephron. **Tubuli semini|feri con|torti, recti** (↑) m pl: gewundene bzw. gerade Hodenkanälchen; vgl. Hodenatrophie.

Tubulus, trans|versaler (↑) m: s. Retikulum, sarkoplasmatisches.

Tubus (lat. Röhre) m: **1.** (radiol.) feste, nicht verstellbare Blende* zur Erzeugung einer vorgegebenen Feldgröße in einem best. Abstand; **2.** (anästh.) anat. angepaßtes, relativ starres (Beatmungs-)Rohr zum Einführen in Mund, Nase od. Tracheostoma; **Formen:** Pharyngealtubus*, Endotrachealtubus*, Endobronchialtubus*, Doppellumentubus*, Trachealkanüle*; je nach Alter u. Konstitution der Pat. werden T. unterschiedlicher Größe (Angabe des Durchmessers nach d. Charrière*-Skala) verwendet.

Tüpfel|nägel. (engl.) pitted nails; Grübchennägel; 1-2 mm große Substanzdefekte der Nagelplatte durch Verhornungsstörungen in der Nagelmatrix; Vork. v. a. bei Psoriasis u. Alopecia areata.

Tüpfelung der Erythrozyten, baso|phile (Erythr-*; Zyt-*): (engl.) basophilic stippling of erythrocytes; in Erythrozyten punktförmig angeordnete, basophil anfärbbare Substanz; wahrscheinl. Ansammlung v. Ribosomen; normale Anzahl basophil punktierter Erythrozyten: 0-4/10 000; vermehrt bei gesteigerter Erythrozytenbildung, aber auch bei chron. Nephritis, toxisch bedingten Anämien (z. B. bei Gold-Therapie), Leukämien u. a.; oft recht ausgeprägt bei chron. Bleivergiftung*.

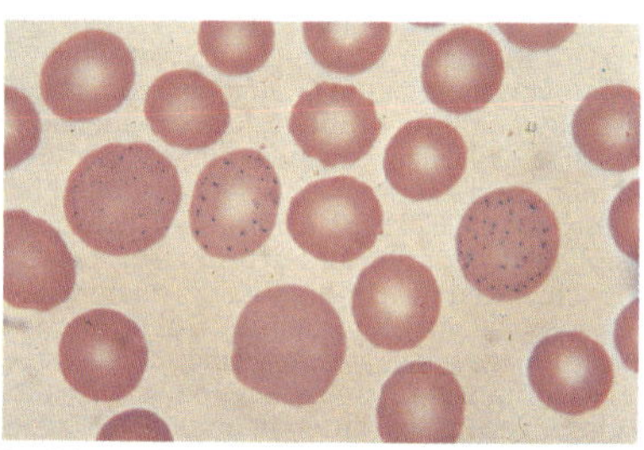

Tüpfelung der Erythrozyten, basophile [179]

Türck-Bündel (Ludwig T., Neurol., Laryngologe, Wien, 1810-1868): (anat.) Tractus temporopontinus; s. Tractus corticopontini.

Türken|sattel: (anat.) Sella* turcica.

Türk-Reiz|formen (Wilhelm T., Int., Wien, 1871-1926): s. Lymphoidzellen.

Tuftsin n: ein von der Milz produziertes u. im Serum zirkulierendes Tetrapeptid; fördert d. Phagozytosetätigkeit v. Leukozyten* u. Makrophagen*.

Tular|ämie (-ämie*) f: (engl.) tularaemia, deer fly fever; Hasenpest, Ohara-Krankheit, Lemming-Fieber; Nagetierseuche, die auch beim Menschen auftreten kann; Vork. bes. bei Kaninchenjägern in Rußland u. Nordamerika; kann auch von infizierten Hauskatzen durch Beißen od. Kratzen übertragen werden; endem. Herde in der Bundesrepublik Deutschland; meldepflichtige Erkrankung; **Err.:** Francisella* tularensis; **Klin.:** je nach Eintrittsort der Err. werden unterschieden: **1. äußere Formen** nach Eintritt der Err. durch Haut- u. Schleimhautläsionen mit anschl. Lymphknotenschwellung od. -vereiterung: **a)** kutano-glanduläre Form (ausgestanzte Geschwüre od. blaurote Knoten bes. an den Händen, Lymphangitis, Lymphadenitis; evtl. Fieber); **b)** okulo-glanduläre Form; **c)** oral-glanduläre Form; **2. innere Formen** durch hämatogene Streuung od. Inhalation der Err.: **a)** abdominale, typhusähnl. Form; **b)** thorakale bzw. pulmonale Form; **Ther.:** Streptomycin.

Tularin|re|aktion f: (engl.) tularine reaction; Auftreten einer Reaktion v. Tuberkulintyp innerh. 48 Std. nach intrakutaner Inj. von 0,1 ml einer Aufschwemmung abgetöteter Tularämiebakterien (s. Francisella) od. nach Inj. von 0,01-1,0 g Tularämiebakterien-Polysaccharid b. Tularämie am Ende der ersten Krankheitswoche.

Tullio-Phänomen n: durch Lärm verursachte Gleichgewichtsstörungen mit Schwindel, Erbrechen, Nystagmus i. R. einer Syphilis* od. Lyme*-Borreliose mit Innenohrbeteiligung.

Tulo|buterol (INN) n: (RS)-2-tert-Butylamino-1-(2-chlorphenyl)ethanol (IUPAC); Beta-2-Sympathomimetikum; Verw.: Bronchodilatator.

Tumbu|fliege: (engl.) tumbu fly; Cordylobia anthropophaga; Err. der Myiasis*; s. Fliegen.

Tumeszenz (lat. tumescere anschwellen) f: diffuse Anschwellung.

Tumor (lat.) m: (engl.) tumour; Geschwulst; örtliche umschriebene Zunahme des Gewebevolumens; i. w. S. jede lokalisierte Anschwellung durch Ödem, akute u. chron. Entzündung, aneurysmatische Erweiterung (pulsierender T.) u. a., auch entzündl. bedingte Organschwellung (z. B. als sog. Milztumor); i. e. S. gewebl. Neubildung (Gewächs, Blastom*, Neoplasie*) in Form eines spontanen, verschiedengradig enthemmten, autonomen u. irreversiblen Überschußwachstums von körpereigenem Gewebe, das i. d. R. mit unterschiedl. ausgeprägtem Verlust spezif. Zell- u. Gewebefunktionen verbunden ist. Vgl. Tumoreinteilung.

Tumor albus (↑) m: diffuse Gelenkschwellung bei Arthritis* tuberculosa.

Tumor|an|ämie (↑; Anämie*) f: (engl.) tumour associated anaemia; bei Pat. mit malignen Tumoren vork., meist leichte (4,3-6,8 mmol/l bzw. 7-11 g/dl Hämoglobin), normo- od. gering hypochrome Anämie*; **Urs.:** v. a. mäßig gesteigerter Erythrozytenabbau bei fehlender Erhöhung der Erythrozytenproduktion durch Störung der Wiederverwertung des beim Erythrozytenabbau freiwerdenden Eisens. Die Retikulumzellen des Knochenmarks enthalten reichl. Eisen, die Anzahl der Sideroblasten ist dagegen erniedrigt; die Serumkonzentration von Eisen ist vermindert, die Eisenbindungskapazität liegt im unteren Referenzbereich od. ist vermindert. Eine der T. ent-

T

sprechende Anämieform kommt in Zus. mit chron. Infektionen u. Entzündungen vor u. wird als Infektanämie bezeichnet.

Tumor|anti|gene (↑; Antigen*) n pl: (engl.) tumour antigens; tumorassoziierte od. tumorspezifische Antigene*; Antigene, die in (Zellkern, Zytoplasma) od. auf der Oberfläche von Tumorzellen* neu auftreten u. häufig auch im Serum von Tumorpatienten nachweisbar sind; können von Tumorviren (z. B. Epstein-Barr-Virus bei Burkitt-Lymphom u. Nasopharynxkarzinom) induziert od. vom Zellgenom kodiert werden (als sog. onkofetale Antigene, die während der Embryonal- u. Fetalperiode, normalerweise jedoch nicht im Erwachsenenorganismus exprimiert werden, z. B. CEA, CALLA bei akuter lymphoblastischer Leukämie), z. T. ist ihre genet. Entstehung unklar (sog. individuell distinkte T., u. a. auf chem. od. physik. induzierten Tumoren). **Nachweis:** v. a. mit Immunassays, z. T. mit Hilfe monoklonaler Antikörper. Das Auftreten von T. an der Oberfläche von Tumorzellen kann immun. Reaktionen hervorrufen, deren Steuerung u. Verstärkung Ziel der Immuntherapie von Tumoren ist. Antikörper u. immunkompetente Zellen können nur mit zellmembranständigen T. reagieren; im Serum auftretende T. können als Tumormarker* diagnostisch genutzt werden.

Tumor|bestrahlung, prä|operative (↑): (engl.) preoperative tumour radiation; Vorbestrahlung, adjuvante Strahlentherapie, die einer geplanten Op. von malignen Tumoren vorausgeht; **Ind.: 1.** Verkleinerung des Tu., u. U. dadurch erst Erreichen einer Operationsindikation (Down-Staging); auch notfallmäßige Bestrahlung eines Bronchialkarzinoms bei Vena*-cava-superior-Syndrom; **2.** Devitalisierung der Tumorzellen zur Minderung des Risikos intraoperativer Zellverschleppung. Vgl. Pancoast-Tumor.

Tumor, brauner (↑) m: juvenile Knochenzyste*.

Tumor cerebri (↑; Cerebr-*) m: s. Hirntumoren.

Tumor|einteilung (↑): (engl.) tumour classification; Klassifikation von Tumoren; **I. nach biol. Verhalten: 1.** benigne Tu. mit differenzierten Zellen u. langsamem, lokal verdrängendem Wachstum; **2.** maligne Tu. mit Zellkernpolymorphie, Zellatypie, Anaplasie u. infiltrierendem, meist raschem, destruierendem Wachstum u. Metastasierung; **3.** semimaligne Tu. mit den histol. Kennzeichen maligner Tu. u. lokal infiltrierendem Wachstum, jedoch i. d. R. keine Metastasierung; **II. histogenet. Systematik** mit Bez. der Tu. nach dem Gewebe, aus dem sie entwicklungsgeschichtlich hervorgegangen sind: **1.** epitheliale Tu. aus Ektoderm* u. Entoderm*; **a)** benigne Tu.: z. B. Adenom, Papillom, Polypen; **b)** maligne Tu.: Karzinome; **2.** mesenchymale T. aus dem Mesoderm*; **a)** benigne Tu.: z. B. Lipom, Fibrom, Osteom, Myom, Leiomyom, Rhabdomyom, Chondrom; **b)** maligne Tu.: Sarkome; **3.** embryonale Tu. aus undifferenziertem Gewebe: z. B. Nephroblastom, Neuroblastom, Medulloblastom, Retinoblastom, embryonales Rhabdomyosarkom, Teratom; **III. nach klin.** u. **pathol. Befund:** u. a. TNM*-Klassifikation, Grading*, Laurén-Klassifikation (s. Magenkarzinom), Dukes*-Klassifikation, Kieler* Klassifikation od. Rappaport*-Klassifikation. Vgl. Malignitätsgrad, Neoplasma, Zytohistologie.

Tumoren, HCG-bildende (↑) m pl: endokrin aktive Tumoren mit Bildung von HCG*; diagn. wichtig ist neben der HCG-Bestimmung als Tumormarker* die Möglichkeit des radioszintigraph. und immunzytochem. Nachweises dieser Tumoren (u. Metastasen) mittels (monoklonaler) Antikörper gegen HCG.

Tumor|im|muno|logie (↑; immun*; -log*) f: (engl.) tumour immunology; Teilgebiet der Immunologie*, das sich mit den immun. Vorgängen befaßt, die an Entstehung (z. B. primäre od. sekundäre Immundefekte), Verlauf (z. B. paraneoplastische Syndrome) u. Abwehr bzw. Bekämpfung von bösartigen Erkr. (Tumoren) beteiligt sind; klin. als Immundiagnostik (Erfassung des sog. Immunstatus von Tumorpatienten), Immunprophylaxe u. Immuntherapie (v. a. unter Anw. spezif. Antikörper gegen Tumorantigene* sowie Immunstimulanzien*).

Tumor, intra|kranieller (↑) m: s. Hirntumoren.

Tumor|klassi|fikation, inter|nationale (↑) f: s. TNM-Klassifikation.

Tumor|marker (↑; engl. to mark kennzeichnen): (engl.) tumour markers; Bez. f. Substanzen u. zelluläre Veränderungen, deren qualitative od. quantitative Analyse eine Aussage über Vorliegen, Verlauf od. Prognose von bösartigen Erkr. ermöglichen können; **Einteilung: 1.** zelluläre T.: u. a. zellmembranständige Tumorantigene*, Rezeptoren (z. B. Hormonrezeptoren*, Rezeptoren für wachstumsfördernde Substanzen bei Leukämie) u. Zellmarker*, die auf eine vermehrte Expression von onkogenen Genen* u. ein monoklonales Zellwachstum hindeuten, sowie molekulargenetische zelluläre Veränderungen, v. a. Chromosomenaberrationen (z. B. Philadelphia*-Chromosom bei CML); **2.** humorale T.: gegenüber physiol. Bedingungen in Serum, Urin u. a. Körperflüssigkeiten in erhöhten Konz. nachweisbare (meist physiol. vorkommende) Substanzen, die vom Tumorgewebe synthetisiert u. sezerniert, durch Tumorzerfall freigesetzt od. als Reaktion des Organismus auf einen Tumor gebildet werden; **Übersicht:** s. Tab. Die physiol. Bedeutung von T. ist noch unzureichend bekannt; im menschl. Organismus wirken sie i. d. R. nicht im-

Tumormarker Tab. 1
Auswahl wichtiger zellulärer Tumormarker

Bezeichnung	Vorkommen
Philadelphia-Chromosom	chronisch-myeloische Leukämie
CALLA	akute lymphatische Leukämie
CA 2, CA 3, T, Tn, CEA, CA 19-9 u. a. (Membranantigene)	viele maligne, z. T. aber auch nichtmaligne Zellen
Hormonrezeptoren	Zellen des Mammakarzinoms u. a.
Onkogene	vermutlich ubiquitär

Tumormarker Tab. 2
Auswahl wichtiger humoraler Tumormarker

Bezeichnung	Vorkommen erhöhter Werte
Humorale Tumormarker der Gruppe 1 (vom Tumor produziert)	
Tumorassoziierte Antigene	
onkofetale Antigene	
karzinoembryonales Antigen (CEA)	gastrointestinale Tumoren, Bronchialkarzinom, Mammakarzinom, muzinöses Ovarialkarzinom, gutartige gastrointestinale Erkrankungen, starke Raucher
Alpha-1-Fetoprotein (AFP)	Leberzellkarzinom, gutartige Lebererkrankungen, gonadale (Hoden, Ovar) u. extragonadale Keimdrüsentumoren, neurale Dysrhaphie
blutgruppenassoziierte Ag	
CA 19-9	Pankreas-, Gallengang-, Magenkarzinom, kolorektale Tumoren, gutartige Erkrankungen v. a. von Leber und Pankreas
CA 50	wie CA 19-9 mit etwas geringerer Sensitivität
organspezifische Antigene	
prostataspezifisches Antigen (PSA)	gutartige und bösartige Erkrankungen der Prostata
sonstige Antigene	
Ca 125	Ovarial-, Mamma- u. a. Adenokarzinome, gutartige Erkrankungen des weibl. Genitale und des Gastrointestinaltrakts
CA 15-3	wie CA 125, v. a. metastasiertes Mammakarzinom
Hormone	
orthotope Bildung	
Gastrin Cortisol Insulin Adrenalin Calcitonin u. a.	benigne und maligne Tumoren endokriner Organe
ektope Bildung	
humanes Choriongonadotropin (Beta-HCG)	Hodentumoren, Chorionepitheliome, Blasenmole, Schwangerschaft
Calcitonin	C-Zellkarzinom der Schilddrüse
ACTH	Bronchialkarzinom u. a.
Enzyme	
prostataspezifische saure Phosphatase (PAP)	gutartige und bösartige Prostataerkrankungen
neuronspezifische Enolase (NSE)	neurogene Tumoren, kleinzelliges Bronchialkarzinom, chronische Lungenerkrankungen
LDH	Leukämien, Lymphome u. a., Hämolyse, Erkrankungen von Leber und Lunge
Sonstige	
Bence-Jones-Protein	Plasmozytom
Humorale Tumormarker der Gruppe 2 (vom Tumor induziert)	
alkalische Phosphatase (AP)	Knochentumoren, -metastasen, Lebermetastasen, gutartige Knochen- und Lebererkrankungen, Wachstum
LDH	Leber-, Lungenmetastasen, Hämolyse, gutartige Leber- und Lungenerkrankungen
Gamma-GT	Lebermetastasen, gutartige Lebererkrankungen
Neopterin	Leukämien, Lymphome, Entzündungen
Akute-Phase-Proteine (z. B. Ferritin)	alle Malignome und Entzündungen

munogen. Die klin. (diagn.) Bedeutung ist abhängig von ihrer Spezifität u. Sensitivität; der Nachweis von T. ist als Screening-Verfahren zur Erfassung bösartiger Erkr. nicht geeignet (Ausnahme: Beta-HCG bei Hodentumoren, Bence-Jones-Proteine bei Plasmozytom), die sequentielle Bestimmung i. R. der Verlaufskontrolle versch. Tumoren jedoch therapeutisch bzw. prognostisch relevant (z. B. zur postop. Rezidivkontrolle, Kontrolle unter zytostatischer Therapie).

Tumor-Nekrose-Faktor (↑; Nekr-*; -osis*) m: (engl.) tumour necrosis factor; Abk. TNF; **Formen: 1.** TNF-α (syn. Kachektin): von Makrophagen/Monozyten, Lymphozyten u. Mastzellen gebildetes Zytokin mit Einfluß auf Entz., Sepsis, Lipid- u. Proteinstoffwechsel, Blutbildung, Angiogenese, Wundheilung u. Immunabwehr sowie zytolyt. bzw. zytostat. Wirkung auf Tumorzellen; auch als rekombinantes humanes TNF verfügbar u. zur Behandlung maligner Tumoren in Erprobung; **2.** TNF-β (syn. Lymphotoxin): wirkt zytotoxisch auf einige Tumorzellinien.

Tumor, neuro|epithelialer (↑) m: syn. Gliom*.

Tumor, spinaler (↑) m: s. Rückenmarktumoren.

Tumor|viren (↑; Viren*) n pl: s. Viren, onkogene.

Tumor|volumen-Verdoppelungs|zeit (↑): Zeitraum, in dem sich das Tumorvolumen verdoppelt; ein Tumor, der klin. nachweisbar ist, hat i. d. R. bereits zwei Drittel seiner Gesamtwachstumszeit erreicht. Für das Mammakarzinom wird z. B. eine durchschnittliche T.-V. von 200 Tagen angenommen, ein tastbarer Knoten (sog. Frühdiagnose) benötigt f. seine Entw. also mehr als 15 Jahre; daher sind in ca. 20% dieser Fälle bereits Metastasen nachweisbar.

Tumor|zell|assay, klonaler (↑; Zelle*; engl. assay Probe, Untersuchung) m: (engl.) cloned tumour-cell assay; Anzüchtung von Tumoreinzelzellen in der Gewebekultur m. Bildung von Zellkolonien zur prätherap. Sensibilitätstestung von Zytostatika*; noch in Entwicklung; bisher v. a. Voraussage zytostatikaresistenter Mammatumoren möglich.

Tumor|zellen (↑; ↑): (engl.) tumour cells; durch maligne Entartung körpereigener, normaler Zellen entstehende Zellen maligner Tumoren; allg. zytodiagnostische Merkmale sind: **1.** Zellpolymorphie* u. Anisozytose*; **2.** Kernpolymorphie* od. Kernatypie*; **3.** Polychromasie* od. Hyperchromasie*; **4.** gestörte Kern*-Plasma-Relation; **5.** Aneuploidie*. Vgl. Atypie, Entdifferenzierung, Karzinogenese, Zytodiagnostik.

Tumor|zentrum (↑) n: regionaler Zusammenschluß klin. u. forschender Einrichtungen des universitären u. nichtuniversitären Bereichs z. Koordinierung von Krebsforschung u. -bekämpfung; in d. Bundesrepublik Deutschland gibt es über 20 T. Vgl. Krebsregister.

Tunga penetrans f: Sandfloh; s. Flöhe.

Tunica (lat.) f: Hülle, Haut, Gewebeschicht. **T. adventitia** (↑) f: s. Adventitia. **T. albuginea** (↑) f: Kurzform: Albuginea; derbe, weißliche, kaum dehnbare Bindegewebehülle aus straffen kollagenen Faserschichten; Vork.: Hoden, Corpora cavernosa, schwach ausgebildet bei Eierstock u. Corpus spongiosum. **T. con|junctiva** (↑) f: s. Conjunctiva. **T. dartos** (↑) f: Muskelhaut des Hodensacks. **T. fibrosa bulbi** (↑) f: äußere Augenhaut (Sklera u. Cornea). **T. in|terna bulbi** (↑) f: innere Augenhaut (Retina). **T. intima** (↑) f: s. Intima. **T. media** (↑) f: s. Media. **T. mucosa** (↑) f: s. Schleimhaut. **T. muscularis** (↑) f: Muskelschicht der Hohlorgane; z. B. Ring- u. Längsmuskulatur des Magen-Darm-Trakts. **T. serosa** (↑) f: s. Haut, seröse. **T. vaginalis testis** (↑) f: seröse Hülle des Hodens u. Nebenhodens; Rest des Processus vaginalis peritonaei; besteht aus Lamina visceralis (Epiorchium) u. Lamina parietalis (Periorchium). **T. vasculosa bulbi** (↑) f: mittl. Augenhaut (Choroidea, Corpus ciliare, Iris).

Tuohy-Kanüle (Kanüle*) f: (engl.) Tuohy's needle; spez. Periduralkanüle mit leicht gebogener Spitze; durch die Kanüle läßt sich ein dünner Kunststoffkatheter zur kontinuierl. Periduralanästhesie* einführen.

Tupf|prä|parat (lat. praeparare zubereiten) n: durch Abtupfen von Geweben gewonnenes, auf einen Objektträger übertragenes Zellmaterial mit nachfolgendem dünnem Ausstrich; schnelle Beurteilung möglich.

T_3-uptake (engl. uptake Aufnahme) n: s. T_3U-Test.

TUR: Abk. f. transurethrale Resektion*.

Turban|tumor (Tumor*) m: s. Zylindrom.

Turbidi|metrie (lat. turbidus trübe; Metr-*) f: (engl.) turbidimetry; Trübungsmessung; physik. Verfahren zur quant. Bestimmung kolloidal gelöster Teilchen in Flüssigkeiten; photometrische Messung der der Konzentration der kolloidalen Teilchen proportionalen Lichtschwächung (Extinktion) eines direkt durch die Suspension gehenden Lichtstrahls. Vgl. Nephelometrie.

Turcot-Syn|drom n: seltene (autosomal-rezessiv erbliche?) Erkr. mit familiärer Polyposis* intestinalis u. (nach der Pubertät auftretenden) Hirntumoren*.

Turgeszenz (lat. turgescere anschwellen) f: Schwellung, Blutreichtum.

Turgor (lat. turgere geschwollen sein, anschwellen) m: vom Flüssigkeitsgehalt abhängiger Spannungszustand des Gewebes, z. B. der Haut; vgl. Tonus.

Turm|schädel: s. Akrozephalie.

Turnbull-Operation f: **1.** s. Megakolon, toxisches; **2.** s. No touch isolation technique.

Turnbull-Re|aktion f: s. Berliner-Blau-Reaktion.

Turner-Grey-Zeichen (George Grey T., Chir., London, 1877-1951): zyanotische Verfärbung im Flankenbereich als selten auftretendes Sympt. einer hämorrhagischen nekrotisierenden Pankreatitis*.

Turner-Kieser-Syn|drom (John W. T., zeitgen. Arzt, Oklahoma; W. K., zeitgen. Arzt, Deutschland) n: syn. antekubitales Pterygiumsyndrom*.

Turner-Syn|drom (Henry H. T., Endokrin., Oklahoma City, geb. 1892) n: syn. Ullrich-Turner-Syndrom; Infantilismus* inf. Gonadendysgenesie* m. hypergonadotropem Hypogonadismus* aufgrund einer Störung der Gonosomen bei phänotypisch weibl. Individuen, meist gonosomale Monosomie* (45,X0), sonst Abwandlungen (z. B. Mosaik 45,X0/46,XX) u. a. Chromosomenaberrationen. Ein klinisch ähnl. Syndrom, jedoch ohne nachweisbare Chromosomenaberrationen, wird als Noonan*-Syndrom (Pseudo-Turner-Syndrom) bezeichnet. Neben dem typischen T.-S. mit weibl. Phänotypus, kann - sehr selten - bei entspr. Chromosomenmosaiken (45,X0/46,XY od. 45,X0/47,XYY) auch ein **männliches T.-S.** vorliegen, wobei das Y-Chromosom f. die Ausprägung der männl. Geschlechtsmerkmale verantwortlich ist (weitgehend normale Penisentwicklung b. „leerem" Skrotum). 95% der 45,X0-Feten sterben intrauterin. **Sympt.:** frühzeitig auftretende Lymphödeme (Hand- u. Fußrücken), Minderwuchs* m. primärer Amenorrhoe*, Pterygium colli, Schildthorax m. weit auseinanderliegenden Mamillen u. a. fakultativen Fehlbildungen wie angeborene Herzfehler* (insbes. Aortenisthmusstenose), auch in Komb. mit Marfan*-Syndrom.

Bei Vorhandensein von Ovarien kommt es zu deren fortschreitender Involution, meist sind jedoch von Anfang an nur bindegewebige Stränge (sog. gonadal streaks) vorhanden. **Häufigkeit:** 1 : 2500-2700 Geburten; **Diagn.:** Chromosomenanalyse (Karyogramm*); das Geschlechtschromatin* ist nur bei X0-Pat. negativ. **Ther.:** v. a. symptomat. Behandlung von Minderwuchs u. Infantilismus m. Anabolika u. Östrogenen; ggf. op. Korrektur des Pterygium colli. Vgl. Karpalzeichen.

Turri|zephalus (lat. turris Turm; Keph-*) m: Turmschädel; s. Stenozephalie.

Tusche|verfahren: Methode z. Negativdarstellung v. Bakterien; s. Streptococcus (Abb.).

Tussis (lat.) f: Husten. **T. con|vulsiva** (↑) f: s. Keuchhusten. **T. hepatica** (↑) f: Hustenattacken bei Chilaiditi*-Syndrom.

T_3U-Test m: (engl.) T_3-uptake test; sog. T_3-uptake, eigentl. Radio-T_3-uptake (RT_3U), frühere Bez. T_3-Test, Hamolsky-Test; **Prinzip:** Bestimmung der Thyroxinbindungskapazität von Thyroxin-bindendem Globulin (TBG) im Blut, gemessen mit radioaktiv markiertem Triiodthyronin* (T_3); bestimmt wird der nach Absättigung der Bindungskapazität von TBG verbleibende Überschuß an nicht proteingebundenem T_3. Vgl. Schilddrüsendiagnostik, T_3/T_4-Index.

Tutor (lat. Beschützer) m: **1.** Hülsenverband aus Gips od. Kunststoff zur Ruhigstellung des Kniegelenks in Funktionsstellung; **2.** Unterrichtshelfer.

T-Welle: (engl.) T-wave; finale od. terminale Welle im EKG; entspricht der Erregungsrückbildung in den Purkinje-Fasern (Endomyokard); s. Elektrokardiographie. **Erstickungs-T:** hoch positives T im Stadium 0 bei Herzinfarkt; **koronares T:** spitz-negatives T im Stadium II bei Herzinfarkt.

Tyl|ektomie (gr. τύλος Wulst, Schwiele, Knoten; Ektomie*) f: s. Lumpektomie.

Tyloma (↑; -om*) n: Schwiele*.

Tylosis palmaris et plantaris (↑; -osis*) f: s. Palmoplantarkeratosen, hereditäre.

Tyloxa|pol (INN) n: syn. polymerer 4-Isooctylpolyoxyethylen-2-kresylether; Verw.: pharmazeutischer Hilfsstoff, oberflächenaktive Substanz.

Tympano|metrie (gr. τύμπανον Pauke; Metr-*) f: (engl.) tympanometry; Untersuchungsmethode der Impedanzaudiometrie*; Messung der akustischen Impedanz* des Trommelfells während einer Druckänderung im äußeren Gehörgang zur Beurteilung der Trommelfellbeweglichkeit (z. B. bei Adhäsivprozessen u. Trommelfellnarben), Tubenfunktion (z. B. bei Tubenkatarrh), des Mittelohrdrucks (z. B. bei Paukenhöhlenerguß) u. der Funktion der Gehörknöchelchen (z. B. bei Otosklerose). Die T. ist unabhängig von der Mitarbeit des Pat. u. daher ein wesentl. Bestandteil der Pädaudiologie*.

Tympano|plastik (↑; -plastik*) f: (engl.) tympanoplasty; hörverbessernde Op. zur Beseitigung von Defekten des Trommelfells od. der Gehörknöchelchenkette bzw. zur Wiederherstellung der Schallübertragung zum Innenohr; Voraussetzung für den Eingriff sind ein funktionstüchtiges Innenohr u. eine durchgängige Tube. Bei Erwachsenen wird meist in Lokalanästhesie operiert. Der Zugang zum Mittelohr erfolgt entw. über den äußeren Gehörgang od. von retroaurikulär. Nach Wullstein werden **fünf Typen** unterschieden (s. Abb.); **Typ I** (Myringoplastik): Verschluß eines Trommelfelldefekts mit Faszientransplantat; **Typ II:** Rekonstruktion einer defekten Gehörknöchelchenkette durch Knochen- od. Knorpeltransplantat; **Typ III:** direkte Übertragung der Schallwellen vom Trommelfell auf den Steigbügel od. Interposition eines allogenen Amboßteils (Columellaeffekt); **Typ IV:** direkte Schallübertragung zum ovalen Fenster bei defekten Gehörknöchelchen mit Schallprotektion des runden Fensters unter Ausbildung einer sog. kleinen Pauke; **Typ V:** Fensterung des horizontalen Bogengangs bei Verschluß des ovalen Fensters, heute ersetzt durch Stapesplastik*.

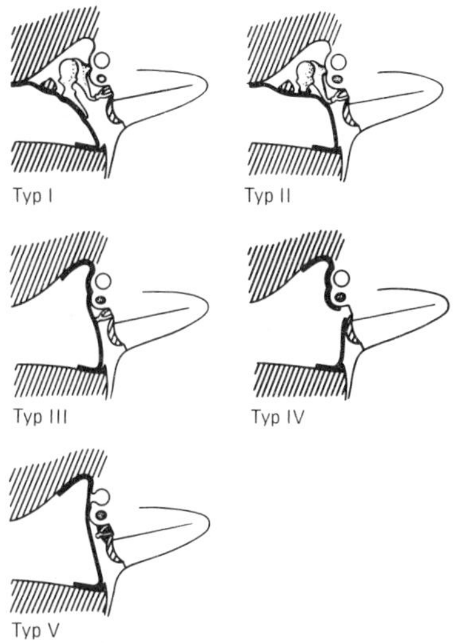

Tympanoplastik: Typ I-V nach Wullstein [35]

Tympanum (gr. τύμπανον Pauke) n: Paukenhöhle* des Ohrs.

Tyndall-Ef|fekt (John T., Phys., London, 1820-1893) m: Lichtstreuung beim Lichtdurchtritt durch kolloidale Lösungen (s. Kolloide); (ophth.) positiver T.-E. beim Vorhandensein von Eiweiß im Kammerwasser, z. B. bei Iritis.

Tyndallo|metrie (↑; Metr-*) f: s. Nephelometrie.

Typ (gr. τύπος Gepräge, Bild, Erscheinung) m: Bez. f. Varietät; s. Varietas.

Typ-C-Viren (↑; Viren*) n pl: s. Oncovirinae.

Typen|lehre: (engl.) typology; Versuch, psychische u. somatische Eigenschaften einer Persönlichkeit* einander zuzuordnen u. nach best. Kriterien, z. B. Temperament* od. Konstitution*, systematisch einzuteilen.

Typhlitis (gr. τυφλόν ἔντερον Blinddarm; -itis*) f: Entz. des Caecums* m. Druckgefühl u. Schmerz in der re. Ileozökalgegend; häufig in Komb. mit Appendizitis*; diagn. meist nicht zu unterscheiden.

Typhlon (↑) n: Blinddarm; s. Caecum.

Typho|bazillose Landouzy (Typhus*; Bacill-*) f: syn. Sepsis* tuberculosa acutissima.

typhoid (↑; -id*): typhusähnlich.

Typhoid, biliöses (↑; ↑) n: s. Weil-Krankheit.

Typhom (↑; -om*) n: (engl.) typhoid nodule; syn. Typhusgranulom; für Typhus* abdominalis

T

charakterist. Granulom*, v. a. im Leberparenchym, in Milz, Lymphknoten, Gefäßwänden u. Roseolen; enthält die sog. Typhuszellen (histiozytäre u. vakuolisierte Makrophagen*, sog. Rindfleischzellen) als typ., aber unspezif. Reaktionsformen von Zellen des Monozyten-Makrophagen-Systems.

Typho|toxin (↑; Tox-*) n: Endotoxin von Salmonella typhi; s. Salmonella.

Typhus (gr. τῦφος Bez. versch. Fiebererkrankungen) m: s. Typhus abdominalis.

Typhus abdominalis (↑; Abdomen*) m: syn. Unterleibstyphus, Febris typhoides; melde- u. isolierpflichtige zyklische Infektionskrankheit m. Generalisationsstadium (Bakteriämie) u. Organmanifestationen (insbes. charakterist. Veränderungen am lymphat. Apparat des Dünndarms); **Err.:** Salmonella typhi; **Übertragung** durch orale Aufnahme der Err. mit Nahrungsmitteln, Wasser, Milch usw., v. a. in Ländern der Dritten Welt; **Inkubationszeit:** durchschnittl. 10 (3-60) Tage, u. a. abhängig v. der Infektionsdosis; **Klin.** (klass. Bild: s. Tab.): Beginn mit Mattigkeit, Kopfschmerz; langsamer treppenförmiger Fieberanstieg, nach ca. acht Tagen Kontinua (Febris continua), die evtl. wochenlang anhalten kann (40-41°C), dabei starke Beeinträchtigung des Sensoriums; sog. Typhuszunge (grau-gelb belegt), relative Bradykardie, Leukopenie (2000-4000/mm^3), Linksverschiebung, Roseolen (Roseola* typhosa) auf d. Bauchhaut, Milzschwellung, sog. Erbsbreistühle im Wechsel m. Obstipation, Haarausfall, Dekubitus. Nach morgendl. Fieberemissionen (sog. amphiboles Stadium) stufenweise Entfieberung, langdauernde Rekonvaleszenz. Das Krankheitsbild ist seit Einführung des Chloramphenicols in die Typhustherapie oft atypisch (z. B. Fehlen der Roseolen der Splenomegalie, der rel. Bradykardie od. der Febris continua); außerdem kommen bei Pat. mit Impfschutz sehr leichte Verlaufsformen (Typhus* levissimus) vor. **Diagn.:** klin. Bild u. bakteriol. Erregernachweis, während der 1.-2. Krankheitswoche im Blut bzw. Sternalpunktat, ab der 2. Krankheitswoche aus Stuhl sowie evtl. Urin u.

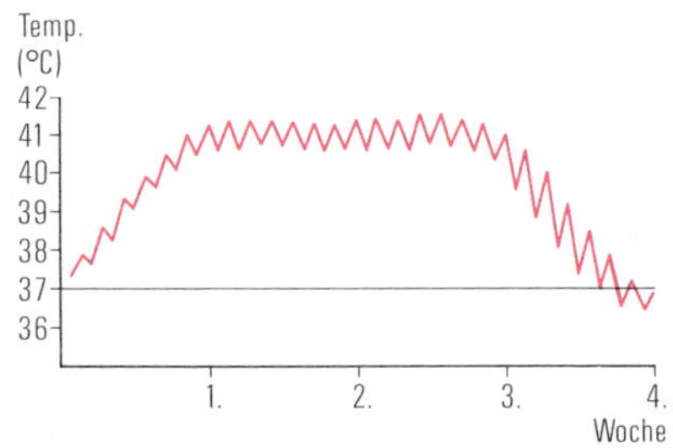

Typhus abdominalis: Schema des Fieberverlaufs

Duodenalgalle; serol. Antikörpernachweis (Widal*-Reaktion) etwa ab dem 10. Krankheitstag möglich (Titer >1 : 200 gelten als beweisend); abweichend davon u. U. pos. Blutkultur schon am Ende der Inkubationszeit, Persistieren der Err., trotz Chemotherapie, während mehrerer Wo. im Blut, Konversion bereits neg. gewordener Blutkulturen anläßl. Rezidivs, od. Salmonella-typhi-Nachweis im Sputum (selten); **Ther.: 1.** symptomatisch, u. a. Herz- u. Kreislaufstützung, Flüssigkeits- u. Elektrolytersatz, Kortikosteroide bei tox. Verlaufsformen, Diät, gute Lagerung, Hautpflege; **2.** Chemotherapie: Chloramphenicol, gilt als wirksamste Substanz, die Anw. ist aber im Einzelfall gegen die Risiken (NW!) abzuwägen u. durch Antibiogramm zu sichern (Zunahme resistenter Salmonella-typhi-Stämme); evtl. Cotrimoxazol sowie Ampicillin u. Amoxicillin (gelten als Präparate der Wahl bei Chloramphenicol-Resistenz); Kontrolle der Chemotherapie (Resistenzentwicklung während Behandlung, NW) erforderlich; **Kompl.:** Darmblutung, Darmgeschwüre evtl. mit Perforation durch Invasion der Peyer*-Plaques, Peritonitis, Myokarditis, Bronchopneumonie, Milzruptur, Thrombosen, Meningitis, Cholangitis, Cholezystitis; 1-3 Wo.

Typhus abdominalis
Stadien des klinischen Verlaufs

	0	I	II	III	IV
Fieber	frei, subfebril	staffelförmiger Anstieg	Kontinua	Stadium amphibolicum	
Stadium	Inkubation (empfänglich)	Generalisation (empfänglich-sensibel)		Organmanifestation (desensibilisiert)	unempfänglich (Immunität)
Dauer	1–3 Wochen	1 Woche	2 Wochen	2–5 Wochen	
pathologisch-anatomische Befunde	(Primäraffekt)	markige Schwellung, am Ende: Roseolen, Milzschwellung	„Typhome“, Roseolen, Milzschwellung	Ulzera, Darmerscheinungen	Restitutio ad integrum
Bakteriennachweis	negativ	Blut	Blut (Urin, Stuhl)	Stuhl, Urin	(nur Dauerausscheider)
Widal-Reaktion	negativ	meist pos.	meist pos.	stark pos.	sehr stark pos.

T

nach Beendigung der antibakt. Ther. kommt es bei ca. 15-20% der Pat. zu einem Rezidiv mit milderer Symptomatik und i. d. R. gutem Ansprechen auf erneute Chemotherapie; als seltene Spätkompl. Osteomyelitis typhosa. **Progn.:** Letalität noch ca. 1%, 2-5% der Erkrankten werden Dauerausscheider*. **Immunität:** nach überstandener Krkh. meist lebenslang; **Proph.:** s. Schutzimpfung; Erkrankungsverdächtige u. Erkrankte müssen im Krankenhaus isoliert werden, Quarantäne ist jedoch nicht erforderlich. Bei Dauerausscheidern ist eine medikamentöse Sanierung häufig mögl., bei gleichzeitiger Cholelithiasis ist wegen Erregerpersistenz in Gallenkonkrementen u. U. eine Cholezystektomie zu erwägen. **DD:** Paratyphus*, Miliartuberkulose*, Sepsis*, Pneumonie*, Brucellosen*, Malaria*, Appendizitis*, Meningitis*, Enzephalitis*.

Typhus|bakterien (↑; Bakt-*) f pl: s. Salmonella (typhi).

Typhus ex|anthematicus (↑) m: s. Fleckfieber, epidemisches.

Typhus levissimus (↑) m: syn. Typhus ambulatorius; sehr milde Verlaufsform des Typhus* abdominalis b. Pat. mit Impfschutz mit meist nur leichtem Durchfall. Die Pat. können unerkannte Dauerausscheider* werden u. Antikörper geg. Salmonella typhi entwickeln.

Typ, post|duktaler (gr. τύπος Gepräge; Post-*; lat. ductus Leitung) m: s. Aortenisthmusstenose.

Typ, prä|duktaler (↑; Prä-*; ↑) m: s. Aortenisthmusstenose.

Typus in|versus (↑; lat. invertere, inversus umdrehen, -wenden) m: umgekehrter Verlauf des Fiebers: morgens höher als abends.

Typ, verzögerter (↑) m: s. Allergie.

Typ-V-Zellen (↑; Zelle*): s. Pankreas.

Tyr|amin n: (engl.) tyramine; p-Aminoäthylphenol, durch Decarboxylierung entstehendes Abbauprodukt des Tyrosins*; Gewebehormon, das d. Blutdruck steigert u. auf glatte Muskulatur erregend wirkt.

Tyr|amin|test m: (engl.) tyramine test; Provokationstest b. Verdacht auf Phäochromozytom*, ähnl. dem Histamin- u. Glucagontest.

Tyrode-Lösung (Maurice V. T., Pharmak., Cambridge, Mass., 1878-1930): (engl.) Tyrode's solution; Elektrolytlösung zur Gewebezüchtung u. -konservierung.

Tyro|phagus casei (gr. τυρός Käse; Phag-*; lat. caseus Käse) m: Käsemilbe; s. Milben.

Tyrosin n: (engl.) tyrosine; aromat. Aminosäure; Vorstufe des Melanins*, Adrenalins* u. Thyroxins; Abbau durch Tyrosinalpha-Ketoglutarataminotransferase zu p-Hydroxyphenylbrenztraubensäure u. Maleylacetoacetat*; wird bei d. Eiweißfäulnis* zu Kresol u. Phenol abgebaut. Vgl. Tyramin, Alkaptonurie, Aminosäuren.

Tyrosin|ämie (-ämie*) f: (engl.) tyrosinaemia; Erhöhung der Konz. an Tyrosin (in Blut, Plasma od. Serum) durch mangelhaften Tyrosinabbau aus versch. **Urs.:** **1.** transitorische T. des Neugeborenen bedingt durch allg. Leberunreife, rel. Vitamin-C-Mangel od. durch Komb. beider Urs. in Abhängigkeit vom Proteingehalt der Nahrung; Klin.: evtl. Trinkunlust, Apathie; **2.** Vork. im Erwachsenenalter bei erworbener Leberstoffwechselstörung (z. B. Leberzirrhose); **3.** Tyrosinose*; **4.** Richner*-Hanhart-Syndrom. Vgl. Genwirkkette.

Tyrosinase f: kupferhaltiges Enzym (Oxidase), das aus Tyrosin* Melanin* bilden kann (Pigmentbildung); vgl. Phenoloxidasen.

Tyrosin|belastungs|test m: (engl.) tyrosine tolerance test; veraltetes Verfahren zum Nachweis einer Schilddrüsenfunktionsstörung nach oraler Gabe von Tyrosin anhand des Anstiegs des Tyrosinserumspiegels; vgl. Schilddrüsendiagnostik.

Tyrosin|hydr|oxylase f: (engl.) tyrosine hydroxylase; geschwindigkeitsbegrenzendes Enzym bei der Synthese von Katecholaminen*.

Tyrosinose (-osis*) f: (engl.) tyrosinosis; **Formen:** **1.** T. Typ I: autosomal-rezessiv vererbte Stoffwechselstörung im Abbau des Tyrosins auf der Stufe der Fumarylacetoacetase; Klin.: bei akuter Form Leberversagen (Gerinnungsstörungen) u. tubuläre Nierenschädigung (ähnlich der Cystinose*) innerhalb der frühen Säuglingszeit; bei chron. Form Leberzirrhose (u. U. Hepatome), Aszites, Hämorrhagien, Vitamin-D-resistente Rachitis; sek. Störungen im Porphyrinstoffwechsel mit porphyrieähnlichen Krisen; Diagn.: Enzymnachweis aus Fibroblasten, Messung der Ausscheidung von Succinylacetoacetat, Succinylaceton u. Deltaaminolävulinsäure im Urin, Tyrosinämie, Hyperphenylalaninämie; pränatale Diagn. ist möglich. Ther.: phenylalanin-, tyrosin-, evtl. auch methioninarme Diät, ggf. Lebertransplantation; **2.** T. Typ II: syn. Richner*-Hanhart-Syndrom.

Tyrosis (gr. τυρός Käse; -osis*) f: Verkäsung.

Tyro|thricin (INN) n: aus Gramicidin (INN) und Tyrocidin zusammengesetztes Polypeptid-Antibiotikum aus Kulturen von Bacillus brevis od. gleiche, auf anderem Weg hergestellte Verbindung; Verw.: Polypeptid-Antibiotikum zur lokalen Anwendung.

TZ: Abk. f. Thrombinzeit*.

Tzanck-Test (Arnault T., Dermat., Hämat., Paris, 1886-1954) m: mikroskop. Nachw. einer Akantholyse bei Pemphigus* vulgaris im Blasengrundausstrich nach May*-Grünwald-Färbung; inf. des Verlusts der Interzellulärbrücken sieht man zahlreiche voneinander getrennt liegende Epithelzellen mit runden, hyperchromat. Kernen, perinukleärer Aufhellungszone u. Verdichtung des Zytoplasmas im Bereich der Zellmembran; bei Dermatitis herpetiformis Duhring u. bullösem Pemphigoid nur wenige Epithelzellen u. viele Leukozyten.

T-Zellen (Zelle*): Kurzbez. f. T*-Lymphozyten.

T-Zell-Lymphome, kutane (↑; Lymph-*; -om*) n pl: (engl.) cutaneous T-cell lymphomas; Non-Hodgkin-Lymphome mit niedrigem bis intermediärem Malignitätsgrad, die durch eine Proliferation gut differenzierter lymphozytischer bzw. lymphozytoider Zellen mit T-Lymphozyteneigenschaften gekennzeichnet sind u. sich im wesentlichen an der Haut manifestieren; hierzu gehören die Mycosis* fungoides, das Sézary*-Syndrom, das Lennert*-Lymphom u. die pagetoide Retikulose*.

T-Zonen|lymphom (Lymph-*; -om*) n: (engl.) lymphocytic lymphoma; lymphozytisches malignes Lymphom* niedriger Malignität (Kieler Klassifikation) mit Proliferation anaplastischer T-Lymphozyten.

U

U: **1.** (chem.) Symbol f. Uran*; Abk. f. **2.** (gyn.) **U**mwandlungszone*; **3.** (biochem.) **U**nit, µmol Substratumsatz/min; s. Enzyme, Test, optischer; **4.** (päd.) Kinderfrüherkennungs**u**ntersuchung.

UAW: Abk. f. **u**nerwünschte **A**rzneimittel**w**irkung; s. Nebenwirkung.

Ub: Abk. f. **U**ro**b**ilin*.

UBA: Abk. f. **U**mwelt**b**undes**a**mt (Berlin).

Ubg: Abk. f. **U**ro**b**ilino**g**en; s. Urobilin.

Ubi|chinon n: (engl.) ubiquinone; Coenzym Q; Redoxsystem der Atmungskette*.

ubiquitär (lat. ubique überall): überall verbreitet, allgegenwärtig.

UDP: Abk. f. **U**ridin**d**i**p**hosphat.

UDP-Galaktose (Galakt-*) f: (engl.) UDP-galactose; sog. aktive Galaktose; s. Epimerase.

UDP-Glukose (Glyk-*) f: (engl.) UDP-glucose; sog. aktive Glukose; s. Glykogenese, Glukuronsäure.

UDP-Glukuronyl|trans|ferase f: (engl.) UDP-glucuronyl transferase; Enzym, das die Konjugation von Phenolen, Alkoholen, aromatischen u. verzweigten aliphatischen Säuren, Bilirubin* u. bestimmten pharmak. Substanzen mit Glukuronsäure* in der Leber katalysiert; Fehlen der UDP-G. bei Crigler*-Najjar-Syndrom, Mangel bei Neugeborenen u. Meulengracht*-Krankheit. Vgl. Glukuronide.

Über|befruchtung: s. Superfetatio.

Über|bein: s. Ganglion.

Über|biß: syn. Scherenbiß*.

Über|brückungs|trans|plantation (Transplantation*) f: s. Gefäßtransplantation, Bypass-Operation.

Über|druck|beatmung: Standardverfahren der Beatmung*.

Über|druck|kammer: (engl.) hyperbaric chamber; gasdichte Druckkammer zur Anw. der Sauerstoff*-Überdrucktherapie; vgl. Caisson-Krankheit.

Über|empfindlichkeits|re|aktion f: s. Allergie.

Über|fütterungs|dys|pepsie (Dys-*; -pepsie*) f: (engl.) overfeeding gastroenteritis; Dyspepsie* der Säuglinge durch zu reichl. od. konzentrierte Nahrung.

Über|gang, ok|zipito|zervikaler: (engl.) occipitocervical junction; (röntg.) Bez. f. den Übergang von Atlas, Axis u. benachbarter Schädelbasis z. dritten Halswirbel.

Über|gangs|epi|thel (Epithel*) n: s. Epithelgewebe.

Über|gangs|wirbel: (engl.) transitional vertebra; Wirbelkörper, die an den Grenzen der einzelnen Wirbelsäulenabschnitte (HWS-BWS-LWS-Sakrum) Übergangscharakter zeigen; am häufigsten im Bereich des lumbosakralen Übergangs: Isolierung des ersten Sakralwirbels aus dem Kreuzbeinmassiv (Lumbalisation) oder Verschmelzung des fünften Lendenwirbelkörpers mit dem Kreuzbein (Sakralisation).

Über|gewicht: syn. Adipositas; s. Fettsucht.

Über-Ich: (engl.) superego; (psychoanalyt.) psychische Instanz, die d. Gesamtheit der erworbenen Wertvorstellungen, Gebote u. Verbote u. das Ich-Ideal umfaßt; als Vertreter moral. Vorschriften (sog. Zensor) veranlaßt das Ü.-I. das Ich* zur Abwehr gegen primitive Triebansprüche aus dem Es*. Vgl. Psychodynamik.

Über|lauf|in|kontinenz (Inkontinenz*) f: (engl.) 1. overflow incontinence; **1.** Harnverlust, bei dem der Blasendruck den Harnröhrenverschlußdruck ohne Detrusorkontraktionen übersteigt; Vork. bei Blasenautonomie* u. Verlegung der Harnröhre (Ischuria* paradoxa); **2.** unwillkürliche Kotentleerung bei hartnäckiger Obstipation*; vgl. Darminkontinenz.

Über|lebens|rate: (engl.) survival rate; (statist.) der prozentuale Anteil von Pat. mit einer schweren Erkr., der ein best. Zeitintervall (z. B. 5 od. 10 Jahre) nach einer Ther. überlebt; kann als Maß für d. Wirksamkeit therap. Strategien verwendet werden. Zur Berechnung der krankheitsspezif. Verringerung der Überlebenszeit wird d. allgemeine Sterbetafel* verwendet u. die Überlebenszeit eines Jahres berechnet als beobachtete Überlebensrate/erwartete Überlebensrate. Die **Überlebensquote** ist d. Anteil der eine best. Zeit überlebenden (Krebs-)Patienten an allen (Krebs-)Patienten. Vgl. Lebenserwartung.

Über|lebens|syn|drom n: syn. KZ*-Syndrom.

Über|lebens|zeit: (engl.) survival time; **1.** Zeitspanne vom Beginn einer Ischämie bis zum völligen Erlöschen der Organfunktion; vgl. Wiederbelebungszeit; **2.** s. Überlebensrate.

Über|leitungs|störungen: s. Herzblock, Erregungsleitungssystem.

Über|leitungs|stück: dünner Teil der Henle-Schleife der Nierenkanälchen; s. Niere.

Über|leitungs|zeit: (engl.) conduction time; syn. PQ-Zeit; Zeit zw. dem Beginn der Erregung der Vorhöfe u. der Kammern; vgl. Elektrokardiographie.

Über|pelger: s. Pelger-Huët-Kernanomalie.

Über|sichtigkeit: s. Hypermetropie.

Über|sprungs|handlung: (engl.) displacement activity; (psychol.) unter Konfliktspannung vollzogene Handlung, die der Situation inadäquat ist; vgl. Leerlaufhandlung.

Über|steuerungs|szinti|graphie (Szinti-*; -graphie*) f: bes. Technik der Schilddrüsenszintigraphie zur Beurteilung des normalen, jedoch inf. erhöhten Schilddrüsenhormonspiegels u. daraus resultierender verminderter TSH-Ausschüttung aus dem HVL (Regelkreis; s. Schilddrüse, Abb.) supprimierten Schilddrüsenparenchyms; **Anw.:** insbes. bei dekompensiertem autonomem Adenom* der Schilddrüse.

Über|träger|stoff: Transmitter; s. Neurotransmitter.

Über|tragung: (engl.) 1. postmaturity, 2. transferance; **1.** (gebh.) Überschreitung des Geburtstermins; Ü. wurde früher angenommen, wenn der Geburtstermin um sieben Tage u. mehr überschritten war, ohne daß die Geburt begonnen hatte; heute werden eine echte Ü. (tatsächliche Verlängerung der Schwangerschaftsdauer*) u. eine relative Ü. (in bezug auf eine vorzeitig eingeschränkte Plazentafunktion zu lange Schwangerschaftsdauer) unterschieden. Urs. der (seltenen) echten Ü. ist eine mangelhafte Erregbarkeit der Uterusmuskulatur. Bei echter u. relativer Ü. sind die Kinder inf. Plazentainsuffizienz* mit Entw. eines latenten kindl. Sauerstoffmangels ernsthaft gefährdet (Anstieg der perinatalen Mortalität m. zunehmender Überschreitung des Geburtstermins). **Proph.:** pränatale Überwachung v. a. mit Amnioskopie* u. Kardiotokographie*; bei Gefährdungshinweisen evtl. Geburtseinleitung*. Ein übertragenes Neugeborenes gilt als Risikoneugeborenes*; vgl. Runge-Zeichen, Clifford-Syndrom. **2.** (psychoanalyt./psychol.) i. R. einer Psychoanalyse* od. Psychotherapie vom Pat. ausgehende Ü. unbewußter, positiver od. negativer Wünsche, die ursprüngl. an andere Objekte gebunden sind, auf den Analytiker bzw. Therapeuten. Als **Gegenübertragung** werden (komplementäre) emotionale Reaktion u. Einfluß unbewußter Konflikte u. Wünsche des Analytikers bzw. Therapeuten auf den Klienten bezeichnet.

Über|tragungs|zeichen: s. Runge-Zeichen.

Über|wanderungs|elektro|phorese f: s. Elektroimmundiffusion.

Übungs|therapie f: krankengymnast. Behandlungsmethode in Form von passiven u. aktiven Bewegungsübungen u. als Koordinationsgymnastik (Ziel-, Geh- u. Gleichgewichtsübungen); Anw. u. a. bei neurol. Erkrankungen sowie in der Traumatologie als sog. funkt. Behandlung.

Uehlinger-Syn|drom (Erwin U., Pathol., Zürich, 1899-1980) **n:** syn. Pachydermoperiostose*.

UET-Test m: Kurzbez. f. Urinexkretionstest*.

Ufer|zellen (Zelle*)**:** zum Monozyten*-Makrophagen-System gehörende Zellen, die Blut- u. Lymphsinus auskleiden u. sich durch ihre Phagozytose- u. Speicherungsfähigkeit von gewöhnl. Gefäßendothelien unterscheiden; z. B. Kupffer*-Sternzellen, Sinusendothelien der Milz, der Lymphsinus u. des Knochenmarks.

Uhlenhuth-Verfahren (Paul Th. U., Bakteriol., Freiburg, 1870-1957)**:** (engl.) Uhlenhuth's method; Präzipitationsreaktion zur Unterscheidung zw. menschl. u. tier. Eiweiß (bzw. Blut) mittels spezif. heterologer Immunseren.

Uhr|glas|nägel: (engl.) clubbing of the fingers; sog. hippokratische Nägel; große, gewölbte Nägel, oft in Komb. mit Trommelschlegelfingern*; **Vork.:** z. B. bei Lungenfibrose, Bronchiektasen, Lungentuberkulose, Bronchialkarzinom, zyanotischen Herzfehlern. Vgl. Osteoarthropathie, hypertrophe.

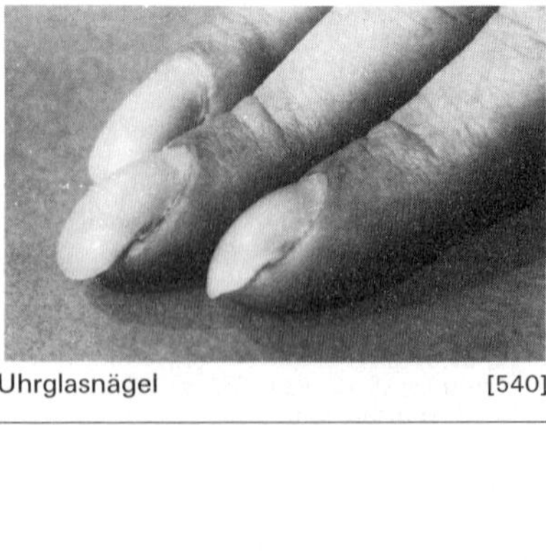

Uhrglasnägel [540]

Uhr|glas|verband: luftdicht abschließender Augenverband mit einer durchsichtigen Kunststoffscheibe zur Verhinderung einer Austrocknung der Hornhaut, z. B. bei inkomplettem Lidschluß (Prinzip der Feuchten Kammer).

Uhr, innere: s. Chronobiologie.

Uhr|macher|krampf: Krampf des M. orbicularis oculi durch Einklemmen der Lupe als Beschäftigungskrampf b. Uhrmachern.

UICC: Abk. f. (lat.) **U**nio **i**nternationalis **c**ontra **c**ancrum (internationale Union gegen d. Krebs). Vgl. TNM-Klassifikation.

U/l: Abk. f. Unit* pro Liter.

Ulc-: auch Ulz-, Ulk-; Wortteil mit der Bedeutung Geschwür; von lat. ulcus.

Ulcus (lat.) **n:** (engl.) ulcer; Geschwür; s. Ulkus.

Ulcus callosum (↑) **n:** derbes, bindegewebig organisiertes, chron. Ulcus* ventriculi od. Ulcus* duodeni mit narbiger Degeneration des Ulkuswalls u. Störung der Magenmotilität.

Ulcus corneae (↑) **n:** Hornhautgeschwür; **Formen: 1.** Hornhautrandgeschwür: evtl. Hypersensibilitätsreaktion auf Staphylokokkenexotoxine, die bei Lidentzündung vermehrt auftreten; **2.** Ulcus rodens corneae: wahrscheinlich inf. einer Vaskulitis der Limbusgefäße; Beginn peripher, Zerstörung der gesamten Hornhaut; **3.** U. c. in der Hornhautmitte: Vork. bei Keratitis neuroparalytica nach Durchtrennung des N. trigeminus, bei unvollständigem Lidschluß (Keratitis e lagophthalmo) z. B. durch Fazialislähmung; **4.** Hornhautgeschwüre inf. Infektionen mit Bakterien, Viren, Pilzen u. Protozoen ohne typische Lok. auf der Hornhaut; vgl. Keratitis, Hypopyon.

Ulcus cruris (↑) **n:** Unterschenkelgeschwür; Substanzdefekt der Haut, meist über den Innenknöcheln; **Urs.:** v. a. chronisch-venöse Insuffizienz* (U. c. venosum, s. Abb.), seltener arterielle Verschlußkrankheiten* (U. c. arteriosum, s. Tab.), exulzerierende Tumoren (U. c. neoplasticum), Pyodermien (U. c. infectiosum) u. a.

Ulcus cruris
Ursachen des Ulcus cruris arteriosum

chronische arterielle Verschlußkrankheit (Endangiitis obliterans oder Arteriosclerosis obliterans)
Periarteriitis nodosa
diabetische Makroangiopathie
diabetische Mikroangiopathie
Vaskulitiden
Necrobiosis lipoidica (diabeticorum)
Perniones
Hypertonie (Martorell-Syndrom)
arteriovenöse Anastomosen
Aneurysmen

Ulcus cruris hyper|tonicum Martorell (↑) **n:** meist bei 40-60jährigen Frauen mit systol. u. diastol. Hypertonie auftretendes Ulcus* cruris; selten, sehr schmerzhaft u. therapieresistent.

Ulcus Dieulafoy (↑) **n:** s. Exulceratio simplex.

Ulcus duo|deni (↑) **n:** Zwölffingerdarmgeschwür; im Duodenum lokalisiertes Ulkus*; Vork. im jüngeren bis mittl. Lebensalter, gehäuft bei Männern u. bei Personen mit Blutgruppe 0; jahreszeitl. Häufung im Frühjahr u. Herbst;

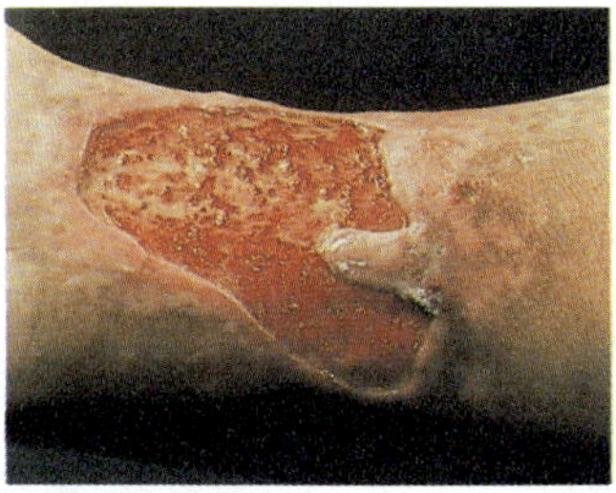

Ulcus cruris venosum [3]

Path.: erhöhte Säure-Pepsin-Produktion als Ausdruck eines erhöhten Vagotonus bei beschleunigter Magenentleerung, gestörter Säureneutralisation im Bereich des Bulbus duodeni bzw. Resistenzschwäche der Schleimhaut sowie entsprechende psych. Konstitution (oft Neigung zum Perfektionismus); häufig als wahrscheinl.

> Pathogenetisch wichtige Bedingungen für die Entstehung von Duodenalulzera:
> 1. Hypersekretion von Magensaft;
> 2. beschleunigte Magenentleerung;
> 3. unzureichende Neutralisation des Magensafts im Duodenum.

konditionierender Faktor Besiedlung der Magenschleimhaut mit Helicobacter* pylori; **Lok.:** 90% der U. d. sind in den ersten 3 cm hinter dem Pylorus lokalisiert (Bulbus duodeni), sehr selten distal der Papilla duodeni major. Vorder- u. Hinterwand sind etwa gleich häufige Lokalisationsstellen. **Sympt.:** Nüchtern- bzw. Hungerschmerz (nachts); Schmerzmaximum meist zw. Nabel u. der Mitte des re. Rippenbogens; Ausstrahlen des Schmerzes in den Rücken bei Penetration des Ulkus an der Duodenalhinterwand, bei Stenosierung Appetitlosigkeit u. Erbrechen; **Diagn.:** **1.** Endoskopie (Gastro- und Duodenoskopie); **2.** (röntg.) Geschwürnische typischerweise im Bereich des Bulbus duodeni; **3.** evtl. Magensaftuntersuchung: Erhöhung der Basalsekretion u. Säuresekretionsleistung nach Stimulation; eine histaminrefraktäre Anazidität* schließt ein U. d. aus (individuelle Aussage schwierig, daher keine Routinemethode). **Ther.:** **1.** konservativ: Unterstützung der Spontanheilungstendenz durch Meiden aggressiver Substanzen (Nicotin, Coffein, Alkohol, best. Analgetika u. Antiphlogistika) u. Regulation der Eßgewohnheiten; Antazida (Aluminium- u. Magnesiumhydroxid), Anticholinergika (Pirenzipin), Histamin-H_2-Rezeptorenblocker (z. B. Ranitidin, Cimetidin), Wismutpräparate (wirksam gegen Helicobacter pylori), Protonenpumpenhemmer (Omeprazol) als Reservetherapeutikum; bei periodischem Auftreten (Ulkuskrankheit*) ggf. Dauermedikation zur Rezidivprophylaxe, u. U. psychosomat. Ther.; **2.** bei Vorliegen von Kompl. od. häufiger Rezidivrate operativ: selektive proximale Vagotomie* evtl. mit Pyloroplastik, Magenresektion* nach Billroth I, evtl. auch nach Billroth II; **Kompl.:** **1.** Blutung in ca. 3% der Fälle, häufiger bei Hinterwandulkus, da in der Nachbarschaft größere art. u. venöse Gefäße liegen; **2.** Penetration insbes. bei Hinterwandulkus; **3.** Ulkusperforation*; **4.** Stenosierung. Vgl. Zollinger-Ellison-Syndrom.

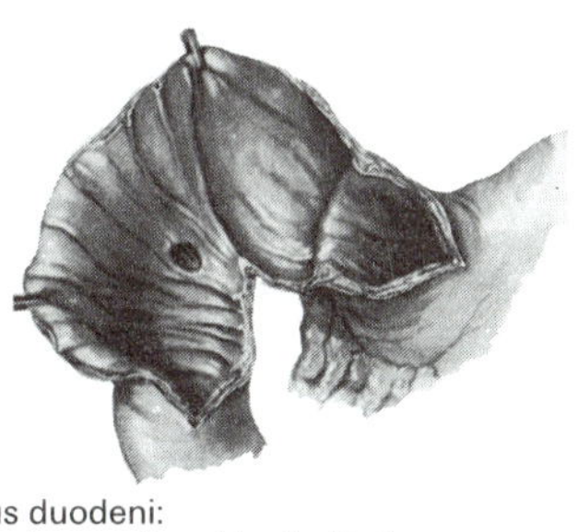

Ulcus duodeni:
Ulkus im zweiten Abschnitt des Duodenums [350]

Ulcus durum (†) **n:** sog. harter Schanker, Primäraffekt der Syphilis*. **U. jejuni pepticum** (†) **n:** s. Anastomosenulkus. **U. mixtum** (†) **n:** Ulcus* molle b. gleichzeitig bestehendem Primäraffekt der Syphilis*.

Ulcus molle (†) **n:** sog. weicher Schanker; meldepflichtige Geschlechtskrankheit; **Vork.:** v. a. in Afrika, Südostasien u. Lateinamerika, sporadisch auch in Europa; **Err.:** Haemophilus ducreyi; **Klin.:** 1-3 Tage nach der Inf., die fast nur durch Geschlechtsverkehr erfolgt, entstehen an der Eintrittsstelle (bes. große u. kleine Labien bzw. Glans, Frenulum, Präputium) mehrere (selten einzelne) rundl.-ovale, schmerzhafte, weiche bis markstückgroße Geschwüre m. zackigen, unterminierten Rändern; Wochen p. i. schmerzhafte Schwellung u. Abszedierung der Leistenlymphknoten, die durch die gerötete Haut brechen; **Diagn.:** Abstrich aus dem unterminierten Geschwürsrand, Färbung nach Gram od. Giemsa, im mikroskop. Präparat fischzugartige Anordnung der Erreger; Kultur; **Ther.:** Sulfonamide m. Langzeitwirkung, Cotrimoxazol; **DD:** Syphilis, Herpes genitalis, b. Frauen Ulcus vulvae acutum Lipschütz.

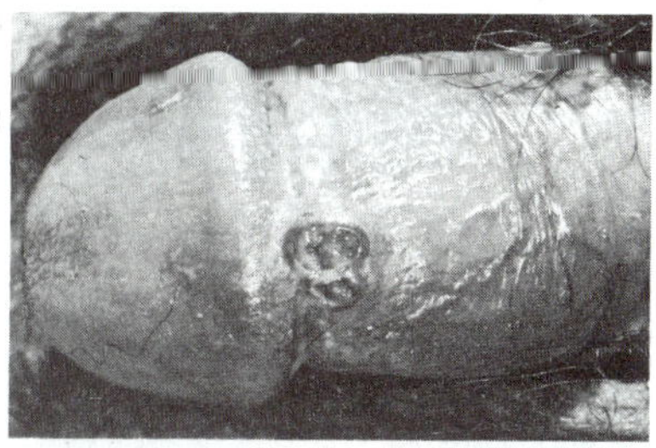

Ulcus molle [315]

Ulcus pepticum (†) **n:** gutartiges, durch Einwirkung v. Salzsäure u. Pepsin entstandenes unspezif. Geschwür in Abschnitten des Verdauungstrakts, die m. Magensaft* in Berührung kommen; häufig als pylorusnahes Ulcus* ventriculi od. Ulcus* duodeni, auch als pept. Erosionen b. Refluxösophagitis* od. als Anastomosenulkus*. Vgl. Zollinger-Ellison-Syndrom.

Ulcus per|forans (†) **n:** s. Ulkusperforation.

Ulcus rodens (↑) n: s. Basaliom.

Ulcus simplex vesicae (↑) n: kleines, bis in die Blasenmuskulatur reichendes Geschwür in der sonst unveränderten Harnblase; Vork. meist bei Frauen; Ätiol. unklar; **Klin.**: Pollakisurie, Strangurie; Übergang in eine Hunner*-Zystitis möglich; **Ther.**: Elektrokoagulation, bei Rezidiven u. heftigen Beschwerden evtl. Glukokortikoide od. Zystektomie.

Ulcus terebrans (↑) n: s. Basaliom.

Ulcus tropicum (↑) n: syn. phagedänisches Geschwür; in feuchten Tropen vorkommendes chron. Hautgeschwür; **Err.**: wahrscheinl. Borrelia vincenti u. fusiforme Bakt., häufig Mischinfektion mit grampos. u. gramneg. Keimen. Lok. meist am Unterschenkel; **Vork.**: v. a. bei Personen, die im Freien arbeiten u. deren Unterschenkel Verletzungen u. Insektenstichen ausgesetzt sind; schlechte Heilungstendenz; Muskel- u. Knochengewebe können mitbefallen werden. **Ther.**: Ruhigstellung, örtl. Behandlung, Wundreinigung, Antibiotika, Verbesserung der Durchblutung, Transplantation.

Ulcus varicosum (↑) n: s. Ulcus cruris.

Ulcus ventriculi (↑) n: sog. Magengeschwür; Ulkus* der Magenschleimhaut, das bis in die Submukosa reicht; **Vork.**: häufiger bei Männern (m : w = 2 : 1), mit dem Lebensalter zunehmend, gehäuft bei Blutgruppe A; **Urs.**: Entstehung meist in Zus. mit einer chron.-atrophischen Gastritis*; es besteht eine Assoziation zw. dem histol. Nachweis von Helicobacter* pylori in der Magenschleimhaut (v. a. Antrum) u. dem Auftreten von chron. Gastritis u. U. v.; pathogenet. wichtig sind wahrscheinl. ein Reflux von gallehaltigem Duodenalinhalt in den Magen sowie exogene Noxen wie Alkohol u. best. Medikamente, z. B. Acetylsalicylsäure, Phenylbutazon, Indometacin, Zytostatika u. Kortikoide (sog. Steroidulkus*); ein U. v. kann auch i. R. schwerer Allgemeinerkrankungen auftreten (sog. Streßulkus*). **Klassifikation** nach Johnson in drei Typen: s. Tab.; **Lok.**: meist im Bereich des Antrums (Typ 1), selten an der großen Kurvatur (ca. 10%); **Klin.**: Druck- u. Völlegefühl nach den Mahlzeiten, Sodbrennen u. Erbrechen von saurem Mageninhalt, Schmerzen im Oberbauch, positiver Boas*-Druckpunkt, evtl. Hämatemesis u. Teerstuhl; **Sonderform:** asymptomat. od. subklin. verlaufendes Altersulkus* des Magens mit Lok. im Bereich von Korpus, Fundus od. Kardia; **Diagn.: 1.** Gastroskopie* mit Biopsie* als diagn. Standardverfahren, auch zur **DD** von U. v. u. Magenkarzinom; nach vier- bis sechswöchiger konservativer Ther. erfolgt i. d. R. eine nochmalige endoskop. Kontrolle; **2.** Röntgendiagnostik: charakterist. für eine frische Ulzeration sind Randnische u. sog. Schwellungshof, für ein älteres U. v. eine trichterförmige Nischenbildung bei der Profiluntersuchung u. eine sternförmige Raffung der Schleimhaut bei Darstellung en face; bei Abheilung des U. v. Abnahme der Tiefenausdeh-

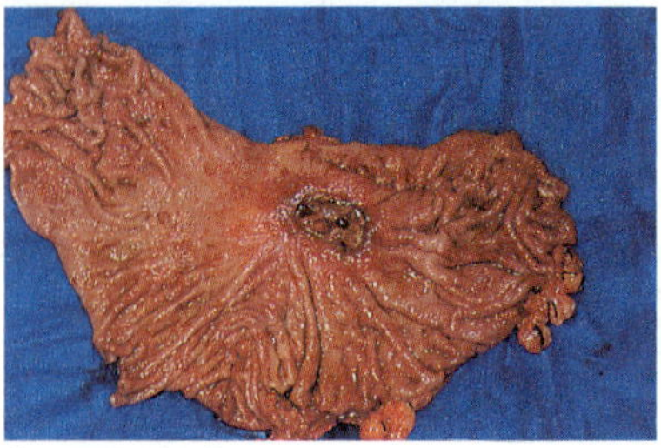

Ulcus ventriculi:
Operationspräparat [153]

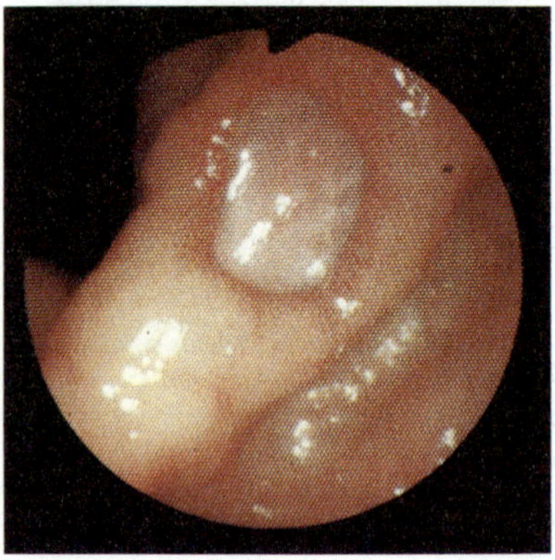

Ulcus ventriculi:
gastroskopischer Befund [62]

Zuverlässiges Zeichen für Ulkusrückbildung ist der Gestaltwandel der Nische im Röntgenbild: anfangs plumpe, später spitz werdende Trichterform.

U

Ulcus ventriculi
Klassifikation (nach Johnson)

Typ	Merkmale	Häufigkeit	Säuresekretion
I	Läsion im Korpus des Magens ohne Veränderung des Duodenums oder Pylorus, an der Antrum-Korpus-Grenze lokalisiert	55 – 60%	reduziert
II	Magenulkus mit aktivem Ulcus duodeni oder Narbenbulbus	20 – 25%	normal oder erhöht
III	präpylorisch gelegenes Ulkus	ca. 20%	normal oder erhöht

nung u. Umfangsverkleinerung. **3.** bei Verdacht auf Zollinger*-Ellison-Syndrom ggf. Magensaftuntersuchung*; **Ther.:** medikamentös mit Antazida, Histamin-H_2-Rezeptorenblockern, evtl. Wismutpräparaten (wirksam gegen Helicobacter pylori); ggf. operativ durch Magenresektion* nach Billroth, Pyloroplastik od. selektive proximale Vagotomie; **Kompl.: 1.** Ulkuspenetration in Nachbarorgane (Pankreas, Leber, Milz, Kolon, Zwerchfell, Bauchdecken); **2.** Ulkusperforation; s. Magenperforation; **3.** Ulkusblutung (in ca. 5%); vgl. Forrest-Klassifikation; **4.** entzündl. od. narbig bedingte Pylorusstenose* mit gastraler Hyper- od. Antiperistaltik u. Gastrektasie*; durch ständiges Erbrechen von Mageninhalt kommt es zu Exsikkose, Hypochlorämie, Hyponatriämie u. metabolischer Alkalose; **5.** Ulcus callosum: chronisches U. v. mit derbem bindegewebigem Randwall u. schlechter Heilungstendenz; **6.** Ulcus carcinomatosum: s. Magenkarzinom. Vgl. Magenschleimhauterosion, Ulkuskrankheit, Verner-Morrison-Syndrom, Exulceratio simplex.

Die Wahrscheinlichkeit einer Karzinomentwicklung aufgrund eines Ulcus ventriculi beträgt ca. 1%.

Ulcus vesicae (↑) **n:** Harnblasengeschwür i. R. einer Tuberkulose* od. als Ulcus* simplex vesicae.

Ulcus vulvae acutum Lipschütz (↑; Benjamin L., Dermat., Wien, 1878-1931) **n:** solitär od. multipel, meist vor dem 25. Lj. auftretende, sehr schmerzhafte Geschwüre v. a. an der Innenseite der kl. Labien; dabei oft Schüttelfrost, Fieber; **Ätiol.:** ungeklärt (Variante einer Aphthosis?).

Ule (gr. οὐλή) **f:** Narbe*.

Ule|gyrie (↑; gr. γυρός rund) **f:** (engl.) ulegyria; frühkindlicher Hirnschaden* mit Narbenbildung an d. Hirnrinde u. Mikrogyrie.

Ul|erythema ophryo|genes (↑; gr. ἐρύθημα Rötung; ὀφρῦς Augenbraue; -gen*) **n:** s. Keratosis pilaris rubra atrophicans faciei.

Ulkus (Ulc-*) **n:** (engl.) ulcer; Geschwür, Ulcus; Entz. der Haut od. Schleimhaut mit örtl. Substanzverlust, der über d. Erosion hinausgeht. Vgl. Effloreszenzen.

Ulkus|karzinom (↑; Karz-*; -om*) **n:** (engl.) ulcer carcinoma; auf dem Boden eines Geschwürs entstandenes Karzinom (s. Abb.), z. B. Magenkarzinom*.

Ulkus|krankheit (↑)**:** (engl.) peptic ulcer disease; sog. Geschwürskrankheit; Bez. für rezidiv., zyklisches Auftreten eines gastroduodenalen Ulkus; häufiges Krankheitsbild (Inzidenz des Ulcus* ventriculi 30, des Ulcus* duodeni 290/100 000 Personen u. Jahr); vgl. Reizmagen.

Ulkus|nische (↑)**:** s. En-face-Nische, Ulcus ventriculi.

Ulkus|per|foration (↑; lat. perforare durchbohren) **f:** (engl.) ulcer perforation; Durchbruch einer die gesamten Wandschichten durchsetzenden Ulzeration als Kompl. der Ulkuskrankheit; **Formen: 1.** gedeckte U. mit Abdeckung durch benachbarte Organe; **2.** freie U. mit Austritt von Mageninhalt in die freie Bauchhöhle; **Sympt.:** plötzl. einsetzender heftiger Schmerz mit Ausstrahlung in die li. Schulter (Ulcus* ventriculi) od. re. Unterbauch (Ulcus* duodeni), oft mit anschließendem schmerzfreiem Intervall; zunehmend Sympt. des Akuten Abdomens, Schock;

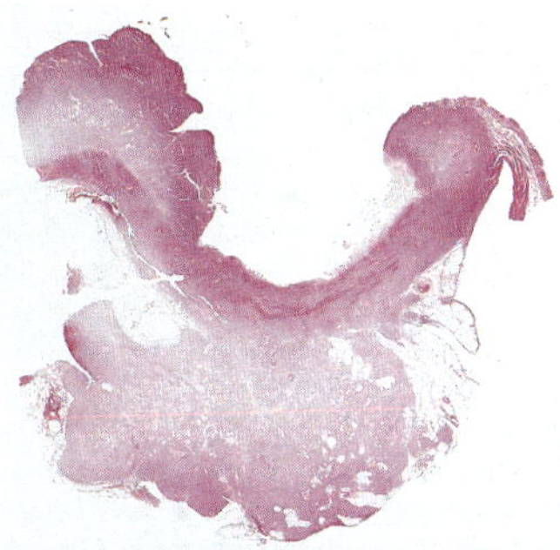

Ulkuskarzinom:
karzinomatöse Zellentartung an den Rändern eines tiefreichenden Ulkuskraters; histologischer Flächenschnitt [471]

Diagn.: radiol. Nachweis von freier Luft unter dem Zwerchfell; **Ther.:** absolute Operationsindikation; je nach Schweregrad Ulkusexzision u. Übernähung, u. U. Magenresektion*, evtl. zusätzl. Vagotomie*; **DD:** akute Form der Pankreatitis, Cholezystitis, Appendizitis, Boerhaave-Syndrom, Hinterwandinfarkt.

Ulkus, prä|pylorisches (↑) **n:** (engl.) prepyloric ulcer; Form des peptischen Ulkus im Bereich des Pyloruskanals, klin. nicht d. Ulcus duodeni gleichzusetzen.

Ulkus|schmerz (↑)**:** s. Ulcus duodeni, Ulcus ventriculi.

Ullrich-Feichtiger-Syn|drom (Otto U., Päd., Bonn 1894-1957) **n:** Fehlbildungssyndrom, das heute der Trisomie* 13 zugerechnet wird.

Ullrich-Scheie-Syn|drom (↑; Harold Sch., Ophth., Pittsburgh, geb. 1909) **n:** auch Scheie-Krankheit; s. Mukopolysaccharid-Speicherkrankheiten (Tab.).

Ullrich-Turner-Syn|drom (↑; Henry H. T., Endokrin., Oklahoma City, geb. 1892) **n:** syn. Turner*-Syndrom.

Ulna (lat.) **f:** Elle; der an d. Kleinfingerseite liegende Unterarmknochen; lag dem alten Längenmaß, der Elle, zugrunde.

Ulnar|de|viation (↑; lat. devius vom Weg abweichend) **f:** (engl.) ulnar deviation; Abweichung der Finger zur Ellenseite hin bei rheumat. Arthritis* im Bereich der Hand mit Streck- u. Greifinsuffizienz.

Ulnaris|lähmung (↑)**:** (engl.) paralysis of the ulnar nerve; Ulnarisparese; Lähmung inf. Schädigung des N. ulnaris (C_8-Th_1); **Urs.:** Trauma, distale Humerusfraktur, Drucklähmung im Bereich des Sulcus ulnaris od. Canalis nervi ulnaris (s. Guyon-Tunnelsyndrom), Nervenluxation, Arthrose des Ellenbogengelenks; **Sympt.:** Beugung u. Ulnarflexion der Hand abgeschwächt, Unbeweglichkeit u. Abduktionsstellung des Kleinfingers, Aufhebung des Spreizens u. Adduzierens der Finger, Einsinken der Zwischenknochenräume der Hand, Atrophie des Kleinfingerballens, sog. Krallenhand; positives Froment-Zeichen (Festhalten eines Gegenstandes zw. Daumenballen u. Zeigefinger ist erschwert; es kommt zu max. Beugung des Daumenendglieds durch den vom N. medianus innervierten M.

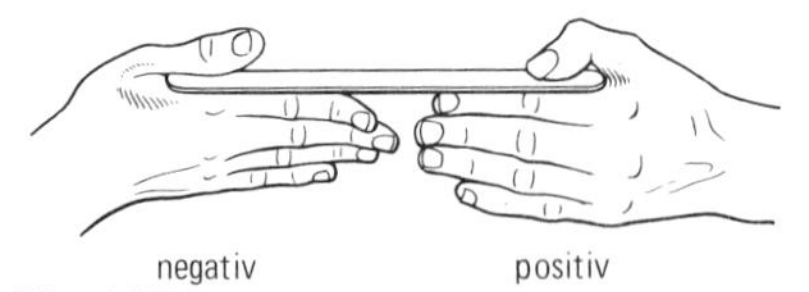

Ulnarislähmung:
Froment-Zeichen [132]

flexor pollicis longus); Sensibilitätsstörungen an Kleinfinger, ulnarer Seite der Hohlhand u. des 4. Fingers; **Ther.:** Physiotherapie, evtl. Neurolyse; **DD:** Armplexuslähmung, Wurzelschädigung C_8-Th_1, Muskelatrophie.

Ulnar|tunnel|syn|drom (↑) n: s. Guyon-Tunnelsyndrom.

Ultra-: Wortteil mit der Bedeutung **1.** jenseits, das Normale überschreitend; **2.** länger, weiterhin, dahinterliegend; von lat. ultra.

Ultra|filter (↑) n: feinporiges Filter*, das ultramikroskop. Teilchen (Viren, grobdisperse Eiweißmoleküle) zurückhält.

Ultra|filtration (↑) f: Filtration, bedingt durch eine hydrostatische Druckdifferenz zweier, durch eine semipermeable Membran* voneinander getrennter Flüssigkeiten; Lösungsmitteltransport in Richtung des Flüssigkeitskompartiments mit dem niedrigeren hydrostatischen Druck (z. B. bei der renalen Bildung des Glomerulusfiltrats*, bei versch. Blutreinigungsverfahren, insbes. bei Hämofiltration*). In Abhängigkeit vom Grad der Membrandurchlässigkeit können neben dem Lösungsmittel auch gelöste Substanzen (konvektiv) transportiert werden. Vgl. Dialyse.

Ultra|kurz|wellen (↑): (engl.) ultrashort waves; elektromagnetische Wellen* mit Wellenlängen zw. ca. 1 m u. 10 m; s. Hochfrequenzwärmetherapie.

Ultra|mikro|skop (↑; Mikr-*; Skop-*) n: (engl.) ultramicroscope; spez. Lichtmikroskop, mit dem bei Dunkelfeldbeleuchtung die Existenz, nicht aber die Struktur, submikroskopischer Partikel sichtbar gemacht werden kann; vgl. Mikroskop.

Ultra|rot|ab|sorptions|schreiber (↑; Absorption*): s. URAS.

Ultra|rot|strahlung (↑): syn. Infrarotstrahlung*.

Ultra|schall (↑): (engl.) ultrasound; Schwingungen mit einer Frequenz v. mehr als 20 kHz (oberh. der menschl. Hörgrenze); wird zur Sichtbarmachung von Körperstrukturen mit unterschiedl. Dichte mit Hilfe des umgekehrten piezoelektrischen Effekts genutzt (s. Ultraschalldiagnostik) od. therap. bei Erkr. des Bewegungsapparats, insbes. posttraumatischen Veränderungen u. rheumatischen Erkr., angewendet. Bei zu hoher Dosierung kann es durch Wärmeentwicklung zu Gewebeschäden kommen. Vgl. Schall.

Ultra|schall|dia|gnostik (↑) f: (engl.) ultrasound diagnostics; diagn. Verfahren mit Anw. von Ultraschall, als Impulsecho- od. Dauerschallverfahren; **1. Impulsechoverfahren** (Sonographie): ein piezoelektr. Kristall, der mit einer entspr. Hochfrequenz zu mechan. gleichfrequenten Schwingungen angeregt wird, erzeugt die Schallwellen (Schallkopf, Transducer) u. wirkt gleichzeitig als Schallempfänger (Sende- u. Aufnahmefunktion); die Zeitdifferenz zw. ausge-

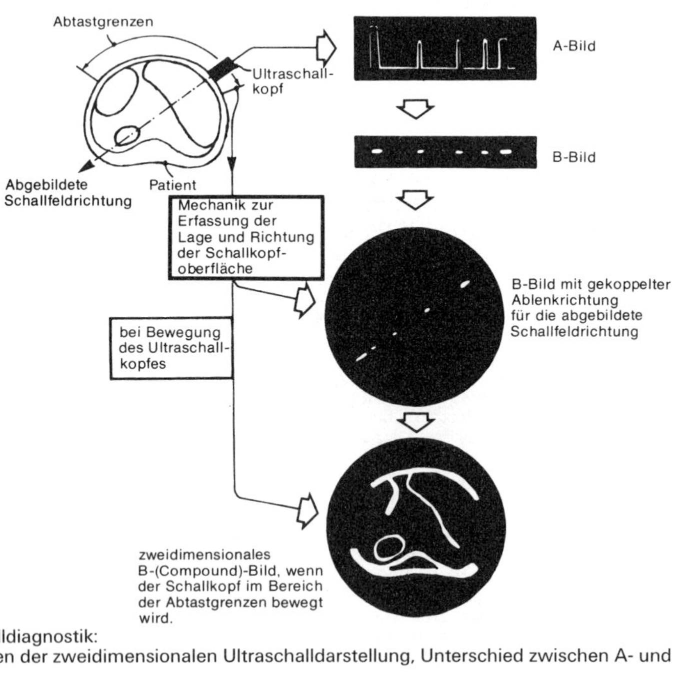

Ultraschalldiagnostik:
Grundlagen der zweidimensionalen Ultraschalldarstellung, Unterschied zwischen A- und B-Bildern [537]

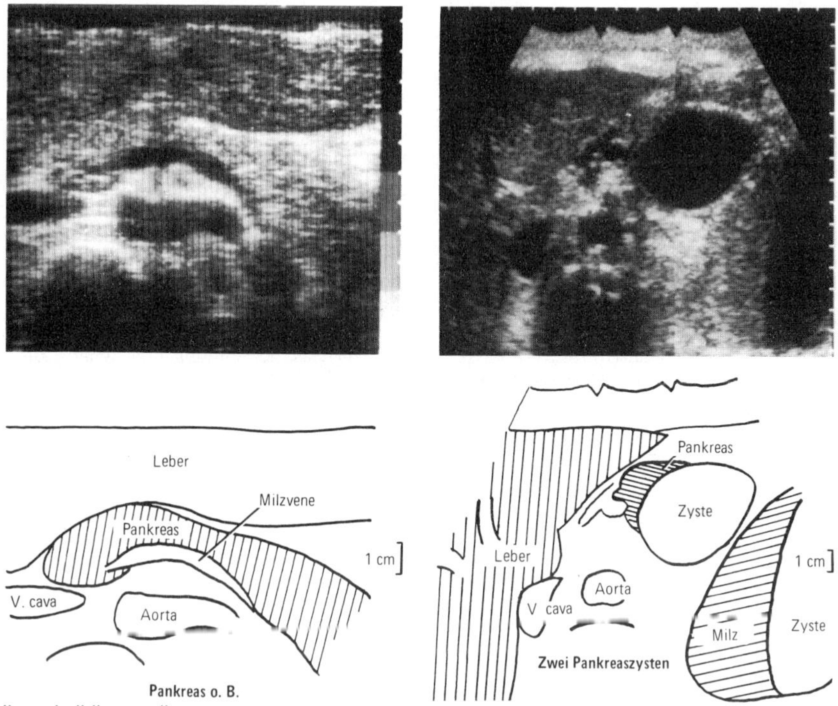

Ultraschalldiagnostik:
Tumordiagnostik am Beispiel des Pankreas [292]

sandtem Impuls u. den empfangenen reflektierten Schallwellen (Echos) ist proportional der Tiefenlage einer reflektierenden Schicht. Die Echoimpulse werden in elektr. Impulse verwandelt, verstärkt u. auf einem Bildschirm dargestellt; hierbei werden die eindimensionale A-Bild-Methode u. die zweidimensionale B-Bild-Methode unterschieden. Bei der **A-Bild-Methode** (A-Scan, Amplituden-Scan; s. Abb.) werden die reflektierten Schallwellen oszillographisch dargestellt. Aus dem Abstand der Amplituden kann auf die Tiefe der reflektierenden Flächen geschlossen werden. **Anw.:** z. B. bei der intrauterinen Kephalometrie*. Beim **B-Bild-Verfahren** (B-Scan, Brightness-Scan, Helligkeits-Scan, Ultraschalltomographie; s. Abb.) wird der ausgesandte Schallstrahl automatisch od. manuell (Compound-Verfahren) über eine Linie hin u. her bewegt, d. h., es wird eine Schnittfläche abgetastet (**Schnittbildmethode**) u. auf dem Bildschirm wiedergegeben, wobei die Echos an der entspr. Stelle als Lichtpunkte dargestellt werden. Dabei ist der erzeugte Lichtpunkt um so heller, je stärker das Echo ist (**Grauwert-Skala**). Bei periodischer Abtastung mit einer Frequenz oberh. der Flimmergrenze des Auges (schnelles B-Bild) können Bewegungsabläufe sichtbar gemacht werden. **Anw.:** z. B. in der Geburtshilfe zum Nachweis von fetalen Bewegungen, kindl. Herzaktionen, Anomalien, Bestimmung der Fetalgröße u. der Fruchtwassermenge, Mehrlingsdiagnostik; in der Gyn. u. a. zum Nachweis u. zur Differenzierung zw. zystischen u. soliden Tumoren; in der Neurol. zum Nachweis intrakranieller Prozesse (s. Echoenzephalographie); in der Gastroenterologie zur Diagn. von Tu. u. Organerkrankungen (z. B. Verlaufskontrolle von Lebererkrankungen); in der Ophth. u. a. zur Fremdkör-

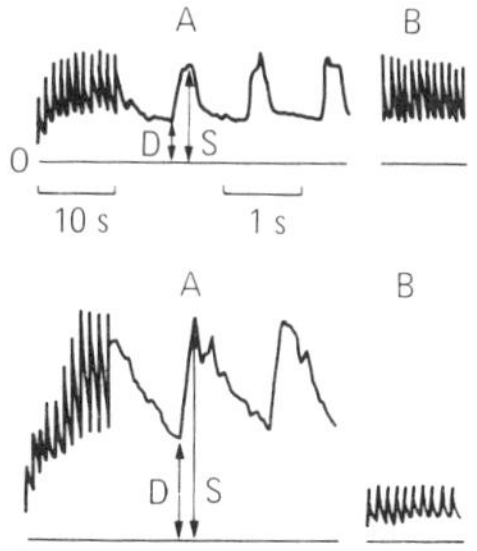

Ultraschalldiagnostik:
oben: Pulskurven bei Doppler-Sonographie einer normalen A. carotis interna in Höhe der Bifurkation (A) u. submandibulär (B); unten: Veränderungen der Pulskurven im Bereich einer leicht- bis mittelgradigen Internastenose; D: diastolische Strömungsgeschwindigkeit; S: systolische Strömungsgeschwindigkeit; O: Nullfluß [70]

persuche (vgl. Echoophthalmographie), in der Orthopädie z. B. als Hüftgelenksonographie*, in der Traumatologie u. a. zum Nachweis von Muskel-, Sehnen- od. Bänderrissen. Das **Time-Motion-Verfahren** (M-Scan, M-Mode) ist die eindimensionale Form der B-Bild-Methode; dabei registriert ein ortsfester Schallkopf die Echos von sich bewegenden Grenzflächen im Körper u. bildet diese Echos über eine Grenzwert-Skala als Bildpunkte auf einem Monitor ab. **Anw.:** z. B. zur Darstellung von Bewegungen der Herzklappen; **2. Dauerschallverfahren** (Doppler-Verfahren): ein piezoelektr. Kristall sendet kontinuierl. Ultraschallwellen v. konstanter Frequenz (Dauerschall) aus; trifft das Schallwellenbündel auf eine sich bewegende Grenzfläche, so wird ein Teil der Wellen mit geänderter Frequenz (Doppler-Effekt) reflektiert. Die Interferenz der Frequenzen des einfallenden u. des reflektierenden Strahls ergibt einen niederfrequenten Ton. Dieser Ton wird durch Verstärkung hörbar gemacht. **Anw.:** z. B. in der Geburtshilfe zum Nachw. der kindl. Herztöne in der Frühschwangerschaft (etwa ab der 10.-12. SSW), Überwachung der Herzaktionen in der Schwangerschaft u. während der Geburt, zur Nabelschnur- u. Plazentalokalisation; in der Angiologie zur Diagn. venöser u. art. Gefäßerkrankungen (Beurteilung der Strömungsverhältnisse, s. Abb. S. 1593), intraoperativ zum Nachweis der Durchblutung. Vgl. Endosonographie.

Ultra|schall|echo|verfahren (↑): s. Echoenzephalographie, Echokardiographie, Kardiotokographie.

Ultra|schall|vernebler (↑): s. Aerosoltherapie.

Ultra|strahlen (↑): syn. kosmische Strahlung; s. Strahlenexposition, natürliche.

Ultra|violett|licht (↑): s. Ultraviolettstrahlung.

Ultra|violett|mikro|skop (↑; Mikr-*; Skop-*) **n:** (engl.) ultraviolet microscope; mit ultraviolettem Licht arbeitendes Mikroskop*, das mit Wellenlängen von ca. 0,2 µm (200 nm) noch eine Auflösung von 0,1 µm (100 nm) großen Partikeln erlaubt, z. B. zur lichtopt. Darstellung (über Quarzlinsen u. photograph. System) von Paramyxo- od. Herpes-Viren u. kleineren Erregern.

Ultra|violett|photo|therapie, selektive (↑; Phot-*) **f:** Form der Lichttherapie* mit Ultraviolettstrahlung* im UV-A- u. UV-B-Bereich; Anw. bei der Behandlung der Psoriasis, polymorphen Lichtdermatose u. Acne vulgaris; vgl. PUVA.

Ultra|violett|raum|bestrahlung (↑): Bestrahlung eines Raums mit Ultraviolettbestrahlung zur Verminderung von Luftkeimen.

Ultra|violett|strahlung (↑): (engl.) ultraviolet radiation; syn. Ultraviolettlicht, UV-Licht, UV-Strahlung; derjenige Spektralbereich der elektromagnetischen Wellen*, der sich in Richtung kleinerer Wellenlängen (höherer Frequenzen) an den blau-violetten Bereich des sichtbaren Lichts anschließt; man unterscheidet: **UV-A** (315-400 nm, sog. Bräunungsstrahlung); **UV-B** (280-315 nm, sog. Dorno-Strahlung; Erythem-erzeugend, bewirkt Vitamin-D-Photosynthese); **UV-C** (100-280 nm, bewirkt Erythem, Konjunktivitis u. a., wird weitgehend in der Atmosphäre absorbiert). UV-Strahlung wird nicht mehr als Licht wahrgenommen. Sie hat biol. u. med. eine große Bedeutung, da die den einzelnen UV-Quanten innewohnende Energie (einige eV) bereits imstande ist, biochem. Veränderungen u. damit biol. Wirkungen hervorzurufen, insbes. UV*-Schäden. Vgl. Rachitis, Xeroderma pigmentosum, PUVA.

Ultra|viol|glas (↑): für Ultraviolettbestrahlung vermehrt durchlässiges Spezialglas.

ultra|visibel (↑; lat. visibilis sichtbar): (engl.) ultravisible; sub- od. ultramikroskopisch; über d. Sichtbarkeitsgrenze des gewöhnl. Mikroskops hinausgehend, nur durch bes. Vorrichtungen sichtbar zu machen.

Ultra|zentri|fuge (↑; Centr-*; lat. fugare zum Fliehen bringen) **f:** (engl.) ultracentrifuge; Zentrifuge*, in der durch extrem hohe Rotordrehzahlen (ca. 70 000/min-100 000/min) die Auftrennung von Teilchen einer Dispersion bzw. eines Homogenisats bei wesentlicher Verkürzung der Sedimentationszeit möglich ist. Die Sedimentationsgeschwindigkeit ist der Schwere der Teilchen proportional u. kann bei der analytischen Ultrazentrifugation optisch registriert werden.

Ultzmann-Katheter (Robert U., Urol., Wien, 1842-1889; Katheter*) **m:** (engl.) Ultzmann's catheter; bes. für Spülungen geeigneter Blasenkatheter* mit mehreren Öffnungen.

Ulzeration (Ulc-*) **f:** (engl.) ulceration; Geschwürbildung.

Umbau|zonen: s. Looser-Umbauzonen.

Umbilicus (lat. Nabel) **m:** syn. Umbo, Nabel*.

Umbilikal|azidităts|schema (↑; Azid-*) **n:** s. Saling-Schema.

Umbo membranae tympani (lat. umbo Nabel) **m:** Trommelfellnabel; durch die Spitze des Hammerstiels bewirkte Einziehung des Trommelfells.

Umgehungs|plastik (-plastik*) **f:** s. Bypass-Operation.

Umkehr|extra|sy|stole (Extra-*; Systole*) **f:** sog. Echophänomen; Extrasystole, die meist dadurch entsteht, daß ein AV-Reiz zuerst zu einer Erregung der Kammern, danach zu einer retrograden Erregung der Vorhöfe u. von dort zu einer erneuten Kammererregung führt; im EKG i. d. R. AV-Rhythmus, bei dem kurz hinter einer QRS-Gruppe eine neg. P-Welle erscheint, die in einem Abstand, der einer normalen AV-Überleitung entspricht, von einem QRS-Komplex gefolgt wird. Vgl. Extrasystolen.

Um|klammerungs|re|flex (Reflekt-*) **m:** s. Reflexe, frühkindliche.

Umlauf: s. Paronychie.

UMP: Abk. f. **U**ridin**m**ono**p**hosphat.

Umsatz|rate: (engl.) turnover rate; (nuklearmed.) wichtiger Parameter zur quant. Erfassung der Dynamik biol. Vorgänge mit Hilfe v. Radiopharmaka*; Masse dividiert durch die Zeit, z. B. die Masse eines Radiopharmakons, die pro Zeiteinheit von einem Kompartiment* zum anderen transportiert wird od. in einem Verteilungsraum metabolisiert, abgesondert od. ausgeschieden wird. Da Verteilungsräume meist nicht streng u. exakt definiert werden können, wird in d. Nuklearmedizin häufig nur d. Relativwert der U. benutzt, d. h. der Prozentsatz der umgesetzten Nuklidmenge pro Zeit, angegeben als Zeit/Aktivitätskurve.

Umschlag|punkt, oberer: im EKG sog. Beginn der endgültigen Negativitätsbewegung; Zeit von Q-Beginn bis R-Spitze, in V_1 maximal 0,03 Sek., in V_6 maximal 0,055 Sek. Die Bestimmung des o. U. dient zur Erfassung von Erregungsausbreitungsstörungen (Linksverspätung*, Rechtsverspätung*). Vgl. Elektrokardiographie.

Umstimmungs|therapie **f:** therap. Prinzip aus dem Bereich der Erfahrungsheilkunde* u. Naturheilkunde*, das durch parenterale Zufuhr von Stoffen (v. a. von Proteinen) zu einer vegetativen Umstimmung bzw. Anregung der Immunität führen soll; zur Anw. kommen z. B. Milchpräparate, pflanzl. Eiweiße, Suspensionen abgetöteter Bakt., Schwefelsuspensionen in Öl od. Gelatine sowie Eigenblutinjektionen (i. v. Blutentnahme mit sofortiger i. m. Reinjektion). Als Ind. werden v. a. chron. Krankheiten u. anlagebedingte Schwächen angesehen, die nicht durch eine spezif. Ther. zu beeinflussen sind; ähnl. umstimmende Wirkungen sind auch Teilaspekte der Fieberbehandlung, versch. diätetischer Programme, der Sport- u. Bewegungstherapie, Klima- u. Balneotherapie sowie Phytotherapie*.

Umwandlungs|operation f: **1.** s. Magenresektion; **2.** s. Geschlechtsumwandlung.

Umwandlungs|zone: (engl.) transformation zone; (gyn.) auch Transformationszone; die physiol. vorkommende Umwandlung des empfindl. Zylinderepithels im Bereich ektropionierter Zervixschleimhaut (Ektopia* cervicis) an der Portio in mehrschichtiges nichtverhornendes Plattenepithel; wird (bezogen auf die Ausführungsgänge der Zervixdrüsen) als **offene** od. **geschlossene** U. bezeichnet, letztere m. Ausbildung v. Retentionszysten (Ovula Nabothi). Als verdächtiger kolposkop. Befund ist die **atypische** U. anzusehen: iodnegative Bezirke mit Epithelverdickung, verschlossenen Drüsenausführungsgängen u. unregelmäßigen Kapillarsprossen (Haarnadelgefäße). Vgl. Epithelgrenze, Kolposkopie.

Umwelt|schutz: (engl.) environmental protection; Verhinderung bzw. Beseitigung v. Störungen der Ökosysteme (s. Ökologie, Umwelttoxikologie) durch gesellschaftl. u. individuelle ökolog. Maßnahmen und Lebensgestaltung; z. B. durch Schaffung eines Umweltbewußtseins durch Aufklärung, Kennzeichnung umweltfreundl. Produkte, Festlegung u. Einhaltung v. Schadstoff- u. Lärmgrenzwerten im Produktionsbereich bzw. von Verboten für bes. schädl. Stoffe (z. B. Asbest, DDT), Kennzeichnungspflicht (z. B. Formaldehyd), Recycling, Verbot bzw. Einschränkung v. Einwegverpackungen, Verminderung des Energie- u. Wasserverbrauchs, umweltschonende Abwasser- u. Abfallbeseitigung, Einschränkung des motorisierten Individualverkehrs u. Geschwindigkeitsbeschränkungen.

Umwelt|toxiko|logie (Tox-*; -log*) f: (engl.) environmental toxicology; Wissenschaftszweig z. Beschreibung u. Erforschung der Wirkungen schädl. Stoffe (Schadstoffe) in Luft, Gewässer u. Erde, die das ökolog. Gleichgewicht stören u. Menschen, Tiere od. Pflanzen bedrohen. Die Schadstoffe in der Außenluft stammen v. a. aus Rauch, Auspuffgasen u. von Industrieanlagen (s. Smog), in der Innenluft u. a. von Zigarettenrauch, Ausdünstungen schadstoffbelasteter Baustoffe oder Einrichtungsgegenstände (vgl. Sick-building-Syndrom). In die Gewässer gelangen Schadstoffe durch Anw. von Pestiziden* in d. Landwirtschaft, aus Industrieabwässern, aus Mülldeponien, inf. Grundwasserverschmutzung durch Heizöl od. der Meere durch Rohöl u. Hochseeverklappung giftiger Abfälle. Von Bedeutung ist die Anreicherung der Schadstoffe in der Nahrungskette*. Die Abgabe v. Schadstoffen z. B. aus d. Schornstein wird als Emission*, die Verunreinigung außerh. des Emittenden als Immission* bezeichnet (s. MIK-Werte). Vgl. Umweltschutz.

Uncinariasis (lat. uncinus Widerhaken; -iasis*) f: Hakenwurmerkrankung in Amerika, deren Erreger, Uncinaria americana, mit Ankylostoma duodenale nahe verwandt ist.

Uncus (lat. uncus Haken) m: vorderes, hakenförmiges Ende des Gyrus parahippocampalis.

Undecylen|säure: 10-Undecensäure (IUPAC); Verw.: top. Antimykotikum.

Undine-Syn|drom (Undine: Nymphe, die sich an ihrem untreuen Liebhaber rächt, indem sie seine Atmung lähmt) n: (engl.) Ondine's syndrome; syn. primäre idiopathische Hypoventilation; durch Ausfall der zentralen Atemregulation, periodische Atmung*, Zyanose, Hypoxämie u. Somnolenz charakterisiertes Syndrom; Urs. unbekannt; evtl. Ausfall der Chemorezeptoren im Atemzentrum. Vgl. Schlafapnoesyndrom.

undulierend (lat. unda Welle): wogend; z. B. undulierendes Fieber bei Maltafieber.

Unfall: (engl.) accident; plötzlich auftretende, zeitl. begrenzte, exogene, schädigende Einwirkung, die Gesundheit u. Leben eines Menschen gefährdet; der U. ist die häufigste Todesursache im Kindesalter; an der Spitze steht der Verkehrsunfall, ihm folgen Sturzverletzungen, Verbrennungen, Verbrühungen, Ertrinken usw. Vgl. Trauma, Elektrounfall, Arbeitsschutz.

Unfall|chirurgie (Chirurgie*) f: s. Traumatologie.

Unfall, größter an|zunehmender: Abk. GAU*.

Unfall|verhütung: (engl.) accident prevention; alle informationellen, techn., rechtl., psychol. u. med. Maßnahmen z. Verhütung v. Unfällen in allen Lebensbereichen, insbes. am Arbeitsplatz; vgl. Arbeitssicherheitsgesetz.

Unfall|verhütungs|vorschriften: Abk. UVV; Arbeitsschutzvorschriften der Unfallversicherungsträger (Berufsgenossenschaften); häufig werden ärztliche Untersuchungen vorgeschrieben.

Unfall|versicherung: **1.** gesetzliche U. (Abk. GUV): Zweig der Sozialversicherung, dessen Leistungen Unfallverhütung u. v. a. die Rehabilitation (Heilbehandlung u. Berufshilfe) umfaßt, ferner Verletzten- od. Übergangsgeld, Pflege od. Pflegegeld, bei Minderung der Erwerbsfähigkeit Verletztenrente, Sterbegeld u. Hinterbliebenenrente nach Arbeitsunfällen. Ein **Arbeitsunfall** liegt vor, wenn der Unfall in Zus. mit einer der nach §§ 539, 540, 543 ff. RVO versicherten Tätigkeit steht; als Arbeitsunfall gelten außerdem **Berufskrankheiten*** sowie der **Wegeunfall** auf d. Weg nach od. von dem Ort der versicherten Tätigkeit (§ 550 RVO); nach § 537 RVO getragen v. Berufsgenossenschaften, der Bundesanstalt für Arbeit sowie vom Bund u. den Bundesländern u. a.; vgl. Solidarprinzip; **2.** private U.: der gesetzlichen U. ähnliche, jedoch **alle** Arten v. Unfällen umfassende Versicherung; die Einstufung der Verletzungsfolgen richtet sich in d. meisten Fällen nach der sog. Gliedertaxe*. Auch hier gilt als Grundlage die Minderung der Erwerbsfähigkeit.

Unfruchtbarkeit: s. Sterilität.

Ungeziefer|bekämpfung: s. Desinfestation.

Unguentum (lat.) n: (pharmaz.) Salbe*.

Unguis (lat. Fingernagel) m: Nagel. **U. hippo|craticus** (↑) m: hippokratischer Nagel; s. Uhrglasnägel. **U. in|carnatus** (↑) m: eingewachsener Nagel*.

Unhappy triad (engl.) n: s. Kniegelenkbandruptur.

Uni|cuspidatus (lat. unus ein; cuspidatus mit einer Spitze versehen) m: Zahn mit nur einem Höcker.

uni|di|rektional (↑; lat. dirigo, directus richten, ausrichten): in einer Richtung.

uni|lateral (↑; Lateral-*): unilateralis; einseitig.

uni|polar (↑; gr. πόλος Drehpunkt, Achsenende): mit einem Pol, einpolig.

Unit (engl. Einheit) n: Abk. U; Enzymeinheit; internationale Einheit (IE) f. d. Enzymmenge, die d. Umwandlung v. 1 µmol Substrat/min unter Standardbedingungen katalysiert; heute ersetzt durch die SI-Einheit Katal*.

Universal|empfänger (lat. universalis das Ganze umfassend): (engl.) universal recipient; Individuen mit der Blutgruppe AB, denen in akuten lebensbedrohlichen Notfällen Spenderblut der Blutgruppen A, B od. 0 transfundiert werden kann, da in ihrem Serum keine „natürlichen“ Alloagglutinine* vorkommen; ihre Erythrozyten, die die Blutgruppenantigene A u. B tragen, können jedoch durch im Spenderserum vorhandene Blutgruppenantikörper* agglutiniert oder hämolysiert werden (daher i. d. R. Transfusion von plasmaarmem Erythrozytensediment bzw. gewaschenen Erythrozyten). Vgl. Universalspender.

Universal|spender (↑): (engl.) universal donor; Blutspender mit der Blutgruppe 0 cde/cde, deren Blut nur niedrige Titer an Alloagglutininen* u. keine hämolysierenden irregulären Blutgruppenantikörper enthält; ihr Blut kann in akuten lebensbedrohlichen Notfällen zur Bluttransfusion* für Empfänger aller ABNull*-Blutgruppen verwendet werden, insbes. als plasmaarmes Erythrozytensediment (Erythrozytenkonzentrat) od. nach Zusatz von Plasma der Blutgruppe AB od. dem des Empfängers zu den (gewaschenen) Erythrozyten. Vgl. Universalempfänger.

Unk|arthrose (lat. uncus Haken; Arthr-*; -osis*) f: syn. Spondylosis* uncovertebralis.

Unko|vertebral|gelenke (↑; Vertebra*): (röntg.) sog. Halbgelenke zw. der unteren Abschlußplatte des einen u. dem Processus uncinatus der Deckplatte des kaudal angrenzenden Halswirbelkörpers.

Unktion (lat. unguere, unctus salben) f: (engl.) unction; Einreibung, Einsalbung.

Unkus|druck|furche (lat. uncus Haken): Druckfurchen der Hirnoberfläche im Unkusbereich des Gyrus hippocampi bei Hirndrucksteigerung*.

un|spezifisch (lat. specialis eigentümlich, besonders): (engl.) unspecific; uncharakteristisch, untypisch, nicht spezifisch; z. B. unspezifische Entzündung: nicht f. einen bestimmten Erreger typ. Entzündung.

Unter|arm: (engl.) forearm; (anat.) Antebrachium.

U

Unter|arm|fraktur (Fraktur*) f: (engl.) forearm fracture; kombinierte Fraktur von Ulna u. Radius; **Diagn.:** Rö.; **Ther.:** außer bei kindl. Brüchen überwiegend op.; **DD:** isolierte Ulnafraktur (z. B. als Parierfraktur*) bzw. Monteggia*-Luxationsfraktur, isolierte typische Radiusfraktur* od. Galeazzi*-Luxationsfraktur.

Unter|bauch|beschwerden, funktionelle: s. Abdominalbeschwerden, funktionelle.

Unterberger-Tret|versuch (U., zeitgen. Otol., Wien): (engl.) Unterberger's test; (neurol.) Prüfung der Koordination* u. des Gleichgewichts; der Pat. marschiert mit geschlossenen Augen ca. 1 Min. lang auf der Stelle; pathol. Ausfall bei Drehung von mehr als 45 Grad zu einer Seite.

Unter|bindung: s. Ligatur.

Unter|bringung: Freiheitsentzug aufgrund richterlicher Anordnung od. Genehmigung nach ärztlicher Begutachtung durch Einweisung eines Menschen gegen od. ohne seinen Willen in eine geschlossene psychiatrische od. therapeutische Einrichtung als ultima ratio zur Vermeidung einer Gefährdung anderer od. einer Selbstgefährdung od. zur Beobachtung (z. B. für die forensisch-psychiatrische Begutachtung bei dringendem Tatverdacht od. zur Beurteilung der strafrechtl. Verantwortlichkeit v. Jugendlichen); die Anordnung zur Unterbringung umfaßt nicht die Befugnis zur Zwangsbehandlung*. Rechtsgrundlagen für eine U. können sein: Strafrecht (§§ 63 ff. StGB), Strafprozeßordnung (§§ 81, 126 a, 246 a), Personensorge nach §§ 1631b, 1800 BGB, im Rahmen von Betreuungsverfahren § 1906 BGB u. auch §§ 70 e, 68 b Abs. 4 FGG, Bundesseuchengesetz u. Geschlechtskrankheitengesetz sowie landesrechtl. Unterbringungsgesetze f. psychisch Kranke u. Suchtkranke. Vgl. Selbstbestimmungsrecht.

Unter|ernährung: s. Malnutrition.

Unter|haut: (anat.) Subkutis*.

Unter|kiefer: (engl.) lower jaw; (anat.) Mandibula.

Unter|kühlung: s. Hypothermie.

Unter|leib|typhus (Typhus*) m: s. Typhus abdominalis.

Unter|schenkel: (engl.) lower leg; (anat.) Crus. **U.fraktur** (Fraktur*) f: s. Tibiafraktur, Pilonfraktur, Knöchelfrakturen. **U.geschwür:** s. Ulcus cruris.

Untersuchung, bi|manuelle: (engl.) bimanual examination; kombinierte manuelle Untersuchung zur Beurteilung der weibl. Geschlechtsorgane bzw. des Urogenitalbereichs; **Prinzip:** vaginale, (rekto-)vaginale bzw. rektale („innere“) b.

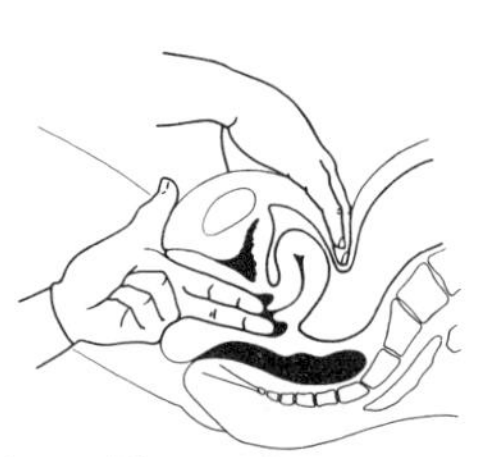

Untersuchung, bimanuelle [532]

gleichzeitiger („äußerer“) Palpation durch die Bauchdecken (s. Abb.).

Untersuchung, psych|iatrische: (engl.) psychiatric examination; Untersuchung der psychischen u. kognitiven Funktionen, die vor od. nach d. körperlichen Untersuchung stattfindet u. Beurteilung von Antrieb, Stimmung, Affekt, Bewußtseinszustand, Gedächtnisfunktion, Wahrnehmung, Aufmerksamkeit, Orientierung, Intelligenz u. Denken umfaßt. Wegen der Subjektivität von Pat. u. Untersucher entsteht bei der p. U. kein „psychischer Befund“, sondern ein „psychischer Eindruck“. Vgl. Testverfahren, psychologische.

Untersuchung, rektale: (engl.) rectal examination; digitale Palpation des Rektums am liegenden, stehenden od. in Knie-Ellenbogen-Lage befindl. Pat. nach Einführung des Fingers unter Verw. von Gleitmittel; bei der vorher erfolgenden

Inspektion der Analregion können Veränderungen im Analbereich (z. B. Analekzem, Hämorrhoiden), bei der eigentlichen r. U. Sphinktertonus, Wandbeschaffenheit u. Lumen des Rektums sowie bei der Frau der Douglas-Raum u. (als bimanuelle Untersuchung) Ovarien u. Uterus, beim Mann die Prostata, palpatorisch beurteilt werden.

Untersuchungs|methoden, bakteriologische f pl: (engl.) bacteriological examination methods; für die ätiol. Diagnostik (Erregerbestimmung) finden med. Verwendung: **1. Mikroskopie: a)** Lichtmikroskop: Hellfelduntersuchung, ungefärbtes (natives) Präparat, Hängender* Tropfen, gefärbtes Präparat (Ausstrichpräparat, Klatschpräparat), Dunkelfelduntersuchung*, Phasenkontrastverfahren*, Fluoreszenzmikroskopie*; **b)** Elektronenmikroskopie; **2. Kulturverfahren: a)** übliche Nährböden (Nähragar, Blutagar, Laktose-Indikator-Nährboden, Gelatine, Bouillon, Leberbouillon; **b)** Spezialnährböden (z. B. Sondernährböden f. Typhus-Koli-Diagnostik, Anaerobier-Nährböden, Clauberg-Nährböden f. Diphtherie-Diagnostik, Eiernährböden f. Tbc-Diagnostik); **3. Serologie:** Antikörpernachweis, z. B. durch **a)** Präzipitations-, Flockungs- u. Agglutinations-Reaktionen; **b)** Komplementbindungsreaktion u. Lysin-Reaktion; **c)** Hämagglutination-Hemmtest, ELISA u. a.; **4. Tierversuch**; vgl. Xenodiagnose; **5. andere b. U.:** z. B. Hautproben, Lysotypie.

Untersuchungs|methoden, myko|logische f pl: s. Pilzdiagnostik.

Unter|temperatur f: Hypothermie*; vgl. Hibernation, artifizielle.

Unter|wasser|massage f: (engl.) underwater massage; Massage im Vollbad zur Ausnutzung der reflektor. Muskelentspannung durch den Auftrieb u. die Wärme des Wassers; wird mit der fühlenden Hand des Masseurs (Unterwasserhandmassage) od. apparativ mit einem von ihm geführten Wasserstrahl einstellbaren Drucks (Unterwasser-Druckstrahlmassage) ausgeführt.

Unter|zungen|drüse: (anat.) Glandula* sublingualis.

Unverricht-Lundborg-Syn|drom (Heinrich U., Int., Jena, 1853-1912; Hermann L., Psychiater, Uppsala, 1868-1943) n: autosomal-rezessiv erbl. Stoffwechselerkrankung mit Myoklonusepilepsie, zerebellaren Symptomen u. Entw. einer Demenz; Beginn zw. 10. u. 15. Lj.; vgl. Dyssynergia cerebellaris myoclonica, Epilepsie.

Unzinatus|anfälle (lat. uncinus Widerhaken): fokale Anfälle bei Temporallappenepilepsie mit Geschmacks- bzw. Geruchshalluzinationen; s. Epilepsie.

Unzurechnungs|fähigkeit: besser Schuldfähigkeit (od. Schuldunfähigkeit), die bei best. Störungen negiert wird (§§ 20 u. 21 StGB). Der Sachverständige muß in jedem Einzelfall die Voraussetzungen prüfen. Beim Delir u. Dämmerzustand stets gegeben, bei nicht körperlich begründbaren Psychosen u. Volltrunkenheit ist nicht immer zwangsläufig Schuldunfähigkeit anzunehmen. Bei Entwicklungs- u. Persönlichkeitsstörungen kommt es auf den Einzelfall an. Sehr selten u. umstritten bei bestimmten Psychopathien. Der Täter muß unfähig sein, das Unerlaubte der Tat einzusehen u. nach dieser Einsicht zu handeln (§ 20), bzw. statt Unfähigkeit muß eine erhebl. Minderung dieser Fähigkeit bzw. Einsicht (§ 21) vorliegen; dann für den Richter eine sog. Kann-Vorschrift.

Upside-down stomach (engl. upside-down verkehrt herum; stomach Magen) n: s. Hiatushernie.

Uptake (engl. Auffassungsgabe, Auffassung) n: (nuklearmed.) Aufnahme eines Radionuklids (Inkorporation*) u. dessen Anreicherung in best. Organen od. Kompartimenten; das U. ist eine wichtige Meßgröße der nuklearmed. Funktionsdiagnostik.

Ur-: auch Uro-, -urie; Wortteil mit der Bedeutung Harn, Harnausscheidung; von lat. urina bzw. gr. οὖρον.

Ur|achus (gr. οὐραχός) m: Harngang; leitet sich vom embryonalen Allantoisgang ab, der die Allantois mit d. Kloake verbindet; reicht vom Scheitel der späteren Harnblase bis zum Nabel; verödet bald zum Lig. umbilicale medianum.

Ur|achus|fistel (↑; Fistel*) f: s. Vesikoumbilikalfistel.

Uracil n: 2,4-Dihydroxy-pyrimidin, Pyrimidinbase; bildet mit D-Ribose u. D-Desoxyribose Nukleoside*; vgl. Uridin, Nukleinsäuren.

Ur|ämie (Ur-*; -ämie*) f: (engl.) uraemia; syn. terminale Niereninsuffizienz, Harnvergiftung; klin. Syndrom, das sämtliche, durch eine fortgeschrittene Niereninsuffizienz* verursachten Sympt. umfaßt; **Formen: 1.** akute U.: entsteht 5-10 Tage nach akutem Nierenversagen*; **2.** chron. U.: Folgezustand jahrelanger präurämischer Phasen bei chron. progredienten Nierenerkrankungen; **Sympt.: 1.** Magen-Darm-Trakt: Anorexie, Nausea, Erbrechen, Durchfälle; Foetor uraemicus, Kachexie; **2. Serum:** Azotämie*, starke Erhöhung von Harnstoff, Kreatinin, Harnsäure, org. Säuren, K, Mg, Phosphat, Urämiegiften wie Guanidinderivaten, Phenolen, Indolen u. sog. Mittelmolekülen; metabol. Azidose; Verminderung von Na, HCO_3, Ca; **3.** hämat.: Anämie, Thrombozytopenie mit Blutungsneigung; **4.** kardiovaskuläres System: Hypertonie, Überwässerung (evtl. Entw. einer Flüssigkeitslunge od. Perikarditis); **5.** Skelettsystem: renale Osteopathie; **6.** Nervensystem: periphere Polyneuropathie, Konzentrationsschwäche, Wesensveränderung, Verwirrtheitszustände, Krampfneigung, Bewußtlosigkeit bis zum urämischen Koma; **7.** andere Organsysteme: Störung des intermediären Stoffwechsels, Polyendokrinopathie u. a.; **Ther.:** Dialyse*-Behandlung, Diät mit strenger Bilanzierung von Wasser, Na, K, Cl, Phosphat u. Substitution von Aminosäuren, Calcitriol u. Erythropoetin; evtl. Nierentransplantation*. Vgl. Glomerulopathie.

Uran (gr. οὐρανός Himmelsgewölbe) n: (engl.) uranium; chem. Element, Symbol U, OZ 92, rel. Atommasse 238,029; vier- u. sechs-, selten zwei-, drei- u. fünfwertiges, zur Gruppe der Actinoide* gehörendes radioaktives Schwermetall; natürliches Vork. in der Pechblende (darin zu 0,7% das spaltbare Isotop U-235); biol. Halbwertzeit* bezogen auf Knochen 300, auf versch. andere kritische Organe 15 u. auf den ganzen Körper durchschnittlich 100 Tage; nach einem Neutronenbeschuß von U-235 kann eine Kettenreaktion* ausgelöst werden; ferner kann aus nicht spaltbarem U-238 durch Neutronenbeschuß Plutonium* erzeugt werden.

Uranitis glandularis (↑; -itis*) f: Entz. der Gaumenschleimhaut u. der Mündungen der Speicheldrüsen; bis linsengroße, weißl. Papeln mit einem zentralen roten Pünktchen, aus dem bei Druck ein Tropfen klarer Flüssigkeit hervorquillt; **Urs.:** Tabak- od. Mentholabusus zus. mit mangelhafter Mundhygiene; vgl. Leukokeratosis nicotina palati.

Uranitis granulomatosa (↑; ↑) f: s. Melkersson-Rosenthal-Syndrom.

Urano|plastik (↑; -plastik*) f: (engl.) uranoplasty; Staphyloplastik; plast. Deckung eines Gaumendefekts bei Gaumenspalte*.

Urano|schisis (↑; gr. σχίσις Spaltung) f: Gaumenspalte*.

Ura|pidil (INN) n: 6-{3-[4-(2-Methoxyphenyl)-1-piperazinyl]-propyl-amino}-1,3-dimethyl-2,4(1H,3H)-pyrimidindion (IUPAC); Alpha-1-Rezeptorenblocker mit agonist. Wirkung auf medulläre Serotonin-Typ-1A-Rezeptoren; Verw.: Antihypertensivum.

URAS: Abk. f. Ultrarotabsorptionsschreiber; zur Analyse von CO_2 in Gasgemischen.

Urat|ablagerungen: Tophi; s. Gicht.

Urate n pl: harnsaure Salze (insbes. harnsaures Natrium od. Kalium); im Urin neben freier Harnsäure größtenteils als Mono- u. Heminatriumurat; Ausfällung freier Harnsäure in Form v. meist gelb gefärbten Kristallen (Wetzstein-, Tafel- od. Tonnenform) in stark saurem Urin (pH <5,5), bes. beim Stehenlassen; Lösung der Kristalle durch Zusatz v. Kalilauge u. bei Erhitzen. Vgl. Harnsediment, Ziegelmehlsediment.

Urat|nephro|pathie (Nephr-*; -pathie*) f: syn. Gichtnephropathie*.

Ur|darm: Coelenteron; Gastrocoelon; die bei der Gastrulation* entstehende Gastrulahöhle.

Urea f: s. Harnstoff.

Urea|plasma (-plasma*) n: früher als T-Mykoplasmen (von engl. tiny winzig) bezeichnete Bakteriengattung der Fam. Mycoplasmataceae (vgl. Bakterienklassifikation); harnstoffspaltend; zwei Species; **U. urealyticum** kann im menschl. Urogenitaltrakt, Analkanal u. Oropharynx isoliert werden; u. U. Erreger von Prostatitis u. (nichtgonorrhoischer) Urethritis, Vaginitis, Zervizitis u. postinfektiösen reaktiven Arthritiden (s. Reiter-Krankheit).

Urease f: harnstoffspaltendes Enzym, in Pflanzen u. einigen Bakt. vorkommend; vgl. Harnstoffspaltung.

Ureide n pl: (engl.) ureides; Verbindungen des Harnstoffs mit org. Säuren; z. B. Malonylharnstoff (Barbitursäure*).

Urese (gr. οὔρησις Wasserlassen) f: Ausscheidung von Harn*.

Ureter (gr. οὐρητήρ Uringang) m: Harnleiter, ca. 4 mm dicker u. ca. 30 cm langer muskulöser Schlauch zw. Nierenbecken, aus dem er unter konischer Verjüngung hervorgeht (erste physiol. Enge), u. Harnblase; weist häufig Varianten u. Fehlbildungen auf; Abschnitte: Pars abdominalis, retroperitoneal im Relief der hinteren Bauchwand auf dem M. psoas gelegen; der rechte U. liegt weiter lateral, überkreuzt die A. iliaca externa u. unterläuft die Radix mesenterii, der linke U. läuft unter dem Ursprung des Mesocolon sigmoideum u. über die A. iliaca communis hinweg. Diese bzw. die A. iliaca externa verursachen die zweite Enge. Pars pelvina: von der Linea terminalis (s. Becken) an entlang der seitl. Beckenwand, beim Mann den Ductus deferens, bei der Frau in ca. 2 cm Entfernung vom Uterus die Arteria* uterina unterkreuzend; mündet in die Blase mit dem Ostium* ureteris, der dritten physiol. Enge, an der, wie an den oberen auch, Nierensteine hängen bleiben können.

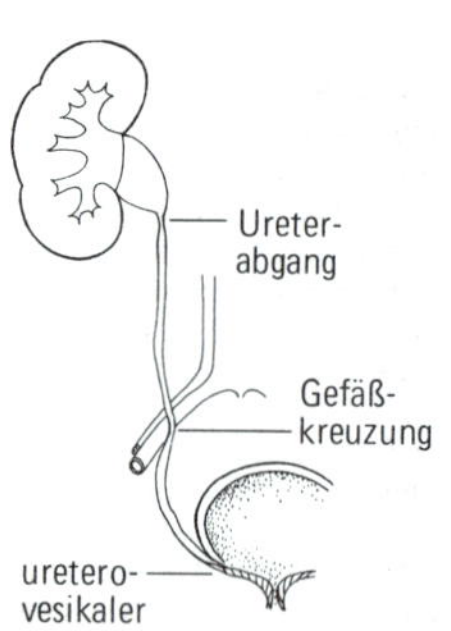

Ureter:
physiologische Engen [281]

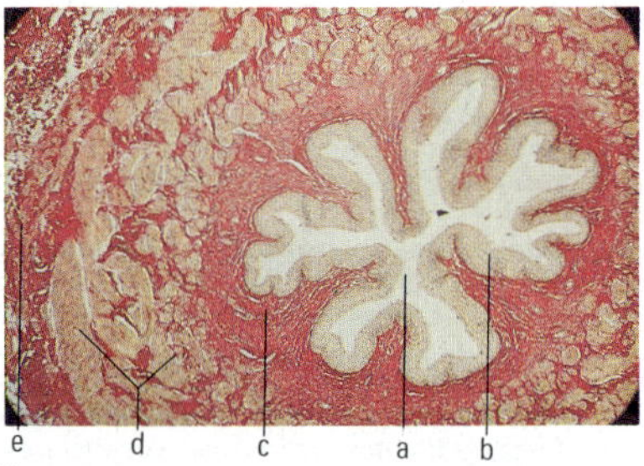

Ureter:
histologischer Schnitt durch den Ureter (Gieson-Färbung); a: Lumen; b: gefaltetes Übergangsepithel; c: Propriabindegewebe; d: spiralig verlaufende glatte Muskulatur; e: kollagene Adventitia mit vegetativen Nerven und Gefäßen [134]

Ureter|a|tonie (↑; A-*; Ton-*) f: (engl.) atonic ureter; nachlassende Ureterperistaltik u. Weitstellung eines Teils od. des gesamten Harnleiters; **Urs.: 1.** infektiös: meist beidseitig m. Beteiligung des Nierenbeckenkelchsystems; **2.** neurogen: z. B. primärer Megaureter b. kongenitalem Defekt der Ureterwand; **3.** hormonell: s. Stoeckel-Syndrom; **4.** mechanisch: chron. intravesikale od. (kongenitale) prävesikale Obstruktion, Folgezustand nach chron. Ureterobstruktion (z. B. nach Strahlentherapie).

Ureter bi|fidus (↑; lat. bifidus gespalten) m: syn. Ureter fissus; s. Ureterfehlbildungen.

Ureter|bürsten|bi|opsie (↑; Bio-*; Op-*) f: (engl.) brush biopsy of the ureter; Verf. zur Gewinnung von Zellmaterial für die histol. u. zytol. Diagnostik aus röntg. tumorverdächtigen Arealen im Harnleiter mittels einer (durch einen Ureterkatheter vorgeschobenen) kleinen Kunststoff- od. Stahlbürste. Vgl. Uretertumor.

Ureter|dauer|katheter (↑; Katheter*) m: s. Pflaumer-Katheter.

Ureter duplex (↑; lat. duplex doppelt) m: s. Ureterfehlbildungen.

Ureter||durch|gangs|di|vertikel (↑; Divertikel*) n: s. Blasendivertikel. **U.ek|tasie** (↑; -ektasie*) f: (engl.) ureterectasia; Erweiterung des Harnleiters inf. distaler Harnabflußbehinderungen*. **U.ek|tomie** (↑; Ektomie*) f: (engl.) ureterectomy; Entfernung des Harnleiters einschl. seines Einmündungsgebiets in die Blase (Blasenwandmanschette); vgl. Ureteronephrektomie.

Ureterenkatheterisierung (↑; Katheter*): (engl.) catheterization of the ureter; Einführung eines Ureterkatheters* in einen od. beide Harnleiter i. R. einer Zystoskopie.

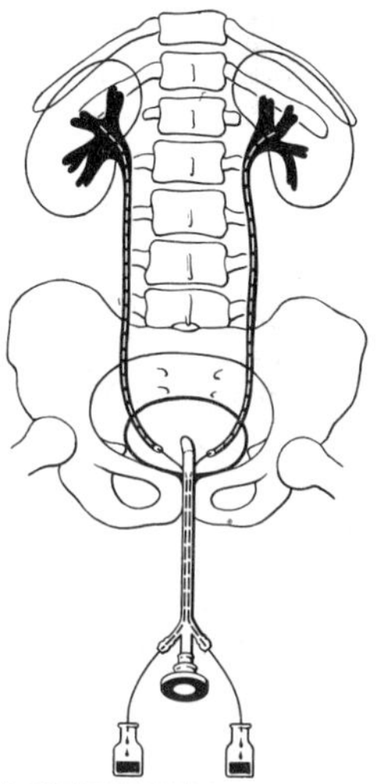

Ureterenkatheterisierung [327]

Ureterfehlbildungen (↑): (engl.) malformations of the ureter; **1.** Agenesie od. inkompletter (blinder) Ureter; **2.** Ureterdoppelung; komplett (Ureter duplex) mit zwei Ureterostien auf der betroffenen Seite od., häufiger, inkomplette, auf den oberen Teil des Ureters beschränkte U. (Ureter fissus) mit nur einem Ostium (s. Abb.); **3.** Ektopie der Mündung mit zahlreichen Varianten; beim Mann Mündung in die hintere Harnröhre, Bläschendrüsen, Vas deferens, Ductus ejaculatorius, bei der Frau in Vestibulum, Urethra, Vagina, Uterus mit mögl. Obliteration od. Stenose; zugehörige Niere meist pathol. verändert; **4.** Ureterzyste (auch Ureterphimose) inf. Persistenz der fötalen Verschlußmembran (s. Ureterozele); erworben durch Entz.; **5.** Megaureter*; **Ther.:** op. Vorgehen bei Harnabflußbehinderungen* mit Folgen für die oberen Harnwege. Vgl. Megaureter-Megazystis-Syndrom.

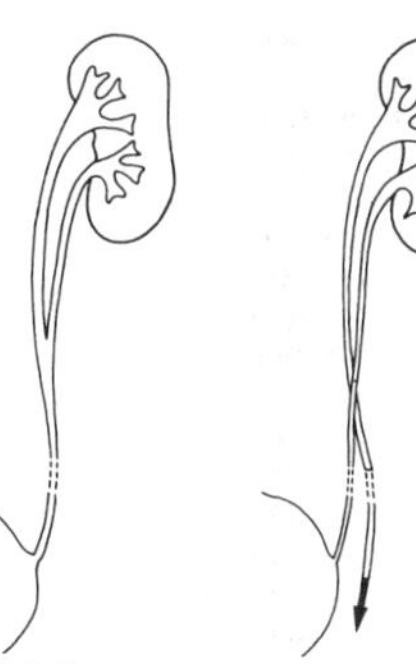

Ureterfehlbildungen:
Ureter fissus (li.) und Ureter duplex (re.)

Ureter fissus (↑) m: s. Ureterfehlbildungen.

Ureterfistel (↑; Fistel*) f: s. Urogenitalfistel.

Ureterimplantation (↑; In-*; lat. plantare verpflanzen) f: (engl.) ureter implantation; Einpflanzung des Harnleiters in Blase, Darm od. Haut. Vgl. Harnableitung, künstliche.

Ureteritis (↑; -itis*) f: infektiöse (z. B. i. R. von Zystitis*, Pyelonephritis*) od. reaktive Harnleiterentzündung; nach Manipulation im Harnleiter (z. B. Steinextraktion) zirkumskripte U., die meist spontan wieder abklingt.

Ureteritis cystica (↑; ↑) f: seltene Form der Harnleiterentzündung i. R. einer chron. Pyelonephritis mit multiplen kleinen Zysten in der Harnleiterschleimhaut, die in der Urographie* als perlschnurartige Kontrastmittelaussparungen darstellbar sind.

Ureterkatheter (↑; Katheter*) m pl: (engl.) ureteral catheter; feine Katheter von ca. 80 cm Länge aus Kunststoff (⌀ 3-8 Charrière) mit Zentimetereinteilung zur Ureterenkatheterisierung; vgl. Chevassu-Katheter, Pflaumer-Katheter.

Uretermündungsdefekt (↑) m: (engl.) ureteral orifice defect; ein- od. beidseitig auftretende, angeborene Fehlbildung des Ureterostiums; Insuffizienz od. Stenose (u. U. auch kombinierter Defekt) mit Megaureter, evtl. Kelchektasie u. Schrumpfblase; durch Harnrückfluß sind hydrodynamische Nierenschädigung od. rezidivierende Pyelonephritis möglich. Vgl. Ureterfehlbildungen.

Ureteroenteroanastomose (↑; Enter-*; Anastomose*) f: (engl.) ureteroenteroanastomosis; Anastomose zw. Ureter u. Darm; s. Harnableitung, künstliche.

Ureterokutaneostomie (↑; Cut-*; -stomie*) f: (engl.) ureterocutaneostomy; künstliche Harnableitung* durch Ureterhautfistel; s. Ureterostomie.

Ureterolithotomie (↑; Lith-*; -tom*) f: s. Ureterotomie.

Ureterolyse (↑; Lys-*) f: (engl.) ureterolysis; operative Freilegung des Harnleiters zur Behebung von Harnabflußbehinderungen durch Ureterstenose*.

Ureteronephrektomie (↑; Nephr-*; Ektomie*) f: (engl.) ureteronephrectomy; gleichzeitige Entfernung von Ureter u. Niere, z. B. bei Uretertumor.

Ureteropyeloneostomie (↑; Pyel-*; Neo-*; -stomie*) f: (engl.) ureteropyeloneostomy; End-zu-End-Anastomosierung von Harnleiter u. Nierenbecken nach Ureterteilresektion; meist bei Ureterstenose mit Hydronephrose*.

Ureteropyelostomie (↑; ↑; -stomie*) f: (engl.) ureteropyelostomy; op. Seit-zu-Seit-Anastomosierung zw. Ureterabgang u. Nierenbecken bei Harnabflußbehinderung mit Hydronephrose, hoher Ureterinsertion u. Spornbildung.

Ureterostomie (↑; -stomie*) f: (engl.) ureterostomy; op. Implantation des Harnleiters in die Haut nach Mobilisation u. Einlegen eines Ureterkatheters, evtl. mit zirkulärer Umkleidung des extrakorporalen Harnleiterabschnitts mittels Plastik zur künstlichen Harnableitung*.

Ureterotomie (↑; -tom*) f: (engl.) ureterotomy; Eröffnung des Ureters; z. B. zur Entfer-

U

nung eines Steins od. zur Beseitigung einer Striktur.

Ureterozele (↑; -kele*) f: (engl.) ureterocele; ballonförmige intravesikale Auftreibung der Schleimhaut des Ostiumdaches bei Ostiumstenose, oft in Komb. mit Doppelniere u. vesikorenalem Reflux*; röntg. als sog. Schlangenkopfphänomen darstellbar.

Ureterozystostomie (↑; Kyst-*; -stomie*) f: (engl.) ureterocystostomy; (Neu-)Implantation des Ureters in die Blase; **Ind.**: Verletzungen des Ureters, Harnleiterfistel, Mündungsektopie, Blasenresektion mit Exstirpation der Uretermündung, Exstirpation von Ureterdurchgangsdivertikeln, Stenosen oder Insuffizienz des Ureterostiums. Vgl. Boari-Plastik.

Ureterstein (↑): (engl.) ureteral calculus; Harnleiterstein; meist aus der Niere stammendes Konkrement im Ureter, zu 80% im pelvinen Anteil; **Ther.**: endovesikale Abtragung des Ureterdaches durch Elektroresektion bei intramuralem Konkrement, Schlingenextraktion* od. Ureterotomie nach Steinlokalisation; **Kompl.**: Nierenschädigung inf. intermittierender od. konstanter Harnstauung u. gewebl. Reaktion nach längerer Fixation im Ureter. Vgl. Nephrolithiasis, Fornixruptur.

Ureterstenose (↑; Steno-*; -osis*) f: (engl.) ureteral stenosis; Verengung eines Harnleiters, v. a. entzündlich od. tumorös bedingt, als Folge von Strahlentherapie, retroperitonealer Fibrose od. instrumenteller Manipulation.

Uretertumor (↑; Tumor*) m: (engl.) ureteral tumour; Tumor des Ureterurothels; **Vork.**: als primäres Ureterkarzinom (selten) od. als sekundärer U., z. B. Metastase eines Nierenbeckentumors (Abtropfmetastase) od. Blasentumors; **Sympt.**: Hämaturie, Harnabflußbehinderungen u. evtl. kolikartige Schmerzen; **Diagn.**: Urinzytologie, Ultraschalldiagnostik, Urographie; **Ther.**: Ureteronephrektomie mit Lymphadenektomie u. Strahlentherapie; **DD:** Ureterstein.

Ureterzyste (↑; Kyst-*) f: s. Ureterozele, Ureteritis cystica.

Urethra (gr. οὐρήθρα) f: Harnröhre; Ausscheidungsweg bei der Blasenentleerung; **1.** U. masculina: die ca. 24 cm lange männl. Harnröhre dient ab der Einmündung der Ductus ejaculatorii gleichzeitig als Samenweg; **Abschnitte:** Ostium urethrae internum; Pars prostatica (3-4 cm) innerh. der Prostata; Pars membranacea (1-2 cm), umschlossen vom M. sphincter urethrae, durchbohrt das Diaphragma urogenitale; Pars spongiosa (20 cm) im Corpus spongiosum; Ostium urethrae externum; **2.** U. feminina: die kurze (2,5-5 cm) weibl. Harnröhre, verläuft vor der vorderen Wand der Scheide, wird beim Durchtritt durch das Diaphragma urogenitale vom quergestreiften M. sphincter urethrae, einer Abspaltung des M. transversus perinei profundus, umgeben u. mündet in Begleitung der Ductus paraurethrales (Skene*-Gänge) 2-3 cm hinter der Glans clitoridis u. vor dem Ostium vaginae in den Scheidenvorhof (Vestibulum* vaginae).

Urethradruckprofil (↑) n: s. Sphinkterometrie.

Urethrafehlbildungen (↑): s. Harnröhrenfehlbildungen.

Urethralfieber (↑): (engl.) urethral fever; Fieber nach Katheterisierung der Harnröhre inf. Verletzung der Harnröhrenschleimhaut u. Eindringens von Bakterien oder bakteriellen Toxinen in die Blutbahn; **Sympt.**: akuter Temperaturanstieg mit Schüttelfrost, Kollaps; u. U. Urosepsis*.

Urethralkarzinom (↑; Karz-*; -om*) n: (engl.) urethral carcinoma; Karzinom der Harnröhre, histologisch meist Plattenepithelkarzinom; Vork. selten, am häufigsten nach dem 50. Lj., v. a. bei Frauen; **Sympt.**: Harnröhrenverengung, Urethritis, Hämaturie. In fortgeschrittenem Stadium kann der Tumor durch das Ostium urethrae externum prolabieren. **Diagn.**: Urethroskopie, Urin- u. Lavagezytologie; **Ther.**: bei Männern Penisteilamputation, bei Frauen partielle Urethrotomie, evtl. zus. mit Strahlentherapie u. Zytostatika.

Urethralpolyp (↑; Polyp*) m: s. Harnröhrenpolyp.

Urethralsyndrom (↑) n: Bez. f. auf die Urethra u. die benachbarten Drüsen beschränkte Harnweginfektion; Nachw. in d. ersten Portion des Spontanurins möglich; vgl. Viergläserprobe.

Urethralverletzung (↑): s. Harnröhrenverletzung.

Urethritis (↑; -itis*) f: Entz. der Harnröhrenschleimhaut, ggf. auch der tieferen Schichten (Periurethritis, Kavernitis); **Formen: 1.** gonorrhoische (sog. spezifische) U.: s. Gonorrhoe; **2.** nichtgonorrhoische (sog. unspezifische) U.: s. Urethritis non gonorrhoica.

Urethritis anterior (↑; ↑) f: auf die vorderen Harnröhrenabschnitte begrenzte Urethritis.

Urethritis gonorrhoica (↑; ↑) f: s. Gonorrhoe.

Urethritis non gonorrhoica (↑; ↑) f: nichtgonorrhoische unspezif. Urethritis* insbes. des Mannes; häufigste sexuell übertragbare Erkrankung in den Industrieländern; **Err.**: überwiegend Chlamydien (Chlamydia* trachomatis), Mykoplasmen* (Mycoplasma hominis, Ureaplasma urealyticum), auch Trichomonas, Pilze (z. B. Candidose* der männlichen Urethra), Viren, Streptokokken (Serogruppe A u. B) u. gramnegative Bakt. (Pseudogonokokken, Enterobacteriaceae, Mimeae); auch i. R. von Allgemeinerkrankungen (Diabetes mellitus, Reiter-Krankheit, Typhus abdominalis u. a.) u. bei Allergie gegen best. Nahrungs- od. Genußmittel auftretend; **Sympt.**: Dysurie, Pollakisurie, gesteigerte Urethralsekretion. Die **Diagn.** ist häufig eine Ausschlußdiagnose (Neisseria gonorrhoeae in Urethralsekret nicht nachweisbar). **Ther.**: Chemotherapeutika (nach Erregerbestimmung); u. U. Behandlung der Grunderkrankung.

Urethritis posterior (↑; ↑) f: v. a. die hinteren Harnröhrenabschnitte betreffende Urethritis, z. B. bei Prostatitis*, Gonorrhoe*.

Urethritis, unspezifische (↑; ↑) f: s. Urethritis non gonorrhoica.

Urethrographie (↑; -graphie*) f: (engl.) urethrography; Röntgenkontrastdarstellung der Urethra nach Leeraufnahme in zwei Ebenen (Steine u. Fremdkörper kommen i. d. R. schon dabei zur Darstellung) u. vorsichtiger retrograder Injektion eines wasserlösl. Röntgenkontrastmittels in die Harnröhre (leichter Übertritt in die Venen od. die Corpora cavernosa); zur besseren Beurteilung der proximalen Urethra Anfertigung der Aufnahmen in Schräglage des Pat. (s. Abb.); **Ind.**: Abklärung v. Harnröhrenstrikturen, -verletzungen, -fehlbildungen, -tumoren, Blasenentleerungsstörungen, bei der Frau auch Verdacht auf Descensus uteri et vaginae bei Harninkontinenz. Vgl. Urographie, Zystographie.

Urethrometrie (↑; Metr-*) f: syn. Sphinkterometrie*.

U

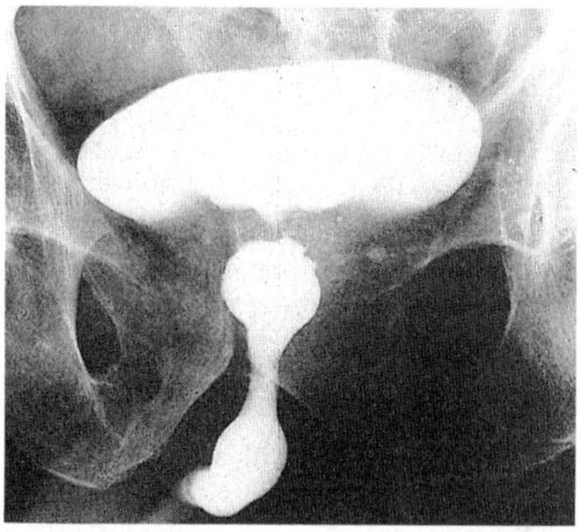

Urethrographie: Miktionszystourethrogramm bei Blasenhalssklerose mit poststenotischer Dilatation der Harnröhre [27]

Urethro|plastik (↑; -plastik*) f: (engl.) urethroplasty; plastische Op. zum Verschluß einer Harnröhrenfistel od. angeb. Fehlbildung.

Urethro|skopie (↑; -skopie*) f: (engl.) urethroscopy; Endoskopie* der Harnröhre mit einem Urethroskop; vgl. Zystoskopie.

Urethro|stomie (↑; -stomie*) f: (engl.) urethrostomy; op. angelegter Harnröhrenfistel, meist an der Pars perinealis, zur temporären od. dauernden künstlichen Harnableitung* bei Harnröhrenfehlbildung, Harnröhrenstriktur, plast. Eingriffen.

Urethro|tomia in|terna (↑; -tom*) f: Operationsmethode zur endourethralen Schlitzung von Harnröhrenverengung*; blind od. mit d. Urethrotom unter endoskop. Sicht.

Urethro|zysto|graphie (↑; Kyst-*; -graphie*) f: (engl.) urethrocystography; Kombination v. Zystographie* u. Urethrographie*; vgl. Urographie.

Urethro|zysto|skopie (↑; ↑; -skopie*) f: s. Zystoskopie.

Urge-In|kontinenz (engl. urge Drang; Inkontinenz*) f: s. Dranginkontinenz.

Ur|hidrosis (Ur-*; gr. ἱδρώς Schweiß; -osis*) f: Ausscheidung von harnpflichtigen Stoffen durch den Schweiß bei Urämie.

Uricase f: Enzym, das die Umsetzung der wenig lösl. Harnsäure in das leicht lösl. Allantoin bewirkt; zur Harnsäurebestimmung.

Uridin n: (engl.) uridine; Nukleosid aus Uracil* u. D-Ribose; Baustein der Ribonukleinsäure; das entspr. Nukleosid m. Desoxyribose (Desoxyuridin) ist nicht Baustein der Desoxyribonukleinsäuren (vgl. Thymin), sondern kommt nur als singulärer Baustein vor. Die von U. abgeleiteten Nukleotide* sind Uridinmonophosphat (**UMP**), Uridindiphosphat (**UDP**) u. Uridintriphosphat (**UTP**); die analogen Desoxynukleotide sind dUMP, dUDP u. dUTP. UTP spielt e. bedeutende Rolle f. die Aktivierung v. Hexosen im Stoffwechsel (Umwandlung der Hexosen, Di- u. Oligosaccharidsynthese); es reagiert m. einer Hexose unter Bildung einer UDP-Hexose (sog. aktive Hexose, UDP esterartig an die Hexose gebunden). Vgl. Galaktosämie.

Urikos|urika (Ur-*) n pl: (engl.) uricosuric agents; Arzneimittel, die die renale Harnsäureausscheidung durch Hemmung der Reabsorption steigern; z. B. Benzbromaron; einschleichende Dosierung, ausreichende Flüssigkeitszufuhr u. (insbes. initial) ausreichende Zufuhr alkalisierender Salze (bis z. Harnneutralisierung) sind wegen der Gefahr tubulärer Harnsäureausfällungen zu beachten.

Urin-: s. a. Harn-.

Urina (lat.) f: Urin; s. Harn.

Urinal (frz.) n: Harnbehälter; meist am Oberschenkel befestigter, flacher Kunststoffbeutel; Verw. bei Harninkontinenz*.

Urina spastica (Ur-*) f: der nach pektanginösen od. hysterischen Anfällen massenhaft entleerte wasserhelle Harn inf. vorangehender Harnsperre.

Urin|ex|kretions|test (↑; lat. excernere, excretus aus-, absondern) m: (engl.) Schilling test; Abk. UET; Test zur Überprüfung der Vitamin-B_{12}-Resorption; **UET I**: Pat. erhält oral meist 1 µg radioaktiv markiertes Vit. B_{12} u. 2 Std. später 1000 µg kristallines, nicht markiertes Vit. B_{12} i. m. (sog. Ausschwemmungsdosis, mit der d. Ablagerung des markierten Vit. B_{12} in der Leber verhindert u. die Ausscheidung mit dem Urin provoziert wird). Normal: ca. 10-25% der oral zugeführten Vit.-B_{12}-Menge erscheint im 24-Std.-Harn, bei atroph. Gastritis u. Malabsorptionssyndrom ca. 5-10%, bei perniziöser Anämie od. Gastrektomie unter 2%. **UET II:** Pat. erhält mit d. Testdosis ein Intrinsic-factor-Konzentrat; bei gastrogenen Resorptionsstörungen bessert sich die Resorption u. damit d. Ausscheidung von Vit. B_{12} im Urin; bei enterogenen Resorptionsstörungen keine Besserung. Beide Tests können auch bei voll kompensierter perniziöser Anämie durchgeführt werden.

Urin||in|filtration (↑; lat. infiltrare einsickern, durchtränken) f: s. Harninfiltration. **U.phlegmone** (↑; Phlegmone*) f: s. Harnphlegmone. **U.status** (↑; lat. status Stand, Zustand) m: s. Harnuntersuchung, klinische.

Ur|keim|zellen (Zelle*): s. Gametogenese.

Ur|niere: (engl.) wolffian body; Mesonephros; in der Embryonalperiode* angelegte Niere, die gegen Ende des 2. Mon. wieder verschwindet u. durch die Nachniere ersetzt wird; aus ihren Resten entstehen beim männl. Geschlecht Epi- u. Paradidymis, beim weibl. Ep- u. Paroophoron.

Ur|nieren|gang: s. Wolff-Gang.

Uro|bilin (Ur-*; Bili-*) n: Abbauprodukt des Bilirubins*, das aus Urobilinogen nach längerem Stehenlassen des Urins durch Oxidation entsteht; **Nachweis: 1.** Schnelltestverfahren mit Teststreifen durch Diazoreaktion; **2.** Ehrlich-Probe (sog. Aldehydprobe) mit Rotfärbung des frischen Urins durch Zugabe von Ehrlich*-Reagens; **3.** Schlesinger-Probe mit Zinkacetat, das zur Bildung eines grün fluoreszierenden Zinksalzes führt; erhöhte Ausscheidung bei Lebererkrankungen, z. B. bei Hepatitis, Leberzirrhose, Stauungsleber, Leberzellkarzinom, toxischer od. infektiöser Leberparenchymschädigung. Vgl. Leberfunktionsproben.

Uro|bilinogen (↑; ↑; -gen*) n: Abbauprodukt des Bilirubins, das im Darm durch bakt. Reduktion aus Mesobilirubin entsteht u. im enterohepatischen Kreislauf teilweise rückresorbiert u. mit dem Urin ausgeschieden wird. Vgl. Gallenfarbstoffe.

Uro|bilino|gen|urie (↑; ↑; ↑; Ur-*) f: (engl.) urobilinogenuria; Auftreten von Urobilinogen im Harn; vgl. Urobilin.

Uro|bilin|quotient (↑; ↑) m: (engl.) urobilin quotient; normal ca. 1; Erhöhung weist auf Leberfunktionsstörung oder Galleabflußbehinderung hin.

$$\frac{\text{Harnbilirubin/24 h in mg} \cdot 100}{\text{Stuhlurobilin/24 h in mg}}$$

Uro|bilin|urie (↑; ↑; Ur-*) f: (engl.) urobilinuria; Auftreten von Urobilin* im Harn.

Uro|chrome (↑; Chrom-*) n pl: (engl.) urochromes; natürl. N-haltige gelbe Harnfarbstoffe, bestehen aus dem mit Ammoniumsulfat nicht fällbaren Urochrom A u. dem fällbaren Urochrom B; letzteres ist bei erhöhtem Hämoglobinabbau vermehrt.

Uro|flow|metrie (↑; engl. flow Fluß; Metr-*) f: (engl.) uroflowmetry; diagn. Verfahren zur Objektivierung einer Blasenentleerungsstörung; Messung der Harnmenge pro Zeit; Referenzbereich: 20-50 ml/s. Vgl. Zystomanometrie, Sphinkterometrie.

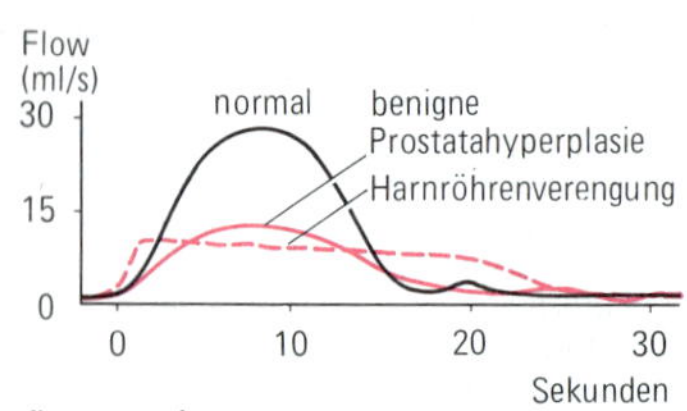

Uroflowmetrie:
typische Kurven der Harnflußmessung [281]

Uro|folli|tropin n: aus menschl. Urin extrahiertes follikelstimulierendes Hormon (FSH*); Verw.: bei Infertilität durch Follikelreifungsstörungen.

uro|genital (Ur-*; Genitale*): Harn- u. Geschlechtsorgane betreffend.

Uro|genital|fistel (↑; ↑; Fistel*) f: (engl.) urogenital fistula; meist erworbene Verbindung zw. Harn- u. Genitaltrakt bei Frauen; klin. **Formen: 1.** vesikovaginale Fistel: Urs.: traumatisch (z. B. Pfählungsverletzungen*, Beckenfraktur), op. (typische Kompl. der Hysterektomie*) od. entzündlich (Tuberkulose, Bilharziose, Abszeßperforation) bedingt; intrakavitäre Strahlentherapie, Tumornekrose, Drucknekrose durch Scheidenpessar; **2.** urethrovaginale Fistel mit (transsphinktär) u. ohne Harninkontinenz* (Fistel distal des Sphincter externus urethrae); v. a. entzündlich (Perforation eines Harnröhrendivertikels) od. traumatisch (z. B. Harnröhrenabriß b. Beckenfraktur) bedingt sowie nach transurethralen u. plast. Eingriffen an der Vagina; **3.** uretero(vesiko)vaginale Fistel: überwiegend nach op. Eingriffen im kl. Becken, selten durch Tumoreinbruch verursacht; **4.** vesikozervikale od. -uterine Fistel: s. Youssef-Syndrom. Vgl. Darmfistel, Blasenfistel.

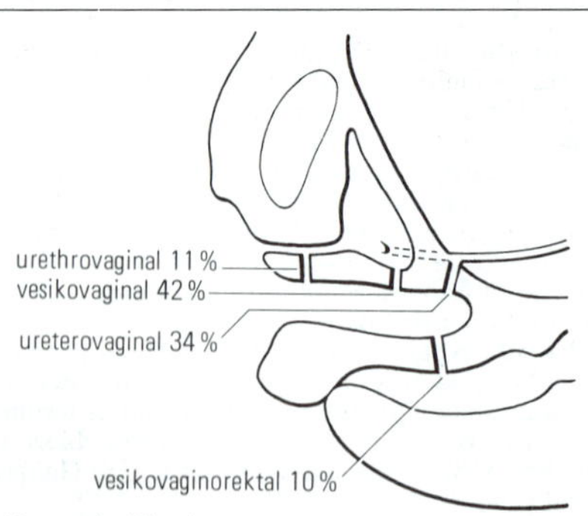

Urogenitalfistel:
Lokalisation und Häufigkeit

Uro|genital|tuberkulose (↑; ↑; Tuberkel*; -osis*) f: s. Genitaltuberkulose, Nierentuberkulose.

Uro|gonado|trophin n: syn. HMG*.

Uro|graphie (Ur-*; -graphie*) f: (engl.) urography; Röntgenkontrastdarstellung der Nierenkelche, des Nierenbeckens, der Harnleiter u. der Blase nach Abdomenübersichtsaufnahme (Leeraufnahme); **Meth.: 1.** Ausscheidungsurographie (intravenöse U.): röntg. Darstellung der Harnwege nach i. v. Injektion eines iodhaltigen Röntgenkontrastmittels, das von den Nieren ausgeschieden wird u. die Harnwege füllt. Bei genügend konzentrierter Ausscheidung des Kontrastmittels kann eine Aussage über die Konfiguration des Nierenhohlraumsystems, die Abflußverhältnisse über die Ureteren in die Harnblase u. über in der Harnblase zurückbleibenden Restharn erfolgen; erste sichtbare Ausscheidung des Kontrastharns ca. 3 Min. nach der Inj.; anschließend werden mehrere Aufnahmen in versch. Zeitabständen angefertigt (i. d. R. 5, 10 u. 20 Min. nach Injektionsbeginn). Die Untersuchung mit Kompression der Ureteren (Kompressionsurographie) in Höhe der Sakroiliakalgelenke bewirkt eine Rückstauung des Kontrastharns zur besseren Beurteilung der anat. Details des Nierenbeckenkelchsystems. Die Frühaufnahme (Frühurographie, 1, 2 u. 3 Min. nach Inj. des Kontrastmittels) dient der Erfassung seitenunterschiedl. Ausscheidung der Nieren (Verdacht auf Stenose einer Nierenarterie); vgl. Frühnephrographie.

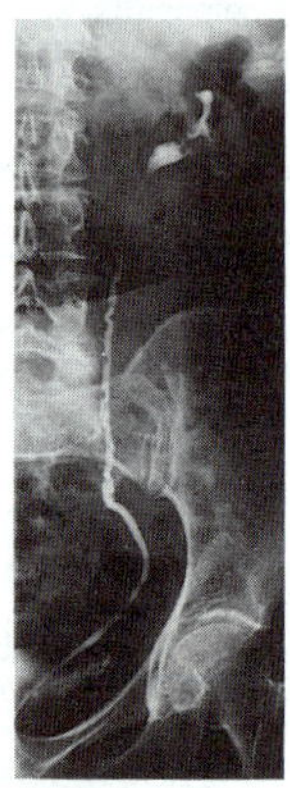
Urographie:
Infusionsurogramm bei Ureteritis cystica [27]

Spätkontrollen (Späturographie, Aufnahmen bis 24 Std. nach der Inj.) sind bei verzögerter Kontrastmittelausscheidung u. bei einem Abflußhindernis erforderlich. **2.** Infusionsurographie: Modifikation der Ausscheidungsurographie mit i. v. Infusion größerer Kontrastmittelmengen; Ind.: z. B. Differenzierung von Nierentumoren u. -zysten, herabgesetzte Ausscheidungsfunktion der Niere; **3.** retrograde U.: röntg. Darstellung der Harnleiter u. der Nierenkelchsysteme von der Blase aus; Auffüllung mit einem wasserlösl. Kontrastmittel unter Durchleuchtungskontrolle; Gefahr der iatrogenen Inf., Ausführung daher stets unter asept. Bedingungen; eine retrograde U. ist nur indiziert, wenn mit der Ausscheidungsurographie od. deren Modifikation keine diagn. verwertbaren Ergebnisse zu erhalten sind. **4.** Miktionszystourethrographie: röntg. Aufnahme der Blase u. Harnröhre (im schrägen Strahlengang) während der Miktion, meist im Anschluß an eine U. bzw. nach retrograder Füllung der Blase mit wasserlösl. Kontrastmittel; dient der Diagn. von Erkr. der Urethra (Strikturen, Klappen, Tumoren) u. zur Darstellung der Ureteren bei vesikoureteralem Reflux*. Vgl. Urethrographie.

Uro|kinase (INN) **f:** in der Niere gebildetes u. aus Zellkulturen gewonnenes od. gentechnolog. hergestelltes Enzym; direkter Aktivator der Umwandlung von Plasminogen in Plasmin; **Verw.:** zur lokalen u. system. Fibrinolyse*; vgl. Fibrinolytika.

Uro|lith (Ur-*; Lith-*) **m:** Harnstein; s. Blasenstein, Ureterstein

Uro|lithiasis (↑; ↑; -iasis*) **f:** s. Nephrolithiasis.

Uro|litho|lyse (↑; ↑; Lys-*) **f:** (engl.) urolitholysis; medikamentöse Auflösung best. Formen von Harnsteinen, v. a. bei reinen Harnsäuresteinen (ein Viertel aller Harnsteine) u. Cystinsteinen (0,5%) möglich; Harnsäuresteine können in 5-12 Wo. durch alkalisierende Behandlung aufgelöst werden. **Ind.:** bei Pat. mit hohem Operationsrisiko. Vgl. Lithotripsie, Steinprophylaxe, Nephrolithiasis.

Uro|litho|lyse, per|kutane (↑; ↑; ↑) **f:** (engl.) percutaneous urolitholysis; chem. Auflösung v. Nierensteinen (Apatit-, Struvit- od. Cystinsteinen) mittels Dauerspülung nach vorheriger perkutaner Nephrostomie*.

Uro|logie (↑; -log*) **f:** (engl.) urology; med. Fachgebiet, das sich mit den Veränderungen u. Erkr. der ableitenden Harnwege befaßt.

Uro|meter (↑; Metr-*) **n:** (engl.) urometer; Harnwaage, Spindelaräometer zur Bestimmung des spezifischen Gewichts des Harns.

Uro|modulin **n:** syn. Tamm*-Horsfall-Mukoprotein.

Uron|säuren: (engl.) uronic acids; Aldehydcarbonsäuren, entstehen aus Aldosen* durch Oxidation an der primären Alkoholgruppe (—CH_2—OH) an C6; z. B. Glukuronsäure* (aus Glukose) u. Galakturonsäure* (aus Galaktose), L-Iduronsäure (aus L-Glukose). Vgl. Glukuronide.

Uro|poese (Ur-*; -poese*) **f:** (engl.) uropoiesis; Harnbildung.

Uro|porphyrine (↑; gr. πορφύρεος purpurn) **n pl:** s. Porphyrie, Porphyrinurie.

Uro|sepsis (↑; Sepsis*) **f:** auch septisches Harnfieber; von den Harnwegen ausgehende Sepsis* (als häufiger Err. Escherichia coli); **Urs.:** Harnabflußbehinderungen* mit sek. Harnweginfektionen, urogene od. hämatogene bakt. Inf. des Nierenparenchyms (z. B. Pyelonephritis, Pyonephrose); **Kompl.:** Schockniere (Anurie), Urämie, Thrombophlebitis der Beckenvenen. Vgl. Harnphlegmone.

Uro|thel (↑; gr. θηλεῖν wachsen, blühen lassen) **n:** Bez. f. das Epithel, das den gesamten ableitenden Harnweg zw. Nierenbecken u. der äußeren Harnröhrenmündung innen auskleidet.

Uro|tuberkulose (↑; Tuberkel*; -osis*) **f:** s. Nierentuberkulose, Genitaltuberkulose.

Ur|segmente (lat. segmentum Abschnitt, Schnitt) **n pl:** (engl.) somites; Somiten; Gliederungen des embryonalen Mesoderms, die sich ab dem 20. Tag der Embryonalentwicklung paarig um das Neuralrohr lagern (42-44 Paare); differenzieren sich in Sklerotome (pluripotentes Bindegewebe, sog. Mesenchym; Weiterentwicklung zur Wirbelsäule), Dermatome (Anlagen von Korium u. Unterhaut) u. Myotome (Anlagen der segmentalen Rumpfmuskulatur).

Ur|segment|stiele (↑): (engl.) gononephrotomes; Gononephrotome; verbinden die Ursegmente mit dem lateralen unsegmentierten Mesoderm (Seitenplatten) u. sind an der Bildung von Harnapparat u. Keimdrüsen beteiligt.

Urso|de|oxy|chol|säure (INN): 3α-7β-Dihydroxy-5β-cholansäure (IUPAC); Verw.: Choleretikum, z. Auflösung nicht verkalkter Gallensteine; vgl. Gallensäuren.

Ursol|asthma (Asthma*) **n:** allergisches Asthma durch Arbeiten mit Paraphenylendiamin der Pelzfärber; vgl. Anilinvergiftung.

Urtica (lat. Brennessel) **f:** (engl.) wheal, Quaddel; zu d. primären Effloreszenzen* gehörendes akutes, meist flüchtiges Ödem im Bereich der Dermis inf. Änderung der Kapillarpermeabilität; morphol. juckende, rote (U. rubra) od. weißl.-anämische (U. anaemica sive porcellanea) Erhebung der Haut von unterschiedl. Größe, selten blasig (U. bullosa). Die typ. Quaddel verschwindet innerhalb v. Min. bis wenigen Std. (Ausnahme: Urtikariavaskulitis*).

Urticaria aqua|genica (↑) **f:** durch Einwirkung v. Wasser (unabhängig v. der Temperatur) ausgelöste seltene Form der physikalischen Urtikaria*. **U. e calore** (↑) **f:** s. Wärmeurtikaria. **U. e frigore** (↑) **f:** s. Kälteurtikaria. **U. factitia** (↑) **f:** urtikarieller Dermographismus* u. Juckreiz inf. mechan. ausgelöster Freisetzung von Histamin; Vork. bei Mastozytose, Penizillinallergie, parasitären Erkrankungen. **U. papulosa chronica** (↑) **f:** syn. Prurigo* simplex subacuta. **U. pigmentosa** (↑) **f:** s. Mastozytose. **U. solaris** (↑) **f:** s. Lichturtikaria.

Ur|tierchen: s. Protozoen.

Urtikaria (lat. urtica Brennessel) **f:** (engl.) urticaria; sog. Nesselsucht, Quaddelsucht; flüchtige, stark juckende, schubweise aufschießende (exanthematische) Quaddeleruption, die sich ringförmig, blasig, großflächig, flächenhaft teigig darstellen kann; häufig in Komb. mit einem Angioödem*; **Ätiol./Path.:** durch Freisetzung von Histamin* u. ähnl. Substanzen kommt es zu Erweiterung der postkapillären Venolen u. erhöhter Durchlässigkeit der Kapillaren m. daraus resultierendem Ödem. Die Histaminfreisetzung aus den Mastzellen wird durch physik. Einflüsse (sog. physikalische U.), allergische Mechanismen (IgE-vermittelter anaphylaktischer Reaktionstyp der Allergie*) sowie durch andere nichtallerg. Einflüsse (sog. Intoleranzphänomene z. B. gegenüber Acetylsalicylsäure u. anderen Medikamenten, Farbstoffen, Kosmetika) ausgelöst. Bei

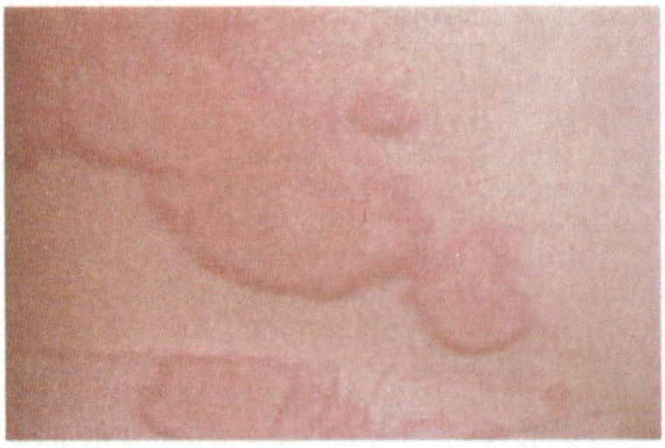

Urtikaria [60]

massiver U. besteht Schockgefahr! **Ther.:** Beseitigung der Ursachen; symptomatisch Antihistaminika.

Urtikaria, akute (↑) f: (engl.) acute urticaria; nicht länger als ca. 6 Wo. anhaltende Urtikaria*; **Urs.:** meist IgE-vermittelt durch Arzneimittel, Nahrungs- u. Genußmittel, Inhalationsantigene, Insektenstiche o. ä.

Urtikaria, cholin|ergische (↑) f: (engl.) cholinergic urticaria; sog. Anstrengungsurtikaria; bei Streß*, Steigerung der Körpertemperatur od. Schwitzen nach körperlicher Anstrengung auftretende stecknadelkopfgroße Quaddeln, die bisweilen konfluieren; Urs.: unbekannt.

Urtikaria, chronische (↑) f: länger als 6 Wo. anhaltende Urtikaria mit intermittierendem od. kontinuierlichem Verlauf; **Urs.:** selten nachweisbar; meist physik. (s. Urtikaria, physikalische) od. Intoleranzreaktion auf Arzneimittel (z. B. Acetylsalicylsäure) od. Nahrungsmittelzusatzstoffe (z. B. Tartrazin, Benzoesäure), evtl. auch körpereigene Hormone.

Urtikaria, physikalische (↑) f: (engl.) physical urticaria; durch physik. Einflüsse (Druck, Licht, Kälte, Wärme, i. w. S. auch Vibration u. Wasser) verursachte, meist chronisch-rezidivierende Form der Urtikaria* mit unbekannter Ätiologie.

Urtikaria|vaskulitis (↑; lat. vasculum kleines Gefäß; -itis*) f: (engl.) urticaria vasculitis; Variante der Vasculitis* allergica mit über Tage bestehenbleibenden Quaddeln, Fieber, Arthralgien, beschleunigte BKS u. Leukozytose; **Vork.:** idiopathisch od. symptomatisch z. B. bei Lupus erythematodes u. a. Autoimmunkrankheiten*; **Ther.:** Versuch mit Chloroquin od. Glukokortikoiden.

Ur|vertrauen: Bez. (H. Erikson) f. das sich im Säuglingsalter entwickelnde Vertrauen gegenüber dem sozialen Umfeld. Vgl. Entwicklungsphasen.

Usher-Syn|drom n: autosomal-rezessiv erbl. Erkr. mit Retinopathia* pigmentosa, progredienter Schwerhörigkeit, Vestibularisausfall u. evtl. epileptischen Anfällen; je nach Manifestationsalter u. Ausprägung der Sympt. werden vier Subtypen unterschieden (Typ IV mit X-chromosomalem Erbgang).

Usnin|säure: (engl.) usnic acid; aus Flechten (Lichenes) der Gattung Usnea isolierte, antibakt. u. antimykotisch wirkende Verbindung (Dibenzofuranderivat).

Usur (lat. usura Benutzung, Gebrauch, Genuß) f: Abnutzung, Schwund; z. B. geringer Konturdefekt an artikulierenden Knochen; röntg. Direktzeichen der Arthritis*.

Usus (lat.) m: (engl.) use; Gebrauch; ad usum proprium (Rez.): zu eigenem Gebrauch des Arztes.

Uta: kutane südamerikan. Leishmaniase; **Err.:** Leishmania brasiliensis peruviana; s. Leishmaniasen.

ut aliquid fiat (lat.): Abk. u. a. f.; damit etwas geschehe; therap. Maßnahme zur Beruhigung des Pat., z. B. Gabe von Plazebo*.

Uter-: auch Utero-; Wortteil mit der Bedeutung Gebärmutter, Unterleib; von lat. uterus.

Uterin|segment, unteres (↑; lat. segmentum Abschnitt, Schnitt) n: (engl.) lower uterine segment; Isthmus cervicis uteri; gehört in der Schwangerschaft z. Fruchthalter, unter d. Geburt zum sog. Dehnungsschlauch.

Utero|vesikal|fistel (↑; lat. vesica Harnblase; Fistel*) f: (engl.) uterovesical fistula; Fistel zw. Uterus u. Harnblase; s. Urogenitalfistel.

Uterus (lat.) m: Gebärmutter; muskelstarkes, birnenförmiges Organ zw. Blase u. Rektum; in nichtgravidem Zustand maximal 7-9 cm lang. Der Uteruskörper (**Corpus uteri**) mit seiner die beidseitigen Eileiterabgänge überragenden Kuppel (**Fundus uteri**) ist gegen den Uterushals (**Cervix uteri**) nach ventral abgeknickt (Anteflexio). Das 0,6-1 cm lange Verbindungsstück (**Isthmus uteri**) scheint anat. der Zervix zuzugehören, trägt jedoch Korpusschleimhaut u. wird ab dem 3. Schwangerschaftsmonat in den „Brutraum" einbezogen (sog. unteres Uterinsegment). Die gegen die Achse der Vagina ebenfalls nach ventral geneigte Cervix* uteri (Anteversio) ragt mit ihrem kaudalen Abschnitt (**Portio vaginalis**) zapfenartig in die Scheide hinein; vgl. Vagina. Das flache, dreieckige, über die Eileiter mit der Bauchhöhle kommunizierende Lumen des U. (**Cavum uteri**) geht unter Verengung mit dem inneren Muttermund (Orificium internum canalis isthmi) in den Canalis isthmi über. Der sich anschl. Canalis cervicis mündet auf der Portio vaginalis mit dem bei der Nullipara* grübchenförmigen äußeren Muttermund (**Ostium uteri**). **Histol.:** Die Uterusschleimhaut (Endometrium*) trägt ein ein-

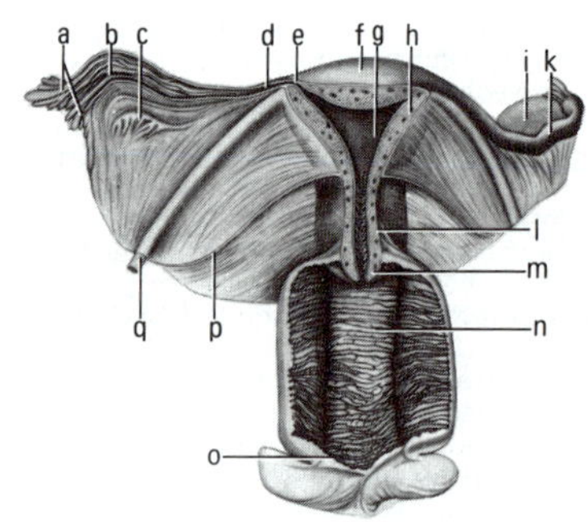

Uterus:
Anatomie der inneren weiblichen Geschlechtsorgane;
a: Fimbriae tubae; b: Ampulla; c: Epoophoron; d: Isthmus tubae; e: Pars uterina tubae; f: Fundus uteri; g: Cavum uteri; h: Corpus uteri; i: Ovarium; k: Tuba uterina; l: Cervix uteri; m: Portio vaginalis cervicis; n: Vagina; o: Carunculae hymenales; p: Schnittrand des Peritoneums; q: Ligamentum teres uteri [532]

schichtiges prismatisches, stellen- u. zeitweise flimmerndes Epithel. Das faserarme, zell- u. gefäßreiche Schleimhautbindegewebe läßt eine am Menstruationszyklus* hauptsächlich beteiligte wechselnd hohe Lamina functionalis von einer 1 mm hohen, der Regeneration dienenden Lamina basalis unterscheiden, die ohne zwischengeschaltete Submukosa der Muskelschicht aufsitzt. In der stark ausgebildeten Tunica muscularis (Myometrium), die mit der glatten Muskulatur des Uterushalteapparats (s. Retinacula uteri, Parametrium) in Verbindung steht, sind die Bündel glatter Muskelzellen in drei unscharf abgrenzbaren Schichten so angeordnet, daß die außerordentliche Vergrößerung des Organs während der Schwangerschaft (Fruchthalter), die Austreibung der Frucht (Gebärmutter) u. die postnatale Retrahierung (Involutio* uteri) ermöglicht wird. Der Bauchfellüberzug (Serosa, Perimetrium) reicht an der auf der Harnblase ruhenden Vorderfläche (Facies vesicalis) abwärts bis zum Isthmus uteri u. schlägt sich von diesem unter Bildung der Excavatio vesico-uterina auf die Harnblase um. Auf der Rückseite (Facies intestinalis uteri) zieht das Peritoneum zur Zervix hinab u. von dieser auf das hintere Scheidengewölbe (s. Douglas-Raum).

Uterus|apo|plexie (↑; Apo-*; -plexie*) f: syn. Apoplexia uteri, Couvelaire*-Syndrom.

Uterus|fehl|bildung (↑): (engl.) malformation of the uterus; durch mangelhafte Aneinanderlagerung der Müller-Gänge entstandene Doppelbildungen des Uterus (s. Abb.); gelegentl. mit vaginaler Fehlbildung* u. a. Anomalien (z. B. von Harnorganen) kombiniert.

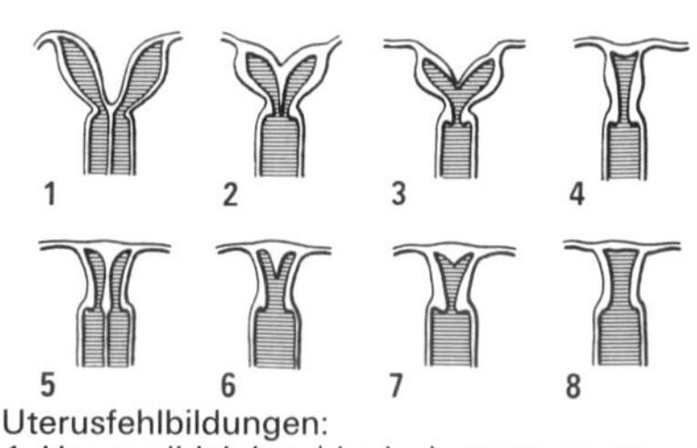

Uterusfehlbildungen:
1: Uterus didelphys (duplex) separatus et vagina duplex; 2: U. bicornis duplex (auch mit Vagina duplex); 3: U. bicornis unicollis; 4: U. arcuatus, schwache Andeutung von Bikornität; 5: U. septus duplex cum vagina septa; 6: U. septus duplex; 7: U. subseptus; 8: U. biforis

Uterus|hypo|plasie (↑; Hyp-*; -plasie*) f: (engl.) uterus hypoplasia; unterentwickelter kleiner, derber, hyperanteflektierter Uterus m. langer Zervix; auffälligster Tastbefund b. kongenitaler Ovarialinsuffizienz* u. Hypogenitalismus*. Vgl. Chiari-Frommel-Syndrom.

Uterus|karzinom (↑; Karz-*; -om*) n: (engl.) uterus carcinoma; Carcinoma uteri, Gebärmutterkrebs; Einteilung in: **1.** Zervixkarzinom*; **2.** Korpuskarzinom*.

Uterus|lagen (↑): (engl.) positions of the uterus; (gyn.) Lagebeschreibung des Uterus nach folgenden Kriterien: **1.** Stellung des Uterus im Bekken (Positio* uteri); **2.** Kippung des Uterus (Versio* uteri); **3.** Abknickung des Korpus gegenüber der Zervix (Flexio* uteri). Physiol. besteht eine Anteversio u. Anteflexio, bei 10-20% aller Frauen jedoch eine Retroflexio od. Retroversio.

Uterus|myom (↑; My-*; -om*) n: Myoma* uteri.

Uterus|polyp (↑; Polyp*) m: s. Korpuspolyp, Zervixpolyp.

Uterus|ruptur (↑; Ruptur*) f: (engl.) uterus rupture; Gebärmutterriß, -zerreißung; **Formen: 1.** komplette U.: Zerreißung von Uterus u. Peritoneum; **2.** inkomplette U.: U. mit intakt bleibendem Peritoneum; **3.** stille U.: schleichender Verlauf ohne typische Sympt.; **4.** spontane U.: ohne äußere Gewaltanwendung; **5.** violente U.: durch gebh. Operation verursacht; **Urs.:** Narbenrupturen (z. B. nach vorausgegangener Schnittentbindung), enges Becken, geburtsunmögl. Kindslage, abnorme Größe des vorangehenden Teils (z. B. Hydrozephalus), Uterusfehlbildungen usw.; **Sympt. der drohenden U.:** Emporsteigen des Bandl*-Kontraktionsrings, Spannung u. Druckschmerz am unteren Uterinsegment, Krampfwehen, Hypoxie des Feten. Vgl. Zervixriß.

Uterus|sarkome (↑; Sark-*; -om*) n pl: (engl.) uterus sarcoma; vom Corpus uteri ausgehende Sarkome; zu den vom **Endometrium** ausgehenden U. gehören: **1.** maligne mesenchymale Tumoren: Stromasarkome unterschiedl. Malignitätsgrades (in Abhängigkeit von der Mitoserate), gemischtzellige Sarkome (Chondro-, Osteo-, Rhabdomyosarkome u. a.); **2.** maligne mesodermale Tumoren: Adenosarkom, Karzinofibrom, malignes papilläres Zystadenofibrom, maligne Müller-Mischtumoren. Bei den vom **Myometrium** ausgehenden U. handelt es sich meist um Leiomyosarkome.

Uterus|vorfall (↑): Prolapsus* uteri et vaginae.

UTP: Abk. f. **U**ridin**tri**phosphat.

Utriculus (lat. kleiner Beutel, Schlauch) m: (engl.) utricle; kleiner Schlauch; Teil des Labyrinths*; Ansatz- u. Endpunkt der Bogengänge.

Utriculus pro|staticus (↑) m: im Colliculus seminalis zw. den Einmündungen der Ductus ejaculatorii in die männl. Harnröhre gelegener Blindsack; Rudiment des Müller*-Gangs, Homologon der weibl. Scheide.

Utrikulus|zyste (↑; Kyst-*) f: (engl.) utricle cyst; Zyste des Utriculus prostaticus; Vork. evtl. zus. mit Hypospadie u. Maldescensus testis bei männl. Pseudohermaphroditismus*; op. Entfernung bei rezidiv. Harnweginfektion.

UV: Abk. f. **U**ltra**v**iolett; s. Ultraviolettstrahlung.

Uvea (lat. uva Traube, traubenförmiges Gebilde) f: mittlere Augenhaut, umfaßt Choroidea, Corpus ciliare u. Iris.

Uveal|staphylom (↑; gr. σταφύλωμα Augenfehler hinter der Hornhaut) n: (engl.) uveal staphyloma; Vorwölbung der Uvea inf. Verdünnung der darüberliegenden Sklera; vgl. Staphyloma.

Uveitis (↑; -itis*) f: Entz. der Uvea*; klin. **Einteilung** nach Lok.: **1.** anteriore U. (Iritis*, Iridozyklitis*); **2.** intermediäre U. mit Beteiligung der Pars plana corporis ciliaris, der peripheren Retina u. der Glaskörperbasis (Pars*-planitis); **3.** posteriore U. (Chorioiditis*, Chorioretinitis*); **4.** Panuveitis.

Uveitis, phako|gene (↑; ↑; gr. φακός Linse, Hülsenfrucht; -gen*) f: s. Endophthalmitis.

UV-Schäden: (engl.) UV damages; durch Einwirkung von **U**ltra**v**iolettstrahlung* induzierte Veränderungen zellulärer Moleküle (Proteine u. Nukleinsäuren) inf. Absorption* der Energie der

UV-Quanten (einige eV) in best. Chromophoren. Im Ggs. zu ionisierender Strahlung* besitzt UV-Strahlung keine indirekte Strahlenwirkung*; biol. relevante UV-Dosen führen nicht zu Strangbrüchen der DNA*. Hinsichtlich der Auslösung biol. Effekte am bedeutsamsten ist die UV-induzierte Bildung von stabilen Dimeren der Pyrimidinbasen* durch Verschmelzung benachbarter Pyrimidin-Reste (am häufigsten Thymin-Thymin-Dimere), wodurch es zur Behinderung der Transkription*, später auch der Reduplikation* kommen kann. Zur Behebung dieser UV-Schäden verfügen Zellen über besondere enzymat. Reparatursysteme*. Bei Xeroderma* pigmentosum ist wahrscheinl. die sog. Ausschnittsreparatur durch Funktionsstörung der Endonuklease beeinträchtigt; bei Albinismus* kann sich der DNA-Reparaturmechanismus nicht der durch fehlende Pigmentierung erhöhten Strahlenbelastung anpassen. In beiden Fällen kommt es zu vermehrtem Auftreten von Plattenepithelkarzinomen, Basaliomen u. malignen Melanomen. Vgl. Lichtdermatosen.

Uvula (Dim. von lat. uva Traube) f: syn. Staphyle; Zäpfchen am Gaumen. **U. bifida** (↑) f: gespaltenes Zäpfchen. **U. cerebelli** (↑) f: Teil des Kleinhirnwurms.

Uvula|ödem (↑; Ödem*) n: (engl.) uvular oedema; Ödem* der Uvula, z. B. bei Pharyngitis od. Allergie.

Uvula vesicae (↑; lat. vesica Blase) f: Schleimhautwulst in d. Harnblase hinter dem Harnröhrenabgang u. über dem Prostatamittellappen.

UVV: Abk. f. Unfallverhütungsvorschriften*.

U-Welle: s. Elektrokardiographie.

UZ: Abk. f. **1.** (gyn.) Umwandlungszone* (häufiger U); **2.** Ultrazentrifuge*.

U

V

V: Abk. f. **1.** (ophth.) Visus (Sehschärfe*); **2.** (physik.) Volt; **3.** chem. Symbol f. Vanadium*.

V.: (anat.) Abk. f. Vena; Vene.

V_{CF}: zirkumferentielle Faserverkürzungsgeschwindigkeit; s. Herzkatheterisierung.

Vaal-Seynhaeve-Syn|drom (O. M. de V., Päd., Amsterdam) **n:** syn. retikuläre Dysgenesie*.

Vacci-: auch Vakzi-, Vakzin-; Wortteil mit der Bedeutung Kuh; von lat. vacca bzw. vaccinus (von der Kuh).

Vaccinia|virus (↑; Virus*) **n:** (engl.) vaccinia virus; syn. Vakzinevirus, Poxvirus officinale, Orthopoxvirus* vaccinia; wurde z. Pockenschutzimpfung verwendet, heute nur noch in geringem Umfang eingesetzt. Die verfügbaren Stämme gehen vermutl. auf ein Kuhpockenvirus (Orthopoxvirus bovis) des 19. Jahrhunderts zurück, unterscheiden sich aber deutl. von diesem sowie anderen Vertretern des Genus Orthopoxvirus. Die Bez. Vakzinevirus ist heute ungebräuchl. u. führt leicht zu Verwechslungen. Vgl. MVA-Impfstoff, Poxviridae, Schutzimpfung, Vakzinationsschäden, Variolation.

VÄD: Abk. f. **V**ertrauens**ä**rztlicher **D**ienst der Krankenkassen; s. Vertrauensarzt.

vagal (Vagus*)**:** den Nervus vagus betreffend.

Vagina (lat.) f (pl Vaginae)**:** Scheide; 8-10 cm langer, ventrodorsal abgeplatteter, dehnbarer muskulös-bindegewebiger Schlauch; beginnt mit dem nach außen in das Vestibulum* vaginae mündenden Ostium vaginae; das obere Ende umfaßt so die Portio vaginalis uteri, daß ein größeres hinteres, kleineres seitl. u. ein vorderes Scheidengewölbe (Fornix vaginae) entstehen. Die Vorderwand der V. ist durch das Septum vesicovaginale u. Septum urethrovaginale fest mit Harnblase u. Urethra*, die Hinterwand durch das Septum rectovaginale mit dem Rektum verbunden. Das hintere Scheidengewölbe reicht an den Douglas*-Raum heran. Funktion der V.: Schutzorgan für die höher gelegenen Genitalorgane, Begattungsorgan, Geburtskanal. Vgl. Vaginalepithel, Paracolpium, Müller-Epithelzyste.

Vagina bulbi (↑) **f:** s. Tenon-Kapsel. **V. carotica** (↑) **f:** Teil der Lamina praetrachealis der Fascia cervicalis, der die großen Halsgefäße u. den N. vagus umscheidet. **Vaginae fibrosae digitorum manus, pedis** (↑) **f pl:** bindegewebige Verstärkung der Sehnenscheiden der Beugersehnen der Finger bzw. Zehen. **V. fibrosa tendinis** (↑) **f:** Sehnenscheide*.

Vagina, künstliche (↑) **f:** s. Kolpopoese.

vaginal (↑)**:** die Scheide (Vagina) betreffend, im Bereich der Scheide gelegen.

Vaginal|abstrich|methode (↑) **f:** s. Vaginalsmear.

Vaginal|epithel (↑; Epithel*) **n:** (engl.) vaginal mucosa; Tunica mucosa vaginae, Scheidenschleimhaut; besteht aus mehrschichtigem, unverhorntem, glykogenreichem Plattenepithel u. einer an elast. Fasern u. weitlumigen Venen reichen Lamina propria; vollständige Ausreifung unter Einfluß von Sexualhormonen; vgl. Vagina, Kolpozytologie, Lubrikation.

Vaginal|karzinom (↑; Karz-*; -om*) **n:** (engl.) vaginal carcinoma; syn. Scheidenkarzinom; v. a. bei Frauen im hohen Alter auftretendes, von der Vagina ausgehendes, seltenes Karzinom (ca. 0,6-2,0% aller weibl. Genitalkarzinome), meist mit Lok. im oberen Drittel der Hinterwand u. frühzeitiger lymphogener Metastasierung in die pelvinen bzw. inguinalen Lymphknoten; histol. handelt es sich bei **primären** V. fast immer um Plattenepithelkarzinome, selten um Adenokarzinome. Eine op. Therapie ist nur b. kleineren V. möglich, meist wird e. Strahlentherapie durchgeführt; Fünfjahresheilung ca. 35%. Als **sekundäre** V. werden in der Vagina lokalisierte Karzinome bezeichnet, die durch Übergreifen anderer genitaler (v. a. Zervix- od. Vulvakarzinom) od. Metastasen extragenitaler Karzinome, z. B. Hypernephrom, Mammakarzinom, verursacht werden. Vgl. Vaginaltumoren.

Vaginal|polyp (↑; Polyp*) **m:** (engl.) vaginal polyp; von geschichtetem Vaginalepithel überzogener gutartiger Polyp m. ödematös aufgelockertem od. faserreichem Stroma; entsteht u. a. am Vaginalstumpf nach Uterusexstirpation.

Vaginal|smear (↑; engl. to smear auftragen, beschmieren) **n:** (engl.) vaginal smear; Abstrich v. der Seitenwand des hinteren Drittels der Scheide z. Beurteilung von Form u. Färbbarkeit der Epithelzellen u. Bestimmung der Zyklusphase u. der hormonalen Aktivität; s. Kolpozytologie.

Vaginal|spülung (↑)**:** s. Scheidenspülung.

Vaginal|tumoren (↑; Tumor*) **m pl:** (engl.) vaginal tumours; von der Vagina* ausgehende Tumoren, insgesamt selten; zu den **benignen** V. gehören meist viral bedingte epitheliale (Condylomata acuminata, seltener Papillome) u. bindegewebige Tumoren (Fibrome, Fibromyome). Der wichtigste **maligne** V. ist das Vaginalkarzinom*. Maligne mesenchymale V. treten meist im Kindesalter als Sarkoma* botryoides auf. Das seltene maligne Melanom* der Scheidenhaut (vorwiegend im unteren Drittel lokalisiert) hat wegen der frühzeitigen lymphogenen u. hämatogenen Metastasierung eine äußerst schlechte Prognose.

Vaginal|zyto|logie (↑; Zyt-*; -log*) **f:** s. Kolpozytologie.

Vagina musculi recti abdominis (↑) **f:** s. Rektusscheide. **V. septa** (↑) **f:** s. Fehlbildung, vaginale. **Vaginae synoviales digitorum manus, pedis** (↑) **f pl:** Sehnenscheiden der Beugersehnen der Finger bzw. Zehen. **V. syn|ovialis intertubercularis** (↑) **f:** röhrenförmige Aussackung der Synovialschicht der Schultergelenkkapsel um die Ursprungssehne des langen Bizepskopfs. **V. syn|ovialis tendinis** (↑) **f:** Sehnenscheide*. **V. tendinum** (↑) **f:** Sehnenscheide*.

Vaginismus (↑) **m:** (engl.) vaginism; Scheidenkrampf; starke Empfindlichkeit des Scheideneingangs gegenüber Berührung od. Einführen des Fingers, des Penis beim Koitus* od. des

Spekulums; reflektorisch-muskulärer Abwehrvorgang m. Kontraktion des M. bulbo-cavernosus u. des M. levator ani sowie Innenrotation der Oberschenkel. Die Urs. sind fast stets psychogen. **Ther.:** (Paar-)Beratung, evtl. Psychotherapie, unterstützend körperl. Übungen (z. B. Einführen von Dilatatoren).

Vaginitis (↑; -itis*) **f:** syn. Kolpitis*.

Vagino|rektal|fistel (↑; Rect-*; Fistel*) **f:** Scheiden-Mastdarmfistel; vgl. Darmfistel.

Vaginose, bakterielle (↑; -osis*) **f:** (engl.) bacterial vaginosis; atypische Besiedlung der Scheide m. Vorherrschen v. Gardnerella* vaginalis, häufig in Komb. mit Staphylococcus aureus, Streptokokken, Escherichia coli, Bacterioides usw.; **Sympt.:** grau-weißlicher Fluor* genitalis, fischähnl. Geruch (daher auch als Aminkolpitis bez.); **Diagn.:** Phasenkontrastmikroskopie, Dunkelfelduntersuchung; **Ther.:** Aufbau des physiol. Vaginalmilieus durch Lactobacillusstäbchen; evtl. oral Metronidazol (Partnerbehandlung). Vgl. Kolpitis.

Vagino|vesikal|fistel (↑; lat. vesica Harnblase; Fistel*) **f:** (engl.) vesicovaginal fistula; Blasen-Scheidenfistel; s. Urogenitalfistel.

Vagitus uterinus (lat. vagitus Kindergeschrei; Uter-*) **m:** „Schreien" des Kindes innerh. der Geburtswege inf. Eindringens v. Luft (langdauernde Geburten); i. d. R. wohl eher auf eine hörbare Blut- u. Fruchtwasseraspiration* zurückzuführen.

Vago|lytika (Vagus*; gr. λυτικός fähig zu lösen) **n pl:** syn. Parasympatholytika*.

Vago|tomie (↑; -tom*) **f:** (engl.) vagotomy; Standardverfahren zur op. (nicht resezierenden) Behandlung eines gastroduodenalen Ulkus (Ulcus* ventriculi u. Ulcus* duodeni) mittels teilweiser od. vollständiger Durchtrennung der den Magen versorgenden Äste des Nervus* vagus, wodurch die Stimulation der Magensekretion gehemmt u. damit die HCl-Produktion vermindert wird; **Formen: 1.** selektive proximale V. (Abk. SPV): Verf. der Wahl zur Denervierung der säurebildenden Fundus- u. Korpusabschnitte (sog. Parietalzellvagotomie) unter Belassung der zum Antrum ziehenden Vagusäste; bei verzögerter Nahrungspassage inf. verengten Magenausgangs Pyloroplastik*, evtl. in Komb. mit segmentärer Resektion des Ulkus (Antrektomie); **2.** selektive totale V. (Abk. STV, auch gastrale V.): Unterbrechung der zum Magen ziehenden Vagusfasern einschl. der Antrumäste mit zusätzlicher Drainageoperation bzw. Atrumresektion; **3.** trunkuläre V. mit Durchtrennung des dorsalen u. ventralen Vagushauptasts; wird wegen des häufigen Auftretens eines Postvagotomiesyndroms* nur als Notfalleingriff bei Blutung od. Perforation durchgeführt; ggf. thorakale trunkuläre V. bei Rezidivulkus nach Magenresektion (sog. Dragstedt-Operation); **Ind.: 1.** chron. Duodenalulkus; **2.** Perforation od. Blutung eines Duodenalulkus; **3.** (rezidiv.) Ulzera nach Magenresektion od. inkompletter V.; **4.** Magenulkus bei Hyperchlorhydrie.

Vago|tonie (↑; Ton-*) **f:** (engl.) vagotonia; Parasympathikotonie; klin. Bez. f. das Überwiegen od. eine erhöhte Erregbarkeit des Parasympathikus*, führt u. a. zu Bradykardie, Hypotonie mit kleiner Blutdruckamplitude, Bronchokonstriktion, Zunahme von Peristaltik u. Darmmotilität. Vgl. Sympathikotonie.

vago|trop (↑; -trop*): auf den Vagus wirkend, den Vagus steuernd.

Vagus (lat. nervus vagus umherschweifender Nerv) **m:** Kurzbez. f. Nervus* vagus.

Vagus|druck|versuch (↑): s. Karotissinus-Druckversuch.

Vagus|lähmung (↑): (engl.) paralysis of the vagal nerve; Ausfall des Nervus* vagus inf. Schädigung durch Neuritis (insbes. bei Diphtherie), Polyneuropathie, Frakturen u. Tu. im Bereich der Schädelbasis, Konvexobasie u. a.; **Sympt.:** fehlender Würgreflex, Gaumensegelschiefstand mit Kulissenphänomen, ein- od. beidseitige Rekurrensparese, Tachykardie, Obstipation; **DD:** Myasthenia gravis pseudoparalytica, Botulismus. Vgl. Hirnstammsyndrome.

Vagus|puls (↑; Puls*): (engl.) vagal pulse; langsamer Puls (Bradykardie*); z. B. bei Hirndrucksteigerung*.

Vakat|wucherung (lat. vacare, vacatus entleeren): (engl.) fatty atrophy; syn. Adipositas ex vacuo, Fettatrophie; Fettgewebedurchsetzung u. -wucherung als Ersatz für atrophiertes Parenchym, z. B. in einem atrophierten Muskel (sog. Pseudohypertrophie).

Vakuole (lat. vacuus leer) **f:** (engl.) vacuole; Hohlraum in Zellen, mit flüssigem Inhalt (z. B. Eiweiß, Fett) gefüllt.

Vakuum (↑) **n:** luftleerer od. luftverdünnter Raum.

Vakuum|ex|traktion (↑; lat. extrahere, extractus entziehen, herausziehen) **f:** (engl.) vacuum extraction; Form der operativen Entbindung* zur Entw. des kindl. Kopfes mittels einer **Saugglocke**, die auf d. Kopfschwarte des kindl. Schädels gesetzt wird u. durch Erzeugung eines Unterdrucks fest haftet; wird heute gegenüber der Geburtszange* bevorzugt verwendet. Beim Kind findet sich i. d. R. eine entsprechend geformte Geburtsgeschwulst; es kann zu intrakraniellen u. Retinablutungen kommen.

Vakuum|kürettage (↑; Kürettage*) **f:** syn. Saugkürettage*.

Vakuum|phänomen (↑) **n:** (engl.) vacuum phenomenon; syn. Fick-Zeichen; (röntg.) Aufhellung in Gelenkbereichen bei Stellungen mit inkongruenten Gelenkflächen; Urs.: Gasansammlung (Stickstoff) im Gelenkspalt inf. Unterdruckentwicklung; v. a. bei Osteochondrosis* intervertebralis.

Vakzi-: s. a. Vacci-.

Vakzination (Vacci-*) **f:** (engl.) vaccination; ursprünglich Bez. f. Kuhpockenimpfung; seit Pasteur (1881) Bez. f. Impfung mit lebenden od. inaktivierten Erregern bzw. Toxoiden od. Teilstücken der Oberflächenstruktur von Erregern (sog. Subunit-Impfstoffe); vgl. Schutzimpfung.

Vakzinations|schäden (↑): (engl.) vaccination damages; Bez. für bleibende Schäden, die nach Schutzimpfung* auftreten u. über die übliche Impfreaktion hinausgehen; traten vor Abschaffung der Pockenimpfpflicht relativ häufig nach Pockenschutzimpfung auf, z. B. als postvakzinale Enzephalitis* od. Vaccinia inoculata (Autoinokulation durch Verschmieren der Vakzine auf andere Körperstellen). V. sind bei den heute in der Bundesrepublik Deutschland durchgeführten Schutzimpfungen selten; für nachgewiesene V. inf. öffentlich empfohlener Schutzimpfungen haftet der Staat. Nach Poliomyelitisschutzimpfung treten extrem selten meist passagere Lähmungen auf; nach Tuberkuloseschutzimpfung kann bei Pat. mit Immundefekt sehr selten Osteomyelitis od. BCG-Sepsis auftreten. Vgl. Impfkomplikation.

Vakzine (↑) f: (engl.) vaccine; Impfstoff aus lebenden, attenuierten (d. h. in ihrer Virulenz abgeschwächten) bzw. inaktivierten Krankheitserregern od. aus inaktivierten (entgifteten) Toxinen bzw. Toxoiden von Erregern od. Teilstücken der Oberflächenstruktur von Erregern.

Vakzine|knoten (↑): s. Melkerknoten.

Vakzine|therapie (↑) f: (engl.) vaccine therapy; wiederholte Einspritzung abgetöteter od. abgeschwächter Err. in den erkrankten Organismus zur Anregung der natürl. Immunkörperbildung (vgl. Schutzimpfung); bei Verw. krankheitseigener gezüchteter Err. spricht man von Autovakzinen, bei Verw. von Err. aus anderen Kranken von Heterovakzinen (Fremdimpfstoff; alle Handelsvakzine sind Heterovakzine).

Val n: s. Grammäquivalent.

Valenz (lat. valere wert sein, gelten) f: s. Wertigkeit. **V.elektronen** (↑; Elektro-*) n pl: (engl.) valence electrons; Elektronen, deren Zahl die Wertigkeit (u. damit die Bindungen) eines Atoms bestimmt; i. a. die sog. Außenelektronen. **V.wechsel** (↑): der durch Elektronenabgabe (Oxidation*) bzw. -aufnahme (Reduktion*) verursachte Wertigkeitswechsel eines Elements.

Valgisierung (valgus*): (engl.) valgus osteotomy; op. Herstellung einer Valgusstellung* des Schenkelhalses.

valgus (lat.): krumm, nach innen gewölbt.

Valgus|stellung (↑): (engl.) valgus deformity; (orthop.) nach lateral konkave Stellung von Knochen u. Gelenken (X-Stellung); V. der Hüfte (Coxa valga) bei einem CCD*-Winkel über 130°.

Validität (lat. validitas körperliche Gesundheit, Kraft) f: (engl.) validity; Gütekriterium für Testverfahren, das beschreibt, wie geeignet ein Verf. zur Abbildung des zu messenden Sachverhalts ist; zur Prüfung der V. dienen u. a. Vergleiche mit Messungen anderer Merkmale am gleichen Individuum (kriteriumsbezogene V.) od. die Prüfung der Vereinbarkeit der Meßergebnisse mit dem zugrundeliegenden theoretischen Konstrukt (Konstruktvalidität); die V. kann auch anhand von Sensitivität* u. Spezifität des Tests beurteilt werden. Vgl. Reliabilität.

Valin n: (engl.) valine; Alphaamino-isovaleriansäure; eine der essentiellen Aminosäuren*.

Vallecula cerebelli (vallecula Dim. von lat. vallis Tal; Cerebello-*) f: mediane Furche an d. Unterfläche des Kleinhirns zw. rechter u. linker Kleinhirnhemisphäre.

Vallecula epi|glottica (↑) f: durch die vom Zungengrund zum Kehldeckel ziehenden Plicae glossoepiglotticae laterales u. die Plica glossoepiglottica mediana begrenzte Gruben.

Valleix-Punkte (François L. V., Päd., Paris, 1807-1855): (engl.) Valleix's points; Nervendruckpunkte zur Prüfung der Druckschmerzhaftigkeit des N. ischiadicus bei Ischiassyndrom* (s. Abb.).

Vallen-Zeichen: (engl.) Vallen's sign; Entz. u. Perforation im Bereich des Nabels bei tuberkulöser Peritonitis.

Valproat-Embryo|pathie (Embryo-*; -pathie*) f: s. Antiepileptika-Embryofetopathie.

Valproin|säure (INN): 2-Propylpentansäure (IUPAC); syn. Dipropylessigsäure; Verw.: Antiepileptikum; vgl. Antiepileptika, Antiepileptika-Embryofetopathie.

Valsalva-Versuch (Antonio M. V., Anat., Bologna, 1666-1723): (engl.) Valsalva's manœuvre; **1.** Herzfunktionsprüfung; s. Preßdruckversuch; **2.** Tubenfunktionsprüfung: der Pat. erzeugt nach tiefer Inspiration bei geschlossenem Mund u. zugehaltener Nase einen Überdruck im Nasen-Rachen-Raum. Bei normaler Tubendurchgängigkeit entweicht i. d. R. Luft über die Ohrtrompete in die Paukenhöhle, was bei gleichzeitiger Otoskopie als Verwölbung des Trommelfells zu sehen ist. Mißlingen des V.-V. ist ohne pathol. Bedeutung u. erfordert die Durchführung einer anderen Funktionsprobe, z. B. des Politzer*-Verfahrens.

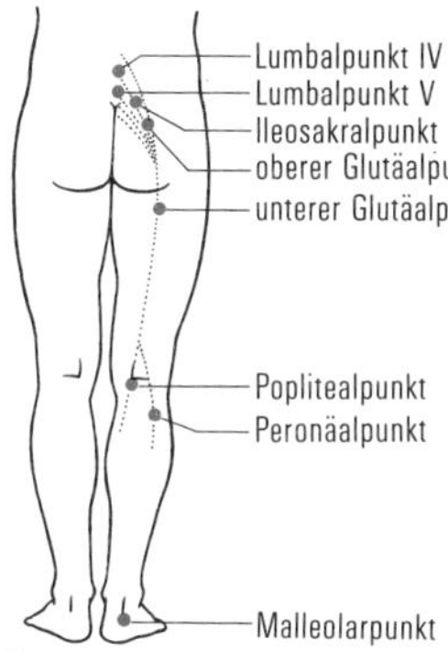

Valleix-Punkte

Valva aortae (lat. Türflügel, Klappe; Aorta*) f (pl Valvae): Aortenklappe. **V. atrio|ven|tricularis dextra, sinistra** (↑) f: re. bzw. li. Atrioventrikularklappe; Segelklappen zw. Herzkammer u. Vorhof; re.: Valva tricuspidalis, li.: Valva mitralis (bicuspidalis). **V. bi|cuspidalis** (↑) f: syn. Valva* mitralis. **V. ileo|caecalis** (↑) f: Bauhin*-Klappe. **V. mitralis** (↑) f: Mitralklappe; zweizipfelige Segelklappe zw. li. Vorhof u. li. Herzkammer. **V. tri|cuspidalis** (↑) f: Trikuspidalklappe; dreizipfelige Segelklappe zwischen re. Vorhof u. re. Herzkammer. **V. trunci pulmonalis** (↑) f: Pulmonalklappe*.

Valvula (lat.) f (pl Valvulae): kleine Klappe.

Valvulae anales (↑) f pl: Querfalten, die die Sinus anales im Canalis analis (s. Rektum) nach unten begrenzen.

valvulär (↑): die Klappe betreffend, auch valvär.

Valvula lym|phatica (↑) f: Lymphgefäßklappe. **V. sinus coronarii** (↑) f: auch Valvula Thebesii; halbmondförmige Falte an d. Einmündung des Sinus coronarius in d. re. Vorhof des Herzens. **V. spiralis** (↑) f: auch Plica spiralis, Valva Eustachii; leitet im fetalen Blutkreislauf* von der V. cava inf. über das offene Foramen ovale in den linken Vorhof. **Valvulae venosae** (↑) f pl: Venenklappen*.

Valvulo|plastik (↑; -plastik*) f: (engl.) valvuloplasty; op. Korrektur einer Herzklappeninsuffizienz durch Plastik mit org. Gewebe od. Kunststoff.

Valvulo|tomie (↑; -tom*) f: (engl.) valvulotomy; op. Spaltung einer Herzklappe meist mit einem Spezialinstrument (Valvulotom); vgl. Kommissurotomie.

Vanadium (nach Vanadis Beiname der altnord. Göttin Freya) n: chem. Element, Symbol V, OZ 23, rel. Atommasse 50,94; zur Vanadiumgruppe gehörendes Metall; Vork. b. Eisen- u. Kupferverhüttung u. im Erdöl. Vanadiumverbindungen (bes. Vanadiumpentoxid) sind starke Reizgifte.

Vanadium|vergiftung (↑): (engl.) vanadium poisoning; Vergiftung durch Einatmung od. perorale Aufnahme von Vanadium bzw. Vanadiumverbindungen; **Sympt.:** bei akuter V. Augenbrennen, Rhinitis, Laryngitis; bei chron. V. Bronchitis, Bronchopneumonien; BK nach Nr. 1107 der BeKV.

Vanco|mycin (INN) n: amphoteres Glykopeptid-Antibiotikum, das von Streptomyces orientalis produziert wird; **Wirkung:** Hemmung des Zellwandaufbaus grampositiver Bakt.; keine Resorption nach oraler Gabe; **Verw.:** Reserveantibiotikum zur i. v. Kurzinfusion bei schweren Inf. bzw. Sepsis, z. B. Staphylokokkeninfektionen bei Penizillin- od. Cephalosporinallergie, sowie bei durch Clostridium perfringens verursachten Enterokolitiden; **NW:** Nephro- u. Ototoxizität, Blutdruckabfall nach zu rascher Infusion, selten anaphylaktoide Reaktionen.

Van-der-Waals-Kräfte (Johannes D. van der W., Phys., Amsterdam, 1837-1923): (engl.) van der Waals forces; auf der elektrostat. Anziehung von polaren Molekülen (Dipole) beruhende Anziehungskräfte, sind nur über sehr kleine Distanzen wirksam u. deutlich schwächer als die Coulomb-Kräfte (s. Coulomb-Gesetz).

Vanillin|mandel|säure: (engl.) vanillyl mandelic acid; 3-Methoxy-4-hydroxy-mandelsäure (MHMS); Hauptabbauprodukt der Katecholamine* Adrenalin u. Noradrenalin; wird im Urin ausgeschieden; Referenzbereiche: Konzentration im Urin 17-33 μmol/l, Ausscheidung 3,3-6,5 mg/24 h; erhöhte Ausscheidung spricht für gesteigerte Noradrenalin- bzw. Adrenalinsekretion. Die Bestimmung der V. ist e. zuverlässiger Suchtest in der Hypertoniediagnostik. Die V. wird v. a. bei hormonell aktivem Phäochromozytom* vermehrt im Harn ausgeschieden, u. U. bei Neuroblastom, schwerer Herzinsuffizienz, in Streßsituationen u. a. Falschpositive Resultate durch Einnahme von Medikamenten, z. B. Alphamethyldopa, Phenothiazine, Theophyllin od. Monoaminoxidasehemmer. Vgl. Homovanillinsäure.

Vanishing lung (engl. dahinschwindende Lunge) n: **1.** Bez. f. sehr schnell fortschreitenden zystisch-blasigen Gewebeumbau der Lunge aufgrund unterschiedl. inhalativer Noxen; vgl. Lungenemphysem; **2.** s. Lungendystrophie, progressive.

Van't-Hoff-Gesetz (Jacobus H. Van't H., Chem., Amsterdam, Berlin, 1852-1911): s. Osmose.

Van't-Hoff-Regel (↑): (engl.) van't Hoff's law; die Reaktionsgeschwindigkeit physik.-chem. Prozesse nimmt um das zwei- bis dreifache zu, wenn die Temperatur um 10°C gesteigert wird.

Vanzetti-Zeichen (Tito V., Chir., Charkow, Padua, 1809-1888): reflektorische Skoliose bei Ischiassyndrom*.

Vapor (lat.) m: Dampf.

Vaporizer (engl.) n: Verdampfer*.

Vaquez-Osler-Krankheit (Louis-Henri V., Int., Paris, 1860-1936; Sir William O., Int., Oxford, Baltimore, 1849-1919): s. Polycythaemia rubra vera.

Var.: (bakteriol.) Abk. f. Varietas*.

Variabilität (lat. variabilis veränderbar, auswechselbar) f: s. Variation.

Variabilitäts|ko|ef|fizient (↑; Co-*; lat. efficere bewirken, vollenden) m: (engl.) coefficient of variability; Abk. VK; Quotient aus Standardabweichung* u. Mittelwert* als Maß für die Streuung von Verteilungen.

Variante (lat. variare verändern, wechseln) f: syn. Varietas*.

Varianz (lat. variantia Verschiedenheit, Unterschied) f: (engl.) variance; (statist.) rechnerisch ermittelte Größe z. Charakterisierung der Streuung der Einzelmeßwerte einer Meßreihe um ihren Mittelwert; sie ist definiert als:

$$s^2 = \frac{\sum_{i=1}^{n} (x_i - \bar{x})^2}{n-1}$$

Der positive Wert ihrer Wurzel heißt mittl. Abweichung, Standardabweichung* od. Streuung.

Variation (lat. variatio Abwechslung, Verschiedenheit) f: (mikrobiol.) durch Umwelteinflüsse bedingte (dann u. U. reversible) od. durch Mutation u. a. (dann meist konstante) Veränderung von Organismen; die entstandene Variante heißt auch Modifikation, Dissoziation, Standortvarietät (Varietas*); entspr. serol. Variationsvorgänge: s. Antigenwechsel.

Varicella (Dim. von lat. varus Gesichtsausschlag) f: s. Varizellen.

Varicella-Zoster-Virus (↑; gr. ζωστήρ Gürtel, Streifen; Virus*) n: DNA-Virus aus der Alphasubfamilie der Herpesviridae*; längs-ovaler bis rundl. Körper m. einem Durchmesser von 150-200 nm; Err. der Varizellen* (Erstinfektion nicht immuner Personen) u. des Zosters* (Reinfektion b. Teilimmunität od. Reaktivierung des in Gliazellen persistierenden Virus b. Resistenzminderung); **Übertragung:** Tröpfchen- u. Schmierinfektion; **Diagn.:** Nachweis elektronenmikroskop. im Negativkontrast aus Gewebe der Basis frischer Bläschen; **Schutzimpfung:** Impfstoff in Erprobung.

Varietas (lat. varietas Verschiedenheit) f: (engl.) variety; Varietät; Abk. var.; syn. Typ; taxonomischer Begriff unterh. der Art (Species) zur Zuordnung von Organismen, die sich von einer Species durch geringe, aber weitgehend konstante Merkmale (z. B. Mycobacterium tuberculosis var. hominis) unterscheiden.

Varik|ek|tomie (lat. varix Krampfader; Ektomie*) f: (engl.) varicectomy; chir. Exstirpation von Varizen*; vgl. Venenstripping.

varikös (↑): (engl.) varicose; im Zusammenhang m. Krampfadern stehend.

Variko|phlebitis (↑; Phleb-*; -itis*) f: (engl.) varicophlebitis; Entzündung einer Krampfader; s. Thrombophlebitis, Thrombose.

Varikose (↑; -osis*) f: (engl.) varicosis; ausgedehnte Bildung von Varizen*, i. e. S. die V. der Beine (sog. Krampfaderleiden); **Formen: 1.** primäre (idiopath.) V. mit Neigung zur Thrombose* (Varikothrombose) insbes. bei verlangsamter Zirkulation (z. B. bei längerer Bettruhe); **Urs.:** meist konstitutionell bedingt als Folge einer allg. angeborenen (fam.) Bindegewebeschwäche (manifestiert sich mit zunehmendem Alter häufiger); im Kindes- u. Jugendalter häufig durch angeb. Venenklappeninsuffizienz bzw. -agenesie od. Gefäßfehlbildungen verursacht (z. B. bei Klippel-Trénaunay-Syndrom, inf. arteriovenöser Fisteln); prädisponierende Faktoren: stehende Tätigkeit, Adipositas, Schwangerschaft; **2.** sekundäre V. als Folge anderer Venenerkrankung, die zu einer Obliteration bzw. zur lokalen Insuff. von Venenklappen der betroffenen Vene (meist Phlebothrombose, Insuff. der Vv. perforantes) führen; bei Klappeninsuffizienz tiefer Beinvenen erfolgt der hauptsächl. durch die sog. Muskelpumpe bewirkte venöse Rückstrom (entgegen der physiol. Strömungsrichtung) vermehrt über die durch Crossen u. Vv. perforantes (perforieren die Muskelfaszie) mit den tiefen Beinvenen in Verbindung stehenden oberflächl. Venen (Kollateralkreislauf über die Vv. saphenae). **Lok.: 1.** Venenhauptstämme, v. a. Vena saphena magna u. parva (sog. Stammvarikose); **2.** Nebenäste (sog. Nebenastvarikose); **3.** intrakutane (retikuläre V.) u. subkutane Venengeflechte (sog. Besenreiservarizen*); **Klin.:** durch die mechan. Behinderung des venösen Blutrückstroms u. den dadurch erhöhten peripheren Venendruck kommt es zur Ausbildung oberflächlicher u. tiefer Varizen mit Stauungserscheinungen (chronisch-venöse Insuffizienz*); klin. handelt es sich häufig um Kombinationstypen von primärer u. sekundärer Varikose. **Diagn.:** bei Untersuchung am stehenden Pat. als klin. Zeichen einer Insuff. der Vv. perforantes bis daumenkuppengroße blasige Vorwölbung einer oberflächl. Vene (sog. blow out; s. Varizen, Abb.) mit darunterliegender palpator. rundl.-ovaler Faszienlücke; zum klin. Nachweis einer Venenklappeninsuffizienz, Perthes*-Test u. Trendelenburg*-Test; evtl. zusätzl. Ultraschalldiagnostik u. Phlebographie; **Ther.:** s. Insuffizienz, chronisch-venöse.

Varikose, spinale (↑; ↑) f: s. Foix-Alajouanine-Syndrom.

Varikosität (↑; ↑) f: (engl.) varicosity; **1.** Gruppe von Krampfadern, Geflecht kleinerer Varizen*; **2.** Bez. f. Auftreibungen in den Endverzweigungen eines adrenergen Neurons, die durch Anhäufung noradrenalinspeichernder Vesikel zustande kommen. Ihnen stehen durch den synapt. Spalt getrennt die sympath. Effektorzellen gegenüber. Auf einen Sympathikusreiz hin wird aus den Vesikeln Noradrenalin freigesetzt. Dieses diffundiert durch den synapt. Spalt zu den Rezeptoren der Effektorzellen u. löst damit die Reaktion des Erfolgsorgans aus. Anschließend wird das Noradrenalin wieder in die Vesikel eingelagert.

Variko|zele (↑; -kele*) f: (engl.) varicocele; Krampfaderbruch; krankhafte Erweiterung, Verlängerung u. varizenähnl. Schlängelung der den Plexus pampiniformis bildenden Vv. spermaticae internae; häufigstes Auftreten zw. 15. u. 25. Lj., meist links, da hier die V. testicularis (spermatica) rechtwinklig in die V. renalis einmündet (die re. V. testicularis mündet spitzwinklig in die V. cava inf.). Bei Kindern vor der Pubertät u. älteren Männern muß dd an eine **symptomatische V.** inf. einer Einflußstauung durch einen retroperitonealen Tumor (Wilms-Tumor bzw. Nierenzellkarzinom) gedacht werden. Zur Entstehung: s. Tab.; **Ind. zur Op.:** Oligozoospermie od. OAT*-Syndrom bei Infertilität (Kinderwunsch), Schmerzen; **Ther.:** Unterbindung der V. testicularis nach Pararektal-, Inguinal- od. Lumbalschnitt; Sklerosierung über einen retrograd eingebrachten Katheter od. antegrade Okklusierung.

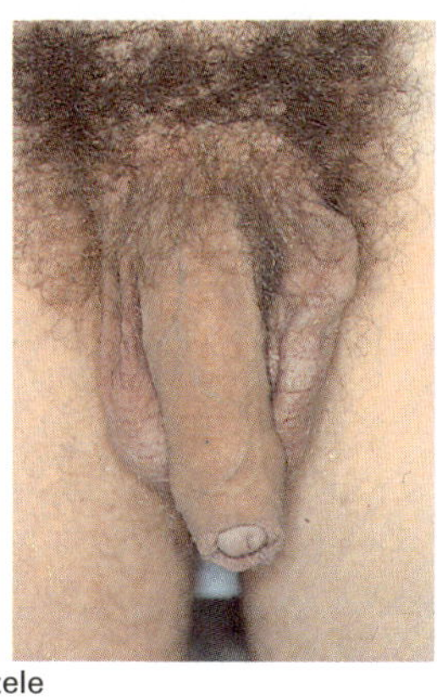

Varikozele [27]

Varikozele
Hypothetische Faktoren zur Entstehung

langer, freier Verlauf im retroperitonealen Raum ohne Muskelpumpe
ungünstige Einstrombahn in die linke V. renalis
erhöhter hydrostatischer Druck (besonders links)
angeborene Gefäßwandschwäche
Insuffizienz od. Fehlen v. Venenklappen
Kremasterschwäche, Atonie des Skrotums
Kompression der V. spermatica interna

Variola (lat. varius scheckig, bunt, verschieden) f: (engl.) smallpox, variola; Pocken, Blattern; hochkontagiöse, meldepflichtige (bei Verdacht, Erkrankungs- u. Todesfall) Infektionskrankheit; **Formen: 1.** V. major (Letalität 20-50%, Erreger: Orthopoxvirus* variola; s. Variolavirus); **2.** V. minor (Alastrim; Letalität 1-5%, Erreger: Orthopoxvirus alastrim); **Verbreitung:** die ursprünglich kosmopolitische Erkr. war bis vor wenigen Jahren auf Tropen u. Subtropen beschränkt. Die weltweite Pockenimpfkampagne der WHO war inzwischen erfolgreich, so daß seit Oktober 1977 die V. als ausgerottet betrachtet werden kann. Die Aufrechterhaltung dieses Erfolges hängt aber wohl von der Weiterführung der Durchimmunisierung der Bevölkerung ab; weltweit besteht keine Impfpflicht mehr. **Übertragung:** Tröpfchen-, Schmier- u. Staubinfektion; **Klin.:** Inkubationszeit 7-11 Tage; Initialstadium (2-4 Tage): hohes Fieber, Kopf-, Rücken- u. Lendenschmerzen; Angina variolosa (Tröpfcheninfektion); Eruptionsstadium (6-10 Tage): treppenförmiger Temperaturabfall, zentrifugales Exanthem (Makula-Papel-Pustel-Schorf; Pusteln mehrkammerig, trüber Inhalt), Abfall der noch infektiösen Krusten nach 1-3 Wochen; Narben v. a. im Gesicht. Bei Geimpften kommt es zur Blockierung der weiteren Entw. der Effloreszenzen, so daß ein generell buntes Bild entsteht (Variolois*, DD Varizellen). **Diagn.:** Klinik, Anamnese, Erregernachweis; **Kompl.: 1.** primär-hämorrhagische V., verläuft in der ersten Woche letal; **2.** sekundär-hämorrhagische V. (hämorrhagische Diathese im Pustelstadium), verläuft in der Hälfte der Fälle letal; **3.** V. confluens, häufig Sekundärinfektion der Haut; **4.** Organmanifestationen (Hepatitis, Myokarditis, Orchitis, Enzephalitis); **Proph.:** s. Schutzimpfung; vgl. Vakzinationsschäden.

V

Variolation (↑) f: künstl. erzeugte, milde Erkr. an Pocken nach Einimpfung von Pockenvirushaltigem Krankheitsmaterial (Borken, Pustelinhalt) in d. Haut des Oberarms (Indien vor 2000 Jahren) od. durch Einbringen in d. Nase (China, seit ca. 1500 Jahren); nach Westeuropa eingeführt über Konstantinopel 1721 durch d. schottischen Arzt Maitland; heute abgelöst durch die Pockenimpfung mit Vacciniavirus* (Vakzination*); vgl. Schutzimpfung.

Variola|virus (↑; Virus*) n: (engl.) variola virus; syn. Borreliota variolae, Strongyloplasma variolae, Pocken-Virus, Blattern-Virus, Paschen-Körperchen; Orthopoxvirus* variola (Ø 230-300 nm) aus der Fam. der Poxviridae*; Err. der Pocken (Variola*); **Übertragung:** v. a. Tröpfcheninfektion, seltener Schmier- u. Staubinfektion; Fliegen; Virus-Ausscheidung schon vor dem Exanthem, u. U. auch durch gesunde Virus-Träger mit ausreichendem Impfschutz; **Diagn.:** Elektronenmikroskopie; Eikultur (Inkubation im Hühnerei 11-15 Tage), Gewebekultur; serol. Hämagglutination-Hemmtest (positiv vier Tage nach Inf.), ELISA, Neutralisationstest (positiv nach zwei Wochen); Tierversuch: Intrakutantest b. Kaninchen, Erregerinokulation an Mäusepfoten. Vgl. Schutzimpfung, Vakzinationsschäden.

Variolois (↑) f: (engl.) varioloid; Variola mitigata; Pockeninfektion der Schutzgeimpften; progn. wesentl. günstiger als bei Pocken, ist aber e. Infektionsquelle für echte Pocken (s. Variola). **Inkubationszeit:** ca. 8 Tage; Initialsymptome können vorkommen, Suppurationsfieber fehlt oft. Abheilung beginnt häufig schon am 5.-7. Krankheitstag, vielfach ohne Hinterlassung von Narben. **Diagn.:** Nachweis des Variolavirus* auf d. Rachenschleimhaut im Paul-Versuch, auf Zellkultur u. elektronenmikroskopisch.

Varisierung (lat. varus gestreckt, nach innen gekrümmt): (engl.) varus osteotomy; op. Herstellung einer Varusstellung* des Schenkelhalses (sog. Varisierungsosteotomie).

Varix (lat. Krampfader) f: pl Varices (Varizen*).

Varizellen (Dim. von lat. varus Gesichtsausschlag) f pl: (engl.) varicella, chicken pox; syn. Windpocken, Wasserpocken; exanthemat. Infektionskrankheit durch Erstinfektion nicht immuner Personen m. Varicella*-Zoster-Virus; Kinderkrankheit, selten auch Erstinfektion im Erwachsenenalter (Varicellae adultorum); **Infektionsquelle:** Nasen- u. Rachensekret, Stuhl u. Urin Varizellen- od. (seltener) Zoster-Erkrankter; **Übertragung:** Tröpfchen- u. Schmierinfektion; hohe Kontagiosität zwei Tage vor bis fünf Tage nach Auftreten des Exanthems. Die Erkr. hinterläßt i. d. R. lebenslängliche Immunität; vgl. Zoster. **Klin.:** Inkubationszeit 12-21 Tage; Prodrome fehlen meist; mäßiges Fieber u. schubweise auftretendes, juckendes Exanthem m. zentripetaler Verbreitung im Gesicht, an Kopfhaut u. Stamm; Schleimhäute sind regelmäßig beteiligt; polymorphes Bild (sog. Heubner-Sternenkarte): stecknadelkopfgroße Makeln werden innerh. von Std. zu Papeln u. anfangs mehrkammerigen Bläschen, später zu Pusteln m. gelb-bräunl., fest an der Haut haftenden u. nach 2-3 Wo. abfallenden Krusten. **Diagn.:** klin.; Virusnachweis; serol. Antikörpernachweis; **Ther.:** symptomatisch, Juckreizlinderung; b. Impetiginisierung örtl. Antibiotika; **Progn.:** i. a. günstig; narbenfreie Abheilung; **Kompl.:** Narbenbildung b. Impetiginisierung; Otitis media, atyp. Pneumonie, Meningoenzephalitis, akute Myelitis, Myositis, Nephritis. Bei Erkr. v. a. zw. der 8. u. 21. SSW kommt es selten (1%) zu Fehlbildungen des Kindes (z. B. Hautnarben, Gliedmaßenhypoplasie, Muskelatrophie, Katarakt, Chorioretinitis), bei mütterl. Erkr. fünf Tage vor bis zwei Tage nach der Geburt zu schweren Verläufen bei den Neugeborenen. **Proph.:** b. Schwangeren u. abwehrgeschwächten Pat. mit Exposition zu Varizellen-Erkrankten Zosterimmunglobulin*, bei gefährdeten Neugeborenen zusätzl. Aciclovir; **Schutzimpfung:** s. Varicella-Zoster-Virus; **DD:** Prurigo simplex acuta, Herpangina, Zoster generalisatus, pustulöses Syphilid.

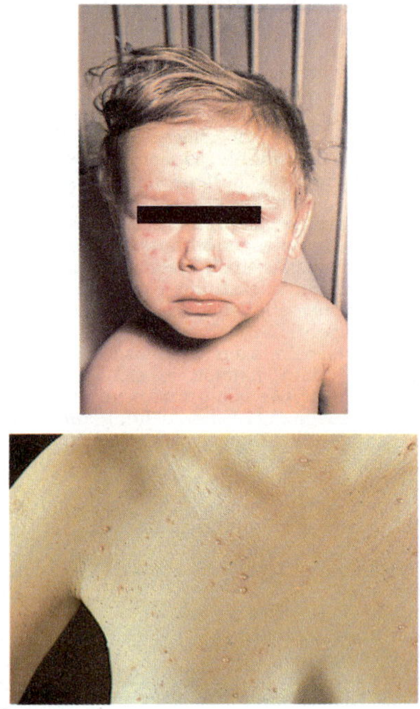

Varizellen:
Windpockenexantheme [179,3]

Varizen (lat. varix Krampfader) f pl: (engl.) varices; sog. Krampfadern; unregelmäßig schlauchförmig od. ampullär-notenförmig er-

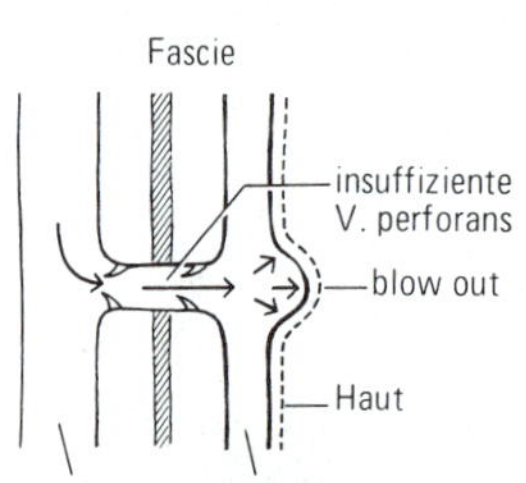

Varizen:
Klappeninsuffizienz mit blow out [249]

weiterte u. geschlängelte (oberflächl.) Venen; **Urs.:** Venenwandschwäche bzw. intravasale Druckerhöhung od. Venenklappeninsuffizienz; **Vork.:** primär (angeboren) od. sekundär (z. B. nach Thrombose, bei Volumenüberlastung inf. Beteiligung an einem Kollateralkreislauf); v. a. multipel auftretend an den unteren Extremitäten (Varikose* der Beine), im Bereich des Ösophagus (Ösophagusvarizen*, Downhillvarizen*) u. der Bauchdecken (Caput* medusae). Vgl. Hämorrhoiden.

Varizen|verödung (↑): s. Venenverödung.

Varus|stellung (lat. varus gestreckt, nach innen gekrümmt): (engl.) varus deformity; (orthop.) nach lateral konvexe Stellung von Knochen u. Gelenken (O-Stellung); V. der Hüfte (Coxa vara) bei einem CCD*-Winkel unter 125°.

Vas (lat.) n (pl Vasa): Gefäß. **Vasa ab|errantia** (↑) n pl: atyp. verlaufende Gefäße. **Vasa af|ferentia** (↑) n pl: zuführende Lymphgefäße an d. Konvexität der Lymphknoten. **Vasa ef|ferentia** (↑) n pl: am Lymphknotenhilum austretende, abführende Lymphgefäße. **V. af|ferens** (↑) n: aus d. Aa. interlobulares der Niere hervorgehende Arteriole, die sich im Nierenkörperchen in Kapillarschlingen (Glomerulus) auflöst. **Vasa lymphatica** (↑) n pl: Lymphgefäße. **Vasa nervorum** (↑) n pl: im Epineurium verlaufende, der Stoffwechselversorgung der Nerven dienende kleine Blutgefäße. **Vasa vasorum** (↑) n pl: „Gefäße der Gefäße"; die in d. Adventitia größerer Blutgefäße verlaufenden, sie ernährenden Arterien.

Vasculitis al|lergica (Dim. ↑; -itis*) f: entzündliche Erkrankung kleinerer Arterien u. Venen auf allergisch-hyperergischer Basis (Immunkomplexvaskulitis); z. B. Thrombangiitis obliterans, Arterjitis temporalis, Periarteriitis nodosa, Bredt-Krankheit, Schoenlein-Henoch-Syndrom.

Vasculitis al|lergica pro|funda (↑; ↑) f: syn. Vasculitis nodosa; Vaskulitis bes. der in der Subkutis gelegenen Arterien, die größere Gebiete versorgen; die Hautveränderungen sind ausgedehnter als bei der Vasculitis* allergica superficialis, asymmetrisch u. monomorph: meist einzelne, knoten- od. plattenförmige, hautfarbene bis blaurote, selten ulzerierende Infiltrate mit torpidem Verlauf. **Ätiol.:** vaskuläre Reaktionen gegen zirkulierende virale, bakt. od. chem. (bes. Arzneimittel-)Antigene.

Vasculitis al|lergica super|ficialis (↑; ↑) f: allerg. Vaskulitis von Hautgefäßen mit symmetr. ausgebreiteten u. polymorphen Effloreszenzen; urtikarielle, erythematopapulöse u. vesikulöse Hautveränderungen, Hämorrhagien, Nekrosen bes. an den Beinen. Vgl. Purpura anaphylactoides, Urtikariavaskulitis.

Vas de|ferens (lat. vas Gefäß) n: syn. Ductus* deferens.

Vas ef|ferens (↑) n: aus dem Nierenglomerulus hervorgehende Arteriole; s. Glomerulus.

Vas|ek|tomie (↑; Ektomie*) f: syn. Vasoresektion*.

Vaseline (aus: Wasser; gr. ἔλαιον Öl) f: Vaselinum, Axungia mineralis, Auszug aus Mineralöl; Salbengrundlage.

Vaselino|derm (↑; ↑; Derm-*) n: Akanthose u. Hyperkeratose (an plane Warzen erinnernde Knötchen mit Neigung zur Konfluenz) inf. längerer Anw. von Vaseline; mineralölhaltige Vaseline kann zu Erscheinungen führen, die einem Chloasma virginum periorale, einer Teerakne u. bei Sonnenexposition einer Teersonnendermatitis mit nachfolgender Melanose entsprechen (Photodermatitis vaselinogenica).

Vaskularisation (lat. vasculum kleines Gefäß) f: (engl.) vascularization; (physiol.) Gefäßbildung, Gefäßversorgung, Neubildung von Gefäßen; vgl. Revaskularisation.

Vaskulitis (↑; -itis*) f: (engl.) vasculitis; auch Angiitis; Bez. f. entzündl. Reaktionen, die von d. Wand der Blutgefäße ihren Ausgang nehmen u. diese hauptsächl. betreffen (Arteriitis, Phlebitis); hiervon sind vaskuläre Begleitreaktionen sek. Natur abzugrenzen. Häufigste Form ist d. Vasculitis* allergica. Vgl. Wegener-Klinger-Granulomatose, Periarteriitis nodosa, Riesenzellarteriitis.

Vasoactive intestinal polypeptide (engl.) n: Abk. VIP*.

vaso|aktiv (lat. vas Gefäß; activus tätig): (engl.) vasoactive; auf Gefäße (z. B. kontrahierend) od. auf rheolog. Parameter (z. B. Viskosität) einwirkend.

Vaso|dilatanzien (↑; lat. dilatator Erweiterer, Ausdehner) n pl: (engl.) vasodilative agents; auch Vasodilatatoren; Sammelbez. f. gefäßerweiternde Arzneimittel, die über versch. Mechanismen eine Erschlaffung der glatten Gefäßmuskulatur mit nachfolgender Abnahme des peripheren (Gefäß-) Widerstands u. eine Senkung des art. Blutdrucks bewirken; z. B. Alpharezeptorenblocker*, ACE*-Hemmer, Calciumantagonisten*, Kalium*-Kanalöffner.

Vaso|di|latation (↑; lat. dilatatio Erweiterung, Ausdehnung) f: (engl.) vasodilation; auch Vasodilation; Erweiterung der Blutgefäße, aktive V. bei Erschlaffung der Gefäßmuskulatur, passive V. durch vermehrtes Blutvolumen; vgl. Vasomotoren.

vaso|gen (↑; -gen*): im Gefäß(system) entstanden.

Vaso|graphie (↑; -graphie*) f: syn. Angiographie*.

Vaso|kon|striktion (↑; lat. constrictio das Zusammenziehen, -binden) f: Engstellung der Gefäße; vgl. Hypertonie, Bayliss-Effekt.

Vaso|kon|stringenzien (↑; lat. constringere zusammenziehen, -binden) n pl: (engl.) vasoconstrictors; gefäßverengende (blutdrucksteigernde) Arzneimittel.

Vaso|ligatur (↑; lat. ligatura Band, Verbindung) f: (engl.) vasoligature; Ligatur* eines Gefäßes; (urol.) Unterbinden des Ductus deferens; s. Vasoresektion.

Vaso|motoren (↑; lat. motor Beweger) m pl: (engl.) vasomotor nerves; Gefäßnerven; die Nerven des vegetativen Nervensystems, die d. Gefäße verengern (Vasokonstriktoren) u. erweitern (Vasodilatatoren); vgl. Kreislaufzentren.

Vaso|motoren|kol|laps (↑; ↑; Kollaps*) m: (engl.) vasomotor collapse; peripheres Kreislaufversagen mit plötzl. Blutdruckabfall; Vork. u. a. bei Infektionskrankheiten, Intoxikation, Schock, Allergie.

Vaso|pathie (↑; -pathie*) f: (engl.) vasopathy; hämorrhagische Diathese* inf. umschriebener (z. B. bei Osler-Rendu-Weber-Krankheit) od. diffuser Gefäßwandschädigungen (z. B. bei Schoenlein-Henoch-Syndrom); **Sympt.:** Petechien an Haut u. Schleimhäuten; **Diagn.:** Rumpel*-Leede-Test positiv.

Vaso|pressin n: s. ADH.

Vaso|re|sektion (lat. vas Gefäß; Resektion*) f: (engl.) vasoresection; syn. Vasektomie; Resektion eines 2-3 cm langen Stücks aus dem Ductus deferens; **Ind.:** **1.** Sterilisation*; cave: völliges Verschwinden von Spermien im Ejakulat erst nach bis zu 9 Mon.; Nachw. von Spermien nach längerer Zeit bei Spermagranulom m. spontaner Rekanalisierung; **2.** prophylakt. bei länger liegendem transurethralem Blasenkatheter (Op. am Blasenhals, Harnverhaltung, Verletzung), um eine Epididymitis* zu vermeiden; Bildung von Spermienantikörpern möglich.

Vaso|spasmus (↑; Spas-*) m: (engl.) vasospasm; Gefäßkrampf, Angiospasmus; funktionell-reflektorisch od. durch lokale Einflüsse ausgelöste, anfallartig auftretende (maximale) Vasokonstriktion (v. a. der Arteriolen); z. B. bei Prinzmetal*-Angina, Raynaud*-Syndrom.

Vaso|stomie (↑; -stomie*) f: (engl.) vasostomy; op. Refertilisierung nach Vasoresektion* durch Vasovasostomie, Epididymovasostomie od. Anlegen einer alloplastischen Spermatozele*. Die Chancen einer Rekanalisation sind rel. gut, u. U. Einschränkung der Fertilität durch Spermienantikörper.

Vaso|tomie (↑; -tom*) f: (engl.) vasotomy; op. Eröffnung od. Durchtrennung eines Blutgefäßes (z. B. Venae* sectio, Arteriotomie) od. des Samenleiters (s. Vasoresektion).

Vaso|vagal|syn|drom (↑; Vagus*) n: (engl.) vasovagal syndrome; auch vagovasale Synkope*; vgl. Kreislaufstörungen, funktionelle.

Vaso|vesikulo|graphie (↑; lat. vesicula Bläschen; -graphie*) f: (engl.) vasovesiculography; röntg. Darstellung der Samenleiter (Ductus deferentes), der Bläschendrüsen (Vesiculae seminales) sowie der Ductus ejaculatorii.

Vas pro|minens (↑) n: das in d. Prominentia spiralis des Schneckengangs (s. Labyrinth) verlaufende Blutgefäß.

Vas spirale (↑) n: Blutgefäß in d. tympanalen Belegschicht der Lamina basilaris des Corti-Organs; vgl. Labyrinth.

vastus (lat.): sehr groß; z. B. Musculus vastus (Schenkelmuskel).

Vater-Pacini-Lamellen|körperchen (Abraham V., Anat., Wittenberg, 1684-1751; Filippo P., Anat., Florenz, 1812-1883): (engl.) Vater-Pacini corpuscles; Corpuscula lamellosa; große lamellöse Endkörperchen von Nervenfasern in d. Unterhaut für die Wahrnehmung von Vibrationen; **Lok.:** Handteller, Fußsohle, Faszien, Periost, Endsehnen, Blutgefäße, Mesenterium, äußeres Genitale.

Vater-Papille (↑) f: Papilla* duodeni major.

Vaterschafts|feststellung: (engl.) determination of paternity; Feststellung bzw. Ausschluß der biol. Vaterschaft durch Abstammungsbegutachtung* mit Ermittlung der Vaterschaftswahrscheinlichkeit (% W), die angibt, wie häufig unter 100 entspr. Fällen der betreffende Mann der wahre Vater des Kindes ist (100 W bedeutet Vaterschaftsnachweis unter einer Irrtumswahrscheinlichkeit von 0,5%). Bei Nichtanerkennung nichtehelicher Kinder durch den vermuteten Vater kann durch das Kind bzw. seinen Vormund nach § 1600 BGB auf V. geklagt werden.

VATER-Syn|drom n: komplexes schweres Fehlbildungssyndrom, dessen Bez. die häufigsten Anomalien in einem mnemotechn. Ausdruck zusammenfaßt: **v**ertebral defects (Wirbelsäulendefekte), **a**nal atresia (Analatresie), **t**racheoesophageal fistula and atresia (Ösophagotrachealfistel u. Ösophagusatresie), **r**enal and radial defects (Fehlbildungen der Niere u. des Radius); Assoziation mit zusätzl. Fehlbildungen des Herzens, der Gefäße u. Extremitäten möglich; normale Intelligenz; keine Chromosomenanomalie. Obwohl f. die Einzelanomalien dominante Erbmodi bekannt sind, finden sich bislang keine Hinweise auf Heredität des Gesamtkomplexes. Für die diagn. Zuordnung wird das Vorliegen von mind. drei Symptomgruppen gefordert.

VDBP: Abk. f. **V**itamin-**D**-**b**indendes **P**rotein; s. Gc-System.

VDRL-Test m: Kurzbez. f. Test nach den **V**enereal **D**iseases **R**esearch **L**aboratories; s. Syphilis.

Veau-Rosenthal-Plastik (Victor V., frz. Chir., 1871-1949; Wolfgang R., Kieferchir., Leipzig, Berlin, 1882-1971; -plastik*) f: (engl.) Veau's operation; zweizeitige Lippenplastik*, bei der durch Verlagerung von Wangenmuskulatur eine doppelseitige Lippenspalte* verschlossen wird.

Vecuronium|bromid (INN) n: 1-(3α,17β-Diacetoxy-2β-piperidino-5α-androstan-16β-yl)-1-methyl-piperidinium-bromid (IUPAC); nichtdepolarisierendes, peripheres Muskelrelaxans; vgl. Muskelrelaxanzien, periphere.

VEE-Virus (Virus*) n: Err. der venezolanischen Pferdeenzephalitis*.

Vegetarier (lat. vegetabilis pflanzlich) m: (engl.) vegetarian; sich vorwiegend od. ausschließl. v. vegetabiler Nahrung Ernährender.

Vegetationen, adenoide (lat. vegetatio Belebung) f pl: sog. Polypen; Hyperplasie der Rachenmandel*, verursacht durch eine v. a. im Kindesalter, wahrscheinl. bei hereditärer Disposition auftretende überdurchschnittl. Volumenzunahme des lymphoepithelialen Gewebes, evtl. unter Mitbeteiligung weiterer Faktoren (endokrine u. konstitutionelle, Ernährung, rezidiv. Infekte); **Sympt.:** Behinderung der Nasenatmung u. in deren Folge chron. Rhinitis, Laryngitis, Tracheitis, evtl. Bronchitis u. Tubenkatarrh mit Sinusitis od. Otitis. Die Verlegung der Atemwege führt zur Rhinolalia clausa u. nächtl. Schnarchen. Der typ. Gesichtsausdruck mit geöffnetem Mund inf. Mundatmung wird als Facies adenoidea bezeichnet. **Diagn.:** hintere Rhinoskopie*; Tympanometrie*; selten Rö.-Schädel erforderlich; **Ther.:** chir. Adenotomie*, i. d. R. nach dem 2. Lebensjahr.

vegetativ (lat. vegetare beleben, anreizen): (engl.) vegetative; die Funktion des vegetativen Nervensystems betreffend.

Vegetativum (↑) n: syn. vegetatives Nervensystem*.

Vehiculum (lat. Fahrzeug) n: Vehikel.

Veillonella f: Gattung gramnegativer, unbeweglicher, anaerober Kugelbakterien der Fam. Veillonellaceae (vgl. Bakterienklassifikation); Lagerung in Haufen, Ketten od. als Diplokokken; Oxidase-negativ, Katalase-negativ; sieben Species; **Standort:** Oral- u. Intestinaltrakt von Mensch u. Tier; med. relevant: V. parvula u. V. dispar (früher V. alcalescens subspezies dispar); **Klin.:** beteiligt an typischen Anaerobierinfektionen der Mundhöhle u. des oberen Respirationstrakts; **Ther.:** Penizillin, Clindamycin, Metronidazol.

Veit-Smellie-Hand|griff (Gustav von V., Gyn., Bonn, 1824-1903; William S., Gyn., London, 1697-1763): (engl.) Veit-Smellie-Mauriceau manœuvre; gebh. Handgriff zur Entwicklung des nachfolgenden Kopfes b. Beckenendlage*; eine Hand greift über die Schultern des Kindes (cave: Armplexuslähmung*). Den Zeigefinger der anderen Hand führt man in den Mund des Kindes ein, wobei der Rumpf bäuchlings auf dem Unterarm liegt (s. Abb.). Vgl. Manualhilfe.

Veits|tanz: s. Chorea.

V

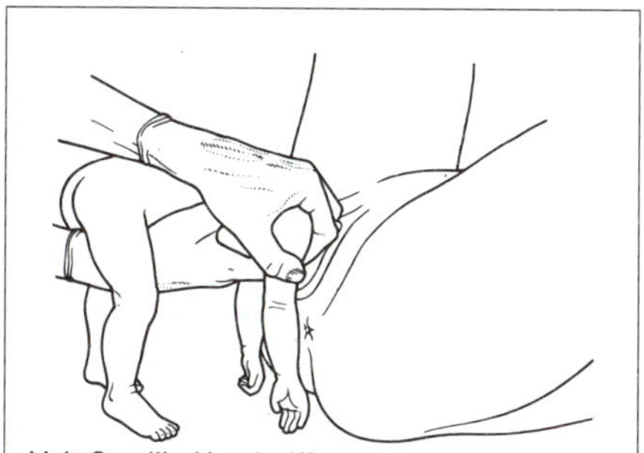

Veit-Smellie-Handgriff: horizontaler, dann fußbodenwärts gerichteter Zug bis Nacken-Haar-Grenze [385]

Vektion (lat. vectio das Fahren, Reiten) f: Eigenbewegungsillusion, die durch großflächige bewegte visuelle Reize (z. B. in Flugsimulatoren) ausgelöst wird; physiol. Reizschwindel mit elektrophysiol. nachweisbarer neuronaler Erregung im Vestibulariskerngebiet; vgl. Schwindel.

Vektor (lat. vector einer, der zieht, trägt, befördert) m: (engl.) vector; **1.** (physik.) gerichtete Größe; symbolische Darstellung durch einen Pfeil (z. B. $\vec{x}$); **2.** (mikrobiol.) aktiver Krankheitsüberträger*; **3.** (genet.) Element, das genet. Material überträgt; z. B. Konjugationsfaktoren, Plasmide; **4.** (kardiol.) Herzvektor; s. Vektorkardiographie.

Vektor|kardio|graphie (↑; Kard-*; -graphie*) f: (engl.) vectorcardiography; Abk. VKG; das EKG ergänzendes Verfahren zur Darstellung des Erregungsablaufs im Herzen, wobei ein Integralvektor aus den Vektoren der elektr. Aktivität der einzelnen Muskelfasern (z. B. aus Frank*-Ableitungen) errechnet u. seine Richtungsänderung

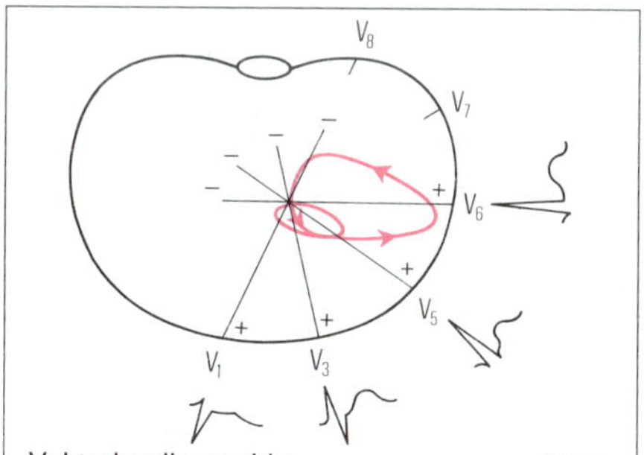

Vektorkardiographie [138]

auf eine horizontale (s. Abb.), vertikale u. sagittale Ebene als schleifenförmige Erregungsbewegung projiziert wird; Darstellung des Vektorkardiogramms meist auf einem Monitor; vgl. Elektrokardiographie, Lagetyp des Herzens.

Velamentum (lat.) n: Hülle.

Vel-Blut|gruppe: (engl.) Vel blood group; Symbol Vel; ubiquitär vorkommende Blutgruppe mit den Phänotypen Vel 1,-2 (Häufigkeit 0,05%), Vel -1,2 (0,025%) u. Vel 1,2 (99,925%); s. Antigene, ubiquitäre.

Vellus|haar (lat. vellus Fließ, geschorene Wolle): Wollhaar; s. Lanugo.

Velo|tractio (lat. velum Segel; trahere, tractum ziehen) f: Vorziehen des Gaumensegels mittels nasal eingeführter Gummischläuche i. R. der hinteren Rhinoskopie*.

Velpeau-Verband (Alfred A. V., Chir., Paris, 1795-1867): Binden- od. Schlauchverband zur Ruhigstellung des Schulter-Arm-Bereichs bei Schultergelenkluxation od. Skapulafraktur; vgl. Verbände.

Velum medullare inferius, superius (lat. velum Segel) n: unteres bzw. oberes Marksegel des Kleinhirns.

Velum palatinum (↑) n: Gaumensegel.

Velum|spalte (↑): (engl.) cleft of the soft pal-

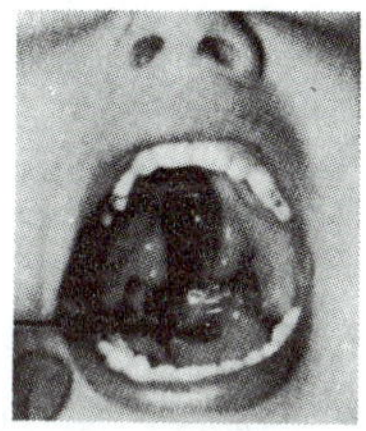

Velumspalte [122]

ate; angeb. Gaumenspalte*, die sich auf d. weichen Gaumen beschränkt.

Vena (lat. vena Röhrchen, Kanal) f (pl Venae): Abk. V. (pl Vv.); Vene. **Vv. ad|umbilicales** (JNA; ↑) f pl: s. Venae paraumbilicales. **V. ana|stomotica inferior** (↑) f: auch Labbé-Vene; verbindet d. V. media superficialis cerebri mit d. Sinus transversus. **V. ana|stomotica superior** (↑) f: auch Trolard-Vene; verbindet d. V. media superficialis cerebri mit d. Sinus sagittalis sup. **V. angularis** (↑) f: *V. supraorbitalis, Vv. supratrochleares, palpebrales supp.; - - - → am medialen Augenwinkel; ⊣ V. facialis; **S:** Stirngegend, Oberlid, Nasenrücken, Sinus cavernosus (über d. Verbindungen mit d. Vv. ophthalmicae). **Vv. anteriores cerebri** (↑) f pl: - - - → auf d. Balken, zw. den bd. Stirnlappen zur Basis des Sulcus lat.; ⊣ V. basalis; **S:** Balken, mediale Teile des Stirn- u. Scheitellappens. **V. ap|pendicularis** (↑) f: - - - → im Mesenteriolum des Appendix; ⊣ V. ileocolica. **V. aquae|ductus cochleae** (↑) f: - - - → im Canaliculus cochleae; ⊣ Bulbus sup. venae jugularis, Sinus petrosus inf.; **S:** basale Schneckenwindung. **Vv. arcuatae renis** (↑) f pl: - - - → bogenförmig an der Mark-Rinden-Grenze der Niere; - → Vv. interlobulares, rectae; ⊣ Vv. interlobares; **S:** Nierenrinde u. -mark. **Vv. atriales** (↑) f pl: Vorhofvenen; kleine Venen aus den Vorhofwänden; ⊣ Venen des Sulcus coronarius. **Vv. atrioventriculares** (↑) f pl: kleine Venenäste aus den Vorhof-Kammergrenzen; ⊣ Sinus coronarius, Vena cordis magna bzw. parva. **V. axillaris** (↑) f: *Vv. brachiales; - - - → ventromedial der entspr. Arterie; - → V. cephalica, thoracica lat., thoracoacromialis, Vv. thoracoepigastricae; ⊣ V. subclavia; **S:** Arm, seitl. Brustwand, Schultergegend. **V. a|zygos** (↑) f: *V. lumbalis ascendens dextra; - - - → rechts vor d. Wirbelkörpern im hinteren Mediastinum nach kranial; - → Vv. intercostales postt. IV-XI, V. intercostalis suprema, Vv. oesophageae, bronchiales, pericardiacae, mediastinales, phrenicae supp., V. hemiazygos; ⊣ V. cava sup.; **S:** hinteres Mediastinum, Brustorgane, Wir-

V

belsäule, Wirbelkanal u. Inhalt, Teile der hinteren Leibeswand; Kollateralkreislauf zw. oberer u. unterer Hohlvene. **V. basalis** (↑) f: auch Rosenthal-Vene; - - - → von d. Hirnbasis um d. Hirnschenkel; - → V. media prof. cerebri, Vv. anteriores cerebri; ⊣ evtl. V. cerebri magna; **S:** basale Teile des Mittel- u. Zwischenhirns, Substantia perforata ant., Unterfläche des Stirnlappens, Insel, Spitze des Gyrus parahippocampalis, Mark des Temporallappens, Ende des Plexus choroideus des Unterhorns des Seitenventrikels. **V. basalis com|munis** (↑) f: gemeinsamer Stamm der Venen aus den basalen Lungensegmenten; ⊣ Vena pulmonalis inferior (dextra bzw. sinistra). **V. basalis inferior** (↑) f: Vene aus dem Segmentum basale posterius der Lunge; ⊣ V. basalis communis. **V. basalis superior** (↑) f: führt Blut aus dem vorderen, lateralen u. (links-)medialen basalen Lungensegment; ⊣ Vena basalis communis. **V. basilica** (↑) f: *Rete venosum am Handrücken; - - - → als Hautvene an d. Ulnarseite des Unterarms, am Oberarm subfaszial im Sulcus bicipitalis med.; - → V. mediana basilica; ⊣ V. brachialis; **S:** Handrücken, Oberfläche der Ulnarseite des Unterarms. **Vv. basi|vertebrales** (↑) f pl: - - - → in d. Spongiosa der Wirbelkörper; ⊣ Plexus venosi vertebrales extt. et intt.; **S:** Wirbelkörper. **Vv. brachiales** (↑) f pl: *Vv. radiales, ulnares; - - - → zwei Begleitvenen der A. brachialis mit entspr. Verlauf; ⊣ V. axillaris; **S:** Arm. **V. brachio|cephalica dextra** (↑) f: *V. jugularis int., V. subclavia; - - - → hinter d. re. Sternoklavikulargelenk u. d. Manubrium sterni, vor den drei Ästen des Aortenbogens zum Unterrand des rechten 1. Rippenknorpels; - → re. V. thyroidea inf., Plexus thyroideus impar., re. Vv. mediastinales, bronchiales, tracheales, oesophageales, thymicae, pericardiacae, pericardiacophrenicae, re. Vv. vertebralis, cervicalis prof., thoracica int., intercostalis suprema; rechte u. linke V. brachiocephalica vereinigen sich am rechten 1. Rippenknorpel zur V. cava sup.; **S.:** rechts: Kopf, Hals, Arm, Brustorgane, vordere Brust- u. obere Bauchwand. **V. brachio|cephalica sinistra** (↑) f: s. Vena brachiocephalica dextra. **Vv. Breschet** (↑) f pl: Venae* diploicae. **Vv. bronchiales** (↑) f pl: ⊣ V. azygos, hemiazygos, Vv. brachiocephalicae; **S:** Bronchien. **V. bulbi penis, vestibuli** (↑) f: - - - → am Hinterrand des Diaphragma urogenitale; ⊣ V. pudenda int.; **S:** Bulbus penis bzw. vestibuli. **Vv. cardiacae anteriores** (↑) f pl: - - - → in d. Vorderwand der rechten Herzkammer; ⊣ rechter Vorhof; **S:** Vorderwand der rechten Kammer. **V. cardiaca magna** (↑) f: - - - → im Sulcus interventricularis ant., im Sulcus coronarius; ⊣ Sinus coronarius; **S:** Vorderfläche der Herzkammern, vordere Teile der Herzscheidewand, linker Vorhof. **V. cardiaca media** (↑) f: - - - → im Sulcus interventricularis post.; ⊣ Sinus coronarius; **S:** Hinterfläche der Herzkammern. **Vv. cardiacae minimae** (↑) f pl: auch Vv. Thebesii; - - - → in d. Herzmuskulatur; ⊣ rechter Vorhof, daneben linker Vorhof u. Kammern; **S:** Herzmuskulatur im Einmündungsbereich. **V. cardiaca parva** (↑) f: - - - → im rechten Sulcus coronarius; ⊣ Sinus coronarius; **S:** Hinterwand der rechten Herzkammer u. des rechten Vorhofs.

Vena-cava-Blockade (↑; lat. cavus hohl, gewölbt) **f:** (engl.) vena cava block; auch Kavasperroperation; Blockade der infrarenalen V. cava als mechan. Schutz bei rezidivierender Lungenembolie* inf. Bein- od. Beckenvenenthrombose; **Methoden:** Verschluß mit einem Cava-Clip od. intraluminale Einbringung eines Schirmfilters. Vgl. Embolieprophylaxe.

Vena cava inferior (↑; ↑; lat. inferior tiefer gelegen) **f:** untere Hohlvene; *Vv. iliacae communes; - - - → vor d. Wirbelsäule rechts neben d. Aorta abdominalis, durch d. Foramen venae cavae des Zwerchfells; - → V. sacralis mediana, Vv. lumbales, phrenicae inff., Vv. testicularis bzw. ovarica dextra, renalis, suprarenalis dextra, Vv. hepaticae; ⊣ rechter Vorhof des Herzens; **S:** untere Extremitäten, Eingeweide des Beckens, des Retroperitonealraumes u. der Leber, Wandung der Bauchhöhle, unterer Teil des Wirbelkanals u. des Rückenmarks.

Vena-cava-inferior-Syn|drom (↑; ↑; ↑) **n:** (engl.) inferior vena cava syndrome, supine position syndrome; **1.** Rückenlage-Schock-Syndrom, aortokavales Kompressionssyndrom; Schocksymptome (Blässe, Schwitzen, Atemnot, reduziertes Herzminutenvolumen) in der Schwangerschaft inf. Kompression der V. cava inferior durch den Uterus (bes. in Rückenlage) m. Reduzierung des venösen Blutrückstroms zum Herzen u. Verminderung des Herzminutenvolumens; dabei nimmt u. a. die Uterusdurchblutung, bei Unterschreiten krit. Grenzwerte auch die Sauerstoffversorgung des Feten ab (Abnahme der fetalen Herzfrequenz). Leichte Formen des V.-c.-i.-S. treten bei 30-40% der Schwangeren im letzten Trimenon in Rückenlage auf. Ther.: linke Seitenlage; **2.** Thrombose* der V. cava inferior als Kompl. bei beidseitiger Becken- u. Beinvenenthrombose; Sympt.: in Abhängigkeit v. der Ausdehnung u. a. Schmerzen in der Lendengegend, Ödem der unteren Körperhälfte, Anurie.

Vena-cava-Katheter (↑; ↑; Katheter*) **m:** s. Kavakatheter.

Vena-cava-Kompressions|syn|drom (↑; ↑; lat. compressio das Zusammendrücken) **n:** s. Vena-cava-inferior-Syndrom.

Vena cava superior (↑; ↑; lat. superior höher gelegen) **f:** obere Hohlvene; *Vv. brachiocephalicae; - - - → am rechten Sternalrand in Höhe des 1. Rippenknorpels, rechts neben d. Aorta ascendens; - → V. azygos; ⊣ rechter Vorhof des Herzens; **S:** Kopf, Hals, Arm, Brustorgane, Teile der hinteren Leibeswand, der Wirbelsäule, des Wirbelkanals u. des Rückenmarks.

Vena-cava-superior-Syn|drom (↑; ↑; ↑) **n:** (engl.) superior vena cava syndrome; starke venöse Stauung im Bereich des Kopfes, Halses u. der oberen Extremitäten (obere Einflußstauung) mit prall gefüllten Venen, Ödem u. Zyanose; **Urs.:** mechan. Kompression der V. cava sup. od. deren Äste durch intrathorakale Tu. (v. a. Bronchialkarzinom) bzw. Lymphknotenmetastasen, Mediastinaltumoren od. Aortenaneurysma, evtl. Thrombose; **Diagn.:** Kavographie, farbkodierte Duplexsonographie.

Vena centralis glandulae supra|renalis (↑) **f:** - - - → im Nebennierenmark; - → Blutkapillaren der Nebennierenrinde; ⊣ V. suprarenalis; **S:** Nebennierenrinde u. -mark. **Vv. centrales hepatis** (↑) f pl: im Zentrum der Leberläppchen gelegene Zentralvenen; - → Leberblutkapillaren; ⊣ Vv. sublobulares; **S:** Leberläppchen. **V. centralis retinae** (↑) f: - - - → im Sehnerv; ⊣ V. ophthalmica sup.; **S:** Netzhaut. **V. cephalica** (↑) f: *Venennetz am Handrücken; - - - → am radialen Rand der Beugeseite des Unterarms, in d. Ellenbeuge, im Sulcus bicipitalis lat., zw. M. deltoideus u. pectoralis major, durch d. Fascia clavipectoralis; - → V. mediana cephalica; ⊣ V. axillaris; **S:** Ober-

V

fläche der Radialseite der Hand u. des Arms. **V. cephalica ac|cessoria** (†) f: *Venennetz am Handrücken; - - - → Streckseite des Unterarms; ⊣ V. cephalica; **S:** Handrücken, Oberfläche der Streckseite des Unterarms. **Vv. cerebelli** (†) f pl: Venen des Kleinhirns. **Vv. cerebelli inferiores** (†) f pl: - - - → an d. Kleinhirnunterfläche, Sinus transversus, sigmoideus, occipitalis, petrosus sup. u. inf.; **S:** Kleinhirnunterfläche. **Vv. cerebelli superiores** (†) f pl: - - - → an d. oberen Fläche des Kleinhirns medianwärts, auf d. Kleinhirnwurm; Vv. internae cerebri; ⊣ V. cerebri magna, Sinus transversus, rectus; **S:** Teile des Kleinhirns. **Vv. cerebri** (†) f pl: Venen des Gehirns. **V. cervicalis pro|funda** (†) f *Plexus venosus suboccipitalis; - - - → starkes Geflecht um d. gleichnamige Arterie unter d. M. semispinalis capitis u. cervicis; ⊣ V. vertebralis od. brachiocephalica; **S:** tiefe Nacken- u. Halsmuskulatur. **Vv. choroideae** (†) f pl: - - - → auf dem Plexus choroideus des Seitenventrikels des Großhirns; ⊣ Vv. basalis u. magna cerebri: **S:** Plexus choroidei. **V. choroidea inferior** (†) f: ⊣ V. basalis; **S:** Hippocampus, Gyrus dentatus u. Plexus choroideus. **V. choroideae superior** (†) f: - - - → auf dem Plexus choroideus der Seitenventrikel zum Foramen interventriculare; ⊣ Vv. internae cerebri; **S:** Plexus choroideus, Äste von Hippocampus, Fornix, Balken. **Vv. ciliares** (†) f pl: - - - → in d. mittleren u. an d. äußeren Augenhaut; ⊣ Vv. vorticosae u. Augenmuskelvenen, Verbindung zum Schlemm-Kanal; **S:** Corpus ciliare, Teile der Sklera u. Konjunktiva. **Vv. ciliares anteriores** (†) f pl: *Vv. ciliares; ⊣ V. ophthalmica superior. **V. circum|flexa iliaca pro|funda** (†) f: ⊣ V. iliaca ext.; **S:** seitl. Bauchmuskulatur. **Vv. circum|flexae laterales, mediales femoris** (†) f pl: Begleitvenen der gleichnamigen Arterien; ⊣ V. profunda femoris; **S:** Muskulatur des vorderen, seitlichen u. inneren Bereichs des Oberschenkels, Hüftgelenk. **V. circum|flexa super|ficialis ilium** (†) f: ⊣ V. saphena magna; **S:** Haut der Leistengegend. **V. colica dextra** (†) f: ⊣ V. mesenterica sup.; **S:** Colon ascendens. **V. colica media** (†) f: - - - → im Mesocolon transversum; ⊣ V. mesenterica sup.; **S:** Colon transversum. **V. colica sinistra** (†) f: ⊣ V. mesenterica inf.; **S:** Colon descendens. **V. com|itans** (†) f: Begleitvene, bei größeren Arterien eine, bei kleineren meist zwei. **V. comitans nervi hypo|glossi** (†) f: - - - → mit d. N. hypoglossus; ⊣ V. facialis od. lingualis; **S:** Teile der Zunge. **Vv. con|junctivales** (†) f pl: Venen der Augenbindehaut; ⊣ V. ophthalmica sup. **Vv. cordis** (†) f pl: auch Vv. cardiacae; Venen des Herzens. **V. cutanea** (†) f: Hautvene. **V. cystica** (†) f: - - - → wie d. entspr. Arterie; ⊣ V. portae; **S:** Gallenblase u. Ductus choledochus. **Vv. digitales dorsales pedis** (†) f pl: Venen auf den Dorsalflächen der Zehen. **Vv. digitales palmares** (†) f pl: Venen der Palmarflächen der Finger. **Vv. diploicae** (†) f pl: auch Vv. Breschet; in d. Diploe (Spongiosa) des Schädeldachs verlaufende Venen. **V. diploica frontalis** (†) f: - - - → im Stirnbein: ⊣ Sinus sagittalis sup.; **S:** Stirnbein. **V. diploica oc|cipitalis** (†) f: - - - → im Hinterhaupt- u. Scheitelbein; ⊣ V. occipitalis; Sinus transversus; **S:** hinterer Bereich der Schädelbasis. **V. diploica temporalis anterior, posterior** (†) f: - - - → im Schläfen- u. Scheitelbein; ⊣ Vv. temporales profundae bzw. V. auricularis posterior, Sinus sphenoparietalis bzw. transversus; **S:** seitl. Bereich der Schädelbasis. **Vv. directae laterales** (†) f pl: ⊣ V. profundae cerebri; **S:** mediale Wand des Seitenventrikels. **Vv. dorsales linguae** (†) f pl: am Zungenrücken; ⊣ V. lingualis; **S:** Zungenrücken. **V. dorsalis, posterior corporis callosi** (†) f: zwei unter u. um das Splenium corporis callosi ziehende Äste zur V. magna cerebri. **V. dorsalis profunda clitoridis** (†) f: - - - → am Klitorisrükken; ⊣ Plexus venosus vesicalis; **S:** Klitoris. **V. dorsalis pro|funda penis** (†) f: - - - → subfaszial am Penisrücken, zw. Lig. arcuatum pubis u. Lig. transversum perinei; ⊣ Plexus venosus prostaticus; **S:** Schwellkörper. **V. dorsalis super|ficialis clitoridis** (†) f: - - - → am Klitorisrücken; ⊣ Vv. saphena magna, femoralis od. dorsalis profunda clitoridis; **S:** Haut des Klitorisrückens. **V. dorsalis super|ficialis penis** (†) f: - - - → am Penisrücken; ⊣ Vv. saphena magna, femoralis od. dorsalis profunda penis; **S:** Haut des Penis. **Vv. e|missariae** (†) f pl: Verbindungen zw. d. Sinus durae matris, Diploevenen u. oberflächl. Schädelvenen. **V. e|missaria condylaris** (†) f: - - - → durch d. Canalis condylaris des Hinterhauptbeins; verbindet d. Sinus sigmoideus mit d. Plexus venosus vertebralis externus post.; inkonstant. **V. e|missaria mastoidea** (†) f: - - - → durch d. Foramen mastoideum des Warzenfortsatzes; verbindet d. Sinus transversus mit d. V. occipitalis. **V. e|missaria oc|cipitalis** (†) f: - - - → durch ein Emissarium neben d. Protuberantia occipitalis externa; verbindet d. Confluens sinuum mit d. V. occipitalis; inkonstant. **V. e|missaria parietalis** (†) f: - - - → durch d. Foramen parietale des Scheitelbeins; verbindet d. Sinus sagittalis sup. mit d. Vv. temporales superficiales. **V. epi|gastrica inferior** (†) f: ⊣ V. iliaca ext.; **S:** M. rectus abdominis, Samenstrang, Hodensack bzw. rundes Mutterband, gr. Schamlippen. **V. epi|gastrica super|ficialis** (†) f: ⊣ V. saphena magna; **S:** Haut der unteren Hälfte der vorderen Bauchwand. **V. epi|gastrica superior** (†) f: - - - → Vv. subcutaneae abdominis; ⊣ Vv. thoracicae intt.; **S:** Zwerchfell, M. rectus abdominis, Bauchwand. **Vv. epi|sclerales** (†) f pl: an d. Skleraoberfläche: ⊣ Vv. ophthalmicae sup. u. inf.; **S:** Sklera. **Vv. ethmoidales** (†) f pl: - - - → mit d. gleichnamigen Arterien durch d. Foramina ethmoidalia ant. bzw. post.; ⊣ V. ophthalmica sup.; **S:** Dura mater der vorderen Schädelgrube, Siebbeinzellen, Stirnhöhle, Nasenscheidewand, Teile der seitl. Nasenwand. **V. facialis** (†) f: *V. angularis; - - - → am medialen Augenwinkel, dorsal der Arterie zum vorderen Rand des Masseteransatzes an d. Mandibula, Trigonum submandibulare; - → V. supraorbitalis, V. supratrochlearis, Vv. nasales extt., palpebrales inff. u. supp., Vv. labialis sup., prof. faciei, Vv. labiales inff., Rr. parotidei, Vv. submentalis, palatina ext.; ⊣ V. jugularis int.; **S:** Weichteile u. Haut des Gesichts, Gaumenbögen u. benachbarte Muskulatur, Kiefergelenk, Ohrspeicheldrüse, Teile der Dura mater. **V. femoralis** (†) f: V. profunda membri inferioris; *V. poplitea; - - - → vom Adduktorenschlitz bis zum Lig. inguinale; - → V. profunda femoris, V. saphena magna; ⊣ V. iliaca ext.; **S:** Bein. **Vv. fibulares** (†) f pl: ⊣ Vv. tibiales postt.; **S:** tiefe Muskulatur der Beugeseite des Unterschenkels, lateral Knöchel, Fersenbein. **V. Galeni** (†) f: s. Vena magna cerebri. **Vv. gastricae breves** (†) f pl: - - - → im Lig. gastrosplenicum; ⊣ V. splenica; **S:** Magenfundus. **V. gastrica dextra** (†) f: s. Vena portae. **V. gastrica sinistra** (†) f: s. Vena portae. **V. gastro|omentalis dextra** (†) f: auch V. gastroepiploica dextra; - - - → an d. großen Kurvatur des Magens; ⊣ V. mesenterica

V

sup.; **S:** Magen, großes Netz. **V. gastro|omentalis sinistra** (Vena*) **f:** auch V. gastroepiploica sinistra; - - - → an d. großen Kurvatur des Magens; ⊣ V. splenica; **S:** Magen, großes Netz. **Vv. genus** (†) **f pl:** auch Vv. geniculares; meist fünf, vom Knie kommende Venen; ⊣ V. poplitea. **Vv. glutaeae inferiores** (†) **f pl:** - - - → durch d. Foramen infrapiriforme ins kleine Becken; ⊣ V. iliaca int.; **S:** M. glutaeus maximus, unterer Bereich der Gesäßgegend. **Vv. glutaeae superiores** (†) **f pl:** - - - → durch d. Foramen suprapiriforme ins kleine Becken; ⊣ V. iliaca int.; **S:** oberer Bereich der Gesäßgegend. **V. gyri olfactorii** (†) **f:** - → V. basalis; **S:** Gyrus olfactorius. **Vv. haemor|rhoidales** (†) **f pl:** s. Venae rectales inferiores, mediae, superiores. **V. hemi|azygos** (†) **f:** *V. lumbalis ascendens sin.; - - - → links neben d. Brustwirbelkörpern, in Höhe des 7.-10. Brustwirbels hinter d. Aorta thoracica u. d. Ductus thoracicus nach rechts; - → Vv. intercostales postt., V. subcostalis, Vv. oesophageae, bronchiales, mediastinales, phrenicae supp., V. hemiazygos accessoria; ⊣ V. azygos; **S:** hinteres Mediastinum, Brustorgane, Wirbelkanal mit Inhalt, Teile der hinteren Leibeswand. **V. hemi|azygos accessoria** (†) **f:** *V. hemiazygos; - - - → links neben d. Brustwirbelkörpern als Fortsetzung des Stamms der V. hemiazygos nach oben; - → obere Vv. mediastinales; **S:** obere li. Interkostalräume, oberer li. Bereich des hinteren Mediastinums. **Vv. hepaticae** (†) **f pl:** Vv. h. dextrae, intermediae, sinistrae; *Vv. sublobulares; - - - → im Lebergewebe u. an d. Zwerchfellfläche der Leber; ⊣ V. cava inf.; **S:** Leber. **Vv. ileales** (†) **f pl:** Venen des Krummdarms; ⊣ V. mesenterica sup. **V. ileocolica** (†) **f:** ⊣ V. mesenterica sup.; **S:** Endstück von Ileum, Caecum, Appendix, unterster Teil des Colon ascendens. **V. iliaca com|munis** (†) **f:** *V. iliaca ext. u. int.; - - - → von d. Articulatio sacroiliaca bis zum 4. Lendenwirbel, rechts hinter, links medial der Arterie; - → Vv. lumbales ascendentes, V. sacralis mediana, (links) V. iliolumbalis; ⊣ V. cava inf.; **S:** Bein, Becken, Gesäß- u. Lendengegend. **V. iliaca ex|terna** (†) **f:** *V. femoralis; - - - → vom Lig. inguinale bis zur Articulatio sacroiliaca; - → V. epigastrica inf., circumflexa iliaca prof., ⊣ V. iliaca communis; **S:** Bein, Bauchdecken, Lendengegend. **V. iliaca in|terna** (†) **f:** *Vv. glutaeae inff. et supp., obturatoriae, sacrales latt., V. pudenda int., Plexus venosus sacralis, rectalis, vesicalis, prostaticus bzw. uterinus u. vaginalis; - - - → kurzer Stamm vor d. Articulatio sacroiliaca; ⊣ V. iliaca communis; **S:** Beckeneingeweide, Gesäß- u. Lendengegend. **V. ilio|lumbalis** (†) **f:** ⊣ V. iliaca communis, evtl. V. iliaca int.; **S:** Lendengegend, Fossa iliaca. **Vv. inferiores cerebri** (†) **f pl:** - - - → an d. Unterfläche des Schläfen- u. Hinterhauptlappens; ⊣ über die Vv. superficiales cerebri zu den Sinus transversus, cavernosus, petrosus sup. u. inf.; **S:** untere u. seitl. Teile des Schläfen- u. Hinterhauptlappens. **Vv. inferiores hemi|sphaerii cerebelli** (†) **f pl:** - - - → an der Kleinhirnunterfläche; ⊣ Sinus transversus, sigmoideus, occipitalis, petrosus superior, petrosus inferior. **V. inferior vermis** (†) **f:** Vene aus dem unteren Kleinhirnwurm; ⊣ Sinus rectus. **Vv. insulares** (†) **f pl:** Anfangsäste der V. media profunda cerebri; **S:** Insel. **Vv. inter|capitulares** (†) **f pl:** - - - → zw. d. Köpfchen der Mittelhandknochen; verbinden d. dorsalen u. palmaren Handvenen. **Vv. inter|costales anteriores** (†) **f pl:** - - - → im vorderen Bereich der Interkostalräume; ⊣ Vv. thoracicae intt.; **S:** Interkostalräume. **Vv. inter|costales posteriores** (†) **f pl:** - - - → oberh. der entspr. Arterien im Sulcus costae; - → R. dorsalis, R. spinalis, V. intervertebralis; ⊣ Vv. azygos, hemiazygos, hemiazygos accessoria; **S:** Rückenmuskulatur u. -haut, Brustabschnitt des Wirbelkanals mit Inhalt, hinterer Bereich der Brustwand. **V. inter|costalis superior sinistra** (†) **f:** *2., 3. (4.) Interkostalvene; ⊣ V. brachiocephalica sinistra. **V. inter|costalis suprema** (†) **f:** - - - → im obersten Interkostalraum; ⊣ V. brachiocephalica od. V. vertebralis; **S:** oberster Interkostalraum. **Vv. inter|lobares hepatis** (†) **f pl:** *V. portae; - - - → im Bindegewebe zw. d. Leberläppchen; ⊣ Leberblutkapillaren, V. centralis; **S:** Leber. **Vv. inter|lobares renis** (†) **f pl:** *Vv. arcuatae; ⊣ - - - → zw. d. Nierenpyramiden; ⊣ Vv. renales; **S:** Nierenrinde u. -mark. **Vv. inter|lobulares renis** (†) **f pl:** *Vas efferens, Venulae stellatae; - - - → mit d. entspr. Arterien in d. Nierenrinde; ⊣ Vv. arcuatae; **S:** Nierenrinde. **V. inter|media ante|brachii** (†) **f:** inkonstante, epifasziale Vene zw. V. cephalica u. V. basilica am Unterarm. **V. inter|media basilica, cephalica** (†) **f:** Äste der V. intermedia antebrachii zur V. basilica bzw. cephalica. **V. inter|media cubiti** (†) **f:** von unten lateral nach oben medial ziehende Vebindung zw. V. cephalica u. V. basilica. **Vv. internae cerebri** (†) **f pl:** *V. choroidea, thalamostriata, Vv. septi pellucidi; - - - → in d. Tela choroidea des 3. Ventrikels; ⊣ V. magna cerebri; **S:** Stirnhirn, Teile des Scheitellappens, Stammganglien, Plexus choroideus des Seitenventrikels. **V. inter|vertebralis** (†) **f:** *Plexus venosus vertebralis int.; - - - → durch d. Foramen intervertebrale; Ramus dorsalis der segmentalen Venen; **S:** Rückenmark u. -häute, Wirbelkanal. **Vv. jejunales, ileales** (†) **f pl:** ⊣ V. mesenterica sup. **V. jugularis anterior** (†) **f:** vordere oberflächl. Drosselvene; *V. submentalis; - - - → vor d. Vorderrand des M. sternocleidomastoideus, bedeckt vom Platysma; ⊣ Arcus venosus jugularis od. V. jugularis ext.; **S:** Kinn, Haut im vorderen Bereich des Halses. **V. jugularis ex|terna** (†) **f:** hintere oberflächl. Drosselvene; *Vv. auricularis post., jugularis ant., suprascapularis, Vv. transversae cervicis; - - - → zw. Platysma u. Lamina superficialis der Halsfaszie, dorsal des Hinterrands des M. sternocleidomastoideus; ⊣ V. subclavia od. V. jugularis int.; **S:** evtl. Sinus transversus durae matris, Hinterkopf, seitl. Bereich des Halses, Schultergegend. **V. jugularis in|terna** (†) **f:** innere Drosselvene; *Sinus sigmoideus, Sinus petrosus inf., Rete caroticum, Rete canalis hypoglossi; - - - → hintere Abteilung des Foramen jugulare, medial des Proc. styloideus u. des Venter post. des M. digastricus, neben d. Pharynx dorsal, dann lateral der A. carotis communis bis in d. Gegend des Sternoklavikulargelenks; - → Vv. meningeae, pharyngeae, Vv. facialis, thyroidea sup. (thyroidea media); Vereinigung mit d. V. subclavia (Angulus venosus) zur V. brachiocephalica; **S:** Teile der Schädelhöhle, des Gehirns, des Gesichts, Pharynx, Zunge, Kehlkopf, Schilddrüse. **Vv. labiales anteriores** (†) **f pl:** ⊣ V. saphena magna od. Vv. pudendae extt.; **S:** große Schamlippen. **Vv. labiales inferiores, superiores** (†) **f pl:** ⊣ V. facialis; **S:** Unter- u. Oberlippe. **Vv. labiales posteriores** (†) **f pl:** ⊣ V. pudenda int.; **S:** große Schamlippen. **Vv. labyrinthi** (†) **f pl:** - - - → Meatus acusticus int.; ⊣ Sinus petrosus inf. od. V. jugularis int.; **S:** Innenohr. **V. lacrimalis** (†) **f:** - - - → am oberen Rand des M. rectus lateralis; ⊣ V. ophthalmica sup.; **S:** Tränendrüse, M. rectus lat. **V. laryngea inferior** (↑) **f:** ⊣ Plexus thyroideus impar; **S:** Kehlkopf. **V. laryngea superior** (↑) **f:** - - - → durch d. Membrana thyrohyoidea; ⊣ V. thyroidea sup.; **S:** Kehlkopf. **V. lateralis atrii** (↑) **f:** Vene aus dem Mark des Parietal- u. Okzipitallappens des Gehirns; verläuft in der lateralen Wand des Seitenventrikels; ⊣ V. interna cerebri. **V. lingualis** (↑) **f:** *Vv. sublingualis, profunda linguae, Vv. dorsales linguae; - - - → mit d. gleichnamigen Arterie; ⊣ V. facialis; **S:** Zunge. **Vv. lumbales** (↑) **f pl:** - - - → hinter d. M. psoas, vor d. Wirbelsäule, links hinter d. Aorta abdominalis; - → Rr. dorsalis, spinalis; ⊣ 1 u. 2: V. lumbalis ascendens, ⊣ 3 u. 4: V. cava inf.; **S:** Rückenmuskulatur, Wirbelkanal u. Inhalt, seitl. Bauchwand. **V. lumbalis as|cendens dextra** (↑)**f:** - - - → vor d. Processus costarii der Lendenwirbel; - → Vv. lumbales 1 u. 2; ⊣ Vv. azygos, cava inf.; **S:** Verbindung zw. d. Sammelgebieten der V. cava inf. u. der V. cava sup.; vgl. Anastomosen, interkavale. **V. lumbalis as|cendens sinistra** (↑) **f:** ⊣ V. hemiazygos; sonst wie Vena* lumbalis ascendens dextra. **V. magna cerebri** (↑) **f:** auch Vena Galeni, Galen-Vene; *Vv. internae cerebri; - - - → um d. Splenium corporis callosi nach dorsal; - → V. basalis; ⊣ Sinus rectus; **S:** Stammganglien, Frontalhirn, Teile des Parietalhirns, Temporalhirn, Plexus choroideus des Seitenventrikels. **Vv. maxillares** (↑) **f pl:** *Plexus pterygoideus; - - - → durch d. Pterygoidenschlitz, medial des Unterkieferasts; ⊣ V. retromandibularis; **S:** Schädelknochen, Dura mater, Ober- u. Unterkiefer, Zähne, Kieferhöhle, Nasenhöhle, Kaumuskeln, Gaumen, Tonsillen. **V. medialis atrii** (↑) **f:** Vene aus dem Mark des Parietal- u. Okzipitallappens des Gehirns; verläuft in d. medialen Wand des Seitenventrikels; ⊣ V. interna cerebri. **V. mediana ante|brachii** (↑) **f:** inkonstant; - - - → an d. Beugeseite des Unterarms auf d. Fascia antebrachii; - → gabelt sich in Vv. mediana basilica, mediana cephalica; ⊣ Vv. basilica, mediana cubiti od. cephalica; **S:** Oberfläche der Beugeseite des Unterarms, Ellenbeuge. **V. mediana basilica** (↑) **f:** Verbindung zw. V. mediana cubiti u. V. basilica in d. Ellenbeuge. **V. mediana cephalica** (↑) **f:** Verbindung zw. V. mediana cubiti u. V. cephalica. **V. mediana cubiti** (↑) **f:** auch V. intermedia cubiti; Verbindung zw. V. basilica u. V. cephalica in d. Ellenbeuge. **V. media pro|funda cerebri** (↑) **f:** - - - → in d. Tiefe des Sulcus lat. cerebri; ⊣ V. basalis, Sinus cavernosus, sphenoparietalis; **S:** Gebiet der Fossa lat. cerebri. **Vv. mediastinales** (↑) **f pl:** kleine Venen aus d. Mediastinum; ⊣ Vv. brachiocephalicae, Vv. cava sup., azygos, hemiazygos. **V. media super|ficialis cerebri** (↑) **f:** - - - → im Ramus posterior des Sulcus lat. cerebri; ⊣ Sinus cavernosus, sphenoparietalis; **S:** Opercula der Insel. **Vv. medullae ob|longatae** (↑) **f pl:** untere Fortsetzung der V. pontomesencephalica ant. mit Ästen aus der Medulla oblongata. **Vv. meningeae** (↑) **f pl:** Venen der harten Hirnhaut; ⊣ V. jugularis int. **Vv. meningeae mediae** (↑) **f pl:** - - - → Begleitvenen der gleichnamigen Arterie, durch d. Foramen spinosum; ⊣ Plexus pterygoideus; **S:** größter Teil der Dura mater encephali. **V. mes|enterica inferior** (↑) **f:** *V. rectalis sup. (Verbindung mit d. Plexus venosus rectalis), Vv. sigmoideae, V. colica sinistra; - - - → in d. Plica duodenalis sup., unter d. Mesocolon transversum u. d. Pankreas; ⊣ V. splenica, selten direkt in d. V. portae; **S:** oberer Bereich von Rektum, Sigmoid, Colon descendens. **V. mes|enterica superior** (↑) **f:** *Vv. jejunales, ileales, V. ileocolica, colica dextra u. media; - - - → überkreuzt d. Pars ascendens duodeni, unter d. Pankreas; - → Vv. pancreaticoduodenales, pancreaticae, V. gastroomentalis dextra; ⊣ bildet durch Zusammenfluß mit d. V. splenica d. V. portae; **S:** Duodenum, Jejunum, Ileum, Caecum u. Appendix, Colon ascendens u. transversum, Teile des Pankreas, rechte Hälfte der großen Kurvatur des Magens. **V. meta|carpales dorsales** (↑) **f:** - - - → auf d. Handrücken; ⊣ Rete venosum palmaris superficialis; **S:** Dorsalflächen der Finger. **Vv. meta|tarsales dorsales pedis** (↑) **f pl:** *Vv. digitales dorsales pedis; - - - → Begleitvenen der gleichnamigen Arterien; ⊣ Arcus venosus dorsalis pedis; **S:** Dorsalfläche der Zehen. **Vv. metatarsales plantares** (↑) **f pl:** *Vv. digitales plantares; - - - → Begleitvenen der gleichnamigen Arterien; ⊣ Arcus venosus plantaris; **S:** Plantarfläche der Zehen. **Vv. musculo|phrenicae** (↑) **f pl:** ⊣ Vv. thoracicae intt.; **S:** Teile des Zwerchfells, untere Interkostalräume, Bauchmuskelursprünge. **Vv. nasales ex|ternae** (↑) **f pl:** - - - → Außenseite der Nase; ⊣ V. facialis; **S:** äußere Nasenteile. **V. naso|frontalis** (↑) **f:** - - - → Incisura frontalis des Stirnbeins; ⊣ V. ophthalmica sup.; Anastomose zur V. angularis; **S:** Bereich über d. medialen Augenwinkel. **Vv. nuclei caudati** (↑) **f pl:** mehrere Venen aus dem Nucleus caudatus; ⊣ Vv. internae cerebri. **V. obliqua atrii sinistri** (↑) **f:** auch Marshall-Vene; Rest des li. Ductus Cuvieri; - - - → schräg über d. Hinterwand des li. Herzvorhofs; ⊣ Sinus coronarius; **S:** Hinterfläche des linken Vorhofs. **Vv. ob|turatoriae** (↑) **f pl:** - - - → durch d. Canalis obturatorius ins kl. Becken; ⊣ Vv. iliaca int. od. comm.; **S:** Teile der Adduktoren, Hüftgelenk, Hüftmuskeln, Haut über d. Symphyse. **V. oc|cipitalis** (↑) **f:** ⊣ V. vertebralis, V. jugularis ext.; **S:** Haut u. Muskeln des Hinterkopfs u. Nackens, Dura mater der hinteren Schädelgrube. **Vv. oc|cipitales cerebri** (↑) **f pl:** oberflächl. Venen aus dem Okzipitallappen; ⊣ Sinus sagittalis superior od. V. superficialis cerebri. **Vv. oeso|phageales** (↑) **f pl:** ⊣ V. azygos, hemiazygos, Plexus thyroideus impar, Vv. brachiocephalicae; **S:** Speiseröhre. **V. ophthalmica inferior** (↑) **f:** * evtl. V. lacrimalis, Vv. palpebrales inff.; - - - → lateral am Boden der Augenhöhle zw. Mm. rectus inf. u. lat.; - → evtl. Vv. ciliares, Rr. musculares; Verbindungen zum Plexus pterygoideus; ⊣ V. ophthalmica sup. od. Sinus cavernosus; **S:** unteres Augenlid, Tränendrüse, Augenmuskeln. **V. ophthalmica superior** (↑) **f:** *V. nasofrontalis; - - - → Hauptgefäß an d. medialen Wand der Augenhöhle, über d. N. opticus nach lateral, Fissura orbitalis inf., - → Vv. ethmoidales, palpebrales, V. lacrimalis, Vv. conjunctivales, vorticosae, ciliares, V. centralis retinae (V. ophthalmica inf.); ⊣ Sinus cavernosus; **S:** Auge, Lider, Tränendrüse, Muskeln u. Fettkörper der Augenhöhle, Schleimhaut der Siebbeinzellen, Nasenhöhle. **V. ovarica dextra, sinistra** (↑) **f:** ⊣ re.: V. cava inf., li.: V. renalis; **S:** Eierstock. **V. palatina ex|terna** (↑) **f:** - - - → Seitenwand des Pharynx; ⊣ V. facialis; **S:** Gaumenmandeln, weicher Gaumen, Teile der Pharynxwand. **Vv. palpebrales** (↑) **f pl:** - - - → im oberen Augenlid; ⊣ V. ophthalmica sup.; **S:** Oberlid. **Vv. palpebrales inferiores** (↑) **f pl:** ⊣ V. facialis; **S:** Unterlid. **Vv. palpebrales superiores** (↑) **f pl:** ⊣ V. angularis; **S:** Oberlid. **Vv. pan|creaticae** (↑) **f pl:** ⊣ V. mesenterica sup.; **S:** Pankreaskörper. **Vv. pancreatico|duodenales** (↑) **f pl:** ⊣ V. mesenterica sup.; **S:** Duodenum, Pankreaskopf. **Vv. para|umbilicales** (↑) **f pl:**

V

auch Sappey-Venen; Hautvenen in der Umgebung des Nabels; - - - → im Lig. falciforme hepatis neben dem Lig. teres hepatis; ⊣ linker Pfortaderast; **S:** Bauchhaut um den Nabel; vgl. Caput medusae, Anastomosen, portokavale. **Vv. parietales** (↑) f pl: oberflächliche Venen vom Parietallappen; ⊣ Vv. superficiales cerebri, Sinus sagittalis superior. **Vv. parotideae** (↑) f pl: ⊣ V. retromandibularis; **S:** Ohrspeicheldrüse. **Vv. pectorales** (↑) f pl: aus dem Bereich der Mm. pectorales direkt in die V. subclavia ziehende Venen. **Vv. pedunculares** (↑) f pl: ⊣ V. basalis; **S:** Pedunculi cerebri.

Venae per|forantes (↑) f pl: Begleitvenen nahe den gleichnamigen Arterien im Bereich des Beins.

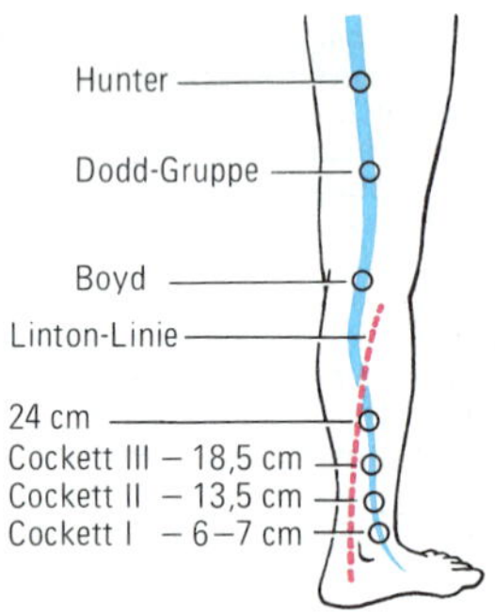

Venae perforantes:
Lokalisation klinisch besonders wichtiger Venae perforantes

Venae peri|cardiacae (↑) f pl: - - - → auf dem Herzbeutel; ⊣ Vv. brachiocephalicae, V. azygos; **S:** Herzbeutel. **Vv. peri|cardiaco|phrenicae** (↑) f pl: ⊣ Vv. brachiocephalicae; **S:** obere Zwerchfellfläche, Herzbeutel. **Vv. peronaeales** (↑) f pl: s. Venae fibulares. **V. petrosa** (↑) f: Vene aus der Gegend des Kleinhirnflocculus zum Sinus petrosus superior bzw. inferior. **Vv. pharyngeales** (↑) f pl: *Plexus pharyngeus; - - - → an d. dorsalen u. lateralen Seite des Pharynx; ⊣ V. jugularis int., V. facialis; **S:** Pharynx, Tuba auditiva, Gaumenbögen. **Vv. phrenicae inferiores** (↑) f pl: ⊣ V. cava inf.; **S:** untere Fläche des Zwerchfells. **Vv. pontis** (↑) f pl: zahlreiche Venen aus der Brücke; ⊣ V. pontomesencephalica anterior, Vv. trunci encephali. **V. ponto|mes|en|cephalica anterior** (↑) f: *V. medullae oblongatae; - - - → basal an der Brücke in die Fossa interpeduncularis; ⊣ V. basalis, Vv. cerebelli; **S:** Pons, Medulla oblongata. **V. poplitea** (↑) f: *Vv. tibiales antt. et postt., evtl. V. saphena parva; - - - → in d. Kniekehle bis zum Adduktorenschlitz; ⊣ V. femoralis; **S:** Fuß u. Unterschenkel. **V. portae** (↑) f: Pfortader; *Vv. mesentericae sup. u. inf., splenica, Vv. gastricae dextra, sinistra, V. praepylorica, cystica, Vv. paraumbilicales, Kapillaren aus d. A. hepatica innerh. der Leberläppchen (innere Pfortaderwurzel); - - - → hinter d. Pankreaskopf, im Lig. hepatoduodenale zur Leberpforte; - → Vv. interlobulares; **S:** gesamter Darm (mit Ausnahme des Canalis analis), Milz, Bauchspeicheldrüse, Magen. **V. portalis** (↑) f: syn. Vena* portae. **V. posterior ventriculi sinistri** (↑) f: - - - → am linken Herzrand, an d. Hinterwand der linken Kammer; ⊣ V. cordis magna od. Sinus coronarius; **S:** Hinterwand der li. Herzkammer. **V. prae|centralis cerebelli** (↑) f: ⊣ V. magna cerebri; **S:** Kleinhirn zw. Lingula u. Lobulus centralis. **Vv. prae|frontales** (↑) f pl: oberflächliche Hirnvenen vom Stirnpol; ⊣ Vv. superiores cerebri. **V. prae|pylorica** (↑) f: s. Vena portae. **Vv. pro|fundae** (↑) f pl: tiefe, unter der Faszie liegende Venen. **Vv. pro|fundae cerebri** (↑) f pl: tiefe, meist verdeckt liegende Hirnvenen; ⊣ V. basalis und V. magna cerebri. **Vv. pro|fundae clitoridis** (↑) f pl: ⊣ V. pudenda int.; **S:** Klitoris. **V. pro|funda faciei** (↑) f: ⊣ V. facialis; **S:** s. Plexus pterygoideus. **V. pro|funda femoris** (↑) f: - → Vv. perforantes, circumflexae latt. et medd. femoris; ⊣ V. femoralis; **S:** Muskulatur des Oberschenkels, Hüftgelenk. **V. pro|funda linguae** (↑) f: Venengeflecht um d. A. profunda linguae; ⊣ V. lingualis; **S:** Zunge. **Vv. pro|fundae penis** (↑) f pl: ⊣ V. pudenda interna u. Plexus prostaticus; **S:** Penisschwellkörper. **Vv. pudendae ex|ternae** (↑) f pl: ⊣ V. saphena magna; **S:** Haut der äußeren Geschlechtsorgane. **V. pudenda in|terna** (↑) f: *Vv. scrotales bzw. labiales postt., V. bulbi penis bzw. vestibuli, Vv. rectales inff. et mediae; - - - → in d. Fossa ischiorectalis, durch d. Foramen infrapiriforme ins kleine Becken; ⊣ V. glutaea inf.; **S:** Damm, Teile der Geschlechtsorgane, unterer Abschnitt des Rektums. **Vv. pulmonales dextrae, sinistrae** (↑) f pl: Lungenvenen; - - - → vom Lungenhilum zum linken Herzvorhof; **S:** führen das in d. Lunge arterialisierte Blut d. linken Vorhof zu. **Vv. radiales** (↑) f pl: ⊣ Vv. brachiales; **S:** Teile der Hand u. lateraler Bereich des Unterarms. **V. recessus lateralis ventriculi quarti** (↑) f: ⊣ Sinus petrosus inferior. **Vv. rectales inferiores** (↑) f pl: *Plexus venosus rectalis, ⊣ V. pudenda int.; **S:** After, Canalis analis. **Vv. rectales mediae** (↑) f pl: *Plexus venosus rectalis; ⊣ V. pudenda int. od. iliaca int. od. einer ihrer Äste; **S:** mittl. Bereich des Rektum. **Vv. rectales superiores** (↑) f pl: *Plexus venosus rectalis; ⊣ V. mesenterica inf.; **S:** oberer Bereich des Rektum. Vgl. Anastomosen, portokavale. **Vv. renales** (↑) f pl: *Vv. interlobares; - - - → meist kaudal u. etwas ventral der Arterie, li. vor d. Aorta; - → li.: V. suprarenalis sin., testicularis bzw. ovarica sin.; ⊣ V. cava inf.; **S:** Niere, li. Nebennieren, li. Hoden bzw. Eierstock. **V. retro|mandibularis** (↑) f: *Vv. temporales superficiales, Vv. parotideae, articulares mandibulae (tympanicae), auriculares antt., V. transversa faciei, (stylomastoidea), Vv. maxillares; - - - → in d. Fossa retromandibularis; ⊣ V. jugularis interna; **S:** Scheitel- u. Schläfengegend, Vorderseite der Ohrmuschel, Parotis, seitl. Gesichtsgegend, Ober- u. Unterkiefer, Teile der Dura mater. **Vv. sacrales laterales** (↑) f pl: *Plexus venosus sacralis; ⊣ V. iliaca int.; **S:** Vorderfläche des Kreuzbeins. **V. sacralis mediana** (↑) f: ⊣ V. iliaca communis sin. od. V. cava inf.; **S:** Vorderfläche des Kreuzbeins. **V. saphena ac|cessoria** (↑) f: - - - → medial am Oberschenkel, zum Hiatus saphenus; ⊣ V. saphena magna; **S:** medialer Bereich des Oberschenkels. **V. saphena magna** (↑) f: *Rete venosum dorsale pedis; - - - → an d. medialen Seite des Fußes, vor d. medialen Knöchel, an d. Innenseite des Unter- u. des Oberschenkels, Hiatus saphenus; - → V. saphena accessoria; ⊣ V. femoralis; **S:** medialer Fußrand, Haut der Innenseite des Unter- u. Oberschenkels. **V. saphena parva** (↑) f: *Rete venosum dorsale pedis; - - - → am lateralen Fußrand, Unterschenkelrückseite;

⊣ V. poplitea; **S:** laterale u. dorsale Seite des Unterschenkels. **V. scapularis dorsalis** (↑) **f:** Begleitvene der A. scapularis dorsalis; ⊣ V. subclavia, oft auch V. jugularis externa. **Vv. sclerales** (↑) **f pl:** in der vorderen Sklera verlaufende dünne Venen; ⊣ Vv. ciliares anteriores. **Vv. scrotales anteriores** (↑) **f pl:** ⊣ V. femoralis od. Vv. pudendae extt.; **S:** Hodensack. **Vv. scrotales posteriores** (↑) **f pl:** ⊣ V. pudenda int. od. iliaca int.; **S:** Hodensack.

Venae sectio (↑; lat. sectio Schnitt) **f:** chir. Freilegung u. Eröffnung einer Vene mit Einlegen eines Katheters als venösem Gefäßzugang (z. B. zur Infusion, Transfusion); heute meist statt dessen perkutane Punktion von V. jugularis od. V. subclavia (Subklaviapunktion*).

Vena septi pellucidi (↑) **f:** ⊣ Vv. intt. cerebri; **S:** Mark des vorderen Bereichs des Stirnhirns, Septum pellucidum, Dach des Seitenventrikels. **Vv. sigmoideae** (↑) **f pl:** ⊣ V. mesenterica inf.; **S:** Colon sigmoideum. **Vv. spinales anteriores, posteriores** (↑) **f pl:** Venen des Rückenmarks; - - - → im Rückenmark u. Subarachnoidalraum; ⊣ Plexus venosi vertebrales intt.; **S:** Rückenmark u. -häute. **V. spiralis modioli** (↑) **f:** - - - → in d. Schneckenachse; ⊣ V. labyrinthi; **S:** Schnecke. **V. splenica** (↑) **f:** auch V. lienalis; - - - → in einer Furche der Dorsalfläche des Pankreas unterh. der entspr. Arterie nach rechts; - → Vv. gastricae breves, V. gastroomentalis sinistra; Vv. pancreaticae, V. mesenterica inf.; ⊣ V. portae; **S:** Milz, Teile des Magens u. des Pankreas, großes Netz, Colon descendens, Sigmoid, oberer Teil des Rektums. **Vv. stellatae** (↑) **f pl:** - - - → in d. äußersten Schicht der Nierenrinde; ⊣ Vv. interlobulares; **S:** Nierenkapsel u. angrenzender Rindenbereich. **V. sterno|cleido|mastoidea** (↑) **f:** ⊣ Vv. jugularis int. od. thyroidea sup.; **S:** M. sternocleidomastoideus. **V. striata** (↑) **f:** ⊣ V. basalis od. V. media prof. cerebri; **S:** Substantia perforata ant. **V. stylo|mastoidea** (↑) **f:** - - - → im Canalis facialis; ⊣ V. retromandibularis; **S:** Paukenhöhle, Cellulae mastoideae, M. stapedius, Dura mater. **V. sub|clavia** (↑) **f:** *V. axillaris; - - - → über d. 1. Rippe, vor d. M. scalenus ant.; - → Vv. transversae colli (V. jugularis ext.); ⊣ vereinigt sich mit d. V. jugularis int. zur V. brachiocephalica; **S:** Arm, Schulter, seitl. Brustwand. **V. sub|costalis** (↑) **f:** - - - → unterh. der 12. Rippe; - → Rr. dorsalis, spinalis, V. intervertebralis; ⊣ Vv. azygos, hemiazygos; **S:** Rückenmuskulatur u. -haut, Wirbelkanal u. Inhalt, seitl. u. hinterer Bereich der Brustwand. **V. sub|lingualis** (↑) **f:** - - - → zw. Glandula sublingualis u. M. mylohyoideus; ⊣ V. lingualis; **S:** Glandula sublingualis, Schleimhaut des Mundhöhlenbodens. **V. sub|mentalis** (↑) **f:** ⊣ V. facialis; **S:** Glandula submandibularis, benachbarte Muskeln. **Vv. super|ficiales cerebri** (↑) **f pl:** oberflächliche Hirnvenen: Vv. superiores, inferiores u. mediae superficiales cerebri. **Vv. superiores cerebri** (↑) **f pl:** - - - → an d. konvexen Fläche der Großhirnhemisphären medianwärts gegen die Mantelkante; ⊣ Sinus sagittalis sup.; **S:** Außenfläche der Großhirnhemisphären. **Vv. superiores hemi|sphaerii cerebelli** (↑) **f pl:** - - - → an der oberen Fläche des Kleinhirns medianwärts; ⊣ V. cerebri magna, Sinus rectus, transversus. **V. superior vermis** (↑) **f:** Vene aus dem oberen Kleinhirnwurm; ⊣ Vv. magna od. interna cerebri. **V. supra|orbitalis** (↑) **f:** ⊣ Vv. supratrochleares; **S:** Bereich der Stirn. **Vv. supra|renales** (↑) **f pl:** *V. centralis; ⊣ re.: V. cava inf., li.: V. renalis; **S:** Nebenniere. **V. supra|scapularis** (↑) **f:** ⊣ V. jugularis ext.; **S:** Schulterblattgegend. **Vv. supra|trochleares** (↑) **f pl:** ⊣ V. angularis; **S:** medialer Bereich der Stirn. **Vv. temporales profundae** (↑) **f pl:** - - - → im M. temporalis; ⊣ Plexus pterygoideus; **S:** M. temporalis, seitl. Wand der Augenhöhle. **Vv. temporales super|ficiales** (↑) **f pl:** - - - → auf d. Fascia temporalis; ⊣ V. retromandibularis; **S:** Schläfengegend. **V. temporalis media** (↑) **f:** - - - → im M. temporalis; ⊣ V. retromandibularis; **S:** M. temporalis. **Vv. testiculares** (↑) **f pl:** *Plexus pampiniformis; - - - → retroperitoneal auf d. M. psoas; ⊣ re.: V. cava inf., li.: V. renalis; **S:** Hoden u. Nebenhoden, Samenstrang. **Vv. thalamo|striatae inferiores** (↑) **f pl:** - - - → durch die Substantia perforata anterior; ⊣ V. basalis, V. media profunda cerebri; **S:** Nucleus caudatus, Nucleus lentiformis, Thalamus. **V. thalamo|striata superior** (↑) **f:** - - - → im Sulcus terminalis zw. Thalamus u. Nucleus caudatus; ⊣ Vv. intt. cerebri; **S:** hinterer Teil des Stirnlappens, Scheitellappen. **Vv. Thebesii** (↑) **f pl:** s. Venae cardiacae minimae. **Vv. thoracicae in|ternae** (↑) **f pl:** *Vv. epigastricae supp.; - - - → Vv. intercostales antt.; ⊣ Vv. brachiocephalicae; **S:** vordere Bauch- u. Brustwand. **V. thoracica lateralis** (↑) **f:** ⊣ V. axillaris; **S:** seitl. Brustwand. **V. thoraco|acromialis** (↑) **f:** ⊣ V. axillaris; **S:** Schultergelenk, M. deltoideus, M. pectoralis major. **Vv. thoraco|epi|gastricae** (↑) **f pl:** ⊣ V. axillaris; **S:** Hautvenen der seitl. Brust- u. Bauchwand. Vgl. Anastomosen, interkavale. **Vv. thymicae** (↑) **f pl:** ⊣ Vv. brachiocephalicae; **S:** Thymus. **V. thyroidea inferior** (↑) **f:** *Plexus thyroideus impar; - - - → vor d. Luftröhre; - → V. laryngea inf.; ⊣ V. brachiocephalica sinistra; **S:** Schilddrüse, Kehlkopf, Trachea. **Vv. thyroideae mediae** (↑) **f pl:** ⊣ V. jugularis int.; **S:** Schilddrüse. **Vv. thyroideae superiores** (↑) **f pl:** - - - → vom oberen Schilddrüsenbereich nach lateral; - → V. laryngea sup.; ⊣ V. jugularis int.; **S:** Schilddrüse, Kehlkopf. **Vv. tibiales anteriores** (↑) **f pl:** ⊣ V. poplitea; **S:** Fußrücken, Vorderseite des Unterschenkels. **Vv. tibiales posteriores** (↑) **f pl:** - → Vv. fibulares; ⊣ V. poplitea; **S:** Fußsohle, Streckseite des Unterschenkels. **Vv. tracheales** (↑) **f pl:** ⊣ Vv. brachiocephalicae; **S:** Trachea. **Vv. trans|versae colli** (↑) **f pl:** ⊣ V. subclavia; **S:** Rücken- u. Nakkenmuskeln. **V. trans|versa faciei** (↑) **f:** - - - → unterh. des Jochbogens; ⊣ V. retromandibularis; **S:** seitl. Gesichtsgegend. **Vv. tympanicae** (↑) **f pl:** - - - → durch d. Fissura petrotympanica; ⊣ Plexus pterygoideus; **S:** Paukenhöhle u. Trommelfell. **Vv. ulnares** (↑) **f pl:** ⊣ Vv. brachiales; **S:** Teile der Hand, ulnare Seite des Unterarms. **V. umbilicalis** (↑) **f:** Nabelvene; verödet nach d. Geburt zum Lig. teres hepatis; - - - → im freien Rand des Lig. falciforme hepatis zur Leberpforte; ⊣ linker Ast der Pfortader, über d. Ductus venosus in d. V. cava inf.; **S:** führt d. Feten das in d. Plazenta arterialisierte Blut zu. **V. unci** (↑) **f:** ⊣ V. basalis; **S:** Uncus. **Vv. uterinae** (↑) **f pl:** *Plexus venosus uterinus; - - - → an d. Seitenwand des Uterus; ⊣ V. iliaca int.; **S:** Vagina, Uterus. **Vv. ventriculares** (↑) **f pl:** kleine Venen aus den Herzkammerwänden zu den Venen der Herzwand. **V. ventricularis inferior** (↑) **f:** - - - → durch die Fissura choroidea; ⊣ V. basalis; **S:** weiße Substanz des Schläfenlappens. **V. vertebralis** (↑) **f:** - - - → meist als Geflecht um d. gleichnamige Arterie durch d. Foramina transversaria des 1.–6. (7.) Halswirbels; - → Plexus venosi vertebrales, V. vertebralis anterior (V. cervicalis profunda); ⊣ Vv. brachiocephalicae; **S:** entspricht d. Ver-

V

sorgungsgebiet der gleichnamigen Arterie. **V. vertebralis ac|cessoria** (Vena*) f: *V. vertebralis; - - -→ als Fortsetzung des Plexus venosus um d. A. vertebralis meist durch d. Foramen transversarium des 7. Halswirbels; ⊣ Vv. brachiocephalicae; **S:** s. Vena vertebralis. **V. vertebralis anterior** (↑) f: *Venenplexus neben d. Halswirbelsäule; ⊣ V. vertebralis; **S:** Bereich neben d. Querfortsätzen der Halswirbel. **Vv. vesicales** (↑) f pl: Blasenvenen; *Plexus venosus vesicalis, mehrere Venen zur V. iliaca interna. **Vv. vestibulares** (↑) f pl: ⊣ Vv. labyrinthi; **S:** Bogengänge. **Vv. vorticosae** (↑) f pl: - - -→ in d. Lamina vasculosa der Choroidea, sammeln sich hinter d. Äquator des Augapfels zu vier Venenstämmen, durchsetzen schräg d. Sklera; ⊣ V. ophthalmica sup.; **S:** Iris, Corpus ciliare, Choroidea.

Ven|ek|tasie (↑; -ektasie*) f: syn. Phlebektasie*.

Venen (↑) f pl: (engl.) veins; Venae, Blutadern; Blutgefäße mit zum Herzen führender Strö-

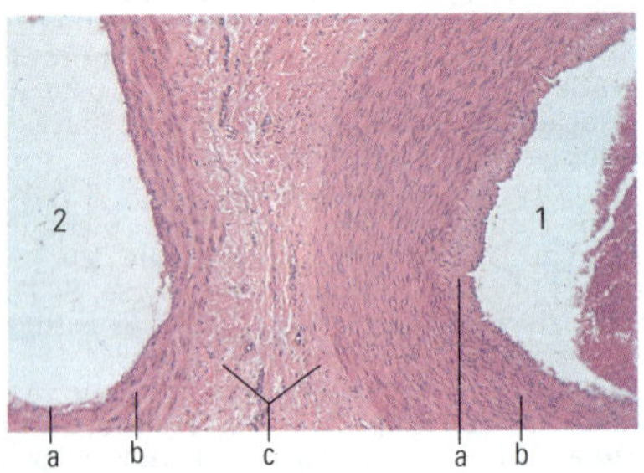

Venen:
histologischer Schnitt durch die dickwandige Arteria radialis (1) mit deutlichem Dreischichtenbau und die dünnwandige Vena radialis (2) mit undeutlichem Dreischichtenbau; a: Tunica interna; b: Tunica media; c: Tunica externa (Tunica adventitia) [134]

mungsrichtung des Bluts. Wandaufbau: Tunica interna (Intima) mit reichl. elast. Fasern (jedoch keine Elastica interna), Tunica media (Media) mit locker gefügten Bündeln glatter Muskulatur, Tunica externa (Adventitia). Im Ggs. zu den Ar-

> Anatomische Bezeichnung der Venen siehe unter Vena.

terien ist die Begrenzung der Schichten unscharf.

Venen|by|pass (↑; engl. bypass Umgehung) m: s. Gefäßtransplantation.

Venen|druck, peri|pherer (↑): (engl.) peripheral venous pressure; hydrostat. Druck in peripheren (herzfernen) Venen, z. B. Arm- u. Beinvenen (s. Abb.); liegt in Ruhe ca. 3-7 cm H_2O über dem zentralen Venendruck*, schwankt jedoch sehr inf. hydrostatischer Einflüsse, Muskelarbeit, Temperaturänderungen u. a.

Venen|druck, zentraler (↑): (engl.) central venous pressure; Abk. ZVD; intravasaler Druck in dem intrathorakal gelegenen (zentralen) Hohlvenensystem, entspricht in etwa dem Füllungsdruck der re. Herzkammer; die **Messung** erfolgt mittels Flüssigkeitsmanometrie od. Elektroma-

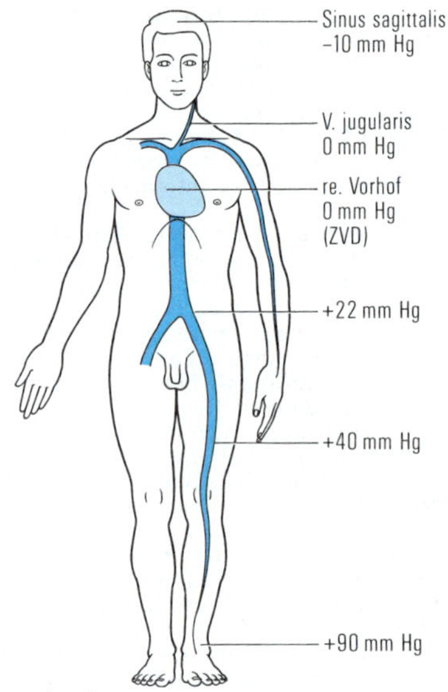

Venendruck:
peripherer und zentraler Venendruck im Stehen [233]

nometrie über einen Kavakatheter*; angenommener Nullpunkt (Lage der Katheterspitze) am liegenden Pat. zw. vorderem u. mittlerem Thoraxdrittel in Höhe von drei Fünfteln des Thoraxdurchmessers über der Unterlage (s. Abb.). Der ZVD erlaubt Rückschlüsse auf den Füllungszu-

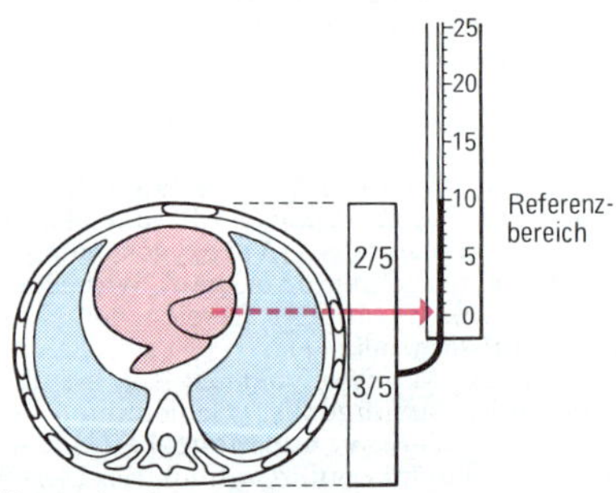

Venendruck, zentraler:
Schema zur Ermittlung der Höhe des rechten Vorhofs beim liegenden Patienten

stand der Venen (Volumendefizit bzw. Volumenüberlastung), z. B. zur Kontrolle einer Infusionstherapie. **Referenzbereich:** 4-12 cm H_2O; normale od. erhöhte Werte bei intrathorakaler Druckerhöhung (z. B. bei Pneumothorax) trotz Hypovolämie! Vgl. Venendruck, peripherer.

Venen||entzündung (↑): syn. Phlebitis; s. Thrombophlebitis. **V.funktions|prüfungen** (↑): s. Perkussionsversuch, Perthes-Test, Pratt-Versuch, Trendelenburg-Test. **V.katheter, zentraler** (↑; Katheter*) m: s. Kavakatheter.

V

Venen|klappen (↑): (engl.) valves of veins; Valvulae venarum; taschenförmige Klappen der Tunica interna (Intima) v. a. in d. Venen der unteren u. oberen Extremitäten, bes. distal der Einmündung anderer Venen; dienen d. Rückflußhemmung; vgl. Koppelung, arteriovenöse.

Venen|patch (↑; engl. patch Flicken, Pflaster) n: s. Patch-Plastik.

Venen|puls (↑; Puls*) m: (engl.) venous pulse; in intra- u. extrathorakale Venen fortgeleitete, herzschlagsynchrone Druck- und Volumen-

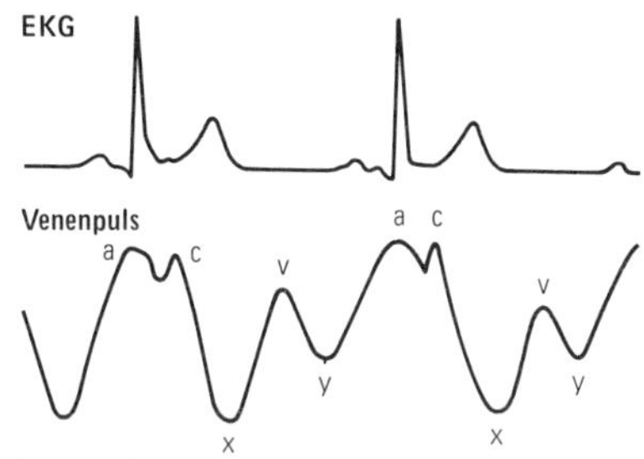

Venenpuls:
graphische Darstellung in zeitlichem Zusammenhang mit dem EKG; Entstehungsmechanismen der Druckschwankungen: a: a-Welle, Kontraktion des rechten Vorhofs; c: c-Welle, Vorwölbung der Trikuspidalklappe in den Vorhof bei beginnender Kontraktion der rechten Herzkammer; x: x-Welle, Kontraktion der Herzkammern mit Verschiebung der Ventilebene; v: v-Welle, Füllung des rechten Vorhofs; y: y-Welle, Öffnung der Atrioventrikularklappen und Füllung der Herzkammern [437]

schwankungen insbes. des rechten Herzvorhofs, sichtbar an der V. jugularis externa als physiol., sog. negativer V. (im Ggs. zum pathol. positiven V., z. B. bei Trikuspidalinsuffizienz); bei direkter (photoelektr.) Aufzeichnung u. graph. Darstellung der **Venenpulskurve** verläuft der Jugularvenenpuls mit drei positiven (a-, c- u. v-)Wellen u. zwei negativen (x- u. y-)Wellen (s. Abb.).

Venen||puls, penetrierender (↑; ↑): (engl.) penetrating venous pulse; Fortpflanzung der arteriellen Pulswelle durch das Kapillargebiet bis in d. Venen; bei Erweiterung der Kapillaren, arteriovenöser Anastomose. **V.sperre** (↑): (engl.) venous obstruction; anat. bedingte venöse Abflußbehinderung; z. B. der V. subclavia b. Halsrippe. **V.stein** (↑): Phlebolith*.

Venen|stripping (↑; engl. to strip abstreifen) n: (engl.) vein stripping; op. Extraktion einer varikös veränderten Vene mit einer flexiblen Spezialsonde (sog. Venenstripper), z. B. extraluminal mittels Ringstripper, intraluminal mittels Babcock-Sonde (Babcock-Methode); **Ind.**: vollständige Entfernung von varikösen Subkutanvenen unter gleichzeitiger Ausschaltung von insuffizienten Perforansvenen bei primären Varizen, insbes. bei Stammvarikose; bei sekundären Varizen strenge Ind. (ein ausreichender venöser Rückstrom über das tiefe Venensystem muß gewährleistet sein).

Venen|thrombose (↑; Thromb-*; -osis*) f: s. Thrombose.

Venenum (lat.) n: Gift.

Venen|verödung (Vena*): (engl.) venous sclerosing; Sklerosierung von (oberflächl.) Venen od. Varizen durch Injektionsbehandlung mit spez. Venenverödungsmitteln (Antivarikosa, bewirken eine lokale Entz.), evtl. unter Vorspritzen von ca. 0,5 ml Luft (sog. Air-bloc-Technik) zur Verminderung der erforderl. Medikamentenmenge u. besseren Verteilung (vgl. Moskowicz-Operation); **Ind.**: v. a. bei retikulärer Varikose, sog. Besenreiservarizen, Rest- od. Rezidivvarizen, bei Hämorrhoiden*, u. U. auch (endoskop.) bei Ösophagusvarizen*.

Venen|verschluß|plethysmo|graphie (↑; gr. πληθυσμός Vermehrung; -graphie*) f: (engl.) venous occlusion plethysmography; Aufzeichnung der Volumenzunahme einer Extremität zur Bestimmung der Durchblutung bei blockiertem venösem Abfluß.

Venen|winkel (↑): Angulus* venosus.

Venero|logie (lat. Venus röm. Liebesgöttin; -log*) f: (engl.) venerology; Lehre von d. venerischen, d. h. sexuell übertragbaren Krankheiten; vgl. STD, Geschlechtskrankheiten.

Veno|graphie (Vena*; -graphie*) f: syn. Phlebographie; s. Angiographie.

Venolen (↑) f pl: (engl.) small veins; Venolae, Venulae; auch Venulen; kleinste venöse Gefäße.

venosus (lat.): venenreich, Venen-.

Venter (lat.) m: Bauch, auch für Muskelbauch; V. propendens, V. pendulus: Hängebauch.

Ventilation (lat. ventilatio Lüftung, Belüftung) f: Belüftung; Bewegung von Luft durch die Atemwege, Lungenbelüftung.

Ventilation, alveoläre (↑) f: (engl.) alveolar ventilation; effektive Ventilation des Alveolarraums, normal ca. 4000 ml/min; Berechnung:

$$\frac{CO_2 \text{ d. Exspir.-Luft i. ml/min} \cdot k\ (=865{,}8)}{\text{alveoläre } CO_2\text{-Spannung (norm. 40 mmHg)}}$$

Die a. V. entspricht bei homogener Belüftung der Lungen dem Atemzugvolumen* minus dem (anatomischen) Totraum* multipliziert mit der Atemfrequenz*. Bei Ventilationsstörungen ist die Ermittlung der a. V. nur unter Bezug auf den art. CO_2*-Partialdruck möglich.

Ventilation/Per|fusions|verhältnis (↑; lat. perfundere, perfusus über-, durchströmen): (engl.) ventilation-perfusion ratio; (physiol.) die Arterialisation* beeinflussende Beziehung zw. (regionärer) alveolärer Ventilation* u. Lungendurchblutung; weist regionale Inhomogenitäten auf u. nimmt im Stehen i. d. R. von der Lungenspitze zur Lungenbasis hin ab; beträgt in Ruhe beim Lungengesunden 0,8-1. Vgl. Euler-Liljestrand-Reflex, Verteilungsstörungen, pulmonale.

Ventilations|äqui|valent (↑; lat. aequivalere ebenso stark sein, ebensoviel Gewicht haben) n: s. Atemäquivalent.

Ventilations|größen (↑): s. Lungenfunktionsprüfung.

Ventilation, spezifische (↑) f: (engl.) specific ventilation; Verhältnis des Atemminutenvolumens (in ml) zum O_2-Verbrauch/min (in ml). Das Atemvolumen, aus dem 1 ml O_2 entnommen wird, beträgt in Ruhe normal 23-33 ml. Vgl. Atemäquivalent.

Ventilations|störungen (↑): (engl.) ventilation disorders; Störungen der Lungenbelüftung; **1. obstruktive V.**: Erhöhung des endobronchialen

V

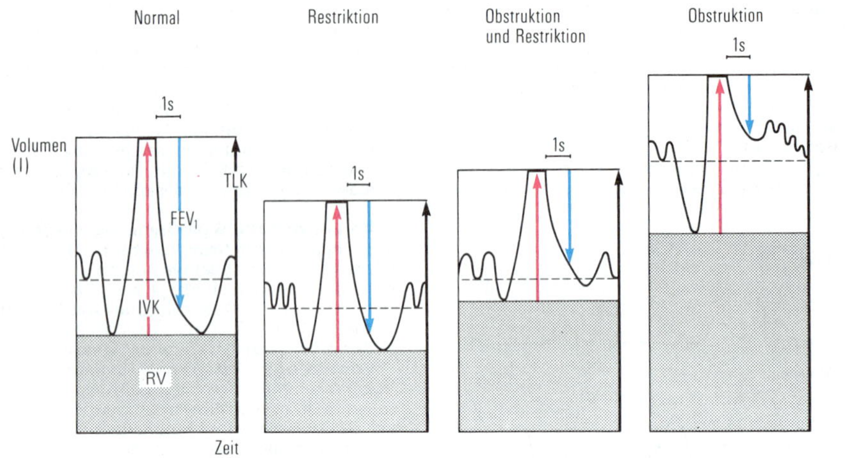

Ventilationsstörungen:
verschiedene Formen im Spirogramm; IVK: inspiratorische Vitalkapazität; FEV_1: exspiratorische Sekundenkapazität; TLK: totale Lungenkapazität; RV: Residualvolumen [310]

Strömungswiderstands (z. B. bei chron. Bronchitis od. Bronchospasmus bei Asthma bronchiale) mit inhomogener Belüftung der Alveolen u. zunehmender Lungenüberblähung; in fortgeschrittenen Stadien Gasaustauschstörungen; **Funktionsdiagnose:** meßbar erhöhter Atemwegwiderstand*, erniedrigte absolute u. rel. Sekundenkapazität*, Zunahme der funktionellen Residualkapazität u. des Residualvolumens*. Vergrößerung des Quotienten aus Residualvolumen u. Totalkapazität. Verminderung der Vitalkapazität bei zunehmender mechan. Schädigung des bronchopulmonalen Systems; **2. restriktive V.:** durch innere (z. B. Lungenfibrose*) od. äußere (z. B. ausgedehnte Pleurafibrose) Bewegungseinschränkung bedingte Verminderung der Dehnungsfähigkeit der Lungen mit Beeinträchtigung des Gasaustauschs inf. Verteilungsstörungen; **Funktionsdiagnose:** Abnahme der Vitalkapazität, der funktionellen Residualkapazität u. des Residualvolumens, normale rel. Sekundenkapazität, normale Resistance, erniedrigte pulmonale Compliance*; s. Abb.

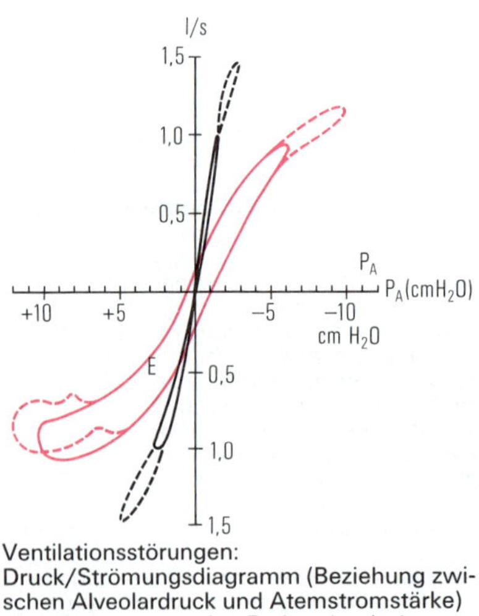

Ventilationsstörungen:
Druck/Strömungsdiagramm (Beziehung zwischen Alveolardruck und Atemstromstärke) eines lungengesunden Probanden (schwarz, normaler Kurvenverlauf) u. eines Patienten mit Asthma bronchiale (rot: Behinderung von Inspiration u. Exspiration); volle Linien: ruhige Spontanatmung; gestrichelte Linien: forcierte Atmung; E: Exspiration [47]

Ventilations|szinti|graphie (↑; Szinti-*; -graphie*) **f:** s. Lungenventilationsszintigraphie.

Ventilations|zahl (↑)**:** (engl.) ventilation number; zum Abatmen v. 1 ml Kohlensäure ventiliertes Luftvolumen, normal 30-45 ml.

Ventil|pneumo|thorax (lat. ventile Schleusentor; Pneum-*; Thorax*) **m:** s. Pneumothorax.

Ventil|stenose (↑; Steno-*; -osis*) **f:** bes. bei Exspiration auftretende Verlegung des Tracheobronchiallumens durch Tumoren, Lymphknoten od. Fremdkörper.

ventralis (lat.)**:** bauchwärts, zum Bauch gehörend, ventral.

ventricularis (lat.)**:** d. Ventrikel betreffend, ventrikulär.

Ventriculus (lat.) **m: 1.** kleiner Magen; **2.** Kammer. **V. cerebri** (↑) **m:** Hirnkammer; s. Hirnventrikel. **V. cordis** (↑) **m:** Herzkammer. **V. laryngis** (↑) **m:** syn. Morgagni-Ventrikel; seitl. Ausbuchtung des Kehlkopfraums zw. Taschenband u. Stimmlippe; vgl. Laryngozele. **V. lateralis** (↑) **m:** Seitenventrikel, (1. u. 2.) Hirnventrikel*. **V. quartus** (↑) **m:** 4. Hirnventrikel*. **V. tertius** (↑) **m:** 3. Hirnventrikel*.

Ventrikel (↑) **m:** Ventriculus*.

Ventrikel|blutung (↑)**:** (engl.) intraventricular haemorrhage; hyperton. Massenblutung mit Durchbruch der Blutung in das Ventrikelsystem des ZNS; vgl. Apoplexie.

Ventrikel|drainage (↑; Drainage*) **f:** (engl.) ventricular drainage; Ableitung des Liquors aus

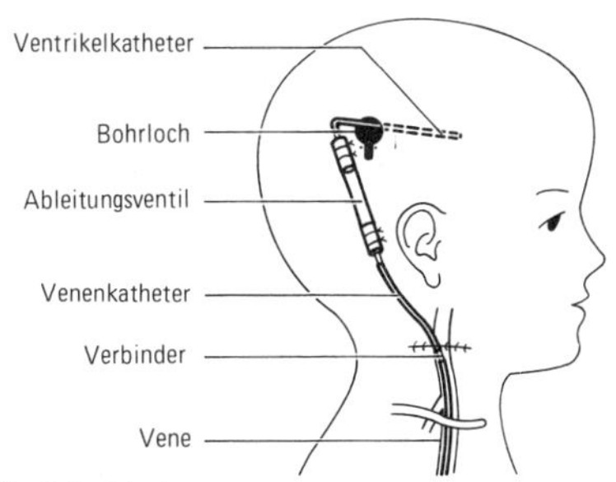

Ventrikeldrainage:
Ableitung des Ventrikelliquors in das Blutsystem; Drainage nach Spitz-Holter

den Hirnventrikeln; op. Maßnahme z. B. bei Hydrozephalus*; **Formen: 1.** V. nach Torkildsen (Ventrikulozisternostomie): Ableitung aus dem Seitenventrikel in die Cisterna magna; **2.** V. nach Spitz-Holter (ventrikuloatriale Drainage): Schlauchverbindung zw. Seitenventrikel u. re. Herzen (s. Abb.) unter Verw. von Ventilen (z. B. Pudenz-Heyer-Ventil); **3.** ventrikuloperitoneale Ableitung (günstiger bei Größenzunahme der Kinder).

Ventrikel|druck (↑): (engl.) ventricular pressure; Blutdruck in den Herzkammern; s. Herzkatheterisierung.

Ventrikel|punktion (↑; Punktion*) **f:** (engl.) ventricular puncture; Punktion der Hirnkammern zur Druckentlastung bei Hirndrucksteigerung* od. diagn. zur direkten Ventrikulographie*; vgl. Ventrikeldrainage.

Ventrikel|septum|de|fekt (↑; Septum*) **m:** (engl.) ventricular septal defect; Abk. VSD; auch Kammerscheidewand- od. Kammerseptumdefekt; häufigste Form der Angiokardiopathie (als isolierte Anomalie ca. 25% aller angeborenen Herzfehler*); **Lok.: 1.** tief sitzende, oft multiple Defekte im muskulären Septum; **2.** höher (in der Pars membranacea) gelegene VSD; **3.** in weniger als 10% infundibulär bzw. bulbär oberh. der Crista supraventricularis lokalisierte VSD; **Einteilung** nach der **Pathophysiologie: 1.** VSD mit kleinem Links-Rechts-Shunt u. normalem Pulmonalarteriendruck; **2.** mittelgroßer VSD mit Volumenbelastung des Lungenkreislaufs u. mäßiger pulmonaler Hypertonie; **3.** großer VSD mit interventrikulärem Druckausgleich bei reinem Links-Rechts-Shunt; **4.** großer VSD mit zunehmender pulmonaler Widerstandserhöhung u. gekreuztem Shunt bzw. Shuntumkehr (sog. Eisenmenger*-Reaktion); **Klin.:** bei größeren Shuntvolumina Gedeihstörungen der Säuglinge, Bronchitiden u. Pneumonien sowie frühzeitiges Auftreten einer Herzinsuffizienz durch Abnahme des hohen Lungengefäßwiderstands in den ersten Lebenswochen bei paralleler Zunahme eines Links-Rechts-Shunts; häufig sog. Herzbuckel*; **Diagn.:** bei kleinen Defekten auskultator. systol. Preßstrahlgeräusch am li. unteren Sternalrand bzw. über der Herzspitze bei VSD im unteren muskulären Septum (kann vor dem 2. Herzton enden, wenn sich der Defekt in der späten Systole schließt); bei großen Rezirkulationsvolumina ist neben dem holosystol. Herzgeräusch Grad 4-5/6 (häufig von Schwirren begleitet) auch ein proto-mesodiastol. Geräusch über der Herzspitze (inf. relativer Mitralstenose) vorhanden; EKG bei kleinem VSD normal, bei größerem Links-Rechts-Shunt zunächst Zeichen der Linksherzhypertrophie u. (mit zunehmender pulmonaler Druckerhöhung) auch der Rechtsherzhypertrophie (überwiegt nach Shuntumkehr); Echokardiographie* mit Doppler-Technik zum Nachw. eines kleinen VSD, bei Verdacht auf pulmonale Hypertonie frühzeitige u. ggf. wiederholte Herzkatheterisierung* mit Angiokardiographie*; **Ther.:** bei allen VSD Endokarditisprophylaxe; bei großem VSD medikamentöse Behandlung der Herzinsuffizienz u. Defektverschluß in offener Op. durch Einzelnähte od. durch Einnähen eines Kunststoff- bzw. Perikardstücks. Erfolg u. Risiko der Op. sind weitgehend vom Zustand der Lungenstrombahn bzw. dem Schweregrad einer pulmonalen Hypertension* abhängig; abgesehen von kleinen (hämodynam. unbedeutenden) Ventrikelseptumdefekten (Roger*-Syndrom) ist der op. Verschluß so frühzeitig wie möglich indiziert. **Progn.:** Spontanverschluß innerh. der ersten 2 Lj. bei kleinem VSD in über 50% der Fälle, bei größeren Defekten in 5-10%; bei großem VSD mit interventrikulärem Druckausgleich Gefahr einer Eisenmenger-Reaktion (u. damit Inoperabilität) bereits im 1. bzw. 2. Lebensjahr.

Ventrikel, singulärer (↑) **m:** (engl.) single ventricle; syn. Cor triloculare biatriatum, univentrikuläres Herz, gemeinsamer Ventrikel; seltene Herzfehlbildung (1-2% aller angeborenen Herzfehler*) mit fehlender od. rudimentärer Anlage des Ventrikelseptums, die fast immer in Komb. mit einer Transposition* der großen Arterien u. häufig Pulmonalstenose* sowie anderen kardialen Anomalien (Vorhofseptumdefekt, Aortenisthmusstenose, persistierender Ductus arteriosus u. a.) vorkommt; bei fehlendem Vorhofseptum u. nicht septiertem Ostium atrioventriculare entsteht ein Cor biloculare. **Hämodynamik:** Im s. V. kommt es zu einem gekreuzten Shunt mit einer wegen der Hyperzirkulation im Lungenkreislauf relativ geringen Zyanose, bei Vorliegen einer Pulmonalstenose mit Drosselung der Lungendurchblutung jedoch zu einer sehr ausgeprägten Zyanose. **Ther.:** bei stark verminderter Lungendurchblutung evtl. palliative Anastomosen-Operation; op. Korrektur kaum möglich; **Progn.:** geringe Lebenserwartung.

Ventrikel|wand|an|eurysma (↑; Aneurysma*) **n:** s. Herzwandaneurysma.

Ventrikulo|aurikulo|stomie (↑; lat. auricula Außenohr, Ohrläppchen; -stomie*) **f:** Ventrikeldrainage* nach Spitz-Holter.

Ventrikulo|graphie (↑; -graphie*) **f:** (engl.) ventriculography; **1.** Pneumenzephalographie* der Liquorräume; **2.** Darstellung der Herzventrikel; s. Angiokardiographie, Herzszintigraphie.

Ventrikulo|tomie (↑; -tom*) **f:** s. EEV.

Ventrikulo|zisterno|stomie (↑; lat. cisterna Behälter; -stomie*) **f:** Ventrikeldrainage* nach Torkildsen.

Venüle (lat.-frz. venula kleines Röhrchen) **f:** (engl.) venule; Röhrchen mit eingeschmolzener Kanüle, in dem Unterdruck besteht u. Rindergalle, Nährbouillon, Natriumzitrat o. a. enthalten ist; zur sterilen Blutentnahme (Blutkultur*).

Venulae rectae (↑) **f pl:** Venen in d. Marksubstanz der Niere, die in d. Vv. arcuatae einmünden.

Venulae stellatae (↑) **f pl:** sternförmig zu d. Vv. interlobulares zusammenlaufende Venen unter d. Nierenkapsel.

Venus|hügel (lat. Venus röm. Liebesgöttin): Mons* pubis.

VEP: Abk. f. visuell evozierte Potentiale*.

Verätzung: (engl.) chemical burn; oberflächl. Eiweißdenaturierung, v. a. durch Einwirkung von Säuren (Koagulationsnekrose) od. Laugen (Kolliquationsnekrose), meist an Haut u. Schleimhäuten; z. B. Ösophagusverätzung*, Magenverätzung*, Hornhautverätzung*; s. Wunde.

Vera|pamil (INN) n: (RS)-2-Isopropyl-2,8-bis(3,4-dimethoxyphenyl)-6-methyl-6-azaoctannitril (IUPAC); Verw.: s. Calciumantagonisten.

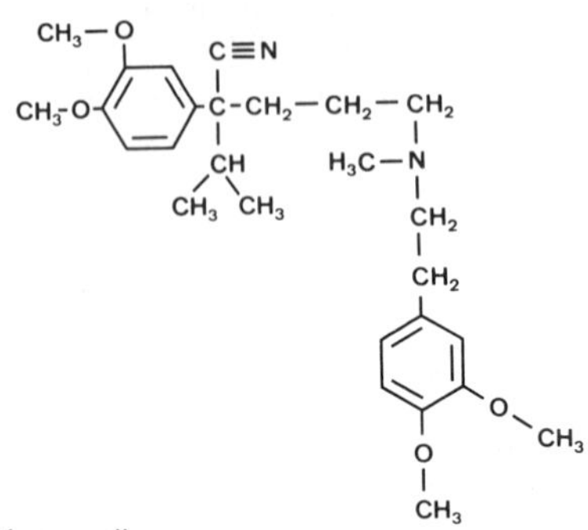

Verapamil

Veratmungs|pyelo|gramm (Pyel-*; -gramm*) n: (engl.) respiration pyelogram; in maximaler Inspiration u. Exspiration aufgezeichnetes, auf demselben Röntgenbild dargestelltes Pyelogramm zur Beurteilung der atemabhängigen Verschieblichkeit der Nieren; z. B. bei Verdacht auf Para- od. Perinephritis. Vgl. Urographie.

Verbände: therap. u. prophylakt. anzuwendende Verbandmaterialien; **Formen: 1.** Wundauflage; **2.** Pflasterverband (Wundschnellverband) od. (Plastik-)Sprühverband; **3.** Druckverband* od. Kompressionsverband*; **4.** Okklusivverband*; **5.** ruhigstellende V. (z. B. Desault*-Verband, Cuff*-and-collar-Verband, Gipsverband*, Hartschaumverband*, Schienenverband); **6.** funktionelle V. (z. B. Tape*-Verband); **7.** Streckverband: s. Extensionsmethoden.

Verbal|sug|gestion (lat. verbalis aus Wörtern bestehend, auf sprachlichem Weg; suggestio Unterlegung, Beeinflussung) f: Suggestion* durch Worte.

Verband|linse: therap. Kontaktlinse zur Abdeckung der Hornhaut, z. B. bei best. epithelialen Hornhauterkrankungen od. kleinen perforierenden Verletzungen. Vgl. Kontaktlinsen, Uhrglasverband.

Verband|watte: (engl.) purified cotton; Gossypium depuratum; gereinigte Baumwolle zu Verbandszwecken.

Verbi|geration (lat. verbigerare reden, sprechen) f: mechanisches Wiederholen von Wörtern, Satzbruchstücken, Sätzen und unverständlichen sprachl. Lautgebilden (Sprachautomatismen) ohne Bindung an eine Stimmung od. kommunikative Bedeutung; dient oft zur Selbstversicherung eines innerlich isolierten Menschen; **Vork.:** bei Schizophrenie, Verhaltensstörung, geistiger Behinderung. Vgl. Stereotypien.

Verbindung: (engl.) compound; (chem.) einheitlicher, aus mind. zwei chem. Elementen in best. gesetzmäßigen Mengenverhältnissen bestehender Stoff; vgl. Stöchiometrie.

Verbindungen, aliphatische: (engl.) aliphatic compounds; Kohlenstoffverbindungen mit offener od. geschlossener (Cycloaliphate) Kette; leiten sich v. Methan (CH_4) ab. **V., alkylierende:** syn. Alkylanzien*. **V., aromatische:** (engl.) aromatic compounds; neben Benzol u. seinen Derivaten alle carbocyclischen Verbindungen mit Benzolcharakter.

Verbindungen, cyclische: (engl.) cyclic compounds; ringförmige chem. Verbindungen; nach der Zahl der Ringe unterscheidet man mono-, bi-, tri-, polycyclische, nach den die Ringe bildenden Atomen **carbocyclische** (nur C-Atome) u. **heterocyclische** (auch andere Atome wie z. B. N, S, O) Verbindungen.

Verblitzung: s. Keratoconjunctivitis photoelectrica.

Verblutung: (engl.) exsanguination; Exsanguinatio; hämorrhagischer Schock* mit letalem Ausgang inf. massiver äußerer od. innerer Blutung*.

Verbrauchs|ko|agulo|pathie (Koagul-*; -pathie*) f: (engl.) disseminated intravascular coagulation (Abk. DIC); syn. disseminierte intravasale Gerinnung; Blutgerinnungsstörung als Folge einer Umsatzsteigerung von Thrombozyten* u. plasmat. Gerinnungsfaktoren mit Sympt. einer plasmatisch-thrombozytär bedingten hämorrhagischen Diathese*; **Path.:** erhöhte Gerinnungsbereitschaft durch Aktivierung der Blutgerinnung* mit intravasaler Bildung von Mikrothromben (Hyperkoagulabilität*), die bei einem Mißverhältnis zw. Verbrauch u. Produktion von Thrombozyten u. Gerinnungsfaktoren in eine gesteigerte Blutungsneigung (Hypokoagulabilität*) übergeht. Als sekundäre Folge einer V. tritt häufig eine Hyperfibrinolyse* auf, die zwar die Mikrozirkulationsstörung günstig beeinflussen kann, andererseits aber durch Freisetzung von Fibrinspaltprodukten (Fibrinopeptiden*) zu einer Verschlimmerung der V. führt. **Urs.:** Aktivierung der Gerinnung insbes. bei stärkeren (v. a. gebh.) Blutungen (z. B. vorzeitige Plazentalösung, retroplazentares Hämatom) sowie bei Fruchtwasserembolie, Dead fetus syndrome u. septischem Abort od. als Endzustand einer schockbedingten Mikrozirkulationsstörung mit Mikrothrombosierung der terminalen Endstrombahn (z. B. bei hämorrhagischem od. septisch-toxischem Schock*, thrombotischer Mikroangiopathie*); Vork. u. a. auch (als im Vordergrund stehende Störung) bei Purpura* anaphylactoides, in Zus. mit Waterhouse*-Friderichsen-Syndrom u. Kasabach*-Merritt-Syndrom, bei Karzinomen (Lunge, Prostata), akuter Pankreatitis, akuter Leukämie, dekompensierter Leberzirrhose sowie bei hämolyt. Transfusionszwischenfällen* u. als Kompl. bei therap. Fibrinolyse*; **Diagn.:** (labordiagn.) Thrombopenie, Fibrinogenopenie u. Verminderung des Faktors XIII der Blutgerinnung, bei sek. Hyperfibrinolyse Verlängerung der Thrombinzeit* u. Reptilasezeit*, bei der Thrombelastographie* Spindelform; **Ther.:** Substitution von Thrombozyten u. Gerinnungsfaktoren (Thrombozyten- u. Faktorenkonzentrate) unter Heparinisierung, Fibrinolyseinhibitoren.

Verbrennung: (engl.) combustion, burn; Combustio; thermische Gewebeschädigung inf. externer (z. B. direkte Flammeneinwirkung) od. interner (z. B. Elektrounfall) Hitzeeinwirkung; **Einteilung** entspr. der Tiefenausdehnung in der Haut: **Grad 1:** Verletzung der Epidermis mit Rötung, Schwellung, Schmerz; narbenlose Abheilung; **Grad 2a:** Abheben der Epidermis vom Korium mit Blasenbildung; narbenlose Abheilung; **Grad 2b:** schmerzhafte Teilzerstörung des Koriums mit oberflächl. Koagulation od. intrakutaner Thrombose; Abheilung mit Narbe; **Grad 3:** schmerzlose Totalzerstörung der Haut mit Anhangsgebilden, ggf. Fortschreiten in tiefere Schichten mit schrumpfender Koagulationsnekrose u. narbiger Abheilung, häufig mit Keloidbildung u. Kontrakturen; **Ausdehnung:** Abschätzung der betroffenen Körperoberfläche nach der Neunerregel beim Erwachsenen (s. Abb.); **Klin.:** neben lokaler Sympt. mögliches Auftreten einer **Verbrennungskrankheit** mit Allgemeinsymptomen bei V. von mehr als 15% der Haut: anfangs v. a. hypovolämischer Schock durch starke Plasmaverluste über Wundflächen u. in das Interstitium, weiter ggf. akutes Nierenversagen, reflektorischer Ileus, ARDS* od. Bronchopneumonie inf. Rauchgasvergiftung; Katabolie durch Reparationsvorgänge sowie Gefahr der

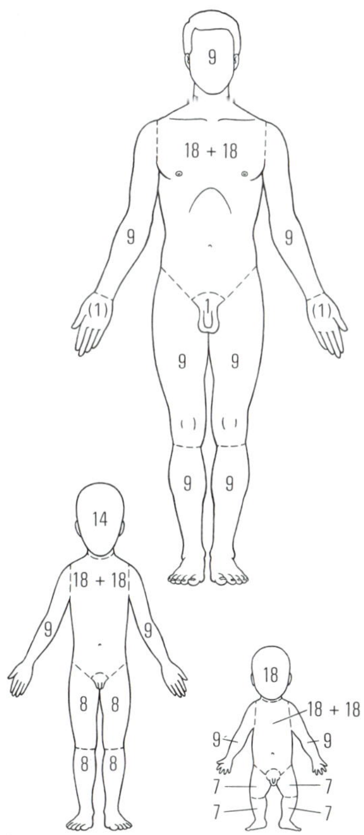

Verbrennung:
Berechnung der Fläche verbrannter Haut in Prozent nach der sog. Neunerregel für Erwachsene, Kinder (5 Jahre) und Säuglinge

Wundinfektion bei fehlender Schutzfunktion der Haut; **Ther.:** initial Kaltwasserbehandlung (für ca. 15 Min.), Abdeckung offener Flächen durch sterile (mit Metall bedampfte) Folien (keine Anw. von Salben), Infusionstherapie (s. a. Evans-Regel); Schwerstbrandverletzte (mehr als 20% der Körperoberfläche mit V. 2. u. 3. Grades) sollten

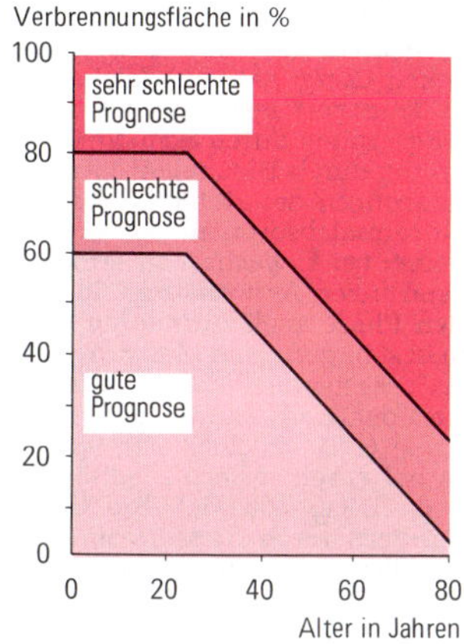

Verbrennung:
Prognose drittgradiger Verbrennungen in Abhängigkeit von der verbrannten Oberfläche und dem Alter des Patienten [90]

wegen typischer schwerer Kompl. (Sepsis, ARDS, akutes Nierenversagen) in einer Spezialklinik behandelt werden; V. 3. Grades erfordern sukzessive Nekroseabtragung u. Hauttransplantation. **Progn.:** Letalität stark abhängig vom Ausmaß u. Grad der V. sowie Lebensalter.

Verbrennungs|schock: s. Verbrennung.

Verbrühung: (engl.) scald; Gewebeschädigung durch Einwirkung heißer Flüssigkeiten od. Dämpfe; Sympt. u. Ther. wie bei Verbrennung*.

Verdampfer: (engl.) evaporator, vaporizor; auch Verdunster; Apparat zur Überführung von Flüssigkeiten in dampfförmigen Zustand v. a. durch Wärmezufuhr, Oberflächenvergrößerung, vorbeistreichenden Luftzug; klin. Verwendung als: **1.** Teil des Narkoseapparats* zur Verdunstung flüssiger Inhalationsanästhetika* u. zu deren dosierbarer Zufuhr in die Inspirationsluft des Pat. (z. B. als sog. Draw-over-Verdampfer) unter Ausgleich von Druck- u. Temperaturschwankungen; **2.** Vorrichtung zum Verdunsten von Wasser als Atemluftbefeuchter* (Sprudler). Vgl. Vernebler.

Verdauung: (engl.) digestion; syn. Digestion; Abbau der Nahrungsstoffe im Verdauungstrakt in resorptionsfähige Bestandteile u. Aufnahme in Blut bzw. Lymphe nach mechan. Zerkleinerung (Zähne), Verflüssigung (Speichel), Ansäuerung mit Proteindenaturierung (Magensaft) u. Fettemulgierung (Gallenflüssigkeit) v. a. durch die versch. Verdauungsenzyme. Die Resorption durch die Dünndarmschleimhaut erfolgt durch aktiven Transport* od. passive Diffusion. Unverdaute u. unverdaubare Reste werden im Dickdarm durch die Bakterienflora weiter abgebaut. Der Speisebrei (Chymus) wird durch die Peristaltik der glatten Muskulatur durch den Verdauungstrakt befördert.

1. Kohlenhydrate: Resorption nur in Form der Monosaccharide; Abbau von Polysacchariden (Stärke, Glykogen) beginnt durch Alphaamylase des Speichels, bis zu deren Inaktivierung im sauren Magenmilieu entsteht meist e. Gemisch wasserlösl. Dextrine, das durch die ident. Pankreasamylase weiter zerlegt wird. Die entstandenen Disaccharide werden durch die im Bürstensaum der Dünndarmmukosa lokalisierten Disaccharidasen* gespalten, die mit unterschiedl. Geschwindigkeit durch aktiven Natriumionen-gekoppelten Transport resorbiert werden. Steigerung der Resorption durch Schilddrüsenhormone, Hemmung durch Biguanide* (orale Antidiabetika); Störungen des Kohlenhydratabbaus: s. Kohlenhydratmalabsorption.

2. Proteine: bei Erwachsenen erfolgt nur Resorption von freien Aminosäuren, in der frühen postnatalen Phase auch Aufnahme von ganzen Proteinen in sehr geringem Maß durch Pinozytose*; deshalb besteht in diesem Alter auch die Möglichkeit der Entwicklung einer Nahrungsmittelallergie (z. B. Milchschorf), später i. d. R. nur bei pathol. erhöhter Permeabilität der Darmschranke (z. B. bei Zöliakie). Die Übertragung von Antikörpern durch die Muttermilch auf diesem Weg ist beim Menschen jedoch fraglich (erfolgt z. B. vom Rind auf das Kalb). Die Spaltung der Proteine beginnt im Magen durch Pepsin* nach Denaturierung durch die Salzsäure, wird fortgesetzt durch die Proteasen* des Pankreassekrets (Trypsin*, Chymotrypsin*, Carboxypeptidase, Elastase*). Di- u. Tripeptide werden durch Dipeptidasen* u. Aminopeptidasen* z. T. im Darmlumen, z. T. in den Mukosazellen gespalten. Die Resorption der freien Aminosäuren erfolgt durch Natrium-abhängigen aktiven Transport. Genetische Defekte des Aminosäuretransportsystems z. B. bei Hartnup*-Krankheit, Cystinurie*, Methioninmalabsorption*.

3. Fette: Fettabbau setzt ein durch die Triglyzeridlipase des Magensafts (Butterfette); nach Emulgierung durch die Gallensäuren* u. Phospholipide Spaltung durch die Pankreaslipase (s. Lipasen). Die entstandenen freien Fettsäuren u. Betamonoglyzeride gelangen als lipophile Substanzen durch passive Diffusion in die Mukosazellen, wo eine Resynthese von Triglyzeriden stattfindet; mit einer Lipoproteinschicht versehen, werden sie als Chylomikronen* u. Lipoproteine* sehr geringer Dichte (Very low density lipoproteins, Abk.VLDL) an die Lymphe abgegeben. Von dort gelangen sie über den Ductus thoracicus in das Blut. Trübung des Serums nach sehr fettreicher Mahlzeit od. Hyperlipidämie* durch diese Fettemulsion. Störung: A-Betalipoproteinämie.

4. Fettlösl. Vitamine u. Cholesterin werden im Darm zusammen mit Fettsäuren u. Monoglyzeriden unter Vermittlung der Gallensäuren resorbiert (Mizellenbildung).

5. Wasser aus den Sekreten u. der Nahrung (ca. 9 Liter pro Tag) wird überwiegend im Jejunum passiv, z. T. mit der Elektrolytresorption gekoppelt rückresorbiert. Bei Aufnahme reinen Wassers wird Natrium im Magen abgegeben, bis eine isotone Lösung entsteht; Resorption der Elektrolyte (Natrium, Kalium, Calcium) durch aktiven Transport.

Bei Pflanzenfressern erfolgt ein Abbau der Zellulose durch Magen- u. Darmbakterien. Beim Menschen spielt die Darmflora keine Rolle für die Verwertbarkeit der Nahrung, jedoch für die Versorgung mit Vitamin K u. a. Vitaminen. **Regulation** der Verdauung durch nervöse Steuerung (Plexus myentericus u. submucosus) u. gastrointestinale Hormone*.

Verdauungs|en|zyme (Enzyme*) n pl: s. Verdauung.

Verdauungs|in|suf|fizienz (Insuffizienz*) f: s. Maldigestion, Malabsorption.

Verdauungs|leuko|zytose (Leuk-*; Zyt-*; -osis*) f: (engl.) digestive leucocytosis; physiol. vorübergehende Vermehrung der Leukozyten kurz nach d. Nahrungsaufnahme.

Verdauungs|störung: s. Dyspepsie.

Verdin|ikterus (lat. viridis grün; Ikterus*) m: (engl.) green jaundice; grüner Ikterus, bedingt durch Biliverdin, das sich in den ableitenden Gallenwegen bei Stauungen (mechan. bedingter Ikterus*), bes. b. Pankreaskarzinom, bildet; vgl. Flavinikterus, Rubinikterus.

Verdo|globin (↑; Globin*) n: s. Gallenfarbstoffe.

Verdoppelung der Herz|töne: s. Spaltung der Herztöne.

Verdoppelungs|dosis (Dosis*) f: (engl.) doubling dose; diejenige Dosis ionisierender Strahlung, die (z. B. im Tierexperiment) zu einer Verdoppelung der beobachteten Gesamt- od. Einzelmutationsrate gegenüber der Spontanrate* führt.

Verdoppelungs|zeit: s. Tumorvolumen-Verdoppelungszeit.

Verdrängung: (engl.) repression; **1.** (psychoanalyt.) Abwehrmechanismus*, durch den unlustbetonte Erinnerungen u. verpönte Wunschregungen an der Bewußtwerdung gehindert werden. Bei unvollständiger V. kann es nach Freud zur Entw. einer Neurose* kommen. **2.** (biochem.) V. eines Substrats von einem Enzym od. Rezeptor; s. Hemmung, kompetitive.

Verdünnungs|ana|lyse f: (engl.) dilution analysis; Verfahren der Nuklearmedizin, insbes. zur Volumenbestimmung (z. B. Blutvolumen); nach Injektion einer radioaktiven Substanzmenge bekannter Aktivität* u. völliger Durchmischung ist die Aktivität einer entnommenen Probe umgekehrt proportional dem Verhältnis der Volumina (ggf. mit Korrektur des Aktivitätsabfalls während der Mischungszeit).

Verdünnungs|test m: s. Antibiogramm.

Verdunster: s. Verdampfer.

Vereisung: s. Kälteanästhesie.

Vererbung: (engl.) heredity; die bei allen Lebewesen ablaufenden genetischen Vorgänge, die eine Weitergabe der besonderen Merkmale ihrer Art (Species*) u. ihres Typus (s. Varietas) entweder ungeschlechtlich durch Zellteilung bzw. Knospung (somatogene vegetative V.) od. durch geschlechtliche Fortpflanzung (generative V.) an alle od. einen Teil der Nachkommen ermöglichen (Chromosomentheorie der Vererbung). Bei der sexuellen Fortpflanzung bilden die Keimzellen (Gameten*) das Bindeglied zwischen den Generationen. Als Genotypus* bezeichnet man die Gesamtheit aller (homozygoten bzw. heterozygoten) Erbanlagen (Genom*). Neben erblichen (idiopathischen) besitzt jedes Individuum nichterbliche (paratypische) Merkmale; ihre Gesamtheit wird als Phänotypus* bezeichnet. Extrachromosomale V.: s. Plasmide. Vgl. Mendel-Gesetze, Krankheitsanlage, Krankheiten, genetische.

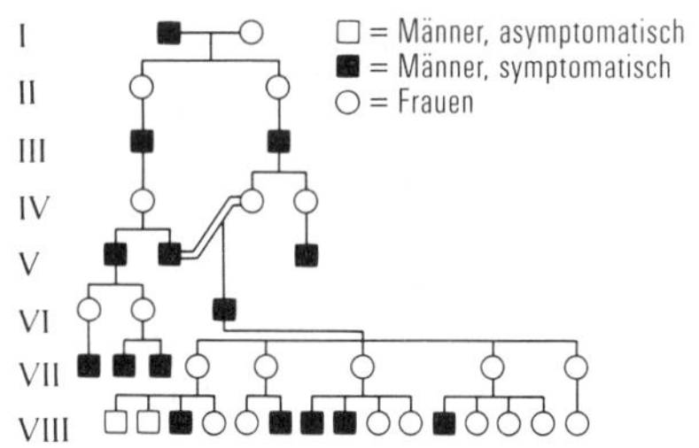

Vererbung, geschlechtsgebundene: X-chromosomal-rezessiver Erbgang. Stammbaum einer Familie mit Rotgrünblindheit, beschrieben durch Horner (1869). Die Vater-Sohn-Übertragung (V-2 u. VI-3) widerspricht nicht dem Erbgang, weil IV-2 obligat heterozygot ist. [373]

Vererbung, geschlechts|gebundene: (engl.) sex-linked heredity; rezessiver bzw. dominanter Erbgang* eines Merkmals, dessen bestimmende Gene auf den Geschlechtschromosomen lokalisiert sind; als X-chromosomaler (weibl. Individuen homozygot bzw. heterozygot; männl. Individuen hemizygot) od. Y-chromosomaler (holandrischer) Erbgang. Vgl. Wilson-Erbgang.

Veress-Nadel: Spezialkanüle zur Insufflation von Gas oder Flüssigkeit in die Bauchhöhle (z. B. bei Pelviskopie*); nach Durchstoßen der Bauchdecken schiebt sich automatisch ein stumpfer Mandrin aus der Kanüle, so daß Ver-

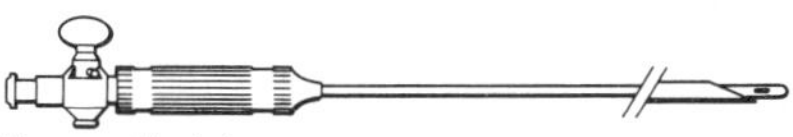

Veress-Nadel

letzungen der Bauchorgane vermieden werden können.

Veresterung: (engl.) esterification; Esterbildung aus Alkohol u. Säure unter Wasserabspaltung; s. Ester.

Verfahren, bild|gebende: (engl.) imaging techniques; Bez. f. apparative Untersuchungsverfahren, mit deren Hilfe Strukturen des menschlichen Organismus dargestellt werden können u. die v. a. in der Diagnostik krankheitsbedingter morphologischer Veränderungen angewendet werden; z. B. Ultraschall- u. Röntgendiagnostik, Thermographie, Xerographie, Szintigraphie, Positronenemissionstomographie, Kernspintomographie.

Verfahren, im|muno|logische: s. Immunassay.

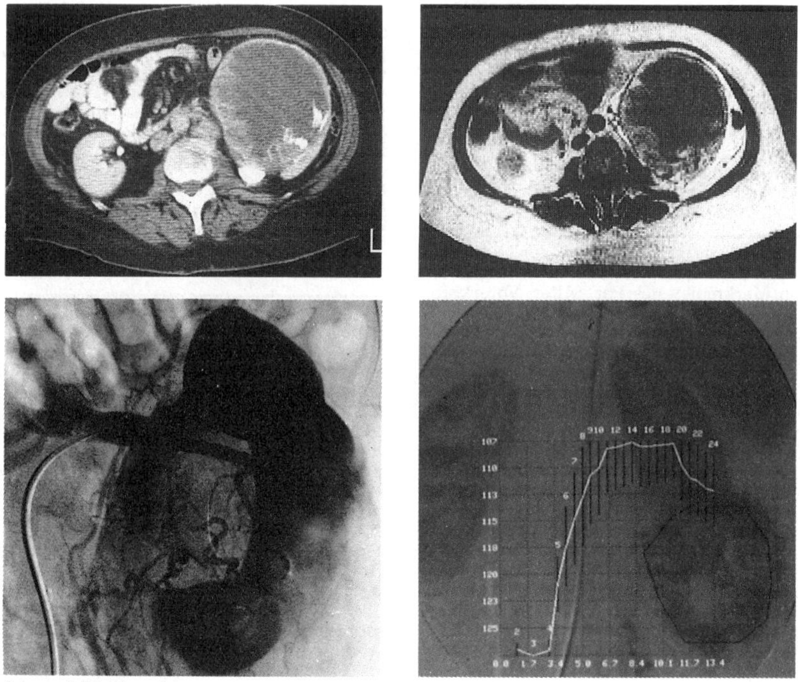

Verfahren, bildgebende:
Darstellung eines Tumors der linken Niere in der Computertomographie (oben li.), in der Kernspintomographie (oben re.), in der Angiographie (unten li.) und in der digitalen Subtraktionsangiographie (unten re.) [27]

Verfolgungs|wahn: (engl.) persecution complex; häufigste Form von Wahn* mit der Überzeugung, verfolgt zu werden; Vork. z. B. bei Schizophrenie, Persönlichkeitsstörungen, Alkoholpsychosen, Intoxikationen.

Verfügbarkeits|geschwindigkeit: (engl.) bioavailability rate; (pharmaz.) Geschwindigkeit, mit der ein Arzneistoff aus seiner Arzneiform freigesetzt, resorbiert u. damit bioverfügbar wird; vgl. Bioverfügbarkeit.

Vergällen: s. Denaturieren.

Vergewaltigung: (engl.) rape; i. w. S. jede gegen die sexuelle Selbstbestimmung durchgeführte, insbes. gegen den Willen u. gegen den Widerstand eines Menschen u. unter Androhung od. Anwendung von physischer u./od. psychischer Gewalt erzwungene sexuelle Handlung. Nach § 177 StGB als V. unter Freiheitsstrafe gestellt ist i. e. S. der gewaltsam erzwungene außerehel. Beischlaf; weitere Straftaten gegen die sexuelle Selbstbestimmung, insbes. sexueller Mißbrauch, Nötigung u. Verführung insbes. von Kindern u. Abhängigen sowie Exhibitionismus regeln die §§ 174-184 StGB.

Vergiftung: (engl.) poisoning; schädliche Wirkung von Giften*, die in ihrem Ausmaß v. a. von der Art der chem. Substanz, ihrer Toxizität* u.

> In den allermeisten Fällen von Vergiftungen oder bei entsprechendem Verdacht ist es ratsam, ein Vergiftungsberatungszentrum einzuschalten.
> Zur Beurteilung einer Vergiftung sind dabei neben Angaben zur Symptomatik folgende Informationen wichtig:
> - Welcher Giftstoff wurde aufgenommen?
> - In welcher Menge?
> - Von wem?
>   (Alter, Vorerkrankungen u. a.)
> - In welcher Form?
> - Auf welchem Wege?
> - Vor wie langer Zeit?
>
> Wer? - Was? - Wie? - Wann? - Wieviel?

Dosis, der Einwirkungshäufigkeit u. -dauer sowie von Merkmalen des Pat. (Alter, Vorerkrankungen u. a., s. Tab.) bestimmt wird, sowie das daraus resultierende Krankheitsbild; **Formen: 1. akute V.:** v. a. durch akzidentelle od. intendierte (z. B. suizidale) Aufnahme von Arzneimitteln, Haushalts- u. Arbeitsstoffen, Nahrungs- u. Genußmitteln (Lebensmittelvergiftung*), Pflanzen, tierischen Giften u. a.; **2. chronische V.:** entsteht i. d. R. durch langdauernde Exposition gegenüber Umweltchemikalien od. Nahrungsgiften bzw. durch chron. Überdosierung von Medikamenten; **Ther.: 1.** bei akuter V. Aufrechterhaltung der Vitalfunktionen, ggf. Reanimation (cave: Selbstschutzmaßnahmen u. U. erforderlich, z. B. bei Kontaktgiften: Handschuhe, Beatmung über Safar-Tubus); **2.** unspezif. Giftentfernung, entw. durch ausgiebiges Spülen mit Wasser (Augen, Haut), durch Verdünnung oral aufgenommener Substanzen mit Wasser u. anschl. induziertem Erbrechen mit Ipecacuanha, Kochsalzlösungen, Apomorphin (Ausnahmen bilden hier ätzende Substanzen, org. Lösungsmittel, oberflächenaktive Substanzen, Krampfgifte u. antiemetisch wirksame Substanzen; nicht bei Bewußtlosigkeit, Kreislaufinsuffizienz od. Schwanger-

Vergiftung
Grob orientierende Richtwerte[1] zur Abschätzung minimaler tödlicher Dosen (MTD) in Einzelfällen, ausgehend von den – am ehesten verfügbaren – Angaben zur minimalen tödlichen Dosis bei Erwachsenen (MTD_E) bzw. bei oraler Aufnahme (MTD_o)

MTD nach dem Alter der Patienten	
<1 Jahr	$^1/_{20}$ der MTD_E
1 Jahr	$^1/_{10}$ der MTD_E
2 Jahre	$^1/_6$ der MTD_E
3 Jahre	$^1/_5$ der MTD_E
4–5 Jahre	$^1/_4$ der MTD_E
6–8 Jahre	$^1/_3$ der MTD_E
9–14 Jahre	$^1/_2$ der MTD_E
15–70 Jahre	**MTD_E**
>70 Jahre	$^1/_2$ der MTD_E

MTD nach Art der Aufnahme	
intravenös	$^1/_{10}$ der MTD_o
subkutan	$^1/_3$ der MTD_o
Oral	**MTD_o**
perkutan	2- bis 10fache MTD_o

[1] Die genannten Werte gelten nicht in gleicher Weise für alle Giftstoffe. In Zweifelsfällen sind daher unbedingt toxikologische Werke oder Vergiftungsberatungszentren zu konsultieren.

schaft) od. durch Magenspülung u. nachfolgende Verabreichung von Aktivkohle, ggf. von Laxanzien u. lokal wirksamen Antidoten; **3.** soweit mögl. spezifische Pharmakotherapie; vgl. Antidot (Tab.); **4.** Beschleunigung der Giftelimination mittels forcierter Diurese* od. Blutreinigungsverfahren (Hämodialyse*, Hämoperfusion*), ggf. Unterbrechung des enterohepatischen Kreislaufs (z. B. durch Cholestyramin).

> Bei allen unklaren Vergiftungen ist an das Asservieren von Giftproben und Untersuchungsmaterial (auch Sammelurin) zu denken.

Verhalten: (engl.) behaviour, attitude; Oberbegriff f. alle psych. mitbestimmten, durch Reize* ausgelösten, durch Verstärkung* aufrecht erhaltenen, durch Umfeldbedingungen u. Vorerfahrungen kontrollierten Aktions- u. Reaktionsformen v. Organismus u. Individuum. Im Ggs. zum Erleben sind Elemente des V. (z. B. Reiz/Reaktionsverknüpfungen), aber auch Verhaltensmuster u. Verhaltensketten der Fremdbeobachtung zugänglich. Vgl. Lernen, Konditionierung.

Verhalten, ab|weichendes: s. Devianz, Verhaltensstörung. **V.s|änderung:** (engl.) change in behaviour; Veränderung einer bestimmten Verhaltensweise, z. B. durch Lernen*, Prägung, Entwicklung, Reifung; auch bei Einschränkung des Verhaltens* durch Hirnläsionen od. andere Beeinträchtigungen. **V.s|forschung:** s. Ethologie. **V.s|medizin** f: (engl.) behavioural medicine; interdisziplinäres Forschungsgebiet, das Verhaltenspsychologie u. Medizin zur Erklärung von Krankheiten u. Krankheitsverhalten* verbindet. **V.s|modi|fikation** f: s. Verhaltenstherapie.

Verhaltens|störung: (engl.) behaviour disorder; allgemeine Bez. f. eine auffällige, von Normen, Erwartungen u. Maßstäben abweichende Verhaltensweise, die in ihrem Entstehungszusammenhang zumeist als Handlungsverlegenheit, hilflose Antwort auf schwierige Situationen od. Notsignal interpretiert werden kann; **Formen:** z. B. als Verstoß gegen Lern- u. Leistungsanforderungen, gegen Regeln im Umgang mit anderen u. gesetzl. Vorschriften; **Urs.:** i. d. R. Kombination aus Lernbehinderung od. leichter geistiger Behinderung*, Herkunft aus ungünstigem sozialem Milieu, hirnorganische od. körperliche Benachteiligung u. a. Vgl. Devianz, Stereotypien, Verhaltenstherapie.

Verhaltens|therapie f: (engl.) behavioural therapy; Form der Psychotherapie*, bei der Verhalten als Funktion einer best. Situation verstanden u. problemorientiert therapiert wird; Anwendung versch. Techniken: z. B. Desensibilisierung*, operante Konditionierung*, Expositionsbehandlung (vgl. Angstüberflutung), Reattribution (vgl. Attribution). Die kognitive V. bezieht das äußerliche Problemverhalten auf innere Einstellungen; Techniken: Selbstsicherheitstraining, rational-emotive Therapie.

Verhornungs|störungen: (engl.) cornification disorders; Bez. f. angeborene od. erworbene Veränderungen der Keratinisation der Epidermis mit ihren Anhangsgebilden; s. Hyperkeratose, Parakeratose.

Verifikation f: (engl.) verification; wissenschaftsmethodisches Vorgehen zur Überprüfung einer Hypothese od. einer Gegebenheit der Realität mit logischem u. empirischem Beleg- u. Beweischarakter; mit einer einzigen V. kann nicht auf alle vergleichbaren Situationen geschlossen werden. Vgl. Falsifikation.

Verkäsung: (engl.) caseation; Tyrosis; käsige Umwandlung nekrot. Gewebes, bes. bei Tuberkulose; vgl. Nekrose.

Verkalkung: s. Kalkinfiltration, Arteriosklerose, Verkreidung, Mikroverkalkungen.

Verkehrs|medizin f: (engl.) traffic medicine; Teilgebiet der Medizin, beschäftigt sich m. vorhandenen Krankheiten u. Körperschäden (z. B. Hypertonie, Sehstörungen) u. mit durch Pharmaka (Arzneimittel, Alkohol, Drogen usw.) verursachten Veränderungen des Bewußtseins u. anderer körperl. Funktionen, die die Verkehrstüchtigkeit beeinträchtigen bzw. aufheben. Vgl. Alkoholdelikt, Schuldfähigkeit.

Verkehrs|tüchtigkeit: s. Verkehrsmedizin.

Verkehrt|sehen: s. Metamorphopsie.

Verknöcherung: s. Ossifikation.

Verkohlung: (engl.) carbonization; Grad 3 bei Verbrennung*, meist mit ausgedehnter Weichteilzerstörung, evtl. mit Knochenbeteiligung.

Verkreidung: (engl.) calcification; leichte u. aufgelockerte Verkalkung, oft in Herden der Lungentuberkulose.

Verletzung: s. Trauma, Wunde.

Verleugnung: (engl.) denial; (psychoanalyt.) Abwehrmechanismus*, durch den die Wahrnehmung unlustbetonter Aspekte der Realität od. eine Gefahr geleugnet wird; **Vork.:** z. B. als erste Reaktion auf d. Mitteilung einer Diagnose.

Vermännlichung: s. Virilisierung.

Vermi|fuga (lat. vermis Wurm; fugare vertreiben) n pl: syn. Vermicida, Vermizide; wurmabtreibende Mittel; s. Wurmmittel.

Vermis (lat.) m: Wurm; (anat.) unpaarer Mittelteil des Kleinhirns (Vermis* cerebelli).

Vermis cerebelli (↑) m: Kleinhirnwurm; zählt zum Palaeocerebellum; bei Schädigung: Dysarthrie, lokomotor. Ataxie, Hypotonus der Muskulatur, Hypermetrie.

Vernebler: (engl.) atomizer, nebulizer; Gerät zur Erzeugung von Aerosolen durch elektr. Kompression, Druckluft od. Ultraschall; vgl. Aerosoltherapie, Nebel.

Verner-Morrison-Syn|drom (John V. V., Arzt, Durham, geb. 1927; Ashton B. M., Pathol., Philadelphia, geb. 1922) n: durch einen hormonbildenden, meist benignen, seltener malignen Pankreastumor (Vipom) verursachte Erkr. mit unstillbaren **w**äßrigen **D**iarrhoen, schwerer **H**ypokaliämie u. **H**ypo- bzw. **A**chlorhydrie (WDHH- oder WDHA-Syndrom); wird auch als pankreatische Cholera bezeichnet. Das wirksame Hormon ist bisher nicht sicher identifiziert; kein Insulin; evtl. Glucagon, Secretin, Gastric inhibitory polypeptide (Abk. GIP), wahrscheinl. Vasoactive intestinal polypeptide (Abk. VIP). **Diagn.:** Nachweis einer Hypo- bzw. Achlorhydrie bei morphol. intakter Magenschleimhaut (Magensaftuntersuchung, Gastroskopie); **Ther.:** radikale Entfernung des Tumors. Vgl. Apudom (Tab.).

Vernet-Syn|drom (Maurice V., Neurol., Paris, geb. 1887) n: s. Hirnstammsyndrome (Tab.).

Vernichtungs|strahlung: (engl.) annihilation radiation; syn. Annihilationsstrahlung; elektromagnetische Wellenstrahlung (Gammastrahlung*), die bei der Paarvernichtung* entsteht. Dabei wandelt sich die gesamte Ruhemasse m der beiden Korpuskeln gemäß der Einstein-Gleichung $E = m \times c^2$ in die Energie E zweier Gammaquanten (je 511 keV) um.

Vernix caseosa (nlat. von frz. vernis Lack, Glasur; lat. caseus Käse) f: Fruchtschmiere, sog. Käseschmiere; die Schmiere auf der Haut des Neugeborenen* (Talgdrüsensekret, Epithelzellen, Wollhaare, Cholesterin), erleichtert das Fruchtgleiten unter der Geburt u. schützt vor Wärmeverlust; Fehlen der V. c. spricht für Übertragung*.

Verödung: **1.** Obliteration*; **2.** s. Venenverödung.

Verrenkung: s. Luxation.

Verriegelungs|nagelung: spez. Form der Marknagelung* mit anschl. frakturferner Verriegelung.

Verruca (lat.) f (pl Verrucae): Warze; gutartige, infektiöse, durch Viren des Genus Papillomavirus* verursachte Neubildungen der Haut; Inkubationszeit 6 Wochen bis 20 Monate. Akrozyanose, kleine Verletzungen u. Ekzeme fördern ihre Entstehung.

Verrucae fili|formes (↑) f pl: Pinselwarzen;

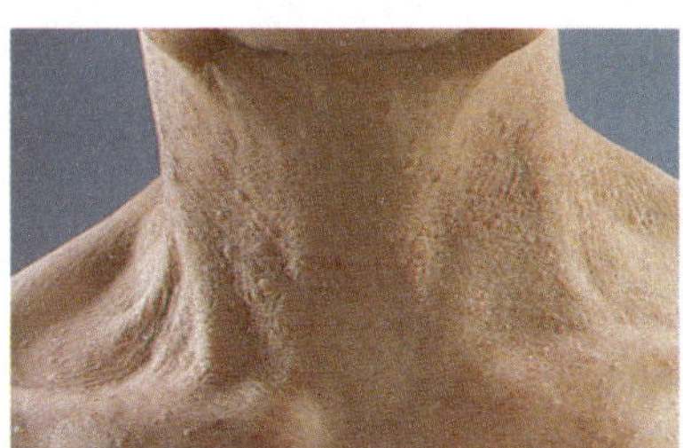

Verrucae filiformes [3]

Sonderform der Verrucae* vulgares mit fadenförmigen Hyperkeratosen (s. Abb.), bes. im Gesicht.

Verrucae planae juveniles (↑) f pl: flache, epidermale, durch Papillomavirus* ausgelöste Papeln von 3-4 mm Größe, oft in großer Zahl bei Jugendlichen v. a. im Gesicht u. an den Handrücken; **Ther.:** bei Kindern spontane Rückbildung abwarten; Tretinoin, Kryotherapie, Elektrokoagulation.

Verrucae plantares (↑) f pl: sog. Sohlen- od. Dornwarzen; durch Papillomavirus* ausgelöste Warzen bes. an Druckstellen des Fußes, die dornartig in die Tiefe wachsen u. oft von einer Schwiele bedeckt sind; sind druckschmerzhaft u. bestehen aus einer körnigen, weißlichen Masse, die von einem hyperkeratot. Ring eingefaßt wird; zw. Ring u. Warze sieht man eine deutl. Furche. Die Papillarlinien sind im Bereich der Warze unterbrochen. **Ther.:** Salicylsäurepflaster, Abtragung mit scharfem Löffel, Elektrokoagulation, Kryotherapie.

Verrucae sebor|rhoicae (↑) f pl: syn. Verrucae seniles (Alterswarzen); meist erst ab dem 5. Dezennium entstehende hellbraune bis braun-

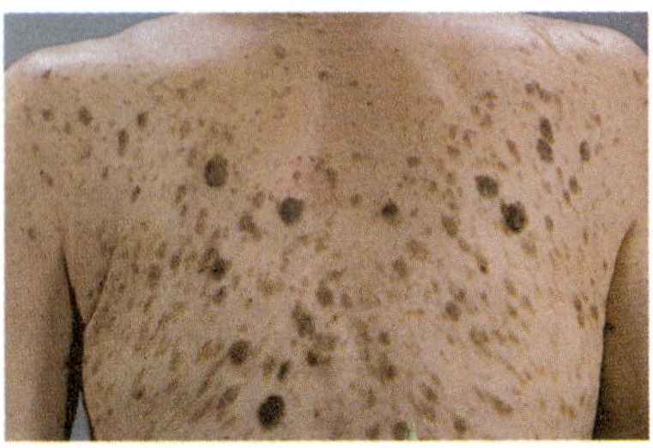

Verrucae seborrhoicae [3]

schwarze, papilläre, fettige, wie auf d. Haut aufgesteckte, rundl. bis ovale, meist in großer Zahl auftretende Neubildungen (Abb.), linsen- bis bohnengroß, gelegentl. auch größer, evtl. leichter Juckreiz. Am Stamm liegt ihr größter Durchmes-

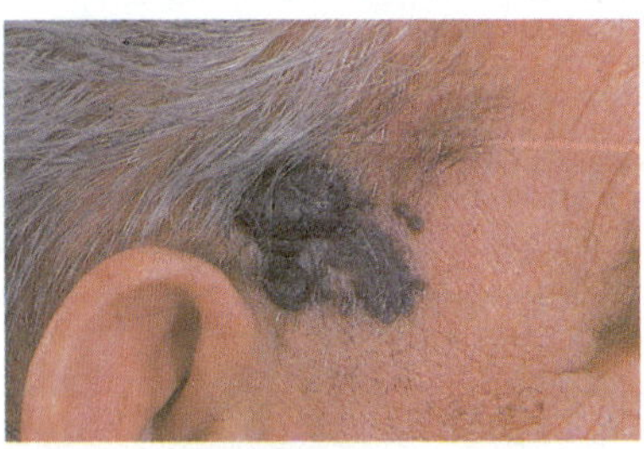

Verrucae seborrhoicae:
zu beachten ist die morphologische Ähnlichkeit dieser seborrhoischen Warze mit einem malignen Melanom. [3]

ser i. d. R. parallel zu d. Hautspaltlinien. **Ther.:** Abtragung mit dem scharfen Löffel.

Verrucae vulgares (↑) f pl: gewöhnliche Warzen, sog. Stachelwarzen; bis erbsengroße, halb-

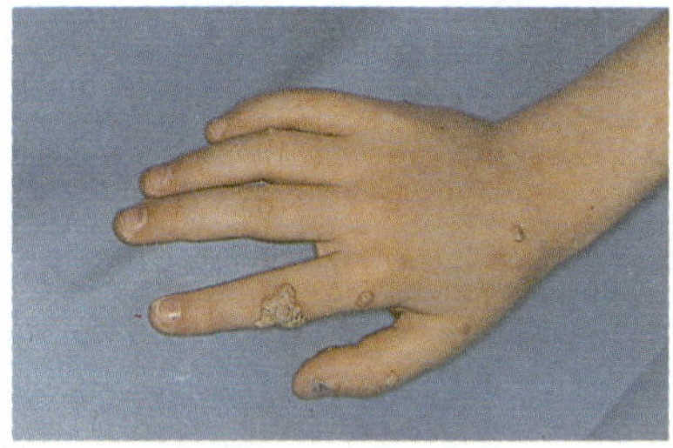

Verrucae vulgares [3]

kugelige, harte (Verrucae durae) Knötchen mit stacheliger Oberfläche v. a. an Händen u. (selten) Fußsohlen; auf zarter Haut (Gesicht, Hals) als Pinsel- od. Fadenwarzen (Verrucae filiformes); **Err.:** Papillomavirus*; **Ther.:** Abtragung mit scharfem Löffel, Kryotherapie, Elektrokoagulation.

Verruca necro|genica (↑) f: s. Tuberculosis cutis.

Verrucosis generalisata (↑; -osis*) f: syn. Epidermodysplasia* verruciformis.

verrucosus (lat.): warzenförmig, verrukös.

Verruga peruana (span. ↑) f: s. Bartonellose.

Verschiebung, par|allaktische (gr. παραλλάξ schräg hintereinander): (engl.) parallax shift; scheinbare Änderung der Lage u. des optischen Winkels von zwei in unterschiedl. Entfernung befindl. Beobachtungspunkten bei abwechselnder Betrachtung mit dem rechten u. linken Auge, aber auch bei ständiger ein- od. beidäugiger Betrachtung mit zusätzl. Bewegung des Kopfes.

Verschluß|a|zoo|spermie (A-*; gr. ζῷον Lebewesen; Sperm-*) f: (engl.) occlusive azoospermia; vollständiges Fehlen von Spermien u. Spermatogenesezellen im Ejakulat bei angeb. Samenwegverschlüssen od. entzündlichen Vernarbungen der Nebenhodengänge od. Samenleiter; **Diagn.:** Sperma-Untersuchung, Hodenbiopsie (Nachweis einer normalen Spermiogenese), evtl. Vesikulographie; **Ther.:** operativ (Vasovasostomie, Epididymovasostomie, alloplast. Spermatozele).

Verschluß|ikterus (Ikterus*) m: s. Ikterus.

Verschluß|krankheiten: (engl.) occlusive diseases; klin. Oberbegriff für Erkr., die durch obliterierende Gefäßprozesse verursacht werden u. sich klin. durch die funkt. Auswirkungen bzw. organischen Folgezustände der resultierenden art. Durchblutungsstörungen od. venösen Rückflußstauungen manifestieren; im **arteriellen** Gefäßsystem arterielle Verschlußkrankheiten*, im **venösen** System Thrombophlebitis* u. Phlebothrombose (s. Thrombose).

Verschluß|krankheiten, arterielle: (engl.) occlusive arterial diseases; Bez. f. Erkr., die durch stenosierende bzw. obliterierende Veränderungen an den Arterien verursacht werden u. zu Durchblutungsstörungen mit Ischämie* in versorgungsabhängigen Geweben od. Organen führen. Verschlüsse zentraler Arterien treten meist singulär u. auf ein Segment begrenzt auf, Verschlüsse peripherer Arterien dagegen oft multipel u. langstreckig. **Urs.:** **1.** akuter Arterienverschluß*; **2.** chron. Verschluß, v. a. durch obliterierende Arteriosklerose*, auch Angiopathien u. Angioneuropathien (z. B. bei Diabetes mellitus,

Raynaud-Syndrom), Thrombangiitis* obliterans u. a. Angitiden (v. a. Kollagenosen); **Einteilung** nach der **Lok.** der Verschlußprozesse: **1.** Beckentyp (Aorta abdominalis, A. iliaca communis, externa u. interna) mit segmentären aortoiliakalen Verschlüssen (Typ I), als Aortenbifurkationstyp (Typ II, Leriche*-Syndrom) u. hohe Aortenthrombose mit proximalem Verschluß bis zum Abgang der Nierenarterien (Typ III), u. U. Weiterentwicklung zum totalen abdominalen Aortenverschluß; **2.** Oberschenkeltyp (A. femoralis) u. sog. Popliteatyp (A. poplitea); **3.** Unterschenkeltyp (A. tibialis anterior u. posterior) u. peripherer Typ (Fuß- u. Digitalarterien); **4.** Schultergürteltyp: Aortenbogen (s. Aortenbogensyndrom) u. supraaortale Stammarterien (s. Subclavian steal syndrome); **5.** Armtyp (A. axillaris, A. brachialis), peripherer Typ (A. ulnaris, A. radialis) u. peripher-digitaler (sog. akraler) Typ (Metatarsal-, Metakarpal- u. Interdigitalarterien); **6.** extra- u. intrakranielle Zerebralarterien (s. Durchblutungsstörung, zerebrale), v. a. im Bereich des Karotis- (z. B. Arteria-carotis-externa- u. -interna-Stenose) u. des vertebro-basilären Gefäßsystems (s. Durchblutungsstörung, vertebrobasiläre); **7.** viszerale Arterien, v. a. A. renalis (s. Nierenarterienstenose), A. mesenterica superior (s. Mesenterialgefäßverschluß) u. Truncus coeliacus; **8.** Koronararterien (s. Herzkrankheit, koronare); **Klin.:** Ausmaß u. Folgen einer Durchblutungsstörung hängen v. a. von der Lok. u. Entw. des Verschlußprozesses, der (Möglichkeit zur) Ausbildung eines ausreichenden Kollateralkreislaufs* über anastomosierende Gefäße sowie von der allg. Kreislaufsituation ab. Am häufigsten werden Arterien der unteren Extremität von a. V. betroffen. Der Schweregrad der Durchblutungsinsuffizienz dieser Lok. wird mit Hilfe der Fontaine*-Stadien beurteilt. **Diagn.:** Verschlüsse der Extremitätenarterien u. der supraaortalen Stammarterien lassen sich meist allein durch Anamnese u. klin. Untersuchung, v. a. Inspektion (Hautblässe od. -rötung, Ulzerationen, Nekrosen), Palpation (sog. Pulsstatus) u. Auskultation aller erreichbaren Arterien (Gefäßgeräusche) sowie einfache klin. Funktionsprüfungen (Gehtest*, Ratschow*-Lagerungsprobe, Allen*-Test, Faustschlußprobe* u. Moszkovicz*-Zeichen) od. Ergometrie* erkennen; als apparative Untersuchungsmethoden v. a. Ultraschalldiagnostik (Doppler-Sonographie), elektron. Oszillographie, Rheographie, Licht- u. Venenverschlußplethysmographie u. Angiographie (zur Klärung der Operabilität); **Ther.:** **1.** akute a. V.: s. Arterienverschluß, akuter; **2.** chron. a. V. durch Ausschaltung u. Behandlung von Risikofaktoren (Nicotinabusus, Hypertonie, Hyperlipidämie, Diabetes mellitus, Hyperurikämie), bei a. V. der unteren Extremitäten Gehtraining; Thrombozytenaggregationshemmer, Antikoagulanzien, Vasodilatanzien, ggf. Angioplastie, Thrombendarteriektomie, Bypass-Operation, evtl. Sympathektomie (Ind.: s. Tab.); **Progn.:** meist wechselnd progredient-chron. Verlauf über viele Jahre.

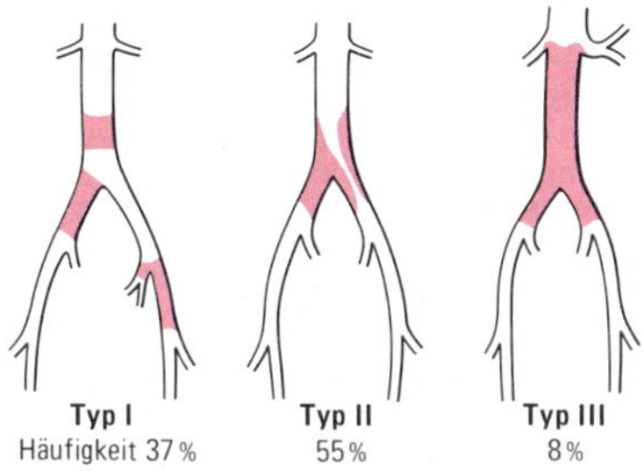

Verschlußkrankheiten, arterielle: morphologische Klassifizierung und Häufigkeitsverteilung von aortoiliakalen Arterienverschlüssen [522]

Verschlußkrankheiten, arterielle
Kriterien für rekonstruktive Eingriffe im Gliedmaßenbereich

1. Klinische Indikationen:
Soll operiert werden?

Schweregrad:		Indikation:
I	asymptomatisch	keine
II	Claudicatio intermittens (Gehstrecke 100 – 300 m)	relativ
III	Ruheschmerz	absolut
IV	distale Nekrosen	absolut

2. Angiographische Indikation:
Kann operiert werden (lokale Operabilität)?
Kriterien:
Lokalisation und Ausdehnung des Verschlusses, freie Ein- und Ausflußbahn („run in“, „run off“), Gefäßkaliber, Verkalkungen

3. Allgemeine Operabilität:
Darf operiert werden?
Kriterium:
Fehlen von erheblichen koronaren, zerebralen oder renalen Durchblutungsstörungen bzw. anderen konsumierenden Erkrankungen (Karzinom, schwerer Diabetes mellitus u. a.)

Verschmelzungs|niere: (engl.) fused kidney; syn. Fusionsniere; Oberbegriff f. versch. Nierenfehlbildungen*.

Verschwartung: (engl.) callosity; Abheilung eines Pleuraergusses od. Pleuraempyems unter Bildung einer Schwarte*.

Verseifung: (engl.) saponification; (chem.) Esterspaltung; i. e. S. alkalische Hydrolyse* von Fetten* m. starken Basen*, wobei Alkalisalze höherer Carbonsäuren* (Seifen*) u. freies Glyzerin entstehen; i. w. S. Bezeichnung f. jede Hydrolyse org. Moleküle; erfolgt biol. durch Enzyme, z. B. im Fettstoffwechsel*.

Verseifungs|zahl der Fette: Angabe der Menge einer Base* in mg, die zur Verseifung* von 1 g Fett erforderl. ist; je höhermolekular d. Fettsäuren sind, desto niedriger ist d. Verseifungszahl. Vgl. Säurezahl, Hübl-Iodzahl.

Versio spontanea (lat. vertere, versus drehen, neigen) f: s. Selbstwendung.

Versio uteri (↑; Uter-*) f: Neigung des Uterus im Beckenraum, definiert durch das Verhältnis der verlängert gedachten Kollumachse zur Längsachse des menschl. Körpers. Die Kollumachse kann vor (Anteversio) bzw. hinter die Körperachse (Retroversio) fallen; fallen Kollum- u.

V

Körperachse zusammen, so steht der Uterus „gerade"; Neigungen der Kollumachse nach einer Seite (Lateroversio) werden als Dextro- od. Sinistroversio bezeichnet. Vgl. Uteruslagen.

Versiv|anfall (lat. versus gegen, nach)**:** einfach-partieller epilept. Anfall mit Wendebewegung von Kopf bzw. Augen (evtl. auch Rumpfdrehung) bei erhaltenem Bewußtsein; Entstehungsort meist im kontralateralen Frontalhirn; s. Epilepsie.

Verstärker: (engl.) amplifier; (psychol.) angenehmer od. aversiver Reiz, der innerh. eines Prozesses der Verstärkung* zur operanten Konditionierung* angewendet wird. Ein non-verbaler V. ist z. B. das zustimmende Nicken des Arztes bei erwünschtem Patientenverhalten; dieser V. ist **sekundär**, da er ein sekundäres Bedürfnis (nach Kontakt) befriedigt. Ein **Primärverstärker** bezieht sich auf d. Befriedigung eines Primärtriebs (Hunger, Durst, Sexualität).

Verstärker|folien (lat. folium Blatt) f pl**:** (engl.) intensifying screens; einseitig mit einer fluoreszierenden Substanz beschichtete Folien aus Pappe od. Kunststoff; anstelle der $CaWO_4$-beschichteten werden heute zunehmend Seltene*-Erden-Folien verwendet; auftreffende Röntgenstrahlung* wird in Fluoreszenzlicht umgewandelt, das im wesentlichen zur Schwärzung des Röntgenfilms führt. Der Röntgenfilm (beidseitig beschichtet) befindet sich bei der Röntgenaufnahme zw. zwei Verstärkerfolien in der Röntgenfilmkassette. Durch die Ausnutzung des Fluoreszenzlichts zur Belichtung des Röntgenfilms wird die erforderliche Strahlendosis im Vergleich zum folienlosen Film stark reduziert; gleichzeitig sinkt die Zeichenschärfe.

Verstärker|phänomen n**:** s. Booster-Effekt.

Verstärkung: (engl.) reinforcement; (psychol.) Form der instrumentellen bzw. operanten Konditionierung*; wesentl. Voraussetzung zum Erlernen v. Verhaltensweisen u. deren Verfestigung im Verhaltensrepertoire; Bestandteil der Verhaltenstherapie* zum Abbau v. Fehlverhalten u. Aufbau erwünschten Verhaltens; **positive V.:** pos. Konsequenzen (Belohnung) einer Verhaltensweise; **negative V.:** neg. Konsequenzen (Bestrafen) einer Verhaltensweise od. Entzug der Belohnung (Vermeidungslernen); negative V. wirkt durch kurzzeitigen Wegfall eines dauerhaft wirksamen aversiven Reizes ebenfalls belohnend. Angeboten als **kontinuierliche** od. **intermittierende** (besser u. nachhaltiger) V. bes. zur Aufrechterhalten eines Verhaltens.

Verstauchung: s. Distorsion.

Verstimmung, episodische: (engl.) episodic depression; episodische Störung der Affektivität*.

Verstopfung: s. Obstipation.

Versündigungs|wahn: (engl.) delusion of guilt; syn. Schuldwahn; Wahn* mit Schuldgefühlen u. Überzeugung von der Strafwürdigkeit der eigenen Verhaltensweise; Vork. z. B. bei endogener Depression.

Vertebra (lat.) f**:** Wirbel; (anat.) **1.** V. cervicalis: Halswirbel; **2.** V. thoracica: Brustwirbel; **3.** V. lumbalis: Lendenwirbel; **4.** Vertebrae sacrales: zum Kreuzbein verschmolzene Kreuzbeinwirbel; **5.** Vertebrae coccygeae: oft verschmolzene Steißbeinwirbel; **Anat.:** s. Wirbel, Wirbelsäule.

vertebralis (†)**:** Wirbel-; z. B. Columna vertebralis: Wirbelsäule.

Vertebral|syn|drom, lumbales (†) n**:** (engl.) lumbal vertebral syndrome; syn. Putti-Syndrom; wenig gebräuchl. Bez. f. Ischiassyndrom* bei Spondylarthrose* der Lendenwirbelsäule.

Vertebral|syn|drom, zervikales (†) n**:** s. Zervikobrachialsyndrom.

Vertebra plana (†) f**:** (röntg.) auffällige Verdichtung eines hochgradig zusammengesunkenen, abgeplatteten Wirbelkörpers bei erhaltener Bandscheibe, meist im BWS-LWS-Übergang lokalisiert; seltene Erkr. des Kindesalters (4.-7. Lj.), wird den aseptischen Knochennekrosen* zugerechnet.

Vertebra pro|minens (†) f**:** 7. Halswirbel, der inf. eines längeren u. nicht gespaltenen Dornfortsatzes leicht tastbar ist; vgl. Wirbelsäule.

Vertebraten (†) m pl**:** Wirbeltiere; Unterstamm der Chordata* mit ca. 54 000 Arten (Fische, Amphibien, Reptilien, Vögel, Säugetiere).

Verteilung: (engl.) distribution; (pharmakokinet.) Übergang von Arzneistoff aus einem Kompartiment* (z. B. Blut, extrazelluläre Flüssigkeit) in ein anderes (z. B. Fettgewebe) i. R. der Gleichgewichtseinstellung.

Verteilungs|azidose (Azid-*; -osis*) f**:** s. Azidose.

Verteilungs|ko|ef|fizient m**:** (engl.) partition coefficient; Abk. VK; auch Partitionskoeffizient; pharmak. charakteristisches Maß bei Diffusion eines Stoffes zw. zwei nicht mischbaren Phasen (z. B. Öl/Wasser); erlaubt Rückschlüsse auf (lipophile) Eigenschaften des Stoffes u. damit sein Verhalten im Körper (z. B. Passieren der Blut-Hirn-Schranke); von Bedeutung v. a. bei der klin. Anw. von Inhalationsanästhetika* (auch als Blut/Gas-Verteilungskoeffizient).

Verteilungs|raum: (engl.) distribution space; Bez. f. ein Kompartiment*, in dem sich ein Arzneistoff verteilen kann.

Verteilungs|störungen, pulmonale: (engl.) ventilation perfusion mismatches; inadäquates Verhältnis zw. alveolärer Ventilation* bzw. pulmonaler Diffusionskapazität* u. der Lungendurchblutung; führt zur Abnahme des art. pO_2, bei ausgeprägten p. V. zum Anstieg des art. pCO_2.

Verteilungs|volumen n**:** (engl.) volume of distribution; (pharmak.) (Körper-)Volumen, in dem sich z. B. ein Arzneistoff verteilen kann; wird ausgedrückt durch eine Verhältniszahl, die eine Arzneistoffmenge (M) zur ermittelten Plasmakonzentration (c) im V. (V) in Beziehung setzt: $M = c \times V$.

Vertex (lat.) m**:** Scheitel.

verticalis (†)**:** vertikal, senkrecht.

vertiginös (lat. vertiginosus an Schwindel leidend)**:** schwindlig, vertiginosus.

Vertigo (lat.) f**:** Schwindel*. **V. auralis** (†) f**:** syn. Vertigo ab aure laesa; otogener Schwindel i. R. einer akuten Otitis* media oder Menière-Krankheit. **V. epi|leptica** (†) f**:** Gefühl des Fallens od. Leichterwerdens bzw. Schwindel* zur Gegenseite ohne Übelkeit, Brechreiz od. Nystagmus; **Urs.:** epileptische Entladungen in den hinteren Anteilen des Gyrus temporalis sup. i. R. von einfach- od. komplex-partiellen Anfällen; s. Epilepsie. **V. ocularis** (†) f**:** sog. Augen- od. Sehschwindel b. Augenmuskellähmung*.

Vertikal|stativ n**:** syn. Rasterwandgerät*.

Verträglichkeit: s. Breite, therapeutische.

Vertrauens|arzt: für Behörden u. Sozialversicherungsträger gutachterlich tätiger Arzt*; untersucht z. B. arbeitsunfähige Versicherte im Hinblick auf Dauer u. Art ihrer Arbeitsunfähigkeit*, entscheidet über Heilverfahren u. ist als Rentengutachter tätig. Vgl. Duldungspflicht.

Veru|montanum n: Colliculus* seminalis.

verus (lat.): echt, wahr.

Verwandten|trans|plantation (Transplantation*) f: Transplantation* von Organen zw. engen Blutsverwandten (zw. Eltern u. Kind, zw. Geschwistern); v. a. Nierentransplantation*, Knochenmarktransplantation*, sehr selten Pankreastransplantation* (Pankreas-Schwanzsegment) od. Lebertransplantation* (einzelne Segmente). Die Organentnahme von lebenden Spendern wird hier ausnahmsweise (wegen der aus genet. Gründen besseren Transplantationsergebnisse) als gerechtfertigt angesehen. Vgl. Organspender.

Verweil|katheter (Katheter*) m: syn. Dauerkatheter*.

Verweil|sonde f: (engl.) indwelling tube; in den Magen-Darm-Trakt eingeführte u. längere Zeit liegende Sonde*, z. B. zur Sondenernährung od. Magenausheberung bei Magensaftuntersuchung, auch als nasobiliäre V. zur Cholelitholyse.

Verwesung: (engl.) putrefaction; nach d. Tod eintretender Zerfall der komplex gebauten Stoffe des Tier- u. Pflanzenkörpers (zum größten Teil bakteriell bedingt) in einfachste chem. Verbindungen (v. a. durch Oxidation u. Nitrifikation). Vgl. Leiche, Fäulnis.

Verwirrtheit: (engl.) confusion; qual. Bewußtseinsstörung* i. S. einer Bewußtseinstrübung mit Denkstörung*, Erinnerungsverfälschung* u. Desorientiertheit; Sympt. der akuten org. Psychose*. Vgl. Syndrom, amentielles.

Verwirrtheits|psychose (Psych-*; -osis*) f: (engl.) confusion psychosis; Form der zykloiden Randpsychose*, bei der Denkstörungen im Vordergrund stehen.

Very low density lipoproteins (engl.) n pl: Abk. VLDL*; s. Lipoproteine.

Verzweigungs|block: s. Herzblock.

VES: Abk. f. ventrikuläre Extrasystole; s. Extrasystolen.

Vesica (lat.) f: **1.** (anat.) Blase; **2.** (dermat.) Blase, Bulla; vgl. Vesicula. **V. biliaris** (↑) f: auch Vesica fellea; Gallenblase*. **V. urinaria** (↑) f: Harnblase*.

Vesicula (lat. vesicula Bläschen) f: mit Flüssigkeit gefülltes Bläschen; im Hautniveau liegende od. erhabene Primäreffloreszenz; s. Effloreszenzen. **V. optica** (↑) f: Augenbläschen; embryonale Ausstülpung des Zwischenhirns, Anlage des Sehorgans. **V. seminalis** (↑) f: s. Bläschendrüsen.

Vesiko|rektal|fistel (lat. vesica Harnblase; Rect-*; Fistel*) f: Blasen-Mastdarmfistel; vgl. Darmfistel.

Vesiko|umbilikal|fistel (↑; lat. umbilicus Nabel; Fistel*) f: (engl.) vesicoumbilical fistula; Blasen-Nabelfistel, Urachusfistel; angeb. Offenbleiben des Urachus; evtl. Urs. einer hartnäckigen Nabelentzündung* im Säuglingsalter.

Vesiko|vaginal|fistel (↑; Vagina*; Fistel*) f: Blasen-Scheidenfistel; s. Urogenitalfistel.

Vesikulär|atmen (lat. vesicula Bläschen): vesikuläres Atemgeräusch, Bläschenatmen; s. Atmungsgeräusche.

Vesikular|transport (↑): s. Zytopempsis.

Vesikulitis (↑; -itis*) f: s. Spermatozystitis.

Vesikulo|graphie (↑; -graphie*) f: (engl.) vesiculography; röntg. Darstellung der ableitenden Samenwege meist i. R. von Fertilitätsuntersuchungen zum Nachw. eines Samenwegverschlusses (s. Abb.).

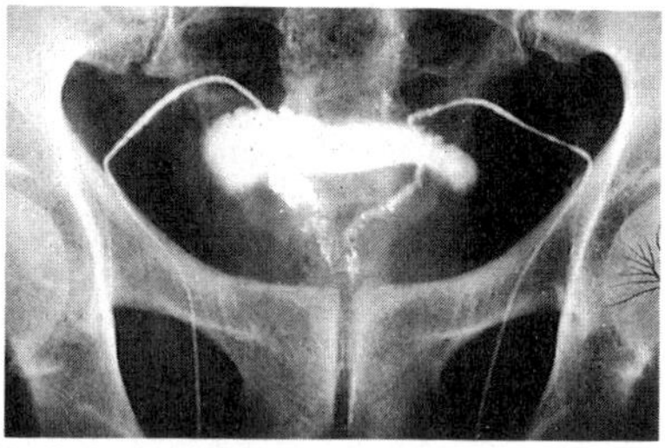

Vesikulographie:
Darstellung beider Bläschendrüsen [27]

Vestibular|ap|parat (lat. vestibulum Vorhof) m: (engl.) vestibular organ; Teil des inneren Ohrs; statisches Organ, Gleichgewichtsorgan (drei Bogengänge, Sacculus u. Utriculus); auch Beeinflussung vegetativer Funktionen, z. B. Blutdruck, Gerinnungszeit, Differentialblutbild, Eiweißkörper. Vgl. Vestibularisausfall.

vestibularis (↑): zum Vorhof gehörend.

Vestibularis|ausfall (↑): (engl.) vestibular failure; sog. Neuronitis vestibularis; akuter einseitiger Ausfall des Vestibularapparats*; **Urs.:** unklar, u. U. Störungen der Mikrozirkulation, Autoimmunerkrankungen, direkte (entzündl.) Schädigung von Anteilen des Gleichgewichtsorgans bei Inf. im Kopfbereich; **Sympt.:** akut einsetzender Drehschwindel, der in einen durch Bewegung verstärkten, Tage bis Wochen anhaltenden Dauerschwindel übergehen kann, Übelkeit, Erbrechen, Nystagmus; keine Hörstörungen; **Diagn.:** herabgesetzte kalor. Erregbarkeit (s. Gleichgewichtsprüfungen); **Ther.:** symptomatisch Sedativa, Antivertiginosa, Infusionen mit Hydroxyäthylstärke. Vgl. Hörsturz, Menière-Krankheit.

Vestibularis|schädigung (↑): (engl.) vestibular damage; Syndrom bei Schädigung der Pars vestibularis des N. vestibulocochlearis; **Sympt.:** Nystagmus, zentrale Tonusdifferenz, Schwindel, Hörstörung, Gangstörungen, Übelkeit und Erbrechen; **Urs.:** Kleinhirnbrückenwinkel-Tumoren, Schädelbasisfrakturen, Vestibularisausfall; Vork. auch i. R. von Hirnstammsyndromen.

Vestibularis|schwindel (↑): s. Schwindel.

Vestibulo|pathie, akute (↑; -pathie*) f: s. Vestibularisausfall.

Vestibulo|rektal|fistel (↑; Rect-*; Fistel*) f: (engl.) vestibulorectal fistula; durch unvollständige Ausbildung des Kloakenseptums verbleibende Verbindung zw. Sinus urogenitalis u. Mastdarm.

Vestibulum (↑) n: Vorhof, Eingang. **V. bursae omentalis** (↑) n: Vorraum der Bursa* omentalis hinter dem Foramen omentale (epiploicum); durch die Plica gastropancreatica (mit d. A. gastrica sinistra) vom übrigen Netzbeutel getrennt. **V. labyrinthi** (↑) n: Teil des knöchernen Labyrinths, der den Utriculus u. Sacculus enthält. **V. laryngis** (↑) n: Vorhof des Kehlkopfs, vom Aditus laryngis bis zu den Taschenfalten. **V. nasi** (↑) n: Nasenvorhof; von äußerer Haut ausgekleideter vorderster Abschnitt der Nasenhöhle. **V. oris** (↑) n: Raum zw. Zahnreihen u. Lippen bzw. Wangen. **V. vaginae** (↑) n: Scheidenvorhof; von den kleinen Schamlippen umfaßter Raum.

Veteranen|krankheit (lat. veteranus ausgedienter Soldat): syn. Legionärskrankheit*.

Veterinär (lat. veterinarius zu Lasttieren gehörig) m: (engl.) veterinarian; Tierarzt.

Vetra|butin (INN) n: (RS)-N-[1-(3,4-Dimethoxyphenyl)-4-phenylbutyl]-N,N-dimethylamin (IUPAC); uterusrelaxierendes Mittel.

Via naturalis (lat.) f: der natürl. Weg; per vias naturales: auf den natürlichen Wegen, z. B. Abgehen eines verschluckten Fremdkörpers mit dem Stuhl.

Vibices (lat. vibex, vibicis Striemen) f pl: s. Hautblutungen.

Vibrations|empfindung (lat. vibratio Schwingung, Schwingen): Pallästhesie; s. Sensibilität.

Vibrio m: Gattung gramnegativer, beweglicher, gerader od. gekrümmter Stäbchenbakterien der Fam. Vibrionaceae (vgl. Bakterienklassifikation); überwiegend polar monotrich begeißelt; 20 Species; Saprophyten in Küstengewässern od. im Oberflächenwasser des Binnenlandes; nur fakultativ pathogen; med. wichtigster Vertreter: Vibrio* cholerae.

Vibrio cholerae m: kurzes, gebogenes, monotrich begeißeltes Stäbchen; anhand unterschiedl. O-(Körper-)Antigene Unterteilung in üb. 70 Serovarianten. Das klin. Vollbild der Cholera* wird verursacht durch die Serovarianten **V. ch. cholerae** (klassischer Koch-Kommabazillus, sehr virulent) u. **V. ch. Biovar eltor** (weniger virulent). Ihnen gemeinsam sind das somatische Lipopolysaccharid-Antigen O-1, sowie drei somatische Partialantigene (a, b, c): **Inabavariante** (Verlust des Partialantigens a), **Ogawavariante** (wenig Antigen c) u. **Hikojimavariante** (besitzt alle drei Partialantigene). Die übrigen Serovarianten lassen sich i. d. R. nicht mit Antiserum gegen O-1-Gruppenantigen agglutinieren u. werden als NAG (Abk. f. engl. non agglutinable germs) bzw. NC-(non-cholera-)Vibrionen bezeichnet. Sie rufen nur selten choleraartige Durchfallerkrankungen hervor. **Epidemiol.:** V. ch. (endemisch im Ganges-Delta) tritt seit 1817 pandemisch auf; natürliches Erregerreservoir ist der Mensch. **Übertragung:** fäkal-oral durch verunreinigtes Trinkwasser od. kontaminierte Lebensmittel; **Path.:** nach Magenpassage Vermehrung im alkalischen Dünndarm-Milieu u. Enterotoxinbildung; **Diagn.:** Erregernachweis aus Stuhlprobe nach Anzüchtung im alkal. Medium; Serol. praktisch ohne Bedeutung; **Ther.** u. **Proph.:** s. Cholera, Schutzimpfung.

Vibrio fetus (lat. fetus Leibesfrucht) m: veraltete Bez. für Campylobacter fetus; s. Campylobacter.

Vibrio para|haemo|lyticus m: weltweit verbreitete, bedingt pathogene Vibrionenart, die bes. in Japan (Meerestiere) Enteritiden u. Nahrungsmittelvergiftung verursacht. Die Abgrenzung geg. andere Vibrionen erfolgt biochem. u. serologisch.

Vibrio vulni|ficus m: marines Bakt.; kann schwere Wundinfektionen auslösen u. für Pat. mit geschwächter Abwehrlage lebensgefährl. werden; Vork. in rohen Muscheln (bes. Austern).

Vibrissae (lat.) f pl: die Haare im Naseneingang.

Vicq-d'Azyr-Streifen (Félix V.-d'A., Anat., Paris, 1748-1794): (engl.) Vicq d'Azyr's band; syn. Gennari-Streifen; in das Grau der Sehrinde (im Bereich der Fissura calcarina des Hinterhauptlappens) eingelagerter weißer Streifen markhaltiger Nervenfasern, der diesem Rindenbezirk die Bez. Area striata gegeben hat.

Vidal-Einteilung (Emile V., Int., Dermat., Paris, 1825-1893): s. Fersenbeinfraktur.

Vida|rabin (INN) n: 9-β-D-Arabinofuranosyladenin (IUPAC); Virostatikum (Nukleosidanalogon); Verw.: zur top. Anw. bei Herpes-Viren.

Video|densito|metrie (lat. videre sehen; densitas Dichte; Metr-*) f: (engl.) video-densitometry; syn. Fernsehkymographie; Verfahren z. Messung der Röntgenstrahlentransparenz best. abgegrenzter Körperbereiche bei Röntgendurchleuchtung* mit fernsehtechn. Mitteln. Videodensitometriemessungen erlauben die Bestimmung von Durchflußmenge u. -geschwindigkeit in kontrastmittelgefüllten Gefäßen u. von dynam. Größen der Herzaktion, z. B. zur Untersuchung des Hirnkreislaufs, der Koronardurchblutung u. des Lungenkreislaufs.

Vieh|bremse: Tabanus; s. Fliegen.

Viel|kom|partiment|modell (ital. compartimento Abteilung, Abschnitt) n: s. Kompartiment.

Vier|finger|furche: (engl.) four-finger crease, simian crease; durchgehende Querfurche der Handinnenfläche, gebildet aus d. distalen (Linea mensalis) u. mittleren (Linea cephalica) Querfalte der Palma manus; Vork. einseitig bei ca. 4% der Normalbevölkerung, beidseitig bei ca. 1% der gesunden kaukasischen Bevölkerung ohne pathol. Bedeutung; bei Down*-Syndrom findet sich d. einseitige V. in ca. 40% der Fälle; eine Kombination der V. mit einer Einzelfurche des 5. Fingers (sog. single crease) deutet in hohem Maß auf Chromosomenaberrationen* hin.

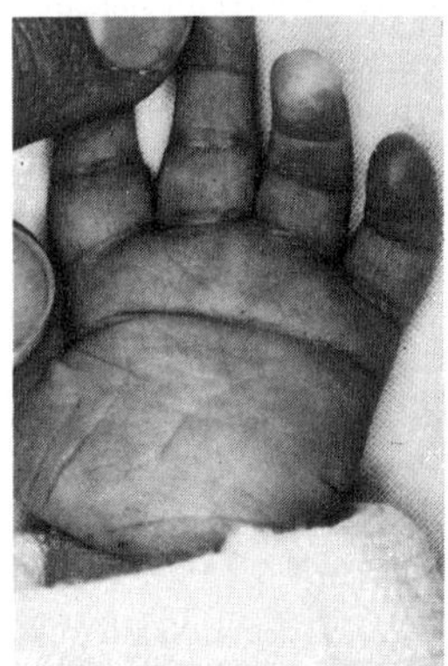

Vierfingerfurche [264]

Vier|gläser|probe: fraktionierte Harngewinnung* bei Verdacht auf Urethritis od. Prostatitis; Gewinnung von erstem Spontanurin, Mittelstrahlurin*, Prostataexprimat u. exprimathaltigem Urin; bei geringer Keimzahl im Spontan- u. Mittelstrahlurin u. deutlich höherer Keimzahl im Prostataexprimat u. Exprimaturin liegt wahrscheinl. eine Prostatitis vor.

Vier|hügel: (anat.) Lamina* tecti.

Vierlinge: s. Mehrlinge.

Vierte Geschlechts|krankheit: s. Lymphogranuloma venereum.

Viga|batrin (INN) n: (RS)-4-Amino-5-hexensäure (IUPAC); Antiepileptikum, das über eine spezif., irreversible Hemmung der Gammaaminobuttersäure-Aminotransferase wirkt; Verw.:

zur Kombinationstherapie mit anderen Antiepileptika* bei epilept. Anfällen, die mit der konventionellen Ther. nicht ausreichend behandelbar sind.

Vigilanz (lat. vigilantia Wachsamkeit) f: Wachheit; vgl. Bewußtsein.

Vigilität (lat. vigilare wachsam sein) f: (engl.) vigility; Fähigkeit, die Aufmerksamkeit auf etwas Neues zu richten; vgl. Tenazität.

vikariierend (lat. vicarius Stellvertreter): vicarius, stellvertretend.

Villi intestinales (lat. villus zottiges Haar) m pl: sog. Dünndarmzotten; finger- od. blattförmige Fortsätze des Oberflächenepithels des Dünndarms zusammen mit der Lamina propria mucosae, wodurch die Resorptionsfläche des Dünndarms um das fünffache vergrößert wird (s. Abb.). Zusätzlich besteht das Oberflächenepithel überwiegend aus Enterozyten mit dichtstehenden Microvilli zur Resorption.

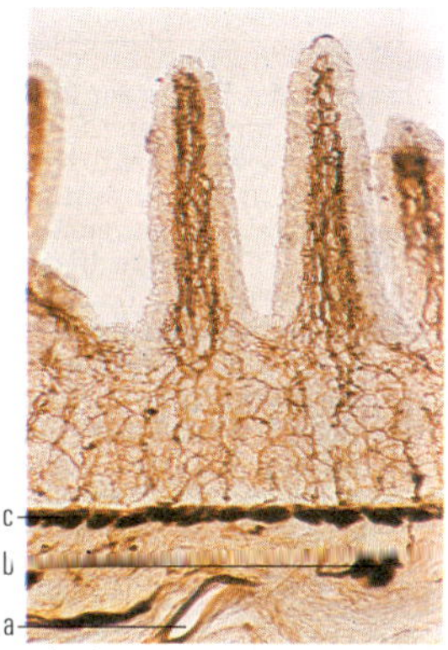

Villi intestinales: starke Vaskularisation und zahlreiche Nervenfasern, die aus dem Meissner-Plexus aufsteigen; a: Gefäße; b: Meissner-Ganglion; c: Lamina muscularis mucosae (Acetylcholinesterase-Reaktion) [395]

Villi|kinin (↑; Kin-*) n: (engl.) villikinine; Darmhormon; findet sich in der gesamten Darmmukosa, bes. im Duodenum; regt die Zottenmotorik an; s. Hormone, gastrointestinale.

villös (lat. villosus zottenreich, mit zottigem Haar): villosus, zottenreich.

Villus (lat. zottiges Haar) m (pl Villi): Zotte.

Vil|oxazin (INN) n: (RS)-2-(2-Ethoxyphenoxymethyl)-morpholin (IUPAC); Verw.: Antidepressivum.

VIN: Abk. f. **v**ulväre **i**ntraepitheliale **N**eoplasie; Präkanzerose* des Vulvakarzinoms*; Einteilung in drei Schweregrade (I-III): geringgradige, mittelgradige u. schwere Dysplasie (entspr. einem Carcinoma* in situ).

Vin|blastin (INN) n: syn. Vincaleukoblastin; Vinca-Alkaloid; Bisindolalkaloid in Catharanthus roseus (Madagaskar-Immergrün); Verw.: Zytostatikum.

Vinca-Alkaloide n pl: (engl.) vinca alkaloids; Gruppe von ca. 60 Alkaloiden aus dem Madagaskar-Immergrün (Catharanthus roseus, syn. Vinca rosea); z. T. Kernspindelgifte, die zur Mitosehemmung in der Metaphase führen; therapeutische Verwendung v. a. von Vinblastin, Vincristin u. Vindesin als Zytostatika* (z. B. bei Hodentumoren).

Vinc|amin (INN) n: 14,15-Dihydro-14-hydroxyeburnamenin-14-carbonsäuremethylester (IUPAC); Vinca-Alkaloid; Verw.: zerebraler Vasodilatator.

Vincent-Angina (Henri V., Bakteriol., Epidemiol., Paris, 1862-1950; Angina*) f: s. Plaut-Vincent-Angina.

Vincent-Sym|ptom n: Anästhesie im Unterlippenbereich durch Lähmung des N. alveolaris inferior bei Unterkieferosteomyelitis.

Vin|cristin (INN) n: 22-Oxovincaleukoblastin (IUPAC); Vinca-Alkaloid; Verw.: Zytostatikum.

Vinculum (lat.) n: Band, Fessel.

Vin|desin (INN) n: 3-Carbamoyl-4-desacetyl-3-des-(methoxycarbonyl)-vincaleukoblastin (IUPAC); Vinca-Alkaloid; Verw.: Zytostatikum.

Vineberg-Operation (Arthur V., Chir., Montreal) f: (engl.) Vineberg's operation; durchblutungsverbessernde Op. bei Koronarinsuffizienz; die A. thoracica interna wird mit der V. thoracica interna u. dem angrenzenden Muskel- u. Bindegewebe in einen Myokardtunnel der linken Vorder- od. Seitenwand des Herzens eingenäht; heute weitgehend durch d. aortokoronaren Bypass* ersetzt.

Vinyl|bital (INN) n: (RS)-5-(1-Methylbutyl)-5-vinylbarbitursäure (IUPAC); Verw.: Hypnotikum.

Vinyl|chlorid n: (engl.) vinyl chloride; Chloräthylen ($CH_2{=}CHCl$), Abk. VC; Gas mit Kp. bei -13°C, v. a. zur Herstellung des Kunststoffs Polyvinylchlorid (PVC) verwendet; als Gas narkotische Wirkung. Durch Langzeiteinwirkung bei stark exponierten Chemiearbeitern verursacht es u. a. Akroosteolysen der Fingerendphalangen, sklerodermieartige Hautinfiltrate, sek. Raynaud-Syndrom, zystische Knochenveränderungen, Osteoporose, Thrombozytopenien, fibrotische Leberschäden u. Angiosarkome der Leber. Wegen der karzinogenen Wirkung des VC ist kein MAK-Wert festgesetzt. Die technische Richtkonzentration (TRK) beträgt 5 ppm.

Vio|mycin (INNv) n: (nicht im Handel befindl.) Antituberkulotikum der Reserve; vgl. Antituberkulotika.

VIP: Abk. f. (engl.) **v**asoactive **i**ntestinal **p**olypeptide; gastrointestinales Neuropeptid, das von den Zellen des APUD*-Systems gebildet wird; **Wirkungen:** Hemmung der Magensaftsekretion u. Magen-Darm-Motilität, Steigerung der Pankreassekretion u. des Galleflusses; vgl. Verner-Morrison-Syndrom.

Vipom (aus VIP*; -om*) n: s. Verner-Morrison-Syndrom, Apudom (Tab.).

Viqui|dil (INN) n: (±)-1-(6-Methoxy-4-chinolyl)-3-(3-vinyl-4-piperidyl)-1-propanon (IUPAC); Verw.: zerebraler Vasodilatator.

Vir|ämie (Virus*; -ämie*) f: (engl.) viraemia; Vorhandensein von Viren im Blut; vgl. Sepsis.

viral (↑): durch Viren* bedingt, in bezug auf Viren.

Virchow-Drüse (Rudolf L. V., Pathol., Berlin, Würzburg, 1821-1902): (engl.) Virchow's node; Lymphknoten hinter d. Schlüsselbeinansatz des li. M. sternocleidomastoideus; vergrößert bei Malignomen der Bauchhöhle, insbes. bei weit fortgeschrittenem Magenkarzinom*.

Virchow-Hassall-Körperchen (↑; Arthur H. H., Arzt, Chem., London, 1817-1894): (engl.) Hassall's corpuscles; konzentrisch geschichtete Körper des Thymus*.

Virchow-Robin-Raum (†; Charles P. R., Anat., Histol., Paris, 1821-1885): (engl.) Virchow-Robin space; perivaskulärer Lymphraum zw. den Blutgefäßen des ZNS u. der Membrana gliae limitans perivascularis; steht mit dem Subarachnoidalraum in Verbindung.

Virchow-Trias (†; Trias*) f: s. Thrombose.

Viren (lat. virus Schleim, Gift) n pl (sing Virus): (engl.) viruses; Sammelbez. f. biologische Strukturen (in den bekannten Fällen meist Krankheitserreger) mit folgenden gemeinsamen Merkmalen: **1.** enthalten als genetische Information nur entweder DNA od. RNA; **2.** verfügen nicht über die für Wachstum u. Teilung erforderlichen Enzyme, sondern bedürfen dazu (meist spezif.) Wirtszellen (Pflanzenzellen, best. tierische Zellen), auf die sie häufig pathogen wirken. Bakterienspezifische V. werden als Bakteriophagen* bezeichnet.

Morphol.: extrazelluläre (infektiöse) Viren (sog. Virions*) messen 20-300 nm in Länge od. Durchmesser (passieren also Bakterienfilter, s. Abb.) u. bestehen aus: **1.** Nukleinsäuresequenz (ein- od. doppelsträngig; DNA od. RNA; MG 1,5-200 × 10^6); **2.** Proteinmantel (Core, Kapsid; Kapsid u. Nukleinsäure werden zusammen auch als Nukleokapsid bez.); **3.** komplexe Virions sind von einer lipidhaltigen Hülle umgeben (Envelope). Nukleokapside haben meist einfache geometrische Formen (ikosaedrische od. helikale Form), die Virushülle stammt z. T. aus der Zellmembran der Wirtszelle, wobei viruseigene Glykoproteine aus ihr herausragen (sog. Spikes), die für die Infektiosität des Virions (u. für immun. Reaktionen des Wirtsorganismus) eine wichtige Rolle spielen.

Klassifikation von V. erfolgte historisch v. a. nach klin. Kriterien, heute v. a. nach ihrer Struktur u. dem Aufbau der Nukleinsäuresequenz (genet. Ähnlichkeit) u. nur ausnahmsweise nach klin. od. epidemiol. Merkmalen (z. B. Arboviren*, Hepatitis*-Viren); vgl. Virusklassifikation. **Untersuchungsverfahren:** kulturell nur auf lebenden Zellen (Gewebekultur, Eikultur, Tierver-

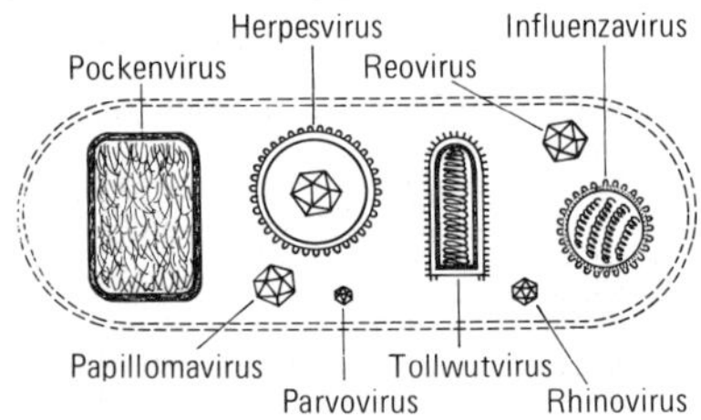

Viren:
Größenvergleich von Viren. Um die Viren ist in dünnen Umrissen ein kleines Bakterium (eine Rickettsie) gezeichnet.

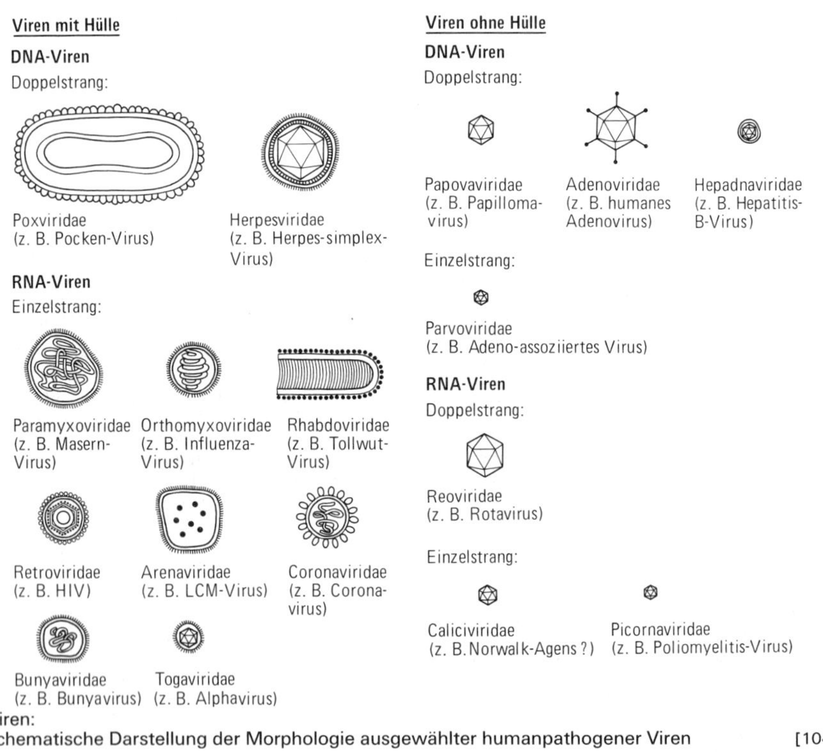

Viren:
schematische Darstellung der Morphologie ausgewählter humanpathogener Viren [104]

V

such); morphol. meist mittels Elektronenmikroskopie; Genomanalyse durch gentechn. Verfahren; **Vermehrungszyklus: 1. Adsorption:** V. sind obligate Zellparasiten, das Virion wird daher zunächst auf der Zellmembran der Wirtszelle angeheftet, wobei best. Rezeptorstrukturen auf der Zelloberfläche eine Rolle zu spielen scheinen. **2. Penetration:** Die Virushülle verschmilzt entweder mit der Membran der Wirtszelle, od. das Virion wird durch Pinozytose (Viropexis) aufgenommen, d. h. von der Zellmembran eingehüllt u. als sog. Coated vesicle ins Zellinnere geschleust, das dann durch lysosomale Enzyme aufgelöst wird, so daß das Nukleokapsid freigesetzt wird (sog. Uncoating). Bakteriophagen verfügen für Adsorption u. Penetration über spezialisierte Strukturen (s. Bakteriophagen). **3. Replikation:** Entsprechend der Art u. Struktur der Nukleinsäure erfolgt deren Replikation nach unterschiedl. Mechanismen. Während die für die Replikation von DNA-Viren erforderlichen Enzyme aus der Wirtszelle stammen, sind diese Enzyme bei RNA-Viren viruskodiert. Virus-DNA wird i. d. R. intranukleär repliziert, während bei RNA-Viren zunächst eine DNA-Kopie des Genoms synthetisiert werden muß (z. B. mittels reverser Tran-

Virusklassifikation
Auswahl menschen- und tierpathogener Viren

Familie	Genom	Hülle	Medizinisch wichtige Gattungen	Medizinisch wichtige Arten
Parvoviridae	ss-DNA[1]	–[2]	Parvovirus	B-19-Virus, RA-1-Virus
			Dependovirus	adeno-assoziiertes Virus
Papovaviridae	ds-DNA	–	Papillomavirus	HPV
			Polyomavirus	JC-Virus, BK-Virus, SV40-Virus
Adenoviridae	ds-DNA	–	Mastadenovirus	humane Adenoviren
Herpesviridae	ds-DNA	+	Simplexvirus	Herpes-simplex-Virus
			Varicellavirus	Varicella-Zoster-Virus
			Lymphocryptovirus	Epstein-Barr-Virus
			Cytomegalovirus	Zytomegalie-Virus
Iridoviridae	ds-DNA	–/+	Iridovirus	z. B. Afrikan. Schweinefieber-Virus (wohl nicht menschenpathogen)
Poxviridae	ds-DNA	+	Orthopoxvirus	Vaccinia-Virus
				Pocken-Virus
			Parapoxvirus	Paravaccinia-Virus
Hepadnaviridae[3]	ds-DNA	+	Hepadnavirus	Hepatitis-B-Virus
Picornaviridae	ss-RNA	–	Enterovirus	Hepatitis-A-Virus, Polio-Virus, ECHO-Viren, Coxsackie-Viren
			Rhinovirus	Rhinoviren
			Cardiovirus	EMC-Virus der Maus
			Aphthovirus	Maul- und Klauenseuche-Virus
Caliciviridae	ss-RNA	–	Calicivirus	Norwalk-Virus (?)
Reoviridae	ds-RNA	–	Reovirus	versch. Reoviren
			Rotavirus	versch. Rotaviren
			Orbivirus	Colorado-tick-Virus
Togaviridae	ss-RNA	+	Alphavirus	s. Arbovirosen (Tab.)
			Flavivirus	Gelbfieber-Virus
			Rubivirus	Röteln-Virus
Orthomyxoviridae	ss-RNA	+	Influenzavirus	Influenza-Viren
Paramyxoviridae	ss-RNA	+	Paramyxovirus	Mumps-Virus, Newcastle disease virus
			Morbillivirus	Masern-Virus
			Pneumovirus	Respiratory syncytial virus
Rhabdoviridae	ss-RNA	+	Lyssavirus	Tollwut-Virus
			Vesiculovirus	vesikuläre Stomatitis-Virus
Coronaviridae	ss-RNA	+	Coronavirus	respiratorisches Coronavirus
Bunyaviridae	ss-RNA	+	Bunyavirus	→ s. Arbovirosen (Tab.)
			Phlebovirus	
			Nairovirus	
Retroviridae	ss-RNA	+	Oncovirus	Rous-Sarkom-Virus, HTLV I
			Lentivirus	Maedi/Visna-Virus, HIV
Arenaviridae	ss-RNA	+	Arenavirus	LCM-Virus, Lassa-Virus

[1] ss-: single-stranded (Einzelstrang-), ds-: double-stranded (Doppelstrang-) DNA bzw. RNA
[2] –: fehlt; +: vorhanden [3] noch inoffizielle Bezeichnung

skriptase*). **4. Maturation** u. **Liberation:** Die in der Wirtszelle synthetisierten Nukleinsäuren u. Polypeptide werden zusammengesetzt zu infektiösen Virions (bei V. ohne Hülle); od. die Nukleokapside verlassen die Wirtszelle durch Ausstülpung der Zellmembran (bei V. mit Hülle, sog. Budding) u. Transformation der Membran in eine Virushülle mit Spikes. **Folgen der Virusinfektion:** versch. Formen der zytopathologischen Wirkung werden unterschieden: **1.** Die Virusreplikation blockiert die übrigen Synthesevorgänge der Zelle, es tritt der Zelltod ein (zytozide Infektion, u. U. mit Bildung von Synzytien od. Einschlußkörperchen). **2.** Das Virusgenom führt zu ungehemmter Teilung der Wirtszelle (Expression onkogener Gene*). **3.** Das Virusgenom wird in das Genom der Wirtszelle eingebaut, ohne daß dies zunächst eine pathologische Wirkung hat, und wird auf Tochterzellen weitervererbt (temperente Infektion). - Die der sog. Slow* virus infection zugrundeliegenden Mechanismen sind bisher nur z. T. geklärt (Replikation defekter Virions?). Neben den V. werden sog. **unkonventionelle V.** beschrieben, die meist erheblich kleiner sind u. über deren Biozyklus wenig bekannt ist (vgl. Viroid, Prionen).

Viren, große (↑) n pl: veraltete Sammelbez. f. Bakt. der Fam. Rickettsiaceae* u. der Gattung Chlamydia*; wurden früher aufgrund ihres obligat intrazellulären Wachstums trotz gleichzeitig bestehender bakterienspezifischer Merkmale zu den Viren* gerechnet; vgl. Bakterienklassifikation.

Viren, helikale (↑) n pl: s. Viren.

Viren, onko|gene (↑) n pl: (engl.) oncogenic viruses; Viren m. der Fähigkeit, in vivo od. in vitro menschl. u. tier. Zellen neoplastisch zu transformieren; onkogene Eigenschaften der Viren wurden erstmals 1911 beim Rous-Sarkom des Huhns nachgewiesen. Bisher sind über 100 versch. Viren m. onkogenem Potential bekannt; sie sind alle Mitglieder der Virusfamilien m. doppelsträngiger DNA od. der Retroviridae (vgl. Virusklassifikation). Neoplasien durch Viren entstehen nur bei immuninkompetenten Organismen; d. Transformation erfolgt möglicherweise durch Dysregulation zellulärer onkogener Gene* od. durch Einschleusung fremder Onkogene in die Zelle. Mit der menschlichen Tumorpathogenese werden u. a. folgende Viren in Verbindung gebracht: Herpes-simplex-Virus Typ 2 (Zervixkarzinom), Zytomegalie-Virus (Karzinome des Urogenitaltrakts, Kaposi-Sarkom), humane Papillomaviren (Zervixkarzinom), Hepatitis-B-Virus (primäres Leberzellkarzinom), Retroviren (HTLV 1, 2; humane T-Zell-Lymphome).

Virginität (lat. virginitas) f: (engl.) virginity; Jungfräulichkeit; koitale Unerfahrenheit bei Frauen (anatomische V.); i. w. S. auch Zustand nach nichtkoitaler Defloration* (technische V.); Wiederherstellung der anatomischen V. (Hymenalplastik) u. U. aus psychosozialer Indikation.

V

Virgo (lat.) f: Jungfrau.

Viridans-Strepto|kokken (lat. viridare grün machen; Strept-*; Kokken*) f pl: s. Streptococcus.

virilis (lat.): männlich.

Virilisierung (↑): (engl.) virilization; Bez. f. (nicht physiol.) phänotypische Merkmalsausprägungen des männl. Geschlechts; **Vork.: 1.** bei Frauen Sammelbez. f. Sympt. der Vermännlichung: Ausbildung männlicher sek. Geschlechtsmerkmale (Hirsutismus, Klitorishypertrophie, Seborrhoe, Akne, Alopezie, Tieferwerden der Stimmlage), evtl. Regression der sek. weiblichen Geschlechtsmerkmale (Defeminisierung*) als Ausdruck einer Androgenisierung*; bei weibl. Neugeborenen Sympt. des Pseudohermaphroditismus femininus; Urs.: adrenogenitales Syndrom*, Medikamentenwirkung, Gonadendysgenesie* (X0/XY); **2.** bei männl. Individuen als prämature V. bei Pubertas* praecox. Vgl. Feminisierung, testikuläre.

Virion (Virus*; gr. ἰών gehend, laufend) n: vollständiges, aus Nukleokapsid u. ggf. Envelope (Virushülle) bestehendes, für die jeweilige Wirtszelle infektiöses Virus; vgl. Viren.

Viroid (↑; -id*) n: syn. nacktes Mini-Virus; infektiöses Agens, bisher nur bei Pflanzen beobachtet; Viroide sind um den Faktor 10^3-10^6 kleiner als bisher bekannte Viren; sie sind stäbchenförmig, ihr Genom besteht aus einer zirkulären einsträngigen RNA mit einem MG von 70 000-120 000; es fehlen Kapsid u. Hülle; es handelt sich sozusagen um vagabundierende RNA-Partikel; bisher werden sieben Pflanzenkrankheiten auf Viroide zurückgeführt. Vgl. Prionen, Plasmide.

Viro|logie (↑; -log*) f: (engl.) virology; Lehre von d. Viren*; vgl. Mikrobiologie.

Viro|pexis (↑; -pexie*) f: s. Viren.

Virosen (↑; -osis*) f pl: Viruskrankheiten.

Viro|statika (↑; statisch*) n pl: (engl.) virostatic agents; auch Virustatika; chem. Verbindungen zur Ther. virusbedingter Infektionen; mögliche **Wirkungsprinzipien: 1.** Verhinderung von Penetration u. Uncoating, z. B. durch Amantadin; **2.** Verhinderung der Virusreplikation (Genom bzw. Hüllproteine), z. B. durch Hemmung von hierfür erforderl. Enzymen (DNA-Polymerase, Hemmung z. B. durch Aciclovir; reverse Transkriptase, Hemmung z. B. durch Zidovudin); **3.** Verhinderung von Virusreifung u. Ausschleusung; **Substanzgruppen: 1.** Nukleosidanaloga, z. B. Aciclovir, Idoxuridin, Trifluridin, Vidarabin, Zidovudin; **2.** cyclische Amine, z. B. Amantadin, Rimantadin, Tromantadin; **3.** andere V., z. B. Pyrophosphatanaloga (Foscarnet), ferner u. a. Interferone; **Verw.:** wegen der NW (z. T. denen von Zytostatika ähnl.) u. der Heterogenität der Viren bisher auf ausgewählte Virusgruppen beschränkt, z. B. Varicella-Zoster- und Herpes-simplex-Virus (Aciclovir u. a.), Influenza-A-Virus (Amantadin u. a.), Zytomegalie-Virus (Foscarnet, Ganciclovir u. a.), HIV (Zidovudin, Didanosin), versuchsweise bei Virushepatitis (Interferone); aus Risikoerwägungen nur topisch anwendbare V.: Edoxudin, Idoxuridin, Trifluridin, Tromantadin, Vidarabin; **NW:** je nach Substanz z. B. Nephro-, Hämato-, Neurotoxizität, gastrointestinale Störungen, lokale Schäden an der Infusionsstelle (Thrombophlebitis), Überempfindlichkeitsreaktionen; **Kontraind.:** Schwangerschaft, Stillzeit, Niereninsuffizienz, Allergien u. a.

Viro|zyten (↑; Zyt-*) m pl: syn. Lymphoidzellen*.

Virulenz (lat. virulentus voller Gift) f: (engl.) virulence; sog. Giftigkeit; Grad der Aggressivität v. Mikroorganismen im Makroorganismus als quantitative Eigenschaft im Ggs. zu Pathogenität*.

Virus (lat. Gift, Schleim) n: s. Viren.

Virus|enteritis (↑; Enter-*; -itis*) f: (engl.) virus enteritis; Entz. des Magen-Darm-Kanals v. a. durch Viren des Genus Rotavirus* sowie Caliciviridae* (z. B. Norwalk-Agens), seltener durch Adenoviren od. Coronaviren. Vgl. Enteritis.

Virus|en|zephalitis (↑; Enkephal-*; -itis*) f: s. Enzephalitis.

Virus fixe (frz. ↑) m: s. Tollwut-Virus.

Virus|grippe (↑): s. Grippe.

Virus|hepatitis (↑; Hepat-*; -itis*) f: s. Hepatitis, akute.

Virusid (↑) n: s. Mikrobid.

Virus|in|fektion (↑; Infekt-*) f: durch Viren* verursachte Infektion; vgl. Slow virus infection.

Virus|inter|ferenz (↑; Inter-*; lat. ferre tragen) f: (engl.) virus interference; Phänomen der Abschwächung od. Verhinderung der Inf. od. Immunisierung durch ein Virus bei nachfolgender od. vorheriger Infektion od. Schutzimpfung mit einem anderen (interferierenden) Virus.

Virus|keratitis (↑; Kerat-*; -itis*) f: s. Keratoconjunctivitis epidemica.

Virus|klassi|fikation (↑) f: (engl.) virus classification; Einteilung von Viren* nach versch. Gesichtspunkten, z. B. nach dem Typ der Nukleinsäure (DNA, RNA), nach der Größe, nach dem Bauprinzip, nach dem Wirtsorganismus, in dem sie pathogen wirken können (Mensch, Tier, Pflanze, Bakterium), od. auf d. Grundlage des Tropismus gegenüber Geweben od. Organsystemen (neurotrop, pneumotrop, enterotrop, hepatotrop u. a.). Die heutige **Klassifikation nach einheitl. Regeln** (internationale Bez., Virus-Familie mit Endung -idae als Gruppierung v. Genera mit ähnl. Aufbau, Genus mit Endung -virus usw.) gelang mit Hilfe exakter chem.-physik. u. genet. Analysen (s. Tab. S. 1639).

Virus|meningitis (↑; Mening-*; -itis*) f: s. Meningitis.

Virus|myo|karditis (↑; My-*; Kard-*; -itis*) f: (engl.) virus myocarditis; Myokarditis* aufgrund einer Inf. mit Coxsackie-B-Virus; **Klin.**: im Kindesalter mit fulminantem, fiebrigem Verlauf, Atemnot, Bronchospasmus, Zyanose, (extremer) Tachykardie od. Kreislaufschock u. hoher Letalität; im Erwachsenenalter i. d. R. weniger dramatischer Verlauf mit Pleuraschmerzen, Arrhythmien, Herzinsuffizienz, auch Pericarditis exsudativa, meist folgenlose Ausheilung; **Diagn.**: serol. Erregernachweis im Rachenspülwasser, Stuhl, ggf. auch im Liquor; **Ther.**: Bettruhe, symptomat. Ther. der Herzrhythmusstörungen.

Virus|pneumonie (↑; Pneum-*) f: s. Pneumonie, atypische.

Viru|statika (↑; statisch*) n pl: s. Virostatika.

viru|zid (↑; -zid*): Viren* abtötend.

Vis (lat.) f: Kraft.

Viscera (lat.) n pl: Eingeweide.

Visceral brain (engl. ↑; brain Gehirn) n: s. System, limbisches.

Viscum album (lat.) n: Mistel; parasitär wachsende Pflanze versch. Wirtsbäume; Mistelkraut (Visci alba herba), bestehend aus frischen od. getrockneten Zweigen mit Blättern, Blüten u. Früchten, wird zur palliativen Behandlung von malignen Tumoren, bei Grenzwerthypertonie u. in Form von Injektionslösung zur Segmenttherapie* bei entzündl.-degen. Gelenkerkrankungen verwendet.

Viscus (lat.) n (pl Viscera): Eingeweide.

Visier|lappen|plastik (-plastik*) f: op. Verfahren der Nahlappen-Hautplastik mit Hilfe eines doppelt gestielten Brückenhautlappens; **1.** (nach Morgan) bes. Art der Lippenplastik; **2.** (nach Samter-Klapp) bes. Art der Stumpfplastik; vgl. Hautplastik.

Vision (lat. visio Sehen, Sicht) f: (engl.) visual hallucination; optische Halluzination*; Vork.: v. a. als religiöse V. mit religiösen Erscheinungen (z. B. Marienerscheinungen) u. sog. Wortoffenbarung, die subjektiv als angenehm empfunden wird. Vgl. Sinnestäuschung.

Viskosität (lat. viscosus klebrig) f: (engl.) viscosity; Zähigkeit, innere Reibung einer Flüssigkeit; ist meist stark temperaturabhängig u. wichtig für das Strömungsverhalten von Flüssigkeiten (laminare bzw. turbulente Strömung*); abgeleitete SI-Einheit der (dynam.) V. ist d. Pascal-Sekunde (Pa × s). Kinematische V.: dynamische V. durch Dichte*; vgl. Einheiten, Pascal; **absolute V.**: die in Pa × s bestimmbare V. einer Flüssigkeit. Die absolute V. von Blut beträgt 2,30-2,72 × 10^{-3} Pa × s bei 37°C. **Relative V.**: dimensionslose Zahl, die ausdrückt, wievielmal größer die V. einer best. Substanz im Vergleich zu Wasser ist. Die rel. V. von Blut bei 18° in vitro besitzt e. Wert von 4,75.

Viskosität des Blutes (↑) f: (engl.) blood viscosity; Zähflüssigkeit des Blutes; abhängig von Erythrozytenzahl u. -volumen sowie der Eiweißkonzentration des Blutserums; erhöht z. B. bei Polycythaemia rubra vera, Makroglobulinämie u. Plasmozytom, erniedrigt bei Anämie.

visuell (lat. visualis mit den Augen wahrgenommen, wahrnehmbar): das Sehen betreffend, für d. Auge sichtbar.

Visus (lat.) m: (engl.) visual acuity; Abk. V; das Sehen, der Gesichtssinn, die Sehschärfe*; vgl. Sehleistung.

viszeral (lat. viscera Eingeweide): (engl.) visceral; visceralis, die Eingeweide betreffend, Eingeweide-.

Viszeral|bögen (↑): s. Kiemenbögen.

Viszeral|gicht (↑): irreguläre Gicht*.

Viszeral|knochen (↑): **1.** die aus den Kiemenbögen* hervorgehenden Knochen (v. a. Gehörknöchelchen, Zungenbein); **2.** knöcherner od. knorpeliger Körper über angeb. Halsfisteln; vgl. Halszyste.

Viszeral|spalten (↑): s. Kiemenspalten.

Viszero|megalie (↑; Mega-*) f: (engl.) visceromegaly; vermehrtes Wachstum der inneren Organe (bes. Vergrößerung v. Herz u. Leber); **Urs.**: erhöhte Sekretion des Wachstumshormons STH*.

Viszero|ptose (↑; gr. πτῶσις Fall) f: (engl.) visceroptosis; Senkung der Baucheingeweide; vgl. Enteroptose.

Viszero|tom (↑; -tom*) n: (engl.) viscerotome; Leberstichel zur perkutanen Gewinnung von Lebergewebe ohne Sektion (sog. Blindpunktion).

Vita (lat.) f: Leben.

vital (lat. vitalis Lebens-): das Leben betreffend, lebenstüchtig.

Vital|färbung (↑): (engl.) vital staining; Anfärbung v. lebenden Zellen (z. B. Zellkulturen) od. Geweben (tierexperimentell) m. Farbstoffen, die d. Vitalprozesse nicht schädigen; z. B. m. Evans*-Blau.

Vital|in|dikation (↑; lat. indicare anzeigen) f: s. Indikation.

Vitalität (lat. vitalitas Lebenskraft) f: (engl.) vitality; Lebenstüchtigkeit, Vermehrungsvermögen.

Vital|kapazität der Lunge (lat. vitalis Lebens-) f: Abk. VK; s. Lungenvolumina.

Vit|amin A n: umfaßt folgende Substanzen: Retinol (V.-A-Alkohol) u. 3-Dehydroretinol, Retinal (V.-A-Aldehyd), Retinsäure (besitzt nur einen Teil der Vitaminwirkungen); fettlösl. Vitamin, das auch in Form seines Provitamins (Betacarotin) aufgenommen werden kann. Zur Resorption im Darm sind Gallensäuren notwendig. Retinol kann als Fettsäureester in der Leber in großen Mengen gespeichert u. durch Esterase wieder freigesetzt werden; im Blut an Alpha-1-Globulin gebunden (spezif. Transportprotein); **Vork.:** Gemüse, Obst (s. Carotinoide), Milch, Eier, v. a. Leber; **Wirkungen:** bildet in der Form des 11-cis- od. all-trans-Retinals zus. mit dem Protein Opsin das Sehpigment Rhodopsin*, das in den Stäbchen u. Zapfen des Auges eine wesentl. Rolle beim Sehvorgang spielt, u. ist für die Stabilität der Membranen (Zellmembran u. Membranen der subzellulären Partikel, wie Lysosomen u. Mitochondrien) wichtig. Sympt. eines **Mangels** sind zunächst Nachtblindheit (Nyktalopie*), später Atrophie u. Verhornung der Haut u. Schleimhaut, die dadurch leichter von Mikroorganismen angegriffen wird. Dies führt z. B. zu Xerophthalmie*, Glossitis*, Vulvadystrophie*. Bei Heranwachsenden kommt es außerdem zu Störungen des Wachstums u. der Knochenbildung, in der Schwangerschaft zu Fehlbildungen des Feten. **Hypervitaminosen** sind möglich. Die akute Form (über 1 Mio IE/d) äußert sich in Schmerzen, Schwindel u. Erbrechen. Die chron. Form zeigt sehr schmerzhafte Schwellungen des Periosts, Hämorrhagien, Haarausfall, Reizbarkeit, Anstieg der alkal. Phosphatase im Serum (vermutlich Freisetzung von lysosomalen Enzymen); bei Schwangeren sind teratogene Wirkungen beschrieben. **Referenzwerte** im Serum: 100-200 IE/dl. 1 µg Retinol entspricht 3,3 IE od. 6 µg Betacarotin od. 12 µg anderer Carotinprovitamine. **Bedarf** ca. 5000 IE/d.

Vit|amin A_2 n: 3-Dehydroretinol; s. Vitamin A.

Vit|amin|ant|agonisten (gr. ἀνταγωνιστής Widersacher, Gegner) m pl: (engl.) antivitamins; syn. Antivitamine; chem. Verbindungen, die aufgrund ihrer strukturellen Ähnlichkeit mit Vitaminen diese kompetitiv von ihrem Wirkort in der Zelle verdrängen können; z. B. Vitamin-K-Antagonisten als Antikoagulanzien*.

Vit|amin-A-Säure: (engl.) vitamin A acid; syn. Tretinoin, all-trans-Retinsäure; Verw.: bei Akne; vgl. Retinoide.

Vit|amin B_1 n: syn. Thiamin*.

Vit|amin B_2 n: Komplex aus Riboflavin*, Nicotinsäure*, Pantothensäure* u. Folsäure*.

Vit|amin B_6 n: syn. Pyridoxin*.

Vit|amin B_{12} n: syn. Cobalamin*.

Vit|amin B_C n: veraltete Bez. f. Folsäure*.

Vit|amin-B-Kom|plex m: (engl.) vitamin B complex; setzt sich zusammen aus Thiamin (Vit. B_1), Riboflavin (Vit. B_2), Nicotinamid, Folsäure, Pantothensäure, Pyridoxin (Vit. B_6), Biotin (Vit. H) u. d. Cobalaminen (Vit. B_{12}); dieser Komplex wasserlöslicher Vitamine kommt meist gemeinsam vor; seine Vitamine sind in ihren Wirkungen sehr ähnlich. Daher sind Avitaminosen eines einzelnen Vitamins dieses Komplexes selten, sie sind meist Mischformen. Die Existenz der Vit. B_3, B_4, B_5, B_{13}, B_{14} ist umstritten.

Vit|amin C n: syn. Ascorbinsäure*.

Vit|amin D n: neue Bez. Calciferole; fettlösl. Substanzen, die den Steroiden nahestehen; die beiden wichtigsten Calciferole sind Ergocalciferol (Vitamin D_2) u. Colecalciferol (Vitamin D_3), die aus ihren Provitaminen Ergosterol bzw. 7-Dehydrosterol durch Ultraviolettstrahlung entstehen. 7-Dehydrosterol kann auch im Organismus aus Cholesterin synthetisiert werden. Deshalb ist Calciferol eigentlich nicht zu den Vitaminen zu rechnen. **Aktive Form:** Hydroxyderivate, das wichtigste ist 1α,25-Dihydroxycolecalciferol (Calcitriol*). Die Biosynthese wird durch Phosphat- u. Calciumionen gehemmt u. durch Parathormon aktiviert. **Biol. Wirkung:** Die Calciferole wirken einem Absinken des Plasma-Calcium-Spiegels entgegen durch: **1.** vermehrte intestinale Calciumresorption (die Biosynthese eines calciumspezif. Transportproteins in der Darmmukosa findet nur in Gegenwart von Calciferol statt); **2.** Ca^{++}-Mobilisierung aus d. Knochen; vermutlich dieselbe Wirkung in den Osteoklasten, dadurch kommt es zu einer verstärkten Ca^{++}-Mobilisierung; **Mangel:** Rachitis* (schwere Mineralisationsstörung des Skelettsystems durch Ca^{++}-Mangel mit irreversiblen Deformierungen der weichen Knochen); bes. schwerwiegend bei Heranwachsenden, selten bei Erwachsenen, wo es zur Entkalkung der Knochen kommt (Osteomalazie); deshalb Rachitisprophylaxe bei Säuglingen durch tägl. Gabe einer ausreichenden Dosis (500 IE) von Vitamin D_3 od. D_2 (evtl. in Komb. mit Fluoridgabe i. R. der Kariesprophylaxe*) bzw. einmalige V.-D-Stoßbehandlung (5 mg = 200 000 IE u. mehr; selten indiziert, Gefahr der Hyperkalzämie); **Hypervitaminose** ist möglich, da V. D gespeichert wird. **Sympt.:** Entkalkung der Knochen durch gesteigerte Osteoklastenaktivität mit starker Erhöhung des Plasma-Ca^{++}, in Extremfällen Ausfällung des Ca^{++} in den Nierentubuli (Nephrokalzinose*); 1 IE Vitamin D_3 entspricht 0,025 µg kristallisierter Substanz. **Bedarf:** Wachstumsphase ca. 400 IE/d, später 0-100 IE/d; **Vork.:** Fisch (v. a. im Lebertran), Milch, Eier, Pilze.

Vit|amin E n: Sammelbez. f. Tokopherole*.

Vit|amine n pl: (engl.) vitamins; 1911 isolierte Funk aus Reiskleie eine gegen Beriberi* wirksame stickstoffhaltige Verbindung, die er Vitamin nannte; definiert als Substanzen, die ein Organismus nicht selbst synthetisieren kann (wovon es allerdings Ausnahmen gibt), die jedoch lebensnotwendig sind. Die Fähigkeit zur Synthese ist durch Genmutation im Lauf der Evolution verlorengegangen. V. werden im Ggs. zu den essentiellen Aminosäuren u. Fettsäuren nicht zur Energiegewinnung od. zum Aufbau von Organstrukturen herangezogen, sondern dienen als Wirkstoffe. Bei den meisten V. konnte die Mitwirkung an katalyt. Funktionen als Bestandteile v. Coenzymen* inzwischen nachgewiesen werden. Die V. werden deshalb nur in ganz geringen Mengen benötigt. Die Substanzen mit Vitamincharakter sind nicht für alle Tierarten u. den Menschen die gleichen (z. B. Ascorbinsäure*). Produziert werden V. von Pflanzen u. Mikroorganismen. In die Tierorganismen gelangen sie mit der Nahrung u. durch die Darmbakterien. Die von den Darmbakterien produzierten V. können nur genutzt werden, wenn die Synthese in einem Darmabschnitt erfolgt, in dem noch Resorption möglich ist. Wiederkäuer sind durch die Bakterienbesiedlung des Pansenmagens von exogener Vitaminzufuhr unabhängig. In einigen Fällen können Vitaminvorstufen (Provitamine) im Organismus in die Wirkform umgewandelt werden (z. B. Vitamin* A u. D). Die V. sind chem. unterschiedl. Substanzen. Sie werden nach ihren Löslichkeitseigenschaften in fett- u. wasserlösl. V. eingeteilt (s. Tab.). Die fettlösl. V. können im Ggs. zu den wasserlösl. im Organismus gespeichert

Vitamine Tab. 1

Name	Abk.	Biologisch aktive Form
Fettlösliche Vitamine		
Retinol, Retinal, Retinsäure	A	Retinol, Retinal, Retinsäure z. T.
Calciferol	D	1α,25 Dihydroxy-colecalciferol
Tokopherol	E	Alpha-, Beta-, Gammatokopherol
Phyllochinon	K_1	Difarnesyl-naphthochinon
Menachinon, Farnochinon	K_2	Difarnesyl-naphthochinon
Wasserlösliche Vitamine		
Ascorbinsäure	C	Ascorbinsäure
Thiamin	B_1	Thiaminpyro-phosphat
Riboflavin	B_2	FMN, FAD
Nicotinsäure	PP	NAD, NADP
Pyridoxin	B_6	Pyridoxalphosphat
Pantothensäure	–	Coenzym A
Biotin	H	Carboxybiotin
Folsäure	–	Tetrahydrofolsäure
Cobalamin	B_{12}	5-Desoxy-Adenosyl-Cobalamin

werden (meist in der Leber). Damit ist auch eine Überdosierung möglich (Hypervitaminosen*). Der Nachweis der Vitaminwirkung erfolgt durch spez. Mangeldiäten im Tierversuch. Beim Menschen kommt es zu Mangelerscheinungen leichterer (Hypovitaminosen*) u. schwererer Art (Avitaminosen*) aufgrund von falscher od. ungenügender Ernährung (z. B. Beriberi*), ungenügender intestinaler Resorption (z. B. perniziöse Anämie*), Zerstörung der Darmflora (z. B. durch Antibiotika), Zufuhr von Vitaminantagonisten (z. B. Cumarinderivate; s. Vitamin K). Die beobachteten Sympt. sind jedoch selten auf das Fehlen eines einzigen Vitamins zurückzuführen. Vitaminmangel kann Begleiterscheinung bei Leberschäden (Störung des Stoffwechsels, Depot-Verlust), Alkoholkrankheit (Leberschaden plus Mangelernährung), Schwangerschaft u. Stillperiode (erhöhter Bedarf) sein. Ernährungsbedingter Mangel ist in Ländern mit ausreichendem Nahrungsmittelangebot außerordentlich selten. Der tägl. Bedarf ist individuell stark versch., er nimmt bei Krankheit, Streß, Schwangerschaft u. Stillperiode zu (im letzten Fall um ca. 50%). Zur empfohlenen Tageszufuhr: s. Tab. 2. Therap. wirksam sind V. nur bei Mangelzuständen. Sympt., die zwar denen eines Vitaminmangels ähneln, die jedoch andere Urs. haben, lassen sich durch Vitamingaben nicht beeinflussen. Als unspezif. sog. Tonikum bei allg. Ermüdungserscheinungen haben V. keine nachweisbare pos. Wirkung. **Nomenklatur:** Früher gab es eine Vielzahl von Benennungen für jedes Vitamin. Seit der Aufklärung der chem. Struktur soll nur noch der Name der Wirksubstanz verwendet werden, der die Bez. mit Buchstaben überflüssig macht. Diese wurde noch bei Vitamin A, D u. K beibehalten, da hier mehrere, versch. benannte Substanzen zusammengefaßt sind (s. Tab. 1).

Vit|amin F n: veraltete Bez. f. ungesättigte Fettsäuren*.

Vit|amin G n: veraltete Bez. f. Riboflavin*.

Vit|amin H n: veraltete Bez. f. Biotin*.

Vita minima (lat. vita Leben; minimus der Kleinste, Geringste, Wenigste) f: Aufrechterhalten der Körperfunktionen auf niedrigster Stufe b. schwerer Dystrophie*.

Vit|amin K n: neue Bez. Phyllochinone; Gruppe mehrerer Substanzen: Phyllochinon (Vit. K_1), Menachinon (Vit. K_2), daneben synthetische Substanzen: Menadion (Vit. K_3) u. Menadion-Hydroxychinon (Vit. K_4). Die natürl. Phyllochinone sind in Position 3 des Ringes substituiert. **Vork.:** in allen grünen Pflanzen (Name). Es handelt sich um fettlösl., hitzelabile Substanzen, für deren Resorption Gallensäuren notwendig sind. Die biol. aktive Form ist Difarnesylnaph-

Vitamine Tab. 2
Empfohlene Tageszufuhr (in mg)[1]

Vitamin[2]	Säuglinge u. Kleinkinder	Kinder	Jugendliche	Erwachsene	Schwangere, stillende Mütter
A	1500 IE (0,5)	2000 – 3000 IE (0,7 – 1)	5000 IE (1,7)	5000 – 8000 IE (1,7 – 2,7)	5000 – 8000 IE (1,7 – 2,7)
D	0,01[3]	0,01	0,01	0,01	0,01[3]
E	5	10 – 15	20 – 25	30	30
K_3	1,5	0,02	0,04 – 0,1	0,15	7
B_1	0,2 – 0,5	0,6 – 1,1	1,3 – 1,5	1,5	1,9 – 2,3
B_2	0,4 – 0,6	0,6 – 1,2	1,3 – 1,5	1,6 – 2	2 – 2,5
B_6	0,2 – 0,4	0,5 – 1,2	1,4 – 2	2 – 2,5	4 – 5
Nicotinsäure	5 – 8	10 – 15	15 – 20	18 – 20	25 – 40
Folsäure	0,05 – 0,1	0,1 – 0,3	0,4	0,4 – 0,8	0,8 – 1,2
B_{12}	1 – 2 µg	2 – 5 µg	5 – 6 µg	5 – 8 µg	8 – 12 µg
C	35	40	40	40 – 60	100 – 150

[1] Bei Vitamin A (Retinol) sind IE angegeben; es wird heute überwiegend vollsynthetisch hergestellt; die Dosierung kann deshalb auch in mg erfolgen (Zahlen in Klammern). Die Dosen für Vitamin B_{12} sind in µg angegeben.
[2] Die Vitamine A, D, E und K sind fettlöslich, alle übrigen wasserlöslich.
[3] Bei diesen Angaben wird davon ausgegangen, daß der Säugling prophylaktisch Vitamin D erhält.

thochinon; es bewirkt in der Leberzelle eine Steigerung der Biosynthese des Prothrombins* sowie der Gerinnungsfaktoren VII, IX u. X. Eine Beteiligung an der Atmungskette ist nicht bewiesen. Mangel durch Fehlernährung kommt praktisch nicht vor, da hohe Konz. in den Nahrungsmitteln u. ausreichende Synthese durch Darmbakt. Hypovitaminose nach schwerer Schädigung der Darmflora (durch Antibiotika) od. Cholestase u. gleichzeitiger Mangelernährung ist möglich. Eine Verdrängung der Phyllochinone vom Wirkort durch Cumarinderivate (Vitaminantagonisten) führt zu einer verminderten Synthese der Gerinnungsfaktoren. Dadurch kommt es zu einer Verlängerung der Gerinnungszeit. Dies wird therap. genutzt z. B. bei Thrombose- od. Infarktprophylaxe (s. Cumarinderivate). Geschätzter Bedarf: bis ca. 2 mg/d.

Vit|amin-K-Pro|phylaxe (Prophylaxe*) **f:** s. Morbus haemorrhagicus neonatorum.

Vit|amin-K-Test m: (engl.) vitamin K test; syn. Koller-Test; Leberfunktionsprüfung bei Verlängerung der Thromboplastinzeit*; **Prinzip:** Ausbleiben eines Anstiegs von Prothrombin* im Serum nach parenteraler Verabreichung von Vitamin* K als Hinweis auf eine Leberparenchymschädigung.

Vit|amin P n: veraltete Bez. f. Flavonoide*.

Vit|amin PP n: veraltete Bez. f. Nicotinsäure*.

Vit|amin T n: veraltete Bez. f. Carnitin*.

Vita re|ducta (lat. vita Leben; reductus zurückgezogen, eingeschränkt) **f:** s. Scheintod.

Vitellus (lat.) **m:** Eidotter.

Vitiligo (lat. Hautkrankheit) **f:** syn. Leucopathia acquisita; weiße, pigmentfreie, meist langsam größer werdende Flecke an Haut, seltener

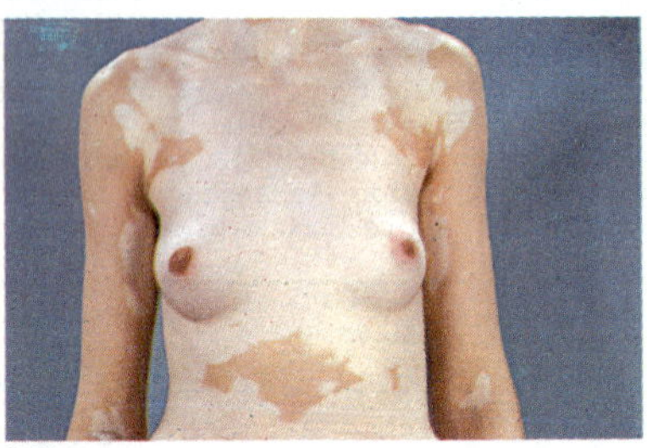

Vitiligo:
weitgehende Depigmentierung von Brust und Bauch [3]

Schleimhaut u. Capillitium (Poliosis circumscripta); **Urs.:** ätiol. unklarer Untergang der Melanozyten (evtl. Autoimmunkrankheit); **Vork.:** familiär gehäuft in ca. 30% der Fälle; bei Diabetes mellitus, Lupus erythematodes, Hyperthyreose, Hypothyreose, Hypoparathyreoidismus; **DD:** Leukoderm, Pityriasis versicolor alba.

Vition n: syn. Lindan*.

Vitium (lat.) **n:** Fehler.

Vitium cordis (†) **n:** Herzvitium, Herzfehler*.

Vitr|ek|tomie (lat. vitrum Glas; Ektomie*) **f:** (engl.) vitrectomy; (ophth.) mikrochir. teilweise bis fast vollständige Entfernung des Glaskörpers; **Formen: 1.** vordere V. bei Glaskörpervorfall in die Vorderkammer i. R. einer Staroperation* od. nach Trauma; **2.** Pars-plana-V. bei starker, sich nicht resorbierender Glaskörpertrübung (Blutung, Uveitis), Riesenrissen der Netzhaut, proliferativer Vitreoretinopathie* od. zur Entfernung zentraler epiretinaler Membranen. Ersatz des Glaskörpers durch Elektrolytlösung bzw. vorübergehend durch inerte Gase od. Silikonöl.

Vitreo|retino|pathie (vitreus*; Retina*; -pathie*) **f:** Erkr. des Glaskörpers u. der Retina; **Formen: 1.** proliferative V. (Abk. PVR): sog. Narbenreaktion des Glaskörpers bei komplizierter Ablatio* retinae mit periretinaler Membranbildung; Ther.: Vitrektomie; **2.** selten vorkommende hereditäre V. (z. B. bei juveniler Retinoschisis, erblicher progressiver Arthro-Ophthalmopathie, Wagner-Syndrom).

vitreus (lat.): gläsern, glasig.

Vivi|sektion (lat. vivus lebend; sectio Schneiden, Schnitt) **f:** (engl.) vivisection; Tierversuch; op. Eingriff am lebenden Tier zu wissenschaftl. Zwecken unter Einhaltung der Tierschutzbestimmungen.

VK: Abk. f. **1. V**ital**k**apazität der Lunge; s. Lungenvolumina; **2. V**ariabilitäts**k**oeffizient*.

VKG: Abk. f. **V**ektor**k**ardio**g**raphie*.

VLDL: Abk. f. (engl.) **v**ery **l**ow **d**ensity **l**ipoproteins; Lipoproteine* sehr niedriger Dichte (d <1,006 g/ml); werden in der Leber gebildet u. bestehen zu 85-90% aus Lipiden, zu 10-15% aus Proteinen. VLDL entspr. den Präbetalipoproteinen*. **Funktion:** Transport der endogenen Triglyzeride*. Vgl. Hyperlipoproteinämien, Hypolipoproteinämien.

VNS: Abk. f. **v**egetatives **N**erven**s**ystem*.

Vogel|gesicht: (engl.) bird-face; Bez. f. ein extremes Zurückliegen des Unterkiefers gegenüber dem Oberkiefer (Mikrogenie), z. B. bei Dysostosis mandibulofacialis, Robin-Syndrom od. Seckel-Syndrom.

Vogel|milben|krätze: syn. Gamasidiose; s. Dermanyssidae.

Vogel|züchter|lunge: syn. Taubenzüchterkrankheit, Wellensittichhalterlunge; Form der exogen-allergischen Alveolitis* durch Sensibilisierung gegen Kot- u. Federstaub von Vögeln (v. a. Tauben u. Wellensittiche).

Voges-Proskauer-Re|aktion (Otto V., Arzt, Berlin, geb. 1867; Bernhard P., Hyg., Berlin, 1851-1915) **f:** Abk. VPR; biochem. Test zur Differenzierung zw. Koli- u. Aerobacterbakterien; Bestandteil der Bunten* Reihe.

Vogt-Koyanagi-Harada-Syn|drom (Alfred V., Ophth., Zürich, 1879-1943; Yoshizo K., japan. Ophth., geb. 1880; E. H., japan. Arzt) **n:** Symptomenkomplex mit Beteiligung der Augen, der Haut u. des ZNS; **Ätiol.:** unbekannt, möglicherweise Autoimmunreaktion auf Melanozytenantigen; **Klin.:** Beginn meist zw. dem 30. u. 50. Lj. mit unspezif. Allgemeinsymptomen (Fieber, Gewichtsabnahme); symmetrische Vitiligo, Poliosis, Alopecia areata, Uveitis, Glaskörpertrübung, Chorioretinitis, Lähmung der Hirnnerven, Meningoenzephalitis u. a.; nach 1-4 Jahren Ausheilung mit Defekten.

Vogt-Syn|drom (Cécile V., Neuropathol., Neustadt, 1875-1962) **n: 1.** syn. Status* marmoratus; **2.** nicht mehr gebräuchliche Bez. f. eine Form der Akrozephalosyndaktylie*-Syndrome.

Vojta-Methode (Václav V., Kinderneurol., Prag, München, geb. 1917) **f:** Form des Bewegungstrainings, bei dem versucht wird, durch Auslösen von versch. Reflexen best. Bewegungen hervorzurufen u. einzuüben. Die V.-M. wird bei Kindern mit infantiler Zerebralparese* eingesetzt.

Vokal|sprache (lat. vocalis tönend): schwerste Form der Dyslalie*, bei der die gesprochene Sprache nur aus Vokalen besteht.

Vol|ämie (aus Volumen; -ämie*) f: (engl.) volaemia; Verhältnis des Gesamtblutvolumens zum Körpergewicht; normal ca. 75 ml/kg Körpergewicht. Vgl. Isovolämie.

Vola manus (lat.) f: Hohlhand, Handfläche.

volar (lat. vola Handfläche): zur Hohlhand gehörend; auf der Hohlhandseite liegend, volaris.

Volar|flexion (↑; lat. flexio Beugung, Krümmung) f: (engl.) volar flexion; Beugung der Hand.

volatil (lat. volatilis flüchtig, fliegend): gasförmig.

Volhard-Versuch (Franz V., Int., Halle, Frankfurt a. M., 1872-1950): (engl.) Volhard's test; unübliches Verfahren zur Prüfung der Nierenfunktion; Konzentrations- od. Durstversuch (Abnahme der Urinmenge u. Anstieg der Urinosmolalität nach 12-18 Std. Durst) bzw. Wasser- od. Verdünnungsversuch (Abnahme der Urinosmolalität nach Wasserzufuhr). Vgl. Nierendiagnostik.

Volkmann-Drei|eck (Richard von V., Chir., Halle, Greifswald, 1830-1889): s. Knöchelfrakturen.

Volkmann-Kanäle (Alfred W. V., Physiol., Halle, 1800-1877; Kanal*): (engl.) Volkmann's canals; das Knochengewebe* in querer od. schräger Richtung durchsetzende Gefäßkanälchen, münden in die Havers*-Kanäle u. verbinden diese untereinander; vgl. Hahn-Spalten.

Volkmann-Kon|traktur (↑; Kontrakt-*) f: s. Muskelkontraktur, ischämische.

Volkmann-Schiene (↑): (engl.) Volkmann's splint; Lagerungsschiene für d. Bein; mit aufrechtem Blatt für den Fuß; Lagerung bei gestrecktem Kniegelenk.

Voll|bild: klin. Bez. f. eine weitgehend typische (lehrbuchmäßige) Kombination u. Ausprägung von spezif. Symptomen einer Krankheit.

Voll|elektro|lyt|lösung (Elektro-*; gr. λυτικός fähig zu lösen): (engl.) isotonic electrolyte solution; Infusionslösung mit gleicher Elektrolytkonzentration wie die des Extrazellulärraums (isotone Lösung).

Voll|narkose (Narkose*) f: s. Narkose.

Voll|pipette (Dim. von frz. pipe Pfeife) f: s. Pipette.

Voll|wirk|dosis (Dosis*) f: (engl.) effective pharmacologic dose; (pharmak.) Tagesdosis z. Erreichung optimaler therap. Effekte; z. B. Menge eines herzwirksamen Glykosids, die b. mittelschwerer Herzinsuffizienz innerh. eines Tages d. volle Glykosidwirkung erreicht.

Volt (Alessandro Volta, Phys., 1745-1827) n: Abk. V; abgeleitete SI-Einheit der elektrischen Spannung*. 1 V entspricht der elektr. Spannung zw. zwei Punkten eines Leiters, in dem bei kontinuierlich fließendem Strom der Stärke 1 Ampere* (A) eine Leistung von 1 Watt* (W) umgesetzt wird: 1 V = 1 W/1 A. Vgl. Einheiten.

Volumen (lat. Rolle, Buchrolle, Buchband) n: Rauminhalt.

Volumen|dosis (↑; Dosis*) f: syn. Integraldosis*.

Volumen|einheiten (↑): (engl.) volume units; abgeleitete SI-Einheit f. das Volumen ist **Kubikmeter** (Einheitenzeichen m^3); dezimale Vielfache u. Teile werden durch entspr. Vorsätze (s. Einheiten) gebildet. Ein besonderer Name f. Kubikdezimeter (dm^3) ist **Liter** (l); s. Tab.

Volumen|elastizitäts|ko|effizient (↑) m: (engl.) volume-elacticity coefficient; Abk. E'; Größe zur Bestimmung der elast. Dehnbarkeit der Blutgefäße; abhängig von Druckdifferenz (Δ P) u. Volumenänderung (Δ V): E' = Δ P/Δ V; vgl. Druck/Volumen-Diagramm.

Volumen|ersatz (↑): (engl.) volume replacement; therap. Maßnahme bei Hypovolämie* od. manifestem Schock*; Zufuhr von: **1.** Blut od. Blutderivaten (s. Hämotherapie); **2.** Plasmaersatzstoffen*; **3.** kristalloiden Lösungen (s. Elektrolyttherapie).

Volumen|leitung (↑): (engl.) volume conduction; passive Fortleitung der elektr. Aktivität erregbarer Gewebe (Nerven, Muskeln) in umgebenden, elektr. leitenden Geweben u. Körperflüssigkeiten; ermöglicht z. B. die extrazelluläre Ableitung von Aktionspotentialen in der Elektroneurographie* u. Elektromyographie*.

Volumen|mangel (↑): s. Hypovolämie.

Volumen pulmonum auctum (↑; lat. pulmo Lunge; augere, auctus vermehren) n: akute (reversible) Lungenüberblähung* mit Zwerchfelltiefstand u. Atemmittellage in Inspirationsstellung; Vork. v. a. bei Asthma* bronchiale. Durch die stärkere inspirator. Vordehnung des Lungengewebes mit Erhöhung der elast. Rückstellkräfte werden dabei die erhöhten exspirator. Strömungswiderstände vermindert.

Volutin n: syn. Babes-Ernst-Körperchen, metachromatische Körperchen, Polkörnchen; mit essigsaurem Methylenblau* od. Neisser*-Polkörnchenfärbung darstellbare Nukleoproteide der Bakterienleiber (Stoffwechselprodukte, Reservestoffe?).

Volvulus (lat. volvere drehen) m: Stiel- od. Achsendrehung eines Organs, i. e. S. **V. ventriculi** (Magenvolvulus*) u. **V. intestini** (sog. Darmverschlingung mit Gefahr der Entwicklung eines Strangulationsileus, s. ums. Abb.), meist als Dünndarmvolvulus bei Säuglingen (häufig in Komb. mit Darmlageanomalien, z. B. Malrotation), selten bei Kleinkindern inf. Dickdarmtorsion.

Vomer (lat. Pflugschar) m: Pflugscharbein; Teil des Nasenseptums.

Volumeneinheiten
Dezimale Teile des Liters

		fl	pl	nl	µl	ml	l
Liter	l	10^{15}	10^{12}	10^{9}	10^{6}	10^{3}	1
Milliliter	ml	10^{12}	10^{9}	10^{6}	10^{3}	1	10^{-3}
Mikroliter	µl	10^{9}	10^{6}	10^{3}	1	10^{-3}	10^{-6}
Nanoliter	nl	10^{6}	10^{3}	1	10^{-3}	10^{-6}	10^{-9}
Pikoliter	pl	10^{3}	1	10^{-3}	10^{-6}	10^{-9}	10^{-12}
Fentoliter	fl	1	10^{-3}	10^{-6}	10^{-9}	10^{-12}	10^{-15}

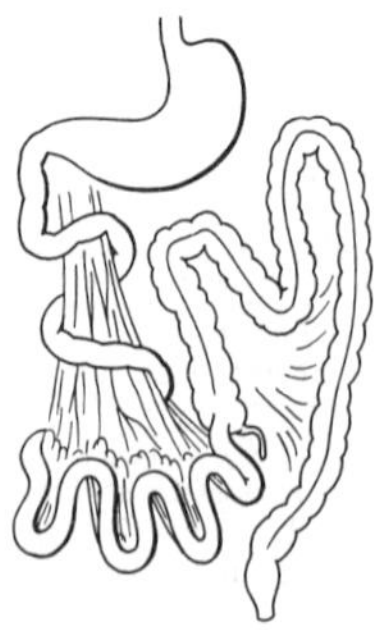

Volvulus:
Volvulus des Dünndarms beim Neugeborenen [178]

Vomitiva (lat. vomitus Erbrechen) n pl: syn. Brechmittel, Emetika*.

Vomitus (lat.) m: syn. Emesis, Erbrechen*; nach Art des Erbrochenen: V. faeculentus: Koterbrechen, V. biliosus: Galleerbrechen, V. cruentus: Bluterbrechen; vgl. Hämatemesis. **V. gravidarum** (†) m: s. Hyperemesis gravidarum. **V. marinus** (†) m: Seekrankheit*. **V. matutinus** (†) m: morgendl. Erbrechen von Schleim, z. B. bei chron. Gastritis, in d. Frühschwangerschaft, bei chron. Pharyngitis.

Vorder|arm|zeichen: Léri-Vorderarmzeichen; s. Pyramidenbahnzeichen (Tab.).

Vorder|haupt|lage: (engl.) brow presentation; (gebh.) Deflexions- od. Strecklage; geringster Grad der Streckhaltung des Kopfes, verläuft so gut wie immer als dorsoposteriore Geburt (Rükken nach hinten gerichtet). Der führende Teil ist das Vorderhaupt, genauer die große Fontanelle. Verzögerter Geburtsverlauf, starke Gefährdung des Dammes. Vgl. Kindslage (Abb.), Dammriß.

Vorder|hörner des Rücken|marks: (engl.) anterior horns of the spinal cord; die ventralen Anteile der grauen Substanz des Rückenmarks* (bilden die Columna anterior), aus denen die vorderen Wurzeln* der Spinalnerven hervorgehen (Beginn des 2. motor. Neurons).

Vorder|horn|syn|drom n: (engl.) anterior horn syndrome; durch Störungen der Vorderhörner* des Rückenmarks verursachte Sympt. mit schlaffer Lähmung der Muskulatur, Areflexie, faszikulären Zuckungen u. Muskelatrophie; **Vork.:** u. a. bei Amyotrophischer* Lateralsklerose, Friedreich*-Ataxie, spinaler Muskelatrophie*.

Vorder|kammer|blutung: s. Hyphaema.

Vorder|kammer|linsen: s. Linsenimplantation.

Vorder|scheitel|bein|einstellung: s. Asynklitismus.

Vorder|seiten|strang: (engl.) anterolateral column; Funiculus anterior u. lateralis des Rükkenmarks*.

Vorder|seiten|strang|bahn: (engl.) anterior spinothalamic tract; zusammenfassende Bez. f. mehrere Tractus (Leitungsbahnen) des Rückenmarks*, deren Fasern aus Hinterhornzellen entspringen, zum größten Teil in der Commissura alba zur Gegenseite kreuzen, dort im Vorderseitenstrang aufsteigen u. in d. grauen Substanz des Rückenmarks, in d. Formatio reticularis des Rauten- u. Mittelhirns, im Mittelhirndach u. im Thalamus enden. Leiten elementare Schmerz-, Temperatur-, Druck- u. Berührungsempfindungen (protopathische Sensibilität*). Bei isolierter Unterbrechung der V. entsteht die sog. Empfindungsdissoziation.

Vorder|seiten|strang|durch|schneidung: s. Chordotomie.

Vorder|wand|in|farkt (Infarkt*) m: (engl.) anterior myocardial infarction; Infarkt der Herzvorderwand; s. Herzinfarkt.

Vor|ex|anthem (Exanthem*) n: syn. Rash*.

Vor|haut: (anat.) Präputium*.

Vor|hof: (anat.) Atrium, Vestibulum.

Vor|hof|flattern: (engl.) atrial flutter; Störung der Tätigkeit der Vorhöfe des Herzens; weit seltener als Vorhofflimmern, nicht selten Übergangsstadium vom Sinusrhythmus zum Flimmern; **Frequenz** 220-350/min, regelmäßige Vorhofschlagfolge u. gleichförmige Erregungsabläufe (im EKG sägezahnförmiger steiler Anstieg u. flacher Abfall der Flatterwellen); meist labile Erscheinung, kann auch anfallsweise als **paroxysmales V.** auftreten; i. d. R. konstantes Überleitungsverhältnis (2 : 1, 3 : 1, 4 : 1) inf. partiellen funkt. AV-Blocks, selten Vollrhythmus mit 1 : 1-Überleitung.

Vor|hof|flimmern: (engl.) atrial fibrillation; häufige Herzrhythmusstörung mit Flimmerbewegung der Herzvorhöfe, die in fast diastol. Stellung verharren (mittlere Frequenz ca. 450/min); der Erregungsablauf in den Vorhöfen ist einem ständigen Wechsel unterworfen, was zu einer unregelmäßigen Schlagfolge der Kammern (absolute Arrhythmie) führt. **Urs.:** akuter Herzinfarkt, Mitralklappenfehler, Koronarinsuffizienz, Sick-Sinus-Syndrom, WPW-Syndrom, Digitalisintoxikation u. a.; Vork. meist konstant, bei Gesunden auch paroxysmale Anfälle; **Diagn.:** im EKG anstelle der P-Zacke Wellen- od. Flimmerbewegung.

Vor|hof|kammer|block: s. Herzblock.

Vor|hof|pfropfung: **1.** elektrische V.: Verschmelzung v. P- u. T-Welle inf. erheblicher Verlängerung der Überleitungszeit (insbes. bei verlängerter QT-Dauer u. gleichzeitiger Tachykardie); **2.** hämodynamische V.: gänzliches od. teilweises Zusammenfallen der Vorhof- u. Kammersystole bei sehr kurzer Diastole; **Vork.:** bei Tachykardien m. Überschreitung der krit. Frequenz v. 180/min (bei Verlängerung der Überleitungszeit schon bei langsamerem Rhythmus), mittl. Knotenrhythmus u. vereinzelt beim totalen AV-Block (vgl. Kanonenschlag). Dabei werden ein pos. Venenpuls an den Jugularisvenen u. eine venöse Stauung beobachtet.

Vor|hof|septum|de|fekt (Septum*) m: (engl.) atrial septal defect; syn. Atriumseptumdefekt (Abk. ASD), Vorhofscheidewanddefekt; häufige Form der Angiokardiopathie (ca. 15% aller angeborenen Herzfehler*); **Einteilung** entspr. der **Lok.:** **1.** Ostium-secundum-Defekt (ASD II) mit Lok. im zentralen Bereich des Vorhofseptums; häufigste Form (über 80%), in ca. 10% der Fälle zusätzl. partielle Lungenvenenfehlmündung*; **2.** Sinus-venosus-Defekt mit Lok. im obersten Teil des Vorhofseptums (Häufigkeit unter 10%), fast immer in Komb. mit partieller Lungenvenenfehlmündung; **3.** Ostium-primum-Defekt (ASD I) mit Lok. im untersten Anteil der Vorhofseptums (Häufigkeit 10-15%), häufig mit einem Mitralklappenspalt kombiniert; wird auch als partieller od. inkompletter, bei direktem Übergang in einen Ventrikelseptumdefekt* als totaler AV-Kanal bezeichnet (vgl. Canalis atrioventricularis); **Hämodynamik:** durch die unterschiedl. Dehnbarkeit der Ventrikel beim diastol. Bluteinstrom aus den Vorhöfen hervorgerufener Links-Rechts-Shunt, dessen Volumen weitgehend von der Größe des ASD abhängig ist; führt zu einer Volumenbelastung des re. Ventrikels u. des Lungenkreislaufs ohne gleichzeitige Druckbelastung; sekundäre Gefäßveränderungen i. S. einer Eisenmenger-Reaktion mit Shuntumkehr i. d. R. nur bei großen Shuntvolumina u. erst im Erwachsenenalter; **Sympt.:** pulmonale Infekte inf. Lungenstauung, u. U. Zeichen der Rechtsherzinsuffizienz, häufig sog. Herzbuckel* mit hebenden rechtsventrikulären Pulsationen; **Diagn.:** auskultator. rauhes, holosystol. Herzgeräusch im 2.-3. ICR links parasternal (relative Pulmonalstenose), 2. Herzton breit u. fixiert gespalten mit lautem Pulmonalklappenschlußton, ggf. Steell-Geräusch (funkt. Pulmonalinsuffizienz) bzw. protomesodiastol. u. präsystol. Herzgeräusche* (relative Trikuspidalstenose bei sehr großem Links-Rechts-Shunt); im EKG bei allen Formen des ASD AV-Überleitungsverzögerung u. Zeichen der Vorhofbelastung, bei ASD II Steiltyp mit ausgeprägtem inkomplettem Rechtsschenkelblock, bei ASD I überdrehter Linkstyp (links-anteriorer Hemiblock) mit inkomplettem Rechtsschenkelblock, im Rö.-Thorax Kardiomegalie mit vorgewölbtem Pulmonalbogen u. verstärkter Lungengefäßzeichnung; Echokardiographie*, präoperative Herzkatheterisierung*, Angiokardiographie*; **Ther.:** bei Shuntvolumina über 30% op. Defektverschluß im Kleinkindesalter, intravasal-endoprothetischer Verschluß mit Rashkind-Occluder; vgl. Herzchirurgie.

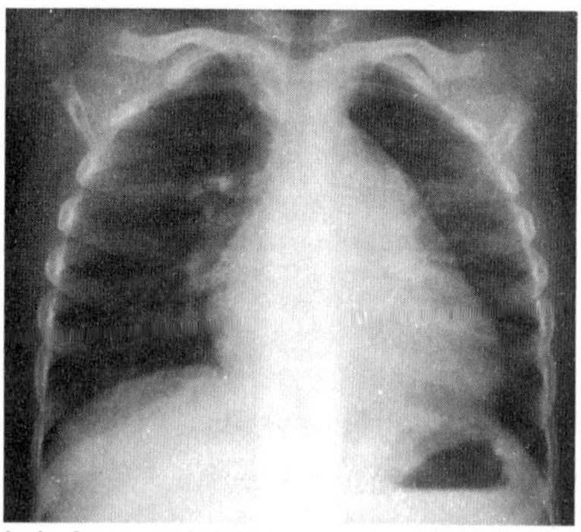

Vorhofseptumdefekt: Röntgenbild des Thorax [79]

Vor|hof|stimulation (lat. stimulatio Anstachelung) f: (engl.) atrial stimulation; elektr. Stimulation des Vorhofs mit Hilfe eines Schrittmacherkatheters u. eines Impulsgenerators (Herzschrittmacher*) zur Bestimmung der AV-Überleitung b. höheren Frequenzen u. der Sinusknotenerholungszeit, d. h. der Zeit bis zum Beginn der nächsten normalen Sinuserregung nach Ende der höherfrequenten Stimulierung. Pathol. verlängert beim Sick*-Sinus-Syndrom.

Vor|hof|tachy|kardie (Tachy-*; Kard-*) f: (engl.) atrial tachycardia; regelmäßige ektope Vorhoferregungen mit Frequenzen von 100-220 Schlägen/min, oft verbunden mit AV-Überleitungsstörungen i. S. eines 4 : 1-, 3 : 1-, 2 : 1-AV-Blocks; im EKG sind die P-Zacken im Ggs. zum Vorhofflimmern u. Vorhofflattern gut abgrenzbar, v. a. in den Ableitungen V_1 u. V_2; **Vork.:** bei org. Herzerkrankungen (v. a. unter Digitalisbehandlung), z. B. Cor pulmonale; vgl. Tachykardie, paroxysmale.

Vor|hof|thrombus (Thromb-*) m: (engl.) atrial thrombus; im li. Vorhof gebildeter wandständiger Thrombus; **Urs.:** Mitralstenose* m. Erweiterung des li. Vorhofs; Folge: Strömungsverlangsamung bis z. Stase; **Kompl.:** arterielle Embolie, Hirninfarkt.

Vor|milch: Kolostrum*.

Vormundschaft: s. Entmündigung, Betreuungsgesetz.

Vor|niere: Pronephros; vgl. Urniere.

Vor|sorge: (engl.) prevention; Maßnahmen z. Verhütung v. Krankheiten u. Unfällen; s. Prävention, Präventivmedizin.

Vor|sorge|medizin f: s. Präventivmedizin.

Vor|sorge|untersuchungen: (engl.) preventive examinations; der Krankheitsverhütung dienende Untersuchungen, die Maßnahmen gegen Krankheitserreger u. -ursachen, Erkr. u. Krankheitsverschlimmerungen einleiten. Zu den V. der GKV gehören die Mutterschaftsvorsorge nach §§ 196, 205 a RVO (s. Mutterschaftsrichtlinien), arbeitsmed. Vorsorge für best. berufliche Risikogruppen (Arbeitsstoffverordnung, Arbeitssicherheitsgesetz) u. für jugendl. Arbeitnehmer (Jugendarbeitsschutzgesetz). Vgl. Früherkennungsuntersuchungen, Kinderfrüherkennungsuntersuchungen, Pränataldiagnostik, Schwangerenvorsorge, Screening-Verfahren.

Vor|steher|drüse: Prostata*.

Vortex (lat.) m: Wirbel.

Vor|urteil: (engl.) prejudice; (psychol.) auf vorgefaßten Meinungen u. kaum auf Erfahrungen beruhende, oft generalisierende u. persistierende Einstellung*; häufig als Gruppenurteil über Angehörige fremder Gruppen; vgl. Stereotyp.

Vor|wasser: (engl.) forewaters; Teil des Fruchtwassers*, das während der Wehen* in den unteren Eipol gedrückt wird u. bei Blasensprung* getrennt abfließt, während dem größten Teil des Fruchtwassers durch den engen Kontakt des kindl. Kopfes m. der Uteruswand der Abfluß versperrt ist.

Vor|wehen: s. Wehen.

Vorzugs|haltungs|syn|drom, kon|natales n: s. Prädilektionssyndrom, konnatales.

Vossius-Ring|trübung (Adolf V., Ophth., Gießen, 1855-1925): (engl.) Vossius lenticular ring; pigmentierte Ringtrübung auf der Linsenvorderfläche nach Prellung des Augapfels inf. Abklatsches der Pupillarsaumrückfläche.

Voussure cardiaque (frz. Bogenrundung) f: s. Herzbuckel.

Vox (lat.) f: Stimme.

Voyeurismus m: (engl.) voyeurism; syn. Skopophilie; das m. sexueller Erregung verbundene, oft zwanghafte heiml. Betrachten von Nacktheit u. sexuellen Handlungen bei fremden Menschen; Motiv u. Quelle der erreichten sexuellen Erregung ist die Komb. von Anonymität u. Fremdheit des sexuellen Objekts u. die Gefahr der Entdekkung u. Bestrafung; auch als **Autoskopophilie** bei Orientierung auf den eigenen Körper. Vgl. Exhibitionismus.

V-Phlegmone (gr. φλεγμονή Entzündung) f: s. Panaritium.

Vrolik-Krankheit (William V., Anat., Groningen, 1801-1863): Typ II der Osteogenesis* imperfecta.

VSD: Abk. f. Ventrikelseptumdefekt*.

Vulnerabilität (lat. vulnus, vulneris Wunde, Verletzung) f: Verletzbarkeit; (psychol.) Bez. f. die durch genet., organische, biochem., psych. u. soziale Faktoren bedingte individuelle Disposition, auf Belastungen überdurchschnittl. stark mit Spannung, Angst, Verwirrung bis hin zu psychot. Dekompensationen zu reagieren. Wesentlich für die V. scheint eine reduzierte affektkognitive Belastbarkeit i. S. einer Störung der Informationsverarbeitung zu sein. Vgl. Schizophrenie.

Vulnus (lat.) n: Wunde*, z. B. V. incisivum: Schnittwunde, V. contusum: Quetschwunde, V. morsum: Bißwunde.

Vulpian-Bernhardt-Syn|drom (Edme F. V., Physiol., Neurol., Paris, 1826-1887; Martin B., Neurol., Berlin, 1844-1915) n: skapulo-humeraler Typ der spinalen Muskelatrophie*.

Vulva (lat. volva Scheide, Gebärmutter) f: die äußeren weibl. Geschlechtsteile; s. Genitale.

Vulva|dys|trophie (↑; Dys-*; Troph-*) f: Dystrophie der Übergangsschleimhaut der Vulva (chron. Dermatose); histopathol. **Einteilung: 1.** hyperplastische Dystrophie mit starker Verhornung (Leukoplakie); **2.** atrophische Dystrophie (Lichen sclerosus) mit regressiven Veränderungen des äußeren Genitales, häufig in der Postmenopause vorkommend; **3.** gemischte Dystrophie (mit hyperplast. u. atroph. Anteilen); für die Einstufung als Präkanzerose* des Vulvakarzinoms ist der Nachw. von Epithelatypien erforderlich (vgl. VIN); **DD:** Dysplasien des Vulvabereichs (Bowen-Krankheit, Erythroplasie Queyrat).

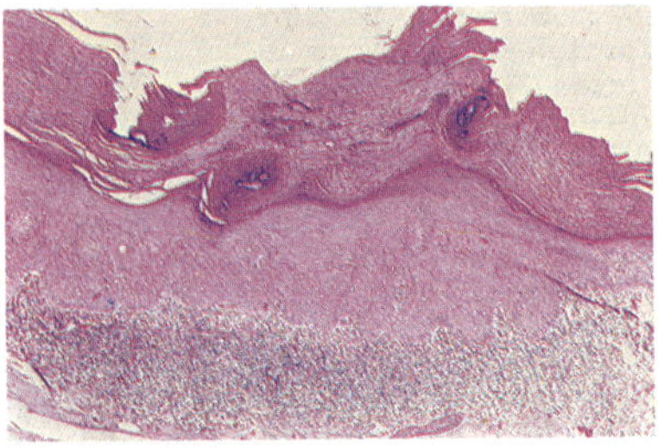

Vulvadystrophie: breite, schollige Leukoplakie [65]

Vulva|karzinom (↑; Karz-*; -om*) n: (engl.) vulvar cancer; vorwiegend bei Frauen zw. dem 60. u. 80. Lj. auftretendes, histol. meist verhornendes Plattenepithelkarzinom im Bereich der Vulva* (ca. 4% aller weibl. Genitalkarzinome), am häufigsten an den großen Schamlippen lokalisiert (s. Abb.); aufgrund der außerordentl. reichen Versorgung der Vulva m. Lymphgefäßen kommt es schon frühzeitig z. lymphogenen Metastasierung, meist zuerst in die inguinalen Lymphknoten. TNM-Klassifikation u. FIGO-Stadien: s. Tab. Als Präkanzerose* für das V. gelten die Formen der Vulvadystrophie*, die Zellatypien aufweisen. **Ther.:** elektrochirurgische Exzision od. Vulvektomie*, evtl. Nachbestrahlung.

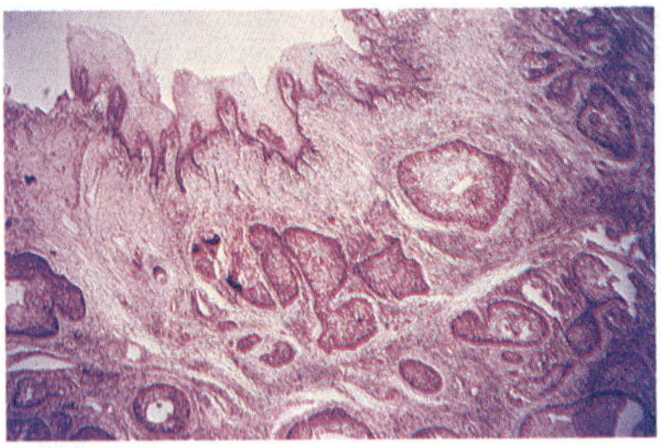

Vulvakarzinom: verhornendes Plattenepithelkarzinom der Vulva [65]

Vulvakarzinom
TNM-Klassifikation und FIGO-Stadien (Kurzfassung)

UICC		FIGO
T1	≤2 cm	I
T2	>2 cm	II
T3	Urethra, Vagina, Perineum, Anus	III
T4	Blasenschleimhaut, Schleimhaut der oberen Urethra, Rektumschleimhaut, Beckenknochen	IV
N1	palpabel, kein klinischer Tumorverdacht	I oder II
N2	palpabel, klinisch Tumorverdacht	III
N3	fixiert oder ulzeriert	IV
M1a	palpable tiefe Beckenlymphknoten	IV
M1b	andere Fernmetastasen	IV

Vulv|ek|tomie (↑; Ektomie*) f: (engl.) vulvectomy; op. Entfernung der großen u. kleinen Schamlippen, isoliert b. Präkanzerosen im Bereich der Vulva (Vulvadystrophie*); b. Vulvakarzinom* meist radikale V. mit zusätzl. Entfernung der inguinalen, ggf. auch der pelvinen Lymphknoten.

Vulvitis (↑; -itis*) f: entzündl. Veränderungen der Vulva* unterschiedl. Ätiol., als isolierte **primäre** V. überwiegend allergisch bedingt (Seifen u. Waschmittel, synthet. Fasern, Arzneimittel u. a.), aber auch durch Herpes genitalis, Condylomata acuminata u. a. verursacht; am häufigsten ist jedoch die **sekundäre** V. als Folge anderer, m. Fluor* genitalis einhergehender genitaler Erkr. (v. a. Kolpitis*), aber auch als Teilmanifestation dermat. (z. B. Psoriasis vulgaris), infektiöser (v. a. Syphilis) od. stoffwechselbedingter Allgemeinerkrankungen (z. B. Diabetes mellitus), bei Mädchen u. U. auch durch Oxyuren bedingt. **Sympt.:** Rötung, Schwellung, quälender Juckreiz (Pruritus vulvae), brennende Schmerzen; u. U. Schwellung der inguinalen Lymphknoten. Vgl. Vulvovaginitis, Bartholinitis, Ulcus vulvae acutum Lipschütz.

Vulvo|vaginitis (↑; Vagina*; -itis*) f: akute od. chronische Entz. von Vulva (s. Vulvitis) u. Vagina (s. Kolpitis) mit entspr. Symptomen.

Vulvo|vaginitis candido|mycetica (↑; ↑; ↑) f: meist durch Candida* albicans, aber auch durch

V

andere Hefen der Candidagruppe verursachte Vulvovaginitis; **Klin.:** starke entzündl. Rötung u. typischerweise (jedoch nicht immer) rasenartigen grauweißl. Belägen im Bereich von Vulva u.

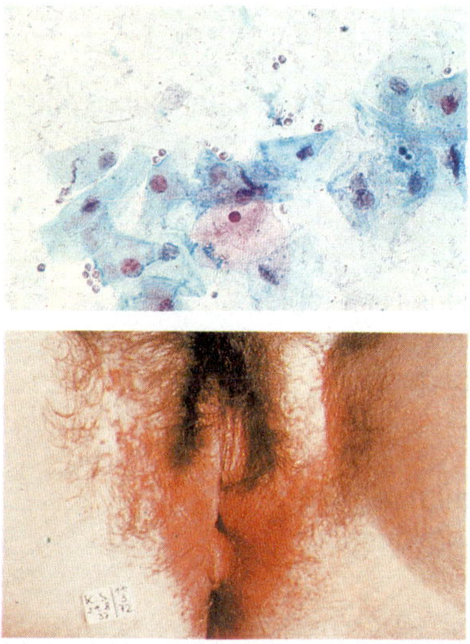

Vulvovaginitis candidomycetica: oben: kolpozytologischer Befund mit kleinen, rundlichen, scharf berandeten Sproßzellen; unten: klinischer Befund einer Candida-Vulvitis, die auf die Leistenbeugen und die Perianalregion übergreift [444,12]

Vaginalwand einschließlich Portio, bei deren Entfernung Blutungen auftreten können; Vork. gehäuft im Säuglingsalter, bei Schwangeren u. bei Pat. mit Diabetes mellitus, Immunsuppression, Leukämie u. a. konsumierenden Erkr. sowie nach therapeutischer Anw. von Antibiotika, Glukokortikoiden, Hormonpräparaten (hormonale Kontrazeption) u. Zytostatika; **Diagn.:** Nativpräparat, selten kultureller Nachweis; **Ther.:** lokal Antimykotika (ggf. Partnerbehandlung), bei Schwangeren frühzeitige Behandlung, um eine Infektion des Neugeborenen unter der Geburt zu vermeiden. Vgl. Candida-Mykosen.

> Bei jeder Behandlung einer Candida-Mykose der Scheide ist eine zusätzliche Partnerbehandlung zu erwägen.

Vulvo|vaginitis gonor|rhoica (↑; ↑; ↑) **f:** Infektion der Vaginalschleimhaut m. Neisseria gonorrhoeae u. sek. Beteiligung der Vulva; begünstigt entw. durch die noch fehlende Östrogenstimulierung des Vaginalepithels bei Mädchen vor der Pubertät (V. g. infantum) od. durch die altersbedingte Atrophie m. Verlust des Säureschutzes der Scheide (V. g. senilis); vgl. Gonorrhoe.

Vulvo|vaginitis herpetica (↑; ↑; ↑) **f:** durch Inf. mit Herpes genitalis (s. Herpes simplex) hervorgerufene Vulvovaginitis* mit gruppiert stehenden Bläschen u. Erosionen an Vulva, Vagina u. Portio; häufig rezidivierend. Bei Schwangeren m. V. h. besteht die Gefahr der Inf. des Kindes unter der Geburt. Vgl. Herpessepsis des Neugeborenen.

Vulvo|vaginitis infantum (↑; ↑; ↑) **f:** fast ausschließlich bakteriell verursachte Vulvovaginitis* b. Mädchen vor der Pubertät; wird begünstigt durch die noch fehlende Östrogenstimulierung des Vaginalepithels b. gleichzeitig neutralem oder alkal. Scheidenmilieu.

Vulvo|vaginitis neo|natorum (↑; ↑; ↑) **f:** auf dem Boden des Desquamativkatarrhs* durch Bakterien, seltener durch Trichomonaden od. Hefen der Candidagruppe verursachte Vulvovaginitis bei weibl. Neugeborenen; die Inf. erfolgt wahrscheinl. unter der Geburt bzw. durch Verschleppung v. Keimen aus der Analregion.

Vv.: Abk. f. Venae (Venen).

V-Y-Plastik (-plastik*) **f:** syn. Tranquilli-Leali-Plastik; chir. Methode zur plast. Deckung von Fingerkuppendefekten u. traumat. Fingerendgliedamputationen; **Prinzip:** V-förmige Lappenbildung, Defektdeckung durch Vorschieben u. Y-förmiges Einnähen; vgl. Hautplastik.

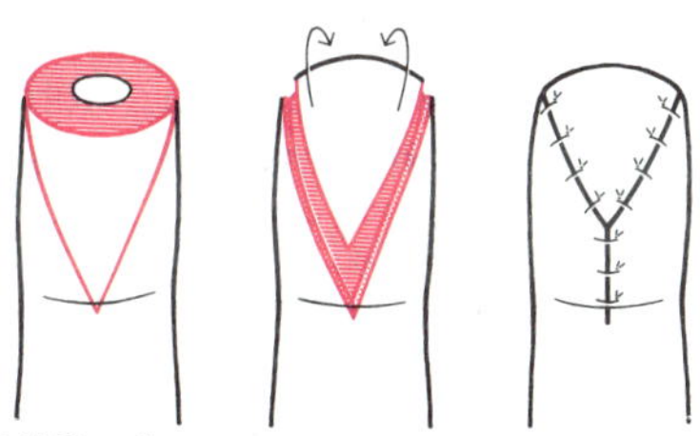

V-Y-Plastik: bei Fingerkuppenverlust mit freiliegendem Knochen [154]

V-Zellen (Zelle*)**:** s. Pankreas.

VZV: Abk. f. Varicella*-Zoster-Virus; vgl. Herpesviridae.

V

W

W: 1. (physik.) Abk. f. SI-Einheit der Leistung (Watt); **2.** chem. Symbol f. Wolfram*.

Waage|balken|phänomen n: Absenkung der gesunden u. Aufwärtsbewegung der gelähmten Zwerchfellhälfte bei Inspiration als (röntg.) Zeichen f. Phrenikuslähmung*.

Waaler-Rose-Test (Erik W., Bakteriol., Oslo; Harry M. R., Bakteriol., New York) m: (engl.) Rose-Waaler test; wenig spezif. Verfahren zum quant. Nachweis des Rheumafaktors* vom IgM-Typ durch indirekte Hämagglutination*; mit Anti-Schaf-Hämagglutininen beladene Schaferythrozyten werden mit Patientenserum (Verdünnungsreihen) inkubiert; bei Erkr. des rheumat. Formenkreises in ca. 50% der Fälle positiv; versch. (empfindlichere) Modifikationen, z. B. unter Verw. antikörperbeladener Latexpartikel. Vgl. Rheumatests.

Waardenburg-Syn|drom (Petrus J. von W., Ophth., Arnheim, 1886-1979) n: **1.** W.-S. Typ I (syn. Klein-W.-S.): autosomal-dominant erbliche Erkr. mit variabler Expressivität; Sympt.: Innenohrschwerhörigkeit, Ektodermaldysplasie, Piebaldismus, okulare Anomalien (Lateralverlagerung der inneren Augenwinkel u. Tränenpünktchen bei normalem Pupillenabstand, Heterochromie der Iris) u. weitere Dysplasien; **2.** W.-S. Typ II: entspricht Typ I mit geringerer Sympt. u. ohne Verlagerung der Augenwinkel. Vgl. Ektodermaldysplasie-Syndrome.

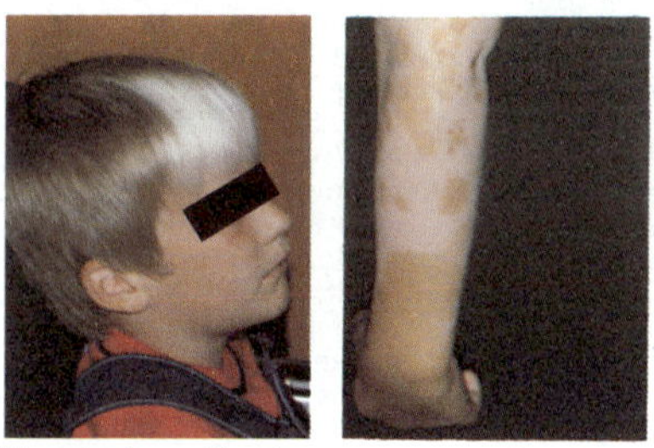

Waardenburg-Syndrom: weiße Haarsträhne über der Stirnmitte und Pigmentanomalien [4]

Waben|lunge: (engl.) honeycomb lung; syn. Zystenlunge; Ersatz normalen Lungengewebes durch dünnwandige Hohlräume (einkammerige u. multiple Zysten); **Urs.:** kongenitale Anomalie, häufiger auch Folgezustand versch. interstitieller Lungenerkrankungen (vgl. Lungenfibrose, Lymphangioleiomyomatose). Sekundärinfektionen führen zu narbiger Schrumpfung des Lungengewebes m. Überlastung des re. Herzens u. den entspr. Folgezuständen (Cor* pulmonale). Einzelzysten ohne klin. Sympt. (oft röntg. Zufallsbefund). Die charakterist. Ringschatten sind durch das Schichtaufnahmeverfahren bzw. die Computertomographie exakt nachweisbar.

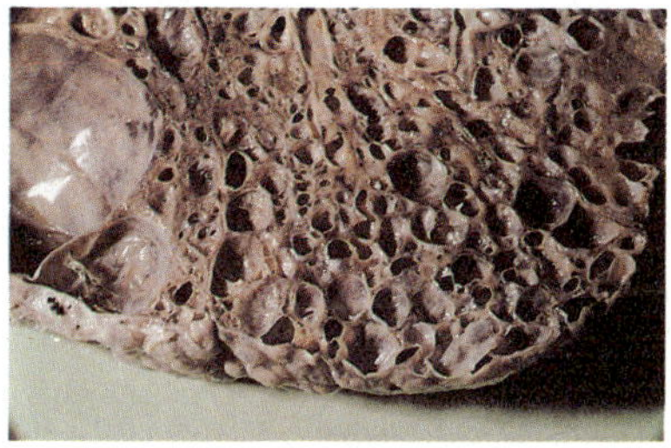

Wabenlunge

Wach|anfälle: (engl.) sleep paralyses; Tonusverlust während des Erwachens od. Einschlafens bei Narkolepsie*.

Wachse: (engl.) waxes; Cera; zu d. Lipiden* gehörende fettartige, leicht schmelzbare Verbindungen, (chem.) Ester langkettiger, einwertiger Alkohole m. höheren Fettsäuren; neben chem. synthetisierten u. teilsynthetisierten W. gibt es mineral. (Ceresin), pflanzl. (Carnauba) u. tier. W., z. B. Bienenwachs (Cera flava) u. Wollwachs (Adeps lanae); letztere werden z. Salbenherstellung verwendet.

Wach|station: (engl.) recovery room; Bettenstation zur Überwachung u. Behandlung v. Frischoperierten; vgl. Aufwachraum.

Wachstum: (engl.) growth; Vermehrung u. Vergrößerung der Körperzellen mit Zunahme der Knorpel- u. Knochensubstanz im Kindes- u. Jugendalter, verbunden mit einer Zunahme des Körpergewichts* u. der Körperlänge*; vgl. Lebensabschnitte, Wachstumsperioden; (pathol.) W. von Tumoren: s. Tumorvolumen-Verdoppelungszeit.

Wachstum, ex|pansives: (engl.) expansive growth; in sich geschlossenes, allseitig gut abgrenzbares Wachstum als Wachstumsform benigner Tumoren im Ggs. zum infiltrierenden Wachstum.

Wachstum, in|filtrierendes: (engl.) infiltrative growth; auch invasives Wachstum; Wachstum eines Neoplasmas* (meist eines malignen Tumors*) über Gewebe- u. Organgrenzen hinaus in Interzellulärräume u. Gewebespalten, i. e. S. Durchtritt von Tumorzellen* in Blut- u. Lymphgefäße; führt häufig zur Destruktion lokalen Gewebes. Vgl. Metastasierung.

Wachstum, in|vasives: s. Wachstum, infiltrierendes.

Wachstums|beschleunigung: (engl.) growth acceleration; individuell verstärktes Wachstum während best. Wachstumsperioden* (z. B. in der Pubertät) od. als Folge therap. Maßnahmen; kollektive W.: s. Akzeleration.

Wachstums|faktoren m pl: (engl.) growth factors; körpereigene Substanzen, die das Zell- bzw. Körperwachstum stimulieren; z. B. Hormone (STH*) mit Wirkung auf versch. Zellgruppen, mitogene Polypeptide od. Proteine (Zytokine), deren Wirkung über Bindung an spezif. Zellmembranrezeptoren vermittelt wird (CSF*, PDGF*, TGF*, Somatomedin, Tumor*-Nekrose-Faktor, Lymphokine*). Vgl. Chalone, Sekretion.

Wachstums|hormon (Horm-*) n: s. STH.

Wachstums|perioden f pl: (engl.) growth periods; Lebensabschnitte des Kindes mit im Vordergrund stehender Zunahme des Körpergewichts od. der Körperlänge i. R. des Wachstums: 1.-4. Jahr Massenwachstum (sog. erste Fülle), 5.-7. Jahr Längenwachstum (erste Streckung), 8.-10. Jahr zweite Fülle, 11.-15. Jahr zweite Streckung, 15.-20. Jahr Reifung (Längen- u. Massenwachstum gleichzeitig, b. Mädchen früher als bei Jungen).

Wachstums|pro|gnose (gr. πρόγνωσις Vorherwissen, Voraussage) f: (engl.) height prediction; syn. Endgrößenprognose; weitgehend sichere Voraussage der Erwachsenengröße aus Knochenalter* u. Körperlänge* nach dem 6. Lj. unter Benutzung von Prognosetabellen.

Wachstums|schmerzen: (engl.) growing pains; Bez. f. v. a. an den unteren Extremitäten auftretende ziehende (nächtliche) Schmerzen b. Kindern u. Jugendlichen. Da Wachstum i. a. nicht mit Schmerzen verbunden ist, muß immer nach anderen Urs. gesucht werden, z. B. Chondropathia patellae, aseptische Knochennekrosen*, rheumat. u. insbes. bösartige Erkrankungen (Leukämien).

Wachstums|störungen: (engl.) growth disturbances; auffällige Abweichungen von der Normalverteilung der altersgemäßen Körperlänge* bei Kindern u. Jugendlichen; die verwandten Begriffe wie Hochwuchs*, Großwuchs, Gigantismus* u. Minderwuchs* werden z. T nicht einheitl. verwendet; i. a. werden jedoch Abweichungen von 2-3 Standardabweichungen (d. h. Körperlänge über 97. bzw. unter 3. Perzentile) als weiter beobachtungsbedürftig u. Abweichungen von mehr als drei Standardabweichungen als diagn. abklärungsbedürftig erachtet.

Wachs|zylinder m: s. Harnsediment.

Wach|träume: (engl.) day dreams; sog. Tagträume; traumähnl. Spielen der Einbildungskraft bei Insichversenktsein Wacher. Vgl. Bilderleben, katathymes.

Wackel|gelenk: 1. Amphiarthrosis; s. Gelenkformen; **2.** Schlottergelenk*.

Waden|bein: (engl.) calf bone; (anat.) Fibula; der äußere Knochen des Unterschenkels.

Waden|krampf: s. Krampussyndrom.

Waden|schmerz: (engl.) calf pain; häufig krampfartiger Schmerz im Bereich der Wadenmuskulatur; z. B. bei Thrombose der tiefen Beinvenen, Thrombophlebitis, arteriellen Verschlußkrankheiten, Polyneuropathie, Thrombangiitis obliterans, Natriumverlustsyndrom, Hypokalzämie, epidemischer Pleurodynie, McArdle-Krankheit, Weil-Krankheit, Cholera. Vgl. Myalgie, Krampussyndrom.

Waden|stecher: Stomoxys; s. Fliegen.

Wärme|äqui|valent (lat. aequivalere ebenso groß, stark sein) n: (engl.) heat equivalent; **1.** (physik.) Umrechnungsfaktor für die heute nicht mehr zugelassene Einheit der Wärmemenge (Wärmeenergie) Kalorie (cal) in mechanische bzw. elektrische Energieeinheiten. Im SI-System kann für alle Energieformen die SI-Einheit Joule (J) bzw. Wattsekunde (Ws) verwendet werden, der Umrechnungsfaktor ist:

$$1 \text{ cal} = 4{,}187 \text{ J} = 4{,}187 \text{ Ws}$$

2. (physiol.) s. Äquivalent, energetisches.

Wärme||ag|glutination (Agglutination*) f: (engl.) warm agglutination; Agglutination* von Partikeln bei Körpertemperatur; z. B. von Erythrozyten durch sog. Wärmeantikörper* (Wärmehämagglutination). **W.anti|körper** (Anti-*): (engl.) warm antibodies; Bez. f. Antikörper*, deren Wirkungsoptimum oberh. von +10°C liegt; z. B. die meisten durch Immunisierung gebildeten Antikörper. Vgl. Kältehämagglutinine, Kältehämolysine. **W.bildung:** s. Wärmeregulation. **W.empfindung:** s. Thermorezeptoren. **W.häm-ag|glutination** (Häm-*; Agglutination*) f: s. Wärmeagglutination. **W.haushalt:** s. Wärmeregulation. **W.in|toleranz** (lat. intolerantia Nicht-Duldung) f: (engl.) heat intolerance; Überempfindlichkeit gegen Wärme; Vork.: z. B. bei Hyperthyreose.

Wärme|regulation (lat. regula Maß, Norm) f: (engl.) thermoregulation; Steuerung der Wärmebildung u. -abgabe zur Erhaltung der normalen Körpertemperatur (Isothermie) durch zentrale Wärmezentren*; **Wärmebildung:** durch biochem. Reaktionen (Triiodthyronin-vermittelt), mechan. durch Muskelaktivität (Kältezittern); **Wärmeabgabe:** physik. durch Strahlung, Leitung u. Verdunstung über die Haut.

Wärme|stauung: (engl.) heat 'accumulation; Dekompensation der Wärmeregulation* (im Ggs. zu Fieber*) im normalen, aber angespannten Regelkreis; bei hoher Umgebungstemperatur, behinderter Wärmeabgabe des Körpers aus äußeren Gründen (Kleidung, Überwärmungsbad) od. endogen bei fehlender Schweißsekretion (z. B. bei Christ*-Siemens-Touraine-Syndrom od. nach pharmak. Hemmung durch Parasympatholytika als sog. Atropin-Fieber), auch bei überschießender Wärmebildung inf. exzessiver Muskelarbeit (Schwerarbeit, Leistungssport); klin. Bild der unkompensierten Wärmestauung: Hitzschlag; vgl. Hitzeschäden, Hyperthermie.

Wärme||therapie f: s. Hochfrequenzwärmetherapie. **W.urtikaria** (Urtika*) f: (engl.) heat urticaria; Urticaria e calore; durch direkte Wärmeeinwirkung auf d. Haut ausgelöste sog. physikalische Urtikaria*. **W.wert:** syn. Wärmeäquivalent*.

Wärme|wert der Nahrungs|mittel: (engl.) caloric value of food; Bez. f. die bei der Oxidation von 1 g der Nahrungsgrundsubstanzen in Form von Wärme freiwerdende Energiemenge; beträgt für 1 g Eiweiß 17,2 kJ (4,1 kcal), 1 g Stärke od. Zucker 17,2 kJ (4,1 kcal) u. für 1 g Fett 39,1 kJ (9,3 kcal); vgl. Grundumsatz, Energieumsatz.

Wärme|zentren n pl: (engl.) heat centres; insbes. im vorderen Hypothalamus* lokalisierte Zentren, deren Aufgabe die Koordination der Wärmeregulation* ist; beeinflussen nicht nur Wärmebildung u. -abgabe, sondern auch alle Verhaltensweisen, die für den Energiehaushalt relevant sein können (z. B. Nahrungsaufnahme, Körperhaltung). Vgl. Fieber.

Wagner-Syn|drom (Hans W. W., Ophth., Zürich, 1905-1989) n: syn. vitreoretinale Degeneration; autosomal-dominant erbl. Glaskörperdegeneration durch Verflüssigung mit Entw. filamentärer, avaskulärer Membranen; chorioretinale Pigmentverschiebungen, Myopie, sek. Katarakt, Ablatio retinae, Glaukom; **DD:** erbliche progressive Arthro-Ophthalmopathie, Norrie-Warburg-Syndrom.

Wagner-Unverricht-Syn|drom (Ernst L. W., Pathol., Leipzig, 1829-1888; Heinrich U., Int., Jena, Dorpat, 1853-1912) **n:** syn. Dermatomyositis*.

WAGR-Syn|drom n: syn. Chromosom-11p⁻-Syndrom; Kurzbez. f. einen Symptomenkomplex mit **W**ilms-Tumor, **A**niridie, **G**onadoblastom u. **R**etardierung durch Stückverlust am kurzen Arm von Chromosom 11; Manifestation zw. dem 1. u. 4. Lebensjahr.

Wahl-Gesetz (Eduard von W., Chir., Dorpat, 1833-1890)**:** (engl.) Wahl's law; über art. Aneurysmen hört man nur ein systol. Geräusch, über arteriovenösen Aneurysmen ein kontinuierl. Geräusch mit systol. Verstärkung.

Wahl-Zeichen (↑): (engl.) Wahl's sign; Meteorismus u. sichtbare Darmsteifung als Zeichen eines mechan. bedingten Ileus*.

Wahn: (engl.) delusion; syn. Wahngedanke, Wahnidee; inhaltl. Denkstörung* mit Verlust des Bezugs zur allgemein akzeptierten Realität bei subjektiver Gewißheit u. Unkorrigierbarkeit des Denkinhalts; i. d. R. kann der W. von anderen nicht geteilt werden (Ausnahme: induziertes Irresein*). **Urs.:** v. a. bei Angst u. Isolation, Zwischenformen in habitualisierten Selbstgesprächen od. im sensitiven Beziehungswahn*. Der Wahninhalt (sog. Wahnthema) ist kulturell u. sozial bedingt u. kann durch sog. Wahnarbeit (subjektive Beweisführung) u. U. bis zum in sich selbst logischen Wahnsystem ausgestaltet werden. **Formen:** z. B. Beziehungswahn, Dermatozoenwahn, Größenwahn, Verfolgungswahn, Versündigungswahn; **Vork.:** z. B. bei Schizophrenie, endogener Depression, org. Psychose, Paranoia, paranoidem Syndrom, progressiver Paralyse; **Ther.:** in Abhängigkeit von der Grunderkrankung evtl. Psychotherapie, Neuroleptika.

Wahn, de|pressiver: (engl.) depressive delusion; Wahn m. depressiven Inhalten, insbes. als Idee u. Gefühl der Schuld, Versündigung, Verarmung, Insuffizienz u. Hypochondrie; Vork. z. B. bei endogener Depression*. Vgl. Syndrom, depressives. **W., hypo|chondrischer:** (engl.) hypochondric delusion; sog. Krankheitswahn; wahnhafte Überzeugung, an einer (schweren, unheilbaren) Erkr. zu leiden; u. U. als Steigerung einer Hypochondrie* od. hypochondrischen Depression*. **W.sinn:** (engl.) lunacy, insanity, madness; Insania; umgangssprachliche Bez. f. psychische Störungen, die mit Wahn* u. evtl. mit Halluzinationen einhergehen. **W.wahrnehmung:** (engl.) interpretation-delusion; Bez. f. eine als tatsächlich erlebte Wahrnehmung, die von allgemein akzeptierten Wahrnehmungen abweicht u. der durch eine eigene Logik eine best. Bedeutung beigemessen wird; Vork. z. B. bei Schizophrenie*.

Wahrnehmung: (engl.) perception; allgemeine Bez. f. den komplexen Vorgang von Sinneswahrnehmung, Sensibilität*, Empfindung* u. integrativer Verarbeitung von Umwelt- u. Körperreizen. Störungen der W. können durch eine Beeinträchtigung der Funktion von Sinnesorganen, durch Sensibilitätsstörungen od. Veränderungen im Wahrnehmungsfeld sowie eine Störung der Wahrnehmungsverarbeitung (z. B. bei Halluzination od. Illusion) verursacht werden. Vgl. Sinnestäuschung.

Wahrnehmung, ent|optische: (engl.) entoptic phenomenon; Wahrnehmung von opt. Phänomenen, die sich im eigenen Auge befinden u. als Schatten nach außen lokalisiert werden können (Gesichtstäuschungen, opt. Täuschungen); z. B. bei Trübungen der brechenden Medien (Hornhaut, Linse, Glaskörper; s. Mouches volantes); e. W. der Netzhautgefäße als Schattenfigur (Aderfigur) bei seitl. Beleuchtung.

Wahrnehmungs|feld: (engl.) auditopsychic centre; **1.** (neurophysiol.) kortikales Areal zur Integration von Sinneswahrnehmungen, z. B. Sehrinde*, Hörzentrum*; **2.** (psychol.) Umfeld eines wahrgenommenen Objekts, von dem u. a. dessen Beurteilung abhängig ist. Vgl. Gesichtsfeld.

Wahrscheinlichkeit: (engl.) probability; (statist.) ein für e. best. zufallsabhängiges Ereignis (sog. Zufallsvariable) charakterist., i. a. unbekannter, d. h. theoretischer Wert für d. Häufigkeit, mit der b. Beobachtung gleichartiger Elemente einer Gesamtheit od. b. wiederholter Beobachtung eines Elements dieses Ereignis auftritt; je mehr Elemente beobachtet werden bzw. je mehr Beobachtungen (Versuche) stattfinden (prinzipiell muß unbegrenzte Wiederholung mögl. sein), desto geringer wird die Abweichung der tatsächl. beobachteten Häufigkeit v. diesem theoret. Wert. Ein Zweig der Mathematik, die Wahrscheinlichkeitstheorie, befaßt sich mit d. Berechnung von W. für Ereignisse. Vgl. Statistik.

Wahrscheinlichkeits|verteilung: (engl.) probability distribution; (statist.) formelhafte od. graph. Darstellung der Wahrscheinlichkeiten, m. denen eine Zufallsvariable best. Werte annimmt; vgl. Statistik.

Waldenström-Krankheit (Jan G. W., Int., Lund, geb. 1906)**: 1.** Makroglobulinämie*; **2.** Purpura* hyperglobulinaemica.

Walden-Umkehrung (Paul W., Chem., Riga, Tübingen, 1863-1957)**:** veraltete Bez. f. Epimerisierung an asymmetr. C-Atomen, verbunden mit Änderung der opt. Drehung (s. Isomerie); chem. durch Substitutionsreaktionen. Im Organismus: Epimerisierung Glukose $\rightleftharpoons$ Galaktose (an C4), katalysiert durch Galaktose-1-Phosphat-UDP-Glukose-Transferase; s. Epimerase.

Wald- und Wiesen|mücke: s. Aedes.

Wallenberg-Syn|drom (Adolf W., Int., Danzig, 1862-1949) **n:** s. Hirnstammsyndrome (Tab.).

Waller-Gesetz (Augustus V. W., Physiol., Birmingham, 1816-1870)**:** (engl.) Waller's law; nach Durchtrennung eines Nerven (Neurotmesis) kommt es zur (sog. sekundären) Degeneration des distal gelegenen Anteils mit Verlust von Erregbarkeit u. Leitfähigkeit. Vgl. Hanken-Büngner-Bänder.

Wallerström-Test m: (engl.) Wallerström's test; Verf. zur Differenzierung der A-Streptokokken v. anderen Streptokokken; Blutplatte m. drei Plättchen: Bacitracin, A-Streptokokken-empfindlich; Dextrose, hebt die Hämolysefähigkeit der A-Streptokokken auf; Natriumnukleinat, verstärkt die Hämolyse.

Wallungen: Kongestionen, aufsteigende Hitze; s. Klimakterium.

Wal|rat m: s. Cetaceum.

Walthard-Zell|inseln (Max W., Gyn., Frankfurt, Zürich, 1867-1933; Zelle*)**:** (engl.) Walthard's cell islets; versprengte Epithelnester im Bereich des Mesovars, der Mesosalpinx od. unter der Tubenserosa; entstehen aus Resten des Wolff- od. Müller-Gangs; meist klin. bedeutungslose Nebenbefunde b. der histol. Organuntersuchung.

Wander|drang: s. Poriomanie.

Wander|filarie (Filarien*) f: Loa* loa.

Wander|hoden: s. Pendelhoden.

Wander|milz: (engl.) ectopic spleen; angeborene od. erworbene Abwärtsverlagerung der Milz inf. Dehnung der Aufhängebänder, z. B. bei Enteroptose, Splenomegalie, Aszites, selten inf. Trauma; **Kompl.:** Stieldrehung, Thrombose, Nekrose; **Ther.:** Splenopexie.

Wander|niere: Ren mobilis; s. Nephroptose.

Wander|zellen (Zelle*): (engl.) wandering cells; amöboid bewegliche Zellen, v. a. Leukozyten*, Monozyten* u. Zellen des Monozyten*-Makrophagen-Systems.

Wander|zellen, ruhende (↑): s. Histiozyten.

Wange: (engl.) cheek; Gena; s. Bucca.

Wangen|brand: s. Noma.

Wangen|fett|pfropf: syn. Bichat-Fettpfropf; s. Corpus adiposum buccae.

Wangen|plastik (-plastik*) f: (engl.) melonoplasty; Meloplastik; Ersatz der Wangenhaut durch gestielten Lappen aus d. Halshaut od. der Stirn (s. Hautplastik); zur Deckung gleichzeitiger Schleimhautdefekte wird die Zungenschleimhaut, der harte Gaumen od. die noch erhaltene Wangenschleimhaut herangezogen.

Wangen|spalte: s. Gesichtsspalten.

Wanner-Sym|ptom (Friedrich W., Otol., München, 1870-1944) n: wesentlich schlechtere Knochenleitung* ohne vorhandene Innenohrerkrankung als Sympt. von pathol. intrakraniellen Prozessen od. Veränderungen der Schädeldecke.

Wanzen: (engl.) bugs; Heteroptera; Insekten (vgl. Arthropoden) mit stechend-saugenden Mundwerkzeugen; Parasiten* des Menschen u. z. T. Krankheitsüberträger; **Entw.:** meist fünf Larvenstadien; Larven der Imago ähnlich (hemimetabole Entwicklung); ektoparasitische Wanzen müssen vor jeder Häutung Blut aufnehmen; Lebensdauer der Imago je nach Klima Wochen bis Monate; **Einteilung: 1.** Bettwanzen (Cimicidae): bis 5 mm lange, braunrote, dorsoventral abgeplattete, flügellose Insekten; evtl. Überträger des Hepatitis-B-Virus; gemeine Bettwanze (Cimex lectularius), Vork. kosmopolitisch, v. a. gemäßigte Zonen; trop. Bettwanze (Cimex hemipterus) v. a. in den feuchten Tropen; **2.** Raubwanzen (Reduviidae): 2-4 cm lange, geflügelte, verschiedenfarbige dorsoventral abgeplattete Insekten; Blutsauger bei Mensch u. Tier in Amerika; Unterfamilie Triatominae: Überträger (infektiöser Kot!) des Erregers der Chagas*-Krankheit, Trypanosoma* cruzi u. des apathogenen Trypanosoma rangeli; brasilian. Raubwanze (Panstrongylus megistus): ca. 4 cm lange, rot gezeichnete Wanze; venezolan. Raubwanze (Rhodnius prolixus): ca. 2 cm lange, gräulich gezeichnete W.; weitere wichtige Arten: Triatoma dimidiata, infestans, sordida u. brasiliensis.

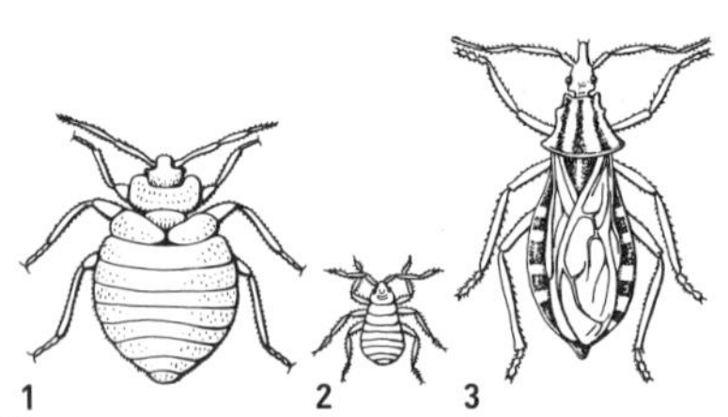

Wanzen:
Cimex lectularius: 1: weibl. Wanze;
2: Larve; 3: Panstrongylus megistus

Wanzen|zecken: syn. Lederzecken; s. Zecken.

Wa.R.: Abk. f. **Wa**ssermann*-**R**eaktion.

Warburg-Atmungs|ferment (Otto H. W., Physiol., Chem., Berlin, 1883-1970; Fermente*) n: (engl.) Warburg's coenzyme; syn. Zytochromoxidase, Zytochrom a, Indophenoloxidase, Endoxidase der Atmungskette*; **Chem.:** Hämoproteid, MG 530 000; prosthetische Gruppe: **Zytohämin** (Eisen-Porphyrinring mit einer langen Seitenkette, wahrscheinlich ein Farsenylrest); **Wirkungsmechanismus:** W.-A. überträgt Elektronen vom Zytochrom c auf den Atmungssauerstoff, wobei ein Valenzwechsel des Zytohämineisens stattfindet ($Fe^{3+} \rightarrow Fe^{2+}$); Reduktion des oxidierten W.-A. wieder durch Zytochrom c; **Atemgifte:** Blausäure* sowie Kohlenmonoxid* verbinden sich mit dem Fe u. blockieren so d. W.-A. u. damit d. innere Atmung*.

Warburg-Dickens-Horecker-Abbau|weg (↑): syn. Pentosephosphatzyklus*.

Warfarin (INN) n: (RS)-3-(α-Acetonylbenzyl)-4-hydroxycumarin (IUPAC); synthet. Cumarinderivat; Verw.: Antikoagulans (s. Cumarinderivate), Rodentizid (zur Bekämpfung von Mäusen u. Ratten).

Warfarin-Em|bryo|pathie (Embryo-*; -pathie*) f: (engl.) warfarin embryopathy; Vork. v. Skelettdeformitäten u. u. U. geistiger Retardierung bei Kindern, deren Mütter in der Frühschwangerschaft (4.-6. SSW) Cumarinderivate* eingenommen haben.

Waring-Blendor-Syn|drom n: mechanische Schädigung der Erythrozyten an mit Kunststoffen op. korrigierten Herzseptumdefekten; dadurch verkürzte Lebensdauer der Erythrozyten, die im Blutausstrich als Fragmentozyten erscheinen.

Warren-Shunt (engl. shunt Nebenschluß, Weiche) m: peripherer splenorenaler Shunt; s. Shunt, portosystemischer.

Wartegg-Zeichen|test (Erich W., Psychol., Dresden, Berlin, geb. 1897) m: (engl.) Wartegg's design test; psychologisches Testverfahren*, bei dem vorgegebene Zeichnungen ergänzt werden sollen (projektiver Test zur Untersuchung der Persönlichkeit).

Wartenberg-Zeichen (Robert W., Neurol., San Francisco, 1887-1956): s. Pyramidenbahnzeichen (Tab.).

Warthin-Tumor (Alfred Scott W., Pathol., Ann Arbor, 1866-1931; Tumor*) m: syn. Kystadenolymphoma papilliferum; s. Speicheldrüsentumoren.

Warzen: s. Verruca.

Warzen||fort|satz: (engl.) mastoid process; Processus mastoideus, hinter der Ohrmuschel. **W.hof:** s. Areola mammae. **W.virus** (Virus*) n: s. Papillomavirus.

Wasch|frauen|hände: s. Waschhaut.

Wasch|haut: 1. (dermat.) inf. Entfettung od. Alkalisierung, z. B. durch übermäßiges Waschen, aufgequollene, weiße, gewellte Epidermis an Händen (bes. Fingerkuppen) u. Füßen; **2.** (gebh.) trockene u. faltige Haut als Zeichen für Übertragung* bei Neugeborenen; s. Runge-Zeichen; **3.** (neurol.) pergamentartige Haut als trophische Störung inf. Lähmungen peripherer Nerven;

4. (pathol.) faltige u. gequollene Haut b. Wasserleichen.

Wasch|zwang: (engl.) compulsion to wash; Zwangshandlung mit unüberwindlichem Reinigungstrieb, der aus Furcht vor Verunreinigung od. Ansteckung dazu zwingt, sich sofort nach jeder Berührung eines Menschen od. Gegenstandes (z. B. Türklinken) gründl. zu waschen; Vork. z. B. bei Zwangsneurose*.

Wasser: (engl.) water; Hydrogeniumoxid (H_2O); Vork.: Dreiviertel der Erdoberfläche (Meere), in der Atmosphäre bis zu 4 Vol.% (als Wasserdampf), im menschl. Körper zu ca. 40-70% (altersabhängig); chem. rein nur als destilliertes Wasser*, wird bei 0°C (u. 101 kPa bzw. 760 mmHg) zu Eis u. siedet bei 100°C, größte Dichte bei +4°C; MG 18,02; natürl. vorkommendes W.: **1. Regenwasser:** ähnlich dem destillierten W., enthält aber Staubteilchen u. die Luftgase in gelöster Form; **2. Flußwasser:** enthält 0,01 bis 0,2% „feste" Stoffe (Calcium- u. Magnesiumsalze) in gelöster Form; **3. Quellwasser:** enthält ebenfalls gelöste Salze, bei größeren Konz. spricht man v. Mineralwässern. **4. Meerwasser:** enthält bis zu 3,5% Salze (hauptsächl. Kochsalz). Trinkwasser* ist durch Filtern u. andere Reinigungsprozesse (Enteisenung) gereinigtes u. (weitgehend) entkeimtes Grund-(Quell-) od. Flußwasser. **Härte** des W. wird durch gelöste Salze bedingt; vorübergehende Härte durch Carbonate u. Bicarbonate kann durch Kochen beseitigt werden (Carbonate fallen aus), während die bleibende Härte überwiegend durch Sulfate (Gipshärte) bedingt ist, die auch beim Kochen in Lösung bleiben; die Summe beider ergibt die Gesamthärte (meist Ca- u. Mg-Verbindungen). **Bestimmung** mit Clark-Seifenlösung u. Messung in deutschen Härtegraden; vgl. Härtegrade des Wassers.

Wasser|bedarf: (engl.) water requirement; Wassermenge, die tägl. zur Erhaltung der homöostat. Elektrolytkonzentrationen in den einzelnen Flüssigkeitskompartimenten* des Körpers aufgenommen werden muß; ergibt sich aus Wasserverlusten durch Perspiratio, mit Harn u. Fäzes. Vgl. Wasserhaushalt, Durst, Wasserbilanz.

Wasser|bilanz: (engl.) water balance; Gegenüberstellung der Wassereinfuhr (Trinkmenge, Flüssigkeitsmenge der Speise, evtl. Infusionsmenge, Oxidationswasser) u. Wasserausfuhr (Harn, Flüssigkeit des Stuhlgangs, Exspirationsflüssigkeit, Schweiß, evtl. Magensaft u. a. Körperflüssigkeiten). S. Wasserhaushalt.

Wasser||blau-Dextrose|agar m: (engl.) water-blue dextrose agar; Nährmedium zur quant. Bakteriophagendiagnostik. **W.bruch:** s. Hydrozele. **W., de|stilliertes:** (engl.) distilled water; durch einfache (Aqua destillata) od. mehrfache (Aqua bidestillata, tridestillata) Destillation gereinigtes Wasser; nicht steril! **W.di|urese** (Dia-*; Ur-*) f: (engl.) water diuresis; Ausscheidung von in Bezug auf Plasma hypoosmolarem Wasser durch die Niere (Urinosmolalität 30-100 mosm/kg) bei Fehlen von antidiuretischem Hormon; s. ADH.

Wasser|epi|demie (gr. ἐπίδημος im Volk verbreitet) f: (engl.) water-borne epidemic; durch Aufnahme verseuchten Trinkwassers (Salmonellen, seltener Shigellen, Choleravibrionen, Leptospiren, ferner Poliomyelitis- u. Hepatitissowie Maul- u. Klauenseuche-Viren) entstehende Infektionskrankheit; explosionsartiges Ansteigen, anfängl. auf d. Verbraucherkreis beschränkt, dann langsamer Abfall inf. Kontaktinfektionen u. individuell versch. Inkubationszeiten.

Wasser|fieber: syn. Feldfieber; s. Leptospira.

Wasser|flöhe: Claducera, Unterordnung der Phyllopoda (Blattfußkrebse); vgl. Hüpferlinge.

Wasser|floh|all|ergie (Allergie*) f: (engl.) water flea allergy; syn. Daphnien-Allergie; IgE-vermittelte Allergie* vom Soforttyp gegenüber Blattfußkrebsen bei Zierfischhaltern, Fischzüchtern u. Arbeitern in Fischfutterfabriken; Kreuzallergie* zu Milbenallergenen möglich.

Wasser, freies: (engl.) free water; osmotisch nicht gebundenes Wasser.

Wasser|hammer|puls (Puls*): (engl.) waterhammer pulse; rascher Druckanstieg des Pulses bei Aortenklappeninsuffizienz.

Wasser|haushalt: (engl.) water balance; Bez. f. die Vorgänge der Wasseraufnahme, Wasserverteilung u. Wasserabgabe des Organismus; der W. ist mit dem Elektrolythaushalt* funkt. eng verknüpft, da das chem. nicht gebundene Körperwasser als isotonische Lösung mit rel. konstantem Gehalt an Elektrolyten u. variablem Gehalt an org. Stoffen vorliegt.

1. Wasseraufnahme: setzt sich zusammen aus dem Wassergehalt der flüssigen u. festen Nahrungsmittel u. dem im intermediären Stoffwechsel gebildeten sog. Oxidationswasser. Für normale Bedingungen gelten folgende Durchschnittswerte: Wasseraufnahme als Flüssigkeit 1000 ml/d, Wasseraufnahme in festen Nahrungsmitteln 700 ml/d, Oxidationswasser 300 ml/d, Gesamtwasseraufnahme also 2000 ml/d. Der Wasserbedarf reguliert durch das Durstgefühl die Wasseraufnahme; dieses wird durch den Wassergehalt der Zellen, das Plasmavolumen u. a. hervorgerufen.

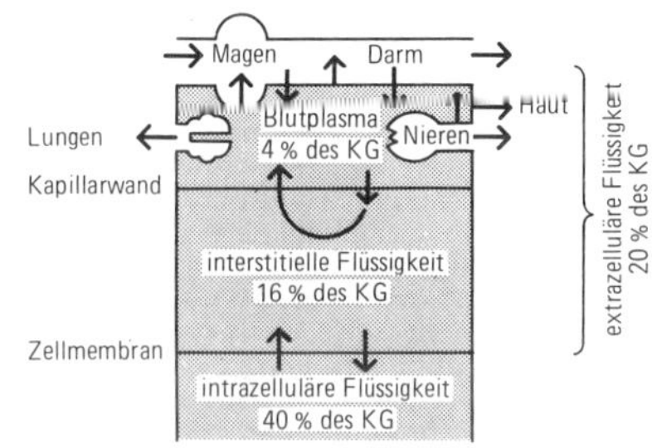

Wasserhaushalt: Flüssigkeitsräume und Wasseraustausch im Organismus; KG: Körpergewicht [123]

2. Wasserverteilung: Das Gesamtwasser beträgt beim Erwachsenen ca. 55-60% des Körpergewichts u. ist damit Hauptbestandteil des menschl. Körpers. Es nimmt mit zunehmendem Alter ab. Ca. 63% des Gesamtwassers befindet sich im Intrazellulärraum u. ca. 37% im Extrazellulärraum (s. Extrazellulärflüssigkeit). Aufteilung des Extrazellulärwassers in interstitielles Wasser (27%), Plasmawasser (7%) u. transzelluläres Wasser (3%). Der Wassergehalt des Kleinkindes ist beträchtlich größer. Wassergehalt u. -verteilung stehen in engerer Beziehung zur Körperoberfläche als zum Körpergewicht. Die Meth., mit denen die Wasserverteilung gemessen werden kann (Deuteriumoxidmethode u. ä.), sind für

W

die Klinik zu aufwendig (vgl. Körperwasser). Zur klin. Beurteilung wird meist der Natriumgehalt des Serums, die Osmolarität* bzw. Osmolalität*, der Blutdruck, das spezif. Gewicht des Harns, der Hämatokrit, die Erythrozytenzahl u. Elastizität der Haut u. des subkutanen Gewebes herangezogen. Für die Wasserverteilung zw. den versch. Räumen sind die osmot. Konzentrationsverhältnisse u. der onkotische Druck des Plasmas u. des Gewebes von Bedeutung.

3. Wasserabgabe: Gesamtwasserabgabe 2000 ml/d; besteht aus der Wasserabgabe im Harn (1000 ml/d), im Stuhl (100 ml/d) u. durch sog. unmerkliche Verluste (Perspiratio* insensibilis: Haut 500 ml/d, Lunge 400 ml/d). Der Wasserverlust über die Haut kann unter trop. Klimabedingungen auf das 20-25fache steigen.

4. Hormonale Regulation des W. v. a. durch: **a)** Mineralokortikoide der Nebenniere*; **b)** STH, durch dessen Einfluß der Wassergehalt der Gewebe ansteigt; **c)** antidiuretisches Hormon (ADH*).

5. Störungen des W.: a) Wasserüberschuß durch eine primär renale (akutes Nierenversagen, Harnwegverschluß) od. prärenale Insuffizienz (extrazellulärer Volumenverlust, Schock*) od. durch eine pathol. erhöhte Aktivität des antidiuret. Hormons (bei Herzinsuffizienz, Leberinsuffizienz, best. Karzinomen, Hirnerkr. u. a.); **b)** Wassermangel (Wasserdefizit) durch ungenügende Zufuhr (Entzug, Unmöglichkeit der Aufnahme), bes. bei gleichzeitig erhöhtem Wasserverlust (inf. von Fieber, Hitze, Hyperventilation, Diabetes insipidus, Diabetes mellitus, Durchfall, Hypokaliämie u. a.). Vgl. Dehydratation, Hyperhydratation, Exsikkose, Hydrämie, Ödem, Wasserintoxikation, Flüssigkeitskompartimente.

Wasser|haut: s. Amnion.

Wasser|in|toxikation (Intoxikation*) f: (engl.) water intoxication; syn. Wasservergiftung; lebensgefährl. Krankheitszustand, der bei schneller Aufnahme von zuviel Wasser auftritt (Überwässerung des Körpers); Vork. bei übermäßiger bzw. inadäquat zusammengesetzter Infusionsbehandlung, zu ausgedehnter Magenspülung u. ä.; **Sympt.:** Übelkeit, Erbrechen, Lungenödem mit Dyspnoe, akute Herzinsuffizienz (Volumenüberlastung), Oligo- bis Anurie, komatöser Zustand. Vgl. Hyperhydratation, Hyponatriämie.

Wasser|kopf: s. Hydrozephalus.

Wasser|krebs: s. Noma.

Wasser|leiche: (engl.) waterlogged corpse; Bez. f. die durch längeres Schwimmen od. Liegen im Wasser in charakterist. Weise veränderte Leiche mit Blaufärbung der durch die typ. Bauchlage herabhängenden Körperteile (äußere Hypostase*), Waschhautbildung, später Ablösung der Waschhaut, Finger- u. Fußnägel u. Haare, Verfärbung der Hals- u. Gesichtshaut (zunächst schmutzig-bläulich, dann -grünlich) u. der Brust- u. Bauchhaut (grünlich-schwarz), Aufgedunsenheit an Körper u. Gesicht, Bildung v. Adipocire*.

Wassermann-Re|aktion (August P. von W., Bakteriol., Berlin, 1866-1925) **f:** (engl.) Wassermann reaction; Abk. Wa.R.; älteste Methode (unspezif. Komplementbindungsreaktion*) der Syphilisserologie zum Nachweis charakterist. Reagine* im Serum bei Syphilis*.

Wasser||pocken: syn. Varizellen*. **W.re|sorption** (lat. resorbere wiederaufsaugen) f: (engl.) water resorption; Aufnahme v. Wasser aus d. Verdauungstrakt, erfolgt hauptsächl. im Dünndarm (maximal ca. 15 ml/min). **W.sack|niere:** Hydronephrose*. **W.speier|gesicht:** s. Gargoylismus.

Wasser|stoff: (engl.) hydrogen; chem. Element, Symbol H (Hydrogenium), OZ 1, rel. Atommasse 1,0081, einwertig, das leichteste Element; als Molekül (H_2) das leichteste Gas, in der Luft zu 5×10^{-5} Vol.% enthalten; farb-, geruch- u. geschmacklos, leicht brennbar. Bei gewöhnl. Temp. reagiert W. z. B. m. Sauerstoff sehr langsam; wird diese Reaktion durch Katalysatoren od. erhöhte Temp. beschleunigt, verläuft sie sehr heftig (Knallgasexplosion); unter starker Wärmeentwicklung entsteht dabei Wasser (H_2O) als Oxidationsprodukt. Im Stoffwechsel werden Nährstoffe (hauptsächl. Monosaccharide, Fette, Aminosäuren) in energieliefernden Enzymreaktionen hauptsächlich durch Oxidation (Zellatmung) in Kohlendioxid, Wasser u. Energie (u. Stickstoffausscheidungsprodukte) umgeformt; intermediär wird dabei der anfangs an die Nährstoffe gebundene Wasserstoff durch Dehydrierungen u. Hydrierungen mittels wasserstoffübertragender Enzyme (Dehydrogenasen, Oxidasen; Coenzyme NAP, NADP, FMN, FAD) auf die versch. Stoffwechsel-Intermediärsubstrate übertragen u. schließl. in der sog. Atmungskette* zu Wasser oxidiert. **Schwerer W.:** Deuterium*; vgl. Tritium.

Wasser|stoff|ionen|kon|zentration (gr. ἰών gehend; Co-*; Centr-*) f: (engl.) hydrogen ion concentration; Symbol [H^+]; Menge der Wasserstoffionen in einem best. Flüssigkeitsvolumen. Durch Messung der elektr. Leitfähigkeit von reinem Wasser stellte man fest, daß bei einer Temp. von 22°C in 10 Millionen (10^7) Liter Wasser 1 Mol* Wasser in Form von Ionen enthalten ist. Die W. des reinen Wassers bei **neutraler Reaktion** beträgt also $1/10^7 = 10^{-7}$ u. die Hydroxylionenkonzentration [OH^-] ebenfalls $1/10^7 = 10^{-7}$. Die Gesamtkonzentration der beiden Ionenarten ist b. 22°C stets konstant 10^{-14} (Ionenprodukt des Wassers). **Saure Reaktion** tritt auf bei Erhöhung der W., mit der eine entspr. Erniedrigung der Hydroxylionenkonzentration verbunden ist; **alkalische Reaktion** tritt auf bei Erniedrigung der W., mit der eine entspr. Erhöhung der Hydroxylionenkonzentration verbunden ist. Zur Charakterisierung einer Lösung genügt also die Bestimmung der W. [H^+], da diese mit der Hydroxylionenkonzentration stets das Produkt 10^{-14} bildet.

Weil es für die Praxis zu umständlich ist, mit dem Wert der W. zu arbeiten, hat Sörensen hierfür den **Wasserstoffexponenten** pH* eingeführt (vgl. Henderson-Hasselbalch-Gleichung). Der pH-Wert gibt die **aktuelle W.**, d. h. die tatsächlich in einer Lösung vorhandenen H^+-Ionen an, die **potentielle W.** die Menge H^+-Ionen, die unter geeigneten Bedingungen noch zusätzlich gebildet werden kann. Die **Bestimmung** der W. erfolgt durch Indikatoren od. mit einem Potentiometer*.

Die H-Ionen reagieren je mit einem zweiten Wassermolekül zu einer Anlagerungsverbindung H_3O^+ (Hydroniumion od. Hydroxoniumion); anstatt [H^+] muß es deswegen [$(H_2OH)^+$] heißen. In gleicher Weise reagieren Säuren mit Wasser, z. B. Salzsäure: $HCl + H_2O \rightarrow H_2OH^+ + Cl^-$. Vgl. Ionen, Pufferung.

Wasser|stoff|per|oxid n: (engl.) hydrogen peroxide; auch Wasserstoffsuperoxid (H_2O_2); Verw. wegen seiner ausgeprägten Oxidationsfähigkeit als Desinfektionsmittel u. Bleichmittel (meist in 3%iger wäßriger Lösung).

Wasser|stoff, schwerer: s. Deuterium.

Wasser||sucht: Hydrops*, Ödem*. **W.vergiftung:** syn. Wasserintoxikation*. **W.verlust:** s. Dehydratation. **W.versuch:** s. Volhard-Versuch.

Wasting syndrome (engl.) n: s. TCDD.

Waterhouse-Friderichsen-Syn|drom (Rupert W., Arzt, Bath, 1873-1958; Carl F., Päd., Kopenhagen, 1886-1961) **n:** Schockzustand bei Kleinkindern (weniger häufig bei älteren Kindern u. selten bei Erwachsenen) mit hämorrhagischer Nekrose bd. Nebennieren inf. einer Sepsis* (meist durch Meningokokken, seltener durch andere Err. wie z. B. Haemophilus influenzae bedingt); **Klin.:** schlagartiger Beginn unter raschem Fieberanstieg mit Kollapszeichen (Blässe, Erbrechen, Durchfälle), foudroyanter Verlauf; bei Meningokokkensepsis zahlreiche Hautblutungen (Petechien, Sugillationen) inf. Verbrauchskoagulopathie*; hohe Letalität.

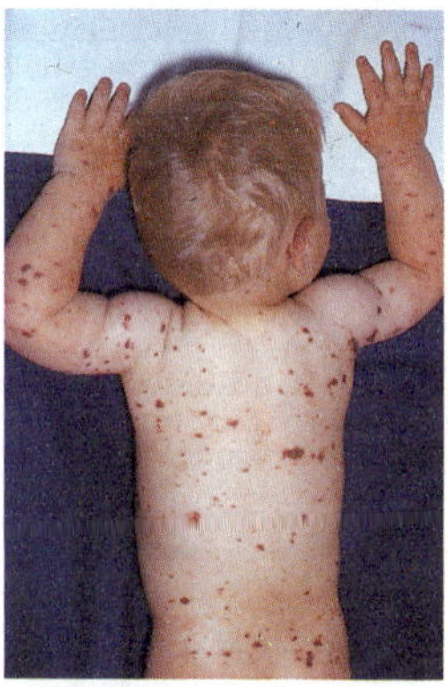

Waterhouse-Friderichsen-Syndrom: Hautblutungen bei Meningokokkensepsis [179]

Waterston-Operation f: Anastomosierung zw. rechter A. pulmonalis u. Aorta ascendens bei Fallot*-Tetralogie; führt zu einer besseren Durchblutung der Lungen, wodurch die Zyanose vermindert wird.

Watschel|gang: s. Gangstörungen.

Watsonius watsoni m: Darmegel (Trematodes*) v. Affen, selten beim Menschen (Afrika).

Watson-Jones disease (Sir Reginald W.-J., Orthop., Liverpool, 1902-1972; engl. disease Krankheit) **n:** syn. Grisel*-Syndrom.

Watson-Schwartz-Test (Cecil J. W., Arzt, Minneapolis, geb. 1901; Samuel Sch., amerikan. Arzt, geb. 1916) **m:** Test zum Nachweis von Porphobilinogen* im Harn mit Ehrlich*-Reagens durch Rotfärbung der Harnprobe, die auch nach Ausschütteln mit Chloroform od. Äther in der wäßrigen Phase bestehen bleibt; positiv bei akuter intermittierender Porphyrie*.

Watt (James W., Ingenieur, Birmingham, Glasgow, 1736-1819) **n:** Abk. W; abgeleitete SI-Einheit der (elektr. u. mechan.) Leistung*; 1 W = 1 Joule (J)/s = 1 Volt (V) × 1 Ampere (A) = 1N × m/s; vgl. Einheiten.

WDHA-Syn|drom n: Kurzbez. nach (engl.) **w**ater **d**iarrhoea **h**ypokalaemia **a**chlorhydria syndrome; s. Verner-Morrison-Syndrom.

Weaning (engl. to wean entwöhnen) **n: 1.** (intensivmed.) Entwöhnen vom Respirator* (s. Beatmung); **2.** (päd.) s. Abstillen.

Weber-Bock: konservative Meth. zur Behandlung kindl. (3-12 Jahre) Oberschenkelschaftfrakturen mit Femurkondylenextension bei 90° Beugung im Knie- u. Hüftgelenk; vgl. Drahtextension.

Weber-Christian-Krankheit (Frederick P. W., Arzt, London, 1863-1962)**:** syn. Panniculitis* nodularis non suppurativa febrilis et recidivans.

Weber-Deen-Probe (Hermann W., Int., Berlin, geb. 1865; Izaak A. van D., Physiol., Groningen, 1804-1869)**:** syn. Guajakprobe*; vgl. Blut im Stuhl, okkultes.

Weber-Einteilung (Wilhelm W., Chir., 1872-1928)**:** s. Knöchelfrakturen.

Weber-Gesetz (Ernst H. W., Anat., Physiol., Leipzig, 1795-1878)**:** s. Reizschwelle.

Weber|husten: s. Byssinose.

Weber-Krankheit (Frederick P. W., Arzt, London, 1863-1962)**:** s. Osler-Rendu-Weber-Krankheit.

Weber-Ramstedt-Operation (Wilhelm W., Chir., 1872-1928; Conrad R., Chir., Münster, 1867-1963) **f:** s. Pyloromyotomie.

Weber-Syn|drom I (Sir Hermann D. W., Arzt, London, 1823-1918) **n:** s. Hirnstammsyndrome (Tab.).

Weber-Syn|drom II (Frederick P. W., Arzt, London, 1863-1962) **n:** kongenitales, nicht erbl. Fehlbildungssyndrom mit meist multiplen arteriovenösen Fisteln im Gliedmaßenbereich u. Längenriesenwuchs (häufig monomel od. auf einen Finger bzw. Unterarmstrahl begrenzt); **Klin.:** Ektasie der zuführenden Arterien, lautes Schwirren und kontinuierliches Maschinengeräusch über der jeweiligen arteriovenösen Fistel*; im weiteren Verlauf Ausbildung einer sek. Varikose sowie postpubertär ggf. Auftreten lokaler Kompl. wie Ulzera, Blutungen, distaler Nekrosen od. progressiver vaskulärer u. kardialer Dekompensation; **DD:** Klippel*-Trénaunay-Syndrom.

Weber-Versuch (Ernst H. W., Anat., Physiol., Leipzig, 1795-1878)**:** s. Hörprüfungen.

Wechsel||belichtungs|test m: s. Pupillen-Wechselbelichtungstest. **W.druck|beatmung:** s. PNPV. **W.fieber:** s. Malaria. **W.gebiß:** das Gebiß im Übergang von den Milchzähnen* zum bleibenden Gebiß. **W.jahre:** s. Klimakterium.

Wechsel|schnitt: (engl.) McBurney's incision; auch Sprengel-Schnitt; (chir.) v. a. bei Appendektomie angewandter, schräger od. querer Bauchschnitt mit schichtweise wechselnder Durchtrennung (der Haut entlang der Langer-Linien, der schrägen Bauchmuskeln u. Aponeurosen entspr. ihrem Faserverlauf). Vgl. Schnittführung (Abb.).

Wechsel|strom: (engl.) alternating current; auch faradischer Strom; elektr. Strom, bei dem die Ladungsträger (Elektronen od. Ionen) ihre Bewegungsrichtung periodisch ändern. Ggs.: Gleichstrom*.

Wechsel|wirkungen: (engl.) interactions; (pharmak.) physik.-chem. Reaktionen zw. Arzneistoffen untereinander od. diesen u. pharmaz. Grund- u. Hilfsstoffen u. a. Chemikalien; z. B. Fällungen, Bindung von Arzneistoffen an Polymere (können gezielt in der Arzneiformung eingesetzt werden).

Wechsel|zahl: (engl.) turnover number; (biochem.) Zahl der umgesetzten Mole Substrat pro Mol Enzym in der Minute; vgl. Enzyme.

W

Weck|amine n pl: s. Psychostimulanzien.

Wedge-Druck: Kurzbez. nach (engl.) pulmonary capillary wedge pressure (Abk. PCWP), Lungenkapillaren-Verschlußdruck; pulmonaler Kapillardruck, gemessen über einen Swan*-Ganz-Katheter (Referenzbereich: 5-12 mmHg); vgl. Pulmonaliskatheter.

Weeks-Bazillus (John E. W., Ophth., New York, 1853-1949; Bacill-*) m: s. Haemophilus aegypticus.

WEE-Virus (Virus*) n: s. Pferdeenzephalitis.

Wegener-Klinger-Granulomatose (Friedrich W., Pathol., Berlin, Lübeck, geb. 1907; Granulum*; -om*; -osis*) f: (engl.) Wegener's granulomatosis; seltene, Arterien u. Venen generalisiert ergreifende, nekrotisierende Vaskulitis, meist b. Männern zw. dem 30. u. 50. Lebensjahr;

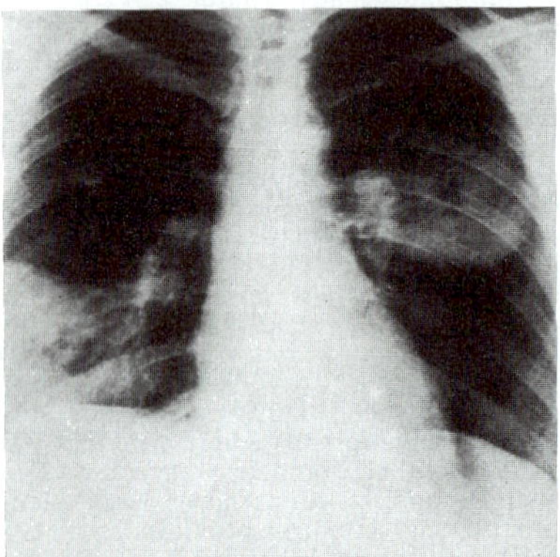

Wegener-Klinger-Granulomatose: zwei große intrapulmonale Infiltrationen im apikalen Segment des linken Lungenunterlappens und im rechten Lungenmittellappen [278]

Pathol./Anat.: unspezif., unscharf begrenzte Granulome mit zentralen Nekrosen, fibrinoide Gefäßnekrosen; **Ätiol.:** unbekannt (allergisch-hyperergische Genese), evtl. Beziehungen zu den Kollagenosen*; **Sympt.:** Initialstadium m. Beschwerden im Nasen-Rachen-Raum (Rhinitis,

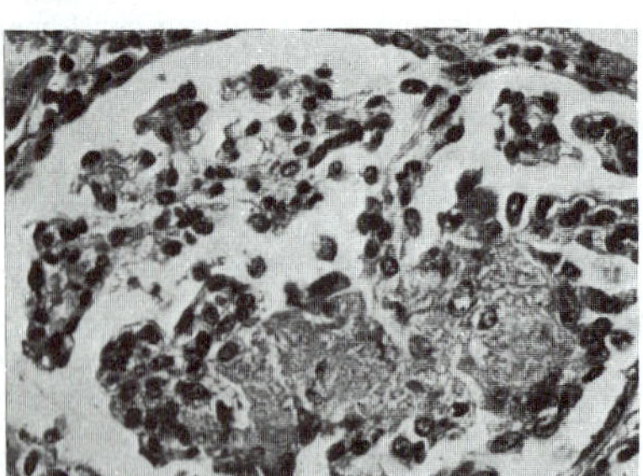

Wegener-Klinger-Granulomatose: fokale nekrotisierende Glomerulitis (Ladewig-Färbung) [278]

granulomatös-ulzeröse Prozesse, Sinusitis, Otitis, Husten), Fieber, Gelenkbeschwerden u. a. Übergang in Generalisationsstadium m. vorwiegender Beteiligung von Lunge u. Nieren (Glomerulonephritis); **Diagn.:** frühzeitig Biopsie; **Ther.:** mit Cyclophosphamid ist Dauerheilung mögl.; sonst letaler Ausgang (nach 3 Mon. bis 5 Jahren), meist im Nierenversagen.

Wege|unfall: s. Unfallversicherung.

Wegner-Krankheit (Friedrich R. W., Pathol., Berlin, 1843-1917): s. Osteochondritis syphilitica.

Wegner-Zeichen (↑): (engl.) Wegner's sign; welliger od. gezackter Verlauf der sonst geraden, weißen Grenzlinie zw. Epi- u. Diaphyse des Femur bei Osteochondritis* syphilitica.

Wehen: (engl.) labour, contractions; schmerzhafte Kontraktionen der Gebärmuttermuskulatur während der Schwangerschaft u. unter der Geburt v. 20 bis 60 Sek. Dauer (s. Abb.); nach dem zeitl. Auftreten unterscheidet man Schwangerschaftswehen*, Vorwehen (unregelmäßige W. in den letzten Wochen u. Tagen der Schwangerschaft bis kurz vor Beginn der Geburt, nach ihrer Funktion Senkwehen* bzw. Stellwehen*), Eröffnungswehen (rhythmische W. in der Eröffnungsperiode, s. Abb.), Austreibungswehen (W. in der Austreibungsperiode) mit Preßwehen*, Nachgeburtswehen (z. Austreibung der Plazenta*) u. Nachwehen* (W. im Wochenbett). Als Krampfwehen (Gefahr f. das Kind!) bez. man einheitl. Dauerkontraktionen (Tetanus uteri) bzw. sehr rasch aufeinanderfolgende Einzelkontraktionen

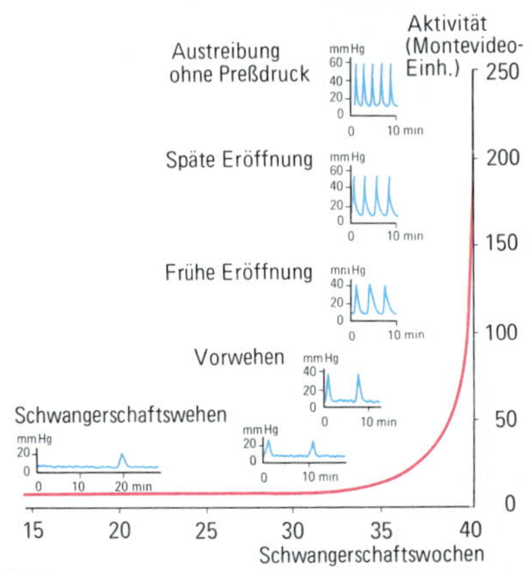

Wehen: Schema der verschiedenen physiologischen Wehen [50]

(Clonus uteri). W. werden palpator. u. mit externer od. interner Tokographie* beurteilt.

Wehen|dys|tokie (Dys-*; Toko-*) f: (engl.) contraction anomalies; sog. Wehenanomalien; verschiedenartige Abweichungen v. der normalen Wehentätigkeit (pathol. Wehenformen); **Urs.:** essentiell, bei Beckendystokie u. a. Regelwidrigkeiten; **Formen: 1.** Wehenschwäche*; **2.** hyperaktive Wehenformen (zu stark, zu häufig), wobei der intraamniale Druck 80-90 mmHg überschreitet bzw. mehr als 4 Wehen pro Min. registriert werden (Tachysystolie), z. B. bei Zervixdystokie; **3.** hypertone Wehenform, wobei der Ruhetonus

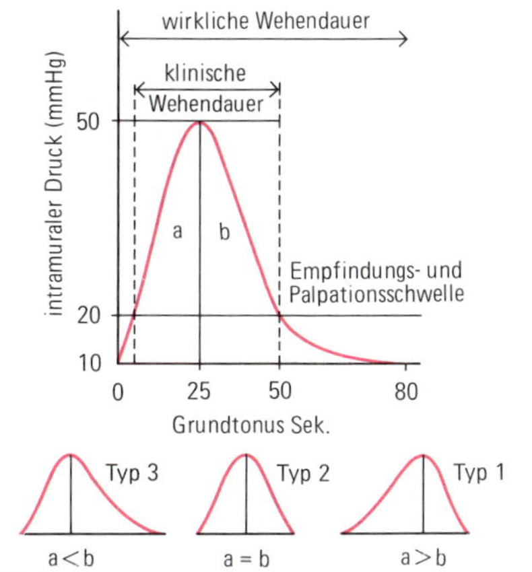

Wehen:
Verlauf einer Eröffnungswehe

der Uterusmuskulatur bzw. der intrauterine Druck in der Wehenpause größer als 12 mmHg ist, z. B. bei passiver Überdehnung, b. muskulärem uterinem Hypertonus sowie b. sekundärem Hypertonus inf. Tachysystolie; **4.** dystope Erregungsbildung, u. U. mit unkoordinierter Wehentätigkeit, die in einen Tetanus uteri übergehen kann. Vgl. Wehenmittel, Tokolyse.

Wehen|hemmung: s. Tokolyse.

Wehen|mittel: (engl.) tocolytics, uterotonics; **1.** Arzneimittel, die die rhythm. Kontraktionen der Uterusmuskulatur fördern u. die Frequenz der Kontraktionen steigern (z. B. Oxytocin*); **2.** Arzneimittel, die eine Dauerkontraktion der Uterusmuskulatur bewirken (z. B. Ergotamine*). Vgl. Prostaglandine.

Wehen|re|aktions|typen: (engl.) deceleration types; Veränderungen der fetalen Herzfrequenz unter Einfluß der Wehen*; **drei Typen: 1.** Frühtief (engl. type I dip, early deceleration): gleichzeitig Wehenbeginn u. Herzfrequenzabfall (Schädelkompressionszeichen, harmlos); **2.** Spättief (engl. type II dip, late deceleration): gegenüber dem Wehenbeginn verzögerte Abnahme u. erniedrigte Herzfrequenz während des gesamten Wehenverlaufs; v. a. bei akuter Plazentainsuffizienz*; **3.** variable Tiefs (engl. type III dip, variable deceleration): in ihrer Form u. gegenüber dem Wehenverlauf variierende Veränderungen der Herzfrequenz, v. a. in Zus. mit Nabelschnurkomplikationen*. Vgl. Kardiotokographie, Tokographie.

Wehen|schwäche: (engl.) inertia; Inertia uteri, Form der Wehendystokie*; zu schwache, zu kurze, zu seltene Wehen*, als **primäre** W. z. B. infolge Hypoplasia uteri, Adipositas, Überdehnung des Uterus usw., als **sekundäre** W. (sog. Ermüdungswehen) z. B. bei engem Becken, Zervixdystokie. Vgl. Wehenmittel.

Weiber|knoten: s. Knotentechnik.

Weichsel|zopf (von poln. wieszczyce Verfilzung des Haupthaars)**:** Bez. f. eine inf. hochgradiger Kopfverlausung durch Nissen u. Ekzemkrusten entstandene Verfilzung der Haare; s. Läuse.

Weich|teile: (engl.) soft tissues; Bez. f. alle nichtepithelialen, extraskelettären Gewebe mit Ausnahme des Monozyten-Makrophagen-Systems, der Glia u. der Stützgewebe spezif. Organe u. Eingeweide (WHO-Definition); vgl. Bindegewebe.

Weich|teil|rheumatismus (Rheumatismus*) **m:** s. Erkrankungen, rheumatische.

Weich|teil|sarkom (Sark-*; -om*) **n:** (engl.) soft-tissue sarcoma; vom Weichteilgewebe ausgehendes Sarkom*, das meist frühzeitig hämatogen u. lymphogen metastasiert u. eine hohe Rezidivneigung aufweist; **Vork.:** z. B. als Leiomyosarkom, Liposarkom, Rhabdomyosarkom, malignes Synovialom. Ein W. kann u. a. durch ionisierende Strahlung (s. Strahlenkrebs), Implantate, chron. Entzündung u. chem. Noxen verursacht werden.

Weich|teil|tumoren (Tumor*) **m pl:** (engl.) soft tissue tumours; Bez. f. alle Tumoren, die von nichtepithelialen, extraskelettären Geweben mit Ausnahme von Monozyten-Makrophagen-System, Glia u. Stützgewebe der Organe ausgehen

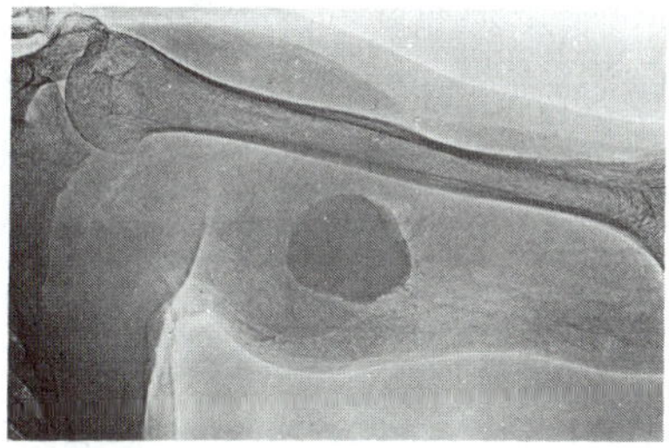
Weichteiltumoren:
Xeroradiographie eines Rhabdomyosarkoms des Oberarms [226]

(WHO-Klassifikation); **Formen: 1.** benigne W. (ca. 97% aller W.), z. B. Fibrom, Leiomyom, Rhabdomyom, Neurofibrom, Mesenchymom; **2.** maligne W. (ca. 3%), z. B. Weichteilsarkome, Fibrosarkom, malignes Hämangioperizytom. Eine maligne Entartung benigner W. ist sehr selten.

Weichteiltumoren
Leicht zu verwechselnde pseudomaligne u. maligne Veränderungen der Weichteile

Pseudomaligne Veränderungen	Maligne Veränderungen
Fasciitis nodularis juveniles Aponeurosenfibrom abdominale Fibromatose (Desmoid) aggressive Fibromatose (extraabdominales Desmoid)	Fibrosarkom
atypisches Fibroxanthom	malignes Fibroxanthom, Fibrosarkom
Myositis proliferans	Rhabdomyosarkom
Myositis ossificans	Osteosarkom

W

Weiden|rinde: Cortex* Salicis.

Weigert-Färbung (Carl W., Pathol., Histol., Leipzig, Frankfurt a. M., 1845-1904): (engl.) Weigert's fibrin stain; bes. Färbung von Schnitten (Lithiokarmin u. Anilinwassergentianaviolett mit Iodiodkalilösung): Fibrin blau, Bakt. violettblau, Bindegewebe rot.

Weil-Felix-Re|aktion (Edmund W., Arzt, Prag, 1880-1922; Arthur F., Bakteriol., Prag, 1887-1956) f: (engl.) Weil-Felix reaction; spezif. Agglutination* v. Proteus-X-Stämmen (vgl. X-Bakterien) m. Antikörpern im Serum Fleckfieberkranker; **Urs.**: partielle Antigen-Gemeinschaft der für Fleckfieber ursächlichen Rickettsien mit Proteusbakterien, z. B. des Stammes OX 19. Die W.-F.-R. entspricht im Aufbau der Widal*-Reaktion; sie ist weniger spezif. als Agglutination m. homologen Rickettsienantigenen. Vgl. Rickettsien-Agglutinationsreaktion.

Weil-Krankheit (Adolf W., Int., Dorpat, Wiesbaden, 1848-1916): (engl.) Weil's disease; meldepflichtige, akute Infektionskrankheit; **Err.**: Leptospira icterohaemorrhagiae (s. Leptospira); **Inkubationszeit:** 7-14 Tage; **Klin.**: plötzlicher, heftiger Beginn; zwei Krankheitsphasen: septikämische Phase (Schüttelfrost, Fieber, Gelenkschmerzen, Myalgien bes. in den Waden) u. Phase der Organschädigung (hepatogener Ikterus, interstitielle Nephritis, seröse Meningitis); **Ther.**: Tetrazykline* bei Krankheitsbeginn i. v., nach eingetretener Besserung oral; **Progn.**: ernst; im Ggs. zu anderen Leptospirosen* hohe Letalität; **Epidemiol.** u. **Proph.**: s. Leptospira.

Weill-Marchesani-Syn|drom (Georges W., Ophth., Straßburg) n: s. Marchesani-Syndrom.

Wein|säure: (engl.) tartaric acid; Acidum tartaricum; Dihydroxybernsteinsäure (HOOC—CHOH—CHOH—COOH); Salze: Tartrate, z. B. Kalium-Natrium-Tartrat (Seignettesalz).

Weir-Mitchell-Krankheit (Silas Weir M., Neurol., Philadelphia, 1829-1914): syn. Erythromelalgie*.

Weisheits|zähne: (engl.) wisdom teeth; syn. Dentes serotini; die dritten Molaren*, die letzten (hintersten) Zähne des menschl. Gebisses, erst nach dem 16. Lj. durchbrechend, oft jedoch um Jahrzehnte später; im Unterkiefer häufig mit starken Durchbruchsbeschwerden verbunden (sog. erschwerter Durchbruch od. Dentitio difficilis). Die W. sind inkonstant u. zeigen von allen Zähnen die meisten Unregelmäßigkeiten sowohl in der Kronen- u. Wurzelform als auch in ihrer Lage im Kiefer.

Weiß|dorn: s. Crataegus oxyacantha.

Weissenbacher-Zweymüller-Phäno|typ (G. W., Päd., Wien; Ernst Z., Päd., Wien; Phän*; gr. τύπος Gepräge, Bild): syn. oto-spondylo-megaepiphysäre Dysplasie (Abk. OSMED); Bez. f. bei mehreren erbl. Skeletterkrankungen vorkommenden Symptomenkomplex: intrauterine Wachstumsretardierung, Robin-Syndrom u. (röntg.) kurze, plumpe Röhrenknochen (v. a. im proximalen Femurbereich); DD: erbliche progressive Arthro-Ophthalmopathie, Kniest-Dysplasie.

Weiß|flecken|krankheit: (engl.) piebaldism; i. e. S. Vitiligo*; i. w. S. Sklerodermie (Sclerodermia* circumscripta), Lichen* sclerosus et atrophicus; vgl. Depigmentierung.

Weiß|nägel: (engl.) leukonychia; Bez. f. Veränderung der Nägel bei Leberzirrhose* mit Opaleszenz der Nagelfläche u. blasser Zone an der Nagelspitze.

Weiß|scheckung: s. Albinismus.

Weiß|schwielen: s. Leukoplakie.

Weit|sichtigkeit: (engl.) far-sightedness; altersbedingte W. inf. physiol. Elastizitätsverlusts der Linse (s. Presbyopie); abzugrenzen von der Übersichtigkeit (Hypermetropie*).

Weit|winkel|glaukom (Glaukom*) n: s. Glaukom.

Weizen|knorpel: Cartilago triticea.

Welch-Bazillus (William H. W., Pathol., Baltimore, 1850-1934; Bacill-*) m: syn. Welch-Fraenkel-Bazillus; s. Clostridium perfringens.

Wellen: (engl.) waves; (physik.) zeitlich u. räumlich period. Ausbreitungsform von Energie*; es gibt u. a. mechanische u. elektromagnetische Wellen; zu den mechanischen W. gehören z. B. Schall* u. Ultraschall*. Eine Welle wird charakterisiert durch ihre Amplitude, ihre Frequenz ν, ihre Wellenlänge λ sowie ihre Ausbreitungsgeschwindigkeit c. Zwischen den drei letzten Größen besteht die Beziehung:

$$c = \lambda \cdot \nu$$

Wellen, elektro|magnetische: (engl.) electromagnetic waves; syn. elektromagnetische Strahlung, Quanten- bzw. Photonenstrahlung; bei den e. W. breitet sich Energie über miteinander gekoppelte elektrische u. magnetische Felder im Raum aus. Hierzu ist kein materieller Träger erforderlich. Alle e. W. besitzen im Vakuum die gleiche Ausbreitungsgeschwindigkeit von ca. 300 000 km/s (Lichtgeschwindigkeit). Die e. W. umfassen einen großen Bereich mit sehr unterschiedl. Eigenschaften; sie lassen sich nach ihrer Wellenlänge bzw. Frequenz einteilen (s. Spektrum) u. umfassen so unterschiedl. Bereiche wie Rundfunkwellen, Wärmestrahlen, Licht, Röntgen- u. Gammastrahlung* (s. Tab.).

Wellen|länge: (engl.) wavelength; Symbol λ; räumliche Periodizität (Abstand zw. zwei benachbarten gleichphas. Schwingungszuständen) von Wellen*; Quotient aus der Fortpflanzungsgeschwindigkeit (c) u. der Frequenz (ν):

$$\lambda = c/\nu$$

Welt|gesundheits|organisation f: (engl.) World Health Organization, Abk. WHO; internationale Föderation mit Sitz in Genf zur Zusammenarbeit auf dem Gebiet des Gesundheitswesens, insbes. bei der Bekämpfung von Volkskrankheiten u. Seuchen sowie bei der Impfstoffherstellung u. a.

Wenckebach-Peri|oden (Karel F. W., Int., Groningen, Wien, 1864-1940) f pl: (engl.) Wenckebach's periods; Störung des Erregungsleitungssystems, bei der das PQ-Intervall so lange zunimmt, bis ein QRS-Komplex ausfällt. Das folgende PQ-Intervall ist dann zunächst wieder kurz, um sich anschließend erneut zu verlängern; dieser Zyklus wiederholt sich in period. Abständen. Vgl. Herzblock (Abb.).

Wendl-Tubus (Tubus*) m: s. Pharyngealtubus.

Wendung: (engl.) version; (gebh.) die künstl. Veränderung der Kindslage* (v. a. Quer-, Schädel- u. Beckenendlage) zur Ermöglichung od. Erleichterung der Geburt*; als **äußere** (durch

Wellen, elektromagnetische

Bezeichnung	Anwendung	Wellenlänge λ in m	Frequenz ν in Hz	Quantenenergie ε in eV
Niederfrequenz		– 10^{5}	– 10^{3}	– 10^{-11}
Langwellen (LW)	Rundfunk	– 10^{4}	– 10^{4}	– 10^{-10}
Mittelwellen (MW)	Fernsehen	– 10^{3}	– 10^{5}	– 10^{-9}
Kurzwellen (KW)	Kernspintomographie	– 10^{2}	– 10^{6}	– 10^{-8}
Ultrakurzwellen (UKW)		– 10^{1}	– 10^{7}	– 10^{-7}
Dezimeterwellen		– 10^{0}	– 10^{8}	– 10^{-6}
		– 10^{-1}	– 10^{9}	– 10^{-5}
	Radar	– 10^{-2}	– 10^{10}	– 10^{-4}
Mikrowellen		– 10^{-3}	– 10^{11}	– 10^{-3}
		– 10^{-4}	– 10^{12}	– 10^{-2}
Infrarot	Thermographie	– 10^{-5}	– 10^{13}	– 10^{-1}
sichtbares Licht		– 10^{-6}	– 10^{14}	– 10^{0}
Ultraviolett		– 10^{-7}	– 10^{15}	– 10^{1}
		– 10^{-8}	– 10^{16}	– 10^{2}
Röntgenstrahlung	Röntgendiagnostik	– 10^{-9}	– 10^{17}	– 10^{3}
und	Strahlentherapie	– 10^{-10}	– 10^{18}	– 10^{4}
Gammastrahlung	Nuklearmedizin	– 10^{-11}	– 10^{19}	– 10^{5}
		– 10^{-12}	– 10^{20}	– 10^{6}
		– 10^{-13}	– 10^{21}	– 10^{7}
			– 10^{22}	– 10^{8}

Handgriffe von den Bauchdecken aus), **innere** (mit der in die Gebärmutter eingeführten Hand) sowie als **kombinierte** W. oder Braxton*-Hicks-Wendung; **cave:** gefährlichster Eingriff für die Frau unter der Geburt, heute weitgehend durch Schnittentbindung* ersetzt; vgl. Extraktion, manuelle.

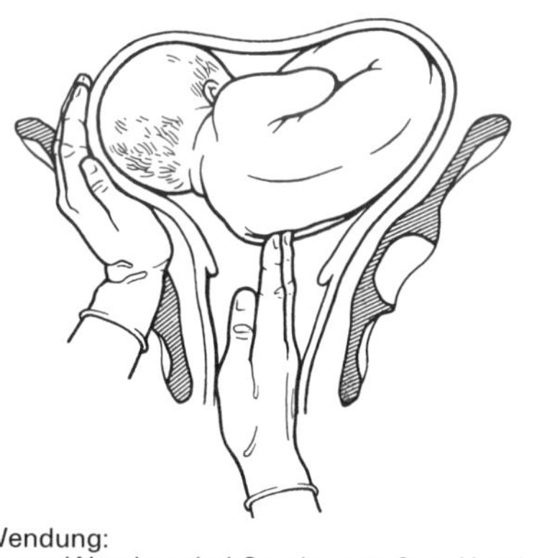

Wendung:
innere Wendung bei Querlage: äußere Hand am Kopf, innere Hand an Schulter [385]

Werdnig-Hoffmann-Krankheit (Guido W., Neurol., Graz, 1844-1919; Johann H., Neurol., Heidelberg, 1857-1919)**:** s. Muskelatrophie, spinale.

Werfer|ellen|bogen: Bez. f. eine Epicondylitis humeri ulnaris z. B. bei Speerwerfern; s. Epikondylitis.

Werk|zeug|störung: (engl.) impairment of higher cortical functions; Bez. f. die Störung der früher als „höhere Hirnleistungen" bezeichneten neuropsychol. Funktionen; s. Apraxie, Agnosie, Akalkulie, Sprachstörung.

Werlhof-Krankheit (Paul G. W., Arzt, Hannover, 1699-1767)**:** (engl.) Werlhof's disease; syn. idiopathische thrombozytopenische Purpura (ITP), essentielle Thrombozytopenie, isolierte Thrombopenie* inf. verkürzter Thrombozytenlebensdauer durch antithrombozytäre Autoantikörper; **Formen: 1.** akute passagere W.-K.: plötzlicher Beginn, meist nach Virusinfekt (bes. bei Kindern), seltener nach Einnahme von Medikamenten (z. B. Antibiotika, Chinin, Chinidin, Digitoxin, Barbiturate); kurzer Verlauf, spontane Besserung; **2.** chronische W.-K.: Autoimmunkrankheit ohne erkennbare Urs.; verläuft schubweise über Mon. bis Jahre; Frauen sind häufiger betroffen. **Klin.:** bei Thrombozytenzahlen unter 30 000/µl Blutungsneigung (Petechien, Hämaturie, gastrointestinale Blutungen), keine Anämie od. Leukopenie; im Knochenmark gesteigerte Megakaryozytopoese, fehlende, allenfalls geringe Splenomegalie; **Ther.:** Absetzen aller Medikamente; Kortikosteroide, Immunglobuline, Zytostatika, evtl. Splenektomie; **Progn.:** 1-4% der Pat. sterben an akuten intrakraniellen Blutungen.

Wermer-Syn|drom (Paul W., amerikan. Humangenetiker, gest. 1973) **n:** syn. multiple endokrine Neoplasie (MEN) Typ I; zu den Polyadenomatose*-Syndromen gehörende autosomal-dominant erbl. Endokrinopathie mit multiplen (z. T. endokrin aktiven) Adenomen v. a. in Nebenniere, Pankreas, Hypophyse, Nebenschilddrüse u. Schilddrüse in Komb. mit multiplen Lipomen; **Klin.:** Manifestation meist im Erwachsenenalter mit vielfältigen, durch versch. hormonelle Funktionsstörungen bedingten Sympt., v. a. Hyperkalzämie (primärer Hyperparathyreoidismus), Magen-Darm-Ulzera (Hypergastrinämie), Hypoglykämie (Hyperinsulinismus), häufig zusätzl. Entw. eines sekundären Hypogonadismus* u. Sympt. wie bei Ménétrier*-Syndrom; **Kompl.:** rezidivierende Magen-Darm-Blutungen, hypoglykämischer Schock, Nephrolithiasis od. Nephrokalzinose u. Entw. einer Niereninsuffizienz; eine maligne Entartung der Adenome ist möglich. Vgl. Adenomatose, multiple endokrine.

Wermut: s. Artemisia absinthium.

Werner-His-Krankheit (Heinrich W., Int., Berlin, 1874-1946; Wilhelm H., Int., Anat., Berlin, 1863-1934)**:** Fünftagefieber; s. Fieber, wolhynisches; s. a. Rickettsiosen (Tab.).

Werner-Syn|drom (Otto W., Arzt, Kiel, Eddelak, 1879-1936) **n:** s. Progeria adultorum.

Wernicke-A|phasie (Carl W., Neurol., Psychiater, Berlin, Halle, 1848-1905; A*-; gr. φάσις Sprechen) **f:** s. Aphasie.

Wernicke-En|zephalo|pathie (↑; Enkephal-*; -pathie*) **f:** (engl.) Wernicke's encephalopathy; syn. Wernicke-Korsakow-Syndrom, Polioencephalopathia haemorrhagica superior; Enzephalopathie* im Erwachsenenalter; **Ätiol.:** Thiaminmangel durch verminderte Zufuhr od. Malabsorption bei Alkoholkrankheit, Magenkarzinom, nach Magenresektion; punktförmige Blutungen u. Wucherung der Gefäßwandzellen ohne entzündl. Infiltrationen (Pseudoenzephalitis), bes. im Bereich des Aquaeductus cerebri, des 3. u. 4. Ventrikels, Augenmuskelkerngebiet; **Sympt.:** zentrale Augenbewegungsstörungen (Diplopie*), Areflexie, Bewußtseinsstörungen, zerebellare Ataxie*, vegetative Störungen, organische Psychose* u. a.; **Ther.:** parenterale Gabe von Thiamin*; **Progn.:** schlecht; **DD:** zerebrale Durchblutungsstörung*. Vgl. Beriberi, Korsakow-Syndrom, Leigh-Syndrom.

Wernicke-Mann-Prä|di|lektions|typ (↑; Ludwig M., Neuropathol., Breslau, 1866-1936; Prä-*; lat. diligere, dilectus schätzen, lieben)**:** (engl.) Wernicke-Mann hemiplegia; durch Kontrakturen fixierte Haltungsanomalie der gelähmten Extremitäten bei schwerer spast. Hemiplegie*; der Arm wird bei Beugestellung des Unterarms, der Hand u. der Finger adduziert gehalten, das Bein steht durch Streckung im Kniegelenk u. Plantarflexion des Fußes in Streckstellung, so daß es beim Gehen in seitl. Bogen zirkumduziert wird.

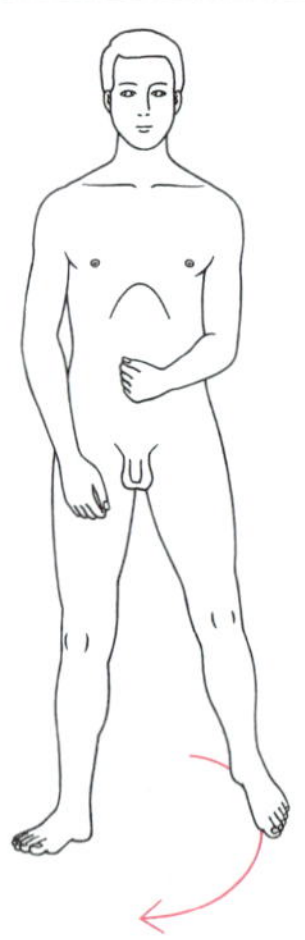

Wernicke-Mann-Prädilektionstyp [332]

Wernicke-Re|aktion (↑) **f:** s. Pupillenreaktion, hemianopische.

Wernicke-Zentrum (↑) **n:** Wernicke's area; sensor. Sprachregion* im hinteren Bereich des Gyrus temporalis superior der dominanten Hemisphäre des Gehirns.

Wertheim-Meigs-Operation (Ernst W., Gyn., Wien, 1864-1920) **f:** (engl.) Wertheim's operation; abdominale Radikaloperation des Zervixkarzinoms*; **Technik:** nach Darstellung der Ureteren Exstirpation des Uterus unter Mitnahme des parametranen u. paravaginalen Gewebes sowie der Ligg. sacrouterina u. einer größeren Scheidenmanschette; zusätzl. Ausräumung des regionären Lymphknotenfettgewebes im kl. Becken entlang der großen Beckengefäße u. in der Fossa obturatoria.

Wertigkeit: (engl.) valency; syn. Valenz; pos. ganze Zahl, die die Bindungsfähigkeit von Atomen charakterisiert, d. h. angibt, wieviel einwertige Atome od. Gruppen das betreffende Atom binden kann.

Wertigkeit, bio|logische: (engl.) biological valence; Wertigkeit eines Nahrungseiweißes; wird bestimmt durch den absoluten Gehalt u. das Verhältnis der essentiellen Aminosäuren*. Ein Nahrungseiweiß hat die Wertigkeit 100, wenn aus 100 g die gleiche Menge körpereigenes Eiweiß aufgebaut werden kann. Tierische Eiweiße haben für d. Menschen die höchste Wertigkeit, bes. das Milcheiweiß Casein*.

Wesens|änderung: s. Persönlichkeitsstörung.

Wespen: (engl.) wasps; Hautflügler der Fam. Vespidae, darunter staatenbildende Arten; weltweit verbreitet sind die Gattungen Vespa, Paravespula u. Polistes, größte einheim. Faltenwespenart ist d. bis 2,5 cm lange Hornisse Vespa crabro. **Wespengift** besteht aus vielen Komponenten mit artenabhängig unterschiedl. Gehalt an Kininen, Phospholipase, Hyaluronidase, Histamin u. Serotonin; Hornissengift enthält auch Acetylcholin; der Wespenstich kann eine **Wespengiftallergie** auslösen, i. d. R. eine Allergie* vom Soforttyp bis hin zum anaphylaktischen Schock*. Hyposensibilisierung* mit gereinigtem Wespengift; Ganzkörperextrakte sind unwirksam.

West|en|zephalitis-Virus (Enkephal-*; -itis*; Virus*) **n:** Erreger der Frühsommer-Meningoenzephalitis; s. FSME.

Westergren-Methode (Alf W., Int., Stockholm, geb. 1891) **f:** s. Blutkörperchensenkung.

Western-Blotting-Methode (engl. blot Fleck) **f:** der Southern*-Blotting-Methode analoges Verf. zum differentiellen Nachw. von Proteinen nach elektrophoret. Auftrennung u. Transfer auf Membranen; vgl. Immunoblot.

West-Nil-Fieber: (engl.) West Nile fever; häufig inapparente Arbovirose (s. Arbovirosen), endemisch in Afrika u. dem Nahen Osten; **Err.:** West-Nil-Virus, ein Flavivirus* der Togaviridae*; **Übertragung:** Mücken (Culex); **Klin.:** Dengue-Fieber-ähnliche Symptomatik, mitunter makulopapulöses Exanthem u. Lymphadenitis, selten ZNS-Beteiligung; günstige Prognose.

West-Operation (John M. W., amerikan. Otolaryngologe, geb. 1876) **f:** syn. Dakryocystorhinostomia interna; s. Dakryorhinostomie.

Westphal-Pilcz-Zeichen (Alexander K. W., Neurol., Psychiater, Bonn, Greifswald, 1863-1941; Jan P., polnischer Neurol., 1870-1931)**:** syn. Lidschlußreaktion*.

Westphal-Strümpell-Pseudo|sklerose (Carl F. W., Neurol., Psychiater, Berlin, 1833-1890; Pseud-*; Skler-*; -osis*) **f:** s. Degeneration, hepatolentikuläre.

Westphal-Syn|drom (Karl W., Int., Hannover) n: syn. periodische hypokaliämische Lähmung*.

Westphal-Zeichen (↑): s. Erb-Westphal-Zeichen.

West-Syn|drom (W. J. W., zeitgen. Päd., Turnbridge) n: Enzephalopathie im Säuglings- u. Kleinkindesalter mit Erstmanifestation meist im 2.-8. Lebensmonat; Vork. bei Knaben häufiger als bei Mädchen; **Urs.:** exogene Hirnschädigung in der Schwangerschaft, während der Geburt od. der frühen Säuglingszeit; Hirnfehlbildungen, metabolische od. degenerative Erkr., tuberöse Sklerose; **Klin.:** Komb. von blitzartigen, Bruchteile von Sek. andauernden Krämpfen mit heftigen Myoklonien der Extremitäten, Nickkrämpfen mit Beugebewegungen des Kopfes sowie tonischen Beugungen des Rumpfes u. der Extremitäten nach Art eines orientalischen Grußes (sog. Blitz-Nick-Salaam-Anfall, Propulsiv-petit-mal); psychomotor. Entwicklungsstörungen in ca. 90% der Fälle; **Diagn.:** unregelmäßiges Kurvenbild mit hochgespannten Paroxysmen (Hypsarrhythmie) im EEG; **Progn.:** in Abhängigkeit von der zugrundeliegenden Hirnschädigung meist ungünstig.

Wet lung syndrome (engl. feuchte Lunge) n: **1.** durch intraalveoläre Flüssigkeitsretention verursachtes Atemnotsyndrom* des Neugeborenen; die fetale Lunge enthält in ihren Hohlräumen ca. 30 ml/kg Körpergewicht einer plasmaähnl. Flüssigkeit. Ein beträchtl. Teil wird b. vaginaler Spontangeburt aus Schädellage ausgepreßt u. passiv durch Luft ersetzt. Die verbleibende Flüssigkeit wird rasch resorbiert, wenn der onkot. Druck in den Kapillaren den hydrostat. Druck übersteigt; dieser Abtransport ist v. a. beim Frühgeborenen* u. Kindern nach Schnittentbindung* verzögert. **2.** s. Fluid lung.

Wetter|fühligkeit: (engl.) meteorosensitivity; Meteoropathie; gesteigerte Reaktionsbereitschaft auf die Veränderung atmosphär. Einflüsse wie Luftdruck, Temp., Feuchtigkeit bzw. auf bes. Klimasituationen; **Sympt.:** Konzentrationsstörungen, Stimmungslabilität, allg. Unwohlsein, Müdigkeit, Schlafstörungen, Kopfschmerz, Angst; geschätzte **Häufigkeit:** bei ca. 30% der mitteleuropäischen Bevölkerung auftretend; bes. betroffen sind Personen mit Kreislaufstörungen.

Wetz|stein|kristalle m pl: (engl.) whetstone crystals; Harnsäurekristalle im Harnsediment* von saurem u. auf Zimmertemperatur abgekühltem Harn; vgl. Harnuntersuchung, klinische.

Weyers-Syn|drom I (Helmut W., Päd., Stade, 1920-1986) n: syn. Atresia* multiplex congenita.

Weyers-Syn|drom II (↑) n: syn. Dysostosis* acrofacialis.

Weyers-Thier-Syn|drom (↑; Carl J. Th., Ophth., Aachen) n: syn. okulovertebrales Syndrom*.

Wharton-Gang (Thomas W., Anat., London, 1614-1673): (anat.) Ductus* submandibularis.

Wharton-Sulze (↑): (engl.) Wharton's jelly; gallertiges, aus wenigen mesenchymalen Zellen u. vielen Mukopolysacchariden bestehendes Grundgewebe der Nabelschnur*, umgibt die Nabelgefäße als prallelast. Schutzschicht.

Whiplash-Syn|drom (engl. whiplash Peitschenschnur) n: syn. Schleudertrauma*.

Whipple-Krankheit (George H. W., Pathol., Rochester, 1878-1976): (engl.) Whipple's disease; syn. intestinale Lipodystrophie; sehr seltene, v. a. bei Männern im mittleren Alter auftretende sporadische Erkr. des Dünndarms mit typisch morphol. Veränderungen (röntg. ähnlich der Zöliakie*), die sich **klin.** unter dem Bild eines Malabsorptionssyndroms manifestiert; **Ätiol.:** wahrscheinl. infektiöse Genese, verursacht durch noch nicht näher definierte Mikroorganismen; **Sympt.:** häufig jahrelang vorausgehende polyarthrit. Beschwerden, z. T. zusätzl. leichtes Fieber, Hautpigmentationen, Lymphknotenschwellungen (laparoskopisch vergrößerte Mesenteriallymphknoten), selten neurol. Störungen; **Diagn.:** (elektronen-)mikroskop. Nachweis grampos. bazilliformer Strukturen in Darmschleimhaut u. Makrophagen (PAS-Reaktion pos.) nach endoskopischer Dünndarmbiopsie; **Ther.:** Tetrazykline od. Ampicillin für ca. 1 Jahr (Dauerremissionen); unbehandelt verläuft die Erkr. letal.

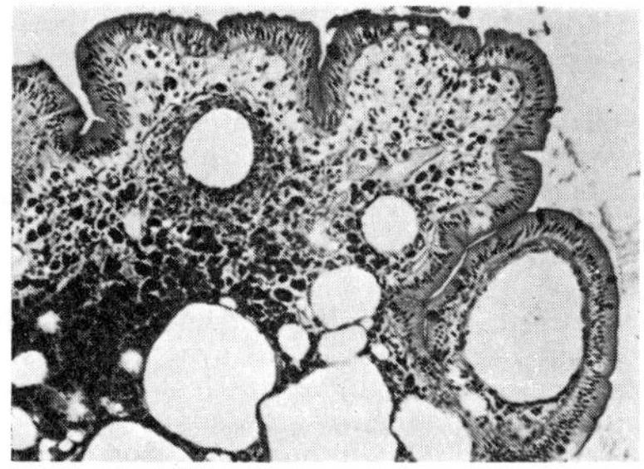

Whipple-Krankheit: Veränderungen in Dünndarm u. mesenterialen Lymphknoten: verquollene plumpe Zottenwülste, Zottenepithel atrophisch [374]

Whipple-Operation (Allen W., Chir., New York, 1881-1963) f: erweiterte Duodenopankreatektomie* bei Pankreas- od. Papillenkarzinom mit Exstirpation von Pankreaskopf, Duodenum, distalem Ductus choledochus, Gallenblase u. distaler Magenteilresektion; Rekonstruktion meist durch Choledochojejunostomie, antekolische Gastroenterostomie mit Braun-Enteroanastomose u. Pankreatikojejunostomie od. Pankreatikogastrostomie (auch andere Rekonstruktionsverfahren möglich).

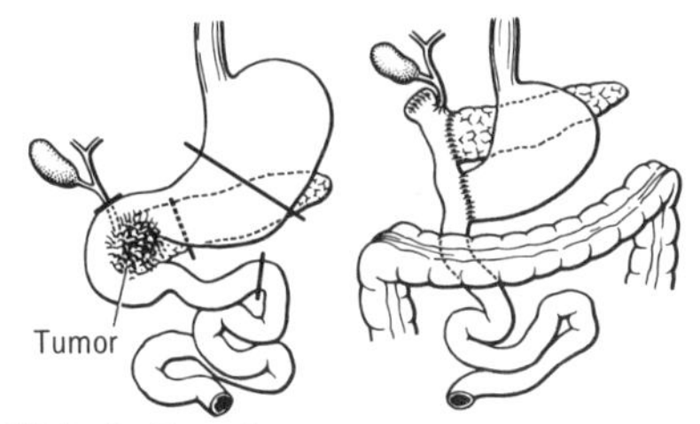

Whipple-Operation

Whipple-Trias (↑; Trias*) f: s. Insulinom.

Whistling face syndrome (engl.) n: Syndrom des pfeifenden Gesichts; syn. Dysplasia* cranio-carpo-tarsalis.

White graft reaction (engl. white weiß; graft Übertragung) f: sog. weiße Transplantatabstoßung; s. Abstoßungsreaktion.

W

Whitehead-Operation (Walter W., Chir., Manchester, 1840-1913) **f:** obsoletes Verfahren zur Hämorrhoidenexzision mit möglicher postop. sensorischer Darminkontinenz* (sog. Whitehead-Anus); vgl. Hämorrhoiden.

White-Schema n: Schema z. Klassifikation schwangerer Diabetikerinnen u. Einschätzung der fetalen Überlebenserwartung; s. Schwangerschaftsdiabetes.

White-Tubus (Tubus*) m: s. Doppellumentubus.

Whitmore-Krankheit (Major Alfred W., Militärpathol., Burma, 1876-1946): syn. Melioidose*.

WHO: Abk. f. (engl.) **W**orld **H**ealth **O**rganization; s. Weltgesundheitsorganisation.

Wiberg-Winkel (Gunnar W., Orthop., Schweden): s. CE-Winkel.

Wickel|therapie f: s. Packung, Hydrotherapie.

Wickham-Streifen (Louis-Frédéric W., Dermat., Paris, 1861-1913): s. Lichen ruber planus.

Widal-Re|aktion (Georges F. W., Int., Pathol., Paris, 1862-1929) **f:** (engl.) Widal's reaction; syn. Gruber-Widal-Reaktion; Agglutination m. bekannten Bakterienstämmen (Antigenen*) zum Nachw. von Antikörpern (Agglutininen*) im Patientenserum. W.-R. dient hauptsächl. z. indirekten Bestätigung v. Salmonellosen* (v. a. Typhus abdominalis, Paratyphus) u. Brucellosen*, aber auch z. Diagnostik anderer Inf., wie z. B. Shigellosen, Tularämie u. Fleckfieber.

Widerstand, elektrischer: s. Ohm-Gesetz.

Widerstand, peri|pherer: (engl.) total peripheral resistance (Abk. TPR); Summe der Einzelwiderstände aller Gefäßgebiete; Quotient aus arteriovenöser Druckdifferenz u. Herzminutenvolumen; hauptsächl. durch den Zustand der präkapillaren Widerstandsgefäße beeinflußt.

Widerstands|hoch|druck: s. Hypertonie.

Widmark-Formel (Erik M. P. W., Chemiker, Lund, 1889-1945): (engl.) Widmark's formula; Formel zur Berechnung der Alkoholmenge (A) im Körper:

$$A = c \cdot p \cdot r$$

c: Konzentration in ‰; p: Körpergewicht in kg; r: Verteilungsfaktor (Männer: r = 0,7; Frauen: r = 0,6).

Wiedemann-Beckwith-Syn|drom (Hans-Rudolf W., Päd., Kiel, geb. 1915; J. Bruce B., Päd., Pathol., Seattle, geb. 1933) **n:** s. Exomphalos-Makroglossie-Gigantismus-Syndrom.

Wiedemann-Dys|melie|syn|drom (↑; Dys-*; -melie*) **n:** syn. Thalidomid*-Embryopathie.

Wiedemann-Lenz-Syn|drom (↑) **n:** syn. Thalidomid*-Embryopathie.

Wiedemann-Spranger-Syn|drom (↑; Jürgen Sp., Päd., Kiel, Mainz, geb. 1931) **n:** syn. Dysplasia* spondyloepiphysaria congenita.

Wieder|belebung: syn. Reanimation*.

Wieder|belebungs|zeit: (engl.) resuscitation time; Zeitintervall zw. Herz*-Kreislauf-Stillstand u. Eintritt irreversibler Organschädigung inf. Sauerstoffmangels; einer frühen Phase mit möglicher vollständiger Restitution (nach einer gewissen Erholungszeit) bei sofortiger, erfolgreicher Reanimation* folgt eine Phase zunehmender Zellschädigung in den Organen, aus der nur eine partielle Restitution möglich ist, u. schließlich der irreversible Organausfall; kritisches Organ ist das Gehirn (vgl. Hirntod) mit einer W. von ca. 4-6 Min., gefolgt vom Herzen mit 15-30 Min.; bei Kindern, Säuglingen u. Unterkühlten (vgl. Hypothermie) kann von einer verlängerten W. ausgegangen werden. Vgl. Scheintod.

Wieder|holungs|zwang: (engl.) perseveration, repetition compulsion; **1.** Bez. f. den Zwang zur Wiederholung best. Handlungen; s. Zwangshandlung; **2.** (psychoanalyt.) Bez. f. zwanghafte u. wiederholte Exposition gegenüber einer psych. traumatisierenden Situation; Vork. z. B. bei Neurose.

Wiesen|gräser|dermatitis (Derm-*; -itis*) **f:** s. Lichtdermatosen.

Wigand-Martin-Winckel-Hand|griff (J. H. W., Gebh., Mannheim, 1769-1817; August E. M., Gyn., Berlin, 1847-1933; Franz v. W., Gyn., München, 1837-1911): gebh. Handgriff bei Beckenendlage* u. halb geborenem Kind zur Verlagerung des nachfolgenden (großen) Kopfes in das (enge) Becken; nach seitlichem Einführen der Hand des Geburtshelfers an der Bauch-Brustseite des Kindes in die Vagina wird der über dem Beckeneingang stehende kindl. Kopf mit Hilfe des in den Mund eingeführten Mittelfingers in den queren Durchmesser gedreht. Bei allgemein verengtem Becken wird der kindl. Kopf (unter Druck des 2. u. 4. Fingers auf die Jochbeine) maximal gebeugt, bei geradverengtem Bekken (od. normalem Becken u. großem Kopf) soweit gestreckt, daß er im bitemporalen Durchmesser die Beckenenge (Conjugata vera) überwinden kann, um ihn unter Zug u. Druck von außen (über die Bauchdecken durch eine Hilfsperson, besser m. Hilfe der freien Hand des Geburtshelfers) in das kleine Becken zu verlagern; steht d. Kopf auf dem Beckenboden, wird er durch d. Anwendung des Veit*-Smellie-Handgriffs entwickelt. **Cave:** Gefahr für das Kind bei Dauer des Manövers über 4-5 Min. sowie durch die Möglichkeit von Schädelverletzungen!

Wild|typ m: Bez. f. die als normal klassifizierte Ausprägung eines Gens, die in der Mehrzahl der Individuen einer Art vorkommt; Abweichungen von der Norm (sog. Mutanten) entstehen durch Mutation*. Vgl. Allelie, multiple.

Wild|wässer: wirkstoffarme Quellwässer, die weniger an Mineralien, Verbindungen u. Elementen enthalten, als für Heilwässer vorgeschrieben, deren Heilwirkung aber als Erfahrungswert anerkannt ist. Kalte Quellen werden als **Akratopegen** von **Akratothermen** (wärmer als 20°C - eigentliche, therap. genutzte W.) unterschieden. **Heilanzeigen:** Rekonvaleszenz, schmerzende u. muskuläre Bewegungsstörungen.

Willebrand-Faktor (Erik A. von W., Int., Helsinki, 1870-1949) **m:** syn. Faktor-VIII-assoziiertes Antigen, Ristocetin-Cofaktor; Untereinheit des Faktors VIII der Blutgerinnung*; beschleunigt über spezif. Rezeptorbindung die Thrombozytenadhäsion am Gefäßendothel; Mangel an W.-F. führt zum Willebrand*-Jürgens-Syndrom.

Willebrand-Jürgens-Syn|drom (↑; Rudolf J., Hämat., Berlin, Basel, 1898-1961) **n:** (engl.) Willebrand's syndrome; syn. Angiohämophilie; häufigste, autosomal-dominant vererbte hämorrhagische Diathese* mit stark variierender Penetranz u. Expressivität; **Urs.:** Verminderung od. Strukturdefekt des Faktor-VIII-Trägerproteins (Willebrand*-Faktor), dadurch mangelnde Thrombozytenadhäsion am Subendothel u. verlängerte Blutungszeit; **Sympt.:** verstärkte Haut- u. Schleimhautblutungen, Hämaturie, Menorrhagien; **Ther.:** frischgefrorenes Plasma, Desmopressin.

Williams-Beuren-Syn|drom (J. C. W., zeitgen. Kardiol., Neuseeland; Alois J. B., Kardiol., Göttingen, 1919-1984) n: syn. idiopathische infantile Hyperkalzämie, familiär auftretendes Hyperkalzämiesyndrom; kongenitales Fehlbildungssyndrom mit versch. Anomalien des Herzens u./od. der großen Gefäße u. multiplen dysmorphen Stigmata; **Ätiol.:** ungeklärte intrauterine Störungen im Calcium- u. Vitamin-D-Stoffwechsel; Zus. mit Fanconi*-Schlesinger-Syndrom mögl.; **Sympt.:** kranio-faziale Dysmorphie, die als sog. Gnomen- od. Faunsgesicht charakterisiert wird; Dentitionsstörungen (u. a. sog. Mäusezähne); auffällig tiefe Stimme, prä- u. insbes. postnataler Minderwuchs; bei Knaben Hypogenitalismus*, bei Mädchen fakultativ Pubertas* praecox; psychomotor. Retardierung variabler Ausprägung. Unter den Anomalien des Herzens u. der großen Gefäße dominiert eine supravalvuläre Aortenstenose (Leitsymptom) neben multiplen peripheren Pulmonalstenosen. **Ther.:** Diätversuch mit kalkarmer Milch, Herzchirurgie.

Williams-Campbell-Syn|drom (Howard W., Päd., Melbourne; Peter C., Päd., Melbourne) n: kongenitale Bronchiektasen* inf. Knorpeldysplasie des Bronchialsystems; **Sympt.:** chron. Husten, Dyspnoe nach (Virus-)Infektionen des Atemtrakts, Pectus carinatum bzw. excavatum, Trommelschlegelfinger; evtl. Entw. einer Lungenfibrose mit Cor pulmonale; **Ther.:** Lagerungsdrainage, Antibiotika. **DD:** zystische Fibrose, Kartagener-Syndrom.

Wilms-Kopf|höcker (Max W., Chir., Leipzig, Heidelberg, 1867-1918): Zapfen an d. Innenwand von Dermoidzysten u. Teratomen (Embryonalanlage).

Wilms-Tumor (↑; Tumor*) m: (engl.) Wilms' tumour; syn. Nephroblastom, embryonales Adenomyosarkom; meist einseitig auftretender, zunächst verdrängend wachsender, maligner Mischtumor der kindlichen Niere, bestehend aus epitheloiden u. mesenchymalen Anteilen; Metastasierung häufig hämatogen in Lunge, Leber, Gehirn, regionale Lymphknoten; **Vork.:** gehäuft zw. dem 3. u. 5. Lj. (7,5% aller Tumoren im Kindesalter); **Sympt.:** s. Tab.; **Diagn.:** Palpation, Ultraschalldiagnostik (Sonographie), Abdomenleeraufnahme, CT, Kernspintomographie, Angiographie, Urographie; **Ther.:** präoperative Chemotherapie (Vincristin, Dactinomycin, Doxorubicin), En-bloc-Resektion von Tumor u. Niere sowie regionäre Lymphknotendissektion; Strahlentherapie selten erforderlich, evtl. präop. bei Riesentumor, postop. bei eingeschränkter Radikalität; **Progn.:** abhängig vom histol. Subtyp; Heilung bis zu 90% bei frühzeitiger Diagnose.

Wilms-Tumor
Erstsymptom bei Kindern

Tumormasse im Bauch	50–60%
Mikrohämaturie	10–25%
Bauchschmerzen (mit und ohne Fieber)	20–25%
Gewichtsverlust	10–15%
Magen-Darm-Störungen (mit und ohne Fieber, Erbrechen, Durchfall)	5–25%

Wilson-Block (Frank N. W., Kardiol., New York, 1890-1952): Form des Rechtsschenkelblocks* mit schlanker R- u. breiter S-Zacke im EKG; vgl. Herzblock.

Wilson-Brocq-Krankheit (Sir William J. W., Dermat., London, 1809-1884; Louis A. B., Dermat., Paris, 1856-1928): s. Dermatitis exfoliativa generalisata.

Wilson-Brust|wand|ableitungen, uni|polare (Frank N. W., Kardiol., New York, 1890-1952): s. Brustwandableitungen (Abb.).

Wilson-Erb|gang (Edmund W., Zool., New York, 1856-1928): durch einen im X-Chromosom enthaltenen krankhaften rezessiven Erbfaktor bedingter Erbgang; nicht korrekt ist die gebräuchliche Bez. geschlechtsgebunden, da der Erbfaktor im X-Chromosom bd. Geschlechter vorhanden sein kann. Nach dem W.-E. werden folgende Krkh. vererbt: Rotgrünblindheit, Hämophilie, erbl. Sehnervenatrophie, Pelizaeus-Merzbacher-Krankheit u. a.

Wilson-Krankheit (Sir William J. W., Dermat., London, 1809-1884): **1.** Dermatitis* exfoliativa generalisata; **2.** Lichen* ruber planus.

Wilson-Krankheit (Samuel A. W., Neurol., London, 1878-1937): syn. hepatolentikuläre Degeneration*.

Wilson-Mikity-Syn|drom (Miriam W., Päd., Los Angeles, geb. 1922; Viktor M., Röntg., Los Angeles) n: syn. Blasenlungensyndrom, interstitielle mononukleäre, herdförmig fibrosierende Pneumonie; v. a. bei Frühgeborenen, gelegentl. aber auch b. reifen Neugeborenen in den ersten Lebenswochen auftretendes Atemnotsyndrom unklarer Ätiol.; **Pathol./Anat.:** Septenfibrose durch Vermehrung des interstitiellen Bindegewebes, Schrumpfung, Verdickung u. Aufsplitterung elast. Fasern, manchmal monozytäre Infiltration; keine hyalinen Membranen; **Sympt.:** progrediente Dyspnoe, Zyanose, häufig apnoische Anfälle, selten Husten; kein Fieber; **Diagn.:** negativer od. nur geringfügiger Auskultationsbefund (leichte Rasselgeräusche); (röntg.) hilifugale, netzförmig verstärkte Lungenzeichnung, Lungenemphysem v. a. basal u. retrosternal; (hämat.) passagere Eosinophilie; **Ther.:** oft Sauerstoffbeatmung notwendig; **Progn.:** unsicher; bei Überleben der Neugeborenenperiode entwickelt sich häufig eine zunächst progrediente Ateminsuffizienz m. schwerer Tachypnoe (60-100/min); ca. 60% der Kinder sterben inf. Atem- u. Rechtsherzinsuffizienz od. pulmonaler Infektionen.

Wilson-Syn|drom (Clifford W., Arzt, London, geb. 1906) n: Kimmelstiel-Wilson-Syndrom; s. Glomerulosklerose, diabetische.

Wimpern: (engl.) eyelashes; Ciliae. **W.larve:** s. Korazidium, Mirazidien. **W.tierchen:** Ciliata; s. Protozoen. **W.verlust:** s. Madarosis.

Wind|dorn: s. Spina ventosa.

Wind|ei: s. Abortivei.

Windel|dermatitis (Derm-*; -itis*) f: (engl.) diaper dermatitis; syn. Dermatitis ammoniacalis, Dermatitis glutaealis, Windelausschlag; Entz. der Haut mit erosiver Rötung, Schwellung u. evtl. erodierten Papeln bes. an Gesäß, Genitalien u. Oberschenkeln von Säuglingen u. Kleinkindern; **Urs.:** Wärmestauung (Gummiunterlagen, Plastikhöschen), Mazeration u. Alkalischädigung (Diarrhoe, Ammoniakbildung inf. alkal. Zersetzung des Urins, Seifenrückstände); sek. Besiedlung mit Candida, Staphylokokken, Streptokokken u. a. Erregern; **Ther.** u. **Proph.:** häufiges Windelwechseln, Waschen u. Trocknen (Föhn).

Windel|test m: Screening*-Verfahren zur orientierenden Erfassung einer Leukozyturie; **Prinzip:** aus einem aromat. Amin (2,7-Diaminofluoren) bildet sich in Anwesenheit von H_2O_2 u. einer genügenden Zahl von Leukozyten durch deren Peroxidasewirkung ein blauer Farbstoffkomplex.

Wind|kessel|funktion f: (engl.) windkessel function; Verminderung der hohen pulsator. Blutdruckschwankungen im Bereich des li. Ventrikels des Herzens aufgrund der elast. Eigenschaften der art. Gefäßwände (bes. der Aorta u. ihrer großen Äste), wodurch ein kontinuierl. arterieller Blutfluß zustande kommt; Abnahme der W. im Alter, bei Aortensklerose* u. allg. Arteriosklerose*.

Wind|pocken: s. Varizellen.

Winiwarter-Buerger-Krankheit (Felix von W., Chir., Wien, Lüttich, 1848-1917): s. Thrombangiitis obliterans.

Winkel|blockung: (engl.) angle-closure glaucoma; Glaukomanfall bei verschlossenem Kammerwinkel; vgl. Pupillarblock, Glaukom.

Winkelmann-Operation (Karl W., Chir., Barmen, 1863-1925) f: s. Jaboulay-Winkelmann-Operation.

Winkler-Schulze-Re|aktion (Ferdinand W., Dermat., Hämat., Wien, 1870-1936; Walter H. Sch., Pathol., Göttingen, 1880-1964) f: s. Oxidasereaktion.

Winslow-Loch (Jacob B. W., Anat., Paris, 1669-1760): syn. Foramen* omentale.

Winter|füße: s. Dermatitis plantaris sicca.

Winter|schlaf, künstlicher: s. Hibernation, artifizielle.

Winterstein-Fraktur (Fraktur*) f: basisnahe Querfraktur des Metacarpale I ohne Gelenkbeteiligung; vgl. Mittelhandfraktur.

Wintrich-Schall|wechsel (Anton W., Int., Erlangen, 1812-1882): (engl.) Wintrich sign; Wechsel der Höhe des Perkussionsschalls über Kavernen beim Öffnen u. Schließen des Mundes.

Wirbel: (engl.) vertebra; Vertebra*; die 33 das Skelett der Wirbelsäule* bildenden Knochen; sie bestehen i. d. R. aus dem Körper (Corpus), dem Wirbelbogen (Arcus), den Fortsätzen zur Kraftübertragung (Querfortsätze, Processus transversi u. Dornfortsatz, Processus spinosus) sowie den Gelenkfortsätzen (Processus articulares) zu den benachbarten Wirbeln.

Wirbel|ankylose (Anky-*; -osis*) f: (engl.) ankylosing spondylitis; knöcherne Versteifung der Wirbelsäule; s. Spondylosis hyperostotica, Spondylitis ankylosans. **W.bi|opsie** (Bio-*; Op-*) f: (engl.) vertebral biopsy; Biopsie* eines Wirbels in paravertebraler Anästhesie für diagnostische od. therapeutische Zwecke. **W.bogen|re|sektion** (Resektion*) f: s. Laminektomie. **W.entzündung:** syn. Spondylitis*. **W.gleiten:** syn. Spondylolisthesis*.

Wirbel|häm|angiom (Häm-*; Angio-*; -om*) n: (engl.) vertebral haemangioma; angeb. Hämangiom* des Wirbelkörpers; häufigste Lok. in der mittleren BWS u. oberen LWS, multiples Vork. möglich; **Sympt.:** evtl. lokale od. radikuläre Schmerzen, Rückenmarkkompression; **Diagn.:** röntg. grobmaschige Auflockerung der Spongiosa des Wirbelkörpers; **Ther.:** Strahlentherapie, ggf. Korsett od. operative Stabilisierung der WS; **Kompl.:** Hämatomyelie*.

Wirbel|karies (Karies*) f: (engl.) tuberculous spondylitis; Bez. f. Knochentuberkulose* eines Wirbels.

Wirbel|körper|fraktur (Fraktur*) f: (engl.) vertebral fracture; **Formen: 1.** traumatisch bedingte W. bes. am Übergang von BWS u. LWS: **a)** Vorderkantenabbruch; **b)** Wirbelkörperkompressionsfraktur (engl. crush fracture) meist inf. Längsstauchung mit Hyperflexion (selten Hyperextension); bei Beteiligung der Hinterkante Gefahr der Rückenmarkverletzung; **c)** Chance-Fraktur mit horizontalem Frakturspalt durch den Wirbel; **2.** pathologische Fraktur* u. a. bei Plasmozytom, Knochenmetastasen, Osteoporose. Vgl. Wirbelsäulenverletzungen.

Wirbel|körper|kom|pressions|fraktur (lat. compressio das Zusammendrücken; Fraktur*) f: s. Wirbelkörperfraktur.

Wirbel|säule: (engl.) spinal column, vertebral column; Columna vertebralis; bewegliches Achsenskelett des Körpers; besteht aus den Wirbeln, den Zwischenwirbel- od. Bandscheiben sowie den Bändern; unterschieden werden sieben Halswirbel (Vertebrae cervicales) der Halswirbelsäule (Abk. HWS), 12 Brustwirbel (Vertebrae thoracicae) der Brustwirbelsäule (Abk. BWS),

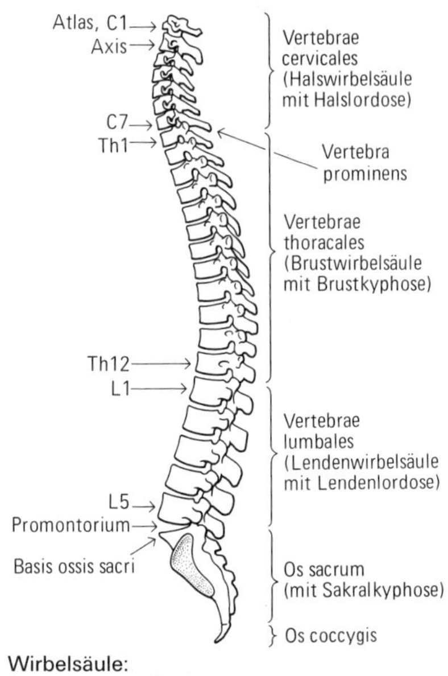

Wirbelsäule: Anatomie des Skeletts

fünf Lendenwirbel (Vertebrae lumbales) der Lendenwirbelsäule (Abk. LWS), fünf Kreuzwirbel (Vertebrae sacrales) u. etwa vier Steißwirbel (Vertebrae coccygeae). Die Kreuz- u. Steißwirbel verschmelzen mit den entspr. Bandscheibenanteilen zwischen dem 20. u. 25. Lj. zum Kreuzbein (Os sacrum) u. zum Steißbein (Os coccygis). Die W. trägt den Kopf, den Rumpf u. die oberen Gliedmaßen, ihre umfangreiche Beweglichkeit erfolgt um die Frontal-, Sagittal- u. Longitudinalachse; sie ist physiol. gekrümmt (Hals- u. Lendenlordose, Brustkyphose; s. Abb.) u. bildet den Wirbelkanal für das Rückenmark (s. Abb.).

Wirbel|säulen|af|fektionen (lat. afficere, affectus antun, zufügen) f pl: (engl.) spondylo-

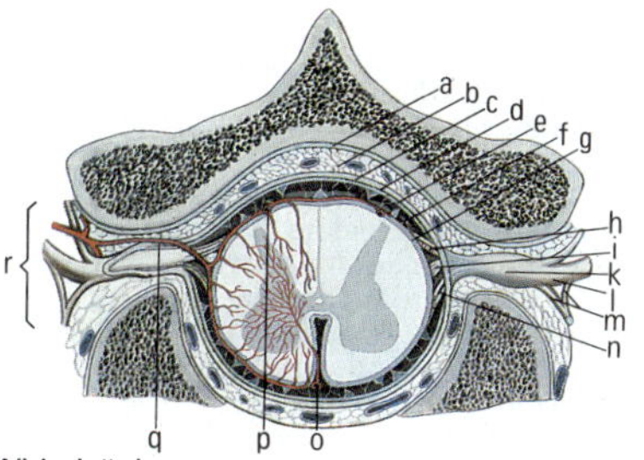

Wirbelsäule:
Querschnitt durch den Wirbelkanal in Höhe des 2. Brustwirbels; a: Endorhachis; b: Cavum epidurale; c: Dura mater; d: Cavum subdurale; e: Arachnoidea; f: Cavum subarachnoidale; g: Pia mater; h: Radix dorsalis; i: Lig. denticulatum; k: Ganglion spinale; l: N. spinalis; m: Rami communicantes; n: Radix ventralis; o: A. spinalis ant.; p: A. spinalis post.; q: Ramus spinalis arteriae intercostalis; r: Foramen intervertebrale [532]

pathies; Sammelbez. f. Wirbelsäulenveränderungen u. -erkrankungen; **Urs.:** am häufigsten altersbedingte Degeneration (in der 5. Dekade bei ca. 60% der Frauen u. 80% der Männer), selten Differenzierungsstörungen der Bandscheiben- u. Wirbelanlagen (Wirbelanomalien) sowie lokale od. allgemeine Erkrankungen unterschiedlicher Ätiol. u. Pathogenese; **Diagn.:** röntg. (s. Abb.).

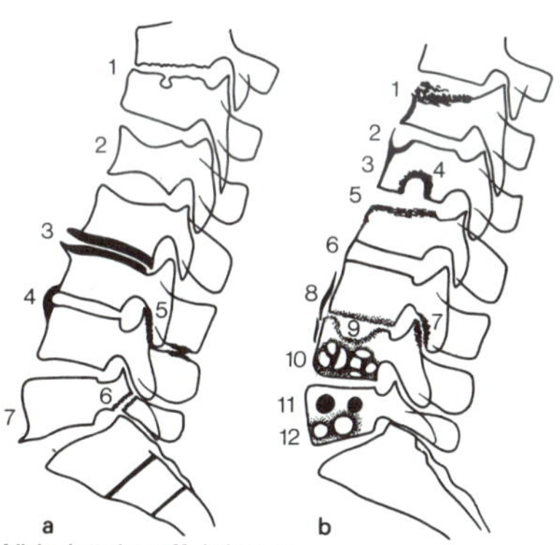

Wirbelsäulenaffektionen:
a: degenerativ: 1: Scheuermann-Krankheit; 2: Fischwirbelform bei Osteoporose; 3: Osteochondrose; 4: hyperostotische Spondylose; 5: Spondylarthrose; 6, 7: Spondylolisthesis mit Spondylolyse; b: entzündlich und neoplastisch: 1: Knochentuberkulose; 2–7: Bechterew-Krankheit; 2: Syndesmophyt; 3: Periostose; 4: Spondylitis; 5: Spondylodiszitis; 6: ankylosierender Syndesmophyt; 7: Spondylarthritis; 8: Paradesmophyten (z. B. bei Reiter-Syndrom, Psoriasisarthritis); 9: Spondylodiscitis infectiosa; 10: Myelom; 11, 12: osteoplastische bzw. osteolytische Herde (Bandscheibe intakt!) [136]

Wirbel|säulen|spalt|bildungen: (engl.) rachischises; **1.** fehlender Zusammenschluß der Wirbelkörperanlage als Hemmungsfehlbildung, z. B. Halbwirbel, Schaltwirbel, Blockwirbel, Schmetterlingswirbel; bei Beteiligung mehrerer Wirbelkörper evtl. funkt. Störungen; s. Klippel-Feil-Syndrom; **2.** fehlender Zusammenschluß von Wirbelbogenabschnitten: s. Spina bifida; bei Mitbeteiligung des Myelons: Meningozele*, Meningomyelozele*; bei seitl. Bogenschlußstörungen, bes. im Zwischengelenk: Spondylolyse*.

Wirbel|säulen|verkrümmung: s. Skoliose.

Wirbel|säulen|verletzungen: (engl.) spinal column injuries; **1.** Bänder- u. Bandscheibenverletzungen; s. Bandscheibenschaden; **2.** Wirbelkörperfraktur*; **3.** Wirbelbogen- u. Gelenkfortsatzfrakturen; **4.** Quer- u. Dornfortsatzfrakturen; **5.** Wirbelluxationen (selten, fast ausschließl. an der HWS); **6.** kombinierte Verletzungen, Luxationsfrakturen; **Einteilung** in primär stabile W. inf. Bandscheibenverletzung, Wirbelkörperbruch, einseitigem Wirbelbogen- od. Gelenkfortsatzbruch u. primär instabile W. bei Verletzung der Wirbelkörperhinterkante, Diskuswand, Gelenkfortsätze, des Wirbelbogens u. hinteren Bandkomplexes; **Diagn.:** neurol. Status, Rö., CT; **Ther.:** bei stabilen Brüchen funkt. Behandlung, Extensionsbehandlung (z. B. mit Crutchfield-Klammer, Halo-Extension), v. a. bei neurol. Kompl. operative Stabilisierung der WS (z. B. durch Spondylodese*, Fixateur* interne). Vgl. Schleudertrauma.

Wirbel|säulen|versteifung: s. Spondylitis ankylosans, Spondylosis hyperostotica.

Wirbel|spalt: s. Wirbelsäulenspaltbildungen.

Wirbel|syn|chondrose (Syn-*; Chondr-*; -osis*) f: s. Bandscheibe.

Wirbel|tumoren (Tumor*) m pl: (engl.) vertebral tumours; im Bereich der Wirbelsäule vorkommende Tumoren; **Formen: 1.** benigne W., z. B. Chondrom, Osteochondrom, Chordom, Osteom, Osteoklastom, Osteoblastom, i. w. S. auch Wirbelhämangiom; **2.** maligne W., z. B. Metastasen extravertebraler maligner Tumoren, Plasmozytom, Sarkom, i. w. S. auch tumorartige Absiedelungen in der Wirbelsäule bei Lymphogranulomatose od. Leukämie. Vgl. Knochentumoren, Rückenmarktumoren.

Wirk|dosis (Dosis*) f: (pharmak.) s. Dosis.

Wirksamkeit, re|lati̱ve bio|lo̱gische: (engl.) relative biological effectiveness (Abk. RBE); Abk. RBW; experimentell ermittelte Größe zur Beschreibung der Wirkung ionisierender Strahlung* in biol. Systemen; sie hängt ab von der Art u. Energie der absorbierten Strahlung sowie von allen weiteren Bedingungen der jeweils beobachteten Bestrahlung (äußere od. innere Bestrahlung, bestrahlte Organe u. Gewebe, Zeitdauer der Bestrahlung usw.); die RBW ist definiert als Quotient aus den Energiedosen D_0 einer Vergleichsstrahlung u. der Energiedosis* D der zu charakterisierenden ionisierenden Strahlung, die unter sonst gleichen Versuchsbedingungen zu den gleichen biol. Wirkungen führen. Als Vergleichsstrahlung dient meist Cobalt-60-Gammastrahlung, gelegentlich auch eine 200 kV-Röntgenstrahlung. Dicht ionisierende Strahlung (Alphastrahlung, Neutronenstrahlung) besitzt eine höhere RBW als locker ionisierende Strahlung (Photonenstrahlung, Betastrahlung). Für Zwecke des Strahlenschutzes* wird statt der RBW (die jeweils im Einzelfall ermittelt werden müßte) ein durch Vereinbarung festgelegter Qualitätsfaktor verwendet, um die unterschiedl. biol. Wirkung versch. Strahlenarten zu charakterisieren.

Wirk|stoff: (engl.) active agent, active substance; körpereigener od. -fremder Stoff mit erwünschter od. unerwünschter Wirkung, der bei Kontakt die Funktionen lebender Materie, wie Zellgewebe, Organe u. Organismen, in differenzierter Weise beeinflußt; z. B. Vitamine*, Enzyme*, Hormone*, Toxine*, pharmaz. auch Arzneimittel*.

Wirkung, ad|ditive: (engl.) additive effect; (pharmak.) gegenseitige Verstärkung der Wirkung zweier Arzneimittel i. S. einer einfachen, algebraischen Summation; vgl. Wirkung, potenzierte. **W., potenzierte:** (engl.) potentiated activity; (pharmak.) Wirkung zweier verabreichter Arzneimittel, die über die Addition ihrer Einzeleffekte hinausgeht. **W., spezifisch-dynamische:** (engl.) specific dynamic effect; Stoffwechselsteigerung durch die zur Assimilation der Nahrungsstoffe notwendige Energie; für Eiweiß bes. hoch (30% des Brennwerts), für KH 6%, für Fette 4%. **W.s|quantum** n: s. Planck-Wirkungsquantum. **W.s|verlängerung:** (engl.) extension of effect; (pharmak.) Verlängerung der Wirkung eines Arzneimittels bei Depotpräparaten*.

Wirsung-Gang: (Johann G. W., Anat., Augsburg, Padua, 1600-1643): Ductus* pancreaticus.

Wirt, para|tenischer (Par-*; lat. tenere festhalten): (engl.) paratenic host; Tierspecies, in der Helminthenlarven überleben u. infektiös bleiben, ohne sich weiterzuentwickeln; z. B. Raubfische, die sich mit Plerozerkoiden v. Diphyllobothrium durch Verzehr v. Friedfischen infiziert haben.

Wirts|wechsel: (engl.) host change; Entw. bzw. Fortpflanzung von Parasiten* durch Wechsel zw. **Endwirt** (nicht korrekt auch Hauptwirt), der d. geschlechtsreife Form beherbergt, u. **Zwischenwirt** (1., 2. usw. Zwischenwirt), in dem jüngere Entwicklungsstufen bzw. differente Fortpflanzungsformen leben.

Wiskott-Aldrich-Syn|drom (Alfred W., Päd., Marburg, München, 1898-1978; Robert A. A., Päd., Portland, geb. 1917) n: X-chromosomal-rezessiv erbl. Erkrankung mit Gerinnungsstörung u. Immundefekt; **Path.:** möglicherweise Entwicklungsstörung der hämatopoetischen Stammzellen; **Sympt.:** Manifestation nur beim männl. Geschlecht bereits im Säuglingsalter; vermehrt Hautblutungen (Thrombopenie, Größen- u. Strukturveränderungen der Megakaryozyten u. Thrombozyten), Infektanfälligkeit bes. des Mittelohrs u. der Lunge (erniedrigtes IgM, erhöhtes IgA u. IgE, Isoagglutinine fehlen), ekzematöse Hautveränderungen u. Neigung zu anderen allergischen Reaktionen, später Auftreten von überwiegend lymphoretikulären Neoplasien; **Ther.:** Antibiotika, evtl. Splenektomie, Knochenmarktransplantation; Versuch mit Transferfaktor; **Progn.:** Lebenserwartung im allg. nicht länger als 10 Jahre; Todesursache meist Infektionen, seltener Blutungen od. Tumoren.

Wismut n: s. Bismut.

Wismut|saum: s. Stomatitis.

Wissler-Krankheit (Hans W., Päd., Zürich, 1906-1983): s. Subsepsis allergica Wissler.

Witebsky-Substanzen (Ernst W., Serol., Heidelberg, 1901-1969) f pl: aus Pferde- od. Schweinemagen gewonnene (extrahierte) AB0-blutgruppenspezifische Substanzen (handelsübliche ABH-Substanzen); **Verw.:** zur künstl. Immunisierung (z. B. Gewinnung heterologen Immunserums*), evtl. als Zusatz zu Blut von sog. Universalspendern der Blutgruppe 0 zur Bindung von Anti-A, Anti-B u. Anti-H.

Wittmaack-Ekbom-Syn|drom (Theodor W., deutscher Klin.; Karl A. E., schwed. Neurol., geb. 1907) n: syn. Restless* legs.

Witzel-Fistel (Friedrich O. W., Chir., Düsseldorf, 1856-1925; Fistel*) f: (engl.) Witzel's gastrostomy; op. angelegte äußere Magenfistel unter Einnähen eines Katheters in zwei kardiawärts aufgestellte Falten der Magenvorderwand u. Ableitung durch die Bauchwand nach außen; Palliativoperation zur Ernährung z. B. bei Ösophaguskarzinom. Vgl. Kader-Fistel, Gastrostomie.

Witzel|sucht: s. Moria.

WK: Abk. f. Wirbelkörper.

Woakes-Syn|drom n: syn. Polyposis* nasi.

Wochen|bett: Puerperium*.

Wochen|bett|de|pression (Depression*) f: (engl.) postpartum depression; syn. postpartale Depression; **Formen: 1.** nichtpsychotische seelische Störungen nach der Geburt: sog. Heultag (s. Puerperium); **2.** psychotische Depression: Prodrome bereits während der sog. Heultage möglich, häufiger aber erst in der zweiten Woche p. p.; **Sympt.:** ausgeprägte Verstimmung, schwere Schlafstörungen, Unruhe od. Apathie; **Urs.:** unklar, evtl. Disposition sowie hormonelle Umstellung. Vgl. Depression, Syndrom, depressives.

Wochen|bett|fieber: Puerperalfieber*.

Wochen|bett|psychose (Psych-*; -osis*) f: (engl.) postpartum psychosis; syn. Puerperalpsychose, Post-partum-Psychose; nicht einheitlich verwendete Bez. f. psychische Störungen, die im Puerperium auftreten; **Häufigkeit:** ca. 1-2 Fälle auf 1000 Geburten; **Urs.:** wahrscheinlich Komb. aus Disposition, endokriner Umstellung u. psychodynamischen Aspekten; **Klin.:** Beginn meist in den ersten 2 Wo., seltener 6-12 Wo. nach der Entbindung; oft rascher Wechsel der Symptomatik; z. B. abrupter Beginn mit manischen od. depressiven Sympt., starke Unruhe, Verwirrtheit, Schlafstörungen, Angst, Halluzinationen u. Wahn; **Ther.:** s. Psychose; **Progn.:** kurzfristig gut; evtl. unabhängig vom Wochenbett auftretende Rezidive.

Wochen|fluß: Lochien*.

Wohlfahrtia: Schmeißfliegen; s. Fliegen.

Wolf: umgangssprachl. Bez. f. Intertrigo*.

Wolfe-Krause-Lappen (John Reissberg W., Ophth., Glasgow, 1824-1904; Fedor K., Chir., Berlin, 1857-1937): (engl.) Wolfe-Krause graft; Vollhautlappen; s. Hauttransplantat.

Wolff-Gang (Kaspar F. W., Anat., Embryol., Berlin, St. Petersburg, 1733-1794): (engl.) wolffian duct; Urnierengang; entsteht zunächst aus der Vereinigung der Vornierenkanälchen (Vornierengang, primitiver Harnleiter) u. wächst dann selbständig bis z. Kloake vor; nach Verschwinden der Vorniere wird er zum Urnierengang. Beim männl. Geschlecht entwickelt sich der W.-G. zu Nebenhodengang, Samenleiter u. Bläschendrüse; beim weibl. Geschlecht bleibt der Anfangsteil als Längsgang des Epoophoron erhalten, der Rest wird zu rudimentären Gartner*-Gängen zurückgebildet.

Wolff-Parkinson-White-Syn|drom (Louis Wo., Kardiol., Boston, geb. 1898; Sir John P., Kardiol., London, geb. 1885; Paul D. Wh., Kardiol., Boston, 1886-1973) n: Kurzbez. WPW*-Syndrom.

Wolfram n: chem. Element, Symbol W, OZ 74, rel. Atommasse 183,85, zur Chromgruppe gehörendes Metall (Dichte 19,3 gcm^{-3}, Schmelzpunkt 3380°C); Verw. als Legierungskomponente (Wolframstähle), med. als Anodenmaterial in Röntgenröhren.

Wolfs|rachen: s. Gesichtsspalten.

Wolf-Syn|drom (Ulrich W., Humangenetiker, Freiburg i. B., geb. 1933) **n:** syn. Chromosom-4p⁻-Syndrom; Fehlbildungskomplex aufgrund einer partiellen Deletion des kurzen Arms eines Chromosoms 4; **Sympt.:** multiple Dysmorphien im Bereich des Gesichts (Hypertelorismus, Exophthalmus, Epikanthus, Lippen- u. Gaumenspalte) u. der Ohren; Fehlbildungen der Augen, Genitalien, Nieren; Herzfehler, Mikrozephalie u. a.; 90% Letalität im 1. Lebensjahr.

Wolken|schädel: röntg. Bez. f. Schädelveränderungen mit verstärkter Vertiefung der Impressiones* digitatae inf. Kraniosynostosis od. Hirndrucksteigerung.

Woll|haar: s. Lanugo.

Woll|wachs: Adeps* lanae anhydricus.

Wolman-Krankheit (Moshe W., israel. Pathol., geb. 1914)**:** (engl.) Wolman's disease; autosomal-rezessiv erbl. Mangel an lysosomaler saurer Lipase mit Speicherung von Cholesterin u. Cholesterinestern in den meisten Organen; **Sympt.:** bereits im Säuglingsalter Durchfall, Erbrechen, Gedeihstörung, Hepatosplenomegalie, papulovesikuläres Exanthem (Gesicht u. obere Körperhälfte); röntg. Nebennierenverkalkungen, generalisierte Osteoporose; im Blutbild Schaumzellen mit Cholesterinspeicherung; **Progn.:** Tod meist im 1. Lebensjahr. Vgl. Lipidosen.

Woodbridge-Tubus (Philipp D. W., Anästh., Boston, geb. 1895; Tubus*) **m:** s. Endotrachealtubus.

Wood-Licht (Robert W. W., Phys., Baltimore, 1868-1955)**:** (engl.) Wood's light; durch Nickeloxid-Filter gefiltertes ultraviolettes Licht (Wellenbereich 365 nm) aus einer Quecksilberhochdrucklampe; führt bei best. Mykosen zu fluoreszierendem Aufleuchten. Vgl. Erythrasma, Mikrosporie, Pityriasis versicolor.

Woringer-Krankheit (Frédéric W., Dermat., Straßburg, 1903-1964)**:** (engl.) Woringer's syndrome; **1.** Pautrier-Woringer-Krankheit; s. Lymphadenitis, dermopathische; **2.** Woringer-Kolopp-Krankheit; s. Retikulose, pagetoide.

Workaholism (aus: engl. work Arbeit; alkoholism Alkoholismus) **m:** im amerikan. Sprachraum in Anlehnung an den Begriff Alkoholismus gebildete ungenaue Bez. f. Arbeitsabhängigkeit*.

Wort|findungs|störung: (engl.) anomia; Störung der Fähigkeit, ein best. Wort zur Bez. von Objekten, Ereignissen, Eigenschaften od. Tätigkeiten zur Verfügung zu haben. Eine W. kann durch sog. Umwegstrategien kompensiert werden, wobei anstelle des spez. Begriffs Umschreibungen, allg. Floskeln, Gestik u. a. verwendet werden. Vork. bei Sprachstörung*, v. a. bei amnestischer Aphasie*.

Wort|neu|bildung: Neologismus*.

Wort|schatz: Gesamtmenge der Wörter (freie Morpheme) eines Sprechers od. einer Sprache*; als aktiver (expressiver) W. wird die Menge der verwendeten Wörter, als passiver (rezeptiver) W. die Menge der verstandenen Wörter bezeichnet.

Wort|schatz|defizit n: Bez. f. einen im Verhältnis zum Lebensalter geringen Wortschatz; Vork. z. B. bei Aphasie, zentraler Sprachstörung, Sprachentwicklungsverzögerung.

W-Plastik (-plastik*) **f:** Bez. f. mehrfache Z-Plastik; s. Hautplastik.

WPW-Syn|drom n: Kurzbez. f. Wolff-Parkinson-White-Syndrom; im EKG verkürzte Überleitungszeit (PQ) u. verbreiterter Kammerkomplex (QRS) in seinem Anfangsteil; bedingt durch Überleitung im akzessorischen Bündel (Kent-Bündel) (s. Abb.); Progn. günstig; vgl. LGL-Syndrom.

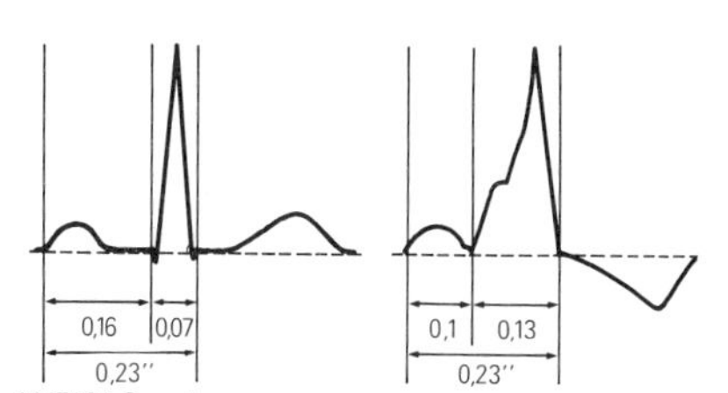

WPW-Syndrom: zeitliche Beziehungen zwischen Vorhofteil und Kammeranfangsschwankung; li.: Normalbefund, re.: WPW-Syndrom [174]

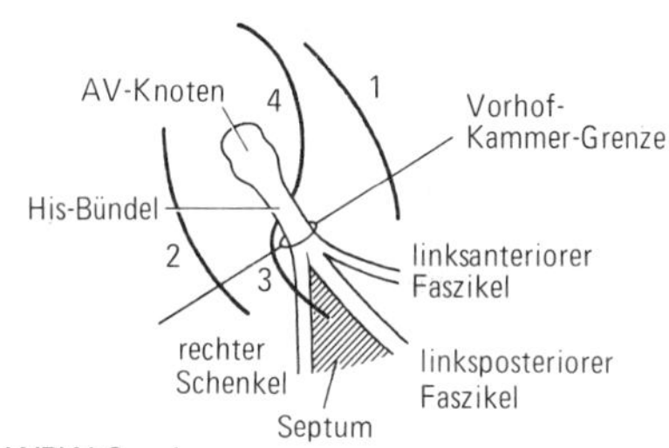

WPW-Syndrom:
1: WPW-Syndrom Typ A (Kent-Bündel), Verbindung li. Vorhof li. Kammer (Deltawelle positiv in V_1);
2: WPW-Syndrom Typ B (Kent-Bündel), Verbindung re. Vorhof re. Kammer (Deltawelle negativ in V_1);
3: WPW-Syndrom mit Maheim-Bündel, Verbindung von His-Bündel und/oder Schenkeln zum Kammerseptum;
4: LGL-Syndrom (= Lown-Ganong-Levine-Syndrom; ohne Deltawelle); Verbindung Vorhof zum His-Bündel (AV-Knoten-Umgehung z. B. durch James-Bündel) [131]

Wr: (serol.) Symbol der Wright*-Blutgruppen.

Wright-Blut|gruppen: (engl.) Wright blood groups; Symbol Wr; seit 1953 bekanntes Blutgruppensystem; die Vererbung der Allele Wr^a u. Wr^b erfolgt autosomal-kodominant; das Wr^a-Antigen ist selten (0,03-0,1%), Wr^b-Ag ein hochfrequentes Antigen; Anti-Wr^b kann häufig während Schwangerschaften passager nachgewiesen werden. **Bedeutung:** Wr-Antikörper können Transfusionszwischenfälle u. einen Morbus haemolyticus neonatorum verursachen, Wr^b-Autoantikörper wurden bei erworbenen hämolytischen Anämien beschrieben. Vgl. Blutgruppen.

Wrong-Davis-Test m: s. Azidose, renale tubuläre.

WS: Abk. f. **1. W**irbel**s**äule; **2. W**asser**s**äule.

Wuchereria bancrofti (Otto Wucherer, Arzt, Brasilien, 1820-1873) **f:** Filaria bancrofti; parasitärer Fadenwurm (Nematodes*) im Lymphsystem des Menschen; ♂ bis 40 mm lang, 0,1 mm ∅,

W

♀ 50-100 mm lang, 0,2-0,3 mm ∅ (Abb.); Err. von Filariosen; **Entw.:** s. Filarien; gescheidete Mikrofilarien* nachts im peripheren Blut (Microfilaria nocturna); **Überträger** (Zwischenwirt): Mücken der Gattung Culex, Aedes, Anopheles; **Inf.** durch Stich u. aktives Eindringen der Larven in die Haut durch den Stichkanal; Lebensdauer der

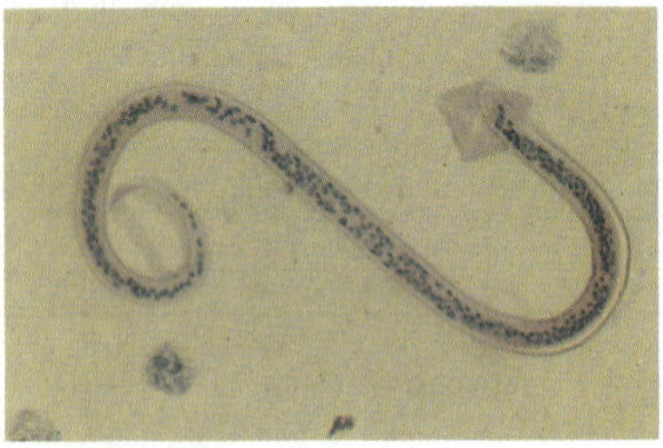

Wuchereria bancrofti:
Darstellung einer Mikrofilarie im Dicken Tropfen; Hämatoxylin-Färbung [455]

Adultwürmer mehrere Jahre; **Nachw.: 1.** Mikrofilarien: **a)** Kapillarblut (max. bei Entnahme v. 22-2 Uhr), Nativpräparat; bei spärl. Befund Dikker* Tropfen, gefärbt nach Giemsa; Hydrozelenflüssigkeit, chylöser Urin; **b)** Venenblut (zwecks Anreicherung zentrifugieren); **2.** verkalkte Filarien röntg. als einige mm große Schatten darstellbar; **3.** bei klin. Verdacht u. neg. Befund: **a)** Probeexzision tastbarer Lymphknoten der Inguinalgegend u. histol. Untersuchung; **b)** KBR, IFT, ELISA, PHA; **c)** Intrakutantest.

Wuchereria malayi (↑) f: s. Brugia malayi.

Würfel|bein: s. Os cuboideum.

Würg|re|flex (Reflekt-*) m: s. Reflexe (Tab.).

Würmer: (engl.) worms; Vermes; veraltete Sammelbez. f. Metazoen mit wurmförmigem Habitus; i. e. S. Helminthes* (parasitische Würmer wie Trematodes*, Cestodes*, Nematodes*, Acanthocephala*).

Wullstein-Apparat (August L. W., Chir., Bochum, Essen, 1864-1930) m**:** Gerät z. Extensionsbehandlung v. Skoliosen mittels Glisson*-Schlinge.

Wund|diphtherie (gr. διφθέρα Haut, Leder) f**:** (engl.) wound diphtheria; seltene, durch Corynebacterium* diphtheriae bedingte Gangrän* an Wunden.

Wunde: (engl.) wound; Vulnus; Unterbrechung des Zusammenhangs von Körpergeweben mit od. ohne Substanzverlust, die durch mechan. Verletzung od. physik. bedingte Zellschädigung verursacht wird; **Formen: 1.** mechanische W. durch äußere Gewalteinwirkung, v. a. als Schnitt- u. Stichwunden (scharf schneidend bzw. spitz), Quetsch-, Platz-, Riß- u. Schürfwunden (stumpf), Kratz- u. Bißwunden (kombiniert scharf-stumpf) u. als Schußwunden*; **2.** thermische W. durch Einwirkung von Hitze (Verbrennung*) od. Kälte (Erfrierung*); **3.** chemische W., v. a. durch Verätzung* mit Säuren od. Laugen; **4.** strahlenbedingte W. durch Einwirkung aktinischer (Ultraviolettstrahlung*) u. ionisierender Strahlung*. Vgl. Wundversorgung.

Wunder|netz: Rete* mirabile.

Wund|exzision (lat. excisio das Ausschneiden) f**:** syn. Débridement, Wundausschneidung

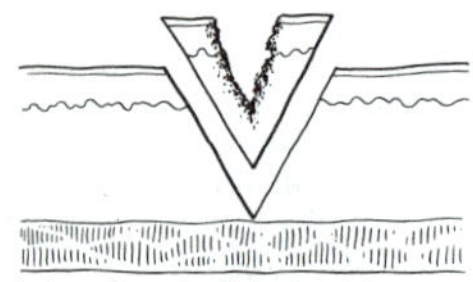

Wundexzision (nach Friedrich)

nach Friedrich, Wundanfrischung; innerhalb 6-8 Std. nach der Verletzung durchzuführende keilförmige Ausschneidung der Wundränder u. des Wundgrunds durch Abtragung im gesunden, gut durchbluteten Gewebe unter Entfernung evtl. vorhandener Fremdkörper zur Verhinderung einer Wundinfektion*. Vgl. Wundversorgung.

Wund|haken: (engl.) retractor, surgical hook; chir. Instrument zur Wundspreizung.

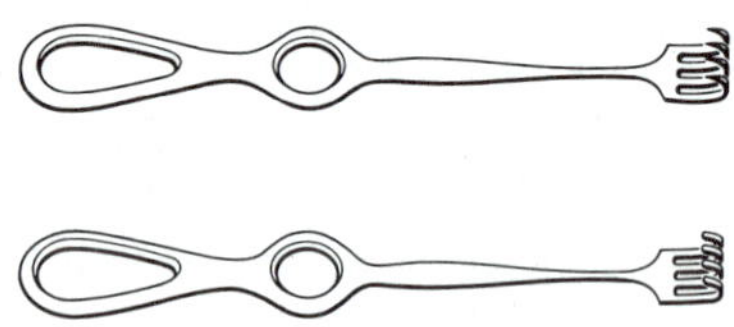

Wundhaken:
oben: scharfer W., unten: stumpfer W.

Wund|heilung: (engl.) wound healing; physiol. Vorgänge zur Regeneration zerstörten Gewebes bzw. Verschluß einer Wunde*, insbes. Neubildung von Bindegewebe u. Kapillaren; führen bei der **primären** W. (Sanatio per primam intentionem, Abk. p. p.) inf. minimaler Bindegewebeneubildung zw. den gut durchbluteten u. ggf. adaptierten Wundrändern einer sauberen Wunde zu deren raschem u. komplikationslosem Verschluß mit weitgehender Restitutio ad integrum. Bei Wunden mit weiter auseinanderliegenden (gequetschten od. nekrotischen) Wundrändern bzw. Wundinfektion* erfolgt eine verzögerte **sekundäre** W. (Sanatio per secundam intentionem, Abk. p. s.), bei der es inf. einer (a)bakteriellen Entz. zur Auffüllung des Gewebedefekts mit Granulationsgewebe* u. ausgedehnteren Bildung von Narbengewebe kommt. Die Epithelisierung* vom Rand her bildet den Abschluß der Wundheilung. **Phasen** der W.: **1.** Latenzphase: **a)** exsudative Phase mit Schorfbildung (in den ersten Std.); **b)** resorptive Phase mit kataboler Autolyse (1.-3. Tag); **2.** Proliferationsphase: anabole Reparation mit Bildung von Kollagen durch Fibroblasten (4.-7. Tag); **3.** Reparationsphase: Umwandlung des Granulationsgewebes in eine Narbe* (ab dem 8. Tag).

Wund|in|fektion (Infekt-*) f**:** (engl.) wound infection; bakt. Infektion* einer Wunde* mit den klass. Zeichen einer lokalen Entzündung*; bei phlegmonöser Ausbreitung evtl. Allgemeininfektion (Sepsis*) mit hohem Fieber u. Schüttelfrost; **Ther.:** Wundrevision, Abstrich zur mikrobiol. Untersuchung, Wundreinigung mit Entfernung von Nekrosen, Fremdkörpern usw., Spülung u. Wunddrainage (Abfluß von Eiter u. Wundsekret), tägl. Wechsel antiseptischer Verbände; Antibiotika (systemisch) nur bei phlegmonöser Wundinfektion; **Sonderformen:** Puerperalfieber*, Gangrän*.

Wund|liegen: s. Dekubitus.

Wund|revision f: Inspektion einer Wunde zur Feststellung der genauen Ausdehnung u. Entscheidung über die Art der Wundversorgung*.

Wund|rose: s. Erysipel.

Wund|starr|krampf: s. Tetanus.

Wund|versorgung: (engl.) wound care; chir. Wundbehandlung mit dem Ziel, eine Wundinfektion* zu verhindern u. eine rasche u. funktionsgerechte Wundheilung* zu gewährleisten; **1.** primäre W. mit primärem Wundverschluß (sog. Primärnaht) meist nach Wundexzision* bei einer unkomplizierten Wunde*, die nicht älter als 6-8 Std. ist (nicht bei Biß-, tiefen Stich- u. Schußwunden); **2.** aufgeschobene Primärversorgung bei Wunden mit schweren Weichteilverletzungen; nach sorgfältiger Wundexzision offene W. mit desinfizierenden Verbänden u. Wundverschluß zw. dem 4. u. 7. Tag (verzögerte Primärnaht); **3.** sekundäre W. bei stark verschmutzten bzw. infizierten u. bei Wunden, die älter als 8 Std. sind; Wundreinigung u. offene W., ab dem 8. Tag Wundverschluß der granulierten Wunde in der Reparationsphase (sog. Sekundärnaht). Wegen der Retraktion der Wundränder mit reduzierter Verschieblichkeit des Gewebes ist meist eine Mobilisation der Haut od. Versorgung der Wunde durch Hautplastik* erforderlich. **Cave:** Tetanus (Prophylaxe!).

Wurm|eier: (engl.) worm eggs; Morphologie wichtiger Nematoden-, Trematoden- u. Cestoden-Arten: s. ums. Übersicht.

Wurm|eier|nachweis: (engl.) worm egg determination; in den Faeces zur Diagn. von Wurmkrankheiten; **1.** Nativpräparat: mikroskop. Nachweis, bei starkem Helminthenbefall möglich; **2.** Anreicherungsverfahren nach versch. Techniken, meist mit mikroskop. Nachweis im Sediment (s. a. MIFC); **3.** quant. Nachweis: Wurmeier-Zählung mittels Zählkammer*; **4.** Kultur: s. Koprokultur.

Wurm|erkrankungen: (engl.) worm diseases; Helminthiasis; durch parasitäre Würmer (Helminthes*) verursachte Erkrankungen, z. B. Askariasis, Enterobiasis, Filariosen, Oxyuriasis, Taeniasis, Echinokokkose, Onchozerkose, Trichinose; vgl. Wurmnachweis, Wurmeier, Wurmeiernachweis.

Wurm|fort|satz: (anat.) Appendix* vermiformis.

Wurm|mittel: Anthelminthika; **1.** Mittel gegen Cestodes*: Niclosamid, Praziquantel, Mebendazol (Echinococcus); **2.** Mittel gegen Nematodes*: Mebendazol, Pyrantel (v. a. Ascaris lumbricoides, Oxyiuriasis), Diethylcarbamazin (Filarien); **3.** Mittel gegen Trematodes*: Praziquantel, ferner Metrifonat, Oxamniquin.

Wurm|nachweis: (engl.) examination for worms; Nachweis parasit. Würmer (Helminthes*); **1.** makroskop. mittels Boas-Stuhlsieb: bei größeren Arten 1 mm Porenweite, 34 mm ∅, bei kleineren Arten 0,5 mm Porenweite, 20,5 mm ∅; mit starkem Wasserstrahl feinere Kotbestandteile im Sieb fortspülen, so daß Würmer u. gröbere Nahrungsmittelreste leichter erkennbar werden; od. Kot in größerem Glasgefäß mit viel Wasser verdünnen, 5 Min absetzen lassen, abgießen, erneut verdünnen usw., bis Abgußwasser klar ist; Parasiten über schwarzer Glas- od. Porzellanplatte differenzieren; **2.** mikroskop.: s. Wurmeiernachweis; **3.** Kultur: s. Koprokultur; **4.** Serol.: KBR, PHA, IFT, Präzipitation, Latex-Test; **5.** Hauttest.

Wurzel|durch|schneidung: s. Foerster-Operation.

Wurzel|füllung: (engl.) root filling; syn. endodontische Behandlung; besteht aus mehreren Behandlungsabschnitten, die zeitgleich, aber auch getrennt durchgeführt werden können; **1.** Entfernung der vitalen, entzündeten od. gangränösen Pulpa; **2.** instrumentelle Aufbereitung u. Reinigung des Wurzelkanals, um Keimfreiheit zu erzielen; **3.** Füllung des aufbereiteten Wurzelkanals mit spez. Füllungsmaterialien, um den Wurzelkanal hermetisch zu verschließen u. eine Reinfektion zu vermeiden. Das Wurzelfüllmaterial darf keine tox. Wirkung auf das periradikuläre Gewebe ausüben. Am häufigsten werden Guttaperchastifte zusammen mit versch. Wurzelzementen verwendet. Füllmittel mit desinfizierender Dauerwirkung sind grundsätzlich abzulehnen. Die Wurzelfüllung sollte idealerweise bis zum Foramen physiologicum reichen, das ca. 1 mm vom anat. Apex entfernt ist.

Wurzel|füßer: Rhizopoda; s. Protozoen.

Wurzel|granulom (Granulum*; -om*) n: s. Zahngranulom.

Wurzel|haut: syn. Desmodont, Periodontium; bindegewebiges Geflecht, das zw. Zahnwurzel u. Alveolenknochen gelagert ist u. hier eine Art Pufferfunktion ausübt. Es besteht ähnl. dem Periost aus einer Summe von Sharpey*-Fasern, deren Anordnung durch die Funktion bestimmt wird.

Wurzel|irritations|syn|drom (lat. irritatio Verwirrung, Erregung) n: (engl.) root irritation syndrome; Reizung der Wurzeln der Spinalnerven; als zervikales od. lumbales W. v. a. durch Bandscheibenvorfall*, als thorakales W. v. a. durch Rückenmarktumoren* verursacht; **Sympt.:** Schmerzen, Parästhesien, Sensibilitätsstörungen in einem od. mehreren Dermatomen; Minderung der Muskeleigenreflexe u. motorische Ausfälle im Versorgungsgebiet der betroffenen Wurzeln. Vgl. Ischiassyndrom, Zervikobrachialsyndrom.

Wurzel|kanal (Kanal*): Canalis radicis dentis.

Wurzel|kom|pressions|syn|drom (lat. compressio das Zusammendrücken) n: (engl.) root compression syndrome; durch Kompression bedingtes Wurzelirritationssyndrom*.

Wurzeln der Spinal|nerven (Spina*; Nervus*): (engl.) roots of the spinal nerves; Radix ventralis u. Radix dorsalis der paarigen Spinalnerven eines spinalen Segments* des Rückenmarks.

Wurzel|neuritis (Neur-*; -itis*) f: s. Radikulitis.

Wurzeln, motorische: (engl.) motor roots; vordere Wurzeln der Spinalnerven, mit denen die peripheren motor. Nervenfasern aus dem Rükkenmark austreten; vgl. Vorderhörner des Rükkenmarks.

Wurzel|spitzen|re|sektion (Resektion*) f: (engl.) apicoectomy; in der Zahnmedizin häufig durchgeführter Eingriff zur Erhaltung eines devitalen Zahns; **Ind.:** u. a. wenn Obstruktion od. starke Krümmung des Wurzelkanals eine vollständige Wurzelfüllung verhindern, periapikale Veränderungen (Granulom, Zyste) trotz vollständiger Wurzelfüllung nicht ausheilen od. Wurzelfüllmaterial in den periapikalen Knochen eingedrungen ist. Die Wurzelfüllung erfolgt vor od. während der Operation. Nach Aufklappen der Schleimhaut u. Trepanation des Knochens wird

Wurmeier:
Die Größen der Wurmeier variieren erheblich, daher werden jeweils nur orientierende Durchschnittswerte für Breite u. Länge angegeben. Eier ohne Larve sind gelb hinterlegt, Trematoden-Eier mit Mirazidium blau, Cestoden-Eier mit Oncosphaera rot und ein Nematoden-Ei mit Larve grün.

1: Ankylostoma duodenale bzw. Necator americanus (Eier beider Arten nicht unterscheidbar): 35 × 60 µm; hyalin farblos, oval mit abgestumpften Eipolen, sehr dünne Schale; 4-Zellen-Stadium nur bei Eiern aus ganz frischem Stuhl; Entwicklung zur Larve in warmem Klima in 24 Stunden

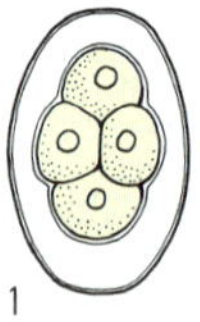
1

2: Trichostrongylus spec.: 40 × 80 µm; hyalin farblos, länglich-oval, sehr dünne Schale, 16-Zellen-Stadium; ähnlich den Eiern von Ankylostoma u. Necator; Unterschiede ergeben sich aus Größe u. Form sowie Anzahl der Furchungszellen (dies gilt jedoch nur für Eier aus ganz frischem Stuhl, vgl. Nr. 1).

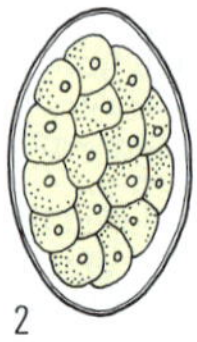
2

3: Ascaris lumbricoides: 45 × 60 µm; ohne Larve, gelb bis gelb-braun, rund-oval; doppelwandige Eischale mit der für Ascaris typischen äußeren höckerigen Schicht (Pfeil; kann manchmal fehlen); unbefruchtete Eier länglich-oval u. größer; äußere Schicht meist schwach ausgebildet

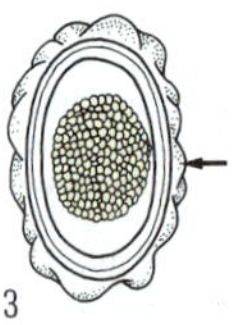
3

4: Trichuris trichiura: 22 × 50 µm; ohne Larve, hellbraun; an beiden Eipolen hyaliner farbloser Polpfropf (Pfeil), dadurch Form einer Zitrone

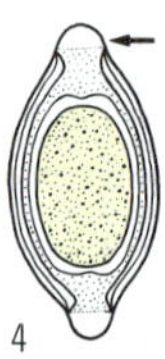
4

5: Enterobius vermicularis: 30 × 60 µm; mit Larve im Kaulquappenstadium; hyalin farblos, Habitus asymmetrisch, auf einer Seite abgeflacht (Pfeil); gewölbte Seite mit dünner, präformierter Aufrißstelle; Schale relativ dick, geschichtet (Zwiebelschalenmuster)

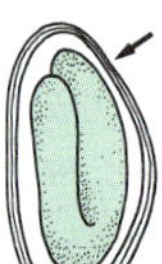
5

6: Dicrocoelium dendriticum: 30 × 40 µm; mit Mirazidium (Zilien nur am Vorderende); dunkelbraun, oval; Schale sehr dick, Operculum oft schwierig zu erkennen

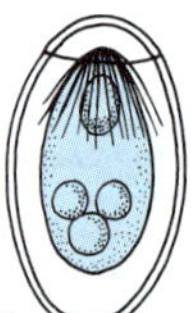
6

7: Opisthorchis felineus: 13 × 30 µm; mit Mirazidium; gelb; länglich mit deutlich abgesetztem Operculum (Pfeil)

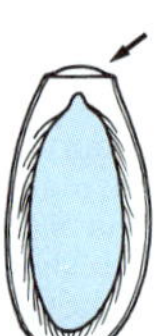
7

8: Opisthorchis sinensis: 15 × 30 µm; mit Mirazidium; gelb; Umriß im Vergleich zu Opisthorchis felineus etwas bauchig; Operculum sehr deutlich abgesetzt (Pfeil); Eier nicht unterscheidbar von Opisthorchis viverrinae

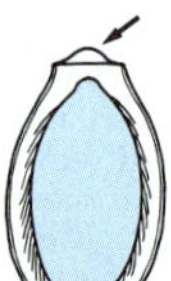
8

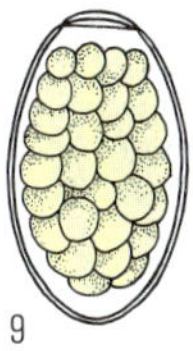

9

9: Fasciola hepatica: 80× 140 µm; ohne Larve, gelb, lang-oval; dünne Schale mit uhrglasförmigen Operculum, oft nur schwer erkennbar (die Eier von Fasciolopsis buski sind von Fasciola nicht unterscheidbar).

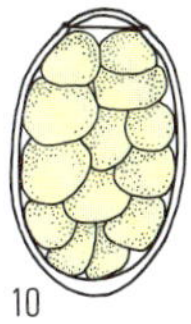

10

10: Paragonismus spec.: ohne Larve; Größe je nach Art sehr unterschiedlich: P. westermani 50 × 100 µm; P. mexicanus 50 × 80 µm; P. africanus 60 × 120 µm; P. uterobilateralis 40 × 70 µm; goldgelb bis gelb-braun, meist länglich-oval; Schale relativ dick, besonders am aboperculären Pol; Operculum meist sehr deutlich u. durch erkennbaren Wulst abgesetzt; Eier von zentral- u. südamerikanischen Arten zeigen eine undulierte Oberfläche.

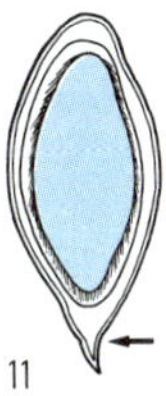

11

11: Schistosoma haematobium: 60× 140 µm; mit Mirazidium; lang-oval mit Endstachel (Pfeil); Schale dünn, hyalin farblos; Eier von Schistosoma intercalatum auch mit Endstachel, aber größer (bis 200 µm lang) u. oft spindelförmig

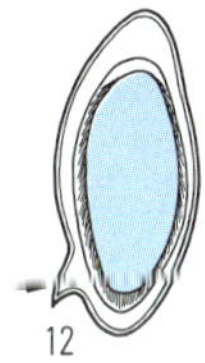

12

12: Schistosoma mansoni: 70× 160 µm; mit Mirazidium; lang-oval mit Seitenstachel (Pfeil); Schale dünn, hyalin farblos wie bei Schistosoma haematobium

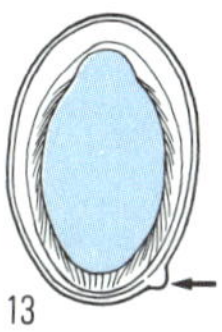

13

13: Schistosoma japonicum: 65× 90 µm; mit Mirazidium; rund-oval mit stark reduziertem Seitenstachel von variabler Form (knopf-, stift- oder hakenförmig, Pfeil); Schale dünn, hyalin farblos

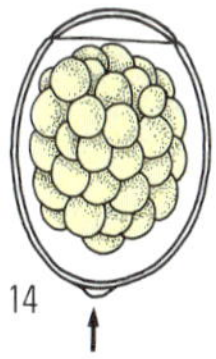

14

14: Diphyllobothrium latum: 50× 70 µm; ohne Larve; oval, gelb; Schale dünn mit unauffälligem Operculum; wichtiges Merkmal ein rundlicher Knopf am apopercularen Eipol (nur zu erkennen bei exakt waagerechter Lage des Eis, Pfeil)

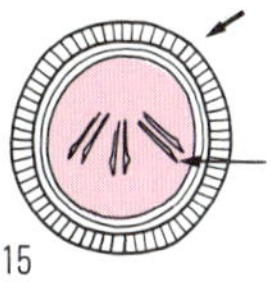

15

15: Taenia saginata bzw. Taenia solium: Eier beider Arten nicht voneinander unterscheidbar; fast kreisrund, ∅ ca. 33 µm; die 6-Haken-Larve (Oncosphaera) ist eingeschlossen von dicker, radiär strukturierter, brauner Hülle, der Embryophore (Pfeil). Erkennung der sechs Embryonalhaken ist infolge der dicken u. intensiv gefärbten Embryophore schwierig (langer Pfeil).

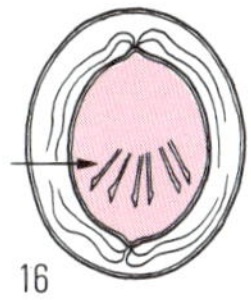

16

16: Hymenolepis nana: 40× 50 µm; Ei wie bei Taenia mit 6-Hakenlarve (Oncosphaera), Umriß rund-oval bis fast rund, umgeben von dicker, farbloser u. hyaliner Embryophore, die eine doppelwandige Eischale vortäuscht; von beiden Polen der „Innenwand" entspringen fadenförmige Gebilde, die Polfilamente (fehlen bei Hymenolepsis diminuta). Die sechs Embryonalhaken sind gut zu erkennen (langer Pfeil). [524]

W

mit einer Fräse die Wurzelspitze abgetragen u. das periradikuläre Granulationsgewebe ausgeräumt; anschließend evtl. histologische Untersuchung zum Ausschluß semimaligner od. maligner Tumoren.

Wurzel|zyste (Kyst-*) f: radikuläre Kieferzyste; s. Kieferzysten.

Wut|anfall: (engl.) tantrum; überdurchschnittl. Erregung mit Schreien, Toben u. Zerstörungsdrang bei Kindern jenseits des Kleinkindesalters; **Ther.:** Elternberatung: keine Bestrafung, Vermeidung der auslösenden Situation, ruhiges Abwarten im Anfall ohne Ignorierung; vgl. Affektkrämpfe, respiratorische.

X

Xanth-: auch Xantho-; Wortteil mit der Bedeutung gelb; von gr. ξανθός.

Xanth|elasma (↑; gr. ἔλασμα Platte) n: hellgelbe Platten im Bereich der Augenlider (s. Abb.), durch Cholesterinablagerungen in Speicherzellen bedingt; in jungem Alter praktisch immer Folge einer Hyperlipoproteinämie vom Typ II, in höherem Alter häufig unabhängig von e. Fettstoffwechselstörung (harmlos); bilden sich bei

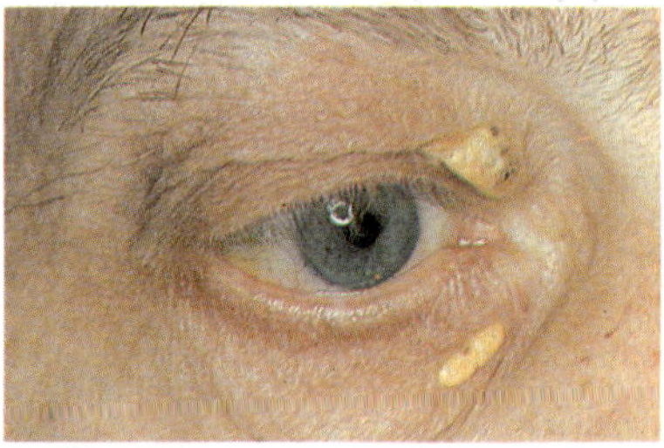

Xanthelasma:
typischer Befund an den Augenlidern (Xanthelasmata palpebrarum) [3]

Behandlung der Fettstoffwechselstörung nur gering zurück.

Xanthin n: (engl.) xanthine; 2,6-Dihydroxypurin; physiol. wichtiges Purinderivat, Abbauprodukt des Stoffwechsels der Nukleinsäuren*, Vorstufe der Harnsäure* (Bildung durch Xanthinoxidase*); vermehrt u. a. bei Nierenerkrankungen, akuter gelber Leberatrophie u. Leukämie (Zellverfall).

Xanthin|oxidase f: Oxidase, die Molybdän als wirksames Metallion sowie FAD als prosthetische Gruppe enthält; in der Leber beteiligt am Abbau der Purine*. Durch Erhöhung der Aktivität von X. kommt es zur Hyperurikämie* ; kompetitiver Hemmstoff der X. ist Allopurinol*. X. kommt auch in der Milch vor (sog. Schardinger-Enzym).

Xanthin|oxidase|mangel: (engl.) xanthinoxidase deficiency; Sammelbez. f. zwei autosomal-rezessiv vererbte Stoffwechselstörungen: **1.** Xanthinurie aufgrund eines Xanthinoxidasemangels; Klin.: häufig asymptomatisch, z. T. Xanthinsteine in den ableitenden Harnwegen; bei einigen Pat. Myopathie bzw. Polyarthritis inf. kristalliner Ablagerungen von Hypoxanthin u. Xanthin; vgl. Myopathien, hereditäre metabolische; **2.** Komb. von Mangel an Xanthin- u. Sulfitoxidase, sog. Molybdän-Cofaktor-Defekt; Klin.: in den ersten Lebenstagen meist Erbrechen mit Krämpfen, später spast. Tetraplegie u. ausgeprägte psychomotor. Retardierung; oft Hirnatrophie durch Kernspintomographie nachweisbar; im Kindesalter häufig ektopische Linsen.

Xanthin|stein (Xanth-*): (engl.) xanthic calculus; harter, bräunl. Nieren- u. Blasenstein aus Xanthin.

Xanthin|urie (↑; Ur-*) f: (engl.) xanthinuria; vermehrte Ausscheidung von Xanthin im Urin; Vork. bei Xanthinoxidasemangel (Lebererkrankungen) od. -hemmung (Allopurinol-Therapie).

Xantho|chromie (↑; Chrom-*) f: (engl.) xanthochromia; **1.** Gelbfärbung des Liquor* cerebrospinalis z. B. nach intrakranieller Blutung, bei exzessiver Erhöhung des Liquoreiweißes od. Störung der Blut*-Liquor-Schranke mit Übertritt von Gallenfarbstoffen in den Liquor; **2.** syn. Xanthosis, Xanthodermie; Gelbfärbung der Haut, z. B. bei Karotingelbsucht*.

Xantho|granulomatose (↑; Granulum*; -om*; -osis*) f: Lipoidgranulomatose; s. Hand-Schüller-Christian-Krankheit.

Xantho|granulom, juveniles (↑; ↑; ↑) n: (engl.) juvenile xanthogranuloma; bei Säuglingen u. Kleinkindern isoliert od. multipel auftretende gelbe Knötchen, zuweilen Knoten, dem Dermatofibrom* ähnlich; **Lok.:** Haut, selten innere Organe (Lungen, Augen u. a.); meist spontane, narbenlose Rückbildung nach ca. einem Jahr.

Xanthom (↑; -om*) n: (engl.) xanthoma; gelbe Knoten an der Haut, durch lokale Lipideinlagerungen bedingt; spezif. Sympt. von Hyperlipoproteinämien*; **Histol.:** bei Hypertriglyzeridämien interstitielle Lipidablagerung mit entzündl. Reaktionen (wahrscheinl. durch Di- u. Monoglyzeride bedingt), bei Hypercholesterinämien intrazelluläre Lipidablagerung in Speicherzellen (z. T. Schaumzellen), keine entzündl. Reaktion; **Formen: 1.** eruptives X.: rasches Aufschießen, Prädilektionsstellen am Stamm, Nates; **2.** tuberöses X. (s. Abb.): bes. an Knien, Ellenbogen; **3.** planes X.: bes. an d. Handinnenfläche; **4.** Sehnenxanthom (tendinöses X.): bes. an d. Achillessehne; **5.** subperiostales X.; **6.** gelbe Handlinien, spezif. bei d. primären Hyperlipoproteinämie vom Typ III; **Diagn.:** Biopsie, Labordiagnose; **DD:** juveniles Xanthogranulom, Hand-Schül-

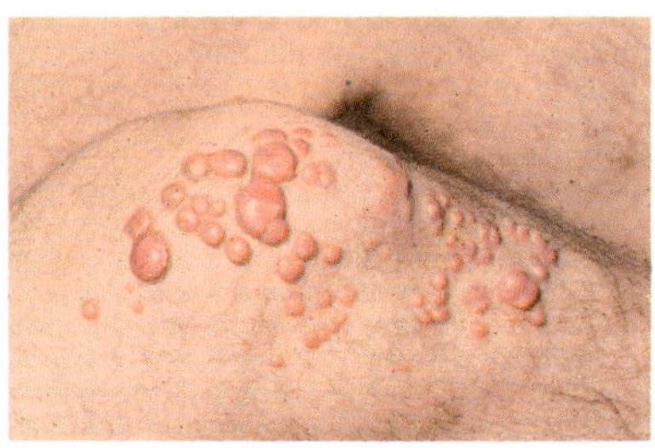

Xanthom:
tuberöse Xanthome am Knie bei Diabetes mellitus [26]

ler-Christian-Krankheit, Urticaria pigmentosa xanthelasmoidea, Hyalinose, Amyloidose, Gicht. Vgl. Xanthelasma.

Xanthomatosen (↑; ↑; -osis*) f pl: (engl.) xanthomatoses; Ausbildung multipler Xanthome; entstehen durch Einlagerung von Lipiden in den Bindegewebezellen der Haut u. der Sehnen, aber auch in den Gefäßen (frühzeitige Arteriosklerose), insbes. den Herzkranzgefäßen (Infarkt schon bei Jugendl.) u. in der Cornea (Arcus lipoides corneae); **Urs.**: Lipidstoffwechselstörungen (s. Hyperlipoproteinämien).

Xantho|monas (↑; gr. μονάς allein, Einheit) f: Gattung gramnegativer, aerober, monotrich begeißelter, pflanzenpathogener Stäbchenbakterien der Fam. Pseudomonadaceae; für Menschen apathogen. Vgl. Bakterienklassifikation.

Xanthom|zellen (↑; -om*; Zelle*): (engl.) xanthoma cells; Schaumzellen; in Xanthomen (s. Abb.), Xanthelasmen, b. Lipoidspeicherkrankheiten u. chron. Gewebeuntergang vorkommende Zellform (Makrophagen) mit wabigem Plasma u. fein verteilten Fetten bzw. Lipoiden.

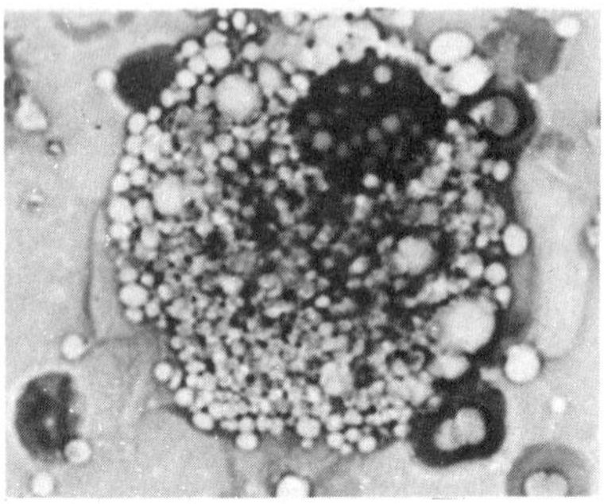

Xanthomzelle [176]

Xantho|phyll (↑; gr. φύλλον Pflanze) n: s. Carotinoide.

Xantho|protein|re|aktion (↑; Prot-*) f: (engl.) xanthoprotein reaction; veraltetes Verf. zum Nachweis von Eiweiß durch Gelbfärbung nach Einwirkung von konzentrierter Salpetersäure.

Xanth|opsie (↑; Op-*) f: (engl.) xanthopsia; Gelbsehen; Form der Chromopsie*; bei Ikterus, Digitalisüberdosierung, Vergiftung mit Phenacetin, Santonin, Chromsäure u. Schlangengiften.

Xanthosis dia|betica (↑; -osis*; Diabet-*) f: s. Karotingelbsucht.

Xanth|uren|azid|urie (↑; Ur-*; Azid-*) f: (engl.) xanthurenic aciduria; pyridoxinabhängige Stoffwechselstörung* mit vermehrter Ausscheidung von Xanthurensäure inf. e. autosomal-rezessiv erbl. Mangels an Kynureninase.

Xanth|uren|säure (↑; ↑): (engl.) xanthurenic acid; Reaktionsprodukt nach Transaminierung u. spontanem Ringschluß aus 3-Hydroxykynurenin (vgl. Tryptophanabbau); bei Pyridoxinmangel Ausscheidung von Xanthuren im Harn.

Xantinolnicotinat (INN) n: Salz der Nicotinsäure mit (RS)-7-{2-Hydroxy-3-[(2-hydroxyethyl)]methylamino]-propyl}-theophyllin (IUPAC); Verw.: Lipidsenker; vgl. Nicotinsäure.

X-Bakterien (Bakt-*) f pl: best. geißellose Proteusstämme (OX-2, OX-19 u. OX-K), die eine O-Antigenstruktur besitzen, die partiell gemeinsam ist mit der von Rickettsiaspecies. Vgl. Proteus, Rickettsiosen, Weil-Felix-Reaktion.

X-Bein: Genu* valgum.

X-Chromatin (Chrom-*) n: s. Geschlechtschromatin, Kerngeschlecht.

X-Chromo|som (↑; Soma*) n: s. Chromosomen.

Xe: chem. Symbol f. Xenon*.

Xeno-: Wortteil mit der Bedeutung fremd; von gr. ξένος.

Xeno|anti|körper (↑; Anti-*): s. Antikörper, heterologe.

Xeno|biotika (↑; gr. βιοτικός lebendig, lebensfähig) n pl: (engl.) xenobiotics; **1.** Substanzen, die d. Körper z. Abwehrreaktionen veranlassen (Antigene, Toxine u. a.); **2.** f. ein ökolog. System fremde Substanzen, z. B. die Umwelt verunreinigende Stoffe; vgl. Ökologie.

Xeno|dia|gnose (↑) f: (engl.) xenodiagnosis; sog. Läusetest; mikrobiol. Nachweis von Rickettsien, insbes. Rickettsia quintana; rickettsienfreie Läuse werden während mehrerer Fiebertage dem Pat. angesetzt; nach ca. acht Tagen färberischer Nachw. der Err. im Läusemagen; in ähnl. Form auch z. Nachw. von Trypanosomen (Vermehrung in Wanzen) u. Borrelia recurrentis (in Läusen).

xeno|gen (↑; -gen*): s. Transplantation (Tab.).

Xenon (↑) n: chem. Element, Symbol Xe, OZ 54, rel. Atommasse 131,30; Edelgas; Verw.: (kernphysik.) als inertes Schutzgas in kerntechn. Geräten u. Anlagen; (techn.) v. a. als Bestandteil von Leuchtstoffröhren; (nuklearmed.) als Radionuklid zur Messung von Organdurchblutung u. Lungenventilation.

Xeno|psylla cheopis (↑; gr. ψύλλα Floh) f: Rattenfloh, Pestfloh; s. Flöhe.

Xerasie (gr. ξηρασία Austrocknung) f: (engl.) xerasia; einfache trockene od. atroph. Rhinitis bei Tuberkulose neben echten tuberkulösen Veränderungen.

Xero|derma pigmentosum (gr. ξηρός trokken, dürr; Derm-*) n: syn. Melanosis lenticularis progressiva, sog. Lichtschrumpfhaut; meist vor d. Schulalter tödl. endende, autosomal-rezessiv erbl. Lichtüberempfindlichkeit; **Urs.:** fehlerhafte Reparatur v. UV*-Schäden inf. angeb. Mangels an DNA-Endonuklease; **Sympt.:** in den ersten Lj. auf belichteten Hautstellen entstehende Entz.

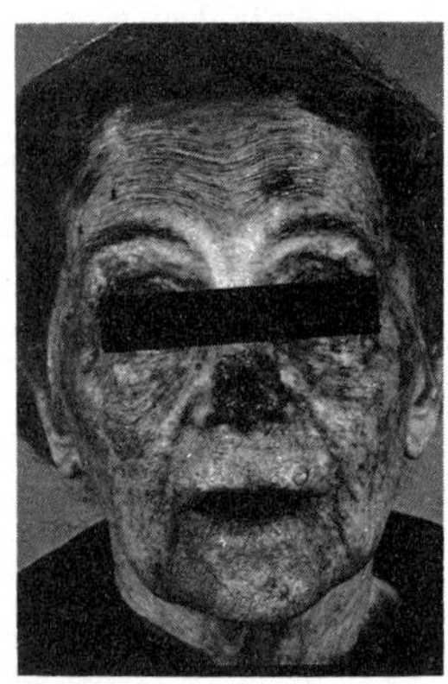

Xeroderma pigmentosum [3]

durch Sonnenbestrahlung, die in bräunlich-rote Flecken, später sommersprossenähnl. Pigmentflecken u. Teleangiektasien übergehen; Entstehung von malignen Hauttumoren (Basaliom, Keratoakanthom, malignes Melanom, Sarkom); evtl. neurol. Störungen.

Xero|dermie (↑; ↑) f: (engl.) xeroderma, xerodermia; trockene Haut; Vork.: im Alter, bei Neurodermitis atopica, als schwächste Form der Ichthyose.

Xero|graphie (↑; -graphie*) f: (engl.) xerography; photoelektrisches Trockendruckverfahren mit großem Kontrastumfang u. gutem Auflösungsvermögen; **Prinzip:** eine mit einem elektr. Halbleiter (amorphes Selen) beschichtete Metallplatte (Aluminium) wird homogen elektrostat. aufgeladen; während ihrer Belichtung, z. B. mit Röntgenstrahlen (Xeroradiographie), findet auf der Plattenoberfläche eine Entladung statt, die der Absorption des durchstrahlten Objekts entspricht. Dieses elektrostat. „Ladungsbild" wird durch ein aufgestäubtes farbiges (meist blaues) Kunstharzpulver (Toner) sichtbar gemacht u. anschl. auf ein Spezialpapier im Abklatschverfahren übertragen. Durch dessen Erhitzen sinken die Tonerpartikel in die Schicht ein u. werden fixiert. **Anw.** eher selten bei Aufnahmen des Kehlkopfes, der Mammae u. der Extremitäten (Knochen u. Weichteile).

Xero|mammo|graphie (↑; Mamma*; -graphie*) f: (engl.) xeromammography; Xerographie der Mamma; in Ausnahmefällen zusätzliches diagn. Verfahren zur konventionellen Mammographie*; Strukturen mit geringen u. mit großen Absorptionsdifferenzen sind auf der gleichen Aufnahme inf. eines Konturenverstärkungseffektes differenzierbar; tumoröse Veränderungen (Tumorgrenzen, Ausläufer, thoraxwandnahe Verdichtungen) u. Mikroverkalkungen* kommen dadurch deutlicher zur Darstellung.

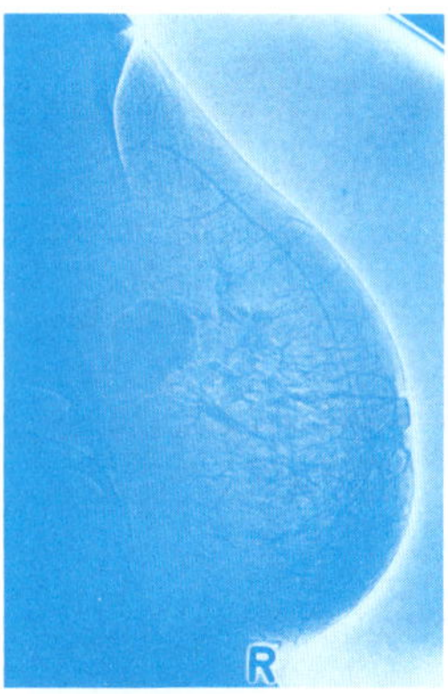

Xeromammographie:
solides und szirrhöses, in den Lymphspalten wucherndes Mammakarzinom; Schrägaufnahme der rechten Mamma [551]

Xer|ophthalmie (↑; Ophthalm-*) f: (engl.) xerophthalmia; durch Vitamin-A-Mangel verursachte Augenveränderungen; **Urs.:** Störung der Regeneration von Rhodopsin u. Untergang von Photorezeptoren, Epithelstörungen an Bindehaut u. Hornhaut; **Vork.:** v. a. bei Kindern bis zum 6. Lj. mit Protein-Energie-Mangelsyndromen, in allen Altersstufen bei Resorptionsstörungen (z. B. Zöliakie, zystische Fibrose, alkohol. Leberzirrhose); **Klin.:** Nyktalopie, verdickte u. trockene Bindehaut, Bitot*-Flecke, später oberflächliche Epithelläsionen, Hornhautgeschwüre, u. U. mit Einschmelzung bei fast reaktionslosem Auge (Keratomalazie); **Ther.:** Vitamin-A-Zufuhr, auch lokal als Augensalbe. Vgl. Avitaminosen, tropische.

Xero|radio|graphie (↑; Radio-*; -graphie*) f: syn. Elektroradiographie; Röntgenphotographie; s. Xerographie.

Xerose|bakterien (↑; -osis*; Bakt-*) f pl: s. Corynebacterium xerosis.

Xerosis (↑; ↑) f: Austrocknung oberflächl. Gewebe; **1.** X. conjunctivae; s. Xerophthalmie; **2.** Trockenheit von Haut od. Schleimhaut; s. Xerodermie, Xerostomie.

Xero|stomie (↑; -stomie*) f: (engl.) xerostomia; Trockenheit der Mundhöhle, z. B. inf. Oligo- od. Asialie bei Atropin-Medikation, Sialadenitis*, Sjögren*-Syndrom I (Sicca-Syndrom), Heerfordt*-Syndrom, fieberhaften Allgemeinerkrankungen.

X-Fuß: Pes* valgus.

Xg-Blut|gruppe: (engl.) Xg blood group; seit 1962 bekannte Blutgruppe, die im Ggs. zu den anderen bekannten Blutgruppen* X-chromosomal vererbt wird; **Bedeutung:** v. a. in der Abstammungsbegutachtung, für genet. Untersuchungen (u. a. zur Klärung gonosomaler Chromosomenaberrationen) sowie als „Chromosomenmarker" (Koppelung bzw. enge Nachbarschaft des Gens Xg^a mit den Genen für die X-chromosomal bedingte Ichthyose u. den okulären Albinismus).

X-Hüfte: s. Coxa valga.

Xip|amid (INN) n: 4-Chlor-2′,6′-dimethyl-5-sulfamoylsalicylanilid (IUPAC); Sulfonamiddiuretikum; Verw.: s. Diuretika.

X-Strahlen: (engl.) x-rays; ursprünglich von W. C. Röntgen gewählte, in vielen Ländern noch übliche Bez. f. die von ihm entdeckte u. später nach ihm benannte Röntgenstrahlung*.

XX-Männer: Bez. f. Individuen mit 46, XX-Karyotyp aber männl. Phänotyp; hypergonadotroper Hypogonadismus (kleine Testes, Aspermie, Gynäkomastie), normale Intelligenz, psychosexuell männl.; **Ätiol.:** Translokation eines Y-chromosomalen Segments in den kurzen Arm des X-Chromosoms; damit Vorhandensein des Testes-determinierenden Faktors.

XXY-Syn|drom n: s. Klinefelter-Syndrom.

XY-Gonaden|dys|genesie (Gonaden*; Dys-*; -genese*) f: syn. Swyer*-Syndrom.

Xylit (gr. ξύλον Holz) n: (engl.) xylitol; Zuckeraustauschstoff, Pentose-Derivat, nichtvergärbares Kohlenhydrat; nur geringe Erhöhung des Blutzuckerspiegels bei parenteraler Zufuhr.

Xylol (↑) n: Dimethylbenzol ($C_6H_4(CH_3)_2$); drei Isomere (o-, m- und p-Xylol); Lösungsmittel.

Xylo|meta|zolin (INN) n: 2-(4-tert-Butyl-2,6-dimethylbenzyl)-2-imidazolin (IUPAC); Alphasympathomimetikum; Verw.: lokaler Vasokonstriktor.

Xylose (gr. ξύλον Holz) f: Holzzucker; eine Aldopentose.

Xylose|belastungs|test (↑): (engl.) xylose tolerance test; Test zur Beurteilung der intestinalen Absorption von Kohlenhydraten; Orientierungsprobe bei Verdacht auf enterale Resorptionsstörungen, z. B. bei Zöliakie u. a. Malabsorptionssyndromen; **Prinzip:** orale Verabreichung von 25 g D-Xylose mit nachfolgender Messung der Fünf-Stunden-Urinausscheidung u. ergänzender Blutanalyse innerh. der ersten 2 Stunden.

Xylulos|urie (Ur-*) f: s. Pentosurie.

XYY-Syn|drom n: häufige (1 auf 1000 männl. Neugeborene) Chromosomenaberration mit Hochwuchs, grenzwertiger bis normaler Intelligenz, psycholabiler Persönlichkeit, normaler bis gering reduzierter Fertilität; Neigung zu Varikosis u. Ulcera crurum; **Ätiol.:** Störung der Non-disjunction in der 2. väterlichen Meiose.

X-Zone: s. Zone X.

Y

Y: chem. Symbol f. Yttrium*.

YAG-Laser: Kurzbez. f. Yttrium-Aluminium-Granat-Laser; s. Laser.

Yaws: s. Frambösie.

Yb: chem. Symbol f. Ytterbium*.

Y-Chromatin (Chrom-*) **n:** in den Ruhekernen von Individuen mit einem Y-Chromosom nach Fluoreszenzmarkierung hell aufleuchtender Fleck, der das morphol. Substrat des Y-Chromosoms darstellt; vgl. Geschlechtschromatin, Kerngeschlecht (Abb.).

Y-Chromo|som (↑; Soma*) **n:** s. Chromosomen.

Yellow nail syndrome (engl. gelbe Fingernägel) **n:** Syndrom der gelben Fingernägel; s. Skleronychiesyndrom.

Yergason-Test (Robert M. Y., Chir., Hartford, geb. 1885) **m:** s. Schultergelenkuntersuchungen, funktionelle.

Yersinia (A. J. E. Yersin, schweizer. Tropenarzt, 1863-1943) **f:** Gattung gramnegativer Stäbchenbakterien der Fam. Enterobacteriaceae* (vgl. Bakterienklassifikation); sieben Species, med. relevant: **1.** Y. pestis (syn. Pasteurella pestis), Err. der Pest*; unbegeißeltes, sporenloses, pleomorphes Stäbchen; monatelanges Überleben in Sputum, Kot u. Eiter, in Ektoparasiten eingetrocknet bzw. im Mikroklima von Nagerhöhlen; empfindlich gegenüber Schimmelpilzen; Abtötung durch Sonnenlicht in wenigen Stunden; Virulenz durch Ektotoxin, Endotoxin- u. Kapselbildung; **2.** Y. pseudotuberculosis: peritrich begeißeltes, fakultativ anaerobes Stäbchen, Err. der Pseudotuberkulose*; **3.** Y. enterocolitica: Err. akuter fieberhafter Enteritiden od. Enterocolitiden; u. U. mit Folgeerscheinungen wie Arthritis, Erythema nodosum od. Reiter-Krankheit; **Ther.:** Tetracyclin, Chloramphenicol, Cotrimoxazol.

Yersinia-Arthritis (↑; Arthr-*; -itis*) **f:** (engl.) Yersinia arthritis; akute Mono- od. Oligoarthritis; tritt im Anschluß an eine durch Yersinia enterocolitica od. Yersinia pseudotuberculosis (s. Yersinia) verursachte fieberhafte Durchfallerkrankung auf; **Diagn.:** kultureller Nachweis des Err. z. B. im Gelenkpunktat od. serol. in Blut bzw. Gelenkflüssigkeit; **DD:** da der Y.-A. häufig Pharyngitis, Konjunktivitis, leichte EKG-Veränderungen vorangehen, sind die Reiter*-Krankheit u. das rheumatische Fieber* abzugrenzen. Der häufig mögl. Nachw. von HLA-B27 spricht für eine genet. Disposition. **Progn.:** günstig.

Yersiniosen (↑; -osis*) **f pl:** (engl.) yersinioses; Sammelbez. f. durch Yersinia-Species verursachte Krankheiten.

Yersiniosen, enterale (↑; ↑) **f pl:** (engl.) enteral yersinioses; Darminfektion mit Yersinia enterocolitica bzw. Yersinia pseudotuberculosis (s. Yersinia), erfolgt wahrscheinl. per os; Verlaufsform nicht erregerspezifisch; **Sympt.:** Enteritis, Enterokolitis, mesenteriale Lymphadenitis, terminale Ileitis, Sympt. einer Appendizitis (cave: Op.), evtl. nur kolikartige Bauchbeschwerden, mehrtägiges Fieber, Tonsillitis, Pharyngitis u. a. grippale Sympt.; **Diagn.:** gezielte bakteriol. u. serol. Untersuchung.

Yohimbin **n:** (engl.) yohimbine; Methyl-[(+)-17α-hydroxy-3α, 15α, 20β-yohimban-16α-carboxylat] (IUPAC); Alkaloid aus der Rinde von Pausinystalia johimbe; Sympatholytikum; **Wirkung:** Gefäßerweiterung u. Blutdrucksenkung; **Verw.:** bei Angst-, Spannungs- u. Erschöpfungszuständen, Schlafstörungen, vegetativer Dystonie; angebl. auch Aphrodisiakum (Erweiterung der Blutgefäße des Penis sowie Erregbarkeitssteigerung der spinalen Zentren der Genitalorgane); **NW:** bei höheren Dosen Erregungszustände u. Krämpfe.

Yohimbin|säure **(INN):** 17α-Hydroxy-3α,15α,20β-yohimban-16α-carbonsäure (IUPAC); s. Yohimbin.

Young-Helmholtz-Drei|farben|theorie (Thomas Y., Arzt, Phys., London, 1773-1829; Hermann L. H., Physiol., Phys., Königsberg, Bonn, 1821-1894) **f:** s. Farbensehen.

Youssef-Syn|drom (Abdel Fattah Y., Gyn., Kairo) **n:** vesikouterine Fistel inf. Schädigung der supraisthmischen Uteruswand bei Schnittentbindung*; **Sympt.:** Manifestation nach einigen Wo. mit periodisch-zykl. Hämaturie ohne sonstige Beschwerden (Scheinamenorrhoe); i. d. R. keine Harninkontinenz; **Diagn.:** röntg. Darstellung der Fistel durch Kontrastmittelinstillation in das Cavum uteri.

Y-Schlinge: s. Roux-Operation.

Yt: (serol.) Symbol der Cartwright*-Blutgruppen.

Ytterbium **n:** Symbol Yb, OZ 70, rel. Atommasse 173,04; zur Gruppe der Lanthanoide* gehörendes chem. Element.

Yttrium **n:** chem. Element, Symbol Y, OZ 39, rel. Atommasse 88,91; zur Scandiumgruppe gehörendes dreiwertiges Leichtmetall; Verw. des Radionuklids zur Ther. von Skelettmetastasen.

Yusho-Krankheit: (engl.) Yusho disease; in Japan vorgekommene Vergiftung mit polychlorierten Biphenylen*; **Sympt.:** in Abhängigkeit von der Schwere der Erkr. Hautveränderungen, Chlorakne*, Dunkelfärbung der Haut, Leber-, Milz- u. Nierenschäden od. Ausbildung maligner Tumoren; ca. 90% der Kinder v. vergifteten Müttern wurden mit starken Hautveränderungen als sog. schwarze Babys geboren. Vgl. Dioxine.

Yvin-Syn|drom **n:** Komb. von Platyspondylie u. Osteopoikilie als isolierte, auf den Femur beschränkte Fehlbildung.

Y-V-Plastik (-plastik*) **f:** (engl.) Y-V-plasty; plastische Operationsmethode z. B. zur Narbenkorrektur od. zur Erweiterung des kindl. Blasenhalses bei Harnabflußbehinderungen inf. Blasenhalsstenose. Vgl. Hautplastik.

Z

Z: (physik.) Symbol f. Kernladungszahl*.
Zähigkeit: s. Viskosität.
Zähl|kammer: (engl.) counting chamber; Laborgerät zur mikroskop. Zählung zellulärer Elemente in Flüssigkeiten (Blut, Liquor); besteht aus einer starken Glasplatte von Objektträgergröße, in deren Mitte sich zw. zwei tiefen Querrillen Zählnetze (nach Thoma, Bürker, Türk, Neubauer, Schilling u. a.) befinden (s. Abb.), die

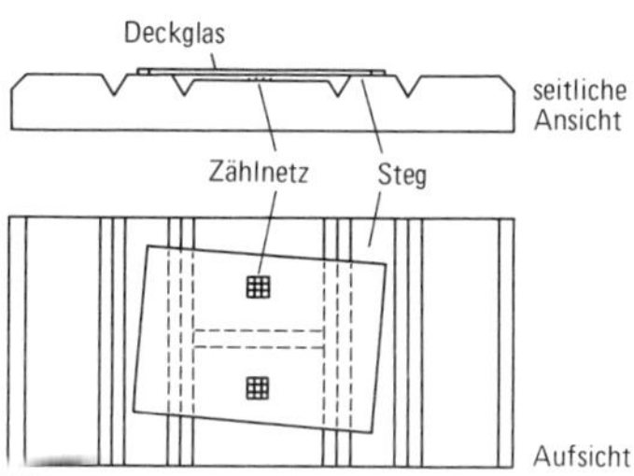

Zählkammer:
schematische Darstellung einer Blutzählkammer in seitlicher Ansicht und in Aufsicht mit aufgesetztem Deckglas

0,1 mm tiefer als die bd. Seitenstege liegen. Durch ein fest auf die Seitenstege angepreßtes, planparallel geschliffenes Deckglas entsteht über dem mittl. Streifen ein Raum von 0,1 mm Höhe. **Netzteilung:** Die heute gebräuchlichste Netzteilung ist die nach Neubauer; die Seitenlänge beträgt 3 mm, es entsteht also eine Fläche von 9 mm^2, wobei jedes der neun großen Quadrate eine Größe von 1 mm^2 hat. Das mittl. Quadrat ist unterteilt in 16 Gruppenquadrate zu je 0,04 ($\frac{1}{25}$) mm^2 u. diese wieder in 16 Kleinstquadrate zu je 0,0025 ($\frac{1}{400}$) mm^2.

Zählung der Leukozyten: mit einer Pipette Vollblut aufziehen u. bis zu einer Verdünnung von 1 : 20 3% Essigsäure als erythrozytenauflösende Verdünnungsflüssigkeit nachziehen. Einen Tropfen der Mischung in die Z. pipettieren, die sich durch kapillare Ansaugung des Tropfens füllt. Nach ca. 2-3 Min. im Mikroskop die Zellen

Leukozyten/µl

$$= \frac{\text{gezählte Zellen}}{\text{Fläche} \cdot \text{Kammertiefe} \cdot \text{Verdünnung}} = \frac{n}{4 \cdot 0{,}1 \cdot 0{,}05} = \frac{n}{0{,}02} = \mathbf{n \cdot 50}$$

Erythrozyten/µl

$$= \frac{\text{gezählte Zellen}}{\text{Fläche} \cdot \text{Kammertiefe} \cdot \text{Verdünnung}} = \frac{n}{0{,}2 \cdot 0{,}1 \cdot 0{,}005} = \frac{n}{0{,}00001} = \mathbf{n \cdot 10000}$$

Zählkammer:
Berechnung der Anzahl von Leukozyten und Erythrozyten im Vollblut aus Zählungen in der Zählkammer

in den vier Eckquadraten (4 mm^2) der Neubauer-Z. zählen; Berechnung der Anzahl im Vollblut: s. Kasten.

Zählung der Erythrozyten: mit einer Pipette Vollblut aufziehen u. isotone Verdünnungsflüssigkeit bis zu einer Verdünnung von 1 : 200 nachziehen. Beschickung der Z. wie oben. 30 Sek. danach werden fünf Gruppenquadrate zu je 16 Kleinstquadraten (insgesamt 80 Kleinstquadrate zu je $\frac{1}{400} = \frac{80}{400} = \frac{1}{5}$ od. 0,2 mm^2) im mittl. Quadrat der Neubauer-Z. ausgezählt. Die fünf Quadrate sollen in versch. Bereichen des Zählnetzes liegen, alle innerh. der Gruppenquadrate liegenden Zellen sowie die auf den jeweiligen linken u. unteren Begrenzungslinien liegenden Erythrozyten werden gezählt. Berechnung der Anzahl im Vollblut: s. Kasten.

Zähl|rohr: (engl.) counter tube; gasgefüllter Detektor für den Nachweis u. die Analyse von ionisierender Strahlung*, v. a. angewendet in der Strahlenschutz-Meßtechnik; in der nuklearmed.

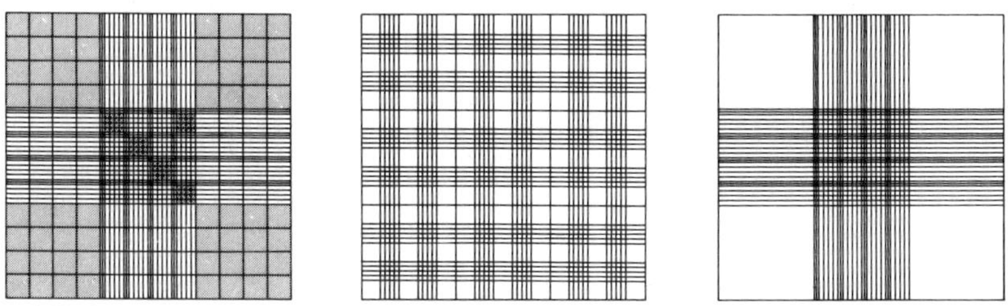

nach Neubauer — nach Schilling — nach Thoma-Zeiss
Zählkammer

Meßtechnik ersetzt durch den Szintillationszähler*; **Prinzip:** ein in ein gasgefülltes Z. einfallendes Teilchen od. Gammaquant erzeugt entweder direkt od. über Sekundärprozesse (Photoeffekt*, Compton*-Effekt od. Paarbildung*) eine von der Strahlungsart u. ihrer Energie abhängige Zahl elektrischer Ladungsträger, die durch Stoßionisation in der Gasfüllung des Strahlungsdetektors

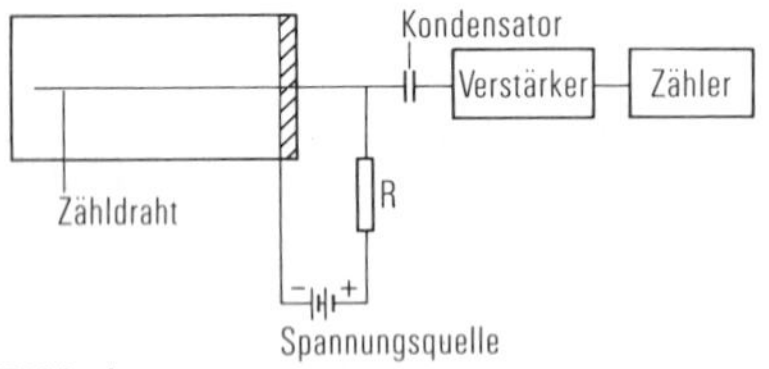

Zählrohr:
Prinzip der Schaltung [485]

vervielfacht u. elektronisch registriert werden. Vgl. Ionisationskammer.

Zähl|zwang: (engl.) counting compulsion; zwanghaftes Zählen od. Rechnen; Vork. z. B. bei Zwangsneurose*; vgl. Anankasmus.

Zähne|knirschen: s. Bruxismus.

Zäkum (lat. intestinum caecum Blinddarm) n: s. Caecum.

Zärulo|plasmin (lat. caeruleus dunkelblau; -plasma*) n: (engl.) ceruloplasmin; auch Caeruloplasmin (Abk. Cp), syn. Ferri-Oxyreduktase; Protein (Glykoprotein im Alpha-2-Globulinbereich) mit Bindungs- u. Transportfunktion für Kupfer, MG ca. 160 000; Vork. in Serum u. a. Körperflüssigkeiten; über 95% des Serumkupfers liegen in dieser Form gebunden vor. Normale Serumkonzentration um 350 mg/l bzw. 2,2 µmol/l; **klin. Bedeutung:** Cp-Typisierungen für genet. Untersuchungen; quantitative enzymat. od. immun. Bestimmung bei hepatolentikulärer Degeneration*.

Zahn: (engl.) tooth; (anat.) Dens; knochenartiges Gebilde, das symmetrisch in den Zahnfächern (Alveolen) der Alveolarfortsätze des Ober- u. Unterkiefers befestigt ist; beim Menschen von verschiedenartiger Form (Heterodontie). Den beiden meißelförmigen Schneidezähnen einer Seite folgt der einspitzige Eckzahn, die beiden

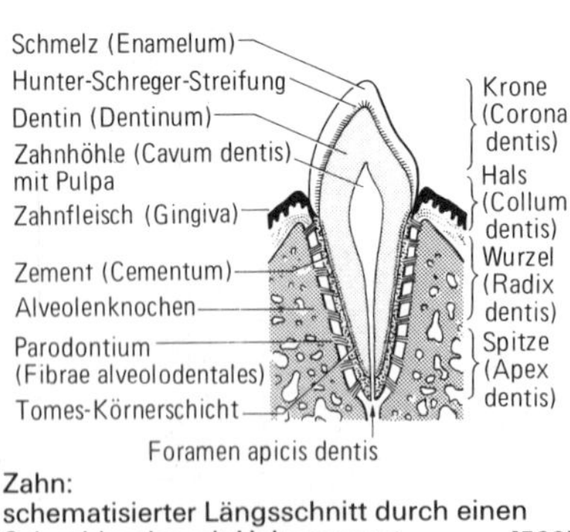

Zahn:
schematisierter Längsschnitt durch einen Schneidezahn mit Halteapparat [532]

zweihöckrigen Prämolaren u. die drei Molaren als Kauflächenzähne. Die Summe der Zähne bildet das Gebiß, dessen individuelle Anordnung u. Status im Gebißschema* fixiert wird. Der einzelne Zahn besteht aus einem Kern von Dentin*, der die Zahnpulpa (s. Pulpa dentis) umschließt u. in seinem Kronenteil vom Zahnschmelz*, in seinem Wurzelteil vom Wurzelzement, umgeben ist.

Zahn|bein|bildner: Odontoblasten*.

Zahn|bett: Parodontium*.

Zahnen: Dentition*.

Zahn|fieber: (engl.) dentition fever; mit Unruhe u. Eßunlust einhergehendes Fieber, das während des Zahndurchbruchs b. Kleinkind auftritt; bei entspr. Disposition u. U. erhöhte allg. Infektbereitschaft; dd Abklärung der Urs. des Fiebers (v. a. Erkr. der Atemwege).

Zahn||fleisch: Gingiva*. **Z.fleisch|entzündung:** Gingivitis*. **Z.formel:** s. Gebißschema.

Zahn|granulom (Granulum*; -om*) n: (engl.) dental granuloma; reaktive Bildung von Granulationsgewebe* an der Wurzelspitze von Zähnen, deren gangränös zerfallene Pulpa durch das Wurzelloch eine chron. Entzündung d. Kieferknochens unterhält; im Röntgenbild als eine meist linsen- bis erbsengroße Verschattung erkennbar. Das Z. wird als Urs. einer Herdinfektion angesehen u. kann zu radikulären Kieferzysten*

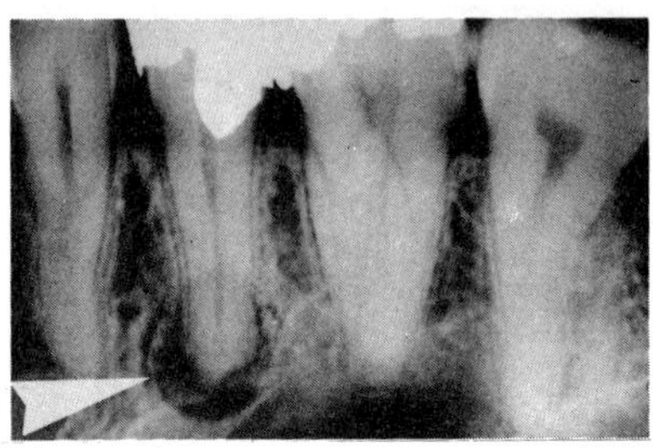
Zahngranulom [540]

entarten. **Ther.:** medikamentöse Wurzelbehandlung od. chir. durch Extraktion des Zahns bzw. Wurzelspitzenresektion*.

Zahn|hals: (engl.) dental neck; syn. Collum dentis, Cervix dentis; Übergangsstelle vom Schmelz der Zahnkrone zum Zement der Zahnwurzel, normalerweise vom Zahnfleisch bedeckt.

Zahn-In|farkt (Friedrich W. Z., Pathol., Genf, 1845-1904; Infarkt*) m: nicht korrekte Bez. f. eine dunkelbraune, scharf vom normalen Lebergewebe abgegrenzte Zone bei intrahepat. Pfortaderthrombose (Hyperämie des Lebergewebes).

Zahn|karies (Karies*) f: (engl.) dental caries, tooth decay; Caries dentium; häufigste Zahnerkrankung inf. Störung des lokalen Gleichgewichts zw. entkalkenden, sauren u. neutralisierenden, (re-)mineralisierenden Komponenten im Speichel; als reversibles Frühstadium teilweise (poröse) Entkalkung des kristallinen Zahnschmelzes durch Säuren, die aus Zuckern im bakt. Zahnbelag (Plaque) gebildet werden. Eine Einschränkung der Zuckerzufuhr vermindert das Entkalkungsrisiko, regelmäßige Fluoridanwendung, z. B. mit Zahnpasten, kann zur Wiederverkalkung (Remineralisation) führen; bei anhaltend schlechter Mundhygiene u. häufiger Zuckeraufnahme bei fehlendem Fluoridangebot

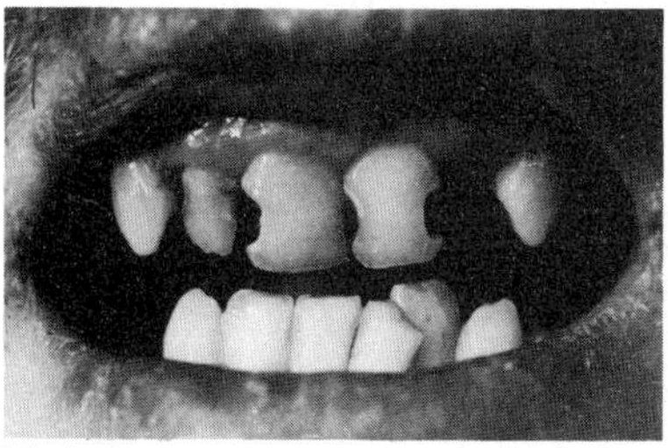

Zahnkaries [540]

Fortschreiten der anfangs reversiblen Entkalkung bis zum Einbruch der Zahnhartsubstanzen u. damit Bildung kariöser Defekte (Kavitäten, „Löcher"); Vork. bereits im Kleinkindesalter durch Dauernuckeln an Saugerflaschen mit zukkerhaltigen Getränken; **Ther.:** Ausbohren von entkalktem Schmelz u. Dentin mit anschließender Füllung (Amalgam, Silikate, Gold, Kunststoffkomposite); bei nicht rechtzeitiger zahnärztl. Versorgung ist eine Inf. der Zahnpulpa (Pulpitis) mit dem Risiko chron. Spätfolgen bzw. die Entfernung (Extraktion) unvermeidlich. Vgl. Kariesprophylaxe.

Zahn|leiste: (engl.) dental ridge; im 2. Embryonalmonat entstehende leistenförmige Verdickung des ektodermalen Mundepithels, aus der je 10 klöppelförmige Zapfen (Schmelzorgane) für die Anlage der Milchzähne, später je 16 Anlagen für d. bleibende Gebiß herauswachsen; ihnen wächst die mesenchymale Zahnpapille entgegen, aus der sich Odontoblasten u. Zahnpulpa entwickeln.

Zahn-Linien (Friedrich W. Z., Pathol., Genf, 1845-1904)**:** Bez. f. die geriffelte Oberfläche der intravital in d. Gefäßen entstandenen Thromben; wichtig zur DD von Leichengerinnseln*.

Zahn||ober|häutchen: s. Schmelzoberhäutchen. **Z.panorama|aufnahme** (Pan-*; gr. ὁρᾶν sehen)**:** s. Pantomographie. **Z.pulpa** (lat. pulpa Fleisch, fleischiger Teil) **f:** Pulpa* dentis. **Z.radphänomen** n**:** s. Rigor. **Z.säckchen:** (engl.) dental sac; verdichtetes Bindegewebe um die Zahnanlage, differenziert sich zum Paradentium; vgl. Zahnleiste.

Zahn|schäden, berufliche: (engl.) occupational tooth damages; **1.** durch mechan. oder chem. Einwirkungen (z. B. Mineral- od. org. Säuren) auftretende Schäden, auch die Karies der Bäkker, Konditoren u. Bonbonkocher (Säureschaden durch Milch-, Butter- u. Brenztraubensäure inf. von Gärungsprozessen in der Mundhöhle); BK nach Nr. 1312 der BeKV; **2.** durch chron. Fluoreinwirkung band- od. fleckförmige Schmelzdefekte der Zähne (engl. mottled teeth); BK nach Nr. 1308 der BeKV.

Zahn|schema n**:** s. Gebißschema.

Zahn|schmelz: (engl.) dental enamel; Enamelum; der emailleartige Überzug der Zahnkrone; härteste Substanz des menschl. Organismus, besteht v. a. aus phosphorsaurem Kalk in Form von Hydroxylapatit u. wird von epithelialen Adamantoblasten* des Schmelzorgans gebildet.

Zahn|status (lat. status Zustand, Stand, Lage) m**:** (engl.) dental formula; Status* praesens von Zähnen u. Gebiß mit Angaben über Zahnbestand, Füllungen, Kronen, Stiftzähne, Brücken, Zahnstein, Karies u. a.; Dokumentation des Z. im Gebißschema*.

Zahn|status|aufnahme (↑)**:** s. Pantomographie.

Zahn|stein: (engl.) dental stone, tartar; Ablagerung mineral. Substanzen, v. a. von Calciumphosphat aus dem Speichel, vermischt mit org. Geweberesten u. Mikroorganismen an Zähnen; Prädilektionsstellen sind die lingualen Flächen der unteren Frontzähne u. die bukkalen Flächen der oberen Molaren wegen ihrer Nachbarschaft zu den Ausführungsgängen der großen Speicheldrüsen. Z. wirkt selbst nicht schädigend, führt jedoch wegen seiner rauhen Oberfläche zur Ablagerung bakt. Zahnbelags (Plaque).

Zahn-Tasche (Friedrich W. Z., Pathol., Genf, 1845-1904)**:** mechan. bedingte taschenartige Vertiefung des parietalen Endokards mit verdicktem Band (fibrös-hyaline Endokardverdickung) auf d. Wand des li. Ventrikels unterh. der Aortenklappen; entsteht durch das bei Aortenklappeninsuffizienz in der Diastole unter hohem Druck auf d. Wand des li. Ventrikels zurückströmende Blut.

Zahn|zysten (Kyst-*) f pl**:** s. Kieferzysten.

Zahorsky-Krankheit (John Z., amerikan. Päd., geb. 1871)**:** syn. Herpangina*.

Zalci|tabin n**:** syn. Dideoxycytidin (Abk. DDC, ddC); Nukleosidanalogon, hemmt kompetitiv das f. die Replikation von Retroviren erforderliche Enzym reverse Transkriptase u. ist wirksam gegen HIV-1 u. HIV-2; **Verw.:** bei HIV-Infektion in Komb. mit Zidovudin*, wenn mit einer Zidovudin-Monotherapie keine ausreichende immun. Stabilisierung erreicht werden kann, nach dem Auftreten opportunist. Infektionen (AIDS) od. bei schweren Allgemeinsymptomen der HIV-Infektion wie Gewichtsverlust, Nachtschweiß, Fieber od. Diarrhoe in primärer Komb. mit Zidovudin od. als Monotherapie-Reservemittel bei Unverträglichkeit gegenüber Zidovudin od. Didanosin*; **NW:** dosisabhängige periphere Polyneuropathie, Stomatitis, selten Pankreatitis, Exanthem; nach Abklingen einer Polyneuropathie kann evtl. mit halber Dosierung weiterbehandelt werden.

Zange: s. Geburtszange.

Zangemeister-Hand|griff (Wilhelm Z., Gyn., Königsberg, Marburg, 1871-1930)**:** (engl.) Zangemeister's manœuvre; gebh. Handgriff; dabei wird eine Hand auf die Symphyse gelegt, die andere auf den Bereich des oberh. der Symphyse stehenden kindl. Kopfes; liegt letztere m. der ersteren gleich hoch od. überragt sie diese sogar, so liegt ein Mißverhältnis* zw. Kopf u. Becken vor. Ergänzung zu den Leopold*-Handgriffen (sog. 5. Leopold-Handgriff).

Zangen|bi|opsie, trans|bronchiale (Bio-*; Op-*) **f:** (engl.) transbronchial forceps biopsy; Biopsie* der Lunge i. R. einer Bronchoskopie* mit Entnahme von Lungengewebe durch die Bronchuswand unter Verw. einer speziellen Zange, meist unter Röntgenkontrolle u. in Lokal-, seltener in Allgemeinanästhesie; **Ind.:** zur histol. Diagnostik insbes. bei diffusen Lungenerkrankungen (z. B. Sarkoidose, interstitielle Pneumonie, Lymphangiosis carcinomatosa); **Kontraind.:** pulmonale Hypertonie, schwere Lungenfunktionsstörungen, Blutgerinnungsstörungen; **Kompl.:** Blutungen, Pneumothorax (t. Z. deshalb nicht gleichzeitig in beiden Lungenflügeln). Vgl. Lungenbiopsie.

Zangen|biß: s. Kopfbiß.

Zangen|ex|traktion (lat. extrahere, extractus herausziehen) f: (engl.) forceps extraction; operative Entbindung*, wobei das Kind m. einer an den Kopf gelegten Geburtszange* extrahiert wird; man unterscheidet Z. aus Beckenmitte, Beckenboden u. Beckenausgang. Z. aus Beckeneingang (hohe Z.) ist gefährl. für Mutter u. Kind u. heute meist durch die Schnittentbindung* ersetzt; der Z. aus Beckenmitte wird häufig die Vakuumextraktion* vorgezogen.

Zapfen: (engl.) retinal cones; (anat.) flaschenförmige Fortsätze der Sinneszellen der Netzhaut (äußere Körnerschicht), die d. Farbensehen* u. Tagessehen vermitteln; stehen bes. dicht in d. Macula* lutea u. nehmen an Zahl z. Peripherie der Netzhaut hin ab. Vgl. Retina (Abb.).

Zapfen|dys|trophie (Dys-*; Troph-*) f: seltene, meist autosomal-rezessiv erbl. Störung des Farbensehens (Achromatopsie) u. der Sehschärfe mit selektivem Untergang der Zapfen; **Sympt.:** Hemeralopie*, Sehschärfenminderung.

Zebrina: Gattung v. Landschnecken; erster Zwischenwirt v. Dicrocoelium* dendriticum.

Zecken: (engl.) ticks; Spinnentiere mit ledriger Chitinmembran, Beißwerkzeugen u. Saugrüssel (Hypostom) m. Widerhaken (vgl. Arthropoden); blutsaugende Parasiten* u. wichtige Krankheitsüberträger b. Warmblüter u. Mensch (meist aktive Übertragung b. Biß, seltener passiv durch Zeckenkot u. Koxaldrüsensekret); **Entw.** im Verlauf von Monaten bis Jahren, häufig mit Wirtswechsel: Eier - sechsbeinige Larve - achtbeinige Nymphe - geschlechtsreife männl. und weibl. Zecken; zwei Familien:

I. Schildzecken (Ixodidae, Haftzecken, Holzböcke): schildförmiger Chitinrücken (s. Abb.); Überträger von Francisella tularensis (1), versch. Rickettsien (2), Borreliaarten (3), Enzephalitis- u. hämorrhag. Fieber-Viren (4), v. Babesia (5) u. Theileria (6); Gattungen: **Ixodes** (wichtigste Gattung in Mitteleuropa, Überträger von 1-5); häufigste Art Ixodes ricinus (Holzbock), lauert an Grashalmen u. niedrigem Gebüsch, um sich dann an einem Säuger anzuklammern, sich mit dem Hypostom an dünnhäutigen Körperstellen fest zu verankern u. über mehrere Tage Blut zu saugen; dabei wird ein zu Lähmungen führendes Toxin abgegeben, u. U. auch das FSME-Virus bzw. Borrelia burgdorferi (Err. der Lyme*-Borreliose) übertragen; daher schnellstmögliche Entfernung der Zecke, z. B. Extraktion mit tief angesetzter Pinzette. **Rhipicephalus** (Überträger v. 1, 2, 5 u. 6); **Dermacentor** (Überträger v. 1, 2, 4-6); **Haemaphysalis** (Überträger v. 1, 2, 4-6); **Amblyomma** (Überträger v. 2);

II. Lederzecken (Argasidae, Laufzecken, Wanzenzecken): kein Rückenschild (s. Abb.); zwei med. wichtige Gattungen: **Argas** (Geflügelzecken bei Tauben, Hühnern u. a. Vögeln); Biß b. Menschen kann zu lokaler Entzündung und allg. Intoxikation mit Pulsbeschleunigung, Atemnot, Erbrechen führen. **Ornithodorus:** wichtiger Überträger von Borrelien sowohl durch Biß als auch durch heraustr äufelnde Koxalflüssigkeit (vgl. Borrelia).

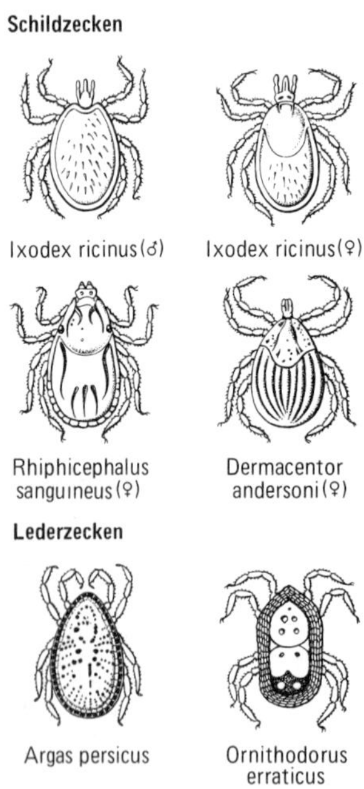

Zecken:
Schild- und Lederzecken

Zecken|biß|fieber: (engl.) tick-borne fever; von Bakt. der Gattung Rickettsia* verursachte u. durch Zecken* übertragene akute Infektionskrankheit; z. T. schwerer Verlauf. Vgl. Rickettsiosen (Tab.), Boutonneuse-Fieber, Queensland-Zeckenfieber, Felsengebirgsfieber.

Zecken|borreliosen (-osis*) f pl: (engl.) tick borrelioses; Sammelbez. f. eine Reihe klinisch unterschiedl. Krankheitsbilder als Folgen einer durch Zeckenbiß übertragenen Borrelieninfektion; **1.** Zeckenrückfallfieber als Folge des Stichs mit Borrelia* duttoni infizierter Zecken* (v. a. der Gattung Ornithodorus); vgl. Borreliosen; **2.** Lyme*-Borreliose als Folge des Bisses mit Borrelia* burgdorferi infizierter Zecken (v. a. der Gattung Ixodes).

Zecken|en|zephalitis (Enkephal-*; -itis*) f: (engl.) tick-borne encephalitis; durch Zecken (Ixodes, Dermacentor) übertragene Enzephalitis*; saisonal gehäuftes Auftreten; **Err.:** Flaviviren der Togaviridae*; **Beispiele:** Louping-ill-Enzephalitis (Springseuche in Nordengland, Schottland, Wales, Irland); Powassan-Enzephalitis (Kanada, USA); RSSE (Abk. f. Russian-Spring-Summer-Encephalitis); die in Europa bekannteste Form der Z. ist d. Frühsommer-Meningoenzephalitis (Abk. FSME*); vgl. Arboviren, Arbovirosen.

Zecken|en|zephalitis, russische (↑; ↑) f: s. RSSE-Virus; vgl. Arbovirosen (Tab.).

Zecken|fleck|fieber: syn. Zeckenbißfieber; s. Rickettsiosen (Tab.).

Zecken|rück|fall|fieber: s. Borreliosen.

Zedern|holz|öl: (engl.) cedar oil; Öl von Juniperus virginiana; Verw.: zur Ölimmersion* u. als Bestandteil in Kosmetika.

Zehen|beuge|re|flex (Reflekt-*) m: s. Reflexe (Tab.).

Zehr|flechte: veraltete Bez. f. Tuberculosis cutis luposa; s. Tuberculosis cutis.

Zehr|rose: s. Lupus erythematodes, chronischer diskoider.

Zeichen, digito-okuläres: (engl.) digito-ocular sign; Augenbohren b. blindgeborenen Klein-

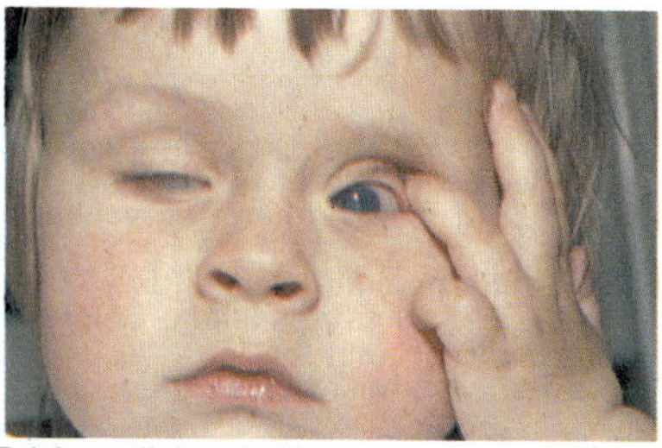

Zeichen, digito-okuläres [362]

kindern, möglicherweise um Lichterscheinungen (sog. Sternesehen) zu provozieren.

Zeis-Drüsen (Eduard Z., Chir., Dresden, Marburg, 1807-1868)**:** (engl.) Zeis glands; Talgdrüsen der Zilien; vgl. Moll-Drüsen, Meibom-Drüsen.

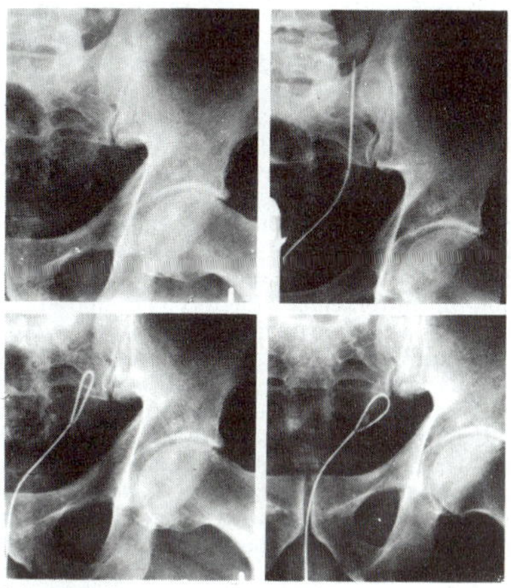

Zeiss-Schlinge

Zeiss-Schlinge (Ludwig Z., Urol., Bad Wildungen, 1900-1958)**:** (engl.) Zeiss' loop; Harnleiterkatheter mit Kunststoffschlinge, die sich durch Zug um e. Stein schließen läßt (s. Abb.); Anw. zur Steinextraktion* von Steinen aus Ureter (bes. unteres Drittel) u. Nierenbecken; selten **Kompl.** (unter 1% der Fälle): Ödem, Perforation des Ureters, Urosepsis, Schlingenabriß; vgl. Dormia-Schlinge.

Zeit: (physik.) stetige Größe zur Erfassung der Bewegung von Materie; SI-Basisgröße mit der Basiseinheit Sekunde* (s).

Zeit/Aktivitäts|kurve (lat. activus tätig)**:** (engl.) time-activity curve; (nuklearmed.) graphische Darstellung der in einem Organ od. Verteilungsraum gemessenen zeitl. Änderung der Konz. (Aktivität*) von Radiopharmaka*; u. a. bei kardiol. Untersuchungen der Hämodynamik (Kreislaufzeiten, Herzminutenvolumen), in der Nierendiagnostik (Radioisotopennephrographie*); s. Abb.

Zeit|gitter: Ordnung von biographischen Daten u. Erinnerungen in zeitlich richtiger Folge; vgl. Gedächtnis.

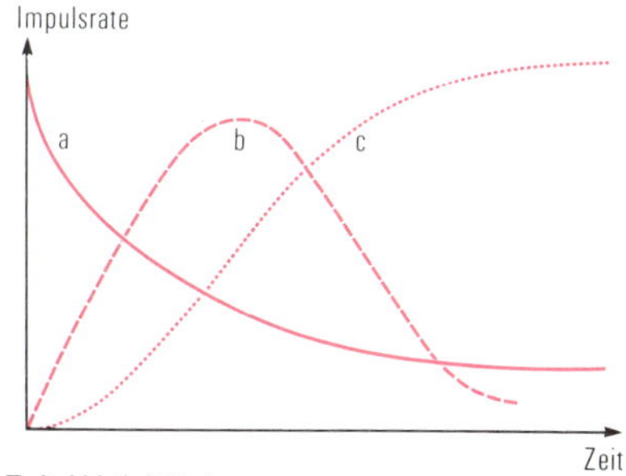

Zeit/Aktivitätskurve:
dargestellt am Beispiel der i.v. Injektion von 131-I-Orthohippursäure und der nachfolgenden Messung der Aktivität präkordial (Eliminationskurve, a), über den Nieren (Transit- oder Passagekurve, b) und über der Harnblase (Akkumulationskurve, c); bei z. B. einem Ureterverschluß würde die Kurve b als Akkumulationskurve erscheinen. [8]

Zele (-kele*) f**:** Kele, Bruch.

Zell|atmung (Zelle*)**:** syn. innere Atmung*.

Zell|a|typie (↑, gr. ἄτυπος mit einem bestimmten Muster nicht übereinstimmend) f**:** s. Atypie, Kernatypie.

Zelle (lat. cella Kammer, Raum, Speisekammer)**:** (engl.) cell; kleinste Bau- u. (isoliert noch lebensfähige) Funktionseinheit von Organismen mit Fähigkeit zu Stoffwechselleistungen, Reizbeantwortung, Motilität u. Reduplikation; die meisten menschl. u. tierischen Z. haben eine Größe von 20-30 μm; extreme Größen erreichen Bakterien (u. a. Prokaryonten*; 1 μm), Erythrozyten (7,4 μm) sowie Eizellen von Menschen (0,2 mm)

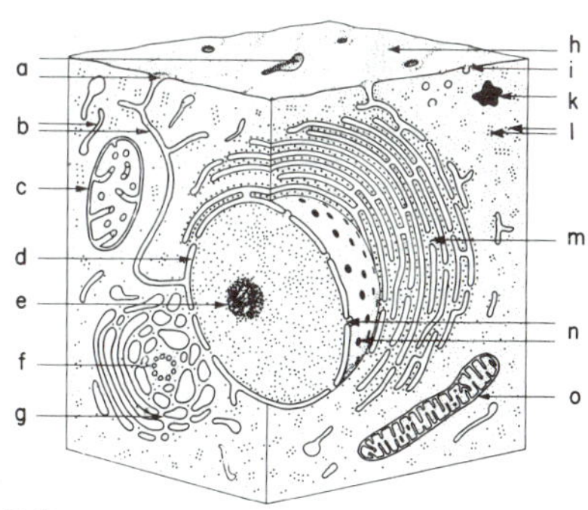

Zelle:
Feinstruktur: a: Einstülpungen der Zellmembran ins Zellinnere; b: Kanalsystem des glatten endoplasmatischen Retikulums; c: Mitochondrium vom Tubulus-Typ; d: die beiden Membranen der Kernhülle; e: Nukleolus; f: Zentralkörperchen; g: Golgi-Komplex; h: Zelloberfläche; i: Pinozytose-Bläschen; k: Liposomen; l: Ribosomen; m: granuläres (= rauhes) endoplasmatisches Retikulum; n: Poren der Kernhülle; o: Mitochondrium vom Crista-Typ [553]

Zelle
Übersicht der Strukturen und Elemente von Zellen

Struktur	Elemente
Protoplasma	gesamte Zellsubstanz innerhalb der Zellmembran
Karyoplasma	Zellkernsubstanz innerhalb der Zellkernmembran mit Karyolymphe, Chromosomen, Nukleolus
Zytoplasma	sog. Zelleib; kolloidales Medium außerhalb des Zellkerns
Zellorganellen	membranöse Organellen: endoplasmatisches Retikulum, Golgi-Apparat, Lysosomen, Peroxisomen, Mitochondrien nichtmembranöse Organellen: Filamente, Mikrotubuli, Ribosomen, Zentriol
Paraplasma	zytoplasmatische Ablagerungen von Proteinen, Kohlenhydraten (v. a. Glykogen), Lipiden u. a.
Metaplasma	Myofibrillen, Tonofibrillen, Neurofibrillen (funktionsbezogene Spezialstrukturen)

u. Vögeln (mehrere cm). **Aufbau:** Die Z. von Eukaryonten* enthält immer einen Zellkern* u. den Zelleib (Zytoplasma*) mit einer unterschiedl. Menge an Zellorganellen*; äußere Begrenzung der Z. ist die Zellmembran* (s. Abb., Tab.).

Zellen, a|makr|ine (↑): (engl.) amacrine cells; Assoziationszellen im Bereich der inneren Körnerschicht der Retina*.

Zellen, Anti|gen-präsentierende (↑): (engl.) antigen presenting cells (Abk. APC); spezialisierte Zellen mit der Funktion, Antigen-erkennenden Zellen (B-Lymphozyten u. einige T-Lymphozyten, v. a. T-Helferzellen) Antigene bzw. Antigenfragmente zu präsentieren u. sie dadurch zu aktivieren; zu den APC gehören v. a. Monozyten/Makrophagen, sog. interdigitierende follikuläre Zellen im Thymusmark, nicht phagozytierende sog. follikuläre dendritische Zellen in Sekundärfollikeln von Lymphknoten u. Milz u. sog. dendritische Zellen in Blut, Lymphe u. versch. Geweben, phagozytoseaktive Zellen des Gefäßendothels u. Langerhans-Zellen in der Haut. APC, die B-Lymphozyten Antigene präsentieren, besitzen häufig membranständige Rezeptoren für Fc u. das Komplementprotein C3, über die sie die Antigene (in Immunkomplexen) binden. T-Lymphozyten werden durch APC aktiviert, die die (phagozytierten) Antigene in unmittelbarer Nachbarschaft mit Histokompatibilitätsantigenen der Klasse II auf ihrer Oberfläche präsentieren. Die Interaktionen zw. den APC u. Lymphozyten erfolgen durch direkten Membrankontakt u. werden zusätzlich über Interleukine* vermittelt.

Zellen, argent|af|fine (↑): s. Zellen, enterochromaffine. **Z., basal|gekörnte** (↑): s. Zellen, enterochromaffine. **Z., delo|morphe** (↑): (engl.) delomorphous cells; die die Vorstufen der Salzsäure sezernierenden Belegzellen des Magens*; dreieckig, azidophiles Plasma. **Z., entero|chrom|af|fine** (↑): (engl.) enterochromaffin cells; syn. argentaffine Zellen, gelbe Zellen; basalgekörnte Zellen des Magen-Darm-Trakts, enthalten u. a. Serotonin*. **Z., helle** (↑): (engl.) clear cells; Zellen des APUD*-Systems; vgl. Gangorgan.

Zellen, im|mun|kompetente (↑): (engl.) immunocompetent cells; auch Immunzellen, Immunozyten; allg. Bez. f. Zellen, die die spezif. Funktionen des Immunsystems* wahrnehmen (v. a. Lymphozyten*); vgl. Killerzellen, Monozyten-Makrophagen-System.

Zellen, pluri|potente (↑): (engl.) pluripotential cells; Zellen, die fähig sind, sich unter versch. Bedingungen unterschiedl. zu differenzieren; vgl. Stammzellen. **Z., pyronino|phile** (↑): (engl.) pyroninophilic cells; Zellen, die sich mit Methylgrün-Pyronin anfärben; typ. Kennzeichen von Immunoblasten*. **Z., wasser|helle** (↑): (engl.) water-clear cells; einer von drei Zelltypen der Nebenschilddrüsen*, hormonaktiv; wahrscheinl. Vorstufen der dunkleren Hauptzellen. **Z., zentro|azinäre** (↑): s. Pankreas.

Zell|hybride (↑; lat. hybrida Bastard, Mischling) m pl: (engl.) cell hybrids; syn. Hybridzellen; Kreuzungsprodukte aus zwei genet. versch. Individuen, die durch spontane (Ereignis $1 : 10^6$) od. induzierte (z. B. Sendai-Virus) Fusion zweier od. mehrerer somat. (od. auch geschlechtl.) Parentalzellen mit unterschiedl. Genotyp entstehen; können auf spez. Nährmedien selektioniert werden, wenn als Parentalzellen Mangelmutanten* verwendet wurden. Durch die kontrollierte Bildung von Z. ist eine Genkartierung der Chromosomen möglich u. das Auftreten versch. Genprodukte kann mit best. Chromosomen korreliert werden. Anhäufungen gleichartiger Z. (Hybridome) können monoklonale Antikörper* zur Bestimmung von Zellstrukturen in ausreichender Menge produzieren.

Zellinien (↑): s. Klon.

Zell|kern (↑): größte lichtmikroskop. wahrnehmbare Zellorganelle, die von einer Doppelmembran (Karyolemm) umgeben ist u. im Karyoplasma Chromatin u. Nukleolen* enthält; in eukaryonten Zellen i. d. R. einmal vorhanden (in normalen Erythrozyten sind keine Z., in Hepatozyten, Osteoklasten, Fremdkörper-Riesenzellen u. Tumorzellen können zwei od. mehrere Z. enthalten sein).

Zell|klon (↑; gr. κλών Sprößling, Zweig) m: s. Klon.

Zell|marker (↑; engl. to mark kennzeichnen) m pl: (engl.) cell markers; für best. Zellen u. versch. Subtypen einer Zellart spezif. antigene Oberflächenstrukturen; z. B. membranständige Immunoglobuline, Rezeptoren u. a. antigene Determinanten (v. a. Glykoproteine) auf der Zellmembran von Lymphozyten, die mit Hilfe von monoklonalen Antikörpern (vgl. Durchflußzytometrie) nachgewiesen werden können u. eine Differenzierung von Lymphoblasten, B- u. T-Lymphozyten sowie deren Subpopulationen ermöglichen (u. a. in der Diagn. von Immundefekten u. Leukämien sowie für die Therapieplanung best. immun. Erkrankungen wichtig). Vgl. CD-Nomenklatur.

Zell|membran (↑; lat. membrana dünnes Häutchen) **f:** (engl.) cell membrane; syn. Plasmalemm; in sich geschlossene, selektiv permeable äußere Begrenzung von tierischen Zellen zur Gewährleistung des Kontakts zu anderen Zellen (Stoffaustausch, Reizbeantwortung), der Oberflächenspannung u. von Zellbewegungen; **Aufbau:** ca. 8 nm dicke Struktur, die (nach dem sog. Flüssigkeitsmosaikmodell) aus zwei Lipidmolekülschichten besteht, in die Membranproteine mit unterschiedl. Struktur eingefügt sind (Abb.); **Funktion: 1.** Stoffwechsel durch aktiven Transmembrantransport (Ionen, kleine Moleküle) unter Verbrauch von ATP*, Bläschentransport (große Moleküle, Partikel) od. passiven Austausch (Osmose, Diffusion); s. Tab.; **2.** Struktur zur Gewährleistung der Spezifität von Zellen; durch Glykoproteine u. -lipide auf der Außenschicht der Z. (sog. Glykokalix) „erkennen" sich gleichartig differenzierte Zellen (Voraussetzung zur Entstehung von Geweben u. zur Hemmung unkontrollierten Zellwachstums). **3.** Träger der Antigeneigenschaften der Zelle; **4.** Träger von Rezeptoren*; **5.** Struktur für Zellkontakte, z. B. in Form der Macula adhaerens (Desmosom*) als Verbindung v. a. von Epithelzellen, der Zona occludens als Verschmelzung benachbarter Zellmembra-

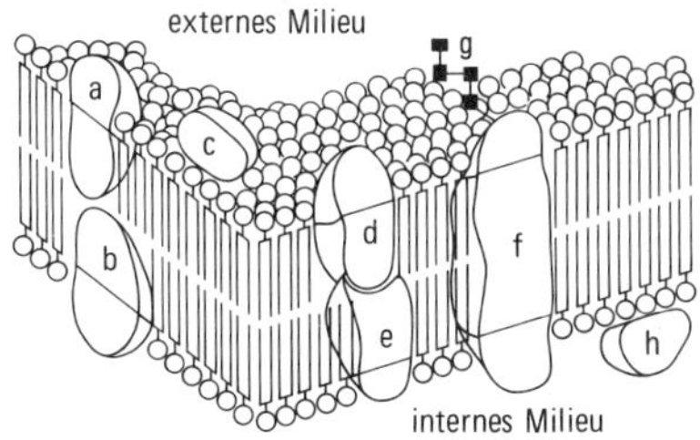

Zellmembran:
Modellvorstellungen über die Plasmamembran im Querschnitt;
a: extern orientiertes intrinsisches Membranprotein; b: intern lokalisiertes intrinsisches Membranprotein; c: externes extrinsisches Membranprotein; d u. e: die Membran durchdringende Proteine mit hydrophoben Wechselwirkungen im Inneren der Membran; f: die Membran durchspannendes Glykoprotein mit Zuckerresten (g); h: intern lokalisiertes extrinsisches Membranprotein

Zellmembran
Mechanismen der transmembranösen Stoffbewegungen

Bezeichnung/Prinzip	Transportierte Stoffe	Voraussetzungen/Vorgänge
Permeation		
aktiver Transport	Ionen	spezif. Membranstrukturen, Energie (ATP)
Carrier-vermittelte Diffusion	Ionen u. größere elektroneutrale Moleküle	spezif. Trägermoleküle, Konzentrationsgefälle od. Energie
Filtration	Teilchen m. Durchmesser kleiner als Poren	hydrostat. Druckdifferenz
Diffusion durch Poren[1]	Teilchen bis 70 nm Ø (z. B. hydrophile Pharmaka)	Elektroneutralität, spez. Membran- u. Molekülstruktur
passive Diffusion	Ionen u. ionisierte Moleküle	Konzentrationsgefälle, Potentialdifferenz, kolloidosmot. Druckdifferenz
Endozytose		
Pinozytose	gelöste Stoffe, Fetttröpfchen	Energie, Invagination u. Abschnürung d. Zellmembran nach innen
Phagozytose	Bakterien, Gewebeteile	Energie, Invagination u. Abschnürung d. Zellmembran nach innen
Zytopempsis	Proteine, Polypeptide u. a. Partikel	Energie, Invagination, Durchschleusung der umschlossenen Granula, Evagination u. Ausschleusung
Exozytose (Emeiozytose)		
ekkrine Exozytose	Proteine, Polypeptide in membranumschlossenen Granula od. Vakuolen	Energie, Ca^{++}, Verschmelzung der umgebenden Membran mit der Zellmembran u. Entleeren des Inhalts nach außen
apokrine Exozytose	Proteine, Polypeptide in membranumschlossenen Granula od. Vakuolen	Energie, Ca^{++}, Evagination der Membran, Abschnürung nach außen

[1] nicht experimentell gesichert

nen (Tight junctions) u. der Nexus (sog. Gap junctions), die den Spalt zw. benachbarten Zellen verkleinern u. so den interzellulären Austausch über Tunnelproteine ermöglichen.

Zell|migration (Zelle*; lat. migratio Aus-, Wanderung) **f:** (engl.) migration of cells; Wanderung v. Zellen; z. B. bedingt durch Chemotaxis*.

Zell|mosaik (↑) **n:** s. Mosaik.

Zello|biose f: (engl.) cellobiose; Disaccharid aus beta-1,4-glykosidisch verknüpfter D-Glukose; Grundkörper der Zellulose*.

Zell|organellen (Zelle*; Dim. von gr. ὄργανον Werkzeug, Hilfsmittel) **f pl:** (engl.) organelles; i. e. S. aus Membranen aufgebaute intrazytoplasmatische Strukturen der Zelle* als Kompartimente für spezif. Stoffwechselleistungen, die nach ihrem spezif. Gewicht mittels Ultrazentrifuge isoliert u. chemisch u. funktionell analysiert werden können; **Formen:** endoplasmatisches Retikulum*, Golgi*-Apparat, Lysosomen*, Peroxisomen*, Mitochondrien*, i. w. S. auch die Zellmembran*. Daneben können auch nichtmembranöse Zellpartikel zu den Z. gezählt werden (Ribosomen*, Zentriol*, Mikrotubuli*, Filamente; s. Filamentum).

Zell|plasma (↑; -plasma*) **n:** s. Protoplasma.

Zell|poly|morphie (↑; Poly-*; -morph*) **f:** (engl.) polymorphism of cells; (histol.) ausgeprägte Variation von Zellgröße u. Zellform in einem Gewebe; Vork. insbes. bei Tumorzellen*.

Zell|stoff (↑)**:** s. Zellulose.

Zell|stoff|wechsel (↑)**:** Zwischenstoffwechsel, intermediärer Stoffwechsel*.

Zell|teilung (↑)**:** s. Mitose, Zellzyklus; vgl. Meiose. **Z., direkte** (↑)**:** s. Amitose. **Z., in|direkte** (↑)**:** s. Mitose. **Z.s|in|dex** (↑) **m:** s. Mitoseindex.

Zell|therapie (↑) **f:** s. Organotherapie.

Zell|tod (↑)**:** s. Nekrose.

Zellular|patho|logie (Dim. ↑; Patho-*; -log*) **f:** (engl.) cellular pathology; die Auffassung der Krankheiten als Störungen der physiol. Lebensvorgänge der Zelle (Virchow).

Zellulasen f pl: (engl.) cellulases; Enzyme*, die Zellulose bis zur D-Glukose abbauen; in Bakt. (z. B. Darmbakterien; b. Wiederkäuern im Pansenmagen).

Zellulitis (Dim. von Zelle*; -itis*) **f:** (engl.) cellulitis; Bez. f. eine nichtentzündl., konstitutionell bedingte umschriebene Degeneration der kollagenen u. elastischen Fasern des subkutanen Bindegewebes bes. bei jüngeren Frauen in der Oberschenkel- u. Glutäalregion; **Sympt.:** Matratzenphänomen (durch die Bindegewebesepten netzartig eingezogene Oberfläche) u. Orangenschalenhaut (trichterförmige Follikeleinziehungen); **Ther.:** nicht möglich; prophylakt. Gewichtsreduktion u. körperl. Training.

Zellulose **f:** (engl.) cellulose; Gerüstpolysaccharid der höheren Pflanzen, kommt aber auch b. niedrigen Pflanzen u. sogar b. einigen Tieren (z. B. Tunikaten) vor; Grundbaustein Zellobiose* (aus D-Glukose). Im tier. Organismus kann Z. nicht direkt verwertet werden, da hier die Zellulase (spaltet Z. zu Zellobiose) fehlt; Abbau erfolgt mit Hilfe von Darmbakterien, die beim Menschen (im Ggs. zu Wiederkäuern) jedoch erst im Dickdarm angesiedelt sind, wodurch es nur noch zu einer geringen Resorption* der Abbauprodukte kommt.

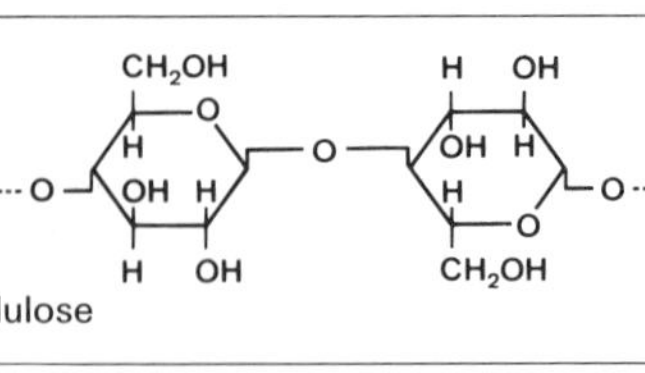

Zellulose

Zell|wand (Zelle*)**:** s. Zellmembran.

Zellweger-Syn|drom (Hans-Ulrich Z., Päd., Zürich, Iowa City, 1909-1990) **n:** syn. zerebro-hepato-renales Syndrom; **Ätiol.:** autosomal-rezessiv vererbtes Fehlbildungssyndrom m. Fehlen von Peroxisomen in Leber u. Nieren; **Klin.:** extreme allg. Muskelhypotonie im Neugeborenenalter m. Fehlen der Muskeleigenreflexe, Krampfanfälle, schwere psychomotor. Retardierung, Gesichtsanomalien mit rechteckigem Gesicht, Hypoplasie der Orbitabögen, breiter Nasenwurzel, Epikanthus, Mikrognathie, hohem Gaumen, tiefstehenden Ohren, Ohrknorpeldysplasie; **Diagn.:** Vermehrung langkettiger Fettsäuren (C_{24}-C_{30}) im Blut, vermehrte Ausscheidung von Phytansäure u. Pipecol- sowie Pipecolinsäure im Urin; pränatale Diagn. ist möglich. **Progn.:** infaust; das Säuglingsalter wird selten überlebt.

Zell|zählung (Zelle*)**:** s. Zählkammer.

Zell|zyklus (↑; Zykl-*) **m:** (engl.) cell cycle; Abfolge von Phasen der Zellreifung u. -teilung (s. Abb.); **1. G_1-Phase:** sog. postmitot. Ruhephase; diploide Interphase mit kontinuierl. Erhöhung der RNA- u. Proteinsynthese. Eine G_1-Phase ohne nachfolgende S-Phase wird als G_0-Phase od. Ruhepause bezeichnet, die Zellen nehmen am Z. nicht mehr teil, bleiben aber unter best. Voraussetzungen zu erneuter Proliferation fähig. **2. S-Phase:** DNA-Synthesephase (Reduplikation*); die DNA wird verdoppelt, die Zelle wird tetraploid. **3. G_2-Phase:** sog. prämitot. Ruhephase; rel. kurze Periode vor der nachfolgenden Teilung; **4. M-Phase:** Mitosephase; in d. Mitose* halbiert die Zelle wieder ihren Chromosomensatz, es entstehen zwei diploide Tochterzellen. Die Dauer eines Z. wird als **Generationszeit** bezeichnet. Für best. Formen der Tumortherapie ist die Synchronisation der Zellzyklen (insbes. der Tumorzellen) von Bedeutung.

Zenker-Di|vertikel (Friedrich A. von Z., Pathol., Erlangen, Dresden, 1825-1898; Divertikel*) **n:** s. Ösophagusdivertikel.

Zenker-Muskel|de|generation (↑; Musculus*; lat. degenerare entarten) **f:** (engl.) Zenker's degeneration; wachsige Degeneration der kontraktilen Anteile einer Muskelfaser (die selbst erhalten bleibt); **Vork.:** bei Infektionskrankheiten, z. B. bei Weil-Krankheit, Tetanus, Grippe, Typhus.

Zentr-: s. a. Centr-.

zentral (gr. κέντρον Punkt, Mittelpunkt)**:** den Mittelpunkt bildend.

Zentral|arterien|verschluß (↑; Arteri-*)**:** (engl.) central retinal artery occlusion; plötzl. auftretende, einseitige, schmerzlose Sehverschlechterung bis Erblindung durch Verschluß der A. centralis retinae; **Urs.:** meist Embolie bei arteriosklerot. Karotis; **Sympt.:** amaurot. Pupillenstarre, ophthalmoskop. grauweiße Netzhaut durch ischämisches Ödem mit kirschrotem Fleck in der Fovea (s. Abb.); **Ther.:** notfallmäßige Augendrucksenkung durch Bulbusmassage u. Betarezeptorenblocker; wenn möglich lokale Fibrinolyse, evtl. isovolämische Hämodilution.

Zentral|fibrillen (↑; Fibrilla*) **f pl:** (engl.) central cores; Fibrillenpaar im Achsenfaden der Spermien*.

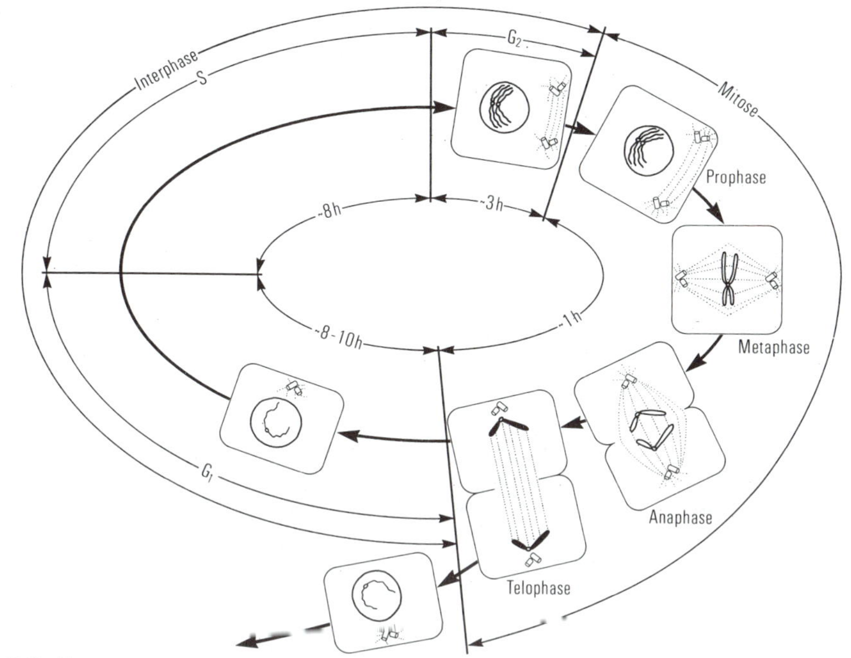

Zellzyklus:
Nach Abschluß der Mitose (M-Phase) treten die Zellen entweder in eine erneute G_1-Phase ein oder bleiben in einer G_0-Phase (Interphase) ohne weitere Teilung. [470]

Zentral|fibrillen|myo|pathie (↑; ↑; My-*; -pathie*) **f:** syn. Centralcore* disease.

Zentral|furche (↑): Sulcus* centralis.

Zentral|ganglien (↑; Gangl-*) n pl: syn. Stammganglien*.

Zentral|grübchen (↑): s. Fovea centralis.

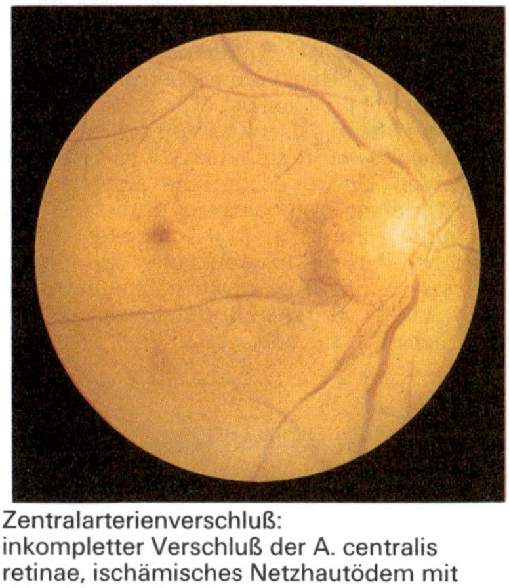

Zentralarterienverschluß:
inkompletter Verschluß der A. centralis retinae, ischämisches Netzhautödem mit „kirschrotem Fleck" der Makula [362]

Zentralisation (↑) f: s. Kreislaufzentralisation, Schock.

Zentral|kanal (↑; Kanal*): Canalis* centralis.

Zentral|körperchen (↑): Zentrosom; s. Zentriol.

Zentral|nerven|system (↑; Nervus*) **n:** (engl.) central nervous system; Abk. ZNS; Gehirn* u. Rückenmark*.

Zentral|skotom (↑; Skotom*) **n:** s. Skotom.

Zentral|star (↑; mhd. starblint blind)**:** (engl.) central cataract; angeb. Katarakt* mit Trübung des Linsenkerns.

Zentral|strahl (↑)**:** (engl.) central ray; vom Fokus der Röntgenröhre ausgehender, durch die Mitte des Strahlenaustrittfensters verlaufender Strahl; vgl. Senkrechtstrahl.

Zentral|venen (↑; Vena*) f pl**:** (engl.) central veins; Vv. centrales hepatis u. V. centralis retinae.

Zentral|venen|verschluß (↑; ↑)**:** inkompletter Verschluß der V. centralis retinae mit Sehverschlechterung; bei Ischämie Ausbildung eines neovaskulären Glaukoms* mit Gefahr der Erblindung; **Ther.:** isovolämische Hämodilution, panretinale Photokoagulation.

Zentral|wert (↑)**:** (statist.) s. Mittelwert.

Zentral|windungen (↑)**:** (engl.) central gyri; Gyrus praecentralis u. Gyrus postcentralis des Gehirns.

zentri|fugal (↑; lat. fugere fliehen)**:** vom Zentrum, Mittelpunkt fortgehend.

Zentri|fuge (↑; ↑) **f:** (engl.) centrifuge; sog. Trennschleuder; Gerät zur Auftrennung von Partikelflüssigkeitsgemischen unter Einwirkung

Z

einer Zentrifugalkraft, die in einem Rotor (mit Behältnis zur Aufnahme des Gemisches) durch Drehbeschleunigung erzeugt wird u. zu einer Sedimentation der Partikel führt, deren Geschwindigkeit v. a. von der Teilchenform u. -größe sowie von der Flüssigkeitsdichte u. -viskosität abhängig ist. Je nach Drehzahl des Rotors beträgt die Zentrifugalkraft bis zu einem Vielfachen der Erdbeschleunigung g. Vgl. Ultrazentrifuge, Differentialzentrifugation.

Zentriol (↑) n: (engl.) centriole; syn. Zentrosom, Zentralkörperchen; in Zellen meist doppelt vorhandenes Zellorganell (sog. Diplosom) mit steuernder Funktion für die Zellteilung u. die Ausbildung von Kinozilien*; Hohlzylinder aus neun Bündeln von je drei schräggestellten Mikrotubuli, der sich in der Interphase des Zellzyklus* verdoppelt; in der anschließenden Mitose* verlagern sich die beiden Zentriole (bzw. Zentriolenpaare) zu zwei entgegengesetzten Zellpolen u. induzieren die Bildung der polaren Tubuli des Spindelapparats*.

zentri|petal (↑; lat. petere erstreben): zum Zentrum hinführend.

Zentro|blasten (↑; Blast-*) m pl: (engl.) centroblasts; unreife Vorstufe der B-Lymphozyten; rel. große Zellen (⌀ 10-12 µm) mit deutlichen (multiplen) Nukleolen in einem hellen runden Kern u. schmalem, stark basophilem Zytoplasmasaum; **Vork.:** in den Keimzentren der Lymphknoten, bei best. Formen des malignen Lymphoms*.

Zentro|blastom (↑; ↑; -om*) n: zentroblastisch-zentrozytisches malignes Lymphom* hoher Malignität (Kieler Klassifikation) mit Proliferation von Zentroblasten u. Immunoblasten.

Zentro|mer (↑; gr. μέρος Teil; Anteil) n: (engl.) centromere; Kinetochor; zentrale primäre Einschnürung u. Ansatzstelle der Spindelfaser am Chromosom; vgl. Chromatiden, Isochromosomen, Satelliten.

Zentro|plasma (↑; -plasma*) n: (engl.) centroplasm; syn. Zytozentrum; Plasmazone, in deren Mittelpunkt das Zentriol* liegt.

Zentro|som (↑; Soma*) n: syn. Zentriol*.

Zentro|zyten (↑; Zyt-*) m pl: (engl.) centrocytes; die aus den Zentroblasten* hervorgehenden B-Lymphozyten mit eingekerbtem Zellkern in den Keimzentren der Lymphknoten.

Zeph|algie (Keph-*; -algie*) f: Kopfschmerz*.

Zephalo-: s. a. Cephalo-, Kephalo-.

Zephalo|poly|syn|daktylie (Keph-*; Poly-*; Syn-*; Daktyl-*) f: syn. Greig*-Syndrom I.

Zeramid n: s. Zerebroside.

Zeramidase|mangel: (engl.) ceramidase deficiency; syn. Farber-Krankheit, disseminierte Lipogranulomatose; seltene autosomal-rezessiv erbl. Lipidstoffwechselerkrankung mit granulomatösen Zeramidablagerungen in allen Körpergeweben inf. eines Defekts der lysosomalen Zeramidase; **Klin.:** schmerzhafte Gelenkschwellungen im Säuglingsalter, zunehmende Heiserkeit u. Dyspnoe, psychomotorische Retardierung; Tod innerh. der ersten beiden Lebensjahre.

Zerasin n: s. Zerebroside.

Zerealien (lat. Ceres röm. Göttin des Ackerbaus) f pl: (engl.) cereals; Getreidefrüchte; enthalten hauptsächlich Kohlenhydrate (v. a. als Stärke), daneben auch Eiweiße (Gliadin u. Glutelin in Weizen u. Roggen, Zein im Mais, Hordenin in Gerste).

Zerebellum (Cerebellum*) n: (anat.) Cerebellum; s. Kleinhirn.

Zerebr-: auch Cerebr-; Wortteil mit der Bedeutung Gehirn; von lat. cerebrum.

Zerebral|parese, infantile (↑; Parese*) f: (engl.) infantile cerebral palsy; syn. zerebrale Kinderlähmung; allg. Bez. f. Folgen eines frühkindlichen Hirnschadens*, **pathol.-anat.** in Abhängigkeit von der Schädigung mit Narbenbildung durch Gliawucherung, Porenzephalie, Hypoplasie od. Aplasie, evtl. Mikrozephalie; **Klin.:** spastische Lähmungen als Hemi-, Di- od. Paraplegie, pathol. Mitbewegungen, Synergien, Athetose (nach Kernikterus evtl. Athétose double), Intelligenzminderung, Sprachentwicklungsverzögerung, Erethismus u. a. Störungen, evtl. Epilepsie (sog. Residualepilepsie); **Diagn.:** pathol. frühkindliche Reflexe*, Nachweis der zerebralen Schäden durch Computertomographie. **Ther.:** frühzeitig Krankengymnastik, z. B. nach der Bobath-Methode. Vgl. Little-Krankheit.

Zerebral|sklerose (↑; Skler-*; -osis*) f: Enzephalopathie* inf. zerebraler Durchblutungsstörung*.

Zerebron (↑) n: syn. Phrenosin*.

Zerebroside (↑) n pl: (engl.) cerebrosides; auch Cerebroside; komplexe Lipide*, zu den Glykosphingolipiden gehörend (s. Sphingolipide), v. a. in d. weißen Gehirnsubstanz enthalten, chem. Glykosylderivate von Ceramid bzw. Fettsäure-Acylderivate von Psychosin; Bausteine: Sphingosin* od. Dihydrosphingosin als basische Substanzen, Fettsäure, Zucker (im Gehirn meistens D-Galaktose), auch mehrere sog. Ceramid-Polyhexoside. Je nach Fettsäure unterscheidet man Cerasin, Phrenosin od. Cerebron, Nervon u. Oxynervon. **Klin. Bedeutung: 1.** Träger antigener Eigenschaften; für d. Antigenität der Erythrozyten (Blutgruppe A u. B) sind den Ceramidpolyhexosiden verwandte Stoffe verantwortlich. **2.** Speicherung von Ceramid bei den sog. Zerebrosidosen*; gespeichert wird: **a)** Glukosyl-Ceramid b. Gaucher*-Krankheit; **b)** Galaktosyl-Ceramid b. Krabbe-Syndrom (Globoidzellen*-Leukodystrophie); **c)** Galaktosylgalaktosylglukosyl-Ceramid b. Fabry-Syndrom (Angiokeratoma* corporis diffusum); **d)** Zerebrosid-Sulfatide bei metachromatischer Leukodystrophie*.

Zerebrosidosen (↑; -osis*) f pl: (engl.) cerebrosidoses; syn. Zerebrosidlipidosen; zu den Sphingolipidosen* gehörende erbl. Fettspeicherkrankheit inf. Speicherung v. Zerebrosiden*.

zerebro|spinal (↑; Spina*): (engl.) cerebrospinal; Gehirn u. Rückenmark betreffend.

Zerebrum (↑) n: Gehirn*.

Zerfahrenheit: s. Denkstörung.

Zerfalls|gesetz: (engl.) decay law; Gesetz der radioaktiven Umwandlung; die Abnahme der Aktivität* einer radioaktiven Substanz wird durch eine e-Funktion (e = Eulerzahl = 2,718...) beschrieben. Ist A(0) bzw. A(t) die Aktivität zum Anfangszeitpunkt 0 bzw. einem späteren Zeitpunkt t, so gilt bezüglich der Halbwertzeit T für den zeitlichen Zusammenhang:

$$A(t) = A(0) \cdot e^{-\frac{\ln 2}{T} \cdot t}$$

Zerfalls|kon|stante (lat. constare feststehen) f: (engl.) decay constant; Formelzeichen λ; (physik.) reziproker Wert der mittleren Lebensdauer eines radioaktiven Elements (eine Proportionalitätskonstante); die mittlere Lebensdauer entspricht der Zeit, in der die Anzahl der ursprünglich vorhandenen Atome inf. der radioaktiven Umwandlung der Kerne auf den Bruchteil 1 : e (1 : 2,7 ~ 0,37) abgenommen hat. Die Z. hängt mit der physikalischen Halbwertzeit* T_{phys} wie folgt zusammen:

$$\lambda = \frac{\ln 2}{T_{phys}}$$

Zerfalls|reihe: (engl.) decay sequence; die sich ergebende Folge von Radionukliden*, die durch radioaktiven Zerfall einer langlebigen Muttersubstanz (Mutternuklid) schrittweise nacheinander entstehen (radioaktive Familie). Alle Z. enden bei einem stabilen Pb- bzw. Bi-Isotop. Die einzelnen Komponenten der Z. können unterschiedl. Zerfallsarten u. v. a. sehr unterschiedl. Halbwertzeiten besitzen. Es gibt drei große **natürliche Z.: 1.** die Uran-Radium-Z.; **2.** die Uran-Actinium-Z.; **3.** die Thorium-Z. Dazu kommt die **künstliche** Plutonium-Neptunium-Z. Vgl. Radionuklidgenerator.

Zerkarien (gr. κέρκος Schwanz) f pl: (engl.) cercaria; Schwanzlarven; aus Sporozysten* od. Redien* im 1. Zwischenwirt (Schnecke) entstehendes Larvenstadium der Trematodes*; dringt perkutan in den Endwirt ein (Schistosoma*) u. entwickelt sich dort zum Adultwurm od. enzystiert sich an od. im 2. Zwischenwirt zur Metazerkarie*.

Zerkarien|dermatitis (↑; Derm-*; -itis*) f: (engl.) swimmer's itch; syn. Badedermatitis; akute Dermatitis durch Infektion mit freischwimmenden Zerkarien (s. Trematodes, Abb.) verschiedener tierpathogener Trematodenarten (z. B. Trichobilharzia*, v. a. Trichobilharzia szidati u. Trichobilharzia ocellata), für die Wasserschnecken Zwischenwirte sind u. für die der Mensch Fehlwirt* ist; **Vork.:** weltweit in warmem Klima, in heißen Perioden auch in Mitteleuropa (Voralpen, Holsteinische Seenplatte); **Sympt.:** Zerkarien dringen durch die feuchte Haut ein u. verursachen innerh. kurzer Zeit (bis eine Std.) eine heftige Lokalreaktion (stark juckende urtikarielle od. papulöse Effloreszenzen), evtl. mit Allgemeinreaktionen (Erbrechen); wiederholte Exposition führt zu Sensibilisierung, so daß erneuter Kontakt u. U. generalisierte Exantheme auslöst. **Ther.:** symptomatisch (Antihistaminika lokal, ggf. systemisch); die Zerkarien sterben in kurzer Zeit intrakutan ab. Vgl. Schistosomiasis.

Zerkarien|hüllen|re|aktion (↑) f: s. CHR.

Zerklage (frz. cerclage Umreifung, Faßbinden) f: Cerclage*.

Zeroid (lat. cera Wachs; -id*) n: (engl.) ceroid; auch Ceroid; wachsähnliches Pigment (Abnutzungspigment, braune Substanz, Hämofuszin); Ablagerung z. B. in d. Gefäßwand bei Arteriosklerose*.

Zeroid|lipo|fuszinose (↑; ↑; Lip-*; Fuszin*; -osis*) f: Lipidspeicherungskrankheit mit elektronenmikroskop. sichbaren Zeroid-Lipofuszin-Pigmenteinschlüssen in den Lysosomen aller Organe; **Ätiol.:** autosomal-rezessiver Erbgang; der zugrundeliegende Enzymdefekt ist bisher nicht bekannt. **Klin.:** psychomotorische Retardierung, Myoklonie, extrapyramidale und zerebellare Sympt., Sehstörungen bis zur Erblindung; im Endstadium Dezerebration; **Formen: 1.** infantile Form (Santavuori-Haltia-Hagberg-Krankheit) mit Beginn im 1. Lj.; **2.** spätinfantile Form (Jansky-Bielschowsky-Typ der amaurotischen Idiotie), Beginn mit Krampfanfällen im 2. bis 4. Lj.; **3.** juvenile Form (Batten-Spielmeyer-Vogt-Syndrom, juvenile amaurotische Idiotie), Beginn im 6. bis 7. Lj. mit Sehstörungen (Retinitis pigmentosa); **4.** adulte Form (Kufs-Hallervorden-Krankheit, Spätform der amaurotischen Idiotie), Beginn nach dem 20. Lj. mit schubweisem Verlauf u. langsamer Progredienz, ohne Sehstörungen. Eine kausale **Ther.** ist nicht bekannt. **Progn.:** Die Lebenserwartung der drei Frühformen ist auf wenige Jahre reduziert.

Zerrung: s. Distorsion.

Zerstreuungs|linse: (engl.) diverging lens; sog. negative Linse mit mind. einer konkaven Oberfläche; achsenparallel einfallendes Licht breitet sich nach Durchgang durch eine Z. divergent aus. Die rückwärtigen Verlängerungen der divergent verlaufenden Lichtstrahlen schneiden sich im Brennpunkt. Verw. in der Augenheilkunde bes. zur Korrektur der Myopie*. Vgl. Konvexgläser.

Zertation (lat. certatio Wettkampf) f: (engl.) certation; sog. Spermienwettbewerb nach erfolgter Ejakulation; die kleineren Y-Spermien erreichen aufgrund ihrer besseren Beweglichkeit das Ei leichter.

Zerumen (lat. cera Wachs) n: Cerumen, sog. Ohrenschmalz; gelblich-bräunliches Sekret der Talg- u. Schweißdrüsen (Glandulae ceruminosae) des äußeren Gehörgangs mit der Aufgabe, abgeschilferte Epithelien, Haare u. Schmutzpartikel einzuhüllen u. nach außen zu transportieren; kann als Zeruminalpfropf (Cerumen obturans) den Gehörgang völlig verlegen; **Sympt.:** dumpfes Gefühl im Ohr, Schwerhörigkeit; **Ther.:** bei intaktem Trommelfell Spülung des äußeren Gehörgangs mit 37°C warmem Wasser, sonst instrumentelle Reinigung unter Sicht.

Zervikal|ganglien (lat. cervix Hals, Nacken; Gangl-*) n pl: (engl.) cervical ganglia; Ganglion cervicale superius, medium u. cervicothoracicum (stellatum); Ganglien des Halsgrenzstrangs.

Zervikal|kanal (↑; Kanal*): Gebärmutterhalskanal.

Zerviko|brachial|syn|drom (↑; Brachi-*) n: (engl.) cervicobrachial syndrome; Schulter-Arm-Syndrom, Zervikalsyndrom, Halswirbelsäulensyndrom; Sammelbez. f. sensible, motorische u. vegetativ-trophische Störungen im Bereich des Halses, des Schultergürtels u. der oberen Extremitäten; **Urs.:** Armplexuslähmung, zervikaler Bandscheibenvorfall, Grenzstrang-Quadrantensyndrom, Grisel-Syndrom, Migraine cervicale, Periarthropathia humeroscapularis, Scalenus-anterior-Syndrom, neuralgische Schulteramyotrophie, Syringomyelie, Sudeck-Syndrom, Thoracic outlet syndrome, Wirbelsäulenaffektionen, Zoster; Z. bei Erkr. innerer Organe, z. B. bei Pancoast-Tumor, Aortenbogensyndrom, Subclavian steal syndrome.

Zervix (lat. cervix Hals, Nacken) f: (anat.) Hals(teil), i. e. S. der Gebärmutterhals, Cervix* uteri.

Zervix|dys|tokie (↑; Dys-*; Toko-*) f: (engl.) cervical dystocia; (gebh.) ungenügende u. verzögerte Dilatation der Zervix mit entspr. Geburtsverzögerung; **Urs.: 1.** funktionell (z. B. Spasmus des unteren Uterinsegmentes, hyperaktive Wehentätigkeit); **2.** organisch (z. B. narbige Veränderungen des Muttermundes).

Zervix|faktor (↑) m: (engl.) cervical factor; zusammenfassende Bez. f. die funktionellen zykl. Veränderungen an der Zervix u. am Zervixschleim*; als **pathologischen** Z. bezeichnet man das Vorliegen: **1.** endokriner bzw. immun. Störungen (z. B. fehlende Kapazitation, Bildung v. Sperma-Antikörpern) als konzeptionserschwerende Faktoren (b. Sterilität*); **2.** morphol.-pathol. Veränderungen als austragungserschwerende Faktoren (b. Infertilität*); s. Cervix score.

Zervix|höhlen|karzinom (↑; Karz-*; -om*) n: Sonderform des Zervixkarzinoms*, das sich inf. seiner intrazervikalen Entw. oft der Frühdiagnose entzieht (Portio makroskopisch unauffällig, kein pathol. Portioabstrich); bei Diagnosestellung bereits oft inoperabel.

Zervix|in|suf|fizienz (↑; Insuffizienz*) f: (engl.) incompetent cervix; korrekte Bez. isthmozervikale Insuffizienz; meist nach der 12. SSW klaffender äußerer Muttermund u. erweiterter Zervikalkanal mit tast- bzw. sichtbarer Fruchtblase (sog. Vorblase); u. U. Ursache von Spätaborten, die meist ohne Wehentätigkeit m. einem Blasensprung beginnen; **Ther.:** Arabin-Pessar, Cerclage.

Zervix|karzinom (↑; Karz-*; -om*) n: (engl.) cervical carcinoma; syn. Kollumkarzinom, auch Gebärmutterhalskrebs; Karzinom der Cervix uteri; **klin. Einteilung** in Portiokarzinom (der Ektozervix) u. Zervixhöhlenkarzinom (der Endozervix), häufig m. tonnenförmiger Auftreibung (Tonnenkarzinom); **Vork.:** früher häufigstes Genitalkarzinom der Frau, heute ebenso häufig wie das Korpuskarzinom* (v. a. inf. Früherkennung von präkanzerösen Vorstadien); **Histopathol.:** meist Plattenepithelkarzinom (ca. 90%), selten Adenokarzinom (ca. 5%), Mischformen u. vom Gartner-Gang ausgehende Karzinome (ca. 5%); **Klin.:** jedem Z. geht ein asymptomat. Vorstadium (epitheliale Dysplasie, Präkanzerose) voraus; auch das Carcinoma* in situ u. ein beginnend invasiv wachsendes Z. macht keine für die Pat. erkennbaren Frühsymptome; Sympt. erst ab einer gewissen Größe u. v. a. bei Ulzeration des Primärtumors: unregelmäßige Blutabgänge, fleischwasserfarben-blutiger Fluor* genitalis, Kontaktblutungen; Schmerzen i. d. R. erst b. Überschreiten der Organgrenzen u. Einbruch in Nachbarorgane (Blase, Rektum, Ureteren, Bekkengefäße u. -nerven). Aufgrund der reichen Versorgung der Zervix mit Lymphgefäßen kommt es schon rel. frühzeitig zur lymphogenen **Metastasierung** (Parametrium, Beckenlymphknoten) oft mit Ummauerung u. Stenosierung der Ureteren, Hydronephrose, chron. Niereninsuffizienz u. Urämie (häufigste Todesursache); hämatogene Metastasen treten relativ spät auf (Leber, Lungen, Becken, Wirbelsäule). **Stadieneinteilung:** s. Tab.; **Diagn.:** Früherkennung durch regelmäßige Krebsfrüherkennungsuntersuchungen*: vaginale Untersuchung, Kolposkopie*, Zytodiagnostik*, evtl. Knipsbiopsie* bzw. diagn.

> Jede Frau über 25 Jahre sollte alle 9–12 Monate gynäkologisch untersucht werden, wobei ein zytologischer Abstrich gemacht werden muß.

Konisation*, bei Verdacht auf Zervixhöhlenkarzinom fraktionierte Kürettage* u. histol. Beurteilung (s. Abb.); **Ther.:** operativ (v. a. Wertheim*-Meigs-Operation), lokale u. perkutane Strahlentherapie; **Progn.:** Fünf-Jahres-Überlebensrate von 100% (Stadium 0) bis ca. 75% (Stadium IV).

Zervix|konisation (↑; gr. κῶνος Kegel) f: s. Konisation.

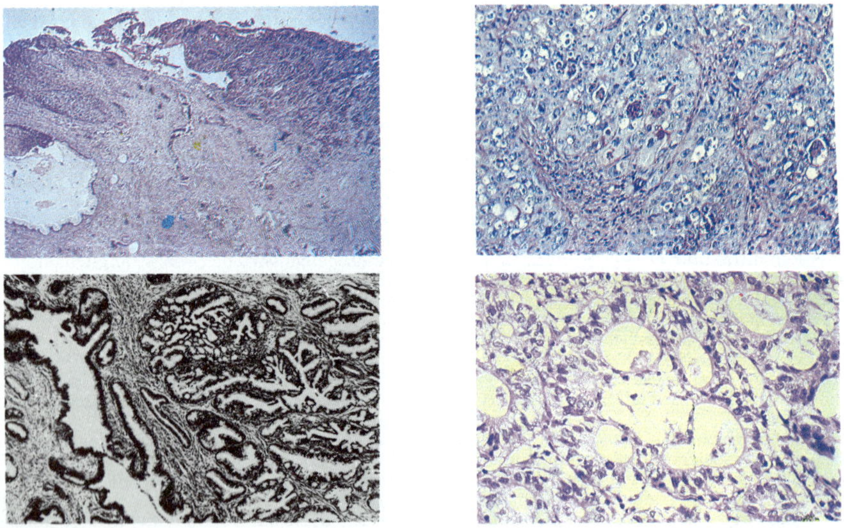

Zervixkarzinom:
oben: beginnendes, noch mikroinvasives Karzinom (links) und invasives großzelliges Plattenepithelkarzinom der Portio (rechts); unten: reifes, papilläres Adenokarzinom (links) und wenig differenziertes kleinalveoläres Adenokarzinom der Zervixschleimhaut (rechts) [65]

Zervixkarzinom
TNM-Klassifikation und FIGO-Stadien (Kurzfassung)

UICC		FIGO
Tis	Carcinoma in situ	0
T1	begrenzt auf Uterus	I
T1a	Diagnose nur durch Mikroskopie	Ia
T1a1	minimale Stroma-invasion	Ia1
T1a2	Tiefe ≤5 mm, horizontale Ausbreitung ≤7 mm	Ia2
T1b	Läsionen größer als T1a2	Ib
T2	Ausdehnung jenseits Uterus, aber nicht zur Beckenwand und nicht zur Vagina (unteres Drittel)	II
T2a	Parametrium frei	IIa
T2b	Parametrium befallen	IIb
T3	Ausdehnung zur Vagina (unteres Drittel), Beckenwand, Hydronephrose	III
T3a	Vagina (unteres Drittel)	IIIa
T3b	Beckenwand, Hydronephrose	IIIb
T4	Schleimhaut von Harnblase, Rektum, jenseits kleines Becken	IVa
M1	Fernmetastasen	IVb

Zervix|plazenta (↑; Plazenta*) f: (engl.) cervical placenta; Placenta praevia cervicalis; seltene Sonderform der Placenta* praevia, wobei die Plazenta im Halskanal der Gebärmutter inseriert.

Zervix|polyp (↑; Polyp*) m: (engl.) cervical polyp; meist benigne Hyperplasie der Zervixschleimhaut; entspricht in Aufbau u. Entstehung dem Korpuspolyp*; **Sympt.:** schleimiger, auch eitriger, blutiger Fluor* genitalis, Schmierblutungen. Bei Entstehung im unteren Zervikalkanal od. im Bereich ektropionierter Zervixschleimhaut gelangt der Z. teilweise od. ganz auf die Portiooberfläche, wird sekundär v. geschichtetem Plattenepithel überhäutet u. als **Portiopolyp** bezeichnet. **Ther.:** Abtragung u. histol. Untersuchung, ab dem Präklimakterium fraktionierte Kürettage. Vgl. Polyp.

Zervix|riß (↑): (engl.) cervical laceration; Einreißen der Zervix meist unter der Geburt, z. B. wenn der Muttermund noch nicht vollständig eröffnet ist od. bei zu schneller Erweiterung des Zervikalkanals durch Dilatatoren; vgl. Emmet-Riß.

Zervix|sarkom (↑; Sark-*; -om*) n: (engl.) cervical sarcoma; im Erwachsenenalter extrem seltener maligner mesenchymaler Tumor (Leiomyosarkom, endozervikales Stromasarkom, maligner mesodermaler Mischtumor, entsprechen weitgehend den gleichnamigen Uterussarkomen*); eine im Kindesalter vorkommende Variante ist das Sarkoma* botryoides.

Zervix|schleim (↑): von den Zervixdrüsen abgesondertes, leicht alkal. Sekret, dessen Konsistenz u. Menge durch die physiol. Hormonschwankungen während des Menstruationszyklus* verändert wird (s. Abb.); enthält u. a. das Glykoproteid Muzin*, Aminosäuren, Zucker, Enzyme u. Elektrolyte; Wassergehalt bis zu 90%. Der, mit Ausnahme der Zeit um die Menstruation* u. Ovulation*, hochvisköse Z. ist ein sicherer Schutz gegen das Eindringen v. Keimen u. Spermien in den Uterus. Unter Östrogeneinfluß wird der Z. dünnflüssig, zu einem Faden ausziehbar u. „spinnbar". Die Spinnbarkeit ist am größten kurz vor der Ovulation (6-8 cm u. mehr Fadenlänge) u. zeigt die maximale Östrogenaktivität an, d. h. die Frau befindet sich in der präovulator. Phase, in der der Z. für die Spermien maximal durchgängig ist (sog. Spinnbarkeitstest); das Farnkrautphänomen* ist positiv. Unter

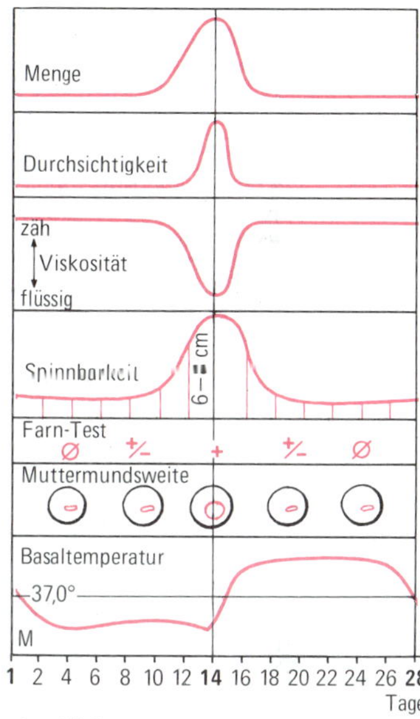

Zervixschleim: schematische Darstellung der zyklischen Veränderungen [23]

Gestageneinfluß in der Sekretionsphase verminderte Bildung eines nicht fadenziehenden Sekrets; der Farntest ist negativ, die Penetrationsfähigkeit f. Spermien stark herabgesetzt bzw. aufgehoben. Funktionelle Diagn.: s. Cervix score. Vgl. Konzeptionsoptimum.

Zervix||schleim|methode (↑) f: s. Billings-Ovulationsmethode. **Z.sekret** (↑; Sekret*) n: s. Zervixschleim. **Z.umschlingung** (↑): Cerclage*.

Zervizitis (↑; -itis*) f: (engl.) cervicitis; syn. Endometritis cervicis uteri; m. zervikalem Fluor* genitalis einhergehende Entz. der Schleimhaut des Zervikalkanals, z. B. bei Gonorrhoe, Kolpitis, nach Entbindung, Abort od. durch Intrauterinpessare verursacht; kann Ausgangspunkt einer aszendierenden Inf. sein; s. Endometritis.

Zestoden (gr. κεστός Band; -id*) f pl: (engl.) cestodes; Bandwürmer; s. Cestodes.

Zestoden|in|fektionen (↑; ↑; Infekt-*) f pl: (engl.) cestodiases; Befall des Menschen mit Bandwürmern (Cestodes*); kosmopolit. Erkran-

Z

kung; die wichtigsten durch Zestoden verursachten Krankheiten sind Taeniasis*, Zystizerkose*, Echinokokkose*, Diphyllobothriose*, Hymenolepiasis*, Sparganose*.

Zetrimid|agar m: s. Cetrimidagar.

Zeugungs|unfähigkeit: Impotentia* generandi des Mannes.

-zid: Wortteil mit der Bedeutung tötend; von lat. caedere.

Zido|vudin (INN) n: 3'-Azido-3'-desoxythymidin (IUPAC); syn. Azidothymidin (Abk. AZT); Nukleosidanalogon, hemmt kompetitiv das f. die Replikation von Retroviren erforderliche Enzym reverse Transkriptase u. ist wirksam gegen HIV-1 u. HIV-2; **Verw.:** bei HIV-Infektion bei einer Anzahl von Helferzellen* unter 500/µl od. schweren Allgemeinsymptomen wie Gewichtsverlust, Nachtschweiß, Fieber od. Diarrhoe, bei HIV-Enzephelopathie, HIV-assoziierter Thrombopenie bzw. Dermatosen; im Verlauf der Ther. kann es zur Resistenzentwicklung von HIV kommen, die zu erneuter Progression führen kann. Die Komb. mit Didanosin* od. Zalcitabin* kann die Resistenzentwicklung verzögern, bei Therapieversagen evtl. Monotherapie mit letztgenannten Substanzen. **NW:** gastrointestinale Störungen, Neutropenie, Anämie, Kopfschmerz, Schlaflosigkeit, selten Myopathien; die mitunter therapielimitierende Neutropenie kann mit G-CSF (s. CSF) behandelt werden. Vgl. Virostatika.

Ziegel|mehl|sediment (lat. sedimentum Bodensatz) n: (engl.) latericeous sediment; Sedimentum lateritium; im Harnsediment* bei saurem Harn vorkommende gelbrote amorphe Körnchen, meist in Drusen zusammengebacken, aus Heminatriumurat; vgl. Urate.

Ziegen|milch|an|ämie (Anämie*) f: (engl.) goat's milk anaemia; syn. Jaksch-Hayem-Syndrom; bei ausschl. mit Ziegenmilch ernährten Säuglingen auftretende, pathogenet. unklare megaloblastäre Anämie* (wahrscheinl. durch Mangel an Vitamin B_{12} u. Folsäure), häufig in Komb. mit Splenomegalie; **Ther.:** Umstellung auf Kuhmilchernährung, orale Zufuhr von Vitamin B_{12}, Folsäure u. evtl. Vitamin C.

Ziegen|peter: s. Parotitis epidemica.

Ziehen-Schwalbe-Oppenheim-Syn|drom (Georg Th. Z., Neurol., Psychiater, Halle, 1862-1950; Hermann O., Neurol., Berlin, 1858-1919) n: erbl. Form der Torsionsdystonie*.

Ziehl-Neelsen-Färbung (Franz H. Z., Neurol., Lübeck, 1857-1926; Friedrich K. N., Pathol., Rostock, Dresden, 1854-1894): (engl.) Ziehl-Neelsen stain; Kontrastfärbung für alkohol- u. säurefeste Bakterien; Präp. lufttrocknen u. hitzefixieren, anschl. mit Karbolfuchsinlösung* bedecken, erhitzen u. entfärben m. Salzsäurealkohol; m. Methylenblau nachfärben; Ergebnis: „säurefeste" Bakt., z. B. Mycobacterium tuberculosis, erscheinen rot auf zartblauem Untergrund.

Zielke-Operation f: Form der Spondylodese*.

Ziel|volumen (Volumen*) n: (engl.) planning volume; früher Herdgebiet; Bez. f. das zu bestrahlende Gewebevolumen im Pat., das eine möglichst homogene Dosis erhalten soll; vgl. Strahlentherapie.

Zieve-Syn|drom (Leslie Z., amerikan. Klin., geb. 1915) n: akutes hämolyt. Syndrom bei Alkoholkrankheit m. Leberzirrhose od. akuter Pankreatitis in Verbindung mit sekundärer Hyperlipoproteinämie*; **Klin.:** akute Oberbauchsympt. mit Schmerzen, Übelkeit, Erbrechen, zeitweise Diarrhoen, manchmal akute Pankreatitis; **Diagn.:** (labordiagn.) erhöhte Transaminasen u. Triglyzeride, erhöhte alkal. Phosphatase (Cholestase), Hämolyse mit erhöhtem Alpha-HBDH, Eisenspiegel, Bilirubin (indirekt); bei Pankreatitis evtl. erhöhte Alphaamylase; Schaumzellen im Sternalpunktat; **Ther.:** Alkoholkarenz.

Ziffer: (engl.) figure; (statist.) syn. Rate; Verhältnisausdruck zweier Mengen, die nicht zu derselben Gesamtheit gehören; z. B. Geburtenziffer: Anzahl der Geburten/Einwohnerzahl; vgl. Quote, Inzidenz.

Ziliar-: s. a. Ciliar-.

Ziliar|drüse (lat. cilium Oberlid, Wimpern): (engl.) ciliary body epithelium; Epithelschicht des Ziliarkörpers; Funktion: Kammerwasserbildung.

Ziliar|körper (↑): (engl.) ciliary body; Corpus ciliare; schmaler, gewulsteter, vorderer Abschnitt der Tunica (media) vasculosa oculi, bestehend aus Ziliarmuskel u. Ziliarfalten u. -fortsätzen.

Ziliar|körper|entzündung (↑): s. Zyklitis.

Ziliar|muskel (↑; Musculus*): Musculus* ciliaris.

Ziliar|nerven (↑; Nervus*): (engl.) ciliary nerves; Nerven des Ziliarkörpers; versorgen auch Regenbogenhaut u. Hornhaut.

Ziliar|neur|algie (↑; Neur-*; -algie*) f: s. Nasoziliarneuralgie.

Ziliaten (↑) n pl: (engl.) ciliates; Ciliata; Wimperntierchen, einziger humanpathogener Vertreter: Balantidium* coli; vgl. Protozoen.

Zilien (↑) f pl: (engl.) cilia; Wimpern, Wimperhärchen; Bez. f. **1.** (biol.) der Fortbewegung dienende Zellfortsätze best. Protozoen*; vgl. Geißeln; **2.** (anat.) Haare an den Lidrändern u. Zellorganellen des Flimmerepithels*; vgl. Clearance, mukoziliäre.

Zimmer|pflege: Prinzip der stationären Krankenpflege*, bei dem eine od. mehrere Krankenpflegepersonen die Pat. in einer kleinen Anzahl von Zimmern betreuen; Vorteil: individuelle Pflege durch wenige Personen; erfolgt v. a. in Sonderstationen (z. B. Intensiv-, Dialyse- u. Isolierstationen; hoher Personalbedarf). Vgl. Funktionspflege, Gruppenpflege.

Zink n: (engl.) zinc; chem. Element, Symbol Zn, OZ 30, rel. Atommasse 65,38; zur Zinkgruppe gehörendes zweiwertiges Metall, essentielles Spurenelement; Bestand im Organismus ca. 3-4 g, Tagesbedarf ca. 20 mg; u. a. Bestandteil des Insulins u. der Carboanhydrase; der **Referenzbereich** im Blutplasma beträgt 11-17 µmol/l (70-110 µg/dl) bei normalem Albuminspiegel. **Verw.:** (techn.) in der Metallurgie als Rostschutz; Zinksulfid (ZnS) zeigt Phosphoreszenz u. wird zur Sichtbarmachung von Röntgenstrahlung verwendet. Anw. von Zinksalzen in der Augenheilkunde, Dermatologie u. Urologie als Adstringenzien u. zur Verbesserung der Wundheilung.

Zink|leim|verband: (engl.) Unna's boot; Verband aus mit Zinkleim (Zinci gelatina) bestrichenen u. dadurch gut haftenden u. stabilisierenden Mullbinden; z. B. als Kompressionsverband, bei Extensionen, nach Entfernung von Gipsverbänden.

Zink|mangel|dermatitis (Derm-*; -itis*) f: (engl.) zinc deficiency dermatitis; nässende Entz. der Haut durch Zinkmangel inf. ungenügender Zufuhr (parenterale Ernährung, Fehlernährung) od. verminderter Resorption (Darmresektion, Colitis ulcerosa, Enteritis regionalis Crohn); **Sympt.:** Krustenbildung in Gesicht u. Genitoanalbereich, Blasenbildung u. Paronychie an Fingern u. Zehen, diffuse Alopezie; vgl. Akrodermatitis enteropathica.

Zinn n: (engl.) tin; chem. Element, Symbol Sn (Stannum), OZ 50, rel. Atommasse 118,70; zur Kohlenstoffgruppe gehörendes zwei- u. vierwertiges, silberweiß glänzendes, bei 232°C schmelzendes, sehr dehnbares (Zinnfolie, Stanniol) Schwermetall (spezifisches Gewicht 7,28 g/cm^3).

Zinn-Gefäß|ring (Johann G. Z., Anat., Botaniker, Göttingen, 1727-1759): syn. Haller*-Gefäßring; vgl. Fibrae zonulares.

Zinsser-Cole-Engman-Syn|drom (Ferdinand Z., Dermat., Leipzig, Köln, 1865-1952; H. N. C., zeitgen. Dermat., Cleveland; Martin F. E., Dermat., St. Louis, 1869-1953) n: syn. Dyskeratosis* congenita.

Zirbel|drüse: s. Epiphyse.

zirka|dian (lat. circa ringsum, umher; dies Tag): (engl.) circadian; tagesrhythmisch, über den ganzen Tag verteilt; s. Rhythmus, zirkadianer.

Zirkel|schnitt: (engl.) circular cut; (chir.) kreisförmige Schnittführung* um den gesamten Umfang der Extremität bei Amputation* als Quer- od. Schrägschnitt; wegen ungünstiger Narbenverhältnisse nur bei Notfalleingriffen.

Zirkonium n: (engl.) zirconium; chem. Symbol Zr, OZ 40, rel. Atommasse 91,22; zwei-, drei- u. vierwertiges Metall; Zirkoniumphosphat ist von med. Bedeutung als Bestandteil der sog. REDY*-Niere; in versch. Verbindungen adsorbiert Zr u. a. Ammoniak, Calcium, Magnesium, Kalium u. Fluor.

zirkulär (lat. circularis rund, rund um): kreisförmig.

Zirkulation, extra|korporale (lat. circulare umrunden, eine kreisförmige Bewegung machen) f: s. Kreislauf, extrakorporaler.

Zirkulations|störungen (↑): s. Kreislaufstörungen, funktionelle; Durchblutungsstörung.

Zirkum-: s. a. Circum-.

Zirkum|zision (lat. circumcidere beschneiden) f: (engl.) circumcision; sog. Beschneidung; op. zirkuläre Entfernung beider Vorhautblätter des Penis, z. B. Resektion mittels Gomco-Klemme od. unter Anw. der sog. Plastic*-bell-Methode; **Ind.:** nach Eintritt der Pubertät persistierende Phimose*; Durchführung einer Z. als Routinemaßnahme in einigen Ländern (soweit nicht rituell begründet) zur (fraglichen) Proph. von Penis- u. Zervixkarzinom.

Zirrhose (gr. σκίρρος harte Schwellung, Tumor; -osis*) f: (engl.) cirrhosis; Umwandlung von Gewebe mit Verhärtung u. Aufhebung der normalen Struktur des Organs; kann zur Atrophie führen; pathol.-anat. drei Teilvorgänge: **1.** chron. interstitielle Entzündung od. Nekrose; **2.** Bindegewebewucherung; **3.** nachfolgende narbige Schrumpfung. Vgl. Leberzirrhose.

Zirrhose, biliäre (↑; ↑) f: (engl.) biliary cirrhosis; von den Gallengängen* ausgehende Leberzirrhose*, die nur selten u. erst spät zur Dekompensation des Pfortaderkreislaufs mit Ausbildung einer portalen Hypertension* führt; **Formen: 1. primäre b. Z.:** wahrscheinl. autoimmun. bedingte, fast ausschließl. bei Frauen im mittleren Alter (35.-70. Lj.) auftretende nichteitrige, chron.-destruierende Entz. im Bereich der kleinen Gallengänge (Ductuli interlobulares, septale Gallengänge) mit intrahepat. Cholestase; die großen Gallengänge bleiben (im Ggs. zur sekundären b. Z.) unbeteiligt. Die primäre b. (cholestatische) Z. ist pathol.-anat. identisch mit der von Hanot beschriebenen hypertrophischen Leberzirrhose; steht eine Lipoidvermehrung im Vordergrund, spricht man von biliärer xanthomatöser Zirrhose (primäre b. Z. mit Hypercholesterinämie u. Hautxanthomatose). Klin.: frühzeitig hartnäckiger Pruritus, Melanose der lichtexponierten Haut, Arthralgien; labordiagn. Erhöhung der alkalischen Phosphatase, von LAP, Bilirubin u. Blutlipiden (insbes. Cholesterin); Erhöhung von IgM u. häufig Nachweis antimitochondrialer Antikörper (in ca. 95% der Fälle); **2. sekundäre b. Z.: a)** durch extrahepatische Cholestase mit Übertritt von Galle ins Leberparenchym bedingte cholestatische Leberzirrhose bei Verschluß der großen Gallenwege; Klin.: Ikterus* (Verschlußikterus); labordiagn. alkalische Phosphatase im Serum stark erhöht, laparoskopisch große, grüne, meist glatte Leber; **b)** cholangitische Leberzirrhose: Entw. einer b. Z. auf dem Boden einer chron.-rezidivierenden Cholangitis*; Klin.: Ikterus, Fieberschübe, Schüttelfrost, Hautjucken; labordiagn. alkal. Phosphatase im Serum erhöht, beschleunigte BKS; vgl. Cholestasesyndrom, Hepatose, Phosphatasen.

Zisternen|punktion (lat. cisterna Wasserbehälter; Punktion*) f: s. Subokzipitalpunktion.

Zisterno|graphie (↑; -graphie*) f: (engl.) cisternography; (röntg.) Darstellung der Zisternen nach intrathekaler Injektion von Röntgenkontrastmittel; heute weitgehend durch die Computertomographie ersetztes Verf.; Ind.: Diagnostik des Hydrozephalus*. Vgl. Myelographie.

Zistron n: Cistron*.

Zitr-: s. a. Citr-.

Zitrat|blut (lat. citrus Zitronenbaum): (engl.) citrated blood; durch Zugabe von Natriumzitrat ungerinnbar gemachtes Blut (Calciumbindung); z. B. zur Bestimmung der Blutkörperchensenkung* od. Messung versch. Schritte der Blutgerinnung*.

Zitrate (↑) n pl: (engl.) citrates; Salze der Zitronensäure*.

Zitrat|zyklus (↑; Zykl-*) m: s. Zitronensäurezyklus.

Zitronen|säure (↑): (engl.) citric acid; Monohydroxytricarbonsäure (s. Abb.); Intermediärprodukt des Kohlenhydratstoffwechsels*, im

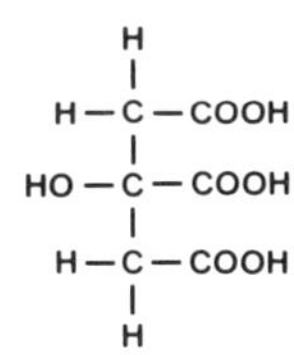

Zitronensäure

Blutserum zu 1,7-2,7 mg/dl enthalten, vermehrt bei Leberkrankheiten, vermindert postoperativ u. bei endokrinen Störungen.

Zitronen|säure|zyklus (↑; Zykl-*) m: (engl.) citric acid cycle; (physiol. u. biochem.) syn. **Tricarbonsäurezyklus**, auch Krebs-Zyklus; zentrale Reaktionsfolge des intermediären Stoffwechsels, in der Kohlenhydrat-, Eiweiß- u. Fettstoffwechsel in Form der aktiven Essigsäure einmünden; aus Acetyl-CoA wird der Acetyl-Rest mit Oxalessigsäure zu Zitronensäure kondensiert. Der wei-

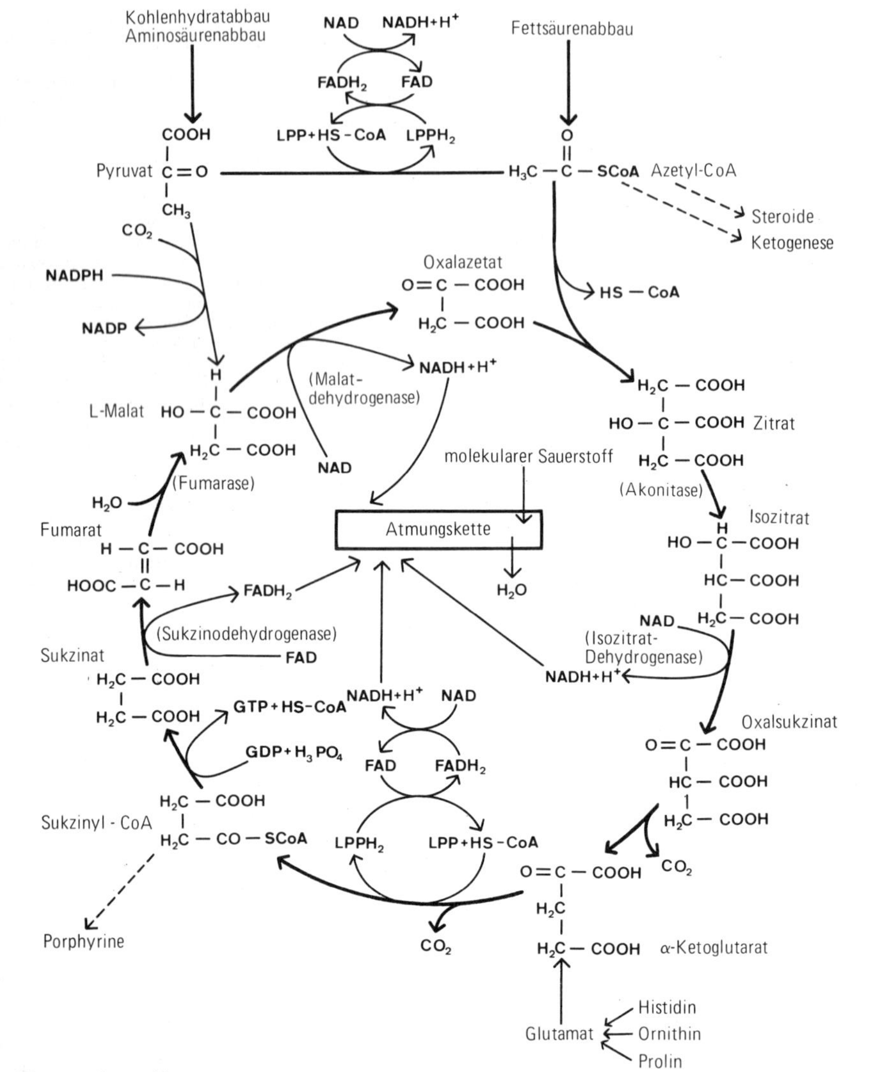

Zitronensäurezyklus:
Die Carbonsäuren sind vereinfacht in der undissoziierten Form dargestellt, während sie bei physiologischen pH-Werten in Ionenform vorliegen. [260]

tere Umsatz führt über zahlreiche Zwischenprodukte, dabei kommen Hydratisierungen, Dehydratisierungen, Dehydrierungen u. Decarboxylierungen vor (s. Abb.). Energieliefernd sind nur d. Dehydrierungen der Substrate durch d. Dehydrogenasen, deren H_2 über d. Atmungskette oxidiert wird. Die dabei frei werdende Energie wird in d. atmungskettenoxidativen Phosphorylierung zur Bildung von ATP aus ADP u. anorganischem Phosphat verbraucht. Dabei können aus einem Mol Glukose 38 Mol ATP gebildet werden. Vgl. Pentosephosphatzyklus, Brenztraubensäure.

Zitrullin n: (engl.) citrulline; Alphaamino-Deltaureidovaleriansäure; schwefelhaltige Aminosäure, Intermediärprodukt bei der Harnstoffbildung, kein regulärer Eiweißbaustein.

Zitrullin|ämie (-ämie*) f: (engl.) citrullinaemia; Bez. f. eine seltene autosomal-rezessive Störung des Harnstoffzyklus mit erhöhter Zitrullinkonzentration in Plasma u. Urin (Zitrullinurie) sowie Hyperammonämie* aufgrund eines Argininosuccinatsynthetase-Mangels; unterschieden werden je nach Manifestationsbeginn eine konnatale, meist kurz nach der Geburt letale Form, eine subakute, infantile Form mit psychomotor. Retardierung u. eine symptomarme, adulte Form; **Ther.:** Vermeidung (bzw. Beseitigung der Hyperammonämie), proteinarme Diät, Argininsubstitution.

Zittern: s. Tremor.

Zittern, fibrilläres: s. Fibrillation.

Zn: chem. Symbol f. Zink*.

ZNS: Abk. f. Zentralnervensystem*.

Zökum (lat. intestinum caecum Blinddarm) n: Caecum*.

Zöliakie (gr. κοιλιακός an der Verdauung leidend) f: (engl.) coeliac disease; syn. intestinaler Infantilismus, gluteninduzierte Enteropathie im Kindesalter; Erkr. der Dünndarmschleimhaut im Säuglings- u. Kindesalter; das entspr. Krankheitsbild des Erwachsenen heißt einheimische Sprue*. **Ätiol./Path.:** Das in allen Getreidesorten vorkommende Klebereiweiß Gluten mit seinen wirksamen (toxischen) Bestandteilen (Kohlenhydratseitenketten der glutamin- u. prolinreichen Gliadin-Fraktion) führt zu schweren Veränderungen der Dünndarmschleimhaut; dabei ist noch ungeklärt, ob ein angeb. Enzymmangel in d. Dünndarmschleimhaut od. eine Ag-Ak-Reaktion vorliegt. Die Schädigung des Resorptionsepithels führt zu einem Verlust an Verdauungsenzymen u. zu schwersten morphol. (totale Zottenatrophie mit allg. Schädigung der Zytoarchitektur) sowie funkt. Störungen (Malabsorption* mit gestörter Resorption aller Nährstoffe einschl. Mineralien, Vitaminen u. a.). **Sympt.:** seit Zufütterung von Getreideprodukten (2. Lebenshalbjahr) chron.-rezidiv. Durchfälle mit Steatorrhoe, Unterernährung, Vitaminmangel, Eisenmangel usw.; unbehandelt treten sog. Zöliakiekrisen mit gehäuften wäßrigen Durchfällen auf, die zu lebensbedrohl. Wasser- u. Elektrolytverlusten mit Exsikkose u. Azidose führen können. Durch die stark gefüllten Darmschlingen ist das Abdomen vorgewölbt (sog. Pseudoaszites). **Diagn.: 1.** Nachw. einer Steatorrhoe* (30-60-90% der zugeführten Fettmenge wird wieder ausgeschieden); **2.** Resorptionsstörungen (Nachw. durch Funktionstests, z. B. mit Xylose*, Vitamin A); **3.** histol. Nachweis der Zottenatrophie mittels Dünndarmbiopsie; **4.** typische Reaktion auf Glutenbelastung (cave: Gefahr eines schweren Rezidivs!); **5.** bei der röntg. Magen-Darm-Passage Hypermotilität im Dünndarmbereich mit unregelmäßigem Schleimhautrelief; **Ther.:** glutenfreie Kost auf Reis- od. Maisbasis (Besserung z. T. erst nach 4-8 Wochen); **DD:** nicht gluteninduzierte Formen eines Zöliakiesyndroms*.

Zöliakie|syn|drom (↑) n: (engl.) coeliac diseases; zusammenfassende Bez. f. verschiedene chron. Enteropathien im Kindesalter mit Malabsorptionssyndrom; Einteilung in zwei Hauptgruppen: **1.** gluteninduzierte Enteropathie: Zöliakie*; **2.** nicht gluteninduzierte Enteropathien: Z. i. e. S.: **a)** Mukoviszidose (s. Fibrose, zystische); **b)** exsudative Enteropathien mit enteralem Eiweißverlust u. Steatorrhoe; **c)** A*-Betalipoproteinämie; **d)** infektiöse Enteropathien (Enteritis*, Giardiasis* u. a.).

Zöliako|graphie (↑; -graphie*) f: (engl.) coeliacography; Röntgenkontrastdarstellung des Truncus coeliacus u. der von dort ausgehenden Gefäße (meist auch der A. mesenterica sup.); v. a. zum Nachweis von Verschlüssen der Mesenterialgefäße od. i. R. einer (präoperativen) Angiographie der Lebergefäße.

Zölom (gr. κοίλωμα Höhle, Vertiefung) n: (engl.) coelom; sekundäre embryonale Leibeshöhle, aus der später Pleura-, Perikardial- u. Peritonealhöhle hervorgehen.

Zön|ästhesie (gr. κοινός gemeinsam, zusammen; -ästhesie*) f: s. Schizophrenie, zönästhetische.

Zönurus m: (engl.) coenurus; Finne der Bandwurmgattung Multiceps*; modifizierter Zystizerkus* mit zahlreichen Skolex-(Anlagen); Lok. im Gehirn (Coenurus cerebralis) von Wiederkäuern, bes. Schafen, sehr selten beim Mensch; Adulte im Darm von Hund u. a. Caniden; kosmopolit. Erreger der Drehkrankheit der Schafe.

Zörulo|plasmin n: Zäruloplasmin*.

Zohlen-Zeichen: Auslösung eines Druckschmerzes bei Anspannung des M. quadriceps im Bereich der kaudal fixierten Patella; hinweisend auf e. Chondropathia* patellae.

Zollinger-Ellison-Syn|drom (Robert M. Z., Chir., Ohio, geb. 1903; Edwin H. E., amerikan. Chir., 1918-1970) n: endokrine Erkr. des Magen-Darm-Trakts, verursacht durch benigne od. maligne Pankreasinseltumoren, die kein Insulin, sondern Gastrin* bilden (Nicht-Betazell-Pankreasadenome); die pankreatischen **Gastrinome** treten in ca. 50 % der Fälle multipel auf, seltenere Lok. der Tu. sind Duodenalwand u. Antrum. Durch die dauernde gesteigerte Gastrinbildung wird die Magensäuresekretion inf. Dauerstimulation der Magenschleimhaut mit Belegzellenhyperplasie stark angeregt (Hypersekretion, Hyperazidität); Folge sind im oberen Verdauungstrakt auftretende rezidivierende Ulzera oft mit ungewöhnl. Lok. (Ösophagus, distales Duodenum, Jejunum) od. in Form multipler peptischer Läsionen (Ulcus* pepticum), evtl. Magen-Darm-Blutungen. Ca. 5-10 % der Pat. werden durch Diarrhoe u. Steatorrhoe auffällig; in ca. 20 % der Fälle findet man auch in anderen Organen endokrin aktive Tumoren (Wermer-Syndrom). **Diagn.:** Magensaftuntersuchung*, Gastroskopie* mit Antrumschleimhaut-Biopsie; zur Lokalisation Ultraschalldiagnostik, Computertomographie, selektive Arteriographie, ggf. Operation mit Tumorsuche u. selektiver Blutentnahme aus den Pankreasvenen; **Ther.:** konservative Behandlung mit Histamin-H_2-Rezeptorenblockern u. Versuch der kurativen Ther. durch op. Tumorentfernung bei fehlender Metastasierung statt der früher üblichen (subtotalen) Pankreasresektion bzw. Gastrektomie. Vgl. Polak-Syndrom, Polyadenomatose-Syndrome.

Zolpi|dem (INN) n: N,N,6-Trimethyl-2-p-tolylimidazol[1,2-a]pyridin-3-acetamid (IUPAC); Hypnotikum mit gleichem Wirkungsprinzip wie Benzodiazepinderivate*.

Zona (gr. ζώνη Gürtel, Streifen) f: Gürtel, Bezirk.

Zon|ästhesie (↑; -ästhesie*) f: s. Gürtelgefühl.

Zona fasciculata (↑; Fasc-*) f: s. Nebenniere. **Z. glomerulosa** (↑) f: s. Nebenniere. **Z. haemorrhoidalis** (↑) f: den Plexus venosus rectalis enthaltender Bereich des Analkanals (s. Rektum, Abb.); Füllung des venösen Plexus verstärkt d. muskulären Verschlußapparat des Anus. **Z. incerta** (↑) f: schmale graue Masse ventral des Thalamus, zum Hypothalamus gehörend. **Z. orbicularis** (↑) f: den Femurhals ringförmig umgreifendes Verstärkungsband der Hüftgelenkkapsel.

Zona pellucida (↑) f: syn. Membrana pellucida; zw. der Eizelle u. dem Follikelepithel befindl. Glashaut, enthält Glykoproteine aus den Granulosazellen u. deren Mikrovilli-ähnlichen Zellfortsätzen, die bis zur Eizelle reichen; embryol. auch als Oolemma od. Eihülle bezeichnet.

Zona reticularis (↑) f: s. Nebenniere.

Zona terminalis (↑) f: Lissauer*-Zone des Rückenmarks.

Zonen, ero|gene (↑): (engl.) erogenous zones; lokalisierte Bereiche der Körperoberfläche, deren Reizung zu sexueller Erregung führen kann u. deren Ansprechbarkeit individuell unterschiedl. ausgeprägt ist; insbes. Genital- u. Analregion, Brust u. Brustwarzen, Gesäß, Oberschenkelinnenseiten, Rücken, Hals, Mund, Lippen, Ohren, Zunge.

Zonen, hyper|alg̲etische (↑): s. Head-Zonen.

Zonen|phänomen (↑) n: s. Prozonenphänomen.

Zone X (↑): Gewebebereich der Nebennierenrinde, in dem die Androgene als 17-Ketosteroide* gebildet werden.

Zono|graphie (↑; -graphie*) f: Tomographie* mit kleinem Schichtwinkel (zw. 4 u. 8°) u. geringer Verwischung.

Zonula ad|haerens (lat. Dim. ↑) f: s. Schlußleisten. **Z. ciliaris** (↑) f: s. Fibrae zonulares. **Z. oc|cludens** (↑) f: s. Schlußleisten.

Zonulo|lyse, en|zymatische (↑; Lys-*) f: (engl.) enzymatic zonulolysis; Einspritzen von Alphachymotrypsin in die Hinterkammer des Auges i. R. einer intrakapsulären Kataraktextraktion (s. Staroperation) zur enzymat. Andauung der Zonulafasern; erleichtert die Linsenextraktion bes. bei jüngeren Pat. mit noch fester Zonula.

Zoo|anthropo|nosen (gr. ζῷον Lebewesen; ἄνθρωπος Mensch; Noso-*) f pl: s. Zoonosen.

Zoo|kinase (↑; Kin-*) f: Glutathion*.

Zoo|nosen (↑; Noso-*) f pl: (engl.) zoonoses; Krankheiten u. Infektionen, die natürlicherweise zw. Wirbeltieren u. Menschen übertragen werden (WHO-Definition); die in Mitteleuropa z. Z. wichtigsten Z. sind: Brucellosen, Enteritis-Salmonellosen, Leptospirosen, Milzbrand, Ornithose-Psittakose, Q-Fieber, Tollwut, Toxoplasmose u. Yersiniosen.

Zoo|sterine (↑; Stear-*) n pl: (engl.) zoosterols; Stoffgruppe der bei Tieren u. Menschen vorkommenden Steroide*, zu denen u. a. das Cholesterin* u. die sich hiervon ableitenden Gallensäuren*, die Sexualhormone* u. Nebennierenrindensteroide (Kortikoide*) gehören. Vgl. Sterine.

Zoo|toxine (↑; Tox-*) n pl: tierische Gifte*.

Zopi|clon (INN) n: 6-(5-Chlor-2-pyridyl)-6,7-dihydro-7-oxo-5H-pyrrolo[3,4-b]pyrazin-5-yl-4-methyl-1-piperazincarboxylat (IUPAC); Hypnotikum mit gleichem Wirkungsprinzip wie Benzodiazepinderivate*.

Zoru|bicin (INN) n: Derivat des Daunorubicins*; Verw.: Zytostatikum.

Zoster (gr. ζωστήρ Gürtel, Band) m: (engl.) shingles; syn. Herpes zoster, Gürtelrose; neurotrope Viruskrankheit durch Reinfektion m. Varicella*-Zoster-Virus bei Teilimmunität (Inkubationszeit 7-14 Tage) od. durch Reaktivierung des in den Gliazellen der Spinalganglien persistierenden Virus b. Resistenzminderung des Organismus (Zoster* symptomaticus); Altersgipfel zw. 60. u. 70. Lj.; **Klin.:** nach einem Prodromalstadium m. Abgeschlagenheit u. leichtem Fieber akutes Auftreten eines i. d. R. halbseitig, selten bilateral (s. Zoster duplex) lokalisierten, bandförmigen, zunächst makulo-papulösen, später vesikulär-pustulösen Exanthems im Innervationsgebiet eines (Z. segmentalis) od. mehrerer (Z. multiplex unilateralis bzw. bilateralis) sensor. Spinalganglien bzw. deren Homologen im Kopfbereich (Zoster* oticus, Zoster* ophthalmicus); die z. T. sehr heftigen, brennenden Schmerzen können dem Exanthem vorausgehen, es begleiten od. längere Zeit überdauern (Postzosterneuritis). Die regionalen Lymphknoten sind regelmäßig beteiligt. In ca. der Hälfte der Fälle sind thorakale Segmente betroffen (Z. intercostalis); treten keine Hämorrhagien, Ulzerationen od. Nekrosen auf (Z. haemorrhagicus, Z. gangraenosus), heilt der

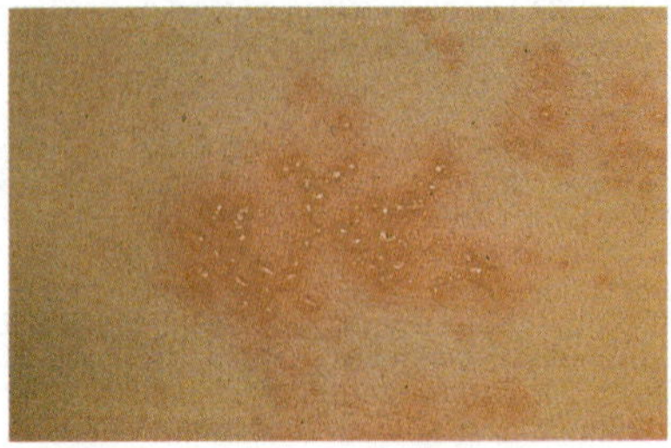

Zoster:
Eruptionen [3]

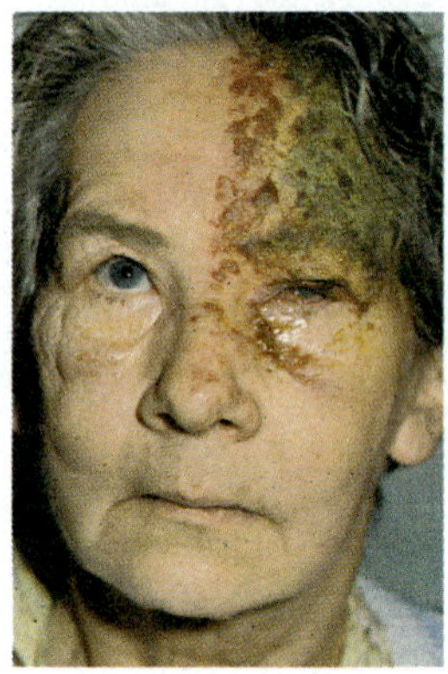

Zoster:
Befall im Versorgungsgebiet des N. ophthalmicus [26]

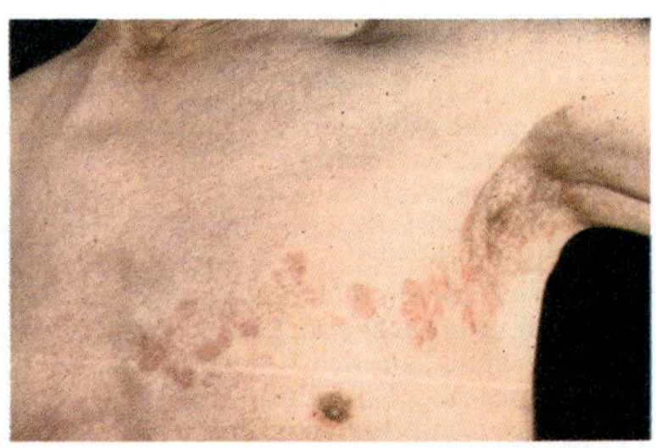

Zoster:
Befall der Segmente Th_2 und Th_3 [3]

Z. innerhalb 2-3 Wochen narbenlos ab. Er hinterläßt i. d. R. lebenslange Immunität; Rezidive kommen jedoch vor. **Diagn.:** klin., Virusnachweis (Tzanck-Test u. Elektronenmikroskopie), serol. Antikörpernachweis; **Ther.:** austrocknende, desinfizierende Lokalbehandlung; Analgetika; ggf. Virostatika (Aciclovir); **Proph.:** Zosterimmunglobulin*; **Kompl.:** Hyperästhesien, Neuralgien u. Lähmungserscheinungen bei Beteiligung des N. oculomotorius u. des N. facialis; Eruptionen im Bereich der Mundschleimhaut beim Z. des 2. u. 3. Trigeminusastes; Organschädigung bei Z. ophthalmicus und Z. oticus; Meningitis (Z. meningealis); Zosterenzephalitis; Zoster* generalisatus; **DD:** Erysipel, Herpes simplex, Impetigo, epidemische Pleurodynie, Otalgie. Vgl. Varizellen.

Zoster duplex (↑) m: Zosterbläschen i. d. R. in zwei voneinander getrennten Segmenten derselben (Z. d. unilateralis) od. beider Körperhälften (Z. d. bilateralis); die Effloreszenzen treten gleichzeitig od. kurz nacheinander auf.

Zoster generalisatus (↑) m: schwere Form des Zosters mit Bläschen unterschiedl. Ausprägung am ganzen Körper, varizellenähnliches Bild; **Vork.:** bes. bei lymphat. Leukämie, Retikulose*, Karzinose*, Abwehrschwäche (z. B. bei HIV*-Erkrankung); **Ther.:** Aciclovir, evtl. auch in Komb. mit Brivudin.

Zoster|im|mun|globulin (↑; immun*; Globuline*) n: hochspezif. Immunglobulin; kann bei (immungeschwächten) varizellengefährdeten Kindern den Ausbruch der Erkr. verhindern, wenn es innerh. von 72 Std. nach Exposition i. m. injiziert (0,15 ml/kg) wird.

Zoster ophthalmicus (↑; Ophthalm-*) m: Zoster* im Bereich des 1. Trigeminusastes; bei Augenbeteiligung Konjunktivitis, Keratitis mit Ulkusbildung, Iritis, Sekundärglaukom, selten Augenmuskellähmung.

Zoster oticus (↑) m: Zoster* im Versorgungsgebiet des N. facialis u. insbes. des N. vestibulocochlearis mit Beteiligung der Ohrmuschel, des äußeren Gehörgangs u. mögl. Innenohrausfall; **Sympt.:** Ohrenschmerzen, Rötung u. Bläschenbildung, Schwerhörigkeit bis Ertaubung, Schwindel mit Nystagmus zur Gegenseite, Fazialislähmung (oft mit inkompletter Rückbildung); **Ther.:** Analgetika, lokal Antiseptika; Antibiotika u. Virostatika i. v.

Zoster symptomaticus (↑) m: Auslösung eines Zosters bei Resistenzminderung des Organismus; z. B. durch örtl. Provokation (Zoster traumaticus), Röntgen- u. UV-Strahlung, tox. Substanzen (Kohlenoxidzoster, Arsenzoster, Salvarsanzoster), Infektionen od. Abwehrschwäche (z. B. HIV-Erkrankung, immunsuppressive Therapie).

Zoster-Virus (↑; Virus*) n: veraltete Bez. f. Varicella*-Zoster-Virus.

Zotepin (INN) n: 2-[(8-Chlordibenzo[b,f]thiepin-10-yl)oxy]-N,N-dimethylethylamin (IUPAC); Neuroleptikum; Verw.: Tranquilizer*.

Zotten: (engl.) villi; Ausstülpungen, (anat.) Villi* intestinales.

Zotten||a|trophie (Atrophie*) f: (engl.) villous atrophy; Atrophie der Dünndarmzotten b. Zöliakie*. **Z.gelenk:** Verlängerung u. Ausziehung der Gelenkzotten bei chron. Entzündung od. Arthrosis deformans. **Z.haut:** Chorion*. **Z.herz:** Cor villosum; vgl. Perikarditis. **Z.polyp** (Polyp*) m: villöser Darmpolyp; s. Polyp. **Z.puls** (Puls*): (engl.) villous pulsation; zu den Pulsationen des mütterl. Blutes synchrone Bewegungen der Plazentarzotten. **Z.tumor** (Tumor*) m: Bez. f. villösen Darmpolyp u. Papillom*.

Z-Plastik (-plastik*) f: s. Hautplastik.

Zr: chem. Symbol f. Zirkonium*.

Zucker: (engl.) sugar; Kurzbez. f. Rohr- od. Rübenzucker (Saccharose*); allg. Bez. f. alle Mono- sowie die meisten Di- u. Polysaccharide; s. Kohlenhydrate. Vgl. Blutzucker. **Z.guß|darm:** (engl.) iced intestine; zuckergußartige Auflagerungen auf Darm u. Peritoneum inf. chron. Entzündung. **Z.guß|leber:** (engl.) frosted liver; zukkergußartige Verdickung der Leberkapsel; Form der chron. Perihepatitis; vgl. Polyserositis. **Z.guß|milz:** (engl.) iced spleen; weißl. Verdikkung der Milzkapsel bei chron. Entzündung.

Zucker|wirbel|säule: Bez. f. den Röntgenbefund der Wirbelsäule (HWS, BWS) b. Spondylosis* hyperostotica; Knochenbrücken, die von der Vorder- u. Seitenfläche der Wirbelkörper über die unveränderten Zwischenwirbelscheiben nach kaudal reichen.

Zucker|harn|ruhr: s. Diabetes mellitus.

Zucker-In|dikator-Nähr|böden (lat. indicator jemand, der etwas anzeigt): (engl.) sugar-indicator-culture media; Nährmedien zur biochem. Differenzierung der Gruppe der Diphtheriebakterien.

Zuckerkandl-Operation (Otto Z., Anat., Chir., Wien, 1849-1910) f: perineale Prostatektomie*.

Zuckerkandl-Organ (↑) n: syn. Paraganglion aorticum abdominale; s. Paraganglien.

Zucker||krankheit: s. Diabetes mellitus. **Z.nähr|böden:** (engl.) sugar culture media; Nährmedien zum Nachw. der Vergärung best. Kohlenhydrate (Säuerung bzw. Säure- u. Gasbildung) durch Bakterien. **Z.pepton|agar** (gr. πεπτός gekocht, gar) m: (engl.) sugar-peptoneagar; Sabouraud-Pilzagar; s. Pilznährböden. **Z.proben:** s. Blutzucker-Bestimmungsmethoden. **Z.rohr|fieber:** durch Leptospira pyrogenes u. Leptospira australis verursachte Leptospirose; vgl. Feldfieber. **Z.rohr|lunge:** s. Bagassose. **Z.vergärung:** (engl.) sugar fermentation; s. Gärung, Bunte Reihe, Zucker-Indikator-Nährböden, Zuckernährböden. **Z.wasser|test** m: (engl.) sugarwater test; hämat. Test bei Verdacht auf paroxysmale nächtliche Hämoglobinurie*; Messung der Hämolyse nach Inkubation der Erythrozyten mit 10%iger Rohrzuckerlösung.

Zuckungen, faszikuläre: s. Faszikulation.

Zuckungs|gesetz: s. Pflüger-Gesetz.

Zuclo|penthixol (INN) n: (Z)-4-[3-2-Chlor-9-thioxanthenyliden)propyl]-1-piperazinethanol (IUPAC); Thioxanthenderivat; Verw.: Neuroleptikum.

Zuelzer-Wilson-Syn|drom (Wolf Z., Päd., Detroit, geb. 1909) n: auch Jirasek-Zuelzer-Wilson-Syndrom; Sonderform des kongenitalen Megakolons* mit Aganglionose* des gesamten Kolons.

Züngel|krampf: rhythmisches Herausstrekken u. Zurücknehmen der Zunge bei extrapyramidalen Störungen, v. a. bei postenzephalitischem Parkinson*-Syndrom.

Zug|gurtung: (engl.) tension banding; (chir.) Methode der Osteosynthese*, bei der einwirkende Zugkräfte in Druckkräfte umgewandelt werden, meist in Komb. mit Drahtspickung; **Ind.:** v. a. Abrißfrakturen an Olekranon, Malleolen, Patella.

Zunge: (engl.) tongue; (anat.) Lingua, Glossa; von Schleimhaut überzogener Muskelkörper; gegliedert in die frei bewegl. Zungenspitze (Apex linguae), den Zungenkörper (Corpus linguae) u.

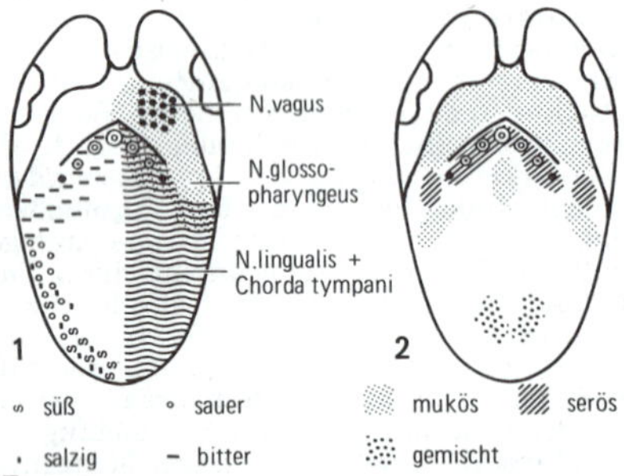

Zunge:
1: Geschmacksempfindung (re.) und sensible Versorgung (li.); 2: Verteilung der verschiedenen Drüsenarten [532]

den vom Sulcus terminalis bis zur Epiglottis reichenden Zungengrund (Radix linguae). Die Schleimhaut des Zungenrückens ist durch die Zungenpapillen, die des Zungengrunds durch die Zungenbälge gekennzeichnet. Pathol. Verände-

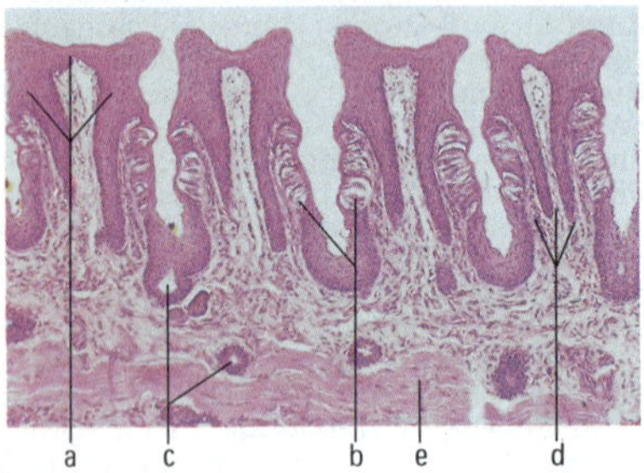

Zunge:
histologischer Schnitt durch den Zungenrükken (Hämatoxylin-Eosin-Färbung) mit Papillae foliatae; a: mehrschichtiges unverhorntes Plattenepithel der Papillae foliatae; b: Geschmacksknospen; c: Querschnitte von Epitheleinsenkungen; d: primäre und sekundäre Bindegewebepapillen; e: angeschnittene quergestreifte Zungenmuskulatur [134]

rungen: **1.** atroph. Z. inf. Abflachung der Papillen bei Verlust der Sekundärpapillen bei perniziöser Anämie, Achylie, Sprue u. Pellagra; **2.** Erdbeerzunge (hypertroph. Z.): die stark gerötete Zunge bei Influenza u. Scharlach; **3.** Himbeerzunge: rote Z. bei Scharlach, Tu. des Magen-Darm-Kanals, Lebererkrankungen, Enterokolitis, Colitis ulcerosa u. dekompensierter Herzinsuffizienz; **4.** schwarze Z.: s. Lingua villosa nigra.

Zungen‖bälge: (engl.) lingual follicles; Folliculi linguales; allseitig von Lymphfollikeln umgebene grubenförmige Epitheleinsenkungen am Zungengrund; die Gesamtheit der Z. wird als Zungenmandel bezeichnet. **Z.bändchen:** (engl.) frenulum of the tongue; Frenulum; mediane Schleimhautfalte unterh. der Zungenspitze in Richtung auf d. Mundboden. **Z.bein:** (engl.) hyoid bone; Os hyoideum; kleiner hufeisenförmiger Knochen zw. Unterkiefer u. Kehlkopf.

Zungen|belag: (engl.) coating of the tongue; Belag aus verhornten Plattenepithelien, Papillenspitzen, Speiseresten, Mikroorganismen, Schleim u. a.; für d. Entstehung spielen v. a. mechan. Faktoren eine Rolle. Reinigung erfolgt vornehmlich durch d. Reibung beim Kauen fester Nahrung, daher stärkerer Belag bei flüssiger Er-

Eine belegte Zunge ist für keine spezielle Erkrankung pathognomonisch.

nährung u. hastigem Schlingen. Vgl. Candidose der Mundschleimhaut, Lingua villosa nigra.

Zungen‖biß: (engl.) tongue bite; als meist seitlicher Z. bei generalisiertem epilept. Anfall (s. Epilepsie) od. als Biß in die Zungenspitze bei psychogenem Anfall. **Z.brennen:** (engl.) burning sensation in the tongue; brennendes Gefühl auf d. Zunge inf. degenerativer Veränderungen; häufig auch psychogen; vgl. Plummer-Vinson-Syndrom. **Z.fliegen:** Glossina; s. Fliegen.

Zungen|grund|struma (Struma*) f**:** Form der Schilddrüsendystopie* mit versprengtem Schilddrüsengewebe an d. Zungenbasis in d. Gegend des Foramen caecum linguae, vom Ductus* thyroglossalis ausgehend; Vork. oft in Komb. mit partieller od. totaler Schilddrüsenaplasie. Eine Z. kann die gleichen Krankheitsbilder verursachen wie die Schilddrüse* selbst u. führt (sofern alleiniges Schilddrüsengewebe) häufig bereits beim

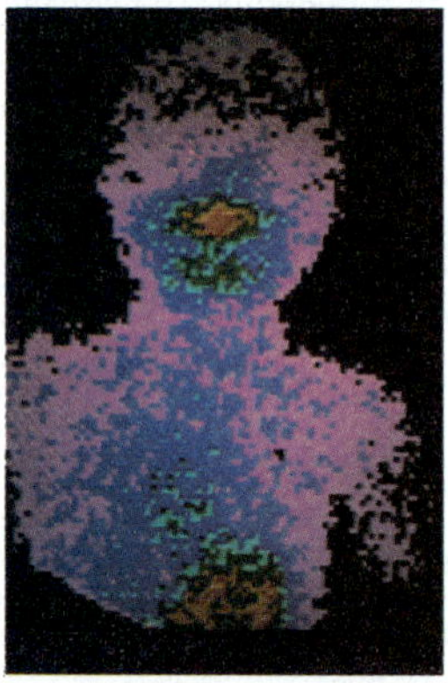

Zungengrundstruma bei einem Säugling (Szintigraphie) [203]

Neugeborenen inf. ungenügender Produktion von Schilddrüsenhormonen zu Hypothyreose*.

Zungen‖krampf: s. Glossospasmus. **Z.lähmung:** syn. Glossoplegie; s. Hypoglossuslähmung. **Z.mandel:** (engl.) lingual tonsil; Tonsilla lingualis; am Zungengrund gelegen; Teil des lymphat. Rachenrings. **Z.phänomen** n**:** (engl.) tongue phenomenon; myotonische Reaktion* der Zungenmuskulatur mit umschriebener Dellenbildung nach Perkussion der Zunge; pos. bei Tetanie* u. Myotonia* congenita.

Zungen|varizen (Varix*) f pl**:** (engl.) tongue varices; gewundene, erweiterte Venen auf d. Zungenunterseite bei älteren Menschen; auch bei hohem Blutdruck, bei Stauung; **Sympt.:** evtl.

Z

Zungenbrennen u. Schweregefühl, die beim Kauen inf. Entleerung der Varizen aufhören.

Zungen|würmer: s. Pentastomida; vgl. Arthropoden.

Zusatz|blutungen: (engl.) intermenstrual bleedings; alle Blutungen, die im Verlauf eines Zyklus außerh. der Menstruation* auftreten; s. Zyklusstörungen.

> Zusatzblutungen sind oft das erste klinische Zeichen eines Karzinoms. Alle Frauen mit Zusatzblutungen müssen daher stets sehr gründlich gynäkologisch untersucht werden.

Zusatz|stoff-Zulassungs|verordnung: vom 22.12.1981 (BGBl. I S. 1633) mit Änderungen, regelt z. B. die Verw. von chem. Konservierungsstoffen in Lebensmitteln; vgl. Konservierung.

Zustands|dia|gnostik des Neugeborenen: (engl.) neonatal assessment; Erfassung des Zustands des Neugeborenen* unmittelbar nach der Geburt v. a. mittels APGAR*-Schema, Saling*-Schema u. Beurteilung der Reifezeichen* des Neugeborenen.

ZVD: Abk. f. zentraler **V**enen**d**ruck*.

Zwahlen-Syn|drom n: syn. Franceschetti-Syndrom, Dysostosis* mandibulofacialis.

Zwangs|af|fekte (lat. affịcere, affẹctus zufügen, antun) m pl: Störung der Mimik u. des Ausdrucks, bei der scheinbar affektive Äußerungen im Unterschied zur Affektlabilität* ohne zugrundeliegenden Affekt auftreten; Vork. z. B. als Zwangslachen u. Zwangsweinen bei org. Hirnerkrankungen.

Zwangs|behandlung: (engl.) compulsory treatment; ärztliche Maßnahmen, die aufgrund besonderer gesetzl. Bestimmungen ausnahmsweise entgegen dem individuellen Selbstbestimmungsrecht u. somit gegen den Willen od. ohne Einwilligung des Betroffenen im Interesse der Allgemeinheit zulässig sind, z. B. Maßnahmen zur Begrenzung u. Ausbreitung einer Seuche* u. übertragbarer Krkh. wie Geschlechtskrankheiten*, die Entnahme einer Blutprobe (nach § 81 a StPO od. § 372 a ZPO), diagn. u. therap. Eingriffe sowie Zwangsernährung nach dem Strafvollzugsgesetz. Vgl. Duldungspflicht, Behandlungspflicht, Unterbringung.

Zwangs|ernährung: (engl.) force-feeding; ohne Willen des Betroffenen durchgeführte künstliche Ernährung* mittels Sonde od. parenteral, z. B. bei hungerstreikenden Häftlingen od. Suizidpatienten, die nicht mehr selbst verantwortlich sind, d. h. die Herrschaft über das Geschehen durch ihre eigene Handlungsweise verloren haben. Seit Inkrafttreten des Gesetzes zur Änderung des Strafvollzugsgesetzes vom 27.2.1985 (BGBl. I S. 461) besteht keine Verpflichtung der Strafvollzugsbehörden mehr, hungerstreikende Häftlinge zwangsweise zu ernähren, solange von einer freien Willensbestimmung des Gefangenen ausgegangen werden kann. Das gilt selbst dann, wenn bei dem Häftling akute Lebensgefahr besteht. Die Z. von Widerstand leistenden Pat. wird von den ärztlichen Organisationen aus ethischen Gründen heute mehrheitlich abgelehnt. Vgl. Suizid, Zwangsbehandlung.

Zwangs|greifen: s. Greifreflex.

Zwangs|handlung: (engl.) compulsive act; zwanghafte, evtl. auch gegen den eigenen Willen impulsartig ausgeführte Handlung, die als Ich-fremd erlebt wird u. deren Ausführung nicht mit Lustgewinn verbunden ist; z. B. Waschzwang, Zählzwang, Koprolalie od. Poriomanie; **Vork.:** z. B. bei Zwangsneurose, endogener Depression u. Schizophrenie. Vgl. Automatismen, Anankasmus.

Zwangs|lachen: (engl.) compulsive laughter; unfreiwilliges, pathol. Lachen; Vork.: bei org. Hirnerkrankungen, z. B. postenzephalitischem Syndrom*.

Zwangs|neurose (Neur-*; -osis*) f: (engl.) obsessive-compulsive neurosis; syn. anankastische Psychopathie; Form der Neurose*, bei der Zwangsphänomene (z. B. Zwangsgedanken u. Zwangshandlungen) im Vordergrund stehen u. Angst auftritt, wenn der Zwang nicht erfüllt werden kann; als **Urs.** wird in der Psychoanalyse ein Konflikt zw. Triebwünschen des Es u. Verbot durch d. Über-Ich diskutiert (vgl. Psychodynamik); lerntheoretisch wird eine Z. als Verknüpfung von unkonditioniertem Reiz mit ursprünglich wertneutralen Gedanken verstanden. **Ther.:** evtl. Thymoleptika (s. Antidepressiva); Psychotherapie (evtl. Psychoanalyse od. Verhaltenstherapie); **Progn.:** oft chron. Verlauf.

Zwangs|poly|urie (Poly-*; Ur-*) f: (engl.) forced polyuria; zwanghafte, vermehrte Harnentleerung ca. alle 3 Std. (Diurese >2300 ml/24 h) bei Isosthenurie* durch präterminale Niereninsuffizienz; vgl. Polyurie.

Zwangs|vorstellung: (engl.) compulsive idea, obsession; Idee, die sich gegen den Willen der betr. Person ständig aufdrängt, deren Inhalt jedoch als unsinnig erkannt wird; als Folge kann es zur Einengung des Denkens auf best. Fragen od. zu zwanghaften Befürchtungen kommen; **Vork.:** z. B. bei Zwangsneurose, depressivem Syndrom, Schizophrenie. Vgl. Denkstörung.

Zwangs|weinen: (engl.) compulsive crying; unfreiwilliges, pathol. Weinen bei org. Hirnschädigung, z. B. bei Pseudobulbärparalyse*.

Zweifel-Hand|griff (Paul Z., Gyn., Gebh., Leipzig, Erlangen, 1848-1927)**:** (gebh.) beidhändiges Zusammen- u. Gegeneinanderdrücken des Corpus u. der Cervix uteri (durch die Bauchdekken von oben) z. Stillung einer atonischen Nachblutung*.

Zwei|finger|wendung: s. Braxton-Hicks-Wendung.

Zwei|gläser|probe: (engl.) two-glass test; fraktionierte Harngewinnung* als orientierende Untersuchung zur Lokalisierung von Harnweginfektionen u. Gonorrhoe; eine im ersten Glas aufgefangene trübe Harnportion (10 ml) spricht für eine Urethritis anterior, eine im zweiten Glas aufgefangene trübe Harnportion (ca. 200 ml) für eine Urethritis posterior od. Zystitis*.

Zwei|kom|partimẹnt|modell (ital. compartimento Abteilung, Abschnitt) n**:** (engl.) two compartment model; für pharmakokinet. Berechnungen verwendetes hypothet. offenes Modell, das aufgrund von Perfusionsunterschieden einen zentralen u. einen peripheren Verteilungsraum für das zugeführte Arzneimittel annimmt; die Elimination erfolgt aus dem zentralen Kompartiment*.

Zwei|phasen|präparate (lat. praeparare zubereiten) n pl**:** s. Kontrazeption, hormonale.

Zwei|stufen|test m**:** (engl.) two-step test; methodische Variante des blutgruppenserol. Enzymtests*, bei der die enzymatische Behandlung der Erythrozyten u. die Inkubation mit dem

Probanden- od. Testserum in zwei getrennten Arbeitsgängen nacheinander erfolgt; **Anw.:** v. a. zum Nachw. irregulärer Antikörper* gegen best. Blutgruppenantigene (z B. Anti-M, Anti-N, Anti-S, Anti-P, Anti-Le[a], Anti-Le[b]).

Zweit|abstoßungs|re|aktion f: s. Abstoßungsreaktion.

Zwerch|fell: (engl.) diaphragm; (anat.) Diaphragma; muskulöse Scheidewand zw. Brust- u. Bauchhöhle mit zwei kuppelförmigen Vorwölbungen in d. Brustraum, Innervation vom N. phrenicus. Ansatz an d. Lendenwirbelsäule u. am Umfang der unteren Thoraxapertur, entspr. Einteilung in Pars lumbalis, costalis u. sternalis. In d. Mitte liegt eine kleeblattförmige Zentralsehne. Die re. Zwerchfellkuppel steht in Ruhelage in Höhe des 4. Interkostalraums, die li. 1-2 cm tiefer. Neben den Durchtrittsöffnungen für Aorta, Ösophagus u. V. cava inf. bestehen noch kleinere Lücken für den Durchtritt von Nerven u. Gefäßen. Vgl. Larrey-Spalte, Morgagni-Spalte.

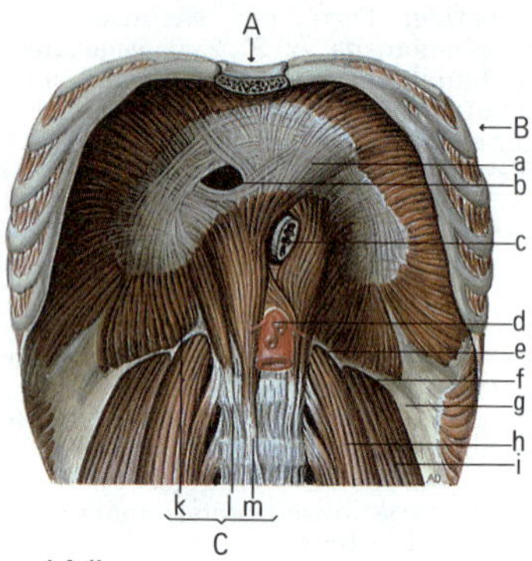

Zwerchfell:
A: Pars sternalis; B: Pars costalis; C: Pars lumbalis. a: Centrum tendineum; b: Foramen venae cavae; c: Oesophagus (Hiatus oesophageus); d: Aorta (Hiatus aorticus);
e: Arcus lumbocostalis med. (Psoasarkade);
f: Arcus lumbocostalis lat. (Quadratusarkade);
g: Costa XII; h: M. psoas major; i: M. quadratus lumborum; k: Crus lat.; l: Crus intermedium;
m: Crus med. [532]

Zwerch|fell|atmung: aktive Atmung durch Senkung (Kontraktion) des Diaphragmas; vgl. Atmungstypen.

Zwerch|fell|bewegung, para|doxe: (engl.) Kienböck's phenomenon; Emporsteigen des Zwerchfells bei Inspiration, Senkung bei Exspiration; **Vork.:** u. a. bei einseitigen Lungen- u. Pleuraerkrankungen, Pyo- u. Seropneumothorax, Tumorinfiltration od. op. Ausschaltung des N. phrenicus, auch bei Enteroptose u. Thorax piriformis; vgl. Atmung, paradoxe, Waagebalkenphänomen.

Zwerch|fell|furchen: sagittale Furchen der Leberoberfläche, entstehen durch Druck des hypertrophierten Zwerchfells.

Zwerch|fell|hernie (Hernie*) f: (engl.) diaphragmatic hernia; Hernia diaphragmatica; angeb. od. erworbene Verlagerung von Baucheingeweiden in den Brustraum inf. des Durchtritts durch echte Defekte od. muskuläre bzw. bindegewebige Schwachstellen des Zwerchfells mit Ausstülpung des Peritoneums (echte innere Z.) od. (häufiger) ohne peritonealen Bruchsack (falsche Z., Prolaps); **Vork.:** beim Erwachsenen v. a. als Hiatushernie*, selten als Bochdalek*-Hernie, Larrey*-Hernie od. Morgagni*-Hernie.

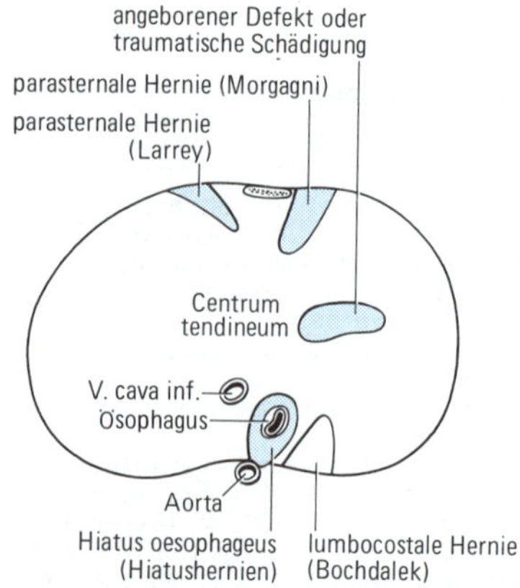

Zwerchfellhernie:
angeborene und erworbene Lücken im Zwerchfell, die zu Hernien führen können [154]

Zwerch|fell|hoch|stand: (engl.) diaphragmatic elevation; ein- od. beidseitige Anhebung des Zwerchfells; einseitig bei Erkr. der Lunge (Pneumonie, Infarkt, Atelektase) od. der Pleura (Pleuritis, Zwerchfellrelaxation, -parese, -paralyse); rechtsseitig bei Lebervergrößerung (Zirrhose, Abszeß, Metastasen), Chilaiditi-Syndrom; linksseitig bei Gasblähung des Magens bzw. der linken Kolonflexur, Milzvergrößerung (Leukämie, Zyste); bds. bei intraabdomineller Raumforderung (Aszites, große Tumoren, Schwangerschaft), Meteorismus, Zöliakie.

Zwerch|fell|krampf, klonischer: s. Singultus.

Zwerchfellähmung: s. Phrenikuslähmung.

Zwerch|fell|ruptur (Ruptur*) f: (engl.) diaphragmatic rupture; meist durch stumpfes Bauchtrauma bedingte Ruptur des Zwerchfells (in ca. 90% linksseitig); **cave:** bei nicht rechtzeitiger op. Versorgung hohe Letalität; ein unauffälliger Röntgenbefund sofort nach einem Trauma ist kein Beweis für ein intaktes Zwerchfell.

Zwerch|fell|spalten: vgl. Zwerchfell, Larrey-Spalte.

Zwerch|fell|tief|stand: (engl.) phrenoptosis; pathol. Verlagerung des Zwerchfells nach unten; einseitig bei Spannungspneumothorax (s. Pneumothorax), inf. funktionell exspirator. Ventilstenose im Bereich eines großen Bronchialasts (z. B. nach Fremdkörperaspiration, bei Bronchialkarzinom), bds. bei Enteroptose, Asthma bronchiale, obstruktivem Lungenemphysem.

Zwerch|sack|hygrom (Hygr-*; -om*) n: Hygrom* der Sehnenscheiden an Hand u. Vorderarm, wird durch das Lig. carpi transversum taillenartig eingeschnürt; **Vork.:** meist b. Tuberkulose.

Zwerg||band|wurm: Hymenolepis* nana.

Z.darm|egel: s. Heterophyes heterophyes, Metagonimus yokogawai. **Z.faden|wurm:** Strongyloides* stercoralis. **Z.wuchs:** nicht mehr gebräuchl. Bez. f. Minderwuchs*.

Zwiebel: s. Allium cepa.

Zwie|milch|ernährung: (engl.) supplemental feeding; Säuglingsernährung* mit Muttermilch* unter Zufütterung künstl. Säuglingsnahrung (Anfangs- od. Folgemilch).

Zwillinge: (engl.) twins; Gemini, Gemelli; zwei gleichzeitig entwickelte u. kurz nacheinander geborene Kinder (ca. eine auf 80-90 Geburten); man unterscheidet eineiige (EZ) erbgleiche u. zweieiige (ZZ, häufiger) erbungleiche, d. h. aus der Befruchtung zweier Eizellen hervorgegangene Zwillinge. EZ entstehen, indem sich ein befruchtetes Ei in zwei gleiche Embryonalanlagen teilt,

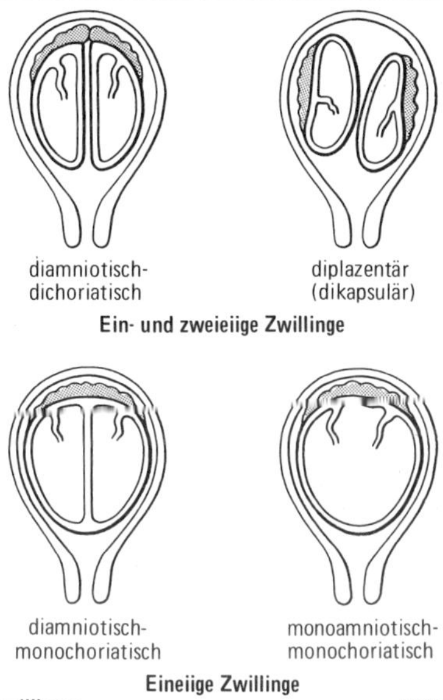

Zwillinge [385]

sie können demnach nur gleichgeschlechtl., ZZ dagegen auch verschiedengeschlechtlich sein. Gebh. Unterscheidung: **1.** Z. mit einem gemeinsamen Chorion u. Gefäßverbindungen der Plazenta sind stets eineiig. **2.** Z. mit zwei Chorien u.

Sorgfältige Überwachung der Schwangeren wegen gehäuften Auftretens von Gestosen bei Zwillingsschwangerschaften.

ungleichem Geschlecht sind zweieiig. **3.** Z. mit zwei Chorien u. gleichem Geschlecht können ein- od. zweieiig sein; Differenzierung durch Untersuchung der Blutgruppen (-antigene), Ähnlichkeitsdiagnose u. biostatistische Berechnung der Monozygotiewahrscheinlichkeit; eindeutige Identifizierung molekulargenetisch möglich (DNA-Fingerprint-Methode).

Zwillinge, mono|zygote: syn. ident(isch)e od. eineiige Zwillinge*.

Zwillinge, siamesische: s. Doppelfehlbildung.

Zwillings|dis|ruptions|sequenz (lat. disrumpere zerreißen; sequentia Folge)**f:** i. R. einer Zwillingsschwangerschaft* mit gemeinsamer Plazenta auftretende Embolien in das Kreislaufsystem eines Feten nach intrauterinem Fruchttod* des Zwillingpartners; **Sympt.:** Verschluß einzelner Arterien mit Nekrose abhängiger Körperteile, Mikrozephalie (ggf. Porenzephalie) mit Tetraplegien u. meist schwerer geistiger Behinderung, Dünndarmatresie, Nieren-, Leber- u. Milzzysten.

Zwillings|methode f: (engl.) twin research; (humangenet.) Arbeitsmethode zur Klärung der Frage, ob u. in welchem Grad ein Merkmal durch die Erbanlagen festgelegt bzw. durch Umweltfaktoren modifiziert ist; beruht auf dem Vergleich der Ähnlichkeit bzw. Konkordanz- u. Diskordanzhäufigkeit des Merkmals bei (erbgleichen) eineiigen Zwillingen, gegenüber (z. T. erbverschiedenen) zweieiigen Zwillingen. Hohe Konkordanz u. große Ähnlichkeit eines Merkmals bei eineiigen Zwillingen gegenüber großer Variationsbreite bei zweieiigen Zwillingen u. in der Gesamtbevölkerung spricht für genet. Determinierung dieses Merkmals. Vgl. Anlage/Umwelt-Problem.

Zwillings|schwangerschaft: (engl.) twin pregnancy; Risikoschwangerschaft* mit charakterist. Risiken: fetale Hypotrophie ab der 28. SSW inf. intrauteriner Mangelentwicklung*; Frühgeburt * (Häufigkeit 40-65%); Gestose* in ca. 30% der Fälle; Zwillingstransfusionssyndrom* bei monochoriater Plazentaanlage (ca. 20%) v. a. mit Blutvolumenverschiebungen unter der Geburt; Gefahr einer vorzeitigen Plazentalösung des zweiten Zwillings. Die perinatale Mortalität (s. Säuglingssterblichkeit) ist insges. auf 10-15% erhöht; in der Nachgeburtsperiode oft atonische Nachblutung* inf. starker Uterusüberdehnung. **Hinweise** auf eine Z.: **1. sichere Zeichen:** Ultraschalldiagnostik; fetale Elektrokardiographie* (Nachweis fetaler Herztöne von ungleicher Frequenz); **2. Verdachtszeichen:** großer Leibesumfang, hochstehender Fundus, wenn ein großer Teil schon im Beckeneingang ist; viele kl. Teile, viele Kindsbewegungen an versch. Stellen gleichzeitig, drei große Teile (z. B. zwei Köpfe, ein Steiß). Vgl. Zwillinge.

Zwillings|trans|fusions|syn|drom (Transfusion*) **n:** (engl.) foetal-foetal transfusion syndrome; syn. fetofetale Transfusion; intrauteriner Blutaustausch bei eineiigen monochorischen Zwillingen über arteriovenöse bzw. arterioarterielle Gefäßanastomosen; **Formen: 1.** chron.: **a)** frühembryonal mit der Ausbildung eines Acardius*; **b)** spätembryonal/frühfetal mit der Folge eines Fetus* papyraceus bzw. fetaler Hypotrophie beim sog. Donator u. Herzinsuffizienz beim sog. Akzeptor; **2.** subchron. mit Anämie beim Donator bzw. Polyglobulie beim Akzeptor; **3.** akut mit (u. U. letalem) Blutungsschock beim Donator u. arterieller Hypertonie beim Akzeptor. Vgl. Zwillingsschwangerschaft.

Zwillings|zellen (Zelle*)**:** s. Riesenzellen.

Zwischen|blutungen: (engl.) mid-cycle bleedings; alle Zusatzblutungen* zw. zwei Regelblutungen außer prämenstrueller u. postmenstrueller Blutung*; eine bes. Form der Z. ist die Ovulationsblutung*. Vgl. Zyklusstörungen.

Zwischen|hirn: (engl.) interbrain; Diencephalon; Teil des Hirnstamms, umschließt den 3. Hirnventrikel u. wird unterteilt in eine basale Abteilung (am Ventrikelboden), den Hypothalamus*, u. eine größere dorsale Abteilung, das Thalamencephalon*; lebenswichtiger Teil des Gehirns* mit Funktion für zahlreiche Lebensvorgänge; **vegetative Zentren** zur Steuerung aller wichtigen Stoffwechselvorgänge: Wärme-, Wasserhaushalt, Kohlenhydrat-, Fett-, Eiweißstoffwechsel; zentralnervöse Regulierung des Vasomotorenapparats (Änderung des Blutdrucks, Kollaps), der blutbildenden Organe u. der Schweißsekretion; außerdem mehrere, dem **extrapyramidal-motor. System** zugehörige Kerne, deren wichtigster das Pallidum ist (Ausfall führt zu einer Hypertonie der Muskulatur (Rigor) u. Hypokinese bei Parkinson*-Syndrom u. Little*-Krankheit). Die nervösen Impulse zur Steuerung vegetativer Funktionen gelangen z. T. direkt über das vegetative Nervensystem* an die Erfolgsorgane (endokrine u. nichtendokrine innere Organe, glatte Muskulatur u. a.), werden insbes. aber über das Hypothalamus*-Hypophysen-System endokrin (Neurosekretion*) vermittelt u. koordiniert (s. Regelkreis, Rückkopplung). Das **Zwischenhirn-Hypophysen-System** beeinflußt über die durch die Releasing*-Hormone freigesetzten HVL-Hormone u. die direkt in den Körperkreislauf abgegebenen HHL-Hormone (s. Hypophyse) alle wichtigen Stoffwechselfunktionen sowie die Gonaden. Vgl. Kette, neurovaskuläre; Pfortadergefäße der Hypophyse (Abb.); Hypothalamus-Hypophysen-System.

Zwischen|kiefer: syn. Os* incisivum.

Zwischen|wirbel|scheibe: Bandscheibe*.

Zwischen|wirt: (engl.) intermediate host; syn. Transportwirt (nicht korrekt auch Nebenwirt); Lebewesen (Tiere, Menschen), die best. Jugendstadien v. Parasiten* beherbergen; ohne sie kann d. Entwicklungszyklus der Parasiten nicht ablaufen; man unterscheidet **aktive** Z. (syn. Krankheitsüberträger: blutsaugende Arthropoden*, auf d. Endwirt übertragende Parasiten) u. **passive** Z. (Säugetiere, Fische, Schnecken, Krebse; infizieren den Endwirt bei einer passiven oralen Aufnahme in den Magen-Darm-Trakt). Vgl. Hauptwirt, Reservewirt, Wirtswechsel.

Zwitter: s. Hermaphroditismus.

Zwölf|finger|darm: (anat.) Duodenum*.

Zwölf|finger|darm|geschwür: Ulcus* duodeni.

Zyan-: auch Cyan-; Wortteil mit der Bedeutung schwarzblau, schwärzlich; von gr. κυάνεος.

Zyan|kali (↑) n: Cyankalium*.

Zyan|opsie (↑; Op-*) f: (engl.) cyanopsia; Blausehen; Form der Chromopsie*; oft nach Staroperation.

Zyanose (↑; -osis*) f: (engl.) cyanosis; Cyanosis; blau-rote Färbung von Haut u. Schleimhäuten inf. Abnahme des Sauerstoffgehalts im Blut (reduziertes Hämoglobin im Kapillarblut über 30-50 g/l); Vork. als generalisierte Z. od. Akrozyanose* (beschränkt auf Hände, Füße, Nase u. Ohren); **Einteilung** nach der **Ätiol.: 1.** zentrale Z. mit Reduktion der arteriellen O_2-Sättigung: **a)** kardial bedingte Z. bei angeborenen Herzfehlern mit primärem od. sekundärem Rechts-Links-Shunt, bei Neugeborenen auch inf. persistierender fetaler Kreislaufverhältnisse (vgl. Mischungszyanose); **b)** pulmonal bedingte Z. inf. Behinderung des alveolären Gasaustauschs durch Lungenerkrankungen od. Hypoventilation* (bei zentralnervöser Schädigung); **2.** periphere Z. mit normaler art. O_2-Sättigung, jedoch vergrößerter arteriovenöser Sauerstoffdifferenz; Vork. bei erhöhtem peripherem O_2-Verbrauch od. verlangsamter Zirkulation (z. B. bei Herzklappenstenosen mit verringertem Schlagvolumen, Herzinsuffizienz, Schock, Kälte); **3.** Z. inf. von Hämoglobinveränderungen (unabhängig vom reduzierten Hämoglobin), z. B. bei Methämoglobinämie* u. Sulfhämoglobinämie*.

Zyg-: auch Zygo-; Wortteil mit der Bedeutung Joch, Paar, Glied; von gr. ζυγός.

Zygoma (gr. ζύγωμα) n: Arcus* zygomaticus; Jochbogen.

Zygo|matizitis (↑; -itis*) f: (engl.) zygomaticitis; Entz. des Jochbogens, meist als Kompl. bei Mastoiditis* od. Otitis* media; **Sympt.:** entzündl., schmerzhafte Schwellung im Bereich des Ohrs u. der Schläfengegend, evtl. Lidödem; **Kompl.:** eitrig-abszedierende Z. (Jochbogenabszeß).

Zygo|mycetes (Zyg-*; Myk-*) m pl: sog. Jochpilze, bezeichnet nach der jochförmigen Sporangienbildung; in der Ordnung Mucorales innerh. der Z. sind vier fakultativ humanpathogene Gattungen von Schimmelpilzen zu finden: Mucor, Rhizopus, Rhizomucor, Absidia.

Zygo|mykosen (↑; ↑) f pl: Gruppe von system. Pilzinfektionen, die durch Mucorales- u. Entomophthorales-Arten verursacht werden; s. Mukor-Mykosen, Entomophtoro-Mykosen.

Zygotän (↑) n: (engl.) zygotene; Stadium in d. Prophase der ersten meiot. Teilung; die homologen Chromosomen beginnen, sich in Paaren anzuordnen. Vgl. Meiose.

Zygote (gr. ζυγωτός zweispännig) f: Keim; befruchtete Eizelle* m. diploidem Chromosomensatz, die sich durch Furchung* weiterentwickelt; s. Blastogenese, Embryogenese.

Zykl-: auch Cycl-; Wortteil mit der Bedeutung Kreis, Ring, Zeit; von gr. κύκλος.

zyklisch (↑): kreisförmig, in Perioden auftretend.

Zyklitis (↑; -itis*) f: (engl.) cyclitis; Entz. des Ziliarkörpers, meist als Iridozyklitis*.

Zyklo|dia|lyse (↑; gr. διάλυσις Trennung) f: (engl.) cyclodialysis; **1.** selten durchgeführte Glaukomoperation mit op. Ablösung des Ziliarkörpers u. der Iriswurzel zur Herstellung einer

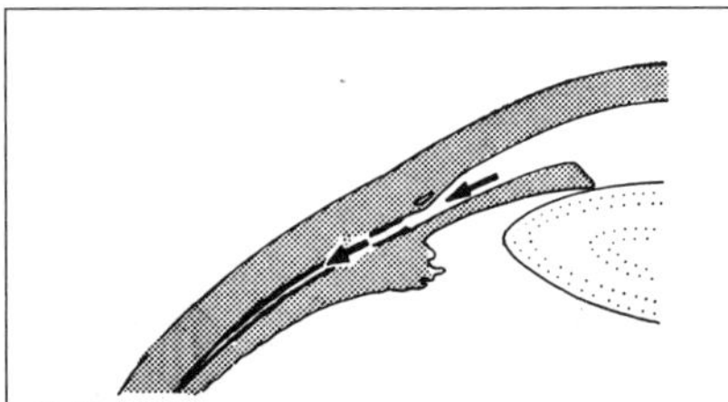

Zyklodialyse:
Ableiten des Kammerwassers in den Perichoroidalraum [14]

Verbindung zw. der vorderen Augenkammer u. dem Perichoroidalraum (vgl. Iridektomie); **2.** traumat. Ablösung des Ziliarkörpers von der Sklera mit evtl. erheblicher Erniedrigung des Augeninnendrucks u. Phthisis bulbi.

Zyklo|dia|thermie (↑; Dia-*; Therm-*) f: (engl.) cyclodiathermy; Schädigung des Ziliarkörpers durch Diathermiekoagulation mit dem Ziel, die Kammerwasserproduktion zu vermindern; weitgehend verlassene Methode zur Behandlung schwerer Glaukome.

Zykloider (↑; -id*) m: (engl.) cycloid person; Bez. (Kretschmer) f. Pat. mit zyklisch wechselnden manischen u. depressiven Stimmungslagen;

vgl. Konstitution, Zyklothymie, Erkrankung, manisch-depressive.

Zyklo|phorie (↑; -phor*) f: s. Heterophorie.

Zykl|opie (gr. Κύκλωψ Rundäugiger) f: (engl.) cyclopia; Zyklozephalie; Gesichtsfehlbildung, gekennzeichnet durch e. gemeinsame Orbita mit zwei nahe beieinanderliegenden verwachsenen Augäpfeln (Synophthalmus), verbunden mit Fehlbildung des Siebbeins u. Fehlen des Riechhirns, Proboskis (rüsselartigem Fortsatz) bzw. Arhinie od. Nase mit nur einer Öffnung; vgl. Holoprosenzephalie-Syndrom.

Zyklo|plegie (Zykl-*; -plegie*) f: (engl.) cycloplegia; zu Akkommodationslähmung* u. Mydriasis* führende Lähmung des Ziliarmuskels.

Zykl|ops (gr. Κύκλωψ Rundäugiger) m: s. Hüpferlinge.

Zyklo|thymer (Zykl-*; gr. θυμός Gemüt) m: (engl.) cyclothymic person; Bez. f. den Persönlichkeitstypus mit Zyklothymie*.

Zyklo|thymie (↑; ↑) f: **1.** Bez. f. eine durch den Wechsel von leichter Depression u. leicht manischen Phasen gekennzeichnete instabile Stimmungslage; **2.** Bez. f. schwere Form einer manisch-depressiven Erkrankung*, bei der depressive u. manische Phasen oft ohne freies Intervall ineinander übergehen.

Zyklotron (aus Zykl-* u. Elektron) n: (engl.) cyclotron; Anlage zur Beschleunigung von Ionen* auf sehr hohe Energie; die aus einer Ionenquelle stammenden Ionen werden durch ein homogenes Magnetfeld innerhalb zwei halbkreisförmiger hochevakuierter flacher Metallkästen auf spiralförmiger Bahn geführt u. durch ein hochfrequentes elektr. Feld zw. den Kasten bei jedem Umlauf beschleunigt. Die dadurch erzielbare Energie kann die angelegte Spannung um ein Vielfaches übersteigen. Ab 30-40 MeV bedingt die relativistische Massenzunahme der Ionen, daß die Frequenz des beschleunigenden Feldes nicht mehr mit der Umlaufgeschwindigkeit der Ionen zusammenpaßt. Im **Synchrozyklotron** werden die Frequenz der Beschleunigungsspannung u. die Stärke des Magnetfelds der relativistischen Verzögerung der Ionen zeitlich angepaßt, so daß grundsätzlich bis zu beliebig hohen Energien weiterbeschleunigt werden kann (Korpuskularstrahlen mit Alphateilchen* u. Protonen* bis zu 400 MeV). Noch höhere Teilchenenergie (Elektronen u. Protonen) können mit dem **Synchrotron** erzeugt werden; sog. **Kompaktzyklotrone** mit niedrigerer Teilchenenergie werden

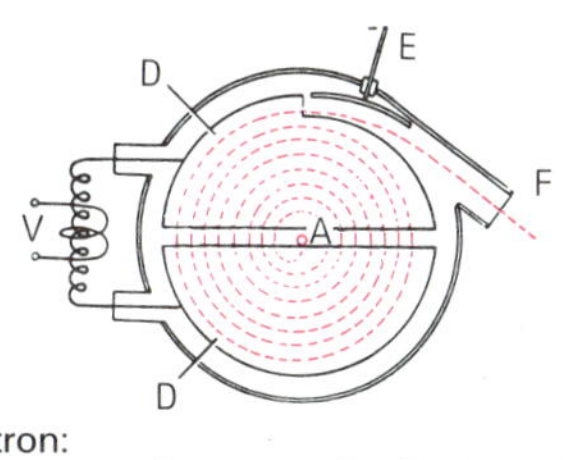

Zyklotron:
Bei A erzeugte Ionen werden in einem Magnetfeld innerhalb der Hohlelektroden D auf einer Spiralbahn durch das hochfrequente elektrische Wechselfeld V beschleunigt. Durch die Elektrode E werden sie durch das Fenster F nach außen gelenkt. [415]

in der Medizin u. a. angewendet zur Erzeugung kurzlebiger Radionuklide*, bei Durchführung der inaktiven Tracertechnik mit anschl. Aktivierung (metabolische, toxikol. u. pharmak. Untersuchungen), In-vivo-Aktivierungsanalysen (induzierte Gammaaktivität läßt Aussagen über Organfunktionen zu) sowie zur Strahlentherapie, wobei die hohe Dosisleistung von 30-50 Gy/min genutzt wird. Vgl. Teilchenbeschleuniger.

Zyklus, an|ovulatorischer (Zykl-*) m: (engl.) anovulatory cycle; auch monophasischer Zyklus, da die zweite Phase des Menstruationszyklus* ausbleibt; Auftreten periodischer Abbruchblutungen (Östrogenentzug) ohne vorherige Ovulation u. Gelbkörperbildung bei kurzdauernder

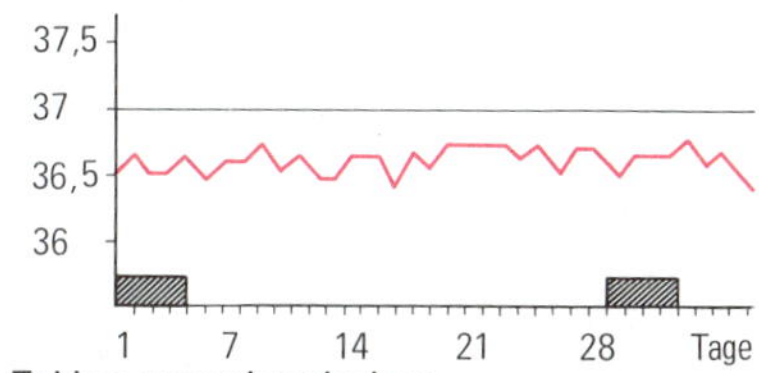

Zyklus, anovulatorischer: Basaltemperaturkurve [384]

Follikelpersistenz; **Vork.**: bei Sterilität*, in den ersten Jahren nach der Menarche*, beim ersten Zyklus post partum u. den letzten Regelblutungen im Klimakterium*; **Diagn.**: monophasisch verlaufende Basaltemperaturkurve, fehlende Pregnandiolausscheidung im Harn; **Kompl.**: Polymenorrhoe* bei a. Z. von verkürzter Dauer.

Zyklus, bi|phasischer (↑) m: (engl.) biphasic cycle; ovulatorischer Menstruationszyklus*. **Z., genetischer** (↑) m: s. Zellzyklus. **Z., mono|phasischer** (↑) m: syn. anovulatorischer Zyklus*.

Zyklus|störungen (↑): (engl.) menstruation disorders; Anomalien des Menstruationszyklus* (s. ums. Abb.); **Formen: 1.** Tempoanomalien (Anomalien des Blutungsrhythmus): Oligomenorrhoe*, Polymenorrhoe*; meist hormonal bedingt; **2.** Typusanomalien (Anomalien der Blutungsstärke): Hypomenorrhoe*, Hypermenorrhoe*; meist org. bedingt; **3.** Anomalien der Blutungsdauer: Menorrhagie*, Brachymenorrhoe*; **4.** Zusatzblutungen* im biphas. Zyklus: prämenstruelle Blutung*, postmenstruelle Blutung*, Zwischenblutungen* (Sonderform: Ovulationsblutung*); z. T. hormonale, z. T. organische Urs.; **5.** Follikelpersistenz* (Sonderform der dysfunktionellen Blutung*); **6.** Amenorrhoe*.

Zylinder (gr. κύλινδρος Rolle, Walze) m: Harnzylinder; Tubulusausgüsse, die aus Eiweißpräzipitaten (Tamm*-Horsfall-Mukoprotein, Paraproteine), Zellaggregationen (Erythrozyten, Leukozyten) od. abgestoßenen Strukturelementen von Tubuluszellen bestehen; s. Harnsediment.

Zylinder|epithel (↑; Epithel*) n: s. Epithelgewebe.

Zylinder|gläser (↑): (engl.) cylindrical lenses; bes. geschliffene Linsen, die d. Lichtstrahlen nur in einer Achse brechen, während die darauf senkrechte Achse die Strahlen ungebrochen durchläßt; zur Korrektur des regelmäßigen Astigmatismus*. Vgl. Brillengläser.

Zylindroide (↑; -id*) n pl: (engl.) cylindroids; auch Pseudozylinder; Schleimzylinder u. zylin-

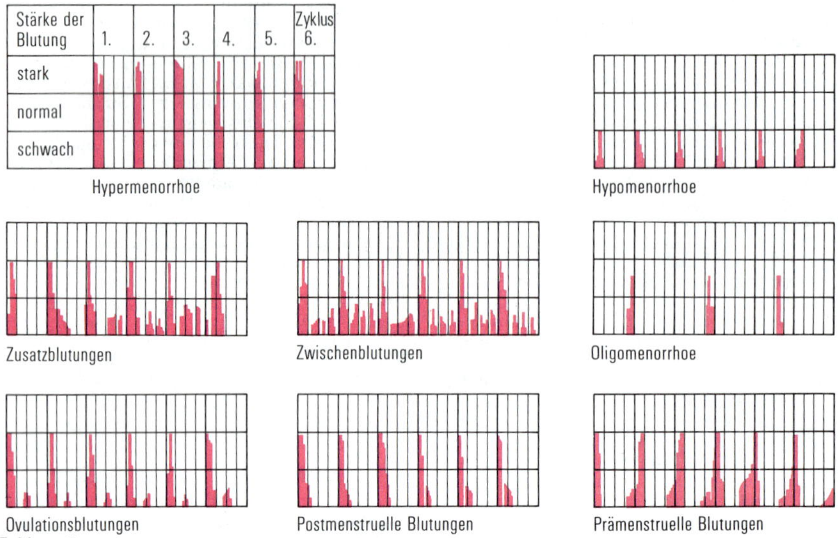

Zyklusstörungen:
verschiedene Formen (Kaltenbach-Schemata)

derähnl. Zusammenballungen von Leukozyten im Harnsediment.

Zylindrom (↑; -om*) n: (engl.) cylindroma; syn. Spiegler-Tumor; Tumor aus netzig verzweigten Epithelsträngen, basaloiden Zellnestern u. Ablagerungen von PAS-reaktivem Hyalin mit infiltrierendem Wachstum; kann maligne entarten; **Vork.:** als adenoidzystisches Karzinom der Mundspeicheldrüsen (s. Speicheldrüsentumoren) u. als Z. der Haut, insbes. am behaarten Kopf (sog. Turbantumor); **Ther.:** chir. Exstirpation; **DD:** Neurofibrom, Atherom.

Zylindr|urie (↑; Ur-*) f: (engl.) cylindruria; Auftreten von Zylindern im Harn; s. Harnsediment.

Zymo|gene (gr. ζύμη Hefe; -gen*) n pl: Bez. f. inaktive Enzymvorstufen im Verdauungs-, Blutgerinnungs- u. Komplementsystem.

Zymo|gen|körnchen (↑; ↑): (engl.) zymogen granules; Granula in exkretor. Drüsenzellen des Pankreas (enthalten Sekretvorstufen).

Zymo|gramm (↑; -gramm*) n: (engl.) zymogram; Sammelbefund der Enzymaktivitäten einer biol. Probe, z. B. das durch Färbung dargestellte Enzymmuster einer durch Elektrophorese* aufgetrennten Serumprobe.

Zymo|nema dermatitidis (↑; gr. νέμειν weiden, ernähren; Derm-*; -id*; -itis*) f: s. Blastomyces dermatitidis.

Zymo|san (↑) n: Hefe-Polysaccharid, das die Komplement-Reaktion im Nebenschluß ermöglicht; ähnelt versch. pflanzl. u. bakteriellen Faktoren bes. m. Polysaccharid-Charakter.

Zyst-: s. a. Cyst-, Kyst-.

Zyst|algie (Kyst-*; -algie*) f: (engl.) cystalgia; heftige, von der Miktion unabhängige Schmerzen in der Harnblase.

Zyste (↑) f: (engl.) cyst; Cyste, Kyste, Kystom; ein- od. mehrkammerige, durch eine Kapsel abgeschlossene sackartige Geschwulst mit dünn- od. dickflüssigem Inhalt; **Einteilung: 1.** echte Z. (mit Epithel ausgekleidet): **a)** Exsudations- u. Extravasationszysten (Hydro-, Hämatozele, Hygrom, Blut- u. Lymphzysten); **b)** Retentionszysten (Zystenbildung inf. Abflußbehinderung von flüssigkeitserzeugenden od. -enthaltenden Hohlräumen; Atherom*, Follikelzyste, Mukozele, Ranula, Bohn-Knötchen, Spermatozele usw.); **2.** Pseudozyste (nur v. Bindegewebe umgeben): **a)** Erweichungszyste (Zystenbildung nach ischäm. Gehirnerweichung, Ganglien usw.); **b)** parasitäre Z. (Amöben- u. Echinokokkuszysten, Zystizerken); **3.** Hautzysten: Atherom, Epithelzysten*, Follikel- od. Talgzysten, Hidrozystome*, Milien*. Vgl. Halszyste, Knochenzyste, Ependymzyste, Nierenzyste, Kieferzysten.

Zystein n: Cystein*.

Zyst|ektasie (Kyst-*; -ektasie*) f: (engl.) cystectasia; Erweiterung einer Blase; z. B. der Harnblase od. Gallenblase.

Zyst|ek|tomie (↑; Ektomie*) f: (engl.) cystectomy; op. Entfernung einer Zyste, i. e. S. der Harnblase; **totale Z.:** op. Entfernung der ganzen Harnblase mit Umpflanzung der Ureteren in den Darm od. die Haut bei malignen Tumoren der Blase; **erweiterte Z.:** zusätzliche Entfernung von Prostata, Bläschendrüsen beim Mann, bei der Frau Uterus, zwei Drittel der Urethra mit anliegendem Abschnitt der vorderen Vaginalwand.

Zyste, naso|palatinale (↑) f: syn. Oberkieferzyste; s. Kieferzysten.

Zysten‖hygrom (↑; Hygr-*; -om*) n: (engl.) cystic hygroma; angeborenes zyst. Hygrom* des Halses; vgl. Halszyste. **Z.leber** (↑): (engl.) cystic liver; Hepar cysticum congenitum; angeb. polyzystische Fehlbildung der Leber, Entwicklungsstörung; vgl. Leberzysten. **Z.lunge** (↑): s. Wabenlunge. **Z.mamma** (↑; Mamma*) f: (engl.) cystic disease of breast; seltene kongenitale Fehlbildung; auch Bez. f. eine zyst. Mastopathie*.

Zysten|nieren (↑): zystische Nierenfehlbildung unterschiedl. Ätiol.; Klassifikation nach

Potter: **Typ I** (syn. polyzystische Nieren, infantile Form): autosomal-resessiv erbl., beidseitige Nierenerkrankung mit kongenitaler Leberfibrose u. Hypertonie; **Typ II** (syn. multizystische Nierendysplasie): nicht erbl., uni- od. bilaterale Nierendysplasie; Potter*-Sequenz bei beidseitiger Funktionseinschränkung; **Typ III** (syn. polyzystische Nieren, adulte Form; polyzystisches Syndrom): autosomal-dominant erbl., beidseitige Nierenerkrankung in Kombination mit Leber- u.

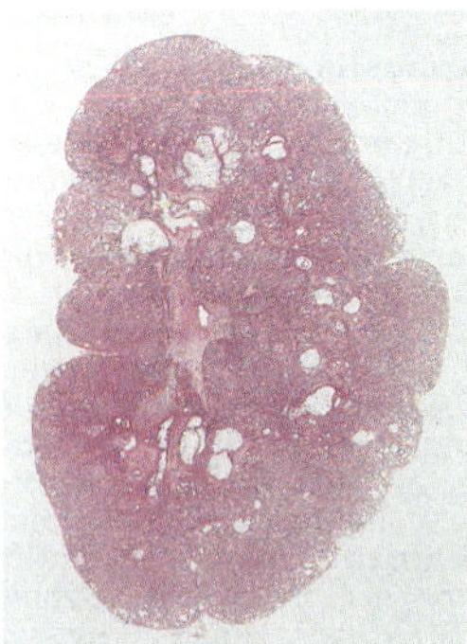

Zystennieren:
Großflächenschnitt durch eine Zystenniere mit multiplen Zysten [471]

Pankreaszysten, Hirnbasisaneurysmen, Hypertonie. Vgl. Nierenzyste, Nierenfehlbildungen.

Zystikus|stein (↑): (engl.) calculus in the cystic duct; Gallenstein im Ductus cysticus, meist mit Ektasie (Hydrops, Empyem) der Gallenblase; vgl. Cholelithiasis.

Zystin n: Cystin*.

Zystitis (Kyst-*; -itis*) f: (engl.) cystitis; Harnblasenentzündung; Entz. der Blasenschleimhaut, in schweren Fällen auch der ganzen Blasenwand; **Entstehung: 1.** meist aszendierende Inf. durch die Harnröhre, v. a. verursacht durch gramnegative Stäbchen (E. coli), auch grampositive Kokken, Mykoplasmen, Ureaplasmen, Hefen, Chlamydien, Viren u. durch chem. oder mechan. Reize (Katheter, Geschlechtsverkehr, Zytostatika, Strahlentherapie); Vork. häufiger bei Frauen (kurze Urethra*); Sonderformen: Cystitis gravidarum, postkoitale Z.; **2.** von den Nieren u. oberen ableitenden Harnwegen deszendierende Inf. (z. B. bei Pyelonephritis*); **Sympt.:** Pollakisurie, Brennen beim Wasserlassen, Harndrang, Tenesmen, unwillkürl. Harnabgang.

Zystitis, inter|stitielle (↑; ↑) f: s. Hunner-Zystitis.

Zysti|zerkoid (↑; gr. κέρκος Schwanz; -id*) n: dem Zystizerkus* entspr. Entwicklungsstadium bei Bandwürmern (Cestodes*) der Gattungen Hymenolepis, Dipylidium, Raillietina; Skolex nicht eingestülpt, von einer Blase ohne Flüssigkeit umgeben, mit Schwanzanhang; Vork. in Evertebraten.

Zysti|zerkose (↑; ↑; -osis*) f: (engl.) cysticercosis; syn. Cysticercose; Befall des Menschen mit Larven (Zystizerken) des Schweinebandwurms (Taenia* solium) nach Schmutzinfektion durch infizierten Kot des Endwirts od. Exo-Autoinfektion (Endo-Autoinfektion nicht nachgewiesen); **Diagn.:** klin. Bild, serol. IHA, IFT; **Kompl.** treten gelegentl. durch Befall des Auges od. des ZNS (Enzephalitis* durch Protozoen) auf.

Zysti|zerkus (↑; ↑) m: (engl.) Cysticercus; als (Blasen-)Finne bezeichnetes Jugendstadium von Bandwürmern (Cestodes*) der Gattung Taenia*, bestehend aus einer mit Flüssigkeit gefüllten Blase u. einem eingestülpten funktionsbereiten Skolex; Vork. nur in Wirbeltieren. Vgl. Zystizerkoid.

Zysto|graphie (↑; -graphie*) f: (engl.) cystography; Röntgenkontrastdarstellung der zuvor entleerten Harnblase über einen Blasenkatheter; **Ind.:** Tumoren, Divertikel, Schrumpfblase* u. a.; vgl. Urethrographie, Urographie.

Zysto|jejuno|stomie (↑; jejunalis*; -stomie*) f: s. Pankreatojejunostomie, Pankreaszyste.

Zystom (↑; -om*) n: s. Kystadenom.

Zysto|mano|metrie (↑; gr. μανός gasförmig; Metr-*) f: (engl.) cystometrography; Blasendruckmessung; Messung des Harnblaseninnendrucks u. Registrierung des Miktionsdrucks beim Urinieren; minimaler Harndrang wird bei ca. 200 ml, maximaler bei ca. 400 ml Blasenvolumen angegeben. Vgl. Uroflowmetrie.

Zysto|pyelitis (↑; Pyel-*; -itis*) f: (engl.) cystopyelitis; gleichzeitige Entz. von Blase u. Nierenbecken (aszendierende Inf.); **Klin.:** Sympt. der Zystitis* bei gleichzeitigen Nierenschmerzen auf einer od. bd. Seiten, oft hohes Fieber u. Albuminurie.

Zysto|pyelo|nephritis (↑; ↑; Nephr-*; -itis*) f: (engl.) cystopyelonephritis; Entz. der Blase, des Nierenbeckens u. der Niere; vgl. Zystitis, Pyelonephritis.

Zysto|skopie (↑; -skopie*) f: (engl.) cystoscopy; sog. Blasenspiegelung; endoskop. Untersuchung der mit steriler Flüssigkeit gefüllten Harnblase unter Verw. eines starren od. flexiblen Endoskops (Zystoskop) mit der Möglichkeit zur Biopsie* u. zur Durchführung von therap. Eingriffen innerh. der Blase; **Ind.:** dd Abklärung von Erkr. der Harnblase (z. B. entzündl. Veränderungen, Blasentumoren), Katheterisierung der Ureteren unter visueller Kontrolle (z. B. zur Gewinnung von Nierenbeckenurin, Einbringen von Röntgenkontrastmittel); unter Verw. von sog. Operationszystoskopen stärkeren Durchmessers endovesikale Koagulation von Tumoren, Lithotripsie von Blasensteinen, transurethrale Resektion* von Blasen- u. Prostatatumoren; bei Verw. einer gewinkelten Optik auch Inspektion der Harnröhre möglich (sog. Urethrozystoskopie). Vgl. Endoskopie, Evakuationszystoskop.

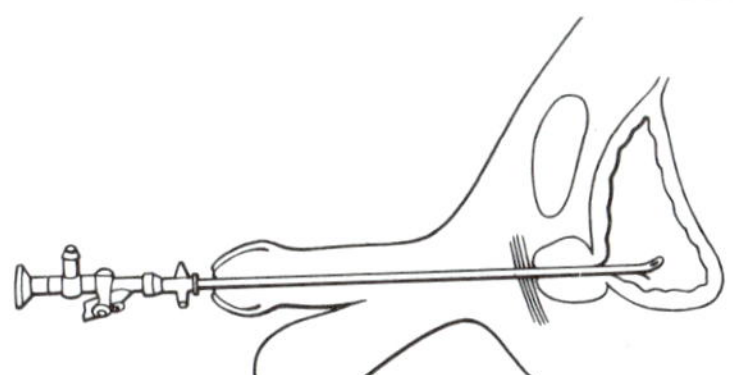

Zystoskopie

Zysto|spasmus (↑; Spas-*) m: Blasenkrampf.

Zysto|stomie (↑; -stomie*) f: op. Anlage einer suprapubischen Blasenfistel zur künstlichen Harnableitung*.

Z

Zysto|tomie (↑; -tom*) f: (engl.) cystotomy; op. Eröffnung einer Zyste* od. der Harnblase (s. Sectio alta).

Zysto|tono|metrie (↑; Ton-*; Metr-*) f: s. Zystomanometrie.

Zysto|zele (↑; -kele*) f: (engl.) cystocele; Senkung des durch perivesikuläres Gewebe mit dem Scheidengewölbe verbundenen Blasenbodens bei Descensus* uteri et vaginae.

Zyt-: auch Cyt-; Wortteil mit der Bedeutung Zelle, Höhlung; von gr. κύτος.

Zytidin n: Cytidin*.

Zytisismus (gr. κύτισος Bez. einer Pflanze mit gelben Blüten) m: (engl.) cytisism; Vergiftung durch Goldregen (Laburnum anagyroides, alte Bez. Cytisus laburnum); Cytisin, eines der Hauptalkaloide, wirkt ganglionär nicotinartig, hohe Dosen verursachen eine zentrale Atemlähmung (tritt jedoch selten auf, da meist frühzeitig nach oraler Aufnahme Erbrechen erfolgt). Die Letaldosis für Kinder ist in 3-20 Samen enthalten. **Ther.:** Erbrechen induzieren (Emetika), Magenspülung, Analeptika, Beatmung.

Zyto|blastom (Zyt-*; Blast-*; -om*) n: (engl.) cytoblastoma; syn. Meristom; maligner Tumor aus unreifen Zellen, kann histol. weder den Sarkomen noch den Karzinomen zugeordnet werden.

Zyto|chrome (↑; Chrom-*) n pl: (engl.) cytochrome; Enzyme der Atmungskette*; übertragen Elektronen von geeigneten Substraten auf Sauerstoff. Prosthetische Gruppe ist eine Eisenporphyrinverbindung, in der das zentrale Eisenatom als Redoxsystem fungiert. Man unterscheidet nach den Absorptionsbanden im langwelligen Bereich des sichtbaren Lichts drei Hauptgruppen: **Zytochrom a:** syn. Zytochromoxidase, Warburg*-Atmungsferment, Endoxidase der Atmungskette; **Zytochrom b:** Bedeutung noch nicht voll geklärt; **Zytochrom c:** transportiert Elektronen in der Atmungskette von den Flavoproteiden auf das Zytochrom a; **Zytochromreduktasen**: Flavoproteide, die das Zytochrom c in der Atmungskette reduzieren.

Zyto|dia|gnostik (↑) f: (engl.) cytodiagnostics; Herstellung gefärbter Ausstriche u. mikroskop. Untersuchung von aus dem Gewebeverband gelösten Einzelzellen zur Früherkennung von Krankheiten, insbes. Tumoren u. Entzündungen; mit Hilfe der Z. ist es u. a. möglich, schon im Vorstadium der Karzinomentstehung auftretende Zelldysplasien zu erfassen. **Materialgewinnung** mittels Feinnadelbiopsie (Punktionszytologie*) bei Raumforderungen in Speicheldrüse, Schilddrüse, Lunge, Mediastinum, Prostata, durch Sammlung von Oberflächen abgelöster (Exfoliativzytologie*), in spontan entleerten Sekreten (Sputum, Harn u. a.), Körperhöhlenflüssigkeiten (z. B. Liquor cerebrospinalis, Synovialflüssigkeit) od. Spülflüssigkeiten (Lavagezytologie*)

Zytodiagnostik
Einteilung und Bewertung zytologisch-gynäkologischer Befunde nach Papanicolaou und empfohlene diagnostisch-therapeutische Maßnahmen am Beispiel der Zervixzytologie

Gruppe	Zellbild	Klinische Bewertung und empfohlene Maßnahme bezüglich der Zervix
Pap I	regelrechtes Zellbild	**negativ**; keine Maßnahmen erforderlich
Pap II	normales Zellbild mit mehr oder minder ausgeprägten entzündlichen (Beimengungen von Leukozyten und Mikroorganismen) sowie metaplastischen, degenerativen bzw. regenerativen Veränderungen	**negativ**; möglichst Kontrolle (evtl. nach Behandlung der Entzündung oder hormonaler Aufhellung)
Pap III	unklares, zweifelhaftes Zellbild, bedingt durch schwerere entzündliche, atrophische oder degenerative Veränderungen bzw. schwer regressiv veränderte Zellen	**suspekt**; Abstrichkontrolle(n) innerhalb von 3 Monaten nach Therapie (Fluorbehandlung, Hormone); bei Endometriumzellen nach der Menopause: Abrasio
III D	leichte bis mittelgradige Dysplasie	bei Persistenz über ein Jahr bzw. Progredienz therapeutische Konisation und Abrasio
Pap IVa	pathologische Zellen (schwere Dysplasie, zelluläre Atypie); Verdacht auf Karzinom (Carcinoma in situ)	**positiv**; Histologie (Biopsie!), diagnostische od. therapeutische Konisation, Abrasio oder ggf. Hysterektomie
IV b	Verdacht auf Mikrokarzinom; fraglich beginnende Invasion	
Pap V	massenhaft eindeutig maligne Tumorzellen; hochgradig verdächtig auf invasives Karzinom	**positiv**; histologische Abklärung dringend erforderlich! Bei gesichertem Karzinom entsprechende operative, nuklearmedizinische u./od. Chemotherapie
–	technisch unbrauchbares Präparat	Wiederholung des Abstrichs innerhalb von 14 Tagen

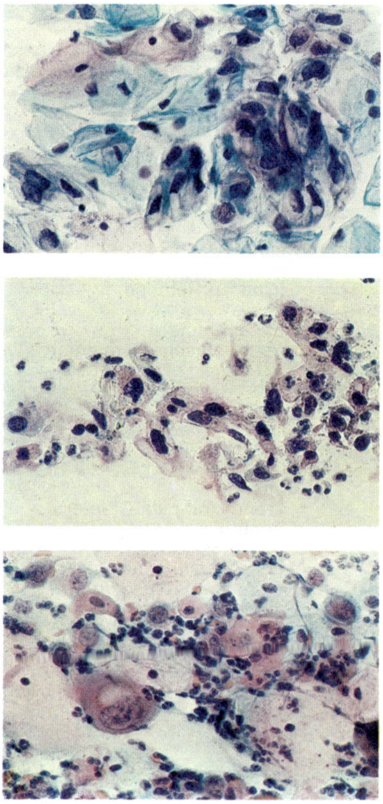

Zytodiagnostik:
Pap III D (oben), Pap IVa (Mitte),
Pap V (unten) [444]

vorhandener Zellen, ggf. nach Zellanreicherung (Zentrifugation, Mikrofilterung) od. durch direkte Abstrichentnahme von Schleimhautoberflächen (Zervix, Portio, Vagina, oberer Respirationstrakt u. a.), auch durch Bürstenbiopsie* (sog. Abrasionszytologie). Die **Beurteilung gyn. Abstriche** des weibl. Genitaltrakts (s. Abb.) erfolgt nach der von Papanicolaou angegebenen Skala (s. Tab.) od. der Münchner Nomenklatur der Deutschen Gesellschaft f. Zytologie. Vgl. Kolpozytologie, Harnzytologie, Methoden, zytochemische.

Zyto|fluoro|metrie (↑; lat. fluor das Fließen; Metr-*) f: (engl.) cytofluorometry; Verf. zur Zellzählung bzw. Bestimmung intrazellulärer Substanzen mittels Fluoreszenzphotometrie*. Vgl. DNA-Zytophotometrie.

Zyto|genetik (↑; Genetik*) f: (engl.) cytogenetics; (genet.) Forschungsrichtung, die die Veränderungen des genet. Materials u. deren Auswirkungen auf die Zellen untersucht. Bei zytogenet. Untersuchungen werden sich teilende Zellen in der Metaphase durch ein Spindelgift (z. B. Colchizin) arretiert, die Chromosomen auf unterschiedl. Weise angefärbt u. nach ihrer Größe, Anfärbbarkeit (Bandenmuster) u. Lage des Zentromers entspr. der Denver*-Klassifikation u. der Nomenklatur von Paris (1971) geordnet u. analysiert. Vgl. Karyogramm.

Zyto|histo|logie (↑; Hist-*; -log*) f: (engl.) cytohistology; mikroskop. Untersuchung von Zellen aus Gewebegeschabsel nach den Methoden der Histologie; nach Entnahme des Untersuchungsmaterials wird das zentrifugierte Zellsediment mit Formalin fixiert, eingebettet u. wie bei Geweben geschnitten u. gefärbt.

Zyto|kine (↑; Kin-*) n pl: von einer Vielzahl von Zellarten gebildete u. sezernierte Substanzen, die als interzelluläre Mediatoren zur Aktivierung von Zellen beitragen; s. Lymphokine, Interleukine, Monokine, Wachstumsfaktoren.

Zyto|kinetik (↑; ↑) f: (engl.) cytokinetics; Wachstumsverhalten einer Zellpopulation, die sich aus proliferierenden u. ruhenden, sog. G_0-Zellen, zusammensetzt (s. Zellzyklus); die Verdopplungszeit einer best. Zellzahl resultiert aus der Generationszeit u. dem Prozentsatz der proliferierenden Zellen sowie der Zellverlustrate. Der Mitoseindex u. bes. der ^{3}H-Thymidin-Markierungsindex geben Hinweise auf das zytokinetische Verhalten.

Zyto|logie (↑; -log*) f: (engl.) cytology; Lehre vom Bau u. den Funktionen der Zellen; häufig auch gleichbedeutend verwendet mit Zytodiagnostik*.

Zyto|lysin (↑; Lys-*) n: syn. Perforin*; i. w. S. Bez. f. zytotoxische Antikörper*.

Zyto|megalie (↑; Mega-*) f: (engl.) cytomegaly; syn. Speicheldrüsenviruskrankheit, Einschlußkörperchenkrankheit; Inf. mit dem Zytomegalie*-Virus; häufigste Pränatalinfektion; **Klin.:** Verlauf bei immunkompetenten Organismen i. d. R. inapparent, selten mit lokalisierter Symptomatik; bei Neugeborenen u. abwehrgeschwächten Personen können jedoch schwere (z. T. letale) generalisierte Krankheitsverläufe auftreten (s. ums. Tab.). Primärinfektionen (Inkubationszeit 2-10 Wochen) verlaufen klin. eher schwerer als reaktivierte Inf. (s. Zytomegalie-Virus). **Neugeborene:** 0,5-2% aller Neugeborenen werden innerh. der ersten 6 Schwangerschaftsmonate **pränatal** infiziert. Von diesen weisen ca. 10% z. T. schwere Symptome auf (s. ums. Tab.). 10% der infizierten Neugeborenen sind b. der Geburt unauffällig u. entwickeln nach Jahren Innenohrschwerhörigkeit, Sprachstörungen u. neurol. Zeichen eines frühkindlichen Hirnschadens* m. geistiger Retardierung. IgM-Antikörper sind auch b. schwerer Symptomatik nur in 50% der Fälle nachweisbar. Bei ca. 10-20% aller Neugeborenen kommt es zu einer **perinatalen** Infektion, v. a. durch Muttermilch u. Speichel. Sehr selten führen peri- od. **postnatale** Inf. zu dann meist lokalisierter Symptomatik; die Abgrenzung zur pränatalen Inf. ist schwierig, wenn die Erstuntersuchung nach der 4. Lebenswoche erfolgt.

Inapparente, leichte, aber auch schwere Verläufe (v. a. mit Beteiligung v. Leber, Lunge u. ZNS) können bei **abwehrgeschwächten** Personen auftreten (s. Tab.); dies betrifft v. a. Patienten mit malignen Tumoren, Immundefizienz (z. B. HIV*-Erkrankung), Patienten unter immunsuppressiver Ther. sowie Transfusions- u. Transplantatempfänger. Bei mit Zytomegalie-Virus infizierten Organempfängern kann sich nach 1-2 Monaten eine generalisierte, häufig letale Symptomatik (Transplantatabstoßung, Pneumonie) entwickeln. **Diagn.:** Zytologie (Urin, b. Säuglingen auch Speichel: Einschlußkörperchen in Epi-

Zytomegalie
Symptomatik verschiedener Formen

Lokalisierte Infektion Peri- und postnatale Infektion	Generalisierte Infektion Pränatale Infektion	Infektion bei Abwehrschwäche
Mononukleoseähnliche Symptome, Fieber	Mangelgeburt, Unreife Muskelhypotonie	Fieber, Myalgie, Arthralgie Allgemeinsymptome
Pneumonie	Pneumonie	Pneumonie
Hepatitis	Hepatitis, Ikterus Splenomegalie	Hepatitis selten Pankreatitis
Retinitis	(Chorio-)Retinitis	(Chorio-)Retinitis
Guillain-Barré-Strohl-Syndrom	Mikrozephalie Hydrozephalus Enzephalitis mit zerebralen Verkalkungen Labyrinthitis (Taubheit) Permanente ZNS-Schädigung ohne strukturelle Defekte Geistige Retardierung	Enzephalitis neurologische Symptome
		Immunkomplex-Glomerulonephritis
Prädisposition für Infekte Alzheimer-Krankheit? Chorea Huntington?	Prädisposition für Infekte juveniler Diabetes?	Prädisposition für Infekte Transplantatabstoßung

thelzellen), Immunfluoreszenz, Virusanzüchtung in Gewebekulturen, Hybridisierung, serol. Antikörpernachweis, ophth. Beurteilung der Retina; **DD:** bei Embryopathie: Toxoplasmose, Röteln, Listeriose, Morbus haemolyticus neonatorum, Syphilis; peri- u. postnatal: Mononucleosis infectiosa; Posttransfusionssyndrom, akute Hepatitis. **Proph.** u. **Ther.:** Seronegative Patienten sollen nur Blut u. Organe seronegativer Spender erhalten; Abschwächung des klin. Verlaufs u. Reduzierung der Mortalität durch hochdosierte spezif. Immunglobuline*; Abschwächung der Virämie, verzögerte Virusausscheidung u. verstärkte Antikörperbildung durch Interferone*; bei Retinitis, Colitis od. gastrointestinalen Manifestationen Ganciclovir od. Foscarnet.

Zyto|megalie-Retinitis (↑; ↑; Retina*; -itis*) **f:** unbehandelt zur Erblindung führende, schwere progressive Entzündung der Netzhaut durch Zytomegalie*-Virus; **Vork.:** bei immunsupprimierten Pat. sowie häufig bei HIV*-Erkrankung; **Ther.:** Ganciclovir, Foscarnet. Vgl. Retinanekrose, akute.

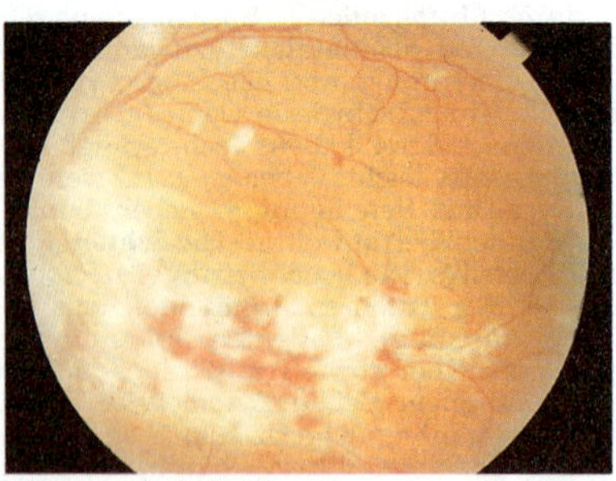
Zytomegalie-Retinitis: bei AIDS [550]

Zyto|megalie-Virus (↑; ↑; Virus*) **n:** (engl.) cytomegalyvirus; syn. Cytomegalovirus, Abk. CMV; 150-200 nm großes DNS-Virus aus der Betasubfamilie der Herpesviridae*; menschen- u. tierpathogene Zytomegalieviren sind weltweit verbreitet u. sehr wirtsspezifisch; beim Menschen Nachw. von drei Serotypen; in den Industrieländern ist der Antikörpernachweis bei 10-50%, in Ländern der Dritten Welt b. bis zu 100% aller Erwachsenen positiv; **Übertragung:** Schmier- und Tröpfcheninfektion (v. a. peri- u. postnatal); diaplazentar; iatrogen (Transplantation, Bluttransfusion); **Pathogenese** der Zytomegalie*: Virusvermehrung verursacht in fast allen Organen eine lymphozytäre-plasmazelluläre interstitielle Entz. mit Riesenzellbildung in Kern u. Zytoplasma; Aktivierung der humoralen Immunität mit Antikörperbildung bei gleichzeitiger Depression der zellulären Immunität, die sich in der Rekonvaleszenz zurückbildet. Das Virus persistiert in den Zellen des Monozyten-Makrophagen-Systems u. kann bei Resistenzminderung reaktiviert werden. **Diagn.:** Virusnachweis in Körpersekreten durch Zellkultur, Zytologie, serol. Antikörpernachweis; **Schutzimpfung:** noch in Erprobung; bisher verfügbare Lebendimpfstoffe führen zwar zu Antikörperbildung, eine onkogene Wirkung des Impfvirus ist jedoch nicht sicher ausgeschlossen.

Zyto|metrie (↑; Metr-*) **f:** (engl.) cytometry; Messung der Zellgröße mit einem Meßokular, das mit einer Skaleneinteilung versehen ist; vgl. Zytophotometrie.

Z

Zyto|pempsis (↑; gr. πέμψις Aussendung, Schicken) f: (engl.) cytopempsis; syn. Vesikulartransport; Durchschleusung in Bläschen eingeschlossener gelöster Stoffe durch die Zelle (z. B. durch Kapillarendothel, Schilddrüsenepithel).

Zyto|penie (↑; -penie*) f: (engl.) cytopenia; Verminderung der Zellzahl, im Blut z. B. als Erythro-, Leuko-, Thrombozytopenie; vgl. Panzytopenie.

Zyto|photo|metrie (↑, Phot-*; Metr-*) f: (engl.) cytophotometry; Analyse von Zellen u. ihren Bestandteilen mit Hilfe der Mikrospektrophotometrie*; vgl. Impulszytophotometrie, DNA-Zytophotometrie, Zytofluorometrie, Durchflußzytometrie.

Zyto|plasma (↑; -plasma*) n: (engl.) cytoplasm; von einer Zellmembran* umschlossenes Plasma der Zelle*, das in Wasser (75-95%) gelöste Eiweiße, Lipide, Kohlenhydrate, Mineralsalze u. Spurenelemente sowie eine Vielzahl kleinerer (Granula, Vesikel) u. größerer (Zellorganellen*) Einschlüsse enthält. Vgl. Protoplasma, Karyoplasma.

Zytosin|arabinosid n: s. Cytarabin.

Zyto|sol (Zyt-*; lat. solvere, solutus auflösen) n: (engl.) cytosol; (biochem.) Grundplasma der Zelle; beinhaltet das Zytoskelett u. die lösl. Bestandteile außerh. der Zellorganellen*.

Zyto|somen (↑; Soma*) n pl: im Zytoplasma gelegene Partikel, die von einer Membran umgeben sind u. Träger versch. Enzyme sein können; dazu gehören auch die Lysosomen u. Mikrosomen.

Zyto|statika (↑; statisch*) n pl: (engl.) cytostatic agents; chem. heterogene Gruppe zytotox. (pharmak.) Substanzen, die die Zellteilung funkt. aktiver Zellen durch unterschiedl. Beeinflussung ihres Stoffwechsels verhindern od. erheblich verzögern; können nur an proliferierenden, d. h. sich in einer Phase des Zellzyklus*, nicht jedoch in der sog. G_0-(Ruhe-)Phase befindl., Zellen wirksam werden. Die therap. Anwendung von Z. in der **Tumortherapie** basiert darauf, daß Tumorzellen sich von normalen Körperzellen u. a. durch eine der (physiol.) Wachstumskontrolle entzogenen gesteigerten Zellteilungsrate unterscheiden. Die Unterschiede zw. normalen u. Tumorzellen reichen f. einen selektiven tumorspezif. Angriffspunkt jedoch nicht aus. Durch kombinierte bzw. sequentielle Anw. von Z. insbes. mit unterschiedl. Effektivität in versch. Phasen des Zellzyklus (Polychemotherapie) lassen sich im Vergleich zur Monotherapie nicht nur bessere Ergebnisse erzielen, sondern durch entspr. Dosierung auch NW verringern. Nach dem **Wirkungsmechanismus** werden folgende Gruppen von Z. unterschieden: **1.** Alkylanzien* (Cisplatin, Cyclophosphamid, Dacarbazin, Nitrosoharnstoffverbindungen u. a.); **2.** Antimetabolite* wie Folsäureantagonisten* (Methotrexat u. a.), Pyrimidinanaloga (Fluorouracil u. a.), Purinanaloga (Azathioprin, Mercaptopurin u. a.); **3.** Mitosehemmstoffe* (Vinca-Alkaloide, z. B. Epipodophyllotoxine); **4.** Antibiotika m. hemmender Wirkung auf die DNA-abhängige RNA-Polymerase (Bleomycin, Daunorubicin, Doxorubicin, Mitomycin u. a.); **5.** Enzyme (L-Asparaginase); **6.** andere Z.: Hydroxyharnstoff, Procarbazin; zur Tumortherapie werden ferner Hormone, z. B. Antiöstrogene (Tamoxifen u. a.), Androgene (Testolacton u. a.), GnRH-Agonisten (Leuprorelin u. a.), Immunmodulatoren u. a. verwendet. **Verw.:** zur (primären) Behandlung insbes. generalisierter bösartiger Erkr. (Hämoblastosen), adjuvant bei chir. radikal operierten soliden Malignomen ohne Metastasierung sowie palliativ b. nachweisbaren Metastasen od. inoperablen Tumoren bzw. Tumorrezidiven. Wegen ihrer immunsuppressiven Wirkung (Hemmung der Protein- u. Immunglobulinsynthese) werden einige Z. auch zur Immunsuppression* bei best. chronisch verlaufenden, nicht bösartigen Krankheiten (z. B. rheumatoide Arthritis; strenge Indikation!) u. zur Unterdrückung von Abstoßungsreaktionen nach Transplantation* von Organen eingesetzt. **NW:** erklären sich in erster Linie aus der generellen Regenerationshemmung rasch proliferierender (Wechsel-)Gewebe u. betreffen insbes. die Erythro-, Leuko- u. Thrombopoese, ferner die Epithelien der Schleimhäute (v. a. gastrointestinale Störungen) u. der Gonaden (u. U. irreversible Beeinträchtigung der Spermatogenese bzw. Anovulation, mutagene u. teratogene Wirkungen) sowie die Haut u. Hautanhangsgebilde (häufig reversibler Haarausfall); daneben oft unterschiedl. ausgeprägte Hyperurikämie (u. U. akutes Nierenversagen) u. direkte, toxisch bedingte (rel. substanzspezifische) Organschädigungen v. a. an Herz, Lunge, Leber, Nervensystem. Überempfindlichkeitsreaktionen sind selten; als Folge der immunsuppressiven Wirkung muß gehäuft mit Infektionen gerechnet werden. Z. gelten als potentiell karzinogen. Eine engmaschige Therapiekontrolle (körperl. Untersuchung, Organfunktionen, Blutbild) ist unerläßlich! Vgl. Instillationszytostatikatherapie; Hormonrezeptoren; Tumorzellassay, klonaler; Antikörper, monoklonale.

zyto|toxisch (↑; Tox-*): zellschädigend.

Zyto|tropho|blast (↑; Troph-*; Blast-*) m: (engl.) cytotrophoblast; teilungsaktive Zellschicht des Trophoblasten*, bildet am 9. Tag nach Befruchtung eine innere Schicht flacher Zellen (Heuser-Membran), die sich m. dem Ektoderm der zweiblättrigen Keimscheibe* verbindet; sie bildet die Auskleidung des primären Dottersacks.

Zyto|tropismus (↑; -trop*) m: (engl.) cytotropism; Eigenschaft v. Bakterien der Ordnungen Rickettsiales u. Chlamydiales, Treponema pallidum, Mycobacterium leprae, Spirillum minus u. a. sowie Viren, sich nicht in künstl. Nährmedien, sondern nur in lebenden Zellen bzw. Zellkulturen zu vermehren.

Zyto|zentrum (↑) n: syn. Zentroplasma*.

zyto|zid (↑; -zid*): (engl.) cytocide; zelltötend; z. B. versch. Antibiotika u. Chemotherapeutika (bakterizide, fungizide, viruzide Verbindungen) od. allg. Zellgifte (z. B. Schwermetalle); vgl. Zytostatika.

Z

W. Pschyrembel/J.W. Dudenhausen
Praktische Geburtshilfe
mit geburtshilflichen Operationen

18., überarbeitete Auflage

24 x 17 cm. XVI, 745 Seiten. 1994. Gebunden. ISBN 3-11-014293-7

Die vorliegende Auflage wurde durchgesehen und ergänzt, insbesondere die Rechtsprechung zum Schwangerschaftsabbruch aktualisiert und die Prostaglandinbehandlung der atonischen Blutung betont.

Grundanliegen der *Praktischen Geburtshilfe* ist es, die Zusammenarbeit aller Berufsgruppen zu fördern, die sich um die Schwangere, die Kreißende und das Neugeborene bemühen: Hebammen, Geburtshelfer, Neonatologen und Säuglingsschwestern.

Das Buch hat sich seit Jahrzehnten als unentbehrlicher Ratgeber für den Kreißsaal und die geburtshilflichen Stationen einerseits und für die mit der Schwangerenbetreuung Beauftragten andererseits bewährt. Die bestechende Didaktik ist eine enorme Hilfe für die Ausbildung von sowohl Hebammenschülerinnen als auch Medizinstudenten und jungen Ärzten auf den geburtshilflichen Abteilungen. Schließlich enthält dieser „Klassiker" zahllose praktische Tips und Tricks, auf die auch ein Facharzt gern zurückgreift.

W DE G

de Gruyter

Quellenhinweise zu den Abbildungen

Die Redaktion dankt den nachfolgend aufgeführten Wissenschaftlern, Institutionen und Verlagen für die freundliche Überlassung von Abbildungsvorlagen und weist gleichzeitig darauf hin, daß die Angabe der Quelle jeweils ausschließlich die Abbildungen und nicht unbedingt die dazugehörigen Stichworttexte betrifft. Soweit Abbildungen aus früheren Auflagen des Klinischen Wörterbuchs übernommen oder geringfügig verändert wurden, erfolgt die Angabe der Quelle meist in der früher üblichen, abgekürzten Form unter ausschließlicher Nennung der Autorennamen.

[2] nach Ahnefeld und Kilian
[3] Sammlung Dr. med. G. Albrecht, Chefärztin der Dermatologischen Abteilung des Krankenhauses Berlin-Spandau
[4] nach Priv.-Doz. Dr. med. F. Aksu, Ltd. Oberarzt der Klinik für Neuropädiatrie der Medizinischen Universität zu Lübeck
[5] nach C.-F. Alken bzw. nach Alken, C.-F.; Sökeland, J.: Urologie, Leitfaden für Studium und Praxis. Stuttgart: Thieme, 1983
[6] nach Amelung
[8] nach Adam, W. E.: Biologisch-physikalische Grundlagen der nuklearmedizinischen Diagnostik. In: Kriegel, H. (Hrsg.): Handbuch der Nuklearmedizin. Bd. 1/1: Grundlagen der Nuklearmedizin, S. 329-341. Stuttgart: G. Fischer, 1985
[12] Sammlung des Instituts für Chemotherapie der Bayer AG, Wuppertal
[13] Sammlung Dr. med. K. Badenhoop, Klinikum Mannheim der Universität Heidelberg
[14] nach Bangerter
[15] Sammlung Priv.-Doz. Dr. med. D. Banzer, Chefarzt der Röntgen- u. Nuklearmed. Abt. des Krankenhauses Berlin-Zehlendorf (Behring-Krankenhaus)
[16] nach W. Bargmann
[17] nach Bartelheimer, H. (Hrsg.): Magenoperation und Magenoperierter. Berlin: de Gruyter, 1969
[19] nach Beck, Terinde und Freundl
[22] nach Bickel
[23] verändert nach Bickenbach und Doering
[24] nach Bielschowsky
[25] nach W. Bircks
[26] Bloom, A.; Ireland, J.: Farbatlas Diabetes. Berlin: de Gruyter, 1984
[27] Sammlung Prof. Dr. Dr. med. habil. H. W. Bauer, München
[32] Sammlung H. Breter, Max-Delbrück-Zentrum für Molekulare Medizin, Berlin-Buch
[34] nach Bretscher
[35] nach Boenninghaus, H. G.: Hals-Nasen-Ohrenheilkunde. 5. Aufl. Berlin: Springer, 1980
[36] nach Brosch
[37] nach Brumpt et al.
[38] nach Bukhtoyarova, E. M. et al.: Vopr. Onkol. 14: 71-76 (1968) nach Volf, V.: Behandlungsmöglichkeiten bei Inkorporation von Radionukliden. In: Kriegel, H. (Hrsg.): Handbuch der Nuklearmedizin. Bd. 1/1: Grundlagen der Nuklearmedizin, S. 440. Stuttgart: G. Fischer, 1985
[39] nach Buchborn
[40] nach Buddecke, E.: Grundriß der Biochemie. 7. Aufl. Berlin: de Gruyter, 1985
[41] nach Benzer, H. et al. (Hrsg.): Anästhesiologie, Intensivmedizin und Reanimatologie. 5. Aufl. Berlin: Springer, 1982
[42] nach Bünte
[43] modifiziert nach Der Bundesminister des Innern (Hrsg.): Was Sie schon immer über Lärmschutz wissen wollten. Stuttgart: Kohlhammer, 1982
[44] nach Daten des Statistischen Bundesamtes, Gesundheitswesen, Fachserie 12, Reihe 1: Ausgewählte Zahlen des Gesundheitswesens. Stuttgart: Metzler-Pöschel, 1991
[45] nach Bundschuh, G.; Schneeweiß, B.; Bräuer, H.: Lexikon der Immunologie. München: Medical Service, 1988
[46] Sammlung Dr. med. H. Buettner, Mayo Clinic, Rochester, Minnesota
[47] Bühlmann, A. A.: Lunge und Atmung. In: Siegenthaler, W. (Hrsg.): Klinische Pathophysiologie. Stuttgart: Thieme, 1987
[50] nach Caldeyro-Barcia
[52] Sammlung Dr. med. H.-J. Christen, Kinderklinik der Georg-August-Universität Göttingen
[53] nach Clara: Das Nervensystem des Menschen. Leipzig: Barth, 1959
[54] nach Clauberg
[56] nach Converse, 1974
[59] Sammlung Dr. Rudolf Claus, Stendal
[60] Sammlung Prof. Dr. med. B. M. Czarnetzki, Klinikum Rudolf Virchow der Freien Universität Berlin
[61] nach Cotta, H.: Orthopädie. 4. Aufl. Stuttgart: Thieme, 1984
[62] Sammlung Priv.-Doz. Dr. med. H. Dancygier, Chefarzt der II. Medizinischen Klinik der Städtischen Kliniken Offenbach/Main
[63] nach Dahlin
[64] nach Daten des Gesundheitswesens, Ausgabe 1991, Bd. 3, Schriftenreihe des Bundesministeriums für Gesundheit. Baden-Baden: Nomos, 1991
[65] Sammlung Prof. Dr. med. G. Dallenbach-Hellweg, Institut für Pathologie, Mannheim
[66] nach Deck
[67] nach Dehlmann

[68] teilweise nach Debrunner, A.: Orthopädie. 2. Aufl. Bern: Huber, 1985
[70] nach Diener
[72] nach Dixon: Selecta 12: 1096 (1979)
[73] nach Doeglas
[75] nach Döring, G. K.: Empfängnisverhütung. 8. Aufl. Stuttgart: Thieme, 1981
[77] Domschke, zit. in: Koslowski, L.; Irmer, W.; Bushe, K.-A. (Hrsg.): Lehrbuch der Chirurgie. 2. Aufl. Stuttgart: Schattauer, 1982
[79] Sammlung Prof. Dr. med. F. Dressler, Berlin
[80] nach Dudziak, R.: Lehrbuch der Anästhesiologie. Stuttgart: Schattauer, 1980
[81] nach Droste, C.; Planta, M.: Memorix. 2. Aufl. Weinheim: VCH, 1989
[85] Eeckhaut, J. v. d.: Atlas d'otoscopies. Cadempino, Inpharzam Medical Publications, 1983 (m. freundl. Genehmigung der Fa. Inpharzam)
[87] nach v. Eicken und Schulz von Treeck
[89] Sammlung Dr. med. A. Engelhardt, Neurologische Klinik der Universität Erlangen-Nürnberg, Erlangen
[90] nach Engelhardt, G. H. (Hrsg.): Unfallheilkunde für die Praxis. Berlin: de Gruyter, 1984
[99] nach Fanconi und Wallgreen
[101] nach Feldmann
[102] nach R. Felix
[103] nach R. Felix und B. Ramm
[104] nach Fenner u. White, zit. in: Braude, A. I. et al.: Infectious Diseases and Medical Microbiology. Philadelphia: Saunders, 1986
[106] nach Feughelman et al., Nature 175: 834 (1955)
[108] nach R. H. Flocks
[110] nach Fonatsch, Ch. et al.: Zytogenetik der malignen Lymphome. Dtsch. Med. Wochenschr. 107: 468–471 (1982)
[112] nach Forth, W.; Henschler, D.; Rummel, W. (Hrsg.): Allgemeine und spezielle Pharmakologie und Toxikologie. 2. Aufl. Mannheim: BI-Wissenschaftsverlag, 1977
[115] Sammlung G. Friedmann, Radiologisches Institut der Universität Köln
[117] Sammlung Dr. med. H. Frost, München
[119] nach Freye
[120] nach Fritz-Niggli, H.: Beiträge der Strahlenforschung zum medizinischen Strahlenschutz in der Praxis. In: Ladner, H.-A. et al. (Hrsg.): Strahlenschutz in Forschung und Praxis. Bd. 16: 25 Jahre medizinischer Strahlenschutz. Stuttgart: Thieme, 1985
[121] Fröscher, W. (Hrsg.): Neurologie mit Repetitorium. Berlin: de Gruyter, 1990
[122] nach J. Gabka bzw. nach Gabka, J.: Injektions- und Infusionstechnik. 4. Aufl. Berlin: de Gruyter, 1988
[123] nach Gamble
[124] nach Ganong, W. F.: Lehrbuch der Medizinischen Physiologie. 4. Aufl. Berlin: Springer, 1979
[125] nach Gasteiger, H.: Augenheilkunde. Leitfaden für Studium und Praxis. 3. neubearb. Aufl. Berlin: de Gruyter, 1980
[126] nach E. Gerstenberg
[127] nach Geßler
[129] nach Giese
[130] Ganz, H. (Hrsg.): Hals-, Nasen-, Ohrenheilkunde mit Repetitorium. Berlin: de Gruyter, 1990
[131] nach H. Gillmann
[132] nach Goldhahn
[133] nach Glasstone, S. (Hrsg.): The Effects of Nuclear Weapons. United States Atomic Energy Commission (USAEC), Washington, 1957. In: Rausch, L.: Mensch und Strahlenwirkung. München: Piper, 1982
[134] Sammlung Prof. Dr. med. R. Gossrau, Prof. Dr. med. J. Merker, Institut für Anatomie der Freien Universität Berlin
[135] Sammlung Prof. Dr. G. Goerz, Medizinische Einrichtungen/Hautklinik der Heinrich-Heine-Universität, Düsseldorf
[136] nach Graf und Müller
[137] nach Graul et al. bzw. Sammlung Prof. Dr. med. Dr. rer. nat. E. H. Graul, Marburg
[138] nach Grishman und Scherlis
[139] nach Gross, R.; Schölmerich, P. (Hrsg.): Lehrbuch der Inneren Medizin. 3. Aufl. Stuttgart: Schattauer, 1973
[140] Sammlung Priv.-Doz. Dr. E. Gmelin, Institut für Radiologie der Medizinischen Universität zu Lübeck
[141] nach Grunke
[143] nach Gsell
[144] nach Günther, O.: Umschau 1966: 116
[146] modifiziert nach Gauer
[147] nach S. F. Grebe
[148] nach Gros, R.: Die weibliche Brust. Berlin: de Gruyter, 1987
[153] Sammlung Prof. Dr. R. Häring
[154] nach Häring, R.; Zilch, H. (Hrsg.): Chirurgie mit Repetitorium. 2., durchges. Aufl. Berlin: de Gruyter, 1988
[155] nach Häring, R.; Zilch, H. (Hrsg.): Chirurgie mit Repetitorium. 3. Aufl. Berlin: de Gruyter, 1992
[156] Sammlung Prof. Dr. med. H. Hahn, Institut für Medizinische Mikrobiologie der Freien Universität Berlin
[159] nach O. Hallen
[160] nach Hallen, O.: Klinische Neurologie. 2. Aufl. Berlin: Springer, 1973
[162] nach Hamperl
[163] Sammlung Prof. Dr. med. Dr. h. c. F. Hanefeld, Kinderklinik der Georg-August-Universität Göttingen
[164] nach Hanke
[165] nach Hanson
[168] nach Hassenstein
[170] nach Heberer, G.; Köle, W.; Tscherne, H.: Chirurgie. 3. Aufl. Berlin: Springer, 1980
[171] nach Hecker
[172] Zeichnung Dr. med. S. Heil, München
[173] nach Heilmeyer
[174] nach R. Heinecker
[175] nach F. Heinrich
[176] Sammlung Dr. med. St. Heinrich
[177] nach W. Heipertz
[178] nach Helbig
[179] Sammlung der Kinderklinik und Poliklinik Kaiserin-Auguste-Victoria-Haus (Geschäftsführender Direktor: Prof. Dr. med. H. Helge), Berlin-Charlottenburg
[180] modifiziert nach Hellner, Nissen, Voßschulte und Hemsendorf
[181] Sammlung Prof. Dr. med. K.-P. Hellriegel, Chefarzt der II. Inneren Abteilung des Krankenhauses Berlin-Moabit

!

[182] nach Dr. med. Th. Hebell
[183] Sammlung Prof. Dr. med. G. Henze, Kinderklinik, Klinikum Rudolf Virchow der Freien Universität Berlin
[184] nach Herden H.-N.; Lawin, P.: Anästhesie-Fibel. Stuttgart: Thieme, 1973
[185] nach Herfarth, Ch. et al.: Die Ösophagus-Myoplicatur in der Behandlung der dekompensierten Achalasie. Chirurg 50: 681-685 (1979)
[186] nach Hermanek
[187] nach Hertig und Rock
[188] Sammlung (bzw. nach) Priv.-Doz. Dr. med. K. Heyne, Klinik für Pädiatrie der Medizinischen Universität zu Lübeck
[191] nach Hipp und Trometer
[192] Hirner, A.; Häring, R.: Gefäßchirurgie. In: Häring, R.; Zilch, H.: Chirurgie mit Repetitorium. 2., durchges. Aufl. Berlin: de Gruyter, 1988
[193] nach W. Hirsch
[194] Sammlung Prof. Dr. med. W. Höfler, Tropenmedizinisches Institut der Universität Tübingen
[197] nach Hövels und Albrecht-Bellingrath
[202] nach Hohmann et al.
[203] Sammlung Dr. med. G. Holl, Klinikum Steglitz der Freien Universität Berlin
[204] modifiziert nach Holldack, K.: Lehrbuch der Auskultation und Perkussion. 8. Aufl. Stuttgart: Thieme, 1974
[205] nach Holle
[206] nach F. Hollwich
[209] nach Hopf
[212] nach F. A. Horster und C. Boehm
[222] nach Ingran
[223] nach Janik, B.: Frakturen und Luxationen. Berlin: de Gruyter, 1953
[226] nach Jost et al.
[233] nach Kaczmarczyk
[235] Sammlung Dr. med. E. Kanz
[236] nach Kappert
[239] nach Keith et al.
[244] Kessel, L.; Boundy, U.: Farbatlas Klinische Orthopädie. Berlin: de Gruyter, 1984
[245] Kiess, W.: Sandorama 5 (1991)
[247] nach Kleitmann
[249] nach N. Klüken
[250] nach Knick, A.; Eigler, G.: Ohren-, Nasen-, Rachen- und Kehlkopfkrankheiten. 35. u. 36., neu bearb. u. erg. Aufl. Berlin: de Gruyter, 1966
[251] nach D. Koch
[252] nach Knörr, K. et al. (Hrsg.): Lehrbuch der Geburtshilfe und Gynäkologie. 2. Aufl. Berlin: Springer, 1982
[253] nach R. Koester
[254] nach Koller
[255] nach Korte
[256] nach Koslowski, L.; Irmer, W.; Bushe, K.-A. (Hrsg.): Lehrbuch der Chirurgie. 2. Aufl. Stuttgart: Schattauer, 1982
[257] Sammlung Dr. Dr. Knöbber, HNO-Klinik, Klinikum Rudolf Virchow der Freien Universität Berlin
[258] nach R. Krause
[260] nach H. A. Krebs
[261] nach Kreienberg und Harth
[262] Sammlung Dr. H. Kress, Berlin
[263] nach F. Kubli
[264] Sammlung Prof. Dr. med. J. Kunze, Kinderklinik und Institut für Humangenetik der Freien Universität Berlin, Kaiserin-Auguste-Victoria-Haus, Berlin-Charlottenburg
[265] nach Kutscha
[266] Kühnel, W.: Taschenatlas der Zytologie und mikroskopischen Anatomie. 4. Aufl. Stuttgart: Thieme, 1978
[267] Sammlung Prof. Dr. med. G. Klingmüller, Bonn
[272] nach Langman, J.: Medizinische Embryologie. 5. Aufl. Stuttgart: Thieme, 1977
[273] nach Lanksch et al.
[274] nach Laskowski
[275] nach Th. Laubenberger bzw. modifiziert nach Laubenberger, Th.: Technik der medizinischen Radiologie. 4., überarb. Aufl. Köln: DÄV, 1986
[278] nach Lehmann et al.
[279] Lehmann, W.; Pidoux, J.-M.; Widmann, J.-J.: Larynx. Cadempino, Inpharzam Medical Publications, 1981 (m. freundl. Genehmigung der Fa. Inpharzam)
[281] nach W. Leistenschneider
[283] nach v. Leube
[284] nach Lieber und Kasper
[285] Sammlung Dr. med. H. Lieske, Arzt für Innere Medizin, Tropenkrankheiten, Hamburg
[288] nach Lindop, P. J.; Rotblat, J.: Die Folgen des radioaktiven Fallout. In: Chivian, E. et al. (Hrsg.): Last Aid, S. 245-275. Neckarsulm: Jungjohann, 1985
[289] nach G. Lohmoeller et al.
[290] nach Look
[291] nach Ludin und Enke, 1976
[292] nach Lutz
[303] Sammlung Prof. Dr. med. F. Majewski, Düsseldorf
[305] nach Malchin
[306] nach Markoff, N. G. et al.: Innere Medizin in Praxis u. Klinik, Bd. IV. 2. Aufl. Stuttgart: Thieme, 1978
[310] Matthys, H.: Pneumologie. 2. Aufl. Berlin: Springer, 1988
[314] modifiziert nach H. Mehnert
[315] Sammlung Dr. med. Meigel et al., Universitäts-Hautklinik Hamburg
[316] nach Meinhof
[319] nach Meschan, Farrer und Peisker
[323] nach K. Miehlke
[324] nach Millar-Craig et al.
[325] nach J. F. A. P. Miller
[327] nach Minder
[328] Sammlung Dr. med. Hp. Moecke, Anästhesieabteilung des Allgemeinen Krankenhauses Hamburg-Altona
[329] nach Prof. Dr. med. E. Mönch, Kinderklinik, Klinikum Rudolf Virchow der Freien Universität Berlin
[330] nach E. Miederer und Stadelmann
[331] Motzkus, B.; Wolf, M. (Hrsg.): Medizintechnik in Krankenhaus und Praxis. Bd. 1: Infusionsapparate. Bd. 2: Fahrbare Röntgen-Aufnahmegeräte. Bd. 3: Ein- und Dreikanal-Elektrokardiographen. Berlin: de Gruyter, 1984/1985
[332] modifiziert nach Mumenthaler
[333] Sammlung Prof. Dr. med. K. Morgenroth
[334] nach Müller-Plathe
[335] nach Mutterpaß, hrsg. vom Bundesausschuß der Ärzte und Krankenkassen, 1979
[342] nach Kemper
[344] nach Naegeli

[347] nach Nasemann, Th.; Sauerbrey, W.: Hautkrankheiten und venerische Infektionen. 2. Aufl. Berlin: Springer, 1977
[348] nach Nauck
[349] nach Neiger
[350] nach Netter
[351] nach Neundörfer und Fischer, 1975
[359] nach Ocklitz et al.
[362] Sammlung Prof. em. Dr. med. O. Oppel, ehem. Direktor der Augenklinik des Klinikums Barmen der Städtischen Krankenanstalten Wuppertal, Akademisches Lehrkrankenhaus der Universität Düsseldorf
[364] Sammlung der Orthopädischen Klinik und Poliklinik der Freien Universität Berlin (Oskar-Helene-Heim)
[365] nach Otte
[366] nach R. Ottenjann
[370] nach einer Vorlage der Abt. für Physikalische Therapie des Klinikums Steglitz der Freien Universität Berlin
[371] nach Pabst et al. In: Stieve, F.-E.; Möhrle, G.: Strahlenschutzkurs für ermächtigte Ärzte (Spezialkurs). Berlin: H. Hoffmann, 1979
[372] Sammlung Dr. Papassotiriou, Wenckebach-Krankenhaus Berlin
[373] nach Passarge
[374] Sammlung Pathologisches Institut des Katharinenhospitals Stuttgart, nach Dtsch. Med. Wochenschr. 106: 1241 (1981)
[375] nach Penfield/Rasmussen, zit. in: Matthes, A.: Epilepsien. 4. Aufl. Stuttgart: Thieme, 1982
[377] Sammlung Prof. Dr. med. D. Petzoldt, Universitätshautklinik Heidelberg
[378] nach Pitts
[379] nach Pitzen
[380] nach Poeck, K.: Neurologie. 5. Aufl. Berlin: Springer, 1978 [1982]
[381] nach Porter
[382] nach Pfannenstiel, P.: Schilddrüsenkrankheiten. Berlin: Grosse, 1985
[383] nach Price et al.: Ann. N.Y. Ac. Sci. 121: 460 (1964) und Canalco (1966)
[384] nach Pschyrembel, W.: Praktische Geburtshilfe. 14. Aufl. Berlin: de Gruyter, 1973
[385] nach Pschyrembel, W.; Dudenhausen, J. W.: Praktische Geburtshilfe. 15. Aufl. Berlin: de Gruyter, 1986
[388] nach Pschyrembel, W.; Strauß, G.: Praktische Gynäkologie. 5. Aufl. Berlin: de Gruyter, 1990
[395] Sammlung Priv.-Doz. Dr. med. R. Radke, Berlin, z. T. auch Prof. Dr. sc. med. W. Stach, Rostock
[396] Sammlung Prof. Dr. med. R. Rahmanzadeh, Klinikum Steglitz der Freien Universität Berlin
[397] Sammlung Dr. B. Ramm, Radiologische Klinik, Klinikum Rudolf Virchow der Freien Universität Berlin
[398] nach K.-D. Redeker et al.
[400] nach M. Reifferscheid
[401] Sammlung Dr. Reis
[402] nach Rettig
[403] nach Rick, W.: Klinische Chemie und Mikroskopie. 3. Aufl. Berlin: Springer, 1974
[404] modifiziert nach Riederer, P. In: Fischer, P. A.; Frieling, P.: Morbus Parkinson - neue Möglichkeiten mit Lisurid. Berlin: de Gruyter, 1988
[405] Sammlung Dr. med. B. Riffel, Augsburg
[406] Sammlung Prof. Dr. med. J. D. Ringe, Städtisches Krankenhaus Leverkusen
[407] nach Rob, C. G.; D'Abreu, A. L.; Vollmer, J. F.: Coarctatio aortae abdominalis. Langenbecks Arch. Klin. Chir. 292:285 (1959)
[411] nach Rostock, P.: Lehrbuch der speziellen Chirurgie. 3. Aufl. Berlin: de Gruyter, 1957
[413] nach Rouvière aus: Waldeyer, A.; Mayet, A.: Anatomie des Menschen. Bd. 1 (15. Aufl., 1987) und Bd. 2 (15. Aufl., 1986). Berlin: de Gruyter
[414] nach Ruckelshausen und Heipertz
[415] nach Rump
[419] nach J. Spona
[420] nach Saegesser
[423] nach Saling, E.: Das Kind im Bereich der Geburtshilfe. Stuttgart: Thieme, 1966
[425] nach Sandritter
[426] nach Schabinski
[427] nach M. Schaldach
[429] nach Schaudig und Borst
[431] aus Schettler, G. (Hrsg.): Innere Medizin, Bd. II. 5. Aufl. Stuttgart: Thieme, 1980, nach: Gunz, F. W.: N. Z. Med. J. 57:428 (1958)
[432] nach Schieck
[433] nach Schindler und May
[435] Sammlung Prof. Dr. med. H. Schleusener, Klinikum Steglitz der Freien Universität Berlin
[437] nach Schmidt, R. F.; Thews, G. (Hrsg.): Physiologie des Menschen. 23. Aufl. Berlin: Springer, 1987 u. 24. Aufl. Berlin: Springer, 1990
[438] nach Schmidt, R. F. (Hrsg.): Grundriß der Sinnesphysiologie. Berlin: Springer, 1973
[439] nach H.-D. Schmidt und H. Brünner
[440] nach H. Schmidt-Matthiesen
[441] nach B. Schneeweiß
[442] Sammlung der School of Tropical Medicine, Faculty of Tropical Medicine, Mahidol University, Bangkok, Thailand (mit freundlicher Unterstützung durch Prof. Dr. med. P. Schelp, FU Berlin)
[443] nach W. Schoop
[444] Sammlung Prof. Dr. med. Schrage, Frauenklinik der Universität Tübingen
[445] modifiziert nach Dr. med. F. Schubert, Düsseldorf
[447] nach Schulte-Steinberg
[448] nach Schumpelick, V.; Bleese, N.; Mommsen, U.: Chirurgie. Stuttgart: Enke, 1986
[449] nach Schwabe, U.; Paffrath, D. (Hrsg.): Arzneiverordnungs-Report '88. Stuttgart: G. Fischer, 1988
[454] nach Seifert und Wustrow
[455] Sammlung Prof. Dr. med. H. M. Seitz, Institut für Medizinische Parasitologie der Universität Bonn
[456] nach H. Selbach
[457] nach K. Semm
[459] nach de Sèze-Djian
[460] modifiziert nach Smythe
[461] nach Siegenthaler, W. et al.: Lehrbuch der Inneren Medizin. Stuttgart: Thieme, 1984
[462] nach H.-G. Sieberth
[464] nach Simon, C.: Pädiatrie. 6. Aufl. Stuttgart: Schattauer, 1991
[465] modifiziert nach I. S. Smilie

[466] nach Späth, G.: Torsade de pointes. Wien: Ueberreuter Wissenschaft, 1988
[468] nach Soper
[469] nach Spaet
[470] Sammlung (bzw. nach) Prof. Dr. med. J. Staudt, Institut für Anatomie der Humboldt-Universität zu Berlin, Bereich Medizin (Charité), Berlin
[471] Sammlung Prof. Dr. med. F. Stein, ehem. Dir. des Pathol. Instituts des Klinikums Rudolf Virchow der Freien Universität Berlin
[474] nach Stöcker, L.: Narkose. 4. Aufl. Stuttgart: Thieme, 1977
[476] nach Daten des Statistischen Bundesamtes: Todesursachen 1987. Fachserie 12, Reihe 4. Stuttgart: Kohlhammer, 1989 u. Statistisches Bundesamt (Hrsg.): Statistisches Jahrbuch 1992 für die Bundesrepublik Deutschland
[477] Sammlung Prof. Dr. med. B. Steinmann, Zürich
[478] nach E. Struck
[479] nach Struppler
[481] nach Stumpf et al.
[483] Scheid, W.: Lehrbuch der Neurologie. 5. Aufl. Stuttgart: Thieme, 1983
[485] nach Stieve, F.-E. (Hrsg.): Strahlenschutzkurs für ermächtigte Ärzte (Grundkurs). 3. Aufl. Berlin: H. Hoffmann, 1979
[487] Stimpel, M.: Hypertonie. Berlin: de Gruyter, 1990
[502] Terrier, G.: L'endoscopie rhinosinusale moderne. Cadempino, Inpharzam Medical Publications, 1978 (m. freundl. Genehmigung der Fa. Inpharzam)
[504] nach Thiel
[506] nach K. Thomsen
[508] nach Treves-Keith, zit. in: Waldeyer, A.; Mayet, A.: Anatomie des Menschen. Bd. 1 (15. Aufl. 1987) und Bd. 2 (15. Aufl. 1986). Berlin: de Gruyter
[510] nach Turell
[516] nach Ulrichs, H.-C.: Physik. Freiburg: Herder, 1976
[518] Sammlung Prof. Dr. med. K.-H. Usadel, Klinikum Mannheim der Universität Heidelberg
[521] nach Vandereycken, W.; Meermann, R.: Anorexia nervosa. Berlin: de Gruyter, 1984
[522] nach Vollmar, J. et al.: Rekonstruktive Chirurgie der Arterien. 2. Aufl. Stuttgart: Thieme, 1975; Thoraxchir. 13: 453 (1965)
[523] Museum Unterlinden, Colmar (Frankreich), Bildrechte bei Verlag am Eschbach (Eschbach)/Photographie von Prof. W. Lücking, Hochschule der Künste, Berlin
[524] Sammlung Dr. rer. nat. Johannes Voelker, Hamburg
[529] Sammlung Prof. Dr. med. P. Wagener, Abt. Rheumatologie im Zentrum Innere Medizin und Dermatologie der Medizinischen Hochschule Hannover
[530] Sammlung Prof. Dr. med. J. Wagner, Chefarzt der I. Medizinischen Klinik des Krankenhauses Berlin-Neukölln
[531] nach Wagner, J.: Praktische Kardiologie. Berlin: de Gruyter, 1985
[532] aus Waldeyer, A.; Mayet, A.: Anatomie des Menschen. Bd. 1 (15. Aufl. 1987) und Bd. 2 (15. Aufl. 1986). Berlin: de Gruyter
[535] Sammlung A. Weimann, Berlin
[537] nach Wells, P. N. (Hrsg.): Ultraschall in der medizinischen Diagnostik. Berlin: de Gruyter, 1980
[538] nach H. Wenker
[540] Bildarchiv Dr. Dr. med. H. Weyers, Stade/Elbe
[540a] Bildarchiv Dr. Dr. med. H. Weyers, Stade/Elbe; übernommen von Prof. Dr. med. G. Klingmüller, Bonn
[542] nach Wieck
[543] nach Wiedemann
[545] nach Willert und Horrig
[546] nach Williams, P. L.; Warwick, R.: Functional neuroanatomy of man, Edinburgh: Churchill Livingstone, 1975. Zit. in: Waldeyer, A.; Mayet, A.: Anatomie des Menschen. Berlin: de Gruyter, 1986/87
[547] Sammlung Akad. Oberrätin Dr. med. H. Winkler, Photographie J. Albus, Abteilung Medizinische Mikrobiologie der Universität Tübingen
[549] nach K. Winkler
[550] Sammlung Prof. Dr. med. H. Witschel, Klinikum der Albert-Ludwigs-Universität, Freiburg
[551] Sammlung Prof. Dr. med. H. Witt und Mitarbeiter, Radiologisches Institut des Klinikums Rudolf Virchow der Freien Universität Berlin (Standort Wedding)
[552] nach Woerdemann
[553] nach Wohlfarth-Bottermann
[555] verändert nach D. Wolf
[560] Zilch, H.; Weber, U.: Orthopädie mit Repetitorium. Berlin: de Gruyter, 1989
[564] verändert nach Zittel

!

Quellenhinweise zu den Tabellen

Akute-Phase-Proteine
nach F. Noll
Alkoholkrankheit
nach E. M. Jellinek, 1960
Allergie
nach R. Rudolph
Amenorrhoe
nach Schmidt-Matthiesen, H.: Gynäkologie und Geburtshilfe. 6. Aufl. Stuttgart: Schattauer, 1985
Amine, biogene
Aminosäuren
nach Buddecke, E.: Grundriß der Biochemie. 7. Aufl. Berlin: de Gruyter, 1985
Amyloidose
nach E. Langer
Anämie
modifiziert nach MSD-Manual der Diagnostik und Therapie. 4. Aufl. München: Urban & Schwarzenberg, 1988
Androgene
nach J. Spona
Antetorsion
nach Zippel, H.: Orthopädie. 3. Aufl. Berlin: Volk und Gesundheit, 1989
Antiarrhythmika
nach Forth, W. et al. (Hrsg.): Allgemeine und spezielle Pharmakologie und Toxikologie. 6. Aufl. Mannheim: BI-Wissenschaftsverlag, 1992
Antidot
modifiziert nach Forth, W.; Henschler, D.; Rummel, W.: Allgemeine und spezielle Pharmakologie und Toxikologie. 5. Aufl. Mannheim: BI-Wissenschaftsverlag, 1987
Antihypertensiva
nach M. Stimpel
Arthritis, rheumatoide
Tab. 1: nach Arthritis Rheumatism 31: 315-324 (1988); Tab. 2: nach E. Langer
Autoantikörper
nach F. Noll; modifiziert nach Thomas, L.: Labor und Diagnose. 4. Aufl. Marburg: Med. Verl.-Ges., 1992
Beatmung
nach Hp. Moecke
Berufskrankheitenverordnung
nach einer Veröffentlichung des Bundesministers f. Arbeit und Sozialordnung, Öff. Ges.Wesen 50: 548-549 (1988)
Bewußtseinsstörungen
nach Kazner, E.: Kopf, Gehirn, Rückenmark und periphere Nerven. In: Häring, R.; Zilch, H. (Hrsg.): Lehrbuch Chirurgie mit Repetitorium. 2. Aufl. Berlin: de Gruyter, 1988
Blasenkarzinom
nach UICC, Intern. Union against Cancer: TNM-Klassifikation maligner Tumoren. 4. Aufl. Berlin: Springer, 1987
Blutbild
nach Schettler, G.: Innere Medizin. 5. Aufl. Stuttgart: Thieme, 1980
Blutgerinnung
nach Neuhaus, G. A. (Hrsg.): F. Müller, O. Seifert, Taschenbuch der medizinisch-klinischen Diagnostik. 71. Aufl. München: J. F. Bergmann, 1985 (Referenzwerte)
Blutgruppen
nach B. Schneeweiß
Bronchialkarzinom
nach UICC, Intern. Union against Cancer: TNM-Klassifikation maligner Tumoren. 4. Aufl. Berlin: Springer, 1987
CCD-Winkel
modifiziert nach Zippel, H.: Orthopädie. 3. Aufl. Berlin: Volk und Gesundheit, 1989
CD-Klassifikation
nach F. Noll
Chondrokalzinose
nach E. Langer
Chromosomenaberrationen
nach J. Kunze
Dermatomyositis-Polymyositis-Komplex
nach Bohan u. Peter, 1975
Durchblutungsstörung, zerebrale
Tab. 1: modifiziert nach H. Gänsehirt
Tab. 2: nach Hirner, A.; Häring, R.: Gefäßchirurgie. In: Häring, R.; Zilch, H. (Hrsg.): Lehrbuch Chirurgie mit Repetitorium. 2. Aufl. Berlin: de Gruyter, 1988
Dystrophia musculorum progressiva
nach Moser, H.: Klinik der Muskelkrankheiten. In: Hornbostel, H.; Kaufmann, W.; Siegenthaler, W. (Hrsg.): Innere Medizin in Praxis und Klinik. 3. Aufl. Stuttgart: Thieme, 1985
Elementarteilchen
nach M. Krämer
Enzymgruppen
nach B. Schneeweiß
Epidermolysis bullosa hereditaria
nach B. Czarnetzki
Epilepsie
nach H. Stefan
Erkrankungen, rheumatische
nach E. Langer
Fehlbildungen, kongenitale
modifiziert nach Lilienfeld 1970
Gallensteine
modifiziert nach Leuschner und Baumgärtel
Gastritis
nach H. Dancygier
Gelenkerguß
modifiziert nach Krämer, K.-L.; Stock, M.; Winter, M.: Klinikleitfaden Orthopädie. Stuttgart: Jungjohann, 1992
Gestagene
nach J. Spona
Gestose
nach Goecke
Glomerulopathie
nach H. von Baeyer
Glukokortikoide
nach J. Spona
Glukose-Toleranztest
nach Siegenthaler, W. et al. (Hrsg.): Lehrbuch der inneren Medizin. Stuttgart: Thieme, 1984

Gonadendysgenesie
modifiziert nach Leiber, B.; Olbrich, G.: Die klinischen Syndrome. 6. Aufl. München: Urban & Schwarzenberg, 1981
Hämophilie
nach Landbeck
Harn
nach H. von Baeyer
Harnsediment
modifiziert nach Neuhaus, G. A. (Hrsg.): F. Müller, O. Seifert, Taschenbuch der medizinisch-klinischen Diagnostik. 71. Aufl. München: J. F. Bergmann, 1985
Herzfehler, angeborene
nach F. Dressler
Herzgeräusche
nach Levine
Herzkrankheiten, Schweregrade der
modifiziert nach Schettler, G.: Innere Medizin. 5. Aufl. Stuttgart: Thieme, 1980
Herzkrankheit, koronare
nach Wagner, J.: Praktische Kardiologie. Berlin: de Gruyter, 1986
Herztumoren
nach McAllister und Fenoglio
Hirnstammsyndrome
modifiziert nach Scheid, W.: Lehrbuch der Neurologie. 5. Aufl. Stuttgart: Thieme, 1983
Hirntumoren
modifiziert nach Hallen; Zahlen nach Zülch, K. J.: Brain Tumors. 3. Aufl. Berlin: Springer, 1986
HIV-Erkrankung
nach J. Poppinger
Hochfrequenzwärmetherapie
nach E. Wiedemann
Hodentumoren
nach UICC, Intern. Union against Cancer: TNM-Klassifikation maligner Tumoren. 4. Aufl. Berlin: Springer, 1987
Hüftgelenksonographie
nach Zapfe, E.: Hüftgelenk. In: Zilch, H.; Weber, U.: Lehrbuch Orthopädie mit Repetitorium. Berlin: de Gruyter, 1989
Hyperaminoazidurie
modifiziert nach Brodehl und Bickel
Hypertonie
nach M. Stimpel
Immundefekte
nach C. Speer
Immunglobuline
Tab. 1: modifiziert nach Gally
Immunsuppressiva
nach G. Offermann
Impfkalender
nach H. W. Geisler; modifiziert nach: Arbeitsergebnisse der Ständigen Impfkommission des Bundesgesundheitsamtes. Impfkalender für Kinder und Impfungen für Erwachsene. Bundesgesundheitsbl. 31: 412 (1988)
Intersexualität
nach Nieschlag
Karzinom, kolorektales
nach UICC, Intern. Union against Cancer: TNM-Klassifikation maligner Tumoren. 4. Aufl. Berlin: Springer, 1987
Komplement
nach Th. Hebell
Kontrazeption
nach G. Döring
Kontrazeption, hormonale
nach Knörr, K. et al. (Hrsg.): Lehrbuch der Geburtshilfe und Gynäkologie. 2. Aufl. Berlin: Springer, 1982

!

Korpuskarzinom
nach UICC, Intern. Union against Cancer: TNM-Klassifikation maligner Tumoren. 4. Aufl. Berlin: Springer, 1987
Kortikoide
modifiziert nach Deck
Kraft
nach Mumenthaler, M.: Neurologie. 8. Aufl. Stuttgart: Thieme, 1986
Langerhans-Inseln
nach R. Radke
Liquordiagnostik
nach A. Engelhardt
Lungenfunktionsprüfung
modifiziert nach Bouchier, I. A. D.; Morris, J. S. (Hrsg.): Clinical Skills. 2. Aufl. London: Saunders, 1982
Lupus erythematodes, systemischer
nach Hartung, K.; Deicher, H.: Symptome und Symptommuster beim systemischen Lupus erythematodes. Internist. Welt 9 (1987)
Lymphogranulomatose
nach Harrison's Principles of Internal Medicine. 11. Aufl. New York: McGraw-Hill, 1987
Lymphom, malignes
nach Lennert, K.: Blut und blutbildende Organe. In: Eder, M.; Gedigk, P.: Lehrbuch der Allgemeinen Pathologie und der Pathologischen Anatomie. 31. Aufl. Berlin: Springer, 1984
Magenkarzinom
nach UICC, Intern. Union against Cancer: TNM-Klassifikation maligner Tumoren. 4. Aufl. Berlin: Springer, 1987
Laurén-Klassifikation des Magenkarzinoms
nach J. Diermann
Mammakarzinom
Tab. 1: nach G. Dallenbach-Hellweg
Tab. 2: nach UICC, Intern. Union against Cancer: TNM-Klassifikation maligner Tumoren. 4. Aufl. Berlin: Springer, 1987
Mediastinaltumoren
nach Ch. Witting
Melanom, malignes
Tab. 2: nach UICC, Intern. Union against Cancer: TNM-Klassifikation maligner Tumoren. 4. Aufl. Berlin: Springer, 1987
Migräne
nach Ch. Lang
Mukopolysaccharid-Speicherkrankheiten
modifiziert nach A. Dorfmann
Muskelatrophie, spinale
nach A. Engelhardt
Muttermilch
Tab. 2: modifiziert nach Knörr, K.: Medikamente während der Schwangerschaft und Stillzeit. Frauenarzt 25 (3): 31-48 (1983)
Mykosen
nach K. Schaller
Nahtmaterial, chirurgisches
Siewert, J.-R.: Chirurgische Gastroenterologie. 2. Aufl. Berlin: Springer, 1990
Narkoserisiko
nach Larsen, R.: Anästhesie. München: Urban & Schwarzenberg, 1985
Nephrolithiasis
nach H. von Baeyer
Neuroleptika
nach Haase, H.-J.: Möglichkeiten und Grenzen der Psychopharmakotherapie mit Tranquilizern und Neuroleptika. DMW 88: 505-514 (1963) und Mutschler, E.: Arzneimittelwirkungen. 6. Aufl. Stuttgart: Wissenschaftliche Verlagsgesellschaft, 1991

Nierenkarzinom
nach UICC, Intern. Union against Cancer: TNM-Klassifikation maligner Tumoren. 4. Aufl. Berlin: Springer, 1987

Östrogene
nach J. Spona

Osteoporose
nach J. Ringe

Papillomavirus
nach Czarnetzki, B.; Kerl, H.; Sterry, W. (Hrsg.): Dermatologie und Venerologie mit Repetitorium. Berlin: de Gruyter, 1992

Periarthropathia humeroscapularis
modifiziert nach Wagenhäuser

Periduralanästhesie
nach Larsen, R.: Anästhesie. München: Urban & Schwarzenberg, 1985

Plättchenfaktoren
nach F. Noll

Plasmozytom
nach Harrison's Principles of Internal Medicine. 11. Aufl. New York: McGraw-Hill, 1987

Plazentainsuffizienz
nach Kloos und Vogel

Pleuraerguß
nach Bouchier, I. A. D.; Morris, J. S. (Hrsg.): Clinical Skills. 2. Aufl. London: Saunders, 1982

Postcholezystektomiesyndrom
nach Hess

Prostatakarzinom
nach UICC, Intern. Union against Cancer: TNM-Klassifikation maligner Tumoren. 4. Aufl. Berlin: Springer, 1987

Radionuklidgenerator
nach B. Ramm

Rappaport-Klassifikation
nach Kirstaedter, H.-J.: Blutkrankheiten. In: Neuhaus, G. A. (Hrsg.): F. Müller, O. Seifert, Taschenbuch der medizinisch-klinischen Diagnostik. 71. Aufl. München: J. F. Bergmann, 1985

Reaktionszyklus, sexueller
nach E. J. Haeberle

Reflexe
Tab. 3: Abbildungen nach Hallen

Refluxösophagitis
Tab. 2: nach Rösch, W.: Diagnostische Maßnahmen bei Ösophagitis. DMW 107: 386-388 (1982)

Reizmagen
modifiziert nach H. J. Gruner und P. H. Hammes

Releasing-Hormone
modifiziert nach Bösel, R.: Physiologische Psychologie. Berlin: de Gruyter, 1981

Replantation
modifiziert nach Rudigier, J.; Walde, H.-J.: Replantation peripherer Gliedmaßen. DMW 106: 1509-1513 (1981)

Rickettsiosen
nach Germer, W. D.; Stickl, H. (Hrsg.): Infektions- und Tropenkrankheiten, Schutzimpfungen. 2. Aufl. Berlin: Springer, 1982

Rundherd
nach Irmer und Schulte-Brinckmann

Saling-Schema
Tab. 2: nach E. Saling

Schilddrüsendiagnostik
modifiziert nach Scriba, P. C. et al.: Schilddrüsenfunktionsdiagnostik und die Diagnose von Schilddrüsenkrankheiten. Intern. Welt 8: 50-57, 78-86 (1985)

Schilddrüsenkarzinom
nach UICC, Intern. Union against Cancer: TNM-Klassifikation maligner Tumoren. 4. Aufl. Berlin: Springer, 1987

Schock
Tab. 1: modifiziert nach Siegenthaler, W. et al. (Hrsg.): Lehrbuch der Inneren Medizin. Stuttgart: Thieme, 1984; Tab. 2: nach Larsen, R.: Anästhesie. München: Urban & Schwarzenberg, 1985

Schockindex
nach Allgöwer

Schutzimpfung
nach H. W. Geisler, nach: Arbeitsergebnisse der Ständigen Impfkommission des Bundesgesundheitsamtes. Impfkalender für Kinder und Impfungen für Erwachsene. Bundesgesundheitsbl. 31: 412-414 (1988)

Schwindel
modifiziert nach D. Kömpf

Serumgruppen
nach B. Schneeweiß

Shunt, portosystemischer
modifiziert nach Hirner, A.; Häring, R.: Gefäßchirurgie. In: Häring, R.; Zilch, H. (Hrsg.): Lehrbuch Chirurgie mit Repetitorium. 2. Aufl. Berlin: de Gruyter, 1988

Sperma
modifiziert nach Ganong, W. F.: Lehrbuch der Medizinischen Physiologie. 3. Aufl. Berlin: Springer, 1974

Sperma-Untersuchung
nach U. Wetterauer

Spurenelemente
Tab. 1: modifiziert nach Bässler und Mitarbeiter
Tab. 2: nach Forth, W.; Henschler, D.; Rummel, W. (Hrsg.): Allgemeine und spezielle Pharmakologie und Toxikologie. 5. Aufl. Mannheim: BI-Wissenschaftsverlag, 1987

Streptomyces
nach Hunnius Pharmazeutisches Wörterbuch. 6. Aufl. Berlin: de Gruyter, 1986

Struma
modifiziert nach Krüskemper, H. L.: Klassifikation der Schilddrüsenkrankheiten. Intern. Welt 8: 47-49 (1985)

Subarachnoidalblutung
nach Kazner, E.: Kopf, Gehirn, Rückenmark und periphere Nerven. In: Häring, R.; Zilch, H. (Hrsg.): Lehrbuch Chirurgie mit Repetitorium. 2. Aufl. Berlin: de Gruyter, 1988

Substanzen, harnpflichtige
nach H. von Baeyer

Syndrom, myelodysplastisches
nach A. Raghavachar; modifiziert nach Bennett, 1982

Syndrome, paraneoplastische
nach Deck

Tachykardie
modifiziert nach W. Mäurer

TCDD
nach Reggiani, 1978; zit. nach Ch. Schlatter: Toxische und kanzerogene Wirkungen von TCDD. Unveröffentlichtes Manuskript

Thyreoiditis
Deutsche Gesellschaft für Endokrinologie, Sektion Schilddrüse; zit. nach Dtsch. Ärzteblatt 25: 1698 (1979)

TNM-Klassifikation
Tab. 1: modifiziert nach UICC, Intern. Union against Cancer: TNM-Klassifikation maligner Tumoren. 4. Aufl. Berlin: Springer, 1987

Todeszeitpunkt
nach Hansen

Tokolyse
nach W. Mahr und R. Thieme

Tumormarker
nach H.-H. Bartsch

Typhus abdominalis
modifiziert nach Höring
Ulcus cruris
modifiziert nach N. Klüken
Ulcus ventriculi
nach M. Rothmund
Varikozele
nach Wagenknecht und Becker
Vergiftung
nach Velvart, J. et al.: Therapie akuter Vergiftungen. Schweiz. Medizinalkalender 1988
Verschlußkrankheiten, arterielle
nach J. Vollmar
Vitamine
Tab. 2: nach Forth, W.; Henschler, D.; Rummel, W. (Hrsg.): Allgemeine und spezielle Pharmakologie und Toxikologie. 5. Aufl. Mannheim: BI-Wissenschaftsverlag, 1987
Vulvakarzinom
nach UICC, Intern. Union against Cancer: TNM-Klassifikation maligner Tumoren. 4. Aufl. Berlin: Springer, 1987
Weichteiltumoren
nach Hermanek
Wilms-Tumor
nach Goldtschmidt, Bachmann und Kuffer
Zervixkarzinom
nach UICC, Intern. Union against Cancer: TNM-Klassifikation maligner Tumoren. 4. Aufl. Berlin: Springer, 1987
Zytomegalie
nach Lennartz, H.; Piesbergen, H.: Klinik und Diagnostik der Zytomegalie des Erwachsenen. DMW 108: 1403-1405 (1983)

!

Max Bärschneider

Kleines Diagnostikon

Differentialdiagnose klinischer Symptome

16., völlig überarbeitete und erweiterte Auflage. 18 x 12 cm.
VIII, 476 Seiten. 1996. Broschiert. ISBN 3-11-014673-8

Dieses originelle Taschenbuch – Vergleichbares gibt es nicht – führt vom Symptom zur Diagnose, und das fächerübergreifend. Ausgegangen wird von mehr als 150 subjektiven und objektiven Symptomen, deren mögliche Ursachen ebenso subsumiert wie differentialdiagnostische Erwägungen konzentriert aufgeschlüsselt werden. Ein doppeltes Register sorgt für eine rasche Orientierung.

- Der Medizinstudent lernt, von Symptomen auszugehen und diese in sein systematisch erworbenes Wissen einzuordnen.

- Der in der Praxis stehende Mediziner wird veranlaßt, „daran zu denken“, da auch seltene Erkrankungen berücksichtigt sind.

- Schließlich wird dem einen oder anderen Facharzt aus der Verlegenheit geholfen, weil fächerübergreifenden Symptomen auch fächerübergreifende Diagnosen zugeordnet werden.

Die einzigartige Anlage dieses Buches hat sich in 15 deutschsprachigen und in 5 fremdsprachigen Auflagen bewährt.

M. Müller / M. Radke / L. Pelz

Pädiatrie

Multimedial dargestellte Kasuistiken

Systemvoraussetzungen: IBM-kompatibler PC, 80486 oder Pentium-Prozessor, 8 MB RAM, VGA-Graphik (800 x 600 Pixel/256 Farben), Soundkarte, MS-Windows 3.1 / Windows 95. Programm ist vom CD-ROM-Laufwerk startfähig.

1996. ISBN 3-11-015201-0 (de Gruyter CD-ROM)

Das leistet kein Buch: über **2000 Bilder**, mehr als **200 Videosequenzen** (Gesamtlänge mehr als 30 Min.), zum Teil **mit Ton**. Die CD-ROM enthält **129 kasuistische Darstellungen** aus der Kinderheilkunde, ausgewählt nach Gegenstandskatalog, Häufigkeit und Praxisrelevanz sowie Dosistabellen aller pädiatrierelevanten Medikamente, altersspezifische Referenzwerte und die MC-Fragen der letzten 3 Jahre mit neuem Kommentar und Interaktion zu den Kasuistiken!

Die Erkrankungen sind untergliedert in Anamnese und Klinik, Paraklinik, Spezielle Diagnostik, Weitere Informationen, Therapie; enthalten einen sehr knappen, eigens für die CD-ROM formulierten Text und entstammen den folgenden Fachgebieten: Allergologie und Immunpathologie (10 Erkrankungen) · Bronchologie und Pneumologie (10) · Endokrinologie und Stoffwechsel (11) · Gastroenterologie (11) · Hämatologie und Onkologie (11) · Infektiologie und Parasitologie (14) · Pädiatrische Intensivmedizin (14) · Kardiologie (11) · Klinische Genetik/Syndrome (6) · Neonatologie (10) · Nephrologie (8) · Neurologie (11) · Pädiatrische Psychologie (5).

Seit 1894 ist das Klinische Wörterbuch in zahlreichen Auflagen und Ausgaben Spiegel der Entwicklung der Medizin.

Dies war und ist nur möglich, weil Verlag und Autoren aus der Leserschaft zahlreiche Hinweise auf Fehler, fehlende Begriffe oder andere Mängel erhalten.

Die Redaktion ist daher für jeden Vorschlag oder Hinweis sehr dankbar. Das nebenstehende Blatt paßt – abgetrennt – in einen Fensterbriefumschlag.

Vielen Dank!
Die Wörterbuch-Redaktion

Pschyrembel Klinisches Wörterbuch

Zuschrift an die Wörterbuch-Redaktion

Walter de Gruyter & Co.
Wörterbuch-Redaktion
Postfach 30 34 21
10728 Berlin

Absender: ______________________

____

____

____

Wir erbitten einige Angaben. Vielen Dank!

☐ Arzt/Ärztin
☐ Medizinstudent/in
☐ Krankenschwester/-pfleger (☐ in Ausbildung)
☐ anderer med. Assistenzberuf (☐ in Ausbildung)
☐ Gesundheitswesen/Versicherung usw.
☐ interessierter Laie
☐ ______________

Alter: ☐ unter 20 Jahre ☐ 20 bis 40 Jahre
☐ 40 bis 60 Jahre ☐ über 60 Jahre

Außer der 257. Auflage besitze ich noch folgende Auflagen des Psychrembels: ____________ Auflage.

bitte wenden

Betrifft: Klinisches Wörterbuch, 257. Auflage

Mein Interesse am Pschyrembel als elektronisches Medium (CD-ROM, Diskette) ist
☐ stark ☐ mittel ☐ gering ☐ nicht vorhanden.

Am wichtigsten beim Pschyrembel ist mir ____________________

____

Zu verbessern ist unbedingt ____________________

____

Hinweise an die Redaktion: ____________________

____

Pschyrembel Klinisches Wörterbuch